U0567203

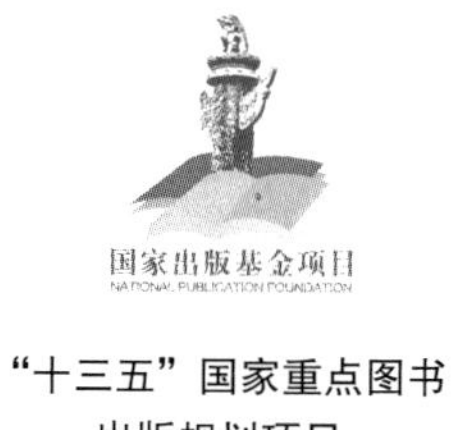

“十三五”国家重点图书
出版规划项目

本书为国家社会科学基金重大项目“《中国疫灾历史地图集》研究与编制”(批准号:12&ZD145)的基础性和阶段性成果

中国三千年疫灾史料汇编

先秦至明代卷

龚胜生 编著

齊魯書社

图书在版编目(CIP)数据

中国三千年疫灾史料汇编／龚胜生编著．—济南：齐鲁书社，2019.6 (2023.3重印)
ISBN 978-7-5333-3795-7

Ⅰ.①中… Ⅱ.①龚… Ⅲ.①瘟疫—医学史—史料—汇编—中国 Ⅳ.①R251.3-092

中国版本图书馆 CIP 数据核字(2017)第 150961 号

中国三千年疫灾史料汇编
ZHONGGUO SANQIANNIAN YIZAI SHILIAO HUIBIAN
龚胜生 编著

主管单位 山东出版传媒股份有限公司
出版发行 齊魯書社
社　　址 济南市英雄山路 189 号
邮　　编 250002
网　　址 www.qlss.com.cn
电子邮箱 qilupress@126.com
营销中心 (0531)82098521　82098519　82098517
印　　刷 山东益好定制品牌管理有限公司
开　　本 787mm×1092mm　1/16
印　　张 206
插　　页 15
字　　数 2800 千
版　　次 2019 年 6 月第 1 版
印　　次 2023 年 3 月第 2 次印刷
标准书号 ISBN 978-7-5333-3795-7
定　　价 **1680.00 元(全 5 卷)**

序　一

谭见安

人类属于脊索动物门—脊椎动物亚门—哺乳动物纲—真兽亚纲—灵长目—类人猿亚目—狭鼻猴次目—人科—人亚科—人族。人类是地球生命漫长演化过程中,最新出现具有高智慧的生命形式,居于目前生命演化顶极。据近年新化石的发现和人类定义概念的更新,以及根据人与现生猿蛋白质构成上的差异程度推算,人类起源的历史可上溯至440万年前或者700万年前。但是,即使如此,不管哪一个数据,相对地球年龄和生命起源及其漫长的演化过程来说,也只是短暂的一刻。从这层意义来说,人类也只能算是地球众多生物类群中的新成员。

位于地球表层的地理环境是人类的家园,是人类生命的支持系统。人和地理环境构成一个极其复杂而庞大的地理生态系统。两者相互作用,相互影响,进行着物质和能量的交换与代谢。首先,人类从地理环境中获得维持其生命过程所需的一切物质和能量,并将其利用和代谢所产生的废物返回环境,如果这种供需关系能维持平衡,则地理生态系统和人体会有良好的健康状态;反之,平衡受破坏或失衡,就可能影响人群健康。同时,地理环境中的物理、化学和生物等因素或过程的年、季、日变化及地域差异,会不断地对人类生活及人体本身产生影响,如果人对其适应和抗逆能力不够强大,其机体健康即会受到侵害,以至于罹患疾病。医学地理学主要就是研究人群疾病和健康状况的时空分布规律、环境病因及其与地理环境关系的。其间,关于疾病健康的时间信息很重要,如果没及时记录下来,将会失去研究其历史发展的可能。

有幸的是,中华文明是世界上唯一亘古至今绵延不断的文明。在浩翰博大、丰富多彩的古汉语书海中蕴藏着疾病医药资信的记载。在中国古代,传染病被称为“疫病”,烈性疫病大规模流行所造成的灾害称“疫灾”。疫灾是微生物和寄生虫的异常繁殖所引起的灾害,来势凶猛,令人恐怖。因此,疫灾自古以来就被视为人类之顶级灾害,抵抗疫灾犹如战胜敌人那样重要,《汲冢周书》就说:“伐乱、伐疾、伐疫,武之顺

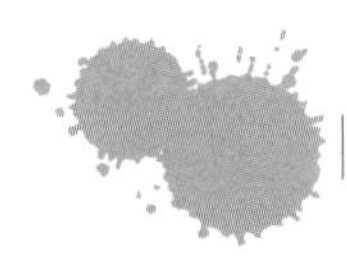

也。”在中国历史上，疫灾的流行也非常频繁。中华五千年的文明史，为我们留下了汗牛充栋的疫灾史料。从历史医学地理角度挖掘疫灾史料中的科学价值，总结与疫灾斗争的历史经验教训，将对促进“健康中国”建设大有裨益。

胜生教授本科学习地理学，研究生攻读历史地理学，工作后积极参与医学地理学的研究，对我国历史时期的瘴病（恶性疟疾）分布变迁、瘿病（地甲病）分布变迁、寿命地域分异、疫灾地理规律等的研究受到学界的广泛关注，被誉为“中国历史医学地理学的开创者”。他经过整整20年的艰辛努力，像沙里淘金一样，广泛搜集零散分布在历史文献里的疫灾史料，去粗取精，去伪存真，编纂成这部全面反映中国历史时期疫灾流行状况的《中国三千年疫灾史料汇编》。该书实乃创新之作，是研究我国疫灾历史地理的奠基石。

首先，它是一部具有填补空白意义的大型灾害史料汇编。以往我国的灾害史料整理，主要是水、旱、蝗、震等灾害史料的整理，而缺乏对疫灾史料专门、系统、全面的整理。胜生教授的这部著作填补了这个空白，作为我国第一部集大成的疫灾史料汇编，必将对我国灾害史的研究产生重大而积极的影响。

其次，它也是一部具有丰富案例的传染病流行史著作。全书280万字，分年度、分地域辑录了春秋战国以来至中华人民共和国成立前共2700余年的传染病流行史料，时间序列之长，疫灾信息之全，不仅过去没有，恐怕今后相当长一段时间内也难有与之媲美的比肩之作。该著作被列为“十三五”国家重点图书出版规划“医药卫生类”之首和2016年度国家出版基金项目“医药卫生类”之首，就是这方面最好的证明。

再次，它还是一个具有工具性价值的历史医学地理数据库。该著作注重疫灾时空信息的整理，对于每一次疫灾流行时间和地点都加以认真的考证，据此，历史地理学者和医学地理学者可以对疫灾流行的时空规律、环境机理、社会影响等进行长时段、多尺度的动态研究，从而为今后传染病的防控提供历史借鉴，为“健康中国”战略的实施提供科学依据。

胜生教授致力于中国历史医学地理学的研究，长期担任中国地理学会历史地理专业委员会委员和健康地理专业委员会副主任。据悉，他还有两个与《中国三千年疫灾史料汇编》关系极为紧密的研究成果——《中国疫灾历史地理》与《中国疫灾历史地图集》——正在编纂之中，盼其早日完成出版。我也希望胜生教授能在健康地理专业委员会发挥更大的作用，使中国历史医学地理学研究产生广泛的国际学术影响。

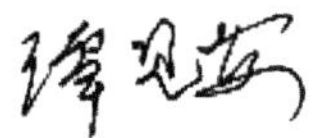

2017年3月16日于北京中国科学院地理科学与资源研究所

序　二

吴松弟

“天灾流行，国家代有。”自人类诞生以来，灾害就一直形影不离地伴随着人类。由急性或烈性传染病大规模流行而导致的灾害，俗称瘟疫灾害，简称疫灾，更是人类经常面临的一类灾害。疫灾会直接导致大批人口或牲畜死亡，给个人、家庭、社会和国家都造成不可挽回的损失。《太平经》称“（人之）大恶有四：兵、病、水、火”；《宋史・邢昺传》称“民之灾患，大者有四：一曰疫，二曰旱，三曰水，四曰畲”，可见疫灾对人类的危害之巨大。因此，胜生教授称“疫灾是人类灾害链网中的顶级灾害”，是不无道理的。

中国自古以农立国，人口相对稠密，因之瘟疫易于流行，历来是一个多疫灾的国度。过去近三千年来，先人们不断地经历着疫灾肆虐的痛苦，又不断地将这些痛苦记录下来警示着后人，形成了世界上时间序列最长的疫灾记录史，留下了世界上最为丰富的包括人疫和畜疫在内的瘟疫灾害史料。但是，与地震灾害史料和气象灾害史料相比，瘟疫灾害史料并没有引起灾害史学者的足够重视。直到20世纪90年代“国际减灾十年”的提出，才开始有历史地理学者、灾害史学者、医疗史学者对此予以关注，胜生教授就是较早发掘中国疫灾史料科学价值的历史地理学者之一。

胜生教授于1986年从湖南师范大学地理系本科毕业，考入陕西师范大学中国历史地理研究所攻读历史地理专业的研究生，师从我国著名历史地理学家史念海先生，先后获史学硕士学位和史学博士学位。他早年主要从事区域历史地理和历史农业地理的研究，1993年在《地理学报》第4期上发表了题为“2000年来中国瘴病分布变迁的初步研究”的学术论文，这大概是他从事中国历史医学地理研究的肇始。1997年，他得到首个国家社会科学基金项目的资助，开始从事中国历史时期疫灾史料的搜集、整理、研究工作，经过整整20年坚持不懈的个人和团队的努力，今年春，他完成了280万字的《中国三千年疫灾史料汇编》的编著工作。该著作获得国家出版基金资助，不

久将由齐鲁书社出版。前段时间，胜生教授寄来书稿清样，请我撰写序言，我对历史医学地理素无研究，但对胜生教授在此领域的探索甚为感佩，故欣然允之。

现代意义上的历史地理学是一门相对年轻的科学，它的学科体系还不完善，还有许多空白领域需要大家去开拓和探索。比如，现代地理学有行为地理学分支，历史地理学没有；现代地理学有旅游地理学分支，历史地理学没有；现代地理学有医学地理学分支，历史地理学也没有。为此，1998 年，胜生教授在《中国历史地理论丛》第 4 期发表《历史医学地理学刍议》一文，呼吁创建“历史医学地理学”。近 20 年来，他一直围绕我国历史时期的疾病、寿命、疫灾等的地理规律和环境机理展开研究，成果丰硕，被学界誉为“中国历史医学地理学的开创者”。《中国三千年疫灾史料汇编》的出版，无疑是他在中国历史医学地理学领域开拓和探索的一个重大成果。

《中国三千年疫灾史料汇编》以编年体的方式，分年度、分地域辑录了我国自春秋战国以来至中华人民共和国成立前共 2700 余年的疫灾流行史料，厘为五卷，先秦至明代一卷，清代一卷，民国时期两卷，畜疫别为一卷。书中辑录的疫灾史料，出自正史、方志、实录、档案、文集、类编、报刊等，几乎是无所不包，史料来源十分丰富。书中辑录的疫灾史料，也不是简单的堆集和罗列，而是配合其国家社会科学重大项目“《中国疫灾历史地图集》研究与编制”，加以缜密考证和细致编排，疫时、疫域、疫情、疫因、疫果、疫种等信息比较齐全。该著作的出版，不仅填补了我国一直没有专门、系统、全面的疫灾史料汇编的空白，而且能为人口史、地方史、灾害史、医学史、经济史、环境史的研究提供重要的数据支持。希望胜生教授尽快完成与该《汇编》配套的《中国疫灾历史地理》和《中国疫灾历史地图集》的重大成果，进一步推动历史医学地理学的发展和中国历史地理学学科体系的完善。

是为序。

吴松弟

2017 年 2 月 27 日于复旦大学历史地理研究中心

总 目

前　言

一、编纂缘起

凡事皆有缘，人生就是各种机缘的集合，学术研究亦是如此。《中国三千年疫灾史料汇编》的编纂，其实也是各种机缘的成就。

（一）从地理本科生到历史地理研究生

1982 年上大学时，我本来是学理科的，因为高考物理成绩好，填报的志愿为物理学专业，却不知何故录到了地理学专业。入学报到时，我去问招生的老师："我是学理科的，地理在高中是文科生学的，为什么把我录到了文科？"老师回答："地理学专业本来就属于理科，我们不招文科生，只收理科生的。"从此，我并不十分情愿地在湖南师范大学地理系接受了四年的地理学教育。但是，当时的专业思想并不牢固，一心做着文学家的梦，除了课堂学习，我把其余所有的时间都用到了文学创作上。到大学三年级第二学期时，毕业做中学老师的未来已经看得清清楚楚了，但这不是我想要的未来，我不想要这样的人生轨迹。我决心改变，于是，我开始自学"古代汉语""中国通史"等课程，参加英语提升班的培训，准备考陕西师范大学的历史地理学专业的研究生。坦率地说，直到参加研究生复试之前，我根本不知道我报考的导师史念海教授是全国著名的历史地理学家。阴差阳错地学了地理，因为学了地理，又懵懵懂懂地考上历史地理学专业研究生，这是我研究中国三千年疫灾的第一步的机缘。

（二）从唐代长安城薪炭供销研究到中国古代瘴病分布变迁研究

1986 年上研究生时，我当时学习的单位是唐史研究所，因而对唐代历史问题的关注也相对多些。清代徐松所撰《唐两京城坊考》是研究唐代长安城的必读之作，在研读该书的过程中，我的地理学专业背景开始显现出我思考问题的独特优势。以往对

于唐代长安城的研究，关注的大多是粮食问题和水的问题。而城市地理学知识告诉我，对于一个城市的兴衰而言，能源、粮食和水具有同等重要的作用，能源甚至是点燃城市文明的火花，更加不可忽视。有了这样的认识，我决心对唐代长安城的能源生产空间及其环境影响做一专门研究，结果撰成了《唐长安城薪炭供销的初步研究》一文，发表在《中国历史地理论丛》1991 年第 3 期①。我对唐长安城薪炭供销的研究是从《全唐诗》切入的，白居易的《卖炭翁》诗大家都耳熟能详，我想查查《全唐诗》中是否还有其他类似的描述终南山樵采和长安城贩薪的诗篇。细检《全唐诗》，有关樵采和贩薪的诗篇没有找到一篇，有一个字却反复出现了 376 次，铭刻在了我的心间，这个字就是乌烟瘴气的"瘴"字。我将《全唐诗》中所有含"瘴"的诗句摘录出来，然后以诗系地，绘制"瘴地"的空间分布图，结果发现，唐代的"瘴地"主要分布于气候炎热潮湿的南方地区，且大多成为流放犯人、贬谪官员的场所。经过进一步查阅历史文献，我知道中国古籍所谓的"瘴"主要是指恶性疟疾，而"瘴地"就是恶性疟疾流行之地。于是，我又决心对中国古代瘴病的分布变迁进行系统研究，结果撰成了《2000 年来中国瘴病分布变迁的初步研究》一文，发表在《地理学报》1993 年第 4 期②。这篇文章在我的学术生涯中的地位十分重要，它是我从事中国历史医学地理学研究之肇端。从唐代长安城的薪炭供销研究到中国古代瘴病分布变迁的研究，这是我研究中国三千年疫灾的第二步的机缘。

（三）从长江流域环境疾病研究到中国古代疫灾流行规律研究

1989 年，我历史地理学专业硕士生毕业，学位论文为《南阳盆地历史经济地理研究》。我发表的几篇关于南阳盆地农业、交通的文章③，其实都是这篇硕士学位论文的成果。1992 年，我历史地理学专业博士生毕业，学位论文为《清代两湖农业地理》，这是史念海先生中国历史农业地理研究计划中的第一篇断代区域历史农业地理著作④。这年 6 月，我在陕西师范大学历史地理研究所拿到了历史学博士学位之后，便来到华中师范大学地理系人文地理教研室工作。在此后的三四年时间里，我的主要研究工作还是以清代两湖农业地理为中心，同时向长江中游地区历史地理研究

---

① 此文收入龚胜生《天人集：历史地理学论集》，中国社会科学出版社 2009 年版，第 219～231 页。

② 此文收入龚胜生《天人集：历史地理学论集》，中国社会科学出版社 2009 年版，第 334～350 页。

③ 这些文章包括《汉唐时期南阳地区农业地理研究》《唐代南阳地区驿道考述》《历史上南阳盆地的水路交通》《南阳菊考》等，均收入龚胜生《天人集：历史地理学论集》，中国社会科学出版社 2009 年版，第 116～155 页。

④ 龚胜生《清代两湖农业地理》，华中师范大学出版社 1996 年版。

拓展[①]。不过，对于中国历史疾病地理的研究，我始终有着浓厚的兴趣和强烈的关注。

1995 年，我申报的国家自然科学基金项目"二千年来长江流域主要环境疾病分布变迁规律研究"（编号:49401016）获得批准，该项目于 1998 年结题。研究成果不仅包括瘴病（恶性疟疾）、血吸虫病、天花、霍乱、地甲病等环境疾病的分布变迁，而且梳理了中国先秦两汉时期的医学地理学思想[②]，提出了构建"历史医学地理学"新学科的理论框架[③]。应该说，这个项目的完成，不仅是我个人学术生涯从历史农业地理研究向历史医学地理研究转型的重要标志，而且也是中国历史地理学重要分支学科——历史医学地理学——初步形成的重要标志。

20 世纪 90 年代是"国际减灾十年"，学界对灾害学研究比较重视。大约也是在 1995 年，系里交给我一门新课——"灾害学"。在备课中，我发现，大规模瘟疫流行所致的疫灾也是我国"正史"记录的灾异系统中的重要灾害，但是，学界关注的主要是水、旱、蝗、震、雹、潮等自然灾害，对疫灾的关注极为罕见，这种状况与我国拥有连续系统的疫灾记录、汗牛充栋的疫灾史料以及疫灾是人类最大的顶级灾害的事实不相称。为此，我在 1996 年申报了题为"中国古代疫灾流行规律及其社会经济危害研究"的国家社会科学基金项目，又幸运地获得了资助（编号:97CZS001）。1997 年 6 月，我带领两位研究生赴南京图书馆和上海图书馆收集疫灾史料，从而正式开启了中国三千年疫灾史料的收集工作。从长江流域环境疾病的研究到中国古代疫灾流行规律的研究，这是我研究中国三千年疫灾的第三步机缘。

（四）从《〈中国疫灾历史地图集〉的研究与编制》到《中国三千年疫灾史料汇编》

从 1997 年到 2017 年这十年里，我的主要精力都放在中国历史疫灾地理的研究上。2012 年，我申报的国家社会科学重大项目"《中国疫灾历史地图集》的研究与编制"（编号:12&ZD145）获得批准。这是我课题申报的一个里程碑，也是我关于中国历

---

① 发表的主要论文有《两湖平原城镇发展的空间过程》《湘阴县氏族移民地理研究》《明代湖广布政司田亩考实》《明清之际湘鄂赣地区的耕地结构及其梯度分布研究》《论"湖广熟、天下足"》《18 世纪两湖粮价时空特征研究》《从米价长期变化看清代两湖农业经济的发展》《清代两湖地区人口压力下的生态环境恶化及其对策》等，均收入龚胜生《天人集:历史地理学论集》，中国社会科学出版社 2009 年版，第 3 ~ 115、247 ~ 266 页。

② 龚胜生《中国先秦两汉时期的医学地理学思想》，《中国历史地理论丛》1995 年第 3 期。

③ 龚胜生《历史医学地理学刍议》，《中国历史地理论丛》1998 年第 4 期。

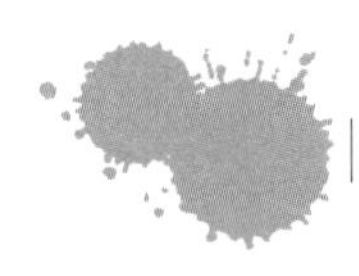

史疫灾地理研究的一个里程碑。因为它使我明白:中国历史疫灾地理这个领域是值得探索的,我多年耐住寂寞在故纸堆里爬梳也是有价值的。如果说编纂《中国三千年疫灾史料汇编》这部著作起初只是为了完成课题,那么到这时,已经变成一份沉甸甸的责任了。因为我认识到,要把《中国疫灾历史地图集》编制好,首先就要把《中国三千年疫灾史料汇编》编纂好。我之所以以编纂《中国三千年疫灾史料汇编》为己任,主要是基于以下四点:

第一,疫病与人类历史相始终,疫灾是影响历史文明进程的重要因素。生老病死,人生之常。自有人类以来,疾病就与人类如影相随。瘟疫与人类历史相始终,古今中外,概莫能外。从遥远的原始社会,直到半个世纪前的工业社会,乃至现在的大多数发展中国家,传染病一直都是人类最主要的死因。传染病流行引发的疫灾,既可以是病毒、细菌等微生物直接致病引起的原生灾害,也可以是旱灾、水灾、地震、饥荒等灾害诱发的次生灾害。疫灾直接导致大批人口发病、死亡,是人类的顶级灾害。正因为如此,人口学家马尔萨斯甚至把瘟疫视为人类社会抑制人口增长的重要因素。在人类历史上,传染病大规模流行所致的疫灾绵绵不断,史不绝书,不仅威胁着人类的生命健康安全,而且影响着人类的历史文明进程。

第二,中国是一个历史悠久的国家,疫灾流行对中国历史的影响十分巨大。中国自古以农立国,人口稠密,便于疫灾流行。我国疫灾之重、疫史之长、疫域之广、疫种之多,是世界上少有的。早在先秦时期,就有“伐乱、伐疾、伐疫,武之顺也”的说法。中国古代人们在不断地遭受疫灾流行带来的痛苦的时候,也通过不断地记录着疫灾流行以及人们与疫病斗争的历史警示着后人,形成了世界上记录最系统、延续时间最长久的疫灾史料数据库。在中国历史上,疫灾对人口、经济、政治、文化、宗教、军事都产生过重大影响,特别是王朝之末,常常与战争和其他自然灾害叠加在一起,雪上加霜,造成整个社会的周期性震荡甚至改朝换代。

第三,中国古代有一个完整的疫灾记录系统,疫灾史料价值有待进一步发掘。中华民族是一个善于总结的民族。因为疫灾流行给个人、家庭、社会带来的严重的灾难,所以古代中国十分重视疫灾的记录,正史、实录、档案、方志、医籍,甚至墓志、碑文、个人文集等都有疫灾的记载,疫灾史料可谓汗牛充栋。大致自北宋以后,政书、类书中还有了疫灾史料的专门整理。至于明清时期,随着地方志和实录的修纂,疫灾记录系统日臻完善。大致自20世纪30年代后,历史学者就开始了对中国古代疫灾史料的科学价值的发掘;20世纪60年代后,对近五百年来气候变迁的研究促成了许多含有疫灾史料的灾害史料汇编的修纂;2003年“非典”之后,疫灾流行更是成了历史学、地理学、医学、灾害学、社会学等多学科关注的热点。不过,与水、旱、蝗、震、饥、兵等灾害相比，对疫灾的关注还显得十分不够，中国疫灾史料的科学价值还有待专门而系统的发掘。

第四，疫病流行依然是当今人类发展的重大威胁，总结历史经验可为国家现实服务。灾害具有不可避免性，即使到了今日，随着科学技术的发展，虽然许多古老的传染病得到了有效控制，人类的主要死因已经让位于癌症和心脑血管疾病，但细菌、病毒等微生物作为生命有机体，也在不断演化和更新，新的传染病不断涌现，传染病的威胁并没有得到彻底解除；甚至随着人类对自然干扰的深入和全球环境的变化，不仅传染病传播的速度、途径、方式发生了许多新的复杂的变化，而且许多旧的传染病还有死灰复燃、卷土重来之势。因此，传染病防控依然是当今社会提高人的生活质量、实现社会可持续发展的重大任务。“鉴古可以知今”，对中国三千年的疫灾史料进行系统整理，是我国建设“健康中国”、实现中华民族伟大复兴的中国梦的重要任务。

二、疫灾本质

“天灾流行，国家代有。”①灾害具有不可避免性，因为它是“天人之际”的一种表现，是任何社会也避免不了的。但是，灾害又具有可减可防性，人类可以通过各种手段和措施来预防和减轻灾害的危害。从事疫灾研究，编纂疫灾史料，首先要了解疫灾的本质。概括而言，疫灾是一种十分特殊的灾害，它既可以是原生灾害，也可以是次生灾害，但主要是由其他灾害诱发的次生灾害；疫灾还是人类最顶级的灾害，因为它直接以人类健康和生命的损失为代价；疫灾本质上是急性、烈性传染病大规模流行所致的灾害，病原体主要是病毒、细菌等微生物和寄生虫，因而又属于生物性灾害。

（一）疫灾是人类灾害链网中的顶级灾害

自人类诞生以来，灾害就一直形影不离地伴随着人类。人类不断地进化、发展，包括疾病在内的各种灾害也不断地演变、翻新。在远古的洪荒时代，人类尚在茹毛饮血之时，大自然便赐予人类各种各样的自然灾害，就像赐予人类丰盛的食物来源。当人类逐步从大自然的脐带中脱离开来，生产力与自然力能够相抗衡的时候，也就是人类社会创造了与自然圈截然不同的智慧圈以后，人类除必须面对大气圈、水圈、岩土圈和生物圈等自然圈层所固有的灾害，还必须应付利用自然、改造自然所导致的自然的不良反馈，以及人类智慧圈内部的不协调所引起的人际冲突。自然灾害、人为灾

① 语出《左传·僖公十三年》。后世引用甚多，仅《四库全书》中就有88处引用。

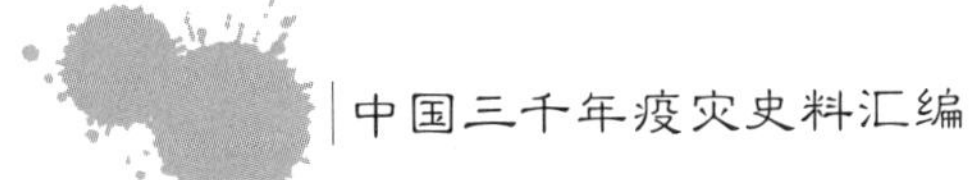

害、自然因素与人为因素叠加的灾害，它们互相交织，互为因果，贯穿了人类历史进程的始终，构成了人类历史文明的链环。可以说，整个人类社会的进化史，就是一部人类与灾害不断抗争并最终战胜灾害的历史。

事实上，所谓灾害都是以人类的发展观和价值观为判断标准的，凡是给人类生存和发展带来损害、危害、祸害的一切现象都可称为灾害。从主要成因看，这些灾害现象中，有的是自然环境所固有的，如火山、地震；有的是人为因素造成的，如战争、车祸；还有的是自然环境对人类活动的反馈，如水土流失、荒漠化。从发生过程看，有的是瞬间发生的，火山、地震属于此类；有的是长期渐变的，气候变暖、海平面上升属于此类。从发生关系看，有的是原生的，有的是伴生的，有的是衍生的，有的是次生的，如台风伴生暴雨，暴雨衍生泥石流，大旱次生蝗灾。因此，各种各样的灾害往往在时空上构成链锁关系和网络关系，形成一个巨大的"灾害链网"。

大家知道，在地球表层的生物圈里，掠食者和被食者构成一个巨大的"食物链网"，而万物之灵的人类位于这个链网的顶端。正是因为人类占据了这个链网的"纲"，人类才对自然构成如此巨大的威胁：他们可以打断食物链网中的任何环节，甚至自以为可以统治和征服整个自然界。同样的道理，我们完全可以想象，对人类生存和发展构成最大威胁的灾害一定就是位于灾害链网顶端的那种灾害，这种灾害就是疫灾！其他自然灾害大多直接危害人类食物、住房、生产的安全，而疫灾则直接威胁人类健康与生命的安全，轻则使人丧失劳动能力，重则大规模致人死亡，进而瓦解社会结构，中断文明进程。14 世纪欧洲黑死病的大流行，几乎改写了整个欧洲的历史，以致成为欧洲中世纪和近代时期的分水岭。《周易·系辞》曰"天地之大德曰生"，而《尚书·泰誓》曰"惟人万物之灵"，疫灾作为人类的顶级灾害，古代的人对此是太有感悟了。自《春秋》以来，他们不仅把疫灾当作重大历史事件来记载，形成了一个延续几千年的疫灾记录系统，而且在《尚书·洪范》提出的人生"五福"中，"寿"是排在首位的，而"凶、短、折"等人生之不幸，也无一不与生命健康有关。汉代道家经典《太平经》认为人生"大恶有四：兵、病、水、火"①，也就是说，疫灾危害仅次于战争。宋代邢昺更明确指出"民之灾患大者有四：一曰疫，二曰旱，三曰水，四曰畜灾"②，更是将疫灾摆在了所有灾害之首。

---

① 《太平经合校》卷一《太平金阙帝晨后圣帝君师辅历纪岁次平气去来兆候贤圣功行种民定法本起》。

② 《宋史》卷四三一《邢昺传》。

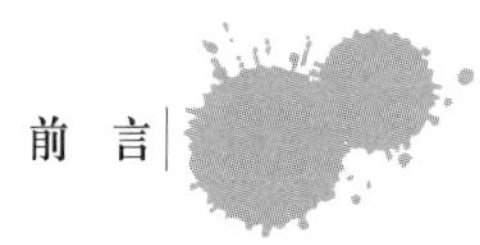

(二)疫灾是急性传染病大规模流行所致的灾害

疫灾是瘟疫灾害的简称,顾名思义,是由疫病大规模流行所致的灾害。历史文献常将“疫”与“瘟”“疾”“疠”字连用,组成“瘟疫”“疾疫”“疠疫”“疫疠”等词来表示疫灾,有时甚至直接与“灾”字连称,组成“疫灾”“灾疫”来表示它的灾害属性。此外,用来表示疫灾的词还有“时行”“时疫”“天行”“夭札”等。所有此等称谓,现在我们常以“瘟疫”统言之,并不区别它们之间的细微差别。本书所谓的“疫灾”,就是上述诸种称谓的统称,它是一个集合名词,是一类灾害的统称。为了更全面地把握“疫灾”概念,也为了更正确地理解《中国三千年疫灾史料汇编》中的史料甄选,这里需要交待一下上述称谓之间的细微差别。

(1)疫。“疫”字早在殷商甲骨文中就已出现。据研究,甲骨卜辞中记述了二十多种疾病,其中大多数病名是以疾病部位命名的,只有少数几种病名表明了疾病的原因,如祸风、病蛊、病蛔、病疟、病疫等①。蛊、蛔、疟等都属于寄生虫病,是卫生条件很差的远古时期的流行病。由此类推,疫也应是殷商时期的流行病。那么,什么是“疫”呢?东汉许慎《说文解字》曰“疫,民皆疾也”②,北宋司马光《类篇》注引《字林》云:“疫,病流行也。”以上就是“疫”的本义,说明疫病不是一种具体的疾病,而是一类流行性疾病的总称。在医家笔下,“疫”被进一步解释为具有传染性的流行性疾病,即传染病。我国最早的医学经典《黄帝内经》将“疫”分为金、木、水、火、土五种类型,且曰:“五疫之至,皆相染易,无问大小,病状相似。”③至于明代,我国出现了第一部专门论述疫病的医学著作,就是吴有性的《瘟疫论》,他给“疫”下的定义是:“疫者,以其延门阖户,又如徭役之役,众人均等之谓也。”④后来医家对“疫”的解释,基本上是沿袭此定义。如清代刘奎《说疫全书》曰:“疫如徭役之役,沿门阖户皆病之谓。”⑤20 世纪 30 年代,作为现代医史学家,陈邦贤指出:“中国古代之所谓疫,包括的疾病很多,可以说凡能传染人的疾病,都叫做疫。”⑥换句话说,“疫”就是传染病的总称。不过,揆诸史实,中国古籍所谓的“疫”,还不能与传染病画等号。在中国历史文献里,当“疫”

① 马伯英《中国医学文化史》,上海人民出版社 1994 年版,第 122 页。

② 〔汉〕许慎《说文解字》第七下《病部》,中华书局 1963 年版,第 156 页。

③ 《黄帝内经素问》卷末《刺法论》,见浙江书局《二十二子》,上海古籍出版社 1986 年版,第 991 页。

④ 〔明〕吴有性《瘟疫论》卷末《瘟疫论补遗·正名》,《四库全书》本。

⑤ 〔清〕刘奎《说疫全书》之《疫痧二症合编》卷一《述古》,道光丙午刻本。

⑥ 陈邦贤《中国医学史》,商务印书馆 1937 年版,第 361 页。

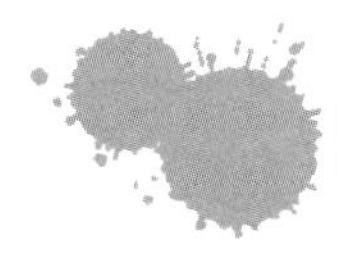

被作为一种灾害记述时,如正史中的《五行志》、地方志中的《灾祥志》,"疫"便成了瘟疫、疾疫、疠疫、疫疠等的统称或约称,主要是指来势凶猛、流行广泛、死人众多、破坏力大的那些急性或烈性传染病。

(2)瘟疫。"瘟疫"最初写作"温疫","温"表示的是"疫"的表证,即发热。汉晋时期无"瘟"字,而假以"温"字,《黄帝内经素问·六元政纪大论》所云"其病温""其病温厉""其病温厉大行"[①],东汉王充《论衡》所云"温气疫疠,千户灭门"[②],其中的"温"字皆与"瘟"字相通。明代吴有性指出,《伤寒论》所谓"发热而渴,不恶寒者为温病",这里的"温病"也是指瘟疫,"后人省氵加疒为瘟,即温也";他还指出,"证"与"症","利"与"痢","役"与"疫",在用法上都是如此[③]。其实,"厉"与"疠",其用法也是这样。

(3)疾疫。"疾疫"中的"疾"字是用来表示疫病流行速度的,主要是取其"急速"之义。"疾"字从矢从疒,《说文解字》曰"病也,一曰急""病来急,故从矢。矢,急疾也",《玉篇》曰"速也",《广韵》曰"急也"。[④] 因此,从汉字本义上来说,"疾疫"是"疫"中之急症,是指那些能像箭一样急速传播的疫病,用现代医学术语来说,就是急性传染病。一般而言,凡是流行速度快的传染病流行范围也广,造成的危害也大,因此,"疾疫"往往是指流行速度很快、流行范围很广的大疫。

(4)疠疫。"疠疫"中的"疠"字是用来表示疫病流行的危害程度的,主要是取其"恶厉"之义。"疠疫"与"疾疫"在用法上相似,意思上也相近,只是"疠疫"更侧重于疫病危害的严重性,是指那些死亡率高、流行范围广的疫病。"疠"字从厉从疒,《说文解字》释为"恶疾"[⑤]。这意味着"疠疫"是很严重、很厉害的疫病,是"疫"中之重症,其义与"疾疫"基本相同,《左传·哀公元年》就有"天有灾疠"之句,后人注曰"疠,疾疫也"。先秦两汉文献中,犹如"瘟"多作"温","疠"亦多作"厉",如《黄帝内经素问》云"厉大至,民善暴死""温厉大至,远近咸若"。[⑥] "疠"字还与"癞"通,这时的"疠"就特指麻风病这种烈性传染病[⑦]。这一字义也从另外一个侧面证明"疠疫"是瘟

---

① 《黄帝内经素问》卷二一《六元政纪大论》,见浙江书局《二十二子》,上海古籍出版社 1986 年版,第 964~974 页。

② 〔汉〕王充《论衡》卷二《命义》,《四库全书》本。

③ 〔明〕吴有性《瘟疫论》卷末《瘟疫论补遗·正名》,《四库全书》本。

④ 〔清〕张玉书等《康熙字典》午集中《疒部·疾》,上海书店 1985 年版,第 853 页。

⑤ 〔汉〕许慎《说文解字》第七下《疒部》,中华书局 1963 年版,第 155 页。

⑥ 《黄帝内经素问》卷二一《六元政纪大论》,见浙江书局《二十二子》,上海古籍出版社 1986 年版,第 966~967 页。

⑦ 〔清〕张玉书等《康熙字典》午集中《疒部·疠》,上海书店 1985 年版,第 865 页。

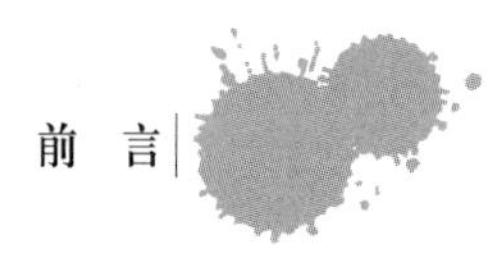

疫中之重症。

(5)疫疠。“疫疠”之称谓,大多时候与“疠疫”同。所谓“温气疫疠,千户灭门”①,这里的“疫疠”和“疠疫”就没有任何差别。但是,也有不少时候“疫疠”只取疫之义,并不表疫之厉。如隋代巢元方《巢氏诸病源候总论》曰:“病无长少,率皆相似,如有鬼厉之气,故云疫疠病。”②唐代释玄应《一切经音义·大乘十轮经》“疫疠”条注云:“人病相注曰疫疠。”③明代陶华《伤寒六书》云:“疫疠者,皆时行不正之气,老幼传染相同者是也。”④明代吴有性《瘟疫论》指出,疫与“温病”“时疫”没有本质差别,只是“因其恶厉,又谓之疫厉”⑤。清代张璐《张氏医通》曰:“时行疫疠,非常有之病,或数年一发,或数十年一发,多发于饥馑兵荒之后。发则一方之内,沿门阖境,老幼皆然,此大疫也。亦有一隅偶见数家,或一家止一二人或三五人,病证皆同者,此常疫也。即如痘疹麻斑之类,或越一二年或三五年一见,非若大疫之盛行,所以人不加察耳。”⑥清代周扬俊《温热暑疫全书》云:“凡盛夏湿温之证,即藏疫疠在内,一人受之则为湿温,一方传遍则为疫疠。”⑦所有这些,其所谓“疫疠”,主要强调的是“疫”的本义(即传染性),而非强调“疠”的本义(即高死亡率)。因此,在有些场合下,“疫”和“疠”互相通用,两者之间没有本质上的差别,如《黄帝内经素问》将“疫”分为五种类型,说“五疫之至,皆相染易,无问大小,病状相似”,可在具体论述时,又谓之土疠、水疠、金疠、木疫、火疠,并说“疫之与疠,即是上下、刚柔之名也,穷归一体也”⑧。

(6)时行。“时”具有季节性和周期性的含义,《说文解字》曰:“时,四时也。”《释名》曰:“时,期也,物之生死各应节,期而至也。”⑨“行”,《说文解字》说是“人之步趋也”⑩,后引申为蔓延、流传、流行的意思。几乎所有传染病的流行都具有季节性和周期性,“时行”二字合用,主要强调的是疫病流行在时间上的节律性,以及疫病形成与气候反常的关联性。东汉张仲景《伤寒论》云:“一岁之中,长幼之病多相似者,此则

---

① 〔汉〕王充《论衡》卷二《命义》,《四库全书》本。

② 〔隋〕巢元方《巢氏诸病源候总论》卷一〇《温病诸候·疫疠病候》,《四库全书》本。

③ 余云岫《古代疾病名候疏义》之《说文解字病疏中》,人民卫生出版社 1953 年版,第 149 页。

④ 〔明〕陶华《伤寒六书》卷二《伤寒家秘》,人民卫生出版社 1995 年版,第 58 页。

⑤ 〔明〕吴有性《瘟疫论》卷末《瘟疫论补遗·正名》,《四库全书》本。

⑥ 〔清〕张璐《张氏医通》卷二《伤寒门》,上海科学技术出版社 1963 年版,第 25 页。

⑦ 〔清〕周扬俊《温热暑疫全书》之《疫病方论》卷四《软脚瘟》,上海中医学院出版社 1993 年版,第 72 页。

⑧ 《黄帝内经素问》卷末《刺法论》,见浙江书局《二十二子》,上海古籍出版社 1986 年版,第 991 页。

⑨ 〔清〕张玉书等《康熙字典》辰集上《日部·时》,上海书店 1985 年版,第 541 页。

⑩ 〔清〕张玉书等《康熙字典》申集下《行部·行》,上海书店 1985 年版,第 1237 页。

时行之气也。"①这是说，一年之中的某个时候不论长幼皆病而且病症相似者，是因为当时盛行的气化所致，因为气化盛行，所以疾病流行。晋代葛洪《肘后备急方》亦曰："伤寒、时行、温疫三名，同一种耳，而源本小异。其冬月伤于寒，或疾行力作，汗出得风冷，至夏发，名为伤寒。其冬月不甚寒，多暖气，及西风使人骨节缓惰受病，至春发，名为时行。其年岁中有疠气，兼挟鬼毒相注，名曰温病。如此诊候并相似，又贵胜雅言，总名伤寒，世俗因号为时行。"②这里说，伤寒、时行与瘟疫虽然名称不同，但其实是同一类病，都是时行之气所致的瘟疫流行，只是病源略有不同而已。因此，"时行"又作"时气"。南朝陈延之《小品方》曰："凡时行者，春时应暖而反大寒，夏时应热而反大凉，秋时应凉而反大热，冬时应寒而反大温，此非其时而有其气，是以一岁之中，长幼之病多相似者，此则时行之气也。"③至于"时疫"，其实就是时行之气所致瘟疫流行的省称，与"时行""时气"概念没有本质差别。《周礼·天官》所言"四时皆有疠疾"④，说的就是一年四季都有不同的"时疫"。

(7)天行。"天行"被用来指大规模瘟疫流行，主要强调的是瘟疫流行不是人为灾害，而是自然灾害，非人力所能控制。它与"时行"概念关系密切，因为"时"由"天"定，时间具有节律性是自然的法则。宋代庞安常《伤寒总病论》曰："天行之病，大则流毒天下，次则一方，次则一乡，次则偏着一家，悉由气运郁发，有胜有伏，迁正退位，或有先后。天地九室相形，故令升之不前，降之不下，则天地不交，万化不安，必偏有宫分，受斯害气，庄子所谓运动之泄者也。"⑤

(8)夭札、大凶、丧乱。在先秦典籍中，疫灾有时候还用夭、札、瘥、瘠、凶、丧等字及其合成词夭札、凶札、丧乱等来称呼。《诗经·小雅·节南山》曰："天方荐瘥，丧乱弘多。"汉代郑玄注曰："天气方今又重以疫病，长幼相乱而死，丧甚大多也。"这里以"瘥"指疫灾流行。《左传·昭公二年》曰"民不夭札"，这里的"夭札"也是指疫灾流行。《老子》曰："大军之后，必有凶年。"何谓"凶"？《玉篇》曰"短折也"，郑玄注《尚书·洪范》"凶，短折"曰："未龀曰凶，未冠曰短，未婚曰折。"因此，"凶年"是指大批儿童少年夭折之年，能造成这种后果的，一是战争杀戮，二是瘟疫流行，既然是"大军之后"，排除了战争杀戮，显然就是指瘟疫流行了。所以到了晋代，《老子》所谓的"大军

① 〔汉〕张机撰，〔晋〕王叔和编，〔金〕成无己注《伤寒论注》卷二《伤寒例第三》，《四库全书》本。

② 〔晋〕葛洪撰，〔南朝梁〕陶弘景、〔金〕杨用道补《肘后备急方》卷二《治伤寒时气温病方第十三》，《四库全书》本。

③ 〔南朝〕陈延之撰，高文铸辑注《小品方》，中国中医药出版社1995年版，第109页。

④ 《周礼》卷一《天官·冢宰》，见吴树平等点校《十三经》，北京燕山出版社1991年版，第393页。

⑤ 〔宋〕庞安常《伤寒总病论》卷五《天行温病论》。

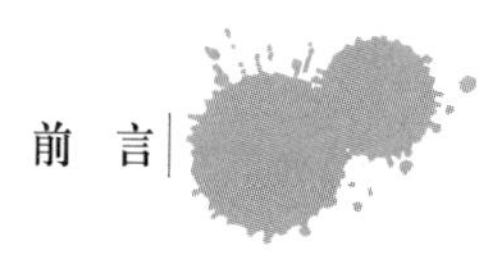

之后，必有凶年”，就演变成《抱朴子》所谓的“大兵之后，必有大疫”①。至于明代，有人对灾害之称谓进行了总结，曰：“盖水火曰灾，饥馑曰祲，夭札曰凶，寇乱曰贼。”②这里也把“凶年”视为疫灾的大流行。

疫病流行在远古时期一贯被认为是自然灾害的一种。“六淫说”是先秦时期的一大病因学说，秦国名医和指出，自然界有阴、阳、风、雨、晦、明六气，六气“过则为灾：阴淫寒疾，阳淫热疾，风淫末疾，雨淫腹疾，晦淫惑疾，明淫心疾”。很显然，在和看来，疾病就是人类之灾。此外，《左传·昭公元年》“水旱疫疠之灾”并提，《左传·哀公元年》有“天有灾疠”之句，《公羊传·庄公元年》有“大灾者何？大瘠也。大瘠者何？疠也”之语，《礼记·盛德》“人民疾，六畜疫，五谷灾”齐举，《逸周书·大聚》也说“乡立巫医，具百药以便备疾灾”，《黄帝内经素问·四气调神大论》则言，自然规律，人类“逆之则灾害生，从之则苛疾不起”，等等。这些记述都表明，疾病和水旱灾害一样，是自然灾害③。所不同者，水旱灾害破坏的对象是庄稼，疫病灾害破坏的对象是人畜，危害更甚。

综上所述，我们不难得出这样的结论：其一，“疫”在中国古代是传染病的统称，当“疫”被用来表示一种灾害时，则主要是指来势凶猛、流行广泛、死人众多、破坏力大的那些急性、烈性传染病。我认同这样的观点：“瘟疫是一大范围流行、死亡人数众多的传染病。”④“瘟疫就是指起病急、众人发病时间相近、症状和疾病过程相似、死亡率高、传染性强的感而即发的外感病，其最明显易见的特征就是它的爆发性、流行性和较高的死亡率。亦即可以引起爆发流行的急性传染病。”⑤其二，“疫灾”是由急性、烈性传染病大规模流行导致大批人口患病死亡的灾害，“疫”是因，“灾”是果，因此，并不能把传染病和疫灾等同起来，只有传染病大规模流行导致“民皆疾”的严重后果时才能称得上疫灾。

（三）疫灾是环境生物因素所致的生物性灾害

如上所述，疫灾是由疫病大规模流行引起的灾害，而疫病是现代传染病的统称。那么，什么是传染病呢？《中国医学百科全书》的定义是：

---

① 〔晋〕葛洪《抱朴子内篇》卷三《辩问第十二》。

② 嘉靖《江阴县志》卷一三《祥异考》。

③ 龚胜生《中国先秦两汉时期的医学地理学思想》，《中国历史地理论丛》1995 年第 3 期，第163～180 页。

④ 谢高潮《浅谈同治初年苏浙皖的疫灾》，《历史教学问题》1996 年第 2 期，第 20 页。

⑤ 赖文、李永宸《岭南瘟疫史》，广东人民出版社 2004 年版，第 31 页。

传染病是由各种生物性致病原(或称病原体)所引起的一组疾病。这些病原体极大部分为微生物,一部分为寄生虫。微生物有病毒、衣原体、立克次体、支原体、细菌、螺旋体和真菌。寄生虫有原虫和蠕虫,原虫和蠕虫引起的疾病亦称寄生虫病。生物性致病原引起的疾病,因传染性强弱不一而并不都能在人群中引起流行;在人群中不易引起流行的传染病有时称感染性疾病,有高度传染性的传染病称烈性传染病。①

根据1978年9月20日卫生部颁布的《中华人民共和国急性传染病管理条例》规定,我国规定管理的急性传染病分为两类25种,甲类有鼠疫、霍乱及副霍乱、天花3种,乙类有白喉、流行性脑脊髓膜炎、百日咳、猩红热、麻疹、流行性感冒、痢疾(细菌性痢疾和阿米巴痢疾)、伤寒及副伤寒、病毒性肝炎、脊髓灰质炎、流行性乙型脑炎、疟疾、斑疹伤寒、回归热、黑热病、森林脑炎、恙虫病、出血热、钩端螺旋体病、布鲁氏杆菌病、狂犬病、炭疽22种②。总体来看,在中国历史上造成疫灾的疫病基本上不出这25种传染病。但由于历史记载的简约和古代医学的不发达,判断历史时期的每次疫灾究竟是哪种具体的传染病所致,是一件十分困难甚至可以说是根本不可能的事情。

作为自然的产物,人类的生存与发展始终离不开自然的环境,人类与自然有着千丝万缕的联系③。而人与自然发生联系,最直接的关系莫过于人类生理对自然的需求和自然对人类生理的影响。人类利用自然、改造自然的目的首先是满足最基本的生存需要,农业生产便因此成为人类与自然关系最直接和最密切的生产部门;自然环境

---

① 王季午《传染病学》,见《中国医学百科全书·传染病学》,上海科学技术出版社1985年版,第1页。

② 法定传染病是个动态概念。1989年2月21日通过的《中华人民共和国传染病防治法》将35种传染病列为法定传染病并分为甲、乙、丙三类。其中,甲类2种,包括鼠疫、霍乱;乙类22种,包括病毒性肝炎、细菌性和阿米巴性痢疾、伤寒和副伤寒、艾滋病、淋病、梅毒、脊髓灰质炎、麻疹、百日咳、白喉、流行性脑脊髓膜炎、猩红热、流行性出血热、狂犬病、钩端螺旋体病、布鲁氏菌病、炭疽、流行性和地方性斑疹伤寒、流行性乙型脑炎、黑热病、疟疾、登革热;丙类11种,包括肺结核、血吸虫病、丝虫病、包虫病、麻风病、流行性感冒、流行性腮腺炎、风疹、新生儿破伤风、急性出血性结膜炎,除霍乱、痢疾、伤寒和副伤寒以外的感染性腹泻病。2004年8月28日,修订版《中华人民共和国传染病防治法》将传染性非典型肺炎、人感染高致病性禽流感纳入乙类传染病,将原来丙类传染病中的肺结核、新生儿破伤风、血吸虫病调整为乙类传染病,将原来乙类传染病中的黑热病、流行性和地方性斑疹伤寒调整为丙类传染病。2008年5月2日,卫生部将手足口病纳入丙类传染病。2009年4月30日,卫生部将甲型H1N1流感纳入乙类传染病。2013年6月29日通过的《中华人民共和国传染病防治法》修订版共有法定传染病37种,其中甲类2种,乙类25种,丙类10种。2013年11月4日,国家卫生计生委又将人感染H7N9禽流感纳入乙类传染病,将甲型H1N1流感从乙类调整为丙类,并纳入流行性感冒管理。2020年1月20日,国家卫生健康委员会将新型冠状病毒感染的肺炎纳入乙类传染病。经上述调整,目前共有法定传染病40种,其中甲类2种,乙类27种,丙类11种。

③ 恩格斯《自然辩证法》,见《马克思恩格斯选集》第3卷,人民出版社1972年版,第527页。

对人类的影响也总是首先影响人的生理素质，进而影响到人的心理素质，最后才间接地影响到人类社会深层次系统①，因此，以人类身体或生理为破坏对象的疾病便成为自然危害人类最基本的破坏力。人类形形色色的疾病虽然种类繁多，但从环境病因学角度来划分，不外乎以下三类：环境物理性疾病（如中暑、冻伤、高山病等）、环境化学性疾病（如地甲病、克山病、大骨节病等）、环境生物性疾病（如寄生虫病、传染病等）。因此，从致病因素看，疫灾是由环境生物因素引起的属于生物灾害类的自然灾害，疫灾的病原体主要是具有生命形式的病毒和细菌，少数是寄生虫。如果说蝗虫是吞噬植物生命的生物性灾害，那么，疫病就是吞噬人类生命的生物性灾害。

三、史料来源

中国有3000多年的疫灾记录史，疫灾史料汗牛充栋。古时，人们一方面不断地经历着疫灾的痛苦，另一方面又通过如实记录这些痛苦不断地警示后人。《中国三千年疫灾史料汇编》（以下或简称“本《汇编》”）中的疫灾史料主要来自以下几个方面。

（一）正史中的疫灾史料

正史是最具系统性和权威性的典籍，我国的25部正史均为纪传体史书，其主体内容大多包括纪、传、志、表四个部分，纪、传、志中都有疫灾史料的分布，而以记述灾异的《五行志》中的疫灾史料最集中、最系统。

《五行志》以金、木、水、火、土作为灾害的分类，其中“疾疫”属于“水类”的灾害。25部正史中，有《五行志》的有《汉书》《后汉书》《晋书》《宋书》《齐书》《隋书》《旧唐书》《新唐书》《旧五代史》《宋史》《金史》《元史》《明史》。《魏书》中的《灵征志》、《新五代史》中的《司天考》、《清史稿》中的《灾异志》也是记录灾害的专篇，只是与《五行志》的名称不同。

《五行志》之外，正史中的“本纪”“食货志”“列传”等也偶有疫灾事件的记述。“本纪”实质是每个帝王的大事记，所记述的疫灾事件都是影响很大的疫灾事件；“食货志”主要是社会经济制度和政策的记录，所记述的疫灾事件影响也很大，一般与国家的赈恤、救济有关；“列传”主要记述各类人物的生平事迹和历史功绩，所记述的疫灾事件往往影响较小，或一州，或一县，且往往难以指实疫灾发生的具体时间。

---

① 龚胜生《2000年来中国瘴病分布变迁的初步研究》，《地理学报》1993年第4期，第304～316页。

对于正史“灾异志”中的疫灾史料，绝大多数的灾害史料汇编都做了辑录，可以说是挖掘得最充分的史料。正史中的灾害史料，其实“并非第一手的资料”①，而是经过作者采择和整理了的，但现在我们一般都视之为完全可以采信的原始史料。应该指出的是，正史对疫灾事件的描述，有的称“大疫”，有的称“疾疫”，有的称“疫”，有的称“疫疠大作”，如此等等，不一而足。但是，这些都不是疫灾强度的描述，我们不能据之对疫灾进行灾害强度的分级。

（二）方志中的疫灾史料

方志专记一个区域的地理、历史、文化、经济、人物、灾害等，上及天文，下及地理，中及人事，有“区域百科全书”之称。方志根据记载区域的大小可分为全国的总志（一统志），各省的通志，省辖的道、府、州、厅志，但更多的是县志。研究历史灾害，明清以前，方志可补正史之缺；明清两代，正史只可证方志之实，因为遗漏太多；至于民国以降，由于据以纂修方志的原始材料现在尚较方便查阅，其史料的重要性有所降低，但仍不失为有用的一类史料。

我国方志起源甚早，现存最早的方志一般被认为是晋代常璩所撰的《华阳国志》，到宋代以后，长安、洛阳、开封及长江三角洲许多经济文化比较发达的地方都修纂有地方志，但直到明代中叶以前，这些地方志都很少记载灾害。明清两代是方志鼎盛的时期，地理学家竺可桢据以研究历史气候变迁，曾以“方志时期”来称明清时期。民国中后期，由于战乱，地方志修纂一度中辍，以致探究清晚期和民国时期的疫灾已经不能仅仅依赖于地方志了。中华人民共和国成立后，地方志的修纂也停顿了几十年，直到 20 世纪 90 年代，各地才陆续以政府的力量编纂出版新的地方志，许多卫生机构也编纂了专志——《卫生志》。

积一千多年来的修纂，我国现存地方志资源十分丰富。1985 年出版的《中国地方志联合目录》，著录了我国较大图书馆馆藏的 1949 年以前编纂的省、府、州、县、乡镇等方志共 8000 余种，而现存于世的中国旧地方志实际在 10000 种上下。因此有人说，截至 1949 年，我国保存下来的旧方志多达 8000 余种，加之 1949 年以后的修撰，总计达 10000 余种②。至于 1949 年中华人民共和国建立以来修纂的新方志，据《中国新方志知识服务系统》介绍有 60000 余种。该《服务系统》是我国新方志文献资源的综合数据库，由北京万方数据股份有限公司与中国科学技术信息研究所合作建设，目前

① 张建民、宋俭《灾害历史学》，湖南人民出版社 1998 年版，第 48 页。

② 张建民、宋俭《灾害历史学》，湖南人民出版社 1998 年版，第 49 页。

已收录全国各级各类新方志37456册，其中26000册能够提供全文服务。不过，其收录的新方志类型较之旧方志宽泛得多，包括综合志、部门志、地名志、企业志、学科志、特殊志、地情书诸多类别，只有其中的综合志才相当于旧方志。

从区域史角度看，地方志在很大程度上相当于地方的“小正史”，因为地方志中都有纪、传、志、表四个方面的内容，而且都有类似于正史《五行志》的灾害专志，只是有的称《灾异志》，有的称《灾祥志》，有的称《祥异志》，有的称《机祥志》，还有的与正史一样称《五行志》或《灵征志》。地方志除《灾异志》记述疫灾事件外，其《人物志》中的“职官”（主要记述在当地做出突出政绩的官员）、“乡贤”（主要记述当地其品德、才干为乡人所推崇敬重及乐善好施的人）、“孝友”（主要记述当地对父母孝顺、对兄弟友爱的普通百姓）也有疫灾事件的记述。还有的方志辟有《大事记》《纪事》《世纪》等类似于正史本纪的篇章，其中也有疫灾事件的记述。

民国前期继续编纂出版了不少地方志，后期则主要修纂乡土志，其体例与明清地方志有了很大不同，虽然多了一些自然科学的气息，却少了关于自然灾害的记述。至于新方志，已是现代出版之书籍，与旧方志体例迥异，只有极少数综合志仍分“卷”记述，而绝大多数都是分“章”记述，其对历史疫灾事件的记述，多取自明清方志，或录旧志原文，或改成白话文，对于民国时期疫灾的记述多在“传染病防治”的篇目之中。新方志中还有一类记述一地卫生事业发展的专志——《卫生志》，其中有民国以来各类传染病的流行情况的记述，但大多只是作为综合志的编纂素材，正式出版的极少，大部分是各地卫生部门的内部印刷品，因而谬误较多。

不同时期编纂的地方志，其疫灾史料的丰富程度是不一样的，史料的价值也不一样。明代以前的方志，基本上是没有疫灾史料记录的，究其原因，主要是因为疫灾是人畜之灾，发生疫灾是地方“不光彩”的事，一般方志编纂者都会有意避讳疫灾事件的记述。至于明代，弘治以前修纂的方志比较简约，保存的疫灾史料也不多，嘉靖以后修纂的方志则比较繁复，对包括疫灾在内的各种灾害都有记述。清代一直到民国早期，各类灾害事件成为地方志的必载内容，地方志中疫灾史料的丰富程度超过以往任何历史时期，所以本《汇编》第二卷《清代卷》（1645—1911）历时虽只有260余年，但其篇幅比历时2400余年的第一卷《先秦至明代卷》（前770—1644）还要多近20万字。

总体而言，本《汇编》在地方志疫灾史料的搜集上用功至巨。自1997年以来，每年暑期，我都组织研究生在学校或赴北京、上海、南京等地查阅方志中的疫灾史料。对于旧方志疫灾史料的搜集，我们采取的方法是：以《中国地方志联合目录》为蓝本，以国家图书馆特色资源库中的数字方志，江苏古籍出版社、上海书店出版社、巴蜀书社联合出版的《中国地方志集成》，台湾成文出版社有限公司出版的《中国方志丛书》，台湾学生书局出版的《新修方志丛刊》等为参照，分省制出各府州县的方志一览表，分府州和县级政区绘制方志数目图，然后按图索骥对查阅过的方志进行标注，对未查看的方志进行查漏补缺，尽可能做到县级政区方志全覆盖。对于现代方志疫灾史料的搜集，我们主要利用万方数据知识服务平台上的“新方志全文数据库”，按照现代政区分省分县进行检索和查阅，力求做到有查必查，应查尽查。因此，尽管我们不敢说本《汇编》没有史料的遗漏，但自信这是迄今为止关于中国疫灾的最详备的史料汇编。据统计，我们共查阅地方志 8100 余种(其中旧方志 5550 种)，本《汇编》引用 5770 余种(其中旧方志 3220 种)，引用率为 71.25%，说明我国旧方志中有近三成是没有疫灾记述的。本《汇编》引用和未引用方志的分布情况见下表：

《中国三千年疫灾史料汇编》查阅方志分布一览表

修纂时间	查阅方志数	引用方志数	未引方志数	引用与查阅方志数之比(%)
元代及其以前	23	8	15	34.78
成　化	4	1	3	25.00
弘　治	22	6	16	27.27
正　德	35	12	23	34.29
嘉　靖	216	88	128	40.74
隆　庆	18	6	12	33.33
万　历	193	116	77	60.10
泰　昌	1	1	0	100.00
天　启	20	16	4	80.00
崇　祯	48	31	17	64.58
明代其他	14	8	6	57.14
顺　治	129	91	38	70.54
康　熙	860	562	298	65.35
雍　正	133	83	50	62.40
乾　隆	858	557	301	64.92
嘉　庆	300	179	121	59.67
道　光	403	249	154	61.79
咸　丰	71	36	35	50.70
同　治	337	235	102	69.73
光　绪	823	518	305	62.94
宣　统	81	37	44	45.68
清代其他	15	15	0	100.00
民　国	945	365	580	38.62
中华人民共和国	2555	2554	1	99.96
合　计	8104	5774	2330	71.25

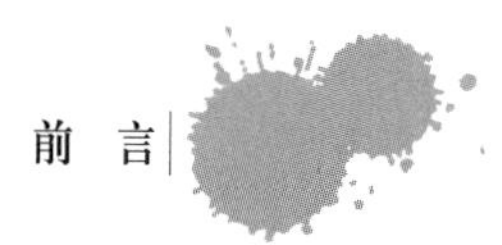

（三）文集中的疫灾史料

文集是指个人著述或众人文章的汇集。据不完全统计，我国从西汉至清代共有署名文集3000多部。其中，众人文章的汇集，如《文选》《文苑英华》《全上古三代秦汉三国六朝文》《全唐诗》《全唐文》《明经世文编》，等等，以史料视之，则与汇编性质无异，不予讨论。这里所谓的文集，仅指个人著述，主要包括文人的诗文集和医家的医案集。这些个人文集一般都是当时人记当地事，或者当地人记当时事，所记述的疫灾事件可信度很高，是本《汇编》的重要史料来源之一。

先说诗文集。隋朝以前，个人文章散见于各类历史文献，纂成文集的少。唐朝以后，文化昌明，诗文发达，个人著述亦多，文集编纂渐成风气，故《隋书·经籍志》将图书分为经、史、子、集四大类。至于宋代，由于印刷术的发明，个人文集的编纂已经蔚然成风，《四库全书》中就收录了大量的宋人文集。据不完全统计，本《汇编》引用的唐代文集仅陆贽的《翰苑集》，而两宋文集就包括范成大的《范石湖集》等79家，金元文集包括元好问的《遗山集》等137家，明人文集包括贝琼的《清江文集》等45家，清人文集包括谈迁的《北游录》等88家。宋元时期由于方志的编纂尚不普及，个人文集中的疫灾史料就显得尤为珍贵。比如南宋淳熙年间气候严寒，号称“蛤蟆瘟”的流感大流行，《宋史·五行志》载：“（淳熙）十四年春，都民、禁旅大疫，浙西郡国亦疫。”时范成大在苏州，以《民病春疫作诗悯之》诗记载此次疫灾事件：“乖气肆行伤好春，十家九空寒螀呻。阴阳何者强作孽，天地岂其真不仁？去腊奇寒衾似铁，连年薄热甑生尘。疲甿惫矣可更病，我作此诗当感神。”①

再说医案集。疫灾的不断流行，在给人类健康带来损害和生命带来损失的同时，也促进了预防医学的进步。比如东汉末年的疫灾流行，激发了张仲景《伤寒论》的问世；明朝晚期瘟疫的大流行，促成了吴有性《瘟疫论》的完成。治病救人，是医生之天职，因此，许多医生的医案中，在不经意间为我们留下了一些珍贵的疫灾史料。遗憾的是，古代医家很多医案并没有注明诊疗时间和疫灾流行地点，以致有些疫灾事件成为无法考证的“谜案”。本《汇编》引用的医学著作58部，数量不是很多，但对于判断疫病的种类，弥足珍贵。

（四）档案中的疫灾史料

档案大多是当时具有保密性的史料，多为政府部门文献和重要官员奏摺。现存

① 〔宋〕范成大《石湖诗集》卷二八《民病春疫作诗悯之》，中华书局1962年版，第385页。

档案主要是明清档案和民国档案。

明清档案多是官吏反映地方民情和官员治绩的奏摺与题本，主要存于中国第一历史档案馆，总数在1200万件(册)，其中又以清代档案占绝大多数，明代档案仅有3000余件①。这些档案不是等闲能够读到，爬梳尤其不易，目前已经整理出来的档案成果主要是清代的洪涝史料和地震史料②。遗憾的是，目前尚没有见到疫灾档案史料的整理。清代康熙朝、雍正朝、乾隆朝的汉文朱批奏摺，我在撰写博士学位论文《清代两湖农业地理》时就全面爬梳过，但其中的疫灾史料极少，故本《汇编》收录的清代疫灾档案史料不多。

民国档案是民国时期各政权、政党、社团及其所属机构和著名人物活动中形成的档案，包括南京临时政府档案、广州和武汉国民政府档案、北洋档案、南京国民政府档案、伪满洲国档案和汪伪政府档案等。各政权"中央"机关，包括各政党、社团、企事业单位的档案和具有全国意义的名人档案，主要存于南京中国第二历史档案馆，计897个全宗，157万余卷；其次是重庆市档案馆，主要保存的是20世纪三四十年代的档案，计270个全宗，46万余卷。此外，还有不少省档案馆保存有地方性的民国档案，如辽宁省档案馆、甘肃省档案馆、湖北省档案馆，等等。民国档案中的疫灾史料似乎并不丰富，就目前所见，仅李文海主编的《近代中国灾荒纪年续编》和袁林编著的《西北灾荒史》中有少量卷宗引用。本《汇编》并未收录民国档案中的疫灾史料，这不能不说是一个缺陷。

奏疏、诏令的公开在某种程度上是档案的解密。本《汇编》收录了《两汉诏令》《唐大诏令集》《包孝肃奏议集》《宋名臣奏议》《历代名臣奏议》《名臣经济录》《李煦奏摺》等众多奏议、诏令的疫灾史料。

(五)实录中的疫灾史料

实录是按帝朝记录历史事件的一种编年体史料，文字大多简练精当，其中有关疫

---

① 张建民、宋俭《灾害历史学》，湖南人民出版社1998年版，第52页。

② 国家档案局明清档案馆编《清代地震档案史料》，中华书局1959年版。水利水电科学研究院水利史研究室编《清代海河滦河洪涝档案史料》，中华书局1981年版。水利电力部水管司、水利水电科学研究院编《清代淮河流域洪涝档案史料》，中华书局1988年版。水利电力部水管司、水利水电科学研究院编《清代珠江韩江洪涝档案史料》，中华书局1988年版。水利电力部水管司、科技司，水利水电科学研究院编《清代长江流域西南国际河流洪涝档案史料》，中华书局1991年版。水利电力部水管司、科技司，水利水电科学研究院编《清代黄河流域洪涝档案史料》，中华书局1993年版。水利电力部水管司、科技司，水利水电科学研究院编《清代辽河 松花江 黑龙江流域洪涝档案史料　清代浙 闽 台地区诸流域洪涝档案史料》，中华书局1998年版。

灾的记述可信度极高，也是难得的疫灾史料。现存完整的实录是《明实录》和《清实录》。《明实录》共计 2925 卷，《清实录》共计 4363 卷。明清实录的检阅较档案方便许多，不仅可在图书馆进行纸质查阅，而且近年还可在电脑上进行电子检索，《明实录》还有包含疫灾史料整理的《明实录类纂·自然灾异卷》的出版。实录不似档案那样具有保密性，其对疫灾史料的记录大多可与《明史·五行志》和《清史稿·灾异志》相印证，个别还可与“本纪”和“列传”相验证。比如，《清史稿·灾异志》不载顺治三年(1646)春天花大流行，而《清世祖实录》载是年“正月，京城痘疹盛行”①。又如，《清史稿·华善传》载康熙十一年(1672)“西和、礼县大疫”②，一般认为这是人的大疫，但《清圣祖实录》曰“西和、礼县疫疠盛行，牛驴倒毙甚众”③，这显然是指畜疫。这样的例子还有很多，此不一一列举。

(六)报刊中的疫灾史料

清代后期到民国时期，虽然其间修纂的地方志不少，但地方志记述的疫灾事件大都是以前的事情，因此有些时段的疫灾情况地方志是覆盖不了的，这就需要用修纂年代更晚的地方志或其他史料来填充。所谓更晚的方志，就是现代新修的方志，这个在前面已经做了交待。所谓其他史料，主要就是报纸杂志。报纸在我国起源甚早，唐朝开元年间已有官报出版，唐人孙樵所写《读开元杂报》一文就是明证。宋朝及明有“邸报”。至于清代，鸦片战争后，国门大开，报纸的出版已经不再限于官报。民国时期，报纸之外，又有了期刊杂志。报刊中的疫灾记述对民国时期的疫灾史料汇编具有不可替代的重要作用。

晚清民国时期最为系统、最有价值的报纸恐怕莫过于《申报》了。《申报》于清同治十一年(1872)由英国商人创办，是晚清民国时期远东地区最有影响力的中文日报。《中国近代报刊库》中的《申报数据库》收录了上海版、汉口版、香港版三个版本。其中，上海版自 1872 年 4 月 30 日创刊至 1949 年 5 月 27 日终刊，共 25599 号；汉口版自 1938 年 1 月 15 日发刊至 1938 年 7 月 31 日停刊，共 198 号；香港版自 1938 年 3 月 1 日发刊至 1939 年 7 月 10 日停刊，共 489 号。我们对上海版《申报》进行了逐日查阅，整理出晚清民国时期百余万字的公共卫生资料，本《汇编》吸纳了其中 20 余万字的疫灾史料。

---

① 《清世祖实录》卷二三“顺治三年正月丁丑”。

② 《清史稿》卷二五六《华善传》。

③ 《清圣祖实录》卷四二“康熙十二年夏四月壬戌”。

《中央日报》是民国时期重要的官方报纸,1928 年 2 月 1 日由中国国民党中央创刊于上海,一年后迁至南京,1938 年 9 月 1 日又随国民党政府迁往重庆,1949 年 3 月迁往台北,3 月 12 日在台北续刊。《中央日报》载述的内容虽然远不及《申报》丰富,但保留了许多国民党官方权威的疫灾史料。我们系统查阅了 1928 年至中华人民共和国成立前在大陆发行的所有《中央日报》,整理出 12.5 万多字的公共卫生史料,其中的疫灾史料都被辑录到本《汇编》中。

《大公报》于清光绪二十八年(1902)由满族正红旗人英敛之在天津创办,1916 年由北洋政府安福系的王郅隆继续经营,至 1925 年 11 月 27 日停刊。1926 年 9 月 1 日起由吴鼎昌、胡政之、张季鸾等接办。1937 年 8 月,因为天津被日军侵占,《大公报》移至汉口出版,汉口沦陷后再移至重庆出版。抗战胜利后,《大公报》于 1945 年 12 月 1 日在天津复刊,l949 年 1 月天津解放,《大公报》再次停刊。因此,民国时期的《大公报》,除天津版,还有重庆版、香港版、上海版、汉口版、桂林版,各种版本多多少少有间断,不似《申报》那样有连续性。我们利用华中师范大学近代史研究所所藏 1982 年人民出版社影印的连续性最好的天津版《大公报》进行逐日查阅,摘录整理出 60 余万字的公共卫生史料,其中近 15 万字的疫灾史料全部辑录到本《汇编》中。

《盛京时报》由日本人中岛真雄于 1906 年 10 月 18 日在沈阳创办,至 1944 年 9 月 14 日终刊,历时 38 年,对东北地区发生的事件报道甚详,光是对 1910—1911 年东北鼠疫的大流行,就有十数万字之多。1985 年,《盛京时报》影印办公室将其影印出版发行。如同《大公报》的查阅,我们利用华中师范大学近代史研究所所藏《盛京时报》影印本,逐日查阅,摘录整理出公共卫生史料 90 万字,然后编制疫灾年表,将疫灾史料辑录到本《汇编》中。

除《申报》《中央日报》《大公报》《盛京时报》,我们还对《晚清民国期刊全文数据库》中的疫灾史料进行了检索,整理出近 50 万字的公共卫生史料,其中近 14 万字的疫灾史料也尽可能地吸纳到本《汇编》中。

据粗略统计,本《汇编》引用民国时期的报刊、期刊、杂志共计约 300 种,其中有许多政府的官报、公报,还有许多医学杂志以及少量地方报纸。

(七)类编中的疫灾史料

以上所言,均是原始疫灾史料的来源,而类书和汇编中的疫灾史料也不可完全弃之不顾。类编中的疫灾史料是经过整理的疫灾史料,便于集中查阅,并且能为核实原始史料起索引和验证的作用。我国古代对疫灾史料的整理,如果不算正史中的《五行志》,最早可追溯到北宋李昉主编的《太平御览 · 疾病部五 · 疫疠》,该书摘录了汉魏时期正史中的一些疫灾史料。集大成者当数清代陈梦雷主编的《古今图书集成 · 历象汇编 · 庶征典 · 疫灾部》，该书卷一一三《疫灾部汇考一》辑录了《礼记》《周礼》《礼纬》《山海经》《史记》《释名》《独断》中有关疫灾的论述，《疫灾部汇考二》辑录了周、秦、魏、吴、晋、南朝宋、南朝梁、北魏、北齐、隋、唐、宋各朝的疫灾事件，疫灾史料基本采自正史；卷一一四《疫灾部汇考三》辑录了金、元、明、清康熙年间的疫灾事件，金元时期的疫灾史料仍主要出自正史，但明代的疫灾史料主要出自《名山藏》《皇明大政纪》及各省通志，清代两则疫灾事件则出自上谕和奏摺；此卷还有《疫灾部总论》，辑录宋代朱熹《朱子大全集》、明代吴有性《瘟疫论》有关瘟疫的论述；还有《疫灾部艺文》，收录魏曹植的《说疫气》、宋真德秀的《为民祈安设醮青词》、元吴莱的《时傩》等与疫灾有关的著述；还有《疫灾部纪事》《疫灾部杂录》《疫灾部外编》，这三篇都记载了许多来自非正史的疫灾事件。完全可以说，《古今图书集成 · 历象汇编 · 庶征典 · 疫灾部》是我国第一部疫灾史料汇编著作，从中可以窥知中国古代疫灾流行之大概。

至于近现代，虽然不见类似《古今图书集成 · 历象汇编 · 庶征典 · 疫灾部》这样的疫灾史料汇编，但包含疫灾史料在内的灾害史料汇编不少。根据史料覆盖区域的大小，灾害史料汇编可分为地方性的、区域性的和全国性的，地方性的如《陕西省自然灾害史料》[①]、《湖南自然灾害年表》[②]、《广东省自然灾害史料》[③]、《广西自然灾害史料》[④]、《贵州历代自然灾害年表》[⑤]、《福建省历史上重大自然灾害年表》[⑥]等；区域性的不多，主要有《西北灾荒史》对西北地区灾害史料的整理[⑦]；全国性的灾害史料汇编主要有《中国历代天灾人祸表》[⑧]、《中国历代自然灾害及历代盛世农业政策资料》[⑨]、《中国古代重大自然灾害和异常年表总集》[⑩]、《明实录类纂 · 自然灾异卷》[⑪]、《近代

① 陕西省气象局气象台编《陕西省自然灾害史料》，陕西省气象局气象台，1976 年。

② 湖南历史考古研究所编《湖南自然灾害年表》，湖南人民出版社 1961 年版。

③ 广东省文史馆编《广东省自然灾害史料》，1963 年。

④ 广西壮族自治区第二图书馆编《广西自然灾害史料》，1978 年。

⑤ 贵州省图书馆编《贵州历代自然灾害年表》，贵州人民出版社 1982 年版。

⑥ 福建省天象资料组编《福建省历史上重大自然灾害年表》，油印本，1977 年。

⑦ 袁林《西北灾荒史》，甘肃人民出版社 1994 年版。

⑧ 陈高佣《中国历代天灾人祸表》，上海国立暨南大学 1939 年版。

⑨ 中国社会科学院历史研究所资料编纂组编《中国历代自然灾害及历代盛世农业政策资料》，农业出版社 1988 年版。

⑩ 宋正海《中国古代重大自然灾害和异常年表总集》，广东教育出版社 1992 年版。

⑪ 李国祥、杨昶主编《明实录类纂 · 自然灾异卷》，武汉出版社 1993 年版。

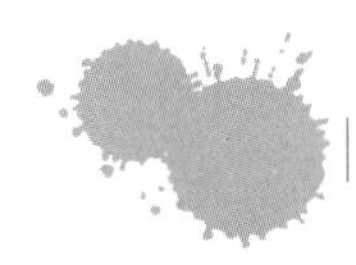

中国灾荒纪年》[①]、《近代中国灾荒纪年续编》[②]、《中国三千年气象记录总集》[③]等。这些灾害史料汇编主要关注的是水、旱、蝗、震、饥等灾害，疫灾只是其他灾害史料的附庸。其中，辑录地方志灾害史料最多因此保存疫灾史料也较多的当数《中国三千年气象记录总集》。此外，还有一些疾病史料汇编也辑录有疫灾史料，如《二十六史医学史料汇编》[④]对正史中的疫灾史料进行了全面的辑录；《中国传染病史料》[⑤]所附《中国传染病史年表》也辑录了自先秦时期至民国时期的一些疫灾史料，不过值得指出的是，该书是2003年"非典"流行之后的急就之章，错误太多，几乎不堪参照；还有《中国古代疫病流行年表》[⑥]，该书对1840年前的疫灾史料做了梳理，但其史料来源仍然主要依赖于正史，而方志资料则源自第二手材料，即日本人井村哮全的《地方志所载之中国疫疠考》一文中的附表，疫灾史料存在大量遗漏是显而易见的。值得称道的是，该书辑录了一些医家著述，有些可补正史之缺，但也有一些没有正史资料佐证且是后世医家记述数百年以前的疫灾事件，也一概予以采信。比如唐代孙思邈《备急千金要方》卷九《伤寒上》所载的"汉建宁二年，太岁在酉，疫气流行，死者极众"[⑦]。对于晋代葛洪《肘后备急方》卷二《治伤寒时气温病方》所载"永徽四年，此疮从西域东流，遍于海中"，亦依范行准所考[⑧]，将"永徽四年"改为"元徽四年"[⑨]。其实这句话是唐代张文仲《随身备急方》中的文字，为后人羼入，所记"永徽四年"云云无误，这从唐代王焘《外台秘要》所引一看便知。

这些灾害史料和疾病史料汇编为本《汇编》疫灾史料的搜集提供了检索上的方便，但也为本《汇编》疫灾史料的编纂增加了难度。因为在疫灾史料搜集过程中，必须对其所收录的疫灾史料一一进行核对，如果与我们已经辑录的不一致，即使它们记载的是错误的，也必须通过核实加以排除。比如《西北灾荒史》将《清史稿·灾异志》记录的道光十二年（1832）"三月，咸宁大疫"之事件系于陕西省西安府咸宁县（治今西安市）[⑩]，经考证，事实上，它是湖北省武昌府咸宁县（治今咸宁市）。这样，就需要对

① 李文海、林敦奎等《近代中国灾荒纪年》，湖南教育出版社1990年版。
② 李文海、林敦奎等《近代中国灾荒纪年续编》，湖南教育出版社1993年版。
③ 张德二主编《中国三千年气象记录总集》，凤凰出版社、江苏教育出版社2004年版。
④ 陈邦贤《二十六史医学史料汇编》，中医研究院中国医史文献研究所，1982年，第20～385页。
⑤ 李文波《中国传染病史料》，化学工业出版社2004年版。
⑥ 张志斌《中国古代疫病流行年表》，福建科学技术出版社2007年版。
⑦ 〔唐〕孙思邈撰，张作记、张瑞贤等辑注《药王全书》，华夏出版社1995年版，第155页。
⑧ 范行准《中国预防医学思想史》，上海华东医务生活社1953年版，第106～110页。
⑨ 张志斌《中国古代疫病流行年表》，福建科学技术出版社2007年版，第159页。
⑩ 袁林《西北灾荒史》，甘肃人民出版社1994年版，第1516页。

所有“咸宁县”的记载进行考证。“华亭县”定位与之类似，是甘肃省巩昌府华亭县还是江苏省松江府华亭县？这些都颇费周章。但是，本《汇编》只是极个别地方指出了讹误，并不对所有核对出来的讹误加以说明，而只是采择自己认为正确的。

四、编撰过程

《中国三千年疫灾史料汇编》是我学术生涯中的一项重大工程，篇幅虽然不足三百万字，但从起始到蒇事历时整整二十个寒暑，实际阅览、审核、编辑的文字起码数十倍于兹。编制一个史料汇编，必须经历史料搜集、史料整理、史料编纂三个环节，每一个环节都要付出巨大的心血。首先，疫灾史料的搜集，是一个披沙沥金、大海捞针的过程，从浩如烟海的历史典籍中，将零零散散的疫灾史料搜集到一起，在电子检索出现之前，效率是十分低的，有时甚至一整天的阅读也找不到两三条。其次，疫灾史料的整理，是一个去粗取精、去伪存真的过程，同一疫灾事件，不仅可能有多种原始文献做了记载，而且后世文献在传抄、摘录原始文献时，也可能衍生出一些史实上的出入，这就需要对疫灾史料进行考证、比对、校勘和甄别，需要付出大量的时间和精力。再次，疫灾史料的编纂，是一个遵循规范、体现创新的过程，即使是编排体例的确定，也需要经过多次反复的实践，甚至改过来又改过去，总是有顾此失彼的困扰。

（一）疫灾史料的搜集

史料搜集的方法可以大致分为两种：一是用肉眼进行纸本检阅，一是用计算机进行电子检索。就我个人而言，大致以 2006 年为界，之前主要是纸本检阅，之后则是电子检索与纸本检阅相结合。纸本检阅需要练就火眼金睛，能一目十行地在书页中找到所需要的文字，比如“疫”字。比较方便查阅的是正史和地方志中“灾异志”（以及类似的专志）所记录的疫灾史料，这些疫灾史料我们都视其为原始史料，其实也是经过作者整理了的；还有就是以正史、方志为史料来源的类书和汇编，这些可起索引作用，从而减少肉眼搜索原始史料的时间。电子检索的出现，对于史料的爬梳堪称一场技术革命，它可以减少大量无用的阅读，节省大量搜索的时间。

1988 年，我为撰写《南阳盆地历史经济地理研究》的硕士学位论文，赴河南大学图书馆、南阳市档案馆收集地方志史料，当时虽然主要关注影响农业生产的自然灾害，但对其中的疫灾史料也一并做了摘录，尤其是牛疫史料。

1991 年，我为撰写《清代两湖农业地理》的博士学位论文，到湖北、湖南进行实地考察，同时根据朱士嘉先生的《中国地方志联合目录》，到湖北省图书馆和湖南省图书馆查阅在陕西师范大学图书馆查阅不到的两湖方志。到1992年博士毕业时,我累计查阅并摘录有灾害史料的方志约300种,但由于当时不以疫灾为研究目的,疫灾史料的遗漏甚多。

1995年,因为国家自然科学基金项目"二千年来长江流域主要环境疾病分布变迁规律研究"的需要,我又查阅了华中师范大学图书馆所藏长江流域各省的方志(县志不多,主要是省志、府志)。地理系资料室藏有一套《天一阁藏明代方志选刊》,据说是为了编撰《湖北省志·地理志》所购买,应该是多年无人问津,蒙垢甚厚,我也如获至宝地细细做了查阅。

1997年,因为国家社会科学基金项目"中国古代疫灾流行规律及其社会经济危害研究"的需要,我带领张鹏、张扬莉两位研究生赴南京图书馆、上海市图书馆去搜集疫灾史料,印象中最大的惊喜是发现了医学史家陈邦贤先生编纂的《二十六史医学史料汇编》,因为如果早知道有这么一本书,收集正史中的疫灾史料就会少走很多弯路。也就是从那时开始,我开始了编纂《中国三千年疫灾史料汇编》的征程。

2000年至2001年,我得到国家教育部留学基金管理委员会资助,到加拿大女王大学地理系学习历史地理和医学地理,对国外历史医学地理的发展状况、历史瘟疫灾害的流行状况、区域开发与疫灾流行的关系等进行了比较系统的考察。结果我发现,国外没有任何学者提到过"历史医学地理学"这个名词,对欧洲疫灾流行史的研究主要集中在中世纪鼠疫大流行期间,对美洲、澳洲疫灾流行史的研究主要限于"地理大发现"(1492)后的时期,对英国、日本疫灾流行史的研究比较详细,对欧洲在美洲、非洲的殖民活动所引发的疫灾流行研究较多。但可惜的是,既没有发现任何有价值的中国古代疫灾史料,也没有发现专门针对中国历史疫灾的研究。具体的考察成果可从《20世纪国外历史瘟疫灾害研究概述》一文中窥见一斑①。"他山之石,可以攻玉",对国外疫灾史研究的了解,拓宽了我疫灾研究的视野,同时也更加坚定了我研究中国历史疫灾地理的信心。

2002年上半年,我到中央社会主义学院进行为期三个月的政治理论学习,想不到该院图书馆有一套台湾成文出版社有限公司出版的地方志,利用课余时间,我又补查了数十种地方志。2003年元月,我的国家社会科学基金项目"中国古代疫灾流行规律及其社会经济危害研究"结题,这时我已经初步建立起了"中国古代疫灾史料汇编"资料库,结题成果为《中国古代的疫灾》,五十万言,其中关于疫灾时空分布的内

① 详情见《史念海教授纪念文集》,三秦出版社2006年版,第116~126页。

容以“中国疫灾的时空分布变迁规律”为题发表在《地理学报》2003 年第 6 期上①。应该说,《中国古代的疫灾》是我关于中国历史疫灾地理研究的重要阶段性成果,同时也是《中国三千年疫灾史料汇编》的重要前期成果。但是,该成果并不成熟,收录的地方志只有 2800 多种,所有疫灾史料的篇幅仅 30 万字。

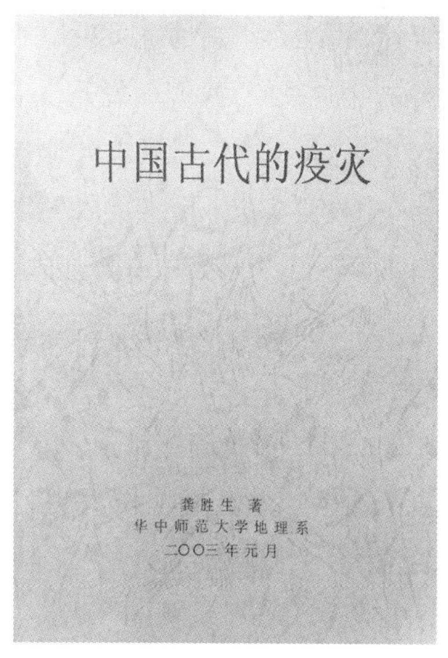

《中国古代的疫灾》书稿封皮

2005 年,我的第二个国家自然科学基金项目“2000 年来长江流域瘟疫灾害的时空分布变迁规律”(编号:40471036)获得批准,同年,我又承担了国家科技部社会公益项目“我国历代疫病的时空分布规律与地理环境研究”子课题的研究,这为疫灾资料的收集提供了有利的保障。从这年开始,疫灾史料的收集开始从我个人单打独干转到团队集中攻关。这年暑假,我带领全体研究生到湖北省图书馆,把该馆古籍部所藏地方志全查了一遍。统计查阅方志 976 种,摘抄疫灾史料笔记 18 本。所查方志大多为台湾学生书局和成文出版社有限公司影印出版,少量为晚清迄民国时期的木刻本和石印本。据朱士嘉《中国地方志联合目录》

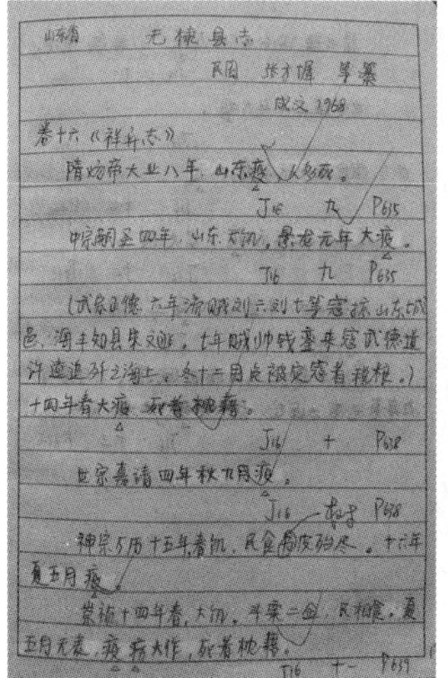

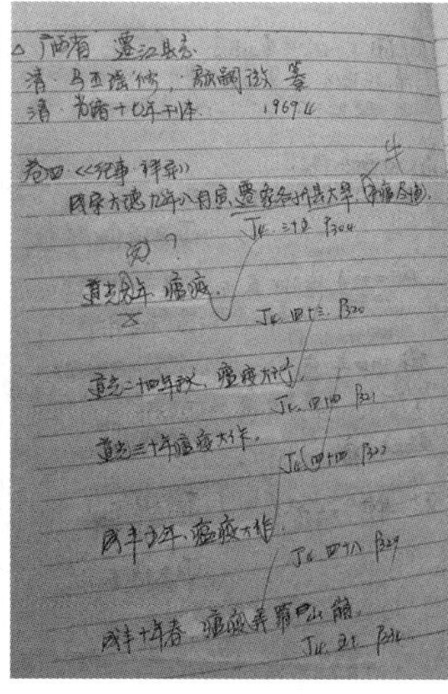

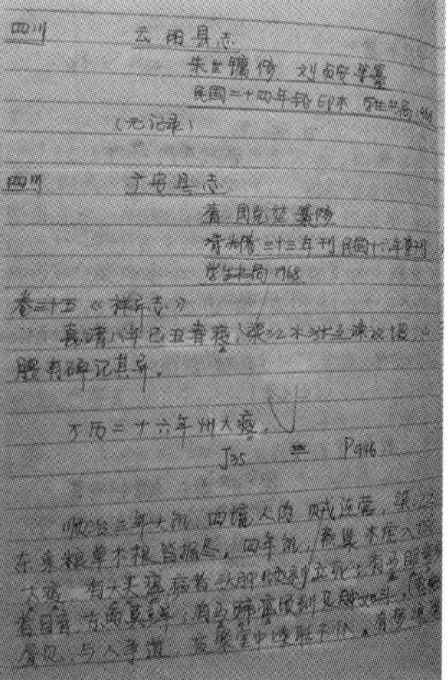

部分研究生地方志疫灾史料摘录笔记剪影(图中打钩部分表示核对无误,修改文字表示抄录错误)

① 该文收入龚胜生《天人集:历史地理学论集》,中国社会科学出版社 2009 年版,第 367 ~ 378 页。

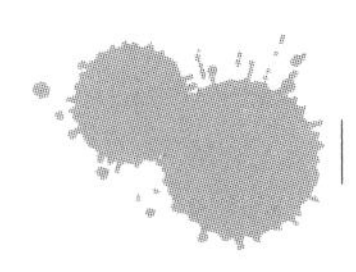

统计，我国存世古方志8264种，其中明代942种，清代5701种。其实，远不止这些数量。此次查阅，我们就发现了许多未被《中国地方志联合目录》著录的方志，如万历《甘镇志》、康熙《西藏志》、康熙《新城县志》、康熙《城固县志》、同治《灵寿县志》、同治《榆林县志》、同治《重修三阳县志》、光绪《藤县志》、光绪《赵州属邑志》、光绪《重修华亭县志》、光绪《清河县志》、光绪《重修安东县志》、光绪《孝义厅志》、光绪《花县志》、光绪《增修甘泉县志》、光绪《顺宁府志》、光绪《广南县志》、宣统《西藏纪述》、民国《重修皋兰县志》、民国《明清兴宁县志》、民国《甘泉县续志》、民国《陕西中部县志》、民国《陕西佛坪县志》、民国《兴平县志》、民国《布特哈志略》、民国《禄丰县志条目》，等等。参与此次疫灾史料收集的研究生有：高军波、周军、何小芊、黄永昌、李田玲、徐迎、纪文静、王金霞、汪洋、刘琴。通过这次集中突击式查阅，明清疫灾史料大大丰富，总篇幅超过了60万字。于是，我将其命名为"中国古代疫灾史料汇编"。

2006年9月，我的第一个博士研究生刘国旭入学，他是浙江大学陈桥驿教授的历史地理专业硕士生，受过良好的历史地理文献的训练，不久便成为我搜集疫灾史料的帮手。当时，《四库全书》已经有了电子版，我便把《四库全书》疫灾史料的检索任务（二十五史除外）交给了他。经过半年时间，2007年3月，他将从《四库全书》中检得的4850条疫灾史料交给了我。随后一年，我的主要精力就是考证和核对这些疫灾史料，并将其中以前没有收录的补入《中国古代疫灾史料汇编》。2008年，我申报的教育部人文社会科学基金规划项目"中国古代瘟疫与战争的时空耦合及其社会生态研究"（编号：08JA770013）获得批准，后刘国旭即以之作为其博士学位论文选题，成为我的研究生中研究历史疫灾的第一人。

2009年，我申报的国家社会科学基金项目"民国时期疫灾流行与公共卫生意识的变迁"获批（编号：09BZS031），疫灾史料收集开始突破"中国古代"，向"民国时期"延伸。大致也是从这年开始，《古今图书集成》和《中国地方志集成》等大型电子数据库可以在互联网上免费使用，国家图书馆也开放了"数字方志"特色资源库，疫灾史料的收集和核实都更加便利。这年暑假，我又带领研究生在实验室进行集中攻关，首先以《中国地方志联合目录》为依据，分省编制27个《省方志查阅现状一览表》；其次，区分每个省已查方志和未查方志，通过上述电子数据库分头对未查方志进行补查，并将查到的疫灾史料按年代编排；最后，将所有各省补查的疫灾史料进行汇总，然后补充、整合到《中国古代疫灾史料汇编》中。到暑期结束时统计，我们已经查阅的明清及民国方志超过了6000种，从空间范围和时间覆盖上看，剩下的"必查而未查"的方志（指州县唯一的方志和最晚修纂的方志）只有130余种。

2010年，我申报的第三个国家自然科学基金项目"960—1911年间中国疫灾时空分布规律及其环境机理研究”（编号：41171408）获得资助。中国社会科学院历史研究所赫治清研究员了解到我在历史疫灾领域所做的工作，主动找到我，要我承担他主编的多卷本《中国灾害通史》中“疫灾导论”和“清代疫灾史”的撰写任务。自2009年开始，我和我的研究生已经组成了一个动态的“中国历史疫灾地理研究团队”，并形成了暑期加班一个月的惯例。这年暑假，我们除了继续补充查阅方志，主要是进行清代疫灾史料的梳理和清代疫灾地理的研究，绘制了清代十朝的疫灾分布图。

2011年，我们对中国古代疫灾史料数据库进行查漏补缺的工作，到6月底，《中国三千年疫灾·史料卷》编制完成。暑期的加班，主要是《中国古代疫灾地图集》的编制工作，近两个月时间的工作，到8月份，我们绘制出了《中国古代疫灾地图集》第一稿。10月份，我们怀揣着这两个成果到北京参加重大项目竞标，我申报的选题“中国古代传染病流行的地理规律与历史影响的综合研究”获得国家社会科学基金重点项目的资助（编号：11AZD117）。11月上旬，近10万字的《清时期的疫灾》书稿和1万多字的《疫灾导论》文稿交给中国社会科学院历史研究所赫治清研究员。

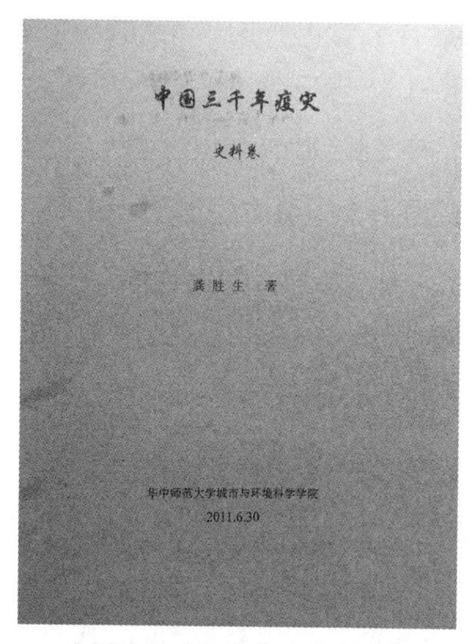

《中国三千年疫灾·史料卷》书稿封皮

2012年，研究团队成员分省补查方志中的疫灾史料，中国古代疫灾史料得到进一步充实和完善。暑假期间，我利用到新加坡访问的机会，在新加坡国家图书馆收集疫灾史料，查到了一些在国内不易查到的方志。这一年，我申报的国家社会科学基金重大项目“《中国疫灾历史地图集》的研究与编制”通过竞标获得资助（编号：12&ZD145）。也就是在这一年，《中国三千年疫灾·史料卷》开始纳入民国时期的疫灾史料，并正式更名为《中国三千年疫灾史料汇编》。

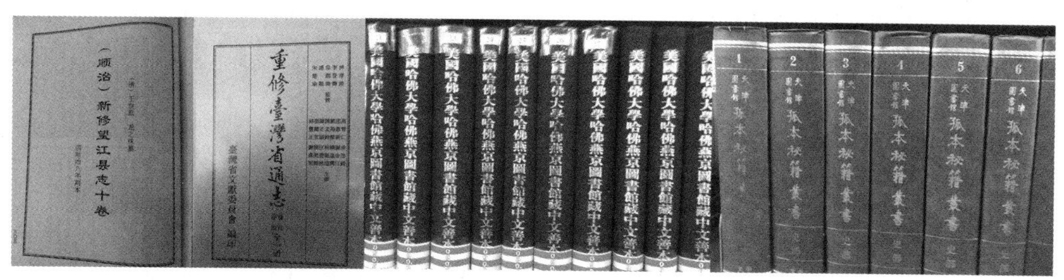

新加坡国家图书馆馆藏方志书影（2012年8月10日摄）

2013年上半年的疫灾史料搜集工作，主要是对旧方志进行最后一次查漏补缺，同时修订完善各省方志查阅一览表。暑期加班工作结束后，我们编制了《中国方志查阅现状图集》第五稿，据该《图集》统计，全国地方志资源共有8062种，已查5522种，覆盖68%，其中省志273种，已查152种，覆盖56%；府志1200种，已查778种，覆盖65%；县志6589种，已查4592种，覆盖70%。从这些数字看，我们查阅的方志数只有存世方志的68%，比例似乎并不高，但其实许多方志并非州县综合志，它们本来是没有灾害史料记录的，还有相当一部分州县只要查了其最晚编纂的方志，以前的方志是没有必要再查的。至此，我们已经有了充分的自信：《中国三千年疫灾史料汇编》已经成为我国最详尽的疫灾史料数据库。但是，这并不意味着这个数据库已经完备，因为旧方志记载的疫灾史料大多只能覆盖到同治、光绪年间，有的甚至只能覆盖到嘉庆、道光年间，晚清民国时期的疫灾情况必须寻找另外的史料来源。

2014年，我们将疫灾史料搜集的重点转移到晚清民国时期，这一年主要是搜集新方志中的疫灾史料。搜索工作是新学年开学初就布置好的，每位研究生同学负责几个省，先查县志，再查卫生志。每个同学需要将所查到的疫灾史料整理成疫灾年表，同时编制各省新方志查阅一览表，然后，我再汇总、审核，逐一补录到《中国三千年疫灾史料汇编》中。由于计划周密，分工明确，加之团队成员较多，完成速度较快，以一年多一点的时间完成了全国2555部新方志（含乡镇志、村志、卫生志）的查阅工作。有了新方志史料的补充，民国时期的疫灾史料大为完善。

2015年，我们的疫灾史料的搜集工作转向晚清民国时期的报纸，重点是《申报》和《中央日报》两种可以进行电子检索的报纸。每个研究生负责数年报纸的检索，具体检索方法是：首先，用“疫”字或疫病名称（如天花、霍乱、鼠疫、疟疾、痢疾、白喉、猩红热、黑热病，等等）及其俗称（如痘、痧、疟，等等）对各年报纸进行文字检索，下载段落文字；其次，整理下载材料，编成史料长编，经过几个反复，由我汇总编成《申报公共卫生史料汇编》和《中央日报公共卫生史料汇编》；再次，从这两个审定的《汇编》中摘录疫灾史料，编成疫灾年表，再由我汇总录入《中国三千年疫灾史料汇编》。也就是完成这个工作以后，我的心里才算是对晚清民国时期的疫灾史料有了把握。

2016年，我们主要是对《晚清民国报刊数据库》中的疫灾史料进行搜集，检索方法与检索《申报》《中央日报》相同，检索整理的史料最终汇编成《晚清民国报刊公共卫生史料汇编》，其中的疫灾史料由我直接辑录到《中国三千年疫灾史料汇编》中。这年暑期的加班工作，主要是对明、清和民国时期疫灾地的行政区划进行核实，并以2010年行政区划为标准加注今地名。这一年，《中国三千年疫灾史料汇编》被列入国家“十三五”出版规划，并获得国家出版基金资助。

2017 年，从大年初二起，我就泡在《中国三千年疫灾史料汇编》的文字审核中，同时将正史、方志、报刊中搜集到的畜疫史料汇编成集，编制全书的参考文献。到暑假时，《中国三千年疫灾史料汇编》全五卷的编纂基本蒇事，交付出版社。同时，我们得知华中师范大学近代史研究所资料室藏有《大公报》和《盛京时报》的影印本，如获至宝，立即组织人员首先对《盛京时报》进行查阅。查阅的过程很艰辛，先要逐日翻阅报纸，找到有用的部分拍成照片，然后将照片导入电脑，对照照片进行文字录入，最后将录入的文字进行汇总、句读和核对。到放寒假时，90 万字的《盛京时报公共卫生史料汇编》得以完成。

2018 年，疫灾史料搜集的“攻坚战”是《大公报》。如同《盛京时报》疫灾史料的搜集，经过逐日翻阅、拍照存档、电脑录入、汇总句读、审读核对等诸多环节，在 10 位研究生的共同努力下，历时两个多月，到 4 月底的时候，《大公报公共卫生史料汇编》整理完成，总字数达 66 万字。5 月份，我们主要集中精力对《盛京时报公共卫生史料汇编》和《大公报公共卫生史料汇编》中的疫灾史料进行辑录，编制疫灾年表，并将这两种报纸中的疫灾史料补入本《汇编》中。至此，尽管还有《续修四库全书》、旧方志“人物志”中的疫灾史料没有全面搜集，海关史料、民国档案中的疫灾史料也没有系统查阅，但《中国三千年疫灾史料汇编》之完整性得到大幅提升，庶几而无憾矣！

（二）疫灾史料的整理

疫灾史料整理是一个十分繁杂的过程，检索、录入、句读、校勘、考证、辑录、汇总，等等，每一个环节都需要付出大量枯燥乏味且默默无闻的工作，其中的艰辛难以用文字表达。特别是民国报刊疫灾史料的整理，费力尤巨。首先，要将查阅到的有用材料用手机拍下来（纸质报刊）或者截图到计算机（电子报刊），做好文件命名；其次，将照片或截图上的文字录入，同时进行句读和繁简字体的转换，还要反复比对文字有无遗漏和讹误，模糊不清的字要重新查阅；再次，要将不同录入人员录入的文字按时间、地点进行归类，到资料搜集的后期，一卷文字超过 60 万字，一个文档超过了 700 页，补充新的疫灾史料，要前后不断地翻页，即使是用了“文档结构图”，仍然有可能将此年份的疫灾史料插到彼年份。仅以《申报》为例，我们搜集的原始数据占用空间 19,009,536字节，编成《申报公共卫生史料汇编》上卷（1872—1911）占用空间 3,284,992字节，下卷（1912—1949）占用空间 1,224,704 字节，合计占用空间 4,509,696字节。两卷收入资料只有原始数据的 23.72%，而其中能够辑录到本《汇编》中的疫灾史料估计还不到《申报公共卫生史料汇编》的 25%，也就是说，我们搜集到的《申报》材料大约只有 6% 是本《汇编》用得上的。以此估算，本《汇编》280 万字的篇幅，其实至少累计需要整理5000万字的原始材料，而阅看的文字又要数倍甚至数十倍于此！因此，史料整理其实也是一个十分艰难的创造过程，署名"编著"或者是"著"，对我来说，其实并不存在任何不同的意义。

在本《汇编》疫灾史料的整理过程中，我力求做到两个注重：一是注重尽可能保持史料的真实性和完整性；二是注重保全史料中疫时、疫域、疫因、疫果、疫种五个方面的疫情信息。

"疫时"是指疫灾起止的时间，"疫域"是指疫灾流行的范围。"疫时"和"疫域"是疫灾的时空信息，是最重要的疫情信息。宋代以前，疫灾史料的时间分辨率都较低，很多疫灾事件没有发生季节或者月份的记载，有的疫灾年份需要考证才能确定，有的甚至无从考证，比如，山西省保德州（今保德县）"国朝顺治间瘟疫，州民王虎山家数十余口尽死，城外霍家塔诸村亦多死者"①，具体是顺治朝的哪一年发生了疫灾，这就需要考证。不但如此，宋代以前疫灾史料的空间分辨率也不高，一般只记载到疫灾发生的郡国和府州，很少到县域。宋代是一个过渡阶段，疫灾史料逐渐丰富起来，疫灾史料中的时空分辨率也逐渐得到提高。宋代以后，元、明、清到民国时期，疫灾的时空分辨率显著提高，绝大多数疫灾事件能记载到月份和县域。

"疫因"是指导致和诱发疫灾的原因。疫灾可以是原生灾害，即由致病微生物、寄生虫爆发性繁殖或致病力突然增强所导致的瘟疫流行；也可以是次生灾害，即由其他自然灾害或人为灾害通过改变传染源、传播途径、易感人群中的一个或多个因子而造成的瘟疫流行。正史中的《五行志》极少记载疫灾原因，但往往以灾害连称的形式隐约地指出疫灾的原因，如"旱疫""饥疫""兵疫"等，其疫灾原因可分别归咎于旱灾、饥荒和战乱。方志中的《灾异志》对疫灾原因则多所记述，但也比较隐晦，一般先言某种或某几种灾害，然后再说疫灾的情况，即以这样的方式来表明疫灾与其他灾害的因果关系。这样的因果关系有些是当年的，比如湖南省新化县，顺治五年（1648）"十月，明将王进才从桃源县溃入新化，大肆抢掠。未几，天灾流行，疫疠大作，死亡相继"②，这里的大疫与兵乱隐含因果关系；有些是跨年的，比如江西省金溪县，"顺治十年（1653），夏秋晴空落雪。顺治十一年（1654），疫伤，十亡七八"③，这里的"晴空落雪"与"疫伤"也是隐含因果关系的。但是，本《汇编》只是适当采择了这样一些文字，如果大量引用，则可能失之芜杂。

① 乾隆《保德州志》卷三《风土·祥异》。

② 同治《新化县志》卷一一《政典志》。

③ 乾隆《金溪县志》卷三《祥异》，道光《金溪县志》卷五《祥异》，同治《金溪县志》卷三五《祥异》。

“疫果”是指疫灾流行带来的后果，主要是对经济社会的危害，有时也有一些意想不到的正面的效应，比如刺激预防医学的发展，促进公共卫生意识的养成。但主要还是对人口死亡的记述，如江西省泸溪县（今资溪县），“连年寇乱，贼往来如织”，到顺治十一年（1654），“天疫，死者几半”①。又如，安徽省泾县，康熙四十八年（1709），“大饥，民食树皮。秋大疫，传染甚速，死者枕藉，有全族灭者，掘万人坑瘗之”②。民为邦本，人口死亡会进而导致经济破坏。比如同治四年（1865），贵州全省霍乱大流行，各属城乡士民患疫之家十居七八。所患之疫，不过吐泻等症，而毙命即在须臾，甚至栽插之处，秋成极为丰稔，均因死亡之急症，或谷熟而无人收割，或已收割而无人挑运，粒米狼藉，惨不可言③。如此等等，不一而足。

“疫种”是指导致疫灾流行的疫病种类。在中国古代，除非是医家的记述，绝大多数是没有记载致灾疫病名称的，即使有些症状的描述，也很难证明是哪种传染病。比如赤壁之战中导致曹操军士疫灾流行的疫病是什么？后世研究者多是出于猜测，直到现在也莫衷一是。到了民国时期，虽然已经有“法定传染病”之说，但很多描述仍然无法指实为何种疫病，甚至有人在《申报》上登载文章，文章中还分不清“黑死病”“虎列拉”是鼠疫还是霍乱。我们的流行病学知识有限，一般不对疫灾史料中的疫病种类进行确认，在本《汇编》中，只是偶尔根据描述的症状和当时的时空背景做些考证或臆测。

（三）疫灾史料的编排

对于历史灾害史料的编排，大多是采用编年体方式。有的是“以年系灾”，把一年的灾害混编在一起，如《中国历代自然灾害及历代盛世农业政策资料》《中国三千年气象记录总集》等；有的是“以灾纪年”，先区别灾害类型，然后逐年罗列灾害史料，如《明实录类纂·自然灾异卷》《中国古代重大自然灾害和异常年表总集》，等等。“疫灾”是由疫病（急性、烈性传染病）流行引起的所有灾害的总称，但由于历史记载简约，无法考证清楚哪次疫灾由哪种疫病组成，因此无法对疫灾进行细类的划分，故本《汇编》把疫灾视为一个“集合体”，用以年系灾的方式对疫灾史料进行编排。一年之内，全国各地可能在不同的月份都有疫灾发生，如此则按季节或者月份的先后顺序进行疫灾史料的编排。明清以后，由于疫灾史料的时间分辨率和空间分辨率都比较高，

① 乾隆《泸溪县志》卷末《杂志·祥异》。

② 乾隆《泾县志》卷一〇《拾遗志·灾祥》，嘉庆《泾县志》卷二七《杂识·灾祥》。

③ 民国《贵州通志》卷二九《前事志》。

则以年份为纲,以省区为目,州县为子目,再依时间顺序对疫灾史料进行编排。具体编排方式见本《汇编》“凡例”的说明。

本《汇编》总篇幅为280万字,其编排有以下特点:

第一,前简后详。由于时代越是久远,保留到现在的史料越少,因此,疫灾史料在历史的时间轴上的分布是不均衡的,越靠近现代的时期,辑录的疫灾史料越多。本《汇编》的分卷基本上是按字数均衡原则来划分的,第一卷收录的是先秦到明代(前770—1644)的疫灾史料,跨时2000多年,总字数约50万字;第二卷收录有清一代(1644—1911)的疫灾史料,跨时不到270年,总字数67万余字;第三卷收录民国元年(1912)至民国二十二年(1933)的疫灾史料,跨时只有22年,总字数约68万字;第四卷收录民国二十三年(1934)至中华人民共和国成立前,跨时更是短到只有17年,总字数却有约65万字。

第二,人畜有别。疫灾有人疫、畜疫之别,一般疫灾是特指人的瘟疫流行,而牲畜之疫都会明言是畜疫或者某种具体的牲畜之疫,比如牛疫、猪疫、犬疫、禽疫,等等。本《汇编》将人疫和畜疫分开,第一卷至第四卷都是人疫史料,第五卷为畜疫史料,并附全书参考文献,总字数约30万字。

第三,时空分明。疫灾发生的时间和疫灾流行的地域,是两个最重要的疫情信息,本《汇编》是国家社会科学基金重大项目最终成果《中国疫灾历史地图集》的基础数据库,因此我们在编排中尤其注重疫时、疫域两个信息的齐备性和准确性,以便为分区域或分时段的相关研究提供参考的便利。

五、价值意义

“桃李不言,下自成蹊。”对于《中国三千年疫灾史料汇编》的价值,最终要由使用者来评判。但这里,我仍要对其做一个自我评价。我认为,或者说,我希望,本《汇编》至少具有以下几个方面的价值和意义。

(一)本《汇编》出版的价值

第一,具有填补空白的价值。中国疫灾史料汗牛充栋,但遗憾的是,迄今为止,学界关注的多是水、旱、蝗、震等灾害史料的整理,而对直接威胁人类健康与生命安全的顶级灾害——疫灾——尚无人进行专门、系统、全面的资料搜集和整理。本《汇编》的出版,可以填补这方面的空白。

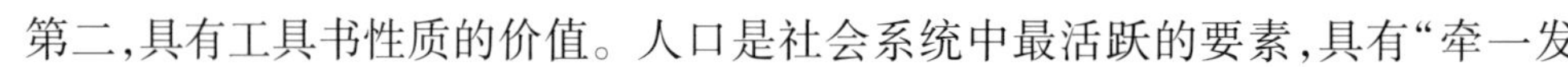

第二,具有工具书性质的价值。人口是社会系统中最活跃的要素,具有“牵一发

而动全身”的作用,疫灾能通过对人口的危害进而影响到整个社会的深层次系统。因此,本《汇编》不只是为历史疫灾研究提供数据库,而且能为人口史、地方史、灾害史、医学史、经济史、环境史的研究提供类似于工具书性质的重要参考资料。

第三,具有科学史学的价值。疫灾流行,既与自然生态有关,也与社会经济有关。疫灾史料的搜集,是发掘历史文献中的科学价值的基础性和必要性工作。本《汇编》对于探究我国过去三千年来的“天人之际”和“古今之变”都具有重要的科学史价值。

(二)本《汇编》出版的意义

第一,有利于发掘疫灾史料的科学信息。疫灾史料中蕴含着自然环境和人类社会各自以及彼此互动的许多科学信息,本《汇编》的出版,是对中国三千年疫灾流行记录的系统集成,对于研究人与自然、环境与健康、人与社会、生物与社会的关系提供了重要的数据支撑。

第二,有利于防控突发性的公共卫生事件。疫灾属于生物性灾害,导致疫病流行的微生物和寄生虫也在不断地进化、变异,随着人类对自然干预的加剧、环境污染的加重以及人类活动的频率、模式、空间的变化,突发性瘟疫流行的威胁并没有完全消除。本《汇编》的出版,对于卫生部门制订传染病防治规划,优化公共卫生资源配置,防控重大突发性公共卫生事件,推进健康可持续发展和健康国家建设,提供了重要的历史借鉴。

第三,有利于促进人文科学与自然科学的融合。历史是一位有着多种面貌的女神,须从各个侧面才能窥知其真相。学科交叉与方法集成是现代科学发展的共同趋势,随着疫灾时空分布规律、社会文化影响、环境形成机理等研究的深入,地理学、社会学、历史学、灾害学、流行病学等不同学科的学者走到了一起。因此,本《汇编》的出版,也有利于自然科学和人文科学的交叉融合。

凡 例

一、关于疫灾概念

（一）本书所谓疫灾，前四卷仅指人间瘟疫，不包括畜疫，但人畜共患的疫灾包括在内。比如康熙十一年（1672），《清史稿·华善传》言“西和、礼县大疫”，并没有明言是畜疫[①]，但《清圣祖实录》明确指出：“西和、礼县去岁疫疠盛行，牛驴倒毙甚众”[②]，显然是畜疫，故《中国三千年疫灾史料汇编·清代卷》（以下只出现卷名）不录；而顺治十七年（1660），河南内乡县“夏霪雨，夏麦无颗粒，人疫牛瘟”[③]，显然是人畜共患，故《清代卷》录之。畜疫另做专门整理，厘为一卷，列于书后，即第五卷。

（二）本书所谓疫灾，也非指一人一家之疫，而是指一地众人之疫，即《说文解字》所谓“疫，民皆疾也”。如果瘟疫流行的范围足够大，比如一个县域、一支军队，或者染疫人口和疫死人口足够多，或者记载为“年疫”“岁疫”，则均视为疫灾，录之。如果只是某个人遘疫而死，又无其他疫灾史料旁证，或者传染所及只是某一家二三人，并未流行及于一方，染及多家众人，则不视为疫灾，不录。

（三）一些极端气候事件，虽然导致较大范围内许多人几乎同时死亡，如酷寒冻死、酷热暍死，但非传染病流行所致，即非疫灾所致，亦不录。比如乾隆八年（1743）五、六月间，直隶、山东、山西数十县大旱、大热，人多暍死，因其非疫灾，不录。

二、关于疫灾时间

（一）史料所载疫灾年份，或以帝王年号纪年，如崇祯十三年（1640），或以天干地支纪年，如崇祯辛巳年。本书于民国以前，统以帝王年号纪年，民国以后，则以民国纪年。史料中大多数干支纪年直接换算成帝王纪年，但摘录的文献中不得不出现的干支纪年，则在其后加注帝王年号，如“当丁未（大德十一年）、戊申（至大元年）间，闽越

---

① 《清史稿》卷二五六《华善传》。

② 《清圣祖实录》卷四二“康熙十二年夏四月壬戌”。

③ 康熙《内乡县志》卷一二《灾祥》。

饥疫”①。

（二）有多个政权同时存在的时期，同一年的疫灾，可出现多个帝王年号，如曹魏正始三年（242），在孙吴为赤乌五年，凡此，本书按传统认为的正统王朝纪年为准，即三国纪年以曹魏年号，南北朝纪年以南朝年号，五代十国纪年以五代年号，宋金纪年以南宋年号，其余依此类推。必要时，帝王纪年后括注公元年。

（三）一些疫灾年份不详者，尽量加以考证确定；无法考证确切者，则尽量系于比较合理的年份，如婺源县“雍熙中邑城内外大疫”②，因雍熙只有四年（984—987），系于雍熙二年（985）；“乾道初间，都下大疫”③，系于乾道元年（1165）；“国朝顺治间瘟疫，州民王虎山家数十余口尽死，城外霍家塔诸村亦多死者”④，根据临近州县疫灾情况，系于顺治八年（1651）。对于同一疫灾事件，不同文献记录时间不一致者，则加以考证说明，择一从之。

（四）疫灾发生之月份，晚清以前，史料多记农历月份，本书概以汉文习惯录之，如正月、三月、冬月、腊月之类；而晚清以后，尤其是民国时期报纸所报道的疫灾，多记阳历月日，本书以阿拉伯数字区别之，同时加注农历月日，如“1910 年 11 月 2 日（十月初一日）报道，上海西虹口一带发现百斯笃”。至于农历岁末，阳历已至次年 1 月乃至 2 月，则仍以农历之年系之，如 1909 年 1 月 3 日报道上海租界防范鼠疫之行动，仍系于光绪三十四年，以其报道时间在光绪三十四年腊月十二日也。以上所言，仅指封建制度时代。至民国时期，其纪年完全采用阳历，一年之首尾即阳历年之元旦和 12 月 31 日，与封建制度时期以农历纪年不同。但为了保持全书一致，仍以农历年系之，如民国元年本始于 1912 年 1 月 1 日（宣统三年十一月十三日），止于 1912 年 12 月 31 日，但按农历年纪，其年首正月初一为 1912 年 2 月 18 日，其年尾腊月三十日为 1913 年 2 月 5 日，因此，虽然标称“民国元年（1912）”，其实该年所系疫灾史料在阳历 1912 年 2 月 18 日至 1913 年 2 月 5 日之间，即农历一九一二年。其余依此类推。

（五）民国时期，还有以汉字表示日期的电文代码，如 1918 年 2 月 28 日《申报》报道：“平山一处，据该县冬日邮电，柏岭一村，死亡相继，病状颇似百斯笃中最为险恶肺鼠疫。”据民国电报日期代码，“冬日”为阳历每个月的第二日，本书一般加注阳历日

① 〔元〕刘埙《水云村稿》卷八《奉议大夫南丰州知州王公墓志铭》。

② 弘治《徽州府志》卷一〇《祥异》，康熙《徽州府志》卷一八《杂志下·祥异》，道光《徽州府志》卷一六《杂记·祥异》，道光《婺源县志》卷三八《通考五·机祥》，光绪《婺源县志》卷六四《通考五·祥异》，民国《婺源县志》卷七〇《杂志二·祥异》。

③ 〔宋〕楼钥《攻愧集》卷九〇《直秘阁知扬州薛公行状》。

④ 乾隆《保德州志》卷三《风土·祥异》。

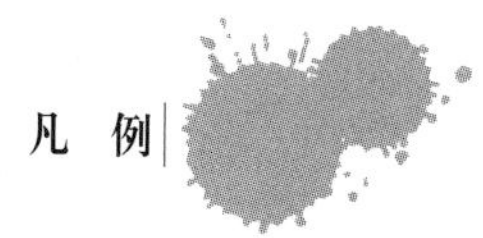

期,如“冬日(2 日)”。其余依此类推。

三、关于疫灾地点

(一)史料所载疫灾地点,多以当时政区地名称之,宋以前多以州郡政区为地域单元,罕见称县;宋以后虽仍有不少以府州政区乃至省级政区来描述疫灾范围的,但更多是以县级政区来记录疫灾地点或范围。先秦汉唐之世,史料对于疫灾地点的记载,许多情况下是相当模糊的,如秦始皇四年(前 243)“十月庚寅,蝗虫从东方来,蔽天,天下疫”①,这里的“天下”就相当不明确;又如唐太和六年(832)“春,自剑南至浙西大疫”②,这里的疫灾范围也是很难判断的。对于此类记载,本书尽可能加以考证,并辅以方志史料,以裨对疫灾地点或范围做出判断。比如赵惠文王二十二年(前 277)“赵大疫”③,后世方志有康熙《广平府志》、康熙《隆平县志》、乾隆《广平府志》、乾隆《永年县志》以及现代新修方志的记载,本书均录之,以资对疫灾范围的判断。

(二)历史上的疫灾发生地需要加注今地名才能清楚其范围。由于行政区划各个朝代都有变化,尤其是最近一二十年来,几乎每年都在变化,因此只能以一个标准年代来做参照。本书加注今地名时,统以 2010 年中国行政区划为准,具体依据是中国社会出版社 2010 年出版的《中华人民共和国行政区划简册 2010》。因此,书中加注的今地名,表示的是 2010 年时的政区。

(三)县是中国历史上最稳定的行政单元,也是本书梳理疫灾史料的基本单元。本书在县级政区加注今地名时,大致分为以下六种情形:第一种,治所和辖域都没有变化,只是名称变了,加注今地名时称“今某地”,如民国时期的“蒲圻县”,加注今地名时称“蒲圻县(今赤壁市)”。第二种,当时县域现在析置成二、三个县级政区的,加注今地名时称“今包括某地、某地”或“含今某地、某地”,如明代的“郧县”,加注今地名时称“郧县(今包括十堰市区和郧县)”;明代的“怀宁县”,加注今地名时称“怀宁县(含今安庆市、怀宁县)”。第三种,省会或重要府州的附郭县,其现代政区变化极为复杂,加注今地名时一般称“今属某市”,如清代善化县为长沙府附郭,加注今地名时称“善化县(今属长沙市)”,这里的“长沙市”仅指传统意义上的城市,而非现代意义的市域。第四种,当时二、三个县级政区,现在合并成一个县级政区,加注今地名时称“今并入某地”,如清代临晋县和猗氏县,在 1954 年合并成临猗县并沿袭至今,加注今地名时称“临晋县(今并入临猗县)”。第五种,两县或多县同治一城的情况,加注今

---

① 《史记》卷六《秦始皇本纪》。
② 《新唐书》卷三六《五行志三》。
③ 《史记》卷四三《赵世家》。

地名时称“合今某市”，如清代“长沙县、善化县（合今长沙市）”“吴县、长洲县、元和县（合今苏州市）”。第六种，古今地名、治所、辖域均未变化者，不做任何说明。

（四）县以上的政区单位称为统县政区，历史上有郡、州、道、路、府、省等称谓。本书在为统县政区加注今地名时，不论其区域范围，只论其治所所在，称“治今某地”。比如元代的“河间路”，加注今地名时称“河间路（治今河间市）”；明代的“南阳府”，加注今地名时称“南阳府（治今南阳市）”。

（五）综上所述，本书为古地名加注今地名，主要考虑其政区治所的位置关系，对其空间范围是否完全一致，则因非本书主旨所在，不过多给予考量。这是因为历史时期尤其是20世纪90年代以来，我国县级政区沿革十分复杂，非专门考证不足以厘清。比如明代的上海县，清代析为上海、川沙、南汇三县，而现在川沙县更名为川沙区，南汇县更名为南汇区，上海县也析成了闵行区、徐汇区、长宁区、黄浦区，等等。因此，不同时期的相同地名，加注的今地名也并不一样。总之，本书加注的今地名，只是为疫灾流行的地方或范围提供一种参考，不精确之处容或有之，读者切勿刻舟求剑。

四、关于史料摘录

（一）本书载录疫灾史料时，注重对疫灾时间、疫灾地点、疫灾原因、疫灾病种、疫灾后果等信息的著录。对于同一个疫灾事件，往往有多个史料记述，但文字记述上详略不一，比如有的省掉了疫灾的时间，有的略去了疫灾的原因。本书为了尽可能多地保存原始的信息，同时为了节省篇幅，在摘录时对文字进行了适当的整理与综合，书中文字凡是未加引号者均非史籍原文，而是经过删减或综合了的，读者引用时需谨慎从事，切勿直接使用。如果史料记述有出入，又不能加以整合，则录入不同史料，以资比较。比如秦王政四年（前243）之大疫，《史记·秦始皇本纪》载在十月，《资治通鉴·秦始皇帝上》载在七月，当以《史记》所载为原始。本书载录时，将《史记》所载“蝗虫从东方来，蔽天，天下疫”与《资治通鉴》所载“七月，蝗，疫”同样置于正文，以供参考。

（二）汉唐时期的许多疫灾，原为“正史”所载，后世方志多所引用，因其裨于疫灾范围的确定，亦适当摘录，逐条附之于后，但以不同字体加以区别。具体如下：第一，元代以前（含元代），凡是出自明清方志或《古今图书集成》引用方志中的疫灾史料，均用仿宋体，出自正史、别史和时人文集的疫灾史料都用宋体。第二，明代以后（含明代），所有疫灾史料均用宋体，除非有特别说明者。第三，无论哪个时代，全书正文所有“按语”都用仿宋体。“按语”用于对史料进行考证或说明，引述有误，则加以订正；引述有别，则录以俟考。

（三）20世纪80年代以来所修现代方志或卫生专志，对于古代疫灾亦有所记述，

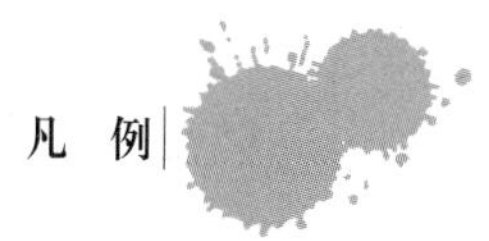

但其史料来源多系明清方志，能有所补益者，实属凤毛麟角，而且纪年错误相当普遍，史料解读有误者亦不在少数。本书在摘录现代方志所记古代疫灾时，对其记载明显错误者，为避免以讹传讹，尽量加以订正。比如山西介休县康熙六十一年(1722)的疫灾①，今《晋中市志》将其误为雍正元年(1723)②，本书加"按语"予以说明。

(四)史料存在阶级立场问题。对于将历史上的农民起义军蔑称为"匪""贼""妖"等词语的史料，我们是持批判态度的，但为了疫灾史料的完整性与客观性，我们对于类似上述情况的史料照旧收录，不做改动。另外，对于"全满""南满""北满""东满""西满""满铁"等历史名词，我们纯取其作为地域名称及机构名称之单一义项，用于文献引述和历史事实的陈述。

五、关于文献著录

(一)本书著录文献，采用页下注，书后附参考文献。疫灾史料所出古籍的卷次，皆以汉字记述，如"卷一〇""卷二三""卷一三〇"等；但原书以卷上、卷中、卷下称者，一仍其旧。

(二)疫灾史料所出古籍，版本不同，页码也不同，本书为节省篇幅，亦为杜绝学术不端者不加核实的抄袭，所有古籍文献，大凡著录有卷次篇名者，不再著录版本和页码。

(三)本书在史料收集过程中，参考了前人的一些史料汇编成果，但前人所录史料，本书只是作为索引之用。凡属未能查到原始出处加以核实但又认为可信者，则按照现代论著著录的惯例标注"转引自"云云；对于前人所录史料中有明显错误者，本书在注释中也会加以说明，以便读者斟酌采用，而不至于以讹传讹。

(四)本书直接引录方志5700余种。有的地方对于同一个疫灾事件，前后五六种方志都有描述，对此，本书凡是查阅过的方志均加以著录。比如贞观十年(636)，"关内、河东大疫"③，山西曲沃县时属河东道，乾隆、嘉庆、道光、光绪、民国所修县志对此均有记载，本书记载该年曲沃县"大疫"④时，在脚注中对各志的出处一一予以注明。但同一种方志，尽管查过多种版本，也只著录一次，如民国《巴县志》，我们查阅过的版

① 乾隆《介休县志》卷一〇《祥异》，嘉庆《介休县志》卷一《祥灾》，民国《介休县志》卷三《大事谱》。

② 《晋中市志》，中华书局2010年版。

③ 《新唐书》卷三六《五行志三》。

④ 乾隆《新修曲沃县志》卷三七《祥异》，嘉庆《续修曲沃县志》卷八《艺文志·祥异》，道光《新修曲沃县志》卷一《祲祥》，光绪《续修曲沃县志》卷三二《志余·祥异》，民国《新修曲沃县志》卷三〇《丛志·灾祥》。

本有台湾学生书局的版本，有台湾成文出版社有限公司的版本，有江苏古籍出版社、上海书店出版社、巴蜀书社联合出版的《中国地方志集成》的版本，有国家图书馆特色资源库中的数字方志版本，还有线装的原始的刻本，在参考文献中，一般只选择其中一种最常见的版本。

（五）本书引用旧方志时，不著纂修者，只冠以纂修年代，如“嘉靖《武平志》”；但如果某个年代多次修志，则著录具体年份，以示区别，如“乾隆十年《平湖县志》”“乾隆四十五年《平湖县志》”。

（六）新修方志及卫生专志绝大多数为方志编委会或卫生志办公室集体编纂，只有极个别为个人编纂，为节省篇幅，本书在脚注中一概不著编纂责任者，径称某志，参考文献中亦不注明编纂者。新修方志及卫生专志有许多是非公开出版的内部资料，本书引用时，脚注中只注明书名和年份，如“《霞浦县卫生志》，1989 年”，但在书后“参考文献”中注明“内部刊行”。

六、关于文字句读

（一）古籍文献没有标点符号，晚清及民国时期的某些报刊也没有标点符号，因此疫灾史料的辑录必须句读。本书引用文献直接给以句读，有些人名、地名等专有名词中的异体字以及通假字虽然可能影响一般读者的阅读，但一仍其旧，不予更改。比如“闽越饥疫，露骸横藉，行商景绝”①，这里的“景”当作“影”；又如“土番岷州春疫”②，这里的“土番”应即“吐蕃”；再如，“番阳，至顺辛未大疫”③，这里的“番阳”应为“鄱阳”。

（二）疫灾与其他灾害连称时，不同的句读会有不同的含义。比如“大旱疫”，还可句读为“大旱，疫”，或“大旱、疫”，其意思是有细微区别的。“大旱，疫”表示疫灾是由大旱造成的，不表示疫灾的严重程度；“大旱、疫”与“大旱疫”相同，即大旱又大疫的意思，既表示了疫灾的原因，也表示了疫灾的程度。此外，“大饥疫”“兵疫”“旱疫”亦有类似的问题。还有的例子更加复杂，如“饥疫旱蝗”句读为“饥疫、旱蝗”或者“饥、疫、旱、蝗”，其意思也有较大差别，前者的灾害重点落在疫灾和蝗灾，“饥”是“疫”的原因，“旱”是“蝗”的原因，而后者则是四种灾害并列，并无因果关系表述。本书句读这样的文字时，虽然倾向于表达因果关系的方式，但并无一定范式，只是根据整个句子的语境和文意，加以具体句读。

---

① 〔元〕刘埙《水云村稿》卷八《奉议大夫南丰州知州王公墓志铭》。

② 《元史》卷二九《泰定帝纪一》。《古今图书集成·历象汇编·庶征典》卷一一四《疫灾部汇考》。

③ 〔元〕周霆震《石初集》卷一〇《番阳潘母胡氏赞》。

七、关于史料编排

（一）本书以时代分卷，古代时期分为《先秦至明代卷》《清代卷》，卷内一般按朝代或阶段分章节，而统以帝王纪年为目；民国时期分为《民国卷（上）》《民国卷（下）》，而以民国纪年为纲，现代省市县区为目，不分章节；《畜疫卷》通贯先秦至民国的整个历史时期，亦以朝代或阶段分章节。各卷皆以编年体方式排列疫灾史料，以年系地，以地系灾。

（二）个别年份的疫灾史料非当时人记当时事，为后世方志所追记，又无从查阅其史料出处，史料的真实性值得质疑，本书录以备考，于其纪年加鱼尾弧以示区别，如《史记·秦始皇本纪》《资治通鉴·秦纪》均称秦王政四年（前243）蝗、疫，但明清不少方志载秦王政五年（前242）“大蝗疫”。因其所载不可信，故将其纪年标为“【秦王政五年（前242）】”。

（三）对于在同一年里疫灾地点不止一处的，本书载录时尽可能按当时政区进行归类排列，同一政区范围内又按政区级别由高到低排列，先全国，次统县政区，次县级政区。唐代以前，疫灾记载多到州郡，很少到县；元代以后，疫灾记载大多具体到县；两宋时期，疫灾记载介乎其中。本书对宋代及其以前疫灾史料的编排，基本不考虑空间秩序；对元代及其以后的疫灾史料编排，则考虑空间秩序，一般是先京师，后行省，行省之下则先省府，后其他。元代只按今省级政区加以顺序编排，明清暨民国时期，更将省级政区提为标题，以便读者分省查阅。

（四）对于在同一年里一个地方在不同季节都有疫灾发生的，一般按春、夏、秋、冬的时间先后排列。春季为农历正、二、三月，夏季为农历四、五、六月，秋季为农历七、八、九月，冬季为农历十、十一、十二月。季内按月之先后排列，月内按日之先后排列。疫灾时间不详或通举该年疫灾者，根据具体情况，系于该年之首或尾。

（五）有些疫灾史料，明确指出某地连续多年都有疫灾发生，则相关年份每年都将其疫灾史料予以著录。比如《明孝宗实录》卷一九九“弘治十六年五月丙寅”条载：云南景东卫（今景东彝族自治县）“自弘治十五年正月以来，畜疫，死者不可胜计”。这条疫灾史料，本书在“弘治十五年（1502）”条中予以著录，在“弘治十六年（1503）”条中亦予以著录。要之，以该年该地是否有疫灾发生为准。

目　录

第一章 先秦两汉时期的疫灾

第一节 先秦时期的疫灾

夏代是我国历史上第一个朝代，夏人的活动区域主要在今河南伊、洛河流域和山西汾、涑河流域。当时，"人民少而禽兽众，人民不胜禽兽虫蛇""民食果蓏蚌蛤，腥臊恶臭，而伤害腹胃，民多疾病"[①]。其传染病主要是胃肠疾病，但由于人口稀少，不可能有大规模的疫灾发生。至于商代，自盘庚迁殷后，奴隶制国家的政治、经济都有了明显进步，人类活动也开始有了文字记载。甲骨文记载了许多疾病名称[②]，其中也有了"疫""疾年"的记载，这都是指疫病流行。但当时全国人口约 536 万[③]，每平方千米只有 1～2 人，不具备大规模传染病流行的媒介条件。传染病暴发一般在人口集中苦役的场所，如奴隶作坊，由于这个缘故，甲骨文中"疫"有时又作"役"，两字互用，《释名》也说"疫，役也"，"疫"字实际上是"病"和"役"两字合写的简化。

与殷商相比，西周时期特别是西周后期的情形发生了很大变化。青铜工具进步了，人口增多了，人际交往频繁了，城市有了较大发展，局部疫病流行的机会也就相对增多了。周是兴起于渭河中游黄土高原上的一个古老农耕部落，这个部落逐渐向东发展，到公元前 11 世纪的周文王执政时期（约前 1105—前 1056），周人已经控制了渭河中下游流域的关中平原，并将都城迁到了丰（今西安市）。《诗经·大雅·思齐》是歌颂周文王的篇什，其中"戎疾不殄，烈假不瑕"[④]一句说的是文王在辟廱之时（约前

① 《韩非子》卷一九《五蠹》。

② 胡厚宣《殷人疾病考》，《甲骨学商史论丛初集》第 3 册，成都齐鲁大学国学研究所专刊，1944 年；李宗焜《从甲骨文看商代的疾病与医疗》，台湾《"中央研究院"历史语言研究所集刊》第 72 本，2001 年；宋镇豪《商代的疾患医疗与卫生保健》，《历史研究》2004 年第 2 期。

③ 史念海《中国历史地理纲要》（上），山西人民出版社 1991 年版，第 260 页。

④ 此句中"戎"，大也；"殄"，绝也；"烈假"通"厉""瘕"，皆为病。"厉"通"癞"，《说文》曰："厉"，疫疾也；"瑕"，已也。全句意为"大疾不断，疾疫不已"。详见《毛诗注疏》卷二三《旱麓六章章四句》，《四库全书》本。

1052)外有戎敌骚扰,内有疫灾不断,说明文王时期关中平原疫病流行比较严重。周成王十六年(前1100),传说山东境内曾经有过麻风病的蔓延①。西周末期,关中自然灾害频发。《诗经·小雅·节南山》是记述周幽王(前781—前771)时的篇什,其中"天方荐瘥,丧乱弘多"一句,汉代郑玄注曰:"天气方今又重以疫病,长幼相乱而死,丧甚大多也。"其中又有"丧乱卒斩,鞠凶大戾"一句,其实也是同样的意思,"丧乱"即为疾疫,"大戾"即是大疠。清代陈启源据此诗认为,周幽王时,"不仅政乱而已,饥馑寇盗,疠疫流亡,戎狄侵陵,诸侯背叛,盖亦多有"②。《诗经·大雅·召旻》也是记述周幽王时的篇什,从"旻天疾威,天笃降丧;瘨我饥馑,民卒流亡"两句来看,所记也是疫灾的流行。《召旻》还谈到这次疫灾的形成原因,从"如彼岁旱,草不溃茂""池之竭矣,不云自频;泉之竭矣,不云自中"诸句来看,这次疫灾是由大旱所致饥馑引起的。

公元前770年,周平王迁都洛邑,进入干戈相攘、华夏与夷狄交争的春秋战国时期。"春秋之时,败绩之军,死者蔽草,尸且万数;饥馑之岁,饿者满道,温气疫疠,千户灭门。"③战国之世,诸侯"争于攻取,兵革更起,城邑数屠。因以饥馑疾疫焦苦,臣主共忧患"④。《墨子·兼爱下》就谈道:"今岁有疠疫,万民多有勤苦冻馁、转死沟壑中者,既已众矣。"⑤可见,春秋战国时期是一个疫灾较多的时期。但是,由于当时文化欠发达,各国史官又有"外灾不书"的陋习,有关疫灾的记载并不多。考述所见,春秋战国大规模的疫灾有以下几次。

鲁庄公二十年(前674)

这是一次遍及齐鲁大地的疫灾。疫灾先起于齐国(今山东临淄),然后流行到鲁国(今山东曲阜)。史称:"夏,齐大灾。大灾者何?大瘠也。大瘠者何?疠也。何以书?记灾也。外灾不书,此何以书?及我也。"⑥宋代崔子方《春秋经解》曰:"夏,齐大灾,大疫也。不以月志,知其为大疫也。火灾例月,疾灾例时。"⑦

这次疫灾发生在夏天,有人认定是痢疾流行⑧。之所以认为是痢疾,其实有所本,杜氏曰:"《公羊》曰:大瘠也。大瘠者何?痢也。"这里,"痢"由"疠"衍变而来。不过,

---

① 《山东省卫生志》,山东人民出版社1992年版。

② 〔清〕陈启源《毛诗稽古编》卷一三《节南山之什·节南山》。

③ 《论衡》卷二《命义》。

④ 《史记》卷二七《天官书》。

⑤ 《墨子》卷四《兼爱下》。

⑥ 《公羊传·昭公十九年》。

⑦ 〔宋〕崔子方《春秋经解》卷三《庄公二十年》。

⑧ 张茂树《瘟疫灾害及其防治》,《灾害学》1994年第9卷第2期,第62页。

明代王介之《春秋四传质》对此表示怀疑，曰："以襄公末年书'宋灾'而伯姬卒例之，非痢明矣。痢之相染，间数百里而必不相及，同时俱痢，亦疫气乘乎天时，莫知其所自来，奚必齐之痢浸淫以及鲁？"①

山东省　公元前674年（周惠王三年），齐国发生（痢疾）传染病②。

临淄区　公元前674年（周惠王三年），齐国发生痢疾传染病。公元前676年（惠王元年），齐大灾。《公羊传》："大灾，疫也。"③按：周惠王元年即鲁庄公十八年，查《公羊传》无此记载，其"惠王元年"应为"惠王三年"之误，"元"与"三"，盖形近而讹。

鲁襄公九年（前564）

春，宋国（今河南商丘）疫灾。《左传》曰："（襄公）九年春，宋灾。"《左传注疏》曰："天火曰灾。"所以《公羊传》曰："九年春，宋火。"但是，至于宋代，崔子方力主这次大灾为疫灾，他在《春秋经解》中说："九年春，宋灾，疫也。"崔子方在《春秋本例》中将前述"夏，齐大灾"和"（襄公）九年春，宋灾"均视为疫灾，理由是《春秋》记载灾异的原则是"疾灾例时，火灾例月"④。此观点虽然晚出，但很有说服力，今从之。

鲁昭公十九年（前523）

冬，郑国（今河南新郑）疫灾，当时郑国有几个大臣"札瘥夭昏"而死⑤。"札"和"夭"都是指疫灾致人死亡，与前述"天笃降丧"之"丧"同义。

吴王阖闾时（前514—前496）

吴王阖闾"在国，天有灾疠，亲巡其孤寡而共其乏困"⑥。吴国都城在今苏州，阖闾在位的时间为公元前514—前496年。

鲁定公四年（前506）

春三月，晋会诸侯于召陵，蔡侯极力主张伐楚。晋臣荀寅因为求货于蔡侯不得，遂言于范献子曰："国家方危，诸侯方贰，将以袭敌，不亦难乎！水潦方降，疾疟方起，中山

① 〔明〕王介之《春秋四传质》卷上。

② 《山东省卫生志》，山东人民出版社1992年版。

③ 《临淄区卫生志》，山东人民出版社1997年版。

④ 《春秋本例》卷二〇《外灾异门·例时·大灾》。

⑤ 《左传·昭公十九年》。

⑥ 《左传·哀公元年》。

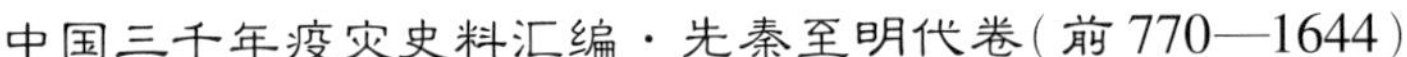

不服，弃盟取怨，无损于楚，而失中山，不如辞蔡侯。”[①]范献子从之，拒绝了蔡侯伐楚的建议，转而攻打中山国。战争中，晋军大疫。战国竹简《系年》记载：“（晋）遂盟诸侯于召陵，伐中山。晋师大疫，且饥，食人。”[②]晋军中的大疫，或许就是疟疾流行。

秦献公十六年（前369）

秦国发生日食，“民大疫”[③]。

甘肃省　周烈王七年、秦献公十六年（前369），秦地大疫流行[④]。

宝鸡市　周烈王七年（前369），秦大疫[⑤]。

蓝田县　周烈王七年（前369），大疫[⑥]。

梁惠成王八年（前362）

“梁惠成八年，雨[骨]于赤髀，后国饥兵疫。”[⑦]这次疫灾因饥馑引起，主要在军队中流行。

【周赧王十九年（前296）】

蓝田县　周赧王十九年（前296），蝗为灾，且大疫[⑧]。按：查《资治通鉴》卷四《周纪四》“周赧王十九年”条，无此记载。不知所本，录以备考。

赵惠文王二十二年（前277）

赵国（今河北邯郸）境内发生“大疫”[⑨]。这次疫灾发生在赵惠文王迁都到漳水流域的第二年，很可能与移民水土不服有关。

河北省　周赧王三十八年（前277），赵大疫[⑩]。

---

① 《左传·定公四年》。

② 李学勤《清华大学藏战国竹简（贰）》，中西书局2011年版，第180页。

③ 《史记》卷一五《六国年表》。

④ 《甘肃省志》，甘肃人民出版社1989年版。

⑤ 《宝鸡市卫生志》，1995年。

⑥ 《蓝田县志》，陕西人民出版社1994年版。

⑦ 《古本竹书纪年辑证》，上海古籍出版社1981年版。

⑧ 《蓝田县志》，陕西人民出版社1994年版。

⑨ 《史记》卷四三《赵世家》。

⑩ 《河北省志》，方志出版社2009年版。

广平府　赵惠文王二十二年，大疫[①]。

永年县　周赧王三十八年，赵大疫[②]。

隆平县　惠王二十二年，大疫[③]。

秦王政四年（前243）

"七月，蝗，疫。"[④]"十月庚寅，蝗虫从东方来，蔽天，天下疫。"[⑤]

陕西省　秦王政四年，秋蝗，疫，大饥[⑥]。

宝鸡市　秦王政四年（前243）七月大疫[⑦]。

眉　县　秦王政四年（前243）七月，秦国蝗灾，大疫，大饥[⑧]。

蓝田县　秦王政四年（前243），大疫[⑨]。

河北省　秦王政四年（前243），天下疫[⑩]。

【秦王政五年（前242）】

凤翔府　旧志：秦王政五年，岐山、扶风大蝗疫[⑪]。

扶风县　秦王政五年，大蝗疫[⑫]。秦王政五年（前242），扶风疫[⑬]。秦王政五年（前242）七月，县境内发生瘟疫[⑭]。

岐山县　秦王政五年（前242），大蝗疫[⑮]。

蓝田县　秦王政三年（前244）七月，关中饥而疫[⑯]。按：当由"秦王政五年"误为

---

① 《古今图书集成·方舆汇编·职方典》卷一三二《广平府部·纪事》。康熙《广平府志》卷一九《灾祥》，乾隆《广平府志》卷二三《祥异》。

② 乾隆《永年县志》卷一七《祥异》。

③ 康熙《隆平县志》卷八《杂考志·灾异》。

④ 《资治通鉴》卷六《秦纪·秦始皇帝上》。

⑤ 《史记》卷六《秦始皇本纪》。

⑥ 康熙《陕西通志》卷三〇《祥异》。

⑦ 《宝鸡市卫生志》，1995年。

⑧ 《眉县志》，陕西人民出版社2000年版。

⑨ 《蓝田县卫生志》，1990年。

⑩ 《河北省志》，方志出版社2009年版。

⑪ 《古今图书集成·方舆汇编·职方典》卷五二八《凤翔府部·纪事》。

⑫ 顺治《扶风县志》卷一《赋役志·灾祥》。

⑬ 《宝鸡市卫生志》，1995年。

⑭ 《扶风县志》，陕西人民出版社1993年版。

⑮ 《岐山县志》，陕西人民出版社1992年版。

⑯ 《蓝田县志》，陕西人民出版社1994年版。

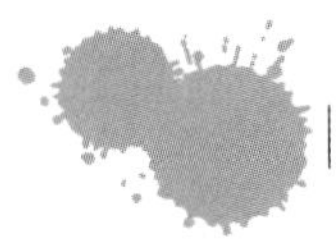

“三年”所致。

天水市　公元前221—前206年,秦地大疫流行①。按:此不知所本,可能是将“秦王政五年”理解为“秦始皇连续五年”所致。

第二节　西汉时期的疫灾

高后七年(前181)

夏,南粤王赵佗发兵攻打长沙国,高后遣隆虑侯将兵救援,但北兵南下,不习水土,“会暑湿,士卒大疫,兵不能逾岭”,隆虑侯也得了“湿疫”②,救援未能取得成功。

蓝山县　汉高后七年(前181)南平置县25年,当岭北隅,是有兵事,暑时疫作,讨兵不能度岭③。

文帝前元五年(前175)

南海王反,朝廷出兵平叛,结果军中大疫。建元六年(前135),淮南王刘安在劝谏汉武帝不要派兵攻打闽越时回忆到了这次战争中瘟疫流行的影响,他说:“前时南海王反,陛下先臣使将军间忌将兵击之,以其军降,处之上淦。后复反,会天暑多雨,楼船卒水居击棹,未战而疾死者过半。亲老涕泣,孤子啼号,破家散业,迎尸千里之外,裹骸骨而归。悲哀之气,数年不息,长老至今以为记。”④

【文帝前元六年(前174)】

扶风县　西汉文帝前元六年(前174),全国流行大瘴病。患者脚胫肿大,不能伸展,疼痛无力⑤。按:这应该是大骨节病的流行,大骨节病与水土环境缺硒有关,属地方病,非疫病。

文帝后元元年(前163)

春三月,孝惠皇后张氏毙,诏曰:“间者,数年比不登,又有水旱疾疫之灾,朕甚忧

① 《天水市医药卫生志》,甘肃教育出版社1994年版。

② 《汉书》卷九五《两粤传》。

③ 《蓝山县卫生志》,1992年。

④ 《史记》卷一一三《南越列传》。《汉书》卷六四上《严助传》。

⑤ 《扶风县志》,陕西人民出版社1993年版。

之。”①考此前大规模的自然灾害，有文帝三年（前177）“秋，天下旱”，文帝九年“春，大旱”，文帝十二年十二月黄河决口②。如果文帝诏书中所说的疫灾与水旱灾害有关，则黄河泛滥显然是它的诱因。这次黄河决口的地点在河南酸枣（今新乡市东南），黄河决口后，东郡（治今濮阳市）曾调动大批百姓堵塞决口。

景帝后元元年（前143）

五月丙戌，京师“地大动，铃铃然。民大疫死，棺贵至秋止”。此次疫灾显然与地震有关③。

安康市 公元前143年5月，陕西民大疫④。

后元二年（前142）

十月大旱，“衡山国、河东、云中郡民疫”⑤。

托克托县 汉景帝后元二年（前142）十月，云中郡民疫⑥。

蔚 县 景帝后元二年春疫⑦。按：这里说疫灾发生在春季，不知本自何处。

衡州府 疫⑧。按：是时衡山国治今安徽六安市，掩有大别山区周围的鄂东、皖西、豫南地区，非“五岳”中之湖南衡山。

【武帝元光三年（前132）】

沭阳县 西汉元光三年（前132）黄河决于河南顿丘，又决瓠子，通过淮泗，泛滥十六郡。厚邱、建陵、阴平（今均属沭地）等县，人多染疫⑨。按：黄河泛滥是实，《汉书》卷六《武帝纪》载：“春，河水徙，从顿丘东南流入渤海。”“夏五月……河水决濮阳，泛郡十六。”但疫灾之事，史无明载。

---

① 《汉书》卷四《文帝纪》。

② 中国社会科学院历史研究所资料编纂组《中国历代自然灾害及历代盛世农业政策资料》，中国农业出版社1988年版，第3~4页。

③ 《汉书》卷二六《天文志》。《史记》卷一一《孝景本纪》。

④ 《安康市卫生防疫志》，2006年。

⑤ 《史记》卷一一《孝景本纪》。

⑥ 《托克托县志（修订稿）》，1984年。

⑦ 乾隆《蔚县志》卷二九《祥异》。

⑧ 光绪《衡州府志》卷二九《灾异》。

⑨ 《沭阳县卫生志》，中国矿业大学出版社1996年版。

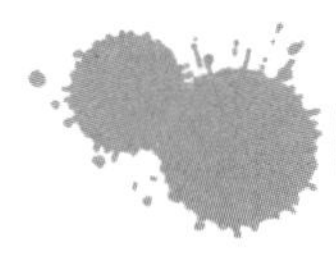

武帝后元元年(前88)

阴山以北的匈奴地区“雨雪数月,畜产死,人民疫病”①。这次疫灾与严寒有关。

元康二年(前64)

五月,诏曰:“今天下颇被疾疫之灾,朕甚愍之。其令郡国被灾甚者,毋出今年租赋。”②此次疫灾范围很大,可能南北方都有流行,但无从考证。

初元元年(前48)

五月,渤海湾大海侵,关东“年谷不登,民多乏食”,结果引发了疫灾。“六月,以民疾疫,令大官损膳,减乐府员,省苑马,以振困乏。”九月,关东十一郡国大水,大水之后大饥疫,元帝以“关东流民饥寒疾疫”,诏吏振救③。

廊坊市　公元前48年(西汉元帝初元元年)5月,渤海海啸,海水溢百余里,灾害严重,疫病流行。翌年大地震,海水漫溢,淹没百姓无数;庄稼无收,出现“人相食”的惨状④。

扶风县　西汉元帝初元元年(前48)夏六月,扶风疫⑤。

初元二年(前47)

夏,渤海大海侵。六月,“齐地饥,谷石三百余,民多饿死,琅邪郡人相食”。七月,元帝诏曰:“岁比灾害,民有菜色,惨怛于心。”⑥这里没有提到疫灾,但次年翼奉有“连年疾疫”之说。

初元三年(前46)

四月,翼奉上书曰:“今东方连年饥馑,加之以疾疫,百姓菜色,或至相食。”⑦六月,诏曰:“盖闻安民之道,本由阴阳。间者,阴阳错谬,风雨不时。”⑧这几年的疫灾影响甚大,直到初元五年四月,元帝诏书还说:“乃者关东连遭灾害,饥寒疾疫,夭不终命。”⑨

---

① 《汉书》卷九四上《匈奴传上》。

② 《汉书》卷八《宣帝纪》。

③ 《汉书》卷九《元帝纪》、卷二四上《食货志》、卷七一《于定国传》、卷七二《贡禹传》。

④ 《潍坊市志》,中央文献出版社1995年版。

⑤ 《宝鸡市卫生志》,1995年。

⑥ 《汉书》卷九《元帝纪》。

⑦ 《汉书》卷七五《翼奉传》。

⑧ 《汉书》卷九《元帝纪》。

⑨ 《汉书》卷九《元帝纪》。

建昭二年（前37）

东郡京房精通易学，上疏屡言灾异，有验。天子说之，数召见问。六月，元帝宴见京房，向他请教"以往知来"之事，房因免冠顿首曰："《春秋》纪二百四十二年灾异，以示万世之君。今陛下即位已来，日月失明，星辰逆行，山崩泉涌，地震石陨，夏霜冬雷，春凋秋荣，陨霜不杀，水旱螟虫，民人饥疫，盗贼不禁，刑人满市，《春秋》所记灾异尽备。"①京房在这里描述的是元帝即位以来的总体情况，但司马光《资治通鉴》将其系于是年，很可能其时仍有瘟疫流行。

鸿嘉二年（前19）

春三月，车骑将军王音对成帝说："今……外有微行之害，内有疾病之忧，皇天数见灾异。"成帝则诏曰："朕承鸿业十有余年，数遭水旱疾疫之灾，黎民娄（屡）困于饥寒。"②细察王音之语，"外"指海内，"内"指京师，知当时京师有疾疫流行。

永始二年（前15）

丞相薛宣被黜免，因为在他任丞相的六年中，"变异数见，岁比不登，仓廪空虚，百姓饥馑，流离道路，疾疫死者以万数，人至相食，盗贼并兴，群职旷废"。三月，凉州刺史谷永也说成帝即位以来，"百姓……愁恨感天……饥馑仍臻，流散冗食，餧死于道，以百万数"。③

曲阜市　公元前15年（永始二年）禾稼不收，民饥。死于疫病者甚多④。

绥和二年（前7）

二月，成帝召见丞相翟方进，责怪他任职十年来，"灾害并臻，民被饥饿，加以疾疫溺死，关门牡开，失国守备，盗贼党辈"。三月，成帝巡幸河东，回到洛阳，猝死于未央宫，据说其身体"素强无疾病"，其猝死或是染病所致⑤。

建平四年（前3）

秋八月，谏议大夫鲍宣曰："今民有七亡：阴阳不和，水旱为灾，一亡也……七亡尚可，又有七死……岁恶饥饿，六死也；时气疾疫，七死也。"⑥据此可知，该年局部地区

---

① 《汉书》卷八三《京房传》。《资治通鉴》卷二九《汉纪二十一》。

② 《资治通鉴》卷三一《汉纪·孝成皇帝上之下》。《汉书》卷一〇《成帝纪》。

③ 《汉书》卷八三《薛宣传》、卷八五《谷永传》。

④ 《曲阜市志》，齐鲁书社1993年版。

⑤ 《汉书》卷八四《翟方进传》。《资治通鉴》卷三三《汉纪·孝成皇帝下》。

⑥ 《资治通鉴》卷三四《汉纪·孝哀皇帝中》。

有瘟疫流行。

元始二年(2)

四月,郡国大旱、蝗灾,青州尤甚,百姓流亡,疫死者多,当时国家的抚恤政策是“民疾疫者,舍空邸第,为置医药,赐死者一家六尸以上葬钱五千,四尸以上三千,二尸以上二千”①。从该抚恤政策,可知疫灾之惨烈。

天凤元年(14)

西南夷反,杀益州大尹程隆,平蛮将军冯茂发巴、蜀、犍为吏士攻打益州(时益州郡治滇池县,今云南昆明呈贡区境),史称,“出入三年,疾疫死者什七,巴蜀骚动”“士卒疾疫,死者什六七”“吏士罹毒气死者什七”,战争未能取得胜利②。这里所说的疾疫死亡情况,是指冯茂征战三年的情况,非指天凤元年一年。

巴　县　王莽三年,饥疫死者什七,巴蜀骚动③。

天凤三年(16)

冬,宁始将军廉丹率天水、陇西骑士,广汉、巴蜀、犍为诸郡吏民十万人,加上转输者共二十万人攻打句町,“始至,颇斩首数千,其后军粮前后不相及,士卒饥疫”,“死者数万”,战争还是没有取得胜利④。

地皇三年(22)

夏,关东大蝗,湖北境绿林军“大疾疫,死者且半,乃各散引去”⑤。绿林军以绿林山得名,山即湖北大洪山。地皇二年,绿林军攻拔竟陵,转击安陆,攻随未下,还林中。

德安府　地皇三年,“山中疫,贼各散”⑥。

第三节　东汉时期的疫灾

建武十三年(37)

“扬、徐部大疾疫,会稽、江左甚。”⑦东汉扬州、徐州两刺史部掩有今华东地区,其

---

① 《汉书》卷一二《平帝纪》。

② 《资治通鉴》卷三七《汉纪 · 王莽中》。《汉书》卷九五《西南夷传》、卷九九中《王莽传中》。

③ 民国《巴县县志》卷二一《事纪上》。

④ 《资治通鉴》卷三七《汉纪 · 王莽中》。《汉书》卷九五《西南夷传》。

⑤ 《后汉书》卷一一《刘玄传》。

⑥ 《古今图书集成 · 方舆汇编 · 职方典》卷一一七二《德安府部 · 纪事》。

⑦ 《后汉书》志一七《五行五 · 疫》。

中会稽郡治绍兴，掩有浙江、福建两省，“江左”主要指长江下游以南地区。此外，荆州刺史部南阳郡“死有灭户”，淯阳县李元一家“相继死灭”。①

徐州府 建武十三年，扬、徐部大疾疫②。

铜山县 建武十三年，扬、徐部大疾疫③。

海宁县 建武十三年，扬部大疾疫，会稽尤甚④。

绍兴县 东汉建武十三年(37)，会稽大疫⑤。

建武十四年(38)

“是岁，会稽大疫。”钟离意为会稽郡山阴县人，时任县官，其传也载：“会稽大疫，死者万数。”其疫发生在秋季⑥。

苏州府 东汉建武十四年大疫⑦。

湖州府(乌程县附郭) 东汉建武十四年大疫⑧。

海宁县 东汉建武十四年，会稽大疫⑨。

绍兴市 东汉建武十四年，会稽大疫⑩。

绍兴县 东汉建武十三年(37)，会稽大疫。次年秋又大疫，死者万数⑪。据《后汉书》载：东汉建武十四年，会稽大疫。是为史书上对境内疫情之最早记载⑫。

建武二十年(44)

先年冬，光武帝拜马援为伏波将军，进讨交趾，是年“秋，振旅还京师，军吏经瘴疫

---

① 《后汉书》卷八一《李善传》。

② 同治《徐州府志》卷五《祥异》。

③ 民国《铜山县志》卷四《纪事表·灾异》。

④ 乾隆《海宁县志》卷一二《杂志·灾祥》。

⑤ 《绍兴县卫生志》，浙江古籍出版社1997年版。

⑥ 《后汉书》卷一下《光武帝纪》、卷四一《钟离意传》。《资治通鉴》卷四三《汉纪·世祖光武皇帝中之下》。〔晋〕袁宏《后汉纪》卷九《孝明皇帝纪》。

⑦ 乾隆《苏州府志》卷七七《祥异》，道光《苏州府志》卷一四四《祥异》，光绪《苏州府志》卷一四三《祥异》。

⑧ 同治《湖州府志》卷四四《祥异》，光绪《乌程县志》卷二七《祥异》。《湖州市卫生志》，香港大时代出版社1993年版。

⑨ 乾隆《海宁县志》卷一二《杂志·灾祥》。

⑩ 《绍兴市卫生志》，上海科学技术出版社1994年版。

⑪ 《绍兴县卫生志》，浙江古籍出版社1997年版。

⑫ 《绍兴县志》，中华书局1999年版。

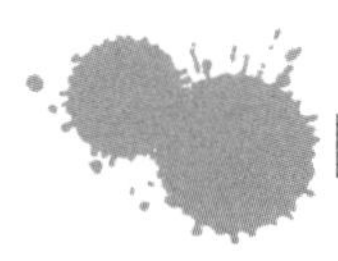

死者十四五"①。

建武二十二年(46)

南匈奴地区"连年旱蝗,赤地数千里,草木尽枯,人畜饥疫,死耗太半"②。

内蒙古乌海市海南区　建武二十二年(46)匈奴地(包括今海南地区)连年大旱,赤地千里,草木皆枯,人畜饥疫,死者大半③。

内蒙古伊克昭盟地区　建武二十二年(46)占据今伊盟地区的匈奴连续数年遭受旱灾和蝗虫灾害,赤地数千里,草木尽枯,人畜饥疫,死耗大半④。

内蒙古锡林格勒盟地区　建武二十二年(46),是年,匈奴境内连年遭旱、蝗灾害,人畜饥疫,死耗大半⑤。

建武二十四年(48)

七月,武陵蛮寇掠临沅县(今常德市),马援率众四万余人征讨之。在壶头山(在今桃源、沅陵界)战役中,马援军队"会暑甚,士卒多疫死,援亦中病,遂困"。时马援有门生爰寄生,善吹笛,马援曾作《武溪深行》歌和之:"滔滔武溪一何深,鸟飞不度,兽不敢临。嗟哉!武溪多毒淫。"次年,马援病死军中,"军士疫死者太半,蛮亦饥困"。⑥

建武二十六年(50)

"郡国七大疫。"⑦据考,西汉十三州刺史部共有20国,建武十三年省并之后,存国有豫州之梁国,冀州之赵国、中山国、信都国,兖州之淮阳国、东平国,徐州之广陵国、楚国、鲁国,荆州之长沙国,共10国⑧。除长沙国和广陵国在长江流域外,其余均在黄河流域。此说"郡国七大疫",当既有郡,又有国,具体名称无从考证,但从封国分布来看,它们应在黄河流域。另据《三辅决录》称,京师人井丹善谈论,通"五经",深

---

① 《后汉书》卷二四《马援传》。

② 《通典・边防典》卷一九五《边防十一・北狄二・南匈奴》。

③ 《海南区志》,内蒙古人民出版社2004年版。

④ 《伊克昭盟志》第1册,现代出版社1994年版。

⑤ 《锡林郭勒盟志》,内蒙古人民出版社1996年版。

⑥ 《资治通鉴》卷四四《汉纪・世祖光武皇帝下》。《后汉书》卷二四《马援传》。〔西晋〕崔豹《古今注》卷中《音乐》。乾隆《扶风县志》卷一五《旧志传记・耿舒》。

⑦ 《后汉书》志一七《五行五・疫》。

⑧ 顾颉刚、史念海《中国疆域沿革史》,商务印书馆1999年版,第76、87页。

得光武帝女婿梁松赏识,因为“举室疫病”,梁松曾“自将医药治丹”。据此,有人认为此“郡国七”中包括京师洛阳在内[①]。若是,则这七个郡国应在京师附近。

河北省 汉光武帝建武二十六年(50),郡国七大疫[②]。

建武二十七年(51)

臧宫上书光武帝,主张攻伐匈奴,称“虏今人畜疫死,旱蝗赤地,疫困乏力,不当中国一郡”。《通典·边防典》曰:“至后汉建武二十四年,其国饥疫死耗,分为南北单于。其南单于款塞,愿永为藩蔽,扞御北狄,入居云中,后又移居美稷。臧宫等上书,请遂灭北匈奴,光武务欲息人,不许。”又曰:“时北虏衰弱,臧宫与马武上书曰:‘今匈奴人畜疫死,旱蝗赤地,疫困乏力,不当中国一郡……北虏之灭,不过数年矣。’”[③]

建初元年(76)

大旱,饥馑,灾疫。据《后汉书·杨终传》载,是年大旱,谷贵,杨终上疏曰:“今以比年久旱,灾疫未息(按:《四库全书》本《后汉书》原注:‘灾字或作牛。疫,病也。’)……臣窃按《春秋》水旱之变,皆应暴急,惠不下流。自永平以来,仍连大狱……加以北征匈奴,西开三十六国,频年服役,转输烦费,又远屯伊吾、楼兰、车师、戊巳,民怀土思,冤结边域……”[④]如上所述,这里的疫灾或是牛疫,但从杨终谈到的疫灾原因以及未提及耕作相关事项来看,应该是人疫。

永元六年(94)

“时有疾疫,褒巡行病徒,为致医药。”是年,曹褒为“城门校尉、将作大匠”,系京官,加之当时巡行病徒,与民医药之举多在首都,因此,基本可以肯定,该年首都洛阳有疾疫流行。疾疫流行的时间则可能在秋七月,因为“秋七月,京师旱”。[⑤]

永初元年(107)

正月,青、兖、豫、徐、冀、并六州大饥,五月以后气候寒冷,“水雨屡降,灾虐并生,

---

① 张剑光《三千年疫情》,江西高校出版社 1998 年版,第 52 页。

② 《河北省志》,方志出版社 2009 年版。

③ 《后汉书》卷一八《臧宫传》。《通典·边防典》卷一九四《边防十·北狄一·序略》、卷一九五《边防十一·北狄二·南匈奴》。

④ 《后汉书》卷七八《杨终传》。

⑤ 《后汉书》卷三五《曹褒传》。《资治通鉴》卷四八《汉纪·孝和皇帝下》。

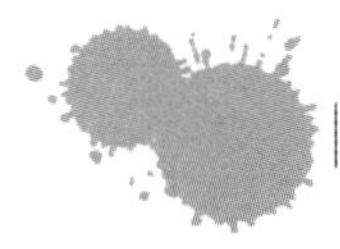

百姓饥馑,盗贼群起”。这里没有明确谈到“疫”,但“虐”字其实隐含了疫的流行,所以建光元年(121)有人说:“安帝初,天灾疫,百姓饥馑,死者相望,盗贼群起,四夷反叛。”[①]所谓“安帝初”就是指的永初元年。有人将此年疫灾系于建光元年(121)是错误的[②]。

元初六年(119)

“四月,会稽大疫”[③]。

苏州府　夏四月大疫[④]。

湖州府(乌程县)　夏四月大疫[⑤]。

湖州市　东汉元初六年大疫[⑥]。

绍兴府　永元六年四月,会稽大疫[⑦]。按:“永元六年”显系“元初六年”之讹。

绍兴市　东汉元初六年夏,会稽大疫[⑧]。

绍兴县　东汉永元六年(94)四月,会稽大疫。东汉元初六年(119)夏,会稽大疫[⑨]。按:“永元六年”系“元初六年”之讹,一事变成了两事。

海宁县　安帝元初六年四月会稽大疫[⑩]。

延光四年(125)

“是冬,京师大疫。”疫灾与地震有关,具体月份在十一月。十二月,安帝诏曰:“朕以不德,纂承洪绪。今阴阳不和,疾疫为害,思闻忠正,以匡不逮。其令三公卿士举贤良方正能直言极谏之士各一人。”[⑪]直到第二年,人们对此还心有余悸,张衡上书

---

① 《后汉纪》卷一七《孝安皇帝纪十七》。

② 刘滴川《大瘟疫:病毒 毁灭和帝国的抗争》,天地出版社 2019 年版,第 75 页。

③ 《后汉书》卷五《孝安帝纪》。

④ 光绪《苏州府志》卷一四三《祥异》。

⑤ 同治《湖州府志》卷四四《祥异》,光绪《乌程县志》卷二七《祥异》。

⑥ 《湖州市卫生志》,香港大时代出版社 1993 年版。

⑦ 乾隆《绍兴府志》卷八〇《祥异》。

⑧ 《绍兴市卫生志》,上海科学技术出版社 1994 年版。

⑨ 《绍兴县卫生志》,浙江古籍出版社 1997 年版。

⑩ 乾隆《海宁县志》卷一二《杂志·灾祥》。

⑪ 《后汉纪》卷一七《孝安皇帝纪》。

顺帝时说:京师为害兼所及,民多病死,死有灭户。人人恐惧①。

永建元年(126)

正月甲寅,顺帝诏称:安帝时期“奸慝缘间,人庶怨讟,上干和气,疫疠为灾。”他即位后要“与人更始”,因此大赦天下;辛巳,免司徒李郃职。《东观汉记》称李郃是“以人多疾疫免”,《后汉纪》说他是“以疾疫策罢”②。说明当时疾疫仍在流行。十月,“诏以疫疠水潦,令人半输今年田租”③。

永建四年(129)

五月,司隶、荆、豫、兖、冀五州水灾,随后“六州大蝗,疫气流行”,八月,遣使核实死亡,收殓禀赐④。蝗灾多发生在气候较干旱的北方地区,估计疫灾六州是司隶、豫、兖、冀、青、徐诸州。京师是疫灾的重灾区,时人应劭有“永建中,京师大疫”的记载⑤。

建和三年(149)

八月,京师大水;九月,京师地震;十一月诏曰,“今京师厮舍,死者相枕,郡县阡陌,处处有之”,令“其有家属而贫无以葬者,给直,人三千,丧主布三匹;若无亲属,可于官壖地葬之,表识姓名,为设祠祭。又徙在作部,疾病致医药,死亡厚埋葬”⑥。这里虽然没有明确提到瘟疫流行,但显然,京师十一月份的“死者相枕”可能与先前的大水、地震有关,直接原因应是瘟疫的流行,故有“疾病致医药”之举。

元嘉元年(151)

春正月,京师疾疫,使光禄大夫将医药案行。二月,九江、庐江大疫⑦。

河南府　元嘉元年正月,京都大疫⑧。

---

① 《后汉书》卷五《孝安帝纪》、卷六《顺帝纪》、志一七《五行五·疫》。

② 《后汉纪》卷一八《孝顺皇帝纪》。

③ 《后汉书》卷六《顺帝纪》。

④ 《后汉书》卷三〇上《杨厚传》、卷六《顺帝纪》。

⑤ 《全后汉文》卷三六《应劭文四》。

⑥ 《后汉书》卷七《孝桓帝纪》。

⑦ 《后汉书》卷七《孝桓帝纪》、志一七《五行五·疫》。

⑧ 同治《河南府志》卷一一六《祥异志》。

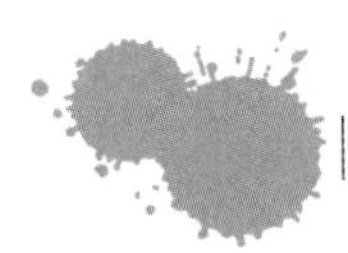

安庆府　元嘉元年二月，庐江疫[①]。元嘉元年夏四月，庐江饥疫[②]。按：这里说疫灾时间在四月，不知本自何处。

太湖县　元嘉元年辛卯夏四月，庐江疫[③]。这里亦说疫灾时间在四月。

怀宁县　元嘉元年二月，大疫[④]。

延熹四年(161)

"春正月……戊子，丙署火。大疫。"像类似记载，一般指京师。但从冀州文安县也有疫灾来看，疫灾又不限于京师。该年，度尚"迁文安令，遇时疾疫，谷贵人饥"。[⑤]

延熹五年(162)

三月，沈氐羌寇张掖、酒泉，皇甫规率先零、诸种降羌共讨陇右(凉州)，"而道路隔绝，军中大疫，死者十三四"。京师地区仍有疾疫流行，八月庚子，以京师水旱疫病，帑藏空虚，诏减俸[⑥]。

延熹九年(166)

正月，桓帝诏曰："比岁不登，民多饥穷，又有水旱疾疫之困。"因令大司农减租调。三月，司隶、豫州饥，死者什四五，至有灭户者。七月，襄楷上书说："今天垂异，地吐妖，人厉疫，三者并时。"[⑦]

沭阳县　东汉延熹九年(166)青州、徐州(含今沭地)旱热，五谷损伤，人多瘟疫[⑧]。

建宁四年(171)

二月，地震，海溢；三月，日食，大疫，使中谒者巡行致医药[⑨]。未言疫灾区域，但从遣京官巡行致医药来看，应是京都洛阳及其附近地区。

---

① 正德《安庆府志》卷一七《祥异志》。

② 《古今图书集成·方舆汇编·职方典》卷七八六《安庆府部·纪事》。康熙《安庆府志》卷六《祥异》。

③ 康熙《安庆府太湖县志》卷一六《灾祥》。

④ 道光《怀宁县志》卷二《星野祥异》，民国《怀宁县志》卷三三《祥异》。

⑤ 《后汉书》卷七《孝桓帝纪》、卷三八《度尚传》。

⑥ 《资治通鉴》卷五四《汉纪·孝桓皇帝上之下》。《后汉书》卷六五《皇甫规传》、卷七《孝桓帝纪》。

⑦ 《后汉书》卷七《孝桓帝纪》、卷三〇《襄楷传》。

⑧ 《沭阳县卫生志》，中国矿业大学出版社1996年版。

⑨ 《后汉书》卷八《孝灵帝纪》。

熹平二年(173)

“春正月,大疫,使使者巡行致医药。”[①]未言疫灾区域,但从遣京官巡行致医药来看,应是京都洛阳及其附近地区。

宝鸡市　东汉灵帝熹平二年(173)春正月,扶风疫[②]。按:扶风郡在关中,应不在此次区域范围之内。可能是编者将东汉都城视为长安所致。

光和二年(179)

“春,大疫,使常侍、中谒者巡行致医药。”上年二月辛亥日食,十月丙子再度日食,灵帝听信谗言,废了宋皇后,同时诏问对策,卢植、蔡邕都曾上书作答,而且都提到了“疫疠”之事[③]。因此,此年的疫灾很可能从上年冬天就开始了。

亳　州　汉光和二年春,大疫[④]。

光和五年(182)

春二月,大疫[⑤]。未言疫灾区域,应是京都洛阳及其附近地区。

宝鸡市　光和五年(182)二月,扶风大疫[⑥]。按:扶风郡在关中,应不在此次区域范围之内。

中平二年(185)

春正月,大疫[⑦]。以上五年的疫灾都没有记载灾区范围,但从遣京官巡行致医药来看,疫灾区域主要在以洛阳为中心的京师地区。

宝鸡市　中平二年(185)正月,扶风大疫[⑧]。按:扶风郡在关中,应不在此次区域范围之内。

---

① 《后汉书》卷八《孝灵帝纪》。

② 《宝鸡市卫生志》,1995年。

③ 《后汉书》卷八《孝灵帝纪》、卷六四《卢植传》、志一七《五行志·日蚀》。

④ 《亳州市志》,黄山书社1996年版。

⑤ 《后汉书》卷八《孝灵帝纪》。《后汉纪》卷二四《孝灵皇帝纪》。

⑥ 《宝鸡市卫生志》,1995年。

⑦ 《后汉书》志一七《五行志》、卷八《孝灵帝纪》。

⑧ 《宝鸡市卫生志》,1995年。

建安九年（204）

南阳郡人张仲景在《伤寒论自序》中谈道："余宗族素多，向余二百。建安纪年以来，犹未十稔，其死亡者，三分有二，伤寒十居其七。"[①]按："向余二百"当为"向二百余"。

建安十三年（208）

十二月，气候甚寒，曹军与孙刘联军战于赤壁，曹军"不利，于是大疫，吏士多死者，乃引军还"[②]。曹军进攻刘备是从江陵沿江而下，先征巴丘，再至赤壁，到达赤壁时，曹操军中"已有疾病，初一交战，曹军败退"，周瑜火烧其船，曹军"士卒饥疫，死者大半"[③]，"不利赤壁，兼以疫死"[④]。其实，曹操军队可能早在巴丘的时候就染疫了，史称："太祖征荆州还，于巴丘遇疾疫，烧船。"[⑤]曹军败退之后，孙刘联军追击到南郡，"时又疾疫，北军多死，曹公引归"[⑥]。关于"赤壁之战"曹军中的疫病，有血吸虫病、疟疾、斑疹伤寒[⑦]之说。

善化县　建安十三年，时大疫流行，法治杂出，长沙太守张仲景著《伤寒论》《金匮玉函方》行世，民赖以济[⑧]。

扬州市　汉建安十三年，广陵大疾疫[⑨]。

泊头市　建安十二年（207），境内发生瘟疫[⑩]。按：不知本自何处，且误为建安十二年。

---

① 〔东汉〕张仲景《伤寒论自序》，段逸山《医古文》，人民卫生出版社1986年版。

② 《三国志》卷一《武帝纪》。

③ 《三国志》卷四七《吴主传》。

④ 《三国志》卷三一《刘璋传》。

⑤ 《三国志》卷一四《郭嘉传》。

⑥ 《三国志》卷三二《先主传》。

⑦ 李友松《曹操兵败赤壁与血吸虫病关系之探讨》，《中华医史杂志》1981年第2期，第87页。季始荣《对〈曹操兵败赤壁与血吸虫病关系之探讨〉一文的商榷》，《中华医史杂志》1982年第3期，第124页。田树仁《也谈曹操兵败赤壁与血吸虫病之关系》，《中华医史杂志》1982年第3期，第126页。马伯英《中国医学文化史》，上海人民出版社1984年版，第585页。乔富渠《"战争瘟疫"斑疹伤寒使曹操兵败赤壁》，《中医文献杂志》1994年第1期，第17～19页。

⑧ 光绪《善化县志》卷一八《名宦》。

⑨ 《扬州卫生志》，中国工商出版社2006年版。

⑩ 《泊头市志》，中国对外翻译出版公司2000年版。

建安十四年(209)

秋七月,曹军自涡入淮,出肥水,驻军合肥。孙权率大军围攻,时曹军因“征荆州,遇疾疫”之后元气未复,“唯遣将军张喜单将千骑,过领汝南兵以解围,颇复疾疫”。[①]因此,七月辛未日,曹操慨叹:“自顷以来,军数征行,或遇疫气,吏士死亡不归,家室怨旷,百姓流离,而仁者岂乐之哉?不得已也。”[②]

建安十七年(212)

孙权以将军领会稽郡(治今绍兴)太守时,朱桓为余姚(今浙江余姚)长,“往遇疫疠”。骆统为乌程(今浙江湖州)相,也说当时有“殃疫死丧之灾”“征役繁数,重以疫疠,民户损耗”。骆统任乌程相时20岁,黄武七年死,时36岁,回溯16年,为建安十七年。“建安七子”中的阮瑀死于此年,或许当时的首都洛阳也有疫灾流行。建安十六年,关中大乱,河东隐者焦先与家人离散后,“独窜于河渚间,食草饮水,无衣履。时大阳(今山西平陆)长朱南望见之,谓为亡士……后有疫病,人多死者,县常使埋葬”。[③]“后有疫病”之年,应在建安十六年后,故系于此。

建安二十年(215)

八月,孙权率众十万进攻曹军占据的合肥,“会疾疫,军旅皆已引出”。京兆(今西安)人扈累,建安十六年因关中之乱逃亡汉中,后又“随徙民诣邺,遭疾疫丧其妇”。[④]曹操征汉中返回邺城为建安二十一年春二月,所谓“随徙民诣邺”,是指汉中平定后当地民众随曹操迁往邺城的事件,如是,则其疾疫时间在建安二十年冬。

南京市　吴疾疫[⑤]。

建安二十二年(217)

“冬,有星孛于东北。是岁大疫。”[⑥]这次疫灾,曹操父子三人都曾言及。曹植《说

---

① 《三国志》卷一《武帝纪》、卷四七《吴主传》、卷三一《刘璋传》、卷一四《郭嘉传》、卷三二《先主传》、卷一四《蒋济传》。

② 《三国志》卷一《武帝纪》。

③ 《三国志》卷五六《朱桓传》、卷五七《骆统传》、卷二一《王粲传》、卷一《武帝纪》注引《魏略》。

④ 《三国志》卷一《武帝纪》、卷五五《甘宁传》、卷一一《胡昭传》注引《魏略》。

⑤ 《南京卫生志》,方志出版社1996年版。

⑥ 《后汉书》卷九《献帝纪》。

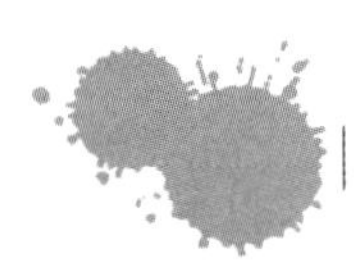

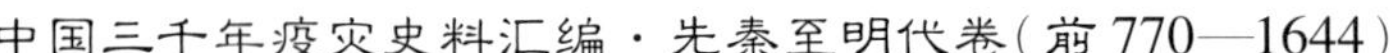

疫气》云:“建安二十二年,疠气流行。家家有僵尸之痛,室室有号泣之哀。或阖门而殪,或覆族而丧。或以为疫者,鬼神所作。夫罹此难者,悉被褐茹藿之子,荆室蓬户之人耳;若夫殿处鼎食之家,重貂累蓐之门,若是者鲜焉。此乃阴阳失位,寒暑错时,是故生疫。而愚民悬符厌之,亦可笑也。”曹丕时在东宫,目睹“疫疠大起,时人凋伤”,他在给大理王朗的信中说:“疫疠数起,士人凋落,余独何人,能全其寿?”曹丕在与元城县令吴质的信中也说:“昔年疾疫,亲故多罹其灾,徐、陈、应、刘,一时俱逝。”当时有名的“建安七子”中,徐幹、陈琳、应玚、刘桢、王粲五人死于此次疫灾。曹操则在建安二十三年回忆说:“去冬天降疫疠,民有凋伤,军兴于外,垦田减少,吾甚忧之。”①是年,魏军伐吴,“至居巢,军士大疫”,司马朗染疫死于军中,时年47岁;王粲染疫死于军中,时年41岁②。颍川郡大疫。“(颍)川太守到官,民大疫,掾吏死者过半,夫人、郎君悉病,府君从根求消除疫气之术。根曰:寅岁泄气在亥,今年太岁在寅,于听事之亥地,穿地深三尺,广与深同,取沙三斛着中,以淳酒三升沃其上。府君从之,病者即愈,疫气遂绝。”③对于导致这次疫灾的疫病,有斑疹伤寒、鼠疫、流感多种解释④。

宝鸡市　建安二十二年(217)疠气流行⑤。

泾阳县　寒暑错时,疠疫流行,凡贫民或全家死亡,或整个宗族丧生⑥。

巢　县　居巢大疫⑦。

凤阳府　居巢大疫⑧。

宁津县　大疫⑨。

河北省　汉献帝建安二十二年(217)大疫,交河、南皮县志均有记载⑩。

交河县　大疫⑪。

---

① 《后汉书》志一七《五行志》。《三国志》卷二《文帝纪》、卷二一《王粲传》、卷一《武帝纪》。《后汉纪》卷三〇《孝献皇帝纪》。

② 《三国志》卷二一《王粲传》、卷一五《司马朗传》。

③ 〔宋〕庞安时《伤寒总病论》卷五《武威丸》引《刘根别传》。

④ 马伯英《中国医学文化史》,上海人民出版社1984年版,第586页。冼维逊《鼠疫流行史》,广东卫生防疫站,1988年,第91页。赖文、李永宸《东汉末建安大疫考》,《上海中医药杂志》1998年第8期,第2页。

⑤ 《宝鸡市卫生志》,1995年。

⑥ 《泾阳县志》,陕西人民出版社2001年版。

⑦ 道光《巢县志》卷一七《杂志一》。

⑧ 光绪《续修凤阳府志》卷九三《祥异志》。

⑨ 光绪《宁津县志》卷一一《杂稽志上·祥异》。

⑩ 《河北省志》,方志出版社2009年版。

⑪ 民国《交河县志》卷一〇《杂稽志·祥异》。

南皮县　大疫①。

盐山县　大疫②。

建安二十四年(219)

八月,江汉平原大水。冬,关羽围曹仁于襄阳,虏三万曹军至江陵,孙权遣吕蒙偷袭关羽,智取荆州,关羽退守当阳麦城。十二月,关羽父子被擒,吴平荆州。“是岁大疫,尽除荆州民租税。”③

南京市　吴大疫④。按:大疫之地应在荆州之域,与吴首都建业(今南京)无关。

建安二十五年(220)

春正月,曹操回到洛阳,庚子日崩于洛阳。时太子曹丕在邺城,加之“士民颇苦劳役,又有疾疠,于是军中骚动,群寮恐天下有变,欲不发丧”,贾逵认为不可,乃发丧将灵柩运往邺城⑤。

---

① 民国《南皮县志》卷一四《故实志下·祥异》。

② 《盐山县志》,南开大学出版社 1991 年版。

③ 《三国志》卷四七《吴主传》。

④ 《南京卫生志》,方志出版社 1996 年版。

⑤ 《三国志》卷一《武帝纪》、卷一五《贾逵传》注引《魏略》。

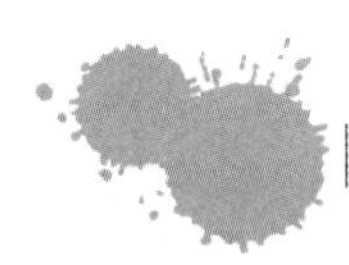

第二章 魏晋南北朝时期的疫灾

第一节 三国时期的疫灾

黄初三年(222)

九月,魏文帝命上军大将军曹真、征南大将军夏侯尚、左将军张郃、右将军徐晃围南郡[①]。十月,孙权自立为帝,魏文帝自许昌南征,诸军并进。十一月,魏文帝车驾至宛(今南阳),夏侯尚等率军围攻江陵,孙吴派诸葛瑾将兵抵抗,夏侯尚火烧诸葛瑾船队,在城外大败吴军,但未能将江陵城攻下,"会大疫,诏敕尚引诸军还"[②]。对于这次撤军,魏文帝诏曰:"孙权残害民物,朕以寇不可长,故分命猛将三道并征。"江陵城被围之后,"又为地道攻城,城中外雀鼠不得出入,此几上肉耳!而贼中疠气疾病,夹江涂地,恐相污染……今开江陵之围,以缓成死之禽"[③]。这次战争是吴、魏之间的第一场战争,所以魏文帝有亲自坐镇南阳督战之举。当时江陵城内抵抗魏军者为吴将朱然,时江陵"城中兵多肿病,堪战者裁五千人",可谓岌岌可危,而城外曹真等"起土山,凿地道,立楼橹,临城弓矢雨注",以致城中将士失色,独朱然"晏如而无恐意",以致魏军围城"六月日"而未能将城攻下[④]。此处"六月日"当为"六旬"之讹,即从九月至十一月约两个月,所谓"魏兵围然凡六月"[⑤]也是错误的。这次疫灾为"肿病",似乎是痢疾,但时值仲冬,不当有痢疾大流行,且其疫病还被魏军带入到河南境内,导致次年春南阳和许昌大疫,因此,估计主要还是伤寒的流行。应该指出的是,吴军中的病种很可能是兵士从吴都建康带过去的。

---

① 《资治通鉴》卷六九《魏纪·世祖文皇帝上》。

② 《三国志》卷九《夏侯尚传》。

③ 《三国志》卷二《文帝纪》。

④ 《三国志》卷五六《朱然传》。

⑤ 《资治通鉴》卷七〇《魏纪·世祖文皇帝下》。

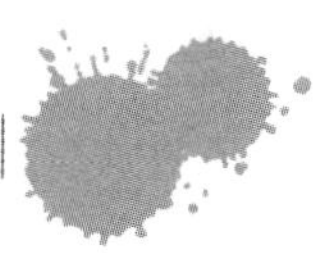

据《搜神记》记载，“吴先主之初”那年夏天，建康地区曾经有过“大疫”[①]。所谓“吴先主之初”应是孙权自立为王之黄武元年，即是年。

黄初四年(223)

正月，魏文帝筑南巡台于宛(今南阳)。三月，文帝自宛还洛阳宫，是月大疫[②]。“三月，宛、许大疫，死者万数。”[③]宛(今南阳市)为南阳郡治，许(今许昌市)为颍川郡治，均为魏国重镇，所控两郡也是当时人口密度较高的地方。显然，这次疫灾系魏国军队从江陵带到南阳，再从南阳带到许昌，与战争有直接的关系。

太和元年(227)

魏明帝即位，大兴土木，引发疫灾。史称，曹叡立，“众疫并兴，戚属疏斥”，栈潜在上疏中称其时“灾疫流行，民物大溃，上减和气，嘉禾不植”[④]。

太和四年(230)

是年为吴孙权黄龙二年。“春，吴主使将军卫温、诸葛直将甲士万人，浮海求夷洲、亶洲，欲俘其民以益众。”陆逊谏曰：“今江东见众，自足图事，不当远涉不毛。万里袭人，风波难测，又民易水土，必致疾疫，欲益更损，欲利反害。且其民犹禽兽，得之不足济事，无之不足亏众。”[⑤]全琮亦谏曰：“殊方异域，隔绝障海，水土气毒，自古有之，兵入民出，必生疾病，转相污染，往者惧不能反，所获何可多致?”[⑥]但孙权不听。结果，“军行经岁，士卒疾疫死者什八九。亶洲绝远，卒不可得至，得夷洲数千人还”。次年二月，卫温、诸葛直因无功而返被杀[⑦]。

青龙二年(234)

“夏四月，大疫。”[⑧]“三月辛卯，月犯舆鬼。舆鬼主斩杀。占曰：‘民多病，国有忧，

---

① 〔晋〕干宝《搜神记》卷五《蒋子文成神》。
② 《三国志》卷二《文帝纪》。
③ 《宋书》卷三四《五行志》。
④ 〔元〕郝经《续后汉书》卷四二《栈潜传》。
⑤ 《资治通鉴》卷七一《魏纪·烈祖明皇帝上之下》。
⑥ 《三国志》卷六〇《全琮传》。
⑦ 《资治通鉴》卷七二《魏纪·烈祖明皇帝中之上》。
⑧ 《三国志》卷三《明帝纪》。

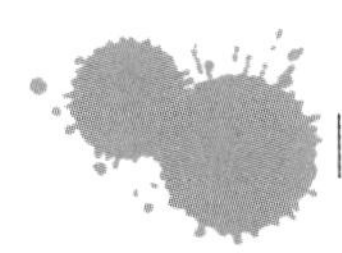

又有大臣忧。’是年夏,大疫;冬,又大病,至三年春乃止。”[①]这里说大疫自冬延续到明年春,而次年的记载则明确指出春正月的大疫发生在京都;另外,该年冬天的疫灾似乎与地震有关,“十一月,京都地震”[②],这里也明确指出发生地震的地区是京都。魏国都城洛阳之外,孙吴军队中也有瘟疫流行。五月,孙权大举进攻魏国,除亲率十万之众从居巢湖口向合肥新城进发外,又遣陆逊、诸葛瑾率兵万余从江夏、沔口向襄阳进发,孙韶、张承向广陵、淮阴进发。不久,新城为孙权占领。七月,魏明帝亲率水军东征,射杀孙权之弟子泰,大挫吴军锐气,加之“吴吏士多疾病”,孙权不得不撤军[③]。

河南府　青龙二年正月,京都大疫[④]。

宝鸡市　魏明帝青龙二年(234)二月,魏大疫,四月扶风大疫[⑤]。

青龙三年(235)

“正月,京都大疫。”[⑥]京都即洛阳,“是时,大治洛阳宫,起昭阳、太极殿,筑总章观”[⑦]。洛阳大疫既是先年大疫的继续,也可能与大兴土木过程中的人口集中有关。

正始三年(242)

在吴,是年为赤乌五年。“吴孙权赤乌五年,大疫。”[⑧]“秋七月,遣将军聂友、校尉陆凯以兵三万讨珠崖、儋耳。是岁大疫,有司又奏立后及诸王。八月,立子霸为鲁王。”[⑨]这次大疫发生在吴军攻打珠崖、儋耳(今海南省)之后,推测是恶性疟疾,首先发生在攻打海南的军士中,然后带回首都建康。

南京市　赤乌五年夏四月旱,是年大疫[⑩]。

上元、江宁县　赤乌五年夏四月旱,大疫[⑪]。

上元县　赤乌五年大疫[⑫]。

---

① 《宋书》卷一三《天文志》。
② 《三国志》卷三《明帝纪》。
③ 《资治通鉴》卷七二《魏纪·烈祖明皇帝中之上》。
④ 同治《河南府志》卷一一六《祥异志》。
⑤ 《宝鸡市卫生志》,1995年。
⑥ 《宋书》卷三四《五行志》。
⑦ 《三国志》卷三《明帝纪》。
⑧ 《宋书》卷三四《五行志》。
⑨ 《三国志》卷四七《吴主传》。
⑩ 民国《首都志》卷一六《历代大事表》。《南京卫生志》,方志出版社1996年版。
⑪ 同治《上江两县志》卷二《大事考上》。
⑫ 乾隆《上元县志》卷一《庶征》,道光《上元县志》卷一《天文志·庶征》。

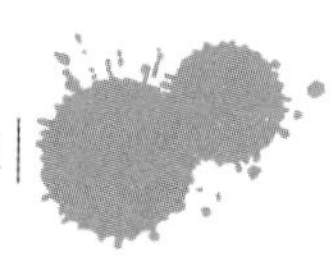

临海县　赤乌三年，十月乙酉彗星见。是岁大疫[1]。按：系年错误，当为赤乌五年。

台州府　赤乌三年大疫(临海旧志)[2]。按：系年错误，系沿袭《临海县志》之讹。

嘉平五年(253)

在吴，是年为建兴二年。"四月，诸葛恪围新城。大疫，死者太半。"[3]"士卒疲劳，因暑饮水，泄下流肿，病者大半，死伤涂地。"[4]诸葛恪围新城的初始时间或是五月，当时城中有魏军三千兵士，加上百姓有四千余人之多，经过吴兵九十余日的围攻，至秋七月，城中兵民"疾病战死者过半"，城外的吴军也好不到哪里去，"会大暑，吴士疲劳，饮水，泄下，流肿，病者太半，死伤涂地"。诸葛恪撤军之时，"士卒伤病，流曳道路，或顿仆坑壑，或见略获，存亡哀痛，大小嗟呼"[5]。诸葛恪围城之年或作太元二年(252)，撤军之时或作八月："夏四月，围新城，大疫，兵卒死者大半。八月，恪引军还。"[6]新城为今安徽合肥。其疫病主要是痢疾。

河北省　魏齐王嘉平五年(253)，夏四月，围新城，大疫，兵卒死者大半[7]。按：历史上有多处"新城县"，三国时的新城县为今安徽省合肥市，非明清时期直隶顺天府所辖之新城县，故《河北省志》所载误。

第二节　西晋时期的疫灾

【泰始三年(267)】

宝鸡市　西晋武帝泰始三年(267)，雍、凉二州疫[8]。按：不知所本，不足为据。

【泰始四年(268)】

沭阳县　晋泰始四年(268)九月，青、徐、充、豫四州大水，饥荒，瘟疫[9]。按：四州大水之事见于《晋书》卷三《武帝纪》，但饥荒、瘟疫之事不知所本，不足为据。

---

① 康熙《临海县志》卷一一《杂事志·灾变》。

② 光绪《台州府志》卷二七《大事一》。

③ 《宋书》卷三四《五行志》。〔元〕郝经《续后汉书》卷五一《孙亮传》。

④ 《三国志》卷六四《诸葛恪传》。

⑤ 《资治通鉴》卷七六《魏纪·邵陵厉公下》。

⑥ 《三国志》卷四八《孙亮传》。

⑦ 《河北省志》，方志出版社2009年版。

⑧ 《宝鸡市卫生志》，1995年。

⑨ 《沭阳县卫生志》，中国矿业大学出版社1996年版。

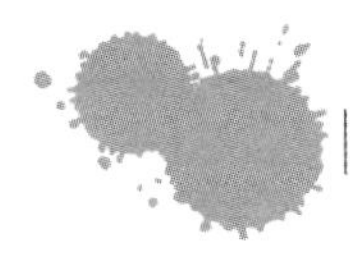

【泰始五年(269)】

宝鸡市　西晋武帝泰始五年(269),关中大疫[①]。按:不知所本,不足为据。

咸阳市　西晋武帝泰始五年(269),关中大疫[②]。按:不知所本,不足为据。

泰始八年(272)

在吴,是年为凤凰元年。“吴是年改元,疫。”[③]疫灾范围不详,但首都建康必在内。

上元县(今属南京市)　凤凰元年至三年,连大疫[④]。

泰始九年(273)

“吴孙皓凤凰二年,疫。”[⑤]

南京市　凤凰二年,吴疫[⑥]。

泰始十年(274)

在吴,是年为凤凰三年。“吴自改元及是岁,连大疫。”[⑦]“吴比三年大疫。”[⑧]吴国连续三年的疫灾,疫灾范围似乎不仅仅限于都城地区。在南方,吴国发生疫灾的时候,北方晋国也有大规模的疫灾流行。“晋武帝泰始十年,大疫。吴土亦同。”[⑨]这次大范围的疫灾可能与干旱有关。至此,晋国已经连续三年大旱,泰始九年竟然半年不雨。

苏州府　晋泰始十年大疫,吴土亦同[⑩]。

安庆府　泰始十年,吴地三年大疫[⑪]。

宿松县　凤凰三年,大疫[⑫]。

---

① 《宝鸡市卫生志》,1995年。

② 《咸阳市卫生志》,1998年。

③ 《三国志》卷四八《孙皓传》。

④ 乾隆《上元县志》卷一《庶征》,道光《上元县志》卷一《天文志·庶征》。

⑤ 《宋书》卷三四《五行志》。

⑥ 《南京卫生志》,方志出版社1996年版。

⑦ 《三国志》卷四八《孙皓传》。

⑧ 《资治通鉴》卷八〇《晋纪·世祖武皇帝上之下》。

⑨ 《宋书》卷三四《五行志》。

⑩ 光绪《苏州府志》卷一四三《祥异》。

⑪ 康熙《安庆府志》卷六《祥异》。

⑫ 道光《宿松县志》卷二八《杂志·祥异》。

吴　县　晋太始十年大疫，吴土亦同①。

南京市　凤凰二年吴疫。次年，吴大疫②。

咸宁元年(275)

七月，晋郡国蝗灾。九月，青州蝗灾。“十一月，大疫，京都死者十万人。”③十二月，京都继续大疫，“洛阳死者太半”④，或曰“大疫，洛阳死者以万数”⑤。此次疫灾仍然与干旱有关。

涉　县　咸宁元年(275)大疫，死者大半⑥。

咸宁二年(276)

正月，洛阳疾疫继续流行，宫中甚至因为疾疫流行惨烈而废朝。二月，晋武帝也感染了疾病，在诏书中说：“每念顷遇疫气死亡，为之怆然。”⑦连续几个月的疫灾，造成了许多家庭悲剧。《搜神记》中记载了这样一个事例：咸宁中大疫时，庾衮的两个哥哥相继疫死，第三个哥哥也病得奄奄一息，他的父母和弟弟都逃到城外去了，只有他守着死去的和病中的哥哥们，坚持百余天，直到疫灾平息⑧。《晋书·庾衮传》有更详细的记载⑨。后传为佳话，名曰“庾衮侍疫”或“兄疫不去”。⑩

鄢陵县　晋咸宁中大疫⑪。

温州市　晋咸宁中(275—280)，永嘉大疫⑫。

永嘉县　晋咸宁中(275—280)，大疫疠⑬。

按：以上方志所本，或均出自上引《搜神记》和《晋书·庾衮传》，但庾衮活动的区域在今河南境内，如阳翟、颍川、林虑等，与今浙江温州似无瓜葛。

---

① 民国《吴县志》卷五五《祥异考》。

② 《南京卫生志》，方志出版社1996年版。

③ 《宋书》卷三四《五行志》。

④ 《晋书》卷三《武帝纪》。

⑤ 《资治通鉴》卷八〇《晋纪·世祖武皇帝上之下》。

⑥ 《涉县志》，中国对外翻译出版公司1998年版。

⑦ 《晋书》卷三《武帝纪》。

⑧ 〔晋〕干宝《搜神记》卷一一《庾衮不畏疫》。

⑨ 《晋书》卷八八《庾衮传》。

⑩ 〔宋〕祝穆《古今事文类聚》后集卷八《兄疫不去》。

⑪ 民国《鄢陵县志》卷二九《祥异志》。

⑫ 《温州市卫生志》，华东师范大学出版社1998年版。

⑬ 《永嘉县卫生志》，1998年。

太康三年(282)

“晋武帝太康三年春,疫。”[①]这次疫灾没有记载灾区,估计仍然发生在京都洛阳及其附近。

元康元年(291)

七月,雍州大旱,陨霜疾疫,关中饥,米斛万钱[②]。梁州大旱,陨霜,秋谷无成,疾疫流行[③]。

富平县　七月雍州大旱,陨霜疾疫[④]。晋惠帝元康元年(291)七月,县境疾疫[⑤]。

临潼县　七月雍州大旱,陨霜疾疫[⑥]。七月,旱疫,陨霜杀秋稼,大饥[⑦]。

元康二年(292)

“晋惠帝元康二年十一月,大疫。”[⑧]未言灾区,当指京都洛阳地区。

【元康四年(294)】

同　州　晋永平四年,饥,大疫[⑨]。

大荔县　惠帝元康四年,饥,大疫[⑩]。西晋元康四年(294),境内疫病大发[⑪]。

按:永平四年即元康四年,明代同州即清代大荔县。天启《同州志》所本不详,不足为据。其余均本自天启《同州志》。

【元康五年(295)】

宝鸡市　西晋惠帝元康五年(295)秋七月,秦、雍二州疫[⑫]。西晋惠帝元康五年

---

① 《宋书》卷三四《五行志》。

② 《宋书》卷三一《五行志》。

③ 《晋书》卷四《惠帝纪》。

④ 乾隆五年《富平县志》卷八《祥异》,乾隆四十三年《富平县志》卷一《祥异》。

⑤ 《富平县志》,三秦出版社1994年版。

⑥ 乾隆《临潼县志》卷九《志余·祥异》。

⑦ 民国《临潼县志》卷九《志余·祥异》。

⑧ 《宋书》卷三四《五行志》。

⑨ 天启《同州志》卷一六《菑祥》。

⑩ 乾隆七年《大荔县志》卷一六《杂记》,乾隆五十一年《大荔县志》卷二六《杂记下·祥祲》。

⑪ 《大荔县志》,陕西人民出版社1994年版。

⑫ 《宝鸡市卫生志》,1995年。

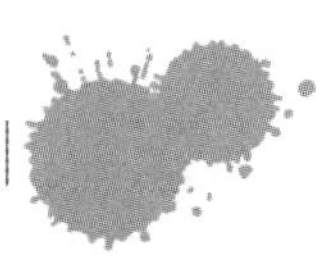

至七年，秦、雍两州大旱饥，兼大疫，斛米万钱①。

彬　县　西晋惠帝元康五年(295)，关中大疫②。

兴平县　西晋惠帝元康五年(295)，关中大疫③。

天水市　惠帝元康五年七月，秦州旱、疫、陨霜，杀禾稼④。

武都县　惠帝元康五年(295)秋七月，秦、雍二州旱、疫，陨霜，杀禾稼。斗觥[斛]万钱，道馑[殣]相望(《甘宁青史略》)⑤。

张家川　惠帝元康五年(295)秋七月张家川地区旱、疫、陨、霜杀禾稼，斗斛万钱，饥民相望于道⑥。

静宁县　惠帝元康五年(295)七月旱、疫，霜杀禾⑦。

积石山县　晋惠帝元康五年(295)七月，旱、疫，陨霜杀禾稼，斗斛万钱，道馑[殣]相望⑧。

按：遍查《晋书》《资治通鉴》等书，均无元康五年七月秦、雍二州大旱疫的记载，以上方志所谓"元康五年"，均系"元康七年"之讹，故均不足为据。

元康六年(296)

八月，关中氐和马兰羌反晋，掠寇天水、略阳、扶风、始平、武都、阴平等郡。十一月，安西将军夏侯俊与建威将军周处率军进讨氐帅泾县齐万年，梁王屯驻好畤(今陕西乾县)，一时关中大乱。是月，关中饥，大疫⑨。或曰"关中饥疫"⑩。

宝鸡市　惠帝元康六年(296)关中大疫⑪。

蓝田县　元康六年(296)八月，关中大疫⑫。

---

① 《宝鸡市志》，三秦出版社1998年版。

② 《彬县志》，陕西人民出版社2000年版。

③ 《兴平县志》，陕西人民出版社1994年版。

④ 《天水市民政志》，陕西人民出版社2001年版。

⑤ 《武都县志》，生活·读书·新知三联书店1998年版。

⑥ 《张家川回族自治县志》，甘肃人民出版社1999年版。

⑦ 《静宁县志》，甘肃人民出版社1993年版。

⑧ 《积石山保安族东乡族撒拉族自治县志》，甘肃文化出版社1998年版。

⑨ 《晋书》卷四《惠帝纪》。〔隋〕王通撰，〔唐〕薛收传，〔宋〕阮逸注《元经》卷一"元康六年"。

⑩ 《资治通鉴》卷八二《晋纪·孝惠皇帝上之上》。

⑪ 《宝鸡市卫生志》，1995年。

⑫ 《蓝田县志》，陕西人民出版社1994年版。

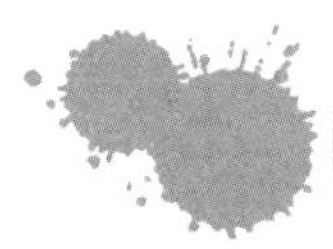

元康七年(297)

“晋惠帝……元康七年五月,秦、雍二州疾疫。”①“(晋)惠帝元康七年七月,秦、雍二州大旱,疾疫,关中饥,米斛万钱。”②“秋七月,雍、梁州疫,大旱,陨霜杀秋稼,关中饥,米斛万钱。”③“秋七月,雍、秦二州大旱,疾疫,米斛万钱。”④

陕西省　晋惠帝元康七年七月,雍、秦旱疫⑤。

凤翔府　元康七年七月,秦、雍二州陨霜杀禾,大旱疫⑥。

咸阳县　元康七年七月,秦、雍二州陨霜杀禾,大旱,大饥,大疫⑦。晋惠帝元康七年七月,旱疫,陨霜杀秋稼。大饥,米斛万钱⑧。

蓝田县　晋惠帝元康七年(297)七月,关中饥而疫⑨。

汉中市　晋元康七年(297)秋七月,梁州大旱,疫⑩。

南郑县　元康七年七月,秦、雍二州陨霜杀禾,大旱,大饥,大疫⑪。元康七年(297)七月,境内有传染病广泛流行⑫。

略阳县　元康七年(297)七月,秦、雍二州(今略阳属秦州武都郡)大旱,饥饿,疾疫流行,斗[米]斛万钱⑬。

富平县　元康七年七月,雍州陨霜杀禾,大旱疾疫⑭。晋惠帝元康七年(297),县境疾疫⑮。

洛川县　西晋元康七年(297)饥疫⑯。

---

① 《宋书》卷三四《五行志》。

② 《晋书》卷二八《五行志》。

③ 《晋书》卷四《惠帝纪》。

④ 《资治通鉴》卷八二《晋纪·孝惠皇帝上之上》。

⑤ 康熙《陕西通志》卷三〇《祥异》。

⑥ 《古今图书集成·方舆汇编·职方典》卷五二八《凤翔府部·纪事》。乾隆《凤翔府志》卷一二《祥异》。

⑦ 乾隆《咸阳县志》卷二一《祥异》,民国《重修咸阳县志》卷八《祥异》。

⑧ 民国《咸阳县志》卷八《杂记志·祥异》。

⑨ 《蓝田县卫生志》,1990年。

⑩ 《汉中地区志》,三秦出版社2005年版。

⑪ 乾隆《南郑县志》卷一一《纪事上》。

⑫ 《南郑县卫生志》,1987年。

⑬ 《略阳县志》,陕西人民出版社1992年版。

⑭ 乾隆五年《富平县志》卷八《祥异》,乾隆四十三年《富平县志》卷一《祥异》。

⑮ 《富平县志》,三秦出版社1994年版。

⑯ 《洛川县志》,陕西人民出版社1994年版。

宁强县　晋元康七年(297),梁州疫①。

宝鸡市　西晋惠帝元康七年(297),秦、雍二州大旱,疾疫②。

扶风县　元康七年七月,雍州陨霜杀禾,大旱疾疫③。

三原县　元康七年七月,雍州陨霜杀禾,大旱疾疫,米斛万钱。十年五月,雍州疾疫(宋书五行志)④。

汧阳县　元康七年七月,秦、雍二州陨霜杀禾,大旱疾疫。十年五月,秦、雍二州疾疫⑤。

勉　县　元康七年七月,梁州疫,大旱,陨霜杀秋稼⑥。

甘肃省　元康七年(297)七月,雍州大旱、疾疫,米每斛值万钱⑦。

天水市　晋元康七年雍、秦两州大旱灾,饥疫流行,米每斛至一万钱。汉氐各族流亡关中⑧。晋元康七年(297)雍、秦两州大旱,饥疫流行,米价涨到一斛一万钱。汉、氐各族流亡关中⑨。

成　县　元康七年秋七月,雍、秦二州大旱,疾疫,米斛万钱,诏骨肉相卖者不禁⑩。

两当县　晋惠帝元康七年,秦雍二州大旱,又疫疾流行,时属雍州之两当亦然⑪。

按:元康年号只有九年,三原县、汧阳县所谓"十年五月"秦、雍州疾疫,显系"七年五月"之讹。而且,上引《宋书·五行志》中的"元康七年五月"又系"元康七年七月"之讹,《晋书》和《资治通鉴》均作"元康七年七月"。

元康九年(299)

正月,氐帅齐万年为孟观所擒,氐羌之乱被平定。太子洗马江统看到氐羌可能对晋室带来的威胁,上《徙戎论》,主张把氐羌人迁徙到内地,与汉人杂居,当时有人以"氐寇新平,关中饥疫,百姓愁苦,咸望宁息"为由对此提出质疑⑫,曰:"方今关中之

① 《宁强县志》,陕西师范大学出版社1995年版。
② 《宝鸡市卫生志》,1995年。
③ 顺治《扶风县志》卷一《灾祥》。
④ 光绪《三原县志》卷九《祥异》。
⑤ 道光《重修汧阳县志》卷一二《祥异》。
⑥ 《勉县志》,地震出版社1989年版。
⑦ 《甘肃省志》,甘肃人民出版社1989年版。
⑧ 《天水市民政志》,陕西人民出版社2001年版。
⑨ 《天水市志》,方志出版社2004年版。
⑩ 《成县志》,西北大学出版社1994年版。
⑪ 《两当县志》,甘肃文化出版社2005年版。
⑫ 《资治通鉴》卷八三《晋纪·孝惠皇帝上之下》。

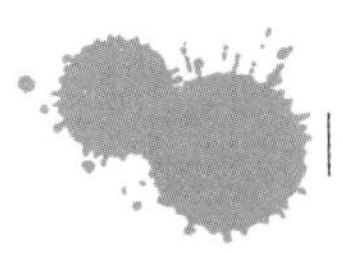

祸,暴兵二载;征戍之劳,老师十万;水旱之害,荐饥累荒;疫疠之灾,札瘥夭昏。凶逆既戮,悔恶初附,且款且畏,咸怀危惧,百姓愁苦,异人同虑,望宁息之有期,若枯旱之思雨露,诚宜镇之以安豫。"①这说明是年春关中仍有瘟疫大流行。或许自元康六年以来,疫灾一直未止。

宝鸡市　西晋惠帝元康九年(299),关中饥疫②。

咸阳市　西晋惠帝元康九年(299),关中饥疫③。

蓝田县　晋惠帝元康九年(299)关中饥,疫④。

【永康二年(301)】

沭阳县　晋永康元年(300)冬,多雨,麦尽淹没。次年春荒,多疫⑤。按:不知所本,不足为据。

【永兴元年(304)】

天水市　惠帝永兴一年(304)五月,秦大蝗,草木、牛马、毛鬣皆尽,民饥并疫⑥。

秦安县　永兴元年(304)五月,秦、雍大蝗灾,草木、牛马、毛鬣毁尽,民众荒饥,病疫流行⑦。

静宁县　惠帝永兴元年(304)五月蝗灾严重。民饥,瘟疫流行⑧。

按:不知所本,所载文字与永嘉四年的记述基本相同。查《晋书》卷二六《食货志》有载:"桓帝永兴元年,郡国少半遭蝗,河泛数千里,流人十余万户。"虽言该年有蝗灾,但未提及具体的地域,也未提到饥疫之事,故不足为据。

光熙元年(306)

南夷境内"频岁饥疫,死者十万计",盘踞成都的李雄诱使建宁(今云南曲靖)夷攻打南夷校尉李毅,李毅病死军中,城被攻克,李雄于成都即皇帝位,国号"大成"⑨。

---

① 《晋书》卷五六《江统传》。《通典·边防典》卷一八九《边防五·西戎一·氐》。

② 《宝鸡市卫生志》,1995年。

③ 《咸阳市卫生志》,1998年。

④ 《蓝田县卫生志》,1990年。

⑤ 《沭阳县卫生志》,中国矿业大学出版社1996年版。

⑥ 《天水市医药卫生志》,甘肃教育出版社1994年版。

⑦ 《秦安县志》,甘肃人民出版社2001年版。

⑧ 《静宁县志》,甘肃人民出版社1993年版。

⑨ 《晋书》卷一二一《李雄载记》。

李雄建国之时间为夏六月，征南夷的时间在三月。南夷驻宁州，今云南滇池，辖有今云南省及缅甸国一部分，故又有“宁州频岁饥疫，死者以十万计”之说①。

庆阳府 “光熙元年三月，五苓夷寇宁州，宁州频岁饥疫。”②按：《古今图书集成》将“宁州”置于今甘肃庆阳府（今甘肃庆阳地区），地望错误。

永嘉元年（307）

三月，怀帝以南阳王司马模为征西大将军，都督秦、雍、梁、益四州军事，镇守长安③。“时关中饥荒，百姓相啖，加以疾疠，盗贼公行。”④

永嘉四年（310）

四月，北方幽、并、司、冀、秦、雍六州大蝗灾。“五月，秦、雍州饥疫至秋。”⑤雍州流民四出。九月，雍州流民会聚南阳，征南将军山简等以兵促流民归关中，流民以关中荒残，不愿返还，京兆流民王如乘机作乱。十月，汉河内王粲、始安王曜等率众四万掠洛阳，洛阳大饥，而王如大掠沔汉，进逼襄阳⑥。十一月，洛阳荒馑日深，大饥引发大疫，“殿内死人交横，府寺营署并掘堑自守”⑦。襄阳大疫，死者三千余人⑧。是年，洛阳城饱受战乱之苦，史称“雍州以东，人多饥乏，更相鬻卖，奔迸流移，不可胜数。幽、并、司、冀、秦、雍六州大蝗，草木及牛马毛皆尽。又大疾疫，兼以饥馑，百姓又为寇贼所杀，流尸满河，白骨蔽野。刘曜之逼，朝廷议欲迁都仓垣（今开封市北），人多相食，饥疫总至，百官流亡者十八九”⑨。西晋首都洛阳经此浩劫，几城废墟。

甘肃省 怀帝永嘉四年夏五月，秦州饥疫，大蝗，草木牛马毛鬣皆尽⑩。

宝鸡市 西晋怀帝永嘉四年五月，秦、雍二州饥疫至秋⑪。

三原县 永嘉四年五月，雍州疫至秋（晋书五行志）。永嘉中，雍州大蝗，草木及

① 《资治通鉴》卷八三《晋纪·孝惠皇帝之下》。

② 《古今图书集成·方舆汇编·职方典》卷五七四《庆阳府部·纪事》。

③ 《资治通鉴》卷八六《晋纪·孝怀皇帝上》。

④ 《晋书》卷三七《南阳王模传》。

⑤ 《宋书》卷三四《五行志》。

⑥ 《资治通鉴》卷八七《晋纪·孝怀皇帝中》。

⑦ 《晋书》卷五《怀帝纪》。

⑧ 《晋书》卷五《怀帝纪》。

⑨ 《晋书》卷二六《食货志》。

⑩ 光绪《甘肃新通志》卷二《天文志·祥异》。

⑪ 《宝鸡市卫生志》，1995年。

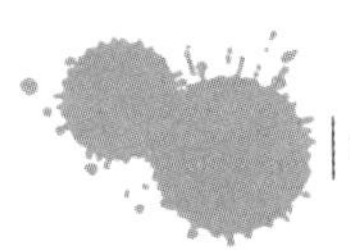

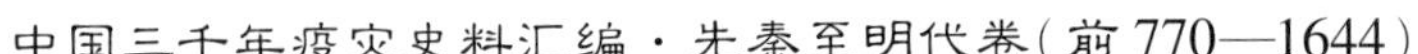

牛马毛皆尽,又大疾疫(晋书食货志)[①]。

富平县 永嘉中,秦雍大蝗,啮草木及牛马毛皆尽,又大疾疫,兼饥馑[②]。晋怀帝永嘉中,秦雍又大疾疫[③]。

永嘉五年(311)

即刘汉嘉平元年。十二月,洛阳失陷,怀帝被掳,洛阳城被刘曜付之一炬,晋军则在长安拥立愍帝,苟延残喘。为了夺取长安,刘聪命部将石勒驻军襄樊,晋将司马睿则派王导率众讨伐,石勒"军粮不济,死疫大半"[④],或曰"会军中饥疫,死者太半,乃渡沔,寇江夏",然后北上攻新蔡、许昌、洛阳[⑤]。石勒原为羯人,羯人原役属于匈奴,故称"匈奴别部"。西晋末,羯人内迁至上党郡一带与汉人杂居,永兴元年(304)刘渊起兵反晋后,石勒部众归降于刘渊。

永嘉六年(312)

"永嘉六年,大疫。"[⑥]"是岁大疫。"[⑦]这次大疫正当"永嘉之乱"高潮,流行范围大,流行时间长,故未言具体的灾区和灾时,但两京之间显然是重灾区。上年洛阳陷落后,骄奢淫逸的苟晞因在长安扶司马端为皇太子有功,比以前更加专横跋扈,大杀谏士,"由是众心稍离,莫为致用,加以疾疫饥馑,其将温畿、傅宣皆叛之"[⑧]。这说明以长安为中心的关中地区有疾疫流行。不仅西晋军队中有疾疫流行,刘汉军队中也是如此。是年二月,石勒驻军葛陂(今河南新蔡北),课农造舟,准备进攻建业(今南京),"会霖雨,历三月不止""军中饥疫,死者大半"[⑨],或曰"会大雨,三月不止,勒军中饥疫,死者太半"。六月,"石勒自葛陂北行,所过皆坚壁清野,掳掠无所获,军中饥甚,士卒相食"[⑩]。

---

① 光绪《三原县志》卷九《祥异》。
② 乾隆五年《富平县志》卷八《祥异》,乾隆四十三年《富平县志》卷一《祥异》。
③ 《富平县志》,三秦出版社1994年版。
④ 《晋书》卷一〇四《石勒载记》。
⑤ 《资治通鉴》卷八七《晋纪·孝怀皇帝中》。
⑥ 《宋书》卷三四《五行志》。
⑦ 《晋书》卷五《怀帝纪》。
⑧ 《晋书》卷六一《苟晞传》。
⑨ 《晋书》卷一〇四《石勒载记》。
⑩ 《资治通鉴》卷八八《晋纪·孝怀皇帝下》。

建兴元年(313)

即刘汉嘉平三年。正月,晋怀帝被害。三月,刘聪在洛阳欲为新立皇后建筑宫殿,大兴土木,廷尉陈元达谏曰:“陛下践阼以来,已作殿观四十余所,加之军旅数兴,馈运不息,饥馑疾疫,死亡相继,而益思营缮,岂为民父母之意乎!”①或曰:“陛下龙兴已来,外殄二京不世之寇,内兴殿观四十余所,重之以饥馑疾疫,死亡相属。”②陈元达所说,是指刘聪称帝(310)以来饥馑疾疫连绵,可能当时疫灾尚未止息。

春,涪陵(郡)多疫疠③。

彭水县 建兴元年,涪陵疫疠④。

酉阳州 愍帝建兴元年,涪陵多疫疠⑤。

建兴四年(316)

即刘汉麟嘉元年。刘聪在洛阳册立第四个皇后,“朝廷内外无复纲纪,阿谀日进,货贿公行,军旅在外,饥疫相仍,后宫赏赐,动至千万”⑥。关中饥疫,韦泓一家“丧乱之际,亲属遇饥疫并尽”⑦。是年九月,刘曜攻陷长安,“城中饥甚,米斗直金二两,人相食,死者太半”⑧。

第三节 东晋十六国时期的疫灾

【建武元年(317)】

宝鸡市 东晋元帝建武元年(317)天行发斑疮流行⑨。按:此当出自葛洪的《肘后备急方》所谓“以建武中于南阳击虏所得,仍呼为虏疮”⑩。此建武年号系指南朝齐

① 《资治通鉴》卷八八《晋纪·孝愍皇帝上》。

② 《晋书》卷一〇二《刘聪载记》。

③ 〔晋〕常璩《华阳国志》卷八《大同志》。

④ 光绪《彭水县志》卷四《杂事志·祥异》。

⑤ 同治《增修酉阳直隶州总志》卷末《杂事志·祥异》。

⑥ 《晋书》卷一〇二《刘聪载记》。

⑦ 《晋书》卷七〇《应詹传》。

⑧ 《资治通鉴》卷八九《晋纪·孝愍皇帝下》。

⑨ 《宝鸡市卫生志》,1995 年。

⑩ 〔西晋〕葛洪撰,〔南朝梁〕陶弘景、〔金〕杨用道补《肘后备急方》卷二《治伤寒时气温病方第十三》。

明帝建武年间,非东晋元帝建武年号。对此,笔者有详细考证。此不足为据。

大兴三年(320)

在前赵,是年为光初三年。晋将李矩攻克金墉城(今洛阳市北),刘曜以刘岳为征东大将军,从长安出镇洛阳,中途"会三军疫甚",刘岳被迫屯军渑池①。李矩时为司州刺史,占领洛阳的时间在二月②。从当时社会背景看,疫灾不只是在军队中流行,地方上也有流行,关中、山西、河南均为疫区,当时李矩因大败石勒而领河东(治今山西夏县北)、平阳(治今山西临汾)太守,"时饥馑相仍,又多疾疫,矩垂心抚恤,百姓赖焉"③。

永昌元年(322)

东晋"冬十月,大疫,死者十二三"④。"十一月,大疫,死者十二三。河朔亦同。"⑤"河朔"在这里是泛指东晋没有能够控制的黄河流域的广大地区。这次疫灾南方和北方都有流行,为全国性疫灾。南方东晋"京都大旱,川谷并竭",建康地区为重疫区,朝中大臣也有染疫者,如"永昌中大疫,(郭)文病亦殆"⑥。

宝鸡市　东晋元帝永昌元年(322)十一月大疫,死者十有二三⑦。按:时陕西非东晋疆土,与宝鸡无关,误甚!

南京市　冬十月,京师大雾,大疫⑧。

上元、江宁县　冬十月,京师大雾,是月大疫⑨。

南昌府　旧传晋元帝时南昌大疫,诣许旌阳请救,与水一器,令投(筠湖)上流,饮者皆愈⑩。按:元帝有建武、大兴、永昌三个年号(317—322)。此未言疫灾时间,不知本自何处,恐不足为据。

北方河朔地区的东部(大致包括今山西东部,北京、天津、河北全部以及河南、山东大部)为石勒控制,当时"勒境内大疫,死者十二三",致使石勒停止了徽文殿的建设。驻守在

---

① 《晋书》卷一〇三《刘曜载记》。民国《渑池县志》卷二〇《大事记》。
② 《资治通鉴》卷九一《晋纪·中宗元皇帝中》。
③ 《晋书》卷六三《李矩传》。
④ 《晋书》卷六《元帝纪》。
⑤ 《宋书》卷三四《五行志》。
⑥ 《晋书》卷九四《郭文传》。
⑦ 《宝鸡市卫生志》,1995年。
⑧ 《南京卫生志》,方志出版社1996年版。
⑨ 同治《上江两县志》卷二《大事考上》。
⑩ 《古今图书集成·方舆汇编·职方典》卷八四七《南昌府部·汇考一》。

青州广固城（今山东青州）的东晋将领曹嶷计划退守海中，也因为“会疾疫甚，计未及就”，后被石勒杀害①。河朔地区的西部（大致包括今山西西部、陕西关中及甘肃东部）为刘曜所控制，也是一个疫区。二月，刘曜西征氐羌，仇池（今甘肃成县西北）杨难敌率众来拒，杨难敌战败，退保仇池，而南安主杨韬投降，刘曜因迁杨韬及陇右万余户于长安，然后大举进攻仇池，“会军中大疫，曜亦得疾”②，在自己身患疾病、军队“兼疫疠甚”的情况下，刘曜想要班师回长安，又怕杨难敌操其后路追击，遂派使者与杨难敌议和而退③。十二月，刘曜欲移葬其父于粟邑（今陕西白水县西北）④，除亲自至粟邑进行规度外，还派大将刘岳率一万骑兵迎其父亲与弟之灵柩于太原，结果“疫气大行，死者十三四”⑤。

太宁三年（325）

东晋正月至六月半年不雨，大旱。闰八月，明帝死，史臣曰：“帝聪明有机断，尤精物理。于时兵凶岁饥，死疫过半，虚弊既甚，事极坚虞。”⑥明帝在位四年，这里所说的“死疫”，应主要指东晋首府建康地区。

咸和五年（330）

“夏五月，旱，且饥疫。”⑦“五月，大饥且疫。”⑧未言疫灾区域，当指京都建康及其附近地区。

南京市（上元、江宁县）　五月，大饥疫⑨。

宝鸡市　东晋成帝咸和五年（330）五月，大饥且疫⑩。按：时陕西非东晋疆土，是年疫灾与宝鸡无关。

咸康元年（335）

后赵建武元年（335）夏四月，石遇围襄阳城，东晋以荆州之兵救之。石遇围攻二

---

① 《晋书》卷一〇五《石勒载记》。

② 《资治通鉴》卷九二《晋纪·中宗元皇帝下》。

③ 《晋书》卷一〇三《刘曜载记》。

④ 《资治通鉴》卷九二《晋纪·肃宗明皇帝上》。

⑤ 《晋书》卷一〇三《刘曜载记》。

⑥ 《晋书》卷六《明帝纪》。

⑦ 《晋书》卷七《成帝纪》。

⑧ 《宋书》卷三四《五行志》。

⑨ 同治《上江两县志》卷二《大事考上》，民国《首都志》卷一六《历代大事表》。

⑩ 《宝鸡市卫生志》，1995 年。

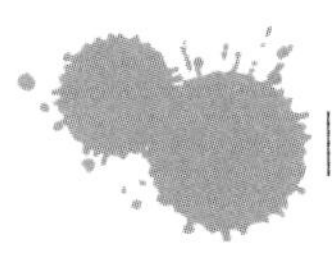

旬而不克,"军中饥疫而还"[①]。

咸康四年(338)

八月,"蜀中久雨,百姓饥疫",龚壮上书曰:"今霪雨百日,饥疫并臻,天其或者将以监示陛下故也。"[②]该年蜀地割据政权"成"改称"汉",这里所说的"蜀中"即成都。

永和六年(350)

夏五月大水,"是岁大疫"[③]。未言疫灾区域,当指京都建康及其附近地区。

南京市(上元、江宁县) 夏五月大水。是岁大疫[④]。

永和七年(351)

四月,刘显杀石祗及诸胡帅,中原大乱,"戎、晋十万数,各还旧土,互相侵略及疾疫死亡,能达者十二三"[⑤]。冉闵为赵丞相的时候,"与羌、胡相攻,无月不战。赵所徙青、雍、幽、荆四州之民及氐、羌、胡、蛮数百万口,以赵法禁不行,各还本土;道路交错,互相杀掠,其能达者什有二三。中原大乱,因以饥疫,人相食,无复耕者"[⑥]。

山东省 351年(晋永和七年),山东大乱,疾疫死亡[⑦]。

永和九年(353)

"三月,大旱。五月,大疫。"[⑧]未言疫灾区域,当指京都建康及其附近地区。

南京市(上元、江宁二县附郭) 春三月旱,夏五月大疫[⑨]。

永和十二年(356)

史称"永和末多疾疫"。当时朝廷规定,大臣之家如有三人以上染疫,即使本人无

---

① 《晋书》卷一〇六《石季龙载记上》。

② 《资治通鉴》卷九六《晋纪·显宗成皇帝中之下》。

③ 《晋书》卷八《穆帝纪》。

④ 同治《上江两县志》卷二《大事考上》,民国《首都志》卷一六《历代大事表》。《南京卫生志》,方志出版社1996年版。

⑤ 《宋书》卷二四《天文志》。

⑥ 《资治通鉴》卷九九《晋纪·孝宗穆皇帝中之上》。

⑦ 《山东省卫生志》,山东人民出版社1992年版。

⑧ 《宋书》卷三四《五行志》。

⑨ 同治《上江两县志》卷二《大事考上》,民国《首都志》卷一六《历代大事表》。《南京卫生志》,方志出版社1996年版。

病，百日之内也不得入宫，而“疫病之年，家无不染”，以致百官多因家中染疫人多而不能进宫议事①。“永和”为穆帝年号，历时12年，这里说“永和末多疾疫”，当非指永和十二年(356)这一年，可能是永和十年后的连续两三年，但未见其他旁证，故瘟疫之年仅系于此一年。

宝鸡市　东晋穆帝永和十二年(356)，时多疫疾②。按：时陕西非东晋疆土，此次疫灾与宝鸡无关。

兴宁二年(364)

兴宁年间，竺法旷东游禹穴时，“东土多遘疫疾”③。禹穴在今浙江绍兴，竺法旷为於潜县青山寺僧，所谓“东土”应是指於潜县以东至绍兴之间的地区，也就是临安、余杭、钱塘(今杭州)、永兴(今萧山)、山阴(今绍兴)一线。“兴宁”年号历时三年，这里将疫灾系于兴宁二年。

【太和元年(366)】

富阳县　晋太和元年(366)春大疫④。按：孤证，不知所本，录以备考。

太和四年(369)

冬，大司马桓温征发徐州、兖州、扬州百姓筑广陵城。十二月，桓温移镇广陵城⑤。“行役既久，又兼疾疠，死者十四五，百姓嗟怨。”⑥所谓“冬，大疫”⑦，或指此。

扬州市　晋太和四年，广陵疾疫流行，死者十之四五⑧。

袁州府　其山屹立，顶上有井。晋太和间，民间多疫，乞水于井，俱获安愈⑨。

【宁康三年(375)】

宝鸡市　东晋孝武宁康三年(375)冬，大疫⑩。按：未知所本，不足为据。

① 《晋书》卷七六《王彪之传》。
② 《宝鸡市卫生志》，1995年。
③ 〔南朝梁〕释慧皎《高僧传》卷五《晋於潜青山竺法旷传》。
④ 《富阳县志》，浙江人民出版社1993年版。《富阳县卫生志》，中国医药科技出版社1991年版。
⑤ 《资治通鉴》卷一〇二《晋纪·海西公下》。
⑥ 《晋书》卷九八《桓温传》。
⑦ 《宋书》卷三四《五行志》。
⑧ 《扬州卫生志》，中国工商出版社2006年版。
⑨ 《古今图书集成·方舆汇编·职方典》卷九一四《袁州府部·汇考四》。
⑩ 《宝鸡市卫生志》，1995年。

太元四年(379)

“三月,大疫。”①“冬,又大疫。”②未言疫灾区域,当指京都建康及其附近地区。

南京市(上元、江宁二县附郭)　春三月大疫,夏六月大旱。自冬大疫至次年夏,多绝户者③。

太元五年(380)

“五月,自冬大疫,至于此夏,多绝户者。”④未言疫灾区域,当指京都建康及其附近地区。

隆安元年(397)

即道武帝皇始二年。八月,北魏拓跋珪率军从鲁口(在今河北饶阳境)进攻常山郡(今石家庄)之九门城,“时大疫,人马牛多死。帝问疫于诸将,对曰:在者才十四五。是时中山犹拒守,而饥疫并臻,群下咸思还北”⑤。此次疫灾“军中大疫,人畜多死”⑥,为人畜共患之疫,可能是天花。

河北省　北魏皇始二年(397)八月,中山“时大疫,人马牛死者十五六”⑦。

隆安二年(398)

隆安元年四月,王恭镇京口,起兵诛王国宝。百姓谣曰:“昔年食白饭,今年食麦麸。天公诛谪汝,教汝捻咙喉。咙喉喝复喝,京口败复败。”不久,王恭死,果不其然,“京都大行咳疾,而喉并喝焉”⑧。所谓“咳疾”,应是病毒性感冒所引起的咳嗽。王恭死于隆兴二年九月⑨,则京都咳疾流行在秋冬季节。

---

① 《晋书》卷九《孝武帝纪》。

② 《宋书》卷三四《五行志》。

③ 同治《上江两县志》卷二《大事考上》,民国《首都志》卷一六《历代大事表》。《南京卫生志》,方志出版社1996年版。

④ 《宋书》卷三四《五行志》。

⑤ 《魏书》卷二《太祖纪》。

⑥ 《资治通鉴》卷一〇九《晋纪 · 安皇帝甲》。

⑦ 《河北省志》,方志出版社2009年版。

⑧ 《晋书》卷二八《五行志》。

⑨ 《资治通鉴》卷一一〇《晋纪 · 安皇帝乙》。

隆安五年(401)

十一月,农民军领袖孙恩兵败沪渎、海盐,“饥馑疾疫,死者太半”,亡奔临海①。

义熙元年(405)

“十月,大疫,发赤班乃愈。”②此次疫灾当为天花流行。未言疫灾区域,当指京都建康地区。

义熙四年(408)

先年八月,刘裕推荐刘敬宣率众五千伐蜀③。本年七月,刘敬宣兵至四川遂宁受阻,“食粮尽,军中多疾疫,死者大半”④。刘敬宣攻伐蜀国是从三峡白帝城开始的,一路上所攻皆克,但到遂宁黄虎时遇到了蜀将谯道福的顽强抵抗,“相持六十余日,遇疠疫,又以食尽,班师,为有司所劾,免官”⑤。

义熙六年(410)

先年四月,刘裕自淮入泗,北伐南燕。六月,夺取南燕重镇临朐,围南燕主慕容超于广固城。至本年二月,广固城(今山东青州)被围半年之久,因为“城久闭,城中男女病脚弱者太半,出降者相继”,南燕尚书悦寿见大势已去,开城纳晋师,慕容超被擒,斩于建康⑥。“病脚弱者太半”,可视为瘟疫流行。因刘裕北伐,建康城中空虚,徐道覆劝卢循乘机进攻建康。卢循为孙恩妹夫,徐道覆为卢循姐夫。是年二月,广州刺史卢循反晋,兵分两路北上。西路军由卢循亲率,经始兴郡(今广东韶关)北上,沿湘江而下,直趋长沙郡;三月,至长沙,与荆州刺史刘道规军队战,大败之,进据巴陵城(今湖南岳阳),正准备溯荆江而上,夺取荆州,碰上豫州刺史刘毅从姑孰(今安徽当涂)来讨,于是顺流而下,至寻阳与先期到达的徐道覆军会合。东路军由徐道覆率领,顺赣江而下,南康(今江西赣州)、庐陵(今江西庐陵)、豫章(今江西南昌)等郡望风而降;三月,至豫章,与江州刺史何无忌军队战,亦大败之,遂北上寻阳,占领江州(今江

① 《宋书》卷一《武帝纪上》。
② 《宋书》卷三四《五行志》。
③ 《资治通鉴》卷一一四《晋纪・安皇帝己》。
④ 《宋书》卷四七《刘敬宣传》。
⑤ 《晋书》卷八四《刘敬宣传》。
⑥ 《资治通鉴》卷一一五《晋纪・安皇帝庚》。

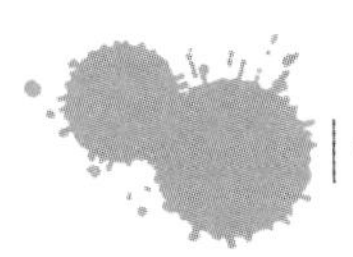

西九江)。五月,卢循、徐道覆合军与刘毅战于桑落洲,又败之,于是,进围建康,晋朝震动。其时,刘裕已回建康,卢循在建康城外与之周旋一月之久,因无所获,遂于七月退回寻阳①。《异苑》所谓"卢循自广州下,泊船江西,众多疫死"②,说的就是四五月间卢循、徐道覆在江西会师之事。

义熙七年(411)

先年十二月,刘裕大败卢循军于豫章(今江西南昌)。是年正月,刘裕回到建康。"春,大疫。"③未言疫灾区域,当指京都建康。前述卢循农民军中流行瘟疫,此疫或许是刘裕军队带回。

宝鸡市　东晋安帝义熙七年(411),秦大疫④。

咸阳市　东晋安帝义熙七年(411),秦大疫⑤。

按:如上述,此次疫灾与陕西宝鸡、咸阳无关。《宋书》所载为"春,大疫",而非"秦大疫"。

第四节　南北朝时期的疫灾

景平元年(423)

在北魏,是年为明元帝泰常八年。三月,北魏叔孙建以三万骑兵进攻东阳城(今山东青州),守城宋军在竺夔的指挥下,以一千五百人的少数打败了叔孙建的多次进攻,但损失惨重,"战士多死伤,余众困乏"。四月,魏兵终于在东阳城北打开了一个缺口,可就在这时,瘟疫开始在魏军中流行,"时天暑,魏军多疫",叔孙建曰:"兵人疫病过半,若相持不休,兵自死尽,何须复战!今全军而返,计之上也。"⑥即以"兵人不宜水土,疫病过半"为由撤兵⑦。夏四月,魏太宗幸成皋城,观虎牢;闰四月,叔孙建与奚斤会兵,共攻虎牢。时虎牢已经被围二百日,无日不战,魏军又凿地道泄城中井水,以

---

① 《资治通鉴》卷一一五《晋纪・安皇帝庚》。

② 《古今图书集成・历象汇编・庶征典》卷一一四《疫灾部纪事》。

③ 《宋书》卷三四《五行志》。

④ 《宝鸡市卫生志》,1995年。

⑤ 《咸阳市卫生志》,1998年。

⑥ 《资治通鉴》卷一一九《宋纪・营阳王》。

⑦ 《魏书》卷三八《刁雍传》。

致“城中人马渴乏”“重以饥疫”，不久，虎牢城被攻克。此次战争过程中，疾疫不仅在守城的刘宋军队中流行，就是攻城的北魏军队，也是“士众大疫，死者十二三”①，“卒疫死者亦什二三”②，付出了惨痛代价。《魏书·天象志》记载此事曰：泰常七年“秋九月，魏师侵宋北鄙，十一月攻滑台，克之”；泰常八年，魏军又“拔虎牢，陷金墉，屠许昌，遂启河南之地……时官军陷武牢，会军大疫，死者十二三。是冬，诏禀饥人”③。滑台在今滑县，成皋城及其虎牢在今荥阳，金墉城在洛阳城北，这三城当时都在黄河南岸。武牢即虎牢，唐时避李渊爷爷李虎之讳，称武牢。虎牢在今河南荥阳汜水镇。

河北省　北魏泰常八年（423）四月，士众大疫，死者十二三④。

元嘉三年（426）

刘宋自景平元年以来连续大旱，元嘉二年（425），范泰表贺元正，并陈旱灾，曰：“顷旱魃为虐，亢阳愆度，通川燥流，异井同竭。老弱不堪远汲，贫寡单（惮）于负水。租输既重，赋税无降，百姓怨咨。臣年过七十，未见此旱。阴阳并隔，则和气不交，岂惟凶荒，必生疾疫，其为忧虞，不可备序。……上天之谴，不可不察。”范泰担心因旱成疫，果不其然，元嘉三年（426），“时旱灾未已，加以疾疫”，范泰又上表曰：“顷亢旱历时，疾疫未已，方之常灾，实为过差，古以为王泽不流之征。”⑤据此，如果说元嘉二年尚不一定有瘟疫流行，则元嘉三年有瘟疫流行殆无疑义。本年六月“大旱，蝗”，是左光禄大夫范泰上表之时⑥。

元嘉四年（427）

“五月，京都疾疫。”⑦甲午日，政府“遣使存问，给医药；死者若无家属，赐以棺器”⑧。这次疫灾由旱灾诱发，并持续到第二年春天。

南京市（上元、江宁二县附郭）　元嘉四年五月，疾疫⑨。

---

① 《魏书》卷三《太宗纪》。

② 《资治通鉴》卷一一九《宋纪·营阳王》。

③ 《魏书》卷一〇五《天象志三》。

④ 《河北省志》卷一〇《自然灾害志》，方志出版社 2009 年版。

⑤ 《宋书》卷六〇《范泰传》。

⑥ 《资治通鉴》卷一二〇《宋纪·太祖文皇帝上之上》。

⑦ 《宋书》卷三四《五行志》。

⑧ 《宋书》卷五《文帝纪》。

⑨ 同治《上江两县志》卷二《大事考上》，民国《首都志》卷一六《历代大事表》。

上元县　元嘉四年五月,建康疾疫,遣使问,给医药,无家者赐以棺器[①]。

元嘉五年(428)

“自去年五月疾疫至今年正月,阴阳愆序。”[②]春正月,“时大旱,疾疫”,左光禄大夫范泰上表引咎辞职,但文帝不许[③]。扬州刺史(驻建康)王弘也以“阴阳隔并,亢旱成灾,秋无严霜,冬无积雪,疾疠之气,弥历四时”引咎辞职[④]。文帝则颁布诏书,以“阴阳违序,旱疫成患”求言指陈得失[⑤]。

元嘉七年(430)

刘宋到彦之领兵北伐,魏军望风而逃,滑台、虎牢、洛阳三城为宋军占领。十月,魏军大举反攻,重新夺取洛阳(金墉)、虎牢两城,唯独到彦之所守滑台未失。十一月,“河冰将合,粮食又罄。彦之先有目疾,至是大动,将士疾疫,乃回军焚舟,步至彭城”[⑥]。或曰:“且将士疾疫,乃引兵自清入济,南至历城,焚舟弃甲,步趋彭城。”[⑦]

元嘉十二年(435)

即北魏世祖太延元年。其年夏,山西东南可能有疫灾流行。六月,世祖诏曰:“有鄗妇人持方寸玉印,诣潞县侯孙家……印有三字,为龙鸟之形,要妙奇巧,不类人迹。文曰‘旱疫平’。推寻其理,盖神灵之报应也。”[⑧]很显然,所谓“神灵之报应”是假,而此前北魏境内有“旱疫”流行应该是真。如果不是当时有瘟疫,魏世祖恐怕也不会为此下诏令,而此诏令的作用有可能就是为了安抚处在疫灾威胁之中的百姓的心。不过,该月魏世祖又以“时和年丰”,诏祭祀百神,以答天贶[⑨]。

潞城县　后魏太武太延元年,有鄗妇人持方寸玉印诣潞城侯,献既,亡而去,莫知所在。印有三字,为龙鸟之形,篆妙奇巧,文曰“旱疫平”[⑩]。

---

① 乾隆《上元县志》卷一《庶征》、卷八《蠲赈》,道光《上元县志》卷一《天文志·庶征》。
② 〔隋〕王通撰,〔唐〕薛收传,〔宋〕阮逸注《元经》卷八“元嘉五年”。
③ 《资治通鉴》卷一二一《宋纪·太祖文皇帝上之中》。
④ 《宋书》卷四二《王弘传》。
⑤ 《宋书》卷五《文帝纪》。《南史》卷二《宋本纪》。
⑥ 《南史》卷二五《到彦之传》。
⑦ 《资治通鉴》卷一二一《宋纪·太祖文皇帝上之中》。
⑧ 《魏书》卷四《世祖纪》。
⑨ 《资治通鉴》卷一二二《宋纪·太祖文皇帝上之下》。
⑩ 天启《潞城县志》卷八《杂志·灾祥》。

元嘉二十四年(447)

六月,刘宋“京邑疫疠。丙戌,使郡县及营署部司,普加履行,给以医药”①。京邑即首都建康。

南京市(上元、江宁二县附郭)　元嘉二十四年夏六月,京邑疫疠,丙戌,诏给医药②。夏六月,京邑(今南京)疫病,诏给医药③。

上元县　元嘉二十四年六月,丹阳大水,疫疠,遣使行郡县给以医药④。

太平府　元嘉二十四年六月,丹阳大水,疫疠⑤。

当涂县　元嘉二十四年六月大水,疫疠,遣使给医药⑥。

溧水县　元嘉二十四年疫疠,遣使给以医药。大水疫疠⑦。

元嘉二十八年(451)

正月,北魏拓跋焘攻盱眙,“凡攻之三旬,不拔。会魏军中多疾疫,或告以建康遣水军自海入淮,又敕彭城断其归路”,二月,魏军撤退⑧。“疾疫死者甚众”⑨是魏军撤退的主要原因。如前所述,北魏拓跋部流行天花,与北魏军事行动有关的疫灾基本上都可以视为是天花流行。三月,刘宋大旱。四月,“都下疾疫,使巡省给医药”⑩。“都下”即建康(今南京)。

南京市(上元、江宁二县附郭)　元嘉二十八年夏四月京师疫,使巡省给医药⑪。三月大旱,四月京师大疫,赐医药⑫。

上元县　元嘉二十八年三月,建康大旱,民多疾疫⑬。

---

① 《宋书》卷五《文帝纪》。
② 同治《上江两县志》卷二《大事考上》。
③ 《南京卫生志》,方志出版社1996年版。
④ 乾隆《上元县志》卷一《庶征》、卷八《蠲赈》,道光《上元县志》卷一《天文志·庶征》。
⑤ 康熙《太平府志》卷三《星野》。
⑥ 民国《当涂县志》卷三《祥异》。
⑦ 光绪《溧水县志》卷六《蠲赈》、卷一《天文志·庶征》。
⑧ 《资治通鉴》卷一二六《宋纪·太祖文皇帝下之上》。
⑨ 《宋书》卷七四《臧质传》。
⑩ 《南史》卷二《宋本纪》。
⑪ 同治《上江两县志》卷二《大事考上》,民国《首都志》卷一六《历代大事表》。
⑫ 《南京卫生志》,方志出版社1996年版。
⑬ 乾隆《上元县志》卷一《庶征》。

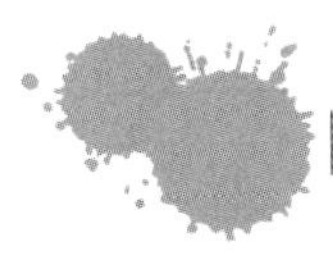

孝建元年（454）

吴[兴]郡钱塘县（今浙江杭州）大疫，有父母兄弟七人同时疫死者；有子病而父母死不殡者；有父子并亡者；有一家六口俱得病，二人丧没者①。乌程县（今浙江湖州）吴逵一家"经荒饥馑，系以疾疫，父母兄弟嫂及群从小功之亲，男女死者十三人"②。

大明元年（457）

"四月，京邑疾疫。"③"夏，京师疾疫。"④政府"遣使巡，赐给医药；死而无收敛者，官为敛埋"⑤。京师、京邑均指建康（今南京）。

南京市　大明元年夏四月，京师疾疫⑥。夏四月，京邑疾疫，赐医药，死者殓埋。次年，东土大饥，死亡十之二三⑦。

上元县　大明元年正月，建康雨水，四月丹阳疾疫⑧。

大明三年（459）

刘宋北境兖州、徐州、豫州多有战事。八月，孝武帝诏曰："近北讨文武，于军亡没，或殒身矢石，或疠疾死亡，并尽勤王事，而敛榰卑薄。可普更赙给，务令丰厚。"⑨该年在北魏为文成帝太安五年。其年"二月，（荧惑）入东井。占曰：'旱兵饥疫，大臣当之。'……十二月，六镇、云中、高平、雍、秦饥旱。明年，改年为和平"⑩。

大明四年（460）

"四月，京邑疾疫。"⑪辛酉诏曰："都邑节气未调，疫疠犹众；言念民瘼，情有矜伤。

---

① 《宋书》卷九一《范叔孙传》。
② 《宋书》卷九一《吴逵传》。
③ 《宋书》卷三四《五行志》。
④ 《宋书》卷二六《天文志》。
⑤ 《南史》卷二《宋本纪》。
⑥ 民国《首都志》卷一六《历代大事表》。
⑦ 《南京卫生志》，方志出版社1996年版。
⑧ 乾隆《上元县志》卷一《庶征》、卷八《蠲赈》，道光《上元县志》卷一《天文志·庶征》。
⑨ 《宋书》卷六《孝武帝纪》。
⑩ 《魏书》卷一〇五《天象志三》。
⑪ 《宋书》卷三四《五行志》。

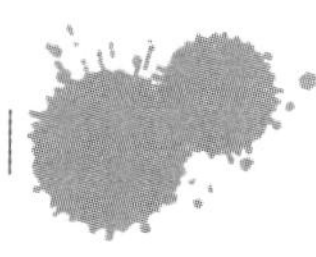

可遣使存问,并给医药,其死亡者,随宜加赡。"①瘟疫可能延续到六月。据载,该年有饥馑人相食的天象,"三吴仍岁凶旱,死者十二三"。六月,"时宋君虐其诸弟,后宫多丧,子女继夭,哭泣之声相再"②。京邑、都邑均指建康(今南京)。

南京市(上元、江宁二县附郭) 大明四年夏四月,京邑疾疫,丙申,使按行赐医药,死者敛埋③。夏四月,都下疾疫④。

在北魏,该年为文成帝和平元年。三月,吐谷浑因为旱灾开始向西迁徙;六月,魏军趁势进攻吐谷浑什寅部落;八月,魏军西征至西平(今青海西宁),什寅部落退保南山(即祁连山);九月,魏军"济河追之,遇瘴气,多有疾疫,乃引军还"。⑤此段故事,或简单表述为:"至六月,诸将讨吐谷浑什寅,遂绝河穷蹑之,会军大疫,乃还。"⑥或曰:"魏军至西平,吐谷浑王拾寅走保南山。九月,魏军济河追之,会疾疫,引还。"⑦

泰始四年(468)

在刘宋,六月,太白犯舆鬼,占曰:"民大疫,死不收。"其年"普天大疫"⑧。

在北魏,该年为献文帝皇兴二年。"十月,豫州疫,民死十四五万。"⑨

河北省 北魏皇兴二年(468)十月,北魏疫,民死者十四五万⑩。

建元元年(479)

是年,顾宪之提升为衡阳内史。先是,郡境连岁疾疫,死者大半,棺椁尤贵,悉裹以苇席,弃之路旁。宪之下车,分告属县,求其亲党,悉令殡葬。其家人绝灭者,宪之出公禄,使纲纪营护之⑪。按:衡阳郡包括今湖南株洲至衡山间的湘江流域。这里说"先是,郡境连岁疾疫",可知疫灾之年不是本年,而是之前数年,但总归在5世纪70年代之内,故仍系于此年。

---

① 《宋书》卷六《孝武帝纪》。
② 《魏书》卷一〇五《天象志三》。
③ 同治《上江两县志》卷二《大事考上》,民国《首都志》卷一六《历代大事表》。
④ 《南京卫生志》,方志出版社1996年版。
⑤ 《魏书》卷五《高宗纪》。《北史》卷二《魏本纪·高宗文成帝》。
⑥ 《魏书》卷一〇五《天象志三》。
⑦ 《资治通鉴》卷一二九《宋纪·世祖孝武皇帝下》。
⑧ 《宋书》卷二六《天文志》。
⑨ 《魏书》卷一一二《灵征志上》。
⑩ 《河北省志》,方志出版社2009年版。
⑪ 《梁书》卷五二《顾宪之传》。《南史》卷三五《顾宪之传》。

永明五年(487)

是年为北魏孝文帝太和十一年。“魏春夏大旱,代地尤甚,加以牛疫,民馁死者多。”[①]代地为今山西大同一带。

河北省　北魏太和十一年(487),清苑、雄县、鸡泽等地牛疫、民死[②]。

雄　县　春夏大旱,牛疫民死[③]。

蠡　县　春夏大旱,牛疫民死[④]。

崞　县　春夏大旱,牛疫民死[⑤]。

清苑县　春夏大旱,牛疫民死[⑥]。

鸡泽县　春夏大旱,人疫死[⑦]。春夏大旱,疾病传染,人亡[⑧]。

中兴元年(501)

南齐郢城(今武汉)发生过一次惨绝人寰的大疫灾。正月,和帝受命,梁王萧衍欲自立为帝,率大军屯驻沔口(今汉口),大举进攻郢州城(今武昌),郢州刺史张冲拼死抵御。三月,张冲死,郢州城由薛元嗣固守。七月,东军主吴子阳率十三军救援郢州,屯驻郢州城外之加湖,萧衍遣征虏将军王茂击溃加湖援军,薛元嗣无法再坚持下去,开城投降[⑨]。至是,郢州城被围困六个多月之久。初,郢城之拒守也,男女口垂十万,闭垒经年,疾疫死者十七八,皆积尸于床下,而生者寝处其上,每屋辄盈满[⑩]。郢城之闭,将佐文武男女口十余万人,疾疫流肿,死者十七八[⑪]。“郢城之初围也,士民男女近十万口;闭门二百余日。疾疫流肿,死者什七八,积尸床下而寝其上,比屋皆满。”[⑫]

---

① 《资治通鉴》卷一三六《齐纪・世祖武皇帝上之下》。

② 《河北省志》,方志出版社2009年版。

③ 嘉靖《雄乘》卷下《祥异第十》,万历《雄县新志》卷四《祥异》,康熙《雄乘》卷下《祥异》,民国《雄县新志・故实略・祥异》(不分卷)。

④ 光绪《蠡县志》卷八《灾祥志》。

⑤ 乾隆《崞县志》卷五《祥异》。

⑥ 康熙《清苑县志》卷一《舆地・星野》,同治《清苑县志》卷一《祥异》,民国《清苑县志》卷六《大事记・灾祥表》。

⑦ 乾隆《鸡泽县志》卷一八《灾祥》,民国《鸡泽县志》卷二四《灾祥》。

⑧ 《鸡泽县志》,方志出版社2002年版。

⑨ 《南齐书》卷八《和帝纪》。

⑩ 《梁书》卷一二《韦叡传》。《南史》卷五八《韦叡传》。

⑪ 《梁书》卷一《武帝纪上》。《南史》卷六《梁本纪》。

⑫ 《资治通鉴》卷一四四《齐纪・和皇帝》。

由于“郢城内饥疫死者甚多，不及藏殡”，直到天监四年（505），郢州刺史萧恢才“遽命埋掩”①。此次疫灾与军事行动有关，在南齐与南梁的政权更替中起了至关重要的作用，其历史意义不亚于导致三国鼎立的赤壁之战。“流肿”一般认为是细菌性痢疾，但死亡率这么高，可能还有其他流行病。是年冬，建康城也有瘟疫流行。其时，建康城为东昏侯盘踞，东昏侯贪婪残暴，荒淫无度。是年六月，东昏侯作芳乐苑，山石皆涂以五彩，“望民家有好树、美竹，则毁墙撤屋而徙之，时方盛暑，随即枯萎，朝暮相继”；九月，萧衍军攻建康，东昏侯听部下李居士之言，“烧南岸邑屋以开战场，自大航以西、新亭以北皆尽”；十月，李居士降萧衍，于是，萧衍坐镇石头城，命诸军进攻建康之六城门，东昏侯则“烧门内营署、官府，驱逼士民，悉入宫城，闭门自守”；十二月，东昏侯为宦官所杀，萧衍入城②。次年四月，萧衍诏数东昏侯之罪，曰：“（建康百姓，）流离寒暑，继以疫厉（疠），转死沟渠，曾莫收恤，朽肉枯骸，乌鸢是厌。加以天灾人火，屡焚宫掖，官府台寺，尺椽无遗。”③

天监二年（503）

是夏多疫疠④。未言疫灾区域，当指京师建康（今南京），方志有载。

南京市　天监二年，夏多疫疠⑤。夏多病疫，次年疾疫⑥。

天监三年（504）

在北魏，洛阳四月地震，六月又震。六月，魏大旱⑦，疾疫⑧。

在南梁，“是岁多疾疫”。是年六月，梁曾下诏大赦天下⑨。按照大赦惯例，六月份可能是疫灾高峰期。未言疫灾区域，当指京师建康（今南京）。

南京市（上元、江宁二县附郭）　天监三年，岁多疫疠⑩。

上元县　天监三年，建康疫⑪。

---

① 《梁书》卷二二《太祖五王传》。
② 《资治通鉴》卷一四四《齐纪·和皇帝》。
③ 《梁书》卷一《武帝纪》。
④ 《梁书》卷二《武帝纪》。《南史》卷六《梁本纪》。
⑤ 同治《上江两县志》卷二《大事考上》，民国《首都志》卷一六《历代大事表》。
⑥ 《南京卫生志》，方志出版社 1996 年版。
⑦ 《资治通鉴》卷一四五《梁纪·高祖武皇帝一》。
⑧ 陈高佣等《中国历代天灾人祸表》，上海书店 1986 年版。
⑨ 《梁书》卷二《武帝纪》。
⑩ 同治《上江两县志》卷二《大事考上》，民国《首都志》卷一六《历代大事表》。
⑪ 乾隆《上元县志》卷一《庶征》，道光《上元县志》卷一《天文志·庶征》。

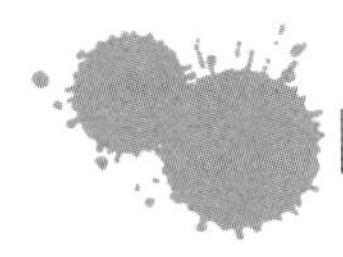

天监九年(510)

该年为北魏宣武帝永平三年。"夏四月,平阳郡大疫,死者几三千人。"[①]禽昌、襄陵二县大疫,自正月至四月,死者二千七百三十人[②]。

平阳府　永平三年夏四月,禽昌、襄陵二县大疫,自正月至此月,死者二千七百三十人[③]。

浮山县　永平三年夏四月,禽昌、襄陵二县大疫,自正月至此月,死者二千七百三十人[④]。

天监十四年(515)

三月,梁军发众两万多人,在钟离郡(今安徽凤阳东北)浮山截断淮河,以水倒灌寿阳城。四月,堰成而复溃,"乃伐树为井干,填以巨石,加土其上"[⑤],导致"缘淮百里内,冈陵木石,无巨细必尽,负担者肩上皆穿。夏日疾疫,死者相枕,蝇虫昼夜声相合"[⑥]。这大概是中国历史上第一次大江截流。"是冬,寒甚,淮泗尽冻,浮山堰士卒死者什七八。"至次年"夏四月,淮堰成,长九里,下广一百四十丈,上广四十五丈,高二十丈,树以杞柳,军垒列居其上",可惜到"九月丁丑,淮水暴涨,堰坏,其声如雷,闻三百里,缘淮城戍村落十余万口皆漂入海"[⑦],酿成人间一大悲剧。

大通三年(529)

"六月壬午,以永兴公主疾笃故,大赦,公主志也。是月,都下疫甚,帝于重云殿为百姓设救苦斋,以身为祷。"[⑧]是年十月,改元中大通。"都下"即首都建康(今南京)。

南京市　中大通元年夏六月,京师疫[⑨]。夏六月京师疫甚,帝为百姓设救苦斋[⑩]。

上元、江宁县　中大通元年夏六月,京师疾甚[⑪]。

---

① 《魏书》卷一〇五《天象志四》。

② 《魏书》卷八《世宗纪》、卷一一二《灵征志》。

③ 雍正《平阳府志》卷三四《祥异》。

④ 乾隆《浮山县志》卷三四《祥异》,光绪《浮山县志》卷三一《灾祥》。

⑤ 《资治通鉴》卷一四八《梁纪·高祖武皇帝四》。

⑥ 《南史》卷五五《康绚传》。

⑦ 《资治通鉴》卷一四八《梁纪·高祖武皇帝四》。

⑧ 《南史》卷七《梁本纪中》。

⑨ 民国《首都志》卷一六《历代大事表》。

⑩ 《南京卫生志》,方志出版社1996年版。

⑪ 同治《上江两县志》卷二《大事考上》。

上元县 中大通元年，建康、秣陵疫①。

太清元年（547）

是年，梁首都丹阳（今南京）有莫氏妻，生男，眼在顶上，大如两岁儿，坠地而言，曰："儿是旱疫鬼，不得住。"母曰："汝当令我得过。"疫鬼曰："有上官，何得自由。母可急作绛帽，故当无忧。"母不暇作帽，以绛系发。自是旱疫者二年，扬、徐、兖、豫尤甚②。也有人认为此年开始的旱疫与东魏大将侯景有关。此年侯景降梁，梁便不得安宁。

江苏省 首都丹阳地区自是旱疫三年③。

山东省 547 年（南北朝梁太清元年）旱疫，扬、徐、兖、豫尤甚④。

安徽省 梁武帝太清元年，丹阳民妇生男，眼在顶上，自是旱疫三年⑤。

扬州市 梁太清元年（547），广陵大旱，瘟疫流行⑥。

湖州府（乌程县） 自是旱疫者二年⑦。

陈州府 梁武帝太清元年大疫⑧。

兖州府 梁武帝太清元年，兖州旱疫⑨。

太清二年（548）

八月，侯景于寿阳叛梁。十月，侯景围攻南京，"百姓闻景至，竞入城，公私混乱，无复次第"⑩。侯景围建康外围之台城，久攻不下，军中乏食，人相食，加之梁军援兵至，侯景招架不住，与梁议和，"求解围还江北，诏许之"，但当得知"城内疾疫，稍无守备"时，他不想退还江北了，并有了觊觎南京之心⑪。十一月，侯景勾结梁将萧正德围攻南京，十二月，"城中疾疫，死者大半"⑫。其后，南京城攻守数月，城中粮绝，"军人

---

① 乾隆《上元县志》卷一《庶征》，道光《上元县志》卷一《天文志·庶征》。

② 《隋书》卷二三《五行志下》。

③ 乾隆《江南通志》卷一九七《杂类志·禨祥》。

④ 《山东省卫生志》，山东人民出版社 1992 年版。

⑤ 光绪《重修安徽通志》卷三四七《祥异》。

⑥ 《扬州卫生志》，中国工商出版社 2006 年版。

⑦ 同治《湖州府志》卷四四《前事略·祥异》，光绪《乌程县志》卷二七《祥异》。

⑧ 乾隆《陈州府志》卷三〇《杂志·祥异》。

⑨ 万历《兖州府志》卷一五《灾祥》。

⑩ 《资治通鉴》卷一六一《梁纪·高祖武皇帝十七》。

⑪ 《南史》卷三六《沈宪传》。

⑫ 《梁书》卷五六《侯景传》。

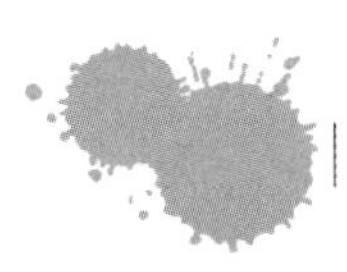

屠马于殿省间鬻之,杂以人肉,食者必病。贼又置毒于水窦,于是稍行肿满之疾,城中疫死者太半"。被围之初,南京城有"男女十余万,贯甲者三万",至次年三月城被攻破后,"疾疫且尽,守埤者止二三千人,并悉羸懦,横尸满路,无人埋瘗,臭气熏数里,烂汁满沟洫"①,南京几乎成为一座鬼城。

太清三年(549)

春,南京城内疫灾继续流行。先年,侯景军围南京城时,屯守南京咽喉太阳门的是邵陵王长子萧坚,萧坚"终日蒲饮,不抚军政。吏士有功,未尝申理,疫疠所加,亦不存恤,士咸愤怨"。这年三月,部下倒戈,"以绳引贼登楼,城遂陷"②。侯景因此得以攻入南京城,当时疫灾尚未平息,"城中积尸不暇埋瘗,又有已死未敛,或将死未绝,景悉令聚而焚之,臭气闻十余里。尚书外兵郎鲍正疾笃,贼曳出焚之,宛转火中,久而方绝"③,可谓惨绝人寰。史称:"自景围建业,城中多有肿病,死者相继,无复板木,乃刳柱为棺。自云龙、神虎门外,横尸重沓,血汁漂流,无复行路。及景入城,悉聚尸焚之,烟气张天,臭闻数十里。初,城中男女十余万人,及陷,存者才二三千人,又皆带疾病,盖天亡之也。"④或曰:"初,闭城之日,男女十余万,擐甲者二万余人;被围既久,人多身肿气急,死者什八九,乘城者不满四千人,率皆羸喘。横尸满路,不可瘗埋,烂汁满沟,而众心犹望外援。"⑤其年十二月,有百济国使者来诣南京,见到城邑丘墟,竟伤心地在端门外号泣,以致"行路见者莫不洒泪"⑥。此次疫灾由"肿满之疾"流行引起,其症状是"身肿气急""羸喘",可能是肺部疾病。

大宝二年(551)

四月,侯景发兵攻打巴陵(今湖南岳阳),久攻不克,至五月,侯景"军中食尽,疾疫死伤太半"⑦,或曰"军中疾疫,死者大半"⑧。侯景军队流窜到哪里,疫灾就传播到哪里,这说明疫病源存在于侯景军队中。

---

① 《南史》卷八〇《侯景传》。
② 《梁书》卷二九《高祖三王传》。
③ 《南史》卷八〇《侯景传》。
④ 《魏书》卷九八《萧衍传》。
⑤ 《资治通鉴》卷一六二《梁纪·高祖武皇帝十八》。
⑥ 《梁书》卷五六《侯景传》。
⑦ 《资治通鉴》卷一六四《梁纪·太宗简文皇帝下》。
⑧ 《梁书》卷五六《侯景传》。

天嘉四年(563)

是年为北周武帝保定三年。二月,北周武帝诏曰:“伏惟太祖文皇帝,敬顺昊天,忧劳庶政,历序六家,以阴阳为首。洎予小子,弗克遵行,惟斯不安,夕惕若厉。自顷朝廷权舆,事多仓卒,乖和爽序,违失先志。致风雨愆时,疾厉(疠)屡起,嘉生不遂,万物不长,朕甚伤之。”①此诏说明北周境内自保定元年(561)以来连续多年疾疫流行,查保定元年(561)和二年(562)北周大旱,疫灾可能与旱灾有关。

天嘉六年(565)

是年即北齐后主天统元年。十二月,“是岁,河南大疫”②。“河南”与“晋阳”相对,约相当于今河南省黄河以南地区。“是时频岁大水,州郡多遇沉溺,谷价腾踊,朝廷遣使开仓,从贵价以粜之,而百姓无益,饥馑尤甚。重以疾疫相乘,死者十四五焉。”③

天康元年(566)

二月,南陈文帝诏曰:“朕以寡德,纂承洪绪,日昃劬劳,思弘景业,而政道多昧,黎庶未康,兼疹患淹时,亢阳累月,百姓何咎,寔由朕躬,念兹在兹,痛加疾首。可大赦天下,改天嘉七年为天康元年。”④显然,这道诏书是在大规模的疫灾打击下宣布的,它表达了请求上天赐以健康的愿望。两个月后,文帝就病死了。这次疫灾的病种为“疹”,显然还是由天花引起的。

【光大元年(567)】

余干县　陈光大元年夏疫。先是,有异人戴竹皮冠,衣五色敝袍,见人且笑且哭,与人红丸,人多弃之。及疫甚,留丸者得活⑤。按:上述记载始见于康熙县志,不知所本,恐不足为据。

---

① 《周书》卷五《武帝纪》。

② 《北齐书》卷八《后主纪》。

③ 《隋书》卷二四《食货志》。

④ 《陈书》卷三《世祖纪》。

⑤ 康熙《余干县志》卷三《灾祥志》,道光《余干县志》卷一七《祥异》,同治《余干县志》卷二〇《祥异》。

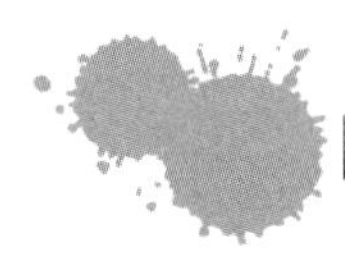

太建五年(573)

此年为北齐武平四年。南陈吴明彻率兵北伐,北齐王琳据寿阳(今安徽寿县)城。十月,吴明彻攻寿阳,“堰肥水以灌城,城中多病肿泄,死者什六七”①。或曰:“城中苦湿,多腹疾,手足皆肿,死者十六七。”②“城内水气转侵,人皆患肿,死病相枕。”③王琳大败。陆杳当时为王琳部下,其传也载:“武平中,为寇所围。经百余日,就加开府仪同三司。城中多疫疠,死者过半。”④

太建六年(574)

四月,陈军北伐北齐,诏曰:“大军未接,中途止憩,朐山(山名,今连云港市南)、黄郭(戍名,今江苏赣榆县北),车营布满,扶老携幼,蓬流草跋,既丧其本业,咸事游手,饥馑疾疫,不免流离。”⑤

---

① 《资治通鉴》卷一七一《陈纪·高宗宣皇帝上之下》。

② 《陈书》卷九《吴明彻传》。

③ 《北齐书》卷三二《王琳传》。

④ 《北史》卷二八《陆杳传》。

⑤ 《陈书》卷五《宣帝纪》。

第三章 隋唐五代时期的疫灾

第一节 隋朝的疫灾

开皇三年(583)

隋朝建立之初,中原王朝与北方游牧部落突厥的关系迅速恶化,突厥连年进犯。开皇二年(582年,即南陈太建十四年)十二月,突厥攻占武威、天水、安定(治今泾川)、金城(治今兰州)、上郡(治今富县)、弘化(治今庆阳)、延安等郡,占领了今甘肃、宁夏、陕北大部分地区①。开皇三年(583年,即南陈至德元年)四月,隋以卫王杨爽为行军元帅,兵分八路出塞攻伐突厥,其中一路由杨爽亲自率领,由朔州道北上,与突厥首领沙钵略可汗遭遇于白道,朔州总管李充率五千骑兵突袭突厥,大败之,沙钵略可汗侥幸逃脱,但"其军中无食,粉骨为粮,加以疾疫,死者甚众"②。或曰"川枯蝗暴,卉木烧尽,饥疫死亡,人畜相半"③,士兵不得食,又多灾疫,死者极众④。显然,这次疫灾与旱蝗、饥荒及战乱有关,疫病为人畜共患,又发生在突厥占领区,很可能是鼠疫。

开皇九年(589)

是年,辛公义以功除岷州刺史。"岷州俗畏疫,一人病疫,阖家避之,病者多死。公义命皆舆置己之听事,暑月,病人或至数百,听廊皆满,公义设榻,昼夜处其间,以秩禄具医药,身自省问。病者既愈,乃召其亲戚谕之曰:'死生有命,岂能相染!若相染者,吾死久矣。'皆惭谢而去。其后人有病者,争就使君,其家亲戚固留养之,始相慈

① 《资治通鉴》卷一七五《陈纪·高宗宣皇帝下之下》。

② 《资治通鉴》卷一七五《陈纪·长城公上》。

③ 《北史》卷九九《突厥传》。

④ 《隋书》卷八四《北狄·突厥传》。《通典·边防典》卷一九七《边防十三·北狄四·突厥上》。

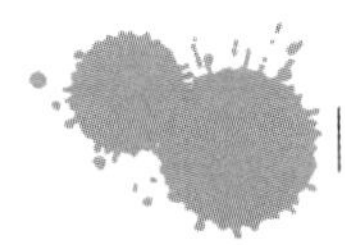

爱,风俗遂变。”①或曰:辛公义从军平陈,以功除岷州刺史。土俗畏病,若一人有疾,即合家避之,父子夫妻不相看养,孝义道绝,由是病者多死。公义患之,欲变其俗。因分遣官人巡检部内,凡有疾病,皆以床舆来,安置厅事。暑月疫时,病人或至数百,厅廊悉满。公义亲设一榻,独坐其间,终日连夕,对之理事。所得秩俸,尽用市药,为迎医疗之,躬劝其饮食,于是悉差。后人有遇病者,争就使君,其家无亲属,因留养之,始相慈爱,此风遂革。合境之内,呼为慈母②。

岷　县　隋文帝开皇九年(589)岷州瘟疫大行,病者多死。刺史辛公义捐俸购药,亲至病榻料理,移风易俗,合境呼为“慈母”。③

开皇十二年(592)

首都长安疾疫,隋文帝召徐孝克到尚书都堂讲《金刚般若经》④。此事不见《隋书·高祖纪》和《资治通鉴》,疫灾发生的具体时间不清楚,疫灾范围估计仅限于长安城。

【开皇十七年(597)】

宝鸡市　隋文帝开皇十七年(597),关中因旱疠疫⑤。

咸阳市　隋文帝开皇十七年(597),关中因旱病疫⑥。

蓝田县　隋文帝开皇十七年(597),关中疫疠⑦。

按:关中因旱而疫疠之事,应在义宁元年(617),详后。上不知所本,不足为据。

开皇十八年(598)

二月,行军元帅汉王谅率水陆大军30万大举攻伐高丽(今朝鲜);六月,“军出临渝关,值水潦,馈运不继,军中乏食,复遇疾疫”;九月,“师还,死者十八九”⑧。军队中疾疫流行是撤军的重要原因⑨。关于这次远征途中的疫灾流行,历史多所记载,如庶

---

① 《资治通鉴》卷一七七《隋纪·高祖文皇帝上之上》。

② 《隋书》卷七三《辛公义传》。《北史》卷八六《辛公义传》。

③ 《岷县志》,甘肃人民出版社1995年版。

④ 《南史》卷六二《徐孝克传》。按:《陈书》卷二六《徐孝克传》有同样的记载,但系于开皇十年。二者必有一误。

⑤ 《宝鸡市卫生志》,1995年。

⑥ 《咸阳市卫生志》,1998年。

⑦ 《蓝田县卫生志》,1990年。

⑧ 《资治通鉴》卷一七八《隋纪·高祖文皇帝上之下》。

⑨ 《隋书》卷二《高祖纪下》。

人谅“率众至辽水，遇疾疫，不利而还”①；高颎“从汉王征辽东，遇霖潦疾疫，不利而还”②；王世积“与汉王并为行军元帅，至柳城，遇疾疫而还”③。《通典·边防典》称“隋文帝时(高丽)寇盗辽西，汉王谅帅兵讨之，至辽水，遭疠疫而返”④；又称“隋文帝时，(高丽王元)率靺鞨之众万余骑寇辽西。隋遣汉王谅总兵讨之，次辽水，大遭疾疫，又乏粮。元复惶惧，遣使请罪，遂班师”⑤。《隋书·高丽传》的记载更详细，称当时汉王杨谅的军队“馈运不继，六军乏食，师出临渝关，复遇疾疫，王师不振”，军队越过辽水后，高丽王元开始惶恐不安，慌忙遣使谢罪，上表自称“辽东粪土臣元”云云，“上于是罢兵，待之如初，元亦岁遣朝贡”⑥。柳城为柳城郡治所，即今辽宁朝阳市；临渝关在今河北抚宁县与秦皇岛市之间；辽东在这里是指辽东城，在今辽宁辽阳市。

永平府　疫⑦。

大业六年(610)

是时，隋朝达到极盛，“天下凡有郡一百九十，县一千二百五十五，户八百九十万有奇。东西九千三百里，南北万四千八百一十五里”。国力强盛，刺激了隋炀帝的扩张欲望，正月，他遣朱宽招抚流求(今台湾)，流求不从，又派朝请大夫张镇周发东阳兵万余人攻打流求⑧。至二月，“俘虏数万，士卒深入，蒙犯瘴疠，馁疾而死者十八九”⑨。即攻打流求的军队中有瘴疠(恶性疟疾)流行。实际上，其俘虏者只一万七千人⑩。

大业八年(612)

“是岁，大旱疫，人多死，山东尤甚。”⑪这里没有言明大疫发生的时间，《资治通鉴》将其系于十二月⑫。但据有关记载考证，疫灾发生的时间当在秋季。据载，大业七年秋，山东、河南大水，“漂没三十余郡，民相卖为奴婢”；冬，隋军云集涿郡，准备攻

---

① 《北史》卷四五《庶人谅传》。
② 《北史》卷四一《高颎传》。
③ 《隋书》卷四〇《王世积传》。
④ 《通典·边防典》卷一八五《边防一·东夷上·序略》。
⑤ 《通典·边防典》卷一八六《边防二·东夷下·高句丽》。
⑥ 《隋书》卷八一《东夷传·高丽》。
⑦ 光绪《永平府志》卷二九《封域志·纪事上》。
⑧ 《资治通鉴》卷一八一《隋纪·炀皇帝上之下》。
⑨ 《隋书》卷二四《食货志》。
⑩ 《隋书》卷三《炀帝纪上》。
⑪ 《隋书》卷四《炀帝纪下》。《北史》卷一二《隋本纪下》。
⑫ 《资治通鉴》卷一八一《隋纪·炀皇帝上之下》。

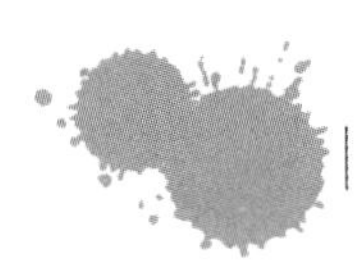

打高丽[①]。大业八年正月,集于涿郡之军队达一百一十三万三千八百人,号称两百万大军,开始攻打高丽,至七月,隋军大败而归[②]。隋军初渡辽河时,凡三十万五千人,等撤回辽东城以后,只剩下二千七百人了[③],甚至还有人说是"还者千人而已"[④]。随后,疫灾广泛流行,《隋书·食货志》称:"是岁(大业七年)山东、河南大水,漂没四十余郡,重以辽东覆败,死者数十万。因属疫疾,山东尤甚。"[⑤]显然,这次大疫应该发生在隋军败退之后的秋季,其疫种有可能是被败军带回。关于疫灾流行的区域,《隋书·炀帝纪》仅说是"山东尤甚",说明"山东"之外,其他地方也有旱疫发生;《隋书·食货志》则"山东、河南"并提之后再说"山东尤甚",说明这次疫灾的范围至少是包括"山东、河南"两个区域。在这里,"山东"仅指黄河以北、太行山以东的河北诸郡,而非是指崤山以东的黄河中下游地区;"河南"则是指黄河以南、淮河以北的河南诸郡。

河北省　隋大业八年(612),大旱疫,人多死,山东尤甚[⑥]。

南和县　大业八年(612)大旱,瘟疫流行[⑦]。

任　县　大业八年(612)大旱,瘟疫流行[⑧]。

威　县　大业八年(612)大旱,瘟疫流行[⑨]。

赵　县　炀帝大业八年壬申(612)赵郡大旱,传染病流行[⑩]。

山东省　612年(隋大业八年)大旱疫,人多死。山东尤甚,登州各县疫病流行,人多死亡[⑪]。

烟台市　612年(隋炀帝八年)登州各县疫病流行,人多死亡[⑫]。

文登市　612年(隋大业八年),境内"病疫流行,人多死亡"[⑬]。

邱　县　大业七年(611)七月大水,漂没田舍,民自相卖为奴婢,耕稼失时,米斗

---

① 《隋书》卷三《炀帝纪上》。

② 《隋书》卷四《炀帝纪下》。

③ 《资治通鉴》卷一八一《隋纪·炀皇帝上之下》。

④ 《通典·边防典》卷一八六《边防二·东夷下·高句丽》。

⑤ 《隋书》卷二四《食货志》。

⑥ 《河北省志》,方志出版社2009年版。

⑦ 《南和县志》,方志出版社1996年版。

⑧ 《任县志》,中华书局2000年版。

⑨ 《威县志》,方志出版社1998年版。

⑩ 《赵县志》,中国城市出版社1993年版。

⑪ 《山东省卫生志》,山东人民出版社1992年版。

⑫ 《烟台卫生志(612—1985)》,1987年。

⑬ 《文登市志》,中国城市出版社1996年版。

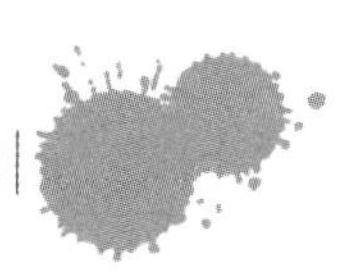

数百钱，自此水旱频继，瘟疫流行，官府不停征敛，民命维艰①。

成武县　612年(隋大业八年)大旱疫，人多死②。

荣成市　登州各县疫病流行，人多死亡③。

济南府　山东大旱疫，人多死④。

历城县　山东大旱疫，人多死⑤。

潍　县　春三月，山东大旱疫，人多死⑥。

商河县　山东旱疫，人多死⑦。

惠民县　山东旱疫，人多死⑧。

长山县　大旱疫，人多死⑨。山东旱疫，人多死⑩。

无棣县　山东疫，人多死⑪。

临邑县　山东旱疫，人多死⑫。

莱阳县　山东旱疫，人多死⑬。

曲阜县　山东旱疫，人多死⑭。

平原县　山东旱疫，人多死⑮。

胶　州　山东旱疫，人多死⑯。

武定府　山东旱疫，人多死⑰。

登州府　东莱疫，人多死⑱。

---

① 《邱县志》，方志出版社2001年版。
② 《成武县志》，齐鲁书社1992年版。
③ 《荣成市志》，齐鲁书社1999年版。
④ 《古今图书集成·方舆汇编·职方典》卷二〇七《济南府部·纪事一》。
⑤ 崇祯《历城县志》卷一六《杂志·灾祥》。
⑥ 民国《潍县志稿》卷二《通纪一》。
⑦ 道光《商河县志》卷三《赋役志·祥异》，民国《商河县志》卷首《大事记》。
⑧ 乾隆《惠民县志》卷三《祥异志》，光绪《惠民县志》卷一七《五行志·祥异》。
⑨ 《惠民地区卫生志》，天津科学技术出版社1992年版。
⑩ 康熙《长山县志》卷七《灾祥志·灾祥》，嘉庆《长山县志》卷四《灾祥志》。
⑪ 民国《无棣县志》卷一六《祥异志》。
⑫ 同治《临邑县志》卷一六《杂事志·纪异》。
⑬ 民国《莱阳县志》卷首《大事记》。
⑭ 乾隆《曲阜县志》卷二一《通编》。
⑮ 乾隆《平原县志》卷九《杂志·灾祥》。
⑯ 民国《胶志》卷五三《祥异》。
⑰ 咸丰《武定府志》卷一四《祥异》。
⑱ 光绪《增修登州府志》卷二二《祥孽附》。

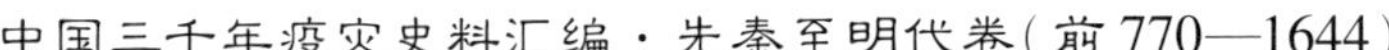

黄　县　山东旱疫,人多死①。

扬州市　隋大业八年(612),江阳(今扬州市区)大旱,瘟疫流行,人多死②。

洪洞县　隋大业八年(612)大旱,瘟疫流行③。按:牵扯山西洪洞县,毫无道理。

大业十年(614)

隋炀帝三度亲征高丽,大业十年第三次亲征,军中大疫。《通典》曰:"大业七年,帝亲征元,师度辽水,东城分道出师,顿兵于其城下。高丽婴城固守,帝命诸军攻之。又敕诸将:'高丽若降者,即宜抚纳,不得纵兵。'城将陷,贼辄言请降。诸将奉旨,不敢赴机,先令驰奏。比报至,贼守御亦备,随出拒战。如此者再三,帝不悟,食尽师老,输粮不继,诸军败绩,还者千人而已。是行也,唯于辽水西拔贼武列逻而已。还。九年,帝复亲征,乃敕诸军以便宜从事。诸将分道攻城,贼势日蹙。会杨玄感作乱,反书至,帝班师。兵部侍郎斛斯政,玄感之党,亡入高丽,高丽具知事实,悉锐兵来追,殿军多败。十年,又发天下兵。会盗贼蜂起,所在阻绝,军多失期,少至辽水,又属饥馑,六军递相掠夺,复多疾疫。自黄龙以东,骸骨相属,止泊之处,军人皆积尸以御风雨,死者十八九。"④

义宁元年(617)

是岁天下大旱,关中疫疠流行。十一月,代王被扶立为帝,是为恭帝⑤。《隋书·食货志》称:"自燕赵跨于齐韩,江淮入于襄邓,东周洛邑之地,西秦陇山之右,僭伪交侵,盗贼充斥。宫观鞠为茂草,乡亭绝其烟火,人相啖食,十而四五。关中疠疫,炎旱伤稼,代王开永丰之粟,以赈饥人,去仓数百里,老幼云集。吏在贪残,官无攸次,咸资镪货,动移旬月,顿卧墟野,欲返不能,死人如积,不可胜计。"⑥按:是年炀帝游江都未归,李密、窦建德作乱,唐公李渊乘机举兵。九月,华阴县令李孝常以永丰仓降李渊,乙巳日,李渊"至永丰仓劳军,开仓赈饥民";十一月壬戌日,李渊迎代王即皇帝位于长安天兴殿⑦。所谓代王开仓赈饥民事,其实是李渊所为,因此,关中疾疫流行的时间当

① 同治《黄县志》卷五《祥异志》。
② 《扬州卫生志》,中国工商出版社 2006 年版。
③ 《洪洞县志》,山西春秋电子音像出版社 2005 年版。
④ 《通典·边防典》卷一八六《边防二·东夷下·高句丽》。
⑤ 《隋书》卷四《炀帝纪下》。
⑥ 《隋书》卷二四《食货志》。
⑦ 《资治通鉴》卷一八四《隋纪·恭皇帝下》。

在冬十一月前后。

沭阳县 隋大业十三年(617)大旱,江淮数百里水绝无鱼,人多疫死①。

第二节 唐朝的疫灾

武德四年(621)

春正月,秦王李世民败王世充于开封,王世充逃归洛阳。二月,王世充太子玄应将兵数千人从虎牢运粮入洛阳,为李世民部将李君羡所败,李世民遂率兵进至洛阳城外。辛丑日,王世充亲自率兵二万出城与李世民战,结果大败;壬寅日,再战又败。于是,王世充龟缩洛阳宫城之中,而唐军围之。至三月甲戌日,城中饥馑、病疫,死者十之八九。据载,"唐兵围洛阳,掘堑筑垒而守之。城中乏食……民食草根木叶皆尽,相与澄取浮泥,投米屑作饼食之,皆病,身肿脚弱,死者相枕倚于道。皇泰主之迁民入宫城也,凡三万家,至是无三千家"②。这里说是饥民"皆病",死者又达十分之九,应该可以看成是一次疫灾流行。

晋城县 唐高祖武德五年(622)、七年(624)泽州瘟疫流行③。

大荔县 唐武德九年(626),瘟疫大发④。

按:以上不知所本,录以备考。

贞观元年(627)

岭南酋长冯盎在唐高祖时投降唐朝,但多年不入朝,加之屡有人告其反叛,九月,唐太宗拟发江、岭数十州兵讨之。魏征以为"中国初定,岭南瘴疠险远,不可以宿大兵"⑤,向唐太宗进谏说,"天下初定,创夷未复,大兵之余,疫疠方作。且王者,兵不宜为蛮夷动,胜之不武,不胜为辱",太宗从之⑥。"疫疠方作"的地方不清楚,但根据唐初征战之空间推测,应主要在黄河中下游地区,尤其是长安和洛阳两京之间的关中和中原地区。突厥地区可能也有瘟疫流行。是年冬十二月,西突厥地区大雪,"平地数

① 《沭阳县卫生志》,中国矿业大学出版社 1996 年版。
② 《资治通鉴》卷一八九《唐纪五·高祖皇帝中之中》。
③ 《晋城县志》,山西古籍出版社 1999 年版。
④ 《大荔县志》,陕西人民出版社 1994 年版。
⑤ 《资治通鉴》卷一九二《唐纪·太宗皇帝上之上》。
⑥ 《新唐书》卷一一〇《冯盎传》。

尺,羊马多死,民大饥"[①]。严寒气候可能导致了疫灾流行。贞观四年九月,唐太宗在诏书中说,"突厥往逢疠疫,长城之南,暴骨如丘"[②]。这里所说"往逢疠疫",或即指此。

贞观三年(629)

正月,僧人法雅以口出妖言之罪伏诛,裴寂为之不平,说法雅只不过说了"时方行疾疫"而已,事实上,法雅曾深受唐太宗的宠爱,可以自由出入两宫[③]。据此可知,法雅之伏诛,或许是因为不幸言中了疫病的流行。此次疫灾范围无法确定,但显然应包括京城长安在内。

永寿县　贞观二至三年(628—629),瘟疫流行,死者众[④]。

贞观十年(636)

"关内、河东大疫。"[⑤]"是岁,关内、河东疾病,命医赍药疗之。"[⑥]未言疫灾月份,可能疫灾延续的时间较长。关内道范围包括今陕西关中、陕北、宁夏、陇东和内蒙古中西部,河东道范围包括今山西全部。这两道约掩有整个黄土高原。

富平县　贞观十年,关内大疫[⑦]。唐太宗贞观十年(636),关内大疫[⑧]。

周至县　贞观十年,二月大疫[⑨]。唐贞观十年二月(636)遭大瘟疫[⑩]。

洛川县　唐贞观十年(636)大疫[⑪]。

同　州　贞观十年,大疫[⑫]。

大荔县　贞观十年,大疫[⑬]。

绛　县　贞观十年,河东疾疫[⑭]。

---

① 《资治通鉴》卷一九二《唐纪·太宗皇帝上之上》。
② 《新唐书》卷二一五《突厥上》。
③ 《旧唐书》卷五七《裴寂传》。
④ 《永寿县志》,三秦出版社1991年版。
⑤ 《新唐书》卷三六《五行志三》。
⑥ 《旧唐书》卷三《太宗纪下》。
⑦ 乾隆五年《富平县志》卷八《祥异》,乾隆四十三年《富平县志》卷一《祥异》。
⑧ 《富平县志》,三秦出版社1994年版。
⑨ 乾隆《盩厔县志》卷一三《祥异》,民国《盩厔县志》卷八《杂记·祥异》。
⑩ 《周至县志》,三秦出版社1993年版。
⑪ 《洛川县志》,陕西人民出版社1994年版。
⑫ 天启《同州志》卷一六《祥祲》。
⑬ 乾隆《大荔县志》卷二六《杂记下·祥祲》。
⑭ 乾隆《绛县志》卷一二《祥异》,光绪《绛县志》卷六《大事表第二》。

曲沃县　贞观十年，大疫①。

运城市　唐太宗贞观十年(636)，关内、河东大疫②。

贞观十五年(641)

"三月，泽州疫。"③泽州治今山西晋城，包括晋东南陵川、高平、沁水、阳城诸县。

泽州府　三月，泽州疫④。

凤台县　疫⑤。

晋城县　唐太宗贞观十五年(641)瘟疫⑥。641年(唐太宗贞观十五年)，是年瘟疫流行⑦。

贞观十六年(642)

"夏，谷、泾、徐、戴、虢五州疫。"⑧泾州治今甘肃镇原，徐州治今江苏徐州，虢州治今河南灵宝。唐初谷州领渑池、永宁、福昌、长水四县，显庆二年州废后各县改属洛州。戴州于武德五年置，领单父、城武、楚丘、巨野、金乡、方舆六县，贞观十七年州废，各县分属宋、曹、郓、兖等州⑨。

徐州府　贞观十六年疫⑩。

铜山县　贞观十六年夏，徐州疫⑪。夏，徐州瘟疫流行⑫。

沛　县　贞观十六年疫⑬。

---

① 乾隆《新修曲沃县志》卷三七《祥异》，嘉庆《续修曲沃县志》卷八《艺文志·祥异》，道光《新修曲沃县志》卷一《祲祥》，光绪《续修曲沃县志》卷三二《志余·祥异》，民国《新修曲沃县志》卷三〇《丛志·灾祥》。

② 《运城市卫生志》，2008年。

③ 《新唐书》卷三六《五行志三》。

④ 康熙《泽州志》卷二八《祥异》，雍正《泽州府志》卷五〇《艺文志·祥异》，光绪《山西通志》卷八五《记七·大事记三》。

⑤ 乾隆《凤台县志》卷一二《纪事》。

⑥ 《晋城县志》，山西古籍出版社1999年版。

⑦ 《晋城大事记》，中国城市出版社1993年版。

⑧ 《新唐书》卷三六《五行志三》。

⑨ 〔唐〕李泰等著，贺次君辑校《括地志辑校》。

⑩ 同治《徐州府志》卷五《祥异》。

⑪ 民国《铜山县志》卷四《纪事表》。

⑫ 《铜山县志》，中国社会科学出版社1993年版。

⑬ 民国《沛县志》卷二《灾祥》。

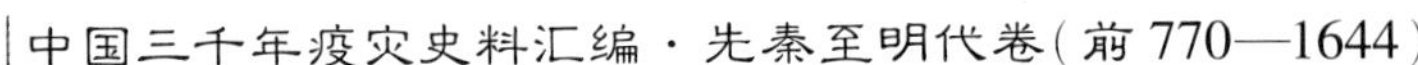

高邮州　贞观十六年疫①。

合水县　贞观十六年,合水大疫,死亡人甚多②。

庆阳地区　贞观十六年,宁县、合水大疫,死人甚多③。

泾川县　贞观十六年(642)夏泾州瘟疫④。

贞观十七年(643)

"夏,泽、濠、庐三州大疫。"⑤泽州在山西,已如前述。濠州治今安徽凤阳,掩有今凤阳、蚌埠、嘉山、定远等县市。庐州与濠州毗邻,治今安徽合肥,掩有今巢湖流域。

泽州府　贞观十七年夏疫⑥。

晋城县　唐太宗贞观十七年(643)瘟疫⑦。643年(唐太宗贞观十七年)夏,瘟疫流行⑧。

凤台县　贞观十七年夏疫⑨。

庐州府　贞观十七年合肥、舒城大疫。次年疫⑩。

合肥县　贞观十七年大疫⑪。

舒城县　贞观十七年大疫⑫。

亳　州　贞观十七年疫⑬。

贞观十八年(644)

"庐、濠、巴、普、郴五州疫。"⑭庐、濠两州在今安徽中部,范围已如前述。巴州治今四川巴中,有今巴中、平昌等县市。普州治今四川安岳,掩有今安岳、乐至县地。郴

---

① 道光《高邮州志》卷一二《杂类纪·灾祥》。
② 《合水县志》,甘肃文化出版社2007年版。
③ 《庆阳地区志》,兰州大学出版社1998年版。
④ 《泾川县志》,甘肃人民出版社1996年版。
⑤ 《新唐书》卷三六《五行志三》。
⑥ 康熙《泽州志》卷二八《祥异》。
⑦ 《晋城县志》,山西古籍出版社1999年版。
⑧ 《晋城大事记》,中国城市出版社1993年版。
⑨ 乾隆《凤台县志》卷一二《纪事》。
⑩ 嘉庆《庐州府志》卷四九《大事志下·祥异》,光绪《续修庐州府志》卷九三《祥异志》。
⑪ 嘉庆《合肥县志》卷一三《祥异志》。
⑫ 嘉庆《舒城县志》卷三《大事志·祥异》,光绪《续修舒城县志》卷五〇《志余·祥异表》。
⑬ 光绪《凤阳府志》卷四上《纪事表上·祥异》。
⑭ 《新唐书》卷三六《五行志三》。

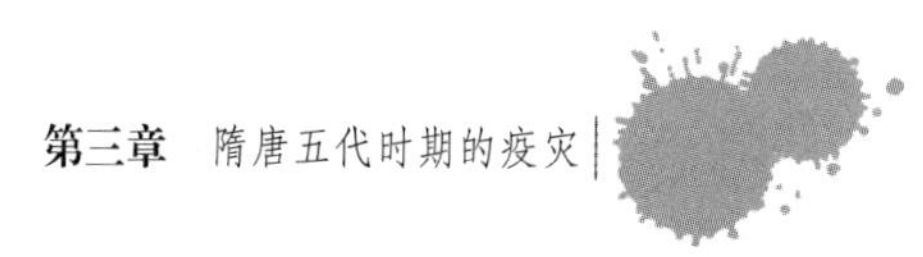

州治今湖南郴州，掩有湘东南地。

郴　州　贞观十八年疫①。

桂阳州　太宗皇帝贞观十七年疫②。按：桂阳州唐时属郴州，“十七年”当为“十八年”之讹。

贞观二十二年（648）

“卿州大疫。”③九月，邠州大疫，诏医疗之④。卿州又作鄉州，贞观十五年置，为羁縻州，初属江南道，后属黔中道，治所在今贵州紫云县东、长顺县南。时卿州人烟稀少，不易发生疫灾，当以卿州（即邠州）为确。西州（治高昌城）交和县（今吐鲁番市境）也可能有瘟疫流行。据《辛英疆墓表》记载，正月十九日，交和县神山乡民辛英疆“忽遭时患”身亡，春秋一十有七⑤。

永寿县　贞观二十二年九月，邠州大疫，时永（寿）属邠州⑥。

永徽四年（653）

是年，“虏疮”（疑为天花或鼠疫）“从西域东流，遍于海中”⑦。另据《大唐故处士杨君墓志》载，处士杨吴生妻子张氏因“风疹暴增”，于九月廿日卒，享年七十二岁⑧。这里的“风疹”，应该不是现代意义上的皮肤病，很可能也是被称为“虏疮”的天花或鼠疫。

永徽六年（655）

“三月，楚州大疫。”⑨楚州治今江苏淮安，包括淮河以南、高邮湖以北的苏北中部地区。

淮安府　大疫⑩。

---

① 嘉庆《郴州总志》卷四二《事纪》。

② 同治《桂阳直隶州志》卷三《事纪》。

③ 《新唐书》卷三六《五行志三》。

④ 《册府元龟》卷一四七《帝王部・恤下第二》。雍正《陕西通志》卷四六《祥异》。

⑤ 周绍良主编《唐代墓志汇编》，上海古籍出版社 1992 年版。

⑥ 光绪《永寿县重修新志》卷一〇《别录类・述异》。按：志书称引自《唐书・五行志》，查《新唐书・五行志》并无此记载，其实出自《册府元龟》。

⑦ 〔西晋〕葛洪撰，〔南朝梁〕陶弘景增补《肘后备急方》卷二《治伤寒时气温病方第十三》。

⑧ 周绍良主编《唐代墓志汇编》，上海古籍出版社 1992 年版。

⑨ 《新唐书》卷三六《五行志三》。

⑩ 光绪《淮安府志》卷三九《杂记・灾祥》。

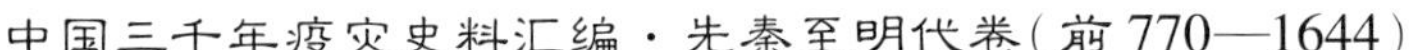

淮安县　楚州瘟疫流行①。

盱眙县　三月,楚州大疫②。

沭阳县　沭地瘟疫流行③。

乾封二年(667)

西州高昌县(今吐鲁番市)可能有瘟疫流行。据《伪武牙将军范永隆故夫人贾氏墓志》记载,西州高昌县范永隆妻"遇斯时疾",十月十二日死,春秋七十有五④。此时当世界第一次鼠疫大流行期间,吐鲁番位于中欧鼠疫传播通道之上,其"时疾"或就是鼠疫。

【咸亨二年(671)】

长武县　咸亨元年(670),大旱饥馑,诏免雍、豳等六州租赋。次年旱涝,疫疾流行⑤。

咸亨四年(673)

西州高昌县(今吐鲁番市)可能有瘟疫流行。据《某海生墓志》记载,西州高昌县某海生三月十六日"缠遇时痾"卒,时年三十有二⑥。这里的"时痾",也可能是鼠疫。

开耀元年(681)

调露元年(679),突厥寇掠今甘肃、陕北、晋北地区。永隆元年(680)三月,吏部侍郎裴行俭大破突厥于黑山,擒其酋长奉职,可汗泥熟匐则为其部下所杀,余众退保狼山,裴行俭引军撤还。裴行俭撤军之后,突厥阿史那伏念自立为可汗,与阿史德温博联合入侵唐朝边境。开耀元年正月癸巳日,高宗以裴行俭为定襄道大总管,以右武卫将军曹怀舜等为副总管,率兵进讨突厥联军。三月,曹怀舜轻信人言,以为突厥联军兵少将寡,将老弱兵士驻扎于瓠芦泊,亲率轻锐倍道兼行,至黑沙,没有见到突厥兵士,只得回返,至长城北与阿史德温博遭遇,双方小战而退,至横水又遇到阿史那伏念。阿史那伏念将妻子、辎重留于金牙山,以轻骑袭曹怀舜。曹怀舜大败,死者不可胜数,因与阿史那伏念议和。与此同时,驻扎在代州之陉口的裴行俭使用反间计,离

① 《淮安市志》,江苏人民出版社1998年版。
② 光绪《盱眙县志稿》卷一四《祥祲志》。
③ 《沭阳县卫生志》,中国矿业大学出版社1996年版。
④ 吴钢主编《全唐文补遗》第七辑,三秦出版社2007年版。
⑤ 《长武县志》,陕西人民出版社2000年版。
⑥ 周绍良、赵超主编《唐代墓志汇编续集》,上海古籍出版社2001年版。

拨阿史那伏念与阿史德温博之间的关系，并派部将袭击金牙山。当阿史那伏念约和后返还至金牙山的时候，“失其妻子辎重，士卒多疾疫，乃引兵北走保细沙”，裴行俭派兵追击，阿史那伏念执阿史德温博来降，结果缚送京师被处死①。从“士卒多疾疫”的记载来看，似乎在突厥军队中有瘟疫流行。

永淳元年(682)

三月，京畿(关中)旱蝗，无麦苗。四月，关中饥馑，斗米三百钱，高宗逐粮幸东都(今洛阳)，竟有扈从饿死于道者。五月，东都(洛阳)霪雨，洛河泛滥，漂没居民千余家。而关中先水后旱蝗，继以疾疫，米斗四百，两京间死者相枕于路②。“六月，关中初雨，麦苗涝损，后旱，京兆、岐、陇螟蝗食苗并尽，加以民多疫疠，死者枕藉于路，诏所在官司埋瘗。”③或曰：“六月十二日连日大雨，至二十三日，洛水大涨，漂损河南立德弘敬、洛阳景行等坊二百余家，坏天津桥及中桥，断人行累日……西京(长安)平地水深四尺已上，麦一束止得一二升，米一斗二百二十文，布一端止得一百文。国(城)中大饥，蒲、同等州没徙家口并逐粮，饥馁相仍，加以疾疫，自陕(今三门峡)至洛(今洛阳)，死者不可胜数。”④秋，关东大雨、大饥；十月，长安地震。连绵不断的自然灾害导致关中及山南二十六州饥馑，京师长安甚至有“人相食”者，接着便引发了冬季疾病的大流行，“冬，大疫，两京(长安、洛阳)死者相枕于路”⑤，朝廷使所在有司埋葬⑥。这次疫灾区域主要在河南、陕西，由于人口损失甚多，《通典·食货典》对此进行了特别记载：“永淳元年，京师大雨，饥荒，米每斗四百钱。加以疾疫，死者甚众。”⑦

陕西省　唐永淳元年五月，关中旱蝗，疾疫，死者相枕于路⑧。

宝鸡市　唐高宗永淳元年(682)，关中旱、蝗、大疫，死者枕藉于路⑨。

咸阳市　唐高宗永淳元年(682)，关中旱、蝗、大疫，死者横尸于路⑩。

① 《资治通鉴》卷二〇二《唐纪十八·高宗皇帝中之下》。
② 《资治通鉴》卷二〇三《唐纪十九·高宗皇帝下》。
③ 《旧唐书》卷五《高宗纪下》。
④ 《旧唐书》卷三七《五行志四》。
⑤ 《新唐书》卷三六《五行志三》。
⑥ 《旧唐书》卷三五《五行志二》。
⑦ 《通典·食货典》卷七《食货七·历代盛衰户口·大唐》。
⑧ 康熙《陕西通志》卷三〇《祥异》。
⑨ 《宝鸡市卫生志》，1995年。
⑩ 《咸阳市卫生志》，1998年。

富平县　京畿蝗,关中饥,五月旱,六月蝗,冬大疫①。唐高宗永淳元年冬,大疫②。

临潼县　五月旱蝗疾疫,死者相枕于路③。

蓝田县　唐永淳元年(682)五月,关中大疫,死者枕藉于路④。

眉　县　永淳元年(682),螟蝗食禾苗并尽,民多疫病,死者枕藉于路⑤。

礼泉县　永淳元年(682)干旱、蝗虫,疫病流行,米每斗银四百两,民食草根,多有死亡⑥。

天水市　唐高宗永淳元年(682)六月,陇右蝗灾,疫病流行,死亡众多⑦。

甘肃省　永淳元年六月陇右蝗灾,禾苗被食,又发生疫病,死者相枕于道⑧。

静宁县　唐高宗永淳元年(682)六月,疫病发生,死者枕藉于路⑨。

榆中县　唐高宗永淳元年(682)六月,螟蝗,食苗并尽,复疫疠,死者枕藉于路⑩。

武山县　唐高宗永淳元年,全县疫疠流行,螟蝗遍地,民大饥,死者枕藉于道⑪。

陇　县　永淳元年六月,岐、陇等州螟蝗食苗并尽。疫病流行,死者枕藉于路⑫。

神龙三年(707)

神龙三年,"是春,自京师至山东疾疫,民死者众。河北、河南大旱……是夏,山东、河北二十余州旱,饥馑、疾疫死者数千计,遣使赈恤之"⑬。是年九月,改元景龙,故有记载称:"景龙元年夏,自京师至山东、河北疫,死者数千。"⑭中宗在位期间(705—710),"水旱不调,疾疫屡起。远近殊论,公私罄然。五六年间,再三祸变"⑮。

---

① 乾隆五年《富平县志》卷八《祥异》,乾隆四十三年《富平县志》卷一《祥异》。

② 《富平县志》,三秦出版社1994年版。

③ 康熙《临潼县志》卷六《祥异志》,乾隆《临潼县志》卷九《志余·祥异》,民国《临潼县志》卷九《志余·祥异》。

④ 《蓝田县志》,陕西人民出版社1994年版。

⑤ 《眉县志》,陕西人民出版社2000年版。

⑥ 《礼泉县志》,三秦出版社1999年版。

⑦ 《天水市志》,方志出版社2004年版。

⑧ 《甘肃省志》,甘肃人民出版社1989年版。

⑨ 《静宁卫生志》,甘肃文化出版社2005年版。

⑩ 《榆中县志》,甘肃人民出版社2001年版。

⑪ 《武山县志》,陕西人民出版社2002年版。

⑫ 《陇县志》,陕西人民出版社1993年版。

⑬ 《旧唐书》卷七《中宗纪》。

⑭ 《新唐书》卷三六《五行志三》。

⑮ 《旧唐书》卷一〇一《辛替否传》。

或曰："人怨、神怒、亲忿，水旱疾疫，六年之间，三祸为变。"①陈子昂在上书中也说："今军旅之弊，夫妻不得安，父子不相养，五六年矣。自剑南尽河陇，山东由青、徐、曹、汴，河北举沧、瀛、赵、鄚，或困水旱，或顿兵疫，死亡流离略尽。"②

山东省　"707年(唐景龙元年)夏，自京师至山东、河北，疫死者千数。"③又曰："687年(唐垂拱三年)春，自京师至山东疾疫，民死者众。"④按：这里有两处错误，一是将神龙三年误为垂拱三年，二是将同一疫灾事件误为两次。

济南府　山东疫⑤。

临邑县　大疫⑥。

曲阜县　大疫⑦。

长山县　大疫⑧。

寿光县　大疫⑨。

无棣县　大疫⑩。

商河县　大疫⑪。

惠民县　大疫⑫。

潍　县　大疫⑬。

曲阜市　夏，瘟疫大流行，死者以千计⑭。

河内县　河北疫，死者千数⑮。

河北省　唐神龙三年(707)，是春，京师至山东疾疫，民死者众。是夏，山东、河北二十余州旱饥馑，疾疫，死者数千记⑯。

大名县　河北疫⑰。

---

① 《新唐书》卷一一八《辛替否传》。
② 《新唐书》卷一〇七《陈子昂传》。
③ 《山东省卫生志》，山东人民出版社1992年版。
④ 《山东省卫生志》，山东人民出版社1992年版。
⑤ 《古今图书集成·方舆汇编·职方典》卷二〇七《济南府部·纪事一》。
⑥ 同治《临邑县志》卷一六《杂事志·纪异》。
⑦ 乾隆《曲阜县志》卷二二《通编》。
⑧ 嘉庆《长山县志》卷四《灾祥志》。
⑨ 民国《寿光县志》卷一五《大事记》。
⑩ 民国《无棣县志》卷一六《祥异志》。
⑪ 民国《商河县志》卷首《大事记》。
⑫ 光绪《惠民县志》卷一七《五行志·祥异》。
⑬ 民国《潍县志稿》卷二《通纪》。
⑭ 《曲阜市志》，齐鲁书社1993年版。
⑮ 道光《河内县志》卷一一《祥异志》。
⑯ 《河北省志》，方志出版社2009年版。
⑰ 民国《大名县志》卷二六《祥异志·祥异》。

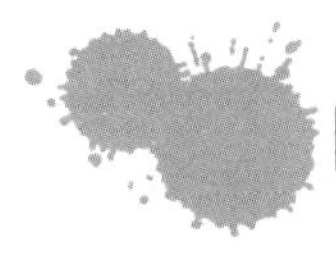

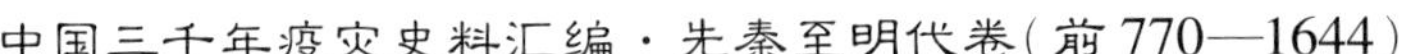

成武县　春,自京师至山东疫疾,民死者众①。

南和县　景龙元年(707)六月,大旱,民饥,疾疫流行,朝廷遣使赈恤②。

河北省　唐景龙二年(708),山东、河北夏疫,死者千余③。按:不知所本,当即神龙三年事。

任　县　"景龙二年(708)夏疫,死数[千]人。"④按:景龙二年为元年之误,漏"千"字。

景云二年(711)

睿宗诏作乞寒胡戏,韩朝宗谏曰:"天象变见,疫疠相仍,厌兵助阴,是谓无益。"⑤可能其时尚有疫灾流行,疫灾之地不详,或指京师地区。

天宝十三载(754)

天宝九载(750),南诏王阁罗凤不满云南太守张虔陀之贪淫,举兵反唐,攻陷云南,杀张虔陀,并攻取唐之姚州及三十二个夷州。天宝十载(751)夏四月,剑南节度使鲜于仲通领兵八万,兵分两道从戎州、巂州进驻曲州、靖州,欲攻姚州。阁罗凤闻讯,遣使谢罪,愿意归还其所掠一切,驻守姚州,如不同意,则投奔吐蕃。鲜于仲通大怒,囚其来使,进军至西洱河,与阁罗凤战,结果大败,士卒死者六万人。阁罗凤则投奔吐蕃,吐蕃以弟称之。随后,杨国忠于两京、河南、河北诸道大募兵以击南诏,募兵不到,则遣使分道捕人,枷送军营。十一月,杨国忠自任剑南节度使⑥。天宝十三载(754)六月,杨国忠令侍御史李宓将兵七万攻打南诏王阁罗凤。阁罗凤采取诱敌深入的办法,将李宓引到太和城(今大理、下关之间),自己则闭壁不出,结果,李宓军队弹尽粮绝,"士卒罹瘴疫及饥死什七八",被迫撤军,阁罗凤乘势追击,李宓被擒,唐军全军覆灭。杨国忠"益发中国兵讨之,前后死者几二十万人"⑦。史称:"自仲通、李宓再举讨蛮之军,其征发皆中国利兵,然于土风不便,沮洳之所陷,瘴疫之所伤,馈饷之所乏,物故者十八九。凡举二十万众,弃之死地,只轮不还,人衔冤毒,无敢言者。"⑧以上所据

---

① 《成武县志》,齐鲁书社1992年版。
② 《南和县志》,方志出版社1996年版。
③ 《河北省志》,方志出版社2009年版。
④ 《任县志》,中华书局2000年版。
⑤ 《新唐书》卷一一八《韩朝宗传》。
⑥ 《资治通鉴》卷二一六《唐纪三十二·玄宗皇帝下之上》。
⑦ 《资治通鉴》卷二一七《唐纪三十三·玄宗皇帝下之下》。
⑧ 《旧唐书》卷一〇六《杨国忠传》。

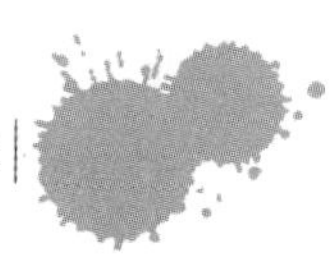

为《资治通鉴》。关于天宝中唐朝与南诏之间的战争,其他史料的记载与《资治通鉴》略有出入①。

【上元二年(761)】

沭阳县 上元二年(761)九月,江淮一带大饥荒、人相食,瘟疫波及沭阳、厚邱②。不知所本,不足为据。

宝应元年(762)

是岁,江东大疫,死者过半③。疫灾季节不详,但十月乙卯诏曰:"浙江水旱,百姓重困,州县勿辄科率,民疫死不能葬者为瘗之。"④据此可知,大疫在十月之前的秋季。这次疫灾由大旱引起,流行范围很大,"北自淮沂,达于海隅",独孤及有《吊道殣文》述其事:辛丑岁(上元二年)大旱,三吴饥甚,人相食。明年(宝应元年)大疫,死者十七八,城郭邑居为之空虚,而存者无食,亡者无棺殡悲哀之送。大抵虽其父母妻子亦啖其肉而弃其骸于田野,由是道路积骨相支撑,枕藉者弥二千里,春秋以来不书⑤。"三吴"即"江东",主要是太湖流域,唐代包括润、常、苏、湖四州之地。"浙江"为其一部分,指钱塘江流域,唐代包括杭、睦、越等州之地,代宗《恤民敕》云:又闻杭、越间疾疫颇甚,户有死绝⑥。

宝鸡市 唐代宗宝应元年(762),关中疾疫⑦。

渭南市 宝应元年(762),关中大旱,伴生蝗虫、瘟疫,死者盈路⑧。

彬 县 宝应元年(762),关中因旱、蝗而疾疫,死者相枕于路⑨。

蓝田县 宝应元年(762),关中疫疾⑩。

---

① 关于阁罗凤反唐之时间,一说在天宝八载,一说在天宝九载。关于鲜于仲通战败之地,一说在白厓城,一说在太和城,一说在西洱河。关于李宓战败之时间,一说在天宝十载,一说在天宝十二载,一说在天宝十三载。关于李宓战败之地,一说在太和城,一说在西洱河。关于李宓征战过程中兵士的死亡情况,一说涉海而疫死者相踵于道,死者十八,一说涉海瘴死者相属于路,死者十八九。详见《旧唐书》卷一九七《南蛮传·南诏蛮》,《新唐书》卷二二二上《南蛮传·南诏上》,《旧唐书》卷九《玄宗纪下》。《古今图书集成·方舆汇编·职方典》卷一五一五《云南十司部·汇考》。

② 《沭阳县卫生志》,中国矿业大学出版社 1996 年版。

③ 《新唐书》卷三六《五行志三》。《旧唐书》卷一一《代宗纪》。

④ 《新唐书》卷六《代宗纪》。

⑤ 《全唐文》卷三九四。《文苑英华》卷一〇〇〇独孤及《吊道殣文》。

⑥ 《全唐文》卷四八。《册府元龟》卷一四七《帝王部·恤下》。

⑦ 《宝鸡市卫生志》,1995 年。

⑧ 《渭南市志》,三秦出版社 2008 年版。

⑨ 《彬县志》,陕西人民出版社 2000 年版。

⑩ 《蓝田县志》,陕西人民出版社 1994 年版。

眉　县　皇[宝]应元年(762),旱蝗疾疫,死者相枕于路,人相食①。

礼泉县　宝应元年(762)春旱,秋蝗灾,冬疫病流行②。

兴平县　宝应元年(762),关中因旱、蝗而疾疫,死者相枕于路③。

杭州府　浙江水旱重困,民多疫死④。

湖州府(乌程县附郭)　水旱,民疫死⑤。

湖州市　唐宝应元年水旱、民疫死⑥。

扬州市　唐宝应元年,江淮大疫,死者十之七八⑦。

南京市　宝应元年,江东大疫,人民死者过半⑧。按:《南京卫生志》载此曰:“763年(唐广德元年),江东大疫,死者过半。”⑨系年错误,为辗转传抄之错误。先是有人将宝应元年(762)换成公元纪年时错成了763年,后来又有人将公元纪年换算成帝王纪年,这样宝应元年之事就变成了广德元年之事。

【建中三年(782)】

福建省　建中三年大旱,井泉竭,疫死者甚众⑩。

福州府　建中三年六月大旱,井泉竭,疫死者甚众⑪。

福州市　唐建中三年(782),福州大旱,并发瘟疫流行,居民死亡众多⑫。

延平府　建中三年六月,沙县旱疫⑬。

沙　县　建中三年六月旱疫,贞元六年夏疫⑭。

罗源县　建中三年六月大旱,井泉竭,人疫死甚众⑮。

---

① 《眉县志》,陕西人民出版社2000年版。

② 《礼泉县志》,三秦出版社1999年版。

③ 《兴平县志》,陕西人民出版社1994年版。

④ 乾隆《杭州府志》卷五五《祥异一》,民国《杭州府志》卷八二《祥异》。

⑤ 同治《湖州府志》卷四四《前事略·祥异》,光绪《乌程县志》卷二七《祥异》。

⑥ 《湖州市卫生志》,香港大时代出版社1993年版。

⑦ 《扬州卫生志》,中国工商出版社2006年版。

⑧ 乾隆《上元县志》卷一《庶征》,道光《上元县志》卷一《天文志·庶征》,同治《上江两县志》卷二《大事考下》,民国《首都志》卷一六《历代大事表》。

⑨ 《南京卫生志》,方志出版社1996年版。

⑩ 乾隆《福建通志》卷六五《杂记·祥异》。

⑪ 万历《福州府志》卷七五《杂事志四·时事》,乾隆《福州府志》卷七四《祥异》。

⑫ 《福州市志》,方志出版社1998年版。

⑬ 乾隆《延平府志》卷四四《灾祥》,同治《延平府志》卷四四《灾祥》。

⑭ 嘉靖《沙县志》卷一《灾祥》,康熙《沙县志》卷一一《杂述志·灾祥》,道光《沙县志》卷一五《祥异·灾祥》,民国《沙县志》卷三《大事志》。

⑮ 道光《新修罗源县志》卷二九《祥异志》。

长乐县 唐建中三年六月大旱，井泉竭，人渴且疫①。

按：查两《唐书》所记灾害，仅《新唐书》卷三五《五行志》有“建中三年，自五月不雨，至于七月”的记载，且未言旱灾发生何处，并无该年福建有旱疫的记录，而且此记载与两《唐书》所记载的贞元六年的疫灾事件雷同，仅见于后世方志记载。同治《重纂福建省志》卷二七一《杂录·祥异》、民国《福建通志》卷二《通纪·唐》均不载建中三年旱疫事，说明建中三年旱疫之事乃子虚乌有。据乾隆《福州府志》记载，建中三年的记载出自正德《福州府志》，而贞元六年的记载出自万历《福州府志》②，然查万历《福州府志》，也记载有建中三年六月旱疫之事③。因此，追根溯源，上引方志的讹误或出自正德《福州府志》。

建中四年（783）

洛阳谷贵，大疫。据《唐朝散大夫著作郎袭安平县男□□崔公夫人陇西县君李氏墓志铭并序》载：“建中四年，盗贼震骇，亲友逃散，（李氏）独居东洛，遇谷贵大疫，皆得康宁，福祐之助也。”④

兴元元年（784）

朱泚叛乱，吐蕃请出兵助剿叛军，唐朝因与其约定，如果吐蕃攻克长安，给以泾、灵等四州之地。四月，浑瑊与吐蕃大将论莽罗率众大败朱泚部将韩旻、张廷芝、宋归朝等于武功县之武亭川。但此时已是初夏，吐蕃军队中开始流行瘟疫，军队未到长安就撤回去了，即所谓“会大疫，虏辄引去”。朱泚之乱平定后，吐蕃讨四州之地，德宗因其功劳不大，只赐给诏书和论莽罗、尚结赞等少量布帛，吐蕃因此怀恨在心⑤。这份诏书大概就是陆贽代写的《赐吐蕃将书》，其云：“旋属炎蒸，又多疾疫，大蕃兵马，便自抽归，既未至京，有乖始望。”⑥陆贽《兴元贺吐蕃尚结赞抽军回归状》也谈道：“缘春来蕃军多有疾疫，近得探报，尚结赞等并抽军退归。”⑦吐蕃撤军确实是因为其军队中有瘟疫流行，否则他们后来也不可能理直气壮地向唐朝讨要泾、灵四州之地了。是年十月，德宗诏曰，自继位

① 崇祯《长乐县志》卷九《灾祥》，乾隆《长乐县志》卷一〇《杂志·祥异》，同治《长乐县志》卷二《星野·祥异》，民国《长乐县志》卷三《大事志·灾祥》。

② 乾隆《福州府志》卷七四《祥异》。

③ 万历《福州府志》卷七五《杂事志四·时事》。

④ 周绍良主编《唐代墓志汇编》，上海古籍出版社1992年版。

⑤ 《新唐书》卷二一六下《吐蕃传下》。《旧唐书》卷一九六下《吐蕃传下》。

⑥ 〔唐〕陆贽《翰苑集》卷一〇《赐吐蕃将书》。

⑦ 〔唐〕陆贽《翰苑集》卷一六《兴元贺吐蕃尚结赞抽军回归状》。

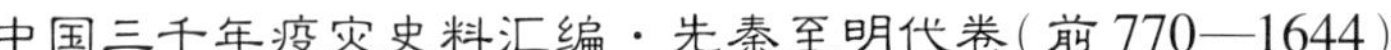

以来,六年至今,而连兵不解,已逾四年,“疫疠荐至,水旱相乘”①。

咸阳市　唐德宗兴元元年(784)春,大旱,无麦苗,井泉竭,人渴,疫死者众②。按:似乎是本自贞元六年两《唐书》的记载。

泾阳县　唐兴元元年(784)春,瘟疫流行,死者甚众③。

贞元三年(787)

贞元二年十一月,吐蕃攻陷盐州;十二月,又攻陷夏州,吐蕃大将尚结赞各留千余兵驻守,自己则屯兵于鸣沙。自贞元二年冬及三年春,吐蕃军队“羊马多死,粮饷不继”,吐蕃大将尚结赞因此多次向唐朝求和,但德宗坚决不许,直到四月份,才听马燧之言许和④。对于这一史事,《旧唐书·马燧传》也有记载:“(贞元)二年冬,吐蕃大将尚结赞陷盐、夏二州,各留兵守之,结赞大军屯于鸣沙,自冬及春,羊马多死,粮饷不继。德宗以燧为绥、银、麟、胜招讨史,令与华帅骆元光、邠帅韩游瑰及凤翔诸镇之师会于河西进讨。燧出师,次石州。结赞闻之惧,遣使请和,仍约盟会,上皆不许。又遣其大将论颊热厚礼卑辞申情于燧请和,燧频表论奏,上坚不许。(贞元)三年正月,燧军还太原。四月,燧与论颊热俱入朝,燧盛言蕃情可保,请许其盟,上然之。燧既入朝,结赞遽自鸣沙还蕃。是岁闰五月十五日,侍中浑瑊与蕃相尚结赞盟于平凉,为蕃军所劫,狼狈仅免,陷将吏六十余员,由燧之谬谋也,坐是夺兵权。”⑤这里都只说到是“羊马多死”,没有谈到人间瘟疫。其实,尚结赞求和的真正原因还是兵士中的瘟疫流行。吐蕃士兵世居高寒山原,不耐炎热气候,侵入内地之后,一到春天,军队就流行瘟疫,因此,“吐蕃入寇,恒以秋冬,入春则多遇疾疫而退”⑥。或曰:“初,吐蕃盗塞,畏春夏疾疫,常以盛秋。及是得唐俘,多厚给产,质其孥,故盛夏乂边。”⑦这是说,吐蕃军队因为害怕夏季疫疠,入侵内地常以秋、冬、春三季,尤其是深秋时节,因此夏季唐朝边境宁谧。是年春也是如此,马燧驻扎石州的时候,吐蕃军队因为深入内地,“人马疾疫”,他们一方面是在大将论颊热的带领下部分撤军⑧,一方面是贿赂马燧寻求与唐朝讲和。闰五月,尚结赞与唐朝盟会破裂,其戍守盐、夏两州的吐蕃兵士“涉春疫大兴,皆思归。结赞以骑三千迎之,火二州庐舍,颓郛堞而去”⑨。

---

① 〔唐〕陆贽《翰苑集》卷五《奉天遣使宣慰诸道诏》。〔宋〕宋敏求《唐大诏令集》卷一一六《政事·慰抚中·奉天遣使宣慰诸道制》。

② 《咸阳市卫生志》,1998年。

③ 《泾阳县志》,陕西人民出版社2001年版。

④ 《旧唐书》卷一九六下《吐蕃传下》。

⑤ 《旧唐书》卷一三四《马燧传》。

⑥ 《旧唐书》卷一九六下《吐蕃传下》。

⑦ 《新唐书》卷二一六下《吐蕃传下》。

⑧ 《册府元龟》卷九八〇《外臣部·通好》。

⑨ 《新唐书》卷二一六下《吐蕃传下》。

甘肃省　贞元四年(788)吐蕃袭泾、邠、宁、庆等州,俘掠人畜万计而去。先是,吐蕃常以秋冬入攻,及春多病疫而退。至是,驱唐人为兵,以其妻子为人质,遂于盛夏亦攻袭①。

贞元六年(790)

春,关辅大旱,无麦苗。夏,淮南、浙西、福建等道大旱,井泉竭,人暍且疫②。"夏,淮南、浙东、浙西、福建等道旱,井泉多涸,人渴乏,疫死者众。"③后世方志记载此年旱疫者甚多。

陕西

西安府　春大旱,无麦苗,井竭,人暍且疫,死者甚众④。

泾阳县　春大旱,无麦苗,井泉竭,人暍且疫,死者甚众⑤。

按:《新唐书》仅言"春,关辅大旱,无麦苗",并未言疫,上引两种方志断章取义,不足为据。

江苏

苏州府　夏浙西大旱,井泉竭,人渴,疫死者甚众⑥。

吴　县　夏大旱,井泉竭,人暍,疫死者甚众⑦。

仪真县　井泉竭,人渴,疫死者甚众⑧。

江都县　井泉竭,人渴,疫死者甚众⑨。春夏大旱,疫病流行,死者甚众⑩。

高邮州　井泉竭,人渴,疫死者甚众⑪。唐德宗贞元六年(790)境内大旱,井水枯竭,疫病流行,死者甚众⑫。

扬州府　大旱,井泉竭,人渴死,是年疫⑬。

---

① 《甘肃省志》,甘肃人民出版社1989年版。

② 《新唐书》卷三五《五行志二》、卷三六《五行志三》。

③ 《旧唐书》卷一三《顺宗纪下》。

④ 《古今图书集成·方舆汇编·职方典》卷五二一《西安府部·纪事》。

⑤ 康熙《泾阳县志》卷一《祥异》。

⑥ 乾隆《苏州府志》卷七七《祥异》作"兴元六年",道光《苏州府志》卷一四四《祥异》,光绪《苏州府志》卷一四三《祥异》。

⑦ 民国《吴县志》卷五五《祥异考》。

⑧ 隆庆《仪真县志》卷一三《祥异考》。

⑨ 乾隆《江都县志》卷二《祥异》。

⑩ 《江都县志》,江苏人民出版社1996年版。

⑪ 乾隆《高邮州志》卷一二《灾祥》,嘉庆《高邮州志》卷一二《灾祥》。

⑫ 《高邮市卫生志》,中国工商出版社2006年版。

⑬ 康熙《扬州府志》卷二二《灾异纪》。

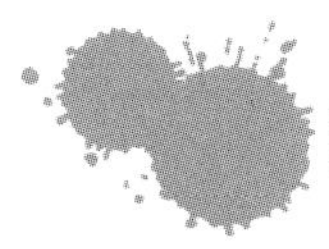

扬州市　唐贞元六年(790)春夏,扬州大旱,疫病流行,死者甚众①。

安徽

合肥县　井泉竭,人渴,疫死者甚众②。

寿　州　井泉竭,人渴,疫死者甚众③。

盱眙县　夏,淮南疫④。

福建

福建省　(贞元)六年,福建道疫⑤。贞元六年,福建旱疫,人暍,疫死者甚众⑥。贞元六年六月,福建大旱疫,井竭人暍⑦。

福州府　贞元六年,福建等道大旱,井泉竭,人暍,疫死者众⑧。

闽侯县　唐贞元六年(790),闽、侯官县出现干旱、瘟疫,城内井泉枯竭,因暍、疫死者甚众⑨。

延平府　井泉竭,人暍,疫死者众⑩。

沙　县　夏疫⑪。贞元六年夏,沙县疫⑫。

连江县　夏大疫⑬。

浙江

杭州府　大旱,井泉竭,人暍且疫,死者甚众⑭。

钱塘县　大旱,井泉竭,人暍且疫,死者甚众⑮。

仁和县　大旱,井泉竭,人暍且疫,死者甚众⑯。

---

① 《扬州卫生志》,中国工商出版社2006年版。

② 嘉庆《合肥县志》卷一三《祥异志》。

③ 光绪《寿州志》卷三五《杂类志·祥异》。

④ 光绪《盱眙县志稿》卷一四《祥祲志》。

⑤ 乾隆《福建通志》卷六五《杂记·祥异》。

⑥ 同治《重纂福建通志》卷二七一《祥异》。

⑦ 万历《闽书》卷一四八《祥异志》。

⑧ 乾隆《福州府志》卷七四《祥异》。

⑨ 《闽侯县志》,方志出版社2001年版。

⑩ 乾隆《延平府志》卷四四《灾祥》。

⑪ 嘉靖《沙县志》卷一《灾祥》,康熙《沙县志》卷一一《杂述志·灾祥》,道光《沙县志》卷一五《祥异·灾祥》,民国《沙县志》卷三《大事志》。

⑫ 同治《延平府志》卷四四《灾祥》。

⑬ 乾隆《连江县志》卷一三《杂事志·灾异》,嘉庆《连江县志》卷一〇《杂事》,民国《连江县志》卷三《大事记》。

⑭ 乾隆《杭州府志》卷五五《祥异一》,民国《杭州府志》卷八二《祥异》。

⑮ 康熙《钱塘县志》卷一二《灾祥》。

⑯ 康熙《仁和县志》卷二五《祥异》。

湖州府　大旱，井泉竭，人暍且疫，死者甚众①。

海盐县　大旱，井泉竭，人暍且疫，死者甚众②。大旱，井泉枯竭，疫者甚众③。

桐乡县　大旱，井泉竭，人暍且疫，死者甚众④。

乌程县　大旱，井泉竭，人暍且疫，死者甚众⑤。

乌青镇　春大旱，井泉竭，疫死者甚众⑥。

海宁县　夏浙西大旱，井泉竭，人暍且疫，死者甚众⑦。

嘉兴府　春，浙西大旱，井泉竭，人暍，疫死者甚众⑧。

贞元十五年（799）

是年，南诏异牟寻拟攻打吐蕃，在当吐蕃进攻要道的邆川、宁北等城峭山深堑修战备，同时求助于唐，并将大臣子弟作为人质，就学于成都，因此，德宗准许出兵助之。异牟寻以昆明、巂州与吐蕃接邻，请求先派兵驻守，但当时唐兵屯兵京西、朔方，故地尚未收复，无暇他顾，加之"是夏，虏麦不熟，疫疠仍兴，赞普死，新君立"，估计吐蕃不敢轻举妄动，因此乃劝异牟寻从长计议，待诸他年，以免欲速而不达⑨。

元和元年（806）

"夏，浙东大疫，死者太半。"⑩元和二年正月制："淮南、江南，去年以来，水旱疾疫，其租税节级蠲放。"⑪据此，似乎淮南、江南也有疫灾。

余姚县　唐元和元年大疫⑫。

兰溪县　唐元和元年大疫⑬。

---

① 同治《湖州府志》卷四四《前事略・祥异》。《湖州市卫生志》，香港大时代出版社 1993 年版。

② 天启《海盐县图经》卷一六《杂识篇》，康熙《海盐县志》卷一〇《灾祥志》、卷三〇《祥异》，光绪《海盐县志》卷一三《祥异考》。

③ 《海盐县志》，浙江人民出版社 1992 年版。

④ 光绪《桐乡县志》卷二〇《杂类志・祥异》。

⑤ 光绪《乌程县志》卷二七《祥异》。

⑥ 民国《乌青镇志》卷二《祥异》

⑦ 乾隆《海宁县志》卷一二《杂志・灾祥》。

⑧ 康熙《嘉兴府志》卷二《星野・祥异》。

⑨ 《新唐书》卷二二二上《南诏传》。《古今图书集成・方舆汇编・职方典》卷一五一五《云南土司部・汇考》。

⑩ 《新唐书》卷三六《五行志三》。

⑪ 〔清〕秦蕙田《五礼通考》卷二四九《凶礼四・荒礼》。

⑫ 乾隆《余姚志》卷一一《灾祥》，光绪《余姚县志》卷七《祥异》。

⑬ 光绪《兰溪县志》卷八《杂志・祥异》。

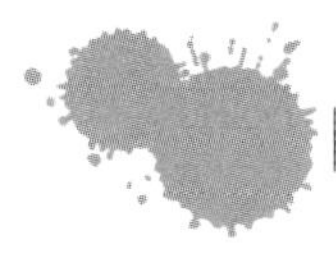

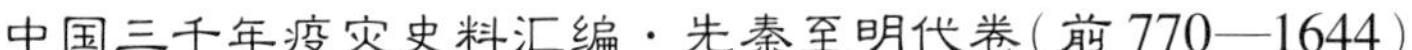

慈溪县　唐元和元年大疫①。

绍兴市　唐元和元年夏,浙东大疫,死者大半②。

绍兴县　唐元和元年夏,浙东大疫,死者大半③。

元和四年(809)

是年,王仲舒为婺州刺史,"时疫旱甚,人死亡且尽,公至,多方救活,天遂雨,疫定"④。"(婺州)疫旱,人徙死几空。"⑤

临川县　复大旱,自春正月至头六月不雨,田土龟裂,人无食,疾病流行,死人无数⑥。

元和十一年(816)

元和十年,岭南黄少度、黄昌瓘二部落攻陷宾、峦二州,并据之。元和十一年,他们又进攻钦、横二州,邕管经略使韦悦挫败其进攻,并夺回宾、峦二州。随后,他们又屠戮严州,桂管观察使裴行立徼幸有功,请求发兵攻打,宪宗许之。裴行立发兵出击,"弥更二岁,妄奏斩获二万,罔天子为解。自是邕、容两道杀伤疾疫死者十八以上"⑦。

宝历元年(825)

正月辛卯,李翱任庐州刺史⑧。"时州旱,遂疫,逋捐系路,亡籍口四万,权豪贱市田屋牟厚利,而窭户仍输赋。翱下教使以田占租,无得隐,收豪室税万二千缗,贫弱以安。"⑨

太和六年(832)

"春,自剑南至浙西大疫。"⑩这里"剑南"是指剑南西川(治今成都市)和剑南东川(治今绵阳市)两节度使,包括了成都平原及四川盆地中部;"浙西"是指浙西观察使(治今镇江市),包括了整个长江下游三角洲。这次疫灾范围甚大,从成都到镇江的整个长江流域都有流行,其流行可能与先年长江流域大范围的水灾以及冬天的严寒有关。据《旧唐书》记载,太和五年,"淮南、浙江东西道、荆襄、鄂岳、剑南、东川并水,

---

① 《慈溪卫生志》,宁波出版社1994年版。

② 《绍兴市卫生志》,上海科学技术出版社1994年版。

③ 《绍兴县卫生志》,浙江古籍出版社1997年版。

④ 〔宋〕魏仲举《五百家注昌黎文集》卷三一《太原王公神道碑铭》。

⑤ 《新唐书》卷一六一《王仲舒传》。

⑥ 《临川县志》,新华出版社1993年版。

⑦ 《新唐书》卷二二二下《南蛮传下·西原蛮》。

⑧ 《旧唐书》卷一七上《敬宗纪上》。

⑨ 《新唐书》卷一七七《李翱传》。

⑩ 《新唐书》卷三六《五行志三》。

害稼，请蠲秋租。京师大雨雪”；太和六年，“春正月乙未朔，以久雪废元会”，壬子日，文宗在诏书中说：“自去冬已来，逾月雨雪，寒风尤甚，颇伤于和。念兹庶氓，或罹冻馁，无所假贷，莫能自存。”①从朝廷取消元宵大会和文宗此诏书看，足见其天气之寒冷。文宗诏书中“示此阴沴”一句揭示此次瘟疫流行始于春正月，但直到五月壬子日，浙西观察使丁公著还奏称杭州所属八县灾疫，朝廷赐米七万石②，又足见此次瘟疫流行时间之长。五月庚申日，文宗为此又颁布了一道很长的诏书，罪己求言之外，提出了救治疫灾的措施：“其遭灾疫之家，一门尽殁者，官给凶器。其余据其人口遭疫多少，与减税钱。疫疾未定处，官给医药。”③除“给民疫死者棺”外，还给“十岁（或谓十二岁）以下不能自存者二月粮”④。

河北省　唐大和六年（832）五月庚申，诏如闻诸道水旱害人，疾疫相继⑤。

四川

德阳县　春，剑南大疫⑥。

剑阁县　春，剑南大疫⑦。

内江县　春，剑南大疫⑧。

浙江

杭州府　夏五月，杭州八县大疫，诏赐米二万石⑨。

钱塘县　大疫⑩。

仁和县　大疫⑪。

余杭县　夏五月杭州灾疫，诏赐米二万石，赈杭州八县⑫。

---

① 《旧唐书》卷一七《文宗纪》。

② 《册府元龟》卷一〇六《帝王部·惠民第二》。民国《杭州府志》卷八二《祥异》。按：《新唐书》卷一六四《丁公著传》所谓“长庆中，浙东灾疠，拜观察使，诏赐米七万斛”有误，丁公著在长庆元年兼越州刺史，充浙东观察使，但疫灾和赐米事发生在太和年间，而非长庆年间。

③ 《旧唐书》卷一七下《文宗纪下》。按：此诏即《全唐文》卷七二所载之《拯恤疾疫诏》，但后者所载略异，且诏书中有“朕自临御于今七年”之句，可能是李昂即位后没有立即改年号的缘故，即他实际即位是在敬宗宝历三年，到太和六年便有了七年之久。详〔清〕董诰《全唐文》，上海古籍出版社 1990 年版，第 329～330 页。

④ 《新唐书》卷八《文宗纪》。

⑤ 《河北省志》，方志出版社 2009 年版。

⑥ 同治《德阳县志》卷四四《灾祥志》。

⑦ 民国《剑阁县续志》卷三《事纪》。

⑧ 光绪《内江县志》卷一五《杂事志·祥异》。

⑨ 乾隆《杭州府志》卷五五《祥异一》，民国《杭州府志》卷八二《祥异》；崇祯《宁志备考》卷四《祥异》。

⑩ 康熙《钱塘县志》卷一二《灾祥》。

⑪ 康熙《仁和县志》卷二五《祥异》。

⑫ 嘉庆《余杭县志》卷三七《祥异》。

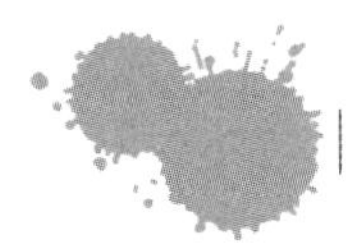

富阳县　大疫[①]。

海宁州　春,浙西大疫。五月浙西观察使丁公著奏,杭州八县灾疫,赐米二万石赈之[②]。唐太和六年(832)五月,灾疫[③]。海宁时疫流行始载于唐太和六年(832)五月[④]。

湖州府　二月太湖溢,苏、湖二州大水,浙西大疫[⑤]。

乌程县　二月太湖溢,大水,大疫[⑥]。

按:"元"与"六"形近,容易致讹。有多种方志将太和六年之事误系于太和元年。比如康熙《杭州府志》言:"太和元年春,浙西大疫……六年夏五月,杭州灾疫。"[⑦]乾隆《杭州府志》明言"太和元年春浙西大疫"之说出自《富阳县志》,而"太和六年夏五月,杭州灾疫"之说出自《万历旧志》[⑧]。查康熙、光绪《富阳县志》,其仅曰"唐太和元年春大疫"[⑨],不载太和六年疫灾事,各《海宁县志》亦仅言"文宗太和元年春大疫,观察使奏请发粟赈之"[⑩],同样不载太和六年疫灾事,皆可自证其"太和元年"当为"太和六年"之讹。追溯其致讹之源,可能自永乐《海宁县志》就开始了,谈迁编著《海昌外志》,引用了宋嘉定二年的《海昌图经序》和永乐十六年的《海宁县志序》,可是并没有更正其灾祥所记载的太和元年之讹误[⑪]。

太和七年(833)

春正月,河东、关辅饥疫。文宗曰:"朕承上天之眷祐……八年于今,而水旱流行,疾疢屡作,兆庶艰食,札瘥相仍。……如闻自去年以来,河东、关辅亢旱为患,秋稼不收,百姓之中,颇甚困穷。今方春之时,须务农事,苦无赈救,恐至流亡。其京兆、河南、河东、河中等九州府,宜赐粟五十六万石"。具体情况是:京兆府10万石,河南府、河中府、绛州各7万石,同州、华州、陕州、虢州、晋州各5万石[⑫]。这些府州应该也是疫灾流行的地方。

---

① 光绪《富阳县志》卷一五《祥异》。

② 乾隆《海宁县志》卷一二《杂志·灾祥》,民国《海宁州志稿》卷四〇《杂志·祥异》。

③ 《海宁市志》,汉语大词典出版社1995年版。

④ 《海宁市志》,汉语大词典出版社1995年版。

⑤ 同治《湖州府志》卷四四《前事略·祥异》。

⑥ 光绪《乌程县志》卷二七《祥异》。

⑦ 康熙《杭州府志》卷一《祥异》。

⑧ 乾隆《杭州府志》卷五五《祥异一》。

⑨ 康熙《富阳县志》卷一《祥异》,光绪《富阳县志》卷一五《风土志·祥异》。

⑩ 康熙《海宁县志》卷一二上《杂志·祥异》,民国《海宁州志稿》卷四〇《杂志·祥异》。

⑪ 〔清〕谈迁《海昌外志》卷一《丛谈志·祥异》。

⑫ 唐文宗《赈恤诸道旱灾敕》,载〔清〕董诰《全唐文》卷七四,上海古籍出版社1990年版,第338页。《册府元龟》卷一四五《帝王部·弭灾第三》。

太和八年(834)

洛阳城可能有疫。据《李氏殇女墓记》载,唐前殿中侍御史之女儿李小休五月初一日"遘时厉",卒于东都洛阳嘉庆坊,时年十九岁①。

太和九年(835)

春三月,山南东道、淮南道、浙西道饥疫。文宗曰:朕以寡德托于兆人之上,虽兢兢业业,思理不怠,而政道多阙,和气用伤,仍岁水旱,黎人艰食,为之父母,斯心郁陶。如闻魏、博六州阻饥尤甚,野无青草,道殣相望,及山南东道陈、许、郓、曹、濮,淮南、浙西等道,皆困于饥疫②。是年冬,左仆射令狐楚在奏疏中也称:伏以江淮间数年以来,水旱疾疫,凋伤颇甚,愁叹未平。今夏及秋,稍较丰稔。方须惠恤,各使安存。昨者忽奏榷茶,实为蠹政③。

开成四年(839)

是年,唐朝遣太子詹事李景儒出使吐蕃,吐蕃则以论集热来朝,献玉器羊马。"自是国中地震裂,水泉涌,岷山崩;洮水逆流三日,鼠食稼,人饥疫,死者相枕藉。鄯、廓间夜闻鼙鼓声,人相惊。"④

是年,回鹘部落之间互相残杀。先是相安允合、特勒柴革密谋叛乱,被彰信可汗杀死;其后,宰相掘罗勿以三百匹马贿赂沙陀朱邪赤心,借沙陀军队共攻彰信可汗,彰信可汗兵败自杀,国人另立可汗。在发生人祸的同时,又有天灾,"方岁饥,遂疫,又大雪,羊马多死"⑤;"会岁疫,大雪,羊马多死,回鹘遂衰"⑥。

甘肃省 唐文宗开成四年,地震裂水,泉涌,岷山崩,洮水逆流三日。鼠食稼,人饥疫,死者相枕藉⑦。开成四年(839),甘南地震。岷山崩,洮水逆流三日,鼠食稼,人饥疫,死者甚众⑧。

狄道州 唐文宗开成四年,地震,洮水逆流三日。鼠食稼,人饥疫,死者相枕藉⑨。

---

① 周绍良、赵超主编《唐代墓志汇编续集》,上海古籍出版社 2001 年版。

② 唐文宗《赈恤诸道百姓德音》,载〔清〕董诰《全唐文》卷七五,上海古籍出版社 1990 年版,第 342 页。《册府元龟》卷五〇二《邦计部·常平》。

③ 《旧唐书》卷四九《食货志下·茶》。《新唐书》卷一七二《令狐楚传》。

④ 《新唐书》卷二一六下《吐蕃传》。

⑤ 《新唐书》卷二一七下《回鹘传》。

⑥ 《资治通鉴》卷二四六《唐纪·文宗开成四年》。

⑦ 光绪《甘肃新通志》卷二《天文志·祥异》。

⑧ 《甘肃省志》,甘肃人民出版社 1989 年版。

⑨ 乾隆《狄道州志》卷一一《祥异》。

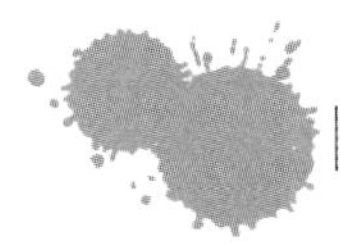

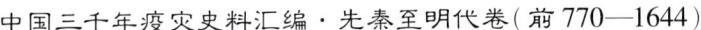

同仁县　唐开成四年(839)九曲之地地震裂,水泉涌,岷山崩,洮水倒流三日。鼠为害,民饥疫,人畜死亡无数①。

岷　县　唐文宗开成四年(839)岷州地震,水泉涌,岷山崩,洮水逆流三日,鼠食稼,人疫疾,死者至众②。

开成五年(840)

三月十四日,日本僧人圆仁在河南道莱州掖县苦行,"行二十里到中李村,有二十余家,经五六宅,觅宿处,家家多有病人,不肯客宿,最后到一家,又不许客宿,再三嗔骂"③。从"家家多有病人"且不允僧人借宿来看,很可能有瘟疫流行。

六月丙寅,武宗"以旱避正殿,理囚,河北、河南、淮南、浙东、福建蝗疫,州除其徭"④。"夏,福、建、台、明四州疫。"⑤

福建

福建省　开成五年夏,福建蝗疫⑥。

福州府　开成五年夏,蝗疫⑦。

连江县　开成五年夏,蝗疫⑧。

长乐县　开成五年夏,蝗疫⑨。

沙　县　开成五年夏,蝗疫⑩。

浙江

台州府　开成五年夏疫⑪。

慈溪县　开成五年夏疫⑫。

---

① 《同仁县志》,三秦出版社2001年版。

② 《岷县志》,甘肃人民出版社1995年版。

③ [日]圆仁《入唐求法巡礼行记》,上海古籍出版社1986年版。

④ 《新唐书》卷八《武宗纪》。

⑤ 《新唐书》卷三六《五行志三》。

⑥ 万历《闽书》卷一四八《祥异志》。

⑦ 乾隆《福建通志》卷六五《杂记·祥异》,乾隆《福州府志》卷七四《祥异》。

⑧ 乾隆《连江县志》卷一三《杂事志·灾异》,嘉庆《连江县志》卷一〇《杂事》,民国《连江县志》卷三《大事记》。三志均作"文宗开成三年",误。

⑨ 乾隆《长乐县志》卷一〇《杂志·祥异》,同治《长乐县志》卷二《星野·祥异》,民国《长乐县志》卷三《大事志·灾祥》。

⑩ 乾隆《福建通志》卷六五《杂记·祥异》,乾隆《延平府志》卷四四《灾祥》,嘉靖《沙县志》卷一《灾祥》,民国《沙县志》卷三《大事志》。

⑪ 民国《台州府志》卷一三二《杂志·祥异》。

⑫ 光绪《慈溪县志》卷五五《祥异》。

明　州　开成五年疫①。

临海县　开成五年疫②。

黄岩县　开成五年疫③。

安徽

凤阳府　开成五年夏六月，淮南蝗疫④。

河北

天津府　开成五年六月以河北等处蝗疫，除其徭⑤。

大中三年(849)

太原城可能有疫。据《唐故太原郡王氏墓志》载，太原郡王氏女十六娘"上天不祐，疫疠加身"，"医药无效"，十二月二十二日卒，时年十四岁⑥。

大中九年(855)

秋，江淮数道水旱疾疫。闰四月，宣宗曰：朕自临御以来，常恐一物失所，以伤阴阳之和，致灾厉之变，而重困吾民。故推教化之源，务率先之道，减服御，绝玩好，苟利于民者无不行，阻挠于政者无不改，而郡县灾疫相继，屡奏流亡⑦。七月，又曰："近者，江淮数道，因之以水旱，加之以疾疠，流亡转徙，十室九空……遂命使臣乘驿抚巡，便宜救恤，减上供馈，运发诸道仓储，免积岁之逋租，蠲逐年之常贡，尚思灾疫之后，闾里未安，须更申明，用示优轸。"于是，宽免应、扬、润、庐、寿、滁、和、宣、楚、濠、泗、光、宿等州贞元以来积欠或当年两税，并"百姓疾疫处，各委逐州准分数，于上供、留州、留使三色钱内均摊放免"，"又以数道疾疫，百姓流亡"，特放免淮南、宣歙、浙西三道当年贺冬及来年贺正所进奉金银钱帛⑧。

大中十二年(858)

京师长安可能有疫。据《唐故杨秀士墓志铭并序》载，京兆府司录之子杨皓"暴

---

① 同治《鄞县志》卷六九《祥异》。

② 民国《临海县志稿》卷四一《大事》。

③ 同治《黄岩县志》卷三八《杂志二・变异》。

④ 光绪《凤阳府志》卷四上《纪事表上・祥异》。

⑤ 光绪《重修天津府志》卷七《恤政》。

⑥ 周绍良、赵超主编《唐代墓志汇编续集》，上海古籍出版社2001年版。

⑦ 唐宣宗《禁岭南货卖男女敕》"大中九年闰四月"，载〔宋〕宋敏求《唐大诏令集》卷一〇九《政事・禁约下》；〔清〕董诰《全唐文》卷八一，上海古籍出版社1990年版，第370页。

⑧ 唐宣宗《赈恤江淮百姓德音》"大中九年七月十三日"，载《文苑英华》卷四三六《德音三・赈恤德音下》；〔清〕董诰《全唐文》卷八一，上海古籍出版社1990年版，第372页。

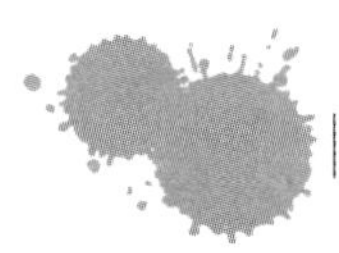

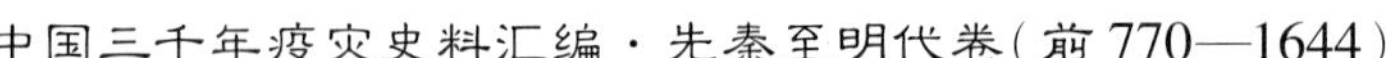

婴时疾”,三月十五日卒,时年十九岁①。

咸通十年(869)

宣歙、两浙疫②。

按:“宣歙”指宣歙观察使,下辖宣州(治今安徽宣州)、歙州(治今安徽歙县)、池州(治今安徽贵池),“两浙”是指浙西观察使和浙东观察使。

安徽

太平府　咸通十年,宣歙、两浙疫③。

歙县　咸通十年,宣歙、两浙疫④。

宁国县　唐咸通十年,疫病流行⑤。

浙江

杭州府　咸通十年,宣歙、两浙疫⑥。

海宁县　咸通十年,两浙疫⑦。

湖州市　唐咸通十年(869)疫⑧。

乾符五年(878)

夏,京师(长安)疫疠。据《唐故岭南节度使右常侍杨公女子书墓志》载,“乾符五岁夏,京师疠疫,子书之兄姊侄妹危疹者相次”⑨。这里的疫疹也很可能是天花或鼠疫流行。

乾符六年(879)

自春及夏,在南海(今广州)的黄巢军“其众大疫,死者十三四”⑩;“会贼中大疫,死什四”⑪;“黄巢在岭南,士卒罹瘴疫,死者什三四”⑫。

---

① 周绍良主编《唐代墓志汇编》,上海古籍出版社1992年版。

② 《新唐书》卷三六《五行志三》。乾隆《浙江通志》卷一〇八《祥异上》。

③ 康熙《太平府志》卷三《星野》。

④ 乾隆《歙县志》卷二〇《杂志下·祥异》,道光《歙县志》卷一〇《杂志·祥异》,民国《歙县志》卷一六《杂记·祥异》。

⑤ 《宁国县志》,生活·读书·新知三联书店1997年版。

⑥ 民国《杭州府志》卷八二《祥异》。

⑦ 乾隆《海宁县志》卷一二《杂志·灾祥》。

⑧ 《湖州市卫生志》,香港大时代出版社1993年版。

⑨ 周绍良主编《唐代墓志汇编》,上海古籍出版社1992年版。

⑩ 《旧唐书》卷二〇〇《黄巢传》。

⑪ 《新唐书》卷二二五下《黄巢传》。

⑫ 《资治通鉴》卷二五三《唐纪六十九》。

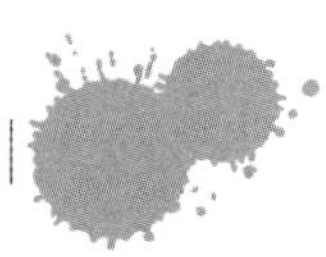

按:后世方志载此,皆谓黄巢军队所患为“瘴疫”。广州府、南海县、东莞县等方志均谓其士卒罹瘴疫,死者什三四[1]。也有方志谓黄巢军队患疫是在广西,曰:“乾符六年四月,黄巢陷桂管,巢据桂管六月,士卒罹瘴疫,死者十三四,其徒劝之北还以图大事,乃自桂编大筏数十,乘暴水沿湘而下。”[2]

是年,扬州一带也有疫疹流行。许棠《讲德陈情上淮南李仆射八首》诗云:“帝念淮壖疫疹频,牢笼山海委名臣……多年疲瘵全苏息,须到讴谣日满秦。”按:许棠咸通十二年(871)始中进士第,其年已近五十岁,诗中故有“三纪吟诗望一名,丹霄待得白头成……平生南北逐蓬飘,待得名成鬓已凋”之句。此诗或作于乾符六年其任江宁县丞时,说明当时扬州(淮壖)乃至淮南一带有瘟疫流行。

广明元年(880)

三月,黄巢起义军兵败湖北,之后转战江西,占领饶州、信州、杭州、衢州、宣州、歙州、池州等江南15州之地,唐王朝派淮南节度使高骈渡江追击,其后起义军中“疫疠”,黄巢部将李罕之率众投降,致使起义军大伤元气[3]。疫疠流行之地,主要在饶州(治今鄱阳县)和信州(治今上饶市)。据载,春末,黄巢军在高骈攻击下节节失利,“退保饶州,众多疫”,以致部将常宏率数万之众投降[4],再退至信州,“贼在信州疫疠,其徒多丧”[5]。信州在今上饶市,故又曰:黄巢“引残党壁上饶,然疫疠起,人死亡”[6]。《资治通鉴》即曰:“广明元年五月……黄巢屯信州,遇疾疫,卒徒多死。”[7]

是年,秦宗言围攻荆南节度使所驻荆州城,“固垒二岁,樵苏皆尽,米斗钱四十千,计抔而食,号为‘通肠’。疫死者,争啖其尸,县(悬)首于户以备馔。军中甲鼓无遗,夜击阖为警”[8]。

中和四年(884)

浙东饥疫。“中和四年,浙东饥疫,师(杭州瑞龙院幼璋禅师)于温、台、明三郡收瘗遗骸数千,时谓悲增大士。”[9]

---

① 同治《广州府志》卷七六《前事略》,宣统《南海县志》卷二《舆地略·前事记》,民国《东莞县志》卷二九《前事略》。

② 民国《灵川县志》卷一四《前事志》。

③ 《旧唐书》卷一九下《僖宗纪》。

④ 《新唐书》卷二二五下《黄巢传》。

⑤ 《旧唐书》卷一九下《僖宗纪》。

⑥ 《新唐书》卷二二四下《高骈传》。

⑦ 《资治通鉴》卷二五三《唐纪六十九》。

⑧ 《新唐书》卷一八六《陈儒传》。

⑨ 〔宋〕释普济《五灯会元》卷一三《青原下四世·云岩晟禅师法嗣》。

台州府　(中和)四年饥疫[①]。

大顺元年(890)

是年,王建在四川夺取了不少州郡,邛州刺史毛湘为部下所斩,陈敬瑄在浣花之战也为王建所败,将士尽皆俘虏。邛州"城中谋降者,(田)令孜支解之以怖众,会大疫,死人相藉"[②]。查西蜀各州投降王建的时间,资州在二月,嘉州、戎州在四月,雅州在六月,蜀州在十月,而邛州刺史毛湘被部下任可知所杀的时间为闰九月。据此邛州瘟疫流行的时间当在秋八月或九月。

大顺二年(891)

"春,淮南大饥。"[③]饥馑诱发了疫灾,"春,淮南疫,死者什三四"[④]。这里,"淮南"是淮南节度使的范围,染疫群体主要是军队,史称"是春(三月),淮南大饥,军中疫疠,死者十三四"[⑤]。但也不排除地方居民瘟疫的流行。

扬州府　春,淮南疫,死者什三四[⑥]。

扬州市　唐大顺二年(891)淮南大疫,死者十之三四,扬州满目苍凉[⑦]。

江都县　春,淮南疫,死者什三四[⑧]。大饥,大疫,死者十之三四[⑨]。

合肥县　春,淮南疫,死者什三四[⑩]。大饥疫[⑪]。

寿　州　春,淮南疫,死者什三四[⑫]。

盱眙县　春,淮南饥,大疫,死者什三四[⑬]。

景福元年(892)

五月,淮南节度使孙儒率兵进攻杨行密,时杨行密驻宣州(今安徽宣城),孙儒驻广德县。当杨行密了解到广德城中守军不多以后,率众决战,奇袭广德县,切断了孙儒的补给

---

① 光绪《台州府志》卷二七《大事志一》。
② 《新唐书》卷二二四下《叛臣传·陈敬瑄》。
③ 《新唐书》卷三五《五行志二》。
④ 《新唐书》卷三六《五行志三》。
⑤ 《旧唐书》卷二〇上《昭宗纪》。
⑥ 康熙《扬州府志》卷二二《灾异纪》,嘉庆《扬州府志》卷七〇《事略志·祥异》。
⑦ 《扬州卫生志》,中国工商出版社2006年版。
⑧ 乾隆《江都县志》卷二《祥异》。
⑨ 《江都县志》,江苏人民出版社1996年版。
⑩ 嘉庆《合肥县志》卷一三《祥异志》。
⑪ 康熙《合肥县志》卷二《祥异》。
⑫ 光绪《寿州志》卷三五《杂类志·祥异》。
⑬ 光绪《盱眙县志稿》卷一四《祥祲志》。

线，以致“儒兵饥，又大疫”①，“军适大疫”之时，孙儒本人也患了痁疟，结果，儒军大败，孙儒部下倒戈，将其擒献于杨行密②。六月，杨行密占领扬州③。按：龙纪元年（889），孙儒自淮甸渡江进攻宣州，杨行密则自庐江乘虚占据孙儒之扬州，孙儒不得不退兵攻打杨行密。大顺元年（890），杨行密招架不住孙儒的进攻，率众夜遁，逃往宣州，孙儒重新占领扬州。大顺二年（891），孙儒操练兵甲，准备大举进攻杨行密，不料是年“江、淮疾疫，师人多死”，孙儒本人也染疫不起，结果为部下所擒，执送于杨行密，杨行密杀之，并“自宣城长驱入于广陵，尽得孙儒之众”。自光启末（887）高骈失守之后，杨行密与毕师铎、秦彦、孙儒递相窥图，以致“六七年间，兵戈竞起，八州之内，鞠为荒榛，环幅数百里，人烟断绝”④。以上记载表明，孙儒之败与其军队中流行的瘟疫有直接关系。

安吉州　杨行密屡败孙儒兵，破其广德营，命张训屯安吉，断其粮道，儒食尽，士卒大疫⑤。

景福二年（893）

四月，大雪，驻守在徐州城中的时溥守军在汴将王重师、牛存节的围困下弹尽粮绝，“城中守陴者饥甚，加之疾疫”⑥。

天复元年（901）

四月，以太原为根据地的晋军和以开封为根据地的汴军在山西境内征战，晋军南下，取绛州（今新绛县），攻临汾。汴军部将氏叔琮率兵北伐，先后攻取了潞州（治今长治市）、泽州（治今晋城市）、沁州（治今沁源县）、辽州（治今左权县），直捣太原府的“东门”寿阳县，以致晋军“都人大恐”。但就在这个时候，汴军中开始流行疟疾和痢疾，“时霖雨积旬，汴军屯聚既众，刍粮不给，夏多疟痢，师人多死”⑦，最后不得不撤兵，“已而兵大疫，叔琮班师”，士兵因为患疫而不愿撤退，氏叔琮下令“病不能行者焚之”，结果患病之士兵都不敢说有病⑧。这里给出了一条重要的信息，就是军队在潮湿炎热的夏季多流行疟疾和痢疾。“疟痢”又作“疟疠”，据《新唐书》记载，是年朱全忠大举进攻驻扎在太原的李克用，分遣锐将氏叔琮等率魏、博、兖、郓、邢、洺、义、武、

① 《新五代史》卷六一《吴世家·杨行密》。
② 《新唐书》卷一八八《孙儒传》。
③ 《新唐书》卷一〇《昭宗纪》。
④ 《旧五代史》卷一三四《僭越列传·杨行密》。
⑤ 乾隆《安吉州志》卷一六《杂记》。
⑥ 《旧唐书》卷一八二《时溥传》。
⑦ 《旧五代史》卷二六《武皇纪下·唐书》。
⑧ 《旧五代史》卷一九《氏叔琮传》。《新五代史》卷四三《氏叔琮传》。

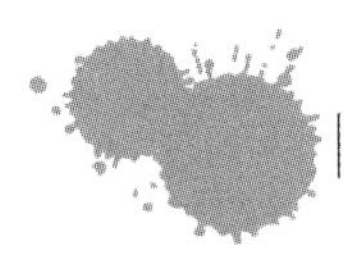

晋、绛等州之兵围攻晋军，晋军城邑多被攻下。“会大雨，汴兵粮乏，士疟疠，遂解”[1]。《新五代史》对此也有记载：“天复元年，（朱）全忠封梁王。梁王攻下晋、绛、河中，执王珂以归。晋失三与国，乃下意为书币聘梁以求和。梁王以为晋弱可取，乃曰：‘晋虽请盟，而书辞慢。’因大举击晋。四月，氏叔琮入天井，张文敬入新口，葛从周入土门，王处直入飞狐，侯言入阴地。（氏）叔琮取泽、潞，其别将白奉国破承天军，辽州守将张鄂、汾州守将李瑭皆迎梁军降，晋人大惧。会天大雨霖，梁兵多疾，皆解去。”[2]

天复二年（902）

先年四月梁军撤退之后，晋军于五月收复汾州，杀了叛将李瑭。六月，晋将周德威、李嗣昭进一步攻取慈、隰二州。至于本年，晋军进攻被梁军占领的晋、绛二州，结果大败于蒲县，梁军乘胜追击，又破汾、慈、隰三州，遂围太原。晋王李克用大惧，准备出逃云州或投奔匈奴，正在悬而未决之际，梁军再次因为“大疫”而撤兵，周德威乘机收复汾、慈、隰三州[3]。

【天祐六年（909）】

铜山县　昭宗天祐六年夏疫[4]。

按：民国《铜山县志》卷四《纪事表·灾变》未记此事，不知本自何处，恐不足为据。唐昭宗天祐只有一年，昭宣帝和五代后唐以及十国南唐继用天祐年号，但遍检天祐六年之事，均未见铜山县（今徐州市）有“夏疫”之事。

第三节　五代十国的疫灾

乾化二年（912）

二月到五月旱，五月丁亥，以彗星谪见，诏两京见禁囚徒大辟罪以下，递减一等，限三日内疏理讫闻奏。诏曰：“生育之人，爰当暑月；乳哺之爱，方及薰风。傥肆意于刲屠，岂推恩于长养，俾无殄暴，以助发生。宜令两京及诸州府，夏季内禁断屠宰及采捕。天民之穷，谅由赋分；国章所在，亦务兴仁。所在鳏、寡、孤、独、废、疾不济者，委

① 《新唐书》卷二一八《沙陀传》。
② 《新五代史》卷四《唐本纪·庄宗上》。
③ 《新五代史》卷四《唐本纪·庄宗上》。
④ 道光《铜山县志》卷二三《祥异》。

长吏量加赈恤。史载葬枯，用彰轸恤；礼称掩骼，将致和平。应兵戈之地，有暴露骸骨，委所在长吏差人专攻收瘗。国疠之文，尚标七祀；良药之市，亦载三医。用怜无告之人，宜征有喜之术。凡有疫之处，委长吏检寻医方，于要路晓示。如有家无骨肉兼困穷不济者，即仰长吏差医给药救疗之。"①这条诏令谈到彗星行天是上天的谴责，并称"凡有疫之处，委长吏检寻医方，于要路晓示"，说明当时有些地方有瘟疫流行。除两京之外，贝州也可能是其中的一个疫区。天祐四年(907)春，唐帝命薛贻矩持诏赴大梁与朱全忠商议禅位之事，朱全忠待之甚厚，夏四月，朱全忠称帝，五月，薛贻矩拜为中书侍郎、平章事，兼判户部；明年(908)夏，进拜门下侍郎、监修国史、判度支，又迁弘文馆大学士，充盐铁转运使，累官自仆射至守司空。史称其"在任绵五载，然亦无显赫事迹可纪。扈从贝州还，染时疠，旬日卒于东京"②。据此，薛贻矩卒年在乾化二年，所谓"时疠"即为此年流行的瘟疫。

贞明元年(915)

"天祐"是唐昭宗年号，天祐四年(907)后，唐朝实际上已经不复存在，但后唐建国之前，习惯上仍称唐朝年号，本年《新五代史・庄宗纪》称"天祐十二年"。其年七月，后梁刘鄩军队在洹水县(治今河北临漳县东南)被后唐庄宗(李存勖)军队包围，刘鄩设计潜逃出城，庄宗发骑兵追击，"时霖雨积旬，鄩军倍道兼行，皆腹疾足肿，加以山路险阻，崖谷泥滑，缘萝引葛，方得少进，颠坠崖坂、陷于泥淖而死者十二三"，刘鄩不得不收其余众，退守宗城(治今河北威县东)③。这里所谓的"腹疾"应该是痢疾。

奉化县　贞明元年大疫(忠义志)④。按:《忠义志》无考。

天成二年(927)

春三月，荆南王高季兴叛，明宗诏以刘训为南面行营招讨使，知荆南行府事。当时楚国马殷(都今长沙市)也有削弱荆南国(今荆州市)势力的野心，愿派水军共攻荆南国，但其实是想坐收渔翁之利。当刘训军队南下至荆州城外时，马殷军队才到岳州(今岳阳市)，但仍然假惺惺承诺为刘训军队提供军储弓甲之类的支持，刘训信以为真，但"久之，略无至者。荆渚地气卑湿，渐及霖潦，粮运不继，人多疾疫"⑤。在后唐

① 《旧五代史》卷七《梁书・太祖本纪》。
② 《旧五代史》卷一八《梁书・薛贻矩传》。
③ 《新五代史》卷二八《庄宗纪》。
④ 光绪《奉化县志》卷三九《祥异》。
⑤ 《旧五代史》卷六一《刘训传》。

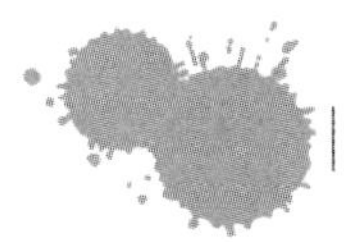

和楚国合纵之际,荆国也求救于吴国,史称:"(刘训)兵至江陵,楚遣都指挥使许德勋将水军屯岳州,(荆南)王坚壁不战,乞师于吴,吴人率水军来援。会江陵卑湿,复值久雨,将士多疾疫,训亦寝疾。"结果,刘训不得不于五月份撤兵北归①。

保大二年(944)

夏五月,闽人朱文进、连重遇弑其君,朱文进自立为王,朱文进遣使入南唐以告,南唐囚闽使,欲乘机攻伐闽国,但俄以民疫,寝其议②。朱文进弑君之事或作二月③。疫灾之地当为首都,即今南京地区。

广顺三年(953)

"周广顺三年六月,河北诸州旬日内无鸟,既而聚泽、潞之间山谷中,集于林木,压树枝皆折。是年,人疾疫,死者甚众。"④

河北省　后周广顺三年(953)六月,河北诸州旬日内无鸟,既而聚泽(州)、潞(州)之间山谷中,集于林木,压树枝皆折。是年,人疾疫死者甚众⑤。

山西

潞安府　周广顺元年辛亥,河南北旬日皆无鸟,聚泽潞山中,压树枝尽折,是岁病疫,死者甚众⑥。按:这可能是禽流感流行。

长治县　后周广顺二年,河南北旬日无鸟,皆聚泽潞山中,压树枝尽折,是岁病疫,死亡者甚众⑦。

长治市　周广顺元年辛亥,河南北旬日皆无鸟聚,是岁病疫,死者甚众(潞安府志卷十一)⑧。

泽州府　后周广顺二年,旬日无鸟,皆聚山谷中,压树枝尽折,是岁病疫⑨。

---

① 〔清〕吴任臣《十国春秋》卷一〇〇《荆南世家一》,中华书局1983年版,第1435页。

② 〔宋〕马令《南唐书》卷二一《党与传下 · 查文徽》。〔宋〕陆游《陆氏南唐书》卷二《元宗本纪》。《古今图书集成 · 历象汇编 · 庶征典》卷一一四《疫灾部纪事》。

③ 《新五代史》卷六二《南唐世家 · 李景》。

④ 《旧五代史》卷一四一《五行志》。

⑤ 《河北省志》,方志出版社2009年版。

⑥ 乾隆《潞安府志》卷一一《纪事》。

⑦ 《古今图书集成 · 方舆汇编 · 职方典》卷三三六《潞安府部 · 纪事》。乾隆《长治县志》卷二一《祥异》。

⑧ 《长治市卫生志》,1989年。

⑨ 康熙《泽州志》卷二八《祥异》。

河南

怀庆府　周广顺二年,河北诸州旬日内无鸟,是年大疫①。

河内县　广顺二年旬日无鸟。是年人瘟疫②。

孟　县　广顺二年旬日无鸟,是年人瘟疫③。

按:以上方志纪年均误,当为广顺三年。

保大十二年(954)

大饥,令州县鬻粥食饿者④,民多疫死⑤。“周太祖登极,明年建康灾,焚庐舍营署逾月乃止。保大十一年,境内大旱,自六月不雨,至明年三月,民大饥疫,死大半,下令郡县煮粥赈之,饥民食者皆死,城内外傍水际,积尸臭秽,不堪行。”⑥“自十一年六月不雨至于今年三月,大饥疫,命州县鬻糜食饿者。”⑦疫灾区域主要在都城建康附近。

上元、江宁县　保大十二年春正月,有大星陨于西北。自去年八月不雨至于三月,大饥疫⑧。

上元县　南唐保大十一年七月大旱,井泉涸,民饥疫,死者过半⑨。

太平府　南唐元宗十一年大旱,井泉涸,民饥疫,死者过半⑩。

当涂县　保大十一年大旱,民饥疫,死者过半⑪。

按:旱在保大十一年,但大饥疫当在保大十二年三月后,上述方志引述不全,容易被误认为大饥疫发生在保大十一年七月。

扬州市　后周显德元年(954),东都(今扬州)大饥,民多疫死⑫。

---

① 顺治《怀庆府志》卷一《星野·祥异》。

② 康熙《河内县志》卷一《星野·附灾祥》,道光《河内县志》卷一一《祥异志》。

③ 乾隆《孟县志》卷一〇《杂记》,民国《孟县志》卷一〇《艺文·祥异》。

④ 〔宋〕陆游《陆氏南唐书》卷二《元宗本纪》。

⑤ 《新五代史》卷六二《南唐世家·李景》。

⑥ 〔宋〕龙衮《江南野史》卷二《嗣主》。

⑦ 〔清〕吴任臣《十国春秋》卷一六《南唐本纪二》。

⑧ 同治《上江两县志》卷二《大事考下》,民国《首都志》卷一六《历代大事表》。

⑨ 乾隆《上元县志》卷一《庶征》,道光《上元县志》卷一《天文志·庶征》。

⑩ 康熙《太平府志》卷三《星野》。

⑪ 乾隆《当涂县志》卷三《星野·祥异》。

⑫ 《扬州卫生志》,中国工商出版社 2006 年版。

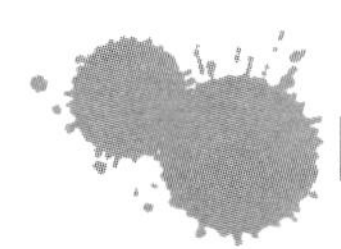

第四章 宋元时期的疫灾

第一节 北宋时期的疫灾

建隆四年(963)

秋七月己未,“诏民有疾而亲属遗去者罪之。癸亥,湖南疫,赐行营将校药”①。湖南路治潭州,今长沙市。

开宝二年(969)

闰五月,宋太祖命攻北汉刘继元所据之太原城,虽引汾水灌其城,但久攻不下,时北宋军队屯兵甘草地中,会岁暑雨,军士多疾疫,乃诏班师②。太宗后来谈到这次战争,说是“太祖顿兵甘草地中,军人多被腹疾”③,可能是痁痢的流行。

开宝八年(975)

北宋出兵进攻南唐首都金陵,扬州知州侯陟率所部在宣化城大败南唐军,但当时“江表未拔,太祖厌兵,南土暑炽,军卒疫死,方议休兵,以为后图”,侯陟则认为“南唐平在旦夕”,力劝太祖攻打南唐(金陵)④。这里“江表”指金陵,故又有:时金陵未拔,上颇厌兵,南土卑湿,方秋暑,军中又多疾疫,上议令曹彬等退屯广陵,休士马以为后图⑤。宣化城即宣化镇,属真州,与南京只一江之隔。

---

① 《宋史》卷一《太祖纪一》。

② 《新五代史》卷七〇《东汉世家》。〔宋〕陈均《九朝编年备要》卷二“乙巳开宝二年”。

③ 〔宋〕李焘《续资治通鉴长编》卷二〇《太宗》。

④ 《宋史》卷二七〇《侯陟传》。

⑤ 〔宋〕李焘《续资治通鉴长编》卷一六“太祖开宝八年”。〔清〕徐乾学《资治通鉴后编》卷七《宋纪七》。

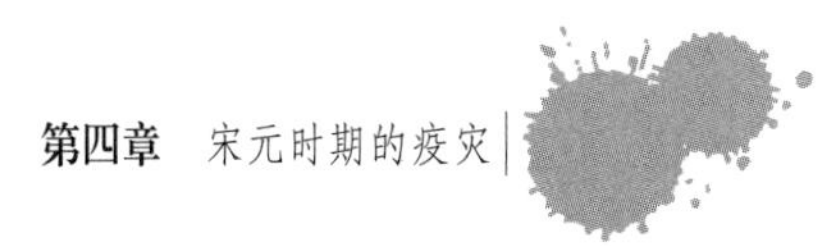

【太平兴国三年(978)】

汝城县　太平兴国三年(978),疫病盛行,尸无人抬①。按:今汝城县在宋时称桂阳县,查乾隆、同治《桂阳县志》及民国《汝城县志》之"灾异志",均无此记载。不知所本,录以备查。

太平兴国六年(981)

太平兴国五年七月,宋军兵分两路从邕州和廉州征讨交州叛军黎桓。六年三月,交州行营破黎桓军队于白藤江口,缴获战舰二百艘,但"会炎瘴,军士多死者"。宋太宗得到广南转运使许仲宣的紧急报告后,下令班师,同时斩杀了两名败将②。斩杀两名前线将领,军士死亡多是一个重要原因,"会征交州,其地炎瘴,士卒死者十二三"③。"交州去邕二千里,多毒草瘴雾,戍卒死者什七八。"当时陶弼也在军中,并感染了瘴疠,但他"蚤暮劳军,视其良苦,意气激扬,士莫不感泣,强奋起为用"④。

雍熙二年(985)

六月己卯诏两街供奉僧于内殿建道场。上谓宰相曰:"今兹夏麦丰稔,比闻岁熟则民多疾疫,朕恐百姓或有灾患,故令设此。"⑤

婺源县　雍熙中邑城内外大疫⑥。

淳化三年(992)

五月,京师大热,疫死者众,戊申诏太医署良医视京城病者,赐钱五十万具药。六月丁丑,西北风至,大风昼晦,疫灾乃止,朝廷分遣医官煮药给病者⑦。

---

① 《汝城县志》,湖南人民出版社1997年版。

② 《宋史》卷四《太宗纪一》。

③ 《宋史》卷二七〇《许仲宣传》。

④ 《宋史》卷三三四《陶弼传》。

⑤ 〔宋〕李焘《续资治通鉴长编》卷二六"太宗雍熙二年"。

⑥ 《古今图书集成·方舆汇编·职方典》卷七九二《徽州府部·汇考六》。弘治《徽州府志》卷一〇《祥异》,康熙《徽州府志》卷一八《杂志下·祥异》,道光《徽州府志》卷一六《杂记·祥异》,道光《婺源县志》卷三八《通考五·机祥》,光绪《婺源县志》卷六四《通考五·祥异》,民国《婺源县志》卷七〇《杂志二·祥异》。

⑦ 《宋史》卷六七《五行志·土》、卷五《太宗纪二》。《文献通考》卷三〇六《物异考十二》。

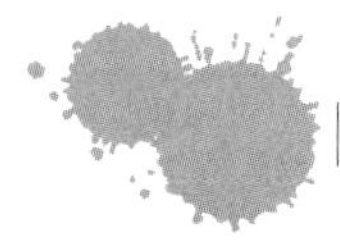

淳化五年(994)

春正月,吕蒙正曰:"都城外不数里,饥寒而死者甚众……西土创残,北难方炽……湖湘荐饥,食新尚远……江左疾疫,死者相枕。"①

"六月,京师疫,遣太医和药救之。"②"是月,都城大疫,分遣医官煮药给病者。"③是时,京师大旱,民饥,故曰"六月,京师旱疫"④。

南京市　淳化五年江南疫⑤。北宋淳化五年至宋至道二年,江南频年多疾疫⑥。

苏　州　淳化中三吴岁饥,(姑苏)民疫,择长吏治养之⑦。

昆山县　淳化四年癸巳,十月太白犯南斗,三吴岁饥,民疫⑧。

广西省　淳化五年,广西市全街疫死⑨。按:这里所谓的"广西市"是指当时广西南路治所临桂县城(今桂林市)。

至道二年(996)

江南频年多疾疫⑩。

南京市　北宋淳化五年至至道二年,江南频年多疾疫⑪。

咸平三年(1000)

春,江南频年旱歉,多疾疫⑫。两浙大饥,民疫死⑬。三月一日,知泰州田锡上疏曰:臣又以江南、两浙,自去年至今,民饿者十八九,未见国家精求救疗之术。初闻遣使煮粥俵给,后来更不闻别行赈恤。今月十二日,有杭州差人赍牒泰州会问公事,臣

---

① 〔宋〕孙梦观《雪窗集》卷二《吕蒙正言都城外饥寒死者甚众愿亲近及远》。

② 《宋史》卷六二《五行志·水下》。

③ 《宋史》卷五《太宗纪二》。

④ 《文献通考》卷三〇四《物异考十》。

⑤ 乾隆《上元县志》卷一《庶征》,道光《上元县志》卷一《天文志·庶征》,民国《首都志》卷一六《历代大事表》。

⑥ 《南京卫生志》,方志出版社1996年版。

⑦ 〔明〕王鏊《姑苏志》卷三九《宋珰传》,乾隆《江南通志》卷一一三《宋珰传》。

⑧ 道光《昆新两县志》卷三九《祥异》,光绪《昆新两县续修合志》卷五一《祥异》。

⑨ 嘉靖《广西通志》卷四〇《祥异》。

⑩ 《宋史》卷六二《五行志·水下》。《古今图书集成·历象汇编·庶征典·疫灾部》。

⑪ 《南京卫生志》,方志出版社1996年版。

⑫ 《文献通考》卷三〇四《物异考十》。

⑬ 〔明〕董斯张《吴兴备志》卷一四《象纬征第九》。《文献通考》卷二八九《象纬考十二》。

问彼处米价，每升六十五文足，彼中难得钱；又问疾疫死者多少人，称饿死者不少，无人收拾，沟渠中皆是死人，却有一僧收拾埋藏，有一千人作一坑处，有五百人作一窖处；臣又问有无得雨，称春来亦少雨泽；臣问既少雨泽，麦苗应损，称彼处种麦稀少；又问饥馑疾疫去处，称越州最甚，萧山县三千余家逃亡，死损并尽，今并无人，其余明、杭、苏、秀等州，积尸在外沙及运河两岸不少。虽未审虚实，然屡有听闻，兼闻常、润等州死损之人，村保各随地分埋瘗。况掩骼埋胔，是国家所行之事，文王葬枯骨而天下归心，今积尸暴骨如是，而使僧人收藏，村保埋瘗，甚无谓也。今江南二十七州军，两浙一十六州军，宜知若干州是饥馑疾疫之处，若干不是饥馑疾疫之处，其地无灾沴、人无疾疫处，依每年上供钱帛粮草外，余系灾沴处，朝廷早行指挥，以有均无，以多济寡，以安民生，以防盗起也[①]。五月，真宗命三馆检讨灵迹以闻，遣使遍祭其山川祠庙，为民祈福[②]。

杭州府　宋咸平四年，大饥疫[③]。

湖州府(乌程、归安二县附郭)　宋咸平四年，大饥疫[④]。

湖州市　北宋咸平三年(1000)大饥，民疫死[⑤]。

嘉兴府　宋咸平四年，两浙大饥，民疫死[⑥]。

南京市　江南旱歉，多疾疫[⑦]。

咸平六年(1003)

五月，京城疫，分遣内臣赐药[⑧]。

景德三年(1006)

五月，西凉府“铎督又言部落疾疫，诏赐白龙脑、犀角、硫黄、安息香、白紫石英等药，凡七十六种”[⑨]。

---

① 〔宋〕李焘《续资治通鉴长编》卷四六“咸平三年三月丁未”。〔宋〕潜说友《咸淳临安志》卷八九《纪遗·纪事》“咸平三年”。

② 〔宋〕李焘《续资治通鉴长编》卷四七“咸平三年五月丙午”。

③ 乾隆《杭州府志》卷五五《祥异一》，民国《杭州府志》卷八二《祥异》。

④ 同治《湖州府志》卷四四《前事略·祥异》，光绪《乌程县志》卷二七《祥异》，光绪《归安县志》卷二七《前事略·祥异》。

⑤ 《湖州市卫生志》，香港大时代出版社 1993 年版。

⑥ 康熙《嘉兴府志》卷二《星野·祥异》。

⑦ 《南京卫生志》，方志出版社 1996 年版。

⑧ 《宋史》卷七《真宗本纪》。〔宋〕李焘《续资治通鉴长编》卷五四“咸平六年五月乙卯”。

⑨ 《宋史》卷四九二《吐蕃传》。

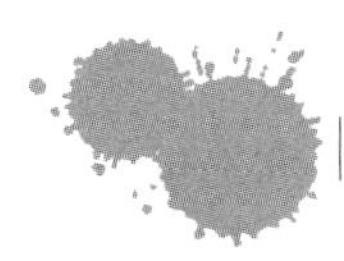

大中祥符二年(1009)

河北安抚司言:"北界人多病腮肿死,边民稍南徙避疫。"[①]河北旱,四月己亥"诏医官院处方并药,赐避疫边民"[②]。河北北界包括真定府、定州、保州、广信军、安肃军、雄州、清州、沧州、信安军、霸州等。

成安县　大中祥符二年疫[③]。

大中祥符三年(1010)

四月乙卯,因陕西民疫,遣使赍药赐之[④]。五月壬午,"以西凉府觅诺族瘴疫,赐药"[⑤],其药主要赐予其首领温逋等[⑥]。

三原县　大中祥符三年夏四月,陕西民疫[⑦]。

户　县　宋真宗大中祥符三年(1010)四月疫[⑧]。

【大中祥符九年(1016)】

沭阳县　北宋祥符九年(1016)沭地蝗灾,久旱,瘟疫[⑨]。按:不知所本,不足为据。

天禧三年(1019)

是年为辽开泰八年。燕地饥疫,民多流殍。以(杨)佶为同知南京(今北京)留守事,发仓廪,振乏绝,贫民鬻子者计佣而出之[⑩]。

天圣元年(1023)

是年,夏竦知洪州,即所谓夏英公统帅江西,"时豫章大疫,公命医制药,分给

① 〔宋〕李焘《续资治通鉴长编》卷七一"大中祥符二年四月甲寅"。

② 《宋史》卷七《真宗本纪》。

③ 民国《成安县志》卷一五《故事志·史事》。

④ 《宋史》卷七《真宗本纪》。〔宋〕李焘《续资治通鉴长编》卷七三"大中祥符三年四月甲寅"。雍正《陕西通志》卷八四《德音二》。

⑤ 《宋史》卷七《真宗纪二》。

⑥ 《宋史》卷四九二《吐蕃传》。

⑦ 光绪《三原县志》卷九《祥异》。

⑧ 《户县志》,西安地图出版社1987年版。

⑨ 《沭阳县卫生志》,中国矿业大学出版社1996年版。

⑩ 《辽史》卷八九《杨佶传》。《钦定续文献通考》卷三二《国用考》。《钦定续通志》卷四二〇。

居民”①。

天圣五年(1027)

六月,京师(开封府)大旱。九月,通判常州谢绛曰:去年京师大水,败民庐舍,河渠暴溢,几冒城郭。今年苦旱,百姓疫死,田谷焦槁,秋成绝望,此皆大异也②。范仲淹上书言:伏闻京师去岁大水,今岁大疫,四方闻之,莫不大忧,此天之有以戒也③。

【天圣九年(1031)】

隆化县　宋天圣九年、辽景福元年(1031),北安州大雨连绵,河失故道,饥荒、疫病流行,百姓死亡不可胜计④。

丰宁县　宋天圣九年、辽景福元年(1031),今丰宁境内,大雨连绵,河失故道,虫螟、水旱相继发生,饥荒、疫病使百姓流离失所,死亡不可胜计⑤。

按:《辽史》卷一七《圣宗本纪》仅言“五月大雨水,诸河横流,皆失故道”,未言饥疫之事,故上述两县志所言疫灾,不足为据。

明道二年(1033)

二月庚子诏,淮南、江南民被灾伤而死者,官为瘗埋,仍祭酹之。先是,南方大旱,种饷皆绝,人多流亡,困饥,或疫气相传,死者十二三,官虽作粥糜以饷之,然得食辄死,村聚墟里几为之空⑥。宋祁奏曰:去年江淮二浙,稻收七八,而淮南饥疫之后,户口浸衰,县无完村,村无全户,才足自赡⑦。饥疫以江南为甚,“明道中江南饥疫,殍殣狼藉道上,诏督郡县开廪以济之”⑧。蔡襄曰:“是时杭、越、苏、秀诸州旱涝,连年疫疠相

---

① 〔宋〕曾敏行《独醒杂志》卷二《夏英公》。

② 《宋史》卷二九五《谢绛传》。〔宋〕李焘《续资治通鉴长编》卷一〇五“天圣五年”。〔明〕冯琦编,陈邦瞻增辑《宋史纪事本末》卷四《天圣灾议》。〔明〕杨士奇《历代名臣奏议》卷二九九《灾祥》。〔清〕徐乾学《资治通鉴后编》卷三七《宋纪三十七》。

③ 〔宋〕吕祖谦《宋文选》卷六范仲淹《上执政书》。《宋文鉴》卷一一二范仲淹《上相府书》。〔宋〕陈均《九朝编年备要》卷九。〔宋〕范仲淹《范文正集》卷八《上执政书》。

④ 《隆化县志》,河北人民出版社 2001 年版。

⑤ 《丰宁满族自治县志》,中国和平出版社 1994 年版。

⑥ 〔宋〕李焘《续资治通鉴长编》卷一一二“明道二年二月庚子”。《文献通考》卷三〇一《物异考七》。

⑦ 〔宋〕宋祁《景文集》卷二八《请募民入米京师劄子》。〔明〕杨士奇《历代名臣奏议》卷二四四《荒政》。

⑧ 〔宋〕蔡襄《端明集》卷三九《右班殿直监慈湖都铁冶务程君墓志铭》。

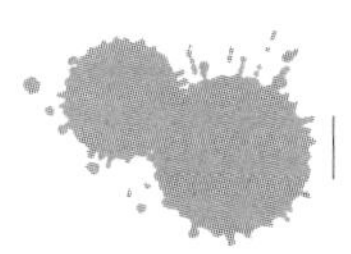

属,富者疾疫,贫者流亡,哭声遍野,饿尸横路。”①又曰:苏、秀、杭、越等数州,频年以来,旱涝更作,稼穑不登,疠疫仍起,贫者流转沟壑,居者连病,丧亡相属,哀苦之声,痛贯人骨②。包拯奏曰:“臣窃见江淮、两浙、京东、河北,累年以来,旱涝相继,物价涌贵,民食艰阻,两浙一路,灾疫尤甚,虽朝廷宽免租赋优加赈防,而迄今未得苏息。”③薛季卿“知越州萧山县,属岁饥,民大疫,流离道路者十室而九”④。按:薛季卿嘉祐五年(1060)死,享年64岁,其知萧山县已是仁宗天圣元年(1023)后第四次迁官,也就是在12年后,所云疫灾之事应在此年。“西川饥疫。”⑤“西川”即西川路,后分为益州路和梓州路⑥。按:“西川”与“川西”概念似乎不同。明人费密曰:四川者,川东、川南、川西、川北也。川西所辖三十六州县,平如几席者四五百里,余府皆山原相半也。成都府、龙安府为川西。顺庆府、保宁府、潼川州为川北。重庆府、夔州府、遵义府为川东。叙州府、马湖府、泸州、嘉、眉、邛、雅四州,建昌五卫为川南。龙、绵为上川西,成都为下川西,保、潼为上川北,顺庆为下川北,重庆为上川东,夔为下川东,叙、马、泸为下川南,嘉、眉、邛、雅为上川南。九月辛卯诏,梓州路仍岁旱疫,令转运使亲按所部民,蠲其租⑦。

是岁诸道旱蝗、疾疫,关中尤甚⑧。范雍知永兴军,是岁饥疫,关中为甚,雍为振恤⑨。

宝元二年十二月,直史馆苏绅言:往者明道之初,虫螟水旱,几遍天下,始之以饥馑,继之以疾疫,民之转流死亡,不可胜数⑩。景祐二年正月三日,监察御史孙沔上疏曰:“累岁已来,和气犹郁,水旱相荐,虫螟屡生,粟麦不登,田畴几废,九夏多寒,三冬

---

① 〔宋〕蔡襄《端明集》卷一八《乞罢魏兼馆职》。

② 〔宋〕蔡襄《端明集》卷二三《书疏·论东南事宜疏》。〔明〕杨士奇《历代名臣奏议》卷三二《治道》引。

③ 〔宋〕包拯《包孝肃奏议集》卷五《明禁·请速除京东盗贼》。〔明〕杨士奇《历代名臣奏议》卷三一七《弭盗·拯请速除京东盗贼疏》。

④ 〔宋〕王珪《华阳集》卷五九《朝请大夫守司农少卿赠兵部侍郎上柱国赐紫金鱼袋薛公墓志铭》。

⑤ 《宋史》卷六七《五行志·土》。

⑥ 〔明〕吴世济《太和县御寇始末　荒书(外一种)》,浙江古籍出版社1985年版,第145页。

⑦ 〔宋〕李焘《续资治通鉴长编》卷一一三“仁宗明道二年九月”。

⑧ 〔宋〕杜大珪《名臣碑传琬琰之集上》卷二六范镇《范忠献公雍神道碑》。〔宋〕范仲淹《范文正集》卷一三。

⑨ 《宋史》卷二八八《范雍传》。《钦定续通志》卷三二四。《续资治通鉴长编》卷一一二“仁宗明道二年七月”。《陕西通志》卷五一《名宦二》。

⑩ 《宋史》卷二九四《苏绅传》。《续资治通鉴长编》卷一二五“仁宗宝元二年”。《历代名臣奏议》卷三四《治道》。

无雪，星变上天，河决东郡，疾疫流离，生灵困惫，民乏兼日之食，廪无卒岁之储。”①

漳　州　宋明道二年(1033)，漳州、龙溪疟疾流行②。

安陆县　明道二年安陆旱，饥疫者十二三③。

南京市　南方大旱，因饥成疫，死者十有二三④。

景祐元年(1034)

冬，建昌城北里中大疫⑤。

宝元三年(1040)

刘敞作《逐伯强文》逐疫，其序曰：宝元三年，予羁旅淮南，医来言曰：今兹岁多疾疫。予因作文以逐伯强。伯强，厉也，能为疫者，故逐之⑥。这里所谓的淮南，当仅指刘敞羁旅之地，疑为淮南路治城扬州。

康定二年(1041)

广安军俗信巫，疾病不加医药，康定中大疫，寿安县太君王氏家婢，疫染相枕藉⑦。

庆历四年(1044)

夏四月，仁宗谓辅臣曰：“前调发军士，往湖南捕捉蛮贼，方夏瘴热，罹疾者众，宜令医官院遣医学一员，驰往诊视之。”⑧

庆历六年(1046)

夏，因湖湘骚动，兵不得息，仁宗顾谓辅臣曰：“官军久戍南方，夏秋之交，瘴疠为

① 〔宋〕李焘《续资治通鉴长编》卷一二五“仁宗景祐元年十二月”。孙沔自署为“景祐二年正月三日”。

② 《漳州市志》，中国社会科学出版社1999年版。

③ 康熙《鼎修德安府全志》卷二《星野·祥异》，康熙《德安安陆郡县志》卷八《灾祥》。

④ 《南京卫生志》，方志出版社1996年版。

⑤ 〔宋〕李觏《盱江集》卷二四《邵氏神祠记》。〔宋〕魏峙《李直讲年谱》卷一。正德《建昌府志》卷一八《杂志》。雍正《江西通志》卷一五九《杂志》。

⑥ 《宋文鉴》卷三〇刘敞《逐伯强文》。按：〔宋〕刘敞《公是集》卷三《逐伯强文》作“宝元二年”，但《四库全书总目提要》说：“《公是集》仅四卷，大约采自《宋文鉴》者居多。”当以《宋文鉴》为准。

⑦ 〔宋〕范镇《东斋记事》卷四。

⑧ 〔宋〕李焘《续资治通鉴长编》卷一四八“庆历四年夏四月甲午”。

虐,其令太医定方和药遣使给之。"①

蓝山县　宋仁宗庆历六年(1046)夏,瘴疠为虐②。

庆历七年(1047)

春大旱,贝州王则叛,河北安抚使贾昌朝(时驻大名府)命高阳关、大名府、真定府三路军二万余人围攻王则所踞贝州城。会岁饥,民大疫,贾昌朝为置病方(坊)给养之,全活九十余万③。

皇祐元年(1049)

二月戊辰,以河北疫,遣使颁药④。六月,通判军州事游开祷于北岳安天元圣帝曰:"距河而北,凡民有水旱疫疠之灾,则归心于神。""窃惟国家视天下以河朔为根本,去岁雨水为大沴,民大半以饥死。"今年"而涉夏不雨,旱气日甚,民心嗷嗷,以谷为虞"⑤。七月,诏诸州岁市药以疗民疫⑥。皇祐二年,金君卿云:"至如前岁诏下,先朝举人希觊恩泽,望风而至都下者甚众,是时朝廷别无恩旨,例赐钱三千,俾为归计,而属岁疠疫,在道或病或死者不少,诚可悯伤,今而诏下,臣窃思其人力能往者,十无三四。"⑦

皇祐二年,臣寮上言:"臣昨南方州军,连年疾疫、瘴疠,其尤甚处,一州有死十余万人。此虽天令差舛致此扎瘥,亦缘医工谬妄就增其疾,臣细曾询问诸州,皆阙医书习读。"⑧从"臣昨"二字可知,疾疫当主要发生在皇祐元年。

河北省　宋皇祜[祐]元年(1049),河北二月疫⑨。

---

① 《宋史》卷四九三《蛮夷一·西南溪峒诸蛮上》。

② 《蓝山县卫生志》,1992年。

③ 〔宋〕王珪《华阳集》卷五六《贾昌朝墓志铭》。〔宋〕杜大珪《名臣碑传琬琰之集中》卷一七王珪《贾文元公昌朝墓志铭》。《宋史》卷二八五《贾昌朝传》。

④ 《宋史》卷一一《仁宗纪三》。《资治通鉴后编》卷五九《宋纪五十九》。《续资治通鉴长编》卷一六六"皇祐元年"。《钦定续通志》卷二九。《文献通考》卷二六《国用考四》。〔清〕秦蕙田《五礼通考》卷二五一《凶礼六·札礼》。光绪《重修天津府志》卷七《恤政》。

⑤ 〔宋〕韩琦《安阳集》卷四二《北岳祈雨文》。

⑥ 《宋史》卷一一《仁宗本纪》。

⑦ 〔宋〕金君卿《金氏文集》卷下《仁宗朝·言贡举便宜事奏状》。

⑧ 〔唐〕王焘《外台秘要方》卷首《宋皇祐三年五月二十六日内降札子》。按:此札子为宋人孙兆治平四年校《外台秘要方》时所引,虽文中题为"皇祐三年",但四库馆臣在题说中明确指出:"此本为宋治平四年孙兆等所校、明程衍道所重刻,前有天宝十一载(王)焘自序,又有皇祐二年内降札子及兆校上序,其卷首乃题林亿等名。"说明皇祐三年当为皇祐二年之误。

⑨ 《河北省志》,方志出版社2009年版。

临清市　皇佑[祐]元年(1049)二月,冀州瘟疫,宋廷遣使送药于民①。

南和县　皇祜[祐]元年(1049)2 月,瘟疫流行,官府遣使送药②。

任　县　北宋皇祜[祐]元年(1049)春,瘟疫大流行,死者尤甚③。

冀州市　皇祜[祐]元年(1049)二月,瘟疫④。

皇祐四年(1052)

皇祐中岁大艰,安陆通判州事黄师旦以令劝捐,李子平率先响应。"既而大疫,死者横道,又皆为之槥椟。"⑤九月丁亥,以诸路饥疫相仍,令官员条陈救恤之术⑥。

至和元年(1054)

春正月,汴京大疫⑦。辛未诏曰:京师大寒,民多冻馁死者,有司其瘗埋之。壬申,碎通天犀,和药以疗民疫⑧。仁宗碎通天犀疗疫的故事,史载甚多⑨。是月,孙沔疏曰:今经冬无雪,数千里灾旱,加之疾疫⑩。孙抃疏曰:方今自秋不雨,终冬无雪,春阳浸远,粟麦未敷,人心皇皇,疾疫相继,灾异之大莫甚于此⑪。韩琦祈曰:去岁历秋冬逮今,雨雪不时降……今复时疫暴作,民中其疾者,十有八九。"⑫二月庚子又诏曰:乃者

---

① 《临清市志》,齐鲁书社 1997 年版。

② 《南和县志》,方志出版社 1996 年版。

③ 《任县志》,中华书局 2000 年版。

④ 《冀州市志》(上册),方志出版社 2013 年版。

⑤ 〔宋〕黄庭坚《山谷集·别集》卷九《承议郎致仕李府君墓铭》。

⑥ 《宋史》卷一一《仁宗纪四》。〔宋〕李焘《续资治通鉴长编》卷一七三"皇祐四年九月"。

⑦ 〔宋〕江少虞《事实类苑》卷四。《说郛》卷二七下。《御批续资治通鉴纲目》卷五。

⑧ 《宋史》卷一二《仁宗纪四》。〔清〕秦蕙田《五礼通考》卷二五一《凶礼六·札礼》。〔宋〕陈均《九朝编年备要》卷一五。《宋史全文》卷九上《宋仁宗五》。〔宋〕罗从彦《豫章文集》卷五。《钦定康济录》卷三下。〔明〕湛若水《格物通》卷一七。《续资治通鉴长编》卷一七六"仁宗至和元年正月七日"。雍正《河南通志》卷五《祥异》,光绪《河南通志续通志》卷五《祥异》。

⑨ 《宋史》卷一七八《食货志·振恤》云:仁宗"尝因京师大疫,命太医和药,内出犀角二本,析而视之,其一通天犀,内侍李舜举请留供帝服御,帝曰:'吾岂贵异物而贱百姓?'竟碎之"。《古今图书集成·历象汇编·庶征典》卷一一四《疫灾部》云:"至和初,京师大疫,帝出犀二株付太医合药以疗民,解之,其一则通天犀也,内侍李舜举驰奏曰:'此犀之美者,请以为御所服带。'帝曰:'朕以为带,曷若以疗民疾乎?'命立碎之。"

⑩ 〔宋〕孙沔《上仁宗论张贵妃丧礼过制》,载〔宋〕赵汝愚《宋名臣奏议》卷九四。〔明〕杨士奇《历代名臣奏议》卷一二三《礼乐·丧礼》。

⑪ 〔宋〕孙抃《上仁宗论温成护葬宜减损正礼》,载〔宋〕赵汝愚《宋名臣奏议》卷九四。〔明〕杨士奇《历代名臣奏议》卷一二三《礼乐·丧礼》。

⑫ 〔宋〕韩琦《安阳集》卷四二《诸庙祈雨文》。

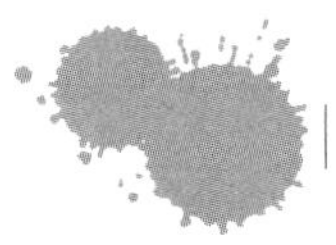

调民治河堤,疫死者众,其蠲户税一年,无户税者,给其家钱三千[1]。

河南省　至和元年春正月,汴京疫[2]。

祥符县　至和元年春正月,疫[3]。

至和二年(1055)

四月,赵抃曰:自去冬今春夏以来,京东、河北连接畿甸,不雨既久,麦苗焦死,物价涌贵,秋田复无所望,流民饿殍,充满道路,亢旱已甚,疫疠渐兴,人心彷徨[4]。

嘉祐二年(1057)

"入夏京师旱疫",欧阳修"家人类染时气"[5],并置信汝州友人曰:"今夏京师大热,疾疫尚未衰息,颇闻许、洛特甚,幸喜汝(州)独无之。"[6]

程颢任京兆府鄠县主簿,"府境大水,诸县仓卒兴工,狼狈失措置,惟先生所治,饮食屋舍,无一不闲整……时甚疫,人病多死,独鄠人无死者"[7]。暑甚,疫,人病多死,独鄠人无死者[8]。时盛暑,泄利(痢)大行,死亡甚众,独鄠人无死者[9]。"程颢,字伯淳,河南人,嘉祐间进士第,调主鄠簿……又盛暑疫行,诸邑死者甚众。"[10]

嘉祐五年(1060)

夏旱,四月京师大疫,欧阳修友人蔡君山卒于开封府太康县,梅圣俞卒于汴城东汴阳坊[11]。五月戊子朔,京师民疫,选医给药以疗之[12]。戊子诏曰:"京师大疫,贫民为庸医所误,死者甚众。其令翰林医官院选民医散药处参问疾状而给之。"乙未又诏:

---

① 《宋史》卷一二《仁宗纪四》。《御批历代通鉴辑览》卷七五《宋》。

② 乾隆《祥符县志》卷一六《杂事志·祥异》,光绪《祥符县志》卷二三《杂事志》。

③ 乾隆《祥符县志》卷一六《杂事志·祥异》,光绪《祥符县志》卷二三《杂事志》。

④ 〔宋〕赵抃《清献集》卷七《奏状论久旱乞行雩祀》"至和二年四月三十日"。

⑤ 〔宋〕欧阳修《文忠集》卷一五四《与王发运》"嘉祐二年"。

⑥ 〔宋〕欧阳修《文忠集》卷一五二《书简九》"嘉祐治平间"。

⑦ 〔宋〕韩维《南阳集》卷二九《碑志·程伯纯墓志铭》"淳熙四年续得于蜀"。

⑧ 〔宋〕韩维《程伯淳墓志铭》,见〔宋〕吕祖谦《宋文鉴》卷一四三《墓志》。〔明〕程敏政《新安文献志》卷六二下《行实》。

⑨ 〔宋〕程颐(伊川先生)《程伯淳(明道先生)行状》,见〔宋〕吕祖谦《宋文鉴》卷一三八《行状》,〔宋〕朱熹《伊洛渊源录》卷二《行状》。雍正《陕西通志》卷五四《名宦·程颢》。

⑩ 康熙《鄠县志》卷五《官师表·名宦》。

⑪ 〔宋〕欧阳修《文忠集》卷二八《蔡君山墓志铭》、卷三三《梅圣俞墓志铭》。

⑫ 《宋史》卷一二《仁宗本纪》。《资治通鉴后编》卷六七《宋纪》。〔宋〕祝穆《古今事文类聚别集》卷三二。

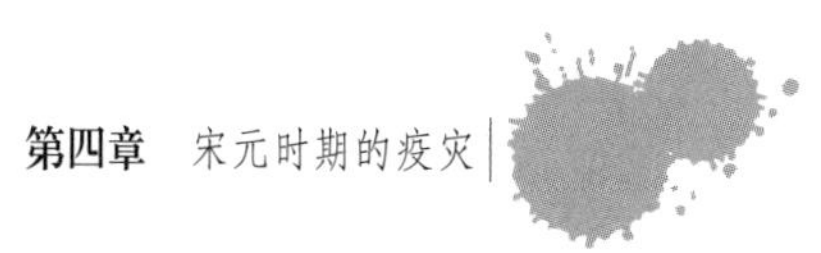

“京城疾疫，其蠲官私房钱十日。”①

嘉祐中，韩纬知颍州，时京西大饥，韩赈济有方，郡人赖以全活，因揭榜邻境，谕以救恤之意，使来就食，邻境之民襁负而至者不可胜数，仓廪既竭，又乏宽闲之居以处之，因感疾疫，死者相枕藉，韩亦以疾亡②。

嘉祐中，黄州民病疫，瘴大行③。

治平元年（1064）

欧阳修在书简中说：“某自春末，家中疫疾，深夏甫定。遽此水灾，惊奔不暇，仅有余生。入今年来，两目昏甚，屯滞百端，直以京师饥疫。复此水患，上心忧劳，正当竭力，未敢请外。其如无所裨补，其责愈深，奈何奈何。赐茶数饼表信，然亦不宜多饮也。”④

治平二年（1065）

八月，京师大雨，漂没人民畜产不可胜数。司马光疏曰：陛下即位以来，灾异甚众……去夏霖雨，涉秋不止。京畿东南十有余州，庐舍沈于深渊，浮苴栖于木末，老弱流离，捐瘠道路，妻儿之价贱于犬豕，许、颍之间亲戚相食，积尸成丘。既而历冬无雪，暖气如春，草木早荣，继以黑风。今夏疠疫大作，弥数千里，病者比屋，丧车交路。至秋幸而丰熟，百姓欣然，庶获苏息，未及收获，而暴雨大至，一昼之间，川泽皆溢，沟渠逆流，原隰丘陵，悉为洪波，一苗半穗，荡无孑遗⑤。

京西大疫⑥。京西路辖河南府、郑州、陈州、颍州、蔡州、孟州、汝州、许州等。许州岁大旱，民饥疫作⑦。

熙宁元年（1068）

熙宁初，永嘉大疫，沈子正母病死，其女奴又死，家人卧疾数辈⑧。

---

① 〔宋〕李焘《续资治通鉴长编》卷一九一“嘉祐五年五月”。

② 〔宋〕俞德邻《佩韦斋集》卷一七。〔宋〕俞德邻《佩韦斋辑闻》卷一。

③ 〔明〕张介宾《景岳全书》卷五六《散阵·圣散子》。

④ 〔宋〕欧阳修《文忠集》卷一四五《书简二》“治平元年”。

⑤ 〔宋〕司马光《传家集》卷三六《章奏十九·上皇帝疏》“治平二年八月十一日上”。〔宋〕李焘《续资治通鉴长编》卷二〇六“治平二年八月庚寅大雨”。《历代名臣奏议》卷一《君德》。〔宋〕陈均《九朝编年备要》卷一七“治平二年八月”。《宋史全文》卷一〇《宋英宗》“治平二年八月”。

⑥ 〔宋〕王珪《华阳集》卷五六《贾昌朝墓志铭》。

⑦ 〔宋〕韩琦《安阳集》卷四八《故许州观察推官曾君墓志铭》。

⑧ 〔宋〕周行巳《浮沚集》卷七《沈子正墓志铭》。

熙宁初,黄廉对神宗说:河朔被水,河南、齐晋旱,淮浙飞蝗,江南疫疠,陛下不尽知也。①

常州(治武进县,阳湖县时属武进县)　熙宁元年,枯桔生穗,大疫②。

熙宁三年(1070)

三月,两浙荒歉,处处食糟,温、台大疫,十死七八③。

熙宁六年(1073)

十月,赐江南东路常平米七万石,赈济灾疫④。常熟县"百里芜其八,人辄大疫,而逋且逃,十室虚其九"⑤。

熙宁七年(1074)

八月戊寅,诏成都府、利州路转运等司赈济饥疫,具次第以闻⑥。

熙宁八年(1075)

熙宁七年,嘉兴僧人"通照大师"游温州雁荡山,山涧中遇神人告知:明年岁当大疫,吴越尤甚。次年果然南方大疫,两浙无贫富皆病,死者十有五六⑦。

浙西路大旱,饥馑,疾疫,死者五十余万人,以致城郭萧条,田野丘墟⑧。

杭州饥疫,人死大半⑨。

---

① 《宋史》卷三四七《黄廉传》。《钦定续通志》卷三六一。〔宋〕黄庭坚《山谷别集》卷八《叔父给事行状》。

② 光绪《武进阳湖县志》卷二九《杂事·祥异》。

③ 《宋名臣奏议》卷一一四郑獬《上神宗论青苗》。〔宋〕郑獬《郧溪集》卷一二《乞罢青苗法状》。《历代名臣奏议》卷二六七。

④ 〔宋〕李焘《续资治通鉴长编》卷二四七"熙宁六年十月丙申"。

⑤ 〔宋〕郑虎臣《吴都文粹》卷九陈于《常熟县东五十里明因寺新改禅寺记》"元丰四年五月十五日撰"。

⑥ 〔宋〕李焘《续资治通鉴长编》卷二五五"熙宁七年八月"。

⑦ 〔宋〕江少虞《事实类苑》卷四六《雁荡山老人》。〔宋〕沈括《梦溪笔谈》卷二〇《神奇》。乾隆《浙江通志》卷二七九。

⑧ 〔宋〕李焘《续资治通鉴长编》卷四五一"元祐五年七月十五日"。《御选唐宋文醇》卷四七《眉山苏轼文十·奏浙西灾伤第一状》。《宋名臣奏议》卷一〇六苏轼《上哲宗乞预备来年救饥之术》。

⑨ 〔宋〕李焘《续资治通鉴长编》卷四三五"元祐四年十二月"。《钦定续通志》卷三五五《苏轼传》。〔宋〕杜大珪《名臣碑传琬琰之集中》卷二六苏辙《苏文忠公轼墓志铭》。〔宋〕苏轼《东坡全集》卷五六《本传》《东坡先生墓志铭》。乾隆《浙江通志》卷二六〇《艺文二》苏轼《奏浙西灾伤状》。

吴江县　熙宁七年大旱，太湖水涸，湖心见古墓街衢井灶无算，蝗蝻生。八年，连大旱，民多殍死，闾里无烟。苏轼曰："熙宁之灾伤，本缘天旱米贵，而沈起、张靓之流，不先事奏闻，但务立赏闭粜，富民皆争藏谷，小民无所得食，流殍既作，然后朝廷知之，始敕运江西及截本路上供米一百二十三万石济之，巡门俵米，拦街散粥，终不能救，饥馑既成，继之以疾疫。本路死者五十余万人，城郭萧条，田野邱墟，两税课利皆失。"①

会稽县　熙宁八年旱，饥，民疫②。

镇海县　宋熙宁八年，境内大疫，岁谷不登，疫病大发，藉尸郊野③。

绍兴市　宋熙宁八年，会稽旱饥民疫④。

绍兴县　宋熙宁八年（1075），会稽大旱，饥疫流行⑤。

熙宁九年（1076）

熙宁十年正月，彭汝砺奏曰：频年京、淮、江、浙东西，死于饥疫者至数十万，病者未兴，流散者未还⑥。同年，苏轼奏曰："今自近岁，日蚀星变，地震山崩，水旱疠疫，连年不解，民死将半，天心之向背可以见矣。"⑦

德清县有僧人在大疫之时，"收弃骸于道，加苇衣簏给，聚而焚者以数千计"⑧。

金坛县　熙宁九年大疫，死者数千人⑨。

华亭县　熙宁九年大饥疫，县人卫佐施粥给药，瘗殍给棺，无虑数万⑩。

衢州市　宋熙宁八年（1075）衢大旱，次年春大疫⑪。

春，越州大饥疫，民饥馑疾疠，死者殆半。知州赵抃为病坊，处疾病之无归者，募

---

① 乾隆《吴江县志》卷四〇《灾变》。

② 康熙《会稽县志》卷八《灾祥志》，道光《会稽县志稿》卷九《灾异志》。

③ 《宁波市北仑区卫生志》，上海辞书出版社2007年版。

④ 《绍兴市卫生志》，上海科学技术出版社1994年版。

⑤ 《绍兴县卫生志》，浙江古籍出版社1997年版。

⑥ 〔宋〕彭汝砺《上神宗论饥疫乞罢上元放灯》，《历代名臣奏议》卷一九四；《宋名臣奏议》卷九二。

⑦ 〔宋〕苏轼《东坡全集》卷六六《奏议九首·代张方平谏用兵书》"熙宁十年"。

⑧ 〔宋〕刘一止《苕溪集》卷二二《湖州德清县城山妙香禅院记》。

⑨ 《京口耆旧传》卷六《陈亢》。乾隆《江南通志》卷一五八《人物志·陈亢》。

⑩ 乾隆《江南通志》卷一五八《人物志·卫佐》。

⑪ 《衢州市卫生志》，上海交通大学出版社1997年版。

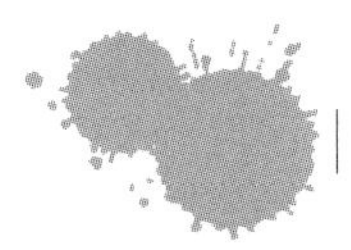

僧二人,属以视医药饮食,令无失所,时凡死者,使在处随收瘗之[①]。

绍圣四年九月诏求直言,曾布言:熙宁乙卯岁(八年)十月,彗在翼轸吴楚分野之外,寻有交州之变,陷邕、钦、廉三州;光芒扫长沙,明年(熙宁九年)春,长沙民大饥疫,死者相枕藉[②]。

十月,以民疫疠,失耕种故,诏蠲江宁府等州军民是年秋税之半[③]。十月,苏轼在密州祷曰:"旱蝗之为虐也,三年于兹矣,东南至于江海,西北被于河汉,饥馑疾疫,靡有遗矣。"[④]

交趾李乾德攻陷钦、廉、邕州,二月,诏郭逵为安南行营经略招讨使伐之。九军自邕州往安南行进,士马多染瘴疫[⑤]。由于"饷路瘴险,民当役者多避匿",转运使竟捕得逃者千余人[⑥]。十一月,"以安南行营将士疾疫,遣同知太常礼院王存祷南岳,遣中使建祈福道场"。十二月,郭逵败李乾德于富良江[⑦]。但宋军也付出惨重代价,"时兵夫三十万人,冒暑涉瘴地,死者过半"[⑧]。自丙辰(1076)春出师讨交趾,丁巳(1077)春师还,死者数十万[⑨]。所以,熙宁十年正月,彭汝砺曰:乾德之祸,广西歼焉,官吏屠戮,遗骸未敛[⑩]。

襄州　杨金熙宁中配隶房陵,至襄州死,其妻诣州自请,愿负夫骨归葬,时大疫,亦毙于襄州通衢[⑪]。

---

① 《续文章正宗》卷一六曾巩《越州赵公救菑记》。〔明〕茅坤《唐宋八大家文钞》卷一〇四曾巩《越州赵公救菑记》。《南丰文钞》卷八《越州赵公救菑记》。蔡世远《钦定四库全书古文雅正》卷一一曾巩《越州赵公救菑记》。《史传三编》卷三一《赵抃》。《钦定康济录》卷三下《赵抃》。〔宋〕曾巩《元丰类稿》卷一九《越州赵公救菑记》。《御定孝经衍义》卷三七曾巩《越州赵公救菑记》。《宋史》卷三一六《赵抃传》。

② 〔宋〕陈均《九朝编年备要》卷二四。按:《续资治通鉴长编》卷四九一"绍圣四年九月壬子"有类似引述,但作"明年春民大饥疫",脱"长沙"两字。

③ 〔宋〕李焘《续资治通鉴长编》卷二八三"熙宁十年十月丙子"。

④ 〔宋〕苏轼《东坡全集》卷九九《祭常山祝文五首密州》"熙宁九年十月"。乾隆《山东通志》卷三五。

⑤ 〔宋〕张方平《乐全集》卷二七《论诸路州军关报边事》。

⑥ 《宋史》卷三四八《徐绩传》。

⑦ 《宋史》卷一五《神宗纪二》。徐乾学《资治通鉴后编》卷八二《宋纪八十二》。

⑧ 《宋史》卷二九〇《郭逵传》。

⑨ 〔宋〕陈均《九朝编年备要》卷二四"绍圣四年九月"。按:〔宋〕周去非《岭外代答》卷二将此事系于熙宁八年,曰:大越国犯边,陷邕、钦、廉三州,朝廷遣郭逵致讨,几覆其国,乃以表乞降,会王师大疫,逵受表班师,时熙宁八年也。乾隆《广西通志》卷九六《诸蛮》亦曰:"熙宁八年入寇,陷钦、廉二州,诏招讨使郭逵讨之,官兵八万,疫死者什六。"

⑩ 《历代名臣奏议》卷一九四。《宋名臣奏议》卷九二彭汝砺《上神宗论饥疫乞罢上元放灯》。

⑪ 乾隆《湖广通志》卷七〇《杨金妻何氏》,雍正《湖广通志》卷一二〇。

洪州岁大疫，曾巩自州至县镇亭传，皆储药以授病者，民若军士不能自养者，以官舍舍之，资其食饮、衣衾之具，民得以不夭死[①]。

元丰元年（1078）

元丰元年诏曰："大理有狱，尚矣。今中都官有所劾治，皆寓系开封诸狱，囚既猥多，难于隔讯，盛夏疾疫，传致瘐死，或主者异见，岁时不决，朕甚愍焉。其复大理狱。"[②]

筠州　苏辙元丰初谪筠州，时大疫，乡俗禁往来动静，惟巫祝是卜，苏辙多制圣散子及煮糜粥，遍诣病家与之，所活甚众[③]。

八月，赵卨曰："文（交）州抵旧边寨十余程，贼来未尝赢粮，止仰纪辈掊取以赡，不支半月，复恣渔夺，彼民深仇之。纪辈旧与省地溪峒缔交，倚为乡导，乃敢入寇，今藩篱一空，彼何恃而窥边哉？犯顺以来，不耕者二年矣。省地之民亦废农业，重以调发，疾疫死亡，不可胜数。"[④]

邕州昨自交贼残杀人民，至今（九月）戾气未息，水火疫疠相继[⑤]。

元丰二年（1079）

十月，李之纯连任成都府路转运使。初，蜀部疾疫，李之纯入境之后，括户绝产未售者与死而未瘗者，命吏分瘗调度，出府库钱，不足以常平钱佐之，售其产以偿[⑥]。

是年，泸州夷扰边，朝廷出师讨罪，万众暴露，瘴疠大起，相枕藉而死者十凡八九，或强而归，则疫及其家，血属皆亡，又不知几千人耳[⑦]。

元丰三年（1080）

春，苏轼谪官黄州，会"连岁大疫"，苏轼以"圣散子方"治之，所全活至不可数[⑧]。

---

① 《名臣碑传琬琰之集中》卷四九曾肇《曾舍人巩行状》。〔宋〕曾肇《曲阜集》卷三《子固先生行状》。《钦定续通志》卷三四三。《元丰类稿附录行状》。《宋文鉴》卷一四六韩维《曾子固神道碑铭》。

② 《宋史》卷二〇一《刑法志·刑法三》。

③ 雍正《江西通志》卷六〇。

④ 〔宋〕李焘《续资治通鉴长编》卷二九一"元丰元年八月癸丑"。

⑤ 〔宋〕李焘《续资治通鉴长编》卷二九二"元丰元年九月丁亥"。

⑥ 〔宋〕李焘《续资治通鉴长编》卷三〇〇"元丰二年十月己酉"。

⑦ 〔宋〕吕陶《净德集》卷二四《朝散郎费君墓志铭》。

⑧ 〔宋〕庞安常《伤寒总病论》卷四《圣散子方》。〔宋〕苏轼《东坡全集》卷三四《圣散子叙》。〔明〕薛己《薛氏医案》卷二〇《圣散子方》。

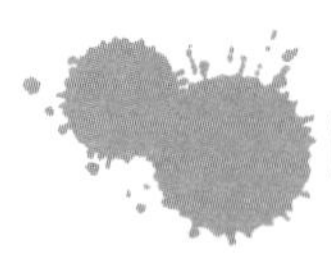

元丰六年(1083)

八月,都水使者范子渊献议,役五万人开修温县大河陂,既而雨水,瘴疫继作,死亡者甚众[①]。

元祐二年(1087)

元祐二年,两浙疟疾盛作,常州李使君举家病疟甚久,万端医禁不效,遇客传此方,一家服之,皆一服瘥[②]。

元祐三年(1088)

黄河从小吴决口后北流,对河北为害甚大,因而役兵二万,大兴堤工,户部侍郎苏辙言:"今岁四五月间,河上役兵劳苦无告,尝有数百人持版筑之械,访求都水使者,意极不善,赖防逻之卒拥拒而散。盛夏苦疫,病死相继,使者恐朝廷知之,皆于垂死放归本郡,毙于道路者不知其数。若今冬放冻,来岁春暖,复调就役,则意外之患复当如前,臣不知朝廷何苦而不能罢此役哉?"[③]按:河工之地在黎阳、卫县、元城诸县,即今浚县、大名县一带。

元祐四年(1089)

杭州为"水陆之会,疫死比他处常多"。是年,苏轼知杭州,"既至杭,大旱,饥疫并作。轼请于朝,免本路上供米三之一,复得赐度僧牒,易米以救饥者。明年春,又减价粜常平米,多作饘粥药剂,遣使挟医分坊治病,活者甚众",并筹措资金,"以作病坊,稍畜钱粮待之"[④]。据称,苏轼治疫用方号称"圣散子","昔在杭州、黄州,其年瘟疫流行,满城人皆患其病,危笃不救,每用圣散子方"[⑤]。

乌程县　元祐四年夏旱,浙西饥疫大作[⑥]。

归安县　元祐四年夏旱,浙西饥疫大作[⑦]。

---

① 〔宋〕李焘《续资治通鉴长编》卷三三八"元丰六年八月乙未"。

② 〔宋〕苏轼、沈括《苏沈良方》卷三《七枣散》。

③ 〔宋〕李焘《续资治通鉴长编》卷四一六"元祐三年十一月甲辰"。

④ 《宋史》卷三三八《苏轼传》。乾道《临安志》卷三。

⑤ 〔明〕朱橚《普济方》卷一五一《时气门》。

⑥ 康熙《归安县志》卷六《灾祥志》,光绪《乌程县志》卷二七《祥异》。

⑦ 康熙《归安县志》卷六《灾祥志》,光绪《乌程县志》卷二七《祥异》。

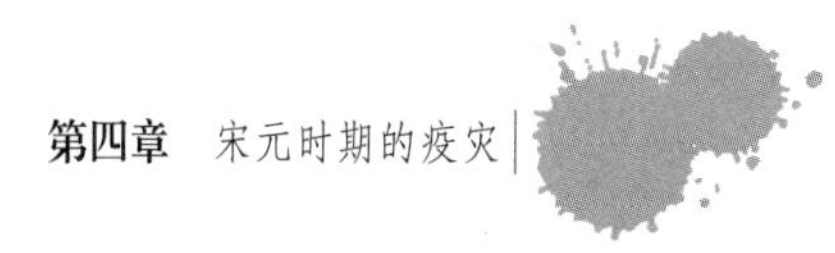

湖州市　元祐四年(1089)夏旱,饥疫大作[①]。

元祐五年(1090)

医家庞安时称:“元祐五年,自春至夏秋,蕲、黄二郡人患急喉闭,十死八九,速者半日、一日而死。黄州潘推官昌言亲族中亦死数口。”[②]范行准认为这是鼠疫的流行[③]。马伯英怀疑这是白喉流行[④]。

元祐六年(1091)

浙西大水,七月,苏州饥民死者,日有五七百人,饥疫更甚于熙宁。湖州贫人入城,死者相继[⑤]。侍御史贾易言:苏轼在杭州“专为姑息,以邀小人之誉;兼设欺弊,以窃忠荩之名。如累年灾伤不过一二分,轼则张大其言,以甚于熙宁七八年之患。彼年饥馑疾疫,人之死亡者十有五六,岂有更甚于此者?”[⑥]

元祐七年(1092)

六月,知扬州苏轼言,浙西饥疫大作,苏、湖、秀三州人死过半[⑦]。

元祐八年(1093)

汴京大疫。五月五日,范祖禹奏曰:“京城逐厢散药,所差使臣,止是监医生给散小民,既不知药所主疗,医生亦不看诊是何疾病。病者妄请,医者妄散,故饮药者多死。今疾疫方起,又重为药所误,实可悯伤。”[⑧]

绍圣元年(1094)

京师大疫[⑨]。

---

① 《湖州市卫生志》,香港大时代出版社1993年版。

② 〔宋〕庞安常《伤寒总病论》卷三《古方黑龙煎治咽喉肿痛九种疾》。

③ 冼维逊《鼠疫流行史》,广东省卫生防疫站,1988年,第94页。

④ 马伯英《中国医学文化史》,上海人民出版社1984年版,第590页。

⑤ 〔明〕杨士奇《历代名臣奏议》卷二四五《荒政》。《宋名臣奏议》卷一〇六范祖禹《上哲宗封还臣寮论浙西赈济事》。

⑥ 〔宋〕潜说友《咸淳临安志》卷八九《纪遗·纪事》“元祐六年”。

⑦ 〔宋〕李焘《续资治通鉴长编》卷四七三“元祐七年六月”。〔宋〕苏轼《东坡全集》卷六二《再论积欠六事四事札子》。〔明〕杨士奇《历代名臣奏议》卷二四五《荒政》。

⑧ 〔宋〕范祖禹《范太史集》卷二四《救疾疫札子》。

⑨ 〔宋〕吕陶《净德集》卷二三。《宋史》卷一八《哲宗纪》。

宁都州(时为虔化县)　绍圣元年甲戌,春疫,夏大水,漂庐舍[①]。按:出道光《宁都直隶州志》,州志未载出处,查各赣州府志均没有此条记录。

【绍圣二年(1095)】

新安县　惠灵侯泉在(新安)县东北十五里,宋绍圣二年河南大疫,病者赴泉饮之立愈[②]。

【绍圣三年(1096)】

南　诏　哲宗绍圣三年十一月彗星出西方。十二年南诏大疫[③]。按:哲宗十二年即绍圣三年。

元符二年(1099)

元符元年夏,吴中(苏州)大旱,人多暍死,至二年春夏之交,舟车益不通,百货涌贵,城中沟浍湮淤,发为疫气[④]。

朱服哲宗时知庐州,庐人岁饥,朱服便宜振护,全活十余万口。明年大疫,又课医持善药分拯之,赖以安者甚众。徽宗即位,召为集贤殿修撰,再知庐州[⑤]。知庐州的时间当在此年。

建中靖国元年(1101)

是年,田昼知淮阳军,岁大疫,日挟医问病者药之,遇疾卒,淮阳人祀以为土神[⑥]。岁大疫,承君日自挟医户问病者,药之良勤。一日小疾不出,正书一军之人尽见承君拥骑从腾空而去,就问之,死矣。或曰为淮阳土神云[⑦]。

《遁斋闲览》云:"南人信巫,有疾疠不召医,惟命巫使行禁咒。辛巳年(1101),临

① 道光《宁都直隶州志》卷二七《祥异志》。

② 《古今图书集成·方舆汇编·职方典》卷四二九《河南府部·汇考三》。

③ 光绪《云南通志》卷三《祥异上》,民国《新纂云南通志》卷一六一《灾疫》。

④ 〔明〕钱谷《吴都文粹续集》卷一四《祠庙》引范成大《灵佑庙记》。《吴都文粹》卷三《祠庙》引林戊《灵姑庙碑阴记》。

⑤ 〔明〕董斯张《吴兴备志》卷一一《人物征》。乾隆《江南通志》卷一一七《职官志·名宦》。《钦定续通志》卷三六一《朱服传》。《宋史》卷三四七《朱服传》。

⑥ 《宋史》卷三四五《田昼传》。《钦定续通志》卷三五九。乾隆《江南通志》卷一一五。

⑦ 〔宋〕邵伯温《邵氏闻见录》卷一五。《古今图书集成·历象汇编·庶征典》卷一一四《疫灾部纪事》。

汀大疫,郡巫尽死,余人不治多自瘥,然则医巫岂足恃乎?”①

大观元年(1107)

姑苏(苏州)春疫②。

大观二年(1108)

三月三十日诏曰:西京(洛阳府)城内外,近日庶民疾疫稍多,差使臣管押医人,自三月末旬后,于京城内外,遍到里巷,看诊给散。又诏:令大观库支钱一万,赴开封府,令就差散药③。

大观三年(1109)

江东疫④。按:此处“江东”或指江南东路。
南京市 江东疫⑤。
临川县 岁饥且疫,僵尸横道⑥。

政和三年(1113)

江东旱疫⑦。按:此处“江东”或指江南东路。

政和六年(1116)

宣州春大疫,知州刘安节命医分治甚力,其得不死者不可计。夏五月己亥,刘亦得疾,精爽不昧,与家人语如平时,至乙巳卒,享年四十九⑧。

宣和二年(1120)

宣和中,嘉禾(嘉兴府)大疫,连墙比屋,呻呼之声相闻。公(陈景东)日挟数仆,持药物自随,以饮病者,穷闾委巷,靡不至焉,而困绝不能自存者,又分金周之,晨出暮

① 《古今图书集成·历象汇编·庶征典》卷一一四《疫灾部纪事》。
② 〔宋〕陈均《九朝编年备要》卷二七“徽宗皇帝大观元年秋九月”。
③ 《宋会要辑稿·食货六十八》。
④ 《宋史》卷六二《五行志·水》。
⑤ 《南京卫生志》,方志出版社1996年版。
⑥ 〔宋〕谢逸《溪堂集》卷九《江夫人墓志铭》。
⑦ 《文献通考》卷三〇四《物异考十》。
⑧ 〔宋〕刘安节《刘左史集》卷四《墓志》。

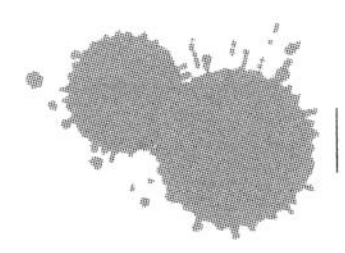
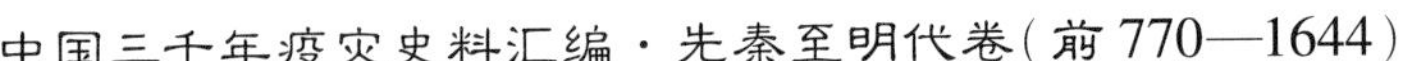

归,竟数月而后已,所全活不可胜数[①]。

宣和七年(1125)

宣和末,太学生诵苏文甚习,适诸斋大疫,人人皆以此方(圣散子方)。经东坡主张之故,服之多死[②]。

靖康二年(建炎元年,1127)

春,京师大疫[③]。“三月,金人围汴京,城中疫死者几半。”[④]汴京大饥,疫[⑤]。四月辛酉日,金兵驱华人男女十余万而北,凡人间所需之物,无不毕取以去。遗弃老弱病废及妇女等,至是皆迁入城。金兵围城时,京城外坟垄发掘略遍,出尸取椁为马槽,城内疫死者几半。物价踊贵,米升至三百,猪肉斤六千,羊八千,驴二千,一鼠亦直数百,道上横尸率取以食,间有气未绝者亦剜剔以去,杂猪马肉货之,蔬菜竭尽,取水藻芼之,以椿槐方芽采取,唯留枯枝,城中猫犬残尽,游手冻馁死者十五六,遗胔所在枕藉[⑥]。东至淮,西至濮、兖,南至陈、蔡、颍,皆被其害,泗、淮之间荡然矣。京城之外,坟垄悉遭掘出尸,取其棺为马槽,杀人如割麻,臭闻数百里,以故数大疫,死者过半。城中太学自城围闭之后,诸生淡食,多有疾病,迨春尤甚,日死不下数十人,七百人中,死亡者三之一。病疫发肿者,往往以黑豆汤效,取服者立愈[⑦]。

第二节　南宋时期的疫灾

建炎二年(1128)

建炎初,真州大疫,许叔微亲行里巷,为之诊疗,所活甚众[⑧]。

---

① 〔宋〕孙觌《鸿庆居士集》卷三九《宋故府君陈公景东墓志》。

② 〔宋〕欧阳守道《巽斋文集》卷一〇《欧阳生兵书序》。

③ 〔宋〕张杲《医说》卷三《救疫神方》。〔明〕江瓘《名医类案》卷一《瘟疫》。〔清〕周扬俊《温热暑疫全书》卷四。〔清〕熊立品《瘟疫传证汇编》卷五《靖康异人方》。〔清〕余伯陶《疫证集说·补遗·夷坚志》。

④ 《宋史》卷六二《五行志·水》。

⑤ 康熙《开封府志》卷三九《祥异》。

⑥ 〔宋〕李心传《建炎以来系年要录》卷四“建炎元年夏四月”。

⑦ 〔宋〕徐梦莘《三朝北盟会编》卷九六《靖康中帙》。

⑧ 〔明〕彭大翼《山堂肆考》卷八四《神人留语》。乾隆《江南通志》卷一五九。

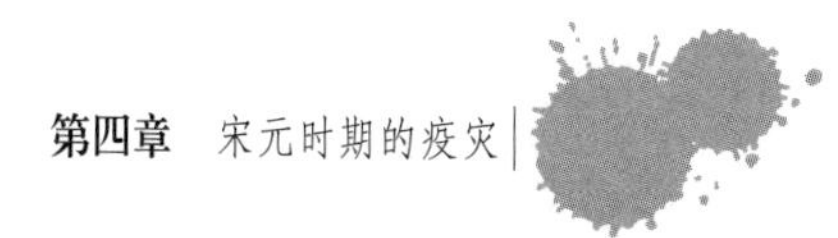

扬州市 宋建炎二年(1128),真州疾疫流行①。

仪征市 宋建炎二年(1128),张遇、邵青先后攻真州,焚烧邑城。后城乡疫病流行②。

按:以上或本自"建炎初真州大疫"的记载,"建炎初"非指建炎元年,因为那年实为靖康二年,为亡国之年。

建炎三年(1129)

建炎四年(1130),叶适在《安集两淮申省状》中说:"去岁敌入两淮,所残破处安丰、濠、盱眙、楚(时为淮安军)、庐、和、扬凡七郡,其民奔迸渡江求活者,几二十万家,而依山傍水相保聚以自固者,亦几二十万家。今所团结即其保聚下流徙者虽不能尽在其中,大约已十余万家矣,其流徙者死于冻饿、疾疫,几殚其半,而保聚之民亦有为敌驱掠而去者,散为盗贼则又不在焉。度今七郡之民,通计三十万家,和议未定,室庐不成,就便和议有定,其短长之期又未可知,此三十万家者,终当皇皇无所归宿。盖淮上四战之场,强敌往来之地,民生其间,势固应尔,然自古立国,未尝不有以处之也。"③

真　州 虏骑破淮,俱疫疠大作④。

泰兴县 高宗建炎三年大旱疫⑤。

建炎四年(1130)

大军(金兵)过江宁,徙其官民北渡,时暑多疾疫,老弱转死道路⑥。

平江府(即苏州,吴县、长洲二县附郭)夏四月大疫。"自金人南渡硎砂,破金陵、广德、杭、秀、常、润、明、越,惟平江被害最深。盖以兵多将庸,民始倚之而不去,既堕虏计,则又再遭官军之毒。是夏,疾疫大作,米斗钱五百。有自贼中逃归者,多困饿僵仆,或骤得食而死,横尸枕藉,道路泾港为实,哭声振天地,自古丧乱之邦,未有如是之酷也。"⑦二月,金乌珠(即金兀术)自明、越还,犯平江,纵火延烧,烟焰见二百里,凡五

① 《扬州卫生志》,中国工商出版社 2006 年版。
② 《仪征市志》,江苏科学技术出版社 1994 年版。
③ 〔宋〕叶适《水心集》卷二《安集两淮申省状》。
④ 〔宋〕许叔微《许叔微伤寒论著三种》,人民卫生出版社 1993 年版,第 178 页。
⑤ 光绪《泰兴县志》卷末《志余第一·述异》。
⑥ 《金史》卷八〇《持嘉晖传》。《钦定续通志》卷四二七《持嘉晖传》。
⑦ 〔宋〕王明清《挥麈后录》卷一〇。

昼夜,至三月朔始出阊门,士民得脱者十二三,而迁避不及遭杀者十六七。是夏疾疫,米斗钱五百,有自敌中逃归者,多困饥,或骤得食而死,横尸枕藉道路泾港,不可胜计,哭声振天地。自昔丧乱,未有如是之酷者也①。

吴县夏四月疫。陈长方举家病疫,其病特甚,其弟伏侍其半月,未几,其弟染病不起,五月七日病死,年二十二岁②。

吴江县(时含震泽县) 二月大疫,夏秋旱,大饥,死者甚众③。

震泽县(时属吴江县) 春大疫④。

湖 州(乌程、归安二县附郭) 二月大疫⑤。

乌程县 大疫,夏秋旱饥⑥。

绍兴元年(1131)

秋冬,浙东绍兴府连年大疫,官募人能服粥药之劳者,活及百人者度为僧⑦。

绍兴府 是年,山阴、诸暨、余姚大饥,诸暨疫⑧。

绍兴市 秋,绍兴府大疫。十二月火灾复作,民多饥疫⑨。

绍兴县 秋,绍兴府大疫。十二月火灾复作,时高宗驻跸于越,民多饥疫⑩。

余姚县 大饥疫⑪。

山阴县 疫⑫。

会稽县 十月民间大火,十二月火灾复作,民多饥疫⑬。部署文移多焚于火,民多

---

① 〔明〕王鏊《姑苏志》卷三六《平乱》。

② 〔宋〕陈长方《唯室集》卷三《铭弟墓》。

③ 乾隆《吴江县志》卷四〇《灾祥》。

④ 乾隆《震泽县志》卷二七《灾祥》,道光《震泽镇志》卷三《灾祥》。

⑤ 同治《湖州府志》卷四四《前事略·祥异》。《湖州市卫生志》,香港大时代出版社1993年版。

⑥ 光绪《乌程县志》卷二七《祥异》。

⑦ 《宋史》卷六二《五行志一·水》。乾隆《浙江通志》卷一〇八《祥异上》。

⑧ 万历《绍兴府志》卷一三《灾祥志·疫》,康熙《绍兴府志》卷一三《灾祥志》,乾隆《绍兴府志》卷八〇《祥异》。

⑨ 《绍兴市卫生志》,上海科学技术出版社1994年版。

⑩ 《绍兴县卫生志》,浙江古籍出版社1997年版。

⑪ 乾隆《余姚志》卷一一《灾祥》,光绪《余姚县志》卷七《祥异》。

⑫ 嘉靖《山阴县志》卷一二《杂志下·灾祥》,康熙《山阴县志》卷九《灾祥志》,嘉庆《山阴县志》卷二五《政事志·机祥》。

⑬ 万历《会稽县志》卷八《户书四·灾异》,康熙《会稽县志》卷八《灾异志》,道光《会稽县志》卷九《灾异志》。

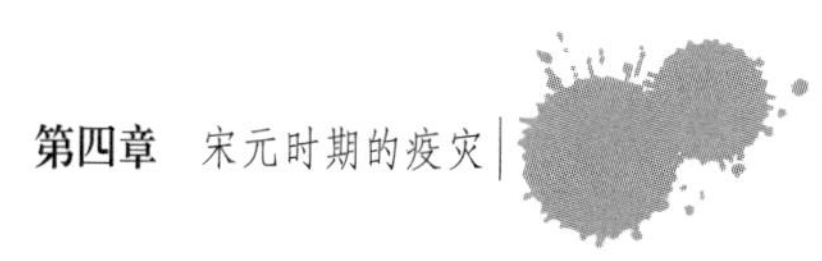

饥疫①。

诸暨县　疫②。

海宁县(时为盐官县)　六月浙西大疫,东南诸路郡国饥③。

六月,浙西大疫,平江府以北流尸无算④。

平江府　六月,浙西大疫,平江府以北流尸无算⑤。

吴　县　大疫,流尸无算⑥。

武进县　大疫⑦。

无锡县　大疫⑧。

杭　州(时为临安府)　六月大疫⑨。

湖　州(乌程、归安二县附郭)　六月大疫⑩。

乌程县　六月大疫⑪。

归安县　六月大疫⑫。

绍兴二年,将乐县人杨时在给胡安国的信中说:“盗贼得韩、申二将平之,今已无事。敝乡去岁大疫,恶少旧常作过者,死亡略尽。”⑬由此可知,绍兴元年将乐县大疫。

绍兴三年(1133)

金聚兵攻宋梁(时为兴元府)、洋二州,蜀大震,但金兵深入,粮饷不继,前后苦攻,死伤十五六,到四月份,军中疠疫大作,准备撤兵,为宋军掩击,金兵堕溪谷死者不可

① 康熙《会稽县志》卷八《灾祥志》。

② 乾隆《诸暨县志》卷七《祥异》,光绪《诸暨县志》卷一八《灾异志》。

③ 乾隆《海宁县志》卷一二《杂志·灾祥》。

④ 《宋史》卷六二《五行志一·水》。

⑤ 乾隆《浙江通志》卷一〇八《祥异上》,乾隆《苏州府志》卷七七《祥异》,道光《苏州府志》卷一四四《祥异》,光绪《苏州府志》卷一四三《祥异》。

⑥ 民国《吴县志》卷五五《祥异考》。

⑦ 光绪《武进阳湖县志》卷二九《杂事·祥异》。

⑧ 弘治《重修无锡县志》卷二七《祥异》,嘉庆《无锡金匮县志》卷三一《祥异》,光绪《无锡金匮县志》卷三一《祥异》。

⑨ 乾隆《杭州府志》卷五五《祥异一》,民国《杭州府志》卷八二《祥异》。

⑩ 同治《湖州府志》卷四四《前事略·祥异》。《湖州市卫生志》,香港大时代出版社 1993 年版。

⑪ 光绪《乌程县志》卷二七《祥异》。

⑫ 光绪《归安县志》卷二七《前事略·祥异》。

⑬ 〔宋〕杨时《龟山集》卷二〇《书五·答胡康侯其十二》。

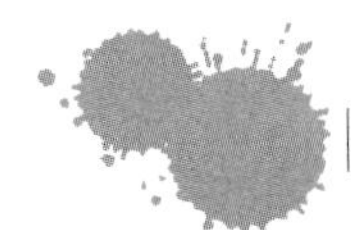

胜计①。

永　州　二月,永州疫②。

零陵县　发生严重瘟疫③。

扬　州　夏大旱,疫④。

如皋县　大旱,疫⑤。

泰兴县　大旱,疫⑥。

资　州　大疫⑦。

荣　州　大疫⑧。

海宁市　南宋绍兴三年(1133)春疫,县令将死而不葬者火化,作冢瘗之,刻死者姓名于石⑨。

【绍兴四年(1134)】

临川县　绍兴四年,夏秋大水,疾病流行,邑人死亡近万⑩。按:查同治、道光《临川县志》,均只载"自夏至秋大水",无疫灾记载。此为孤证,出自今人,不知所本,录以备考。

绍兴六年(1136)

春,夔州、潼川府、成都府等路大旱,饥馑尤甚,死者枕藉。夏,蜀大饥,米斗二千,

---

① 〔宋〕杜大珪《名臣碑传琬琰之集》下卷二三张栻《宋故右朝议大夫充徽猷阁待制致仕彭城县开国子食邑五百户赠少傅刘公墓志铭》。〔宋〕张栻《南轩集》卷三七《少傅刘公墓志铭》。《宋史》卷三七〇《刘子羽传》。〔明〕冯琦、冯瑗《经济类编》卷六二《武功类八·战略二》。〔明〕曹学佺《蜀中广记》卷五〇《宦游记第四·川北道属》。〔清〕朱轼《史传三编》卷三七《名臣传·宋刘子羽》。《钦定续通志》卷三七四。《御批历代通鉴辑览》卷八五《宋》。〔清〕徐乾学《资治通鉴后编》卷一〇九《宋纪》。

② 光绪《湖南通志》卷二四三《祥异一》,道光《永州府志》卷一七《事纪略》,光绪《零陵县志》卷一二《事纪·祥异》。

③ 《零陵县志》,中国社会出版社1992年版。

④ 康熙《扬州府志》卷二二《灾异纪》,雍正《扬州府志》卷三《星野》。

⑤ 嘉庆《如皋县志》卷二三《祥祲》。

⑥ 《泰兴卫生志》,方志出版社2005年版。

⑦ 光绪《资州直隶州志》卷三〇《祥异》,民国《续修资州志》卷一〇《杂编·祥异》,民国《资中县续修资州志》卷一〇《祥异》。

⑧ 道光《荣县志》卷三七《祥异志·祥异》。

⑨ 《海宁市志》,汉语大词典出版社1995年版。

⑩ 《临川县志》,新华出版社1993年版。

利州路倍之[1]。四川疫[2]。十二月十五日诏曰：四川去岁旱荒之后，继以疾疫，流亡者众[3]。“四川”系“川峡四路”的简称，这四路即益州路（成都府路）、梓州路（潼川府路）、利州路、夔州路。

重庆府（时为恭州）　疫[4]。

内江县　疫[5]。

射洪县　绍兴五年六月，四川郡国旱甚，潼路饥，斗米二千，人食糟糠。六年疫变，潼、成都郡县皆旱[6]。

资阳县　疫[7]。

绍兴七年（1137）

春夏，江南大旱。七月甲申，以建康疫盛，遣医行视，贫民给钱，葬其死者[8]。

南京市　秋七月建康旱疫，给药助葬[9]。

大儒胡宏（1104—1161）写信给吴元忠说：“相公所统四路，荆峡坐亡于解潜，鼎澧自残于昌禹，湘中罢敝于张掞，八桂败坏于许中，惟五羊寇所未至，差为完实耳。今秋旱干广远，疾疫盛兴，死亡流散者，不可胜数，正是安卑陋，甘粗粝，勤瘁救民之时。”广远非地名，而是说范围很广，所以胡宏在与吴元忠的另书中说：“相公奄有四路，提封广远，既不可州州县县而至，而州县之间欺诞之风习而未改，相公以一人之身当数百千官吏之欺蔽，苟不明目达聪，窃以为未易治也。”[10]

绍兴八年（1138）

成都府春夏之交大疫，居人多死[11]。

---

① 《宋史》卷六七《五行志·土》。

② 《宋史》卷六二《五行志·水》。

③ 《宋会要辑稿·食货五十七》。

④ 道光《重庆府志》卷九《祥异》。

⑤ 光绪《内江县志》卷一五《杂事志·祥异》。

⑥ 嘉庆《射洪县志》卷一七《祥异》，光绪《射洪县志》卷一七《杂志·祥异》。

⑦ 咸丰《资阳县志》卷一四《祥异》。

⑧ 《宋史》卷二八《高宗纪五》。同治《上江两县志》卷二《大事考下》，民国《首都志》卷一六《历代大事表》；乾隆《上元县志》卷一《庶征》，道光《上元县志》卷一《天文志·庶征》。

⑨ 《南京卫生志》，方志出版社1996年版。

⑩ 〔宋〕胡宏《五峰集》卷二《与吴元忠四首》。

⑪ 〔宋〕扈仲荣《成都文类》卷二五席益《淘渠记》。〔明〕周复俊《全蜀艺文志》卷三三《记甲》引席益《淘渠记》。

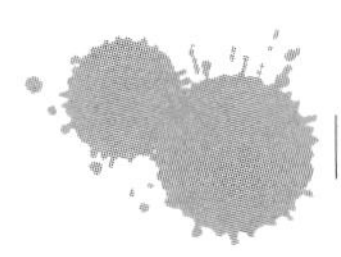

时疫疙瘩肿毒病者,古方书论解不见其说,古人无此病,故无此方,惟正隆杨公集《拯济方》内言:"自天眷、皇统间生于岭北,次于太原,后于燕蓟,山野颇罹此患,至今不绝,互相传染,多至死亡,至有不保其家者。其状似雷头,肿连咽颈,攻内则喉咙堵塞,水药难通,攻外则头面如牛,眼耳穴盈,视听俱非,杜绝闻见,病恶命危,汗之益深,疏利颇瘥。"①金天眷元年即宋绍兴八年。这是鼠疫传播之始。

绍兴九年(1139)

己未年,京师大疫②。按:四库全书本作"己未年,□□人疫,汗之死,下之亦死,服五苓散则愈,此无他,温疫也"。

【绍兴十二年(1142)】

春三月临安大火。四月又火,杭州(即临安府城)大疫③。

绍兴十五年(1145)

六月,虔、梅与福建漳、泉、汀、建四州剧盗,官军清剿,但官军不习山险,多染瘴疫,难于掩捕④。陈渊,建州沙县人,可能死于是疫,其《与吕居仁舍人》书曰:"今岁缘避寇,居山寺中凡数月,坐卧卑湿之地,遂得足疾,入夏增剧,既归乡里,痢疫大作,全家番病,儿辈婢中,有丧亡者。"⑤

虔　州　绍兴十五年乙丑,虔州疫⑥。

绍兴十六年(1146)

春三月,临安雨冰。夏,行都疫⑦。

---

① 〔明〕朱橚《普济方》卷二七九《诸疮·肿门毒肿》。按:四库全书本作"皇祐",当为"皇统"之误,"天眷、皇统"均为金熙宗年号。

② 〔宋〕陈言《三因极一病证方论》卷六《料简诸疫证治》,人民卫生出版社1957年版,第74页。

③ 《古今图书集成·方舆汇编·职方典》卷九四七《杭州府部·汇考三》。乾隆《杭州府志》卷五五《祥异一》,民国《杭州府志》卷八二《祥异》。

④ 《建炎以来系年要录》卷一五三"绍兴十五年六月丙申"。

⑤ 〔宋〕陈渊《默堂集》卷一九《与吕居仁舍人》。

⑥ 乾隆《赣州府志》卷一《天文志·禨祥》。

⑦ 《宋史》卷六二《五行志·水》。乾隆《杭州府志》卷五五《祥异一》,民国《杭州府志》卷八二《祥异》。

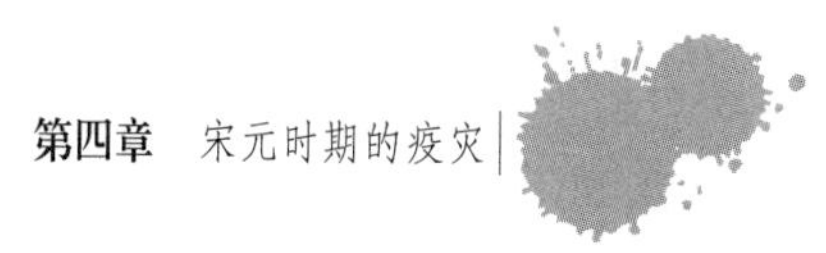

绍兴十九年(1149)

己巳岁,岭南瘴疫大作,日色昼昏,连州自太守而下死凡数人,郡人无不被疾,哭声连巷,乡落至有绝爨者①。

会稽举郡疠疫,死者相枕藉,莫敢过门②。

宝鸡市　南宋高宗绍兴十九年(1149)金大疫,广平尤甚,时宝鸡属金治③。按:如下年所述,此条记载当源自《金史·李庆嗣传》,与陕西了无关涉。

绍兴二十一年(1151)

金天德三年夏,扩建燕京城,京城"工役多疾疫,诏发燕京五百里内医者使治疗,官给药物,全活多者与官,其次给赏,下者转运司举察以闻"④。金人元好问也谈到都水内监使者贾洵"督燕都十三门之役,郡众聚居,病疫所起,君出己俸市医药,有物故者,又为买棺以葬之"⑤。

宣武区　三月,海陵王诏扩燕京,建宫室。七月,命张浩、卢彦伦督建,规摹出自孔彦舟等。三年之间,役使民夫80万、兵士40万,时值暑月,工期急促,夫役多疾疫,死者无数⑥。

广平府大疫。天德间,岁大疫,广平尤甚,贫者往往阖门卧病。医生李庆嗣以药与米救济之⑦。

广汉郡(时为汉州)春大疫,死者相藉,有亲族忌不觇伺者⑧。

临安府可能有疫。十二月辛巳晚雪作,朝中官吏大喜,高宗亦曰:"自此二麦可望,不惟时丰,疫病亦自消矣。"⑨

---

① 〔宋〕朱熹《晦庵集》卷九五《少师保信军节度使魏国公致仕赠太保张公行状》。

② 〔宋〕王之望《汉滨集》卷一五《故左朝请郎石君墓志铭》。

③ 《宝鸡市卫生志》,1995年。

④ 《金史》卷八三《张浩传》。

⑤ 〔金〕元好问《遗山集》卷三四《东平贾氏千秋录后记》。

⑥ 《北京市宣武区志》,北京出版社2004年版。

⑦ 《金史》卷一三一《方伎传·李庆嗣》。《古今图书集成·方舆汇编·职方典》卷一三二《广平府部·纪事》。康熙《广平府志》卷一九《灾祥》。

⑧ 〔宋〕史尧弼《莲峰集》卷一〇《广汉杨君大年墓志铭》。

⑨ 〔宋〕熊克《中兴小纪》卷三五"绍兴二十一年十二月壬午"。

温州(治永嘉县)疫。辛未年,永嘉瘟疫,被害者不可胜数,顷时寒疫流行[①]。

温州市　南宋绍兴二十一年(1151),永嘉瘟疫[②]。

绍兴二十六年(1156)

夏,行都又疫,高宗出柴胡制药,活者甚众[③]。

【绍兴二十七年(1157)】

温州市　南宋绍兴二十七年(1157)春,永嘉饥疫[④]。

永嘉县　宋绍兴二十七年(1157)春,饥疫。贫民挑蕨根舂资充腹,或尽室将死去,而操瓢以乞者载路[⑤]。

按:永嘉县为温州治所,以上两条实为同一疫灾事件。因不知所本,录以备考。

绍兴二十九年(1159)

绍兴己卯(绍兴二十九年),江口(莆田县)海寇猖獗,神驾风一扫而遁,其年疫大作,掘坎涌泉,饮者辄苏,荐封昭应崇福云[⑥]。按:《古今图书集成》载:绍兴乙卯,江口海寇猖獗,其年疫。神降于白湖,去潮尺许,掘坎涌泉,饮者辄愈[⑦]。

绍兴三十一年(1161)

金正隆六年,征发诸道工匠至京师(燕京城),疫死者不可胜数,天下始骚然矣[⑧]。

春三月,两淮之兵渡江归息,而奔走疮痍之余,重以疫疠,自三衙诸军皆留建康,死者日数十人[⑨]。

---

① 〔宋〕陈言《三因极一病证方论》卷六《料简诸疫证治》。按:自〔清〕魏之琇《续名医类案》卷三引此作"宋末辛未年",〔清〕王士雄《温热经纬》卷四因之,遂使绍兴二十一年(1151)之事移到了咸淳七年(1271),以致张志斌《中国古代疫病流行年表》(福建科学技术出版社2007年版,第168、171页)将其重复列入。

② 《温州市卫生志》,华东师范大学出版社1998年版。

③ 《宋史》卷六二《五行志·水》。同治《湖州府志》卷四四《前事略·祥异》,民国《杭州府志》卷八二《祥异》。

④ 《温州市卫生志》,华东师范大学出版社1998年版。

⑤ 《永嘉县卫生志》,1998年。

⑥ 〔明〕张燮《东西洋考》卷九《天妃》。

⑦ 《古今图书集成·方舆汇编·职方典》卷一〇八六《兴化府部·外编》。

⑧ 《金史》卷一二九《佞幸·李通传》。《钦定续通志》卷五八八《佞幸·李通传》。

⑨ 〔宋〕朱熹《晦庵集》卷九五《少师保信军节度使魏国公致仕赠太保张公行状》。

绍兴辛巳，宋军御敌而还，遇疫，郡督医就视，大多敷衍了事，惟京口乡（镇江府）先生澹轩艾公究心治疗，所疗皆愈。岁尝大疫，视证惟香苏饮为宜，而病者多，莫能家至，则置锜釜，煮药于庭，来者饮之，或恣所酌取，人以全活①。

绍兴三十二年（1162）

金天正（即大定）二年六月至九月间，移剌窝斡活动于古北口、兴化（今承德）、速鲁古淀一带。金世宗诏令擒捕之，并许以官赏，一时间其部下投降者甚多。除投降者，其余多疾疫而死，无复斗志。窝斡自度势穷，乃谋自羊城道西京奔夏国，大军追之益急，其众复多亡去，度不得西，乃北走沙陀间②。

克什克腾旗　大定二年（1162），本旗疫疾流行，人死亡众多③。

文登市　1162 年（金大定二年），“病疫流行，民死者众”④。

宋师北伐，绍兴三十一年十二月收复嵩州、汝州、西京、寿春府。绍兴三十二年正月丙戌，闻有旨班进讨之师，粮运不继，且疫疠大作也⑤。

温州郡饥疫，温州教授王信遍至病者家，全活不可胜记⑥。温州司户参军刘复之也“救饥疫，饲弃儿”⑦。

温州市　南宋绍兴三十二年（1162），郡饥疫⑧。

五月，张子盖救海州（今连云港），战士大疫，王克明为随军医生，全活者几万人⑨。

隆兴元年（1163）

冬，京口（镇江府）一带疫，延及明年⑩。

---

① 〔宋〕刘宰《漫塘集》卷三〇《故澹轩先生艾公及其妻李氏墓志铭》。

② 《金史》卷一三三《判臣·移剌窝斡传》。《钦定续通志》卷六二五《判臣·伊喇斡罕传》。

③ 《克什克腾旗志》，内蒙古人民出版社 1993 年版。

④ 《文登市志》，中国城市出版社 1996 年版。

⑤ 〔宋〕周必大《文忠集》卷一六三《亲征录》。

⑥ 《宋史》卷四〇〇《王信传》。《钦定续通志》卷三九四《王信传》。

⑦ 《闽中理学渊源考》卷九《正字刘复之先生朔》。

⑧ 《温州市卫生志》，华东师范大学出版社 1998 年版。

⑨ 〔宋〕叶适《水心集》卷一三《翰林医痊王君墓志铭》。《钦定续通志》卷五八二《王克明传》。《吴兴备志》卷一三《王克明传》。雍正《江西通志》卷一〇六《王克明传》。

⑩ 〔宋〕洪迈《夷坚志·丁志第十一·田道人》。

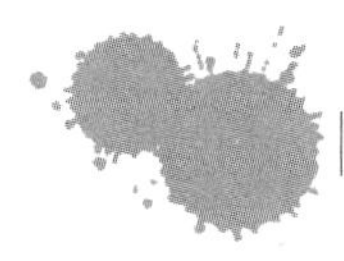

隆兴二年(1164)

冬,淮甸流民二三十万避乱江南,结草舍遍山谷,暴露冻馁,疫死者半,仅有还者亦死。是岁,浙之饥民疫者尤众[①]。是岁,浙东西水灾,民大饥疫[②]。

湖州水旱之余,疾疫大作,道殣相属,公既为粥以食饿者,又遣僚属劝分,多所全活[③]。

湖州市　南宋隆兴二年(1164)七月,大雨害稼,大水浸城郭,操舟行市者累日,人溺死甚众;越月积阴苦雨,水患益甚,饥民疫死者尤众[④]。

乌程县　七月大水淹城,溺死甚众。越月,积阴苦雨,水患益甚,饥民疫者尤众[⑤]。

归安县　七月大水淹城,溺死甚众。越月,积阴苦雨,水患益甚,饥民疫者尤众[⑥]。

海宁县　七月浙西大雨害稼,饥民疫者尤众[⑦]。

盱眙县　大水,冬大疫,大饥,淮南流殍数十万[⑧]。

长乐县疫。隆兴之甲申(隆兴二年)视疫,丙戌(乾道二年)埋胔[⑨]。

乾道元年(1165)

乾道元年,浙西大疫[⑩]。

行都(即临安府)及绍兴府饥,民大疫,浙东、西亦如之[⑪]。春,行都、常州、秀州、台州、明州、平江府、镇江府、绍兴府及江南东路诸郡大饥;六月,行都、常州、镇江府、越州、湖州、温州、台州、明州、处州寒潮损稼,水坏圩田,以致大疫,尤以杭州、绍兴府(即越州)、湖州、秀州为重[⑫]。

常州疫大作,知州叶衡单骑命医药自随,遍问疾苦,活者甚众[⑬]。按:叶衡绍兴十

① 《宋史》卷六二《五行志·水》。
② 〔宋〕周必大《文忠集》卷三四《直敷文阁致仕鲁公訔墓志铭》。
③ 〔宋〕汪应辰《文定集》卷二三《显谟阁学士王公墓志铭》。
④ 《湖州市卫生志》,香港大时代出版社1993年版。
⑤ 光绪《乌程县志》卷二七《祥异》。
⑥ 光绪《归安县志》卷二七《前事略·祥异》。
⑦ 乾隆《海宁县志》卷一二《杂志·灾祥》。
⑧ 乾隆《盱眙县志》卷一四《灾祥》,光绪《盱眙县志稿》卷一四《祥祲志》。
⑨ 〔宋〕陈傅良《止斋集》卷五一《福州长乐县主簿诸葛公行状》。
⑩ 〔宋〕洪迈《夷坚志》戊卷二《孙大小娘子》。
⑪ 《宋史》卷六二《五行志·水》。
⑫ 〔宋〕洪迈《夷坚志·乙志第五·异僧符》、《夷坚志·乙志第十七·钱瑞返魂》。
⑬ 《宋史》卷三八四《叶衡传》。《钦定续通志》卷三八四《叶衡传》。

八年(1148)进士,任福建宁德县主簿,再知浙江於潜县,再升常州知州。〔宋〕潜说友《咸淳临安志》卷五五《酒务》、卷七四《城隍庙》、卷八四《寺院》均载隆兴初(1163)叶衡在於潜县令任上,则知常州当在此年之后。

隆兴二年,浙西郡国七大水,吴之属县五,昆山为甚。明年春二月,昆山民大饥且疫。饥疫之烈也,延缘数十县①。东南之田,所植惟稻,大水一至,秋无他望,灾沴之后,必有疾疫,其羸惫十不救一,谓之天灾,实由饥耳②。

苏　州(时为平江府,吴县、长洲二县附郭)　二月民饥,大疫,死徙者不可胜计③。

吴江县(时含震泽县)　米价甚贵,大疫,死于病饥者无算④。

乾道初间,都下(杭州)大疫⑤。兵部侍郎胡铨上疏曰:"臣昨在田野,窃闻乙酉之岁,北关门外,民户流移,疾疫五万余人,以一门外计之,则诸门可见。是时四方客旅,斗米博一妇女,半斗易一小儿。"⑥

杭州(时为临安府)　春,临安大饥疫,死殍徙者不可胜计⑦。

钱塘县　春二月,疫⑧。

湖　州(乌程、归安二县附郭)　六月,水坏圩田,大疫,大饿,殍徙者不可胜计⑨。

乌程县　六月水坏圩田,大疫。饿殍徙者不可胜数⑩。

归安县　六月水坏圩田,大疫。饿殍徙者不可胜数⑪。

长兴县　二月寒,冻损蚕麦;六月大水,坏田圩,大疫大饥,死亡与逃荒者不可胜计⑫。

绍兴府大疫。隆兴甲申(1164)岁大祲,其年冬,赵伯淮固请储二万斛于县。是年(1165)春大饥,赵伯淮发所储分乡餫之,又劝巨室以义继之,以致浙右流民,襁属入

---

① 〔宋〕范成大《昆山新开塘浦记》"乾道元年"。〔明〕张国维《吴中水利全书》卷二四引。

② 《三吴水利考》卷八《水议考》引〔宋〕范仲淹《上宰臣书》。

③ 《古今图书集成·方舆汇编·职方典》卷六八七《苏州府部·纪事》。

④ 乾隆《吴江县志》卷四〇《灾祥》,乾隆《震泽县志》卷二七《灾祥》。

⑤ 〔宋〕楼钥《攻愧集》卷九〇《直秘阁知扬州薛公行状》。

⑥ 《历代名臣奏议》卷二四六《孝宗乾道间兵部侍郎胡铨上疏》。

⑦ 康熙《杭州府志》卷一《祥异》,乾隆《杭州府志》卷五五《祥异一》,民国《杭州府志》卷八二《祥异》。

⑧ 康熙《钱塘县志》卷一二《灾祥》。

⑨ 同治《湖州府志》卷四四《前事略·祥异》。《湖州市卫生志》,香港大时代出版社1993年版。

⑩ 光绪《乌程县志》卷二七《祥异》。

⑪ 光绪《归安县志》卷二七《前事略·祥异》。

⑫ 《长兴县志》,上海人民出版社1992年版。

境,所全不可胜计,“当是时,复大疫疠,萧山独无”①。

绍兴府　春,绍兴大饥,夏无麦。是年二三月会稽、诸暨盛寒,首种败。诸暨疫②。

绍兴市　乾道元年(1165),会稽县三月盛寒,蚕麦损败,民饥疫死。余姚、诸暨大疫③。

余姚县　寒,败首种,损蚕,大饥,大疫④。余姚正月至四月霪雨,又大疫⑤。

绍兴县　宋乾道元年(1165)三月,会稽盛寒,蚕麦损败,民饥疫死⑥。

会稽县　三月盛寒,蚕麦损败,民饥疫死⑦。

诸暨县　春盛寒,首种败,蚕麦损,夏疫⑧。

慈溪县　宋乾道元年(1165)1至4月,淫雨不止,时疫盛行⑨。

温州岁大饥,继以大疫,温州户曹刘正字计口受禄,以其余散粥糜,日有常数,同僚寓士富人争效之,挟医至门,颦蹙掩鼻却立,正字亲切脉,煮药晨往晏罢,径入徐出,所活数万人⑩。

永嘉县　宋绍兴三十五年(1165),郡饥疫⑪。

乾道二年(1166)

兴化县大疫⑫。

尤溪县岁大疫,石重多治药剂,分遣医者散之村落,自为诗以劝之,赖以活者甚众⑬。

南安县(时属上犹县)　瘟疫,由凤里乡民林赠率百余人修设冥阳,祭拜清水祖师

---

① 〔宋〕孙应时《烛湖集》卷一一《宣议郎赵公行状》。

② 康熙《绍兴府志》卷一三《灾祥志》,乾隆《绍兴府志》卷八〇《祥异》。

③ 《绍兴市卫生志》,上海科学技术出版社1994年版。

④ 乾隆《余姚志》卷一一《灾祥》。

⑤ 康熙《绍兴府志》卷一三《灾祥志》,光绪《余姚县志》卷七《祥异》。

⑥ 《绍兴县卫生志》,浙江古籍出版社1997年版。

⑦ 万历《会稽县志》卷八《户书四·灾异》,康熙《会稽县志》卷八《灾异志》,道光《会稽县志》卷九《灾异志》。

⑧ 万历《绍兴府志》卷一三《灾祥志·疫》,乾隆《诸暨县志》卷七《祥异》,光绪《诸暨县志》卷一八《灾异志》。

⑨ 《慈溪卫生志》,宁波出版社1994年版。

⑩ 《水心集》卷一六《著作正字二刘公墓志铭》。

⑪ 《永嘉县卫生志》,1998年。

⑫ 〔元〕程端学《积斋集》卷四《灵济庙事迹记》。

⑬ 〔宋〕朱熹《晦庵集》卷九二《知南康军石君墓志铭》。

禳疫[①]。

惠安县　瘟疫，安仁里乡民何佛儿率五十余人设供祭拜清水祖师以禳疫[②]。

瑞安县岁大疫，县尉黄度挟医巡问，人给之药，而严巫觋诳惑之禁，全活者众[③]。

海盐县　是岁疫歉[④]。

瑞安县　南宋乾道二年(1166)，瑞安大疫。由功郎县尉黄度用草药为民治病，活人甚众[⑤]。

乾道六年(1170)

春，民以冬燠疫作[⑥]。

乾道七年(1171)

江西新建县秋饥疫[⑦]。鄱阳县亦疫。"乾道七年，鄱阳乡民郑五尽室染疫疠，贫甚，饘粥不能给，欲召医巫买药，空无所有，但得一毡笠，倩牙侩王三鬻之，可值千钱，王辄隐其半，才还家，即得病，昏不知人六七日，邻里以为必不起，忽大声疾呼，如受杖痛苦之状，妻扣之，能言所见，云：恰被黄衫承局追出，道近里胡家，步下见巨船舣岸，大官正坐，左右拥侍皆朱紫，仪卫光赫，全如官府，承局领我临岸，大官问：尔何敢匿留郑小五钱？我不敢讳，遂遭臀鞭一百，掷置草中，痛不可忍。大官令急以凉药与我，旋移船过下岸，左右教我就水内取两瓮，使饮一盏，乃悸而觉，便得汗有瘳，臀痛愈剧甚。视之，生赤丁疮满百，困卧几月始复初。既而下岸大疫，盖所睹者瘟部云。"[⑧]

乾道八年(1172)

夏四月，行都(杭州)民疫，及秋未息[⑨]。

---

① 民国《安溪清水岩志》卷下《清水祖师圣迹感应》"淳熙十一年敕牒"。

② 民国《安溪清水岩志》卷下《清水祖师圣迹感应》"淳熙十一年敕牒"。

③ 〔宋〕袁燮《絜斋集》卷一三《龙图阁学士通奉大夫尚书黄公行状》。按：黄度隆兴元年(1163)进士，初以左迪功郎为温州瑞安县尉，乾道六年(1170)为处州州学教授。

④ 至元《嘉禾志》卷七《海盐县》。

⑤ 《瑞安市卫生志》，华东师范大学出版社 1999 年版。

⑥ 《宋史》卷六二《五行志・水》。

⑦ 〔宋〕洪迈《夷坚志・丁志第十二・乌山媪》。

⑧ 〔宋〕洪迈《夷坚志》乙卷七《王牙侩》。

⑨ 《宋史》卷六二《五行志・水》。乾隆《杭州府志》卷五五《祥异一》，民国《杭州府志》卷八二《祥异》。

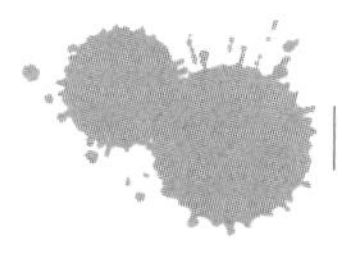

仁和县　夏四月疫,及秋未息[①]。

夏五月,江西饥民大疫;隆兴府(治南昌)民疫,遭水患,多死[②]。龚茂良时为江西运判兼知隆兴府,疫疠大作,命医治疗,全活数百万[③]。

南安府(时为南安军,治大庾县)　是年夏,民大疫[④]。

万载县　县东北安仁坊有"圣井",世传宋乾道间,普庵禅师尝游息于此,时值多疫,师取井水饮之,疫遂痊[⑤]。

乾道九年(1173)

潭州(长沙)大旱,饥,因饥成疫,时人王阮有诗曰:忆昨初行日,萧然亦可怜。饿羸皆偃仆,疾疫更牵缠。讵止家徒壁,多遗屋数椽。葛根殚旧食,竹米继新馆[⑥]。

江陵县乾道辛卯旱,癸巳疫,黄牧之拯饥疗疾,咸赖以济[⑦]。

会稽县　旱,民饥疫[⑧]。

绍兴县　宋乾道九年(1173),会稽旱,民饥疫[⑨]。

淳熙四年(1177)

真州(即清代仪征县)大疫[⑩]。次年八月,兵部员外郎田锡奏疏曰:"臣伏闻去岁,或霖潦作沴,或疠疫为灾。"[⑪]疫灾范围可能不止真州一地。

---

① 康熙《仁和县志》卷二五《祥异》。

② 《宋史》卷六二《五行志·水》。乾隆《南昌府志》卷二八《祥异》,同治《南昌府志》卷六五《杂类志·祥异》。

③ 《宋史》卷三八五《龚茂良传》。《钦定续通志》卷三八四《龚茂良传》。雍正《江西通志》卷五七《龚茂良传》。

④ 康熙《南安府志》卷一七《事考志下·祥异》,乾隆《南安府志》卷二三《祥异》,同治《南安府志》卷二九《祥异》,同治《大庾县志》卷二四《杂类志·祥异》,民国《大庾县志》卷一五《杂类志·祥异》。

⑤ 《古今图书集成·方舆汇编·职方典》卷九一二《袁州府部·汇考二》。雍正《江西通志》卷八《圣井》。

⑥ 〔宋〕王阮《义丰集》(不分卷)之《代胡仓进圣德惠民诗一首并序》。光绪《湖南通志》卷二四三《祥异一》。

⑦ 〔宋〕周必大《文忠集》卷七八《均州黄使君牧之墓碣》。

⑧ 万历《会稽县志》卷八《户书四·灾异》,康熙《会稽县志》卷八《灾异志》,道光《会稽县志》卷九《灾异志》。

⑨ 《绍兴县卫生志》,浙江古籍出版社1997年版。

⑩ 《宋史》卷六二《五行志·水》。康熙《扬州府志》卷二二《灾异纪》,雍正《扬州府志》卷三《星野》。

⑪ 〔宋〕李焘《续资治通鉴长编》卷三六"淳熙五年"。

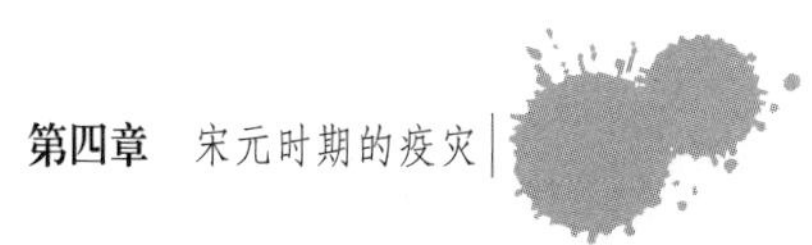

【淳熙五年(1178)】

八月,有海鳅出于宁海县铁场港,乘潮而上,形长十余丈,皮黑如牛,扬鬐鼓鬣,喷水至半空,皆成烟雾,人疑其龙也。潮退,搁泥中不能动,但睛嗒嗒然视人,两日死,识者呼为海鳅,争斧其肉煎为油,以其脊骨作臼。自是,海滨人多患疫焉①。

高邮州　宋孝宗淳熙五年(1178)八月,境内黑鼠噬食田禾,地无遗穗,乡民大饥,疫病流行②。

淳熙七年(1180)

四月,黎州(治汉源县)蛮犯漠界,黎州统领高晃迎敌错乱,失利退入州城,致蛮人深入,抄掠一空,制置使胡元质急调绵州、潼州军赴援,夜行百三四十里,致使官军冒暑涉远,疲劳病瘴。六月,蛮人进至富庄城,距州城三十里,城中扰乱,几至失守,官兵死者四百余人,瘴疫死者不在其数③。

淳熙八年(1181)

吴江县　夏疫,秋旱④。

夏四月,行都(临安府)大疫,禁旅多死⑤。六月,以临安疫,分命医官诊治军民⑥。

钱塘县　大疫⑦。

富阳县　夏四月,大疫⑧。四月大疫⑨。

四月,去年水旱最甚之绍兴府萧山、诸暨、会稽、山阴、嵊县五县并严州诸县“疫气盛行,十室九病,呻吟痛泣之声,所不忍闻”,朱熹、滕珙师生乞求降旨,停止催交被灾最重州县绍兴府、衢州、婺州的积年久欠⑩。朱熹还特别谈道:“窃见诸暨县,灾伤至

① 光绪《台州府志》卷二七《大事一》,民国《台州府志》卷一三二《杂志 · 祥异》。

② 《高邮市卫生志》,中国工商出版社 2006 年版。

③ 〔宋〕周必大《文忠集》卷一八一《记黎州事》。

④ 乾隆《吴江县志》卷四〇《灾祥》。

⑤ 《宋史》卷六二《五行志 · 水》。民国《杭州府志》卷八二《祥异》。

⑥ 《宋史》卷三五《孝宗纪三》。《钦定续文献通考》卷三二《国用考》。

⑦ 康熙《钱塘县志》卷一二《灾祥》。

⑧ 康熙《富阳县志》卷一《祥异》,光绪《富阳县志》卷一五《风土志 · 祥异》。《富阳县卫生志》,中国医药科技出版社 1991 年版。

⑨ 《富阳县志》,浙江人民出版社 1993 年版。

⑩ 〔宋〕滕珙《经济文衡续集》卷一三《乞住催积年旧欠》。〔宋〕朱熹《晦庵集》卷一七《乞住催被灾州县积年旧欠状》。

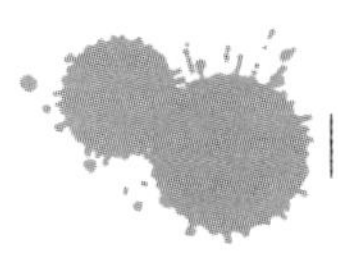

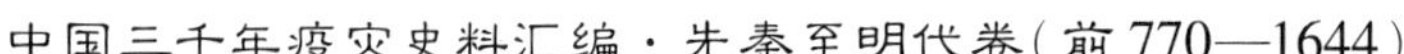

重,疾疫大作,民之羸瘠死亡者,已不胜数。"①

火星犯南斗,徐德操以历占之曰:"此岁饥而民流,当自南而趋北也,郡扼江淮之冲,可不备乎?"始未信,流民果大至,(太平州)当涂、采石之间,迭饿骈疫,暴露汹汹,守不知所为,尽以委公,公设次卧起,造屋数百,行食散药②。

宣城县民大疫,死者甚众③。

淳熙九年(1182)

五月(杭州)大疫,中书舍人崔某染疫病卒④。

婺州疫气流行,人家有连数口死只留得一两小儿更无人收养者,知州赵倅处置收养达五六十人之多⑤。

淳熙十年(1183)

安福县春夏之交,疫疾大作,间有家死数人,疾犹未艾⑥。

淳熙十一年(1184)

赣州大疫。周必大淳熙十二年春在信中说:"去年赣疫,吉旱殊甚。"⑦

汀州远且多盗,又名瘴乡,常时使者按行,多避不往,至是群盗甫平,死伤横道,疫疠大作,又非常岁之比,公独慨然引车深入,煮药自随,亲问病者饮之⑧。

临安府(今杭州)大疫,时人称"甲辰之疫"⑨。

淳熙十四年(1187)

春,江、淮、浙疠气肆行,但不甚为害,惟中者觉头痛身热,不过三日即愈,名为"蛇蟆瘟",言自淮北来⑩。这应该是流感流行。

---

① 〔宋〕朱熹《晦庵集》卷一七《乞赐·削状》。
② 〔宋〕叶适《水心集》卷一四《徐德操墓志铭》。
③ 《宋史》卷六二《五行志·水》。光绪《宣城县志》卷三六《祥异》。
④ 〔宋〕韩元吉《南涧甲乙稿》卷二一《中书舍人兼侍讲直学士院崔公墓志铭》。
⑤ 〔宋〕陈亮《龙川集》卷二〇《壬寅答朱元晦秘书书》。
⑥ 〔宋〕彭龟年《止堂集》卷一五《安福县祭疫疠神文》。
⑦ 〔宋〕周必大《文忠集》卷一九一《劄子三·赵子直丞相》。
⑧ 〔宋〕朱熹《晦庵集》卷九三《运判宋公墓志铭》。
⑨ 〔宋〕陈造《江湖长翁集》卷三五《吕正将墓志铭》。
⑩ 〔宋〕洪迈《夷坚志》丁卷五《蛇蟆瘟》。

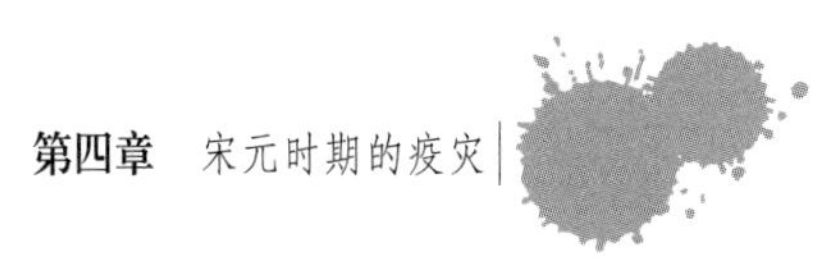

春，都（临安府）民、禁旅大疫，浙西郡国亦疫①。

湖　州（乌程、归安二县附郭）　春，浙西疫②。

乌程县　春疫③。

海宁县（时为盐官县）　浙西郡国疫④。

衢州蛇蟆瘟流行。洪迈说："予在翰林，大儿自乡里携妇来省，至衢买舟，而方离岸即有病者，浸浸舟中之人，无有得免者，然不药而愈。所在相传云，顷年未尝如是也。"⑤

苏州（即平江府，吴县、长洲二县附郭）大疫。范成大诗曰："乖气肆行伤好春，十家九空寒蛩吟。阴阳何者强作孽，天地岂其真不仁？去腊奇寒衾似铁，连年薄热甑生尘。疲甿惫矣可更病，我作此诗当感神。"⑥

溧水县蛇蟆瘟流行。"翁潾云，时为溧水主簿，身遭其沴，既而举邑尽然。"⑦

扬州蛇蟆瘟流行。"赵师缙明叔云，其祖彦泽镇扬州，正坐决事，一吏以疾作告去，俄纷纷继之，过半不止，明日趋庭之吏三分仅有其一。当昼宴客，一倡方行酒，亦以此去。迨终席，无一人存。"⑧

按：这是流感大流行，为气候异常严寒所致。关于这段时间的严寒，范成大记述特详，据其诗中所述，杭州一带自淳熙十一年（1184）以来连续大寒。淳熙十二年（1185），他有《去冬多雪苦寒，梅花遂晚，元夕犹未盛开》述先年冬天之寒，有《正月六日风雪大作》述该年初春之寒。淳熙十三年（1186），他有《立春大雪》《严子文以春雪数作》述春天之寒，有《骤寒吟》《重阳后半月天气温丽，忽变奇寒，晦日大雪，乡人御冬之计多未办》述秋天之寒。《骤寒吟》诗云："九月奇寒前未闻，巷南巷北无行人。阴风吹雨作冰屑，驼裘如铁绵裘折。"《重阳后》诗云："六花大如掌，浩荡来无乡。……南邻炭未买，北邻绵未装。敢论酒价涌，束薪逾桂芳。"他的《四时田园杂兴》也有"放船闲看雪山晴，风定奇寒晚更凝。坐听一篙珠玉碎，不知湖面已成冰"。淳熙十四年（1187），他的《重送伯卿》诗云："雪花来无时，入春送三作。冰柱冻不解，去地才一握。"此外，他还有《苦寒六言》《丁未春日瓶中梅株未开》《再题瓶中梅花》等

---

① 《宋史》卷六二《五行志·水》。民国《杭州府志》卷八二《祥异》。

② 同治《湖州府志》卷四四《前事略·祥异》。《湖州市卫生志》，香港大时代出版社1993年版。

③ 光绪《乌程县志》卷二七《祥异》。

④ 乾隆《海宁县志》卷一二《杂志·灾祥》。

⑤ 〔宋〕洪迈《夷坚志》丁卷五《蛇蟆瘟》。

⑥ 〔宋〕范成大《石湖诗集》卷二八《民病春疫作诗悯之》，中华书局1962年版，第385页。

⑦ 〔宋〕洪迈《夷坚志》丁卷五《蛇蟆瘟》。

⑧ 〔宋〕洪迈《夷坚志》丁卷五《蛇蟆瘟》。

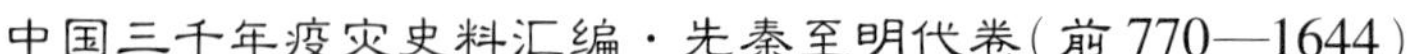

诗,也都有严寒的记载①。

潭州(治长沙县) 潭州疫②。

淳熙十六年(1189)

潭州(时长沙、善化二县附郭)大疫③。

善化县 大疫④。

湘阴县 大疫⑤。

【绍熙元年(1190)】

盐官县(今海宁县) 春大疫,诏免民丁身钱⑥。

绍熙二年(1191)

春,涪州大疫,死者数千人⑦。按:《宋史·五行志》原作“绍兴二年”,但其前述“淳熙”疫灾,后述“庆元”疫灾,当是“绍熙二年”之误。后世方志均沿袭《宋史·五行志》之讹⑧。

金明昌二年,河北、河南、山东大旱,岁饥,耕猎皆废,民贫悴饥疫,无力以耕⑨。

在金明昌间,(章丘县)延安镇大疫⑩。

---

① 〔宋〕范成大《范石湖集》卷二五至卷二八。

② 光绪《湘阴县图志》卷二九《灾祥志》。

③ 《宋史》卷六二《五行志·水》。雍正《湖广通志》卷一《星野志·祥异附》,光绪《湖南通志》卷二四三《祥异一》,乾隆《长沙府志》卷三七《灾祥志》。

④ 嘉庆《善化县志》卷二四《祥异》,光绪《善化县志》卷三三《祥异》。

⑤ 嘉庆《湘阴县志》卷三九《祥异志》,光绪《湘阴县图志》卷二九《灾祥志》。

⑥ 〔清〕谈迁《海昌外志》卷一《丛谈志·祥异》,康熙《海宁县志》卷一二上《杂志·祥异》,乾隆《海宁县志》卷一二《杂志·灾祥》,民国《海宁州志稿》卷四〇《杂志·祥异》。《海宁市志》,汉语大词典出版社1995年版。

⑦ 《宋史》卷六二《五行志·水》。

⑧ 康熙《四川通志》卷三八《祥异》,康熙《重庆府涪州志》卷三《祥异》,乾隆《涪州志》卷一二《祥异》,道光《重庆府志》卷九《祥异》,道光《涪州志》卷一二《祥异》,同治《重修涪州志》卷末《灾祥》,民国《涪陵县续修涪州志》卷二四《杂编一·祥异》。

⑨ 《钦定重订大金国志》卷二一《纪年·章宗皇帝下》。

⑩ 〔元〕刘敏中《中庵集》卷二〇《儒医卫君墓道铭》。

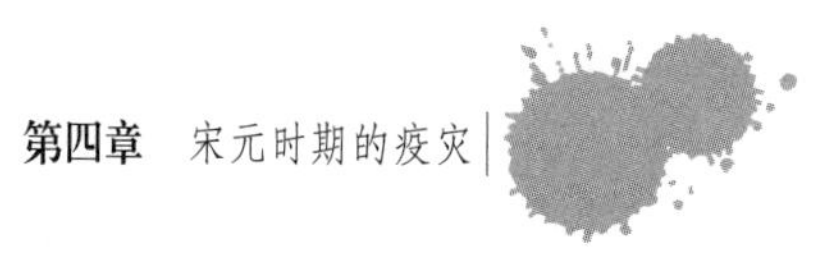

绍熙三年(1192)

资州、荣州大疫①。

内江县　资、荣二州亡麦,秋大饥,民流至成都,资、荣二州大疫②。

绍熙四年(1193)

龙溪县(今漳州市)岁旱疫,主簿卓进之救之,多所全活③。

庆元元年(1195)

金明昌六年春正月辛亥,谕胥持国,河上役夫聚居,恐生疾疫,可禀医护视之④。

春,淮浙流民多聚于行都。四月戊辰,朝廷出内币钱为贫民医药、棺敛费,壬午复出内帑钱赐诸军疫死者家⑤。

杭州府　三月,临安大疫⑥。

仁和县　春大疫⑦。

海宁市　时称盐官县。南宋绍熙五年(1194)秋旱成灾,全县告饥者10万余人。六年春,疾疫大作,死者无数。十月,县令鲁谊择人集尸骸千余,分葬于硖石、长安义冢⑧。

湖州、秀州(时为嘉兴府)、常州、润州(时为镇江府)、庆元府、绍兴府大疫。六月七日,权两浙运副沈诜奏言:"窃见两浙州县亦多饥疫,自近及远,德意不可不均一。浙西如湖、秀、常、润,浙东如庆元、绍兴,自今疾疫颇盛,其它州县亦多有之。"⑨

"庆元元年五月,湖州南门外,一妇人颜色洁白,著皂弓鞋,踽踽独行,呼赁小艇,欲从何山路往易村,既登舟,未几即偃卧,自取苇席蔽其上。舟才一叶,辗转声咳必相

---

① 《宋史》卷六二《五行志·水》。

② 光绪《内江县志》卷一五《杂事志·祥异》。

③ 〔宋〕刘克庄《后村集》卷三七《卓推官墓志铭》。〔清〕李清馥《闽中理学渊源考》卷八《推官卓进之先生》。

④ 《钦定续通志》卷五二《金纪》。

⑤ 《宋史》卷三七《宁宗纪一》、卷六二《五行志·水》。《两朝纲目备要》卷四"庆元元年"。〔宋〕刘时举《续宋编年资治通鉴》卷一二《宋宁宗一·乙卯庆元元年》。《宋史全文》卷二九上《宋宁宗一》。《钦定续文献通考》卷三二《国用考》。乾隆《浙江通志》卷七五《蠲恤》。

⑥ 乾隆《杭州府志》卷五五《祥异一》,民国《杭州府志》卷八二《祥异》。

⑦ 康熙《仁和县志》卷二五《祥异》。

⑧ 《海宁市志》,汉语大词典出版社1995年版。

⑨ 《宋会要辑稿·食货五十八》。

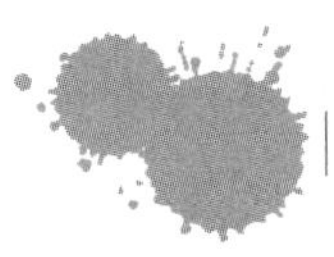

闻,而寂然无声,舟人讶焉。举席视之,乃见小乌蛇可长尺许,凡数千条,蟠绕成聚。惊怛汗流,复覆之。凡行六十里始抵岸,步扣舷警之,奋而起,则俨然人形,与初来时不小异,腰间取钱二百偿雇直,舟人不敢受,妇问其故,曰:我适见汝形如此,哪敢接钱。笑曰:切莫说与人,我从城内来此行蛇瘟,一个月后却归矣。徐行入竹林,数步而隐。彼村居人七百家,是夏死者殆半。初,湖、常、秀三州自春徂夏,疫厉大作,湖州尤甚,独五月少宁,六月复然,当是蛇妇再还也,吁可畏哉。"①

夏,淮浙疫疠大作,嘉兴(即秀州)城内,至浃日毙百余人②。

嘉兴府　庆元己卯(元年)夏,大疫疠③。

常　州　春夏间疫气大作,民疾者十室而九④。

湖　州(乌程、归安二县附郭)　浙西自春徂夏,疫疠大作,湖州尤甚⑤。自春徂夏疫疠大作,九月久雨大疫。自春至夏,疫疠大作,湖州尤甚⑥。

乌程县　自春徂夏,疫疠大作。九月久雨,大疫⑦。

二月,苏州(即平江府,吴县、长洲二县附郭)城中疫疠大作。《夷坚志》曰:"庆元元年正月,平江市人周翁疟疾不止,尝闻人说疟有鬼,可以出他处闪避,乃以昏时潜入城隍庙中,伏卧于神座下,祝吏皆莫知也。夜且半,见灯烛陈列,兵卫拱侍,城隍王临轩坐,黄衣卒从外领七八人至廷下,衣冠拱侍。王问曰:吾被上帝敕令此邦行疫,尔辈各为一坊土地神,那得稽缓。皆顿首愿听命,其中一神独白曰:某所主孝义坊,诚见本坊居民,家家良善无过恶,恐难以病苦以困之。王怒曰:此是天旨,汝小小职掌,只合奉行。神复白曰:既不可免,欲以小儿充数,如何?王沉思良久,曰:若此亦免得。遂各诺而退。周翁明旦还舍,具以告人,皆哂为狂谵,无一信者。至二月,城中疫疠大作,惟孝义一坊但童稚抱疾,始验周语不诬。迨病者安痊,坊众相率敛钱建大庙,以报土地之德。"⑧

吴　县　三月大疫⑨。

---

① 〔宋〕洪迈《夷坚志》丙卷二《易村妇人》。《旌异志》中有类似记载,见《古今图书集成·历象汇编·庶征典》卷一一四《疫灾部纪事》。

② 〔宋〕洪迈《夷坚志》丙卷二《易村妇人》。

③ 康熙《嘉兴府志》卷二《星野·祥异》。

④ 〔宋〕洪迈《夷坚志》戊卷三《张子智毁庙》。乾隆《江南通志》卷一一四。

⑤ 同治《湖州府志》卷四四《前事略·祥异》。

⑥ 《湖州市志》,昆仑出版社1999年版。

⑦ 光绪《乌程县志》卷二七《祥异》。

⑧ 〔宋〕洪迈《夷坚志》丙卷三《孝义坊土地》。

⑨ 康熙《吴县志》卷二一《祥异》。

吴江县(时含震泽县)　大疫①。

五月,饶州疫。饶州学生李梦旦家全家病疫,唯其弟梦说得免,后服"芍药泻心汤"痊愈②。

新淦县　邑大疫疠,知县何洪置惠民局,延良医以治之,又置养济院以收无依者(出《豫章书》)③。

庆元二年(1196)

五月不雨,行都(杭州)疫④。

杭州府　五月不雨,疫⑤。

天台县　六月大水伤禾,民饥,疫疾大作⑥。

庆元三年(1197)

三月,行都及淮浙郡县疫⑦。

杭　州(即临安府)　三月,行都疫⑧。

湖　州(乌程、归安二县附郭)　春夏不雨,禾稼不能入土,疫⑨。

台　州(临海县附郭)　大亡麦,民饥多殍,大疫⑩。

海宁县(时为盐官县)　浙郡县疫⑪。

寿　州　大疫⑫。

盱眙县　三月,淮浙郡县疫⑬。

---

① 乾隆《吴江县志》卷四〇《灾祥》,乾隆《震泽县志》卷二七《灾祥》。

② 〔宋〕洪迈《夷坚志》丁卷一〇《李梦旦兄弟》。

③ 雍正《江西通志》卷六一《名宦·临江府》。

④ 《宋史》卷六二《五行志·水》。

⑤ 乾隆《杭州府志》卷五五《祥异一》,民国《杭州府志》卷八三《祥异》。

⑥ 民国《天台县志稿》卷二《前事表·灾祥》。

⑦ 《宋史》卷六二《五行志·水》。

⑧ 民国《杭州府志》卷八三《祥异》。

⑨ 同治《湖州府志》卷四四《前事略·祥异》,光绪《乌程县志》卷二七《祥异》。《湖州市卫生志》,香港大时代出版社1993年版。

⑩ 光绪《台州府志》卷二七《大事一》,民国《台州府志》卷一三二《杂志·祥异》,民国《临海县志稿》卷四一《大事志》。

⑪ 乾隆《海宁县志》卷一二《杂志·灾祥》。

⑫ 光绪《寿州志》卷三五《杂类志·祥异》。

⑬ 光绪《盱眙县志稿》卷一四《祥祲志》。

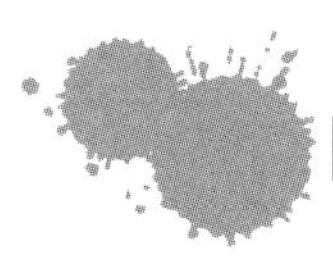

庆元五年(1199)

己未年,京师(杭州)大疫死①。五月戊申,以久雨民多疫,命临安府振恤之②。

杭州府　夏,临安府多疾疫③。

湖州府(乌程县附郭)　六月霪雨至于八月,复大疫④。

吴江县(含震泽县)　夏秋久雨,八月大水,田庐漂没,复大疫,死者甚众⑤。

常　州　张贵谟庆元中知常州,时疫疠大作,常俗贵巫贱医,乃毁像杖巫,多施善药,民病渐瘳⑥。

宾州大疫。"宾州戊午之岁,旱熯为虐,赤地千里,民饥而死者大半。戊午之大荒,己未(庆元五年)之大疫,宾民死者,白骨成山,余设处银三十两,分发柳州府……建义冢三区,又发迁江、宾州银十两,亦造义冢,掩埋饿殍尸骸,因劝士民随处收埋,或经行路道间,常令土司带锄锸相随,遇则以土掩之,三四百里经行之处,亦不至暴骸于莽,窜骨于渠者,然而不能使其不饿殍也,可悯孰甚焉,真是救荒无奇策耳。"⑦

【庆元六年(1200)】

邵武府　庆元六年春,大旱,井泉竭,疫死者甚众⑧。

邵武县(今邵武市)　庆元六年春,大旱,井泉竭,疫死者甚众⑨。

泰宁县　嘉靖《邵武府志》载:"庆元二年,泰宁县耕夫得镜……后年,大旱,井泉竭,人暍,多疫死。"⑩据此,疫灾发生在庆元四年。光绪《重纂邵武府志》载:"宋……庆元二年……六年春大旱,井竭,人暍,多疫死。"⑪据此,则疫灾发生在庆元六年。

---

① 〔宋〕张杲《医说》卷三。〔明〕江瓘《名医类案》卷二。

② 《宋史》卷三七《宁宗纪一》。《两朝纲目备要》卷四。〔宋〕刘时举《续宋编年资治通鉴》卷一二《宋宁宗一》。乾隆《浙江通志》卷七五《蠲恤》。

③ 乾隆《杭州府志》卷五五《祥异一》,民国《杭州府志》卷八三《祥异》。

④ 同治《湖州府志》卷四四《前事略·祥异》,光绪《乌程县志》卷二七《祥异》。《湖州市卫生志》,香港大时代出版社1993年版。

⑤ 乾隆《吴江县志》卷四〇《灾祥》,乾隆《震泽县志》卷二七《灾祥》。

⑥ 乾隆《江南通志》卷一一四《职官志·名宦·张贵谟》。

⑦ 〔清〕汪森《粤西丛载》卷一七《粤事》。

⑧ 万历《闽书》卷一四八《祥异志》。乾隆《福建通志》卷六五《杂纪·祥异》,光绪《重纂邵武府志》卷三〇《杂记·祥异》。

⑨ 咸丰《邵武县志》卷一八《祥异志》,民国《重纂邵武县志》卷三《大事志·灾异》。

⑩ 嘉靖《邵武府志》卷一《天文·气候》。

⑪ 光绪《重纂邵武府志》卷三〇《杂记·祥异》。

按:此次疫灾事件应是唐贞元六年之事,非宋庆元六年之事。以上方志所载,均系讹误。

嘉泰二年(1202)

金泰和二年四月,济源县"民多疫病,初觉憎寒体重,次传头面,肿甚,目不能开,上喘,咽喉不利,舌干口燥,俗云大头天行。亲戚不相访问,如染之,多不救"①。李东垣时为济源税监。

明清医学家多引作"四月,民多疫疠"②,或"时长夏,多疫疠"③。

嘉泰三年(1203)

五月,行都疫④。

杭州府　夏,临安大旱,西湖之鱼皆浮,食之者辄病,谓之鱼瘟⑤。

海宁县(时为盐官县)　浙民疫⑥。

嘉泰中,(连州)岁瘴且疫,广东转运判官刘强学分医予药,垂死者多赖以全⑦。

【嘉泰四年(1204)】

临川县　"宋宁宗嘉泰四年春,大饥,疾病流行,死者不可胜数。"⑧按:查各种旧方志,均无此记载。不知本自何处,录以俟考。

开禧二年(1206)

六月,郭倪守维扬(扬州),调民兵万余,城守皆占民庐,盛暑不释,疫疠大作⑨。

---

① 〔金〕李杲《东垣试效方》卷九《杂门方·时毒治验》。按:徐衡之、姚若琴《宋元明清名医类案》引此,唯"俗云大头天行"作"俗云大头伤寒"。上海书局影印民国刊本1933年版。

② 〔明〕汪机《外科理例》卷三《头面赤肿一百》。〔明〕江瓘《名医类案》卷一《大头天行》。〔明〕朱棣《普济方》卷一五一《时气门》。〔明〕张介宾《景岳全书》卷四七《时毒》。〔清〕周扬俊《温热暑疫全书》卷四《疫病》。〔清〕熊立品《瘟疫传证汇编》卷五。

③ 〔明〕孙一奎《赤水玄珠》卷三《大头病》。

④ 《宋史》卷六二《五行志·水》。

⑤ 民国《杭州府志》卷八三《祥异》。

⑥ 乾隆《海宁县志》卷一二《杂志·灾祥》。

⑦ 〔宋〕真德秀《西山文集》卷四六《湖南运判刘公墓志铭》。

⑧ 《临川县志》,新华出版社1993年版。

⑨ 〔明〕程敏政《新安文献志》卷九四下《行实文苑》吕午《宋端明殿学士宣奉大夫致仕新安郡开国侯食邑一千五百户赠特进程公珌行状》。

杭　州　夏四月,行都大疫[①]。

蓬安县　宋开禧(1205—1207)中蓬州瘟疫流行,死者甚多[②]。

开禧三年(1207)

金泰和七年二月,完颜匡围宋城襄阳,由于"士卒疲疫",将军队撤回许州[③]。时医张从正曰:"余亲见泰和六年丙寅,征南师旅大举,至明年军回,是岁瘴疠杀人,莫知其数,昏瞀懊侬,十死八九。"[④]

江陵(荆州)当用兵后,残毁饥馑,继以疾疫[⑤]。

春,德安(今安陆县)城中疠疫大作,老且病者醢猫以侑食[⑥]。

平江县　宋开禧间,平江县(今属湖南省)大疫,县有瘟神庙,神号"邓太伯",祷之不应,县令陈观投其神于江,为文遣之[⑦]。

福州府　庆元元年夏秋苦旱。丁卯(1207)秋大疾疫[⑧]。

嘉定元年(1208)

"夏,淮甸大疫,官募掩骼及二百人者度为僧。是岁,浙民亦疫。"[⑨]

"安庆、光州流民自池州渡江而趋饶、信者,前后相续,臣提举尝以奏闻。长淮以北,方寻干戈,而淮土又自不熟,此去流移必多,本道沿江诸州,未免首被其害,丁卯、戊辰饥疫之祸,近在目前。此臣等所谓非常之灾伤,近年所未有也。"[⑩]丁卯、戊辰即1207、1208年。

镇江府饥疫。俞烈是年知镇江,时饥疫并兴,活淮民流移者,不可胜计[⑪]。

泗　州　大疫,旱饥,斗米千钱[⑫]。

---

① 民国《杭州府志》卷八三《祥异》。

② 《蓬安县志》,四川辞书出版社1994年版。

③ 《金史》卷九八《完颜匡传》。

④ 〔金〕张从正《儒门事亲》卷一《疟非脾寒及鬼神辩》。

⑤ 《宋史》卷三九五《李大性传》。《钦定续通志》卷三九一《李大性传》。雍正《广东通志》卷四四《人物志·李大性》。雍正《江西通志》卷六七《李大性传》。

⑥ 〔宋〕曹彦约《昌谷集》卷一四《开禧德安守城录序》。

⑦ 同治《平江县志》卷末《杂志》。

⑧ 《古今图书集成·方舆汇编·职方典》卷一〇三六《福州府部·汇考》。

⑨ 《宋史》卷六二《五行志·水》。

⑩ 〔宋〕真德秀《西山文集》卷六《奏乞倚阁第四等五等人户夏税》。

⑪ 〔元〕王逢《梧溪集》卷一《题俞氏锦野亭诗意图》。咸淳《临安志》卷六七《俞烈传》。

⑫ 光绪《泗虹合志》卷一九《杂类志·祥异》。

淮阴市　金泰和八年(1208)夏,淮上瘟疫流行,官募掩埋死尸达200具的,可以剃度为僧①。

盱眙县　夏,淮甸大疫,官募掩骼及二百人者度为僧②。

怀远县　夏,淮甸大疫,官募掩骼及二百人者度为僧③。

扬　州　大疫④。

杭　州(时为临安府)　春燠如夏,浙民疫,行都饥,斗米千钱⑤。

湖　州　浙民疫⑥。旱,大疫⑦。

宝鸡市　宋宁宗嘉定元年(1208),金境内虐病流行⑧。按:不知所本,不足为据。

嘉定二年(1209)

临安府大疫。三月二十九日,御笔访闻,都城疾疫流行,细民死者甚众,临安府委通判稽考医药,所有药材疾速科拨⑨。三月壬戌,出内库钱十万缗为行在贫民棺槥费,四月甲申又赐行在诸军死者棺钱⑩。夏,临安大疫,暴骼莫掩⑪。"夏,都民疫死甚众。淮民流江南者暑与饥并,多疫死。"⑫

金坛县盗起于夏秋而息于冬,民死饥疫,所在有之⑬。

杭州府　夏,都民疫死甚众⑭。

钱塘县　夏四月蝗,大疫,死者甚众⑮。

仁和县　夏四月,临安大疫⑯。

---

① 《淮阴市卫生志》,中国矿业大学出版社1997年版。

② 乾隆《盱眙县志》卷一四《灾祥》,光绪《盱眙县志稿》卷一四《祥祲志》。

③ 嘉庆《怀远县志》卷九《五行志》。

④ 嘉庆《扬州府志》卷七〇《事略志·祥异》。

⑤ 民国《杭州府志》卷八三《祥异》。

⑥ 同治《湖州府志》卷四四《前事略·祥异》。

⑦ 《湖州市卫生志》,香港大时代出版社1993年版。

⑧ 《宝鸡市卫生志》,1995年。

⑨ 《宋会要辑稿·食货五十八》。

⑩ 《两朝纲目备要》卷一二"嘉定二年四月"。〔宋〕刘时举《续宋编年资治通鉴》卷一四《宋宁宗三》。

⑪ 〔宋〕洪咨夔《平斋集》卷三一《吴致政墓志铭》。

⑫ 《宋史》卷六二《五行志·水》。

⑬ 〔宋〕刘宰《漫塘集》卷二〇《嘉定己巳金坛粥局记》。

⑭ 康熙《杭州府志》卷一《祥异》,乾隆《杭州府志》卷五五《祥异一》,民国《杭州府志》卷八三《祥异》。

⑮ 康熙《钱塘县志》卷一二《灾祥》。

⑯ 康熙《仁和县志》卷二五《祥异》。

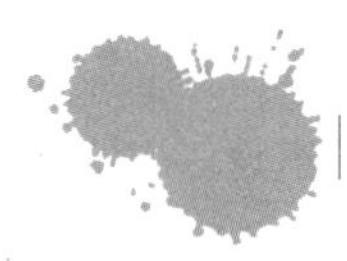

盱眙县　饥疫①。

嘉定三年(1210)

四月,都民多疫死②。

杭州府　夏四月,都民多疫死③。

嘉定四年(1211)

二月,(都民多疫死)亦如之④。四月戊申,出内库钱瘗葬疫死者和贫民⑤。

杭　州　二月,都民多疫⑥。

【嘉定五年(1212)】

宜章县　旱,民多疫⑦。

嘉定六年(1213)

蠡州饥疫。贞祐初,元兵入中夏,蠡州被围,兵后,岁饥疫,史忠出粟五百余石,计口而惠之,赖安活者甚众⑧。

宁化州频年荒歉,时疫流行⑨。

孟州、卫州、淮阴、泗州流民饥疫。"时有金既弃燕云,河朔随亦不守,遂往来淇卫间。贞祐初,人争南渡而厄于河,河阳三城至于淮泗(指从孟州到泗州、淮阴的黄河一线),上下千余里,积流民数百万,饥疫荐至,死者十七八。"郝经之父贻书机察使范元直,得日中使告谕,令疾速放渡,河朔之民全活者众,于是亦挈家南渡⑩。时黄河已经

---

① 光绪《盱眙县志稿》卷一四《祥祲志》。

② 《宋史》卷六二《五行志·水》。

③ 乾隆《杭州府志》卷五五《祥异一》,民国《杭州府志》卷八三《祥异》。

④ 《宋史》卷六二《五行志·水》。

⑤ 《宋史》卷三九《宁宗纪三》。《两朝纲目备要》卷一三"宁宗嘉定四年"。〔宋〕刘时举《续宋编年资治通鉴》卷一四《宋宁宗三》。《钦定续文献通考》卷三二《国用考》。《宋史全文》卷三〇《宋宁宗三》。

⑥ 民国《杭州府志》卷八三《祥异》。

⑦ 嘉庆《郴州总志》卷四一《事纪·祥异》,光绪《湖南通志》卷二四四《祥异志二》,民国《宜章县志》卷七《事纪》。

⑧ 〔元〕王恽《秋涧集》卷四七《故蠡州管匠提领史府君行状》。

⑨ 〔金〕元好问《遗山集》卷二八《广威将军郭君墓表》。

⑩ 〔元〕郝经《陵川集》卷三六《先大父墓铭》。

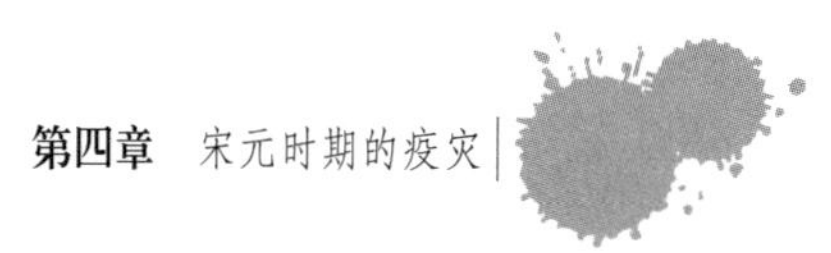

夺淮入海。

时医李东垣称："远在贞祐、兴定间，如东平、如太原、如凤翔，解围之后，病伤而死，无不然者。"[①]李氏认为这些疫病为伤寒，马伯英对此表示赞同[②]。范行准则认为是鼠疫，元军所到之处，都有鼠疫流行[③]。

嘉定十年（1217）

邓应午嘉定十年进士第，调中江尉，溃卒薄近境，人情汹汹，明父程督守御，人恃弗恐，岁大疫，力请于台阃，饭饥药疾，至捐俸以资之[④]。

宁都县　夏四月积涝巨浸，五月旱疠[⑤]。

嘉定十一年（1218）

莱阳县大疫。金末，盗贼蜂起，姜彧之父避杨安儿乱，来（莱阳县）水寨依张侯以居，娶临邑魏氏，生姜彧时，"兵后大疫，因之饥馑，死者相枕藉"。按：姜彧生于戊寅年（1218），至元癸巳（1293）卒，享年七十六岁[⑥]。

嘉定十二年（1219）

二月，金人寇边，破光山县等，淮西运判要求安庆府（治怀宁县）各属发四万夫运粮输边，时黄榦为安庆知府，体恤民情，予以拒绝，曰：今日为守令者，最当固结民心，而淮民之困苦憔悴，最可怜悯，旱蝗疾疫，天既困之于上，敷抑驱扰，人又困之于下，又何以使之效死而勿去耶[⑦]？

嘉定十四年（1221）

道州旱，饥，疫[⑧]。

宁乡县饥疫。先年冬，金兵犯襄阳，围安陆，声摇湖湘间。是年春，金兵游骑薄江

---

① 〔金〕李杲《内外伤辨》卷上《辨阴证阳证》。

② 马伯英《中国医学文化史》，上海人民出版社1984年版，第592页。

③ 冼维逊《鼠疫流行史》，广东省卫生防疫站，1988年，第93页。

④ 〔宋〕魏了翁《鹤山集》卷八四《监成都府钱引务邓君（应午）墓志铭》。

⑤ 道光《宁都直隶州志》卷二七《祥异志》。

⑥ 〔元〕赵孟頫《松雪斋集》卷八《大元故嘉议大夫燕南河北道提刑按察使姜公墓志铭》。

⑦ 〔宋〕黄榦《勉斋集》卷一七《复王幼学书》、卷二八《与淮西乔运判辨起夫运粮事》。

⑧ 〔宋〕真德秀《西山文集》卷九《申尚书省乞拨米赈恤道州饥民》、卷一〇《申尚书省乞拨和籴米及回籴马谷状》。

陆,潭州(治今长沙)帅恐,逃至宁乡县,“既而饥疫并作,死者相枕藉”,范机“惫心疲精,瘗其胔骸之暴露者,为粥以饲其饥且羸者,收育孩稚之,无所归者,所活几不胜计”。[①]

嘉定十五年(1222)

辉州兵疫,民不聊生[②]。

“今两淮荆蜀之壤,兵革方兴;五岭剑汀之间,疫疠大作,凡赋形之有众,多陨命于无辜。”[③]疫死者各以万计,将及外境,时既十月矣,而炎郁不少衰,知县亟诣师祷焉,风雨旋至,瑞云继之,浃旬之间,疠气如洗[④]。

南剑州大旱疫,知州陈宓蠲逋赋十数万,且弛新输三之一,躬率僚吏持钱粟药饵户给之[⑤]。

三山(福州)、延平(南剑州)诸郡,饥疫并作,福建运判兼建宁知府谯殿撰赈恤备至,及民病少纾,自己却染疾而卒[⑥]。

赣州疫[⑦]。

宁都县　春正月疫,旱,种不入[⑧]。

中江县　三月县城火,又大疫[⑨]。

嘉定十六年(1223)

永、道二州疫[⑩]。

零陵县　春疫,大饥,有螟[⑪]。

---

① 〔宋〕刘爚《云庄集》卷一九《宋通直范君墓志铭》。〔宋〕真德秀《西山文集》卷四三《宋通直范君墓志铭》。

② 〔元〕柳贯《待制集》卷一〇《元赠奉训大夫辉州知州飞骑尉汲县男王府君墓碣铭》。〔元〕程文海《雪楼集》卷二二《王氏阡表》。

③ 〔宋〕真德秀《西山文集》卷四八《仙游山第一会黄箓醮青词》。

④ 〔宋〕真德秀《西山文集》卷三五《敕封慧应大师后记》。《古今图书集成·历象汇编·庶征典》卷一一四《疫灾部纪事》。

⑤ 《闽中理学渊源考》卷二九《龙图陈复斋先生宓》。《钦定续文献通考》卷三三《国用考》。《史传三编》卷七《陈宓》。《钦定续通志》卷四〇〇《陈宓》。

⑥ 〔宋〕真德秀《西山文集》卷四四《谯殿撰墓志铭》。

⑦ 《宋史》卷六二《五行志·水》。

⑧ 乾隆《宁都县志》卷七《记事·祥异》,道光《宁都直隶州志》卷二七《祥异志》。

⑨ 民国《中江县志》卷一五《祥异》。

⑩ 《宋史》卷六二《五行志·水》。

⑪ 光绪《零陵县志》卷一二《事纪·祥异》。

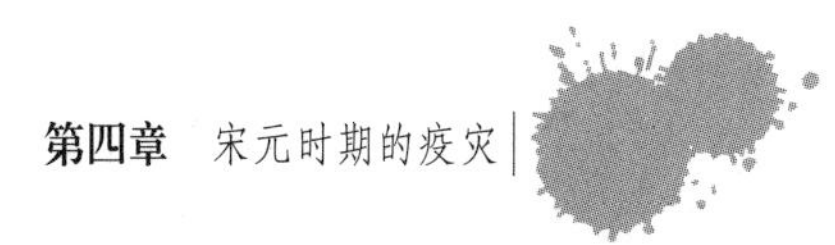

宝庆三年(1227)

先年冬,元军攻下西夏国灵武城,诸将领争相掠取子女玉帛,只有耶律楚材独收书及大黄药材,既而士卒病疫,得大黄辄愈①。

按:陈高佣《中国历代天灾人祸表》中有该年"春,西夏军中大疫"的记载,或即本此。因为灵武是长爪沙鼠自然疫源地,大黄具有很强的抗菌作用。曹树基推测这是鼠疫流行②。

绍定元年(1228)

临安(府,今杭州)春大疫。三月,大理少卿直宝谟阁杨公曰:自去岁风雨为沴,田庐不存,饥馑流离,人或相食,疫气偾作,盗贼肆行③。时人王迈有诗记述京师的瘟疫:"忆昔绍定元,被命考廷策。偶过袁君房,玉墀日将夕。案头得君文,喜跃越三百。张烛朗诵之……丈夫身计轻,忧国愁如积。向欲恢三京,今日蹙五百。西蜀断咽喉,北军患肘腋。流民满京师,戾气成疾疫。"④

无锡县　常州大疫⑤。

湖　州(时为安吉州,乌程、归安二县附郭)　湖州春大疫,比屋相枕藉,安吉尤甚,户减十五六⑥。

乌程县　春大疫,比屋相枕藉,烹鱼者率从腹中得人指发⑦。

安吉县　春,大疫,县民病死者多。比屋皆枕藉,户减十五六⑧。

绍定四年(1231)

苏州(即平江府,吴县、长洲二县附郭)春疫。姑苏城大人众,郡守吴渊亟幸郡医

① 《元史》卷一四六《耶律楚材传》。〔元〕苏天爵编《元文类》卷五七《神道碑》宋子贞《中书令耶律公神道碑》。〔元〕苏天爵《元名臣事略》卷五。〔元〕陶宗仪《辍耕录》卷二《中书耶律文正王》。《元明事类钞》卷二三。《元文类》卷五七宋子贞《中书令耶律公神道碑》。《钦定续通志》卷四五一《耶律楚材传》。〔清〕魏之琇《续名医类案》卷五《疫》。〔清〕徐乾学《资治通鉴后编》卷一三七《宋纪》。

② 曹树基《地理环境与宋元时代的传染病》,《历史地理》第12辑,上海人民出版社1995年版,第189页。

③ 〔宋〕魏了翁《鹤山集》卷八一《大理少卿直宝谟阁杨公墓志铭》。

④ 〔宋〕王迈《臞轩集》卷一二《书怀奉简黄成甫史君》。

⑤ 光绪《无锡金匮县志》卷三一《祥异》。

⑥ 同治《湖州府志》卷四四《前事略·祥异》。《湖州市卫生志》,香港大时代出版社1993年版。

⑦ 光绪《乌程县志》卷二七《祥异》。

⑧ 《安吉县志》,浙江人民出版社1994年版。

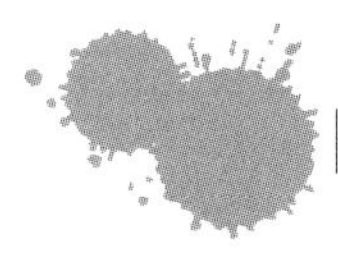

之良,分比间而治,某人某坊,某人某里,家至户到,悉给以药,窭而无力者则予钱粟,疾不可为者复与周身之具,由二月至七月,其得不夭者一千七百四十九人,因念仓卒取药于市,既非其真,非惟不真,且不可以继,乃创济民一局,为屋三十有五楹①。

秋九月,都城(杭州)灾,徐鹿卿应诏上封事云:"今岁江湖、两淮之水,城邑为壑,生理一空,无辜之民葬鱼腹者,几千十百,是阴类也。寇发江西,延及瓯闽、湖广,刀锯之惨,原野为腥;流离之苦,过者掩泣;环数千里,莽为丘墟;饥疫乘之,几无噍类。"②

绍定五年(1232)

春三月,汴京大疫,死者百余万③。五月,大寒如冬,汴京大疫,凡五十日,诸门出死者九十余万人,贫不能葬者不在是数④。"及壬辰(1232)、癸巳(1233)岁,河南饥馑。大元兵围汴,加以大疫,汴城之民,死者百余万,后皆目睹焉。"⑤六月,为了修复汴城,还以疫后园户、僧道、医师、鬻棺者擅厚利,命有司倍征之,以助国用⑥。

金元四大医学家之一的李东垣亲历了这次疫灾,其《内外伤辨惑论》云:"向者,壬辰改元,京师戒严,迨三月下旬,受敌者凡半月。解围之后,都人之不受病者万无一二,既病而死者继踵而不绝。都门十有二所,每日各门所送多者二千,少者不下一千,似此者几三月。此数百万人,岂俱感风寒外伤者耶?大抵人在围城中,饮食不节,乃劳役所伤,不待言而知。"⑦

河南省　哀宗天兴元年二月,汴京大疫⑧。

按:关于这次疫灾之病种,范行准、冼维逊等认为是鼠疫⑨,马伯英则主张真性伤寒⑩。应该指出的是,马氏一书将《金史·宣宗皇后传》记载的疫灾系于贞祐元年

---

① 〔宋〕吴渊《济民药局记》,载〔明〕钱谷《吴都文粹续集》卷八《公廨》。

② 〔宋〕徐鹿卿《清正存稿》卷一《都城灾应诏上封事》。

③ 《古今图书集成·方舆汇编·职方典》卷三八九《开封府部·纪事》。《钦定续通志》卷七九。康熙《开封府志》卷三九《祥异》。

④ 《金史》卷一七《哀宗本纪》。雍正《河南通志》卷五《星野·祥异》、光绪《河南通志续通志》卷五《祥异》均作"金哀宗天兴元年二月汴京大疫",应是三月之误。而《谷山笔麈》卷二五(见《中国古代重大自然灾害和异常年表总集》,第549页)引作"天兴三年",亦误。

⑤ 《金史》卷六四《宣宗皇后传》。

⑥ 《金史》卷一七《哀宗纪上》。《御批历代通鉴辑览》卷九一《宋》。〔元〕陈桱《通鉴续编》卷二一。徐乾学《资治通鉴后编》卷一三九。《御批续资治通鉴纲目》卷一九。

⑦ 〔金〕李杲《内外伤辨》卷上《辨阴证阳证》。

⑧ 光绪《河南通志》卷五《祥异》。

⑨ 冼维逊《鼠疫流行史》,广东省卫生防疫站,1988年,第93页。

⑩ 马伯英《中国医学文化史》,上海人民出版社1984年版,第591~592页。

(1213),并说“两次前后相隔仅20余年,每次死者皆在百万,不知开封城居民共几何。可能因兵灾逃入者甚众的缘故”。其说误甚。

宋子贞元初为东平行台幕官。是年,行台戍黄陵,金兵悉力来攻,元军不利,曹濮以南皆震慑,人情汹汹,继而汴梁溃,饥民北徙,殍殣相望。宋子贞议作广厦糜粥以食之,复以群聚多疫,人给米一斛,俾散居近境①。

端平元年(1234)

岁大旱,江东常平兼提点刑狱(治鄱阳县)袁甫请于朝,得度牒、缗钱、绫纸以助赈恤;疫疠大作,创药院疗之,前后持节江东五年(绍定三年至端平元年,1230—1234),所活殆不可数计②。

信州(治上饶县)疾疫,郡守分遣邦属,周访民病,药赉疾疫之家③。

余干县　端平年间(1234—1236),水旱荐至,民多饥死,又大疫④。南宋端平元年至三年(1234年至1236年)连续水旱成灾,饥荒、病疫交加,死亡多人⑤。

嘉熙元年(1237)

元军伐金至怀州(今沁阳),值大疫,士卒困惫⑥。

嘉熙四年(1240)

华亭县霪雨,大疫且大饥,亭户四百五十有奇,死且逃之余,仅存百九十。陈庆勉书曰:淮西之饷汴,海东之疫饥,皆百年所无之事⑦。

淳祐元年(1241)

太宗十三年,元军围寿春,天雨不止,李桢对察罕说:“顿师城下,暑雨疫作,将有不利。且城久拒命,破必屠之,则生灵何辜。请退舍数里,身往招之。”于是,李桢单骑

---

① 《元名臣事略》卷一〇《平章宋公》。

② 《宋史》卷四〇五《袁甫传》。《钦定续通志》卷三九八《袁甫传》。雍正《江西通志》卷六三《袁甫传》。

③ 〔宋〕徐元杰《楳埜集》卷九《与袁守札》。

④ 康熙《余干县志》卷三《灾祥志》,道光《余干县志》卷一七《祥异》,同治《余干县志》卷二〇《杂记志·祥异》。

⑤ 《余干县志》,新华出版社1991年版。

⑥ 《元史》卷一二三《纯只海传》。《钦定续通志》卷四四九《沙扎该传》。

⑦ 〔元〕陈栎《定宇集》卷九《通守陈公传》。〔明〕程敏政《新安文献志》卷八五《行实吏治》。

入敌垒进行招降,并获得成功[①]。这里说“暑雨疫作,将有不利”,可能元军中已有疫灾苗头。

吴兴(即湖州)人周密亲见福建流行“喉闭”之症,曰:“喉闭之疾,极速而烈。前辈传帐带散,惟白矾一味,然或时不尽验。辛丑岁(1241),余侍亲自福(福州)、建(建宁府)还,沿途多此证,至有阖家十余口一夕毙命者。道路萧然,行旅惴惴。及抵南浦(浦城),有老医教以用鸭嘴、胆矾研细,以酽醋调灌,归途恃以无恐。然亦未知其果神也。及先子守临汀日,钤下一老兵素愿谨,忽垂泣请告曰:‘老妻苦喉闭,绝水粒者三日,命垂殆矣。’偶药笈有少许,即授之,俾如法用。次日,喜拜庭下云:‘药甫下咽,即大吐,去胶痰凡数升,即瘥。’其后凡治数人,莫不立验。”[②]

按:周密从福州回吴兴,沿途经过福州的侯官、闽县、福清诸县,南剑州的剑浦县,建宁府的建安、瓯宁、建阳(嘉禾)、浦城诸县。有人认为这是鼠疫流行[③],有人认为这是扁桃体白喉流行[④]。

温　州(治永嘉县)　南宋理宗淳祐元年(1241),永嘉疫疠盛行[⑤]。

【淳祐四年(1244)】

兴化军　郡大疫[⑥]。

淳祐十一年(1251)

淳祐十二年春正月庚子诏,“二广、福建、江西、湖南去岁疫疠州县,人户有绝世者,令监司守臣稽其财产,即其族命继给之,远官身殁,其家不能自归者,官为津遣,勿令财物有所隐失”[⑦]。说明淳祐十一年有大范围的疫疠流行,且有阖户死绝者。

是年,孙子秀为诸司粮料官,奏曰:“畿辅之民困于刻剥,福建之民死于饥疫,三边之民尽于干戈,万民未正也。”[⑧]

淳祐中,浦江大疫,有至灭门者[⑨]。

---

① 《元史》卷一二四《李桢传》。
② 〔宋〕周密《齐东野语》卷四《经验方》。
③ 冼维逊《鼠疫流行史》,广东省卫生防疫站,1988年,第94页。
④ 马伯英《中国医学文化史》,上海人民出版社1984年版,第590页。
⑤ 《温州市卫生志》,华东师范大学出版社1998年版。
⑥ 民国《莆田县志》卷二《通纪》。
⑦ 《宋史全文》卷三四《宋理宗四》。
⑧ 〔宋〕黄震《黄氏日抄》卷九六《安抚显谟少卿孙公行状》。
⑨ 〔元〕黄溍《文献集》卷九上《清樾居士郑君墓铭》。

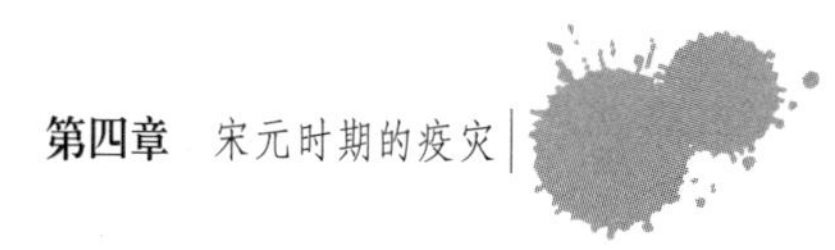

宝祐元年(1253)

将乐、沙县　旱疫①。

吉州(治庐陵县)冬大疫。欧阳守道写信给吉州郡守曰:“昨者,郡家以冬月疫气流行,为之举行祈禳之典。”②经考证,此信约作于宝祐二年正月,时欧阳守道在长沙岳麓书院任山长。

宝祐六年(1258)

开庆元年五月丁巳诏曰:湖北诸郡,去年旱潦饥疫,令江陵、常、澧、岳、寿诸州,发义仓米振粜,仍严戢吏弊,务令惠及细民③。寿州即寿昌军,又即鄂州。

开庆元年(1259)

夏秋之交,驻合州(今合川)钓鱼山的蒙古军中大疫④。月举连赤海牙“奉命修曲药以疗师疫”⑤。七月,元军大疫,蒙哥及一批重要将领病死军中⑥。

按:曹树基认为蒙古军中的疫灾为鼠疫⑦。翦伯赞认为是“痢疫”⑧。

纽璘是钓鱼山之战中的一个重要角色,戊午(1258)冬,宪宗进军至大获山,纽璘兵分两路从成都进发,水路由千户暗都剌率舟师而下,陆路则自将步骑而南,到涪州后,“造浮桥,驻军桥南北,以杜宋援兵。闻大军多疟疠,遣人进牛犬豕各万头。明年春,朝行在所,还讨思、播二州,获其将一人。宋将吕文焕攻涪(州)浮桥,时新立成都,士马不耐其水土,多病死,纽璘忧之”⑨。从这段记载来看,元军中流行的瘟疫应是恶性疟疾,且在先年冬就开始流行了。

---

① 乾隆《延平府志》卷四四《灾祥》,民国《沙县志》卷三《大事志》。

② 〔宋〕欧阳守道《巽斋文集》卷一〇《与王吉州论郡政书》。

③ 《宋史》卷四四《理宗纪三》。《钦定续文献通考》卷三二《国用考》。

④ 《元史》卷一五五《史天泽传》。〔元〕王恽《秋涧集》卷四八《开府仪同三司中书左丞相忠武史公家传》。《元名臣事略》卷七《丞相史忠武王》。〔元〕苏天爵《元文类》卷五八《神道碑》王盘《中书右丞相史公神道碑》。〔清〕徐乾学《资治通鉴后编》卷一四五《宋纪》。《新安文献志》卷九六下姚燧《便宜副总帅汪忠让公神道碑》。

⑤ 《元史》卷一三五《月举连赤海牙传》。

⑥ 《元史》卷一五五《汪世显传》、卷一二二《哈散纳传》、卷一二四《李桢传》。

⑦ 曹树基《地理环境与宋元时代的传染病》,《历史地理》第12辑,上海人民出版社1995年版,第187页。

⑧ 翦伯赞《中国史纲要》,人民出版社1995年版,第100页。

⑨ 《元史》卷一二九《纽璘传》。

十一月,围攻鄂州的元军疫疠大作,不能登山,将领在讨论下一步计划时,郝经力主休兵,说:诸军疾疫已十四五,又延引月日,冬春之交,疫必大作,恐欲还不能①。

景定三年(1262)

汲县春旱,大疫。王恽曰:“自去秋迄于今岁,风霾蓬勃,生意焦枯,时疫大兴,秋种未下,气将交而寒薄,云已合而风醨。”②

按:今《山东省卫生志》曰:“1261年(宋景定二年),元军士在济南,多患痢疾,又兼时气流行。”③是否本此,孤证待考。

咸淳二年(1266)

六月,河北真定(嵩城县)时雨霖霪,人多病瘟疫④。

南昌县　至元三年,南昌县大疫⑤。

咸淳四年(1268)

元大都(今北京)工役,服役之民大疫。时人王恽《录役者语》诗曰:“今春疫气是天灾,百日为期力尽能。三尺席庵连雨夜,杵声才歇哭声来。”⑥按:王恽另有诗曰“荡荡王城玉削裁,青山三面壮图开”“限期百日非为远,部役群工事太劬”,还有诗句提到桑乾河和卢沟桥,显然是描述元建大都时的情景。因同卷有《至元戊辰应聘宪台留别淇上诸公梦中得》一诗,所以将之系于至元戊辰年,即此年。

南京市　三月,建康军民病疫,委官监医给镪粟⑦。三月,民病疫,委官监医给银(钱)粟(粮)。次年,再创药局⑧。

---

① 《元史》卷一五七《郝经传》。〔元〕郝经《陵川集》卷三二《班师议》。〔元〕苏天爵《元文类》卷一三《军事·班师议》。

② 〔元〕王恽《秋涧集》卷六八《祈雨青词》。

③ 《山东省卫生志》,山东人民出版社1992年版。

④ 〔元〕罗天益《卫生宝鉴》卷二三。

⑤ 光绪《南昌县志》卷五五《祥异志》。

⑥ 〔元〕王恽《秋涧集》卷二四《录役者语》。

⑦ 乾隆《上元县志》卷一《庶征》,道光《上元县志》卷一《天文志·庶征》,同治《上江两县志》卷二《大事考下》,民国《首都志》卷一六《历代大事表》。

⑧ 《南京卫生志》,方志出版社1996年版。

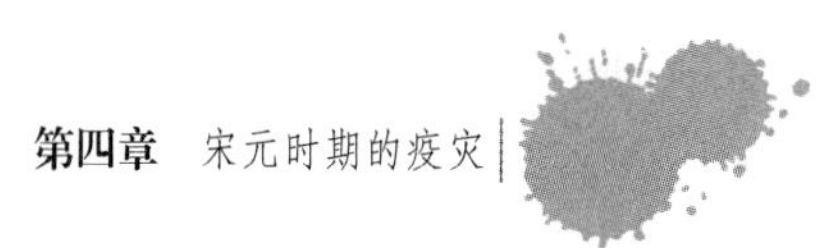

【咸淳七年(1271)】

安庆府(时为舒州) 春二月,舒州饥疫①。

潜山县(时属怀宁县) 二月,饥疫②。

桐城县 饥疫③。

沭阳县 五月,沭地蝗灾,七月又大水,人多染疫④。

咸淳十年(1274)

襄阳城外元军疫疠。窃见襄阳之役,以数十万众顿于坚城下,经有四年,暑天炎瘴,攻守暴露,不战而疫死者,无岁无之⑤。又曰:今闻围守襄阳军人经值,今夏疫疠,致有死亡⑥。

江陵城中疾疫。至元十一年,元军攻下湖北重镇武汉,丞相伯颜(巴延)率大军东下,宣抚使贾居贞说:江陵要地,乃宋制阃重兵所屯。闻诸将不睦,迁徙之民盈城,复皆疾疫,刍薪乏阙,杜门不敢樵采。不乘隙先取之,迨春水涨,恐上流为彼所乘,则鄂危矣⑦。《新元史·贾居贞传》载:"(至元十一年)江陵城中又患疾疫。"

英山县 二月饥疫。是岁,浙、淮、江西皆饥,命官赈济⑧。

德祐元年(1275)

元军占领建康后,以行省驻建康。时江东大疫,居民乏食,太平、宁国、建康、无为等镇纷纷投降,元军乃开仓赈饥,发医起病,百姓欢喜,谓为王者之师⑨。

三月癸酉,伯颜(又称巴延)攻入建康。夏大疫,伯颜开仓赈饥给医药,自是建康

---

① 《古今图书集成·方舆汇编·职方典》卷七八六《安庆府部·纪事》。康熙《安庆府志》卷六《民事志·祥异》。

② 民国《潜山县志》卷二九《杂类志·祥异》。

③ 道光《续修桐城县志》卷二三《杂记·祥异》。

④ 《沭阳县卫生志》,中国矿业大学出版社1996年版。

⑤ 〔元〕刘敏中《平宋录》卷下《抚劳战士》。〔元〕王恽《秋涧集》卷八九《论抚劳襄阳军士事奏状》。

⑥ 〔元〕王恽《秋涧集》卷八八《为优恤襄阳军人事状》。

⑦ 《元史》卷一五三《贾居贞传》。《钦定续通志》卷四五九《贾居贞传》。

⑧ 民国《英山县志》卷一四《杂类志·祥异》。

⑨ 〔元〕元明善《丞相淮安忠武王碑》,见〔元〕苏天爵《元文类》卷二四《碑文》。〔元〕苏天爵《元名臣事略》卷二《丞相淮安忠武王》。《元史》卷一二七《伯颜传》。〔清〕徐乾学《资治通鉴后编》卷一五〇《宋纪》。

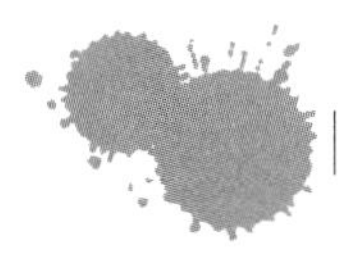
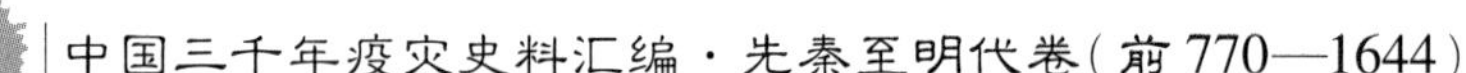

入于元①。

南京市　是年夏大疫,开仓赈饥,给医药②。

元军兵逼杭州。六月庚子,杭州四城迁徙流民患疫而死者不可胜计,天宁寺死者尤多③。

太平州(当涂县附郭)　八月,(江东)饥疫④。

邵武府　德祐元年大疫,民亡者几半⑤。

邵武县(今邵武市)　大疫,民死几半⑥。

光泽县　大疫⑦。

麻城县　至元十二年,大旱疫⑧。

宜黄县　岁在乙亥(即德祐元年),历抚州宜黄,于时疫疠煽炽⑨。

德祐二年(1276)

闰三月,杭州城已被元军围困数月之久。数日间,城中疫气熏蒸,人之病死者不可以数计⑩。宰相陈宜中曾梦人告诉他说,"今年天灾流行,人死且半,服大黄者生",不久,果然"疫疠大作,服者果不得死"。但刘黻得病后服用大黄,"终莫能救"。⑪

嘉兴府　大疫⑫。

平阳县　疫⑬。

---

① 乾隆《上元县志》卷一《庶征》,道光《上元县志》卷一《天文志·庶征》,同治《上江两县志》卷二《大事考下》。

② 《南京卫生志》,方志出版社1996年版。

③ 《宋史》卷六二《五行志·水》。民国《杭州府志》卷八三《祥异》。

④ 康熙《太平府志》卷三《星野》,乾隆《太平府志》卷三二《俪事志·祥异》,乾隆《当涂县志》卷三《星野·祥异》。

⑤ 万历《闽书》卷一四八《祥异志》。乾隆《福建通志》卷六五《杂记》,同治《重纂福建通志》卷二七一《祥异》,光绪《重纂邵武府志》卷三〇《杂记·祥异》。

⑥ 咸丰《邵武县志》卷一八《祥异志》,民国《重纂邵武县志》卷三《大事志·灾异》。

⑦ 道光《重纂光泽县志》卷一《时事表》,光绪《光泽县志》卷一《时事表·灾祥》。

⑧ 光绪《麻城县志》卷一《古大事志·祥异》、卷三七《大事记一·列朝》,民国《麻城县志前编》卷一五《杂志·灾异》。《麻城县志》,红旗出版社1993年版。

⑨ 〔元〕吴澄《吴文正集》卷四九《五峰庵记》。

⑩ 《宋史》卷六二《五行志·水》。民国《杭州府志》卷八三《祥异》。

⑪ 《宋史》卷四〇五《刘黻传》。

⑫ 〔元〕刘岳申《申斋集》卷九《嘉兴路儒学教授俞君墓志铭》。

⑬ 民国《平阳县志》卷五八《杂事志·祥异》。

景炎二年(1277)

至元十四年,(衢州)春大疫,饥民旁午,徐师颜出粟募民,舁骼坎瘗,可医食者,亲抚视以活[①]。按:《新元史·徐师颜传》曰:"至元十四年,江南大疫,师颜出粟募民。"这里的"江南"即徐师颜所任的衢州。

祁阳县　干旱遍及永州各县,祁阳遭饥荒和瘟疫,死亡无数[②]。

景炎三年(1278)

三月,文天祥进驻潮州丽江浦;六月,入船澳;八月,举军皆大疫,死者过半;军中疫且起,兵士死者数百人,文天祥之独子和夫人皆疫死[③]。

元至元十五年,铁哥术子义坚亚礼(雅尔坚雅里)奉使河南,适汴、郑大疫,义坚亚礼命所在村郭构室庐,备医药以畜病者,由是军民全活者众[④]。

盐城县　旱蝗,冬无雪,民多疾[⑤]。

湘潭县　光绪《湘潭县志》卷九《五行志》载:"元至元十五年四月,大饥,民以疫死者无算。时熊桂等举义兵复宋,为行省兵所灭,兵气之余沴也。"[⑥]今《湘潭县卫生志》载:"宋景炎三年,四月饥疫,死者甚众。"[⑦]按:乾隆、道光《湘潭县志》卷二三《灾祥》均曰:"元元祐二年五月饥。十五年夏四月大饥,民疫,死者无算。""十五年"前漏记帝王年号,给读者承前省的错觉。故光绪《湘潭县志》卷三《事纪五》的编撰者认识到"元祐"乃宋哲宗年号,将其改为:"仁宗延祐十五年四月大饥,民疫,死者无算。"误。

---

① 〔元〕袁桷《清容居士集》卷三四《徐师颜传》。

② 《祁阳县卫生防疫志》,2006年。

③ 《宋史》卷四一八《文天祥传》。《御批历代通鉴辑览》卷九五《元》。《史传三编》卷三九《文天祥》。《钦定续通志》卷四〇九。《弇州四部稿》卷一一〇《文天祥》。〔清〕徐乾学《资治通鉴后编》卷一五二《宋纪》。《文山集》卷二一《纪年录》。〔明〕邓伯羔《艺彀》卷中。〔元〕刘岳申《申斋集》卷一三《文丞相传》。雍正《广东通志》卷三九《名宦志省总》,光绪《广州府志》卷七七《前事略》。

④ 《元史》卷一三五《铁哥术传》。《钦定续通志》四八七《特尔格齐传》。

⑤ 光绪《盐城县志》卷一七《杂类志·祥异》。

⑥ 光绪《湘潭县志》卷九《五行志二十·疫》。

⑦ 《湘潭县卫生志》,1992年。

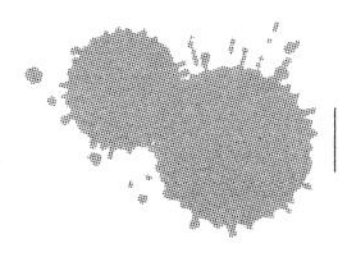

第三节　元朝时期的疫灾

至元十七年(1280)

浙江省

临海县(今台州市临海区)　宋国灭亡之际,郡县盗贼并起,台州(路)临海县项鼎归保宗族,无敢犯其里者,兵后大疫,又饮食医药其病,敛藏其死者①。

湖南省

岳州路(今岳阳市)　至元庚辰(十六年),同知岳州路总管府事李克忠命民藏冰,初皆怨咨,明年大疫,得冰既愈,播之咏歌②。

【至元十八年(1281)】

河北省

清苑县(今保定市)　十一月水,十二月大饥,民携老幼流入京师,重以饥疫,死者枕藉③。

山东省

曲阜县(今曲阜市)　夏,地裂,大饥疫④。

【至元十九年(1282)】

山东省

临沂县(今临沂市)　大疫⑤。

莒　州(今包括莒县、莒南二县)　大饥疫⑥。

---

① 〔元〕虞集《道园学古录》卷一八《项鼎墓志铭》。
② 〔元〕许有壬《至正集》卷六一《元故中顺大夫同知吉州路总管府事李公神道碑铭》。
③ 民国《清苑县志》卷六《大事纪·灾祥表》。
④ 乾隆《曲阜县志》卷二七《通编》。
⑤ 乾隆《沂州府志》卷一五《纪事》,民国《临沂县志》卷一《通纪》。
⑥ 嘉庆《莒州志》卷一五《纪事》,民国《重修莒志》卷二《大事记》。

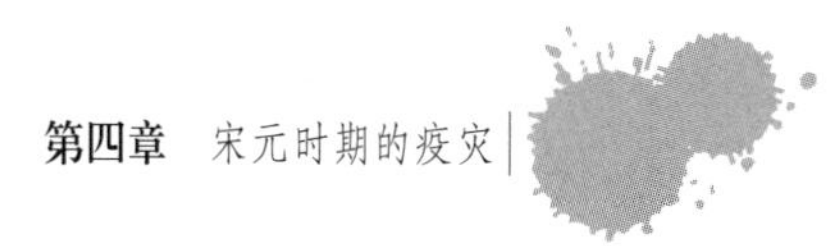

【至元二十年(1283)】

浙江省

山阴县(今绍兴市) 大疫[①]。山阴大疫[②]。

永嘉县(今温州市) 刘资深,世传医学,元初郡中大疫,郡守肩舆迎之,投剂皆愈[③]。按:这里说“元初”,不一定是指元灭宋之至元十六年(1279),因为其近县山阴是年大疫,所以系于此年。

至元二十二年(1285)

广西壮族自治区

思明州(今凭祥市) 五月,镇南工与安南工世了陈口烜交战,陈日烜败逃海港,但镇南王军队“适暑雨疫作,兵欲北还思明州”,镇南王命唆都等撤还乌里。撤退中,安南王发兵追击,唆都战死[④]。镇南王败安南王之地在富良江(今越南红河),撤兵原因是因为军队中瘟疫流行,士卒多死[⑤]。至元二十三年六月,湖南宣慰司言:“连岁征日本及用兵占城,百姓罢于转输,赋役烦重,士卒触瘴疠多死伤者。”[⑥]或即指此。

至元二十五年(1288)

广西壮族自治区

靖海(今凭祥市) 正月,镇南王再讨安南王,安南王败逃海上。二月,镇南王追安南王于海,不知所之。后安南王诈降,拥众据竹洞安邦海口。九月,阿巴齐(来阿八赤)“率兵往攻之,屡与贼遇,昼夜迎战,贼兵败遁,会将士多疫,不能进,而诸蛮复叛,所得关厄皆失”,阿巴齐亦中毒箭而卒,只好班师[⑦]。当时诸将屯靖海境,“溪岭湍险,艰于驰逐,北兵不习地理,与鳞介争利于舟楫,丛薄间已非所长,加以瘴疠流毒,海飙

---

① 万历《绍兴府志》卷一三《灾祥志·疫》,康熙《绍兴府志》卷一三《灾祥志》,乾隆《绍兴府志》卷八〇《祥异》;嘉靖《山阴县志》卷一二《杂志下·灾祥》,康熙《山阴县志》卷九《灾祥志》,嘉庆《山阴县志》卷二五《政事志·机祥》。

② 《绍兴县卫生志》,浙江古籍出版社 1997 年版。

③ 《古今图书集成·博物汇编·艺术典》卷五九〇《医部·医术名流列传·刘资深》。

④ 《元史》卷一三《世祖纪十》。

⑤ 〔明〕陈邦瞻《元史纪事本末》卷一《占城安南用兵》。

⑥ 《元史》卷二〇九《外夷二·安南传》。

⑦ 《元史》卷一二九《来阿八赤传》。〔清〕徐乾学《资治通鉴后编》卷一五六《元纪四》。《钦定续通志》卷四六八《阿巴齐传》。

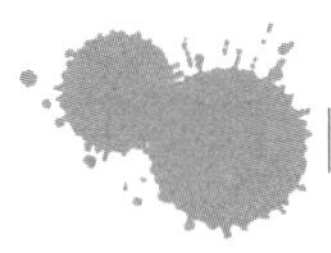

腾炎,吏士触冒疾疫者过半”,因议罢兵[①]。时张文虎转粟从征,至松柏湾,既暑疫,王议罢兵[②]。

至元二十六年(1289)

广西壮族自治区

贺州路(今贺州市)　春,刘国杰伐两广獠人,七月,辗转到达贺州,兵士冒瘴皆疫,国杰亲抚之,疗以医药,多得不死,会国杰亦病,乃移军道州[③]。

广东省

广州道(今广州市)　五月丙申诏:季阳、益都、淄莱三万户军久戍广东,疫死者众,其令二年一更[④]。“广东”指广东宣慰司道,治广州。

大德元年(1297)

九月丙寅,诏恤诸郡水旱、疾疫之家,罢括两淮民田[⑤]。

河北省

真定、顺德、河间、大名路　八月,真定(治今正定县)、顺德(治今邢台市)、河间(治今河间市)三路旱疫[⑥]。河间、大名(治今大名县)等路旱,大疫[⑦]。

乐寿县(今献县)　八月,乐寿、交河两县疫,死六千五百余人[⑧]。河间乐寿、交河疫,死六千五百余人[⑨]。

交河县(今泊头市)　八月,交河、乐寿二县发生瘟疫,死亡6500余人[⑩]。

---

① 〔明〕刘昌《中州名贤文表》卷二六《大元故怀远大将军万户唐公死事碑铭》。〔元〕王恽《秋涧集》卷五五《大元故怀远大将军万户唐公死事碑铭》。

② 〔明〕陈邦瞻《元史纪事本末》卷一《占城安南用兵》。〔元〕王逢《梧溪集》卷四《题元故参政张公画像》。

③ 《元史》卷一六二《刘国杰传》。乾隆《广西通志》卷六五《名宦》,嘉庆《广西通志》卷一八七《前事略九·元》。

④ 《元史》卷一五《世祖纪》。《钦定续文献通考》卷一二八《兵考》。雍正《广东通志》卷六《编年志》,同治《广东通志》卷一八六《前事略六·元》。

⑤ 〔清〕徐乾学《资治通鉴后编》卷一六〇《元纪八》。

⑥ 《元史》卷一九《成宗纪二》。

⑦ 《古今图书集成·方舆汇编·职方典》卷九二《河间府部·纪事》。

⑧ 《元史》卷一九《成宗纪二》。嘉靖《河间府志》卷七《风土志·祥异》,乾隆《河间府志》卷九《风俗志·祥异》,乾隆《河间府新志》卷一七《纪事》,乾隆《献县志》卷一八《祥异》,民国《交河县志》卷一〇《杂稽志·祥异》。按:嘉靖《河间府志》卷一〇《恤政志·历代》误作“疫死五百余人”。

⑨ 《河北省志》,方志出版社2009年版。

⑩ 《泊头市志》,中国对外翻译出版公司2000年版。

南和县（今南和县）　八月旱，瘟疫流行[①]。时属顺德路。

任　县（今任县）　秋大旱，瘟疫流行[②]。时属顺德路。

肃宁县（今肃宁县）　河间路疫病流行[③]。

河南省

怀庆路（治今沁阳县）　怀属大疫[④]。

卫辉路（治今汲县）　旱疫[⑤]。

山东省

般阳路（治今淄博市）　闰十二月，般阳路饥疫，给粮两月[⑥]。

大德四年（1300）

陕西省

新平县（今彬县）　邠州新平县境内疫大起，居无宁室[⑦]。

浙江省

诸暨县（今诸暨市）　疫病流行，饥民造反[⑧]。

大德五年（1301）

贵州省

黄平府（今黄平县）　顺元蛮作乱，朝命行省调兵击讨，役湖北诸郡民饷师黄平府，有司计租亩第转输粮数多寡，澧阳逸士谢西潭应输粮一百石，遣其子乌江督丁夫代行，澧去大军三千余里道路，舟湍濑而陆，岩谷篁箐，艰危险巇，大暑，疫疠方作，死者什八九，枕藉于道[⑨]。

云南省

八百媳妇国（今泰国清迈）　成宗发湖广兵二万人征讨八百媳妇国，丁壮役馈挽

---

① 《南和县志》，方志出版社1996年版。

② 《任县志》，中华书局2000年版。

③ 《肃宁县志》，方志出版社1999年版。

④ 〔元〕刘敏中《中庵集》卷一五《敕赐益都行省伊克札尔固齐赠推忠宣力功臣谥忠襄萨木丹公神道碑铭》。

⑤ 《元史》卷一九《成宗纪二》。

⑥ 《元史》卷一九《成宗纪二》。

⑦ 〔元〕刘仁本《羽庭集》卷六《陕西邠州新平县奉恩寺开山伟公行业记》。

⑧ 《绍兴市卫生志》，上海科学技术出版社1994年版。

⑨ 〔元〕宋褧《燕石集》卷一四《吉水州监税谢君墓碣铭》。

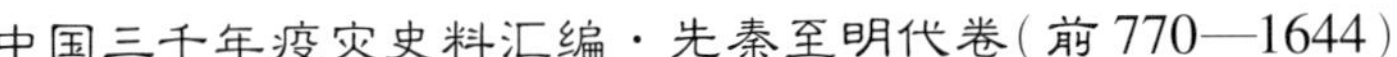

数十万,将失纪律,无功而还,诸蛮要击,饥疫相仍,比至,将士存者才十一二[①]。

按:八百媳妇国在今国境外,因丁壮、兵士行经云南省,故系于云南省下。

大德八年(1304)

河北省

沧　州(今沧州市)　八月,沧州大疫[②]。

贵州省

乌撒路(今威宁县)　六月,乌撒路饥疫,朝廷赈恤之[③]。元大德八年夏四月(1304年5月)乌撒疫,并赈恤之[④]。按:是处月份误。

云南省

乌蒙、芒部、沾益州、东川路　六月,乌蒙(治今昭通市)、沾益州(治今宣威市)、芒部(治今威信县)、东川(治今会泽县)等路饥疫,朝廷赈恤之[⑤]。饥疫与大旱有关[⑥]。乌蒙等各地发生饥荒、疫病,官府放赈[⑦]。

湖南省

绥宁县(今绥宁县)　范元镇(1257—1321)在元贞初(1295)补湖南掾,秩满,授瑞州税使,改武冈录事,摄绥宁令,进郴州桂阳尹。其"在绥宁……诸峒饥疫大起,死者过半,下令宽征赋以恤之,诸峒向化"[⑧]。根据其任职年限推测,暂系于此年。

大德十年(1306)

浙江省

诸暨州(今诸暨市)　饥,大疫[⑨]。

鄞　县(今宁波市)　大德间岁祲,既而疫大作,府君叶逊请医者为人切脉而合药

---

① 〔元〕刘敏中《中庵集》卷一五《丞相顺德忠献王碑》。〔元〕苏天爵《元文类》卷二五《碑文》刘敏中《丞相顺德忠献王碑》。《元名臣事略》卷四《丞相顺德忠献王》。

② 《古今图书集成·方舆汇编·职方典》卷九二《河间府部·纪事》。

③ 康熙《贵州通志》卷二九《灾祥》,乾隆《贵州通志》卷一《祥异》,民国《威宁县志》卷一七《杂事志》。

④ 《威宁彝族回族苗族自治县志》,贵州人民出版社1994年版。

⑤ 《元史》卷二一《成宗纪四》、卷五〇《五行志·土》。光绪《云南通志》卷三《祥异上》。

⑥ 《古今图书集成·历象汇编·庶征典》卷一一〇《丰歉部汇考五之四》。

⑦ 《昭通市志》,云南人民出版社2000年版。

⑧ 〔元〕揭傒斯《桂阳县尹范君墓志铭》,载〔元〕苏天爵《元文类》卷五四《墓志》。

⑨ 万历《绍兴府志》卷一三《灾祥志·疫》,康熙《绍兴府志》卷一三《灾祥志》,乾隆《诸暨县志》卷七《祥异》,光绪《诸暨县志》卷一八《灾异志》。

施之,门闬中赖以全活者甚众[①]。

嵊　县(今嵊州市)　疫[②]。

奉化州(今奉化市)　大德癸卯(1303)冬,蓟丘于伯颜为奉化州太守,一年笞榜轻,再年符移清,三年科徭平,秩满(1306)久不得去,而天灾作于浙东,饥饿疠疫,死者相枕[③]。

江苏省

吴江州(今吴江市)　岁荒且疫[④]。

大德十一年(1307)

湖北省

麻城县(今麻城市)　大疫[⑤]。

江苏省

集庆路(今南京市)　饥疫。夏五月,诏江南路夏税免五分,秋粮免三分。是岁大旱,民饥疫[⑥]。是岁大旱,民饥疫死[⑦]。

安徽省

建平县(今郎溪县)　王勉大德间尹建平,会大饥疫,殚心赈恤,复单骑挟医人给药,卒于官[⑧]。

浙江省

余姚州(今余姚市)　大旱,饥疫[⑨]。浙江滨海之州大疫,独不及鄞[⑩]。

萧山县(今杭州市萧山区)　兰溪州饥甚,程相劝其州富民发廪以赈,行省又命娄移粟以济萧山,时疫方炽,人莫敢往,程相闻命不辞[⑪]。

---

① 〔明〕王祎《王忠文公集》卷二四《赠礼部员外郎叶府君墓志铭》。

② 《嵊县卫生志》,1987年。

③ 〔元〕戴表元《剡源文集》卷二〇《知奉化州于伯颜去思碑》。

④ 〔明〕王鏊《姑苏志》卷四一《哈喇哈逊》。乾隆《江南通志》卷一一三《哈喇哈逊》。

⑤ 康熙《麻城县志》卷三《民物志·祥异》,光绪《麻城县志》卷一《古大事志·祥异》、卷三七《大事记一·列朝》,民国《麻城县志前编》卷一五《杂志·灾异》。《麻城县志》,红旗出版社1993年版。

⑥ 同治《上江两县志》卷二《大事考下》,民国《首都志》卷一六《历代大事表》。

⑦ 《南京卫生志》,方志出版社1996年版。

⑧ 乾隆《江南通志》卷一一八《职官志·王勉》。

⑨ 乾隆《余姚志》卷一一《灾祥》,光绪《余姚县志》卷七《祥异》。

⑩ 〔明〕贝琼《清江文集》卷一八《宋县令谢公庙记》。

⑪ 〔明〕程敏政《新安文献志》卷八六扬刚中《元中宪大夫浙东道宣慰副使程公相墓铭》。

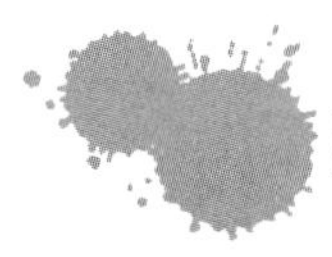

慈溪县(今慈溪市)　大旱,饥荒,时疫流行[①]。大旱,饥疫,耗户近半[②]。

至大元年(1308)

浙江省

夏秋之间,江浙饥荒之余,疫疠大作,死者相枕藉[③]。

大德、至大间,越大饥,且疫疠,民死者殆半[④]。当丁未(大德十一年)、戊申(至大元年)间,闽越饥疫,露骸横藉,行商景绝[⑤]。

浙东西大疫,死者十四五[⑥]。绍兴、庆元、台州三路大疫,死者二万六千余人[⑦]。

杭州路(治今杭州市)　杭州饥疫,弃尸如山,久莫为掩[⑧]。

富阳县(今杭州市富阳区)　丁未(大德十一年)、戊申岁(至大元年)大祲,饥疫死者,骸胔狼藉[⑨]。

绍兴路(治今绍兴市)　春,绍兴大疫[⑩]。会稽、诸暨、嵊县疫[⑪]。春,绍兴大疫;诸暨、嵊县疫[⑫]。

会稽县(今绍兴市)　春疫[⑬]。

诸暨州(今诸暨市)　疫[⑭]。

嵊　县(今嵊州市)　饥疫[⑮]。

---

① 《慈溪卫生志》,宁波出版社1994年版。

② 《慈溪县志》,浙江人民出版社1992年版。

③ 《元史》卷二二《武宗纪一》。《御批历代通鉴辑览》卷九七“元武宗皇帝至大元年戊申八月”。

④ 《元史》卷一七七《张升传》。

⑤ 〔元〕刘埙《水云村稿》卷八《奉议大夫南丰州知州王公墓志铭》。

⑥ 〔元〕李存《俟庵集》卷二四《汤君直墓志铭》。

⑦ 《元史》卷五〇《五行志·土》。〔清〕徐乾学《资治通鉴后编》卷一六三《元纪十一》。乾隆《浙江通志》卷一〇八《祥异上》,光绪《台州府志》卷二八《大事二》。

⑧ 〔元〕苏天爵《元文类》卷六九《何长者传》。

⑨ 〔元〕王沂《伊滨集》卷一八《慈修护圣禅院记》。

⑩ 万历《绍兴府志》卷一三《灾祥志·疫》,乾隆《绍兴府志》卷八〇《祥异志》。《绍兴县卫生志》,浙江古籍出版社1997年版。

⑪ 康熙《绍兴府志》卷一三《灾祥志》。

⑫ 《绍兴市卫生志》,上海科学技术出版社1994年版。

⑬ 万历《会稽县志》卷八《户书四·灾异》,康熙《会稽县志》卷八《灾异志》,道光《会稽县志》卷九《灾异志》。

⑭ 乾隆《诸暨县志》卷七《祥异》。

⑮ 乾隆《绍兴府志》卷八〇《祥异》,光绪《诸暨县志》卷一八《灾异志》,康熙《嵊县志》卷三《灾祥志》。

新昌县　岁饥，道殣相望，大疫①。

庆元路（治今宁波市）　春，庆元路大饥疫，发钞十万锭赈之②。

鄞　县（今宁波市）　春，庆元疫，死者甚众③。

象山县　大饥疫④。县饥疫，死者甚众⑤。

奉化州（今奉化市）　大德十二年大疫，死者相枕⑥。

台州路（治今临海市）　春大疫，夏饥，死者甚众⑦。

临海县（今台州市临海区）　春大疫，夏饥，死者甚众⑧。

宁海县　春，大疫，死者众⑨。

黄岩州（今台州市黄岩区）　大疫，复饥⑩。春，大疫，复饥，民多死⑪。

湖州路（治今湖州市）　九月，疫疠大作，死者相枕藉⑫。水，饥，疫病大作，死者相枕藉⑬。

乌程县（今湖州市）　九月，疫疠大作，死者相枕藉⑭。

长兴州（今长兴县）　大疫。汤君直“鄱阳崇义里人也……至元间宣尉李公思衍爱而客之，宣尉卒，子商佐遇之弥厚，久之，商佐任为新昌主簿，以君直往，后五年陟长兴州判官，复以君直往。时浙东西大疫，死者十四五，君直死焉，商佐哭而衣棺之，而归骨其乡以葬”⑮。

温州路（治今温州市）　东南海滨诸郡，温州最剧。是年，环温诸郡，饥疫相仍，流民数千人来归，拜特穆尔为之储偫以食之，为之庐舍以居之，为之药物以救其疾，为之

---

① 〔元〕黄溍《文献集》卷八上《元黄溍撰奉议大夫御史台都事李公墓志铭》。民国《新昌县志》卷一八《杂记·灾异》。

② 嘉靖《宁波府志》卷一四《杂志·机祥》，雍正《宁波府志》卷三六《逸事》。

③ 同治《鄞县志》卷六九《祥异》。

④ 嘉靖《象山县志》卷一三《杂志纪·灾祥》，道光《象山县志》卷一九《机祥》，民国《象山县志》卷九《史事考》引嘉靖旧志、卷三〇《志异》。

⑤ 《象山县志》，浙江人民出版社1988年版。

⑥ 〔明〕宋濂《文宪集》卷一六《（奉化县）景祐庙碑》。

⑦ 民国《台州府志》卷一三三《杂志·祥异》。

⑧ 康熙《临海县志》卷一一《杂事志·灾变》，民国《临海县志稿》卷四一《大事志》。

⑨ 《宁海县志》，浙江人民出版社1993年版。

⑩ 万历《黄岩县志》卷七《外志·纪变》，康熙《黄岩县志》卷八《杂志·灾祥》，同治《黄岩县志》卷三八《杂志二·变异》，光绪《黄岩县志》卷三八《杂志·祥异》。

⑪ 《黄岩县卫生志》，上海人民出版社1990年版。

⑫ 同治《湖州府志》卷四四《前事略·祥异》。

⑬ 《湖州市卫生志》，香港大时代出版社1993年版。

⑭ 光绪《乌程县志》卷二七《祥异》。

⑮ 〔元〕李存《俟庵集》卷二四《汤君直墓志铭》。

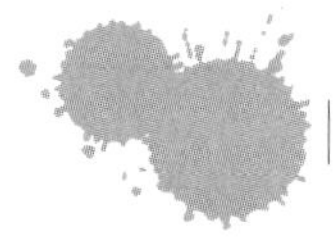

椋槥以给其死,及其返船又为之裹囊而导之出疆①。

永嘉县(今温州市) 郡大疫,死者相枕藉②。永嘉儒学教授尹廷高《永嘉书所见》诗曰:“此邦幸小稔,窃禄似有缘。出门见流民,令我心恻然。十十复五五,乞食相后先。有男方呱呱,中道甘弃捐。谁无父母心,其势难两全。况遭疫疠苦,十病无一痊。死者相枕藉,活者难久延。”③

江苏省

建康府(治今南京市,江宁、上元二县附郭) 夏,建康民饥疫,官为赈济④。夏,建康民饥疫,死者相枕藉,官为赈济⑤。

六合县(今南京市六合区) 大旱,蝗灾,民饥疫,食树皮草根尽⑥。

安徽省

安庆路(治今安庆市) 八月,诸路旱蝗饥疫⑦。

望江县 诸路饥,复大疫,死者枕藉⑧。

潜山县 诸路旱蝗饥疫⑨。

太平县(今黄山市) 大疫,复饥⑩。

江西省

九月,江西诸路饥,复大疫,死者枕藉⑪。

临川县(今抚州市临川区) 九月大饥,大疫,死者甚众⑫。

鄱阳县(今鄱阳县) 九月饥,疫病大流行,死者枕藉⑬。

---

① 〔元〕程文海《雪楼集》卷一五《温州路达噜噶齐拜特穆尔德政序》。

② 《温州市卫生志》,华东师范大学出版社1998年版。《永嘉县卫生志》,1998年。按:原文作:“元大德十二年(1308),郡大疫,死者相枕藉。”“大德”年号只有11年。

③ 〔元〕尹廷高《玉井樵唱》卷下《永嘉书所见》。

④ 乾隆《上元县志》卷一《庶征》,道光《上元县志》卷一《天文志·庶征》,同治《上江两县志》卷二《大事考下》,民国《首都志》卷一六《历代大事表》。

⑤ 《南京卫生志》,方志出版社1996年版。

⑥ 《六合县志》,中华书局1991年版。

⑦ 《古今图书集成·方舆汇编·职方典》卷七八六《安庆府部·纪事》。康熙《安庆府志》卷六《祥异》。

⑧ 顺治《新修望江县志》卷九《灾异》,乾隆《望江县志》卷三《民事志·祥异》。

⑨ 民国《潜山县志》卷二九《杂志·祥异》。

⑩ 嘉靖《太平县志》卷一《地舆志上·祥异》。

⑪ 光绪《抚州府志》卷八四《杂类志·祥异》。

⑫ 道光《临川县志》卷二七《祥异志》,同治《临川县志》卷三《地理志·祥异》。《临川县志》,新华出版社1993年版。

⑬ 《波阳县志》,江西人民出版社1989年版。

新淦州(今新干县)　九月,饥荒,瘟疫流行,死者枕藉①。

湖北省

英山县(今英山县)　八月旱蝗,饥疫,江淮民采草根树皮为食②。

至大二年(1309)

十月,以饥疫、旱蝗相仍,大赦中外③。

河北省

定兴县(今定兴县)　九月,境内大旱,民多疫病,百姓因饥饿外流,后免田赋三分之一,并赈济两月之粮④。

江苏省

建康府(今南京市)　宋崇禄“擢江浙省都事(驻金陵),岁旱疫,死者殆半”⑤。

至大三年(1310)

至大三年诏曰:各处人民饥荒转徙,疾疫死亡⑥。

张养浩上书曰:“比见累年山东、河南诸郡,蝗旱荐臻,沴疫暴作,郊关之外,十室九空,民之扶老携幼累累焉,鹄形菜色就食他所者,络绎道路,其它父子兄弟夫妇至相与鬻为食者,在在皆是。”⑦

山东省

宁阳县　至大间大疫⑧。

皇庆元年(1312)

北京市

京　师(今北京市)　九月,京师大旱疫⑨。

---

① 《新干县志》,中国世界语出版社1990年版。

② 民国《英山县志》卷一四《杂类志·祥异》。《英山县志》,中华书局1998年版。

③ 《钦定续文献通考》卷一四〇《刑考》。

④ 《定兴县志》,方志出版社1997年版。

⑤ 〔元〕许有壬《至正集》卷六三《元故中奉大夫陕西诸道行御史台侍御史宋公墓志铭》。按:据〔元〕张铉《至大金陵新志》卷六下《官守志》,宋崇禄延祐二年上任。

⑥ 〔清〕俞森《荒政丛书》卷三《屠隆荒政考》。《钦定康济录》卷三下《临事之政·安流民以免颠沛》。

⑦ 〔元〕张养浩《归田类稿》卷二《上书·时政书(庚戌年上)》。

⑧ 〔元〕王思诚《宁阳县孝门铭并序》。

⑨ 〔明〕胡粹中《元史续编》卷八“皇庆元年九月”。

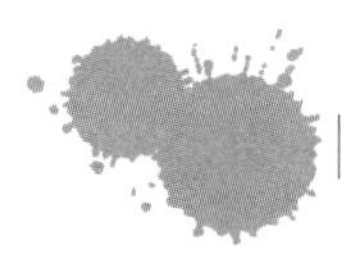

皇庆二年(1313)

北京市

京　师(今北京市)　七月京师地震,九月京师大旱,十一、十二月民饥,大疫①。冬,京师大疫②。

昌平县(今昌平区)　冬十一月,大旱疫③。

河北省

定兴县　夏六月地震者再,九月大旱,民多疾疫④。

新城县(今高碑店市)　六月,地震。九月,大旱,民饥,人多病疫,民流不止,皇帝命所在有司给粮两月,诏免田租之三⑤。

山东省

乐陵县(今乐陵市)　连年旱涝,千里饥馑,乐陵县疫疠死者相枕藉⑥。

延祐二年(1315)

江西省

石城县　六月,赣州土寇蔡五九聚众作乱⑦,布延"发民与戍卒扼其冲,复石桥为贼所撤者,大疫,躬督医药,疠气为息"⑧。

【延祐四年(1317)】

贵州省

乌撒路(今威宁县)　四月,乌撒路饥疫,朝廷予以赈济⑨。

---

① 《元史》卷二四《仁宗纪一》、卷五〇《五行志一·土》。〔清〕徐乾学《资治通鉴后编》卷一六四《元纪十二》。《钦定康济录》卷三下。《御批续资治通鉴纲目》卷二五。

② 《河北省志》,方志出版社2009年版。

③ 光绪《昌平州志》卷六《大事表五·灾祥》。〔清〕缪荃孙、刘万源等《光绪昌平州志》,北京古籍出版社1989年版。

④ 光绪《定兴县志》卷一九《大事志·灾祥》。

⑤ 《高碑店市志》,新华出版社1997年版。

⑥ 〔元〕吴澄《吴文正集》卷六八《故赠承事郎乐陵县尹张君墓表》。按:张世英死于延祐七年(1320)四月,享年58岁,墓志记其赈济疫疠之事,但年份不详,暂系于此。

⑦ 《元史》卷二五《仁宗纪》。

⑧ 〔元〕许有壬《至正集》卷六一《故奉政大夫淮西江北道肃政廉访使赠嘉议大夫礼部尚书上轻车都尉追封恒山郡公谥正肃布延公神道碑铭》。

⑨ 民国《威宁县志》卷一七《杂事志》。

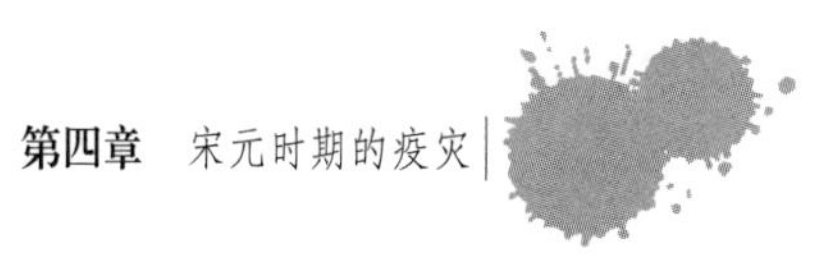

延祐七年(1320)

北京市

京　师(今北京市)　六月,京师疫,修佛事于万寿山①。

安徽省

祁门县　夏大旱,民疫疠,多死伤②。

至治元年(1321)

河北省

真定路(治今正定县)　十二月,真定路疫,赈之③。正定路水,疫,民饥,禁酿酒④。

江西省

太和州(今泰和县)　岁辛酉,邑中大疫⑤。

至治二年(1322)

河北省

恩　州(今清河县)　二月,恩州水,民饥疫⑥。

永清县　元至治年间大疫⑦。

甘肃省

岷　州(今岷县)　十一月,岷州旱疫⑧。五月,岷州旱疫⑨。

---

① 《元史》卷二七《英宗纪一》。〔明〕胡粹中《元史续编》卷八。〔清〕徐乾学《资治通鉴后编》卷一六六《元纪十四》。

② 弘治《徽州府志》卷一〇《祥异》,康熙《徽州府志》卷一八《杂志下·祥异》,道光《徽州府志》卷一六《杂记·祥异》,同治《祁门县志》卷三六《杂志·祥异》。

③ 《元史》卷二七《英宗纪一》。光绪《天津府志》卷七《历朝恤政》。

④ 乾隆《正定府志》卷七《灾祥》。

⑤ 〔明〕王直《抑庵文集后集》卷二八《张宗震行状》。

⑥ 《元史》卷二八《英宗纪二》。《古今图书集成·方舆汇编·职方典》卷一三二《广平府部·纪事》。嘉靖《广平府志》卷一五《纪历志·灾祥类》,康熙《广平府志》卷一九《灾祥》,乾隆《广平府志》卷二三《祥异》,乾隆《东昌府志》卷三《总记三》,嘉庆《东昌府志》卷三《五行志》,宣统《恩县志》卷一〇《杂记志·灾祥》。

⑦ 《永清县志》,河北人民出版社2000年版。

⑧ 《元史》卷二八《英宗纪二》。《钦定续文献通考》卷三二《国用考》。《甘肃省志》,甘肃人民出版社1989年版。

⑨ 《岷县志》,甘肃人民出版社1995年版。

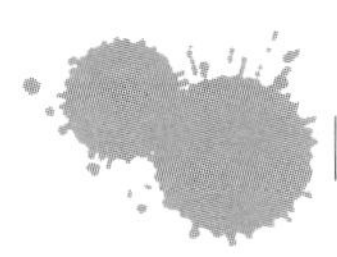

至治三年(1323)

甘肃省

岷　州(今岷县)　土番岷州春疫,夏旱①。按:"土番"即"吐蕃",意为宣政院所辖岷州。

泰定元年(1324)

福建省

崇安县(今武夷山市)　岁大疫,至亲犹不相过,闾巷有尽室呻吟者②。

江西省

南安路(治今大余县)　泰定初元甲子春,南安大疫,属邑三(大庾、南康、上犹),南康尤甚,逾春不少衰③。

泰定四年(1327)

安徽省

舒城县　兵革未息,饥疫未复④。

祁门县　夏大旱,民疠,多死伤⑤。

天历二年(1329)

陕西省

关中地区　关中连续三四年大旱,致和元年(1328)尤甚⑥。是年三月,岁旱民

---

① 《元史》卷二九《泰定帝纪一》。《古今图书集成·历象汇编·庶征典》卷一一四《疫灾部汇考》。

② 〔元〕同恕《榘庵集》卷五《彭氏新茔石表》。《元史》卷二九《泰定帝纪一》。《古今图书集成·历象汇编·庶征典》卷一一四《疫灾部汇考》。

③ 〔元〕郭复斋《运使复斋郭公言行录》,上海古籍出版社2003年版。

④ 〔元〕揭傒斯《文安集》卷一〇《舒城县龙眠书院记》。

⑤ 万历《祁门县志》卷四《灾祥》,道光《祁门县志》卷三六《杂志·祥异》。

⑥ 〔元〕同恕《榘庵集》卷一〇《西岳祈雨文》。按:其文曰:"维大元致和元年七月二十二日,某官敢昭告于西岳金天大利顺圣帝,维天地以雄尊浩大之气结而为山,分镇五方,神之所分,乃在西土,是天以水旱、丰凶、疾疫、灾祥之变,付之神岳,使通融消息,以阴骘此下民也。陕西行省所统,近在眉睫之间,几席之下,尤神所易见也。三四年来,旱魃为虐,有夏无秋,有秋无夏,饥吻嗸嗸,盖不胜苦。今年之旱势益酷烈,麰麦之入仅具斗升,自四月至于今七月,云雨之兴曾不一二时,赫日炎炎,如焚如燎,黍稷之苗,十死八九,是无夏又无秋也,民将何以为命乎?"

亡,比屋病疫①。大饥大疫,流殍满野②。六月,陕西诸道行御史台御史中丞张某告:"今三辅之民,自春徂夏,由病疫而死者殆数万计,巷哭里哀,月无虚日。"③秋,陕西诸道"饥馑疾疫,民之流离死伤者,十已七八"④。蒲道源曰:"今陕西以师旅、饥荒、疾疫之余……将如之何?关中之灾,近古罕见,疾疫固天之流行,而饥馑亦岁之代有,至于人民相食,以及其亲属,尚可忍闻而忍言哉!……国家自有关陕以来,涵育几百年,生齿之繁伙,一旦疾疫饥荒,相戕害而食与夫流徙四方者,十室而九空。"⑤

奉元路(治今西安市)　连年亢旱,五载失稔,自泾阳下至临潼五县,人皆相食,流移疫死者十七八⑥。

山西省

山阴县　冬大疫,吊送者绝迹⑦。按:不知所本,且所记为他县事,孤证待考。

河南省

河南府(治今洛阳市)　旱疫,又被兵。八月,赈以本府屯田租及安丰务递运粮三月⑧。

山东省

莒　县(今莒县)　莒地发生蝗、旱、疫、兵灾,饥民采草木实充饥⑨。

江苏省

集庆路(治今南京市)　集庆路旱疫⑩。

无锡县(今无锡市)　旱气如焚,疫疠大作,饿莩载道,死者甚众⑪。天旱,极热,疫病大作⑫。

江西省

都昌县　瘟疫肆行,民多倒毙⑬。按:《元史》载是年十一月江西龙兴、南康诸路

---

① 〔元〕张养浩《归田类稿》卷八《西华岳庙催雨文》。

② 〔明〕程敏政《新安文献志》卷一五程文《遂闲堂记》。

③ 〔元〕张养浩《归田类稿》卷八《为民病疫告斗》。

④ 〔元〕同恕《榘庵集》卷三《西亭记》。

⑤ 〔元〕蒲道源《闲居丛稿》卷一七《与蔡逢原参政书》。

⑥ 《元史》卷六五《河渠志二・洪口渠》。

⑦ 《平鲁县志》,山西人民出版社1992年版。

⑧ 《元史》卷三三《文宗纪二》。《钦定续文献通考》卷三二《国用考》。

⑨ 《莒县志》,中华书局1999年版。

⑩ 《钦定续文献通考》卷三二《国用考》。

⑪ 弘治《重修无锡县志》卷二七《祥异》,嘉庆《无锡金匮县志》卷三一《祥异》,光绪《无锡金匮县志》卷三一《祥异》。

⑫ 《无锡县卫生志》,江苏人民出版社2001年版。

⑬ 《都昌县志》,新华出版社1993年版。

旱饥。

天历三年(至顺元年)(1330)

河南省

新安县、渑池县　八月,河南路新安、渑池等十五驿饥疫①。

山东省

须城县(今东平县)　六月,于阗人哈斯布色(丁文苑),暑行至东平(时为须城县),时方大疫,主仆皆病,归抵淮安,卒于舟中②。

江苏省

南京市　今《南京市卫生志》载:“1333年(元至顺元年),民饥疫死。”③按:至顺元年为1330年,1333年为元统元年。误。

太湖流域　二月大水,七月复大水,太湖溢,害稼,饥疫④。

江南地区　镇江(路,治今镇江市)、松江(府,治今上海市)、常州(路,治今常州市)、江阴(州,治今江阴市)水、旱、饥、疫,敕有司发义仓粮赈饥民⑤。

平江府(治今苏州市)　大疫。平江路学录唐元有诗述其事:“饥死疫死连万里,榆食草食悲当年。化国日长可百岁,贞观斗米曾三钱。”“千家鱼鳖太湖笑,几人僵仆雪风寒。吴江平地水三尺,饥疫粗息天作难。”⑥

吴江州(今吴江市)　二月大水漂民庐,七月复大水害稼,民饥疫,死者甚众⑦。二月、七月大水,饥荒,疫病流行,死者甚众⑧。时吴江州有今震泽县地,故乾隆《震泽县志》亦有“二月大水漂民庐,七月复大水害稼,民饥疫,死者甚众”之记载⑨。

无锡州(今无锡市)　春,吴楚荐饥,天灾流行,连数郡道殣相望,沴气熏袭为瘥为札,锡之民咸被渐染⑩。

---

① 《元史》卷三四《文宗纪三》。

② 〔元〕许有壬《圭塘小稿》卷一一《哈斯布色哀辞》。〔元〕许有壬《至正集》卷六八《哈噶斯哀辞》。〔元〕苏天爵《元文类》卷四八许有壬《丁文苑哀辞》。

③ 《南京卫生志》,方志出版社1996年版。

④ 乾隆《太湖备考》卷一四《灾异》。其记载太湖流域三州十县:苏州震泽、吴江、吴县、长洲,常州无锡、阳湖、宜兴、荆溪,浙江湖州长兴、乌程。

⑤ 嘉庆《松江府志》卷八〇《祥异志》。

⑥ 〔元〕唐元《筠轩集》卷八《寓叹》。

⑦ 乾隆《吴江县志》卷四〇《灾祥》。

⑧ 《吴江县志》,江苏科学技术出版社1994年版。

⑨ 乾隆《震泽县志》卷二七《灾祥》。

⑩ 〔元〕倪瓒《清閟阁集》卷一〇《忠靖王庙迎享送神辞》。

扬州路（治今扬州市）　春大疫①。

上海市

华亭县（今松江区）、上海县（今闵行区、川沙区、南汇区）　至顺庚午（1330）、辛未（1331）以后，岁多歉涝，民多疾疫②。

浙江省

湖州路（治今湖州市）　七月，湖州路大水坏民田，饥疫③。二月大水，七月复大水，太湖溢。坏民田，大疫④。

杭州路（治今杭州市）、嘉兴路（治今嘉兴市）　杭州、嘉兴水旱饥疫，敕有司发义仓粮赈饥民⑤。

广西壮族自治区

梧州路（治今梧州市）　天历间，疫大作⑥。

至顺二年（1331）

湖南省

衡州路（治今衡阳市）　四月，衡州路属县比岁旱蝗，仍大水，民食草木殆尽，又疫疠，死者十九，湖南道宣慰司请赈粮米万石⑦。

衡阳县（今衡阳市）　四月旱蝗，大疫⑧。

江西省

吉安路（治今吉安市）　至顺辛未，郡（庐陵县附郭）大疫，死亡相属⑨。

吉水县　大疫，死病肩踵属，亲戚散莫顾⑩。

鄱阳县（今鄱阳县）　番阳，至顺辛未（二年）大疫⑪。

---

① 〔元〕许有壬《至正集》卷六四《拟毁壁》。《圭塘小稿续集·拟毁壁》。

② 〔元〕邵亨贞《野处集》卷三《海隅唐氏先世事实状》。

③ 同治《湖州府志》卷四四《前事略·祥异》。

④ 《湖州市卫生志》，香港大时代出版社 1993 年版。

⑤ 嘉庆《松江府志》卷八〇《祥异志》。

⑥ 《古今图书集成·方舆汇编·职方典》卷一四三六《梧州府部·外编》。

⑦ 《元史》卷三五《文宗纪四》。〔清〕徐乾学《资治通鉴后编》卷一七〇《元纪十八》。《钦定续文献通考》卷三二《国用考》。

⑧ 嘉庆《衡阳县志》卷三五《祥异》。

⑨ 〔元〕刘诜《桂隐文集》卷一《玄妙观经坛买田》。

⑩ 〔元〕刘诜《桂隐文集》卷二《张处士性善》。

⑪ 〔元〕周霆震《石初集》卷一〇《番阳潘母胡氏赞》。

江苏省

平江府(治今苏州市) 春,三吴之人饥疫,死者数十万①。

暨阳州(即江阴州,今江阴市) 暨阳一州如斗大,北倚长江,东西南距邻境不百里,地狭而不衍,土瘠而不腴。自天历至顺以来,兵徭繁兴,旱潦交作,饥殍满野,疠疫合家,黎民廪廪,靡有孑遗②。

太仓州(时属昆山、常熟、嘉定三县,今太仓市) 至顺辛未(二年),岁大荒疫,遗弃满道,浮尸盈途塞河③。

至顺三年(1332)

上海市

金山县(时属华亭县,今金山区) 大旱,疫疾流行④。

安徽省

祁门县 春夏祁门饥,复大疫⑤。春夏大饥,流疫荐臻,死者相继于道,至冬方弭⑥。

广西壮族自治区

宜山县(今宜州市) 正月,民饥,疫死者众,以军队积谷二百八十石赈粜⑦。

元统二年(1334)

江南地区 三月,杭州、镇江、嘉兴、常州、松江、江阴水旱、疾疫,有司赈济饥民五十七万二千户⑧。

---

① 〔元〕陆友仁《研北杂志》卷上。

② 〔元〕陆文圭《墙东类稿》卷六《送朝请大夫江阴州尹序》。按:序作于至顺三年,但所指为之前之事。

③ 弘治《太仓州志》卷七《孝友·吴贵》。

④ 《金山县志》,上海人民出版社1990年版。

⑤ 弘治《徽州府志》卷一〇《祥异》,康熙《徽州府志》卷一八《杂志下·祥异》,道光《徽州府志》卷一六《杂记·祥异》。

⑥ 万历《祁门县志》卷四《灾祥》,道光《祁门县志》卷三六《杂志·祥异》,同治《祁门县志》卷三六《杂志·祥异》。

⑦ 《元史》卷三六《文宗纪五》。《钦定续文献通考》卷三二《国用考》。乾隆《广西通志》卷三《机祥》、卷三三《蠲恤》,乾隆十九年《庆远府志》卷一〇《杂志类·机祥》,道光《庆远府志》卷二〇《时事志·祲祥》。

⑧ 《元史》卷三八《顺帝纪一》。《御批历代通鉴辑览》卷九八《元》。〔明〕胡粹中《元史续编》卷一二。《钦定续文献通考》卷三二《国用考》、卷二一六《物异考》。乾隆《浙江通志》卷七五《蠲恤》。

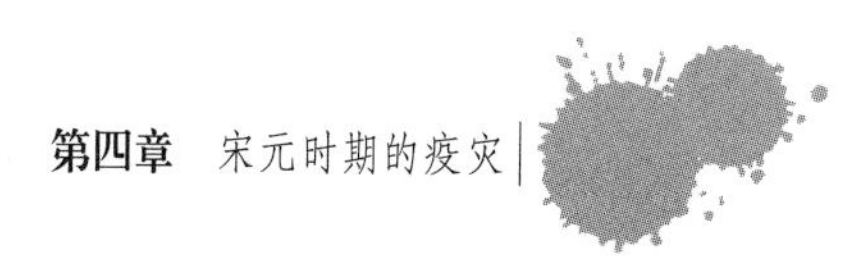

浙江省

杭　州(钱塘、仁和二县附郭,今杭州市)　浙西水旱疾疫,饿民至五十七万户。三月,杭州大旱,疾疫①。

富阳县(今杭州市富阳区)　二月,疾疫②。春三月饥疫,赈济灾民③。

海宁州(今海宁市)　三月,杭州等府水旱疾疫,敕发义仓粮赈饥民,并存海军粮以备不虞④。

江苏省

建　业(江宁、上元二县附郭,今南京市)　今年春,河北、山东、荆襄、淮汉皆大饥疫,死者大半,余民转徙就食,渡大江而南,率先至建业(今南京市)。建业闾阎细氓,比比为沴气熏染遘疾,淫邪所传,势张甚⑤。

常　州(武进、晋陵二县附郭,今常州市)　三月,常州大旱,疾疫⑥。

苏　州(吴县、长洲二县附郭,今苏州市)　五月,雨雹。自后大雨水,田半淹,大疫⑦。

【后至元五年(1339)】

山东省

沭阳县　元后至元五年(1339)七月,沂、沭二河暴涨决堤,淮北沭阳、安东(今涟水)受灾,疫病流行⑧。按:不知所本,孤证俟考。

后至元六年(1340)

陕西省

奉元路(长安、咸宁二县附郭,今西安市)　七月,景星见,灵台郎张某以为祥兆,欲呈报朝廷邀功,朔日,邀杨瑀商议,杨瑀不以为然,曰:"今陕西灾疫,腹里盗贼,福建反叛,恐非所宜。"⑨按:查该年陕西境内的灾害有:六月己亥,秦州成纪县山崩地坼。

---

① 乾隆《杭州府志》卷五六《祥异二》,民国《杭州府志》卷八三《祥异二》。

② 《富阳县卫生志》,中国医药科技出版社1991年版。按:所记"二月"当为"三月"之误。

③ 《富阳县志》,浙江人民出版社1993年版。

④ 乾隆《海宁县志》卷一二《杂志·灾祥》。

⑤ 〔元〕杨翮《佩玉斋类稿》卷八《王氏恤菑诗序》。

⑥ 光绪《武进阳湖县志》卷二九《杂事·祥异》。

⑦ 《古今图书集成·方舆汇编·职方典》卷六八七《苏州府部·纪事》。

⑧ 《沭阳县卫生志》,中国矿业大学出版社1996年版。

⑨ 〔元〕杨瑀《山居新话》卷一。

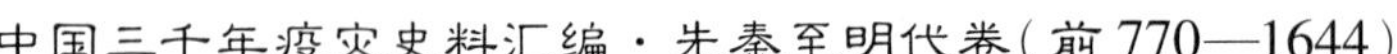

七月乙卯,奉元路周至县河水溢,漂流人民,丁巳太白昼见,戊午以星文示异,地道失宁,蝗旱相仍,顺帝颁罪己诏于天下①。

【至正元年(1341)】

山西省

怀仁县　大疫②。

【至正二年(1342)】

山西省

孝义县(今孝义市)　春至秋不雨,恶疫流行③。

浙江省

分水县　建德路分水县西二十五里柳伯乡有神祠曰灵佑庙。"至正二年,春夏久不雨,官民合祠以祷,大雨三日不止。邻境大疫,而县以神故,独无死亡。"④按:与分水县接邻的有桐庐、新城、於潜、建德等县,但未见这些县该年有疫灾流行。这可能是作者为了突出灵佑庙的庇护作用而杜撰出来的故事,不足为信。也有可能"邻境大疫"是另外的年份,不是至正二年。

至正三年(1343)

江西省

至正三年,江西大疫⑤。

南昌县(今南昌市)　大疫⑥。

新建县(今南昌市)　大疫⑦。

丰城县(时为富州,今丰城市)　大疫⑧。

---

① 《元史》卷四〇《顺帝纪三》、卷五一《五行二·水不润下》。

② 光绪《怀仁县新志》卷一《星野·附祥异》。

③ 《孝义县志》,海潮出版社1992年版。

④ 〔明〕王祎《王忠文公集》卷一六《灵佑庙碑》。

⑤ 雍正《江西通志》卷一〇七《祥异》,光绪《江西通志》卷九八《前事略·祥异》。

⑥ 乾隆十六年《南昌县志》卷五〇《机祥》,乾隆五十九年《南昌县志》卷一三《祥异》,道光六年《南昌县志》卷二七《祥异志·机祥》,道光二十九年《南昌县志》卷二八《祥异志·机祥》,同治《南昌县志》卷二九《祥异志·灾异》。

⑦ 道光十年《新建县志》卷二《天文·机祥》,道光二十九年《新建县志》卷二《机祥》,同治《新建县志》卷二《天文志·机祥》。

⑧ 道光《丰城县志》卷五《祥异》,同治《丰城县志》卷二八《杂类志·祥异》。

饶州路(治今鄱阳县) 大疫①。

南安路(治今大余县) 大疫。汪泽民任南安路总管府推官时,“岁祲,民大饥,疫疠荐臻,死亡相枕藉,其毒气所薰蒸,鲜有能生者,江西行中书属先生行赈荒之政,先生绝无所畏慑,命大姓发廪以哺尪羸,疠方炽者召医注善药,亲走其庐给之,活者数万”②。按:《元史》卷一八五《汪泽民传》未载此事。汪氏延祐五年登进士第,授岳州路同知,后迁南安路总管府推官,至正三年赴京修史,至正十五年归老婺源,次年遇害。

至正四年(1344)

福建省

福州、邵武、延平、汀州四郡,自三月不雨至于八月,是年夏秋大疫③。

福州路(闽县、侯官二县附郭,治今福州市) 大旱,自三月不雨至于八月,是年夏秋大疫④。诗人唐元担心在闽南的儿子染疫,写有《聂仙醮事》诗。诗序曰:“约黄竹隐不至,是夕大寒,有怀闽中小儿桂芳,是年闽地大疫。”诗曰:“霜风早戒严,策策鸣不已。山空秃草木,禽寒啸于鬼。斜月挂疏棂,藜床如泼水。灯残落余烬,窥杯走饥鼠。吾儿客闽南,理齐吹冻耳。地偏气候炎,民病想苏起。吾宁寒自骨,且为儿曹喜。问渠竹隐君,何妨印屐齿。玄鹤自孤飞,尚念同袍子。”⑤

长乐县(今长乐市) 三月不雨至于八月,夏秋大疫⑥。

邵武路(治今邵武市) 夏秋大疫⑦。

---

① 嘉靖《江西通志》卷八《饶州府》。

② 〔明〕宋濂《元故嘉议大夫礼部尚书致仕赠资善大夫江浙等处行中书省左丞上护军追封谯国郡公谥文节汪先生神道碑铭》,见〔明〕程敏政《明文衡》卷七一《神道碑》。

③ 《元史》卷五一《五行志二・稼穑不成》。乾隆《福建通志》卷六五《杂记》,民国《福建通志》卷一《通纪・元》。

④ 万历《闽书》卷一四八《祥异志》。乾隆《福建通志》卷六五《杂记・祥异》,乾隆《福州府志》卷七四《祥异》。《闽侯县志》,方志出版社 2001 年版。《福州市志》,方志出版社 1998 年版。

⑤ 〔元〕唐元《筠轩集》卷二《聂仙醮事》。

⑥ 崇祯《长乐县志》卷九《灾祥》,同治《长乐县志》卷二《星野・祥异》,民国《长乐县志》卷三《大事志・灾祥》。

⑦ 万历《闽书》卷一四八《祥异志》。嘉靖《邵武府志》卷一《天文志・应候》,乾隆《福建通志》卷六五《杂记・祥异》,咸丰《邵武县志》卷一八《祥异志》,光绪《重纂邵武府志》卷三〇《杂记・祥异》,民国《重纂邵武县志》卷三《大事志・灾异》。

延平路(治今南平市) 夏秋大疫[①]。夏秋,南平、将乐、顺昌、尤溪大疫[②]。

南平县(今南平市) 夏秋大疫[③]。

顺昌县 夏秋大疫[④]。

将乐县 夏秋大疫,福、邵、延、汀,四郡皆然[⑤]。夏秋,县内发生大瘟疫[⑥]。

尤溪县 夏秋大疫。福、邵、延、汀四郡皆然[⑦]。

汀州路(治今长汀县) 夏秋大疫[⑧]。

武平县 夏秋大疫[⑨]。夏,武平发生瘟疫[⑩]。

莲城县 夏秋大疫[⑪]。

宁化县 夏秋大疫[⑫]。瘟疫大流行[⑬]。

江苏省

泗州(今盱眙县) 大疫[⑭]。明太祖朱元璋先祖为沛县人,后徙居句容,到他父母的时候再徙居泗州。十七岁的时候,"时值旱疫,父母三儿相继病没",他孤立无依,被迫出家到皇觉寺[⑮]。明太祖生于天历元年(1328),十七岁时当在至正四年。史称:"至正四年,旱蝗,大饥疫。太祖时年十七,父母兄相继殁,贫不克葬。里人刘继祖与之地,乃克葬,即凤阳陵也。太祖孤无所依,乃入皇觉寺为僧。逾月,游食合肥。道

---

① 万历《闽书》卷一四八《祥异志》。

② 嘉靖《延平府志》卷二二《祥异志》,乾隆《福建通志》卷六五《杂记·祥异》,乾隆《延平府志》卷四四《灾祥》,同治《延平府志》卷四四《灾祥》,康熙《南平县志》卷四《祥异》,嘉庆《南平县志》卷二《祥异》,民国《南平县志》卷二《大事志·灾祥》。

③ 《南平市志》,中华书局1994年版。

④ 康熙《顺昌县志》卷三《赋役志·灾祥》,乾隆《顺昌县志》卷九《拾遗志·祥异》,嘉庆《顺昌县志》卷九《拾遗志·祥异》,民国《顺昌县志》卷一四《兵事志·祥异》。

⑤ 万历《将乐县志》卷一二《补遗志·灾祥》,乾隆《将乐县志》卷一六《灾祥》。

⑥ 《将乐县志》,方志出版社1998年版。

⑦ 崇祯《尤溪县志》卷四《灾祥志》,康熙《尤溪县志》卷四《灾祥》,民国《尤溪县志》卷八《祥异》。

⑧ 万历《闽书》卷一四八《祥异志》。乾隆《福建通志》卷六五《杂记·祥异》,乾隆《汀州府志》卷四五《杂记·祥异》,光绪《长汀县志》卷三二《祥异》,民国《长汀县志》卷二《大事志》。

⑨ 康熙《武平县志》卷九《祲祥志》。

⑩ 《武平县志》,中国大百科全书出版社1993年版。

⑪ 康熙《连城县志》卷一《历年纪》,民国《连城县志》卷三《大事志·灾祥》。

⑫ 康熙《宁化县志》卷七《灾异》,民国《宁化县志》卷二《大事志·灾异》。

⑬ 《宁化县志》,福建人民出版社1992年版。

⑭ 〔清〕谷应泰《明史纪事本末》卷一《太祖起兵》。

⑮ 《古今图书集成·历象汇编·庶征典》卷一一四《疫灾部·纪事》引《明通纪》。乾隆《江南通志》卷一九九《杂类志·摭史纪事二》。

病，二紫衣人与俱，护视甚至。病已，失所在。”①后来，朱元璋回忆：一家之兴必以其人，非惟夫道之独修，亦由妇德之协相，义惠侯妻娄氏和柔慈惠，克成厥家②。曩者，朕寓是方，家遭流疫，二亲俱亡，求地而葬，尔夫妇乐惠斯土③。

江西省

金溪县　金溪东部之兰溪一带水旱疾疫并作④。

浙江省

金华县（今金华市）　至正甲申（四年）春正月，痘疮流行，童幼死者百余人⑤。

永嘉县（今温州市）　大风雨，海溢，民饥，大疫⑥。

至正五年（1345）

山东省

历城县（今济南市）　夏，济南（历城县附郭）饥，大疫⑦。按：今《山东省卫生志》作“1345年（元至正五年）春、夏，济南大疫”⑧。衍出一个“春”字，不知所本。

河南省

陈　州（今淮阳市）　至正四年，河南北大饥，明年又疫，民之死者半，田莱尽荒，蒿藜没人，狐兔之迹满道⑨。陈州、颍州大疫。诗云：“河南年来数亢旱，赤地千里黄尘飞。麦禾槁死粟不熟，长镵挂壁犁生衣……今年灾虐及陈颍，疫毒四起民流离。连村比屋相枕藉，纵有药石难扶治。一家十口不三日，藁束席卷埋荒陂。”⑩

安徽省

颍　州（今阜阳市）　颍州大疫。诗云：“今年灾虐及陈颍，疫毒四起民流离。”⑪

---

① 《明史》卷一《太祖纪》。

② 《大明太祖高皇帝实录》卷一一九。

③ 〔明〕姚士观等编校《明太祖文集》卷三《追赠义惠侯夫人娄氏诰》。

④ 《全明文》卷五一《兰溪桥记》。〔明〕危素《说学斋稿》卷一《兰溪桥记》。

⑤ 〔元〕朱震亨《格致余论·痘疮陈氏方论》。

⑥ 嘉靖《永嘉县志》卷九《杂志·灾异》。

⑦ 《元史》卷五一《五行志二·稼穑不成》。《古今图书集成·方舆汇编·职方典·济南府部》卷二〇七《纪事一》。崇祯《历城县志》卷一六《杂志·灾祥》。

⑧ 《山东省卫生志》，山东人民出版社1992年版。

⑨ 〔元〕余阙《青阳集》卷六《书果啰罗易之作颍川老翁歌后》。

⑩ 〔元〕纳延《金台集》卷一《颍州老翁歌》。

⑪ 〔元〕纳延《金台集》卷一《颍州老翁歌》。

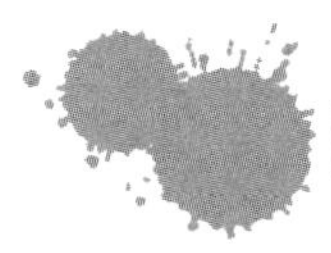

浙江省

永嘉县(今温州市)　夏五月饥,大疫①。

至正八年(1348)

江苏省

扬州城(今扬州市)　八月,维扬大疫,染者多暴亡②。

【至正九年(1349)】

江西省

龙泉县(今遂川县)　秋七月地震,大疫③。

【至正十年(1350)】

浙江省

会稽县(今绍兴市)　夏,会稽大疫④。绍兴县(今绍兴市柯桥区)大疫⑤。按:元代无绍兴县。

至正十二年(1352)

山西省

保德州(今保德县)　正月,大疫⑥。按:今《山东省卫生志》将山西保德州误为山东德州,曰:"1352年(元至正十二年)正月,德州大疫。"⑦误甚。

江西省

龙兴路(治今南昌市)　夏四月,龙兴大疫⑧。

---

① 弘治《温州府志》卷一七《祥异·灾异》。万历《温州府志》卷一八《杂志·灾变》。按:该志承前省,漏刻"至正"年号,容易被误认为是泰定五年。康熙《永嘉县志》卷一四《杂志·祥异》。

② 〔元〕郑元祐《侨吴集》卷九《赵州守平反冤狱记》。

③ 乾隆《龙泉县志》卷末《祥异》,同治《龙泉县志》卷一八《杂类志·祥异》。

④ 万历《绍兴府志》卷一三《灾祥志·疫》,康熙《绍兴府志》卷一三《灾祥志》,乾隆《绍兴府志》卷八〇《祥异》。《绍兴县卫生志》,浙江古籍出版社1997年版。

⑤ 《绍兴县志》,中华书局1999年版。

⑥ 《元史》卷五一《五行志二·稼穑不成》。雍正《山西通志》卷一六二《祥异》。

⑦ 《山东省卫生志》,山东人民出版社1992年版。

⑧ 《元史》卷五一《五行志二·稼穑不成》。雍正《江西通志》卷一〇七《祥异》,光绪《江西通志》卷九八《前事略·祥异》;乾隆《南昌府志》卷二八《祥异》,同治《南昌府志》卷六五《杂类志·祥异》。

南昌县(今属南昌市)　大疫[1]。

新建县(今属南昌市)　大疫[2]。

奉新县　大疫[3]。

饶　州(今鄱阳县)　蕲、黄妖寇相挺为乱,破饶州,陷安仁(今余江县),杀戮到鸡犬,官军屯兵弋阳,出兵十万平饶,军士乏食,重以疫疠[4]。

德兴县　春三月,徐寿辉陷南康(治今星子县)诸路,余寇入德兴,剽掠焚杀,岁饥,大疫[5]。

至正十三年(1353)

山西省

大同路(治今大同市)　冬十二月,大同路疫,死者大半[6]。冬,大同大疫,人死者过半[7]。按:元代大同路在清代为云中郡、朔平府、大同府地,顺治《云中郡志》、雍正《朔平府志》、乾隆《大同府志》均有类此记载[8]。以下市县亦均在元代大同路境。

呼和浩特市(今属内蒙古)　元惠宗至正十三年十二月(1353),大同路大疫,死者大半[9]。呼和浩特时属大同路丰州。

包头市(今属内蒙古)　至正十三年(1353)十二月,大同路大疫,死者大半[10]。包头市时属大同路东胜州。

凉城县(今属内蒙古)　元至正十三年(1353)12月,大同路遭瘟疫,死者数万[11]。

---

① 乾隆十六年《南昌县志》卷五〇《机祥》,乾隆五十九年《南昌县志》卷一三《祥异》,道光六年《南昌县志》卷二七《祥异志・机祥》,道光二十九年《南昌县志》卷二八《祥异志・机祥》,同治《南昌县志》卷二九《祥异志・灾异》。

② 道光十年《新建县志》卷二《天文・机祥》,道光二十九年《新建县志》卷二《机祥》,同治《新建县志》卷二《天文志・机祥》。

③ 道光《奉新县志》卷一二《杂志・祥异》,同治《奉新县志》卷一六《杂志・祥异》。

④ 〔明〕宋濂《文宪集》卷二三《故承事郎漳州府漳浦县知县张府君新墓碣铭》。

⑤ 同治《德兴县志》卷一〇《杂类志・祥异》,民国《德兴县志》卷一〇《杂志类・祥异》。

⑥ 《元史》卷四三《顺帝纪六》、卷五一《五行志二・稼穑不成》。〔明〕胡粹中《元史续编》卷一四。〔清〕徐乾学《资治通鉴后编》卷一七五《元纪二十三》。《御批续资治通鉴纲目》卷二七。乾隆《山西通志》卷一六二《祥异一》。

⑦ 康熙《山西通志》卷三〇《祥异》。

⑧ 《古今图书集成・方舆汇编・职方典》卷三五〇《大同府部・纪事》。顺治《云中郡志》卷一二《外志・灾祥》,雍正《朔平府志》卷一一《外志・祥异》,乾隆《大同府志》卷二五《祥异》。

⑨ 《呼和浩特市志》,内蒙古人民出版社1999年版。

⑩ 《包头市志》,远方出版社2001年版。

⑪ 《凉城县志》,内蒙古人民出版社1993年版。

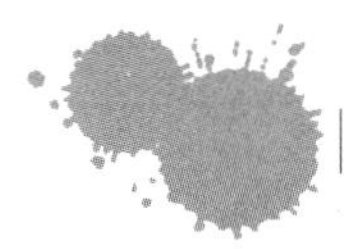

右玉县　元至正十三年(1353)冬,大同路发生了一次大瘟疫,全路各地病死的人超过半数之多①。

偏关县　冬大疫,死者过半②。

大同县(今大同市)　十二月疫,死者大半③。冬,大同路发生大瘟疫,病死人超过半数④。左云县时属大同县,光绪《左云县志》有“冬大疫”的记载⑤。

灵丘县　冬大疫,死者过半⑥。

河北省

蔚　县　冬十二月疫⑦。冬十二月,蔚县疫⑧。

湖北省

三月,陈友谅等始倡乱汉、沔、蕲、黄间。是年蕲、黄大旱疫⑨。

黄州路(治今黄州市)　大旱,复大疫⑩。

黄冈县(今黄州市)　大旱疫⑪。

麻城县(今麻城市)　大旱疫⑫。

蕲州路(治今蕲春县)　大旱疫⑬。

蕲水县(今浠水县)　大旱疫⑭。

江西省

饶州路(治今鄱阳县)　大疫⑮。

---

① 《右玉县志》,中华书局1999年版。

② 《灵丘县志》,山西古籍出版社2000年版。

③ 道光《大同县志》卷二《星野·祥异》。

④ 《大同县志》,方志出版社2005年版。

⑤ 光绪《左云县志》卷一《天文志·祥异》。

⑥ 康熙《灵丘县志》卷二《武备志·灾祥》。

⑦ 乾隆《蔚县志》卷二九《祥异》。

⑧ 《河北省志》,方志出版社2009年版。

⑨ 雍正《湖广通志》卷一《星野志·祥异附》,乾隆《黄州府志》卷二〇《祥异》,民国《湖北通志》卷七五《祥异志一》。

⑩ 乾隆《黄州府志》卷二〇《杂志·祥异》,光绪《黄州府志》卷四〇《杂志·祥异》。

⑪ 乾隆《黄冈县志》卷一九《杂志·祥异》,光绪《黄冈县志》卷二四《杂志·祥异》。

⑫ 光绪《麻城县志》卷一《古大事志·祥异》、卷三七《大事记一·列朝》,民国《麻城县志前编》卷一五《杂志·灾异》。《麻城县志》,红旗出版社1993年版。

⑬ 乾隆《蕲州志》卷一九《杂志·祥异》,咸丰《蕲州志》卷二五《杂志·祥异》,光绪《蕲州志》卷三〇《杂志·祥异》。

⑭ 光绪《蕲水县志》卷末《杂志·祥异》。

⑮ 正德《饶州府志》卷四《灾异》。

鄱阳县(今鄱阳县) 大旱疫①。

余干州(今余干县) 冬十一月疫②。

福建省

福宁州(今霞浦县) 六月为方国珍部将攻陷,九月大疫,民死十七八③。

福安县(今福安市) 九月十月大疫,死者过半④。九月瘟疫流行⑤。

至正十四年(1354)

北京市

京师(宛平、大兴二县附郭,今北京市) 冬十二月,京师大饥,加以疫疠,民有父子相食者⑥。京师疫疠。冬十二月,大都疫⑦。

宛平县(今宣武区) 是年,大饥,疫病流行⑧。

大兴县(今大兴区) 百姓大饥,疾疫流行,史载京师"民有父子相食者"⑨。

房山县(今房山区) 京师大饥,疫病流行,民有父子相食者⑩。

昌平州(今昌平区) 大饥疫⑪。

江西省

四月,江西大饥,民疫疠者甚众⑫。

吉安府(治庐陵县,今吉安市) 四月末,霖雨洪水骤至,平地数丈,漂没居民田

---

① 道光《鄱阳县志》卷二七《祥异志》,同治《鄱阳县志》卷二一《杂志·祥异》。

② 康熙《余干县志》卷三《灾祥志》,道光《余干县志》卷一七《祥异》,同治《余干县志》卷二〇《杂记志·祥异》。

③ 乾隆《福宁府志》卷四三《艺文志·祥异》,民国《霞浦县志》卷三《大事志》。

④ 崇祯《福安县志》卷九《杂纪志·祥变》,光绪《福安县志》卷三七《祥异》。

⑤ 《福安市卫生志》,1992年。

⑥ 《元史》卷四三《顺帝纪六》。《御批历代通鉴辑览》卷九九《元》。《御批续资治通鉴纲目》卷二七。〔明〕胡粹中《元史续编》卷一四。《钦定续通志》卷七〇《元纪》。〔清〕周家楣、缪荃孙《光绪顺天府志》,北京古籍出版社1987年版。《元朝典故编年考》卷八。《古今图书集成·方舆汇编·职方典》卷三六《顺天府部·纪事四》。

⑦ 《河北省志》,方志出版社2009年版。

⑧ 《北京市宣武区志》,北京出版社2004年版。

⑨ 《大兴县志》,北京出版社2002年版。

⑩ 《北京市房山区志》,北京出版社1999年版。

⑪ 光绪《昌平州志》卷六《大事表五·灾祥》。〔清〕缪荃孙、刘万源等《光绪昌平州志》,北京古籍出版社1989年版。

⑫ 《元史》卷四三《顺帝纪六》。《御批历代通鉴辑览》卷九九《元》。〔明〕胡粹中《元史续编》卷一四。《古今图书集成·历象汇编·庶征典》卷一一四《疫灾部》引《明昭代典则》。

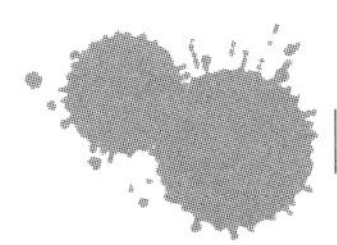

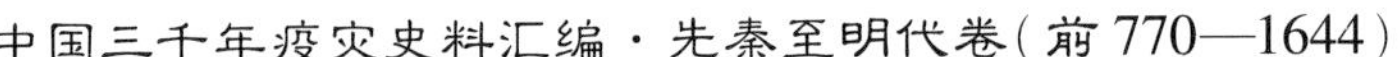

产。秋,疫痢尤甚①。

庐陵县(今吉安市)　四月末霖雨,洪水骤至,平地深数丈,漂没民田。秋,疫疠流行,岁大饥②。

太和州(今泰和县)　大饥,人相食,秋疫③。

永丰县　四月末,洪水为害。秋,疫痢为灾④。

兴国县　夏大疫,家人死三四⑤。

会昌州(今会昌县)　珠林(即会昌州城)大疫⑥。

福建省

晋江县(含今泉州市、晋江市)　赵深道,晋江人,乐善好施。至正甲午(1354)岁歉,饥殍载道,深道于中和堂设粥,令饿者列坐供之,所活甚众。既而大疫,死者相枕藉,深道造舟,施轮其下,会众僧以长绳挽拽,沿街搜索,或遇门闭,辄排以入,舟挽各城门外埋瘗之,日不下数次⑦。

湖南省

四月,湖广大饥,民疫疠者甚众⑧。

长沙府(长沙、善化二县附郭,今长沙市)　"(至正)十五年夏四月,湖南大饥,民以疫疠死者无算。"⑨按:此处"十五年"为"十四年"之误,后之方志以讹传讹,影响甚远。考证详后。

湘潭州(今湘潭市)　谭安荣,湘潭县人,生于宋咸淳丁卯(1267),享年七十有四(1341),其孙谭济曰:"济年十有四而先祖即世,逾年(1342)而先父继没,后十二年(1354)湖湘大扰,疾疫并兴,而吾母、吾叔父、吾二兄以及群从俱亡。"⑩乾隆《湘潭县

---

① 《古今图书集成·方舆汇编·职方典》卷九〇四《吉安府部·纪事》。

② 乾隆《庐陵县志》卷一《天文志·机祥》,道光《庐陵县志》卷一《天文志·机祥》,同治《庐陵县志》卷一《天文志·机祥》,民国《庐陵县志》卷一《疆域志·祥异》,民国《吉安县志》卷一《大事志·祥异》。

③ 乾隆《泰和县志》卷二八《杂纪·祥异》,同治《泰和县志》卷三〇《杂记·祥异》。

④ 《永丰县志》,新华出版社1993年版。

⑤ 〔明〕陈谟《海桑集》卷八《王祖母谢孺人墓志铭》。

⑥ 〔元〕李祁《云阳集》卷八《刘快轩先生墓志铭》。

⑦ 弘治《八闽通志》卷六七《人物·泉州府良吏》。

⑧ 《元史》卷四三《顺帝纪六》。《古今图书集成·历象汇编·庶征典》卷一一四《疫灾部》引《明昭代典则》。

⑨ 乾隆《长沙府志》卷三七《灾祥志》。

⑩ 〔明〕苏伯衡《苏平仲文集》卷一三《谭府君行述》。

志》载:(至正)十五年夏四月大饥,民疫,死者无算①。按:此处"十五年"为"十四年"之误,考证详后。

湘阴州(今湘阴市) 旧志载:(至正)十五年夏四月大饥,民疫,死者无算②。按:此处"十五年"为"十四年"之误,考证详后。

安化县 旧志载:(至正)十五年夏四月大饥,民疫,死者无算③。按:此处"十五年"为"十四年"之误,考证详后。今《安化县志》引此作"元顺帝十五年(1348),县境严重瘟疫蔓延"④,亦误。

按:乾隆《长沙府志》云:"顺宗至正甲午(十四年),宁乡大饥,谷种一升,价银一两,湘乡亦然。十五年夏四月,湖南大饥,民以疫疠死者无算。"⑤按照习惯,帝王年号承前省,这里的"十五年"就是"至正十五年"。自从该志将发生在至正十四年四月的大饥疫系于至正十五年后,长沙府所辖的湘潭、湘阴、安化诸县志均引之,以致以讹传讹。另外,乾隆、道光《湘潭县志》皆言:元元祐二年五月饥。十五年夏四月大饥,民疫,死者无算。至正十一年兵⑥。据此,依照帝王年号承前省的惯例,似乎湘潭县四月份的大饥疫发生在元祐十五年,但这是另外一个错误。因为"元祐"乃北宋哲宗年号,非元代帝王年号。因此后来光绪《湘潭县志·事纪》对年号进行了更改,曰:"仁宗延祐十五年夏四月大饥,民疫,死者无算。"⑦但其只知道延祐是元代年号,却不知道延祐年号只有7年。事实上,元代超过15年的年号只有元初世祖"至元"年号和元末顺帝"至正"年号。那么,这是至元十五年还是至正十五年之误呢?光绪《湘潭县志·五行志》明确记载:"元至元十五年四月,大饥,民以疫死者无算。时熊桂等举义兵复宋,为行省兵所灭,兵气之余沴也。"⑧据"举义兵复宋"云云,当在元初,应该为至元十五年。这是元初的一次疫灾事件,与至正十四年的疫灾事件不是同一事件,但巧合的是都发生在四月,都与大饥有关。《元史·顺帝纪》和《元史续编》等文献明确记载,湖广、江西四月的大饥疫发生在至正十四年,而不是十五年。因此,有关方志记载"十五年"的疫灾都应该是"至元十五年"的疫灾。

---

① 乾隆《湘潭县志》卷二三《灾祥》。

② 嘉庆《湘阴县志》卷三九《祥异志》,光绪《湘阴县图志》卷二九《灾祥志》。

③ 嘉庆《安化县志》卷一八《灾异》,同治《安化县志》卷三四《五行略》,光绪《湖南通志》卷二四三《祥异志一》。

④ 《安化县志》,中国社会科学文献出版社1993年版。

⑤ 乾隆《长沙府志》卷三七《灾祥志》。

⑥ 乾隆《湘潭县志》卷二三《灾祥》,道光《湘潭县志》卷二三《灾祥》。

⑦ 光绪《湘潭县志》卷三《事纪》。

⑧ 光绪《湘潭县志》卷九《五行志·疫》。

永州路(治零陵县) 是岁湖广尽饥,疫疠死者无算①。

零陵县(今永州市) 大旱,瘟疫瘴厉流行②。

祁阳县 永州路大旱饥,疫疠死者无算③。

岳州路(治巴陵县,今岳阳市) 夏,赤星见岳州,大饥疫。江西、湖广诸州皆饥,民以疫死者无算④。

巴陵县(今岳阳市) 大饥疫⑤。

平江州(今平江县) 大饥疫⑥。

湖北省

武昌路(治今武汉市) 武昌路总管成遵称,该路自至正十二年战乱以来,民死于兵疫者十六七,而大江上下,皆剧盗阻绝,米直翔涌,民心遑遑⑦。

【至正十五年(1355)】

福建省

福宁州(今霞浦县) 先年大旱,人相食,死者以泽量。本年又大饥,人相食,正月大疫⑧。正月,瘟疫流行,又闹饥荒,甚至人相食。廉访司副使郭兴祖奉命来州抚恤救灾⑨。

福安县(今福安市) 正月大疫⑩。正月,瘟疫流行,是年县内饥荒,人相食⑪。正月,瘟疫流行,同年县内饥荒,以至人相食⑫。

---

① 道光《永州府志》卷一七《事纪略》。

② 《零陵县志》,中国社会出版社1992年版。

③ 民国《祁阳县志》卷二《事略志》。

④ 乾隆《岳州府志》卷二九《事纪》。

⑤ 嘉庆《巴陵县志》卷二九《事纪》。

⑥ 乾隆《平江县志》卷二四《事纪》,同治《平江县志》卷五〇《五行志·祥异》。

⑦ 《元史》卷一八六《成遵传》。〔清〕徐乾学《资治通鉴后编》卷一七六《元纪二十四》。《钦定续通志》卷四九六《成遵传》。

⑧ 同治《重纂福建通志》卷二七一《祥异》,乾隆《福宁府志》卷四三《艺文志·祥异》,民国《霞浦县志》卷三《大事志》。

⑨ 《霞浦县志》,方志出版社1999年版。

⑩ 崇祯《福安县志》卷九《杂纪志·祥变》,光绪《福安县志》卷三七《祥异》。

⑪ 《福安市卫生志》,1992年。

⑫ 《福安市志》,方志出版社1999年版。

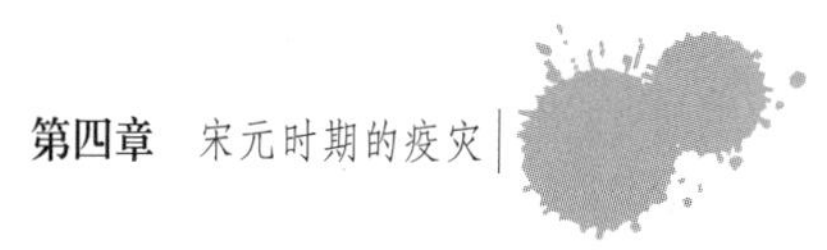

至正十六年(1356)

河南省

河南府(治今洛阳市) 春,河南大疫①。

江苏省

集 庆(即金陵,今南京市) 二月,朱元璋陷集庆(今南京)。和阳王仲良,避兵渡江,自吴走越,又自越至婺,间关千数百里。渡江之初,岁大疫,死者相藉,骨肉不相顾,独王仲良与其宗族数人僦屋以居,侍医药,给丧事,悉身任之,由是其父亦殁于疫,遂葬江宁②。金陵大疫,医者杜元和药走给之,不得食者,以薪米馈之,生者甚众③。

浙江省

余姚州(今余姚市) 厉疫流行,赵仲容一家受灾至危重,一家四口相继病疫,同卧一室,相顾待尽④。

至正十七年(1357)

江苏省

吴 县(今苏州市) (吴县)扰攘之余,继以凶疫,民死者半⑤。

浙江省

杭 州(钱塘、仁和二县附郭,今杭州市) 正月己丑,杭州降黑雨,河池水尽黑,杭城病疫⑥。

山东省

莒 州(今包括莒县、莒南二县)、蒙阴县 六月,莒州、蒙阴县大疫⑦。

博平县 连岁饥馁,疫气大作,人多逃死⑧。

---

① 《元史》卷五一《五行志二·稼穑不成》。

② 〔明〕胡翰《胡仲子集》卷三《纪交》。

③ 〔明〕宋濂《文宪集》卷一九《金陵杜府君墓铭》。

④ 〔元〕宋禧《庸庵集》卷一三《为赵仲容赠孙仲麟序》。

⑤ 〔明〕王鏊《姑苏志》卷四一《张经》。

⑥ 乾隆《杭州府志》卷五六《祥异二》,民国《杭州府志》卷八三《祥异》。

⑦ 《元史》卷五一《五行志二·稼穑不成》。《山东省卫生志》,山东人民出版社 1992 年版。

⑧ 〔元〕李继本《一山文集》卷六《房氏家传》。

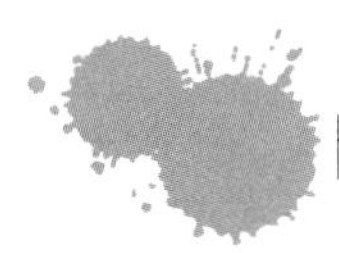

至正十八年(1358)

北京市

京　师(宛平、大兴二县附郭,今北京市)　冬十二月,京师大饥疫[①]。当时河南、河北、山东郡县战火之后,流民扶老携幼涌入京城,饥疫死者相枕藉,到至正二十年四月,仅宦官朴不花收葬之尸体就达二十余万人[②]。其中至正十八年内,京都十一门外各置冢,葬死者遗骼十余万[③]。十二月,京师饥疫[④]。

大兴县(今大兴区)　七月大水、蝗灾,百姓大饥,疾疫盛行。京城内外死者相枕藉,掩埋尸骸十万余具[⑤]。

昌平县(今昌平区)　饥疫[⑥]。

河北省

清苑县(今保定市)　饥疫[⑦]。

新城县(今高碑店市)　大饥,年长者、年幼者大量流入京城。冬天,京城大饥疫,人相食[⑧]。

山东省

曲阜县(今曲阜市)　夏,大旱地裂,作物歉收。乡民大饥,瘟疫病流行,人口大减[⑨]。按:不知所本,查曲阜旧志,均无是年疫灾记载。

山西省

汾　州(今汾阳市)　夏六月大疫[⑩]。

---

① 《古今图书集成·方舆汇编·职方典》卷三六《顺天府部·纪事四》。

② 《元史》卷二〇四《宦者·朴不花传》。《钦定续通志》卷五《李邦宁》。〔明〕胡粹中《元史续编》卷一五。《御批续资治通鉴纲目》卷二七。《元朝典故编年考》卷八。《御批历代通鉴辑览》卷九九《元》。〔清〕徐乾学《资治通鉴后编》卷一七八《元纪二十六》。《古今图书集成·历象汇编·庶征典》卷一一四《疫灾部汇考三》。

③ 《元史》卷一一四《后妃传一》。

④ 《河北省志》,方志出版社2009年版。

⑤ 《大兴县志》,北京出版社2002年版。

⑥ 光绪《昌平州志》卷六《大事表五·灾祥》。〔清〕缪荃孙、刘万源等《光绪昌平州志》,北京古籍出版社1989年版。

⑦ 《古今图书集成·方舆汇编·职方典》卷八二《保定府部·纪事二》。同治《清苑县志》卷一《祥异》,民国《清苑县志》卷六《大事记·灾祥表》。

⑧ 《高碑店市志》,新华出版社1997年版。

⑨ 《曲阜市志》,齐鲁书社1993年版。

⑩ 《元史》卷五一《五行志二·稼穑不成》。乾隆《山西通志》卷一六一《祥异一》,乾隆《汾阳县志》卷一〇《事考》,道光《汾阳县志》卷一〇《事考》,光绪《汾阳县志》卷一〇《事考》。

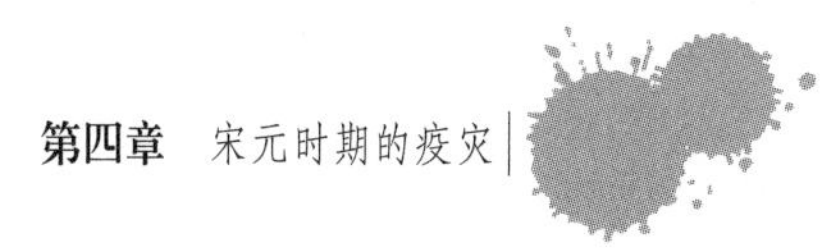

孝义县(今孝义市)　恶疫大流行[①]。

福建省

崇安县(今武夷山市)　自夏亢旱,禾不入土,秋将成熟,灾疫大行,病者不能扶惫而起,死者狼藉,草野生意,不绝如带,闽南数十年以来所无也[②]。

江苏省

昆山州(今昆山市)　娄江(时为昆山州)有倭焉,畚其业,农余而织,农作而售,以为常。岁戊戌(1358),娄民大疫[③]。

至正十九年(1359)

河北省

安　州(今安新县)　境内蝗灾严重,飞蝗蔽日,所落沟堑皆满,民饥无食,疫病流行[④]。

陕西省

鄜　州(今富县)、三原县　春夏,鄜州、三原县大疫[⑤]。按:"三原县"原作"并原县",查元明两代鄜州均不统县,且既无"并原县",也无"原县","并原"当为"三原"之讹。

山东省

莒州(今包括莒县、莒南二县)沂水县、日照县(今日照市)　春夏,莒州、沂水、日照大饥,大疫[⑥]。

莒　州　大饥疫[⑦]。

沂　州(今临沂县)　大疫[⑧]。

湖南省

平江州(今平江县)　民多馁死,加以时疫流行,积尸盈野[⑨]。大雨80日,大饥,

---

① 《孝义县志》,海潮出版社1992年版。

② 〔明〕唐桂芳《白云集》卷七《上御史书》。

③ 〔明〕王行《半轩集》卷七《倭说》。

④ 《安新县志》,新华出版社2000年版。

⑤ 《元史》卷五一《五行志二・稼穑不成》。雍正《陕西通志》卷四七《祥异》。

⑥ 《元史》卷五一《五行志二・稼穑不成》。《山东省卫生志》,山东人民出版社1992年版。

⑦ 嘉庆《莒州志》卷一五《记事》。

⑧ 民国《临沂县志》卷一《通记》。

⑨ 乾隆《平江县志》卷二四《事纪》,同治《平江县志》卷五〇《五行志・祥异》。

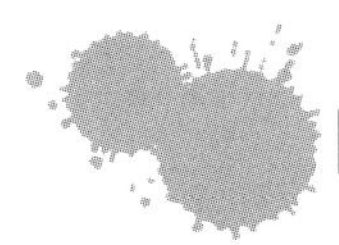

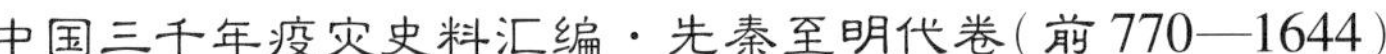

时疫流行,死人无数①。

广东省

南雄路(治今南雄市)　春夏大疫②。

海南省

琼山县(今海口市琼山区)　“周仁,琼山人,时疫,族人死者众,传染益烈,仁独力扶护,不忍弃去,死者赖之以葬,危者赖之以安,仁亦无恙,至正间为石山寨巡检,与贼战死,裂其尸。”③

浙江省

绍兴城(山阴、会稽二县附郭,今绍兴市)　五月,朱元璋军围绍兴城,溽暑郁蒸,疫疠大作④。

杭州城(钱塘、仁和二县附郭,今杭州市)　大疫。杭民尚淫奢,男子诚厚者十不二三,妇人则多以口腹为事,不习女工,至如日用饮膳,惟尚新出,而价贵者,稍贱便鄙之,纵欲买又恐贻笑邻里。至正己亥冬十二月,金陵游军斩关而入,突至城下,城门闭三月余,各路粮道不通,城中米价踊贵,一斗直二十五缗。越数日,米既尽,糟糠亦与常日米价等,有赀力人则得食,贫者不能也。又数日,糟糠亦尽,乃以油车家糠饼捣屑啖之,老幼妇女三五为群,行乞于市,虽姿色艳丽而衣裳济楚,不暇自愧也。至有合家父子、夫妇、兄弟结袂把臂,共沈于水,亦可怜已。一城之人饿死者十六七。军既退,吴淞米航辐辏,藉以活,而又太半病疫死,杭城为之一空⑤。“钱塘为东南之会,自五季之乱,海内创残……以至于今,计其民之不识兵祸已四五百年矣,故城邑人物之繁,园池台榭之丽,皆足以侈于游观,而夸于谈咏,舟车管弦,日至于西湖之上者,不间风雨。又有名花珍果,水陆之味,杂出于四时,而非特居者之乐,凡仕于是者,亦莫不酣嬉而忘去也,可谓盛哉!至正改元……越三月而围解,内则困于疫饥,外则荡于燔掠,向之所可观者,鞠为荒烟宿莽,遗灰断甓,盖四五百年之迹,销灭毁坏。”⑥“杭地大物众……会外兵攻城,附城居民奔窜入避,多依释老宇下,草栖露宿,上漏下湿,以故时疫大作。”⑦

---

① 《平江县志》,国防大学出版社1994年版。

② 《元史》卷五一《五行志二·稼穑不成》。

③ 雍正《广东通志》卷四四《人物志·周仁》。

④ 〔明〕佚名《保越录》“至正十九年五月庚申”。

⑤ 〔元〕陶宗仪《辍耕录》卷一一。〔宋〕周密原本,〔明〕朱廷焕补《增补武林旧事》卷八。《西湖游览志余》卷六。《古今图书集成·方舆汇编·职方典》卷九五五《杭州府部·纪事》。

⑥ 〔明〕高启《凫藻集》卷三《送黄省掾之钱塘序》。

⑦ 〔明〕徐一夔《始丰稿》卷九《元故保冲大夫江浙等处官医提举倪居敬公墓志铭》。

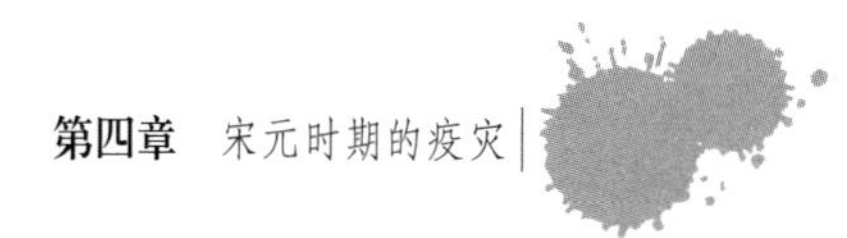

至正二十年(1360)

浙江省

绍兴路(治今绍兴市) 会稽、山阴二县夏大疫①。

会稽县(今属绍兴市) 夏大疫②。

山阴县(今属绍兴市) 夏大疫③。

余姚县(今余姚市) 至正庚子(二十年)冬十有二月,大雨雪。余姚宋禧曰:"自兵兴以来,生民之难极矣。以江南言之,饥馑疠疫,无岁无之,而雪则鲜有。今年冬大雨雪者三四,谈者以为时清岁丰,民用平康之祥。"④

杭州(钱塘、仁和二县附郭,今杭州市) 大疫⑤。

山东省

德平县(今德平县) 大疫,民死十之六七,村堡为墟⑥。

至正二十二年(1362)

浙江省

绍兴路(治今绍兴市) 四月,绍兴路大疫⑦。四月,山阴、会稽两县又大疫⑧。

山阴县(今属绍兴市) 又大疫⑨。

会稽县(今属绍兴市) 又大疫⑩。

---

① 《元史》卷五一《五行志二·稼穑不成》。乾隆《浙江通志》卷一〇八《祥异上》,乾隆《绍兴府志》卷八〇《祥异》。《绍兴市卫生志》,上海科学技术出版社1994年版。《绍兴县卫生志》,浙江古籍出版社1997年版。

② 万历《会稽县志》卷八《户书四·灾异》,康熙《会稽县志》卷八《灾异志》,道光《会稽县志》卷九《灾异志》。《绍兴县志》,中华书局1999年版。

③ 嘉庆《山阴县志》卷二五《政事志·机祥》。

④ 〔元〕宋禧《庸庵集》卷一三《听雪斋记》。

⑤ 民国《杭州府志》卷八三《祥异》。按:〔明〕田汝成《西湖游览志》卷一七误作"至元庚子",应为"至正庚子"。

⑥ 嘉庆《德平县志》卷九《祥异志·灾祥》,光绪《德平县志》卷一〇《祥异志·灾祥》。

⑦ 《元史》卷四六《顺帝纪九》、卷五一《五行志二·稼穑不成》。〔清〕徐乾学《资治通鉴后编》卷一八〇《元纪二十八》。康熙《绍兴府志》卷一三《灾祥志》,乾隆《浙江通志》卷一〇八《祥异上》,乾隆《绍兴府志》卷八〇《祥异》。《绍兴市卫生志》,上海科学技术出版社1994年版。

⑧ 《绍兴县卫生志》,浙江古籍出版社1997年版。

⑨ 嘉庆《山阴县志》卷二五《机祥》。

⑩ 万历《绍兴府志》卷一三《灾祥志·疫》,万历《会稽县志》卷八《户书四·灾异》,康熙《会稽县志》卷八《灾异志》,道光《会稽县志》卷九《灾异志》。

至正二十六年(1366)

浙江省

金华县(今金华市)　夏旱,西溪(即金华县)大疫,死者十七八[①]。

至正二十八年(1368)

浙江省

桐庐县　元末,伪周张士诚部将刘真据邑,谋筑城,居民苦于力役,真性残酷,筑土不坚者,遂和土筑于中,续以大疫,死者枕藉[②]。

江苏省

武进县(今常州市)　大疫。名士谢应芳(1296—1392)举家病疫,有诗为证:"昨岁夏秋旱,四国人颠连。饿死非不悲,病疫尤可怜。甚者相枕藉,遗骸饱乌鸢。安知期月余,厉气犹郁然。余家百余指,连屋鱼贯眠。顾我如一木,支此败屋颠。上堂问汤药,下厨供粥饘。乡邻不我过,恐为疫鬼缠。俚俗无足怪,妖诬肆讹传。所赖学之力,赋命知自天。立言斥淫祀,秉志金石坚。慈亲今健饭,甥男行满前。吾妻及女婴,问寝相后先。嗟哉黄杨木,脱此厄闰年。东风播阳和,草木仍春妍。"[③]

长洲县(今苏州市)　元末多故,长洲赵执中举家病疫,邻里无相过者[④]。幸逢"野居先生"由钱塘来长洲,"裹药活其兄弟妻子凡五人"[⑤]。对于此事,赵执中说得较详细:"去年春,彝举家病疫,垂髫之儿,蒲伏薪水,适钱塘世医吴中行来闵,彝故交,过门视疾,谓二亲已不可疗,彝则药而愈矣。时族姻比里,方煽乎妖巫之妄,偲乎疫鬼之害,迹不及门,独中行暨里人陈希元,日一二至,扶持而药之,饘粥以饲之,彝得不死。"[⑥]

江西省

新城县(今黎川县)　元季兵兴,闽多疾疫[⑦]。

---

① 〔明〕宋濂《文宪集》卷一六《风门洞碑》。乾隆《浙江通志》卷二六六《艺文八》宋濂《风门洞碑》。

② 《古今图书集成·方舆汇编·职方典》卷一〇二二《严州府部·纪事》。乾隆《桐庐县志》卷一六《杂志·灾异》,民国《桐庐县志》卷一四《杂志·灾异》。

③ 〔元〕谢应芳《龟巢稿》卷二《自冬而春,举家病疫,予幸独无恙,既而疾止,诗以自贺并记里俗之陋云》。

④ 〔元〕谢应芳《龟巢稿》卷一三《义士吴先生墓志铭》。

⑤ 〔元〕谢应芳《龟巢稿》卷一一《与张子才书》。

⑥ 〔元〕谢应芳《龟巢稿》卷九《赠医士吴中行序》。

⑦ 〔明〕张宇初《岘泉集》卷二《新城县金船峰甘露雷坛记》。

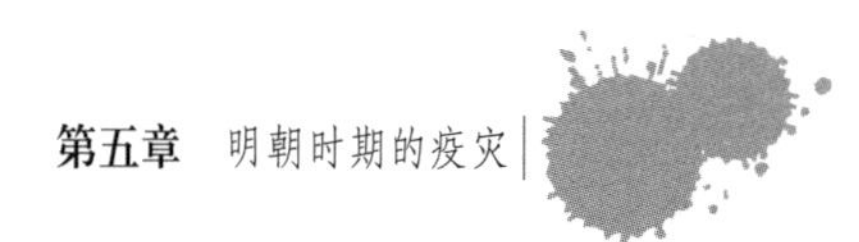

第五章　明朝时期的疫灾

第一节　明朝前期的疫灾

洪武元年(1368)

陕西省

澄城县　洪武初,关陕初附,民多疠疫,旱暵相仍①。

洪武二年(1369)

山东省

掖　县(今莱州市)　因战乱、瘟疫、饥荒等,莱州人烟稀少,官府从四川等地移民至掖②。

福建省

福宁州(今霞浦县)　温州叛贼叶丁香寇州,屠戮甚惨,官军讨平之。大疫,死者相枕藉③。大疫流行,死者众多④。

福鼎县　温州叛贼叶丁香由桐山堡(即福鼎县城)寇福宁州,屠戮甚惨,官军讨平之。旋大疫,死者枕藉⑤。大疫,死者相枕藉,又有虎纵行村落间,伤人畜甚众⑥。

---

① 雍正《陕西通志》卷五四《名宦·夏安礼》。

② 《莱州市志》,齐鲁书社 1996 年版。

③ 嘉靖《福宁州志》卷一二《灾异》,乾隆《福宁府志》卷四三《祥异》,乾隆《福建通志》卷六五《杂记·祥异》,同治《重纂福建通志》卷二七一《祥异》,民国《霞浦县志》卷三《大事志》。《古今图书集成·历象汇编·庶征典》卷一一四《疫灾部》称:"福建大疫,死者相枕藉。"

④ 《霞浦县卫生志》,1989 年。

⑤ 嘉庆《福鼎县志》卷七《杂记》。

⑥ 民国《福鼎县志》卷三《大事志·祥异》。

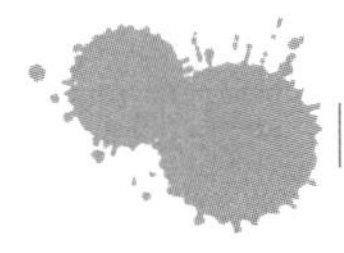

洪武五年(1372)

江西省

南安府(治今大余县) 六月,大庾、上犹、南康三县大疫①。

安徽省

凤阳县 近营中都(今凤阳县),军士多以疫死②。

洪武八年(1375)

安徽省

凤阳县 疫疠大作,死者相枕藉③。

洪武九年(1376)

河北省

平乡县 蝗,大疫④。

江苏省

睢宁县 夏大旱,民多疫疠⑤。夏大旱,瘟疫流行⑥。

洪武十三年(1380)

浙江省

嘉兴府(秀水、嘉兴二县附郭,今嘉兴市) 嘉禾(兴)大疫⑦。

江西省

泰和县 杨士奇,泰和县澄江人,十三岁时,"姑氏举家瘟疫,门无人迹,公夜宿其家,浃旬为之调治,全愈始还"⑧。后来,杨士奇给乡人族谱写序时还提到:"泰和澄江

---

① 《大明太祖高皇帝实录》卷七四"洪武五年六月"。

② 《大明太祖高皇帝实录》卷七五"洪武五年七月"。

③ 〔明〕程敏政《明文衡》卷九四《墓表》周叙《祝先生墓表》。

④ 乾隆《平乡县志》卷一《灾祥》。

⑤ 康熙《睢宁县志》卷一《祥异》,乾隆《徐州府志》卷三〇《祥异》,光绪《睢宁县志》卷一五《祥异志》,民国《睢宁县旧志》卷九《灾祥志》。

⑥ 《睢宁县志》,中国社会科学出版社1994年版。

⑦ 《古今图书集成·历象汇编·庶征典》卷一一四《疫灾部》引《浙江通志》。康熙《嘉兴府志》卷二《星野·祥异》,嘉庆《嘉兴府志》卷三五《祥异》,光绪《嘉兴府志》卷三五《祥异》。

⑧ 〔明〕程敏政《明文衡》卷七七杨溥《故光禄大夫柱国少师兵部尚书兼华盖殿大学士赠特进光禄大夫左柱国太师谥文贞杨公神道碑》。

之南有郑氏……吾少及见其乡大疫,不问贫富老壮,困惫狼狈相连属,弥望十数里,旦暮不见炊烟。”①

洪武十五年(1382)

广东省

潮阳县　大疫,死者枕藉②。

洪武十八年(1385)

云南省

乌蒙府(今昭通市)　乌蒙军民府知府亦德言:蛮地刀耕火种,比年霜旱疾疫,民饥窘,岁输之粮无从征纳。诏悉免之③。

四川省

永宁司(今叙永县)　宣抚使禄照遣弟阿居来朝,言:比年赋马皆已输,惟粮不能如数。缘大军南征,蛮民惊窜,耕种失时,加以兵后疾疫,死亡者多,故输纳不及④。

古蔺县　明洪武十八年(1385)前后,古蔺西南境,常有南征官军过境,税赋劳役繁重,蔺境耕种失时,疫疠流行⑤。

江西省

上饶县(今上饶市)　仙源乡,明洪武间岁祲疫作,民饥而死者枕藉⑥。

贵溪县(今贵溪市)　洪武间岁祲,疫作,民饥,死者相枕藉⑦。

广昌县　秋,民病且死者相继⑧。

---

① 〔明〕杨士奇《东里集》卷五《郑氏族谱序》。

② 光绪《潮阳县志》卷一六《宦绩·赵仔》。

③ 《大明太祖高皇帝实录》卷一七一“洪武十八年春二月”。《明史》卷三一一《四川土司一·乌蒙军民府》。

④ 《大明太祖高皇帝实录》卷一七〇“洪武十八年春正月”。《明史》卷三一二《四川土司二·永宁宣抚司》。

⑤ 《古蔺县志》,四川科学技术出版社1993年版。

⑥ 《古今图书集成·方舆汇编·职方典》卷八六一《广信府部·汇考一》。

⑦ 雍正《江西通志》卷四〇《望火楼》。

⑧ 光绪《江西通志》卷九八《前事略·祥异》。

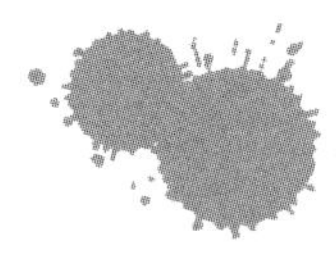

洪武二十二年(1389)

江西省

南安府(治今大余县)　冬大疫①。

福建省

福宁州(今霞浦县)　八月,大疫流行②。

【洪武二十八年(1395)】

山东省

青　州(今潍坊市)　1395年(明太祖洪武二十八年)因连年战争,疫病流行,青州一带"百里不闻鸡犬声"③。按:不知所本,孤证俟考。

洪武二十九年(1396)

广西壮族自治区

平乐县　设守御千户所,军至多疫④。

贺　县(今贺州市)　军民多疫⑤。

容　县　大疫⑥。

洪武三十一年(1398)

江苏省

徐　州(治今徐州市)　徐州大疫,杨节遣医四出疗治,躬自督视,贫者并捐俸给之⑦。按:今《徐州市卫生志》将此事系于建文元年,曰:"明建文元年(1399),徐州瘟疫蔓延,无一家幸免,官方派医工四出治疗并给药物。"⑧

---

① 康熙《南安府志》卷一七《事考志下·祥异》,乾隆《南安府志》卷二三《祥异》,同治《南安府志》卷二九《祥异》。

② 《霞浦县卫生志》,1989年。

③ 《潍坊市志》,中央文献出版社1995年版。

④ 《古今图书集成·方舆汇编·职方典》卷一四二四《平乐府部·汇考二》。

⑤ 乾隆《广西通志》卷三四《城池》。

⑥ 雍正《广东通志》卷四七《人物志·汤有容》。乾隆《广西通志》卷一二七《艺文》。

⑦ 乾隆《江南通志》卷一一五《职官志·名宦·杨节》。

⑧ 《徐州市卫生志》,1991年。

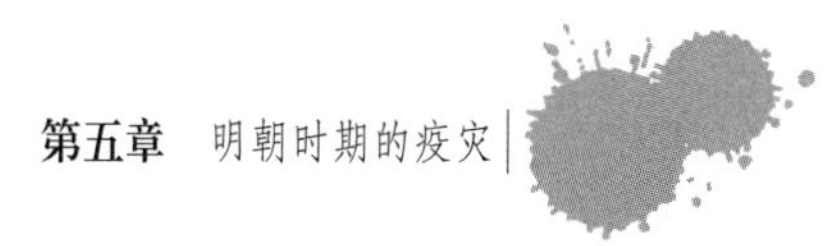

【建文三年(1401)】

河北省

任　县　闰三月,掠顺德、广平、大名,境内民众惨遭血洗,加之瘟疫流行,幸存者无几①。按:不知所本,孤证俟考。

【建文四年(1402)】

安徽省

桐城县　兵、疫相继,死者7000余人②。按:不知所本,孤证俟考。

永乐元年(1403)

浙江省

乐清县(今乐清市)　永乐初,乐清大疫③。按:不知所本,孤证俟考。

永乐二年(1404)

北京市

京　师(宛平、大兴二县附郭,今北京市)　三月,天下工匠集京师者,疫死甚众④。四月,因天下工匠集京师者疫死,左都御史劾工部尚书有罪⑤。

河北省

藁城县(今石家庄市藁城区)　因久经兵乱、疫灾,县内人口大减,原县民仅存三分之一,诏迁山西之民来藁⑥。

永乐三年(1405)

福建省

龙岩县(今龙岩市)　夏疫,死者甚众⑦。

---

① 《任县志》,中华书局2000年版。

② 《桐城县志》,黄山书社1995年版。

③ 《古今图书集成·博物汇编·艺术典》卷五一一《医部·医术名流列传·虞君平传》。《温州市卫生志》,华东师范大学出版社1998年版。

④ 《古今图书集成·历象汇编·庶征典》卷一一四《疫灾部》。

⑤ 〔明〕雷礼《皇明大政纪》,北京大学出版社1993年版。

⑥ 《藁城县志》,中国大百科全书出版社1994年版。

⑦ 乾隆《福建通志》卷六五《杂纪·祥异》,民国《龙岩县志》卷三《大事志·灾祥》。

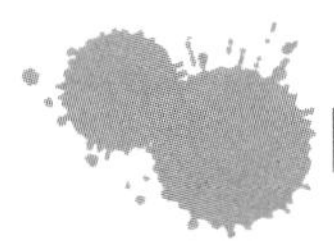

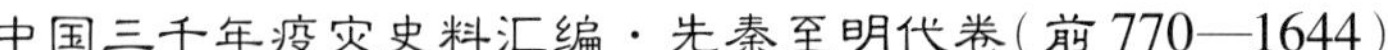

四川省

成都府(成都、华阳二县附郭,今成都市)　蜀大旱疫。六月六日大雪蔽空,城外甘雨沾足,旱疫为之顿苏[①]。

永乐五年(1407)

陕西省

西安府(咸宁、长安二县附郭,今西安市)　西安大疫,民间比屋不能兴[②]。陕西疫,遣户部侍郎王彰祭西岳及关内山川[③]。

湖南省

酃　县(今炎陵县)　冬大疫[④]。

江西省

抚州府(治今抚州市)、建昌府(治今南城县)　抚州、建昌冬大疫,至明年正月仍疫[⑤]。

南城县　冬大疫至明年正月[⑥]。建昌疫[⑦]。南城县瘟疫流行,死者万余[⑧]。

新城县(今黎川县)　八月,民多疫死,民田四百八十余顷俱荒[⑨]。

广昌县　永乐五年、六年民疫死者八百余户[⑩]。

福建省

建宁府(治今建瓯市)、邵武(治今邵武市)、延平府(治今南平市)　冬大疫[⑪]。永乐十七年五月戊辰,建安知县张准言:建宁、邵武、延平三府,自永乐五年以来屡大疫,民死亡十七万四千六百余口,巡按御史赵升已经核实,其徭赋及各卫勾补军役俱

---

① 雍正《江西通志》卷一〇三《钟山悬》。

② 〔明〕徐纮《明名臣琬琰录》卷二二王直《刑部尚书魏公神道碑》。

③ 雍正《陕西通志》卷五一《名宦二·王彰》。

④ 《古今图书集成·历象汇编·庶征典》卷一一四《疫灾部》。雍正《湖广通志》卷一《星野志·祥异附》,光绪《湖南通志》卷二四三《祥异志一》。

⑤ 雍正《江西通志》卷一〇七《祥异》,光绪《江西通志》卷九八《前事略·祥异》。

⑥ 乾隆《建昌府志》卷二《星野·机祥》,同治《建昌府志》卷一〇《杂类志·祥异》。

⑦ 同治《南城县志》卷一〇《杂志·祥异》。

⑧ 《南城县志》,新华出版社1991年版。

⑨ 〔明〕雷礼《皇明大政纪》,北京大学出版社1993年版。《大明太宗文皇帝实录》卷一〇一“永乐八年二月”。

⑩ 《大明太宗文皇帝实录》卷一〇九“永乐八年冬十月”。

⑪ 《大明太宗文皇帝实录》卷八三“永乐六年九月”。

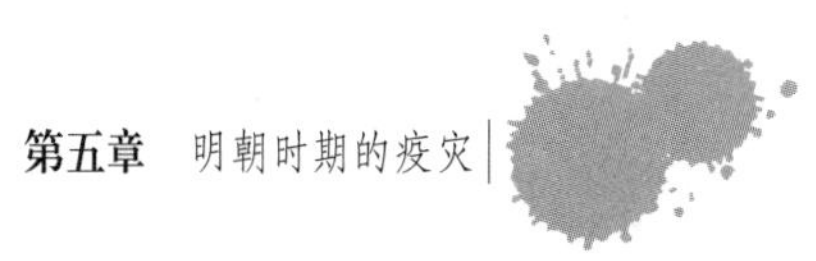

未除豁，皇太子命户部、兵部悉除之①。

建安县（今建瓯市）　张准任建安知县时，“岁祲，请以钞代输租；大疫，奏乞蠲征徭，朝廷皆从之”，永乐二十一年秩满以疾卒，民怀之不忘②。

永乐六年（1408）

江西省

建昌府（治今南城县）、抚州府（治今抚州市）　九月，户部报告，自去年冬至是年正月，建昌、抚州两府和福建建宁、邵武两府疫死78400余人③。

南城县　建昌自去年至是年正月，疫死者万余人④。

广昌县　疫死八百余户⑤。

玉山县　秋六月、七月疫⑥。

永丰县　七月报告，玉山、永丰二县共疫死1790余人⑦。

上饶县（今上饶市）　十月报告，疫死3350余户⑧。

德兴县　赵濬恭永乐中知德兴县，会大疫，民多死亡，田畴荒芜，赵濬恭计口授田，令一夫兼二夫之业⑨。

福建省

建宁府（治今建瓯市）、邵武府（治今邵武市）　户部言：自五年至今九月，福建建宁、邵武时疫⑩。九月，户部报告，自去年冬至是年正月，建宁、邵武两府连同江西建

---

① 《大明太宗文皇帝实录》卷二一二“永乐十七年五月”。万历《闽书》卷一四八《祥异志》。崇祯《闽书》卷一四八《祥异·福建布政司》。

② 《大明太宗文皇帝实录》卷二六〇“永乐二十一年六月”。

③ 《大明太宗文皇帝实录》卷八三“永乐六年九月”。《明史》卷二八《五行志一·疾疫》。

④ 乾隆《建昌府志》卷二《星野·礼祥》，同治《建昌府志》卷一〇《杂类志·祥异》，同治《南城县志》卷一〇《杂志·祥异》。

⑤ 《明史》卷二八《五行志一·疾疫》。《大明太宗文皇帝实录》卷一〇九“永乐八年冬十月”。〔明〕雷礼《皇明大政纪》，北京大学出版社1993年版，第1013页。

⑥ 道光《玉山县志》卷二七《祥异志》，同治《玉山县志》卷一〇《杂类志·祥异》。

⑦ 《大明太宗文皇帝实录》卷八一“永乐六年七月”。雍正《江西通志》卷一〇七《祥异》。

⑧ 《大明太宗文皇帝实录》卷八四“永乐六年冬十月戊寅”。雍正《江西通志》卷一〇七《祥异》，光绪《江西通志》卷九八《前事略·祥异》。

⑨ 雍正《江西通志》卷六三《赵濬恭》，同治《德兴县志》卷六《职官志·名宦·赵濬恭》。

⑩ 崇祯《闽书》卷一四八《祥异·福建布政司》。

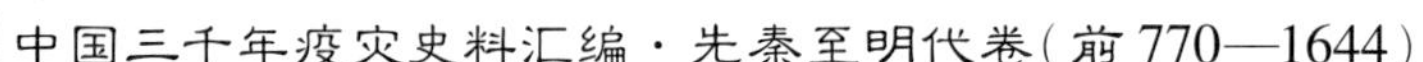

昌、抚州两府疫死78400余人[①]。朝廷令福建瘟疫死绝人户,遗下老幼妇女儿男,有可验口给米税粮盐米各项,暂且停征[②]。

光泽县、泰宁县　光泽、泰宁二县永乐五、六两年疫死4480余户,盐粮2414石无征[③]。

永乐八年(1410)

山东省

登州府(治今蓬莱市)　登州宁海诸州县自正月至六月疫,死者6100余人[④]。登州自春正月至夏六月,疫死者6000余人[⑤]。按:《山东省卫生志》一则曰:"1410年(明永乐八年)1~6月,登州各县发生传染病流行,死亡人数众多,仅莱阳传染病死亡6000余人。"[⑥]再则曰:"1410年(明永乐八年)登州、宁海诸州县,自正月至6月,疫死者6000余人。"[⑦]前后矛盾,且月份表述不规范,易起歧义。事实是,疫死人数为登州府所属各州县,非莱阳一县。

宁海州(今牟平区)　大疫[⑧]。

莱阳县(今莱阳市)　大疫[⑨]。

海阳所(今海阳市)　正月至六月,宁海州诸县疫病流行,死人6000余[⑩]。

福建省

邵武府(治今邵武市)　邵武比岁大疫,至是年冬,死绝者万二千户[⑪]。

---

① 《大明太宗文皇帝实录》卷八三"永乐六年九月"。《明史》卷二八《五行志一·疾疫》。万历《闽书》卷一四八《祥异志》。崇祯《闽书》卷一四八《祥异·福建布政司》。

② 《明会典》卷一九《户部四》。

③ 《大明太宗文皇帝实录》卷一三六"永乐十一年春正月"。

④ 〔明〕雷礼《皇明大政纪》,北京大学出版社1993年版,第999页。《大明太宗文皇帝实录》卷一〇六"永乐八年秋七月"。《明史》卷二八《五行志一·疾疫》。光绪《增修登州府志》卷二三《祥孽附》。《烟台卫生志(612—1985)》,1987年。

⑤ 《荣成市志》,齐鲁书社1999年版。

⑥ 《山东省卫生志》,山东人民出版社1992年版。

⑦ 《山东省卫生志》,山东人民出版社1992年版。

⑧ 民国《牟平县志》卷一〇《文献志四·通纪》。

⑨ 民国《莱阳县志》卷首《大事记》。

⑩ 《海阳县志》,1988年。

⑪ 《大明太宗文皇帝实录》卷一一一,见《明实录类纂·自然灾异卷》。《明史》卷二八《五行志一·疾疫》。

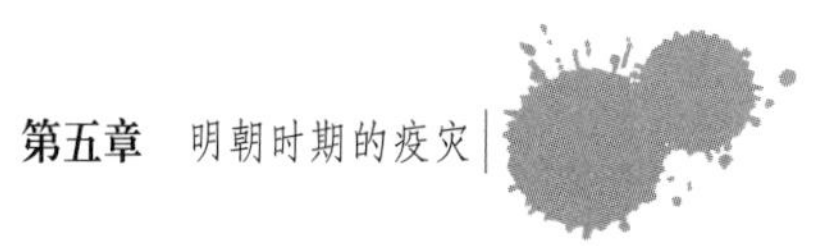

汀州府(治今长汀县)　时乃盛暑,疫疾大作①。

永乐九年(1411)

河北省

磁　州(今磁县)、武安县　六月报告,二县疫死3050余户,荒芜田土1038顷有奇②。

河南省

七月,河南疫,遣使赈之③。

河南府(治今洛阳市)　七月,河南疫④。

陕西省

七月,陕西疫,遣使赈之⑤。七月,陕西境内军民多患疫疠,死亡者众,遣户部侍郎王彰祭祀西岳及关内山川⑥。

西安府(长安、咸宁二县附郭,今西安市)　西安大疫。陕西巡按魏源奏言:"诸府仓粟积一千九十余万石,足支十年。今民疫妨农,请输钞代两税之半。"从之,疗活甚众⑦。

盩厔县(今周至县)　七月疫⑧。遭大瘟疫,死亡无数⑨。

三原县　七月疫⑩。

富平县　七月疫⑪。陕西疫⑫。

---

① 〔明〕梁潜《泊庵集》卷一一《李通判墓志铭》。

② 《大明太宗文皇帝实录》卷一一一"永乐九年六月"。

③ 《明史》卷六《成祖纪》、卷二八《五行志一·疾疫》。《御定资治通鉴纲目三编》卷六。《钦定续文献通考》卷三二《国用考》。

④ 乾隆《河南府志》卷一一六《祥异志》。

⑤ 《御定资治通鉴纲目三编》卷六。《钦定续文献通考》卷三二《国用考》。《明史》卷二八《五行志一·疾疫》。

⑥ 《钦定续文献通考》卷七五《郊社考》。《大明太宗文皇帝实录》卷一一七"永乐九年七月"。《明史》卷一六〇《王彰传》。雍正《陕西通志》卷四七《祥异二》、卷九四《艺文十·祭告陕西境内山川城隍神》。

⑦ 《明史》卷一六〇《魏源传》。

⑧ 乾隆《盩厔县志》卷一三《祥异》,民国《盩厔县志》卷八《祥异》。

⑨ 《周至县志》,三秦出版社1993年版。

⑩ 光绪《三原县志》卷九《祥异》。

⑪ 乾隆五年《富平县志》卷八《祥异》,乾隆四十三年《富平县志》卷一《祥异》。

⑫ 《富平县志》,三秦出版社1994年版。

鄠　县(今户县)　七月大疫①。

蓝田县　七月,陕西疫②。

洛川县　疫③。

浙江省

乌程县(今属湖州市)　七月,湖州属县霪雨,没田万三千三百八十顷,乌程县疫④。七月淫雨没田,疫⑤。

永乐十一年(1413)

浙江省

湖州府(乌程、归安二县附郭,今湖州市)　疫⑥。乌程、归安、德清县三县疫,六月报告死亡10580余人⑦。

宁波府(治今宁波市)　鄞县、慈溪、奉化、定海、象山五县疫,七月报告死亡9100余人⑧。按:《明实录类纂·自然灾害卷》引作"九千五百余口"。

鄞　县(今属宁波市)　大疫⑨。

仁和县(今属杭州市)　仁和县夏五月大风潮,其十九都、二十都被海水漂没,朝廷发杭州、嘉兴、湖州、衢州、严州、苏州、松江等府军民十余万人修筑海堤,役民"屡经寒暑,疫疠大作,死者载道"⑩。

永乐十二年(1414)

三月,直隶、河南、山陕、湖广诸县饥疫,皇太子命赈视之⑪。

---

① 《户县志》,西安地图出版社1987年版。

② 《蓝田县志》,陕西人民出版社1994年版。

③ 《洛川县志》,陕西人民出版社1994年版。

④ 同治《湖州府志》卷四四《前事略·祥异》,光绪《乌程县志》卷二七《祥异》。

⑤ 《湖州市卫生志》,香港大时代出版社1993年版。

⑥ 《湖州市卫生志》,香港大时代出版社1993年版。

⑦ 《大明太宗文皇帝实录》卷一四〇"永乐十一年五月"。《明史》卷二八《五行志一·疾疫》。乾隆《浙江通志》卷一〇九《祥异下》,同治《湖州府志》卷四四《前事略·祥异》,光绪《乌程县志》卷二七《祥异》。

⑧ 《大明太宗文皇帝实录》卷一四一"永乐十一年秋七月"。《明史》卷二八《五行志一·疾疫》。乾隆《浙江通志》卷一〇九《祥异下》,乾隆《鄞县志》卷二六《杂识上·祥异》,同治《鄞县志》卷六九《祥异》,光绪《慈溪县志》卷五五《祥异》。

⑨ 《鄞县志》,中华书局1996年版。

⑩ 康熙《仁和县志》卷二五《祥异》。

⑪ 〔明〕何乔远《名山藏》,北京大学出版社1993年版,第489页。

陕西省

三月,陕西诸县饥疫[1]。

三原县　饥疫[2]。

永寿县　饥疫[3]。三月,年馑,民饥,瘟疫流行[4]。

富平县　饥疫[5]。陕西诸县饥疫[6]。

临潼县(今西安市临潼区)　三月,饥疫[7]。

扶风县　扶风饥疫[8]。

洛川县　旱疫[9]。

湖北省

通城县　三月,湖广武昌等府、通城等县疫,皇太子命人巡视[10]。

江西省

南昌县(今属南昌市)　南昌县"甲午荐饥,加之疾疫,邑井萧条"[11]。

【永乐十三年(1415)】

江西省

宜黄县　"清代及以前,县内无防疫机构和人员,一旦发生传染病,听其流行蔓延,往往造成大批人死亡。明永乐十三年(1415),死绝人户9950户。"[12]按:查康熙、道光、同治《宜黄县志》,均无此记载,不知所本,录以俟考。

永乐十四年(1416)

四月,礼部尚书请封禅,成祖曰:今天下虽无事,四方多水旱疾疫,安敢自谓太

① 雍正《陕西通志》卷四七《祥异二》。

② 光绪《三原县志》卷九《祥异》。

③ 光绪《永寿县重修新志》卷一〇《别录类·述异》。

④ 《永寿县志》,三秦出版社1991年版。

⑤ 乾隆五年《富平县志》卷八《祥异》,乾隆四十三年《富平县志》卷一《祥异》。

⑥ 《富平县志》,三秦出版社1994年版。

⑦ 乾隆《临潼县志》卷九《志余·祥异》,民国《临潼县志》卷九《志余·祥异》。

⑧ 《宝鸡市卫生志》,1995年。

⑨ 《洛川县志》,陕西人民出版社1994年版。

⑩ 《古今图书集成·历象汇编·庶征典》卷一一四《疫灾部汇考》引《名山藏》。《大明太宗文皇帝实录》卷一四九"永乐十二年三月"。

⑪ 〔明〕胡俨《颐庵文选》卷上《灌城阡碑》。

⑫ 《宜黄县志》,新华出版社1993年版。

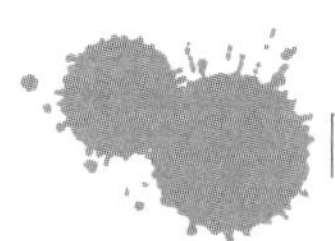

平[①]。又曰:今天下虽无事,然水旱疾疫亦间有之,朕每闻郡县上奏,未尝不惕然于心[②]。

福建省

邵武府(治今邵武市)　秋七月,邵武、光泽大水冒城郭,荡庐舍,漂溺男女万余口,八月大疫[③]。秋七月,邵武、光泽大水,淹没军民男女以万计,八月大疫[④]。七月,邵武、光泽大水,八月大疫[⑤]。

邵武县(今邵武市)　七月,大水冒城,八月大疫[⑥]。

光泽县　七月,大水冒城,八月大疫[⑦]。

金华县(今金华市)　五月大水漂屋,水灾甫息,疫疠大作[⑧]。

兰溪县(今兰溪市)　五月大水漂屋,疫疠大作[⑨]。

湖南省

安仁县　痘疫流行。今《安仁县志》载:明永乐十四年(1600),“痘疫盛行,民间设花痘娘娘牌位”祈神禳灾,结果“死者相枕藉,儿童死亡逾半”[⑩]。按:清代安仁县有二:一属江西省,一属湖南省。同治年间,两县各修有县志。但查所有同治《安仁县志》之《灾异志》,均未见上述记录。此志言之凿凿,或另有所本。另,该志将永乐十四年系于公元1600年,谬甚。

永乐十五年(1417)

七月旦,寿星见,百官请贺,永乐帝朱棣曰:比岁寿星见,卿等以为瑞而致贺。然

---

① 《明史》卷七《成祖纪三》。《礼部志稿》卷二《却封禅之训》。《钦定续通典》卷五四《礼》。《五礼通考》卷五二《吉礼·望山川》。

② 《大明太宗文皇帝宝训》卷三。《大明太宗文皇帝实录》卷一七五。

③ 乾隆《福建通志》卷六五《杂纪·祥异》,同治《重纂福建通志》卷二七一《祥异》。

④ 万历《闽书》卷一四八《祥异志》;崇祯《闽书》卷一四八《祥异·邵武府》。

⑤ 嘉靖《邵武府志》卷一《天文·应候》。

⑥ 咸丰《邵武县志》卷一八《祥异志》,光绪《重纂邵武府志》卷三〇《杂记·祥异·邵武县》,民国《重修邵武县志》卷三《大事志·灾异》。

⑦ 道光《重纂光泽县志》卷一《时事表·灾祥》,光绪《光泽县志》卷一《时事表·灾祥》。

⑧ 康熙《金华府志》卷二五《祥异志》,乾隆《浙江通志》卷一〇九《祥异下》,道光《金华县志》卷一二《杂志·祥异》。

⑨ 光绪《兰溪县志》卷八《杂志·祥异》。

⑩ 《安仁县志》,中国社会出版社1996年版。

四方旱、涝、蝗、疫，比比有之，鲜为朕言者，此何足贺①。

湖南省

酃　县(今炎陵县)　山洪暴发，冬大疫②。

广西壮族自治区

容　县　汤有容永乐间任容县谕，值县大疫③。

【永乐十七年(1419)】

甘肃省

民勤县　饥馑疫疠并臻④。按：不知所本，孤证俟考。

永乐十九年(1421)

湖北省

蒲圻县(今赤壁市)　西良湖正月见龙，是年大疫⑤。

山东省

四月，杨士奇送刘焕巡抚山东时说："山东介河济，连海岱，而古齐鲁之域也，虽其壤地多肥沃，然其人习气缓慢，加以比岁旱涝、疾疫之相仍，而沦于艰窘。"⑥

宣德三年(1428)

福建省

龙岩县(今龙岩市)　龙岩县夏疫⑦。夏疫，死者甚众，义民蒋永迪施棺以百计⑧。

---

① 姚之骃《元明事类钞》卷一。《礼部志稿》卷二。《大明太宗文皇帝实录》卷一九一"永乐十五年秋七月"。《大明太宗文皇帝宝训》卷二。

② 嘉靖《衡州府志》卷七《祥异》，乾隆《衡州府志》卷二九《祥异》，乾隆《酃县志》卷二二《事纪》，同治《酃县志》卷一一《事纪》。

③ 雍正《广东通志》卷四七《人物志·汤有容》。乾隆《广西通志》卷一二七《艺文》。《粤西文载》卷六四《传·名宦》。

④ 《民勤县志》，兰州大学出版社 1994 年版。

⑤ 康熙《湖广武昌府志》卷三《灾异志》，乾隆《蒲圻县志》卷一四《纪异志·祥眚》，同治《蒲圻县志》卷三《祥异志》，民国《湖北通志》卷七五《祥异志一》。

⑥ 〔明〕杨士奇《东里集》卷八《送刘给事中巡抚山东序》。

⑦ 万历《闽书》卷一四八《祥异志》；崇祯《闽书》卷一四八《祥异·漳州府》。

⑧ 道光《龙岩州志》卷二〇《杂记·灾祥》，光绪《龙岩州志》卷二〇《杂记志·灾祥》；康熙《龙岩县志》卷一〇《灾祥》。《龙岩市志》，中国科学技术出版社 1993 年版。

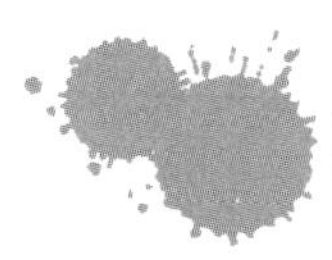

宣德六年(1431)

江苏省

常熟县(今常熟市)　大疫,地震①。

宣德七年(1432)

贵州省

思南府(治今思南县)　正月,水德江长官司奏言:近岁疫死者六十余户,粮额未除②。

宣德九年(1434)

湖南省

道　州(今道县)、永明县(今江永县)、桂阳县、临武县、蓝山县、衡山县、酃县(今炎陵县)、溆浦县　诸县夏秋旱,陂池湖泺皆涸,田稼枯槁,民饥,加以疫疠,死亡相继③。

湖北省

云梦县　夏秋旱,陂池湖泺皆涸,田稼枯槁,民饥,加以疫疠,死亡相继④。

江西省

宜黄县　夏四月,宜黄县耆民称:县民连年遭疫,死亡者多⑤。

江苏省

扬州府(治今扬州市)　夏秋,泰州(今泰州市)、仪真(今仪征市)、宝应(今宝应县)大旱,民饥疫疠,死亡相继⑥。

---

① 康熙《常熟县志》卷一《祥异》。按:原书记载为"宣德九年八月黑眚见。六年大疫,地震",后即接正统元年之灾情。其"宣德九年"应为"宣德元年"之误。

② 《大明宣宗章皇帝实录》卷八六"宣德七年春正月"。

③ 《大明宣宗章皇帝实录》卷一一五"宣德九年十二月"。《大明宣宗章皇帝宝训》卷四"宣德九年十二月"。《国榷》卷二二"宣德九年十二月庚申"。

④ 《大明宣宗章皇帝实录》卷一一五"宣德九年十二月"。《大明宣宗章皇帝宝训》卷四"宣德九年十二月"。《国榷》卷二二"宣德九年十二月庚申"。

⑤ 《大明宣宗章皇帝实录》卷一一〇"宣德九年夏四月"。《大明宣宗章皇帝宝训》卷三"宣德九年五月"。

⑥ 《大明宣宗章皇帝实录》卷一一五"宣德九年十二月"。《大明宣宗章皇帝宝训》卷四"宣德九年十二月"。《国榷》卷二二"宣德九年十二月庚申"。

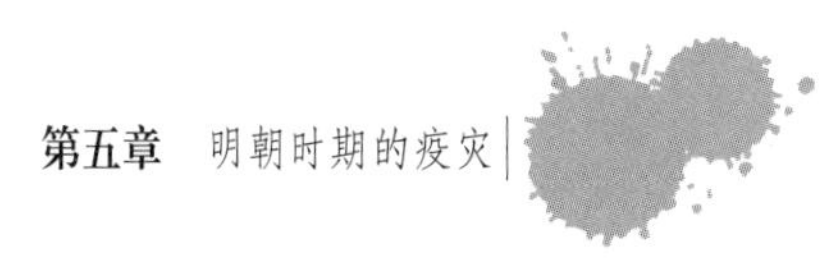

安徽省

太平府(治今当涂县)　自春至秋大旱,江湖涸竭,麦禾不收,民无粒食,剥榆皮为面啖之。又疫痢并兴,道殣相望①。

当涂县　疫痨(痢)并兴,道殣相望②。

繁昌县　疫痢并兴,道殣相望③。

浙江省

象山县　大疫,人畜死伤甚众④。

重庆市

涪陵县(今涪陵区)　涪州夏秋大旱,陂池湖泊干涸,禾稼枯槁,民饥,加以疫痨,死亡相继⑤。

宣德十年(1435)

湖南省

慈利县　夏,大旱疫⑥。夏,慈利大疫,相继死数百人⑦。

正统五年(1440)

湖南省

宁远卫(今宁远县)　冬,宁远卫桃川等六所大疫⑧。按:宁远卫驻今道县,所属桃川、枇杷、锦田、宁溪、广安等所分布于南岭北坡,与两广接壤。

江苏省

吴江县(今吴江市)　春正月大雪二旬,厚积丈余。夏大水,秋亢旱,斗米千钱,大疫,饿殍载道⑨。按:时震泽县尚未从吴江县析出。

---

① 康熙《太平府志》卷三《星野》,乾隆《太平府志》卷三二《俪事志・祥异》。

② 乾隆《当涂县志》卷三《星野・祥异》,民国《当涂县志》卷末《大事记》。

③ 道光《繁昌县志》卷一八《杂类志・祥异》。

④ 嘉靖《象山县志》卷一三《杂志纪・灾祥》,乾隆《象山县志》卷一二《杂志・禨祥》,道光《象山县志》卷一九《禨祥》,民国《象山县志》卷三〇《志异》。

⑤《大明宣宗章皇帝实录》卷一一五"宣德九年十二月"。《大明宣宗章皇帝宝训》卷四"宣德九年十二月"。《国榷》卷二二"宣德九年十二月庚申"。

⑥ 雍正《湖广通志》卷一《星野志・祥异附》,光绪《湖南通志》卷二四三《祥异志一》。

⑦《慈利县志》,中国农业出版社1990年版。

⑧《大明英宗睿皇帝实录》卷七四"正统五年十二月"。

⑨ 乾隆《吴江县志》卷四〇《灾祥》,乾隆《震泽县志》卷二七《灾祥》,道光《震泽镇志》卷三《灾祥》。

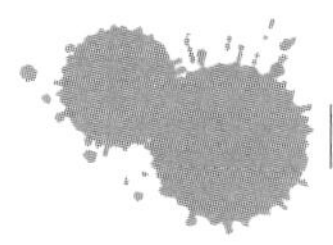

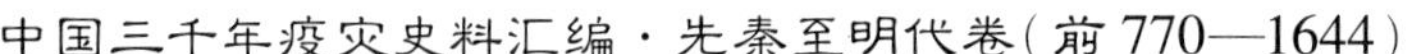

丹阳县(今丹阳市)　正统中,丹阳大疫[①]。

浙江省

乌程县(今湖州市)　正月大雪二旬,积丈余。夏大水。秋亢旱,斗米千钱,大疫,饿殍载道[②]。

正统七年(1442)

福建省

古田县　冬十一月,境内大疫,持续到次年四月[③]。

兴化县　"正统中,兴化县大疫。"[④]按:这条记载没有疫灾流行年月,暂系于此。

正统八年(1443)

福建省

古田县　自去年十一月至今年四月,境内疫疠,死者一千四百四十余人[⑤]。

正统九年(1444)

浙江省

绍兴府(治今绍兴市)、宁波府(治今宁波市)、台州府(治今台州市)　冬十一月,三府瘟疫大作,并持续到次年夏秋。次年七月浙江道监察御使报告:绍兴、台州、宁波三府属县自去冬以来,瘟疫死者三万四千余人[⑥]。

鄞　县(今宁波市鄞州区)　冬,瘟疫大作[⑦]。冬,县城瘟疫大作[⑧]。

---

① 《古今图书集成·历象汇编·庶征典》卷一一四《疫灾部·纪事》,《古今图书集成·方舆汇编·职方典》卷七四〇《镇江府部·纪事二》。

② 光绪《乌程县志》卷二七《祥异》。按:《湖州市卫生志》(香港大时代出版社 1993 年版)将此事系于宣德五年(1430),误。

③ 《大明英宗睿皇帝实录》卷一〇六"正统八年秋七月"。

④ 乾隆《福建通志》卷六五《杂纪·祥异》,同治《莆田县志稿本》之《祥异志》。

⑤ 《大明英宗睿皇帝实录》卷一〇六"正统八年秋七月"。

⑥ 《明史》卷二八《五行志·疾疫》。《大明英宗睿皇帝实录》卷一三一"正统十年秋七月"。《大明英宗睿皇帝宝训》卷二"正统十年秋七月"。《明史》卷一六七《黄裳传》。乾隆《绍兴府志》卷八〇《祥异志》,光绪《台州府志》卷二九《大事三》,民国《台州府志》卷一三二《杂志·祥异》。

⑦ 乾隆《鄞县志》卷二六《杂识上·祥异》,同治《鄞县志》卷六九《祥异》,民国《新昌县志》卷一八《杂记·灾异》。

⑧ 《鄞县志》,中华书局 1996 年版。

慈溪县(今慈溪市)　冬,瘟疫大作[①]。

临海县(今台州市临海区)　闰七月大水,冬瘟疫大作,死者甚众[②]。

黄岩县　春夏大疫,死九千八百六十九人[③]。八月,黄岩县疫,死万人[④]。

绍兴县　冬,绍兴、宁波、台州瘟疫大作。及明年,死者三万余人[⑤]。

绍兴市　今《绍兴市卫生志》载:明嘉靖九年(1530)冬,绍兴府瘟疫大作[⑥]。按:"嘉靖九年"当为"正统九年"之讹。

新昌县　今《新昌县卫生志》载:明嘉靖九年(1530),绍兴、宁波,台州三府瘟疫大作,及翌年,死三万余人,本县亦有此疫[⑦]。按:"嘉靖九年"当为"正统九年"之讹。

正统十年(1445)

陕西省

西安府(长安、咸宁二县附郭,治今西安市)　六月,西安等府县沴气为灾,时疫大作,死者相枕,病者未已[⑧]。遣祭于西岳之神,为民祈福,死者蠲其租,病者赈恤之[⑨]。

蓝田县　大疫[⑩]。

白水县　大疫[⑪]。

永寿县　六月,陕西全省灾疫[⑫]。六月,瘟疫流行[⑬]。

延绥镇(治今榆林市)　协赞延绥军务监察御史马恭奏:沿边诸寨,军士不下数万,荒远偏僻,不近州县,兼无药饵,疾疫时行,坐以待毙,诚可矜悯[⑭]。

---

① 光绪《慈溪县志》卷五五《祥异》。

② 民国《临海县志稿》卷四一《大事志》。

③ 《大明英宗睿皇帝实录》卷一二〇,见《明实录类纂·自然灾异卷》。

④ 《国榷》卷二六"正统九年八月"。

⑤ 《绍兴县志》,中华书局1999年版。《绍兴县卫生志》,浙江古籍出版社1997年版。

⑥ 《绍兴市卫生志》,上海科学技术出版社1994年版。

⑦ 《新昌县卫生志》,同济大学出版社1992年版。

⑧ 《大明英宗睿皇帝实录》卷一三〇"正统十年六月"。《钦定续文献通考》卷七五《郊社考》。《陕西通志》卷九四《艺文十》之《陕西灾疫祷西岳华山》。

⑨ 〔明〕何乔远《名山藏》,北京大学出版社1993年版,第683页。《古今图书集成·历象汇编·庶征典》卷一一四《疫灾部》。

⑩ 《蓝田县志》,陕西人民出版社1994年版。

⑪ 乾隆《白水县志》卷一《祥异》,民国《白水县志》卷一《地理志·祥异》。《白水县志》,西安地图出版社1989年版。

⑫ 光绪《永寿县重修新志》卷一〇《述异》。

⑬ 《永寿县志》,三秦出版社1991年版。

⑭ 《大明英宗睿皇帝实录》卷一二九"正统十年五月"。

宝鸡市　大疫遍及陕西全省,尤以秦、雍二州为甚[①]。

浙江省

绍兴府(治今绍兴市)、宁波府(治今宁波市)、台州府(治今台州市)　三月,宁波、台州久旱不雨,民遭疾疫,死者甚众,命礼部侍郎王英祭祀南镇以禳疫灾[②]。王英至,大雨,民呼侍郎雨[③]。六月,以绍兴、宁波、台州诸府大疫,遣祭于南镇之神,为民祈福,死者蠲其租,病者赈恤之[④]。冬十月,祀南镇。时浙江台、宁等府久旱,民遭疾疫[⑤]。

宁波府(治今宁波市)　三月,宁波疫[⑥]。军民疫死者六千六百余人[⑦]。

鄞　县(今宁波市鄞州区)　三月宁波旱,七月宁波疫[⑧]。

镇海县(今宁波市镇海区)　久旱,民遭疾疫,遣礼部王英礼南镇禳灾[⑨]。

慈溪县(今慈溪市)　三月久旱,民遭疾疫[⑩]。大疫,人往来绝迹[⑪]。

临海县(今台州市临海区)　疫死甚众,大旱[⑫]。

正统十一年(1446)

甘肃省

甘　州(治今张掖市)、肃　州(治今酒泉市)　十二月甲辰,遣右通政王锡祭西岳华山、西镇吴山之神,太常寺丞李宗周祭甘肃境内山川之神,以甘州等处疾疫

---

① 《宝鸡市卫生志》,1995 年。

② 〔明〕黄佐《翰林记》卷一五。《礼部志稿》卷五六。〔明〕程敏政《明文衡》卷六一陈敬宗《尚书王文安公传》。乾隆《浙江通志》卷一〇九《祥异下》。

③ 《明史》卷一五二《王英传》。

④ 〔明〕何乔远《名山藏》,北京大学出版社 1993 年版,第 683 页。《古今图书集成·历象汇编·庶征典》卷一一四《疫灾部》。《国榷》卷二六“正统十年六月”。乾隆《浙江通志》卷七五《蠲恤》。

⑤ 〔清〕孙之騄《二申野录》卷二,见杨国宜《明朝灾异野闻编年录》,安徽师范大学出版社 2012 年版,第 25 页。

⑥ 《国榷》卷二六“正统十年三月”。

⑦ 《大明英宗睿皇帝实录》卷一二〇“正统十年三月”。〔明〕雷礼《皇明大政纪》(北京大学出版社 1993 年版,第 1743 页)将此事系于五月,曰“正统十年五月,浙江宁波等府民遭疫死甚众,命礼部左侍郎王英代祀南镇,以禳民厉”。乾隆《浙江通志》卷一〇九《祥异下》,民国《台州府志》卷一三四《杂志·祥异》。

⑧ 同治《鄞县志》卷六九《祥异》。

⑨ 《宁波市北仑区卫生志》,上海辞书出版社 2007 年版。

⑩ 光绪《慈溪县志》卷五五《祥异》。

⑪ 《慈溪卫生志》,宁波出版社 1994 年版。按:原文作“明正统十年(1439)大疫,人往来绝迹”。公元年份错误。1439 年乃正统四年,其年无疫灾记载。

⑫ 民国《临海县志稿》卷四一《大事志》。

故也[①]。时甘、肃疫[②]。

浙江省

象山县　十一月疫，次年六月免象山县疫死人户田租百八十四石[③]。

正统十二年(1447)

陕西省

麟游县　麟游自正月不雨，至夏四月亢阳为虐，饥馑俱臻，疫病大炽，死者十之一[④]。

湖北省

江陵县　春，荆州疫[⑤]。

江西省

新城县(今黎川县)　冬，疫气大作，到次年春，疫死者四千余人[⑥]。

正统十三年(1448)

江西省

新城县(今黎川县)　去冬今春疫气大作，新城县民男女死者四千余人[⑦]。新城县疫[⑧]。

江苏省

淮安府(治山阳县，今淮安市)　所属海州(今连云港市)、赣榆、邳州、睢宁、宿迁、桃源、沭阳、清河、山阳、盐城、安东11县因连年水涝、蝗旱灾害相侵，大疫流行，死亡者众[⑨]。

---

① 《钦定续文献通考》卷七五《郊社考》。《大明英宗睿皇帝实录》卷一四八“正统十一年十二月”。

② 《国榷》卷二六“正统十一年十二月甲辰”。

③ 《大明英宗睿皇帝实录》卷一五五“正统十二年六月”。《国榷》卷二六“正统十二年六月庚辰”。

④ 《麟游县志》，陕西人民出版社1993年版。

⑤ 光绪《续修江陵县志》卷六一《外志·祥异》。

⑥ 《大明英宗睿皇帝实录》卷一七〇“正统十三年九月”。

⑦ 《大明英宗睿皇帝实录》卷一七〇“正统十三年九月”。

⑧ 《国榷》卷二七“正统十三年九月甲午”。

⑨ 《大明英宗睿皇帝实录》卷一六七“正统十三年六月”。

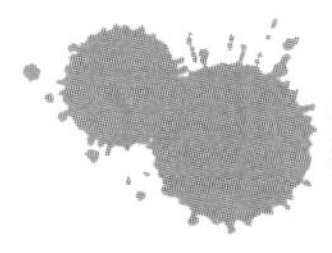

正统十四年(1449)

福建省

邵武县(今邵武市)　邵武秋大疫,死者以万计[1]。邵武、泰宁饥,秋大疫[2]。秋疫,李孟贵与同邑苏彦铭买棺以施贫者[3]。

将乐县　将乐、泰宁二县界有物黑色如马,长十余丈,飞绕山上三日,秋疫[4]。

泰宁县　饥,秋大疫[5]。夏饥,秋疫,死者千计[6]。大饥,秋疫[7]。

光泽县　秋大疫,死者以万计,邑人李孟贵、苏彦铭施贫者棺[8]。疫[9]。秋疫[10]。

松溪县　山贼攻劫县治,又值大疫,骸骨遍野[11]。

广东省

广　州(番禺、南海二县附郭,今广州市)　时闭城久,疫死者众[12]。

景泰元年(1450)

四川省

筠连县、长宁县、庆符县(今高县庆符镇)、江安县、纳溪县　筠连县戎夷叛乱,劫掠长宁、庆符、江安、纳溪等县,朝廷派都御史李匡、监察御史刘辀平定。“适时盛暑,地多疫疠,士卒死者甚众”,李匡、刘辀均染疾,刘辀后病死[13]。

广东省

顺德县(今佛山市顺德区)　“景泰初,贼所过,死骸载道,岁复饥馑,缘是疫气流行。”[14]

---

① 弘治《八闽通志》卷八一《祥异》。

② 嘉靖《邵武府志》卷一《天文·应候》。万历《闽书》卷一四八《祥异志》;崇祯《闽书》卷一四八《祥异·邵武府》。

③ 光绪二十四年《重纂邵武府志》卷二三《义行·邵武县》。

④ 同治《重纂福建通志》卷二七一《祥异》。

⑤ 嘉靖《邵武府志》卷一《天文·应候》。崇祯《闽书》卷一四八《祥异·邵武府》。

⑥ 民国《泰宁县志》卷三《大事志·祥异》。

⑦ 光绪《重纂邵武府志》卷三〇《杂记·祥异·泰宁县》。

⑧ 乾隆《福建通志》卷六五《杂纪·祥异》。

⑨ 道光《重纂光泽县志》卷一《时事表》,光绪《光泽县志》卷一《时事表·灾祥》。

⑩ 光绪《重纂邵武府志》卷三〇《杂记·祥异·光泽县》。

⑪ 弘治《八闽通志》卷六一《恤政》。

⑫ 雍正《广东通志》卷四〇《名宦志省总·杨信民》。

⑬ 民国《筠连县志》卷六《要事志》。

⑭ 咸丰《顺德县志》卷二三《列传三·明二》。

甘肃省

平凉县(今平凉市)　平凉大疫[1]。

景泰二年(1451)

江苏省

淮安府(治山阳县,今淮安市)、徐州府(治铜山县,今徐州市)　淮、徐之间,尝连岁水灾,且大疫[2]。

广西壮族自治区

郁林州(今玉林市)　正统十四年八月派往郁林州等处哨守的一百五十四名旗兵,景泰元年至景泰二年八月内因为瘴疫传染,陆续病故六十名[3]。

景泰三年(1452)

江苏省

徐州府(治铜山县,今徐州市)　四月,徐州水旱疾疠相仍,民大饥[4]。淮徐大水,民饥疫[5]。徐大水,民饥疫[6]。

铜山县(今徐州市铜山区)　八月,徐州平地水高一丈,民居尽圮,民饥疫[7]。

萧　县　徐大水,民饥疫[8]。萧县水旱疾疠相仍,民大饥[9]。

丰　县　大饥疫[10]。

邳　州(今邳州市)　淮、徐大水,民饥疫[11]。淮、徐大水,百姓死于饥饿和疫病者甚多[12]。

江西省

宜黄县　二月大疫,死四千六百余人[13]。

---

① 《平凉市志》,中华书局1996年版。

② 〔明〕柯潜《竹岩集》补遗《送兵部尚书王公还河州序》。

③ 〔明〕于谦《覆湖广奏免调戍广西事》,载〔明〕黄训《名臣经济录》卷三九。

④ 万历《徐州志》卷六《灾祥》。

⑤ 乾隆《徐州府志》卷三〇《祥异》。

⑥ 《徐州市卫生志》,1991年。

⑦ 道光《铜山县志》卷二三《祥异》,民国《铜山县志》卷四《纪事表·灾变》。

⑧ 嘉庆《萧县志》卷一八《祥异》。

⑨ 万历《徐州志》卷六《灾祥》。

⑩ 光绪《丰县志》卷一六《纪事类·灾祥》。

⑪ 光绪《邳志补》卷八《田赋下·灾异》。

⑫ 《邳州市卫生志》,北京科学技术出版社1995年版。

⑬ 《大明英宗睿皇帝实录》卷二一三"景泰三年二月"。《国榷》卷三〇"景泰三年二月壬辰"。

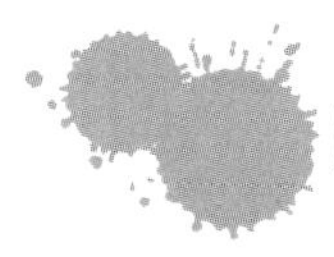

广西壮族自治区

柳州府(治马平县,今柳州市)　柳州旱疫。是年寇攻围城池,关厢民多罹其害,因之以大旱,斗米百钱,疫气遍行,死者甚众①。

景泰四年(1453)

江西省

建昌府(治南城县)　冬,建昌府属县大疫,男妇死者八千余人②。

南城县　冬,建昌大疫③。

湖北省

武昌府(治江夏县,今武汉市)、汉阳府(治汉阳县,今武汉市)　冬,武昌、汉阳疫,男妇死者万余人④。

汉阳县(今武汉市)　冬,大疫⑤。时夏口县尚未从汉阳县析出,故《夏口县志》亦有"冬,大疫"的记载⑥。

湖南省

衡州府(治衡阳县,今衡阳市)　是年冬至次年春,雨雪连绵,兼以疫疠,衡州府所隶一州八县人民死者一万八千七百四十七口⑦。

江苏省

苏　州(吴县、长洲二县附郭,今苏州市)　吴中大祲,民饥而疫作,相枕藉死⑧。

景泰五年(1454)

江西省

建昌府(治今南城县)　二月,疫⑨。

---

① 嘉靖《广西通志》卷四〇《祥异》。

② 《大明英宗睿皇帝实录》卷二三八"景泰五年二月"。《国榷》卷三一"景泰四年十二月"。《明史》卷二八《五行志一·疾疫》。乾隆《建昌府志》卷二《星野·禨祥》,同治《建昌府志》卷一〇《杂类志·祥异》。

③ 同治《南城县志》卷一〇《杂志·祥异》。

④ 《明史》卷二八《五行志一·疾疫》。《大明英宗睿皇帝实录》卷二三八"景泰五年二月"。《国榷》卷三一"景泰四年十二月"。

⑤ 嘉庆《汉阳县志》卷一〇《祥异附》,同治《汉阳县志》卷四《天文志·祥异》。

⑥ 民国《夏口县志》卷二〇《祥异志》。

⑦ 《大明英宗睿皇帝实录》卷二四二"景泰五年六月己亥",见《明实录类纂·自然灾异卷》。

⑧ 〔明〕钱谷《吴都文粹续集》卷一五《祠庙》引吴宽《周孝子庙记》。

⑨ 〔明〕何乔远《名山藏》,北京大学出版社1993年版,第765页。

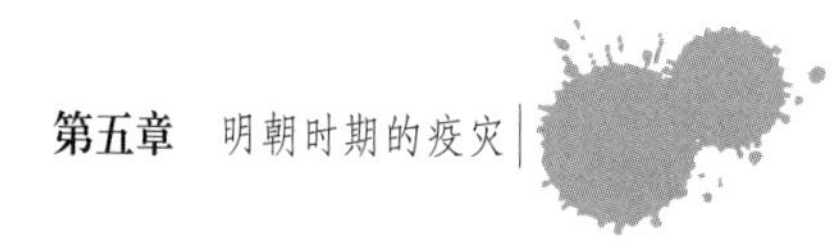

湖北省

武昌府(治江夏县,今武汉市)、汉阳府(治汉阳县,今武汉市)　正月,雷震木稼,雪雹交作,人民饥疫[①]。二月,疫[②]。

湖南省

衡州府(治衡阳县,今衡阳市)　二月,疫。六月报告,自去年冬以来,衡州府所隶一州八县人民死者一万八千七百四十七口,牛三万六千七百八十五只[③]。

河北省

东光县　大饥疫,殍夫枕野[④]。

江苏省

四月己亥,太仆寺少卿黄仕儁奏:淮、徐以北,疫疠大作,死者不可胜数[⑤]。

安东县(今涟水市)　淮、徐以北,疫疠大作,死者不可胜数[⑥]。

太湖流域　夏大水,秋亢旱,大疾疫[⑦]。"东南饥且大疫,苏、松为甚。"[⑧]"苏、松大饥大疫,死者枕藉。贫民牵扶入城市乞食,旦人而夕鬼。"[⑨]

苏州府(吴县、长洲二县附郭,治今苏州市)　春正月大雪,二旬积深丈余,太湖诸港连冰,畜木尽死。夏大水,漂没田庐。秋亢旱,高原苗槁,斗米百钱,大疫,饿殍载道[⑩]。

常熟县(今常熟市)　正月大雪连旬积丈余,夏大水,田庐漂没,秋亢旱,苗槁,大疫,民饥[⑪]。

昆山县(今昆山市)　大水,民饥疫作[⑫]。时人有诗曰:"疫疠饥荒相继作,乡民千万死无辜。"[⑬]大水,疫病流传[⑭]。

---

① 《大明英宗睿皇帝实录》卷二三八"景泰五年二月"。

② 〔明〕何乔远《名山藏》,北京大学出版社 1993 年版,第 765 页。

③ 《古今图书集成·历象汇编·庶征典》卷一一四《疫灾部》引《名山藏》。《大明英宗睿皇帝实录》卷二四二"景泰五年六月"。

④ 康熙《东光县志》卷一《机祥》。

⑤ 《大明英宗睿皇帝实录》卷二四〇"景泰五年夏四月"。

⑥ 光绪《安东县志》卷五《民赋下·灾异》。

⑦ 乾隆《太湖备考》卷一四《灾异》。

⑧ 嘉靖《昆山县志》卷一三《杂记》。

⑨ 〔明〕郑文康《平桥稿》卷一六《昆山知县郑侯行状》。

⑩ 《古今图书集成·方舆汇编·职方典》卷六八七《苏州府部·纪事》。

⑪ 康熙《常熟县志》卷一《祥异》,光绪《重修常昭合志》卷四七《祥异志》。

⑫ 道光《昆新两县志》卷三九《祥异》,光绪《昆新两县续修合志》卷五一《祥异》。

⑬ 乾隆《江南通志》卷一一三《郑逵》。

⑭ 《昆山县志》,上海人民出版社 1990 年版。

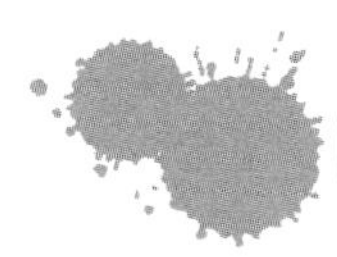

上海市

松江府(治华亭县,今松江区)　正月大雨雪,四旬不止,湖泖皆冰,夏大水没禾稼,大疫,死者无算[①]。夏,大疫,死者极多[②]。

华亭县(今包括奉贤县、金山县)　正月大雪,四旬不止,夏大水没禾稼,大疫,死者无算[③]。夏大疫,死者无数[④]。

上海县(今包括闵行区、川沙区、南汇区等)　春大雨雪连四十日,夏大水,大疫,死者无算[⑤]。夏大疫,死者无数[⑥]。

青浦县(今青浦区)　春正月大雨雪,连四十日不止,平地水深数尺,湖泖皆水,夏大水,人多疫死[⑦]。夏大疫,死者无算[⑧]。

浙江省

湖州府(乌程、归安二县附郭,治今湖州市)　杭、嘉、湖大雨伤苗,六旬不止。夏大水,秋亢旱,大饥疫,民相食[⑨]。

乌程县、归安县(今湖州市)　夏大水,秋亢旱,大饥疫,民相食[⑩]。

嘉兴府(嘉兴、秀水二县附郭,治今嘉兴市)　大疫,死者枕藉[⑪]。

平湖县　春二月大雪四十日不止,平地数尺,民间房屋俱压坏。六月大疫,死者相枕藉[⑫]。

---

① 《古今图书集成·方舆汇编·职方典》卷七〇五《松江府部·纪事》。正德《松江府志》卷三二《祥异》,嘉庆《松江府志》卷八〇《祥异志》。

② 《松江县志》,上海人民出版社1991年版。

③ 乾隆《华亭县志》卷一六《祥异志》,光绪《重修华亭县志》卷二三《祥异》,光绪《奉贤县志》卷二〇《杂志·灾祥》;乾隆《金山县志》卷一八《祥异》,光绪《金山县志》卷一七《志余·祥异》。

④ 《上海卫生志》,上海社会科学院出版社1998年版。

⑤ 嘉靖《上海县志》卷六《杂志》,同治《上海县志》卷三〇《杂记·祥异》,民国《上海县志》卷一《纪年》,民国《南汇县续志》卷二二《杂志·祥异》;光绪《川沙县志》卷一四《杂志·祥异》。

⑥ 《上海卫生志》,上海社会科学院出版社1998年版。

⑦ 乾隆《青浦县志》卷三八《祥异》,光绪《青浦县志》卷三〇《杂记上·祥异》。

⑧ 《青浦县卫生志》,上海科学技术出版社1989年版。

⑨ 同治《湖州府志》卷四四《前事略·祥异》。《湖州市卫生志》,香港大时代出版社1993年版。

⑩ 光绪《乌程县志》卷二七《祥异》,光绪《归安县志》卷二七《前事略·祥异》。

⑪ 康熙《嘉兴府志》卷二《星野祥异》,嘉庆《嘉兴府志》卷三五《祥异》。

⑫ 乾隆十年《平湖县志》卷一〇《外志·灾祥》,乾隆四十五年《平湖县志》卷二〇《外志·机祥》,光绪《平湖县志》卷二五《外志·祥异》。

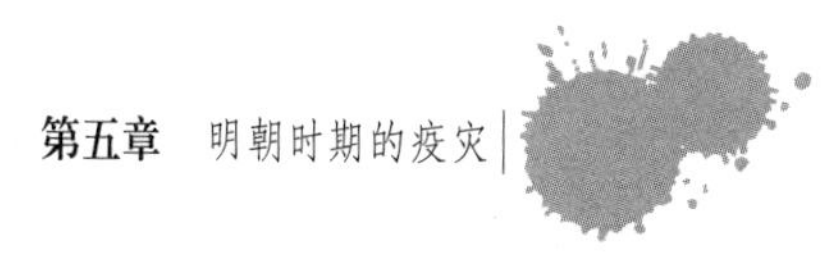

景泰六年(1455)

陕西省

西安府(治今西安市)　六月,陕西巡抚曹景奏称西安、平凉等府,正月以来不雨,四月雪霜,瘟疫死者二千余人①。四月,西安、平凉疫②。西安、平凉旱疫③。

蓝田县　关中久旱,瘟疫流行④。

三原县　四月,西安疫⑤。

平凉县　夏四月,平凉疫⑥。

礼泉县　五月降雪霜,禾苗受冻害。疫病流行,死者达数千人⑦。

合水县　大疫⑧。

长武县　瘟疫流行,死亡人口甚多⑨。

扶风县　关中瘟疫,死人2000余⑩。

宝鸡市　关中久旱不雨,瘟疫流行,死者二千余人⑪。

咸阳市　关中久旱不雨,瘟疫流行,死者甚众⑫。

兴平县　明代宗景泰五年(1454),关中瘟疫,死者二千余人⑬。按:景泰五年当为六年之误。

甘肃省

平凉府(治今平凉市)　正月以来不雨,四月雪霜、旱疫。详上“西安府”条。

镇原县　庆阳地区大疫⑭。

江南地区

苏州府(治今江苏苏州市)、松江府(治今上海松江区)、嘉兴府(治今浙江嘉兴

---

① 《大明英宗睿皇帝实录》卷二五四“景泰六年六月”。
② 《明史》卷二八《五行志一・疾疫》。
③ 《国榷》卷三一“景泰六年六月戊寅”。
④ 《蓝田县志》,陕西人民出版社1994年版。
⑤ 光绪《三原县志》卷九《祥异》。
⑥ 宣统《甘肃新通志》卷二《天文志・附祥异》。
⑦ 《礼泉县志》,三秦出版社1999年版。
⑧ 《合水县志》,甘肃文化出版社2007年版。
⑨ 《长武县志》,陕西人民出版社2000年版。
⑩ 《扶风县志》,陕西人民出版社1993年版。
⑪ 《宝鸡市卫生志》,1995年。
⑫ 《咸阳市卫生志》,1998年。
⑬ 《兴平县志》,陕西人民出版社1994年版。
⑭ 《庆阳地区志》,兰州大学出版社1988年版。

市）、常州府（治今江苏常州市）、镇江府（治今江苏镇江市）　苏（州）、松（江）大饥大疫，斗米百钱，死者交横于道[①]。嘉（兴）、湖（州）、常（州）、镇（江）亦然，有一家连死至五七口者，有举家死无一人存者，生民之患莫重于此[②]。五月初六日苏州地震，并常（州）、镇（江）、松江四府瘟疫，死者77000余人[③]。七月，敕南京守备及五府六部等衙门官曰：灾祥皆由乎人事得失所致，南京实祖宗肇迹之地，其重与京师等。近闻所在灾异荐臻，或水旱相仍，或饥疫竞起，火盗累作，人用怨咨，尔等安能辞其责乎[④]？

江苏省

苏州府（吴县、长洲二县附郭，治今苏州市）　夏大疫，地震，亢旱[⑤]。

长洲县（今苏州市）　夏大疫[⑥]。

昆山县（今昆山市）　苏松大饥，民疫，斗米百钱，死者交错于道[⑦]。

无锡县（今无锡市）　夏秋大旱，民饥疫，死者道殣相望，计三万余人[⑧]。夏秋大旱，民饥疫死者三万余人，弃尸于野[⑨]。

溧阳县（今溧阳市）　夏秋大旱，民饥，有疫[⑩]。

江阴县（今江阴市）　夏，旱蝗饥疫，死者枕藉[⑪]。

浙江省

嘉兴府（嘉兴、秀水二县附郭，治今嘉兴市）　大疫，死者相枕藉[⑫]。

秀水县（今嘉兴市）　大疫，死者相枕藉[⑬]。

嘉善县　大疫，死者枕藉[⑭]。

---

① 〔明〕郑文康《平桥稿》卷一七《书拙庵卷后》。

② 《大明英宗睿皇帝实录》卷二五三“景泰六年五月”。

③ 《大明英宗睿皇帝实录》卷二五四“景泰六年六月”。

④ 《大明英宗睿皇帝实录》卷二五六“景泰六年秋七月”。

⑤ 《古今图书集成·方舆汇编·职方典》卷六八七《苏州府部·纪事》。

⑥ 康熙《长洲县志摘要便览》之《建制·祥异》（不分卷）。

⑦ 道光《昆新两县志》卷三九《祥异》，光绪《昆新两县续修合志》卷五一《祥异》。

⑧ 弘治《重修无锡县志》卷二七《祥异》，嘉庆《无锡金匮县志》卷三一《祥异》，光绪《无锡金匮县志》卷三一《祥异》。

⑨ 《无锡县志》，上海社会科学院出版社1994年版。《无锡县卫生志》，江苏人民出版社2001年版。

⑩ 〔清〕孙之騄《二申野录》卷二，见杨国宜《明朝灾异野闻编年录》，安徽师范大学出版社2012年版，第34页。嘉庆《溧阳县志》卷一六《杂类志·瑞异》。

⑪ 崇祯《江阴县志》卷二《灾祥》。

⑫ 嘉靖《嘉兴府图记》卷二〇《丛记》，康熙《嘉兴府志》卷二《星野·祥异》，嘉庆《嘉兴府志》卷三五《祥异》，光绪《嘉兴府志》卷三五《祥异》。

⑬ 万历《秀水县志》卷一〇《丛谈志·机祥》，民国《秀水县志》卷一〇《丛谈·机祥》。

⑭ 光绪《重修嘉善县志》卷三四《杂志·祥眚》。

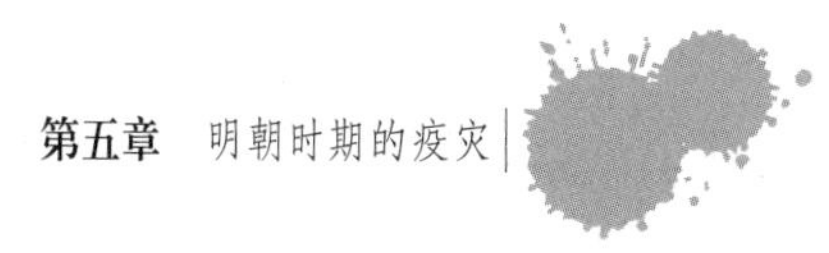

福建省

邵武县(今邵武市) 饥疫,汤荣施棺助葬①。

景泰七年(1456)

湖北省

黄梅县 春夏瘟疫大作,有一家死至三十九口,计三千四百余口;有全家绝灭者,计七百余户②。

广西壮族自治区

临桂县(今桂林市) 五月,桂林疫,死者两万余人③。

江苏省

苏州府(治今苏州市)、常州府(治今常州市)、镇江府(治今镇江市) 九月,巡按直隶监察御史胡宽奏,苏、松、常、镇四府,国家贡赋多赖于此,自景泰五年以来,水旱相仍,瘟疫流行,人民死亡不可胜数④。九月,东南大疫,蝗疫盛发⑤。

上海市

松江府(治华亭县,今松江区) 自景泰五年以来,水旱相仍,瘟疫流行,人民死亡不可胜数。九月,蝗疫盛发。引见上“苏州府”条。

天顺元年(1457)

北京市

顺天府(宛平、大兴二县附郭,今北京市) 畿内疫⑥。五月,巡按直隶监察御史史兰奏,顺天等府,蓟州、遵化等州县军民,自景泰七年冬至今春夏,瘟疫大作,一户或死八九口,或死六七口,或一家同日死三四口,或全家倒卧,无人扶持,传染不止,病者极多⑦。

---

① 光绪《重纂邵武府志》卷二三《义行》。

② 《大明英宗睿皇帝实录》卷二七一“景泰七年十月”。

③ 《大明英宗睿皇帝实录》卷二六六“景泰七年五月”。《国榷》卷三一“景泰七年五月”。《明史》卷二八《五行志一·疾疫》。光绪《临桂县志》卷一八《前事志》。

④ 《大明英宗睿皇帝实录》卷二七〇“景泰七年九月”。

⑤ 《国榷》卷三一“景泰七年九月戊子”。《大明英宗睿皇帝实录》卷二七〇“景泰七年九月”。

⑥ 《国榷》卷三二“天顺元年五月丙子”。

⑦ 《大明英宗睿皇帝实录》卷二七八“天顺元年五月”。

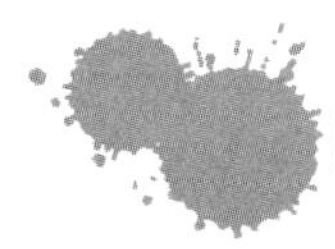

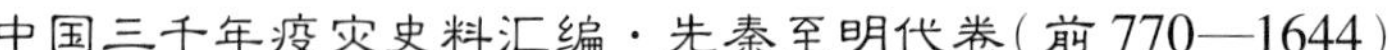

河北省

沧　州　疫,东光、景县疫①。秋,大饥疫②。

宣府镇(治宣化县,今张家口市宣化区)　九月,宣府右参将都指挥佥事张林奏,万全左等卫城堡并缘边官军,近年多遘疫疾,乞遣医者携所宜药疗之③。

交河县(今泊头市)　五月丙戌,彗星见于危,若动摇者,直隶大饥疫④。

景　县　五月丙戌,彗星见于危,若动摇者,直隶大饥疫⑤。大饥,疫病流行⑥。

东光县　大饥疫⑦。

山东省

五月,山东诸郡人民饥疫⑧。

济南府(治历城县,今济南市)　次年正月,巡按山东监察御史江勋奏称:"济南等府连年水旱,蝗疫相仍。"⑨据此,其疫灾应在是年。

湖南省

永　州(治零陵县,今永州市)　天顺改元,调永州知府,时总兵李震统兵十余万,剿广西起义军,驻永州。(杨)与调度多方,兵民倚赖。城中苦疠疫,与加意轸恤。病者给医药,殁者资丧葬赀。子女不能嫁娶者助之⑩。

天顺二年(1458)

广东省

海康县(今雷州市)　时值兵乱,疫作,死者万计⑪。

---

① 《河北省志》,方志出版社2009年版。

② 民国《沧县志》卷一六《大事年表》。

③ 《大明英宗睿皇帝实录》卷二八二"天顺元年九月"。

④ 民国《交河县志》卷一〇《杂稽志·祥异》。

⑤ 民国《景县志》卷一四《史事》。

⑥ 《景县志》,天津人民出版社1991年版。

⑦ 光绪《东光县志》卷一一《祥异》。

⑧ 《大明英宗睿皇帝实录》卷二七八"天顺元年五月"。《大明英宗睿皇帝宝训》卷二"天顺元年五月"。

⑨ 《大明英宗睿皇帝实录》卷二八六"天顺二年春正月"。

⑩ 康熙《惠安县志续补》之《宦绩·杨与》。

⑪ 康熙《海康县志》卷中《名宦志·王麟云》,雍正《广东通志》卷四一《名宦志各府》。

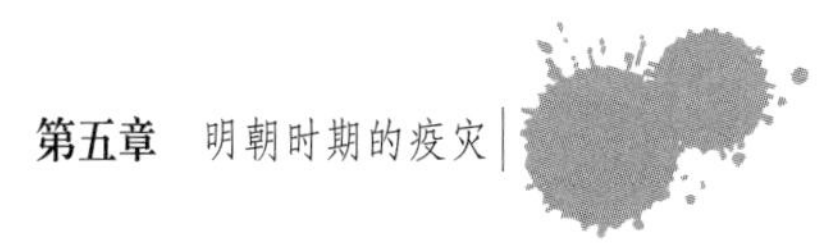

天顺四年(1460)

福建省

邵武县(今邵武市)　夏秋大疫①。郑谅、郑昇施棺②。

光泽县　夏秋大疫③。

天顺五年(1461)

陕西省

西安府(治今西安市)　四月,陕西疫④。这里所谓的"陕西",其实是西安府。是月,陕西布政司奏称:西安府三十三州县地方,自去年雨水连绵,秋成失望,人民缺食,至冬无雪,今年春又无雨,二麦不遂发生,况瘟疫大行,人多死亡,乞遣官致祭境内西岳等神⑤。辛卯,以西安饥疫,遣太常寺丞丘晟祭西岳⑥。

蓝田县　四月,疫⑦。

盩厔县(今周至县)　疫⑧。

三原县　四月,陕西疫⑨。

鄠　县(今户县)　四月疫⑩。

湖南省

攸　县　自去冬至今夏,民间大疫,死者十二三⑪。

---

① 嘉靖《邵武府志》卷一《天文·应候》,咸丰《邵武县志》卷一八《祥异志》,光绪《重纂邵武府志》卷三〇《杂记·祥异》,民国《重纂邵武县志》卷三《大事志·灾异》。

② 光绪《重纂邵武府志》卷二三《义行·邵武县》。

③ 嘉靖《邵武府志》卷一《天文·应候》,乾隆《福建通志》卷六五《杂纪·祥异》,光绪《重纂邵武府志》卷三〇《杂记·祥异》;道光《重纂光泽县志》卷一《时事表》,光绪《光泽县志》卷一《时事表·灾祥》。

④ 《明史》卷二八《五行志一·疾疫》。

⑤ 《大明英宗睿皇帝实录》卷三二七"天顺五年夏四月"。

⑥ 《国榷》卷三三"天顺五年四月辛卯"。

⑦ 《蓝田县志》,陕西人民出版社 1994 年版。

⑧ 乾隆《盩厔县志》卷一三《祥异》,民国《盩厔县志》卷八《杂记·祥异》。

⑨ 光绪《三原县志》卷九《祥异》。

⑩ 《户县志》,西安地图出版社 1987 年版。

⑪ 《大明英宗睿皇帝实录》卷三三〇"天顺五年秋七月"。《国榷》卷三三"天顺五年七月乙巳"。

兴宁县　大旱,虫食苗,大疫①。

江西省

宜春县(今宜春市)　大疫②。

万载县　大疫③。冬,雷鸣,城乡瘟疫流行④。

高安县(今高安市)　冬十二月,雷鸣,乡市大疫⑤。

天顺六年(1462)

甘肃省

平凉府(治今平凉市)　去年旱伤,今岁疫疠⑥。

江西省

瑞州府(治今高安市)　春,疫炽⑦。

第二节　明朝中期的疫灾

成化元年(1465)

广东省

海康县(今雷州市)　大疫。是年广西胡公威反,流劫遂溪,至雷州(治海康县)。时承平日久,民不知兵,贼至,奔入城,相持日久,城中疫起,十死六七,田野荒芜,户口顿减⑧。

---

① 雍正《湖广通志》卷一《星野志·祥异附》,光绪《湖南通志》卷二四三《祥异志一》;乾隆《直隶郴州总志》卷二九《事纪志》,嘉庆《郴州总志》卷四一《事纪·祥异》,光绪《兴宁县志》卷一八《杂纪志·灾祲》。

② 乾隆《袁州府志》卷二《星纪·机祥》。

③ 雍正《万载县志》卷一二《灾祥》,同治《万载县志》卷二五《祥异》,民国《万载县志》卷一《方舆志·祥异》。

④ 《高安县志》,江西人民出版社1988年版。

⑤ 《古今图书集成·方舆汇编·职方典》卷九一〇《瑞安府部·纪事》。正德《瑞州府志》卷一一《灾祥志》;康熙《高安县志》卷九《祥异》,乾隆《高安县志》卷一《疆域·祥异》,同治《高安县志》卷二八《杂志·祥异》。

⑥ 《大明英宗睿皇帝实录》卷三三六"天顺六年春正月"。

⑦ 正德《瑞州府志》卷一一《灾祥志》。

⑧ 《古今图书集成·方舆汇编·职方典》卷一三五九《雷州府部·纪事》。万历《雷州府志》卷一《舆图志·事纪》,嘉庆《海康县志》卷一《疆域》,民国《海康县续志》卷四四《前事志》;康熙《遂溪县志》卷一《舆图志·事纪》,道光《遂溪县志》卷二《事纪志》。

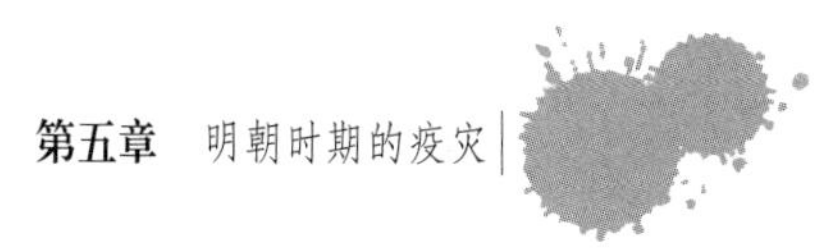

成化二年(1466)

河南省

裕　州(今方城县)　饥民多瘟疫①。

江苏省

淮安府(治山阳县,今淮安市)、扬州府、应天府、徐州　五月,淮安、扬州、应天、徐州等府水旱相仍,道殣相望,瘟疫死者甚众②。

徐州府(治铜山县,今徐州市)　大疫。先年大饥③。徐州大饥疫④。

铜山县(今徐州市铜山区)　大饥疫⑤。

安徽省

凤阳府(治今凤阳县)、滁州(治今滁县)、和州(治今和县)　五月,凤阳府、滁州、和州水旱相仍,道殣相望,瘟疫死者甚众⑥。

五河县　大疫,民死几半⑦。

福建省

邵武府(治邵武县,今邵武市)　疫,饥⑧。

邵武县(今邵武市)　疫,饥⑨。郑谅、郑昇施棺⑩。

光泽县　疫,饥⑪

广东省

茂名县(今茂名市)　战乱之后,“附郭多暴骸,民以疫死于城内,(孔镛)给药物以愈疫”⑫。

---

① 乾隆《裕州志》卷一《地理志·祥异》。

② 《大明宪宗纯皇帝实录》卷三〇“成化二年五月”。

③ 万历《徐州志》卷六《灾祥》。

④ 《铜山县志》,中国社会科学出版社 1993 年版。《徐州市卫生志》,1991 年。

⑤ 道光《铜山县志》卷二三《祥异》,民国《铜山县志》卷四《纪事表·灾变》。

⑥ 《大明宪宗纯皇帝实录》卷三〇“成化二年五月”。

⑦ 嘉庆《五河县志》卷一一《杂志·纪事》,光绪《重修五河县志》卷一九《杂志·祥异》。

⑧ 万历《闽书》卷一四八《祥异志》。嘉靖《邵武府志》卷一《天文·应候》,光绪《重纂邵武府志》卷三〇《杂记·祥异》。

⑨ 咸丰《邵武县志》卷一八《祥异志》,民国《重纂邵武县志》卷三《大事志·灾异》。

⑩ 光绪二十四年《重纂邵武府志》卷二三《义行·邵武县》。

⑪ 乾隆《福建通志》卷六五《杂纪·祥异》;嘉靖《邵武府志》卷一《天文·应候》,光绪《重纂邵武府志》卷三〇《杂记·祥异》;道光《重纂光泽县志》卷一《时事表·灾祥》,光绪《光泽县志》卷一《时事表·灾祥》。

⑫ 光绪《高州府志》卷二五《职官志·宦绩·孔镛》。

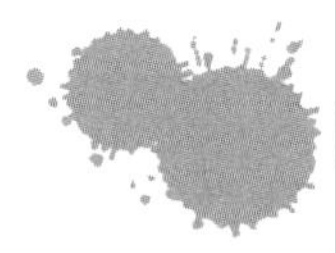

成化三年(1467)

福建省

沙　县　岁大疫,死者万计①。

成化四年(1468)

山东省

费　县　大饥疫②。

平邑县　六月,大水为灾,淹没田禾,五谷失收,民大饥。是年瘟疫大流行,死者不计其数③。

江苏省

七月,太监王允中、南京右佥都御史高明被命清理盐法利弊,奏言:岁旱河梗,商盐积滞,居民灶户,多疫死者④。按:这未必是疫病流行,录以待考。

成化六年(1470)

北京市、天津市、河北省

顺天府(宛平、大兴二县附郭,今北京市)、河间府(治今河北河间市)、真定府(治今河北正定县)、保定府(治今河北保定市)　七月,顺天、河间、真定、保定四府水灾,民多失所,随后大饥,民食草木殆尽。八月,朝廷遣使赈四府饥民,吏部尚书姚夔奏言:水旱灾伤之余,米价腾贵,已发米粟一百万石,敕有司勘贫难者赈粜,京城之民可保无虞矣。但在外州县饥荒尤甚,村落人家有四五日不举烟火,闭门困卧待尽者,有食树皮草根及因饥疫病死者,有寡妻只夫卖儿卖女者⑤。

福建省

春二月,疫疠大行于闽越⑥。按:"闽越"为古国名,这里应该是泛指福建省。令人奇怪的是,明清福建地区的县志竟然没有此次疫灾的记载,仅省志提及。

---

① 嘉靖《建阳县志》卷六《艺文志》。

② 乾隆《沂州府志》卷一五《纪事上》,光绪《费县志》卷一六《祥异》。

③ 《平邑县卫生志》,1991年。

④ 《大明宪宗纯皇帝实录》卷五六"成化四年秋七月"。

⑤ 《钦定续文献通考》卷三二《国用考》。《大明宪宗纯皇帝实录》卷八六"成化六年十二月"。

⑥ 《御批历代通鉴辑览》卷一〇五《明》。《大明宪宗纯皇帝实录》卷七六"成化六年二月"。同治《重纂福建通志》卷二七一《祥异》。

成化七年(1471)

北京市

顺天府(宛平、大兴二县附郭,今北京市)　四月,以(京师)灾疫流行,遣官(襄城侯李瑾、礼部尚书邹干、掌太常寺尚书李希安)祭告山川诸神①。五月,荒旱之余,大疫流行,军民死者枕藉于路,京城饥民疫死者尤多,诏于京城六门外各置漏泽园以埋葬死者②。太傅会昌侯孙继宗等奏,京营军士赴工役者万余,况值炎夏,灾疫盛行,请令轮班更代,以苏人力③。十二月,诏曰:"今夏麦虽熟,而疾疫荐至,水患仍作。"④

大兴县(今大兴区)　五月,京师大饥,疾疫流行,民多道死。京城崇文、安定、东直等六门外,各置漏泽园一所,埋葬尸骸⑤。

宛平县(今宣武区等)　五月,时岁饥,大疫⑥。

山东省

庆云县　"黑眚为厉,民间闭门户,喧钲鼓,不敢寝,有物恍惚隐黑雾中,近人多被爪伤,秋大雨乃息。"⑦按:这是否是疫病流行,值得进一步研究,录以待考。

湖北省

郧阳府(治郧阳县,今十堰市郧阳区)　项忠等平荆襄南阳等处流民,出山复业流民507700,斩首枭令者640,减死充军并家属等30300。是役也,兵刃之加无分玉石,驱迫不前即草薙之,死者枕藉山谷,其解去湖贵充军者,舟行多疫死,弃尸江浒,臭不可闻⑧。成化七年从检讨张宽之奏,流民聚此处者,械归故里,适值溽暑,因饥渴而死,妻女被掠,瘟疫盛行,船夫递解者惧其相染,故覆舟于江⑨。荆襄流民百余万,有司逐

---

① 《钦定续文献通考》卷七五《郊社考》。《礼部志稿》卷八八《灾疫祭告》。《大明宪宗纯皇帝实录》卷九〇"成化七年夏四月"。《国榷》卷三六"成化七年四月辛酉"。

② 《大明宪宗纯皇帝实录》卷九一"成化七年五月"。《古今图书集成·历象汇编·庶征典》卷一一四《疫灾部》。〔明〕何乔远《名山藏》,北京大学出版社1993年版,第883页。

③ 《大明宪宗纯皇帝宝训》卷二"成化七年五月"。《大明宪宗纯皇帝实录》卷九一"成化七年五月"。

④ 《大明宪宗纯皇帝实录》卷九九"成化七年十二月"。

⑤ 《大兴县志》,北京出版社2002年版。

⑥ 《北京市宣武区志》,北京出版社2004年版。

⑦ 民国《庆云县志》卷三《风土志》。

⑧ 《大明宪宗纯皇帝实录》卷九八"成化七年十一月"。

⑨ 《大明孝宗敬皇帝实录》卷四八"弘治四年二月"。《钦定续文献通考》卷一三《户口考》。

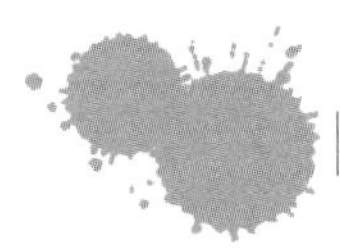

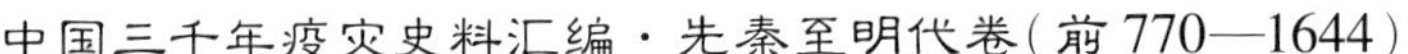

之,时当盛暑,暍疫死者过半[①]。

山西省、河北省、甘肃省

平虏将军总兵官抚宁侯朱永奏:今年正月以来,北虏屡败,烧野而遁,且闻虏中人马多疫,不敢近边,大同(治今山西省大同市)、宣府(治今河北省张家口市宣化区)、甘凉(治今甘肃省张掖市)官军久戍边境,跂足思归,即使贼小入寇,边军自已御之,乞还官军以养锐气,以节边储[②]。

成化八年(1472)

修隆善寺,升工匠三十人官,工科都给事王诏上言曰:奈何频年天变于上,而星妖示见;地变于下,而江海泛溢。或炎夏霜降,或平地阜出,或猛虎食人,或雨雹伤稼,夷狄侵扰边疆,师久暴露于外,加以水旱相仍,瘟疫流行,各处军民疾苦,日甚一日[③]。

山东省

平原县　大饥疫[④]。

湖南省

郴　州(今郴州市)　州大疫,死尸遍野[⑤]。

成化九年(1473)

陕西、山西、河南三处军民输粮草给边,每年财力不下数百万,兼以旱涝相仍,瘟疫交作,死伤不可胜计[⑥]。

河南省

清丰县　八月,清丰知县奏称:本府地方连年荒歉,今又大水,时疫盛行,死者无算[⑦]。

鄢陵县　时疫大行,亡者枕藉,骨肉不相顾[⑧]。

---

① 《创制郧阳府治记》《创制竹溪县治记》,见《古今图书集成·方舆汇编·职方典》卷一一六一《郧阳府部·艺文一》。

② 《大明宪宗纯皇帝实录》卷八九"成化七年三月"。

③ 《大明宪宗纯皇帝实录》卷一〇六"成化八年秋七月"。〔清〕孙之騄《二申野录》卷二,见杨国宜《明朝灾异野闻编年录》,安徽师范大学出版社2012年版,第48页。

④ 乾隆《平原县志》卷九《杂志·灾祥》。

⑤ 万历《郴州志》卷二〇《祥异纪》,康熙《郴州总志》卷一一《志余·祥异》,乾隆《直隶郴州总志》卷二九《事纪志》,嘉庆《郴州总志》卷四一《事纪·祥异》。《郴县志》,中国社会出版社1995年版。

⑥ 《大明宪宗纯皇帝实录》卷一二〇"成化九年九月"。

⑦ 《大明宪宗纯皇帝实录》卷一一九"成化九年八月"。

⑧ 民国《鄢陵县志》卷二九《祥异志》。

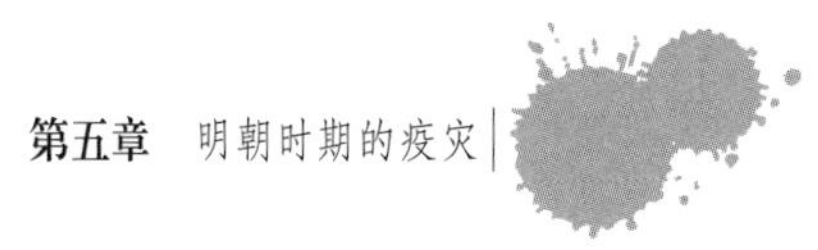

陕西省

延绥镇（治今榆林市）　二月，延绥屡遭虏寇，官军死于兵疫者甚多[①]。

宁夏回族自治区

宁夏镇（治今银川市）　二月，宁夏屡遭虏寇，官军死于兵疫者甚多[②]。宁夏地方自五月以来，凡三次地震，皆有声自西北而来，今宁夏城西北一带，乃贺兰山，距宁夏城仅一舍许，山之外即胡虏畜牧之地。夫地道宜静，今乃数震，且起自西北，安知非天先示我以虏将入寇之兆乎？况今天久不雨，秋禾被霜，夏麦无收，人多疫死，军士饥疲殊甚，灾异示警，殆必有在[③]。

山西省

太原府（治今太原市）　属县雨雪愆期，米价腾踊，饥民瘟疫流离，其苦万状[④]。

成化十一年（1475）

山西、河南、陕西自成化癸巳（九年）以来连续三年大祲，“饿莩横途满壑，逃亡者远方异土，又加札瘥瘟疫，朝廷特诏能臣，倾府币及三省大臣，改拨江左运粮十万余艘，由江达汴水，入洛水，俱由（偃师县）孙家湾转输赈济凶荒”。由于京官藩职经常在孙家湾龙泉寺议事，便在这里构建了“筹运亭”[⑤]。

福建省

八月，福建大疫，延及江西，死者无算[⑥]。十二月，福建疫，遣使祭其山川[⑦]。

邵武府（治今邵武市）　四月，大疫，泰宁寇乱[⑧]。

邵武县（今邵武市）　夏四月复疫，至冬乃息，孟贵施棺如前[⑨]。

光泽县　四月大疫，至冬乃止，邑人李孟贵复施贫者棺[⑩]。

南平县（今南平市）　自四月不雨至十二月，赤地弥望，人民艰食，秋大疫。将乐

---

① 《大明宪宗纯皇帝实录》卷一一三“成化九年二月”。

② 《大明宪宗纯皇帝实录》卷一一三“成化九年二月”。

③ 《大明宪宗纯皇帝实录》卷一一七“成化九年六月”。

④ 《大明宪宗纯皇帝实录》卷一一七“成化九年六月”。

⑤ 弘治《偃师县志》卷一《天文・应候》。

⑥ 《明史》卷二八《五行志一・疾疫》。

⑦ 同治《重纂福建通志》卷二七一《祥异》。

⑧ 万历《闽书》卷一四八《祥异志》。嘉靖《邵武府志》卷一《古迹》，光绪《重纂邵武府志》卷三〇《杂记・祥异》。

⑨ 光绪《重纂邵武府志》卷二三《义行・邵武县》。

⑩ 嘉靖《邵武府志》卷一《古迹》，乾隆《福建通志》卷六五《杂纪・祥异》，光绪《重纂邵武府志》卷三〇《杂记・祥异》；道光《重纂光泽县志》卷一《时事表》，光绪《光泽县志》卷一《时事表・灾祥》。

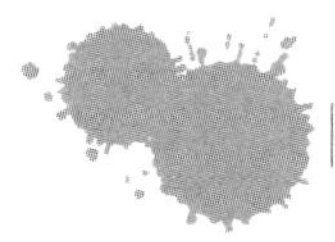

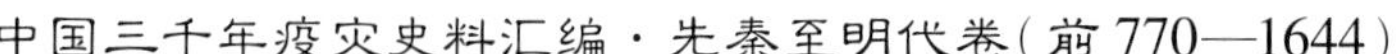

亦然[①]。

将乐县　自夏徂冬不雨,粟菽无获,灾疫荐臻,人民困瘁,莫此为甚[②]。灾疫为甚[③]。

成化十二年(1476)

陕西省

兴安州(今安康市)　饥疫[④]。

安徽省

潜山县、桐城县(今桐城市)、当涂县　春潜山,夏桐城、当涂各大疫[⑤]。

福建省

正月,福建奏称:自去秋八月以来,诸郡县疫气蔓延,死者相继[⑥]。二月,瘟疫仍然盛作[⑦]。

延平府(治今南平市)　正月,疫疠之余,盗复窃发[⑧]。

福宁州(今包括霞浦县、福鼎县)　疫厉大作,福建参议程廷珙力赈之[⑨]。

漳　州(治龙溪县,今漳州市)　八月,漳州大疫,死者无数[⑩]。

江西省

二月,福建、江西水旱疠疫,民物凋耗已极,死者不可胜计[⑪]。

湖北省、湖南省

湖广夏秋亢旱,田禾损伤,人染疫疠,死者甚众[⑫]。

广东省

吴川县、石城县(今廉江县)、茂名县(今高州市)、窦江县(今信宜县)　其地屡遭

---

① 嘉靖《延平府志》卷二二《祥异志》,乾隆《延平府志》卷四四《灾祥》,同治《延平府志》卷四四《灾祥》;康熙《南平县志》卷四《祥异》,民国《南平县志》卷二《大事志·灾祥》。

② 乾隆《将乐县志》卷一六《灾祥》。

③ 《将乐县卫生志》,1990年。

④ 《古今图书集成·方舆汇编·职方典》卷五四〇《兴安州部·纪事》。

⑤ 光绪《重修安徽通志》卷三四七《杂类志·祥异》。

⑥ 《大明宪宗纯皇帝实录》卷一四九"成化十二年正月庚戌"。

⑦ 《大明宪宗纯皇帝实录》卷一五〇"成化十二年二月"。

⑧ 《大明宪宗纯皇帝宝训》卷三"成化十二年正月"。《大明宪宗纯皇帝实录》卷一四九"成化十二年春正月"。

⑨ 雍正《江西通志》卷九〇《人物·饶州府》。

⑩ 《漳州市志》,中国社会科学出版社1999年版。

⑪ 《大明宪宗纯皇帝实录》卷一五〇"成化十二年二月"。

⑫ 《大明宪宗纯皇帝实录》卷一六五"成化十三年夏四月"。

兵疫,民少役重,因命裁革官员①。

成化十三年(1477)

闰二月,户科左给事中张海等言:广西、福建、江西、河南,水旱频仍,瘟疫大作,饿莩盈途,流逋载道②。福建、浙江,以至苏、松、淮、泗、蒙、亳并河南,自去年至今(四月),或疫疠流行,或水潮涨溢,或雨雪交加,民物被灾,尤为苦楚③。

江苏省

吴江县(今吴江市) 先年冬大雪,大寒,冰厚数尺,河路累月不通,二十一都有黑气一道从东北去,是年大疫,人畜死者无算④。

福建省

长乐县(今长乐市) 平地起一山,高二丈余,横广八尺,山旁一池,忽生大蚬,味最佳,人争取食之,不数日患痢,死者千余人⑤。长乐县平地突起一山,山旁池忽生大蚬,民取食之,死者千余人⑥。

成化十四年(1478)

江苏省

淮安府(治山阳县,今淮安市)、扬州府(治江都县,今扬州市) 陈锐驻扎淮阳,总督漕运。是年,淮、扬饥疫,陈锐煮糜施药,多所存济⑦。按:这里的“淮阳”应是淮安府驻地山阳县(今淮安市)的简称,为漕运总督驻地。

福建省

建宁县 夏四月疫,至冬方息⑧。

浙江省

宁波府(治今宁波市)、绍兴府(治今绍兴市)、台州府(治今台州市) 宁波、绍

---

① 《大明宪宗纯皇帝实录》卷一五八“成化十二年十月”。
② 《大明宪宗纯皇帝实录》卷一六三“成化十三年闰二月”。
③ 《大明宪宗纯皇帝实录》卷一六五“成化十三年夏四月”。
④ 乾隆《吴江县志》卷四〇《灾祥》。
⑤ 民国《长乐县志》卷三《大事志·灾祥》。
⑥ 崇祯《闽书》卷一四八《祥异·福州府》。
⑦ 《明史》卷一五三《陈锐传》。
⑧ 康熙《建宁县志》卷一二《杂事志》,乾隆《建宁县志》卷一〇《灾异》,民国《建宁县志》卷二七《灾异》。《建宁县志》,新华出版社1995年版。

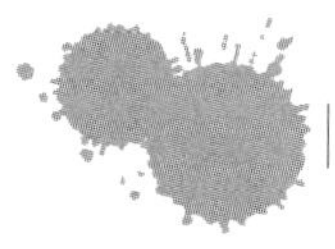

兴、台州等府灾疫流行,盗贼滋蔓[1]。

成化十五年(1479)

浙江省

象山县　大疫,死亡过半。明年又大疫[2]。

成化十六年(1480)

陕西省

白水县　夏五月大旱,疫[3]。

浙江省

象山县　大疫[4]。

福建省

长乐县(今长乐市)　七月大疫,民多死[5]。成化十六年,十八都昆由里平地突起小阜,高三四尺,人畜践之辄陷,乡人聚观以为异。明年,复于其左涌起一山,广袤五丈。是年大疫,傍近居民病死甚众,向聚观者悉罹其祸[6]。按:"是年"当指成化十六年,而非"明年",即成化十七年。清人孙之騄《二申野录》载此事曰:"福建昆由里,平地特起小阜,高三四尺,人畜践之辄陷。寻复于其左涌起一山,广袤五丈余,其旁一池,忽生大蚬,味甚美,不数日患痢死者千人。"[7]按:其"寻复……死者千人"云云,与成化十三年长乐县疫灾之事同,当误。

四川省

越嶲厅(今越西县)　地震,合卫军民染患瘴疠[8]。

---

① 《大明宪宗纯皇帝实录》卷一七六"成化十四年三月"。

② 嘉靖《象山县志》卷一三《杂志纪·灾祥》,乾隆《象山县志》卷一二《杂志·禨祥》,道光《象山县志》卷一九《禨祥》,民国《象山县志》卷三〇《志异》。

③ 乾隆《白水县志》卷一《祥异》。

④ 乾隆《象山县志》卷一二《杂志·禨祥》,道光《象山县志》卷一九《禨祥》,民国《象山县志》卷三〇《志异》。

⑤ 《古今图书集成·历象汇编·庶征典》卷一一四《疫灾部》。

⑥ 崇祯《闽书》卷一四八《祥异·福州府》。正德《福州府志》卷三三《祥异》,万历二十四年《福州府志》卷三四《时事》,万历四十一年《福州府志》卷七五《杂事志四·时事》,乾隆《福建通志》卷六五《杂纪·祥异》;崇祯《长乐县志》卷九《灾祥》,乾隆《长乐县志》卷一〇《杂志·祥异》,同治《长乐县志》卷二《星野·祥异》,民国《长乐县志》卷三《大事志·灾祥》。

⑦ 〔清〕孙之騄《二申野录》卷二,见杨国宜《明朝灾异野闻编年录》,安徽师范大学出版社2012年版,第53页。

⑧ 《越西县志》,四川辞书出版社1994年版。

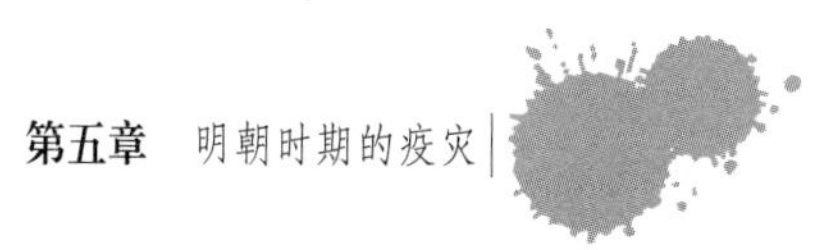

江西省

赣　州(今赣州市)　饥疫①。

广东省

香山县　夏五月地震,秋冬疫②。

海南省

琼山县(今海口市琼山区)　七月以来,琼山县人畜多疫死,至八月二十九日地震③。

成化十七年(1481)

江西省

瑞昌县(今瑞昌市)　大疫④。

彭泽县　大疫,民死甚众。通县民疫,死甚众⑤。

安徽省

颍　州(今阜阳市颍州区)　大饥,大疫⑥。

颍上县　大饥,大疫⑦。先年春地震,秋天久雨不晴,豆、米腐烂。是年,瘟疫流行⑧。

贵州省

都匀县(今都匀市)　大疫⑨。

四川省

荥经县　大疫⑩。

---

①　雍正《江西通志》卷六五《张瞮》。

②　康熙《香山县志》卷一〇《外志・祥异》,乾隆《香山县志》卷八《祥异》,光绪《香山县志》卷二二《祥异》。

③　《大明宪宗纯皇帝实录》卷二一〇"成化十六年十二月"。

④　雍正《瑞昌县志》卷一《星野・祥异》,同治《瑞昌县志》卷一〇《杂类志・祥异》。

⑤　嘉靖《江西通志》卷一四《九江府》,雍正《江西通志》卷一〇七《祥异》;嘉靖《九江府志》卷一《祥异》,康熙《九江府志》卷一《星野・祥异》;康熙《彭泽县志》卷一四《杂志》,乾隆《彭泽县志》卷一五《古事记・祥异》,同治《彭泽县志》卷一八《杂记・祥异》。

⑥　乾隆《颍州府志》卷一〇《杂志・祥异》。

⑦　顺治《颍上县志》卷一一《灾祥》,道光《颍上县志》卷一三《杂志・祥异》,同治《颍上县志》卷一二《杂志・祥异》。

⑧　《颍上县志》,黄山书社1995年版。

⑨　《古今图书集成・历象汇编・庶征典》卷一一四《疫灾部》引《贵州通志》。康熙《贵州通志》卷二九《灾祥》。

⑩　民国《荥经县志》卷一三《五行志》。

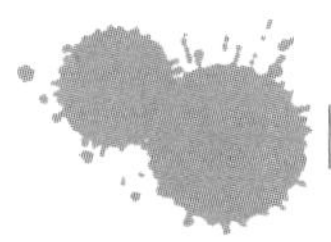

湖南省

衡州府(治今衡阳市)　岁饥,疫作①。

成化十八年(1482)

山西省

三月,户部主事上言:山西连遭荒歉,疫疠流行,死亡无数②。

河南省

永城县(今永城市)　大旱疫③。

江苏省

苏州府(吴县、长洲二县附郭,今苏州市)　春,吴中疫疠盛行,田野尤甚,长洲县有一家七八人死无孑遗,无人为殓者④。三月,王恕巡抚江南,时南畿饥,吴中疫疠盛行,田野尤甚,五滦泾有一家七人同死,无孑遗者⑤。

盱眙县　大旱,疫饥⑥。

邳　州(今邳州市)　成化中大疫,死者枕藉⑦。

安徽省

泗　县　大旱,民饥且疫⑧。

宿　州(今宿州市)　大旱,民饥且疫⑨。

五河县　大旱,民饥且疫⑩。

湖南省

永兴县　大疫,死者无算,死尸遍野⑪。瘟疫流行,死尸遍野⑫。

---

① 雍正《湖广通志》卷四五《名宦志·刘玑》。

② 《大明宪宗纯皇帝实录》卷二二五“成化十八年三月”。

③ 嘉靖《永城县志》卷四《灾祥》,光绪《永城县志》卷一五《灾异志·历代灾祥》。

④ 民国《吴县志》卷五五《祥异考》。按:民国《相城小志》卷五《杂记·祥异》误作“成化戊寅大疫,四野尤甚”。“戊寅”当为“壬寅”。

⑤ 〔清〕孙之騄《二申野录》卷二,见杨国宜《明朝灾异野闻编年录》,安徽师范大学出版社2012年版,第55页。

⑥ 乾隆《盱眙县志》卷一四《灾祥》。

⑦ 乾隆《江南通志》卷一五九《叶斌》。

⑧ 嘉靖《泗志备遗》卷中《灾患》。

⑨ 嘉靖《宿州志》卷八《灾祥》,光绪《宿州志》卷三六《杂类志·祥异》。

⑩ 嘉庆《五河县志》卷一一《杂志·纪事》,光绪《重修五河县志》卷一九《杂志·祥异》。

⑪ 光绪《湖南通志》卷二四三《祥异志一》,乾隆《直隶郴州总志》卷二九《事纪志》,嘉庆《郴州总志》卷四一《事纪·祥异》;乾隆《永兴县志》卷一二《见闻志·祥异》,光绪《永兴县志》卷五三《祥异志》。

⑫ 《永兴县志》,中国城市出版社1994年版。

福建省

晋江县(今晋江市)　蔡瑞金,晋江人,年十九适郡庠生林光。成化壬寅(1482),光父死于疫,世俗皆畏避,不敢举丧,蔡氏相光治棺殓,哀绖哭踊尽礼。洎卒哭,光亦卒,蔡氏悉其所藏衣衾布帛以敛。光既殡,自念夫死无子,舅姑俱殁,恐无所托以全其节,遂自缢而死,年二十二①。

成化十九年(1483)

山西省

潞城县　成化十九年、二十年潞城饥民相食,饿莩盈野,瘟疫大作②。

潞　州(今长治市)　(成化)十九年、廿年潞州饥,人相食,饿莩盈野,瘟疫大作③。

成化二十年(1484)

山西省

宁乡、泽州、高平、阳城饥疫,遣使赈恤,免通省田租之半④。旱,泽州、高平、阳城大饥荒,瘟疫流行,民多死。朝廷下诏移河南、山东二省粮食各万石赈恤,山西全省田租减半⑤。

宁乡县(今中阳县)　饥疫⑥。

泽州府(治今晋城市)　泽州(即晋城县)、高平、阳城大饥,民多疫死,生者至相食⑦。

晋城县(今晋城市)　旱,大饥荒,瘟疫流行。诏下移河南、山东二省粮食各万石赈恤,山西全省田租减半⑧。

高平县　岁大饥,民多疫死,生者至相食⑨。

---

① 弘治《八闽通志》卷六八《人物·泉州府列女》。

② 天启《潞城县志》卷八《杂志·灾祥》。

③ 弘治《潞州志》卷三《灾异》。

④ 雍正《山西通志》卷一六三《祥异二》,光绪《山西通志》卷八六《大事记四》。

⑤ 《晋城大事记》,中国城市出版社1993年版。

⑥ 乾隆《山西通志》卷一六三《祥异二》。

⑦ 雍正《泽州府志》卷五〇《艺文志·祥异》,乾隆《山西通志》卷一六三《祥异二》。

⑧ 《晋城县志》,山西古籍出版社1999年版。

⑨ 顺治《高平县志》卷九《丛谭志·祥异》,乾隆《高平县志》卷一六《祥异》,同治《高平县志》卷四《食货·灾祥》。

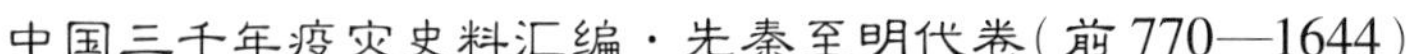

阳城县　泽州、高平、阳城大饥,民多疫死,生者至相食①。大饥荒,民多疫死,人相食②。

潞　州(今长治市)　(成化)十九年、廿年潞州饥,人相食,饿莩盈野,瘟疫大作③。

长子县　大饥,人相食。饥疫④。

屯留县　大饥,民多疫死,人相食⑤。

潞城县　成化十九年、二十年潞城饥,民相食,饿莩盈野,瘟疫大作⑥。

山东省

朝城县(今并入莘县)　大饥,民多病死⑦。

河南省

裕　州(今方城县)　饥,民多瘟死⑧。

偃师县　山水入城,岁大饥。是时山西、河南连三年大祲,饿殍横途,加以札瘥瘟疫,朝廷特颁府币⑨。

浙江省

泰顺县　瘟疫流行,死者十三四⑩。

湖南省

酃　县(今炎陵县)　夏大水,秋大疫⑪。

江西省

永丰县　大疫,延数千家⑫。

大庾县(今大余县)　大疫⑬。

---

① 乾隆《山西通志》卷一六三《祥异二》;康熙《泽州志》卷二八《祥异》,雍正《泽州府志》卷五〇《艺文志·祥异》。

② 《阳城县志》,海潮出版社1994年版。

③ 弘治《潞州志》卷三《灾异》。

④ 乾隆《山西通志》卷一六三《祥异二》。

⑤ 光绪《屯留县志》卷一《祥异》。

⑥ 天启《潞城县志》卷八《杂志·灾祥》。

⑦ 康熙《朝城县志》卷一〇《灾祥志》。

⑧ 嘉靖《裕州志》卷一《灾祥》。

⑨ 顺治《偃师县志》卷二《灾祥》。

⑩ 同治《泰顺分疆录》卷一〇《杂志·灾异》,民国《浙江续通志》卷七《大事记》。

⑪ 乾隆《酃县志》卷二二《事纪》,同治《酃县志》卷一一《事纪》。

⑫ 雍正《广东通志》卷四六《人物志·王昂》。

⑬ 乾隆《大庾县志》卷一《祥异》。

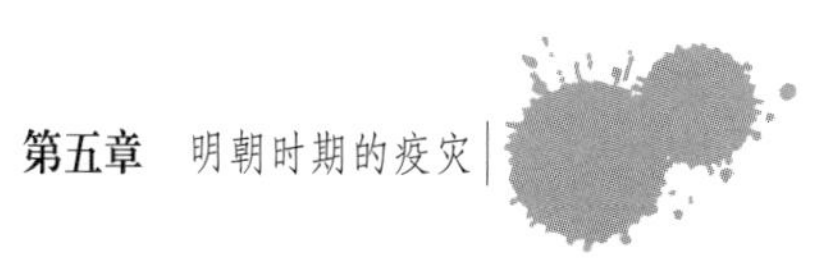

成化二十一年(1485)

河南省

新野县 疫疠大作,死者无虚日①。

中牟县 大疫②。

江西省

万安县 闰四月和五月大水,田庐崩没无算,水退继以疫,死者甚众③。

都昌县 弘治年间,罗圭峰撰《纪异文》云:"成化甲辰(1484),先是关中大饥,冬,予应入粟往赈,例明年(1485)三月还。至谢埠,舟人大疫,亦及予。四月,至青泥湾,势转炽,予以锥刺手无血,自度必死,遂与弟经诀。诀已,正冠瞑目,果奄奄若入深泥中,臭腐不可当,自卯及巳矣。"后至未时,"臭汗如雨,衣席皆濡,渐觉少苏,由是得全残喘"。④ 按:这次舟中疫灾的病种很可能是从关中带来,疫病能汗出而愈,很可能是流感。

赣 县(今赣州市) (赣州)郡罹大水,继以疫⑤。李琎,怀宁人,成化间知赣州府兴学校修城池,建府治。郡罹大水,疫疾盛行,琎赈济,全活甚众⑥。按:李琎建府城及属县城的年份为成化二十一年⑦。

福建省

福州府(闽县、侯官二县附郭,今福州市) 自三月雨至闰四月终不止,闽县、侯官、怀安、古田、闽清、连江、罗源、永福八县俱大水,民多溺死,继复大疫,死者无算⑧。自三月雨不止至闰四月,溪溢入市,闽、侯官、怀安、古田、连江、罗源、闽清、永福八县俱灾,继复大疫,死者相枕藉⑨。

福州市 三月,下大雨,至闰四月不止,洪水入城,闽县、侯官、怀安县漂流庐舍、

---

① 〔明〕江瓘《名医类案》卷一《瘟疫》。〔清〕周扬俊《温热暑疫全书》卷四《疫病》。

② 正德《中牟县志》卷上《祥异》,乾隆《中牟县志》卷一《舆地志·祥异》,同治《中牟县志》卷一《舆地·祥异》,民国《中牟县志》卷一《天时志·祥异》。

③ 康熙《万安县志》卷一《疆域志·灾变》,同治《万安县志》卷二〇《杂志·祥异》。

④ 雍正《江西通志》卷一六一,正德《建昌府志》卷一九《杂志·祥异》。

⑤ 光绪《江西通志》卷一三三《宦绩·李琎》。

⑥ 雍正《江西通志》卷六五《名宦·赣州府》。

⑦ 雍正《江西通志》卷六《城池·兴国县并龙南县》、卷二〇《公署·行署》。

⑧ 乾隆《福建通志》卷六五《杂纪·祥异》;正德《福州府志》卷二三《祥异》,乾隆《福州府志》卷七四《祥异》。

⑨ 万历《闽书》卷一四八《祥异志》。

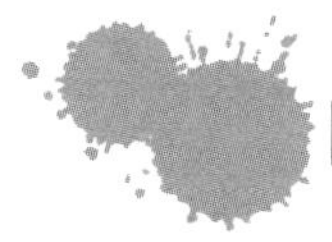

漫没仓粮、伤害田稼,不可胜计。继复大疫,死者甚多①。

古田县　三月至闰四月,霖雨不止,发生水灾,庐舍淹没甚多,继又流行瘟疫②。

罗源县　自三月雨至闰四月终不止,大水,继复大疫,死者相枕藉③。

连江县　春三月雨,至闰四月,溪水涨溢,漂没官民庐舍,人多溺死,继以大疫④。

闽清县　大水,大疫⑤。三月,雨不止,至闰四月。闽县、侯官、怀安、古田、闽清、连江、罗源、永福八县俱大水,民多溺死,继复大疫,死者无算⑥。

长乐县(今长乐市)　三月雨,至闰四月,浸伤禾苗,继复大疫⑦。

甘肃省

镇原县　大饥,疫大作⑧。大疫,民死过半⑨。

合水县　大疫⑩。

成化二十二年(1486)

河南省

扶沟县　春大疫,死者相望⑪。

福建省

福州府(治今福州市)　春旱,五月以后大旱,禾稼薄收,古田、连江两县大疫⑫。

---

① 《福州市志》,方志出版社1998年版。

② 《古田县志》,中华书局1997年版。

③ 嘉靖《罗川志》卷四《祥异》,康熙《罗源县志》卷一〇《杂记·祥异》。

④ 乾隆《连江县志》卷一三《杂事志·灾异》,嘉庆《连江县志》卷一〇《杂事》,民国《连江县志》卷三《大事记》。《连江县卫生志》,1989年。

⑤ 民国《闽清县志》卷一《大事志》。

⑥ 乾隆《闽清县志》卷八《祥异》。

⑦ 崇祯《长乐县志》卷九《灾祥》,乾隆《长乐县志》卷一〇《祥异》,民国《长乐县志》卷三《大事志》。

⑧ 乾隆《甘肃通志》卷三一《名宦·徐镛》。

⑨ 《庆阳地区志》,兰州大学出版社1998年版。

⑩ 《合水县志》,甘肃文化出版社2007年版。

⑪ 康熙《扶沟县志》卷四《灾异》,乾隆《扶沟县志》卷七《灾祥志》,道光《扶沟县志》卷一二《灾祥志》,光绪《扶沟县志》卷一五《灾祥志》。

⑫ 万历二十四年《福州府志》卷三四《时事》,万历四十一年《福州府志》卷七五《杂事志四·时事》,乾隆《福建通志》卷六五《杂纪·祥异》,乾隆《福州府志》卷七四《祥异》。万历《闽书》卷一四八《祥异志》;崇祯《闽书》卷一四八《祥异·福州府》。

连江县　夏五月旱，大疫[①]。

古田县　旱，大疫[②]。

罗源县　禾稼无收，继复大疫[③]。五月大旱，五谷无收，瘟疫盛行[④]。

福宁州（含今霞浦县、福鼎县）　春旱，五月以后大旱，八月大疫[⑤]。

宁德县（今宁德市）　春夏大旱，六月地震，九月又震，八月后大疫，十无一二宁者[⑥]。六月地震，九月又震，兼疫病流行[⑦]。

福鼎县　大疫[⑧]。

江西省

大庾县（今大余县）　大疫[⑨]。成化丙午（二十二年），弘治乙卯（八年），各大疫[⑩]。

兴国县　疫[⑪]。

泰和县　秋，吾乡大疫，死者或一家数人。孺人出吾邑（泰和县）宁溪名族，近世徙居永源云[⑫]。

湖南省

郴　州（今郴州市）　州大疫[⑬]。

---

① 乾隆《连江县志》卷一三《杂事志·灾异》，嘉庆《连江县志》卷一〇《杂事》，民国《连江县志》卷三《大事记》。

② 乾隆《古田县志》卷八《祥异》，民国《古田县志》卷三《大事志·祥异》。

③ 道光《新修罗源县志》卷二九《祥异志》。

④ 《罗源县志》，方志出版社1998年版。

⑤ 乾隆《福宁府志》卷四三《艺文志·祥异》，民国《霞浦县志》卷三《大事志》。按：林品轩《宁德地区医药卫生志》之《大事记》（福建人民出版社2005年版）误系于1487年，曰"福宁州内水旱、瘟疫频发"。

⑥ 乾隆《福建通志》卷六五《杂纪·祥异》；嘉靖《宁德县志》卷四《祥异》，乾隆《宁德县志》卷一〇《拾遗志·祥异》。

⑦ 《宁德市志》，中华书局1995年版。

⑧ 嘉庆《福鼎县志》卷七《杂记》，民国《福鼎县志》卷三《大事志·祥异》。

⑨ 雍正《江西通志》卷一〇七《祥异》，光绪《江西通志》卷九八《前事略·祥异》；嘉靖《南安府志》卷一《世历纪》，同治《大庾县志》卷二四《杂类志·祥异》，民国《大庾县志》卷一五《杂类志·祥异》。

⑩ 嘉靖四年《江西通志》卷三六《南安府·祥异》。

⑪ 康熙《潋水志林》卷一五《祥异》，乾隆《赣州府志》卷一《天文志·禨祥》，乾隆《兴国县志》卷一八《祥异》，同治《兴国县志》卷三一《祥异志》。《兴国县志》（上），1988年。

⑫ 雍正《江西通志》卷一三一《艺文记十·节孝堂记（罗钦顺）》。

⑬ 光绪《湖南通志》卷二四三《祥异志一》；万历《郴州志》卷二〇《祥异纪》，康熙《郴州总志》卷一一《志余·祥异》，乾隆《直隶郴州总志》卷二九《事纪志》，嘉庆《郴州总志》卷四一《事纪·祥异》。

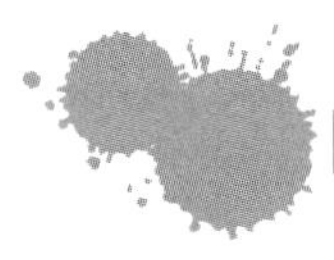

宜章县　大疫①。

酃　县(今炎陵县)　夏大饥,寇至,秋大疫②。

成化二十三年(1487)

河南省

鹿邑县　旱蝗疫疠③。

柘城县　旱蝗,疠疫大作,民多死亡④。

山西省

长治县(今长治市)　岁荐饥,瘟疫大作,饿殍盈野⑤。夏,潞州饥,大疫⑥。

潞城县　岁荐饥,饿殍盈野,瘟疫大作⑦。瘟疫流行,饿殍盈野,朝廷派官赈济⑧。

福建省

福州府(治今福州市)　福州等府、州、县连年灾伤,民饥疫起⑨。

古田县　旱,大疫⑩。

长乐县(今长乐市)　春旱无麦,秋旱无禾,民大疫⑪。

浙江省

泰顺县　瘟疫流行,死者十之四⑫。

---

① 光绪《湖南通志》卷二四三《祥异志一》;万历《郴州志》卷二〇《祥异纪》,康熙《郴州总志》卷一一《志余·祥异》,乾隆《直隶郴州总志》卷二九《事纪志》,嘉庆《郴州总志》卷四一《事纪·祥异》,民国《宜章县志》卷七《事纪》。

② 嘉靖《衡州府志》卷七《祥异》。

③ 康熙《鹿邑县志》卷八《灾异》,光绪《鹿邑县志》卷六下《民赋志》。

④ 《古今图书集成·方舆汇编·职方典》卷四〇〇《归德府部·纪事》。嘉靖《柘城县志》卷一〇《灾祥》,乾隆《柘城县志》卷一八《杂志·灾异》,光绪《柘城县志》卷一〇《杂志·灾祥》。

⑤ 乾隆《长治县志》卷二一《祥异》,光绪《长治县志》卷八《大事记》。

⑥ 康熙《山西通志》卷三一《祥异》。

⑦ 《古今图书集成·方舆汇编·职方典》卷三三六《潞安府部·纪事》。康熙《潞城县志》卷八《杂纪志·灾祥》,乾隆《潞安府志》卷一一《纪事》,光绪《潞城县志》卷三《大事记》。

⑧ 《潞城市志》,中华书局1999年版。

⑨ 《大明宪宗纯皇帝实录》卷二八八"成化二十三年三月"。

⑩ 民国《古田县志》卷三《大事志·祥异》。

⑪ 崇祯《长乐县志》卷九《灾祥》,乾隆《长乐县志》卷一〇《杂志·祥异》,同治《长乐县志》卷二《星野·祥异》,民国《长乐县志》卷三《大事志·灾祥》。

⑫ 雍正《泰顺县志》卷九《杂志·祥异》。

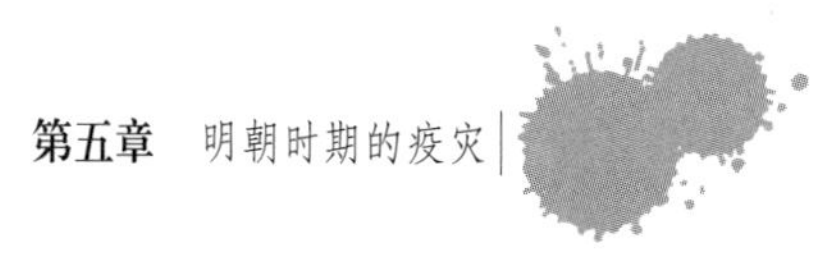

广东省

香山县　春不雨,夏四月疫①。

弘治元年(1488)

湖北省

江夏县(今属武汉市)　弘治更元,鄂饥,大疫②。

麻城县(今麻城市)　大旱疫③。

襄阳县(今襄阳市)　有黑气如雾,触人即病,小儿中之死,人为罢市④。按:这里的疫灾为天花。胡璟《秘传痘疹寿婴集》云:"予生子女者十人,其卒于痘疹者几半。弘治改元,一子二女俱婴疾于痘。"

湖南省

岳州府(治今岳阳市)　自正月不雨至九月,岳州大旱饥,时疫流行,道殣相望⑤。

平江县　旱饥,又兼时疫流行,次年大水,以致民多死徙⑥。

安徽省

当涂县　弘治改元,迁直隶太平府知府(驻当涂县),时郡中大疫⑦。

弘治二年(1489)

河北省

顺德府(治邢台县,今邢台市)　大疫⑧。

平乡县　大水入城,五谷歉收,继以瘟疫流行,死者不可胜计⑨。

---

① 嘉靖《香山县志》卷八《杂志·祥异》,康熙《香山县志》卷一〇《外志·祥异》,乾隆《香山县志》卷八《祥异》,道光《新修香山县志》卷八《事略·祥异》,光绪《香山县志》卷二二《祥异》。

② 〔明〕林俊《见素集》卷二〇《明赠户部主事罗菊泉墓表》。

③ 民国《湖北通志》卷七五《祥异志一》;乾隆《黄州府志》卷二〇《杂志·祥异》,光绪《黄州府志》卷四〇《杂志·祥异》;康熙《麻城县志》卷三《民物志·祥异》,光绪《麻城县志》卷一《古大事志·祥异》、卷三七《大事记一·列朝》,民国《麻城县志前编》卷一五《杂志·祥异》。《麻城县志》,红旗出版社1993年版。

④ 〔清〕孙之騄《二申野录》卷三有类似记载,见杨国宜《明朝灾异野闻编年录》,安徽师范大学出版社2012年版,第59页。民国《湖北通志》卷七五《祥异志一》,乾隆《襄阳府志》卷三七《祥异》。

⑤ 乾隆《岳州府志》卷二九《事纪》。

⑥ 乾隆《平江县志》卷二四《事纪》,同治《平江县志》卷五〇《五行志·祥异》。

⑦ 《大明武宗毅皇帝实录》卷一四〇"正德十一年八月"。

⑧ 《古今图书集成·方舆汇编·职方典》卷一二〇《顺德府部·纪事》。

⑨ 《平乡县志》,方志出版社1999年版。

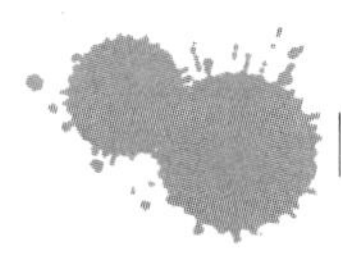

湖南省

华容县　先年大旱饥,人相食。本年春正月大疫,有阖门无一存者①。

海南省

琼山县(今海口市琼山区)　西路一带瘟疫流行,死者甚众②。

澄迈县　西路瘟疫盛行,民死甚众③。

临高县　瘟疫流行,民死者以千计④。

儋　州(今儋州市)　瘟疫流行,民多病死⑤。

弘治五年(1492)

山东省

东昌府(治聊城县,今聊城市)　旱,大饥疫⑥。东昌大旱,瘟病流行⑦。连续两年大疫,死者相枕⑧。

临清县(今临清市)　东昌府所属州县大旱、大疫、大饥,斗米百钱⑨。按:东昌府辖有聊城、堂邑、博平、清平、高唐、武城、恩县、临清、夏津、馆陶、邱县、冠县、莘县、朝城、范县、观城、濮州、茌平等州县,但旧县志未见此年有疫灾记载。

江苏省

太湖流域　四年辛亥、五年壬子俱大水,田禾坏,民多流徙,大疫⑩。

吴　县(今苏州市)　春复雨,至五月大水,太湖泛溢,田禾尽没,民多流徙,大疫⑪。

---

① 《古今图书集成·历象汇编·庶征典》卷一一四《疫灾部》,《古今图书集成·方舆汇编·职方典》卷一二二六《岳州府部·纪事》。雍正《湖广通志》卷一《星野志·祥异附》,光绪《湖南通志》卷二四三《祥异志》。

② 康熙《琼山县志》卷一二《灾祥》,乾隆《琼山县志》卷九《杂志·灾祥》,咸丰《琼山县志》卷二九《杂志·事纪》,民国《琼山县志》卷二八《杂志·事纪》。

③ 康熙《澄迈县志》卷三《灾祥》,光绪《澄迈县志》卷一二《杂志·纪灾》。

④ 康熙《临高县志》卷一《地理志·灾祥》,光绪《临高县志》卷三《灾祥》。

⑤ 万历《儋州志》之《地集·祥异志》,康熙《儋州志》卷二《祥异志》。

⑥ 乾隆《东昌府志》卷三《总记三》,嘉庆《东昌府志》卷三《五行》,宣统《聊城县志》卷一一《通纪·祥异》。

⑦ 《聊城市卫生志》,1991年。

⑧ 《聊城市卫生志》,1991年。

⑨ 《临清市志》,齐鲁书社1997年版。

⑩ 〔明〕张内蕴、周大韶《三吴水考》卷六《水年考》。

⑪ 《古今图书集成·方舆汇编·职方典》卷六八七《苏州府部·纪事》。崇祯《吴县志》卷一一《祥异》,民国《吴县志》卷五五《祥异考》。

常熟县(今常熟市)　五月大水,禾坏,民多流徙,大疫[①]。

浙江省

嘉兴府(秀水、嘉兴二县附郭,今嘉兴市)　五月,大水,民多流移,大疫[②]。

嘉善县　五月,大水伤禾,大疫[③]。

弘治六年(1493)

河北省

巡抚保定等府都御史张琳上救荒事宜,谓"水旱虫疫,连岁相仍,六府人民,饥馑已甚"[④]。

邱　县(今邱县)　大疫[⑤]。按:原属山东东昌府。

山东省

东昌府(治聊城县,今聊城市)　大疫[⑥]。

博平县　春夏旱饥,瘟疫大作,人死十之三[⑦]。

茌平县　先年,茌平、博平大旱。是年春,瘟疫流行,人死十分之三[⑧]。

堂邑县(今并入聊城市东昌府区)　大疫,死者相枕[⑨]。

朝城县(今并入莘县)　淫雨,人苦湿,多疾[⑩]。

江苏省

太湖流域　乖气流行,疫疠交作,七郡生灵,暴骨川原,不知几万[⑪]。弘治四年、五年大水,至六年百姓饥疫,死者不可胜数,正德四年亦如此[⑫]。弘治五年,江南久雨,湖

---

① 光绪《重修常昭合志》卷四七《祥异志》。

② 《古今图书集成·历象汇编·庶征典》卷一一四《疫灾部》。乾隆《浙江通志》卷一〇九《祥异下》;康熙《嘉兴府志》卷二《星野·祥异》,嘉庆《嘉兴府志》卷三五《祥异》,光绪《嘉兴府志》卷三五《祥异》。

③ 万历《重修嘉善县志》卷一二《灾祥》,光绪《重修嘉善县志》卷三四《杂志·祥眚》。

④ 《大明孝宗敬皇帝实录》卷八三"弘治六年十二月"。

⑤ 万历《东昌府志》卷一《祥异》,雍正《邱县志》卷七《杂志·灾祥》,乾隆《邱县志》卷七《杂志·灾祥》。

⑥ 乾隆《东昌府志》卷三《总记三》。

⑦ 正德《博平县志》卷二《灾祥》,康熙《博平县志》卷一《禨祥考》,道光《博平县志》卷一《禨祥考》。

⑧ 《茌平县志》,齐鲁书社 1997 年版。

⑨ 顺治《堂邑县志》卷三《灾祥》,康熙《堂邑县志》卷七《灾祥志》,光绪《堂邑县志》卷七《灾祥》。

⑩ 康熙《朝城县志》卷一〇《灾祥志》。

⑪ 〔明〕张内蕴、周大韶《三吴水考》卷八《水议考》引金藻《三江水学》。

⑫ 〔明〕归有光《三吴水利录》续增《奉熊分司水利集并论今年水灾事宜书》。

泖相连,民居漂荡,迨及六年,疫厉(疠)大作①。

苏　州(吴县、长洲二县附郭,今苏州市)　吴中疫疠大作②。弘治癸丑年,吴中疫疠大作,吴邑令孙盘令医人修合圣散子遍散街衢,并以其方刊行,病者服之,十无一生,率皆狂躁昏瞀而死③。

安徽省

望江县　春夏大雨、大水、大雹,四序皆灾,伤稼,民多殍疫,孳畜俱损④。

太湖县　大雨水,民苦湿疾⑤。

弘治七年(1494)

河北省

河北省　冀州、衡水大疫。三月,临城大疫,民死者无算⑥。

临城县　春三月,大疫,民死无算⑦。

冀　州(今冀州市)　春,大疫⑧。

衡水县(今衡水市)　大疫,民死甚众⑨。

赞皇县　大疫⑩。春三月,大疫流行,民死者无数⑪。赞皇大疫⑫。

真定府(治今正定县)　大疫⑬。

山东省

寿张县　五月,河决张秋,致运渠干浅,京储不继,弘治帝命平江伯陈锐等同刘大夏治河,因为濒河军民,方困饥疫,不幸值此大役,甚不聊生,弘治帝要求他们不得过

---

① 〔明〕张国维《吴中水利全书》卷二一《论》引金藻《三江水学》。

② 〔清〕魏之琇《续名医类案》卷三《疫》。〔清〕王士雄《温热经纬》卷四《薛生白湿热病篇》。〔清〕余伯陶《疫症集说·补遗》。

③ 《莫附理中汤辨》,《申报》1877年10月4日。

④ 顺治《新修望江县志》卷九《灾异》,乾隆《望江县志》卷三《民事志·祥异》。

⑤ 道光《太湖县志》卷四〇《杂志类·祥异》,同治《太湖县志》卷四六《杂类志·祥异》,民国《太湖县志》卷四〇《杂志·祥异》。

⑥ 《河北省志》,方志出版社2009年版。

⑦ 隆庆《赵州志》卷九《杂考·灾祥》,康熙《临城县志》卷八《述考志·禨祥》。《临城县志》,团结出版社1996年版。

⑧ 嘉靖《冀州志》卷七《灾异》,乾隆《冀州志》卷一八《拾遗·禨祥》。《冀州市志》(上),2012年。

⑨ 乾隆《衡水县志》卷一一《事纪志·禨祥》。《衡水市志》,民族出版社1996年版。

⑩ 康熙《赞皇县志》卷九《祥异》,乾隆《赞皇县志》卷一〇《事纪志》,民国《赞皇县志》卷二《事纪志》。

⑪ 《赞皇县志》,方志出版社1998年版。

⑫ 《石家庄地区卫生志》,河北人民出版社1990年版。

⑬ 《古今图书集成·方舆汇编·职方典》卷一〇八《真定府部·纪事》。

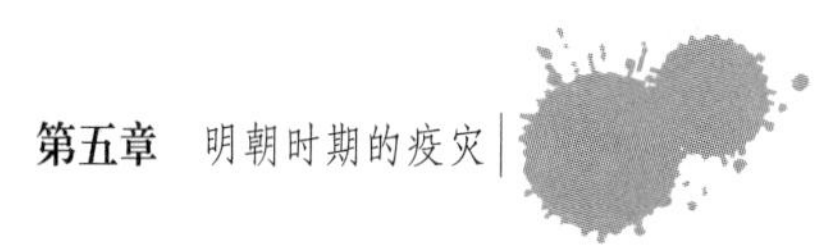

为科差①。

河南省

嵩　县　瘟疫流行,甚者阖门不起②。

安徽省

池州府(治今贵池市)　贵池、青阳、铜陵诸县雨黑豆,秋大疫③。

贵池县(今贵池市)　秋大疫④。

铜陵县　秋大疫⑤。

青阳县　秋大疫⑥。

四川省

叙州府(治宜宾县,今宜宾市)　叙州府自春以来,民间大疫,至八月死者三千余人⑦。

高　州(今高县)　高县瘟疫大作,死者3000余人⑧。

长宁县　三月以来,四川瘟疫盛行,长宁等县病死男妇三千余人⑨。

贵州省

清平县(今凯里市)　大疫⑩。

广西壮族自治区

柳　州(治马平县,今柳州市)　春三月,疫气大行,民死甚众⑪。

---

① 《大明孝宗敬皇帝实录》卷八八"弘治七年五月"。〔明〕谢肇淛《北河纪》卷三《命平江伯陈锐等同刘大夏治河敕》。《行水金鉴》卷二〇。

② 乾隆《嵩县志》卷二三《宦迹》。

③ 嘉靖《池州府志》卷九《祥异》,乾隆《池州府志》卷二〇《祥异志》。

④ 光绪《贵池县志》卷四二《杂类志·灾异》。

⑤ 顺治《铜陵县志》卷七《祥异》,乾隆《铜陵县志》卷一四《祥异》。

⑥ 万历《青阳县志》卷三《祥异》,光绪《青阳县志》卷二《风土志·祥异》。

⑦ 《大明孝宗敬皇帝实录》卷九一"弘治七年八月"。

⑧ 《高县志》,方志出版社1998年版。

⑨ 《礼部志稿》卷四七《极陈灾异疏》。《大明孝宗敬皇帝实录》卷九二"弘治七年九月"。

⑩ 《古今图书集成·方舆汇编·职方典》卷一五四〇《都匀府部·纪事》。嘉靖《贵州通志》卷一〇《祥异》,康熙《贵州通志》卷二九《灾祥》,乾隆《贵州通志》卷一《天文志·祥异》。

⑪ 嘉靖《广西通志》卷四〇《祥异》。

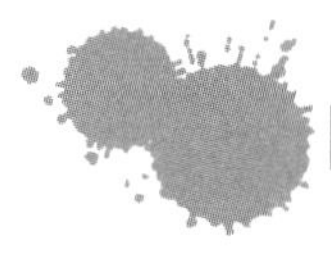

弘治八年(1495)

五月,东南诸省大疫[①]。十二月诏求直言,南京户部主事胡耀上疏言:"地震之数,灾之小者也。西北旱疫,父子相食;东南饥疫,骨肉流离,大变也。"[②]

河南省

杞　县　五月大疫[③]。

山东省

安丘县(今安丘市)　夏五月大疫[④]。

上海市

上海县(今包括闵行区、川沙区、南汇区等)　五月,大疫,饥[⑤]。南汇县(今南汇区)夏五月,大疫,民饥[⑥]。川沙县(今川沙区)夏五月,大疫,民饥[⑦]。

江西省

建昌府(治今南城县)　自八月至立冬后,建昌等府人多瘟疫[⑧]。

南安府(治今大余县)　各属(大庾、上犹、南康、崇义四县)冬十月大疫[⑨]。

大庾县(今大余县)　冬大疫[⑩]。成化丙午,弘治乙卯,各大疫[⑪]。

赣州府(治赣县,今赣州市)　冬十月,南(安府)、赣(州府)各属大疫[⑫]。赣州府辖赣县、兴国、宁都、石城、瑞金、雩都、会昌、信丰、安远、长宁、龙南、定南等州县。

会昌县　冬十月,大疫[⑬]。

---

① 《古今图书集成·历象汇编·庶征典》卷一一四《疫灾部》引《大政记》。〔清〕孙之騄《二申野录》卷三,见杨国宜《明朝灾异野闻编年录》,安徽师范大学出版社2012年版,第65页。按:《二申野录》原用干支纪年,杨国宜编校时添加帝号,但自弘治七年(甲寅)起,年号全部编错,竟至出现了"弘治二十年"的年号。

② 《钦定续文献通考》卷二二〇《物异考》。

③ 康熙《杞纪》卷五《系年》。

④ 万历《安丘县志》卷一《总纪》。

⑤ 同治《上海县志》卷三〇《杂记·祥异》,民国《上海县志》卷一《纪年》。

⑥ 民国《南汇县续志》卷二二《杂志·祥异》。

⑦ 光绪《川沙县志》卷一四《杂志·祥异》。

⑧ 《大明孝宗敬皇帝实录》卷一一八"弘治九年十月癸未"。《礼部志稿》卷八八《奏异·四方日报灾异》。

⑨ 雍正《江西通志》卷一〇七《祥异》,光绪《江西通志》卷九八《前事略·祥异》;康熙《南安府志》卷一七《事考志下·祥异》,乾隆《南安府志》卷二三《祥异》,同治《南安府志》卷二九《祥异》。

⑩ 嘉靖《江西通志》卷三七《南安府》,嘉靖《南安府志》卷一《世历纪》。

⑪ 嘉靖《江西通志》卷三六《南安府·祥异》。

⑫ 雍正《江西通志》卷一〇七《祥异》,光绪《江西通志》卷九八《前事略·祥异》。

⑬ 同治《会昌县志》卷二七《祥异志》。《会昌县志》,新华出版社1993年版。

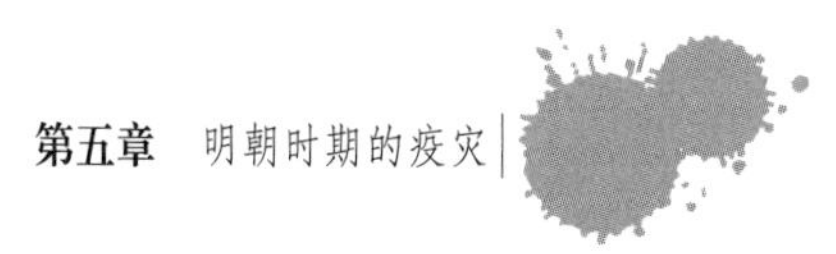

弘治十年(1497)

山东省

蓬莱县(今蓬莱市)、黄　县　九月,济、兖、登、青、莱五府被水灾,蓬莱、黄二县瘟疫,命所司赈恤之,溺死人口之家给米二石,漂流房屋头畜之家一石,瘟死之家量给之,其死亡尽绝及贫不能葬者,给以掩埋之费①。

福建省

宁德县(今宁德市)　秋七月,淫雨至十五夜,大水,漂坏田庐桥梁无算,人畜溺死者众。时人陈宗有诗记事,曰:"弘治丁巳秋七月,雨声终日盆倾落。……荡尽田园无遗址,淹没全家泣孤骨。……九十老翁今尚存,未闻天地此兴作。……上天降割独吾宁,连年瘟疫未曾脱。"②

弘治十一年(1498)

山东省

朝城县(今并入莘县)　大疫,死亡甚多③。

安徽省

安庆府(治怀宁县,今安庆市)　大疫,死者甚众,新冢相望④。民多疫且疠,死亡者众,新冢相望⑤。

怀宁县(今属安庆市)　大疫⑥。疫病流行⑦。

宿松县　大疫⑧。

望江县　大疫⑨。

潜山县　大疫⑩。

---

① 《大明孝宗敬皇帝实录》卷一二九"弘治十年九月"。《礼部志稿》卷八八。

② 嘉靖《宁德县志》卷四《祥异》。

③ 康熙《朝城县志》卷一〇《灾祥志》。

④ 《古今图书集成·方舆汇编·职方典》卷七八六《安庆府部·纪事》。康熙《安庆府志》卷六《民事志·祥异》。

⑤ 正德《安庆府志》卷一七《祥异志》。

⑥ 道光《怀宁县志》卷二《星野·祥异》,民国《怀宁县志》卷三三《祥异》。

⑦ 《怀宁县志》,黄山书社 1996 年版。

⑧ 康熙《安庆府宿松县志》卷三《祥异》,民国《宿松县志》卷五三《杂志·祥异》。

⑨ 康熙十二年《安庆府望江县志》卷一一《灾异》,康熙五十四年《望江县志》卷三《灾异》,乾隆《望江县志》卷三《民事志·祥异》。

⑩ 康熙《安庆府潜山县志》卷一《祥异》,民国《潜山县志》卷二九《杂志·祥异》。

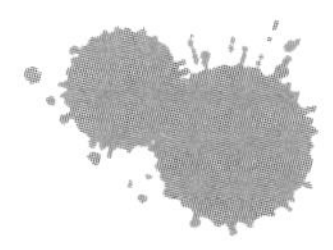

桐城县（今桐城市） 大疫，死亡甚众，新冢累累[1]。

太湖县 疫，死亡甚众[2]。

福建省

古田县 大水，民多溺死，继复大疫，死者无算[3]。发生水灾，继又流行瘟疫，死者甚众[4]。

沙 县 县境产煤。归化有铁岭者，沙之县脉出焉，弘治中不戒，为豪商鼓铸铁冶，县中遂大疫，死者万余人[5]。按：年份不详，暂系于本年。

弘治十二年（1499）

贵州省

六月，巡抚贵州都御史钱钺奏：贵州比年荒旱，加以疫疠，人多缺食[6]。

弘治十三年（1500）

福建省

莆田县 上年夏秋冬三时不雨，民至无水可食。南北洋争水，有操戈相杀者，本年春疫，知府施药救济[7]。春疫，太守陈效施药，又令各村禳祷[8]。

广西壮族自治区

融 县（今包括融水、融安二县） 九月四日，融江水红黄数日，民大疫。鼠杀稼，虎狼为民害[9]。

---

① 道光《续修桐城县志》卷二三《杂记·祥异》。

② 顺治《安庆府太湖县志》卷九《灾祥》，康熙《安庆府太湖县志》卷一六《灾祥》，道光《太湖县志》卷四〇《杂志类·祥异》，同治《太湖县志》卷四六《杂类志·祥异》，民国《太湖县志》卷四〇《杂志·祥异》。

③ 乾隆《古田县志》卷八《祥异》，民国《古田县志》卷三《大事志·祥异》。

④ 《古田县志》，中华书局1997年版。

⑤ 民国《沙县志》卷一一《循吏传·袁应文》。

⑥ 《大明孝宗敬皇帝实录》卷一五一“弘治十二年六月壬子日”。

⑦ 乾隆《兴化府莆田县志》卷三四《祥异志》，同治《莆田县志稿本》之《祥异志》，民国《莆田县志》卷二《通纪》。

⑧ 万历《闽书》卷一四八《祥异志》；崇祯《闽书》卷一四八《祥异·兴化府》。道光《莆田县志稿·祥异》。

⑨ 〔清〕汪森《粤西丛载》卷一五《鼠异》。《古今图书集成·历象汇编·庶征典》卷一一四《疫灾部》。嘉靖《广西通志》卷四〇《祥异》，万历《广西通志》卷四一《灾祥》，嘉庆《广西通志》卷一九二《前事略·明》。

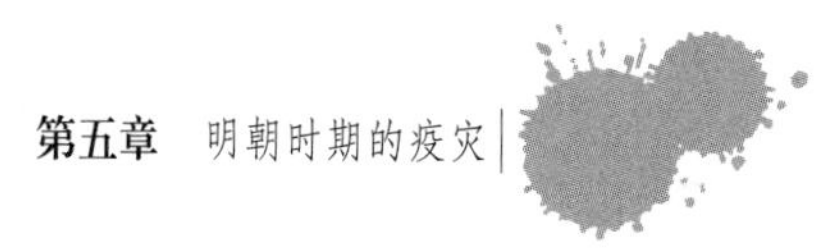

弘治十四年(1501)

江苏省

扬州府(治江都县,今扬州市)　(弘治)十四年春至十六年秋,扬州大旱且疫[①]。春,扬州大旱、大疫,并延至十六年(1503)秋,朝廷下令赈灾[②]。

如皋县(今如皋市)　(弘治)十四年春至十六年春,大旱疫[③]。

安东县(清东台县,今涟水市)　(弘治)十四年春至十六年春,大旱且疫,命南京吏部左侍郎王华赈之[④]。

江西省

赣州府(治赣县,今赣州市)　十一月,连日大雷雨,各县瘴疠流行,人有朝病暮死者[⑤]。赣州府辖县见"弘治八年"条。

广西壮族自治区

罗城县　日炎如暑,夜寒如冬,人多瘟疫[⑥]。

融　县(今包括融水、融安二县)　日炎如火,夜寒如冬,疫瘴遍及厢乡,甚至一家全无动爨者[⑦]。融县地日炎如暑,夜寒如冬,秋八月丙辰,融江水红浊如黄河,民大疫[⑧]。

苍梧县　旱,大疫[⑨]。

弘治十五年(1502)

陕西省

汉中府(治今汉中市)　夏,大雨伤禾,民多疫[⑩]。汉中旱灾,民多疫[⑪]。

---

① 康熙《扬州府志》卷二二《灾异纪》,康熙《江都县志》卷四《祥异》。

② 《扬州卫生志》(上),中国工商出版社2005年版。

③ 万历《如皋县志》卷二《五行》。

④ 道光《东台县志》卷七《祥异》。

⑤ 《国榷》卷四四"弘治十四年十一月戊寅"。

⑥ 道光《罗城县志》卷一《灾祥》,民国《罗城县志·前事》。

⑦ 《大明孝宗敬皇帝实录》卷一七八"弘治十四年八月"。乾隆《广西通志》卷三《禨祥》,嘉庆《广西通志》卷一九二《前事略·明》;乾隆《柳州府志》卷一《祥异》。

⑧ 乾隆《柳州府志》卷一《星野·禨祥》。

⑨ 同治《苍梧县志》卷一七《外传·纪事上》。

⑩ 《古今图书集成·方舆汇编·职方典》卷五三六《汉中府部·纪事》。嘉靖《汉中府志》卷九《灾祥》,嘉庆《汉中续修府志》卷二三《祥异》,嘉庆《续修汉南郡志》卷二三《祥异》。

⑪ 《汉中地区志》,三秦出版社2005年版。

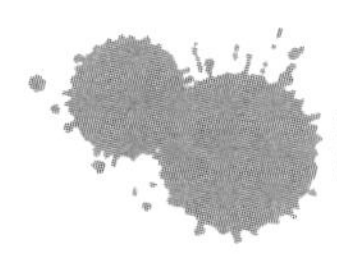

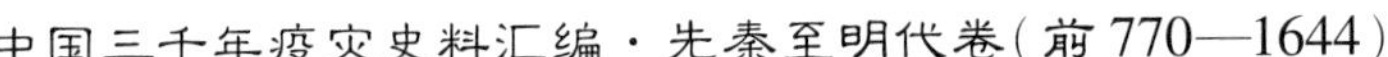

南郑县　夏,大雨伤禾,民多疫①。夏,大雨伤禾,传染病广泛流行②。

洵阳县　夏,大雨伤禾稼,民多疫③。民多疫④。

宁羌州(今宁强县)　夏,大雨伤禾稼,民多疫⑤。大雨伤禾,多时疫⑥。

白河县　夏,大雨伤禾稼,民多疫⑦。

城固县　民多疫⑧。

洋　县　夏,大雨伤禾,民多疫⑨。

云南省

景东卫(今景东县)　正月,景东卫大疫流行,直至明年五月⑩。

平夷卫(今富源县)、顺宁府(治今凤庆县)　七月,平夷卫、顺宁府大疫⑪。

江苏省

扬　州(治江都县,今扬州市)　大旱且疫⑫。

如皋县(今如皋市)　大旱,疫⑬。

弘治十六年(1503)

四月,有人奏称:弘治十四年以来,南京及天下星变,地震摇动泰山,水旱、飓风、冰雹,雨黑菽,大疫⑭。

云南省

景东卫(今景东县)　自弘治十五年正月以来,人畜大疫,死者不可胜计,命大臣往祭山川,问民疾苦⑮。

---

① 乾隆《南郑县志》卷一二《纪事下》。

② 《南郑县卫生志》,1987年。

③ 乾隆《洵阳县志》卷一二《祥异》,嘉庆《白河县志》卷一四《录事·志异》,光绪《洵阳县志》卷一四《杂记·祥异》。

④ 《旬阳县志》,中国和平出版社1996年版。

⑤ 万历《重修宁羌州志·杂志七》,道光《续修宁羌州志》卷三《祥异》。

⑥ 《宁强县志》,陕西师范大学出版社1995年版。

⑦ 嘉庆《白河县志》卷一四《录事·志异》。

⑧ 《城固县志》,中国大百科全书出版社1994年版。

⑨ 《洋县志》,三秦出版社1996年版。

⑩ 《大明宪宗纯皇帝实录》卷一九九。

⑪ 《大明孝宗敬皇帝实录》卷一八九"弘治十五年七月"。

⑫ 万历《扬州府志》卷二二《祥异》。

⑬ 万历《如皋县志》卷二《五行》。

⑭ 《大明孝宗敬皇帝实录》卷一九八"弘治十六年四月"。

⑮ 《大明孝宗敬皇帝实录》卷一九九"弘治十六年五月"。《御批历代通鉴辑览》卷一〇七《明》。

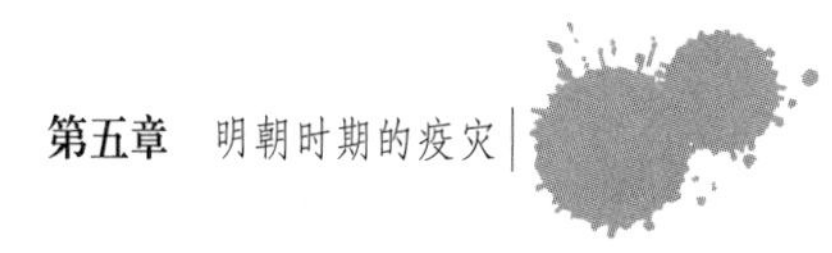

江西省

南安府(治今大余县)　今南安灾眚盛行,老稚卒中,或一家俱病,或数口俱死,下至牛畜,俱各被灾①。

大庾县(今大余县)　城市乡村军民男妇自弘治十六年正月中旬以来,多感喉风肿毒急证,辰病午死,或即时死,或在市买卖,入门即死,一家三五口者有之,六七口者有之,男女痘疹死者不可胜数,家家遍染前灾②。三月,大庾县仍大疫③。

上犹县　自弘治十五年十二月以来,本县坊厢、龙下、童子等里耕牛猪畜沾患时气,俱已灾死。今年正月初旬,市井村团军民多感风痰咽喉急证,朝病暮死,全家遍染,汤药无人,葬无虚日④。按:以上都是天花大流行。

江苏省

扬州府(治今扬州市)　秋,扬州大旱且疫⑤。

江都县(今扬州市)　秋,大旱且疫⑥。

高邮州(今高邮市)　秋,大旱且疫⑦。

如皋县(今如皋市)　秋,大旱且疫⑧。

安东县(今涟水市)　秋,大旱且疫⑨。按:明代安东县,清代更名为东台县。

泰　州(今泰州市)　旱疫⑩。

泰兴县(今泰兴市)　夏秋,大旱疫⑪。

浙江省

安吉州(今安吉县)　夏,旱疫⑫。

---

① 〔明〕林俊《见素集·奏议》卷二《灾患疏》。

② 〔明〕林俊《见素集·奏议》卷二《灾患疏》。

③ 《大明孝宗敬皇帝实录》卷一九七“弘治十六年三月”。

④ 〔明〕林俊《见素集·奏议》卷二《灾患疏》。《大明孝宗敬皇帝实录》卷一九七“弘治十六年三月”。

⑤ 万历《扬州府志》卷二二《祥异》,康熙《扬州府志》卷二二《灾异纪》。

⑥ 乾隆《江都县志》卷二《祥异》。

⑦ 隆庆《高邮州志》卷一二《灾祥》,乾隆《高邮州志》卷一二《灾祥》,嘉庆《高邮州志》卷一二《灾祥》。

⑧ 万历《如皋县志》卷二《五行》,嘉庆《如皋县志》卷二三《祥祲》。

⑨ 道光《东台县志》卷七《星野·祥异》。

⑩ 道光《泰州志》卷一《祥异》。

⑪ 光绪《泰兴县志》卷末《志余第一·述异》。《泰兴卫生志》,方志出版社2005年版。

⑫ 嘉靖《安吉州志》卷一《建置·形胜·灾异》,同治《湖州府志》卷四四《前事略·祥异》,同治《安吉县志》卷一八《杂记》。

孝丰县　夏,旱疫①。

弘治十七年(1504)

山西省

荣河县　春,瘟疫②。

闻喜县　春,瘟疫③。秋,瘟疫席卷全县,人民大量死亡,许多村庄变为废墟④。

贵州省

都匀县(今都匀市)　夏四月省城大雨雹,都匀大疫,死者甚众⑤。

安徽省

颍　州(今阜阳市)　五月二十日,风自西作,昼晦,船多漂没,夜分乃至。是年大饥,疫⑥。

颍上县　秋大饥,疫⑦。

合肥县(今合肥市)　大旱且疫⑧。

弘治十八年(1505)

山西省

闻喜县　疫⑨。

荣河县　旱疫⑩。

---

① 同治《湖州府志》卷四四《前事略·祥异》;康熙《孝丰县志》卷七《灾祥志·灾异》,同治《孝丰县志》卷八《灾祥志》。

② 《古今图书集成·历象汇编·庶征典》卷一一四《疫灾部》。康熙《山西通志》卷三〇《祥异》,乾隆《山西通志》卷一六三《祥异二》;康熙《平阳府志》卷三四《祥异》,乾隆《蒲州府志》卷二三《事纪》。

③ 《古今图书集成·历象汇编·庶征典》卷一一四《疫灾部》。康熙《山西通志》卷三〇《祥异》,乾隆《山西通志》卷一六三《祥异二》;康熙《平阳府志》卷三四《祥异》,民国《闻喜县志》卷二四《旧闻》。

④ 《闻喜县志》,中国地图出版社1993年版。

⑤ 《古今图书集成·方舆汇编·职方典》卷一五四〇《都匀府部·纪事》。嘉靖《贵州通志》卷一〇《祥异》,万历《贵州通志》卷一四《新镇道·都匀卫》,康熙《贵州通志》卷二九《祥异》,乾隆《贵州通志》卷一《天文志·祥异》。

⑥ 乾隆《颍州府志》卷一〇《杂志·祥异》,道光《阜阳县志》卷二三《杂志·机祥》。

⑦ 顺治《颍上县志》卷一二《灾异》,道光《颍上县志》卷一三《杂志·祥异》,同治《颍上县志》卷一二《杂志·祥异》。

⑧ 万历《合肥县志·祥异》。

⑨ 雍正《山西通志》卷一六三《祥异》,乾隆《山西通志》卷一六三《祥异二》;康熙《解州志》卷九《灾祥》,民国《闻喜县志》卷二四《旧闻》。

⑩ 康熙《荣河县志》卷八《灾祥》,乾隆《荣河县志》卷一四《祥异》,光绪《荣河县志》卷一四《祥异》,民国《荣河县志》卷一四《记三·祥异》。

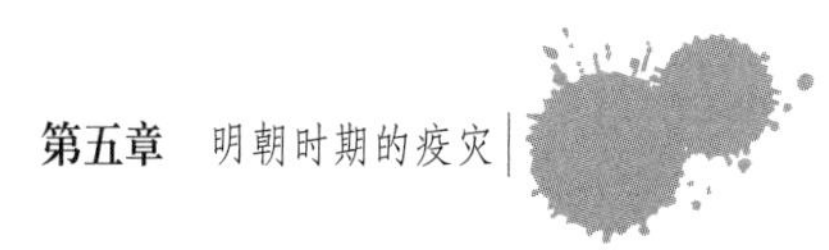

夏　县　弘治末大疫①。

江西省

广昌县　秋大雨雾，凡两月，民病且死者相继②。

正德元年（1506）

贵州省

平溪卫（今玉屏县）、清浪卫（今岑巩县）、镇远卫（今镇远县）、偏桥卫（今施秉县）　六月，平溪、清浪、镇远、偏桥四卫大疫，死者甚众③。

平溪卫（今玉屏县）　大疫，死者甚众④。

程番司（今惠水县）　八月，程番等处大疫，民多死亡⑤。

广东省

桂　林（临桂县，今桂林市）、兴安县、灌阳县、雒容县　疫大作，民多死亡⑥。

海南省

儋　州（今儋州市）　瘟疫，军民多死，户口因此消乏⑦。是年儋州大疫，军民死者甚众⑧。

正德二年（1507）

安徽省

安庆府（治怀宁县，今安庆市）　杨梅疮（梅毒）流行。淮北饿殍拥众南来，致染杨梅疮，其疮类杨梅⑨。

桐城县　杨梅疮流行⑩。

---

① 雍正《山西通志》卷一五七《列女传·任明妻樊氏》。

② 《明史》卷二八《五行志一·恒阴》。同治《建昌府志》卷一〇《杂类志·祥异》，同治《广昌县志》卷一《星野志·祥异》。

③ 《明史》卷二八《五行志一·疾疫》。《大明武宗毅皇帝实录》卷一四"正德元年六月"。《国榷》卷四六"正德元年六月"。

④ 乾隆《玉屏县志》卷一《祥异》。

⑤ 《大明武宗毅皇帝实录》卷一六"正德元年八月"。

⑥ 《大明武宗毅皇帝实录》卷一七"正德元年九月"。

⑦ 万历《儋州志》之《地集·祥异志》，康熙《儋州志》卷二《祥异志》。

⑧ 万历《琼州府志》卷一二《灾祥志》。

⑨ 正德《安庆府志》卷一七《祥异志》，康熙《安庆府志》卷六《民事志·祥异》。

⑩ 道光《桐城县志》卷二三《杂记·祥异》。

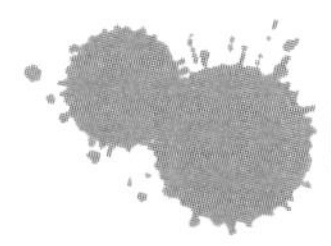

江西省

婺源县　秋大疫[①]。

湖南省

靖　州（今靖州县）　是岁，湖广靖州等处自七月至十二月大疫，死者四千余人[②]。

福建省

建宁府（治今建瓯市）、邵武府（治今邵武市）　福建建宁、邵武二府自八月始，亦大疫，死者众，旱、涝、蝗、虫递作[③]。

邵武县（今邵武市）　五月大水，邵武、光泽春夏旱，秋疫[④]。五月大水，六月七月旱，邵武、光泽大疫[⑤]。五月大水，六月七月旱，又大疫[⑥]。

光泽县　大疫[⑦]。七月大疫，知县余凤祥请发仓恤死疫家一百七十五户，去仓谷一百五十石[⑧]。

福宁州（今包括霞浦县、福鼎县）　九月大疫[⑨]。

宁德县（今宁德市）　九月以后大疫，民多死亡[⑩]。宁德县大疫[⑪]。

贵州省

镇远卫（今镇远县）、龙里卫（今龙里县）、镇宁州（今镇宁县）、婺川县（今务川县）　五月甲寅，诏免贵州所属镇远、龙里、镇宁、婺川等卫府州县及宣慰、安抚二司正官朝见，"以地方旱疫故也"[⑫]。

---

① 康熙《婺源县志》卷一二《机祥》。

② 《大明武宗毅皇帝实录》卷三三"正德二年十二月"。《明史》卷二八《五行志一 · 疾疫》。光绪《湖南通志》卷二四三《祥异志一》，道光《靖州直隶州志》卷一一《祥异》，光绪《靖州直隶州志》卷一二《事纪 · 祥异》。

③ 《大明武宗毅皇帝实录》卷三三"正德二年十二月"。《明史》卷二八《五行志一 · 疾疫》。民国《福建通志》卷一《通纪 · 明一》。

④ 万历《闽书》卷一四八《祥异志》。

⑤ 嘉靖《邵武府志》卷一《天文 · 应候》。崇祯《闽书》卷一四八《祥异 · 邵武府》。

⑥ 咸丰《邵武县志》卷一八《祥异志》，光绪《重纂邵武府志》卷三〇《杂记 · 祥异 · 邵武县》，民国《重修邵武县志》卷三《大事志 · 灾异》。

⑦ 光绪《重纂邵武府志》卷三〇《杂记 · 祥异 · 光泽县》。

⑧ 道光《重纂光泽县志》卷一《时事表 · 灾祥》，光绪《光泽县志》卷一《时事表 · 灾祥》。

⑨ 乾隆《福宁府志》卷四三《艺文志 · 祥异》。

⑩ 嘉靖《福宁州志》卷一二《祥异》，嘉靖《宁德县志》卷四《祥异》。

⑪ 万历《闽书》卷一四八《祥异志》，崇祯《闽书》卷一四八《祥异 · 福宁州》。

⑫ 《大明武宗毅皇帝实录》卷二六"正德二年五月"。

正德三年(1508)

安徽省

寿　州(今寿县)　蝗,大饥疫,人相食①。

蒙城县　蝗,大饥疫,人相食②。

霍邱县　蝗,大饥疫,人相食③。

凤阳县　蝗,大饥疫,人相食④。

旌德县　旱,荒,民多病疫⑤。

江苏省

武进县(今常州市武进区)　旱,春夏疫⑥。

湖北省

安陆县(今安陆市)　夏五月,大旱,饥民多疫,道殣相望⑦。

钟祥县(今钟祥市)　大旱,饥民多疫,道殣相望⑧。大旱,居民多疫,兴王发米五千石赈之,并给医药⑨。

黄陂县(今武汉市黄陂区)　旱,民大疫⑩。

福建省

福宁州(治今霞浦县)　八月以后大疫,死千余人⑪。所属各县州(福宁州、宁德县、福安县)五月至七月不雨,八月大疫⑫。

宁德县(今宁德市)　五月旱,至七月不雨,田禾皆槁。八月大疫,至次年正月始宁⑬。

---

①　嘉靖《寿州志》卷八《杂志纪》。

②　顺治《蒙城县志》卷六《灾祥》,民国《重修蒙城县志》卷一二《杂类志・祥异》。

③　乾隆《颍州府志》卷一〇《杂志・祥异》,同治《霍邱县志》卷一六《杂志・灾异》。

④　乾隆《凤阳县志》卷一五《纪事》,光绪《凤阳县志》卷一五《杂志・纪事》。

⑤　乾隆《旌德县志》卷一〇《祥异》,嘉庆《旌德县志》卷一〇《杂记・祥异》。

⑥　光绪《武进阳湖县志》卷二九《杂事・祥异》。

⑦　道光《安陆县志》卷一四《祥异志》。

⑧　康熙《钟祥县志》卷一〇《灾祥》,同治《钟祥县志》卷一七《祥异》。

⑨　民国《钟祥县志》卷一《大事记》。

⑩　嘉靖《黄陂县志》卷中《灾祥》。

⑪　万历《闽书》卷一四八《祥异志》。

⑫　嘉靖《福宁州志》卷一二《祥异》,万历《福宁州志》卷一六《杂事志・时事》,乾隆《福宁府志》卷四三《艺文志・祥异》,同治《重纂福建通志》卷二七一《祥异》。

⑬　嘉靖《福宁州志》卷一二《祥异》,乾隆《福宁府志》卷四三《艺文志・祥异》,乾隆《宁德县志》卷一〇《拾遗志・祥异》,同治《重纂福建通志》卷二七一《祥异》。

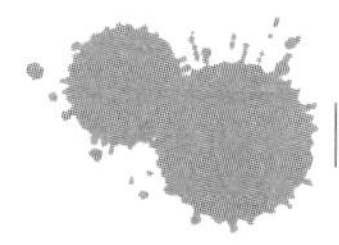

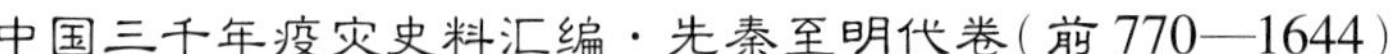

八月以后大疫,死者七百余人,明年正月以后,又死数百人①。五月旱,至七月不雨,宁德县田禾皆槁。八月以后大疫,死千余人②。八月大疫,至次年二月始宁③。

正德四年(1509)

甘肃省

民勤县　春二月,瘟疫蔓延,死亡丁口三百五十四人④。

江苏省、上海市

苏州府(治今苏州市)、松江府(治今上海市)、常州府(治今常州市)、镇江府(治今镇江市)　苏、松、常、镇四府七月被水为灾,淹没(死)禾稼,饥民至食草根树皮,伤损成疫,死亡无数⑤。

安徽省

广德州(今广德县)　春饥,人相食。夏大疫,死者万计,遗骸载道⑥。

建平县(今郎溪县)　正德戊辰(三年),江南大祲,建平尤甚。次年春,复大疫,饿莩相藉,僵死载途⑦。正德三年,环应天、宁国、广德之境数千里大旱,四月不雨至十月,野无青草,民室如悬磬,莩死者相望,广德、建平尤甚。至(四年)夏,麦大熟,民颇聊生,然大荒之后,民皆鹄形黎色,疫疠复大作,民有尽室死者,河旁道侧,积尸如垒,蝇声彻于远近。至八月疫势方歇⑧。夏秋,疫疠复大作,民有尽室死者,河傍道侧,积尸如叠,蝇声彻于远近⑨。

浙江省

湖州府(乌程、归安二县附郭,今湖州市)　七月,湖州大水,民苦疾疫⑩。大水民疫⑪。

---

① 嘉靖《宁德县志》卷四《祥异》。

② 崇祯《闽书》卷一四八《祥异·福宁州》。

③ 《宁德市志》,中华书局1995年版。

④ 《民勤县志》,兰州大学出版社1994年版。

⑤ 〔明〕张国维《吴中水利全书》卷一四谢琛《兴修水利疏》“正德五年”。〔明〕张内蕴、周大韶《三吴水考》卷一〇《奏疏考·监察御史谢琛水利奏》。

⑥ 乾隆《广德州志》卷四八《祥异》,光绪《广德州志》卷五八《杂志·祥异》。

⑦ 〔明〕潘润《义冢记》,见嘉靖《建平县志》卷七《艺林志》。

⑧ 〔明〕姜洪《活民碑记》,见嘉靖《建平县志》卷七《艺林志》。康熙《建平县志》卷二四《艺文志》。

⑨ 《郎溪县志》,方志出版社1998年版。

⑩ 乾隆《浙江通志》卷一〇九《祥异下》,乾隆《湖州府志》卷三八《祥异》。

⑪ 《湖州市卫生志》,香港大时代出版社1993年版。

乌程县(今湖州市)　大水,民疫①。

归安县(今湖州市)　大水,民疫②。

长兴县　大水,民疫③。

德清县　大水,民疫④。

武康县(今并入德清县)　大水,民疫⑤。

安吉州(今安吉县)　大水,村大疫,四家男妇,死无孑遗⑥。

福建省

福宁州(含今霞浦县、福鼎县)　正月疫⑦。

宁德县(今宁德市)　自先年八月开始流行瘟疫,到本年正月才止息。正月以后疫死数百人⑧。

正德五年(1510)

是年,陆深作《瑞麦赋》,"有颂有美,有风有刺",中有"正德五祀,孟月维夏……戾气酝酿,蒸为疫疠,方且乘阳发腾,犷不可制,今枕藉而病卧者,比比皆是"之句⑨。

重庆市

巴　县(今巴南区)　四月,官兵疫,行军都察院右副都御史林俊祷告曰:"潢池弄兵,东川骚驿,吏冒民病,繄神攸责,既惨而炽,上廑宸忧,陈师鞠旅,誓歼乃雠,如虎如貔,我兵……战血犹腥,重罹酷疫,毒秽薰蒸,僵尸枕藉。"⑩又曰:"夫盗与疫与旱,皆病民者。……今民病于盗,病于疫,又病于旱。"⑪

河北省

青　县　大疫⑫。青县大疫⑬。

---

① 崇祯《乌程县志》卷四《灾异》,光绪《乌程县志》卷二七《祥异》。

② 康熙《归安县志》卷六《灾祥志》,光绪《归安县志》卷二七《前事略・祥异》。

③ 同治《长兴县志》卷九《灾祥》。

④ 民国《德清县新志》卷一三《杂志・灾祥》。

⑤ 道光《武康县志》卷一《地域志・邑志》。

⑥ 乾隆《安吉州志》卷一六《杂记》。

⑦ 万历《福宁州志》卷一六《时事》,乾隆《福宁府志》卷四三《艺文志・祥异》。

⑧ 嘉靖《福宁州志》卷一二《祥异》,嘉靖《宁德县志》卷四《祥异》,乾隆《宁德县志》卷一〇《拾遗志・祥异》。

⑨ 《御定历代赋汇》卷七〇《农桑》。

⑩ 〔明〕林俊《见素集》卷二六"为官兵疫祷"。

⑪ 〔明〕林俊《见素集》卷二六"巴县祈雨"。

⑫ 民国《青县志》卷一三《祥异》。

⑬ 《河北省志》,方志出版社2009年版。

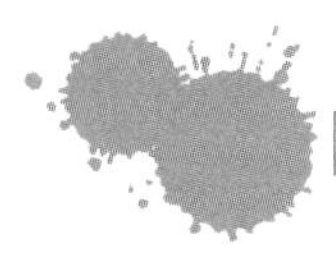

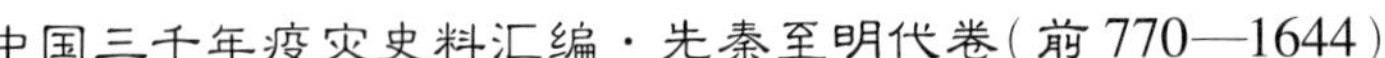

兴济县(今青县)　大疫①。按:兴济县清顺治十六年入青县。

江苏省

苏州府(治今苏州市)　春雨连注,五月淫潦三旬,六月大风决田围,秋大疫②。

长洲县(今苏州市)　六月大风决田园,水及树杪,浮尸蔽川,大疫,岁凶③。

吴　县(今苏州市)　五月淫潦三旬,六月大风决田围,水及树杪,浮尸积骸,塞途蔽川。秋大疫,岁凶④。

吴江县(含震泽县,今吴江市)　春雨连注,至夏四月湖水横涨,官塘市路弥漫不辨,浮尸蔽川,凡船户悉流淮扬通、泰间。是岁复大疫,死者居半⑤。震泽县春淫雨,自三月至四月不止,太湖溢,无秋,大疫,饥⑥。

常熟县(今常熟市)　大疫,岁凶⑦。

太仓州(今太仓市)　去岁霪雨,秋成已虚,民久乏食,骨肉弗保,颠沛流离,饿殍载道,兹上之民耗半。所望者今有年尔,二麦将登,积雨为霪,节枯穗凋,蒸郁内腐。田畴既治,盗水泛滥,插莳维时无可施功,秧始发生,随即黄萎。乏食之民,上湿下涂,不能辗转输贩,谋生无门,待死而已。况疾疫流行,十举九殒⑧。按:弘治十年(1497)析昆山、常熟、嘉定三县地置太仓州。

高淳县(今南京市高淳区)　大水,饥疫⑨。

上海市

嘉定县(含宝山县)　四月大疫,横尸比户,十室八空;横尸填河,不可以舟。岁疫,大祲。夏五月雨,六月,大风决田围,民饥疫,死者无算⑩。宝山县四月大疫,横尸填河,不可以舟⑪。

松江府(治华亭县,今松江区)　夏五月雨如己巳(1509)。六月大风破田围,民

---

① 嘉靖《兴济县志》卷上《天文志·祥异》。

② 《古今图书集成·方舆汇编·职方典》卷六八七《苏州府部·纪事》。

③ 康熙《长洲县志摘要便览》之《建制·祥异》(不分卷)。

④ 崇祯《吴县志》卷一一《祥异》。

⑤ 康熙《吴江县志》卷四三《灾祥》,乾隆《吴江县志》卷四〇《灾祥》。

⑥ 乾隆《震泽县志》卷二七《灾祥》,道光《震泽镇志》卷三《灾祥》。

⑦ 万历《常熟县志》卷四《叙灾》。

⑧ 嘉靖《太仓州志》卷四《祀典》引倪宗正《城隍庙祈晴文》。

⑨ 乾隆《高淳县志》卷一九《好义》。

⑩ 万历《嘉定县志》卷一七《祥异》,乾隆《嘉定县志》卷四《赋役志·祥异》,光绪《嘉定县志》卷六《赋役志下·机祥》,光绪《重修华亭县志》卷二三《祥异》。

⑪ 光绪《宝山县志》卷一四《志余·祥异》。《宝山县志》,上海人民出版社1992年版。

流离饥疫,死者无算①。

华亭县(今松江区) 夏五月雨,六月,大风决田围,民流离饥疫,死者无算②。

上海县(包括今闵行区、川沙区、南汇区) 六月大风决田园,民饥,大疫③。夏大疫,民死几半④。五月霪雨,六月大风决田围,低乡复饥,疫死者半⑤。

安徽省

太平府(治当涂县) 洪水泛涨,漂没民居,鱼穿树梢,舟入市中,流离播迁,哭声载道,饥疫相仍,死者不可胜数。自夏之秋水方退⑥。

浙江省

湖州府(乌程、归安二县附郭,今湖州市) 五月,复大水,疫甚,地震⑦。

乌程县(今属湖州市) 复大水,疫甚,地震,生白毛,大饥⑧。

归安县(今属湖州市) 复大水,疫甚,死者枕藉⑨。

长兴县 复大水,疫甚,死者枕藉⑩。

德清县 复大水,疫甚,死者枕藉⑪。

武康县(今并入德清县) 复大水,疫甚,死者枕藉⑫。

桐乡县 五月大水,石米二两,大疫疠⑬。

---

① 《古今图书集成·方舆汇编·职方典》卷七〇五《松江府部·纪事》。正德《松江府志》卷三二《祥异》,嘉庆《松江府志》卷八〇《祥异志》。

② 光绪《重修华亭县志》卷二三《杂志上·祥异》。

③ 嘉靖《上海县志》卷六《杂志》。

④ 万历《上海县志》卷一〇《祥异》。

⑤ 同治《上海县志》卷三〇《杂记·祥异》,民国《上海县志》卷一《纪年》;光绪《川沙县志》卷一四《杂志·祥异》;雍正《分建南汇县志》卷一六《灾异》,光绪《南汇县志》卷二二《杂志·祥异》。

⑥ 康熙《太平府志》卷三《星野志·灾祥》。

⑦ 乾隆《浙江通志》卷一〇九《祥异下》,乾隆《湖州府志》卷三八《祥异》。《湖州市卫生志》,香港大时代出版社1993年版。

⑧ 光绪《乌程县志》卷二七《祥异》,同治《双林镇志》卷一九《灾异》。

⑨ 光绪《归安县志》卷二七《前事略·祥异》。

⑩ 同治《长兴县志》卷九《灾祥》。

⑪ 民国《德清县新志》卷一三《杂志·灾祥》。

⑫ 民国《德清县新志》卷一三《杂志·灾祥》。

⑬ 康熙《桐乡县志》卷二《人民部·灾祥》,嘉庆《桐乡县志》卷一二《机祥》,光绪《桐乡县志》卷二〇《杂类志·祥异》。

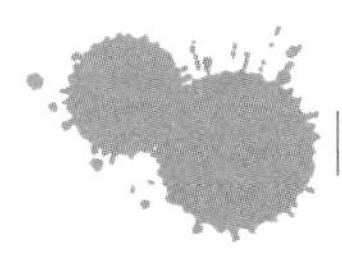

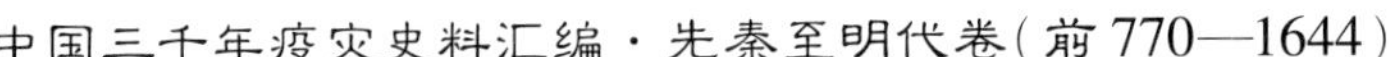

福建省

福宁州(含今霞浦县、福鼎县)　秋冬月大疫[①]。秋冬,大疫流行[②]。

福安县(今福安市)　冬大疫,十室九空[③]。秋冬月大疫,十室九病,病者多死[④]。冬,瘟疫流行,十室九仆[⑤]。

湖北省

应山县(今广水市)　六月大水,夏大疫[⑥]。

正德六年(1511)

辽宁省

八月,辽东人畜大疫[⑦]。辽东都司(治今辽阳市)所辖二十五卫大疫,死者八千一百余人,牲畜亦数万[⑧]。

金　县　正德五年(1510)八月,金州等辽左二十五卫疫病流行,8100余人丧生[⑨]。按:此处"正德五年"系年错误。

北镇县　正德六年(1511)八月,辽东诸卫灾疫流行,死八千一百多人[⑩]。

山西省

太原县(今太原市晋源区)　六月,民间讹言黑眚至,有物如飞鸢,夜入人家,爪破体肤,则黄水出。其形或如驴,或如狗,黑气蒙之。民间恐怖,夜击铜铁以自卫,通宵不寐,经十余日乃息[⑪]。按:这里没有明言是否有疫灾流行,但从次年山东恩县的有关记载来看,似乎也有疫灾流行。

河南省

陈　州(今淮阳县)　大疫[⑫]。按:陈州清代称淮宁县,民国后称淮阳县,今为周

---

① 万历《福宁州志》卷一六《时事》,乾隆《福宁府志》卷四三《祥异》,民国《霞浦县志》卷三《大事志》。

② 《霞浦县卫生志》,1989年。

③ 光绪《福安县志》卷三七《祥异》。

④ 嘉靖《福宁州志》卷一二《祥异》,崇祯《福安县志》卷九《杂纪志·祥变》。

⑤ 《福安市卫生志》,1992年。

⑥ 康熙《应山县志》卷二《兵荒》。

⑦ 《国榷》卷四八"正德六年八月己丑"。

⑧ 《大明武宗毅皇帝实录》卷七八"正德六年八月"。民国《奉天通志》卷一五《大事》。

⑨ 《金县志》,大连出版社1989年版。

⑩ 《北镇县志》,辽宁人民出版社1990年版。

⑪ 嘉靖《太原府志》卷三《祥异》。

⑫ 康熙《续修陈州志》卷四《灾祥志·灾异》,乾隆《陈州府志》卷三〇《杂志·祥异》,道光《淮宁县志》卷一二《五形志》,民国《淮阳县志》卷二〇《杂志上·灾异》。

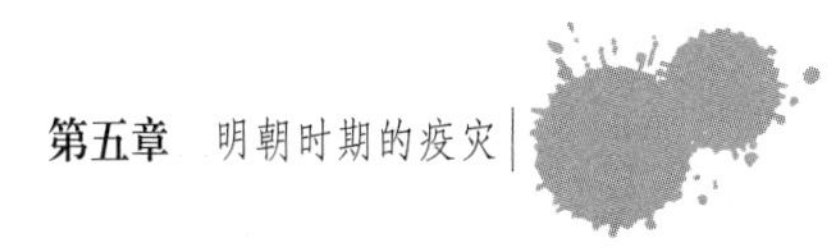

口市淮阳县。

项城县（今项城市）　大疫①。

商水县　大疫②。

江苏省

苏州府（吴县、长洲二县附郭）　正月大雨雹，夏大水，疫疠盛行③。

吴　县（今苏州市）　夏大水，大疫④。

常熟县（今常熟市）　大水，大疫⑤。七月二十六七日大风，海溢，大疫⑥。

常州府（治武进县）　上年夏大水，浸淫三月，民庐崩坠，舟楫入市，自奈镇东西延袤无锡、武进界，无复烟火。是年夏疫⑦。

武进县（今常州市武进区）　春夏疫⑧。

靖江县（今靖江市）　春夏大疫，民有灭门者⑨。

江阴县（今江阴市）　先年夏大水，浸淫三月，县境西部以迄无锡、武进一带人烟几近绝迹。本年夏疫⑩。

浙江省

嘉兴府（秀水、嘉兴二县附郭）　夏五月大疫，死者相枕藉⑪。

秀水县（今嘉兴市）　夏五月大疫，死者相枕藉⑫。

---

① 宣统《项城县志》卷三一《杂事志·灾异》。

② 民国《商水县志》卷二四《杂事志·祥异》。

③ 〔明〕陆粲《庚巳编》卷三《顾镇》。《古今图书集成·方舆汇编·职方典》卷六八七《苏州府部·纪事》。

④ 崇祯《吴县志》卷一一《祥异》。

⑤ 嘉靖《常熟县志》卷一〇《灾异志》。

⑥ 光绪《重修常昭合志》卷四七《祥异志》。

⑦ 正德《常州府志续集》卷五《祥异》。

⑧ 光绪《武进阳湖县志》卷二九《杂事·祥异》。

⑨ 康熙《靖江县志》卷五《祲祥考》，咸丰《靖江县志稿》卷二《大事纪·祲祥》，光绪《靖江县志》卷八《祲祥》。《靖江卫生志》，江苏人民出版社1995年版。

⑩ 嘉靖《江阴县志》卷二《提封纪·灾祥》，崇祯《江阴县志》卷二《灾祥五》，道光《江阴县志》卷八《祥异》，光绪《江阴县志》卷八《祥异》，民国《常州府志续集》卷五《祥异》。

⑪ 《古今图书集成·历象汇编·庶征典》卷一一四《疫灾部》引《浙江通志》。嘉靖《嘉兴府图记》卷二〇《丛记》。万历《嘉兴府志》卷二四《丛记》，康熙《嘉兴府志》卷二《星野·祥异》，光绪《嘉兴府志》卷三五《祥异》。

⑫ 万历《秀水县志》卷一〇《丛谈志·机祥》，康熙《秀水县志》卷七《祥异》，民国《秀水县志》卷一〇《丛谈·机祥》。

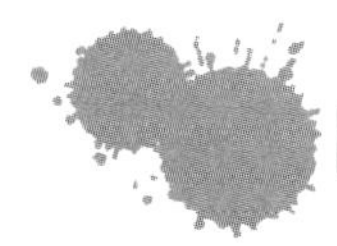

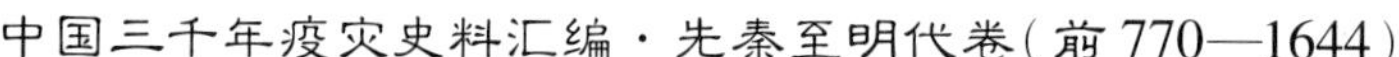

桐乡县　夏五月大疫,死者枕藉[1]。

崇德县(清石门县,今并入桐乡县)　五月大疫[2]。按:崇德县康熙元年(1662)更名石门县。

平湖县　春夏大疫,死者枕藉[3]。

嘉善县　春夏大疫,死者枕藉[4]。

福建省

福宁州(含今霞浦县、福鼎县)　州大疫[5]。

正德七年(1512)

甘肃省

甘州卫(治今张掖市)、凉州卫(治今武威市)、永昌卫(治今永昌县)、肃州卫(治今酒泉市)　巡按陕西御史成文奏称:自六年正月以来,虏酋阿尔秃斯亦卜剌为小王子所攻,部众奔甘、凉、永昌、肃州等处驻牧,伤残、疾疫死者甚众,官军掩取虏尸,辄以报功[6]。

山东省

恩　县(今平原县)　黑眚为疫,"爪人如针痕,中伤者流黄水而死,每夜金鼓之声达旦"[7]。

江西省

南康府(治星子县,今庐山市)　旱,大饥疫[8]。

都昌县　旱,民大饥疫[9]。大旱兼瘟疫流行,米价飞涨[10]。

---

① 正德《桐乡县志》卷四《祥异》,康熙《桐乡县志》卷二《人民部·灾祥》,嘉庆《桐乡县志》卷一二《机祥》,光绪《桐乡县志》卷二〇《杂类志·祥异》。

② 嘉庆《石门县志》卷二三《祥异》,光绪《石门县志》卷一一《杂类志·祥异》。

③ 天启《平湖县志》卷一八《外志之三·灾祥》,乾隆十年《平湖县志》卷一〇《外志·灾祥》,乾隆四十五年《平湖县志》卷二〇《外志·机祥》,光绪《平湖县志》卷二五《外志·祥异》。

④ 万历《重修嘉善县志》卷一二《灾祥》。

⑤ 《古今图书集成·博物汇编·艺术典》卷五一二《医部·医术名流列传·丁杞传》。嘉靖《福宁州志》卷一一《人物志》。

⑥ 《大明武宗毅皇帝实录》卷九四"正德七年十一月"。

⑦ 宣统《恩县志》卷一〇《灾祥》。

⑧ 同治《南康府志》卷二三《杂类志·祥异》。

⑨ 康熙《都昌县志》卷一〇《杂类志·灾祥》,同治《都昌县志》卷一六《杂记·祥异》。

⑩ 《都昌县志》,新华出版社1993年版。

建昌县(今永修县)　旱,民大饥疫[①]。旱灾,米价飞涨,民大饥疫[②]。

浙江省

嘉兴府(治今嘉兴市)、金华(治今金华市)、温州(治今温州市)、台州(治今台州市临海区)、绍兴(治今绍兴市)、宁波府(治今宁波市)　浙江岁歉,海溢,疫疠死亡亦不减[③]。查是年浙江水灾及饥荒地方,十月,以水旱灾免绍兴、宁波、嘉兴、金华等府所属税粮,赈济海潮淹溺地方。是岁,嘉兴、金华、温州、台州、绍兴、宁波六府乏食[④]。

福建省

武平县　冬,民间疫死者众[⑤]。

正德八年(1513)

天津市

天津卫(今天津市)　兵火后大疫,人死无算[⑥]。按:清雍正三年(1725)升天津卫为天津州,雍正九年(1731)升天津州为天津府。

北京市

景　州(今景县)　白眚为灾,中伤者如针痕出血,民间夜击金铁达旦[⑦]。

沧　州(今沧州市)　兵火后大疫,人死无数[⑧]。

湖北省

均　州(今丹江口市)　春大疫[⑨]。

浙江省

泰顺县　四月,县前街疫气大行,死者相枕[⑩]。

---

① 同治《南康府志》卷二三《杂类志·祥异》;万历《建昌县志》卷一〇《灾异》,同治《建昌县志》卷一二《杂类志·祥异》。

② 《永修县志》,江西人民出版社1987年版。

③ 《大明武宗毅皇帝实录》卷九二"正德七年九月"。

④ 《中国历代自然灾害及历代盛世农业政策资料》,农业出版社1988年版,第261页。

⑤ 嘉靖《武平志》卷六《祥异》。

⑥ 乾隆《天津府志》卷一八《祥异》。

⑦ 民国《景县志》卷一四《故实志》,见徐好民、尹光辉《地壳运动与疾疫流行》,《灾害学》1991年第2期。

⑧ 乾隆《天津府志》卷一八《祥异》;万历《沧州志》卷五《纪异》,乾隆《沧州志》卷一二《纪事》。

⑨ 民国《湖北通志》卷七五《祥异志一》;康熙《均州志》卷二《灾祥》,光绪《续辑均州志》卷一三《祥异志》,光绪《襄阳府志》卷末《志余·祥异》。

⑩ 雍正《泰顺县志》卷九《杂志·祥异》,同治《泰顺分疆录》卷一〇《杂志·灾异》。

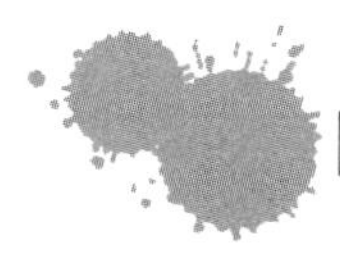

江西省

江西自夏至冬不雨,瘟疫流行[①]。

婺源县　春,饶州姚源洞寇王浩由开化逾大鳙岭突入本县东西南乡,杀掠无算,火民居,秋大疫[②]。

龙南县　春至秋大疫,民死亡过半[③]。

定南厅(今定南县)　春至秋大疫,民死者过半[④]。

安徽省

旌德县　旱魃,饥,疫[⑤]。

江苏省

徐　州(治铜山县,今徐州市)　徐州孀妇张氏,夫兄利其有,挟姑诬罪,狱成坐斩。时冬大旱,瘟疫作,知府薛公鋆白其冤,祷雪即应,士大夫有咏瑞雪诗[⑥]。

正德九年(1514)

陕西省

潼关卫(今潼关县)　春大疫[⑦]。

云南省

丽江府(治丽江县,今丽江市)　大疫,死者不可胜计[⑧]。

鹤庆县　大疫,死者不可胜计[⑨]。

---

① 《大明武宗毅皇帝实录》卷一〇七"正德八年十二月"。

② 道光《徽州府志》卷一六《杂记·祥异》;康熙《婺源县志》卷一二《通考外志·机祥》,乾隆《婺源县志》卷三八《机祥》,道光《婺源县志》卷三八《通考五·机祥》,光绪《婺源县志》卷六四《通考五·祥异》,民国《婺源县志》卷七〇《杂志二·祥异》。

③ 乾隆《赣州府志》卷一《天文志·机祥》;康熙《龙南县志》卷二《灾异》,乾隆《龙南县志》卷二一《祥异》,道光《龙南县志》卷一《天文志·机祥》,光绪《龙南县志》卷一《天文志·机祥》。《龙南县志》,中共中央党校出版社1994年版。

④ 乾隆《赣州府志》卷一《天文志·机祥》;康熙《定南县志》卷一《纪事》,同治《定南厅志》卷六《祥异》。

⑤ 乾隆《旌德县志》卷六《政迹》。

⑥ 康熙《淮安府志》卷八《祥异志》。

⑦ 康熙《潼关县志》卷上《灾祥》。

⑧ 隆庆《云南通志》卷一七《灾祥》,天启《滇志》卷一《祥异》,乾隆《云南通志》卷二八《祥异》,民国《新纂云南通志》卷一六一《灾疫》;乾隆《丽江府志略》卷一《祥异》,光绪《丽江府志》卷一《祥异》。

⑨ 隆庆《云南通志》卷一七《灾祥》,天启《滇志》卷一《祥异》,乾隆《云南通志》卷二八《祥异》,光绪《云南通志》卷三《祥异上》,民国《新纂云南通志》卷一六一《灾疫》,民国《鹤庆县志》卷一一《杂记志·灾异》。

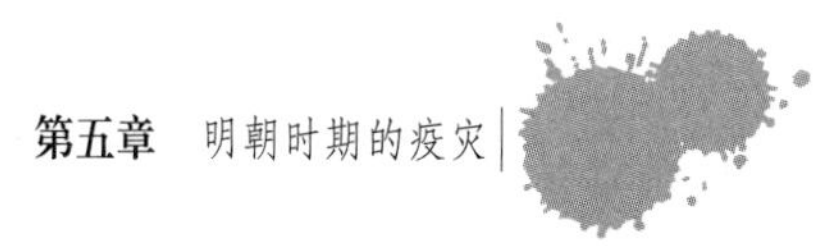

福建省

长乐县(今长乐市)　春夏大疫①。

正德十年(1515)

浙江省

永嘉县(今温州市)　大疫②。永嘉大疫,人死过半③。

江苏省

淮安府(治山阳县,今淮安市)　冬,愆阳,疫作,巡抚丛公兰朝夕露香祈雪,大应④。

正德十一年(1516)

福建省

福宁州(今霞浦县)　州城正月十五夜大火,烧官房民房屋数万,火后,大患喉疾,朝发夕死,至六月末旬始已⑤。正月,喉症流行,朝发夕死,至六月末旬始息⑥。

长乐县(今长乐市)　春夏大疫⑦。

漳州府(治龙溪县,今漳州市)、泉州府(治晋江县,今泉州市)、浦城县　漳、泉二府及浦城县盗贼充斥,且年凶多疫⑧。

南安县　十一年越十二年,旱太甚,民益病⑨。

广西壮族自治区

灌阳县　秋七月疫,民死过半⑩。

---

①　崇祯《长乐县志》卷九《灾祥》,乾隆《长乐县志》卷一〇《杂志·祥异》,同治《长乐县志》卷二《星野·祥异》,民国《长乐县志》卷三《大事志·灾祥》。

②　光绪《永嘉县志》卷三六《杂志·祥异》。

③　《温州市卫生志》,华东师范大学出版社1998年版。《永嘉县卫生志》,1998年。

④　康熙《淮安府志》卷八《祥异志》。

⑤　同治《重纂福建通志》卷二七一《祥异》,嘉靖《福宁州志》卷一二《祥异》,乾隆《福宁府志》卷四三《艺文志·祥异》,民国《霞浦县志》卷三《大事志》。

⑥　《霞浦县卫生志》,1989年。

⑦　民国《长乐县志》卷三《大事志》。

⑧　《大明武宗毅皇帝实录》卷一三九"正德十一年秋七月"。

⑨　民国《南安县志》卷四六《艺文》。

⑩　嘉靖《广西通志》卷四〇《祥异》。

正德十二年(1517)

河北省

博野县　冬,霪雨,河决,瘟疫流行,尸骸遍野①。淫雨河决,瘟疫流行,尸骸遍野②。

雄　县　夏六月大水,禾稼尽伤,民大饥疫,死者枕藉③。六月,大水,庄稼淹没,民饥荒,瘟疫流行,死者甚多④。

霸　州(今霸州市)　夏大水,禾稼尽伤,民疾疫死⑤。水淹庄稼,民大饥,疫病流行⑥。

安徽省

池州府(治贵池县,今池州市)　夏大水,六县(贵池、铜陵、青阳、建德、东流、石埭)皆有水灾,秋大疫,铜陵尤甚,死者相枕⑦。

铜陵县　夏大水,蛟坏田舍,秋大疫⑧。

东流县　夏出蛟,大水坏民田舍,秋大疫⑨。

建德县　五月山出蛟,损坏田舍,民有全家溺死者,秋大疫⑩。

湖北省

江陵县　春疫,夏大水,冬大疫⑪。

---

① 《古今图书集成·方舆汇编·职方典》卷八二《保定府部·纪事二》。康熙《博野县志》卷二《惠政》、卷四《祥异》。

② 《博野县志》,新华出版社1996年版。

③ 嘉靖《雄乘》卷下《祥异第十》,万历《雄县新志》卷四《祥异》,康熙《雄乘》卷下《祥异》,民国《雄县新志》之《故实略·祥异》。

④ 《雄县志》,中国社会科学出版社1992年版。

⑤ 《古今图书集成·方舆汇编·职方典》卷三八《顺天府部·纪事六》。嘉靖《霸州志》卷九《杂志·灾异》,民国《霸县新志》卷六《灾祥》。

⑥ 《霸州市志》,中国文史出版社2006年版。

⑦ 正德《池州府志》卷六《祥异》,嘉靖《池州府志》卷九《杂著篇下·祥异》。

⑧ 正德《池州府志》卷六《灾祥》,乾隆《池州府志》卷二〇《祥异志》;顺治《铜陵县志》卷七《祥异》,乾隆《铜陵县志》卷一四《祥异》。

⑨ 正德《池州府志》卷六《灾祥》,嘉庆《东流县志》卷一五《五行志》。

⑩ 正德《池州府志》卷六《灾祥》,康熙《建德县志》卷七《祥异》,宣统《建德县志》卷二〇《祥异》。

⑪ 康熙《荆州府志》卷二《星野志·祥异》,雍正《湖广通志》卷一《星野志·祥异附》,民国《湖北通志》卷七五《祥异志一》,乾隆《江陵县志》卷五四《外志一·祥异》。《古今图书集成·历象汇编·庶征典》卷一一四《疫灾部》引《湖广通志》第5468页误作正德“十一年春荆州疫”。

湖南省

祁阳县　大旱，大疫，螟食稼①。

邵阳县（今邵阳市）　虫杀禾，大旱，是岁大疫②。

福建省

邵武县（邵武市）　邵武、光泽，春夏旱，秋疫③。春夏旱，秋疫④。

光泽县　邵武、光泽，春夏旱，秋疫⑤。春夏旱，秋疫⑥。

泉州府（治晋江县，今泉州市）　泉州等处十月大疫⑦。

晋江县（含今泉州市、晋江市）　泉州大疫⑧。

古田县　邑旱，又大疫。大旱疫⑨。

正德十三年（1518）

河北省

保定府（治清苑县，今保定市）　春，清苑大瘟，雄县星陨为石，祁州大疫，完县大饥⑩。

清苑县（今保定市）　春，大疫⑪。

---

① 光绪《湖南通志》卷二四三《祥异志一》，道光《永州府志》卷一七《事纪略》；乾隆《祁阳县志》卷八《杂撰》，民国《祁阳县志》卷二《事略志》。

② 雍正《湖广通志》卷一《星野志・祥异附》，道光《宝庆府志》卷三《大政纪・明》、卷九九《五行略》；嘉庆《邵阳县志》卷四八《祥异》，光绪《邵阳县志》卷一〇《杂志・祥异》。

③ 嘉靖《邵武府志》卷一《天文・应候》。崇祯《闽书》卷一四八《祥异・邵武府》。

④ 咸丰《邵武县志》卷一八《祥异志》，光绪《重纂邵武府志》卷三〇《杂记・祥异・邵武县》，民国《重修邵武县志》卷三《大事志・灾异》。

⑤ 嘉靖《邵武府志》卷一《天文・应候》。崇祯《闽书》卷一四八《祥异・邵武府》。

⑥ 道光《重纂光泽县志》卷一《时事表・灾祥》，光绪《光泽县志》卷一《时事表・灾祥》。

⑦ 《大明武宗毅皇帝实录》卷一五四"正德十二年冬十月"。《明史》卷二八《五行志一・疾疫》。民国《福建通志》卷一《通纪》。

⑧ 《晋江市志》，方志出版社 2001 年版。

⑨ 乾隆《古田县志》卷八《祥异》。按：原文作"（弘）治二十二年邑旱又大疫"。民国《古田县志》卷三《大事志・附祥异》，原文在弘治十一年后、嘉靖年前作"二十二年大旱疫"。弘治只有 18 年，弘治嘉靖之间的正德年号也只有 16 年，因此，二十二年肯定有误，当为十二年之误。查弘治十二年福建没有任何地方发生疫灾，而正德十二年泉州等处大旱之后有疫灾，因此，"二十二年大旱疫"应为"正德十二年大旱疫"之误。

⑩ 《古今图书集成・方舆汇编・职方典》卷八二《保定府部・纪事二》。

⑪ 康熙《清苑县志》卷一《灾祥》，民国《清苑县志》卷六《大事纪・灾祥表》，民国《重订清苑县志》卷一〇《志余・灾祥表》。

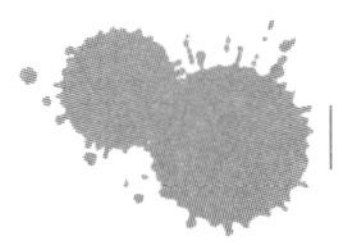

祁　州(今安国市)　春,大瘟疫,死者无算①。春,祁州大疫,死者无算②。春,瘟疫流行,死人无数③。

任丘县(今任丘市)　春,大疫④。

博野县　淹雨河决,瘟疫流行,尸骨遍野⑤。

东安县(今廊坊市安次区)　春旱,大饥,大疫⑥。

江苏省

如皋县(今如皋市)　五月大水,民多疫殍⑦。

湖北省

应山县(今广水市)　夏大疫⑧。

广西壮族自治区

苍梧县(今梧州市)　大疫⑨。

来宾县　岁疫⑩。

荔浦县　大旱害稼,兼以疫疠盛行,人民死者过半⑪。是年天旱,疫疠盛行,居民死者十之五⑫。

修仁县(今荔浦县境)　天旱,瘟疫盛行,修仁居民死者十之五⑬。

江西省

龙南县　三月,阴雨连绵,人多疾疫⑭。

---

① 康熙《保定府志》卷二六《祥异》,康熙《祁州志》卷一〇《杂事志·灾异》,乾隆《祁州志》卷八《记事·祥异》。

② 《河北省志》,方志出版社2009年版。

③ 《安国县志》,方志出版社1996年版。

④ 乾隆《任丘县志》卷一〇《五行志》。

⑤ 康熙《博野县志》卷四《祥异》。

⑥ 光绪《顺天府志》卷六九《祥异》,天启《东安县志》卷一《机祥》。

⑦ 万历《如皋县志》卷二《五行》,嘉庆《如皋县志》卷二三《祥祲》。

⑧ 民国《湖北通志》卷七五《祥异志一》;康熙《应山县志》卷二《兵荒志》,同治《应山县志》卷一《星野志·祥异》。

⑨ 同治《苍梧县志》卷一七《外传纪事上》。

⑩ 民国《来宾县志·机祥》。

⑪ 嘉靖《广西通志》卷四〇《祥异》。

⑫ 嘉庆《广西通志》卷一九三《前事略十五·明》。

⑬ 雍正《平乐府志》卷一四《祥异》。

⑭ 〔明〕王守仁《浰头捷音疏》"正德十三年四月二十日",载〔明〕王守仁《王文成全书》卷一一《别录·奏三》,〔明〕贺复征《文章辨体汇选》卷一一一《疏二十五》。

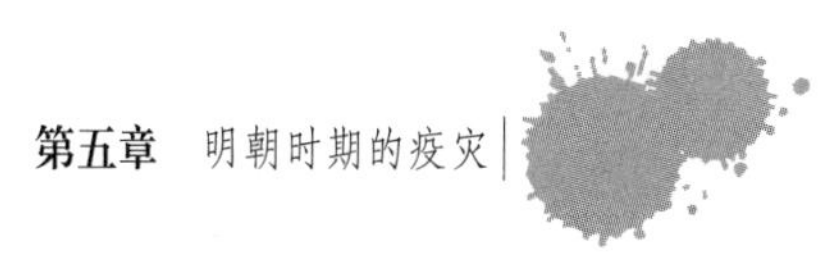

正德十四年(1519)

河北省

春,东安、河间府属县河间、东光、肃宁、交河、献县、饶阳大疫,雄县、蠡、晋县大疫①。

东安县(今廊坊市安次区)　春大疫②。

文安县　春大疫③。

蠡　县　春大疫④。春,大疫,死人无数⑤。

雄　县　春大疫⑥。

高阳县　春大疫⑦。

河间府(治河间县)　季夏朔夜,一星如日暂明,是年大疫⑧。河间疫病流行,又发生水灾⑨。

交河县(今泊头市)　春大疫⑩。

东光县　二月地震,县境大疫⑪。

献　县　是年大疫⑫。

任丘县　春大疫⑬。

---

① 《河北省志》,方志出版社2009年版。

② 光绪《顺天府志》卷六九《祥异》;天启《东安县志》卷一《机祥》,康熙《东安县志》卷一《天文志·机祥》,乾隆《东安县志》卷九《机祥志》,光绪《东安县志》卷九《地理志·五行》,民国《安次县志》卷一《地理志·五行》。

③ 崇祯《文安县志》卷一一《灾祥》,康熙《文安县志》卷一《贡赋·灾祥》。

④ 《古今图书集成·方舆汇编·职方典》卷八二《保定府部·纪事二》。顺治《蠡县志》卷八《祥异》,光绪《蠡县志》卷八《灾祥志》。

⑤ 《蠡县志》,中华书局1999年版。

⑥ 嘉靖《雄乘》卷下《祥异》,万历《雄县新志》卷四《祥异》,康熙《雄乘》卷下《祥异》,民国《雄县新志》之《故实略·祥异》。《雄县志》,中国社会科学出版社1992年版。

⑦ 雍正《高阳县志》卷六《杂志·机祥》。

⑧ 《古今图书集成·方舆汇编·职方典》卷九二《河间府部·纪事》。嘉靖《河间府志》卷七《风土志·祥异》,万历《河间府志》卷四《风土志·祥异》,乾隆《河间府志》卷九《风俗志·祥异》,乾隆《河间县志》卷一《纪事》。

⑨ 《東州志》,2006年。

⑩ 康熙《交河县志》卷七《灾祥》,民国《交河县志》卷一〇《杂稽志·祥异》。

⑪ 康熙《东光县志》卷一《机祥》,光绪《东光县志》卷一一《祥异》。

⑫ 康熙《献县志》卷八《杂志·祥异》,乾隆《献县志》卷一八《祥异》。

⑬ 万历《任丘志集》卷八《灾异》。

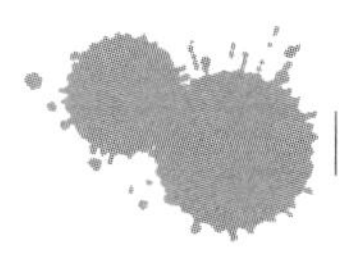

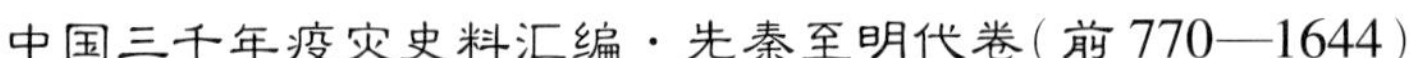

肃宁县　六月朔夜星变,朔夜有一星明如日,是年大疫[①]。大疫[②]。

沧　州(今沧州市)　六月朔夜星变,朔夜有一星明如日,是年大疫[③]。

晋　县(今晋州市)　春大疫[④]。春,晋县大疫[⑤]。

饶阳县　春大疫[⑥]。

安　州(今安新县)　春大疫[⑦]。境内大水,疫病流行[⑧]。

清苑县(今保定市)　春大疫[⑨]。春,保定大疫[⑩]。

盐山县　大疫[⑪]。

山东省

济南府(治今济南市)　春,武定、海丰、商河大疫[⑫]。

武定州(今惠民县)　春大疫,死者相藉,人做送瘟舩禳之[⑬]。春,武定大疫,死者枕藉[⑭]。

海丰县(今无棣县)　春大疫,死者枕藉[⑮⑯]。

商河县　春大疫,死者枕藉[⑰]。春大疫,死人甚多[⑱]。

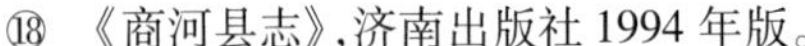

① 乾隆《肃宁县志》卷一《祥异》。

② 《肃宁县志》,方志出版社1999年版。

③ 万历《沧州志》卷五《纪异》,乾隆《沧州志》卷一二《纪事》。

④ 康熙《晋州志》卷一〇《事纪》,民国《晋县志》卷五《灾祥》。

⑤ 《石家庄地区卫生志》,河北人民出版社1990年版。

⑥ 乾隆《饶阳县志》卷下《事纪第三十八》。

⑦ 康熙《安州志》卷七《祥异》。

⑧ 《安新县志》,新华出版社2000年版。

⑨ 《古今图书集成·历象汇编·庶征典》卷一一四《疫灾部》引《畿辅通志》。万历《保定府志》卷一五《祥异》。

⑩ 康熙《畿辅通志》卷一《星野·祥异》。

⑪ 《盐山县志》,南开大学出版社1991年版。

⑫ 《古今图书集成·方舆汇编·职方典》卷二〇七《济南府部·纪事一》,《古今图书集成·历象汇编·庶征典》卷一一四《疫灾部》。

⑬ 嘉靖《山东通志》卷三九《灾祥》,万历《武定州志》卷八《灾祥》,崇祯《武定州志》卷一一《灾祥》,乾隆《武定府志》卷一四《祥异》,咸丰《武定府志》卷一四《祥异》;乾隆《惠民县志》卷三之四《祥异志》,光绪《惠民县志》卷一七《五行志·祥异》。

⑭ 《惠民地区卫生志》,天津科学技术出版社1992年版。

⑮ 康熙《海丰县志》卷四《事记》。

⑯ 民国《无棣县志》卷一六《祥异志》。

⑰ 万历《商河县志》卷九《灾祥》,道光《商河县志》卷三《赋役志·祥异》,民国《商河县志》卷首《大事纪》。

⑱ 《商河县志》,济南出版社1994年版。

单　县　春大疫，死者甚众[①]。单县大瘟，阖门死者比屋[②]。

宁津县　大疫[③]。

江苏省

宜兴县（今宜兴市）　水，民饥，大疫[④]。

吴　县（今苏州市）　夏秋大水，米价腾涌，民大饥疫[⑤]。

安徽省

当涂县　夏秋水溢，江湖汹涌，麦稻皆不登，饥民以榆皮蒸食。疫痢，大饿，死者载道[⑥]。

浙江省

台　州（临海县，今台州市）　春大疫[⑦]。

福建省

邵武府（治邵武县，今邵武市）　四月，邵武、泰宁二县大水，七月疫[⑧]。

邵武县（今邵武市）　大水，六月火，七月疫，民多受病[⑨]。

泰宁县　四月，邵武、泰宁二县大水，七月疫[⑩]。

湖南省

祁阳县　大旱加瘟疫[⑪]。按：孤证，或即正德十二年的疫灾事件，系纪年错误。

正德十五年（1520）

山西省

云　中（今大同市）　云中瘟疫大行，得疾者亲友不相访问，染之即不起，任服远

---

① 顺治《单县志》卷四《祥异》，乾隆《单县志》卷三《五行志·灾祥》，民国《单县志》卷一四《灾祥志》。

② 万历元年《兖州府志》卷一五《灾祥》，万历二十四年《兖州府志》卷五一《灾祥志》。

③ 万历《宁津县志》卷四《祥异》。

④ 万历《宜兴县志》卷一〇《灾祥》，嘉庆《宜兴县志》卷末《祥异》。

⑤ 崇祯《吴县志》卷一一《祥异》。

⑥ 嘉靖《太平府志》卷一二《灾祥》，康熙《当涂县志》卷三《星野·祥异》。

⑦ 《古今图书集成·历象汇编·庶征典》卷一一四《疫灾部》引《浙江通志》。

⑧ 嘉靖《邵武府志》卷一《天文·应候》。万历《闽书》卷一四八《祥异志》；崇祯《闽书》卷一四八《祥异·邵武府》。

⑨ 咸丰《邵武县志》卷一八《祥异志》，光绪《重纂邵武府志》卷三〇《杂记·祥异·邵武县》，民国《重修邵武县志》卷三《大事志·灾异》。

⑩ 嘉靖《邵武府志》卷一《天文·应候》。崇祯《闽书》卷一四八《祥异·邵武府》。

⑪ 《祁阳县卫生防疫志》，2006年。

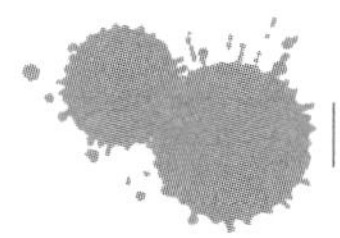

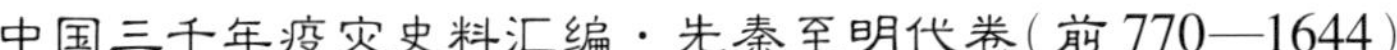

以"松黄冈普济消毒饮"治疗患者,全活数千人①。

山东省

沂　州(今临沂市)　秋八月大饥,瘟②。

费　县　秋八月,费县大饥瘟③。

江苏省

仪真县(今仪征市)　宸濠反帝,帝亲征,驾旋,里河丁夫数十万,久俟水次,饥疫死者相藉④。所谓"里河","明初运粮河,自瓜仪至淮安谓之里河"⑤。水路自仪真北至张家湾,伺候人夫不下数十万,所在官司拘留聚处,妨废农务,因饥成疫,死亡者众⑥。

上海市

上海县(包括今闵行区、川沙区、南汇区)　王卿,正德甲戌(1514)进士,令上海。武宗南巡(1520年),时疫流行,捐药饵调治⑦。

安徽省

当涂县　春夏疫痢大作,秋颇稔⑧。

正德十六年(1521)

河北省

文安县　自正月至六月不雨,大饥,疠疫流行,死者无算⑨。

清苑县(今保定市)　春大疫⑩。

祁　州(今安国市)　大疫⑪。

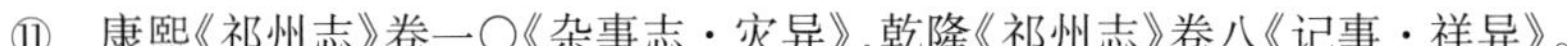

① 《古今图书集成·历象汇编·庶征典》卷一一四《疫灾部·纪事》,《古今图书集成·博物汇编·艺术典》卷五一一《医部·医术名流列传·任荣传》。

② 万历《沂州志》卷一《灾祥》,乾隆《沂州府志》卷一五《纪事上》。

③ 万历元年《兖州府志》卷一五《灾祥》,万历二十四年《兖州府志》卷五一《灾祥志》,光绪《费县志》卷一六《祥异》。

④ 雍正《广东通志》卷四五《人物志·梁储》。

⑤ 《明史》卷八五《河渠三·运河上》。

⑥ 《大明武宗毅皇帝实录》卷一八六"正德十五年五月"。

⑦ 雍正《山西通志》卷一〇七《人物七·太原府》。

⑧ 康熙《太平府志》卷三《星野·祥异》,乾隆《太平府志》卷三二《俪事志·祥异》。

⑨ 民国《文安县志》卷终《灾异》。《文安县志》,中国社会出版社1994年版。

⑩ 康熙《清苑县志》卷一《舆地·星野》,同治《清苑县志》卷一《祥异》,民国《清苑县志》卷六《大事记·灾祥表》。

⑪ 康熙《祁州志》卷一〇《杂事志·灾异》,乾隆《祁州志》卷八《记事·祥异》。

陕西省

六月，世宗初立，陕西诸郡大旱疫①。按：世宗是年四月即位。

三原县　六月，大旱疫②。

永寿县　嘉靖（世宗）初立，陕西州县大旱疫③。

洛川县　大旱疫④。

兴平县　陕西诸郡大旱疫⑤。

邠　州（今彬县）　陕西诸郡大旱疫⑥。

扶风县　扶风大旱疫⑦。

石泉县　宁陕县疫疠大作⑧。二月至七月，疫情大作⑨。按：宁陕县系从石泉县析置。

甘肃省

庄浪卫（今永登县）　庄浪等卫夏旱不雨，至秋雨潦，瘟疫大行，军民死者二千五百余人⑩。

湖北省

荆门州（今荆门市）　李士翰正德末知荆门州，值岁饥，多方赈济，民骈死疫疠，捐俸营葬地十余处⑪。

浙江省

台州府（治临海县，今台州市）　夏大疫⑫。

临海县（今台州市临海区）　大疫⑬。

黄岩县　大疫⑭。

---

① 雍正《陕西通志》卷四六《祥异》引《名山藏》。

② 光绪《三原县志》卷九《祥异》。

③ 光绪《永寿县新志》卷一〇《别录类·述异》。

④ 嘉庆《洛川县志》卷六《祥异》。《洛川县志》，陕西人民出版社1994年版。

⑤ 《兴平县志》，陕西人民出版社1994年版。

⑥ 《彬县志》，陕西人民出版社2000年版。

⑦ 《宝鸡市卫生志》，1995年。

⑧ 《安康市卫生防疫志》，2006年。

⑨ 《宁陕县志》，陕西人民出版社1992年版。

⑩ 《大明世宗肃皇帝实录》卷六“正德十六年九月”。

⑪ 《荆门卫生志》，中国文史出版社1990年版。

⑫ 康熙《台州府志》卷一四《灾变》，光绪《台州府志》卷二九《大事三》。

⑬ 民国《临海县志稿》卷四一《大事志》。

⑭ 万历《黄岩县志》卷七《外志·纪变》，康熙《黄岩县志》卷八《杂志·灾祥》，同治《黄岩县志》卷三八《杂志二·变异》，光绪《黄岩县志》卷三八《杂志·祥异》。

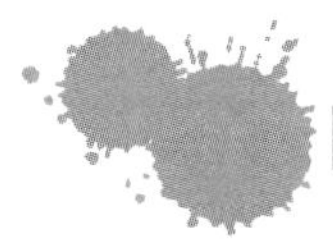

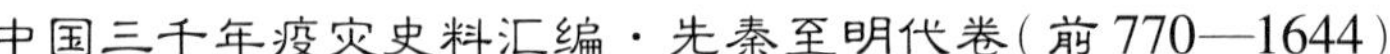

太平县(今温岭市)　大疫①。

余姚县(今余姚市)　秋,邑内大疫②。

福建省

福州府(闽县、侯官二县附郭,今福州市)　六月,福州等府亢旱,疫疠盛行,府县官病死者四十多员,军民死者无算③。福州发生疫情,死者甚众④。

宁化县　大饥疫⑤。饥荒严重,瘟疫流行⑥。

嘉靖元年(1522)

河北省

任　县　大疫⑦。

陕西省

二月,陕西大疫⑧。

蓝田县　陕西大疫。

鄠　县(今户县)　二月大疫⑨。

泾川县　(长武县)疫病流行⑩。按:长武县时属泾川县,明万历十一年(1583)分置。

永寿县　大旱,疫病流行⑪。

安康市　3月,陕西大疫⑫。

河南省

弘农县　荒疫,死者枕藉⑬。

---

① 嘉靖《太平县志》卷一《地舆志上·祥异》,康熙《太平县志》卷八《祥异》,嘉庆《太平县志》卷一八《杂志·灾祥》。

② 嘉靖《余姚县志》卷一六《列女传》。

③ 《大明世宗肃皇帝实录》卷三"正德十六年"。道光《重纂福建通志》卷二七一《祥异》。

④ 《福州市志》(第1册),方志出版社1998年版。

⑤ 乾隆《汀州府志》卷四五《杂记·祥异》;崇祯《宁化县志》卷七《祥异》,康熙《宁化县志》卷七《政事部三·灾异》,民国《宁化县志》卷二《大事志·灾异》。

⑥ 《宁化县志》,福建人民出版社1992年版。

⑦ 《任县志》,中华书局2000年版。

⑧ 《大明世宗肃皇帝实录》卷一一"嘉靖元年二月"。《明史》卷二八《五行志一·疾疫》。

⑨ 《户县志》,西安地图出版社1987年版。

⑩ 《长武县志》,陕西人民出版社2000年版。

⑪ 《永寿县志》,三秦出版社1991年版。

⑫ 《安康市卫生防疫志》,2006年。

⑬ 《古今图书集成·方舆汇编·职方典》卷一一九《顺德府部·艺文一》。

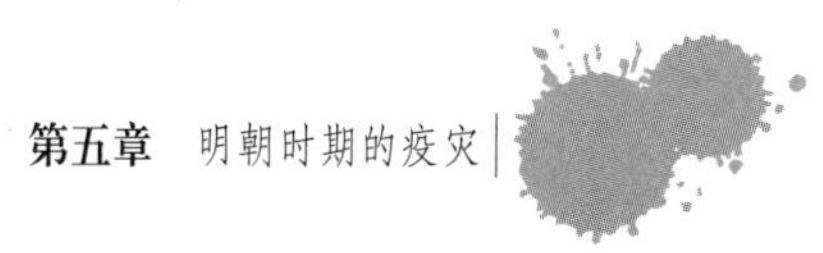

江苏省

宝应县　大饥疫，死者相藉①。

沭阳县　七月，江、淮、海暴溢，淮安、宿迁一带大水，波及沭阳，溺死诸多人畜。冬，大饥荒、疫病，人相食②。

福建省

邵武县（今邵武市）　夏，邵武火，秋大疫③。

福宁州（含今霞浦县、福鼎县）　痘疹大作，殇者千人，次年亦然④。按：《福建省卫生志》误为"嘉靖六年（1527）福建痘疹大作，殇者千人"⑤。"六"与"元"，形近而讹。

福安县（今福安市）　二月痘疹大作，瘗坎相望⑥。二月，痘疹大流行，死者甚众⑦。二月，天花大流行，死者众多⑧。

湖南省

衡州府（治今衡阳市）　夏大水，郡城被水，城圮，水退之后，民多瘟疫死⑨。按：衡州府城，清乾隆二十一年后为衡阳县和清泉县附郭，所以两县方志有载⑩。

广东省

高明县　嘉靖初，县中大疫⑪。

嘉靖二年（1523）

嘉靖二年，礼部类奏四方各类灾异，奏报疫灾一次⑫，但其实远远不止。

---

① 乾隆《江南通志》卷一一五《职官志·名宦·刘恩》。

② 《沭阳县卫生志》，中国矿业大学出版社1996年版。

③ 嘉靖《邵武府志》卷一《天文·应候》。万历《闽书》卷一四八《祥异志》；崇祯《闽书》卷一四八《祥异·邵武府》。咸丰《邵武县志》卷一八《祥异志》，光绪《重纂邵武府志》卷三〇《杂记·祥异·邵武县》，民国《重修邵武县志》卷三《大事志·灾异》。

④ 同治《重纂福建通志》卷二七一《祥异》，乾隆《福宁府志》卷四三《祥异》，民国《霞浦县志》卷三《大事志》。

⑤ 《福建省卫生志》，福建人民出版社1989年版。

⑥ 崇祯《福安县志》卷九《杂纪志·祥变》，光绪《福安县志》卷三七《祥异》。

⑦ 《福安市卫生志》，1992年。

⑧ 《福安市志》，方志出版社1999年版。

⑨ 嘉靖《衡州府志》卷七《祥异》，乾隆《衡州府志》卷二九《祥异》。

⑩ 乾隆《衡阳县志》卷一〇《祥异》，乾隆《清泉县志》卷三五《事纪》，嘉庆《衡阳县志》卷三五《祥异》。

⑪ 光绪《高明县志》卷一六《灵异》。

⑫ 〔明〕俞汝楫《礼部志稿》卷八八《祥异备考·类奏灾异》。

嘉靖三年六月户部言：去岁灾伤，惟庐、凤、淮、扬四府，滁、和、徐三州为甚，而应天、太平、镇江次之，其余府州县灾各有差及，席书所报垂死极贫者四十五万，以疫之死者十之二三①。

河南省

虞城县　地震，大饥，疫②。

夏邑县　地震，大饥，疫，饿殍盈野，有司发仓赈济③。

江苏省

南　京(江宁、上元二县附郭，今南京市)　嘉靖甲申春，南都大疫④。春正月南京地震，应天大旱饥，遣侍郎席书赈之，仍蠲马价。秋七月，南京大疫，军民死者甚众⑤。今各省水旱异常，留都疫疠大起，草泽寇盗屡发，人情岌岌⑥。按：明代南都、南京、留都、金陵、应天均指今南京市。

六合县(今南京市六合区)　夏秋旱，大饥，自冬至次年夏大疫。米价腾涌，贫民多啖草根树皮，街市饿殍枕藉，人有相食者⑦。

砀山县　旱疫⑧。

淮安府(治山阳县，今淮安市)　夏大旱，秋大水，冬大疫，人相食⑨。

盱眙县　大祲，人相食，秋旱，冬冻，饥疫死者无数⑩。

清河县(今淮安市淮阴区)　大饥，疫大行，死尸载道，人相食⑪。

盐城县(今盐城市)　夏大旱，秋大水，冬大疫，人相食⑫。

---

① 《大明世宗肃皇帝实录》卷四〇“嘉靖三年六月”。

② 顺治《虞城县志》卷八《灾祥》，乾隆《虞城县志》卷一〇《杂志》，光绪《虞城县志》卷一〇《杂志》。

③ 嘉靖《夏邑县志》卷五《官师志·灾异》。

④ 〔明〕薛己《薛氏医案》卷二〇《明医杂著·化痰丸论》。

⑤ 《明史》卷二八《五行志一·疾疫》。《大明世宗肃皇帝实录》卷二九“嘉靖二年七月”。同治《上江两县志》卷二《大事考下》，民国《首都志》卷一六《历代大事表》。

⑥ 〔明〕陈时明《容直言霁严谴以广圣聪疏》，见〔明〕黄宗羲《明文海》卷五二《奏疏六》。

⑦ 嘉靖《六合县志》卷二《灾祥》。

⑧ 万历《徐州志》卷六《灾祥》，同治《徐州府志》卷五《祥异》；崇祯《砀山县志》后卷《灾祥》，乾隆《砀山县志》卷一《舆地志·祥异》。

⑨ 乾隆《淮安府志》卷二五《五行志》，光绪《淮安府志》卷四〇《杂记·灾祥》；乾隆《山阳县志》卷一八《丛志·祥祲》，同治《重修山阳县志》卷二一《杂记》。

⑩ 乾隆《盱眙县志》卷一四《灾祥》。《盱眙县志》，江苏科学技术出版社1993年版。

⑪ 嘉靖《清河县志》卷三《灾祥》，康熙《清河县志》卷一《祥异》，咸丰《清河县志》卷二四《杂记》，光绪《清河县志》卷二六《杂记·祥祲》。

⑫ 光绪《盐城县志》卷一七《杂类志·祥异》。

扬州府(治江都县,今扬州市)　正月至六月不雨,旱,禾槁死。七月霪雨不止,晚禾无收。七月大水冲决泰州、江都、海门等处河堤,漂没田庐。岁大饥,民相食,疫作①。扬州大水,引起大饥、大疫,人相食②。

江都县(今扬州市)　是年,大水冲决河堤,淹没田庐,岁大饥,民相食,久之疫作③。大饥,民相食,且病疫④。秋,大水,江都大饥,民相食,且病疫⑤。

泰　州(今泰州市)　秋大水,民饥,疫作,死亡无算⑥。

安东县(清东台县,今涟水市)　正月至六月不雨,秋七月霪雨不止,河堤决,漂没田庐,民饥,人相食。冬大疫,死亡无算⑦。

沭阳县　沭阳等县大饥荒,人相食,百姓大量饥病而死⑧。

安徽省

安庆府(治怀宁县,今安庆市)　大旱疫⑨。大旱,病疫流行⑩。

桐城县(今桐城市)　大旱,民多疫⑪。

望江县　正月地震,夏秋大旱疫⑫。

宿松县　春地震,秋大旱疫⑬。

太湖县　大旱疫,民多逋逃⑭。

潜山县　大旱疫⑮。

---

① 万历《扬州府志》卷二二《祥异》,康熙《扬州府志》卷二二《灾异纪》,雍正《扬州府志》卷三《星野》,嘉庆《扬州府志》卷七〇《事略志·祥异》。

② 《扬州卫生志》(上册),中国工商出版社2005年版。

③ 康熙《江都县志》卷四《祥异》。

④ 乾隆《江都县志》卷二《祥异》。

⑤ 《江都县志》,江苏人民出版社1996年版。

⑥ 崇祯《泰州志》卷七《灾祥》,道光《泰州志》卷一《祥异》。

⑦ 道光《东台县志》卷七《星野·灾祥》。

⑧ 《沭阳县卫生志》,中国矿业大学出版社1996年版。

⑨ 嘉靖《安庆府志》卷一五《祥异》,康熙《安庆府志》卷六《民事志·祥异》,道光《怀宁县志》卷二《星野祥异》,民国《怀宁县志》卷三三《祥异》。

⑩ 《怀宁县卫生志》,1997年。

⑪ 道光《桐城县志》卷二三《杂记·祥异》。

⑫ 康熙十二年《安庆府望江县志》卷一一《灾异》,康熙五十四年《望江县志》卷三《灾异》,乾隆《望江县志》卷三《民事志·祥异》。

⑬ 《古今图书集成·方舆汇编·职方典》卷七八六《安庆府部·纪事》。康熙《安庆府宿松县志》卷三《祥异》,道光《宿松县志》卷二八《杂志·祥异》,民国《宿松县志》卷五三《杂志·祥异》。

⑭ 康熙《安庆府太湖县志》卷一六《灾祥》,道光《太湖县志》卷四〇《杂志类·祥异》,同治《太湖县志》卷四六《杂类志·祥异》,民国《太湖县志》卷四〇《杂志·祥异》。

⑮ 康熙《安庆府潜山县志》卷一《祥异》,民国《潜山县志》卷二九《杂志·祥异》。

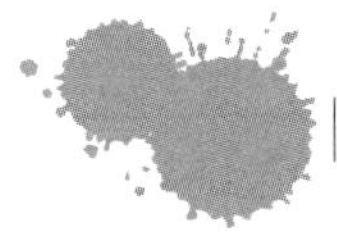

凤阳县　春大饥,大疫[①]。

寿　州(今寿县)　春大饥,大疫[②]。

霍邱县　春大饥,大疫,人相食,秋大雨三月[③]。

蒙城县　春大饥,大疫,人相食[④]。

亳　州(今亳州市)　春大饥,大疫[⑤]。

怀远县　春饥疫,人相食[⑥]。

全椒县　大旱,民饥疫死,积尸满野[⑦]。大旱,饥荒、瘟疫同时发生,死者无数[⑧]。

湖南省

祁阳县　大旱,瘟疫流行,病死饿死人口很多[⑨]。

江西省

浮梁县(今景德镇市)　浮梁、余干等县六月大疫[⑩]。

余干县　大饥,春夏大疫[⑪]。

崇仁县　大饥,春夏大疫,饥民无食,蕨根树皮采剥殆尽[⑫]。

瑞州府(治高安县,今高安市)　春,府属民多疫病死[⑬]。按:瑞州府辖高安、上高、新昌(今宜丰)三县。

福建省

福宁州(含今霞浦县、福鼎县)　元年、二年,痘疹大作,殇者甚众[⑭]。

---

① 乾隆《凤阳县志》卷一五《纪事》,光绪《凤阳县志》卷一五《杂志·纪事》。

② 嘉靖《寿州志》卷八《杂志纪·灾祥》。

③ 康熙《霍邱县志》卷一〇《杂记·灾祥》,道光《霍邱县志》卷一二《杂志·灾异》,同治《霍邱县志》卷一六《杂志·祥异》。

④ 顺治《蒙城县志》卷六《灾祥》,同治《蒙城县志》卷一〇《杂类志·祥异》,民国《重修蒙城县志》卷一二《杂类志·祥异》。

⑤ 乾隆《颍州府志》卷一〇《杂志·祥异》。《亳州市志》,黄山书社1996年版。

⑥ 光绪《凤阳府志》卷四下《纪事表下·祥异》;雍正《怀远县志》卷八《杂纪·灾异》,嘉庆《怀远县志》卷九《五行志》。

⑦ 康熙《全椒县志》卷二《灾祥》,民国《全椒县志》卷一六《杂志·祥异》。

⑧ 《全椒县志》,黄山书社1988年版。

⑨ 《祁阳县卫生防疫志》,2006年。

⑩ 《大明世宗肃皇帝实录》卷二八"嘉靖二年六月"。光绪《江西通志》卷九八《前事略·祥异》。

⑪ 嘉靖《江西通志》卷八《饶州府》,雍正《江西通志》卷一〇七《祥异》;康熙《余干县志》卷三《灾祥志》,道光《余干县志》卷一七《祥异》,同治《余干县志》卷二〇《杂记志·祥异》。

⑫ 同治《崇仁县志》卷一〇《杂类志·祥异》。

⑬ 《古今图书集成·方舆汇编·职方典》卷九一〇《瑞州府部·纪事》。

⑭ 乾隆《福宁府志》卷四三《祥异》,民国《霞浦县志》卷三《大事志》。《霞浦县卫生志》,1989年。

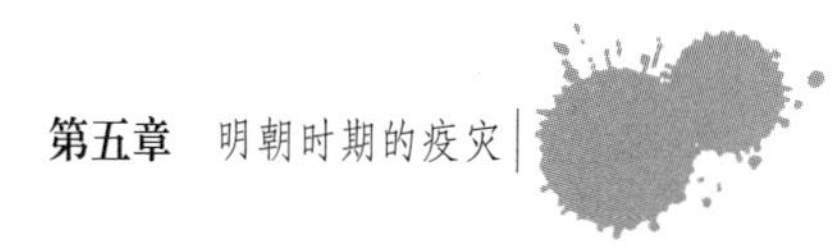

福安县(今福安市) (嘉靖)元年、二年,小儿痘疹大作,死者八九,瘗坎相望[①]。

嘉靖三年(1524)

二月庚申,上敕群臣曰:近来水旱相仍,地方饥馑,人民艰食,盗贼成群,山崩地陷,灾变非常[②]。是年,韦商臣奏言:“比者水旱疫疠,星陨地震,山崩泉涌,风雹蝗蝻之害,殆遍天下,有识莫不寒心。”[③]

河南省

陈 州(今淮阳市) 夏六月旱,秋八月大水,其年大疫[④]。清代陈州称淮宁县,又称淮阳县。

扶沟县 春大饥,瘟疫流行,死者十之四。元旦地震有声如雷,既而大疫,死者十之四[⑤]。

项城县(今项城市) 六月旱,秋大水,是年大疫[⑥]。

永城县(今永城市) 春旱,夏大疫,死者几半,饿殍横途[⑦]。

夏邑县 春旱,夏大疫[⑧]。

柘城县 民大疫,死者无算[⑨]。

鹿邑县 春大疫[⑩]。

太康县 春大饥,二月至四月大疫,死者十之四五,有灭户者[⑪]。

江苏省

应天府(江宁、上元二县附郭,今南京市) 自春至夏,疫疠大作,死者相枕于道。巡抚都御史吴廷举等,奏准宣城代高淳驿传,以补养马费[⑫]。岁大饥,人相食。寇天叙

---

① 嘉靖《福宁州志》卷一二《祥异》,崇祯《福安县志》卷九《杂纪志·祥变》。

② 《大明世宗肃皇帝实录》卷三六“嘉靖三年二月庚申”。

③ 《明史》卷二〇八《韦商臣传》。

④ 康熙《续修淮阳县志》卷四《灾异》,道光《淮宁县志》卷一二《五行志》,民国《淮阳县志》卷八《杂志·灾异》。

⑤ 康熙《扶沟县志》卷四《灾异》,乾隆《扶沟县志》卷七《灾祥志》,光绪《扶沟县志》卷一五《灾祥志》。

⑥ 宣统《项城县志》卷三一《杂事志·灾异》,民国《项城县志》卷三一《杂事》。

⑦ 嘉靖《永城县志》卷四《灾祥》,光绪《永城县志》卷一五《灾异志·历代灾祥》。

⑧ 民国《夏邑县志》卷九《杂志·灾异》。

⑨ 嘉靖《柘城县志》卷一〇《灾祥》,乾隆《柘城县志》卷一八《杂志·灾异》,光绪《柘城县志》卷一〇《杂志·灾祥》。

⑩ 康熙《鹿邑县志》卷八《灾祥》,光绪《鹿邑县志》卷一六《杂记》。

⑪ 嘉靖《泰康县志》卷四《五行》。

⑫ 万历《应天府志》卷三《郡纪下》。

竭力赈济,设粥厂以食流民。寻瘟疫大作,给药以救,亲行巡视,夜以继日①。

上元县(今南京市城区)　自春至夏,疫疠大作,死者相枕于道②。

江浦县(今南京市浦口区)　夏,大疫,死者相枕于道③。

仪真县(今仪征市)　春夏大疫,民枕藉死者,道途相属④。

溧水县(今南京市溧水区)　夏大疫⑤。

高淳县(今南京市高淳区)　正月朔地震有声,自春至夏,疫疠大作,死者相枕于道⑥。

六合县(今南京市六合区)　旱蝗,自春及夏,疫疠大作,死者相枕于道⑦。

宝应县　春大疫,知县刘恩请赈,民赖以全活⑧。大疫,饥死者相枕⑨。春,瘟疫流行,死者遍野⑩。

高邮州(今高邮市)　春大疫,饥死者相枕藉⑪。春,瘟疫流行,死者遍野⑫。大疫,死者相枕藉⑬。春,境内大疫,死者相枕藉⑭。

泗　州(今并入盱眙县)　嘉靖二年五月,麦乃有秋,而继以亢旱,稻豆尽槁,冬遂大饥,暨于(嘉靖三年)春月,冻饿疫疠而死者不可胜数⑮。

安徽省

庐州府(治合肥县,今合肥市)　无为、舒城、巢县先年夏旱、秋霪雨,并且大饥,本年春大疫⑯。

---

① 康熙《江宁府志》卷一八《宦迹》。

② 乾隆《上元县志》卷一《庶征》,道光《上元县志》卷一《天文志·庶征》。

③ 光绪《江浦稗乘》卷三九《祥异》。《江浦县志》,河海大学出版社1995年版。

④ 隆庆《仪真县志》卷一三《祥异考》。

⑤ 乾隆《溧水县志》卷一《天官·庶征》,光绪《溧水县志》卷一《天文志·庶征》。《溧水县志》,江苏人民出版社1990年版。《溧水县卫生志》,1990年。

⑥ 康熙《高淳县志》卷二〇《祥异》,光绪《高淳县志》卷一二《祥异志》,民国《高淳县志》卷一二《祥异志》。

⑦ 顺治《六合县志》卷八《灾祥》。

⑧ 隆庆《宝应县志》卷一〇《灾祥》。

⑨ 嘉靖《宝应县志略》卷一《天文志·灾祥》,万历《宝应县志》卷五《灾祥》。

⑩ 《宝应县志》,江苏人民出版社1994年版。

⑪ 康熙《高邮州志》卷六《祥异》,乾隆《高邮州志》卷一二《灾祥》,嘉庆《高邮州志》卷一二《灾祥》。

⑫ 《扬州卫生志》(下册),中国工商出版社2006年版。

⑬ 《高邮县志》,江苏人民出版社1990年版。

⑭ 《高邮市卫生志》,中国工商出版社2006年版。

⑮ 嘉靖《泗志备遗》卷中《灾患》。万历《帝乡纪略》卷六《灾患》。

⑯ 嘉庆《庐州府志》卷四九《大事志下·祥异》,光绪《续修庐州府志》卷九三《祥异志》。

合肥县(今合肥市)　大疫[①]。

庐江县　大饥,人相食,官设厂煮粥赈之,人久枵腹,饱食辄死,继以大疫,死者无算[②]。

无为州(今无为县)　春大疫,死者千人[③]。

六安州(今六安市)　春大疫[④]。知州欧阳德为购善药济之[⑤]。

巢　县(今巢湖市)　春大疫,死者枕藉[⑥]。

舒城县　先年饥,死者枕藉于道,本年春大疫,民多死亡[⑦]。

凤阳县　大疫,人民死亡过半[⑧]。七月,南京兵部右侍郎席书言:臣奉命赈恤凤阳诸郡县,夙夜奔劳,出入于瘟疫之境,所全活百万余人[⑨]。

五河县　先年冬大饥,本年春冻馁、疫疠,死者无算,人乃相食[⑩]。

太和县　正月元旦夜地震,春大饥疫,人相食[⑪]。

天长县(今天长市)　春大疫,死者无算[⑫]。

宿　州(今宿州市)　上年夏亢旱,风霾累日,入秋霪雨不止,百谷无登,冬月积阴无霁,岁遂大饥。暨于本年春月,冻饿疫疠而死者,不可胜计。商贩不通,人乃相食,继以大疫,有数口之家无孑遗者[⑬]。

灵璧县　先年夏大旱,秋霪雨,饥,本年春大疫[⑭]。

---

① 康熙《合肥县志》卷二《祥异》。

② 康熙《庐江县志》卷二《祥异》,嘉庆《庐江县志》卷二《祥异》,光绪《庐江县志》卷一六《杂类·祥异》。

③ 康熙《无为州志》卷一《祥异》,乾隆《无为州志》卷二《灾祥》。

④ 嘉靖《六安州志》卷下《灾异》,万历《六安州志》卷八《妖祥》,同治《六安州志》卷五五《杂类志·祥异》,光绪《六安州志》卷五五《祥异》。

⑤ 乾隆《江南通志》卷一一八《职官志·名宦·欧阳德》。

⑥ 康熙《巢县志》卷四《祥异》,道光《巢县志》卷一七《杂志·祥异》。

⑦ 万历《舒城县志》卷一〇《祥异》,嘉庆《舒城县志》卷三《大事志·祥异》,光绪《续修舒城县志》卷五〇《志余·祥异表》。

⑧ 乾隆《凤阳县志》卷一五《纪事》,光绪《凤阳县志》卷一五《杂志·纪事》。

⑨ 《大明世宗肃皇帝实录》卷四一"嘉靖三年七月"。

⑩ 嘉庆《五河县志》卷一一《杂志·纪事》,光绪《重修五河县志》卷一九《杂志·祥异》。

⑪ 乾隆《太和县志》卷一《舆胜志·灾祥》,民国《太和县志》卷一二《杂志·灾祥》。

⑫ 嘉靖《皇明天长志》卷七《灾祥》,嘉靖《天长县志》卷七《人事志·灾祥志》,康熙《天长县志》卷一《星野》,嘉庆《备修天长县志稿》卷九下《灾异》,同治《天长县纂辑志稿》之《杂类志·祥异》。

⑬ 嘉靖《宿州志》卷八《灾祥》,光绪《宿州志》卷三六《杂类志·祥异》。

⑭ 康熙《灵璧县志》卷一《祥异》,乾隆《灵璧县志略》卷四《杂志·灾异》。

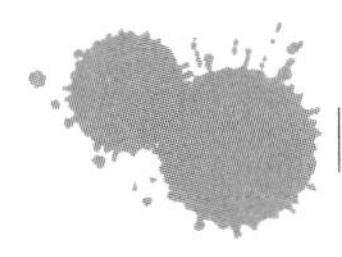

池州府(治贵池县,今池州市)　春夏,池州大饥,大疾疫①。

铜陵县(今铜陵市)　春夏饥疫②。

青阳县　春夏饥疫大作,流民载道,饿殍盈野③。

建德县(今东至县)　春夏饥疫④。

和　州(今和县)　先年春夏大旱,秋大饥,死亡无算,本年因饥荒之余,三四月大疫,僵尸载道,民间谓之“蚕眠病”,死亡不可胜数⑤。

含山县　和州大疫⑥。

滁　州(今滁州市)　春大厉(疠),死者相枕藉⑦。春,大疠,死者不计其数⑧。

来安县　春大疫,死者无算⑨。

全椒县　春大疫⑩。

广德州(今广德县)　疫疠大作⑪。

休宁县　大疫⑫。

湖北省

安陆县(今安陆市)　德安稔,大疫⑬。

随　州(今随州市)　正月地震,秋稔,大疫⑭。

---

① 嘉靖《池州府志》卷九《祥异》,乾隆《池州府志》卷二〇《祥异志》,康熙《贵池县志略》卷二《风土略・祥异》。

② 顺治《铜陵县志》卷七《祥异》,乾隆《铜陵县志》卷一四《祥异》。

③ 万历《青阳县志》卷三《祥异》,光绪《青阳县志》卷二《风土志・祥异》。

④ 康熙《建德县志》卷七《祥异》,宣统《建德县志》卷二〇《祥异》,民国《建德县志》卷一《天文志・灾异》。

⑤ 嘉靖《和州志》卷一五《祥异》,万历《和州志》卷八《杂撰志・祥异》,光绪《直隶和州志》卷三七《杂志类・祥异》。

⑥ 顺治《含山县志》卷四《祥异》。

⑦ 康熙《滁州志》卷八《灾祥》,光绪《滁州志》卷一《舆地志・祥异》。

⑧ 《滁州市志》,方志出版社1998年版。

⑨ 天启《新修来安县志》卷九《灾异》,道光《来安县志》卷四《食货志・祥异》。

⑩ 万历《滁阳志》卷八《灾祥》。

⑪ 嘉靖《广德州志》卷九《祥异》,乾隆《广德州志》卷四八《祥异》,光绪《广德州志》卷五八《杂志・祥异》。

⑫ 嘉靖《休宁县志》卷八《杂异》,康熙《休宁县志》卷八《通考・机祥》,道光《徽州府志》卷一六《杂记・祥异》。

⑬ 康熙《鼎修德安府全志》卷二《星野・祥异》,道光《安陆县志》卷一四《祥异》,民国《湖北通志》卷七五《祥异志一》。

⑭ 光绪《德安府志》卷二〇《杂志・祥异》。

孝感县（今孝感市）　稔，大疫[①]。

麻城县（今麻城市）　胡廷凤、歧亭人逃居西山，每秋徂春，入县劫掠。是年大疫[②]。

湖南省

浏阳县（今浏阳市）　疫[③]。

嘉靖四年（1525）

山东省

济南府（治历城县，今济南市）　九月疫[④]。

齐河县　九月疫[⑤]。

禹城县　大疫[⑥]。

海丰县（今无棣县）　秋九月疫[⑦]。

曲阜县（今曲阜市）　秋大疫[⑧]。

登州府（治蓬莱县，今蓬莱市）　五月，山东登州府地震者再，七月，大雨坏城垣，民以疫死者四千一百二十八人[⑨]。按：今《山东省卫生志》一则曰："1525 年（明嘉靖四年）9 月，山东传染病死亡 4128 人。"再则曰："1525 年（明嘉靖四年）9 月，山东疫死者 4128 人。"[⑩]误。疫死人数只是登州一府，而非全省。

胶　州（今胶州市）　秋九月大疫[⑪]。

诸城县（今诸城市）　四月平明时风如火炽，行路人中之悉病伤寒，多至死者。农夫不知避忌，死者尤众[⑫]。

① 康熙十二年《孝感县志》卷六《灾异》，康熙三十四年《孝感县志》卷一四《祥异》，光绪《孝感县志》卷七《灾祥志》。

② 光绪《麻城县志》卷一《古大事志・祥异》、卷三七《大事记一・列朝》，民国《麻城县志前编》卷一五《杂志・祥异》。《麻城县志》，红旗出版社 1993 年版。

③ 雍正《浏阳县志》卷一《星野・祥异》，嘉庆《浏阳县志》卷三四《祥异》，同治《浏阳县志》卷一四《祥异》。

④ 道光《济南府志》卷二〇《灾祥》，乾隆《历城县志》卷二《总纪》。

⑤ 民国《齐河县志》卷首《大事纪》。

⑥ 嘉庆《禹城县志》卷一一《灾祥志》。

⑦ 民国《无棣县志》卷一六《祥异志》。

⑧ 乾隆《曲阜县志》卷二九《通编》。

⑨ 《明史》卷二八《五行志一・疾疫》。《大明世宗肃皇帝实录》卷五九"嘉靖四年闰十二月"。

⑩ 《山东省卫生志》，山东人民出版社 1992 年版。

⑪ 民国《增修胶志》卷五三《祥异》。

⑫ 康熙《诸城县志》卷九《祥异》，乾隆《诸城县志》卷三《总纪二》。

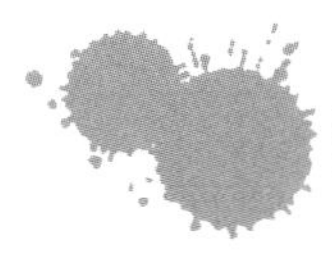

江苏省

仪真县(今仪征市)　仪真县大疫①。

江浦县(今南京市浦口区)　夏,大疫,死者相枕于道②。夏,江浦大疫,死者相枕于道③。

安徽省

定远县　刘熇,嘉靖四年由进士授定远令,时大饥疫,后又鲜善政,邑里萧然④。

浙江省

余姚县(今余姚市)　夏旱疫⑤。

广西壮族自治区

思恩府(今武鸣县)、田州(今田阳县)　征讨思(思恩府)、田(田州)的"湖兵"(湖南兵士)大疫,死者过半⑥。

嘉靖五年(1526)

浙江省

定海县　嘉靖丙戌(五年)夏大疫,郑余庆捐俸市药,多所全活⑦。

嘉靖七年(1528)

山西省

代　州(今代县)　春正月旱,大疫⑧。春正月,代州大疫⑨。

繁峙县　春大疫,秋多虎灾⑩。春,疫病大作⑪。

---

① 康熙《扬州府志》卷二二《灾异纪》。

② 《江浦县卫生志》,1990年。

③ 《南京卫生志》,方志出版社1996年版。

④ 乾隆《江南通志》卷一一七《刘熇》,嘉靖《定远县志》卷四《宦迹》。

⑤ 《古今图书集成·历象汇编·庶征典》卷一一四《疫灾部》。康熙《绍兴府志》卷一三《灾祥志》,乾隆《余姚志》卷一一《灾祥》,乾隆《绍兴府志》卷八〇《祥异志》;万历《新修余姚县志》卷二四《灾祥》,光绪《余姚县志》卷七《祥异》。

⑥ 《大明世宗肃皇帝实录》卷八八"嘉靖七年五月"。

⑦ 嘉靖《定海县志》卷一一《列传·名宦·郑余庆》。

⑧ 《古今图书集成·方舆汇编·职方典》卷三〇六《太原府部·纪事》,《古今图书集成·历象汇编·庶征典》卷一一四《疫灾部》。万历《太原府志》卷二六《灾祥》,万历《代州志书》卷二《灾祥》,雍正《山西通志》卷一六三《祥异》,乾隆《山西通志》卷一六三《祥异二》,乾隆《直隶代州志》卷六《祥异志》。

⑨ 万历《山西通志》卷二六《杂志上·灾祥》,康熙《山西通志》卷三〇《祥异》。

⑩ 道光《繁峙县志》卷六《祥典门》,光绪《繁峙县志》卷四《杂志》。

⑪ 《繁峙县志》,今日中国出版社1995年版。

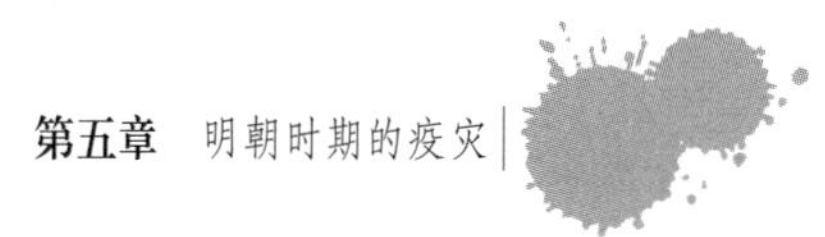

山东省

昌乐县　蝗，大饥，人相食，大疫①。

安丘县（今安丘市）　春大蝗，饥，人相食，大疫②。

潍　县（今潍坊市）　春大蝗，饥，人相食，大疫③。春，安邱县蝗灾，饥荒，人相食，瘟疫流行。夏，潍县蝗灾，饥至人相食，瘟疫流行④。

诸城县（今诸城市）　蝗，大饥，人相食，大疫⑤。

河南省

杞　县　春大蝗，饥，大疫⑥。按：杞县时属山东省。

湖北省

钟祥县（今钟祥市）　秋七月，安陆（今钟祥）汉（水）溢，八月大疫⑦。

四川省

昭化县（今广元市）　嘉靖七年，瘟疫传染，秦民逃荒者数千家，染之辄途死⑧。陕西邻广（元）、昭（化）两县边境瘟疫流行，陕民逃荒来广、昭者多至数千家。是时，昭化人方大昌出粟救济饥民，出钱埋死者骸骨为最多⑨。

巴中县（今巴中市）　荒，疫⑩。

安岳县　大疫，积死横道⑪。

嘉靖八年（1529）

天津市

天津县（今天津市）　（北辰区）境内大疫，民众流亡载道，死无葬所⑫。天津闹饥

---

① 咸丰《青州府志》卷六三《祥异纪》，嘉庆《昌乐县志》卷一《总纪上》。

② 咸丰《青州府志》卷六三《祥异纪》，万历《安丘县志》卷一《总纪》。《安丘县志》，山东人民出版社1992年版。

③ 民国《潍县志稿》卷二《通纪一》。

④ 《潍坊市卫生志（1840—1986）》，1989年。

⑤ 咸丰《青州府志》卷六三《祥异纪》。

⑥ 康熙《杞纪》卷五《系年》。

⑦ 康熙《安陆府志》卷一《郡纪·征考》，嘉庆《湖北通志》卷四六《祥异》，民国《湖北通志》卷七五《祥异志一》；康熙《钟祥县志》卷一〇《灾祥》，乾隆《钟祥县志》卷一五《祥异》，同治《钟祥县志》卷一七《祥异》。

⑧ 道光《重修昭化县志》卷四一《行谊·方大昌》。

⑨ 《广元县志》，四川辞书出版社1994年版。

⑩ 嘉庆《四川通志》卷一六三《行谊》。

⑪ 乾隆《安岳县志》卷八《政事志·杂记上》。

⑫ 《北辰区志》，天津古籍出版社2000年版。

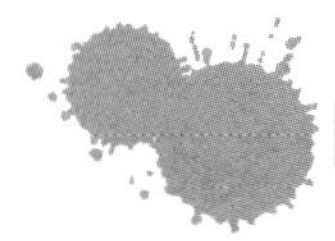

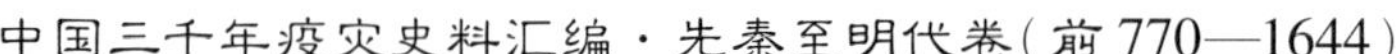

荒,瘟疫流行,灾民四出流亡。(河东区)境内田野到处是病、饿死的尸体①。

河北省

栾城县　六月,不雨,岁荒歉,瘟疾传染,死者山积②。栾城大饥,六月不雨,岁荒歉,瘟疫传染,死者山积③。

邢台县(今邢台市)　先年民食蝗,本年饥且大疫,死者积尸横野④。

山西省

平定州(今平定县)　九月大疫⑤。

盂　县　九月大疫⑥。七月,飞蝗蔽日。九月,瘟疫流行⑦。

安徽省

定远县　荐饥,瘟疫⑧。

河南省

阌乡县(今并入灵宝县)　春大疫⑨。

新野县　先年秋大旱,民多饥饿而死,至本年春,饥馑尤甚,及春夏之交,又大疫,间有举室无醮类者⑩。

湖北省

襄阳府(治襄阳县,今襄阳市)　春,襄阳、光化、均州大疫。夏四月,宜城大疫,日晡无人行⑪。朱廷声,弘治进士,巡抚湖广时,会荆襄饥疫,奏发帑金赈之⑫。按:经查,嘉靖七年,朱廷声在湖广巡抚任上⑬,嘉靖九年任刑部侍郎⑭,故所谓"荆襄饥疫"当即此年之疫。

---

① 《河东区志》,天津社会科学院出版社2001年版。

② 康熙《栾城县志》卷二《事纪》,道光《栾城县志》卷末《灾祥》,同治《栾城县志》卷三《世纪志·祥异》。

③ 《石家庄地区卫生志》,河北人民出版社1990年版。

④ 嘉庆《邢台县志》卷七《善行》、卷九《灾祥志·灾祥》。

⑤ 乾隆《平定州志》卷五《食货志·机祥》。

⑥ 乾隆《盂县志》卷二《天文志·机祥》,光绪《盂县志》卷五《天文考·灾异》。

⑦ 《盂县志》,方志出版社1995年版。

⑧ 道光《定远县志》卷二《祥异》。

⑨ 民国《新修阌乡县志》卷一《通纪》。

⑩ 康熙《新野县志》卷八《祥异》,乾隆《新野县志》卷八《祥异》。

⑪ 万历《襄阳府志》卷三三《灾祥》,乾隆《襄阳府志》卷三七《祥异》,光绪《襄阳府志》卷末《志余·祥异》,民国《湖北通志》卷七五《祥异志一》。

⑫ 雍正《江西通志》卷六八《人物三·南昌府》。

⑬ 《明史》卷九三《刑法一》。

⑭ 〔明〕王世贞《弇山堂别集》卷五八《卿贰表·刑部左右侍郎》。

襄阳县（今襄阳市） 饥甚，春大疫①。

光化县（今老河口市） 春大疫②。

均　州（今丹江口市） 春正月大疫③。

宜城县（今宜城市） 四月大疫，日晡无人行④。

沔阳州（含今仙桃市和洪湖市） 疫⑤。

四川省

全蜀上年夏秋大旱，本年春大饥疫⑥。

成都府（成都、华阳二县附郭，今成都市） 春大疫，三月民大饥⑦。

马湖府（治泥溪司，今屏山县） 大疫。先年旱，泥溪（今屏山县）山崩⑧。

叙州府（治宜宾县，今宜宾市） 春大饥，大疫，殍死者甚众⑨。

南溪县（今宜宾市南溪区） 春大饥，大疫，殍者甚众⑩。

富顺县 春大饥，大疫，殍死者甚众⑪。

永宁司（今叙永县） 永宁大疫⑫。

广安州（今广安市） 春疫⑬。

潼川州（今三台县） 旱后大疫，民多死亡⑭。

遂宁县（今遂宁市） 大疫，有阖门尽毙者⑮。大疫，全家毙命者不乏其户⑯。

---

① 《古今图书集成·历象汇编·庶征典》卷一一四《疫灾部》。雍正《湖广通志》卷一《星野志·祥异附》，同治《襄阳县志》卷七《杂类志·祥异》。

② 光绪《光化县志》卷八《祥异志》。

③ 光绪《续辑均州志》卷一三《祥异志》。

④ 同治《宜城县志》卷一〇《杂类志·祥异》。

⑤ 嘉靖《沔阳志》卷一《郡纪》，光绪《沔阳州志》卷一《天文志·祥异》。

⑥ 《古今图书集成·历象汇编·庶征典》卷一一四《疫灾部》。万历《四川总志》卷二二《经略志四·杂记·灾祥》，康熙《四川通志》卷三八《祥异》，雍正《四川通志》卷三八《祥异》。

⑦ 天启《成都府志》卷一《成都纪》。

⑧ 嘉靖《马湖府志》卷七《杂志》。

⑨ 康熙《四川叙州府志》卷四《灾祥》，光绪《叙州府志》卷二三《祥异》。

⑩ 民国《南溪县志》卷六《杂纪·纪异》。

⑪ 乾隆《富顺县志》卷五《祥异》，同治《富顺县志》卷三七《灾祥》，光绪《富顺县志》卷五《祥异》，民国《富顺县志》卷一六《杂异·祥异》。

⑫ 嘉庆《直隶叙永厅志》卷四六《祥异志》，民国《叙永县志》卷八《灾异》。

⑬ 光绪《广安县志》卷三五《祥异志》。

⑭ 嘉靖《潼川志》卷九《祥异志》。

⑮ 光绪《遂宁县志》卷七《杂记》，民国《遂宁县志》卷八《杂记》。

⑯ 《遂宁县志》，巴蜀书社 1993 年版。

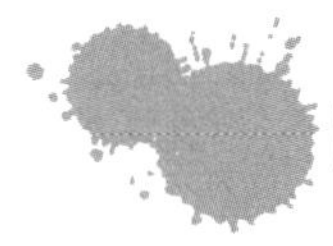

中江县　春疫[1]。

资　州(今资中市)　大饥大疫,殍者甚众[2]。

安岳县　大疫,积死横道[3]。

内江县(今内江市)　春大饥,大疫,殍者甚众[4]。

龙安府(治平武县)　春大饥,大疫,殍者甚众[5]。

苍溪县　春疫[6]。

营山县　大疫,积尸横道[7]。

重庆市

重庆府(治巴县,今重庆市)　春疫[8]。

璧山县(今璧山区)　先年秋大旱,是年春疫[9]。春疫病流行[10]。

贵州省

思南府(治今思南县)　冬大疫,死者甚众[11]。

播　州(今遵义市)　播州大疫[12]。

永宁卫(今晴隆县)　永宁大疫,死者甚众[13]。大疫,死者甚众,总兵何钦命军士掩埋之[14]。

海南省

澄迈县　春三月,回禄为乱,越数月,病疫,死者甚多[15]。

---

① 道光《中江县新志》卷七《祥异》。

② 光绪《资州直隶州志》卷三〇《祥异》。

③ 乾隆《安岳县志》卷八《政事志·杂记上》,道光《安岳县志》卷一五《祥异志》。

④ 嘉庆《内江县志》卷五二《祥异》,咸丰《内江县志》卷一四《祥异》,光绪《内江县志》卷一五《杂事志·祥异》。

⑤ 道光《龙安府志》卷一〇《祥异》。

⑥ 乾隆《苍溪县志》卷三《祥异》。

⑦ 万历《营山县志》卷八《灾异》。

⑧ 道光《重庆府志》卷九《祥异》。

⑨ 乾隆《璧山县志》卷下《灾祥》,嘉庆《璧山县志》卷四《祥异志》,同治《璧山县志》卷末《杂类志·祥异》。

⑩ 《璧山县志》,四川人民出版社1996年版。

⑪ 嘉靖《贵州通志》卷一〇,康熙《贵州通志》卷二九,乾隆《贵州通志》卷一《天文志·祥异》;嘉靖《思南府志》卷七《拾遗》。

⑫ 乾隆《贵州通志》卷一《天文志·祥异》,道光《遵义府志》卷二一《祥异》。

⑬ 《古今图书集成·方舆汇编·职方典》卷一五三八《安顺府部·纪事》、卷一五四四《威宁府部·纪事》。康熙《贵州通志》卷二七《灾祥》,乾隆《贵州通志》卷一《天文志·祥异》。

⑭ 万历《贵州通志》卷一一《贵宁道·永宁卫·祥异》。

⑮ 光绪《澄迈县志》卷一二《杂志·纪灾》。

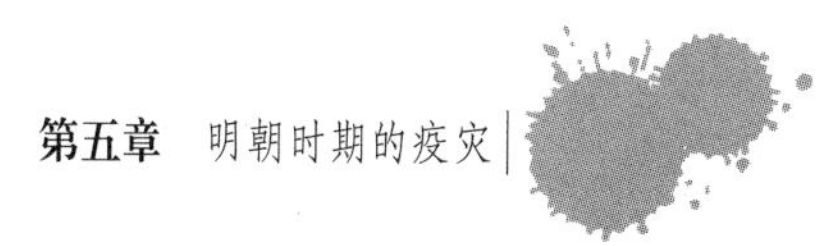

嘉靖九年（1530）

河北省

河北省　春，赞皇、临城疫，顺德府属隆平、内丘、南和、邢台、沙河、任县、巨鹿、平乡疫。内丘春瘟大行，死者多不葬，亲友不敢吊①。

真定府（治真定县，今正定县）　春，大疫②。

赞皇县　春大疫，斗米八九十文钱，民多趁食河南，饥死者遍野③。春，赞皇大疫④。

赵　州（今赵县）　春三月大饥疫，人相食⑤。

临城县　春三月，大瘟疫。隆平、赞皇等县大瘟疫，人死过半⑥。春三月，大饥疫，山下村民周佐食妻及子。巡按御史蒋惕施方药以济之⑦。

隆平县（今隆尧县）　蝗，大疫，人死过半⑧。蝗大作，复大疫⑨。

顺德府（治邢台县，今邢台市）大疫。先年大蝗，民以蝗虫为食⑩。

平乡县　蝗，大疫，民多死⑪。蝗，瘟疫流行，民死者不计其数⑫。

任　县　大疫⑬。蝗，大疫，民多死⑭。

内丘县　春瘟大行，死者多不葬，亲友不敢吊⑮。

---

①《河北省志》，方志出版社 2009 年版。

②《古今图书集成·方舆汇编·职方典》卷一〇八《真定府部·纪事》。

③ 乾隆《正定府志》卷七《灾祥》；康熙《赞皇县志》卷九《祥异》，民国《赞皇县志》卷二《事纪志》。

④《石家庄地区卫生志》，河北人民出版社 1990 年版。

⑤ 隆庆《赵州志》卷九《杂考·灾祥》。

⑥ 万历《临城县志》卷一七《事纪》，康熙《临城县志》卷八《述考志·机祥》。

⑦《临城县志》，团结出版社 1996 年版。

⑧ 崇祯《隆平县志》卷八《灾异》，康熙《隆平县志》卷八《杂考志·灾异》，乾隆《隆平县志》卷九《事纪志·灾祥》。

⑨《隆尧县志》，生活·读书·新知三联书店 1998 年版。

⑩《古今图书集成·方舆汇编·职方典》卷一二〇《顺德府部·纪事》。乾隆《顺德府志》卷一六《祥异》；康熙《邢台县志》卷一二《事纪》，光绪《邢台县志》卷三《前事志》。

⑪《古今图书集成·方舆汇编·职方典》卷一二〇《顺德府部·纪事》。乾隆《顺德府志》卷一六《艺文下·祥异》，乾隆《平乡县志》卷一《灾祥》。

⑫《平乡县志》，方志出版社 1999 年版。

⑬ 隆庆《任县志》卷七《祥异》，康熙《任县志》卷一《灾祥》，民国《任县志》卷七《纪事·灾祥》。

⑭《任县志》，中华书局 2000 年版。

⑮ 崇祯《内丘县志·变纪》，康熙《内丘县志》卷三《变纪·疫疠》，道光《内丘县志》卷三《变纪·疫疠》。

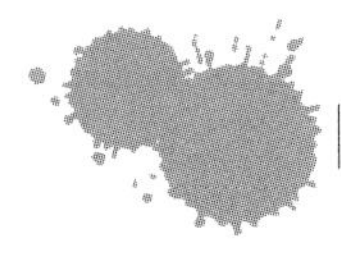

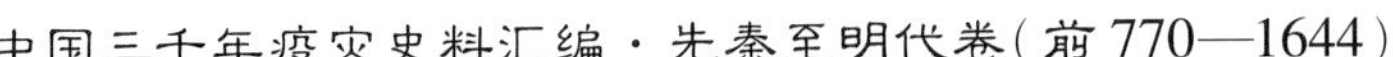

巨鹿县　蝗,疫①。

沙河县(今沙河市)　大疫②。

南和县　大疫,民多死③。

河南省

陕　州(今三门峡市陕州区)　春大疫,禾螨④。

阌乡县(今并入灵宝县)　春大疫,禾螨⑤。

陕西省

潼关卫(今潼关县)　春大疫,禾螨⑥。春,疫大作⑦。

山西省

代　州(今代县)　春夏大疫⑧。

盂　县　疫⑨。

山东省

德　州(今德州市)　大水,平地丈余,人民疫死者无数⑩。

安徽省

徽　州(治今歙县)　痘灾流行,而死者过半⑪。

福建省

福宁州(今福鼎市)　(福鼎县)岁大疫⑫。按:福鼎县乾隆四年(1739)析福宁州置。

---

① 顺治《巨鹿县志》卷八《灾异》,光绪《巨鹿县志》卷七《事异志·灾异》。

② 乾隆《沙河县志》卷一《祥异》。

③ 乾隆《南和县志》卷一《星野·灾祥》,光绪《南和县志》卷九《事实·灾祥》,民国《南和县志》卷九《灾祥》。

④ 乾隆《重修直隶陕州志》卷一九《灾祥》,光绪《陕州直隶州志》卷一《舆地·祥异》,民国《陕县志》卷一《大事纪》。

⑤ 顺治《阌乡县志》卷一《灾祥》,乾隆《阌乡县志》卷一一《祥异》,光绪《阌乡县志》卷一三《祥异》,民国《新修阌乡县志》卷一《通记》。

⑥ 康熙《潼关卫志》卷上《灾祥》。

⑦ 《潼关县志》,陕西人民出版社1992年版。

⑧ 乾隆《山西通志》卷一六三《祥异二》;万历《代州志书》卷二《灾祥》,乾隆《直隶代州志》卷六《祥异志》。

⑨ 雍正《山西通志》卷一六三《祥异》,乾隆《山西通志》卷一六三《祥异二》。

⑩ 万历《德州志》卷一〇《灾祥》。

⑪ 〔明〕汪机《痘治理辨·序》,转引自浅川《万历年间华北地区鼠疫流行存疑》,《学海》2003年第4期,第194页。

⑫ 嘉庆《福鼎县志》卷七《杂记》。

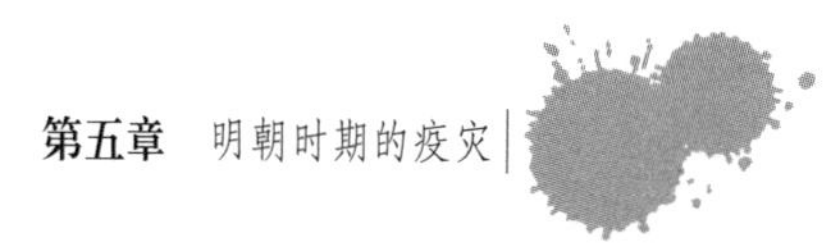

嘉靖十年(1531)

河北省

南和县　瘟疫大流行,民多死①。

任　县　瘟疫②。

河南省

鹿邑县　小儿病痘疹,死者甚众③。

广西壮族自治区

临桂县(今桂林市临桂区)　(嘉靖)辛卯(十一年)秋,瘟疾流布城中,危殆者十七八④。

嘉靖十一年(1532)

河北省

东安县(今廊坊市安次区)　九月,蝗旱,民疫⑤。按:今《廊坊安次志》载此在嘉靖十四年,曰:"嘉靖十四年(1535)九月二十四日夜四鼓,星陨如雨,秋大旱,蝗灾,民大疫。"⑥但其未载嘉靖十一年之灾,故其所载当误。

山西省

永济县(今永济市)　旱疫⑦。发生旱灾和瘟疫⑧。

荣河县　荒歉,民无以食,多流离疫死者⑨。

陕西省

朝邑县(今并入大荔县)　(平民县)旱甚,疫⑩。按:1929年析朝邑县地置平民县,治所在今大荔县平民乡。1950年裁撤,并入朝邑县,1958年又裁撤朝邑县,并入

---

① 《南和县志》,方志出版社1996年版。

② 《任县志》,中华书局2000年版。

③ 光绪《鹿邑县志》卷一六《杂记》。

④ 光绪《临桂县志》卷一五《坛庙·高楷广福王庙纪略》。

⑤ 《古今图书集成·方舆汇编·职方典》卷三八《顺天府部·纪事六》。天启《东安县志》卷一《机祥》,康熙《东安县志》卷一《天文志·机祥》,乾隆《东安县志》卷九《机祥志·机祥》,光绪《东安县志》卷九《地理志·五行》,民国《安次县志》卷一《地理志·五行》。

⑥ 《廊坊安次志》,中国文史出版社2011年版。

⑦ 光绪《永济县志》卷二三《事纪》。

⑧ 《永济县志》,山西人民出版社1991年版。

⑨ 嘉靖《荣河县志》之《古迹志·祯异》。

⑩ 民国《平民县志》卷四《灾祥志》。

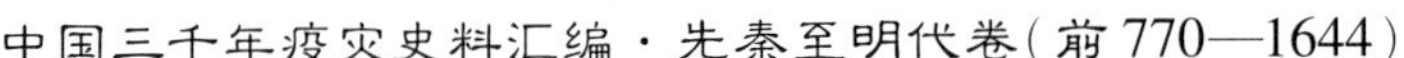

大荔县。

汉中府(治今汉中市)　夏,汉中大水,又大风拔木三日,民大疫①。3 月,民大疫②。

城固县　民大疫③。

凤　县(含今留坝县)　夏水,大风拔木,民大疫④。夏,民大疫⑤。(留坝县)夏,大风三日,民大疫。六月,雨雹伤禾大半⑥。按:清乾隆二十九年(1764)析凤县置留坝厅,民国二年(1913)改留坝厅为留坝县。

洋　县　夏大雨,又大风三日,拔木飘屋,民大疫⑦。

湖北省

谷城县　白虎见于张村,秋大疫⑧。

湖南省

永明县(今江永县)　岁大疫⑨。

福建省

长乐县(今长乐市)　饥,大疫⑩。

古田县　大水,复大疫,死者甚众⑪。

嘉靖十二年(1533)

湖北省

谷城县　谷城白虎见于张家村,秋大疫⑫。按:《古今图书集成·历象汇编·庶

---

① 《古今图书集成·历象汇编·庶征典》卷一一四《疫灾部》。嘉靖《汉中府志》卷九《灾祥》,康熙《陕西通志》卷三〇《祥异》,雍正《陕西通志》卷四七《祥异二》,嘉庆《汉中续修府志》卷二三《祥异》,嘉庆《续修汉南郡志》卷二三《祥异》。

② 《汉中地区志》,三秦出版社 2005 年版。

③ 《城固县志》,中国大百科全书出版社 1994 年版。

④ 光绪《凤县志》卷九《纪事·祥异》。

⑤ 《凤县志》,陕西人民出版社 1994 年版。

⑥ 《留坝县志》,陕西人民出版社 2002 年版。

⑦ 康熙《洋县志》卷一《灾祥》。

⑧ 万历《襄阳府志》卷三三《灾祥》,乾隆《襄阳府志》卷三七《祥异》,乾隆《下荆南道志》卷一《天文志·祥异》,光绪《襄阳府志》卷末《志余·祥异》,民国《湖北通志》卷七五《祥异志一》;同治《谷城县志》卷八《祥异》。

⑨ 道光《永明县志》卷一三《祥异》,光绪《永明县志》卷四三《五行志·异》。

⑩ 乾隆《福州府志》卷七四《祥异》。

⑪ 民国《古田县志》卷三《大事志·祥异》。

⑫ 康熙《湖广通志》卷三《星野志·祥异》,雍正《湖广通志》卷一《星野志·祥异附》,光绪《襄阳府志》卷末《志余·祥异》,民国《谷城县志》卷一二《灾祥》。

征典》卷一一四《疫灾部》仅言“按《湖广通志》，嘉靖十二年秋大疫”，具体地域不详。查康熙《湖广通志》，该年只有“谷城秋大疫”的记载。谷城县此年疫灾与嘉靖十一年疫灾应为同一事件，其中必有一误，当以最早记载的万历《襄阳府志》为准。

广东省

阳江县（今阳江市） 大疫①。

嘉靖十三年（1534）

上海市

嘉定县（包括今嘉定区、宝山区） 据《疫症集说》，是年春，痘毒流行，死者十有八九②。按：《疫症集说》为清晚期医家余伯陶撰。余氏为嘉定县人，主要在嘉定及宝山吴淞镇行医。

浙江省

台州府（治临海县，今台州市） 春大疫③。

临海县（今台州市临海区） 春大疫④。

黄岩县 春大疫⑤。

奉化县（今奉化市） 七月大疫，大风拔木，水涌山泽，荡田地庐舍，漂溺男女不可计数，又大饥⑥。

湖北省

谷城县 夏，蝗蝻生，害稼，民多疫⑦。

襄阳县（今属襄阳市） 夏大疫⑧。

---

① 康熙《阳江县志》卷三《县事纪》，道光《阳江县志》卷八《编年志》，民国《阳江志》卷三七《杂志上》。

② 李群伟《瘟疫——流行史及影响流行的因素》，《泰山医学院学报》2004年第25卷第3期，第239页。

③ 《古今图书集成·历象汇编·庶征典》卷一一四《疫灾部》引《浙江通志》。康熙《台州府志》卷一四《灾变》，光绪《台州府志》卷二九《大事三》。

④ 民国《临海县志稿》卷四一《大事志》。

⑤ 万历《黄岩县志》卷七《外志·纪变》，康熙《黄岩县志》卷八《杂志·灾祥》，同治《黄岩县志》卷三八《杂志二·变异》，光绪《黄岩县志》卷三八《杂志·祥异》。

⑥ 嘉靖《奉化县图志》卷一二《机祥》，乾隆《奉化县志》卷一四《杂志·机祥》，光绪《奉化县志》卷三九《祥异》。

⑦ 《古今图书集成·历象汇编·庶征典》卷一一四《疫灾部》。康熙《湖广通志》卷三《祥异》，雍正《湖广通志》卷一《星野志·祥异附》。

⑧ 民国《湖北通志》卷七五《祥异志一》。

枣阳县(今枣阳市)　夏蝗,大疫①。

湖南省

通道县　九月疫②。九月,瘟疫流行③。

江西省

彭泽县　岁大饥疫,道殣相望④。

安徽省

凤阳县　连岁旱疫⑤。

嘉靖十四年(1535)

河南省

舞阳县　(嘉靖)十四年、十八年,蝗、旱、瘟疫相仍,岁大饥,死者视昔尤甚⑥。及后(指嘉靖七年之后),蝗、旱、瘟疫相仍,岁大饥,死者视昔尤甚⑦。

山东省

新城县(今桓台县)　春夏大疫⑧。

江苏省

如皋县(今如皋市)　驻兵御倭,军中大疫,赖荣治得起者无算⑨。

上元县(今属南京市)　五月大雨,自初三至十七日城中水高数尺,江东门至三山门可行舟。六月,夏旱疫,死者无算⑩。

福建省

福宁府(治今霞浦县)　五月饥,十月大疫,疟痢交作,死者千数。道殣相望,数月

---

① 万历《襄阳府志》卷三三《灾祥》,乾隆《襄阳府志》卷三七《祥异》,光绪《襄阳府志》卷末《志余·祥异》,乾隆《枣阳县志》卷一七《灾异志》,咸丰《枣阳县志》卷一五《祥异》,同治《枣阳县志》卷一六《祥异》,民国《枣阳县志》卷三三《祥异志·灾异》。

② 嘉庆《通道县志》卷一〇《见闻志·灾异》。

③ 《通道县志》,民族出版社1999年版。

④ 雍正《江西通志》卷九二《时邦晓》。

⑤ 《大明世宗肃皇帝实录》卷一六六“嘉靖十三年八月”。

⑥ 顺治《舞阳县志》卷一四《灾祥》。

⑦ 道光《舞阳县志》卷九《人物志·乡贤·萧九成》。

⑧ 康熙《新城县志》卷一〇《灾祥志》,民国《重修新城县志》卷四《方舆志四·灾祥》。

⑨ 乾隆《江南通志》卷一七〇《人物志·艺术·张荣》。

⑩ 乾隆《上元县志》卷一《庶征》。

乃止[1]。

嘉靖十五年(1536)

陕西省

盩厔县(今周至县)　夏疫,大旱,秋霖雨,霜杀菽[2]。

河南省

尉氏县　三月,地震,大饥,大疫[3]。

山东省

费　县　平邑县大饥大疫[4]。按:时平邑县属费县。

贵州省

新添卫(今贵定县)　五月,大水,山崩,城中饥疫[5]。五月,大水,饥疫[6]。

福泉县(今福泉市)　大疫[7]。

嘉靖十六年(1537)

河北省

广宗县　大祲,复大疫[8]。

大名县　大霖雨,自二月至八月乃止。疫[9]。

山西省

阳高县　云中(古郡名)黑眚为灾,遇之者辄病死,不利于小儿,传言畏马,人多以马逐之[10]。

山东省

东明县　春二月雨至八月,禾稼一空,大疫[11]。按:东明县时属直隶大名府。

---

① 嘉靖《福宁州志》卷一二《祥异》,乾隆《福建通志》卷六五《杂纪·祥异》,乾隆《福宁府志》卷四三《祥异》,同治《重纂福建通志》卷二七一《祥异》,民国《霞浦县志》卷三《大事志》。

② 《古今图书集成·方舆汇编·职方典》卷五二一《西安府部·纪事》。

③ 道光《尉氏县志》卷一《星野志·祥异》。

④ 《平邑县卫生志》,1991年。

⑤ 《黔记》卷一一《灾祥志》,嘉靖《贵州通志》卷一〇《祥异》。

⑥ 万历《贵州通志》卷一二《新镇道属一·新添卫·祥异》。

⑦ 嘉靖《贵州通志》卷一〇《祥异》。

⑧ 民国《广宗县志》卷一《大事纪》。

⑨ 民国《大名县志》卷二六《祥异志》。

⑩ 雍正《阳高县志》卷五《祥异》。

⑪ 康熙《东明县志》卷七《灾祥》,乾隆《东明县志》卷七《杂志·灾祥》。

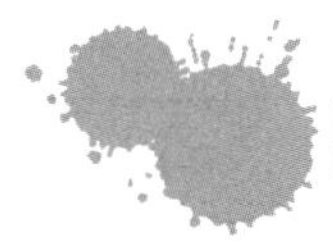

河南省

长垣县　春二月雨至八月,禾稼一空,大疫[①]。

陕西省

同　州(今大荔县)　春夏复大疫[②]。

湖北省

德安府(治安陆县,今安陆市)　春大疫,民多流亡,至夏,流疫甚,流亡者鬻一少女仅半金[③]。

孝感县(今孝感市)　大水。春夏大疫,民多流,鬻一少妇仅半金[④]。

湖南省

湘潭县(今湘潭市)　岁旱疾疫,知县韩嘉会和药施粥以赈饥病者,全活甚众[⑤]。

福建省

龙岩县(今龙岩市)　冬,疫疠大作,至次年三月乃止[⑥]。

安徽省

安庆府(治怀宁县,今安庆市)　大旱疫[⑦]。

嘉靖十七年(1538)

河北省

容城县　夏,天行瘟疫。是年,传染甚多,但杨继盛亲事三人而不染[⑧]。霪雨数月,禾稼尽空,大疫[⑨]。

河南省

尉氏县　春,大饥,疫疠大作[⑩]。

---

① 康熙《长垣县志》卷二《民土·灾异》。

② 《古今图书集成·方舆汇编·职方典》卷五二一《西安府部·纪事》。

③ 康熙《鼎修德安府全志》卷二《灾异》,光绪《德安府志》卷二〇《杂志·祥异》,民国《湖北通志》卷七五《祥异志一》;道光《安陆县志》卷一四《祥异志》。

④ 乾隆《汉阳府志》卷三《天官志·五行》,康熙《孝感县志》卷六《灾异》、卷一四《祥异》,光绪《孝感县志》卷七《灾祥志》。

⑤ 光绪《湘潭县志》卷五《官师志》。

⑥ 康熙《龙岩县志》卷一〇《灾祥》,道光《龙岩州志》卷二〇《杂记·灾祥》,民国《龙岩县志》卷三《大事志·灾祥》。

⑦ 康熙《安庆府志》卷六《祥异》。《怀宁县卫生志》,1997年。

⑧ 〔明〕杨继盛《杨忠愍集》卷三《自著年谱》。

⑨ 嘉庆《长垣县志》卷九《事纪书·祥异》。

⑩ 嘉靖《尉氏县志》卷四《杂志类·祥异》,道光《尉氏县志》卷一《星野志·祥异》。

陈　州(今淮阳市)　大水,民饥,瘟疫,死者甚众[①]。按:陈州清代称淮宁县,民国称淮阳县。

中牟县　春大饥,人相食,夏大疫[②]。

安徽省

安庆府(治怀宁县,今安庆市)　大饥疫,道殣相望[③]。

福建省

福宁州(含今霞浦县、福鼎县)　自正月不雨至于四月九日,是月,贼掠秦屿各堡,复大疫[④]。四月,南乡大疫流行[⑤]。福鼎县大疫[⑥]。

龙岩县(今龙岩市)　大疫[⑦]。龙岩县冬大疫,至次年三月[⑧]。

江西省

铅山县　大疫,饿殍横道[⑨]。

广东省

连　县　大疫[⑩]。

广西壮族自治区

全　州(今全县)　自秋九月至冬十二月大疫[⑪]。

---

① 康熙《续修陈州志》卷四《灾祥杂志·灾异》,乾隆《陈州府志》卷三〇《杂志·祥异》,道光《淮宁县志》卷一二《五行志》,民国《淮阳县志》卷八《杂志·灾异》。

② 同治《中牟县志》卷一《舆地·祥异》,民国《中牟县志》卷一《天时志·祥异》。

③ 《古今图书集成·方舆汇编·职方典》卷七八六《安庆府部·纪事》。康熙《安庆府志》卷六《祥异》。

④ 同治《重纂福建通志》卷二七一《祥异》,乾隆《福宁府志》卷四三《艺文志·祥异》,民国《霞浦县志》卷三《大事志》。

⑤ 《霞浦县卫生志》,1989年。

⑥ 嘉庆《福鼎县志》卷七《杂记》,民国《福鼎县志》卷三《大事志·祥异》。

⑦ 康熙《龙岩县志》卷八《乡贤》。

⑧ 万历《闽书》卷一四八《祥异志》;崇祯《闽书》卷一四八《祥异·漳州府》。

⑨ 乾隆《铅山县志》卷一《天文志·祥异》。

⑩ 康熙《连州志》卷七《变异》,同治《连州志》卷八《祥异》。

⑪ 《古今图书集成·历象汇编·庶征典》卷一一四《疫灾部》。乾隆《广西通志》卷三《机祥》,嘉庆《广西通志》卷一九七《前事略十九·明》;康熙《全州志》卷一《灾祥》,嘉庆《全州志》卷末《灾祥》;民国《全县志》卷九《前事志·灾异》。

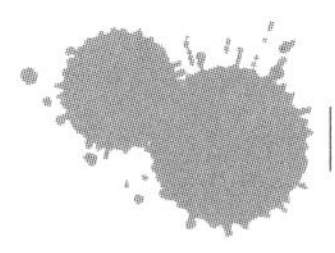

嘉靖十八年(1539)

山东省

临沂县(今临沂市)　(春)疫,夏四月雨雹,秋七月旱①。

费　县(含今平邑县)　春,费县旱,大饥瘟②。平邑县春天大旱,4月雨雹交加,禾麦全部冻死,7月又大旱,五谷不收,人大饥,疫病流行,死者甚多③。

莒　州(今包括莒县、莒南二县)　大旱,饥疫④。

鱼台县　大疫⑤。

河南省

鲁山县　春大旱,秋大蝗,尤炽于(嘉靖)十一年,野无遗禾,黎民相食者甚多,饿莩者枕藉道路。时春夏瘟疫大行,冬始方息⑥。

归德府(治商丘县,今商丘市)　春,大饥疫,死者相望⑦。

商丘县(今商丘市)　春,大饥疫,死者相望⑧。

鹿邑县　春,大饥疫,人相食,死者枕藉于野⑨。

荥泽县　春,大饥疫⑩。

荥阳县(今荥阳市)　春,大饥疫⑪。

杞　县　春大饥,夏大疫,秋大蝗⑫。春大饥,人多疾疫⑬。

中牟县　春,大饥,斗米银二钱,夏大疫⑭。

---

① 民国《临沂县志》卷一《通纪》。

② 万历元年《兖州府志》卷一五《灾祥》,万历二十四年《兖州府志》卷五一《灾祥志》,光绪《费县志》卷一六《祥异》。

③ 《平邑县卫生志》,1991年。

④ 乾隆《沂州府志》卷一五《纪事上》。

⑤ 康熙《鱼台县志》卷四《灾祥志》,乾隆《鱼台县志》卷三《灾祥》。

⑥ 嘉靖《鲁山县志》卷一〇《杂识·灾祥》。

⑦ 顺治《归德府志》卷一〇《杂志》,乾隆《归德府志》卷三四《灾祥略》。

⑧ 民国《商丘县志》卷三《灾祥》。

⑨ 康熙《鹿邑县志》卷八《灾祥》,光绪《鹿邑县志》卷六下《民赋志》。

⑩ 乾隆《荥泽县志》卷一二《祥异志》。

⑪ 康熙《荥阳县志》卷一《灾祥》,乾隆《荥阳县志》卷二《地理志·灾祥》。

⑫ 嘉靖《杞县志》卷八《杂述·祥异》。

⑬ 乾隆《杞县志》卷二《天文志·祥异》。

⑭ 天启《中牟县志》卷二《物异》,乾隆《中牟县志》卷一《舆地志·祥异》,民国《中牟县志》卷一《天时志·祥异》。

扶沟县 春,大饥疫,少长无遗,人死过半①。

确山县 春,大疫,人相食②。

汜水县(今并入荥阳市) 春,大饥疫③。

洧川县 大饥疫④。

仪封县 春大饥,夏大疫,死丧街巷相属,男子皆免,妇人皆髽而相吊⑤。

舞阳县 (嘉靖)十四年、十八年,蝗旱、瘟疫相仍,岁大饥,死者视昔尤甚⑥。

江苏省

苏州府(吴县、长洲二县附郭,今苏州市) 春夏大旱,井泉竭,秋大疫⑦。

上海市

嘉定县(时含宝山县) 闰七月三日,飓风海溢,水涌三丈漂溺人庐无算,大疫,大祲⑧。

华亭县(今松江区)、上海县(今闵行区、川沙区、南汇区)、青浦县(今青浦区) 闰七月三日,飓风海溢,平地水三丈,人庐漂没无算。十月大疫,岁祲⑨。按:江东志描述的范围包括华亭县、上海县、青浦县。

安徽省

舒城县 舒城大疫,死者枕藉于道⑩。

江西省

安仁县(今余江县) 大旱,瘟疫时行,斗米千钱,民半饿死⑪。

浙江省

兰溪县(今兰溪市) 五六月大雨连绵,城中水涨丈余,居民皆乘屋泛舟,湮溺者

---

① 康熙《扶沟县志》卷四《灾异》,道光《扶沟县志》卷一二《灾祥志》,光绪《扶沟县志》卷一五《灾祥志》。

② 民国《确山县志》卷二〇《大事纪》。

③ 乾隆《汜水县志》卷一二《祥异》。

④ 乾隆《洧川县志》卷七《杂述志・祥异》,嘉庆《洧川县志》卷八《杂志・祥异》。

⑤ 嘉靖《仪封县志》卷下《灾祥》,康熙《仪封县志》卷三五《灾祥》,乾隆《仪封县志》卷一《天文志・祥异》。

⑥ 顺治《舞阳县志》卷一四《灾祥》。

⑦ 康熙《苏州府志》卷二《祥异》。

⑧ 乾隆《嘉定县志》卷四《赋役志・祥异》,光绪《嘉定县志》卷六《赋役志下・机祥》,光绪《宝山县志》卷一四《志余・祥异》。

⑨ 光绪《江东志》卷一《祥异》。

⑩ 嘉庆《庐州府志》卷四九《大事志下・祥异》,光绪《续修庐州府志》卷九三《祥异志》。

⑪ 道光六年《安仁县志》卷二七《祥异》。

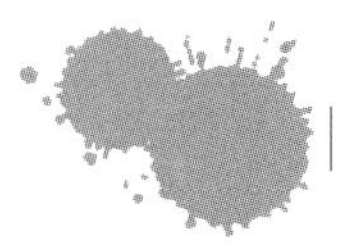

甚众,寻大疫,存者多死于疫①。五月至六月大雨十余日,城中水涨丈余,居民皆乘屋泛舟,溺者甚众。水退疫发,民多死亡②。

衢州府(治西安县,今衢州市)　自六月至秋八月大旱,竹木皆枯,岁无粒收,民大饥疫③。八月,衢州大旱,民疫④。

西安县(今衢州市)　六月至八月不雨,禾苗尽枯,民饥,病疫⑤。夏六月至秋八月大旱,竹木皆枯,岁无粒收,民疫⑥。

常山县　六月初五日大水浸城,水深丈余,房舍、器皿、猪牛蔽江而下,人畜溺死无数,男女暴尸水面不计其数。秋大饥疫⑦。

龙游县　自六月至八月不雨,是年疫⑧。

江山县(今江山市)　六月至八月旱,竹木皆枯,粒稻无收,民多疫死⑨。

福建省

龙岩县(今龙岩市)　龙岩自上年冬至是年三月大疫⑩。

广西壮族自治区

廉　州(今合浦县)　廉州大疫,自春至夏,死者十之三。钦州、灵山皆然⑪。

钦　州(今钦州市)　大疫,自春至夏,死者十之三⑫。

灵山县　冬大疫⑬。钦、灵大疫⑭。按:其疫或是天花,嘉靖《钦州志》仅载此一条疫灾史料,作者谈到气候时说灵山气候与钦州相同,有青草瘴和黄茅瘴流行,而且北方人到此必患疮毒,同时指出:“人出痘疮,多在儿童,时钦与灵山人至六七十犹痘疮,

---

① 康熙《兰溪县志》卷七《祥异》,光绪《兰溪县志》卷八《杂志·祥异》。

② 《兰溪市志》,浙江人民出版社1988年版。

③ 嘉靖《衢州府志》卷一五《灾祥》,康熙《衢州府志》卷三〇《五行志》,康熙《西安县志》卷一二《灾祥志》。

④ 《衢州市卫生志》,上海交通大学出版社1997年版。

⑤ 康熙《西安县志》卷一二《灾祥志》,嘉庆《西安县志》卷二二《祥异》。

⑥ 民国《衢县志》卷一《象纬志·五行》。

⑦ 万历《常山县志》卷一《灾祥》,康熙《常山县志》卷一《舆地表·灾祥》,雍正《常山县志》卷一二《拾遗志·灾祥》,光绪《常山县志》卷八《祥异》。《常山县志》,浙江人民出版社1990年版。

⑧ 康熙《龙游县志》卷一二《杂识》,民国《龙游县志》卷一《通纪》。

⑨ 康熙《江山县志》卷九《杂记志·灾祥》,乾隆《江山县志》卷一三《祥异》,同治《江山县志》卷一二《拾遗志·祥异》。

⑩ 崇祯《闽书》卷一四八《祥异·漳州府》。

⑪ 嘉靖《钦州志》卷九《历年志》,乾隆《廉州府志》卷五《世纪》。

⑫ 道光《钦州志》卷一〇《纪事》,民国《钦县县志》卷一四《纪事志·灾异》。

⑬ 乾隆《灵山县志》卷三《事迹志》,民国《灵山县志》卷五《舆地志·灾祥》。

⑭ 雍正《灵山县志》卷一《图经志·历年纪》。

此风气之异也。”[①]天花属一次获得、终身免疫的烈性传染病，钦州与灵山之人到六七十岁还患痘疮，说明到嘉靖中，天花在这里尚处于传入阶段。也有人认为这是鼠疫流行[②]。

嘉靖十九年(1540)

河南省

宁陵县　大疫，有阖门死者。先年虫伤菽尽，大水，岁饥，民相食，死者遍野[③]。

汝宁府(治汝阳县，今汝南市)　春大疫，人相食。先年大旱，蝗飞蔽天[④]。

汝阳县(今汝南市)　春大疫，人相食[⑤]。

禹　州(今禹州市)　夏大疫。先年冬大饥[⑥]。

上蔡县　春饥疫，人相食[⑦]。

潢川县　春大疫，人相食[⑧]。

确山县　春大疫，人相食[⑨]。

杞　县　春大疫[⑩]。

山东省

昌乐县　春大疫[⑪]。

安丘县(今安丘市)　春大疫[⑫]。

潍　县(今潍坊市)　春大疫[⑬]。

---

① 嘉靖《钦州志》卷一《气候》。

② 冼维逊《鼠疫流行史》，广东省卫生防疫站，1988 年。

③ 康熙《宁陵县志》卷一二《杂志・志变》，宣统《宁陵县志》，民国《宁陵县志》卷一三《杂志・灾祥》。

④ 《古今图书集成・方舆汇编・职方典》卷四八〇《汝宁府部・纪事》。康熙《汝宁府志》卷一六《外纪・灾祥》。

⑤ 顺治《汝阳县志》卷一〇《外纪》。

⑥ 顺治《禹州志》卷九《机祥》，道光《禹州志》卷二《纪事沿革表》，同治《禹州志》卷二《记事沿革表》，民国《禹县志》卷二《大事纪》。

⑦ 康熙《上蔡县志》卷一二《编年志》。

⑧ 顺治《光州志》卷一二《灾祥》。

⑨ 民国《确山县志》卷二〇《大事记》。

⑩ 康熙《杞纪》卷五《系年》。

⑪ 咸丰《青州府志》卷六三《祥异纪》，嘉庆《昌乐县志》卷一《总纪上》。

⑫ 咸丰《青州府志》卷六三《祥异纪》，万历《安丘县志》卷一《总纪》。

⑬ 民国《潍县志稿》卷二《通纪一》。《潍坊市卫生志》，1989 年。

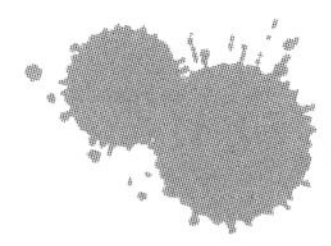

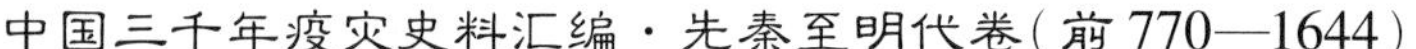

湖北省

钟祥县(今钟祥市)　春大疫①。

江西省

万载县　春正月至五月不雨,民大饥,斗米百钱,民食树尽,采蕨根为粉充啖,遂病疫,饥殍满野②。正月至五月不雨,饥荒,斗米百钱,民食树皮、蕨根,疫病流行③。

嘉靖二十年(1541)

山东省

诸城县(今诸城市)　痘疹盛行,孩儿女死者过半④。

茌平县、博平县(今并入茌平县)　大蝗,疟疾、伤寒流行⑤。

福建省

长乐县(今长乐市)　春雨,至四月十五日止。是月十六日旱,四月二十八日乃雨。连年饥馑,疾疫间作⑥。

嘉靖二十一年(1542)

北京市

顺天府(宛平、大兴二县附郭,今北京市)　五月,礼部左侍郎孙承恩上言:"迩者,盛夏炎郁,散为疫疠,都城内外之民,僵仆相继。"⑦嘉靖帝曰:顷闻疫气流行,民多札瘥,朕甚悯焉!其令太医院差官,顺天府措置药物,设法给惠⑧。

河北省

河北省　东安民大疫,死者甚众,四、五月间瘟疠盛行,屋染死有绝其门者,民多

---

① 康熙《钟祥县志》卷一〇《灾祥》,乾隆《钟祥县志》卷一五《祥异》,同治《钟祥县志》卷一七《祥异》。

② 嘉靖《袁州府志》卷一〇《杂志》,乾隆《袁州府志》卷二《星纪·禨祥》;康熙《万载县志》卷一二《灾祥》,雍正《万载县志》卷一二《灾祥》,同治《万载县志》卷二五《祥异》,民国《万载县志》卷一《方舆志·祥异》。

③ 《万载县志》,江西人民出版社1988年版。

④ 万历《诸城县志》卷九《灾祥》,康熙《诸城县志》卷九《祥异》。

⑤ 《茌平县志》,齐鲁书社1997年版。

⑥ 崇祯《长乐县志》卷九《灾祥》,乾隆《长乐县志》卷一〇《杂志·祥异》,同治《长乐县志》卷二《星野·祥异》,民国《长乐县志》卷三《大事志·灾祥》。

⑦ 《大明世宗肃皇帝实录》卷二六一"嘉靖二十一年五月丁酉"。

⑧ 《大明世宗肃皇帝宝训》卷七"嘉靖二十一年五月"。《礼部志稿》卷六五《惠民药局》。

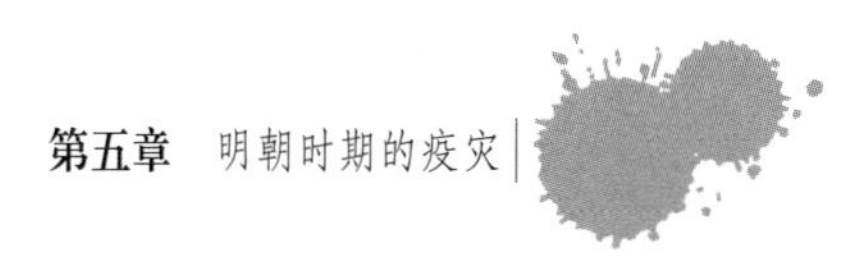

疫死。青县、沧县大疫①。

东安县(今廊坊市安次区)　四五月间,疫病肆行,死有绝其门者②。民大疫,死者甚众。四五月间,瘟疠盛行,比屋染死,有绝其门者③。四五月间,瘟疠大行,比屋染死,民多疫死④。

河间府(治河间县,今河间市)　大饥,人多瘟疫⑤。

任丘县(今任丘市)　大饥,人多瘟疫⑥。

武强县　春,黄霾四塞,昼晦星见。夏大疫,男妇死者甚众,遍地蛹生⑦。夏,瘟疫大作,男妇死者甚众⑧。

青　县　春饥,大疫⑨。

兴济县(今并入青县)　春旱,大饥疫⑩。按:兴济县于清代顺治十六年(1659)入青县。

大城县　蝗,饥,疫,人相食⑪。

献　县　饥,大疫⑫。

文安县　饥疫,人相食⑬。

肃宁县　夏瘟疫流行,男女死者甚众。连续三年饥荒⑭。

---

① 《河北省志》,方志出版社2009年版。

② 天启《东安县志》卷一《机祥》。

③ 康熙《东安县志》卷一《天文志·机祥》。

④ 《古今图书集成·方舆汇编·职方典》卷三八《顺天府部·纪事六》。天启《东安县志》卷一《机祥》,乾隆《东安县志》卷九《机祥志·机祥》,光绪《东安县志》卷九《地理志·五行》,民国《安次县志》卷一《地理志·五行》。

⑤ 《古今图书集成·方舆汇编·职方典》卷九二《河间府部·纪事》。

⑥ 万历《任丘志集》卷八《灾异》,乾隆《任邱县志》卷一〇《五行志》,乾隆《河间府新志》卷一七《纪事》。

⑦ 《古今图书集成·方舆汇编·职方典》卷一〇八《真定府部·纪事》。康熙《重修武强县志》卷二《灾祥》,道光《武强县新志》卷一〇《杂稽志·机祥》。

⑧ 康熙《正定府晋州武强县新志》卷七《通纪志·灾祥》。

⑨ 民国《青县志》卷一三《祥异》。

⑩ 嘉靖《兴济县志》卷上《天文志·祥异》。

⑪ 康熙《大城县志》卷八《灾异》,光绪《大城县志》卷一〇《灾异》。

⑫ 康熙《献县志》卷八《杂志·祥异》,乾隆《献县志》卷一八《祥异》。

⑬ 《古今图书集成·方舆汇编·职方典》卷三八《顺天府部·纪事六》。崇祯《文安县志》卷一一《灾祥》,康熙《文安县志》卷一《贡赋·灾祥》。

⑭ 《肃宁县志》,方志出版社1999年版。

湖南省

宜章县　疫[①]。

永明县(今江永县)　大疫[②]。

广西壮族自治区

全　州(今全县)　秋九月大疫,至明年九月[③]。

灵川县　秋疫,民多死伤[④]。

福建省

长乐县(今长乐市)　饥,大疫[⑤]。二十年辛丑,独长乐春雨至四月十五日止,是月十六日旱,至次年癸卯四月二十八日乃雨,连年饥馑,疫疾间作[⑥]。

永泰县　三月雨,至闰四月,民多溺死,继复大疫,死者相藉[⑦]。

嘉靖二十二年(1543)

河北省

盐山县　大疫[⑧]。

山西省

榆次县　夏大疫,死者数百人[⑨]。

文水县　疫[⑩]。

山东省

朝城县(今并入莘县)　大饥疫,死甚众[⑪]。按:1956 年撤销朝城县,以其地划归

---

① 光绪《湖南通志》卷二四三《祥异志一》,嘉庆《郴州总志》卷四一《事纪·祥异》;康熙《宜章县志》卷一《祥异》,民国《宜章县志》卷七《事纪》。

② 康熙《永明县志》卷一四《杂记·灾异》。按:道光《永明县志》卷一三《祥异》和光绪《永明县志》卷四三《五行志·祥异》误作"嘉靖十一年"。

③ 康熙《全州志》卷一《灾祥》,嘉庆《全州志》卷末《灾祥》,民国《全县志》卷九《前事志·灾异》。

④ 乾隆《灵川县志》卷四《祥异》,民国《灵川县志》卷一四《前事志》。

⑤ 万历《福州府志》卷七五《杂事志四·时事》,乾隆《福建通志》卷六五《杂纪·祥异》。

⑥ 崇祯《长乐县志》卷九《灾祥》,同治《长乐县志》卷二《星野·祥异》。

⑦ 民国《永泰县志》卷二《大事志》。

⑧ 《盐山县志》,南开大学出版社 1991 年版。

⑨ 《古今图书集成·历象汇编·庶征典》卷一一四《疫灾部》。万历《山西通志》卷二六《杂志上·灾祥》,康熙《山西通志》卷三〇《祥异》,雍正《山西通志》卷一六三《祥异》,乾隆《山西通志》卷一六三《祥异二》;万历《太原府志》卷二六《灾祥》,乾隆《太原府志》卷四九《祥异》;乾隆《榆次县志》卷七《祥异》,同治《榆次县志》卷一六《祥异》。《榆次市志》,中华书局 1996 年版。

⑩ 光绪《山西通志》卷八六《大事纪》。

⑪ 康熙《朝城县志》卷一〇《灾祥志》。

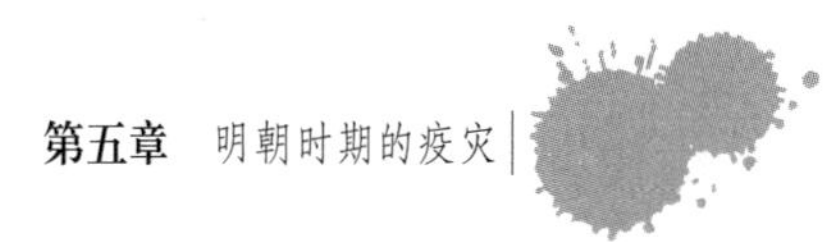

山东莘县和河南范县。

江西省

吉安府（治庐陵县，今吉安市）　府属大旱，饥且疫①。长乐饥，疫②。按：吉安府是时辖庐陵、吉水、永丰、万安、龙泉、永新、永宁、安福8县。

龙泉县（今遂川县）　大旱疫，二麦不登③。

广东省

全　州（今全县）　自上年秋大疫，持续至本年秋九月④。

嘉靖二十三年（1544）

河北省

河北省　天津民疫死。沧县大疫⑤。

沧　州（今沧州市）　大水，无麦禾，大疫⑥。沧州无麦禾，民疫死，人相食⑦。

山西省

太原府（治阳曲县，今太原市）　大疫⑧。

水文县　大疫⑨。

永宁州（今吕梁市离石区）　十二月，瘟疫大行，病者辄毙，死亡过半⑩。

河南省

怀庆府（治河内县，今沁阳市）　蝗，大疫⑪。

---

① 光绪《吉安府志》卷五三《杂记·祥异》。

② 万历《闽书》卷一四八《祥异志》；崇祯《闽书》卷一四八《祥异·福州府》。

③ 乾隆《龙泉县志》卷末《祥异》，同治《龙泉县志》卷一八《杂类志·祥异》。《遂川县志》，江西人民出版社1996年版。

④ 民国《全县志》卷九《前事志·灾异》。

⑤ 《河北省志》，方志出版社2009年版。

⑥ 康熙《沧州新志》卷一〇《灾祲》，乾隆《沧州志》卷一二《纪事》，民国《沧县志》卷一六《大事年表》。

⑦ 乾隆《天津府志》卷一八《祥异》。

⑧ 《古今图书集成·历象汇编·庶征典》卷一一四《疫灾部》。乾隆《山西通志》卷一六三《祥异二》。

⑨ 《古今图书集成·方舆汇编·职方典》卷三〇六《太原府部·纪事》，《古今图书集成·历象汇编·庶征典》卷一一四《疫灾部》。康熙《山西通志》卷三〇《祥异》，雍正《山西通志》卷一六三《祥异》，乾隆《山西通志》卷一六三《祥异二》；万历《太原府志》卷二六《灾祥》，乾隆《太原府志》卷四九《祥异》。

⑩ 康熙《永宁州志》卷八《灾祥》。

⑪ 乾隆《新修怀庆府志》卷三二《物异》。

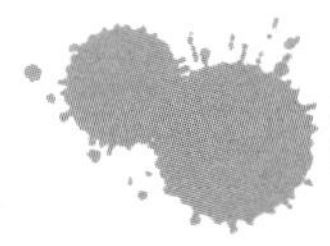

武陟县　蝗,大水,大疫[1]。

陕西省

汉中府(治南郑县,今汉中市)　春大饥,夏大疫[2]。夏,汉中大疫[3]。

南郑县　夏,境内流行烈性传染病[4]。

洋　县　春大饥,夏大疫[5]。

凤　县　春大饥,夏大疫[6]。

城固县　春大饥,夏大疫[7]。

金　州(今安康市)　春,陕南大饥,大疫[8]。

江西省

南康县(今南康市)　秋螟,冬大疫[9]。

抚州府(治临川县,今抚州市)　旱,大饥,宜黄、崇仁、乐安俱大疫[10]。

宜黄县　大疫。雨雪淋淫者三月,稼穑在田,有至次年收者[11]。县内发生大疫[12]。

吉安府(治庐陵县,今吉安市)　府属大旱,饥且疫[13]。

安福县　大旱疫,二麦不收[14]。

---

① 道光《武陟县志》卷一二《祥异志》。

② 嘉靖《汉中府志》卷九《灾祥》,嘉庆《续修汉南郡志》卷二三《祥异》;乾隆《南郑县志》卷一二《纪事下》。

③ 《汉中地区志》,三秦出版社 2005 年版。

④ 《南郑县卫生志》,1987 年。

⑤ 民国《洋县志》卷一《纪事》。《洋县志》,三秦出版社 1996 年版。

⑥ 光绪《凤县志》卷九《纪事·祥异》。《凤县志》,陕西人民出版社 1994 年版。

⑦ 康熙《城固县志》卷二《建置志·灾异》。《城固县志》,中国大百科全书出版社 1994 年版。

⑧ 《安康市卫生防疫志》,2006 年。

⑨ 康熙《南安府志》卷一七《事考志下·祥异》,乾隆《南安府志》卷二三《祥异》,同治《南安府志》卷二九《祥异》;嘉靖《南康县志》卷九《祥异》,乾隆《南康县志》卷一《星野志·祥异志》,同治《南康县志》卷一三《祥异》。

⑩ 康熙《抚州府志》卷一《灾祥》。

⑪ 康熙《宜黄县志》卷一《疆域志·机祥》,道光《宜黄县志》卷二七《祥异志》,同治《宜黄县志》卷四九《祥异志》。

⑫ 《宜黄县志》,新华出版社 1993 年版。

⑬ 《古今图书集成·方舆汇编·职方典》卷九〇四《吉安府部·纪事》。乾隆《吉安府志》卷一《机祥》,光绪《吉安府志》卷五三《杂记·祥异》。

⑭ 康熙《安福县志》卷一《疆域志·祥异》,乾隆《安福县志》卷二《舆地志·祥异》,同治《安福县志》卷一《天文志·灾异》。

永新县 大旱疫①。因久旱造成大疫②。

新城县(今黎川县) 大疫③。

南丰县 夏大饥,秋冬大疫④。

泸溪县(今资溪县) 大水,冬大疫⑤。

宁都县 民多灾病⑥。

兴国县 秋大疫,死者甚众⑦。

江苏省

吴 县(今苏州市) 春雨淋漓,四月至八月大旱,日色如火,沟洫扬尘,禾苗槁尽。米价腾贵,每石一两八钱,复大疫,民多殍死⑧。

吴江县(含震泽县,今吴江市) 大旱,河底皆裂,饥,大疫,民多殍死⑨。

无锡县(今无锡市) 自六月至九月不雨,民饥疫死⑩。自六月至九月,无雨,疫病流行⑪。

江阴县(今江阴市) 六月至九月不雨,民饥疫⑫。

福建省

长乐县(今长乐市) 春疫,旱,田多旷耕,麦秕,五月十六日乃雨。六月中旬,磁澳海水翻,鱼虾皆毙。飓风继作,复大疫⑬。

---

① 万历《永新县志》卷五《杂志·灾变》,同治《永新县志》卷二六《杂类志·祥异》。

② 《永新县志》,新华出版社1992年版。

③ 康熙《新城县志》卷一《祥异》,乾隆《江西新城县志》卷一三《杂志·灾祥》,同治《江西新城县志》卷一《地理志·机祥》。

④ 康熙《南丰县志》卷一《灾祥》,同治《南丰县志》卷一四《祥异》,民国《南丰县志》卷一二《杂类志上·祥异》。《南丰县志》,中共中央党校出版社1994年版。

⑤ 康熙《泸溪县志》卷一《灾异》,雍正《泸溪县志》卷一《封域志·祥异》。

⑥ 万历《宁都县志》卷八《杂志》,乾隆《宁都县志》卷七《记事·祥异》,道光《宁都直隶州志》卷二七《祥异志》。

⑦ 康熙《兴国县志》卷一一《灾异》,乾隆《赣州府志》卷一《天文志·机祥》,乾隆《兴国县志》卷一八《祥异》。《兴国县志》(上册),1988年。

⑧ 崇祯《吴县志》卷一一《祥异》。

⑨ 嘉靖《吴江县志》卷二八《杂志》,乾隆《吴江县志》卷四〇《灾祥》;乾隆《震泽县志》卷二七《灾祥》,道光《震泽镇志》卷三《灾祥》。

⑩ 万历《无锡县志》卷二四《灾祥》,嘉庆《无锡金匮县志》卷三一《祥异》,光绪《无锡金匮县志》卷三一《祥异》。

⑪ 《无锡县卫生志》,江苏人民出版社2001年版。

⑫ 崇祯《江阴县志》卷二《灾祥五》。

⑬ 崇祯《长乐县志》卷九《灾祥》,乾隆《长乐县志》卷一〇《杂志·祥异》,同治《长乐县志》卷二《星野·祥异》,民国《长乐县志》卷三《大事志·灾祥》。

宁化县　秋大疫,人死者十之二①。

连城县　地震,秋冬大疫②。

沙　县　夏饥,冬疫疠盛行③。

将乐县　十月大疫④。大疫⑤。

建宁县　夏饥,冬大疫⑥。

南平县(今南平市)　荒,疫⑦。

汀州府(治长汀县)　地震,秋徂冬,疫⑧。

清流县　秋冬疫,人死者十之二三⑨。

湖南省

麻阳县　大疫,有阖门死者⑩。大疫,民疫死者多,一部分走避他乡⑪。

黔阳县　大疫,有阖门死者⑫。疫病流行,人死亡甚众,有全家死绝者⑬。

靖　州(今靖县)　九月大疫⑭。

---

① 同治《重纂福建通志》卷二七一《祥异》,乾隆《汀州府志》卷四五《杂记·祥异》;崇祯《宁化县志》卷七《祥异》,康熙《宁化县志》卷七《政事部三·灾异》,民国《宁化县志》卷二《大事志·灾异》。《宁化县志》,福建人民出版社1992年版。

② 康熙《连城县志》卷一《历年纪》,民国《连城县志》卷三《大事志·灾祥》。

③ 乾隆《延平府志》卷四四《灾祥》,同治《延平府志》卷四四《灾祥》;康熙《沙县志》卷一一《杂述志·灾祥》,道光《沙县志》卷一五《祥异·灾祥》,民国《沙县志》卷三《大事志》。

④ 乾隆《延平府志》卷四四《灾祥》,同治《延平府志》卷四四《灾祥》;万历《将乐县志》卷一二《补遗志·灾祥》,乾隆《将乐县志》卷一六《灾祥》。

⑤ 《将乐县卫生志》,1990年。

⑥ 嘉靖《建宁县志》卷一《祥异》,康熙《建宁县志》卷一二《杂事志》,乾隆《建宁县志》卷一〇《灾异》,民国《建宁县志》卷二七《灾异》。

⑦ 康熙《南平县志》卷一七《乡行》。

⑧ 万历《闽书》卷一四八《祥异志》,崇祯《闽书》卷一四八《祥异·汀州府》。

⑨ 嘉靖《清流县志》卷四《祥异》。

⑩ 《古今图书集成·历象汇编·庶征典》卷一一四《疫灾部》。万历《辰州府志》卷一《灾祥》,康熙《麻阳县志》卷一《方舆志·灾祥》,乾隆《沅州府志》卷四九《祥异》,同治《沅州府志》卷三六《祥异》,同治《新修麻阳县志》卷五下《灾祥》,光绪《湖南通志》卷二四三《祥异志一》。

⑪ 《麻阳县志》,生活·读书·新知三联书店1994年版。

⑫ 《古今图书集成·历象汇编·庶征典》卷一一四《疫灾部》。万历《辰州府志》卷一《灾祥》,乾隆《沅州府志》卷四九《祥异》,同治《沅州府志》卷三六《祥异》,光绪《湖南通志》卷二四三《祥异志一》;雍正《黔阳县志》卷一《灾异》,乾隆《黔阳县志》卷四一《祥异》,同治《黔阳县志》卷四《星野表·祥异》。

⑬ 《黔阳县志》,中国文史出版社1991年版。

⑭ 《古今图书集成·历象汇编·庶征典》卷一一四《疫灾部》引《湖广通志》。康熙《靖州志》卷五《灾异》,道光《靖州直隶州志》卷一一《祥异》,光绪《靖州直隶州志》卷一二《事纪·祥异》,光绪《湖南通志》卷二四三《祥异志一》。

会同县　九月疫[1]。

通道县　九月疫[2]。

郴　州(今郴州市)　夏,州有蝗,秋大疫,死者数千人[3]。

衡州府(治衡阳县,今衡阳市)　春夏大旱,秧不能植,蝗作,民大饥困。又自九月至十一月无雨,炎热如夏,民多疫[4]。

安仁县　春夏大旱,蝗作,民饥。九至十一月无雨,炎热如夏,民多疫[5]。

平江县　秋,大疫,大旱,大饥,斗米千钱,死者无数[6]。

四川省

射洪县　秋大疫,人死者十之二三[7]。

蓬溪县　大疫[8]。

重庆市

潼南县　大疫[9]。

贵州省

铜仁县(今铜仁市)　秋,大疫[10]。

普安州(今普安县)　大疫[11]。

---

① 道光《靖州直隶州志》卷一一《祥异》。

② 康熙《通道县志》卷二《灾异》。

③ 《古今图书集成·方舆汇编·职方典》卷一二九四《郴州府部·纪事》。雍正《湖广通志》卷一《星野志·祥异附》;万历《郴州志》卷二二《祥异纪》,康熙《郴州总志》卷一一《志余·祥异》,嘉庆《郴州总志》卷四一《事纪·祥异》,乾隆《直隶郴州总志》卷二九《事纪志》。《郴县志》,中国社会出版社1995年版。

④ 康熙《衡州府志》卷二二《祥异》,乾隆《衡州府志》卷二九《祥异》,光绪《衡州府志》卷二七《水旱》;乾隆《衡阳县志》卷一〇《祥异》,嘉庆《衡阳县志》卷三五《祥异》,同治《衡阳县志》卷二《事纪》;乾隆《清泉县志》卷三五《事纪》。

⑤ 嘉庆《安仁县志》卷一三《事纪·灾异》,同治《安仁县志》卷一六《事纪·灾异》。

⑥ 《平江县志》,国防大学出版社1994年版。

⑦ 乾隆《潼川府志》卷一二《杂记上》,乾隆《射洪县志》卷八《政事志·杂记》,嘉庆《射洪县志》卷一七《祥异》,光绪《射洪县志》卷一七《杂志·祥异》。

⑧ 乾隆《蓬溪县志》卷六《杂记》,道光《蓬溪县志》卷一七《祥异》。

⑨ 民国《潼南县志》卷六《祥异》。

⑩ 《黔记》卷一一《灾祥志》。

⑪ 乾隆《普安州志》卷二一《灾祥志》。按:原文作“弘治二十三年普安州大疫,二十五年如之”。弘治只有18年,“弘治”当为“嘉靖”之误。

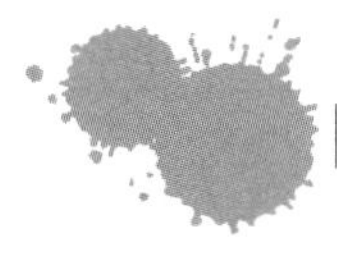

嘉靖二十四年(1545)

北京市

正月,上谕掌詹事府事吏部左侍郎孙承恩、锦衣卫指挥使陆炳曰:"方此春时,民多疾疫,朕体上天好生之令,命尔等以是月十五日施药于朝天门外,以溥济群生。"①

山东省

新城县(今桓台县) 春,新城大疫②。

江苏省

三吴旱,斗米千钱,人食草根木皮,大疫,路殍相枕③。

苏州府(吴县、长洲二县附郭,今苏州市) 大旱,太湖水涸,民有得轩辕镜于岸者。大疫,积尸相藉④。

吴 县(今苏州市) 大旱,太湖水缩。是岁饥,大疫⑤。

吴江县(含震泽县) 大旱,太湖水涸,斗米千钱,人食草根木皮,大疫,路殍相枕⑥。

嘉定县(含宝山县) 夏大旱疫⑦。

上海市

华亭县(今松江区)、上海县(包括今闵行区、川沙区、南汇区等)、青浦县(今青浦区) 大旱疫⑧。

浙江省

杭州府(钱塘、仁和二县附郭,今杭州市) 杭州大饥,饥寒所迫,人有食草者,时疫大行,饿殍遍野⑨。

---

① 《大明世宗肃皇帝实录》卷二九四"嘉靖二十四年正月"。

② 《古今图书集成·方舆汇编·职方典》卷二〇八《济南府部·纪事二》。道光《济南府志》卷二〇《灾祥》。

③ 〔明〕张内蕴、周大韶《三吴水考》卷六《水年考》。

④ 康熙《苏州府志》卷二《祥异》。

⑤ 崇祯《吴县志》卷一一《祥异》,民国《吴县志》卷五五《祥异考》。

⑥ 〔明〕张内蕴、周大韶《三吴水考》卷六。乾隆《吴江县志》卷四〇《灾祥》,乾隆《震泽县志》卷二七《灾祥》,道光《震泽镇志》卷三《灾祥》。

⑦ 万历《嘉定县志》卷一七《祥异》,乾隆《嘉定县志》卷四《赋役志·祥异》,光绪《嘉定县志》卷六《赋役志下·机祥》,光绪《宝山县志》卷一四《志余·祥异》。

⑧ 光绪《江东志》卷一《祥异》。

⑨ 康熙《杭州府志》卷一《祥异》,民国《杭州府志》卷八四《祥异》。〔清〕孙之騄《二申野录》卷四,见杨国宜《明朝灾异野闻编年录》,安徽师范大学出版社2012年版,第103页。

钱塘县　浙连岁荒歉，百物腾踊，米石价一两八九钱，贫人有食草根者，饥寒所迫，时疫大行，饿殍连道①。杭州知府陈一贯劝富民出粟，命僧于乡都寺观作粥以哺饥民，饥民体虚，食粥多辄病，遂染疫疠，死者甚众②。

海宁县（今海宁市）　仍大饥，时连年荒，米价腾涌，每石至一两八九钱，富人止食半菽，贫人有食树皮者。因大疫，死人载道③。杭州大饥，人有食草者，时疫大行，饿殍满道④。

乌程县（今湖州市）　太湖旱涸，大饥，人食草根树皮，大疫⑤。

武康县（今并入德清县）　旱饥，大疫⑥。

长兴县　旱，太湖涸，人食草根，树皮，大疫⑦。

平湖县　夏大疫，饿殍盈野塞河，鱼族腥秽不可食⑧。

萧山县（今杭州市萧山区）　大旱，斗米一钱六分，民多疾疫，死者盈路⑨。

慈溪县（今慈溪市）　大荒，谷价腾涌，道殣相望。是年，天下十荒八九，浙江大饥，时疫大行，饿殍横积⑩。

福建省

长乐县（今长乐市）　自旧年不雨至是年三月，民疫，无麦，谷价腾涌，大饥，道殣相望⑪。

南平县（今南平市）　十月十七日夜，南平有星西流，大如斗坠地，声闻百里，是岁

---

① 万历《钱塘县志》卷八《纪事・灾祥》。

② 康熙《钱塘县志》卷一二《灾祥》。

③ 崇祯《宁志备考》卷四《祥异》。

④ 乾隆《海宁县志》卷一二《杂志・灾祥》。

⑤ 乾隆四年《湖州府志》卷三八《祥异》，乾隆二十三年《湖州府志》卷三八《祥异》，同治《湖州府志》卷四四《前事略・祥异》，光绪《乌程县志》卷二七《祥异》，同治《南浔镇志》卷一九《灾祥一》，民国《南浔志》卷二八《灾祥一》。《湖州市卫生志》，香港大时代出版社 1993 年版。

⑥ 乾隆四年《湖州府志》卷三八《祥异》，乾隆二十三年《湖州府志》卷三八《祥异》；嘉靖《武康县志》卷一《邑纪》，康熙《武康县志》卷三《灾祥》，乾隆《武康县志》卷一《星野表・祥异》，道光《武康县志》卷一《地域志・邑志》。

⑦ 《长兴县志》，上海人民出版社 1992 年版。

⑧ 乾隆十年《平湖县志》卷一〇《外志・灾祥》，乾隆四十五年《平湖县志》卷二〇《外志・禨祥》，光绪《平湖县志》卷二五《外志・祥异》。

⑨ 万历《萧山县志》卷六《祥异》，康熙《萧山县志》卷九《灾祥》，民国《萧山县志稿》卷五《田赋志・祥异》。

⑩ 光绪《慈溪县志》卷五五《祥异》。

⑪ 崇祯《长乐县志》卷九《灾祥》，乾隆《长乐县志》卷一〇《杂志・祥异》，同治《长乐县志》卷二《星野・祥异》，民国《长乐县志》卷三《大事志・灾祥》。

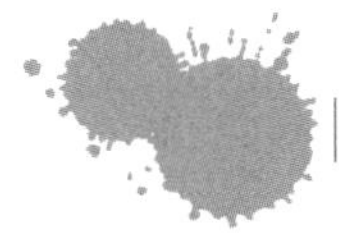

大疫,死者万计①。

沙　县　旱蝗。是岁大疫,死者万计②。

江西省

吉安、赣州、南安三府大饥,大疫③。

吉安府(治庐陵县,今吉安市)　春饥,复疫④。自嘉靖二十一年以来,连续大旱大饥,是年全县大饥,疫病大发⑤。

庐陵县(今吉安市)　春大饥,大疫⑥。

泰和县　夏饥,秋大疫⑦。

永丰县　春,县民饥疫交加⑧。

永宁县(今宁冈县)　夏旱,大疫⑨。

会昌县　大疫⑩。

大庾县(今大余县)　春大疫⑪。

四川省

富顺县　自七月不雨至于次年六月,赤地千里,加以病疫大作,人民凋敝,流离死亡者过半⑫。

资　州(今资中县)　自乙巳秋七月不雨至于丙午(嘉靖二十五年)夏六月,大疫,州属人民流亡过半⑬。

---

① 《古今图书集成·历象汇编·庶征典》卷一一四《疫灾部》引《福建通志》。康熙《福建通志》卷六三《杂记》,乾隆《福建通志》卷六五《杂纪·祥异》,乾隆《延平府志》卷四四《灾祥》;康熙《南平县志》卷四《祥异》,民国《南平县志》卷二《大事志·灾祥》。《南平市志》,中华书局1994年版。

② 乾隆《延平府志》卷四四《灾祥》。

③ 雍正《江西通志》卷一〇七《祥异》,光绪《江西通志》卷九八《前事略·祥异》。

④ 光绪《吉安府志》卷五三《杂记·祥异》,民国《吉安县志》卷一《大事志·祥异》。

⑤ 《吉安县志》,新华出版社1994年版。

⑥ 乾隆《庐陵县志》卷一《天文志·机祥》,道光《庐陵县志》卷一《天文志·机祥》,同治《庐陵县志》卷一《天文志·机祥》,民国《庐陵县志》卷一上《疆域·祥异》。

⑦ 乾隆《泰和县志》卷二八《杂纪·祥异》,同治《泰和县志》卷三〇《杂记·祥异》。

⑧ 《永丰县志》,新华出版社1993年版。

⑨ 康熙《永宁县志》卷上《灾祥》,同治《永宁县志》卷一〇《杂类志·祥异》。

⑩ 乾隆《会昌县志稿》卷三四《杂志》,同治《会昌县志》卷二七《祥异志》。

⑪ 光绪《南安府志补正》卷一〇《祥异》;乾隆《南安府大庾县志》卷一《祥异》,同治《大庾县志》卷二四《杂类志·祥异》,民国《大庾县志》卷一五《杂类·祥异》。《大余县志》,三环出版社1990年版。

⑫ 乾隆《富顺县志》卷五《祥异》、卷一七《祥异》,同治《富顺县志》卷三七《灾祥》,光绪《富顺县志》卷五《祥异》,光绪《叙州府志》卷二三《祥异》,民国《富顺县志》卷一六《祥异》。

⑬ 嘉庆《资州直隶州志》卷三〇《祥异》,民国《续修资州志》卷一〇《杂编·祥异》,民国《资中县续修资州志》卷一〇《祥异》。

内江县(今内江市)　秋七月不雨至于明年夏六月,旱甚,千里皆赤,疾疫大作,人民凋敝,流亡过半①。

贵州省

镇远府(治今镇远县)　旱疫②。

湖北省

德安府(治今安陆市)　饥疫③。

咸宁县(今咸宁市区)　饥疫④。

随　州(今随州市)　饥疫⑤。

嘉靖二十五年(1546)

浙江省

嘉兴府(嘉兴、秀水二县附郭,今嘉兴市)　夏大疫,尸浮河者不可胜计。先年旱,道殣相望⑥。

秀水县(今嘉兴市)　夏大疫⑦。

嘉善县　大疫⑧。

台州府(治临海县,今台州市)　秋七月大疫⑨。

临海县(今台州市临海区)　大疫⑩。

黄岩县　秋大疫⑪。

---

① 嘉庆《内江县志》卷五二《祥异》,咸丰《内江县志》卷一四《祥异》,光绪《内江县志》卷一五《杂事志·祥异》。

② 嘉靖《贵州通志》卷一〇《祥异》,万历《贵州通志》卷一五《新镇道·镇远府》。

③ 康熙《德安安陆郡县志》卷八《灾祥》,康熙《鼎修德安府全志》卷二《星野·祥异》,道光《安陆县志》卷一四《祥异》。

④ 康熙《咸宁县志》卷六《灾祥》,同治《咸宁县志》卷一五《杂志·灾祥》,光绪《续辑咸宁县志》卷八《杂记·灾祥》。

⑤ 光绪《德安府志》卷二〇《杂志·祥异》。

⑥ 乾隆《浙江通志》卷一〇九《祥异下》;康熙《嘉兴府志》卷二《星野祥异》,嘉庆《嘉兴府志》卷三五《祥异》,光绪《嘉兴府志》卷三五《祥异》。

⑦ 万历《秀水县志》卷一〇《丛谈志·机祥》,康熙《秀水县志》卷七《祥异》。

⑧ 万历《重修嘉善县志》卷一二《灾祥》,光绪《重修嘉善县志》卷三四《杂志·祥告》,民国《秀水县志》卷一〇《丛谈·机祥》。

⑨ 光绪《台州府志》卷二九《大事三》,民国《台州府志》卷一三四《杂志·祥异》。〔清〕孙之騄《二申野录》卷四,见杨国宜《明朝灾异野闻编年录》,安徽师范大学出版社 2012 年版,第 103 页。

⑩ 民国《临海县志稿》卷四一《大事志》。

⑪ 万历《黄岩县志》卷七《外志·纪变》,康熙《黄岩县志》卷八《杂志·灾祥》,同治《黄岩县志》卷三八《杂志二·变异》。

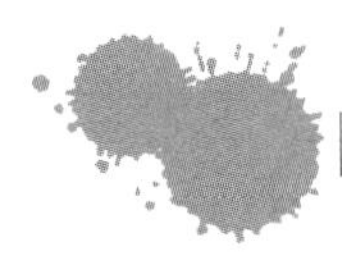

福建省

大田县　夏大饥,秋大疫,死者无数①。秋,瘟疫蔓延,死者甚多②。

长乐县(今长乐市)　"明嘉靖二十五年(1546)秋,吐泻(古典霍乱)盛行,死者极众。"③按:遍查旧方志,该年长乐县无疫灾,此条记载之所以衍出,是将旧志中记载的"嘉庆"误为"嘉靖"。据同治《长乐县志》载:"嘉庆二十五年秋七月,吐泻盛行,起西门,渐移东门,人死极众,至九月遍南北乡,十月始息。"④

江西省

广信府(治上饶县,今上饶市)　五月,郡大疫⑤。

贵州省

程番府(今惠水县)　大疫⑥。

平越卫(今福泉县)　大疫⑦。

安庄卫(今镇宁县)　火,疫⑧。按:"火,疫"有可能是"大疫"之讹。

清平县(今凯里市)　大疫⑨。

兴隆卫(今黄平县)　大疫⑩。

普安州(今盘县)　大疫流行⑪。

永宁州(今关岭县)　大疫,死者甚众⑫。

---

① 民国《大田县志》卷一《大事志》。

② 《大田县志》,中华书局1996年版。

③ 《长乐市志》,福建人民出版社2001年版。

④ 同治《长乐县志》卷二《祥异》。

⑤ 《古今图书集成·方舆汇编·职方典》卷八六一《广信府部·汇考一》。

⑥ 嘉靖《贵州通志》卷一〇《祥异》。

⑦ 《古今图书集成·方舆汇编·职方典》卷一五四二《平越府部·纪事》。嘉靖《贵州通志》卷一〇《祥异》,万历《贵州通志》卷一二《新镇道·平越卫》,乾隆《贵州通志》卷一《祥异》,光绪《平越直隶州志》卷一《祥异》。

⑧ 嘉靖《贵州通志》卷一〇《祥异》,万历《贵州通志》卷七《安平道·镇宁州·安庄卫》。

⑨ 《古今图书集成·方舆汇编·职方典》卷一五四〇《都匀府部·纪事》。康熙《贵州通志》卷二九《灾祥》,乾隆《贵州通志》卷一《天文志·祥异》。

⑩ 《古今图书集成·方舆汇编·职方典》卷一五四〇《都匀府部·纪事》。万历《贵州通志》卷一三《新镇道·清平卫·兴隆所》,康熙《贵州通志》卷二九《灾祥》,乾隆《贵州通志》卷一《天文志·祥异》,道光《黄平州志》卷一二《轶事志·祥异》。

⑪ 万历《贵州通志》卷九《安平道·普安州》;嘉靖《普安州志》卷一〇《杂志·祥异》。按:乾隆《普安州志》卷二一《灾祥志》记载:"弘治二十三年普安州大疫,二十五年如之。"其中,"弘治"乃"嘉靖"之误。

⑫ 嘉靖《贵州通志》卷一〇《祥异》。

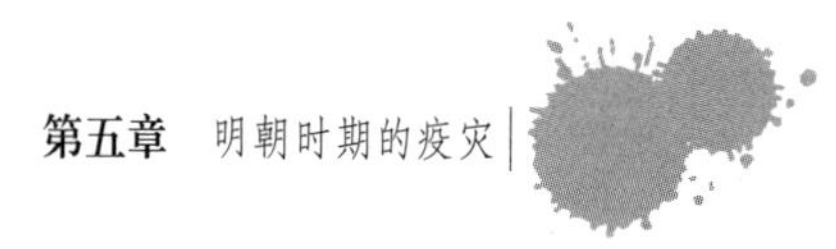

四川省

富顺县　上年秋大疫，延续到是年夏六月①。

资　州(资中县)　上年秋大疫，延续到是年夏六月②。

内江县(今内江市)　年秋大疫，延续到是年夏六月③。

南溪县　六月旱甚，继以瘟疫大作，县人流亡、死者过半④。

嘉靖二十六年(1547)

河北省

山海卫(今秦皇岛市)　岁大祲，疫疠盛行⑤。

内蒙古

土默特部疾疫，死者过半⑥。

广东省

高州府(治茂名县)　府州县大疫，吴川、电白尤甚。是年饥，春夏不雨，秋大雨水，伤禾稼⑦。按：高州府辖茂名、信宜、吴川、电白、石城、化州6州县。

化　州　大疫⑧。

吴川县(今吴川市)　大疫⑨。

贵州省

旱，八月，陨霜三日，百物尽杀。大疫⑩。

湖南省

祁阳县　夏，大疫⑪。

---

①　乾隆《富顺县志》卷五《祥异》、卷一七《祥异》，同治《富顺县志》卷三七《灾祥》，光绪《富顺县志》卷五《祥异》，光绪《叙州府志》卷二三《祥异》，民国《富顺县志》卷一六《祥异》。

②　嘉庆《资州直隶州志》卷三〇《祥异》，民国《续修资州志》卷一〇《杂编·祥异》，民国《资中县续修资州志》卷一〇《祥异》。

③　咸丰《内江县志》卷一四《祥异》，光绪《内江县志》卷一五《杂事志·祥异》。

④　《南溪县志》，四川人民出版社1992年版。

⑤　康熙《山海关志》卷一《灾祥》。

⑥　《包头市志》，远方出版社2001年版。

⑦　嘉靖《广东通志》卷七〇《杂事》，万历《高州府志》卷七《纪事》，康熙《高州府志》卷七《纪事》。

⑧　康熙《化州志》卷一〇《事纪》，光绪《化州县志》卷一二《前事略》，光绪《高州府志》卷四八《记述·事纪》。

⑨　嘉靖《广东通志》卷七〇《杂事》，光绪《高州府志》卷四八《记述·事纪》。

⑩　嘉靖《贵州通志》卷一〇《祥异》。

⑪　《祁阳县卫生防疫志》，2006年。

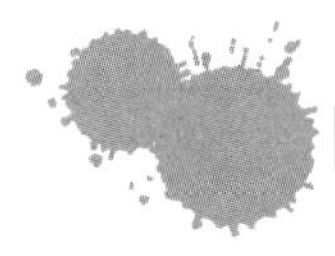

嘉靖二十七年(1548)

甘肃省

清水县　大旱,饥荒严重,疫病流行,死者甚众[①]。张家川(时属清水县)旱,民大饥,疫病死者甚众[②]。

江西省

浮梁县(今景德镇市)　大疫[③]。

广东省

阳江县(今阳江市)　大疫,至次年冬,复大疫[④]。

吴川县(今吴川市)　秋七月大水,电白、海潮大涨,吴川大疫[⑤]。

嘉靖二十八年(1549)

广东省

阳江县(今阳江市)　冬大疫[⑥]。

嘉靖二十九年(1550)

山东省

滕　县　累岁大饥,加以大疫,民死亡者十之有九[⑦]。按:民国《续滕县志》曰:(嘉靖)二十九年滕县饥。《天下郡国利病书》:滕县累岁大饥,加以大疫,民死亡者十九。

湖南省

宁远县　三月,黑眚见,四月乃止,遂大疫[⑧]。

江西省

兴国县　大旱疫[⑨]。

---

① 《清水县志》,陕西人民出版社2001年版。

② 《张家川回族自治县志》,甘肃人民出版社1999年版。

③ 乾隆《浮梁县志》卷一二《杂记·祥异》,道光《浮梁县志》卷一八《祥异志》。

④ 康熙《阳江县志》卷三《事纪》,道光《阳江县志》卷八《编年志》,民国《阳江志》卷三七《杂志上》。

⑤ 道光《高州府志》卷四《事纪志·历代》,光绪《吴川县志》卷一〇《记述·事略》。

⑥ 道光《阳江县志》卷八《编年志》,民国《阳江志》卷三七《杂志上》。

⑦ 《滕县志》,中华书局1990年版。

⑧ 民国《宁远县志》卷三《灾祥》。

⑨ 乾隆《兴国县志》卷一八《祥异》。

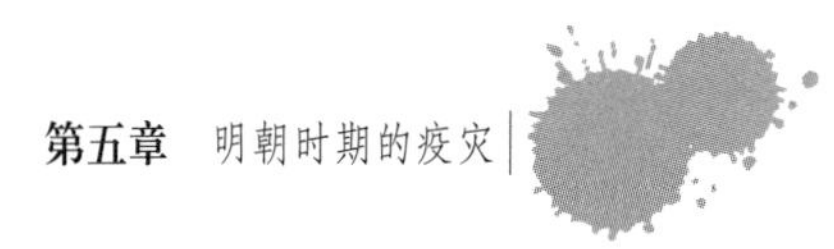

浙江省

余姚县（今余姚市）　疫①。

慈溪县（今慈溪市）　时疫流行②。

嘉靖三十年（1551）

辽东省

辽阳县（今辽阳市）　张铎，嘉靖辛丑（1541）进士，授监察御史按辽，规度要害，建诸台堡，积粟六万余斛，贮预备仓，以防兵荒。后十年（1551）遭大水，疫疠继作，赖以赈济，人讴思之③。张铎，嘉靖辛丑（1541）进士，任职辽阳，积谷六万斛，贮辽阳预备仓，以备兵荒。后十年，辽阳果遇大水、瘟疫，人相食，虏患频仍，赖此赈济④。

广东省

和平县　夏六月大水，疫，死者五百余人，盖大兵之后也⑤。

嘉靖三十一年（1552）

河北省

大名县　疫疠大作，死徙相继，复大水⑥。

湖北省

德安府（治安陆县，今安陆市）　大水，自春至秋大疫⑦。

应山县（今广水市）　夏，大疫⑧。

孝感县（今孝感市）　自春至秋大疫⑨。

湖南省

浏阳县（今浏阳市）　疫⑩。

---

①　乾隆《余姚志》卷一一《灾祥》，万历《新修余姚县志》卷二四《灾祥》。

②　《慈溪卫生志》，宁波出版社 1994 年版。

③　乾隆《江南通志》卷一三九《人物志 · 宦绩 · 江宁府》。

④　民国《奉天通志》卷一四〇《宦迹》。

⑤　万历《惠州府志》卷二《事纪》，康熙《惠州府志》卷五《郡事》，光绪《惠州府志》卷一七《郡事》，民国《和平县志》卷一九《事纪》。

⑥　康熙《大名县志》卷一六《灾祥》，民国《大名县志》卷二六《祥异志》。

⑦　康熙《鼎修德安府全志》卷二《星野 · 祥异》，光绪《德安府志》卷二〇《杂志 · 祥异》，光绪《孝感县志》卷七《灾祥志 · 祥异》。

⑧　民国《湖北通志》卷七五《祥异志一》，康熙《应山县志》卷二《兵荒志》。

⑨　乾隆《汉阳府志》卷三《天官志 · 五行》，民国《湖北通志》卷七五《祥异志一》；康熙《孝感县志》卷六《灾异》、卷一四《祥异》，光绪《孝感县志》卷七《灾祥》。

⑩　嘉庆《浏阳县志》卷三四《祥异》，同治《浏阳县志》卷一四《祥异》。

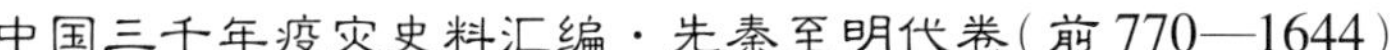

广西壮族自治区

融　县(今融水县)　大疫①。

罗城县　疫②。瘟疫流行③。

广东省

和平县　冬疫,死者五百余人④。

江苏省

六合县(今南京市六合区)　夏五月旱,秋七月疫。旱是祷雨,雨足,至秋,民感暑湿,蒸为疫疠⑤。夏,六合疫⑥。

嘉靖三十二年(1553)

河北省

保定县(今保定市)　春大饥,夏大水,坏民舍,人畜溺死无算,民疫饥,逃亡殆尽⑦。

霸　州(今霸州市)　秋大水,漂没田庐,民疫⑧。

邯郸县(今邯郸市)　大水大饥,且蝗且疫⑨。

河南省

滑　县　连罹水灾,高下一浸,百谷用绝,枵腹之民,羸仆壮移。大歉之余,疫疠续作,远村近舍,亡者枕藉⑩。

山东省

峄　县　自春正月不雨至夏四月始雨,复大水害稼,岁大饥,人相食,瘟疫死者,

---

① 乾隆《广西通志》卷三《禨祥》,嘉庆《广西通志》卷一九八《前事略·明》,道光《融县志》卷一《禨祥》。

② 道光《罗城县志》卷一《灾祥》。

③ 民国《罗城县志·前事》(不分卷)。

④ 嘉庆《和平县志》卷二《大事纪》。

⑤ 嘉靖《六合县志》卷二《灾祥》。

⑥ 万历《应天府志》卷三《郡纪下》。

⑦ 《古今图书集成·方舆汇编·职方典》卷三八《顺天府部·纪事六》。万历《保定县志》卷九《灾异》。

⑧ 《古今图书集成·方舆汇编·职方典》卷三八《顺天府部·纪事六》。康熙《霸州志》卷一〇《灾异》。《霸州市志》,中国文史出版社2006年版。

⑨ 光绪《邯郸县志》卷六《宦迹》。

⑩ 康熙《滑县志》卷九《艺文》。

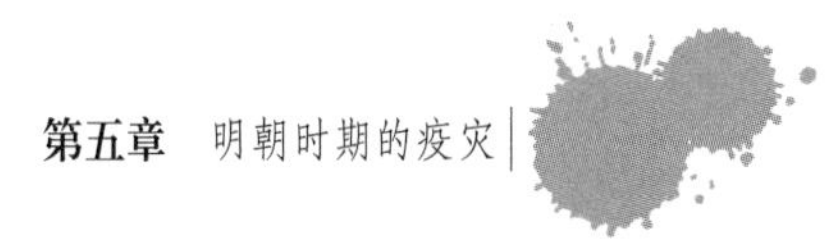

无虑数千[①]。

朝城县（今并入莘县）　大饥疫，死者甚众[②]。

徐州府（治铜山县，今徐州市）　益大水，历夏、秋、冬不消，兼之疫疠，道殣相望，人相食[③]。

湖北省

云梦县　春大饥疫[④]。

嘉靖三十三年（1554）

七月，明世宗曰："今年夷狄作乱，大水疫荒，皆谓上之人所致，任事之臣全不尽心处置，何以贺为？"[⑤]

北京市

京　师（今北京市）　四月，都城内外大疫，死亡塞道[⑥]。十二月，京师比当水旱疾疫之后，民力困竭，物价腾踊[⑦]。夏，狱疫大作，杨继盛日与病者为伍，遂染瘟疾[⑧]。

大兴县（今大兴区）　四月，北京城内外时疫流行，死亡塞道，太医院散发药物，户部出米煮粥赈济。六月大雨，浑河决卢沟桥东堤，冲坍南海子墙垣，大兴、宛平房屋田禾淹没甚多。是年，米贵大饥，瘟疫流行[⑨]。

霸　县（今霸州市）　秋大水，漂没田庐，民疫[⑩]。

通　州（今通州区）　春大饥，民剥树皮以食。六月，浑河决，通州禾稼尽没，米贵，大疫[⑪]。

---

① 康熙《峄县志》卷二《灾祥》，乾隆《峄县志》卷一《地理志·灾祥》，光绪《峄县志》卷一五《灾祥考》。

② 康熙《朝城县志》卷一〇《灾祥志》。

③ 万历《徐州志》卷六《灾祥》。

④ 康熙《鼎修德安府全志》卷二《星野·祥异》。

⑤ 《大明世宗肃皇帝实录》卷四一二"嘉靖三十三年七月"。

⑥ 《礼部志稿》卷二《恤疫之训》。《明史》卷二八《五行志一·疾疫》。《大明世宗肃皇帝实录》卷四〇九"嘉靖三十三年四月乙亥"。《大明世宗肃皇帝宝训》卷七"嘉靖三十三年四月"。光绪《顺天府志》卷六九《祥异》。

⑦ 《大明世宗肃皇帝实录》卷四一七"嘉靖三十三年十二月"。

⑧ 〔明〕杨继盛《杨忠愍集》卷三《自著年谱》。

⑨ 《大兴县志》，北京出版社 2002 年版。

⑩ 民国《霸县新志》卷六《灾祥》。

⑪ 《古今图书集成·方舆汇编·职方典》卷三八《顺天府部·纪事六》。康熙《通州志》卷一一《灾异》，乾隆《通州志》卷末《杂识》，光绪《通州志》卷末《杂识·逸事》。

天津市

武清县(今武清区)　春夏荒歉日甚,以树皮为食,六月间芦汉桥口又溃海子墙,大水无涯直至县堂,秋禾尽没,米价十倍,男女鬻尽,兼之时疫,民亡过半①。春夏荒,人食树皮,六月河决卢沟桥,水淹县署,文卷多失,秋禾尽没,时疫盛行②。

静海县(今西青区)　大水,瘟疫流行③。按:西青区以杨柳青镇为中心,原属武清县和静海县管辖。

河北省

河北省　自春至冬,东安、霸县、唐县、定州大疫,民死者大半。顺德瘟疟,邢台、巨鹿人多死。磁州大疫④。

永清县　春夏饥馑,民采树皮为食。六月水涨,卢沟桥溃,海子墙颓,浩渺无涯,直至城下,秋禾尽没,米价十倍,男女疫亡过半⑤。春夏饥馑,民采树皮为食,秋大水,禾尽没,男女疫亡大半⑥。

东安县(今廊坊市安次区)　二月至冬,瘟疫大行,人死大半⑦。秋大水,禾尽没,男女疫亡大半⑧。

定　州(今定州市)　春大疫,民死者甚众⑨。

唐　县　春疫⑩。

顺德府(治邢台县,今邢台市)　瘟疟,人多死⑪。

---

① 乾隆《武清县志》卷五《机祥》。

② 光绪《武清县志》卷三《灾祥志》。

③ 《西青区志》,天津社会科学院出版社2003年版。

④ 《河北省志》,方志出版社2009年版。

⑤ 《古今图书集成·方舆汇编·职方典》卷三八《顺天府部·纪事六》。康熙《永清县志》卷一《天文·机祥》,光绪《续永清县志》卷一三《杂志》。〔清〕周家楣、缪荃孙《光绪顺天府志》,北京古籍出版社1987年版。

⑥ 《永清县志》,河北人民出版社2000年版。

⑦ 《古今图书集成·方舆汇编·职方典》卷三八《顺天府部·纪事六》。天启《东安县志》卷一《机祥》,康熙《东安县志》卷一《天文志·机祥》,乾隆《东安县志》卷九《机祥》,光绪《东安县志》卷九《地理志·五行》,民国《安次县志》卷一《地理志·五行》。

⑧ 〔清〕周家楣、缪荃孙《光绪顺天府志》,北京古籍出版社1987年版。

⑨ 《古今图书集成·方舆汇编·职方典》卷一〇八《真定府部·纪事》。康熙《定州志》卷五《事纪》,雍正《定州志》卷四《祥异》,道光《直隶定州志》卷二〇《政典·祥异》,民国《定县志》卷二二《祥异》、卷二三《志余·杂志下》。

⑩ 光绪《唐县志》卷一一《杂稽志·祥异》。

⑪ 乾隆《顺德府志》卷一六《祥异》。

邢台县(今邢台市) 瘟疟,人多死①。

巨鹿县 饥,瘟疟,人多死②。

交河县(今泊头市) 旱,大疫③。

平乡县 大疫疟④。大疫流行⑤。

广平府(治今永年县) 广平、邯郸大饥,人相食。磁州大疫⑥。

磁 州(今磁县) 大疫⑦。

山东省

新泰县(今新泰市) 夏大饥,大疫,死者殆尽⑧。

淄川县(今淄博市淄川区) 大疫,春饥,人相食⑨。春饥,瘟疫流行⑩。

费 县(含平邑县) 大饥,人相食,大疫,人死三分之二⑪。(平邑县)岁又大饥,父子相食,瘟疫猖獗,死者不计其数,惨状目不忍睹⑫。

滕 县 上年大饥,食草实木皮既尽,剥割殍肉啖之,有呻吟之声未绝而肉已被割者。本年大疫⑬。疫,民死亡者十家而九,行境数十里无炊烟(摘万历《滕县志》)⑭。

文登县(今文登市) 大祲且疫疠,邑人杨举埋葬二百余人⑮。

---

① 康熙《邢台县志》卷一二《事纪》,嘉庆《邢台县志》卷九《灾祥志·灾祥》,光绪《邢台县志》卷三《前事志》。

② 顺治《巨鹿县志》卷八《灾异》,光绪《巨鹿县志》卷七《事异志·灾异》。《巨鹿县志》,文化艺术出版社 1994 年版。

③ 万历《交河县志》卷七《灾异》。

④ 康熙《平乡县志》卷三《纪事》。

⑤ 《平乡县志》,方志出版社 1999 年版。

⑥ 乾隆《广平府志》卷二三《祥异》,光绪《广平府志》卷三三《前事略·灾异》。

⑦ 万历《重修磁县志》卷八《杂述》,康熙《磁州志》卷一八《祥异》,民国《磁县县志》卷二〇《灾疫》。《磁县志》,新华出版社 2001 年版。《磁县民政志》,新华出版社 2005 年版。

⑧ 《古今图书集成·方舆汇编·职方典》卷二〇八《济南府部·纪事二》。天启《新泰县志》卷八《祥异》,康熙《新泰县志》卷一《封域志·灾祥》。

⑨ 《古今图书集成·方舆汇编·职方典》卷二〇八《济南府部·纪事二》。道光《济南府志》卷二〇《灾祥》;万历《淄川县志》卷二二《灾祥》,乾隆《淄川县志》卷三《赋役志·灾祥》。

⑩ 《淄川区志》,齐鲁书社 1990 年版。

⑪ 康熙《费县志》卷五《灾异》,光绪《费县志》卷一六《祥异》。

⑫ 《平邑县卫生志》,1996 年。

⑬ 康熙《滕县志》卷三《灾祥志》,道光《滕县志》卷五《灾祥志》。

⑭ 《枣庄市卫生志》,1988 年。

⑮ 光绪《文登县志》卷一四《灾异》。

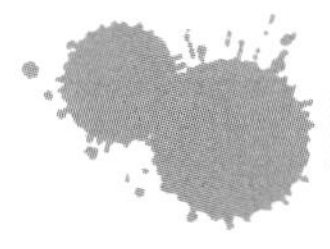

沂　州(今临沂市)　沂州大饥,人相食,又瘟死三分之二①。

鱼台县　大饥,红气触天,遂大疫②。

河南省

河南府(治洛阳县,今洛阳市)　春夏大疫③。

偃师县　春夏大疫④。

怀庆府(治河内县)　大疫⑤。

河内县(今沁阳市、博爱县、焦作市区)　大疫⑥。

武陟县　大疫⑦。

孟　县　大疫⑧。

中牟县　春大荒,流莩遍野,夏大疫,民死甚多⑨。

禹　州(今禹州市)　春正月不雨至夏五月十五日始雨,大疫⑩。

扶沟县　大疫⑪。

仪封县(今并入兰考县)　夏疫⑫。

巩　县　正月以至六月,瘟疫流行,民病十九,死亡亦相枕藉⑬。

原武县(今并入原阳县)　春,瘟疫大作,死者十九,灭绝者无数⑭。大蝗,大疫⑮。

---

① 万历《沂州志》卷一《灾祥》,万历元年《兖州府志》卷一五《灾祥》,万历二十四年《兖州府志》卷五一《灾祥志》,康熙《沂州志》卷一《规制部·星野》。

② 康熙《鱼台县志》卷四《灾祥志》。

③ 《古今图书集成·方舆汇编·职方典》卷四四四《河南府部·纪事》。

④ 顺治《偃师县志》卷二《灾祥》,乾隆《偃师县志》卷二九《祥异志》。

⑤ 顺治《怀庆府志》卷一《星野·祥异》。

⑥ 万历《河内县志》卷一《灾祥》,康熙《河内县志》卷一《星野·附灾祥》,道光《河内县志》卷一一《祥异志》。

⑦ 康熙《武陟县志》卷一《灾祥》。

⑧ 康熙《孟县志》卷七《灾祥》,乾隆《孟县志》卷一〇《杂记》,民国《孟县志》卷一〇《杂志·祥异》。

⑨ 天启《中牟县志》卷二《物异》,乾隆《中牟县志》卷一《舆地志·祥异》,同治《中牟县志》卷一《舆地·祥异》,民国《中牟县志》卷一《天时志·祥异》。

⑩ 顺治《禹州志》卷九《禨祥》,道光《禹州志》卷二《纪事沿革表》,同治《禹州志》卷二《记事沿革表》。

⑪ 康熙《扶沟县志》卷四《灾异》,乾隆《扶沟县志》卷七《灾祥志》,道光《扶沟县志》卷一二《灾祥志》,光绪《扶沟县志》卷一五《灾祥志》。

⑫ 嘉靖《仪封县志》卷下《灾祥》。

⑬ 嘉靖《巩县志》卷八《灾祥》。

⑭ 万历《原武县志》卷上《祥异》。

⑮ 乾隆《新修怀庆府志》卷三二《杂记·物异》,乾隆《原武县志》卷一〇《艺文下·祥异》。

夏，中牟、阳武、原武等县大疫[①]。

阳武县（今并入原阳县）　夏大疫，人病死者以万计，无棺殓者甚众[②]。夏，中牟、阳武、原武等县大疫[③]。三十二年春三月，八宝门外鬼哭，是岁河溢，漂没朽棺枯骨不计其数，次年大疫[④]。

鲁山县　春饥，夏大疫[⑤]。

陕西省

汉中府（治南郑县，今汉中市）　春大饥，夏大疫[⑥]。

湖北省

云梦县　春大疫，饥[⑦]。

麻城县（今麻城市）　大旱蝗，自正月至于九月，诸种不收，蝗自东山入，无食自去。是冬大疫[⑧]。

江苏省

如皋县（今如皋市）　大旱，仍大疫[⑨]。

太仓州（今太仓市）　正月戊辰，倭寇自太仓南沙溃围出海，转掠苏、松各州县。时贼据南沙五月余，官军列舰于海口围之数重，不能破，军中多疾疫，乃佯弃敝舟以遗之，开壁西南陬，贼遂得出[⑩]。

上海市

上海县（今包括闵行区、川沙区、南汇区）　甲寅（三十三年）、乙卯（三十四年）大疫，民死殆半[⑪]。嘉靖三十三、三十四年连年大疫，民死甚众，六门出槽车（薄皮小棺）

---

① 万历《开封府志》卷二《禨祥》。

② 康熙《阳武县志》卷八《灾祥》。

③ 万历《开封府志》卷二《禨祥》。

④ 乾隆《新修怀庆府志》卷三二《杂记 · 物异》。

⑤ 嘉庆《鲁山县志》卷二二《集传》。

⑥ 《古今图书集成 · 方舆汇编 · 职方典》卷五三六《汉中府部 · 纪事》。

⑦ 康熙《湖广通志》卷三《祥异》，雍正《湖广通志》卷一《星野志 · 祥异附》，民国《湖北通志》卷七五《祥异志一》。

⑧ 乾隆《黄州府志》卷二〇《杂志 · 祥异》，光绪《黄州府志》卷四〇《杂志 · 祥异》；康熙《麻城县志》卷三《民物志 · 祥异》，光绪《麻城县志》卷一《古大事志 · 祥异》、卷三七《大事记一 · 列朝》，民国《麻城县志前编》卷一五《杂志 · 祥异》。《麻城县志》，红旗出版社 1993 年版。

⑨ 乾隆《直隶通州志》卷二二《杂志 · 祥祲》，光绪《通州直隶州志》卷末《祥异》；嘉靖《重修如皋县志》卷六《灾祥》，嘉庆《如皋县志》卷二三《祥祲》。

⑩ 《大明世宗肃皇帝实录》卷四〇六"嘉靖三十三年正月"。

⑪ 万历《上海县志》卷一〇《祥异》，同治《上海县志》卷末《杂记 · 祥异》。

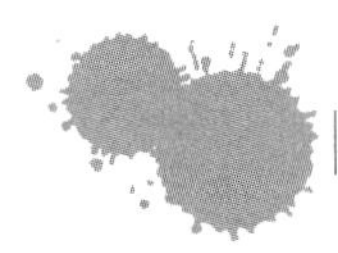

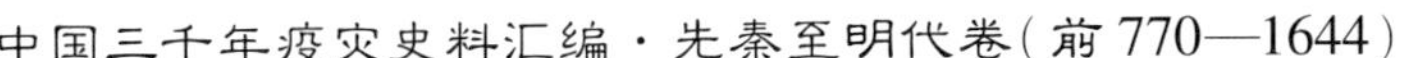

日以百数,棺肆不能给,多以苇席裹尸,至有一家相枕藉无收殓者①。大疫,罹病者死亡近半②。

嘉靖三十四年(1555)

河北省

东安县(今廊坊市安次区) 年初,瘟疫后,疥疟为害③。

河南省

洧川县 大疫④。

江苏省

昆山县(今昆山市) 倭乱后,疾疫继作,民多死亡⑤。

上海市

上海县(今包括闵行区、川沙区、南汇区) 连岁大疫,民死殆半,六门出以百数,官肆不能给,多以苇席裹尸,至有一家相枕藉无收殓者⑥。大疫,罹病者死亡近半⑦。

华亭县(今松江区) 倭寇侵扰江南沿海,七月被困于柘林(今奉贤县柘林镇,时属华亭县),病疫,死伤过半⑧。

广西壮族自治区

北流县 春夏间,石界里民大疫⑨。

广东省

化 州(今化州市) 大疫⑩。

---

① 《上海卫生志》,上海社会科学院出版社1998年版。

② 《上海县志》,上海人民出版社1993年版。

③ 天启《东安县志》卷一《机祥》,康熙《东安县志》卷一《天文志·机祥》。

④ 康熙《洧川县志》卷七《祥异》,乾隆《洧川县志》卷七《杂述志·祥异》,嘉庆《洧川县志》卷八《杂志·祥异》。

⑤ 乾隆《昆山新阳合志》卷三七《祥异》,道光《昆新两县志》卷三九《祥异》,光绪《昆新两县续修合志》卷五一《祥异》。

⑥ 同治《上海县志》卷三〇《杂记·祥异》。

⑦ 《上海县志》,上海人民出版社1993年版。

⑧ 〔明〕郑若曾《江南经略》卷三下至卷四下《倭寇海滨》。

⑨ 崇祯《梧州府志》卷四《郡事》,乾隆《广西通志》卷三《机祥》,嘉庆《广西通志》卷一九八《前事略二十·明》,光绪《北流县志》卷一《星野·祥异》。

⑩ 万历《高州府志》卷七《纪事》,康熙《高州府志》卷七《纪事》,康熙《化州志》卷一〇《事纪》,光绪《化州志》卷一二《前事略》。

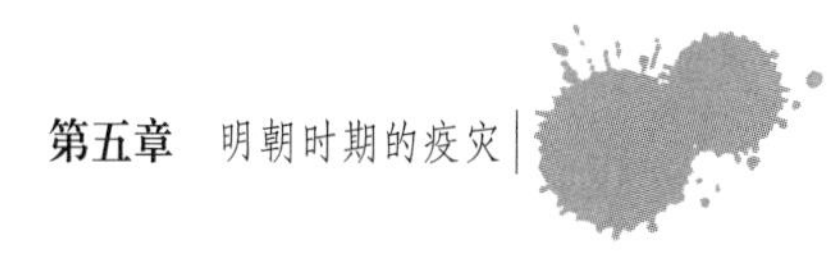

海南省

儋　州（今儋州市）　民遭疫病，存者十之三四①。

四川省

营山县　大疫，死者大半②。

嘉靖三十五年（1556）

甘肃省

平凉县、庄浪县、灵台县　五月，平凉、庄浪等处大饥，人相食，疫病死者甚众。灵台等县，死亡过半③。

平凉县　五月，大饥，人相食。疫病死者甚众④。

泾　州（今泾川县）　春饥，疫疠，死者甚众⑤。

陕西省

渭南县（今渭南市）　地震后，发生瘟疫，死于疫、震、饿的乡民约十之四五⑥。

宁夏回族自治区

泾源县　大饥，人相食，瘟疫蔓延，死者甚多⑦。

山西省

临晋县（今并入临猗县）　六月，黑眚为灾，其疾如风，虽密室无不至，至则人皆昏迷，或手足面肤被伤，即出黄水⑧。

福建省

南平县（今南平市）　夏饥，秋大疫，死者万计⑨。秋，疫病流行，死者无数⑩。

---

① 万历《儋州志》之《地集・祥异志》，康熙《儋州志》卷二《祥异志》。

② 万历《营山县志》卷八《灾祥》。

③ 宣统《甘肃新通志》卷二《天文志・附祥异》。《甘肃省志》卷二《大事记》，甘肃人民出版社1989年版。

④ 《平凉市志》，中华书局1996年版。

⑤ 乾隆《泾州志》卷下《祥异》。

⑥ 《渭南县志》，三秦出版社1987年版。

⑦ 《泾源县志》，宁夏人民出版社1995年版。

⑧ 乾隆《临晋县志》卷六《杂记上》。

⑨ 乾隆《福建通志》卷六五《杂纪・祥异》，同治《重纂福建通志》卷二七一《祥异》；乾隆《延平府志》卷四四《灾祥》，同治《延平府志》卷四四《灾祥》；嘉庆《南平县志》卷二《祥异》，康熙《南平县志》卷四《祥异》，民国《南平县志》卷二《大事志・灾祥》。

⑩ 《南平市志》，中华书局1994年版。

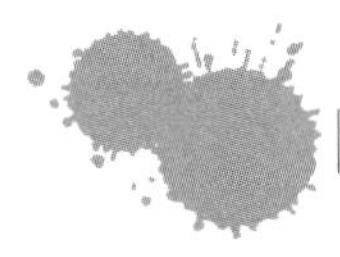

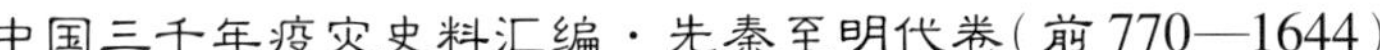

顺昌县　夏七月大饥,斗米至七十钱。秋仍大疫,死者无数①。

大田县　夏大饥,秋仍大疫,死者无数②。

江西省

赣　县(今赣州市)　夏四月大水灌城,漂没溺死无算,五月疫③。

雩都县(今于都县)　四月大水灌城,漂流民居过半,五月疫大作④。

广西壮族自治区

义宁县(今并入桂林市临桂区)　旱,大饥,又大疫⑤。

嘉靖三十六年(1557)

北京市

房山县(今房山区)　瘟疫流行,歇息岗、羊耳峪村民死亡过半⑥。

河北省

永平府(治今卢龙县)　永平府岁大祲,疫疠盛行⑦。

滦　州(今滦县)　秋八月蝗,岁大祲,疫疠盛行⑧。

临榆县(今秦皇岛市山海关区)　岁大祲,疫疠盛行⑨。

抚宁卫(今秦皇岛市抚宁区)　地震,疫疠盛行⑩。

辽宁省

绥中县　岁大祲,疫疠盛行⑪。

宁远县(今兴城市)　夏疫⑫。

上海市

松江府(治华亭县,今松江区)　大疫⑬。

---

① 康熙《延平府志》卷二一《灾祥》。

② 康熙《大田县志》卷九《灾祥》。

③ 康熙《赣县志》卷一《天文志·祥异》,同治《赣县志》卷五三《杂类志·祥异》。

④ 顺治《雩都县志》卷二《灾异》,康熙《雩都县志》卷二《分野志·灾异》,乾隆《雩都县志》卷二《分野志·灾异》,同治《雩都县志》卷一二《祥异志·灾祥》。

⑤ 道光《义宁县志》卷一《机祥》。

⑥ 《北京市房山区志》,北京出版社1999年版。

⑦ 《河北省志》,方志出版社2009年版。

⑧ 乾隆《永平府志》卷三《封域志·祥异》,光绪《永平府志》卷三〇《封域志·纪事中》。

⑨ 乾隆《临榆县志》卷一《灾祥》,民国《临榆县志》卷八《舆地编·纪事》。

⑩ 《抚宁县志》,河北人民出版社1990年版。

⑪ 民国《绥中县志》卷一《天文·灾祥》。《绥中县志》,辽宁人民出版社1988年版。

⑫ 民国《奉天通志》卷一四四《民治志三·灾振》。

⑬ 光绪《松江府续志》卷三九《祥异志补遗》。

上海县(今包括闵行区、川沙区、南汇区) 大疫[①]。

嘉靖三十七年(1558)

辽宁省

辽东都司(驻辽阳县,今辽阳市) 大饥,大疫,大水,人相食,有阖门疫死者[②]。大饥,人相食,大疫,有阖门死者,冬十一月,侵辽阳[③]。

贵州省

贵州宣慰司(今贵阳市) 大饥,人相食,大疫,有阖门死者[④]。

福建省

泉州府(治晋江县,今泉州市) 自五月至十一月,大荒,疫[⑤]。

同安县 自五月至十一月大荒,大疫[⑥]。自戊午(三十七年)至甲子(四十三年)大荒,大疫[⑦]。同安县大荒疫[⑧]。清乾隆四十年(1775)析置马巷厅,马巷厅大荒,大疫[⑨]。

广东省

惠 州(归善县附郭,今惠州市)、程乡县(今梅州市) 惠州黑眚为灾,侵妇人辄吐黄水,出猴毛,多有死者,延及程乡(今梅州)诸县,益甚[⑩]。

阳江县(今阳江市) 大疫,至次年冬,复大疫[⑪]。

湖南省

衡阳县(今衡阳市)、桂阳州(今桂阳市)、道州(今道县)、零陵县(今永州市) 衡阳、桂阳、道州、零陵黑眚见,多魔,妇女死[⑫]。

---

① 同治《上海县志》卷三〇《杂记·祥异》,光绪《川沙县志》卷一四《杂志·祥异》,民国《南汇县续志》卷二二《杂志·祥异》。

② 民国《奉天通志》卷一四四《民治志三·灾振》,民国《辽阳县志》卷首《祥异》。

③ 嘉靖《全辽志》卷五《祥异志》。

④ 《古今图书集成·历象汇编·庶征典》卷一一四《疫灾部》引《贵州通志》。

⑤ 乾隆《泉州府志》卷七三《祥异》。

⑥ 乾隆《泉州府志》卷七三《祥异》;乾隆《同安县志》卷一三《灾祥》,嘉庆《同安县志》卷一三《灾祥》,民国《同安县志》卷三《大事记·灾祥》。

⑦ 万历《闽书》卷一四八《祥异》。

⑧ 《厦门市卫生志》,厦门大学出版社1997年版。

⑨ 乾隆《马巷厅志》卷一一《灾祥》。

⑩ 光绪《嘉应州志》卷三〇《灾祥》。

⑪ 康熙《阳江县志》卷三《县事纪》。

⑫ 光绪《湖南通志》卷二四三《祥异志》。

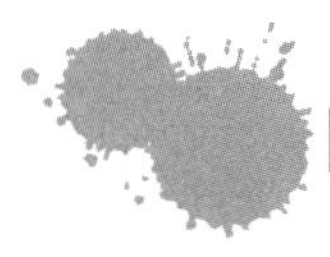

兴宁县(今资兴市)　是岁,疹疫大作,知县虞瑶祷于隍祠,乃消[1]。

嘉靖三十八年(1559)

辽宁省

辽阳县(今辽阳市)　大水,军民疫病,死者无算[2]。辽阳大水之后,疫,至人相食[3]。辽境大水,军民疫死者无算[4]。

山东省

昌乐县　夏,大旱蝗,冬疫[5]。

安丘县(今安丘市)　夏,大旱蝗,冬疫[6]。

新城县(今桓台县)　春夏大水,疫[7]。

潍　县(今潍坊市)　六月大蝗,冬疫[8]。夏潍县大旱。六月,蝗灾。冬,瘟疫流行[9]。

莒　州(今包括莒县、莒南二县)　夏大旱,蝗,冬疫[10]。夏,莒地蝗虫蔽日,庄稼吃光。冬瘟疫[11]。冬,疫病流行[12]。

河南省

杞　县　夏大旱,蝗,冬疫[13]。杞县时属山东省。

山西省

广灵县　大疫[14]。

江苏省

五、六、七月间,江南、淮北在处患时行瘟疫病,沿门阖境,传染相似[15]。

---

① 乾隆《兴宁县志》卷一一《纪异志·灾祲》。
② 民国《奉天通志》卷一四四《民治志三·灾振》,民国《辽阳县志》卷首《祥异》。
③ 〔明〕焦竑《玉堂丛话》卷四。
④ 《辽阳县志》,新华出版社1994年版。
⑤ 咸丰《青州府志》卷六三《祥异纪》,嘉庆《昌乐县志》卷一《总纪》。
⑥ 咸丰《青州府志》卷六三《祥异纪》。
⑦ 崇祯《新城县志》卷一一《灾祥》,民国《重修新城县志》卷四《方舆志·灾祥》。
⑧ 民国《潍县志稿》卷二《通纪一》。
⑨ 《潍坊市卫生志(1840—1986)》,1989年。
⑩ 康熙《莒州志》卷二《灾异》,乾隆《沂州府志》卷一五《纪事上》,嘉庆《莒州志》卷一五《纪事》。
⑪ 《莒县志》,中华书局1999年版。
⑫ 《莒南县卫生志》,2001年。
⑬ 康熙《杞纪》卷五《系年》,乾隆《沂州府志》卷一五《纪事上》。
⑭ 《广灵县志》,人民出版社1993年版。
⑮ 〔清〕熊立品《治疫全书》卷五《疫病》。〔清〕喻昌《寓意草》卷四《人参败毒散注验》。

高邮州(今高邮市) 三月菊有花,大旱疫[1]。

如皋县(今如皋市) 大旱疫[2]。军中大疫,医者张荣救活千余人[3]。

盐城县(今盐城市) 旱,民饥,大疫,鸿胪寺序班夏浩具棺收瘗暴尸甚众[4]。

吴 县(今苏州市) 夏大旱,七月方雨。岁大旱,八月二十二日巡抚行台疫[5]。

福建省

福安县(今福安市) 四月有倭寇入侵,县城被攻陷。是年旱,大荒大疫,死者二千人[6]。倭后,尸骸枕藉,继瘴疟,死者几两千人[7]。

长乐县(今长乐市) 三月至六月,倭夷先后由福宁度鼓岭,焚劫福城外,浮马江而下,复从闽安镇瀛前入三义巷,又循福清出邦岭,抵三溪等处,布满南北,乡自蹭钦、遂谷,以至遐陬僻巷,悉搜剔无遗,又淫雨蓊雾,兵火逾三月,骼胔相望。四月二十六日迄二十九日,日夜攻城。先赣州守备来熙帅兵入守,用鸟枪击伤百余,贼解去。城上被伤者十余人,自守备至解严七十余日,闾落居民暨闽县、福清、连江附近居民避贼入城者众,蒸染成疫,每日四门出百余尸[8]。

广东省

阳江县(今阳江市) 冬大疫[9]。

嘉靖三十九年(1560)

山西省

阳曲县(今太原市) 山西右布政使王宗沐在上疏中说:“山西列郡俱荒,太原尤甚。三年于兹,百余里不闻鸡声。父子夫妇互易一饱,命曰‘人市’。宗禄八十五万,累岁缺支,饥疫死者几二百人。”[10]按:王宗沐曾在嘉靖二十三年至隆庆五年之间(1544—1571)三任山西右布政使,此疏所言饥疫应是此次瘟疫。

---

① 隆庆《高邮州志》卷一二《灾祥》,乾隆《高邮州志》卷一二《灾祥》,嘉庆《高邮州志》卷一二《灾祥》。

② 嘉靖《重修如皋县志》卷六《灾祥》,嘉庆《如皋县志》卷二三《祥祲》。

③ 《古今图书集成·博物汇编·艺术典》卷五一一《医部·医术名流列传·张荣传》。

④ 光绪《盐城县志》卷一七《杂类志·祥异》。

⑤ 民国《吴县志》卷五五《祥异考》。

⑥ 光绪《福安县志》卷三七《祥异》。《福安市卫生志》,1992年。

⑦ 崇祯《福安县志》卷九《杂纪志·祥变》,康熙《福安县志》卷九《祥异》。

⑧ 崇祯《长乐县志》卷九《灾祥》,同治《长乐县志》卷二《星野·祥异》。

⑨ 康熙《阳江县志》卷三《县事纪》。

⑩ 《明史》卷二二三《王宗沐传》。

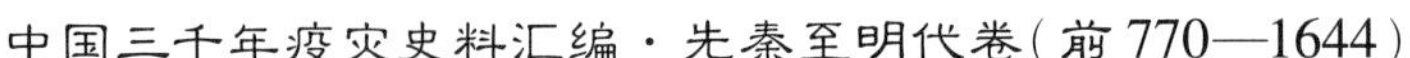

宁乡县(今中阳县)　八月,大饥,大疫,十室九空,亡饿盈野①。

永宁州(今吕梁市离石区)　永宁州大饥,自三月至七月,疫疠大作,十室九病,饿亡盈野②。永宁州八月,大饥大疫,十室九空,亡饿盈野③。石州(即永宁州)瘟疫大作,白骨遍野④。

江苏省

如皋县(今如皋市)　大饥,民食草木,仍大疫⑤。大饥疫,发银谷施药赈济⑥。

湖北省

郧　县(今包括十堰市区、郧阳区)　大疫⑦。

福建省

福安县(今福安市)　四月遭倭寇侵掠,倭宵遁后大疫⑧。

将乐县　夏末至冬大疫⑨。

嘉靖四十年(1561)

北京市

京　师(今北京市)　流民就食者众,群聚日久,蒸为疫疠⑩。

河北省

河北省　东光疫死者甚众。景县人多疫,阜城疫死甚众,是岁田荒。清苑、定兴、新城疫⑪。

大城县　疫,大水⑫。

---

① 康熙《山西通志》卷三〇《祥异》,乾隆《山西通志》卷一六三《祥异二》,乾隆《汾州府志》卷二五《事考》。

② 万历《汾州府志》卷一六《灾祥》,乾隆《汾州府志》卷二五《事考》,光绪《永宁州志》卷三一《志余·灾祥》。

③ 康熙《山西通志》卷三〇《祥异》,乾隆《山西通志》卷一六三《祥异二》。

④ 《离石县志》,山西人民出版社1996年版。

⑤ 嘉靖《重修如皋县志》卷六《灾祥》。

⑥ 《如皋县卫生志》,1996年。

⑦ 《古今图书集成·方舆汇编·职方典》卷一一六二《郧阳府部·纪事》。

⑧ 乾隆《福宁府志》卷四三《祥异》。

⑨ 《将乐县卫生志》,1990年。

⑩ 《大明世宗肃皇帝宝训》卷七"嘉靖四十年四月"。

⑪ 《河北省志》,方志出版社2009年版。

⑫ 康熙《大城县志》卷八《灾异》,光绪《大城县志》卷一〇《灾异》。〔清〕周家楣、缪荃孙《光绪顺天府志》,北京古籍出版社1987年版。

清苑县(今保定市清苑区)　春大饥,大瘟疫①。保定春大疫、大饥②。

满城县(今保定市满城区)　春旱,大饥,瘟疫大行③。

新城县(今高碑店市)　春旱,大饥且疫④。

高阳县　春大饥,疫⑤。

定兴县　春旱,大饥且疫⑥。

蠡　县　春,大饥,疫⑦。春,大饥,疫病流行⑧。

易　州(今易县)　春旱,大疠疫⑨。

安　州(今安新县)　春大疫⑩。

东光县　春三月,县境大饥,人相食,疫死者甚众⑪。

景　州(今景县)　春夏旱,人多流离疫死⑫。春夏旱,人多疫病⑬。

阜城县　春饥,人相食,疫死甚众⑭。春大饥,疫病流行,民死甚多⑮。

山东省

德　州(今德州市)　夏大饥,人民逃移,疫尸载道⑯。

平原县　大旱,民流移,夏疫⑰。

---

① 《古今图书集成·方舆汇编·职方典》卷八二《保定府部·纪事二》。康熙《清苑县志》卷一《舆地·星野》,民国《清苑县志》卷六《大事纪·灾祥表》,民国《重订清苑县志》卷一〇《志余·灾祥表》。

② 《保定市民政志》,新华出版社1990年版。

③ 康熙《满城县志》卷八《灾祥》。

④ 民国《新城县志》卷二二《灾祸》。

⑤ 雍正《高阳县志》卷六《杂志·机祥》。

⑥ 康熙《定兴县志》卷一《天文志·机祥》,乾隆《定兴县志》卷一二《祥异》,光绪《定兴县志》卷一九《大事志·灾祥》。

⑦ 顺治《蠡县志》卷八《祥异》,光绪《蠡县志》卷八《灾祥志》。

⑧ 《蠡县志》,中华书局1999年版。

⑨ 顺治《易水志》卷上《星野·灾异》。

⑩ 康熙《安州志》卷七《祥异》。《安新县志》,新华出版社2000年版。

⑪ 康熙《东光县志》卷一《机祥》,光绪《东光县志》卷一一《祥异》。

⑫ 《古今图书集成·方舆汇编·职方典》卷九二《河间府部·纪事》。康熙《景州志》卷四《灾变志》,乾隆《景州志》卷五《杂议》,民国《景县志》卷一四《史事》。

⑬ 《景县志》,天津人民出版社1991年版。

⑭ 康熙《重修阜志》卷下《祥异》,雍正《阜城县志》卷二一《祥异》。

⑮ 《阜城县志》,中国文联出版公司1998年版。

⑯ 《古今图书集成·方舆汇编·职方典》卷二〇八《济南府部·纪事二》。万历《德州志》卷一〇《灾祥》,康熙《德州志》卷一〇《纪事志》,乾隆《德州志》卷二《历代纪事》,道光《济南府志》卷二〇《灾祥》,民国《德县志》卷二《舆地志·纪事》。

⑰ 乾隆《平原县志》卷九《杂志·灾祥》。

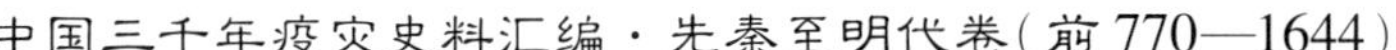

恩　县(今并入平原县)　大旱,天疫流行,死者狼藉①。

江苏省

吴　县(今属苏州市)　六月至九月大雨水,高低尽没,城郭公署,倾倒几半,疫疠夭札交并,水至明年二月始退②。

吴江县(含震泽县)　自春徂夏,霪雨不止,疫疠因仍,道殣相望③。宿潦自腊,春霪徂夏,兼以高淳东坝决,五堰下注太湖,襄陵溢海,六郡全淹。秋冬淋潦,塘市无路,场圃行舟。吴江城垣崩圮者半,民庐漂荡,垫溺无算,村镇断火,饥殍相望,幼男稚女,抛弃津梁,寒士贞妇,刎缢自毙,兼之疫疠相仍,更多夭札④。

江西省

永宁县(今宁冈县)　秋瘴作,疫死千人,村落为之萧索⑤。秋,瘴死几千人,村落益见萧索⑥。

南丰县　冬大疫⑦。

湖北省

荆　州(治江陵县)　春,荆州大疫,死万余人⑧。

当阳县(今当阳市)　秋大疫,死者过半⑨。

长阳县　春雪深三尺,秋大疫⑩。

宜都县(今宜都市)　春雪,平地三尺,秋大疫,死者过半⑪。

---

① 宣统《恩县志》卷一〇《杂记志·灾祥》。

② 崇祯《吴县志》卷一一《祥异》,民国《吴县志》卷五五《祥异考》。

③ 乾隆《吴江县志》卷四〇《灾祥》,乾隆《震泽县志》卷二七《灾祥》。

④ 〔明〕张内蕴、周大韶《三吴水考》卷六《水年考》。

⑤ 康熙《永宁县志》卷上《灾祥》,乾隆《永宁县志》卷一《灾祥》,光绪《吉安府志》卷五三《杂记·祥异》。

⑥ 《宁冈县志》,中共中央党校出版社1995年版。

⑦ 乾隆《建昌府志》卷二《星野·机祥》,同治《建昌府志》卷一〇《杂类志·祥异》;康熙《南丰县志》卷一《灾祥》,同治《南丰县志》卷一四《祥异》,民国《南丰县志》卷一二《杂类志上·祥异》。《南丰县志》,中共中央党校出版社1994年版。

⑧ 康熙《荆州府志》卷二《星野志·祥异》,雍正《湖广通志》卷一《星野志·祥异附》,光绪《荆州府志》卷七六《祥异志》,民国《湖北通志》卷七五《祥异志一》;光绪《续修江陵县志》卷六一《外志·祥异》。

⑨ 李今庸《湖北医学史稿》之《附录1:历年疫病流行情况》,湖北科学技术出版社1993年版,第314页。

⑩ 同治《长阳县志》卷七《杂纪志·灾祥》。

⑪ 康熙《宜都县志》卷一一《事变志·灾祥》,同治《宜都县志》卷四《杂志》。

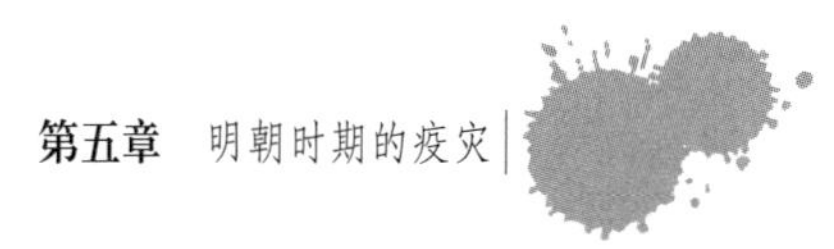

浙江省

仁和县(今属杭州市)　秋七月至冬十月大水,饥馑,百姓饥疫,辛苦万状,死者相望①。

乌程县(今属湖州市)　正月雪,雷,大水,无禾,民饥,疫②。

福建省

连江县　春夏,海滨大疫③。

宁德县　数次遭倭寇侵犯,是年大疫④。先年五月间,宁德县儒学泮池水赤,早浅红,至午大红,浑如鲜血,及晚转黑,如是者五十余日,人以器盛之,亦一日三变。是年倭贼陷城,瘟疫大作⑤。

将乐县　夏水,至秋半大饥,米价倍长,自秋徂冬大疫。西成颇丰,民病不能获⑥。秋冬,将乐大饥大疫⑦。秋至冬,民病,不能获⑧。秋至冬,大疫⑨。

建宁县　秋大疫⑩。

归化县　春,雨雹,自夏徂冬疫⑪。

广东省

新会县　瘟疫流行,有全家几乎灭绝者⑫。

---

① 康熙《仁和县志》卷二五《祥异》。

② 崇祯《乌程县志》卷四《灾异》。

③ 乾隆《连江县志》卷一三《灾异》,嘉庆《连江县志》卷一〇《杂事》,民国《连江县志》卷三《大事记》。

④ 万历《宁德县志》卷一《灾祥》,乾隆《宁德县志》卷一〇《拾遗志·祥异》。

⑤ 〔明〕《玉芝堂谈荟》卷二五。万历《闽书》卷一四八《祥异志》,崇祯《闽书》卷一四八《祥异·福宁州》。

⑥ 乾隆《延平府志》卷四四《灾祥》;万历《将乐县志》卷一二《补遗志·灾祥》,乾隆《将乐县志》卷一六《灾祥》。

⑦ 同治《延平府志》卷四四《灾祥》。

⑧ 《将乐县卫生志》,1990年。

⑨ 《将乐县志》,方志出版社1998年版。

⑩ 康熙《建宁县志》卷一二《杂事志》,乾隆《建宁县志》卷一〇《灾异》,民国《建宁县志》卷二七《灾异》。《建宁县志》,新华出版社1995年版。

⑪ 万历《归化县志》卷一〇《灾祥》。

⑫ 道光《新会县志》卷一〇《列女传·李氏》。

嘉靖四十一年(1562)

河南省

固始县　夏大疫①。

上海市

嘉定县(含宝山县,今嘉定区、宝山区)　大水,疫②。

华亭县(今松江区)、上海县(今包括闵行区、川沙区、南汇区)、青浦县(今青浦区)　大水,疫③。

江苏省

武进县(今常州市武进区)　大疫④。

宜兴县(今宜兴市)　先年大水特甚,是年春饥疫⑤。

溧阳县(今溧阳市)　大疫⑥。

金坛县(今金坛市)　辛酉岁(嘉靖四十年)涝、饥,至明年,疫大行⑦。

浙江省

湖州府(乌程县、归安二县附郭)　大水,民饥疫⑧。

归安县(今属湖州市)　大水,民饥疫⑨。

福建省

泉州府(治晋江县,今泉州市)　春,郡城大疫,人死十之七,市肆寺观,尸相枕藉,有阖户无一存者,市门俱闭,至无敢出⑩。

---

① 顺治《固始县志》卷九《灾异》,康熙《固始县志》卷一一《杂述志·灾祥》,乾隆《重修固始县志》卷一五《大事表》。

② 乾隆《嘉定县志》卷四《赋役志·祥异》,光绪《嘉定县志》卷六《赋役志下·禨祥》,光绪《宝山县志》卷一四《志余·祥异》。

③ 光绪《江东志》卷一《祥异》。

④ 光绪《武进阳湖县志》卷二九《杂事·祥异》。

⑤ 万历《宜兴县志》卷一〇《灾祥》,嘉庆《宜兴县志》卷末《祥异》。

⑥ 嘉庆《溧阳县志》卷一六《杂类志·瑞异》。

⑦ 《古今图书集成·博物汇编·艺术典》卷五一一《医部·医术名流列传·袁东传》。

⑧ 同治《湖州府志》卷四四《前事略·祥异》。

⑨ 康熙《归安县志》卷六《灾祥志》,光绪《归安县志》卷二七《前事略·祥异》。

⑩ 乾隆《福建通志》卷六五《杂纪·祥异》,乾隆《泉州府志》卷七三《祥异》,道光《晋江县志》卷七四《祥异志》。万历《闽书》卷一四八《祥异志》,崇祯《闽书》卷一四八《祥异·泉州府》。

兴化府（治莆田县，今莆田市） 春，城中大疫[①]。其疫与倭寇围城有关。是年春，新倭四千余，日来薄围，二十九日四更，城陷。城中食尽，兼之大疫[②]。嘉靖四十年至四十一年，境内疫病流行。里人倡三教合一者林至敬带领生徒，收葬遗尸数百具[③]。

南安县（今南安市） 疠气大作，市门俱闭，至无敢出[④]。

按：福建的疫灾很可能是鼠疫，因为疫灾前后，福建许多地方的鼠群活动异常。比如嘉靖四十年，崇安县“鼠引群渡溪，夜宿于树”；嘉靖四十一年，德化县“田鼠害稼，一亩之田至有数千，春食秧，冬食谷，畦畔皆鼠道，草为不生，次年谷贵，人多饿死”[⑤]。有人就此认为泉州的疫情“疑为中世纪欧洲鼠疫从海路传入”[⑥]。

湖北省

潜江县（今潜江市） 春夏大疫[⑦]。

嘉靖四十二年（1563）

北京市

京 师（今北京市） 疫[⑧]。

山东省

安丘县（今安丘市） 春大疫，死亡甚多，十无一二宁者[⑨]。春，疫病流行，人口死者甚多，十有一二幸存者[⑩]。

潍 县（今潍坊市） 春大疫[⑪]。春，潍县瘟疫流行[⑫]。

莒 州（今莒县、莒南二县） 春大疫，死者什七[⑬]。春，瘟疫流行，莒州人死者十

---

① 万历《闽书》卷一四八《祥异志》，崇祯《闽书》卷一四八《祥异·兴化》。乾隆《福建通志》卷六五《杂纪·祥异》；康熙《兴化府莆田县志》卷三四《祥异志》，乾隆《兴化府莆田县志》卷三四《祥异志》，同治《莆田县志稿本》之《祥异志》，民国《莆田县志》卷二《通纪》。

② 《古今图书集成·方舆汇编·职方典》卷一〇八六《兴化府部·纪事》。

③ 《忠门镇志》，方志出版社 1997 年版。

④ 康熙《南安县志》卷二〇《杂志》。

⑤ 同治《重纂福建通志》卷二七一《祥异》。

⑥ 《泉州市志》，中国社会科学出版社 2000 年版。

⑦ 康熙《潜江县志》卷二《天官志·灾祥》，民国《湖北通志》卷七五《祥异志一》。

⑧ 〔明〕张瀚《松窗梦语》卷五《灾异记》。

⑨ 咸丰《青州府志》卷六三《祥异纪》，万历《安丘县志》卷一《总纪》。

⑩ 《安丘县志》，山东人民出版社 1992 年版。

⑪ 民国《潍县志稿》卷二《通纪一》。

⑫ 《潍坊市卫生志（1840—1986）》，1989 年。

⑬ 乾隆《沂州府志》卷一五《纪事上》；康熙《莒州志》卷二《灾异》，嘉庆《莒州志》卷一五《记事》，民国《重修莒志》卷二《大事记》。

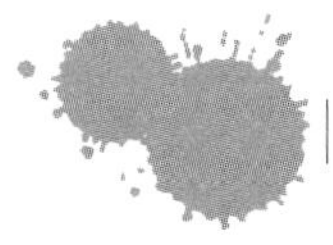

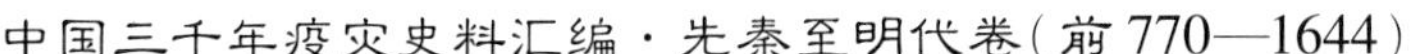

之七①。

河南省

杞　县　春大疫②。按:杞县时属山东省。

江苏省

睢宁县　壬戌(嘉靖四十一年),除夕之日占,城内各家出异鬼,红头绿发,状似小儿,约二尺许,或一家十余,或一家二十余,共计千数,连臂交手号哭,出城而没。次年,瘟疫大行,人多死焉③。

江西省

安义县　大饥疫④。

南城县　春二月,大疫⑤。

星子县(今庐山市)　夏饥疫⑥。

都昌县　夏,大饥疫⑦。

建昌县(今永修县)　春,大饥,五月中,民大疫⑧。春,大疫⑨。

嘉靖四十三年(1564)

北京市

京　师(宛平、大兴二县附郭,今北京市)　三月入夏无雨,癸亥,上谕礼部曰:"今旱固未如前岁,黄霾、土雨、灾疫过之,其令所司申严祈祷。"⑩

陕西省

延安府(治肤施县,今延安市)　(嘉靖)四十二年冬,香炉山桃花盛开,数日不落

① 《莒县志》,中华书局1999年版。

② 康熙《杞纪》卷五《系年》。

③ 康熙《睢宁县志》卷一《祥异》,民国《睢宁县旧志》卷九《灾祥志》。

④ 康熙《安义县志》卷一〇《杂志·祥异》,同治《安义县志》卷一六《杂类志·祥异》。

⑤ 雍正《江西通志》卷一〇七《祥异》,光绪《江西通志》卷九八《前事略·祥异》;乾隆《建昌府志》卷二《星野·礼祥》,同治《建昌府志》卷一〇《杂类志·祥异》;同治《南城县志》卷一〇《杂志·祥异》。

⑥ 同治《南康府志》卷二三《杂类一·祥异》。

⑦ 康熙《南康府志》卷一一《杂志·咎征》;康熙《都昌县志》卷一〇《杂类志·灾祥》,道光《都昌县志》卷二七《祥异》,同治《都昌县志》卷一六《杂记·祥异》。

⑧ 康熙《南康府志》卷一一《杂志·咎征》;万历《建昌县志》卷一〇《灾异》,同治《建昌县志》卷一二《杂类志·祥异》。

⑨ 《永修县志》,江西人民出版社1987年版。

⑩ 《大明世宗肃皇帝实录》卷五三二"嘉靖四十三年三月"。

而自枯。次年，民多染瘟疫[①]。

鄜　州（今富县）　先年冬天甚暖，桃花盛开，本年民多病瘟疫[②]。

福建省

漳浦县（今属漳州市）　戚继光入闽抗倭，驻扎于闽南盘陀岭，军中疟疾流行，士卒死亡，危及战局[③]。

嘉靖四十四年（1565）

北京市

京　师（宛平、大兴二县附郭）　正月，京师民饥且疫[④]。

顺义县（今顺义区）　饥疫[⑤]。

河北省

河北省　春，昌黎大疫。正月，京师饥且疫[⑥]。

大城县　疫，大水[⑦]。

昌黎县　春，昌黎大疫[⑧]。

真定府（治真定县，今正定县）、保定府（治清苑县，今保定市）　真定、保定二府连年旱潦、疫病，流亡过半[⑨]。

山东省

恩　县（今并入平原县）　四月，有风自西北来，昼晦如夜，既而红如火，天疫流行，死者狼藉[⑩]。

江苏省

赣榆县（今连云港市赣榆区）　大疫[⑪]。

---

① 《古今图书集成·方舆汇编·职方典》卷五五〇《延安府部·纪事》。

② 袁林《西北灾荒史》，甘肃人民出版社 1994 年版，第 1510 页。

③ 《漳州市卫生志》，2004 年。《漳州市志》，中国社会科学出版社 1999 年版。

④ 《大明世宗肃皇帝实录》卷五四二“嘉靖四十四年正月”。《明史》卷二八《五行志一·疾疫》。〔清〕周家楣、缪荃孙《光绪顺天府志》，北京古籍出版社 1987 年版。

⑤ 民国《顺义县志》卷一六《杂事纪》。

⑥ 《河北省志》，方志出版社 2009 年版。

⑦ 《古今图书集成·方舆汇编·职方典》卷三八《顺天府部·纪事六》。

⑧ 《古今图书集成·方舆汇编·职方典》卷六五《永平府部·纪事七》。康熙《永平府志》卷三《灾祥》，乾隆《永平府志》卷三《封域志·祥异》，光绪《永平府志》卷三〇《封域志·纪事中》，民国《昌黎县志》卷一二《故事志》。

⑨ 《大明世宗肃皇帝实录》卷五五〇“嘉靖四十四年十月”。

⑩ 万历《恩县志》。徐好民、尹光辉《地壳运动与疾疫流行》，《灾害学》1991 年第 2 期。

⑪ 《赣榆县志》卷一七《祥异》。

沭阳县　沭阳等县瘟疫流行,死者不计其数①。

浙江省

临海县(今台州市临海区)　台州大疫②。

福建省

建宁县　秋,城中疫③。

嘉靖四十五年(1566)

陕西省

洵阳县(今旬阳县)　大疫④。

白河县　大疫⑤。先年夏旱,是年百姓大疫⑥。

金　州(今安康市)　安康、旬阳大疫⑦。

江苏省

南　京(江宁、上元二县附郭)　冬十二月,大雨二十余日,民有冻死者。是年京师粮荒,又瘟疫⑧。按:"京师"当指今北京,非今南京。不知本自何处,录以俟考。

安徽省

寿　州(今寿州市)　夏,霪雨连月,水逼城,约深三丈。至六月二十五日,北城西忽破,水突入城中,宫室冲流殆尽,人畜溺死者无算,七月疫疠大作,民病死者又无算⑨。

浙江省

湖　州(乌程、归安二县附郭)　是年,发生七次水灾,一次旱灾,继之而有饥疫⑩。

---

① 《沭阳县卫生志》,中国矿业大学出版社1996年版。

② 《古今图书集成·历象汇编·庶征典》卷一一四《疫灾部》引《浙江通志》。

③ 康熙《建宁县志》卷一二《杂事志》,乾隆《建宁县志》卷一〇《灾异》,民国《建宁县志》卷二七《灾异》。

④ 乾隆《兴安府志》卷二四《祥异》,乾隆《洵阳县志》卷一二《祥异》,光绪《洵阳县志》卷一四《杂记·祥异》。《旬阳县志》,中国和平出版社1996年版。

⑤ 嘉庆《白河县志》卷一四《录事·志异》,光绪《白河县志》卷一三《杂记·灾祥》。

⑥ 《白河县志》,陕西人民出版社1996年版。

⑦ 《安康市卫生防疫志》,2006年。

⑧ 《南京卫生志》,方志出版社1996年版。

⑨ 顺治《寿州志》卷四《灾祥》。

⑩ 《湖州市卫生志》,香港大时代出版社1993年版。

台州府(治临海县,今台州市)　秋大疫,民多死①。

黄岩县　秋大疫,民多死②。

江西省

赣州府(治赣县,今赣州市)　秋酷暑,大旱,民疫,死者相枕藉③。

广东省

兴宁县　春不雨,至秋乃雨,人民疫④。秋,疫病大流行,死者甚多⑤。

隆庆元年(1567)

三月诏:"四方水旱疾疫,寇贼奸宄,即宜据实报闻。"⑥

山西省

榆次县　五月,人疫相染,死十二三⑦。

隆庆二年(1568)

浙江省

慈溪县(今慈溪市)　夏大疫⑧。

隆庆五年(1571)

河北省

卢龙县　春夏大疫⑨。

---

① 康熙《台州府志》卷一四《灾变》,光绪《台州府志》卷二九《大事三》。

② 万历《黄岩县志》卷七《外志・纪变》,康熙《黄岩县志》卷八《杂志・灾祥》,同治《黄岩县志》卷三八《杂志二・变异》,光绪《黄岩县志》卷三八《杂志・祥异》。

③ 乾隆《赣州府志》卷一《天文志・机祥》。

④ 崇祯《兴宁县志》卷六《灾祥》,康熙《兴宁县志》卷八《杂志・灾祥》,咸丰《兴宁县志》卷一二《外志・灾祥》,民国《兴宁县志》卷一二《外志・灾祥》。

⑤ 《黄岩县卫生志》,上海人民出版社 1990 年版。

⑥ 《大明穆宗庄皇帝实录》卷六"隆庆元年三月"。

⑦ 雍正《山西通志》卷一六三《祥异》,乾隆《山西通志》卷一六三《祥异二》,乾隆《太原府志》卷四九《祥异》;乾隆《榆次县志》卷七《祥异》,同治《榆次县志》卷一六《祥异》,民国《榆次县志》卷一四《旧闻考・祥异》。

⑧ 光绪《慈溪县志》卷五五《祥异》。

⑨ 《古今图书集成・方舆汇编・职方典》卷六五《永平府部・纪事七》。康熙《永平府志》卷三《灾祥》,乾隆《永平府志》卷三《封域志・祥异》,光绪《永平府志》卷三〇《封域志・纪事中》;顺治《卢龙县志》卷二《灾祥》,康熙《增补卢龙县志》卷二《灾祥》,民国《卢龙县志》卷二三《故事志・史事》。

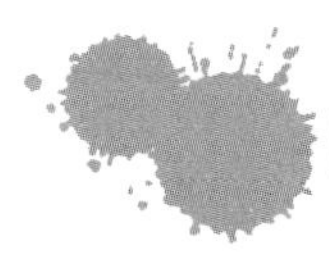

山西省

祁　县　夏雹伤麦，七月暴风雨拔树。冬疫，殇者甚众①。

陕西省

兴安州（今安康市）　蝗，多疫②。安康蝗，多疫③。

河南省

固始县　夏大疫，人死者甚多④。

安徽省

霍邱县　大疫⑤。

浙江省

临海县（今台州市临海区）　秋大疫，民多死⑥。

湖北省

枣阳县（今枣阳市）　（隆庆）五年、六年，疫⑦。

隆庆六年（1572）

山西省

祁　县　九月，祁县遭疫，所伤甚众⑧。

孝义县（今孝义市）　九月疫⑨。

江苏省

南　京（江宁、上元二县附郭）　春三月，南京旱疫⑩。

下邳县　下邳有治河之役，大兴卒徒，皋（如皋）人负钟者千二百，而疫死者过半。

---

① 《古今图书集成·方舆汇编·职方典》卷三〇六《太原府部·纪事》，《古今图书集成·历象汇编·庶征典》卷一一四《疫灾部》。康熙《山西通志》卷三〇《祥异》，雍正《山西通志》卷一六三《祥异二》；万历《太原府志》卷二六《灾祥》，乾隆《太原府志》卷四九《祥异》；乾隆《祁县志》卷一六《祥异》，光绪《祁县志》卷一六《祥异》。

② 康熙《兴安州志》卷三《灾异》，乾隆《兴安府志》卷二四《祥异》。

③ 《安康市卫生防疫志》，2006年。

④ 顺治《固始县志》卷九《灾异》，康熙《固始县志》卷一一《灾异》。

⑤ 乾隆《颍州府志》卷一〇《杂志·祥异》；万历《霍邱县志》卷一二《灾异》，康熙《霍邱县志》卷一〇《杂纪·灾祥》，道光《霍邱县志》卷一二《杂志·灾异》，同治《霍邱县志》卷一六《杂志·灾异》。

⑥ 民国《临海县志稿》卷四一《大事志》。

⑦ 万历《襄阳府志》卷三三《祥灾·枣阳县》。

⑧ 万历《山西通志》卷二六《杂志上·灾祥》。按：唯此志载祁县疫灾在隆庆六年九月。

⑨ 《孝义县志》，海潮出版社1992年版。

⑩ 同治《上江两县志》卷二《大事考下》。

张荣自请往治,夫役俱架茅蓬,卧地上,荣匍匐入,一一疗之①。

浙江省

奉化县(今奉化市)　大疫②。

湖北省

枣阳县(今枣阳市)　(隆庆)五年、六年,疫③。

第三节　明朝晚期的疫灾

万历元年(1573)

河北省

定　州(今定州市)　春疫④。

陕西省

盩厔县(今周至县)　夏,遭大瘟疫⑤。

山东省

安邱县(今安丘市)　夏,安邱县雹雨。冬,瘟疫流行⑥。

湖北省

枣阳县(今枣阳市)　春正月大疫⑦。

浙江省

湖州府(乌程、归安二县附郭,今湖州市)　饥疫⑧。

---

① 《古今图书集成·博物汇编·艺术典》卷五一一《医部·医术名流列传·张荣传》。乾隆《江南通志》卷一七〇《人物志·艺术·张荣》。

② 光绪《奉化县志》卷三九《祥异》。

③ 万历《襄阳府志》卷三三《祥灾》。

④ 《定州市志》,中国城市出版社1998年版。

⑤ 《周至县志》,三秦出版社1993年版。

⑥ 《潍坊市卫生志(1840—1986)》,1989年。

⑦ 《古今图书集成·历象汇编·庶征典》卷一一四《疫灾部》。万历《襄阳府志》卷三三《灾祥》,雍正《湖广通志》卷一《星野志·祥异附》,乾隆《襄阳府志》卷三七《祥异》,光绪《襄阳府志》卷末《志余·祥异》;乾隆《枣阳县志》卷一七《灾异志》,咸丰《枣阳县志》卷一五《祥异》,同治《枣阳县志》卷一六《祥异》,民国《枣阳县志》卷三三《祥异志·灾异》。

⑧ 同治《湖州府志》卷四四《前事略·祥异》。《湖州市卫生志》,香港大时代出版社1993年版。

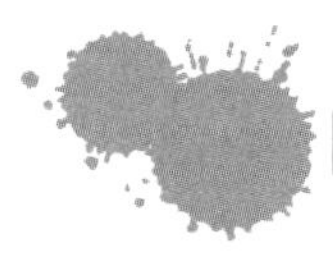

万历二年(1574)

山西省

大同县(今大同市)　秋七月,大疫①。

甘肃省

平凉县　伤寒流行,死亡甚多②。

贵州省

播　州(今遵义市)　大疫③。

广西壮族自治区

怀远县(今三江县)　瑶族、僮族(今壮族)村落,春大疫及虎吃人,至冬乃息④。

庆远府(治今宜山县)　瘟癀大饥,人相食,死者十七八⑤。

万历三年(1575)

上海市

嘉定县(含宝山县,今嘉定区、宝山区)　大水,疫⑥。

江西省

南丰县　冬大疫⑦。

广西壮族自治区

灵川县　夏六月旱,秋九月至立冬,无雨而雷鸣,冬十月,邑民疫,多死伤,村疫尤甚⑧。

---

① 道光《大同县志》卷二《星野·祥异》。

② 《平凉市志》,中华书局1996年版。

③ 道光《仁怀直隶厅志》卷一六《祥异》。

④ 乾隆《广西通志》卷三《禨祥》,乾隆《柳州府志》卷一《星野·禨祥》。

⑤ 乾隆《广西通志》卷三《禨祥》,嘉庆《广西通志》卷二〇〇《前事略·明》,道光《庆远府志》卷二〇《时事志·祲祥》。

⑥ 万历《嘉定县志》卷一七《祥异》,光绪《宝山县志》卷一四《志余·祥异》。

⑦ 乾隆《建昌府志》卷二《星野·禨祥》,同治《建昌府志》卷一〇《杂类志·祥异》;乾隆《南丰县志》卷二《祥异》,同治《南丰县志》卷一四《祥异》,民国《南丰县志》卷一二《杂类志·祥异》。《南丰县志》,中共中央党校出版社1994年版。

⑧ 乾隆《灵川县志》卷四《祥异》,民国《灵川县志》卷一四《前事志》。

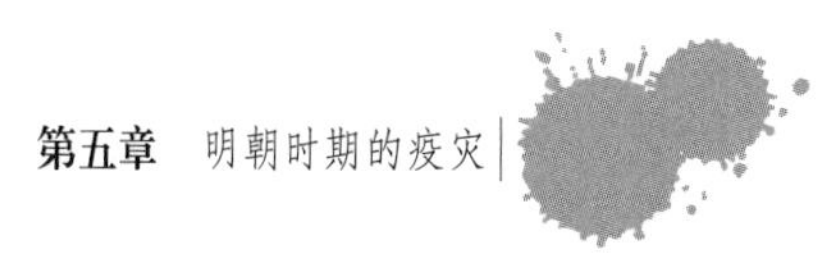

万历四年(1576)

广东省

罗定州(今罗定市)　驻守在函口的参将杨照的部队大疫,士卒死于瘴疫者半①。

饶平县(含南澳县)　万历四年,副总兵白韩纪建城,甫兴工,民大疫②。

云南省

腾冲县　缅甸莽瑞体作乱,孤军深入,“困饥甚,以摄金易合米,始屠象马,既剥树皮,掘草根,军中疫作,死者山积”,结果大败,“生还者十不一二”。③

万历五年(1577)

山东省

蒲台县(今属滨州市)　春正月旱,至夏五月,麦枯疫作④。按:1956 年 3 月,撤蒲台县,其黄河以北属地入于滨县,黄河以南属地入于博兴县和齐东县。

浙江省

黄岩县　春,痘疫夭札⑤。

江西省

永宁县(今宁冈县)　秋闰八月,瘴疫死者不可胜数⑥。

永新县　秋闰八月,雨小黑实,其年人患瘴疫,死者不可胜纪⑦。

泰和县　秋大疫⑧。

安福县　闰八月,府属雨小黑实,视之乃蓟薪实也。近数邑皆然。是年瘴疫,死

---

① 雍正《广东通志》卷四一《名宦志各府・罗定州刘元相》。

② 乾隆《南澳县志》卷四《宦绩》。

③ 乾隆《云南通志》卷一六下《师旅考》。

④ 《古今图书集成・方舆汇编・职方典》卷二〇八《济南府部・纪事二》。万历《蒲台县志》卷七《灾异》,乾隆《蒲台县志》卷四《灾异》,咸丰《武定府志》卷一四《祥异》。《惠民地区卫生志》,天津科学技术出版社 1992 年版。

⑤ 光绪《台州府志》卷二九《大事三》,民国《台州府志》卷一三四《杂志・祥异》;万历《黄岩县志》卷七《外志・纪变》,康熙《黄岩县志》卷八《杂志・灾祥》,同治《黄岩县志》卷三八《杂志二・变异》,光绪《黄岩县志》卷三八《杂志・祥异》。

⑥ 乾隆《吉安府志》卷一《机祥》,光绪《吉安府志》卷五三《杂记・祥异》;乾隆《永宁县志》卷一《地舆志・灾祥》,同治《永宁县志》卷一〇《杂类志・祥异》。

⑦ 乾隆《吉安府志》卷一《机祥》,光绪《吉安府志》卷五三《杂记・祥异》;万历《永新县志》卷五《灾变》,乾隆《永新县志》卷九《纪事・灾变》,同治《永新县志》卷二六《杂类志・祥异》。《永新县志》,新华出版社 1992 年版。

⑧ 乾隆《泰和县志》卷二八《杂纪・祥异》,同治《泰和县志》卷三〇《杂记・祥异》。

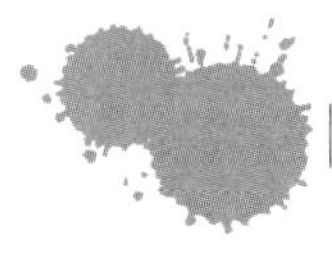

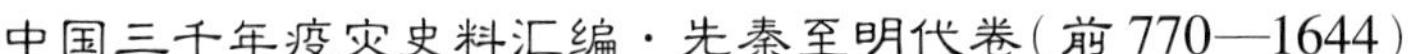

者无算[①]。全县瘟疫,死人无数[②]。

南安府(治大庾县,今大余县) 夏大水,秋冬大疫[③]。

赣 县(今赣州市) 九十月间大热,桃李皆花,笋拔地数尺,人死于疫者无算[④]。

雩都县(今于都县) 自五月不雨至冬十月,疫大作[⑤]。

兴国县 大旱,自端午至十月,收获无十之三,又时疫大作,死丧载路,不可胜纪[⑥]。疫病流行,尸体遍野[⑦]。

上海市

松江县(今松江区) 大疫且饥[⑧]。

万历六年(1578)

江西省

南丰县 二月大疫[⑨]。

雩都县(今于都县) 春,雩都雷声轰轰不已,电光昼烁,雹如大圆珠下击。人死于疫无算[⑩]。

贵州省

贵 阳(今贵阳市) 疫[⑪]。

播 州(今遵义市) 大疫[⑫]。

---

① 乾隆《安福县志》卷二《舆地志·祥异》,同治《安福县志》卷一《天文志·灾异》。

② 《安福县志》,中共中央党校出版社1995年版。

③ 康熙《南安府志》卷一七《事考志下·祥异》,乾隆《南安府志》卷二三《祥异》,同治《南安府志》卷二九《祥异》,同治《大庾县志》卷二四《杂类志·祥异》,民国《大庾县志》卷一五《杂类志·祥异》。

④ 同治《赣州府志》卷二二《舆地志·祥异》,同治《赣县志》卷五三《杂类志·祥异》。

⑤ 康熙《赣州府志》卷六一《祥异》,乾隆《赣州府志》卷一《天文志·礼祥》,同治《雩都县志》卷一二《祥异志·灾祥》。

⑥ 康熙《赣州府志》卷六一《祥异》,乾隆《赣州府志》卷一《天文志·礼祥》,乾隆《兴国县志》卷一一《天灾》,同治《兴国县志》卷三一《祥异志》。

⑦ 《兴国县志》(上册),1988年。

⑧ 崇祯《松江县志》卷一三《荒政》。

⑨ 雍正《江西通志》卷一〇七《祥异》,光绪《江西通志》卷九八《前事略·祥异》;乾隆《建昌府志》卷二《星野·礼祥》,同治《建昌府志》卷一〇《杂类志·祥异》;康熙《南丰县志》卷一《灾祥》,同治《南丰县志》卷一四《祥异》,民国《南丰县志》卷一二《杂类志上·祥异》。《南丰县志》,中共中央党校出版社1994年版。

⑩ 乾隆《赣州府志》卷一《礼祥》。

⑪ 《黔记》卷一一《灾祥志》。

⑫ 乾隆《贵州通志》卷一《天文志·祥异》,道光《遵义府志》卷二一《祥异》。

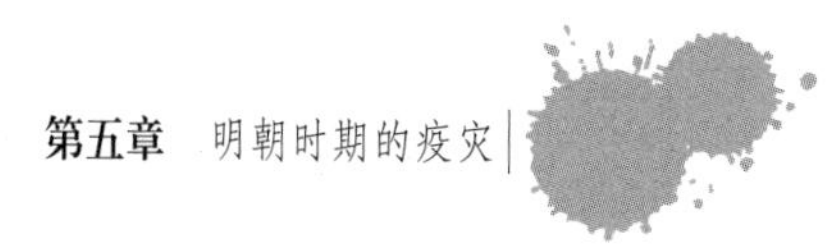

广东省

连　州(今连州市)　竹生实,秋九月疫[①]。

河源县(今河源市)　五河水泛滥,溺死百余人,洪水后瘟疫流行,又病死百多人[②]。

万历七年(1579)

山西省

孝义县(今孝义市)　孝义大疫,俗传为虾蟆瘟,每一人病,合家传染,死伤甚众[③]。大疫,俗称蛤蟆瘟,一人身染,一家死人甚多[④]。

太谷县　瘟疾大作,死者不可胜计,亲朋相禁,不敢问疾吊丧[⑤]。

文水县　大疫[⑥]。

闻喜县　瘟疫死者山积[⑦]。

山东省

临邑县　瘟疫大作,民死十之三[⑧]。

河南省

获嘉县　自本年到万历二十一年,灾沴频仍,瘟疫盛作,人户逃亡过半[⑨]。

尉氏县　大疫[⑩]。

洧川县　大疫[⑪]。

---

① 康熙《连州志》卷七《变异》,同治《连州志》卷八《祥异》。

② 《河源县志》,广东人民出版社2000年版。

③ 《古今图书集成·方舆汇编·职方典》卷三四二《汾州府部·纪事》。康熙《山西通志》卷三一《祥异》,雍正《山西通志》卷一六三《祥异二》,光绪《山西通志》卷八六《大事记四·记三之四》;雍正《孝义县志》卷一《祥异》,乾隆《孝义县志·祥异》。

④ 《孝义县志》,海潮出版社1992年版。

⑤ 《古今图书集成·历象汇编·庶征典》卷一一四《疫灾部》。雍正《山西通志》卷一六三《祥异》,乾隆《山西通志》卷一六三《祥异二》,光绪《山西通志》卷八六《大事记四·记三之四》;万历《太谷县志》卷八《杂述志·灾异》,民国《太谷县志》卷一《年纪》。

⑥ 《古今图书集成·历象汇编·庶征典》卷一一四《疫灾部》。乾隆《山西通志》卷一六三《祥异二》。

⑦ 《闻喜县志》,中国地图出版社1993年版。

⑧ 顺治《临邑县志》卷一四《事记》,康熙《重修临邑县志》卷一二《灾祥》,道光《临邑县志》卷一六《杂事志》,同治《临邑县志》卷一六《杂事志·纪异》。

⑨ 《大明神宗显皇帝实录》卷二六二"万历二十一年七月乙未"。

⑩ 康熙《洧川县志》卷七《祥异》。

⑪ 乾隆《洧川县志》卷七《杂述志·祥异》,嘉庆《洧川县志》卷八《杂志·祥异》。

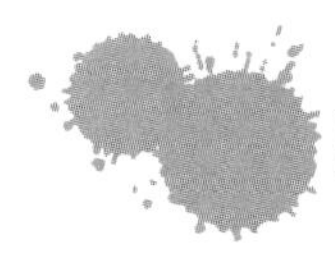

安徽省

无为县　疫者载道,康德威置棺埋葬,不可枚举①。

上海市

嘉定县(含宝山县,今嘉定区、宝山区)　七月飓风,民大疫②。

上海县(今闵行区、川沙区、南汇区)、华亭县(今松江区)、青浦县(今青浦区)　七月十三日飓风,海溢,溺死无算,又大疫③。

湖南省

江华县　夏,大疫④。瘟疫流行⑤。

永明县(今江永县)　夏,天行大疫⑥。

广西壮族自治区

灵川县　十月大疫⑦。

万历八年(1580)

北京市

延庆州(今延庆县)　瘟疫大作,大头疯症,死者枕藉,相望若之⑧。

河北省

河北省　蔚县、阳原、西宁疫。春夏,永平疫⑨。

顺圣川西城(清西宁县,今阳原县)　疫⑩。

蔚　州(今蔚县)　瘟疫⑪。按:时属山西大同府。

---

① 乾隆《无为州志》卷一六《人物·孝义·康德威》。

② 乾隆《嘉定县志》卷四《赋役志·祥异》,光绪《嘉定县志》卷六《赋役志下·机祥》,嘉庆《淞南志》卷二《灾祥》,光绪《宝山县志》卷一四《志余·祥异》。

③ 光绪《江东志》卷一《祥异》。

④ 光绪《湖南通志》卷二四三《祥异志一》,道光《永州府志》卷一七《事纪略》。

⑤ 《江华瑶族自治县志》,中国城市出版社1994年版。

⑥ 道光《永州府志》卷一七《事纪略》,光绪《湖南通志》卷二四三《祥异志一》;康熙《永明县志》卷一四《杂记·灾异》,光绪《永明县志》卷四三《五行志·祥异》。

⑦ 民国《灵川县志》卷一四《前事志》。

⑧ 康熙《延庆府志》卷八《艺文》。

⑨ 《河北省志》,方志出版社2009年版。

⑩ 康熙《西宁县志》卷一《灾祥》,同治《西宁县志》卷一《星度志·灾祥》,光绪《西宁新志》卷一《灾祥》,民国《阳原县志》卷一六《前事·天灾》。

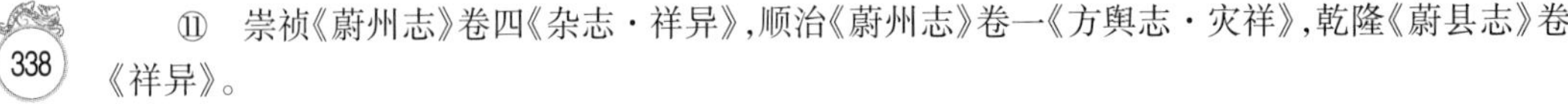
⑪ 崇祯《蔚州志》卷四《杂志·祥异》,顺治《蔚州志》卷一《方舆志·灾祥》,乾隆《蔚县志》卷二九《祥异》。

永平府(治卢龙县)　春夏疫[1]。

宣化县(今张家口市宣化区)　疫[2]。

山西省

山西省　太原、太谷县,忻州、岢岚州,大疫[3]。太原、太谷、忻州、岢岚、平定、大同、辽州,大疫[4]。太谷、岢岚、辽州、太原、保德、定襄、大同、灵邱、忻州、文水、清源、平定,大疫[5]。

太原府(治阳曲县,今太原市)　秋七月雨雹,大疫[6]。

太原县(今太原市晋源区)　八年大疫,至十年乃止[7]。

太谷县　瘟疾大作,死者不可胜计,亲朋相禁,不敢问疾吊丧[8]。

榆次县(今晋中市榆次区)　瘟疫流行传染,虽亲戚不敢问,有举家尽疫者[9]。

祁　县　疫[10]。

文水县　八年庚辰、九年辛巳大疫,从咽喉发瘟肿,至有一家毙绝无遗者[11]。万历八至九年两年大疫,咽喉肿溃,甚至有全家死绝无遗者[12]。

交城县　春夏瘟疫流行,病人上吐下泻,日发一二十次,轻则三二日死亡,重则半日即殁。一经发病,九死一生,全家死绝者比比皆是[13]。

平定州(今阳泉市)　疫[14]。

乐平县(今昔阳县)　疫[15]。

---

① 《古今图书集成·方舆汇编·职方典》卷六五《永平府部·纪事七》。康熙《永平府志》卷三《灾祥》,乾隆《永平府志》卷三《封域志·祥异》,光绪《永平府志》卷三〇《封域志·纪事中》;顺治《卢龙县志》卷二《灾祥》,民国《卢龙县志》卷二三《故事志·史事》。

② 康熙《新续宣府志》卷一《灾祥》。

③ 万历《山西通志》卷二六《杂志上·灾祥》。

④ 康熙《山西通志》卷三一《祥异》。

⑤ 雍正《山西通志》卷一六三《祥异二》,光绪《山西通志》卷八六《大事记四·记三之四》。

⑥ 《古今图书集成·方舆汇编·职方典》卷三〇六《太原府部·纪事》。万历《太原府志》卷二六《灾祥》,乾隆《太原府志》卷四九《祥异》。

⑦ 天启《太原县志》卷三《祥异》,雍正《太原县志》卷一五《灾祥》。

⑧ 万历《太谷县志》卷八《杂述志·灾异》,民国《太谷县志》卷一《年纪》。

⑨ 《榆次市志》,中华书局1996年版。

⑩ 乾隆《祁县志》卷一六《祥异》,光绪《祁县志》卷一六《祥异》。

⑪ 天启《文水县志》卷一〇《祥异》。

⑫ 《文水县志》,山西人民出版社1994年版。

⑬ 《交城县志》,山西古籍出版社1994年版。

⑭ 乾隆《平定州志》卷二《祥异》,光绪《平定州志》卷五《食货志·禨祥》。

⑮ 光绪《平定州志》卷五《食货志·禨祥》。

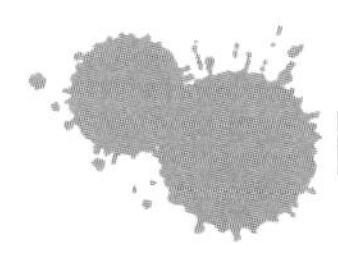

清源县(今并入清徐县)　大疫[①]。

忻　州(今忻州市)　大疫[②]。

定襄县　大疫[③]。

保德州(今保德县)　大疫流行,灵柩出城者踵相接[④]。

岢岚州(今岢岚县)　大疫[⑤]。

大同府(治大同县,今大同市)　大同、灵邱大疫,死者无算[⑥]。大同瘟疫大作,十室九病,传染者接踵而亡,数口之家,一染此疫,十有一二,甚至有阖门不起者[⑦]。

大同县　五月,发生瘟疫,死亡人甚多[⑧]。

灵丘县　秋七月,大疫[⑨]。

威远卫(今右玉县)　威远右卫大疫,吊送者绝迹[⑩]。

辽　州(今左权县)　大疫[⑪]。

江苏省

吴　县(今苏州市)　闰四月既望至五六月中,大雨连绵,昼夜倾倒,一望皆成巨浸,遍野行舟,又大疫,疫札枕藉。殍殣盈途,比嘉靖四十年更甚[⑫]。

常熟县(今常熟市)　夏大雨水溢,城内街衢及田庐悉成巨浸,会兼以疫疠流行,死者相继,至有一家毙二十余人者[⑬]。

溧阳县(今溧阳市)　大疫[⑭]。

---

① 光绪《清源乡志》卷一六《祥异》。

② 乾隆《忻州志》卷四《灾祥》,光绪《忻州志》卷四一《杂志·灾祥》。

③ 万历《定襄县志》卷七《灾祥志·灾异》,康熙《定襄县志》卷七《灾异》,雍正《定襄县志》卷七《灾祥志·灾异》。

④ 康熙《保德州志》卷三《风土·祥异》,乾隆《保德州志》卷三《风土·祥异》。

⑤ 康熙《岢岚州志》卷一《祥异》,光绪《岢岚州志》卷一〇《风土志·祥异》。

⑥《古今图书集成·方舆汇编·职方典》卷三五〇《大同府部·纪事》。乾隆《大同府志》卷二五《祥异》。

⑦《古今图书集成·历象汇编·庶征典》卷一一四《疫灾部》。万历《山西通志》卷二六《杂志上·灾祥》。

⑧《大同县志》,方志出版社2005年版。

⑨ 乾隆《大同府志》卷二五《祥异》,康熙《灵丘县志》卷二《武备志·灾祥》。

⑩《右玉县志》,中华书局1999年版。

⑪《古今图书集成·方舆汇编·职方典》卷三六八《辽州部·纪事》。康熙《辽州志》卷七《灾祥》,雍正《辽州志》卷五《祥异》,光绪《辽州志》卷三《祥异》。

⑫ 崇祯《吴县志》卷一一《祥异》,顺治《吴县志》卷二一《祥异》。

⑬ 光绪《重修常昭合志》卷四七《祥异志》。

⑭ 嘉庆《溧阳县志》卷一六《杂类志·瑞异》。

浙江省

遂昌县　大疫，难得药饵。包喜往衢购药，施赠平民①。

万历九年(1581)

山西省

阳曲县(今属太原市)　四月，大疫，死者过半②。

交城县　自春徂夏大疫，至有举家毙绝者③。

文水县　四月，大疫，从咽喉发肿，至有一家毙绝无遗者④。

榆次县(今晋中市榆次区)　岁大旱，四月，疫大行⑤。

祁　县　四月，大疫⑥。

平定州(今阳泉市)　四月，大疫相染，不敢吊问⑦。

代　州(今代县)　春夏大疫⑧。

乐平县(今昔阳县)　疫⑨。

辽　州(今左权县)　瘟疫大行，闾阎传染，死者甚众⑩。

---

① 《遂昌县卫生志》，浙江古籍出版社1997年版。按：该志标注万历八年为1581年，误，应为1580年。

② 雍正《山西通志》卷一六三《祥异》，乾隆《山西通志》卷一六三《祥异二》；康熙《阳曲县志》卷一《天文志・祥异》，道光《阳曲县志》卷一六《志余・祥异》。

③ 雍正《山西通志》卷一六三《祥异》，乾隆《山西通志》卷一六三《祥异二》；康熙《交城县志》卷一《星野・祥异附》，光绪《交城县志》卷一《天文门・祥异》。

④ 雍正《山西通志》卷一六三《祥异》，乾隆《山西通志》卷一六三《祥异二》，乾隆《太原府志》卷四九《祥异》；康熙《文水县志》卷一《天文志・祥异》。

⑤ 乾隆《太原府志》卷四九《祥异》；乾隆《榆次县志》卷七《祥异》，同治《榆次县志》卷一六《祥异》。

⑥ 雍正《山西通志》卷一六三《祥异》，乾隆《山西通志》卷一六三《祥异二》；乾隆《祁县志》卷一六《祥异》，光绪《祁县志》卷一六《祥异》。

⑦ 《古今图书集成・方舆汇编・职方典》卷三〇六《太原府部・纪事》，《古今图书集成・历象汇编・庶征典》卷一一四《疫灾部》。万历《山西通志》卷二六《杂志上・灾祥》，康熙《山西通志》卷三〇《祥异》，雍正《山西通志》卷一六三《祥异》，乾隆《山西通志》卷一六三《祥异二》；万历《太原府志》卷二六《灾祥》，乾隆《平定州志》卷二《祥异》、卷五《食货志・机祥》，光绪《平定州志》卷五《食货志・祥异》。

⑧ 雍正《山西通志》卷一六三《祥异》，乾隆《山西通志》卷一六三《祥异二》；万历《代州志书》卷二《灾异》，乾隆《代州志》卷六《祥异志》，乾隆《直隶代州志》卷六《祥异志》，光绪《代州志》卷一二《大事记》。

⑨ 乾隆《乐平县志》卷二《祥异》，民国《昔阳县志》卷二《祥异》。《昔阳县志》，中华书局1999年版。

⑩ 万历《山西通志》卷二六《杂志上・灾祥》。

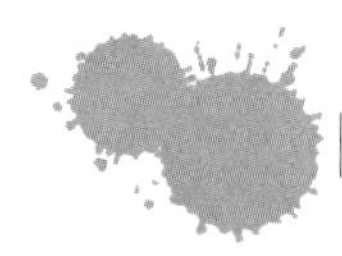

长治县(今长治市)　四月初一日,郡城北门自阖。是岁大疫,肿项善染,病者不敢问,死者不敢吊[①]。四月初一,城北门自阖,是岁大疫。先年自陕西西边起,项肿即死,病不敢问,死不敢哭,传染神异,宣、大诸边死者过半,明年至潞,人皆佩符,夜放炮达曙避禳,军门刻药方遍布郡邑[②]。四月初一,郡城大疫,肿项善染,病者不敢问,死者不敢吊[③]。

大同左卫(今左云县)　瘟疫[④]。

威远卫(今右玉县)　传门瘟疫,吊送者绝迹[⑤]。8月,威远大疫,吊送者绝迹[⑥]。

朔　州(今朔县)　四月大疫。传门瘟疫,吊送者绝迹[⑦]。传门瘟疫,吊送者绝迹[⑧]。

山阴县(今朔州市平鲁区)　大疫,人多死亡[⑨]。

河北省

河北省　蔚州人病大头瘟,起自西城,巷染户绝,冬传至关南,一、二日即死。河间府疫其甚。赞皇等县大疫。隆平春大疫。秋,雄县大疫,民多死,有阖家传染无遗者,人心惊畏[⑩]。

怀来县　九月大雪,山中积二尺许,至春始消。人瘇颈(大头瘟),患者肿颈。其疫起自西城,秋至本城,巷染户绝,冬传至关南,一、二日即死[⑪]。

雄　县　夏四月十四日地震,秋大疫,民多疫死,有阖家传染无遗者,人心惊畏,问吊之礼弗行。疫灾一直持续到次年秋天[⑫]。秋季,传染病大流行,有的全家被传染,

---

① 《古今图书集成·方舆汇编·职方典》卷三三六《潞安府部·纪事》,《古今图书集成·历象汇编·庶征典》卷一一四《疫灾部》。万历《山西通志》卷二六《杂志上·灾祥》,康熙《山西通志》卷三〇《祥异》;顺治《潞安府志》卷一五《灾祥》,乾隆《潞安府志》卷一一《纪事》。

② 雍正《山西通志》卷一六三《祥异》,乾隆《山西通志》卷一六三《祥异二》;乾隆《长治县志》卷二一《祥异》,光绪《长治县志》卷八《大事记》。

③ 《长治市卫生志》,1989年。《长治市志》,海潮出版社1995年版。

④ 光绪《左云县志》卷一《天文志·祥异》。

⑤ 康熙《朔州志》卷二《祥异》,雍正《朔州志》卷二《星野志·祥异》,雍正《朔平府志》卷一一《外志·祥异》。

⑥ 《右玉县志》,中华书局1999年版。

⑦ 《古今图书集成·方舆汇编·职方典》卷三五〇《大同府部·纪事》。康熙《朔州志》卷二《祥异》,雍正《朔州志》卷二《星野志·祥异》,雍正《朔平府志》卷一一《外志·祥异》。

⑧ 《朔县志》,山西古籍出版社1999年版。

⑨ 《平鲁县志》,山西人民出版社1992年版。

⑩ 《河北省志》,方志出版社2009年版。

⑪ 康熙《怀来县志》卷二《灾异》,光绪《怀来县志》卷四《灾祥》。

⑫ 万历《雄县新志》卷四《祥异》,康熙《雄乘》卷一二《祥异》,民国《雄县新志》卷二〇《故实略·祥异》。

死亡率很高，人心惊恐。甚至有的死后，无人掩埋[1]。

真定府（治今正定县）　春疫[2]。

赞皇县　大疫[3]。大疫流行，民死亡许多[4]。

定　州（今定州市）　春疫[5]。

隆平县（今隆尧县）　春大疫[6]。

河间府（治河间县）　疫甚[7]。

河间县　疾疫大作，死亡甚众[8]。

易　州（今易县）、涞水县　夏四月九日地震，秋旱，大疫[9]。

肃宁县　秋，病疫大流行，有全家传染者，死人甚多，人人惊畏[10]。

顺德府（治邢台县，今邢台市）　夏旱荒，禾不登，民饥殍，又瘟疫，诸灾流行[11]。

山东省

安丘县（今安丘市）　冬，疫[12]。

昌乐县　夏雨雹，冬疫[13]。

河南省

杞　县　夏雨雹，冬疫[14]。时属山东省。

林　县（今林州市）　人皆肿项[15]。

---

① 《雄县志》，中国社会科学出版社1992年版。

② 《古今图书集成·方舆汇编·职方典》卷一〇八《真定府部·纪事》。

③ 乾隆《正定府志》卷七《灾祥》，乾隆《赞皇县志》卷一〇《事纪志》，民国《赞皇县志》卷二《事纪志》。

④ 《赞皇县志》，方志出版社1998年版。

⑤ 道光《直隶定州志》卷二〇《政典·祥异》，民国《定县志》卷二三《志余·杂志下》。

⑥ 康熙《隆平县志》卷八《杂考志·灾异》，乾隆《隆平县志》卷九《事纪志·灾祥》。

⑦ 《古今图书集成·方舆汇编·职方典》卷九二《河间府部·纪事》。万历《河间府志》卷四《风土志·祥异》，乾隆《河间府志》卷九《风俗志·祥异》。

⑧ 康熙《河间县志》卷一一《祥异》，乾隆《河间县志》卷一《纪事》。

⑨ 顺治《易水志》卷上《星野》。

⑩ 《肃宁县志》，方志出版社1999年版。

⑪ 《古今图书集成·方舆汇编·职方典》卷一二〇《顺德府部·艺文二》。

⑫ 咸丰《青州府志》卷六三《祥异纪》，万历《安丘县志》卷一《总纪》。

⑬ 万历《昌乐县志》卷一《总纪》。

⑭ 康熙《杞纪》卷五《系年》。

⑮ 乾隆《彰德府志》卷三一《禨祥》；康熙《林县志》卷一三《灾祲》，乾隆《林县志》卷六《赋役·祥异》。

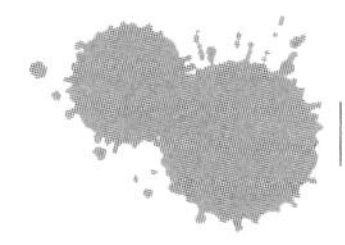

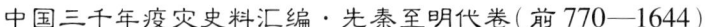

祥符县(今开封市祥符区)　夏五月大疫[①]。

湖南省

蓝山县　夏大疫[②]。

万历十年(1582)

全国性大头瘟流行。歙县医生吴昆曰:"大头瘟,前古未之论也,东垣始论之。今上壬午(万历十年),北方病此者甚众,死者不啻数万人。昆居南土,未尝见其证,乡人自北方来者,皆言患者头大如斗,跻头而还自若也。"[③]

北京市

京　城(宛平、大兴二县附郭)　三月,万历帝谕阁臣曰:连岁雨泽愆期,近复风霾蔽日,京城内外,灾疫流行,人民死者甚众[④]。夏四月,京师旱,疫疠盛行,人死甚众[⑤]。五月,瘟疫盛行,营军死者众[⑥]。夏大疫,太医院医官王大坤(无为县人)施药,全活无算[⑦]。四月,京师疫。霸州、文安、大城、保定患大头瘟症,死者枕藉。若传染,虽至亲不敢问吊[⑧]。

大兴县(今大兴区)　四月,以久旱,疾疫流行,京城内外,人死甚众[⑨]。

通　州(今通州区)　春大疫。比屋传染,虽至亲不敢问吊[⑩]。

延庆州(今延庆县)　春大疫,自怀来渐传京师,明年传至江南[⑪]。

河北省

河北省　四月,京师疫,通州、东安疫。霸州、文安、大城、保定患大头瘟症,大头

---

① 《古今图书集成·方舆汇编·职方典》卷三八九《开封府部·纪事》。顺治《祥符县志》卷一《灾祥》,康熙《开封府志》卷三九《祥异》。

② 康熙《蓝山县志》卷三《灾异》,同治《桂阳直隶州志》卷四《事纪》,民国《蓝山县图志》卷六《事纪上》。

③ 〔明〕吴昆《医方考》卷一《大头瘟门》。

④ 《大明神宗显皇帝实录》卷一二二"万历十年三月辛未"。

⑤ 《大明神宗显皇帝实录》卷一二三"万历十年四月"。《御批历代通鉴辑览》卷一一一"万历十年壬午夏四月"。《御定资治通鉴纲目三编》卷二七。《明史》卷二八《五行志一·疾疫》。

⑥ 《大明神宗显皇帝实录》卷一二四"万历十年五月"。

⑦ 嘉庆《无为州志》卷二一《人物·技艺·王道中》。

⑧ 光绪《顺天府志》卷六九《故事志·祥异》。

⑨ 《大兴县志》,北京出版社2002年版。

⑩ 康熙《通州志》卷一一《灾祥》,乾隆《通州志》卷末《杂识》,光绪《通州志》卷末《杂识·逸事》,光绪《顺天府志》卷六九《灾祥》;道光《漷阴志略》卷一《灾祥》。

⑪ 乾隆《延庆州志》卷一《星野》,光绪《延庆州志》卷一二《杂稽志·祥异》,民国《延庆县志》卷一《星野志·灾祥》。

肿脖，人死无数，甚有绝其门者，死者枕藉，约十之四五。永平疫，衡水县、武强、深州大疫，脖子肿者三日即死，号为大头瘟，保定、广平府同疫①。

霸　州（今霸州市）　大疫。大头瘟疫流行，死者十之四五，至亲不敢问吊②。

新城县（今高碑店市）　疫大作，死者甚众③。春季传染病大流行。有的全家被传染，死亡率很高，人心惊慌，甚至有人死后无人埋④。

东安县（今廊坊市安次区）　春，瘟疫大行，大头肿脖，人死无数，甚有绝其门者⑤。

文安县　人患大头瘟，死者枕藉，若传染，虽至亲不敢问吊⑥。

衡水县　民病大疫，死亡无数⑦。

饶阳县　疫，俗名大头瘟，传染死伤甚多⑧。

大城县　人患大头瘟，死者枕藉，苦传染，吊问俱废⑨。流行“大头瘟”传染病，死者无数，吊唁俱废⑩。

保定府（治清苑县，今保定市）　患大头瘟症，死者相枕藉，苦传染，虽至亲不敢问吊⑪。

定兴县　瘟疫大作，人民多死⑫。流行病杂生⑬。

---

① 《河北省志》，方志出版社2009年版。

② 《古今图书集成·方舆汇编·职方典》卷三九《顺天府部·纪事七》。康熙《霸州志》卷一〇《灾异》，康熙《畿辅通志》卷一《星野·祥异》，光绪《顺天府志》卷六九《灾祥》，民国《霸县新志》卷六《灾祥》。《霸州市志》，中国文史出版社2006年版。

③ 道光《新城县志》卷一五《祥异》，民国《新城县志》卷二二《灾祸》。

④ 《高碑店市志》，新华出版社1997年版。

⑤ 《古今图书集成·方舆汇编·职方典》卷三九《顺天府部·纪事七》。康熙《永平府志》卷三《灾祥》，乾隆《永平府志》卷三《封域志·祥异》，光绪《顺天府志》卷六九《灾祥》；天启《东安县志》卷一《机祥》，康熙《东安县志》卷一《天文志·机祥》，乾隆《东安县志》卷九《机祥志·机祥》，光绪《东安县志》卷九《地理志·五行》，民国《安次县志》卷一《地理志·五行》。

⑥ 《古今图书集成·方舆汇编·职方典》卷三九《顺天府部·纪事七》。崇祯《文安县志》卷一一《灾祥》，康熙《文安县志》卷一《灾祥》，光绪《顺天府志》卷六九《故事志五·祥异》，民国《文安县志》卷终《灾异》。《文安县志》，中国社会出版社1994年版。

⑦ 康熙《衡水县志》卷六《事纪》，乾隆《衡水县志》卷一一《事纪志·机祥》。《衡水市志》，民族出版社1996年版。

⑧ 乾隆《饶阳县志》卷下《事纪》。

⑨ 《古今图书集成·方舆汇编·职方典》卷三九《顺天府部·纪事七》。康熙《大城县志》卷八《灾异》，光绪《顺天府志》卷六九《故事志五·祥异》，光绪《大城县志》卷一〇《灾异》。

⑩ 《大城县志》，华夏出版社1995年版。

⑪ 光绪《顺天府志》卷六九《故事志五·祥异》。

⑫ 康熙《定兴县志》卷一《天文志·机祥》，乾隆《定兴县志》卷一二《祥异》，光绪《定兴县志》卷一九《大事志·灾祥》。

⑬ 《定兴县志》，方志出版社1997年版。

安　州(今安新县)　大瘟,死者相枕[①]。蝗灾,疫病流行,死者相枕[②]。

真定府(治正定县)　春三月亢旱,瘟疫大作,有人肿脖者,三日即死,亲友不敢吊,吊遂传染,有死绝其门者,号为“大头瘟”[③]。

新乐县(今新乐市)　春夏,大头瘟疫,人民死者十分之四[④]。春夏,新乐大头瘟疫流行,民死者十分之四[⑤]。

武强县　春三月亢旱,瘟疫大作,人有肿脖者,三日即死。亲友不敢吊,吊遂传染,甚有死绝其门者,远近大骇,号为“大头瘟”[⑥]。三月,名为“大头瘟”的传染病大面积流行,项肿者三日即死[⑦]。

成安县　大疫,人病肿项,并瘟死者甚众。一人有病,传染及于亲邻,遂至吊问俱绝[⑧]。大疫,人病肿项,死者其众[⑨]。

卢龙县　旱疫[⑩]。

迁安县(今迁安市)　春风霾,夏旱疫[⑪]。

冀　州(今冀州市)　大疫[⑫]。

深　州(今深州市)　夏,瘟疫大作,死者甚众[⑬]。春旱,疫大作,项肿者三日即死[⑭]。春旱。夏瘟疫流行,凡是头皮肿胀的,3 日即死,死人很多[⑮]。

---

① 康熙《安州志》卷七《灾祥》。

② 《安新县志》,新华出版社 2000 年版。

③ 《古今图书集成·方舆汇编·职方典》卷一〇八《真定府部·纪事》。

④ 康熙《新乐县志》卷一九《灾祥》,乾隆《新乐县志》卷一九《杂志·灾祥》,光绪《重修新乐县志》卷四《灾祥》,民国《新乐县志》卷四《灾祥》。《新乐县志》,中国对外翻译出版公司 1997 年版。

⑤ 《石家庄地区卫生志》,河北人民出版社 1990 年版。

⑥ 《古今图书集成·方舆汇编·职方典》卷一〇八《真定府部·纪事》。康熙《重修武强县志》卷二《灾祥》,康熙《正定府晋州武强县新志》卷七《通纪志·灾祥》,道光《武强县新志》卷一〇《杂稽志·机祥》。

⑦ 《武强县志》,方志出版社 1996 年版。

⑧ 《古今图书集成·方舆汇编·职方典》卷一三二《广平府部·纪事》。光绪《广平府志》卷三三《前事略·灾异》,民国《成安县志》卷一五《故事志·史事》。

⑨ 《成安县志》,新华出版社 1996 年版。

⑩ 顺治《卢龙县志》卷二《灾祥》,康熙《增补卢龙县志》卷二《灾祥》。

⑪ 《古今图书集成·方舆汇编·职方典》卷六五《永平府部·纪事七》。康熙《永平府志》卷三《灾祥》,光绪《永平府志》卷三〇《封域志·纪事中》;同治《迁安县志》卷九《舆地志四·记事》,民国《迁安县志》卷五《舆地志·记事篇》。

⑫ 乾隆《冀州志》卷一八《拾遗·机祥》。

⑬ 雍正《直隶深州志》卷七《事纪》。

⑭ 道光《深州直隶州志》卷末《机祥》。

⑮ 《深县志》,中国对外翻译出版公司 1999 年版。

丘　县　四月,雨雹,大疫①。

南皮县　大疫②。

肃宁县　夏,“大头瘟”疫病流行,传染者头脖肿,三日即死③。

怀来县　春,怀来城流行大头瘟病(即鼠疫),受传染的都绝了户④。

山东省

山东大疫⑤。

东昌府(治聊城县,今聊城市)　大疫⑥。东昌疫病流行,人死甚众⑦。

聊城县(今聊城市)　大疫⑧。

恩　县　大瘟疫,吊哭即染⑨。

博平县　大头瘟疫盛行⑩。

茌平县　大疫⑪。茌平、博平县瘟疫流行⑫。

蒲台县(今废)　夏四月,人病大头瘟疫⑬。蒲台县废入今滨州、利津、垦利、广饶、博兴等县。

滨　州(今滨州市)　大疫。春酷旱,大头瘟流行,闻者惊异。然不知自宋时已有此灾。先行村外地方,有遍村几尽死者,逮十一年,染及城中,一人成疾,一家俱伤,虽亲戚亦不敢吊问⑭。

夏津县　大疫⑮。

① 康熙《丘县志》卷八《灾祥》。

② 康熙《南皮县志》卷二《灾异》,光绪《南皮县志》卷五《风土志・祥异》,民国《南皮县志》卷一四《故实志下・祥异》。《南皮县志》,河北人民出版社 1992 年版。

③ 《肃宁县志》,方志出版社 1999 年版。

④ 《怀来县志》,中国对外翻译出版公司 2001 年版。

⑤ 《古今图书集成・历象汇编・庶征典》卷一一四《疫灾部》引《山东通志》。

⑥ 乾隆《东昌府志》卷三《总记三》,嘉庆《东昌府志》卷三《五行》。

⑦ 《聊城市卫生志》,1991 年。

⑧ 万历《东昌府志》卷一七《祥异》,宣统《聊城县志》卷一一《通纪・祥异》。

⑨ 万历《恩县志》卷五《灾异》,宣统《恩县志》卷一〇《杂记志・灾祥》。

⑩ 康熙《博平县志》卷一《机祥考》,道光《博平县志》卷一《机祥考》。

⑪ 《古今图书集成・方舆汇编・职方典》卷二五八《东昌府部・纪事二》误作“隆庆十年”。

⑫ 《茌平县志》,齐鲁书社 1997 年版。

⑬ 《古今图书集成・方舆汇编・职方典》卷二〇八《济南府部・纪事二》。咸丰《武定府志》卷一四《祥异》;万历《蒲台县志》卷七《灾异》,乾隆《蒲台县志》卷四《灾异》。

⑭ 咸丰《武定府志》卷一四《祥异》,康熙《滨州志》卷八《纪事志・祥异》,咸丰《滨州志》卷五《纪事志・祥异》。

⑮ 乾隆《夏津县志》卷九《杂志》,民国《夏津县志新编》卷九《杂志・灾祥》。

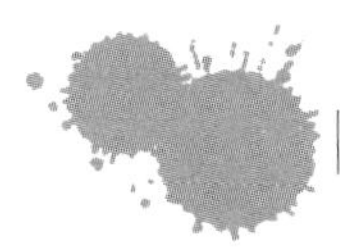

禹城县　大疫,十死七八①。

海丰县(今无棣县)　九月,海丰疫②。

陕西省

宁陕县　疫疠横行,家户相连(传),民死大半③。

山西省

春二月,沁州、武乡、闻喜疫④。春二月,闻喜大旱疫,沁州大疫,有一家全没者⑤。

沁　州(今沁县)　天疫流行,俗名大头风,有一家全殁者⑥。

闻喜县　大旱,瘟疫⑦。

武乡县　大疫,俗名大头风,有一家全殁者⑧。

沁源县　瘟疫盛行⑨。

河南省

林　县(今林州市)　蝗,人民肿项,人见病及,哭者即死⑩。

河南府(治洛阳县,今洛阳市)　疫,死者枕藉于街市⑪。

陈　州(今淮阳市)　大疫,苍蝇相聚,飞所聚集之家,即病死⑫。上年大水,大饥,民鬻子女者众,本年春大疫⑬。按:陈州清代为淮宁县,民国为淮阳县。

柘城县　大疫,民死无算⑭。

---

① 嘉庆《禹城县志》卷一一《灾祥志》。《禹城县志》,齐鲁书社1995年版。

② 《惠民地区卫生志》,天津科学技术出版社1992年版。

③ 《宁陕县志》,陕西人民出版社1992年版。《安康市卫生防疫志》,2006年。

④ 《古今图书集成·历象汇编·庶征典》卷一一四《疫灾部》。雍正《山西通志》卷一六三《祥异》,乾隆《山西通志》卷一六三《祥异二》。

⑤ 康熙《山西通志》卷三〇《祥异》。

⑥ 《古今图书集成·方舆汇编·职方典》卷三五六《沁州部·纪事》。康熙《沁州志》卷一《灾祥》,雍正《沁州志》卷九《灾异》,乾隆《沁州志》卷九《灾异》。

⑦ 《古今图书集成·方舆汇编·职方典》卷三三〇《平阳府部·纪事三》。万历《山西通志》卷二六《杂志上·灾祥》,康熙《平阳府志》卷三四《祥异》,民国《闻喜县志》卷二四《旧闻》。

⑧ 康熙《武乡县志》卷四《灾祥》,乾隆《武乡县志》卷三《灾异》。

⑨ 雍正《沁源县志》卷七《孝义》。

⑩ 乾隆《彰德府志》卷三一《机祥》;康熙《林县志》卷一三《灾祲》,乾隆《林县志》卷六《赋役·祥异》。

⑪ 《古今图书集成·方舆汇编·职方典》卷四四四《河南府部·纪事》。

⑫ 康熙《续修陈州志》卷四《灾祥杂志·灾异》,乾隆《陈州府志》卷三〇《杂志·祥异》。

⑬ 道光《淮宁县志》卷一二《五行志》,民国五年《淮阳县志》卷二〇《杂志上·灾异》,民国二十三年《淮阳县志》卷八《杂志·灾异》。

⑭ 《古今图书集成·方舆汇编·职方典》卷四〇〇《归德府部·纪事》。

江苏省

宿迁县(今宿迁市)　秋七月,风雨异常,至八月尤甚,人牛大疫①。

苏　州(吴县、长洲二县附郭,今苏州市)　春,疫疠相缠,民多夭札②。

安徽省

无为县　夏大疫,施药,全活无算③。

浙江省

遂昌县　乡民痘疫流行。包志学购参普济,贫者多赖以生④。

万历十一年(1583)

河北省

河北省　春,宣府属宣化、万全、怀安、阳原、西宁、龙关疫⑤。

顺圣川西城(清西宁县,今阳原县)　春疫⑥。

怀安县　春疫⑦。

万全县(今张家口市万全区)　春疫⑧。

龙门卫(今赤城县)　疫⑨。按:清康熙三十二年(1693)改龙门卫为龙门县,民国三年(1914)改为龙关县,1958年撤赤城县入龙关县,驻地由龙关迁至赤城城关,1960年将龙关县改称赤城县。

宣化县(今张家口市宣化区)　疫⑩。

---

① 康熙《宿迁县志》卷一二《祥异》,同治《宿迁县志》卷三《纪事沿革表》,民国《宿迁县志》卷七《民赋下》。

② 〔明〕张内蕴、周大韶《三吴水考》卷六《水年考》。

③ 嘉庆《无为州志》卷二一《人物》。

④ 《遂昌县卫生志》,浙江古籍出版社1997年版。按:万历十年为1582年,该志标注为1583年,误。

⑤ 《河北省志》,方志出版社2009年版。

⑥ 康熙《西宁县志》卷一《灾祥》,同治《西宁县志》卷一《星度志·灾祥》,民国《阳原县志》卷一六《前事·天灾》。

⑦ 乾隆《怀安县志》卷二二《灾祥》,光绪《怀安县志》卷三《食货志·灾祥》,民国《怀安县志》卷一〇《志余·大事记》。

⑧ 乾隆《万全县志》卷一《方舆志·灾祥》,道光《万全县志》卷一《方舆志·灾祥》。

⑨ 康熙《龙门县志》卷二《灾祥志》,民国《龙关县新志》卷一九《灾祥志》。《赤城县民政志》,1984年。

⑩ 《古今图书集成·方舆汇编·职方典》卷一四八《宣化府部·纪事》。康熙《宣化县志》卷五《灾祥志》。

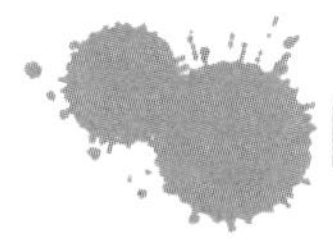

山西省

曲沃县　岁饥,疫作,知县何出光施医药,有死者辄埋瘗之①。

山东省

滨　州(今滨州市)　大头瘟疫从乡村传入州城,一人感疾,一家俱伤,虽亲戚亦不敢吊问②。

蒲台县(曾析入滨州、博兴、齐东诸县)　夏四月大疫③。

陕西省

咸阳县(今咸阳市)　三月至七月不雨,瘟疫流行,死者甚众,知县宋国相设饭施药济之④。

汧阳县(今千阳县)　三至七月不雨。七月疫行,死者甚众⑤。

宝鸡县(今宝鸡市)　三至七月,关中旱,疾疫流行⑥。

甘肃省

安定县(今定西县)　大疫⑦。安定仍大饥,并发生疾疫⑧。

合水县　大疫⑨。

镇原县　大疫,民死过半⑩。

江苏省

仪真县(今仪征市)　大疫,至比间阖门不起⑪。岁大疫,闾巷传染,至阖门不火⑫。

上海市

嘉定县(今嘉定区、宝山区)　正月,民大疫⑬。

---

① 雍正《山西通志》卷九〇《何出光》。

② 康熙《滨州志》卷八《纪事志·祥异》,咸丰《滨州志》卷五《纪事志·祥异》。

③ 乾隆《蒲台县志》卷四《灾异》。

④ 万历《咸阳县新志》后卷《纪事志·灾祥附》,道光《咸阳县志》卷二一《祥异》,民国《重修咸阳县志》卷八《祥异》。《咸阳市卫生志》,1998年。

⑤ 《千阳县志》,陕西人民教育出版社1991年版。

⑥ 《宝鸡市卫生志》,1995年。

⑦ 民国《重修定西县志》,见袁林《西北灾荒史》,甘肃人民出版社1994年版。

⑧ 《定西县志》,甘肃人民出版社1990年版。

⑨ 《合水县志》,甘肃文化出版社2007年版。

⑩ 《庆阳地区志》,兰州大学出版社1988年版。

⑪ 乾隆《江南通志》卷一七〇《人物志·艺术·殷榘》。

⑫ 《古今图书集成·博物汇编·艺术典》卷五一一《医部·医术名流列传·殷榘》。

⑬ 乾隆《嘉定县志》卷四《赋役志·祥异》,光绪《嘉定县志》卷六《赋役志下·机祥》,光绪《宝山县志》卷一四《志余·祥异》。

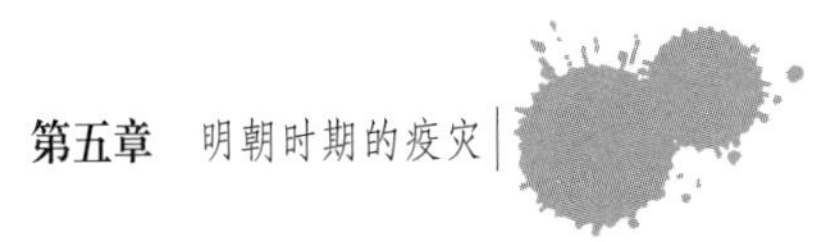

浙江省

景宁县　城郊唐弄发生疫疠，病亡沓继①。

万历十二年（1584）

山东省

沾化县　大疫②。3 月，沾化县大疫③。

阳信县　疫病猖獗，知县朱大纪设惠民局，延医施药，民赖以活④。

山西省

垣曲县　疫⑤。

河北省

涉　县　大疫⑥。按：涉县原属河南省，康熙、嘉庆《涉县志》均只有“万历甲申（十二年）大疫”的记载，今《涉县志》则言“万历十四年（1590）大旱，瘟疫”⑦。不知所本，且将万历十四年误为 1590 年，其说不足为据。

河南省

修武县　瘟疫大作⑧。

湖北省

安陆县（今安陆市）　春大疫⑨。

咸宁县（今咸宁市）　春大疫⑩。

---

① 《景宁畲族自治县卫生志》，1994 年。

② 《古今图书集成·方舆汇编·职方典》卷二〇八《济南府部·纪事二》。康熙《济南府志》卷一〇《灾祥》，咸丰《武定府志》卷一四《祥异》；光绪《沾化县志》卷四《记事》，民国《沾化县志》卷七《大事纪》、卷一四《祥异志》。

③ 《惠民地区卫生志》，天津科学技术出版社 1992 年版。

④ 《惠民地区卫生志》，天津科学技术出版社 1992 年版。

⑤ 光绪《山西通志》卷八六《大事纪》。

⑥ 乾隆《彰德府志》卷二一《祥异》、卷三一《机祥》；顺治《涉县志》卷七《灾变》，康熙《涉县志》卷一一《丛志·祥异》。《河北省志》，方志出版社 2009 年版。

⑦ 《涉县志》，中国对外翻译出版公司 1998 年版。

⑧ 乾隆《新修怀庆府志》卷三二《杂记·物异》；康熙《修武县志》卷四《灾祥》，乾隆《修武县志》卷九《灾祥志》，道光《修武县志》卷四《祥异志》。

⑨ 《古今图书集成·历象汇编·庶征典》卷一一四《疫灾部》。雍正《湖广通志》卷一《星野志·祥异附》，民国《湖北通志》卷七五《祥异志一》；康熙《德安安陆郡县志》卷八《灾祥》，道光《安陆县志》卷一四《祥异志》。

⑩ 康熙《咸宁县志》卷六《灾祥》，同治《咸宁县志》卷一五《杂志·灾祥》，光绪《续辑咸宁县志》卷八《杂记·灾祥》，民国《湖北通志》卷七五《祥异志一》。

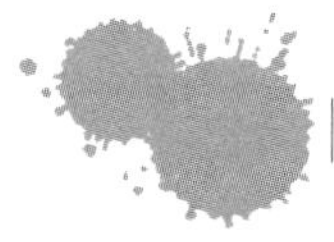

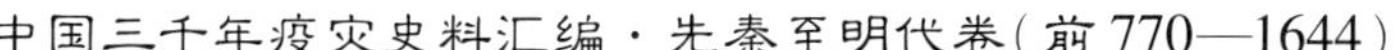

黄冈县(今黄州市)　饥疫,流亡过半①。

福建省

汀州府(治长汀县)　疫②。

万历十三年(1585)

山西省

垣曲县　五月,瘟疫大行,传染伤人,亲识不相吊问③。

河南省

虞城县　大饥,疫,河役繁兴,死十七④。

安徽省

来安县　春,谷贵,大疫⑤。

万历十四年(1586)

河北省

定兴县　夏旱,大疫⑥。

新城县(今高碑店市)　夏旱,大疫⑦。

易　州(今易县)、涞水县　夏旱,大疫⑧。

永平府(治卢龙县)　春饥,夏四月癸酉,三屯地震,旱,疫⑨。

迁安县(今迁安市)　春饥,夏四月癸酉,三屯营地震,旱疫⑩。

---

① 雍正《湖广通志》卷四三《名宦志·黄州府》,雍正《江西通志》卷五五《选举·明》。

② 万历《闽书》卷一四八《祥异志》;崇祯《闽书》卷一四八《祥异·汀州府》。

③ 《古今图书集成·历象汇编·庶征典》卷一一四《疫灾部》。雍正《山西通志》卷一六三《祥异》,乾隆《山西通志》卷一六三《祥异二》;康熙《垣曲县志》卷一二《灾荒志》,光绪《垣曲县志》卷一四《杂志》。

④ 乾隆《虞城县志》卷一〇《杂志》。

⑤ 道光《来安县志》卷四《食货志·祥异》。

⑥ 《古今图书集成·方舆汇编·职方典》卷八二《保定府部·纪事二》。康熙《定兴县志》卷一《机祥》,光绪《定兴县志》卷一九《大事志·灾祥》。

⑦ 民国《新城县志》卷二二《灾祸》。

⑧ 顺治《易水志》卷上《星野》。

⑨ 《古今图书集成·方舆汇编·职方典》卷六五《永平府部·纪事七》。康熙《永平府志》卷三《灾祥》,乾隆《永平府志》卷三《封域志·祥异》,光绪《永平府志》卷三〇《封域志·纪事中》;顺治《卢龙县志》卷二《灾祥》,康熙《增补卢龙县志》卷二《灾祥》。

⑩ 同治《迁安县志》卷九《舆地志四·记事》,民国《迁安县志》卷五《舆地志·记事篇》。

顺德府（治邢台县，今邢台市）　连岁荒旱，人饥，瘟疫盛行，死者无数[①]。顺德大旱，瘟疫流行[②]。

沙河县（今沙河市）　大旱饥，瘟疫盛行，死者相枕藉[③]。

隆平县（今并入隆尧县）　大旱，人饥，瘟疫流行，死者无算[④]。

唐山县（原尧山县，今并入隆尧县）　旱，人饥，瘟疫流行，死者无数[⑤]。

邱　县　雨雹，大疫[⑥]。按：邱县时属山东省。

山西省

春，太原、平阳、汾州、泽州、潞安等属大旱，赤地千里，饿莩遍野，疫疠死者枕藉，三月发币赈之[⑦]。

太原府（治阳曲县，今太原市）　太原郡属大旱，赤地千里，饿莩盈野，疫疠死者枕藉[⑧]。

阳曲县　大饥，斗米银二钱，瘟疫复作，死者枕藉[⑨]。

清源县（今并入清徐县）　大旱，赤地千里，井涸河干，饥莩遍野，又大疫[⑩]。按：清源县、徐沟县于1952年合并为清徐县。

交城县（今古交市）　大旱，人食草根、树皮、白土，六畜多死，瘟疫复作，死者枕藉[⑪]。

孝义县（今孝义市）　大疫，死人枕藉[⑫]。

平阳府（治临汾县，今临汾市）　平阳等属大旱荒，赤地千里，饿莩盈野，瘟疫盛

---

① 《古今图书集成·方舆汇编·职方典》卷一二〇《顺德府部·纪事》。乾隆《顺德府志》卷一六《艺文下·祥异》；康熙《邢台县志》卷一二《事纪》，嘉庆《邢台县志》卷九《灾祥志·灾祥》，光绪《邢台县志》卷三《前事志》。

② 《邢台市志》，中国对外翻译出版公司2001年版。

③ 乾隆《沙河县志》卷一《祥异》，民国《沙河县志》卷一一《志余上·祥异》。

④ 《隆尧县志》，生活·读书·新知三联书店1998年版。

⑤ 康熙《唐山县志》卷一《祥异》，光绪《唐山县志》卷三《祥异》。

⑥ 雍正《邱县志》卷七《杂志·灾祥》，乾隆《邱县志》卷七《杂志·灾祥》。

⑦ 雍正《山西通志》卷一六三《祥异》，乾隆《山西通志》卷一六三《祥异二》，光绪《山西通志》卷八六《大事纪》。

⑧ 乾隆《太原府志》卷四九《祥异》。

⑨ 康熙《阳曲县志》卷一《天文志·祥异》，道光《阳曲县志》卷一六《志余·祥异》。

⑩ 光绪《清源乡志》卷一六《祥异》。

⑪ 《古交志》，山西人民出版社1996年版。

⑫ 《孝义县志》，海潮出版社1992年版。

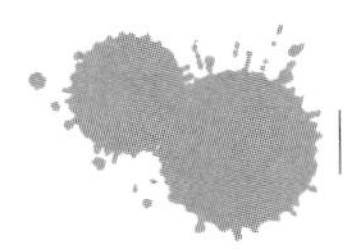

行,疫疠死者枕藉[①]。

临汾县(今临汾市) 大旱荒,赤地千里,饿莩盈野,瘟疫盛行,死者枕藉[②]。

襄陵县(今并入襄汾县) 大饥,野无青草,瘟疫流行,死者枕藉[③]。瘟疫盛行,死者甚多,儿方坠地,即弃中野[④]。

太平县(今并入襄汾县) 大旱荒,野无青草,民剥树皮以食,饿莩盈野,瘟疫盛行,死者枕藉[⑤]。按:民国三年(1914)改太平县为汾城县,1954年襄陵县和汾城县并为襄汾县。

浮山县 大旱,赤地千里,饿殍遍野,疫病死者枕藉[⑥]。

安邑县(今运城市盐湖区) 大疫,头项肿,死亡相望[⑦]。万历十四年至十六年,运城连续三年大疫,头项肿,死亡甚众。安邑特灾[⑧]。

蒲 州(今蒲县、永济二县地) 蒲县大旱荒,赤地千里,饿莩盈野,瘟疫盛行,死者枕藉[⑨]。蒲县大旱荒,瘟疫盛行,死者枕藉[⑩]。永济县大旱,饥且疫,死者甚众[⑪]。永济县因大旱,瘟疫荡延3年之久[⑫]。

解 州(治今运城市盐湖区解州镇) 大荒,赤地千里,民食树皮尽,饿莩盈野,斗米三钱,瘟疫盛行,面项肿,朝得夜亡,传染死者枕藉[⑬]。

泽州府(治泽州,今晋城市) 泽之州县春不雨,夏六月大旱,民间老稚剥树皮以食,疫疠大兴,死者枕相藉[⑭]。万历十四年至十六年,晋城县连续3年瘟疫流行,死者

---

① 《古今图书集成·方舆汇编·职方典》卷三三〇《平阳府部·纪事三》。雍正《平阳府志》卷三四《祥异》。

② 雍正《平阳府志》卷三四《祥异》,乾隆《临汾县志》卷九《祥异志》,民国《临汾县志》卷六《杂记类·祥异》。

③ 光绪《襄陵县志》卷二二《祥异》。

④ 《襄汾县志》,天津古籍出版社1991年版。

⑤ 雍正《太平县志》卷七《世代志·祲祥》,乾隆《太平县志》卷八《祥异志》,道光《太平县志》卷一五《祥异志》,光绪《太平县志》卷一四《杂记志·祥异》。

⑥ 乾隆《浮山县志》卷三四《祥异》,同治《浮山县志》卷三三《祥异》,光绪《浮山县志》卷三一《灾祥》,民国《浮山县志》卷三七《灾祥》。

⑦ 乾隆《解州安邑县志》卷一一《祥异》。《安邑县志》,山西人民出版社1991年版。

⑧ 《运城市卫生志》,2008年。

⑨ 乾隆《蒲县志》卷九《祥异志·灾祥》。

⑩ 《蒲县志》,中国科学技术出版社1992年版。

⑪ 光绪《永济县志》卷二三《事纪》。

⑫ 《永济县志》,山西人民出版社1991年版。

⑬ 康熙《解州志》卷九《灾祥》,乾隆《解州全志》卷一六《祥异》。

⑭ 雍正《泽州府志》卷五〇《艺文志·祥异》。

相枕藉[1]。晋城市春夏不雨，大旱，民以树皮充饥。瘟疫流行，死者无数。朝廷下诏发帑赈济[2]。

泽　州（清为凤台县，今晋城市）大旱，春夏不雨，剥树皮以食，疫病大兴，死者枕藉[3]。

高平县（今高平市）　春不雨至夏六月，大旱，民剥树皮以食，民病大兴，死者枕藉[4]。

阳城县　大疫，张升延医施药，发粟赈饥[5]。

潞安府（治长治县，今长治市）　春霾经旬，五月方雨，民始播百谷，八月即霜，岁大祲，先是襄垣、黎城二县连岁歉，至是斗米银二钱，荒疫并作，四门出尸三万余[6]。

长治县（今长治市）　春不雨至五月，秋八月霜，岁大饥，疫作，城中死者三万余人[7]。

潞城县　自春抵秋，熯旱不雨，亩田至获秕粟仅斗，米价四倍，民为大饥，兼以瘟疫盛行，嗣是死者枕路，生者相食[8]。

平顺县　岁大歉，荒疫灾并作[9]。

陕西省

朝邑县（时含平民县，今并入大荔县）　平民县大旱，饥疫，死者甚众[10]。

咸阳县（今咸阳市）　自九月起至次年止，民疫，死者十之二三[11]。

甘肃省

秦　州（今天水市）　春，大疫[12]。

河南省

开封府（治祥符县，今开封市）　夏大疫，人相食[13]。其疫为大头瘟，时医龚延贤

---

① 《晋城县志》，山西古籍出版社 1999 年版。

② 《晋城大事记》，中国城市出版社 1993 年版。

③ 乾隆《凤台县志》卷一二《纪事》。

④ 乾隆《高平县志》卷一六《祥异》。

⑤ 雍正《山西通志》卷一二二《张升》。

⑥ 《古今图书集成·方舆汇编·职方典》卷三三六《潞安府部·纪事》。乾隆《潞安府志》卷一一《纪事》。

⑦ 光绪《长治县志》卷八《大事记》。

⑧ 天启《潞城县志》卷八《灾祥》。

⑨ 民国《平顺县志》卷一一《旧闻考·灾异》。

⑩ 民国《平民县志》卷四《灾祥志》。

⑪ 万历《咸阳县新志·记事》，乾隆《咸阳县志》卷二一《祥异》。

⑫ 康熙《秦州志》，见袁林《西北灾荒史》，甘肃人民出版社 1994 年版。

⑬ 《古今图书集成·方舆汇编·职方典》卷三八九《开封府部·纪事》。

云："万历丙戌春，余寓大梁，属瘟疫大作，士民多毙其症，闾巷相染，甚至灭门。其症头疼身痛，憎寒壮热，头面颈项赤肿，咽喉肿痛、昏愦等症，此乃冬应寒而反热，人受不正之气，至春发为热病，名曰大头瘟，大热之症也。"①

固始县　夏大疫②。

山东省

东昌府（治聊城县，今聊城市）　春夏大旱，盗起民逃，大饥大疫③。东昌大疫，死者相枕④。聊城又大疫⑤。

堂邑县（今并入聊城市东昌府区）　大疫。上年大旱大饥⑥。

商河县　十四年、十五年大疫⑦。

江苏省

沛　县　夏疫⑧。夏季瘟疫⑨。

万历十五年（1587）

北京市

顺天府（宛平、大兴二县附郭，今北京市）　夏四月，京师旱，大疫⑩。五月，京师又疫⑪。甲午，因为京师"天时亢旱，雨泽鲜少，沴气所感，疫病盛行"，大学士们请礼部命太医院多发药材，精选医官，分劄于京城内外，给药病人，以广好生之德。丙申，谕礼部："朕闻今日京城内外灾疫盛行。"丁酉，京城疫气盛行，明选太医院精医分拨五城地方诊视⑫。六月戊寅报告，截至五月三十日，五城地方给散银钱，共散过患病男妇一万六百九十九名口，共用银六百四十一两九钱四分，钱十万六千九百九十文。太医

---

① 〔清〕龚延贤《万病回春》卷二《瘟疫》。

② 顺治《固始县志》卷九《灾异》，康熙《固始县志》卷一一《杂述志·灾祥》，乾隆《重修固始县志》卷一五《大事表》。

③ 乾隆《东昌府志》卷三《总记三》，嘉庆《东昌府志》卷三《五行》。

④ 《聊城市卫生志》，1991年。

⑤ 《聊城市卫生志》，1991年。

⑥ 康熙《堂邑县志》卷七《灾祥志》，光绪《堂邑县志》卷七《灾祥》。

⑦ 光绪《商河县乡土志·耆旧》。

⑧ 民国《沛县志》卷二《灾祥》。

⑨ 《沛县简志》，1989年。

⑩ 《明史》卷二〇《神宗纪一》。〔清〕周家楣、缪荃孙《光绪顺天府志》，北京古籍出版社1987年版。《北京市宣武区志》，北京出版社2004年版。

⑪ 《明史》卷二八《五行志一·疾疫》。

⑫ 《大明神宗显皇帝实录》卷一八六"万历十五年五月甲午"。

院自五月十五日开局以来，五城共医过男妇十万九千五百九十名口，共用过药料一万四千六百六十八斤八两①。秋，金台有妇人，以羊毛遍鬻于市，忽不见。继而都人身生泡瘤，渐大，痛死者甚众，瘤内惟有羊毛。有道人传一方，以黑豆荞麦为粉涂之，毛落而愈，名羊毛疔②。

河北省

成安县　大旱，黑风昼晦，民多疫，饿殍载道③。

鸡泽县　大旱，黑风昼晦，民多疫，饿殍载道④。

肥乡县　大旱，黑风昼晦，民多疫，饿殍载道⑤。肥乡连续三年大风旱，百姓多疫病，以草根树皮为食，饿殍载道⑥。

临漳县　大旱，瘟疫，死徙无数⑦。

顺德府（治邢台县，今邢台市）　复大旱，瘟疫更甚，死者尤多⑧。

平乡县　连年旱灾，瘟疫流行，县设场煮粥、施药以助饥民⑨。

山西省

泽州府（治泽州，今晋城市）　州县春大旱，民大饥，疫疠死亡如故⑩。万历十四年至十六年，晋城县连续3年瘟疫流行，死者相枕藉⑪。是年大旱，出现饥荒，瘟疫流行，死亡甚众⑫。

阳城县　大旱，五谷不登，瘟疫大行，道殣相望⑬。连续两年大旱，瘟疫大行，颗粒

---

① 《大明神宗显皇帝实录》卷一八七“万历十五年六月戊寅”。

② 〔清〕周家楣、缪荃孙《光绪顺天府志》，北京古籍出版社1987年版。〔清〕孙之騄《二申野录》卷五，见杨国宜《明朝灾异野闻编年录》，安徽师范大学出版社2012年版，第127页。

③ 乾隆《广平府志》卷二三《祥异》，光绪《广平府志》卷三三《前事略・灾异》，民国《成安县志》卷一五《故事志・史事》。

④ 乾隆《广平府志》卷二三《祥异》，光绪《广平府志》卷三三《前事略・灾异》。

⑤ 乾隆《广平府志》卷二三《祥异》，光绪《广平府志》卷三三《前事略・灾异》；雍正《肥乡县志》卷二《灾祥》。

⑥ 《肥乡县志》，方志出版社2001年版。

⑦ 光绪《临漳县志》卷一《纪事》。

⑧ 《古今图书集成・方舆汇编・职方典》卷一二〇《顺德府部・纪事》。康熙《邢台县志》卷一二《事记》，嘉庆《邢台县志》卷九《灾祥志・灾祥》，光绪《邢台县志》卷三《前事志》。

⑨ 《平乡县志》，方志出版社1999年版。

⑩ 雍正《泽州府志》卷五〇《艺文志・祥异》。

⑪ 《晋城县志》，山西古籍出版社1999年版。

⑫ 《晋城大事记》，中国城市出版社1993年版。

⑬ 顺治《阳城县志》卷七《祥异》，康熙《阳城县志》卷七《祥异志》，同治《阳城县志》卷一七《杂记・灾祥》。

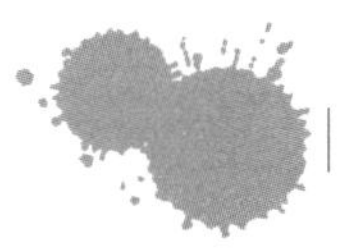

无收,人死无数①。

潞安府(治长治县,今长治市) 春大疫,死者更众。上年大饥,饿死者相枕藉②。

长治县(今长治市) 春大疫,死者枕藉。夏秋大疫,死者更众③。春大疫,死者更众(潞安府志)④。

潞城县(今潞城市) 春疫大作,死者枕路,生者相食⑤。瘟疫流行,死尸枕路,生人相食⑥。

长子县 春大疫,死僵枕藉⑦。

崞 县(今原平县) 疫⑧。

乐平县(今昔阳县) 大旱,饿莩盈野,疫疠死者枕藉⑨。大旱,饿殍盈野,又逢瘟疫,死者枕藉⑩。乐平(今昔阳)疫疠,死者枕藉⑪。

蒲 州(清为永济县) 大饥且疫,死者甚众⑫。

解 州(治今运城市盐湖区解州镇) 荒,自十三年至十六年,诸州县民死者无算,甚有弃婴儿于原野。时民疫,死者甚众,二麦虽登,无人收割。饥民偶得饱食,死者十之三四⑬。

芮城县 干旱两年,饥且疫,死者甚众⑭。

---

① 《阳城县志》,海潮出版社1994年版。

② 《古今图书集成·历象汇编·庶征典》卷一一四《疫灾部》。万历《山西通志》卷二六《杂志上·灾祥》,乾隆《山西通志》卷一六三《祥异二》;顺治《潞安府志》卷一五《灾祥》,乾隆《潞安府志》卷一一《纪事》。

③ 雍正《山西通志》卷一六三《祥异》;乾隆《长治县志》卷二一《祥异》,光绪《长治县志》卷八《大事记》。

④ 《长治市卫生志》,1989年。

⑤ 雍正《山西通志》卷一六三《祥异》;康熙《潞城县志》卷八《杂纪志·灾祥》,光绪《潞城县志》卷三《大事记》。

⑥ 《潞城市志》,中华书局1999年版。

⑦ 雍正《山西通志》卷一六三《祥异》;康熙《长子县志》卷一《天文志·灾祥》,乾隆《长子县志》卷一四《祥异》,光绪《长子县志》卷一二《大事记》。

⑧ 光绪《山西通志》卷八六《大事纪》。

⑨ 乾隆《乐平县志》卷二《祥异》,民国《昔阳县志》卷二《祥异》。

⑩ 《昔阳县志》,中华书局1999年版。

⑪ 《晋中市志》,中华书局2010年版。

⑫ 光绪《永济县志》卷二三《事纪》。

⑬ 康熙《解州志》卷九《灾祥》。

⑭ 《芮城县志》,三秦出版社1994年版。

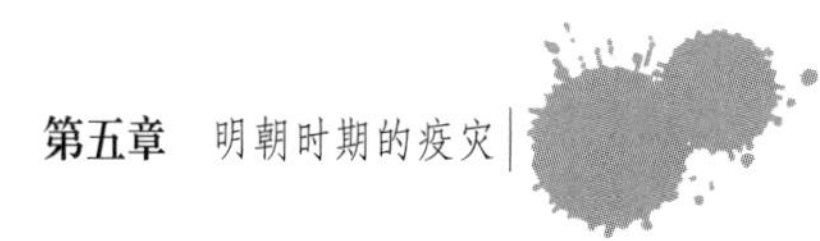

河南省

三月三日地震,大饥,大疫①。

祥符县(今开封市)　五月,汴梁大旱且疫,诸门出死亦且数万,即宗室男妇,死几五百。此亦近世一大阳九也②。

卫辉府(治汲县,今卫辉市)　三月地震,城堞摧圮,屋宇动摇,大饥,大疫③。

汲　县(今卫辉市)　三月地震,城堞摧圮,屋宇动摇,大饥,大疫④。

辉　县(今辉县市)　三月地震,城堞摧圮,屋宇动摇,大饥,大疫⑤。

尉氏县　三月地震,大饥,大疫⑥。

临漳县　大疫⑦。瘟疫大行,冯崇儒善医,施药全活甚众⑧。

武陟县　饥馑疾疫,河工肇兴,供亿烦重⑨。

山东省

商河县　大旱,大疫⑩。

堂邑县(今并入聊城市东昌府区)　大疫⑪。

陕西省

春疫⑫。

渭南县(今渭南市)　区内大荒疫,连年旱,是年尤甚,米涌贵,斗值3000钱,人相食⑬。

华阴县(今华阴市)　大荒,疫。先连岁旱,是岁更甚。米涌贵,斗三钱,次年春,瘟疫大作,病者十九,死尸横于野,版籍大耗⑭。

---

① 光绪《河南通志》卷五《祥异》。

② 《谷山笔麈》卷五。

③ 《古今图书集成·方舆汇编·职方典》卷四一七《卫辉府部·纪事》。乾隆《河南通志》卷五《星野》;顺治《卫辉府志》卷一九《杂志·灾祥》,乾隆《卫辉府志》卷四《祥异》。

④ 乾隆《汲县志》卷一《舆地上·祥异》。

⑤ 康熙《辉县志》卷一八《灾祥》,道光《辉县志》卷四《地理志·祥异》。

⑥ 道光《尉氏县志》卷一《星野志·祥异》。

⑦ 乾隆《彰德府志》卷二一《祥异》。

⑧ 乾隆《彰德府志》卷一六《孝友·临漳县·冯崇儒》。

⑨ 雍正《河南通志》卷五六《名宦下·李日茂》。

⑩ 《古今图书集成·方舆汇编·职方典》卷二〇八《济南府部·纪事二》。康熙《济南府志》卷一〇《灾祥》,万历《商河县志》卷九《灾祥》。

⑪ 顺治《堂邑县志》卷三《灾祥》。

⑫ 万历《陕西通志》卷四《灾祥》。

⑬ 《渭南市志》,三秦出版社2008年版。

⑭ 万历《华阴县志》卷七《祥异》。

潼关县　华阴、潼关大荒,疫①。

朝邑县(时含平民县,今并入大荔县)　平民县大旱饥,疫死甚众②。

醴泉县(今礼泉县)　岁连饥,饿殍盈野,时疫大行,盗贼窃发③。

盩厔县(今周至县)　夏大疫,秋大雨④。

咸阳县(今咸阳市)　民病疫多死⑤。

富平县　大疫⑥。

澄城县　春大疫。先年大旱饥⑦。大荒疫,连年亢旱,是年尤甚,斗米三千钱,人相食⑧。

甘肃省

平凉府(治平凉县,今平凉市)、庆阳府(治安化县,今庆阳市)、临洮府(治狄道县,今临洮县)、巩昌府(治陇西县)　平、庆、临、巩,春大疫。先年大旱⑨。春大疫,庆阳、文县、庄浪、清水等处旱饥,人相食,流亡过半⑩。

平凉府(治平凉县,今平凉市)　春大疫⑪。

秦　州(今天水市)　春,大旱疫⑫。

文　县　春大疫⑬。

安徽省

望江县　六月异风杀禾,秋两月不雨,民病疫⑭。

江苏省

南　京(江宁、上元二县附郭)　七月,南京礼科给事中朱维藩奏请恢复药局,以

---

① 咸丰《同州府志》卷六《沿革表下》。

② 民国《平民县志》卷四《灾祥志》。

③ 崇祯《醴泉县志》卷四《杂志·灾祥》,民国《续修醴泉县志稿》卷一四《祥异》。

④ 乾隆《盩厔县志》卷一三《祥异》,民国《周至县志》卷八《杂记·祥异》。

⑤ 民国《重修咸阳县志》卷八《祥异》。《咸阳市卫生志》,1998年。

⑥ 乾隆五年《富平县志》卷八《祥异》,乾隆四十三年《富平县志》卷一《祥异》。《富平县志》,三秦出版社1994年版。

⑦ 万历《陕西通志》卷四《灾祥》,顺治《澄城县志》卷一《灾祥》。

⑧ 《澄城县志》,陕西人民出版社1991年版。

⑨ 乾隆《甘肃通志》卷二四《祥异》。

⑩ 宣统《甘肃新通志》卷二《天文志·附祥异》。

⑪ 乾隆《平凉府志》卷二一《祥异》。《平凉市志》,中华书局1996年版。

⑫ 乾隆《直隶秦州新志》卷六《风俗志·灾祥》。

⑬ 《文县志》,甘肃人民出版社1997年版。

⑭ 顺治《望江县志》卷九《灾异》,乾隆《望江县志》卷三《民事志·祥异》。

救荒疫,报可①。按:今《南京市卫生志》载:“1587 年(明万历十五年),京师疫。”这里的“京师”是指今北京,而非南京,其引错误。

通　州(今南通市)　(万历)十五年十六年,通州、宝应、如皋大疫②。

宝应县　(万历)十五年十六年,通州、宝应、如皋大疫③。

如皋县(今如皋市)　(万历)十五年十六年,通州、宝应、如皋大疫④。

武进县(今常州市武进区)　大旱,疫⑤。

浙江省

湖州府(乌程、归安二县附郭,今湖州市)　秋大水,太湖溢,平地水深丈余,饥疫死者弃尸满道,河水皆腥⑥。

长兴县　秋,大风拔木,太湖水溢,饥疫死者弃尸于道,河水皆腥⑦。

天台县　七月中旬大风雨,拔木伤禾,民以树皮草根充食,大疫⑧。

瑞安县(今瑞安市)　是年疫⑨。

嵊　县(今嵊州市)　夏,疫,民死益多⑩。

武义县　(万历)十五、十六、十七年连旱,米斗银二钱,流莩满道,又加以疫⑪。万历十五至十七年,连年旱灾,瘟疫流行,死者甚多⑫。

金华县(今金华市)　夏,疫大作⑬。

湖北省

枝江县(今枝江市)　五月,雨雹,大疫⑭。

---

① 《大明神宗显皇帝实录》卷一八八“万历十五年七月”。

② 康熙《扬州府志》卷二二《灾异纪》。

③ 康熙《扬州府志》卷二二《灾异纪》。

④ 康熙《扬州府志》卷二二《灾异纪》。

⑤ 《武进县志》,上海人民出版社 1988 年版。

⑥ 同治《湖州府志》卷四四《前事略·祥异》,光绪《乌程县志》卷二七《祥异》。《湖州市卫生志》,香港大时代出版社 1993 年版。

⑦ 《长兴县志》,上海人民出版社 1992 年版。

⑧ 康熙《天台县志》卷一五《杂志·灾祥》,民国《天台县志稿》卷二《前事表·灾祥》。

⑨ 康熙《瑞安县志》卷一〇《灾变》,乾隆《瑞安县志》卷一〇《杂志·灾变》。

⑩ 《嵊县卫生志》,1987 年。

⑪ 康熙《续修武义县志》卷一〇《征若》,光绪《武川备考》卷一一《祥异》。

⑫ 《武义县志》,浙江人民出版社 1990 年版。

⑬ 《金华县卫生志》,浙江人民出版社 1995 年版。

⑭ 光绪《荆州府志》卷七六《祥异志》,同治《枝江县志》卷二〇《杂志·灾异》,民国《湖北通志》卷七五《祥异志一》。

宜都县(今宜都市)　五月,雨雹,大疫[①]。

长阳县　疫,五月十五日暴风拔木,冰雹如鹅子[②]。

湖南省

益阳县(今益阳市)　益阳岁凶。民大饥疫,死者无数,至遍野谷[③]。

江西省

万历十五年,民多疫[④]。

饶州府(治鄱阳县,今鄱阳县)　十五、十六、十七年,旱荒、饥疫相仍,死者载道[⑤]。

义宁州(今修水县)　七月下霜三日,禾尽萎死,民疫,死者无算[⑥]。

四川省

东乡县(今宣汉县)　万历十五年县大疫,知县施棺建义冢[⑦]。

万历十六年(1588)

三月,大饥疫,山、陕、河南诸省,应天、苏、松、嘉、湖、杭、绍,处处皆荒,饥民抢掠四起,不可胜数。疫死者以万数[⑧]。三月,山西、陕西、河南及南畿、浙江并大饥疫[⑨]。五月,山东、陕西、山西、河南、浙江俱大旱疫[⑩]。

北京市

京　师(宛平、大兴二县附郭)　六月,京师地震,阴雨连旬,饥荒疾疫,所在患苦[⑪]。

---

① 康熙《宜都县志》卷一一《事变志·灾祥》,同治《宜都县志》卷四《杂志》,民国《湖北通志》卷七五《祥异志一》。

② 同治《长阳县志》卷七《灾祥》。

③ 康熙《长沙府志》卷八《灾祥志》,乾隆《长沙府志》卷三七《灾祥志》,嘉庆《益阳县志》卷一三《灾祥》,同治《益阳县志》卷二五《祥异》。

④ 《古今图书集成·历象汇编·庶征典》卷一一四《疫灾部》引《江西通志》。

⑤ 康熙《饶州府志》卷三六《杂志一·祥异》,同治《饶州府志》卷三一《杂类志·祥异》;乾隆《鄱阳县志》卷二一《灾祥》,同治《鄱阳县志》卷二一《杂志·祥异》。

⑥ 康熙《义宁州志》卷一《祥异》,道光《义宁州志》卷二三《祥异》,同治《义宁州志》卷三九《杂类志·祥异》。

⑦ 嘉庆《东乡县志》卷六《城池·义冢》。

⑧ 《万历邸抄》。

⑨ 《明史》卷二〇《神宗纪一》。

⑩ 《明史》卷二八《五行志一·疾疫》。

⑪ 《大明神宗显皇帝实录》卷一九九“万历十六年六月乙丑”。

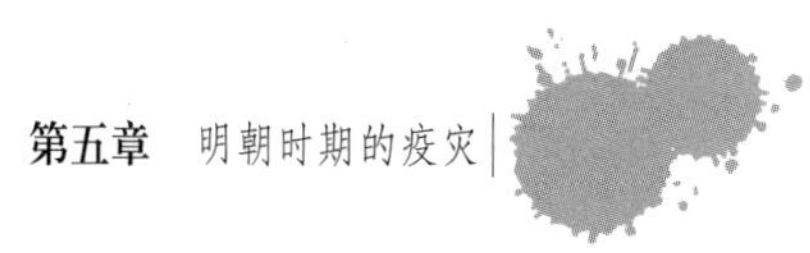

河北省

广平府（治今永年县） 鸡泽、成安疫，广平旱，民大饥①。

鸡泽县 麦大熟，霪雨溃烂，人生大头瘟，死者甚众②。麦熟时节，阴雨连绵，小麦霉烂，疾病流行，死者甚众③。

成安县 大熟，瘟死者甚众，修成安君祠④。瘟疫，死者其多⑤。

内丘县 春，瘟疫传染，肿脖，死者不敢吊⑥。

大名县 春，民饥，大疫，人死强半，斗米值钱二百，煮粥发米赈之，夏麦大熟，委弃在野，无收刈者⑦。

顺圣川西城（清西宁县，今阳原县） 春疫，夏大旱，秋又大疫⑧。

广宗县 大祲，复大疫⑨。

平乡县 连年旱灾，瘟疫流行，县设场煮粥、施药以助饥民⑩。

山西省

春三月，山西大饥，疫⑪。五月，山西大旱，疫⑫。旱疫连绵不绝⑬。夏，太平、曲沃、平陆、荣河、稷山、临晋、夏县、泽州疫⑭。春，大饥疫⑮。

泽州府（治泽州，今晋城市） 春三月，泽州地震，大疫流行，民户有全家殒殁

---

① 《古今图书集成·方舆汇编·职方典》卷一三二《广平府部·纪事》。康熙《广平府志》卷一九《灾祥》，乾隆《广平府志》卷二三《祥异》，光绪《广平府志》卷三三《前事略·灾异》。

② 顺治《鸡泽县志》卷一〇《灾祥》，民国《鸡泽县志》卷二四《灾祥》。

③ 《鸡泽县志》，方志出版社2002年版。

④ 乾隆《成安县志》卷四《灾异》，民国《成安县志》卷一五《故事志·史事》。

⑤ 《成安县志》，新华出版社1996年版。

⑥ 康熙《内丘县志》卷三《变纪·疫疠》，道光《内丘县志》卷三《变纪·疫疠》。

⑦ 《古今图书集成·方舆汇编·职方典》卷一四八《大名府部·纪事》。乾隆《大名县志》卷二七《机祥志》，民国《大名县志》卷二六《祥异志》。

⑧ 同治《西宁县志》卷一《星度志·灾祥》。

⑨ 《古今图书集成·方舆汇编·职方典》卷一二〇《顺德府部·纪事》。万历《广宗县志》卷八《祥异》。

⑩ 《平乡县志》，方志出版社1999年版。

⑪ 《明史》卷二〇《神宗纪一》。

⑫ 《明史》卷二八《五行志一·疾疫》。《古今图书集成·历象汇编·庶征典》卷一一四《疫灾部》引《山西通志》。

⑬ 万历《山西通志》卷二六《杂志上·灾祥》。

⑭ 雍正《山西通志》卷一六三《祥异》，乾隆《山西通志》卷一六三《祥异二》。

⑮ 《晋乘搜略》卷三一《祥异》。

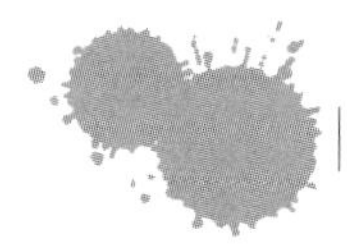

者[①]。三月,泽州地震,大疫流行,民有全家死者[②]。万历十四年至十六年,晋城县连续3年瘟疫流行,死者相枕藉[③]。晋城市是年瘟疫流行,民有全家尽死者[④]。

泽　州(清凤台县,今晋城市)　春地震,大疫[⑤]。

平阳府(治临汾县,今临汾市)　旱疫连绵不绝[⑥]。夏,临晋、平陆、荣河、稷山禾登时民疫,死甚众,二麦虽登,至无人收刈,饥民偶获饱食,死者复十之三四[⑦]。

夏　县　春大疫,死者枕藉[⑧]。

曲沃县　夏五月大疫,死者无算,至冬方息[⑨]。

太平县(今并入襄汾县)　旱疫,历年天灾不绝,死者无算,儿方坠地,即弃中野[⑩]。

襄陵县(今并入襄汾县)　万历十四、十六年,瘟疫盛行,死者甚多,儿方坠地,即弃中野[⑪]。

稷山县　先年大旱饥,道殣相望,本年疫,大有麦[⑫]。

荣河县(今并入万荣县)　荣河县疫,人多死,时二麦虽登,至无收刈者[⑬]。夏大熟,饥民偶获饱食,死者复十之三四,瘟疫死者又无算,至不相吊问[⑭]。夏大暑,民久饥,饱食死者甚众,继以瘟疫,死又无数[⑮]。

---

① 康熙《泽州志》卷二八《祥异》,雍正《泽州府志》卷五〇《艺文志·祥异》。

② 康熙《山西通志》卷三一《祥异》。

③ 《晋城县志》,山西古籍出版社1999年版。

④ 《晋城大事记》,中国城市出版社1993年版。

⑤ 乾隆《凤台县志》卷一二《纪事》。

⑥ 万历《山西通志》卷二六《杂志上·灾祥》。

⑦ 《古今图书集成·方舆汇编·职方典》卷三三〇《平阳府部·纪事三》。万历《平阳府志》卷一〇《灾祥》。

⑧ 乾隆《解州夏县志》卷一一《祥异》,光绪《夏县志》卷五《灾祥志》。《夏县志》,人民出版社1998年版。

⑨ 万历《沃史》卷二《今总纪》,康熙《曲沃县志》卷二八《祥异》,雍正《平阳府志》卷三四《祥异》,乾隆《新修曲沃县志》卷三七《祥异》,道光《新修曲沃县志》卷一《祲祥》,嘉庆《续修曲沃县志》卷八《艺文志·祥异》,光绪《续修曲沃县志》卷三二《志余·祥异》,民国《新修曲沃县志》卷三〇《丛志·灾祥》。

⑩ 雍正《平阳府志》卷三四《祥异》;乾隆《太平县志》卷八《祥异》,光绪《太平县志》卷一四《祥异》。

⑪ 《襄汾县志》,天津古籍出版社1991年版。

⑫ 乾隆《稷山县志》卷七《祥异》,嘉庆《稷山县志》卷七《祥异》,民国《稷山县志》卷七《祥异志》。

⑬ 乾隆《蒲州府志》卷二三《事纪》。

⑭ 康熙《荣河县志》卷八《灾祥》,乾隆《荣河县志》卷一四《祥异》,民国《荣河县志》卷一四《记三·祥异》。

⑮ 《万荣县志》,海潮出版社1995年版。

临晋县(今并入临猗县)　临晋县疫,人多死,时二麦虽登,至无收刈者①。大疫,死者无算,至不相吊问。夏麦虽登,无人收获,饥民偶或饱食,死者复十之三四。王光宙设药拯活者甚众②。

临猗县(今并入临猗县)　瘟疫流行,麦熟无人收获,死者达十分之三四③。

蒲　州(清永济县,今永济市)　疫,有年④。

潞安府(治长治县,今长治市)　郡中荒疫,郡守李公杜悉心拯救,城中死者尚三万人⑤。

襄垣县　旱疫⑥。

河南省

三月,河南大饥疫⑦。五月,河南大旱疫。汴城(开封)西至河南北大疫,死者枕藉⑧。

洛阳县(今洛阳市)　大疫,死者枕藉于街市⑨。

伊阳县(今汝阳县)　春饥,父子相食,问之父老,自立县以来未有荒旱疫疠如此之甚⑩。

孟津县　大疫,无一家能免者,其全家病绝者甚多⑪。

阌乡县(今并入灵宝县)　陨霜杀禾,大饥,大疫,闾阎哭声不绝,亲戚不相吊唁⑫。

陕　州(今三门峡市陕州区)　陨霜杀禾,大饥大疫,闾阎哭声不绝,亲戚不相

---

①　乾隆《蒲州府志》卷二三《事纪》。

②　康熙《临晋县志》卷六《灾祥》,乾隆《临晋县志》卷六《杂记上》,民国《临晋县志》卷一四《旧闻记》。

③　《临猗县志》,海潮出版社 1993 年版。

④　光绪《永济县志》卷二三《事纪》。

⑤　《古今图书集成·方舆汇编·职方典》卷三三六《潞安府部·外编》。顺治《潞安府志》卷一五《灾祥》。

⑥　光绪《襄垣县志》卷九《祥异》。

⑦　《明史》卷二〇《神宗纪一》。

⑧　《古今图书集成·历象汇编·庶征典》卷一一四《疫灾部》。康熙《河南通志》卷四《祥异》,雍正《河南通志》卷五《星野·祥异》,光绪《河南通志》卷五《祥异》。

⑨　顺治《洛阳县志》卷八《灾异》。

⑩　顺治《伊阳县志》卷二《灾异》。

⑪　顺治《河南府志》卷三《灾异》,康熙《孟津县志》卷四《灾祥》,嘉庆《孟津县志》卷四《祥异》。

⑫　顺治《阌乡县志》卷一《灾祥》,乾隆《阌乡县志》卷一一《祥异》,光绪《阌乡县志》卷一三《祥异》,民国《新修阌乡县志》卷一《通记》。

吊唁①。

祥符县(今开封市)　大疫,道殣相接②。

中牟县　大饥,人相食,大疫,民死者过半③。

郑　州(今郑州市)　瘟疫大作,民死几半,人相食④。

封丘县　三月大疫,榆叶落后,瘟疫流行,民死者大半,或以为水湿、阴寒所致⑤。

阳武县(今并入原阳县)　春至四月民大饥,人相食。瘟疫大作,十死八九。尸骸盈野,臭不可闻⑥。

原武县(今并入原阳县)　春大饥,人相食。夏,瘟疫大作,死者枕藉⑦。

汜水县(今并入荥阳市)　大旱,赤地四野,人相食,大疫,死者相枕⑧。

荥泽县(今属郑州市)　春大饥疫,人相食⑨。

荥阳县(今荥阳市)　春大饥疫,人相食,白骨委道⑩。

禹　州(今禹州市)　春大饥,人相食,夏大疫,死者甚众⑪。

杞　县　春大饥,人相食。夏四月寒甚,多风霾,昼常晦。是年大疫,自春徂秋,死者万余人⑫。

尉氏县　春,大饥,大疫⑬。

鄢陵县　大饥,人相食,病瘟,死伤尤众。春大饥,人相食;夏大疫,死者过半⑭。

---

① 乾隆《重修直隶陕州志》卷一九《灾祥》,光绪《陕州直隶州志》卷一《舆地·祥异》,民国《陕县志》卷一《大事记》。

② 《古今图书集成·方舆汇编·职方典》卷三八九《开封府部·纪事》。顺治《祥符县志》卷一《灾祥》。

③ 天启《中牟县志》卷二《物异》,乾隆《中牟县志》卷一《舆地志·祥异》,同治《中牟县志》卷一《舆地·祥异》,民国《中牟县志》卷一《天时志·祥异》。

④ 康熙《郑州志》卷一《灾祥》,乾隆《郑州志》卷一《星野志·祥异》,民国《郑县志》卷一《天文志·祥异》。

⑤ 顺治《封丘县志》卷三《民土·祥灾》。

⑥ 康熙《阳武县志》卷八《灾祥》,乾隆《阳武县志》卷一二《灾祥志》。

⑦ 万历《原武县志》卷上《祥异》,乾隆《原武县志》卷一〇《艺文下·祥异》,民国《阳武县志》卷一《通纪》。

⑧ 乾隆《汜水县志》卷一二《祥异》。

⑨ 顺治《荥泽县志》卷七《灾祥》。

⑩ 乾隆《荥阳县志》卷二《地理志·灾祥》。

⑪ 顺治《禹州志》卷九《禨祥》,乾隆《禹州志》卷一三《灾祥志》,道光《禹州志》卷二《纪事沿革表》,同治《禹州志》卷二《记事沿革表》,民国《禹县志》卷二《大事纪》。

⑫ 万历《杞乘》卷二《今总纪》,乾隆《杞县志》卷二《天文志·祥异》。

⑬ 道光《尉氏县志》卷一《星野志·祥异》。

⑭ 同治《鄢陵文献志》卷二三《祥异志》,民国《鄢陵县志》卷二九《祥异志》。

许　州（今许昌市）　大疫，死者枕藉①。

叶　县　大疫②。

郾城县（今漯河市郾城区）　春大饥，人相食，夏大疫，死者过半③。

临颍县　大疫④。

河内县（今包括沁阳市、博爱县、焦作市区）　大饥，人相食，斗米千钱，大疫，死者枕藉⑤。按：民国二年（1913）河内县更名沁阳县，十六年（1927）析置博爱县。

济源县（今济源市）　大饥，大疫，人相食⑥。

温　县　大旱，瘟疫流行，人多死⑦。

孟　县（今孟州市）　大饥，人相食，瘟疫，死者枕藉道路⑧。

武陟县　春大饥，人相食，瘟疫大作，死者枕藉道路⑨。

修武县　春饥，民食树皮蒺藜等物殆尽，死者填塞道路，或父子相食。夏瘟疫大作，有一家全殒者，虽至亲不问吊⑩。

卫辉府（治汲县，今卫辉市）　大旱，大疫⑪。

淇　县　春大饥，大疫，人相食⑫。

新乡县（今新乡市）　年荒，人相食，大疫，死者枕藉，至不能殓，填弃壕隍⑬。

---

① 乾隆《许州志》卷一〇《杂述志·祥异》，道光《许州志》卷一一《祥异》，民国《许昌县志》卷一九《杂述·祥异》。

② 康熙《叶县志》卷一《祥异》，同治《叶县志》卷一《舆地志·祥异》。

③ 顺治《郾城县志》卷八《祥异志》，乾隆《郾城县志》卷六《杂稽志·杂稽》，民国《郾城县志》卷五《大事篇》。

④ 顺治《临颍县志》卷七《杂稽·灾祥》，乾隆《临颍县续志》卷七《灾祥》，民国《重修临颍县志》卷一三《杂记志·灾祥》。

⑤ 《古今图书集成·方舆汇编·职方典》卷四二六《怀庆府部·纪事》。顺治《怀庆府志》卷一《星野·祥异》，乾隆《新修怀庆府志》卷三二《杂记·物异》；万历《河内县志》卷一《灾祥》，康熙《河内县志》卷一《星野·附灾祥》，道光《河内县志》卷一一《祥异志》。

⑥ 乾隆《济源县志》卷一《祥异》。

⑦ 乾隆《温县志》卷五《天文志·灾祥》。

⑧ 康熙《孟县志》卷七《灾祥》，乾隆《孟县志》卷一〇《杂记》，民国《孟县志》卷一〇《杂志·祥异》。

⑨ 康熙《武陟县志》卷一《灾祥》，道光《武陟县志》卷一二《祥异志》。

⑩ 康熙《修武县志》卷四《灾祥》，乾隆《修武县志》卷九《灾祥志》，道光《修武县志》卷四《祥异志》。

⑪ 乾隆《卫辉府志》卷四《祥异》，乾隆《汲县志》卷一《舆地上·祥异》。

⑫ 顺治《淇县志》卷一〇《灾祥志》。

⑬ 康熙《新乡县续志》卷二《灾异》，乾隆《新乡县志》卷二八《祥异志》。

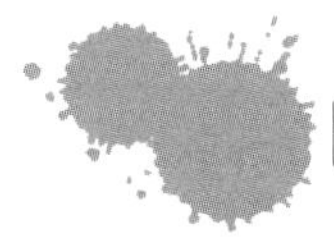

获嘉县　春旱,大饥疫,死者枕藉,民相食[①]。

滑　县　大饥疫[②]。

林　县(今林州市)　先年春地震,夏大旱,秋无禾,冬饥馑,人相食,本年夏,卖有秋,大有年,人大疫[③]。

汤阴县　大饥,后瘟疫,又死者众[④]。

陈　州(清淮宁县,民国淮阳县,今淮阳市)　春大饥且疫,逃亡甚众[⑤]。

扶沟县　大疫,死者强半。是时麦大熟,无人收获。有蝇蔽天南度,栖处垣屋皆绿[⑥]。

沈丘县　春饥,大疫[⑦]。

鹿邑县　春,饥疫[⑧]。

睢　州(今睢县)　疫[⑨]。

开　州(今濮阳市)　大饥,夏大疫,麦熟,无人收割[⑩]。按:原属北直隶大名府。

长垣县　春大旱,民食树皮,大疫,尸骸横野[⑪]。按:原属北直隶大名府。

内黄县　大疫。春灾,煮粥赈谷,人多疫死[⑫]。按:内黄县时属北直隶大名府。

陕西省

春三月,陕西大饥疫[⑬]。五月,陕西大旱疫[⑭]。

---

① 万历《获嘉县志》卷一〇《杂志》,乾隆《获嘉县志》卷一六《祥异》,民国《河南获嘉县志》卷一七《祥异》。

② 顺治《滑县志》卷四《祥异》,康熙《滑县志》卷四《天文志·祥异》,乾隆《滑县志》卷一三《祥异》,同治《滑县志》卷一一《祥异》,民国《重修滑县志》卷二〇《大事记·祥异》。

③ 乾隆《林县志》卷六《赋役·祥异》;万历《林县志》卷八《灾祥》,康熙《林县志》卷一三《灾祲》,乾隆《彰德府志》卷二一《祥异》,民国《林县志》卷一六《大事表·祥异》。

④ 乾隆《彰德府志》卷二一《祥异》,顺治《汤阴县志》卷九《杂志》。

⑤ 康熙《续修陈州志》卷四《灾祥杂志·灾异》,乾隆《陈州府志》卷三〇《杂志·祥异》,道光《淮宁县志》卷一三《五行志》,民国《淮阳县志》卷二〇《杂志上·灾异》。

⑥ 康熙《扶沟县志》卷四《灾异》,乾隆《扶沟县志》卷七《灾祥志》,道光《扶沟县志》卷一二《灾祥志》,光绪《扶沟县志》卷一五《灾祥志》。

⑦ 顺治《沈丘县志》卷一三《丛纪志·灾祥》,乾隆《沈丘县志》卷一一《丛纪志·灾祥》。

⑧ 光绪《鹿邑县志》卷六下《民赋志》。

⑨ 康熙《睢州志》卷七《祥异》,光绪《续修睢州志》卷一二《存遗志·灾异》。

⑩ 康熙《开州志》卷四《灾祥》,嘉庆《开州志》卷一《地理志·祥异》,光绪《开州志》卷一《地理志·祥异》。

⑪ 康熙《长垣县志》卷二《民土·灾异》,嘉庆《长垣县志》卷九《事纪书·祥异》。

⑫ 乾隆《彰德府志》卷二一《祥异》;万历《内黄县志》卷六《编年》,乾隆《内黄县志》卷六《编年》,光绪《内黄县志》卷八《事实志》。

⑬ 《明史》卷二〇《神宗纪一》。

⑭ 《明史》卷二八《五行志·疾疫》。

蓝田县　大旱，疫[1]。

三原县　陕西大疫[2]。

潼关卫（今潼关县）　陨霜杀禾，大饥，大疫[3]。疫病流行，乡里哭声不绝[4]。

华阴县（今华阴市）　春，瘟疫大作，病者十九，死尸横野[5]。春，瘟疫大作，病者十有九死[6]。

咸阳县（今咸阳市）　连岁秋夏无收，且时疫盛行，虽知县樊公镕施禾救济，而男女死者无数矣[7]。民病疫多死[8]。

麟游县　因为连年大旱，是年大祲（迷信的人称不祥之气为祲，实为疫疠流行），民死甚多[9]。

朝邑县（时含平民县，今并入大荔县）　平民县疫，有年[10]。

醴泉县（今礼泉县）　岁连饥，饿殍盈野，时疫大行，盗贼窃发[11]。

白水县　夏五月，大旱，疫[12]。五月旱，大疾[13]。

同　州（今大荔县）　春，陨霜杀禾，大饥，大疫。夏又大疫，人多死且徙者[14]。春夏期间，疫病大发，人多死伤、流亡[15]。

澄城县　春，陨霜杀禾，大饥大疫[16]。

鄠　县（今户县）　陕西大旱，饥民相食，五月大疫[17]。

---

① 《蓝田县志》，陕西人民出版社 1994 年版。

② 光绪《三原县志》卷九《祥异》。按：光绪抄本“十八年陕西大疫”，并有小字注明出自《明史·五行志》，当是“十六年”之讹误。

③ 康熙《潼关县志》卷上《灾祥》。

④ 《潼关县志》，陕西人民出版社 1992 年版。

⑤ 乾隆《华阴县志》卷二一《纪事》。

⑥ 《华阴县志》，作家出版社 1995 年版。

⑦ 万历《咸阳县新志·记事》，乾隆《咸阳县志》卷二一《祥异》，民国《重修咸阳县志》卷八《祥异》。

⑧ 《咸阳市卫生志》，1998 年。

⑨ 《麟游县志》，陕西人民出版社 1993 年版。

⑩ 民国《平民县志》卷四《灾祥志》。

⑪ 崇祯《醴泉县志》卷四《杂志·灾祥》，民国《续修醴泉县志》卷一四《杂记志·祥异》。

⑫ 乾隆《白水县志》卷一《祥异》，民国《白水县志》卷一《地理志·祥异》。

⑬ 《白水县志》，西安地图出版社 1989 年版。

⑭ 天启《同州志》卷一六《祥祲》，咸丰《同州府志》卷六《沿革表下》；乾隆七年《大荔县志》卷一六《杂记》，乾隆五十一年《大荔县志》卷二六《杂记下·祥祲》。

⑮ 《大荔县志》，陕西人民出版社 1994 年版。

⑯ 《澄城县志》，陕西人民出版社 1991 年版。

⑰ 《户县志》，西安地图出版社 1987 年版。

兴安州(今安康市)　“5月,陕西大旱疫。”[①]按:史载“五月陕西大旱疫”并不等于处处都大疫,今《安康市卫生防疫志》引此,不足为信。

山东省

五月,山东大旱疫[②]。

历城县(今济南市)　济南大疫[③]。

长山县(今并入邹平县和淄博市)　大疫[④]。

海丰县(今无棣县)　夏五月,疫[⑤]。五月,海丰、长山疫[⑥]。

东明县　春大饥,人相食,疫气流行,人死强半,夏麦大熟,委弃在野,不尽收割[⑦]。

定陶县(今菏泽市定陶区)　大饥,人食树皮草根殆尽,瘟疫盛行,民死过半[⑧]。

齐河县　五月,山东大旱疫[⑨]。

胶　州(今胶州市)　夏大旱,疫[⑩]。夏大旱,疫病暴发[⑪]。

曲阜县(今曲阜市)　夏五月,疫[⑫]。

曹　州(今菏泽市)　大饥,人相食,且瘟疫盛行,饥饿及病死大半,至有全家尽死者[⑬]。

曹　县　大饥,人相食,瘟疫盛行,饿与病死各半[⑭]。

---

① 《安康市卫生防疫志》,2006年。

② 《明史》卷二八《五行志一·疾疫》。宣统《山东通志》卷一〇《通纪》,民国《齐河县志》卷首《大事纪》。《山东省卫生志》,山东人民出版社1992年版。

③ 《古今图书集成·方舆汇编·职方典》卷二〇八《济南府部·纪事二》。崇祯《历乘》卷一三《灾祥》,崇祯《历城县志》卷一六《杂志·灾祥》,康熙《济南府志》卷一〇《灾祥》,乾隆《历城县志》卷二《总纪》。

④ 康熙《长山县志》卷七《灾祥志·灾祥》,嘉庆《长山县志》卷四《灾祥志》。

⑤ 民国《无棣县志》卷六《事纪》、卷一六《祥异志》。

⑥ 《惠民地区卫生志》,天津科学技术出版社1992年版。

⑦ 康熙《东明县志》卷七《灾祥》,乾隆《东明县志》卷七《杂志·灾祥》,民国《东明县新志》卷二二《大事纪》。

⑧ 顺治《定陶县志》卷七《杂稽志·灾异》,乾隆《定陶县志》卷八《杂稽·灾祥》,民国《定陶县志》卷九《杂稽志·灾祥》。《定陶县志》,齐鲁书社1999年版。

⑨ 民国《齐河县志》卷首《大事纪》。

⑩ 民国《增修胶志》卷五三《祥异》。

⑪ 《胶州市卫生志》,1990年。

⑫ 乾隆《曲阜县志》卷三〇《通编》。

⑬ 光绪《菏泽县志》卷一九《灾祥》,光绪《新修菏泽县志》卷一八《杂记》。

⑭ 康熙《曹州志》卷一九《灾祥》,康熙《兖州府曹县志》卷一八《杂稽志·灾祥》,光绪《曹县志》卷一八《杂稽志·灾祥》。

濮　州(今属鄄城县)　春饥,民有死者。夏麦大收,民食麦,疫死甚众①。

范　县　春,饥荒,人有饿死者。本年疫病流行,死人甚多②。

临清州(今临清市)　四月,大名府水灾旱灾相间,民间大饥大疫,人死近半③。

安徽省

萧　县　春大饥,人相食,夏五六月大疫,死者相枕④。

江苏省

春三月,南畿大饥疫⑤。

徐州府(治铜山县,今徐州市)　春大饥,人相食,夏大疫,死者相枕⑥。春,徐大饥,人相食。夏疫,死者相枕⑦。

铜山县(今徐州市铜山区)　春大饥,人相食,夏大疫,死者相枕⑧。

砀山县　春大饥,斗粟三钱,夏疫⑨。春大饥,夏疫⑩。

宿迁县(今宿迁市)　大饥,多疫⑪。宿迁县大饥荒,疫病流行⑫。宿迁大饥大疫⑬。

通　州(今南通市)　万历十五年十六年通州、宝应、如皋大疫⑭。

泰　州(今泰州市)　春夏疫⑮。

宝应县　旱,大疫⑯。

---

① 康熙《濮州志》卷一《年记》,乾隆《濮州志》卷一《年记》,宣统《濮州志》卷二《年记》。

② 《范县志》,河南人民出版社1993年版。

③ 《临清市志》,齐鲁书社1997年版。

④ 顺治《萧县志》卷五《灾祥》,嘉庆《萧县志》卷一八《祥异》。

⑤ 《明史》卷二〇《神宗纪一》。

⑥ 顺治《徐州志》卷八《灾祥》,乾隆《徐州府志》卷三〇《祥异》,同治《徐州府志》卷五《祥异》。

⑦ 《徐州市卫生志》,1991年。

⑧ 道光《铜山县志》卷二三《祥异》,民国《铜山县志》卷四《纪事表·灾变》。《铜山县志》,中国社会科学出版社1993年版。

⑨ 乾隆《砀山县志》卷一《舆地志·祥异》。

⑩ 《砀山县志》,方志出版社1996年版。

⑪ 同治《宿迁县志》卷三《纪事沿革表》。

⑫ 《宿迁市志》,江苏人民出版社1996年版。

⑬ 《淮阴市卫生志》,中国矿业大学出版社1997年版。

⑭ 康熙《扬州府志》卷二二《灾异纪》。

⑮ 道光《泰州志》卷一《祥异》。

⑯ 万历《宝应县志》卷五《灾祥》,康熙《宝应县志》卷三《灾祥》,道光《宝应县志》卷九《灾祥》,民国《宝应县志》卷五《食货志·水旱》。

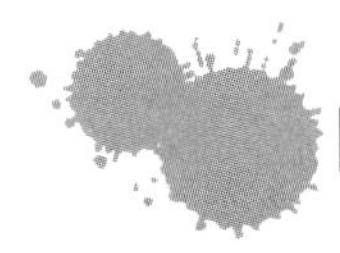

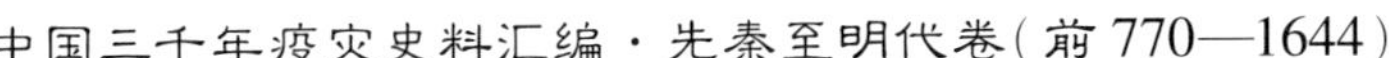

如皋县(今如皋市)　大饥,疫①。小海场(今东台县)春夏疫②。

应天府(江宁、上元二县附郭,今南京市)　江宁疫疠,死者骈接③。夏五月,南都大疫,死者甚众④。春三月,南京旱疫⑤。南京夏旱(江南大旱),疫死者无算,聚宝门军以豆计棺,日以升计⑥。

上元县(今属南京市)　夏旱疫,死者无算⑦。

高淳县(今南京市高淳区)　大旱,大疫,道殣相望⑧。

丹阳县(今丹阳市)　大旱,(万历十七年)前后三年大疫⑨。万历十六至十八年(1588—1590)瘟疫流行,死亡者众⑩。

丹徒县(今镇江市)　大旱,(万历十七年)前后三年大疫⑪。

武进县(今常州市武进区)　大旱疫⑫。

宜兴县(今宜兴市)　旱,民大饥疫⑬。

吴　县(今属苏州市)　夏,霪雨逾月,湖水浮于岸,岁饥,复大疫⑭。五月初,连雨半月,田亩泛溢;至二十七日以后大雨经旬,昼夜不绝,高下尽成巨浸,禾苗腐烂,庐舍漂没。复大疫⑮。五六月大雨,高下尽成巨浸,大疫。饿殍填塞街衢濠堑,浮尸舟行为碍,城内外积骸如山⑯。

常熟县(今常熟市)　春霖雨,夏旱,大疫,大饥,官方煮粥赈饥民,得粥死者比比,殍塞于路,城壕浮尸,槁橹为阻,寺观中饥民聚集,染疫死者凡万人⑰。

---

① 万历《如皋县志》卷二《五行》,嘉庆《如皋县志》卷二三《祥祲》。

② 乾隆《小海场新志》卷一〇《灾异》。

③ 《古今图书集成·方舆汇编·职方典》卷六五七《江宁府部·汇考五》。

④ 〔明〕江瓘《名医类案》卷一《瘟疫》。

⑤ 民国《首都志》卷一六《历代大事表》。《南京卫生志》,方志出版社1996年版。

⑥ 康熙《江宁府志》卷二九《灾祥》。〔清〕孙之騄《二申野录》卷五,见杨国宜《明朝灾异野闻编年录》,安徽师范大学出版社2012年版,第127页。

⑦ 道光《上元县志》卷一《天文志·庶征》。

⑧ 顺治《高淳县志》卷一二《祥异》,民国《高淳县志》卷一二《祥异志》。

⑨ 乾隆《丹阳县志》卷六《祥异》,光绪《重修丹阳县志》卷三〇《祥异》。

⑩ 《丹阳市卫生志》,南京出版社2004年版。

⑪ 嘉庆《丹徒县志》卷四六《祥异》,光绪《丹徒县志》卷五八《祥异》。

⑫ 光绪《武进阳湖县志》卷二九《杂事·祥异》。

⑬ 万历《宜兴县志》卷一〇《灾祥》,嘉庆《宜兴县志》卷末《祥异》。

⑭ 乾隆《太湖备考》卷一四《灾异》。

⑮ 崇祯《吴县志》卷一一《祥异》。

⑯ 顺治《吴县志》卷二一《祥异》。

⑰ 光绪《重修常昭合志》卷四七《祥异志》。

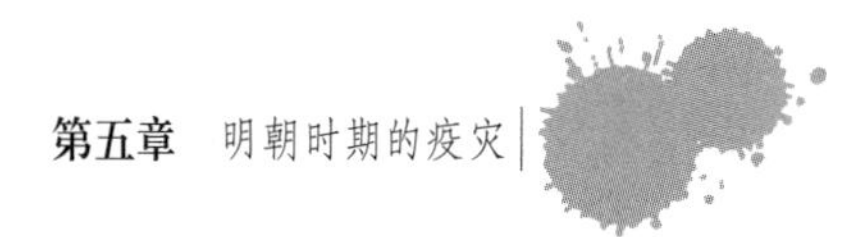

太仓州（今太仓市） 春霪雨，夏秋大旱，疫①。春涝、夏旱、疫②。

上海市

上海县（今闵行区、南汇区、川沙区） 春大旱，大疫，民死无算③。

青浦县（今青浦区） 大疫④。

华亭县（今松江区） 春霪雨，夏秋大旱疫，死者枕藉⑤。

嘉定县（今嘉定区、宝山区） 春霪雨，夏秋大旱疫，死者枕藉⑥。春大旱，五月大水，七月大风，田禾皆尽，民大饥，又大疫，民死甚众⑦。是年嘉定荒年，继又疫疠，死亡甚多，积尸路旁，舟车几不行⑧。

浙江省

春三月，浙江大饥疫⑨。夏五月，浙江大旱疫⑩。

杭州府（钱塘、仁和二县附郭，今杭州市） 五月，浙西旱疫，秋大饥⑪。杭州春大雨，六月旱，瘟疫盛行，鬻妻女至空室者，十家而八，骸骨不及收者满山谷间⑫。

钱塘县 自三月至五月雨不止，大水，大饥，死者枕藉，鬻妻女者十家而八，骸骨满山谷间。夏六月旱，大饥，瘟疫⑬。

余杭县（今杭州市余杭区） 春，大雨水，蚕麦禾俱无收。余杭大疫，大祲，死者相枕⑭。

---

① 光绪《太仓直隶州志》卷一九《蠲赈》。

② 《太仓市卫生志》，1998年。

③ 同治《上海县志》卷三〇《杂记·祥异》，民国《上海县志》卷一《纪年》，民国《南汇县续志》卷二二《杂志·祥异》；光绪《川沙县志》卷一四《杂志·祥异》。《上海卫生志》，上海社会科学院出版社1998年版。

④ 光绪《青浦县志》卷二九《杂记·祥异》。

⑤ 光绪《江东志》卷一《祥异》。

⑥ 乾隆《嘉定县志》卷四《赋役志·祥异》，光绪《嘉定县志》卷六《赋役志下·机祥》，光绪《宝山县志》卷一四《志余·祥异》。

⑦ 嘉庆《淞南志》卷二《灾祥》。

⑧ 《上海卫生志》，上海社会科学院出版社1998年版。

⑨ 《明史》卷二〇《神宗纪一》。同治《湖州府志》卷四四《前事略·祥异》。

⑩ 《明史》卷二八《五行志一·疾疫》。

⑪ 乾隆《杭州府志》卷五六《祥异二》，民国《杭州府志》卷八四《祥异》。

⑫ 〔清〕孙之騄《二申野录》卷五，见杨国宜《明朝灾异野闻编年录》，安徽师范大学出版社2012年版，第127页。

⑬ 康熙《钱塘县志》卷一二《灾祥》。

⑭ 嘉庆《余杭县志》卷三七《祥异》，民国《杭州府志》卷八四《祥异》。

海宁县(今海宁市)　旱,大饥疫①。

湖州府(乌程、归安二县附郭)　旱蝗且大疫,时饿殍载道,民茹草木②。三月大饥疫,五月大旱蝗,饥殍载道,民茹草木③。

乌程县(今属湖州市)　蝗旱且疫。三月大饥疫④。

归安县(今属湖州市)　蝗旱且疫⑤。乌青镇大疫疠,死者枕藉⑥。

长兴县　秋大风雨,大旱,大饥且疫,民多死亡⑦。

孝丰县　旱蝗且大疫,时饥殍载道,民茹草木⑧。

德清县　米价腾贵,饥,疫,死者无算⑨。

嘉兴府(秀水、嘉兴二县附郭,今嘉兴市)　蝗疫流行,死者殆半⑩。大水复大疫,米石一两八钱,饿殍盈野⑪。

秀水县(今属嘉兴市)　旱,无获,饿死者以万计,大疫⑫。

平湖县　万历戊子(十六年)、己丑(十七年)频旱,疾疫大作,僵尸载道,斗米二钱⑬。

海盐县　正月至四月霪雨为灾,百姓大饥,饥而死者相藉,日以千百计,河渠秽不可濯。大饥导致了大疫,时人吕元声《戊子纪事诗》云:“少小见人说饥馁,壬子兵荒辛酉水。此时饱食不关怀,老大方知穷戊子。两年田白无草生,到处瘟黄哭人死。”⑭

崇德县(清石门县,今并入桐乡县)　六月旱,河流几绝。七月二十二日大雨,不半日水平岸。瘟疫大行⑮。

---

①〔清〕谈迁《海昌外志》卷一《丛谈志·祥异》,乾隆《海宁县志》卷一二《杂志·灾祥》,民国《海宁州志稿》卷四〇《杂志·祥异》。

② 乾隆《湖州府志》卷三八《祥异》。

③《湖州市卫生志》,香港大时代出版社1993年版。

④ 崇祯《乌程县志》卷四《灾异》,光绪《乌程县志》卷二七《祥异》。

⑤ 康熙《归安县志》卷六《灾祥志》,光绪《归安县志》卷二七《前事略·祥异》。

⑥ 民国《乌青镇志》卷二《祥异》。

⑦ 顺治《长兴县志》卷四《灾祥》,乾隆《长兴县志》卷一〇《灾祥》,同治《长兴县志》卷九《灾祥》。

⑧ 康熙《孝丰县志》卷七《灾祥志·灾异》,同治《孝丰县志》卷八《灾祥志》。

⑨ 康熙《德清县志》卷一〇《杂志·灾祥》。

⑩《古今图书集成·方舆汇编·职方典》卷九六六《嘉兴府部·纪事》。

⑪ 康熙《嘉兴府志》卷二《星野·祥异》,嘉庆《嘉兴府志》卷三五《祥异》,光绪《嘉兴府志》卷三五《祥异》;乾隆《浙江通志》卷一〇九《祥异下》。

⑫ 万历《秀水县志》卷一〇《丛谈志·禨祥》。

⑬ 乾隆《平湖县志》卷八《名宦·江环》。

⑭ 光绪《海盐县志》卷一三《祥异考》。

⑮ 万历《崇德县志》卷一一《灾祥》,光绪《石门县志》卷一一《杂类志·祥异》。

桐乡县　大疫疠,死者枕藉[①]。

绍兴府(会稽、山阴二县附郭,今绍兴市)　正月至五月霪雨,各邑(山阴、会稽、萧山、余姚、上虞等县)贫民饥死者接踵,疫疠交作[②]。先年,山阴、会稽、萧山、余姚、上虞五县自秋雨,至冬至始晴,大饥。是年又淫雨,疫疠交作[③]。

山阴县(今绍兴市)　霪雨,疫病交作,大饥[④]。

萧山县(今杭州市萧山区)　大疫,死者无算[⑤]。自正月逮五月霪雨,麦复不登,米价腾涌,一斗一钱八分。丐人死者接踵,所在盗起,官设粥以赈,民竞就食,多卧于道,疫疠大作,十室九空[⑥]。瘟疫流行,邑无宁居,死者相藉于道[⑦]。

嵊　县(今嵊州市)　大饥,草木树皮可食者搜括殆尽,饿莩塞道。夏疫,民死益多[⑧]。

严州府(治建德县)　严州大饥且疫,死者载道[⑨]。

建德县　大饥且疫,民食草根,死者载道[⑩]。

处州府(治丽水县,今丽水市)　丽水、遂昌大旱,荒疫[⑪]。

丽水县(今丽水市)　大旱,荒,疫[⑫]。

缙云县　万历戊子,东南祲疫,饥死无算。缙云县大旱疫[⑬]。

遂昌县　大旱,荒,疫[⑭]。

---

① 康熙《桐乡县志》卷二《人民部·灾祥》,嘉庆《桐乡县志》卷一二《机祥》,光绪《桐乡县志》卷二〇《杂类志·祥异》。

② 《古今图书集成·历象汇编·庶征典》卷一一四《疫灾部》。康熙《绍兴府志》卷一三《灾祥志》,乾隆《绍兴府志》卷八〇《祥异》;乾隆《浙江通志》卷一〇九《祥异下》。

③ 《绍兴市卫生志》,上海科学技术出版社 1994 年版,第 2 页。《绍兴县卫生志》,浙江古籍出版社 1997 年版。

④ 嘉庆《山阴县志》卷二五《政事志·机祥》。

⑤ 康熙《绍兴府志》卷一三《灾祥志》,万历《萧山县志》卷六《祥异》。

⑥ 康熙《萧山县志》卷九《灾祥》,民国《萧山县志稿》卷五《田赋志·祥异》。

⑦ 《萧山县志》,浙江人民出版社 1987 年版。

⑧ 同治《嵊县志》卷二六《祥异》,民国《嵊县志》卷三一《杂志·祥异》。

⑨ 万历《续修严州府志》卷一九《外志二·祥异》,乾隆《浙江通志》卷一〇九《祥异下》,乾隆《严州府志》卷二二《佚事》,光绪《严州府志》卷二二《祥异》。

⑩ 万历《续修建德县志》卷一九《祥异》,康熙《建德县志》卷九《佚事志·灾祥》,道光《建德县志》卷二〇《祥异志·异》,光绪《建德县志》卷二〇《祥异志》,民国《建德县志》卷一《天文志·灾异》。

⑪ 雍正《处州府志》卷一六《杂事志》。

⑫ 崇祯《处州府志》卷一八《灾眚》,光绪《处州府志》卷二五《祥异志》;同治《丽水县志》卷一四《兵戎》,民国《丽水县志》卷一三《兵戎志·灾异》。

⑬ 《古今图书集成·历象汇编·庶征典》卷一一四《疫灾部纪事》。

⑭ 康熙《遂昌志》卷一〇《杂事志·灾眚》。

宁波府(治鄞县,今宁波市)　五县大饥,流离遍野,民有以一子女易一餐者,甚有怀百金田券不得售而死者。瘟疫继之,道殣相望①。

镇海县(今宁波市镇海区)　大饥,流离,瘟疫盛行②。旱,大饥,瘟疫流行,民有以子女易一餐者,也有身怀百金田券而病饿死者③。

定海县(今舟山市)　大饥,流离遍野,瘟疫继之,道殣相望④。大饥流离,遍野瘟疫,道殣相望⑤。

象山县　六月天降黑雨,岁复大饥,兼以瘟疫大作,道殣相望⑥。

慈溪县(今慈溪市)　大饥,流离遍野,民有以一子女易一餐者。夏,瘟疫仍之,道殣相望⑦。

天台县　天台饥,复大疫。民食草根实,死者无算,兼大疫,巡按御史蔡系周行县施药,救活数万人⑧。

太平县(今温岭市)　旱疫历年,天灾不绝,死者无算⑨。

金华县(今金华市)　饥,谷石银七钱,民食草根木皮,夏疫⑩。

武义县　万历十五、十六、十七三年旱,斗米银五钱,流殍满道,疫大发⑪。

兰溪县(今兰溪市)　大水入城市,田禾尽没,民食草木,疫疠大作,死者接踵⑫。大水入城,田禾尽没,民食草木,疫疠大作,死者无数⑬。

衢州府(治西安县,今衢州市)　龙游、江山夏大旱,秋疫,民饥⑭。西安、龙游、江

---

① 康熙《宁波府志》卷三〇《祥祲》,雍正《宁波府志》卷三六《逸事》,光绪《宁波府志》卷三六《祥异》;乾隆《鄞县志》卷二六《杂识上·祥异》,同治《鄞县志》卷六九《祥异》。

② 光绪《镇海县志》卷三七《杂识·祥异》,民国《镇海县志》卷四三《祥异》。

③ 《宁波市北仑区卫生志》,上海辞书出版社2007年版。

④ 康熙《定海县志》卷六《灾祥》,光绪《定海厅志》卷二五《机祥》,民国《定海县志》之《舆地志·气候·灾异》。

⑤ 《舟山市卫生志》,中华书局2002年版。

⑥ 同治《象山县志稿》卷二二《机祥》,民国《象山县志》卷三〇《志异》。

⑦ 光绪《慈溪县志》卷五五《祥异》。

⑧ 光绪《台州府志》卷二九《大事三》,民国《台州府志》卷一三四《杂志·祥异》。

⑨ 雍正《太平县志》卷七《世代志·祲祥》,乾隆《太平县志》卷八《祥异志》,道光《太平县志》卷一五《祥异志》,光绪《太平县志》卷一四《杂记志·祥异》。

⑩ 康熙《金华县志》卷三《祥异》,道光《金华县志》卷一二《杂志·祥异》,光绪《金华县志》卷一六《类要志·五行》。

⑪ 嘉庆《武义县志》卷一二《杂纪·祥异》,光绪《武川备考》卷一一《祥异》。

⑫ 嘉庆《兰溪县志》卷一八《杂事·祥异》,光绪《兰溪县志》卷八《杂志·祥异》。

⑬ 《兰溪市志》,浙江人民出版社1988年版。

⑭ 康熙《衢州府志》卷三〇《五行志》。

山三县春淫雨，夏大旱，秋疫，民饥①。

龙游县　大旱，疫②。春淫雨，夏大旱，秋疫③。

江山县（今江山市）　大旱，疫作④⑤。

江西省

春，抚州、建昌、袁州、临江、瑞州五月不雨，大饥，秋七月大疫⑥。

南昌县（今属南昌市）　时疫盛行⑦。

新建县（今属南昌市）　秋七月疫⑧。

高安县（今高安市）　万历戊子（十六年）、己丑（十七年）间，疫气传染，家户病疫⑨。

安义县　自此连续三年大旱，疫死者枕藉载道⑩。

南康府（治星子县，今庐山市）　所属四县大旱，人民饥疫，升米一钱二分，死者枕藉载道⑪。

都昌县　大旱，饥疫，米价腾贵⑫。

彭泽县　大旱又大疫⑬。

广信府（治上饶县，今上饶市）　贵溪、广丰、兴安饥疫⑭。

贵溪县（今贵溪市）　饥，疫⑮。

---

① 《衢州市卫生志》，上海交通大学出版社1997年版。

② 万历《龙游县志》卷一〇《杂识》，康熙《龙游县志》卷一二《杂识》，民国《龙游县志》卷一《通纪》。

③ 《龙游县卫生志》，上海社会科学院出版社1992年版。

④ 康熙《江山县志》卷九《杂记志·灾祥》，乾隆《江山县志》卷一三《祥异》，同治《江山县志》卷一二《拾遗志·祥异》。

⑤ 《江山市志》，浙江人民出版社1990年版。

⑥ 雍正《江西通志》卷一〇七《祥异》。

⑦ 〔清〕喻昌《寓意草》卷四《人参败毒散注验》。

⑧ 同治《新建县志》卷二《天文志·机祥》。

⑨ 《古今图书集成·博物汇编·艺术典》卷五一一《医部·医术名流列传·姜宸传》。雍正《江西通志》卷一〇六《姜宸》，道光《高安县志》卷二二《方伎》。

⑩ 康熙《安义县志》卷一〇《杂志·祥异》，同治《安义县志》卷一六。

⑪ 康熙《南康府志》卷一一《咎征》，同治《星子县志》卷一四《杂志·祥异》。

⑫ 康熙《都昌县志》卷一〇《杂类志·灾祥》，同治《都昌县志》卷一六《杂记·祥异》。

⑬ 康熙《彭泽县志》卷一四《杂志》，乾隆《彭泽县志》卷一五《古事记·祥异》，同治《彭泽县志》卷一八《杂记·祥异》。

⑭ 乾隆《广信府志》卷一《天文·祥异》，同治《广信府志》卷一《地理志·祥异》。

⑮ 康熙《贵溪县志》卷一《祥异》，乾隆《贵溪县志》卷五《祥异》，道光《贵溪县志》卷二七《祥异》，同治《贵溪县志》卷一〇《杂类志·祥异》。

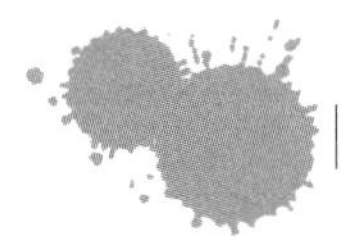

金溪县　邑中饥疫频仍①。

饶州府(治鄱阳县,今鄱阳县)　万历十五、十六、十七年旱,饥疫相仍,死者载道②。

余干县　四月大水,人多溺死,之后,饥,大疫,斗粟百钱,死伤载道③。

临川县(今抚州市)　春旱,五月不雨,大饥,秋大疫④。

建昌府(治南城县)　建昌五月不雨,大饥,秋七月大疫⑤。

宁都县　荒,冬疫⑥。

安徽省

怀宁县(含今安庆市、怀宁县)　大旱疫⑦。

宿松县　三月八日,宿松地震,夏大旱疫,民大饥⑧。

望江县　夏两月不雨,大旱,秋异风冻谷,疫大作⑨。旱,风杀迟谷,三月初七日地震,疫大作⑩。大旱,疫⑪。

桐城县(今桐城市)　三月地震,夏大旱,秋黑风杀谷,疫大作⑫。

潜山县　大旱疫,民大饥,死者盈野,灾连数十里⑬。

太湖县　大旱,民饥,多疫⑭。

---

① 道光《金溪县志》卷三九《孝友》。

② 同治《饶州府志》卷三一《杂类志·祥异》;康熙《鄱阳县志》卷一五《杂志·灾祥》,乾隆《鄱阳县志》卷二一《灾祥》,道光《鄱阳县志》卷二七《祥异志》,同治《鄱阳县志》卷二一《杂志·祥异》。

③ 康熙《余干县志》卷三《灾祥志》,道光《余干县志》卷一七《祥异》,同治《余干县志》卷二〇《杂记志·祥异》。

④ 同治《临川县志》卷三《地理志·祥异》。

⑤ 同治《建昌府志》卷一〇《杂类志·祥异》。

⑥ 道光《宁都直隶州志》卷二七《祥异志》,乾隆《宁都县志》卷七《记事·祥异》。

⑦ 康熙《安庆府志》卷六《民事志·祥异》,道光《怀宁县志》卷二《星野祥异》,民国《怀宁县志》卷三三《祥异》。

⑧ 《古今图书集成·方舆汇编·职方典》卷七八六《安庆府部·纪事》。

⑨ 顺治《望江县志》卷九《灾异》,康熙《安庆府望江县志》卷一一《灾异》,乾隆《望江县志》卷三《民事志·祥异》。

⑩ 万历《望江县志》卷八《杂志·灾祥》。

⑪ 康熙《安庆府望江县志》卷三《灾异》。

⑫ 康熙《桐城县志》卷一《星野志·祥异》,道光《桐城县志》卷二三《杂记·祥异》。

⑬ 康熙《安庆府潜山县志》卷一《祥异》,民国《潜山县志》卷二九《杂志·祥异》。

⑭ 顺治《安庆府太湖县志》卷九《灾异》,道光《太湖县志》卷四〇《杂志类·祥异》,同治《太湖县志》卷四六《杂类志·祥异》,民国《太湖县志》卷四〇《杂志·祥异》。

天长县(今天长市) 岁大疫,死者枕藉①。

太平府(治当涂县) 米价翔贵,人民饥馁,疾疫大作,乡城死者相枕②。

徽州府(治歙县) 戊子(十六年)、己丑(十七年)六邑饥,斗米一钱八分。又大疫,僵死载道③。

歙县 大饥,民大瘟疫,僵死载道④。

黟县 水,大疫⑤。

休宁县 岁大疫,当地医生余淳出秘方,全活不可胜计⑥。所属橙阳镇时疫大作,江若清捐施医药,全活甚众⑦。

滁州(今滁州市) 谷贵,大疫⑧。

来安县 春月谷贵,民大疫⑨。

湖南省

长沙府(长沙、善化二县附郭) 六月,长(沙)善(化)、湘乡、醴陵、湘潭等县大水,米贵。七月十四日,湘潭、湘乡、安化起大风,连四昼夜,吹拔熟稻入泥中,民大饥疫⑩。

湘乡县(今湘乡市) 大旱,疫病流行,饥荒严重,知县揭士奇奏请改折南米⑪。

宁乡县 旱,戊子、己丑连岁凶荒,疠疫大作,野殣相望,死者遍野⑫。

湘潭县(今湘潭市) 大水,饥。秋七月十四日,大风,连四昼夜,熟稻皆吹伏泥

---

① 康熙《天长县志》卷一《星野》,嘉庆《备修天长县志稿》卷九下《灾异》,同治《天长县纂辑志稿》之《杂类志·祥异》。

② 康熙《太平府志》卷三《星野·祥异》。

③ 万历《歙志》卷一《总纪》,康熙《徽州府志》卷一八《杂志下·祥异》,道光《徽州府志》卷一六《杂记·祥异》。

④ 道光《歙县志》卷一〇《杂志·祥异》,民国《歙县志》卷一六《杂记·祥异》。

⑤ 乾隆《黟县志》卷一《纪事》,嘉庆《黟县志》卷一一《政事志·祥异》,道光《黟县续志》卷一一《政事·祥异·蠲赈》。

⑥ 《古今图书集成·博物汇编·艺术典》卷五一一《医部·医术名流列传·余淳传》。

⑦ 《橙阳散志》卷四《人物志·义行传》,《中国地方志集成·乡镇志专辑27》,江苏古籍出版社1992年版。

⑧ 康熙《滁州志》卷三《星野》。

⑨ 天启《新修来安县志》卷九《灾异》,雍正《来安县志》卷一《星野》。

⑩ 康熙《长沙府志》卷八《祥异》,乾隆《长沙府志》卷三七《灾祥志》,乾隆《湘潭县志》卷二三《灾祥》。

⑪ 《湘乡县志》,湖南出版社1993年版。

⑫ 康熙《新修宁乡县志》卷二《灾祥》,同治《宁乡县志》卷二《天文二·祥异》,民国《宁乡县志》卷一《故事编》。

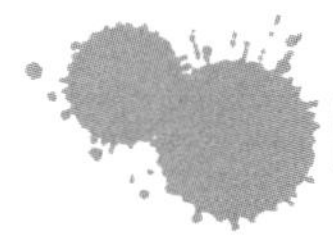

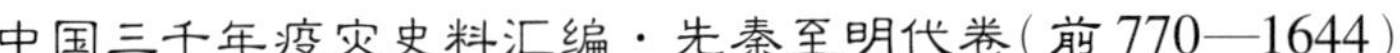

中，大饥疫[①]。水灾，饥疫并行[②]。

醴陵县（今醴陵市） 自正月至九月不雨，疫疠大作[③]。

安化县 大饥疫[④]。

益阳县（今益阳市） 大旱，兼以疫疠[⑤]。

衡山县 淫雨百余日不止，禾苗尽伤。县大饥，人民多死于瘟疫[⑥]。

武陵县（今常德市） 大旱，民多疫死[⑦]。

安乡县 大水，疫疠，死者载道[⑧]。

华容县 岁大旱，饥殍满路，盗贼起。会又大疫，民莫能自存[⑨]。

万历十七年（1589）

三月、四月大旱，“万历十七年，赤旱数千里，民至采榆皮、买麻饼充饥，饿死不知其几万人，又继以大疫，死者益无算，甚至有灭门者”[⑩]。时人慨叹曰：“数十年来，四方灾变，未有如今年之甚，亦未有如今年之广者。”[⑪]

河南省

商城县 春大旱，瘟疫[⑫]。

襄城县 大疫，城门出死者，至不可行[⑬]。

安徽省

含山县 大旱，城中井涸，民大疫[⑭]。

巢 县（今巢湖市） 大旱，米价一两五钱，疫大行[⑮]。

---

① 光绪《湖南通志》卷二四三《祥异志一》，乾隆《湘潭县志》卷二三《灾祥》。

② 《湘潭县卫生志》，1992 年。

③ 民国《醴陵县志》卷一《大事记》。

④ 康熙《长沙府志》卷八《祥异》，同治《安化县志》卷三四《时略・五行略》。

⑤ 嘉庆《益阳县志》卷二〇《名宦》。

⑥ 《衡山县志》，岳麓书社 1991 年版。

⑦ 嘉庆《常德府志》卷一七《武备考・灾祥》，同治《武陵县志》卷二〇《灾祥》。

⑧ 康熙《安乡县志》卷二《灾祥》，乾隆《安乡县志》卷八《通考・ 祝祥》。

⑨ 康熙《华容县志》卷四《官师》。

⑩ 《稗史汇编》卷一七一《灾祥门》。

⑪ 《万历邸抄》。

⑫ 康熙《商城县志》卷八《灾祥》，嘉庆《商城县志》卷一四《艺文志下・祥异》。

⑬ 万历《襄城县志》卷七《灾异》，康熙《襄城县志》卷七《杂志・灾祥》。

⑭ 康熙《含山县志》卷三《星野志・祥异》。

⑮ 康熙《巢县志》卷四《祥异》。

安庆府（治怀宁县，今安庆市）　大饥疫[①]。

桐城县（今桐城市）　大饥，大疫，道殣相望，灾连数千里[②]。

望江县　大旱，斗米百二十钱，疫疠甚行，十室十空，十人九病[③]。大旱，河井干涸，田亩颗粒无获，殍死甚众。秋冬疫大作，灾连数千里[④]。

宿松县　大饥疫。春夏不雨，民多殍死，秋冬疫痢，比户不间[⑤]。

潜山县　大饥疫，死者盈野，灾连数千里[⑥]。

徽州府（治歙县）　六邑饥，斗米一钱八分。又大疫，僵死载道[⑦]。

歙　县　十六年戊子，十七年己丑荐饥，斗米一钱八分。民大瘟疫，僵死载道[⑧]。

绩溪县　饥馑，斗米一百三十文，大疫[⑨]。

休宁县　邑饥，大疫。时疫大作，道殍相望[⑩]。

池州府（治贵池县，今池州市）　旱，大疫，死者枕藉于道[⑪]。

江苏省

盐城县（今盐城市）　春夏大旱。五祐、白驹、刘庄、新兴、庙湾、板浦等场，河井干枯，赤尘拍面，疫疠流行，十死一生[⑫]。

江浦县（今南京市江浦区）　大旱，秋大疫[⑬]。

溧阳县（今溧阳市）　夏大旱，疫[⑭]。

---

① 康熙《安庆府志》卷六《民事志·祥异》，道光《怀宁县志》卷二《星野祥异》，民国《怀宁县志》卷三三《祥异》。

② 康熙《桐城县志》卷一《星野志·祥异》，道光《桐城县志》卷二三《杂记·祥异》。

③ 万历《望江县志》卷八《杂志·灾祥》。

④ 顺治《新修望江县志》卷九《灾异》，乾隆《望江县志》卷三《民事志·祥异》。

⑤ 康熙《安庆府宿松县志》卷三《祥异》，民国《宿松县志》卷五三《杂志·祥异》。

⑥ 康熙《安庆府潜山县志》卷一《祥异》。

⑦ 康熙《徽州府志》卷一八《杂志下·祥异》，道光《徽州府志》卷一六《杂记·祥异》。

⑧ 万历《歙志·总纪》。

⑨ 嘉庆《绩溪县志》卷一二《杂志·祥异》。

⑩ 万历《休宁县志》卷八《机祥》，康熙《休宁县志》卷八《通考·机祥》，嘉庆《休宁县志》卷六《恤政·赈济》。

⑪ 万历《池州府志》卷七《祥异》，乾隆《池州府志》卷二〇《祥异志》，光绪《贵池县志》卷四二《杂类志·灾异》。

⑫ 康熙《淮安府志》卷一《祥异》，乾隆《淮安府志》卷二五《五行志》，乾隆《盐城县志》卷二《天文·祥异》。

⑬ 万历《江浦县志》卷一《县纪》。

⑭ 康熙《溧阳县志》卷三《祥异》，嘉庆《溧阳县志》卷一六《杂类志·瑞异》。

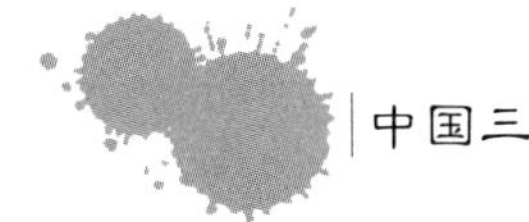

丹徒县(今镇江市)　大旱,升米二百钱,前后三年大疫①。

丹阳县(今丹阳市)　大旱,升米二百钱,前后三年大疫②。

江阴县(今江阴市)　大旱,疫死者载道③。大旱,民饥疫,死者遍于路④。

靖江县(今靖江市)　民饥,斗米百五十钱。五六月大疫⑤。

宜兴县(今宜兴市)　大旱,河流俱涸,舆马竟由水道往来,尤大饥疫⑥。

常熟县(今常熟市)　水荒继以旱荒,米价腾贵,自夏至秋,寺观中饥民聚居,染疫死者万人⑦。

金坛县(今金坛市)　大旱疫。斗米二百钱,直指上疏有"林梢烟起,井底尘飞"之句,前后三年大疫⑧。

江西省

春,抚州、建昌、袁州、临江、瑞州五月不雨,大饥。秋七月,大疫⑨。

南昌府(南昌、新建二县附郭)　府属自春三月不雨至秋七月,疫⑩。

南昌县(今属南昌市)　自春三月不雨至秋七月,时疫盛行⑪。

新建县(今属南昌市)　自春三月不雨至秋七月,疫⑫。

进贤县　不雨,至秋,大疫⑬。

奉新县　雨,至秋大疫⑭。南昌府属自春三月不雨至秋七月,疫⑮。

---

① 乾隆《镇江府志》卷四三《祥异》,嘉庆《丹徒县志》卷四六《祥异》,光绪《丹徒县志》卷五八《祥异》。

② 乾隆《丹阳县志》卷六《祥异》,光绪《重修丹阳县志》卷三〇《祥异》。

③ 道光《江阴县志》卷八《祥异》,光绪《江阴县志》卷八《祥异》。

④ 崇祯《江阴县志》卷二《灾祥五》。

⑤ 康熙《靖江县志》卷五《祲祥考》,咸丰《靖江县志稿》卷一《蠲恤》、卷二《大事纪・祲祥》,光绪《靖江县志》卷八《祲祥》。《靖江卫生志》,江苏人民出版社1995年版。

⑥ 万历《宜兴县志》卷一〇《灾祥》。

⑦ 光绪《重修常昭合志》卷四七《祥异志》。

⑧ 康熙《金坛县志》卷一《祥异》。

⑨ 雍正《江西通志》卷一〇七《祥异》,光绪《江西通志》卷九八《祥异》。

⑩ 康熙《南昌郡乘》卷五四《祥异》,乾隆《南昌府志》卷二八《祥异》。

⑪ 〔清〕喻昌《寓意草》卷四《人参败毒散注验》。乾隆十六年《南昌县志》卷五〇《机祥》,乾隆五十九年《南昌县志》卷一三《祥异》,道光六年《南昌县志》卷二七《祥异志・机祥》,道光二十九年《南昌县志》卷二八《祥异志・机祥》,同治《南昌县志》卷二九《祥异志・灾异》。

⑫ 康熙《新建县志》卷二《灾祥》,道光《新建县志》卷二《天文・机祥》。

⑬ 乾隆《南昌府志》卷二八《祥异》,同治《南昌府志》卷六五《杂类志・祥异》;康熙《进贤县志》卷一八《杂志一・机祥》,光绪《进贤县志》卷二二《杂识・机祥》。

⑭ 同治《奉新县志》卷一六《杂志・祥异》。

⑮ 道光《奉新县志》卷一二《杂志・祥异》。《奉新县志》,南海出版公司1991年版。

武宁县　大旱，自五月不雨，至九月方雨，早晚二稻旱死，民饥无食，疫疠盛行，道殣相望[①]。旱，自五月至九月始雨，早晚稻俱伤，民大饥，疫疠盛行[②]。

瑞州府（治高安县）　五月不雨，大饥，秋七月大疫[③]。万历戊子、己丑（十六、十七年）间，疫气传染，家户病疫[④]。

瑞昌县（今瑞昌市）　春大疫，夏旱，民死者十之二三[⑤]。

彭泽县　大饥，大疫[⑥]。

婺源县　大旱，荐饥，斗米一钱七分，兼疫疠遍满，道殣相望，孤村几无人烟[⑦]。

上饶县（今上饶市）　大饥，五月至八月不雨，疾疫，饿殍交横于道[⑧]。

贵溪县（今贵溪市）　春大疫，死殍枕藉于路，至不相收[⑨]。春大疫，死者相枕藉。五至八月又无雨，饿殍遍野[⑩]。

玉山县　大旱，重以疫，岁大灾荒[⑪]。

铅山县　疫殁饥殍，交横于道。大疫，饿殍载道[⑫]。五至八月，大旱，瘟疫流行，居民病饿交迫[⑬]。

崇仁县　大饥，斗米银二钱余，复大疫，死者十之五[⑭]。大饥荒，复流行瘟疫，饿

---

① 康熙《武宁县志》卷三《灾祥》，乾隆《武宁县志》卷一《星野·祥异》，道光《武宁县志》卷二七《祥异》。

② 《武宁县志》，江西人民出版社 1990 年版。

③ 同治《高安县志》卷二八《杂志·祥异》。

④ 《古今图书集成·博物汇编·艺术典》卷五一一《医部·医术名流列传·姜宸传》。

⑤ 康熙《瑞昌县志》卷一《祥异》，雍正《瑞昌县志》卷一《星野·祥异》，同治《瑞昌县志》卷一〇《杂类志·祥异》。

⑥ 康熙《九江府志》卷一《祥异》。

⑦ 康熙《婺源县志》卷一二《通考外志·机祥》，道光《婺源县志》卷三八《通考五·机祥》，光绪《婺源县志》卷六四《通考五·祥异》，民国《婺源县志》卷七〇《杂志二·祥异》。《婺源县志》，中国档案出版社 1993 年版。

⑧ 乾隆《上饶县志》卷一一《祥异》，道光《上饶县志》卷二七《祥异》，同治《上饶县志》卷二四《杂类志·祥异》。

⑨ 乾隆《广信府志》卷一《天文·祥异》，同治《广信府志》卷一《地理志·祥异》；康熙《贵溪县志》卷一《祥异》，乾隆《贵溪县志》卷五《祥异》，道光《贵溪县志》卷二七《祥异》，同治《贵溪县志》卷一〇《杂类志·祥异》。

⑩ 《贵溪县志》，中国科学技术出版社 1996 年版。

⑪ 乾隆《玉山县志》卷一《祥异》，道光《玉山县志》卷二七《祥异志》，同治《玉山县志》卷一〇《杂类志·祥异》。

⑫ 康熙《铅山县志》卷一《灾异》，乾隆《铅山县志》卷一《地舆志·灾异》，嘉庆《铅山县志》卷三〇《杂类志·祥异》，同治《铅山县志》卷三〇《杂类志·祥异》。

⑬ 《铅山县志》，南海出版公司 1990 年版。

⑭ 同治《崇仁县志》卷一〇《杂类志·祥异》。

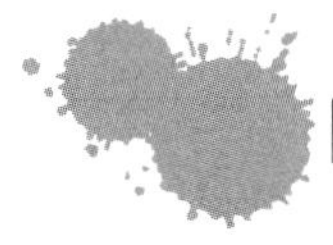

死、病死者极多①。

南康府(治星子县,今庐山市)　春夏大旱,饥疫②。

安义县　大旱疫③。

都昌县　夏大旱,饥疫,斗米一钱二分,死者枕藉于道④。

建昌县(今永修县)　春夏大旱,饥,疫⑤。

饶州府(治鄱阳县)　旱荒饥疫相仍,死者载道⑥。

乐平县(今乐平市)　旱,大疫⑦。

抚州府(治临川县)　春旱,五月不雨,民大饥。秋,临川、崇仁县大疫⑧。

临川县(今抚州市)　春旱,五月不雨,大饥,秋大疫⑨。春,大旱,五个月不雨,早稻无收,民大饥,秋发瘟疫,死人无数⑩。

建昌府(治南城县)　建昌五月不雨,大饥,秋七月大疫⑪。

南丰县　大疫,死者枕藉⑫。

泸溪县(今资溪县)　大疫⑬。瘟疫流行⑭。

宁都县　夏秋大疫,死者无算⑮。

南安府(治大庾县,今大余县)　民多疫⑯。

---

① 《崇仁县志》,江西人民出版社1990年版。

② 同治《南康府志》卷二三《杂类志·祥异》。

③ 康熙《安义县志》卷一〇《杂志·祥异》。

④ 康熙《都昌县志》卷一〇《灾祥》,同治《都昌县志》卷一六《杂记·祥异》。《都昌县志》,新华出版社1993年版。

⑤ 同治《南康府志》卷二三《杂类志·祥异》;万历《建昌县志》卷一〇《灾异》,同治《建昌县志》卷一二《杂类志·祥异》。《永修县志》,江西人民出版社1987年版。

⑥ 同治《饶州府志》卷三一《杂类志·祥异》,同治《鄱阳县志》卷二一《杂志·祥异》。

⑦ 康熙《乐平县志》卷一三《祥异》,乾隆《乐平县志》卷九《祥异》,同治《乐平县志》卷一〇《杂类志·祥异》。《乐平县志》,上海古籍出版社1987年版。

⑧ 康熙《抚州府志》卷一《灾祥》,光绪《抚州府志》卷八四《杂类志·祥异》。

⑨ 同治《临川县志》卷一三《祥异》。

⑩ 《临川县志》,新华出版社1993年版。

⑪ 乾隆《建昌府志》卷二《星野·机祥》,同治《南城县志》卷一〇《杂志·祥异》。

⑫ 康熙《南丰县志》卷一《灾祥》,同治《南丰县志》卷一四《祥异》,民国《南丰县志》卷一二《杂类志·祥异》。《南丰县志》,中共中央党校出版社1994年版。

⑬ 康熙《泸溪县志》卷一《灾异》,雍正《泸溪县志》卷一《封域志·祥异》,乾隆《泸溪县志》卷末《杂志·祥异》,同治《泸溪县志》卷一一《休咎》。

⑭ 《资溪县志》,方志出版社1997年版。

⑮ 道光《宁都直隶州志》卷二七《祥异志》,乾隆《宁都县志》卷七《记事·祥异》。《宁都县志》,1986年。

⑯ 同治《南安府志》卷二九《祥异》。

新淦县（今新干县）　旱，疫，赤地千里①。

福建省

浦城县　大疫②。官田里刘源居民家产一牛二豕，怪而毙之。是年大疫③。

浙江省

杭州府（钱塘、仁和二县附郭，今杭州市）　五、六月大旱，瘟疫盛行，饿死满道，白骨遍野④。六月，杭州旱疫⑤。

钱塘县　五月六月大旱，瘟疫盛行，饿死满道，妇女掠卖过江几尽⑥。

昌化县（今并入临安市）　秋疫，再饥，时以连旱，饥馑相仍，加之疫疠，徙死相望于道⑦。秋，昌化再饥，加之疫疠，遗尸相陈于道⑧。

海宁州（今海宁市）　大饥疫，浮胔蔽水⑨。

萧山县（今杭州市萧山区）　万历十六、十七年，萧山大疫⑩。疫疠大作，邑无宁居，死者相枕于道。官令僧人四郊掩埋，逐日报数⑪⑫。

嘉兴府（秀水、嘉兴二县附郭，今嘉兴市）　夏大旱，民食树皮，疫死者无算⑬。

秀水县（今属嘉兴市）　大疫。夏大旱，湖心龟坼，野无青草，五谷不登，民茹树皮，又瘟疫大行，死者无算，朝廷出内帑遣官赈济⑭。

---

① 康熙《新淦县志》卷五《岁眚》。

② 万历《闽书》卷一四八《祥异志》。

③ 万历《浦城县志》卷一三《灾祥》，顺治《浦城县志》卷四下《祥异考》，乾隆《重修浦城县志》卷五《赋役·祥异》，光绪《续修浦城县志》卷四二《杂记·祥异》。

④ 乾隆《杭州府志》卷五六《祥异二》，民国《杭州府志》卷八四《祥异》。

⑤ 〔清〕孙之騄《二申野录》卷五，见杨国宜《明朝灾异野闻编年录》，安徽师范大学出版社2012年版，第128页。

⑥ 万历《钱塘县志》卷八《纪事·灾祥》，康熙《钱塘县志》卷一二《灾祥》。

⑦ 乾隆《昌化县志》卷一〇《祥异》，道光《昌化县志》卷五《户赋志·灾祥》，民国《昌化县志》卷一五《事类志·灾祥》。

⑧ 《临安县志》，汉语大词典出版社1992年版。

⑨ 康熙《海宁县志》卷一二上《杂志·祥异》，〔清〕谈迁《海昌外志》卷一《丛谈志·祥异》，乾隆《海宁县志》卷一二《杂志·灾祥》，民国《海宁州志稿》卷四〇《杂志·祥异》。

⑩ 乾隆《绍兴府志》卷八〇《祥异志》。

⑪ 康熙《绍兴府志》卷一三《灾祥志》，乾隆《绍兴府志》卷八〇《祥异》；万历《萧山县志》卷六《祥异》，康熙《萧山县志》卷九《灾祥》。

⑫ 《萧山县志》，浙江人民出版社1987年版。

⑬ 康熙《嘉兴府志》卷二《星野祥异》，嘉庆《嘉兴府志》卷三五《祥异》，光绪《嘉兴府志》卷三五《祥异》。

⑭ 万历《秀水县志》卷八《丛谈志·机祥》，康熙《秀水县志》卷七《祥异》，民国《秀水县志》卷一〇《丛谈·机祥》。

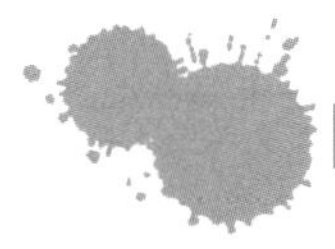

平湖县　大疫,积尸满道,河水不流①。

海盐县　大疫,民死者十三四②。

桐乡县　夏大旱,疫,民饥③。

崇德县(清石门县,今并入桐乡县)　夏大旱,大饥,饿殍载道,又大疫,死者无算④。

嘉善县　大疫,哭声满街市⑤。

湖州府(乌程、归安二县附郭,今湖州市)　六月至八月大旱,太湖水涸,大饥,饿殍载道,疫死无数⑥。连岁大旱,太湖为平陆。夏雪,大疫,饥殍载道⑦。

乌程县(今属湖州市)　夏大旱,饿殍载道,瘟疫盛行,死者无算⑧。

归安县(今属湖州市)　夏大旱,饿殍载道,瘟疫盛行,死者无算⑨。乌青镇夏大旱疫,民饥⑩。

宁海县　大疫流行⑪。大旱,疫病流行⑫。

武义县　万历十五、十六、十七年旱,斗米银五钱,流殍载道,疫大发⑬。

湖北省

武昌府(治江夏县)　旱疫。黄鹤楼灾,延烧千家⑭。是年,秦耀自赣移楚,巡抚湖广,岁旱饥疫,疏请籴谷行赈,全活及收瘗无算⑮。

黄冈县(今黄州市)　夏四月雨雹如砖,继复大疫⑯。

---

① 乾隆十年《平湖县志》卷一〇《外志·灾祥》,乾隆四十五年《平湖县志》卷二〇《外志·机祥》,光绪《平湖县志》卷二五《外志·祥异》。

② 天启《海盐县图经》卷一六《杂识篇》,康熙《海盐县志·灾祥》,光绪《海盐县志》卷一三《祥异考》。《海盐县志》,浙江人民出版社1992年版。

③ 康熙《桐乡县志》卷二《人民部·灾祥》,光绪《桐乡县志》卷二〇《杂类志·祥异》。

④ 万历《崇德县志》卷一一《祥异》。

⑤ 万历《重修嘉善县志》卷一二《灾祥》。

⑥ 乾隆四年《湖州府志》卷三八《祥异》,乾隆二十三年《湖州府志》卷三八《祥异》,同治《湖州府志》卷四四《前事略·祥异》,民国《南浔志》卷二八《灾祥》。

⑦ 《湖州市卫生志》,香港大时代出版社1993年版。

⑧ 光绪《乌程县志》卷二七《祥异》。

⑨ 康熙《归安县志》卷六《灾祥志》,光绪《归安县志》卷二七《前事略·祥异》。

⑩ 民国《乌青镇志》卷二《祥异》。

⑪ 崇祯《宁海县志》卷一二《灾祲》。

⑫ 《宁海县志》,浙江人民出版社1993年版。

⑬ 康熙《续修武义县志》卷一〇《征若》,光绪《武川备考》卷一一《祥异》。

⑭ 《古今图书集成·方舆汇编·职方典》卷一一二六《武昌府部·纪事》。

⑮ 乾隆《江南通志》卷一四二《秦耀》。

⑯ 乾隆《黄州府志》卷二〇《祥异》。

黄安县(今红安、大悟二县) 春大疫,禾委于地,不能获①。

罗田县 春大疫。春大水,民间大疫②。春,暴雨成灾,冲毁田舍。瘟疫流行。夏,大旱,饿死者众③。

麻城县(今麻城市) 大旱疫,麦禾两尽,人民受灾,伤者无算。旱疫,人民死伤大半④。

大冶县(今大冶市) 大旱,自夏四月至秋九月不雨,民大饥,斗米二百钱,无处可籴,细民五六日不举火,剥食草木都尽,哀尸遍原野,相传两百年来所未睹也⑤。

兴国州(今阳新县) 大旱疫⑥。

宜都县(今宜都市) 疫⑦。

枝江县(今枝江市) 疫⑧。

湖南省

长沙府(长沙、善化二县附郭) 春,长沙大雨水,既而旱,四月不雨至于九月。是岁斗米银二钱,通郡疫疠大作,死者枕藉于道,十室九空⑨。

善化县(今属长沙市) 春霪雨,四月至九月不雨,斗米二钱,春夏疾疫大作,死者枕藉于路⑩。

益阳县(今益阳市) 春,大水坏庐舍,冲决田禾。四月至九月,不雨,斗米一钱,瘟疫大作,死者枕藉于道⑪。

湘阴县(今湘阴、汨罗二市) 四至九月不雨,大旱,疫疠流行,死者甚多⑫。

---

① 康熙《黄安县志》卷一《沿革・祥异》,同治《黄安县志》卷一〇《杂志・祥异》,光绪《黄安县志》卷一〇《杂志・祥异》,民国《湖北通志》卷七五《祥异志一》。

② 康熙《罗田县志》卷一《灾异》,光绪《罗田县志》卷八《杂志・祥异》,民国《湖北通志》卷七五《祥异志一》。

③ 《罗田县志》,中华书局1998年版。

④ 康熙《麻城县志》卷三《民物志・祥异》,光绪《麻城县志》卷一《古大事志・祥异》、卷三七《大事记一・列朝》,民国《麻城县志前编》卷一五《杂志・灾异》。《麻城县志》,红旗出版社1993年版。

⑤ 同治《大冶县志》卷八《治忽志・祥异》。

⑥ 康熙《兴国州志》卷下《祥异》,光绪《兴国州志》卷三一《时事志・祥异》。

⑦ 康熙《宜都县志》卷一一《灾祥》。

⑧ 康熙《枝江县志》卷一《灾异》。

⑨ 崇祯《长沙府志》卷七《祥异》,嘉庆《长沙县志》卷二六《祥异》,同治《长沙县志》卷三三《祥异》。

⑩ 乾隆《善化县志》卷一二《杂记志・祥异》,嘉庆《善化县志》卷二四《祥异》,光绪《善化县志》卷三三《祥异》。

⑪ 乾隆《长沙府志》卷三七《灾祥志》,嘉庆《益阳县志》卷一三《灾祥》,同治《益阳县志》卷二五《祥异》。

⑫ 《湘阴县志》,生活・读书・新知三联书店1995年版。

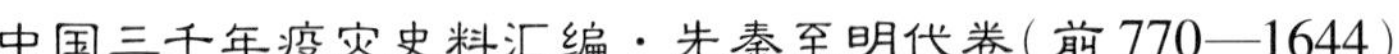

醴陵县(今醴陵市)　春大水,夏大旱,四月到九月不雨,疫疠大作,死者枕藉于道①。

湘潭县(今湘潭市)　大旱疫②。

湘乡县(今湘乡市)　大旱,疫作,民连岁大饥③。

零陵县(今永州市)　大旱大饥,死亡载道,殍死无数④。

祁阳县　岁大祲,且疫⑤。大疫,举人名邓熙和施药疗病,治愈不下万人⑥。

贵州省

播　州(今遵义市)　春饥,大疫⑦。

万历十八年(1590)

五月丁巳,户部尚书石星等奏言:"今南直、浙江、湖广诸处见被灾疫。"⑧

王家屏以久旱乞罢,曰:"迩年以来,天鸣地震,星陨风霾,川竭河涸,加以旱潦蝗螟,疫疠札瘥,调燮之难,莫甚今日。"⑨

江苏省

丹阳县(今丹阳市)　大旱,(万历十七年)前后三年大疫⑩。

丹徒县(今镇江市)　大旱,(万历十七年)前后三年大疫⑪。

上海市

松江府(治华亭县)　大疫,饥⑫。

青浦县(今青浦区)　先年夏大旱,泖湖几成沟洫,是年大疫,米腾贵,民多

---

① 乾隆《长沙府志》卷三七《灾祥志》,嘉庆《醴陵县志》卷二五《祥异》。按:民国《醴陵县志》卷二《大事志》将此系于"万历十六年"。

② 光绪《湖南通志》卷二四三《祥异志一》。

③ 康熙《湘乡县志》卷一〇《词翰志·兵灾》,道光《湘乡县志》卷一〇《祥异》,同治《湘乡县志》卷五《兵防志·祥异》。

④ 道光《永州府志》卷一七《事纪略》。

⑤ 乾隆《祁阳县志》卷四《名臣》。

⑥ 《祁阳县卫生防疫志》,2006年。

⑦ 乾隆《贵州通志》卷一《天文志·祥异》,道光《遵义府志》卷二一《祥异》。

⑧ 《大明神宗显皇帝实录》卷二二三"万历十八年五月丁巳"。

⑨ 《明史》卷二〇七《王家屏传》。

⑩ 乾隆《丹阳县志》卷六《祥异》,光绪《重修丹阳县志》卷三〇《祥异》。

⑪ 嘉庆《丹徒县志》卷四六《祥异》,光绪《丹徒县志》卷五八《祥异》。

⑫ 嘉庆《松江府志》卷八〇《祥异志》。

疫死[①]。

崇明县　岁灾祲，民大饥，疫[②]。

浙江省

昌化县（今并入临安市）　秋旱，疫疠间作[③]。

桐乡县　夏大旱，疫，民饥[④]。

江西省

南康府（治星子县，今庐山市）　四县（星子、建昌、都昌、安义）大旱疫[⑤]。

星子县（今庐山市）　大旱，饥疫[⑥]。

建昌县（今永修县）　大旱，饥疫，死者枕藉载道[⑦]。旱疫，死者枕藉载道[⑧]。

安义县　万历十六、十七、十八连年大旱，疫死者枕藉载道[⑨]。

都昌县　大旱，饥疫[⑩]。

彭泽县　大疫[⑪]。

安仁县（今余江县）　大旱，瘟疫时行，斗米千钱，民半饥死[⑫]。

袁州府（治宜春县，今宜春市）　旱饥，大疫，道殣枕藉[⑬]。

宜春县（今宜春市）　大旱，民饥，谷价每石六两，秋大疫，道殍枕藉[⑭]。

萍乡县（今萍乡市）　夏不雨，秋大疫[⑮]。

---

① 万历《青浦县志》卷六《祥异》，乾隆《青浦县志》卷三八《祥异》，光绪《青浦县志》卷三〇《杂记上·祥异》。

② 万历《新修崇明县志》卷八《灾祥》。

③ 乾隆《昌化县志》卷一〇《祥异》，民国《杭州府志》卷八二《祥异》。

④ 光绪《桐乡县志》卷二〇《杂类志·祥异》。

⑤ 康熙《南康府志》卷一一《杂志·咎征》，同治《南康府志》卷二三《杂类志·祥异》。

⑥ 同治《星子县志》卷一四《杂志·祥异》。

⑦ 康熙《建昌县志》卷九《祥异》，同治《建昌县志》卷一二《杂类志·祥异》。

⑧ 《永修县志》，江西人民出版社 1987 年版。

⑨ 同治《安义县志》卷一六《杂类志·祥异》。

⑩ 康熙《都昌县志》卷一〇《杂类志·灾祥》。

⑪ 康熙《九江府志》卷一《星野·祥异》。

⑫ 康熙《安仁县志》卷八《灾祥》，乾隆《安仁县志》卷一〇《备志·祥异》，道光《安仁县志》卷二七《祥异》，同治《安仁县志》卷三四《祥异志》。

⑬ 《古今图书集成·方舆汇编·职方典》卷九一八《袁州府部·纪事》。康熙《袁州府志》卷一三《灾祥》，乾隆《袁州府志》卷二《星纪·机祥》。

⑭ 康熙《宜春县志》卷一《灾祥》，道光《宜春县志》卷二七《祥异》，同治《宜春县志》卷一〇《杂类志·祥异》，民国《宜春县志》卷二四《杂记·祥异》。

⑮ 乾隆《萍乡县志》卷一《祥异》，同治《萍乡县志》卷一《地理·祥异》，民国《昭萍志略》卷一二《风土志》。

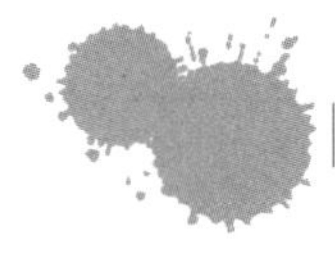

临川县(今抚州市)　春五月不雨,大饥,秋大疫[①]。

宜黄县　饥馑益急,疫沴愈炽,道路死亡尤众,穷闾荒落,至有骨肉僵尸一床者[②]。

赣州府(治赣县,今赣州市)　春夏荒疫[③]。虔(即赣县)大疫,王敬民选医开局,全活甚多,赣民思之[④]。

宁都县　春夏荒,民大疫[⑤]。

安徽省

庐州府(治合肥县,今合肥市)　郡属上年大旱饥,升米百钱,人相食。是年春疫[⑥]。

巢　县(今巢湖市)　春大旱,疫大行[⑦]。

无为州(今无为县)　春大疫,死者枕藉于道。先年大旱饥[⑧]。

舒城县　大疫,死者枕藉于道[⑨]。

宿松县　秋八月大风堕禾食,扫之盈斗升,食之辄病[⑩]。

全椒县　大疫,米价腾贵,民饥死[⑪]。

盱眙县　大旱,疫,民饥[⑫]。

湖北省

夏,湖广郡县复大疫[⑬]。

---

① 道光《临川县志》卷二七《祥异志》。

② 康熙《宜黄县志》卷一《疆域志·机祥》。

③ 康熙《赣州府志》卷六一《祥异》,乾隆《赣州府志》卷一《天文志·机祥》。

④ 雍正《江西通志》卷五六《王敬民》。

⑤ 道光《宁都直隶州志》卷二七《祥异志》,乾隆《宁都县志》卷七《记事·祥异》。

⑥ 康熙《庐州府志》卷三《祥异》,嘉庆《庐州府志》卷四九《大事志下·祥异》,光绪《续修庐州府志》卷九三《祥异志》。

⑦ 康熙《巢县志》卷四《祥异》,道光《巢县志》卷一七《杂志一》。

⑧ 康熙《无为州志》卷一《祥异》,乾隆《无为州志》卷二《灾祥》,嘉庆《无为州志》卷三四《集览志·机祥》。

⑨ 雍正《舒城县志》卷二九《祥异》,嘉庆《舒城县志》卷三《大事志·祥异》,光绪《续修舒城县志》卷五〇《志余·祥异表》。

⑩ 民国《宿松县志》卷五三《杂志·祥异》。

⑪ 泰昌《全椒县志》卷二《事类志·灾祥》,康熙《全椒县志》卷二《祥异》,民国《全椒县志》卷一六《杂志·祥异》。

⑫ 《盱眙县志》,江苏科学技术出版社1993年版。

⑬ 《古今图书集成·历象汇编·庶征典》卷一一四《疫灾部》。雍正《湖广通志》卷一《星野志·祥异附》。

黄冈县（今黄州市） 夏四月，雨雹如砖，大疫，人相食①。

黄安县（今包括红安、大悟二县） 秦炜万历十八年任黄安知县，“值大祲，民多死徙，公百计赈恤，穷乡僻壤必躬履焉，所救活甚众，流亡复聚”②。秦炜为广西容县人，任黄安知县时，“邑尝饥疫，知县秦炜捐俸请赈，存活者三万余命”③。

黄陂县（今武汉市黄陂区） 四月，黄冈雨雹如砖，郡县大疫④。

大冶县（今大冶市） 春大眚，秋旱。饥馑之余，发为异疫，死亡大族以数十计，小户多无孑遗，蓬蒿满目，村落绝鸡犬声⑤。

湖南省

长沙府（长沙、善化二县附郭，今长沙市） 合郡大旱，大疫⑥。

湘潭县（今湘潭市） 大旱疫⑦。

浏阳县（今浏阳市） 疫⑧。

湘乡县（今湘乡市） 春大疫⑨。

茶陵州（今茶陵县） 长沙阖郡大旱，大疫⑩。

沅江县（今沅江市） 大饥，寻复大疫⑪。饥荒严重，瘟疫流行，县民死者甚多⑫。

益阳县（今益阳市） 大旱，大疫⑬。

安化县 连岁旱饥，疠疫大作，死者枕藉⑭。大旱，且病疫流行⑮。

---

① 万历《黄冈县志》卷一〇《灾祥》，乾隆《黄州府志》卷二〇《杂志·祥异》，乾隆《黄冈县志》卷一九《杂志·祥异》，光绪《黄冈县志》卷二四《杂志·祥异》，光绪《黄州府志》卷四〇《杂志·祥异》，民国《湖北通志》卷七五《祥异志一》。

② 同治《黄安县志》卷六《职官志·秦炜》。

③ 雍正《广西通志》卷七九《乡贤志·秦炜》。

④ 同治《黄陂县志》卷一《天文志》。

⑤ 康熙《大冶县志》卷九《灾异》，同治《大冶县志》卷八《治忽志·祥异》。

⑥ 崇祯《长沙府志》卷七《祥异》，乾隆《长沙府志》卷三七《灾祥志》。

⑦ 光绪《湖南通志》卷二四三《祥异志一》；乾隆《湘潭县志》卷二三《灾祥》，光绪《湘潭县志》卷九《五行志·疫》。

⑧ 康熙《浏阳县志》卷九《灾异》，嘉庆《浏阳县志》卷三四《祥异》，同治《浏阳县志》卷一四《祥异》。

⑨ 康熙《湘乡县志》卷一〇《词翰志·兵灾》，道光《湘乡县志》卷一〇《祥异》，同治《湘乡县志》卷五《兵防志·祥异》。

⑩ 同治《茶陵州志》卷二四《杂志》。

⑪ 嘉庆《沅江县志》卷二三《祥异志》。

⑫ 《沅江县志》，中国文史出版社 1991 年版。

⑬ 嘉庆《益阳县志》卷一三《灾祥》，同治《益阳县志》卷二五《祥异》。

⑭ 嘉庆《安化县志》卷一八《灾异》，同治《安化县志》卷三四《时略·五行略》。

⑮ 《安化县志》，中国社会科学文献出版社 1993 年版。

衡山县　衡山自万历十六年二月初大雨,百余日不少止,苗伤,至十八庚寅,三岁皆大饥,民多疫死①。

河南省

沈丘县　大有年,春三月内,黑风自北来,抚按行文祭疫疠②。

广东省

永安县(今紫金县)　陈荣祖万历十八年以举人知永安,出入常赍粮雇役,地方无扰。革保家以杜侵蚀,除陋规以饬廉隅,民被火者恤之,被疫者槥之③。

万历十九年(1591)

湖北省

通城县　春,大疫④。

湖南省

益阳县(今益阳市)　万历十七年至十九年(1589—1591),连续三年水、旱、疫灾,居民死于灾疫者甚众⑤。按:前两年疫灾见于旧方志,此年不知本自何处,孤证,俟考。

福建省

福州府(闽县、侯官二县附郭,今福州市)　万历庚寅(十八年)、辛卯(十九年)间,吾郡瘟疫大作,家家奉祀五圣甚严⑥。

南平县(今南平市)　春疫,民间传染,不相往来⑦。

大田县　春疫⑧。

---

① 乾隆《衡阳府志》卷二九《祥异》,光绪《衡州府志》卷二九《水旱》,光绪《衡山县志》卷四四《祥异》。

② 顺治《沈丘县志》卷一三《灾祥》。

③ 光绪《惠州府志》卷二九《人物·名宦上·陈荣祖》。

④ 顺治《通城县志》卷一《杂志·灾异》,康熙《通城县志》卷九《灾异》,同治《通城县志》卷二二《祥异》,民国《湖北通志》卷七五《祥异志一》。

⑤ 《益阳县志》,湖南人民出版社1999年版。

⑥ 〔清〕郑方坤《全闽诗话》卷一二《箕仙》。

⑦ 康熙《延平府志》卷二一《灾祥》,乾隆《延平府志》卷四四《灾祥》,同治《延平府志》卷四四《灾祥》;康熙《南平县志》卷四《祥异》,嘉庆《南平县志》卷二《祥异》,民国《南平县志》卷二《大事志·灾祥》。

⑧ 康熙《大田县志》卷九《灾祥》,民国《大田县志》卷一《大事志》。《大田县志》,中华书局1996年版。

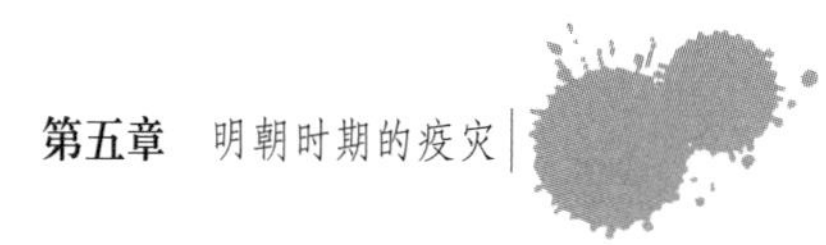

江西省

贵溪县（今贵溪市）　自戊子（十六年）至辛卯（十九年），饥疫四年①。

广东省

三水县（今佛山市三水区）　狱疫②。

万历二十一年（1593）

朝鲜国

平壤城　臣（指山东巡按周维翰）奉命驰过鸭绿江，前诣平壤，咨诹军情夷情颇得梗概，军有久难再羁之情，倭有去而未决之情，夫军之所以久难再羁者，何也？病势已迫而不可淹留也。倭之所以去而未决者，何也？贡瑞已开而不可收拾也。盖军士自抚贡之说渐起，而战斗之心渐弛，及湿暑交浸，疫瘟大作，亡殁多人，军中泣声震野，一经物故，尸辄烧焚，诸军悲且怨矣③。

河南省

伊阳县（今汝阳县）　大饥，自九月至明年四月，剐壕尸、掘冢墓、啖生人，父子、兄弟、夫妇互为俎，而贾人肉于市。夏大疫，飞蝇蔽天，自北而南，野蒿如林，成拱成把④。

新蔡县　夏洪水为灾，凡人物、房产冲陷殆尽，无麦禾，人民疫⑤。

内乡县（含今西峡县）　岁凶，瘟疫，人多死⑥。

江苏省

徐州府（治铜山县，今徐州市）　徐、萧大饥，人相食，疫复盛行，死者载道⑦。徐州大饥荒，人相食，疫盛行，死者载道⑧。

铜山县（今徐州市铜山区）　州大饥，人相食，瘟疫盛行，死者充道⑨。

---

① 乾隆《广信府志》卷一《天文・祥异》；康熙《贵溪县志》卷一《祥异》，乾隆《贵溪县志》卷五《祥异》，道光《贵溪县志》卷二七《祥异》。

② 光绪《广州府志》卷七九《前事略》；康熙《三水县志》卷一《纪年・旧志》，嘉庆《三水县志》卷一三《编年・灾祥》。

③ 《大明神宗显皇帝实录》卷二六四“万历二十一年九月”。

④ 张峻峰《康熙二十九年汝阳县志》，中州古籍出版社 1994 年版。

⑤ 康熙《新蔡县志》卷七《杂述》，乾隆《新蔡县志》卷一〇《杂志》。

⑥ 康熙《内乡县志》卷一一《灾祥》。

⑦ 顺治《徐州志》卷八《灾祥》，乾隆《徐州府志》卷三〇《祥异》，同治《徐州府志》卷五《祥异》。

⑧ 《徐州市卫生志》，1991 年。

⑨ 道光《铜山县志》卷二三《祥异》，民国《铜山县志》卷四《纪事表》。《铜山县志》，中国社会科学出版社 1993 年版。

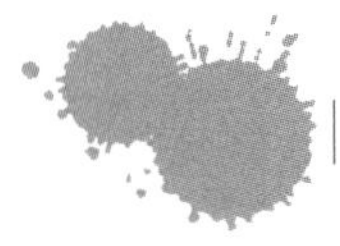

萧　县　大饥,人相食,疫复盛行,死者载道①。

江西省

万载县　大旱疫,道殣相枕藉②。

云南省

盐丰县(今并入大姚县)　大水漂流居民百余家,仍大疫③。

万历二十二年(1594)

山东省

莱州府(治掖县,今莱州市)　春,掖、平度、胶、昌邑、潍、高密、即墨,大饥,人相食,夏四月五月大疫④。

河南省

汝宁府(治汝阳县,今汝南县)　春,人相食,夏大疫⑤。

上蔡县　春,人相食,夏大疫⑥。

确山县　春,人相食,夏大疫⑦。

汝阳县(今汝南县)　先年九月至本年四月大饥,人相食,夏大疫,飞蝇蔽天⑧。

息　县　春大饥,夏旱,大疫⑨。

云南省

姚安县　大疫⑩。

大姚县　大疫⑪。

---

① 顺治《萧县志》卷五《灾祥》,嘉庆《萧县志》卷一八《祥异》。

② 乾隆《袁州府志》卷二《星纪·机祥》;康熙《万载县志》卷一二《灾祥》,雍正《万载县志》卷一二《灾祥》,同治《万载县志》卷二五《祥异》,民国《万载县志》卷一《方舆志·祥异》。

③ 乾隆《白盐井志》卷三《祥异》,光绪《续修白盐井志》卷一一《祥异》,民国《盐丰县志》卷一二《杂类志·祥异》。

④ 《古今图书集成·方舆汇编·职方典》卷二八八《莱州府部·纪事》。

⑤ 《古今图书集成·方舆汇编·职方典》卷四八〇《汝宁府部·纪事》。康熙《汝宁府志》卷一六《外纪·灾祥》。

⑥ 康熙《上蔡县志》卷一二《编年志》。

⑦ 乾隆《确山县志》卷四《机祥》。

⑧ 顺治《汝阳县志》卷一〇《机祥》。

⑨ 顺治《息县志》卷一〇《外纪·灾祥》,嘉庆《息县志》卷八《内纪总·灾异》。

⑩ 乾隆《云南通志》卷二八《祥异》,光绪《云南通志》卷三《祥异上》,民国《新纂云南通志》卷一六一《灾疫》;天启《滇志》卷一《灾祥》。

⑪ 道光《大姚县志》卷四《祥异志》。

江苏省

丰　县　春,瘟疫大作①。

沛　县　春,大饥疫②。夏季饥荒、瘟疫③。

万历二十三年(1595)

山东省

昌乐县　夏五月,大疫④。

安丘县(今安丘市)　夏五月,大疫⑤。夏,安丘、昌邑发生瘟疫⑥。

潍　县(今潍坊市)　大饥,夏四月大疫⑦。

昌邑县(今昌邑市)　春大饥,人相食,夏四月、五月大疫⑧。夏,大疫⑨。

河南省

杞　县　夏五月大饥,大疫⑩。

归德府(治商丘县,今商丘市)　河溢,大疫,河工夫死者相枕⑪。

确山县　春,人相食,夏大疫⑫。

广东省

河源县(今河源市)　大祲,沟瘠者相望⑬。

云南省

禄劝县　大疫⑭。

---

① 顺治《新修丰县志》卷九《灾祥》,光绪《丰县志》卷一六《纪事类·灾祥》。

② 万历《沛志》卷一《邑纪》,民国《沛县志》卷二《灾祥》。

③ 《沛县简志》,1989年版。

④ 咸丰《青州府志》卷六三《祥异纪》,嘉庆《昌乐县志》卷一《总纪上》。

⑤ 咸丰《青州府志》卷六三《祥异纪》,康熙《续安丘县志》卷一《总纪》。

⑥ 《潍坊市卫生志(1840—1986)》,1989年。

⑦ 康熙《潍县志》卷五《祥异》。

⑧ 康熙《昌邑县志》卷一《祥异》,乾隆《昌邑县志》卷七《祥异》。

⑨ 《昌邑县卫生志》,1986年。

⑩ 康熙《杞纪》卷五《系年》,乾隆《潍县志》卷六《杂稽志·祥异》,民国《潍县志稿》卷二《通纪一》。

⑪ 《古今图书集成·方舆汇编·职方典》卷四〇〇《归德府部·纪事》。

⑫ 民国《确山县志》卷二〇《大事记》。

⑬ 乾隆《河源县志》卷一二《纪事》,光绪《河源县志》卷一二《纪事》。

⑭ 民国《禄劝县志》卷一《天文志·祥异》。

万历二十四年(1596)

安徽省

当涂县　岁祲,疫死者载道①。

江苏省

无锡县(今无锡市)　小孩无论男女,皆出痘。痘多厄杀人,存者十不得四②。

福建省

邵武县(今邵武市)　痘疹为疠,死者无数③。天花多次流行④。

广西壮族自治区

合浦县　夏五月饥,疫疠大作,知府林民悦开仓赈济。时雷州荒旱,饥民积尸满路,生者转徙,就食钦、廉,故疫气传染⑤。夏五月,合浦饥疫。时雷州府荒旱,民甚饥死,一室之内,积尸无有殓者,因就食于廉土,故疫染廉人⑥。夏五月合浦饥,厉疫大作,知府林民悦开仓赈济。时雷州荒旱,饥民积死满路,生者转徙就食钦廉,致疫气传染⑦。

广东省

博罗县　夏大饥,民饥死、疫死无算⑧。

石城县(今廉江市)　春夏大饥,夏五月大疫,县民及雷州流民入境,死尸横道。数岁子女只博一饱,或易米数升,邑中不染疫者,十仅一二⑨。

雷州府(治海康县,今雷州市)　饥疫⑩。

---

① 乾隆《江南通志》卷一一七《职官志·名宦·章嘉贞》,光绪《当涂县乡土志》卷一《政迹》。

② 〔明〕徐允禄《思勉斋集·诗集》卷九《痘记》,转引自浅川《万历年间华北地区鼠疫流行存疑》,《学海》2003年第4期,第194页。

③ 万历《邵武府志》卷六二《祥异》,同治《重纂福建通志》卷二七一《祥异》,光绪《重纂邵武府志》卷三〇《杂记·祥异》;咸丰《邵武县志》卷一八《祥异志》,民国《重纂邵武县志》卷三《大事志·灾异》。

④ 《邵武市志》,群众出版社1993年版。

⑤ 民国《合浦县志》卷五《事纪》。

⑥ 崇祯《廉州府志》卷一《历年纪》。

⑦ 乾隆《廉州府志》卷五《世纪》。

⑧ 崇祯《博罗县志》卷一《年表》,乾隆《博罗县志》卷二《编年》。

⑨ 道光《广东通志》卷一八八《祥异》,道光《高州府志》卷四《事纪志·历代》;嘉庆《石城县志》卷四《事记》,民国《石城县志》卷一〇《纪述志·事略》。

⑩ 《古今图书集成·方舆汇编·职方典》卷一三六八《雷州府部·汇考二》。

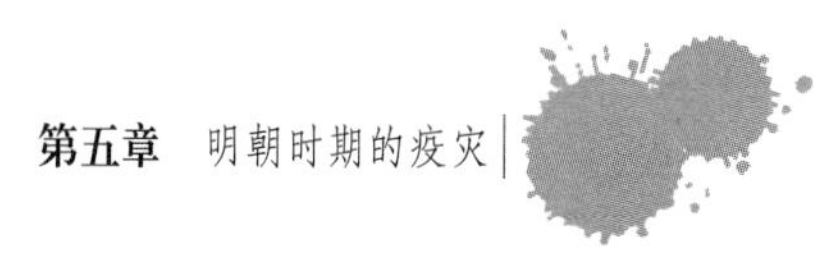

万历二十五年(1597)

云南省

大理府(治太和县,今大理市)　大疫[①]。

云龙州(今云龙县)　大疫[②]。

海南省

琼山县(今海口市琼山区)　春,荒饥之后,加之疫病,死者甚众[③]。春饥,疫大作[④]。

万历二十六年(1598)

山西省

岢岚州(今岢岚县)　夏四月疫[⑤]。

河南省

项城县(今项城市)　春三月大饥,民疫[⑥]。

永城县(今永城市)　大饥,人相食,河役繁兴,瘟疫频行[⑦]。

浙江省

龙游县　大旱,疫[⑧]。

四川省

全蜀诸郡邑大疫[⑨]。蜀郡大疫[⑩]。

新津县　全蜀诸郡邑大疫[⑪]。

---

① 乾隆《云南通志》卷二八《祥异》,光绪《云南通志》卷三《祥异上》,民国《新纂云南通志》卷一六一《灾疫》;天启《滇志》卷一《灾祥》,康熙《大理府志》卷二八《灾祥》,乾隆《大理府志》卷二八《灾祥》。

② 雍正《云龙州志》卷一一《灾祥》。

③ 万历《琼州府志》卷一二《灾祥志》。

④ 乾隆《琼山县志》卷九《杂志·灾祥》,咸丰《琼山县志》卷二九《杂志·事纪》,民国《琼山县志》卷二八《杂志·事纪》。

⑤ 雍正《山西通志》卷一六三《祥异》,乾隆《山西通志》卷一六三《祥异二》;乾隆《太原府志》卷四九《祥异》;康熙《岢岚州志》卷一《祥异》,光绪《岢岚州志》卷一〇《风土志·祥异》。

⑥ 顺治《项城县志》卷八《灾祥》,宣统《项城县志》卷三一《杂事志·灾异》。

⑦ 康熙《永城县志》卷八《灾异》,光绪《永城县志》卷一五《灾异志·历代灾祥》。

⑧ 《龙游县卫生志》,上海社会科学院出版社1992年版。

⑨ 《古今图书集成·历象汇编·庶征典》卷一一四《疫灾部》。万历《四川总志》卷二七《祥异》。

⑩ 雍正《四川通志》卷三八《祥异》。

⑪ 道光《新津县志》卷三六《祥异》。

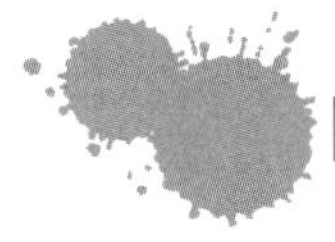

绵竹县(今绵竹市)　全蜀诸郡邑大疫[①]。

中江县　全蜀大疫[②]。

德阳县(今德阳市)　全蜀诸郡邑大疫[③]。

富顺县　四月瘟疫大作,人民死者甚众。先是,鱼疫,遍浮于江,人可手取[④]。

井研县　大疫[⑤]。

资　县(今资中县)　春三月大疫[⑥]。

广安州(今广安市)　大疫[⑦]。

犍为县　大疫[⑧]。

汉　州(今广汉市)　大疫[⑨]。

新都县　春三月,疫疠盛行[⑩]。

龙安府(治平武县)　春三月,疫疠盛行,人民死者甚众。夏五月,大水泛涨,有硝磺气,河鱼浮没,人可手取[⑪]。

叙州府(治宜宾县,今宜宾市)　邑大疫[⑫]。

长宁县　邑大疫[⑬]。

内江县(今内江市)　春三月,疫病盛行,人民死者甚众。夏五月,大水泛涨,有硝磺气,河鱼浮没,人可手取[⑭]。

---

① 嘉庆《绵竹县志》卷四三《祥异》,道光《绵竹县志》卷四五《祥异志》,民国《绵竹县志》卷一八《杂录·祥异》。

② 乾隆《中江县志》卷一二《政事部·杂记上》,嘉庆《中江县志》卷四《祥异志》,道光《中江县新志》卷七《祥异》,民国《中江县志》卷一五《祥异》。

③ 同治《德阳县志》卷四四《灾祥志》。

④ 光绪《叙州府志》卷二三《祥异》;乾隆《富顺县志》卷五《祥异》,同治《富顺县志》卷三七《灾祥》,光绪《富顺县志》卷五《祥异》,民国《富顺县志》卷一六《祥异》。按:乾隆、同治诸志均作“万历二十二年戊戌初夏四月”,误,万历二十二年为甲午年,戊戌年应是万历二十六年。

⑤ 光绪《井研志》卷四一《纪年上》。

⑥ 光绪《资州直隶州志》卷三〇《祥异》,民国《资中县续修资州志》卷一〇《祥异》,民国《续修资州志》卷一〇《杂编·祥异》。

⑦ 光绪《广安县志》卷三五《祥异志》。

⑧ 民国《犍为县志》卷一四《杂志·事纪》。

⑨ 乾隆《汉州志》卷一一《祥异》,嘉庆《汉州志》卷三九《祥异》。

⑩ 嘉庆《新都县志》卷五二《祥异》。

⑪ 道光《龙安府志》卷一〇《祥异》。

⑫ 光绪《叙州府志》卷二三《祥异》。

⑬ 嘉庆《长宁县志》卷一二《祥异》。

⑭ 嘉庆《内江县志》卷五二《祥异》,同治《内江县志》卷一四《祥异》。

蓬　州(今蓬安县)　蓬州疫疠流行,死者甚多①。

重庆市

酆都县(今丰都县)　大疫②。

贵州省

铜仁县(今铜仁市)　大疫③。

万历二十七年(1599)

河北省

河北省　春夏,永平瘟疫大行。河间、肃宁、献县大疫。深州、武强疫④。

永平府(治卢龙县)　春夏疫,地震有声⑤。

昌黎县　夏,瘟疫大行,民饥⑥。

滦　州(今滦县)　春夏疫⑦。春夏,疫病猖獗⑧。

满城县(今保定市满城区)　春夏瘟疫,大饥⑨。

河间府(治河间县,今河间市)　疫,染民半死。郡人大疫⑩。

献　县　大疫⑪。

肃宁县　大疫⑫。瘟疫大流行⑬。

---

① 《蓬安县志》,四川辞书出版社 1994 年版。

② 康熙《酆都县志》卷一《祥异》,同治《重修酆都县志》卷四《祥异》,光绪《酆都县志》卷四《志余》,民国《酆都县志》卷一三《杂异志·祥异》。

③ 《黔记》卷一一《灾祥志》。

④ 《河北省志》,方志出版社 2009 年版。

⑤ 《古今图书集成·方舆汇编·职方典》卷六五《永平府部·纪事七》。康熙《永平府志》卷三《灾祥》,乾隆《永平府志》卷三《封域志·祥异》,光绪《永平府志》卷三〇《封域志·纪事中》;顺治《卢龙县志》卷二《灾祥》,康熙《增补卢龙县志》卷二《灾祥》,民国《卢龙县志》卷二三《故事志·史事》。

⑥ 康熙《昌黎县志》卷一《祥异》,民国《昌黎县志》卷一二《故事志·大事记》。《昌黎县志》,中国国际广播出版社 1992 年版。

⑦ 万历《滦志》卷三《世编》,嘉庆《滦州志》卷一《疆理志·灾异》。

⑧ 《滦县卫生志》,天津人民出版社 1999 年版。

⑨ 《古今图书集成·方舆汇编·职方典》卷八二《保定府部·纪事二》。康熙《满城县志》卷八《灾祥》。

⑩ 《古今图书集成·方舆汇编·职方典》卷九二《河间府部·纪事》。万历《河间府志》卷四《祥异》,乾隆《河间府志》卷九《风俗志·祥异》,乾隆《河间府新志》卷一七《纪事》,乾隆《河间县志》卷一《纪事》。

⑪ 乾隆《献县志》卷一八《祥异》,民国《献县志》卷一九《故实》。

⑫ 乾隆《肃宁县志》卷一《祥异》。

⑬ 《肃宁县志》,方志出版社 1999 年版。

武强县　正月至七月旱,民饥并疫[①]。旱,至七月方雨,禾将抽穗,虫食其根,民饥并疫[②]。

饶阳县　春夏大旱,六月霪雨,大水,低地田庐尽没,高阜复生螟蜷,残食无遗。饥馑之后,因以疾疫[③]。

深　州(今深州市)　虫伤稼为灾,瘟疫并作,民死无数[④]。春,深州、武强、饶阳大旱,禾将秀,虫食其根,灾荒、瘟疫并作,民死无数[⑤]。

清苑县(今保定市清苑区)　春夏疫,大饥[⑥]。

河南省

延津县　大饥,斗粟百余钱,人且多病[⑦]。

四川省

安岳县　大疫,死者过半[⑧]。

万历二十八年(1600)

北京市

京　师(宛平、大兴二县附郭,今北京市)　六月,京畿久旱酷热,诸谷焦枯,疫疠流行[⑨]。七月,保定巡抚汪应蛟以畿内旱、荒、疫为由,请求罢免矿税[⑩]。

河北省

河北省　二月,东光疫死无算。深州、武强瘟疫流行,村落为墟。武邑疫疠[⑪]。

武强县　旱蝗大饥,积尸满野,二月瘟疫传染,民有举族皆死,村落为墟者[⑫]。二月,瘟疫大作[⑬]。二月,瘟疫流行。死者甚众,人口大为减少[⑭]。

---

① 道光《武强县新志》卷一〇《杂稽志·禨祥》。

② 《武强县志》,方志出版社1996年版。

③ 同治《深州风土记·名宦》。

④ 康熙《深州志》卷七《事纪》,雍正《直隶深州志》卷七《事纪》。

⑤ 《深县志》,中国对外翻译出版公司1999年版。

⑥ 光绪《保定府志稿》卷三《灾祥》。

⑦ 康熙《延津县志》卷七《赈荒》。

⑧ 乾隆《安岳县志》卷八《政事志·杂记上》,道光《安岳县志》卷一五《祥异》。

⑨ 《大明神宗显皇帝实录》卷三四八"万历二十八年六月"。

⑩ 《大明神宗显皇帝实录》卷三四九"万历二十八年七月戊辰"。

⑪ 《河北省志》,方志出版社2009年版。

⑫ 康熙《重修武强县志》卷二《灾祥》,道光《武强县新志》卷一〇《杂稽志·禨祥》。

⑬ 康熙《正定府晋州武强县新志》卷七《通纪志·灾祥》。

⑭ 《武强县志》,方志出版社1996年版。

武邑县　疫疠流行，死者甚众[①]。瘟疫流行[②]。

东光县　县境荐饥，疫死无算[③]。

元氏县　亢旱不雨，至仲夏始雨，农家方播种南亩，而雨不能沾足，四郊又生蝗蝻，且瘟疫大作[④]。

深　州（今深州市）　旱，蝗复作，民大饥。瘟疫流行，村落为墟[⑤]。二月，瘟疫流行，村落为墟[⑥]。

山东省

十月，工科左给事中张问达奏山东饥馑流离之状，风雹瘟疫之灾[⑦]。

济阳县　大疫，民死十之二三[⑧]。

寿光县　秋八月，大雨，大疫，棺贵[⑨]。

河南省

禹　州（今禹州市）　夏大疫[⑩]。

陕西省

麟游县　春夏大旱。民大疫，死甚众[⑪]。麟游自八月旱至次年四月始微雨，民大疫。草木既尽，民食树皮，夜窃成群，并以昼劫，道殣相望，村空无烟，死人无数。次年雨雹有大如墙者[⑫]。

扶风县　扶风夏秋不雨，民多疫死[⑬]。

---

① 康熙《武邑县志》卷一《祥异》，同治《武邑县志》卷一〇《杂事志》。

② 《武邑县志》，方志出版社1998年版。

③ 康熙《东光县志》卷一《禨祥》，光绪《东光县志》卷一一《祥异》。

④ 民国《元氏县志・艺文》。

⑤ 道光《深州直隶州志》卷末《禨祥》。

⑥ 《深县志》，中国对外翻译出版公司1999年版。

⑦ 《大明神宗显皇帝实录》卷三五二“万历二十八年十月丁酉”。

⑧ 《古今图书集成・方舆汇编・职方典》卷二〇八《济南府部・纪事二》。道光《济南府志》卷二〇《灾祥》；万历《济阳县志》卷一〇《杂志・灾祥》，顺治《济阳县志》卷一〇《杂志・灾祥》，乾隆《济阳县志》卷一四《轶事志・祥异》，民国《济阳县志》卷二〇《轶事志・祥异》。

⑨ 康熙《寿光县志》卷一《总纪》。

⑩ 乾隆《禹州志》卷一三《灾祥志》。

⑪ 康熙《麟游县志》卷一《灾祥》，光绪《麟游县新志草》卷八《杂纪》。

⑫ 《宝鸡市志》，三秦出版社1998年版。《麟游县志》，陕西人民出版社1993年版。

⑬ 《宝鸡市卫生志》，1995年。

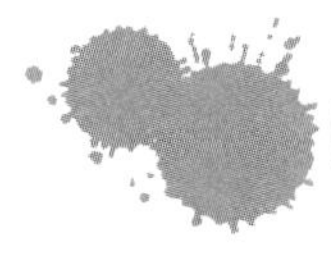

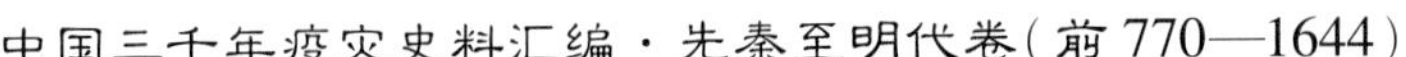

福建省

福宁州(今霞浦、福鼎二县)　秋冬,痘疹灾[①]。秋冬,麻疹流行[②]。

湖南省

通道县　兵,大疫[③]。

万历二十九年(1601)

山西省

阳曲县(今太原市)　疫,大饥[④]。

定襄县　夏秋无雨,疫死甚多,亲属绝往来[⑤]。夏秋无雨,瘟疫流行,死人甚众[⑥]。

汾　州(今汾阳县)　瘟疫多疾,民甚苦[⑦]。

临　县　八月初九日,严霜早降,秋禾未熟,岁致大祲,人食树皮草根,饿殍载道,且瘟疫,民甚苦之[⑧]。

清源县(今并入清徐县)　大旱疫[⑨]。清徐县大旱,瘟疫[⑩]。

孝义县(今孝义市)　大疫[⑪]。

河南省

新蔡县　正月初九起大雪四十日,雪水淹麦,瘟疫盛行,死者无算,地尽荒芜[⑫]。

福建省

连城县　大疫[⑬]。

浙江省

湖州府(乌程、归安二县附郭)　春夏霪雨为灾,六月飞雪成堆,至七月始热,八九

---

① 万历《福宁州志》卷一六《杂事志下 · 时事》,乾隆《福宁府志》卷四三《艺文志 · 祥异》,民国《霞浦县志》卷三《大事志》。

② 《霞浦县卫生志》,1989年。

③ 嘉庆《通道县志》卷一〇《见闻志 · 灾异》。

④ 康熙《阳曲县志》卷一《天文志 · 祥异》,道光《阳曲县志》卷一六《志余 · 祥异》。

⑤ 万历《定襄县志》卷七《灾祥志 · 灾异》,康熙《定襄县志》卷七《灾异》,雍正《定襄县志》卷七《灾祥志 · 灾异》。

⑥ 《定襄县志》,中国青年出版社1993年版。

⑦ 万历《汾州府志》卷一六《灾祥》。

⑧ 康熙《临县志》卷一《舆地志 · 祥异》。

⑨ 光绪《清源乡志》卷一六《祥异》。

⑩ 《清徐县志》,山西古籍出版社1999年版。

⑪ 《孝义县志》,海潮出版社1992年版。

⑫ 康熙《新蔡县志》卷七《杂述》,乾隆《新蔡县志》卷一〇《杂志》。

⑬ 康熙《连城县志》卷一《历年纪》,民国《连城县志》卷三《大事志 · 灾祥》。

月仍热如故，以致里无不病之家，家无不病之人[①]。自春及夏淫雨不止，二麦浸烂，江湖水溢。秋禾不能栽种，六月飞雪成堆，七月始热，八月九月仍热如故，里无不病之家，家无不病之人[②]。

杭州府（钱塘、仁和二县附郭） 六月辛丑寒气逼，富阳山中飞雪成堆，杭州深山中亦然。至七月始热，八九月仍热如故，人多裸浴，里无不病之家，家无不病之人[③]。

富阳县（今杭州市富阳区） 六月辛丑寒气逼人，山中飞雪成堆，七月天始热，八九月仍热如故，人多裸浴，里无不病之家，家无不病之人[④]。

江西省

永宁县（今宁冈县） 大疫，人民死者近半[⑤]。大疫流行，县人死亡近半[⑥]。

兴国县 大旱疫[⑦]。

石城县 大疫[⑧]。

宁都县 大疫[⑨]。

大庾县（今大余县） 四月地震，声如雷。是年大疫[⑩]。

南康县（今南康市） 四月，大疫[⑪]。

安徽省

石埭县（今石台县） 夏六月大寒，人尽衣棉絮，深山积雪不消，至七月始热，八月

---

① 同治《湖州府志》卷四四《前事略・祥异》，光绪《乌程县志》卷二七《祥异》，民国《乌青镇志》卷二《祥异》。

② 《湖州市卫生志》，香港大时代出版社1993年版。

③ 乾隆《杭州府志》卷五六《祥异》。

④ 光绪《富阳县志》卷一五《风土志・祥异》误作"隆庆二十九年"。《富阳县卫生志》，中国医药科技出版社1991年版。

⑤ 康熙《永宁县志》卷上《灾祥》，乾隆《永宁县志》卷一《灾祥》，同治《永宁县志》卷一〇《杂类志・祥异》。

⑥ 《宁冈县志》，中共中央党校出版社1995年版。

⑦ 康熙《潋水志林》卷一五《祥异》，乾隆《赣州府志》卷一《天文志・机祥》，同治《兴国县志》卷三一《祥异志》。《兴国县志》（上册），1988年。

⑧ 顺治《赣石城县志》卷八《杂志・纪事》，乾隆《石城县志》卷七《记事志・祥异》，道光《石城县志》卷七《记事志・祥异》。

⑨ 道光《宁都直隶州志》卷二七《祥异志・石城》。

⑩ 康熙《南安府志》卷一七《事考志下・祥异》，乾隆《南安府志》卷二三《祥异》，同治《南安府志》卷二九《祥异》，同治《大庾县志》卷二四《杂类志・祥异》，民国《大庾县志》卷一五《杂类・祥异》。《大余县志》，三环出版社1990年版。

⑪ 康熙《南安府志》卷一七《事考志下・祥异》，乾隆《南安府志》卷二三《祥异》，同治《南安府志》卷二九《祥异》，同治《南康县志》卷一三《祥异》，民国《南康县志》卷一〇《祥异》。

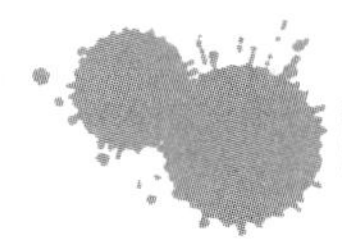

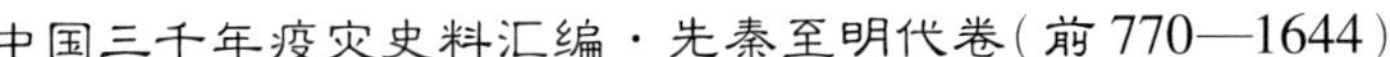

大热。时吴越及大江南北无不病者①。

湖南省

新化县　春霪雨,秋旱,复疫②。

兴宁县　是岁沴疫大作,知县虞瑶祷于城隍祠,乃消③。

宁远县　三月黑眚见,四月乃止,遂大疫,死伤甚多④。四月通乡大疫⑤。

山东省

禹城县　瘟疫大作,续以饥馑⑥。

贵州省

贵阳府(今贵阳市)　夏四月不雨,五月大饥,斗米四钱,雨桂子于贵阳,六月定番地震,秋七月大疫⑦。贵州大疫⑧。

兴隆卫(今黄平县)、黄平司、新添司(今贵定县)、龙里司(今龙里县)　兴、黄、新、龙之间,二月大疫,十室九死⑨。

黎平府(治今黎平县)　二月,大疫,城内死六百人⑩。

万历三十年(1602)

江西省

大庾县(今大余县)　有物如马骊色,日晡入上乡民家,人辄病。又有白气现西,如二蛇垂头啖物。是年大疫⑪。

---

① 康熙《石埭县志》卷二《风土·祥异》,民国《石埭备志汇编》卷一《大事记稿》。

② 道光《宝庆府志》卷四《大政纪·明》、卷九九《五行略》,光绪《湖南通志》卷二四三《祥异志一》;康熙《新化县志》卷一一《灾异》,道光《新化县志》卷三三《祥异》,同治《新化县志》卷一一《政典志》。

③ 光绪《兴宁县志》卷一八《杂纪志·灾祲》。

④ 道光《永州府志》卷一七《事纪略》,光绪《宁远县志》卷八《风俗·杂志》。

⑤ 乾隆《宁远县志》卷一二《见闻志·灾祥》。

⑥ 光绪《禹城县乡土志·政绩》。

⑦ 《古今图书集成·方舆汇编·职方典》卷一五二六《贵阳府部·纪事》。康熙《贵州通志》卷二九《灾祥》,乾隆《贵州通志》卷一《天文志·祥异》。

⑧ 道光《贵阳府志》卷四〇《祥异》。

⑨ 《大明神宗显皇帝实录》卷三七四"万历三十年七月"。《古今图书集成·历象汇编·庶征典》卷一一四《疫灾部》引《贵州通志》。康熙《贵州通志》卷二九《灾祥》。

⑩ 《大明神宗显皇帝实录》卷三七四"万历三十年七月"。《黔记》卷一一《灾祥志》。

⑪ 乾隆《南安府大庾县志》卷一《祥异》,同治《南安府志》卷二九《祥异》,民国《大庾县志》卷一五《杂类·祥异》。

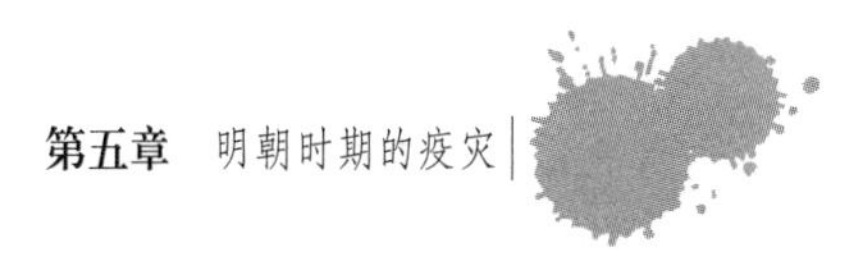

泰和县　连岁疫疠盛行，民力凋耗①。

山西省

阳曲县（今太原市）　疫，大饥②。

永宁州（今吕梁市离石区）　春大饥，人多瘟疫，亡饿盈野③。

四川省

雅　州（今雅安市）　大疫④。

万历三十一年（1603）

河南省

邓　州（今邓州市）　水，荒，瘟疫，民多饥死。岁大饥，人相食，及枕藉死者甚众⑤。

内乡县（含今西峡县）　岁凶，瘟疫，人多死⑥。

宁陵县　大疫。是年吕司寇（即吕坤）题壁辞曰：癸卯年，杀人天。瘟疫死一半，麦秋尽水淹。挑河苦累死，天灾又那堪。两泪向谁落，肉食人不觉⑦。

汝阳县（今汝南县）　连岁荒歉，民多饥疫⑧。

光山县　大疫⑨。

固始县　春大雨，大疫⑩。

上蔡县　春大疫⑪。

息　县　春霪雨，大疫⑫。

---

① 《大明神宗显皇帝实录》卷三七九“万历三十年十二月”。

② 康熙《阳曲县志》卷一《天文志·祥异》，道光《阳曲县志》卷一六《志余·祥异》。

③ 《古今图书集成·方舆汇编·职方典》卷三四二《汾州府部·纪事》。万历《汾州府志》卷一六《灾祥》。

④ 光绪《雅安县志稿》卷四《灾变》，民国《雅安县志》卷四《灾祥志》。

⑤ 顺治《邓州志》卷二《郡纪》，乾隆《邓州志》卷二四《祥异》。

⑥ 康熙《内乡县志》卷一一《灾祥》。

⑦ 康熙《宁陵县志》卷一二《杂志·志变》，民国《宁陵县志》卷一三《杂志·灾祥》。宣统《宁陵县志》，中州古籍出版社1989年版。

⑧ 民国《重修汝南县志》卷一《大事纪》。

⑨ 顺治《光山县志》卷一二《灾祥》，民国《光山县志约稿》卷一《地理志·灾异》。

⑩ 顺治《固始县志》卷九《灾异》，康熙《固始县志》卷一一《杂述志·灾祥》，乾隆《重修固始县志》卷一五《大事表》。

⑪ 康熙《上蔡县志》卷一二《编年志》。

⑫ 顺治《息县志》卷一〇《灾异》。

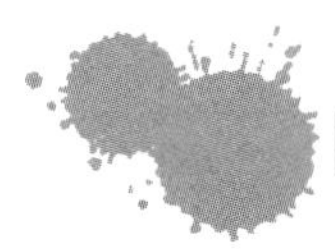

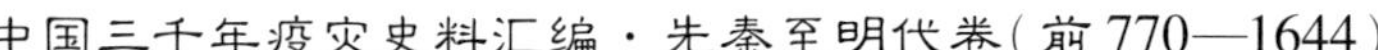

湖北省

孝感县(今孝感市)　四月地震,自春至秋大疫①。余桂萼是年令孝感,会疫,择医施药,多所全活②。

应山县(今广水市)　夏大疫③。

广济县(今武穴市)　瘟疫流行。名医胡献琛制药救活万余人④。

安徽省

凤阳府(治凤阳县)　颍州、颍上县、霍邱县俱大疫,毒疮杀人,死者十之六⑤。

颍　州(今阜阳市)　春大荒,复大疫,毒疮杀人,人死十之六⑥。大疫,人死十之有六(万历《颍州志》)⑦。

颍上县　春大凶荒,瘟疫盛行,殆无虚室,死者十之六七;春大疫,民病伤死者十之六⑧。

霍邱县　大凶,瘟疫盛行,人死十之六余⑨。

江苏省

江浦县(今南京市江浦区)　秋大疫,死者无算,治四五里,臭味熏人⑩。秋,大疫,死者无算⑪。

沛　县　夏大疫,自春徂秋,比屋而病者十七八,死数千人⑫。秋季瘟疫⑬。按:今山东省微山县系中华人民共和国成立后从沛县析置,故今《微山县志》载,秋大疫,病死数千人⑭。

---

① 乾隆《汉阳府志》卷三《天官志·五行》;康熙《孝感县志》卷一四《祥异》,光绪《孝感县志》卷七《灾祥志》。

② 雍正《湖广通志》卷四三《余桂萼》。

③ 同治《应山县志》卷一《星野志·祥异》。

④ 《广济县志》,汉语大词典出版社1994年版。

⑤ 乾隆《颍州府志》卷一〇《杂志·祥异》。

⑥ 乾隆《阜阳县志》卷一《郡纪》,道光《阜阳县志》卷二三《杂志·机祥》。

⑦ 《阜阳县志》,黄山书社1994年版。

⑧ 顺治《颍上县志》卷一一《祥异》,同治《颍上县志》卷一二《杂志·祥异》。

⑨ 康熙《霍邱县志》卷一〇《灾祥》,同治《霍邱县志》卷一六《杂志·灾异》。

⑩ 光绪《江浦稗乘》卷三九《祥异》。《江浦县志》,河海大学出版社1995年版。

⑪ 《江浦县卫生志》,1990年。

⑫ 万历《沛志》卷一《邑纪》,乾隆《徐州府志》卷三〇《祥异》,同治《徐州府志》卷五《祥异》,民国《沛县志》卷二《灾祥》。

⑬ 《沛县简志》,1989年。

⑭ 《微山县卫生志》,1987年。

沭阳县　夏五月，霪雨三旬不止，河溢决。米价昂贵，人民疾疫而死者多①。

淮安府（治山阳县，今淮安市）　夏五月霪雨，昼夜三旬不止，水溢米贵，人疫多死②。

泰　州（今泰州市）　稔。夏秋大疫③。

高邮州　夏，境内大雨连绵，三旬不止，河堤决口，人多疫死④。

安东县（清东台县，今涟水市）　稔。夏秋大疫⑤。

仪征县（今仪征市）　万历癸卯、甲辰（三十一、三十二年）间，疫气传染，人多不保其生⑥。

浙江省

嘉兴府（秀水、嘉兴二县附郭，今嘉兴市）　秋，疟疫盛行，腹肿则死⑦。

嘉善县　秋大疫，腹肿则死⑧。

桐乡县　秋，民多患疟，腹肿则死⑨。

海南省

临高县　琼州府番念山（临高县境内）开矿换银，广东石城县（今廉江市）民赴之，疫作，死者相藉⑩。

福建省

宁化县　万历癸卯（三十一年），邑苦疫，十丧四五⑪。

---

① 《沭阳县卫生志》，中国矿业大学出版社 1996 年版。

② 天启《淮安府志》卷二三《祥异》，乾隆《淮安府志》卷二五《五行志》，光绪《淮安府志》卷四〇《杂记·灾祥》；乾隆《山阳县志》卷一八《丛志·祥祲》，同治《重修山阳县志》卷二一《杂记》。〔清〕孙之騄《二申野录》卷五，见杨国宜《明朝灾异野闻编年录》，安徽师范大学出版社 2012 年版，第 137 页。《淮安市志》，江苏人民出版社 1998 年版。

③ 崇祯《泰州志》卷七《灾祥》，道光《泰州志》卷一《祥异》。

④ 《高邮市卫生志》，中国工商出版社 2006 年版。

⑤ 道光《东台县志》卷七《星野·灾祥》。

⑥ 《古今图书集成·博物汇编·艺术典》卷五一一《医部·医术名流列传·姜宸传》。

⑦ 《古今图书集成·历象汇编·庶征典》卷一一四《疫灾部》引《浙江通志》。康熙《嘉兴府志》卷二《星野·祥异》，嘉庆《嘉兴府志》卷三五《祥异》，光绪《嘉兴府志》卷三五《祥异》；康熙《秀水县志》卷七《祥异》。

⑧ 光绪《重修嘉善县志》卷三四《杂志·祥眚》。

⑨ 康熙《桐乡县志》卷二《人民部·灾祥》，嘉庆《桐乡县志》卷一二《机祥》，光绪《桐乡县志》卷二〇《杂类志·祥异》。

⑩ 光绪《石城县志》卷九《纪述志·事略》，民国《石城县志》卷一〇《纪述志·事略》。

⑪ 康熙《宁化县志》卷四《乡行·五福合传》。

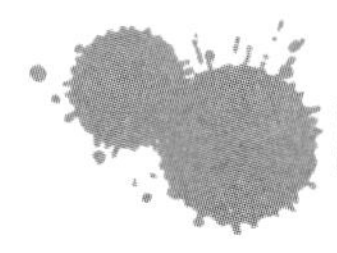

万历三十二年(1604)

山东省

曹　县　八月,黄河溃决,河工大兴,瘟疫大作,人死过半①。

诸城县(今诸城市)　春旱,痘疹,伤婴孩过半②。

河南省

归德府(治商丘县,今商丘市)　河溢,是年复大疫,河工夫死者相望③。

夏邑县　大饥,人相食,河役繁兴,瘟疫流行,民死十之七④。

虞城县　大饥疫,河役繁兴,民死十七⑤。

汝宁府(治汝阳县,今汝南市)　春大疫⑥。

上蔡县　春大疫⑦。

淅川县　大疫⑧。

江苏省

沛　县　春大饥,夏大疫⑨。夏季瘟疫⑩。

仪征县(今仪征市)　万历癸卯、甲辰间,疫气传染,人多不保其生⑪。

江浦县(今南京市江浦区)　秋,江浦大疫,死者无算,沿西五里,臭味熏人⑫。按:此条与万历三十一年"江浦县"条同,惟"治四五里"作"沿四五里"。或系年误。

安徽省

颍上县　春大饥,夏大疫⑬。

---

① 康熙《兖州府曹县志》卷一八《杂稽志·灾祥》,光绪《曹县志》卷一八《杂稽志·灾祥》。

② 万历《诸城县志》卷九《灾祥》,康熙《诸城县志》卷九《祥异》,乾隆《诸城县志》卷二《总纪上》。

③ 顺治《归德府志》卷一〇《杂志》。乾隆《归德府志》,中州古籍出版社1994年版。民国《商丘县志》卷三《灾祥》。

④ 民国《夏邑县志》卷九《杂志·灾异》。

⑤ 顺治《虞城县志》卷八《灾祥》,光绪《虞城县志》卷一〇《杂志》。

⑥ 《古今图书集成·方舆汇编·职方典》卷四八〇《汝宁府部·纪事》。万历《汝南志》卷二四《灾祥》,康熙《汝宁府志》卷一六《外纪·灾祥》。

⑦ 康熙《上蔡县志》卷一二《编年》。

⑧ 康熙《淅川县志》卷八《灾祥》。

⑨ 民国《沛县志》卷二《灾祥》。

⑩ 《沛县简志》,1989年。

⑪ 《古今图书集成·博物汇编·艺术典》卷五一一《医部·医术名流列传·姜宸传》。

⑫ 《南京卫生志》,方志出版社1996年版。

⑬ 乾隆《颍州府志》卷一〇《杂志·祥异》,乾隆《颍上县志》卷一二《灾异》,同治《颍上县志》卷一二《杂志·祥异》,道光《颍上县志》卷一三《杂志·祥异》。

蒙城县 春大饥,夏大疫[①]。

定远县 岁饥,疫[②]。

怀远县 岁饥且疫,死者甚众[③]。

浙江省

湖州府(乌程、归安二县附郭,今湖州市) 疫[④]。

乌程县(今湖州市) 疫[⑤]。

江山县(今江山市) 秋,日中飞絮,时疫大发,俗名羊毛瘟,市乡死者甚众[⑥]。秋,时疫大作,城乡死者甚众[⑦]。

万历三十三年(1605)

北京市

京 城(宛平、大兴二县附郭) 都下瘟疫盛行[⑧]。时疫传染,死亡接踵[⑨]。

江西省

瑞昌县(今瑞昌市) 五月淫雨大水,淹没田地十之六。夏六月疫[⑩]。

安徽省

蒙城县 大疫,人相食[⑪]。

山东省

诸城县(今诸城市) 天花流行,"痘疹伤婴过半"[⑫]。

---

① 同治《蒙城县志》卷一〇《杂类志·祥异》,民国《重修蒙城县志》卷一二《杂类志·祥异》。

② 道光《定远县志》卷二《祥异》。

③ 雍正《怀远县志》卷八《灾异》,嘉庆《怀远县志》卷九《五行志》。

④ 同治《湖州府志》卷四四《前事略·祥异》。《湖州市卫生志》,香港大时代出版社1993年版。

⑤ 光绪《乌程县志》卷二七《祥异》。

⑥ 天启《江山县志》卷八《灾祥》,康熙《衢州府志》卷三〇《五行志》,康熙《江山县志》卷九《杂记志·灾祥》,乾隆《江山县志》卷一三《祥异》,同治《江山县志》卷一二《拾遗志·祥异》。

⑦ 《江山市志》,浙江人民出版社1990年版。

⑧ 〔明〕张介宾《景岳全书》卷七。

⑨ 《大明神宗显皇帝实录》卷四〇九"万历三十三年五月"。

⑩ 康熙《瑞昌县志》卷一《祥异》,雍正《瑞昌县志》卷一《星野·祥异》,同治《瑞昌县志》卷一〇《杂类志·祥异》。

⑪ 乾隆《颍州府志》卷一〇《杂志·祥异》;顺治《蒙城县志》卷六《灾祥》,民国《重修蒙城县志》卷一二《杂类志·祥异》。

⑫ 《山东省卫生志》,山东人民出版社1992年版。

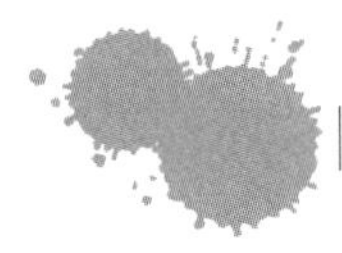

万历三十四年(1606)

河南省

淅川县　大疫,死不虚日,死者甚众①。

浙江省

衢州府(治西安县,今衢州市)　秋大疫②。上年十一月初九夜戌时地震,环铃有声,是年民疫③。万历三十三年十一月初九日戌刻地震,次年民病疫④。

江山县(今江山市)　大疫。上年十一月初九夜戌时地震,房屋折然有声,是年民疫⑤。

万历三十六年(1608)

吴越大水,粟价翔踊,斛几二金,殣殍塞涂,疫疠骈踵,郊野之间,四望烟绝。万历戊申(1608)自四月九日起,大雨四十五日,七郡膏壤,一时遂为巨浸⑥。

福建省

漳州府(治龙溪县,今漳州市)　正月疫起至五月,又自三月不雨,至于六月,人凋米贵⑦。

龙溪县(今漳州市)　自正月至五月疫作⑧。

海澄县(今龙海县)　正月疫起,至五月止⑨。

南靖县　正月疫⑩。

---

① 《古今图书集成·方舆汇编·职方典》卷四四六《南阳府部·纪事二》。乾隆《河南通志》卷五《星野》;顺治《南阳府志》卷三《灾异》,康熙《南阳府志》卷一《舆地志·祥异》,嘉庆《南阳府志》卷一《舆地志·祥异》。

② 《古今图书集成·历象汇编·庶征典》卷一一四《疫灾部》。天启《衢州府志》卷六《礼典》,康熙《衢州府志》卷三〇《五行志》。

③ 民国《衢县志》卷一《象纬志·五行》。《衢州市卫生志》,上海交通大学出版社1997年版。

④ 康熙《西安县志》卷一二《灾祥志》,嘉庆《西安县志》卷二二《祥异》。

⑤ 康熙《江山县志》卷九《杂记志·灾祥》,乾隆《江山县志》卷一三《祥异》,同治《江山县志》卷一二《拾遗志·祥异》。《江山市志》,浙江人民出版社1990年版。

⑥ 〔明〕刘世教《荒箸略》,载〔清〕俞森《荒政丛书》卷六。

⑦ 万历《闽书》卷一四八《祥异志》,崇祯《闽书》卷一四八《祥异·漳州府》。

⑧ 康熙《龙溪县志》卷一二《灾祥》,乾隆《龙溪县志》卷二〇《祥异》。

⑨ 崇祯《海澄县志》卷一四《灾祥》,乾隆《海澄县志》卷一八《灾祥志》。

⑩ 乾隆《南靖县志》卷八《祥异》。

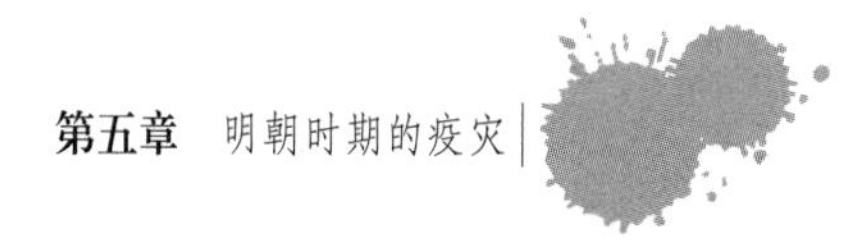

湖北省

汉阳县(今属武汉市) 大水,城内行舟,天水相连,仅存大别山阜,从古未有,民复疫疠①。

湖南省

武陵县(今常德市) 大水,饥疫相继②。

龙阳县(今汉寿县) 大水,民饥疫相侵③。

四川省

雅州府(治雅安县,今雅安市) 大疫④。

天全县 大疫⑤。

云南省

武定府(今武定县) 大疫⑥。武定府辖武定县、禄劝州、元谋县。

万历三十七年(1609)

河北省

河间府(治河间县,今河间市) 疫,染民半死⑦。

山西省

介休县(今介休市) 七月,旱饥。九月瘟疫流行,多为喉症,患者一、二日即死⑧。

宁夏回族自治区

隆德县 大疫,大饥⑨。瘟疫流行⑩。

---

① 《古今图书集成·方舆汇编·职方典》卷一一三四《汉阳府部·纪事》。康熙《汉阳府志》卷一一《杂纪·灾祥》,乾隆《汉阳府志》卷三《天官志·五行》。

② 嘉庆《常德府志》卷一七《武备考·灾祥》,同治《武陵县志》卷二〇《灾祥》。

③ 康熙《龙阳县志》卷一《祥异》,光绪《龙阳县志》卷一一《食货志·灾祥》。

④ 乾隆《雅州府志》卷六《灾异》。

⑤ 咸丰《天全县志》卷八《祥异》。

⑥ 《古今图书集成·历象汇编·庶征典》卷一一四《疫灾部》。乾隆《云南通志》卷二八《祥异》,光绪《云南通志》卷三《祥异上》,民国《新纂云南通志》卷一六一《灾疫》;天启《滇志》卷一《灾祥》。

⑦ 万历《河间府志》卷四《风土志·祥异》。

⑧ 《介休市志》,海潮出版社1996年版。

⑨ 康熙《隆德县志》卷下《灾异》,宣统《甘肃新通志》卷二《天文志·附祥异》,民国《隆德县志》卷四《拾遗·祥异》。

⑩ 《隆德县志》,宁夏人民出版社1998年版。

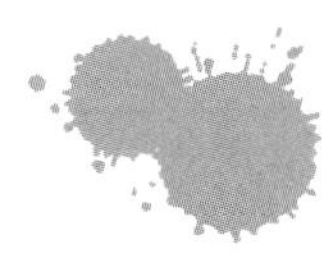

甘肃省

灵台县　大疫,大饥[1]。

肃　州(今酒泉市)　六月十一日夜,忽有猛风起,地大震,所坏城垣、墙室、庙宇,塌死人民物类,难以尽述。迨后,沿门阖户,人生斑疹[2]。

上海市

嘉定县(今嘉定区、宝山区)　五月大疫[3]。

华亭县(今松江区)、上海县(今闵行区)、青浦县(今青浦区)　夏大疫,秋大水[4]。

江苏省

太仓州(今太仓市)　五月大疫[5]。

湖北省

通城县　春夏间大疫,死者十之七八[6]。

福建省

邵武县(今邵武市)　五月大水,水退之后大疫[7]。五月初八日,大水冲东坝,绕坝登云桥,二十四日,平地水深三丈,漂东北二桥,崩没官民田亩庐舍及溺死者无算,水退,疫复作,知县宋良翰勘灾赈豁[8]。邵武大疫,知县宋良翰赈之[9]。万历三十七年,邵武大疫[10]。

广东省

阳江县(今阳江市)　冬大疫[11]。

---

① 宣统《甘肃新通志》卷二《天文志·附祥异》。

② 乾隆《重修肃州新志·肃州七册·祥异》(不分卷)。

③ 乾隆《嘉定县志》卷四《赋役志·祥异》,光绪《嘉定县志》卷六《赋役志下·禨祥》,光绪《宝山县志》卷一四《志余·祥异》。

④ 光绪《江东志》卷一《祥异》。

⑤ 光绪《太仓直隶州志》卷一九《蠲赈》。《太仓市卫生志》,1998年。

⑥ 顺治《通城县志》卷一《杂志·灾异》,同治《通城县志》卷二二《祥异》,民国《湖北通志》卷七五《祥异志一》。

⑦ 万历《邵武府志》卷六二《祥异》。

⑧ 乾隆《福建通志》卷六五《杂纪·祥异》,光绪《重纂邵武府志》卷三〇《杂记·祥异·邵武县》,民国《重修邵武县志》卷三《大事志·灾异》。

⑨ 道光《重纂福建通志》卷二七一《杂录·祥异》。

⑩ 《古今图书集成·历象汇编·庶征典》卷一一四《疫灾部》。

⑪ 康熙《阳江县志》卷三《县事纪》,道光《阳江县志》卷八《编年志》,民国《阳江志》卷三七《杂志上》。

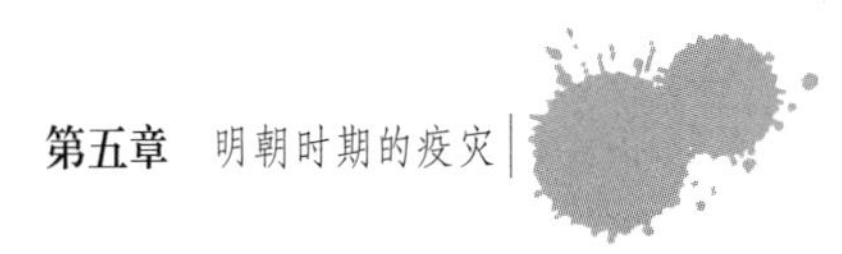

万历三十八年(1610)

河北省

河北省　宣府属宣化、万全、蔚县、怀安、阳原、龙关、西宁大疫①。

宣化县(今张家口市宣化区)　大疫②。

龙门卫(今赤城县)　大疫③。

怀安县　大疫④。

西宁县(今阳原县)　大疫⑤。

蔚　州(今蔚县)　春,大疫⑥。

万全县　大疫⑦。

山西省

七月,太原、平阳、汾州、大同、辽州、沁州等属旱饥,秋九月,疫疠多喉痹,一二日辄死⑧。即治疗得生者,俱发斑疮退皮,十家而八九,十人而六七,到次年正、二月犹不止⑨。

太原府(治阳曲县,今太原市)　府属旱饥,九月疫疠,多喉痹,一二日辄死⑩。夏月疫疠盛行,次年春又疫⑪。九月,太原府人家瘟疫大作,多生喉痹,一二日辄死,死者无数。即治疗得生者俱发瘢疮退皮,十家而八九,十人而六七,历正二月犹不止。晋府瘟疫尤甚,十九日夜二更晋王以瘟疫薨死。先是讹言,一僧止树下,过客问收成,僧

---

① 《河北省志》,方志出版社2009年版。

② 《古今图书集成·方舆汇编·职方典》卷一六二《宣化府部·纪事三》。康熙《新续修宣府志》卷一《灾祥》,康熙《宣化县志》卷五《灾祥志》。

③ 康熙《龙门县志》卷二《灾祥志》,民国《龙关县新志》卷一九《灾祥志》。《赤城县民政志》,1991年。

④ 乾隆《怀安县志》卷二二《灾祥》,光绪《怀安县志》卷三《食货志·灾祥》,民国《怀安县志》卷一〇《志余·大事记》。

⑤ 康熙《西宁县志》卷一《灾祥》,同治《西宁县志》卷一《星度志·灾祥》,光绪《西宁新志》卷一《灾祥》,民国《阳原县志》卷一六《前事·天灾》。

⑥ 《古今图书集成·方舆汇编·职方典》卷三五〇《大同府部·纪事》。顺治《蔚州志》卷一《方舆志·灾祥》,乾隆《蔚县志》卷二九《祥异》。

⑦ 乾隆《万全县志》卷一《方舆志·灾祥》,道光《万全县志》卷一《方舆志·灾祥》。

⑧ 雍正《山西通志》卷一六三《祥异》,乾隆《山西通志》卷一六三《祥异二》。

⑨ 《古今图书集成·历象汇编·庶征典》卷一一四《疫灾部》。万历《山西通志》卷二六《灾祥》,乾隆《太原府志》卷四九《祥异》。

⑩ 乾隆《太原府志》卷四九《祥异》。

⑪ 《古今图书集成·方舆汇编·职方典》卷三〇六《太原府部·纪事》。

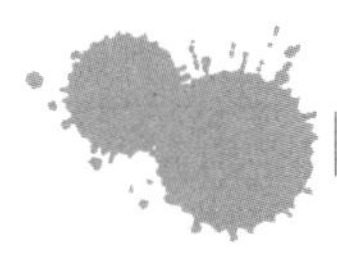

持梯令自看,登一层曰好夏苗,又登一层曰好秋田,及登三层见遍地死尸,曰不敢看矣,果验①。

阳曲县(今属太原市)　九月大疫,多生喉痹,死者无算,晋府尤甚②。夏,阳曲大疫,抚院魏、知府阙各发贮,遣医施药救之③。九月,阳曲等县干旱严重,瘟疫蔓延,民辄生喉痹,死者甚多④。

太原县(今太原市晋源区)　九月瘟疫大作,多生喉痹,一二日辄死,死者无算⑤。

平阳府(治临汾县,今临汾市)　旱饥,秋八月,疫疠多喉痹,一二日辄死⑥。

介休县(今介休市)　秋七月旱饥,九月瘟疫大作,多喉痹,一二日辄死,死伤无数⑦。

浮山县　旱饥,秋八月疫疠,多喉痹,一二日辄死⑧。

乐平县(今昔阳县)　旱,民饥,秋九月疫疠,多喉痹,一二日辄死⑨。民饥,秋九月疫瘴,一二日辄死⑩。

大同府(治大同县,今大同市)　属县四月旱饥,九月疫疠,多喉痹,一二日辄死⑪。

广灵县　大疫⑫。

怀仁县　四月旱饥,九月疫,多喉痹⑬。

崞　县(今原平市)、繁峙县　夏月疫疠盛行,抚台、知府均设法救治,全活甚众。次年春又疫,施救如前⑭。

---

① 万历《山西通志》卷二六《杂志上・灾祥》。

② 康熙《阳曲县志》卷一《天文志・祥异》,道光《阳曲县志》卷一六《志余・祥异》。

③ 康熙《山西通志》卷三〇《祥异》。

④ 《太原卫生志(1840—1998)》,2001年。

⑤ 雍正《重修太原县志》卷一五《灾祥》,道光《太原县志》卷一五《祥异》。

⑥ 雍正《平阳府志》卷三四《祥异》,乾隆《平阳府志》卷三四《祥异》。

⑦ 康熙《介休县志》卷一《天文・灾异》,乾隆《介休县志》卷一《祥异》,嘉庆《介休县志》卷一《祥灾》,民国《介休县志》卷三《大事谱》。

⑧ 乾隆《浮山县志》卷三四《祥异》,同治《浮山县志》卷三三《祥异》,光绪《浮山县志》卷三一《灾祥・怪异》,民国《浮山县志》卷三七《灾祥》。

⑨ 乾隆《乐平县志》卷二《祥异》,民国《昔阳县志》卷二《祥异》。

⑩ 《昔阳县志》,中华书局1999年版。

⑪ 乾隆《大同府志》卷二五《祥异》,道光《大同县志》卷二《星野・祥异》。《大同县志》,方志出版社2005年版。

⑫ 康熙《广灵县志》卷一《灾祥》,乾隆《广灵县志》卷一《方域・星野》。《广灵县志》,人民出版社1993年版。

⑬ 光绪《怀仁县新志》卷一《星野・附祥异》。

⑭ 万历《太原府志》卷二六《灾祥》。

稷山县　大荒，瘟疫流行①。

山东省

新泰县（今新泰市）　春大疫②。

陕西省

秋八月不雨至次年夏四月，民多疫死③。

延绥镇（清榆林府，治今榆林市）　大旱饥，民多疫死④。

延安府（治肤施县，今延安市）　自秋八月至次年四月大旱，民多疫死⑤。大旱饥，民多疫死⑥。

横山县　沿边大旱饥，民多疫死⑦。境内大旱，饥民多疫死⑧。

洛川县　秋八月不雨，至次年夏四月，民多疫死⑨。

中部县（今黄陵县）　秋八月不雨至次年夏四月始雨，大疫⑩。

麟游县　自八月不雨至次年四月尽始微雨，民疫死者众⑪。

扶风县　扶风秋冬不雨，民多疫死⑫。

永寿县　秋八月不雨至次年夏四月，民多疫死⑬。

临潼县（今西安市临潼区）　秋八月不雨至次年夏四月，民多疫死⑭。

湖南省

新化县　二月雨黑雪，又雨雹。夏秋雨，蝗伤稻，民疫⑮。

---

① 万历《稷山县志》卷七《祥异》。

② 天启《新泰县志》卷八《祥异》。

③ 康熙《陕西通志》卷三〇《祥异》。

④ 道光《榆林府志》卷一〇《祥异志》，康熙《延绥镇志》卷五《纪事》。《榆林市志》，三秦出版社1996年版。

⑤ 《古今图书集成·历象汇编·庶征典》卷一一四《疫灾部》。雍正《陕西通志》卷四七《祥异》。

⑥ 嘉庆《重修延安府志》卷六《大事表》。

⑦ 民国《横山县志》卷二《纪事》。

⑧ 《横山县志》，陕西人民出版社1993年版。

⑨ 嘉庆《洛川县志》卷一《祥异》。

⑩ 嘉庆《续修中部县志》卷二《祥异》，民国《中部县志》卷二《祥异》、卷九《社会志》。

⑪ 《古今图书集成·方舆汇编·职方典》卷五二八《凤翔府部·纪事》。

⑫ 《宝鸡市卫生志》，1995年。

⑬ 乾隆《永寿县新志》卷九《纪异》，光绪《永寿县重修新志》卷一〇《别录类·述异》。

⑭ 乾隆《临潼县志》卷九《志余·祥异》，民国《临潼县志》卷九《志余·祥异》。

⑮ 康熙《宝庆府志》卷二二《五行》，道光《宝庆府志》卷四《大政纪·明》、卷九九《五行略》，同治《新化县志》卷一一《政典志》。

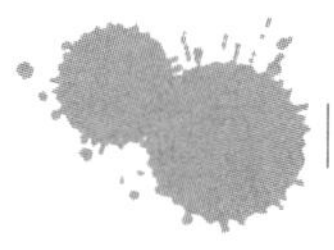

四川省

遂宁县(含今潼南县)　大疫①。

万历三十九年(1611)

陕西省

延安府(治肤施县,今延安市)　自上年秋八月至本年四月大旱,民多疫死②。

横山县　自上年秋八月至本年四月沿边大旱饥,民多疫死③。

洛川县　自上年秋八月至本年四月大旱,民多疫死④。

中部县(今黄陵县)　自上年秋八月至本年四月大旱,大疫⑤。

麟游县　自上年秋八月至本年四月大旱,民疫死者众⑥。

永寿县　自上年秋八月至本年四月大旱,民多疫死⑦。

临潼县(今西安市临潼区)　自上年秋八月至本年四月大旱,民多疫死⑧。

渭南县(今渭南市)　春地震,秋瘟疫盛行⑨。(万历)辛亥(三十九年)、壬子(四十年),瘟疫盛行⑩。秋,庄稼不成,瘟疫流行⑪。

山西省

太原府(治阳曲县,今太原市)　春又疫⑫。

沁　州(今沁县)　夏,瘟疫盛行,逐户传染,俗呼为黍谷等症,死者甚众⑬。州境瘟疫大发⑭。

---

① 康熙《遂宁县志》卷三《灾祥》,光绪《遂宁县志》卷七《杂记》,民国《遂宁县志》卷八《杂记》,民国《潼南县志》卷六《祥异》。《遂宁县志》,巴蜀书社1993年版。

② 《古今图书集成·历象汇编·庶征典》卷一一四《疫灾部》。雍正《陕西通志》卷四七《祥异》。

③ 民国《横山县志》卷二《纪事》。

④ 嘉庆《洛川县志》卷一《祥异》。

⑤ 嘉庆《续修中部县志》卷二《祥异》,民国《中部县志》卷二《祥异》、卷九《社会志》。

⑥ 《古今图书集成·方舆汇编·职方典》卷五二八《凤翔府部·纪事》。

⑦ 乾隆《永寿县新志》卷九《纪异》,光绪《永寿县重修新志》卷一〇《别录类·述异》。

⑧ 乾隆《临潼县志》卷九《志余·祥异》。

⑨ 雍正《渭南县志》卷一五《祥异》,光绪《渭南县志》卷一一《杂志·祲祥》。

⑩ 道光《重辑渭南县志》卷一一《祲祥》。

⑪ 《渭南县志》,三秦出版社1987年版。

⑫ 《古今图书集成·方舆汇编·职方典》卷三〇六《太原府部·纪事》。

⑬ 《古今图书集成·方舆汇编·职方典》卷三五六《沁州部·纪事》,《古今图书集成·历象汇编·庶征典》卷一一四《疫灾部》。康熙《山西通志》卷三〇《祥异》,雍正《山西通志》卷一六三《祥异二》,乾隆《山西通志》卷一六三《祥异二》;雍正《沁州志》卷上《祥异》,乾隆《沁州志》卷九《灾异》。

⑭ 《沁县志》,中华书局1999年版。

保德州（今保德县）　疫疠甚行，大人小儿多患疹，俗号黍谷①。

武乡县　大疫，逐户传染，少有脱者，俗呼为黍谷等症，死者甚众②。

稷山县　旱，无夏，瘟疫流行，饥馑频仍③。

曲沃县　春三月大疫④。

崞　县（今原平市）、繁峙县　春又疫，施救如前⑤。

解　州（今运城市盐湖区解州镇）　大疫，体发斑疹，死者不可胜数⑥。

安邑县（今运城市盐湖区）　大疫，体发斑疹，死者不可胜数⑦。运城县大疫，体发斑疹，死者不可胜数。安邑大灾⑧。

永宁州（今吕梁市离石区）　大饥，三月至七月，疠疫大作⑨。

山东省

沾化县　瘟疫三种。瘟疫盛行⑩。

青城县（今高青县）　春大旱，河竭井枯，无麦，五月始雨，人多瘟疫，死者枕藉⑪。

武定州（今惠民县）　大疫，名色三种，为稷，为虾蟆，为兔⑫。

齐东县（大部并入今邹平县）　大旱，无麦，民大饥，多疫死⑬。

---

①　《古今图书集成·历象汇编·庶征典》卷一一四《疫灾部》。雍正《山西通志》卷一六三《祥异二》，乾隆《山西通志》卷一六三《祥异二》；康熙《保德州志》卷三《风土·祥异》，乾隆《保德州志》卷三《风土·祥异》。

②　《古今图书集成·历象汇编·庶征典》卷一一四《疫灾部》。雍正《山西通志》卷一六三《祥异二》，乾隆《山西通志》卷一六三《祥异二》；康熙《武乡县志》卷四《灾祥》，乾隆《武乡县志》卷三《灾异》。

③　万历《稷山县志》卷七《祥异》，乾隆《稷山县志》卷七《祥异》，嘉庆《稷山县志》卷七《祥异》，民国《稷山县志》卷七《祥异志》。

④　万历《沃史》卷一《今总纪》，康熙《曲沃县志》卷二八《祥异》，乾隆《新修曲沃县志》卷三七《祥异》，嘉庆《续修曲沃县志》卷八《艺文志·祥异》，道光《新修曲沃县志》卷一《祲祥》，光绪《续修曲沃县志》卷三二《志余·祥异》，民国《新修曲沃县志》卷三〇《丛志·灾祥》。

⑤　万历《太原府志》卷二六《灾祥》。

⑥　乾隆《解州全志》卷一六《祥异》。

⑦　乾隆《解州安邑县志》卷一一《祥异》。《安邑县志》，山西人民出版社 1991 年版。

⑧　《运城市卫生志》，2008 年。

⑨　《古今图书集成·方舆汇编·职方典》卷三四二《汾州府部·纪事》。

⑩　《古今图书集成·方舆汇编·职方典》卷二〇八《济南府部·纪事二》。万历《新修沾化县志》卷七《灾祥》，光绪《沾化县志》卷四《记事》，民国《沾化县志》卷七《大事纪》、卷一四《祥异志》。

⑪　《古今图书集成·方舆汇编·职方典》卷二〇八《济南府部·纪事二》。乾隆《青城县志》卷一〇《祥异志》，民国《青城县志》卷一《天文志·祥异》。《高青县卫生志》，2009 年。

⑫　崇祯《武定州志》卷一一《灾祥》，咸丰《武定府志》卷一四《祥异》；乾隆《惠民县志》卷三之四《祥异志》，光绪《惠民县志》卷一七《五行志·祥异》。

⑬　万历《齐东县志》卷九《灾祥》。

福建省

邵武县(今邵武市) 夏痘疹,小儿多死,疫大作①。夏,疫大作②。

万历四十年(1612)

吉林省

乌苏城(今通榆县境哈拉乌苏) 天花流行。九月六日,清太祖领兵四万征叶赫,叶赫得到消息后,迅速将璋吉、当阿二处部众集结,只有乌苏城因为有痘疫流行而未曾收去③。

河北省

三月,畿辅旱荒,流离载道,多苦疫疠④。

容城县 天灾流行,人病大头瘟疫,挨户传染,死者甚众⑤。

易 州(今易县) 疫⑥。

山西省

翼城县 大疫⑦。

曲沃县 夏四月疫⑧。

稷山县 春大疫,谷疮瘟疫流行⑨。

浮山县 大疫⑩。

---

① 光绪《重纂邵武府志》卷三〇《杂记·祥异》。

② 民国《重修邵武县志》卷三《大事志·灾异》。

③ 《满洲实录》卷四“壬子年十二月”。

④ 《大明神宗显皇帝实录》卷四九三“万历四十年三月”。

⑤ 康熙《容城县志》卷八《灾变》,乾隆《容城县志》卷八《灾异》,咸丰《容城县志》卷八《灾异》,光绪《容城县志》卷八《灾异》,民国《容城县志》卷八《灾异志》。

⑥ 顺治《易水志》卷上《星野》。

⑦ 雍正《山西通志》卷一六三《祥异二》,雍正《平阳府志》卷三四《祥异》;乾隆《翼城县志》卷二六《祥异》,乾隆《翼乘十二卷》卷二六《祥异》,光绪《翼城县志》卷二六《祥异》,民国《翼城县志》卷一四《祥异》。

⑧ 雍正《山西通志》卷一六三《祥异二》,雍正《平阳府志》卷三四《祥异》;万历《沃史》卷二《今总纪》,康熙《曲沃县志》卷二八《祥异》,乾隆《新修曲沃县志》卷三七《祥异》,嘉庆《续修曲沃县志》卷八《艺文志·祥异》,道光《新修曲沃县志》卷一《祲祥》,光绪《续修曲沃县志》卷三二《志余·祥异》,民国《新修曲沃县志》卷三〇《丛志·灾祥》。

⑨ 万历《稷山县志》卷七《祥异》,乾隆《稷山县志》卷七《祥异》,嘉庆《稷山县志》卷七《祥异》,民国《稷山县志》卷七《祥异志》。

⑩ 乾隆《浮山县志》卷三四《祥异》,同治《浮山县志》卷三四《祥异》,光绪《浮山县志》卷三一《灾祥》,民国《浮山县志》卷三七《灾祥》。

保德州(今保德县)　夏大旱,疫疠甚行,大人小儿多患(出)疹,俗号黍谷[①]。

山东省

阳信县　是年,阳信县瘟疫暴作[②]。

陕西省

西安府(长安、咸宁二县附郭,今西安市)　春夏间,西安大疫[③]。

咸宁县(今西安市长安区)　春夏间,大疫[④]。

临潼县(今西安市临潼区)　春夏大疫[⑤]。

高陵县(今西安市高陵区)　春夏大疫[⑥]。

咸阳县(今咸阳市)　春夏大疫[⑦]。大疫[⑧]。

渭南县(今渭南市)　瘟疫盛行[⑨]。

武功县　陕西春夏大疫[⑩]。

三原县　陕西大疫[⑪]。

同　州(今大荔县)　春夏大疫[⑫]。

华阴县(今华阴市)　春夏大疫[⑬]。

河南省

洧川县　大水入城,四门俱圮,民病瘟疫[⑭]。

---

① 康熙《保德州志》卷三《风土·祥异》,乾隆《保德州志》卷三《风土·祥异》。

② 《惠民地区卫生志》,天津科学技术出版社1992年版。

③ 《古今图书集成·历象汇编·庶征典》卷一一四《疫灾部》。康熙《陕西通志》卷三〇《祥异》,雍正《陕西通志》卷四七《祥异》。

④ 康熙《咸宁县志》卷七《祥异》。

⑤ 康熙《临潼县志》卷六《祥异志》,乾隆《临潼县志》卷九《志余·祥异》,民国《临潼县志》卷九《志余·祥异》。《临潼县志》,上海人民出版社1991年版。

⑥ 雍正《高陵县志》卷四《祥异》。

⑦ 乾隆《咸阳县志》卷二一《祥异》,民国《重修咸阳县志》卷八《祥异》。

⑧ 《咸阳市卫生志》,1998年。

⑨ 雍正《渭南县志》卷一五《祥异》,光绪《渭南县志》卷一一《杂志·祲祥》,光绪《新修渭南县志》卷一一《杂志·祲祥》。《渭南县志》,三秦出版社1987年版。

⑩ 雍正《武功县后志》卷三《祥异》。

⑪ 光绪《三原县志》卷九《祥异》。

⑫ 咸丰《同州府志》卷六《沿革表下》。

⑬ 乾隆《华阴县志》卷二一《纪事》。

⑭ 乾隆《洧川县志》卷七《杂述志·祥异》,嘉庆《洧川县志》卷八《杂志·祥异》。

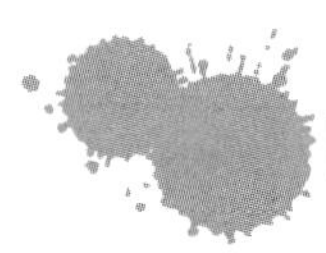

江苏省

吴　县(今苏州市)　夏无暑,大疫①。八月大雨,稼歉收,多疫②。

昆山县(今昆山市)　夏不炎蒸,入冬无雪,民大疫③。

上海市

嘉定县(今嘉定区、宝山区)　夏无暑,冬无雪。民间大疫,死者相继④。

安徽省

池州府(治贵池县,今池州市)　夏寒,民有疾,六邑(贵池、建德、东流、铜陵、青阳、石埭)几遍。民间接观音会甚盛⑤。

浙江省

嘉兴府(秀水、嘉兴二县附郭,今嘉兴市)　夏大疫⑥。

秀水县(今嘉兴市)　夏大疫⑦。

平湖县　夏大疫⑧。

桐乡县　夏大疫⑨。

诸暨县(今诸暨市)　五月十二日辰时,黑雾障天,行人冒之即疫,茹腥者必死⑩。

贵州省

遵义府(治博州,今遵义市)　春正月,郡城火。二月,雨微,疫⑪。

---

①《吴郡甫里志》卷三《祥异》。

② 崇祯《吴县志》卷一一《祥异》。

③ 道光《昆新两县志》卷三九《祥异》,光绪《昆新两县续修合志》卷五一《祥异》。

④ 雍正《淞南志》卷五《灾祥》。

⑤ 万历《池州府志》卷七《祥异》。

⑥《古今图书集成·历象汇编·庶征典》卷一一四《疫灾部》引《浙江通志》。康熙《嘉兴府志》卷二《星野·祥异》,嘉庆《嘉兴府志》卷三五《祥异》,光绪《嘉兴府志》卷三五《祥异》。

⑦ 康熙《秀水县志》卷七《祥异》。

⑧ 乾隆十年《平湖县志》卷一〇《外志·灾祥》,乾隆四十五年《平湖县志》卷二〇《外志·机祥》,光绪《平湖县志》卷二五《外志·祥异》。

⑨ 康熙《桐乡县志》卷二《人民部·灾祥》,嘉庆《桐乡县志》卷一二《机祥》,光绪《桐乡县志》卷二〇《杂类志·祥异》。

⑩ 康熙《绍兴府志》卷一三《灾祥志》,康熙《诸暨县志》卷三《灾祥》。〔清〕孙之騄《二申野录》卷六,见杨国宜《明朝灾异野闻编年录》,安徽师范大学出版社2012年版,第145页。《绍兴市卫生志》,上海科学技术出版社1994年版。

⑪ 道光《遵义府志》卷二一《祥异》。

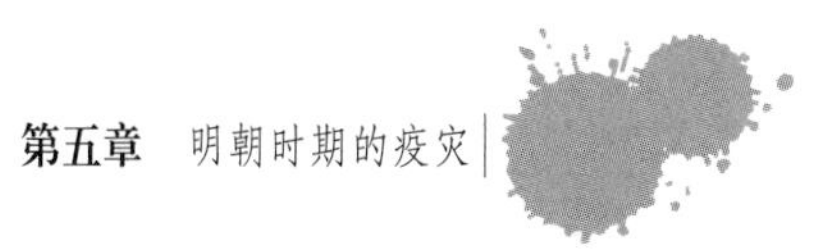

万历四十一年(1613)①

吉林省

乌苏城(今通榆县境哈拉乌苏)　九月痘疫②。

河北省

肥乡县　秋七月,大水,野稻大获,有一亩收十二石者。冬,人多病死③。

安徽省

合肥县(今合肥市)　疫。方应庚,万历四十一年调庐州合肥,有疠疫,请以身代,飞蝗不入境④。

霍邱县　疫,知县全廷训设医药疗之⑤。

湖南省

华容县　大水,疫。禾谷不登,民多鬻子女,食草木,疫死无算⑥。

广西壮族自治区

融　县(今融安、融水二县)　三月大疫⑦。

马平县(今柳江县)　大疫⑧。

万历四十二年(1614)

山东省

莒　州(今莒县、莒南二县)　秋大水,大疫⑨。

---

① 《古今图书集成·历象汇编·庶征典》卷一一四《疫灾部》言《福建通志》载是年"大疫"。但遍检乾隆《福建通志》,万历四十一年福建各州县均未见有疫,只有嘉靖四十一年福建几个府有大疫。因此,《古今图书集成》记载不予采信。

② 《皇清开国方略》卷四"太祖高皇帝癸丑年九月辛酉"。《钦定盛京通志》卷三一《城池》。

③ 雍正《肥乡县志》卷二《灾祥》。

④ 〔明〕俞汝楫《礼部志稿》卷四三《历官表》。雍正《江西通志》卷九〇《人物·饶州府》。

⑤ 康熙《霍邱县志》卷一〇《灾祥》,乾隆《颍州府志》卷一〇《杂志·祥异》,同治《霍邱县志》卷一六《杂志·灾异》。

⑥ 康熙《岳州府志》卷二《祥异》,乾隆《岳州府志》卷二九《事纪》。

⑦ 乾隆《广西通志》卷三《机祥》,嘉庆《广西通志》卷二〇四《前事略·明》;乾隆《柳州府志》卷一《机祥》。

⑧ 乾隆《马平县志》卷一《天文·机祥》。

⑨ 乾隆《沂州府志》卷一五《纪事上》,嘉庆《莒州志》卷一五《纪事》,民国《重修莒志》卷二《大事记》。

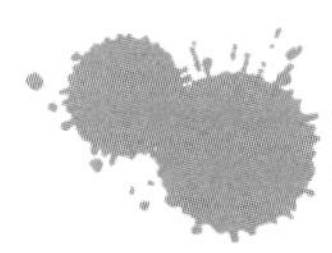

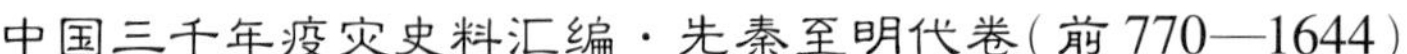

武定州(今惠民县)　春多疫[①]。

河南省

禹　州(今禹州市)　正月不雨至五月十五日,大疫[②]。

万历四十三年(1615)

山东省

莱州府(治掖县,今莱州市)　大饥,人相食,寻又大疫,死者尸积如山[③]。

掖　县(今莱州市)　春大旱蝗,大饥,人相食,寻复大疫,死者山积[④]。

即墨县(今即墨市)　大饥,人相食,寻又大疫,积尸如山[⑤]。

胶　州(今胶州市)　夏大旱,蝗食禾稼尽,大饥,人相食,秋大疫,死者积尸如山[⑥]。

平度州(今平度市)　是岁大疫,饥,至人相食[⑦]。

潍　县(今潍坊市)　夏旱蝗,秋大饥,人相食而法不能止,又有奸民掠卖男女于远方以获利。周岁之间,死于兵狱、饥寒、病疫、流亡者全齐,生齿十去其六,尸积如山,民间相传从来未有此厄[⑧]。境内夏旱不雨,秋蝗严重,树木、房草被食尽。百分之六七十的人口死于兵燹、饥寒、瘟疫。“千村万落,十室九空”,市境内有史以来最严重的一场灾荒[⑨]。秋,潍县大饥,民刮树皮为食,死者道相枕藉,竟至割尸而食。瘟疫流行,白骨蔽野,相传未曾有此凶年[⑩]。

莱阳县(今莱阳市)　登州府各属大旱,千里如焚,饥疫[⑪]。

---

① 崇祯《武定州志》卷一一《灾祥》,咸丰《武定府志》卷一四《祥异》;乾隆《惠民县志》卷三之四《祥异志》,光绪《惠民县志》卷一七《五行志·祥异》。

② 乾隆《禹州志》卷一三《灾祥志》。

③ 乾隆《莱州府志》卷一六《祥异》。

④ 乾隆《掖县志》卷五《祥异》。

⑤ 乾隆《即墨县志》卷一一《灾祥》,同治《即墨县志》卷一一《大事志·灾祥》。

⑥ 乾隆《胶州志》卷六《大事记》,道光《重修胶州志》卷三五《祥异纪》,民国《增修胶志》卷五三《祥异》。《胶州市卫生志》,1990年。

⑦ 道光《重修平度州志》卷二六《大事记》。

⑧ 民国《潍县志稿》卷二《通纪一》。

⑨ 《潍坊市志》,中央文献出版社1995年版。

⑩ 《潍坊市卫生志(1840—1986)》,1989年。

⑪ 民国《莱阳县志》卷首《大事记》。

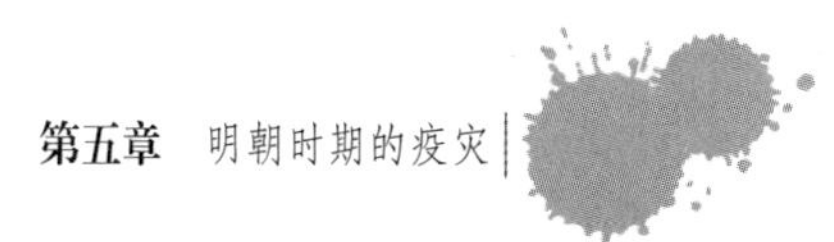

益都县（今青州市）　大饥，人相食，荒沴未消，瘟疫焮作，死饿、死兵、死疫，并于一时①。

高密县（今高密市）　饥疫，知县范垣救之，全活数万人②。

安丘县（今安丘市）　夏旱，蝗灾，秋大饥，树皮吃尽，人相食。人贩子络绎不绝。年内死于兵、狱、饥寒、病疫及流亡者，占总人口十分之六③。

江苏省

高淳县（今南京市高淳区）　四十二年甲寅，有鼠数万，入于湖。四十三年乙卯，疫④。

沭阳县　春冰雹杀禾，夏蝗，秋不雨，人相食，多瘟疫⑤。春，沭阳等地遭雹灾。夏，蝗灾。秋，又遇大旱、饥荒，人相食。随后瘟疫流行，百姓大量饥、病而死⑥。春旱，庄稼枯死，瘟疫流行，死人无算⑦。

湖北省

广济县（今武穴市）　大疫，陈王化家阖门俱困⑧。

福建省

晋江县（含今泉州市、晋江市）　是年，蔡善继由进士知泉州，“值岁祲，疠疫大作。善继多方劝赈，施药施钱，全活甚众”⑨。

万历四十四年（1616）

山东省

临邑县　异火出入，斗烟直上二三丈，遇行人，疫遂至，近乃止⑩。

青州府（治益都县，今青州市）　春，乐安、寿光、昌乐、安丘、诸城大饥疫⑪。

① 光绪《益都县图志》卷六《通志下》。
② 光绪《合阳县乡土志》之《耆旧录》。
③ 《安丘县志》，山东人民出版社 1992 年版。
④ 光绪《高淳县志》，民国《高淳县志》卷一二《祥异志》。
⑤ 康熙《沭阳县志》卷一《灾异》。
⑥ 《沭阳县卫生志》，中国矿业大学出版社 1996 年版。
⑦ 《沭阳县志》，江苏科学技术出版社 1997 年版。
⑧ 雍正《湖广通志》卷一二〇《陈王化》。
⑨ 乾隆《晋江县志》卷六《宦守志・宦绩》。
⑩ 《古今图书集成・方舆汇编・职方典》卷二〇八《济南府部・纪事二》。
⑪ 咸丰《青州府志》卷六三《祥异纪》。

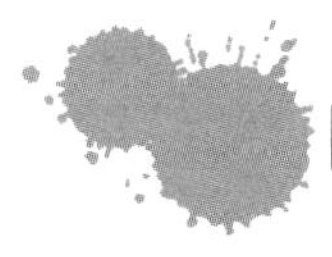

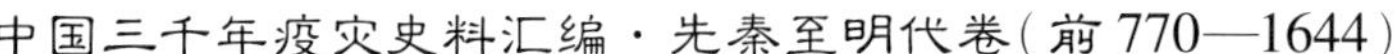

乐安县(今广饶县)　大疫[①]。

安丘县(今安丘市)　春大疫,有数口之家不能脱一者[②]。春,安丘县发生瘟疫,有数口之家皆亡者[③]。春,大疫流行,严重地区全村无一幸免[④]。

寿光县　春大疫,夏麦有秋[⑤]。

昌乐县　春大饥疫,夏有麦[⑥]。

临朐县　春大疫,夏有麦[⑦]。

阳信县　大饥,人相食,夏秋大疫,死者枕藉[⑧]。秋阳信大疫[⑨]。

福山县(今烟台市福山区)　春大饥,夏五月大疫,死者无算。夏秋大疫,死者甚众[⑩]。

即墨县(今即墨市)　即墨人广西道御史袁耀然奏:"臣乡岁丙辰(1616)大疫流行,岁壬戌(1622)莲妖肆毒,死于兵荒者,十烟九断。"[⑪]

胶　州(今胶州市)　夏四月,蝗,复大疫[⑫]。

河南省

杞　县　春大疫[⑬]。

洛阳县(今洛阳市)　洛阳疫,死者枕藉于道[⑭]。

江苏省

赣榆县(今连云港市赣榆区)　大疫。禾不种自生,多者亩入二石五斗[⑮]。春大疫[⑯]。

---

① 康熙《淄乘征》卷二六《杂志》,民国《乐安县志》卷一六《杂志·灾祥》,民国《续修广饶县志》卷二六《杂志·通纪》。

② 康熙《续安丘县志》卷一《总纪》。

③ 《潍坊市卫生志(1840—1986)》,1989年。

④ 《安丘县志》,山东人民出版社1992年版。

⑤ 民国《寿光县志》卷一五《大事纪》。

⑥ 嘉庆《昌乐县志》卷一《总纪上》。

⑦ 光绪《临朐县志》卷一〇《大事表》。

⑧ 《古今图书集成·方舆汇编·职方典》卷二〇八《济南府部·纪事二》。咸丰《武定府志》卷一四《祥异》;康熙《阳信县志》卷三《田赋·灾祥》,乾隆《阳信县志》卷三《田赋·灾祥》,民国《阳信县志》卷二《祥异志》。

⑨ 《惠民地区卫生志》,天津科学技术出版社1992年版。

⑩ 乾隆《福山县志》卷一《天文志·灾祥》,光绪《增修登州府志》卷二三《水旱丰饥·祥孽附》。

⑪ 《崇祯长编》卷三五"崇祯三年庚午六月"。

⑫ 民国《增修胶县志》卷五三《祥异》。

⑬ 康熙《杞纪》卷五《系年》。

⑭ 乾隆《重修洛阳县志》卷一〇《祥异》,乾隆《洛阳县志》卷一〇《祥异》,嘉庆《洛阳县志》卷三五《灵征志》。

⑮ 嘉庆《增修赣榆县志》卷三《灾异》,光绪《赣榆县志》卷一七《杂记·祥异》。

⑯ 《赣榆县志》,中华书局1997年版。

海　州（今连云港市海州区）　上年大旱无麦，八月霪雨为灾，道殣相望，本年大疫[①]。

浙江省

慈溪县（今慈溪市）　正月三日昼惨黯，雪坠空如倾，封垛可一二尺许或三尺许，山中坎陷平填七八尺，摧拉竹木无算。时入春十日，岁里雷早发，而阴冻连旬不解，人共瘴瘃，檐冰长短，垂如银栅排户[②]。按："瘴瘃"是否属疫，不可遽定，录以俟考。

广东省

曲江县（今韶关市曲江区）　五月初四夜，曲江、英德大水，水入郡城，深五六尺，阛阓成河，舟桴行市。人民漂没，房舍冲圮，城外十九，城中十一。水退，井泉为秽浊所蓄，饮辄患痢，死者又日以百计[③]。

湖南省

会同县　五六月旱，七月蝗，八月疫[④]。

万历四十五年（1617）

北京市

京　城（宛平、大兴二县附郭）　六月乙巳，大学士方从哲曰："天时亢旱，雨泽稀微，赤日流金，土焦泉涸，都城内外，疠疫盛行。"[⑤]

福建省

泉州府（治晋江县，今泉州市）　水，饥，大疫[⑥]。岁祲，疫疠大作，（知府蔡善继）多方劝赈，全活甚众[⑦]。

南安县　大疫[⑧]。

惠安县　大饥疫[⑨]。

---

① 嘉庆《海州直隶州志》卷三〇《拾遗录・祥异》。

② 光绪《慈溪县志》卷五五《祥异》。

③ 康熙《韶州府志》卷一《方域志・灾异》，同治《韶州府志》卷一一《舆地略・祥异》；康熙《新修曲江县志》卷一《水旱》，光绪《曲江县志》卷三《舆地书・祥异》。

④ 嘉庆《会同县志》卷五《灾异》。

⑤ 《大明神宗显皇帝实录》卷五五八"万历四十五年六月"。

⑥ 《古今图书集成・历象汇编・庶征典》卷一一四《疫灾部》引《福建通志》。万历《闽书》卷一四八《祥异志・泉州府》。乾隆《福建通志》卷六五《杂记・祥异》，同治《重纂福建通志》卷二七一《祥异》；乾隆《泉州府志》卷七三《祥异》，道光《晋江县志》卷七四《祥异志》。

⑦ 乾隆《晋江县志》卷六《宦守》。

⑧ 康熙《南安县志》卷二〇《杂志》。

⑨ 嘉庆《惠安县志》卷三五《祥异》。《惠安县志》，方志出版社1998年版。

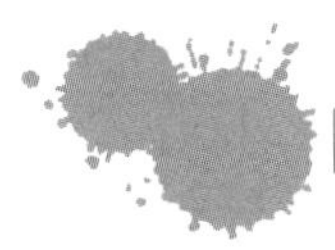

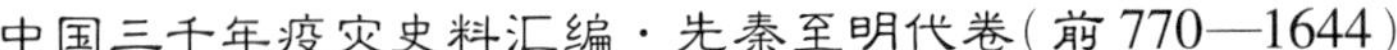

湖南省

临武县　大疫[①]。

万历四十六年(1618)

甘肃省

靖虏卫(靖远县)、庄浪、伏羌、通渭等处　荒疫并作,死者枕藉[②]。

陇西县　荒疫并作,死者枕藉[③]。

伏羌县(今甘谷县)　荒疫并作,死者枕藉[④]。

通渭县　荒疫并作,死者枕藉[⑤]。

靖远县　天旱大饥,荒疫并作,死者枕藉[⑥]。

山西省

安邑县、解　州(今属运城市)　大疫,死亡相继。安邑特灾,解州大灾[⑦]。

安邑县(今运城市盐湖区)　(秋)有年,然大疫,死亡相继[⑧]。夏,安邑大疫,死亡相继[⑨]。大疫,死亡相继[⑩]。

解　州(治今运城市盐湖区解州镇)　(秋)有年,然大疫,死亡相继[⑪]。

芮城县　瘟疫大行,传染遍乡[⑫]。

福建省

诏安县　是年瘴大作[⑬]。

---

① 嘉庆《临武县志》卷四五《祥异》,同治《临武县志》卷四五《祥异》。

② 宣统《甘肃新通志》卷二《天文志·附祥异》。

③ 乾隆《陇西县志》卷一二《祥异》。

④ 乾隆《伏羌县志》卷一四《祥异》,同治《伏羌县志》卷一四《祥异志》。《天水市医药卫生志》,甘肃教育出版社1994年版。

⑤ 《通渭县志》,兰州大学出版社1990年版。

⑥ 《靖远县志》,甘肃文化出版社1995年版。

⑦ 《运城市卫生志》,2008年。

⑧ 《古今图书集成·方舆汇编·职方典》卷三三〇《平阳府部·纪事三》,《古今图书集成·历象汇编·庶征典》卷一一四《疫灾部》。万历《安邑县志》卷八《祥异》。《安邑县志》,山西人民出版社1991年版。

⑨ 康熙《平阳府志》卷三四《祥异》。

⑩ 《安邑县志》,山西人民出版社1991年版。

⑪ 光绪《解州志》卷一一《祥异》,乾隆《解县安邑县志》卷一一《祥异》,民国《解县志》卷一三《祥异考》。

⑫ 康熙《芮城县志》卷三《人物》。

⑬ 康熙《诏安县志》卷二《天文志·灾祥》,民国《诏安县志》卷五《大事志·灾祥》。

江西省

赣州府(治赣县,今赣州市)　秋大暑,民病疫疠,死者相枕藉①。

赣　县(今赣州市)　秋酷热,晚禾无收,民病疫疠,乡落尤甚,阖门死者相枕②。

长宁县(今寻乌县)　秋,酷暑大旱,晚稻不熟,民瘟疫,死者相枕藉③。

兴国县　五月谷贵民饥,秋冬时疫盛行,人口多灾④。

湖南省

靖　州(今靖州县)　戊午(四十六年)、己未(四十七年)二年大疫。九月,大疫⑤。

通道县　大疫⑥。

贵州省

贵阳府(治贵州,今贵阳市)　贵阳大疫⑦。

开泰县　大旱,米贵如珠。冬大疫⑧。

平溪卫(今玉屏县)　时疫大作,死者甚众。大疫,死者过半⑨。

清平县(今凯里市)　旱,疫⑩。

黄平州(今黄平县)　旱,大疫⑪。

云南省

户部主事洪启初以滇闹事竣上言:"滇之害无如贡金一事,其采买起运之苦,按臣言之已详,而六月中护金兵役渡盘江,死者五十人,况兼兵火之后,继以旱虐,厉疫盛行,槥车相望,从来上天降割未有至此极者。"⑫

---

① 康熙《赣州府志》卷六一《祥异》,乾隆《赣州府志》卷一《天文志·机祥》,同治《赣州府志》卷二二《舆地志·祥异》。

② 乾隆《赣县志》卷三三《五行》,同治《赣县志》卷五三《杂类志·祥异》。

③ 康熙《长宁县志》卷六《事纪》,乾隆《长宁县志》卷三《祥异》,光绪《长宁县志》卷首《星野志·祥异》。《寻乌县志》,新华出版社1996年版。

④ 康熙《兴国县志》卷一一《天灾》。

⑤ 《古今图书集成·历象汇编·庶征典》卷一一四《疫灾部》。康熙《靖州志》卷五《灾异》,雍正《湖广通志》卷一《星野志·祥异附》,光绪《湖南通志》卷二四三《祥异志一》。

⑥ 康熙《通道县志》卷二《灾异》,嘉庆《通道县志》卷一〇《见闻志·灾异》。

⑦ 《古今图书集成·方舆汇编·职方典》卷一五二六《贵阳府部·纪事》。康熙《贵州通志》卷二九《灾祥》,乾隆《贵州通志》卷一《天文志·祥异》。

⑧ 乾隆《开泰县志》卷三《祥异》。

⑨ 《古今图书集成·历象汇编·庶征典》卷一一四《疫灾部》。道光《贵阳府志》卷四〇《五行略》;康熙《平溪卫志书》,乾隆《玉屏县志》卷一《祥异》。

⑩ 道光《清平县志》卷六《祥异》。

⑪ 道光《黄平州志》卷八《烈女》。

⑫ 《大明神宗显皇帝实录》卷五七六"万历四十六年十一月"。

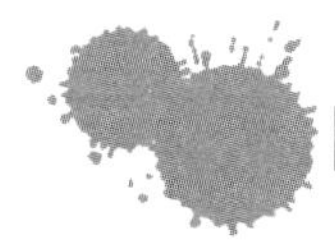

广西壮族自治区

庆远府(治宜山县,今宜州市)　庆远府属大旱,人相食,疫疠死者十七八,庶民寥落始此①。

灵川县　七月至九月大旱,盗贼蜂起,冬至后疫病大作,人死者众②。

万历四十七年(1619)

贵州省

清平县(今凯里市)　大疫③。

江西省

兴国县　四月大水,城崩,秋冬疫④。

浙江省

象山县　万历末年邑大疫⑤。

湖南省

泸溪县　秋大水,疫气流行⑥。

通道县　大疫⑦。

广西壮族自治区

钦　州(今钦州市)　饥,天行疫⑧。

廉州府(治合浦县)　仍饥,天行疫⑨。复饥,且疫作⑩。

全　县　大疫⑪。

柳城县　大疫⑫。

---

① 乾隆《广西通志》卷三《机祥》,乾隆《庆远府志》卷一〇《杂志类·机祥》,道光《庆远府志》卷二〇《时事志·祲祥》。《宜州市志》,广西人民出版社1998年版。

② 乾隆《灵川县志》卷四《祥异》,民国《灵川县志》卷一四《前事志》。

③ 道光《清平县志》卷六《祥异》,光绪《清平县志》卷五《祥异》。

④ 乾隆《赣州府志》卷一《天文志·机祥》,乾隆《兴国县志》卷一八《祥异》,同治《兴国县志》卷三一《祥异志》。《兴国县志》(上册),1988年。

⑤ 乾隆《浙江通志》卷二八〇《杂记》。

⑥ 乾隆《辰州府志》卷六《星野考·机祥》。

⑦ 康熙《通道县志》卷二《灾异》,嘉庆《通道县志》卷一〇《见闻志·灾异》。

⑧ 雍正《钦州志》卷一《历年记》,道光《钦州志》卷一〇《纪事》,民国《钦县县志》卷一四《纪事志·灾异》。

⑨ 崇祯《廉州府志》卷一《历年记》,民国《合浦县志》卷五《事纪》。

⑩ 乾隆《廉州府志》卷五《世纪》。

⑪ 民国《全县志》卷九《前事志·灾异》。

⑫ 民国《柳城县志》卷一《天文·机祥·灾异》。

马平县(今柳江县)　大疫[①]。

广东省

英德县　旱,田坼裂,炎瘴郁蒸[②]。旱,田禾皆龟坼,炎瘴郁蒸[③]。按:可能有疫病流行。

泰昌元年(1620)

河北省

蠡　县　万历四十八年疾疫[④]。按:瘟疫时间当在农历八月改元之前。

安徽省

石埭县(今石台县)　万历四十八年疫,冬雷[⑤]。按:瘟疫时间当在农历八月改元之前。

江苏省

淮安府(治山阳县,今淮安市)　十月,地震之后大雨如注,疫疠盛行,十人九病[⑥]。

武进县(今常州市武进区)　庚申辛酉(泰昌元年、天启元年)两年大疫。(曹)秉铉不避危险治之,不取其值,所到之处赖以全活[⑦]。

广东省

饶平县(含南澳县)　万历四十八年三月,福建泉州府同安县人林我鹏聚众寇掠南澳,四月死于疫[⑧]。按:此为个人之疫,是否流行成灾,不详。录以俟考。

浙江省

象山县　邑大疫[⑨]。

遂昌县　万历末年,痘疹流行[⑩]。

---

① 乾隆《柳州府志》卷一《星野・机祥》,乾隆《马平县志》卷一《天文・机祥》。

② 康熙《韶州府志》卷一《方域志・灾异》,同治《韶州府志》卷一一《舆地略・祥异》,光绪《韶州府志》卷一一《舆地略・祥异》。

③ 道光《英德县志》卷一五《前事志・灾异》。

④ 顺治《蠡县志》卷八《祥异》,光绪《蠡县志》卷八《灾祥志》。

⑤ 康熙《池州府志》卷二九《灾祥》,乾隆《池州府志》卷二〇《祥异志》,民国《石埭备志汇编》卷一《大事记稿》。

⑥ 《大明熹宗哲皇帝实录》卷二"泰昌元年十月"。

⑦ 《古今图书集成・博物汇编・医术典》卷五一一《医部・医术名流列传・曹秉铉传》。

⑧ 乾隆《南澳县志》卷八《盗贼》。

⑨ 乾隆《浙江通志》卷二八〇《杂记》,乾隆《象山县志》卷一二《机祥》,同治《象山县志稿》卷二二《机祥》。

⑩ 《遂昌县卫生志》,浙江古籍出版社 1997 年版。

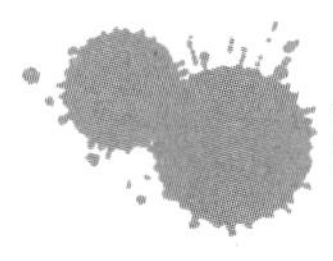

天启元年(1621)

湖北省

枣阳县(今枣阳市)　春大寒,夏大疫①。

郧　县(今十堰市区、郧阳区)　夏大疫②。

江苏省

武进县(今常州市武进区)　大疫③。

天启二年(1622)

云南省

新兴州(今玉溪市)　大疫④。

贵州省

平坝卫(今安平县)　大疫⑤。

河南省

林　县(今林州市)　岁饥且疫,民有弃其子者,县令李兆捐俸赎之,病则施药调治,全活甚众⑥。

阳武县(今并入原阳县)　二月地震,人大灾⑦。按:大灾,即大瘟疫。

天启三年(1623)

云南省

江川县　大疫⑧。

通海县　大疫⑨。

---

① 民国《湖北通志》卷七五《祥异志一》。

② 《古今图书集成 · 历象汇编 · 庶征典》卷一一四《疫灾部》。康熙《湖广郧阳府志》卷二《祥异》,康熙《湖广通志》卷一《星野志 · 祥异附》,同治《郧县志》卷一《天文志 · 祥异》。

③ 《古今图书集成 · 博物汇编 · 医术典》卷五一一《医部 · 医术名流列传 · 曹秉铉传》。

④ 乾隆《云南通志》卷二八《祥异》,光绪《云南通志》卷三《祥异上》,民国《新纂云南通志》卷一六一《灾疫》;天启《滇志》卷一《灾祥》。

⑤ 道光《安平县志》卷一《灾祥》,民国《平坝县志》卷四《事变志 · 疾疫》。

⑥ 乾隆《河南通志》卷五五《李兆》。

⑦ 乾隆《新修怀庆府志》卷三二《杂记 · 物异》。

⑧ 光绪《云南通志》卷三《祥异上》,天启《滇志》卷一《灾祥》。

⑨ 光绪《云南通志》卷三《祥异上》,天启《滇志》卷一《灾祥》。

河西县(今并入通海县)　大疫[1]。

广西府(今泸西县)　六月,疫[2]。

师宗州(今师宗县)　大疫[3]。

贵州省

水　西(今大方、织金、毕节、黔西、水城一带)、永宁州(今晴隆县)　明军在水西、永宁一带遭遇大疫,死者如林[4]。

贵阳城　明军征苗,苗兵退至省城北五里老鸦关,军中疫疠盛行[5]。

天启四年(1624)

云南省

大理州(今大理市)　疫[6]。

云龙州(今云龙县)　夏疫[7]。

贵州省

毕节卫(今毕节市)　春,蜀兵住毕节,人经兵疫[8]。

天启五年(1625)

湖南省

安仁县　疫病盛行,斗米值银一两,流亡者无数[9]。

天启六年(1626)

河南省

禹　州(今禹州市)　大旱,冬异雪弥旬,大疫[10]。

---

① 光绪《云南通志》卷三《祥异上》;天启《滇志》卷一《灾祥》,乾隆《续修河西县志》卷一《灾祥》。

② 《古今图书集成·历象汇编·庶征典》卷一一四《疫灾部》。乾隆《云南通志》卷二八《祥异》,光绪《云南通志》卷三《祥异上》,民国《新纂云南通志》卷一六一《灾疫》;天启《滇志》卷一《灾祥》。

③ 雍正《师宗州志》卷上《纪略·灾祥》。

④ 《大明熹宗哲皇帝实录》卷三六"天启三年七月"。

⑤ 《大明熹宗哲皇帝实录》卷三〇"天启三年正月"。

⑥ 乾隆《云南通志》卷二八《祥异》,光绪《云南通志》卷三《祥异上》,民国《新纂云南通志》卷一六一《灾疫》;天启《滇志》卷一《灾祥》。

⑦ 雍正《云龙州志》卷一一《灾祥》。

⑧ 《大明熹宗哲皇帝实录》卷四一"天启四年夏四月"。

⑨ 《安仁县志》,中国社会出版社 1996 年版。

⑩ 民国《禹县志》卷二《大事纪》。

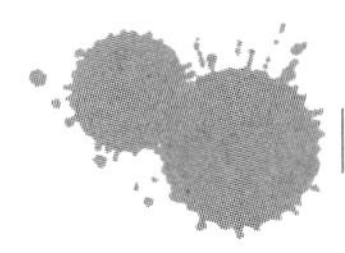

福建省

连城县　秋冬旱,疫疠①。

江西省

赣州府(治赣县,今赣州市)　秋大疫②。

天启七年(1627)

湖北省

襄阳县(今襄阳市)　大疫③。

崇祯元年(1628)

辽宁省

后金天聪二年,辽东和朝鲜天花流行,后金使臣出使朝鲜时,因为天花流行不得不绕道而行,并向朝鲜国王建议"移置痘疫者"④,即对天花患者采取隔离措施。这说明在后金境内,已经有了隔离天花患者的举措。

湖南省

衡州府(治衡阳县,今衡阳市)　郡城十一月初六有虎入项姓园中,众共杀之,旬日,邻右病疫死者二十余人⑤。

崇祯二年(1629)

山西省

大同以北,塞外霜旱,颗粒无收,暴骨如莽,道殣枕藉,疠疫盛行⑥。

广灵县　饥疫⑦。

---

① 康熙《连城县志》卷一《历纪》,民国《连城县志》卷三《大事志·灾祥》。

② 雍正《江西通志》卷一〇七《祥异》,光绪《江西通志》卷九八《前事略·祥异》;康熙《赣州府志》卷六一《祥异》,乾隆《赣州府志》卷一《天文志·禨祥》,同治《赣州府志》卷二二《舆地志·祥异》;康熙《赣县志》卷一《天文志·祥异》,同治《赣县志》卷五三《杂类志·祥异》。

③ 《古今图书集成·历象汇编·庶征典》卷一一四《疫灾部》。顺治《襄阳府志》卷一九《灾祥》,雍正《湖广通志》卷一《星野志·祥异附》,乾隆《襄阳府志》卷三七《祥异》,光绪《襄阳府志》卷末《志余·祥异》,同治《襄阳县志》卷七《杂类志·祥异》,民国《湖北通志》卷七五《祥异志一》。

④ 《朝鲜李朝实录中的中国史料》第9册,中华书局1980年版,第3409页。

⑤ 乾隆《衡州府志》卷二九《祥异》,乾隆《清泉县志》卷三五《事纪》。

⑥ 《崇祯长编》卷二七"崇祯二年十月"。

⑦ 康熙《广灵县志》卷一《灾祥》,乾隆《广灵县志》卷一《方域·星野》。《广灵县志》,人民出版社1993年版。

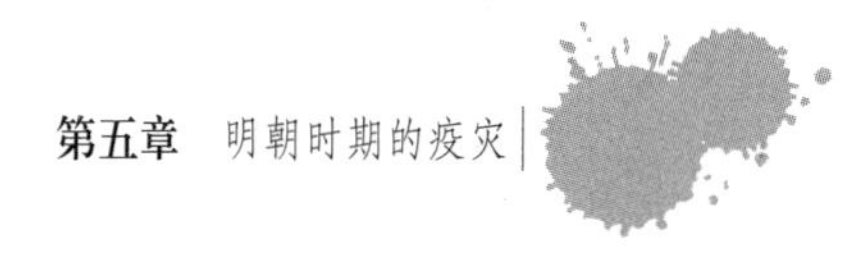

河北省

蔚　州(今蔚县)　大饥疫,死者枕藉①。饥疫②。

安徽省

定远县　己巳年,疫疠盛行。敦请如流,(冯瓒圣)不避风雨,反以劳苦染疫而卒③。

湖南省

桑植司(今桑植县)　四月昼晦,雨雹,大如掌,小如鸡卵,入地深尺余,坏苗。是年病疫④。

广东省

新安县(今深圳市)　牡蛎血,民不敢采食。是年疫疠,损民甚多⑤。

陕西省

扶风县　旱疫⑥。扶风疫⑦。

崇祯三年(1630)

河北省

卢龙县　冬十二月地震如雷,大疫⑧。

迁安县(今迁安市)　冬十二月地震如雷,大疫⑨。

山西省

沁水县　蝗,疫⑩。

陕西省

合水县　大疫⑪。

---

① 崇祯《蔚州志》卷四《杂志·祥异》。

② 顺治《蔚州志》卷一《方舆志·灾祥》,光绪《蔚州志》卷一八《大事纪》;乾隆《蔚县志》卷二九《祥异》。

③ 《古今图书集成·博物汇编·医术典》卷五一一《医部·医术名流列传·冯瓒圣传》。

④ 乾隆《永顺府志》卷一二《杂记》,乾隆《桑植县志》卷四《杂记》,同治《桑植县志》卷八《杂识》。

⑤ 康熙《新安县志》卷一一《灾异》,嘉庆《新安县志》卷一三《灾异》。

⑥ 《古今图书集成·方舆汇编·职方典》卷五二八《凤翔府部·纪事》。顺治《扶风县志》卷一《灾祥》。

⑦ 《宝鸡市卫生志》,1995年。

⑧ 民国《卢龙县志》卷二三《故事志·史事》。

⑨ 乾隆《迁安县志》卷二七《灾异》,同治《迁安县志》卷九《纪事》,民国《迁安县志》卷五《纪事》。

⑩ 康熙《沁水县志》卷一〇《艺文志》。

⑪ 《合水县志》,甘肃文化出版社2007年版。

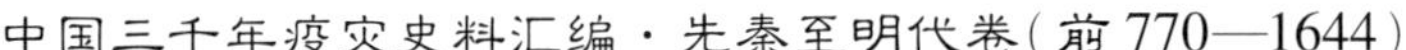

甘肃省

镇原县　大疫[①]。

河南省

内乡县(含今西峡县)　夏秋疟痢盛行,死者甚多[②]。

襄城县　六月蝗,秋大水。是岁秋多疟疾,冬人多伤寒,死者甚众[③]。

浙江省

崇德县(清石门县,今并入桐乡市)　夏秋大疫[④]。

永嘉县(今温州市)　崇祯庚午(三年)疫,(梅光宗)施棺[⑤]。

广东省

清远县　灾异频见,盗贼充斥,疫疠流行[⑥]。

平远县　春疫[⑦]。

镇平县(今蕉岭县)　春,大疫[⑧]。

崇祯四年(1631)

辽宁省

沈阳城(今沈阳市)　后金天聪五年初,皇太极大宴来朝的蒙古贵族,可是就在他们返回的时候,"国人多出痘",沈阳城中有人患了天花,听到这个消息,皇太极不敢出宫送行[⑨]。六月辛酉,大贝勒代善之五子24岁的巴喇玛以痘疾卒,皇太极与代善及诸贝勒"恐染时气,皆未临丧"[⑩]。

内蒙古自治区

赉诺尔(今克什克腾旗)　明崇祯四年(后金天聪五年)八月,趁皇太极南进伐明,林丹汉自兴安岭西挥师东击蒙古诸部,到达赉诺尔(今克什克腾旗西北部锡林河

---

① 《庆阳地区志》,兰州大学出版社1988年版。

② 康熙《内乡县志》卷一一《灾祥》。

③ 乾隆《襄城县志》卷九《杂述志·祥异》。

④ 嘉庆《石门县志》卷二三《祥异》,光绪《石门县志》卷一一《杂类志·祥异》。

⑤ 康熙《温州府志》卷二一《孝义·梅光宗》。

⑥ 同治《广东通志》卷一八八《前事略·明》,光绪《清远县志》卷一二《前事》,民国《清远县志》卷二《纪年上》。

⑦ 顺治《潮州府志》卷二《灾祥考》。《平远县志》,广东人民出版社1993年版。

⑧ 乾隆《重修镇平县志》卷六《杂记》。

⑨ 《满文老档》(下册),中华书局1990年版,第1092页。

⑩ 《清实录》卷九。

源)，因军中瘟疫流行，在此歇马两月①。

山西省

河曲县　四月，明兵收复河曲城，兵荒后，饥疫大行②。

沁水县　蝗，疫③。

陕西省

安塞县　十一月初，谭家营的谭雄率领农民起义军攻克县城。驻守一月后，于闰十一月，被延安总兵王承恩派重兵打败，杀义军500余人。谭雄遇害，群众被屠十分之九。时疫继之，城几无人④。

河南省

正阳县　水坏民舍，鱼入于市，疫大作，民死者半⑤。

禹　州(今禹州市)　自四年迄五年，咸春夏大旱，秋霪雨，冬大雪，积成荒灾，疫病流行⑥。

湖南省

通道县　九月饥，大疫⑦。

贵州省

兴隆卫(今黄平县)　夏秋，黄平疫⑧。

广东省

新兴县　春三月大饥，秋七月旱，冬疫，明年夏乃止⑨。

崇祯五年(1632)

辽宁省

沈　阳　后金天聪六年二月甲戌，“上至诸子避痘所”，由于害怕传染天花，皇太极连平时出行用的代表皇帝威严的仪仗也省了⑩。这条记载表明，后金政权有了隔离

① 《赤峰八千年大事记》，方志出版社1999年版。
② 雍正《山西通志》卷五四《武事五·河曲县》、卷九九《名宦·保德州》。
③ 康熙《沁水县志》卷一〇《艺文志》。
④ 《安塞县志》，陕西人民出版社1993年版。
⑤ 康熙《正阳县志》卷八《灾祥》，嘉庆《正阳县志》卷九《补遗上·祥异》。
⑥ 民国《禹县志》卷一八《官师》。
⑦ 《通道县志》，民族出版社1999年版。
⑧ 道光《黄平州志》卷一二《轶事志·祥异》。
⑨ 乾隆《新兴县志》卷六《编年》。
⑩ 《清实录》卷三六。

预防天花的措施,设置了“避痘所”。年底,皇太极的哥哥莽古尔泰病逝,因为害怕感染痘疫,皇太极连葬礼和祭坟活动也都没有参加①。

北京市

京　城(宛平、大兴二县附郭)　时值炎热,瘟疫流行,秽恶之气,传染易遍,即都城狱内,几至千人,病呈无日不报②。

山东省

蓬莱县(今蓬莱市)　夏大疫③。

福山县(今烟台市福山区)　夏大疫④。

山西省

芮城县　瘟疫大行⑤。

浙江省

遂昌县　旱,自七月至次年二月不雨,蔬不熟,多病疫⑥。

江西省

弋阳县　二月,不雨,疫疠大作⑦。

新城县(今黎川县)　旱,五月至九月不雨,民大疫⑧。五月至九月不雨,大旱,疫病流行⑨。

贵州省

安南县(今晴隆县)　夏五月大旱,秋民多疫⑩。

云南省

蒙自县　饥疫流传,阿迷土酋名声为乱,村落焚掠殆尽,死者数万人⑪。

---

① 《满文老档》(下册),中华书局1990年版,第1353~1356页。

② 《崇祯长编》卷五九“崇祯五年壬申五月”。

③ 光绪《增修登州府志》卷二三《祥孽附》。

④ 康熙《福山县志》卷一《天文志·灾祥》,乾隆《福山县志》卷一《天文志·灾祥》,民国《福山县志稿》卷八《灾祥》。

⑤ 康熙《芮城县志》卷三《人物》。

⑥ 雍正《处州府志》卷一六《杂事志》,康熙《遂昌志》卷一〇《杂事志·灾眚》。

⑦ 乾隆《广信府志》卷一《天文·祥异》,同治《广信府志》卷一《地理志·祥异》;康熙《弋阳县志》卷一《舆图志·祥异》,同治《弋阳县志》卷一四《杂类志·祥异》。

⑧ 康熙《新城县志》卷一《祥异》,乾隆《江西新城县志》卷一三《杂志·灾祥》,同治《建昌府志》卷一〇《杂类志·祥异》,同治《江西新城县志》卷一《地理志·机祥》。

⑨ 《黎川县志》,黄山书社1992年版。

⑩ 咸丰《兴义府志》卷四四《纪年》;雍正《安南县志》卷一,民国《安南县志》卷一《灾祥表》。

⑪ 康熙《蒙自县志》卷三《灾祥》,乾隆《蒙自县志》卷五《祥异》,宣统《续蒙自县志》卷一二《祥异》。

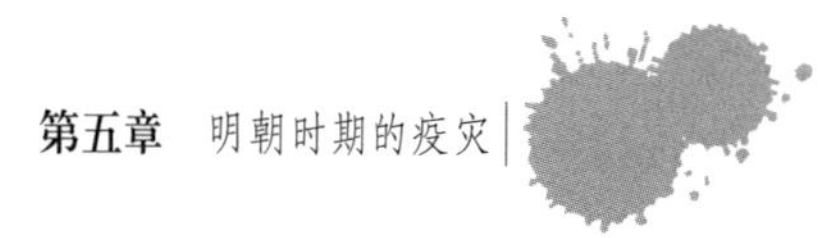

广东省

阳春县（今阳春市） 夏四月疫[①]。

新兴县 先年冬即有瘟疫流行，到本年夏才止息[②]。

河南省

许 州（今许昌市） 六月大水，平地深二丈余，漂没房屋人口头畜无算。是岁秋冬，人多疟疾、伤寒，死者甚众[③]。

襄城县 是岁秋，人多疟疾，冬，人多伤寒，死者甚众[④]。

崇祯六年（1633）

山西省

闰四月，高平、辽州大疫，死者甚多。秋，垣曲、阳城、沁水，大疫，道殣相望[⑤]。垣曲、高平、沁水、阳城、辽州，疫[⑥]。大旱饥馑，夏，垣曲、阳城、沁水大疫，道殣相望；高平、辽州大疫，死者甚多[⑦]。

垣曲县 夏至秋瘟疫大行，恐为熏染，虽亲识莫敢相视，殇人甚众[⑧]。

乐平县（今昔阳县） 流寇攻陷城，杀伤人民三十余口，后瘟疫，伤亡大半[⑨]。

泽州府（治泽州，今晋城市） 高平、阳城、沁水夏大疫，冬无雪[⑩]。

高平县 夏大疫。先是，流寇蹂境几二年，四乡居民避寇入城，僦屋而居，至有异性同居者，越岁，疫死甚众[⑪]。

阳城县 夏大瘟，阖门病死十之七，至有一家尽死无噍类者[⑫]。先是，崇祯壬申

---

① 康熙《阳春县志》卷一五《祥异》，道光《阳春县志》卷一三《事记》，民国《阳春县志》卷一三《事记》。

② 乾隆《新兴县志》卷六《编年》。

③ 康熙《许州志》卷九《杂述志・祥异》，乾隆《许州志》卷一〇《杂述志・祥异》，道光《许州志》卷一一《祥异》，民国《许昌县志》卷一九《杂述上・祥异》。

④ 康熙《襄城县志》卷七《杂志・灾祥》。

⑤ 康熙《山西通志》卷三一《祥异》。

⑥ 雍正《山西通志》卷一六三《祥异二》。

⑦ 乾隆《山西通志》卷一六三《祥异二》。

⑧ 《古今图书集成・方舆汇编・职方典》卷三三〇《平阳府部・纪事三》。康熙《垣曲县志》卷一二《灾荒志》，光绪《垣曲县志》卷一四《杂志》。

⑨ 《古今图书集成・方舆汇编・职方典》卷三〇六《太原府部・纪事》。

⑩ 雍正《泽州府志》卷五〇《艺文志・祥异》。《晋城大事记》，中国城市出版社 1993 年版。

⑪ 顺治《高平县志》卷九《丛谭志・祥异》，乾隆《高平县志》卷一六《祥异》，同治《高平县志》卷四《食货・灾祥》。

⑫ 康熙《阳城县志》卷七《祥异志》，同治《阳城县志》卷一七《杂记・灾祥》。

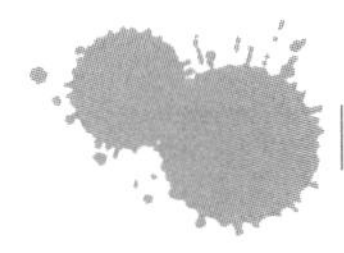

(五年)秋,贼犯邑东,知县杨镇原募壮勇,斩获甚众,既而贼益剽掠,客兵往来如织,且祲疫频仍①。

沁水县　大疫,冬无雪,猛虎食人,瘟疫大行,道殣相望②。

辽　州(今左权县)　大疫。先年战乱,城中被杀者数百家③。

沁　州(今沁县)　大疫,老幼死者无算。大荒,斗米钱半千,复遭瘟疫,死者不计其数④。

沁源县　先年四月,流寇入东关,烧毁民房数百间,村落残破,止留孤城数百家。本年正月流贼掠沁源,大肆劫杀,焚毁真武楼。岁荒,斗米钱半千。复遭大疫,老幼死者无数⑤。

武乡县　正月大疫,老幼死者无数⑥。

河南省

汝州直隶州(治汝州,今临汝县)　春夏,属县俱大疫⑦。

汝　州(今临汝县)　大疫,死者无算⑧。

郏　县　人疫,有阖户死者。大疫,人多死⑨。

鲁山县　春夏大疫⑩。

宝丰县　大疫,有阖户死者。是岁,有鸟自西北来,群以百千计,似鹑而颇大,爪无后距,不能栖树,人呼为"杀鸡"。⑪

---

① 雍正《山西通志》卷九六《名宦·泽州府》。

② 康熙《沁水县志》卷九《祥异》,嘉庆《沁水县志》卷一〇《祥异》,光绪《沁水县志》卷一〇《祥异》。

③ 《古今图书集成·方舆汇编·职方典》卷三六八《辽州府部·纪事》,《古今图书集成·历象汇编·庶征典》卷一一四《疫灾部》。康熙《辽州志》卷七《祥异》,雍正《辽州志》卷五《祥异》,光绪《辽州志》卷三《祥异》。

④ 《古今图书集成·方舆汇编·职方典》卷三五六《沁州部·纪事》。乾隆《沁州志》卷九《灾异》。

⑤ 《古今图书集成·历象汇编·庶征典》卷一一四《疫灾部》。雍正《泽州府志》卷五七《灾祥》,雍正《沁源县志》卷九《灾祥》,民国《沁源县志》卷六《大事考》。

⑥ 康熙《武乡县志》卷四《灾祥》,乾隆《武乡县志》卷三《灾异》。

⑦ 《古今图书集成·方舆汇编·职方典》卷四八四《汝州部·纪事》。

⑧ 道光《汝州全志》卷九《灾祥志》。

⑨ 顺治《郏县志》卷一《灾祥》,同治《郏县志》卷一〇《杂事志·灾异》,民国《郏县志》卷一〇《杂事志·灾异》。

⑩ 乾隆《鲁山县全志》卷九《祥异》,嘉庆《鲁山县志》卷二六《大事记》。

⑪ 乾隆《宝丰县志》卷五《灾祥》,嘉庆《宝丰县志》卷二四《大事记》,道光《宝丰县志》卷一六《杂记志·灾祥》。

襄城县 春夏，人尽瘟疫，病死十分之四，甚有全家死者①。春夏，人尽疫，死者甚众②。

禹 州(今禹州市) 大旱，冬异雪弥旬，大疫③。

汝宁府(治汝阳县，今汝南县) 冬，关陕流寇掠河南郡州县，屠城，民之刃者什四，疫者什三④。

陕西省

扶风县 大饥疫，斗粟千文，遗弃婴孩满于道路⑤。

蓝田县 大饥，疫⑥。

安徽省

旌德县 疫甚，刘贵柄施药疗病，施粥赈饥，活人无数⑦。

江苏省

兴化县(今兴化市)、盐城县(今盐城市) 黄河在苏家嘴、新沟口决堤，河水从决口南下灌山、盐、高、宝、兴、泰数州县，其中兴化、盐城二县地势低洼，被灾最重。自去年七月以来，如江如海，一望茫茫，直到今年六月，二麦未种，三春不耕，欲采樵而无路，欲煮海而无盐，欲卖女而无受买之家，欲鬻田而无交易之主，衣裳无典质之具，富室绝称贷之门，身衣鹑结之衣，人食犬彘之食，以故老弱僵卧，道殣相望，少壮转徙，飞鸿满路，乘桴流丐于江、仪、通、泰之境，而其力不能移、饥不能支者，或夫妻引颈雉经树梢，或子母投河葬身鱼腹。新任教官王明佐因无俸可支，欲归无计，忍饿经旬，自缢衙署。怨号之声，上震天地，水热交蒸，结为疠疫，而死亡者又不可以数计⑧。

崇祯七年(1634)

清代徐延祚《医粹精言》卷四引《崇祯甲戌篇》云："大兵之后，人民流离，元气馁弱，忽值大寒暴雪，寒疫之病，日见其多，类皆面赤发热，口渴神离。"⑨

---

① 康熙《许州志》卷七《灾祥》。

② 康熙《襄城县志》卷七《杂志·灾祥》，乾隆《襄城县志》卷九《杂述志·祥异》，民国《重修襄城县志》卷四九《纪述·灾异》。

③ 民国《禹县志》卷二《大事记中》。

④ 《古今图书集成·方舆汇编·职方典》卷四七七《汝宁府部·艺文二》。

⑤ 顺治《扶风县志》卷一《灾祥》。

⑥ 《蓝田县志》，陕西人民出版社 1994 年版。

⑦ 《古今图书集成·博物汇编·医术典》卷五一一《医部·医术名流列传·刘贵柄传》。

⑧ 〔清〕傅泽洪《行水金鉴》卷四五《河水》。

⑨ 沈洪瑞等《中国历代名医医话大观》，山西科学技术出版社 1996 年版，第 1312 页。

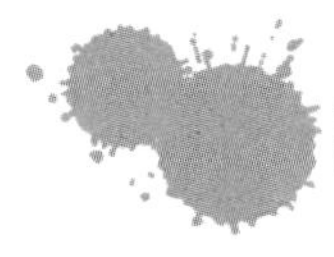

山西省

太原县(今太原市晋源区)　自去年七月不雨至本年三月,大饥,蒸而为疫①。

兴　县　夏大疫②。盗贼杀伤人民,岁馑日甚,天行瘟疫,朝发夕死,至一夜之内,一家尽死。孑遗百姓惊逃,城为之空。次年亦然③。

左云县　瘟疫相继④。

陕西省

金　州(今安康市)　大疫,稼禾无收,瘟疫流行,死亡狼藉⑤。

河南省

内乡县(含今西峡县)　疫,死者无数⑥。

济源县(今济源市)　七月大疫。先年大旱,流寇始南渡河⑦。

四川省

营山县　五月至七月淫雨不止,城圮。是年,有人梦见神人持病、兵、虎、蛇四册,查人善恶。其后瘟疫盛行,姚黄杀戮,猛虎肆虐,毒蛇噬人,百中存一,灾异之惨极矣⑧。

崇祯八年(1635)

辽宁省

广宁卫(今绥中县)　大疫⑨。

宁远卫(今兴城县)　大疫⑩。传染病流行于宁远⑪。

河北省

临榆县(今山海关市)　大疫⑫。七月,因为天灾疾疫,山海关清军中的汉人大批

---

① 《晋乘搜略》卷三二。

② 雍正《山西通志》卷一六三《祥异二》,乾隆《太原府志》卷四九《祥异》。

③ 《古今图书集成·方舆汇编·职方典》卷三〇六《太原府部·纪事》。乾隆《山西通志》卷一六三《祥异二》。

④ 嘉庆《左云县志》卷一《祥异》,光绪《左云县志》卷一《天文志·祥异》。

⑤ 《安康市卫生防疫志》,2006年。

⑥ 康熙《内乡县志》卷一一《灾祥》。

⑦ 雍正《河南通志》卷五《祥异》,光绪《河南通志》卷五《祥异》;顺治《怀庆府志》卷一《星野·祥异》,乾隆《新修怀庆府志》卷三二《杂记·物异》,乾隆《济源县志》卷一《祥异》。

⑧ 同治《营山县志》卷二《城池》、卷二七《杂类志·祥异》。

⑨ 民国《绥中县志》卷一《天文·灾祥》。

⑩ 民国《奉天通志》卷一四四《民治志三·灾振》。

⑪ 《兴城县志》,辽宁大学出版社1990年版。

⑫ 康熙《山海关志》卷一《灾祥》,乾隆《永平府志》卷三《封域志·祥异》,乾隆《临榆县志》卷一《灾祥》,光绪《永平府志》卷三〇《封域志·纪事中》,民国《临榆县志》卷八《舆地编·纪事》。

逃亡,各堡逃亡人数多则一两百,少则八九十[①]。临榆大疫[②]。山海关大疫[③]。

河南省

雒南县(今洛南县)　七月,总兵尤世威兵溃于雒南,群贼越卢氏,奔永宁。先是守隘诸兵露宿凡三月,皆致疫痢,不任战[④]。"尤世威经时暴露,师大疫。"[⑤]世威善抚士,晓军机,但"久戍荒山,水土失调,疾疫大作,遂致失利"[⑥]。

卢氏县　七月,驻守在卢氏山中的尤世威军队由于野外暴露久,大疫[⑦]。

确山县　春大疫,谷贵,民多饥死,田地抛荒始此[⑧]。

汝阳县(今汝南县)　春大疫,谷贵,民多饥死,田地自此荒芜[⑨]。

陕西省

耀　州(今铜川市耀州区)　况数年内,奇荒、异变、寇疫渐至乎?自崇祯元年后……去冬无雪,今春无雨,麦苗尽死,瘟疠益甚[⑩]。

山西省

兴　县　天行瘟疫,朝发夕死[⑪]。

临晋县(今并入临猗县)　大疫,三四月尤甚,狼群食行人[⑫]。大疫,狼群食行人[⑬]。

江西省

崇仁县　旱连岁,饥,多疫[⑭]。

龙泉县(今遂川县)　四月,邑中大疫[⑮]。

---

① 《太宗文皇帝(皇太极)实录》卷二四"天聪九年乙亥秋七月"。

② 《抚宁县志》,河北人民出版社1990年版。

③ 《河北省志》,方志出版社2009年版。

④ 〔清〕谷应泰《明史纪事本末》卷七五《中原群盗》。

⑤ 〔清〕谷应泰《明史纪事本末》卷四《朱阳溃》。

⑥ 《御批历代通鉴辑览》卷一一四。

⑦ 《明史》卷二六九《尤世威传》。〔清〕谷应泰《明史纪事本末》卷四《朱阳溃》。

⑧ 乾隆《确山县志》卷四《禨祥》,民国《确山县志》卷二〇《大事记》。

⑨ 顺治《汝阳县志》卷一〇《禨祥》。

⑩ 〔明〕刘含辉《请蠲逋赋疏》"崇祯八年"。嘉庆《耀州志》卷九《艺文志・表疏》。

⑪ 《古今图书集成・方舆汇编・职方典》卷三〇六《太原府部・纪事》。

⑫ 《古今图书集成・历象汇编・庶征典》卷一一四《疫灾部》。乾隆《临晋县志》卷六《杂记上》,民国《临晋县志》卷一四《旧闻记》。

⑬ 《临猗县志》,海潮出版社1993年版。

⑭ 同治《崇仁县志》卷一〇《杂类志・祥异》。

⑮ 乾隆《龙泉县志》卷末《祥异》,同治《龙泉县志》卷一八《杂类志・祥异》。

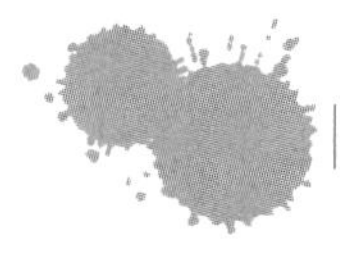

福建省

漳州府(治龙溪县,今漳州市)　郡城火,大疫①。

崇祯九年(1636)

陕西省

榆林府(治榆林县,今榆林市)　五月大疫②。

榆林县(今榆林市)　五月大疫③。

安定县(今子长县)　五月,李自成败榆林总兵于安定,死亡大疫④。大疫且大饥,瓦窑堡瘟疫尤甚⑤。瓦窑堡瘟疫流行⑥。

延安府(治肤施县,今延安市)　大疫⑦。

汉阴县　四月,闯王亲率五万余人围城数重,百计力攻,阅三月余。是岁夏,麦被贼尽掠,秋禾未布,民没于锋镝、饥馑、疫疠者,十分之五⑧。4月,农民起义军李自成5万余众围攻汉阴县城3月余。是岁,秋禾失树,民死于锋镝、饥馑、疾疫者十之有五⑨。

河南省

内乡县(含今西峡县)　大疫,死亡不可胜数,竟有不掩埋者,人相食⑩。

淅川县　张献忠陷淅川县,饥荒之余,瘟疫大作,死者仆道⑪。

汝宁府(治汝阳县,今汝南县)　春大疫,谷贵,民多饥死,父母夫妻拆离,糜人而食,甚有母食子、幼食老者,田土自此荒芜⑫。

---

① 康熙《漳州府志》卷三三《灾祥志》,乾隆《漳州府志》卷三一《灾祥志》。

② 道光《榆林府志》卷一〇《祥异志》。

③ 康熙《延绥镇志》卷五《纪事》。

④ 康熙《延绥镇志》卷五《纪事》。

⑤ 雍正《安定县志·灾祥》,道光《安定县志》卷一《舆地志·灾祥》。

⑥ 《子长县志》,陕西人民出版社1993年版。

⑦ 嘉庆《延安府志》卷六《大事表》。

⑧ 康熙《汉阴县志》卷三《灾祥》,嘉庆《汉阴厅志》卷二《纪事》。

⑨ 《安康市卫生防疫志》,2006年。

⑩ 康熙《内乡县志》卷一一《灾祥志》。

⑪ 《古今图书集成·方舆汇编·职方典》卷四四六《南阳府部·纪事二》。康熙《淅川县志》卷八《灾祥》。

⑫ 康熙《汝宁府志》卷一六《外纪·灾祥》,康熙《汝阳县志》卷五《典礼志·机祥》,民国《重修汝南县志》卷一《大事纪》。张峻峰《康熙二十九年汝阳县志》,中州古籍出版社1994年版。

确山县　春大疫，谷贵，民多饥死，田地抛荒始此[①]。

项城县（今项城市）　大疫，麦枯于地，无人收获[②]。

山东省

青州府（治益都县，今青州市）　秋七月蝗，大饥，斗粟千钱，疫疠大作[③]。七月，蝗灾，大饥，大疫[④]。七月，益都蝗灾，大饥，斗米千钱。八月，大风拔木，雹大如李实，瘟疫流行[⑤]。

江苏省

高邮州（今高邮市）　岁大旱疫[⑥]。

浙江省

慈溪县（今慈溪市）　大旱，秋，瘟疫大作[⑦]。

鄞　县（今宁波市鄞州区）　夏季大旱，秋季瘟疫盛行[⑧]。

湖南省

靖　州（今靖州县）　春米贵，每斗价一两。秋禾死，大疫[⑨]。春米贵，秋旱，禾死，大疫[⑩]。

通道县　饥，大疫[⑪]。

贵州省

黄平县　夏秋，疫[⑫]。

天柱县　大疫，十丧其九，禁门起迟，聚棺不计其数[⑬]。

---

① 民国《确山县志》卷二〇《大事纪》。

② 顺治《项城县志》卷八《灾祥》，乾隆《项城县志》卷四《灾祥志》，宣统《项城县志》卷三一《杂事志・灾异》。

③ 《古今图书集成・方舆汇编・职方典》卷二七二《青州府部・纪事三》。康熙十五年《青州府志》卷四七《灾祥》，康熙六十年《青州府志》卷二一《灾祥》，咸丰《青州府志》卷六三《祥异纪》；康熙《益都县志》卷一〇《祥异》。

④ 《青州市志》，南开大学出版社 1989 年版。

⑤ 《潍坊市卫生志（1840—1986）》，1989 年。

⑥ 乾隆《江南通志》卷一一五《职官志・名宦・李含》。

⑦ 光绪《慈溪县志》卷五五《祥异》。

⑧ 《鄞县志》，中华书局 1996 年版。

⑨ 康熙《靖州志》卷五《灾异》，光绪《靖州直隶州志》卷一二《事纪・祥异》。

⑩ 《靖州县志》，生活・读书・新知三联书店 1994 年版。

⑪ 康熙《通道县志》卷二《灾异》，嘉庆《通道县志》卷一〇《见闻志・灾异》。

⑫ 嘉庆《黄平州志》卷一二《祥异》。

⑬ 康熙《天柱县志》卷下《灾异》。按：时天柱县属湖广省。

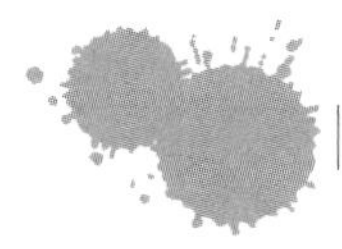

云南省

顺宁府(今凤庆县)　秋七月,瘴疫大作①。

崇祯十年(1637)

山西省

大同右卫(今右玉县)　(朔平府)瘟疫流行,右卫(今右玉县)牛亦疫②。按:朔平府为清代政区,为明代大同府西部地区,有今朔县、平鲁、左云、右玉、凉城诸县地。

大同左卫(今左云县)　瘟疫③。

陕西省

榆林县(今榆林市)　大疫,民多疫死④。

延安府(治肤施县,今延安市)　大疫。四月,大雨雹⑤。

米脂县　大瘟疫,城中死者枕藉⑥。大疫⑦。

商　州(含今商洛市、丹凤县)　疫死者众⑧。商州疫死者众⑨。丹凤县大瘟,死者甚众⑩。

商南县　疫,民死⑪。瘟疫流行⑫。

山阳县　大疫,死者甚众⑬。

北京市

京　师(宛平、大兴二县附郭)　秋大疫,命诸囚出外就保⑭。

---

① 《古今图书集成·方舆汇编·职方典》卷一四九四《顺宁府部·纪事》。乾隆《云南通志》卷二八《祥异》,光绪《云南通志》卷三《祥异上》,民国《新纂云南通志》卷一六一《灾疫》;雍正《顺宁府志》卷一《灾祥》,光绪《顺宁府志》卷二《天文志·祥异》。

② 雍正《朔平府志》卷一一《外志·祥异》。

③ 嘉庆《左云县志》卷一《祥异》,光绪《左云县志》卷一《天文志·祥异》。

④ 《榆林市志》,三秦出版社1996年版。

⑤ 嘉庆《延安府志》卷六《大事表》。

⑥ 《古今图书集成·方舆汇编·职方典》卷五五〇《延安府部》。康熙《米脂县志》卷一《灾祥》。

⑦ 《米脂县志》,陕西人民出版社1993年版。

⑧ 乾隆《直隶商州志》卷一四《灾祥》。

⑨ 《商洛地区卫生志》,1999年。

⑩ 《丹凤县志》,陕西人民出版社1994年版。

⑪ 乾隆《商南县志》卷一一《祥异》,民国《商南县志》卷一一《丛纪志·祥异》。

⑫ 《商南县志》,作家出版社1993年版。

⑬ 康熙《山阳县初志》卷二《灾祥》,嘉庆《山阳县志》卷一一《事类·祥异》。

⑭ 《明史》卷二五八《姜埰传》。

河北省

河北省　永平府之属昌黎、卢龙、乐亭大疫,民死者众①。

永平府(治卢龙县)　春大饥,疫②。

昌黎县　春大饥,大疫③。

乐亭县　春饥夏疫,民死者众④。

迁安县(今迁安市)　春大饥,疫⑤。

河南省

许　州(今许昌市)　汝水变,味甚恶,饮者多病⑥。

伊阳县(今汝阳县)　汝水变,味甚恶,饮者多病⑦。

南阳县(今南阳市)　宛中大疫,将吏俱病⑧。

淅川县　四月,瘟疫流行,人死多半⑨。

汝　州(今临汝县)　大水,汝水变,味甚恶,饮者多病⑩。

汝阳县(今汝南县)　汝水变,味甚恶,饮者多病⑪。

安徽省

宿松县　春夏大饥,民食观音土,食者病闭,旋多疫死⑫。

潜山县　春三月大饥,民食观音土,食者病闭,旋多疫死⑬。

江苏省

扬州府(治江都县,今扬州市)　扬州大疫,民多死⑭。

---

① 《河北省志》,方志出版社2009年版。

② 《古今图书集成·方舆汇编·职方典》卷六五《永平府部·纪事七》。康熙《永平府志》卷三《灾祥》,光绪《永平府志》卷三〇《封域志·纪事中》;顺治《卢龙县志》卷二《灾祥》,康熙《增补卢龙县志》卷二《灾祥》。

③ 康熙《昌黎县志》卷一《祥异》,同治《昌黎县志》卷一《天文志·祥异》,民国《昌黎县志》卷一二《故事志·大事记》。

④ 乾隆《乐亭县志》卷一一《祥异》,光绪《乐亭县志》卷三《地理志·纪事》。

⑤ 光绪《永平府志》卷三〇《纪事中》。

⑥ 道光《许州志》卷一一《祥异》。

⑦ 乾隆《重修伊阳县志》卷四《祥异》。

⑧ 〔清〕吴伟业《绥寇纪略》卷五《黑水擒》。

⑨ 康熙《淅川县志》卷八《灾祥》。

⑩ 道光《汝州全志》卷九《灾祥》。

⑪ 道光《重修汝阳县志》卷六《祥异》。

⑫ 康熙《安庆府宿松县志》卷三《祥异》,民国《宿松县志》卷五三《杂志·祥异》。

⑬ 民国《潜山县志》卷二九《杂志·祥异》。

⑭ 康熙《扬州府志》卷二二《灾异纪》。

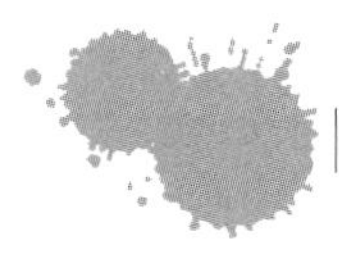

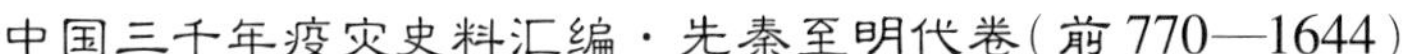

江都县(今扬州市)　大疫,民多死,死即朽烂出尸虫,不能殓①。

泰兴县(今泰兴市)　大疫②。境内疫病流行③。

江西省

九江府(治德化县,今九江市)　"张懋谦……崇祯间知九江府……时流贼张献忠陷蕲、黄,蹂躏梅、广,分掠九江界,懋谦多方防御,民得安堵,无何,饥馑荐臻,祟疫作厉,懋谦发粟赈救,施药疗病。"④

新城县(今黎川县)　夏六月饥,大疫⑤。六月,饥荒,疫病流行⑥。

浙江省

慈溪县(今慈溪市)　大旱,秋,瘟疫大作,二禾减收⑦。

鄞　县(今宁波市鄞州区)　秋瘟大作,二禾减收⑧。

苏　州(吴县、长洲二县附郭)、杭　州(钱塘、仁和二县附郭)　苏、杭大饥成疫,遍处成瘟,死者甚众⑨。

崇祯十一年(1638)

辽宁省

沈　阳　崇德三年四月,清太宗遣史往鞍山城慰劳新附总兵官沈志祥,说本来应该及时接见他,但"因国中痘疫流行,伊适自南来,故不即见也"⑩。

河南省

内乡县(含今西峡县)　疫。五月蝗,十一月地震⑪。

嵩　县　大旱,川竭井涸,瘟疫盛行,死伤甚众⑫。

---

① 康熙《江都县志》卷四《祥异》。

② 光绪《泰兴县志》卷末《志余·述异》。

③ 《泰兴卫生志》,方志出版社2005年版。

④ 雍正《江西通志》卷六四《张懋谦》。

⑤ 乾隆《建昌府志》卷二《星野·机祥》,同治《建昌府志》卷一〇《杂类志·祥异》;康熙《新城县志》卷一《祥异》,乾隆《江西新城县志》卷一三《杂志·灾祥》,同治《江西新城县志》卷一《地理志·机祥》。

⑥ 《黎川县志》,黄山书社1992年版。

⑦ 光绪《慈溪县志》卷五五《祥异》。

⑧ 同治《鄞县志》卷六九《祥异》。

⑨ 康熙《新修东阳县志》卷四《灾祥》。

⑩ 《太宗文皇帝(皇太极)实录》卷四一"崇德三年戊寅夏四月"。

⑪ 康熙《内乡县志》卷一一《灾祥志》。

⑫ 康熙《嵩县志》卷一〇《灾异》,乾隆《嵩县志》卷六《祥异》。

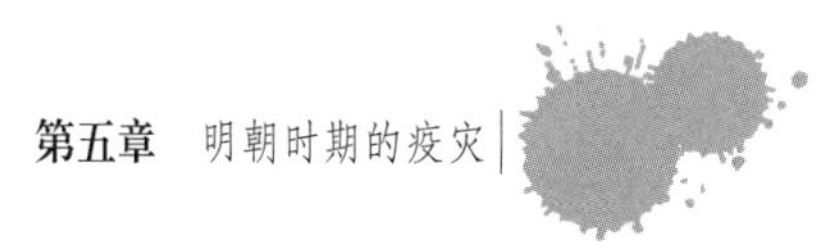

太康县　凶荒，瘟疫流行，饥民相聚为盗①。

安徽省

太平府（治当涂县）　大疫。又患羊毛疹，其病先类伤寒，身热，三日出瘤疹，胀甚，投以药皆死。有媪得挑法，针刺中指中节间，出紫血少许，去羊毛一茎，随愈②。

当涂县　旱蝗，大疫，患羊毛疹，身热似伤寒，三日出瘤疹，胀甚，投以药皆死③。

寿　州（今寿州市）　夜有白眚入人家，逢者大病，居民昼夜狂逐，两月始散④。

江苏省

如皋县（今如皋市）　大旱，饥，疫⑤。

仪真县（今仪征市）　七月，人染羊毛疹⑥。

崇祯十二年（1639）

辽宁省

沈　阳　崇德四年五月，沈阳一带天花流行。辛巳日，皇太极谈到其将士远行出征之时，"朕虽避痘，犹出送之"，而有人竟以避痘为辞，行声色之乐。六月戊子，清右翼大将军岳托西征明国，还至济南府，病痘卒⑦。

河北省

平乡县　旱蝗、疫乱并作，僵尸满野，有骨肉相食者⑧。

山西省

孝义县（今孝义市）　瘟疫大作⑨。

陕西省

郿　县（今眉县）　大荒，兼行瘟疫，大畜死亡，有断户无村⑩。

商　州（含今商洛市、丹凤县）　夏，瘟疫大作，疫死者多⑪。

---

① 道光《泰康县志》卷五《义行・刘心乾》。

② 康熙《太平府志》卷三《星野》，乾隆《太平府志》卷三二《俪事志・祥异》。

③ 乾隆《当涂县志》卷三《星野・祥异》，民国《当涂县志》卷末《大事记》。〔清〕孙之騄《二申野录》卷八，见杨国宜《明朝灾异野闻编年录》，安徽师范大学出版社 2012 年版，第 196 页。

④ 乾隆《寿州志》卷一一《灾祥》。

⑤ 嘉庆《如皋县志》卷二三《祥祲》。

⑥ 康熙《仪真志》卷一八《名迹志下・祥祲志》。

⑦ 《清实录》卷四六、卷四七。

⑧ 《平乡县志》，方志出版社 1999 年版。

⑨ 《孝义县志》，海潮出版社 1992 年版。

⑩ 《宝鸡市卫生志》，1995 年。

⑪ 《商洛地区卫生志》，1999 年。

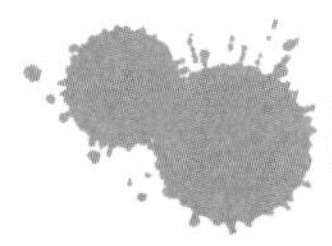

山东省

济南府(治历城县,今济南市)　济南郡县旱蝗、民饥,历城、齐河疫疠大作①。

历城县(今济南市)　蝗入城,疫,大旱。灾后疫旱交作,死者无算②。

齐河县　蝗旱,瘟疫大作,人死无算③。

禹城县　大疫,十死八九④。

临清州(今临清市)　大疫⑤。

东昌府(治聊城县,今聊城市)　大疫⑥。

河南省

太康县　春大疫⑦。

江苏省

江宁县(今属南京市)　崇祯己卯大疫,江宁人王元标携药囊过贫乏家,诊治周给,全活多人⑧。

通　州(今南通市)　大旱,蝗飞蔽天,民大饥疫⑨。

如皋县(今如皋市)　大饥疫⑩。

崇祯十三年(1640)

河北省

畿辅大疫⑪。崇祯十三、十四年,大饥疫,人相食⑫。

---

① 康熙《济南府志》卷一〇《灾祥》,道光《济南府志》卷二〇《灾祥》。

② 崇祯《历城县志》卷一六《杂志·灾祥》。

③ 康熙《齐河县志》卷六《灾祥志》,雍正《齐河县志》卷六《灾祥志》,民国《齐河县志》卷首《大事纪》。

④ 嘉庆《禹城县志》卷一一《灾祥志》。《禹城县志》,齐鲁书社1995年版。

⑤ 康熙《临清州志》卷三《祥异》,乾隆《临清直隶州志》卷一一《事类志·祥祲》。

⑥ 乾隆《东昌府志》卷三《总记三》。

⑦ 康熙《泰康县志》卷八《灾祥》,乾隆《太康县志》卷八《杂志·祥异》,道光《太康县志》卷八下《杂志·祥异》,民国《太康县志》卷一《通纪》。

⑧ 《古今图书集成·博物汇编·医术典》卷五一一《医部·医术名流列传·王元标传》。《南京卫生志》,方志出版社1996年版。

⑨ 乾隆《直隶通州志》卷二二《杂志·祥祲》,光绪《通州直隶州志》卷末《祥异》。《南通县志》,江苏人民出版社1996年版。

⑩ 《如皋县卫生志》,新华出版社1998年版。

⑪ 《古今图书集成·历象汇编·庶征典》卷一一四《疫灾部》引《畿辅通志》。

⑫ 《古今图书集成·历象汇编·庶征典》卷一一四《疫灾部》。康熙《畿辅通志》卷一《星野·祥异》。

河北省　顺德府唐山、内丘、邢台，及广宗、大名府、广平府肥乡、成安、磁州大疫，死者无算[①]。

交河县（今泊头市）　大饥，民相食甚众，父母食子，妻妾食夫，大疫[②]。

大名府（治元城县，今大名县）　春三月雨土。夏四月旱，麦尽枯。大疫[③]。十一月，（元城）大荒，瘟疫传染，人死八九[④]。

大名县　三月，瘟疫传染，人死八九。旱蝗，大饥疫[⑤]。

南乐县　春雨土，麦尽枯，四境寇生，瘟疫始行[⑥]。三月不雨（雨土），二麦尽枯，瘟疫始行[⑦]。春雨土，麦尽枯，饥民蜂起，瘟疫流行[⑧]。

永年县　旱甚，岁大饥，瘟疫盛行，道殣相望[⑨]。

顺德府（治邢台县，今邢台市）　大疫，民多死[⑩]。

邢台县（今邢台市）　大旱，饥，瘟疫，死者无数[⑪]。

广宗县　大歉，斗米贯钱，瘟疫流行，人相食，死者过半[⑫]。

广平府（治今永年县）　大旱，大饥疫，人相食[⑬]。大旱饥，人相食，肥乡、成安、磁州大疫[⑭]。

肥乡县　大疫，岁饥，树皮草粒皆尽，人相食，村无烟火[⑮]。灾荒，疫病流行，树皮草粒全吃尽，村无烟火[⑯]。

邱　县　十二、十三年连荒，颗粒不收，民大饥，人食树叶皮、草子根，后至人相

---

① 《河北省志》，方志出版社2009年版。

② 康熙《交河县志》卷七《灾祥》，民国《交河县志》卷一〇《杂稽志·祥异》。

③ 咸丰《大名府志》卷四《年纪》。

④ 《古今图书集成·方舆汇编·职方典》卷一四八《大名府部·纪事》。

⑤ 康熙《大名县志》卷一六《灾祥》，乾隆《大名县志》卷二七《机祥志》，民国《大名县志》卷二六《祥异志》。

⑥ 康熙《南乐县志》卷九《纪年》。

⑦ 光绪《南乐县志》卷七《祥异志》，民国《南乐县志》卷七《志祥异》。

⑧ 《南乐县志》，中州古籍出版社1996年版。

⑨ 康熙《永年县志》卷一八《灾祥》。

⑩ 《古今图书集成·方舆汇编·职方典》卷一二〇《顺德府部·纪事》。

⑪ 康熙《邢台县志》卷九《灾祥》、卷一二《事纪》，嘉庆《邢台县志》卷九《灾祥志·灾祥》，光绪《邢台县志》卷三《前事志》。

⑫ 康熙《广宗县志》卷一一《祲祥》，民国《广宗县志》卷一《大事纪》。《广宗县志》，方志出版社1999年版。

⑬ 《古今图书集成·方舆汇编·职方典》卷一三二《广平府部·纪事》。

⑭ 光绪《广平府志》卷三三《前事略·灾异》。

⑮ 雍正《肥乡县志》卷二《灾祥》。

⑯ 《肥乡县志》，方志出版社2001年版。

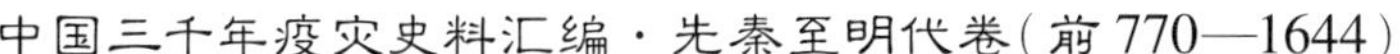

食,加以瘟疫,各村男妇死者十不存一①。

成安县　大饥,大疫②。

磁　州(今磁县)　大饥,大疫③。

内丘县　十三、十四年大瘟,又值大荒,人死大半④。

迁安县(今迁安市)　十二月地震,有声如雷,大疫⑤。

隆平县(今隆尧县)　岁大祲,疫大作⑥。隆尧县大旱,瘟疫流行,死者无算⑦。

临漳县　岁终无雨雪,(彰德府)郡属俱大饥,临漳更大疫⑧。大饥,人相食,瘟疫流行,民仅十存一二⑨。

唐山县　大旱,人饥,瘟疫流行,死者无算⑩。

深　州(今深州市)　瘟疫大作,十死八九⑪。

正定县　连年灾荒,疫病流行,人饥相食,病饿而死者不计其数⑫。

河南省

河内县(含今沁阳市、博爱县、焦作市区)　大旱,大饥,人相食,民疫,乱尸横野⑬。

新乡县(今新乡市)　春夏不雨,大风沙霾,昼晦,蝗蝝大作,人相食,瘟疫。死亡枕藉,就食他乡者亦毙于道⑭。

获嘉县　崇祯九年至十三年,五载旱蝗,兼兵贼焚掠,疠疫横作,民死于兵、死于贼、死于饥寒并死于疫者,百不存一二。存者食草根树皮,至父子兄弟夫妻相残食,骸

---

① 康熙《邱县志》卷八《灾祥》,民国《邱县志》卷七《杂志·灾祥》。《邱县志》,方志出版社2001年版。

② 光绪《广平府志》卷三三《前事略·灾异》。

③ 康熙《磁州志》卷九《祥异》,民国《磁县县志》卷二〇《灾异》。《磁县志》,新华出版社2000年版。《磁县民政志》,新华出版社2005年版。

④ 康熙《内丘县志》卷三《变纪·疫疠》,道光《内丘县志》卷三《常纪·疫疠》。

⑤ 民国《迁安县志》卷五《舆地志·记事篇》。

⑥ 《古今图书集成·方舆汇编·职方典》卷一〇八《真定府部·纪事》。

⑦ 《隆尧县志》,生活·读书·新知三联书店1998年版。

⑧ 乾隆《彰德府志》卷三一《禨祥》。

⑨ 光绪《临漳县志》卷一《纪事》。

⑩ 康熙《唐山县志》卷一《祥异》,光绪《唐山县志》卷三《祥异》。

⑪ 雍正《直隶深州志》卷七《事纪》。

⑫ 《正定县志》,中国城市出版社1992年版。

⑬ 乾隆《新修怀庆府志》卷三二《杂记·物异》。

⑭ 康熙《新乡县续志》卷二《灾异》,乾隆《新乡县志》卷二八《祥异志》。

骨遍郊野，庐舍邱墟①。

鄢陵县 自正月不雨至五六月，禾尽槁，疫疠大起，秋冬饥②。

通许县 崇祯八年后，无岁无贼，本年疠疫，贼势益炽③。

夏邑县 夏旱秋蝗，瘟疫大作，死者枕藉④。

舞阳县 大饥疫，人多饿死⑤。

胙城县 二月，天飞沙如雨，黄赤之气盈空，瘟疫大作⑥。

修武县 人相食，父子、兄弟、妻子不顾，人瘟死过半，虽至亲不吊问⑦。

潢川县 旱，蝗，人相食，有窃邻之幼子而食者。三月，大疫，士民有一户无一存者⑧。

孟津县 大荒，斗米银五两，人相食，瘟疫大作，几无孑遗⑨。

荥阳县（今荥阳市） 瘟疫大作⑩。

涉 县 崇祯十三、十四年连年大旱，大饥，瘟疫，人死七分⑪。

范 县 岁饥，大疫。斗粟千钱，烟火几绝，甚有父子相食者⑫。大疫流行，死者相望⑬。按：范县时属山东省。

山东省

历城县（今济南市） 夏，大旱，疫⑭。

平阴县 大疫，民死十之七⑮。冬月土寇蜂起，瘟疫盛行，彼此不能相顾，人损大

① 康熙《获嘉县志》卷一〇《杂志》，乾隆《获嘉县志》卷一六《祥异》，民国《河南获嘉县志》卷一七《祥异》。

② 顺治《鄢陵县志》卷九《杂志・祥异》，同治《鄢陵文献志》卷二三《异志》，民国《鄢陵县志》卷二九《祥异志》。

③ 乾隆《通许县志》卷一《舆地志・祥异》。

④ 民国《夏邑县志》卷九《杂志・灾异》。

⑤ 乾隆《舞阳县志》卷一二《外纪・灾祥》，道光《舞阳县志》卷一一《灾祥志》。

⑥ 顺治《胙城县志》卷下《祥异》。

⑦ 康熙《修武县志》卷四《灾祥》。

⑧ 顺治《光州志》卷一二《灾异》。

⑨ 顺治《河南府志》卷三《灾异》。

⑩ 《荥阳县卫生志》，1986 年。

⑪ 《涉县志》，中国对外翻译出版公司 1998 年版。

⑫ 康熙《范县志》卷中《灾祥》，嘉庆《范县志》卷一《灾祥》，民国《范县县志》卷六《灾异志》。《范县志》，河南人民出版社 1993 年版。

⑬ 民国《范县县志》卷五《人物志・孝义・宋铉》。

⑭ 《古今图书集成・方舆汇编・职方典》卷二〇八《济南府部・纪事二》。崇祯《历城县志》卷一六《杂志・灾祥》。

⑮ 顺治《平阴县志》卷八《艺文志・灾祥志》。

半①。平阴县黄风大作,瘟疫流行②。

东昌府(治聊城县,今聊城市)　疫,死者无算。是岁自春徂秋不雨,大饥,人相食③。

武城县　大饥疫④。

冠　县　春,大风霾,蝗蝻生,粟一石值银十两,草根树叶,计斤易银。夏大疫,死者相枕,盗掘食新死人,至父子相食,行人路绝,一村之中不相往来⑤。

濮　州(今属鄄城县)　正月朔日大雷,蝗疫,大饥,人相食⑥。

临清州(今临清市)　大饥,疫甚,死者无算⑦。

高唐州(今高唐县)　春微雨,自麦至秋,亢旱不雨,禾黍尽干,一粒弗获,斗米千钱,草根树皮,一望皆尽。至父子相食,妻孥不保,死者相枕藉,鸡犬无声。真亘古奇荒也。大率阖州百姓饥死者十之七八,病瘟及流亡在外者十之一二⑧。

兖州府(治滋阳县)　连岁蝗旱,瘟疫盛行,父子相食⑨。

滋阳县　旱蝗,大饥,瘟疫盛行,盗贼窃发,父子相食,人死过半⑩。

曲阜县(今曲阜市)　夏,旱,蝗,疫;冬十二月,大饥,人相食⑪。夏,大旱,遭蝗灾,瘟疫流行。冬,民饥相食⑫。

汶上县　连岁蝗旱,斗米价银三两,瘟疫盛行,人相食⑬。

单　县　蝗,旱,大饥,瘟疫盛行,人相食⑭。

郓城县　十三年至十四年大饥大疫。阖村病疫。凶荒疫疠,盗贼蜂起,人民死亡过半⑮。

---

① 嘉庆《平阴县志》卷四《灾祥》,光绪《平阴县志》卷六《灾祥》。

② 《泰安卫生志》,山东科学技术出版社1991年版。

③ 乾隆《东昌府志》卷三《总记三》。

④ 乾隆《武城县志》卷一二《祥异》。

⑤ 康熙《冠县志》卷五《祲祥》,道光《冠县志》卷一〇《杂记志·祲祥》,民国《冠县志》卷一〇《杂录志·礼祥》。《冠县志》,齐鲁书社2001年版。

⑥ 康熙《濮州志》卷一《年记》,乾隆《濮州志》卷一《年记》,宣统《濮州志》卷二《年记》。

⑦ 康熙《临清州志》卷三《祥异》,乾隆《临清直隶州志》卷一一《事类志·祥祲》。

⑧ 康熙《高唐州志》卷九《灾异》。

⑨ 乾隆《兖州府志》卷三〇《灾祥》。

⑩ 康熙《滋阳县志》卷二《人民部·灾祥》,咸丰《滋阳县志》卷六《灾祥志》,光绪《滋阳县志》卷六《灾祥志》。

⑪ 乾隆《曲阜县志》卷三〇《通编》。

⑫ 《曲阜市志》,齐鲁书社1993年版。

⑬ 康熙《兖州府志》卷三九《灾祥》。

⑭ 康熙《单县志》卷一《方舆志·祥异》,乾隆《单县志》卷三《五行志·灾祥》,民国《单县志》卷一四《灾祥志》。

⑮ 康熙《郓城县志》卷三《户口》、卷七《灾祥》。

郯城县　秋冬大饥，人相食，饿死流离者3540丁，旋又大疫，挨户染病死亡者790余名①。

高苑县、青城县（今合并为高青县）　大旱，饿殍遍野，疾疫盛行②。一士人夫妇并一男一女阖户自缢，题诗于壁云："前有万历四十三，又遇崇祯十三年。一家四口登鬼录，哪怕斗粟换斗钱。"③

陕西省

华阴县（今华阴市）　大旱，麦米斗值二两，百姓剥啖树皮草根，至人相食。兼瘟疫相继，饿殍盈野④。

永寿县　大旱，奇荒，人相食，斗栗值银一两大钱，饥疫交加，一门一枝绝亡，不可胜数⑤。

凤翔府（治凤翔县）　大饥，大疫，居民阖室俱毙，野无人烟⑥。

岐山县　崇祯十三年至十四年，大饥，斗麦千钱，死者枕藉，又大疫⑦。

延安府（治肤施县，今延安市）　二月风霾雨土，大饥。饥民无食，掘草根，啖树皮，至人相食，僵尸遍野。夏又大疫⑧。夏大疫⑨。

浙江省

杭州府（钱塘、仁和二县附郭）　五月，浙江大水，六月大疫⑩。夏六月大疫。呻吟床蓐者，十室而九，皆置尸床下，每城门出尸日数百焉。夏八月旱大饥，米贵，一石值四金，秋大旱，禾稻尽枯。民捋榆屑米以食，又病疫，死者无算⑪。

海宁县（今海宁市）　五月旱，饥。秋大旱，禾尽枯，民食榆屑，疫死无算⑫。

桐乡县　疫疠大作，陈国纪捐田十一亩作义冢⑬。

德清县　十三、十四、十五、十六年等年迭遇灾荒，兼以疫疠盛行，人民死亡过半，

---

① 乾隆《郯城县志》卷五《户口》。

② 《惠民地区卫生志》，天津科学技术出版社1992年版。

③ 《高青县卫生志》，2009年。

④ 乾隆《华阴县志》卷二一《纪事》。

⑤ 康熙《永寿县志》卷六《灾祥》，光绪《永寿县重修新志》卷一〇《述异》。

⑥ 《古今图书集成·方舆汇编·职方典》卷五二八《凤翔府部·纪事》。

⑦ 顺治《重修岐山县志》卷二《灾祥》，民国《岐山县志》卷一〇《灾祥》。

⑧ 《古今图书集成·方舆汇编·职方典》卷五五〇《延安府部·纪事》，嘉庆《重修延安府志》卷六《大事表》。

⑨ 《延安市志》，陕西人民出版社1994年版。

⑩ 乾隆《杭州府志》卷五六《祥异二》。

⑪ 康熙《杭州府志》卷一《祥异》，乾隆《浙江通志》卷一〇九《祥异下》，民国《杭州府志》卷八四《祥异》；康熙《仁和县志》卷二五《祥异》。

⑫ 乾隆《海宁县志》卷一二《杂志·灾祥》。

⑬ 乾隆《濮院琐志》卷四《孝义》。

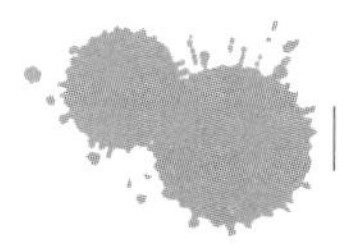

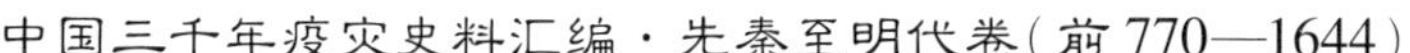

室庐荡析,田野榛芜,几同废县①。

严州府(治建德县) 仲夏大疫,六邑(建德、桐庐、寿昌、淳安、遂安、分水)皆然②。

建德县 夏霪雨弥月,二麦无收,继而仲夏大疫③。

寿昌县 孟夏霪雨,大水入城,二麦无收,仲夏大疫④。

遂安县(今淳安县) 孟夏霪雨弥月,二麦无秋,仲夏大疫⑤。

鄞 县(今宁波市鄞州区) 大旱,县中饥民食观音粉,食者多病腹胀⑥。

镇海县(今宁波市镇海区) 大旱,民食观音粉,多病腹胀⑦。

奉化县(今奉化市) 大旱,饥民食观音粉,食之多病腹胀⑧。

福建省

龙溪县(今漳州市) (漳州)郡城火,大疫⑨。

漳浦县 漳浦大疫⑩。

江苏省

江宁府(江宁、上元二县附郭,今南京市) 大疫,大饥,流殍枕藉,人相食⑪。崇祯十三、十四年间,岁荐饥疫,胡阳生倡捐赈,施医药,收弃婴,给棺辖,所费不赀⑫。

句容县(今句容市) 蝗旱,五谷不登,斗米千文,饥疫者相望于道⑬。

砀山县 庚申(崇祯十三年)、辛巳(崇祯十四年),大饥疫,民逃亡⑭。

山阳县(今淮安市) 七月,荒旱异常。山东邳、徐老弱逃至清江一带,就食者动以万计,后山阳复荒,民流离而南者益众。又兼瘟疫盛行,饥馑死于道路者,城外白骨如山⑮。

---

① 嘉庆《新市镇续志》卷五《艺文》。

② 《古今图书集成·历象汇编·庶征典》卷一一四《疫灾部》引《浙江通志》。乾隆《浙江通志》卷一〇九《祥异下》,乾隆《严州府志》卷二二《佚事》,光绪《严州府志》卷二二《祥异》。

③ 康熙《建德县志》卷九《佚事志·灾祥》,道光《建德县志》卷二〇《祥异志·异》,光绪《建德县志》卷二〇《祥异志》,民国《建德县志》卷一《天文志·灾异》。

④ 光绪《寿昌县志》卷一一《祥异》,民国《寿昌县志》卷一《天文志·祥异》。

⑤ 民国《遂安县志》卷九《杂志·灾异》。《淳安县卫生志》,1998 年。

⑥ 乾隆《鄞县志》卷二六《祥异》。

⑦ 乾隆《镇海县志》卷四《祥异》。

⑧ 光绪《奉化县志》卷三九《祥异》。

⑨ 同治《重纂福建通志》卷二七一《祥异》,光绪《漳州府志》卷四七《灾祥》;乾隆《龙溪县志》卷二〇《祥异》。

⑩ 戴启天《福建省历史上灾害饥荒瘟疫辑录》,1988 年。

⑪ 康熙《江宁府志》卷一二《灾祥》。

⑫ 乾隆《江南通志》卷一五七《人物志·孝义·胡阳生》。

⑬ 顺治《重修句容县志》卷末《祥异》,乾隆《句容县志》卷末《杂志·祥异》。

⑭ 乾隆《砀山县志》卷一《舆地志·星野》。

⑮ 崇祯《淮安府实录备草》卷一八《祥异》。

盐城县(今盐城市)　(崇祯)十三年、十四年大旱,蝗蔽天,疫疠大行[①]。大旱,蝗灾,疫疠流行,一石麦白银二两,民饥死无数[②]。

安东县(今涟水市)　盐(城)、安(东)大旱蝗,疫疠大行[③]。

高邮州(今高邮市)　旱,疫气盛行[④]。

如皋县(今如皋市)　大旱,大饥,大疫,民相食[⑤]。

镇江府(丹徒县,今镇江市)　是年旱蝗,民多疫,人相食[⑥]。

丹阳县(今丹阳市)　旱蝗,民多疫,人相食[⑦]。

昆山县(今昆山市)　六月大旱,是年大疫[⑧]。

太仓州(今太仓市)　五月大疫[⑨]。

安徽省

合肥县(今合肥市)　大疫[⑩]。

凤阳县　大饥,草木树皮食尽,人相食,四月大疫,百里无人迹[⑪]。

怀远县　(崇祯)十三年、十四年大荒,大疫,人相食[⑫]。

亳　州(今亳州市)　大疫,饥,人相食[⑬]。

宿　州(今宿州市)　(崇祯)十三年、十四年水旱频仍,瘟疫盛行[⑭]。水旱频仍,

---

① 乾隆《盐城县志》卷二《天文・祥异》。

② 《盐城县志》,江苏人民出版社 1993 年版。

③ 乾隆《淮安府志》卷二五《五行志》。

④ 雍正《高邮州志》卷五《祥异》,乾隆《高邮州志》卷一二《灾祥》,嘉庆《高邮州志》卷一二《灾祥》。

⑤ 康熙《如皋县志》卷一《祥异》,嘉庆《如皋县志》卷二三《祥祲》。《如皋县卫生志》,新华出版社 1998 年版。

⑥ 康熙《镇江府志》卷四三《祥异》,乾隆《镇江府志》卷四三《祥异》,光绪《丹徒县志》卷五八《祥异》。

⑦ 光绪《重修丹阳县志》卷三〇《祥异》。

⑧ 道光《昆新两县志》卷三九《祥异》,光绪《昆新两县续修合志》卷五一《祥异》。

⑨ 《太仓市卫生志》,1998 年。

⑩ 《古今图书集成・博物汇编・医术典》卷五一一《医部・医术名流列传・吴嘉善传》。民国《合肥县志》卷二四《耆寿传・吴嘉善》。

⑪ 乾隆《凤阳县志》卷一五《纪事》,光绪《凤阳府志》卷四《纪事表・祥异》,光绪《凤阳县志》卷一五《杂志・纪事》。

⑫ 雍正《怀远县志》卷八《灾异》,嘉庆《怀远县志》卷九《五行志》。

⑬ 崇祯《亳州志》卷一《灾祥》,乾隆《颍州府志》卷一〇《杂志・祥异》,光绪《亳州志》卷一九《杂类志・祥异》。《亳州市志》,黄山书社 1996 年版。

⑭ 康熙《宿州志》卷一〇《祥异附》。

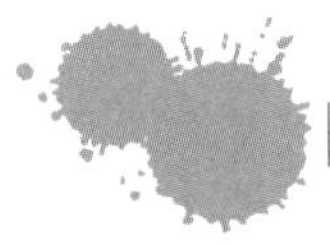

流贼迭至，大疫，枕莩载道，人丁几百不存一[1]。

五河县　大饥继以疫，民死甚众[2]。

霍山县　大旱蝗，至秋，田禾尽蚀，疫疠大作[3]。

宣城县（今宣城市）　大旱，蝗大起，寻又大疫[4]。

南陵县　郡大旱，蝗起，寻大疫[5]。

全椒县　大旱，蝗，大饥，民食草木、观音粉，人多病死[6]。

定远县　大荒，大疫[7]。

湖北省

黄州府（治黄冈县，今黄州市）　罗田、麻城旱，疫大行，人户死绝[8]。

麻城县（今麻城市）　（崇祯）十三年、十四年旱，蝗飞，疫[9]。三月大疫，死者相望于道，惨不可言，至九月方止。是年大旱蝗[10]。

罗田县　疫疠大行，人户死绝者甚多，城中尸积如山[11]。

山西省

翼城县　大旱，岁荐饥，人相食，大疫[12]。

解　州（治今运城市盐湖区解州镇）　饥，疫，兵火之后，人死大半[13]。

孝义县（今孝义市）　瘟疫大作[14]。

崇祯十四年（1641）

是年，天下大旱疫，死亡无算[15]。

---

① 光绪《宿州志》卷三六《杂类志·祥异》。

② 光绪《重修五河县志》卷一九《杂志·祥异》。

③ 顺治《霍山县志》卷二《灾祥》，光绪《霍山县志》卷一五《杂志·祥异》。

④ 嘉庆《宁国府志》卷一《沿革表·祥异》；乾隆《宣城县志》卷二八《祥异》，光绪《宣城县志》卷三六《祥异》。

⑤ 嘉庆《南陵县志》卷一六《祥异》，民国《南陵县志》卷四八《杂志·祥异》。

⑥ 康熙《全椒县志》卷二《灾祥》。

⑦ 道光《定远县志》卷二《祥异》。

⑧ 《古今图书集成·方舆汇编·职方典》卷一一八六《黄州府部·纪事》。

⑨ 康熙《麻城县志》卷三《灾异》。

⑩ 光绪《麻城县志》卷一《古大事志·祥异》、卷三七《大事记一·列朝》，民国《麻城县志前编》卷一五《杂志·祥异》。《麻城县志》，红旗出版社1993年版。

⑪ 康熙《罗田县志》卷七《灾异》。

⑫ 乾隆《翼城县志》卷二六《祥异》，乾隆《翼乘》卷二六《祥异》，光绪《翼城县志》卷二六《祥异》。

⑬ 康熙《解州志·古迹附》。

⑭ 《孝义县志》，海潮出版社1992年版。

⑮ 康熙《湖广武昌府志》卷三《灾异志》。

吴有性《瘟疫论》称："崇祯辛巳，疫气流行，山东、浙省、南北两直，感者尤多，至五六月益甚，或至阖门传染。"①

王士雄《随息居重订霍乱论》称："考嘉兴王肱枕《蚓庵琐语》及桐乡陈松涛《灾荒纪事》，皆云崇祯十四年大旱，十五、十六经年亢旱，通国奇荒，疫疠大作。"②

北京市

崇祯十三、十四年，（畿辅地区）大饥疫，人相食③。

京　师（宛平、大兴二县附郭）　秋七月，临清运河涸，京师大疫④。七月丁亥，时北京甚疫，死亡昼夜相继，阖城惊悼⑤。

良乡县（今属房山区）　瘟疫，岁大饥⑥。

通　州（今通州区）　大旱，自春不雨至冬，溪河涸竭，蝗蝻复生，民大饥疫⑦。春，大饥，瘟疫流行，名医王元臣施医舍药，愈者无数⑧。

河北省

河北省　庆云人多疫死。蠡县疫疾盛行。真定府夏大疫，死者枕藉，伤人颇众。顺德府属内丘、南和、邢台、新河、沙河、任县、平乡、临城、清河大疫，沿门编户至有一室之内积尸枕藉，殷实之家孑遗靡留者。大名府夏疫气盛行，人死大半。永年、鸡泽、武安大疫，鸡泽死者十损六七⑨。

蠡　县　春夏大旱，疾疫盛行⑩。

广平府（治永年县）　邯郸、鸡泽、成安、威县、清河，大饥疫，人相食⑪。

永年县　大饥疫，人相食⑫。

---

① 〔清〕周家楣、缪荃孙《光绪顺天府志》，北京古籍出版社 1987 年版。

② 〔清〕王士雄《随息居重订霍乱论》之《治法篇・刺法》，人民卫生出版社 1993 年版，第 21 页。

③ 《古今图书集成・历象汇编・庶征典》卷一一四《疫灾部》。康熙《畿辅通志》卷一《星野・祥异》。

④ 《明史》卷二四《庄烈帝纪二》。《御批历代通鉴辑览》卷一一五《明庄烈帝》。《御定资治通鉴纲目三编》卷三八。光绪《顺天府志》卷八九。

⑤ 《崇祯实录》卷一四"崇祯十四年秋七月"。

⑥ 《御定资治通鉴纲目三编》卷三八。《古今图书集成・方舆汇编・职方典》卷三九《顺天府部・纪事七》。康熙《良乡县志》卷七《机祥志・灾异》。

⑦ 乾隆《直隶通州志》卷二二《杂志・祥祲》。

⑧ 《通县志》，北京出版社 2003 年版。

⑨ 《河北省志》卷一〇《自然灾害志》，方志出版社 2009 年版。

⑩ 顺治《蠡县志》卷八《祥异》，光绪《蠡县志》卷八《灾祥志》。

⑪ 《古今图书集成・方舆汇编・职方典》卷一三二《广平府部・纪事》。乾隆《广平府志》卷二三《祥异》。

⑫ 乾隆《永年县志》卷一七《祥异》，光绪《永年县志》卷一九《祥异志》。

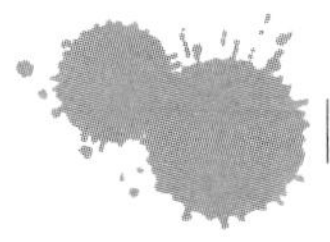

邯郸县(今邯郸市) 旱,蝗。大疫,病亡者相枕于道,人相食[①]。

鸡泽县 大旱,大饥,人相食。儿稚独行要杀食之;尸弃道旁,一时争割立尽,疫大作,死者十损六七,村落几绝烟火[②]。

成安县 土寇焚掠东关东南乡,屠戮颇甚。大疫,大旱,大饥,人相食[③]。

威 县 无麦,大祲,瘟疫流行,一日而死者百余家,甚有家无孑遗者[④]。

清河县 春大疫,奇荒之余,疫疠流行,沿门遍户,至有一室之内积尸枕藉,殷盛之家孑遗靡留者[⑤]。

曲周县 自春至秋乃雨,无麦禾,斗米至银一两三钱。大饥,瘟疫盛行,人死大半[⑥]。

涉 县 崇祯十三、十四连年大旱,大饥,瘟疫,人死七分[⑦]。

顺德府(治邢台县,今邢台市) 大旱,瘟疫[⑧]。

邢台县(今邢台市) 大旱疫,死者无算[⑨]。

内丘县 大瘟,又值大荒,人死大半[⑩]。

任 县 大疫[⑪]。大旱,大疫,死人无计[⑫]。

南和县 大旱,人相食,瘟疫大行,死者枕藉[⑬]。6月,旱蝗,民饥,瘟疫大流行,人死取以食[⑭]。

沙河县(今沙河市) 大旱,大疫[⑮]。

新河县 岁饥人病,民穷财尽。初杂糠秕,继食草子,剥树皮,茹蓬蒿,妇女插草

---

① 康熙《邯郸县志》卷一〇《灾异》。

② 民国《鸡泽县志》卷二四《灾祥》。

③ 康熙《成安县志》卷四《灾异》,民国《成安县志》卷一五《故事志・史事》。

④ 顺治《威县续志》卷九《祥异》,康熙《威县志》卷一五《灾祥》。

⑤ 康熙《新河县志》卷九《事纪》,同治《清河县志》卷一七《灾祥》,光绪《清河县志》卷三《灾异》,民国《清河县志》卷一七《杂志・祥异表》。

⑥ 顺治《曲周县志》卷二《灾祥》。

⑦ 《涉县志》,中国对外翻译出版公司1998年版。

⑧ 乾隆《顺德府志》卷一六《艺文下・祥异》。

⑨ 嘉庆《邢台县志》卷九《灾祥》,光绪《邢台县志》卷三《前事志》。

⑩ 康熙《内丘县志》卷三《变纪・疫疠》,道光《内丘县志》卷三《常纪・疫疠》。

⑪ 康熙《任县志》卷一《灾祥》,民国《任县志》卷七《纪事・灾祥》。

⑫ 《任县志》,中华书局2000年版。

⑬ 康熙《南和县志》卷一《灾祥》,乾隆《南和县志》卷一《星野・灾祥》,光绪《南和县志》卷九《事实・灾祥》,民国《南和县志》卷九《事实・灾祥》。

⑭ 《南和县志》,方志出版社1996年版。

⑮ 乾隆《沙河县志》卷二《舆地・祥异》,民国《沙河县志》卷一一《志余上・祥异》。

自鬻其身，人相食，甚有食子女，将人肉市卖无忌，饿殍枕藉，道殣相望①。

平乡县　大旱，饥。时值清兵过后，连年荒旱，民饥甚，食树皮、草根皆尽，贫家妇人插草自卖。甚至有父子、兄弟、夫妇相杀食者，瘟疫并发，死者无数，僵尸满野，道路梗塞。村落无复烟火，盗贼蜂起②。

真定府（治真定县）　大旱，民饥，夏大疫③。

真定县（今正定县）　大旱，民饥，夏大疫，死亡塞路④。正定大旱，民饥，夏大疫，诏有司赈恤。斗粟千金，人相食，死亡塞路，都御史杨进设药局。是年，赵县、晋县、赞皇等大旱，瘟疫大流行，死者不计其数⑤。

高邑县　大旱，七月乃雨，疫疠大作，死者无算⑥。复大旱，七月乃雨。疠疫为灾，伤人颇众⑦。

赵　州（今赵县）　大旱，人相食，瘟疫大行，死者枕藉⑧。

赞皇县　大疫⑨。瘟疫在县内大肆流行⑩。

安平县　大旱，瘟疫大作，人相食，盗贼充斥⑪。大旱，斗米千钱，盗贼充斥。有掘新坟而食人者。瘟疫大作⑫。

晋　州（今晋州市）　大旱且大疫，死者无算⑬。

深　州（今深州市）　岁仍大旱，人相食。邻舍不敢往来，道路不敢单行，甚至有骨肉相食者，有发新冢食者。又兼瘟疫大作，十死八九⑭。

临城县　大旱，瘟疫盛行，民死过半⑮。

---

①　康熙《新和县志》卷九《事实》。

②　《平乡县志》，方志出版社1999年版。

③　乾隆《正定府志》卷七《灾祥》。

④　顺治《真定县志》卷四《祥异》，乾隆《正定府志》卷七《灾祥》，光绪《正定县志》卷八《灾祥》。

⑤　《石家庄地区卫生志》，河北人民出版社1990年版。

⑥　康熙《高邑县志》卷中《灾异》，乾隆《新修高邑县志》卷七《赋役考·灾异》，民国《高邑县志》卷一〇《故事志·史事》。

⑦　《高邑县志》，新华出版社1993年版。

⑧　康熙《赵州志》卷一《灾祥》。《赵州志校注》，1985年。《赵县志》，中国城市出版社1993年版。

⑨　乾隆《赞皇县志》卷一〇《事纪志》。

⑩　《赞皇县志》，方志出版社1998年版。

⑪　康熙《安平县志》卷一〇《杂纪志·灾祥》。

⑫　《安平县志》，中国社会出版社1996年版。

⑬　康熙《晋州志》卷一〇《事纪》，民国《晋县志》卷五《灾祥》。

⑭　康熙《深州志》卷七《事纪》。《深县志》，中国对外翻译出版公司1999年版。

⑮　康熙《临城县志》卷八《述考志·禨祥》。《临城县志》，团结出版社1996年版。

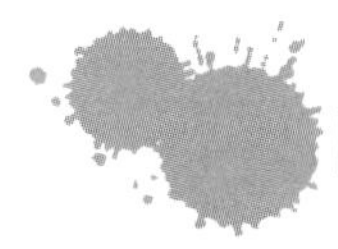

大名府(治元城县)　大旱,飞蝗食麦,瘟疫,人死大半,互相杀食①。

大名县　大旱,飞蝗食麦,疫气盛行,死大半,斗米逾千钱,民饥,互相杀食,土寇蜂起,道路不通②。

盐山县　五月,瘟疫,人多病死③。

天津市

天津县(今天津市)　(天津府)大饥,人相食,五月雨雹,无麦,人多疫死④。按:"天津府"治天津县,为清代所设政区,天津县明代属河间府。

静海县(今西青区)　瘟疫流行,盗匪猖獗,米石银24两,人死取以为食⑤。

河南省

滑　县　春无雨,蝗蝻食麦尽,瘟疫大行,人死十之五六⑥。

南乐县　大疫,死者十之七。春,无雨,蝻食麦。岁大歉,斗米千钱,人相食⑦。大疫,死者十分之七⑧。

长垣县　大旱,飞蝗食麦,人相食,大疫。瘟疫饿殍,人死七八⑨。

内黄县　大饥,疫,人死八九。时土寇蜂起,道路不通⑩。

清丰县　大饥,斗粟千钱,父子相食,兼瘟疫流行,人死十之八九⑪。是年久旱,遭大灾荒,斗粟千钱,父子不相顾,人相食;兼之瘟疫流行,人死十之八九⑫。

开　州(今濮阳市)　大旱,飞蝗食麦,夏大疫,人死强半⑬。

开封府(治祥符县,今开封市)　正月,李自成陷洛阳,攻开封,杨文岳率两万明军

---

① 《古今图书集成·方舆汇编·职方典》卷一四八《大名府部·纪事》。同治《元城县志》卷一《舆地志·年纪》,光绪《元城县志》卷一《年纪》。

② 乾隆《大名县志》卷二七《机祥志》,民国《大名县志》卷二六《祥异志》。

③ 《盐山县志》,南开大学出版社1991年版。

④ 乾隆《天津府志》卷一八《祥异》。

⑤ 《西青区志》,天津社会科学院出版社2003年版。

⑥ 《古今图书集成·方舆汇编·职方典》卷一四八《大名府部·纪事》。顺治《滑县志》卷一〇《杂志》,乾隆《滑县志》卷一三《祥异》,同治《滑县志》卷一一《祥异》,民国《重修滑县志》卷二〇《事纪·祥异》。

⑦ 康熙《南乐县志》卷九《纪年》,光绪《南乐县志》卷七《祥异志》,民国《南乐县志》卷七《祥异志》。

⑧ 《南乐县志》,中州古籍出版社1996年版。

⑨ 康熙《长垣县志》卷二《民土·灾异》,嘉庆《长垣县志》卷九《事纪书·祥异》。

⑩ 乾隆《内黄县志》卷六《编年》,光绪《内黄县志》卷八《事实志》。

⑪ 康熙《清丰县志》卷二《编年》,同治《清丰县志》卷二《编年》,民国《清丰县志》卷二《编年》。

⑫ 《清丰县志》,山东大学出版社1990年版。

⑬ 康熙《开州志》卷四《灾祥》,嘉庆《开州志》卷一《地理志·祥异》,光绪《开州志》卷一《地理志·祥异》。

救援，兵渡黄河之后，农民军撤退，明军进驻开封，不久，因城中“疫作”，撤出开封，驻军汝宁，并分兵屯驻于西平、新蔡之间①。二月，大饥疫，至于六月②。夏四月，开封大疫③。夏，大疫，人相食，有鼠千百，成群渡河南去④。

阳武县(今并入原阳县)　春，瘟疫大作，死者十九，灭绝者无数⑤。

新郑县(今新郑市)　春饥甚，继以瘟疫，死者什七，五月麦熟，收无人⑥。

郑　州(今郑州市)　春，瘟疫大作，死亡灭绝者几百家⑦。

禹　州(今禹州市)　春大饥，人相食，夏(六月)大疫⑧。

荥阳县(今荥阳市)　春大饥疫，民死过半。春大疫，民死不隔户，三月，路无行人⑨。

鄢陵县　春兵荒交至，夏四月始解严，瘟疫遍行，民之免于盗贼饥馑者，至此摧残大半⑩。民益饥，盗益起，天灾益甚，瘟疫所及，爨烟不升，父子相食，母女互烹⑪。

通许县　大疫⑫。

兰阳县(今属兰考县)　春大疫。岁前多大饥，道路间剽劫横行，村落荡然，城中积有余粮，犹恃无恐。讵知天灾流行，正月以至五月，满城人人瘟疫，数日即为病殒，吊奠竟至不行，其困穷家，病死不可胜记，素封者仅存十之一二也⑬。

仪封县(今属兰考县)　春正月大疫，人有一门死绝者。先年兵凶岁荒，人相食⑭。

---

① 《明史》卷二六二《杨文岳传》。

② 〔清〕郑廉《豫变纪略》，浙江古籍出版社1984年版。

③ 《崇祯实录》卷一四“崇祯十四年四月”。

④ 《古今图书集成·方舆汇编·职方典》卷三八九《开封府部·纪事》。康熙《开封府志》卷三九《祥异》。

⑤ 康熙《阳武县志》卷八《灾祥》，乾隆《阳武县志》卷一二《灾祥志》。

⑥ 顺治《新郑县志》卷五《祥异》，康熙《新郑县志》卷四《祥异志》，乾隆《新郑县志》卷二《祥异》。

⑦ 康熙《郑州志》卷一《灾祥》，乾隆《郑州志》卷一《星野志·祥异》，民国《郑县志》卷一《天文志·祥异》。

⑧ 顺治《禹州志》卷九《机祥》，乾隆《禹州志》卷一三《灾祥志》，道光《禹州志》卷二《纪事沿革表》，同治《禹州志》卷二《纪事沿革表》，民国《禹县志》卷二《大事记中》。

⑨ 顺治《荥泽县志》卷七《灾祥》，乾隆《荥阳县志》卷二《地理志·灾祥》。

⑩ 顺治《鄢陵县志》卷九《杂志·祥异》，道光《鄢陵县志》卷一七《杂事志·祥异》。

⑪ 同治《鄢陵文献志》卷二三《祥异志》，民国《鄢陵县志》卷二九《祥异志》。

⑫ 康熙《通许县志》卷一〇《灾祥》，乾隆《通许县志》卷一《舆地志·祥异》。

⑬ 康熙《兰阳县志》卷一〇《灾祥杂记·灾祥》。

⑭ 顺治《仪封县志》卷七《机祥》，乾隆《仪封县志》卷一《天文志·祥异》。

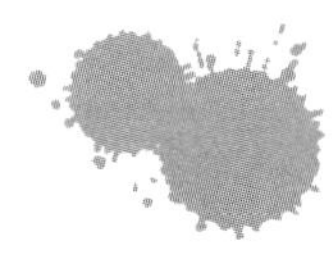

临颍县　春正月,大饥,人相食,四月大疫①。

尉氏县　三月,疠疫大作,伏尸相枕②。

杞　县　春三月大疫,人死者相枕藉③。

郾城县(今漯河市郾城区)　正月斗米钱二千,人相食,道无行人,三四月瘟疫大行,土贼遂至数十万④。

长葛县　春,瘟疫大行,人死者过半⑤。

陈　州(今淮阳市)　是年瘟疫遍行,民之免于寇荒者,复摧残大半,甚有一门尽仆。至麦秋时,无主之麦凋黄遍野,无处无之⑥。

扶沟县　遍地生鼠,猫过之弗顾。夏五月大疫,麦熟无人收⑦。

项城县(今项城市)　春大疫,至秋方止⑧。

商水县　春大疫,抵秋方止,死者无数,初犹棺殓,继用箔卷,后则阖门皆死,竟无一人能殓者。至六月间,街少行人,但闻蝇声薨薨而已⑨。

偃师县　春大疫,大饥,死者枕藉⑩。

陕　州(今三门峡市陕州区)　春大饥,民食榆皮草根,或食雁粪土块,父子、兄弟、夫妇相食。夏又大疫,存者百无一二⑪。

阌乡县(今并入灵宝县)　春饥,民食榆皮、草根、雁粪、土块,大疫⑫。

---

①　顺治《临颍县志》卷七《杂稽·灾祥》,乾隆《临颍县续志》卷七《灾祥》,民国《重修临颍县志》卷一三《杂记志·灾祥》。

②　顺治《尉氏县志》卷一《祥异》,道光《尉氏县志》卷一《星野志·祥异》。

③　乾隆《杞县志》卷二《天文志·祥异》。

④　顺治《郾城县志》卷八《祥异志》,民国《郾城县志》卷五《大事篇》。

⑤　康熙《长葛县志》卷一《灾祥》,乾隆《长葛县志》卷八《杂述·祥异》。

⑥　乾隆《陈州府志》卷三〇《杂志》。

⑦　乾隆《扶沟县志》卷七《灾祥志》,光绪《扶沟县志》卷一二《灾祥志》。

⑧　乾隆《陈州府志》卷三〇《杂志》,道光《扶沟县志》卷一二《灾祥志》,宣统《项城县志》卷三一《杂事志·灾异》,民国《项城县志》卷三一《杂事》。

⑨　顺治《商水县志》卷八《记事·灾变》,乾隆《商水县志》卷一〇《纪事志·灾变》,民国《商水县志》卷二四《杂事志·祥异》。

⑩　顺治《偃师县志》卷二《灾祥》,乾隆《偃师县志》卷二九《祥异志》。

⑪　乾隆《重修直隶陕州志》卷一九《灾祥》,光绪《陕州直隶州志》卷一《舆地·祥异》,民国《陕县志》卷一《大事纪》。

⑫　顺治《阌乡县志》卷一《灾祥》,乾隆《阌乡县志》卷一一《祥异》,光绪《阌乡县志》卷一三《祥异》,民国《新修阌乡县志》卷一《通纪》。

归德府(治商丘县)　冬大疫,死者相望[①]。时大饥疫,至夏六月,死者无算。有阖村卧疾而莫省视者,有一家数口皆殁于床褥无人收殓者。麦枯于野而莫之获,青蝇满树如贯珠[②]。

虞城县　春夏大疫,死者枕藉,至阖家数口不遗一人者[③]。

宁陵县　大疫,有阖门死者,村落一空[④]。

睢　州(今睢县)　(崇祯)十三年夏大旱,野无青草,蝗。八月,陨霜杀晚禾。是岁大饥,斗米数金,人相啖食,死者十七,亘古未有。十四年大疫[⑤]。

夏邑县　大疫。瘟疫大作,秽气蒸熏,死亡相望,病者无延医之人,亦并无医可延也[⑥]。

鹿邑县　春大疫,死者枕藉于道[⑦]。

柘城县　大疫[⑧]。

怀庆府(治河内县)　大饥,民疫[⑨]。大疫,乱尸横野,地荒过半[⑩]。

河内县(今包括沁阳市、博爱县、焦作市区)　蝗蝻生,瘟疫大作,乱尸横野,地荒过半[⑪]。

孟　县(今孟州市)　春大疫,横尸道路[⑫]。

武陟县　蝗食麦,人相食,瘟疫大作,死者甚众,田多荒芜[⑬]。

---

① 《古今图书集成·方舆汇编·职方典》卷四〇〇《归德府部·纪事》。顺治《归德府志》卷一〇《杂志》,乾隆《归德府志》卷三四《灾祥略》,民国《商丘县志》卷三《灾祥》。乾隆《归德府志》,中州古籍出版社 1994 年版。

② 〔清〕郑廉《豫变纪略》,浙江古籍出版社 1984 年版。

③ 顺治《虞城县志》卷八《灾祥》,乾隆《虞城县志》卷一〇《杂志》,光绪《虞城县志》卷一〇《杂志》。

④ 康熙《宁陵县志》卷一二《杂志·志变》,民国《宁陵县志》卷一三《杂志·灾祥》。宣统《宁陵县志》,中州古籍出版社 1989 年版。

⑤ 康熙《睢州志》卷七《祥异》,光绪《续修睢州志》卷一二《存遗志·灾异》。

⑥ 民国《夏邑县志》卷九《杂志·灾异》。

⑦ 康熙《鹿邑县志》卷八《灾祥》。

⑧ 康熙《柘城县志》卷四《灾祥》,乾隆《柘城县志》卷一八《杂志·灾异》,光绪《柘城县志》卷一〇《杂志·灾祥》。

⑨ 《古今图书集成·方舆汇编·职方典》卷四二六《怀庆府部·纪事》。乾隆《新修怀庆府志》卷三二《杂记·物异》。

⑩ 顺治《怀庆府志》卷一《星野·祥异》。

⑪ 康熙《河内县志》卷一《星野·附灾祥》,道光《河内县志》卷一一《祥异志》。

⑫ 乾隆《孟县志》卷一〇《杂记》,民国《孟县志》卷一〇《杂志·祥异》。

⑬ 道光《武陟县志》卷一二《祥异志》。

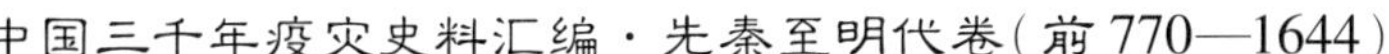

温　县　大疫,尸横道路①。

济源县(今济源市)　春大疫,富者不敢葬。先年旱饥,父子兄弟自相食,中产以下多死绝②。

卫辉府(治汲县,今卫辉市)　大蝗食麦,秋,野无寸草,大疫③。九月,汲县民王国宁上疏曰:"今则四载旱蝗,合境疫疠,户口逃亡俱尽,土地旷废无耕。"④

封丘县　春,瘟疫大作,人死,十存一二⑤。

延津县　蝗食麦,大疫,人死者十之九⑥。

辉　县(今辉县市)　大蝗,食麦,大疫,死者十之八九,庄村尽成邱墟⑦。

彰德府(治安阳县,今安阳市)　郡属(安阳、武安、林县、涉县、磁州、临漳、汤阴)俱大饥,大疫⑧。

安阳县(今安阳市)　瘟疫流行,遗黎死者甚众⑨。

武安县　大旱疫,死相继⑩。

汤阴县　瘟疫盛行,兼之县西有啖人贼,死者十之八九,田尽荒芜无人耕⑪。

汝宁府(治汝阳县,今汝南县)　汝宁春大饥,夏大疫,人相食⑫。

罗山县　春大饥,夏大疫,二麦收获无主⑬。

光山县　春,流寇袭城,大疫⑭。

固始县　春大饥,夏大疫,人相食,疫死者五六,死者十之六七,二麦遍地生,无主

---

① 乾隆《温县志》卷五《天文志·灾祥》。

② 乾隆《济源县志》卷一《祥异》。

③ 《古今图书集成·方舆汇编·职方典》卷四一七《卫辉府部·纪事》。顺治《卫辉府志》卷一九《杂志·灾祥》。

④ 〔清〕郑廉《豫变纪略》,浙江古籍出版社1984年版。

⑤ 顺治《封丘县志》卷三《民土·祥灾》。

⑥ 康熙《延津县志》卷七《政事志·灾祥》。

⑦ 康熙《辉县志》卷一八《灾祥》,道光《辉县志》卷四《地理志·祥异》。

⑧ 乾隆《彰德府志》卷二一《祥异》,乾隆《彰德府志》卷三一《机祥》。

⑨ 康熙《安阳县志》卷一〇《灾祥》,乾隆《安阳县志》卷一二《杂记志·祥异》,民国《续安阳县志》卷末《杂记》。

⑩ 康熙《武安县志》卷一六《灾祥》,民国《武安县志》卷一《大事纪》。

⑪ 顺治《汤阴县志》卷九《杂志》。

⑫ 雍正《河南通志》卷五《祥异》,光绪《河南通志》卷五《祥异》。

⑬ 乾隆《罗山县志》卷八《外纪志·灾异》。

⑭ 顺治《光山县志》卷一二《灾祥》,乾隆《光山县志》卷三二《杂记》,民国《光山县志约稿》卷一《地理志·灾异》。

收获，楚黄流民，咸来就食①。

商城县　城破，升米千钱，田荒，人相食，大疫②。

息　县　春大饥，夏大疫。人相食，疫死者十之五六。二麦遍地生，多无主收获，楚黄流民，咸来就食③。

南阳府(治南阳县，今南阳市)　四月瘟疫流行，人死多半④。

山东省

是年，户科给事中左懋第督催漕运，曾于道中驰疏报告："臣自静海抵临清，见人民饥死者三，疫死者三，为盗者四。米石银二十四两，人死取以食，惟圣明垂念。"并说："臣自鱼台至南阳，流寇杀戮，村市为墟。其他饥疫死者，尸积水涯，河为不流，振(赈)救安可不速。"⑤次年，左懋第又奏称："济(南)、兖(州)、东(昌)三府，十三、十四两年尤是奇荒，臣去年从其地单骑南驰，夏则异荒盛疫，死人满路，盗过兵临之处，身首纵横；或父子相食，或割臂充饥。民间有'四死'之谣，州县皆有'耕地一二分，人死八九分'之说。"⑥按：今《山东省卫生志》载曰："1641 年(明崇祯十四年)山东疫气流行，阖门传染。"⑦

东明县(时属北直隶)　春二月瘟疫大作，有一家死数口者，有一家全殁者。白骨山积，遗骸遍野。蝻祟复作，二麦俱尽。居民死亡参半，四境荒凉，蓬蒿满目⑧。兵荒马乱，税银加重，蝗蝻遍地，庄稼绝收，米麦价钱两千一斗，加之瘟疫肆虐，父子、兄弟、夫妇相食，惨不忍睹⑨。

济阳县　春夏大旱，人相食，瘟疫大作，死者枕藉，十村九墟，人烟几绝⑩。持续两年大旱，野无青草，粮价昂贵，曾有"人吃人"的传闻；瘟疫大流行，死人枕藉，人口数量急遽下降⑪。

---

① 顺治《固始县志》卷九《灾异》，康熙《固始县志》卷一一《杂述志·灾祥》，乾隆《重修固始县志》卷一五《大事表》。

② 康熙《商城县志》卷八《灾祥》，嘉庆《商城县志》卷一四《艺文志下·祥异》。

③ 顺治《息县志》卷一〇《外纪·灾祥》，嘉庆《息县志》卷八《内纪总·灾异》。

④ 《古今图书集成·方舆汇编·职方典》卷四四六《南阳府部·纪事二》。

⑤ 《明史》卷二七五《左懋第传》。

⑥ 《明清史料·乙编》第 10 册，第 894 页。

⑦ 《山东省卫生志》，山东人民出版社 1992 年版。

⑧ 乾隆《东明县志》卷七《杂志·灾祥》，民国《东明县新志》卷二二《大事纪》。

⑨ 《东明县志》，中华书局 1992 年版。

⑩ 民国《济阳县志》卷二〇《轶事志·祥异》。

⑪ 《济阳县志》，济南出版社 1994 年版。

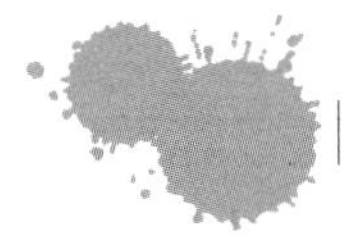

庆云县　春大饥,人相食。五月雨雹,无麦,人多疫,死者枕藉①。

德　州(今德州市)　春,德州大疫,饥,人相食②。

阳信县　春夏大旱,人相食,瘟疫大作,死者枕藉,十村九墟,人烟几绝③。

海丰县(今无棣县)　春大饥,民相食,夏五月无麦,疫疠大作,死者枕藉④。

莱阳县(今莱阳市)　疫,人死甚众⑤。

海阳县(今海阳市)　疫,人死甚众⑥。

青州府(治益都县,今青州市)　益都瘟疫盛行⑦。七月,益都县恒雨。冬无雪,瘟疫流行⑧。

曹　州(清菏泽县,今菏泽市)　春,瘟疫盛行,人民死亡十之七,至有一家不存一人,一村不存一家者⑨。春大疫,死之者十有七⑩。

曹　县　四月,大瘟疫,死亡殆尽,麦熟无主,村绝人烟,城市妇女插草标卖身⑪。

定陶县(今菏泽市定陶区)　四月大瘟疫,死亡殆尽,城中无缁冠者⑫。

单　县　大饥,大疫,民死甚多⑬。

巨野县　崇祯十四年至十六年蝗虫遍野,兼瘟疫盛行,饥馑相仍,至人相食,土寇蜂起,路断行人⑭。

---

① 康熙《庆云县志》卷一一《灾祥》,咸丰《庆云县志》卷三《风土志·灾异》,民国《庆云县志》卷三《风土志第九·灾异》。

② 《古今图书集成·方舆汇编·职方典》卷二〇八《济南府部·纪事二》。康熙《德州志》卷一〇《纪事》,道光《济南府志》卷二〇《灾祥》,民国《德县志》卷二《纪事》。

③ 康熙《阳信县志》卷三《田赋·灾祥》,乾隆《阳信县志》卷三《田赋·灾祥》,民国《阳信县志》卷二《祥异志》。

④ 康熙《海丰县志》卷四《事纪》,咸丰《武定府志》卷一四《祥异》,民国《无棣县志》卷一六《祥异志》。

⑤ 光绪《增修登州府志》卷二三《水旱丰饥·祥孽附》,康熙《莱阳县志》卷八《外纪志·灾祥》。

⑥ 光绪《增修登州府志》卷二三《水旱丰饥·祥孽附》,乾隆《海阳县志》卷三《灾祥》。

⑦ 《古今图书集成·方舆汇编·职方典》卷二七二《青州府部·纪事三》,《古今图书集成·历象汇编·庶征典》卷一一四《疫灾部》。康熙十五年《青州府志》卷四七《灾祥》,康熙六十年《青州府志》卷二一《灾祥》,咸丰《青州府志》卷六三《祥异纪》;康熙《益都县志》卷一〇《祥异志》,光绪《益都县图志》卷六《通志下》。

⑧ 《潍坊市卫生志(1840—1986)》,1989年。

⑨ 康熙《曹州志》卷一九《灾祥》,光绪《菏泽县志》卷一八《杂记》。

⑩ 《菏泽市志》,齐鲁书社1993年版。

⑪ 康熙《兖州府曹县志》卷一八《杂稽志·灾祥》,光绪《曹县志》卷一八《杂稽志·灾祥》。

⑫ 顺治《定陶县志》卷七《杂稽志·灾异》,乾隆《定陶县志》卷八《杂稽·灾祥》,民国《定陶县志》卷九《杂稽志·灾祥》。

⑬ 康熙《单县志》卷一《祥异》,民国《单县志》卷一四《灾祥志》。

⑭ 道光《巨野县志》卷二《编年志·灾祥附》。

郓城县 大饥，大疫，有阖村病疫者①。

济宁州（今济宁市） 旱蝗，大饥，疫，人相食②。

鱼台县 春，盗贼愈炽，四月，疫大作，死亡相藉，幸免者百家一二焉③。四月大疫，死亡相藉④。四月，境内瘟疫流行，幸免者不过百分之一二⑤。

阳谷县 大疫，人烟几尽⑥。瘟疫流行，人烟几绝⑦。

城武县（今成武县） 春，瘟疫流行，人死殆尽，麦熟无主，村绝人烟，城市妇女插草标卖身⑧。大饥疫，村绝人烟⑨。

寿张县 大饥，人多瘟疫⑩。

东平州（今东平县） 大饥，大疫。瘟疫大作，人死大半，满街秽气熏蒸，路无行人⑪。

平阴县 旱蝗，大饥，大疫，民死十之七⑫。大饥，斗米千钱，瘟疫复炽⑬。

宁阳县 瘟疫流行，男女不生，群盗猖獗⑭。

泗水县 斗粟三两，瘟疫大作，盗贼蜂起，尸骨枕藉，村落尽城邱墟，丁户百不存一。先是，崇祯十二、十三年，螽蝝害稼，野无遗草，十月草木生花，大饥，人相食，比屋而是⑮。

沂 州（今临沂市） 先年蝗遍野盈尺，百树无叶，赤地千里，斗麦贰千，民掘草根，剥树皮，父子相食，骸骨纵横，婴儿捐弃满道，人多自立草标求售，辗转沟壑者无

---

① 光绪《郓城县志》卷九《灾祥志》。

② 康熙《济宁州志》卷二《疆舆志下·灾祥》，乾隆《济宁直隶州志》卷一《纪年》，道光《济宁直隶州志》卷一《五行志》。

③ 康熙《鱼台县志》卷四《灾祥志》。

④ 乾隆《鱼台县志》卷三《灾祥》。

⑤ 《鱼台县志》，山东人民出版社 1997 年版。

⑥ 康熙《阳谷县志》卷四《灾疫》，光绪《阳谷县志》卷九《灾异》，民国《阳谷县志》卷九《灾异》。

⑦ 《阳谷县志》，中华书局 1991 年版。

⑧ 康熙《城武县志》卷一〇《杂志·祲祥》，道光《城武县志》卷一三《外志·祥祲》。《成武县志》，齐鲁书社 1992 年版。

⑨ 《古今图书集成·方舆汇编·职方典》卷二四七《兖州府部·纪事二》。

⑩ 光绪《寿张县志》卷一〇《杂志·灾祲》。

⑪ 康熙《东平州志》卷八《杂著·灾祥》，乾隆《泰安府志》卷二九《祥异志》，乾隆《东平州志》卷二〇《艺文志四·祥异》，道光《东平州志》卷二六《祥异略》，民国《东平县志》卷一六《大事纪·灾祲》。

⑫ 乾隆《泰安府志》卷二九《祥异志》；顺治《平阴县志》卷八《艺文志·灾祥志》，嘉庆《平阴县志》卷四《灾祥》，光绪《平阴县志》卷六《灾祥》。

⑬ 《泰安卫生志》，山东科学技术出版社 1991 年版。

⑭ 康熙《宁阳县志》卷六《灾祥》。

⑮ 顺治《泗水县志》卷一一《灾祥志·灾祥》，光绪《泗水县志》卷一四《灾祥志》。

算。本年春,复疫疠继起,死亡过半。灾变之异,从未其于此者[①]。蝗疫,大饥[②]。

峄　县(今枣庄市峄城区)　春三月,大饥,疫疠继起,死亡强半,蓬蒿遍四野,民间鸡豚之类亦荡然无存,实数百年未有之奇变也[③]。

东昌府(治聊城县,今聊城市)　春大饥,人相食,夏大疫,死者相枕,秋蝗起,人死者十八九,有鼠千百成群,食禾苗立尽[④]。东昌大旱,父子相食,夏大疫,有的村灭户绝[⑤]。

濮　州(今属鄄城县)　正月,土寇李鼎悬围城,总兵杨御蕃却之,鼎悬投降。是年大疫,人多死。斗米银三两,骨肉有相食者[⑥]。大旱,飞蝗食麦,夏大疫[⑦]。

范　县　岁饥,大疫。斗粟千钱,烟火几绝[⑧]。疸疫流传,斗米售银三两,人相食[⑨]。

堂邑县(今并入聊城市东昌府区)　春大旱,大饥,人相食。夏初瘟疫大行,家无幸免,死者相枕。秋,蝗起蔽天,人死于瘟,死于饿,死于贼者十八九,井里萧然,乡村寥落,地荒屋毁,几无人迹[⑩]。

博平县　春大饥,人相食,夏瘟疫盛行,有全家尽绝者,死伤十之三四[⑪]。

茌平县　春大饥,蝗蝻遍野,瘟疫横生,死者什之九,赤地千里,人相食[⑫]。春,茌平、博平县大饥;夏,瘟疫流行,人死十分之四[⑬]。

武城县　瘟疫流行,李潭施药救贫,病者大半生,全县申请给冠带表闾[⑭]。

---

① 康熙《沂州志》卷一《规制部·星野》。

② 民国《临沂县志》卷一《通纪》。

③ 康熙《峄县志》卷二《灾祥》,乾隆《峄县志》卷一《地理志·灾祥》,光绪《峄县志》卷一五《灾祥考》。

④ 《古今图书集成·方舆汇编·职方典》卷二五八《东昌府部·纪事二》。嘉庆《东昌府志》卷三《五行》。

⑤ 《聊城市卫生志》,1991年。

⑥ 康熙《濮州志》卷一《年记》,乾隆《濮州志》卷一《年记》,宣统《濮州志》卷二《年记》。

⑦ 《濮阳县志》,华艺出版社1989年版。

⑧ 民国《续修范县志》卷六《灾异志》。

⑨ 《范县志》,河南人民出版社1993年版。

⑩ 顺治《堂邑县志》卷三《灾祥》,康熙《堂邑县志》卷七《灾祥志》,光绪《堂邑县志》卷七《灾祥》。

⑪ 康熙《博平县志》卷一《机祥考》,道光《博平县志》卷一《机祥考》。

⑫ 康熙《茌平县志》卷一《地理志·灾祥》,宣统《茌平县志》卷二六《志余二·灾祥》,民国《茌平县志》卷一一《灾异志》。

⑬ 《茌平县志》,齐鲁书社1997年版。

⑭ 《古今图书集成·博物汇编·医术典》卷五一一《医部·医术名流列传·李潭传》。

莘　县　春夏间瘟疫盛行，甚至户灭村绝[①]。

朝城县（今并入莘县）　大饥之余，瘟疫盛行，相染者十室而九，甚至阖家俱殁，收殓无主者[②]。

山西省

自十三年大饥，人相食，至是年春，饥更甚，黄昏人无有敢行，麦方秀即捣食，麦熟饱食，得病黄肿而死者甚多。有委麦于野，无人收者[③]。

平阳府（治临汾县，今临汾市）　春大饥，疫死者相枕藉[④]。春大饥，麦熟饱食，得病黄肿而死者甚多[⑤]。

稷山县　二月，瘟疫流行，死者相枕藉[⑥]。

翼城县　连岁旱饥，人相食，又大疫[⑦]。

临晋县（今并入临猗县）　三月大疫，夏麦熟，人食之，多病黄肿死[⑧]。三月大疫。夏麦熟，人食多病黄肿死[⑨]。

蒲　州（清永济县，今蒲县）　先年大饥，人相食，本年春，饥荒益甚。夏熟，人食麦，多病黄肿死[⑩]。

芮城县　芮城旱蝗两年，瘟疫流行，大无禾，民大饥，树皮草根，剥掘殆尽[⑪]。

安邑县（今运城市）　运城霍乱流行[⑫]。按：不知所本。明代无真性霍乱，此处疫病判断有误。

荣和县（今并入万荣县）　先年大饥，人相食，死者十之六七，僵尸横野。本年麦

① 光绪《莘县志》卷四《机异志》，民国《莘县志》卷一二《大事记·祥异》。《莘县志》，齐鲁书社1997年版。

② 康熙《朝城县志》卷一〇《灾祥志》。

③ 康熙《山西通志》卷三〇《祥异》。

④ 《古今图书集成·方舆汇编·职方典》卷三三〇《平阳府部·纪事三》。

⑤ 康熙《临汾县志》卷五《祥异》。

⑥ 康熙《山西通志》卷三〇《祥异》，雍正《山西通志》卷一六三《祥异二》；康熙《平阳府志》卷三四《祥异》，康熙《稷山县志》卷一《祥异》，乾隆《稷山县志》卷七《祥异》，嘉庆《稷山县志》卷七《祥异》，民国《稷山县志》卷七《祥异志》。

⑦ 民国《翼城县志》卷一四《祥异》。

⑧ 乾隆《临晋县志》卷六《杂记上》，民国《临晋县志》卷一四《旧闻记》。

⑨ 《临猗县志》，海潮出版社1993年版。

⑩ 乾隆《蒲州府志》卷二三《事纪》，光绪《永济县志》卷二三《事纪》。

⑪ 《芮城县志》，三秦出版社1994年版。

⑫ 《运城市卫生志》，2008年。

熟,饥民得食,又多死者,又疫[①]。麦熟,民食之,多病黄肿死[②]。

朔　州(今朔县)　瘟疫大作,吊问绝迹,岁大饥,人相食[③]。

玉林卫(即大同右卫,今右玉县)　瘟疫大作,吊问绝迹[④]。朔州、右卫瘟疫流行,十之八九的人得病而死,大多数人家断门绝户[⑤]。

大同左卫(即左云县)　大饥,瘟疫大作,吊者绝迹,死者十之八九[⑥]。

山阴县　瘟疫大作,吊问绝迹[⑦]。

陕西省

咸阳县(今咸阳市)　春,饥疫相因,人死过半;饿殍盈路,十亡八九。先年秋大旱饥,十月粟价腾贵,其初斗米三钱,至是年春,十倍其值。罢市,饥疫相因,木皮、石面皆尽,父子夫妇相割啖,道殣充积,十亡八九[⑧]。

朝邑县(今并入大荔县)　春,大饥疫[⑨]。

永寿县　大旱,草木尽枯,饥疫流行,城乡凋敝至极,境内一门一支绝亡者甚多[⑩]。

潼关卫(今潼关县)　春饥,斗米二两八钱,人相食,死者以亿万计。是年大疫[⑪]。春荒过后,瘟疫流行,死者以万计[⑫]。

凤翔县　大饥,疫起,居民阖室尽毙,至野断人烟,生齿减过半矣[⑬]。春,本县霜杀麦苗,夜间空中见火。夏降雹,全境饥荒,瘟疫流行;民因饥疫,有全家尽毙者[⑭]。

---

① 康熙《荣河县志》卷八《灾祥》。

② 光绪《荣河县志》卷一四《祥异》。

③ 《古今图书集成·方舆汇编·职方典》卷三五〇《大同府部·纪事》。雍正《朔平府志》卷一一《外志·祥异》。

④ 乾隆《山西通志》卷一六三《祥异二》。

⑤ 《右玉县志》,中华书局1999年版。

⑥ 嘉庆《左云县志》卷一《祥异》,光绪《左云志稿》卷一《祥异》。

⑦ 《平鲁县志》,山西人民出版社1992年版。

⑧ 康熙《咸阳志》卷四《祥异》,乾隆《咸阳县志》卷二〇《祥异》,民国《重修咸阳县志》卷八《祥异》。

⑨ 民国《平民县志》卷四《灾祥志》。

⑩ 《永寿县志》,三秦出版社1991年版。

⑪ 乾隆《潼关志》卷上《灾祥》。

⑫ 《潼关县志》,陕西人民出版社1992年版。

⑬ 《古今图书集成·方舆汇编·职方典》卷五二八《凤翔府部·纪事》。雍正《凤翔县志》卷一〇《外纪志·灾异》,乾隆《凤翔府志》卷一二《祥异》,乾隆《凤翔县志》卷八《外纪·祥异》,道光《重修汧阳县志》卷一二《祥异》。

⑭ 《凤翔县志》,陕西人民出版社1991年版。

麟游县　春，麟游饥馑，大疫，死者枕藉。夏大熟，野麦旅生，多无人采食矣[1]。饥馑甚，又值大疫，死者相枕，暴尸腥惨不忍闻。邑生员刘奎施义地三亩，募工掘五丈坑，掩葬僵尸三百余躯[2]。

蒲城县　自庚辰无秋，至是春，买米斗二两五钱，及麦熟，饿疫死者十之七[3]。

岐山县　崇祯十三年至十四年，大饥，斗麦千钱，死者枕藉，又大疫[4]。大疫[5]。

扶风县　春，饥馑愈甚，斗粟万钱，僵尸相望于道，并大疫疠，至是，民死亡者过半矣[6]。饥馑，斗粟万钱，路有饿死者。后瘟疫，民死过半[7]。

郿　县（今眉县）　大荒，饿殍盈野，流离载道，又瘟疠大作，乡村街镇死亡相继，甚至有无遗类矣[8]。

长武县　闯王义军李双喜部驻兵县城。是年，城乡疫病传染为害[9]。按：长武县系万历十一年三月割邠州地置，取县西旧长武城故地为名。

汧阳县（今千阳县）　大饥，疫起，民有全家尽毙者[10]。

宝鸡市　凤翔、岐山、扶风、麟游大旱饥，疫起，居民阖室尽毙，至野无烟，斗米万钱，死者枕藉[11]。

甘肃省

兰州府（治皋兰县，今兰州市）　先年自正月至六月不雨，人相食。本年大疫[12]，人死数万，至六月渐止[13]。

狄道州（今临洮县）　大疫。瘟荒并起，人狗相食[14]。

清水县　大饥，人相食，复有大头瘟，染疫死者甚众[15]。四月，大饥，大头瘟流行，

---

① 《古今图书集成·方舆汇编·职方典》卷五二八《凤翔府部·纪事》。顺治《麟游县志》卷一《灾祥》。

② 《麟游县志》，陕西人民出版社 1993 年版。

③ 康熙《蒲城志》卷二《祥疫》。

④ 顺治《重修岐山县志》卷二《灾祥》，民国《岐山县志》卷一〇《灾祥》。

⑤ 《岐山县志》，陕西人民出版社 1992 年版。

⑥ 顺治《扶风县志》卷一《灾祥》。

⑦ 《扶风县志》，陕西人民出版社 1993 年版。

⑧ 顺治《郿志》卷六《事纪》。

⑨ 《长武县志》，陕西人民出版社 2000 年版。

⑩ 《千阳县志》，陕西人民教育出版社 1991 年版。

⑪ 《宝鸡市志》，三秦出版社 1998 年版。

⑫ 宣统《甘肃新通志》卷二《天文志·附祥异》，道光《兰州府志》卷一二《杂记·祥异》。

⑬ 乾隆《皋兰县志》卷三《祥异》。

⑭ 宣统《甘肃新通志》卷二《天文志·附祥异》，乾隆《狄道州志》卷一一《祥异》。

⑮ 康熙《清水县志》卷一〇《灾祥》，乾隆《清水县志》卷一一《灾祥》。

死者甚众[①]。张家川（时属清水县）旱蝗成灾，民饥，斗米银一两五钱，复有大头瘟疫（丹毒）流行，民死甚众[②]。

靖远县　天灾（瘟疫）流行，人民死者十之七[③]。大旱成灾，饥疫流行，人民死者十之七[④]。

江苏省

徐州府（治铜山县，今徐州市）　徐州大旱蝗，道无行人。夏大疫，死无棺殓者不可数计。八月，黄河清，常有鼠百十为群渡河而北[⑤]。

砀山县　大饥疫，民逃亡。春夏大饥，先食树木皮及各草子，渐至食人，初犹避忌，后且公然不为异，甚有父子、兄弟、夫妻相食者。冬复大疫，田野荒芜[⑥]。是年，全县23930人，死于灾、死于疫、死于战事者达17603人，仅存6327人[⑦]。

萧　县　春大饥，人相食，道绝行人，五月大疫，一家死者十之八九，无棺无殓者不可胜数[⑧]。

丰　县　大旱蝗，父子夫妻相食，大疫流行，死无棺殓者不可悉数[⑨]。

沛　县　蝗，大疫。冬大饥[⑩]。饥荒、蝗灾、瘟疫[⑪]。

邳　州（今邳州市）　州大旱，人相食，道路无行人。夏季瘟疫流行，百姓病死无棺殓者，不可数计。翌年，瘟疫继续流行[⑫]。

赣榆县（今连云港市赣榆县）　旱蝗，大饥，夏五月大疫，死者以罊计[⑬]。

盱眙县　大疫[⑭]。

---

① 《清水县志》，陕西人民出版社2001年版。

② 《张家川回族自治县志》，甘肃人民出版社1999年版。

③ 康熙《重纂靖远卫志》卷一《祥异》，道光《靖远县志》卷一《世纪》。

④ 《靖远县志》，甘肃文化出版社1995年版。

⑤ 康熙《徐州志》卷二《祥异》，乾隆《徐州府志》卷三〇《祥异》，同治《徐州府志》卷五《祥异》；道光《铜山县志》卷二三《祥异》，民国《铜山县志》卷四《纪事表·灾变》。《徐州市卫生志》，1991年。

⑥ 乾隆《砀山县志》卷一《舆地志·祥异》。

⑦ 《砀山县志》，方志出版社1996年版。

⑧ 顺治《萧县志》卷五《灾异》，嘉庆《萧县志》卷一八《祥异》。

⑨ 顺治《新修丰县志》卷九《灾祥》，光绪《丰县志》卷一六《纪事类·灾祥》。

⑩ 乾隆《沛县志》卷一《水旱》。

⑪ 《沛县简志》，1989年。

⑫ 《邳州市卫生志》，北京科学技术出版社1995年版。

⑬ 康熙《重修赣榆县志》卷四《纪灾》，嘉庆《海州直隶州志》卷三〇《拾遗录·祥异》，嘉庆《增修赣榆县志》卷三《灾异》，光绪《赣榆县志》卷一七《杂记·祥异》。

⑭ 乾隆《盱眙县志》卷一四《灾祥》。《盱眙县志》，江苏科学技术出版社1993年版。

沭阳县 旱蝗，大疫[①]。沭阳等县旱灾、蝗灾、瘟疫并发，并有“时疫”（真性霍乱）流行[②]。按：明代尚无真性霍乱，《沭阳县卫生志》误。

盐城县（今盐城市） 大旱，蝗蔽天，疫疠大行，石麦二两，民饥死无算[③]。

安东县（今涟水市） 春三月蝗蝻生，夏四月霜杀麦，五月大疫，死者甚众[④]。旱蝗，大饥，春夏疫，死者无算[⑤]。五月，疫病流行[⑥]。

泰 州（今泰州市） 大疫，蝗[⑦]。

泰兴县（今泰兴市） 自春不雨至冬，溪河涸竭，蝗蝻复生，民大饥疫[⑧]。

通 州（今南通市） 大旱，自春不雨至冬，溪河涸竭，蝗蝻复生，民大饥大疫，死者不可胜瘗[⑨]。

如皋县（今如皋市） 大旱，大饥，大疫，民相食[⑩]。

仪真县（今仪征市） 大旱，饥，瘟疫大作，死者过半[⑪]。

南 京（上元、江宁二县附郭） 夏五月南京大疫，死者数万人，有阖门尽毙者无人收殓[⑫]。五月十八日应天巡抚黄金贵疏：入春以来，二麦在田，时当播莳，烈日如焚，六旬不雨，陂塘尽成赤土，秧田尽见枯黄。又值天灾流行，疫症甚虐，一巷百余家，无一家仅免者，一门数十口，无一口仅存者，各营兵卒十有五病[⑬]。

高淳县（今南京市高淳区） 大旱，有蝗，四月至十一月不雨，疫疠大作[⑭]。

---

① 嘉庆《海州直隶州志》卷三〇《拾遗录·祥异》。

② 《沭阳县卫生志》，中国矿业大学出版社1996年版。

③ 乾隆《盐城县志》卷二《天文·祥异》，光绪《盐城县志》卷一七《杂类志·祥异》。

④ 雍正《淮安府安东县志》卷一五《祥异志》，光绪《安东县志》卷五《民赋下·灾异》。

⑤ 嘉庆《东台县志》卷七《星野·灾祥》。

⑥ 《涟水县志》，江苏古籍出版社1997年版。

⑦ 崇祯《泰州志》卷七《灾祥》。

⑧ 光绪《泰兴县志》卷末《述异》。《泰兴卫生志》，方志出版社2005年版。

⑨ 乾隆《直隶通州志》卷二二《杂志·祥祲》，光绪《通州直隶州志》卷末《祥异》；弘光元年《（通）州乘资》卷一《机祥》。

⑩ 康熙《如皋县志》卷一《祥异》，嘉庆《如皋县志》卷二三《祥祲》。《如皋县志》，香港新亚洲出版社1995年版。

⑪ 康熙《仪真县志》卷七《祥异》。

⑫ 乾隆《上元县志》卷一《庶征》，道光《上元县志》卷一《天文志·庶征》，同治《上江两县志》卷二《大事考下》，民国《首都志》卷一六《大事记》。《南京卫生志》，方志出版社1996年版。

⑬ 康熙《苏州府志》卷二《祥异》。

⑭ 顺治《高淳县志》卷一《邑纪》，光绪《高淳县志》，民国《高淳县志》卷一二《祥异志》。

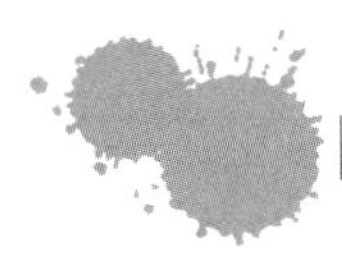

溧水县(今南京市溧水区)　夏六月,蝗飞蔽野,旱饥大疫[①]。夏,旱饥,大疫[②]。

苏州府(吴县、长洲二县附郭)　属县大旱,蝗,疫[③]。

吴　县(今属苏州市)　自四月至冬,比户疫痢,知县市药设局,延医诊视,疗者什三,死者什七。推官日收露尸、给櫘、瘗土以万计[④]。

昆山县(今昆山市)　大旱,至和塘、吴淞江皆涸,夏大疫,死者相枕藉[⑤]。

镇江府(治丹徒县,今镇江市)　春,疫甚,大旱,五月蝗蔽天,谷极贵,饿殍载道[⑥]。

丹阳县(今丹阳市)　春疫甚,大旱[⑦]。春,疫甚[⑧]。

武进县(今常州市武进区)　旱,蝗,疫[⑨]。

宜兴县(今宜兴市)　大旱,溪河竭,疫[⑩]。

上海市

嘉定县(今嘉定区、宝山区)　春,民大饥,大疫,死者塞道填沟[⑪]。

安徽省

庐州府(治合肥县,今合肥市)　大疫。郡属旱蝗,群鼠衔尾渡江而北,至无为数日而毙[⑫]。

合肥县(今合肥市)　岁大饥,大疫[⑬]。

无为州(今无为县)　春大疫,饥民死者枕藉道路[⑭]。大疫,复旱蝗,群鼠衔尾自

---

① 乾隆《溧水县志》卷一《天官·庶征》,光绪《溧水县志》卷一《天文志·庶征》。《溧水县志》,江苏人民出版社1990年版。

② 《溧水县卫生志》,1990年。

③ 乾隆《江南通志》卷一九七《杂类志·机祥》。

④ 崇祯《吴县志》卷一一《祥异》,民国《吴县志》卷五五《祥异考》。

⑤ 乾隆《昆山新阳合志》卷三七《祥异》,道光《昆新两县志》卷三九《祥异》,光绪《昆新两县续修合志》卷五一《祥异》。

⑥ 康熙《镇江府志》卷四三《祥异》,光绪《丹徒县志》卷五八《祥异》。

⑦ 光绪《重修丹阳县志》卷三〇《祥异》。

⑧ 《丹阳市卫生志》,南京出版社2004年版。

⑨ 康熙《武进县志》卷三《灾祥》,光绪《武进阳湖县志》卷二九《杂事·祥异》。

⑩ 嘉庆《宜兴县志》卷末《祥异》。

⑪ 乾隆《嘉定县志》卷三《祥异》。

⑫ 嘉庆《庐州府志》卷四九《大事志·祥异》,光绪《续修庐州府志》卷九三《祥异志》;嘉庆《无为州志》卷三四《集览志·机祥》。

⑬ 《古今图书集成·博物汇编·医术典》卷五一一《医部·医术名流列传·吴嘉善传》,《古今图书集成·博物汇编·医术典》卷五一一《医部·医术名流列传·蔚之瑚传》。康熙《合肥县志》卷二《祥异》,民国《合肥县志》卷二四《方技·蔚之瑚》、卷二四《耆寿·吴嘉善》。

⑭ 康熙《无为州志》卷一《祥异》。

江南牵渡江北，数日毙①。

巢　县（今巢湖市）　春，民大饥，饥死者数千人，倒横街市者踵。夏大疫，死者万余人②。

颍　州（今阜阳市）　春大饥，人相食，夏四月大疫，至秋末方止。青蝇大如枣，丁尽户绝无数③。有王翰溽暑大饥之时“患疫”的个案④。

颍上县　四月大疫，青蝇大如枣，飞蔽天，民阖户死者无算⑤。

五河县　蝗生大饥，继以疫，民死甚众⑥。

六安州（今六安市）　春大疫，时饿殍枕藉，民采草树为粮以待麦秋，麦禾登而疫作，嚣市昼静，巷无行人，城中出骸如蜗猬。野外二麦虽稔，收弃相半，民有绝户而不得刈者⑦。

霍邱县　春大饥，夏四月疫，秋末方止，人死十八九，有阖家尽毙，无人收殓者⑧。

霍山县（今金寨县）　先年旱蝗交集，民食野草。是年饥荒更甚，瘟疫流行，死者甚众⑨。按：民国二十一年（1932），析六安、霍山、霍邱、固始、商城5县地置立煌县，民国三十六年（1947）更名为金寨县。

寿　州（今寿州市）　上年大荒，人相食，本年春，大疫，乡城居民者去半⑩。

亳　州（今亳州市）　大疫。冬大寒，树木枯⑪。

蒙城县　大疫，十死其七。矿贼犯城，三月大疫，人民十死八九⑫。

宿　州（今宿州市）　大疫，枕莩载道，人丁几百不存一⑬。

---

① 乾隆《无为州志》卷二《灾祥》。

② 康熙《巢县志》卷四《祥异》，道光《巢县志》卷一七《杂志一》。

③ 顺治《颍州志》卷一《郡纪》，乾隆《颍州府志》卷一〇《杂志·祥异》，道光《阜阳县志》卷二三《杂志·机祥》。

④ 《明史》卷三〇三《列女传·卢氏》。

⑤ 顺治《颍上县志》卷一一《灾祥》，道光《颍上县志》卷一三《杂志·祥异》，同治《颍上县志》卷一二《杂志·祥异》。

⑥ 康熙《五河县志》卷一《祥异》，嘉庆《五河县志》卷一一《杂志·纪事》。

⑦ 康熙《重修六安州志》卷一〇《祥异》，同治《六安州志》卷五五《杂类志·祥异》，光绪《六安州志》卷五五《祥异》。

⑧ 康熙《霍邱县志》卷一〇《灾祥》，同治《霍邱县志》卷一六《杂志·祥异》。

⑨ 《金寨县志》，上海人民出版社1992年版。

⑩ 顺治《寿州志》卷四《灾祥》。

⑪ 道光《亳州志》卷四〇《祥异》，光绪《亳州志》卷一九《杂类志·祥异》。

⑫ 顺治《蒙城县志》卷六《灾祥》，同治《蒙城县志》卷一〇《杂类志·祥异》，民国《重修蒙城县志》卷一二《杂类志·祥异》。

⑬ 光绪《宿州志》卷三六《杂类志·祥异》。

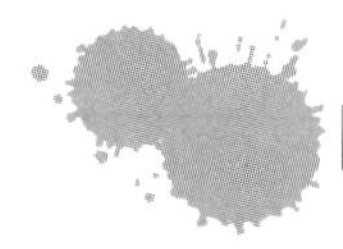

怀远县　大荒,大疫,人相食①。

安庆府(治怀宁县,今安庆市)　先年五月,大水害稼,六月,鼠数万衔尾渡江来,啮苗尽之。本年大旱,螽,疫,人相食,死者枕藉②。

怀宁县(含今安庆市、怀宁县)　大旱,螽,疫,人相食,死者枕藉③。

桐城县(今桐城市)　大旱,虫,疫,北方流民觅食者计数万,未几俱毙,尸填道路④。是冬,贼遍田野,城中死者尸积如山,井水皆污,饥者食人⑤。

望江县　大旱,螽,疫⑥。自三月十八日不雨,至六月初八日乃雨,地赤土焦,河湖枯坼。秋七月,螽飞蔽天,大疫,道殍无算⑦。

宿松县　大旱,螽,疫,饥者刳殍以食⑧。

太湖县　八月,飞蝗蔽天,民大饥疫,斗米千钱,死者日以数百计,人相残食,日晡不敢独行⑨。

潜山县　大旱,螽,疫,人死者相枕藉⑩。

含山县　大疫,大旱,飞蝗蔽天,饥民枕藉⑪。

铜陵县　旱蝗尤甚,疫疠大作⑫。

石埭县(今石台县)　春大饥,人相食,夏大疫,病疫死者相枕藉,时江南等处尽饥⑬。

贵池县(今池州市)　春大饥,夏秋大疫,人相食⑭。

---

① 嘉庆《怀远县志》卷九《五行志》。

② 《古今图书集成·方舆汇编·职方典》卷七八六《安庆府部·纪事》。康熙《安庆府志》卷六《民事志·祥异》。

③ 道光《怀宁县志》卷二《星野祥异》,民国《怀宁县志》卷三三《祥异》。

④ 康熙《桐城县志》卷一《星野志·祥异》。

⑤ 道光《桐城县志》卷二三《杂记·祥异》。

⑥ 康熙十二年《安庆府望江县志》卷一一《灾异》,康熙五十四年《望江县志》卷三《灾异》,乾隆《望江县志》卷三《民事志·祥异》。

⑦ 顺治《新修望江县志》卷九《灾异》。

⑧ 康熙《宿松县志》卷三《祥异》,民国《宿松县志》卷五三《杂志·祥异》。

⑨ 顺治《安庆府太湖县志》卷二《灾祥》,康熙《安庆府太湖县志》卷一六《灾祥》,民国《太湖县志》卷四〇《杂志·祥异》。

⑩ 康熙《安庆府潜山县志》卷一《祥异》,民国《潜山县志》卷二九《杂志·祥异》。

⑪ 康熙《含山县志》卷三《星野志·祥异》。

⑫ 顺治《铜陵县志》卷七《祥异》,乾隆《铜陵县志》卷一四《祥异》。

⑬ 康熙《贵池府志》卷二九《灾祥》,乾隆《池州府志》卷二〇《祥异志》;康熙《石埭县志》卷二《风土志·祥异》,民国《石埭备志汇编》卷一《大事记稿》。

⑭ 光绪《贵池县志》卷四二《杂类志·灾异》。

滁　州（今滁州市）　疫疠盛行，人相食[①]。

太平府（治当涂县）　旱蝗，大饥，兼病疫，道殣相望[②]。

当涂县　旱，大饥疫[③]。

芜湖县（今芜湖市）　大疫[④]。

泾　县　春夏间斗米千钱，寻大疫，死者十三四，道殣相望[⑤]。

休宁县　山寇披猖，官兵驻巢，多婴疠疫[⑥]。

浙江省

两浙旱蝗、疫疠交作，斗米千钱，人民死者数万计[⑦]。

湖州府（乌程、归安二县附郭，今湖州市）　六月，浙江大旱蝗，雾继之，禾尽萎，疾疫，大饥[⑧]。

乌程县（今湖州市）　六月大旱蝗，雾继之，禾尽萎，瘟疫盛行。所患病状奇怪不测，有名“羊毛瘟”者，果品食物之中忽生羊毛一根，人误食之即病死[⑨]。

德清县　大旱，疾疫[⑩]。

桐乡县　旱魃为灾，河流尽竭，飞蝗蔽天，疫痢交作[⑪]。

杭州府（钱塘、仁和二县附郭，今杭州市）　六月大旱，飞蝗蔽天，害稼，人饥且疫，死者无算[⑫]。

钱塘县　六月大疫，呻吟卧蓐者十室而九，人皆置尸床下，每郭门出尸，日数百焉[⑬]。

---

① 康熙《滁州志》卷三《祥异》，光绪《滁州志》卷一《舆地志 · 祥异》。《滁州市志》，方志出版社1998年版。

② 康熙《太平府志》卷三《星野》，乾隆《太平府志》卷三二《俪事志 · 祥异》。

③ 乾隆《当涂县志》卷三《星野 · 祥异》，民国《当涂县志》卷末《大事记》。〔清〕孙之騄《二申野录》卷八，见杨国宜《明朝灾异野闻编年录》，安徽师范大学出版社2012年版，第207页。

④ 康熙《芜湖县志》卷一《祥异》，嘉庆《芜湖县志》卷一八《俪事志 · 机祥》，民国《芜湖县志》卷五七《杂识 · 祥异》。

⑤ 顺治《泾县志》卷一二《灾祥》，乾隆《泾县志》卷一〇《拾遗志 · 灾祥》，嘉庆《泾县志》卷二七《杂识 · 灾祥》。

⑥ 《古今图书集成 · 博物汇编 · 医术典》卷五一一《医部 · 医术名流列传 · 金有奇传》。

⑦ 康熙《浙江通志》卷二《祥异》。

⑧ 同治《湖州府志》卷四四《前事略 · 祥异》。《湖州市卫生志》，香港大时代出版社1993年版。

⑨ 光绪《乌程县志》卷二七《祥异》。

⑩ 乾隆《湖州府志》卷三八《祥异》，康熙《德清县志》卷一〇《杂志 · 灾祥》。

⑪ 〔清〕胡琢《濮镇纪闻》卷四《灾荒纪事》。

⑫ 乾隆《浙江通志》卷一〇九《祥异下》；康熙《杭州府志》卷一《祥异》，乾隆《杭州府志》卷五六《祥异二》，民国《杭州府志》卷八四《祥异》。

⑬ 康熙《钱塘县志》卷一二《灾祥》。

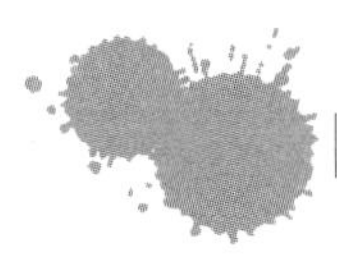

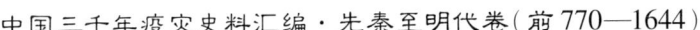

萧山县（今杭州市萧山区）　春大饥，夏四月疫疠大作，死者相藉于道①。

昌化县（今并入临安市）　夏旱疫②。

海宁州（今海宁市）　六月大旱蝗，民饥疫，鬻子女，售田舍，途有饿殍③。

严州府（治建德县）　春夏大疫④。

建德县　春夏大疫⑤。

江西省

新建县（今南昌市）　旱荒，民多疫⑥。

瑞昌县（今瑞昌市）　冬大疫，至明年夏四月，民死亡几半⑦。

湖口县　疫疾流染，甚者灭门⑧。瘟疫流行，甚者灭门。次年又大疫⑨。

都昌县　疫疾流染，甚者灭门。瘟疫猖獗，甚者灭门⑩。

高安县（今高安市）　夏大水，通街深数尺，乡城多疫⑪。

婺源县（时属南直隶）　大饥，民采芋叶、掘石脂为食，食之多致病⑫。

新淦县（今新干县）　夏大水，稻麦无收，民告流移。自夏徂冬，疫疠遍乡城⑬。

---

① 康熙《绍兴府志》卷一三《灾祥志》，乾隆《绍兴府志》卷八〇《祥异》，康熙《萧山县志》卷九《灾祥》，乾隆《萧山县志》卷一九《祥异》，民国《萧山县志稿》卷五《田赋志·祥异》。

② 康熙《昌化县志》卷九《灾祥》，道光《昌化县志》卷五《户赋志·灾祥》，民国《昌化县志》卷一五《灾祥》。

③ 康熙《海宁县志》卷一二上《杂志·祥异》，乾隆《海宁县志》卷一二《杂志·灾祥》，〔清〕谈迁《海昌外志》卷一《丛谈志·祥异》，民国《海宁州志稿》卷四〇《杂志·祥异》。《海宁市志》，汉语大词典出版社1995年版。

④ 乾隆《严州府志》卷二二《佚事》，光绪《严州府志》卷二二《祥异》。

⑤ 康熙《建德县志》卷九《佚事志·灾祥》，光绪《建德县志》卷二〇《祥异志》，民国《建德县志》卷一《天文志·灾异》。

⑥ 康熙《新建县志》卷二《灾祥》，道光十年《新建县志》卷二《天文·机祥》，道光二十九年《新建县志》卷二《机祥》，同治《新建县志》卷二《天文志·机祥》。《新建县志》，江西人民出版社1991年版。

⑦ 康熙《瑞昌县志》卷一《祥异》，雍正《瑞昌县志》卷一《星野·祥异》，同治《瑞昌县志》卷一〇《杂类志·祥异》。《瑞昌县志》，新华出版社1990年版。

⑧ 康熙《湖口县志》卷八《祥异》，嘉庆《湖口县志》卷一七《古事记·祥异》，同治《湖口县志》卷一〇《杂志·祥异》。

⑨ 《湖口县志》，江西人民出版社1992年版。

⑩ 同治《都昌县志》卷一六《杂记·祥异》。《都昌县志》，新华出版社1993年版。

⑪ 《古今图书集成·方舆汇编·职方典》卷九一〇《瑞安府部·纪事》。康熙《高安县志》卷九《祥异》，乾隆《高安县志》卷一《疆域·祥异》，道光《高安县志》卷二二《祥异》，同治《高安县志》卷二八《杂志·祥异》。

⑫ 康熙《婺源县志》卷一二《机祥》。

⑬ 康熙《新淦县志》卷五《岁眚》。

湖北省

江夏县(今武汉市大武昌区) 秋大疫,死者山积[①]。

孝感县(今孝感市) 蝗遍入宅及釜灶,大疫[②]。

蒲圻县(今赤壁市) 春大疫,秋蝗蝻蔽天,所过稻粟一空[③]。

黄州府(治黄冈县,今黄州市) 郡县蝗,大饥,继以疫[④]。

黄冈县(今黄州市) 夏六月,飞蝗食苗尽,入城,阴翳障天,是年大疫[⑤]。

蕲　州(今蕲春县) 夏秋,蕲州多蝇,飞集孔道,团结行转。是年大疫,殍尸载道[⑥]。天下大旱疫,蕲、黄等处飞蝗蔽天,米斗银四钱,民死过半[⑦]。春,大旱疫,飞蝗蔽天,民死过半[⑧]。

蕲水县(今浠水县) 疫[⑨]。

英山县(时属南直隶) 夏,大旱,蝗灾,饥疫流行[⑩]。春,大饥疫。先年夏大旱,飞蝗蔽天,草根树皮俱尽,饥民死者,尸盈道路,本年春大饥疫。三年之内,蝗旱频仍,疫疠大作。父食其子,夫啖其妻。每饥民在道,息犹存,而肌肉已尽。又或行路,遇操刀凶人,健者逐不及,得弱者,即时毙刃下。合境逃散,百里无人烟[⑪]。

麻城县(今麻城市) 大旱蝗,时寇疫荐臻,连年荒歉,民病饥,人相食[⑫]。

黄梅县 邑大疫,死亡过半,贫者不能具棺,苇革裹尸之中野[⑬]。

---

① 康熙《江夏县志》卷一《灾祥》,同治《江夏县志》卷八《杂志・祥异》。

② 乾隆《汉阳府志》卷三《天官志・五行》;康熙《孝感县志》卷六《灾异》、卷一四《祥异》,光绪《孝感县志》卷七《灾祥志》。

③ 康熙《新修蒲圻县志》卷一四《祥眚》,乾隆《蒲圻县志》卷一四《记异志》,同治《蒲圻县志》卷三《祥异志》。

④ 乾隆《黄州府志》卷二〇《杂志・祥异》,光绪《黄州府志》卷四〇《杂志・祥异》。

⑤ 乾隆《黄冈县志》卷一九《杂志・祥异》,光绪《黄冈县志》卷二四《杂志・祥异》。

⑥ 康熙《蕲州志》卷一二《灾异》。

⑦ 乾隆《蕲州志》卷一九《杂志・祥异》,咸丰《蕲州志》卷二五《杂志・祥异》,光绪《蕲州志》卷三〇《杂志・祥异》。

⑧ 《蕲春县志》,湖北科学技术出版社 1997 年版。

⑨ 乾隆《蕲水县志》卷末《祥异》,光绪《蕲水县志》卷末《杂志・祥异》。

⑩ 《英山县志》,中华书局 1998 年版。

⑪ 乾隆《英山县志》卷二六《祥异》,民国《英山县志》卷一四《杂类志・祥异》。

⑫ 嘉庆《湖北通志》卷四六《祥异》,光绪《麻城县志》卷一《古大事志・祥异》、卷三七《大事记一・列朝》,民国《麻城县志前编》卷一五《杂志・祥异》。

⑬ 顺治《黄梅县志》卷三《灾异》,光绪《黄梅县志》卷三七《杂志・祥异》。

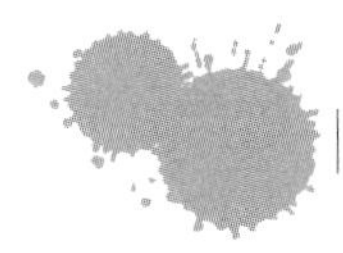

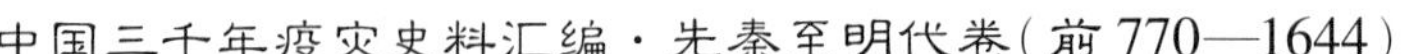

广济县(今武穴市) 大饥大疫,人至相食①。大旱,蝗,瘟疫流行②。

罗田县 大疫,积尸遍城野③。

沔阳州(含今仙桃市和洪湖市) 先年秋冬大饥,本年春犹饥,五月旱蝗大疫④。

枝江县(今枝江市)、宜都县(今宜都市) 蝗,禾苗皆尽,民多死⑤。按:应该也是瘟疫流行。

湖南省

郴 州(今郴州市) 先年冬,夜地震,卧者堕地,本年大疫⑥。

重庆市

梁山县(今梁平县) 春,大旱,疫病流行,民大饥⑦。按:1952年因与山东省梁山县同名而更名为梁平县。

崇祯十五年(1642)

辽宁省

沈阳卫(今沈阳市) 清太宗崇德七年五月,沈阳城开始流行天花,一直持续到年底。当时朝鲜皇太子作为人质留在沈阳,据其《沈阳状启》所记,其年五月十一日,沈阳城中发现痘疫,皇太极为了避疫,前往辽河边刈屯一带狩猎。五月二十七日,警告朝鲜馆处不得讳痘,如有讳痘之人则论死罪,馆中内外,如有痘疫小儿,必须马上处置,如果不立即"发告掩置,以致现露,则其罪极重"。八月初八,皇太极又派人传话与朝鲜馆处注意隔离天花患者,曰:"此处痘患可虑,馆所有稚儿如或始疫,则便当出送,不可不预为之所,处处空闲之地,建置若干屋宇,以备出寓为当。"十一月初八,沈阳天花犹盛,皇太极又率诸王各带四十日干粮外出狩猎以躲避天花。但是至闰十一月初九回城时,"城中城外,痘疫处处炽发",次日即令朝鲜馆所及所有未染过痘疫之人,无论男女老少,全部"出送野坂与农所",而皇太极再次出城避疫,直到次年正月才返回。另据《清太宗实录稿本》记载,十月二十五日为皇太极的"万寿节",平常一般要举行

---

① 康熙《广济县志》卷二《分野志·祥异》,乾隆《广济县志》卷二二《外志·祥异》,同治《广济县志》卷一六《杂志·灾祥》。

② 《广济县志》,汉语大词典出版社1994年版。

③ 光绪《罗田县志》卷八《杂志·祥异》。

④ 光绪《沔阳州志》卷一《天文志·祥异》。

⑤ 光绪《荆州府志》卷七六《祥异志》。

⑥ 《古今图书集成·方舆汇编·职方典》卷一二九四《郴州府部·纪事》。

⑦ 《梁山县志》,新华出版社1997年版。

七天的庆祝活动，但该年“上以国中方避痘，停止作乐”，由于天花流行而被取消[1]。

北京市

良乡县（今属房山区）　大瘟[2]。

通　州（今通州区）　邑大饥，疫[3]。

河北省

大城县　夏，蝗如烟似雾，木叶草根，一过如扫。疫，染者即死[4]。

河间府（治河间县）　民间异疾作，病者十八九，死且染人，虽属亲戚，皆不敢问视及吊唁[5]。

吴桥县　民间异疾作，且染人，亲友至不敢吊问[6]。

青　县　异疾，十死八九[7]。

武强县　瘟疫大作，处处传染，他邑尤甚。幸境内麦熟，深州、武邑就食者赖以全活[8]。瘟疫大作[9]。

献　县　异疫作，十死八九，且染人，戚友至不敢吊问[10]。

内丘县　生疥癞者十有七八[11]。

山东省

泰安州（今泰安市）　五月间瘟疾大作，十殇八九，人死无算[12]。新泰县境内大疫，人死无算[13]。

---

① 宋抵《清初满族预防天花史证》，《满族研究》1995 年第 1 期，第 23 页。

② 《古今图书集成·方舆汇编·职方典》卷三九《顺天府部·纪事七》。康熙《良乡县志》卷七《机祥志·灾异》。

③ 民国《通县编纂省志材料·大事记》。

④ 《古今图书集成·方舆汇编·职方典》卷三九《顺天府部·纪事七》。康熙《大城县志》卷一〇《五行》，光绪《大城县志》卷一〇《灾异》。〔清〕周家楣、缪荃孙《光绪顺天府志》，北京古籍出版社 1987 年版。

⑤ 乾隆《河间府新志》卷一七《纪事》。

⑥ 光绪《吴桥县志》卷一〇《杂记·灾祥》。

⑦ 民国《青县志》卷一三《祥异》。

⑧ 康熙《重修武强县志》卷二《灾祥》，康熙《正定府晋州武强县新志》卷七《通纪志·灾祥》，道光《武强县新志》卷一〇《杂稽志·机祥》。

⑨ 《武强县志》，方志出版社 1996 年版。

⑩ 乾隆《献县志》卷一八《祥异》。

⑪ 康熙《内丘县志》卷三《变纪·疫疠》，道光《内丘县志》卷三《变纪·疫疠》。

⑫ 《古今图书集成·方舆汇编·职方典》卷二〇八《济南府部·纪事二》。康熙《泰安州志》卷一《舆地志·灾祥》，乾隆《泰安府志》卷二九《祥异志》，道光《泰安县志》卷一三《杂稽录·祥异》，民国《重修泰安县志》卷一《舆地志·灾祥》。

⑬ 《泰安卫生志》，山东科学技术出版社 1991 年版。

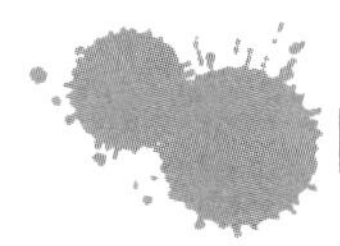

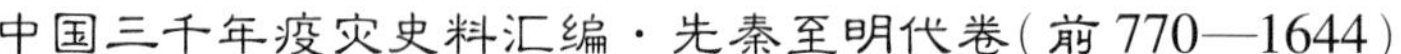

巨野县　崇祯十四至十六年,蝗虫遍野,兼瘟疫盛行,饥馑相仍,民人父子、兄弟、夫妇难顾恩义,炊骨而食①。

河南省

开封府(祥符县附郭,今开封市)　八月初八日,人相食。有诱而杀之者,有群捉一人杀而分食者。每擒获一辈,辄折胫掷城下,兵民竞取食之,至八月终九月初,父食子,妻食夫,兄食弟,姻亲相食,不可问矣②。被农民军包围达半年之久,城中百万户中,饥疫死者十二三,尚得八十万户。九月十五日三更,黄河二口并决,丁夫荷锸者随堤漂没者十数万,贼亦沉万人。开封城遭灭顶之灾③。

卫辉府(治汲县,今卫辉市)　蝗食春苗,忽有黑头蜂,蔽天而下,食蝗,蝗随灭。人饥疫,死者十之八九,庄村尽成丘墟④。

安阳县(今安阳市)　麦大稔,民复瘟疫,耕牛病死者无数,几无遗种⑤。

确山县　春三月,大雨坏麦。七月,大雨坏禾。是岁大疫,死者无数⑥。

陕西省

延安府(治肤施县,今延安市)　河清,雨土雨泥,大疫⑦。

绥德州(今绥德县)　雨土,雨泥,河清,大疫⑧。

米脂县　七月,米脂大瘟⑨。

山西省

大同县(今大同市)　春二月,大同岁饥且疫⑩。

湖北省

黄州府(治黄冈县,今黄州市)　春夏之间,黄州郡县蝗,大饥,继以疫,人相食⑪。

---

① 道光《巨野县志》卷二《编年》。

② 《守汴日志》,中州古籍出版社1987年版。

③ 《明史》卷二六七《高名衡传》。〔清〕吴伟业《绥寇纪略》卷九《通城击》。

④ 《古今图书集成·方舆汇编·职方典》卷四一七《卫辉府部·纪事》。顺治《卫辉府志》卷一九《杂志·灾祥》。

⑤ 康熙《安阳县志》卷一〇《灾祥》,乾隆《彰德府志》卷三一《机祥》,乾隆《安阳县志》卷一二《杂记志·祥异》,民国《续安阳县志》卷末《杂记》。

⑥ 民国《确山县志》卷二〇《大事纪》。

⑦ 《古今图书集成·方舆汇编·职方典》卷五五〇《延安府部·纪事》。

⑧ 光绪《绥德州志》卷三《民赋志·祥异》,顺治《绥德县志》卷一《灾祥》。

⑨ 康熙《陕西通志》卷三〇《祥异》。

⑩ 《明史》卷二六三《景瑗传》。乾隆《山西通志》卷九四《景瑗》。

⑪ 康熙《湖广通志》卷三《祥异》,雍正《湖广通志》卷一《星野志·祥异附》。

黄安县(今红安、大悟二县)　黄州郡县蝗,大饥,继以疫,人相食[①]。红安县大饥,接着发生瘟疫[②]。按:黄安县于1952年改名红安县。大悟县原称礼山县,1933年之前析孝感、黄安、黄陂及河南罗山县置,1952年更名大悟县。

黄陂县(今武汉市黄陂区)　黄州郡县蝗,大饥继以疫,人相食[③]。

蕲　州(今蕲春县)　夏秋多蝇,飞集孔道,团结行转。是年大疫,殍尸载道[④]。夏秋,大旱疫,树木自燃。飞蝇集孔道,团结行转。民死十之六七,殍尸载道[⑤]。

罗田县　春荒,老弱流散,人相食,瘟疫流行,十死八九[⑥]。

兴国州(今阳新县)　大疫,飞蝗蔽天[⑦]。

蒲圻县(今赤壁市)　春大疫,哭泣之声,比户相闻[⑧]。

咸宁县(今咸宁市)　春大疫[⑨]。

大冶县(今大冶市)　旱蝗且疫[⑩]。

应山县(今广水市)　春夏大饥,大疫[⑪]。

上海市

嘉定县(今嘉定区、宝山区)　春,民大饥,大疫,僵尸填沟塞道[⑫]。邑人严衍《巳午叹》诗云:"哀哉壬午春,疫厉又大作。黄昏日落时,鬼与人相搏。"[⑬]春瘟疫大作,十室九病[⑭]。

---

① 康熙《黄安县志》卷一《沿革·祥异》,同治《黄安县志》卷一〇《杂志·祥异》,光绪《黄安县志》卷一〇《杂志·祥异》。

② 《红安县志》,上海人民出版社1992年版。

③ 同治《黄陂县志》卷一《天文志》。

④ 《古今图书集成·方舆汇编·职方典》卷一一八六《黄州府部·纪事》。乾隆《蕲州志》卷一九《杂志·祥异》,咸丰《蕲州志》卷二五《杂志·祥异》,光绪《蕲州志》卷三〇《杂志·祥异》。

⑤ 《蕲春县志》,湖北科学技术出版社1997年版。

⑥ 《罗田县志》,中华书局1998年版。

⑦ 康熙《兴国州志》卷下《祥异》,光绪《兴国州志》卷三一《时事志·祥异》。

⑧ 康熙《新修蒲圻县志》卷一四《祥眚》,乾隆《蒲圻县志》卷一四《记异志》,同治《蒲圻县志》卷三《祥异志》,民国《湖北通志》卷七五《祥异志一》。

⑨ 康熙《湖广武昌府志》卷三《灾异志》。

⑩ 康熙《大冶县志》卷四《治忽志·灾异》,同治《大冶县志》卷八《治忽志·祥异》。

⑪ 康熙《应山县志》卷二《兵荒》,同治《应山县志》卷一《星野志》,民国《湖北通志》卷七五《祥异志一》。

⑫ 康熙《嘉定县志》卷三《祥异》,乾隆《嘉定县志》卷四《赋役志·祥异》,光绪《嘉定县志》卷六《赋役志下·机祥》。

⑬ 光绪《宝山县志》卷一四《志余·祥异》。

⑭ 民国《真如志》卷八《祥异》。

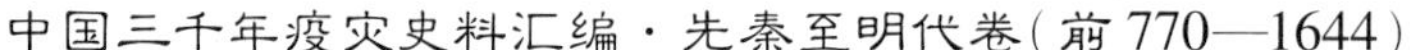

崇明县　四月大饥,人相食,复大疫,死者枕藉①。

华亭县(今松江区)、上海县(今闵行区、川沙区、南汇区)、青浦县(今青浦区)春大饥,大疫②。

华亭县(今松江区)　先年夏亢旱,蜚蝗蔽天,焦禾杀稼,是岁大饥。本年春,有司各劝缙绅富室捐米煮粥,分地而给。饥民远近响应,提携襁负,络绎不绝,甚者不及到厂而毙于路,或饱粥方归而殒于途,道殣相望,婴儿遗弃,妇女流离,有望门投止,无或收惜而转死于沟壑者。延至初夏,麦秋大稔,而疾疫大作,几于比户,死亡相继③。

上海县(今普陀区)　春,真如镇瘟疫大作,十室九病,岁饥④。

江苏省

八月,江南大疫⑤。

徐　州(治铜山县,今徐州市)　疫甚⑥。徐州瘟疫大流行⑦。

邳　州(今邳州市)　先年大旱,大疫。是年,瘟疫继续流行⑧。

吴　县(今属苏州市)　春大饥,民流亡窜徙,老稚抛弃道旁,城乡房舍半空倾倒,死尸枕藉。五月大疫⑨。

吴江县(含震泽县,今吴江市)　春大饥疫,民多自投于河,哭声震道⑩。

江阴县(今江阴市)　正月朔大雪,以客岁无年,民饥,多疫死⑪。

金坛县(今金坛市)　秋大疫⑫。

宜兴县(今宜兴市)　大疫,三月桃溪水如血,数月方清⑬。

武进县(今常州市武进区)　河涸,大疫⑭。

---

① 雍正《崇明县志》卷一七《祲祥》,民国《崇明县志》卷一七《杂事·灾异》。

② 光绪《江东志》卷一《祥异》。

③ 〔清〕叶梦珠《阅世编》卷一《灾祥》,上海古籍出版社1981年版,第14~15页。

④ 民国《真如志》卷八《祥异》。

⑤ 〔清〕孙之騄《二申野录》卷八,见杨国宜《明朝灾异野闻编年录》,安徽师范大学出版社2012年版,第211页。

⑥ 乾隆《徐州府志》卷三〇《祥异》,同治《徐州府志》卷五《祥异》,民国《铜山县志》卷四《纪事表·灾变》。

⑦ 《徐州市卫生志》,1991年。

⑧ 《邳州市卫生志》,北京科学技术出版社1995年版。

⑨ 崇祯《吴县志》卷一一《祥异》,乾隆《吴县志》卷二六《祥异》。

⑩ 乾隆《吴江县志》卷四〇《灾祥》,乾隆《震泽县志》卷二七《灾祥》。

⑪ 康熙《江阴县志》卷二《灾祥》,道光《江阴县志》卷八《祥异》,光绪《江阴县志》卷八《祥异》。

⑫ 光绪《金坛县志》卷一五《杂志上·祥异》,民国《金坛县志》卷一二《杂记考·祥异》。

⑬ 嘉庆《宜兴县志》卷末《祥异》,嘉庆《增修宜兴县旧志》卷末《祥异》。

⑭ 光绪《武进阳湖县志》卷二九《杂事·祥异》。

无锡县(今无锡市)　大疫,死者相藉[①]。

南　京(上元、江宁二县附郭)　南京旱疫并作[②]。

溧阳县(今溧阳市)　连续四年大旱蝗,本年大疫[③]。大疫流行[④]。

高淳县(今南京市高淳区)　大祲,民饥,疫疠载道[⑤]。

太仓州(今太仓市)　疫[⑥]。

安徽省

安庆府(治怀宁县,今安庆市)　正月,大饥疫[⑦]。

怀宁县(含今安庆市、怀宁县)　大饥疫[⑧]。

宿松县　大饥,蝗,疫,民食草皮[⑨]。

潜山县　大饥疫,死者遍野,有一室一村全空者[⑩]。

望江县　大饥疫[⑪]。

太湖县　大饥又大疫。是岁斗米千钱,死者日以百计。道殣相望,人相残食,日晡不敢独行[⑫]。

桐城县(今桐城市)　大饥疫。贼久驻城外,四乡素有产业数万金者饿死城中,甚至有一室一村全空者[⑬]。

天长县(今天长市)　夏大疫,死者枕藉[⑭]。

铜陵县　夏大水,秋旱蝗,米价腾贵,饥疾殍路者无算[⑮]。

---

① 嘉庆《无锡金匮县志》卷三一《祥异》,光绪《无锡金匮县志》卷三一《祥异》。

② 康熙《江宁府志》卷一八《宦绩》。

③ 嘉庆《溧阳县志》卷一六《杂类志・瑞异》。

④ 《溧阳县志》,江苏人民出版社1992年版。

⑤ 顺治《高淳县志》卷一七《义士》。

⑥ 《太仓市卫生志》,1998年。

⑦ 《古今图书集成・方舆汇编・职方典》卷七八六《安庆府部・纪事》。康熙《安庆府志》卷六《民事志・祥异》。

⑧ 道光《怀宁县志》卷二《星野祥异》,民国《怀宁县志》卷三三《祥异》。

⑨ 乾隆《江南通志》卷一一六《职官志・名宦・施元绪》;康熙《安庆府宿松县志》卷三《祥异》,民国《宿松县志》卷五三《杂志・祥异》。

⑩ 康熙《潜山县志》卷三《祥异》,民国《潜山县志》卷二九《杂志・祥异》。

⑪ 康熙十二年《安庆府望江县志》卷一一《灾异》,康熙五十四年《望江县志》卷三《灾异》,乾隆《望江县志》卷三《民事志・祥异》。

⑫ 顺治《安庆府太湖县志》卷九《灾祥》。

⑬ 康熙《桐城县志》卷一《星野志・祥异》,道光《桐城县志》卷二三《杂记・祥异》。

⑭ 康熙《天长县志》卷一《星野》,嘉庆《备修天长县志稿》卷九下《灾异》,同治《天长县纂辑志稿》之《杂类志・祥异》。

⑮ 顺治《铜陵县志》卷七《祥异》,乾隆《铜陵县志》卷一四《列传・祥异》。

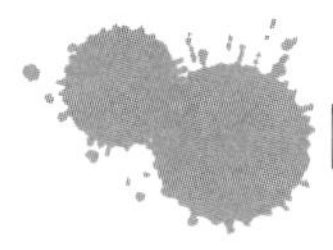

歙　县　大疫①。

当涂县　旱,疫,大饥②。

江西省

丰城县(今丰城市)　大疫③。

湖口县　大疫④。

抚州府(治临川县)　郡大疫,春夏疫死者数万人⑤。

临川县(今抚州市)　大疫⑥。

新城县(今黎川县)　夏四月,大饥疫⑦。

浙江省

杭州府(治钱塘县)　夏旱蝗,秋大饥,民多疫,死者枕藉,杭城尤甚⑧。

昌化县(今并入临安市)　疫,秋大饥⑨。

遂安县(今并入淳安县)　大疫,僵尸塞路⑩。

嘉善县　春,米贵,民饥。夏大疫,人多暴死⑪。

桐乡县　大疫,十室九死,河溢,大饥,人相食⑫。河溢,大疫大饥,人食草木,路殍相望⑬。

---

① 康熙《徽州府志》卷一八《杂志下·祥异》,道光《徽州府志》卷一六《杂记·祥异》;顺治《歙志》卷一四《灾祥》,道光《歙县志》卷一〇《杂志·祥异》,民国《歙县志》卷一六《杂记·祥异》。

② 康熙《当涂县志》卷三《祥异》。

③ 乾隆《南昌府志》卷二八《祥异》,同治《南昌府志》卷六五《杂类志·祥异》;康熙《丰城县志》卷一《邑志》,乾隆《丰城县志》卷一六《祥异》,道光《丰城县志》卷五《祥异》,同治《丰城县志》卷二八《杂类志·祥异》。

④ 康熙《湖口县志》卷八《祥异》,嘉庆《湖口县志》卷一七《古事记·祥异》,同治《湖口县志》卷一〇《杂志·祥异》。

⑤ 康熙《抚州府志》卷一《灾祥》。

⑥ 光绪《抚州府志》卷八四《杂类志·祥异》;道光《临川县志》卷二七《祥异志》,同治《临川县志》卷三《地理志·祥异》。

⑦ 同治《建昌府志》卷一〇《杂类志·祥异》;康熙《新城县志》卷一《祥异》,乾隆《江西新城县志》卷一三《杂志·灾祥》,同治《江西新城县志》卷一《地理志·机祥》。

⑧ 民国《杭州府志》卷八四《祥异》。

⑨ 康熙《昌化县志》卷九《灾祥》,道光《昌化县志》卷五《户赋志·灾祥》,民国《昌化县志》卷一五《灾祥》。

⑩ 康熙《遂安县志》卷九《灾异》,乾隆《遂安县志》卷九《杂志·灾异》,民国《遂安县志》卷九《杂志·灾异》。《淳安县卫生志》,1998年。

⑪ 嘉庆《重修嘉善县志》卷二〇《祥眚》,光绪《重修嘉善县志》卷三四《杂志·祥眚》。

⑫ 康熙《桐乡县志》卷二《人民部·灾祥》,嘉庆《桐乡县志》卷一二《机祥》,光绪《桐乡县志》卷二〇《杂类志·祥异》。

⑬ 《桐乡县志》,上海书店出版社1996年版。

湖州府(乌程、归安二县附郭) 旱,蝗蔽天而下,所集之处禾立尽,田岸芦苇亦尽弥,郊偏之民削树皮杂糠秕食或掘山中白泥为食,名曰观音粉,聊济旦夕,林落丘墟,人相食,盗贼蜂起,大疫①。

乌程县(今属湖州市) 旱,蝗蔽天而下,大饥,人相食,春后大疫,尸骸载道②。乌青镇河溢,大饥,斗米四钱,人相食,盗贼蜂起。又大疫,十室九死③。

归安县(今属湖州市) 春后大疫,尸骸载道,好善者为收殓,随地掩埋,以免积秽气。夏至以后,闾巷之门,十损七八,阖门全没者有之④。

武康县(今并入德清县) 大疫⑤。

天台县 岁饥,复大疫,死者枕藉⑥。按:今《天台县志》载:“明天启十五年(1635)大疫,死者相藉。”⑦天启无十五年,旧志承前省,在天启某年之后,径接“十五年”云云,今人不察,误认为天启十五年,究其实,则是漏刻了“崇祯”二字。

鄞 县(今宁波市鄞州区) 大旱饥,春夏之间,疾疫大兴,死者相枕⑧。

萧山县(今杭州市萧山区) 崇祯十四年、十五年连旱,民大困,萧山大疫⑨。

福建省

福 州(闽县、侯官二县附郭) 春疫,居民鸠钱迎五帝,自二月至于八月,举国若狂⑩。

连江县 冬十月至次年夏大疫,人民多死⑪。

建宁县、瓯宁县(合为今建瓯市) 三月,疾疫盛行,城乡俱染。邑人葛应忠与绅商集巨资倡设赈疫局,贫民称颂⑫。

---

① 同治《湖州府志》卷四四《前事略·祥异》。《湖州市卫生志》,香港大时代出版社1993年版。

② 光绪《乌程县志》卷二七《祥异》。

③ 民国《乌青镇志》卷二《祥异》。

④ 光绪《归安县志》卷二七《前事略·祥异》。

⑤ 乾隆《武康县志》卷一《星野表·祥异》,道光《武康县志》卷一《地域志·邑志》。

⑥ 康熙《天台县志》卷一五《杂志·灾祥》,民国《台州府志》卷一三四《杂志·祥异》,民国《天台县志稿》卷二《前事表·灾祥》。

⑦ 《天台县志》,汉语大词典出版社1995年版。

⑧ 同治《鄞县志》卷六九《祥异》,民国《鄞县志》卷四《灾异》。

⑨ 乾隆《绍兴府志》卷八〇《祥异志》。

⑩ 同治《重纂福建通志》卷二七一《祥异》。

⑪ 乾隆《连江县志》卷一三《杂事志·灾异》,嘉庆《连江县志》卷一〇《杂事》,民国《连江县志》卷三《大事记》。《连江县卫生志》,1989年。

⑫ 《建瓯县志》,中华书局1994年版。

广东省

揭阳县(今揭阳市)　四月黑眚为灾,民间彻夜金鼓之声不绝[①]。

广西壮族自治区

兴业县　邑大疫[②]。

崇祯十六年(1643)

春三月,南畿、浙江、山西、陕西、河南大饥疫;京师自春徂秋大疫,死亡略尽[③]。

全国性大疫,南北数千里,北至塞外,南逾黄河,十室鲜一脱者[④]。

北京市

顺天府(宛平、大兴二县附郭)　顺天府为京城所在,人烟辐辏,疫灾之中,死亡枕藉,十室九空,甚有户丁尽绝,无人收殓者[⑤]。春正月,京营巡捕军夜宿横盘街之西,更初定,一老人嘱曰:"夜半子分,有妇人缟素涕泣,自西而东,勿令过,过者厄不浅,鸡鸣则免矣。吾乃土神,故以告也。"夜半,妇果至,军如所戒,不听前,五鼓,偶熟睡,妇折而东,旋返,蹴逻者醒之曰:"我丧门神也,上帝命我行罚此方,若何听老人言阻我?灾首及汝!"言毕不见,逻者奔归告家人,言未终,仆地死,大疫乃作[⑥]。二月,(京师)举场左右,人鬼错杂,薄暮人屏不行。一时贸易,多得纸钱,乃置水投之,有声则钱,无声则纸,大疫定后乃已。先是,传一小儿见,人白而毛,逐之入废棺中,发则白毛飞空几满,俄而疫大作,渐染江南[⑦]。自春二月至七月,京师大疫,死亡日以万计,有阖家死亡,竟无收殓者[⑧]。七月己未,诏释轻犯,发币疗治,瘗五城暴骸[⑨]。至于九月,死亡略尽[⑩]。自八月到十月,京城内外,"疙瘩瘟"流行,贵贱长幼,呼病即亡,不留片刻[⑪]。兵

① 乾隆《揭阳县志》卷七《事纪》。

② 乾隆《兴业县志》卷四《杂记》,嘉庆《兴业县志》卷一〇《杂记》。

③ 〔清〕谷应泰《明史纪事本末》卷七二《崇祯治乱》。《御批历代通鉴辑览》卷一一一。

④ 民国《青县志》卷一三《祥异》。

⑤ 《古今图书集成·方舆汇编·职方典》卷三九《顺天府部·纪事七》。

⑥ 《古今图书集成·方舆汇编·职方典》卷五四《顺天府部·外编》。〔清〕孙之騄《二申野录》卷八,见杨国宜《明朝灾异野闻编年录》,安徽师范大学出版社2012年版,第214页。

⑦ 〔清〕孙之騄《二申野录》卷八,见杨国宜《明朝灾异野闻编年录》,安徽师范大学出版社2012年版,第214页。

⑧ 《崇祯实录》卷一六"崇祯十六年秋七月庚申"。

⑨ 《明史》卷二四《庄烈帝纪二》。《御批历代通鉴辑览》卷一一一。《御定资治通鉴纲目三编》卷三九。

⑩ 《明史》卷二八《五行志·疾疫》。〔清〕吴伟业《绥寇纪略》卷一二《虞渊沉》。〔清〕谷应泰《明史纪事本末》卷七二《崇祯治乱》。

⑪ 〔清〕王士雄《温热经纬》卷四《薛生白湿热病篇》。〔清〕余伯陶《疫证集说》卷一《杂俎》。

科曹良直正与客对谈，举茶打恭不起而殒。兵部朱希莱拜客急回，入室而殒。宜兴吴彦升授温州通判，方欲等舟，一仆先亡，一仆为买棺，久之不归，已卒于棺木店。有同寓友鲍姓者，劝吴移寓，鲍负行李旋入新迁，吴略后至，见鲍已殂于屋，吴又迁出，明晨亦殂。沿街小户，死者更无算，街坊行人为之绝迹。有棺无棺，九门计数已二十余万。大内亦然[①]。冬，京城奏章房多鼠盗食，与人相触而不畏。元旦后，鼠忽屏迹[②]。死亡速度之快，说明此次疫灾为肺鼠疫和败血型鼠疫流行[③]。（宣武区）二月至七月，大疫，死者无数，命发库银疗治，收葬五城暴骸[④]。

通　州（今通州区）　七月大疫，名曰"疙疸病"，比屋传染，有阖家丧亡，竟无收殓者[⑤]。七月，传染疙疸病，死亡甚众，有全家皆亡而无人收尸者[⑥]。

昌平州（今昌平区）　七月大疫，名曰"疙疸病"，比屋传染，有阖家丧亡，竟无收殓者[⑦]。冬十月，昌平州大疫，巩华城群鬼夜号，月余乃止[⑧]。

密云县（今密云区）　大疫[⑨]。二月至七月，大疫，死者无数，曝骸城野[⑩]。

河北省

河北省　宣府属县春疫，秋又大疫。二月，京师疫，保定大疫，人心惊，死士无数。七月，通州大疫，密云疫。是年大疫，南北数千里，北至塞外，南逾黄河，几乎户户遭疫[⑪]。

保定府（治清苑县，今保定市）　二月，易州地震，郡属大疫，雄县瘟疫甚行，人行惊畏，吊问之礼几废[⑫]。

---

① 〔清〕花村看行侍者《谈往》，上海有正书局1916年版，第12～13页。

② 〔清〕吴伟业《绥寇纪略》卷一二《虞渊沉》。〔清〕周家楣、缪荃孙《光绪顺天府志》，北京古籍出版社1987年版。

③ 冼维逊《鼠疫流行史》，广东省卫生防疫站，1988年。

④ 《北京市宣武区志》，北京出版社2004年版。

⑤ 康熙《通州志》卷一一《灾祥》，乾隆《通州志》卷末《杂识》，光绪《通州志》卷末《杂识·逸事》。

⑥ 《通县志》，北京出版社2003年版。

⑦ 康熙《昌平州志》卷二六《纪事》。

⑧ 光绪《昌平州志》卷六《大事表五·灾祥》。〔清〕周家楣、缪荃孙《光绪顺天府志》，北京古籍出版社1987年版。〔清〕缪荃孙、刘万源等《光绪昌平州志》，北京古籍出版社1989年版。

⑨ 雍正《密云县志》卷一《灾祥》。

⑩ 《密云县志》，北京出版社1998年版。

⑪ 《河北省志》，方志出版社2009年版。

⑫ 《古今图书集成·方舆汇编·职方典》卷八二《保定府部·纪事二》。康熙《保定府志》卷二六《祥异》。

雄　县　瘟疫盛行,人心惊畏,问吊之礼几废[①]。先年大旱,河淀干涸。是年瘟疫流行,死亡甚多,问吊之礼殆废[②]。

容城县　大疫,死亡无数[③]。

新城县(今高碑店市)　疫[④]。

顺圣川(清西宁县,今阳原县)　春疫,夏大旱,秋又大疫[⑤]。

怀安卫(今怀安县)　春疫,夏大旱,秋又大疫[⑥]。县境两度有疫病流行[⑦]。

万全卫(今万全县)　春疫,夏大旱,秋又大疫[⑧]。

龙门卫(今赤城县)　春疫,夏大旱,秋又大疫[⑨]。

宣化县(今张家口市宣化区)　春疫,夏大旱,秋又大疫[⑩]。

河间府(治河间县)　七月,有赤气,圆十数围,离地尺许,自城西南流入东北。瘟疫大行,病者吐血如西瓜水,立死[⑪]。

宁津县　六、七月瘟疫流行,自京都而南下[⑫]。

景　州(今景县)　瘟疫大行,病者吐血如西瓜水,立死[⑬]。大疫,病者吐血即死[⑭]。

青　县　大疫[⑮]。

---

① 《古今图书集成·方舆汇编·职方典》卷八二《保定府部·纪事》。万历《雄县新志》卷四《祥异》,康熙《雄乘》卷一二《祥异第十二》,民国《雄县新志》卷二〇《祥异》。

② 《雄县志》,中国社会科学出版社1992年版。

③ 乾隆《容城县志》卷八《灾异》,咸丰《容城县志》卷八《灾异》,光绪《容城县志》卷八《灾异》。

④ 康熙《新城县志》卷一《祥祲》,道光《新城县志》卷一五《祥异》,民国《新城县志》卷二二《灾祸》。

⑤ 康熙《西宁县志》卷一《灾祥》,光绪《西宁新志》卷一《灾祥》,同治《西宁县新志》卷一《灾祥》,民国《阳原县志》卷一六《前事·天灾》。

⑥ 乾隆《怀安县志》卷二二《灾祥》,光绪《怀安县志》卷三《食货志·灾祥》,民国《怀安县志》卷一〇《志余·大事纪》。

⑦ 《怀安县志》,中国社会出版社1994年版。

⑧ 乾隆《万全县志》卷一《方舆志·灾祥》,道光《万全县志》卷一《方舆志·灾祥》。

⑨ 康熙《龙门县志》卷二《灾祥志》,民国《龙关县新志》卷一九《灾祥志》。《赤城县民政志》,1984年。

⑩ 康熙《宣化县志》卷五《灾祥》。

⑪ 《古今图书集成·方舆汇编·职方典》卷九二《河间府部·纪事》。

⑫ 光绪《宁津县志》卷一一《杂稽志·祥异》。

⑬ 乾隆《景州志》卷五《杂议》;康熙《景县志》卷四《灾变志》,民国《景县志》卷一四《史事》。

⑭ 《景县志》,天津人民出版社1991年版。

⑮ 民国《青县志》卷一三《祥异》。

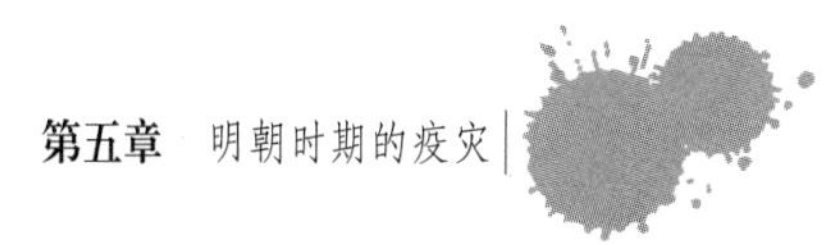

永年县　疫，黑气绕城，兵刃有光①。

河南省

汝宁府（治汝阳县，今汝南县）　春大疫，死者无算②。

确山县　春三月大雨坏麦，七月大雨坏禾。是岁大疫，死者无数③。

陕西省

延安府（治肤施县，今延安市）　七月，府城瘟疫大作，龙王泉水赤如血。靖边大疫。延长县西北村见红衣人前导疫，死者甚众④。七月，郡城瘟疫大作⑤。

米脂县　大疫，死者甚众⑥。七月，米脂大疫⑦。大疫⑧。

镇靖堡（今属靖边县）　（镇靖堡）大疫，自春入秋乃止，死者十之七⑨。各堡疫病蔓延，死人甚多⑩。

延长县　九月，西北各村见红衣人鼓乐前导，至村病疫，死者莫救⑪。大疫，死者甚众⑫。

鄠　县（今户县）　陕西大疫⑬。

榆林卫（今榆林市）　大疫，民多疫死⑭。

山西省

浑源县　秋九月，大疫，有死灭门者⑮。瘟疫流行⑯。

---

① 光绪《永年县志》卷一九《祥异志》。

② 《古今图书集成·方舆汇编·职方典》卷四八〇《汝宁府部·纪事》。

③ 乾隆《确山县志》卷四《机祥》，民国《确山县志》卷二〇《大事记》。

④ 《古今图书集成·方舆汇编·职方典》卷五五〇《延安府部·纪事》。嘉庆《重修延安府志》卷六《大事表》。

⑤ 《延安市志》，陕西人民出版社 1994 年版。

⑥ 《古今图书集成·历象汇编·庶征典》卷一一四《疫灾部》。康熙《陕西通志》卷三〇《祥异》。

⑦ 雍正《陕西通志》卷四七《祥异二》。

⑧ 《米脂县志》，陕西人民出版社 1993 年版。

⑨ 康熙《靖边县志·灾异》，光绪《靖边县志》卷四《杂志·灾劫》。

⑩ 《靖边县志》，陕西人民出版社 1993 年版。

⑪ 康熙《延长县志》卷四《纪事志·灾祥》。

⑫ 民国《延长县志》卷一《方舆志·灾祥》。

⑬ 《户县志》，西安地图出版社 1987 年版。

⑭ 《榆林市志》，三秦出版社 1996 年版。

⑮ 《古今图书集成·方舆汇编·职方典》卷三五〇《大同府部·纪事》。雍正《山西通志》卷一六三《祥异二》，乾隆《大同府志》卷二五《祥异》；顺治《浑源州志》下卷《丛纪志·灾异》，乾隆《浑源州志》卷七《祥异》。

⑯ 《浑源县卫生志》，1988 年。

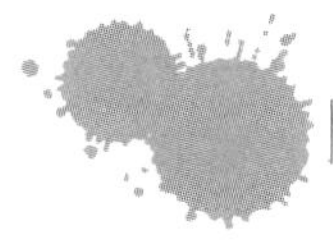

天成卫、镇虏卫(并属今天镇县)　瘟疫[1]。疫[2]。

潞安府(治长治县,今长治市)　冬,府城东南隅入夜辄闻鬼哭声。是时,饥疫荐臻,流寇肆虐,民生大困[3]。

江苏省

江南自京口(丹徒县)起,(经丹阳、武进,至)江阴、无锡止,民晓起或以黑圈记其门,或釜底画一梅,一夜殆遍。先是,河北传一小儿见,人白而毛,逐之入废棺中,发则白毛飞空几满,俄而疫大作,名曰"羊毛瘟"。江南渐传染,民相戒曰:无食茄,食者必病。既而验之,以手折茄中分之,辄有一羊毛,断之以刀则无有,此白眚也[4]。"有疙瘩瘟、羊毛瘟等疫,呼病即亡,不留片刻。八、九两月,死者数百万。"[5]

吴　县(今苏州市)　旱蝗、春夏大疫[6]。

无锡县(今无锡市)　大疫,死者相藉[7]。

按:今《南京市卫生志》载:"1643年(明崇祯十六年),京师大疫。病称疙瘩(痧症),死于疫者达数万人。"[8]所引为《清史稿》所载,此"京师"乃北直隶顺天府,即今北京,而非南京。误。

浙江省

乌程县(今湖州市)　春大疫,民吐血丝即死[9]。

归安县(今湖州市)　春大疫,民吐血丝即死[10]。

钱塘县　春大雨,大饥,夏六月旱,瘟疫盛行[11]。

嘉兴县(今嘉兴市)　夏旱,民饥,死者不减于十四、十五年。秋,疫疠流行[12]。

---

① 乾隆《天镇县志》卷六《祥异》,光绪《天镇县志》卷四《大事记》。

② 《天镇县志》,山西教育出版社1997年版。

③ 《古今图书集成·方舆汇编·职方典》卷三五〇《大同府部》。雍正《山西通志》卷一六三《祥异》,乾隆《山西通志》卷一六三《祥异二》。

④ 〔清〕吴伟业《绥寇纪略》卷一二《虞渊沉》。

⑤ 〔清〕王士雄《随息居重订霍乱论》之《治法篇·刺法》,人民卫生出版社1993年版,第20页。

⑥ 康熙《具区志》卷一四《灾异》。

⑦ 《无锡县卫生志》,江苏人民出版社2001年版。

⑧ 《南京卫生志》,方志出版社1996年版。

⑨ 光绪《乌程县志》卷二七《祥异》。

⑩ 光绪《归安县志》卷二七《前事略·祥异》。

⑪ 万历《钱塘县志》卷八《纪事·灾祥》。

⑫ 崇祯《嘉兴县纂修启祯两朝实录·灾伤》。

福建省

连江县　去年大疫至今年夏，人民多死①。

江西省

南康县（今南康市）　春，南康水，大疫②。

永宁县（今宁冈县）　疫瘴流行，死者不计其数③。

长宁县（今寻乌县）　八月，大疫，先死于兵，继死于病，共以万计④。

湖北省

襄阳府（治襄阳县，今襄阳市）　光化、襄阳两县春夏之间大疫，人畜多死⑤。

襄阳县（今属襄阳市）　春夏之间大疫，人畜多死⑥。

光化县（今老河口市）　春大疫，人畜多死⑦。

黄陂县（今武汉市黄陂区）　岁荒疫，流寇猬集，民尽流亡⑧。

湖南省

武陵县（今常德市）　自四月至九月不雨，瘟疫行⑨。

龙阳县（今汉寿县）　自四月不雨，抵秋九月，烈暑如炽，岁大旱。是岁疫遍行⑩。

华容县　癸未、甲申，兵贼杂往来，民不聊生，此后旱荒、饥疫，相继而至⑪。按：癸未年即崇祯十六年。

永定厅（即大庸县，今张家界市）　饥，时疫流行。斗米银五钱，黎民病饿交加，死亡载道⑫。

---

① 乾隆《连江县志》卷一三《杂事志·灾异》，嘉庆《连江县志》卷一〇《杂事》，民国《连江县志》卷三《大事记》。

② 康熙《南安府志》卷一七《事考志下·祥异》，乾隆《南安府志》卷二三《祥异》，同治《南安府志》卷二九《祥异》；康熙《南康县志》卷一三《祥异》，同治《南康县志》卷一三《祥异》。

③ 康熙《永宁县志》卷上《灾祥》，乾隆《永宁县志》卷一《地舆志·灾祥》。

④ 康熙《长宁县志》卷一一《祥异》。

⑤ 顺治《襄阳府志》卷一九《祥异》，乾隆《襄阳府志》卷三七《祥异》，光绪《襄阳府志》卷末《志余·祥异》，民国《湖北通志》卷七五《祥异志一》。

⑥ 同治《襄阳县志》卷七《杂类志·祥异》。

⑦ 光绪《光化县志》卷八《祥异志》。

⑧ 雍正《湖广通志》卷六〇《忠臣志·汉阳府》、卷一二〇《杂纪》。

⑨ 光绪《湖南通志》卷二四三《祥异志一》，嘉庆《常德府志》卷一七《武备考·灾祥》，同治《武陵县志》卷二〇《灾祥》。

⑩ 康熙《龙阳县志》卷一《祥异》，光绪《龙阳县志》卷一一《食货志·灾祥》。

⑪ 乾隆《华容县志》卷一二《志余》。

⑫ 《大庸县志》，生活·读书·新知三联书店1995年版。

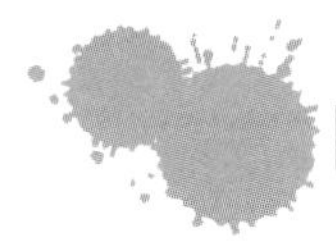

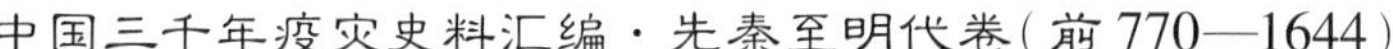

醴陵县(今醴陵市)　大旱,泉井尽绝,饥疫载道[①]。

安仁县　连岁旱,米价至一金。兵荒荐至,疫气盛行,死者枕藉道路,民间几无孑遗[②]。

常宁县　八月大疫,先死于兵,继死于病,共以万计[③]。

零陵县(今永州市)　秋七月大疫[④]。

郴　州(今郴州市)　大疫[⑤]。五月大疫[⑥]。

永兴县　大疫[⑦]。

宜章县　疫[⑧]。

崇祯十七年(1644)

陕西省

肤施县(今延安市)　疫[⑨]。

山西省

大同府(即云中郡)　所属瘟疫,而府城(今大同市)、天城(今天镇县)尤甚,至顺治元年息矣[⑩]。按:清代析置朔平府,雍正《朔平府志》载:"瘟疫又作……民遭屠戮。"[⑪]府辖右玉县、左云县、平鲁县、马邑县、朔州、宁远厅(包括今内蒙古的卓资、凉城二县)。

灵丘县　瘟疫盛作,死者过半[⑫]。

阳和卫、高山卫(并属今阳高县)　瘟疫,至顺治元年方息[⑬]。顺治元年境内瘟疫[⑭]。

---

① 民国《醴陵县志》卷二《大事志》。

② 嘉庆《安仁县志》卷一三《事纪·灾异》,同治《安仁县志》卷一六《事纪·灾异》。

③ 康熙《常宁县志》卷一一《祥异》,同治《常宁县志》卷一四《祥异》。

④ 道光《永州府志》卷一七《事纪略》,光绪《湖南通志》卷二四三《祥异志一》;康熙《零陵县志》卷一四《灾祥考》,嘉庆《零陵县志》卷一六《杂志·祥异》,光绪《零陵县志》卷一二《事纪·祥异》。

⑤ 康熙《郴州总志》卷一一《志余·祥异》,乾隆《直隶郴州总志》卷二九《事纪志》。

⑥ 《郴县志》,中国社会出版社1995年版。

⑦ 乾隆《永兴县志》卷一二《见闻志·祥异》,光绪《永兴县志》卷五三《祥异志》。

⑧ 康熙《宜章县志》卷一《祥异》,民国《宜章县志》卷七《事纪》。

⑨ 《延安市志》,陕西人民出版社1994年版。

⑩ 顺治《云中郡志》卷一二《外志·灾祥》。

⑪ 雍正《朔平府志》卷一一《外志·祥异》。

⑫ 康熙《灵丘县志》卷二《武备志·灾祥》。《灵丘县志》,山西古籍出版社2000年版。

⑬ 雍正《阳高县志》卷五《祥异》。

⑭ 《阳高县志》,中国工人出版社1993年版。

广灵县 七月疫①。

应 州(今应县) 正月大疫②。

马邑县 疫大作,七月,李自成过境③。

山阴县 瘟疫又大作,人多死亡④。

潞安府(治长治县,今长治市) 秋大疫,病者先于腋下股间生一核,或吐淡血即死,不受药饵,虽亲友不敢问吊,有阖门死绝无人收葬者⑤。潞安大疫,病者生一核,或吐淡血,不敢吊问,有阖家死绝不敢收葬者⑥。

长治县(今长治市) 秋七月大疫。病者先于腋下股间生一核,或吐淡血即死,不受药饵,虽亲友不敢问,有阖门死绝无人收葬者⑦。四月霜,秋大疫。病者先于腋下股间生一核,或吐淡血即死,不受药饵,虽亲友不敢问,有合门死绝无人收葬者⑧。

潞城县 六月大兵底定潞安。秋大疫,病者腋下股间生核,或吐痰血即死,不受药饵,虽亲友不敢吊问,有阖家死绝不敢收葬者⑨。秋八月潞安大疫,病者生一核,或吐淡血,不敢吊问,有阖家死绝不敢收葬者⑩。秋季瘟疫流行,多数病人腋下股间生一肿块,病人口吐淡血即死,吃药无效,亲戚朋友不敢前往问吊⑪。

襄垣县 秋大疫⑫。

长子县 四月,霜,秋大疫。病者先于腋下、股间生一核,或吐淡血即死,不受药饵,虽亲友不敢问,有合门死绝无人收葬者(《潞安府志》)⑬。

按:今《运城市卫生志》载:龙门(今河津)大疫⑭。这条记载应该是出自《清史

---

① 康熙《广灵县志》卷一《灾祥》,乾隆《广灵县志》卷一《方域星野》。《广灵县志》,人民出版社1993年版。

② 雍正《应州志》卷九《灾祥》。《应县志》,山西人民出版社1992年版。

③ 康熙《马邑县志》卷一《灾祥》,民国《马邑县志》卷一《灾祥》。

④ 《平鲁县志》,山西人民出版社1992年版。

⑤ 顺治《潞安府志》卷一五《纪事·灾祥》。

⑥ 康熙《山西通志》卷三一《祥异》。

⑦ 乾隆《长治县志》卷二一《祥异》,光绪《长治县志》卷八《大事记》。

⑧ 《长治市卫生志》,1989年。《长治市志》,海潮出版社1995年版。

⑨ 《古今图书集成·历象汇编·庶征典》卷一一四《疫灾部》。顺治《潞安府志》卷一五《纪事》,乾隆《潞安府志》卷一一《纪事》;康熙《潞城县志》卷八《杂记志·灾祥》,光绪《潞城县志》卷三《大事纪》。

⑩ 康熙《山西通志》卷三一《祥异》。

⑪ 《潞城市志》,中华书局1999年版。

⑫ 乾隆《重修襄垣县志》卷八《祥异》,民国《襄垣县志》卷八《旧闻考·祥异》。

⑬ 《长子县卫生志》,1998年。

⑭ 《运城市卫生志》,2008年。

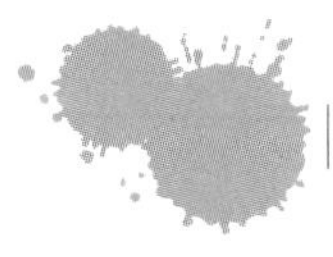

稿·灾异志》,但此处"龙门"是直隶的龙门卫,非山西之龙门。误。

北京市

京　师(宛平、大兴二县附郭)　三月十八日,李自成陷京师。春,北畿疫[①]。

通　州(今通州区)　三月太白经天,大疫[②]。

延庆州(今延庆县)　春,闯贼陷怀来,经州境寇居庸关,所经之地大疫[③]。春,大疫[④]。

天津市

天津卫(今天津市)　人染异病,十丧八九,亲友不敢相吊,俗传为探头病,谓一探头即染病而死也[⑤]。八、九月间,瘟疫盛行,传染后"有一二日亡者,有朝染夕亡者,日每不下数百人,甚有全家全亡不留一人者,排门逐户,无一保全。……城外遍地皆然,而城中尤甚,以致棺蒿充途,哀号满路"[⑥]。天津发生瘟疫,"人染异病,十丧八九"[⑦]。天津发生瘟疫,城乡人民十丧八九[⑧]。是年,天津瘟疫流行,百姓"十丧八九"[⑨]。

河北省

河北省　春,北畿疫。怀来、宣化大疫[⑩]。

宣府镇(清宣化府)　秋九月大疫,时保安卫(今涿鹿县)沙城堡(今属怀来县)尤甚,各州县卫同[⑪]。

宣化县(今张家口市宣化区)　九月大疫[⑫]。

怀来卫(今怀来县)　三月十五日闯贼入城,十六日去。是年凡贼所经地方皆大疫,不经者不疫。秋九月大疫,保安卫沙城堡(今怀来县)死者不下千家,有全家病殁、鸡犬尽死者。黄昏鬼行市上,啸语人家,真奇灾也[⑬]。九月,流行大疫,新保安、沙城死

---

① 《明史》卷二八《五行志一·疾疫》。

② 乾隆《直隶通州志》卷二二《杂志·祥祲》。

③ 乾隆《延庆州志》卷一《灾祥》,光绪《延庆州志》卷一二《杂稽志·祥异》,民国《延庆县志》卷一《星野志·灾祥》。

④ 《延庆县志》,北京出版社2005年版。

⑤ 康熙《天津卫志》卷三《灾变》,民国《新校天津卫志》卷三《灾变》。

⑥ 曹树基《鼠疫流行与华北社会的变迁(1580—1644年)》,《历史研究》1997年第1期,第24页。

⑦ 《红桥区志》,天津古籍出版社2001年版。

⑧ 《河西区志》,天津社会科学院出版社1998年版。

⑨ 《河东区志》,天津社会科学院出版社2001年版。

⑩ 《河北省志》,方志出版社2009年版。

⑪ 乾隆《宣化府志》卷三《星土·灾祥》,康熙《宣镇下北路志》卷上《灾祥》。

⑫ 《清史稿》卷四〇《灾异志一·疾疫》。康熙《宣化县志》卷五《灾祥志》。

⑬ 康熙《怀来县志》卷二《灾异》,光绪《怀来县志》卷四《灾祥》。《清史稿》卷四〇《灾异志一·疾疫》。

人不下一千家，有的全家染疫全死，鸡狗也全部死亡①。

龙门卫(今赤城县) 九月大疫②。

万全卫(今万全县) 九月大疫③。

保安州(今涿鹿县) 九月大疫，州境颇轻，保安卫沙城堡绝者不下千家④。九月大疫，保安卫沙城堡(今属怀来县)染病而亡不少于千家⑤。

广昌县(今涞源县) 七月疫⑥。

蔚 州(今蔚县) 七月，疫，西郊尤甚，甚至有灭门者⑦。秋七月疫⑧。

顺圣川(清西宁县，今阳原县) 九月大疫⑨。

河间府(治河间县) 人染异病，十丧八九，亲友不敢相吊⑩。

故城县 春疫⑪。

定兴县 秋大瘟疫，自东乡及城内，人多疫死⑫。

清苑县(今保定市清苑区) 秋大瘟⑬。

永年县 大疫⑭。

肃宁县 民间异疾大流行，死人很多，亲戚不敢问视和吊唁⑮。

抚宁县 三月地震。六月旱。七月淫雨连旬，河溢。七、八月瘟疫大行⑯。

---

① 《怀来县志》，中国对外翻译出版公司2001年版。

② 《清史稿》卷四〇《灾异志一・疾疫》。康熙《龙门县志》卷二《灾祥志》，民国《龙关县新志》卷一九《灾祥志》。

③ 乾隆《万全县志》卷二《方舆志・灾祥》，道光《万全县志》卷一《方舆志・灾祥》。

④ 康熙《保安州志》卷二《灾异》。

⑤ 《涿鹿县民政志》，1995年。

⑥ 康熙《广昌县志》卷一《灾祥》。

⑦ 顺治《蔚州志》卷一《方舆志・灾祥》。

⑧ 乾隆《蔚县志》卷二九《祥异》，光绪《蔚州志》卷一八《大事纪》。

⑨ 康熙《西宁县志》卷一《灾祥》，同治《西宁县新志》卷一《星度志・灾祥》，光绪《西宁新志》卷一《灾祥》，民国《阳原县志》卷一六《前事・天灾》。

⑩ 《古今图书集成・方舆汇编・职方典》卷九二《河间府部・纪事》。康熙《河间府志》卷二〇《祥异》。

⑪ 光绪《续修故城县志》卷一《纪事》。

⑫ 康熙《定兴县志》卷一《天文志・机祥》，乾隆《定兴县志》卷一二《祥异》，光绪《定兴县志》卷一九《大事志・灾祥》。

⑬ 光绪《保定府志稿》卷三《灾祥》。

⑭ 光绪《永年县志》卷一九《祥异》。

⑮ 《肃宁县志》，方志出版社1999年版。

⑯ 《抚宁县志》，河北人民出版社1990年版。

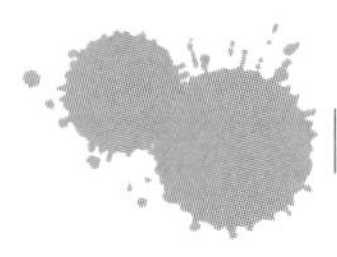

山东省

济南府(治历城县,今济南市)　春,山东疫①。

齐河县　春,山东疫②。

德　州(今德州市)　春疫③。

禹城县(今禹城市)　疫④。

兖州府(治滋阳县)　崇祯末年,荒疫相继⑤。

上海市

嘉定县(今嘉定区、宝山区)　大疫⑥。

江苏省

沭阳县　大疫⑦。瘟疫遍行,见者多染,甚有死空一家者⑧。时疫流行严重,尤治西北(今庙头一带)死人不计其数⑨。

安东县(今涟水市)　春大疫,人多死⑩。瘟疫流行⑪。

吴江县(含震泽县,今吴江市)　春,疫疠大作,有无病而口喷血即毙者,或全家,或一巷,士民枕藉而死。传染甚烈,触尸气必死,无敢窥门者⑫。春大疫,民呕血缕即死。触尸气必死,无敢窥门者⑬。

丹阳县(今丹阳市)　春,民间有羊毛瘟疫,染者多死。七月十八日,北来鼠数万,衔尾渡江⑭。羊毛瘟疫流行,染者多死⑮。

丹徒县(今镇江市)　春,民间有羊毛瘟疫,染者多死。七月十八日,北来鼠数万,

---

① 《明史》卷二八《五行志一·疾疫》。道光《济南府志》卷二〇《灾祥》。

② 民国《齐河县志》卷首《大事纪》。

③ 乾隆《德州志》卷二《历代纪事》,民国《德县志》卷二《纪事》。

④ 嘉庆《禹城县志》卷一一《灾祥志》。

⑤ 《古今图书集成·方舆汇编·职方典》卷二一九《兖州府部·汇考十一》。

⑥ 光绪《嘉定县志》卷一八《人物志·孝义》。

⑦ 嘉庆《海州直隶州志》卷三〇《拾遗录·祥异》。

⑧ 康熙《重修沭阳县志》卷一《祥异》。

⑨ 《沭阳县卫生志》,中国矿业大学出版社1996年版。

⑩ 雍正《淮安府安东县志》卷一五《祥异志》,道光《东台县志》卷七《星野·灾祥》,光绪《安东县志》卷五《民赋下·灾异》。

⑪ 《涟水县志》,江苏古籍出版社1997年版。

⑫ 《古今图书集成·历象汇编·庶征典》卷一一四《疫灾部》引《吴江县志》。乾隆《江南通志》卷一九五《王玉锡》,乾隆《吴江县志》卷四〇《灾祥》。

⑬ 乾隆《江南通志》卷一九五《王玉锡》,乾隆《震泽县志》卷二七《灾祥》,道光《震泽镇志》卷三《灾祥》。

⑭ 光绪《重修丹阳县志》卷三〇《祥异》。

⑮ 《丹阳市卫生志》,南京出版社2004年版。

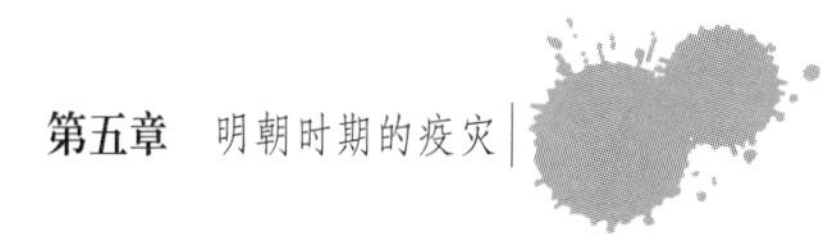

衔尾渡江[①]。

金坛县(今金坛市)　春,民间有羊毛瘟,背上有羊毛一撮,剔去即愈,否则立死[②]。

通　州(今南通市)　三月,太白经天,大疫[③]。

泰兴县(今泰兴市)　春三月,太白经天,大疫[④]。

如皋县(今如皋市)　三月,大疫[⑤]。

浙江省

杭州府(钱塘、仁和二县附郭,今杭州市)　钱塘、仁和两县大疫[⑥]。

钱塘县　旱疫。五月、六月大旱,瘟疫盛行,饿死者满道,白骨遍野,妇女掠买过江者几尽[⑦]。

慈溪县(今慈溪市)　旱饥,疫疠大作,城郭内外,所在填尸枕藉[⑧]。

湖州府(乌程、归安二县附郭,今湖州市)　春大疫,民呕血缕即死[⑨]。湖州人抱阳生对当时瘟疫流行的情况有如下描述:"崇祯十七年二月,星陨如雨,大疫,人鬼错杂,薄暮人屏不行。贸易者多得纸钱,置水投之,有声则钱,无声则纸。甚至白日成阵,墙上及屋脊行走,揶揄居人。每夜则痛哭咆哮,闻有声而逐有影。"[⑩]

德清县　大疫,民呕血缕即死[⑪]。

福建省

泰宁县　大疫[⑫]。

---

① 光绪《丹徒县志》卷五八《祥异》。

② 光绪《金坛县志》卷一五《杂志上·祥异》,民国《金坛县志》卷一二《杂记考·祥异》。

③ 乾隆《直隶通州志》卷二二《杂志·祥祲》,光绪《通州直隶州志》卷末《祥异》。

④ 光绪《泰兴县志》卷末《志余第一·述异》。

⑤ 《如皋县卫生志》,新华出版社 1998 年版。

⑥ 民国《杭州府志》卷一五〇《人物志·艺术》。

⑦ 万历《钱塘县志》卷八《纪事·灾祥》。

⑧ 光绪《慈溪县志》卷五五《祥异》。

⑨ 同治《湖州府志》卷四四《前事略·祥异》,光绪《乌程县志》卷二七《祥异》,光绪《归安县志》卷二七《前事略·祥异》。《湖州市卫生志》,香港大时代出版社 1993 年版。

⑩ 〔清〕抱阳生《甲申朝事小纪》,书目文献出版社 1987 年版,第 162~163 页。

⑪ 民国《德清县新志》卷一三《杂志·灾祥》。

⑫ 乾隆《泰宁县志》卷一〇《祥异》,民国《泰宁县志》卷三《大事志·祥异》。

江西省

泸溪县(今资溪县)　二月地震,民大疫,死者无算[①]。流行瘟疫,丧生者甚惨[②]。

湖北省

枝江县(今枝江市)　夏秋大疫,冬大饥[③]。

宜都县(今宜都市)　三月献贼入蜀,积尸蔽江而下,臭闻数十里,一月方尽。是年大疫,死者十之七八[④]。

湖南省

长沙府(长沙、善化二县附郭,今长沙市)　是岁大饥疫[⑤]。

宁乡县　是岁大饥疫[⑥]。

益阳县(今益阳市)　岁大饥疫,民死不可胜计[⑦]。

沅江县(今沅江市)　大旱,瘟疫遍染,士民十死其九,全族绝灭者十有七八,乡市枯骨成堆[⑧]。大旱。瘟疫流行,患者十有九亡,大片田地荒芜[⑨]。

华容县　旱荒,饥疫[⑩]。

澧　州(今澧县)　三月大疫,安乡死者过半,民废耕。永定饥疫同[⑪]。三月,大疫,民废耕[⑫]。

安乡县　四、五月通县大疫,沿边尤甚,死者过半,有人出力瘗死者,日得数钱[⑬]。三至五月,战乱,瘟疫。安乡、石首边境居民因战乱、瘟疫死者过半[⑭]。

---

① 乾隆《建昌府志》卷二《星野·机祥》,同治《建昌府志》卷一〇《杂类志·祥异》;雍正《泸溪县志》卷一《封域志·祥异》,同治《泸溪县志》卷一一《休咎》。

② 《资溪县志》,方志出版社1997年版。

③ 光绪《荆州府志》卷七六《祥异志》;康熙《枝江县志》卷一《灾疫》,同治《枝江县志》卷二〇《杂志·灾异》,民国《湖北通志》卷七六《祥异志二》。

④ 光绪《荆州府志》卷七六《祥异志》;康熙《宜都县志》卷一一《事变志·灾祥》,同治《宜都县志》卷四《杂志》。

⑤ 康熙《长沙府志》卷八《祥异》。

⑥ 乾隆《长沙府志》卷三七《灾祥志》。

⑦ 嘉庆《益阳县志》卷一三《灾祥》,同治《益阳县志》卷二五《祥异》。

⑧ 光绪《湖南通志》卷二四三《祥异志一》;康熙《沅江县志》卷一《祥异》,嘉庆《沅江县志》卷二二《祥异志》。

⑨ 《沅江县志》,中国文史出版社1991年版。

⑩ 乾隆《华容县志》卷一二《志余》。

⑪ 乾隆《直隶澧州志林》卷一九《机祥》,道光《直隶澧州志林续修澧州志林》卷一九《祥异志》,同治《直隶澧州志》卷一九《祥异志》。

⑫ 民国《澧县县志》卷三《纪念志·旧机祥》。

⑬ 乾隆《安乡县志》卷八《通考·机祥》。

⑭ 《安乡县志》,新华出版社1994年版。

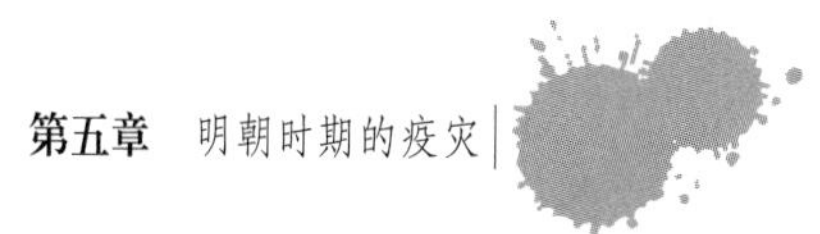

永定卫(今张家界市)　时疫遍行,斗米白银五钱,病饿交加,死亡载道①。

安仁县　明末连岁旱,米价至一金。兵荒荐至,疫气盛行,死者枕藉道路,民间几无孑遗②。

常宁县　旱,八月大疫③。

四川省

阆中县(今阆中市)　(崇祯)甲申春夏,保宁(府,治阆中县)大疫二月④。

达　县(今达州市)　夏大乱,饥疫并行,草木叶实皆尽⑤。

内江县　瘟疫大作,人皆徙散,百里无烟⑥。

---

① 康熙《永定卫志》卷二《灾乱》,嘉庆《永定县志》卷六《祥异》。

② 嘉庆《安仁县志》卷一三《事纪・灾异》,同治《安仁县志》卷一六《事纪・灾异》。

③ 同治《常宁县志》卷一四《祥异》。

④〔清〕费密《荒书》,见〔明〕吴世济等《太和县御寇始末(外一种)》,浙江古籍出版社1985年版,第155页。

⑤ 嘉庆《达县志》卷五〇《祥异志》。

⑥ 嘉庆《内江县志》卷五二《祥异》。

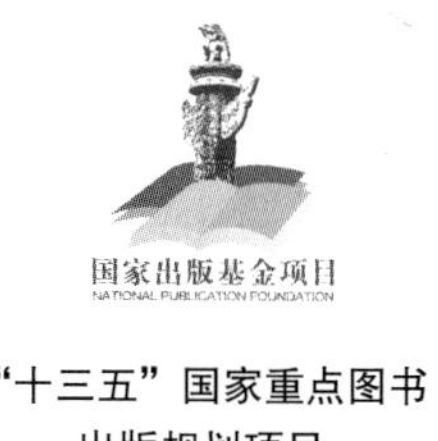

"十三五"国家重点图书
出版规划项目

本书为国家社会科学基金重大项目"《中国疫灾历史地图集》研究与编制"(批准号:12&ZD145)的基础性和阶段性成果

中国三千年疫灾史料汇编

清代卷

龚胜生 编著

齊魯書社

目　　录

第一章　清朝前期的疫灾

第一节　顺治朝的疫灾

顺治元年(1644)

按:崇祯十七年三月,明亡,清世祖改元顺治,故清顺治元年即明崇祯十七年。是年疫灾详第一卷"崇祯十七年"条。以后各年疫灾地分省、县二级政区罗列,其中省级政区以现行政区为准,州县为当时名称,但加注现在名称,所属省区以现行省级政区为准。

顺治二年(1645)

北京市

京　城(宛平、大兴二县附郭,今北京市)　天花流行,京城出痘者众,为防止传染,凡民间出痘者,即令驱逐城外四十里[①]。谈迁《北游录·纪闻下·驱疹》云:"满人不出疹,自入长安(北京),多出疹而殆,始谓汉人染之也,于是民间以疹闻,立逐出都城二十里。而都城外俱满洲赐庄,彼窭人子安所适乎?多茹泪弃婴道侧。或恋一室,不能单外,至毙其子女,见闻交痛。东江米巷商某捐钱三十万助迁。自摄政王没(顺治七年),其令稍弛,疹家报兵马司,即引绳度邻右八十步。绳以内,官吏俱不许入署,都民始安。"

湖北省

景陵县(今天门市)　春大饥,民多死,闯贼拔城。后贼弃城南奔,焚掠空四野。秋冬,民病,大疫,苦饥[②]。按:景陵县在雍正四年才更名为天门县。

---

① 《清世祖实录》卷二一、卷三四。

② 康熙《景陵县志》卷二《灾祥》,乾隆《天门县志》卷七《五行考·祥异》,道光《天门县志》卷一五《祥异》。

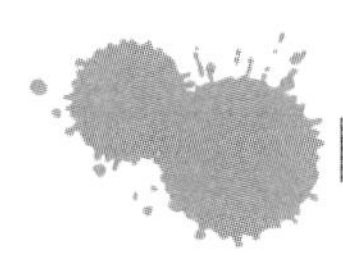

应城县(今应城市) 秋大疫①。

安陆县(今安陆市) 大疫,时白旺南下,流亡者多就食城中,死者大半②。

咸宁县(今咸宁市) 大疫③。

枣阳县(今枣阳市) 夏五月大疫,兵火稍定,复大殁;仲夏大疫,人相食④。夏,瘟疫流行,饥荒严重,人相食⑤。

宜城县(今宜城市) 春大饥,米大贵,人相食,多疫死⑥。

当阳县(今当阳市) 大疫⑦。

湖南省

宁乡县、益阳县(今益阳市) 宁乡县大饥疫,益阳县大饥疫,民死不胜计,虎昼入市⑧。

安乡县 夏五月,瘟疫大作,昼夜闻鬼哭声⑨。

重庆市

江津县(今江津区) 战乱之后,瘟疫骤起,骈死连村⑩。

顺治三年(1646)

北京市

京 城(宛平、大兴二县附郭,今北京市) 正月,京城痘疹盛行⑪。

---

① 康熙《应城县志》卷三《灾祥》,雍正《应城县志》卷七《祥异志》,光绪《应城县志》卷一四《杂类志·祥异》,民国《湖北通志》卷七六《祥异志二》。

② 康熙《德安安陆郡县志》卷八《灾祥》,康熙《鼎修德安府全志》卷二《建置沿革·祥异》,道光《安陆县志》卷一四《祥异志》,光绪《德安府志》卷二〇《杂志·祥异》,民国《湖北通志》卷七六《祥异志二》。

③ 康熙《咸宁县志》卷六《灾异》,同治《咸宁县志》卷一五《杂志·灾祥》,光绪《续辑咸宁县志》卷八《杂纪·灾祥》,民国《湖北通志》卷七六《祥异志二》。

④ 乾隆《枣阳县志》卷一七《灾异志》,咸丰《枣阳县志》卷一五《祥异》,同治《枣阳县志》卷一六《祥异》,光绪《襄阳府志》卷末《志余·祥异》,民国《枣阳县志》卷三三《祥异志·灾异》。

⑤ 《枣阳志》,中国城市经济社会出版社 1990 年版。

⑥ 同治《宜城县志》卷一〇《杂类志·祥异》。

⑦ 王晓萍"附录 1:历年疫病流行情况",见李今庸主编《湖北医学史稿》,湖北科技出版社 1993 年版。按:不知本自何处,查康熙《当阳县志》卷五《祥异》和同治《当阳县志》卷二《祥异》均未载此年有疫。

⑧ 乾隆《长沙府志》卷三七《灾祥志》。

⑨ 民国《安乡县志》卷九《县纪》。

⑩ 《江津县志》,四川科学技术出版社 1995 年版。

⑪ 《清世祖实录》卷二三,"顺治三年正月丁丑"。

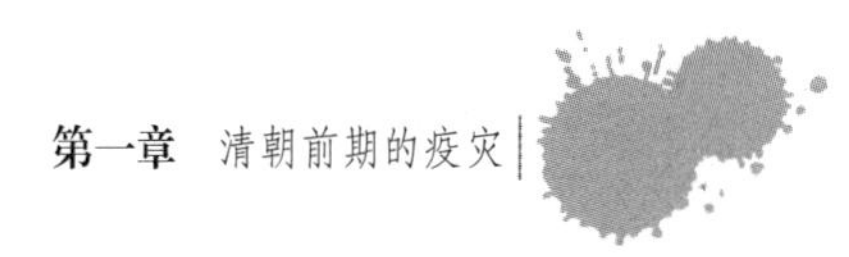

山东省

沂　州(今临沂市)　大疫,人畜死者甚众;大疫,人畜多死①。

山西省

武乡县　大疫,朝病夕死,有一家数口死绝者,数月不止,阖县人民避居深山,城市虚无人焉②。

江西省

宜黄县　大旱,沴疫盛行③。

南安府(治大庾县)　是年秋,大庾、南康俱大疫,延至次春,死者无算④。

大庾县(今大余县)　大旱,自夏至冬不雨。大疫,自秋至春不止⑤。是年大旱,自夏至冬不雨。兵灾继之大疫,自秋至翌年春不止⑥。

南康县(今南康市)　春二月,大雨雹,秋大疫,延至丁亥(次年)春,死者无数⑦。

信丰县　邑中大疫,人民死者三之一⑧。邑中大疫,人死1/3⑨。

湖北省

安陆县(今安陆市)　秋大疫⑩。

襄阳县(今襄阳市)　夏,安陆、襄阳、兴国等县大疫⑪。

枣阳县(今枣阳市)　夏大疫⑫。

咸宁县(今咸宁市)　大疫⑬。

兴国州(今阳新县)　秋大疫,大麦一石价一两八钱。先年五月,流贼百万淹留郡

---

①　乾隆《沂州府志》卷一六《纪事下》,民国《临沂县志》卷一《通纪》。

②　康熙《武乡县志》卷二《灾异》,雍正《沁州志》卷九《灾祥》,雍正《山西通志》卷一六三《祥异二》,乾隆《武乡县志》卷三《灾异》,乾隆《沁州志》卷九《灾异》。

③　康熙《宜黄县志》卷一《机祥考》。

④　康熙《南安府志》卷一七《事考下・祥异》,乾隆《南安府志》卷二三《祥异》,同治《南安府志》卷二九《祥异》。

⑤　乾隆《南安府大庾县志》卷一《祥异》,同治《大庾县志》卷二四《杂类志・祥异》,民国《大庾县志》卷一五《杂类志・祥异》。

⑥　《大余县志》,三环出版社1990年版。

⑦　康熙《南康县志》卷一三《祥异》,乾隆《南康县志》卷一《星野志・祥异志》。《南康县志》,新华出版社1993年版。

⑧　康熙《信丰县志》卷八《祥异》。

⑨　《信丰县志》,江西人民出版社1990年版。

⑩　道光《安陆县志》卷一四《祥异志》,光绪《德安府志》卷二〇《杂志・祥异》。

⑪　民国《湖北通志》卷七六《祥异志二》。

⑫　顺治《襄阳府志》卷一九《灾祥》,乾隆《襄阳府志》卷三七《祥异》,咸丰《枣阳县志》卷一五《祥异》,同治《枣阳县志》卷一六《祥异》,民国《枣阳县志》卷三三《祥异志・灾异》。

⑬　嘉庆《湖北通志》卷四七《祥异》。

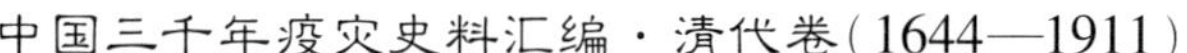

境,杀掠一空①。

崇阳县　大疫,死者无算。先年五月,闯贼百万入崇,啸据半载,人民去之十七,田亩废耕②。

湖南省

浏阳县(今浏阳市)　大旱,大疫③。

广东省

和平县(今连平县)　夏六月大疫④。

长乐县(今五华县)　大饥疫。是年,闽广总督率军从福建取道长乐,进取惠州⑤。

重庆市

重庆府(治巴县,今重庆市)　大旱,大疫⑥。

江津县(今江津区)　大疫,旋有虎患,时当流贼残杀之后,几无遗民⑦。

荣昌县　大旱,大疫。流贼残杀,几无遗民⑧。

彭水县　彭邑大饥,人相食,大疫⑨。

四川省

丹棱县　丙戌(三年)、丁亥(四年)大旱,人相食,其存者又被魔疫,几无孑遗。如所谓摸脸魔、梦魂魔、大头瘟、马蹄瘟之类,盖劫杀之余也⑩。

南溪县　顺治三年至五年,县内连年大旱大饥,瘟疫流行,加以虎患,避难者人相食⑪。

---

① 康熙《兴国州志》卷下《祥异》,光绪《兴国州志》卷三一《时事志·祥异》。

② 乾隆《崇阳县志》卷一〇《灾祥》,同治《崇阳县志》卷一二《杂纪·灾祥》。

③ 康熙《浏阳县志》卷一九《灾异》,嘉庆《浏阳县志》卷三四《祥异》,同治《浏阳县志》卷一四《祥异》。

④ 乾隆《和平县志》卷一《事纪》,嘉庆《和平县志》卷二《大事纪》。

⑤ 光绪《惠州府志》卷一七《郡事上》。

⑥ 道光《重庆府志》卷九《祥异》。

⑦ 乾隆《江津县志》卷一《天文志·祥异》,嘉庆《江津县志》卷一《祥异》,光绪《江津县志》卷一《祥异》。《江津县志》,四川科学技术出版社1995年版。

⑧ 光绪《荣昌县志》卷一九《祥异》。

⑨ 同治《增修酉阳直隶州总志》卷末《杂事志·祥异》。

⑩ 光绪《丹棱县志》卷一〇《灾祥》。

⑪ 《南溪县志》,四川人民出版社1992年版。

顺治四年(1647)

河北省

新城县(今高碑店市)　秋大疫[1]。

江苏省

通　州(今南通市)　大旱,饥疫,死者甚众[2]。

泰兴县(今泰兴市)　大旱,疫[3]。

浙江省

遂安县(今并入淳安县)　夏麦无秋,斗米五钱。是年大疫[4]。

江西省

大庾县(今大余县)、南康县(今南康市)　春仍大疫[5]。

萍乡县(今萍乡市)　春夏大水,疫痢交作,饥馑荐臻;兵寇病疫,死者无数[6]。春,大水。夏,大疫[7]。

新昌县(今宜丰县)　夏,兵燹之后,百姓饥疫相煎[8]。

高安县(今高安市)　三月大潦,二麦尽淹,米价每石四两,五月增至十两,瘟疫兼作,有百十烟虚无人者[9]。

上高县　赤旱绝粒,人丁死尽,庐舍丘墟,田地荒芜,瘟疫盛行,死亡不可胜计[10]。

临川县(今抚州市)　春,郡大水,大饥,饿殍载道,流亡数万人。夏秋大疫,尸相枕藉,死数万人[11]。春,大水大饥,斗米银八钱,饿死者载道,外流数万人,秋发大疫,死数万人[12]。

---

① 民国《新城县志》卷二二《灾祸》。

② 乾隆《直隶通州志》卷二二《杂志・祥祲》,光绪《通州直隶州志》卷末《祥异》。

③ 光绪《泰兴县志》卷末《志余第一・述异》。《泰兴卫生志》,方志出版社2005年版。

④ 乾隆《遂安县志》卷九《杂志・灾异》,民国《遂安县志》卷九《杂志・灾异》。《淳安县卫生志》,1998年。

⑤ 同治《南安府志》卷二九《祥异》。

⑥ 乾隆《萍乡县志》卷一《祥异》,民国《昭萍志略》卷一二《风土志》。

⑦ 《萍乡市志》,方志出版社1996年版。

⑧ 康熙《新昌县志》卷六《灾祥》。

⑨ 康熙《高安县志》卷九《祥异》,乾隆《高安县志》卷一《疆域・祥异》,道光《高安县志》卷二二《祥异》,同治《高安县志》卷二八《杂志・祥异》。

⑩ 康熙《上高县志》卷三《户田》。

⑪ 康熙《抚州府志》卷一《灾祥》,道光《临川县志》卷二七《祥异志》,同治《临川县志》卷一三《地理志・祥异》,光绪《抚州府志》卷八四《杂类志・祥异》。

⑫ 《临川县志》,新华出版社1993年版。

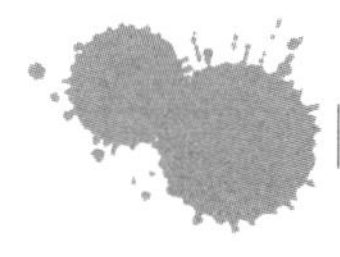

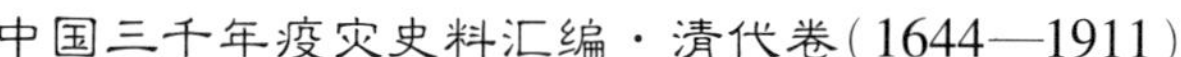

金溪县　春夏大饥,斗米银八钱,野有饿殍,秋冬大疫①。

崇仁县　春夏潦,大饥,斗米银八钱,民食草根土粉,复大疫,死者无算②。

万载县　大水成灾,二麦尽淹。瘟疫流行,十室九虚③。

湖南省

醴陵县(今醴陵市)　霪雨,正月至六月大疫④。

衡州府(治衡阳县)　衡州大水,饥,六月疫⑤。四月初至六月,阴雨不息,兵荒荐至,时兵氛未靖,疫气盛行,死者枕藉于道路,民间几无孑遗⑥。

衡阳县(今衡阳市)　自四月阴雨至于六月,大疫,饥,斗米一金,死者枕藉⑦。大水,饥,六月疫⑧。

耒阳县(今耒阳市)　四至六月阴雨不息,时兵氛未靖,疫气盛蒸,死亡者枕藉于道,民间几无孑遗。大水,饥,大疫⑨。

四川省

成　都(成都、华阳二县附郭,今成都市)　春,大疫。丁亥(南明永历元年)正月,"四川大饥,民互相食。盖自甲申为乱以来已三年矣,州县民皆杀戮,一二孑遗,亦皆逃窜,而兵专务战,田失耕种,粮又废弃,故凶饥至此……自得胜死,成都空,残民无主,强者为盗,聚众掠男女,屠为脯。继以大疫,人又死"⑩。

峨眉县(今峨眉山市)　丁亥(顺治四年)大饥,人相食……是岁,尸秽酿毒成瘟,人患胫疮,奇肿怪溃,俗名马蹄瘟,递相传染,得多死,幸免,每跛其足⑪。

名山县　疫疠大作⑫。

---

① 康熙《金溪县志》卷一三《灾异·兵氛》,乾隆《金溪县志》卷三《祥异》,道光三年《金溪县志》卷五《祥异》,道光六年《金溪县志》卷三《祥异》,同治《金溪县志》卷三五《杂类志·祥异》。

② 同治《崇仁县志》卷一〇《杂类志·祥异》。《崇仁县志》,江西人民出版社1990年版。

③ 《高安县志》,江西人民出版社1988年版。

④ 康熙《新修醴陵县志》卷六《灾异》,乾隆《增修醴陵县志》卷一五《祥异》,民国《醴陵县志》卷二《大事志》。《醴陵市志》,湖南出版社1995年版。

⑤ 光绪《湖南通志》卷二四四《祥异志二》。

⑥ 康熙《衡州府志》卷二二《祥异》,乾隆《衡州府志》卷二九《祥异》。

⑦ 嘉庆《衡阳县志》卷三五《祥异》。

⑧ 同治《衡阳县志》卷二《事纪》。

⑨ 康熙《耒阳县志》卷八《通考·机祥》,雍正《耒阳县志》卷八《通考·机祥》,道光《耒阳县志》卷二二《祥异》,光绪《耒阳县志》卷一《机祥》。

⑩ 〔清〕费密《荒书》。民国《华阳县志》卷三五《纪事》亦引此。

⑪ 乾隆《峨眉县志》卷一二《艺文志·纪灾》。

⑫ 民国《名山县新志》卷一六《事纪》。

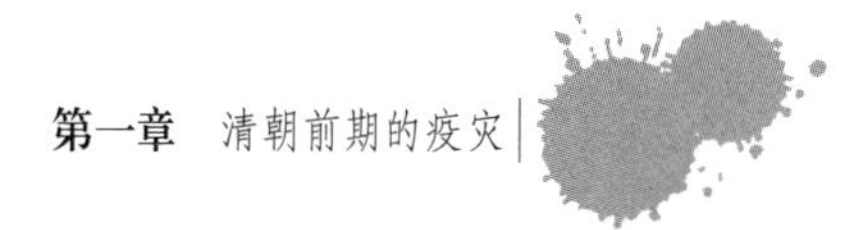

剑阁县　饥，大疫①。

邛　州（今邛崃市）　大饥，瘟疫时行②。

广安州（今广安市）　饥，燕巢木，虎入城，大疫。有大头瘟，病者头肿，顷刻立死。有马眼瘟，病者目盲，东西莫辨。有马蹄瘟，顷刻足肿如斗③。

苍溪县　邑大饥，大疫④。

内江县（今内江市）　四川疫。内江县饥，斗米万钱，大疫，有大头瘟、马眼瘟、马蹄瘟，又有抹脸魔、梦魂魔，害人至死⑤。

南溪县　顺治三年至五年，县内连年大旱大饥，瘟疫流行，加以虎患，避难者人相食⑥。

重庆市

綦江县　大旱，饥馑，瘟疫盛行，死者朽卧床榻，无人掩葬⑦。

荣昌县　县境内大旱、战乱而致大疫流行，县内几无遗民⑧。

贵州省

平坝卫、普定卫、安庄卫、安南卫　三月，孙可望由贵阳西进，陷平坝、普定、安庄、安南卫，大疫⑨。

平坝卫（安平县，今平坝县）　大疫，其症疮生人足背，烂寸许即死，名“马蹄瘟”，传染殆遍⑩。

云南省

昆明县（今昆明市）　五月，饥民多疫⑪。

昆阳州、晋宁州（今晋宁县）　五月，饥民多疫⑫。

广东省

茂名县（今高州市、茂名市茂南区）　高州镇总兵兵丁在春二月忽犯瘟，日死数十

---

① 民国《剑阁县续志》卷三《事纪》。
② 康熙《邛州志》卷一一《祥异》。
③ 光绪《广安州新志》卷三五《祥异志》。
④ 民国《苍溪县志》卷一三《灾异志》。
⑤ 光绪《内江县志》卷一五《杂事志·祥异》。
⑥ 《南溪县志》，四川人民出版社 1992 年版。
⑦ 道光《綦江县志》卷一○《祥异》。
⑧ 《荣昌县志》，四川人民出版社 2000 年版。
⑨ 咸丰《安顺府志》卷二一《纪事志》。
⑩ 道光《安平县志》卷一《灾祥志》，民国《平坝县志》六册二《事变志·疾疫》。
⑪ 乾隆《云南通志》卷二八《祥异》。
⑫ 康熙《云南府志》卷二五《杂志·灾祥》，光绪《云南通志》卷四《祥异下》。

人[①]。

长乐县(今五华县)　上年十月贼围城,十一月城陷,本年民多瘟疫[②]。

顺治五年(1648)

浙江省

湖州府(乌程、归安二县附郭,今湖州市)　九月大疫,死者无算[③]。

桐乡县(今桐乡市)　九月大疫,死者无算[④]。

崇德县(石门县,今并入桐乡市)　九月大疫,民间死者无算[⑤]。

江西省

婺源县　秋,东乡大疫[⑥]。

余干县　疫[⑦]。六月,发大水,溺死人畜和漂流房屋无算。饥荒严重,病疫流行,死人甚多[⑧]。

石城县　大疫[⑨]。

南安府(治大庾县,今大余市)　夏大饥,斗米值钱五钱许,民多死者[⑩],可能伴有瘟疫流行。

瑞金县(今瑞金市)　二月至四月大旱,加之战乱,乡人勇者从贼,弱者逃窜,瘟疫大作,死者过半,田尽荒芜[⑪]。

---

① 光绪《茂名县志》卷八《纪述志·杂录》。

② 康熙《长乐县志》卷七《灾祥》,道光《长乐县志》卷七《前事略》。

③ 同治《湖州府志》卷四四《前事略·祥异》,光绪《乌程县志》卷二七《祥异》,光绪《归安县志》卷二七《前事略·祥异》,民国《乌青镇志》卷一《祥异》。《湖州市卫生志》,香港大时代出版社1993年版。

④ 光绪《桐乡县志》卷二〇《杂类志·祥异》。

⑤ 光绪《石门县志》卷一一《杂类志·祥异》。

⑥ 康熙《婺源县志》卷一二《通考外志·机祥》,康熙《徽州府志》卷一八《杂志下·祥异》,道光《婺源县志》卷三八《通考五·机祥》,光绪《婺源县志》卷六四《通考五·祥异》,民国《重修婺源县志》卷七〇《杂志·祥异》。

⑦ 康熙《余干县志》卷三《灾祥志》,道光《余干县志》卷一七《祥异》,同治《余干县志》卷二〇《杂记志·祥异》。

⑧ 《余干县志》,新华出版社1991年版。

⑨ 康熙《赣州府志》卷六一《祥异》,乾隆《赣州府志》卷一《天文志·机祥》,道光《宁都直隶州志》卷二七《祥异志·石城》。

⑩ 同治《南安府志》卷二九《祥异》。

⑪ 康熙《瑞金县志》卷一〇《杂志·祥异》。

湖南省

长沙县(今长沙市) 疫①。

安化县 大饥,疫作②。

新化县 十月,明将王进才从桃源县溃入新化,大肆抢掠。未几,天灾流行,疫疠大作,死亡相继,乃至牛无遗种,田日就荒③。

沅陵县 春大疫,秋大旱,民饥,疫死者无算④。

泸溪县 春大疫,秋大旱,民饥,疫死者无算。先年大旱⑤。春疫⑥。春大疫,秋大旱,民饥疫死者甚多⑦。

广东省

新安县(今深圳市) 大饥,人多饥死,又值大疫,盗贼窃发,民之死亡过半,有一乡而无一人存者⑧。

始兴县 (顺治)五年六年,瘟疫四见⑨。

广西壮族自治区

罗城县 疫⑩。

融 县(今融水、融安二县) 大疫⑪。

福建省

春,福建大饥,大疫;夏,邵武大饥,大疫⑫。

邵武县(今邵武市) 夏四月大疫。疫大作,民人死亡⑬。大疫⑭。

---

① 雍正《湖广通志》卷一《星野志·祥异附》。

② 康熙《安化县志》卷七《灾异》,乾隆《长沙府志》卷三七《灾祥志》,嘉庆《安化县志》卷一八《灾异》,同治《安化县志》卷三四《时略·五行略》。

③ 同治《新化县志》卷一二《政典志二》。

④ 康熙《沅陵县志》卷八《灾祥志》,乾隆《辰州府志》卷六《星野考·机祥》,同治《沅陵县志》卷三九《祥异》。

⑤ 乾隆《辰州府志》卷六《星野考·机祥》。

⑥ 乾隆《泸溪县志》卷二二《祥异》。

⑦ 《泸溪县志》,社会科学文献出版社1993年版。

⑧ 康熙《新安县志》卷一一《灾异》,嘉庆《新安县志》卷一三《灾异》。

⑨ 乾隆《始兴县志》卷四《编年》,乾隆《南雄府志》卷一七《编年》,道光《直隶南雄州志》卷三四《编年》。

⑩ 道光《罗城县志》卷一《灾祥》,民国《罗城县志·前事》(不分卷)。

⑪ 道光《融县志》卷一《机祥》。

⑫ 同治《重纂福建通志》卷二七二《祥异》。

⑬ 乾隆《福建通志》卷六五《杂纪·祥异》,乾隆《邵武府志》卷二四《祥异》,光绪《重纂邵武府志》卷三〇《杂记·祥异》,民国《重纂邵武县志》卷三《大事志·灾异》。

⑭ 《光泽县志》,群众出版社1994年版。

光泽县　大疫,蠲免额银六千八百多两①。

霞浦县　十月,瘟疫流行②。

四川省

七月,蜀大疫。

富顺县　大荒,邑中避难者人相食,是年疫大作,人皆徙散,百里无烟③。

南溪县　大荒,邑中避难者人相食。是年瘟疫大作,人皆徙散,百里无烟④。顺治三年至五年,县内连年大旱大饥,瘟疫流行,加以虎患,避难者人相食⑤。

内江县(今内江市)　大荒,邑中避难者人相食。是年瘟疫大作,人皆徙散,百里无烟⑥。

峨眉县(今峨眉山市)　大饥,人相食,大疫⑦。

苍溪县　大饥,疫⑧。大旱、大饥、大疫,人自相食,存者万分之一⑨。

广安州(今广安市)　岁旱,大疫,人相食⑩。

重庆市

彭水县　大疫,大饥,饿者死满道路⑪。戊子(五年)、己丑(六年),大饥疫,人相食,斗米银八两,六畜皆死⑫。

贵州省

遵义府(治遵义县,今遵义市)　顺治五年、六年连遭荒疫,民大饥,斗粟四两,僵尸载道⑬。

---

① 道光《重纂光泽县志》卷一《时事表》,光绪《光泽县志》卷一《时事表·灾祥》。

② 《霞浦县卫生志》,1989年。

③ 乾隆《富顺县志》卷五《祥异》,同治《富顺县志》卷三七《灾祥》,光绪《富顺县志》卷五《祥异》,民国《富顺县志》卷一六《祥异》,光绪《叙州府志》卷二三《祥异》。

④ 民国《南溪县志》卷六《杂纪·纪异》。

⑤ 《南溪县志》,四川人民出版社1992年版。

⑥ 咸丰《内江县志》卷一四《祥异》。

⑦ 康熙《峨眉县志》卷八《机祥》。

⑧ 民国《苍溪县志》卷一三《灾异志》。

⑨ 《苍溪县志》,四川人民出版社1993年版。

⑩ 光绪《广安州新志》卷三五《祥异》。

⑪ 康熙《彭水县志》卷三《灾祥》。

⑫ 光绪《彭水县志》卷四《杂事志·祥异》。

⑬ 雍正《贵州通志·祥异》,道光《遵义府志》卷二一《祥异》。

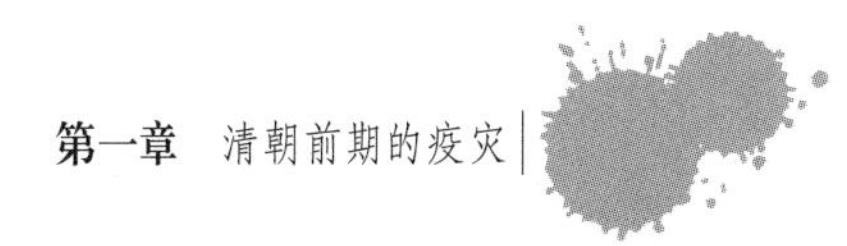

顺治六年（1649）

北京市

京　城（宛平、大兴二县附郭，今北京市）　正月，天花流行，“上避痘，免朝贺”[1]。

山西省

马邑县（今朔州市朔城区）　大饥，疫作[2]。按：《中国三千年气象记录总集》引康熙《马邑县志》卷一《灾祥》，将此系于顺治七年。

河南省

内乡县（含今西峡县）　老虎食人，民多无病而死[3]。

上海市

上海县（今闵行区等）　大疫，至冬不已[4]。

福建省

邵武县（今邵武市）　六年己丑四月至六月，乡寇四处间行出没，兵燹后，四乡疫气流行，病死者什五，诛戮及拷饷死者什三，田土尽荒[5]。

长汀县　三月大疫[6]。

清流县　三月、四月各乡大疫[7]。

宁化县　三月、四月诸乡大疫，死者无算[8]。

湖南省

长沙府（治长沙、善化县）　长沙各处大疫，死者十九[9]。

长沙县（今长沙市）　大疫[10]。

---

① 《清世祖实录》卷四二，“顺治六年正月庚申”。

② 民国《马邑县志》卷一《舆图志·灾祥》。

③ 康熙《内乡县志》卷一一《灾祥志》。

④ 同治《上海县志》卷二〇《人物志三》。

⑤ 康熙《邵武府续志》卷一〇《杂事志·祥异》。

⑥ 乾隆《汀州府志》卷四五《杂记·祥异》，乾隆《长汀县志》卷二六《杂记》，光绪《长汀县志》卷三二《祥异》，民国《长汀县志》卷二《大事志》。

⑦ 康熙《清流县志》卷一〇《灾异》，道光《清流县志》卷一〇《摭遗志·祥异》，民国《清流县志》卷四《大事志》。《清流县志》，中华书局1994年版。

⑧ 康熙《宁化县志》卷七《政事部三·灾异》，民国《宁化县志》卷二《大事志·灾异》。《宁化县志》，福建人民出版社1992年版。

⑨ 乾隆《长沙府志》卷三七《灾祥志》，光绪《湖南通志》卷二四四《祥异志二》。

⑩ 同治《长沙县志》卷三三《祥异》。

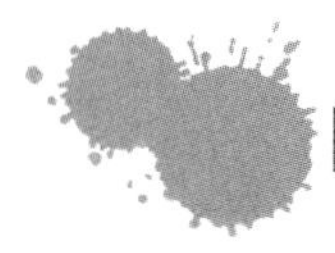
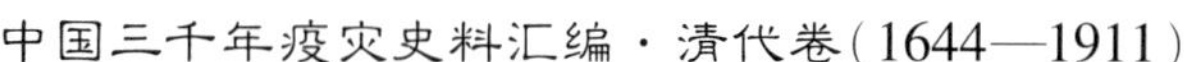

善化县(今长沙市)　大疫[①]。

宁乡县　大疫,何其仙为施药饵延医诊视,多所全活[②]。

湘乡县(今湘乡市)　大疫,死者无算,十宅九空[③]。

湘潭县(今湘潭市)　正月,郑献亲王济尔哈朗率兵入境,遭到南明军武装抵抗,城破之后,济尔哈朗下令屠城,二十一日开刀,屠至二十六日封刀,二十九日方止。"正月大疫。时兵过,杀戮方盛,余沴成疫也,有一门殄绝者。"[④]或曰"兵戈之后,继以凶年,饿疫荐至,瘟疫广为流行,一乡传染一乡,十人病倒九人"[⑤]。其症危急,"城市之人,早间谈笑,午后发热,晚即狂言,天明视之,鼠亦食其几处矣。盖病对时而亡者,十之二三;三日而亡者,十之五六。有三日内外发狂,跳入河中死者"[⑥]。正月,清兵陷湘潭,下令屠城九日,死者比户连村,继之瘟疫流行[⑦]。

益阳县(今益阳市)　大疫,十室去九[⑧]。

安化县　大疫[⑨]。

郴　州(今郴州市)　疫[⑩]。

贵州省

遵义府(治遵义县,今遵义市)　顺治五年、六年连遭荒疫,僵尸载道[⑪]。

重庆市

彭水县　戊子(五年)、己丑(六年),大饥疫,人相食,斗米银八两,六畜皆死[⑫]。

四川省

蓬安县　疫。六月大旱[⑬]。

---

① 光绪《善化县志》卷三三《祥异》。

② 雍正《湖广通志》卷六五《义士志》。

③ 康熙《湘乡县志》卷一〇《词翰志·兵灾志》,道光《湘乡县志》卷一〇《祥异》,同治《湘乡县志》卷五《兵防志·祥异》。

④ 光绪《湘潭县志》卷九《五行志·疫》。

⑤ 嘉庆《湘潭县志》卷四《水利》。

⑥ 〔清〕汪辉(湘上痴)《湘上痴脱难杂录》。

⑦ 《湘潭县卫生志》,1992年。

⑧ 嘉庆《益阳县志》卷一三《灾祥》,同治《益阳县志》卷二五《祥异》。

⑨ 康熙《安化县志》卷七《灾异》。

⑩ 康熙《郴州总志》卷一一《志余·祥异》。

⑪ 乾隆《贵州通志》卷一《天文志·祥异》,道光《遵义府志》卷二一《祥异》。

⑫ 光绪《彭水县志》卷四《杂事志·祥异》。

⑬ 康熙《顺庆府志》卷六《祥异》。

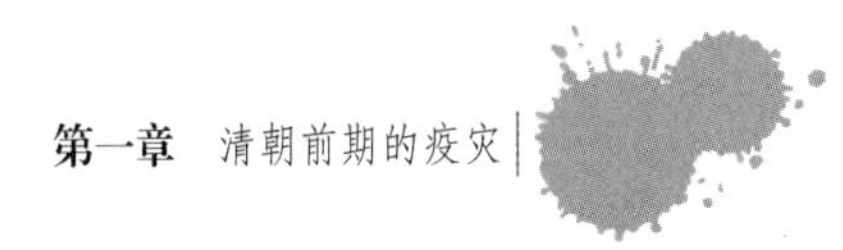

广东省

始兴县　顺治五年、六年，瘟疫四见，染者死无遗类，膏腴变为旷莽①。

顺治七年（1650）

江西省

婺源县　秋，东乡大疫②。

永宁县（今井冈山市）　（庚寅）大饥，荒瘴交攻，夭死疫死，灭烟者十有三五③。是年，大荒，瘟疫流行，县民死者难以胜数，断炊户十之有四④。

湖南省

酃　县（今炎陵县）　春，瘟疫大作⑤。

广东省

香山县（今中山市、珠海市及澳门）　七月初二日，清兵入境，有林某之母“为疫鬼所中，死延及子女”⑥。

顺治八年（1651）

山西省

垣曲县　疫气大作，人多死亡，牛喘更甚，死者几千余⑦。

左云县　饥疫⑧。

朔　州（今朔州市）　岁饥，瘟疫传流，人畜多毙⑨。在蝗灾基础上发生饥荒，瘟疫流传，人畜多毙⑩。

右玉县　朔平（府，治右玉县）饥，瘟疫流行，人畜多毙⑪。

---

① 民国《始兴县志》卷一六《编年》。

② 康熙《徽州府志》卷一八《杂志下・祥异》，康熙《婺源县志》卷一二《禨祥》，宣统《婺源县志》卷七〇《祥异》，民国《重修婺源县志》卷七〇《杂志・祥异》。

③ 康熙《永宁县志》卷上《灾祥》。

④ 《宁冈县志》，中共中央党校出版社 1995 年版。

⑤ 康熙《酃县鼎修县志》卷三《笃行》。

⑥ 同治《广州府志》卷一六三《杂录四》。

⑦ 康熙《垣曲县志》卷一二《灾荒志》。

⑧ 嘉庆《左云县志》卷一《祥异》，光绪《左云县志》卷一《天文志・祥异》。

⑨ 康熙《朔州志》卷二《灾祥》，雍正《朔州志》卷二《星野志・祥异》，雍正《朔平府志》卷一一《外志・祥异》。

⑩ 《朔县志》，山西古籍出版社 1999 年版。

⑪ 《右玉县志》，中华书局 1999 年版。

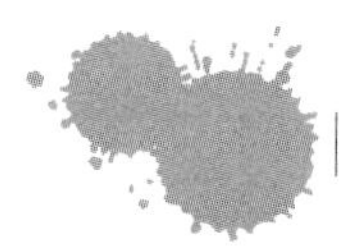

保德州(今保德县)　国朝顺治间瘟疫,州民王虎山家数十余口尽死,城外霍家塔诸村亦多死者①。

江苏省

常州府(治武进县,今常州市)　水,疫,斗米四钱②。

宜兴县(今宜兴市)　水,疫,斗米四钱③。

福建省

建宁县　夏四月大饥,虎昼出或夜入人屋,南乡大疫④。

浙江省

鄞　县(今宁波市鄞州区)　大饥,八月陨霜杀禾,是年疫⑤。

湖南省

长沙府(长沙、善化二县附郭,今长沙市)　大饥,疫⑥。

酃　县(今炎陵县)　朝廷遣使祭炎陵,因酃县境内兵乱并以疾疫,遂于衡州遥祭⑦。

武冈州(今武冈市)　大饥,大疫,死者无算⑧。

广东省

揭阳县(今揭阳市)　春二月,山贼结寨岩谷,多染瘟疫,死者过半⑨。

顺治九年(1652)

九月,世祖谕达赖喇嘛曰:“尔奏边内多疾疫。”⑩

北京市

京　城(宛平、大兴二县附郭,今北京市)　正月,天花流行,“上避痘南苑,免行庆贺礼”⑪。

---

① 乾隆《保德州志》卷三《风土·祥异》。

② 康熙《常州府志》卷三《祥异》。

③ 嘉庆《增修宜兴县旧志》卷末《祥异》。

④ 康熙《建宁县志》卷一二《杂事志》,乾隆《建宁县志》卷一〇《灾异》,民国《建宁县志》卷二七《灾异》。

⑤ 同治《鄞县志》卷六九《祥异》。

⑥ 康熙《长沙府志》卷八《祥异》,乾隆《长沙府志》卷三七《灾祥志》。

⑦ 《酃县志》,中国社会出版社1994年版。

⑧ 道光《宝庆府志》卷五《大政纪五·国朝一》。

⑨ 乾隆《揭阳县志》卷七《事纪》,光绪《潮州府志》卷一一《灾祥》。

⑩ 《清世祖实录》卷六八,“顺治九年九月庚辰”。

⑪ 《清世祖实录》卷六二,“顺治九年正月癸酉”。

河北省

万全县 大疫[1]。

保定县(今保定市) 水决堤,继以大疫[2]。

西宁县(今阳原县) 大疫[3]。

蔚 州(今蔚县) 十一月,瘟疫复作[4]。

河南省

淮宁县(今淮阳县) 顺治壬辰大疫,(李学习)遇无棺者悉葬之[5]。

江苏省

安东县(今涟水县) 春夏旱,瘟疫行[6]。

通 州(今南通市) 四月大旱,饥,疫,死者甚众[7]。

如皋县(今如皋市) 大旱,饥,疫[8]。

宜兴县(今宜兴市) 旱,疫[9]。

安徽省

合肥县(今合肥市) 旱,疫[10]。

福建省

建阳县(今建阳市) 瘟疫盛行,死者无数[11]。

漳州府(治龙溪县,今漳州市) 正月,郑成功围攻漳州,城内人相食,斗米银五十两,围解,收颅骨得七十三万。疫大作,死者相枕藉[12]。

湖南省

武冈州(今武冈市) 大饥,自正月至五月,斗米银六钱,无籴处,大疫,男女枕藉,

---

① 《清史稿》卷四〇《灾异志一》。《河北省志》卷一〇《自然灾害志》,方志出版社2009年版。

② 同治《畿辅通志》卷一九〇《宦绩》。

③ 康熙《西宁县志》卷一《灾祥》。

④ 顺治《蔚州志》卷一《方舆志·灾祥》。

⑤ 民国《淮阳县志》卷一一《人物志·义行》。

⑥ 道光《东台县志》卷七《星野·灾祥》。

⑦ 乾隆《直隶通州志》卷二二《祥祲》。

⑧ 乾隆《如皋县志》卷一〇《蠲赈》。《如皋县卫生志》,新华出版社1998年版。

⑨ 嘉庆《增修宜兴县旧志》卷末《祥异》。

⑩ 民国《合肥县志》卷二四《耆寿传·吴嘉善》。

⑪ 康熙《建阳县志》卷七《祥异》,民国《建阳县志》卷二《大事志》。《建阳县志》,群众出版社1994年版。

⑫ 康熙《漳州府志》卷三三《灾祥》,乾隆《漳州府志》卷三一《灾祥志》,乾隆《龙溪县志》卷二〇《祥异》,同治《重纂福建通志》卷二七二《祥异》,光绪《漳州府志》卷四七《灾祥》。

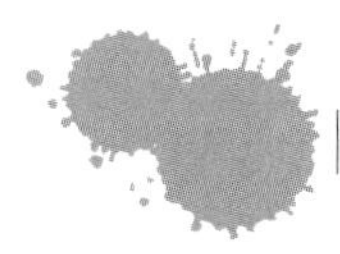

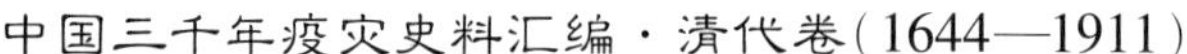

死者无算,以致死者遍城野[①]。1～5月(应为正月至五月),大饥大疫,死者众多[②]。

永明县(今江永县) 夏四月疫,一都塘下村绝烟火者数十家[③]。瘟疫流行,上江圩塘下村绝烟火数十家[④]。

广东省

海康县(今雷州市) 连年战乱,民断耕种,岁饥瘴发,死者合室[⑤]。

徐闻县 大饥瘴发,合室而死,百仅存其一二焉[⑥]。

归善县(今惠州市惠阳区) 是年里排缺。通邑三十七里,兵燹后饥疫,民多死徙,充役者仅存二十四里[⑦]。

海南省

琼山县(今海口市琼山区) 斗米四两,凶札(瘟疫)并作,村落居民十存一二,井里萧条[⑧]。

澄迈县 异常大饥,城市饿殍,积尸盈野,海边疫死,堆骨满家,生民憔悴,此荒岁亘古未有[⑨]。

儋州(今儋州市) 大饥,全郡疫气大行[⑩]。

顺治十年(1653)

北京市

京城(宛平、大兴二县附郭,今北京市) 天花流行。十月,定远大将军、敬谨亲王尼堪在阵前被李定国斩杀,尸体到京后,顺治帝欲亲临其丧,诸王大臣以彼地出痘力谏,乃止[⑪]。

---

① 康熙《武冈州志》卷九《征异》,乾隆《武冈州志》卷二《祀典·灾祥》,道光《宝庆府志》卷五《大政纪五·国朝一》,道光《宝庆府志》卷九九《五行略》,同治《武冈州志》卷一《古今大政志》,光绪《湖南通志》卷二四四《祥异志二》。

② 《武冈县志》,中华书局1997年版。

③ 康熙《永明县志》卷一四《杂记·灾异》,道光《永州府志》卷一七《事纪略》,光绪《湖南通志》卷二四四《祥异志二》。

④ 《江永县志》,方志出版社1995年版。

⑤ 嘉庆《海康县志》卷一《疆域》。

⑥ 宣统《徐闻县志》卷一《舆地·灾祥》。

⑦ 雍正《归善县志》卷二《邑事纪》。

⑧ 康熙《琼山县志》卷一二《灾祥》。

⑨ 康熙《澄迈县志》卷三《灾异》。

⑩ 康熙《儋州志》卷二《祥异志》。

⑪ 《清世祖实录》卷七八,"顺治十年十月庚辰"。

河北省

蔚　州(今蔚县)　九月大雪,十一月瘟疫复生①。

广昌县(今涞源县)　九月大雪,十一月疫复作②。

山西省

右玉县　瘟疫③。(大同)右卫(即右玉县)发生瘟疫④。

广灵县　六月大雨,九月大雪,十一月发生瘟疫⑤。

江苏省

扬州府(治江都县,今扬州市)　大旱,大疫⑥。

东台县(今涟水县)　夏旱,且疫⑦。

福建省

建宁府(瓯宁、建安二县附郭,今建瓯市)　大疫,八县(或曰七县)皆然,崇、阳为甚⑧。按:康熙时建宁府辖建安、瓯宁、建阳、崇安、浦城、松溪、政和、寿宁八县,乾隆时少寿宁县。

建安县、瓯宁县(今合为建瓯市)　先年僧德容乱,各乡尽墟,民避寇入城,死无算。是年大疫⑨。

浦城县　大疫⑩。

崇安县(今武夷山市)　大疫⑪。

福宁州(今霞浦县)　瘟疫,又遭寇盗,大乱⑫。

寿宁县　大疫⑬。

---

①　顺治《蔚州志》卷一《方舆志・灾祥》,乾隆《蔚县志》卷二九《祥异》,光绪《蔚州志》卷一八《大事纪》。

②　康熙《广昌县志》卷一《灾祥》。

③　雍正《朔平府志》卷一一《外志・祥异》,雍正《朔州志》卷二《星野志・祥异》。

④　《右玉县志》,中华书局1999年版。

⑤　康熙《广灵县志》卷一《灾祥》,乾隆《广灵县志》卷一《方域・星野》。《广灵县志》,人民出版社1993年版。

⑥　康熙《扬州府志》卷二《祥异》。

⑦　道光《东台县志》卷七《星野・灾祥》。

⑧　康熙《福建通志》卷六三《杂记》,乾隆《福建通志》卷六五《杂纪・祥异》。

⑨　民国《建瓯县志》卷三《大事志・灾祥》。

⑩　嘉庆《浦城县志》卷四〇《祥异》,光绪《续修浦城县志》卷四二《杂记・祥异》。

⑪　民国《崇安县新志》卷一《大事记》,民国《重修崇安县志》卷三《大事志》。

⑫　乾隆《福宁府志》卷四三《艺文志・祥异》,同治《重纂福建通志》卷二七二《祥异》,民国《霞浦县志》卷三《大事志》。

⑬　乾隆《福建通志》卷六五《杂纪・祥异》。

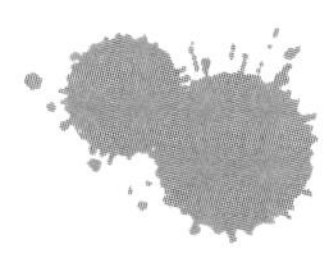

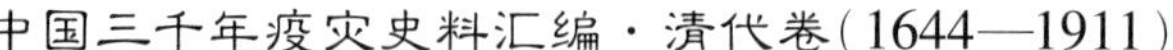

湖南省

新宁县　大疫。斗米银一两二钱①。

贵州省

偏桥卫(今施秉县)　饥馑,大疫②。

广西壮族自治区

梧　州(今梧州市)　六月大疫③。

广东省

海康县(今雷州市)　连年战乱,民断耕种,岁饥瘴发,死者阖室④。兵马云集之秋,重以饥馑,民病疾疫⑤。

徐闻县　大饥,病伤,虎伤,人民死者殆尽。先是壬辰、癸巳,兵乱连年不断,继后荒残大饥,瘴发,阖室而死,百仅存其一二焉⑥。

信宜县(今信宜市)　大疫,饥⑦。

高要县(今高要市)　五月,南明大将李定国攻取肇庆城,清军从广州驰援,两军战于四会河口,李定国败,退守肇庆城,已而,疫气大作,士卒多死⑧。

浙江省

遂安县(今并入淳安县)　大疫⑨。

顺治十一年(1654)

北京市

京　师(宛平、大兴二县附郭)　六月,暑疫盛行,络绎病亡,尸骸暴露⑩。按:是年,康熙出生。康熙谕旨曰:"钦惟世祖章皇帝因朕幼年时未经出痘,令保母护视于紫禁城外,父母膝下,未得一日承欢,此朕六十年来抱歉之处。"⑪这是说,他一出生就因为天花流行,没有在顺治皇帝身边。推测此年瘟疫为天花。同时也说明,直到

---

① 道光《宝庆府志》卷九九《五行略》,光绪《湖南通志》卷二四四《祥异志二》。

② 〔清〕犹法贤《黔史》卷四。

③ 雍正《广西通志》卷三《机祥》。

④ 嘉庆《海康县志》卷一《疆域》。

⑤ 宣统《海康县续志》卷四二《金石志·国朝上》。

⑥ 康熙《徐闻县志》卷一《灾祥》,宣统《徐闻县志》卷一《舆地·灾祥》。

⑦ 光绪《信宜县志》卷八《纪述志·灾祥》。

⑧ 宣统《高要县志》卷二五《旧闻篇·纪事》。

⑨ 民国《遂安县志》卷九《杂志·灾异》。

⑩ 《清世祖实录》卷八四,"顺治十一年六月"。

⑪ 《清圣祖实录》卷二九〇,"康熙五十九年十二月"。

顺治十八年,京师天花流行还比较频繁,康熙一直没有机会回到紫禁城父母身边居住。

河北省

西宁县(今阳原县) 大疫,人多死①。

迁安县(今迁安市) 五月大旱,六月、七月淫雨,大饥,民大疫②。

山西省

太原府(治阳曲县,今太原市) 夏五月,榆次、文水、交城大疫,冬十月方止③。

榆次县(今榆次市) 瘟④。大疫,有一家尽死者。始正月,至十一月止⑤。

交城县 夏五月,瘟疫盛行,冬十月方止⑥。县境瘟疫流行⑦。

文水县 瘟疫大行,南武等都,至有灭门无遗者⑧。瘟疫大行,南武等乡都至有灭门无遗者⑨。

福建省

建宁县(今建瓯市) 冬大疫⑩。各乡多疫⑪。

光泽县 冬痘疹,痉者十无一二⑫。

江西省

金溪县 先年夏秋晴空落雪,本年疫伤,十亡七八⑬。

泸溪县(今资溪县) 连年寇乱,贼往来如织。大疫,死者几半⑭。大疫,死者

---

① 康熙《西宁县志》卷一《灾祥》。

② 康熙《迁安县志》卷七《灾祥》。

③ 康熙《山西通志》卷三〇《祥异》,雍正《山西通志》卷一六三《祥异》,乾隆《太原府志》卷四九《祥异》。

④ 康熙《榆次县续志》卷一二《灾祥志》。

⑤ 乾隆《榆次县志》卷七《祥异》,同治《榆次县志》卷一六《祥异》,民国《榆次县志》卷一四《旧闻考·祥异》。

⑥ 康熙《交城县志》卷一《灾祥》,光绪《交城县志》卷一《天文门·祥异》。

⑦ 《交城县志》,山西古籍出版社1994年版。

⑧ 康熙《文水县志》卷一《天文志·祥异》,光绪《文水县志》卷一《天文志·祥异》。

⑨ 《文水县志》,山西人民出版社1994年版。

⑩ 同治《重纂福建通志》卷二七二《祥异》,光绪《重纂邵武府志》卷三〇《杂记·祥异》,民国《建瓯县志》卷三《大事志·灾祥》。

⑪ 康熙《建宁县志》卷一二《杂事志》,民国《建宁县志》卷二七《灾异》。

⑫ 康熙《光泽县志》卷末《祥异》。

⑬ 乾隆《金溪县志》卷三《祥异》,道光《金溪县志》卷五《祥异》,同治《金溪县志》卷三五《祥异》。

⑭ 乾隆《泸溪县志》卷末《杂志·祥异》。

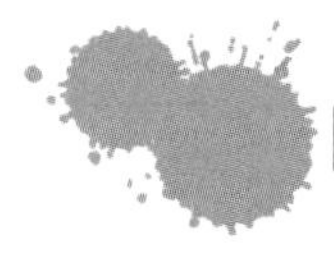

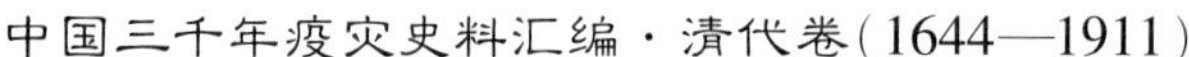

无算[1]。疾疫流行,死亡无数[2]。

湖南省

城步县　六月,大饥,斗米六钱,随大疫,乡城男妇,死者无算[3]。

武冈州(今武冈市)　先年先后遭南明军队和满清军队的杀戮,本年复遭大疫,斗米银一两二钱,生者复死,自有武冈以来未有如是之惨[4]。大饥加病疫,百姓流离死徙,有的村落无人烟[5]。

新宁县　境内瘟疫流行,斗米白银一两二钱,病饿死者不计其数[6]。

贵州省

贵　州(今贵阳市)　大疫[7]。

广东省

阳山县　(夏)大水,水浸入城中一尺。秋大疫[8]。

信宜县(今信宜市)　大疫,人死有灭门者[9]。

顺治十二年(1655)

北京市

京　城(宛平、大兴二县附郭,今北京市)　天花流行。"春,仍逐疹如前,以驾在南海子,遂禁人南出。"[10]冬十一月,中宫出疹,上避痘南海子,惜薪司日运炭以往。十二月,命惜薪司环公署五十丈,居人凡面光者,亡论男女大小,俱逐出,即使是满洲大臣,家有子女出痘者,亦不入直[11]。

---

① 乾隆《建昌府志》卷二《星野·禨祥》,同治《建昌府志》卷一〇《杂类志·祥异》,同治《泸溪县志》卷一一《休咎》。

② 《资溪县志》,方志出版社1997年版。

③ 康熙《城步县志》卷七《祥异》,道光《宝庆府志》卷九九《五行略》,道光《宝庆府志》卷五《大政纪五·国朝一》,光绪《湖南通志》卷二四四《祥异志二》,同治《城步县志》卷一〇《祥异》。《城步县志》,湖南出版社1996年版。

④ 同治《武冈州志》卷一《古今大政志》。

⑤ 《武冈县志》,中华书局1997年版。

⑥ 《新宁县志》,湖南出版社1995年版。

⑦ 〔清〕犹法贤《黔史》卷四。

⑧ 顺治《阳山县志》卷八《纪变》,乾隆《阳山县志》卷二〇《灾祥》,民国《阳山县志》卷一五《事纪》。

⑨ 康熙《信宜县志》卷一《事纪》。

⑩ 〔清〕谈迁《北游录·纪闻下》。

⑪ 〔清〕英和《恩福堂笔记》卷上。

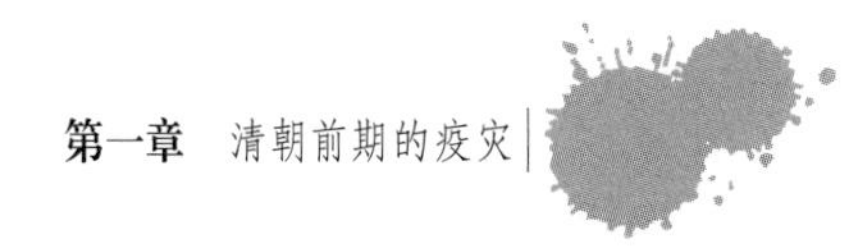

河北省

迁安县(今迁安市)　夏大旱,民大饥,冬大雪,民大疫①。

陕西省

凤翔县　夏雨雪,杀禾,冬大疫②。

福建省

仙游县　二月瘴疫流行,夏四月大饥,斗米百五十余钱,民城陷死及病死、饿死殆尽③。

广西壮族自治区

梧州府(治苍梧县,今梧州市)　是岁大饥,明兵再陷梧州,夏六月大疫④。

顺治十三年(1656)

河北省

西宁县(今阳原县)　大疫⑤。

浙江省

慈溪县(今慈溪市)　疸疫⑥。

平阳县　疫,城乡男妇死者数百⑦。瘟疫盛行,城乡男女死者数百人⑧。

湖南省

城步县　十月,饥疫并作,死者无算⑨。

顺治十四年(1657)

湖南省

酃　县(今炎陵县)　秋大疫,病死者三百八十四人⑩。

---

① 康熙《迁安县志》卷七《灾祥》。

② 康熙《凤翔县志》卷一〇《机祥》,雍正《凤翔县志》卷一〇《外纪志·灾异》,乾隆《凤翔县志》卷八《外纪·祥异》。

③ 乾隆十四年《仙游县志》卷三五《拾遗志·祥异》,乾隆三十五年《仙游县志》卷五二《摭遗志·祥异》,同治《重纂福建通志》卷二七二《祥异》。

④ 同治《梧州府志》卷二四《记事志·机祥》,同治《苍梧县志》卷一八《外传纪事上》。

⑤ 《清史稿》卷四〇《灾异志一》。《河北省志》卷一〇《自然灾害志》,方志出版社2009年版。

⑥ 光绪《慈溪县志》卷五五《祥异》。

⑦ 民国《平阳县志》卷五八《杂事志一》。

⑧ 《平阳县志·大事记》,汉语大词典出版社1993年版。

⑨ 乾隆《宝庆府志》卷六一《祥异》,道光《宝庆府志》卷五《大政纪五·国朝一》,道光《宝庆府志》卷九九《五行略》,光绪《湖南通志》卷二四四《祥异志二》。《城步县志》,湖南出版社1996年版。

⑩ 乾隆《酃县志》卷二二《事纪》,同治《酃县志》卷一一《事纪》。

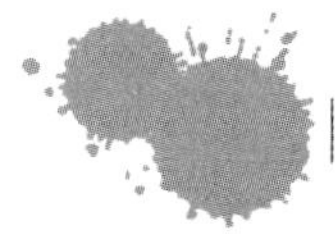
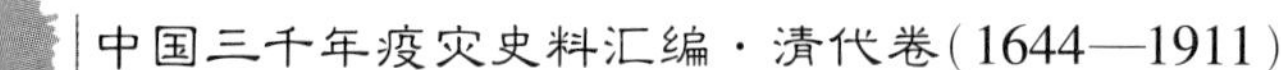

常宁县(今常宁市)　旱,复疫①。

桂阳州(今桂阳县)　大有年。秋大疫,死者众②。

郴　州(今郴州市)　州旱,秋疫③。

福建省

霞浦县(时含福鼎县,今福鼎市)　有虎患,大疫复作④。按:福鼎县乾隆四年(1739)从霞浦县析置。

广东省

阳山县　秋大疫⑤。

揭阳县(今揭阳市)　春正月,痘疫。是时民家延医种痘,择痘之稀而平安者,取其痂贮之,临用以痂塞小儿鼻孔,吸其气而痘发,此后无夭札者⑥。

顺治十五年(1658)

河南省

沈丘县　五月,大雨如注,经数旬不止,伤麦。八月二十二日复大雨,至九月二十六日始晴,河水泛溢,平地水深丈许,秋禾一粒无存,庐舍漂没殆尽,人多溺死,牛畜饥饿死,幸存者以瘟灾倒毙,民尽悬耒⑦。按:此条似乎仅指畜疫。

湖北省

宜城县(今宜城市)　春大疫⑧。

江西省

崇仁县　春大水,黄洲桥墩圮。瘟疾作,咽喉肿者辄死,邑令允璜为医药,醮禳始

---

① 康熙《常宁县志》卷一一《祥异》。

② 雍正《桂阳州志》卷一三《祥异志》,乾隆《桂阳州志》卷二八《祥异》,同治《桂阳直隶州志》卷四《事纪》。

③ 康熙《郴州总志》卷一一《志余·祥异》,乾隆《直隶郴州总志》卷二九《事纪志》,嘉庆《郴州总志》卷四一《事纪·祥异》。

④ 嘉庆《福鼎县志》卷七《杂记》,民国《福鼎县志》卷三《大事志·祥异》。

⑤ 顺治《阳山县志》卷八《纪变》,乾隆《阳山县志》卷二〇《灾祥》,民国《阳山县志》卷一五《事纪》。

⑥ 乾隆《潮州府志》卷一一《灾祥》,乾隆《揭阳县志》卷七《事纪》。

⑦ 顺治《沈丘县志》卷一三《灾祥》。

⑧ 康熙《宜城县志》卷三《灾异》,同治《宜城县志》卷一〇《杂类志·祥异》,民国《湖北通志》卷七六《祥异志二》。

愈[①]。春，大水，黄洲桥墩圮。诨疾流行，咽喉肿者多不救[②]。

广西壮族自治区

灵山县　大饥疫，死者枕藉，流离殆尽[③]。

梧　州（今梧州市）　是岁大饥，夏六月大疫[④]。

广东省

石城县（今廉江市）　江元勋驻军"人马多疫死"[⑤]。

长乐县（今五华县）　夏，喉毒盛行[⑥]。

顺治十六年（1659）

湖南省

零陵县（今永州市）　九月，永州零陵大疫[⑦]。

浙江省

余杭县（今杭州市余杭区）　大祲，且疫[⑧]。

温州府（治永嘉县，今温州市）　春夏瘟疫大行，人死过半[⑨]。春夏秋大疫[⑩]。夏秋，永嘉瘟疫大行，人死过半[⑪]。

乐清县（今乐清市）　春大疫[⑫]。

顺治十七年（1660）

北京市

京　城（宛平、大兴二县附郭，今北京市）　五月己卯，谕曰："今上天示儆，亢旱

---

① 同治《崇仁县志》卷一〇《祥异》。

② 《崇仁县志》，江西人民出版社1990年版。

③ 康熙《灵山县志》卷一《历年纪》，雍正《灵山县志》卷一《图经志·历年纪》，乾隆《灵山县志》卷三《事迹志》，民国《灵山县志》卷五《舆地志·灾祥》。

④ 乾隆《梧州府志》卷二四《机祥》。

⑤ 光绪《石城县志》卷九《纪述志·事略》，民国《石城县志》卷一〇《纪述志·事略》。

⑥ 康熙《长乐县志》卷七《灾祥》，道光《长乐县志》卷七《前事略》。

⑦ 康熙《零陵县志》卷一四《灾祥考》，嘉庆《零陵县志》卷一六《祥异》，道光《永州府志》卷一七《事纪略》，光绪《零陵县志》卷一二《事纪·祥异》，光绪《湖南通志》卷二四四《祥异志二》。

⑧ 嘉庆《余杭县志》卷二八《义行传》。

⑨ 道光《瓯乘补》卷九《灾祥》。

⑩ 乾隆《浙江温州府志》卷二九《祥异》，乾隆《永嘉县志》卷二五《祥异》，光绪《永嘉县志》卷三六《杂志·祥异》。

⑪ 《温州市卫生志》，华东师范大学出版社1998年版。《永嘉县卫生志》，1998年。

⑫ 光绪《乐清县志》卷一三《灾祥志》。

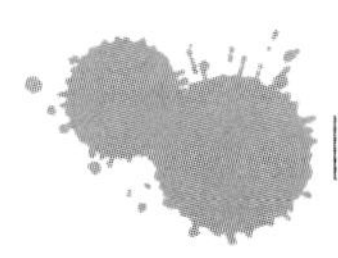
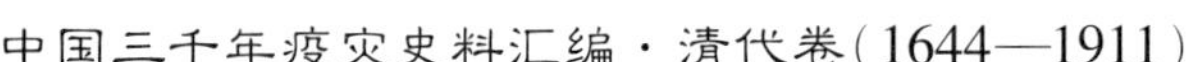

疠疫,灾眚迭至,寇盗未息,民生困悴。”①

山东省

宁津县　亢旱,疫疠②。

河南省

内乡县(含今西峡县)　夏霪雨,夏麦无颗粒,人疫牛瘟③。

浙江省

昌化县(今并入临安市)　疠气流行缠染④。

顺治十八年(1661)

河南省

邓　州(今邓州市)　大饥,民刮树皮为食,秋瘟,民死大半⑤。

江苏省

常州府(治武进县,今常州市)　旱疫,大饥⑥。

清河县(今淮安市清河区)　大疫⑦。

台湾省

十二月,郑成功初至台湾,水土不服,疫疠大作,病者十之七八,死者甚多⑧。

第二节　康熙朝的疫灾

康熙元年(1662)

山东省

登州府(治蓬莱县,今蓬莱市)　夏四月大疫,人死甚众⑨。夏四月,福山、莱阳、

---

① 《清史稿》卷五《世祖本纪二》。《清世祖圣训》卷二,《清世祖实录》卷一三五,“顺治十七年五月己卯”。

② 光绪《宁津县志》卷一一《杂稽志·祥异》。

③ 康熙《内乡县志》卷一二《灾祥》。

④ 民国《昌化县志》卷一二《孝友》。

⑤ 乾隆《邓州志》卷二四《祥异》。

⑥ 康熙《常州府志》卷三《祥异》。

⑦ 咸丰《清河县志》卷二四《杂记》,光绪《清河县志》卷二六《杂记·祥祲》。

⑧ 民国《福建通志》卷一一《通纪卷十一·清一》。《海上见闻录》,《台湾文献丛刊》本,1958 年,第 39 页。

⑨ 乾隆《续登州府志》卷一《灾祥》。

栖霞、宁海大疫,人死甚众[①]。康熙四年,以宁海、栖霞等处被兵疫,除荒地、亡丁徭赋[②]。按:康熙四年除赋,但疫灾发生在元年。

福山县(今烟台市福山区)　四月大疫,人死者众,虽亲知皆不及吊问[③]。

莱阳县(今莱阳市)　夏四月大疫,人死甚众[④]。今莱西市系由莱阳县分置,其境内瘟疫流行,死人很多[⑤]。

海阳县(今海阳市)　夏四月大疫,人死甚众[⑥]。

宁海州(今烟台市牟平区)　夏四月大疫,人死甚众[⑦]。四月,大疫,人死甚众[⑧]。

上海市

上海县(今闵行区等)　八月、九月间痢疾流行,十家九病,祭神送鬼者满路[⑨]。

浙江省

余姚县(今余姚市)　五月大疫[⑩]。

福建省

福建抚臣许世昌疏报:福州、兴化、泉州、漳州、福宁等府州沿海十九州县海上新迁之民,因为时疫流行、水土难调,死亡者八千五百余人[⑪]。按:福建沿海19州县为诏安、云霄、漳浦、澄海、龙溪、同安、马巷、晋江、惠安、莆田、福清、长乐、闽县、侯官、连江、罗源、宁德、霞浦、福鼎。

福　州(闽县、侯官二县附郭,今福州市)　许世昌捐俸委官于七门及近郊各处,赈粥施药,以济迁民之饥疫者[⑫]。

广西壮族自治区

钦　州(今钦州市)　五月,大疫[⑬]。

---

① 光绪《增修登州府志》卷二三《祥孽》。

② 《皇朝通志》卷八六《食货略》,乾隆《山东通志》卷一二《田赋志》,《钦定大清会典则例》卷五五《户部》,《皇朝通典》卷一七《食货》。按,陈高佣《中国历代之天灾人祸表》将此事系于四年,误。

③ 康熙《福山县志》卷一《天文志・灾祥》,乾隆《续登州府志》卷一《灾祥》,乾隆《福山县志》卷一《天文志・灾祥》,民国《福山县志稿》卷八《灾祥》。

④ 康熙《莱阳县志》卷八《外纪志・灾祥》,民国《莱阳县志》卷首《大事记》。

⑤ 《莱西市卫生志》,2003年。

⑥ 乾隆《海阳县志》卷三《灾祥》。

⑦ 民国《牟平县志》卷一〇《文献志・通纪》。

⑧ 《牟平县志》,科学普及出版社1991年版。

⑨ 〔清〕姚廷遴《历年记》,见《清代日记汇抄》,第84页。

⑩ 《清史稿》卷四〇《灾异志一》。

⑪ 《清圣祖实录》卷七,"康熙元年壬寅十一月"。

⑫ 《钦定盛京通志》卷七八《许世昌》。

⑬ 《清史稿》卷四〇《灾异志一》。

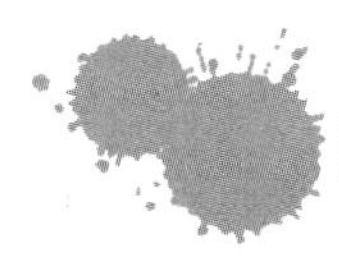

康熙二年(1663)

甘肃省

安化县(今庆阳市)　庆阳大疫[①]。

合水县　大疫[②]。

陕西省

淳化县　清康熙二年(1663)、光绪二十八年(1902)霍乱(时称虎烈拉)多次暴发流行,患者往往朝发夕亡[③]。按:康熙年间尚无真性霍乱流行。或有所本,淳化县是年可能有疫灾。

洋　县　康熙三年(1664),华阳山区因水、旱灾和瘟疫,加之盗贼为患,民众生活困苦。知县柯栋捕盗抚民,并捐给牛种以助农业生产[④]。

山东省

莱阳县(今莱阳市)　夏旱,疫,人死甚众[⑤]。今莱西市系由莱阳县分置,其境内瘟疫流行,死人很多[⑥]。

威海卫(今威海市)　8月,威海刘公岛疫病流行,居民全部迁出[⑦]。

上海市

松江府(娄县、华亭二县附郭,今松江区)　是岁大疫[⑧]。五月至九月,除松江府城外,自浦西至浦东,家至户及,无一幸免[⑨]。六月至十月终,疫疾遍地,自郡及邑,以达于乡。家至户到,一村数百家,求一家无病者不可得;一家数十人中,有一人不病者,亦为仅见;就一人则有连病几次,淹滞二三月而始愈者。若病不复发,或病而无害,则各就一方互异耳。此亦吾生之后所仅见者[⑩]。

---

① 《庆阳地区志》,兰州大学出版社1988年版。

② 《合水县志》,甘肃文化出版社2007年版。

③ 《淳化县志》,三秦出版社2000年版。

④ 《洋县志》,三秦出版社1996年版。

⑤ 民国《莱阳县志》卷首《大事记》。

⑥ 《莱西市卫生志》,2003年。

⑦ 《山东省卫生志》,山东人民出版社1992年版。《烟台卫生志(612—1985)》,1987年。《威海市志》,山东人民出版社1986年版。

⑧ 光绪《松江府续志》卷三九《祥异志补遗》。

⑨ 〔清〕曾羽王《乙酉笔记》,见《清代日记汇抄》。

⑩ 〔清〕叶梦珠《阅世编》卷一《灾祥》。

上海县（今闵行区等）　夏大疫[①]。春雨连旬，夏间甚凉，至秋疫病时行，连村阖户俱病倒，家家献神送鬼，甚多奇异[②]。

奉贤县（今奉贤区）　夏，疫病大发，巫术盛行，棺铺、木匠夜不能寐，甚至人死多日而买不到棺材者亦不少见[③]。曾羽王《乙酉笔记》载："康熙二年，五月至九月，疫病大作。除府城之外，由浦西以至浦东，家至户及，无一得脱者。棺铺店家，履为之满。""匠氏夜不成寐，有人死六七日而不得一棺者，尤为惨绝。"[④]

川沙县（今并入浦东新区）　夏秋之交，大疫[⑤]。

南汇县（今南汇区）　夏秋之交，大疫[⑥]。

江苏省

江阴县（今江阴市）　大疫[⑦]。

浙江省

乌程县（今湖州市）　五月雪，秋大疫[⑧]。

广西壮族自治区

钦　州（今钦州市）　春二月以来战乱频仍，夏五月，天行疫[⑨]。

康熙四年（1665）

山东省

福山县（今烟台市福山区）　大疫，民死甚众[⑩]。

阳谷县　大旱，大疫[⑪]。

---

① 同治《上海县志》卷三〇《杂记·祥异》，光绪《上海县志》卷三〇《祥异》，民国《上海县志》卷一《纪年》。

② 〔清〕姚廷遴《历年记》，见《清代日记汇抄》，第85页。光绪《松江府续志》卷三九《祥异志补遗》。

③ 《奉贤县志》，上海人民出版社1987年版。

④ 转引自《奉贤县志》，上海人民出版社1987年版。

⑤ 光绪《川沙厅志》卷一四《杂记志·祥异》。

⑥ 民国《南汇县续志》卷二二《杂志·祥异》。

⑦ 光绪《江阴县志》卷一八《人物》。

⑧ 同治《湖州府志》卷四四《前事略·祥异》，同治《双林镇志》卷一九《灾异》，光绪《乌程县志》卷二七《祥异》。《湖州市卫生志》，香港大时代出版社1993年版。

⑨ 雍正《钦州志》卷一《历年纪》，乾隆《廉州府志》卷五《世纪》，道光《钦州志》卷一〇《纪事志》，民国《钦县县志》卷一四《纪事志·灾异》。

⑩ 民国《福山县志稿》卷八《灾祥志·灾祥》。

⑪ 乾隆《河南通志》卷六四《孝义·苏杰》。

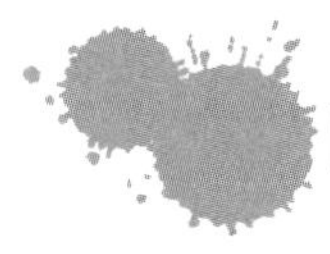

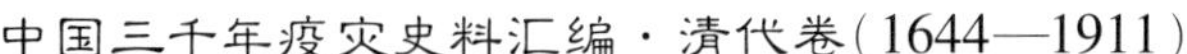

河南省

裕　州(今方城县)　患痘,伤小儿,殆无虚户①。

邓　州(今邓州市)　岁大有。六月,灾疫②。

福建省

泰宁县　春,天疫流行。五月大旱如焚,六月米价涌贵,秋疫疠大作③。春秋两季,疫病大流行④。

广东省

揭阳县(今揭阳市)　岁旱,大饥,饥民千百成群逃亡江西建昌、南安等府。冬月,潮涌,水卤,饮之生疠疫,自古未之有也⑤。

惠来县　四月,旱,大饥,灾后疫病流行,田园荒芜,村社尽成瓦砾⑥。

新会县(今江门市新会区)　春,迁民饥疫,死者日常数十人⑦。

康熙五年(1666)

福建省

连城县　饥,取邑民夫二千余名协济上杭,过山往返四十余日,民多疫死⑧。

广东省

嘉应州(今梅州市)　旱,疫⑨。

康熙六年(1667)

甘肃省

庆阳府(治安化县,今庆阳市)　宁州、安化、合水、环县、真宁等五州县及庆阳卫,民遭疾疫⑩。

---

① 乾隆《裕州志》卷一《地理志·祥异》。
② 乾隆《邓州志》卷二四《祥异》。
③ 康熙《泰宁县志》卷三《祥异》,民国《泰宁县志》卷三《大事志·祥异》。
④ 《泰宁县志》,群众出版社1993年版。
⑤ 光绪《潮州府志》卷一一《灾祥》。
⑥ 《惠来大事记》,1990年。
⑦ 康熙《新会县志》卷三《事纪》,乾隆《新会县志》卷二《编年志·邑事》。
⑧ 民国《连城县志》卷三《大事志·灾祥》。
⑨ 光绪《嘉应州志》卷三〇《灾祥》。
⑩ 《清圣祖实录》卷二五,"康熙七年戊申三月"。

宁　州（今宁县）　异常瘟疫，死人①。甘肃宁州六州县疫，田赋丁银并免②。因异常瘟疫，州内人丁稀少，大片田园为之荒芜③。

山西省

临晋县（今并入临猗县）　历年荒疫，免康熙五年额赋④。

浙江省

嵊　县（今嵊州市）　旱，六月大水，秋大疫⑤。

湖北省

钟祥县（今钟祥市）　大疫⑥。

江西省

德化县（今九江市）　丁未（康熙六年）春夏间，濒江之民苦于霖潦，往往乏食，而疫厉时亦间作⑦。

康熙七年（1668）

河北省

内丘县　三月瘟疫大行，男女幼者出红斑如疹，俗名"虾（蛤）蟆瘟"⑧。三月，瘟疫大行，男女患者出红斑如疹⑨。七月，内丘大疫⑩。

唐　县　春，民大饥，夏四月雨雹，春夏大旱，六月地震，秋七月大雨水。冬，民大疫⑪。

山西省

榆次县（今晋中市榆次区）　夏，小儿多疹死⑫。

---

① 康熙《宁州志》卷三《贡赋》。

② 《皇朝通志》卷八六《食货略》，《皇朝文献通考》卷四五《国用考》。

③ 《宁县志》，甘肃人民出版社 1988 年版。

④ 《清圣祖实录》卷二二，"康熙六年丁未五月"。

⑤ 康熙《嵊县志》卷三《灾祥志》，乾隆《嵊县志》卷一四《杂记志 · 祥异》，道光《嵊县志》卷一四《祥异》，同治《嵊县志》卷二六《杂志 · 祥异》，民国《嵊县志》卷三一《杂志 · 祥异》。《嵊县卫生志》，1987 年。

⑥ 民国《钟祥县志》卷一《大事记》。

⑦ ［清］刘均《九江关建设仓储记》，见雍正《江西通志》卷一三五《艺文记十四 · 国朝》。

⑧ 《清史稿》卷四〇《灾异志一》。康熙《内丘县志》卷三《变纪 · 疫厉》，乾隆《顺德府志》卷一六《艺文下 · 祥异》，道光《内丘县志》卷三《常纪 · 疫厉》。

⑨ 《内丘县志》，中华书局 1996 年版。

⑩ 《河北省志》卷一〇《自然灾害志》，方志出版社 2009 年版。

⑪ 康熙《唐县新志》卷二《星野志 · 灾异》，光绪《唐县志》卷一一《杂稽志 · 祥异》。

⑫ 同治《榆次县志》卷一六《祥异》，民国《榆次县志》卷一四《旧闻考 · 祥异》。

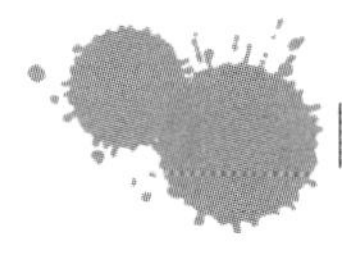

康熙八年(1669)

山西省

垣曲县　六月,疫气大作,人多死①。疫,牛多喘死②。垣曲大疫③。

江苏省

常熟县(今常熟市)　夏,甫里疫疠大作④。知县于宗尧救荒疗疫,积劳成疾,年二十三而卒⑤。

江西省

新喻县(今新余市)　春,民病瘟疫。秋旱,民复病痢,自春至次年二月止⑥。

吉水县　康熙八年、九年水旱荐臻,疫疠流行,数十里道绝人行,数十村家断炊烟⑦。

湖南省

攸　县　天疫流行,人民多病⑧。

常宁县(今常宁市)　春夏旱,七月大疫⑨。

康熙九年(1670)

河南省

阳武县(今并入原阳县)　春旱,人疫⑩。

甘肃省

西和县、礼　县　病疫大流行,甘肃巡抚华善发资赈济⑪。

广西壮族自治区

平乐县　春疫,杨荣荫(山西人)出资治之,活者数万人⑫。

---

① 康熙《垣曲县志》卷一二《灾荒》,雍正《山西通志》卷一六三《祥异二》。

② 光绪《垣曲县志》卷一四《杂志》。

③ 《运城市卫生志》,2008 年。

④ 道光《昆新两县志》卷二九《人物·好义》。

⑤ 《清史稿》卷四七六《于宗尧传》。

⑥ 乾隆《新喻县志》卷二《机祥》,同治《新喻县志》卷一六《杂志·祥异》。

⑦ 乾隆《吉水县志》卷八《赋役》。

⑧ 同治《攸县志》卷五三《祥异》。

⑨ 康熙《常宁县志》卷一一《祥异》,同治《常宁县志》卷一四《祥异》。

⑩ 康熙《阳武县志》卷八《灾祥》,乾隆《阳武县志》卷一二《灾祥志》,乾隆《新修怀庆府志》卷三二《杂记·物异》。

⑪ 《西和县志》,陕西人民出版社 1997 年版。《陇南市志》,陕西人民出版社 1997 年版。

⑫ 雍正《山西通志》卷一二二《杨荣荫》。

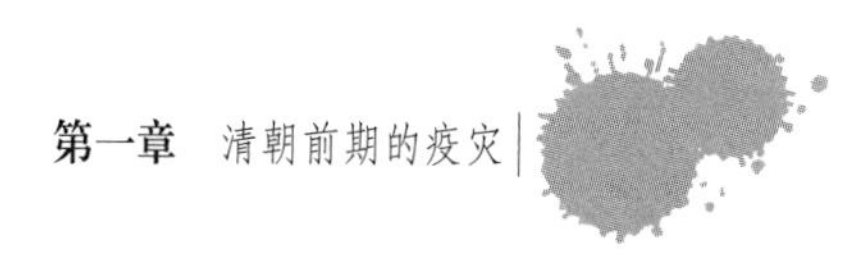

灵川县 正月,大疫[1]。

湖北省

枣阳县(今枣阳市) 大旱,大疫[2]。

康熙十年(1671)

山西省

解 州(治今运城市盐湖区解州镇) 夏大热,人多病者[3]。

安邑县(今运城市盐湖区) 夏大热,民多疫病[4]。大热,民多疾病,安邑中灾[5]。

芮城县 夏热甚,人有暍死者[6]。

荣河县(今并入万荣县) 夏大热,人有暍死者[7]。

临晋县(今并入临猗县) 夏大热,人多病暑,有暍死者[8]。

江苏省

东台县(今涟水县) 六月、七月旱,疫行,人多死[9]。

仪征县(今仪征市) 夏酷热,疫大作,人多暴死[10]。

宝应县 大疫[11]。

浙江省

杭州府(钱塘、仁和二县附郭,今杭州市) 大旱,城中大疫,总督刘某择名医设药局于城中佑圣观,自八月至九月,活人无算[12]。

仁和县(今杭州市) 旱,疾疫大作[13]。

---

① 《清史稿》卷四〇《灾异志一》。

② 乾隆《枣阳县志》卷一七《灾异志》,咸丰《枣阳县志》卷一五《祥异》,同治《枣阳县志》卷一六《祥异》,光绪《襄阳府志》卷末《志余·祥异》,民国《枣阳县志》卷三三《祥异志·灾异》。

③ 康熙《解州志》卷九《灾祥》。

④ 乾隆《解州安邑县志》卷一一《祥异》。

⑤ 《运城市卫生志》,2008 年。

⑥ 康熙《芮城县志》卷二《灾祥》。

⑦ 康熙《荣河县志》卷八《灾祥》。

⑧ 康熙《临晋县志》卷六《灾祥》。

⑨ 道光《东台县志》卷七《星野·灾祥》。

⑩ 道光《重修仪征县志》卷四六《祥异》。

⑪ 康熙《宝应县志》卷三《灾祥》,道光《重修宝应县志》卷九《灾祥》,民国《宝应县志》卷五《食货志·水旱》。

⑫ 民国《杭州府志》卷七三《恤政》。

⑬ 康熙《仁和县志》卷一三《恤政》。

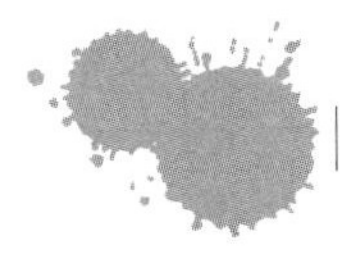

乌程县(今湖州市)　五月至七月大旱,蝗,异常大燠,草木枯槁,人暍死者众①。

武义县　五月不雨至九月乃雨,疫痢大作②。

衢　州(西安县附郭,今衢州市)、婺　州(金华县附郭,今金华市)　衢、婺疫病大作,守道梁公万禩设局治疫,择良医张友英主其事,后沿袭至三十九年废③。

湖北省

应山县(今广水市)　旱,大饥,季夏,大疫复作④。夏大疫复作,知县周祜绘图上报批准,出库粟千余石发赈,民赖以活者甚众⑤。

枣阳县(今枣阳市)　秋大疫⑥。

江西省

上高县　"春末夏初,淫雨连绵,瘟疫重染。夏秋奇旱,疟痢交侵,可怜家家闻啼哭之声,处处抛死尸之骨,路无行人,村绝烟火。既死者不能复,幸存者复逃于外郡,以致一图而存六七甲者,甚有全图逃绝而空存版籍者。""自康熙八九两年连遭水旱之后,更加康熙十年,夏秋酷旱,遍地赤烈,五谷绝种,又兼瘟痢四布,家家传染,以致饿殍盈于道路,磷骨遍于郊原。""康熙十年,夏秋之交,不惟奇旱,绝粒无收,又且瘟痢交乘,人们死逃几尽……四十里人烟断绝,几百村鸡犬无闻。"计抛荒田地637顷,逃亡人民501户⑦。

吉水县　非常大旱,夏秋绝无滴雨,颗粒无收,瘟痢流行,死徙逃亡,有数村断绝烟火者,数十里杳无人行者,有百里荆榛满目黄萎者,如此情状,目击心伤,而南昌府之宁州,瑞州府之上高,吉安府之庐陵、吉水四州县,真有郑图难绘者⑧。

---

① 光绪《乌程县志》卷二七《祥异》。

② 康熙《续修武义县志》卷一〇《征若》,嘉庆《武义县志》卷一二《杂纪·祥异》,光绪《武川备考》卷一一《祥异志·祥异》。

③ 《衢州市卫生志》,上海交通大学出版社1997年版。

④ 康熙《应山县志》卷二《兵荒》,同治《应山县志》卷一《星野志·祥异》。

⑤ 《应山县志》,湖北科学技术出版社1990年版。

⑥ 乾隆《枣阳县志》卷一七《灾异志》,咸丰《枣阳县志》卷一五《祥异》,同治《枣阳县志》卷一六《祥异》,光绪《襄阳府志》卷末《志余·祥异》,民国《湖北通志》卷七六《祥异志二》,民国《枣阳县志》卷三三《祥异志·灾异》。

⑦ 康熙《上高县志》卷三《户田》。

⑧ 乾隆《吉水县志》卷八《赋役》。

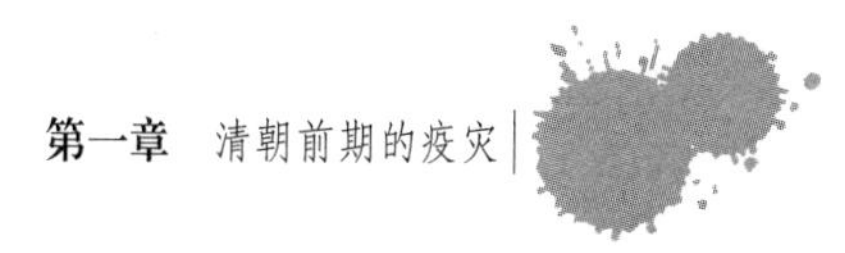

康熙十一年(1672)

江苏省

吴　县(今苏州市)　疟疾流行①。

江西省

庐陵县、吉水县、上高县、[义]宁州、南昌卫、九江卫　频年荒旱,灾疫流行②。

德安县　六月、七月间,天布孽虫遍野,其虫色黑,长有二三寸,早稻下穗,迟苗尽绝,目击心寒。七月、八月间,民苦疫痢不起,四乡尤甚,知县姚延医开局施药,服之者瘳③。

安仁县(今余江县)　秋大疫④。

万年县　秋大疫⑤。

泸溪县(今资溪县)　旱蝗,灾疫。民多疾疫⑥。蝗虫入境,禾稼无收,民多疾疫⑦。

广东省

韶州府(治曲江县,今韶关市曲江区)　夏旱,是岁瘟疫,城内尤甚,儿童死者以千计⑧。

康熙十二年(1673)

河北省

新城县(今高碑店市)　夏,新城大疫⑨。多乌沙(痧)、黄沙(痧)等瘴疾⑩。

---

① 〔清〕张璐《张氏医通》卷三。

② 《清圣祖实录》卷四〇,"康熙十一年壬子九月"。

③ 康熙《德安县志》卷八《灾异》。

④ 乾隆《安仁县志》卷一〇《备志·祥异》,道光《安仁县志》卷二七《祥异》,同治《安仁县志》卷三四《祥异》。

⑤ 康熙《万年县志》卷六《灾祥》,同治《万年县志》卷一二《杂著·祥异》。

⑥ 康熙《泸溪县志》卷一《灾异》,雍正《泸溪县志》卷一《封域志·祥异》,乾隆《建昌府志》卷二《星野·禨祥》,乾隆《泸溪县志》卷末《杂志·祥异》,同治《建昌府志》卷一〇《杂类志·祥异》,同治《泸溪县志》卷一一《休咎》。

⑦ 《资溪县志》,方志出版社 1997 年版。

⑧ 康熙《韶州府志》卷一《方域志·灾异》,同治《韶州府志》卷一一《舆地略·祥异》。

⑨ 《清史稿》卷四〇《灾异志一》。《河北省志》卷一〇《自然灾害志》,方志出版社 2009 年版。

⑩ 康熙《新城县志》卷一〇《灾祥志》。

山西省

猗氏县(今临猗县)　秋疫[①]。

河南省

汝宁府(治汝阳县,今汝南县)　秋,霪雨,无禾,大疫[②]。

上蔡县　秋,霪雨,无禾,大疫[③]。

浙江省

嘉兴县(今嘉兴市)　城乡流行痧疫[④]。

康熙十三年(1674)

陕西省

镇安县　瘟[⑤]。

江苏省

清河县(今淮安市清河区)　正月大雷电,恒雨害稼,夏无麦,人民饥,疫气流行[⑥]。

广西壮族自治区

柳　州(今柳州市)　五月,延龄率兵下柳州,至东泉,染疫还[⑦]。

康熙十四年(1675)

浙江省

严州府(治建德县,今建德市)　严州荐疫[⑧]。

遂安县(今并入淳安县)　(康熙)十四年、十五年、十六年大疫,绵延三载,棺具涌贵,多蒿葬[⑨]。

---

① 乾隆《蒲州府志》卷二三《事纪》。

② 康熙《汝宁府志》卷一六《外纪·灾祥》。

③ 康熙《上蔡县志》卷一二《编年志》。

④ 〔清〕郭志邃《痧胀玉衡》卷上。

⑤ 雍正《镇安县志》卷二《灾祥》,乾隆《镇安县志》卷九《祥异》。

⑥ 乾隆《清河县志》卷九《祥祲》,咸丰《清河县志》卷二四《杂记》,光绪《清河县志》卷二六《杂记·祥祲》。

⑦ 乾隆《柳州府志》卷三九《纪事》。

⑧ 康熙《浙江通志》卷二《灾祥》。

⑨ 康熙《遂安县志》卷九《灾异》,乾隆《遂安县志》卷九《杂志·灾异》,民国《遂安县志》卷九《杂志·灾异》。《淳安县卫生志》,1998年。

处州府(治丽水县,今丽水市) (春)大疫,四月大风①。

康熙十五年(1676)

浙江省

衢 州(今衢州市)、遂安县(今并入淳安县)、开化县 秋,衢州、遂安、开化等地战乱后,疫疠盛行②。

江西省

安仁县(今余江县) 大兵进剿后,人民离散,官廨民房焚毁殆尽,又大疫时行,流殍载道③。

兴国县 是年,黄惟桂知兴国,时韩大任寇据吉安,邑中罹寇已四载。值山水暴涨啮城,继以旱灾,发仓赈饥,祈霖祷疫,备尝艰瘁④。

南丰县 春大疫⑤。

南康县(今南康市) 粤贼据郡,农民失业,岁饥,复大疫⑥。春,战事频繁,大饥复大疫⑦。

贵州省

铜仁府(治铜仁县,今铜仁市) 大疫⑧。

遵义府(治遵义县,今遵义市) 大疫⑨。

四川省

雅安县(今雅安市) 大疫⑩。

---

① 康熙《处州府志》卷一二《灾情》,乾隆《浙江通志》卷一〇九《祥异下》,光绪《处州府志》卷二五《祥异志》。

② 《清史稿》卷四七六《崔华传》。

③ 乾隆《安仁县志》卷一〇《备志·祥异》,道光《安仁县志》卷二七《祥异》,同治《安仁县志》卷三四《祥异》。

④ 雍正《江西通志》卷六五《名宦·赣州府》。

⑤ 乾隆《建昌府志》卷二《星野·禨祥》,同治《建昌府志》卷一〇《杂类志·祥异》,同治《南丰县志》卷一四《祥异》,民国《南丰县志》卷一二《杂类志上·祥异》。《南丰县志》,中共中央党校出版社1994年版。

⑥ 同治《南安府志》卷二九《祥异》,同治《南康县志》卷一三《祥异》。

⑦ 《南康县志》,新华出版社1993年版。

⑧ 光绪《铜仁府志》卷一《祥异》。

⑨ 道光《遵义府志》卷二一《祥异》。

⑩ 光绪《雅安县志稿》卷四《灾异》,民国《雅安县志》卷四《灾祥志》。

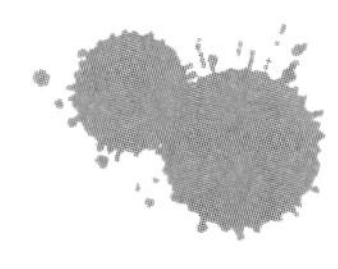

康熙十六年(1677)

河南省

新野县　夏秋雨水害稼,人多瘟疫死[①]。

陕西省

商　州(含今商洛市、丹凤县)　七月,大疫,人畜死过半[②]。

山阳县　大疫,人口牲畜死过半[③]。

上海市

上海县(今闵行区等)　夏四月,大旱疫[④]。五月大疫[⑤]。

南汇县(今南汇区)　夏大旱疫[⑥]。

川沙县(今并入浦东新区)　春,雨雪大作,路绝行人,夏四月大旱疫[⑦]。

青浦县(今青浦区)　夏五月雨冰,六月大疫[⑧]。

奉贤县(今奉贤区)　夏大旱,疫疠[⑨]。

江苏省

吴　县(今苏州市)　张家港大疫,人不敢扣门[⑩]。

浙江省

嘉善县　三月民疫[⑪]。

龙游县　夏秋之交大疫,传染村落,死者日以百计[⑫]。夏秋之交疫疠大作,死者日以百计[⑬]。

西安县(今衢州市)　夏秋之交,西安、龙游疫病大作,死者日以百计[⑭]。按:此条

---

① 康熙《新野县志》卷八《祥异》,乾隆《新野县志》卷八《祥异》。

② 《清史稿》卷四〇《灾异志一》。乾隆《直隶商州志》卷一四《灾祥》。

③ 康熙《山阳县初志》卷二《灾祥》。

④ 同治《上海县志》卷三〇《杂记·祥异》,民国《上海县志》卷一《纪年》。

⑤ 《清史稿》卷四〇《灾异志一》。

⑥ 民国《南汇县续志》卷二二《杂志·祥异》。

⑦ 光绪《川沙厅志》卷一四《杂记志·祥异》。

⑧ 《清史稿》卷四〇《灾异志一》。嘉庆《松江府志》卷八〇《祥异志》,光绪《青浦县志》卷二九《杂记·祥异》。

⑨ 光绪《重修奉贤县志》卷二〇《杂志·灾祥》。

⑩ 民国《吴县志》卷七〇《列传·孝义二》。

⑪ 光绪《重修嘉善县志》卷三四《祥眚》。

⑫ 民国《龙游县志》卷一《通纪》。

⑬ 《龙游县卫生志》,上海社会科学院出版社1992年版。

⑭ 《衢州市卫生志》,上海交通大学出版社1997年版。

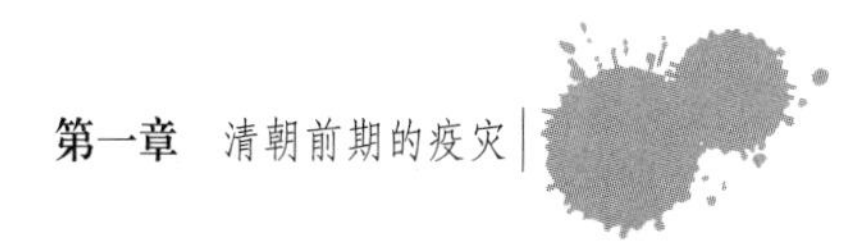

未见旧志。

遂安县(今并入淳安县) 大疫[①]。

福建省

邵武府(治邵武县,今邵武市) 上年十一月,海寇吴淑由汀州袭邵武,大兵至,遁去。是年夏大疫[②]。

光泽县 夏疫[③]。

江西省

大庾县(今大余县) 战乱之后大饥,大疫[④]。

湖南省

桂阳州(今桂阳县) 逆党胡国柱、马宝由郴侵韶,勒州夫数千任负。寻败归,丁夫或饥或疫,死者枕藉于道,百姓怨嗟[⑤]。

康熙十七年(1678)

六月、七月,亢旱,河水俱涸。……大江南北、河南、山东俱旱,赤地千里,京师尤甚,每日渴毙多人[⑥]。

河北省

临榆县(今秦皇岛市海港区) 夏六月热,暍死人畜甚众[⑦]。

抚宁县 夏六月己亥,炎热异常,自京师至关内外热伤人畜甚众[⑧]。

乐亭县 酷暑,热伤人畜[⑨]。

滦 州(今滦县) 夏六月炎暑,热伤人畜甚众[⑩]。

山东省

宁海州(今烟台市牟平区) 春大饥,大疫[⑪]。

---

① 康熙《遂安县志》卷九《灾异》。

② 乾隆《福建通志》卷六五《杂纪·祥异》,光绪《重纂邵武府志》卷三〇《杂记·祥异》。

③ 光绪《重纂邵武府志》卷三〇《杂记·祥异》。

④ 民国《大庾县志》卷一五《杂类·祥异》。

⑤ 雍正《桂阳州志》卷一三《祥异志》。

⑥ 〔清〕叶梦珠《阅世编》卷一《灾祥》,来新夏点校,上海古籍出版社1981年版,第18页。

⑦ 乾隆《临榆县志》卷一《灾祥》。

⑧ 康熙《抚宁县志》卷二《灾祥》。

⑨ 乾隆《乐亭县志》卷一二《机祥》。

⑩ 嘉庆《滦州志》卷一《祥异》。

⑪ 民国《牟平县志》卷一〇《文献志·通纪》。

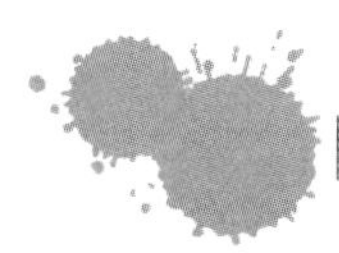

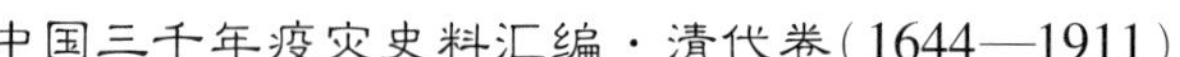

淄川县(今淄博市淄川区)　四月、五月间大旱,沴气为祲,人多病疫①。四月不雨,五月二十六日始雨;复旱,沴气为祲,人多疫病②。

临淄县(今淄博市临淄区)　临淄人多病③。按:今《山东省卫生志》引作:“1678年(清康熙十七年),淄博地区人多病。”④不若原文详细和准确。

山西省

隰　州(今隰县)、永和县　疫⑤。

河南省

河南府(治洛阳县,今洛阳市)、南阳府(治南阳县,今南阳市)、汝州直隶州(今汝州市)　河南、南阳、汝州三府瘟疫盛行,民死大半,牛毙盈野⑥。

陈留县(今并入开封市)　河南巡抚董国兴疏言:陈留等二十一州县,灾疫并行,请发州县存贮米粟赈救。得旨:着先差往汝阳等处赈济官员,会同该抚速行设法赈济⑦。

邓　州(今邓州市)　正月风霾数作,瘟疫盛行,民死大半。牛毙遍野,土地荒芜,饥馑荐臻⑧。

内乡县(含今西峡县)　春恒阳,夏霪雨,秋大饥,人多疫疠,牛瘟继之⑨。

汝宁府(治汝阳县,今汝南县)　岁饥,大疫,有全家死者⑩。

上蔡县　岁饥,大疫,有全家死者⑪。

西平县　大饥,民多疫死⑫。

上海市

松江府(娄县、华亭二县附郭,今松江区)　自六月望后起,至十一月大疫,家至户到,病殁者甚多,或一村而丧数十人⑬。

---

① 乾隆八年《淄川县志》卷三《灾祥志》,乾隆四十一年《淄川县志》卷三《赋役志·灾祥》。
② 《淄博市卫生志》,1997年。
③ 《临淄区卫生志》,山东人民出版社1997年版。
④ 《山东省卫生志》,山东人民出版社1992年版。
⑤ 雍正《山西通志》卷一六三《祥异》。
⑥ 乾隆《邓州志》卷二四《杂记》。
⑦ 《清圣祖实录》卷七九,“康熙十八年正月壬戌”。
⑧ 乾隆《邓州志》卷二四《祥异》。
⑨ 康熙《内乡县志》卷一一《灾祥》。
⑩ 康熙《汝宁府志》卷一六《灾祥》。
⑪ 康熙《上蔡县志》卷一二《编年志》。
⑫ 康熙《西平县志》卷一〇《外志》,民国《西平县志》卷三四《故实志·灾异篇》。
⑬ 〔清〕叶梦珠《阅世编》卷一《灾祥》,来新夏点校,上海古籍出版社1981年版,第18～19页。

娄　县（今松江区）　五月雨雪，大旱，岁祲，大疫[①]。

华亭县（今松江区）　夏四月地震，是岁大疫[②]。

奉贤县（今奉贤区）　秋大疫[③]。

江苏省

苏　州（吴县、长洲二县附郭，今苏州市）　是年三吴奇旱，兼大疫[④]。吴门时疫盛行，藩司命刊刻《温热暑疫全书》，以为治疗之圭臬[⑤]。

湖北省

房　县　春被兵，更遭瘟疫，死者无算[⑥]。二月，官兵剿杨来嘉于房县。是时，房县风鹤频惊，民逃均、襄、谷等地，更遭瘟疫，死者无数[⑦]。

荆门州（今荆门市）　大旱，疫疠顿作。新城忽出一泉，凡病者饮之立愈，月余乃涸[⑧]。

湖南省

耒阳县（今耒阳市）　吴三桂叛军驻扎马阜山，大势掠夺，塘池六畜被掠夺一空，以致沿乡俱被时疫[⑨]。

浙江省

嘉善县　四月初五日地震，大旱，大疫[⑩]。

秀水县（今嘉兴市）　夏大旱，有疫[⑪]。

江西省

兴国县　二月大疫，岁饥，斗米二钱[⑫]。二月，疫病流行，有的全家死亡，甚至全村不见炊烟[⑬]。

---

① 嘉庆《松江府志》卷八〇《祥异志》。

② 嘉庆《松江府志》卷八〇《祥异志》，光绪《重修华亭县志》卷二三《杂志上·祥异》。

③ 光绪《江东志》卷一《祥异》。

④ 康熙《吴县志》卷四〇《宦绩》。

⑤ 〔清〕周扬俊《温热暑疫全书》，上海中医学院出版社1993年版，第3页。

⑥ 同治《房县志》卷六《事纪》。

⑦ 《房县志》，中国文史出版社1991年版。

⑧ 乾隆《荆门州志》卷三四《祥异》，同治《荆门直隶州志》卷一《舆地志·祥异》。

⑨ 雍正《耒阳县志》卷八《通考·兵燹》。

⑩ 光绪《重修嘉善县志》卷三四《祥眚》。

⑪ 康熙《秀水县志》卷七《祥异》。

⑫ 乾隆《兴国县志》卷一八《祥异》，同治《兴国县志》卷三一《祥异》。

⑬ 《兴国县志》（上册），1988年。

武宁县　夏秋间疫疠盛行,民多死者[①]。

广西壮族自治区

藤　县　清军兵多病疫,死丧甚多[②]。

兴业县　邑大疫[③]。

四川省

德阳县(今德阳市)　疫。时吴逆僭号,改元昭武,连年用兵,差役繁费,编户逃亡,兵多疾疫,粮饷空匮[④]。

康熙十八年(1679)

河北省

卢龙县　夏四月旱,秋七月蝗,民大疫[⑤]。

迁安县(今迁安市)　夏四月旱,秋七月蝗,民大疫[⑥]。

深　州(今深州市)　七月,深州旱蝗迭见,瘟气流行,死亡无算[⑦]。七月二十八日,瘟气流行,民饥病死者无算[⑧]。是年,旱蝗迭见,百姓流离,卖妻儿者甚多,又兼瘟疫流行,民饿病死者无数[⑨]。

任　县　春瘟[⑩]。

河南省

内乡县(含今西峡县)　大饥,赈内乡被灾染瘟饥民[⑪]。

项城县(今项城市)　夏秋间瘟疫盛作[⑫]。

上海市

华亭县(今松江区)　秋七月地震,八月海滨获异鱼,是年民多疫,而蝗不为灾[⑬]。

---

① 乾隆《武宁县志》卷一《星野·祥异》。

② 《清圣祖实录》卷七八,"康熙十七年戊午"。

③ 乾隆《兴业县志》卷四《杂记》,嘉庆《兴业县志》卷一〇《杂记》。

④ 同治《德阳县志》卷四四《外纪志》。

⑤ 光绪《永平府志》卷三一《封域志·纪事下》,民国《卢龙县志》卷二三《故事志·史事》。

⑥ 同治《迁安县志》卷九《舆地志四·记事》,民国《迁安县志》卷五《舆地志·记事篇》。

⑦ 道光《深州直隶州志》卷末《机祥》。

⑧ 雍正《直隶深州志》卷七《事纪》。

⑨ 《深县志》,中国对外翻译出版公司1999年版。

⑩ 康熙《任县志》卷一《灾祥》。

⑪ 康熙《内乡县志》卷一一《灾祥》。

⑫ 乾隆《项城县志》卷四《灾祥志》,民国《项城县志》卷三一《杂事志·祥异》。

⑬ 乾隆《华亭县志》卷一六《祥异》,光绪《重修华亭县志》卷二三《杂记上·祥异》。

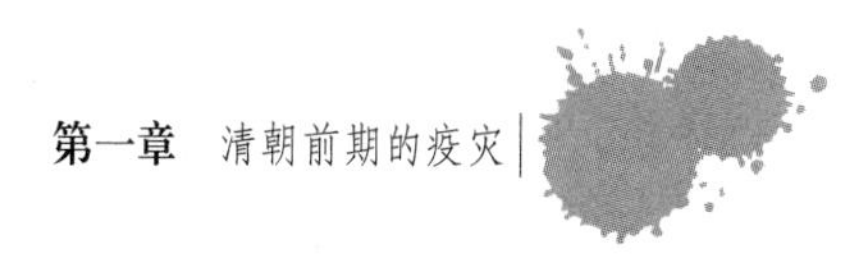

江苏省

常州府（治武进县，今常州市）　是岁饥馑，瘟疫荐臻，户多死亡，饿殍载道，至明年夏始稍息①。

武进县（今常州市武进区）　旱，疫，大饥②。

高邮州（今高邮市）　境内旱灾、蝗灾、瘟疫并发③。

江西省

萍乡县（今萍乡市）　夏旱，疫疠流行④。夏，县境疫痢流行⑤。

云南省

广西府（治泸西县）　三月瘟疫大行，遍及牲畜，倒毙几尽⑥。

弥勒县　大疫⑦。

广西壮族自治区

藤　县　是年，祖泽清在高州声援吴三桂，康熙命额楚从肇庆日夜兼程赶往高州，至藤县，遇大疫，士马多死，因此请求增援，但援兵未至而藤县城就被攻陷了⑧。

郁林州（今玉林市）　夏六月疫⑨。

康熙十九年（1680）

北京市

京　城（宛平、大兴二县附郭，今北京市）　去岁三冬无雪，今春无雨，饥民流入京师。四月庚申，圣祖诏讨对策，曰："今四方失业之民，闻而来者愈众，反致流离道路，有转徙沟壑之虞。且天气渐向炎热，老幼羸弱聚之，蒸为疾疫，转益灾沴，朕甚忧焉"，令五城医治拯救饥疫者⑩。六月丁丑，"命五城粥厂再展三月，遣太医官三十员分治

---

① 康熙《常州府志》卷三《祥异》。

② 光绪《武进阳湖县志》卷二九《杂事·祥异》。

③ 《高邮市卫生志》，中国工商出版社2006年版。

④ 康熙《萍乡县志》卷六《祥异》，乾隆《袁州府志》卷二《星纪·机祥》，同治《萍乡县志》卷一《地理·祥异》，民国《昭萍志略》卷一二《风土志》。

⑤ 《萍乡市志》，方志出版社1996年版。

⑥ 康熙《纂修广西府志》卷一〇《灾祥》，乾隆《广西府志》卷二三《祥异》，光绪《云南通志》卷四《祥异下》，民国《新纂云南通志》卷一六一《荒政考三·灾疫附》，《平定三逆方略》卷四二，《钦定八旗通志》卷一三八。

⑦ 《弥勒县志》，云南人民出版社1987年版。

⑧ 《清史稿》卷二五八《额楚传》。光绪《藤县志》卷二一《杂记》。

⑨ 雍正《广西通志》卷三《机祥》。

⑩ 《清圣祖实录》卷八九，"康熙十九年四月庚申"。

饥民疾疫”①。

通　州(今通州区)　自春至夏,通州无雨,瘟疫大行②。春夏无雨,瘟疫流行③。

河北省

怀安县　春三月至夏六月大旱。八月,大水。冬疫④。

山西省

代　州(今代县)　春大饥,春夏大疫⑤。

灵丘县　十九、二十两年旱,疫⑥。

天镇县　大饥疫⑦。

河南省

汝阳县(今汝南县)　夏大旱,人疫⑧。

密　县(今新密市)　旱,民大饥,疫大行⑨。

安徽省

天长县(今天长市)　夏大疫,死者枕藉,麦秀双歧,而鲜收者⑩。

江苏省

溧水县　正月疫,有虎患。疫,水⑪。溧水疫⑫。水,疫,虎患⑬。

苏　州(吴县、长洲二县附郭,今苏州市)　夏五月、六月大疫⑭。

无锡县(今无锡市)　自是年及二十年,旱涝之后,疫疠大作,民间尽室闭门,相枕

---

① 《清圣祖圣训》卷六,《清史稿》卷六《圣祖本纪一》。

② 康熙《通州志》卷一一《灾异》。

③ 《通县志》,北京出版社 2003 年版。

④ 乾隆《怀安县志》卷二二《灾祥》,民国《怀安县志》卷一〇《志余・大事记》。

⑤ 乾隆《直隶代州志》卷六《祥异志》,光绪《代州志》卷一二《大事记》。

⑥ 康熙《灵丘县志》卷二《武备志・灾祥》。

⑦ 乾隆《天镇县志》卷六《祥异》,光绪《天镇县志》卷四《大事记》。《天镇县志》,山西教育出版社 1997 年版。

⑧ 康熙《汝阳县志》卷五《典礼志・机祥》,康熙《汝宁府志》卷一六《外纪・灾祥》。张峻峰校注:《康熙二十九年汝阳县志》,中州古籍出版社 1994 年版。

⑨ 康熙《密县志》卷一《灾祥》,嘉庆《密县志》卷一五《杂录・祥异》,民国《密县志》卷一九《杂录・祥异》。

⑩ 嘉庆《备修天长县志稿》卷九下《灾异》,同治《天长县纂辑志稿・祥异》。

⑪ 《清史稿》卷四〇《灾异志一・疾疫》。康熙《溧水县志》卷一《庶征》,光绪《溧水县志》卷一《天文志・庶征》。

⑫ 《南京卫生志》,方志出版社 1996 年版。《溧水县卫生志》,1990 年。

⑬ 《溧水县志》,江苏人民出版社 1990 年版。

⑭ 《清史稿》卷四〇《灾异志一》。同治《苏州府志》卷一四三《祥异》,光绪《苏州府志》卷一四三《祥异》,民国《吴县志》卷五五《祥异考》。

而死,村落为空[1]。旱涝之后,病疫大作,家家闭门,人们相枕而死,村落为空[2]。

常　州(武进县附郭,今常州市)　正当夏令,(毗陵)乡城远近尽染时行,其症大约相似[3]。

上海市

松江府(娄县、华亭二县附郭,今松江区)　秋八月大疫[4]。

娄　县(今松江区)　秋七月,江南、江北大水,一望如海,自常州以迄苏州、松江等府,大疫遍地。娄县更是"家至户到,谈鬼事者如见"[5]。

华亭县(今松江区)　秋八月大疫[6]。

青浦县(今青浦区)　五月大水,八月大疫[7]。

嘉定县(今嘉定区)　春饥,夏秋霪雨,大疫[8]。

宝山县(今宝山区)　春,民大饥,石米二两七钱。夏秋霪雨损棉豆,大疫[9]。

崇明县　八月初三飓风潮溢,民多溺死,闰八月大疫[10]。

湖南省

绥宁县　为吴三桂与清朝军队的战争前沿,先年杀戮甚惨,本年"王师恢复,饥馑荐至,瘟疫流行,床上白骨,沟中僵尸,惨然满目"[11]。三月,吴军防线被清军攻破。战后,境内瘟疫流行,死人甚多[12]。

靖　州(今靖州县)　五月、六月、七月三月大疫,会江西总督董驻师于靖,兵民死者甚众[13]。

通道县　瘟疫流行,死人无数[14]。

---

① 乾隆《无锡县志》卷四〇《祥异》,嘉庆《无锡金匮县志》卷三一《祥异》,光绪《无锡金匮县志》卷三一《祥异》。

② 《无锡县卫生志》,江苏人民出版社2001年版。

③ 〔清〕王养吾《痧症全书·补化引言》。

④ 嘉庆《松江府志》卷八〇《祥异志》。

⑤ 〔清〕叶梦珠《阅世编》卷一《灾祥》,来新夏点校,上海古籍出版社1981年版,第20页。

⑥ 乾隆《华亭县志》卷一六《祥异志》,光绪《重修华亭县志》卷二三《祥异》。

⑦ 《清史稿》卷四〇《灾异志一》。乾隆《青浦县志》卷三八《祥异》,光绪《青浦县志》卷三〇《杂记上·祥异》。

⑧ 乾隆《嘉定县志》卷四《赋役志·祥异》,光绪《嘉定县志》卷五《赋役志下·礼祥》。

⑨ 嘉庆《淞南志》卷二《灾祥》,光绪《宝山县志》卷一四《祥异》。

⑩ 雍正《崇明县志》卷一七《祲祥》,民国《崇明县志》卷一七《灾异》。

⑪ 同治《绥宁县志》卷三八《祥异》。按:《湖南自然灾害年表》误系此事于辰溪县。

⑫ 《绥宁县志》,方志出版社1997年版。

⑬ 康熙《靖州志》卷五《灾异》,光绪《靖州直隶州志》卷一二《事纪·祥异》。

⑭ 《通道县志》,民族出版社1999年版。

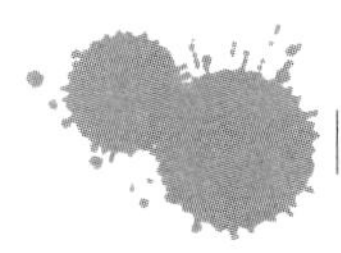

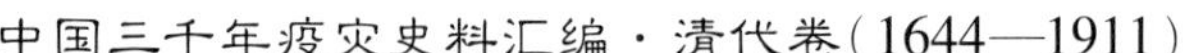

会同县　六月、七月、八月大疫时行,兵民死者无数[①]。六月、七月、八月瘟疫流行,死亡人数甚多[②]。

广东省

吴川县(今吴川市)　夏四月时疫流行。是时吴川为海寇所扰,荒残已极[③]。

海南省

临高县　康熙十九年至二十二年亢旱连岁,更经海寇蹂躏之后,复并瘟疫,耕者皆废[④]。

广西壮族自治区

灵川县　大疫。疫疠盛行,逐户传染,死亡相继,其不染者仅一[⑤]。

康熙二十年(1681)

河北省

曲阳县　大疫[⑥]。曲阳大疫[⑦]。

西宁县(今阳原县)　夏大雨雹,秋旱疫,人牛多死[⑧]。

山西省

忻　州(今忻州市)　大疫,人民死伤不计其数[⑨]。

阳曲县(今太原市)　大疫,人民死伤不计其数[⑩]。阳曲(太原)发生瘟疫。次年5月波及榆次等地[⑪]。

清源县(今清徐县)　大疫[⑫]。

---

① 康熙《会同县志》卷一《星野》,光绪《会同县志》卷一四《外纪志·祥异》。

② 《会同县卫生志》,1993年。

③ 康熙《吴川县志》卷四《灾异》,道光《高州府志》卷四《事纪志·历代》,道光《吴川县志》卷九《事迹纪年》,光绪《吴川县志》卷一〇《记述·事略》。

④ 康熙《临高县志》卷一《地理志·灾祥》。

⑤ 乾隆《灵川县志》卷四《祥异》,民国《灵川县志》卷一四《前事》。

⑥ 《清史稿》卷四〇《灾异志一》。

⑦ 《河北省志》卷一〇《自然灾害志》,方志出版社2009年版。

⑧ 康熙《西宁县志》卷一《灾祥》,同治《西宁县新志》卷一《星度志·灾祥》,同治《西宁新志》卷一《灾祥》,民国《阳原县志》卷一六《前事·天灾》。

⑨ 雍正《山西通志》卷一六三《祥异二》,乾隆《太原府志》卷四九《祥异》。

⑩ 康熙《阳曲县志》卷一《天文志·祥异》,乾隆《太原府志》卷四九《祥异》,道光《阳曲县志》卷一六《志余·祥异》。

⑪ 《太原卫生志(1840—1998)》,2001年。

⑫ 光绪《清源乡志》卷一六《祥异》。

灵丘县　旱疫①。

宁乡县(中阳县)　全县瘟疫流行,死者甚多②。

河南省

密　县(今新密市)　瘟疫,伤人甚众③。

陈　州(今淮阳县)　是年,顾珽知陈州,适值水患,捐赈绥征,继以大疫,延医捐药,全活者甚众④。

浙江省

余姚县(今余姚市)　痘疫盛行⑤。

台湾省

台湾府(今台南市)　疫。先是,有神曰天行使者,来居安平镇陈永华宅,永华相与酬接。自是,郑之主臣眷属凋丧殆尽⑥。

凤山县(今高雄市)　疫⑦。

江苏省

江阴县(今江阴市)　大疫⑧。

无锡县(今无锡市)　大疫⑨。康熙十九年、二十年(1680—1681)旱涝之后,病疫大作,家家闭门,人们相枕而死,村落为空⑩。

江西省

铅山县　春大疫。三月、四月,瘟疫盛行,老幼暴亡⑪。

万载县　秋旱疫⑫。

---

① 康熙《灵丘县志》卷二《武备志·灾祥》。

② 《中阳县志》,山西人民出版社 1996 年版。

③ 康熙《密县志》卷一《灾祥》,嘉庆《密县志》卷一五《杂录·祥异》,民国《密县志》卷一九《杂录·祥异》。

④ 乾隆《盐亭县志》卷二《人物志四·贤踪》,卷二《人物志三·选举》。

⑤ 〔清〕黄百家《学箕初稿》卷二,见《四库存目丛书》集部第 257 册,第 784 页。

⑥ 康熙《台湾府志》卷九《外志·灾祥》,乾隆《福建通志》卷六五《杂纪·祥异》,乾隆《续修台湾府志》卷一九《杂记·灾祥》。

⑦ 乾隆《重修凤山县志》卷一一《杂志·灾祥》。

⑧ 道光《江阴县志》卷八《祥异》,光绪《江阴县志》卷八《祥异》,《古今图书集成·医术典》卷五一一《医部·医术名流列传·祝道行传》。

⑨ 光绪《无锡金匮县志》卷三一《祥异》。

⑩ 《无锡县卫生志》,江苏人民出版社 2001 年版。

⑪ 康熙《铅山县志》卷一《灾异》,乾隆《铅山县志》卷一《天文志·祥异》,同治《铅山县志》卷三〇《杂类志·祥异》,同治《广信府志》卷一《地理志·祥异》。

⑫ 雍正《万载县志》卷一二《灾祥》。

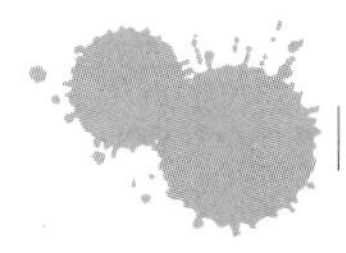

大庾县(今大余县)　“旧县志记载:康熙二十年(1681)瘟疫流行,全县人口锐减。”[①]按:查顺治、乾隆、民国《大庾县志》之“灾异志”均无此记载,未知所本,姑采信之。

安徽省

宿松县　正月雷电雨雹,五月疫。秋,旱疫,人牛多死[②]。

重庆市

重庆府(治巴县,今重庆市)、夔州府(治奉节县)　绿旗官兵多患病,疫[③]。

四川省

马边县　天旱,大疫[④]。

湖北省

沔阳州(含今仙桃市和洪湖市)　夏大旱,六月疫[⑤]。

贵州省

贵州夏大疫[⑥]。

偏桥卫(今施秉县)　大疫[⑦]。

镇远县　大疫[⑧]。

清浪卫(今岑巩县)　大疫[⑨]。

平溪县(今玉屏县)　大疫[⑩]。

平越州(今福泉市)　大疫[⑪]。

湄潭县　大疫[⑫]。

天柱县　大疫[⑬]。

---

① 《大余县志》,三环出版社1990年版。

② 道光《宿松县志》卷二八《杂志·祥异》,民国《宿松县志》卷五三《杂志·祥异》。

③ 《清圣祖实录》卷九八,“康熙二十年辛酉冬十月”。

④ 嘉庆《马边厅志略》卷四。

⑤ 光绪《沔阳州志》卷一《天文志·祥异》。

⑥ 〔清〕犹法贤《黔史》卷四。

⑦ 民国《贵州通志》卷一八《前事志》。

⑧ 民国《贵州通志》卷一八《前事志》。

⑨ 民国《贵州通志》卷一八《前事志》。

⑩ 民国《贵州通志》卷一八《前事志》。

⑪ 光绪《平越直隶州志》卷一《祥异》,民国《贵州通志》卷一八《前事志》。

⑫ 康熙《湄潭县志》卷二《灾异》,光绪《湄潭县志》卷二《灾异志》,民国《贵州通志》卷一八《前事志》。

⑬ 康熙《天柱县志》卷下《灾异》,民国《贵州通志》卷一八《前事志》。

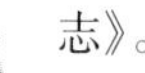

贞丰县　县境夏大疫，秋大饥①。按：雍正五年（1727），划安隆长官司红水江北岸长坝、桑郎、罗斛等十六里及西隆州之罗烦、册亨等四甲半零二十一寨归贵州，置永丰州。嘉庆二年（1797）改名贞丰州。民国三年（1914）改置贞丰县。康熙二十年时尚无贞丰县。

云南省

云南府（治昆明县，今昆明市）　八月己亥，圣祖谕礼部：闻云南官兵疾疫者甚多，彼地苦无良医。其令太医院医官胡养龙、王元佐驰驿前往调治②。

晋宁州（今晋宁县）　疫，人牛多毙③。

广东省

吴川县（今吴川市）　春又疫。瘟疫更烈，邑人多死，户绝者几半④。

连　县（今连州市）　宝山、珠玉塘、新田等处大疫⑤。

广西壮族自治区

柳城县　马平、柳城大疫⑥。

马平县（今柳江县）　大疫⑦。

康熙二十一年（1682）

北京市

京　城（宛平、大兴二县附郭，今北京市）　十一月，京城痘疹盛行⑧。

山西省

榆次县（今晋中市榆次区）　五月大疫⑨。

定襄县　荒疫之后，又值亢阳，人人惶怖⑩。

---

① 《贞丰县志》，贵州人民出版社 1994 年版。

② 《清圣祖实录》卷九七，“康熙二十年辛酉八月”；《平定三逆方略》卷五九。云南省历史研究所编：《清实录有关云南史料汇编》卷四，云南人民出版社 1986 年版，第 729 页。

③ 《清史稿》卷四〇《灾异志一》。

④ 康熙《吴川县志》卷四《灾异》，光绪《吴川县志》卷一〇《记述·事略》，光绪《高州府志》卷四九《记述·事纪》。

⑤ 民国《连县志》卷二《水旱》。

⑥ 乾隆《柳州府志》卷一《星野·机祥》。

⑦ 乾隆《马平县志》卷一《天文·机祥》。

⑧ 《清圣祖实录》卷一〇六，“康熙二十一年癸丑”。

⑨ 《清史稿》卷四〇《灾异志一》。乾隆《太原府志》卷四九《祥异》，乾隆《榆次县志》卷七《祥异》，同治《榆次县志》卷一六《祥异》。

⑩ 康熙《定襄县志》卷八《艺文》。

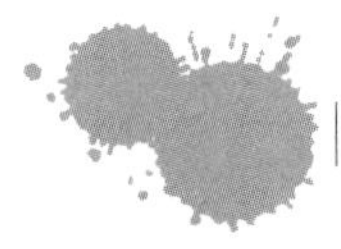

浙江省

富阳县(今富阳区)　夏五月大水,六月又大水,秋无禾。是年疫疠,多虎暴①。五月、六月大水,是年疫疠②。

萧山县(今杭州市萧山区)　岁大祲,疫疠③。

湖北省

东湖县(今宜昌市)　城乡大疫。西瀼有小船系北岸,至夜忽自渡江抵南岸,遂泊不动。先是,北岸人病疫,物故者甚众,南岸无恙。至是,南岸人大恶之,越数日,疫果大作,北岸少息焉④。

四川省

叙永县　冬疫⑤。

贵州省

遵义府(治遵义县,今遵义市)　仁怀、桐梓蟠龙水,大疫,死及牛畜鸟兽⑥。

桐梓县　大疫⑦。

安南县(今晴隆县)　大旱疫⑧。

云南省

广西府(治泸西县)　十月瘟疫大行⑨。

弥勒县　大疫⑩。

南宁县(今南宁市)　疫气盛行,水旱交侵,饥⑪。

剑川州(今剑川县)　兵后大疫⑫。

广西壮族自治区

上林县　大疫⑬。

---

① 民国《杭州府志》卷八五《祥异四》。

② 《富阳县卫生志》,中国医药科技出版社1991年版。

③ 民国《萧山志稿》卷一六《人物列传三》。

④ 同治《宜昌府志》卷一《天文志·祥异》,民国《湖北通志》卷七六《祥异志二》。

⑤ 嘉庆《直隶叙永厅志》卷四六《祥异》,民国《叙永县志》卷八《灾异》。

⑥ 道光《遵义府志》卷二一《祥异》。

⑦ 民国《桐梓县志》卷一《天文志·祥异》。

⑧ 雍正《安南县志》卷一《灾祥》,民国《安南县志》卷一《灾祥表》。

⑨ 康熙《纂修广西府志》卷一〇《灾祥》,乾隆《广西府志》卷二三《祥异》,光绪《云南通志》卷四《祥异下》,民国《新纂云南通志》卷一六一《荒政考三·灾疫附》。

⑩ 《弥勒县志》,云南人民出版社1987年版。

⑪ 咸丰《南宁县志》卷一《地理志》。

⑫ 康熙《剑川州志》卷一九《灾祥》。

⑬ 光绪《上林县志》卷一《天文志·灾异》,民国《上林县志》卷一六《杂志部·灾祥》。

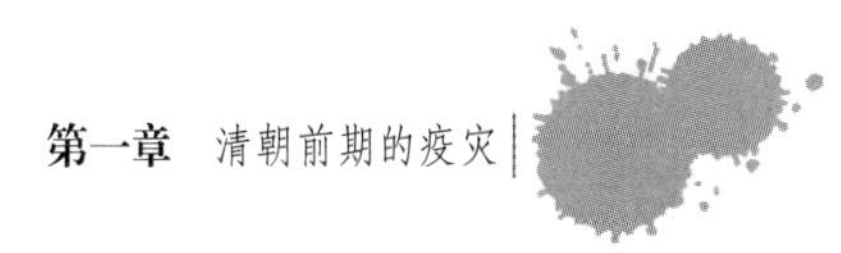

宾　州(今宾阳县)　大疫[①]。

海南省

琼州府(治琼山县,今海口市)　春二月饥,大疫作。琼山、文昌、儋州、感恩各州县饥疫并行,死者载道[②]。

琼山县(今海口市琼山区)　春二月饥,大疫作,瘟疫猝染,死者载道,至秋方宁[③]。

儋　州(今儋州市)　春二月饥,大疫作。琼山、文昌、儋州、感恩各州,饥疫并行,死者载道[④]。

感恩县(今东方县)　饥疫并行,死者载道[⑤]。

澄迈县　荒,瘟疫复行[⑥]。饥疫并作[⑦]。

临高县　康熙十九年至二十二年间,亢旱连岁,更经海寇蹂躏之后,复并瘟疫,耕者皆废,迫于追呼,死徙流离,荒残日甚[⑧]。

台湾省

鸡笼山(今基隆市)　大疫,时值疫气盛行,汛守兵死者过半[⑨]。

康熙二十二年(1683)

河南省

西平县　春无麦,夏秋大水,民多疫死,老幼填沟壑,少壮逃四方,田多荒芜[⑩]。

山东省

淄川县(今淄博市淄川区)　正月八日立春申刻地震,三春雨旸时若,二麦大有,但凶年之后,人多疠疫也[⑪]。春,淄博地区人多疠疫[⑫]。

---

① 道光《宾州志》卷二三《祥异》,民国《宾阳县志》第六编《灾异》。

② 道光《琼州府志》卷四二《事纪》。

③ 康熙《琼山县志》卷一二《灾祥》,乾隆《琼山县志》卷九《杂志·灾祥》,咸丰《琼山县志》卷二九《杂志·事纪》,民国《琼山县志》卷二八《杂志·事纪》。

④ 民国《儋县志》卷一八《杂志·事纪》。

⑤ 民国《感恩县志》卷二〇《灾异》。

⑥ 康熙《澄迈县志》卷九《纪异》。

⑦ 光绪《澄迈县志》卷一二《杂志·纪灾》。

⑧ 光绪《临高县志》卷三《灾祥》。

⑨ 〔清〕夏琳《闽海纪要》,《台湾文献丛刊》本,1958年,第73页。

⑩ 康熙《西平县志》卷一〇《外志》,民国《西平县志》卷三四《故实志·灾异篇》。

⑪ 乾隆《淄川县志》卷三《灾祥志》。《淄博市卫生志》,1997年。

⑫ 《山东省卫生志》,山东人民出版社1992年版。

临淄县(今淄博市临淄区)　“1683(清康熙二十三年)春,临淄人多疠疫。”[①]按:“二十三年”为“二十二年”之讹。

浙江省

余杭县(今杭州市余杭区)　六月民苦骄阳,多生疵疠[②]。夏秋大疫[③]。

会稽县(今绍兴市)　春雨连绵至八十日,小麦全枯。夏,瘟疫盛行[④]。夏,会稽瘟疫流行[⑤]。

山阴县(今绍兴市)　春雨连绵至八十日,小麦全枯。至夏月,瘟疫流行[⑥]。山阴瘟疫流行[⑦]。

萧山县(今杭州市萧山区)　春夏疫疠大作,死者枕藉[⑧]。

慈溪县(今慈溪市)　夏大疫[⑨]。

鄞　县(今宁波市鄞州区)　春夏大疫[⑩]。

湖北省

宜城县(今宜城市)　春大疫[⑪]。春夏,汉东山村大疫[⑫]。

安徽省

含山县　春大疫[⑬]。按,康熙二十三年所修县志载,康熙二十二年夏秋亢旱,邑令赵□延太平医官王道亨施药以万计,民德之。[⑭] 未言有疫,但显然是在避讳,因为各年所列灾异都以同样大小字体直言某灾,唯独此年用双行小字,并避称县令名。

---

① 《临淄区卫生志》,山东人民出版社1997年版。

② 嘉庆《余杭县志》卷一四《恤政》。

③ 康熙《余杭县新志》卷七《灾祥》。

④ 道光《会稽县志》卷九《灾异志》。

⑤ 《绍兴县卫生志》,浙江古籍出版社1997年版。

⑥ 康熙《山阴县志》卷九《灾祥志》,嘉庆《山阴县志》卷二五《禨祥》。

⑦ 《绍兴市卫生志》,上海科学技术出版社1994年版;《绍兴县卫生志》,浙江古籍出版社1997年版。

⑧ 康熙《萧山县志》卷九《灾祥》,民国《萧山县志稿》卷一四《杂记·历年灾祥》。《萧山县志》,浙江人民出版社1987年版。

⑨ 光绪《慈溪县志》卷五五《祥异》。

⑩ 康熙《宁波府志》卷三〇《祥祲》,乾隆《鄞县志》卷二六《杂识上·祥异》,同治《鄞县志》卷六九《祥异》,光绪《宁波府志》卷三六《祥异》。

⑪ 《清史稿》卷四〇《灾异志一》。

⑫ 同治《宜城县志》卷一〇《杂类志·祥异》,民国《湖北通志》卷七六《祥异志二》。

⑬ 光绪《重修安徽通志》卷三四七《祥异》。

⑭ 康熙《含山县志》卷三《星野·附祥异》。

贵州省

安南卫（今晴隆县）　疫[1]。

康熙二十三年（1684）

山东省

安丘县（今安丘市）　秋，安丘县瘟疫流行[2]。

四川省

江安县　八月大水入城，浃旬始消。是岁大饥，继以瘟疫[3]。

浙江省

平湖县（今平湖市）　是秋，人多河鱼之疾[4]。

武义县　大水入城市，七月二日晴，至九月二十三日方雨，疫甚，人多死，鸡瘟[5]。

康熙二十四年（1685）

河北省

正定县　秋淫雨，疫[6]。

晋　州（今晋州市）　秋连雨四旬，兼大疫，民之死丧流亡相继[7]。

河南省

鲁山县　大疫[8]。

尉氏县　夏，淫雨兼旬，秋禾淹没，疟疠瘟疫互行[9]。

洧川县（今并入尉氏县）　夏，霪雨浃旬，平地水深四五尺。秋禾淹没殆尽，疟痢

---

① 咸丰《兴义府志》卷四四《纪年》。

② 《潍坊市卫生志》，1989 年。

③ 乾隆《江安县志》卷二《祥异》，嘉庆《江安县志》卷六《杂志・志异》，嘉庆《直隶泸州志》卷一〇《祥异》，道光《江安县志》卷二《杂记志》，光绪《直隶泸州志》卷一二《杂志类・祥异》，民国《江安县志》卷四《祥异》。《江安县志》，方志出版社 1998 年版。

④ 乾隆《平湖县志》卷一〇《外志・灾祥》。

⑤ 光绪《武川备考》卷一一《祥异志・祥异》。

⑥ 光绪《正定县志》卷八《灾祥》。

⑦ 康熙《晋州志》卷一〇《事纪》，民国《晋县志》卷五《灾祥》。《石家庄地区卫生志》，河北人民出版社 1990 年版。

⑧ 乾隆《鲁山县全志》卷九《祥异》，嘉庆《鲁山县志》卷二六《大事记》，道光《汝州全志》卷九《灾祥》。

⑨ 道光《尉氏县志》卷一《星野志・祥异》。

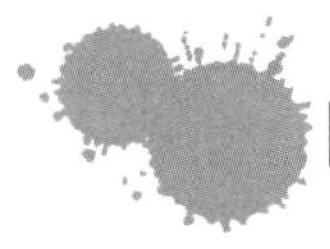

盛行,瘟疫多染①。

范　县　胡铨,浙江人,康熙二十三年任范县令,初莅任,值截漕赈饥,铨驱驰戴星,不假手于间佐,故侵渔之弊绝而小民均沾实惠。邑有疫,施药拯济,死者官给槥□以瘗之②。按:时范县属山东省。

山东省

安丘县(今安丘市)　秋大疫③。

江苏省

江宁府(上元、江宁二县附郭,今南京市)　大疫④。

江西省

铅山县　疫⑤。

康熙二十五年(1686)

河北省

沧　州(今沧州市)　大疫,民多路死⑥。

浙江省

嘉兴府(嘉兴、秀水二县附郭,今嘉兴市)　疫症盛行,哄传五圣作祟,日日做戏宴待,酌献者每日数十家⑦。

福建省

松溪县　水灾后疫病流行⑧。

广东省

从化县(今广州市从化区)　是年,县城疫病流行,死人甚多⑨。

广西壮族自治区

柳城县　大疫⑩。

---

① 乾隆《洧川县志》卷七《杂述志·祥异》,嘉庆《洧川县志》卷八《杂志·祥异》。
② 乾隆《山东通志》卷二七《宦绩志·胡铨》。
③ 道光《安丘新志》卷一《总纪》。
④ 嘉庆《新修江宁府志》卷三六《敦行·杜宏》,同治《上江两县志》卷二四《耆旧录》。
⑤ 乾隆《广信府志》卷一《天文·祥异》。
⑥ 民国《沧县志》卷八《人物》。
⑦ 〔清〕姚廷遴《历年记》,见《清代日记汇抄》,上海人民出版社1982年版,第122页。
⑧ 《松溪县志》,中国统计出版社1994年版。
⑨ 《从化县志》,广东人民出版社1994年版。
⑩ 民国《柳城县志》卷一《天文·机祥灾异》。

康熙二十六年(1687)

上海市

上海县(今闵行区等)　六月、七月,疫痢盛行,遍地患病①。是年,全县饥荒,疫痢流行,死亡甚多②。

安徽省

无为州(今无为县)　大疫③。

康熙二十七年(1688)

安徽省

巢　县(今巢湖市)　疫甚④。

康熙二十八年(1689)

湖南省

宜章县　疫⑤。

康熙二十九年(1690)

河北省

西宁县(今阳原县)　夏五月,雨雹,无麦,疫⑥。

宣化县　夏五月,雨雹,无麦,疫⑦。

河南省

汝　州(今汝州市)　春大风,夏旱,秋疫⑧。

鲁山县　春大风,夏旱,秋疫⑨。

---

① 〔清〕姚廷遴《历年记》,见《清代日记汇抄》,上海人民出版社 1982 年版,第 127 ~ 128 页。

② 《上海县志》,上海人民出版社 1993 年版。

③ 乾隆《无为州志》卷二《灾祥》,嘉庆《无为州志》卷三四《集览志 · 机祥》,嘉庆《庐州府志》卷四九《大事志下 · 祥异》,光绪《续修庐州府志》卷九三《祥异志》。

④ 雍正《巢县志》卷二一《祥异》。按:道光《巢县志》卷一七《杂志 · 祥异》无此记载,待查证。

⑤ 嘉庆《郴州总志》卷四一《事纪 · 祥异》,民国《宜章县志》卷七《事纪》。

⑥ 康熙《西宁县志》卷一《灾祥》,同治《西宁新志》卷一《星度志 · 灾祥》,民国《阳原县志》卷一六《前事 · 天灾》。

⑦ 康熙《宣化县志》卷五《灾祥志》。

⑧ 道光《汝州全志》卷九《灾祥》。

⑨ 乾隆《鲁山县全志》卷九《祥异》,嘉庆《鲁山县志》卷二六《大事记》。

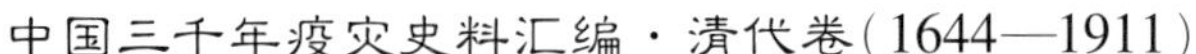

叶　县　大疫①。

巩　县(今巩义市)　春饥荒,夏秋微旱,然民多瘟疫,牛畜死者十之七八②。夏秋疫,牛疫③。

武陟县　春大饥,正月至五月不雨,牛马六畜疫死大半,八月蝗,九月初陨霜杀荞麦,棉花死,瘟疫时行④。

原武县(今并入原阳县)　八月蝗,九月初陨霜,瘟疫时行⑤。

福建省

建宁县、瓯宁县(今合为建瓯市)　四月二十四日,雷火烧毁水南善见塔,高阳及麻溪各里巷大疫⑥。

龙溪县(今漳州市)　赵氏报娘,张士朝妻,年二十五,夫死守节,家贫不能封树,负土成坟。时大疫,姑病,祝天以身代,姑愈。历节三十八年,雍正六年旌⑦。

广西壮族自治区

北流县(今北流市)　夏,痘疹疫⑧。

康熙三十年(1691)

河北省

永年县　夏四月,瘟疫盛行,人多暴死⑨。

山东省

海丰县(今无棣县)　大疫,免应输漕米⑩。

陕西省

宝鸡县(今宝鸡市)　关中旱后大疫,民死大半⑪。

---

① 康熙《叶县志》卷一《祥异》,同治《叶县志》卷一《舆地志·祥异》。

② 乾隆《巩县志》卷二《灾祥》。

③ 民国《巩县志》卷五《大事纪》。

④ 康熙《武陟县志》卷一《灾祥》,乾隆《新修怀庆府志》卷三二《杂记·物异》,道光《武陟县志》卷一二《祥异志》。

⑤ 乾隆《新修怀庆府志》卷三二《杂记·物异》。

⑥ 民国《建瓯县志》卷三《大事志·灾祥》。

⑦ 乾隆《龙溪县志》卷一八《列女》。

⑧ 乾隆《北流县志》卷三《纪事》,光绪《北流县志》卷一《星野·禨祥》。

⑨ 康熙《永年县志》卷一八《灾祥》,乾隆《永年县志》卷一七《祥异》,光绪《永年县志》卷一九《祥异志》,光绪《广平府志》卷三三《前事三·灾异》。

⑩ 民国《无棣县志》卷一六《祥异志》。

⑪ 《宝鸡市卫生志》,1990年。

咸阳县（今咸阳市）　关中旱后大疫，民死大半①。

华　州（今华县）　大旱，民饥，继以疾疫，民死大半②。大旱饥荒，继以瘟疫流行，死亡甚众③。

盩厔县（今周至县）　大饥，秋冬大疫④。

鄠　县（今户县）　大饥，秋冬大疫⑤。

蓝田县　关中旱后大疫。

武功县　大旱，大饥，又盛疫疠，十室九空⑥。秋，武功疫疠盛行，十室九空⑦。

醴泉县（今礼泉县）　奇荒之后，瘟疫盛行，人畜相食，村落为墟⑧。干旱，瘟疫流行，民死大半，村舍空虚⑨。

商　州（今商洛市商州区，含今丹凤县）　商县大旱，疫死者多⑩。大旱，斗米五钱，疫死者多⑪。丹凤县疫死者多⑫。

洛南县　康熙三十年、三十一年大旱，饥疫⑬。

洋　县　康熙三十年、三十一年，关中大饥，民流汉南，道殣相望。洋县亦旱歉，疫疠传染，不火不粒，村落几墟⑭。

山西省

曲沃县　夏大旱，秋七月蝗，雹，疫，淫雨，饥⑮。

闻喜县　大疫⑯。

---

① 《咸阳市卫生志》，1998 年。

② 光绪《三续华州志》卷四《省鉴志》。

③ 《华县志》，陕西人民出版社 1992 年版。

④ 乾隆《周至县志》卷一三《祥异》，民国《周至县志》卷八《杂记·祥异》。

⑤ 《户县志》，西安地图出版社 1987 年版。

⑥ 雍正《武功县后志》卷三《祥异》。

⑦ 《武功县志》，陕西人民出版社 2001 年版。

⑧ 乾隆《醴泉县续志》卷下《杂志》。

⑨ 《礼泉县志》，三秦出版社 1999 年版。

⑩ 乾隆《直隶商州志》卷一四《灾祥》。

⑪ 《商洛地区卫生志》，陕西人民出版社 1999 年版。

⑫ 《丹凤县志》，陕西人民出版社 1994 年版。

⑬ 乾隆《洛南县志》卷一〇《灾祥》。

⑭ 康熙《洋县志》卷一《舆地志·灾祥》。

⑮ 康熙《曲沃县志》卷二八《祥异》，乾隆《新修曲沃县志》卷三七《祥异》，嘉庆《续修曲沃县志》卷八《艺文志·祥异》，道光《新修曲沃县志》卷一《祲祥》，光绪《续修曲沃县志》卷三二《志余·祥异》，民国《新修曲沃县志》卷三〇《丛志·灾祥》。

⑯ 《闻喜县志》，中国地图出版社 1993 年版。

河南省

河南府(治洛阳县,今洛阳市)　洛阳大旱,飞蝗蔽天,秋无禾,民饥逃亡,饥死与疫死者枕藉道路。偃师、巩县、登封、新安、宜阳、渑池皆然①。

洛阳县(今洛阳市)　大旱,蝗飞蔽天,瘟疫继作②。

偃师县(今偃师市)　蝗,大旱,秋无禾,疫③。

渑池县　岁旱蝗,瘟疫时行,有故于道者④。

真阳县(今正阳县)　夏六月旱,天灾瘟疫⑤。

南阳县(今南阳市)　岁大祲,民疫⑥。

孟　县(今孟州市)　康熙二十八年己巳至三十年辛未(1689—1691)连续三年荒旱,更有蝗灾、风灾和疫病流行,民众饿死及外逃者过半⑦。

湖南省

祁阳县　大疫⑧。

江苏省

仪真县(今仪征市)　六月大风雨雹,秋疫⑨。

内蒙古自治区

厄鲁特(今内蒙古西部及蒙古国一部分)　牲畜已尽,无以为食,极其穷困,人被疾疫,死亡相继⑩。

---

① 康熙《河南府志》卷二六《灾异》。

② 乾隆《洛阳县志》卷一〇《祥异》,乾隆《重修洛阳县志》卷一〇《祥异》。

③ 乾隆《偃师县志》卷二九《祥异志》。

④ 乾隆《渑池县志》卷中《义行》。

⑤ 康熙《真阳县志》卷八《灾祥》,嘉庆《正阳县志》卷九《补遗上·祥异》,民国《正阳县志》卷三《大事纪》。

⑥ 嘉庆《南阳府志》卷一《舆地志·祥异》。

⑦ (孟州)《(孟州)横山村志·大事记》,2000年。

⑧ 《祁阳县卫生防疫志·大事记》,2006年。

⑨ 康熙《仪真县志》卷七《祥异》。

⑩ 《圣祖仁皇帝亲征平定朔漠方略》卷九至卷一〇,《圣祖仁皇帝圣训》卷二九,《清圣祖实录》卷一五〇。

康熙三十一年(1692)

河北省

广宗县　二月,广宗大风昼晦,疫行,人多死[①]。三月以后疫行,人有死者,知县延医施药五个月,全活甚众。五月大疫[②]。五月,广宗大疫[③]。

山西省

泽　州(治凤台县,今晋城市)　泽州(凤台县)春不雨,疫大作,死者甚众[④]。元日大风疫作,死者甚众[⑤]。晋城县春无雨,瘟疫流行,死者甚众[⑥]。晋城市春无雨,瘟疫流行,死者甚众[⑦]。

沁水县　自春至夏不雨,疫作[⑧]。时知县赵凤诏称沁邑迭遭旱蝗瘟疫,人民逃散,地土荒芜[⑨]。春夏均无雨,瘟疫流行[⑩]。

解　州(治今运城市盐湖区解州镇)　大饥,人死者相枕藉。夏,瘟疫盛行,逃荒河南者甚众[⑪]。

平阳府(治临汾县,今临汾市)　安邑、闻喜、平陆、绛州疫[⑫]。

安邑县(今运城市盐湖区)　大饥,瘟疫盛行[⑬]。

平陆县　正月朔,日食,饥民死者枕藉。夏,瘟疫盛行[⑭]。

绛　州(今新绛县)　大饥并疫[⑮]。

---

①　乾隆《顺德府志》卷一六《艺文下·祥异》。

②　《清史稿》卷四〇《灾异志一》。康熙《广宗县志》卷一一《祲祥》,嘉庆《广宗县志》卷一一《祲祥志》。

③　《河北省志》卷一〇《自然灾害志》,方志出版社2009年版。

④　雍正《泽州府志》卷五〇《祥异》,雍正《山西通志》卷一六三《祥异二》,乾隆《凤台县志》卷一二《纪事》。

⑤　康熙《泽州志》卷二八《祥异》。

⑥　《晋城县志》,山西古籍出版社1999年版。

⑦　《晋城大事记》,中国城市出版社1993年版。

⑧　康熙《沁水县志》卷九《祥异》,雍正《山西通志》卷一六三《祥异二》,雍正《泽州府志》卷五〇《艺文志·祥异》,嘉庆《沁水县志》卷一〇《祥异》,光绪《沁水县志》卷一〇《祥异》。

⑨　康熙《沁水县志》卷一〇《艺文志·详文》引《详请缓征旧赋》。

⑩　《沁水县志》,山西人民出版社1987年版。

⑪　康熙《解州全志》卷一二《灾祥》,乾隆《解州安邑县志》卷一一《祥异》,民国《解县志》卷一三《祥异考》。

⑫　康熙《平阳府志》卷三四《祥异》。

⑬　《安邑县志》,山西人民出版社1991年版。

⑭　乾隆《解州平陆县志》卷一一《祥异》,民国《平陆县志》卷一一《祥异》。

⑮　乾隆《直隶绛州志》卷二〇《杂志》,民国《新绛县志》卷一〇《旧闻考·灾祥》。

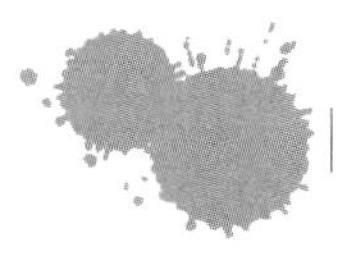

闻喜县　大疫①。

芮城县　大疫,贡生寇玉捐棺不继,复施苇席五百余掩之②。

夏　县　先年蝗,大荒,是年春大饥,死者不可胜纪,及夏,二麦收而民稍安,又复瘟疫大作,死者枕藉,此为数十年来一大厄运,经今元气尚未尽复③。夏瘟疫大作,死者枕藉④。夏县瘟疫流行⑤。

陕西省

六月,陕西大饥疫⑥。十月,诏曰:“秦省比岁凶荒,加以疾疫,多方赈济,未苏积困。所有明年地丁税粮,悉予蠲免。从前逋欠,一概豁除。”⑦

西安府(长安、咸宁二县附郭,今西安市)　连岁荒疫⑧。五月,西安巡抚布哈在上疏中称雨水未足,人民患病颇多⑨。

武功县　岁饥且大疫⑩。

乾　州(今乾县)　康熙二十九年至三十一年,旱、蝗、疫相加,本县饿殍载道,清廷先后由宁夏、襄阳等地运来大米,平价出售,灾情稍有缓解⑪。

永寿县　大饥,疫⑫。

富平县　大饥疫⑬。

同官县(今铜川市)　春大疫。夏五月麦大熟⑭。同官瘟疫大流行⑮。

---

① 民国《闻喜县志》卷二四《旧闻》。

② 乾隆《解州芮城县志》卷九《人物》。

③ 康熙《夏县志》卷四《杂志·灾祥》,乾隆《解州夏县志》卷一一《祥异》,光绪《夏县志》卷五《灾祥志》。

④ 《夏县志》,人民出版社1998年版。

⑤ 《运城市卫生志》,2008年。

⑥ 《清史稿》卷四〇《灾异志一》。雍正《陕西通志》卷四七《祥异二》。

⑦ 《清史稿》卷七《圣祖本纪二》。

⑧ 《皇朝文献通考》卷四五《国用考》,《圣祖仁皇帝圣训》卷二九,《清圣祖实录》卷一五七,“康熙三十一年十月己卯”,雍正《陕西通志》卷八三《德音》。

⑨ 《古今图书集成·历象汇编·庶征典》卷一一四《疫灾部》。

⑩ 雍正《陕西通志》卷六九《人物志·列女·康氏》。

⑪ 《乾县志》,陕西人民出版社2003年版。

⑫ 乾隆《永寿县新志》卷九《纪异》,光绪《永寿县志》卷一〇《别录类·述异》。《永寿县志》,三秦出版社1991年版。

⑬ 乾隆五年《富平县志》卷八《祥异》,乾隆四十三年《富平县志》卷一《祥异》,光绪《富平县志》卷一〇《故事志》。《富平县志》,三秦出版社1994年版。

⑭ 乾隆《同官县志》卷一《舆地志·祥异》。

⑮ 《铜川市志》,陕西师范大学出版社1997年版。

麟游县　康熙三十年、三十一年两年连旱，民饥，继以疫，死人大半[1]。

大荔县　春，大旱，狂风数十日，麦苗尽枯，疫病大发，人死十之六七[2]。

醴泉县（今礼泉县）　旱，大饥，瘟疫盛行，饿殍盈野[3]。

朝邑县（今并入大荔县）　（平民县）春大旱，狂风数十日，麦苗尽枯，疫疠大作，死者十六七，逃亡者空室以行[4]。（朝邑县）春大旱，狂风数十日，麦苗尽枯，疫疠大作，死者十有六七，逃亡者空室以行[5]。

安塞县　饥，疫[6]。饥疫并发[7]。

洛川县　饥，疫[8]。

泾阳县　六月，大疫[9]。

凤翔县　饥馑，大疫，逃往接踵，饿殍盈野[10]。

汧阳县（今千阳县）　饥，疫[11]。旱，饥，继之以疫，民死众多[12]。

洋　县　大旱，夏秋无收，民大饥，疫疠横行，家户相传[13]。持续干旱，民大饥，疫疠流行。知县邹溶赈济灾民[14]。

安康县（今安康市）　大疫[15]。

宁陕厅（今宁陕县）　春，宁陕疫疠流行，死者十有六七[16]。春季，疫疠发，死者十有六七[17]。

宝鸡市　凤翔府旱，千阳旱，饥疫交加[18]。

---

① 《麟游县志》，陕西人民出版社 1993 年版。

② 《大荔县志》，陕西人民出版社 1994 年版。

③ 康熙《醴泉县志》卷四《杂志》。

④ 民国《平民县志》卷四《灾祥志》。

⑤ 康熙《朝邑县后志》卷八《艺文志・灾祥》。

⑥ 民国《安塞县志》卷一〇《历代祥异》。

⑦ 《安塞县志》，陕西人民出版社 1993 年版。

⑧ 嘉庆《洛川县志》卷一《祥异》。《洛川县志》，陕西人民出版社 1994 年版。

⑨ 《泾阳县志》，陕西人民出版社 2001 年版。

⑩ 雍正《凤翔县志》卷一〇《外纪志・灾异》，乾隆《凤翔府志》卷一二《祥异》，乾隆《凤翔县志》卷八《外纪・祥异》。

⑪ 道光《重修汧阳县志》卷一二《祥异》。

⑫ 《千阳县志》，陕西人民教育出版社 1991 年版。

⑬ 民国《洋县志》卷一《纪事》。

⑭ 《洋县志》，三秦出版社 1996 年版。

⑮ 康熙《兴安州志》卷三《灾异》。

⑯ 《安康市卫生防疫志》，2006 年。

⑰ 《宁陕县志》，陕西人民出版社 1992 年版。

⑱ 《宝鸡市志》，三秦出版社 1998 年版。

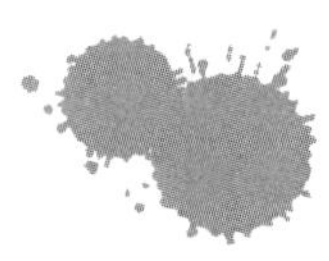

渭南市　春,同、朝大旱,狂风数十日,麦苗尽枯,疫病大发,人死十之六七[①]。

甘肃省

静宁州(今静宁县)　夏五月不雨,疫疠大行[②]。旱,疫疠大行,死者无数[③]。

清水县　旱,疫,死者无算[④]。

两当县　旱,疫,死者无算[⑤]。两当大旱,并遭疫患,民死者三成[⑥]。

河南省

南阳岁大祲,民疫。河内旱疫[⑦]。

开封府(治祥符县,今开封市)　春夏大旱,人多疫死[⑧]。

怀庆府(治河内县)　旱,大瘟疫[⑨]。河内、修武、阳武旱疫[⑩]。

河内县(含今沁阳市、博爱县、焦作市区)　旱,大瘟疫[⑪]。

阳武县(今并入原阳县)　夏旱,人疫[⑫]。

修武县　春旱,夏无麦,瘟疫大作[⑬]。

温　县　豫省春秋大旱,人多疫死[⑭]。

武陟县　春旱,夏无麦,瘟疫大作,民多病死,自春徂冬不息[⑮]。

林　县(今林州市)　春大风,昼晦。人大疫[⑯]。

---

① 《渭南市志》,三秦出版社2008年版。

② 《清史稿》卷四〇《灾异志一》。乾隆《静宁州志》卷八《杂集志·祥异》,光绪《甘肃新通志》卷二《天文志·祥异》。

③ 《静宁县志》,甘肃人民出版社1993年版。

④ 乾隆《清水县志》卷一一《灾祥》,光绪《甘肃新通志》卷二《天文志·祥异》。

⑤ 乾隆《直隶秦州新志》卷六《风俗志·灾祥》,道光《两当县志》卷六《风俗志·灾祥》,光绪《甘肃新通志》卷二《天文志·祥异》。

⑥ 《两当县志》,甘肃文化出版社2005年版。

⑦ 雍正《河南通志》卷五《祥异》。

⑧ 康熙《开封府志》卷三九《祥异》。

⑨ 康熙《怀庆府志》卷一《灾祥》。

⑩ 乾隆《新修怀庆府志》卷三二《杂记·物异》。

⑪ 康熙《怀庆府志》卷一《灾祥》,雍正《河南通志》卷五《星野·祥异》,道光《河内县志》卷一一《祥异志》,光绪《河南通志续通志》卷五《祥异》。

⑫ 乾隆《阳武县志》卷一二《灾祥志》。

⑬ 康熙《修武县志》卷四《灾祥》,乾隆《修武县志》卷九《灾祥志》,道光《修武县志》卷四《祥异志》。

⑭ 《温县卫生志》,1986年。

⑮ 康熙《武陟县志》卷一《灾祥》。

⑯ 康熙《林县志》卷一二《灾祲》,乾隆《林县志》卷六《赋役·祥异》。

宜阳县 无麦,瘟疫大行。先年蝗灾,民多逃亡①。

永宁县(今洛宁县) 无麦,瘟疫大行。先年蝗灾,民多逃亡②。

陕 州(今陕县) 大疫,死亡枕藉。先年大饥③。

洧川县(今并入尉氏县) 二月、三月、四月朔,俱大风霾,拔树扬沙。是年瘟疫大作,人多死亡④。

汝 州(今汝州市) 春大风,不雨,夏秋大疫,本郡及秦晋流民死亡无算⑤。王登魁康熙二十八年知汝州,(后)值秦、晋岁饥,疫疠盛行,死者枕藉,飞蝗蔽天,饥民流入中州,登魁率众捕蝗,开仓赈贷,全活甚众⑥。

鲁山县 夏秋瘟疫盛行,本地及秦晋流移饥民死亡无算⑦。

南阳县(今南阳市) 岁大祲,民间瘟疫。秦晋之民流亡南阳死者无算⑧。

邓 州(今邓州市) 正月至七月瘟疫盛行,死伤无算⑨。

内乡县(含今西峡县) 是年陕西饥民流亡入境,瘟疫盛行,土著多被传染,死亡无算⑩。是年,陕西饥民逃亡内乡甚多,瘟疫流行,复又蝗灾,居民死亡无数⑪。

山东省

海丰县(今无棣县) 大疫⑫。春,海丰、阳信、沾化大疫⑬。

沾化县 大疫。先年大旱,蝗,饥⑭。

阳信县 大疫⑮。

---

① 乾隆《宜阳县志》卷一《天文·灾祥》,光绪《宜阳县志》卷二《天文志·祥异》。

② 民国《洛宁县志》卷一《天文志·祥异》。

③ 乾隆《重修直隶陕州志》卷一九《灾祥》,光绪《陕州直隶州志》卷一《舆地·祥异》,民国《陕县志》卷一《大事记》。

④ 康熙《洧川县志》卷七《祥异》,乾隆《洧川县志》卷七《杂述志·祥异》,嘉庆《洧川县志》卷八《杂志·祥异》。

⑤ 道光《汝州全志》卷九《灾祥》。

⑥ 乾隆《河南通志》卷五六《名宦下·王登魁》,《钦定盛京通志》卷七九《国朝人物·王登魁》。

⑦ 乾隆《鲁山县全志》卷九《祥异》,嘉庆《鲁山县志》卷二六《大事记》。

⑧ 康熙《南阳县志》卷一《地理志·祥异》,光绪《南阳县志》卷一二《杂记·祥异》,雍正《河南通志》卷五《星野·祥异》。

⑨ 乾隆《邓州志》卷二四《祥异》。

⑩ 康熙《内乡县志》卷一一《灾祥》。

⑪ 《内乡县志》,生活·读书·新知三联书店1994年版。

⑫ 民国《无棣县志》卷一六《祥异志》。

⑬ 《惠民地区卫生志》,天津科学技术出版社1992年版。

⑭ 光绪《沾化县志》卷四《记事》,民国《沾化县志》卷七《大事记》、卷一四《祥异志》。

⑮ 民国《阳信县志》卷二《祥异志》。

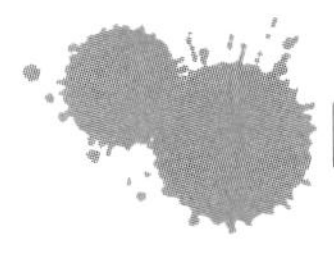

安徽省

凤阳县　六月大疫①。

湖北省

郧阳府(治郧县)　春三月大雪,夏五月大疫②。

房　县　春三月大雪,四月、五月痘疫大行。是年,陕西饥民逃入房县者百余家③。春三月大雪,四、五月瘟疫大行,邑令沈用将施药活甚众,是年陕西饥民逃入房者百余家④。

广西壮族自治区

陆川县　夏大风损禾稼,岁大饥,谷价腾贵,饿殍载道,又遭瘟疫,四野萧条⑤。

康熙三十二年(1693)

甘肃省

夏河县　迭部地区发生天花流行⑥。

山东省

德平县(今并入临邑县等县市)　七月大疫⑦。

山西省

猗氏县(今临猗县)　麦有秋,猗氏疫⑧。上年大饥,流亡载道,本年大疫,饥病死者甚众⑨。大疫,死者甚众⑩。大疫,人多死⑪。

河南省

许昌县(今许昌市)　疫⑫。

---

① 《清史稿》卷四〇《灾异志一》。

② 《清史稿》卷四〇《灾异志一》。同治《郧阳志》卷一《祥异》。

③ 《清史稿》卷四〇《灾异志一》。同治《房县志》卷六《事纪》,民国《湖北通志》卷七六《祥异志二》。

④ 《房县志》,中国文史出版社1991年版。

⑤ 乾隆《陆川县志》卷二《禨祥》,民国《陆川县志》卷二《舆地类一·禨祥》。

⑥ 《甘南藏族自治州藏医志》,甘肃民族出版社1993年版。

⑦ 《清史稿》卷四〇《灾异志一》。嘉庆《德平县志》卷九《祥异志·灾祥》,光绪《德平县志》卷一〇《祥异志·灾祥》。《山东省卫生志》,山东人民出版社1992年版。

⑧ 康熙《平阳府志》卷三四《祥异》,乾隆《蒲州府志》卷二三《事纪》。

⑨ 雍正《猗氏县志》卷六《祥异》。

⑩ 《临猗县志》,海潮出版社1993年版。

⑪ 《运城市卫生志》,2008年。

⑫ 乾隆《许州志》卷四《祥异》,道光《许州志》卷一一《祥异》,民国《许昌县志》卷一九《杂述上·祥异》。

郾城县　瘟疫大行，人死甚多①。

汝阳县（今汝南县）　秋霪雨，无禾，大疫②。

阌乡县（今并入灵宝市）　春大疫③。

湖北省

郧西县　大疫④。

武昌县（今鄂州市）　大疫⑤。

康熙三十三年（1694）

浙江省

湖州府（乌程、归安二县附郭，今湖州市）　夏旱，蠓灾，大疫⑥。

乌程县（今湖州市）　夏旱，蠓灾，大疫。双林镇、南浔镇、乌镇大疫⑦。

归安县（今湖州市）　夏旱，蠓灾，大疫⑧。

桐乡县（今桐乡市）　夏，青镇、濮镇大疫⑨。

秀水县（今嘉兴市）　濮院镇夏大疫⑩。

湖北省

广济县（今武穴市）　大疫，赵宗福舍棺六十余具以葬饿殍⑪。

郧西县　郧西大疫⑫。

---

① 乾隆《郾城县志》卷六《杂稽志·杂稽》，民国《郾城县志》卷五《大事篇》。

② 民国《重修汝南县志》卷一《大事纪》。

③ 乾隆《阌乡县志》卷一一《祥异》，光绪《阌乡县志》卷末《祥异》，民国《新修阌乡县志》卷一《通纪》。

④ 乾隆《郧西县志》卷一《星野·灾异》，同治《郧西县志》卷二〇《杂志·祥异》，民国《郧西县志》卷一四《杂志·祥异》，民国《湖北通志》卷七六《祥异志二》，同治《郧阳志》卷一《祥异》。

⑤ 民国《湖北通志》卷七六《祥异志二》。

⑥ 《清史稿》卷四〇《灾异志一》。同治《湖州府志》卷四四《前事略·祥异》。《湖州市卫生志》，香港大时代出版社1993年版。

⑦ 同治《湖州府志》卷四四《前事略·祥异》，光绪《乌程县志》卷二七《祥异》，民国《南浔镇志》卷二九《灾祥二》，民国《乌青镇志》卷一《祥异》。

⑧ 光绪《归安县志》卷二七《前事略·祥异》。

⑨ 《清史稿》卷四〇《灾异志一》。嘉庆《桐乡县志》卷一二《机祥》，光绪《桐乡县志》卷二〇《杂类志·祥异》。

⑩ 乾隆《濮川所闻记》卷六《杂识》。

⑪ 同治《广济县志》卷八《孝义·赵宗福》。

⑫ 嘉庆《郧阳志》卷九《祥异》。

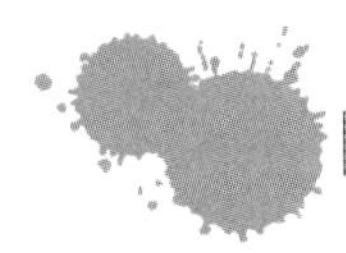

广东省

归善县(今惠州市惠阳区)　饥疫①。

海南省

琼州府(治琼山县,今海口市琼山区)　大疫。自春至秋,疫疾流行②。

康熙三十四年(1695)

山西省

平阳府(治临汾县,今临汾市)　四月,地震,大疫。"王辅,康熙中知山西平阳府。平阳地震,火灾数见,官署民舍多毁,诸豪暴乘间剽掠,(王辅)悉擒置重典,民始获安。岁疫,死者给以棺,其不足以席继之,又不足则为大冢数十,别男女埋之。"③"王辅,奉天人,康熙三十三年知平阳府,有干略,尤能以严重镇人心。三十四年平阳地大震,官署民舍胥圮,火数起,黠暴复乘其间剽掠,辅日夜巡阛阓,擒其不法者置重典,不逞始敛迹。死者给以棺,不足继以席,又不足为大冢数十,男女各以类从,俾无至暴露。"④查该年地震并非只有平阳府,而是"三十四年四月,太原、平阳、潞安、汾、泽等属地震,临汾、洪洞、襄陵、浮山尤甚"⑤。

广东省

封川县(今封开县)　四月大水,十一月疫⑥。

康熙三十五年(1696)

上海市

嘉定县(今嘉定区、宝山区)　六月朔飓风,海滨平地水一丈四五尺,漂没庐舍,淹死一万七千余人。七月大雨。十月,梅、海棠华,大疫,岁大祲⑦。宝山县六月飓风为灾,淹死一万七千余人。岁大祲,冬疫⑧。按:宝山县雍正二年(1724)析嘉定县置。

奉贤县(今奉贤区)　岁大祲,冬疫⑨。

---

① 乾隆《归善县志》卷一四《人物·林崇荣》。
② 《清史稿》卷四〇《灾异志一》。乾隆《琼州府志》卷一〇《灾异》。
③ 《钦定盛京通志》卷八一《王辅》。
④ 雍正《山西通志》卷八一《职官九·王辅》。
⑤ 雍正《山西通志》卷一六三《祥异二》。
⑥ 道光《封川县志》卷一〇《前事》。
⑦ 乾隆《嘉定县志》卷四《赋役志·祥异》,光绪《嘉定县志》卷五《赋役志下·礼祥》。
⑧ 光绪《宝山县志》卷一四《祥异》。
⑨ 光绪《江东志》卷一《祥异》。

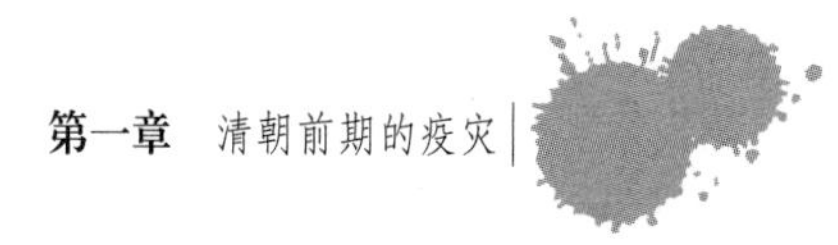

广东省

海阳县(今潮州市)　冬大疫[①]。

康熙三十六年(1697)

山东省

寿光县(今寿光市)　春饥,冬大疫[②]。冬,寿光县瘟疫流行[③]。

昌乐县　春饥,冬大疫[④]。

河南省

范　县　疫。县令胡铨施药拯济,死者官给棤棺以瘗之[⑤]。按:时范县属山东省。胡铨康熙丁丑(三十六年)进士,任范县令。

山西省

六月,宁乡、临汾、永和、蒲县旱疫[⑥]。

介休县(今介休市)　夏大疫[⑦]。

汾阳县(今汾阳市)　六月旱,草皆枯槁,瘟疫又行,死者枕藉[⑧]。

永宁州(含今吕梁市离石区、方山县)　夏大旱,秋瘟疫盛行,民死亡殆尽。旱而继以瘟疫,州民死亡过半[⑨]。(方山县)秋,瘟疫流行,民死亡殆尽,地方匿不以报[⑩]。

临　县　大旱,斗米千钱余,民饥相食,南城外掘男女坑,日填饿殍者。时瘟疫大作,虎狼啖人[⑪]。

孝义县(今孝义市)　六月大疫[⑫]。

---

① 乾隆《潮州府志》卷一一《灾祥》,光绪《潮州府志》卷一一《灾祥》。

② 康熙《寿光县志》卷一《总纪》,咸丰《青州府志》卷六四《祥异纪》,民国《寿光县志》卷一五《大事纪》。

③ 《潍坊市卫生志》,1989 年。

④ 嘉庆《昌乐县志》卷二《总纪》。

⑤ 雍正《江西通志》卷八四《人物·胡铨》

⑥ 雍正《山西通志》卷一六三《祥异二》。

⑦ 《清史稿》卷四〇《灾异志一》。

⑧ 康熙《汾阳县志》卷七《灾祥》,乾隆《汾阳县志》卷一〇《事考》,道光《汾阳县志》卷一〇《事考》,光绪《汾阳县志》卷一〇《事考》,雍正《山西通志》卷一六三《祥异二》。

⑨ 康熙《永宁州志》卷八《灾祥》、卷七《节义》,光绪《永宁州志》卷三一《志余·灾祥》,雍正《山西通志》卷一六三《祥异二》。

⑩ 《方山县志》,山西人民出版社 1993 年版。

⑪ 康熙《临县志》卷一《舆地志·祥异》,民国《临县志》卷三《大事谱·灾祥》,雍正《山西通志》卷一六三《祥异二》。

⑫ 《孝义县志》,海潮出版社 1992 年版。

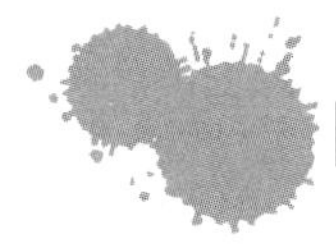

夏　县　夏县旱疫①。

甘肃省

宁　州(今宁县)　夏疫②。夏,宁州瘟疫,死人甚众③。

内蒙古自治区

乌兰布通(今克什克腾旗南部)　噶尔丹假索取喀尔喀为名,侵犯边境,清军与之战于乌尔(今内蒙古乌兰浩特西)。清军大败,噶尔丹乘势直抵乌兰布通,清军阵亡被创者甚众。噶尔丹因为孤军深入,知其无济,不得不撤军,结果"归路遭罹瘟疫,得还科卜多者,不过数千人耳"④。

上海市

松江府(治娄县、华亭县,今松江区)　夏疫,秋大水⑤。

嘉定县(含今嘉定区、宝山区)　春夏大疫,死者枕藉⑥。

青浦县(今青浦区)　夏疫作,秋大水⑦。所属淞南镇春夏大疫⑧。

浙江省

定海县(今舟山市)　乡岙大疫,县令缪燧以俸薪聘良医四人,四处设医局救治,贫者不收药资,历年不辍⑨。

康熙三十七年(1698)

山东省

寿光县(今寿光市)　春疫⑩。

昌乐县　春疫⑪。

---

① 《运城市卫生志》,2008 年。

② 《清史稿》卷四〇《灾异志一》。

③ 《宁县志》,甘肃人民出版社 1988 年版。

④ 《清圣祖实录》卷一八三,"康熙三十六年丁丑夏四月"。

⑤ 嘉庆《松江府志》卷八〇《祥异志》。

⑥ 《清史稿》卷四〇《灾异志一》。乾隆《嘉定县志》卷四《赋役志·祥异》,光绪《嘉定县志》卷五《赋役志下·机祥》,光绪《宝山县志》卷一四《祥异》。

⑦ 《清史稿》卷四〇《灾异志一》。乾隆《青浦县志》卷三八《祥异》,光绪《青浦县志》卷二九《杂记·祥异》。

⑧ 雍正《淞南志》卷二《灾祥》,嘉庆《松江府志》卷八〇《祥异志》。

⑨ 《舟山市卫生志》,中华书局 2002 年版。

⑩ 《清史稿》卷四〇《灾异志一》。咸丰《青州府志》卷六四《祥异纪》,民国《寿光县志》卷一五《大事纪》。

⑪ 《清史稿》卷四〇《灾异志一》。咸丰《青州府志》卷六四《祥异纪》,嘉庆《昌乐县志》卷二《总纪》。

滋阳县(今兖州市)　大饥疫[①]。

新泰县(今新泰市)　大疫[②]。新泰瘟疫大流行[③]。

栖霞县(今栖霞市)　先年大饥,是年又饥,时瘟疫盛行,死者至不能殓[④]。

山西省

太原县(今太原市晋源区)　瘟疫[⑤]。

静乐县　旱,雹,六月瘟疫大作,人畜死亡(人牛病死)无数[⑥]。

宁乡县(今中阳县)　瘟疫,死亡甚多[⑦]。

浮山县　夏旱,民饥,瘟疫盛行[⑧]。

翼城县　夏旱,民饥,瘟疫盛行[⑨]。

隰　州(今隰县)　夏疫[⑩]。旱,隰州疫[⑪]。

永和县　连续两年大旱之后,病疫,逃亡几尽[⑫]。瘟疫流行,逃亡者甚多。知县王辅详请发翼城仓米煮粥赈济[⑬]。

洪洞县　大旱,民饥,瘟疫盛行[⑭]。

夏　县　夏县瘟疫[⑮]。

江苏省

无锡县(今无锡市)　旱,疫[⑯]。开化乡春夏疫气流行,民众求神禳疫,糜费

---

① 咸丰《滋阳县志》卷六《灾祥志》,光绪《滋阳县志》卷六《灾祥志》。

② 乾隆《泰安府志》卷二九《祥异志》,乾隆《新泰县志》卷七《灾祥》。

③ 《泰安卫生志》,山东科学技术出版社1991年版。

④ 乾隆《栖霞县志》卷七《义行·隋天应》。

⑤ 雍正《重修太原县志》卷一五《灾祥》。

⑥ 康熙《静乐县志》卷九《艺文》、卷四《赋役志·灾变》。

⑦ 康熙《宁乡县志》卷一《灾异》。

⑧ 《清史稿》卷四〇《灾异志一》。乾隆《浮山县志》卷三四《祥异》,同治《浮山县志》卷三三《祥异》,光绪《浮山县志》卷三一《灾祥·怪异三》,民国《浮山县志》卷三七《灾祥》。

⑨ 《清史稿》卷四〇《灾异志一》。民国《翼城县志》卷一四《祥异》。

⑩ 《清史稿》卷四〇《灾异志一》。康熙《隰州志》卷二一《祥异》,雍正《山西通志》卷一六三《祥异》。

⑪ 康熙《平阳府志》卷三四《祥异》。

⑫ 康熙《永和县志》卷二二《祥异》,雍正《山西通志》卷一六三《祥异一》、《祥异二》,民国《永和县志》卷一四《祥异考》。

⑬ 《永和县志》,学苑出版社1999年版。

⑭ 雍正《洪洞县志》卷八《杂撰志·祥异》,民国《洪洞县志》卷一八《杂记·祥异》。《洪洞县志》,山西春秋电子音像出版社2005年版。

⑮ 《运城市卫生志》,2008年。

⑯ 乾隆《无锡县志》卷四〇《祥异》,嘉庆《无锡金匮县志》卷三一《祥异》,光绪《无锡金匮县志》卷三一《祥异》。《无锡县卫生志》,江苏人民出版社2001年版。

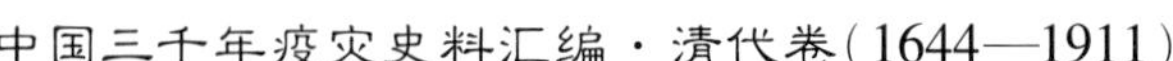

无算[①]。

江西省

大庾县(今大余县)　秋八月,疫[②]。

湖北省

房　县　八月霪雨,饥,人牛俱瘟[③]。

广西壮族自治区

柳城县　疫[④]。

康熙三十八年(1699)

江苏省

无锡县(今无锡市)　疫[⑤]。是年疾疫,各村求神禳疫如前[⑥]。

湖北省

房　县　三月旱,夏陨霜,秋雨雪,年饥,人牛瘟更甚[⑦]。

康熙三十九年(1700)

湖北省

房　县　春三月热,旱后得雨反寒,秋,瘟疫流行[⑧]。

江西省

婺源县　总计本年风雨不时,五谷不登,寒暖不宜,人多疫病[⑨]。

浙江省

山阴县(今绍兴市)　山阴岁荒加时疫,副使郑谊奉命设立药局,延孙燮和主之,

---

① 民国《无锡开化乡志》卷下《灾祥》。

② 康熙《南安府志》卷一七《事考志下·祥异》,乾隆《南安府志》卷二三《祥异》,同治《大庾县志》卷二四《杂类志·祥异》,民国《大庾县志》卷一五《杂类志·祥异》。

③ 同治《房县志》卷六《事纪》,民国《湖北通志》卷七六《祥异志二》。

④ 乾隆《柳州府志》卷一《星野·机祥》。

⑤ 嘉庆《无锡金匮县志》卷三一《祥异》,光绪《无锡金匮县志》卷三一《祥异》。《无锡县卫生志》,江苏人民出版社2001年版。

⑥ 民国《无锡开化乡志》卷下《灾祥》。

⑦ 同治《房县志》卷六《事纪》。

⑧ 同治《房县志》卷六《事纪》,民国《湖北通志》卷七六《祥异志二》。

⑨ 〔清〕詹元相《畏斋日记》,中国社会科学院历史研究所清史研究室编《清史资料》(第四辑),中华书局1983年版。

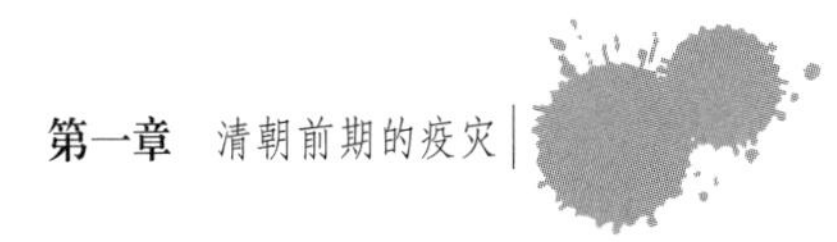

全活无数①。

云南省

广西府(治泸西县)　人民牲畜,瘟疫大行②。

康熙四十年(1701)

山西省

凤台县(今晋城市)　大疫③。

甘肃省

靖远卫(今靖远县)　冬大饥,千总奉命煮粥赈济饥民于集庆寺中,加以天灾(疫灾)流行,死亡者众④。岁荒大饥,疫病流行,民逃之大半,陕西总督席尔达发仓粮八千余石赈济,饥民得以活命⑤。

河　州(今临夏市)　河州大旱,岁饥并疫,百姓逃荒大半,老弱死者甚众,清廷发帑赈之。河州协理官李凤翔施棺千余,埋至城东坟地⑥。

康熙四十一年(1702)

山西省

泽　州(即凤台县,今晋城市)　泽州病疫,喉肿即死⑦。晋城县瘟疫流行,患者喉肿即死⑧。泽州瘟疫流行,患者喉肿即死⑨。

河南省

安阳县(今安阳市)　山东水灾,饥民多就食邺中,兼病疫⑩。

---

① 《绍兴市卫生志》,上海科学技术出版社 1994 年版。《绍兴县卫生志》,浙江古籍出版社 1997 年版。

② 康熙《纂修广西府志》卷一〇《灾祥》,乾隆《广西府志》卷二三《祥异》,乾隆《云南通志》卷二八《祥异》,光绪《云南通志》卷四《祥异下》,民国《新纂云南通志》卷一六一《荒政考三·灾疫附》。

③ 乾隆《凤台县志》卷一二《纪事》。

④ 康熙《重纂靖远卫志》卷一《祥异》。

⑤ 《靖远县志》,甘肃文化出版社 1995 年版。

⑥ 《临夏市志》,甘肃人民出版社 1995 年版。

⑦ 雍正《泽州府志》卷五〇《艺文志·祥异》。

⑧ 《晋城县志》,山西古籍出版社 1999 年版。

⑨ 《晋城大事记》,中国城市出版社 1993 年版。

⑩ 乾隆《彰德府志》卷一八《义行》。

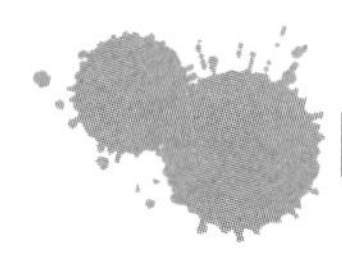

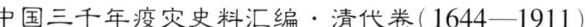

湖北省

房　县　春雷雨雪,大寒,人畜灾①。

广东省

连　州(今连州市)　三月大疫②。

连山县　春二月,清军征讨瑶人,五月得胜班师。秋大疫③。

广西壮族自治区

武缘县(今南宁市武鸣区)　饥,疫④。

康熙四十二年(1703)

河北省

河北省　五月,景州大疫,人死无算;六月,东昌疫⑤。按:东昌时属山东。

景　州(今景县)　五月,大疫,人死无算⑥。

河南省

遂平县　大疫,岁饥⑦。岁饥,大疫。李濬出冢粟煮粥赈其乡里,死者悉给一棺,施地十余亩为义冢埋之⑧。

山东省

山东省　6 月,曲阜大疫、东昌疫、巨野大疫;8 月,文登大疫,民死几半⑨。

济南府(治历城县,今济南市)　康熙四十一年六月下旬大雨,山东通省告灾,百州邑告凶同日至,民食屋草,啖积尸。其尤惨者,春来(康熙四十二年春)复大疫,十室九户闭⑩。

章丘县(今章丘市)　春大水,秋大疫⑪。

登州府(治蓬莱县,今蓬莱市)　通省饥馑,夏秋复遭瘟疫,民死大半⑫。

---

① 同治《房县志》卷六《事纪》,民国《湖北通志》卷七六《祥异志二》。

② 《清史稿》卷四〇《灾异志一》。乾隆《连州志》卷八《祥异》。

③ 民国《连山县志》卷一五《年鉴》。

④ 光绪《武缘县图经》卷七《前事》。

⑤ 《河北省志》卷一〇《自然灾害志》,方志出版社 2009 年版。

⑥ 《清史稿》卷四〇《灾异志一》。

⑦ 乾隆《遂平县志》卷一四《外纪·机祥》。

⑧ 嘉庆《汝宁府志》卷一九《人物·李濬》。

⑨ 《山东省卫生志》,山东人民出版社 1992 年版。

⑩ 〔清〕王苹《二十四泉草堂集》,卷七。

⑪ 道光《济南府志》卷二〇《灾祥》。

⑫ 乾隆《续登州府志》卷一《灾祥》。

文登县（今文登市）　春大水，五月大旱至八月不雨，大饥，人相食。八月大疫，民死大（几）半①。

海阳县（今海阳市）　春涝，夏旱，大饥。夏秋复遭瘟疫，民死大半②。

荣成县（今荣成市）　春潦，夏旱，大饥。夏秋复遭瘟疫，民死大半，其惨至食屋草，啖人肉③。

兖州府（治滋阳县，今兖州市）　兖州、东昌等府大水频年，又大疫④。

东昌府（治聊城县，今聊城市）　六月，东昌疫⑤。

观城县（今并入聊城市莘县等县市）　大水，大疫⑥。

曲阜县（今曲阜市）　六月，大疫，饥⑦。

巨野县　六月，疫疠流行，死亡逃散，不计其数⑧。

宁夏回族自治区

灵　州（今灵武市）　春大疫⑨。

福建省

连城县　春旱，秋大疫⑩。

江西省

泰和县　冬，乡民大疫⑪。夏，虫灾，大水。冬，民大疫⑫。

湖南省

永明县（今江永县）　天行瘟疫，乡村十死三四⑬。大疫，阖家病死者甚多⑭。

---

① 《清史稿》卷四〇《灾异志一》。雍正《文登县志》卷一《灾祥》，光绪《文登县志》卷一四《灾异》，光绪《增修登州府志》卷二三《祥孽附》。《烟台卫生志》，1987 年。

② 乾隆《海阳县志》卷三《灾祥》。

③ 道光《荣成县志》卷一《疆域・灾祥》。

④ 乾隆《曹州府志》卷一〇《五行志・灾祥》。

⑤ 《清史稿》卷四〇《灾异志一》。

⑥ 道光《观城县志》卷一〇《杂事志・祥异》。

⑦ 《清史稿》卷四〇《灾异志一》。乾隆《曲阜县志》卷三二《通编》。

⑧ 《清史稿》卷四〇《灾异志一》。道光《巨野县志》卷二《编年志・灾祥附》。

⑨ 《清史稿》卷四〇《灾异志一》。

⑩ 乾隆《连城县志》卷一〇《灾祥》，民国《连城县志》卷三《大事志・灾祥》。

⑪ 乾隆《泰和县志》卷二八《杂纪・祥异》，同治《泰和县志》卷三〇《杂记・祥异》。

⑫ 《泰和县志》，中共中央党校出版社 1993 年版。

⑬ 康熙《永明县志》卷一四《杂记・灾异》，道光《永明县志》卷三《祥异》，道光《永州府志》卷一七《事纪略》，光绪《永明县志》卷四三《五行志・祥异》，光绪《湖南通志》卷二四四《祥异志二》。

⑭ 《江永县志》，方志出版社 1995 年版。

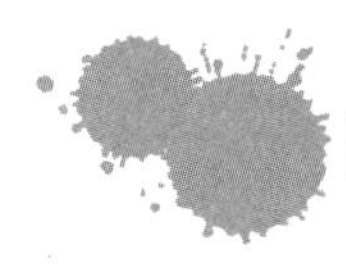

广西壮族自治区

灵川县　五月,时疫流行,民多死殁①。

广东省

香山县(今中山市、珠海市及澳门)　疫②。

海南省

琼山县(今海口市琼山区)　春大疫③。

陵水县　春疫,海贼犯境④。

康熙四十三年(1704)

天津市

天津县(今天津市)　大疫⑤。

河北省

河北省　春,南乐疫,河间、献县大疫,人死无算;秋,东昌大疫⑥。按:东昌时属山东。

大城县　大疫⑦。

河间县(今河间市)　春,大疫,人死无算⑧。

景　州(今景县)　大疫,人死无算⑨。

青　县　大疫⑩。

献　县　春,大疫⑪。

故城县　癸未(康熙四十二年),岁饥,出粟千余石,计口授粮,全活甚众;次年

① 乾隆《灵川县志》卷四《祥异》,民国《灵川县志》卷一四《前事》。

② 光绪《广州府志》卷八〇《前事略》,光绪《香山县志》卷二二《祥异》。

③ 《清史稿》卷四〇《灾异志一》。康熙《琼山县志》卷九《灾祥》,乾隆《琼山县志》卷九《杂志·灾祥》,咸丰《琼山县志》卷二九《杂志·事纪》,民国《琼山县志》卷二八《杂志·事纪》。

④ 乾隆《陵水县志》卷一〇《祥异》。

⑤ 同治《续天津县志》卷一《星土祥异》。

⑥ 《河北省志》卷一〇《自然灾害志》,方志出版社2009年版。

⑦ 光绪《大城县志》卷一〇《灾异》。

⑧ 《清史稿》卷四〇《灾异志一》。乾隆《河间府新志》卷一七《纪事》,乾隆《河间县志》卷一《纪事》。

⑨ 乾隆《景州志》卷五《杂识》,民国《景县志》卷一四《史事》。《景县志》,天津人民出版社1991年版。

⑩ 民国《青县志》卷一三《祥异》。

⑪ 《清史稿》卷四〇《灾异志一》。乾隆《献县志》卷一八《祥异》。

（康熙四十三年）春，疫作，施棺给药，费几不支①。

大名县　春疫②。

元城县（今并入大名县）　春疫③。

永年县　四月，大瘟疫④。

山东省

山东省　6月，菏泽疫。秋，章丘、东昌大疫，福山瘟疫，人死无算；昌乐疫，潍县大疫，夏秋威海瘟疫盛行，民死几半⑤。

德平县（今并入临邑县等县市）　春大疫。先年大水、饥馑⑥。

福山县（今烟台市福山区）　大饥，兼以瘟疫盛行，死者无算⑦。

文登县（今文登市）　春饥，夏秋复疫，民死几半⑧。

宁海州（今烟台市牟平区）　羌州、宁海州秋大疫⑨。按："羌州"地名无考，疑为"登州"之讹。

海阳县（今海阳市）　夏秋间，瘟疫流行，民死大半⑩。

威海卫（今威海市）　春大饥，饿死者枕藉，或烧死人食之。夏秋，瘟疫盛行，民死几半⑪。旱灾，瘟疫流行⑫。

莱州府（治掖县，今莱州市）　大饥，大疫，人相食⑬。

掖　县（今莱州市）　大饥疫，人相食，道殣充塞⑭。灾荒连年，掖县大饥。逃荒要饭者沿路皆是，饿毙者到处可见。麦收时，疫疠流行，掖人死去大半⑮。

---

① 雍正《故城县志》卷三《人物》。

② 乾隆《大名县志》卷二七《机祥志》，民国《大名县志》卷二六《祥异志》。

③ 同治《元城县志》卷一《舆地志·年纪》。

④ 康熙《永年县志》卷一八《灾祥》。

⑤ 《山东省卫生志》，山东人民出版社1992年版。

⑥ 光绪《德平县志》卷一〇《祥异志·灾祥》。

⑦ 《清史稿》卷四〇《灾异志一》。乾隆《福山县志》卷一《天文志·灾祥》，光绪《增修登州府志》卷二三《祥孽》，民国《福山县志稿》卷八《灾祥》。

⑧ 雍正《文登县志》卷一《灾祥》，道光《文登县志》卷七《灾祥》。

⑨ 《清史稿》卷四〇《灾异志一》。

⑩ 《海阳县志》，1988年。

⑪ 乾隆《威海卫志》卷一《疆域志》，民国《威海卫志》卷一《灾祥志》。

⑫ 《威海市志》，山东人民出版社1986年版。

⑬ 乾隆《莱州府志》卷一六《祥异》。

⑭ 乾隆《掖县志》卷五《祥异》。

⑮ 《莱州市志》，齐鲁书社1996年版。

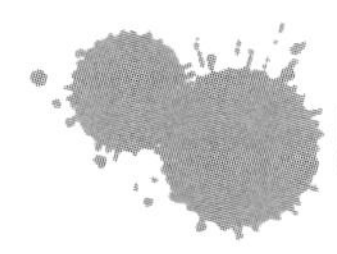

平度州(今平度市)　大饥,秋大疫[①]。

即墨县(今即墨市)　春大饥,疫,饿殍相望,草根木皮立尽,人相食[②]。按:今《即墨县卫生志》载:“清康熙四十三年(1705)春,县内传染病大流行。”[③]1705 年为 1704 年之讹。

潍　县(今潍坊市)　旱,大饥,斗粟千钱,人相食,贫者多携子女鬻于市,兼以大疫,人死十五六[④]。秋,疫病流行[⑤]。

高密县(今高密市)　大饥,人相食,死者枕藉,夏大疫,村落几墟[⑥]。

胶　州(今胶州市)　春大饥,人相食。秋大疫,有蝇自北结阵而南,所止疫作,全家没,村落成墟,后投海死,潮出成堆[⑦]。春大饥,人相食,[秋]大疫[⑧]。

昌邑县(今昌邑市)　春大饥,人相食,白骨枕藉,大疫[⑨]。

青州府(治益都县,今青州市)　春大饥,斗粟千钱,秋大疫[⑩]。

益都县(今青州市)　秋大疫[⑪]。春,益都大饥。秋,瘟疫流行[⑫]。

乐安县(今广饶县)　大饥,大疫[⑬]。

昌乐县　春大饥,秋疫[⑭]。

博兴县　春大饥,人相食。秋大疫,飞蝗蔽天[⑮]。秋,博兴县大疫[⑯]。

---

① 康熙《青州府志》卷二〇《灾祥》。

② 乾隆《即墨县志》卷一一《大事志·灾祥》,同治《即墨县志》卷一一《大事志·灾祥》。

③ 《即墨县卫生志》,1987 年。

④ 《清史稿》卷四〇《灾异志一》。乾隆《潍县志》卷六《杂稽志·祥异》,民国《潍县志稿》卷三《通纪二》。

⑤ 《潍坊市志》,中央文献出版社 1995 年版。

⑥ 康熙《高密县志》卷九《杂记·祥异》,乾隆《高密县志》卷一〇《杂稽志·纪事》,民国《高密县志》卷一《总纪》。《潍坊市卫生志》,1989 年。

⑦ 乾隆《胶州志》卷六《大事记》,道光《重修胶州志》卷三五《祥异纪》,民国《增修胶志》卷五三《祥异》。

⑧ 《胶州市卫生志》,1989 年。

⑨ 乾隆《昌邑县志》卷七《祥异》。

⑩ 《清史稿》卷四〇《灾异志一》。康熙《青州府志》卷二一《灾祥》,咸丰《青州府志》卷六四《祥异纪》。

⑪ 光绪《益都县图志》卷六《大事志下》。

⑫ 《潍坊市卫生志》,1989 年。

⑬ 民国《乐安县志》卷一三《杂志·灾祥》,民国《续修广饶县志》卷二六《杂志·通纪》。

⑭ 《清史稿》卷四〇《灾异志一》。嘉庆《昌乐县志》卷二《总纪下》。

⑮ 道光《重修博兴县志》卷一三《杂志·祥异》,民国《重修博兴县志》卷一五《祥异志》。

⑯ 《惠民地区卫生志》,天津科学技术出版社 1992 年版。

高苑县(今高青县) 大疫[1]。

东昌府(治聊城县,今聊城市) 春大饥,秋大疫[2]。春大饥,秋大疫,病死甚多[3]。

堂邑县(今并入聊城市东昌府区) 春大饥,秋大疫,死者相枕[4]。

恩 县(今并入平原县) 春饥,民病疫,死者甚众[5]。

滋阳县(今兖州市) 大饥,疫[6]。

菏泽县(今菏泽市牡丹区) 六月,疫[7]。

章丘县(今章丘市) 大饥,秋大疫[8]。秋,全县大疫[9]。

单 县 大疫[10]。

东明县 春大饥,大疫,夏麦大熟[11]。

濮 州(今鄄城县) 麦稔,疫疠作,民多死[12]。疫疠作,民多死,知州延医施药拯济,自五月至八月止[13]。

河南省

内黄县 春大饥,疫[14]。

清丰县 瘟疫传染,人多病死[15]。春,瘟疫流行,人病死者甚众[16]。

南乐县 春疫。先年大水,陆地行舟[17]。春,瘟疫流行[18]。

---

① 康熙《高苑县续志》卷三《宦绩》。

② 《清史稿》卷四〇《灾异志一》。乾隆《东昌府志》卷三《总纪三》,嘉庆《东昌府志》卷三《五行》。

③ 《聊城市卫生志》,1991 年。

④ 康熙《堂邑县志》卷七《灾祥志》,光绪《堂邑县志》卷七《灾祥》。

⑤ 雍正《恩县续志》卷四《杂志·灾祥》,宣统《重修恩县志》卷一〇《杂记·灾祥》。

⑥ 咸丰《滋阳县志》卷六《灾祥志》,光绪《滋阳县志》卷六《灾祥志》。

⑦ 《清史稿》卷四〇《灾异志一》。光绪《新修菏泽县志》卷一八《杂记》。

⑧ 《清史稿》卷四〇《灾异志一》。乾隆《章丘县志》卷五《祥异》,道光《章丘县志》卷一《星野志·灾祥》。

⑨ 《章丘卫生志》,山东省地图出版社 2007 年版。

⑩ 乾隆《单县志》卷三《五行志·灾祥》。

⑪ 乾隆《东明县志》卷七《杂志·灾祥》。

⑫ 乾隆《濮州志》卷一《年纪》,宣统《濮州志》卷二《年纪》。

⑬ 康熙《濮州续志》卷上《年纪附灾异》。

⑭ 乾隆《彰德府志》卷二一《机祥》,乾隆《内黄县志》卷六《编年》,光绪《内黄县志》卷八《事实》。

⑮ 民国《清丰县志》卷二《编年》。

⑯ 《清丰县志》,山东大学出版社 1990 年版。

⑰ 《清史稿》卷四〇《灾异志一》。康熙《南乐县志》卷九《纪年》,光绪《南乐县志》卷七《志祥异》,民国《南乐县志》卷七《祥异志》。

⑱ 《南乐县志》,中州古籍出版社 1996 年版。

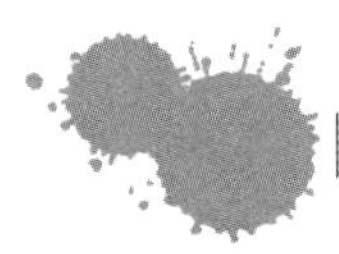

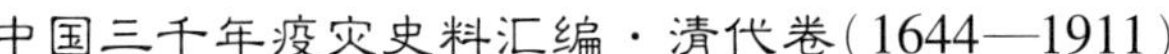

江苏省

沛　县　春大饥,人相食,已而大旱疫①。饥荒、旱灾、瘟疫②。

江西省

泰和县　"五月洪水后大旱,民大饥,大疫,县令匿灾不报。"③按:乾隆《泰和县志》有"康熙四十三年甲申,夏五月赣河水溢入城,大饥"④的记载,但无疫灾记载。该志所言,或有所本。

海南省

澄迈县　民多疾病⑤。

康熙四十四年(1705)

江西省

泰和县　"大疫"⑥。按:各旧县志无此记载。据康熙四十三年条,该志或有所本,采信之。

湖南省

五月,湖南巡抚赵申乔因未确查瘟疫流行情况,被降级任用⑦。

攸　县　天疫流行,人民多病⑧。

澧　州(今澧县)　春大疫。夏六月,大雷电风雨,菊有黄华,疫止⑨。

永定县(今张家界市)　春大疫,夏六月,大雷电风雨,菊有黄华,疫止⑩。

保靖县　疫⑪。

湖北省

沔阳州(含今仙桃市和洪湖市)　十一月大水,冬大疫⑫。

---

① 乾隆《沛县志》卷一《水旱》,乾隆《徐州府志》卷三〇《祥异》,同治《徐州府志》卷五《祥异》,民国《沛县志》卷二《沿革纪事表》。

② 《沛县简志》,1989年。

③ 《泰和县志》,中共中央党校出版社1993年版。

④ 乾隆《泰和县志》卷二八《杂纪·祥异》。

⑤ 康熙《澄迈县志》卷一二《纪事》。

⑥ 《泰和县志》,中共中央党校出版社1993年版。

⑦ 《古今图书集成·历象汇编·庶征典》卷一一四《疫灾部汇考》。

⑧ 乾隆《攸县志》卷三《祥异》,光绪《湖南通志》卷二四四《祥异志二》。

⑨ 乾隆《澧志举要》卷二《大清》。

⑩ 同治《续修永定县志》卷一〇《祥异》,民国《续修永定县志》卷一〇《祥异》。《大庸县志》,生活·读书·新知三联书店1995年版。

⑪ 同治《保靖县志》卷一一《祥异志·灾祥》。

⑫ 光绪《沔阳州志》卷一《天文志·祥异》。

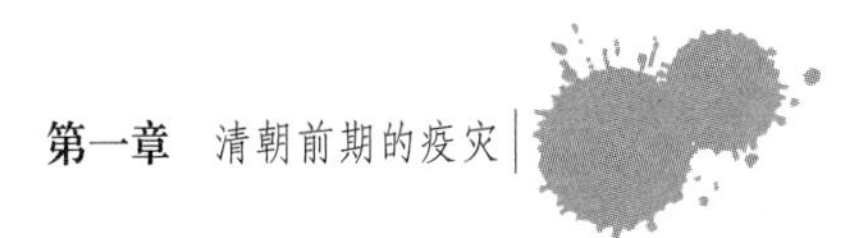

康熙四十五年(1706)

江西省

泰和县 "大疫"[①]。按:各旧县志无此记载。据康熙四十三年条,该志或有所本,采信之。

湖北省

房 县 夏大疫。夏旱秋涝,虫食稻尽,瘟疫大行,居民采蕨而食[②]。

通城县 大疫,死亡相继,不染者百不二三[③]。

蒲圻县(今赤壁市) 春夏大疫[④]。

崇阳县 旱连岁,夏,人多疫[⑤]。

沔阳州(含今仙桃市和洪湖市) 水,大饥,大疫[⑥]。

天门县(今天门市) 大水,民饥,继以疫[⑦]。

钟祥县(今钟祥市) 丙戌(康熙四十五年)、丁亥(康熙四十六年)连岁饥疫[⑧]。

湖南省

善化县(今长沙市) 谭氏年二十三而寡,母子相依为命。岁丙戌(康熙四十五年),疫疠大作,比邻无得脱者,氏母子无恙,人谓贞节所感[⑨]。

澧 州(今澧县) 安乡大水,永定旱,疫复作,至明年春乃止[⑩]。澧州县瘟疫大作,次年尤甚,孤丁寡族,至有田宅无主者。六月二十二日雷电大风,之后,瘟疫顿止[⑪]。

安福县(今临澧县) 瘟疫大作,次年尤甚[⑫]。

---

① 《泰和县志》,中共中央党校出版社1993年版。

② 《清史稿》卷四〇《灾异志一》。同治《房县志》卷六《事纪》,同治《郧阳志》卷一《祥异》。

③ 同治《通城县志》卷二二《祥异》。

④ 《清史稿》卷四〇《灾异志一》。乾隆《蒲圻县志》卷一四《纪异志》,同治《蒲圻县志》卷三《祥异》。

⑤ 《清史稿》卷四〇《灾异志一》。乾隆《崇阳县志》卷一〇《灾祥》,同治《崇阳县志》卷一二《杂纪·灾祥》。

⑥ 光绪《沔阳州志》卷一《天文志·祥异》。

⑦ 乾隆《天门县志》卷七《五行考·祥异》,道光《天门县志》卷一五《祥异》。

⑧ 同治《钟祥县志》卷一二《笃行》,民国《钟祥县志》卷二一《先民》。

⑨ 雍正《湖广通志》卷七一《列女志·刘学孔妻》。

⑩ 乾隆《澧志举要》卷二《大清》。

⑪ 乾隆《直隶澧州志林》卷一九《祥异志》,道光《直隶澧州志》卷一九《祥异志》,同治《直隶澧州志》卷一九《祥异志》,光绪《湖南通志》卷二四四《祥异志二》。

⑫ 同治《安福县志》卷二九《祥异》。

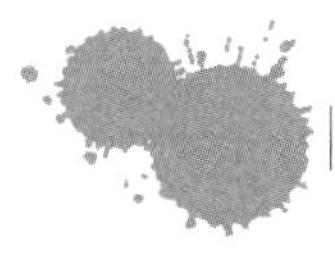

永定县(今张家界市)　疫复作,至明年春乃止①。疫复发②。

巴陵县(今岳阳市)　自三月不雨至七月,饥,大疫③。

安乡县　疠疫遍行,死者无数④。

临湘县(今临湘市)　夏旱,饥,大疫⑤。

衡阳县(今衡阳市)　郡大疫⑥。自六月至七月,衡阳知县在西湖太平寺施药疗疫,全活甚众⑦。

广西壮族自治区

灵川县　夏疫⑧。

康熙四十六年(1707)

上海市

嘉定县(今嘉定区、宝山区)　秋,淞南镇疫痢大作⑨。

安徽省

南陵县　大疫⑩。

湖北省

公安县　七月水,大疫⑪。

房　县　七月,虫荒,人疫,死甚众⑫。虫荒,疫死甚众⑬。

沔阳州(含今仙桃市和洪湖市)　春仍疫,至夏乃止⑭。

---

① 同治《续修永定县志》卷一〇《祥异》。

② 《大庸县志》,生活·读书·新知三联书店1995年版。

③ 乾隆《岳州府志》卷二九《事纪》,嘉庆《巴陵县志》卷二九《事纪》。

④ 乾隆《安乡县志》卷八《通考志·机祥》。

⑤ 同治《临湘县志》卷二《方舆志·祥异》。

⑥ 雍正《衡阳县志》卷一七《赈恤》,嘉庆《衡阳县志》卷三五《祥异》,光绪《湖南通志》卷二四四《祥异志二》。

⑦ 乾隆《衡阳县志》卷一〇《祥异》,乾隆《清泉县志》卷三五《事纪》,同治《衡阳县志》卷二《事纪》。

⑧ 民国《灵川县志》卷一四《前事》。

⑨ 雍正《淞南志》卷二《灾祥》。

⑩ 雍正《南陵县志》卷二《祥异》。

⑪ 《清史稿》卷四〇《灾异志一》。康熙《公安县志》卷二《灾异》,同治《公安县志》卷三《民政志下·祥异》,光绪《荆州府志》卷七六《祥异志》,民国《湖北通志》卷七六《祥异志二》。

⑫ 《清史稿》卷四〇《灾异志一》。同治《郧阳志》卷一《祥异》,同治《房县志》卷六《事纪》,民国《湖北通志》卷七六《祥异志二》。

⑬ 《房县志》,中国文史出版社1991年版。

⑭ 《清史稿》卷四〇《灾异志一》。光绪《沔阳州志》卷一《天文志·祥异》。

通城县　大疫,死亡相继,不染者百不二三①。

广济县(今武穴市)　康熙丁亥(四十六年)、戊子(四十七年)两岁荒疫,张浩熙施米百余石,棺木百十具周之②。

湖南省

善化县(今长沙市)　夏疾疫,死者甚众③。

澧　州(今澧县)　瘟疫大作,甚于去年④。

安福县(今临澧县)　瘟疫大作,甚于去年⑤。

安乡县　疠疫,历春始消⑥。

福建省

连城县　六月大水,秋冬大疫⑦。

广西壮族自治区

平乐府(平乐县)　五月,疫⑧。

永安州(今蒙山县)　五月,疫⑨。按:今《河北省志》将此广西永安州误为河北之永安州,曰:"五月,永安州大疫。"⑩

罗城县　时疫流行⑪。

融　县(今融安、融水二县)　秋大疫⑫。

义宁县(今临桂县)　夏大疫,死者甚众⑬。

---

① 同治《通城县志》卷二二《祥异》。

② 同治《广济县志》卷九《人物·孝义·张浩熙》。

③ 乾隆《善化县志》卷一二《杂纪志·祥异》。

④ 乾隆《直隶澧州志林》卷一九《祥异志》,道光《直隶澧州志》卷一九《祥异志》。

⑤ 同治《安福县志》卷二九《祥异》。

⑥ 乾隆《安乡县志》卷八《通考志·机祥》。

⑦ 乾隆《连城县志》卷一〇《灾祥》。

⑧ 《清史稿》卷四〇《灾异志一》。康熙《平乐县志》卷六《灾祥》,雍正《平乐府志》卷一四《祥异》,雍正《广西通志》卷三《机祥》,嘉庆《平乐府志》卷三二《祥异》,光绪《平乐县志》卷九《祥异志》,民国《平乐县志》卷八《灾异》。

⑨ 《清史稿》卷四〇《灾异志一》。雍正《广西通志》卷三《机祥》,嘉庆《永安州志》卷四《祥异》,光绪《平乐县志》卷九《祥异志》,光绪《永安州志》卷一《地志中·灾祥》。

⑩ 《河北省志》卷一〇《自然灾害志》,方志出版社2009年版。

⑪ 道光《罗城县志》卷一《灾祥》,民国《罗城县志·前事》(不分卷)。

⑫ 道光《融县志》卷一《灾祥》。

⑬ 道光《义宁县志》卷一《机祥》。

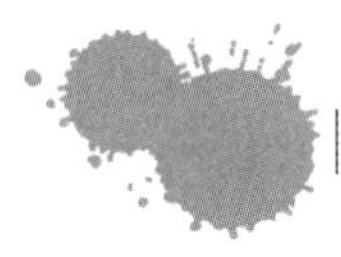

陕西省

蓝田县　大疫[①]。

康熙四十七年(1708)

山西省

沁　州(今沁县)　闰三月,州疫,城市乡村传染甚众[②]。

沁源县　三月,大疫[③]。

宁夏回族自治区

灵　州(今灵武市)　五月,大疫[④]。

甘肃省

凉　州(今武威市)　三月二十五日,昼晦如夜,禽鸟死无算,夏秋大疫[⑤]。

高台县　天花大流行,死亡甚多[⑥]。

江苏省

江浦县(今南京市浦口区)　水灾,大江南北大疫[⑦]。

苏州府(吴县、长洲二县附郭)　大疫[⑧]。是年,陈鹏年任苏州知府[⑨],值饥疫相仍[⑩]。

安徽省

庐州府(治合肥县,今合肥市)　无为、庐江、巢县大水,冬疫[⑪]。

庐江县　大水,冬疫[⑫]。

巢　县(今巢湖市)　大水,冬疫[⑬]。

---

① 雍正《蓝田县志》卷六八《人物志·列女·张氏》。

② 乾隆《沁州志》卷九《灾异》。

③ 《清史稿》卷四〇《灾异志一》。

④ 《清史稿》卷四〇《灾异志一》。

⑤ 《清史稿》卷四〇《灾异志一》。乾隆《武威县志》卷二五《祥异》、卷一《地里志·祥异》,乾隆《五凉全志》卷一《地理志·祥异》,光绪《甘肃新通志》卷二《天文志·祥异》。

⑥ 《高台县志》,兰州大学出版社1993年版。

⑦ 雍正《江浦县志》卷五《蠲赈》。

⑧ 《清史稿》卷二七七《列传·陈鹏年》。

⑨ 乾隆《江南通志》卷一〇七《职官志》。

⑩ 雍正《湖广通志》卷五五《人物志·陈鹏年》。

⑪ 嘉庆《庐州府志》卷四九《大事志下·祥异》,光绪《续修庐州府志》卷九三《祥异志》。

⑫ 嘉庆《庐州府志》卷四九《大事志下·祥异》,光绪《续修庐州府志》卷九三《祥异志》。

⑬ 嘉庆《庐州府志》卷四九《大事志下·祥异》,光绪《续修庐州府志》卷九三《祥异志》。

无为州（今无为县） 大水，圩田尽没，冬疫[①]。

宁国府（治宣城县，今宣城市） 冬大疫。所辖南陵、泾县、太平夏秋大水，宣城、宁国夏水秋旱，导致饥荒，道殣相望，不久之后大疫流行，至明年，死者殆半，村落间往往有舍无人[②]。

宣城县（今宣城市） 夏大水，诸圩尽溃，庐舍无存，舟行市中，居民离散。秋复大旱，山田尽槁，人食草木、白土，道殣相望，圩中人俱露栖，疫病大作，死者无算，延至次年疫不止，亲旧不能相顾，或载妇女小儿鬻于他境，为从来希有之灾[③]。康熙戊子，里中荒疫，有藁葬者[④]。戊（子）己（丑）大疫，（章世振）施槥掩殣[⑤]。

宁国县（今宁国市） 大疫[⑥]。夏水秋旱，人食草木、白土。是年瘟疫大作，十家九病，死者殆半，村落间往往有舍无人，至四十九年止[⑦]。四十七年、四十八年间，水旱迭告，时疫流行[⑧]。

太平县（今黄山市） 五月二十一日蛟水大发，沿河居民、田地、坟墓损坏无算，未几，大疫[⑨]。

绩溪县 大雨水，秋冬疫[⑩]。

贵池县（今池州市贵池区） 四十七年、四十八年间，遇饥疫，赈粟施药，存活无算[⑪]。

石埭县（今石台县） 五月二十一日大水，是年受水灾者，疫甚多[⑫]。

福建省

长乐县（今长乐市） 疫[⑬]。

---

① 乾隆《无为州志》卷二《灾祥》，嘉庆《无为州志》卷三四《集览志 · 机祥》。

② 乾隆《江南通志》卷一九七《机祥》，乾隆《宁国府志》卷三《祥异》，嘉庆《宁国府志》卷一《沿革表 · 祥异》。

③ 乾隆《宣城县志》卷二八《祥异》，光绪《宣城县志》卷三六《祥异》。

④ 光绪《宣城县志》卷一六《人物志 · 孝友 · 刘正思》。

⑤ 光绪《宣城县志》卷一六《人物志 · 孝友 · 章世振》。

⑥ 光绪《重修安徽通志》卷三四七《祥异》。

⑦ 康熙《宁国县志》卷一〇《补遗》，民国《宁国县志》卷一四《杂志 · 灾异》。《宁国县志 · 大事记》，生活 · 读书 · 新知三联书店 1997 年版。

⑧ 康熙《宁国县志》卷一〇《补遗》。

⑨ 嘉庆《太平县志》卷八《祥异》。《黄山区志》，黄山书社 2008 年版。

⑩ 嘉庆《绩溪县志》卷一二《祥异》，道光《徽州府志》卷一六《杂纪 · 祥异》。

⑪ 乾隆《贵池县志续编》卷六《人物》。

⑫ 乾隆《续石埭县志》卷二《祥异》。

⑬ 乾隆《长乐县志》卷一〇《杂志 · 祥异》，同治《长乐县志》卷二《星野 · 祥异》，民国《长乐县志》卷三《大事志》。

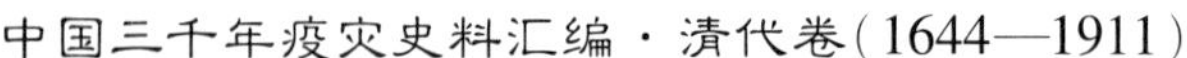

晋江县(含今泉州市、晋江市)　泉州疫,粜贵①。

惠安县　疫,粜贵②。

莆田县(今莆田市)　粮食大丰收,谷价贱到每石二钱四分,但疫气流行③。

江西省

武宁县　夏秋间疫疠盛行,民多死者④。

湖北省

公安县　二月大疫⑤。

蒲圻县(今赤壁市)　大水,谷贵,民复病疫。夏五月及秋大疫⑥。

广济县(今武穴市)　康熙丁亥(四十六年)、戊子(四十七年)两岁荒疫,张浩熙施米百余石,棺木百十具周之⑦。

湖南省

安乡县　春大疫,夏大水,灭赋⑧。

广西壮族自治区

灵川县　春夏二时,疫疠流行,民之死者枕藉⑨。

全　州(今全州、资源二县)　大疫⑩。

康熙四十八年(1709)

河南省

禹　州(今禹州市)　春大饥,夏有麦,人大疫⑪。

---

① 乾隆《泉州府志》卷七三《祥异》,道光《晋江县志》卷七四《祥异》。

② 嘉庆《惠安县志》卷三五《祥异》。

③ 乾隆《兴化府莆田县志》卷三四《祥异志》,同治《重纂福建通志》卷二七二《祥异》,同治《莆田县志稿本·祥异志》,民国《莆田县志》卷二《通纪》。

④ 《清史稿》卷四〇《灾异志一》。乾隆《武宁县志》卷一〇《祥异》,道光《武宁县志》卷二七《祥异》。

⑤ 《清史稿》卷四〇《灾异志一》。康熙《公安县志》卷二《灾异》,同治《公安县志》卷三《民政志·祥异》,光绪《荆州府志》卷七六《祥异志》,民国《湖北通志》卷七六《祥异志二》。

⑥ 《清史稿》卷四〇《灾异志一》。乾隆《蒲圻县志》卷一四《纪异志》,同治《蒲圻县志》卷三《祥异》。

⑦ 同治《广济县志》卷九《人物·孝义·张浩熙》。

⑧ 民国《安乡县志》卷九《县纪》。

⑨ 雍正《灵川县志》卷四《祥异》。

⑩ 嘉庆《全州志》卷末《灾祥》。

⑪ 乾隆《禹州志》卷一三《灾祥志》,道光《禹州志》卷二《纪事沿革表》,民国《禹县志》卷三《大事纪下》。

新郑县(今新郑市)　大饥,疫①。

淮宁县(今淮阳县)　岁歉饥,大疫②。

山东省

益都县(今青州市)　青州五月,疫③。

临淄县(今淄博市临淄区)　5月,临淄疫④。按:时临淄县属青州府,可能本自上一条记录。

江苏省

十月,江南大疫⑤。江南、浙江连岁灾荒,地方困苦,今年两省疾疫盛行,人民伤毙者甚多⑥,命停止江南、浙江秋决⑦。

安东县(今涟水县)　夏,淫雨,麦无收,疾疫流行⑧。

高淳县(今南京市高淳区)　四月,大疫⑨。

溧水县　疫⑩。

溧阳县(今溧阳市)　春夏疫疠流行,入秋乃安⑪。

苏　州(吴县、长洲二县附郭,今苏州市)　夏,大荒疫。其疫一曰"链条瘟",一家有疾,家家缠染;一曰"癞团瘟",病者腹胀如铁而死⑫。五月,李煦奏称苏州"民间颇有疫气,地方官现在设立药局,选医调理",六月,李煦奏称"民间疫气已消,间有一二患病未愈,地方官现在选医调治"⑬。

---

① 乾隆《新郑县志》卷二《祥异》。

② 民国《淮阳县志》卷一一《义行·苏应元》。

③ 《清史稿》卷四〇《灾异志一》。《山东省卫生志》,山东人民出版社1992年版。

④ 《临淄区卫生志》,山东人民出版社1997年版。

⑤ 《清史稿》卷四〇《灾异志一》。

⑥ 《圣祖仁皇帝圣训》卷二九,乾隆《浙江通志》卷首《诏谕》;《清圣祖实录》卷二三九,"康熙四十八年己丑十月"。

⑦ 《皇朝文献通考》卷二一〇《刑考》,《钦定大清会典则例》卷一二五《刑部》,《皇朝通典》卷八九《刑》,《皇朝通志》卷八〇《刑法略》。

⑧ 《涟水县志》,江苏古籍出版社1997年版。

⑨ 民国《高淳县志》卷一二《祥异》、卷二〇《列传·好义》。《南京卫生志》,方志出版社1996年版。

⑩ 《清史稿》卷四〇《灾异志一》。光绪《溧水县志》卷一《天文志·庶征》。《南京卫生志》,方志出版社1996年版。《溧水县卫生志》,1990年。

⑪ 乾隆《镇江府志》卷四三《祥异》,嘉庆《溧阳县志》卷一六《杂类志·瑞异》。

⑫ 〔清〕顾公燮《丹午笔记》,见苏州博物馆编《丹午笔记·吴城日记·五石脂》,江苏古籍出版社1985年版。

⑬ 故宫博物院明清档案部编:《李煦奏折》,中华书局1976年版。

吴江县(今吴江市)　大饥疫[①]。所属平望镇秋大疫[②]。

山阳县(今淮安市)　夏霪雨,无麦,民疫[③]。

上海市

松江府(娄县、华亭二县附郭,今松江区)　春夏疫,秋大水[④]。

青浦县(今青浦区)　春夏疫,秋大水[⑤]。

嘉定县(今嘉定区、宝山区)　夏无暑,大疫[⑥]。(宝山县)夏疫[⑦]。所属淞南镇夏疫,大饥[⑧]。

安徽省

无为州(今无为县)　六月大疫。春荐饥,饥民采草根树皮以食,继大疫,流离死亡者甚众[⑨]。

安庆府(治怀宁县,今安庆市)　春夏大疫[⑩]。

太湖县　春夏大疫[⑪]。

潜山县　春夏大疫[⑫]。

和　州(今和县)　旱,大疫[⑬]。

含山县　大祲,大疫,民饥[⑭]。

---

① 乾隆《吴江县志》卷三七《人物·别录》。

② 道光《平望志》卷一三《灾变》。

③ 乾隆《山阳县志》卷一八《丛志·祥祲》,乾隆《淮安府志》卷二五《五行志》,同治《重修山阳县志》卷二一《杂记二》,光绪《淮安府志》卷四〇《杂记·灾祥》。《淮安市志》,江苏人民出版社1998年版。

④ 嘉庆《松江府志》卷八〇《祥异志》。

⑤ 乾隆《青浦县志》卷三八《祥异》,光绪《青浦县志》卷二九《杂记上·祥异》。

⑥ 乾隆《嘉定县志》卷四《赋役志·祥异》,光绪《嘉定县志》卷五《赋役志下·机祥》。

⑦ 光绪《宝山县志》卷一四《祥异》。

⑧ 雍正《淞南志》卷二《灾祥》。

⑨ 《清史稿》卷四〇《灾异志一》。乾隆《无为州志》卷二《灾祥》,嘉庆《庐州府志》卷四九《大事志下·祥异》,嘉庆《无为州志》卷三四《集览志·机祥》。

⑩ 康熙《安庆府志》卷六《祥异》。

⑪ 《清史稿》卷四〇《灾异志一》。乾隆《太湖县志》卷二〇《机祥》,道光《太湖县志》卷四〇《杂类志·祥异》,同治《太湖县志》卷四六《杂类志·祥异》,民国《太湖县志》卷四〇《杂志·祥异》。

⑫ 《清史稿》卷四〇《灾异志一》。乾隆《潜山县志》卷二四《祥异》,民国《潜山县志》卷二九《杂志·祥异》。《潜山县志》,社会科学文献出版社1993年版。

⑬ 光绪《直隶和州志》卷三七《杂类志·祥异》。

⑭ 乾隆《含山县志》卷一〇《人物志·孝义》。

芜湖县(今芜湖市)　夏六月大疫,死者枕藉于路①。

铜陵县(今铜陵市)　大水,民饥,夏疾疫②。

当涂县　夏秋大疫,死者枕藉③。

东流县(今东至县)　旱,大疫④。

贵池县(今池州市贵池区)　春夏饥,民大疫⑤。

泾　县　大饥,民食树皮。秋大疫,传染甚速,死者枕藉,有全族灭者,掘万人坑瘗之⑥。全县瘟疫流行,猝死者甚众⑦。

宁国县(今宁国市)　水旱迭告,时疫流行,至四十九年,知县陈养元医药频施,全活者众⑧。

宣城县(今宣城市)　康熙戊子(四十七年)、己丑(四十八年),荒疫频仍⑨。康熙戊子(四十七年)岁饥,己丑大疫⑩。戊(子)己(丑)大疫,(章世振)施槥掩殣⑪。

南陵县　六月,大疫⑫。

绩溪县　大旱饥,大疫,死者无数,且多举家疫死者⑬。大旱、饥荒,又大疫,死者无数⑭。

浙江省

湖　州(乌程、归安二县附郭,今湖州市)　三月,大疫⑮。四月雹,小暑至处暑无

---

① 《清史稿》卷四〇《灾异志一》。乾隆《太平府志》卷三二《佃事志上·祥异》,乾隆《芜湖县志》卷一八《机祥》,嘉庆《芜湖县志》卷一八《佃事志·机祥》,民国《芜湖县志》卷五七《杂识·祥异》。《芜湖县志》,社会科学文献出版社 1993 年版。

② 《清史稿》卷四〇《灾异志一》。乾隆《铜陵县志》卷一四《列传·祥异》、卷一三《祥异》。《铜陵县志》,黄山书社 1993 年版。

③ 《清史稿》卷四〇《灾异志一》。乾隆《当涂县志》卷三《星野·祥异》,民国《当涂县志》卷末《大事记》。

④ 《清史稿》卷四〇《灾异志一》。乾隆《东流县志》卷七《祥异》,嘉庆《东流县志》卷一五《五行志》。

⑤ 乾隆《贵池县志续编》卷二《建置类·祥异》。

⑥ 乾隆《泾县志》卷一〇《摭遗志·灾祥》,嘉庆《泾县志》卷二七《杂识·灾祥》。

⑦ 《泾县志》,方志出版社 1996 年版。

⑧ 民国《宁国县志》卷一四《杂志·灾异》。

⑨ 光绪《宣城县志》卷一六《人物志·懿行·梅仕云》。

⑩ 光绪《宣城县志》卷一六《人物志·懿行·程朝宣》。

⑪ 光绪《宣城县志》卷一六《人物志·孝友·章世振》。

⑫ 《清史稿》卷四〇《灾异志一》。民国《南陵县志》卷四八《杂志·祥异》。

⑬ 嘉庆《绩溪县志》卷一二《杂志·祥异》,道光《徽州府志》卷一六《杂记·祥异》。

⑭ 《绩溪县志》,黄山书社 1998 年版。

⑮ 《清史稿》卷四〇《灾异志一》。

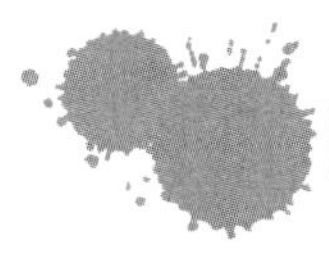

雨,禾枯,瘟疫[①]。

乌程县(今湖州市)　小暑至处暑无雨,禾枯,瘟疫[②]。

归安县(今湖州市)　小暑至处暑无雨,禾枯,瘟疫[③]。

嘉兴县(今嘉兴市)　四月,禾中(嘉兴县)荐饥,多疾疫[④]。

桐乡县(今桐乡市)　四月霪雨,异虫害春花,民饥疫,死者枕藉[⑤]。

嘉善县　荐饥,多疾疫[⑥]。

象山县　四月,大疫[⑦]。

福建省

晋江县(含今泉州市、晋江市)　大饥,疫[⑧]。

江西省

湖口县　疫[⑨]。疾疫流行[⑩]。

广东省

长宁县(今新丰县)　疫[⑪]。

康熙四十九年(1710)

河南省

太康县　春大疫。先年大水,灾民多沦为流民乞丐[⑫]。

陈州府(治淮宁县,今淮阳县)　麦大稔,夏疫[⑬]。

---

① 《湖州市卫生志·大事记》,香港大时代出版社1993年版。

② 光绪《乌程县志》卷二七《祥异》。

③ 光绪《归安县志》卷二七《前事略·祥异》。

④ 嘉庆《嘉兴府志》卷三五《祥异》,光绪《嘉兴府志》卷三五《祥异》。

⑤ 《清史稿》卷四〇《灾异志一》。光绪《桐乡县志》卷二〇《杂类志·祥异》。

⑥ 嘉庆《桐乡县志》卷一二《禨祥》,光绪《重修嘉善县志》卷三四《杂志·祥眚》。

⑦ 《清史稿》卷四〇《灾异志一》。乾隆《象山县志》卷一二《杂志·禨祥》,道光《象山县志》卷一九《禨祥》,民国《象山县志》卷三〇《志异》。

⑧ 道光《晋江县志》卷七四《祥异志》。

⑨ 乾隆《湖口县志》卷一六《祥异》,嘉庆《湖口县志》卷一七《古事记·祥异》,同治《湖口县志》卷一〇《杂汇志·祥异》。

⑩ 《湖口县志》,江西人民出版社1992年版。

⑪ 雍正《长宁县志》卷九《祥异》,乾隆《长宁县志》卷九《祥异》,道光《长宁县志》卷九《纪异》。

⑫ 乾隆《太康县志》卷八《杂志·祥异》,道光《太康县志》卷八下《杂志·祥异》,民国《太康县志》卷一《通纪》。

⑬ 乾隆《陈州府志》卷三〇《杂志》。

项城县(今项城市) 春大饥,四月,民多疫①。

杞 县 大疫,道路死者相枕藉②。

柘城县 春,瘟疫盛行,人多死亡③。

光 州(今潢川县) 春无雨,河水暴涨,二麦漂没,夏大疫④。

浙江省

湖州府(乌程、归安二县附郭,今湖州市) 秋亢旱,疫疠⑤。秋旱,疫病⑥。

乌程县(今湖州市) 秋旱,疫病⑦。

归安县(今湖州市) 秋旱,疫病⑧。

安徽省

怀远县 春荒疫作,人死无数⑨。

宁国县(今宁国市) 时疫流行⑩。

湖北省

荆门州(今荆门市) 康熙庚寅(四十九年),地方盛疫,傅作肃捐资施药,全活甚众⑪。

房 县 痘疹大作,夭殇千余口⑫。

湖南省

衡阳县(今衡阳市) 郡城病疫,知县张延相设药局于西湖寺,令医者刘观宏董其事,"观宏尽心诊视,全活万计"⑬。

---

① 民国《项城县志》卷三一《杂事志·详异》。

② 乾隆《杞县志》卷二《天文志·祥异》。

③ 乾隆《柘城县志》卷一八《杂志·灾异》,光绪《柘城县志》卷一〇《杂志·灾祥》。

④ 乾隆《续修光州志》卷八《丛纪志·祥异》。

⑤ 《清史稿》卷四〇《灾异志一》。同治《湖州府志》卷四四《前事略·祥异》。

⑥ 《湖州市卫生志》,香港大时代出版社1993年版。

⑦ 同治《双林镇志》卷一七《灾异》,光绪《乌程县志》卷二七《祥异》。

⑧ 光绪《归安县志》卷二七《前事略·祥异》。

⑨ 雍正《怀远县志》卷八《灾异》,嘉庆《怀远县志》卷九《五行志》。

⑩ 民国《宁国县志》卷一四《杂志·灾异》。

⑪ 同治《荆门直隶州志》卷二七《懿行·傅作肃》。

⑫ 同治《郧阳志》卷一《祥异》,同治《房县志》卷六《事纪》,民国《湖北通志》卷七六《祥异志二》。《房县志》,中国文史出版社1991年版。

⑬ 乾隆《衡州府志》卷二四《人物·方技》,光绪《湖南通志》卷二一〇《人物志·技术》。

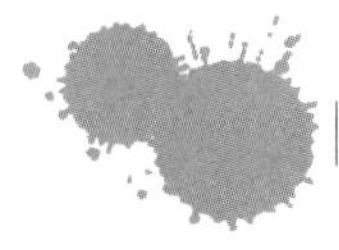

康熙五十年(1711)

甘肃省

夏河县　瘟疫多次传入拉卜楞寺内[①]。

河南省

裕　州(今方城县)　是岁冬,患痘殇者甚众[②]。

康熙五十一年(1712)

北京市

京　师(宛平、大兴二县附郭,今北京市)　三月,刑部监狱疫。方苞曰:"康熙五十一年三月,余在刑部狱,见死而由窦出者日四三人,有洪洞令杜君者,作而言曰:'此疫作也。今天时顺正,死者尚稀,往岁多至日十数人。'"[③]

山东省

寿光县(今寿光市)　大饥,人相食。冬无雪,瘟疫流行[④]。

浙江省

萧山县(今杭州市萧山区)　萧山瘟疫大作[⑤]。

广东省

吴川县(今吴川市)　疟疠[⑥]。所属梅菉镇大饥,斗米千钱,继以大疫,死亡过半[⑦]。

茂名县(今高州市、茂名市茂南区)　大饥,斗米千钱,继以大疫,死亡过半[⑧]。

怀集县　民疫[⑨]。

---

① 《夏河县志》,甘肃文化出版社1999年版。

② 乾隆《裕州志》卷一《地理志·祥异》,民国《方城县志》卷五《灾异》。

③ 〔清〕方苞《狱中杂记》,载《古文鉴赏辞典》,上海辞书出版社1988年版,第1869页。

④ 《潍坊市卫生志(1840—1986)》,1989年。

⑤ 《萧山卫生志》,浙江大学出版社1989年版。按:原志载为"康熙五十一年(1713)萧山瘟疫大作",公元年份错误。

⑥ 雍正《吴川县志》卷九《祥异》,道光《吴川县志》卷九《事迹纪年》,光绪《吴川县志》卷一〇《纪述·事略》。

⑦ 光绪《梅菉志稿》卷三《事纪》。

⑧ 乾隆《高州府志》卷五《历朝纪》,道光《高州府志》卷四《事纪志·历代》,光绪《茂名县志》卷八《纪述志·灾祥》。

⑨ 乾隆《梧州府志》卷二四《禨祥》。

康熙五十二年(1713)

河南省

确山县　夏大水,霖雨数月。秋,人疫①。

广东省

化　州(今化州市)　冬大疫,民死亡过半②。

阳江县(今阳江市)　饥,冬十二月大疫③。

广宁县　大饥,冬大疫,死亡数千人④。

广西壮族自治区

陆川县　春大饥,瘟(痘)疫盛行,死者无数⑤。

廉州府(治合浦县)　夏四月,三廉大饥,合浦尤甚,积尸满室,饿殍盈野,致成疫疠⑥。

云南省

嵩明州(今嵩明县)　四月、五月、六月大疫⑦。

昆阳州(今并入晋宁县)　是岁瘟疫流行⑧。

晋宁州(今晋宁县)　二月地震,民大疫,谷无收⑨。

沾益州(今沾益县)　二月地震,斗米银一两二钱,大疫⑩。

澂江县(今澄江县)　夏疫,至明年春乃止⑪。

新兴州(今玉溪市)　五月雨,至十一月止。冬疫,至明年春止⑫。

广西州(治泸西县)　大水,大荒,大疫⑬。

---

① 乾隆《确山县志》卷四《禨祥》,民国《确山县志》卷二〇《大事纪》。

② 《清史稿》卷四〇《灾异志一》。道光《高州府志》卷四《事纪志·历代》,光绪《高州府志》卷四九《记述·事纪》,光绪《化州志》卷一二《前事略》。

③ 《清史稿》卷四〇《灾异志一》。乾隆《阳江县志》卷八《纪事》,道光《阳江县志》卷八《编年志》,民国《阳江志》卷三七《杂志上》。

④ 《清史稿》卷四〇《灾异志一》。乾隆《广宁县志》卷一〇《年表》,民国《广宁县志》卷一七《年表》。

⑤ 乾隆《陆川县志》卷二《禨祥》,民国《陆川县志》卷二《舆地类一·禨祥》。

⑥ 康熙《廉州府志》卷一《纪年》。

⑦ 康熙《嵩明州志》卷二《灾祥》,光绪《续修嵩明州志》卷二《灾祥》,民国《嵩明县志》卷二《大事记》。

⑧ 道光《昆阳州志》卷二《祥异》。

⑨ 道光《晋宁州志》卷一一《补遗志·祥异》,民国《晋宁州志》卷一一《补遗志·祥异》。

⑩ 乾隆《沾益州志》卷三《祥异》,光绪《沾益州志》卷四《祥异》。

⑪ 康熙《澂江府志》卷一六《灾祥》。

⑫ 乾隆《新兴州志》卷一《灾祥》。

⑬ 道光《云南通志稿》卷四《祥异下》,光绪《云南通志》卷四《祥异下》。

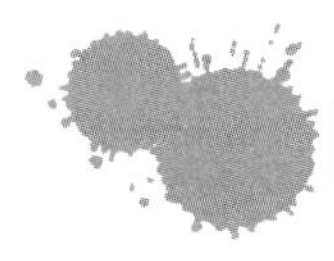

弥勒县　地震,大水,大疫,大荒①。

寻甸州(今寻甸县)　五月,天疠流行,民多病死②。

康熙五十三年(1714)

广东省

香山县(今中山市、珠海市及澳门)　夏疫③。

阳江县(今阳江市)　春夏饥,复大疫④。

新兴县　邑多疫,路人病死道旁⑤。

怀集县　民疫⑥。

广西壮族自治区

浔　州(今桂平市)　大疫⑦。

云南省

广西州(治泸西县)　地震,大水,大荒,大疫⑧。

寻甸州(今寻甸县)　民饥,疠疠又作⑨。

浙江省

常山县　大疫⑩。

康熙五十四年(1715)

云南省

罗平州(今罗平县)　人多疫毙⑪。

---

① 《弥勒县志》,云南人民出版社1987年版。

② 道光《寻甸州志》卷二八《祥异》。

③ 光绪《广州府志》卷八〇《前事略》,光绪《香山县志》卷二二《祥异》。

④ 《清史稿》卷四〇《灾异志一》。乾隆《阳江县志》卷八《纪事》,道光《阳江县志》卷八《编年志》,民国《阳江志》卷三七《杂志上》。

⑤ 乾隆《新兴县志》卷二三《人物·陈学源》。

⑥ 乾隆《怀集县志》卷一〇《编年》,同治《梧州府志》卷二四《记事志·机祥》,光绪《怀集县志》卷八《县事志》,民国《怀集县志》卷八《年表》。

⑦ 民国《桂平县志》卷三三《纪事》。

⑧ 乾隆《广西府志》卷二三《祥异》。

⑨ 康熙《寻甸州志》卷一《灾祥》,道光《寻甸州志》卷二八《祥异》。

⑩ 雍正《常山县志》卷一二《拾遗志·灾祥》。

⑪ 康熙《罗平州志》卷一《灾祥》,民国《罗平县志》卷一《天文志·祥祲》,民国《新纂云南通志》卷一六一《荒政考三·灾疫附》。

康熙五十五年(1716)

山西省

翼城县 春大风寒,无麦,又大疫①。

福建省

南平县(今南平市) 西北峡阳里诸乡,夏大疫②。

康熙五十六年(1717)

浙江省

天台县 正月饥疫③。

广东省

惠来县 疫病流行,死者无数,居民逃亡山区避疫④。

康熙五十七年(1718)

福建省

汀州府(治长汀县) 五月大水,秋大疫,死者千余人⑤。

永定县 五月大水,秋大疫,死者千余人⑥。

湖南省

衡阳府(治衡阳县,今衡阳市) 郡多疫⑦。

衡阳县(今衡阳市) 大疫。五月至九月之间,衡阳知县高清、副将胡有亮在宾日门内开局施药,多所全活⑧。按:乾隆二十年(1755)析置清泉县,故乾隆《清泉县志》

---

① 乾隆《翼城县志》卷二六《祥异》,光绪《翼城县志》卷二六《祥异》,民国《翼城县志》卷一四《祥异》。

② 康熙《南平县志》卷四《祥异》,乾隆《延平府志》卷四四《灾祥》,同治《延平府志》卷四四《灾祥》,民国《南平县志》卷二《大事志·灾祥》。

③ 《清史稿》卷四〇《灾异志一》。康熙《台州府志》卷一四《机祥》,乾隆《浙江通志》卷一〇九《祥异下》,光绪《台州府志》卷三〇《大事四》,民国《台州府志》卷一三四《杂志·祥异》,民国《天台县志稿》卷二《前事表·灾祥》。

④ 《惠来大事记》,1990年。

⑤ 同治《重纂福建通志》卷二七二《祥异》。

⑥ 民国《永定县志》卷一《大事志》。

⑦ 乾隆《衡州府志》卷二九《祥异》,光绪《湖南通志》卷二四四《祥异志二》。

⑧ 雍正《衡阳县志》卷一七《赈恤》,乾隆《衡阳县志》卷一〇《祥异》,嘉庆《衡阳县志》卷三五《祥异》,同治《衡阳县志》卷二《事纪》。

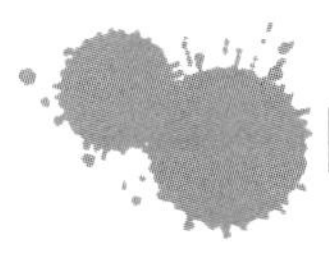

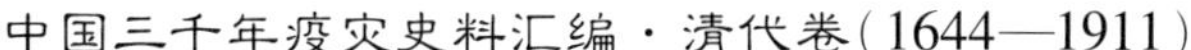

载是年大疫[①]。

广东省

海康县(今雷州市)　部分村落大疫[②]。

四川省

营山县　夏,殍馑人民多瘟疫,染之即死[③]。

康熙五十九年(1720)

陕西省

富平县　大饥疫[④]。

宜川县　自本年秋至次年五月不雨,岁大饥,疾疫继起,民死无数。是年颗粒无收,饿殍载途,知县王志深捐棺掩瘗不给,则于东门外掘一大坎,名曰"万人坑",积尸几满。延属赤地千里,王令捐米赈粥,饥民闻风踵至,城中不能容,炎热熏蒸,疾疫蔓延,死者益众[⑤]。

延长县　旱,大饥,疾疫继起,民死无数[⑥]。

江苏省

扬　州(治江都县,今扬州市)　扬州大疫[⑦]。

福建省

连城县　大有年,秋大疫[⑧]。

漳州府(治龙溪县,今漳州市)　"康熙五十九年(1720)5月上旬,霍乱病(俗称吐泻病)从香港、澳门等地传入漳州,数日间蔓延漳属各县,死万余人。"[⑨]按:关于真性霍乱传入我国的时间,一般认为是在嘉道之际,此谓在康熙五十九年就已经传入,不知所本。推测其致讹原因,主要是上述记载取自二手材料,并将1820年误为1720年,然后将公元年换成帝王纪年所致!

---

① 乾隆《清泉县志》卷三五《事纪》。

② 宣统《海康县续志》卷二〇《人物志·先正传上·吴承泰》。

③ 乾隆《营山县志》卷四《艺文》。

④ 光绪《富平县志》卷一〇《故事志》。《富平县志》,三秦出版社1994年版。

⑤ 乾隆《宜川县志》卷一《方舆志·灾祥》。

⑥ 乾隆《延长县志》卷一《灾祥》,民国《延长县志》卷一《方舆志·灾祥》。

⑦ 《扬州卫生志》,中国工商出版社2006年版。

⑧ 乾隆《连城县志》卷一〇《灾祥》,民国《连城县志》卷三《大事志·灾祥》。

⑨ 《福建省卫生志》,福建人民出版社1989年版。

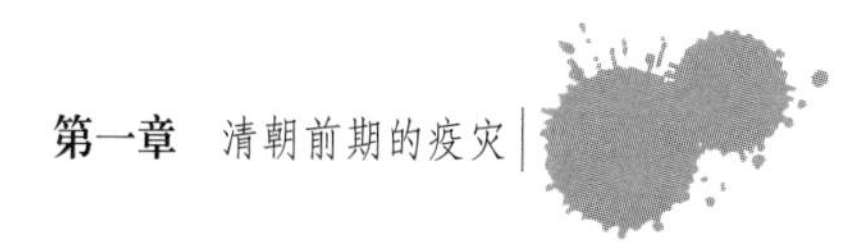

康熙六十年(1721)

陕西省

富平县　春旱,疫[①]。

清涧县　春无雨,夏禾绝,复多疫,死者相枕藉,南门外掘万人坑埋瘗死者[②]。

葭　州(今佳县)　大饥,死者积野,人相食,又大疫[③]。县内瘟疫流行,死人甚多[④]。

宜川县　秋收颇稔,然饥疫相继,脏腑未平,乍食新谷,每多体肿、面黑而死[⑤]。

山阳县　秦川大荒,饥民逃者甚众,复逃于郧西,瘟疫大行,死亡殆尽[⑥]。

宁陕县　宁陕县瘟疫流行,死者相枕藉,夫妇不相顾[⑦]。

商　州(今商洛市)　大旱大疫[⑧]。

贵州省

大定县(今大方县)　痘疫[⑨]。

台湾省

台湾县(今台南市)　七月,台中疠疫盛行,从征将士冒炎威,宿风露,恶气熏蒸,水土不服,疾病亡故者多,参将林政、王万化以及游击许华等俱以疫亡[⑩]。按:这里的"台中"非具体指实的台中,当时无台中县之设,而是指台湾府治的台湾县,就像福州府治之称"闽中"。

康熙六十一年(1722)

山西省

介休县(今介休市)　夏秋大旱疫,死民人无算[⑪]。先年大旱,农业歉收,粮价昂

---

① 《清史稿》卷四〇《灾异志一》。乾隆《富平县志》卷一《祥异》。

② 乾隆《清涧县续志》卷八《灾祥》,道光《清涧县志》卷一《地理志·灾祥》。

③ 嘉庆《葭州志》卷一一《杂记志》,道光《榆林府志》卷一〇《祥异志》。

④ 《佳县志》,陕西旅游出版社2008年版。

⑤ 乾隆《宜川县志》卷一《方舆志·灾祥》。

⑥ 《清史稿》卷四〇《灾异志一》。嘉庆《山阳县志》卷一一《事类志·祥异》。

⑦ 《宁陕县志》,陕西人民出版社1992年版。《安康市卫生防疫志》,2006年。

⑧ 《商洛地区卫生志》,陕西人民出版社1997年版。

⑨ 道光《大定府志》卷四五《纪年》,民国《大定县志》卷三《前事志》。

⑩ 蓝鼎元《平台纪略》,《台湾文献丛刊》本,1958年,第21页。

⑪ 乾隆《介休县志》卷一〇《祥异》,嘉庆《介休县志》卷一《祥灾》,民国《介休县志》卷三《大事谱》。

贵。斗麦涨至白银八九钱。是年仍旱,瘟疫流行,民不聊生①。

平遥县　夏秋干旱,斗米价至九钱有零。疫,死民无数,逃亡过半②。

河南省

禹　州(今禹州市)　秋无禾,冬大饥,民多鬻子,旱疫③。

浙江省

嘉兴府(嘉兴、秀水二县附郭,今嘉兴市)　七月,旱疫,大饥④。

嘉善县　旱疫,大饥⑤。

桐乡县(今桐乡市)　七月,旱疫⑥。

石门县(今并入桐乡市)　旱疫,大饥⑦。

福建省

莆田县(今莆田市)　夏大疫,有全家俱殁者⑧。

贵州省

永宁州(今并入永福县)　州人染"茄妈瘟"⑨。按:应作"痂妈瘟",即天花。

---

① 《介休市志》,海潮出版社1996年版。

② 《平遥县志》,中华书局1999年版。

③ 道光《禹州志》卷二《纪事沿革表》。

④ 《清史稿》卷四〇《灾异志一》。嘉庆《嘉兴府志》卷三五《祥异》,光绪《嘉兴府志》卷三五《祥异》。

⑤ 光绪《重修嘉善县志》卷三四《杂志·祥眚》。

⑥ 《清史稿》卷四〇《灾异志一》。嘉庆《桐乡县志》卷一二《机祥》,光绪《桐乡县志》卷二〇《杂类志·祥异》。

⑦ 嘉庆《石门县志》卷二三《祥异》,光绪《石门县志》卷一一《杂类志·祥异》。

⑧ 乾隆《兴化府莆田县志》卷三四《祥异志》,同治《莆田县志稿本·祥异志》,民国《莆田县志》卷二《通纪上》。

⑨ 道光《永宁州志》卷二《灾祥》,光绪《永宁州志》卷二《天文志·灾祥》。

第二章　清朝中期的疫灾

第一节　雍正朝的疫灾

雍正元年(1723)

河北省

平乡县　秋,疫气流行,死者无算①。秋,平乡大疫,死者无算②。

元氏县　春旱,二麦尽干,民大饥,夏秋大瘟,死者殆半③。秋,瘟疫大发,县民死伤殆半④。

获鹿县(今鹿泉市)　夏四月大疫,中者多死⑤。

任　县　秋,瘟疫流行,死人无计⑥。

山东省

长山县(今并入邹平县和淄博市)　是年,人多疫⑦。

长清县(今济南市长清区)　四月,大风之后大疫⑧。

河南省

获嘉县　春旱,大饥,疫⑨。

---

① 《清史稿》卷四〇《灾异志一》。乾隆《顺德府志》卷一六《艺文下・祥异》,乾隆《平乡县志》卷一《灾祥》。《平乡县志》,方志出版社 1999 年版。

② 《河北省志》卷一〇《自然灾害志》,方志出版社 2009 年版。

③ 乾隆《元氏县志》卷一《灾祥》,光绪《元氏县志》卷四《世纪志・灾祥》,民国《元氏县志・故事・灾祥》。

④ 《元氏县志》,中国和平出版社 1995 年版。

⑤ 光绪《获鹿县志》卷五《世纪志・灾祥》。

⑥ 《任县志》,中华书局 2000 年版。

⑦ 嘉庆《长山县志》卷四《灾祥志》。

⑧ 道光《长清县志》卷一六《杂事志》。

⑨ 乾隆《获嘉县志》卷一六《祥异》,民国《河南获嘉县志》卷一七《祥异》。

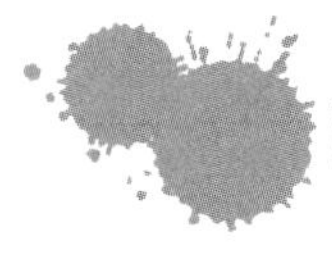
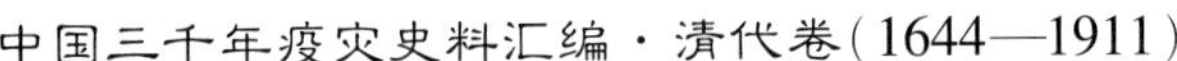

武陟县　瘟疫大作,人死甚众[①]。

修武县　春旱,瘟疫大作[②]。

汤阴县　大旱频年,瘟疫盛行[③]。

汝　州(今汝州市)　春三月大疫[④]。

鲁山县　春三月大疫[⑤]。

临颍县　四月雨雹,夏疫[⑥]。

禹　州(今禹州市)　旱疫[⑦]。

上海市

松江府(娄县、华亭二县附郭,今松江区)　夏,大旱疫[⑧]。

湖北省

罗田县　大疫[⑨]。

房　县　夏大水。是岁大饥,瘟疫流行[⑩]。

雍正二年(1724)

山东省

阳信县　二月初六晚大风,风中有火,行人皆见。六月,大疫,人多死[⑪]。6 月,阳信大疫[⑫]。

沾化县　正月大风,二月风中有火,是岁大疫,人多死[⑬]。

海丰县(今无棣县)　大疫[⑭]。是年海丰、阳信、沾化大疫,人多死[⑮]。

---

① 道光《武陟县志》卷一二《祥异志》。

② 乾隆《修武县志》卷九《灾祥》,道光《修武县志》卷四《祥异志》。

③ 乾隆《汤阴县志》卷一〇《祥异》。

④ 道光《汝州全志》卷九《灾祥》。

⑤ 乾隆《鲁山县全志》卷九《祥异》。

⑥ 乾隆《临颍县续志》卷七《杂稽·灾祥》,民国《重修临颍县志》卷一三《杂稽志·灾祥》。

⑦ 乾隆《禹州志》卷一三《灾祥志》,同治《禹州志》卷二《纪事沿革表》。

⑧ 嘉庆《松江府志》卷八〇《祥异志》。

⑨ 光绪《罗田县志》卷八《杂志·祥异》。

⑩ 同治《房县志》卷六《事纪》。

⑪ 《清史稿》卷四〇《灾异志一》。民国《阳信县志》卷二《祥异志》。

⑫ 《山东省卫生志》,山东人民出版社 1992 年版。

⑬ 咸丰《武定府志》卷一四《祥异志》,光绪《沾化县志》卷四《记事》,民国《沾化县志》卷七《大事记》,民国《沾化县志》卷一四《祥异志》。

⑭ 民国《无棣县志》卷一六《祥异志》。

⑮ 《惠民地区卫生志》,天津科学技术出版社 1992 年版。

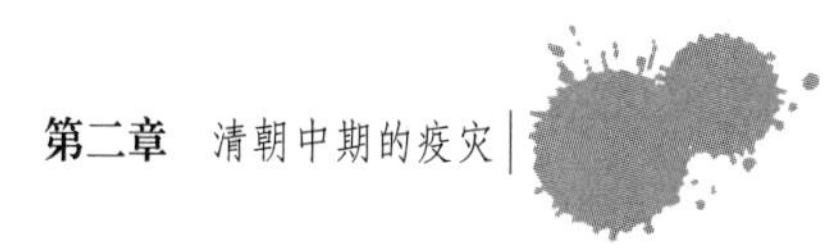

雍正三年(1725)

河北省

唐山县(今隆尧县)　秋大水,民疫①。

陕西省

武功县　秋,疫疠大作②。

河南省

泌阳县　人多疾疫③。

湖北省

蒲圻县(今赤壁市)　秋旱,痢疾盛行,谷贵④。

福建省

惠安县　大饥且疫⑤。

广东省

石城县(今廉江市)　夏疫⑥。

雍正四年(1726)

河北省

东安县(今廊坊市安次区)　麦大熟,是夏,民多疫疠⑦。

元氏县　夏四月,大瘟⑧。全县瘟疫大发⑨。

大城县　麦大稔,是岁疫⑩。

---

① 乾隆《顺德府志》卷一六《艺文下·祥异》。

② 《武功县志》,陕西人民出版社2001年版。

③ 道光《泌阳县志》卷三《灾祥志》。

④ 乾隆《蒲圻县志》卷一四《纪异志》,同治《蒲圻县志》卷三《祥异》。

⑤ 道光《惠安县续志》卷七《人物志》。

⑥ 嘉庆《石城县志》卷四《事纪》,光绪《石城县志》卷九《纪述志·事略》,民国《石城县志》卷一〇《纪述志·事略》。

⑦ 乾隆《东安县志》卷九《机祥》,光绪《东安县志》卷九《地理志·五行》,民国《安次县志》卷一《地理志·五行》。

⑧ 乾隆《元氏县志》卷一《灾祥》,光绪《元氏县志》卷四《世纪志·灾祥》,民国《元氏县志·故事·灾祥》。

⑨ 《元氏县志》,中国和平出版社1995年版。

⑩ 光绪《大城县志》卷一〇《灾异》。

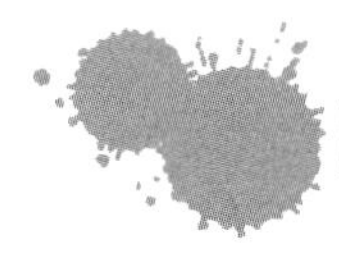

献　县　麦大稔,是岁(五月)疫①。五月,献县疫②。

河间县(今河间市)　河间疫病流行③。

山西省

曲沃县　夏四月疫④。

河南省

阌乡县(今并入灵宝市)　秋旱无禾,六月大疫⑤。

江苏省

上元县(今南京市城区)　四月,疫⑥。

上海市

奉贤县(今奉贤区)　八月淫雨,疫⑦。

福建省

将乐县　夏旱,大饥,疫⑧。大疫⑨。

诏安县　四年、五年等年大饥,人民瘟疫,相枕于道⑩。

广东省

镇平县(今蕉岭县)　岁饥,疫⑪。

海阳县(今潮州市)　大疫⑫。

大埔县　大饥,五月疫疠,民多殒,流亡者不知其数⑬。

澄海县(今汕头市澄海区)　饥,大疫流行,死者无算⑭。

---

① 《清史稿》卷四〇《灾异志一》。乾隆《献县志》卷一八《祥异》。

② 《河北省志》卷一〇《自然灾害志》,方志出版社 2009 年版。

③ 《束州志》,2006 年。

④ 《清史稿》卷四〇《灾异志一》。乾隆《新修曲沃县志》卷三七《祥异》,嘉庆《续修曲沃县志》卷八《艺文志·祥异》,道光《新修曲沃县志》卷一《祲祥》,光绪《续修曲沃县志》卷三二《志余·祥异》,民国《新修曲沃县志》卷三〇《丛志·灾祥》。

⑤ 光绪《阌乡县志》卷一三《祥异》,民国《新修阌乡县志》卷一《通纪》。

⑥ 《清史稿》卷四〇《灾异志一》。

⑦ 光绪《江东志》卷一《祥异》。

⑧ 乾隆《将乐县志》卷一六《灾祥》。

⑨ 《将乐县卫生志》,1990 年。

⑩ 民国《诏安县志》卷五《灾祥》。

⑪ 乾隆《重修镇平县志》卷五《人物》。

⑫ 雍正《海阳县志》卷八《灾祥》,乾隆《潮州府志》卷一一《灾祥》。

⑬ 《清史稿》卷四〇《灾异志一》。乾隆《潮州府志》卷一一《灾祥》,光绪《潮州府志》卷一一《灾祥》,同治《大埔县志》卷三八《大事纪下》。

⑭ 乾隆《潮州府志》卷一一《灾祥》,乾隆《澄海县志》卷五《疆土五·灾祥》,嘉庆《澄海县志》卷一九《义行·陈善卿》。

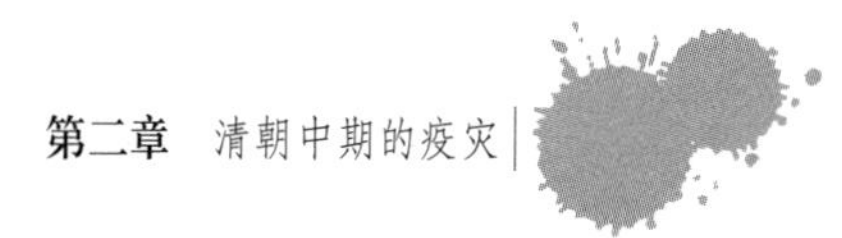

揭阳县(今揭阳市)　大饥,米价腾贵,斗米银六七钱,春夏大疫,县乡村皆疫,疠疫死者无算①。

归善县(今惠州市惠阳区)　饥疫②。

广西壮族自治区

全　州(今全州、资源二县)　冬大雨雪,人多疫③。

雍正五年(1727)

河北省

万全县　夏四月疫,大旱,米价腾贵④。

山西省

榆次县(今晋中市榆次区)　四月疫大行⑤。

平定州(今平定县)　大疫⑥。

河南省

光　州(今潢川县)　大疫,老幼死者无算⑦。

光山县　邑大疫,死者无算⑧。

固始县　春大疫⑨。

汝　州(今汝州市)　三月,天行瘟疫遍作,率不药而愈,连旬宁,无死伤⑩。

嵩　县　大疫,死者枕藉⑪。

湖北省

江夏县(今武汉市江夏区)　大疫,夏大水⑫。

---

① 雍正《揭阳县志》卷四《祥异》,乾隆《潮州府志》卷一一《灾祥》。

② 乾隆《归善县志》卷一四《人物·林崇荣》。

③ 乾隆《全州志》卷末《灾祥》,嘉庆《全州志》卷末《灾祥》,民国《全县志》卷九《前事志·灾异》。

④ 乾隆《万全县志》卷一《方舆志·灾祥》,道光《万全县志》卷一《方舆志·灾祥》。

⑤ 乾隆《榆次县志》卷七《祥异》,乾隆《太原府志》卷四九《祥异》,同治《榆次县志》卷一六《祥异》。《清史稿》卷四〇《灾异志一》误作"榆明疫"。

⑥ 乾隆《平定州志》卷五《食货志·机祥》,光绪《平定州志》卷五《食货志·祥异》。

⑦ 光绪《光州志》卷五九《义行》。

⑧ 民国《光山县志约稿》卷三《义行》。

⑨ 乾隆《重修固始县志》卷一五《大事表》,乾隆《固始县续志》卷一一《杂述志·灾祥》。

⑩ 乾隆《汝州续志》卷七《灾祥》。

⑪ 乾隆《嵩县志》卷二六《孝义》。

⑫ 乾隆《江夏县志》卷一五《祥异》。

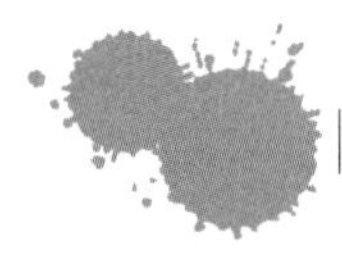

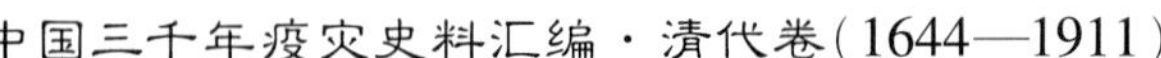

汉阳县(今武汉市汉阳区)　大水,冬疫①。

通城县　大疫,五月至九月旱②。

沔阳州(含今仙桃市和洪湖市)　春夏霪雨不止,无麦,大水,饥,大疫③。

江陵县(今荆州市)　普仰寺内有井水极清洌,可以已病。是年(雍正丁未年),时疫大行,病者汲水饮之即愈,全活数千人④。

枝江县(今枝江市)　霪雨三月,二麦不登,秋禾莫熟,斗米五百钱,冬大疫,至六年春益甚,道殣相望,尸填沟壑,至于古庙枯井,处处皆满⑤。

黄冈县(今黄冈市黄州区)　夏大水,秋大疫⑥。

钟祥县(今钟祥市)　夏,钟祥大疫。二月既望雨,至四月不止,坏城郭,居民大疫⑦。

荆门州(今荆门市)　大疫⑧。

湖南省

湘潭县(今湘潭市)　大疫⑨。

湘乡县(今湘乡市)　饥疫,人民多灾⑩。

江苏省

吴　县(今苏州市)　十一月,痘症大行,民间童稚死者无算。苏俗忌痘,殇者焚尸,以毁其形,日有千数⑪。

福建省

连江县　大疫⑫。

---

① 《清史稿》卷四〇《灾异志一》。乾隆《汉阳县志》卷四《星野·祥异》。

② 同治《通城县志》卷二二《祥异》。

③ 光绪《沔阳州志》卷一《天文志·祥异》。

④ 光绪《续修江陵县志(二)》卷一四《外志·寺观》,光绪《续修江陵县志》卷一《方舆》。

⑤ 光绪《荆州府志》卷七六《祥异志》,民国《湖北通志》卷七六《祥异志二》,乾隆《枝江县志》卷一〇《灾异》。

⑥ 《清史稿》卷四〇《灾异志一》。乾隆《黄冈县志》卷一九《杂志·祥异》,光绪《黄冈县志》卷二四《杂志·祥异》。

⑦ 《清史稿》卷四〇《灾异志一》。乾隆《钟祥县志》卷一五《祥异》,同治《钟祥县志》卷一七《祥异》,民国《湖北通志》卷七六《祥异志二》。

⑧ 嘉庆《湖北通志》卷四七《祥异》。

⑨ 光绪《湖南通志》卷二四四《祥异志二》,乾隆《湘潭县志》卷二三《灾祥》。

⑩ 同治《湘乡县志》卷五《兵防志·祥异》。

⑪ 乾隆《吴县志》卷二六《祥异》。

⑫ 乾隆《连江县志》卷一三《祥异》,民国《连江县志》卷三《大事记》。

南平县(今南平市)　春夏疫[①]。

尤溪县　夏大疫[②]。

诏安县　(雍正)四年、五年等年大饥,人民瘟疫,枕藉于道[③]。

广东省

潮州府(治海阳县,今潮州市)　大疫[④]。

海阳县(今潮州市)　春大饥,夏大疫,冬大有年[⑤]。夏,海阳大疫[⑥]。按:今《山东省卫生志》载:"1727 年(清雍正五年)夏,海阳大疫。"[⑦]误,此海阳为广东之海阳县,即今潮州市。

潮阳县(今汕头市潮阳区)　大饥,斗米银六七钱,春夏大疫,疫疠死者无算[⑧]。

揭阳县(今揭阳市)　米仍腾贵,春夏大疫,死者无数[⑨]。

澄海县(今汕头市澄海区)　大饥,大疫,死者无算,路毙尸骸,不计其数[⑩]。

惠来县　春夏米贵,民饥,复遭大疫,每乡村十死三四[⑪]。

普宁县(今普宁市)　疠疫大行,患者虽亲戚不敢近[⑫]。

南澳厅(今南澳县)　复饥,民大疫[⑬]。

大埔县　大旱,大饥,四月、五月间,民之饿病流亡相望于道[⑭]。

四川省

巫山县　疫大作[⑮]。

---

① 嘉庆《南平县志》卷二《祥异》,民国《南平县志》卷二《大事志·灾祥》。

② 乾隆《尤溪县志》卷四《祥异》,民国《尤溪县志》卷八《祥异》。

③ 民国《诏安县志》卷五《大事志·灾祥》。《诏安县志》,方志出版社 1999 年版。

④ 乾隆《潮州府志》卷一一《灾祥》。

⑤ 光绪《潮州府志》卷一一《灾祥》,光绪《海阳县志》卷二五《前事略二》。

⑥ 《清史稿》卷四〇《灾异志一》。

⑦ 《山东省卫生志》,山东人民出版社 1992 年版。

⑧ 光绪《潮州府志》卷一一《灾祥》,嘉庆《潮阳县志》卷一二《灾祥》,光绪《潮阳县志》卷一三《纪事·灾祥》。

⑨ 《清史稿》卷四〇《灾异志一》。光绪《潮州府志》卷一一《灾祥》,雍正《揭阳县志》卷四《祥异》,乾隆《揭阳县志》卷七《事纪》。

⑩ 《清史稿》卷四〇《灾异志一》。嘉庆《澄海县志》卷五《灾祥》、卷一九《义行·陈善卿》、卷一九《义行·陈予迈》、卷一九《义行·黄瑞吉》,乾隆《潮州府志》卷一一《灾祥》,光绪《潮州府志》卷一一《灾祥》。

⑪ 雍正《惠来县志》卷一二《灾祥》,民国《惠来县志》卷一二《灾祥》。

⑫ 乾隆《普宁县志》卷七《人物志·方术·张炜》。

⑬ 乾隆《南澳志》卷一二《灾异》。

⑭ 民国《大埔县志》卷三八《大事纪下》。

⑮ 光绪《巫山县志》卷二六《人物·隐逸·潘毓祺》。

雍正六年(1728)

辽宁省

绥中县　夏大疫[①]。

宁远州(今兴城市)　夏大疫[②]。

河北省

河北省　三月,常山疫。四月,井陉、获鹿疫[③]。

井陉县　岁熟,夏四月,人瘟疫[④]。

获鹿县(今鹿泉市)　岁熟,夏四月,人瘟疫[⑤]。夏四月,大疫,中暑者多死[⑥]。

山海卫(今秦皇岛市)　夏大疫[⑦]。

永平府(治卢龙县)　夏大疫[⑧]。

抚宁县　夏大疫[⑨]。

山西省

四月十八日,山西巡抚石麟奏称:晋省自三月望后以来,雨泽稍缺,因旱成疫,平、潞二府,泽、蒲、解、绛四州报称有疫,所幸三四日即愈,不致伤人[⑩]。

太原县(今太原市晋源区)　四月疫[⑪]。

沁源县　四月间(初旬)大疫,传染迅速,鲜能免者[⑫]。四月初大疫,传染迅速,少有能幸免者[⑬]。

沁　县　夏疫。疫气自南而北,传染无遗,人各病三五日而复,间有毙者[⑭]。

武乡县　夏大疫,疫气自南而北,传染无遗,人各病三五日而复,间有死者[⑮]。

---

① 民国《绥中县志》卷一《天文·灾祥》。

② 民国《奉天通志》卷一四四《民治志三·灾振》。

③ 《河北省志》卷一〇《自然灾害志》,方志出版社2009年版。

④ 《清史稿》卷四〇《灾异志一》。雍正《井陉县志》卷三《祥异志》。

⑤ 《清史稿》卷四〇《灾异志一》。乾隆《正定府志》卷七《灾祥》,乾隆《获鹿县志》卷三《灾祥》。

⑥ 《获鹿县志》,中国档案出版社1998年版。

⑦ 《清史稿》卷四〇《灾异志一》。乾隆《永平府志》卷三《祥异》。

⑧ 光绪《永平府志》卷三一《封域志·纪事下》,民国《卢龙县志》卷二三《故事志·史事》。

⑨ 《抚宁县志》,河北人民出版社1990年版。

⑩ 《世宗宪皇帝朱批谕旨》卷二一七之二。

⑪ 雍正《重修太原县志》卷一五《灾祥》,道光《太原县志》卷一五《祥异》。

⑫ 《清史稿》卷四〇《灾异志一》。雍正《沁源县志》卷九《别录》,民国《沁源县志》卷六《大事考》。

⑬ 《沁源县志》,海潮出版社1996年版。

⑭ 乾隆《沁州志》卷九《灾异》。

⑮ 乾隆《武乡县志》卷二《灾详》。

浮山县 春疫,大熟[①]。

翼城县 春大疫[②]。

河南省

新乡县(今新乡市) 春大疫[③]。

禹 州(今禹州市) 春三月,陨霜杀麦,大疫[④]。

阌乡县(今并入灵宝市) 春大疫[⑤]。

泌阳县 人多疾疫[⑥]。

新疆维吾尔自治区

哈密厅(今哈密市) 八月二十四日,陕西安西总兵官潘之善奏称:"药锭捧到,时适值瘟疫流行,即仰体宸衷,分发标协营路暨哈密等处文武官弁并兵民人等,依方调治,全愈甚多。"[⑦]

甘肃省

安西卫(今瓜州县)、靖逆卫(今玉门市玉门镇)、沙州卫(今敦煌市) 八月二十四日,陕西安西总兵官潘之善奏称:"药锭捧到,时适值瘟疫流行,即仰体宸衷,分发标协营路暨哈密等处文武官弁并兵民人等,依方调治,全愈甚多。"[⑧]按:雍正三年(1725)置安西镇总兵,治安西卫,辖靖逆卫、沙州卫各标营。

平凉府(治平凉县,今平凉市)、庆阳府(治安化县,今庆阳市)、临洮府(治狄道县,今临洮县)、巩昌府(治陇西县)、凉州府(治武威县,今武威市) 兰州、庄浪(今永登县)以至西宁一带地方,因雨水稍觉愆期,疫疠流行,兵民皆有传染,令布政使率同文武官弁虔诚祈雨,一面配合"太乙辟瘟丹"广行施济,又配合祛疫药茶,在宁分发各营。弁兵凡有传染者三五日即皆全愈。今兰州、西宁各地方于四月二十一、二十二及二十九等日连沛霖雨,疫气全消。平、庆、临、巩四府,从前疫气虽多传染,目下已经渐退。宁夏府民间疫疾幸止,卧病四五日即愈。凉州府虽有疫疾传染,然越三日即愈,

① 乾隆《浮山县志》卷三四《祥异》,光绪《浮山县志》卷三一《灾祥》,民国《浮山县志》卷三七《灾祥》。

② 光绪《翼城县志》卷二六《祥异》,民国《翼城县志》卷一四《祥异》。

③ 乾隆《新乡县志》卷二八《祥异志》。

④ 乾隆《禹州志》卷一三《灾祥志》,同治《禹州志》卷二《纪事沿革表》,道光《禹州志》卷二《纪事沿革表》。

⑤ 乾隆《阌乡县志》卷一一《详异》,民国《新修阌乡县志》卷一《通纪》。

⑥ 道光《泌阳县志》卷三《灾祥志》。

⑦ 《世宗宪皇帝朱批谕旨》卷九八。

⑧ 《世宗宪皇帝朱批谕旨》卷九八。

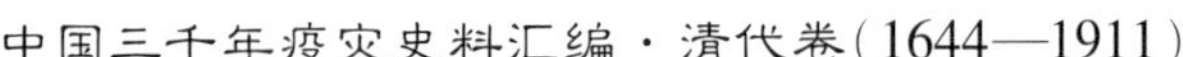

并不为害[①]。

靖远县　(郭彦圣)于雍正年,值奇荒大疫,饿殍盈野,自率家仆,拣骨瘗埋[②]。按:大疫具体发生在雍正哪一年不得而知,根据上述,暂置于此。

宁夏回族自治区

宁夏府(治宁夏县,今银川市)　如上所引,四月瘟疫流行。按:除宁夏府外,平凉府的大部分地区也属于今宁夏回族自治区。

青海省

西宁府(治西宁县,今西宁市)　如上所引,四月瘟疫流行。

陕西省

盩厔县(今周至县)　大疫[③]。遭大瘟疫[④]。

高陵县　三月,瘟疫盛行[⑤]。

蓝田县　大疫[⑥]。

华　县　三月,疫[⑦]。三月瘟疫流行[⑧]。

华阴县(今华阴市)　三月,疫[⑨]。

武功县　三月,疫疠大行[⑩]。

甘泉县　四月疫[⑪]。

扶风县　大疫[⑫]。

江苏省

武进县、阳湖县(今常州市)　三月大疫[⑬]。按:雍正四年(1726)析武进县置阳湖县,二县同治一城。

太仓州(今太仓市)　三月九日午刻有黑气如匹布,从东南至西北,良久方散。是

---

① 《世宗宪皇帝朱批谕旨》卷四九。

② 道光《靖远县志》卷四《义士·郭彦圣》。

③ 乾隆《重修盩厔县志》卷一三《祥异》,民国《盩厔县志》卷八《杂记·祥异》。

④ 《周至县志》,三秦出版社1993年版。

⑤ 雍正《高陵县志》卷一三《祥异》。

⑥ 《蓝田县志》,陕西人民出版社1994年版。

⑦ 光绪《三续华州志》卷四《省鉴志》。

⑧ 《华县志》,陕西人民出版社1992年版。

⑨ 乾隆《华阴县志》卷二一《纪事》。

⑩ 雍正《武功县后志》卷三《祥异》。

⑪ 《清史稿》卷四〇《灾异志一》。

⑫ 《宝鸡市卫生志》,1995年。

⑬ 《清史稿》卷四〇《灾异志一》。光绪《武进阳湖县志》卷二九《杂事·祥异》。

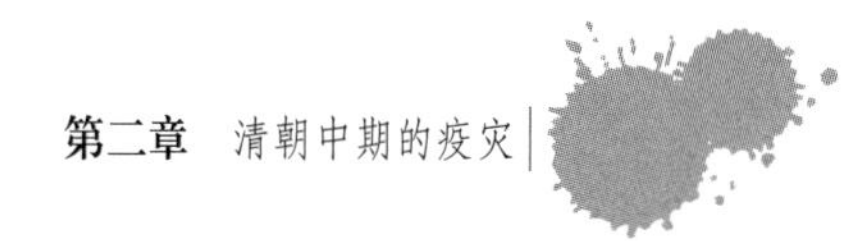

年疫①。所属璜泾镇疫②。

上海市

松江府（娄县、华亭县附郭，今松江区）　夏四月大疫，乡人谓之“虾蟆瘟”③。

金山县（今金山区）　夏四月大疫，乡人谓之“虾蟆瘟”④。按：金山县，雍正四年（1726）分娄县地置。

青浦县（今青浦区）　夏旱，四月疫⑤。

浙江省

常山县　三月疫⑥。

福建省

福州府（闽县、侯官二县附郭，今福州市）、延平府（治南平县，今南平市）　福州、延平一带六月“民间疫气尚未全消，皆由湖南、江西传染”⑦。

邵武府（治邵武县，今邵武市）　三月疫⑧。

建宁县　春三月疫⑨。

连城县　四月大疫⑩。

安徽省

巢　县（今巢湖市）　夏秋，疫甚行，死亡者甚众⑪。

无为州（今无为县）　春荐饥，夏秋大疫，死亡甚众⑫。

江西省

新建县（今南昌市）　春大疫⑬。

---

① 《清史稿》卷四〇《灾异志一》。光绪《太仓直隶州志》卷三《祥异》，民国《太仓州志》卷二六《祥异》。

② 道光《璜泾志稿》卷七《琐缀志・灾祥》。

③ 光绪《松江府续志》卷三九《祥异志补遗》。

④ 乾隆《金山县志》卷一八《祥异》，光绪《金山县志》卷一七《志余・祥异》。

⑤ 乾隆《青浦县志》卷三八《祥异》，光绪《青浦县志》卷二九《杂记上・祥异》。

⑥ 《清史稿》卷四〇《灾异志一・疾疫》。

⑦ 《世宗宪皇帝朱批谕旨》卷三三。

⑧ 光绪《重纂邵武府志》卷三〇《杂记・祥异》。

⑨ 乾隆《建宁县志》卷一〇《灾异》，民国《建宁县志》卷二七《灾异》。

⑩ 乾隆《连城县志》卷一〇《灾祥》，民国《连城县志》卷三《大事志・灾祥》。

⑪ 《清史稿》卷四〇《灾异志一》。雍正《巢县志》卷二一《祥异》，道光《巢县志》卷一七《杂志一》，嘉庆《庐州府志》卷四九《大事志下・祥异》，光绪《续修庐州府志》卷九三《祥异志》。

⑫ 《清史稿》卷四〇《灾异志一》。乾隆《无为州志》卷二《灾祥》，嘉庆《无为州志》卷三四《集览志・机祥》，嘉庆《庐州府志》卷四九《大事志下・祥异》，光绪《续修庐州府志》卷九三《祥异志》。

⑬ 乾隆《新建县志》卷二《机祥》，道光《新建县志》卷二《机祥》，同治《新建县志》卷二《天文志・机祥》。

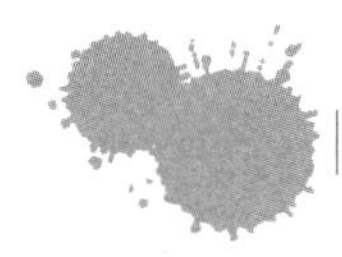

兴国县　春夏疫①。

湖北省

江夏县(今武汉市江夏区)　大疫②。

武昌县(今鄂州市)　春旱,时疫流行③。

蒲圻县(今赤壁市)　春夏民病疫,四月大疫,秋大熟④。

崇阳县　四月大疫,人畜多灾⑤。

荆门州(今荆门市)　春,民疫,四月大疫⑥。水患,兼盛疫,余一夔施粥给药,全活甚众⑦。

沔阳州(含今仙桃市和洪湖市)　夏五月大水,城内行舟,民饥,多疫⑧。

东湖县(今宜昌市)　大疫⑨。

长阳县　春大疫⑩。

枝江县(今枝江市)　春疫不止,四月仍疫⑪。

郧西县　夏大疫⑫。

湖南省

桑植县、永顺县　桑植、永顺地方偶有时疫,自交八月以后,疫气渐消,人民现已平复⑬。

安乡县　微旱而熟,民多疾疫⑭。春大疫,田半荒。大饥之后,复瘟疫数月,一家

---

① 乾隆《兴国县志》卷一八《祥异》,同治《兴国县志》卷三一《祥异》。《兴国县志》(上册),1988年。

② 乾隆《江夏县志》卷一五《祥异》。

③ 乾隆《武昌县志》卷一《方舆志·祥异》,光绪《武昌县志》卷一〇《祥异》,民国《湖北通志》卷七六《祥异志二》。

④ 《清史稿》卷四〇《灾异志一》。乾隆《蒲圻县志》卷一四《纪异志·祥眚》,同治《蒲圻县志》卷三《祥异》,民国《湖北通志》卷七六《祥异志二》。

⑤ 《清史稿》卷四〇《灾异志一》。乾隆《崇阳县志》卷一〇《灾异》。

⑥ 《清史稿》卷四〇《灾异志一》。乾隆《荆门州志》卷三四《祥异》,同治《荆门直隶州志》卷一《舆地志·祥异》,民国《湖北通志》卷七六《祥异志二》。

⑦ 同治《荆门直隶州志》卷二七《懿行·余一夔》。

⑧ 光绪《沔阳州志》卷一《天文志·祥异》。

⑨ 同治《东湖县志》卷二《天文·机祥》。

⑩ 同治《长阳县志》卷七《杂纪志·灾祥》,民国《湖北通志》卷七六《祥异志二》。

⑪ 《清史稿》卷四〇《灾异志一》。民国《湖北通志》卷七六《祥异志二》。

⑫ 《清史稿》卷四〇《灾异志一》。

⑬ 《世宗宪皇帝朱批谕旨》卷六〇。

⑭ 乾隆《直隶澧州志林》卷一九《祥异志》,乾隆《安乡县志》卷八《通考志·机祥》,道光《直隶澧州志》卷一九《祥异志》,同治《直隶澧州志》卷一九《祥异志》。

或连死数人[1]。瘟疫流行,死亡甚多,耕地荒芜半数[2]。

桂阳州(今桂阳县) 民多病[3]。

广东省

兴宁县(今兴宁市) 夏六月疫[4]。

云南省

建水县(临元镇驻地) 疫[5]。十一月,临元镇总兵官孙宏准备兵分三路进剿橄榄坝夷民,但因炎瘴未消,时疫流行,汉土兵丁半多染病而作罢[6]。

雍正七年(1729)

江苏省

溧阳县(今溧阳市) 秋稔,疫疠流行[7]。

湖北省

郧西县 春大疫[8]。

雍正八年(1730)

河北省

玉田县 五月杪,酷热,人多暍死[9]。

江苏省

溧阳县(今溧阳市) 夏秋疫疠流行,冬杪方安,岁稔[10]。

---

① 民国《安乡县志》卷九《县纪》。

② 《安乡县志》,新华出版社 1994 年版。

③ 雍正《桂阳州志》卷一三《祥异志》。

④ 乾隆《兴宁县志》卷一一《灾祲》,咸丰《兴宁县志》卷一二《外志・灾祥》,民国《兴宁县志》卷一二《外志・灾祥》。

⑤ 嘉庆《临安府志》卷一七《祥异》。

⑥ 《世宗宪皇帝朱批谕旨》卷一二五,"雍正六年十一月"。

⑦ 乾隆《镇江府志》卷四三《祥异》,乾隆《溧阳县志》卷四《灾祥》,嘉庆《溧阳县志》卷一六《杂类志・瑞异》。

⑧ 乾隆《郧西县志》卷一《星野・灾异》,同治《郧阳府志》卷一《祥异》,同治《郧西县志》卷二〇《杂志・祥异》,民国《湖北通志》卷七六《祥异志二》,民国《郧西县志》卷一四《杂志・祥异》。

⑨ 光绪《玉田县志》卷一五《祥眚志》。

⑩ 乾隆《镇江府志》卷四三《祥异》,乾隆《溧阳县志》卷四《灾祥》,嘉庆《溧阳县志》卷一六《杂类志・瑞异》。

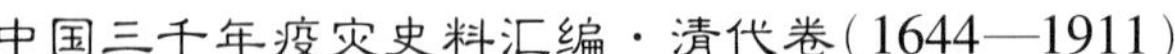

上海市

嘉定县(今嘉定区)　大疫[1]。按:雍正二年(1724)嘉定县析置宝山县,与老县嘉定同城而治。次年分治,徙宝山县治于吴淞所城。则此时所言嘉定县疫灾不含宝山县。

湖南省

善化县(今长沙市)　疫[2]。

安徽省

颍　州(今阜阳市)　疫[3]。

太和县　疫[4]。

雍正九年(1731)

安徽省

和　州(今和县)　大疫[5]。

浙江省

嘉善县　民多疫[6]。

雍正十年(1732)

福建省

邵武县(今邵武市)　春,痘疹为癀(疠)[7]。春,天花流行严重[8]。

贵州省

大定县(今大方县)　痘疫[9]。

---

① 光绪《嘉定县志》卷五《赋役志下·机祥》。

② 乾隆《善化县志》卷一二《杂纪志·祥异》。

③ 乾隆《颍州府志》卷一〇《杂志·祥异》。

④ 乾隆《颍州府志》卷一〇《杂志·祥异》。

⑤ 光绪《直隶和州志》卷三七《杂类志·祥异》。

⑥ 雍正《续修嘉善县志》卷一二《杂志·祥异》,嘉庆《重修嘉善县志》卷二〇《祥眚》,光绪《重修嘉善县志》卷三四《杂志·祥眚》。

⑦ 咸丰《邵武县志》卷一八《祥异志》,同治《重纂福建通志》卷二七二《祥异》,光绪《重纂邵武府志》卷三〇《杂记·祥异》,民国《重纂邵武县志》卷三《大事志·灾异》。

⑧ 《邵武市志》,群众出版社1993年版。

⑨ 道光《大定府志》卷四五《纪年》,民国《大定县志》卷三《前事志》。

四川省

清溪县(今汉源县)　夏大疫[①]。

雍正十一年(1733)

山西省

灵丘县　旱疫[②]。

乡宁县　人疫[③]。发生大规模伤寒病,死人惨重[④]。

襄陵县(今襄汾县)　人疫[⑤]。

江苏省

苏州府、松江府、常州府　雍正十一年七月上谕:上年秋月,江南沿海地方海潮泛溢,苏、松、常州近水居民偶值水患,其本地方绅衿士庶中,有雇觅船只救济者,有捐输银米煮赈者,今年夏间时疫偶作,绅衿等又复捐施方药,资助米粮,似此拯灾扶困之心,不愧古人。[⑥]

吴　县(今苏州市)　疫气流行,抚吴使者,嘱叶天士制方救之[⑦]。海溢,松江、嘉定没水死者无算。水后民不得食,大疫随行。流民至吴,殃及吴人,疫疠大作,人死甚众[⑧]。佚名《吴城日记》称:"六七月,亢旱多疫。"曹焯《沙头里志·轶事》称:"水退之后,尸横遍野,并及棺骸,盈千累百,触目伤心",潮灾中,"村庄墓道抱树皆倒,寻复浸渍,水尽黑色。而近海之田,兼之人畜尸腐,尤为臭恶,鱼不能安,随流而下。七浦渔人曾收网取之,莫可胜算,鱼价顿贱,人始而食,继则相戒,恐染疫疾也。明年春,疫竟大作",至夏,"疫疠大行,本土之人,缠绵床笫者,又十家八九,至秋乃安"。

昆山县(今昆山市)　夏疫,民多死[⑨]。吴江医生徐大椿曰:"昆山大疫,因上年海啸,近海流民数万皆死于昆,埋之城下,至夏,暑蒸尸气,触之成病,死者数千人。"[⑩]

太仓州(今太仓市)　春大饥,至三月而疫大起。夏五月大疫,死者无算,州县令

---

① 嘉庆《清溪县志》卷三《祥异》。

② 光绪《灵丘县补志》卷六《武备志·灾祥》。

③ 乾隆《乡宁县志》卷一四《祥异》,民国《乡宁县志》卷八《大事记》。

④ 《乡宁县志》,新华出版社 1992 年版。

⑤ 光绪《襄陵县志》卷二二《祥异》。

⑥ 《世宗宪皇帝朱批谕旨》卷一三三,《清世宗实录》卷一三三,"雍正十一年癸丑秋七月"。

⑦ 〔清〕魏之琇:《续名医类案》卷五《疫》。

⑧ 乾隆《吴县志》卷二六《祥异》,民国《吴县志》卷五五《祥异考》。

⑨ 《清史稿》卷四〇《灾异志一》。乾隆《昆山新阳合志》卷三七《祥异》,道光《昆新两县志》卷三九《祥异》,光绪《昆新两县续修合志》卷五一《祥异》。

⑩ 〔清〕徐大椿:《徐洄溪医案》卷上《瘟疫》。

地方每日册报死者之数,一日至有数十口,甚至一百数十之多,因虔祷城隍神驱疫,自是递减,至立秋乃已①。所属璜泾镇,民大饥,饿殍载道,后复大疫,死者甚众,历半年犹未止②。

镇洋县(今并入太仓市) 夏五月大疫,死者无算。州县令地方每日册报死者之数,一日至有一百数十口之多。因虔祷城隍神,俾令驱疫,次日死者八十人,自是递减,立秋后乃已③。按:镇洋县雍正二年(1724)析太仓州置,民国元年废,入太仓县。

上海市

松江府(娄县、华亭二县附郭,今松江区) 夏大旱,疫④。

上海县(今闵行区等) 夏大疫,大水,民饥⑤。

青浦县(今青浦区) 夏疫⑥。

嘉定县(今嘉定区) 夏麦稔,民大疫⑦。所属南翔镇春疫疠大行⑧。

宝山县(今宝山区) 春,民大饥。夏,麦稔,民大疫⑨。疫疠流行⑩。

川沙厅(今并入浦东新区) 先年台风之后,尸棺塞河,流水尽黑,脂膏浮水面,水腥臭,鱼死,本年夏旱饥,大疫,死亦无算⑪。

南汇县(今南汇区) 先年潮灾之后,新旧尸塞河,脂浮水黑,禾稼尽烂,鱼亦死,岁大饥,民多食树皮草根,转乞邻郡,所弃子女死者无算,本年夏旱,复饥,又病疫死者无算⑫。

奉贤县(今奉贤区) 疫疠流行,死者枕藉⑬。

---

① 《清史稿》卷四〇《灾异志一》。嘉庆《刘河镇纪略》卷一〇《灾异》,光绪《太仓直隶州志》卷三《祥异》,民国《太仓州志》卷二六《祥异》。

② 道光《璜泾志稿》卷七《琐缀志·灾祥》。《太仓市卫生志·大事记》,1998年。

③ 乾隆《镇洋县志》卷十四《杂缀类·祥灾》。

④ 嘉庆《松江府志》卷八〇《祥异志》。

⑤ 《清史稿》卷四〇《灾异志一》。乾隆《上海县志》卷一二《祥异》,同治《上海县志》卷三〇《祥异》,民国《上海县志》卷一《纪年》。

⑥ 乾隆《青浦县志》卷三八《祥异》,光绪《青浦县志》卷三〇《杂记上·祥异》。

⑦ 乾隆《嘉定县志》卷三《祥异》,光绪《嘉定县志》卷六《赋役志下·机祥》。

⑧ 嘉庆《南翔镇志》卷七《人物·耆德》。

⑨ 《清史稿》卷四〇《灾异志一》。光绪《宝山县志》卷一四《祥异》。

⑩ 乾隆《宝山县志》卷三《机祥》。

⑪ 光绪《川沙厅志》卷一四《杂记·祥异》。

⑫ 乾隆《南汇县新志》卷一五《杂志·祥异》,光绪《南汇县志》卷二二《杂志·祥异》。

⑬ 光绪《江东志》卷一《祥异》。

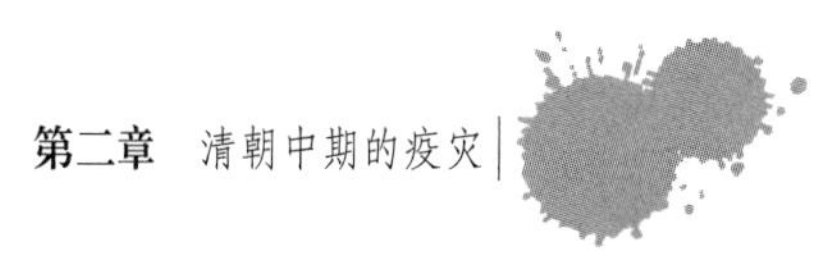

浙江省

杭　州（钱塘、仁和二县附郭，今杭州市）　虾蟆瘟大作①。

江西省

贵溪县（今贵溪市）　秋，南乡大疫，死者甚众②。

云南省

广西府（治泸西县）　四月飞霜，疫行③。

雍正十二年（1734）

湖北省

武昌县（今鄂州市）　乡村疫疟④。按：今《武汉市志》载："清代，武昌有3次疟疾大流行记载，分别是雍正十二年（1732）、同治十一年（1872）、光绪六年（1880）。"⑤此处将武昌县误为今武汉之武昌城区，将雍正十二年误系于1732年。误甚！

雍正十三年（1735）

福建省

宁德县（今宁德市）　六月雨雹，禾尽偃。是岁歉，瘟疫大作⑥。

四川省

雅州府（治雅安县，今雅安市）　夏大疫⑦。

天全县　大疫⑧。

湖南省

芷江县　七月，清扬威将军哈元生、湖广提督董芳等在黔清江、台拱围剿苗民义军，致使大批难民流入楚境。是月流入沅州之难民达万余人，衣食无着，加之瘟疫流

① 〔清〕袁枚《子不语》，岳麓书社1985年版，第96～97页。

② 乾隆《广信府志》卷一《天文·祥异》，乾隆《贵溪县志》卷五《祥异》，道光《贵溪县志》卷二七《祥异》，同治《广信府志》卷一《地理志·祥异》，同治《贵溪县志》卷一〇《杂类志·祥异》。

③ 乾隆《广西府志》卷二三《祥异》，光绪《云南通志》卷四《祥异下》，民国《新纂云南通志》卷一六一《荒政考三·灾疫附》。

④ 乾隆《武昌县志》卷一《祥异》，光绪《武昌县志》卷一〇《祥异》，民国《湖北通志》卷七六《祥异志二》。

⑤ 《武汉市志·卫生志》，武汉大学出版社1993年版。

⑥ 同治《重纂福建通志》卷二七二《祥异》，乾隆《福宁府志》卷四三《艺文志·祥异》。

⑦ 乾隆《雅州府志》卷六《灾异》。

⑧ 咸丰《天全州志》卷八《祥异》。

行,死者无数[①]。

山东省

淄川县(今淄博市淄川区)　淄川县城隍庙素着灵异,自国初迄今,凡遇水旱疾疫,匪乱虫灾,祈祷无不辄应。雍正十三年暨乾隆五十一年两次大疫,均于城隍前建醮祈禳,民获大安[②]。

胶　州(今胶州市)　夏大疫[③]。

第二节　乾隆朝的疫灾

乾隆元年(1736)

山东省

费　县(含今平邑县)　平邑县饥荒成灾,疫病流行,人死十分之三[④]。

陕西省

西安府(长安、咸宁二县附郭,今西安市)　正月,陕省年疫盛行[⑤]。

浙江省

余姚县(今余姚市)　九月大疫,六仓沿海一带疫疠盛行,棺价腾涌,僧道接踵于衢,粗识药性者,亦乘舆往来,门庭若市,送丧号哭,不绝于耳[⑥]。

江西省

兴国县　自秋冬至明年春,小儿痘疹疫甚[⑦]。秋,小儿痘疹流行,直至次年春[⑧]。

乾隆二年(1737)

江苏省

上元县(今南京市城区)　大江南北疫盛行[⑨]。

---

① 《芷江县志·大事记》,生活·读书·新知三联书店1993年版。

② “光绪十二年三月二十九日京报全录”,《申报》1886年5月10日,第10版。

③ 《胶州市卫生志》,1990年。

④ 《平邑县卫生志》,1991年。

⑤ 《清高宗实录》卷一一,“乾隆元年丙辰正月”。

⑥ 民国《余姚六仓志》卷一九《灾异》。

⑦ 乾隆《兴国县志》卷一八《祥异》,同治《兴国县志》卷三一《祥异志》。

⑧ 《兴国县志》,1988年。

⑨ 〔清〕戴天章《瘟疫明辨》卷首《吴文序》。

云南省

寻甸州(今寻甸县)　大疫[①]。

江川县　大疫[②]。

乾隆三年(1738)

云南省

广西府(今泸西县)　大疫[③]。

甘肃省

秦　州(今天水市)　秦州等处旱,并有疫疾[④]。

通渭县　疫疾流行[⑤]。

会宁县　会宁疫病流行[⑥]。

河南省

鲁山县　自三月至七月,瘟疫盛行[⑦]。

乾隆四年(1739)

安徽省

铜陵县(今铜陵市)　大水,民疫[⑧]。旱,铜陵县疫[⑨]。

江苏省

盐城县(今盐城市)　四月蝗,五月饥,是岁民大疫,比户多死者[⑩]。

阜宁县　春大旱,夏连雨,海潮暴涨,秋大疫[⑪]。

---

① 道光《寻甸州志》卷二八《祥异》,光绪《云南通志》卷四《祥异下》,民国《新纂云南通志》卷一六一《荒政考三·灾疫附》。

② 嘉庆《江川县志》卷二七《祥异》,光绪《云南通志》卷四《祥异下》,民国《新纂云南通志》卷一六一《荒政考三·灾疫附》。

③ 乾隆《广西府志》卷二三《祥异》。

④ 《天水市医药卫生志》,甘肃教育出版社 1994 年版。

⑤ 《通渭县志》,兰州大学出版社 1990 年版。

⑥ 《会宁县志》,甘肃人民出版社 1994 年版。

⑦ 乾隆《鲁山县全志》卷九《祥异》,嘉庆《鲁山县志》卷二六《大事记》,道光《汝州全志》卷九《灾祥》。

⑧ 乾隆《铜陵县志》卷一三《列传·祥异》。

⑨ 乾隆《池州府志》卷二〇《祥异志》。

⑩ 乾隆《淮安府志》卷二五《五行志》,乾隆《盐城县志》卷二《天文·祥异》。

⑪ 光绪《阜宁县志》卷二一《祥祲》,民国《阜宁县新志》卷首《大事纪》。

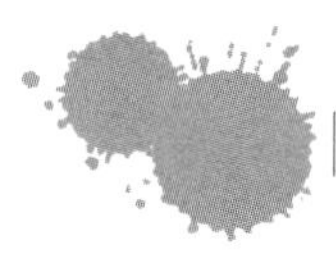

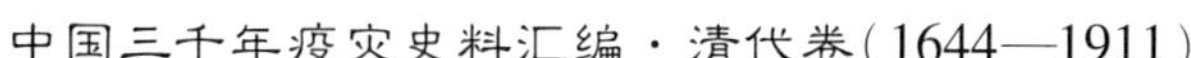

通　州(今南通市)　夏,大旱疫①。

如皋县(今如皋市)　夏,大疫②。

海南省

万　州(今万宁市)　四年己未,五年庚申,夏大旱,瘟疫流行,伤人无数③。

乾隆五年(1740)

甘肃省

通渭县　春大旱,秋大水,瘟疫流行,民有死亡④。

河南省

阌乡县(今并入灵宝市)　春大疫。上年十一月地震⑤。

灵宝县(今灵宝市)　春大疫,河西一带病者舌根有青筋紫泡,针刺出血即愈,迟之难治,死者甚多⑥。

海南省

万　州(今万宁市)　夏大旱,瘟疫流行,伤人无数⑦。

乾隆六年(1741)

甘肃省

文　县　陇南诸州县冰雹、水患相继成灾,疾疫流行,大饥⑧。

江苏省

扬州盐场(沿运河分布)　夏,广陵各盐场,天行时疫,人多湿热,病若伤寒,头痛发热,不恶寒,身体痛,舌红昏睡,不食,思凉饮,肌黄,大便结,小便红,病势数日如故,前后胸背渐长数十瘤,如核桃大,其皮甚薄,以针挑破,每瘤出虱数千,遍抓四处,人人寒禁,莫敢近视。瘤破虱出,调服,后人仿此俱愈⑨。

---

① 乾隆《直隶通州志》卷二二《杂志·祥祲》,光绪《通州直隶州志》卷末《祥异》。

② 嘉庆《如皋县志》卷二三《祥祲》。

③ 道光《万州志》卷七《前事略》。

④ 《通渭县志》,兰州大学出版社1990年版。

⑤ 乾隆《阌乡县志》卷一一《祥异》,光绪《阌乡县志》卷一三《祥异》,民国《新修阌乡县志》卷一《通纪》。

⑥ (灵宝市故县镇)《河西村志》,2003年。

⑦ 道光《万州志》卷七《前事略》。

⑧ 《文县志》,甘肃人民出版社1997年版。

⑨ 〔清〕魏之琇《续名医类案》卷五五《时毒》。

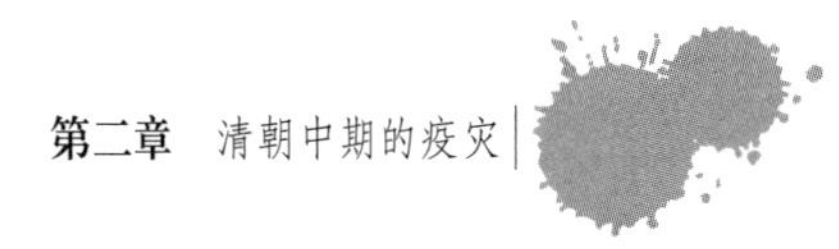

浙江省

慈溪县（今慈溪市）　沿海一带九月时疫流行，棺价腾贵，送丧者络绎于路①。

福建省

南平县（今南平市）　小儿痘疫②。

霞浦县　三月痘疹流行，越岁乃止③。

云南省

威远厅（今景谷县）、新平县　鄂尔泰围剿威远、新平叛逆，“冒瘴突入，擒斩千计，而我将士亦患瘴死二百余”④。

乾隆七年（1742）

陕西省

商　州（含今丹凤县）　四月至七月淫雨，岁饥，疫尤甚⑤。

山阳县　大荒，人食橡子草根，瘟疫，死者甚众⑥。

江苏省

淮安府（治山阳县，今淮安市淮安区）　六月、七月大雨，河淮涨溢，淮决高堰之古沟，千里渺然巨浸，郡属田禾沉没，人畜漂溺无算。大饥，冻、疫死者不计其数⑦。

高邮州（今高邮市）　境内水灾，流民多病，死者甚众⑧。

镇洋县（今太仓市）　城乡疫疠交相飞染⑨。所属璜泾镇大疫⑩。

安徽省

无为州（今无为县）　秋稔，江潮大涨，城乡多疫⑪。

---

① 《慈溪卫生志》，宁波出版社1994年版。

② 嘉庆《南平县志》卷二《祥异》，民国《南平县志》卷二《大事志·灾祥》。

③ 乾隆《福宁府志》卷四三《祥异》。

④ 《清史稿》卷五一四《土司传三·云南序言》。

⑤ 《丹凤县志》，陕西人民出版社1994年版。

⑥ 嘉庆《山阳县志》卷一一《事类·祥异》。

⑦ 乾隆《淮安府志》卷二五《五行志》。

⑧ 《高邮市卫生志》，中国工商出版社2006年版。

⑨ 〔清〕萧霆《疫疹一得·凡例》，见《吴中医集·温病类》。

⑩ 乾隆《璜泾志略·艺术》。

⑪ 《清史稿》卷四〇《灾异志一》。乾隆《无为州志》卷二《灾祥》，嘉庆《庐州府志》卷四九《大事志下·祥异》，嘉庆《无为州志》卷三四《集览志·机祥》，光绪《续修庐州府志》卷九三《祥异志》。

湖南省

常宁县　九月大疫①。

广东省

连　州(今连州市)　秋大疫②。

连山县　秋大疫③。

乾隆八年(1743)

河北省

深泽县　六月,大疫。因立夏后三月不雨,亢旱热甚,时有焦木气,触人即毙,其症舌下有肿核④。

山东省

宁津县　大旱,炎风如灾,人多暍死⑤。

河南省

陈州府(治淮宁县,今淮阳县)　春大疫,民饥,有病多死⑥。

淮宁县(今淮阳县)　春饥,大疫⑦。

扶沟县　春疫⑧。

西华县　春疫,民饥⑨。

项城县(今项城市)　春疫,民饥⑩。

鹿邑县　春大饥,死者枕藉于道,夏大疫⑪。

太康县　春疫⑫。

---

① 嘉庆《常宁县志》卷三〇《事纪》。

② 乾隆《连州志》卷八《祥异》,同治《连州志》卷八《祥异》。

③ 民国《连山县志》卷一五《年鉴》。

④ 咸丰《深泽县志》卷一《编年志》。

⑤ 光绪《宁津县志》卷一一《杂稽志上·祥异》。

⑥ 乾隆《陈州府志》卷三〇《杂志·祥异》。

⑦ 乾隆《淮宁县志》卷一一《祥异》,道光《淮宁县志》卷一二《五形志》,民国《淮阳县志》卷二〇《杂志上·灾异》。

⑧ 道光《扶沟县志》卷一二《灾祥志》,光绪《扶沟县志》卷一五《灾祥志》。

⑨ 乾隆《西华县志》卷一〇《五行》,民国《西华县续志》卷一《大事纪》。

⑩ 乾隆《陈州府志》卷三〇《杂志》。

⑪ 乾隆《鹿邑县志》卷一二《轶事略·祥异》,光绪《鹿邑县志》卷一六《杂记》。

⑫ 乾隆《太康县志》卷八《杂志·祥异》,道光《太康县志》卷八《杂志·祥异》。

光　州(今潢川县)　春大疫①。

安徽省

阜阳县(今阜阳市)　疫②。

太和县　大疫,民死者众③。

江西省

南城县　大饥,斗米二百文。夏大水,自冬至明年夏大疫④。

福建省

光泽县　饥,秋疫⑤。

将乐县　大饥,七月疫⑥。七月发生瘟疫⑦。

乾隆九年(1744)

四川省

巴旺司(今丹巴县境内)　民多灾疫,大金川遣发人夫,运送各物⑧。

江西省

南城县　自去年冬至本年夏大疫⑨。入夏大水,冬季流行瘟疫⑩。

福建省

霞浦县　三月,痘疹流行,越岁乃止⑪。

宁德州(今宁德市)　三月,瘟疫流行,越年乃止⑫。

宁化县　大疫,童男女死者无算⑬。大瘟疫,人死众多⑭。

---

① 乾隆《续修光州志》卷八《丛纪志・祥异》。

② 乾隆《阜阳县志》卷一《郡纪》,道光《阜阳县志》卷二三《杂志・机祥》。

③ 乾隆《太和县志》卷一《灾祥》,民国《太和县志》卷一二《杂志・灾祥》。

④ 道光《南城县志》卷二七《祥异》,同治《南城县志》卷一〇《杂志・祥异》。

⑤ 乾隆《光泽县志》卷一《机祥》,道光《重纂光泽县志》卷一《时事表》,光绪《重纂邵武府志》卷三〇《杂记・祥异》,光绪《光泽县志》卷一《时事表・灾祥》。

⑥ 乾隆《将乐县志》卷一六《灾祥》。

⑦ 《将乐县卫生志》,2003年。

⑧ 《清高宗实录》卷二一九,“乾隆九年甲子六月”。

⑨ 道光《南城县志》卷二七《祥异》,同治《南城县志》卷一〇《杂志・祥异》。

⑩ 《南城县志》,新华出版社1991年版。

⑪ 乾隆《福宁府志》卷四三《艺文志・祥异》,民国《霞浦县志》卷三《大事志》。《霞浦县卫生志》,1989年。

⑫ 《宁德市志》,中华书局1995年版。

⑬ 民国《宁化县志》卷二《大事志・灾异》。

⑭ 《宁化县志》,福建人民出版社1992年版。

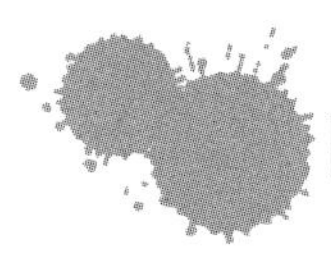

乾隆十年(1745)

山东省

潍　县(今潍坊市)　疫①。7 月 19 日,潍县海水溢,瘟疫流行②。

浙江省

永康县(今永康市)　夏虫,秋瘟疫盛行,民饥③。

福建省

连城县　大祲,秋冬大疫④。

湖北省

枣阳县(今枣阳市)　夏秋水灾,十一月大疫⑤。

四川省

汉源县　夏大疫⑥。

乾隆十一年(1746)

山西省

榆次县(今晋中市榆次区)　县人大疫⑦。

江西省

新建县(今南昌市)　秋九月桃花,是时大疫⑧。

浙江省

分水县(今桐庐县)　秋大疫⑨。

湖南省

衡阳县(今衡阳市)　大疫,死者无算。张启倬沿门诊视,病者给以钱米药饵,死

---

① 民国《潍县志稿》卷三《通纪二》。

② 《潍坊市卫生志》,1989 年。

③ 道光《永康县志》卷九《祥异》,光绪《永康县志》卷一一《杂传·祥异》。

④ 乾隆《连城县志》卷一〇《灾祥》,民国《连城县志》卷三《大事志·灾祥》。

⑤ 《清史稿》卷四〇《灾异志一》。同治《枣阳县志》卷一六《祥异》,民国《枣阳县志》卷三三《祥异志·灾异》。

⑥ 民国《汉源县志·杂志》。

⑦ 乾隆《榆次县志》卷七《祥异》,同治《榆次县志》卷一六《祥异》。

⑧ 乾隆《新建县志》卷二《机祥》,道光《新建县志》卷二《机祥》,同治《新建县志》卷二《天文志·机祥》。

⑨ 道光《分水县志》卷一〇《祥祲》,光绪《分水县志》卷一〇《杂志·祥祲》。

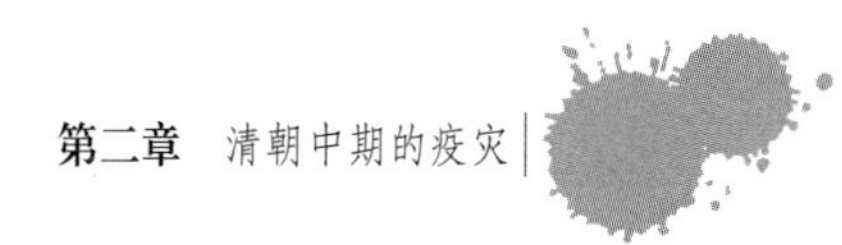

者给以棺材[①]。

乾隆十二年(1747)

山东省

蒙阴县　五月大疫[②]。按:今《山东省卫生志》载:“1747年(清乾隆十二年)5月,蒙阴大疫,大江南北疫盛行。”[③]这里说是年“大江南北疫盛行”,不知所本,其实该年疫灾范围并不大。

邹　县(今邹城市)　夏大水,饥疫[④]。

湖南省

宁乡县　大疫。人患疫,邑市尤甚,自正月起,至明年五月始息[⑤]。

安化县　疫[⑥]。

广西壮族自治区

小镇安厅(今那坡县)　冬,小镇安(今那坡县)疫疠盛行,死者约以千计[⑦]。冬,镇边县时疫盛行,死者以千计[⑧]。按:光绪十二年(1886),小镇安厅更名镇边县,1953年更名睦边县,1965年更名那坡县。

乾隆十三年(1748)

河南省

杞　县　夏四月大疫[⑨]。

山东省

山东省　春,泰山、曲阜大疫;夏,胶州、东昌、福山大疫;秋,东平大疫[⑩]。

泰安府(治泰安县,今泰安市)　夏,泰安、新泰、莱芜、东平大疫[⑪]。

---

① 嘉庆《衡阳县志》卷二九《人物志·笃行·张启倬》。

② 《清史稿》卷四〇《灾异志一》。乾隆《沂州府志》卷一六《纪事下》。

③ 《山东省卫生志》,山东人民出版社1992年版。

④ 光绪《邹县续志》卷一《天文志·祥异》。

⑤ 乾隆《宁乡县志》卷八《灾祥》,嘉庆《宁乡县志》卷一《天文志·灾祥类》,同治《宁乡县志》卷二《天文二·祥异》,民国《宁乡县志》卷一《故事编》。

⑥ 嘉庆《安化县志》卷一八《灾异》。

⑦ 乾隆《镇安府志》卷一《舆地志上·机祥》,光绪《镇安府志》卷二〇《纪事志三》。

⑧ 民国《镇边县志》卷四《纪故》。

⑨ 乾隆《杞县志》卷二《天文志·祥异》。

⑩ 《山东省卫生志》,山东人民出版社1992年版。

⑪ 乾隆《泰安府志》卷二九《祥异志》。

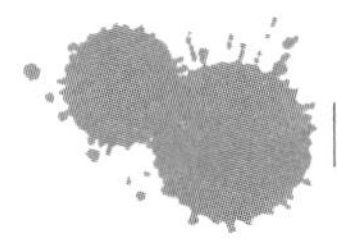

泰安县(今泰安市)　春大饥,人相食,夏大疫①。春,泰山大疫②。

新泰县(今新泰市)　春,大饥,疫③。

莱芜县(今莱芜市)　大疫④。

东平州(今东平县)　夏疫⑤。秋,东平大疫⑥。

安丘县(今安丘市)　春大蝗,大疫⑦。安丘县蝗灾、水灾,瘟疫流行⑧。

胶　州(今胶州市)　春三月蝗蝻,大饥,夏大疫⑨。

即墨县(今即墨市)　五月旱蝗,饥疫弥甚,民多逃亡⑩。县内传染病流行严重,死亡人甚多⑪。

潍　县(今潍坊市)　春大蝗,疫,水,饥⑫。按:今《潍坊市卫生志》作:"1749(清乾隆十四年)春,潍县饥荒,瘟病流行。"⑬系年错误!

福山县(今烟台市福山区)　春,疫气盛行,死亡踵接⑭。夏,福山大疫⑮。

东昌府(治聊城县,今聊城市)　夏,大疫⑯。春,东昌大疫⑰。

冠　县　大疫⑱。

---

① 乾隆《泰安县志》卷末《祥异》,道光《泰安县志》卷一三《杂稽录·祥异》,民国《重修泰安县志》卷一《舆地志·灾祥》。

② 《清史稿》卷四〇《灾异志一》。

③ 乾隆《新泰县志》卷七《灾祥》。

④ 光绪《莱芜县志》卷二《灾祥》,民国《莱芜县志》卷二二《大事记》,民国《续修莱芜县志》卷三《舆地志·灾祥》。《莱芜卫生志》,2004 年。

⑤ 乾隆《东平州志》卷二〇《艺文志四·祥异》,道光《东平州志》卷二六《祥异略》,民国《东平县志》卷一六《大事记·灾祲》。

⑥ 《清史稿》卷四〇《灾异志一》。

⑦ 道光《安丘新志》卷一《总纪》。

⑧ 《潍坊市卫生志》,1989 年。

⑨ 《清史稿》卷四〇《灾异志一》。乾隆《胶州志》卷六《大事纪》,道光《重修胶州志》卷三五《祥异纪》,民国《增修胶志》卷五三《祥异》。

⑩ 乾隆《即墨县志》卷一一《大事志·灾祥》,同治《即墨县志》卷一一《大事志·灾祥》。

⑪ 《即墨县卫生志》。

⑫ 民国《潍县志稿》卷三《通纪二》。

⑬ 《潍坊市卫生志》,1989 年。

⑭ 乾隆《福山县志》卷三《天文志·灾祥》,光绪《增修登州府志》卷二三《祥孽》,民国《福山县志稿》卷八《灾祥》。

⑮ 《清史稿》卷四〇《灾异志一》。

⑯ 《清史稿》卷四〇《灾异志一》。乾隆《东昌府志》卷三《总纪》,嘉庆《东昌府志》卷三《五行》,宣统《聊城县志》卷一一《通纪·祥异》。

⑰ 《河北省志》卷一〇《自然灾害志》,方志出版社 2009 年版。

⑱ 道光《冠县志》卷一〇《杂录志·祲祥》,光绪《冠县志》卷一〇《杂录志·祲祥》,民国《冠县志》卷一六《杂录志·祲祥》。

滋阳县(今兖州市)　大饥,疫①。

曲阜县(今曲阜市)　春大饥,大疫②。

鱼台县　饥,大疫③。

江苏省

南　京(上元、江宁二县附郭,今南京市)　大江南北疫盛行④。

吴江县(今苏州市吴江区)　大疫⑤。

丹阳县(今丹阳市)　秋大熟,疫⑥。

浙江省

平湖县(今平湖市)　夏五月旱,米价腾贵,秋大疫。谚曰:“过得戊辰年,便是活神仙。”⑦县民戈朝芋“倾囊制药以施,全活无算”⑧。

临海县(今临海市)　夏五月大疫⑨。

江西省

丰城县(今丰城市)　疫,冬无雪⑩。

永宁县(今并入井冈山市)　先年冬桂花盛开,本年正月桂花又开,秋八月,民遭时疫,死者甚众⑪。

会昌县　三月不雨至小满乃雨,七月不雨至立冬乃雨,米贵,民多疫⑫。

上犹县　疫⑬。大疫⑭。

武宁县　疫⑮。

---

① 咸丰《滋阳县志》卷六《灾祥志》,光绪《滋阳县志》卷六《灾祥志》。

② 《清史稿》卷四〇《灾异志一》。乾隆《曲阜县志》卷三四《通编》。

③ 乾隆《鱼台县志》卷三《灾祥》。

④ 《南京卫生志》,方志出版社1996年版。

⑤ 同治《苏州府志》卷一〇一《艺术》。

⑥ 光绪《丹阳县志》卷三〇《祥异》。

⑦ 光绪《平湖县志》卷二五《外志・祥异》。

⑧ 光绪《平湖县志》卷一八《方技・戈朝芋》。

⑨ 光绪《台州府志》卷三〇《大事四》,民国《台州府志》卷一三五《杂志・祥异》,民国《临海县志稿》卷四一《大事志》。

⑩ 乾隆《丰城县志》卷一六《祥异》,道光《丰城县志》卷五《祥异》,同治《丰城县志》卷二八《杂类志・祥异》。

⑪ 乾隆《永宁县志》卷一《地舆志・灾祥》,同治《永宁县志》卷一〇《杂类志・祥异》。

⑫ 乾隆《会昌县志稿》卷三四《杂志》,同治《会昌县志》卷二七《祥异志》,同治《赣州府志》卷二二《舆地志・祥异》。

⑬ 乾隆《上犹县志》卷一《祥异》,光绪《南安府志补正》卷一〇《祥异》。

⑭ 《上犹县志》,书目文献出版社1992年版。

⑮ 道光《武宁县志》卷二七《祥异》。

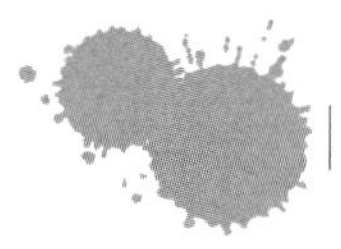

义宁州(今修水县)　秋大疫①。

湖南省

宁乡县　五月以前,仍有瘟疫流行②。

城步县、道州(今道县)、江华县、通道县、绥宁县　宝庆府属城步县,永州府属道州、江华县,靖州属通道、绥宁二县,春夏之间,阴湿凝滞,至七八月,发为疫气,居民传染,颇有伤损,晚禾无人收割。营兵亦多患病③。

通道县　7月,瘟疫流行,城乡遍染,十口九卧④。

道　州(今道县)　岁大疫,知州翁运标购良方制药疗之⑤。

城步县　春夏大饥,合邑大疫⑥。

绥宁县　七月瘟疫流行,城乡遍染,十口九卧⑦。全县瘟疫大流行⑧。

永明县(今江永县)　大疫,至闭户市者累月⑨。

宜章县　夏大旱,秋大疫⑩。

桂阳县(今汝城县)　夏大旱,井泉皆涸,田多不能耕者。秋大疫,死者枕藉,致无棺木以殓⑪。

桂东县　夏大旱,秋大疫⑫。县内疫病流行⑬。

---

① 道光《义宁县志》卷一《机祥》。

② 乾隆《宁乡县志》卷八《灾祥》,嘉庆《宁乡县志》卷一《天文志·灾祥类》,同治《宁乡县志》卷二《天文二·祥异》,民国《宁乡县志》卷一《故事编》。

③ 《清高宗实录》卷三二七,“乾隆十三年戊辰十月”。

④ 《通道县志》,民族出版社1999年版。

⑤ 《道县卫生志》,黄山书社1992年版。

⑥ 康熙《城步县志》卷七《祥异》,乾隆《城步县志》卷一《祥异》,道光《宝庆府志》卷六《大政纪六》、卷九九《五行略》,同治《城步县志》卷一〇《祥异》,光绪《湖南通志》卷二四四《祥异志二》。《城步县志》,湖南出版社1996年版。

⑦ 乾隆《绥宁县志》卷一《祥异》,同治《绥宁县志》卷三八《祥异》。

⑧ 《绥宁县志》,方志出版社1997年版。

⑨ 道光《永明县志》卷一三《祥异》,光绪《永明县志》卷四三《五行志·祥异》。

⑩ 乾隆《宜章县志》卷一三《灾祥》,嘉庆《郴州总志》卷四一《事纪·祥异》,民国《宜章县志》卷七《事纪》。

⑪ 乾隆《桂阳县志》卷一一《祥异》,嘉庆《郴州总志》卷四一《事纪·祥异》,同治《桂阳县志》卷二二《祥异》,民国《汝城县志》卷三三《杂志·祥异》。《汝城县志》,湖南人民出版社1997年版。

⑫ 嘉庆《桂东县志》卷一一《祥异》,嘉庆《郴州总志》卷四一《事纪·祥异》,同治《桂东县志》卷一一《祥异志》。

⑬ 《桂东县志》,湖南人民出版社1998年版。

广西壮族自治区

富川县　大疫①。

临桂县（今桂林市）　夏秋疫盛行，死者枕藉，禾熟委陇亩，过时无人刈②。

全　州（今全州、资源二县）　大疫，自夏四月至明年春三月，阖州殆遍，山中草药掘售俱尽③。

四川省

美诺厅（今小金县）　金川精壮贼番原有七八千人，自大兵进剿以来，伤亡、瘟疫死亡者已去其少半，现存不过四千余人④。

乾隆十四年（1749）

陕西省

醴泉县（今礼泉县）　春，疫气行⑤。

江苏省

武进县、阳湖县（今常州市）　五月大疫⑥。

无锡县、金匮县（今无锡市）　秋疫，城乡无不病之家，死者以万计⑦。（无锡县）秋疫⑧。

溧水县（今溧水县）　七月疫⑨。疫⑩。

高淳县（今南京市高淳区）　秋七月，大风，稻半脱。是岁，民多疫疠⑪。

丹阳县（今丹阳市）　秋大熟，疫⑫。

上海市

松江府（娄县、华亭二县附郭，今松江区）　夏大疫⑬。

---

①　乾隆《富川县志》卷一二《杂记·灾祥》，光绪《富川县志》卷一二《杂记·灾祥》。

②　嘉庆《临桂县志》卷一《机祥》，光绪《临桂县志》卷一八《前事志》。

③　乾隆《全州志》卷末《灾祥》，嘉庆《全州志》卷末《灾祥》。

④　《清高宗实录》卷三一〇，“乾隆十三年三月”；《清高宗实录》卷三一九，“乾隆十三年七月”。

⑤　乾隆《醴泉县志》卷下《杂志》。

⑥　《清史稿》卷四〇《灾异志一》。光绪《武进阳湖县志》卷二九《杂事·祥异》。

⑦　嘉庆《无锡金匮县志》卷三一《祥异》，光绪《无锡金匮县志》卷三一《祥异》。

⑧　《无锡县卫生志》，江苏人民出版社 2001 年版。

⑨　《清史稿》卷四〇《灾异志一》。光绪《溧水县志》卷一《天文志·庶征》。《南京卫生志》，方志出版社 1996 年版。

⑩　《溧水县卫生志》，1990 年。

⑪　民国《高淳县志》卷一二《祥异志》。

⑫　光绪《重修丹阳县志》卷三〇《祥异》。

⑬　嘉庆《松江府志》卷八〇《祥异志》。

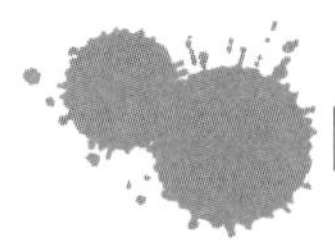

青浦县(今青浦区)　夏大疫①。

上海县(今闵行区等)　五月大疫②。大疫,上海知县李文耀捐俸施药③。

川沙县(今并入浦东新区)　五月大疫④。

南汇县(今南汇区)　五月大疫⑤。

嘉定县(今嘉定区)　夏秋大疫⑥。

宝山县(今宝山区)　九月大疫,冬至后方息⑦。

浙江省

桐乡县(今桐乡市)　夏,青镇大疫⑧。

乌程县(今湖州市)　夏疫⑨。

江西省

丰城县(今丰城市)　疫,冬少雪⑩。

永丰县　七月大疫⑪。

湖南省

兴宁县(今资兴市)　先年冬无雪,是年疫大作⑫。夏大疫⑬。

桂东县　疫大作⑭。零四都疫⑮。

道　州(今道县)　岁大疫⑯。

---

① 乾隆《青浦县志》卷三八《祥异》,光绪《青浦县志》卷三〇《杂记上·祥异》。

② 《清史稿》卷四〇《灾异志一》。同治《上海县志》卷三〇《杂记·祥异》,民国《上海县志》卷一《纪年》。

③ 嘉庆《松江府志》卷二六《田赋志》。

④ 《清史稿》卷四〇《灾异志一》。光绪《川沙厅志》卷一四《杂记志·祥异》。

⑤ 《清史稿》卷四〇《灾异志一》。民国《南汇县续志》卷二二《杂志·祥异》。

⑥ 光绪《嘉定县志》卷五《赋役志下·机祥》。

⑦ 光绪《宝山县志》卷一四《祥异》。

⑧ 嘉庆《桐乡县志》卷一二《机祥》,光绪《桐乡县志》卷二〇《杂类志·祥异》。

⑨ 同治《湖州府志》卷四四《前事略·祥异》,光绪《乌程县志》卷二七《祥异》,民国《乌青镇志》卷一《祥异》。《湖州市卫生志》,香港大时代出版社 1993 年版。

⑩ 乾隆《丰城县志》卷一六《祥异》,道光《丰城县志》卷五《祥异》,同治《丰城县志》卷二八《杂类志·祥异》。

⑪ 《清史稿》卷四〇《灾异志一》。

⑫ 乾隆《兴宁县志》卷一一《灾祲》。

⑬ 嘉庆《郴州总志》卷四一《事纪·祥异》,光绪《兴宁县志》卷一八《杂纪志·灾祲》。

⑭ 嘉庆《郴州总志》卷四一《事纪·祥异》。

⑮ 嘉庆《桂东县志》卷一一《祥异》,同治《桂东县志》卷一一《祥异志》。

⑯ 光绪《道州志》卷一一《艺文》。

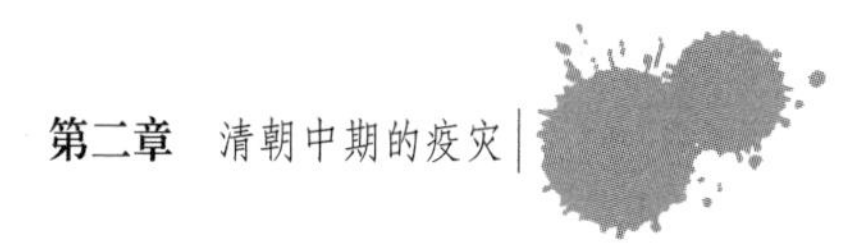

贵州省

古州厅(今榕江县)　交秋以来,古州时疫渐起,霜降之后,疫气渐减①。

乾隆十五年(1750)

陕西省

绥德州(今绥德县)　大疫②。

山东省

胶　州(今胶州市)　春大饥,三月雪,河水冰,桃李花落,夏大疫③。

江苏省

通　州(今南通市)　夏大疫④。

如皋县(今如皋市)　夏大疫⑤。

上海市

宝山县(今宝山区)　棉大稔,疫⑥。

江西省

安仁县(今余江县)　春,大疫时行⑦。

鄱阳县　春,时疫大行⑧。

兴国县　夏疫⑨。

乾隆十六年(1751)

安徽省

无为州(今无为县)　六月大疫⑩。

---

①《清高宗实录》卷三五二,"乾隆十四年己巳十一月"。

②〔清〕袁枚《子不语》卷七。

③ 道光《重修胶州志》卷三五《祥异纪》,民国《增修胶志》卷五三《祥异》。

④ 光绪《通州直隶州志》卷末《祥异》。

⑤ 嘉庆《如皋县志》卷二三《祥祲》。

⑥ 光绪《宝山县志》卷一四《祥异》。

⑦ 乾隆《安仁县志》卷二〇《备志·祥异》,道光《安仁县志》卷二七《祥异》,同治《安仁县志》卷三四《祥异志》,同治《饶州府志》卷三一《杂类志·祥异》。按:同治《饶州府志》言乾隆十六年春安仁县也有大疫,但同治《安仁县志》明确指出乾隆十六年春之疫为牛疫,本书所指疫,特指人疫,所以不认为乾隆十六年也是瘟疫之年。

⑧ 嘉庆《番郡璅录》卷二《祥异》。

⑨ 乾隆《兴国县志》卷一八《祥异》。《兴国县志》(上册),1988年。

⑩ 嘉庆《无为州志》卷三四《集览志·礼祥》。

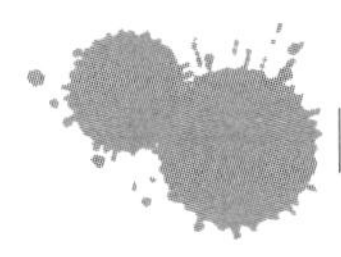

海南省

万　州(今万宁市)　春夏大旱,瘟疫流行,伤人无数①。

乾隆十七年(1752)

安徽省

广德县　春,饥疫②。

浙江省

嵊　县(今嵊州市)　大疫③。

临海县(今临海市)　大疫④。

福建省

福宁府(治霞浦县)　七月,大瘟⑤。按:雍正十二年(1734),福宁直隶州升为福宁府,领宁德、福安、寿宁、霞浦4县。

江西省

高安县(今高安市)　春,饥疫并作,死者无算⑥。

湖南省

湘潭县(今湘潭市)　春夏饥,民多疫死⑦。饥,疫,县人周新盛施药减粜,齐享清变产置棺,收殓遗骸千余具⑧。

醴陵县(今醴陵市)　大祲,饥疫并作,死亡枕藉⑨。

乾隆十八年(1753)

浙江省

临海县(今临海市)　秋大疫⑩。

---

① 道光《万州志》卷七《前事略》。

② 乾隆《广德直隶州志》卷三六《义行》。

③ 民国《嵊县志》卷一六《义行》。

④ 光绪《台州府志》卷三〇《大事四》,民国《临海县志稿》卷四一《大事》,民国《台州府志》卷一三五《杂志·祥异》。

⑤ 乾隆《福宁府志》卷四三《艺文志·祥异》。

⑥ 乾隆《高安县志》卷一《疆域·祥异》,道光《高安县志》卷二二《祥异》,同治《高安县志》卷二八《杂志·祥异》。

⑦ 乾隆《湘潭县志》卷二三《灾祥》。

⑧ 《湘潭县卫生志》,1991年。

⑨ 民国《醴陵县志》卷二《大事志》。

⑩ 光绪《台州府志》卷三〇《大事四》,民国《台州府志》卷一三五《杂志·祥异》,民国《临海县志稿》卷四一《大事志》。

福建省

全省大疫，以沿海为烈。“海澄大疫，人畜死者无数。泉州大疫，至明年秋乃止。夏间，莆田、仙游大疫，有一家相枕藉而毙者，巫觋因之以行妖妄，民间丧不敢哭，疾不敢问，楮灰忏鼓，昼夜喧乱，甚至破家以禳而竟不瘳。全闽皆然，而下游较甚，至秋乃定。”①

闽　县、侯官县（今福州市）　春三月，大疫②。

福清县（今福清市）　春三月，大疫③。

长乐县（今长乐市）　春三月，大疫④

泉州府（治晋江县，今晋江市）　泉州府大疫⑤。

晋江县（含今泉州市、晋江市）　夏大疫，至明年秋乃止，死者无数⑥。

惠安县　夏大疫，至明年秋乃止，死者无数⑦。

同安县（今厦门市同安区）　大疫⑧。同安大疫⑨。

南安县（今南安市）　三都等乡疫疠大作⑩。

兴化府（治莆田县，今莆田市）　兴化府自春徂夏大疫⑪。

莆田县（今莆田市）　春夏大疫，城乡男妇死亡无算，棺木价涌，有一家相枕藉而毙者⑫。

仙游县　夏大疫，城乡男妇死亡无算，棺木价涌，有一家相枕藉而毙者⑬。

---

① 同治《重纂福建通志》卷二七二《祥异》。

② 乾隆《福建续志》卷九〇《杂记》。

③ 乾隆《福建续志》卷九〇《杂记》。

④ 乾隆《长乐县志》卷一〇《杂志·祥异》，乾隆《福建续志》卷九〇《杂记》，同治《长乐县志》卷二《星野·祥异》，民国《长乐县志》卷三《大事志·灾祥》。

⑤ 乾隆《福建续志》卷九〇《杂记》，乾隆《泉州府志》卷七三《祥异》。

⑥ 道光《晋江县志》卷七四《祥异志》。

⑦ 嘉庆《惠安县志》卷三五《祥异》。《惠安县志》，方志出版社 1998 年版。

⑧ 乾隆《同安县志》卷一三《灾祥》，嘉庆《同安县志》卷一三《灾祥》，民国《同安县志》卷三《大事记·灾祥》。

⑨ 《厦门市卫生志》，厦门大学出版社 1997 年版。

⑩ 民国《南安县志》卷三四《义行》。

⑪ 乾隆《福建续志》卷九〇《杂记》。

⑫ 乾隆《兴化府莆田县志》卷三四《祥异》，同治《莆田县志稿本·祥异志》，民国《莆田县志》卷二《通纪上》。

⑬ 乾隆《仙游县志》卷五二《摭遗志·祥异》。

海澄县(今龙海市)　大疫,人畜死者无数[①]。海澄大疫,人畜死亡无数[②]。

广东省

归善县(今惠州市惠阳区)　春三月疫[③]。

云南省

云　州(今云县)　夏四月大疫[④]。

乾隆十九年(1754)

青海省

和硕特前头旗(今河南蒙古族自治县)　塔氏族部落中鼠疫流行,系由前来通经的喇嘛传入[⑤]。

甘肃省

夏河县　拉卜楞寺肺鼠疫暴发,死亡百余人[⑥]。是年,夏河县拉卜楞寺院首次发生肺鼠疫流行,死亡约100人[⑦]。夏河九甲拉卜楞寺院人间鼠疫暴发流行,死亡100余人[⑧]。

山西省

沁水县　大疫[⑨]。瘟疫流行[⑩]。

福建省

崇安县(今武夷山市)　大疫[⑪]。

晋江县(含今泉州市、晋江市)　上年夏大疫,至本年秋乃止[⑫]。

---

① 乾隆《海澄县志》卷一八《灾祥志》,乾隆《漳州府志》卷三一《灾祥志》,光绪《漳州府志》卷四七《灾祥》。

② 《漳州市志》,中国社会科学出版社1999年版。

③ 乾隆《归善县志》卷二《纪事》,光绪《惠州府志》卷一八《郡事》。

④ 光绪《顺宁府志》卷二《天文志·祥异》,民国《新纂云南通志》卷一六一《荒政考三·灾疫附》。

⑤ 冼维逊《鼠疫流行史》,1988年,第96页。

⑥ 冼维逊《鼠疫流行史》,1988年,第96页。

⑦ 《甘南藏族自治州卫生志》,1990年。

⑧ 《夏河县志》,甘肃文化出版社1999年版。

⑨ 嘉庆《沁水县志》卷一〇《祥异》,光绪《沁水县志》卷一〇《祥异》。

⑩ 《沁水县志》,山西人民出版社1987年版。《晋城大事记》,中国城市出版社1993年版。

⑪ 嘉庆《崇安县志》卷一〇《灾祥》,民国《崇安县新志》卷一《大事记》。

⑫ 道光《晋江县志》卷七四《祥异》。

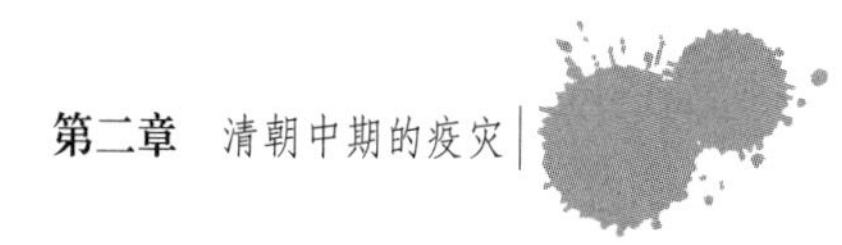

惠安县 上年夏大疫，至本年秋乃止①。

安徽省

无为州（今无为县） 岁稔而疫②。

广西壮族自治区

天保县（今并入德保县） 秋冬间，天保县下甲各处瘟疫传染甚众③。

乾隆二十年（1755）

陕西省

山阳县 牛瘟，死者十之八九，肉不可食，多弃于野，县河沟中臭气熏蒸，人多疾疫④。

江苏省

靖江县（今靖江市） 夏秋霪雨，疫，麦尽死。民食糠秕、草根、树皮、石粉，病疫者甚众⑤。夏秋久雨，大荒，病者甚众⑥。春，大疫，死者比户，疫气至秋始息⑦。

江阴县（今江阴市） 八月寒霜早降，禾苗尽枯，民疫⑧。

溧水县（今南京市溧水区） 乾隆乙亥、丙子、丁丑、戊寅（二十年至二十三年），连岁饥馑，杂气遍野，温病盛行⑨。

丰 县 水灾，大疫时行⑩。

太仓州（今太仓市） 大水，虫败禾稼几尽，岁大饥，冬疫⑪。冬疫⑫。

安徽省

凤阳府（治凤阳县） 春大疫⑬。

---

① 嘉庆《惠安县志》卷三五《祥异》。
② 嘉庆《无为州志》卷三四《集览志・机祥》。
③ 乾隆《镇安府志》卷一《舆地志上・机祥》，光绪《镇安府志》卷二〇《纪事志三》。
④ 嘉庆《山阳县志》卷一一《事类・祥异》。
⑤ 咸丰《靖江县志稿》卷二《大事纪・祲祥》，光绪《靖江县志》卷八《祲祥志》。
⑥ 《靖江卫生志》，江苏人民出版社1995年版。
⑦ 《靖江县志》，江苏人民出版社1992年版。
⑧ 道光《江阴县志》卷八《祥异》，光绪《江阴县志》卷八《祥异》。
⑨ 〔清〕杨璿《伤寒瘟疫条辨》卷一《两感辨》。
⑩ 光绪《丰县志》卷一六《纪事类・灾祥》。
⑪ 光绪《太仓直隶州志》卷三《祥异》，民国《太仓州志》卷二六《祥异》。
⑫ 《太仓市卫生志》，1998年。
⑬ 光绪《凤阳府志》卷四上《纪事表上・祥异》。

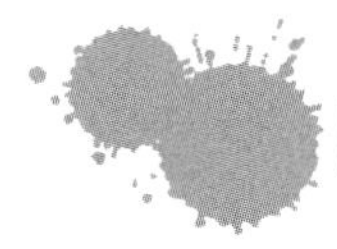

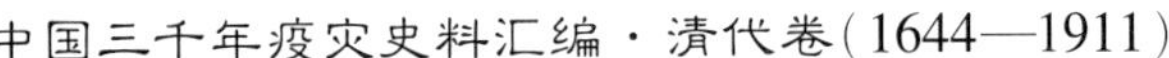

浙江省

象山县　岳头疫[①]。

乾隆二十一年(1756)

江苏省

是年,疫灾以苏南为主,波及长江北岸沿江地区。其症"初起无不微有自汗;汗出不解,继无不发斑;斑透不解,又无不下之;下之亦不即解;最后而得战汗、狂汗、自汗,乃稍解"[②]。

溧水县(今溧水县)　疫[③]。

句容县(今句容市)　旱疫[④]。

丹徒县(今镇江市)　岁饥,继以大疫[⑤]。

苏　州(吴县、长洲、元和三县附郭,今苏州市)　春大疫,米价腾贵,贫民剥榆树皮为食[⑥]。五月、六月间,死者盈路,时人有诗写实:"故鬼连新鬼,招魂不返魂。"[⑦]沿门阖境,死者以累万计[⑧]。夏至后疫势渐衰,死者不可胜计[⑨]。但次年二月,乾隆帝驻跸苏州,见到的情形似乎没有这么严重,曰"闾阎之盛不减昔年",诗有"旋转深叨造化功,昨春犹疫幸秋丰"[⑩]之句。

吴　县(今苏州市)　大疫,贫民剥榆皮为食[⑪]。

元和县(今苏州市)　贞丰里自春讫夏,天行大作,民死者相枕藉,棺木无办,以盐包、芦席裹尸甚众[⑫]。按:雍正二年(1724)分长洲县南境置元和县,与吴县、长洲同治苏州城。

吴江县(今吴江市)　春大饥,大疫。夏秋之交,疫疠遍乡邑,死者枕藉于路。所

---

① 同治《象山县志稿》卷二二《机祥》,民国《象山县志》卷三〇《志异》。

② 〔清〕邵登瀛《温毒病论》,见《吴中医集·温病类》。

③ 光绪《溧水县志》卷一《天文志·庶征》。《溧水县卫生志》,1990年。

④ 光绪《续纂句容县志》卷一九上《祥异》。《句容市卫生志》,江苏人民出版社2009年版。

⑤ 光绪《丹徒县志》卷三六《人物志》。

⑥ 《清史稿》卷四〇《灾异志一》。道光《苏州府志》卷一四四《祥异》,光绪《苏州府志》卷一四三《祥异》。

⑦ 〔清〕潘亦隽《三松堂自订年谱》,见《三松堂集》同治九年刊本,第5页。

⑧ 〔清〕邵登瀛《温毒病论》,见《吴中医集·温病类》,第406页。

⑨ 同治《苏州府志》卷一四三《祥异》。

⑩ 乾隆《钦定南巡盛典》卷四《观苏城闾阎之盛不减昔年既以慰怀兼成是什》。

⑪ 民国《吴县志》卷五五《祥异考》。

⑫ 嘉庆《贞丰拟乘》卷下《杂录》。

属同里春夏之交,疫病大作,死者无算①。

震泽县(今并入吴江市) 春大疫。四月、五月中瘟疫遍行,家无不病,病无不危②。按:震泽县,雍正二年(1724)分吴江县置,民国元年(1912)废,入吴江县。

昆山县、新阳县(今昆山市) 春夏大疫,时承大灾之后,道殍枕藉,入秋始息③。按:雍正二年(1724)分昆山新县置新阳县,同治一城。

无锡县、金匮县(今无锡市) 春大疫④。按:雍正四年(1726)分无锡县置金匮县,同治一城,民国元年(1912)废。

宜兴县、荆溪县(今宜兴市) 春大疫⑤。按:雍正四年(1726)分宜兴县置荆溪县,同治一城,民国元年(1912)废。

武进县、阳湖县(今常州市) 春夏大疫⑥。按:雍正四年(1726)分武进县置阳湖县,同治一城,民国元年(1912)废。

常熟县、昭文县(今常熟市) 大疫并大饥⑦。按:雍正二年(1724)分常熟县置昭文县,同治一城,民国元年(1912年)废。

江阴县(今江阴市) 春大疫⑧。

靖江县(今靖江市) 春大疫,死者比户,棺椁不能遍给,疫气至秋始息⑨。春,靖江大疫,死者连户,至秋始息,诏设医药局⑩。春夏季,靖江大疫,无一家幸免,死者连户,棺材不能遍给,疫气至秋始息⑪。

扬州府(江都、甘泉二县附郭,今扬州市) 大水,大疫⑫。

泰　州(今泰州市) 春,漕堤溃,大水,大疫⑬。

---

① 嘉庆《同里志》卷一一《杂录》,道光《分湖小识》卷六《灾祥》,光绪《吴江县续志》卷三八《杂志一·灾祥》。

② 道光《震泽镇志》卷三《灾祥》,民国《震泽县续志》卷五《艺能》。

③ 道光《昆新两县志》卷三九《祥异》,光绪《昆新两县续修合志》卷五一《祥异》。

④ 嘉庆《无锡金匮县志》卷三一《祥异》,光绪《无锡金匮县志》卷三一《祥异》。《无锡县卫生志》,江苏人民出版社2001年版。

⑤ 嘉庆《重刊荆溪县志》卷四《祥异》。

⑥ 《清史稿》卷四〇《灾异志一》。光绪《武进阳湖县志》卷二九《杂事·祥异》。

⑦ 光绪《重修常昭合志》卷四七《祥异志》。

⑧ 道光《江阴县志》卷八《祥异》,光绪《江阴县志》卷八《祥异》。

⑨ 咸丰《靖江县志稿》卷二《大事纪·祲祥》,光绪《靖江县志》卷八《祲祥志》。《靖江卫生志》,江苏人民出版社1995年版。

⑩ 《扬州卫生志》,中国工商出版社2006年版。

⑪ 《泰兴卫生志》,方志出版社2005年版。

⑫ 嘉庆《扬州府志》卷七〇《事略志·祥异》。

⑬ 《清史稿》卷四〇《灾异志一》。道光《泰州志》卷一《祥异》。

通　州(今南通市)　春大饥,升米百钱,夏大疫,比户无免者[①]。按:今《河北通志》误为北通州,曰:"夏,通州大疫。"[②]

泰兴县(今泰兴市)　春大饥,夏大疫,比户无免者[③]。春大饥,升米百钱。夏大疫,无一家幸免[④]。夏,泰兴大疫,无一家幸免[⑤]。春夏季,泰兴大疫,无一家幸免,死者连户,棺材不能遍给,疫气至秋始息[⑥]。

如皋县(今如皋市)　春大饥,夏大疫,比户无免者[⑦]。先年(乙亥年)春、夏、秋淫雨,城内汪洋,九月、十月晴亢,十一月米价昂贵,十二月大饥。是年(丙子年)正月,饥甚,到处树皮皆尽,遂掘草根、观音粉,食者多死。至于正月下旬,道路死者无数,人相食矣,有烹子而食者。于是,卖子女者无算,盗贼蜂起,死者枕藉,至无人收殓,死尸皆推入河,凡食河鱼者,皆患胀闷。二月后,每天晴日暖,臭秽熏蒸,殆不可闻,触其气者必病,由是瘟疫大行矣。"死于饥者多系贫贱,死于疫者则不分贫富贵贱,比户皆然。究竟贫贱者什之六七,富贵者什之二三。自三月至八月方息。……得病者不费时日,最多者七八日或二三日,甚有朝犹遇诸涂而暮已闻讣者。……街巷所见,衰服者十之七八,门首报丧者十室而九,且有一门而贴数丧报者。……村庄病疫,多以渐而至。一家病,则合村皆病,次及他村。亦间有一村俱平康无病者。王家庄三十家,计百人,存者七人。孙家庄计七十家,存者三人而已。"时人有《丙子纪事竹枝词》序曰:"时维丙子之岁,序属春夏之交,适饥馑流灾,途多饿殍;更疫疠为患,户鲜宁人。"诗曰:"乞丐何曾有一存,死饥死疫遍乡村。"[⑧]

仪征县(今仪征市)　春夏大疫[⑨]。

山阳县(今淮安市)　春饥,夏大疫[⑩]。春大荒,人相掠夺,迨五月、六月间,大疫。此前三年,连被水灾[⑪]。

---

① 《清史稿》卷四〇《灾异志一》。光绪《通州直隶州志》卷末《祥异》。

② 《河北省志》卷一〇《自然灾害志》,方志出版社2009年版。

③ 光绪《泰兴县志》卷末《志余第一 · 述异》。

④ 《泰兴县志》,江苏人民出版社1993年版。

⑤ 《扬州卫生志》,中国工商出版社2006年版。

⑥ 《泰兴卫生志》,方志出版社2005年版。

⑦ 嘉庆《如皋县志》卷二三《祥祲》。

⑧ 〔清〕冒国柱《亥子饥疫纪略》,见李文海等主编《中国荒政书集成》第四册,天津古籍出版社2010年版,第2005～2010页。

⑨ 嘉庆《仪征县续志》卷六《祥祲》。

⑩ 同治《重修山阳县志》卷二一《杂记二》,光绪《淮安府志》卷四〇《杂记 · 灾祥》。

⑪ 道光《信今录》卷六《灾异》。

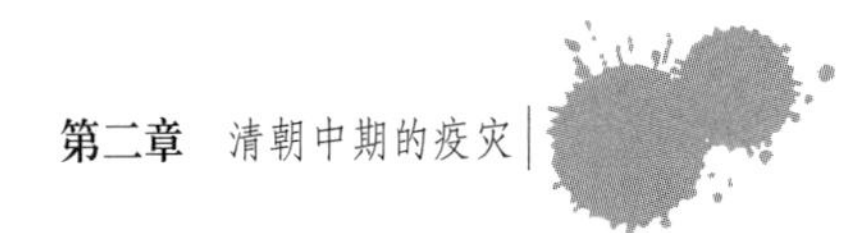

东台县(今东台市)、安东县(今涟水县) 漕堤溃,大水,岁饥,大疫[①]。

盐城县(今盐城市) 春饥,夏大疫[②]。

阜宁县 春饥,夏大疫[③]。

高邮州(今高邮市) 春饥,疫盛行,自二月至六月,死者无算[④]。

宝应县 乾隆二十二年二月,乾隆南巡至宝应县,有诗云:"阛闾坐露冕,犹觉隔河遥。傍岸泊兰楫,观民扬玉镳。人烟依旧庶,灾疫以时消。"并自注云:"去岁江南经灾后,疫气复盛行,至秋方解。"[⑤]

兴化县(今兴化市) 春大疫。先年秋大水[⑥]。

丰 县 连年水灾,大疫时行[⑦]。

沛 县 夏大旱,有青蝇结阵如密雨过,大疫随之,邑人多死[⑧]。夏季旱灾、瘟疫[⑨]。

太仓州(今太仓市) 春疫[⑩]。所属刘河镇人死无算[⑪]。

上海市

崇明县(今崇明区) 春大疫,民多死[⑫]。

嘉定县(今嘉定区) 春大疫[⑬]。

宝山县(今宝山区) 春大疫,岁祲[⑭]。真如镇夏大疫[⑮]。

松江府(娄县、华亭二县附郭,今松江区) 阖府夏大疫[⑯]。按:松江府辖华亭、娄县、上海、青浦、奉贤、金山、南汇、川沙诸县厅。

---

① 道光《东台县志》卷七《星野·灾祥》,光绪《安东县志》卷五《民赋下·灾异》。
② 光绪《盐城县志》卷一七《杂类志·祥异》。
③ 光绪《阜宁县志》卷二一《祥祲》,民国《阜宁县新志》卷首《大事纪》。
④ 乾隆《高邮州志》卷一二《灾祥》,嘉庆《高邮州志》卷一二《灾祥》。
⑤ 乾隆《钦定南巡盛典》卷四《策马过宝应县》。
⑥ 咸丰《重修兴化县志》卷一《舆地志·祥异》。
⑦ 光绪《丰县志》卷一六《纪事类·灾祥》。
⑧ 民国《沛县志》卷二《沿革纪事表》。
⑨ 《沛县简志》,1989年。
⑩ 光绪《太仓直隶州志》卷三《祥异》,民国《太仓州志》卷二六《祥异》。
⑪ 嘉庆《刘河镇纪略》卷一〇《灾异》。
⑫ 《清史稿》卷四〇《灾异志一》。民国《崇明县志》卷一七《灾异》。
⑬ 光绪《嘉定县志》卷五《赋役志下·机祥》。
⑭ 光绪《宝山县志》卷一四《祥异》。
⑮ 民国《真如志》卷八《祥异》。
⑯ 嘉庆《松江府志》卷八〇《祥异志》。

娄　县(今松江区)　夏六月大疫①。

华亭县(今松江区)　夏六月大疫②。

青浦县(今青浦区)　春夏大疫③。

上海县(今闵行区等)　春饥,夏大疫④。

南汇县(今南汇区)　春饥,夏大疫⑤。

川沙厅(今并入浦东新区)　春饥,夏大疫⑥。

奉贤县(今奉贤区)　春大疫⑦。

浙江省

湖州府(乌程、归安二县附郭,今湖州市)　春大疫,饿殍载道⑧。

乌程县(今湖州市)　春大疫⑨。乌青镇四月大饥,疫疠盛行⑩。

归安县(今湖州市)　春大疫⑪。

嘉兴府(嘉兴、秀水二县附郭,今嘉兴市)　春夏大饥,米价腾涌,疫气盛行⑫。

秀水县(今嘉兴市)　春夏大饥,疫气盛行⑬。

嘉善县　五月疫作,秋大熟⑭。

桐乡县(今桐乡市)　四月米价奇贵,巷有饿殍,疫疠盛行⑮。

平湖县(今平湖市)　春夏米贵,大疫⑯。

---

① 《清史稿》卷四〇《灾异志一》。光绪《娄县续志》卷一二《祥异志》。

② 光绪《重修华亭县志》卷二三《杂志上·祥异》。

③ 乾隆《青浦县志》卷三八《祥异》,光绪《青浦县志》卷二九《杂记·祥异》。

④ 嘉庆《上海县志》卷一九《祥异》,同治《上海县志》卷三《杂记·祥异》,民国《上海县志》卷一《纪年》。

⑤ 民国《南汇县续志》卷二二《杂志·祥异》。

⑥ 光绪《川沙厅志》卷一四《杂记志·祥异》。

⑦ 光绪《江东志》卷一《祥异》。

⑧ 《清史稿》卷四〇《灾异志一》。同治《湖州府志》卷四四《前事略·祥异》。《湖州市卫生志》,香港大时代出版社1993年版。

⑨ 光绪《乌程县志》卷二七《祥异》。

⑩ 民国《乌青镇志》卷一《祥异》。

⑪ 光绪《归安县志》卷二七《前事略·祥异》。

⑫ 光绪《嘉兴府志》卷三五《祥异》。

⑬ 民国《重修秀水县志稿·祥异》。

⑭ 嘉庆《重修嘉善县志》卷二〇《祥眚》,光绪《重修嘉善县志》卷三四《杂志·祥眚》。

⑮ 嘉庆《桐乡县志》卷一二《机祥》,光绪《桐乡县志》卷二〇《杂类志·祥异》。

⑯ 乾隆《平湖县志》卷一〇《祥异》,光绪《平湖县志》卷二五《外志·祥异》。

安徽省

凤阳县　春大疫[1]。

宿　州(今宿州市)　大饥疫,道殣相望[2]。

灵璧县　春大疫[3]。

泗　州(今泗县)　黄淮交漫,虹城水深三尺,民多疫[4]。

五河县　春大疫[5]。

天长县(今天长市)　大水,春谷昂贵,大疫,有弃尸者,野多遗孩[6]。

舒城县　春荒,大疫[7]。

无为州(今无为县)　春大饥,死者无算,夏大疫[8]。

庐江县　春饥疫,秋有年[9]。

怀远县　春荒,大疫,人乏食,斗米钱八百。夏大熟,民病不能收麦[10]。

望江县　春饥,夏秋大疫[11]。

来安县　春,谷贵,大疫[12]。

太湖县　大疫[13]。

广东省

石城县(今廉江市)　岁饥,大疫[14]。

广西壮族自治区

白山司(今马山县)　下案城头遭疫[15]。

---

① 《清史稿》卷四〇《灾异志一》。乾隆《凤阳县志》卷一五《纪事》,光绪《凤阳府志》卷四《纪事表·祥异》。

② 道光《宿州志》卷四一《祥异》,光绪《宿州志》卷三六《杂类志·祥异》。

③ 乾隆《灵璧县志略》卷四《灾异》。

④ 乾隆《泗州志》卷四《轸恤志·祥异》。

⑤ 嘉庆《五河县志》卷一一《杂志·纪事》,光绪《重修五河县志》卷一九《杂志·祥异》。

⑥ 嘉庆《备修天长县志稿》卷九下《灾异》,同治《天长县志纂辑志稿·杂类志·祥异》。

⑦ 嘉庆《舒城县志》卷三《大事志·祥异》,光绪《续修舒城县志》卷五〇《志余·祥异表》。

⑧ 嘉庆《无为州志》卷三四《集览志·机祥》。

⑨ 嘉庆《庐江县志》卷二《祥异》,光绪《庐江县志》卷一六《杂类·祥异》。

⑩ 嘉庆《怀远县志》卷九《五行志》。

⑪ 乾隆《望江县志》卷三《民事志·祥异》。

⑫ 道光《来安县志》卷五《食货志下·祥异》。

⑬ 光绪《太湖备考续编》卷二《灾异》。

⑭ 宣统《石城县志》卷五《职官志·宦绩录》。

⑮ 道光《白山司志》卷一五《机祥》。

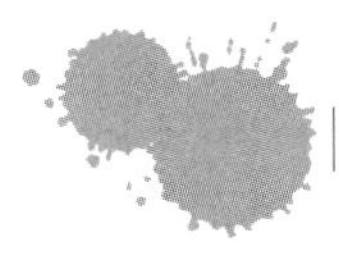

乾隆二十二年(1757)

新疆维吾尔自治区

准噶尔诸部　疫灾盛行,罹者辄死[①]。

山西省

陵川县　云谷园池水红,七月大疫[②]。

江苏省

沛　县、徐　州(即铜山县)　春大饥,乾隆南巡至徐州,有诗曰:“加赈至夏五,民犹未免饥。平粜及借种,诸政命齐施。常平虽积贮,展转将无遗。我身纵北来,我心每南驰。彭城实亲历,瘟疫方乘时。不待监门图,目睹嗟流离。凤阳所属县,闻亦同沛徐。”[③]大水,疫作[④]。按:今《徐州市卫生志》将此系于乾隆二十三年,曰:“徐州、沛县发大水,大水过后,瘟疫流行。”[⑤]误!

高淳县(今南京市高淳区)　病疫[⑥]。

丰　县　连续三年水灾,大疫时行[⑦]。

江宁府(上元、江宁二县附郭,今南京市)、苏州府(吴县、长洲、元和三县附郭,今苏州市)　江、苏大疫,沿门阖户,热症固多,寒症亦有[⑧]。

溧水县　乾隆乙亥、丙子、丁丑、戊寅(二十年至二十三年),连岁饥馑,杂气遍野,温病盛行[⑨]。

安徽省

凤阳府(治凤阳县)　夏五月,瘟疫。“凤阳所属县,闻亦同沛徐。”[⑩]

---

① 《清鉴》,见袁林《西北灾荒史》,甘肃人民出版社1994年版。

② 《清史稿》卷四〇《灾异志一》。乾隆《陵川县志》卷二九《祥异》,光绪《陵川县志》卷二九《祥异》,民国《陵川县志》卷一〇《旧闻纪》。

③ 乾隆《钦定南巡盛典》卷六《降旨截漕十万石为徐州凤阳各郡县仓储之备诗以言志》。

④ 民国《铜山县志》卷四《纪事表灾变》。

⑤ 《徐州市卫生志》,1991年。

⑥ 民国《高淳县志》卷二〇《列传·好义》。

⑦ 光绪《丰县志》卷一六《纪事类·灾祥》。

⑧ 〔清〕李炳《辨疫琐言》,见裘庆元辑《珍本医书集成》第二册,中国中医药出版社1999年版,第467页。

⑨ 〔清〕杨璿《伤寒瘟疫条辨》卷一《两感辨》。

⑩ 乾隆《钦定南巡盛典》卷六《降旨截漕十万石为徐州凤阳各郡县仓储之备诗以言志》。

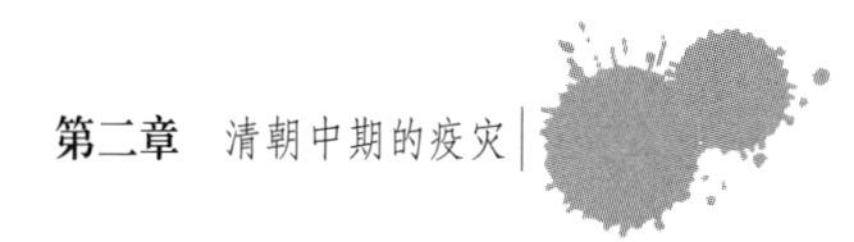

江西省

丰城县(今丰城市)　十月,天花流行,小儿伤者无算①。

浙江省

秀水县(今嘉兴市)　疫疠盛行,濮院镇尤甚②。

桐乡县(今桐乡市)　四月,疫疠盛行,濮镇为甚③。

萧山县(今杭州市萧山区)　春夏,疫疠大作,死者枕藉④。

福建省

霞浦县　五月,痘症大作⑤。

福安县(今福安市)　五月,痘症大作⑥。

宁德县(今宁德市)　五月,痘症大作,民多死于痘疹者⑦。五月,痘疫流行,民多死于痘疹⑧。

广东省

惠州府(治归善县,今惠州市惠阳区)　饥疫⑨。

海南省

临高县　从此年到乾隆二十五年连续四年疫疠流行,人畜多死⑩。

乾隆二十三年(1758)

甘肃省

秦　州(今天水市)　秦州府所属县大饥,疫死者颇多⑪。

河南省

禹　州(今禹州市)　春大饥,夏大旱,疫⑫。

---

① 《曲江志·大事记》,1985年。

② 嘉庆《濮川所闻记》卷二《杂志》。

③ 《清史稿》卷四〇《灾异志一》。嘉庆《桐乡县志》卷一二《礼祥》,光绪《桐乡县志》卷二〇《杂类志·祥异》。

④ 《萧山县志稿》卷一四《历年祥灾》。

⑤ 乾隆《福宁府志》卷四三《艺文志·祥异》。

⑥ 乾隆《福宁府志》卷四三《艺文志·祥异》。

⑦ 乾隆《福宁府志》卷四三《艺文志·祥异》,乾隆《宁德县志》卷一〇《拾遗志·祥异》。

⑧ 《宁德市志》,中华书局1995年版。

⑨ 光绪《惠州府志》卷一八《郡事》。

⑩ 道光《琼州府志》卷四二《事纪》,光绪《临高县志》卷三《灾祥》。

⑪ 《天水市医药卫生志》,甘肃教育出版社1994年版。

⑫ 民国《禹县志》卷三《大事纪下》。

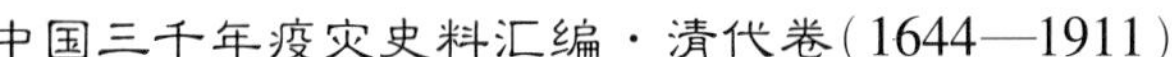

柘城县　春,瘟疫大行①。

江苏省

溧水县　乾隆乙亥、丙子、丁丑、戊寅(二十年至二十三年),连岁饥馑,杂气遍野,温病盛行②。

浙江省

嘉兴府(嘉兴、秀水二县附郭,今嘉兴市)　春大饥,米价涌贵,疫气盛行③。

广东省

三水县(今佛山市三水区)　大饥,冬大疫④。

石城县(今廉江市)　春夏疫⑤。

海南省

临高县　疫疠流行,人畜多死⑥。

广西壮族自治区

贺　县(今贺州市)　冬疫⑦。信都县(今信都镇)冬疫⑧。按:光绪三十二年(1906)升信都乡为厅,民国元年(1912)改厅为县,1951年废县为镇。

云南省

剑川州(今剑川县)　夏大疫⑨。

贵州省

沿河县　春,瘟疫盛行⑩。

乾隆二十四年(1759)

河南省

滑　县　瘟疫流行⑪。

---

① 乾隆《柘城县志》卷一八《杂志·灾异》,光绪《柘城县志》卷一〇《杂志·灾祥》。

② 〔清〕杨璿《伤寒瘟疫条辨》卷一《两感辨》。

③ 嘉庆《嘉兴府志》卷三五《祥异》。

④ 嘉庆《三水县志》卷一三《编年·灾祥》,光绪《广州府志》卷八一《前事略》。

⑤ 民国《石城县志》卷一〇《纪述志·事略》。

⑥ 道光《琼州府志》卷四二《事纪》,光绪《临高县志》卷三《灾祥》。

⑦ 光绪《贺县志》卷七《祥异》,民国《贺县志》卷五《前事·灾异》。

⑧ 民国《信都县志》卷五《经济·灾异》。

⑨ 道光《云南通志稿》卷四《祥异下》,光绪《云南通志》卷四《祥异下》,民国《新纂云南通志》卷一六一《荒政考三·灾疫附》。

⑩ 《沿河县志》,1993年。

⑪ 同治《滑县志》卷一〇《义行·吕守仁》,民国《滑县志》卷一八《人物志·义行·吕守仁》。

江苏省

高淳县(今南京市高淳区)　病疫[1]。

安徽省

宣城县(今宣城市)　疫[2]。

福建省

光泽县　三月大雨雹,夏疫[3]。

江西省

赣州府(治赣县,今赣州市)　夏四月,赣郡疫[4]。四月,府城大疫[5]。

云南省

剑川州(今剑川县)　夏大疫[6]。

广西壮族自治区

贺　县(今贺州市)　自去冬以来大疫,死者以千计[7]。(信都县)大疫,死者以千计[8]。

兴业县　邑大疫[9]。

广东省

番禺县(今广州市番禺区)　疫盛,人多死[10]。

香山县(今中山市、珠海市及澳门)　疫[11]。

归善县(今惠州市惠阳区)　春大疫[12]。

石城县(今廉江市)　春夏大疫[13]。

---

① 民国《高淳县志》卷二〇《列传・好义》。

② 嘉庆《宣城县志》卷二八《祥异》,光绪《宣城县志》卷三六《祥异》。

③ 乾隆《光泽县志》卷一《机祥》,道光《重纂光泽县志》卷一《时事表》,光绪《光泽县志》卷一《时事表・灾祥》,光绪《重纂邵武府志》卷三〇《杂记・祥异》。

④ 同治《赣州府志》卷二二《舆地志・祥异》。

⑤ 乾隆《赣州府志》卷一《天文志・机祥》,同治《赣县志》卷五三《杂类志・祥异》。

⑥ 道光《云南通志稿》卷四《祥异下》,民国《新纂云南通志》卷一六一《荒政考三・灾疫附》。

⑦ 光绪《贺县志》卷七《祥异》,民国《贺县志》卷五《前事・灾异》。

⑧ 民国《信都县志》卷五《经济・灾异》。

⑨ 乾隆《兴业县志》卷四《杂记》。

⑩ 同治《番禺县志》卷四四《列传・尹泳》。

⑪ 道光《新修香山县志》卷八《事略・祥异》,光绪《香山县志》卷二二《祥异》。

⑫ 乾隆《归善县志》卷二《事纪》,光绪《惠州府志》卷一八《郡事》。

⑬ 嘉庆《石城县志》卷四《事纪》,道光《高州府志》卷四《事纪志・历代》,光绪《高州府志》卷四九《记述・事纪》,光绪《石城县志》卷九《纪述志・事略》。

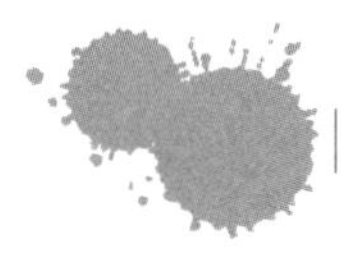

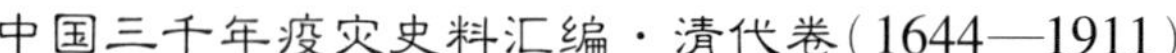

怀集县　大疫①。

南雄州(今南雄市)　疫甚,何德焕捐棺木一百三十多具②。

高要县(今肇庆市)　春夏,疫作,人多死③。

开建县(今并入封开县)　大疫④。

海南省

琼山县(今海口市琼山区)　入秋,人多疫⑤。

临高县　疫疠流行,人畜多死⑥。

乾隆二十五年(1760)

天津市

天津县(今天津市)　大疫⑦。瘟疫流行,(河西区)区境死民无数⑧。

河北省

景　州(今景县)　大疫⑨。疫病流行⑩。

赞皇县　瘟疫⑪。瘟疫流行⑫。

沧　州(今沧州市)　大疫⑬。

涉　县　春大饥,麦熟,民多瘟死⑭。春大疫,民多瘟殆⑮。

东光县　大疫⑯。

---

① 乾隆《梧州府志》卷二四《机祥》,同治《梧州府志》卷二四《记事志·机祥》。

② 道光《直隶南雄州志》卷二八《人物志·行谊·何德焕》。

③ 宣统《高要县志》卷二五《人物篇·列传二·伍学经》。

④ 道光《开建县志》卷一一《纪事志·祥异》。

⑤ 乾隆《琼州府志》卷一〇《灾异》,道光《琼州府志》卷四二《事纪》,咸丰《琼山县志》卷二九《杂志·事纪》,民国《琼山县志》卷二八《杂志一·事纪》。

⑥ 道光《琼州府志》卷四二《事纪》,光绪《临高县志》卷三《灾祥》。

⑦ 同治《续天津县志》卷一《星土祥异》。

⑧ 《河西区志》,天津社会科学院出版社1998年版。

⑨ 民国《景县志》卷一四《史事》。

⑩ 《景县志》,天津人民出版社1991年版。

⑪ 光绪《续修赞皇县志》卷二七《纪事·灾祥》。

⑫ 《赞皇县志》,方志出版社1998年版。《石家庄地区卫生志》,河北人民出版社1990年版。

⑬ 民国《沧县志》卷二一《大事年表》。

⑭ 嘉庆《涉县志》卷七《杂志·祥异》。

⑮ 《涉县志》,中国对外翻译出版公司1998年版。

⑯ 光绪《东光县志》卷一一《祥异》。

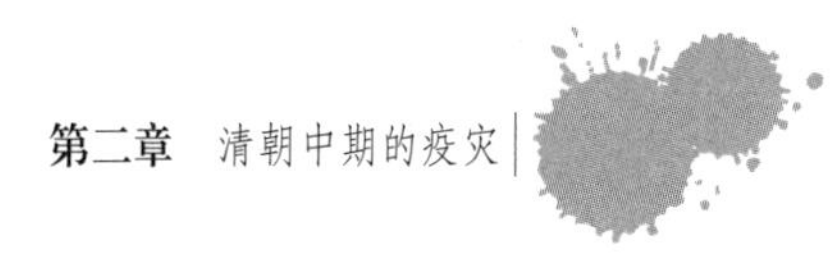

山西省

平定州（今平定县）　春大饥，疫大作，十月乃止，死尸相枕藉①。

和顺县　上年秋霪雨，蝗蝻，本年大疫，大饥，斗米钱五百，东乡民死亡过半②。

乐平县（今昔阳县）　春，因上年饥馑，兼瘟疫大作，死尸枕藉，逃亡过半③。春，因上年饥馑，兼瘟疫大作，死尸枕藉④。

盂　县　秋疫，民多逃亡⑤。

河南省

林　县（今林州市）　岁荒，人相食，瘟疫大作⑥。

甘肃省

庄浪县　大稔，疫疠大作，死者甚众⑦。

靖远县　冬大疫，死者甚众，至有全家不留一丁者⑧。大疫流行，粮价上涨，斗米值银三两，死亡甚众，有全家不留一丁者⑨。

永昌县　大疫⑩。

秦　州（今天水市）　秦州大旱，民大饥，疫疾又流行，死者众多⑪。

湖南省

祁阳县　大疫，富民何水济砍伐东富铺杉树千株，捐施棺木，掩埋贫困死者⑫。

浙江省

嘉善县　春大熟，夏六月大疫，至冬始定⑬。

---

① 《清史稿》卷四〇《灾异志一》。乾隆《平定州志》卷五《食货志·机祥》，光绪《平定州志》卷五《食货志·祥异》。

② 乾隆《重修和顺县志》卷七《风俗志·祥异》，民国《和顺县志》卷九《风俗·祥异》。《和顺县志》，海潮出版社1993年版。

③ 民国《昔阳县志》卷一《祥异》。《昔阳县志》，中华书局1999年版。

④ 《晋中市志》，中华书局2010年版。

⑤ 乾隆《盂县志》卷二《机祥》。

⑥ 咸丰《续林县志》卷一《山川·祥异》。

⑦ 光绪《甘肃新通志》卷二《天文志·祥异》。

⑧ 《清史稿》卷四〇《灾异志一》。道光《靖远县志》卷一《国朝辑略》，道光《兰州府志》卷一二《杂记·祥异》，光绪《甘肃新通志》卷二《天文志·祥异》。

⑨ 《靖远县志》，甘肃文化出版社1995年版。

⑩ 民国《续修永昌县志》，转引自袁林《西北灾荒史》，甘肃人民出版社1994年版，第1515页。

⑪ 《天水市医药卫生志》，甘肃教育出版社1994年版。

⑫ 《祁阳县卫生防疫志》，2006年。

⑬ 《清史稿》卷四〇《灾异志一》。嘉庆《重修嘉善县志》卷二〇《祥眚》，光绪《重修嘉善县志》卷三四《杂志·祥眚》。

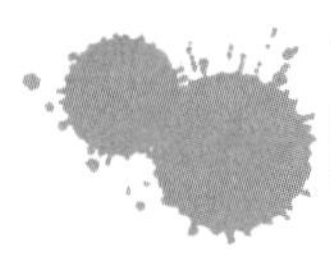

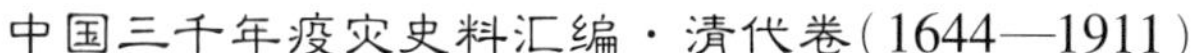

秀水县(今嘉兴市)　疫症盛行①。

海南省

临高县　自二十二年至是(凡)四年,疫疠流行,人畜多死(毙)②。

乾隆二十六年(1761)

新疆维吾尔自治区

哈密厅(今哈密市)　二月,大风昼昏,下黄沙,人多病③。

乾隆二十八年(1763)

甘肃省

永昌县　饥且疫,道旁多死者。张映魁予棺木,后资不给,则席裹埋之④。

乾隆二十九年(1764)

甘肃省

永昌县　五月大疫⑤。

山东省

益都县(今青州市)　益都天花流行⑥。

临淄县(今淄博市临淄区)　临淄天花流行⑦。按:时临淄县属青州府,可能本自上一条记录。

浙江省

平阳县　春旱,夏雨,岁大饥,人多饿死,继又大疫⑧。

安徽省

桐城县(今桐城市)　岁甲申,桐邑中人,大率病疫⑨。

---

① 〔清〕姚廷遴《历年记》,见《清代日记汇抄》,第122页。

② 道光《琼州府志》卷四二《事纪》,光绪《临高县志》卷三《灾祥》。

③ 道光《哈密志》卷二《天文志二·灾祥》。

④ 道光《永昌县志》卷六《人物志·义行·张映魁》。

⑤ 乾隆《永昌县志》卷一《祥异》,光绪《甘肃新通志》卷二《天文志·祥异》。《永昌县志》,甘肃人民出版社1993年版。

⑥ 《山东省卫生志》,山东人民出版社1992年版。

⑦ 《临淄区卫生志》,山东人民出版社1997年版。

⑧ 民国《平阳县志》卷五八《杂事志一》。《平阳县志》,汉语大词典出版社1993年版。

⑨ 〔清〕余霖《疫疹一得》卷首《蔡曾源序》。

福建省

南平县（今南平市）　冬，小儿痘疫[①]。

江西省

丰城县（今丰城市）　夏大水，冬十月痘疫，小儿殇者无算[②]。

广东省

高州府（治茂名县，今高州市）　境内大疫，吴邑尤甚[③]。

吴川县（今吴川市）　秋八月，疫大行，邑人多死[④]。

乾隆三十年（1765）

新疆维吾尔自治区

伊　犁（今伊犁市）　人畜俱遭灾疫，索伦官兵染疫患病者多[⑤]。

江苏省

上元县、江宁县（今南京市）　民疫[⑥]。

安东县（今涟水县）　岁饥，大疫[⑦]。

安徽省

无为州（今无为县）　春大饥，死者无算，夏初大疫[⑧]。

云南省

宁　州（今华宁县）　城关镇、王马乡、盘溪、青龙街鼠疫流行[⑨]。

乾隆三十一年（1766）

是年，清兵在九龙江外与缅甸军作战，“兵马以瘴死者不可胜数，官弁夫役死亦大半”[⑩]。

---

① 嘉庆《南平县志》卷二《祥异》，民国《南平县志》卷二《大事志·灾祥》。

② 嘉庆《丰城县志》卷二二《祥异》，道光《丰城县志》卷五《祥异》，同治《丰城县志》卷二八《杂类志·祥异》。

③ 道光《吴川县志》卷九《事迹纪年》。

④ 乾隆《吴川县志》卷九《祥异》，道光《高州府志》卷四《事纪志·历代》，道光《吴川县志》卷九《事迹纪年》，光绪《高州府志》卷四九《记述·事纪》，光绪《吴川县志》卷一〇《记述·事略》。

⑤ 《清高宗实录》卷七五七，“乾隆三十一年丙戌三月”。

⑥ 同治《上江两县志》卷二五《方伎》。

⑦ 光绪《安东县志》卷五《灾异》。

⑧ 嘉庆《无为州志》卷三四《集览志·机祥》。

⑨ 《华宁县卫生志》，2002年。

⑩ 《清史稿》卷五二八《属国传三·缅甸》。

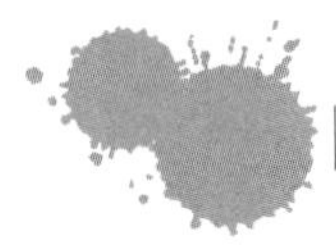

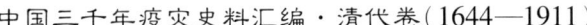

甘肃省

靖远县　乾隆三十一年、三十二年,岁值奇荒,大疫并作,死者甚众①。

上海市

青浦县(今青浦区)　大疫②。

浙江省

嘉善县　是年冬至次年春大疫,食油菜者多死③。

安徽省

广德州(今广德县)　疫作④。

乾隆三十二年(1767)

浙江省

嘉善县　春大疫。八月又大疫⑤。

江西省

泰和县　春三月,六乡疫⑥。

湖南省

新化县　大疫⑦。

安徽省

繁昌县　秋大水。瘟疫流行,居民死者无算⑧。

云南省

盏达司(今盈江县)、陇川县　春,缅甸入侵云南,清朝派明瑞征讨。三月,缅匪入寇盏达、陇川。四月,"以云南边境瘴盛,命暂停进兵"⑨。

---

① 道光《靖远县志》卷四《义士·路斌生》。

② 〔清〕诸晦香《明斋小识》卷二,见《笔记小说大观》第28册,第22页。

③ 嘉庆《重修嘉善县志》卷二〇《祥眚》,光绪《重修嘉善县志》卷三四《杂志·祥眚》。

④ 乾隆《广德直隶州志》卷三六《义行》。

⑤ 《清史稿》卷四〇《灾异志一》。

⑥ 乾隆《泰和县志》卷二八《人物志·祥异》,道光《泰和县志》卷二九《祥异志》,同治《泰和县志》卷三〇《杂记·祥异》。

⑦ 道光《宝庆府志》卷九九《五行略》,光绪《湖南通志》卷二四四《祥异志二》。

⑧ 道光《繁昌县志》卷一八《杂类志·祥异》。

⑨ 《清史稿》卷一三《高宗纪四》。

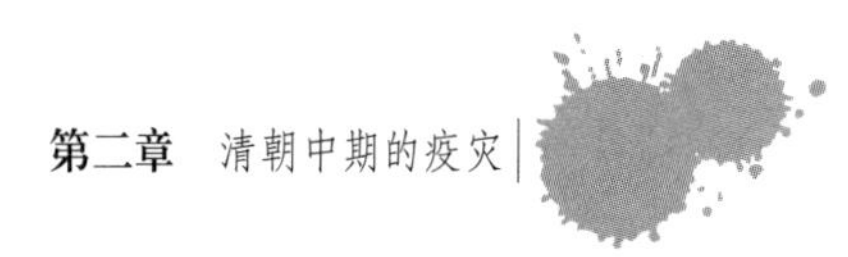

乾隆三十三年(1768)

甘肃省

宁　州(今宁县)　旱,大饥,疫死者颇多①。

会宁县　死于疫病者颇众②。

静宁州(今静宁县)　全州因干旱而民大饥,并有疫情流行,死者无数③。

金　县(今榆中县)　瘟疫④。

正宁县　庆阳、平凉等府偏旱,大饥荒。疫病流行,死人甚多⑤。

宁远县(今武山县)　甘肃省通旱,巩昌府属县大饥,疫死者颇众⑥。

安徽省

桐城县(今桐城市)　疫疹流行,一人得病,传染一家,轻者十生八九,重者十存一二。阖境之内,大率如斯⑦。

无为州(今无为县)　春大疫,死者无算⑧。

贵池县(今池州市贵池区)　夏疫,城乡迎灯驱邪⑨。

江苏省

兴化县(今兴化市)　大旱,自春徂夏,河井俱竭,大疫⑩。

湖北省

汉川县(今汉川市)　夏旱。大疫,人民死伤无算⑪。

湖南省

巴陵县(今岳阳市)　春疫,大水⑫。

---

①　《宁县志》,甘肃人民出版社 1988 年版。

②　《会宁县志》,甘肃人民出版社 1994 年版。

③　《静宁卫生志》,甘肃文化出版社 2005 年版。

④　《榆中县志》,甘肃人民出版社 2001 年版。

⑤　《正宁县志》,甘肃文化出版社 2010 年版。

⑥　《武山县志》,陕西人民出版社 2002 年版。

⑦　〔清〕余霖《疫疹一得》卷上《论疫疹因乎气运》。

⑧　嘉庆《无为州志》卷三四《集览志・机祥》。

⑨　乾隆《池州府志》卷二〇《祥异志》,光绪《贵池县志》卷四二《杂类志一・灾异》。

⑩　咸丰《重修兴化县志》卷一《舆地志・祥异》。

⑪　同治《汉川县志》卷一四《祥祲志》,民国《湖北通志》卷七六《祥异志二》。《汉川县志》,中国城市出版社 1992 年版。

⑫　嘉庆《巴陵县志》卷二九《事纪》。

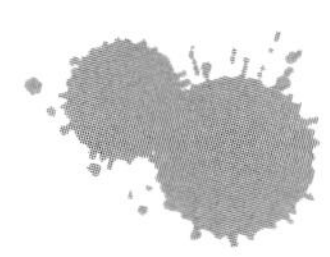

江西省

德化县(今九江市)　夏大水,民多灾疫①。

湖口县　夏大水,民多瘟疫②。

泰和县　秋,六乡疫③。

四川省

通江县　县大旱,瘟疫流行④。

乾隆三十四年(1769)

江苏省

上元县、江宁县(今南京市)　民疫⑤。

上海市

娄　县(今松江区)　疹症大行⑥。

安徽省

宣城县(今宣城市)　岁祲,大疫⑦。大水,大疫⑧。岁歉,大疫⑨。

湖北省

崇阳县　大疫⑩。

湖南省

澧　州(今澧县)　六月疫⑪。

安福县(今临澧县)　六月疫⑫。

---

① 同治《德化县志》卷五三《杂类志·祥异》。

② 嘉庆《湖口县志》卷一七《古事记·祥异》,同治《湖口县志》卷一〇《杂汇志·祥异》。《湖口县志》,江西人民出版社 1992 年版。

③ 道光《泰和县志》卷二九《祥异志》,同治《泰和县志》卷三〇《杂记·祥异》,光绪《泰和县志》卷三〇《杂记·祥异》。

④ 《通江县志》,四川人民出版社 1998 年版。

⑤ 同治《上江两县志》卷二五《方伎》。

⑥ 〔清〕怀抱奇《医彻》卷一,上海卫生出版社 1957 年版,第 41 页。

⑦ 光绪《宣城县志》卷一六《人物志·懿行·阮维修》。

⑧ 光绪《宣城县志》卷一六《人物志·懿行·钟肇禧》。

⑨ 光绪《宣城县志》卷一六《人物志·懿行》。

⑩ 同治《崇阳县志》卷一二《杂纪·灾祥》。

⑪ 道光《直隶澧州志》卷一九《祥异志》,同治《直隶澧州志》卷一九《祥异志》,民国《澧县县志》卷三《纪念志·旧机祥》。

⑫ 同治《安福县志》卷二九《祥异》。

广西壮族自治区

上林县　疫。上两年旱饥①。

宾　州（今宾阳县）　大疫②。

云南省

乾隆三十三年二月，明瑞战死于猛腊（又作猛育）。以傅恒为经略，阿桂及阿里衮为副将军，率师进驻永昌，朝廷做出决策，准备来年进攻缅甸，命“今岁秋夏瘴退，先收普洱、思茅边外诸小部落”③。乾隆三十四年二月，傅恒出师，四月至腾越，并做出决策：部队沿着戛鸠江水陆并进，陆军主力沿戛鸠江西岸取道猛拱、猛养，直捣木梳，水军沿戛鸠江顺流而下，陆军偏师沿戛鸠江东岸夺取猛密，然后夹击老官屯。因为水军需要船只，乾隆便命阿里衮造船，因为戛鸠江两岸没有合适的造船的地方，傅恒询问当地土司头人得知，蛮暮翁古多木山附近的野牛坝“凉爽无瘴”，便令阿桂于其地伐木造舟。战争还没有开始，“而士马触暑雨，多疾病”。九月，舟成，清军兵分三路进发：傅恒出万仞关，由大金沙江西经猛拱、暮鲁至老官屯；阿里衮率水师循江而下；阿桂率蛮暮新舟出江会之。缅军水师从猛戛来迎战，被阿桂伏兵击沉三舟，阿里衮水军乘胜追击，缅军大败，三军会于西岸。老官屯位于金沙江东，之东为猛密，之西为猛墅，之北为猛拱、猛养，之南为缅都阿瓦，系水陆通衢，因此，缅军在老官屯拼命抵抗，清兵久攻不下，“军士多病瘴”，阿里衮也染瘴而卒。十一月，傅恒再次率兵攻打老官屯，仍然没有取得胜利，而“士卒染瘴多物故”，战争之初“水陆军三万一千，至是仅存一万三千”④。丙申日，乾隆帝以缅地多瘴，“官军损失大半，命班师屯野牛坝”⑤。

乾隆三十五年（1770）

渥巴锡率土尔扈特、和硕特、辉特、杜尔伯特等部落于十月间越俄罗斯之坑格图喇纳卡伦南迁，入国境后，由巴尔噶什淖尔前进，至克齐克玉子的时候，与哈萨克台吉额勒里纳拉里之众相持。由于哈萨克不许土尔扈特越游牧而行，渥巴锡只好取道沙喇伯可之北部戈壁。由于戈壁滩上“无水草，人皆取马牛之血而饮，瘟疫大作，死者三

① 光绪《上林县志》卷一《天文志·灾异》，民国《上林县志》卷一六《杂志部·灾祥》。

② 道光《宾州志》卷二三《祥异》，民国《宾阳县志》第六编《灾异》。

③ 《清史稿》卷三一三《阿里衮传》。

④ 《清史稿》卷三〇一《傅恒传》、卷三一八《阿桂传》。

⑤ 《清史稿》卷一三《高宗纪四》。

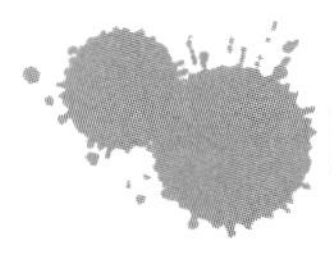

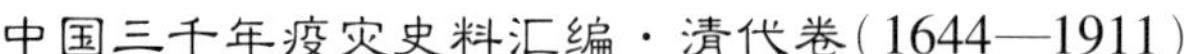

十万,牲畜十存三四”①。

甘肃省

兰州府(治皋兰县,今兰州市)、巩昌府(治陇西县)、秦州(今天水市) 是年,兰州、巩、秦各属大饥疫,死颇众②。

兰州府(治皋兰县) 闰五月,大疫③。

皋兰县(今兰州市) 岁大饥疫,死颇众④。皋兰县大旱,民大饥,又加疫疾,死者甚多⑤。

会宁县 夏疫流行,死亡多人⑥。

安定县(今定西市) 定西县饥疫⑦。安定、会宁饥,疾疫流行,死者甚多⑧。

平凉府(治平凉县,今平凉市) 大旱,时灾黎鬻妻子,道殣相望,知府顾光旭亟发银米,于平凉、隆德、固原、静宁等县各设粥二厂煮粥以赈,饥民日增,虑入夏疫作,给每口两月粮,遣使归耕⑨。

金 县(今榆中县) 瘟疫流行,县民死者颇多⑩。

宁远县(今武山县) 全县大旱,瘟疫流行,民饥病交加,死者甚众⑪。

陕西省

宝鸡县(今宝鸡市) 岁饥,疫⑫。

江苏省

溧水县 夏疫⑬。

句容县(今句容市) 正月地震,夏疫⑭。

---

① 《清史稿》卷五二三《旧土尔扈特传》。按:《西域水道记》将此事系于乾隆三十六年,言:“时节三月,天气温暖,人皆取牛马之血而饮,瘟疫大作,疾病相传,死者三十万人,牲畜十存三四,径十余日。”见袁林《西北灾荒史》,甘肃人民出版社1994年版,第1516页。

② 光绪《甘肃新通志》卷二《天文志·祥异》。

③ 《清史稿》卷四〇《灾异志一》。

④ 乾隆《皋兰县志》卷三《祥异附》,光绪《重修皋兰县志》卷一四《灾异》。

⑤ 《皋兰县志》,甘肃人民出版社1999年版。

⑥ 《会宁县志》,甘肃人民出版社1994年版。

⑦ 民国《重修定西县志》卷三七《灾异》。

⑧ 《定西县志》,甘肃人民出版社1990年版。

⑨ 《清史稿》卷三三六《顾光旭传》。

⑩ 《榆中县志》,甘肃人民出版社2001年版。

⑪ 《武山县志》,陕西人民出版社2002年版。

⑫ 乾隆《宝鸡县志》卷一一《人物》。

⑬ 光绪《溧水县志》卷一《天文志·庶征》。《溧水县卫生志》,1990年。

⑭ 光绪《续纂句容县志》卷一九上《祥异》。

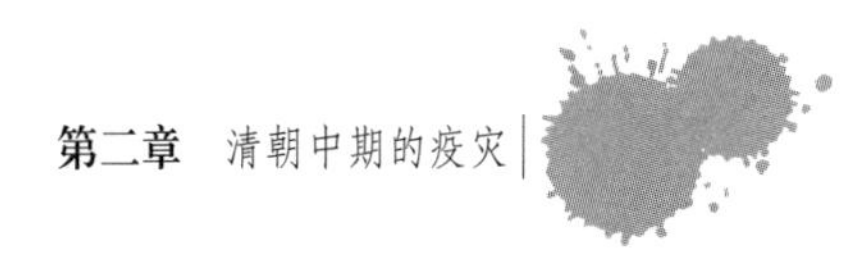

安徽省

和　州（今和县）　春饥，夏大疫，有秋[①]。

宣城县（今宣城市）　大疫，死者甚众[②]。大疫，道殣相望[③]。大疫，施櫘瘗胔[④]。大疫，辄市棺瘗骸[⑤]。大疫，有一门死绝者[⑥]。乾隆戊寅（二十三年）、己卯（二十四年）、庚寅（三十五年）、辛卯（三十六年），频年大疫，道殣相望[⑦]。庚寅（三十五年）大疫，（王标）市櫘瘗殣[⑧]。

芜湖县（今芜湖市）　大疫[⑨]。

乾隆三十六年（1771）

河北省

昌黎县　夏，瘟疫大作[⑩]。

甘肃省

通渭县　春大疫，死者无算[⑪]。春，疫病大作，死者无算[⑫]。

江苏省

上元县、江宁县（今南京市）　夏，羊毛瘟流行[⑬]。

镇洋县（今太仓市）　茜泾夏疫[⑭]。

安徽省

泗　州（今泗县）　水，大疫[⑮]。

---

① 光绪《直隶和州志》卷三七《杂类志·祥异》。
② 光绪《宣城县志》卷三六《祥异》。
③ 光绪《宣城县志》卷一六《人物志·懿行·章国庆》。
④ 光绪《宣城县志》卷一六《人物志·懿行·陶仲苞》。
⑤ 光绪《宣城县志》卷一六《人物志·懿行·王显祖》。
⑥ 光绪《宣城县志》卷一六《人物志·懿行·冯学阶》。
⑦ 光绪《宣城县志》卷一六《人物志·懿行·徐湛》。
⑧ 光绪《宣城县志》卷一六《人物志·懿行·王标》。
⑨ 嘉庆《芜湖县志》卷一五《卓行》。
⑩ 民国《昌黎县志》卷八《人物·行谊·李惟一》。
⑪ 光绪《重修通渭县志》卷四《灾祥》，光绪《甘肃新通志》卷二《天文志·祥异》。
⑫ 《通渭县志》，兰州大学出版社1990年版。
⑬ 〔清〕隋霖《羊毛瘟论》，见《中国医学大成》第4册，第587页。
⑭ 同治《茜泾记略·祥异》。
⑮ 《清史稿》卷三三六《沈善富传》。

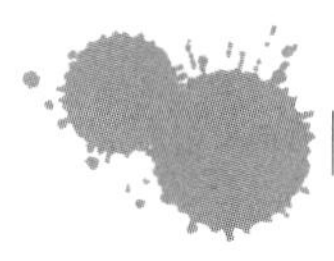

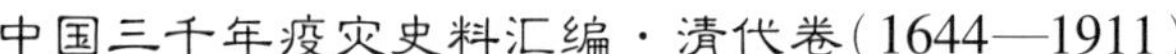

浙江省

嘉兴县(今嘉兴市)　武原、当湖“滞下病”流行①。

贵州省

永宁州(今关岭县)　阿果一带正月大疫②。

安南县(今晴隆县)　大疫③。

乾隆三十七年(1772)

上海市

娄　县(今松江区)　痧症大行,延至明年④。

云南省

鹤庆州(今鹤庆县)　鼠疫,人继之,次年又疫⑤。

乾隆三十八年(1773)

上海市

娄　县(今松江区)　痧症流行⑥。

云南省

鹤庆州(今鹤庆县)　鼠疫⑦。

乾隆三十九年(1774)

甘肃省

夏河县　夏河地区鼠疫流行⑧。

福建省

南平县(今南平市)　冬,小儿痘疫⑨。

---

① 光绪《嘉兴县志》卷二七《艺术》。

② 光绪《永宁州志》卷二《天文志·灾祥》。

③ 咸丰《兴义府志》卷四四《纪年》。

④ 〔清〕怀抱奇《医彻》卷一,上海卫生出版社1957年版,第41页。

⑤ 民国《鹤庆县志》卷一一《杂记志·灾异》。

⑥ 〔清〕怀抱奇《医彻》卷一,上海卫生出版社1957年版,第41页。

⑦ 民国《鹤庆县志》卷一一《杂记志·灾异》。冼维逊《鼠疫流行史》,转引自《鹤庆县志》,1988年。

⑧ 《甘南藏族自治州藏医志》,甘肃民族出版社1993年版。

⑨ 嘉庆《南平县志》卷二《祥异》,民国《南平县志》卷二《大事志·灾祥》。

四川省

美诺厅（今小金县）　小金川贼众（番兵）多病瘟疫[1]。

乾隆四十年（1775）

天津市

天津县（今天津市）　自春至冬，大疫[2]。

河北省

深　州（今深州市）　春，大疫[3]。

武强县　春，大疫[4]。春，武强大疫[5]。

江苏省

沭阳县　大旱，田地青草不生，百姓饥病，死亡者多[6]。

乾隆四十一年（1776）

福建省

建宁县　冬，里心大疫，连绵三月，死者二百余人[7]。

安徽省

宣城县（今宣城市）　岁歉，大疫[8]。

云南省

盐丰县（今并入大姚县）　四月大疫[9]。

乾隆四十二年（1777）

上海市

宝山县（今宝山区）　夏霪雨，秋冬大疫，九月、十月尤甚[10]。

---

① 《清高宗实录》卷九五九，“乾隆三十九年甲午五月”。

② 同治《续天津县志》卷一《星土祥异》。

③ 道光《深州直隶州志》卷末《机祥》。《深县志》，中国对外翻译出版公司1999年版。

④ 《清史稿》卷四〇《灾异志一》。道光《武强县新志》卷一〇《杂稽志·机祥》。《武强县志》，方志出版社1996年版。

⑤ 《河北省志》卷一〇《自然灾害志》，方志出版社2009年版。

⑥ 《沭阳县卫生志》，中国矿业大学出版社1996年版。

⑦ 民国《建宁县志》卷二七《灾异》。《建宁县志》，新华出版社1995年版。

⑧ 光绪《宣城县志》卷一六《人物志·懿行》。

⑨ 光绪《续修白盐井志》卷一一《祥异》，民国《盐丰县志》卷一二《杂类志·祥异》。

⑩ 光绪《宝山县志》卷一四《祥异》。

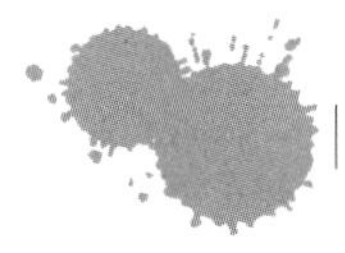

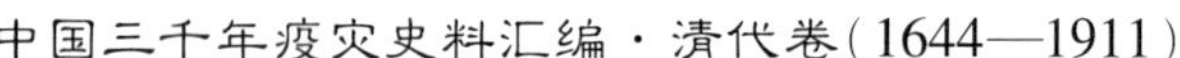

奉贤县(今奉贤区)　六月、七两月淫雨,秋冬疫疠流行,九月、十两月尤甚①。

广西壮族自治区

临桂县(今桂林市)　大疫②。

白山司(今马山县)　博学城头村庄遭疫③。

乾隆四十四年(1779)

湖南省

上年全省大旱,本年普遍饥荒,饥民多逃往四川觅食,时人陈士雅《苦饥行》诗云:"客秋逮今夏,家家苦饥啼。我行至四郊,到处荒烟迷。旅行者谁子?三五面目黧。借问欲何适?言归自蜀西。……谁知岁亦恶,气色增惨凄。流民似螽聚,米价难品题。殍瘠况疫疠,白骨填沟溪。"④

湘潭县(今湘潭市)　大疫⑤。大疫,疫民多患腹胀。知县白璟从广东带来槟榔,嚼之解胀。嗣后,湘潭人嗜槟榔成习⑥。

保靖县　疫⑦。

武陵县(今常德市)　春,大饥,大疫⑧。

广东省

阳山县　大疫,死者甚众⑨。

云南省

丽江县(今丽江市)　大疫⑩。

---

① 光绪《江东志》卷一《祥异》。

② 嘉庆《临桂县志》卷一《祀祥》,光绪《临桂县志》卷一八《前事志》。

③ 道光《白山司志》卷一五《祀祥》。

④ 光绪《湖南通志》卷二四四《祥异志二》。

⑤ 光绪《湘潭县志》卷九《五行志·疫》。

⑥ 《湘潭县卫生志》,1992年。

⑦ 同治《保靖县志》卷一一《祥异志·灾祥》,光绪《湖南通志》卷二四四《祥异志二》。

⑧ 嘉庆《常德府志》卷一七《武备考·灾祥》,同治《武陵县志》卷二〇《灾祥》。

⑨ 道光《阳山县志》卷一三《事纪》,民国《阳山县志》卷一五《事纪》。

⑩ 光绪《丽江府志》卷一《祥异》,光绪《云南通志》卷四《祥异下》,民国《新纂云南通志》卷一六一《荒政考三·灾疫附》。

乾隆四十五年(1780)

河北省

交河县(今泊头市)　时疫流行,死者狼藉[①]。

山东省

胶　州(今胶州市)　大饥,秋大疫[②]。

江苏省

昆山县(今昆山市)　淞南夏多疫症[③]。

江西省

泰和县　秋八月,六乡大疫[④]。

乾隆四十六年(1781)

甘肃省

皋兰县(今兰州市)　六月,清军与苏四十三在兰州城外华林寺对战。十六日黎明,清军出奇兵,苏四十三授首。十七日,韩一的把拉亦授首,于是,"贼巢无头目,存乌合千人,久病疫"[⑤]。

江苏省

太仓州(今太仓市)　春疫[⑥]。

江西省

万载县　冬,瘟疫盛行,自初冬至明年夏月方息,死者极多[⑦]。冬,疫病流行,至翌年夏方息,死者极多[⑧]。

福建省

建阳县(今建阳市)　秋疫[⑨]。

---

① 民国《交河县志》卷七《义行·常士弘》。

② 《胶州市卫生志》,1990年。

③ 嘉庆《二续淞南志》卷上《耆硕》。

④ 道光《泰和县志》卷二九《祥异志》,同治《泰和县志》卷三〇《杂记·祥异》,光绪《泰和县志》卷三〇《杂记·祥异》,光绪《吉安府志》卷五三《杂记·祥异》。

⑤ 《平回纪略》,引自白寿彝编《回民起义》(三),第11页。

⑥ 《太仓市卫生志》,1998年。

⑦ 道光《万载县志》卷二五《祥异》,同治《万载县志》卷二五《祥异》,民国《万载县志》卷一《方舆·祥异》。

⑧ 《万载县志》,江西人民出版社1988年版。

⑨ 道光《建阳县志》卷一九《禨祥》,民国《建阳县志》卷二《大事志》。

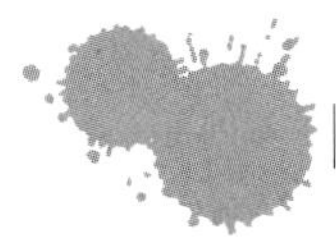

政和县　疫①。

乾隆四十七年(1782)

山东省

蓬莱县(今蓬莱市)　大水,瘟疫②。

江西省

万载县　春仍疫③。

四川省

井研县　疫④。

乾隆四十八年(1783)

江苏省

仪征县(今仪征市)　夏疫⑤。

浙江省

瑞安县(今瑞安市)　夏六月大疫⑥。夏,大疫⑦。夏,瑞安大疫⑧。

象山县　疫⑨。

乾隆四十九年(1784)

上海市

松江府(娄县、华亭二县附郭,今松江区)　夏霪雨,秋大疫⑩。

上海县(今闵行区等)　夏霪雨,秋大疫⑪。

---

① 民国《政和县志》卷三《大事志》。

② 道光《重修蓬莱县志》卷一《天文志·灾祥》。

③ 民国《万载县志》卷一《方舆·祥异》。

④ 光绪《井研县志》卷四二《纪年下》。

⑤ 嘉庆《仪征县续志》卷六《祥祲》。

⑥ 《清史稿》卷四〇《灾异志一》。嘉庆《瑞安县志》卷一〇《祥异》。

⑦ 《瑞安市卫生志》,华东师范大学出版社1999年版。

⑧ 《温州市卫生志》,华东师范大学出版社1998年版。

⑨ 道光《象山县志》卷一九《机祥》,民国《象山县志》卷三〇《志异》。

⑩ 光绪《松江府续志》卷三九《祥异志补遗》。

⑪ 嘉庆《上海县志》卷一九《祥异》,同治《上海县志》卷三〇《杂记·祥异》,民国《上海县志》卷一《纪年》。

川沙厅(今并入浦东新区)　夏霪雨,秋大疫[①]。

南汇县(今南汇区)　夏霪雨,秋大疫[②]。

宝山县(今宝山区)　春疫,夏秋多风雨海潮,岁祲[③]。

江苏省

金　陵(上元、江宁二县附郭,今南京市)　疫[④]。

甘肃省

静宁州(今静宁县)、隆德县　静宁、隆德一带瘟疫盛行[⑤]。

宁夏回族自治区

泾源县　瘟疫流行,多人患病[⑥]。

河南省

内黄县　大疫[⑦]。

乾隆五十年(1785)

陕西省

葭　州(今佳县)　夏大疫[⑧]。

甘肃省

高台县　白喉流行。“传染甚烈,一人患则一家不免,一家患则一村不免,患者九死一生,甚至全家绝嗣。”[⑨]

山东省

诸城县(今诸城市)　大旱,自去年秋至五月不雨,夏四月疫[⑩]。

河南省

汲　县(今卫辉市)　大旱,无麦,人多疫[⑪]。

---

① 光绪《川沙厅志》卷一四《杂记·祥异》。

② 民国《南汇县续志》卷二二《杂记志·祥异》。

③ 光绪《宝山县志》卷一四《祥异》。

④ 〔清〕杨璇《伤寒瘟疫条辨》。

⑤ 《清高宗实录》卷一二一七,“乾隆四十九年甲辰十月”。

⑥ 《泾源县志》,宁夏人民出版社1995年版。

⑦ 光绪《内黄县志》卷八《事实志》。

⑧ 嘉庆《葭州志》卷一一《杂记志》,道光《榆林府志》卷一○《祥异志》。《佳县志》,陕西旅游出版社2008年版。

⑨ 《高台县志》,兰州大学出版社1993年版。

⑩ 道光《诸城县续志》卷一《总纪》。

⑪ 乾隆《卫辉府志》卷四《祥异》。

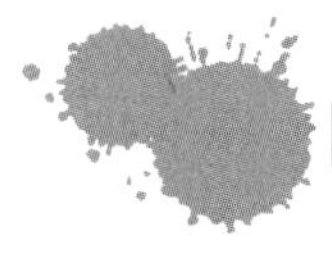

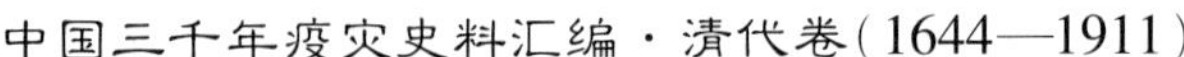

新郑县(今新郑市) 春大疫,千村万落,传染殆尽①。

汤阴县 大旱,无麦,人多疫②。

安徽省

合肥县(今合肥市) 大旱,秋冬疫③。

阜阳县(今阜阳市) 大旱,疫④。

来安县 大旱,自冬及次年春饿殍相望于道,继以大疫⑤。大旱造成饥荒,民间疫情严重,死者众多⑥。

绩溪县 夏旱,秋冬疫⑦。

六安州(今六安市) 久旱不雨,河流干涸,禾稼枯萎,饥荒严重,疫病流行⑧。

亳 州(今亳州市) 乾隆五十年、五十一年连续两年瘟疫(天花)流行,经名医金鉴治活者不可胜计⑨。

江苏省

苏州府(吴县、长洲、元和三县附郭,今苏州市) 春疫⑩。

吴江县(今吴江市) 夏大疫⑪。

丹徒县(今镇江市) 大旱,疫疠大作⑫。

通 州(今南通市) 大旱,大饥,夏大疫⑬。五月大雪,十一月旱,斗米千文。瘟病大流行⑭。

如皋县(今如皋市) 大旱,大饥,流民载道,夏大疫⑮。

太仓州(今太仓市) 双凤里大旱,秋疫⑯。

---

① 《新郑县卫生志》,1986年。
② 《汤阴县卫生志》,1984年。
③ 嘉庆《合肥县志》卷一三《祥异志》。
④ 道光《阜阳县志》卷二三《杂志·禨祥》。
⑤ 道光《来安县志》卷五《食货志下·祥异》。
⑥ 《来安县志》,中国城市经济社会出版社1990年版。
⑦ 嘉庆《绩溪县志》卷一二《杂志·祥异》,道光《徽州府志》卷一六《杂记·祥异》。
⑧ 《六安市志·大事记》,江西人民出版社1991年版。
⑨ 《亳州市志》,黄山书社1996年版。
⑩ 道光《苏州府志》卷一四四《祥异》。
⑪ 光绪《吴江县续志》卷三八《灾祥》。
⑫ 光绪《丹徒县志》卷三六《人物·尚义》。
⑬ 光绪《通州直隶州志》卷末《祥异》。
⑭ 《南通县志》,江苏人民出版社1996年版。
⑮ 嘉庆《如皋县志》卷二三《祥祲》。
⑯ 道光《双凤里志》卷六《祥异》。

上海市

青浦县(今青浦区) 冬大疫[①]。

奉贤县(今奉贤区) 大旱,冬疫[②]。

宝山县(今宝山区) 夏大旱,冬疫,石米七两二钱[③]。

浙江省

杭州城(钱塘、仁和二县附郭,今杭州市) 居民疫疠[④]。

慈溪县(今慈溪市) 痘疫[⑤]。

象山县 痘疫,稚幼十殇其七[⑥]。

江西省

新建县(今南昌市) 大疫[⑦]。

广东省

广宁县 南街护国村鼠疫大流行,死者甚众,棺材脱销[⑧]。

云南省

晋宁州(今晋宁县) 乙巳、丙午(乾隆五十年、五十一年)两年,旱荒,时疫大起,唐文灼素工医,施粥设药,全活甚众[⑨]。

乾隆五十一年(1786)

河北省

河北省 春,泰州、通州大疫;夏,东安大疫[⑩]。按:这里所引出自《清史稿》,其中“泰州”“通州”均非河北所辖,而在江苏境内。

东光县 蝗灾,岁歉,夏大疫[⑪]。

---

① 《清史稿》卷四○《灾异志一》。

② 光绪《江东志》卷一《祥异》。

③ 光绪《宝山县志》卷一四《祥异》。

④ 〔清〕张应昌《清诗铎》卷二四,中华书局1960年版,第890页。

⑤ 光绪《慈溪县志》卷五五《祥异》。

⑥ 道光《象山县志》卷一九《机祥》,民国《象山县志》卷三○《志异》。

⑦ 道光十年《新建县志》卷二《天文 · 机祥》,道光二十九年《新建县志》卷二《机祥》,同治《新建县志》卷二《天文志 · 机祥》。

⑧ 《广宁县志》,广东人民出版社1994年版。

⑨ 道光《晋宁州志》卷一○《人物志 · 宦绩》。

⑩ 《河北省志》卷一○《自然灾害志》,方志出版社2009年版。

⑪ 《清史稿》卷四○《灾异志一》。光绪《东光县志》卷一一《祥异》。

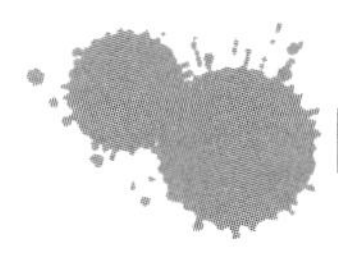

天津市

天津县(今天津市)　大疫[①]。(西青区)境内大疫[②]。

山东省

山东省　《山东省卫生志》载:“1786 年(清乾隆五十一年)夏,日照、范县、莘县、莒州大疫,昌乐疫。”[③]遗漏甚多。

东明县　春大疫[④]。

济南府(治历城县,今济南市)　春饥,五月大疫[⑤]。

历城县(今济南市历城区)　春饥,饿殍踵接,夏疫[⑥]。

临邑县　春旱,大疫[⑦]。

菏泽县(今菏泽市牡丹区)　春大疫,道途死者相枕藉[⑧]。

单　县　大疫,岁凶,人相食[⑨]。

齐河县　春,岁凶,饿殍踵接,夏疫[⑩]。

平原县　春饥,五月大疫[⑪]。

莘　县　春大饥,瘟疫时行,人多死者[⑫]。

费　县　春大饥,秋大疫,人死十分之七[⑬]。

峄　县(今枣庄市峄城区)　春大饥,人相食,四月大疫,疫疾传染,死者无数[⑭]。夏,疾病传染,死者无数[⑮]。

临清州(今临清市)　夏六月大旱,饥,秋大疫[⑯]。

---

① 同治《续天津县志》卷一《星土祥异》。

② 《西青区志》,天津社会科学院出版社 2003 年版。

③ 《山东省卫生志》,山东人民出版社 1992 年版。

④ 宣统《东明县续志》卷三《杂志·年纪·灾祥》,民国《东明县新志》卷三《杂志·灾祥》。

⑤ 道光《济南府志》卷二〇《灾祥》。

⑥ 民国《续修历城县志》卷一《总纪》。

⑦ 道光《临邑县志》卷一六《杂事志》,同治《临邑县志》卷一六《杂事志·纪异》。

⑧ 光绪《新修菏泽县志》卷一八《杂记》。《菏泽市志》,齐鲁书社 1993 年版。

⑨ 民国《单县志》卷一四《灾祥志》。

⑩ 民国《齐河县志》卷首《大事纪》。

⑪ 民国《续平原县志》卷一《疆域志·灾祥》。

⑫ 《清史稿》卷四〇《灾异志一》。光绪《莘县志》卷四《机异志》,民国《莘县志》卷一二《大事记·机异》。《莘县志》,齐鲁书社 1997 年版。

⑬ 光绪《费县志》卷一六《祥异》。

⑭ 光绪《峄县志》卷一五《灾祥考》。

⑮ 《枣庄市卫生志》,1988 年。

⑯ 民国《临清县志》卷五《大事记》。

即墨县(今即墨市)　春大饥,秋大疫[①]。秋,县内传染病大流行[②]。

潍　县(今潍坊市)　春大饥,大疫[③]。潍县大饥,瘟疫流行[④]。

胶　州(今胶州市)　大饥,秋大疫[⑤]。

汶上县　大饥,人相食,至荞麦花,疫盛行,人死十六七[⑥]。按:“至荞麦花”是指到荞麦开花的时候,今方志引为“大饥,人食干荞麦花,瘟疫大流行,死者过半”[⑦],认为是“人食干荞麦花”而致疫病流行,谬矣!

寿光县(今寿光市)　岁大饥,人相食,流亡关外者载道。四月疫[⑧]。

博山县(今淄博市博山区)　春大旱,泉水涸,树木枯,后得饱雨,秋大熟,各处瘟疫,人死无数[⑨]。

安丘县(今安丘市)　春大饥,夏有麦,大疫[⑩]。

昌乐县　春,民饥疫[⑪]。

日照县(今日照市)　春大饥,人相食,夏大疫[⑫]。

莒　州(今莒县、莒南二县)　春大饥,人相食,夏大疫,死者不可胜计[⑬]。

诸城县(今诸城市)　春大饥,夏五月疫[⑭]。

冠　县　大旱,岁饥,瘟疫流行[⑮]。特大旱灾,民饥,瘟疫流行[⑯]。

茌平县　春大旱,各处瘟疫,人死无数[⑰]。

---

① 同治《即墨县志》卷一一《大事志·灾祥》。

② 《即墨县卫生志》。

③ 民国《潍县志稿》卷三《通纪二》。

④ 《潍坊市卫生志》,1989 年。

⑤ 道光《重修胶州志》卷三五《祥异纪》,民国《增修胶志》卷五三《祥异》。

⑥ 宣统《四续汶上县志稿·灾祥》。

⑦ 《汶上县志》,中州古籍出版社 1996 年版。

⑧ 民国《寿光县志》卷一五《大事纪》。

⑨ 道光《博山县志》卷一《机祥》,民国《续修博山县志》卷一《大事记·水旱》。

⑩ 道光《安丘新志》卷一《总纪》。

⑪ 《清史稿》卷四〇《灾异志一》。嘉庆《昌乐县志》卷二《总纪》。

⑫ 《清史稿》卷四〇《灾异志一》。光绪《日照县志》卷七《考鉴志·祥异》。《日照市志》,齐鲁书社 1994 年版。

⑬ 《清史稿》卷四〇《灾异志一》。嘉庆《莒州志》卷一五《纪事》,民国《重修莒志》卷二《大事记》。

⑭ 道光《诸城县续志》卷一《总纪》。

⑮ 道光《冠县志》卷一〇《杂录志·祲祥》,光绪《冠县志》卷一〇《杂录志·祲祥》,民国《冠县志》卷一〇《杂录志·机祥》。

⑯ 《冠县志》,齐鲁书社 2001 年版。

⑰ 道光《博平县志》卷一《机祥考》。

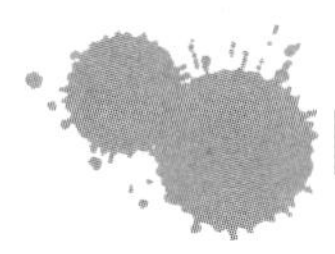

博平县(今并入茌平县)　茌、博大旱,瘟疫流行[①]。

平邑县　春,饥荒成灾,民争挖野草充饥,后剥树皮为食。秋,疫病猖獗流行,人死十分之七,死者枕藉,哀鸿遍野,腴田一亩仅易粟一升[②]。

陕西省

山阳县　豫省荒,逃来甚众,多路毙。鹃岭岈置义冢,途死骨枕藉,腥臭逼人,瘟疫死者十之有三[③]。

山西省

安邑县(今运城市盐湖区)　晋南大旱,安邑为甚,大旱引发大饥,大饥诱发疾疫。安邑生员童其恕奏陈疾苦云:"斗米七百文,糠秕已经入市;斤菜五分银,草木不复生芽。剥蒺藜而疗饥病,蒺藜并无多少;揭榆皮以延生命,榆皮能有几何?少壮者糊口四方,跪门乞讨,呼人爷娘而不应;老弱者辗转沟壑,暴尸露骸,饱彼禽兽而谁怜?黄河以东,人死遍野,天地于焉昏暗;条山以北,腥气冲天,鬼神为之夜哭。父弃其子,夫撇其妻,八口之家去五六;此别于家,彼别于野,十户之庄留二三。食粥男儿临厂间,跪地踏死而不相顾;逃荒女子越险路,仰天号呼而不堪闻。舍家乡犹弃敝屣,走河南如奔市廛。怨亲老而难行,妄诸城市,尽作他乡之鬼;恨稚子之带累,置之道旁,哭死无主之儿。白面书生多佣工,朝收暮逐;红妆佳人自嫁郎,昨李今张。……太原移粟河东,路程千里,虽有名而无实;贫民挟家就爨,土气不宜,又遭瘟而多死。"[④]

河南省

范　县　春无麦,夏大疫,秋蝗,人相食[⑤]。按:时范县属山东省。

南阳县(今南阳市)　春大饥,人相食。夏大疫,死者无算[⑥]。

内乡县(含今西峡县)　瘟疫大流行,死亡无数[⑦]。

泌阳县　春大饥,人相食。夏大疫,死者无算[⑧]。

裕　州(方城县)　时疫流行,岁大饥[⑨]。

---

① 《茌平县志》,齐鲁书社1997年版。

② 《平邑县卫生志》,1996年。

③ 嘉庆《山阳县志》卷一一《事类·祥异》。

④ 《安邑县志》,山西人民出版社1991年版。

⑤ 《清史稿》卷四〇《灾异志一》。嘉庆《范县志》卷一《灾祥》,民国《续修范县志》卷六《灾异志》,民国《范县县志》卷六《灾异志》。

⑥ 光绪《南阳县志》卷一二《杂记·祥异》。

⑦ 《西峡县卫生志》第二篇《地方病与传染病》第七章《传染病》。

⑧ 道光《泌阳县志》卷三《灾祥志》。

⑨ 民国《方城县志》卷五《灾异》。

正阳县　麦大稔，较常年数倍，谷贱农困，大疫①。

鄢陵县　春，斗麦千钱，夏秋之间瘟疫遍行，死者无数②。

祥符县（今开封市）　春饥，夏秋之交，瘟疫遍行，死者无数③。

杞　县　春大饥，死者甚众，夏大疫④。

洧川县（今并入尉氏县）　大饥，人多饿死，瘟疫流行⑤。

密　县　春大饥，人相食，疫大作，瘟病、饿死者十五六⑥。

固始县　春大疫，死者十二三⑦。

许　州（今许昌市）　春大饥，人相食，夏大疫，秋大蝗⑧。

临颍县　春大饥，人相食，夏大疫，秋大蝗⑨。

郾城县　旱，大饥，疫。春，斗麦钱一千四百，田地每亩无过千者，人相食，疫死太半，鬻妻女者，道路不绝⑩。

太康县　麦后，阖邑患时疫，求药者门前若市，全活甚众⑪。

伊阳县（今汝阳县）　疫，大有年⑫。

郏　县　大饥，饿殍盈野，且大疫⑬。

淮宁县（今淮阳县）　夏麦大熟，人多疫死⑭。

扶沟县　夏麦大熟，人多疫死⑮。

虞城县　大饥疫⑯。

---

① 嘉庆《正阳县志》卷九《补遗上·祥异》。

② 嘉庆《鄢陵县志》卷一二《祥异》，道光《鄢陵县志》卷一七《杂事志》，同治《鄢陵文献志》卷二三《祥异志》，民国《鄢陵县志》卷二九《祥异志》。

③ 光绪《祥符县志》卷二三《杂事志·祥异》。

④ 乾隆《杞县志》卷二《天文志·祥异》。

⑤ 嘉庆《洧川县志》卷八《杂志·祥异》。

⑥ 嘉庆《密县志》卷一五《杂录·祥异》、卷一三《人物志·义行·郑钟龄》，民国《密县志》卷一九《杂录·祥异》。

⑦ 乾隆《重修固始县志》卷一五《大事表》。

⑧ 道光《许州志》卷一一《祥异》，民国《许昌县志》卷一九《杂述上·祥异》。

⑨ 民国《重修临颍县志》卷一三《杂稽志·灾祥》。

⑩ 民国《郾城县志》卷五《大事篇》。

⑪ 道光《太康县志》卷五《人物志·义行·王从和》。

⑫ 道光《重修伊阳县志》卷六《祥异》，道光《汝州全志》卷九《灾祥》。

⑬ 同治《郏县志》卷一〇《杂事志·灾异》，民国《郏县志》卷一〇《杂事志·灾异》。

⑭ 道光《淮宁县志》卷一二《五形志》，民国《淮阳县志》卷二〇《杂志上·灾异》。

⑮ 道光《扶沟县志》卷一二《灾祥志》，光绪《扶沟县志》卷一五《灾祥志》。

⑯ 光绪《虞城县志》卷一〇《杂志》。

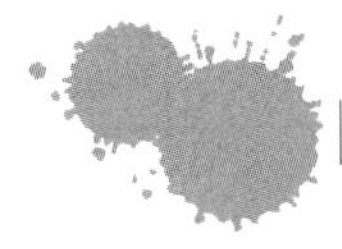

舞阳县　夏麦大熟,人多疫死[①]。

息　县　春大疫,有秋[②]。

郑　州(今郑州市)　春大旱,连岁旱荒,继之以疫,大饥,人相食[③]。

长葛县(今长葛市)　疟疾大流行,患者十有九人[④]。

江苏省

沭阳县　春,大饥荒。夏,瘟疫流行,路边、坟头因饥病而死者尸体相连[⑤]。

铜山县(今徐州市铜山区)　春大饥,人相食,斗米千钱,夏大疫,死亡相继[⑥]。徐大饥,斗米千钱,夏大疫,死人不计其数[⑦]。

宿迁县(今宿迁市)　春谷贵,斗粟千钱,大疫[⑧]。宿迁春荒,瘟疫流行[⑨]。

兴化县(今兴化市)　大饥,人相食,春大疫[⑩]。

泰　州(今泰州市)　春大疫[⑪]。

东台县(今涟水县)　春大疫[⑫]。

泰兴县(今泰兴市)　春旱,至六月始雨,大饥疫[⑬]。大旱,自春六月不雨,瘟疫流行[⑭]。

如皋县(今如皋市)　春旱,至六月始雨,大饥疫[⑮]。

赣榆县　春大疫[⑯]。

---

① 道光《舞阳县志》卷一一《灾祥志》。

② 嘉庆《息县志》卷八《内纪总·灾异》。

③ 《郑州市郊区卫生志》,1986年。

④ 《长葛县志》,生活·读书·新知三联书店1992年版。

⑤ 《沭阳县卫生志·大事记》,中国矿业大学出版社1996年版。

⑥ 道光《铜山县志》卷二三《祥异》,同治《徐州府志》卷五《祥异》,民国《铜山县志》卷四《纪事表·灾变》。《铜山县志》,中国社会科学出版社1993年版。

⑦ 《徐州市卫生志》,1991年。

⑧ 嘉庆《宿迁县志》卷六《祥异》,同治《宿迁县志》卷三《纪事沿革表》,同治《徐州府志》卷五《祥异》,民国《宿迁县志》卷七《民赋下》。

⑨ 《宿迁市志》,江苏人民出版社1996年版。

⑩ 咸丰《重修兴化县志》卷一《舆地志·祥异》。

⑪ 道光《泰州志》卷一《祥异》。

⑫ 《清史稿》卷四〇《灾异志一》。道光《东台县志》卷七《星野·灾祥》。

⑬ 光绪《泰兴县志》卷末《志余第一·述异》。

⑭ 《泰兴县志》,江苏人民出版社1993年版。《泰兴卫生志》,方志出版社2005年版。

⑮ 嘉庆《如皋县志》卷二三《祥祲》。

⑯ 《清史稿》卷四〇《灾异志一》。嘉庆《增修赣榆县志》卷三《灾异》,光绪《赣榆县志》卷一七《杂记·祥异》。

海　州(今连云港市海州区)　饥,春疫①。

苏州府(吴县、长洲、元和三县附郭,今苏州市)　春大疫②。

吴　县(今苏州市)　大疫③。

常熟县、昭文县(今常熟市)　大疫④。

武进县、阳湖县(今常州市)　春大饥,大疫⑤。

无锡县、金匮县(今无锡市)　大疫,贫病者枕藉于道⑥。

吴江县(今吴江市)　夏大疫⑦。

震泽县(今并入吴江市)　春大疫,饥⑧。

江阴县(今江阴市)　岁饥,民食草根树皮,夏大疫⑨。

昆山县(今昆山市)　夏多疫⑩。

句容县(今句容市)　春大疫,旱。阖境疫疠大行⑪。春大疫⑫。

丹徒县(今镇江市)　先旱后疫,荒疫相因⑬。

山阳县(今淮安市)　大饥,人相食,夏大疫,人死于道路相枕⑭。大饥荒、大瘟疫,道路上死者相枕⑮。

睢宁县　大饥,斗米千钱,夏大疫⑯。

阜宁县　旱后米腾贵,春大饥,人相食,夏大疫⑰。

---

① 嘉庆《海州直隶州志》卷三〇《拾遗录·祥异》。

② 《清史稿》卷四〇《灾异志一》。道光《苏州府志》卷一四四《祥异》,同治《苏州府志》卷一四三《祥异》,光绪《苏州府志》卷一四三《祥异》。

③ 民国《吴县志》卷五五《祥异考》。

④ 光绪《重修常昭合志》卷四七《祥异志》。

⑤ 《清史稿》卷四〇《灾异志一》。光绪《武进阳湖县志》卷二九《杂事·祥异》。

⑥ 光绪《无锡金匮县志》卷三一《祥异》、卷二五《行义·张鹏翔》。《无锡县卫生志》,江苏人民出版社2001年版。

⑦ 光绪《吴江县续志》卷三八《杂志一·灾祥》。

⑧ 道光《震泽镇志》卷三《灾祥》。

⑨ 道光《江阴县志》卷八《祥异》,光绪《江阴县志》卷八《祥异》。

⑩ 道光《昆新两县志》卷三九《祥异》,光绪《昆新两县续修合志》卷五一《祥异》。

⑪ 光绪《续纂句容县志》卷一九上《祥异》、卷一〇《人物·义行》。

⑫ 《句容市卫生志》,江苏人民出版社2009年版。

⑬ 光绪《丹徒县志》卷三六《人物·义举》。

⑭ 同治《重修山阳县志》卷二一《杂记二》,光绪《淮安府志》卷四〇《杂记·灾祥》。

⑮ 《淮安市志》,江苏人民出版社1998年版。

⑯ 光绪《睢宁县志》卷一五《祥异志》。

⑰ 光绪《阜宁县志》卷二一《祥祲》,民国《阜宁县新志》卷首《大事纪》。

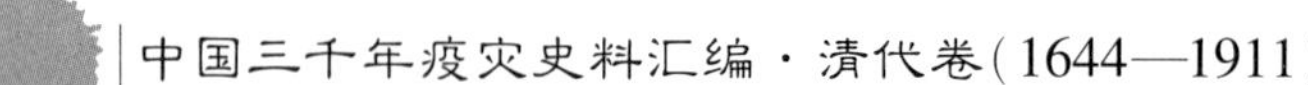

盐城县(今盐城市)　大饥,人相食,大疫,死者相枕于道①。

兴化县(今兴化市)　春大疫②。

通　州(今南通市)　春旱,至六月始雨,大饥疫③。

上海市

松江府(娄县、华亭二县附郭,今松江区)　二月咸潮入城,夏大疫,时米价腾贵④。

宝山县(今宝山区)　春大疫⑤。

青浦县(今青浦区)　正月朔日食,米价腾贵,每石至五千余,夏大疫⑥。

安徽省

安庆府(治怀宁县)、庐州府(治合肥县)、凤阳府(治凤阳县)、颍州府(治阜阳县)　安庆、庐州、凤阳、颍州等府属之十六州县,春夏雨水稍多,灾后疫气交作⑦。

合肥县(今合肥市)　大疫⑧。

舒城县　春大饥,升米七十余,道殣相望,卖妻鬻子者无数。夏大疫,死又十之三,麦熟田中至有无人收刈者⑨。

无为州(今无为县)　春仍旱,大饥而疫,死者弥望⑩。

庐江县　春疫,夏麦稔⑪。

六安州(今六安市)　春大饥,升米百钱,人相食,瘟疫死者无数⑫。

怀宁县(含今安庆市、怀宁县)　大疫⑬。

霍邱县　夏大疫,民死十之五六,甚至有阖家尽毙无人收殓者⑭。

---

① 光绪《盐城县志》卷一七《杂类志·祥异》。

② 咸丰《重修《兴化县志》卷一《祥异》。

③ 光绪《通州直隶州志》卷末《祥异》。

④ 嘉庆《松江府志》卷八〇《祥异志》。

⑤ 光绪《宝山县志》卷一四《祥异》。

⑥ 乾隆《青浦县志》卷三八《祥异》,光绪《青浦县志》卷三〇《杂记上·祥异》。

⑦ 《清高宗实录》卷一二七二,“乾隆五十二年丁未春正月”。

⑧ 《清史稿》卷四〇《灾异志一》。嘉庆《合肥县志》卷一三《祥异志》。

⑨ 嘉庆《舒城县志》卷三《大事志·祥异》,光绪《续修舒城县志》卷五〇《志余·祥异表》。

⑩ 嘉庆《无为州志》卷三四《集览志·机祥》。

⑪ 嘉庆《庐江县志》卷二《祥异》,光绪《庐江县志》卷一六《杂类·祥异》。

⑫ 嘉庆《六安直隶州志》卷三二《纪事》,同治《六安州志》卷五五《杂类志·祥异》,光绪《六安州志》卷五五《祥异》。

⑬ 民国《怀宁县志》卷二〇《笃行·陈廉洁》。

⑭ 道光《霍邱县志》卷一二《祥异》,同治《霍邱县志》卷一六《杂志·祥异》。

阜阳县(今阜阳市)　春大饥,大疫,夏秋大熟[①]。大荒,大疫,邻里绝粮者十有八九,阖门染病者十有六七[②]。

宿　州(今宿州市)　春大饥疫,道殣相望[③]。

怀远县　春荒,人乏食,大疫更甚于二十一年[④]。

和　州(今和县)　春大疫[⑤]。

桐城县(今桐城市)　春夏饥,大疫[⑥]。

定远县　荒,大疫[⑦]。

太湖县　大疫[⑧]。

亳　州(今亳州市)　乾隆五十年、五十一年连续两年瘟疫(天花)流行,经名医金鉴治活者不可胜计[⑨]。

浙江省

建德县(今建德市)　夏大疫[⑩]。

桐乡县(今桐乡市)　青镇春大疫[⑪]。

乌程县(今湖州市)　春大疫,饥[⑫]。

归安县(今湖州市)　春大疫,饥[⑬]。

江西省

新建县(今南昌市)　春三月大疫[⑭]。

义宁州(今修水县)　春大疫[⑮]。

---

① 道光《阜阳县志》卷二三《杂志·机祥》。

② 民国《阜县志续编》卷一三《人物》。

③ 道光《宿州志》卷四一《祥异》,光绪《宿州志》卷三六《杂类志·祥异》。

④ 嘉庆《怀远县志》卷九《五行志》。

⑤ 光绪《直隶和州志》卷三七《杂类志·祥异》。

⑥ 道光《桐城县志》卷二三《杂记·祥异》。

⑦ 道光《定远县志》卷二《祥异》。

⑧ 光绪《太湖备考续编》卷二《灾异》。

⑨ 《亳州市志》,黄山书社 1996 年版。

⑩ 道光《建德县志》卷二〇《祥异志·异》,光绪《建德县志》卷二〇《祥异志》,民国《建德县志》卷一《天文志·灾异》。

⑪ 民国《乌青镇志》卷一《祥异》。

⑫ 同治《湖州府志》卷四四《前事略·祥异》,光绪《乌程县志》卷二七《祥异》,民国《乌青镇志》卷一《祥异》。《湖州市卫生志》,香港大时代出版社 1993 年版。

⑬ 同治《湖州府志》卷四四《前事略·祥异》,光绪《归安县志》卷二七《前事略·祥异》。

⑭ 同治《南昌府志》卷六五《杂类志·祥异》。

⑮ 道光《义宁州志》卷二三《祥异》,同治《义宁州志》卷三九《杂类志·祥异》。《修水县志》,海天出版社 1991 年版。

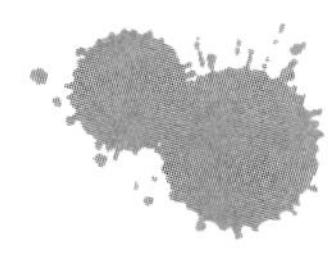

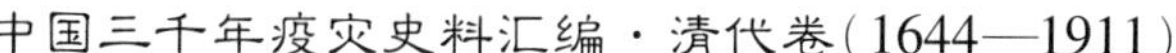

信丰县　大疫,大旱,斗米四钱①。

宁都县　旱,疫②。

湖北省

枣阳县(今枣阳市)　春饥,民剥树皮磨麦为食,夏麦有秋,大疫流行③。

湖南省

嘉禾县　丙午(乾隆五十一年)、丁未(乾隆五十二年)间,饥疫并作④。

安乡县　大水引发饥馑、寇盗和瘟疫,县人潘相《忆昔诗》云:“忆昔丙丁年,秋禾没鸿川。饥民公剽掠,白昼聚千船……献岁(即正月)复大疫,积尸堆道边。旧时冠盖里,狐狸啧腥膻。”⑤

广东省

广州城(南海、番禺二县附郭,今广州市)　瘟疫大行。坡山五仙观有大钟,相传不可击,击则疫大作,乾隆丙午年(五十一年)重建钟楼,结果“是岁附近居人疫死甚夥”⑥。当时,汉军镶白旗中有名崔东岭者善医,在“乾隆丙午、丁未(五十二年)间,瘟疫大行”⑦之时,活人甚众。

四川省

梁山县(今梁平县)　瘟疫盛行,患者死十之六七⑧。

云南省

晋宁州(今昆明市晋宁区)　乙巳、丙午(乾隆五十年、五十一年)两年,旱荒,时疫大起,唐文灼素工医,施粥设药,全活甚众⑨。

乾隆五十二年(1787)

甘肃省

镇番县(今民勤县)　夏,大疫⑩。

---

① 道光《信丰县志续编》卷一六《外志·五行》,同治《赣州府志》卷二二《舆地志·祥异》。

② 道光《宁都直隶州志》卷二七《祥异志》。

③ 咸丰《枣阳县志》卷一五《祥异》,同治《枣阳县志》卷一六《祥异》,民国《枣阳县志》卷三三《祥异志·灾异》。

④ 民国《嘉禾县志》卷二八《孝友》。

⑤ 光绪《湖南通志》卷二四四《祥异二》。

⑥ 《广州城坊志》,广东人民出版社1994年版。

⑦ 〔清〕长善《驻粤八旗志》卷二三《人物·医术·崔东岭》。

⑧ 《梁山县志》,新华出版社1997年版。

⑨ 道光《晋宁州志》卷一〇《人物志·宦绩》。

⑩ 《民勤县卫生志》,2010年。

河南省

息　县　夏秋大疟①。

福建省

永定县　饥，多疫②。

江西省

宁都县　大旱疫，秋大熟③。

大庾县（今大余县）　饥，大疫④。

湖南省

衡山县　邑大疫⑤。

广西壮族自治区

临桂县（今桂林市）　夏大疫⑥。

上林县　大疫，春夏谷贵，民饥⑦。

云南省

嵩明州（今嵩明县）　二月地震，四月、五月、六月大疫⑧。

邓川州（今洱源县）　自此年沿及嘉庆年大疫，死者万计，野无人烟⑨。

乾隆五十三年（1788）

山东省

淄川县（今淄博市淄川区）　淄川县城隍庙素着灵异，自国初迄今，凡遇水旱疾疫，匪乱虫灾，祈祷无不辄应。雍正十三年暨乾隆五十一年两次大疫，均于城隍前建醮祈禳，民获大安⑩。

① 嘉庆《息县志》卷八《内纪・灾异》。

② 道光《永定县志》卷四《纪事沿革表》，民国《永定县志》卷一《大事志》。

③ 道光《宁都直隶州志》卷二七《祥异志》。

④ 同治《大庾县志》卷二四《杂类志・祥异》，光绪《南安府志补正》卷一〇《祥异》，民国《大庾县志》卷一五《杂类志・祥异》。

⑤ 光绪《衡山县志》卷三七《方技・刘祖武》。

⑥ 嘉庆《临桂县志》卷一《机祥》，光绪《临桂县志》卷一八《前事志》。

⑦ 光绪《上林县志》卷一《天文志・灾异》。

⑧ 光绪《续修嵩明州志》卷二《地理志・灾祥》。

⑨ 光绪《云南通志》卷四《祥异下》，民国《新纂云南通志》卷一六一《荒政考三・灾疫附》。

⑩ “光绪十二年三月二十九日京报全录”，《申报》1886年5月10日，第10版。

山西省

浑源州(今浑源县)　春疫,秋大熟①。

大同县(今大同市)　春大疫,秋大熟②。

福建省

同安县(今厦门市同安区)　岁大疫,米腾贵③。(金门县)疫④。按:民国四年(1915)同安县析置金门县。

晋江县(含今泉州市、晋江市)　是年大疫,死者无数⑤。

南安县　邑大疫⑥。

永定县　饥荒,多疫⑦。

广西壮族自治区

宾　州(今宾阳县)　大疫⑧。

宜山县　瘟疫,贫者死多暴骨⑨。

浔州府(治桂平县,今桂平市)　浔郡大疫,死者甚众⑩。

乾隆五十四年(1789)

甘肃省

镇番县(今民勤县)　夏,瘟疫流行,死亡约千人⑪。按:镇番县于民国十七年(1928)更名为民勤县。

浙江省

桐乡县(今桐乡市)　三月,城中多疫⑫。

---

① 光绪《浑源州续志》卷二《祥异》。

② 道光《大同县志》卷二《星野·祥瑞》。

③ 嘉庆《同安县志》卷一三《灾祥》,民国《同安县志》卷三《大事记·灾祥》。

④ 光绪《金门志》卷一六《旧事志·祥异》,民国《金门县志》卷一二《兵事·祥异》。

⑤ 道光《晋江县志》卷七四《祥异志》。

⑥ 民国《南安县志》卷三四《义行》。

⑦ 《永定县志》,中国科学技术出版社1994年版。

⑧ 道光《宾州志》卷二三《祥异》,民国《宾阳县志》第六编《灾异》。

⑨ 民国《宜山县志》卷三《先进·江仕龙》。

⑩ 道光《浔州府志》卷七五《综记一》,同治《浔州府志》卷二《天文志·禨祥》,民国《桂平县志》卷三三《纪事下编》。

⑪ 《民勤县志》,兰州大学出版社1994年版。

⑫ 光绪《桐乡县志》卷二〇《杂类志·祥异》。

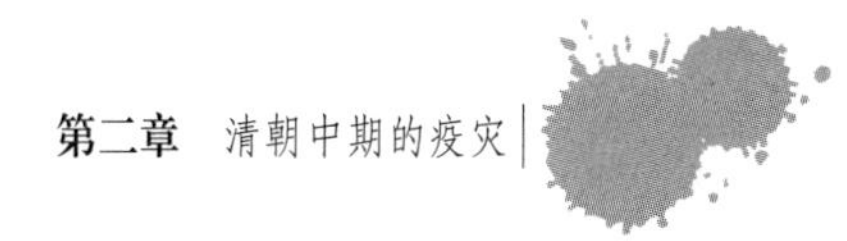

福建省

诏安县　瘟疫大作，人民损失数百人[①]。瘟疫流行全岛，死者数百[②]。按：1916年析诏安、霞浦二县地置东山县。

江西省

永丰县　旱，秋疫[③]。

泰和县　夏大旱，六乡疫[④]。

龙泉县（今遂川县）　大旱，秋大疫[⑤]。

万安县　大旱，秋大疫[⑥]。

湖南省

宜章县　是年大疫[⑦]。

广东省

吴川县（今吴川市）　秋七月十七日飓风，海船溺水甚多，死者无算，早禾歉收，疠疫大行[⑧]。所属梅菉镇疫疠大行[⑨]。

茂名县（今茂名市）　秋七月大风，疫疠大行[⑩]。

高州府（治茂名县，今高州市）　秋七月早禾歉收，疫疠大行[⑪]。

乾隆五十五年（1790）

天津市

天津县（今天津市）　大疫[⑫]。

---

① 乾隆《铜山志》卷一八《灾祥志》。

② 《东山县志》，中华书局1994年版。

③ 光绪《吉安府志》卷五三《杂记・祥异》。

④ 道光《泰和县志》卷二九《祥异》，同治《泰和县志》卷三〇《杂记・祥异》，光绪《泰和县志》卷三〇《杂记・祥异》，光绪《吉安府志》卷五三《杂记・祥异》。

⑤ 道光《龙泉县志》卷一八《祥异》，同治《龙泉县志》卷一八《杂类志・祥异》，光绪《吉安府志》卷五三《杂记・祥异》。

⑥ 同治《万安县志》卷二〇《杂志・祥异》。

⑦ 嘉庆《郴州总志》卷四一《事纪・祥异》，嘉庆《宜章县志》卷二三《事纪》，民国《宜章县志》卷七《事纪》。

⑧ 乾隆《吴川县志》卷九《祥异》，道光《吴川县志》卷九《事迹纪年》，光绪《吴川县志》一〇《记述・事略》。

⑨ 光绪《梅菉志稿》卷三《事纪》。

⑩ 光绪《茂名县志》卷八《纪述志・灾祥》。

⑪ 道光《高州府志》卷四《事纪志・历代》。

⑫ 同治《续天津县志》卷一《星土祥异》。

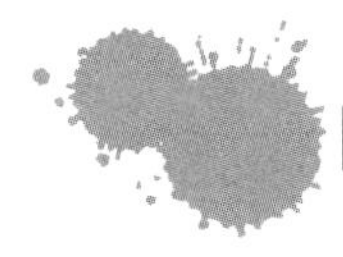

甘肃省

镇番县(今民勤县)　夏大疫[①]。

河南省

卫辉府(治汲县,今卫辉市)　大旱,无麦,人多疫[②]。

湖北省

云梦县　八月大疫[③]。

乾隆五十六年(1791)

天津市

天津县(今天津市)　大疫[④]。

湖北省

云梦县　七月、八月间,疫症大作,有阖门皆毙者。先是,人见三足羊行城中街衢,或屋上田间,所至之处,疫即甚。交冬,疫止[⑤]。

福建省

诏安县　天花流行,死者1180人,病后麻脸的1千余人[⑥]。

云南省

蒙化厅(今巍山县)　大疫[⑦]。

景东厅(今景东县)　大疫[⑧]。

乾隆五十七年(1792)

北京市

京　城(宛平、大兴二县附郭,今北京市)　是岁,都门故多时疫[⑨]。

---

① 《清史稿》卷四〇《灾异志一》。道光《重修镇番县志》卷一〇《杂记·祥异》,光绪《甘肃新通志》卷二《天文志·祥异》。

② 乾隆《卫辉府志》卷四《祥异》。

③ 《清史稿》卷四〇《灾异志一》。

④ 同治《续天津县志》卷一《星土祥异》。

⑤ 道光《云梦县志略》卷末《杂识》,光绪《德安府志》卷二〇《杂志·祥异》。

⑥ 《东山县志》,中华书局1994年版。

⑦ 光绪《云南通志》卷四《祥异下》,民国《蒙化志稿》卷二《祥异志》,民国《新纂云南通志》卷一六一《荒政考三·灾疫附》。

⑧ 光绪《云南通志》卷四《祥异下》,民国《景东县志稿》卷一《灾异》,民国《新纂云南通志》卷一六一《荒政考三·灾疫附》。

⑨ 〔清〕余霖《疫疹一得》卷首《蔡曾源序》。

湖北省

黄梅县　夏大水，疫[①]。

江西省

九江府（治德化县）　大水，民多疫[②]。

德化县（今九江市）　大水，民多疫死[③]。

湖口县　大水，民多疫[④]。乾隆五十七年、五十八年大水，民多疫[⑤]。

四川省

洪雅县　乡中大疫，多死亡[⑥]。

乾隆五十八年（1793）

北京市

京　城（宛平、大兴二县附郭，今北京市）　春夏间，京师大暑，瘟疫大行[⑦]。"乾隆癸丑，春夏间，京中多疫。以张景岳法治之，十死八九；以吴又可法治之，亦不甚验。有桐城一医，以重剂石膏治……应手辄痊，踵其法者，活人无算。"[⑧]《临症医案笔记》称："沿门阖境，传染相似，亲戚不相访问，染者难救。"[⑨]此次疫灾为鼠疫，所谓"桐城一医"即余师愚。《鼠疫约编》云："乾隆癸丑，京师大疫"，时桐城余师愚有医著《疫疹一得》行世，"踵其法者，活人无算"[⑩]。

天津市

天津县（今天津市）　大疫[⑪]。

---

① 《清史稿》卷四〇《灾异志一》。光绪《黄梅县志》卷三七《祥异》，光绪《黄州府志》卷四〇《杂志·祥异》。

② 同治《九江府志》卷五三《杂类志·祥异》。

③ 同治《德化县志》卷五三《杂类志·祥异》。

④ 嘉庆《湖口县志》卷一七《古事记·祥异》，同治《湖口县志》卷一〇《杂汇志·祥异》。

⑤ 《湖口县志》，江西人民出版社 1992 年版。

⑥ 嘉庆《洪雅县志》卷一三《行谊·王如瑮》。

⑦ 《清史稿》卷五〇二《余霖传》。〔清〕余霖《疫疹一得》卷上《论疫疹因乎气运》。〔清〕吴瑭《温病条辨》卷首《自序》。

⑧ 〔清〕纪晓岚《阅微草堂笔记》卷一八《姑妄听之四》。

⑨ 《中国古代重大自然灾害及异常年表总集》。

⑩ 〔清〕吴宣崇原本，郑奋扬、萧崖参订，罗汝兰增辑《鼠疫约编·自序》，光绪壬寅（二十八年）刊本。

⑪ 同治《续天津县志》卷一《星土祥异》。

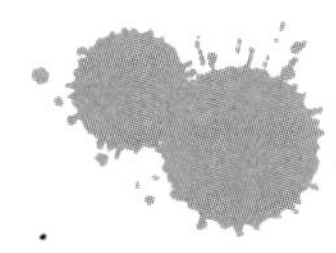

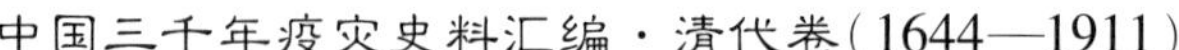

河北省

沙河县(今沙河市)　春疫,夏旱,秋大水[①]。

山西省

稷山县　旱,道殣相望,树皮剥食殆尽,瘟疫流行[②]。稷山饥疫[③]。

江苏省

上元县、江宁县(今南京市)　羊毛瘟流行[④]。

镇洋县(今太仓市)　双凤里秋大水,冬疫[⑤]。

浙江省

嘉善县　正月至四月恒雨,秋冬大疫[⑥]。

平湖县　夏秋疫[⑦]。

萧山县(今杭州市萧山区)　瘟疫大作[⑧]。

海宁县(今海宁市)　夏淫雨,秋大疫,六月以后,死者相踵,至十二月始渐平[⑨]。

江西省

湖口县　大水,民多疫[⑩]。

莲花厅(今莲花县)　春,发生瘟疫;秋,疟疾流行[⑪]。按:乾隆八年(1743)析永新、安福两县地置莲花厅,民国元年(1912)改县。

湖北省

郧　县(今十堰市)　秋,郡有瘈狼入城,噬十余人,伤者多发狂死[⑫]

海南省

万　州(今万宁市)　民人出痘极凶,牛猪瘟疫大伤,次年亦然[⑬]。

---

① 道光《续增沙河县志》卷上《舆地·祥异》,民国《沙河县志》卷一一《志余上·祥异》。

② 嘉庆《稷山县志》卷七《祥异》,民国《稷山县志》卷七《祥异志》。

③ 《运城市卫生志》,2008年。

④ 同治《上江两县志》卷二五《方伎》,台北成文出版有限公司1970年版。

⑤ 道光《双凤里志》卷六《祥异》。

⑥ 《清史稿》卷四〇《灾异志一》。光绪《重修嘉善县志》卷三四《杂志·祥眚》。

⑦ 嘉庆《平湖县续志》卷三《祥异》,光绪《平湖县志》卷二五《外志·祥异》。

⑧ 〔清〕朱枟《藤花楼偶记》卷八。

⑨ 〔清〕管庭芬《海昌丛载》卷四《祥异》。

⑩ 嘉庆《湖口县志》卷一七《古事记·祥异》,同治《湖口县志》卷一〇《杂汇志·祥异》。

⑪ 《莲花县志》,江西人民出版社1989年版。

⑫ 同治《郧阳志》卷一《祥异》。

⑬ 道光《万州志》卷七《前事略》。

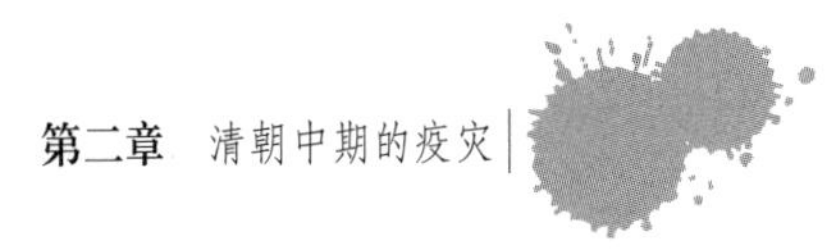

云南省

安宁州（今安宁市）　官厢街、卖米街、小桥街，大、小菜园鼠疫，死人甚多[①]。

乾隆五十九年（1794）

江苏省

吴　县（今苏州市）　富安乡大疫流行[②]。

元和县（今苏州市）　四月、五月间，贞丰里镇疫气流行，患病者五六日即死[③]。

上海市

嘉定县（今嘉定区）　禾棉俱歉，岁大疫[④]。

浙江省

慈溪县（今慈溪市）　痘疫[⑤]。

象山县　大疫[⑥]。

海南省

万　州（今万宁市）　民人出痘极凶，牛猪瘟疫大伤[⑦]。

乾隆六十年（1795）

新疆维吾尔自治区

叶尔羌（今莎车县）　所属十二军台之回民，迁避瘟疫，以致河渠淤塞[⑧]。

山西省

孝义县（今孝义市）　大疫，民户逃亡过半[⑨]。

---

① 《连然镇志》，云南人民出版社1994年版。

② 民国《富安乡志》卷一一《行义》。

③ 嘉庆《贞丰拟乘》卷下《杂录》。

④ 嘉庆《石冈广福合志》卷四《详异》。

⑤ 光绪《慈溪县志》卷五五《祥异》。

⑥ 道光《象山县志》卷一九《机祥》，同治《象山县志稿》卷二二《机祥》，民国《象山县志》卷三〇《志异》。

⑦ 道光《万州志》卷七《前事略》。

⑧ 《清高宗实录》卷一四九六。

⑨ 《孝义县志》，海潮出版社1992年版。

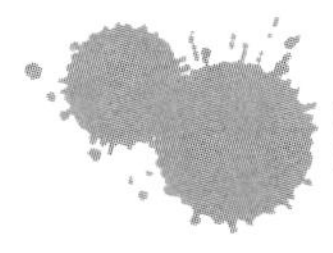

浙江省

瑞安县(今瑞安市)　十二月大疫①。瑞安大疫②。海溢,大疫③。

江苏省

吴　县、长洲县、元和县(今苏州市)　大旱之后大涝,蒸为疾疹,大疫④。

武进县、阳湖县(今常州市)　大饥,病者相枕于道⑤。

上海市

嘉定县(今嘉定区)　春大饥,大疫⑥。

广东省

潮阳县(今汕头市潮阳区)　三月、四月大饥,六月、七月大疫,人死极多⑦。

惠来县　三月、四月大饥,六月、七月大疫,人死极多⑧。

第三节　嘉庆朝的疫灾

嘉庆元年(1796)

山东省

临朐县　夏大水坏民居,秋大疫⑨。

费　县　大疫⑩。

江苏省

上元县、江宁县(今南京市)　温症大行⑪。

上海市

崇明县(今崇明区)　秋大疫⑫。

---

① 《清史稿》卷四○《灾异志一》。嘉庆《瑞安县志》卷一○《祥异》。

② 《温州市卫生志》,华东师范大学出版社 1998 年版。

③ 《瑞安市卫生志》,华东师范大学出版社 1999 年版。

④ 《苏州市志》第四编《卫生分志》,1988 年。

⑤ 光绪《武进阳湖县志》卷二六《艺术》。

⑥ 光绪《嘉定县志》卷五《赋役志下·机祥》。

⑦ 嘉庆《潮阳县志》卷一二《灾祥》,光绪《潮阳县志》卷一三《纪事·灾祥》。

⑧ 《惠来大事记》,1990 年。

⑨ 光绪《临朐县志》卷一○《大事表》。

⑩ 光绪《费县志》卷一六《祥异》。

⑪ 〔清〕周杓元《温证指归》,见《中国医学大成》第 4 册,第 273 页。

⑫ 民国《崇明县志》卷一七《灾异》。

湖北省

保康县 五月疫[①]。

湖南省

乾州厅(今吉首市) 五月,山深箐密,晴雨寒燠不时,清军染受瘴疠,将弁兵丁染患疠疫者甚多,因病身故者颇多[②]。

嘉庆二年(1797)

新疆维吾尔自治区

罗布镇(今若羌县) 春,罗布泊地区突发瘟疫,大批罗布人感染死亡,幸存者流落今洛浦、尉犁等地,部分迁徙阿不旦定居[③]。按:罗布镇即古鄯善城,光绪二十五年(1899)于此设卡克里克县丞,二十九年(1903)改升婼羌县,1959年更名若羌县。

天津市

天津县(今天津市) 夏无麦,冬大温,冰合复开,大疫[④]。

宁河县 冬大温,冰河复开。大疫[⑤]。

河北省

滦 州(今滦县) 大疫,小儿染瘟疹痢症,十死八九[⑥]。

交河县(今泊头市) 大疫[⑦]。

沧 州(今沧州市) 大疫[⑧]。

东光县 大疫[⑨]。

山东省

宁津县 瘟疫[⑩]。

江苏省

沭阳县 黄河自西入沭,冬季时疫流行,溺死、病死者多[⑪]。

---

① 同治《郧阳志》卷一《祥异》。

② 《清仁宗实录》卷九,“嘉庆元年丙辰九月”;《清仁宗实录》卷五,“嘉庆元年丙辰五月”。

③ 《若羌县志》,新疆大学出版社1992年版。

④ 同治《续天津县志》卷一《星土祥异》。

⑤ 《宁河县志》,天津社会科学院出版社1991年版。

⑥ 〔清〕王清任《医林改错》卷上《脏腑记叙》。

⑦ 民国《交河县志》卷一〇《杂稽志·祥异》。

⑧ 民国《沧县志》卷二一《大事年表》。《沧县志》,中国和平出版社1995年版。

⑨ 光绪《东光县志》卷一一《祥异》。

⑩ 光绪《宁津县志》卷一一《杂稽志·祥异》。

⑪ 《沭阳县卫生志》,中国矿业大学出版社1996年版。

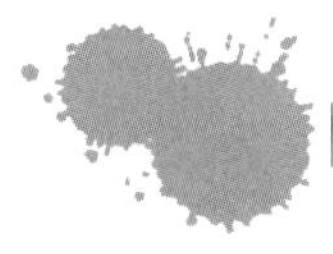

浙江省

永嘉县(今温州市)　春夏大疫[①]。

鄞　县(今宁波市鄞州区)　六月大疫[②]。

重庆市

万　县(今万州区)　白莲教首领徐天德、冷天禄、龚文玉等先后率义军进入县境与清军游战。县人多蔽深山野处,以洞穴为居,引发瘟疫流行[③]。

嘉庆三年(1798)

天津市

天津县(今天津市)　春寒,大疫,夏有麦,冬复温,大疫[④]。

山东省

临邑县　五月大疫[⑤]。五月,临邑大疫[⑥]。

单　县　大疫[⑦]。

江苏省

江宁县(今南京市)　江宁自春至夏疫病大作,死者相枕于道[⑧]。

吴　县(今苏州市)　时疫盛行[⑨]。

浙江省

杭州城(钱塘、仁和二县附郭,今杭州市)　杭郡四五月间流行喉痧之疾[⑩]。

德清县　新市镇四五月间流行喉痧之疾,比户传染,死者十三,竟有灭门者[⑪]。

永嘉县(今温州市)　春夏大疫[⑫]。

---

① 道光《瓯乘补》卷九《灾祥》,光绪《永嘉县志》卷三六《杂志·祥异》。

② 《清史稿》卷四〇《灾异志一》。

③ 《万县志》,四川辞书出版社1995年版。

④ 同治《续天津县志》卷一《星土祥异》。

⑤ 《清史稿》卷四〇《灾异志一》。道光《临邑县志》卷一六《杂事志》,同治《临邑县志》卷一六《杂事志·纪异》。《山东省卫生志》,山东人民出版社1992年版。

⑥ 《河北省志》卷一〇《自然灾害志》,方志出版社2009年版。

⑦ 民国《单县志》卷一四《灾祥志》。

⑧ 《南京卫生志》,方志出版社1996年版。

⑨ 〔清〕周扬俊《温热暑疫全书》卷首《自序》。

⑩ 嘉庆《新市镇续志》卷四《杂记》。

⑪ 嘉庆《新市镇续志》卷四《杂记》。

⑫ 光绪《永嘉县志》卷三六《杂志·祥异》。《温州市卫生志》,华东师范大学出版社1998年版。《永嘉县卫生志》,1998年。

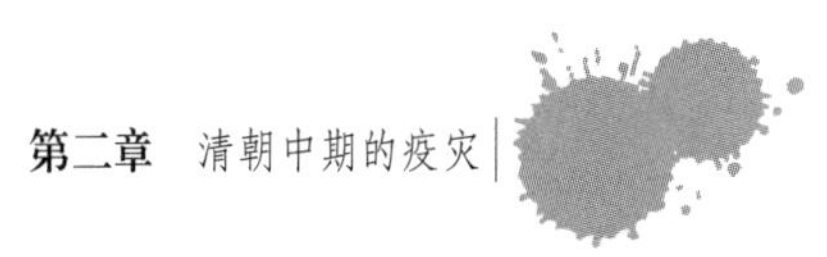

四川省

广安州(今广安市)　大疫,小儿黑痘死者千数[①]。

广西壮族自治区

上林县　秋疫[②]。

云南省

邓川州(今洱源县)　大疫[③]。

嘉庆四年(1799)

山东省

诸城县(今诸城市)　二月大疫[④]。

湖南省

保靖县　大疫[⑤]。患病者以黄泥滚身,上下折视,辄有羊毛,俗呼为羊毛瘟[⑥]。

云南省

蒙化厅(今巍山县)　秋大疫[⑦]。

嘉庆五年(1800)

天津市

天津县(今天津市)　夏无麦,大疫自春至冬[⑧]。

浙江省

宣平县(今并入武义县)　四月五月,疫痢死者甚众[⑨]。按:今《河北通志》将宣平误为直隶属县,曰:"五月,宣平大疫。"[⑩]误!

---

① 光绪《广安县志》卷三五《祥异志》。

② 光绪《上林县志》卷一《天文志·灾异》,民国《上林县志》卷一六《杂志部·灾祥》。

③ 咸丰《邓川州志》卷五《灾祥志》。

④ 道光《诸城县续志》卷一《总纪》。

⑤ 光绪《湖南通志》卷二四四《祥异志二》。

⑥ 同治《保靖县志》卷一一《祥异志·灾祥》。

⑦ 光绪《云南通志》卷一《天文志·祥异》,民国《蒙化志稿》卷二《祥异志》,民国《新纂云南通志》卷一六一《荒政考三·灾疫附》。

⑧ 同治《续天津县志》卷一《星土祥异》。

⑨ 《清史稿》卷四〇《灾异志一》。道光《宣平县志》卷一二《纪异》,光绪《宣平县志》卷一九《灾祥》,光绪《处州府志》卷二五《祥异志》,民国《宣平县志》卷一四《杂志·祥异》。

⑩ 《河北省志》卷一〇《自然灾害志》,方志出版社2009年版。

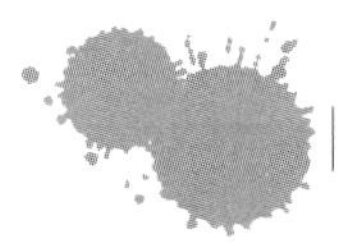

江西省

泰和县　夏四月,麦有秋,七月大稔,九月六乡疫①。

四川省

中江县　四月,教匪头目张子聪入县境,多所杀戮,先数日牛马鸡犬皆鸣号,时小儿患天行黑痘,殇者甚众②。

平武县　县内山洪暴发,洪灾过后,瘟疫流行,死者甚众③。

云南省

邓川州(今洱源县)　正月地震,秋,中所大疫④。

嘉庆六年(1801)

河北省

安　州(今安新县)　七月,大水,凶荒,又加大疫,死者枕藉,贫不能葬⑤。

江苏省

苏　州(长洲县、元和县、吴县三县附郭,今苏州市)　烂喉痧流行⑥。

江西省

万载县　夏四月大饥,秋八月疫⑦。四月大饥,龙田、黄茅、四都等处饥民用观音土充饥。八月疫病流行⑧。

四川省

富顺县　大疫,死者甚众⑨。

云南省

盐丰县(今并入大姚县)　大疫,死者千余人⑩。

---

① 同治《泰和县志》卷三〇《杂记·祥异》。
② 道光《中江县新志》卷七《祥异》。
③ 《平武县志》,四川科学技术出版社1997年版。
④ 咸丰《邓川州志》卷五《灾祥志》。
⑤ 道光《安州志》卷一五《古迹》。
⑥ 《吴中医集·温病类》。
⑦ 同治《万载县志》卷二五《祥异》,民国《万载县志》卷一《方舆·祥异》。
⑧ 《万载县志》,江西人民出版社1988年版。
⑨ 民国《富顺县志》卷一六《祥异》。
⑩ 光绪《续修白盐井志》卷一一《祥异》,民国《盐丰县志》卷一二《杂类志·祥异》。

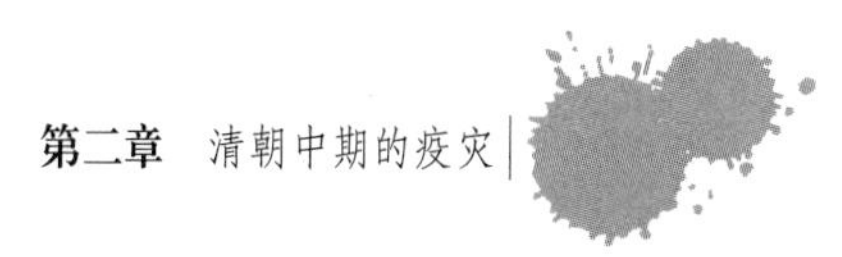

嘉庆七年(1802)

北京市

延庆州(今延庆区)　大疫[①]。

天津市

天津县(今天津市)　春大疫[②]。

河北省

安　州(今安新县)　民大饥,民舍折卖殆尽,安州卖妇女千余名。瘟疫流行,民死亡相继,贫不能葬,委之于壑[③]。

江苏省

靖江县(今靖江市)　大疫,症曰出麻。幼儿病十之七,尼庵内塑醮于邑庙,数日以麻神送之江中,疫遂止[④]。麻疹流行,儿童患者十之有七[⑤]。

浙江省

浦江县　大疫[⑥]。

广东省

吴川县(今吴川市)　竹子开花结实,是年小饥小疫[⑦]。

广西壮族自治区

全　州(今全州、资源二县)　七月至十月不雨,是岁大疫[⑧]。

重庆市

璧山县　春秋两季发大疫,夏秋大旱[⑨]。

云南省

蒙化厅(今巍山县)　大疫[⑩]。

---

① 光绪《延庆州志》卷一二《杂稽志·祥异》。

② 同治《续天津县志》卷一《星土祥异》。

③ 《安新县志》,新华出版社2000年版。

④ 咸丰《靖江县志稿》卷二《大事纪·祲祥》,光绪《靖江县志》卷八《祲祥志》。

⑤ 《靖江县志》,江苏人民出版社1992年版。《扬州卫生志》,中国工商出版社2006年版。《靖江卫生志》,江苏人民出版社1995年版。

⑥ 光绪《浦江县志》卷一五《杂志·祥异》。

⑦ 道光《吴川县志》卷九《事迹纪年》,光绪《吴川县志》卷一〇《记述·事略》,光绪《高州府志》卷四九《记述·事纪》。

⑧ 民国《全县志》卷九《前事志·灾异》。

⑨ 《璧山县志》,四川人民出版社1996年版。

⑩ 光绪《云南通志》卷四《祥异下》,民国《蒙化志稿》卷二《祥异志》,民国《新纂云南通志》卷一六一《荒政考三·灾疫附》。

嘉庆八年(1803)

浙江省

平湖县(今平湖市)　夏秋疫,民间粘符于门以禳疫[1]。

嘉善县　夏秋疫[2]。

浦江县　嘉庆七年至八年,大旱,继之,又水灾,大疫,灾情奇重,饥民颠沛流离,哀鸿遍野[3]。

重庆市

璧山县　春,大饥大疫,殍者甚众[4]。

云南省

楚雄县(今楚雄市)　夏,鼠死,大疫[5]。

剑川州(今剑川县)　冬疫[6]。

昆明县(今昆明市)　疫[7]。

宜良县　疫[8]。

嘉庆九年(1804)

云南省

蒙化厅(今巍山县)　疫[9]。

新兴州(今玉溪市)　瘟疫盛行[10]。

永昌府(治保山县,今保山市)　夏大震,八乡尤甚,秋大疫[11]。

---

① 光绪《平湖县志》卷二五《外志·祥异》。

② 光绪《重修嘉善县志》卷三四《杂志·祥眚》。

③ 《浦江县志》,浙江人民出版社1990年版。

④ 《璧山县志》,四川人民出版社1996年版。

⑤ 宣统《楚雄县志》卷一《祥异》。

⑥ 光绪《云南通志》卷四《祥异下》,民国《新纂云南通志》卷一六一《荒政考三·灾疫附》。

⑦ 光绪《云南通志》卷四《祥异下》,光绪《昆明县志》卷八《祥异志》,民国《新纂云南通志》卷一六一《荒政考三·灾疫附》。

⑧ 民国《宜良县志》卷一《天文志·祥异》。

⑨ 光绪《云南通志》卷四《祥异下》,民国《蒙化志稿》卷二《祥异志》,民国《新纂云南通志》卷一六一《荒政考三·灾疫附》。

⑩ 光绪《云南通志》卷四《祥异下》,民国《新纂云南通志》卷一六一《荒政考三·灾疫附》。

⑪ 光绪《永昌府志》卷三《天文志·祥异》。

邓川州（今洱源县）　正月地连日大震，秋，中所大疫[①]。

嘉庆十年（1805）

天津市

天津县（今天津市）　大疫[②]。天津一带瘟疫流行，传染数百里，猝不及防。（河东区）境内百姓人心惶恐[③]。

河北省

东光县　二月，县境大疫[④]。

陕西省

米脂县　姬家石畔（今属子洲县）立瘟神庙碑记，记述米脂西南地区发生过的一次大疫[⑤]。

浙江省

永嘉县（今温州市）　痘疫[⑥]。春，永嘉痘疫，童殇无算[⑦]。

江苏省

通　州（今南通市）　五月、九月民病疫[⑧]。

如皋县（今如皋市）　六月海溢为灾，（白蒲）镇中到处流民栖止。闰六月酷热，疫病大行，死者甚众[⑨]。

四川省

成都府（成都、华阳二县附郭，今成都市）　立夏后，城中大疫，四月、五月间，疫灾最烈，城内各门每日计出棺木八百四五十具，亦有千余具者[⑩]。

乐山县（今乐山市）　三月初五，嘉定城市哄传路间弹有墨线，同日成都、龙安、中坝俱有此异，立夏后疫病大作。人民大张灯火，如是半月，疫乃少[⑪]。

---

① 咸丰《邓川州志》卷五《灾祥志》。
② 同治《续天津县志》卷一《星土祥异》。
③ 《河东区志》，天津社会科学院出版社 2001 年版。
④ 《清史稿》卷四〇《灾异志一》。光绪《东光县志》卷一一《祥异》。
⑤ 《米脂县志》，陕西人民出版社 1993 年版。
⑥ 光绪《永嘉县志》卷三六《杂志・祥异》。
⑦ 《温州市卫生志》，华东师范大学出版社 1998 年版。《永嘉县卫生志》，1998 年。
⑧ 同治《两淮通州金沙场志・灾祲》。
⑨ 道光《白蒲镇志》卷一〇《杂录》。
⑩ 〔清〕钱泳《履园丛话》卷一四。
⑪ 民国《乐山县志》卷一二《物异》。

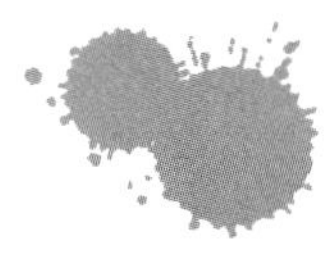

洪雅县　夏季大疫,天花、疟疾、痢疾流行,死者颇多①。

云南省

安宁州(今安宁市)　疫②。

南宁县(今曲靖市)　疫③。

嘉庆十一年(1806)

山东省

寿张县(今并入阳谷县)　春,人多瘟疫④。

阳谷县　春,瘟疫流行,死者甚众⑤。

上海市

嘉定县(今嘉定区)　春疫⑥。

江苏省

泰　州(今泰州市)　春民饥,夏旱疫⑦。

东台县(今涟水县)　夏旱,无麦,大疫⑧。

浙江省

象山县　五月痘疫⑨。

福建省

顺昌县　疫⑩。

永定县　秋大疫,溪南尤甚⑪。

广东省

龙川县　夏,疠疫,时气多传染,邑人傩以逐之⑫。

---

① 《洪雅县志》,电子科技大学出版社 1997 年版。

② 光绪《云南通志》卷四《祥异下》,民国《新纂云南通志》卷一六一《荒政考三·灾疫附》。

③ 光绪《云南通志》卷四《祥异下》,民国《新纂云南通志》卷一六一《荒政考三·灾疫附》。

④ 光绪《寿张县志》卷一〇《杂事志·灾变》。

⑤ 《阳谷县志》,中华书局 1991 年版。

⑥ 光绪《嘉定县志》卷五《赋役志下·机祥》。

⑦ 道光《泰州志》卷一《祥异》。

⑧ 道光《东台县志》卷七《星野·灾祥》。

⑨ 民国《象山县志》卷三〇《志异》。

⑩ 嘉庆《顺昌县志》卷九《拾遗志·祥异》,民国《顺昌县志》卷一四《兵事志·祥异》。

⑪ 道光《永定县志》卷四《纪事沿革表》,民国《永定县志》卷一《大事志》。《永定县志》,中国科学技术出版社 1994 年版。

⑫ 嘉庆《龙川县志》卷五《祥异》,光绪《惠州府志》卷一八《郡事下》。

江西省

万载县　夏五月痘疫，多夭死①。

庐陵县（今吉安市）　疫②。

泰和县　秋九月，六乡疫③。

龙泉县（今遂川县）　疫④。

永宁县（今并入井冈山市）　疫⑤。

四川省

富顺县　五月，瘟疫大作⑥。

资阳县（今资阳市）　夏大疫，死者相继⑦。

蓬溪县　疫⑧。

内江县（今内江市）　瘟疫大作，染者辄亡，甚多举家相继毙者⑨。

云南省

元江州（今元江县）　大疫⑩。

南宁县（今曲靖市）　大疫⑪。

河阳县（今澄江县）　大疫⑫。

江川县　大疫，有痒子、红痰、痒毛疔等症，染者十殆八九，无药可治⑬。

嘉庆十二年（1807）

江西省

南康府（治星子县，今庐山市）　四月、五月间，郡城大疫，上乡多痢⑭。痢疾始见

① 同治《万载县志》卷二五《祥异》，民国《万载县志》卷一《方舆·祥异》。

② 光绪《吉安府志》卷五三《杂记·祥异》。

③ 光绪《泰和县志》卷三〇《杂记·祥异》，光绪《吉安府志》卷五三《杂记·祥异》。

④ 光绪《吉安府志》卷五三《杂记·祥异》。

⑤ 同治《永宁县志》卷一〇《杂类志·祥异》。

⑥ 同治《富顺县志》卷三七《灾祥》，光绪《叙州府志》卷二三《祥异》，民国《富顺县志》卷一六《祥异》。

⑦ 咸丰《资阳县志》卷一四《祥异考》，光绪《资州直隶州志》卷三〇《祥异》。

⑧ 道光《蓬溪县志》卷一六《祥异》。

⑨ 嘉庆《内江县志》卷五二《祥异》。

⑩ 光绪《云南通志》卷四《祥异下》，民国《元江志稿》卷末《历年传》。

⑪ 光绪《云南通志》卷四《祥异下》，民国《新纂云南通志》卷一六一《荒政考三·灾疫附》。

⑫ 光绪《云南通志》卷四《祥异下》，民国《新纂云南通志》卷一六一《荒政考三·灾疫附》。

⑬ 《安化彝族乡志》第2章《卫生·防疫保健》。

⑭ 同治《南康府志》卷二三《杂类志·祥异》。

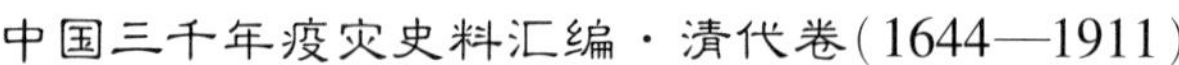

于城中,病者谵语①。

万载县　秋,痢疫流行,上乡死者尤众②。

湖南省

澧　州(今临澧县)　大旱,4～7月不雨。大疫③。

四川省

汉　州(今广汉市)　四月,瘟疫大行④。

云南省

沾益州(今曲靖市沾益区)　四月初一日天雨雪,豆麦俱伤,人民逃散,秋大疫⑤。

嘉庆十三年(1808)

山东省

日照县(今日照市)　春大饥,民流亡,夏大疫⑥。

湖北省

英山县　夏秋大疫⑦。

上海市

上海县(今闵行区等)　八月痢疾流行,多不治⑧。

四川省

富顺县　大饥疫,病者殍者,枕藉道涂⑨。

贵州省

兴义县(今兴义市)　秋,兴义县疠⑩。

---

① 同治《星子县志》卷一四《杂志·祥异》。

② 同治《万载县志》卷二五《祥异》,民国《万载县志》卷一《方舆·祥异》。

③ 《临澧县志》,中国社会出版社1992年版。

④ 嘉庆《汉州志》卷三九《祥异》。

⑤ 光绪《沾益州志》卷四《祥异》,光绪《云南通志》卷四《祥异下》,民国《新纂云南通志》卷一六一《荒政考三·灾疫附》。

⑥ 光绪《日照县志》卷七《考鉴志·祥异》。

⑦ 民国《英山县志》卷一四《杂类志·祥异》。

⑧ 同治《上海县志》卷三〇《杂记·祥异》。

⑨ 民国《富顺县志》卷一六《祥异》。

⑩ 咸丰《兴义府志》卷四四《纪年》。

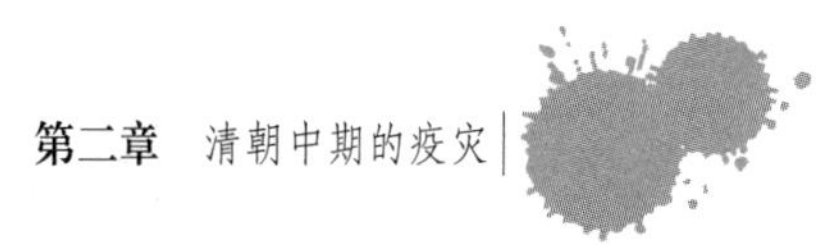

嘉庆十四年(1809)

云南省

昆明县(今昆明市) 时疫大作①。

宜良县 时疫大作②。

陕西省

同官县(今铜川市) 疫,民废耕③。同官瘟疫流行,群众废耕④。

嘉庆十五年(1810)

河南省

长垣县 夏四月,疫⑤。

江苏省

高邮州(今高邮市) 秋,境内水灾,大疫⑥。

浙江省

鄞 县(今宁波市鄞州区) 五月,疸疫⑦。

平阳县 春夏瘟疫⑧。

广西壮族自治区

合浦县、钦 州(今钦州市) 春二月,海贼乌石二寇钦州,其后合浦、钦州大疫⑨。

上林县 旱,冬疫⑩。

宾 州(今宾阳县) 冬疫⑪。

---

① 光绪《昆明县志》卷八《祥异志》,光绪《云南通志》卷四《祥异下》,民国《新纂云南通志》卷一六一《荒政考三 · 灾疫附》。

② 光绪《云南通志》卷四《祥异下》,民国《宜良县志》卷一《天文志 · 祥异》,民国《新纂云南通志》卷一六一《荒政考三 · 灾疫附》。

③ 民国《同官县志》卷一四《合作救济志》。

④ 《铜川市志》,陕西师范大学出版社 1997 年版。

⑤ 道光《续修长垣县志》卷下《事物志》。

⑥ 《高邮市卫生志》,中国工商出版社 2006 年版。

⑦ 同治《鄞县志》卷六九《祥异》。

⑧ 民国《金乡镇志 · 祥异》。

⑨ 道光《廉州府志》卷二一《事纪》,民国《合浦县志》卷五《事纪》。

⑩ 光绪《上林县志》卷一《天文志 · 灾异》,民国《上林县志》卷一六《杂志部 · 灾祥》。

⑪ 光绪《宾州志》卷二三《祥异》,民国《宾阳县志》第六编《灾异》。

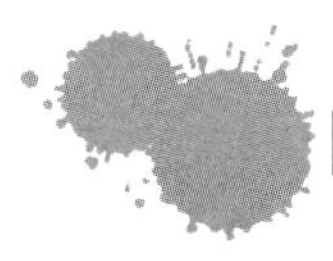

嘉庆十六年(1811)

甘肃省

靖远县、永昌县　秋七月,靖远县及挞喇赤堡、永昌等处大疫,死亡相半①。

永昌县　饥,七月大疫,至冬始已②。大饥,秋七月大疫至冬③。

靖远县　大疫,死亡过半,贫民卖子鬻妻相继不绝。先年大旱大饥④。大旱大疫,斗米值银二两四钱,人民死亡几半⑤。

河南省

郾城县　春夏旱,六月始雨,饥疫⑥。

浙江省

嘉善县　大疫⑦。

平阳县　大饥,自正月至五月,全赖闽商运台米救饥,饥而死者亦多,又大疫⑧。

江西省

万载县　夏,瘟疫,死者相望,次年春月方息⑨。

四川省

洪雅县　大疫⑩。嘉庆十六至十八年,连续三年霪雨。百年仅见,农作物无收,秋季大饥,相继大疫。疟疾、霍乱、疥疮等流行,男女老少死亡众多⑪。

云南省

石屏州(今石屏县)　疫⑫。此年至道光五年,年年疫⑬。

他朗厅(今墨江县)　八月,他朗瘟疫盛,次年二月方止⑭。

---

① 光绪《甘肃新通志》卷二《天文志·祥异》。

② 《清史稿》卷四〇《灾异志一》。道光《永昌县志》卷一《地理志·祥异》。

③ 《永昌县志》,甘肃人民出版社1993年版。

④ 道光《靖远县志》卷一《国朝辑略》。

⑤ 《靖远县志》,甘肃文化出版社1995年版。

⑥ 《郾城县卫生志》,1986年。

⑦ 光绪《重修嘉善县志》卷三四《杂志·祥眚》。

⑧ 民国《金乡镇志·祥异》。

⑨ 同治《万载县志》卷二五《祥异》,民国《万载县志》卷一《方舆·祥异》。

⑩ 嘉庆《洪雅县志》卷一六《祥异志》。

⑪ 《洪雅县志》,电子科技大学出版社1997年版。

⑫ 光绪《云南通志》卷四《祥异下》。

⑬ 民国《新纂云南通志》卷一六一《荒政考三·灾疫附》。

⑭ 咸丰元年《普洱府志》卷二《祥异》。

广西壮族自治区

合浦县　厉疫①。

钦　州(今钦州市)　厉疫②。

宜山县　大疫,三四日内,遍体如黄金,死者不计其数,亦有饮粪窖水获愈者③。

广东省

信宜县　夏五月大水,大饥,继大疫④。

嘉庆十七年(1812)

新疆维吾尔自治区

伊　犁(今伊犁市)　屯田回民疫灾⑤。

天津市

天津县(今天津市)　自正月至于夏六月多风冷,伏日如深秋,大疫,人死者十之三四⑥。天津大疫流行,百姓死者十有三四⑦。自正月至六月,多冷风,伏日如深秋。大疫,人死者十分之三四⑧。

山东省

即墨县(今即墨市)　春大疫⑨。

潍　县(今潍坊市)　春大饥,疫,道殣相望⑩。春,境内饥荒严重,瘟疫流行,病饿而死者遍地皆是⑪。

胶　州(今胶州市)　春大疫⑫。

掖　县(今莱州市)　春夏大疫⑬。

---

① 道光《廉州府志》卷二一《事纪》,民国《合浦县志》卷五《事纪》。

② 道光《廉州府志》卷二一《事纪》。

③ 道光《庆远府志》卷二〇《时事志・祲祥》。

④ 道光《高州府志》卷四《事纪志・历代》,光绪《高州府志》卷四九《记述・事纪》,光绪《信宜县志》卷八《纪述志・灾祥》。

⑤ 《清仁宗实录》卷二五五,"嘉庆十七年壬申三月"。

⑥ 同治《续天津县志》卷一《星土祥异》。

⑦ 《红桥区志》,天津古籍出版社2001年版。

⑧ 《西青区志》,天津社会科学院出版社2003年版。

⑨ 同治《即墨县志》卷一一《大事志・灾祥》。

⑩ 民国《潍县志稿》卷三《通纪二》。

⑪ 《潍坊市志》,中央文献出版社1995年版。

⑫ 道光《重修胶州志》卷三五《祥异纪》,民国《增修胶志》卷五三《祥异》。

⑬ 道光《再续掖县志》卷下《祥异》。

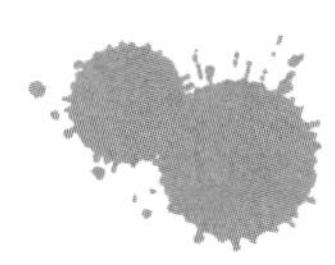

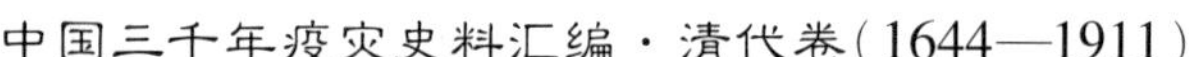

昌邑县(今昌邑市)　春大饥,大疫,道殣相望[1]。大饥大疫[2]。

登州府(治蓬莱县,今蓬莱市)　各属大疫[3]。

蓬莱县(今蓬莱市)　大瘟疫[4]。

黄　县(今龙口市)　春大饥,其年大疫[5]。

栖霞县(今栖霞市)　春大饥,人相食,瘟疫流行,里巷萧然[6]。

福山县(今烟台市福山区)　春大旱,荐饥,瘟疫盛行,死者无算,民多藁葬[7]。

文登县(今文登市)　春大饥,人食榆皮柳叶,疫死者无算[8]。

宁海州(今烟台市牟平区)　春大饥,大疫[9]。春,大饥,大疫,缓征[10]。

河南省

泌阳县　夏疫[11]。

淮宁县(今淮阳县)　大水,民饥,疫死甚众[12]。

云南省

建水县　冬,疫疠,至道光六年疫灾未已,死者无算[13]。冬大疫。此疫即同治年之痒子症,两次俱历二十余年始平息,民多绝户,病能传染[14]。

蒙自厅(今蒙自市)　冬大疫[15]。

他朗厅(今墨江县)　瘟疫自上年八月流行,至是年二月方止[16]。

按:这是腺鼠疫流行。《东三省疫事报告书》称:西人言百斯脱之发源地在中国者为西藏、云南、蒙古三处。元至正十八年十二月蒙古疫死者二十余万人,应该就是百斯脱流行;至于明季,蒙古部落蹂躏三边,山西等省几无完土,崇祯十七年潞安之大

---

① 光绪《昌邑县续志》卷七《祥异》。
② 《昌邑县卫生志》,1986年。
③ 光绪《增修登州府志》卷二三《祥孽》。
④ 道光《重修蓬莱县志》卷一《天文志·灾祥》。
⑤ 同治《黄县志》卷五《祥异志》。
⑥ 光绪《栖霞县志》卷八《祥异志》。
⑦ 民国《福山县志稿》卷八《灾祥》。
⑧ 光绪《文登县志》卷一四《灾异》。
⑨ 同治《宁海州志》卷一《天文志·祥异》,民国《牟平县志》卷一〇《文献志四·通纪》。
⑩ 《牟平县志》,科学普及出版社1991年版。
⑪ 道光《泌阳县志》卷三《灾祥志》。
⑫ 民国《淮阳县志》卷二〇《杂志上·灾异》。
⑬ 光绪《云南通志》卷四《祥异下》,民国《新纂云南通志》卷一六一《荒政考三·灾疫附》。
⑭ 民国《续修建水县志稿》卷一〇《祥异》。
⑮ 宣统《续蒙自县志》卷一二《祥异》。
⑯ 咸丰元年《普洱府志》卷二《祥异》。

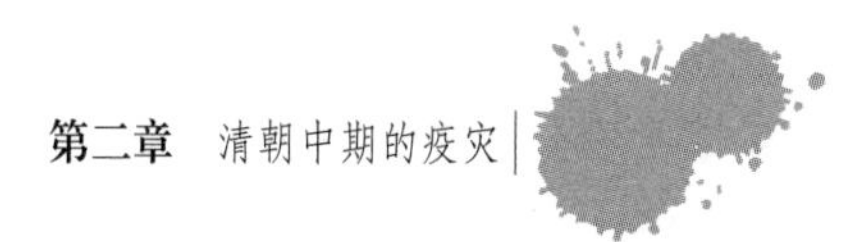

疫，乃腺百斯脱之确证；嘉庆十七年，正是印度百斯脱流行之年，滇、粤两省均有发见百斯脱之事实[①]。以上云云，或即指此。

嘉庆十八年(1813)

河北省

曲周县　瘟疫流行，民多死亡，有的全家死亡，村民所剩无几[②]。

山东省

巨野县　夏旱，瘟疫伤人十之三四[③]。

河南省

南阳县(今南阳市)　春夏亢旱，大饥，六月始雨，多种荞麦，八月陨霜杀荞，民间取荞花食之，又多染疫[④]。

镇平县　春夏亢旱，大饥，六月始雨，多种荞麦，八月陨霜杀荞，民间取荞花食之，又多染疫[⑤]。

郾城县　春夏旱，六月始雨，饥疫。民种荞麦，九月霜，取荞麦花为食，又多染疫，时连岁歉收，至是弥甚[⑥]。

项城县(今项城市)　春夏旱，六月始雨，饥疫。民种荞麦，九月霜，取荞麦花为食，又多染疫[⑦]。

仪封厅(今兰考县)　春，仪封大饥，斗粟三百文。夏又大疫，死伤无数，街巷相瞩[⑧]。

江苏省

淮安府(治山阳县，今淮安市)　淮、泗间疫疠流行[⑨]。淮安府时辖山阳、清河、桃源、安东、阜宁、盐城诸县。

---

① 《东三省疫事报告书》，见李文海等主编《中国荒政书集成》第十二册，天津古籍出版社2010年版，第8203页。

② 《曲周县志》，新华出版社1997年版。

③ 道光《巨野县志》卷二《编年志・灾祥附》。

④ 光绪《南阳县志》卷一二《杂记・祥异》。

⑤ 光绪《镇平县志》卷一《祥异》。

⑥ 民国《郾城县记》卷五《大事篇》。

⑦ 民国《项城县志》卷三一《杂事志・祥异》。

⑧ 《兰考县志》，中州古籍出版社1999年版。

⑨ 〔清〕钱泳《履园丛话》卷五。

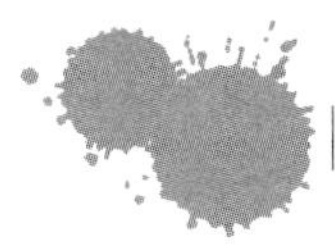

安徽省

泗　州(治泗州,今泗县)　淮、泗间疫疠流行①。泗州直隶州时辖泗州、五河、盱眙、天长4州县。

福建省

邵武县(今邵武市)　春,天花流行,全县婴儿死亡上千人②。

四川省

射洪县　大疫③。

洪雅县　春淫雨,麦无秋,大饥继以大疫④。嘉庆十六至十八年,连续三年霪雨。百年仅见,农作物无收,秋季大饥,相继大疫。疟疾、霍乱、疥疮等流行,男女老少死亡众多⑤。

重庆市

綦江县　大旱,民有食树皮挖草根者。按:自辛未以来连旱三载,饥民无所得食,搬南隆者纷纷塞道,加以疫症传染,计死于岁,死于疫,死于南隆及去不复返者不可以数计⑥。

云南省

阿迷州(今开远县)　瘟疫,自此年大作,数年未息⑦。

南宁县(今曲靖市)　疫⑧。

开化府(治文山县,今文山市)　疫⑨。

嘉庆十九年(1814)

河北省

保定府(治清苑县,今保定市)　五月,保定及省南一带时疫颇多⑩。

永年县　春大旱,民饥。秋大熟,疫⑪。

---

① 〔清〕钱泳《履园丛话》卷五。

② 《邵武市志》,群众出版社1993年版。

③ 嘉庆《射洪县志》卷一七《祥异》,光绪《射洪县志》卷一七《祥异》。

④ 嘉庆《洪雅县志》卷一六《祥异志》。

⑤ 《洪雅县志》,电子科技大学出版社1997年版。

⑥ 道光《綦江县志》卷一〇《祥异》。

⑦ 光绪《云南通志》卷四《祥异下》,民国《新纂云南通志》卷一六一《荒政考三·灾疫附》。

⑧ 光绪《云南通志》卷四《祥异下》,民国《新纂云南通志》卷一六一《荒政考三·灾疫附》。

⑨ 光绪《云南通志》卷四《祥异下》,民国《新纂云南通志》卷一六一《荒政考三·灾疫附》。

⑩ 《清仁宗实录》卷二九一,“嘉庆十九年甲戌五月”。

⑪ 光绪《永年县志》卷一九《祥异志》,光绪《广平府志》卷三三《前事三·灾异》。

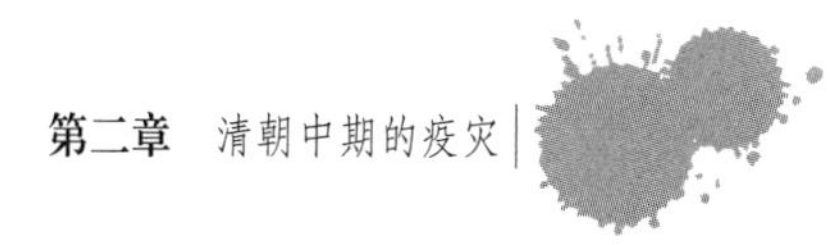

肥乡县　春大旱,秋大疫①。

邯郸县(今邯郸市)　秋疟,大疫。八月,民皆疟,旋复大疫,耕于野者动则倾扑,民几不能务农②。八月,多数居民害疟疾,又兼有瘟疫流行,致使农事几乎无法进行③。

沙河县(今沙河市)　春夏大疫④。

山东省

历城县(今济南市历城区)　疫⑤。

齐河县　疫⑥。

莘　县　二麦丰登,秋,疟疾大作⑦

博平县(今并入茌平县)　秋,疟疾大作⑧。

茌平县　秋,茌平、博平县疟疾大作⑨。

河南省

先年,河南大旱,秋禾实收八分者七县,实收七分有余者九州县,实收七分者八县,实收六分有余者九县,实收六分者十州县,实收五分者三十州县,实收四分者十一州县,实收三分余者十三厅州县,实收二分余者十一州县,合计通省一百八厅州县多寡牵算,秋禾实收五分有余。成灾七十余厅州县,冬大饥。是年正月中下旬至二月中旬,屡次大雪,大寒,瘟疫盛行,各处多有倒毙。御史卓秉恬奏称:河南南阳等州县倒毙饥民,自樊城以下至黄河口以上,不下数万人。河南巡抚方受畴在复奏中称:春寒疫盛,沿途陆续倒毙者较多,虽本年二月较上冬为甚,但并无数万之多。其提到的地方有:"南至新野、裕州、叶县及信阳、遂平、许州一带,北至滑、浚,西至洛阳、登封。"二月二十五日奉上谕:豫省上年水旱成灾,兼遭兵燹之后,居民甫经蹂躏,其存者复值瘟疫盛行,倒毙过多,闻之深为悯恻。特命太医院开写清瘟解毒丸、藿香正气丸二方交河南巡抚方受畴制药赈济。方受畴在复奏中也说:"伏查豫省上年水旱成灾,复遭兵燹,穷民流离困顿,兼以雪后严寒,入春染疫,不但灾黎倒毙甚多,即各州县羁禁罪囚

---

① 光绪《广平府志》卷三三《前事三·灾异》。
② 民国《邯郸县志》卷一《大事记》,见《邯郸市民政志》,河北教育出版社 1989 年版。
③ 《邯郸县志》,中国人事出版社 1993 年版。
④ 道光《续增沙河县志》卷上《祥异》,民国《沙河县志》卷一一《志余上·祥异》。
⑤ 民国《续修历城县志》卷一《总纪》。
⑥ 民国《齐河县志》卷首《大事纪》。
⑦ 光绪《莘县志》卷四《禨异志》,民国《莘县志》卷一二《大事记·禨异》。
⑧ 道光《博平县志》卷一《禨祥考》。
⑨ 《茌平县志》,齐鲁书社 1997 年版。

及臣委查粥厂官役亦俱传染,因此病亡者甚众。”①

鄢陵县　春仍饥,大疫,人死无算②。

泌阳县　春大饥,三月大瘟疫③。

淮宁县(今淮阳县)　麦大熟,人多疫死④。

扶沟县　麦大熟,人多疫死⑤。

郏　县　上年大饥,人相食,本年大疫⑥。

阳武县(今并入原阳县)　春大饥,饿殍满野,人相食,鸡犬无声,秋疟⑦。

长垣县　岁大饥,疫⑧。

林　县(今林州市)　大疫,人死无算⑨

睢　州(今睢县)　大疫⑩。

祥符县(今开封市)　春,仍饥,大疫,人死无算⑪。

尉氏县　春大饥,夏瘟疫流行⑫。

洧川县(今并入尉氏县)　瘟疫盛行,人死过半⑬

密　县　春大雪,道殣相望,夏麦丰收,瘟疫大作,人多死伤⑭。

舞阳县　麦大熟,人多疫死⑮。

武陟县　正月地震,三月又震。春旱,斗米千钱,夏秋疫⑯。

鹿邑县　秋,民多病痁疟,有死者⑰。

---

① 〔清〕方受畴辑《抚豫恤灾录》,见李文海等主编《中国荒政书集成》第四册,天津古籍出版社2010年版,第2696~2705页。

② 道光《鄢陵县志》卷一七《杂事志》,同治《鄢陵文献志》卷二三《祥异志》,民国《鄢陵县志》卷二九《祥异志》。

③ 道光《泌阳县志》卷三《灾祥志》。

④ 道光《淮宁县志》卷一二《五形志》,民国《淮阳县志》卷二〇《杂志上·灾异》。

⑤ 光绪《扶沟县志》卷一五《灾祥志》。

⑥ 民国《郏县志》卷一〇《杂事志·灾异》。

⑦ 民国《阳武县志》卷一《通纪》。

⑧ 道光《续修长垣县志》卷下《事物志》。

⑨ 咸丰《续林县志》卷一《山川·祥异》。

⑩ 光绪《续修睢州志》卷一二《存遗志·灾异》。

⑪ 光绪《祥符县志》卷二三《杂事志·祥异》。

⑫ 道光《尉氏县志》卷一《星野志·祥异》。

⑬ 嘉庆《洧川县志》卷八《杂志·祥异》。

⑭ 嘉庆《密县志》卷一五《杂录·祥异》,民国《密县志》卷一九《杂录·祥异》。

⑮ 道光《舞阳县志》卷一一《灾祥志》。

⑯ 道光《武陟县志》卷一二《祥异志》。

⑰ 光绪《鹿邑县志》卷一六《杂记》。

新郑县(今新郑市)　夏,瘟疫大作,人多死亡①

新乡县(今新乡市)　春旱,夏秋疫、饥②。

江苏省

通　州(今南通市)　春寒,人病疫③。

句容县(今句容市)　旱疫④。

溧阳县(今溧阳市)　夏旱,大疫,地生白毛⑤。

丹徒县(今镇江市)　岁大旱,大疫⑥。

金坛县(今金坛市)　大疫。夏秋暑气郁湮,疾作,多不及救,民死无算⑦。

六合县(今南京市六合区)　夏秋暑气郁湮,病疫大作,多不及救,民死无算⑧。

浙江省

海盐县　夏大旱,疫疠猖獗,饿殍载道⑨。

江西省

永宁县(今井冈山市)　春月霪雨,麻疹大作,孩童伤者甚多⑩。

安徽省

庐江县　大旱,饥,疫,民多流亡⑪。

湖北省

江夏县(今武昌城)　漕运总督桂芳春间被派往广西办事,行抵湖北省城时,染疫病故,随同出差之户部员外郎玉符,亦因染疫,同日身故⑫。

枝江县(今枝江市)　闰二月大疫,互相传染,家属多相继死者⑬。

---

① 《新郑县卫生志》,1986 年。

② 《新乡县卫生志》,1985 年。

③ 同治《两淮通州金沙场志·灾祲》。

④ 光绪《续纂句容县志》卷一〇《人物·义行》。

⑤ 光绪《溧阳县续志》卷一六《杂类志·瑞异》。

⑥ 光绪《丹徒县志》卷三六《人物志·尚义》。

⑦ 光绪《金坛县志》卷一五《杂志上·祥异》,民国《重修金坛县志》卷一二《杂记志下·祥异》。

⑧ 《六合县志》,中华书局 1991 年版。

⑨ 《海盐县志》卷二十五《卫生体育》第二章《卫生保健》,浙江人民出版社 1992 年版。

⑩ 同治《永宁县志》卷一〇《杂类志·祥异》。

⑪ 光绪《庐江县志》卷一六《杂类·祥异》。

⑫ 《清仁宗实录》卷二八九,"嘉庆十九年甲戌夏四月"。

⑬ 《清史稿》卷四〇《灾异志一》。同治《枝江县志》卷二〇《杂志·灾异》,民国《湖北通志》卷七六《祥异志二》。

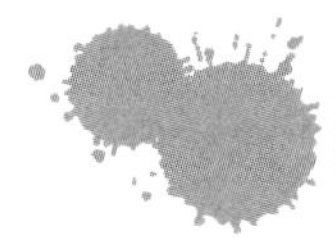

枣阳县(今枣阳市)　饥疫,斗米千钱①。

湖南省

永州府(治零陵县,今永州市)　春正月雷,大雪,夏米贵,民多疫②。

祁阳县　春正月雷,大雪,夏米贵,民多疫③。

新化县　秋,县内瘟疫盛行,医者方立肇多采土方入药,治疗者多痊愈④。

重庆市

綦江县　春夏瘟疫流行,死者无算⑤。

广东省

开平县(今开平市)　疾疫流行,死者甚众⑥。

云南省

文山县　疫疾流行,死者甚众。阖郡士庶虔诚禳祷,未几平⑦。

嘉庆二十年(1815)

河北省

永年县　秋大熟,民多病痁。九月,有鼠异,昼出不畏人,猫亦不捕食⑧。

曲周县　岁大热,疟疾遍野⑨。大热,疫病流行⑩。

山东省

山东省　4月,东阿、东平疫;7月,武城大疫⑪。按:源自《清史稿》,遗漏甚多。

城武县(今成武县)　七月大疫。瘟疟遍齐、豫,其不病者百中一二⑫。

东阿县　自夏徂冬疫⑬。

---

①　咸丰《枣阳县志》卷一五《祥异》,同治《枣阳县志》卷一六《祥异》,民国《枣阳县志》卷三三《祥异志·灾异》。

②　道光《永州府志》卷一七《事纪略》,光绪《零陵县志》卷一二《事纪·祥异》。

③　民国《祁阳县志》卷二《事略志》。

④　《新化县志》,湖南出版社 1996 年版。

⑤　道光《重庆府志》卷九《祥异》,道光《綦江县志》卷一〇《祥异》。

⑥　民国《开平县志》卷三五《列女略》。

⑦　道光《开化府志》卷一《祥异》。

⑧　光绪《永年县志》卷一九《祥异志》。

⑨　同治《曲周县志》卷一九《杂事》。

⑩　《曲周县志》,新华出版社 1997 年版。

⑪　《山东省卫生志》,山东人民出版社 1992 年版。

⑫　《清史稿》卷四〇《灾异志一》。道光《城武县志》卷一三《外志·祥祲》。

⑬　《清史稿》卷四〇《灾异志一》。道光《东阿县志》卷二三《祥异志》。《东阿县志》,齐鲁书社 1998 年版。

东平县　秋疫[①]。

宁阳县　七月，人多疫死[②]。

定陶县　岁旱，大热，人多疫死[③]。

单　县　八月，人多疟疾，黄水为害[④]。

巨野县　疟疾伤人十之二三[⑤]。

曹　县　八月，人多疟疾[⑥]。

郓城县　岁大有秋，患疟疾者十之九，禾稼几无人收[⑦]。

济宁州（今济宁市）　秋疫[⑧]。

金乡县　疫[⑨]。

寿张县（今并入阳谷县）　秋，人多疟疾[⑩]。

阳谷县　秋，疟疾流行[⑪]。

濮　州（今鄄城县）　岁大有，秋，人多疫死[⑫]。

河南省

密　县　春夏淫雨，人多疟疾[⑬]。

鄢陵县　民多疟疾[⑭]。

淮宁县（今淮阳县）　民多疟死[⑮]。

扶沟县　夏秋，民多疟疾，死者甚众[⑯]。

滑　县　秋霖雨，大疫，人多死[⑰]。

---

① 《清史稿》卷四〇《灾异志一》。民国《东平县志》卷一六《大事纪·灾祲》。《东平县志》，山东人民出版社 1989 年版。

② 光绪《宁阳县志》卷一〇《灾祥》。

③ 民国《定陶县志》卷九《杂稽志·灾异》。

④ 民国《单县志》卷一四《灾祥志》。

⑤ 道光《巨野县志》卷二《编年志·灾祥附》。

⑥ 光绪《曹县志》卷一八《杂稽志·灾祥》。

⑦ 光绪《郓城县志》卷九《灾祥志》。

⑧ 道光《济宁直隶州志》卷一《五行志》。

⑨ 同治《金乡县志》卷一一《事纪》。

⑩ 光绪《寿张县志》卷一〇《杂事志·灾变》。

⑪ 《阳谷县志》，中华书局 1991 年版。

⑫ 宣统《濮州志》卷二《年记》。

⑬ 嘉庆《密县志》卷一五《杂录·祥异》，民国《密县志》卷一九《杂录·祥异》。

⑭ 同治《鄢陵文献志》卷二三《祥异志》，民国《鄢陵县志》卷二九《祥异志》。

⑮ 民国《淮阳县志》卷二〇《杂志上·灾异》。

⑯ 光绪《扶沟县志》卷一五《灾祥志》。

⑰ 同治《滑县志》卷一一《祥异》，民国《重修滑县志》卷二〇《大事记第十五·祥异》。

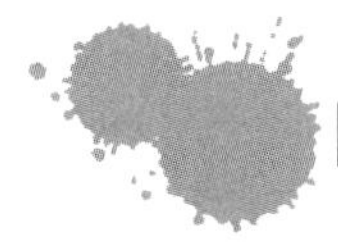

洧川县(今并入尉氏县)　人患疟疾,不染者十之二三①。

荥阳县(今荥阳市)　《贾峪谷山庙石碑记》:饥馑荐臻,人相食,继之瘟疫流行,死者大半②。

陕西省

武功县　夏,乌飞蔽天,数月乃止。是岁,邑大疫③。县境内疫痢流行,人畜死亡严重④。疫疠大作,包括白喉疫病肆虐,人民伤亡惨重⑤。

江苏省

上元县(今南京市城区)　夏旱,大疫⑥。

句容县(今句容市)　大疫⑦。

苏　州(吴县、长洲、元和三县附郭,今苏州市)　吴中大疫⑧。

无锡县(今无锡市)　开化乡春夏瘟疫流行⑨。

泰　州(今泰州市)　春疫⑩。

东台县(今涟水县)　春大疫⑪。

安徽省

宣　州(今宣城市)　七月,疫⑫。

浙江省

龙游县　大疫⑬。先年旱,本年大疫⑭。

---

① 嘉庆《洧川县志》卷八《杂志・祥异》。

② 《荥阳县卫生志》,1986年。

③ 光绪《武功县续志》卷一《灾异》。

④ 《武功县志》,陕西人民出版社2001年版。

⑤ 《武功县志》,陕西人民出版社2001年版。

⑥ 道光《上元县志》卷一《天文志・庶征》,同治《续纂江宁府志》卷一〇《大事表》,光绪《续纂江宁府志》卷一〇《大事表》,光绪《金陵通纪》卷二,民国《首都志》卷一六《历代大事表》。《南京卫生志》,方志出版社1996年版。

⑦ 光绪《续纂句容县志》卷一九上《祥异》。

⑧ 〔清〕顾震涛《吴门表隐》卷一九,第304、318页。余新忠《清代江南疫病救疗事业探析》,《历史研究》2001年第6期,第49页。

⑨ 民国《无锡开化乡志》卷下《灾祥》。

⑩ 《清史稿》卷四〇《灾异志一》。道光《泰州志》卷一《祥异》。

⑪ 《清史稿》卷四〇《灾异志一》。道光《东台县志》卷七《星野・灾祥》。

⑫ 《清史稿》卷四〇《灾异志一》。

⑬ 民国《龙游县志》卷一《通纪》。

⑭ 《龙游县卫生志・大事记》,上海社会科学院出版社1992年版。

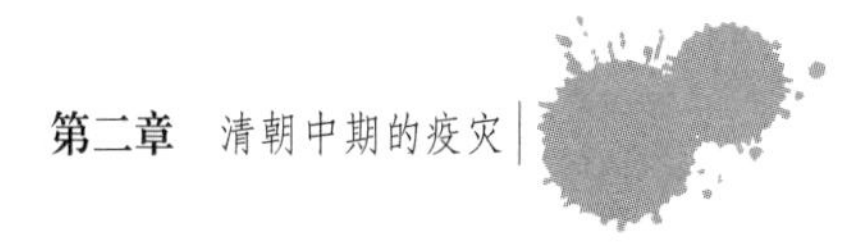

江西省

万载县　春疫①。

湖北省

汉川县（今汉川市）　大疫，损丁众②。

湖南省

平江县　春大疫，城中尤甚③。

贵州省

安顺府（治普定县，今安顺市）　大疫④。安顺大疫⑤。

四川省

南部县　大饥，民食树皮，疫疠并行，死者甚众⑥。

嘉庆二十一年（1816）

河北省

内丘县　大疫。七月至明年二月，各村人发疟子，不论男女大小，死者大半，名“乌鸦反”，用松皮、猪牙草治之全好⑦。内丘大疫⑧。

河南省

密　县　春夏霪雨，人多疥疾⑨。

上海市

嘉定县（今嘉定区）　大疫，有全家歿者⑩。

安徽省

阜阳县（今阜阳市）　大疫⑪。

---

① 同治《万载县志》卷二五《祥异》，民国《万载县志》卷一《方舆・祥异》。
② 同治《汉川县志》卷一四《祥祲志》，民国《湖北通志》卷七六《祥异志二》。
③ 同治《平江县志》卷五〇《五行志・祥异》。
④ 咸丰《安顺府志》卷二一《纪事志・纪年》。
⑤ 《安顺市志》（上册），贵州人民出版社 1995 年版。
⑥ 道光《南部县志》卷二六《杂类志・祥异》。《南部县志》，四川人民出版社 1994 年版。
⑦ 《清史稿》卷四〇《灾异志一》。道光《内丘县志》卷三《常纪・疫厉》。
⑧ 《河北省志》卷一〇《自然灾害志》，方志出版社 2009 年版。
⑨ 嘉庆《密县志》卷一五《杂录・祥异》，民国《密县志》卷一九《杂录・祥异》。
⑩ 光绪《嘉定县志》卷五《赋役志下・机祥》。
⑪ 道光《阜阳县志》卷二三《杂志上・机祥》。

湖南省

桂阳县(今汝城县)　自四月至七月不雨,冬瘟①。

云南省

蒙自厅(今蒙自市)　八月大疫②。

建水县　八月大疫③。

石屏州(今石屏县)　八月大疫④。

永北厅(今永胜县)　大疫⑤。

盐丰县(今并入大姚县)　风秕无收,米升千钱,死者甚众。兼脚转筋症,有筋缩脚曲者,一二日即毙⑥。

定远县(今牟定县)　岁大饥,斗米银三两,穷民求食不得,有毙于路旁者,有以草根泥土充饥而死,兼染疾疫,多毙亡者⑦。

嘉庆二十二年(1817)

福建省

晋江县(含今泉州市、晋江市)　春大疫⑧。

湖北省

英山县　先年冬十一月大雪,至本年二月雪才消融,民多冻馁死,竹木亦多冻坏。本年夏,麦子被虫灾伤尽,谷价昂贵,升麦钱五十六文,饥疫交作,民采草根树皮为食,死者无算,至秋禾熟始苏⑨。

广西壮族自治区

宜山县　二月、三月间,庆远府(宜山县附郭)城厢内外及附近村庄,瘟疫大作⑩。

云南省

昆明县(今昆明市)、嵩明州(今嵩明县)、顺宁县(今凤庆县)　昆明、嵩明、顺宁

---

① 嘉庆《郴州总志》卷四一《事纪·祥异》。

② 光绪《云南通志》卷四《祥异下》,宣统《续蒙自县志》卷一二《祥异》,民国《新纂云南通志》卷一六一《荒政考三·灾疫附》。

③ 民国《新纂云南通志》卷一六一《荒政考三·灾疫附》。

④ 民国《新纂云南通志》卷一六一《荒政考三·灾疫附》。

⑤ 光绪《续修永北直隶厅志》卷一《祥异》。

⑥ 光绪《续修白盐井志》卷一一《祥异》,民国《盐丰县志》卷一二《杂类志·祥异》。

⑦ 道光《定远县志》卷六《祥异》。

⑧ 道光《晋江县志》卷七四《祥异志》。

⑨ 民国《英山县志》卷一四《杂类志·祥异》。

⑩ 道光《庆远府志》卷二〇《时事志·祲祥》。

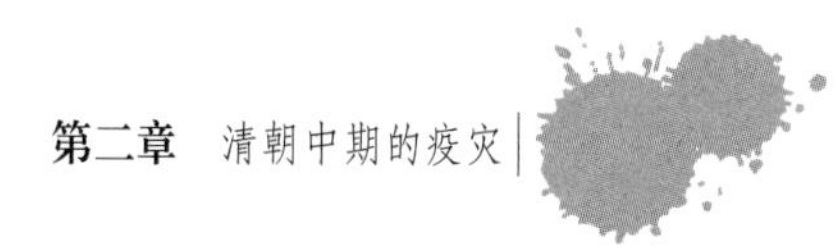

大疫①。

大姚县　饥，时疫流行②。

剑川州（今剑川县）　饥，疫。大疫③。

姚　州（今姚安县）　四月至八月，大疫④。

楚雄县（今楚雄市）　旱，大饥，大疫，多死⑤。

嘉庆二十三年（1818）

北京市

京　城（宛平、大兴二县附郭，今北京市）　十月，京城内外，时疫传染，贫民不能自备药剂，降旨着步军统领衙门、顺天府、五城分设药局棺局⑥。

山东省

诸城县（今诸城市）　春二月，大疫⑦。按：今《山东省卫生志》载："1818年（清嘉庆二十三年）11月，诸城大疫。"⑧其疫灾季节在11月，不知所本。

山西省

阳城县　上年夏秋旱，岁大歉，本年多瘟疫⑨。

江西省

定南厅（今定南县）　大疫⑩。

云南省

建水县　建水等七州县疫疾流行，因疫毙监犯五十一名⑪。

广东省

长宁县（今新丰县）　疫⑫。

---

① 光绪《续云南通志稿》卷二《天文志·祥异》。
② 光绪《云南通志》卷四《祥异下》。
③ 光绪《云南通志》卷四《祥异下》，光绪《续云南通志稿》卷二《天文志·祥异》。
④ 光绪《姚州志》卷一一《杂志·灾祥》。
⑤ 嘉庆《楚雄县志》卷一《祥异》。
⑥ 《清仁宗实录》卷三四八，"嘉庆二十三年戊寅冬十月"。
⑦ 《清史稿》卷四〇《灾异志一》。《诸城县续志》卷一《总记》。
⑧ 《山东省卫生志》，山东人民出版社1992年版。
⑨ 同治《阳城县志》卷一八《灾祥》。
⑩ 光绪《江西通志》卷九八《前事略·祥异》。
⑪ 《清仁宗实录》卷三四八，"嘉庆二十三年戊寅冬十月"。
⑫ 道光《长宁县志》卷九《纪异》。

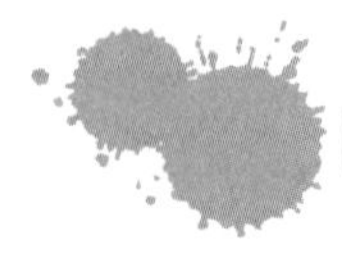

嘉庆二十四年(1819)

河北省

盐山县　秋,大疫,人死无数①。

湖北省

恩施县(今恩施市)　五月邑大疫②。

云梦县　岁大疫③。

广东省

乐昌县(今乐昌市)　是岁谷不稔,人多疫④。

镇平县(今蕉岭县)　七月、八月间,瘟疫流行⑤。

浙江省

温州府(治永嘉县,今温州市)、台州府(治临海县,今台州市)　冬,温州府、台州府等地沙(痧)疫流行,死亡甚多⑥。按:"痧疫"即霍乱。

永嘉县(今温州市)　秋冬,永嘉痧疫流行,死亡甚夥⑦。

云南省

沾益州(今沾益县)　夏四月,大雨雹数次,豆麦俱伤,秋大疫⑧。

嘉庆二十五年(1820)

广东省

南海县(今佛山市南海区)　大旱,自秋徂冬,民多疾疫,至次年春乃止⑨。

顺德县(今佛山市顺德区)　大旱,自秋徂冬,民多疾疫,至次年春乃止⑩。

电白县　秋九月大风,平地水溢。望夫山水溢数丈,漂流市肆民居,大疫。次年

---

① 《盐山县志》,南开大学出版社1991年版。

② 《清史稿》卷四〇《灾异志一》。同治《增修施南府志》卷一《天文志·祲祥》,民国《湖北通志》卷七六《祥异志二》。

③ 光绪《续云梦县志略》卷七《人物上》。

④ 同治《乐昌县志》卷十二《事纪志·灾祥》,民国《乐昌县志》卷一九《大事纪》。

⑤ 《蕉岭县志》,广东人民出版社1992年版。

⑥ 道光《瓯乘补》卷九《祥异》。

⑦ 《温州市卫生志》,华东师范大学出版社1998年版。《永嘉县卫生志》,1998年。

⑧ 光绪《沾益州志》卷四《祥异》,光绪《云南通志》卷四《祥异下》,民国《新纂云南通志》卷一六一《荒政考三·灾疫附》。

⑨ 宣统《南海县志》卷二《舆地略一·前事补》。

⑩ 民国《顺德县志》卷二三《前事略》。

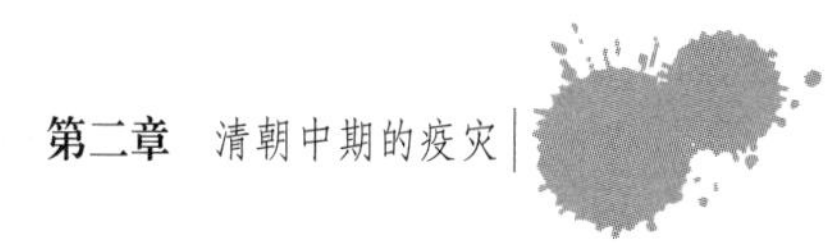

夏，城中尤甚①。

海阳县（今潮州市）　春旱，夏秋大疫。六月、七月间，各处有瘟疫传染之症，其近海滨一带最剧，其症之初起，云自暹罗海船来②。

揭阳县（今揭阳市）　飓风大作，濒海之田，晚禾一空。是年秋大疫，死者十二三，至十月始息③。

普宁县（今普宁市）　时疫流行，沿门传染④。

潮阳县（今汕头市潮阳区）　夏大疫⑤。

澄海县（今汕头市澄海区）　大疫，霍乱首次侵入汕头⑥。

海丰县　疫⑦。

曲江县（今韶关市曲江区）　夏秋大旱，九月瘟疫⑧。

乐昌县（今乐昌市）　夏秋大旱，秋冬瘟疫大作，死者横藉⑨。

仁化县　夏秋大旱，瘟疫，各处如之⑩。

兴宁县（今兴宁市）　春大旱，四月乃雨，秋冬大疫，邑中死者万人⑪。

始兴县　大瘟疫⑫。

连　县（今连州市）　春旱，秋大疫。是年灾荒迭见，瘟疫大作，死者狼藉于道。州牧黄锜出示，以八月朔为次年元旦⑬。

阳山县　大疫，死者甚众⑭。

福建省

宋如林在《痧症全书·序》中指出："嘉庆庚辰（二十五年）秋，人多吐泻之疾，次年辛巳（道光元年），其病更剧，不移时殒者，比比皆是。此症始自广东，今岁福建、台

① 道光《电白县志》卷一三《前事纪》，光绪《高州府志》卷四九《记述·事纪》。

② 光绪《海阳县志》卷二五《前事略二》、卷四六《杂录》。

③ 光绪《揭阳县续志》卷四《灾祥》。

④ 光绪《普宁县志稿·人物》。

⑤ 光绪《潮阳县志》卷一三《纪事·灾祥》。

⑥ 《汕头市卫生志》，1990 年。

⑦ 乾隆《海丰县志》续集卷下《邑事》，同治《海丰县志续编·邑事》，光绪《惠州府志》卷一八《郡事下》。

⑧ 同治《韶州府志》卷一一《舆地略·祥异》，光绪《曲江县志》卷三《舆地书·祥异》。

⑨ 同治《乐昌县志》卷一二《事纪志·灾祥》，同治《韶州府志》卷一一《舆地略·祥异》。

⑩ 同治《韶州府志》卷一一《舆地略·祥异》，民国《仁化县志》卷五《风土志·灾异》。

⑪ 民国《兴宁县志》卷一二《外志·灾祥》。

⑫ 民国《始兴县志》卷一六《编年》。

⑬ 同治《连州志》卷八《祥异》。

⑭ 民国《阳山县志》卷一五《事纪》。

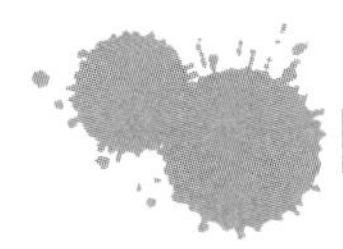

湾患者尤甚。或云自舶赶海来,此言未尽无稽。”①

陈修园《医学实在易》也说:“庚辰(嘉庆二十五年)、辛巳(道光元年)岁,吾闽患此而死者不少。然皆起于五月,盛于六七月,至白露后轻而易愈。且庚辰大旱,大旱而热甚,人谓病由热逼。辛巳,入夏大涝而寒甚,人谓病由寒侵。两岁病形如一。”②

长汀县　大疫,乡尤甚③。

漳州府(治龙溪县,今漳州市)　秋八九月,漳州大疫④。漳州瘟疫(霍乱)流行,患者吐泻死亡,不可胜数⑤。

永定县　旱饥,秋多疫⑥。

同安县(时含今厦门市、台湾省金门县)　因疫病时作,地方官员劝捐银四千一百七十五圆,随时施棺瘗埋⑦。(金门县)大疫,饥⑧。

长乐县(今长乐市)　秋七月,吐泻盛行,起西门,渐移东门,人死极众,至九月遍南北乡,十月始息⑨。

台湾省

淡水厅(今新北市淡水区)　夏大旱,秋疫⑩。

苗栗县　夏大旱,秋疫⑪。按:是时尚无苗栗县设置,其地属淡水厅。

浙江省

温州府(治永嘉县,今温州市)　七月二十七日大风潮溢,秋八月,合府郡邑大疫,痧疫流染,朝发夕死,遭此厄者十室七八,得生者十之一二,一门数日间有舆榇三四口者,啼哭之声遍于里巷。道光元年二年尤甚⑫。八月,永嘉、乐清、瑞安痧疫流染,朝发夕死,遭此厄者十室八九,得生者十之一二,一门数日间有舆榇三四口者,啼哭之声遍

---

① 〔清〕王养吾《痧症全书》卷首《宋如林道光元年序》。

② 〔清〕陈修园《医学实在易》卷三《霍乱》,见《陈修园医书七十二种》,上海书店影印本1988年版,第768页。

③ 《长汀县志》卷三二《祥异》,民国《长汀县志》卷二《大事志·祥异》。

④ 光绪《漳州府志》卷四七《灾祥》。

⑤ 《漳州市志》,中国社会科学出版社1999年版。

⑥ 民国《永定县志》卷一《大事志》。《永定县志》,中国科学技术出版社1994年版。

⑦ 道光《厦门志》卷二《分域略》,民国《厦门市志》卷二一《惠政志》。

⑧ 民国《金门县志》卷一二《兵事·祥异》,光绪《金门志》卷一六《祥异》。

⑨ 同治《长乐县志》卷二《祥异》。

⑩ 同治《淡水厅志》卷一四《祥异考》,《重修台湾省通志》卷一《大事志》。

⑪ 光绪《苗栗县志》卷八《祥异考》。

⑫ 道光《瓯乘补》卷九《祥异》,道光《瓯乘拾遗》卷下《续增》。

于里巷[①]。

永嘉县（今温州市）　旱饥，是秋（八月）飓灾，郡邑大疫[②]。八月，痧疫流染，朝发夕死，遭此厄者十室八九，得生者十之一二，一门数日间有舆榇三四口者，啼哭之声遍于里巷[③]。

瑞安县（今瑞安市）　八月，痧疫流染，朝发夕死，遭厄者十室八九，得生者十之一二[④]。

太平县（今温岭市）　夏，城乡疫，凡染者二三日即死，经旬则无恙[⑤]。

乐清县（今乐清市）　秋七月大风雨，拔木淹禾，岁大饥。八月大疫。时患霍乱转筋之病，患者顷刻死，哭泣之声几遍里巷[⑥]。

玉环厅（今玉环县）　岁大饥，八月大疫[⑦]。七月大风雨，拔木淹禾。八月大疫[⑧]。

平阳县　六月旱，七月飓风大水，岁大饥，疫疠并作[⑨]。

鄞　县（今宁波市鄞州区）　秋大疫，其病脚筋缩即死，名“吊脚痧”[⑩]。霍乱由缅甸经水路传入宁波，遂蔓延城乡，得病者往往朝入市、夕盖棺，甚有半日内夫妇双亡、子女尽丧[⑪]。

慈溪县（今慈溪市）　六月寒可御裘，是秋大疫，其病霍乱吐泻，脚筋顿缩，朝发夕毙，名“吊脚痧”，死者无算。讹言鸡翼生爪，食者杀人，鸡杀殆尽[⑫]。

象山县　大旱，秋大疫，石浦尤甚，其症脚筋抽搐即死。城中设醮教场、演武厅，七日疫止[⑬]。

定海县（今舟山市定海区）　天降疠疾，口吐泻、腹痛、肠绞、泻痢、麻木，获此疾

---

① 《温州市卫生志》，华东师范大学出版社1998年版。

② 《清史稿》卷四〇《灾异志一》。光绪《永嘉县志》卷三六《杂志·祥异》。

③ 《永嘉县卫生志》，1998年。

④ 《瑞安市卫生志》，华东师范大学出版社1999年版，第1页。

⑤ 《清史稿》卷四〇《灾异志一》。光绪《台州府志》卷三〇《大事四》，光绪《太平续志》卷一七《杂志·灾祥》。

⑥ 《清史稿》卷四〇《灾异志一》。光绪《乐清县志》卷一三《灾祥志》。《乐清县志》，中华书局2000年版。

⑦ 光绪《玉环厅志》卷一四《杂记志》。

⑧ 《玉环县志》，汉语大词典出版社1994年版。

⑨ 民国《平阳县志》卷五八《杂事志一》。《平阳县志》，汉语大词典出版社1993年版。

⑩ 同治《鄞县志》卷六九《祥异》。

⑪ 《鄞县志》，中华书局1996年版。

⑫ 光绪《慈溪县志》卷五五《祥异》。

⑬ 道光《象山县志》卷一九《机祥》，民国《象山县志》卷三〇《志异》。

者,十有八九死,死甚速,在一二日间。其疫连续三年流行,延及道光二年[①]。

镇海县(今宁波市镇海区)　大疫,与定海县相类[②]。

嘉兴府(嘉兴、秀水二县附郭)　冬,时疫流行[③]。

嘉兴县(今嘉兴市)　冬大疫[④]。

平湖县(今平湖市)　冬大疫[⑤]。

嘉善县　岁大稔,冬疫[⑥]。

桐乡县(今桐乡市)　冬,时疫流行[⑦]。

乌程县(今湖州市)　(乌青镇)冬,时疫流行[⑧]。

江苏省

昆山县、新阳县(今昆山市)　秋,民疫[⑨]。

无锡县、金匮县(今无锡市)　大疫流行[⑩]。

上海市

松江府(华亭、娄县二县附郭,今松江区)　夏亢旱,秋大疫,须臾不救,有一家伤数口者[⑪]。

华亭县、娄　县(今松江区)　华亭、娄县秋大疫[⑫]。

奉贤县(今奉贤区)　夏多疫疾,须臾不救,有一家伤数口者[⑬]。

上海县(今闵行区等)　秋大疫[⑭]。

青浦县(今青浦区)　秋大疫[⑮]。

川沙县(今并入浦东新区)　秋大疫[⑯]。

---

① 〔清〕黄式三《儆居集》卷五《杂著四·裘氏先妣事实》。
② 民国《镇海县志》卷四三《祥异》。
③ 光绪《嘉兴府志》卷三五《祥异》。
④ 《清史稿》卷四〇《灾异志一》。
⑤ 光绪《平湖县志》卷二五《外志》。
⑥ 光绪《重修嘉善县志》卷三四《杂志·祥眚》。
⑦ 《清史稿》卷四〇《灾异志一》。光绪《桐乡县志》卷二〇《杂类志·祥异》。
⑧ 民国《乌青镇志》卷一《祥异》。
⑨ 道光《昆新两县志》卷三九《祥异》,光绪《昆新两县续修合志》卷五一《祥异》。
⑩ 光绪《无锡金匮县志》卷二五《行义》。
⑪ 光绪《松江府续志》卷三九《祥异》。
⑫ 光绪《娄县续志》卷一二《祥异志》。
⑬ 光绪《重修奉贤县志》卷二〇《杂志·灾祥》。
⑭ 同治《上海县志》卷三〇《杂记·祥异》,民国《上海县志》卷一《纪年》。
⑮ 《清史稿》卷四〇《灾异志一》。光绪《青浦县志》卷二九《杂记·祥异》。
⑯ 光绪《川沙厅志》卷一四《杂记志·祥异》,民国《川沙县志》卷一《大事年表》。

嘉定县(今嘉定区) 秋大疫[①]。

金山县(今金山区) 夏亢旱,秋大疫[②]。夏大旱,秋大疫[③]。

南汇县(今南汇区) 疫疠大行,转筋霍乱,证自此始[④]。

江苏省

太仓州(今太仓市) 九月疫,患者手足蜷挛,俗名"蛣蛛瘟"[⑤]。秋大疫,患者手足蜷挛,俗称"蜘蛛瘟"[⑥]。

如皋县(今如皋市) 九月,痧疫大流行[⑦]。

靖江县(今靖江市) 是年,霍乱流行,并延至道光四年[⑧]。嘉庆末年至道光四年(1820—1824)及光绪七至八年(1881—1882),均有霍乱流行[⑨]。

安徽省

天长县(今天长市) 大疫,麻脚症自是年始[⑩]。按:"麻脚症"即霍乱。

来安县 秋,黑痞疫遍江淮,中者多暴死[⑪]。按:"黑痞疫"当为黑热病。

江西省

万载县 春大疫,夏痢疫继起,殇人甚众[⑫]。

泰和县 夏秋大旱,八月,六乡疫[⑬]。

万安县 夏秋大旱,大疫[⑭]。

大庾县(今大余县) 旱,自六月不雨至八月,米价昂,秋大疫[⑮]。

---

① 光绪《嘉定县志》卷五《赋役志下 · 机祥》。

② 光绪《金山县志》卷一七《志余 · 祥异》。

③ 《上海市金山县志 · 大事记》,上海人民出版社 1990 年版。

④ 光绪《南汇县志》卷二二《杂志 · 祥异》。

⑤ 光绪《太仓直隶州志》卷三《祥异》,宣统《太仓州镇洋县志》卷二六《祥异》,民国《太仓州志》卷二六《祥异》。

⑥ 《太仓市卫生志》,1998 年。

⑦ 《如皋县卫生志》,1996 年。

⑧ 《扬州卫生志》,中国工商出版社 2006 年版。

⑨ 《靖江县志》,江苏人民出版社 1992 年版。

⑩ 同治《天长县纂辑志稿 · 祥异》。

⑪ 道光《来安县志》卷五《食货志下 · 祥异》。

⑫ 同治《万载县志》卷二五《祥异》,民国《万载县志》卷一《方舆 · 祥异》。

⑬ 同治《泰和县志》卷三〇《杂记 · 祥异》,光绪《泰和县志》卷三〇《杂记 · 祥异》,光绪《吉安府志》卷五三《杂记 · 祥异》。

⑭ 同治《万安县志》卷二〇《杂志 · 祥异》,光绪《吉安府志》卷五三《杂记 · 祥异》。

⑮ 同治《大庾县志》卷二四《杂类志 · 祥异》,光绪《南安府志补正》卷一〇《祥异》,民国《大庾县志》卷一五《杂类 · 祥异》。

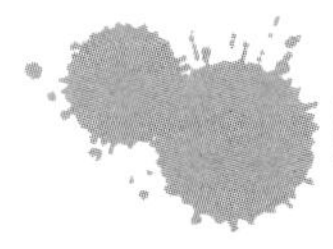

崇义县　夏旱,米价昂,秋大疫①。

雩都县(今于都县)　十月大疫,民多死亡②。十月,疫病流行,死者甚多③。

信丰县　大旱,大疫,大饥④。

会昌县　大旱,大疫⑤。

龙南县　自正月不雨至于四月,大旱;自六月不雨至于七月,又大旱,米价陡贵,秋冬大疫⑥。

石城县　冬,邑大疫,死者无算⑦。

长宁县(今寻乌县)　秋,瘟疫盛行,死者相枕藉,有全家十口止留一二者⑧。

湖南省

蓝山县　大旱,大疫⑨。

临武县　大旱,秋大疫⑩。

酃　县(今炎陵县)　秋大疫⑪。

桂东县　旱,大疫⑫。县内疫病暴发⑬。

桂阳县(今汝城县)　秋冬疫大作,死者枕藉,竟无棺殓者⑭。

兴宁县(今资兴市)　夏大旱,歉,疫⑮。

重庆市

梁山县(今梁平县)　六月,流行缩筋病,死者甚众⑯。

---

① 咸丰《崇义县志》卷一《天文志·祥异》,同治《崇义县志》卷一《祥异》,光绪《崇义县志》卷一《祥异》,光绪《南安府志补正》卷一〇《祥异》。

② 同治《雩都县志》卷一二《祥异志·灾祥》,同治《赣州府志》卷二二《舆地志·祥异》。

③ 《于都县志》,新华出版社1991年版。

④ 道光《信丰县志续编》卷一六《外志·五行》,同治《赣州府志》卷二二《舆地志·祥异》。

⑤ 同治《会昌县志》卷二七《祥异志》,同治《赣州府志》卷二二《舆地志·祥异》。

⑥ 道光《龙南县志》卷一《天文志·机祥》,同治《赣州府志》卷二二《舆地志·祥异》,光绪《龙南县志》卷一《天文志·机祥》。《龙南县志》,中共中央党校出版社1994年版。

⑦ 道光《石城县志》卷七《记事志·祥异》。

⑧ 光绪《长宁县志》卷首《机祥》。

⑨ 光绪《湖南通志》卷二四四《祥异志二》,民国《蓝山县图志》卷七《事纪中》。

⑩ 同治《临武县志》卷四五《祥异》,光绪《湖南通志》卷二四四《祥异志二》。

⑪ 同治《酃县志》卷一一《事纪》。

⑫ 同治《桂东县志》卷一一《祥异志》。

⑬ 《桂东县志》,湖南人民出版社1998年版。

⑭ 同治《桂阳县志》卷二二《祥异》,民国《汝城县志》卷三三《杂志·祥异》。

⑮ 光绪《兴宁县志》卷一八《杂纪志·灾祲》。

⑯ 《梁山县志》,新华出版社1997年版。

秀山县 是年天旱、岁荒，疫病流行。官府免征本年县内钱粮十分之二①。

云南省

元江州（今元江县） 大疫②。

景东厅（今景东县） 大疫③。

嵩明州（今嵩明县） 大疫④。

易门县 县属各乡疾疫，暴死者二千余人⑤。

山西省

泽州府（治凤台县，今晋城市） 泽州瘟疫⑥。

山东省

乐安县（今广饶县） 七月大疫，人多死⑦。

单 县 夏秋，单县大疫，人死无算⑧。

河北省

南宫县（今南宫市） 夏六月二十二日地震，七月大疫，死者甚众，服“四逆汤”、刺手足腕青筋，出紫血可活⑨。

武强县 七月，疫大作，死者甚众。后传方：刺腕出血活⑩。

沧 州（今沧州市） 7月，沧县境内大疫，死者无数⑪。

河南省

阌乡县（今并入灵宝市） 七月大疫，其症病者舌根有紫筋紫泡，针刺出血即愈，少迟难治⑫。

香港特别行政区

霍乱流行⑬。

---

① 《秀山县志》，中华书局2001年版。

② 光绪《云南通志》卷四《祥异下》，民国《元江志稿》卷末《历年传》。

③ 光绪《云南通志》卷四《祥异下》，民国《景东县志稿》卷一《灾祥》。

④ 光绪《续修嵩明州志》卷二《灾祥》，光绪《云南通志》卷四《祥异下》，民国《嵩明县志》卷二《大事记》，民国《新纂云南通志》卷一六一《荒政考三·灾疫附》。

⑤ 道光《续修易门县志》卷一《祥异》。

⑥ 《晋城县志》，山西古籍出版社1999年版。

⑦ 民国《乐安县志》卷一三《杂志·灾祥》，民国《续修广饶县志》卷二七《杂志·通纪一》。

⑧ 《山东省卫生志》，山东人民出版社1992年版。

⑨ 民国《南宫县志》卷二五《杂志·祥异》。

⑩ 《武强县志》，方志出版社1996年版。

⑪ 《沧州市卫生志》，中医古籍出版社1997年版。

⑫ 光绪《阌乡县志》卷末《祥异》，民国《新修阌乡县志》卷一《通纪》。

⑬ 耿贯一《流行病学》第二卷，人民卫生出版社1996年版，第98页。

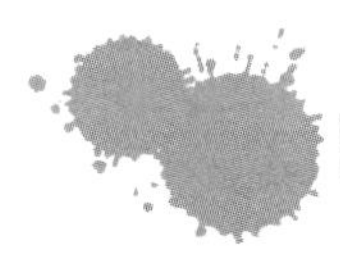

第四节　道光朝的疫灾

道光元年(1821)

是年,霍乱大流行。“起自大河以北,流行齐鲁、吴越,蔓延皖城”[1],王清任《医林改错》称是年秋,“瘟毒流行,病吐泻转筋者数省,京都尤甚,伤人过多,贫不能葬埋者,国家发币施棺,月余间,费数十万金”[2]。尤以江浙地区为重,时人称:“道光辛巳六七月间,江浙大疫,初起足麻不能伸,名为‘脚麻痧’,又名‘吊脚痧’。患此者或吐或泻,骤如霍乱,甚至顷刻殒命者,日数人。”[3]

辽宁省

开原县(今开原市)　夏,民多疫,秋大获[4]。

北京市

顺天府(大兴、宛平二县附郭,今北京市)　七月、八月间,转筋霍乱时疫大作,死者不可胜计,乡试被迫改期举行[5]。七月十五日,霍乱传到京城[6]。“直省此症大作,一觉转筋即死,京师致棺木卖尽,以席裹身而葬。”[7]七月甲戌,谕内阁:“朕闻京城内外,时疫传染,贫民不能自备药剂,多有仓猝病毙者。”[8]八月己卯,京城内外,时疫流行,命发广储司银二千五百两,分给五城,发户部银一千两,分给大兴、宛平二县,为制备药料、棺椑之用[9]。八月庚辰,谕内阁:“本年八月天气尚觉暑热,京城内外,兼有时疫流行。”[10]

大兴县(今大兴区)　七月、八月,京城内外时疫流行,多病死者。清发户部银一千两给大兴、宛平二县,以制备药剂、购买棺木[11]。

---

① 〔清〕虚白主人《救生集》卷一,见《中国古代重大自然灾害及异常年表总集》第555页。

② 〔清〕王清任《医林改错》卷下《瘟毒吐泻转筋说》。

③ 〔清〕费善庆《垂虹识小录》卷七,引自余新忠《嘉道之际江南大疫的前前后后》,《清史研究》2001年第2期,第4页。

④ 咸丰《开原县志》卷一《祥异》,民国《开原县志》卷三《人事志·灾异》。

⑤ 光绪《顺天府志》卷六九《祥异》。

⑥ 〔清〕昭梿《啸亭杂录续录》卷四《瘟疫》。

⑦ 〔清〕王士雄《随息居重订霍乱论》卷上《病情篇·热症·杨照黎识》。

⑧ 《清宣宗实录》卷二一,“道光元年七月”。

⑨ 《清宣宗实录》卷二二,“道光元年八月”。

⑩ 《清宣宗实录》卷二三,“道光元年八月”。

⑪ 《大兴县志·大事记》,北京出版社2002年版。

通　州（今通州区）　七月大疫[①]。七月、八月，通州霍乱流行，死亡甚众，致使恩科乡试改期[②]。

平谷县（今平谷区）　七月，霍乱时疫大作，直至八月，死者不可胜计[③]。

天津市

天津县（今天津市）　七月大疫[④]。七月，瘟疫自南至北，流行数省，（西青区）境内瘟疫流行[⑤]。

蓟　州（今蓟县）　夏大疫，民多死者[⑥]。

静海县（今静海区）　疫灾。瘟疫流行，民死甚众[⑦]。

河北省

河北省　三月，任丘大疫；六月，武城大疫；七月，东光大疫，元氏、新乐、通州大疫；八月，乐亭大疫，青县时疫大作，至八月始止，死者不可胜计；清苑、定州瘟疫流行、病毙无数；滦州、元氏、内丘、唐山、蠡县、望都、临榆、南宫、曲阳、武强、平乡大疫[⑧]。

怀安县　夏疫[⑨]。

霸　州（今霸州市）　七月大疫。疫气流行，死者甚众[⑩]。

固安县　六月，蝗灾，官府设厂收购蝗蝻，以粮米兑易。七月，霍乱疫行[⑪]。

大城县　秋七月，大疫，死者无数[⑫]。

清苑县（今保定市）　夏秋大疫，死者甚众。八月，瘟疫流行，病毙无数[⑬]。六月，瘟疫流行，死者无数[⑭]。夏秋大疫，死者甚众[⑮]。

---

① 《清史稿》卷四〇《灾异志一》。

② 《通县志》，北京出版社2003年版。

③ 民国《平谷县志》卷三《社会志·灾异》。《平谷县志》，北京出版社2001年版。

④ 同治《续天津县志》卷一《星土祥异》。

⑤ 《西青区志》，天津社会科学院出版社2003年版。

⑥ 道光《蓟州志》卷二《方舆志·灾祥》，民国《蓟县志》卷八《故事》。

⑦ 同治《静海县志》卷三《灾祥志》，民国《静海县志》丑集《土地部·方舆志·灾祥》。

⑧ 《河北省志》卷一〇《自然灾害志》，方志出版社2009年版。

⑨ 民国《怀安县志》卷一〇《志余·大事记》。

⑩ 同治《霸州志·典文》，民国《霸县新志》卷六《灾异》。《霸州市志》，中国文史出版社2006年版。

⑪ 《固安县志》，中国人事出版社1998年版。

⑫ 光绪《大城县志》卷一〇《灾异》。

⑬ 《清史稿》卷四〇《灾异志》。同治《清苑县志》卷一《祥异》，民国《清苑县志》卷六《大事记·灾祥表》。

⑭ 民国《重订清苑县志》卷一〇《志余·灾祥表》。

⑮ 《保定市民政志》，新华出版社1990年版。

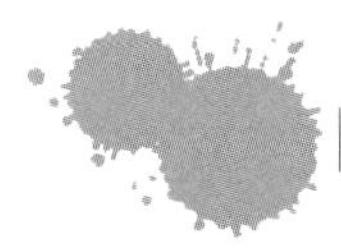

安　州(今安新县)　道光元年、二年大疫,死者无算①。

容城县　夏,人多霍乱转筋之病,伤人甚多②。霍乱流行,死人甚众③。

望都县　夏秋大疫,死者甚众④。

蠡　县　六月疫,八月大疫,死者不可胜计⑤。

定兴县　夏秋间大疫⑥。

唐　县　大疫⑦。

新城县(今高碑店市)　大疫⑧。

祁　州(今安国市)　七月,疫气流行,人死无数,乡试改期,而秋收颇称丰稔⑨。七月,疫病流行,死人甚多,致乡试改期⑩。

深　州(今深州市)　七月,疫大作,死者甚众,后传方刺腕出血活⑪。七月,瘟疫流行,死人很多。后来流传一偏方,刺腕出血,病即愈⑫。

饶阳县　天花流行,幼童死者甚多⑬。

武强县　秋七月疫大作,死者甚众⑭。

肃宁县　夏秋,霍乱大流行,死亡无数⑮。

南宫县(今南宫市)　六月疫,八月大疫,死者不可胜计⑯。

---

① 道光《安州志》卷六《灾异》。

② 咸丰《容城县志》卷八《灾异志》,光绪《容城县志》卷八《灾异志》,民国《容城县志》卷八《灾异志》。

③ 《容城县志》,方志出版社 1999 年版。

④ 《清史稿》卷四〇《灾异志一》。光绪《望都县新志》卷七《祥异》,民国《望都县志》卷一一《杂志·大事记》。

⑤ 《清史稿》卷四〇《灾异志一》。光绪《蠡县志》卷八《灾祥志》。

⑥ 光绪《定兴县志》卷一九《大事志·灾祥》。《定兴县志》,方志出版社 1997 年版。

⑦ 光绪《唐县志》卷一一《杂稽志·祥异》。

⑧ 道光《新城县志》卷一五《祥异》,民国《新城县志》卷二二《灾祸》。

⑨ 光绪《祁州续志》卷四《祥异》。

⑩ 《安国县志》,方志出版社 1996 年版。

⑪ 道光《深州直隶州志》卷末《机祥》。

⑫ 《深县志》,中国对外翻译出版公司 1999 年版。

⑬ 《饶阳县志》,方志出版社 1998 年版。

⑭ 《清史稿》卷四〇《灾异志一》。道光《武强县新志》卷一〇《杂稽志·机祥》。

⑮ 《肃宁县志》,方志出版社 1999 年版。

⑯ 《清史稿》卷四〇《灾异志一》。光绪《南宫县志》卷八《事异纪·灾异》,民国《南宫县志》卷二五《杂志·祥异》。

枣强县 秋大疫[①]。秋,瘟疫大流行[②]。

任丘县(今任丘市) 秋大疫[③]。

景 州(今景县) 七月大疫,八月京师瘟疫盛行,乡试因之改为九月[④]。七月大疫[⑤]。

交河县(今泊头市) 七月,大疫流行[⑥]。

献 县 七月大疫[⑦]。

南皮县 秋大疫[⑧]。

沧 州(今沧州市) 七月大疫[⑨]。

东光县 七月大疫,道殣相望[⑩]。

青 县 七月大瘟疫,死者无算[⑪]。时疫大作,至八月始止,死者不可胜计[⑫]。

盐山县 秋大疫,伤人无算[⑬]。大疫[⑭]。

涞水县 夏六月瘟疫流行,死者无数,顺天乡试改期九月[⑮]。

定 州(今定州市) 夏六月疫[⑯]。疫[⑰]。

曲阳县 七八月间,疫病大作,死者甚众[⑱]。

深泽县 秋七月大疫。六月间天气遽然变冷,毒雾蒸人,七月疫气流行,死者枕

---

① 同治《枣强县志补正》卷四《杂记》,光绪《枣强县志》卷四《祥异》,民国《枣强县志料》卷八《灾异》。

② 《枣强县志》,文化艺术出版社 1994 年版。

③ 《清史稿》卷四〇《灾异志一》。道光《任丘县志续编》卷下《五行》。

④ 民国《景县志》卷一四《故实志・史事》。

⑤ 《景县志》,天津人民出版社 1991 年版。

⑥ 民国《交河县志》卷一〇《杂稽志・祥异》。

⑦ 咸丰《初续献县志》卷一《善行》,光绪《续献县志》卷四《典文》。

⑧ 光绪《南皮县志》卷五《风土志・祥异》,民国《南皮县志》卷一四《故实志下・祥异》。《南皮县志》,河北人民出版社 1992 年版。

⑨ 民国《沧县志》卷一六《事实志・大事年表》。

⑩ 《清史稿》卷四〇《灾异志一》。光绪《东光县志》卷一一《祥异》。

⑪ 光绪《重修青县志》卷六《祥异》,民国《青县志》卷一三《祥异》。

⑫ 《清史稿》卷四〇《灾异志一》。

⑬ 同治《盐山县志》卷五《风土志・祥异》,民国《盐山新志》卷一九《人物篇・列女表》。

⑭ 《盐山县志》,南开大学出版社 1991 年版。

⑮ 光绪《涞水县志》卷一《地理志・祥异》。《涞水县志》,北京燕山出版社 2000 年版。

⑯ 《清史稿》卷四〇《灾异志一》。道光《直隶定州志》卷二〇《政典・祥异》,民国《定县志》卷二二《志余・祥异》。

⑰ 《定州市地方志》,中国城市出版社 1998 年版。

⑱ 《清史稿》卷四〇《灾异志一》。光绪《重修曲阳县志》卷五《灾异记第二》。《曲阳县志》,新华出版社 1998 年版。

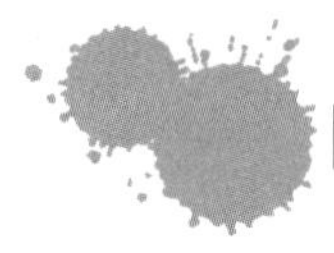

藉,有知其症者用针刺肘弯及膝后出血即愈,至九月间始少杀[①]。按:今《石家庄地区卫生志》将此系于嘉庆元年(1796)[②]。误!

元氏县　七月八月大疫。阴症大发,人伤无数,八月初一日行过年礼以避灾[③]。

新乐县(今新乐市)　秋七月大疫[④]。

藁城县(今石家庄市藁城区)　疫,中者多死[⑤]。疫病流行,中者多死[⑥]。

井陉县　夏大疫,伤人甚众[⑦]。

无极县　七月、八月瘟疫盛行,比户相染,死者甚众[⑧]。

灵寿县　秋七月大疫,附城尤甚[⑨]。

栾城县　栾城等处时疫流行,中者多死[⑩]。

正定县　秋七月大疫,二十五日至二十八日尤甚,死者无算[⑪]。七月,正定府大疫,死者甚众[⑫]。

晋　州(今晋州市)　夏四月朔,日月合璧,五星联珠,六月间天气骤冷,毒雾蒸人,七月大疫,死者甚众,后传方用针刺肘弯及膝,后出血即愈[⑬]。

宁晋县　大疫[⑭]。

高邑县　疠疫流行,人伤无数,秋稼丰稔[⑮]。

内丘县　六月间人得吐泻病,腿肚疼,有当日死者,有二三日死者,人死大半,不

① 咸丰《深泽县志》卷一《编年志·邑事》。《深泽县志》,方志出版社1997年版。

② 《石家庄地区卫生志》,河北人民出版社1990年版。

③ 《清史稿》卷四〇《灾异志一》。光绪《元氏县志》卷四《世纪志·灾祥》,民国《元氏县志》篇一五《故事·灾祥》。

④ 《清史稿》卷四〇《灾异志一》。光绪《重修新乐县志》卷四《灾祥》,民国《新乐县志》卷四《灾祥》。

⑤ 光绪《藁城县志续补》卷四《事异志》,民国《续修藁城县志》卷四《事异志》。

⑥ 《藁城县志》,中国大百科全书出版社1994年版。

⑦ 光绪《续修井陉县志》卷三《祥异》,民国《井陉县志料》一五编《大事记·灾祥》。

⑧ 光绪《无极县志》卷三《灾祥志》,民国《无极县志》卷一九《大事表》。《无极县志》,人民出版社1993年版。

⑨ 同治《灵寿县志》卷三《灾祥志》。

⑩ 道光《栾城县志》卷末《卷末·灾祥》,同治《栾城县志》卷三《祥异》,《栾城县志》卷三《世纪志·祥异》。

⑪ 光绪《正定县志》卷八《灾祥》。《正定县志》,中国城市出版社1992年版。

⑫ 《石家庄地区卫生志》,河北人民出版社1990年版。

⑬ 民国《晋县志》卷五《灾祥》。

⑭ 民国《宁晋县志》卷一《封域志·灾祥》。

⑮ 民国《高邑县志》卷一〇《故事志·史事》。《高邑县志》,新华出版社1993年版。

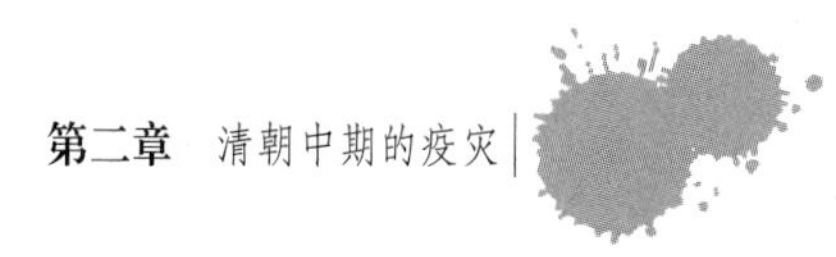

敢吊①。

巨鹿县　七月大疫，死者甚众②。

任　县　七月大疫③。七月，大疫，死人甚多④。

广宗县　夏，瘟疫流行，人多死者。七月大疫，死者不可胜计。八月又大疫⑤。瘟疫流行，人死大半，田地多荒芜⑥。

平乡县　八月，疫气流行⑦。

唐山县（今隆尧县）　秋七月，瘟疫流行，人死无算⑧。

隆平县（今隆尧县）　秋七月，瘟疫流行，人亡无计⑨。

沙河县（今沙河市）　秋疫⑩。

广平府（治永年县）　阖府夏秋大疫⑪。时辖永年、鸡泽、曲周、邯郸、成安、肥乡、磁州、广平等州县。

邯郸县（今邯郸市）　秋七月大疫，瘟疫盛行，有问疾辄死于寝疾之家者，工肆材木为空⑫。

鸡泽县　夏秋大疫⑬。

成安县　夏秋大疫⑭。

肥乡县　夏疫⑮。

清河县　河决，大疫⑯。

---

① 道光《内丘县志》卷三《常纪·疫厉》。《内丘县志》，中华书局 1996 年版。

② 光绪《巨鹿县志》卷七《事异志·灾异》。

③ 民国《任县志》卷七《纪事·灾祥》。

④ 《任县志》，中华书局 2000 年版。

⑤ 《清史稿》卷四〇《灾异志一》。同治《广宗县志》卷一一《祲祥志》，民国《广宗县志》卷一《大事纪》。

⑥ 《广宗县志》，方志出版社 1999 年版。

⑦ 《清史稿》卷四〇《灾异志一》。同治《平乡县志》卷一《灾祥》。《平乡县志》，方志出版社 1999 年版。

⑧ 《清史稿》卷四〇《灾异志一》。光绪《唐山县志》卷三《祥异》。

⑨ 《隆尧县志》，生活·读书·新知三联书店 1998 年版。

⑩ 道光《续增沙河县志》卷上《舆地·祥异》，民国《沙河县志》卷一一《志余上·祥异》。

⑪ 光绪《广平府志》卷三三《前事三·灾异》。

⑫ 民国《邯郸县志》卷一《大事记》。《邯郸市民政志》，河北教育出版社 1989 年版。

⑬ 民国《鸡泽县志》卷二四《灾祥》。

⑭ 民国《成安县志》卷一五《故事·史事》。

⑮ 同治《肥乡县志》卷三二《灾祥》，民国《肥乡县志》卷三八《灾祥》。

⑯ 同治《清河县志》卷五《灾异》，光绪《清河县志》卷三《灾异》，民国《清河县志》卷一七《杂志·祥异表》。

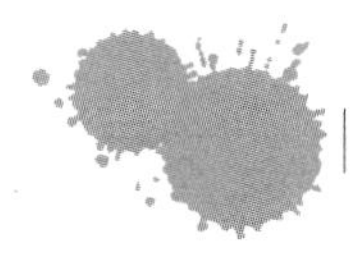

大名县　夏秋之交,死者相属①。

南乐县　秋大疫②。

曲周县　夏秋之交,霍乱伤人③。瘟疫流行,民多病死④。

永平府(治卢龙县)　夏四月初一日,日月合璧,五星联珠。大疫,民多死,邻里至不通庆吊⑤。

乐亭县　八月大疫,民多疫死⑥。大瘟疫流行,民众死亡甚多⑦。

滦　州(今滦县)　大疫,民多死⑧。境内瘟疫流行(民间俗称虎痢拉),死亡多人⑨。

临榆县　夏大疫⑩。

昌黎县　日月合璧,五星联珠,秋七月大疫⑪。

抚宁县　六月旱,二十七日得雨,七八月瘟疫大行⑫。

新乐县(今新乐市)　秋疫⑬。

山东省

山东省　6月,冠县、武城、范县、巨野、登州府大疫,死者无算;7月,济南、东阿、滕县、济宁州大疫;9月,日照、沂水大疫⑭。按:今《山东省卫生志》所载,遗漏甚多。山东夏秋之间,瘟疫流行,比户传染。民间求医建醮,随处皆有⑮。

登州府(治蓬莱县,今蓬莱市)　六月至八月,各属大疫,死者无算,至十月乃止⑯。霍乱自南洋传入烟台。8月,登州各县痧症流行,10月止,死者无算⑰。霍乱自

---

① 民国《大名县志》卷二六《祥异志》。

② 光绪《南乐县志》卷七《志祥异》,民国《南乐县志》卷七《祥异志》。

③ 《曲周县志》卷一九《杂事》。

④ 《曲周县志》,新华出版社1997年版。

⑤ 光绪《永平府志》卷三一《封域志十三·纪事下》,民国《卢龙县志》卷二三《故事志·史事》。

⑥ 《清史稿》卷四〇《灾异志一》。光绪《乐亭县志》卷三《地理志下·纪事》。

⑦ 《乐亭县志》,中国大百科全书出版社1994年版。

⑧ 《清史稿》卷四〇《灾异志一》。光绪《滦州志》卷九《纪事》。

⑨ 《滦县卫生志》,天津市人民出版社1999年版。

⑩ 《清史稿》卷四〇《灾异志一》。光绪《临榆县志》卷九《纪事》,民国《临榆县志》卷八《舆地编四·纪事》。

⑪ 同治《昌黎县志》卷一《天文志·祥异》,民国《昌黎县志》卷一二《大事记》。

⑫ 光绪《抚宁县志》卷三《前事》。

⑬ 《新乐县志》,中国对外翻译出版公司1997年版。

⑭ 《山东省卫生志》,山东人民出版社1992年版。

⑮ 《清宣宗实录》卷二二,"道光元年辛巳八月";《清宣宗实录》卷二六,"道光元年辛巳十一月"。

⑯ 《清史稿》卷四〇《灾异志一》。光绪《增修登州府志》卷二三《祥孽附》。

⑰ 《烟台卫生志》,1987年。

南洋传入烟台，登州各县痧症流行，死者不计其数①。

蓬莱县（今蓬莱市） 夏六月，大瘟疫②。

文登县（今文登市） 秋雨水，螟食禾殆尽，八月，人患痧症，至十月止③。

黄 县（今龙口市） 秋七月、八月，霍乱病大作，死者无算。传言改岁病方息，民间多有择日过年者④。

招远县（今招远市） 秋，瘟疫盛行，人多暴死者⑤。

莱阳县（今莱阳市） 夏秋疫，死者无算⑥。

福山县（今烟台市福山区） 六月至八月大疫，死者无算⑦。

栖霞县（今栖霞市） 秋，霍乱传染，人多病死⑧。

宁海州（今烟台市牟平区） 四月朔，日月合璧，五星联珠。八月大疫⑨。

海阳县（今海阳市） 霍乱流行，死者甚众⑩。

掖 县（今莱州市） 大有年，秋大疫⑪。

胶 州（今胶州市） 五月雹灾，六月旱，秋七月瘴疠盛行，死亡相继，至次年方止⑫。

潍 县（今潍坊市） 夏六月大水，秋疫⑬。

即墨县（今即墨市） 七月大水，大疫⑭。

昌邑县（今昌邑市） 八月大疫，病吐泻，人多死⑮。

平度州（今平度市） 是岁大疫⑯。

---

① 《荣成市志》，齐鲁书社 1999 年版。

② 道光《重修蓬莱县志》卷一《天文志 · 灾祥》。

③ 光绪《文登县志》卷一四《灾异》。

④ 同治《黄县志》卷五《祥异志》。

⑤ 道光《招远县续志》卷一《灾祥》。

⑥ 道光《莱阳县志》卷首《大事记》。《莱西市卫生志》，2003 年。

⑦ 民国《福山县志稿》卷八《灾祥志》。

⑧ 光绪《栖霞县志》卷八《祥异志》。

⑨ 同治《宁海州志》卷一《天文志 · 祥异》，民国《牟平县志》卷一〇《文献志 · 通纪》。《牟平县志》，科学普及出版社 1991 年版。

⑩ 光绪《海阳县续志》卷一《灾祥门》。

⑪ 道光《再续掖县志》卷下《祥异》。

⑫ 道光《重修胶州志》卷三五《祥异纪》，民国《增修胶志》卷五三《祥异》。《胶州市卫生志》，1990 年。

⑬ 民国《潍县志稿》卷三《通纪二》。

⑭ 同治《即墨县志》卷一一《大事志 · 灾祥》。

⑮ 光绪《昌邑县续志》卷七《祥异》。《昌邑县卫生志》，1986 年。

⑯ 道光《重修平度州志》卷二六《大事记》。

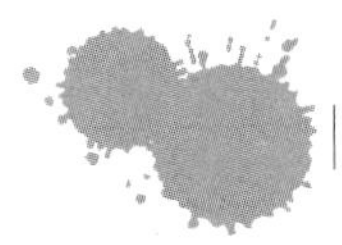

青州府(治益都县,今青州市)　夏大疫①。

益都县(今青州市)　秋七月大疫,死亡甚多,禾熟几无收获者,民多悬红幡于门以禳之,至九月乃止②。

安丘县(今安丘市)　八月大疫,病者吐泻不止,往往医治不及,老弱更甚③。

寿光县(今寿光市)　"八月大疫"④。秋,寿光、安丘瘟疫流行,病者吐泻不止,医治不及则亡⑤。

昌乐县　彗星见西方,秋大疫⑥。

博山县(今淄博市博山区)　秋大疫⑦。

博兴县　秋大疫⑧。

诸城县(今诸城市)　秋淫雨,大疫,死者甚众⑨。

临朐县　秋大疫,死者数万⑩。

乐安县(今广饶县)　夏大疫⑪。

临淄县(今淄博市临淄区)　大疫⑫。

沂水县　秋九月,大疫⑬。

莒　州(今莒县、莒南二县)　秋大疫,人死十之五六⑭。秋,疫病流行,死人甚多,触之者十死一生⑮。

蒙阴县　秋,大疫⑯。

日照县(今日照市)　夏大疫。九月大疫⑰。

---

① 咸丰《青州府志》卷六四《祥异纪》。

② 光绪《益都县图志》卷六《大事志下》。

③ 道光《安丘新志》卷一《总纪》。

④ 民国《寿光县志》卷一五《大事纪》。

⑤ 《潍坊市卫生志》,1989年。

⑥ 民国《昌乐县续志》卷一《总纪》。

⑦ 民国《续修博山县志》卷一《大事记·祥异》。《博山区卫生志》,中国出版社2005年版。

⑧ 民国《续修博兴县志》卷一《大事记》。

⑨ 道光《诸城县续志》卷一《总纪》。

⑩ 光绪《临朐县志》卷一〇《大事表》。

⑪ 民国《续修广饶县志》卷二六《通纪》。

⑫ 民国《临淄县志》卷一四《灾祥志》。

⑬ 《清史稿》卷四〇《灾异志一》。道光《沂水县志》卷九《纪事》。

⑭ 民国《重修莒志》卷二《大事记中》。

⑮ 《莒南县卫生志》,深圳特区出版社2001年版。

⑯ 宣统《蒙阴县志》卷七《杂稽志》。

⑰ 《清史稿》卷四〇《灾异志一》。光绪《日照县志》卷七《考鉴志·祥异》。

滋阳县(今兖州市)　夏大疫[①]。

汶上县　夏六月,大疫[②]。六月,大疫(俗称缩筋病),染者须臾即死[③]。

宁阳县　夏寒,秋大疫[④]。

泗水县　六月伏中雨雪,至秋,人病霍乱,所亡甚多,出入不敢单行,市人持服者几半。俗云逾年即止,遂于八月初一过年,然此后病尤多[⑤]。

阳谷县　秋旱,人多瘟疫,死者甚众[⑥]。秋,大旱,瘟疫流行[⑦]。

寿张县(今并入阳谷县)　秋旱,人多瘟疫[⑧]。

滕　县(今滕州市)　秋七月大疫,人朝病暮死,讹言至腊月止,沿村度岁祠瘟神[⑨]。

峄　县(今枣庄市峄城区)　夏六月大寒,民多疾疫[⑩]。夏,大寒,民多疾病[⑪]。

济宁州(今济宁市)　七月大疫[⑫]。

金乡县　七月大疫[⑬]。

巨野县　六月疫。是年秋旱,时疫伤人,十之三四[⑭]。

单　县　夏秋大疫,人死无算[⑮]。

曹　县　六月、七两月瘟疫大作,人死无数[⑯]。

郓城县　秋旱,人受瘟疫[⑰]。

庆云县　七月大疫,人死无算,殡无棺,以席代之[⑱]。

---

① 咸丰《滋阳县志》卷六《灾祥志》,光绪《滋阳县志》卷六《灾祥志》。

② 宣统《四续汶上县志稿·灾祥》。

③ 《汶上县志》,中州古籍出版社1996年版。

④ 光绪《宁阳县志》卷一〇《灾祥》。

⑤ 光绪《泗水县志》卷一四《灾祥志》。

⑥ 光绪《阳谷县志》卷九《灾异》,民国《阳谷县志》卷九《灾异》。

⑦ 《阳谷县志》,中华书局1991年版。

⑧ 光绪《寿张县志》卷一〇《杂事志·灾变》。

⑨ 《清史稿》卷四〇《灾异志一》。道光《滕县志》卷五《灾祥志》。

⑩ 光绪《峄县志》卷一五《灾祥考》。

⑪ 《枣庄市卫生志》,1988年。

⑫ 《清史稿》卷四〇《灾异志一》。道光《济宁直隶州志》卷一《五行志》。

⑬ 咸丰《金乡县志略》卷一一《事纪》,同治《金乡县志》卷一一《事纪》。

⑭ 《清史稿》卷四〇《灾异志一》。道光《巨野县志》卷二《编年志·灾祥附》。

⑮ 民国《单县志》卷一四《灾祥志》。

⑯ 光绪《曹县志》卷一八《杂稽志·灾祥》。

⑰ 光绪《郓城县志》卷九《灾祥志》。

⑱ 民国《庆云县志》卷三《风土志·灾异》。

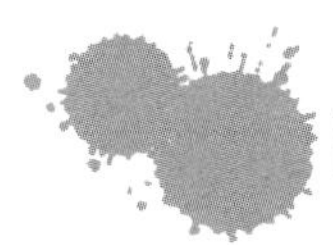

宁津县　七月大疫[①]。

东明县　七月大疫[②]。

濮　州(今鄄城县)　秋旱,人多疫死[③]。

东阿县　自夏至秋大雨水,六月至秋尽,民多转筋霍乱之疾,死者甚众。七月大疫[④]。秋自六月后霍乱流行[⑤]。

东平州(今东平县)　疫[⑥]。

新泰县(今新泰市)　大疫[⑦]。

济南府(治历城县,今济南市)　夏秋大水,民间大疫,死者无算[⑧]。七月,济南大疫,死者无算[⑨]。

历城县(今济南市历城区)　夏大疫。淫雨坏稼,疫起,出门辄见舁棺者,住生应试者多病且死[⑩]。

齐河县　夏大疫[⑪]。

德　州(今德州市)　运河水涨,瘟疫流行[⑫]。

德平县(今并入临邑县)　大疫,秋大水[⑬]。

临邑县　七月大疫[⑭]。

淄川县(今淄博市淄川区)　日月合璧,五星连珠,秋大疫[⑮]。秋,境内发生大瘟疫[⑯]。

陵　县　夏大疫[⑰]。

---

① 光绪《宁津县志》卷一一《杂稽志上·祥异》。

② 宣统《东明县续志》卷三《杂志·年纪灾祥》,民国《东明县新志》卷三《杂志·灾祥》。

③ 宣统《濮州志》卷二《年纪》。

④ 《清史稿》卷四〇《灾异志一》。道光《东阿县志》卷二三《祥异志》。

⑤ 《东阿县志》,齐鲁书社1998年版。

⑥ 光绪《东平州志》卷二五《五行》,民国《东平县志》卷一六《大事纪·灾祲》。

⑦ 光绪《增刻乾隆新泰县志》卷七《灾祥增》。

⑧ 道光《济南府志》卷二〇《灾祥》。

⑨ 《清史稿》卷四〇《灾异志一》。

⑩ 民国《续修历城县志》卷一《总纪》。

⑪ 民国《齐河县志》卷首《大事纪》。

⑫ 民国《德县志》卷二《纪事》。

⑬ 光绪《德平县志》卷一〇《祥异志·灾详》。

⑭ 道光《临邑县志》卷一六《杂事志》,同治《临邑县志》卷一六《杂事志·纪异》。

⑮ 宣统《三续淄川县志》卷九《灾祥》。

⑯ 《淄川区卫生防疫志》,山东省地图出版社2000年版。

⑰ 道光《陵县志》卷一五《祥异志》,光绪《陵县志》卷一五《祥异志》。

平原县　夏秋大水，民大疫，死者无算①。

恩　县（今并入平原县）　夏大疫，人多传染，不敢通庆吊②。

冠　县　夏六月大疫，民多霍乱转筋之疾，死者甚众③。

博平县（今并入茌平县）　夏六月，霍乱病作，人死无数④。

茌平县　六月，茌平、博平县霍乱流行，人死甚多⑤。

武城县　六月大疫。秋疫，岁则大熟⑥。

城武县（今成武县）　夏秋间，大疫流行，死者无算⑦。

武定府（治惠民县）　七月，武定大疫⑧。

惠民县　夏秋大疫⑨。

沾化县　自夏至秋，霪雨害稼，疠疫盛行，民死无数⑩。

阳信县　自夏至秋，霪雨害稼，疠疫盛行，死者无数⑪。

商河县　夏大疫⑫。

海丰县（今无棣县）　夏大疫⑬。夏，海丰瘟疫暴作。夏秋，惠民、阳信、沾化阴雨害稼，疠疫盛行，人死无数⑭。

河南省

范　县　六月大疫。七月，大疫盛行，人受病死者不可胜数⑮。秋大旱，疾病流行，死人甚多⑯。按：时范县属山东省。

---

① 民国《续平原县志》卷一《疆域志・灾祥》。

② 宣统《重修恩县志》卷一〇《杂记・灾祥》。

③ 《清史稿》卷四〇《灾异志一》。道光《冠县志》卷一〇《杂录志・祲祥》，光绪《冠县志》卷一〇《杂录志・祲祥》，民国《冠县志》卷一〇《杂录志・祲祥》。《冠县志》，齐鲁书社2001年版。

④ 道光《博平县志》卷一《机祥考》。

⑤ 《茌平县志》，齐鲁书社1997年版。

⑥ 《清史稿》卷四〇《灾异志一》。道光《武城县志续编》卷一二《祥异》，民国《增订武城县志续编》卷一二《祥异》。

⑦ 道光《城武县志》卷一三《外志・祥祲》。《成武县志》，齐鲁书社1992年版。

⑧ 《清史稿》卷四〇《灾异志一》。

⑨ 光绪《惠民县志》卷一七《五行志・祥异》。

⑩ 光绪《沾化县志》卷四《记事》，民国《沾化县志》卷七《大事记》、卷一四《祥异志》。

⑪ 民国《阳信县志》卷二《祥异志》。

⑫ 道光《商河县志》卷三《赋役志・祥异》，民国《商河县志》卷首《大事纪》。

⑬ 民国《无棣县志》卷一六《祥异志》。

⑭ 《惠民地区卫生志》，天津科学技术出版社1992年版。

⑮ 《清史稿》卷四〇《灾异志一》。民国《续修范县志》卷六《灾异志》，民国《范县县志》卷六《灾异志》。

⑯ 《范县志》，河南人民出版社1993年版。

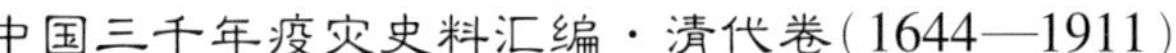

密　县　七月,民多霍乱,病一二日即死,城内尤甚①。

鄢陵县　夏大疫,人死无算。民讹言天灾俟来年方停,于是七月十五日皆贴春联门神,后渐停止②。

扶沟县　夏秋大疫,死者甚众③。

淮宁县(今淮阳县)　秋大疫,人死几半④。疫大行,(夏端木)每外出,辄不暇旋里,全活数百人⑤。

太康县　秋大疫⑥。

许　州(今许昌市)　时疫大行⑦。

临颍县　时疫大行⑧。

郾城县(今漯河市郾城区)　疫⑨。

舞阳县　夏秋大疫⑩。

夏邑县　秋,大雨水,疫⑪。

汝　州(今汝州市)　秋大疫,名谓"翻病",自东传西,其病形状不一,得之即死。人心恼惧,讹传来年方愈,民皆以八月朔为元旦,以中秋为元宵,城郭张灯结彩,大傩逐疫,官不为禁,时为宪颁有医方,治辄效,九月病始绝⑫。

伊阳县(今汝阳县)　秋七月疫⑬。

鲁山县　大疫⑭。

宜阳县　七月瘟疫大行,名为"翻症"。患者无救,城镇为之罢市⑮。

---

① 民国《密县志》卷一九《杂录·祥异》。

② 道光《鄢陵县志》卷十七《杂事志》,民国《鄢陵县志》卷二九《祥异志》。

③ 道光《扶沟县志》卷一二《灾祥志》,光绪《扶沟县志》卷一五《灾祥志》。

④ 道光《淮宁县志》卷一二《五行志》,民国《淮阳县志》卷二〇《杂志上·灾异》。

⑤ 民国《淮阳县志》卷六《人物》。

⑥ 道光《太康县志》卷八《杂志·祥异》,道光《太康县志》卷五下《人物下·义行·刘永成》,道光《太康县志》卷五下《人物·义行·韩从龙》,民国《太康县志》卷一《通纪》。

⑦ 道光《许州志》卷一一《祥异》,民国《许昌县志》卷一九《杂述·祥异》。

⑧ 民国《重修临颍县志》卷一三《杂稽志·灾祥》。

⑨ 民国《郾城县志》卷五《大事篇》。

⑩ 道光《舞阳县志》卷一一《灾祥志》。

⑪ 民国《夏邑县志》卷九《灾异》。

⑫ 道光《汝州全志》卷九《灾祥》。

⑬ 道光《重修伊阳县志》卷六《祥异志》。

⑭ 道光《鲁山县志》卷三《纪事》。

⑮ 光绪《宜阳县志》卷二《天文·祥异》。

陕　州(今三门峡市陕州区)　疫①。

阌乡县(今并入灵宝市)　大疫,人死十分之三②。

修武县　夏秋,疫甚,得病辄死,棺肆为空③。

滑　县　白昼见鬼,路断行人,死者十分之六④。

获嘉县　疫疠大作,得病辄死,棺市为空⑤。

辉　县(今辉县市)　大疫⑥。

林　县(今林州市)　秋七月,霍乱症大作,人死无数⑦。

长垣县　秋七月,大疫⑧。

新郑县(今新郑市)　七月霍乱流行,二三日即死⑨。

山西省

临晋县(今并入临猗县)　瘟疫⑩。

猗氏县(今临猗县)　瘟疫大作⑪。瘟疫⑫。

垣曲县　八月大疫,死者无算⑬。

夏　县　大疫,死者枕藉⑭。

太平县(今并入襄汾县)　夏四月朔,日月合璧,五星联珠,秋大疫⑮。六月,人患吊脚痧,脚筋痛缩即不治,死者甚众⑯。大疫,医书名“乌鸦翻”⑰。按:时无襄汾县,1914 年太平县改称汾城县,1954 年与襄陵县合并称襄汾县。

平定州(今平定县)　大疫⑱。

---

① 光绪《陕州直隶州续志》卷一〇《志余·灾异》。

② 光绪《阌乡县志》卷末《祥异》,民国《新修阌乡县志》卷一《通纪》。

③ 道光《修武县志》卷四《祥异志》,民国《修武县志》卷一六《祥异》。

④ 民国《重修滑县志》卷二〇《祥异》。

⑤ 乾隆《获嘉县志》卷一六《祥异》,民国《获嘉县志》卷一七《祥异》。

⑥ 道光《辉县志》卷四《地理志·祥异》。

⑦ 咸丰《续林县志》卷一《山川·祥异》。

⑧ 道光《续修长垣县志》卷下《事物志》。

⑨ 《新郑县卫生志》,1986 年。

⑩ 光绪《续修临晋县志》卷二《祥异》,民国《临晋县志》卷一四《旧闻记》。

⑪ 同治《续猗氏县志》卷四《祥异》。

⑫ 《临猗县志》,海潮出版社 1993 年版。

⑬ 光绪《垣曲县志》卷一四《杂志》。

⑭ 光绪《夏县志》卷五《灾祥志》。《夏县志》,人民出版社 1998 年版。

⑮ 道光《太平县志》卷一五《祥异志》,光绪《太平县志》卷一四《杂类志·祥异》。

⑯ 光绪《太平续志》卷一七《杂志上·灾祥》。

⑰ 《襄汾县志》,天津古籍出版社 1991 年版。

⑱ 光绪《平定州志》卷五《食货志·祥异》。

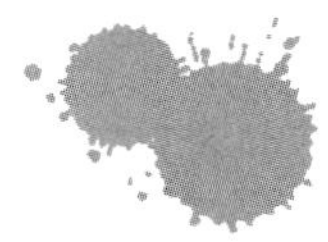

陕西省

怀远县(今横山县)　夏大疫①。

西　安(长安、咸宁二县附郭,今西安市)　瘟疫盛行②。

华　州(今华县)　八月大疫③。

华阴县(今华阴市)　八月大疫④。

甘肃省

镇原县　秋七月大疫⑤。

江苏省

上元县、江宁县(今南京市)　秋大疫⑥。夏秋之交,痧症大行,患者腹绞痛,吐泻不止,四肢厥冷,逾时即不可救,死者甚众,名曰“穿心痧”⑦。

苏州府(吴县、长洲、元和县附郭,今苏州市)　阖府大疫⑧。吴渭泉谈到他这年夏天从安徽赴福建,“时淮扬间痧疫流行,猝不及治,过吴门尤甚”⑨。

吴　县(今苏州市)　大疫⑩。

昆山县、新阳县(今昆山市)　夏秋大疫,民多骤死,乡村尤甚。市棺者价骤增数倍,匠役工食亦如之,贫民至不能具棺,好义者为觅工市材以给,入冬始止。当时问疾送殓,传染无已,甚有全家俱毙者,入冬始止⑪。

吴江县(今吴江市)　春疫,夏疫甚⑫。

震泽县(今并入吴江市)　春夏大疫⑬。

常熟县、昭文县(今常熟市)　夏秋疫,至冬乃止,名“蛄蛛瘟”⑭。

无锡县、金匮县(今无锡市)　大疫⑮。

---

① 民国《横山县志》卷二《纪事志》。

② 《清宣宗实录》卷二二,“道光元年辛巳八月”。

③ 光绪《三续华州志》卷四《省鉴志》。《华县志》,陕西人民出版社1992年版。

④ 民国《华阴县续志》卷八《杂事志》。

⑤ 民国《重修镇原县志》卷一八《灾异》。《庆阳地区志》,1998年。

⑥ 民国《首都志》卷一六《历代大事表》,台北成文出版社1983年版。

⑦ 光绪《金陵通纪》卷三。〔清〕甘熙《白下琐言》卷一。

⑧ 同治《苏州府志》卷一四三《祥异》,光绪《苏州府志》卷一四三《祥异》。

⑨ 〔清〕王养吾《痧症全书》卷首《诸汝卿序》。

⑩ 民国《吴县志》卷五五《祥异考》。

⑪ 道光《昆新两县志》卷三九《祥异》,光绪《昆新两县续修合志》卷五一《祥异》。

⑫ 光绪《吴江县续志》卷三八《杂记·灾祥》。

⑬ 道光《震泽镇志》卷三《灾祥》。

⑭ 光绪《重修常昭合志》卷四七《祥异志》。

⑮ 嘉庆《无锡金匮县志》卷三一《祥异》。《无锡县卫生志》,江苏人民出版社2001年。

武进县、阳湖县(今常州市) 秋疫[①]。

宜兴县、荆溪县(今宜兴市) 瘟疫盛行[②]。

靖江县(今靖江市) 嘉庆末年至道光四年(1820—1824)及光绪七年至八年(1881—1882),均有霍乱流行[③]。

江阴县(今江阴市) 夏秋大疫,村里中数日之间有连死数十人者,有一家数口尽殁者[④]。夏秋,疫病流行[⑤]。

太仓州(今太仓市) 六月大疫,至九月始已[⑥]。六月大疫[⑦]。

丹阳县(今丹阳市) 疫,山田旱[⑧]。丹阳大疫,城乡死者日以数十计[⑨]。

溧阳县(今溧阳市) 秋疫[⑩]。

仪征县(今仪征市) 夏秋大疫,甚多暴死者[⑪]。

高邮州(今高邮市) 夏秋大疫,甚多暴死者[⑫]。秋,境内大水,疫病流行[⑬]。

宝应县 大水,大疫[⑭]。

通 州(今南通市) 夏秋大疫,村里有一日连死数十人者,有一家数口尽殁者[⑮]。

泰兴县(今泰兴市) 夏秋大疫[⑯]。夏,水灾。秋,瘟疫流行,一村死者数十,一家数口皆染病死亡[⑰]。

如皋县(今如皋市) 夏大疫[⑱]。

---

① 光绪《武进阳湖县志》卷二九《杂事·祥异》。

② 光绪《宜兴荆溪县志》卷八《人物·义行》。

③ 《靖江县志》,江苏人民出版社1992年版。

④ 道光《江阴县志》卷八《祥异》,光绪《江阴县志》卷八《祥异》,民国《江阴县续志》卷一《大事表》。

⑤ 《江阴市志》,上海人民出版社1992年版。

⑥ 光绪《太仓直隶州志》卷三《祥异》。

⑦ 《太仓市卫生志·大事记》,1998年版。

⑧ 光绪《丹阳县志》卷三〇《祥异》。

⑨ 《丹阳市卫生志·大事记》,南京出版社2004年版。

⑩ 光绪《溧阳县续志》卷一六《杂类志·瑞异》。

⑪ 道光《重修仪征县志》卷四六《祥异》。

⑫ 道光《续增高邮州志》卷六《灾祥志》。

⑬ 《高邮市卫生志》,中国工商出版社2006年版。

⑭ 民国《宝应县志》卷五《食货志·水旱》。

⑮ 光绪《通州直隶州志》卷末《祥异》。

⑯ 光绪《泰兴县志》卷末《志余第一·述异》。

⑰ 《泰兴卫生志》,方志出版社2005年版。

⑱ 道光《如皋县续志》卷一二《祥祲志》。

阜宁县　夏大疫[①]。

铜山县(今徐州市铜山区)　六月大疫,死者无算,有朝吊于人,而暮受吊者[②]。

盱眙县　大水,大疫[③]。

睢宁县　五月大雨伤禾稼,民饥疫[④]。

沛　县　夏五月,疫盛行[⑤]。五月瘟疫[⑥]。

镇洋县(今太仓市)　六月大疫,至九月始已[⑦]。

上海市

嘉定县(今嘉定区)　秋大疫,手足麻木,经脉挛缩,俗名蜘蛛瘟,或一家死二三人,死者身有红印云[⑧]。

宝山县(今宝山区)　夏秋疫[⑨]。夏秋大疫,瓜茄生白眚,人无食者[⑩]。疫名转筋霍乱,有一二日而死,有一二时而死者[⑪]。六月,罗店一带发生瘟疫,最多的一天死27人,八月始退[⑫]。

松江府(娄县、华亭二县附郭,今松江区)　夏大疫[⑬]。

娄　县(今松江区)　夏大疫,秋鸡翼两旁生爪,苏、松皆然[⑭]。

华亭县(今松江区)　夏大疫[⑮]。

青浦县(今青浦区)　夏大疫[⑯]。

南汇县(今南汇区)　岁大熟,通邑患霍乱,治少缓即毙,有全家罹此劫者[⑰]。

---

① 光绪《阜宁县志》卷二一《祥祲》,民国《阜宁县新志》卷首《大事纪》。

② 同治《徐州府志》卷五《祥异》,道光《铜山县志》卷二三《祥异》,民国《铜山县志》卷四《纪事表・灾变》。《铜山县志》,中国社会科学出版社1993年版。

③ 同治《盱眙县志》卷六《杂类志》,光绪《盱眙县志稿》卷一四《祥祲》。

④ 光绪《睢宁县志》卷一五《祥异志》。

⑤ 民国《沛县志》卷二《沿革纪事表》。

⑥ 《沛县简志》,1989年。

⑦ 光绪《太仓直隶州志》卷三《祥异》,宣统《太仓州镇洋县志》卷二六《祥异》,民国《太仓州志》卷二六《祥异》。

⑧ 光绪《嘉定县志》卷五《赋役志下・机祥》。

⑨ 民国《宝山吴江县志摘抄》。

⑩ 光绪《宝山县志》卷一四《祥异》,民国《宝山县志》卷五《水旱》。

⑪ 道光《寒圩小志・祥异》。

⑫ 《上海市宝山县志》,上海人民出版社1992年版。

⑬ 光绪《松江府续志》卷三九《祥异》。

⑭ 光绪《娄县续志》卷一二《祥异志》,光绪五年刊本。

⑮ 光绪《重修华亭县志》卷二三《杂志上・祥异》。

⑯ 光绪《青浦县志》卷二九《杂记上・祥异》。

⑰ 光绪《南汇县志》卷二二《杂志・祥异》。

上海县(今闵行区等) 夏大疫。其证多系干霍乱,手足拘挛,须臾不救,且易传染,有一家丧数口者[①]。上海发现霍乱病人。此后道光六年(1826)、道光二十年(1840)均有流行[②]。

金山县(今金山区) 鬼火夜盛,瘟疫时行[③]。夏大疫,岁大熟[④]。

川沙厅(今并入浦东新区) 夏大疫[⑤]。

安徽省

合肥县(今合肥市) 大疫[⑥]。九月,安徽巡抚张师诚也奏称"皖省间有时疫"[⑦]。

来安县 秋,黑痧疫遍江淮,中者多暴死[⑧]。黑痧病在江淮之间大发生,得此病者多数死亡[⑨]。

萧 县 七月大雨连旬,平地水深数尺,井泉灭没。大疫,霍乱盛行,人死十之六七,富家至无棺以葬,民间私于八月度岁禳解之[⑩]。

宿 州(今宿州市) 四月朔,日月合璧,五星联珠,六月大疫[⑪]。宿州大疫,人死过半,十室九空[⑫]。

阜阳县(今阜阳市) 大疫[⑬]。

亳 州(今亳州市) 夏六月大疫[⑭]。

太湖县 大疫[⑮]。

无为州(今无为县) 自从道光登龙位,无为州中有难星。道光元年(1821)行瘟疫,道光二年麻脚瘟[⑯]。

---

① 同治《上海县志》卷三〇《杂记·祥异》,民国《上海县志》卷一《纪年》。

② 《上海卫生志》,上海社会科学院出版社1998年版。

③ 光绪《金山县志》卷一七《志余·祥异》。

④ 民国《重辑张堰志》卷一一《志祥异》。

⑤ 光绪《川沙厅志》卷一四《杂记志·祥异》,民国《川沙县志》卷一《大事年表》。

⑥ 光绪《续修庐州府志》卷九三《祥异志》,光绪《合肥县志·祥异》。

⑦ 《清宣宗实录》卷二三,"道光元年辛巳九月"。

⑧ 道光《来安县志》卷五《食货志下·祥异》。

⑨ 《来安县志》,中国城市经济社会出版社1990年版。

⑩ 同治《徐州府志》卷五《祥异》,同治《续萧县志》卷一八《杂录·祥异》。

⑪ 道光《宿州志》卷四一《祥异》,光绪《宿州志》卷三六《杂类志·祥异》,光绪《凤阳府志》卷四上《纪事表上·祥异》。

⑫ 《宿县志》,黄山书社1988年版。

⑬ 道光《阜阳县志》卷二三《杂志·机祥》。

⑭ 光绪《亳州志》卷一九《杂类志·祥异》。

⑮ 光绪《太湖备考续编》卷二《灾异》。

⑯ 〔清〕胡玉珊《饥荒记》卷一,见李文海等主编《中国荒政书集成》第十一册,天津古籍出版社2010年版。

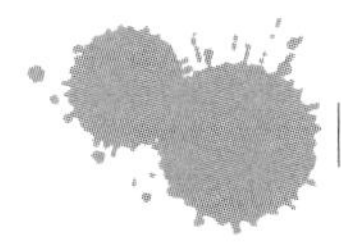

浙江省

杭　州(钱塘、仁和二县附郭,今杭州市)　夏大疫①。道光辛巳,此症(霍乱)盛行②。

富阳县(今富阳市)　夏大疫③。大疫④。

萧山县(今杭州市萧山区)　大疫⑤。

新城县(即新登县,今并入富阳市)　夏大疫⑥。

嘉兴县(今嘉兴市)　古无吊脚痧之名,自道光辛巳夏秋间,忽起此病。其症……或夕发旦死,旦发夕死。甚至行路之人忽然跌倒,或侍疾问病人,传染先死⑦。

秀水县(今嘉兴市)　新塍镇秋大疫⑧。

嘉善县　六月、七月间大疫,名钓脚痧,死者无虚日⑨。六月、七月间大疫,名瘪螺痧,死者无虚日⑩。

平湖县(今平湖市)　夏大疫,俗名吊脚痧,死者甚众⑪。

桐乡县(今桐乡市)　青墩镇夏大疫⑫。

会稽县(今绍兴市)　夏疫⑬。夏疫⑭。

余姚县(今余姚市)　大疫⑮。

慈溪县(今慈溪市)　夏又疫,“吊脚痧”流行,且较上年为甚⑯。

奉化县(今奉化市)　大疫⑰。

镇海县(今宁波市镇海区)　夏秋间霍乱盛行,犯者上吐下泻,不逾时殒命,城乡

---

① 民国《杭州府志》卷八五《祥异四》。
② 〔清〕陆以湉:《冷庐医话》卷三《霍乱转筋》。
③ 光绪《富阳县志》卷一五《祥异》。《富阳县卫生志》,中国医药科技出版社1991年版。
④ 《富阳县志》,浙江人民出版社1993年版。
⑤ 民国《萧山县志稿》卷五《田赋中·水旱祥异》、卷一四《杂记·历年灾祥》。
⑥ 民国《新登县志》卷二〇《拾遗篇·祥异》。
⑦ 〔清〕徐子默《吊脚痧方论》之《总论》。
⑧ 咸丰《新塍琐志》卷二《祥异》。
⑨ 光绪《重修嘉善县志》卷三四《杂志·祥眚》。
⑩ 《嘉善县志》,生活·读书·新知三联书店1995年版。
⑪ 光绪《平湖县志》卷二五《外志·祥异》。
⑫ 民国《乌青镇志》卷一《祥异》。
⑬ 道光《会稽县志稿》卷九《灾异志》。
⑭ 《绍兴县卫生志》,浙江古籍出版社1997年版。
⑮ 光绪《余姚县志》卷七《祥异》,民国《余姚六仓志》卷一九《灾异》。
⑯ 光绪《慈溪县志》卷五五《祥异》。
⑰ 光绪《奉化县志》卷末《述异》。

死者数千人，惟僧尼幼孩少犯，秋冬霜盛渐差[①]。

湖　州（乌程、归安二县附郭，今湖州市）　夏大疫，俗称“吊脚痧”，死者无算[②]。双林镇、南浔镇夏大疫，俗名“吊绞痧”，死者无算[③]。

长兴县　夏，湖州大疫，死者无算[④]。

德清县　夏大疫，俗称“吊脚痧”，死者无算[⑤]。

永嘉县（今温州市）　疫[⑥]。痧疫大流行，甚于嘉庆二十五年[⑦]。疫尤甚[⑧]。

瑞安县（今瑞安市）　瑞安大疫、大水，永嘉疫尤甚[⑨]。大疫[⑩]。

太平县（今温岭市）　六月，人患钓脚筋，痛缩即不治，死者甚众[⑪]。

福建省

七月、八月间，福建大疫流行，皆吐泻暴卒，朝人夕鬼，不可胜数[⑫]。

福　州（闽县、侯官二县附郭，今福州市）　辛巳岁，闽中痧疫盛行，死者载道[⑬]。

晋江县（含今泉州市、晋江市）　大疫[⑭]。辛巳（道光元年）承乏泉南（泉州），会痧疫流行，夏秋尤剧。虽多方拯救，十尝六七不治[⑮]。

南安县　大疫[⑯]。

同安县（含今厦门市、金门县）　春，虫食薯豆根，秋，大疫[⑰]。

莆田县（今莆田市）　是年七月、八月大疫流行，皆吐泻暴卒，朝人夕鬼，不可胜

---

① 光绪《镇海县志》卷三七《杂识·祥异》，民国《镇海县志》卷四三《祥异》。

② 同治《湖州府志》卷四四《前事略·祥异》，光绪《乌程县志》卷二七《祥异》，光绪《归安县志》卷二七《前事略·祥异》，民国《乌青镇志》卷一《祥异》。《湖州市卫生志》，香港大时代出版社 1993 年版。

③ 民国《南浔镇志》卷二九《灾祥二》，同治《湖州府志》卷四四《前事略·祥异》。

④ 同治《长兴县志》卷九《灾祥》。

⑤ 民国《德清县新志》卷一三《杂志·遗闻》。

⑥ 光绪《永嘉县志》卷三六《杂志一·祥异》。

⑦ 道光《瓯乘拾遗》卷下《续增》。

⑧ 《永嘉县卫生志》，1998 年。

⑨ 《温州市卫生志》，华东师范大学出版社 1998 年版。

⑩ 《瑞安市卫生志》，华东师范大学出版社 1999 年版。

⑪ 光绪《太平续志》卷一七《杂志·祥异》。

⑫ 同治《重纂福建通志》卷二七二《祥异》。

⑬ 〔清〕王养吾《痧症全书·诸汝卿序》。

⑭ 道光《晋江县志》卷七四《祥异志》。

⑮ 〔清〕王养吾《痧症全书》卷首《王楚堂道光二年序》。

⑯ 民国《南安县续志》卷四九《杂志一》。

⑰ 光绪《金门志》卷一六《旧事志·祥异》，民国《金门县志》卷一二《兵事·祥异》。

数[①]。七月、八月,全省霍乱流行[②]。

连江县　秋七月至八月大疫,霍乱暴死者甚众,福建全省皆然[③]。秋七月至八月,霍乱流行,暴死者众[④]。

罗源县　从夏至冬,大瘟疫,得治者十不及一,以致“南山木尽供棺椁,道上犹陈死人脯”(黄铨诗句)[⑤]。

建安县、瓯宁县(今合为建瓯县)　大疫[⑥]。

长乐县(今长乐市)　秋,吐泻又作[⑦]。

漳浦县　大疫,男女吐泻,暴卒不计其数[⑧]。

云霄厅(今云霄县)　霍乱流行,死者不计其数[⑨]。

湖南省

零陵县(今永州市)　春正月大雪,平地六尺,夏淫雨,甚寒,民多疫[⑩]。

祁阳县　春正月大雪,平地六尺,夏淫雨,甚寒,民多疫[⑪]。

武冈州(今武冈市)　自六月不雨,至九月淫雨积旬,大疫[⑫]。

沅陵县　秋不雨连三月,九月杪阴雨积日,天气沉黯,大疫,郡守林岚病疫死署中,死者数人[⑬]。

四川省

中江县　自冬及次年春,民病麻脚瘟,须臾气绝[⑭]。

重庆市

梁山县(今梁平县)　秋旱,瘟疫流行[⑮]。

---

① 同治《莆田县志稿本·祥异志》。

② 民国《莆田县志》卷二《通纪上》。

③ 民国《连江县志》卷三《大事记》。

④ 《连江县卫生志》,1989 年。

⑤ 《罗源县志》,方志出版社 1998 年版。

⑥ 民国《建瓯县志》卷三《大事志·灾祥》。

⑦ 同治《长乐县志》卷二《星野·祥异》,民国《长乐县志》卷三《大事志·灾祥》。

⑧ 光绪《漳浦县志》卷二一《续灾祥》。《漳浦县志·大事记》,方志出版社 1998 年版。

⑨ 《云霄县志》,方志出版社 1999 年版。

⑩ 道光《永州府志》卷一七《事纪略》,光绪《零陵县志》卷一二《事纪·祥异》,光绪《湖南通志》卷二四四《祥异志二》。

⑪ 民国《祁阳县志》卷二《事略志》。

⑫ 光绪《湖南通志》卷二四四《祥异志二》。

⑬ 同治《沅陵县志》卷三九《祥异》。

⑭ 道光《中江县新志》卷七《祥异》,民国《中江县志》卷一五《祥异》。

⑮ 《梁山县志》,新华出版社 1997 年版。

云南省

元江州(今元江县)　疫①。

广东省

香山县(今中山市、珠海市及澳门)　疫②。

阳江县(今阳江市)　三月大疫,至冬乃止③。

电白县　夏大疫,城中尤甚④。

海丰县　夏,时气大变,殁者多⑤。

陆丰县(今陆丰市)　岁大疫⑥。

海南省

琼山县(今海口市琼山区)　春二月,大疫⑦。

乐会县　春二月,大疫⑧。

文昌县(今文昌市)　疫⑨。

定安县　大瘟疫⑩。

万　州(今万宁市)　春二月,大疫。夏瘟疫,人病吐泻,顷刻不救,伤人甚多,郡城更甚⑪。

广西壮族自治区

庆远府(治宜山县,今宜州市)　大疫,其病吐泻转筋,子时病午时即死,午时病子时即死⑫。

---

① 民国《元江志稿》卷末《历年传》。

② 道光《新修香山县志》卷八《事略·祥异》,光绪《香山县志》卷二二《祥异》。

③ 道光《阳江县志》卷八《编年志》。按:民国《阳江县志》卷三七《杂志上》有同样记载,但系事于道光二年,误。

④ 道光《重修电白县志》卷一三《前事纪》,光绪《高州府志》卷四九《记述·事纪》。

⑤ 同治《海丰县志续编·邑事》。按:志载此事于嘉庆二十六年,误,当为道光元年。

⑥ 光绪《惠州府志》卷三〇《人物》。

⑦ 道光《琼州府志》卷四二《事纪》,咸丰《琼山县志》卷二九《杂志·事纪》,民国《琼山县志》卷二八《杂志·事纪》。

⑧ 道光《琼州府志》卷四二《事纪》。

⑨ 咸丰《文昌县志》卷一六《灾祥》,民国《文昌县志》卷一八《杂志·灾祥》。

⑩ 光绪《定安县志》卷一〇《杂志一·灾祥》。

⑪ 道光《万州志》卷七《前事略》,道光《琼州府志》卷四二《事纪》。

⑫ 道光《庆远府志》卷二〇《时事志·祲祥》。

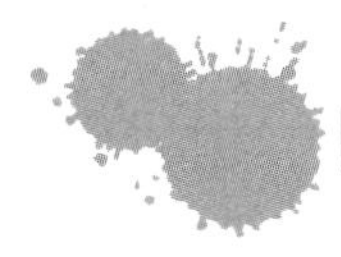

道光二年(1822)

辽宁省

宁远州(含今兴城县、绥中县)　夏大疫[①]。按:光绪二十八年(1902)分宁远州六股河以西部分建绥中县,治所在前屯卫的中后所城。

河北省

永平府(治卢龙县)　大饥疫,人死甚众。夏五月蝗虫伤麦,秋有年[②]。

临榆县　夏,大疫[③]。夏,临榆大疫[④]。

滦　州(今滦县)　春大饥疫,人死甚众[⑤]。秋,瘟疫流行,死人甚众[⑥]。

南乐县　夏,大疫[⑦]。秋,大疫[⑧]。

无极县　夏,大疫[⑨]。

望都县　夏秋大疫,死者甚众[⑩]。

清苑县　“六月瘟疫流行,死者无数”,或曰“夏秋大疫,死者甚众”[⑪]。

怀安县　夏疫[⑫]。

安　州(今安新县)　瘟疫之灾流行,死人甚多。米价腾贵,民饥苦不堪言[⑬]。

山东省

高唐州(今高唐县)　疫,大雨水[⑭]。

---

① 民国《奉天通志》卷一四四《民治志三·灾振》,民国《绥中县志》卷一《天文·灾祥》。

② 光绪《永平府志》卷三一《封域志十三·纪事下》。

③ 《清史稿》卷四〇《灾异志一》。光绪《临榆县志》卷九《纪事》,民国《临榆县志》卷八《舆地编四·记事》。

④ 《抚宁县志》,河北人民出版社1990年版。《河北省志》卷一〇《自然灾害志》,方志出版社2009年版。

⑤ 民国《滦县志》卷一六《故事志上》。

⑥ 《滦县卫生志》,天津市人民出版社1999年版。

⑦ 《清史稿》卷四〇《灾异志一》。光绪《南乐县志》卷七《志祥异》,民国《南乐县志》卷七《祥异志》。

⑧ 《南乐县志》,中州古籍出版社1996年版。

⑨ 《清史稿》卷四〇《灾异志一》。

⑩ 光绪《望都县新志》卷七《祥异》,民国《望都县志》卷一一《杂志·大事记》。

⑪ 民国《清苑县志》卷六《大事记》,光绪《保定府志稿》卷三《灾祥》。

⑫ 光绪《怀安县志》卷三《食货志·灾祥》。

⑬ 《安新县志》,新华出版社2000年版。

⑭ 光绪《高唐州志》卷八《杂稽录·机祥》。

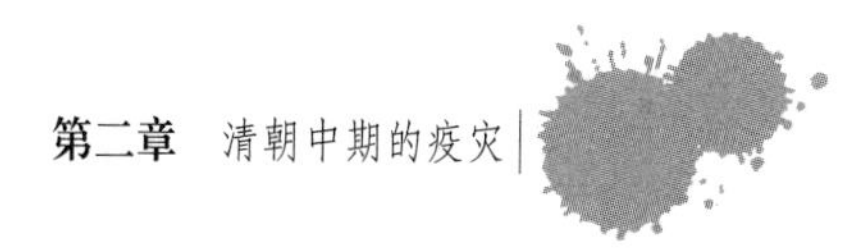

陕西省

榆林县（今榆林市） 夏大疫，民多疫死①。

绥德州（今绥德县） 秋大疫，瓜果盈野，无收食者②。秋大疫，死人很多，瓜果盈野，无人收食③。（子洲县）瘟疫流行，死人极多④。

清涧县 六月大疫，八月止⑤。六月至八月，大疫⑥。

安定县（今子长县） 大疫，自五月至七月止⑦。

米脂县 夏大疫⑧。

怀远县（今横山县） 夏，怀远大疫⑨。怀远县（今横山县）发生特大鼠疫。境内原属怀远县的高家沟、黄篙涧、红墩涧、海子滩等地疫情严重⑩。

山西省

大同县（今大同市） 闰三月大水，七月疫⑪。

凤台县（今晋城市） 安南贡象，道经邑，民多疫⑫。凤台瘟疫流行⑬。泽州发生瘟疫⑭。按：凤台县为泽州府治所。

永和县 瘟疫⑮。瘟疫流行，死人不少⑯。

阳城县 民多疫⑰。

乡宁县 发生大规模伤寒病，死人惨重⑱。

---

① 《榆林市志》，三秦出版社 1996 年版。
② 光绪《绥德州志》卷三《民赋志・祥异》。
③ 《绥德县志》，三秦出版社 2003 年版。
④ 《子洲县志》，陕西人民教育出版社 1993 年版。
⑤ 道光《清涧县志》卷一《地理志・灾祥》。
⑥ 《清涧县志》，陕西人民出版社 2001 年版。
⑦ 道光《安定县志》卷一《舆地志・灾祥》。
⑧ 光绪《米脂县志》卷一〇《历代祥异》。《米脂县志》，陕西人民出版社 1993 年版。
⑨ 民国《横山县志》卷二《纪事志》。《横山县志》，陕西人民出版社 1993 年版。
⑩ 《靖边县志》，陕西人民出版社 1993 年版。
⑪ 道光《大同县志》卷二《星野・祥瑞》。
⑫ 光绪《凤台县续志》卷四《纪事》。
⑬ 《晋城县志》，山西古籍出版社 1999 年版。《晋城大事记》，中国城市出版社 1993 年版。
⑭ 《晋城县志》，山西古籍出版社 1999 年版。
⑮ 民国《永和县志》卷一四《祥异考》。
⑯ 《永和县志》，学苑出版社 1999 年版。
⑰ 同治《阳城县志》卷一八《灾祥》。
⑱ 《乡宁县志》，新华出版社 1992 年版。

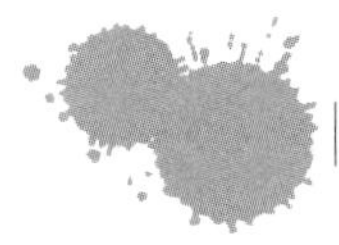

甘肃省

安定县　七月大疫①。

镇原县　是岁大疫②。

河南省

开　州(今濮阳市)　大疫③。

江苏省

常熟县、昭文县(今常熟市)　夏疫又作,水中见红色,人饮之辄病④。

昆山县、新阳县(今昆山市)　夏秋大疫⑤。

镇洋县(今太仓市)　秋疫,至十月始止⑥。

靖江县(今靖江市)　嘉庆末年至道光四年(1820—1824)及光绪七年至八年(1881—1882),均有霍乱流行⑦。

如皋县(今如皋市)　痧疫流行。胡杰(字云溪)著《痧疫编》,增梓毗陵王凯(字养吾)编《痧疫全书》合一部⑧。

上海市

宝山县(今宝山区)　秋大疫⑨。

安徽省

无为州(今无为县)　自从道光登龙位,无为州中有难星。道光元年(1821)行瘟疫,道光二年(1822)麻脚瘟⑩。

浙江省

定海县(今舟山市定海区)　大疫⑪。

温州府(治永嘉县,今温州市)　痧疫大流行,甚于嘉庆二十五年(1845)⑫。

---

① 《清史稿》卷四〇《灾异志一》。

② 民国《重修镇原县志》卷一八《灾异》。

③ 光绪《开州志》卷一《地理志·祥异》。

④ 光绪《重修常昭合志》卷四七《祥异志》。

⑤ 光绪《昆新两县续修合志》卷五一《祥异》。

⑥ 道光《璜泾志稿》卷七《琐缀志·灾祥》。

⑦ 《靖江县志》,江苏人民出版社1992年版。

⑧ 《如皋县卫生志》,1996年。

⑨ 光绪《宝山县志》卷一四《祥异》,民国《宝山吴江县志摘抄》。

⑩ 〔清〕胡玉珊《饥荒记》卷一,见李文海等主编《中国荒政书集成》第十一册,天津古籍出版社2010年版,第7501页。

⑪ 〔清〕黄式三《儆居集》卷五《杂著四·裘氏先妣事实》。

⑫ 道光《瓯乘拾遗》卷下《续增》。

永嘉县（今温州市）　夏又疫，民间盛传，鸡膀生爪，三爪可食，四五爪不可食，食之杀人①。又疫②。

瑞安县（今瑞安市）　永嘉、瑞安又疫③。大疫④。

福建省

泉州府（治晋江县，今泉州市）　夏，泉州郡亢旱，痧疫复行，延及省垣⑤。

福　州（闽县、侯官二县附郭，今福州市）　夏，（闽中）此症（痧疫）又作⑥。

同安县（含今金门县）　（金门县）旱，大疫⑦。

尤溪县　夏大疫⑧。

福鼎县（今福鼎市）　四月，大疫复作⑨。四月十五日，天见蓝虹，是岁大疫⑩。

莆田县（今莆田市）　六月、七月间大疫，仍吐泻暴卒⑪。

湖北省

宜城县（今宜城市）　自夏徂秋，汉水三涨，漂没禾麦，七月，城乡大疫⑫。

湖南省

永绥厅、保靖县、城步县大疫⑬。

永绥厅（今花垣县）　夏，瘟疫流行⑭。

保靖县　秋大疫，患病者多脚软，以针刺手足弯出紫血，间有愈者，俗因呼为麻足瘟⑮。

城步县　五月，大饥荒后疫病流行，有些人户断绝炊烟⑯。

---

① 《清史稿》卷四〇《灾异志一》。光绪《永嘉县志》卷三六《杂志・祥异》。

② 《永嘉县卫生志》，1998 年。

③ 《温州市卫生志》，华东师范大学出版社 1998 年版。

④ 《瑞安市卫生志》，华东师范大学出版社 1999 年版。

⑤ 〔清〕王养吾《痧疫全书》卷首《吴篪道光二年序》。

⑥ 〔清〕王养吾《痧症全书》卷首《诸汝卿序》。

⑦ 光绪《金门志》卷一六《旧事志・祥异》，民国《金门县志》卷一二《兵事・祥异》。

⑧ 民国《尤溪县志》卷八《祥异》。

⑨ 同治《重纂福建通志》卷二七二《祥异》。

⑩ 民国《福鼎县志》卷三《大事志・祥异》。

⑪ 同治《重纂福建通志》卷二七二《祥异》，同治《莆田县志稿本・祥异志》。

⑫ 《清史稿》卷四〇《灾异志一》。同治《宜城县志》卷一〇《杂类志・祥异》。

⑬ 《清史稿》卷四〇《灾异志一》。光绪《湖南通志》卷二四四《祥异志二》。

⑭ 《花垣县志》，生活・读书・新知三联书店 1993 年版。

⑮ 同治《保靖县志》卷一一《祥异志・灾祥》。

⑯ 《城步县志》，湖南出版社 1996 年版。

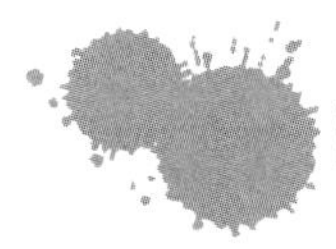

凤凰厅(今凤凰县)　秋疫①。

临武县　秋大疫②。

兴宁县(今资兴市)　秋大疫③。

四川省

中江县　春大疫④。

井研县　疫⑤。

资阳县(今资阳市)　大疫⑥。

广东省

广　州(番禺、南海二县附郭,今广州市)　霍乱流行,时人称为“粤东奇症”⑦。道光壬午(1822)、癸未(1823),人多患抽筋症,手足拘挛,腹痛呕吐,每致不救⑧。

香山县(今中山市、珠海市及澳门)　春疫⑨。

新会县(今江门市新会区)　大疫⑩。

肇庆府(治高要县,今肇庆市)　大疫⑪。

开平县(今开平市)　疫⑫。

连　州(今连州市)　夏大疫。六月间忽起狂风暴雨,数日内天昏地暗,瘟疫四起。州牧徐维清令五坊建醮祈禳,至秋间始息⑬。

连山县　夏大疫⑭。

阳江县(今阳江市)　三月大疫,至冬乃止⑮。

---

① 道光《凤凰厅志》卷七《机祥》。

② 《清史稿》卷四〇《灾异志一》。同治《临武县志》卷四五《祥异》,光绪《湖南通志》卷二四四《祥异志二》。

③ 《清史稿》卷四〇《灾异志一》。光绪《兴宁县志》卷一八《杂纪志·灾祲》,光绪《湖南通志》卷二四四《祥异志二》。

④ 民国《中江县志》卷一五《祥异》。

⑤ 光绪《井研志》卷四二《纪年下》。

⑥ 咸丰《资阳县志》卷一四《祥异考》。

⑦ 〔清〕上浣觉因《急救异痧奇方》,见《陈修园医书七十二种》第3册,第1947页。

⑧ 〔清〕黄芝《粤小纪》卷四,道光十二年刻本。

⑨ 道光《新修香山县志》卷八《事略·祥异》,光绪《广州府志》卷八一《前事略》,光绪《香山县志》卷二二《祥异》。

⑩ 同治《新会县续志》卷八《方伎·刘杰元》。

⑪ 道光《肇庆府志》卷二二《事纪》。

⑫ 民国《开平县志》卷三五《列女略》。

⑬ 同治《连州志》卷八《祥异》。

⑭ 民国《连山县志》卷一五《年鉴》,民国《广东通志稿》卷二〇《灾变》。

⑮ 民国《阳江志》卷三七《杂志上》。

广西壮族自治区

罗城县　疫①。

阳朔县　夏，瘟疫流行，至冬始平息②。

云南省

昆明县（今昆明市）　道光壬午（1822）年，余莅滇南，闻疫症已久③。

道光三年（1823）

辽宁省

宁远州（含今兴城县、绥中县）　绥中县秋大疫④。

河北省

文安县　春饥米贵，四月瘟疫盛行，死者相继，吊唁不通⑤。四月，瘟疫盛行，死者相继⑥。

卢龙县　春三月辛卯，黄气四塞，复大疫，城中死者甚众，乡村少减⑦。

临榆县　秋大疫⑧。按：今《河北通志》曰："春，泰州大疫；秋，临榆大疫。"⑨此泰州在今江苏，误！

抚宁县　飞蝗西来，临榆大疫⑩。

乐城县　时疫流行，中者多死⑪。

井陉县　大蝗，禾苗俱食尽，大水，复大疫，伤人甚多⑫。

唐　县　夏大水，平地出泉，秋疫，死者无数⑬。

滦　州（今滦县）　春大疫⑭。

---

① 民国《罗城县志·前事》（不分卷），民国二十四年铅印本。

② 道光《阳朔县志》卷一《事纪》，民国《阳朔县志》卷二《前事》。

③ 〔清〕王养吾《痧症全书》卷首《陈鸿道光五年序》。

④ 民国《绥中县志》卷一《天文·灾祥》。

⑤ 民国《文安县志》卷末《灾异》。

⑥ 《文安县志》，中国社会出版社 1994 年版。

⑦ 光绪《永平府志》卷三一《封域志十三·纪事下》，民国《卢龙县志》卷二三《故事志·史事》。

⑧ 《清史稿》卷四〇《灾异志一》。光绪《临榆县志》卷九《纪事》，民国《临榆县志》卷八《舆地编四·记事》。

⑨ 《河北省志》卷一〇《自然灾害志》，方志出版社 2009 年版。

⑩ 《抚宁县志》，河北人民出版社 1990 年版。

⑪ 同治《乐城县志》卷三《祥异》。

⑫ 光绪《续修井陉县志》卷三《祥异》，民国《井陉县志料》一五编《大事记·灾祥》。

⑬ 光绪《唐县志》卷一一《杂稽志·祥异》。

⑭ 光绪《滦州志》卷九《纪事》，民国《滦县志》卷一六《故事志上》。

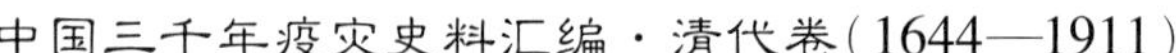

保安州(今涿鹿县)　七月奇疫①。

南乐县　夏,大水,大疫②。

山西省

吉　州(今吉县)　大疫③。

灵丘县　大疫④。

上海市

南汇县(今南汇区)　二月至七月大雨为灾,通邑大饥,疫疠并作,民有成群横索者⑤。

江苏省

泰　州(今泰州市)　春,大疫⑥。

句容县(今句容市)　二至五月,七月至九月,恒雨,大水,疫疠⑦。

靖江县(今靖江市)　嘉庆末年至道光四年(1820—1824)及光绪七年至八年(1881—1882),均有霍乱流行⑧。

浙江省

仁和县(今杭州市)　多疫⑨。

福建省

莆田县(今莆田市)　六月、七月间大疫,吐泻暴卒⑩。

同安县(含今厦门市、金门县)　金门县疫⑪。

湖南省

保靖县　秋大疫。患病者多脚软,医者以针刺手足湾,出紫血,间有愈者,俗因呼为麻足瘟⑫。

---

① 道光《保安州志》卷一《天部・祥异》。

② 《南乐县志》,中州古籍出版社1996年版。

③ 光绪《吉县志》卷七《祥异》,民国《吉州全志》卷七《祥异》。

④ 光绪《灵丘县补志》卷六《武备志・灾祥》。

⑤ 光绪《南汇县志》卷二二《杂志・祥异》。

⑥ 《清史稿》卷四〇《灾异志一》。

⑦ 《句容市卫生志》,江苏人民出版社2009年版。

⑧ 《靖江县志》,江苏人民出版社1992年版。

⑨ 民国《杭州府志》卷一四三《义行三》。

⑩ 同治《重纂福建通志》卷二七二《祥异》,同治《莆田县志稿本・祥异志》,民国《莆田县志》卷二《通纪上》。

⑪ 光绪《金门志》卷一六《旧事志・祥异》,民国《金门县志》卷一二《兵事・祥异》。

⑫ 同治《保靖县志》卷一一《祥异志・灾祥》。

江华县　六月、七月间，大疫[①]。死者枕藉，李子伦“悉具棺瘗之”[②]。六月、七月，疫病流行[③]。

永明县（今江永县）　五月，瘟疫流行，桃川王家死一百多人，绝三十多家[④]。

临武县　秋，大疫[⑤]。

云南省

南宁县（今曲靖市）　疫[⑥]。

广东省

广州城（番禺、南海二县附郭，今广州市）　霍乱流行。人多患抽筋症，手足拘挛，腹痛呕吐，每致不救[⑦]。

香山县（今中山市、珠海市及澳门）　疫[⑧]。

茂名县（今高州市、茂名市茂南区）　夏旱，米价骤贵。疫大行，民多奇疾，死于顷刻[⑨]。

吴川县（今吴川市）　夏旱，米价骤贵。疫大行，民多奇疾，死于顷刻[⑩]。

怀集县　大疫[⑪]。

海南省

万　州（今万宁市）　春二月，大旱，早熟十分收获二三，夏瘟疫，人病吐泻，伤人极多[⑫]。

广西壮族自治区

上林县　夏秋之交，时疫流行，鸡之翅下生爪，长二三分，自一至五不等，食之辄暴泻转筋而死[⑬]。

---

① 同治《江华县志》卷一二《杂撰・灾异》，光绪《湖南通志》卷二四四《祥异志二》。

② 光绪《湖南通志》卷一八七《人物志十三・国朝人物・江华》。

③ 《江华瑶族自治县志》，中国城市出版社 1994 年版。

④ 道光《永明县志》卷一三《祥异》，光绪《永明县志》卷四三《五行志・祥异》。《江永县志》，方志出版社 1995 年版。

⑤ 同治《临武县志》卷四五《祥异》，光绪《湖南通志》卷二四四《祥异志二》。

⑥ 光绪《云南通志》卷四《祥异下》，民国《新纂云南通志》卷一六一《荒政考三・灾疫附》。

⑦ 〔清〕黄芝《粤小纪》卷四，道光十二年刻本。

⑧ 道光《新修香山县志》卷八《事略・祥异》，光绪《广州府志》卷八一《前事略七》。

⑨ 光绪《高州府志》卷五〇《纪述志・事纪》。

⑩ 道光《吴川县志》卷九《事迹纪年》，光绪《吴川县志》卷一〇《纪述・事略》，光绪《高州府志》卷五〇《纪述三・事纪三》。〔清〕黄芝：《粤小记》卷四，道光十二年刻本。

⑪ 民国《怀集县志》卷八《县事志》。

⑫ 道光《万州志》卷七《前事略》。

⑬ 光绪《上林县志》卷一《天文志・灾异》，民国《上林县志》卷一六《杂志部・灾祥》。

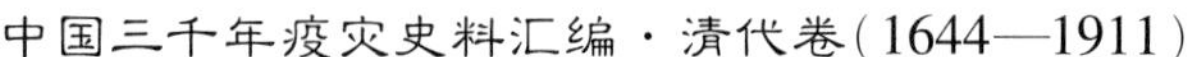

宜山县(今宜州市)　五月、六月间郡(庆远府治宜山县)民患绞肠痧症,即刻死。出麻者以万计①。五月、六月间,民患绞肠痧证,即刻死②。

宾　州(今宾阳县)　五月、六月疫③。

武缘县(今武鸣县)　疫④。

道光四年(1824)

北京市

平谷县(今平谷区)　大疫。自春徂秋,瘟疫大行,加之三年来秋禾无登,人多无食,死者不可胜计,有全家病没无人埋葬者,有无资棺殓而藁葬者⑤。自春至秋,瘟疫流行,死亡甚多,时有全家病殁无人葬埋者⑥。

河北省

南乐县　大疫⑦。

清苑县　大疫⑧。

江苏省

溧水县　秋,溧水疫⑨。秋,疫⑩。

句容县(今句容市)　水,疫⑪。

靖江县(今靖江市)　嘉庆末年至道光四年(1820—1824)及光绪七年至八年(1881—1882),均有霍乱流行⑫。

苏州府(吴县、长洲、元和三县附郭,今苏州市)　六月,时疫盛行。长洲、元和、吴县各拨银一千两,于苏州城适中之地设医药局救疫⑬。

---

① 道光《庆远府志》卷二〇《时事志·祲祥》。

② 民国《宜山县志》卷二《灾祥》。

③ 光绪《宾州志》卷二三《祥异》,民国《宾阳县志》第六编《灾异》。

④ 道光《武缘县志》卷一〇《机祥》。

⑤ 《清史稿》卷四〇《灾异志一》。光绪《顺天府志》卷六九《祥异》,民国《平谷县志》卷三《社会志·灾异》。

⑥ 《平谷县志》,北京出版社2001年版。

⑦ 《清史稿》卷四〇《灾异志一》。

⑧ 《清史稿》卷四〇《灾异志一》。

⑨ 同治《续纂江宁府志》卷一〇《大事表》,光绪《溧水县志》卷一《天文志·庶征》。

⑩ 《溧水县卫生志》,1990年。

⑪ 光绪《续纂句容县志》卷一九上《祥异》。《句容市卫生志》,江苏人民出版社2009年版。

⑫ 《靖江县志》,江苏人民出版社1992年版。

⑬ 〔清〕石韫玉《独学庐诗文稿四稿》卷二。

安徽省

无为州(今无为县) 到了四月行瘟疫,不知害死多少人①。

浙江省

镇海县(今宁波市镇海区) 大有年,夏秋间疫疾大作②。八月梅花开,夏秋季疫病大作③。

福建省

福安县(今福安市) 春,痘疹大作,死者不可胜数④。春,痘疹大流行,死者不可胜数,至冬渐息⑤。春,天花大流行,死者甚众,至冬始平息⑥。

湖北省

宜城县(今宜城市) 自夏徂秋,汉水三涨,城乡大疫⑦。

湖南省

临湘县(今临湘市) 疫⑧。

贵州省

安平县(今平坝县) 大疫,传染甚遍,死人极速。所患病症有二:一为“麻脚瘟”,也叫“黑痧症”、“蒲痧瘟”和“吊脚瘟”(即霍乱);一为“朱砂症”,又名“心经疔”“羊毛疔”(即猩红热)。仓促毙命,几遍一省⑨。

仁怀县(今仁怀市) 季春至秋,疾疫大作⑩。

广东省

佛冈厅(今佛冈县) 春三月痧疫流行,中者多不治⑪。

云南省

景东厅(今景东县) 疫⑫。

---

① 〔清〕胡玉珊《饥荒记》卷一,见李文海等主编《中国荒政书集成》第十一册,天津古籍出版社2010年版,第7501页。

② 光绪《新修镇海县志》卷三七《杂识·祥异》,民国《镇海县志》卷四三《祥异》。

③ 《宁波市北仑区卫生志》,上海辞书出版社2007年版。

④ 光绪《福安县志》卷三七《祥异》。

⑤ 《福安市卫生志》。

⑥ 《福安市志》,方志出版社1999年版。

⑦ 《宜城志》,新华出版社1998年版。

⑧ 同治《临湘县志》卷二《方舆志·祥异》。

⑨ 道光《安平县志》卷一《灾祥》,民国《平坝县志》六册二《事变志·疾疫》。

⑩ 民国《续遵义府志》卷一三《祥异》。

⑪ 咸丰《佛冈厅志》卷三《庶征》。

⑫ 民国《新纂云南通志》卷一六一《荒政考三·灾疫附》,民国《景东县志稿》卷一《灾异》。

道光五年(1825)

山东省

费　县　春大疫,死者无算[①]。

平邑县　春,大旱酷热,池塘干枯,河鱼尽死,秋天烈风如火,菽禾全部被风吹干枯死,疫病暴发,死者甚多[②]。

贵州省

安顺府(治普定县,今安顺市)　大疫[③]。安顺大疫[④]。

兴义府(治兴义县)　六月,郡大疫,死者甚众[⑤]。按:是时兴义府辖兴义县、普定县、安南县(今晴隆县)、贞丰州(今贞丰县)。

云南省

云南省　元江州(今元江县)疫;云龙州(今云龙县)八月疫;浪穹县(今洱源县)秋八月民大疫;河阳县(今澄江县)大疫;南宁县(今曲靖市)疫;石屏州(今石屏县)自辛未至此每岁疫[⑥]。

邓川州(今洱源县)　秋疫[⑦]。

澂江府(治河阳县,今澄江县)　大疫[⑧]。

湖南省

祁阳县　春大雪深六尺;夏霪雨,甚寒,大水,民多疫[⑨]。夏霪雨,气候寒冷,大水泛滥,人民遭瘟疫,多死亡[⑩]。

道光六年(1826)

河南省

信阳州(今信阳市)　六月一日,长台关北门发生一例吐泻病人,随之由北门南去

---

① 光绪《费县志》卷一六《祥异》。
② 《平邑县卫生志》。
③ 咸丰《安顺府志》卷二一《纪事志》。
④ 《安顺市志》(上册),贵州人民出版社 1995 年版。
⑤ 咸丰《兴义府志》卷四四《纪年》。
⑥ 光绪《云南通志》卷四《祥异下》,民国《新纂云南通志》卷一六一《荒政考三·灾疫附》。
⑦ 咸丰《邓川州志》卷五《灾祥志》。
⑧ 道光《云南通志稿》卷四《祥异下》。
⑨ 民国《祁阳县志》卷二《事略志》。
⑩ 《祁阳县卫生防疫志》,2006 年。

陈家胡同与余家胡同之间,约四十二丈之内,又有 18 人发病。病者吐泻,十个指头罗纹瘪陷,医治无效,大汗淋漓,喘息死亡,人称“瘪罗痧”。日余,有 40 余人暴病死。每日出丧成队,景象凄惨,生者颤栗。当地有识者遂请医十余人进行救治,医好者极少。疫情继续发展,人人自危。至七月初三日,不知谁人在胡家胡同贴一布告:“四川峨眉山百岁老人,有一单方:大葱半斤、生姜半斤,捣烂敷前后心,出汗后此症可愈。”迅及传开。一时葱姜抢购一空。敷之果多有效,发病始渐减少。七月十五日,群众扎“龙船”,玩“狮子”,各家各户大放鞭炮焰火,整个长台街充满硝烟火药气味。经此一举,七月十六日,瘟病终止流行①。

郾城县　疫②。

山东省

沾化县　冬,疫③。

昌邑县(今昌邑市)　8 月,昌邑瘟疫流行,病者泄泻不止,人多死④。

山西省

崞　县(今原平市)　三月大风昼晦,瘟疫流行⑤。

江苏省

铜山县(今徐州市)　二月大风拔木,夏疫,牛畜多死⑥。

邳　州(今邳州市)　邳、徐大饥,夏季瘟疫流行⑦。

苏　州(吴县、长洲、元和三县附郭,今苏州市)　吴下烂喉痧大盛⑧。

上海市

上海县(今闵行区等)　霍乱流行⑨。

浙江省

黄岩县(今台州市黄岩区)　七月大风折木拔屋,饥疫⑩。

---

① 《信阳县卫生志》,1985 年。

② 《郾城县卫生志》1986 年。

③ 《清史稿》卷四〇《灾异志一》。《山东省卫生志》,山东人民出版社 1992 年版。

④ 《潍坊市卫生志》,1989 年。

⑤ 光绪《续修崞县志》卷八《志余·灾变》。

⑥ 道光《铜山县志》卷二三《祥异》,民国《铜山县志》卷四《纪事表》。

⑦ 《邳州市卫生志》,北京科学技术出版社 1995 年版。

⑧ 〔清〕金德嘉《烂喉丹痧辑要》,见《陈修园医学七十二种》。

⑨ 《上海卫生志》,上海社会科学院出版社 1998 年版。

⑩ 同治《黄岩县志》卷三八《杂志二·变异》,光绪《台州府志》卷三〇《大事四》,光绪《黄岩县志》卷三八《杂志·祥异》,民国《台州府志》卷一三五《杂志·祥异》。

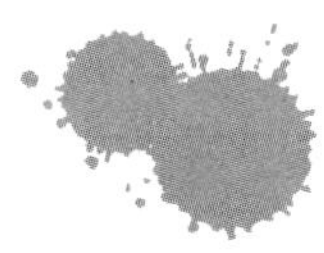

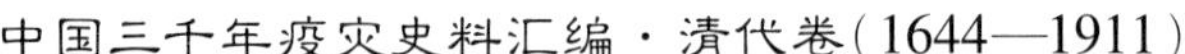

慈溪县(今慈溪市)　大疫[①]。

湖南省

衡阳县(今衡阳市)　疫[②]。

广东省

海阳县(今潮州市)　六月大水溃堤,七月疫[③]。

广西壮族自治区

迁江县　夏疾,鸡翅生爪[④]。

云南省

南宁县(今曲靖市)　南宁县大有年,疫[⑤]。

建水县　自嘉庆十七年(1812)以来连年大疫,该年未已,死者无算[⑥]。

道光七年(1827)

辽宁省

开原县(今开原市)　夏,民多疫[⑦]。

河北省

怀安县　秋大疫[⑧]。

蔚　州(今蔚县)　大疫[⑨]。

内蒙古自治区

丰镇厅(今丰镇市)　"吾丰城隍庙者,丰人瞻仰之所也。始于乾隆三十七年(1772)创修,至今(1828)五十六载矣。……上年(1827)瘟疫流行,予率民祈禳之,瘟疫遂止焉。"[⑩]

山西省

广灵县　大疫[⑪]。

---

① 《慈溪卫生志》,宁波出版社1994年版。
② 同治《衡阳县志》卷二《事纪》。
③ 光绪《海阳县志》卷二五《前事略二》。
④ 光绪《迁江县志》卷四《纪事·祥异》,民国《迁江县志》第五编《纪事》。
⑤ 光绪《云南通志》卷四《祥异下》。
⑥ 民国《新纂云南通志》卷一六一《荒政考三·灾疫附》。
⑦ 民国《开原县志》卷三《灾异》。
⑧ 光绪《怀安县志》卷三《食货志·灾祥》,民国《怀安县志》卷一〇《志余·大事纪》。
⑨ 光绪《蔚州志》卷一八《大事纪》。
⑩ 〔清〕松禄《重修城隍庙记》,光绪《丰镇厅志》卷八《艺文上·疏文》。
⑪ 光绪《广灵县补志》卷一《方域志·灾祥》。《广灵县志》,人民出版社1993年版。

大同县(今大同市)　春大疫。三月晦,大雪三日夜,平地深三尺许。冬大疫,有绝户者①。春冬发生两次瘟疫,死人甚多,到处可闻吊死送丧之哭声,有断门绝户者②。

山阴县　在距井坪镇东五里处的麻黄头村发生鼠疫,并很快蔓延,全村十死八九,绝户者甚多。周围村庄人心惶惶,春不下种,秋无收获,土地荒废③。

山东省

武城县　冬,疫④。

江苏省

武进县(今常州市武进区)　秋,升西乡疫⑤。

太仓州(今太仓市)　八月疫,岁饥⑥。

云南省

宣威州(今宣威市)　春夏之际,民病麻筋⑦。

新兴州(今玉溪市)　疫⑧。

建水县　六月,疫。自嘉庆壬申(十七年)冬大疫,道光丁亥(七年)疫,至同治癸酉年(十二年)疫,至癸巳止,均凡十七八年⑨。

寻甸州(今寻甸县)　八月、九月,城内外疫疠流行⑩。

蒙自厅(今蒙自市)　六月大疫⑪。

昆阳州(今并入晋宁县)　时疫流行⑫。

道光八年(1828)

湖北省

长阳县　大疫⑬。

---

① 道光《大同县志》卷二《星野·祥瑞》。

② 《大同县志》,方志出版社2005年版。

③ 《平鲁县志》,山西人民出版社1992年版。

④ 《清史稿》卷四〇《灾异志一》。《山东省卫生志》,山东人民出版社1992年版。

⑤ 光绪《武进阳湖县志》卷二九《祥异》。

⑥ 光绪《太仓直隶州志》卷三《祥异》,民国《太仓州志》卷二六《祥异》。《太仓市卫生志》,1998年。

⑦ 道光《宣威州志》卷五《祥异》。

⑧ 光绪《云南通志》卷四《祥异下》,民国《新纂云南通志》卷一六一《荒政考三·灾疫附》。

⑨ 民国《续修建水县志稿》卷一〇《祥异》。

⑩ 道光《寻甸州志》卷二八《祥异》。

⑪ 宣统《续蒙自县志》卷一二《祥异》。

⑫ 道光《昆阳州志》卷二《祥异》。

⑬ 同治《长阳县志》卷七《杂纪志·灾祥》,民国《湖北通志》卷七六《祥异志二》。

湖南省

长沙府(长沙、善化二县附郭,今长沙市)　冬,湘邑城总,苦于痘毒传染,烂额焦头,沿街遍巷①。

湘潭县(今湘潭市)　湘潭天花传染,轻者亦损二三,重者不存五六②。城内天花流行③。

云南省

安宁州(今安宁市)　疫④。

宣威州(今宣威市)　春夏之交,民病麻筋,刺手足腕筋血,可小愈⑤。

山西省

汾阳县(今汾阳市)　大疫⑥。

广西壮族自治区

灵山县　城内外大疫⑦。

钦　州(今钦州市)　夏五月大疫⑧。

合浦县　夏五月大疫⑨。

海南省

昌化县(今昌江县)　疫⑩。

道光九年(1829)

浙江省

萧山县(今杭州市萧山区)　瘟疫盛行⑪。

湖南省

平江县　夏旱,多疫痢⑫。

---

① 〔清〕邱熺《引痘略·吴珍儒识》。

② 《湖南省志·医药卫生志》,湖南人民出版社1988年版。

③ 《湘潭县卫生志》,1992年。

④ 光绪《云南通志》卷四《祥异下》。

⑤ 道光《宣威州志》卷五《祥异》,民国《宣威县志稿》卷五《政治志·救灾》,民国《新纂云南通志》卷一六一《荒政考三·灾疫附》。

⑥ 道光《汾阳县志》卷一〇《事考》,光绪《汾阳县志》卷一〇《事考》。

⑦ 民国《灵山县志》卷五《舆地志地文类·灾祥》。

⑧ 道光《钦州志》卷一〇《纪事志》,民国《钦县县志》卷一四《纪事志·灾异》。

⑨ 民国《合浦县志》卷五《事纪》。

⑩ 光绪《昌化县志》卷一〇《杂志·灾异》。

⑪ 〔清〕王端履《重论文斋笔录》卷一。

⑫ 同治《平江县志》卷五〇《五行志·祥异》,光绪《湖南通志》卷二四四《祥异志二》。

道光十年(1830)

陕西省

榆林县(今榆林市) 秋大疫[①]。

米脂县 秋大疫[②]。

山西省

阳曲县(今太原市) 春正月大瘟疫,秋稔[③]。春,阳曲(太原)发生瘟疫[④]。

福建省

长乐县(今长乐市) 秋疫盛行[⑤]。

长汀县 夏秋有疫气[⑥]。

湖南省

桂东县 旱疫[⑦]。疫病流行[⑧]。

临湘县(今临湘市) 遭受水、旱灾害,疫病流行[⑨]。

云南省

河阳县(今澄江县) 疫[⑩]。

广东省

长宁县 疫[⑪]。

道光十一年(1831)

河北省

藁城县 七月,疫,中者多死[⑫]。

---

① 《榆林市志》,三秦出版社1996年版。

② 《米脂县志》,陕西人民出版社1993年版。

③ 道光《阳曲县志》卷一六《志余叙录·祥异》。

④ 《太原卫生志》,2001年。

⑤ 同治《长乐县志》卷二《星野·祥异》,民国《长乐县志》卷三《大事志》。

⑥ 光绪《长汀县志》卷三二《祥异》,民国《长汀县志》卷二《大事志》。

⑦ 同治《桂东县志》卷一一《祥异志》,光绪《湖南通志》卷二四四《祥异志二》。

⑧ 《桂东县志》,湖南人民出版社1998年版。

⑨ 《临湘市志》,湖南人民出版社1996年版。

⑩ 道光《云南通志稿》卷四《祥异下》,光绪《云南通志》卷四《祥异下》,民国《新纂云南通志》卷一六一《荒政考三·灾疫附》。

⑪ 道光《长宁县志》卷九《纪异》。

⑫ 民国《藁城县志续补》卷四《事异志》。

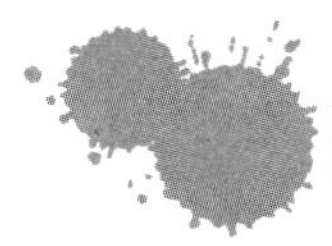

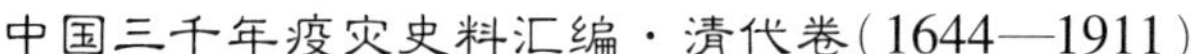

河南省

开　州(今濮阳市)　大疫,冬大雪①。大瘟疫,冬大雪②。

范　县　大疫。腊月十一日起,连雪三日,濮州平地积雪五尺许③。

山东省

濮　州(今鄄城县)　大疫④。

江苏省

江都县(今扬州市)　三月筑瓜洲纤道,五月大雨,江溢,洲民疫⑤。

浙江省

永嘉县(今温州市)　夏秋瘟疫。五月、六月大旱,六月二十至二十三日连日大风雨,天气暴沴,致成疠疫⑥。夏秋,永嘉瘟疫⑦。

镇海县(今宁波市镇海区)　饥,设厂蠲赈,民多疫死⑧。

江西省

峡江县　五月大水,秋月,民病瘟疫⑨。九月,瘟疫流行⑩。

贵州省

黎平府(治开泰县,今黎平市)　春夏米贵,劫盗四起。秋收丰,冬月疫⑪。

湖北省

汉阳县(今武汉市汉阳区等)　辛卯(十一年)、壬辰大水,灾民麇集大别山麓,支席就赈,蒸为疫疠,枕藉死亡⑫。

沔阳州(含今仙桃市和洪湖市)　戚天植《义冢碑记》曰:“道光辛卯,洪水肆虐,全沔皆没,而沙镇尤为巨壑,灾黎既众,流离亦多,继以瘟疫传染,饿殍相属,席卷而置树巅者有之,一坎数尸而以抔土掩覆者有之。”⑬

---

① 光绪《开州志》卷一《地理志·祥异》。
② 《濮阳县志》,华艺出版社1989年版。
③ 《范县志》,河南人民出版社1993年版。
④ 宣统《濮州志》卷二《年纪》。
⑤ 光绪《江都县续志》卷二《大事记二》。
⑥ 《清史稿》卷四〇《灾异志一》。光绪《永嘉县志》卷三六《杂志·祥异》。
⑦ 《温州市卫生志》,华东师范大学出版社1998年版。《永嘉县卫生志》,1998年。
⑧ 光绪《镇海县志》卷三七《杂识·祥异》,民国《镇海县志》卷四三《祥异》。
⑨ 同治《峡江县志》卷一〇《杂类·祥异》。
⑩ 《峡江县志》,中共中央党校出版社1995年版。
⑪ 光绪《黎平府志》卷一《天文志·祥异》。
⑫ 光绪《汉阳县识》卷二《营建略·义举·同善堂》。
⑬ 《沔阳县志》,华中师范大学出版社1989年版。

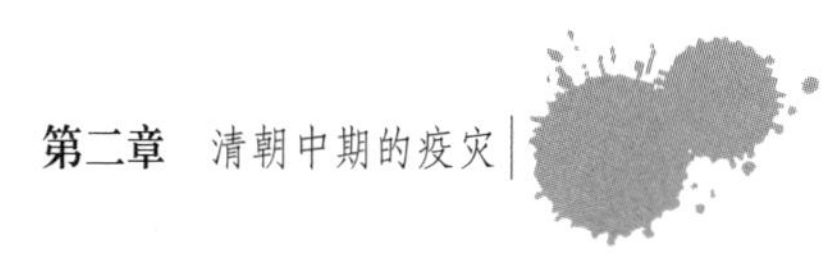

道光十二年(1832)

河北省

永平府(治卢龙县)　春夏旱,四月大霜冻,至秋瘟疫盛行,夭札过半。虫食禾稼,七属皆大饥①。

乐亭县　夏四月至秋八月,瘟疫盛行,夭札过半②。四月至八月,瘟疫盛行,县人死亡过半,虫灾又起,是年大饥荒,种地无收③。

天津市

天津县(今天津市)　气候异常,暴凉、陡热,痧症大作,染病者三四日即死④。

河南省

密　县　夏,蝗蝻蔽野。秋,疫作⑤。

山东省

蓬莱县(今蓬莱市)　四月,瘟疫⑥。

胶　州(今胶州市)　夏四月初一陨霜损麦,秋七月大疫⑦。

昌乐县　春大疫⑧。

湖北省

江夏县(今武汉市)　夏大水,是岁大疫⑨。

武昌县(今鄂州市)　三月大疫,春饥⑩。

汉阳县(今武汉市)　五月大疫。民死者无算。有沿途倒毙者,有阖门不起,货财充斥,而待族党收埋者。自春徂夏,几半年,秋始止⑪。壬辰,又遭时疫盛行,行者随途

---

① 光绪《永平府志》卷三一《封域志·纪事下》,民国《卢龙县志》卷二三《故事志·史事》。

② 光绪《乐亭县志》卷三《地理志十三·记事》。

③ 《乐亭县志》,中国大百科全书出版社 1994 年版。

④ 《西青区志》,天津社会科学院出版社 2003 年版。

⑤ 民国《密县志》卷一九《祥异》。

⑥ 《清史稿》卷四〇《灾异志一》。道光《重修蓬莱县志》卷一《天文志·灾祥》,光绪《增修登州府志》卷二三《祥孽》。《山东省卫生志》,山东人民出版社 1992 年版。

⑦ 道光《重修胶州志》卷三五《祥异纪》,民国《增修胶志》卷五三《祥异》。

⑧ 民国《昌乐县续志》卷一《总纪》。

⑨ 同治《江夏县志》卷八《杂志·祥异》,民国《湖北通志》卷七六《祥异志二》。

⑩ 《清史稿》卷四〇《灾异志一》。光绪《武昌县志》卷一〇《祥异》。

⑪ 《清史稿》卷四〇《灾异志一》。同治《汉阳县志》卷四《天文志·祥异》,民国《湖北通志》卷七六《祥异志二》。

仆毙，居者同室相染[①]。辛卯、壬辰（十二年）大水，灾民麇集大别山麓，支席就赈，蒸为疫疠，枕藉死亡[②]。（夏口县）大疫，死者无算，有沿途倒毙者，有阖门不起，货财充斥，而尚待族邻故旧收埋者，自春徂夏，几半年，届秋乃止[③]。按：光绪二十四年（1898）析汉阳县汉水以北地置夏口厅，治今汉口，1912年改夏口县。

黄陂县（今武汉市黄陂区）　五月大疫。十一年大水泛城，野多饥殍。十二年大疫[④]。

沔阳州（含今仙桃市和洪湖市）　春大疫，秋大水[⑤]。

汉川县（今汉川市）　春，饥疫相仍，饿殍盈途[⑥]。

咸宁县（今咸宁市）　三月大疫[⑦]。大疫，疫行自辛卯（1831）冬始至是年秋止[⑧]。

蒲圻县（今赤壁市）　夏水，大疫[⑨]。

通城县　沔、监流民疫甚，死者相藉，邑人染之，多因疫亡[⑩]。

通山县　夏大疫，死者甚众[⑪]。

大冶县（今大冶市）　大疫，户有绝者。先年五月大水，流离载道，到冬天多殍死者[⑫]。

崇阳县　五月大疫。病者十八九，死者十五六。时人刘镇鼎《无家叹》诗云："毒雾青濛濛，凝云白靡靡。酿此流行灾，毙命如蝼蚁。惨闻痛哭声，酸风吹骨髓。大道少行人，白昼杂鬼傀。十室固九空，十病亦九死。鸣枭屋上居，死亡连数里。"[⑬]霍乱爆发流行，病者十八九，死者十五六[⑭]。

公安县　春夏大疫。至秋八月，大风大水，米价腾贵，人相食，又大疫[⑮]。

---

① 〔清〕范声山《范声山杂著》上集。

② 光绪《汉阳县识》卷二《营建略·义举·同善堂》。

③ 民国《夏口县志》卷二〇《祥异志》。《武汉市志·卫生志》，武汉大学出版社1993年版。

④ 《清史稿》卷四〇《灾异志一》。同治《黄陂县志》卷一《天文志》。

⑤ 光绪《沔阳州志》卷一《天文志·祥异》。

⑥ 同治《汉川县志》卷一四《祥祲志》。

⑦ 《清史稿》卷四〇《灾异志一》。

⑧ 光绪《续辑咸宁县志》卷八《杂纪·灾祥》。

⑨ 同治《蒲圻县志》卷三《祥异》，民国《湖北通志》卷七六《祥异志二》。

⑩ 同治《通城县志》卷二二《祥异》，民国《湖北通志》卷七六《祥异志二》。

⑪ 同治《通山县志》卷二《风土志·祥异》，民国《湖北通志》卷七六《祥异志二》。

⑫ 同治《大冶县志》卷八《治忽志·祥异》。

⑬ 《清史稿》卷四〇《灾异志一》。同治《崇阳县志》卷一二《杂纪·灾祥》。

⑭ 《崇阳县志》，武汉大学出版社1991年版。

⑮ 《清史稿》卷四〇《灾异志一》。同治《公安县志》卷三《民政志·祥异》，光绪《荆州府志》卷七六《祥异志》。

石首县(今石首市) 夏五月大疫,死者无算[①]。止澜堤溃,二月、三月、四月、五月民大疫,死者无算[②]。清道光十年(1830),江堤溃决,连淹三年未堵筑,瘟疫流行,人民死数万[③]。

监利县 春夏之间大疫,夏五月大疫,死人无算[④]。

宜都县(今宜都市) 春大疫。先年夏大水,冬大雪,树木冻折[⑤]。夏五月大疫[⑥]。

松滋县(今松滋市) 岁大饥,夏五月大疫[⑦]。

应城县(今应城市) 八月,瘟疫大作,死者相藉[⑧]。旱;八月水溢;瘟疫大作,死者相藉[⑨]。

潜江县(今潜江市) 春饥,三月大疫[⑩]。

蕲 州(今蕲春县) 饥,夏大疫[⑪]。大饥,瘟疫流行,饿殍载道[⑫]。

黄梅县 春夏大饥,夏大疫,八月大疫。疠疫传染,道路枕藉。苟延者食肉立起,食黎亦愈[⑬]。

广济县(今武穴市) 道光壬辰,疫疠传染[⑭]。

安陆县(今安陆市) 瘟疫大作[⑮]。

孝感县(今孝感市) 大疫,死者无数,自春徂夏,几半年,秋始止[⑯]。

---

① 《清史稿》卷四〇《灾异志一》。光绪《荆州府志》卷七六《祥异志》,民国《湖北通志》卷七六《祥异志二》。

② 同治《石首县志》卷三《民政志·祥异》。

③ 《石首县志》,红旗出版社1990年版。

④ 《清史稿》卷四〇《灾异志一》。同治《监利县志》卷一二《杂识·祥异》,光绪《荆州府志》卷七六《祥异志》,民国《湖北通志》卷七六《祥异志二》。

⑤ 光绪《荆州府志》卷七六《祥异志》,同治《宜都县志》卷四《杂记》。

⑥ 《清史稿》卷四〇《灾异志一》。民国《湖北通志》卷七六《祥异志二》。

⑦ 《清史稿》卷四〇《灾异志一》。同治《松滋县志》卷一二《杂志·灾祥》,光绪《荆州府志》卷七六《祥异志》,民国《松滋县志》卷一《记事·灾荒》,民国《湖北通志》卷七六《祥异志二》。

⑧ 《清史稿》卷四〇《灾异志一》。光绪《应城志》卷一四《杂类志·祥异》,光绪《德安府志》卷二〇《杂志·祥异》。

⑨ 《应城县志》,中国城市出版社1992年版。

⑩ 《清史稿》卷四〇《灾异志一》。光绪《潜江县志续》卷二《灾祥志》。

⑪ 咸丰《蕲州志》卷二五《杂志·祥异》,光绪《黄州府志》卷四〇《杂志·祥异》,光绪《蕲州志》卷三〇《杂志·祥异》,民国《湖北通志》卷七六《祥异志二》。

⑫ 《蕲春县志》,湖北科学技术出版社1997年版。

⑬ 《清史稿》卷四〇《灾异志一》。光绪《黄梅县志》卷三七《杂志·祥异》,光绪《黄州府志》卷四〇《杂志·祥异》,民国《湖北通志》卷七六《祥异志二》。

⑭ 同治《广济县志》卷九《人物志·孝义·张浩熙》。

⑮ 李今庸主编:《湖北医学史稿》,湖北科学技术出版社1993年版,第317页。

⑯ 光绪《孝感县志》卷末《续补附·续补灾祥》。

湖南省

长沙府(长沙、善化二县附郭,今长沙市)　大饥大疫,死者无算。府城尤甚,长沙阎其相有《悯疫吟》记长沙城霍乱流行之惨烈。其一曰:"市城死人如乱麻,十室九空鬼大哗……一室八口活者一,前负棺债算未毕。"其二曰:"一家短垣周荆榛,无何疾疫死纷纷。初犹买棺营新坟,后乃尸多构火焚。从染疫时未经旬,岿然病剩老翁存。"其三曰:"城中路,昔日繁华今恐怖,蓬头突睛僵死人。相嘱五步不十步,日暮相戒不敢出。"①

长沙县(今长沙市)　大饥,疫者甚众②。

善化县(今长沙市)　春疫,夏水,大饥③。

宁乡县　春疫④。

湘阴县(今湘阴、汨罗二市)　疫⑤。疫病流行⑥。

临湘县(今临湘市)　岁大歉,瘟疫盛行⑦。大瘟疫,死万余人⑧。

平江县　春,县大疫。湖北难民遭瘟疫死者无算,转相传染,县人多死亡⑨。春夏季,瘟疫流行。湖北灾民带病自南江一带入境后相继死亡,村民转相传染,全县死亡甚多⑩。先年,平江县大水、大饥,树皮草根被民采食殆尽。是年大疫,死人无数⑪。

华容县　大疫⑫。

武陵县(今常德市)　大饥,大疫,道殣相望,殍亡以万计,民户多绝⑬。

桃源县　大疫,死者枕藉⑭。

龙阳县(今汉寿县)　大疫,道殣相望⑮。

---

① 光绪《湖南通志》卷二四四《祥异志二》。
② 同治《长沙县志》卷三三《祥异》。
③ 光绪《善化县志》卷三三《祥异》。
④ 同治《宁乡县志》卷二《天文二·祥异》,民国《宁乡县志》编前《故事编·县年记》。
⑤ 光绪《湘阴县图志》卷二九《灾祥志》。
⑥ 《湘阴县志》,生活·读书·新知三联书店1995年版。
⑦ 同治《临湘县志》卷二《方舆志·祥异》。
⑧ 《临湘市志》,湖南出版社1996年版。
⑨ 同治《平江县志》卷五〇《五行志·祥异》。
⑩ 《平江县卫生志》,1990年。
⑪ 《平江县志》,国防大学出版社1994年版。
⑫ 光绪《华容县志》卷一三《五行志·祥异》。
⑬ 同治《武陵县志》卷二〇《灾祥》。
⑭ 《桃源县志新稿·方技》。
⑮ 光绪《重修龙阳县志》卷一一《灾祥》。

澧　州(今澧县)　大疫,道殣相望[①]。

安福县(今临澧县)　瘟疫大行[②]。瘟疫大作[③]。

安乡县　春大疫[④]。

蓝山县　全省普遍大饥疫,死亡无算[⑤]。

江苏省

南　京(上元、江宁二县附郭,今南京市)　自三月起,疫气流行,互相传染,死亡甚众。其症大略相同,发热内烧,谵语发狂,发斑发狂。南京城因为上年水灾,下关东边的水闸堵塞半年,本年春夏之交,满河之水变成绿色,腥秽四闻,时疫大作,死亡不可胜计[⑥]。

丹徒县(今镇江市)　大行瘟疫,得病即壮热非常,神糊妄语,甚则发狂,稍服燥药,立见致命,服犀角地黄汤则愈,此瘟症也,阳毒也[⑦]。

宝应县　夏大疫[⑧]。

高邮州(今高邮市)　夏雨雹,大疫,秋大水[⑨]。

安徽省

潜山县　春大疫[⑩]。

桐城县(今桐城市)　夏大疫[⑪]。

当涂县　夏大疫[⑫]。

贵池县(今池州市贵池区)　春,米价腾贵,大疫[⑬]。

无为州(今无为县)　五月,大疫。“圩上家家过田脚,看看五月到来临。从来古话真不错,大灾必有大瘟临。到处人家行瘟疫,沿门逐户把病生。有钱就把医生请,

---

① 同治《直隶澧州志》卷一九《祥异志》、卷三《舆地志》,民国《澧县县志》卷三《纪念志·旧机祥》。

② 同治《安福县志》卷二九《祥异》。

③ 《临澧县志》,中国社会出版社1992年版。

④ 同治《直隶澧州志》卷一九《机祥》。

⑤ 《蓝山县卫生志》。

⑥ 〔清〕甘熙《白下琐言》卷七,第5~6页。

⑦ 〔清〕甘熙《白下琐言》卷九,第10页。

⑧ 民国《宝应县志》卷五《食货志·水旱》。

⑨ 道光《增修高邮州志》卷六《祥异》。

⑩ 光绪《重修安徽通志》卷三四七《祥异》,民国《当涂县志·大事记》。

⑪ 光绪《重修安徽通志》卷三四七《祥异》。

⑫ 光绪《重修安徽通志》卷三四七《祥异》。

⑬ 光绪《贵池县志》卷四二《杂类志一·灾异》。

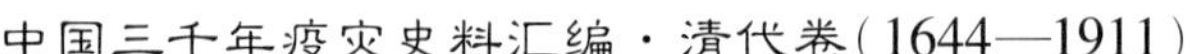

无钱害得好伤心。多少害的是火症,吃药调治总不灵。惟有梨子卤老鸭,要比仙丹胜几分……有的吃药渐渐好,有的一命归了阴。有钱棺材来成殓,无钱就是两扇门。有的就是芦席卷,也有稻草抱起身。乡城到处行瘟疫,不知死了多少人。稻在田中无人割,家家老少病缠身。"①

福建省

同安县(含今厦门市、金门县)　(厦门市)夏大疫②。(金门县)八月大潮,稻田及盐埕多淹决,时幼孩多痘疡③。

江西省

南昌县(今南昌市)　夏四月、五月大疫,路毙者络绎于道④。

义宁州(今修水县)　夏大水,秋复疫⑤。

奉新县　大疫⑥。发生过一次传染病⑦。

丰城县(今丰城市)　大水,饥。五月大疫⑧。

贵溪县(今贵溪市)　大疫⑨。

德化县(今九江市)　民多瘟疫⑩。

余干县　春饥馑,夏大水,秋大疫⑪。

宜春县(今宜春市)　夏,民病疫⑫。

新建县(今南昌市)　大疫⑬。

万年县　县域血吸虫病流行⑭。

南丰县　"据旧县志载:道光十二年(1832)岁大祲,瘟疫流行,递相传染,日晡路

---

① 〔清〕胡玉珊《饥荒记》卷一,见李文海等主编《中国荒政书集成》第十一册,天津古籍出版社2010年版,第7501页。

② 民国《厦门市志》卷二一《惠政志》。

③ 光绪《金门志》卷一六《旧事志·祥异》,民国《金门县志》卷一二《兵事·祥异》。

④ 同治《南昌县志》卷二九《祥异志·灾异》,光绪《南昌县志》卷五五《祥异志》。

⑤ 同治《南昌府志》卷六五《杂类志·祥异》,同治《义宁州志》卷三九《杂类志·祥异》。

⑥ 同治《奉新县志》卷一六《杂志·祥异》。

⑦ 《奉新县志》,南海出版社1991年版。

⑧ 同治《丰城县志》卷二八《杂类志·祥异》。

⑨ 光绪《江西通志》卷九八《前事略·祥异》。

⑩ 同治《德化县志》卷五三《杂类志·祥异》。

⑪ 同治《饶州府志》卷三一《杂类志·祥异》,同治《余干县志》卷二〇《杂记志·祥异》。

⑫ 同治《宜春县志》卷一〇《杂类志·祥异》,民国《宜春县志》卷二四《杂记·祥异》。

⑬ 道光《新建县志》卷二《机祥》。

⑭ 《上饶地区卫生志》,黄山书社1994年版。《万年县志》,方志出版社2000年版。

无行人。"[①]按：道光之后的旧县志，当为同治《南丰县志》，该志未载是年有疫灾，但载道光十四年有疫灾，且内容与之相似。而今志同时载道光十四年之疫灾，是否为同一事件，不可遽断，兹录以俟考。

广西壮族自治区

临桂县（今桂林市）　大疫[②]。

兴安县　大疫，冬大雪[③]。

永宁州（今并入永福县）　疫，至次年五月疫渐止[④]。

道光十三年（1833）

北京市

昌平州（今昌平区）　春，大饥疫，路死者相枕藉[⑤]。

延庆州（今延庆区）　春饥，瘟疫流行[⑥]。

河北省

永平府（治卢龙县）　春大饥，人多饿殍，七属官绅设粥厂赈之，民困少苏。秋大熟。是年（十月）大疫[⑦]。

滦　州（今滦县）　春，民大饥，饿殍相望，五月麦大熟，民困始苏，秋瘟疫[⑧]。

山东省

诸城县（今诸城市）　春饥，大疫[⑨]。

日照县（今日照市）　春大饥，五月大疫[⑩]。春，大饥荒，县民流离失所。夏，瘟疫流行[⑪]。

---

① 《南丰县志》，中共中央党校出版社1994年版。

② 光绪《临桂县志》卷一八《前事志》。

③ 道光《兴安县志》卷一八《祥异》。

④ 光绪《永宁州志》卷三《舆地志下·灾异》，民国《永宁州志》卷三《灾异》。

⑤ 光绪《昌平州志》卷六《大事表第五·灾祥》。〔清〕缪荃孙、刘万源等：《光绪昌平州志》，北京古籍出版社1989年版。

⑥ 光绪《延庆州志》卷一二《杂稽志·祥异》。

⑦ 光绪《永平府志》卷三一《封域志十三·纪事下》，民国《卢龙县志》卷二三《故事志·史事》。

⑧ 民国《滦县志》卷一六《故事志上》。

⑨ 道光《诸城县续志》卷一《总纪》。

⑩ 《清史稿》卷四〇《灾异志一》。咸丰《青州府志》卷六四《祥异纪》，光绪《日照县志》卷七《考鉴志·祥异》。

⑪ 《日照市志》，齐鲁书社1994年版。

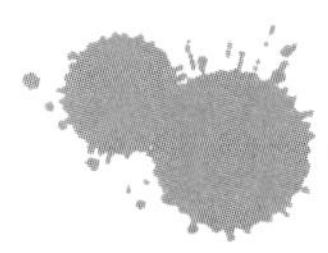

潍　县(今潍坊市)　夏五月大疫①。

山西省

阳城县　秋陨霜,杀晚禾,民多疫②。

浑源州(今浑源县)　春大疫③。

广灵县　二月赈恤,是年大疫④。

沁水县　民多疫⑤。夏,沁水瘟疫流行⑥。

河南省

陕　州(今陕县)　七月日食,大疫⑦。

夏邑县　春大饥,疫⑧。

虞城县　饥,疫⑨。

江苏省

邳　州(今邳州市)、宿迁县　大饥,疫⑩。

宿迁县(今宿迁市)　先年秋大水,冬大饥,人相食。是年春,大饥荒,瘟疫蔓延⑪。

沭阳县　秋,大水,时疫再度流行,死者众多⑫。

沛　县　春大饥,麦贵每斗七百有奇,疫盛行,人死无数⑬。春季疫病流行⑭。

睢宁县　春大饥,疫⑮。

安东县(今涟水县)　大饥,疾疫流行,道殣相望,居民食树皮草根,不足,至于人

---

① 民国《潍县志稿》卷三《通纪二》。

② 同治《阳城县志》卷一八《灾祥》。

③ 光绪《浑源州续志》卷二《祥异》。

④ 光绪《广灵县补志》卷一《方域志·灾祥》。

⑤ 光绪《沁水县志》卷一〇《祥异》。

⑥ 《晋城大事记》,中国城市出版社1993年版。

⑦ 民国《陕县志》卷一《大事纪》。

⑧ 民国《夏邑县志》卷九《杂志·灾异》。

⑨ 光绪《虞城县志》卷一〇《杂记》。

⑩ 同治《徐州府志》卷五《纪事表下·祥异》。

⑪ 同治《宿迁县志》卷三《纪事沿革表》,民国《宿迁县志》卷七《民赋志下·水旱蠲赈》。《宿迁市志》,江苏人民出版社1996年版。

⑫ 《沭阳县卫生志》,中国矿业大学出版社1996年版。

⑬ 民国《沛县志》卷二《沿革纪事表》。

⑭ 《沛县简志》,1989年。

⑮ 光绪《睢宁县志稿》卷一五《祥异志》。

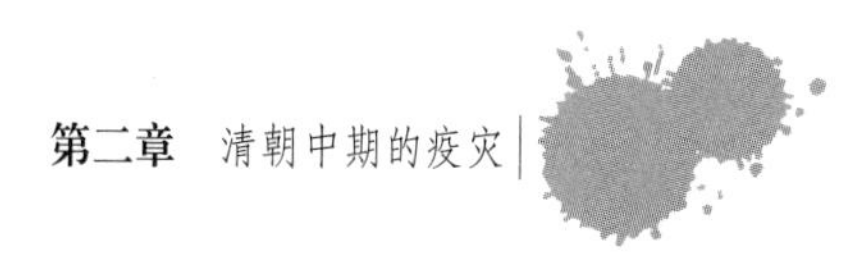

相食①。

溧水县　秋,溧水疫②。

句容县(今句容市)　水,秋疫③。

江都县(今扬州市)　江都境内瘟疫流行,世医朱煌用吴有性治瘟疫法为人治病,活人无数④。

安徽省

五河县　春疫,夏霾雾伤麦,岁大饥,人相食⑤。

桐城县(今桐城市)　秋,疫疠⑥。

天长县(今天长市)　小儿痘殇无算⑦。

萧　县　大饥疫。⑧

浙江省

嵊　县(今嵊州市)　三月、四月大疫⑨。

诸暨县(今诸暨市)　清明雪,久旱,大疫⑩。

定海厅(今舟山市定海区)　五月,大雨水,禾黍一空,疫疠继之,道殣相望⑪。

慈溪县(今慈溪市)　大饥,道殣相望,城厢设局捐赈,民多疫死⑫。

鄞　县(今宁波市鄞州区)　饥,民多疫死⑬。

永康县(今永康市)　春夏潦,虫。秋疫⑭。

景宁县　大疫,死者无算⑮。大水,岁饥,大疫,死者无算⑯。

---

① 光绪《安东县志》卷五《民赋下·灾异蠲振》。

② 同治《续纂江宁府志》卷一〇《大事表》。

③ 光绪《续纂句容县志》卷一九上《祥异》。《句容市卫生志》,江苏人民出版社2009年版。

④ 《扬州卫生志》,中国工商出版社2006年版。

⑤ 光绪《重修五河县志》卷一九《杂志·祥异》。

⑥ 同治《桐城县志》卷九《祥异》。

⑦ 同治《天长县志纂辑志稿·杂类志·祥异》。

⑧ 同治《徐州府志》卷五《纪事表下·祥异》。

⑨ 《清史稿》卷四〇《灾异志一》。同治《嵊县志》卷二六《杂志·祥异》,民国《嵊县志》卷三一《杂志·祥异》。《绍兴市卫生志》,上海科学技术出版社1994年版。《嵊县卫生志》,1987年。

⑩ 光绪《诸暨县志》卷一八《灾异志》。《绍兴市卫生志》,上海科学技术出版社1994年版。

⑪ 《清史稿》卷四〇《灾异志一》。光绪《定海厅志》卷二五《机祥》,民国《定海县志·舆地志·气候·灾异》。

⑫ 光绪《慈溪县志》卷五五《祥异》。

⑬ 咸丰《鄞县志》卷二九《机祥》,同治《鄞县志》卷六九《祥异》。

⑭ 光绪《永康县志》卷一一《杂传志·祥异》。

⑮ 同治《景宁县志》卷一二《风土志·祥祲》。

⑯ 《景宁畲族自治县卫生志》,1994年。

寿昌县(今并入建德市)　春疫①。

宣平县(今并入武义县)　大疫,有合家死者,古庙及戏台、路亭中死者不计其数,东衢、安凤尤甚②。

温州府(治永嘉县,今温州市)　春夏大疫,贫民乞丐死于饥疫者横塞道路,日以十百计③。

永嘉县(今温州市)　春夏大疫④。五月大疫⑤。

青田县　已而大疫,死者什二三,户口骤减⑥。

江西省

武宁县　疫,乡民毙者无算⑦。

安仁县(今余江县)　瘟疫大作⑧。

瑞金县(今瑞金市)　秋大疫⑨。

湖北省

宜城县(今宜城市)　自五月至十月积阴少霁,疫疟流行,人及六畜多死⑩。五月大疫⑪。

潜江县(今潜江市)　春大疫,秋大水,饥⑫。

重庆市

綦江县　春,瘟疫大作⑬。

贵州省

威宁州(今威宁县)　秋疫⑭。

---

① 光绪《寿昌县志》卷一一《祥异》。

② 道光《宣平县志》卷一二《纪异》。

③ 道光《瓯乘补》卷九《祥异》。

④ 光绪《永嘉县志》卷三六《杂志·祥异》。《温州市卫生志》,华东师范大学出版社1998年版。《永嘉县卫生志》,1998年。

⑤ 《清史稿》卷四〇《灾异志一》。

⑥ 光绪《青田县志》卷一七《灾祥》。

⑦ 道光《武宁县志》卷二七《祥异》,同治《武宁县志》卷四三《祥异》。

⑧ 同治《安仁县志》卷三四《祥异》。

⑨ 光绪《瑞金县志》卷一六《祥异》。

⑩ 同治《宜城县志》卷一〇《杂类志·祥异》。

⑪ 《清史稿》卷四〇《灾异志一》。

⑫ 光绪《潜江县志续》卷二《灾祥志》。

⑬ 道光《綦江县志》卷一〇《祥异》。

⑭ 民国《威宁县志》卷一七《杂事志》。

水城厅（今六盘水市）　大饥，大疫，斗米价银一两六钱，死于病馁者众①。

古州厅（今榕江县）　水灾之后，加以瘟疫，流离失所，抚慰尤难②。

广东省

南海县（今佛山市南海区）　五月大水伤稼，七月飓风为灾，秋冬大饥，民多疾疫③。

广西壮族自治区

来宾县（今来宾市）　春二月大疫，病者霍乱转筋，县死者数百④。五月，连日大雨，铜河异涨，进剿河南十二姓的官兵染患时疫，患病兵丁二百五十余员⑤。

道光十四年（1834）

江苏省

高淳县　春三月，疫疠大作⑥。六月高淳大疫⑦。

江浦县（今南京市浦口区）　大疫⑧。

常熟县、昭文县（今常熟市）　疾疫流行⑨。

浙江省

杭州府（治仁和、钱塘二县，今杭州市）　大旱，疫⑩。

富阳县（今富阳市）　六月，大旱饥荒，时疫流行，饿殍载道，市上棺木为空⑪。大旱，饥荒，时疫流行。死者众，市上棺木售空⑫。

丽水县（今丽水市）　五月大水，秋疫⑬。

宣平县（今并入武义县）　六月大疫，有阖家死者，古庙及戏台下、路亭中，死者不

① 光绪《水城厅采访册》卷一〇《祥异》。
② 道光《黎平府志》卷一九《秩官》。
③ 光绪《九江儒林乡志》卷二《舆地略二》。
④ 民国《来宾县志》下编《机祥》。
⑤ 《清宣宗实录》卷二三七，“道光十三年癸巳五月”。
⑥ 《清史稿》卷四〇《灾异志一》。民国《高淳县志》卷一二下《祥异》。
⑦ 《南京卫生志》，方志出版社1996年版。
⑧ 光绪《江浦埤乘》卷二九《人物八》。
⑨ 〔清〕郑光祖《一斑录·杂述三》。
⑩ 民国《杭州府志》卷八五《祥异四》。
⑪ 光绪《富阳县志》卷一五《祥异》。
⑫ 《富阳县志》，浙江人民出版社1993年版。《富阳县卫生志》，中国医药科技出版社1991年版。
⑬ 同治《丽水县志》卷一四《兵戎》，民国《丽水县志》卷一三《兵戎·灾异》。

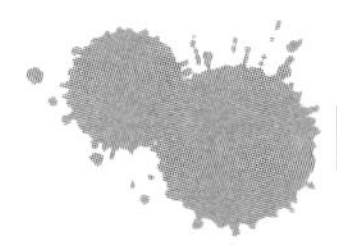

计其数,东衢、安凤尤甚①。按:今《河北通志》误将宣平置于该省,曰:“六月,宣平大疫。”②

缙云县　春大疫,死者万余人③。

青田县　大旱,饥馑,已而大疫,死者十二三,户口骤减④。

东阳县(今东阳市)　四月大疫,延至冬季,病殁者十之三四,尸骸相望于道⑤。四月十二日,暴发大疫,延至冬季,病殁者十之三四,尸骸相望于道⑥。

兰溪县(今兰溪市)　春疫大作,民多死亡⑦。春,大疫,民多死亡⑧。

浦江县　大疫,民多死亡⑨。

永康县(今永康市)　春夏大疫,疫所染,饥民为多,至有全家死亡者⑩。

永嘉县(今温州市)　春夏大疫,大饥,石米八千,死于饥疫者日以十百计,无棺则以藁裹之,情形极惨⑪。春夏,永嘉大疫大饥,贫民乞丐死于饥疫者横塞道路,日以十百计,凶惨形状不堪寓目⑫。

瑞安县(今瑞安市)　瑞城大疫⑬。

泰顺县　大饥。五月城乡时疫传染,至七月始止,人民死亡甚众,有全家病殁者⑭。

江西省

泰和县　大旱,疫流行,饥⑮。

丰城县(今丰城市)　夏大水,堤决殆尽,漂没庐舍无算。岁大饥,五月大疫⑯。

---

① 《清史稿》卷四〇《灾异志一》。道光《宣平县志》卷一二《纪异》,光绪《宣平县志》卷一九《灾祥》,光绪《处州府志》卷二五《祥异志》,民国《宣平县志》卷一四《杂志·祥异》。

② 《河北省志》卷一〇《自然灾害志》,方志出版社2009年版。

③ 光绪《处州府志》卷二五《祥异志》,光绪《缙云县志》卷一五《灾祥》。《缙云县志》,浙江人民出版社1996年版。

④ 光绪《青田县志》卷一七《杂志·灾祥》。

⑤ 道光《道光东阳县志》卷一二《政治志八·机祥》。

⑥ 《东阳市卫生志》,1992年。

⑦ 光绪《兰溪县志》卷八《杂志·祥异》。

⑧ 《兰溪市志》,浙江人民出版社1988年版。

⑨ 光绪《浦江县志》卷一五《杂志·祥异》。

⑩ 光绪《永康县志》卷一一《杂传志·祥异》。

⑪ 光绪《永嘉县志》卷三六《杂志一·祥异》。

⑫ 《温州市卫生志》,华东师范大学出版社1998年版。《永嘉县卫生志》,1998年。

⑬ 《瑞安市卫生志》,华东师范大学出版社1999年版。

⑭ 同治《泰顺分疆录》卷一〇《杂志·灾异》。

⑮ 光绪《泰和县志》卷三〇《杂记·祥异》。

⑯ 同治《丰城县志》卷二八《杂类志·祥异》。

南丰县　岁饥，大疫，死者枕藉，日暮路无行人[①]。

安仁县（今余江县）　五月大水，城上可通舟楫，经八日始退，瘟疫大作[②]。

瑞金县（今瑞金市）　自先年冬十月至是年春正月大雪，阴崖冻积，经暑多未消。夏大饥，米价骤昂，每升值钱百六七十，至有采食草叶糠泥者，道殣相望。秋大疫[③]。

贵州省

大定县（今大方县）　饥，七月疫[④]。

威宁州（今威宁县）　疫[⑤]。

平远州（今织金县）　大饥，冬疫[⑥]。

水城厅（今六盘水市）　大饥，大疫[⑦]。

云南省

河阳县（今澄江县）　河阳疫疠流行[⑧]。

宣威县（今宣威市）　大饥，疫疠交侵[⑨]。

重庆市

綦江县　春，瘟疫复起[⑩]。

四川省

乐山县（今乐山市）　夏大疫，四门日出櫘百余，贫无棺者尤众，澄地浆水饮之乃止[⑪]。夏，乐山县瘟疫流行，县城四门日出柩百余[⑫]。

---

① 同治《南丰县志》卷一四《祥异志》，同治《建昌府志》卷一〇《杂类志上·祥异》，民国《南丰县志》卷一二《杂类志·祥异》。《南丰县志》，中共中央党校出版社 1994 年版。

② 同治《安仁县志》卷三四《祥异》。

③ 光绪《瑞金县志》卷一六《祥异》。

④ 道光《大定府志》卷四六《纪年》，民国《大定县志》卷二《前事志》。

⑤ 道光《大定府志》卷四六《纪年》。

⑥ 道光《大定府志》卷四六《纪年》。

⑦ 光绪《水城厅采访册》卷一〇《杂类门·祥异》。

⑧ 光绪《云南通志》卷四《祥异下》，民国《新纂云南通志》卷一六一《荒政考三·灾疫附》。

⑨ 民国《宣威县志稿》卷五《政治志·救灾》。

⑩ 道光《綦江县志》卷一〇《祥异》。

⑪ 民国《乐山县志》卷一二《物异》。

⑫ 《乐山市志》，巴蜀书社 2001 年版。

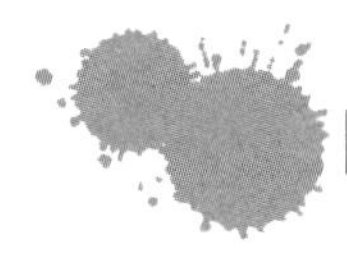

道光十五年(1835)

河南省

范　县　正月以后,病死者不可胜数①。七月大疫②。按:时范县隶属山东省。

南阳县(今南阳市)　十月,瘟疫流行,人多病死③。

内乡县(含今西峡县)　十一月,瘟疫流行,死者甚多④。

江苏省

溧水县　秋疫⑤。

浙江省

杭　州(钱塘、仁和二县附郭)　城中大疫,死者甚众,市中棺椁为之一空⑥。

云和县　大旱成灾,民大饥,秋疫作,道路积尸无算⑦。

镇海县(今宁波市镇海区)　饥,民多疫死⑧。

福建省

光泽县　春夏大疫⑨。

建宁县　春大疫。先是十四年大饥,斗米八百,盐亦陡涨,每斤百文,贩户皆伴豆渣,久之生蛆,乃改拌石膏,遂不觉。至是年春,比户皆患腹疫,凡投以凉剂者皆死⑩。

宁德县(今宁德市)　春,痘疫流行,婴儿死无数⑪。

江西省

弋阳县　大饥,七月、八月间,蝻生遍野,疠疫死者不可胜计⑫。

贵溪县(今贵溪市)　三月至七月不雨,早稻无收,夏大疫⑬。

---

① 民国《范县县志》卷六《灾异志》,民国《续修范县志》卷六《灾异志》。

② 《清史稿》卷四〇《灾异志一》。

③ 《河南省南阳地区地理志·大事记》,1991年。

④ 《西峡县卫生志》,1986年,第48页。

⑤ 《溧水县卫生志·大事记》,1990年。

⑥ 《右台仙馆笔记》卷七。

⑦ 咸丰《云和县志》卷一五《祥异》,同治《云和县志》卷一五《杂志·祥异》。

⑧ 《宁波市北仑区卫生志》,上海辞书出版社2007年版。

⑨ 道光《重纂光泽县志》卷一《时事表》,光绪《光泽县志》卷一《时事表·灾祥》,光绪《重纂邵武府志》卷三〇《杂记·祥异》。

⑩ 民国《建宁县志》卷二七《灾异》。

⑪ 《宁德市志》,中华书局1995年版。

⑫ 同治《弋阳县志》卷一四《杂类志·祥异》。

⑬ 同治《贵溪县志》卷一〇《杂类志·祥异》。

安仁县（今余江县）　大旱，自四月不雨，至九月蝗虫起，飞蔽天日，食禾粟殆尽，民间张灯以禳之。瘟疫大作，饥殣载道，不胜掩埋①。

广昌县　大疫，民死无数，市缺棺木②。

新城县（今黎川县）　春夏大疫③。

泰和县　大旱，疫流行，饥④。

湖北省

咸宁县（今咸宁市）　夏旱，蝗，大疫⑤。

湖南省

湘乡县（今湘乡市）　春正月不雨至于秋七月，民大饥，冬多疾疫⑥。

安仁县　大旱，飞蝗蔽天，民多疫，死者无数⑦。

沅江县（今沅江市）　大旱，有蝗灾，且流行瘟疫⑧。

广西壮族自治区

宾　州（今宾阳县）　冬疫⑨。

道光十六年（1836）

山东省

益都县（今青州市）　春大饥，夏疫⑩。

临淄县（今淄博市临淄区）　夏，临淄疫⑪。

昌乐县　秋禾歉收，大疫⑫。

博山县（今淄博市博山区）　春饥疫，秋大熟⑬。

---

① 同治《安仁县志》卷三四《祥异》。

② 同治《广昌县志》卷一《星野志・祥异》，同治《建昌府志》卷一〇《杂类志・祥异》。《广昌县志》，上海社会科学院出版社 1994 年版。

③ 同治《江西新城县志》卷一《地理志・机祥》，同治《建昌府志》卷一〇《杂类志・祥异》。

④ 同治《泰和县志》卷三〇《杂记・祥异》，光绪《吉安府志》卷五三《杂记・祥异》。

⑤ 同治《咸宁县志》卷一五《杂志・灾祥》。

⑥ 同治《湘乡县志》卷五《兵防志・祥异》。

⑦ 《安仁县志》，中国社会出版社 1996 年版。

⑧ 《沅江县志》，中国文史出版社 1991 年版。

⑨ 光绪《宾州志》卷二三《祥异》。

⑩ 《清史稿》卷四〇《灾异志一》。咸丰《青州府志》卷六四《祥异纪》，光绪《益都县图志》卷六《大事志下》。

⑪ 《临淄区卫生志》，山东人民出版社 1997 年版。

⑫ 民国《昌乐县续志》卷一《总纪》。

⑬ 民国《续修博山县志》卷一《大事记・祥异》。

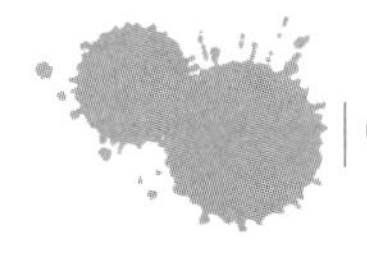

诸城县(今诸城市)　春饥,人相食,大疫[①]。

掖　县(今莱州市)　大疫[②]。

潍　县(今潍坊市)　春大饥,夏疫[③]。春,潍县、高密大饥,夏,瘟疫流行,死亡数万[④]。

昌邑县(今昌邑市)　大饥,大疫[⑤]。

高密县(今高密市)　大疫,民饥[⑥]。先年夏,高密淫雨,本年瘟疫流行[⑦]。

胶　州(今胶州市)　春大饥,道殣相望,冬大疫[⑧]。

即墨县(今即墨市)　春夏多雨,秋稼不登,大疫[⑨]。

海阳县(今海阳市)　春夏大疫。瘟疫流行,死者甚众[⑩]。

费　县　大疫[⑪]。

蒲台县(今并入博兴县)　疫作,民死几半[⑫]。

平邑县　疫病又大流行,情状更惨[⑬]。

山西省

阳城县　大瘟[⑭]。阳城旱,凤台、沁水瘟疫流行[⑮]。

沁水县　大瘟[⑯]。瘟疫流行[⑰]。

凤台县(今晋城市)　疫[⑱]。凤台瘟疫流行[⑲]。

---

① 光绪《增修诸城县续志》卷一《总纪》。

② 道光《再续掖县志》卷下《祥异》。

③ 民国《潍县志稿》卷三《通纪二》。

④ 《潍坊市卫生志》,1989年。

⑤ 光绪《昌邑县续志》卷七《祥异》。《昌邑县卫生志》,1986年。

⑥ 民国《高密县志》卷一《总记》。

⑦ 《潍坊市卫生志》,1989年。

⑧ 道光《重修胶州志》卷三五《祥异纪》,民国《增修胶志》卷五三《祥异》。

⑨ 《清史稿》卷四〇《灾异志一》。同治《即墨县志》卷一一《大事志·灾祥》。

⑩ 《清史稿》卷四〇《灾异志一》。光绪《海阳县续志》卷一《灾祥门》,光绪《增修登州府志》卷二三《祥孽》。

⑪ 光绪《费县志》卷一六《祥异》。

⑫ 光绪《重修蒲台县志》卷四《灾异》。

⑬ 《平邑县卫生志》,1991年。

⑭ 同治《阳城县志》卷一八《灾祥》。

⑮ 《晋城大事记》,中国城市出版社1993年版。

⑯ 光绪《沁水县志》卷一〇《祥异》。

⑰ 《沁水县志》,山西人民出版社1987年版。

⑱ 光绪《凤台县续志》卷四《纪事》。

⑲ 《晋城县志》,山西古籍出版社1999年版。

阳高县　瘟疫①。

陕西省

汧阳县（今千阳县）　春饥馑，越六月，时疫继兴，城乡遍染，日殁无算。可悯可惧，无计可施。因思吾民何辜，实为政之咎，缘建醮悔过，虔诚祈禳，醮起疫止②。六月，时疫继兴，城乡遍染，日殁无算③。

甘肃省

灵台县　大疫，大饥，饿殍甚多④。

江苏省

宜兴县、荆溪县（今宜兴市）　大疫⑤。

浙江省

嘉善县　疫⑥。

余姚县（今余姚市）　大疫⑦。

慈溪县（今慈溪市）　大疫⑧。

永嘉县（今温州市）　夏大疫⑨。

福建省

长乐县（今长乐市）　春夏大旱，秋吐泻大作⑩。

湖南省

邵阳县（今邵阳市）　夏秋（宝庆）大疫⑪。

湘潭县（今湘潭市）　四月，大疫⑫。

---

① 《阳高县志》，中国工人出版社 1993 年版。

② 道光《重修汧阳县志》卷一二《祥异志》。

③ 《千阳县志》，陕西人民教育出版社 1991 年版。

④ 民国《重修灵台县志》卷三《恤政》。

⑤ 光绪《宜兴荆溪县志》卷八《义行》。

⑥ 光绪《重修嘉善县志》卷三四《祥眚》。

⑦ 光绪《余姚县志》卷七《祥异》，民国《余姚六仓志》卷一九《灾异》。

⑧ 《慈溪卫生志》，宁波出版社 1994 年版。

⑨ 光绪《永嘉县志》卷三六《杂志一・祥异》。《温州市卫生志》，华东师范大学出版社 1998 年版。《永嘉县卫生志》，1998 年。

⑩ 同治《长乐县志》卷二《星野・祥异》，民国《长乐县志》卷三《大事志》。

⑪ 道光《宝庆府志》卷九九《五行略》、卷七《大政纪七》，光绪《湖南通志》卷二四四《祥异志二》，光绪《邵阳县志》卷一〇《杂志・祥异》。

⑫ 光绪《湘潭县志》卷九《五行志・疫》。《湘潭县卫生志》，1992 年。

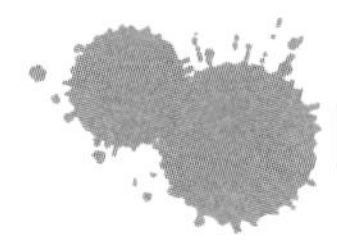

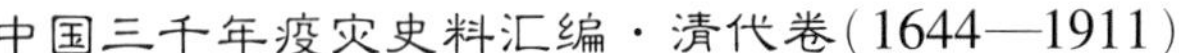

贵州省

荔波县　大疫[①]。

云南省

易门县　春正月,地裂,宽数寸,长五十余丈,深不可测,是年大疫[②]。

新平县　夏大旱,秋大疫[③]。

道光十七年(1837)

浙江省

杭　州(钱塘、仁和二县附郭)　八月、九月间,杭州盛行霍乱转筋之证[④]。

平湖县(今平湖市)　秋疫[⑤]。

嘉善县　秋疫[⑥]。

东阳县(今东阳市)　时疫盛行,死亡枕藉[⑦]。

福建省

长乐县(今长乐市)　春夏,瘟疫盛行[⑧]。

道光十八年(1838)

天津市

天津县(今天津市)　今年夏,吾津时疫流行,患喉症者极多[⑨]。

河北省

馆陶县　瘟疫流行,施医药,全活甚众[⑩]。

河南省

夏邑县、虞城县　饥疫[⑪]。

---

① 《贵州文献汇刊》第五期,第 10 页。

② 光绪《云南通志》卷三《祥异上》,民国《新纂云南通志》卷一六一《荒政考三 · 灾疫附》。

③ 民国《新平县志》卷一《大事记》。

④ 〔清〕王士雄《随息居重订霍乱论》卷下《医案篇》,见《中国医学大成》第 4 册,第 673 页。

⑤ 光绪《平湖县志》卷二五《外志 · 祥异》。

⑥ 光绪《重修嘉善县志》卷三四《杂志上 · 祥眚》。

⑦ 《东阳市卫生志 · 大事记》,1992 年。

⑧ 同治《长乐县志》卷二《星野 · 祥异》,民国《长乐县志》卷三《大事志》。

⑨ 〔清〕郑宏纲《重楼玉钥》卷首《冯序》。

⑩ 民国《续修馆陶县志》卷九《人物》。

⑪ 《商丘地区卫生志》,1988 年。

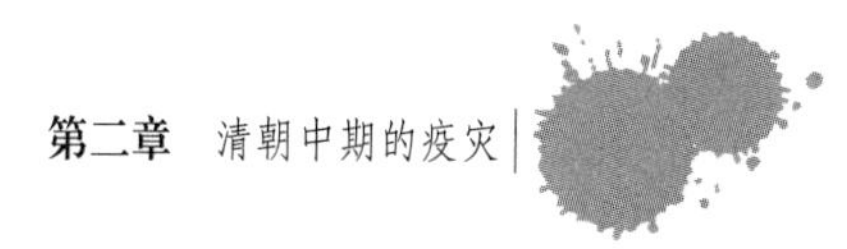

四川省

井研县　夏六月大疫①。

云南省

文山县　大疫②。

罗平州(今罗平县)　大疫③。

浙江省

武川县(今武义县)　虫害稼,疫盛行,道殣相望④。虫害禾稼,疫痢流行,饿死和病死多人⑤。

福建省

长乐县(今长乐市)　瘟疫大作⑥。

邵武县(今邵武市)　春,痘疹为疠,城乡儿女死者疫数千计⑦。

道光十九年(1839)

河北省

鸡泽县　春,蝗,疫大作⑧。

山东省

单　县　秋大水,八月多疟疾⑨。

曹　县　八月,人患疟疾⑩。

河南省

内乡县(含今西峡县)　瘟疫大流行⑪。

浙江省

湖　州(乌程、归安二县附郭,今湖州市)　湖州城霍乱流行⑫。

---

① 光绪《井研县志》卷四二《纪年下》。

② 光绪《云南通志》卷四《祥异下》,民国《新纂云南通志》卷一六一《荒政考三・灾疫附》。

③ 光绪《云南通志》卷四《祥异下》,民国《新纂云南通志》卷一六一《荒政考三・灾疫附》。

④ 光绪《武川备考》卷一一《祥异》。

⑤ 《武义县志》,浙江人民出版社1990年版。

⑥ 同治《长乐县志》卷二《星野・祥异》,民国《长乐县志》卷三《大事志・灾祥》。

⑦ 咸丰《邵武县志》卷一八《祥异志》,民国《重修邵武县志》卷三《大事志・灾异》。

⑧ 光绪《广平府志》卷三三《前事三・灾异》,民国《鸡泽县志》卷二四《灾祥》。

⑨ 民国《单县志》卷一四《灾祥志》。

⑩ 光绪《曹县志》卷一八《杂稽志・灾祥》。

⑪ 《西峡县卫生志》,1986年。

⑫ 《湖州市志》,昆仑出版社1999年版。《湖州市卫生志》,香港大时代出版社1993年版。

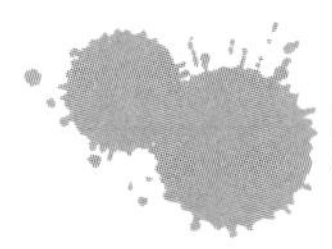

湖北省

云梦县　九月,大疫[①]。七月大水,九月又大水。自七月瘟疫大行至九月中旬未止,损人甚多[②]。

随　州(今随州市)　七月大水,九月又大水。瘟疫盛行,自七月至九月,损人甚多[③]。

四川省

雷波厅(今雷波县)　大疫[④]。

云南省

河阳县(今澄江县)　八月,大疫[⑤]。

楚雄县(今楚雄市)　七月疫疠流行,死者二千余人[⑥]。

易门县　六月,县署梅花开,疫除[⑦]。

道光二十年(1840)

河北省

赞皇县　大疫[⑧]。大疫流行[⑨]。

山西省

凤台县(今晋城市)　境内灾害频繁,疫病流行[⑩]。

山东省

濮　州(今鄄城县)　六月大雨,秋多泻痢、缩筋之病,死者无算[⑪]。

郓城县　秋多泻痢、缩筋之病,死者无数[⑫]。6月,大雨连绵,数万亩农田积水成

---

① 《清史稿》卷四〇《灾异志一》。

② 道光《云梦县志略》卷末《杂识》。

③ 光绪《德安府志》卷二〇《杂志·祥异》。

④ 光绪《雷波厅志》卷三五《祥异》。

⑤ 光绪《云南通志》卷四《祥异下》,民国《新纂云南通志》卷一六一《荒政考三·灾疫附》。

⑥ 光绪《云南通志》卷四《祥异下》,宣统《楚雄县志》卷一《祥异》,民国《新纂云南通志》卷一六一《荒政考三·灾疫附》。

⑦ 道光《续修易门县志》卷一《祥异》。

⑧ 光绪《赞皇县志》卷二七《纪事·灾祥》。

⑨ 《赞皇县志》,方志出版社1998年版。

⑩ 《晋城县志》,山西古籍出版社1999年版。

⑪ 宣统《濮州志》卷二《年纪》。

⑫ 光绪《郓城县志》卷九《灾祥志》。

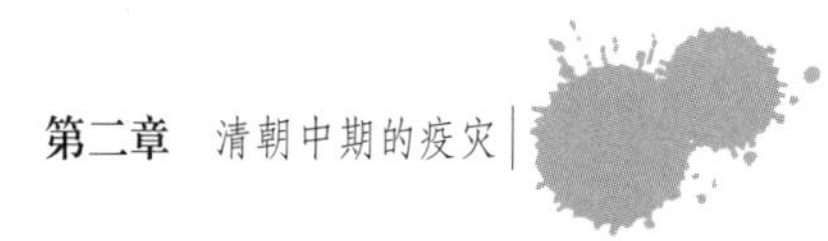

灾。秋，大部分人患痢疾，死者无数[①]。

陵　县、临邑县　"1840（道光二十一年庚子）陵县、临邑大疫，死亡甚重。"[②]按：系年应为"1840年（道光二十年庚子）"。

上海市

上海县（今闵行区等）　上海霍乱流行[③]。

浙江省

慈溪县（今慈溪市）　大疫，死者枕藉[④]。

定海县（今舟山市定海区）　英军窃据定海，不服中国水土，或出天花，或染时疫，死亡相继，殆无虚日[⑤]。是年八月，英兵船至海口，投书给琦善请求通商，并投诉林则徐、邓廷桢，说烧毁鸦片是对他们的挑衅。琦善则设宴款待英国领事义律及其军官，答应他们面陈皇上。面陈之后，道光授其钦差大臣，令他赴广东查办，不久又罢了林则徐、邓廷桢的官，而琦善则署两广总督兼粤海关监督。琦善在密疏中说："林则徐称定海阴湿，洋人病死甚多。咨查，洋人米谷牲畜尚充，疫疠病毙者多水手舵工，头目死者不过数人"，结果，道光皇帝听了他的一面之词，而将林则徐定罪[⑥]。

江西省

新建县（今南昌市）　大疫[⑦]。

丰城县（今丰城市）　夏大水，冬十月梨花开，疫[⑧]。

四川省

南部县　大饥，民食石面，夏四月，疫疠并行[⑨]。

重庆市

梁山县（今梁平县）　秋，流行痢疾和缩筋病[⑩]。

---

①《郓城县志》，齐鲁书社1992年版。

②《山东省卫生志》，山东人民出版社1992年版。《德州地区卫生志》，天津科学技术出版社1991年版。《临邑县卫生志》，2005年。

③《上海卫生志》，上海社会科学院出版社1998年版。

④ 光绪《慈溪县志》卷三三《列传十》。

⑤《清宣宗实录》卷三三八，"道光二十年庚子八月"。

⑥《清史稿》卷三七〇《琦善传》。《清宣宗实录》卷三四二，"道光二十年庚子十二月"。

⑦ 同治《新建县志》卷二《天文志·机祥》。

⑧ 同治《南昌府志》卷六五《杂类志·祥异》。

⑨ 道光《南部县志》卷二六《杂类志·祥异》。

⑩《梁山县志》，新华出版社1997年版。

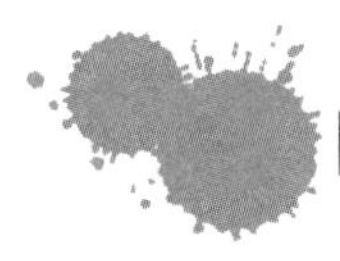

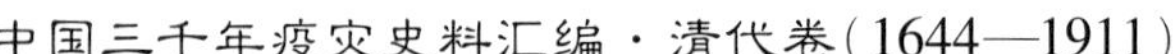

广西壮族自治区

全　州(今全州、资源二县)　永强乡疫疾流行,传染者众①。

道光二十一年(1841)

山东省

博山县(今淄博市博山区)　瘟疫,白喉诸症甚烈。南博山一村小儿死者百余人②。

曲阜县(今曲阜市)　曲阜县西张家村霍乱暴发流行。全村594人,发病590人。四五日内病人全部死亡③。

浙江省

萧山县(今杭州市萧山区)　三月,东乡瘟疫盛行④。

安徽省

庐江县　大水,民饥,瘟疫遍行,至次年仲春乃止⑤。

湖北省

沔阳州(含今仙桃市和洪湖市)　疫,冬大雪,冰凝四十五日不解⑥。

广济县(今武穴市)　春,大饥。四月地震。六月大水,江堤溃口。秋,瘟疫流行⑦。

重庆市

重庆府(治巴县,今重庆市)　春,重庆大疫⑧。

江北厅(今江北区)　春大疫,民多死亡,郡城(重庆)尤甚⑨。按:乾隆十七年(1754)分巴县长江以北部分置江北厅。

南川县(今南川区)　大疫⑩。

---

①　民国《全县志》卷九《前事志·灾异》。

②　民国《续修博山县志》卷一《大事记·祥异》。

③　《济宁市卫生志》,山东科学技术出版社1992年版。

④　〔清〕王端履《重论文斋笔录》;民国《萧山县志稿》卷五《田赋中·水旱祥异》、卷一四《杂记·历年灾祥》。

⑤　光绪《庐江县志》卷一六《杂类·祥异》。

⑥　光绪《沔阳州志》卷一《天文志·祥异》。

⑦　《广济县志》,汉语大词典出版社1994年版。

⑧　道光《重庆府志》卷九《祥异》。

⑨　道光《江北厅志》卷三《食货志·祥异》。

⑩　民国《重修南川县志》卷一一《列传》。

云南省

元江州(今元江县)　大疫[①]。

道光二十二年(1842)

山东省

寿光县(今寿光市)　中秋节后久雨不旱,寿光县牛头镇一带霍乱流行,发病千余人,死亡数百人[②]。10 月,寿光县牛头镇一带霍乱流行,病千余人,亡数百人[③]。

江苏省

南　京(上元、江宁二县附郭,今南京市)　九月,城中大疫,时自乡回者,十室九病[④]。八月大水陡发,平地四尺,九月城中大疫[⑤]。

高淳县　正月十四日巳刻,地震有声,大疫,道殣相望[⑥]。正月高淳大疫[⑦]。

安徽省

南陵县　瘟疫流行[⑧]。

桐城县(今桐城市)　春夏疫[⑨]。

定远县　大疫[⑩]。

湖北省

武昌县(今鄂州市)　大水,夏大疫[⑪]。

大冶县(今大冶市)　虫伤麦,水,荒,疫,民相劫夺[⑫]。

蕲　州(今蕲春县)　春大饥,夏秋大疫[⑬]。

英山县　饥疫交作,死者无算[⑭]。

---

① 光绪《云南通志》卷四《祥异下》,民国《新纂云南通志》卷一六一《荒政考三・灾疫附》。

② 《山东省卫生志》,山东人民出版社 1992 年版。

③ 《潍坊市卫生志》,1989 年。

④ 光绪《金陵通纪》卷三,民国《首都志》卷一六《历代大事表》。

⑤ 《南京卫生志》,方志出版社 1996 年版。

⑥ 《清史稿》卷四〇《灾异志一》。民国《高淳县志》卷一二《祥异》。

⑦ 《南京卫生志》,方志出版社 1996 年版,第 1254 页。

⑧ 民国《南陵县志》卷四八《杂志・祥异》。

⑨ 同治《桐城县志》卷九《祥异》。

⑩ 民国《定远县志初稿・大事记》。

⑪ 《清史稿》卷四〇《灾异志一》。光绪《武昌县志》卷一〇《祥异》。

⑫ 同治《大冶县志》卷八《治忽志・祥异》。

⑬ 《清史稿》卷四〇《灾异志一》。咸丰《蕲州志》卷二五《杂志・祥异》,光绪《蕲州志》卷三〇《杂志・祥异》,光绪《黄州府志》卷四〇《杂志・祥异》。民国《湖北通志》卷七六《祥异志二》。

⑭ 民国《英山县志》卷一四《祥异》。

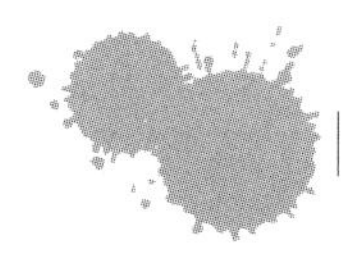

广济县(今武穴市) 清同治《广济县志》载:“道光二十二年,大疫,全县死亡无数”,民间流传民谣:“自从嘉庆到道光,儿女百姓尽遭殃,站着就叹气,坐着就抓疮,麻脸到处有,癞痢遍四乡,脾寒打到三年六个月,精疲力尽见阎王。”①

湖南省

乾州厅(今吉首市) 九月、十月大疫②。

湘潭县(今湘潭市) 大疫③。

道 州(今道县) 境内霍乱流行,清塘一带为最④。清塘一带,霍乱暴发流行,上吐下泻,高烧,抽搐,有的早晨病,晚边死⑤。

福建省

上杭县 是年,洪水环城,疾疫大作,人民赴庙祈祷,不一日水消退,疫亦十数日后顿止⑥。

道光二十三年(1843)

山东省

胶 州(今胶州市) 冬,疠气盛行,伤童幼甚多⑦。按:今《胶州市卫生志》载道光十七年(1837)“冬大疫,伤童幼甚多”⑧。所本或即此,但系年错误。

浙江省

杭州城(钱塘、仁和二县附郭,今杭州市) 八月、九月间,天花流行,十不救五,小儿之殉于是者,日以百计⑨。

常山县 八月,大疫⑩。

山西省

河曲县 春大疫,秋复大疫⑪。

---

① 《广济县志》,汉语大词典出版社 1994 年版。

② 光绪《湖南通志》卷二四四《祥异志二》,光绪《乾州厅志》卷五《风俗志·机祥》。

③ 光绪《湘潭县志》卷九《五行志·疫》。《湘潭县卫生志》,1992 年。

④ 《道县志》,中国社会科学出版社 1994 年版。

⑤ 《道县卫生志》,黄山书社 1992 年版。

⑥ “光绪五年二月二十三日京报全录”,《申报》1879 年 3 月 28 日,第 3 版。

⑦ 道光《重修胶州志》卷三五《祥异纪》,民国《增修胶志》卷五三《祥异》。《胶州市卫生志》,1990 年。

⑧ 《胶州市卫生志》,1990 年。

⑨ 《王氏医案》卷二,见《中国古代重大自然灾害和异常年表总集》。

⑩ 《清史稿》卷四〇《灾异志一》。光绪《常山县志》卷八《祥异》。

⑪ 同治《河曲县志》卷五《祥异类》。《河曲县志》,山西人民出版社 1989 年版。

偏关县　春大疫，秋复大疫[1]。

江西省

定南厅(今定南县)　七月，大疫[2]。七月至九月大疫，士庶之家有一门男妇百数十口悉病没者，亲邻惧沾染徙避，里巷为空[3]。大疫，自七月盛行至九月稍止。小孩患天花、麻疹、白喉等病，死亡八成[4]。

福建省

同安县(含今厦门市、金门县)　嘉禾里首次出现霍乱病例，为县原辖境最早记载，由海外船只传入[5]。厦门首次出现霍乱病例[6]。

安徽省

太湖县　大疫[7]。

潜山县　大饥疫。米价昂贵，去岁死者已众，是年瘟疫流行，死者益多，哭声不绝于野，交秋始息[8]。春，瘟疫流行，死亡人数甚多[9]。

湖北省

麻城县(今麻城市)　春大疫，其年大有[10]。春大疫[11]。五月大疫[12]。七月大疫[13]。

贵州省

荔波县　七月、八月大疫[14]。

广东省

信宜县(今信宜市)　疫[15]。

---

① 《偏关县志》，山西经济出版社1994年版。
② 《清史稿》卷四〇《灾异志一》。光绪《江西通志》卷九八《前事略・祥异》。
③ 同治《定南厅志》卷六《祥异》。
④ 《定南县志》，1990年。
⑤ 《同安县志》，中华书局2000年版。
⑥ 《厦门市卫生志》，厦门大学出版社1997年版。
⑦ 民国《太湖县志》卷四〇《杂类志・祥异》。
⑧ 民国《潜山县志》卷二九《杂志・祥异》。
⑨ 《潜山县志》，社会科学文献出版社1993年版。
⑩ 光绪《黄州府志》卷四〇《杂志・祥异》，民国《麻城县志前编》卷一五《杂志・灾异》。
⑪ 《麻城县志》，红旗出版社1993年版。
⑫ 民国《湖北通志》卷七六《祥异志二》。
⑬ 《清史稿》卷四〇《灾异志一》。
⑭ 光绪《荔波县志》卷一《天文・灾祥》，《贵州文献汇刊》第五期。
⑮ 光绪《信宜县志》卷八《纪述志・灾祥》。

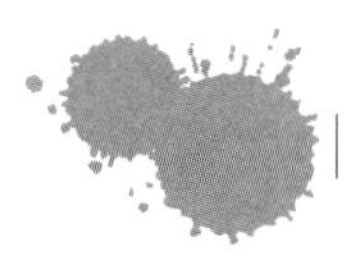

广西壮族自治区

融　县(今融安、融水二县)　夏五月,时疫流行,死人颇多①。

香港特别行政区

五到十月间,瘴疠异常猛烈,居住在香港的欧洲人和军队死了大半②。此年流行的疾病被称为“香港热”,死亡迅速,患者往往于两天内死亡,水上海军医院病人的病死率高达31.5%,有人怀疑是霍乱或鼠疫,而非疟疾③。

道光二十四年(1844)

浙江省

杭州城(钱塘、仁和二县附郭,今杭州市)　五月,霍乱流行④。

江西省

丰城县(今丰城市)　夏大水,堤决殆尽。城市水深数尺,民居低洼者没户。冬十月梨花开,疫起⑤。

湖北省

黄安县(今红安、大悟二县)　大疫,民多死⑥。红安县大疫,民多死。八月,民间造龙舟、龙灯祭祀⑦。

福建省

连江县　夏疫⑧。

邵武县(今邵武市)　三月大雨雹,夏疫⑨。

贵州省

荔波县　春三月大疫,七八月又疫⑩。

---

① 民国《融县志》第六编《前事·灾异》

② 李史翼、陈湜《香港——东方的马尔太》,上海华通书局1930年铅印本,第218页。

③ 冼维逊《鼠疫流行史》,1988年。

④ 〔清〕王士雄《随息居重订霍乱论》卷下《医案篇》,见《中国医学大成》第4册,第675页。

⑤ 同治《丰城县志》卷二八《杂类志·祥异》。

⑥ 同治《黄安县志》卷一〇《杂志·祥异》,民国《湖北通志》卷七六《祥异志二》。

⑦ 《红安县志》,上海人民出版社1992年版。

⑧ 民国《连江县志》卷三《大事记》。

⑨ 光绪《重纂邵武府志》卷三〇《杂记·祥异》。

⑩ 光绪《荔波县志》卷一《天文·灾祥》,《贵州文献汇刊》第五期。《荔波县志稿》卷八《大事志·杂录》,1984年。

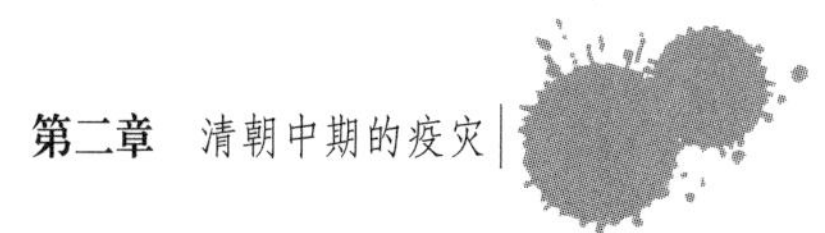

广西壮族自治区

全　州（今全州、资源二县）　疫①。

迁江县　秋，瘟疫大行②。

广东省

新兴县　黄疫为灾，死者甚众③。

道光二十五年（1845）

河北省

赞皇县　大疫④。

安徽省

潜山县　春大疫，秋有年⑤。

贵池县（今池州市贵池区）　疫⑥。

桐城县（今桐城市）　是年疫⑦。

湖北省

光化县（今老河口市）　夏大疫，大饥⑧。

云南省

楚雄县（今楚雄市）　六月至八月，鼠死，瘟疫流行⑨。

罗平县　城乡大疫⑩。

道光二十六年（1846）

甘肃省

静宁州（今静宁县）　瘟疫流行，死者甚众⑪。

---

① 民国《全县志》卷九《前事志·灾异》。

② 光绪《迁江县志》卷四《纪事·祥异》，民国《迁江县志》第五编《纪事》。

③ 《新兴县志》，广东人民出版社1993年版。

④ 光绪《续修赞皇县志》卷二七《事纪》。

⑤ 民国《潜山县志》卷二九《杂志·祥异》。《潜山县志》，社会科学文献出版社1993年版。

⑥ 光绪《贵池县志》卷四二《杂类志一·灾异》。

⑦ 同治《桐城县志》卷九《祥异》。

⑧ 光绪《光化县志》卷八《祥异》，光绪《襄阳府志》卷末《志余·祥异》，民国《湖北通志》卷七六《祥异志二》。

⑨ 光绪《云南通志》卷四《祥异下》，宣统《楚雄县志》卷一《祥异》。

⑩ 民国《新纂云南通志》卷一六一《荒政考三·灾疫附》。

⑪ 《静宁卫生志》，甘肃文化出版社2005年版。

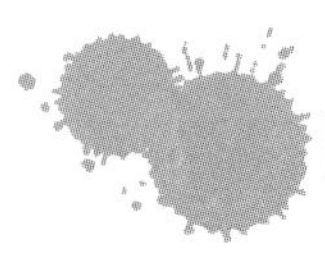

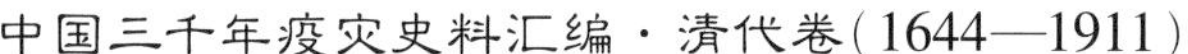

漳　县　旱,疫疠流行①。

平凉县(今平凉市)　旱,民大饥。疫疠流行②。

山东省

黄　县(今龙口市)　春夏大疫,幼孩夭殇无算③。

浙江省

杭州城(钱塘、仁和二县附郭,今杭州市)　夏,暑风甚剧,时疫大作,俱兼喉症,亡者接踵④。

永嘉县(今温州市)　春夏大疫,无雨。秋冬疟痢流行⑤。

福建省

连江县　自春至夏疫痘盛,男女多殇⑥。自春至夏,天花流行,男女多殇⑦。

同安县(含今厦门市、金门县)　厦门发生瘟疫⑧。金门县大疫⑨。

四川省

乐山县(今乐山市)　伤寒肆虐,流行城乡,死亡人数逾千⑩。

云南省

蒙化厅(今巍山县)　大疫,民多避入山,死者甚众⑪。

广西壮族自治区

桂平县(今桂平市)　大疫,延至次年。明心道人《发逆初记》曰:发逆之兴,肇自粤西桂平县金田村民韦正也。溯于道光二十六年、二十七年间大疫,教中人无一染者,于是投教日加,至数万计⑫。

---

① 《漳县志》,甘肃文化出版社 2005 年版。

② 《平凉市志》,中华书局 1996 年版。

③ 同治《黄县志》卷五《祥异志》,光绪《增修登州府志》卷二三《祥孽》。

④ 〔清〕陆以湉《冷庐医话考注》卷三。

⑤ 光绪《永嘉县志》卷三六《杂志一·祥异》。《温州市卫生志》,华东师范大学出版社 1998 年版。《永嘉县卫生志》,1998 年。

⑥ 民国《连江县志》卷三《大事记》。

⑦ 《连江县卫生志》,1989 年。

⑧ 《厦门市卫生志》,厦门大学出版社 1997 年版。

⑨ 民国《金门县志》卷一二《兵事·祥异》。

⑩ 《乐山市志》,巴蜀书社 2001 年版。

⑪ 民国《蒙化志稿》卷二《祥异志》。

⑫ 《中国近代史资料丛刊·太平天国》(四),第 451 页,转引自《近代中国灾荒纪年》第 54 页。

道光二十七年(1847)

浙江省

永嘉县(今温州市)　秋,飓风为灾,大疫[①]。秋,永嘉大疫[②]。

云南省

蒙化厅(今巍山县)　大疫[③]。

河南省

郑　州(今郑州市)　岁歉,乡里乏食,时大疫[④]。

道光二十八年(1848)

河北省

文安县　七月,疫,死人无数[⑤]。

河南省

林　县(今林州市)　大疫,人死无数[⑥]。

荥阳县(今荥阳市)　夏时疫流行,死者甚众[⑦]。

甘肃省

清水县　八月疫病流行,张家川地区死人众多[⑧]。

陕西省

渭南县(今渭南市)　道光丁未荒旱,道殣相望……次年大疫,(李瑞玉)施药饵芦席[⑨]。

浙江省

永嘉县(今温州市)　春,大疫[⑩]。

---

① 《清史稿》卷四〇《灾异志一》。光绪《永嘉县志》卷三六《杂志・祥异》。

② 《温州市卫生志》,华东师范大学出版社1998年版。《永嘉县卫生志》,1998年。

③ 民国《蒙化志稿》卷二《祥异志》。

④ 《郑州市卫生志・大事记》,河南人民出版社1990年版。

⑤ 《文安县志》,中国社会出版社1994年版。

⑥ 咸丰《续林县志》卷一《山川・祥异》,民国《林县志》卷一六《大事表・祥异表》。

⑦ 《荥阳县卫生志》,1986年。

⑧ 《张家川回族自治县志》,甘肃人民出版社1999年版。

⑨ 光绪《新续渭南县志》卷八《笃行・李瑞玉》。

⑩ 《清史稿》卷四〇《灾异志一》。《温州市卫生志》,华东师范大学出版社1998年版。《永嘉县卫生志》,1998年。

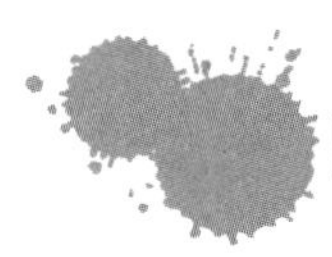

湖北省

大冶县(今大冶市)　四月至六月多雨,大水,水位比道光十一年高二尺三寸,民庐被淹,每遇风起,倾倒之声不绝,听之惨然。十月疫甚,冬大疫①。

沔阳州(含今仙桃市和洪湖市)　道光二十八年至三十年,沔阳州大疫,沙口月池湾(今属洪湖市)60 户,死亡过半,绝户十余家,尸体腐臭生蛆,无人收埋②。

湖南省

湘阴县(今湘阴、汨罗二市)　五月大水坏田禾,八月大雨兼旬,晚谷多发芽,围堤尽溃决,县城水没屋脊,病疫流行③。

江西省

乐平县(今乐平市)　夏旱,秋九月大疫,人多死亡④。夏大旱,秋又大疫,多人死亡⑤。秋大疫,死者甚多⑥。

云南省

蒙化厅(今巍山县)　大疫⑦。

道光二十九年(1849)

山西省

凤台县(今晋城市)　春夏间疫⑧。春夏间凤台瘟疫流行⑨。

阳城县　春夏间,上孔村瘟疫流行⑩。

河南省

武陟县　大疫,人死过半⑪。

江苏省

金　陵(上元、江宁二县附郭,今南京市)　六月大水,街道行舟,秋大疫,乡试时

① 同治《大冶县志》卷八《治忽志·祥异》。
② 《沔阳县志》,华中师范大学出版社 1989 年版。
③ 《湘阴县志》,生活·读书·新知三联书店 1995 年版。
④ 同治《饶州府志》卷三一《杂类志·祥异》,同治《乐平县志》卷一〇《杂类志·祥异》。
⑤ 《乐平县志》,上海古籍出版社 1987 年版。
⑥ 《乐平县志》,上海古籍出版社 1987 年版。
⑦ 民国《蒙化志稿》卷二《祥异志》。
⑧ 光绪《凤台县续志》卷四《纪事》。
⑨ 《晋城大事记》,中国城市出版社 1993 年版。
⑩ 《上孔村志》,2002 年。
⑪ 民国《续武陟县志》卷二《纪事沿革表》。

间被迫推迟到十月进行[①]。

昆山县、新阳县(今昆山市)　冬,疠疫盛行,以致棺木无资,死者半多藁葬,直到明年五六月疫灾才平息[②]。

扬　州(江都、甘泉二县附郭,今扬州市)　夏秋季大水,江堤溃决,沿江一带到处尸体漂流,疫病流行[③]。

苏　州(吴县、长洲、元和三县附郭,今苏州市)　吴下烂喉痧大盛[④]。

上海市

松江府(娄县、华亭二县附郭,今松江区)　秋冬疫[⑤]。

青浦县(今青浦区)　夏四月丁卯大雨,历五旬乃止,水之大为百年所未有。六月、七月夜,地屡震,秋冬疫,民大饥,饿殍载道[⑥]。

川沙厅(今并入浦东新区)　六月、七月间,地屡震。秋冬大疫,民大饥,饿殍载道[⑦]。

上海县(今闵行区等)　夏大雨五十余日,六月七月地屡震,秋冬大疫,大饥,饿殍载道[⑧]。

南汇县(今南汇区)　春多雨,五月又连雨五十余日,秋则大旱,民大饥,疫复作,饿殍载道[⑨]。

金山县(今金山区)　秋冬大疫,民大饥,饿殍载道[⑩]。

奉贤县(今奉贤区)　春霪雨,自闰四月至六月,岁饥,米翔贵,秋大疫[⑪]。

浙江省

昌化县(今并入临安市)　疫[⑫]。

---

① 光绪《金陵通纪》卷三,民国《首都志》卷一六《历代大事表》。《南京卫生志》,方志出版社 1996 年版。

② 光绪《昆新两县续修合志》卷五一《祥异》。

③ 《扬州卫生志》,中国工商出版社 2006 年版。

④ 〔清〕金德嘉《烂喉丹痧辑要》,见《陈修园医学七十二种》。

⑤ 光绪《松江府续志》卷三九《祥异志》。

⑥ 光绪《青浦县志》卷二九《杂记・祥异》。

⑦ 光绪《川沙厅志》卷一四《杂记志・祥异》,民国《川沙县志》卷一《大事年表》。

⑧ 同治《上海县志》卷三〇《杂记・祥异》,民国《上海县志》卷一《纪年》。《上海卫生志》,上海社会科学院出版社 1998 年版。

⑨ 光绪《南汇县志》卷二二《杂志・祥异》。

⑩ 民国《重辑张堰志》卷一一《志祥异》。

⑪ 光绪《重修奉贤县志》卷二〇《杂志・灾祥》。

⑫ 光绪《昌化县志》卷一〇《杂志・灾异》。

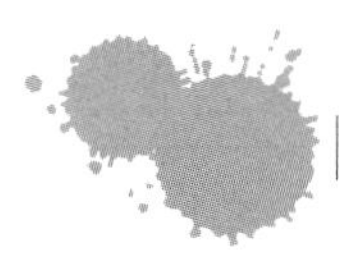

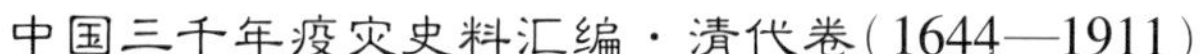

绍兴府(山阴、会稽二县附郭,今绍兴市)　三月、四月间,城乡瘟邪盛行①。

丽水县(今丽水市)　五月,大疫②。

福建省

长乐县(今长乐市)　冬疠盛行③。

江西省

余干县　五月大水,舟行树梢,西北乡早晚绝粒,秋疫大作,十月,水始消④。

湖北省

沔阳州(含今仙桃市和洪湖市)　春大饥,正月至五月多雨,五月大水,城上可行舟,六月及秋大疫⑤。

蕲　州(今蕲春县)　5~7月,大雨绵延不停,河堤尽溃,饿殍载道,瘟疫流行⑥。

湖南省

全省大疫,至明年四月乃止,死者无算。疫灾流行之时,死者枕藉,夜晚如不秉烛而行,往往会跌到横街死人,“常见有扶杖提筐趑趄于道,忽焉掷筐,倒地而死者;有方解裤遗矢,蹲而死者;有叩门呼乞,倏焉无声而死者。人命至此,天惨地愁矣”⑦。

长沙县(今长沙市)　五月,洞庭湖大水,围田多溃,“客民就食于省者不下数十万,流离党析,苦不聊生”。结果引发大疫:“是岁,饥而兼疫,哀鸿遍野,饥殍载途,真有目不忍睹、耳不忍闻者”⑧。

湘阴县　三至六月霪雨,五月犹寒,大水溃围堤甚多,大荒且疫⑨。

武陵县(今常德市)　三月至五月大水溃堤,大饥,大疫,殍亡相继,民户多绝⑩。

龙阳县(今汉寿县)　三月至五月大雨不止,堤防尽溃,大水,大饥,饥民集聚县城,大疫寻作,死者以数万计,余多转徙,复业者稀,所谓“己酉大荒”也⑪。

---

① 〔清〕张畹香《张氏温暑医旨》,见《中国医学大成》第4册,第121页。

② 《清史稿》卷四〇《灾异志一》。同治《丽水县志》卷一四《兵戎》,光绪《处州府志》卷二五《祥异志》,民国《丽水县志》卷一三《兵戎志·灾异》。

③ 同治《长乐县志》卷二《星野·祥异》,民国《长乐县志》卷三《大事志·灾祥》。

④ 同治《余干县志》卷二〇《杂记志·祥异》。

⑤ 光绪《沔阳州志》卷一《天文志·祥异》,民国《湖北通志》卷七六《祥异志二》。

⑥ 《蕲春县志》,湖北科学技术出版社1997年版。

⑦ 光绪《湖南通志》卷二四四《祥异志二》。

⑧ 同治《长沙县志》卷三三《祥异》。

⑨ 《湘阴县志》,生活·读书·新知三联书店1995年版。

⑩ 同治《武陵县志》卷二〇《灾祥志一》。

⑪ 光绪《重修龙阳县志》卷一一《食货三·灾祥》。

沅江县（今沅江市）　复遭水患，堤垸倒溃，遍地灾荒，且多瘟疫，史称“己酉大荒”①。

桃源县　雨约六十日，民大饥，县令发仓谷、设粥厂于县市以赈之，人多难给，死亡者众②。五月水灾之后，六月大旱，全县有种无收，米价百钱一升，饥疫相继，殍亡载道③。

浏阳县（今浏阳市）　饥疫④。

湘潭县（今湘潭市）　五月大水，下游流民数万，散居城乡，饥疫并行⑤。五月，洪水后，瘟疫流行，死亡枕藉⑥。

靖　州（今靖州县）　夏秋大疫⑦。

沅陵县　三月至六月，淫雨不止，七月，又遇瘟疫流行，死者无数。秋，粮食歉收，饥荒严重，斗米千文，村民多有饿死。世称“己酉大荒”⑧。

贵州省

大定县（今大方县）　荒，瘟疫继作⑨。瘟疫流行⑩。

毕节县（今毕节市）　大疫⑪。

重庆市

秀山县　疫⑫。夏天发生大饥荒。百姓挖蕨充饥，不少人流离失所，路上随处可见饿死的人，瘟疫流行⑬。

云南省

蒙化厅（今巍山县）　疫⑭。

---

① 《沅江县志》，中国文史出版社1991年版。
② 光绪《桃源县志》卷一二《尚征志·灾祥考》。
③ 《桃源县志》，湖南人民出版社1995年版。
④ 同治《浏阳县志》卷一四《祥异》。
⑤ 光绪《湘潭县志》卷九《五行第九》。
⑥ 《湘潭县卫生志》，1992年。
⑦ 光绪《靖州直隶州志》卷一二《事纪·祥异》。
⑧ 《沅陵县志》，中国社会出版社1993年版。
⑨ 民国《大定县志》卷三《前事志》。
⑩ 《大方县志》，方志出版社1996年版。
⑪ 光绪《毕节县志》卷一《祥异》。
⑫ 光绪《秀山县志》卷三《官师志第二》。
⑬ 《秀山县志》，中华书局2001年版。
⑭ 民国《蒙化志稿》卷二《祥异志》。

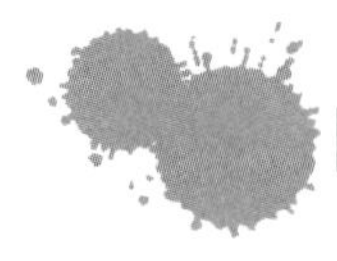

广东省

潮阳县(今汕头市潮阳区)　冬十月疫①。

海南省

琼山县(今海口市琼山区)　大疫②。

昌化县(今昌江县)　疫③。

广西壮族自治区

灌阳县　岁大水,白枭鱼,至是年,瘟疫盛行④。

归顺州(今靖西县)　州境瘟疫流行,人死无数,并多豺狼⑤。

象　州(今象州县)　是年,瘟疫大作,至次年始息⑥。

道光三十年(1850)

安徽省

巢　县(今巢湖市)　七月,大疫⑦。九月,瘟疫流行⑧。

庐江县　饥疫,道殣相望⑨。饥疫严重,道旁死人无数⑩。

舒城县　夏水,大疫⑪。

河南省

汝阳县(今汝南县)　汝民忽染大疫⑫。

内乡县(含今西峡县)　瘟疫流行⑬。

永宁县(今洛宁县)　大疫⑭。

---

① 光绪《潮阳县志》卷一三《纪事·灾祥》。
② 民国《琼山县志》卷二八《杂志·事纪》。
③ 光绪《昌化县志》卷一〇《杂志·灾异》。
④ 民国《灌阳县志》卷二三《机祥》。
⑤ 《太平天国时期广西农民起义资料》(上册),转引自《近代中国灾荒纪年》,第98页。
⑥ 《象州县志》,知识出版社1994年版。
⑦ 光绪《续修庐州府志》卷九三《祥异志》,光绪《重修安徽通志》卷三四七《祥异》。
⑧ 《巢湖市居巢区志》,黄山书社2008年版。《巢湖市志》,黄山书社1992年版。
⑨ 光绪《庐江县志》卷一六《杂类·祥异》。
⑩ 《庐江县志》,社会科学文献出版社1993年版。
⑪ 光绪《续修舒城县志》卷五〇《志余·祥异表》。
⑫ 民国《重修汝南县志》卷六《循吏》。
⑬ 《西峡县卫生志》,1986年。
⑭ 《陕县卫生志》,1985年。

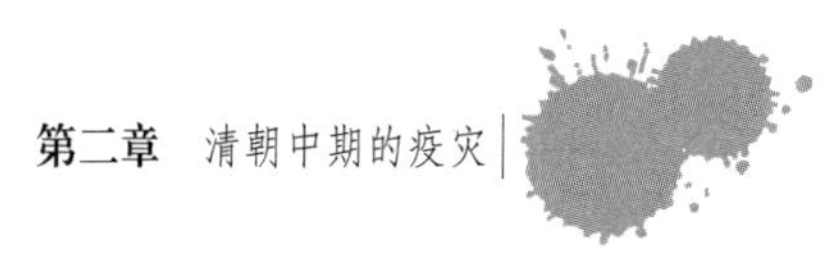

陕西省

渭南县(今渭南市) 大疫,死几尽①。

江苏省

昆山县、新阳县(今昆山市) 春夏疫疠盛行②。

兴化县(今兴化市) 兴化大疫,寓居该县的高邮儒医赵术堂自制"涤饮散""玉露霜"等药剂为人治病,活人无数③。

上海市

上海县(今闵行区等) 五月、六月、七月间,伤寒广泛流行,许多人死亡,几乎所有居民都戴孝④。

浙江省

永嘉县(今温州市) 痘疫,童稚多殇⑤。

江西省

吉安府(治庐陵县,今吉安市) 秋大疫⑥。

龙泉县(今遂川县) 秋大疫⑦。

湖北省

沔阳州(含今仙桃市和洪湖市) 道光二十八年至三十年,沔阳州大疫,沙口月池湾(今属洪湖市)60户,死亡过半,绝户十余家,尸体腐臭生蛆,无人收埋⑧。

湖南省

湘阴县(今湘阴、汨罗二市) 疫⑨。大疫为患⑩。

兴宁县(今资兴市) 夏大疫⑪。

---

① 光绪《新续渭南县志》卷一一《祲祥》。

② 光绪《昆新两县续修合志》卷五一《祥异》。

③ 《扬州卫生志》,中国工商出版社2006年版。

④ 《上海卫生志》,上海社会科学院出版社1998年版。

⑤ 光绪《永嘉县志》卷三六《杂志一·祥异》。《温州市卫生志》,华东师范大学出版社1998年版。《永嘉县卫生志》,1998年。

⑥ 光绪《吉安府志》卷五三《杂记·祥异》。

⑦ 同治《龙泉县志》卷一八《杂类志·祥异》。

⑧ 《沔阳县志》,华中师范大学出版社1989年版。

⑨ 光绪《湘阴县图志》卷二九《灾祥志》。

⑩ 《湘阴县志》,生活·读书·新知三联书店1995年版。

⑪ 光绪《兴宁县志》卷一八《杂纪志·灾祲》。

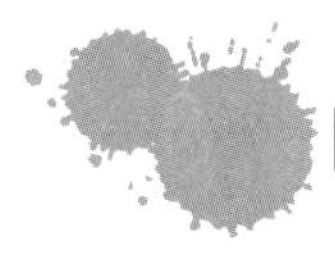

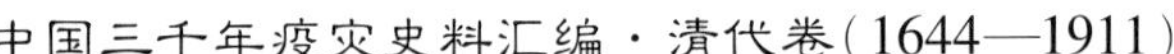

桂东县　疫[①]。县内疫病流行[②]。

桂阳县(今汝城县)　六月旱,秋冬瘟疫作,死亡尤众[③]。

永顺县　夏旱,野有饿殍,古丈坪大疫[④]。

安福县(今临澧县)　春饥,居民多以草根、树皮、观音土为食,饿莩和疫死者难以数计[⑤]。

重庆市

綦江县　四月,瘟疫流行[⑥]。

四川省

盐源县　瘟疫流行,遍邑传染,沉疴延门。人云鸡窝寒,有挨户死者,亦有举室死数丁者,有全家俱死亡者[⑦]。县内瘟疫(伤寒,人云鸡窝寒)流行,有一家死数人,或全家俱死。以卫城罗家村最严重[⑧]。

贵州省

铜仁县(今铜仁市)　五月,疫[⑨]。

云南省

元江州(今元江县)　大疫[⑩]。

广东省

南海县(今佛山市南海区)　六月,疫作[⑪]。

顺德县(今佛山市顺德区)　夏六月疫作[⑫]。

茂名县(今高州市、茂名市茂南区)　大疫流行[⑬]。

吴川县(今吴川市)　夏秋疫[⑭]。

---

① 同治《桂东县志》卷一一《祥异志》。

② 《桂东县志》,湖南人民出版社1998年版。

③ 同治《桂阳县志》卷二二《祥异》,民国《汝城县志》卷三三《杂志·祥异》。

④ 同治《永顺县志》卷六《风土志·祥异》,民国《永顺县志》卷二《地理二》。

⑤ 《临澧县志》,中国社会出版社1992年版。

⑥ 同治《綦江县志》卷一〇《祥异》。

⑦ 《盐源县志》,四川民族出版社2000年版。

⑧ 《盐源县志》,四川民族出版社2000年版。

⑨ 光绪《铜仁府志》卷一《祥异》。

⑩ 光绪《云南通志》卷四《祥异下》,民国《新纂云南通志》卷一六一《荒政考三·灾疫附》。

⑪ 宣统《南海县志》卷二《舆地略一·前事补》。

⑫ 民国《龙山乡志》卷二《舆地略》。

⑬ 光绪《茂名县志》卷八《纪述志·兵事》。

⑭ 光绪《吴川县志》卷一〇《纪述·事略》。

电白县　是秋瘟疫①。

信宜县　病疫者饮以符水多愈②。

海康县（今雷州市）　村疫盛起，死者枕藉③。

海南省

琼山县（今海口市琼山区）　复疫，郡城海口尤甚④。

昌化县（今昌江县）　疫⑤。

感恩县（今东方市）　阖邑大疫，无棺以葬，多取苇包草席裹之⑥。

定安县　大疫⑦。

澄迈县　道光三十年（1850）及于咸丰八年（1858），天灾流行，疫亡甚众，总在澄迈海滨一带地方⑧。

广西壮族自治区

怀远县（今三江县）　六月，大瘟疫，死人甚多⑨。

迁江县　瘟疫大作⑩。

---

① 光绪《重修电白县志》卷二九《纪述五·前事纪》。

② 光绪《高州府志》卷五〇《纪述志三·事纪三》。

③ 宣统《海康县续志》卷二一《人物志·寿耆·王道全》。

④ 民国《琼山县志》卷二八《杂志一·事纪》。

⑤ 光绪《昌化县志》卷一〇《杂志·灾异》。

⑥ 民国《感恩县志》卷二〇《杂志·灾异》。

⑦ 光绪《定安县志》卷一〇《杂志一·灾祥》。

⑧ 光绪《澄迈县志》卷一二《杂志·纪灾》。

⑨ 民国《三江县志》卷七《大事记》。

⑩ 光绪《迁江县志》卷四《纪事·祥异》，民国《迁江县志》第五编《纪事》。

第三章　清朝晚期的疫灾

第一节　咸丰朝的疫灾

咸丰元年(1851)

河北省

卢龙县　大疫[①]。

滦　州(今滦县)　大疫[②]。

山东省

阳信县　秋大雨雹,瘟疫盛行,民死无算[③]。

海丰县(今无棣县)　秋阳信、海丰大冰雹,瘟疫盛行,民死无数[④]。

莒　州(今莒县、莒南二县)　春大疫[⑤]。

莱芜县(今莱芜市)　秋大疫[⑥]。八月大疫[⑦]。

新泰县(今新泰市)　秋疫[⑧]。

博山县(今淄博市博山区)　博山疫[⑨]。

鱼台县　八月,黄河于江苏省丰县蟠龙集决口。鱼台连续四年水患,境民饿、病

---

① 光绪《永平府志》卷三一《封域志十三·纪事下》,民国《卢龙县志》卷二三《故事志·史事》。

② 民国《滦县志》卷一六《故事志上》。

③ 民国《阳信县志》卷二《祥异志》。

④ 《惠民地区卫生志》,天津科学技术出版社1992年版。

⑤ 民国《重修莒志》卷二《大事记中》。

⑥ 民国《莱芜县志》卷二二《大事记》,民国《续修莱芜县志》卷三《舆地志·灾祥》。《莱芜卫生志》,2004年。

⑦ 《莱芜卫生志》,2004年。

⑧ 光绪《增刻乾隆新泰县志》卷七《灾祥增》。

⑨ 《淄博市卫生志》,1997年。《博山区卫生志》,2005年。

交加,死者甚多,逃荒要饭、卖儿卖女者不计其数①。

陕西省

略阳县 瘟疫流行②。

安徽省

萧 县 秋雨积旬,禾稼淹没,黄河水北溢,人疫死伤③。

浙江省

杭 州(钱塘、仁和二县附郭) 夏秋之间,浙中时疫,俗名吊脚痧④。

象山县 秋疫⑤。

鄞 县(今宁波市鄞州区) 宁波城再次出现霍乱⑥。

福建省

长乐县(今长乐市) 秋冬之交,吐泻大作⑦。

乐清县(今乐清市) 年岁歉收,七月、八月间瘟疫流行⑧。

江西省

龙泉县(今遂川县) 秋大疫⑨。

广东省

兴宁县(今兴宁市) 春大旱,夏大水,冬疫⑩。

吴川县(今吴川市) 岁祲,寡妇郭氏糜粥丸药济救饥疫⑪。

海南省

文昌县(今文昌市) 乡市间疫⑫。

定安县 疫,小熟失收,旧冬至此,俱旱故也⑬。

---

① 《鱼台县志》,山东人民出版社 1997 年版。

② 光绪《新续略阳县志·灾异》。《略阳县志》,陕西人民出版社 1992 年版。

③ 同治《续萧县志》卷一八《杂录·祥异》。

④ 〔清〕上浣觉因《急救异痧奇方》,见《陈修园医书七十二种》第 3 册。

⑤ 民国《象山县志》卷三〇《志异》。

⑥ 陈胜昆《中国疾病史》,台湾自然科学文化事业公司 1980 年版,第 32 页。

⑦ 同治《长乐县志》卷二《星野·祥异》,民国《长乐县志》卷三《大事志·灾祥》。

⑧ 《近代史资料》总 30 号,第 165 页,转引自《近代中国灾荒纪年》,第 125 页。

⑨ 同治《龙泉县志》卷一八《杂类志·祥异》。

⑩ 咸丰《兴宁县志》卷一二《外志·灾祥》,民国《兴宁县志》卷一二《外志·灾祥》。

⑪ 光绪《吴川县志》卷八《列女》。

⑫ 民国《文昌县志》卷一八《杂志·灾祥》。

⑬ 光绪《定安县志》卷一〇《杂志一·灾祥》。

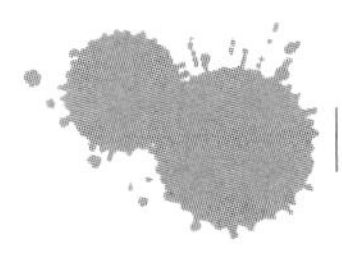

云南省

赵　州(今属大理市)　地震,秋大疫①。

云南县(今祥云县)、蒙化厅(今蒙化县)　弥渡县鼠疫流行②。按:是时弥渡为巡检司,民国元年(1912)以赵州、蒙化、云南(今祥云)地置弥渡县。

咸丰二年(1852)

河北省

卢龙县　九月庚午夜大雷雨。是岁多疫③。

滦　州(今滦县)　夏,瘟疫四起,死人无计④。

山东省

沾化县　六月大风,拔树偃禾,海水溢。秋疫,岁大祲⑤。

阳信县　六月大风,拔树偃禾,海水溢。秋疫,岁大祲⑥。

海丰县(今无棣县)　六月大风,海水溢,秋疫,岁大祲⑦。6月,阳信狂风海啸,树拔禾倒,瘟疫盛行,人死甚众。秋,海丰大疫⑧。

诸城县(今诸城市)　春饥,疹疫伤人⑨。春,诸城县痧疹流行,包括了麻疹在内的出疹性传染病的流行⑩。春,饥荒,痧疹大流行,死人无算⑪。春,诸城县痧疹流行⑫。

河南省

淮宁县(今淮阳县)　夏端木,施药济人,延医者昼夜风雨无不应。道光初年、咸丰二年(1852),疫大行,每外出,辄不暇旋里,全活数百人⑬。

---

① 光绪《云南通志》卷四《祥异下》,民国《新纂云南通志》卷一六一《荒政考三·灾疫附》。

② 《中国鼠疫流行史》,1973年。

③ 光绪《永平府志》卷三一《封域志十三·纪事下》,民国《卢龙县志》卷二三《故事志·史事》。

④ 《滦县卫生志》,天津市人民出版社1999年版。

⑤ 光绪《沾化县志》卷四《记事》,民国《沾化县志》卷七《大事记》、卷一四《祥异志》。

⑥ 民国《阳信县志》卷二《祥异志》。

⑦ 民国《无棣县志》卷一六《祥异志》。

⑧ 《惠民地区卫生志》,天津科学技术出版社1992年版。

⑨ 光绪《增修诸城县续志》卷一《总纪》。

⑩ 《山东省卫生志》,山东人民出版社1992年版。

⑪ 《诸城市卫生志》,中州古籍出版社2010年版。

⑫ 《潍坊市卫生志》,1989年。

⑬ 民国《淮阳县志》卷六《人物》。

江苏省

睢宁县　春，饥疫[①]。

安徽省

泗　州（今泗县）　春饥疫，夏霪雨[②]。

南陵县　时疫流行[③]。

湖北省

蕲　州（今蕲春县）　四月疫[④]。夏，彗星见北方，蕲州有麦，多疫[⑤]。岁稔，秋多疫[⑥]。

湖南省

湘阴县（今湘阴、汨罗二市）　大疫为患[⑦]。

江西省

彭泽县　城乡房屋多被贼毁，杀戮尤甚，兼之瘟疫流行，死者无算[⑧]。

贵州省

铜仁县（今铜仁市）　五月疫[⑨]。

云南省

河阳县（今澄江县）　夏大疫[⑩]。

晋宁州（今晋宁县）　鼠疫盛行，死者甚众，初犹棺葬，后乃藁葬。荒川百余户，疫后仅余四户[⑪]。

广东省

德庆州（今德庆县）　饥疫荐至，时有匪乱[⑫]。

---

① 光绪《睢宁县志》卷一五《祥异志》。

② 光绪《泗虹合志》卷一九《杂类志・祥异》。

③ 民国《南陵县志》卷四八《杂志・祥异》。

④ 民国《湖北通志》卷七六《祥异志二》。

⑤ 光绪《黄州府志》卷四〇《杂志・祥异》。

⑥ 咸丰《蕲州志》卷二五《杂志・祥异》，光绪《蕲州志》卷三〇《杂志・祥异》。

⑦ 《湘阴县志》，生活・读书・新知三联书店1995年版。

⑧ 同治《彭泽县志》卷一八《杂记・祥异》。

⑨ 光绪《铜仁府志》卷《祥异》。

⑩ 详情可参光绪《云南通志》卷四《祥异下》，民国《新纂云南通志》卷一六一《荒政考三・灾疫附》。

⑪ 《双河乡志》，1995年。

⑫ 光绪《德庆州志》卷一二《列女・谢荎娘》。

海丰县　首次发生鼠疫,海城、公平流行最为严重,全家死绝的很多①。

广西壮族自治区

北流县　夏,痘疫②。

咸丰三年(1853)

辽宁省

光绪九年有人回忆:该省(奉天省)三十年前曾遇此疫(霍乱),每日死者千人③。

复　州(今瓦房店市)　春大疫④。春,复州瘟疫流行,死亡甚众⑤。

金州厅(今大连市金州区)　旅顺(今旅顺口区)春瘟疫流行⑥。

河北省

元氏县　八月,城西北诸村霍乱大作,人死无数⑦。

获鹿县(今鹿泉市)　秋大疫,伤人无数⑧。

山东省

峄　县(今枣庄市峄城区)　正月大饥,人相食,三月地震,瘟疫大作,人多病死⑨。

费　县　春大饥,卖男女者满街市。夏大疫,民死无数⑩。费县大饥,卖儿女者满街市。入夏,瘟疫流行严重,民众死亡无数⑪。春,大饥,卖儿女者满街市。夏,疫病流行,死者无数⑫。

金乡县　三月地震,民饥疫,多死者⑬。

寿光县(今寿光市)　彭家道口、五坨一带天花流行,患者千余人,死亡近半数,小

---

① 冼维逊《鼠疫流行史》,1988 年。

② 光绪《北流县志》卷一《星野 · 机祥》。

③ "西信汇登",《申报》1883 年 9 月 14 日,第 2 版。

④ 民国《复县志略 · 列女》。

⑤ 《瓦房店市志》,大连出版社 1994 年版。

⑥ 《旅顺口区志》,大连出版社 1999 年版。

⑦ 民国《元氏县志 · 故事 · 灾祥》。

⑧ 光绪《获鹿县志》卷五《世纪志 · 灾祥》。

⑨ 光绪《峄县志》卷一五《灾祥》。《枣庄市卫生志》,1988 年。

⑩ 光绪《费县志》卷一六《祥异》。

⑪ 《临沂百年大事记》,山东人民出版社 1989 年版。

⑫ 《费县志》,中国广播电视出版社 1992 年版。

⑬ 同治《金乡县志》卷一一《事纪》。

坨村村民郑华春一家死亡5人[①]。寿光县彭家道口、五坨一带天花流行，病千余人，亡者近半[②]。

平邑县　春，饥荒成灾，卖儿卖女者满街遍市。夏季蝗虫蔽天，庄稼吞食殆尽，瘟疫蔓延流行，民死无数[③]。

莒　州（今莒县、莒南二县）　瘟疫流行[④]。春，莒州（今莒县）仍大饥，人饿死甚多[⑤]。

河南省

怀庆府（治河内县，今沁阳市）　大疫，死者万余[⑥]。按：是时怀庆府辖河内、济源、温县、武陟、修武、孟县等县。

安徽省

萧　县　春疫[⑦]。

江苏省

南　京（今南京主城区）　六月、七月间，苏南大旱，太平军与清军鏖战南京，尸横遍野，以致疫气流行，城内太平军和城外官兵，均多死者[⑧]。瘟疫盛行，食尽无资[⑨]。

仪征县（今仪征市）　仪征瘟疫流行，死于天花、麻疹、白喉等传染病者甚多[⑩]。

宿迁县（今宿迁市）　三月地震，竹开花，大饥疫，人死相望[⑪]。先年大水，房屋、人畜漂没无数。是年，大饥荒，疫病流行[⑫]。

沛　县　是年疫，人死过半[⑬]。疫病流行[⑭]。

---

① 《山东省卫生志》，山东人民出版社1992年版。

② 《潍坊市卫生志》，1989年。

③ 《平邑县卫生志》，1996年。

④ 《莒南县卫生志》，深圳特区出版社2001年版。

⑤ 《临沂百年大事记》，山东人民出版社1989年版。

⑥ 光绪《河南通志续通志》卷五《祥异》。

⑦ 同治《徐州府志》卷五《纪事表下·祥异》。

⑧ 毛隆保《见闻杂记》，见《太平天国史料丛编简辑》第2册，第57页，转引自《近代中国灾荒纪年》，第140页。

⑨ 《清文宗实录》卷一〇二，"咸丰三年癸丑八月"。

⑩ 《扬州卫生志》，中国工商出版社2006年版。

⑪ 同治《宿迁县志》卷三《纪事沿革表》，同治《徐州府志》卷五《纪事表下·祥异》，民国《宿迁县志》卷七《民赋志下》。

⑫ 《宿迁市志·大事记》，江苏人民出版社1996年版。

⑬ 民国《沛县志》卷二《沿革纪事考》。

⑭ 《沛县简志》，1989年。

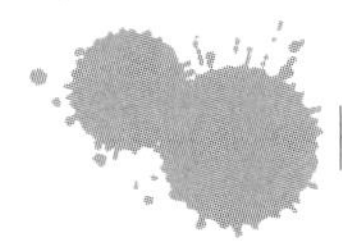

沭阳县　大水灾,是年又遇时疫流行,死于途者,到处可见[1]。

安东县(今涟水县)　春疫,大饥[2]。春,疾病流行,大荒年,盗寇甚多,街市白昼闭门,行旅断绝[3]。

江西省

崇仁县　七月大疫,十死七八[4]。

贵溪县(今贵溪市)　秋大疫[5]。

湖北省

郧西县　六月大水,八月旱蝗,是年有疫[6]。

湖南省

衡阳县(今衡阳市)　夏疫[7]。

兴宁县(今资兴市)　五月疫[8]。

广东省

兴宁县(今兴宁市)　夏六月大水,秋七月灾星见,冬疫[9]。

四川省

筠连县　大水,岁饥,瘟疫,死者无算,县人于景阳山后掘万人坑以掩之[10]。

贵州省

黎平府(治开泰县,今黎平市)　大疫,府城乡病麻瘟,死者甚众[11]。

云南省

昆明县(今昆明市)　鼠疫流行,境内户口损失十分之一[12]。

呈贡县　七八月,鼠疫流行。三户人家,必有一户不能幸免[13]。

---

① 《沭阳县卫生志》,中国矿业大学出版社1996年版。

② 光绪《安东县志》卷五《民赋下·灾异蠲赈》。

③ 《涟水县志》,江苏古籍出版社1997年版。

④ 光绪《江西通志》卷九八《前事略·祥异》。

⑤ 同治《贵溪县志》卷一〇《杂类志·祥异》。

⑥ 同治《郧西县志》卷二〇《杂志·祥异》。

⑦ 光绪《湖南通志》卷二四四《祥异志二》,同治《衡阳县志》卷二《事纪》。

⑧ 光绪《兴宁县志》卷一八《杂纪志·灾祲》。

⑨ 咸丰《兴宁县志》卷一二《外志·灾祥》,民国《兴宁县志》卷一二《外志·灾祥》。

⑩ 民国《编修筠连县志》卷六《要事志》。《筠连县志》,四川科学技术出版社1998年版。

⑪ 光绪《黎平府志》卷一《天文志·祥异》。

⑫ 《昆明历史资料汇辑草稿》(下册),1963年,第37页。

⑬ 《呈贡县志》,1992年。

咸丰四年(1854)

河北省

完　县(今顺平县)　疫,柏山村人死亡过半[①]。瘟疫流行,人口死亡很多,如柏山人口死亡过半[②]。

滦　州(今滦县)　大疫,刘作楷舍药两万余剂,活人无算[③]。夏,大疫,为民施药四万剂,被控制[④]。

陕西省

略阳县　大水后,痘症瘟疫并起,伤人甚众[⑤]。七月,略阳水灾后,天花四起,伤人甚多[⑥]。

山西省

辽　州(今左权县)　冬不雨雪,大疫[⑦]。

浙江省

永嘉县(今温州市)　三月疫气到处传染,大荒之岁,加以疾病,死丧累累,饿殍处处有之,亦日日有之。死者无人殡,任犬噬食,朝见全尸,夕止半体。上半年瘟疫流行,近海村落为甚。钱桥、梅头二村,各失丁二千;上戴一村百七十丁,失去一百;鲍田、海安,失皆不少[⑧]。

乐清县(今乐清市)　自正月至六月,民饥且大疫,死亡相继[⑨]。

平阳县　大饥,秋大疫[⑩]。

奉化县(今奉化市)　大有年,秋大疫[⑪]。

黄岩县(今台州市黄岩区)　水灾,灾后未几,遽发大疫"吊脚沙"。朝发夕亡,不

---

① 民国《完县新志》卷九《大事记》。

② 《顺平县志》,中华书局1999年版。

③ 光绪《滦州志》卷一六《人物列传·笃行·刘作楷》。

④ 《滦县卫生志》,天津人民出版社1999年版。

⑤ 光绪《新续略阳县志·灾异》。

⑥ 《略阳县志》,陕西人民出版社1992年版。

⑦ 光绪《辽州志》卷三《祥异》。

⑧ 《过来语》,转引自《近代中国灾荒纪年》,第153页。《近代史资料》总41号,第159、160页。

⑨ 《太平天国史料丛编简辑》,第2册,第242页。林大椿《红寇记》,转引自《近代中国灾荒纪年》,第153页。

⑩ 民国《平阳县志》卷五八《杂事志一》。

⑪ 光绪《奉化县志》卷一《灾祥》。

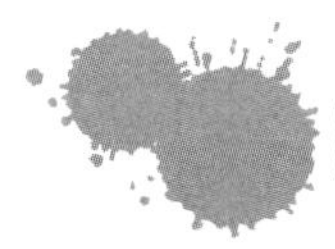
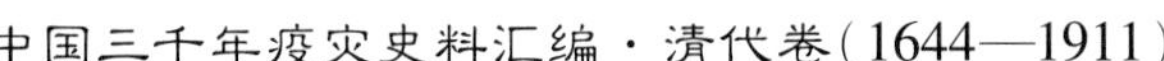

可救药,甚有阖门递染,后先骈死[①]。

福建省

福鼎县(今福鼎市)　五月、六月间,天旱,岁饥,路有饿殍;瘟疫流行,十不救一,棺木售卖一空[②]。

江西省

瑞金县(今瑞金市)　八月大疫[③]。

湖南省

桂阳州(今桂阳县)　夏,州北蝗旱瘟疫成灾,60余人口的荷叶塘太平村(今敖泉镇)死50余人[④]。

云南省

禄丰县　三月大疫。疫疠流行[⑤]。

楚雄县(今楚雄市)　六月大疫[⑥]。

蒙化厅(今巍山县)　大疫[⑦]。

盐丰县(今并入大姚县)　夏秋大疫,死者两千余口,是时夜不宵关,街无行人[⑧]。

贵州省

仁怀县(今仁怀市)　季春至秋,大疫[⑨]。

广东省

石城县(今廉州市)　秋,彗星见,(廉江县)大疫[⑩]。按:1914年改石城县为廉江县。

咸丰五年(1855)

辽宁省

开原县(今开原市)　夏,民殃于疫,秋大有年[⑪]。开原人民遭受瘟疫灾害[⑫]。

---

① 光绪《黄岩县志》卷三八《变异》。
② 《福鼎县志》,海风出版社2003年版。
③ 光绪《瑞金县志》卷一六《祥异》。
④ 《桂阳县志》,中国文史出版社1994年版。
⑤ 光绪《云南通志》卷四《祥异下》,民国《新纂云南通志》卷一六一《荒政考三·灾疫附》。
⑥ 宣统《楚雄县志》卷一《祥异》,光绪《云南通志》卷四《祥异下》。
⑦ 民国《蒙化志稿》卷二《祥异志》。
⑧ 光绪《续修白盐井志》卷一一《祥异》,民国《盐丰县志》卷一二《杂类志·祥异》。
⑨ 民国《续遵义府志》卷一三《祥异》。
⑩ 民国《广东通志稿·灾变》。
⑪ 咸丰《开原县志》卷一《祥异》,民国《开原县志》卷三《人事志·灾异》。
⑫ 《开原县志》,辽宁人民出版社1995年版。

甘肃省

清水县　夏六月，大疫①。

泾　州（今泾川县）　夏，大疫②。

河南省

南阳县（今南阳市）　咸丰乙卯大祲，瘟疫流行③。

江苏省

常熟县（今常熟市）　秋疫④。

江阴县（今江阴市）　大疫⑤。

上海市

华亭县、娄　县（今松江区）　秋大疫⑥。

上海县（今闵行区等）　秋大疫⑦。

嘉定县（今嘉定区）　秋大疫⑧。

青浦县（今青浦区）　春正月辛酉天雷地震，夏麦菜歉收，秋大疫⑨。

川沙厅（今并入浦东新区）　秋大疫⑩。

南汇县（今南汇区）　秋大疫⑪。

安徽省

南陵县　时疫流行⑫。

云南省

太和县（今大理市）　坝子地区鼠疫流行⑬。

云南县（今祥云县）　弥渡一带鼠疫流行⑭。

---

① 《清史稿》卷四〇《灾异志一》。光绪《甘肃新通志》卷二《天文志・祥异》。

② 民国《泾州采访录》。袁林《西北灾荒史》，甘肃人民出版社 1994 年版，第 1517 页。

③ 光绪《南阳县志》卷七《祠祀》。

④ 〔清〕龚又村《自怡日记》卷二一，见《太平天国史料丛编简辑》第 4 册，第 466 页。

⑤ 民国《江阴县续志》卷一《大事表》。

⑥ 光绪《松江府续志》卷三九《祥异志》，光绪《娄县续志》卷一二《祥异志》。

⑦ 同治《上海县志》卷三〇《杂记・祥异》。

⑧ 光绪《嘉定县志》卷五《赋役志下・机祥》。

⑨ 光绪《青浦县志》卷二九《杂记・祥异》。

⑩ 光绪《川沙厅志》卷一四《杂记志・祥异》，民国《川沙县志》卷一《大事年表》。

⑪ 民国《南汇县续志》卷二二《杂志・祥异》。

⑫ 民国《南陵县志》卷四八《杂志・祥异》。

⑬ 《中国鼠疫流行史》，1973 年。

⑭ 《中国鼠疫流行史》，1973 年。

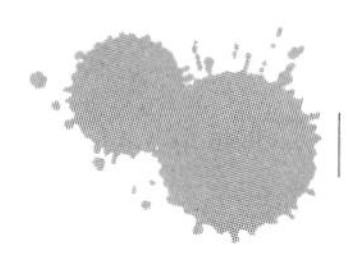

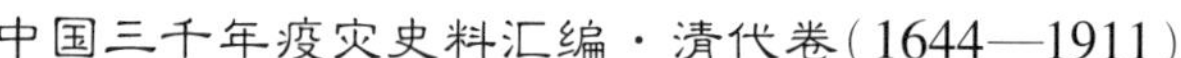

他郎厅(今墨江县)　大疫①。按:他郎厅1913年改为他郎县,1915年改为墨江县。

贵州省

都匀县(今都匀市)　十一月大疫②。

广东省

高要县(今肇庆市)　五月,顺德红巾军入肇庆。秋,肇庆瘟疫流行,城内死者一千四百多人③。

广西壮族自治区

迁江县　是年瘟疫大作④。

桂平县(今桂平市)　大疫⑤。

咸丰六年(1856)

辽宁省

宁远州(含今兴城市、绥中县)　宁远境内大疫流行⑥。

山东省

宁海州(今烟台市牟平区)　七月有蝗,大疫⑦。

甘肃省

高台县　白喉流行,与乾隆五十年同。"传染甚烈,一人患则一家不免,一家患则一村不免,患者九死一生,甚至全家绝嗣。"⑧

安徽省

潜山县　夏大旱,秋大疫⑨。

颍上县　大疫。三月间,太平军围颍上城,南北城外积尸累累,撤围之后,城中疾

---

① 民国《墨江县志稿·天灾》。

② 民国《都匀县志稿》卷七《年纪》。

③ 《肇庆市志》,广东人民出版社1996年版。

④ 光绪《迁江县志》卷四《纪事·祥异》,民国《迁江县志》第五编《纪事》。

⑤ 光绪《浔州府志》卷五六《记事》。

⑥ 《兴城县志》,辽宁大学出版社1990年版。

⑦ 同治《宁海州志》卷一《天文志·祥异》,光绪《增修登州府志》卷二三《祥孽》,民国《牟平县志》卷一〇《文献志·通纪》。《牟平县志》,科学普及出版社1991年版。

⑧ 《高台县志》,兰州大学出版社1993年版。

⑨ 民国《潜山县志》卷二九《杂志·祥异》。

疫大起，未周两月，死者不下三千余人。夏秋，大疫①。

江苏省

吴　县（今苏州市）　横金镇夏大旱，秋大疫，死者甚众②。

宜兴县、荆溪县（今宜兴市）　岁饥，城中施赈，饥民环集，疫疠旋作③。

太仓州（今太仓市）　夏大旱，秋蝗伤禾，大疫④。大疫⑤。

金坛县（今金坛市）　民之毙于贼、于饥、于疫者殆以万计⑥。

浙江省

杭　州（钱塘、仁和二县附郭，今杭州市）　夏秋之交，流行"吊脚痧"，吐泻腹痛，足筋拘急，死亡甚速⑦。

湖北省

咸宁县（今咸宁市）　五月大疫⑧。大旱，自五月不雨至八月，民病于汲，岁大饥⑨。

四川省

新繁县　大疫，民间死者道相望⑩。

云南省

丘北县（今丘北县）、他郎厅（今墨江县）　丘北、他郎大疫⑪。

安宁州（今安宁市）　自咸丰丙辰军兴，兵燹迭至，继以瘟疫流行，死亡枕藉，计通州户口不过十存二三，田地半多荒芜，耕种无人⑫。

宁洱县、思茅厅（今普洱市思茅区）　大疫⑬。

弥勒县　据碑文记载，巡检司一带鼠疫流行，很快向山区蔓延，勒色村死 131 人，

---

① 《太平天国史料丛编简辑》，第 3 册，第 97 页。〔清〕李滨《中兴别记》，见《太平天国资料汇编》第 2 册下，第 653 页。〔清〕曹蓝田《颍上守城日记》。〔清〕王定安《湘军记》。〔清〕储枝芙《皖樵纪实》，转引自《近代中国灾荒纪年》，第 177 ~ 179 页。

② 民国《横金志》卷二〇《杂缀·祥异》。

③ 民国《光宣宜荆续志》卷九《义行》。

④ 光绪《太仓直隶州志》卷三《祥异》，民国《太仓州志》卷二六《祥异》。

⑤ 《太仓市卫生志》，1998 年。

⑥ 光绪《金坛县志》卷一五《祥异》。

⑦ 〔清〕陆以湉《冷庐医话考注》卷三，第 150 页。

⑧ 《清史稿》卷四〇《灾异志一》。

⑨ 光绪《续辑咸宁县志》卷八《杂记·灾祥》。

⑩ 同治《新繁县志》卷一四《难类志·灾异》。

⑪ 光绪《云南通志》卷四《祥异下》，民国《新纂云南通志》卷一六一《荒政考三·灾疫附》。

⑫ 光绪《安宁州续志》卷五《田赋》。

⑬ 《思茅专区鼠疫流行及流行因素调查报告》，1958 年。

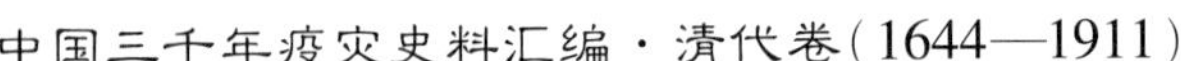

绝25户①。

广东省

三水县(今佛山市三水区)　鼠疫流行,三江圩死亡百多人②。

台湾省

澎湖厅(今澎湖县)　大疫,死者数千人,大城北宅脚屿尤甚③。

咸丰七年(1857)

辽宁省

宁远州(含今兴城市、绥中县)　大疫④。

河北省

临榆县　大疫⑤。大旱,蝗灾;八月洋河溢,坏堤道御桥。是年,临榆大疫⑥。

陕西省

靖边县　七月,本县发生特大鼠疫,死尸遍野,十庄九空⑦。

山东省

夏津县　夏津瘟疫流行⑧。夏津县时疫流行。乡医王梦鹤置锅煎药,舍施医疗,救活病人甚多⑨。

江苏省

高邮州(今高邮市)　高邮湖西新平滩,"大肚子"病(即血吸虫病)流行,死亡80余人⑩。新平滩(今新民滩)流行水蛊病(血吸虫病),死亡80余人⑪。

安徽省

安徽省　秋,潜山、颍上、霍邱、英山均大疫⑫。先年,江南北州县均大旱,庐、凤、

---

① 《弥勒县志》,云南人民出版社1987年版。

② 《三水县志》,广州人民出版社1995年版。

③ 光绪《澎湖厅志》卷一一《旧事·祥异》。

④ 民国《奉天通志》卷一四四《民治志三·灾振》。

⑤ 民国《临榆县志》卷八《舆地编四·记事》。

⑥ 《抚宁县志》,河北人民出版社1990年版。

⑦ 《靖边县志》,陕西人民出版社1993年版。

⑧ 《山东省卫生志》,山东人民出版社1992年版。《德州地区卫生志(1840—1985)》,天津科学技术出版社1991年版。

⑨ 《夏津县志》,山东人民出版社1991年版。

⑩ 《扬州卫生志》,中国工商出版社2006年版。

⑪ 《高邮市卫生志》,中国工商出版社2006年版。

⑫ 光绪《重修安徽通志》卷三四七《祥异》。

颍、六四属蝗甚。是年春，定远、宿州、灵璧、阜阳、全椒、霍山大饥。

潜山县　春大雨四十日不止，五月雨雹，大饥，疫①。秋大疫②。是年，大饥疫，草根、树皮皆被食尽③。

庐江县　夏旱，蝗疫④。

颍上县　夏四月雨雹，蝗蝻入城。五月大疫，人死过半，白骨遍野⑤。秋大疫⑥。

霍邱县　粤逆窜踞城池，人民或死或徙，二麦既熟，不收。五月瘟疫大作，生者仅十之一二⑦。秋大疫⑧。

阜阳县（今阜阳市）　大饥，继以大疫⑨。

舒城县　大疫⑩。

福建省

光泽县　秋冬大疫，死者无算⑪。

建阳县（今建阳市）　秋冬，城乡大疫。发军蹂躏，死亡枕藉，尸骸遍野，浊臭熏蒸，触人辄死，蝇蚋嘬人，肌肤即生恶疽，溃烂难治⑫。

泰宁县　城乡麻疹流行，幼孩死数百人⑬。

湖北省

英山县　夏麦生虫尽死，秋大疫，谷熟⑭。

云南省

太和县（今大理市）、景东厅（今景东县）　大理、景东部分地区鼠疫流行⑮。

---

① 民国《潜山县志》卷二九《杂志・祥异》。

② 光绪《重修安徽通志》卷三四七《祥异》。

③ 《潜山县志》，社会科学文献出版社 1993 年版。

④ 光绪《庐江县志》卷一六《杂类・祥异》。

⑤ 同治《颍上县志》卷一二《杂志・祥异》。

⑥ 光绪《重修安徽通志》卷三四七《祥异》。

⑦ 同治《霍邱县志》卷一六《杂志・灾异》。

⑧ 光绪《重修安徽通志》卷三四七《祥异》。

⑨ 民国《阜阳县志续编》卷一三《灾异志》。

⑩ 光绪《续修舒城县志》卷四〇《义行・朱广德》。

⑪ 光绪《重纂邵武府志》卷三〇《杂记・祥异》，光绪《重纂光泽县志》卷一《时事表》。

⑫ 民国《建阳县志》卷二《大事志》。

⑬ 《泰宁县志》，群众出版社 1993 年版。

⑭ 同治《六安州志》卷五五《祥异》，光绪《重修安徽通志》卷三四七《祥异》，民国《英山县志》卷一四《杂类志・祥异》。

⑮ 《中国鼠疫流行史》，1973 年。《景东县鼠疫流行史及流行因素调查报告》，1958 年。

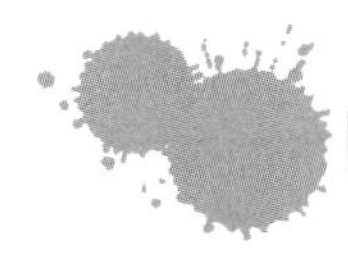

广西壮族自治区

灌阳县　春水涨,江中来白枭鱼甚多,是岁大疫[①]。

宜山县(今宜州市)　疫[②]。

广东省

清远县(今清远市)　是年各乡失耕,大饥,人民遭疫死者甚多,全境死于贼乱与饥疫者七万余人[③]。

高要县(今肇庆市)　春三月,"猺匪"劫掠。闰五月,清军驻城。秋,侨民多疠疫。"猺匪"煽乱,高、新五邑士民避难来城,群露宿于郭外之东郊,未几,因饥致病,时疫大作,死亡者一千四百有奇[④]。

高明县(今佛山市高明区)　二三月间匪乱,大饥,秋大疫,土民流徙到三洲、古劳、省城、佛山、肇庆等处,因饥致病,多死亡于外[⑤]。

阳江县(今阳江市)　大疫。先年八月飞蝗蔽天,大伤禾稼[⑥]。

海丰县　大饥,加之天行,死者枕藉满路,真邑之大劫也。兵燹后,人疫年荒[⑦]。

台湾省

澎湖厅(今澎湖县)　疫[⑧]。

咸丰八年(1858)

辽宁省

岫岩厅(今岫岩县)　戊午、己未,(庄河厅)连年虎疫,死伤积野[⑨]。按:"虎疫"即霍乱。光绪三十二年(1906)析岫岩州南部置庄河厅,民国元年改厅为县,1992年改县为市。

河北省

霸　州(今霸州市)　疫气流行[⑩]。疫病流行[⑪]。

---

① 民国《灌阳县志》卷二三《机祥》。

② 民国《宜山县志》卷二《灾祥》。

③ 民国《清远县志》卷三《县纪年下》。

④ 宣统《高要县志》卷二五《旧闻篇 · 纪事》。

⑤ 光绪《高明县志》卷一五《前事》。

⑥ 民国《阳江志》卷三七《杂志上》。

⑦ 同治《海丰县志续编》之《邑事》及《人物 · 林格》。

⑧ 光绪《澎湖厅志》卷一一《旧事 · 祥异》。

⑨ 民国《庄河县志》卷一二《艺文》。

⑩ 民国《霸县新志》卷六《灾异》。

⑪ 《霸州市志》,中国文史出版社2006年版。

蔚　州(今蔚县)　七月大疫①。

怀安县　夏大疫②。

山东省

临清县(今临清市)　三月大饥,人食麦苗,大疫③。

潍　县(今潍坊市)　大疫④。潍县瘟疫流行⑤。

昌乐县　秋八月,彗星现西北,大疫⑥。

冠　县　是年,饥民采食青苗,疫病流行⑦。

陕西省

府谷县　瘟疫流行,死者甚多⑧。

河南省

巩　县(今巩义市)　大旱疫⑨。

山西省

阳城县　春多瘟,秋未种麦⑩。

清源县(今并入清徐县)　大疫,殒人无数⑪。

广灵县　七月大疫⑫。

灵丘县　七月大疫⑬。

天镇县　七月疫⑭。七月,大疫⑮。

曲沃县　秋八月,民大疫⑯。

---

① 光绪《蔚州志》卷一八《大事纪》。

② 光绪《怀安县志》卷三《食货志·灾祥》,民国《怀安县志》卷一○《志余·大事记》。

③ 民国《临清县志》卷五《大事记》。《临清市志》,齐鲁书社1997年版。

④ 民国《潍县志稿》卷三《通纪二》。

⑤ 《潍坊市卫生志》,1989年。

⑥ 民国《昌乐县续志》卷一《总纪》。

⑦ 《冠县志》,齐鲁书社2001年版。

⑧ 《府谷县志》,陕西人民出版社1994年版。

⑨ 民国《巩县志》卷五《大事记》。

⑩ 同治《阳城县志》卷一八《灾祥》。

⑪ 民国《清源乡志》卷一六《祥异》。

⑫ 光绪《广灵县补志》卷一《方域志·灾祥》。《广灵县志》,人民出版社1993年版。

⑬ 光绪《灵丘县补志》卷六《武备志·灾祥》。

⑭ 光绪《天镇县志》卷四《大事记》。

⑮ 《天镇县志》,山西教育出版社1997年版。

⑯ 光绪《续修曲沃县志》卷三二《志余·祥异》。

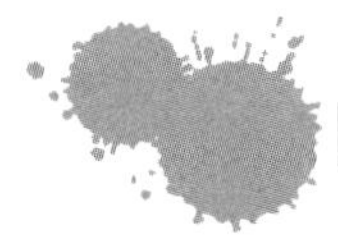

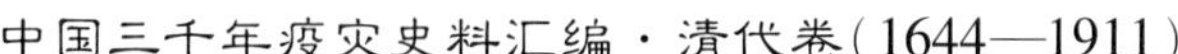

怀仁县　秋七月,传门瘟疫,吊送者绝迹[①]。

代　州(今代县)　七月疫[②]。七月,瘟疫流行[③]。

安邑县(今运城市)　八月,大水过后瘟疫流行,居民相继死亡[④]。

浙江省

平湖县(平湖市)　秋疫[⑤]。

嘉善县　秋地震,民病疫[⑥]。

仙居县　秋大疫[⑦]。

丽水县(今丽水市)　九月大疫[⑧]。

福建省

宁化县　九月,曾国藩奏称:“惟见在建昌、宁化各属,疾疫流行,为从来所未见”,湘军中萧启江部病者一千三百余人,吴国佐部病者不下八百余人[⑨]。

光泽县　秋大疫,死者无算[⑩]。

同安县(含今厦门市、金门县)　嘉禾里霍乱流行[⑪]。厦门发生饥荒和大瘟疫[⑫]。金门县饥,大疫[⑬]。

江西省

庐陵县(今吉安市)　刘培元率军水陆两路进攻吉安城,太平军抵挡不住,吉安城被攻克。是年冬,军中大疫[⑭]。

贵溪县(今贵溪市)　秋七月,彗星见西方十余日,是年大疫[⑮]。

建昌府(治南城县)　疾疫流行,各营兵勇,现多染病。曾国藩援浙之师因所部兵

---

① 光绪《怀仁县新志》卷一《祥异》。

② 光绪《代州志》卷一二《大事记》。

③ 《代县志》,书目文献出版社1988年版。

④ 《运城市卫生志》,2008年。

⑤ 光绪《平湖县志》卷二五《外志·祥异》。

⑥ 光绪《重修嘉善县志》卷三四《杂志上·祥眚》。

⑦ 光绪《仙居县志》卷二四《杂志·灾变》,民国《台州府志》卷一三五《杂志·祥异》。

⑧ 同治《丽水县志》卷一四《兵戎》,光绪《处州府志》卷二五《祥异志》,民国《丽水县志》卷一三《兵戎·灾异》。

⑨ 《曾国藩全集·家书》(一),第431页,转引自《近代中国灾荒纪年》,第198页。

⑩ 光绪《重纂邵武府志》卷三〇《杂记·祥异》,光绪《光泽县志》卷一《时事表·灾祥》。

⑪ 《同安县志》,中华书局2000年版。

⑫ 《厦门市卫生志》,厦门大学出版社1997年版。

⑬ 光绪《金门志》卷一六《旧事志·祥异》,民国《金门县志》卷一二《兵事·祥异》。

⑭ 《清史稿》卷四一五《刘培元传》。

⑮ 同治《贵溪县志》卷一〇《杂类志·祥异》。

勇多染疾疫,患疫军士至三千人之多①。

泸溪县(今资溪县) 秋大疫,死者相枕藉②。秋,瘟疫流行,尸骸枕藉③。

新城县(今黎川县) 刘长佑新城防军因大疫死去大半,不得不还湖南重募新军④。

安徽省

霍山县 春民饥更甚,夏大疫,蝗蝻复作,灾民填沟壑者相枕,存者大半鬻妻子以自活⑤。

六安州(今六安市) 春大饥,斗米钱二千,夏秋大疫,蝗蝻复作,民之死者不可数计,其幸存者率挈妻女逃他州县,鬻之以获口⑥。

湖南省

长沙县(今长沙市) 长沙县死于麻疹的儿童9000余人⑦。

益阳县(今益阳市) 春,蝗起,捕之,寻灭。夏大疫⑧。

靖 州(今靖州县) 自此年始,连续三年多瘟疫⑨。

重庆市

合川县(今合川区) 大雨后田中水皆黑,人病疫疠⑩。

四川省

蓬 州(今蓬安县) 五月地震,是年疫疠大作⑪。

什邡县(今什邡市) 咸丰戊午,虫颠瘟流行,感受者扬手掷脚,目呆语妄。同时,绞肠瘟、杨梅瘟、麻脚瘟亦有发生,中之如疾雷迅电,去之亦如落叶随波(引自《寒疫合编》卷三、四)⑫。

---

① 《清文宗实录》卷二六九,"咸丰八年戊午十一月";《清文宗实录》卷二七一,"咸丰八年戊午十二月"。

② 同治《泸溪县志》卷一一《休咎》,同治《建昌府志》卷一〇《杂类志·祥异》。

③ 《资溪县志》,方志出版社1997年版。

④ 《曾国藩全集·家书》(一),第431页,转引自《近代中国灾荒纪年》,第198页。

⑤ 光绪《霍山县志》卷一五《杂志·祥异》。

⑥ 同治《六安州志》卷五五《祥异》。

⑦ 《长沙县志》,上海三联书店1995年版。

⑧ 同治《益阳县志》卷二五《祥异》。

⑨ 光绪《靖州直隶州志》卷一二《事纪·祥异》。

⑩ 民国《合川县志》卷六七《祥异》。

⑪ 光绪《蓬州志》卷一四《瑞异》。

⑫ 《什邡县志》,四川大学出版社1988年版。

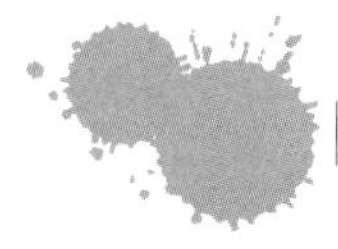

云南省

剑川州(今剑川县)　大疫①。

东川府(治会泽县)　岁大饥,瘟疫流行,死者万余人②。

会泽县　大疫③。

永北厅(今永胜县)　前半年,时疫汗症大作,死者甚众④。

江川县　九月,疫疠大作,病饥饿死者,日从城上弃之,不计其数⑤。

太和县(今大理市)、云南县(今祥云县)、思茅厅(今普洱市思茅区)　鼠疫流行⑥。

顺宁县(今凤庆县)　鼠疫流行⑦。

景东厅(今景东县)　鼠疫流行⑧。

镇南州(今南华县)　鼠疫流行⑨。

弥勒县　据碑文记载,鼠疫流行,阿雨龙村死80余人⑩。

广东省

南海县(今佛山市南海区)　四月英兵入侵,五月疫作⑪。

顺德县(今佛山市顺德区)　夏五月疫作⑫。

鹤山县(今鹤山市)　五月瘟疫流行⑬。五月,大疫⑭。

连　州(今连州市)　秋,彗星见,大疫。是时州城被逆匪围攻百日,民人兵勇瘟死千余人⑮。

---

① 光绪《云南通志》卷四《祥异下》,民国《新纂云南通志》卷一六一《荒政考三·灾疫附》。

② 光绪《东川府续志》卷一《祥异》。

③ 光绪《云南通志》卷四《祥异下》,民国《新纂云南通志》卷一六一《荒政考三·灾疫附》。

④ 光绪《续修永北直隶厅志》卷一《祥异》。

⑤ 白寿彝编:《回民起义》(二),第434页。张中孚《碌云纪事稿》,转引自《近代中国灾荒纪年》,第202页。

⑥ 《思茅专区鼠疫流行及流行因素调查报告》,1958年。

⑦ 《凤庆县鼠疫流行史及流行因素调查报告》,1958年。

⑧ 《景东县鼠疫流行史及流行因素调查报告》,1958年。

⑨ 《南华县鼠疫流行史及流行因素调查报告》,1957年。

⑩ 《弥勒县志》,云南人民出版社1987年版。

⑪ 光绪《九江儒林乡志》卷二《灾祥》,宣统《南海县志》卷二《舆地略一·前事补》。

⑫ 民国《龙山乡志》卷二《舆地略》。

⑬ 《鹤山县志》,广州人民出版社2001年版。

⑭ 民国《鹤山县志未成稿》卷三《编年篇》。

⑮ 同治《连州志》卷八《祥异》。

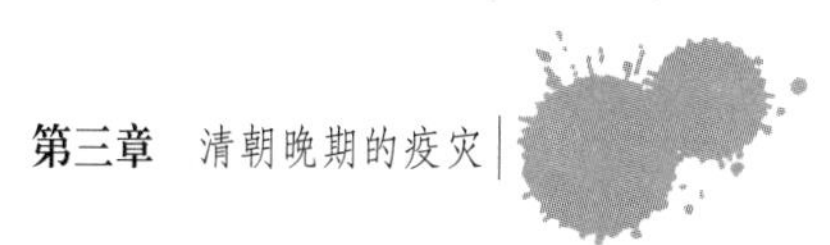

连山县　秋大疫。此前，太平军从广西贺县和怀集分兵入境①。

封川县（今封开县）　五月病流行，两厢无人不病，无家得全，或十日半月死五六人，合计疫死者几至千人。新任知县袁英之子亦染疫死。尔后，疫病扩散到乡村，驻扎在渔涝之兵勇因疫而死者亦众，百中五十患病，或烂脚，或癞疮，甚至不能起动，经年不愈②。

海阳县（今潮州市）　五月蝗害稼，六七两月疫③。

潮阳县（今汕头市潮阳区）　夏六月大疫④。

揭阳县（今揭阳市）　夏六月大疫⑤。

普宁县（今普宁市）　夏六月大疫⑥。

香港特别行政区

香港霍乱大流行，死约1400人⑦。

广西壮族自治区

融　县（今融水、融安二县）　夏四月，疫，灾尚轻⑧。

咸丰九年（1859）

吉林省

珲春副都统（今珲春市）　四月，珲春地方天花病蔓延流行⑨。按：是时尚无珲春县的设置。康熙五十三年（1714）始设珲春协领，咸丰九年（1859）升为副都统衔协领，光绪七年（1881）撤销协领，仍设珲春副都统，光绪十五年（1889）改为珲春府，宣统元年（1909）改为珲春厅，民国二年（1913）改为珲春县。

辽宁省

宁远州（含兴城市、绥中县）　绥中县先年蝗，是年大疫⑩。

---

① 民国《连山县志》卷一五《年鉴》。

② 《封开大事记》，1995年。

③ 光绪《海阳县志》卷二五《前事略二》。

④ 光绪《潮阳县志》卷一三《纪事·灾祥》。

⑤ 光绪《揭阳县续志》卷四《灾祥》。

⑥ 光绪《普宁县志稿》卷九《事物志·灾祥》。

⑦ 余绳武、刘存宽《十九世纪的香港》，中华书局1994年版，第349页。

⑧ 民国《融县志》第六编《前事·灾异》。

⑨ 《珲春市志》，吉林人民出版社2000年版。

⑩ 民国《绥中县志》卷一《天文·灾祥》。

河北省

昌黎县　疫①。

青　县　境内奇疫盛行②。

山东省

博山县(今淄博市博山区)　秋,博山疫③。

陕西省

绥德州(今绥德县)　七月大疫④。

安塞县　疫⑤。

安康县(今安康市)　瘟疫流行⑥。安康县五里镇瘟疫⑦。

汧阳县(今千阳县)　疫病传染,乡民击金鼓以禳之⑧。

山西省

垣曲县　七月蝗食禾,八月瘟疫⑨。

上海市

上海县(今闵行区等)　暑疫流行⑩。

江苏省

宝应县　大行瘟疫⑪。

浙江省

象山县　岁稔,秋八月疫⑫。

江西省

丰城县(今丰城市)　秋八月大疫⑬。

---

①　同治《昌黎县志》卷一《天文志·祥异》。

②　《沧州市卫生志》,中医古籍出版社1997年版。

③　《淄博市卫生志》,1997年。

④　光绪《绥德州志》卷三《民赋志·祥异》。《绥德县志》,三秦出版社2003年版。

⑤　《安塞县志》,陕西人民出版社1993年版。

⑥　《旧民主主义革命时期陕西大事记述》,转引自《近代中国灾荒纪年》,第29页。《安康县志》,陕西人民教育出版社1989年版。

⑦　《安康市卫生防疫志》,2006年。

⑧　《千阳县志》,陕西人民教育出版社1991年版。

⑨　光绪《垣曲县志》卷一四《杂志》。

⑩　同治《上海县志》卷二《建置》。

⑪　"为善最乐",《申报》1891年2月5日,第4版。

⑫　民国《象山县志》卷三〇《志异》。

⑬　同治《南昌府志》卷六五《杂类志·祥异》,同治《丰城县志》卷二八《杂类志·祥异》。

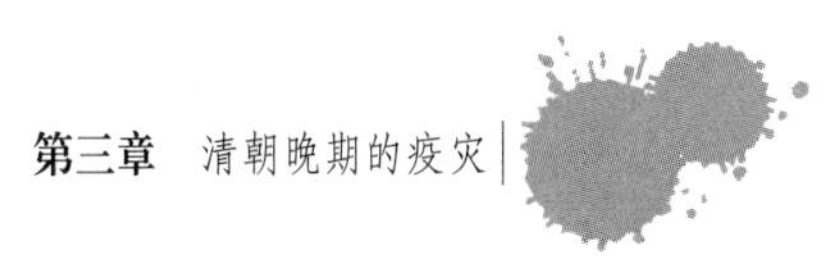

贵溪县(今贵溪市) 秋大疫①。

永新县 夏六月大疫②。

大庾县(今大余县) 先年十一月,太平军攻陷大庾城,由于其大肆荼毒,尸横遍地,男妇老幼,殉难死者无算,或自经,或自焚,或投水,沟渎井塘,无不填塞。本年二月,湘军克复大庾城,逃命难民虽陆续招集,奈无居乏食,瘟疫盛行,死者相继③。

湖南省

靖 州(今靖州县) 多瘟疫④。

四川省

雅安县(今雅安市) 秋,民多痢疾⑤。

云南省

罗平州(今罗平县) 罗平疫疠流行⑥。

镇南州(南华县) 鼠疫流行⑦。

太和县(今大理市)、云南县(今祥云县) 鼠疫流行⑧。

丘北县(今丘北县) 瘟疫流行⑨。

安平厅(今马关县) 鼠疫流行,人民毙于灾者甚众⑩。

个旧厅(今个旧市) 咸丰九年(1859)至清光绪三十年(1904),个旧人间鼠疫持续流行40余年⑪。

咸丰十年(1860)

青海省

大通县(含今门源县、祁连县) 祁连县鼠疫暴发,病者约100人,全部死亡⑫。

---

① 同治《贵溪县志》卷一〇《杂类志·祥异》。

② 同治《永新县志》卷二六《杂类志·祥异》。《永新县志》,新华出版社1992年版。

③ 同治《南安府志》卷二九《祥异》。

④ 光绪《靖州直隶州志》卷一二《事纪·祥异》。

⑤ 民国《雅安县乡土志》下部。

⑥ 光绪《云南通志》卷四《祥异下》,民国《新纂云南通志》卷一六一《荒政考三·灾疫附》。

⑦ 《南华县鼠疫流行史及流行因素调查报告》,1957年。

⑧ 《中国鼠疫流行史》,1973年。

⑨ 民国《丘北县志》第一部《天文部·灾祥》。

⑩ 民国《马关县志》卷五《军事》。

⑪ 《个旧市志》(下),云南人民出版社1998年版。

⑫ 冼维逊《鼠疫流行史》,1988年,第104页。

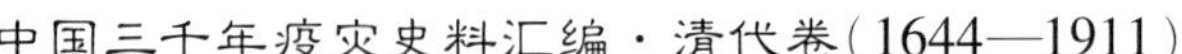

河北省

容城县　秋七月,人多霍乱转筋之病,死者甚众[1]。

陕西省

怀远县(今横山县)　七月,邑境大疫,尸体枕藉[2]。县境瘟疫流行,山野尸体狼藉[3]。

米脂县　秋七月大疫[4]。

山东省

博山县(今淄博市博山区)　秋疫,彗星现[5]。

峄　县(今枣庄市峄城区)　连岁荒歉,飞蝗蔽天,仲夏后瘟疫大作,有病一二日即死者,亦有病一二时即死者,甚至方食失箸遽仆案下,言笑未终而气脉已绝。以故沿街臭秽塞鼻刺心,出户者触之而蹶,送殡者遭之而僵,城固不足三里,而一日殒没者至百余人[6]。

四川省

绵竹县(今绵竹市)　霍乱在全县四乡流行,几乎挨户传染,甚至一家数口皆被感染[7]。

云南省

大姚县、宁洱县(今普洱县)　大姚、宁洱大疫[8]。

姚　州(今姚安县)　自五月至十月民大疫。鼠疫大作,人死如麻[9]。

昆阳州(今晋宁县)　疫疠大作,城乡内外死者甚众[10]。

镇南州(今南华县)　鼠疫流行[11]。

思茅厅(今普洱市思茅区)　鼠疫流行[12]。

---

① 光绪《容城县志》卷八《灾异志》。
② 民国《横山县志》卷二《纪事志》。
③ 《横山县志》,陕西人民出版社1993年版。
④ 光绪《米脂县志》卷一〇《历代祥异》。
⑤ 民国《续修博山县志》卷一《大事记 · 祥异》。《博山区卫生志》,2005年。
⑥ 《捻军》(三),第398页。
⑦ 《绵竹县志》,四川科学技术出版社1992年版。
⑧ 光绪《云南通志》卷四《祥异下》,民国《新纂云南通志》卷一六一《荒政考三 · 灾疫附》。
⑨ 光绪《姚州志》卷一一《灾祥》,民国《姚安县志》卷六六《金石志 · 附杂载》。
⑩ 民国《昆阳县志》卷三《天文》。
⑪ 《南华县鼠疫流行史及流行因素调查报告》,1957年。
⑫ 《思茅专区鼠疫流行及流行因素调查报告》,1958年。

大理县(今大理市)、云南县(今祥云县) 鼠疫流行[①]。

路南州(今石林县) 鼠疫流行[②]。

浙江省

乌程县(今湖州市) 乌镇七月大疫,每十家必有死者二[③]。

秀水县(今嘉兴市) 濮院镇九月瘟疫盛行,死者日必四五十人,棺木贵不可言。是时新塍亦瘟疫流行,死者无数。自九月初六开始,霖雨涔涔,阴惨之气逼人。瘟疫大作,死者日以五六十人,而染病者都是寒疾之状,多则二日,少则一周时许,亦有半日即死者,直至廿三、廿四雨止,疫稍稀[④]。

江苏省

常熟县(今常熟市) 五月、六月、七月间,时疫大兴,死亡相继[⑤]。

吴 县(今苏州市) 秋冬之间大瘟疫,死者甚多,难民饿死冻死者充满道路。盖自四月以至十一月,或杀死,或缢死,或死于水火,或死于病疫,人民几去其半[⑥]。疠疫之行,莫甚于咸丰庚申年,吴城各乡以时值兵灾,尸浮水面,遂致沾染[⑦]。

无锡县(今无锡市) 六月、七月、八月,疫气盛行,死亡相藉[⑧]。

安徽省

五河县 春饥疫,人相食,饥殍遍野[⑨]。

青阳县 瘟疫流行,北乡一带病死者甚多,不少村庄屋空田荒[⑩]。

江西省

南康县(今南康市) 五月,知县周汝筠率康勇赴广东仁化围攻石达开部;仁化城口之战,阵亡塘江、文峰团勇30余名,疫死2000余名[⑪]。

---

① 《中国鼠疫流行史》,1973年。

② 《路南县鼠疫流行史及流行因素调查报告》,1957年。

③ 〔清〕沈梓《避寇日记》卷一,《太平天国史料丛编简辑》第4册,中华书局1963年版,第27页。

④ 《太平天国史料丛编简辑》第4册,第27、46、47页。

⑤ 〔清〕龚又村《自怡日记》卷一三,见《太平天国史料丛编简辑》第4册,中华书局1963年版,第353、358页。

⑥ 〔清〕蓼村遁客《虎窟纪略》,见《太平天国史料专辑》,上海古籍出版社1979年版,第27页。

⑦ "疠疫时行",《申报》1876年2月26日,第2版。

⑧ 〔清〕佚名《平寇纪略》,见《太平天国史料丛编简辑》第1册,中华书局1963年版,第267页。

⑨ 光绪《重修五河县志》卷一九《杂志·祥异》。

⑩ 《青阳县志》,黄山书社1992年版。

⑪ 《南康县志》,新华出版社1993年版。

湖北省

郧西县　大疫[①]。

湖南省

靖　州(今靖州县)　多瘟疫[②]。

祁阳县　黄家渡、金洞一带大疫,波及常宁、宁远、新田等边邻地区。黄家渡倡荐罗方醮驱瘟,从此每逢瘟疫,便相沿荐醮成例,直至1948年祁阳解放后,荐醮才告消除[③]。

广东省

高州府(治茂名县,今高州市)　正月地震,二月,信宜、茂名等县遭匪劫,六月酷暑,疫作,勇多病,有死者[④]。

仁化县　(咸丰)九年、十年,迭遭巨寇,米腾贵,十年秋冬,复遭瘟疫[⑤]。太平军是年五月下旬从曲江进入仁化,时大旱,早中晚稻失收,加之瘟疫流行,死尸遍野,惨不忍睹[⑥]。

广西壮族自治区

迁江县　春,瘟疫[⑦]。

平南县　大饥,疫症大作,不死于饥,辄死于疫[⑧]。

咸丰十一年(1861)

河北省

玉田县　秋多黄疸症,孕妇得之辄不救[⑨]。

大城县　夏旱灾,大疫[⑩]。夏大旱,县内瘟疫流行[⑪]。

---

① 民国《郧西县志》卷一四《杂志·祥异》。

② 光绪《靖州直隶州志》卷一二《事纪·祥异》。

③ 《祁阳县卫生防疫志》,2006年。

④ 光绪《高州府志》卷五〇《纪述二·事纪二》。

⑤ 民国《仁化县志》卷五《风土志·灾异》。

⑥ 《仁化县志》,广东人民出版社1992年版。

⑦ 光绪《迁江县志》卷四《纪事·祥异》,民国《迁江县志》第五编《纪事》。

⑧ 民国《平南县鉴》一编《气象·灾异》。

⑨ 光绪《玉田县志》卷一五《祥眚志》。

⑩ 光绪《大城县志》卷九《人物志》。

⑪ 《大城县志》,华夏出版社1995年版。

藁城县　七月疫，中者多死①。七月，疫病流行，中者多死②。

容城县　秋七月，流星坠地，人多霍乱转筋之病，死者甚众③。

景　州（今景县）　六月大疫，人死无算④。

盐山县　夏旱，黄疸流行，多死者⑤。大疫⑥。

南皮县　夏，黄疸盛行，患者甚多⑦。

沧　州（今沧州市）　6月，瘟疫在沧境内流行，死亡者无数⑧。

山东省

今《山东省卫生志》载："1861年（清咸丰十一年）春，即墨大疫；6月，黄县大疫；庆云黄眼瘟流行，死亡甚重。"⑨遗漏甚多，且记载的各县疫灾时间与各县志所载有别，当以各县志为准。

济阳县　六月彗星贯紫薇垣，七月秋始灭。人染瘟病，面黄食减，无力呕吐，比户皆然⑩。秋，瘟疫流行全县，家家有人染病⑪。

即墨县（今即墨市）　八月捻军入境，冬大疫⑫。冬，县内传染病大流行⑬。冬，瘟疫流行⑭。

高密县（今高密市）　夏，麦大熟，彗星亘天。八月初一，日月合璧，五星连珠，初八捻匪入县境，焚掠甚惨，停乡试科，免租赋，大疫⑮。

掖　县（今莱州市）　六月地震，九月疫⑯。

蓬莱县（今蓬莱市）　九月捻匪甫息，大疫⑰。6月，蓬莱、黄县大疫，病者目尽黄

---

① 光绪《藁城县志续补》卷四《事异志》。

② 《藁城县志》，中国大百科全书出版社1994年版。

③ 光绪《容城县志》卷八《灾异志》，民国九年《容城县志》卷八《灾异志》。

④ 民国《景县志》卷一四《故实志·史事》。《景县志》，天津人民出版社1991年版。

⑤ 同治《盐山县志》卷五《风土志·祥异》，民国《盐山新志》卷一九《故实略·灾异表》。

⑥ 《盐山县志》，南开大学出版社1991年版。

⑦ 光绪《南皮县志》卷五《风土志·祥异》，民国《南皮县志》卷一四《故实志下·祥异》。

⑧ 《沧州市卫生志》，中医古籍出版社1997年版。

⑨ 《山东省卫生志》，山东人民出版社1992年版。

⑩ 民国《济阳县志》卷二〇《轶事志·祥异》。

⑪ 《济阳县志》，济南出版社1994年版。

⑫ 《清史稿》卷四〇《灾异志一》。同治《即墨县志》卷一一《大事志·灾祥》。

⑬ 《即墨县卫生志》，1987年。

⑭ 《即墨县志》，新华出版社1991年版。

⑮ 民国《高密县志》卷一《总记》。

⑯ 光绪《三续掖县志》卷三《祥异》。

⑰ 光绪《增修登州府志》卷二三《祥孽》，光绪《蓬莱县续志》卷一《天文志·灾祥》。

色,谓之黄眼瘟,孕妇死者尤多[①]。

黄　县(今龙口市)　九月大疫,时病者目尽黄,谓之黄眼瘟,孕妇死者尤多[②]。

泰安县(今泰安市)　人多疾疫死,朝令八月初一过年[③]。

诸城县(今诸城市)　八月朔日,日月合璧,五星联珠,冬十月慧星又见,疸疫流行[④]。

博山县(今淄博市博山区)　秋疫[⑤]。

新城县(今桓台县)　春,捻匪入寇,夏有黄风,彗出竟天,冬疫[⑥]。

惠民县　人染疸病,面色黄,不食,无力,呕吐,比户皆然。女之受娠者,罔不殒命[⑦]。

阳信县　六月彗星贯紫薇垣,七月秋始灭。人染瘟病,面黄、食减、无力、呕吐,比户皆然,孕妇多产死[⑧]。

庆云县　夏旱,黄瘟疫流行,人多死者[⑨]。庆云县黄瘟流行,死亡甚众[⑩]。

滕　县(今滕州市)　疫大作,损口不胜计[⑪]。

莱阳县(今莱阳市)　夏间疠疫大作,死亡殆半[⑫]。

河南省

裕　州(今方城县)　三月,小儿患痘殇者甚众,尸骸触目皆是[⑬]。

甘肃省

镇番县(今民勤县)　春荒复兼疫疠,死者阻路,时闻号啕[⑭]。

---

① 《烟台卫生志》,1987 年。

② 《清史稿》卷四〇《灾异志一》。同治《黄县志》卷五《祥异志》,光绪《增修登州府志》卷二三《祥孽》。

③ 民国《重修泰安县志》卷一《舆地志·灾祥》。

④ 光绪《增修诸城县续志》卷一《总纪》。

⑤ 民国《续修博山县志》卷一《大事记·祥异》。《博山区卫生志》,2005 年。

⑥ 民国《重修新城县志》卷四《方舆志四·灾祥》。

⑦ 光绪《惠民县志补遗·五行志·祥异》。

⑧ 民国《阳信县志》卷二《祥异志》。《惠民地区卫生志》,天津科学技术出版社 1992 年版。

⑨ 民国《庆云县志》卷三《风土志·灾异》。

⑩ 《德州地区卫生志》,天津科学技术出版社 1991 年版。

⑪ 《捻军》(三),第 403 页,转引自《近代中国灾荒纪年》,第 222 页。

⑫ 《捻军》(三),第 479 页,转引自《近代中国灾荒纪年》,第 222 页。

⑬ 民国《方城县志》卷五《灾异》。

⑭ 《民勤县志》,兰州大学出版社 1994 年版。

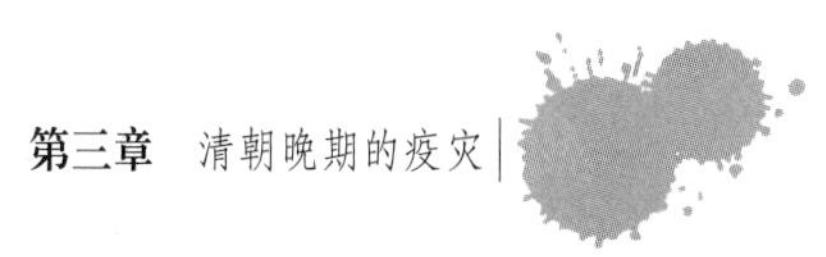

陕西省

盩厔县(今周至县)　秋七月,疫作①。

扶风县　秋七月,扶风大疫②。

上海市

上海县(今闵行区等)　夏秋,吊脚痧流行③。

浙江省

杭州府(钱塘、仁和二县附郭,今杭州市)　冬十二月大雪,居民避寇山中,无处觅食,饿毙无算,大疫④。

临安县(今临安市)　大疫⑤。

昌化县(今并入临安市)　大疫,死亡无算⑥。

秀水县(今嘉兴市)　秋,濮院镇盛行霍乱转筋之症⑦。

绍兴府(会稽、山阴二县附郭,今绍兴市)　绍兴疫病流行⑧。

安徽省

庐江县　冬大雪,平地数尺,雨冰雹,严冬斗米千钱,饥疫,野兽食人⑨。

贵池县(今池州市贵池区)　疫疠,山里人死无数⑩。

宣城县(今宣城市)　是年,湘军将领张运兰攻克休宁县,收复黟县,然后统领五千人驻徽州,不久又移防宁国,值大疫⑪。

徽州府(治歙县)　五月,疫病流行。胡在渭《徽难哀音》称先年"徽人之见贼遇害者,才十之二三耳",而本年五月"贼退之后,以疾疫亡者十之六七"⑫。

安庆府(治怀宁县,今安庆市)　七月,瘟疫大作,死者十有八九⑬。

---

① 民国《周至县志》卷八《杂记·祥异》。

② 《宝鸡市卫生志》,1995 年。

③ "疠疫时行",《申报》1876 年 2 月 26 日,第 2 版。

④ 民国《杭州府志》卷八五《祥异四》。

⑤ 宣统《临安县志》卷一《祥异》。

⑥ 民国《昌化县志》卷一五《事类志·灾祥》。

⑦ 〔清〕王士雄《随息居霍乱论》卷下《医案篇》,见曹炳章原辑《中国医学大成》第 4 册,第 679 页。

⑧ 《绍兴县卫生志》,浙江古籍出版社 1997 年版。

⑨ 光绪《庐江县志》卷一六《杂类·祥异》。《庐江县志》,社会科学文献出版社 1993 年版。

⑩ 光绪《贵池县志》卷四二《杂类志一·灾异》。《贵池县志》,黄山书社 1994 年版。

⑪ 《清史稿》卷四三二《张运兰传》。

⑫ 曹树基《中国移民史》第六卷,福建人民出版社 1997 年版。

⑬ 〔清〕赵雨村《被虏纪略》,《太平天国资料》第 209 页。李文海等编《近代中国灾荒纪年》,第 216 页。

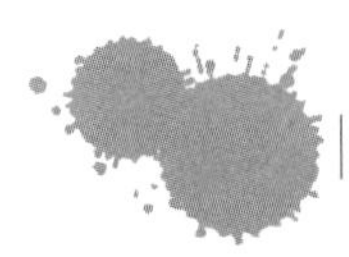

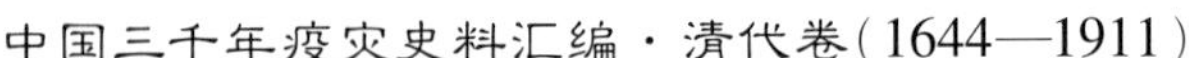

南陵县　野鹜食圩田稻谷几尽,瘟疫流行①。

桐城县(今桐城市)　春夏大疫,北乡最惨,或一家数十口仅存一二,或全绝②。

休宁县　城隍神古封显佑伯,明初加号福德康济,凡遇地方灾患,祈祷立应。咸丰十一年二月间,发逆踞城,官兵进剿。贼平后大疫流行,阖邑诣庙虔祷,庙祝梦神示方药,活人无算③。

江西省

婺源县　七月间,左宗棠致刘长佑信中称:"敝军自婺源大捷后,士卒患疾者逾半,物故者亦近千人。与老兄新城之役同。"④

彭泽县　以东至安徽东流县之间,由于连年战斗,尸骸腐朽,蒸郁积为瘟气,肿头烂足而死者十有八九,多道毙⑤。

弋阳县　冬十月,里南瘟疫⑥。

湖北省

长阳县　秋大疫⑦。

湖南省

浏阳县(今浏阳市)　秋旱疫⑧。

平江县　夏秋,长寿地区疟疾流行,九岭村 25 户人家有 5 户死绝,方丰大屋内一天抬出 18 具尸体⑨。

贵州省

普安厅(今盘县)　大旱,米斗银一两二钱,饿莩万计。会疫疠盛行,死骸遍野⑩。

毕节县(今毕节市)　七月,大疫⑪。

---

① 民国《南陵县志》卷四八《杂志·祥异》。

② 同治《桐城县志》卷九《祥异》。《桐城县志》,黄山书社 1995 年版。

③ "光绪十三年四月二十六日京报全录",《申报》1887 年 5 月 24 日,第 11 版。

④ 罗正钧:《左宗棠年谱》,岳麓书社 1983 年版,第 79 页。

⑤ 《天平天国资料》,第 209 页。康沛竹《灾荒与太平天国革命的失败》,《北方论丛》1995 年第 6 期,第 51 ~ 55 页。

⑥ 同治《弋阳县志》卷一四《杂类志·祥异》。

⑦ 同治《长阳县志》卷七《杂纪志·灾祥》,民国《湖北通志》卷七六《祥异志二》。

⑧ 同治《浏阳县志》卷一四《祥异》。

⑨ 《平江县卫生志》,1990 年。

⑩ 光绪《普安直隶厅志》卷一《灾祥》。

⑪ 光绪《毕节县志》卷一《祥异》。

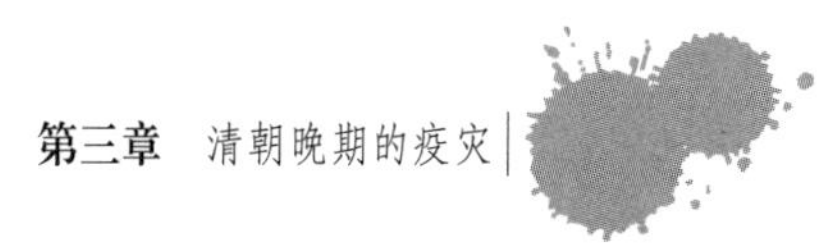

云南省

宁洱县　大疫①。

他郎厅(今墨江县)　他郎大疫②。

呈贡县　大疫③。

蒙化厅(今巍山县)　大疫,死者数百人④。

路南州(今石林县)　鼠疫流行⑤。

太和县(今大理市)　大理县坝子地区鼠疫流行⑥。

云南县(今祥云县)　鼠疫流行⑦。

镇南州(今南华县)　鼠疫流行⑧。

保山县(今保山市)　鼠疫流行。永昌镇首发关家寨,继之扩散,发病70人,全部死亡⑨。

安宁州(今安宁市)　鼠疫流行。甸西村原有90户400余人,疫后仅剩13人,出现"九十门户剩一家,门长蓬蒿啼暮鸦"⑩的惨景。

弥勒县　据碑文记载,是年鼠疫流行,西龙死百余人⑪。

广西壮族自治区

迁江县　夏,瘟疫大作⑫。

腾越厅(今腾冲县)　八月,时大雨弥月,田禾淹没,刀兵之余,时疫流行,吾民几无噍类矣⑬。

海南省

崖　州(今崖县)　缩症行,男缩阴,女缩乳,或缩耳舌等处,用姜擦及爆竹轰之即

---

① 光绪《普洱府志稿》卷三《天文志三》,光绪《云南通志》卷四《祥异下》,民国《新纂云南通志》卷一六一《荒政考三·灾疫附》。

② 光绪《云南通志》卷四《祥异下》,民国《新纂云南通志》卷一六一《荒政考三·灾疫附》。

③ 光绪《呈贡县志》卷一《户口》。

④ 民国《蒙化志稿》卷二《祥异志》。

⑤ 《路南县鼠疫流行史及流行因素调查报告》,1957年。

⑥ 《中国鼠疫流行史》,1973年。

⑦ 《中国鼠疫流行史》,1973年。

⑧ 《南华县鼠疫流行史及流行因素调查报告》,1957年。

⑨ 《永昌镇志》,香港天马图书有限公司2001年版。

⑩ 王保良《鸣矣河乡志》,1994年。

⑪ 《弥勒县志》,云南人民出版社1987年版。

⑫ 光绪《迁江县志》卷四《纪事·祥异》,民国《迁江县志》第五编《纪事》。

⑬ 曹琨《腾越杜乱纪实》,见《回民起义》(二),转引自《近代中国灾荒纪年》,第225页。

止,间有缩尽死者[①]。

第二节　同治朝的疫灾

同治元年(1862)

各省旱蝗饥荒,灾民四起,江淮之间灾民渡江南下者不下数万,留在江北淮扬一带的灾民更有十数万之多[②]。加之,太平天国农民军与清朝湘军的战争也达到高潮,在这种情况下,霍乱卷土重来,造成全国性大范围流行,特别长江下游各省,流行更为惨烈。

辽宁省

辽阳州(今辽阳市)　霍乱时疫流行[③]。辽阳市白塔区霍乱时疫盛行,有全家死者[④]。太和区瘟疫流行,死亡无数[⑤]。辽阳流行霍乱,有全村染疫者,亦有全家死者[⑥]。

宁远州(今兴城市、绥中县)　夏,辽阳、开原、宁远大疫,有阖门死者[⑦]。绥中县夏大疫[⑧]。

盖平县(今盖州市)　夏,霍乱盛行,有阖门死者[⑨]。夏盖平县疫病流行,有阖门死者[⑩]。

岫岩厅(含今岫岩县、庄河市)　庄河县七八月霍乱症奇重[⑪]。按:乾隆年间析盖平县东境置岫岩厅,光绪二年(1876)改岫岩厅为州,光绪三十二年(1906)析岫岩州南部置庄河厅,民国元年改厅为县,1992年改县为市。

开原县(含今开原市、法库县)　春夏大疫[⑫]。(开原县)大瘟疫[⑬]。(法库县)瘟

---

① 〔清〕张嶲:《崖州志》卷二二《灾异》,广东人民出版社1983年版,第492页。
② 谢高潮:《浅谈同治初年苏浙皖的疫灾》,《历史教学问题》1996年第2期。
③ 民国《辽阳县志》卷首《祥异》。
④ 《白塔区志》,1989年。
⑤ 《太和区志》,1993年。
⑥ 《辽阳县志》,新华出版社1994年版。
⑦ 民国《奉天通志》卷一四四《民治志三·灾振》。
⑧ 民国《绥中县志》卷一《天文·灾祥》。
⑨ 民国《盖平县志》卷一《舆地志·祥异》。《营口市志》,中国书籍出版社1992年版。
⑩ 《盖州市志》,辽宁科学技术出版社2008年版。
⑪ 民国《庄河县志》卷一《地理志·祥异》。
⑫ 民国《开原县志》卷三《人事志·灾异》。
⑬ 《开原县志》,辽宁人民出版社1995年版。

疫盛行,死亡相枕藉[①]。按:是时尚无法库县,光绪三十二年(1906)析开原、铁岭、康平三县地置法库厅,民国二年(1913)改厅为县。

广宁县(含今北镇市、盘山县)　盘山县大疫[②]。按:是时尚无盘山县,光绪三十三年(1907)析广宁县置盘山厅,民国二年(1913)改厅为县。

锦　县(今锦州市)　大疫,死者无算,棺为之乏[③]。瘟疫流行,死亡无数[④]。

内蒙古自治区

丰镇厅(今丰镇市)　是年禾大稔而民多疫[⑤]。城民多瘟疫[⑥]。

土默特左旗　鼠疫流行,归化城(即呼和浩特城)一带尤为严重,城乡交通断绝,多有全家疫死者[⑦]。

北京市

京　师(宛平、大兴二县附郭,今北京市)　秋七月,京师大疫[⑧]。今年自春至夏,久旱不雨,屡见阴霾蔽天,御河之水源竭,都中之疫疠行[⑨]。六月、七月、八月间,京师(京城内外)疫气盛行,着直隶总督顺天府五城御史给发医药各项银两[⑩]。

天津市

天津县(今天津市)　五月大疫[⑪]。

静海县(今静海区)　六月大疫,死者枕藉,虽至亲不敢往吊[⑫]。

宁河县　瘟疫盛行[⑬]。

河北省

河北省　正月,常山大疫;四月,望都、蠡县大疫;六月,静海大疫;秋,清苑大疫,滦州大疫,曲阳、东光、临榆、抚宁大疫[⑭]。所引出自《清史稿》,此处"常山县"属浙江

---

① 民国《奉天通志》卷一七三《人物志》。

② 光绪《盘山厅乡土志·灾祥》。

③ 民国《锦县志略》卷二四《志余·祥异》。

④ 《锦县志》,沈阳出版社1990年版。

⑤ 光绪《丰镇厅志》卷六《幻异》。

⑥ 《丰镇市志》(上),内蒙古文化出版社2005年版。

⑦ 《土默特志》,内蒙古人民出版社1997年版。

⑧ 《清史纪事本末》卷五〇,第49页。

⑨ 〔清〕朱克敬《瞑庵杂识·瞑庵二识》,第44页。

⑩ 《清穆宗实录》卷三二,"同治元年六月";《清穆宗实录》卷三三,"同治元年七月";《清穆宗实录》卷三五,"同治元年七月";《清穆宗实录》卷三六,"同治元年八月"。

⑪ 同治《续天津县志》卷一《星土祥异》。

⑫ 同治《静海县志》卷三《灾祥志》。

⑬ 光绪《宁河县志》卷九《卓行》。

⑭ 《河北省志》卷一〇《自然灾害志》,方志出版社2009年版。

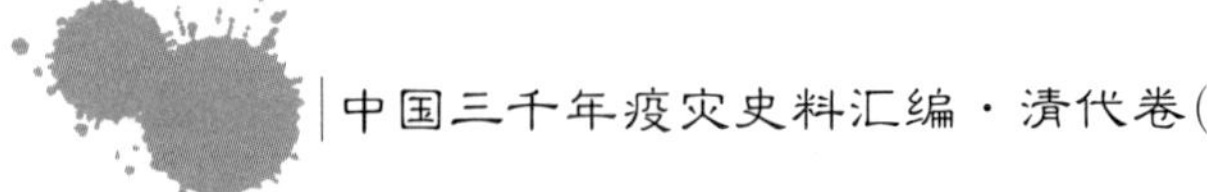

省,非河北省。

霸　州(今霸州市)　瘟气流行,死者无算①。

永清县　大疫②。

定兴县　六月大疫③。

唐　县　六月,疫气流行,中者多死④。六月,唐县疫气流行,病者多死⑤。

清苑县　麦稔,秋瘟疫⑥。

望都县　麦稔,秋瘟疫⑦。

新城县(今高碑店市)　麦稔,秋疫⑧。春有黑风,夏蝗疫⑨。

容城县　二月初二日,黑风蔽日,至秋令,人多霍乱之症⑩。

蠡　县　疫⑪。

曲阳县　秋七月、八月大疫⑫。瘟疫盛行⑬。

卢龙县　秋七月十五日戌刻,星流如织。瘟疫大作,人死无算。甜瓜剖之有血,食之立病⑭。

滦　州(今滦县)　秋七月十五日戌刻,流星如织,瘟疫大作,人死无算,甜瓜剖之有血,食者立病⑮。八月,滦州大疫,死人无计⑯。

抚宁县　大疫⑰。七月、八月大疫⑱。

---

① 同治《霸州志》卷八《典文》,民国《霸县新志》卷六《灾异》。

② 光绪《续永清县志》卷一三《杂志》。

③ 光绪《定兴县志》卷一九《大事志·灾祥》。《定兴县志》,方志出版社1997年版。

④ 光绪《唐县志》卷一一《杂稽志·祥异》。

⑤ 《唐县志》,河北人民出版社1999年版。

⑥ 同治《清苑县志》卷一《祥异》,民国《清苑县志》卷六《大事记》,民国《重订清苑县志》卷一〇《志余·灾祥表》。

⑦ 光绪《望都县新志》卷七《祥异》。

⑧ 光绪《续修新城县志》卷一〇《祥异》。

⑨ 民国《重修新城县志》卷四《方舆志四·灾祥》。

⑩ 光绪《容城县志》卷八《灾异志》,民国《容城县志》卷八《灾异志》。

⑪ 光绪《蠡县志》卷八《灾祥志》。

⑫ 光绪《重修曲阳县志》卷五《灾异记第二》。

⑬ 《曲阳县志》,新华出版社1998年版。

⑭ 光绪《永平府志》卷三一《封域志十三·纪事下》,民国《卢龙县志》卷二三《故事志·史事》。

⑮ 民国《滦县志》卷一六《故事志上》。

⑯ 《滦县卫生志》,天津市人民出版社1999年版。

⑰ 《清史稿》卷四〇《灾异志一》。光绪《抚宁县志》卷三《前事》。

⑱ 《抚宁县志》,河北人民出版社1990年版。

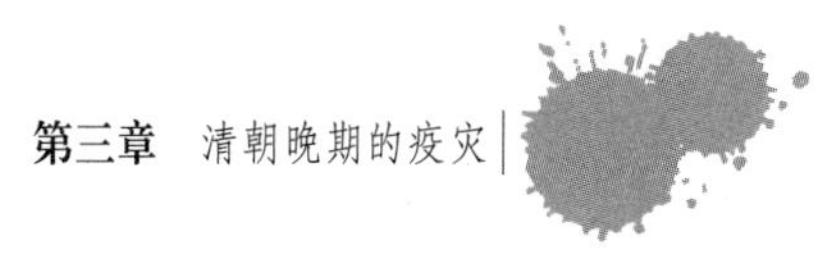

临榆县 夏大疫①。

昌黎县 春二月,大风昼晦,是年疫②。

乐亭县 夏五月至秋八月,瘟疫盛行,朝染暮死,九月间始息③。五至八月,瘟疫盛行,九月始息④。

栾城县 秋七月二十三日夜,彗星出西北方,丙申众星西南流。八月疫气流行,中者多死⑤。

遵化州(今遵化市) 秋疫,人多患痧症转筋霍乱,啖瓜茄辄死,村民祷送瘟神⑥。秋,霍乱流行,患者多死亡。村民由于迷信神佛,烧香祈祷送瘟神⑦。

怀安县 秋疫⑧。

西宁县(今阳原县) 七月疫⑨。

蔚 州(今蔚县) 七月大疫⑩。

广昌县(今涞源县) 七月疫⑪。七月,疫病流行⑫。

清河县 夏旱,大疫⑬。多瘟病⑭。

巨鹿县 大疫,死者甚众⑮。

盐山县 六月、七月大疫,伤人无算⑯。

南皮县 六月大疫流行,伤人无算⑰。

---

① 光绪《临榆县志》卷九《纪事》,民国《临榆县志》卷八《舆地编四·记事》。

② 同治《昌黎县志》卷一《天文志·祥异》,民国《昌黎县志》卷一二《大事记》。

③ 光绪《乐亭县志》卷三《地理志下·记事》。

④ 《乐亭县志》,中国大百科全书出版社 1994 年版。

⑤ 《栾城县志》卷三《世纪志·祥异》。

⑥ 光绪《遵化通志》卷五九《事纪略》。

⑦ 《遵化县志》,河北人民出版社 1990 年版。

⑧ 光绪《怀安县志》卷三《食货志·灾祥》,民国《怀安县志》卷一〇《志余·大事纪》。

⑨ 民国《阳原县志》卷一六《前事·天灾》,同治《西宁新志》卷一《星度志·灾祥》。

⑩ 光绪《蔚州志》卷一八《大事纪》。

⑪ 光绪《广昌县志》卷一一《前事录·灾沴》。

⑫ 《涞源县志》,新华出版社 1998 年版。

⑬ 光绪《广平府志》卷三三《前事三·灾异》。

⑭ 同治《清河县志》卷五《灾异》,光绪《清河县志》卷五《灾异》,民国《清河县志》卷一七《杂志·祥异表》。

⑮ 光绪《巨鹿县志》卷七《事异志·灾异》。《巨鹿县志》,文化艺术出版社 1994 年版。

⑯ 同治《盐山县志》卷五《风土志·祥异》,民国《盐山新志》卷一九《故实略·灾异表》。《盐山县志》,南开大学出版社 1991 年版。

⑰ 光绪《南皮县志》卷五《风土志·祥异》,民国《南皮县志》卷一四《故实志下·祥异》。

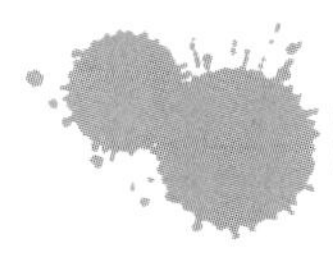

大城县　六月、七月大疫,伤人无算①。

肃宁县　六月、七月,霍乱大流行,死者无数②。

青　县　亢旱,六月、七月大疫③。

交河县(今泊头市)　六月、七月大疫④。

东光县　六月、七月大疫⑤。

献　县　大疫⑥。

景　州(今景县)　六月、七月大疫⑦。

宁晋县　大疫⑧。春大旱,大疫⑨。

灵寿县　七月大疫,木佛村尤甚⑩。

正定县　夏大疫⑪。夏,正定府大疫⑫。

栾城县　八月疫气流行,中者多死⑬。

枣强县　春夏多大风蔽日,六月大疫⑭。六月,瘟疫大流行⑮。

获鹿县(今鹿泉市)　夏秋大疫,伤人无算⑯。

任　县　瘟疫,死人尤甚⑰。

山东省

今《山东省卫生志》载:"1862年(清同治元年),博山大疫,南博山一带村民死亡百余人;6月,东平、日照大疫;秋,宁津、临朐、登州府大疫;9月,泰安大疫。"⑱按:出自《清史稿》,遗漏甚多,且将"南博山一村死者百余人"误为"南博山一带村民死亡百

① 光绪《大城县志》卷一〇《灾异》。
② 《肃宁县志》,方志出版社1999年版。
③ 民国《青县志》卷一三《祥异》。
④ 民国《交河县志》卷一〇《杂稽志·祥异》。
⑤ 光绪《东光县志》卷一一《祥异》。
⑥ 民国《献县志》卷一九《故实志》。
⑦ 民国《景县志》卷一四《故实志·史事》。
⑧ 民国《宁晋县志》卷一《封域志·灾祥》。
⑨ 《宁晋县志》,中华书局1999年版。
⑩ 同治《灵寿县志》卷三《灾祥志》。
⑪ 光绪《正定县志》卷八《灾祥》。
⑫ 《石家庄地区卫生志》,河北人民出版社1990年版。
⑬ 同治《栾城县志》卷三《世纪志·祥异》。
⑭ 同治《枣强县志补正》卷四《杂记》,民国《枣强县志料》卷八《灾异》。
⑮ 《枣强县志》,文化艺术出版社1994年版。
⑯ 光绪《获鹿县志》卷五《世纪志·灾祥》。
⑰ 《任县志》,中华书局2000年版。
⑱ 《山东省卫生志》,山东人民出版社1992年版。

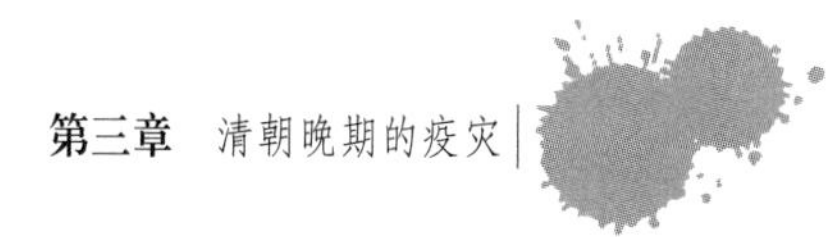

余人”，其意大相径庭。

历城县（今济南市）　夏疫[①]。夏，境内发生瘟疫[②]。

齐河县　夏疫[③]。

济阳县　六月瘟疫大作，人死几半，民间讹以七月初一日作新年[④]。瘟疫再次流行，县内死人无数[⑤]。

德平县（今并入临邑县）　大疫[⑥]。

陵　县　陵县、德平瘟疫流行[⑦]。陵县、临邑、济阳、庆云、德州大疫，死亡甚众[⑧]。

德　州（今德州市）　大疫[⑨]。

宁津县　大雨水，六月、七月间大疫[⑩]。

莘　县　秋大疫[⑪]。

滋阳县（今兖州市）　秋大疫[⑫]。

日照县（今日照市）　六月大疫[⑬]。瘟疫流行[⑭]。

费　县　九月大疫，民多死亡[⑮]。6月，飞蝗遍野，庄稼受害严重。10月，疫病流行，死多人[⑯]。

新城县（今桓台县）　夏蝗，疫[⑰]。

莱芜县（今莱芜市）　八月大疫[⑱]。

---

① 民国《续修历城县志》卷一《总纪》。

② 《历城县志》，济南出版社1990年版。

③ 民国《齐河县志》卷首《大事纪》。

④ 民国《济阳县志》卷二〇《轶事志·祥异》。

⑤ 《济阳县志》，济南出版社1994年版。

⑥ 光绪《德平县志》卷一〇《祥异志·灾祥》。

⑦ 《陵县志》，1986年。

⑧ 《德州地区卫生志》，天津科学技术出版社1991年版。

⑨ 民国《德县志》卷二《纪事》。

⑩ 光绪《宁津县志》卷一一《杂稽志上·祥异》。

⑪ 《清史稿》卷四〇《灾异志》。

⑫ 光绪《滋阳县志》卷六《灾祥志》。

⑬ 《清史稿》卷四〇《灾异志一》。光绪《日照县志》卷七《考鉴志·祥异》。

⑭ 《日照市志》，齐鲁书社1994年版。

⑮ 光绪《费县志》卷一六《祥异》。

⑯ 《费县志》，中国广播电视出版社1992年版。

⑰ 民国《重修新城县志》卷四《方舆志四·灾祥》。

⑱ 民国《莱芜县志》卷二二《大事记》，民国《续修莱芜县志》卷三《舆地志·灾祥》。《莱芜卫生志》，2004年。

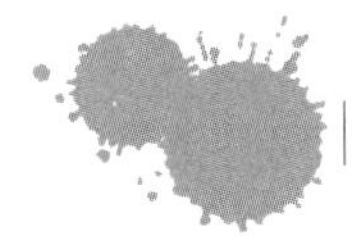

莱阳县(今莱阳市) 春大疫,秋七月又大疫,死者无算[①]。

乐安县(今广饶县) 夏大疫[②]。

即墨县(今即墨市) 秋大疫[③]。秋,县内传染病大流行[④]。秋,瘟疫流行[⑤]。

潍 县(今潍坊市) 夏六月蝗,秋八月大疫[⑥]。

昌邑县(今昌邑市) 六月蝗灾,天寒,八月大疫[⑦]。

掖 县(今莱州市) 夏秋大疫,死者甚众[⑧]。夏秋间,全县瘟疫大流行,死亡人数甚多[⑨]。

益都县(今青州市) 夏蝗灾,秋七月疫[⑩]。

诸城县(今诸城市) 春正月雷,雪,大旱,疫。夏六月飞蝗蔽日,秋七月彗星见,八月大疫,伤人甚多[⑪]。八月,瘟疫大流行,死人无算[⑫]。秋,诸城瘟疫流行[⑬]。

安丘县(今安丘市) 夏无麦,六月、七月大蝗,大疫[⑭]。

昌乐县 六月蝗,八月大疫[⑮]。

博山县(今淄博市博山区) 大疫,南博山一村死者百余人[⑯]。

临朐县 夏五月蝗,八月大疫[⑰]。

登州府(治蓬莱县,今蓬莱市) 七月各属大疫,死者无算,半月始止[⑱]。登州各县春大疫,秋又大疫,死人无算[⑲]。

---

① 民国《莱阳县志》卷首《大事记》。《莱西市卫生志》,2003年。

② 民国《乐安县志》卷一三《杂志·灾祥》,民国《续修广饶县志》卷二六《杂志·通纪》。

③ 同治《即墨县志》卷一一《大事志·灾祥》。

④ 《即墨县卫生志》,1987年。

⑤ 《即墨县志》,新华出版社1991年版。

⑥ 民国《潍县志稿》卷三《通纪二》。

⑦ 光绪《昌邑县续志》卷七《祥异》。《昌邑县卫生志》,1986年。

⑧ 光绪《三续掖县志》卷三《祥异》。

⑨ 《莱州市志》,齐鲁书社1996年版。

⑩ 光绪《益都县图志》卷六《大事志下》。

⑪ 光绪《增修诸城县续志》卷一《总纪》。

⑫ 《诸城市卫生志》,中州古籍出版社2010年版。

⑬ 《潍坊市卫生志》,1989年。

⑭ 民国《续安丘新志》卷一《总纪》。

⑮ 民国《昌乐县续志》卷一《总纪》。

⑯ 民国《续修博山县志》卷一《大事记·祥异》。《淄博市卫生志》,1997年。《博山区卫生志》,2005年。

⑰ 《清史稿》卷四〇《灾异志一》。光绪《临朐县志》卷一〇《大事表》。

⑱ 《清史稿》卷四〇《灾异志一》。光绪《增修登州府志》卷二三《祥孽》。

⑲ 《烟台卫生志》,1987年。《荣成市志》,齐鲁书社1999年版。

蓬莱县(今蓬莱市)　七月大雨连绵,河水泛滥,大疫,死者无算①。

宁海州(今烟台市牟平区)　七月、八月大疫②。

文登县(今文登市)　秋,疠疫大作,民多死亡③。

黄　县(今龙口市)　七月霍乱病大作,死者无算④。

福山县(今烟台市福山区)　七月大疫,死者无算,半月始止⑤。

惠民县　夏大疫⑥。六月,海丰、阳信、惠民瘟疫大作,人死几半⑦。夏,瘟疫发生⑧。

沾化县　六月,疠疫盛行⑨。

阳信县　六月瘟疫大作,人死几半,民间讹以七月初一日作新年⑩。

海丰县(今无棣县)　夏六月疫疠大行,死者无算⑪。

利津县　夏六月大疫⑫。

庆云县　六月、七月大疫,人死无算⑬。

商河县　夏秋间大疫⑭。

蒲台县(今并入博兴县)　六月瘟疫大作,死者枕藉⑮。

滨　州(今滨州市)　土匪翟成吉等托言治疫,惑众敛钱,招集亡命数百人,自号寨主⑯。

平邑县　饥荒严重,气候异常,2 月黄雾四塞,5 月飞蝗遍野,禾稼被吃净。冬暖如春,水不结冰,天保山兵端火出,9 月疫病流行,家家有僵尸之痛,户户有号泣之

① 光绪《蓬莱县续志》卷一《天文志・灾祥》。

② 同治《宁海州志》卷一《天文志・祥异》,民国《牟平县志》卷一〇《文献志四・通纪》。《牟平县志》,科学普及出版社 1991 年版。

③ 光绪《文登县志》卷一四《灾异》。

④ 同治《黄县志》卷五《祥异志》。

⑤ 民国《福山县志稿》卷八《灾祥》。

⑥ 光绪《惠民县志》卷一七《五行志・祥异》。

⑦ 《惠民地区卫生志》,天津科学技术出版社 1992 年版。

⑧ 《惠民县志》,齐鲁书社 1997 年版。

⑨ 光绪《沾化县志》卷四《记事》,民国《沾化县志》卷七《大事记》、卷一四《祥异志》。

⑩ 民国《阳信县志》卷二《祥异志》。

⑪ 民国《无棣县志》卷一六《祥异志》。

⑫ 光绪《利津县志》卷一〇《杂志・祥异》。

⑬ 民国《庆云县志》卷三《风土志・灾异》。

⑭ 民国《重修商河县志》卷首《大事记》。

⑮ 光绪《重修蒲台县志・灾异》。

⑯ 《清穆宗实录》卷四一,“同治元年闰八月”。

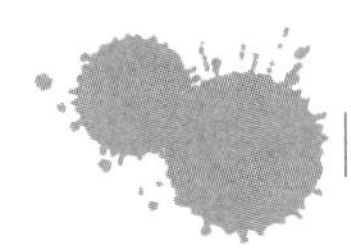

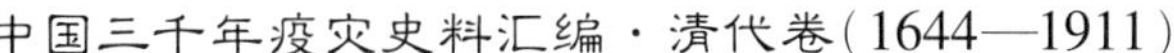

哀[①]。

临邑县　发生大的疫病流行[②]。

博兴县　夏,博兴疫病流行[③]。

河南省

正阳县　正月、二月多火灾,难民千余家,栖身草地风雨霜露中,兼受惊骇愁苦,至三月间,瘟疫大行,被传染者大半,死伤颇多,直至七月间,疫气渐消[④]。

陕　州(今陕县)　六月蝗,星陨,七月蝻,八月大疫[⑤]。

孟　县(今孟州市)　大疫,死人无算[⑥]。

永宁县(今洛宁县)　大疫[⑦]。

山西省

夏　县　蝗伤稼,瘟疫作[⑧]。蝗虫大作,瘟疫流行[⑨]。

安邑县(今运城市盐湖区)　飞蝗,疫疠作[⑩]。

虞乡县(今并入永济市)　六月旱,飞蝗害稼。七月十五夜,星陨如雨,大疫,死甚众[⑪]。虞乡(今永济)蝗食禾稼,并大疫,死者甚众[⑫]。

猗氏县(今并入临猗县)　六月飞蝗蔽日,食禾殆尽,七月星陨如雨,民病瘟疫[⑬]。正月雨土,二月大风,陨霜杀稼尽枯,大雨麦复生。六月蝗,食禾尽。七月瘟,星陨如雨[⑭]。

天镇县　七月大疫[⑮]。

灵丘县　大疫[⑯]。

---

① 《平邑县卫生志》,1991 年。
② 《临邑县卫生志》,2005 年。
③ 《惠民地区卫生志》,天津科学技术出版社 1992 年版。
④ 民国《正阳县志》卷三《大事记》。
⑤ 光绪《陕州直隶州志》卷一《舆地·祥异》,民国《陕县志》卷一《大事纪》。
⑥ 民国《孟县志》卷一〇《杂记·祥异》。
⑦ 《陕县卫生志》第九篇《大事记》。
⑧ 光绪《夏县志》卷五《灾祥志》。
⑨ 《夏县志》,人民出版社 1998 年版。
⑩ 《安邑县志》,山西人民出版社 1991 年版。
⑪ 光绪《虞乡县志》卷一《地舆志·祥异》,民国《虞乡县新志》卷一〇《旧闻考·祥异》。
⑫ 《运城市卫生志》,2008 年。
⑬ 同治《续猗氏县志》卷四《祥异》。
⑭ 《临猗县志》,海潮出版社 1993 年版。
⑮ 光绪《天镇县志》卷四《大事记》。《天镇县志》,山西教育出版社 1997 年版。
⑯ 光绪《灵丘县补志》卷六《武备志·灾祥》。

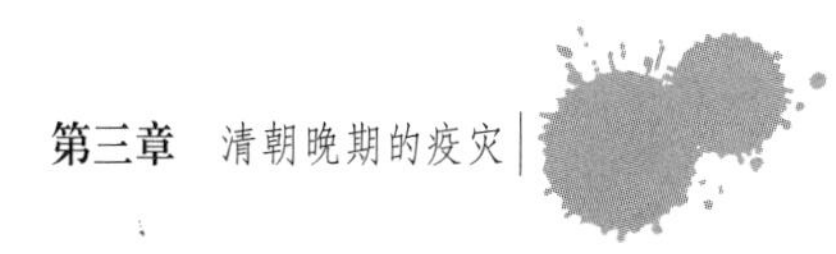

广灵县　七月大疫[①]。

浑源州(今浑源县)　秋大疫,死者多人[②]。七月十五日夜,星陨如雨。秋大疫,死者众[③]。

乐平县(今昔阳县)　有五色蝶大如掌,群飞蔽日,是年疟疠盛行,死者无算[④]。疟疾盛行,死者不计其数[⑤]。

平定州(今平定县)　有五色蝶大如掌,群飞蔽日,秋疫疠盛行[⑥]。

寿阳县　夏,瘟疫大作,至秋七月乃渐止,病死者无算。验其形,证印医经所谓转筋霍乱也[⑦]。

代　州(今代县)　七月疫[⑧]。

徐沟县(今并入清徐县)　正月初六日,雨黄土如雪,自辰至午乃止,是年疫大作[⑨]。

太平县(今并入襄汾县)　夏疫,秋八月,蝗生[⑩]。

襄陵县(今并入襄汾县)　大疫,医书名"乌鸦翻"[⑪]。

陕西省

米脂县　(子洲县)石灰峪、四旗里一带瘟疫流行[⑫]。按:是时尚无子洲县,1944年划米脂、绥德、横山、清涧4县交接之地置县。石灰峪原属米脂县。

三原县　(正月)值省城贼氛日紧,粮道不通,瑛棨、穆腾阿奏请饬雷正绾进省,雷正绾适患时疫,奉旨在三原加意调摄[⑬]。"秋冬至明年大疫,伤人无算。"[⑭]

泾阳县　雷正绾自奉旨援凤后,军士疾疫大作。泾源士民以由泾入渭,直至咸阳河口,贼巢林立,攀留甚力,不得进[⑮]。按:"泾源"乃"泾阳"之误,从下文"由泾入渭,

---

① 光绪《广灵县补志》卷一《方域志·灾祥》。《广灵县志》,人民出版社1993年版。
② 光绪《浑源州续志》卷二《祥异》。
③ 《浑源县卫生志》,1988年。
④ 民国《昔阳县志》卷一《祥异》。
⑤ 《昔阳县志》,中华书局1999年版。
⑥ 光绪《平定州志》卷五《食货志·祥异》。
⑦ 光绪《寿阳县志》卷一三《杂志·祥异》。
⑧ 光绪《代州志》卷一二《大事记》。
⑨ 光绪《清源乡志》卷一六《祥异》。
⑩ 光绪《太平县志》卷一四《杂类志·祥异》。
⑪ 《襄汾县志》,天津古籍出版社1991年版。
⑫ 《子洲县志》,陕西人民教育出版社1993年版。
⑬ 〔清〕易孔昭《平定关陇纪略》卷一,引自白寿彝编《回民起义》(三),第269页。
⑭ 光绪《三原县新志》卷八《杂记第八·灾异》。
⑮ 〔清〕余澍畴《秦陇回务纪略》卷四,引自白寿彝编《回民起义》(四),第235页。

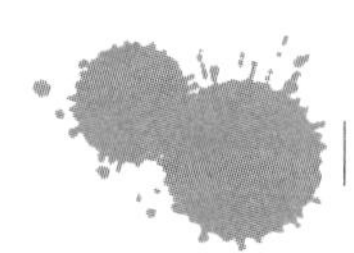

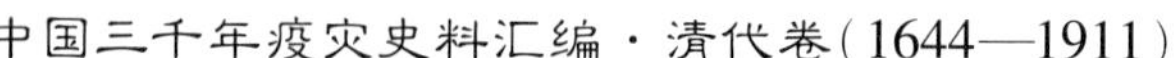

直至咸阳河口”可知。

大荔县　王阁邨为古沙苑地,沙土轻扬,人马不能开目,而贼尸腐变,毒流净水,所部多南勇,不惯麦食,时疫大作,十病四五,多隆阿亲为和药食士,每食必撤珍膳与之[①]。贼尸腐变,毒流井水,味苦气浊,汲之辄痢泄,兼所部多南勇,不惯麦食,继以亢阳薰燎,时疫大作,十病四五,公(多隆阿)日夕焦灼,亲为和药医调,广市芒屦,以布帛束两足,始能投步。每食必撤珍膳,以与同甘苦。渴则饮寒卤泉,饥则嗜冷胡饼,积久腹泻疥生,憋不能乘,暂息战休养[②]。

华　州(今华县)　七月十五日,星陨如雨,有蝗,大疫[③]。大疫[④]。

醴泉县(今礼泉县)　(五月)二十六日,自城围后,逃难人民不得入城者俱栖于城壕侧。露天湿暑,秽气熏蒸,多生疾病,老弱死者无数[⑤]。(六月)十日,李万春带兵出东关剿回获胜。是役,回死伤逃亡者不计其数。夺马二匹,抬炮二尊,生擒者俱戮于城门北墙下。时方炎暑,臭气袭人,于是疫疠大作,日有死亡[⑥]。

鄠　县(今户县)　予闻诸长老言:同治初元以至六年,前后五六年间,盗贼纵横,满山蔽野。发匪则谢大脚、曹沛时等,回则马二元、马化龙等。倏忽剽掠,来去如风,吾民之死于水火及毙于锋刃者不可胜数。即逃难县城,幸而不与贼遇,又往往死于疫焉。其转徙流离之余,乱定归乡而庐舍荡然,鞠为茂草,蓬蒿没人矣!百家之村求其父母俱存、兄弟妻子无故者,无二三焉,不可谓非空前之浩劫也,呜呼!岂非天哉![⑦]

凤翔县　城闭日久,秽气薰蒸,自夏徂秋,疫疠大作,百姓死亡过半,甚有全家无一得生者。兵燹未已,加以天灾,亦劫数也[⑧]。

安徽省

夏,旱蝗,全省瘟疫流行。闰八月,曾国藩奏称:“大江南岸各军,疾疫盛行……近日秋风已深,而疫病未息。宁国所属境内最盛,金陵次之,徽州、衢州次之,水师及上海、芜湖各军,亦皆疫疠繁兴。”[⑨]同治十一年,两江总督何某《前故大学士曾国藩事迹

---

① 〔清〕杨毓秀《平回志》卷一《志陕西上第一》,引自白寿彝编《回民起义》(三),第68页。

② 〔清〕雷正绾《多忠勇公勤劳录》卷四,引自白寿彝编《回民起义》(四),第292页。

③ 〔清〕刘东野:《壬戌华州回变记》,《近代史资料》总13号,第69页。光绪《三续华州志》卷四《省鉴志》。

④ 《华县志》,陕西人民出版社1992年版。

⑤ 民国《续修醴泉县志稿》卷一一《兵事志》。

⑥ 民国《续修醴泉县志稿》卷一一《兵事志》。

⑦ 民国《重修鄠县志》卷九《纪事》。

⑧ 〔清〕张兆栋《守岐纪事》,引自白寿彝编《回民起义》(四),第280页。

⑨ 曾国藩《曾文正公全集·奏稿》卷三。

折子》称：曾国藩镇压太平军"乃攻剿两利，而疾疫流行，上至芜湖，下至上海，无营不病，不但守垒无人，干炊无夫，杨岳斌、曾国荃、鲍超诸统将各抱重病，昔之劲兵，胥变孱卒"[①]。

庐江县　春饥疫，米如珠贵，道殣相望[②]。春，饥疫严重，米贵如珠，路旁死人枕藉，豺虎入城吃人[③]。

和　州（今和县）　大疫，蝗不伤苗[④]。

广德州（今广德县）　大疫。先是州民在贼中，困苦流离，死者过半，至是又病疫，五月至八月积尸满野，伤亡殆尽[⑤]。七月以后，大疫遍作，湘军士卒十亡四五，疾疫物故万有余人，良将循吏折损孔多[⑥]。庚申（咸丰十年）至甲子（同治三年）五年中，民不得耕种，粮绝，人相食，而瘟疫又起，尸体枕藉，道路荆榛，几数十里无人烟[⑦]。

宁国府（治宣城县，今宣城市）　五月瘟疫流行，全境死亡枕藉，至无人掩埋。程子山《劫后余生录》云："据乡老言，宁民死于锋镝者十之三，死于瘟疫者十之七，散于四方来归者不及十之一。"[⑧]驻扎在徽州、宁国府的刘松山部队也是"大疫，士卒多病"[⑨]。湘军将领甘晋在八月间致曾国藩信中报告湘军占领宁国后情形："惟我军自克宁郡后，暑疫大作，疾殁者十之二三，患病者十之三四，其能出队者不及四成。宁郡初克，遗民、降贼不下二万人，商贾及居民入城者数千人，两月以来，兵民疫死二三万人。行路者面带病容，十居八九。城内外五六里，臭腐不可堪忍。沿路尚有尸骸，有旋埋而掩埋之人旋毙者。城河三里许，漂尸蛆生，或附船唇而上，城中之井及近城河水，臭浊至不可食，食之者辄病。"[⑩]曾国藩在家书中亦称："宁国各属军民死亡相继，道殣相望，河中积尸生虫，往往缘船而上，河水及井水相不可食。其有力者，用舟载水于数百里之外。臭秽之气中人，十病八九。诚宇宙之大劫，军行之奇苦也。"[⑪]

---

① "五月初十日京报全录"，《申报》1872年7月4日，第3版。

② 光绪《庐江县志》卷一六《杂类·祥异》。

③ 《庐江县志》，社会科学文献出版社1993年版。

④ 光绪《直隶和州志》卷三七《祥异》。

⑤ 光绪《广德州志》卷五八《杂志·祥异》，民国《广德县志稿》卷五八《杂志·祥异》。

⑥ 《曾国藩未刊往来函稿》，第131、132页。

⑦ 光绪《广德州志》卷十六《田赋志·户口》。

⑧ 民国《宁国县志》卷一四《杂志·灾异》。

⑨ 《清史稿》卷四〇九《刘松山传》。

⑩ 《太平天国史料丛编简辑》，第6册，第220页，转引自李文海等编《近代中国灾荒纪年》，第230页。

⑪ 《曾国藩全集·家书》（二），第856页。

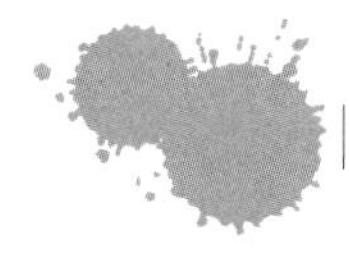

宁国县(今宁国市)　五月,瘟疫流行,死亡枕藉,无人掩埋,十室九空①。

歙　县　大疫,全县人口益减。先年腊月大雪,平地深五尺许。时大乱未已,饥寒交迫,死者甚众②。

石埭县(今石台县)　闰八月,疫疾盛行,死亡枕藉③。

太平县(今黄山市)　夏疫④。瘟疫流行,曹五星施棺送药,虽费不吝⑤。八月、九月间,清兵及民众染疫,大批死亡。鲍超兵营患者万余,日死数十人⑥。

休宁县　八、九月间,清兵及民众染病,大批死亡。鲍超兵营患者万余,日死数十人⑦。

建平县(今郎溪县)　5—8 月,瘟疫流行,加上战乱,积尸遍野,伤亡殆尽⑧。

绩溪县　大疫流行,人口死亡甚众⑨。

江苏省

金　陵(即南京城)　夏四月,湘军围南京,城中乏食,太平军死者甚众。五月曾国荃率水陆各军进逼金陵,驻军雨花台,贼众围营,坚守四十六日,力战解围,时寇难方深,民间宿麦为贼掠,大饥且疫。⑩ 七月、八月及闰八月之间,湘军江北、江南各营均大疫,曾国荃、张运兰、朱品隆、唐义训各军,皆疾疫大作。如江北曾国荃各营军中病疫者多,附近居民染疫亦不少;大江南岸各军,疾疫盛行,死亡相继,将士摧折⑪。秋八月,江南大疫,南京军中尤甚,士卒病者半,死者山积,营哨官无不病者,惟统帅曾国荃日夜拊循,独无恙⑫。"金陵围师亦苦疠疫。闰八月,疾犹未已,军士互传染,死者山

① 《宁国县志》,生活·读书·新知三联书店 1997 年版。

② 民国《歙县志》卷一六《杂记·祥异》。《歙县志》,黄山书社 2010 年版。

③ 民国《石埭备志汇编》卷一《大事记稿》。

④ 光绪《太平县志》卷一四《杂类志·祥异》。

⑤ 民国《太平县志稿·人物》(不分卷)。

⑥ 《黄山市志》,黄山书社 2010 年版。

⑦ 《休宁县大事记》,1995 年。

⑧ 《郎溪县志》,方志出版社 1998 年版。

⑨ 《绩溪县志》,黄山书社 1998 年版。

⑩ 光绪《溧水县志》卷一〇《武备志·兵事》。

⑪ 《清穆宗实录》卷三九、卷四〇、卷四一,"同治元年壬戌闰八月";《清穆宗实录》卷四二、卷四三,"同治元年壬戌九月";《清穆宗实录》卷四六,"同治元年壬戌十月";《清穆宗实录》卷五一,"同治元年壬戌十二月"。

⑫ 《清史稿》卷四一三《曾国荃传》。同治《续纂江宁府志》卷一〇《大事表》,光绪《金陵通纪》卷四,民国《首都志》卷一六《历代大事表》。

积。”[①]曾国藩奏称：“曾国荃金陵营中，病者亦逾万数。”[②]闰八月，曾国藩奏称，江宁府疫灾之惨，仅次于宁国府[③]。同治命曾国藩“存问疫疾将士”[④]。数年后，曾国藩在《金陵湘军陆师昭忠祠记》中回忆当时情景云：“我军薄雨花台，未几，疾疫大行，兄病而弟染，朝笑而夕僵，十幕而五不常爨。一夫暴毙，数人送葬，比其反，而半殪于途。”[⑤]江南军营大疫[⑥]。

江浦县（今南京市浦口区）　夏五月，大疫，城乡多狼，食人无算[⑦]。五月，大疫，城乡多狼[⑧]。

溧水县　大疫，时寇乱方剧，民皆乏食，死者无算[⑨]。

句容县（今句容市）　大疫[⑩]。六月旱，七月，大江以南疫病流行，句容大疫，死者殆尽[⑪]。

吴　县（今苏州市）　夏秋之交，大瘟疫[⑫]。

常熟县（今常熟市）　夏秋以来，无家不病，病必数人，数人中必有一二莫救者。间有“子午痧”，朝发夕死，民间祀瘟神。索衣盈途，与咸丰五年相仿[⑬]。

吴江县（今吴江市）　时疫流行，日死数十人，名吊脚痧，无方可治，不过周时。上海更甚，乡间亦然[⑭]。

昆山县、新阳县（今昆山市）　八月十六后霪雨十昼夜，河水暴涨，斗米千钱，道殣相望，疠疫大行，有全家病殁者[⑮]。

---

① 〔清〕王定安《湘军记》，第123页。

② 〔清〕曾国藩《曾文正公全集·奏稿》卷三，第513页。

③ 〔清〕曾国藩《曾文正公全集·奏稿》卷三，第515页。

④ 《清史稿》卷二一《穆宗纪一》。

⑤ 〔清〕王定安《湘军记》，第123页。

⑥ 同治《续纂江宁府志》卷一〇《大事表》。

⑦ 光绪《江浦埤乘》卷三九《祥异》。《江浦县卫生志》，1990年。

⑧ 《江浦县志》，河海大学出版社1995年版。

⑨ 光绪《溧水县志》卷一《天文志·庶征》。《南京卫生志》，方志出版社1996年版。《溧水县卫生志》，1990年。

⑩ 光绪《续纂句容县志》卷一九上《祥异》。

⑪ 《句容市卫生志》，江苏人民出版社2009年版。

⑫ 〔清〕蓼村遁客《虎窟纪略》，见《太平天国史料专辑》，上海古籍出版社1979年版，第42页。

⑬ 〔清〕龚又村《自怡日记》卷二一，见《太平天国史料丛编简辑》第4册，中华书局1963年版，第453、465、466页。

⑭ 〔清〕倦圃野老《庚癸纪略》“七月初六”，见《太平天国资料》，科学出版社1959年版，第105页。

⑮ 光绪《昆新两县续修合志》卷五一《祥异》。

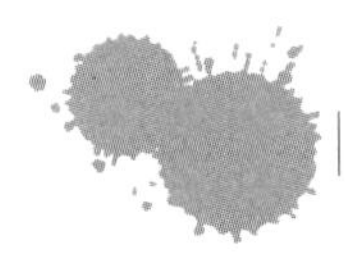

上海市

松江府（娄县、华亭二县附郭，今松江区）　夏五月大疫[①]。疫疠盛行之时，患病者日十数家，市椋为之一空。自七月、八月以来，城中时疫之外，兼以痢疾，十死八九。十室之中，仅一二家得免，甚至有一家连丧三四口者[②]。这是霍乱大流行[③]。

娄　县（今松江区）　夏五月大疫[④]。不仅城镇如此，乡间亦然，死者日以千计，道殣相望[⑤]。

上海县（今闵行区等）　夏五月大疫，乡间遍地皆尸，瘗埋无算[⑥]。上海同治元年之瘟，日死二三百人，甚至五六百人，死者无棺，尸横于街[⑦]。夏秋，吊脚痧流行[⑧]。七月、八月间，法租界鼠疫流行，居民患此症死亡者颇多。此为上海出现鼠疫之最早记载[⑨]。

太仓州（今太仓市）　时疫流行，名"子午痧"，朝发夕死。上海极重，渐延太仓境，常熟间亦有之[⑩]。

南汇县（今南汇区）　夏五月大疫，乡间遍地皆尸，瘗埋无算[⑪]。

川沙厅（今并入浦东新区）　夏五月大疫[⑫]。

嘉定县（今嘉定区）　五月大疫[⑬]。

金山县（今金山区）　夏秋之间大疫。所属张堰镇五月大疫[⑭]。

青浦县（今青浦区）　蒸里兵乱，田多不治，夏大疫[⑮]。

奉贤县（今奉贤区）　春正月三日木冰，是年大疫[⑯]。

---

① 光绪《松江府续志》卷三九《祥异》。

② 〔清〕姚济《小沧桑记》。

③ 范日新《上海市霍乱流行史略及其周期性》，《上海卫生》1947 年第 1 期，第 4 页。伍连德《中国霍乱流行史略及其古代疗法概况》，《同仁医学》1935 年第 4 期。

④ 光绪《娄县续志》卷一二《祥异志》，光绪五年刊本。

⑤ 〔清〕王士雄《随息居重订霍乱论·病情篇》，见《中国古代重大自然灾害和异常年表总集》，第 556 页。转引自李文海等编《近代中国灾荒纪年》，第 229 页。

⑥ 同治《上海县志》卷三〇《杂记·祥异》。

⑦ "却疫论"，《申报》1873 年 8 月 7 日，第 1 版。

⑧ "疠疫时行"，《申报》1876 年 2 月 26 日，第 2 版。

⑨ 《上海卫生志》，上海社会科学院出版社 1998 年版。

⑩ 〔清〕陆筠《漏网喁鱼集》"六月二十七日记"，第 72 页。

⑪ 民国《南汇县续志》卷二二《杂志·祥异》。

⑫ 光绪《川沙厅志》卷一四《杂记志·祥异》，民国《川沙县志》卷一《大事年表》。

⑬ 光绪《嘉定县志》卷五《赋役志下·机祥》。

⑭ 光绪《金山县志》卷一七《志余·祥异》，民国《重辑张堰志》卷一一《志祥异》。

⑮ 宣统《蒸里志略》卷一二《杂记·祥异》。

⑯ 光绪《重修奉贤县志》卷二〇《杂志·灾祥》。

宝山县(今宝山区)　同治初年,瘟疫盛行,仓猝即死,某邑[宝山县(今宝山区)]传染尤剧,民间各挂腰牌,如其在逢患发轻者,即可送回疗治,即或不幸亦易报信,不至误入路毙,实属法良意美①。

浙江省

嘉兴府(嘉兴、秀水二县附郭,今嘉兴市)　四月、五月间,嘉兴府城数万饥民汇聚,有吐泻等病,不及一昼夜即死,病重之区,十死八九,十室之中,仅一二家得免,甚至有家连丧三四口者②。

桐乡县(今桐乡市)　濮院镇春夏之交即有霍乱之症,到临近芒种时节,则沿门阖户,已成大疫③。霍乱流行④。

嘉善县　正月大寒,人多冻死,夏大疫⑤。

石门县(今并入桐乡市)　夏大疫⑥。

安吉县　安吉、孝丰两县夏荒,民食树皮青草,六月、七月间瘟疫,饿病死者甚多⑦。

孝丰县　六月、七月瘟疫,民遭兵戈者半,遭瘟疫者亦半⑧。

衢州府(治西安县,今衢州市)　疫疠大作,有全家八九口无一留者,衢属五县,龙游为甚,田地荒芜,所在皆是⑨。四月二十四日,左宗棠奏称:"臣军行所至,目睹灾民男妇露宿野处,道殣相望,有数日不得食者,有一家饿毙数口者。近夏疫气流行,十人九病,而浙之残黎,几于靡有孑遗矣。"闰八月,曾国藩称衢州之瘟疫仅次于宁国和金陵⑩。十二月,左宗棠营内为疾疫所苦,病弱物故者多⑪。

西安县(今衢州市)　夏大水,秋大疫,冬大寒⑫。

---

① "涉海刍言",《申报》1887年4月20日,第1版。

② 〔清〕沈梓《避寇日记》卷二,见《太平天国史料丛编简辑》第4册,第153页。

③ 〔清〕王士雄《随息居重订霍乱论》卷上,见《中国医学大成》第4册,第656页。

④ 《桐乡县志》,上海书店出版社1996年版。

⑤ 光绪《重修嘉善县志》卷三四《杂志上·祥眚》。《嘉善县志》,生活·读书·新知三联书店1995年版。

⑥ 光绪《石门县志》卷一一《杂类志·祥异》。

⑦ 《安吉县志》,浙江人民出版社1994年版。

⑧ 同治《孝丰县志》卷八《灾祥志》。

⑨ 民国《浙江续通志》卷四《大事记》。

⑩ 谢高潮《浅谈同治初年苏浙皖的疫灾》,《历史教学问题》1996年第2期。

⑪ 《清穆宗实录》卷五一,"同治元年壬戌十二月"。

⑫ 民国《衢县志》卷一《象纬志·五行》。

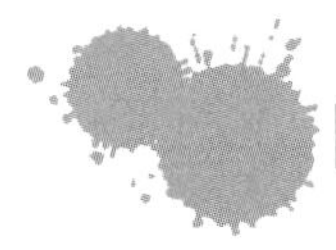

常山县　正月大疫[①]。

开化县　七月彗星见,疫作,民饥[②]。

龙游县　自四月至于八月大疫,日死数百人,十家九绝[③]。

绍　兴(会稽、山阴二县附郭,今绍兴市)　七月疫大作,加以穷饿,民死者益多[④]。

杭　州(治钱塘、仁和县)　夏秋疫[⑤]。

临安县(今临安市)　大兵之后,继以大疫,死亡枕藉,邑民几无孑遗[⑥]。

昌化县(今并入临安市)　夏秋疫,徙死相望于道,黎民几无孑遗[⑦]。

海宁州(今海宁市)　闰八月,太平军疮痍及瘟疫大发,死者无算[⑧]。

湖州府(乌程、归安二县附郭,今湖州市)　乌程、归安难民均病泻痢,秽气逼人,死者日二十余人[⑨]。

处州府(治丽水县,今丽水市)　夏间瘟疫,死者累累[⑩]。八月大疫[⑪]。

象山县　六月十九日大风雨,覆舟拔木坏庐舍,秋疫[⑫]。

江西省

安义县　春大寒,秋大疫,死者数千人[⑬]。正月,大雪,河水结冰,可人行。秋大疫,死者数千人[⑭]。

湖北省

江陵县(含今荆州市区、江陵县)　六月大疫[⑮]。黑虫啮麦,穗尽落,大疫,民多暴

---

① 《清史稿》卷四〇《灾异志一》。

② 光绪《开化县志》卷一四《通考志·祥异》。

③ 民国《龙游县志》卷一《通纪》。

④ 邹身城《太平天国史事拾零》,第156页,见李文海等编《近代中国灾荒纪年》,第231～232页。

⑤ 民国《杭州府志》卷八五《祥异四》。

⑥ 宣统《临安县志》卷一《祥异》。

⑦ 民国《昌化县志》卷一五《事类志·灾祥》。

⑧ 〔清〕冯氏《花溪日记》,见杨家骆主编《太平天国文献汇编》第6册,台湾鼎文书局1973年版,第707页。

⑨ 〔清〕沈梓《避寇日记》卷三,《太平天国史料丛编简辑》第4册,第169页。

⑩ 〔清〕赵钧《过来语》,《太平天国》(六),第707页。

⑪ 同治《丽水县志》卷一四《兵戎》,光绪《处州府志》卷二五《祥异志》,民国《丽水县志》卷一三《兵戎志·灾异》。

⑫ 民国十四年《象山县志》卷三〇《志异》。

⑬ 同治《安义县志》卷一六《杂类志·祥异》,同治《南康府志》卷二三《杂类志·祥异》。

⑭ 《安义县志》,南海出版公司1990年版。

⑮ 《清史稿》卷四〇《灾异志一》。

死[1]。

湖南省

武冈州（今武冈市） 同治壬戌，年饥岁疫，饿殍道路，惨不忍闻[2]。

四川省

什邡县（今什邡市） 烽烟少息，而瘟疫盛行。疫病初起，头如覆瓮，晕而不甚疼，身如疟而热渴[3]。

长宁县 七月、八月，霍乱、痢疾、天花等疫病流行，染病者往往全家死绝[4]。

贵州省

遵义县（今遵义市） 同治二年元旦，遵义"民多饮清散药，冀免疫症"[5]。按：据此推测，很可能同治元年（1862）秋冬有过疫灾流行。

天柱县 闰八月，清军镇压姜应芳起义撤退之后，该地即发大瘟，十死八九，非瘟病，即摆子，只见埋人[6]。

广东省

清远县（今清远市） 疫。是年秋，北江流域遭受飓风袭击，仅打捞出来的尸体就达八万余具。清远县也是覆舟坏屋，伤人无算，时人郭仲熙《壬戌风灾》诗有"连年疾疫愁眉攒"之句[7]。

恩平县（今恩平市） 疫。九月下旬，金鸡水等处的农民军饥寒交迫，死者无数，其屯太湖山大龙环之众，染疫死者，日数百人[8]。

茂名县（今高州市、茂名市茂南区） 暑热，多疠疫[9]。

电白县 春雨雪，三月、四月间为太平军和清军杀伐之战场，夏雨血，秋瘟疫大作[10]。

云南省

安宁州（今安宁市）、普洱县（今普洱市）、赵州（今大理市） 秋，安宁、普洱、赵

---

① 光绪《荆州府志》卷七六《祥异志》。

② 光绪《武冈州乡土志·户口》。

③ 《寒疫合编》卷四，转引自《什邡县志》，四川大学出版社1988年版。

④ 《长宁县志》，巴蜀书社1994年版。

⑤ 民国《续遵义府志》卷一三《祥异》。

⑥ 《姜应芳起义史料辑录》，见《近代史资料》总49号，第13页。

⑦ 民国《清远县志》卷三《县纪年下》。

⑧ 民国《恩平县志》卷一四《纪事二》。

⑨ 光绪《茂名县志》卷八《纪述志·兵事》。

⑩ 光绪《重修电白县志》卷二九《纪述五·前事纪》。

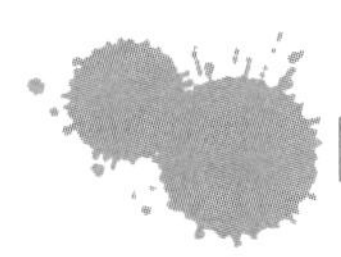
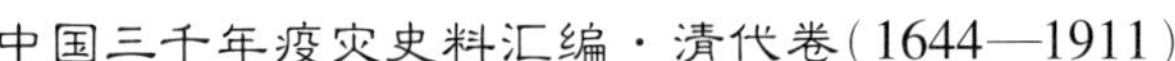

州,疫疠流行①。

宜良县　六月、七月、八月,大瘟疫,谷贱田荒②。

宁洱县、思茅厅(今普洱市思茅区)　疫疠流行③。

盐丰县(今并入大姚县)　夏初至冬月,民大疫④。

禄丰县　同治元年以后五六年间,瘟疫流行,人民死于瘟疫豺狼者十之七八矣⑤。

丽江府(治丽江县,今丽江市)　本城大疫,多死⑥。

永昌府(治保山县,今保山市)　四月大饥,人相食,死者枕藉,兼之瘟疫大行,尸骸遍地⑦。

大理县(即太和县,今大理市)、云南县(今祥云县)、镇南州(今南华县)、路南州(今石林县)　鼠疫流行⑧。

同治二年(1863)

北京市

延庆州(今延庆县)　六月大疫⑨。按:李玉尚《陕甘回民战争和捻军起义中的传染病类型考辨》一文(刊《昆明学院学报》2015年第2期)将史料出处误为光绪《延州府志》。经查,清代无延州府,只有延安府。

甘肃省

皋兰县(今兰州市)　夏六月瘟疫大行⑩。

合水县　大疫⑪。瘟疫流行,加上战乱,民众死亡外逃甚多,全县由6万多人口减至7000人⑫。

---

① 民国《新纂云南通志》卷一六一《荒政考三·灾疫附》。

② 光绪《云南通志》卷四《祥异下》,民国《宜良县志》卷一《天文志·祥异》。

③ 民国《新纂云南通志》卷一六一《荒政考三·灾疫附》,光绪《普洱府志稿》卷三《天文志三》。

④ 光绪《续修白盐井志》卷一一《祥异》,民国《盐丰县志》卷一二《杂类志·祥异》。

⑤ 民国《禄丰县志条目·天灾》。

⑥ 光绪《丽江府志》卷一《祥异》。

⑦ 白寿彝编《回民起义》(一),第18、19页。

⑧ 《南华县鼠疫流行史及流行因素调查报告》,1957年。《路南县鼠疫流行史及流行因素调查报告》,1957年。

⑨ 光绪《延庆州志》卷一二《杂稽志·祥异》。

⑩ 《清史稿》卷四〇《灾异志一》。光绪《重修皋兰县志》卷一四《灾异》,光绪《甘肃新通志》卷二《天文志·祥异》。《皋兰县志》,甘肃人民出版社1999年版。

⑪ 《合水县志》,甘肃文化出版社2007年版。

⑫ 《庆阳地区志》,1998年。

宁远县（今武山县）　遍地生黑虫，伤禾甚。七月，瘟疫盛行，泻黑水，人足趾后向，俗名转腿瘟[1]。

陕西省

自夏徂秋，疫疠大作，死亡甚多，至有全家无一生者。无论富贵贫贱，半死刀兵，半死疫疠，通省皆然[2]。

六月，清军统率多隆阿各营疫气更甚，不仅自己病尚未愈，各营将士患疫尤多[3]。多隆阿自上年督军入陕，所向克捷，复以偶婴疮疾，各营将士亦久劳多疫，以致省城及西路军情，多有未能兼顾。七月，多隆阿奏渭河南北两岸迭获大胜，现驻军三府里，逼近西安省城，穆宗闻之大喜[4]。

渭南县（今渭南市）　四月，渭南骆秉章军将士疫气仍重[5]。五月渭河溢，六月大疫[6]。瘟疫流行[7]。

临潼县（今西安市临潼区）　五月，清军迫近临潼，令拊循各营患疫士卒[8]。

大荔县　春，同州仓头镇一带清剿捻军的清军“将士多染疫”[9]。

富平县　瘟疫[10]。

蒲城县　疫，伤人无算[11]。

乾　县　瘟疫流行[12]。

蓝田县　二月大瘟，七月大疫[13]。

三原县　八月大疫[14]。

---

① 《武山县志》，陕西人民出版社2002年版。

② 《清通鉴》卷二二〇《清穆宗同治二年》。〔清〕余澎畴《秦陇回务纪略》，见白寿彝编《回民起义》（四），第244页。

③ 《清穆宗实录》卷六九，“同治二年癸亥六月”。

④ 《清穆宗实录》卷七三，“同治二年癸亥七月”。

⑤ 《清穆宗实录》卷六五，“同治二年癸亥四月”。

⑥ 光绪《新续渭南县志》卷一一《杂志·祲祥》。

⑦ 《渭南县志》，三秦出版社1987年版。

⑧ 《清穆宗实录》卷六八，“同治二年癸亥五月”。

⑨ 《清史稿》卷四〇九《多隆阿传》。

⑩ 《富平县志》，三秦出版社1994年版。

⑪ 光绪《蒲城县新志》卷一三《祥异》。

⑫ 光绪《乾州志稿》卷一《事录》。

⑬ 《清史稿》卷四〇《灾异志一》。光绪《蓝田县志》卷三《纪事沿革表》，民国《续修蓝田县志》卷三《纪事表》。《蓝田县志》，陕西人民出版社1994年版。

⑭ 《清史稿》卷四〇《灾异志一》。

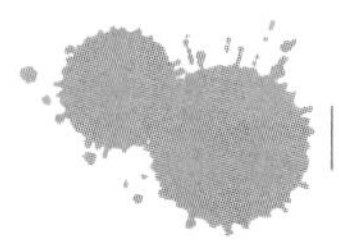

潼关厅(今潼关县)　时疫大作,十病四五①。

汧阳县(今千阳县)　秋七月,瘟疫盛行,死亡相继②。

汉中府(治南郑县,今汉中市)　七月,太平军围汉中,汉中瘟疫大作,汉中府、道,先后病死,城中唯都司、护总兵及南郑令,又不相能。疾疫起,死者日或至千人③。毛震寿奏:汉江南北两岸捻军蔓延,进兵之路须从北岸之十八里铺、东西文川,及南岸之油房街,西路之长寨三面夹击,方能应手,而现在兵力尚单,疾疫又重④。发逆扰汉,郡城瘟疫大作⑤。

南郑县(今汉中市)　四月以来,疫气大作,死亡相继,城内隙地皆掘堑窆枯骸⑥。四月,县内流行传染病,死亡相继,城内空地多埋有病尸⑦。

兴平县(今兴平市)　映桂避乱县城,以疫卒⑧。

白水县　瘟疫流行,死民甚多⑨。

商　州(含今商洛市、丹凤县)　兵燹后瘟疫大作,民多死者⑩。(丹凤县)战后瘟疫大作,症状上吐下泻不止。民多死者,不少绝户⑪。

山西省

虞乡县(今并入永济市)　二月陨霜伤麦,三月大疫,至八月止⑫。

岢岚州(今岢岚县)　夏大疫⑬。夏,瘟疫流行,居民染病,死者甚多⑭。

安邑县(今运城市)　运城大疫流行⑮。

河南省

淮宁县(今淮阳县)　蝗食麦,大疫⑯。

---

① 〔清〕雷正绾《多忠勇公勤劳录》,见白寿彝编《回民起义》(四),第292页。
② 《千阳县志》,陕西人民教育出版社1991年版。
③ 〔清〕王闿运《湘军志》,第141页。
④ 《清穆宗实录》卷七四,"同治二年癸亥七月"。
⑤ 光绪《沔县新志》卷三《乡贤》。
⑥ 民国《续修南郑县志》卷六《纪事志·事略》。
⑦ 《南郑县卫生志》,1987年。
⑧ 光绪《兴平县士女续志》卷三《列女传》。
⑨ 《白水县志》,西安地图出版社1989年版。
⑩ 《商洛地区卫生志》,陕西人民出版社1999年版。
⑪ 《丹凤县志》,陕西人民出版社1994年版。
⑫ 光绪《虞乡县志》卷一《地舆志·祥异》,民国《虞乡县新志》卷一〇《旧闻考·祥异》。
⑬ 光绪《岢岚州志》卷一〇《风土志·祥异》。
⑭ 《岢岚县志》,文化艺术出版社1990年版。
⑮ 《运城市卫生志》,2008年。
⑯ 民国《淮阳县志》卷二〇《杂志上·灾异》。

项城县(今项城市) 蝗食麦,大疫,死者无算①。

阌乡县(今并入灵宝市) 春陨霜杀麦,夏疫②。

山东省

费 县 三月雨雪,大疫③。

平邑县 气候骤变,2 月大风如注,长驱直入,七天七夜不停,3 月雨雪交加,气温骤降,是年大疫暴发,民死甚多,尸横遍野④。

江苏省

江阴县(今江阴市) 清军将士因为“冒暑征战,疫病甚多”⑤。

常熟县(今常熟市) 六月、七月间,瘟疫大作,病者半日即告不治,死亡甚多,至有全家无一生者⑥。

吴江县(今吴江市) 八月时疫流行,日死数十人,名“吊脚痧”,无方可治,不多周时。八月初六日,市上稍有贸易,人家亦渐迁回,各处时疫流行,死者甚多,然抬棂无人,诸物不备⑦。

新阳县(今昆山市) 信义镇,大乱初平,继以大疫,乡间无棺可售,尸骸枕藉⑧。

上海市

松江府(娄县、华亭二县附郭,今松江区) 春二月,城乡鬼啸,大疫⑨。

上海县(今闵行区等) 春二月大疫⑩。至六月中旬,死者二万余人⑪。夏秋,吊脚痧流行⑫。五六月间,痧疫(霍乱)流行。国人染疫死者甚多,外侨也有不少人死亡⑬。

---

① 民国《项城县志》卷三一《杂事志·详异》。

② 光绪《阌乡县志》卷末《祥异》,民国《新修阌乡县志》卷一《通纪》。

③ 光绪《费县志》卷一六《祥异》。

④ 《平邑县卫生志》,1991 年。

⑤ 《清穆宗实录》卷七二,“同治二年七月”。

⑥ 〔清〕佚名《庚申避难日记》,见《太平天国史料丛编简辑》第 4 册,第 561 页。谢高潮《浅谈同治初年苏浙皖的疫灾》,《历史教学问题》1996 年第 2 期。

⑦ 〔清〕倦圃野老《庚癸纪略》,见《太平天国资料》,科学出版社 1959 年版,第 112 页。谢高潮:《浅谈同治初年苏浙皖的疫灾》,《历史教学问题》1996 年第 2 期。

⑧ 宣统《信义志稿》卷一九《灾疫》。

⑨ 光绪《松江府续志》卷三九《祥异志》。

⑩ 同治《上海县志》卷三〇《杂记·祥异》。

⑪ 〔清〕沈梓《避寇日记》六月十六日,转引自《太平天国史料丛编简辑》第 4 册,第 294 页。

⑫ “疠疫时行”,《申报》1876 年 2 月 26 日,第 2 版。

⑬ 《上海卫生志》,上海社会科学院出版社 1998 年版。

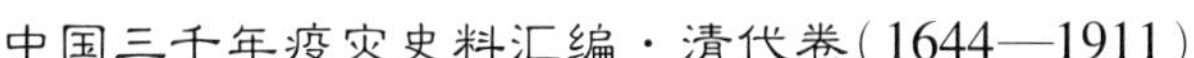

嘉定县(今嘉定区)　大疫。夏,河水生五色虫①。

娄　县(今松江区)、奉贤县(今奉贤区)、川沙厅(今川沙区)　春二月,城乡鬼啸,大疫②。

金山县(今金山区)　春二月,城乡鬼啸,大疫③。

南汇县(今南汇区)　春二月,城乡鬼啸,大疫④。

浙江省

六月,左宗棠奏浙师援江获胜,并陈军营疫气盛行,蒋益澧、刘典、魏喻义暨水师各营染患甚多,每营勉能出队者,不过三四成⑤。六月十六日,左宗棠奏称:浙江"五月以后,天气酷热异常,水泉干涸,禾苗多就枯槁,疫气盛行,各营弁勇病者过半,营哨各官有物故者,新募来浙勇丁染患尤甚"。七月,湘军鲍超自染暑疟,并军中疾疫大作,死亡相属⑥。

严州府(治建德市)、衢州府(治西安县,今衢州市)　九月,左宗棠奏称:严州六月疫疠繁兴,衢州相对较轻,但八月后衢州疫疠再起,城乡染疫者多。

秀水县(今嘉兴市)　濮院镇"至今年春季,濮院水即带咸,然时咸时淡,尚无害于田禾。至七月则竟咸矣,饮之者肚腹率作胀痛,遂有吐泻霍乱之病。八月为盛,不过周时便殒命。统濮院镇乡,每日辄毙数十人,他镇食咸水者,其致病亦与濮镇相若"⑦。

嘉兴县(今嘉兴市)　五月大疫。时天热亢旱,酷热,疫死甚速,患者不过半日即死,仅盛川镇经掩埋局收管的疫死者,三日间就有二百余,其他各镇的疫死者也每日有数人之多⑧。

孝丰县　疫疠盛行⑨。

杭州府(钱塘、仁和二县附郭,今杭州市)　合府大疫⑩。

杭州城、余杭县(今杭州市余杭区)　十月,进逼杭城、余杭之师,疫气尚未消除,

---

① 光绪《嘉定县志》卷五《赋役志下·禨祥》,上海书店1991年版。

② 光绪《川沙厅志》卷一四《杂记志·祥异》,民国《川沙县志》卷一《大事年表》。

③ 光绪《金山县志》卷一七《志余·祥异》。

④ 光绪《南汇县志》卷二二《杂志·祥异》。

⑤ 《清穆宗实录》卷七一,"同治二年癸亥六月"。

⑥ 《清穆宗实录》卷七二,"同治二年癸亥七月"。

⑦ 〔清〕沈梓《避寇日记》卷四,见《太平天国史料丛编简辑》第4册,第293页。

⑧ 〔清〕沈梓《避寇日记》卷四,见《太平天国史料丛编简辑》第4册,第293页。

⑨ 民国《孝丰志稿》卷首《大事记》。

⑩ 民国《杭州府志》卷八五《祥异四》。

营中将士及地方印委各员，物故者尚多。军士如此，百姓可知[1]。

富阳县（今富阳市）　大疫[2]。大疫，三年贼退，斗米千钱，大兵之后又值凶年，锋镝余生，几无噍类[3]。闽浙总督左宗棠指挥蒋益澧部清军进攻富阳之太平军，其时清军"仅万众人，皆病疫，宗棠亦患疟困惫"[4]。

海宁州（今海宁市）　自四月下旬以来，旱灾严重，七八月复遭潮灾，米价腾贵，络绎饿死，又遭时疫"吊脚痧"，亦伤无计[5]。

山阴县（今绍兴市）　二月，山阴淫雨，桑麦稻秧俱伤。夏旱，大疫[6]。夏，山阴旱，大疫[7]。

诸暨县（今诸暨市）　夏旱并大疫[8]。

镇海县（今宁波市镇海区）　秋疫[9]。

永康县（今永康市）　夏秋疫，染者多死[10]。

汤溪县（今金华市婺城区）　二月大饥，夏五月大疫。贼退后，流亡渐集，然无所得食，饿殍载途，旋复继以大疫，数口之家有死亡殆尽者[11]。

金华县（今金华市）　五月大疫，死亡枕藉，有全家死亡者[12]。

东阳县（今东阳市）　大疫[13]。

义乌县（今义乌市）　正月，百万太平军由汤溪奔本县，后败退诸暨，奔走七昼夜始尽。时城中署府已毁，民居亦多被焚，冻死饿死者不绝于道。至五六月间疫病盛行，死者尤众[14]。

兰溪县（今兰溪市）　夏大旱，饥民食草木，饿殍满途，复大疫，死亡枕藉[15]。

---

① 《清穆宗实录》卷八一，"同治二年癸亥十月"。

② 《富阳县志》，浙江人民出版社 1993 年版。

③ 光绪《富阳县志》卷一五《风土志·祥异》。《富阳县卫生志》，中国医药科技出版社 1991 年版。

④ 《清史稿》卷四一二《左宗棠传》。

⑤ 〔清〕冯氏《花溪日记》，见杨家骆主编《太平天国文献汇编》第 6 册，台北鼎文书局 1973 年版，第 716 页。

⑥ 《绍兴市卫生志》，上海科学技术出版社 1994 年版。

⑦ 《绍兴县卫生志》，浙江古籍出版社 1997 年版。

⑧ 光绪《诸暨县志》卷一八《灾异志》。

⑨ 民国《镇海县志》卷四三《祥异》。《宁波市北仑区卫生志》，上海辞书出版社 2007 年版。

⑩ 光绪《永康县志》卷一一《杂传志·祥异》。《永康县志》，浙江人民出版社 1991 年版。

⑪ 民国《汤溪县志》卷一《编年·清》。

⑫ 《金华县卫生志》，浙江人民出版社 1995 年版。

⑬ 《东阳市卫生志》，1992 年。

⑭ 《义乌县志·大事记》，浙江人民出版社 1987 年版。

⑮ 光绪《兰溪县志》卷八《杂志·祥异》。

浦江县　春夏间饥疫并作,死亡枕藉。是时兵退疫作,十病九死;又兼岁旱,饥民食草木树皮殆尽①。

开化县　大疫②。

江山县(今江山市)　六月,大疫饥③。江山大疫,延续至翌年,人口大减④。

分水县(今并入桐庐县)　大旱复大疫,饿殍满途,死亡枕藉⑤。

寿昌县(今并入建德市)　夏大旱,复大疫,死亡枕藉⑥。

安徽省

石埭县(今石台县)、太平县(今黄山市)　九月,进攻石、太等县的江忠义、席宝田各军疾疫流行⑦。

含山县　春大疫⑧。

南陵县　春荒,菜麦无收,人民病疫⑨。

歙　县　是年,徽州府被官军收复,歙县富川人思源堂“施药疫区,掩埋各属难骸”⑩。

建德县(今并入东至县)　秋大疫。民得痳足病,半日即死⑪。

蒙城县、临淮县(今凤阳县)　在蒙城、临淮的剿捻清军陆师染疫⑫。

江西省

彭泽县　县城房屋多被贼毁,杀戮尤甚,兼之瘟疫流行,死者无算⑬。

湖口县　流贼窜入文桥,民多逃亡殍死。秋大疫⑭。七月初,乡民遭瘟疫,疾病旋生,沿门传染,死于瘟疫者半数⑮。

---

① 光绪《浦江县志》卷一五《杂志·祥异》。

② 光绪《开化县志》卷一四《通考志·祥异》。

③ 《清史稿》卷四〇《灾异志一》。同治《江山县志》卷一二《拾遗志·祥异》。《江山市志》,浙江人民出版社1990年版。

④ 《衢州市卫生志》,上海交通大学出版社1997年版。

⑤ 光绪《分水县志》卷一〇《杂志·祥祲》。

⑥ 光绪《寿昌县志》卷一一《祥异》。

⑦ 《清穆宗实录》卷七九,“同治二年癸亥九月”。

⑧ 光绪《重修安徽通志》卷三四七《祥异》。《含山县志》,黄山书社1995年版,第10页。

⑨ 民国《南陵县志》卷四八《杂志·祥异》。

⑩ 同治《黟县三志》卷一《续纪事表》。

⑪ 宣统《建德县志》卷二〇《祥异》。《东至县志》,安徽人民出版社1991年版。

⑫ 《清穆宗实录》卷七三,“同治二年癸亥七月”。

⑬ 同治《彭泽县志》卷一八《祥异》。

⑭ 同治《湖口县志》卷一〇《杂汇志·祥异》。

⑮ 《湖口县志》,江西人民出版社1992年版。

鄱阳县　三月初四，发逆入寇西、中各乡，居民避贼逃窜，未及播种，米价腾贵，斗米至钱七百文，七月初旬，贼始退，被贼各村复疫，死亡相继，所存十不一二[1]。七月"被寇灾，各村大疫"[2]。

南城县　郡城被兵后，城乡大疫[3]。

新城县（今黎川县）　疫[4]。

湖南省

湘潭县（今湘潭市）　七月疫[5]。春，大水，七月，时疫流行[6]。

嘉禾县　七月瘟疫遍行，凡染症者，愈时而死，至九月始息[7]。县境大疫，死亡甚众[8]。

永绥厅（今花垣县）　大疫[9]。

保靖县　米贵，八月大疫[10]。

广东省

恩平县（今恩平市）　大疫。六月中旬，大隆洞一带农民军被平定，当时农民军被围两月之久，"饷源久竭，军无宿饱，又值炎天酷暑，疫疠交作，洞内僵尸横路，白骨蔽原，腥秽之气，熏天触地"[11]。

新宁县（今台山市）　土人与客民争战，同治二年十二月，"土人率众连日来攻，寨内客民不敢与御"，因就郊野支帐而居，结果"为雨淋蒸湿所侵，疠疾以起，至（同治）三年三月，染疫死者逾二万"[12]。按：新宁县于同治七年（1868）析置赤溪厅（今台山市）。

四川省

叙永县　六月、七月大疫，死者枕藉[13]。

---

① 同治《鄱阳县志》卷二一《杂志一·灾祥》。

② 同治《饶州府志》卷三一《杂类志·祥异》。

③ 同治《建昌府志》卷一〇《杂类志·祥异》。

④ 同治《江西新城县志》卷一《地理志·禨祥》。

⑤ 光绪《湘潭县志》卷九《五行志·疫》。

⑥ 《湘潭县卫生志》，1992 年。

⑦ 同治《嘉禾县志》卷二二《祥异》，同治《桂阳直隶州志》卷四《事纪二》，光绪《湖南通志》卷二四四《祥异志二》。

⑧ 《嘉禾县志》，黄山书社 1993 年版。

⑨ 光绪《湖南通志》卷二四四《祥异志二》。

⑩ 同治《保靖县志》卷一一《祥异志·灾祥》。

⑪ 民国《恩平县志补遗》卷二《事略》。

⑫ 民国《赤溪县志》卷八《附编·赤溪开县事纪》。

⑬ 民国《叙永县志》卷八《灾异》。

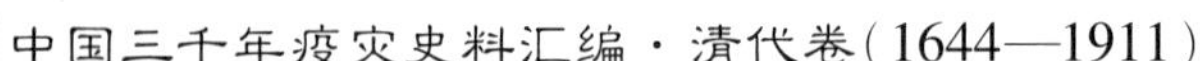

纳溪县(今泸州市纳溪区)　四月初二,大风夹冰雹自北向南,大者如鸡蛋。叙蓬溪、打鼓场等处房屋、田禾多被损坏,麦、黍、豆苗碎如烂草。六月至七月,瘟疫流行,死亡众多①。

云南省

楚雄县(今楚雄市)　四月,鼠死,疫疠大作②。

安宁州(今安宁市)　昆明、安宁大疫③。

昆明县(今昆明市)　六至八月大疫④。

宜良县　六月、七月、八月,大瘟疫,谷贱田荒⑤。

武定州(今武定县)　六月、七月、八月大瘟疫⑥。

昆阳州(今晋宁县)　五月、六月、七月,民遭痘疫,罕所救疗,城中尤甚⑦。

镇南州、路南州(今石林县)、大理县(今大理市)、云南县(今祥云县)　局部鼠疫流行⑧。

呈贡县　鼠疫蔓延呈贡,一日内死数十人⑨。

广西壮族自治区

柳城县　大疫⑩。

同治三年(1864)

河北省

交河县(今泊头市)　旱,疫疠流行⑪。

山西省

安邑县(今运城市)　运城霍乱流行,比户无间。其病吐泻交作,十死七八,旬日之后,竟市无棺木,多合门板盛尸,悲号之声,昼夜不绝⑫。

---

① 《纳溪县志》,四川科学技术出版社1992年版。

② 宣统《楚雄县志》卷一《祥异》,民国《新纂云南通志》卷一六一《荒政考三·灾疫附》。

③ 光绪《云南通志》卷四《祥异下》。

④ 光绪《续修昆明县志》卷七《五行志·灾异》,光绪《云南通志》卷四《祥异下》。

⑤ 民国《宜良县志》卷一《天文志·祥异》。

⑥ 民国《禄劝县志》卷一《天文志·祥异》。

⑦ 民国《昆阳县志》卷三《天文》。

⑧ 《路南县鼠疫流行史及流行因素调查报告》,1957年。《中国鼠疫流行史》,1973年。

⑨ 《呈贡县志》,山西人民出版社1992年版。

⑩ 民国《柳城县志》卷一《天文·机祥·灾异》。

⑪ 民国《交河县志》卷一〇《杂稽志·祥异》。

⑫ 《运城市卫生志》,2008年。

陕西省

乾　州(今乾县)　秋,城内霍乱病大作,死者数千人。是时四乡及邻县人避回乱,逃入城内,城门一开,扶柩者拥挤,几不能出①。秋,城内霍乱流行,死数千人②。

咸阳县(今咸阳市)　鼠兔食田苗几尽,秋,城内霍乱大作,死者数千人③。

宁夏回族自治区

汉　城(宁夏、宁朔二县附郭,今银川市)　汉城为捻军所踞,瘟疫时行④。

江苏省

南　京(上元、江宁二县附郭,今南京市)　七月,南京军营疾疫又作⑤。

宜兴县、荆溪县(今宜兴市)　粤寇初平,疠疫迭起⑥。

江阴县(今江阴市)　正月至四月大疫⑦。

靖江县(今靖江市)　春夏大疫⑧。春夏之间,疫病流行,复设医药局于城内庙花厅,并建牛痘局于三皇庙⑨。

常熟县(今常熟市)　四月,自太平军离开后,遍处起病,医者忙极,西南尤甚,死者亦多,直至六月中旬,疫病稍止⑩。

丹阳县(今丹阳市)　大疫,尸骸枕野⑪。

清河县(今淮安市淮阴区)　黑热病在淮阴蔓延,且愈趋严重⑫。

上海市

宝山县(今宝山区)　大疫⑬。

上海县(今闵行区等)　多瘟疫⑭。霍乱流行⑮。

---

① 民国《乾县新志》卷八《事类志·灾祲》。

② 《乾县志》,陕西人民出版社 2003 年版。

③ 《咸阳市卫生志》,1998 年。

④ 《清穆宗实录》卷一二〇,“同治三年甲子十一月”。

⑤ 〔清〕曾国藩《曾国藩全集·家书(二)》,岳麓书社 1985 年版,第 1144 页。

⑥ 民国《光宣宜荆续志》卷九《乡贤·义行》。

⑦ 光绪《江阴县志》卷八《祥异》。

⑧ 光绪《靖江县志》卷八《祲祥志》。

⑨ 《靖江卫生志》,江苏人民出版社 1995 年版,第 4 页。

⑩ 〔清〕佚名《庚申避难日记》,见《太平天国史料丛编简辑》第 4 册,第 579 页。

⑪ 民国《丹阳县志续志》卷一七《义举》。

⑫ 《淮阴市卫生志》,中国矿业大学出版社 1997 年版。

⑬ 光绪《宝山县志》卷一〇《人物志·游寓》。

⑭ “西门内武圣宫乡约局施医缘起”,《申报》1873 年 7 月 3 日,第 2 版。

⑮ 陈胜昆《中国疾病史》,台湾自然科学文化事业公司 1980 年版,第 32 页。

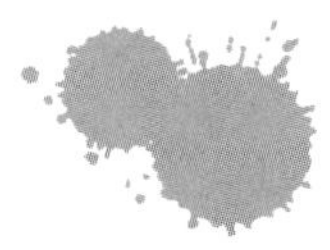

浙江省

江山县(今江山市)　夏大疫[①]。

湖　州(乌程、归安二县附郭,今湖州市)　六月,天炎疫作,每日死者动以百计,经理善后者设施粥局于南栅,食粥者以千计,死者每日以五六十人为率,而食者日死日增,盖以逃难者多,粮绝故也。由此观之,湖属今年之劫实较往年更甚重,奇灾也[②]。

鄞　县(今宁波市鄞州区)　宁波大疫[③]。

象山县　秋疫[④]。

建德县(今建德市)　春大疫,人死日计百余,城内彻夜有声,如人相聚而啼[⑤]。春大疫,日毙百人[⑥]。

福建省

七月,闽、粤因连年荒歉,哀鸿遍野,时军中疫作,死者日以百计[⑦]。

福清县(今福清市)　霍乱流行,死亡人数甚多[⑧]。

台湾省

嘉义县　疫症盛发,人民死者甚多[⑨]。

江西省

贵溪县(今贵溪市)　秋疫[⑩]。

崇仁县　夏及七月大疫[⑪]。"七月发逆退后,瘟疫盛行,比户无间,其病吐泻交作,十死七八,旬日之后,竟市无棺木,多合门板盛尸,悲号之声,昼夜不绝。发逆遗祸之惨,于斯为最。"[⑫]七月,县城霍乱流行。居民比户无间,病人吐泻交作,十死七八。旬日之后,棺木罄尽,多合门板盛尸,悲号之声,昼夜不绝[⑬]。

---

① 《清史稿》卷四〇《灾异志一》。同治《江山县志》卷一二《拾遗志·祥异》。《江山市志》,浙江人民出版社 1990 年版。

② 〔清〕沈梓《避寇日记》卷五,《太平天国史料丛编简辑》第 4 册,第 313 页。

③ 冼维逊《鼠疫流行史》,1988 年。

④ 民国《象山县志》卷三〇《志异》。

⑤ 光绪《建德县志》卷二〇《祥异志》,民国《建德县志》卷一《天文志·灾异》。

⑥ 《建德县志》,浙江人民出版社 1986 年版,第 6 页。

⑦ 〔清〕朱用孚《摩盾余谈》,《太平天国史料丛编简辑》,第 1 册,第 118、122、130 页。

⑧ 《福清市志》,厦门大学出版社 1994 年版。

⑨ 光绪《嘉义管内采访册·变异》。

⑩ 同治《贵溪县志》卷一〇《杂类志·祥异》。

⑪ 《清史稿》卷四〇《灾异志一》。

⑫ 同治《崇仁县志》卷一〇《杂类志·祥异》,光绪《江西通志》卷九八《前事略·祥异》。

⑬ 《崇仁县志》,江西人民出版社 1990 年版。

南城县　夏，贼（太平军）围郡城，楚军（湘军）至，城乡大疫，被兵后，失业饥民填溢道路①。

瑞金县（今瑞金市）　秋九月大疫②。

鄱阳县　瘟疫，十死七八③。

临川县（今抚州市）　知府吴祖昌募壮勇500人，建立昭武营，知县黄恩浩募丁勇500人，建立威武军。四月十六日，太平军侍王李世贤由金溪进击抚州，于河东湾文昌桥激战四日，清军营官胡迪堂中炮身亡。后太平军受挫退。同年，因战乱引起大疫，城内死者近万人，李渡、王家洲等处死者各数千人④。

湖北省

应山县（今广水市）　夏大疫⑤。

公安县　大水，大饥，斗米六钱，民多逃亡。秋大疫⑥。秋，公安瘟疫流行，百姓多逃往异乡⑦。

麻城县（今麻城市）　春雨土污衣，夏五月，发捻大股驻麻七十余日，遂大疫。冬又大疫⑧。夏，大疫⑨。

湖南省

江华县　六月大疫⑩。“六七月间瘟疫流行，邑人仿古大傩礼，持戈执盾，作殴逐状，疫遂平。”⑪

桂阳州（今桂阳县）　十二月大疫⑫。

贵州省

遵义县（今遵义市）　秋，“疫大作，有全家病卧者，有相继抱病者，有一家全行病

---

①　同治《南城县志》卷一〇《杂志·祥异》。

②　光绪《瑞金县志》卷一六《杂志·祥异》。

③　《石门街镇志》，中国城市出版社1996年版。

④　《临川县志》，新华出版社1993年版。

⑤　《清史稿》卷四〇《灾异志一》。

⑥　《清史稿》卷四〇《灾异志一》。同治《公安县志》卷三《民政志·祥异》，光绪《荆州府志》七六《祥异志》，民国《湖北通志》卷七六《祥异志二》。

⑦　《公安县志》，汉语大词典出版社1990年版。

⑧　光绪二年《麻城县志》卷二《皇朝大事志》，光绪三十年《麻城县志》卷三八《大事记二·国朝》，民国《麻城县志前编》卷一五《杂志·灾异》。

⑨　《麻城县志》，红旗出版社1993年版。

⑩　光绪《湖南通志》卷二四四《祥异志二》。

⑪　同治《江华县志》卷一二《杂撰·灾异》。

⑫　光绪《湖南通志》卷二四四《祥异志二》。

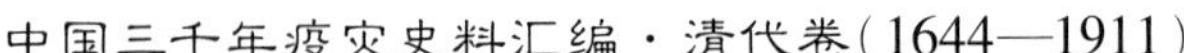

故者,有一家存二三人者,四乡尤甚。县西乐闽寨亦以疾作,贼乘势陷入,斗米值二千四五百钱。四乡贼扰耕,农失时,田园多荒芜。至秋,疫瘴又作,凡下田获谷者染瘴扑地,十死五六,咸有畏心。谷熟田中,无人收获,次年正月尚有在田生芽者"①。这里的"瘴"是恶性疟疾。

清江厅(今剑河县)　秋,以瘟疫盛,遍死流离,疫病盈庭,尸埋满地,甚至无棺椁,死作他乡之鬼;或男或女,卖与官家为奴②。

四川省

雅安县(今雅安市)　春,民有痘疫③。

云南省

镇南州(今南华县)、路南州(今石林县)、大理县(今大理市)　部分地区鼠疫流行④。

元谋县　元谋灾疫。六月大疫⑤。

禄劝县　六月、七月、八月大疫⑥。

易门县　地复裂,宽三寸,长三十余丈。县六月大疫⑦。

宜良县　六月、七月、八月大瘟疫,谷贱田荒⑧。

蒙化厅(今巍山县)　大疫⑨。

江川县　七月疫疠盛行,死以兵戈者少,疫亡者多。城内合而计之,疫病亡者五百余人⑩。

昆阳州(今晋宁县)　五月、六月、七月,民痘疫大作⑪。

广东省

徐闻县　大殁(疫)并飓风烈作,数次重灾也⑫。

---

① 民国《续遵义府志》卷一三《祥异》。

② 《姜应芳起义史料辑录》,《近代史资料》总49号,第37页。

③ 民国《雅安县乡土志》下部。

④ 《南华县鼠疫流行史及流行因素调查报告》,1957年。《路南县鼠疫流行史及流行因素调查报告》,1957年。《中国鼠疫流行史》,1973年。

⑤ 光绪《云南通志》卷四《祥异下》,民国《新纂云南通志》卷一六一《荒政考三·灾疫附》。

⑥ 民国《禄劝县志》卷一《天文志·祥异》。

⑦ 光绪《云南通志》卷四《祥异下》,民国《新纂云南通志》卷一六一《荒政考三·灾疫附》。

⑧ 民国《宜良县志》卷一《天文志·祥异》。

⑨ 民国《蒙化志稿》卷二《祥异志》。

⑩ 张中孚《碌云纪事稿》,见白寿彝编《回民起义》(二),第459、473页。

⑪ 民国《昆阳县志》卷三《天文》。

⑫ 宣统《徐闻县志》卷一《舆地·灾祥》。

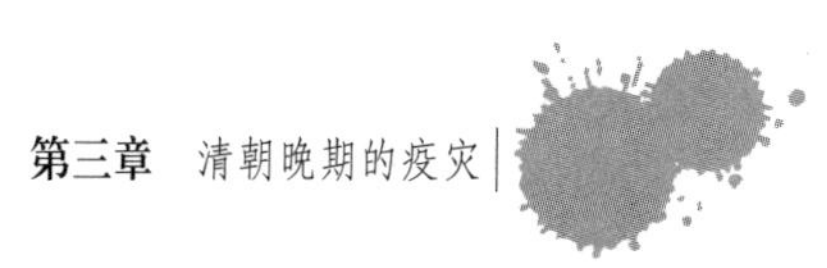

普宁县（今普宁市）　春大水，秋七月又大水。是年大疫①。

嘉应州（今梅州市）、兴宁县（今兴宁市）　梅县、兴宁时疫流行②。按：宣统三年（1911）嘉应州更名梅州，民国三年（1914）更名梅县。

和平县　夏六月大疫③。

海南省

琼山县（今海口市琼山区）　郡城大瘟疫，时值科举考试，琼州府十三州县考生云集郡城，死亡甚多④。

崖　州（今崖县）　大疫。八月，黄蝗食苗⑤。

澄迈县　疫痢流行，医药罔功⑥。

儋　州（今儋州市）　病染吐泻，伤者颇众⑦。

广西壮族自治区

富川县　六月大疫⑧。

隆安县　疫⑨。

同治四年（1865）

河北省

卢龙县　瘟疫流行，人死无算⑩。

滦　州（今滦县）　瘟疫流行，人死无算⑪。疫情盛行，死人无数⑫。

隆尧县　自春至夏，无雨，庄稼播种期过后才下雨。田禾无收成，柴、粮价高，饿死的人很多。人民困苦颠连，不可言状；瘟疫兼行，伤人无数⑬。

---

① 光绪《普宁县志稿》卷九《事物志·灾祥》。

② 民国《新修大埔县志》卷二八《人物志·温奎龙》。

③ 民国《和平县志》卷一九《事纪》。

④ 民国《琼山县志》卷二八《杂志·事纪》。

⑤ 宣统《崖州志》卷二二《杂志·灾异》。

⑥ 光绪《澄迈县志》卷一二《杂志·纪灾》。

⑦ 民国《儋县志》卷一八《杂志·事纪》。

⑧ 光绪《富川县志》卷一二《杂记·灾祥》。

⑨ 民国《隆安县志》卷一《世纪》。

⑩ 光绪《永平府志》卷三一《封域志·纪事下》，民国《卢龙县志》卷二三《故事志·史事》。

⑪ 民国《滦县志》卷一六《故事志上》。

⑫ 《滦县卫生志》，天津市人民出版社1999年版。

⑬ 《隆尧县志》，生活·读书·新知三联书店1998年版。

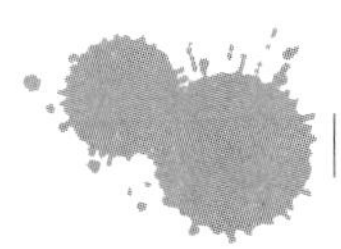

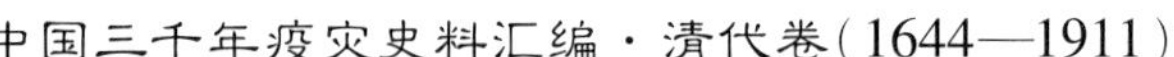

山西省

岢岚州(今岢岚县)　秋大疫①。秋,瘟疫蔓延全境②。

凤台县(今晋城市)　大疫,喉肿,多死③。是年凤台瘟疫流行,喉肿多死④。秋,泽州发生瘟没,多喉肿而死者⑤。

阳城县　上孔村瘟疫流行,喉肿多死⑥。

宁夏回族自治区

灵　州(今灵武县)　金积堡(今吴忠市金积镇)卡垒林立,渠中之水咸涩异常,饥军饮之立病,踣毙相望⑦。

甘肃省

靖远县　是年,天旱,大饥,人相食,又加瘟疫,死者甚多。灾情持续到同治七年⑧。

福建省

上杭县　四月,太平军汪海洋部十余万人入境,杀人如麻,"城乡因遭乱后尸骸遍地,夏秋之交遂生大疫,不死于兵者亦死于病,其惨祸自康熙十四年乙卯屠城后亦仅见也"⑨。四乡大疫,稻熟无人收⑩。

平和县　八月,九峰发生鼠疫,流行有年⑪。

诏安县　城关鼠疫流行⑫。

贵州省

全省霍乱流行。"贵州自入夏以来,疫疠盛行,传染遍于通省,而贵阳、安顺、大定等府属尤甚,各属城乡士民,患疫之家十居七八,所患之疫,不过吐泻等症,而毙命即在须臾,甚至栽插之处,秋成极为丰稔,均因死亡之急症,或谷熟而无人收割,或已收

---

① 光绪《岢岚州志》卷一〇《风土志·祥异》。

② 《岢岚县志》,文化艺术出版社1990年版。

③ 光绪《凤台县续志》卷四《纪事》。

④ 《晋城大事记》,中国城市出版社1993年版。

⑤ 《晋城县志》,山西古籍出版社1999年版。

⑥ 《上孔村志》,2002年。

⑦ 〔清〕易孔昭《平定关陇纪略》卷二,引自白寿彝编《回民起义》(三),第321页。

⑧ 《靖远县志》,甘肃文化出版社1995年版。

⑨ 民国《上杭县志》卷一《大事志·祥异》。

⑩ 《上杭县志》,福建人民出版社1993年版。

⑪ 《平和县志·大事记》。

⑫ 《诏安县志》,方志出版社1999年版。

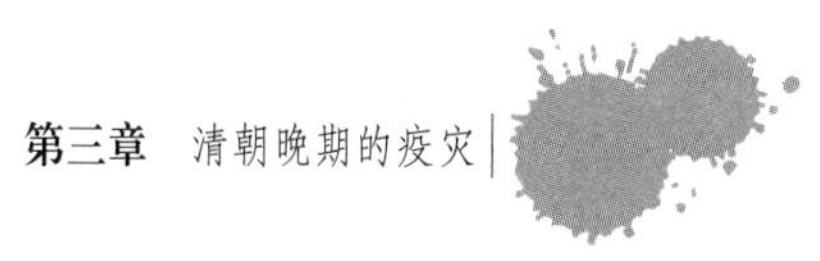

割而无人挑运，粒米狼藉，惨不可言。"①

铜仁县（今铜仁市）　进剿凉伞、雪洞、铜仁苗民的李瀚章部兵士病疫甚多，令妥为遣撤医调②。

天柱县　瘟疫流行，四境传染，阖室呻吟，死者无算③。

荔波县　大疫④。

安平县（今平坝县）　同治四年乙丑以后，兵燹正炽之时，疾疫流行，死人甚夥，当时呼为马蝗症，约至八年己巳方止⑤。"马蝗症"即霍乱。

平远州（今织金县）　大疫⑥。

云南省

他郎厅（今墨江县）　春大疫⑦。

新平县　大疫⑧。

安宁州（今安宁市）　大疫⑨。

昆明县（今昆明市）　大疫⑩。

呈贡县　大疫⑪。

蒙化厅（今巍山县）　疫⑫。

镇南州（今南华县）、路南州（今石林县）、大理县（今大理市）　鼠疫流行⑬。

武定州（今武定县）　夏，瘟疫流行，死者以万计⑭。

广东省

左宗棠所部高连升、刘清亮、刘典等军患疫过半，而康国器一军尤甚，近因巍山师

---

① 民国《贵州通志》卷二九《前事志》。

② 《清穆宗实录》卷一五七，"同治四年乙丑十月"。

③ 光绪《天柱县志》卷一。

④ 光绪《荔波县志》卷一《天文·灾祥》。

⑤ 民国《平坝县志》六册二《事变志·疾疫》。

⑥ 光绪《平远州续志》卷一《灾祥》。

⑦ 光绪《云南通志》卷四《祥异下》，光绪《普洱府志稿》卷三《天文志三》，民国《新纂云南通志》卷一六一《荒政考三·灾疫附》。

⑧ 民国《新纂云南通志》卷一六一《灾疫》。

⑨ 光绪《云南通志》卷四《祥异下》，民国《新纂云南通志》卷一六一《荒政考三·灾疫附》。

⑩ 光绪《续修昆明县志》卷七《五行志·祥异》，民国《新纂云南通志》卷一六一《荒政考三·灾疫附》。

⑪ 光绪《呈贡县志》卷一《户口》，民国《新纂云南通志》卷一六一《荒政考三·灾疫附》。

⑫ 民国《蒙化志稿》卷二《祥异志》。

⑬ 《南华县鼠疫流行史及流行因素调查报告》，1957 年。《路南县鼠疫流行史及流行因素调查报告》，1957 年。《中国鼠疫流行史》，1973 年。

⑭ 《武定县志》，天津人民出版社 1990 年版。

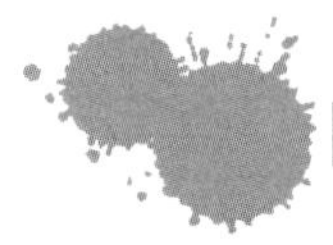

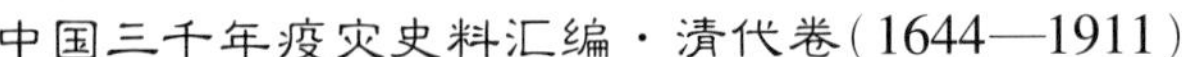

行山谷,枕戈露宿,饱受烟瘴,以致传染疫气,物故颇多[①]。

香山县(今中山市、珠海市及澳门)　潭洲镇为流贼所陷,大疫流行,孔继贞有同事三人均染疫而殁[②]。

海阳县(今潮州市)　二月,太平军入饶平县境,广东布政使李福泰统兵驻扎潮州,三四两月,米价腾贵,六月疫[③]。

嘉应州(今梅州市)　四月大饥,五月、六月间,时疫流行,道殣相望[④]。

和平县　疫。八月末,太平军汪海洋率众十万入和平县境,九月初五往西开往连平县。太平军在和平县期间,"散布各乡,染疫症,多死道路"[⑤]。

恩平县(今恩平市)　十月底,湾雷土勇攻破大湖山大龙环,农民军全部退守到那扶一隅,"四面兵勇迫攻,粮食不继,疾疫又作,死者甚多"[⑥]。

广西壮族自治区

三江县　瘟疫大起,死人甚多[⑦]。

迁江县　五月、六月、七月,瘟疫大行[⑧]。

河池州(今河池市)　夏,疫足翻筋,染者多死[⑨]。

上林县　夏,时疫流行[⑩]。

武缘县(今武鸣县)　夏六月,疫盛行[⑪]。

隆山县(今马山县)　霍乱流行,患者手足抽搐,人死甚众[⑫]。

天河县(今并入罗城县)　痒子瘟疫又作,百人中约死二十余人[⑬]。"痒子瘟疫"即鼠疫。

融　县(今融安、融水二县)　七月大疫,死者甚众[⑭]。

---

① 《清穆宗实录》卷一五七,"同治四年乙丑十月"。

② 宣统《香山县志续编》卷一一《列传·孔继贞》。

③ 光绪《海阳县志》卷二五《前事略二》。

④ 光绪《嘉应州志》卷三〇《灾祥》。

⑤ 民国《和平县志》卷一九《事纪》。

⑥ 民国《恩平县志》卷一四《纪事二》。

⑦ 民国《三江县志》卷七《大事记》。

⑧ 光绪《迁江县志》卷四《纪事·祥异》,民国《迁江县志》第五编《纪事》。

⑨ 民国《河池县志》卷三《舆地志下·灾祲》。

⑩ 光绪《上林县志》卷一《天文志·灾异》,民国《上林县志》卷一六《杂志部·灾祥》。

⑪ 民国《武鸣县志》卷一〇《前事考·灾祥》。

⑫ 民国《隆山县志》下册《灾异》。

⑬ 光绪《天河县乡土志·户口》。

⑭ 民国《融县志》第六编《前事·灾异》。

象　州（今象州县）　瘟疫大作[①]。旱、虫，瘟疫大作[②]。

阳朔县　大瘟疫，由七月起，至九月止，病毙者皆霍乱症[③]。

永宁州（今并入永福县）　七月疫，十二月止[④]。

同治五年（1866）

新疆维吾尔自治区

阿尔泰　二月，棍噶扎拉参军大疫，自南湖退驻头台[⑤]。

奇台县　二、三月，瘟疫四起，难民百无一存[⑥]。兵灾之后，瘟病四起，流行白喉、伤寒，汉城7000余户居民，染病者十之八九，满城1800余名官兵眷属死亡惨重[⑦]。

宁夏回族自治区

中卫县（今中卫市沙坡头区）　同治四年，回民起义，战争之后连年灾荒。翌年，草根树皮食尽，饿殍遍野，情况甚惨，即之发生霍乱流行，死亡枕藉[⑧]。

甘肃省

平番县（今永登县）　全县大饥大疫[⑨]。

永昌县　五月，大疫。死者无算，民于七月内度岁以禳之[⑩]。

高台县　天花大流行，死亡甚多[⑪]。

泾　州（今泾川县）　疫大作，死者无算，民于七月内度岁以禳之[⑫]。夏，疫大作，死者无数[⑬]。

镇番县（今民勤县）　疫疠蔓延，死者甚众。伤寒遍及全县，湖区尤重[⑭]。

---

① 民国《象县志·灾祥》。

② 《象州县志》，知识出版社1994年版。

③ 民国《阳朔县志》卷三《祥异》，民国《阳朔县志》第五编《前事·灾异》。

④ 光绪《永宁州志》卷三《灾异》。

⑤ 〔清〕黄丙焜《勘定新疆记》卷一，引自白寿彝编《回民起义》（四），第334页。

⑥ 《奇台县志》，2009年，第18页。

⑦ 《奇台县志》，2009年，第569页。

⑧ 《中卫县卫生志》，1995年，第80页。

⑨ 《永登县志》，甘肃民族出版社1997年版，第19页。

⑩ 《清史稿》卷四〇《灾异志一》。光绪《甘肃新通志》卷二《天文志·祥异》。

⑪ 《高台县志》，兰州大学出版社1993年版。

⑫ 光绪《甘肃新通志》卷二《天文志·祥异》。

⑬ 宣统《泾州采访新志·祥异》。

⑭ 《民勤县志》，兰州大学出版社1994年版。

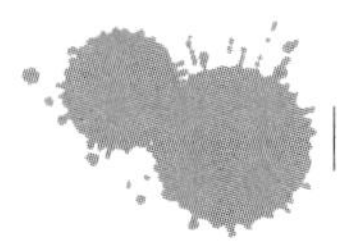

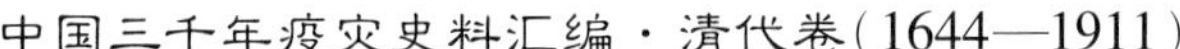

山东省

阳信县　霍乱流行,(夏溪清)不论星夜,有求必应,活人无算[1]。

寿张县(今并入东阿县)　秋多缩筋之病,死伤甚众[2]。

莒　州(今莒县、莒南二县)　秋,大疫[3]。

山西省

徐沟县(今并入清徐县)　清源乡(今清徐县)大疫[4]。

垣曲县　五月大疫[5]。

安邑县(今运城市盐湖区)　瘟疫盛行,(朱春林)施药救济,备棺木百余具以周贫不能殓者[6]。

内蒙古自治区

宁远厅(今凉城县)　宁远厅自乾隆三十年建设厅署,经各绅士于署之东西捐资分建吕祖庙暨城隍庙,神灵素著,保护地方,每遇水旱灾祲,有求必应。同治五年,瘟疫流行,病者接踵,乡民凡有求祷,无不化危为安[7]。

福建省

莆田县(今莆田市)　土匪盘踞于苕溪,左宗棠派兵进剿,围攻两月后破之,杀匪首二百余人,官军撤退之后,"苕溪染疫死者人数与受戮者相等"[8]。

台湾省

淡水厅(今新北市淡水区)　夏四月大疫[9]。

苗栗县　春地震,夏四月大疫[10]。按:是时尚无苗栗县设置,其地属淡水厅。

江西省

丰城县(今丰城市)　十二月大雷,疫起[11]。

---

① 民国《阳信县志》卷五《人物志·方技》。

② 光绪《寿张县志》卷一〇《杂事志·灾变》。

③ 《莒南县卫生志》,深圳特区出版社 2001 年版。

④ 光绪《清源乡志》卷一六《祥异》。

⑤ 光绪《垣曲县志》卷一四《杂志》。

⑥ 光绪《安邑县续志》卷四《人物·朱春林》。

⑦ "光绪十三年十一月二十六日京报全录",《申报》1888 年 1 月 26 日,第 10 版。

⑧ 民国《莆田县志》卷二《通纪上》。

⑨ 同治《淡水厅志》卷一四《祥异考》,《重修台湾省通志》卷一《大事志》。

⑩ 光绪《苗栗县志》卷八《祥异考》。

⑪ 同治《丰城县志》卷二八《杂类志·祥异》,同治《南昌府志》卷六五《杂类志·祥异》。

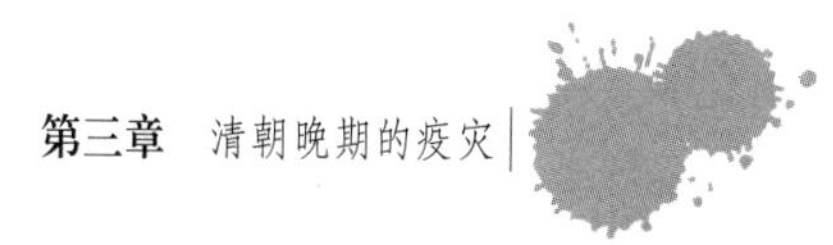

湖北省

沔阳州（含今仙桃市和洪湖市）　全沔瘟疫流行，死亡无计①。

四川省

夹江县　春夏之交，邑中瘟疫盛行，直至五月中旬②。

重庆市

黔江县（今黔江区）　邻鄂乡赤痢暴发，人丁几无幸免，仅沙子场街上死亡200多人③。

贵州省

安平县（今平坝县）　“马蝗症”流行，至同治八年方止④。

都匀县（今都匀市）　夏四月，平舟大疫，虎豹食人⑤。

永宁州（今关岭县）　七月疫，十二月止⑥。

仁怀县（今仁怀市）　当大乱之后，十室九空，田园荒芜，孑遗归故土者，更乏种牛，复疫疠大作⑦。

云南省

蒙化厅（今巍山县）　大疫⑧。

大理县（今大理市）、昆明县（今昆明市）、镇南州（今南华县）　鼠疫流行⑨。

广西壮族自治区

灵山县　春饥，宋泰方初开境内草田，三宁方大疫⑩。

郁林州（今玉林市）　七月，几于十室九病，瘟疫流行⑪。

广东省

肇庆府（治高要县，今肇庆市）　肇属土客结衅十余年未能办理妥协，清廷派兵镇压，将客户男妇二万余名移民至高、廉、雷、韶及广西等处安插，清兵冒暑兴师，疫病甚

---

① 《沔阳县志》，华中师范大学出版社1989年版。

② 民国《夹江县志》卷一二《祥异》。

③ 《黔江县志》，中国社会出版社1994年版。

④ 民国《平坝县志》六册二《事变志·疾疫》。

⑤ 民国《都匀县志稿》卷七《年纪》。

⑥ 光绪《永宁州志》卷三《舆地志·灾异》。

⑦ 民国《续遵义府志》卷一八《刘应升》。

⑧ 民国《蒙化志稿》卷二《祥异志》。

⑨ 《中国鼠疫流行史》，1973年。《南华县鼠疫流行史及流行因素调查报告》，1957年。

⑩ 民国《灵山县志》卷五《舆地志·灾祥》。

⑪ 〔清〕杨恩寿《坦园日记》，上海古籍出版社1983年版，第192、177页。

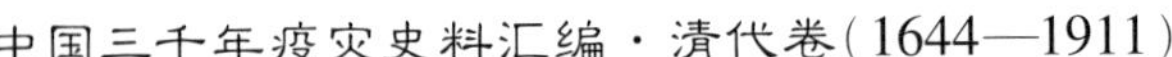

多[1]。

恩平县(今恩平市) 六月中旬,那吉山口农民军被围,"夏雨连绵,内无所掠,粮食将尽,采摘野菜,暑湿交侵,疫疠流行,死亡甚众"[2]。

同治六年(1867)

北京市

京 城(宛平、大兴二县附郭,今北京市) 二月,京师时疫流行[3],命太医院拟方药,发五城散给[4]。(西城区)二月初八,时疫流行,太医院拟方发药散给五城[5]。

通 州(今通州区) 九月大疫[6]。九月,通州大疫[7]。

河北省

霸 州(今霸州市) 疫气流行,死者无算[8]。

玉田县 多转筋霍乱,患者立危[9]。

无极县 无极霍乱流行,死者甚众[10]。

清苑县 夏,瘟疫流行[11]。

山东省

东明县 春疫[12]。

黄 县(今龙口市) 二月大疫[13]。"夏大痢,幼孩多殇。""夏疫,幼稚多殇"[14]。黄县大疫,幼儿多殇[15]。

---

① 《清穆宗实录》卷一八七,"同治五年丙寅十月"。

② 民国《恩平县志》卷一四《纪事二》。

③ 《清穆宗实录》卷一九六,"同治六年二月壬辰";《清史稿》卷二二《穆宗纪二》。

④ 《新清史·穆宗纪》,第2104页。

⑤ 《北京市宣武区志》,北京出版社2004年版。

⑥ 《清史稿》卷四〇《灾异志一》。

⑦ 《河北省志》卷一〇《自然灾害志》,方志出版社2009年版。

⑧ 民国《霸县新志》卷六《灾异》。

⑨ 光绪《玉田县志》卷一五《祥眚志》。《玉田县志》,中国大百科全书出版社1993年版。

⑩ 《石家庄地区卫生志》,河北人民出版社1990年版。

⑪ 《保定市卫生志》,新华出版社1992年版。

⑫ 宣统《东明县续志》卷三《杂志·年纪灾祥》,民国《东明县新志》卷二二《大事纪》。

⑬ 《清史稿》卷四〇《灾异志一》。

⑭ 同治《黄县志》卷五《祥异志》,光绪《增修登州府志》卷二三《祥孽》。

⑮ 《烟台卫生志》,1987年。

曹　县　春多瘟疫①。七月大疫②。

泰安县（今泰安市）　九月大疫③。

高密县（今高密市）　捻匪东窜，邑城戒严，停乡试科，秋大疫④。高密县瘟疫流行⑤。

诸城县（今诸城市）　五月捻军入境，六月大疫⑥。六月，大疫⑦。

即墨县（今即墨市）　秋，县内霍乱病流行，死亡五六万人⑧。

兰山县（今临沂市）　秋疫⑨。

沂水县　全县蔓延瘟疫⑩。

山西省

乡宁县　夏瘟疫⑪。发生大规模伤寒病，死人惨重⑫。

绛　县　饥。秋，民多疫⑬。

绛　州（今新绛县）　饥。秋，瘟疫流行⑭。

虞乡县（今并入永济市）　饥，大疫⑮。

垣曲县　八月大疫⑯。

汾阳县（今汾阳市）　大疫。初得疾似喉痹颈肿，多致死，传染越两年乃已⑰。

稷山县　瘟疫流行，公自治药饵，历各庄散给之，病痊酬以资，不受⑱。

安邑县（今运城市）　运城大疫流行，人口死亡十分严重⑲。

---

① 光绪《曹县志》卷一八《杂稽志·灾祥》。
② 《清史稿》卷四〇《灾异志一》。
③ 《清史稿》卷四〇《灾异志一》。
④ 民国《高密县志》卷一《总记》。
⑤ 《潍坊市卫生志》，1989年。
⑥ 光绪《增修诸城县续志》卷一《总纪》。
⑦ 《诸城市卫生志》，中州古籍出版社2010年版。
⑧ 《即墨县卫生志》，1987年。
⑨ 民国《临沂县志》卷一《通纪》。
⑩ 《沂水县志》，齐鲁书社1997年版。
⑪ 光绪《续修乡宁县志》卷一四《祥异》，民国《乡宁县志》卷八《大事记》。
⑫ 《乡宁县志》，新华出版社1992年版。
⑬ 光绪《绛县志》卷六《大事表》。《新绛县志》，陕西人民出版社1997年版。
⑭ 光绪《绛县志》卷六《大事表》。《新绛县志》，陕西人民出版社1997年版。
⑮ 光绪《虞乡县志》卷一《地舆志·祥异》，民国《虞乡县新志》卷一〇《旧闻考·祥异》。
⑯ 光绪《垣曲县志》卷一四《杂志》。
⑰ 光绪《汾阳县志》卷一〇《事考》。
⑱ 光绪《续修稷山县志》卷一《艺术·梁芝发》。
⑲ 《运城市卫生志》，2008年。

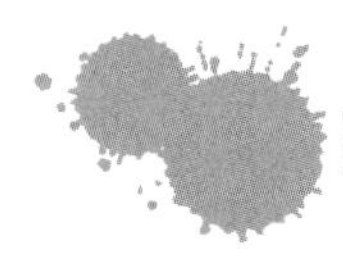

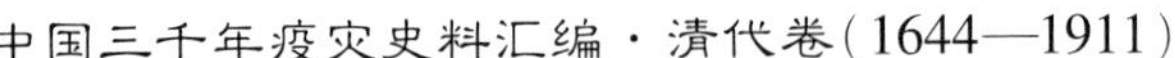

陕西省

盩厔县(今周至县)　五月,小儿患泻,男女伤者无数[①]。小孩普遍患腹泻,伤亡无数[②]。

甘泉县　先以兵荒,继以疾疫,终以野狼伤人,于是逃亡者过半[③]。

宝鸡县(今宝鸡市)　五月、六月间瘟疫甚行[④]。

汧阳县(今千阳县)　秋,千阳多雨,民多疾疫[⑤]。秋雨弥月,户多疫疾[⑥]。

山阳县　夏六月大疫[⑦]。

定边县(今横山县)　县内回民义军在县内活动,相互仇杀,尸体无人掩埋,造成当年瘟疫大作,伤寒、赤白痢疾、脑膜炎等患者,比比皆是,不可终日。当时究因何种疾病造成多人死亡,并无资料记载。死亡人数之多,据旧志记载,"此后县内十室九空,十不存一"[⑧]。

延川县　痢疾流行,死人甚众[⑨]。

甘肃省

镇原县　时疫大作,伤人甚众[⑩]。

崇信县　匪贼抢割粮食,百姓大饥,饿殍横尸遍野,弱肉强食之风遂炽。瘟疫流行,城乡传染殆遍,棺木俱穷,多以苇席掩埋。大兵之后,势所必然[⑪]。

合水县　秋大疫,十死三四[⑫]。兵乱,虏抢殆尽,人有相食者,加之瘟疫盛行,十死三四[⑬]。

安化县(今庆阳市)　安化大疫,伤人甚多,病者泻黑水数次立毙[⑭]。三月至六月,瘟疫流行,华池县"黑水泻"伤人甚多[⑮]。按:是时尚无华池县,1934 年分庆阳县

---

① 民国《周至县志》卷八《杂记·祥异》。
② 《周至县志》,三秦出版社 1993 年版。
③ 民国《甘泉县乡土志·户口》。
④ 民国《宝鸡县志》卷一六《祥异》。
⑤ 《宝鸡市卫生志》,1995 年。
⑥ 《千阳县志》,陕西人民教育出版社 1991 年版。
⑦ 宣统《续纂山阳县志》卷一五《杂记·祥祲》。
⑧ 《定边县志》,方志出版社 2003 年版。
⑨ 《延川县志》,陕西人民出版社 1999 年版。
⑩ 民国《重修镇原县志》卷一八《灾异》。
⑪ 民国《崇信县志》卷四《志余》。
⑫ 光绪《甘肃新通志》卷二《天文志·祥异》。
⑬ 光绪《合水县志》卷下《祥异》。
⑭ 民国《庆阳府志续稿》卷八《祥异》。
⑮ 《华池县志》,甘肃人民出版社 1984 年版。

(即安化县)、环县、合水县地置。

通渭县　秋大疫,作除夕以禳之①。六月,疫病大发,死民甚多②。

秦安县　秋大疫,作除夕以禳之③。

平番县(今永登县)　平番县连旱3年;大饥,人相食,至是年六月,瘟疫流行,平番县城死者十之八九④。

安定县(今定西市安定区)　旱,大疫⑤。

江苏省

阜宁县　春旱。(夏)四月间,时有风沙自北而南,卤潮内灌,大疫⑥。

安东县(今涟水县)　春,大饥疫,多道殣⑦。春,大饥荒,疫病流行,路上累见饿殍⑧。

睢宁县　春饥,疫盛行⑨。先年秋大水,禾尽淹,是年饥疫流行⑩。

浙江省

象山县　冬痘疫,小儿多殇⑪。

山阴县(今绍兴市)　夏六月大疫⑫。

福建省

惠安县　崇武城区肺鼠疫猖獗,死亡1000多人⑬。

安徽省

五河县　春饥,夏疫,秋大水,冬桃李华⑭。

江苏省

宿迁县(今宿迁市)　春饥,夏疫⑮。

---

① 光绪《重修通渭县志》卷四《灾祥》,光绪《甘肃新通志》卷二《天文志·祥异》。

② 《通渭县志》,兰州大学出版社1990年版。

③ 光绪《甘肃新通志》卷二《天文志·祥异》。

④ 《永登县志》,甘肃民族出版社1997年版。

⑤ 民国《重修定西县志》卷三七《灾异》。

⑥ 光绪《阜宁县志》卷二一《祥祲》,民国《阜宁县新志》卷首《大事纪》。

⑦ 光绪《安东县志》卷五《民赋下·灾异蠲振》。

⑧ 《涟水县志》,江苏古籍出版社1997年版。

⑨ 光绪《睢宁县志稿》卷一五《祥异志》。

⑩ 《睢宁县志》,中国社会科学出版社1994年版。

⑪ 民国《象山县志》卷三〇《志异》。

⑫ 宣统《续纂山阴县志》卷一五《杂记·祥祲》。

⑬ 《惠安县志》,方志出版社1998年版。

⑭ 光绪《重修五河县志》卷一九《杂志·祥异》。

⑮ 同治《宿迁县志》卷三《纪事沿革表》,民国《宿迁县志》卷七《民赋志下》。

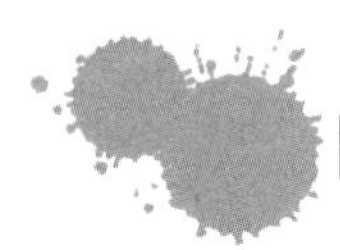

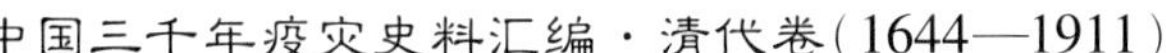

湖南省

靖　州(今靖州县)　大疫[1]。

四川省

川东北　夏秋间,川东北陡发乌痧胀,病者双足麻木,倒地立毙,俗又名麻脚瘟,传染日甚。……自是邻境患乌痧胀死者,尸相枕藉,而彰明(今并入江油市)四境均无[2]。

新繁县(今并入成都市新都区)　大疫,民间死者相望[3]。

云南省

姚　州(今姚安县)、镇南州(今南华县)　清军剿办海马姑、平远州、姚州、镇南等处苗匪,士卒染疫甚众[4]。

蒙化厅(今巍山县)　大疫[5]。

宁洱县　鼠疫流行[6]。

太和县(今大理市)　大理县鼠疫流行[7]。

贵州省

安平县(今平坝县)　"马蝗症"流行,至同治八年方止[8]。

毕节县(今毕节市)、平远州(今织金县)　清军剿办海马姑(属毕节县)、平远州、姚州、镇南等处苗匪,士卒染疫甚众[9]。

荔波县　六月大疫[10]。

广西壮族自治区

灵山县　大有年,三宁方疫[11]。

合浦县　北海港首次发生鼠疫,此后连续多年都有发生[12]。

上林县　人患鼠瘟。此症其疮隐在皮里,或长或短,且能移动,重者昏愦,治之不

---

① 光绪《靖州直隶州志》卷一二《事纪·祥异》。

② 同治《彰明县志》卷五四《祥异》,民国《彰明县志》卷五四《祥异志》。

③ 同治《新繁县志》卷一四《灾异》。

④ 《清穆宗实录》卷二一〇,"同治六年丁卯八月"。

⑤ 民国《蒙化志稿》卷二《祥异志》。

⑥ 《中国鼠疫流行史》,1973 年。

⑦ 《中国鼠疫流行史》,1973 年。

⑧ 民国《平坝县志》六册二《事变志·疾疫》。

⑨ 《清穆宗实录》卷二一〇,"同治六年丁卯八月"。

⑩ 光绪《荔波县志》卷一《天文·灾祥》,民国《荔波县志稿》卷八《大事志·杂录》。

⑪ 民国《灵山县志》卷五《舆地志·灾祥》。

⑫ 《鼠疫流行史》引《第 24 号海关医学报告 1882》。

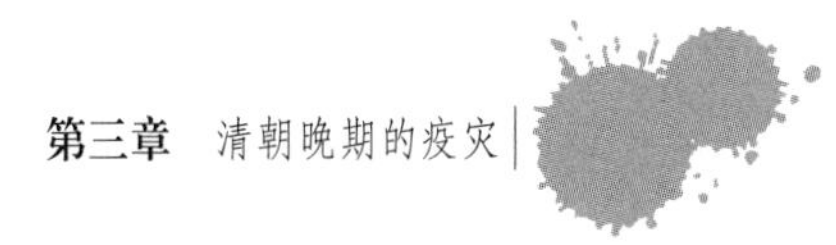

得其法，恒死。自本年起至十三年，其患始息[①]。

广东省

龙川县　鼠疫流行，数年不止，死者众多[②]。

乐昌县（今乐昌市）　秋季瘟疫流行，死亡惨重[③]。

同治七年（1868）

河北省

三河县（今三河市）　麦熟，人始得饱，瘟疫大作，死者甚夥[④]。瘟疫流行，死人甚多[⑤]。

山西省

永和县　五月瘟疫甚烈，阁底村一月内死人七十余[⑥]。

河南省

柘城县　春雪伤麦，秋淫雨伤稼，斗米千余钱，瘟疫大行，人畜多死[⑦]。

山东省

诸城县（今诸城市）　春疫，人多死[⑧]。春，瘟疫流行，染病而亡者很多[⑨]。春，诸城瘟疫流行，死者甚多[⑩]。

宁海州（今烟台市牟平区）　秋七八月，时疫流行，死人无算[⑪]。秋，境内时疫流行，死人很多[⑫]。

福山县（今烟台市福山区）　疫[⑬]。

日照县（今日照市）　大疫[⑭]。

---

① 光绪《上林县志》卷一《天文志·灾异》，民国《上林县志》卷一六《杂志部·灾祥》。

② 《龙川县志》，广东人民出版社 1994 年版。

③ 《乐昌县志》，广东人民出版社 1994 年版。

④ 民国《三河县新志》卷八《经制志·灾异》。

⑤ 《三河县志》，学苑出版社 1988 年版。

⑥ 民国《永和县志》卷一四《祥异考》。《永和县志》，学苑出版社 1999 年版。

⑦ 光绪《柘城县志》卷一〇《杂志·灾祥》。

⑧ 光绪《增修诸城县续志》卷一《总纪》。

⑨ 《诸城市卫生志》，中州古籍出版社 2010 年版。

⑩ 《潍坊市卫生志》，1989 年。

⑪ 民国《牟平县志》卷一〇《文献志·通纪》。

⑫ 《牟平县志》，科学普及出版社 1991 年版。

⑬ 民国《福山县志稿》卷八《灾祥志》。

⑭ 光绪《日照县志》卷七《考鉴志·祥异》。

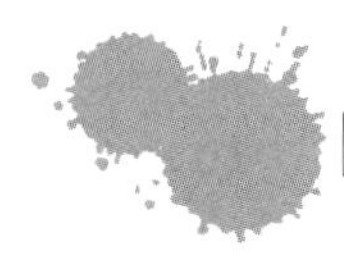

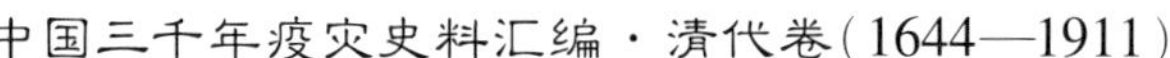

济阳县　三月，捻匪入境，全境兵燹弥漫，人烟灭绝凡月余，未及逃避者被害甚多，六月十一日始东去。秋七月，热痢流行，伤人滋多，老羸尤甚，至冬乃已①。

禹城县(今禹城市)　春夏特旱，大饥，又加温疫流行，死亡众多②。

甘肃省

镇番县(今民勤县)　薛百、苏山、田斌、更名等地，伤寒、白喉流行严重③。

静宁州(今静宁县)　旱，大饥，饿殍载道，人相食。六月，瘟疫大作，死者无数④。

皋兰县(今兰州市)　秋冬大疫，死者甚众⑤。

靖远县　自秋经冬，皋兰、靖远大疫，死者甚众⑥。

伏羌县(今甘谷县)　秋七月疫，染者殒⑦。

宁远县(今武山县)　秋，宁远大疫，死者甚众。其症状为泻黑水，足趾捩后，俗名转筋⑧。大旱，民饥。四五月，斗谷十八串，饿殍狼藉，杀人为食。七月，瘟疫流行，其症为泻黑水，足趾捩后，俗名转腿瘟，死者无算⑨。

通渭县　春大旱、战争、瘟疫，全县人民处于水深火热之中。斗粟价十千有奇，许多地方出现人相食⑩。

金　县(今榆中县)　秋又瘟疫流行，县人死者甚众⑪。

陕西省

靖边县　十月，寇乱之后，豺狼食人，继以瘟疫，民靡孑然⑫。

江苏省

太仓州(今太仓市)　夏，浏河何家桥、六里桥霍乱病发⑬。

---

① 民国《济阳县志》卷二〇《轶事志·祥异》。
② 《禹城县志》，齐鲁书社1995年版，第11页。
③ 《民勤县志》，兰州大学出版社1994年版。
④ 《静宁县志》，甘肃人民出版社1993年版。
⑤ 光绪《重修皋兰县志》卷一四《灾异》。《皋兰县志》，甘肃人民出版社1999年版。
⑥ 光绪《甘肃新通志》卷二《天文志·祥异》。
⑦ 同治《续伏羌县志》卷二《地理志·祥异》。
⑧ 《天水市医药卫生志》，甘肃教育出版社1994年版。
⑨ 《武山县志》，陕西人民出版社2002年版。
⑩ 《通渭县志》，兰州大学出版社1990年版。
⑪ 《榆中县志》，甘肃人民出版社2001年版。
⑫ 光绪《靖边志稿》卷四《杂志·灾劫》。
⑬ 《太仓市卫生志》，1998年。

福建省

诏安县　城关鼠疫流行，死亡多人①。

台湾省

澎湖厅（今澎湖县）　秋七月，林投、圭壁二澳大疫②。有年，大疫③。

湖南省

芷江县　淫雨伤稼，大疫，死者甚众，十室九空④。九月，芷江瘟疫流行，西乡尤甚，十室九空，至有歇绝烟火者，城内黄榜坡一隅，半月之内病毙七十余人⑤。新晃县波洲、柳寨瘟疫流行，农户十室九空，烟火断绝⑥。

保靖县　八月大疫⑦。

兴宁县（今资兴市）　夏旱；秋，东、南两乡疫⑧。

四川省

古宋、德阳、温江、灌县、铜梁、永川、合川、广汉等县六七月间大疫，死者枕藉⑨。

成都府（成都、华阳二县附郭）、汉　州（今广汉市）　成（都府）属一带，瘟疫大作，遇者立死，谓之麻脚症。汉州尤甚，秋后渐平⑩。

崇庆州（今崇州市）　五月大疫，患者顷刻死，人谓之麻脚瘟。讹言四起，民间箫鼓爆竹庆岁以禳之⑪。

叙州府（治宜宾县，今宜宾市）　同治六年秋八月不雨至于七年夏五月。是夏疫⑫。

彭　县（今彭州市）　夏六月大疫⑬。

德阳县（今德阳市）　大疫，麻足症流行，医家谓之朱砂症，邑中死者二三千人⑭。

---

① 《诏安县志》，方志出版社1999年版。

② 光绪《澎湖厅志》卷一一《旧事·祥异》。

③ 光绪《甲午新修台湾澎湖志》卷一一《旧事·祥异》。

④ 光绪《湖南通志》卷二四四《祥异志二》。

⑤ 同治《沅州府志》卷三六《祥异》，同治《芷江县志》卷五八《祥异》。《芷江县志》，生活·读书·新知三联书店1993年版。

⑥ 《新晃侗族自治县卫生志》，1989年。

⑦ 同治《保靖县志》卷一一《祥异志·灾祥》。

⑧ 光绪《兴宁县志》卷一八《杂纪志·灾祲》。

⑨ 王晓春《四川百年疫情》，《四川省情》2003年第7期，第24页。

⑩ 同治《续汉州志》卷二〇《祥异》。

⑪ 民国《崇庆县志》卷三《事纪》。

⑫ 光绪《叙州府志》卷二三《祥异》。

⑬ 光绪《重修彭县志》卷一一《祥异志》。

⑭ 同治《德阳县志》卷四四《外纪志》。

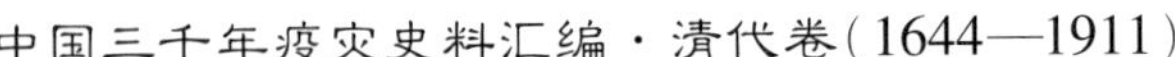

西昌县(今西昌市)　四月,西昌流行霍乱,每天死亡数十人[①]。

重庆市

铜梁县　疫症四起,染者吐泻交作,腰疼如断,两足麻木,逾二三时立毙,俗呼麻脚瘟,城乡市镇棺木为之一空[②]。

永川县(今永川区)　疫疟四起,染者吐泻交作,两足麻木,逾二三时立毙,俗呼麻脚瘟[③]。永川霍乱(俗称麻脚瘟)流行,患者吐泻交作,两足麻木抽搐,二三小时即死[④]。

云南省

呈贡县　大疫[⑤]。

元江州(今元江县)　元江地震,大疫[⑥]。

太和县(今大理市)　大理县部分地区鼠疫流行[⑦]。

江川县　鼠疫流行,患者一二日即死,死者甚众,至有朝为抬埋人,暮被抬埋者[⑧]。

广西壮族自治区

上林县　人患鼠瘟,至十三年始息[⑨]。

灵山县　大有年,西乡上殳练大疫[⑩]。

郁林州(今玉林市)　饥疫[⑪]。

永康州(今同正县)　春,瘟疫(痒子症)流行,城乡死者约有百人[⑫]。

同治八年(1869)

黑龙江省

富锦县(今富锦市)　富锦县的赫哲族人中曾流行过天花[⑬]。按:是时尚无富锦

---

① 《西昌市志》,四川人民出版社1996年版。

② 光绪《铜梁县志》卷一六《杂记》。

③ 光绪《永川县志》卷一〇《灾异》。

④ 《永川县志》,四川人民出版社1997年版。

⑤ 光绪《呈贡县志》卷一《户口》。

⑥ 光绪《云南通志》卷四《祥异下》,民国《新纂云南通志》卷一六一《荒政考三·灾疫附》。

⑦ 《中国鼠疫流行史》,1973年。

⑧ 《安化彝族乡志》1996年。

⑨ 民国《上林县志》卷一六《杂志部·灾祥》。

⑩ 民国《灵山县志》卷五《舆地志·灾祥》。

⑪ 光绪《郁林县志》卷四《舆地略四·机祥》。

⑫ 民国《同正县志》卷五《灾异》。

⑬ 《黑龙江省志》卷四七《卫生志》,黑龙江人民出版社1996年版。

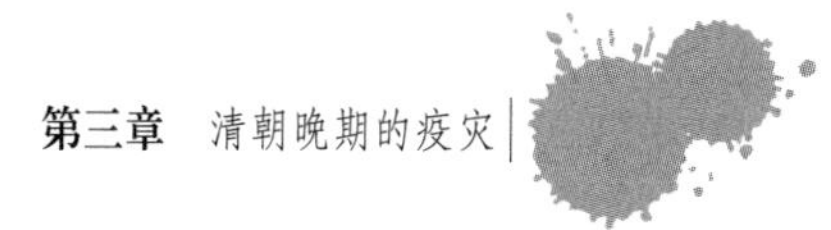

县，光绪八年（1882）于此设富克锦协领，光绪三十一年（1905）置设治局，光绪三十四年（1908）升为巡检，宣统元年（1909）始改为富锦县。

内蒙古自治区

丰镇厅（今丰镇市）　瘟疫流行[①]。

土默特左旗　萨拉齐厅（驻今包头市莎拉齐镇）秋禾被水、被霜，收成浅薄。是年瘟疫流行，归化厅（驻今呼和浩特市）尤甚，交通断绝，有全家就毙者[②]。

归化厅（今呼和浩特市）　口外瘟疫流行，归化城尤甚[③]。七月，瘟疫流行，归化城尤为严重[④]。

甘肃省

宁远县（今武山县）　秋大疫，死者甚众[⑤]。

秦　州（今天水市）　秋大疫[⑥]。

秦安县　秋，全县瘟疫流行。雨雹，田鼠南迁[⑦]。

合水县　大疫[⑧]。

宁夏回族自治区

中卫县（今中卫市沙坡头区）　霍乱大流行，仅县城内死亡就达千人[⑨]。中卫县今属宁夏。霍乱大流行。农历五六月间，以县城附近为重，死亡相继，甚至有一门死绝者[⑩]。

宁夏府（宁夏、宁朔二县附郭，今银川市）　同治年间，（银川）霍乱大流行，死亡率达20%[⑪]。按：明确记载同治年间有霍乱流行的是此年的中卫县，故系于此。

---

① 《丰镇市志》（上），内蒙古文化出版社2005年版。

② 《土默特志》，内蒙古人民出版社1997年版。

③ 《内蒙古大事记》，内蒙古人民出版社1997年版。

④ 《呼和浩特市志》，内蒙古人民出版社1999年版。

⑤ 《清史稿》卷四〇《灾异志一》。光绪《甘肃新通志》卷二《天文志・祥异》。《武山县志》，陕西人民出版社2002年版。

⑥ 光绪《甘肃新通志》卷二《天文志・祥异》。

⑦ 《秦安县志》，甘肃人民出版社2001年版。

⑧ 《合水县志》，甘肃文化出版社2007年版。

⑨ 《中卫县志》，宁夏人民出版社1995年版。

⑩ 《中卫县卫生志》，1995年。

⑪ 《银川市志》，宁夏人民出版社1998年版。

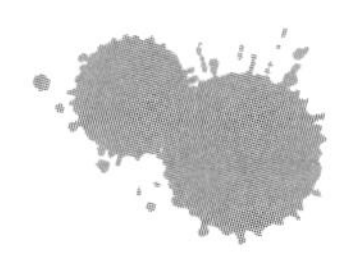

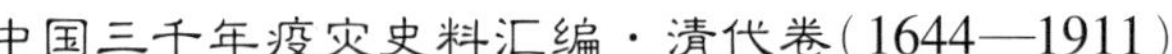

陕西省

米脂县　大瘟①。九月大疫②。

延川县　瘟疫流行,死人甚众③。

榆林县(今榆林市)　秋大疫④。

山西省

隰　州(今隰县)　春夏亢旱,夏大疫⑤。

垣曲县　八月瘟疫⑥。

河南省

淮宁县(今淮阳县)　夏疫⑦。

安徽省

无为州(今无为县)　民权乡7个自然村血吸虫病流行,求诊无医⑧。

绩溪县　兵灾、瘟疫后,县境人烟稀疏,田地荒废⑨。

湖北省

麻城县(今麻城市)　秋七月大疫⑩。

利川县(今利川市)　小沙溪一带流行性感冒流行,死亡50余人⑪。

重庆市

大宁县(今巫溪县)　通城一带流感暴发,患者高达3200余人,死亡600余人⑫。

湖南省

靖　州(今靖州县)　饥疫⑬。

武冈州(今武冈市)　同治己巳,年饥岁疫,饿殍道路,惨不忍闻⑭。

---

① 民国《米脂县志》卷一《天文志·岁征》。

② 《米脂县志》,陕西人民出版社1993年版。

③ 《延川县志》,陕西人民出版社1999年版。

④ 《榆林市志》,三秦出版社1996年版。

⑤ 光绪《续修隰州志》卷四《祥异》。

⑥ 光绪《垣曲县志》卷一四《杂志》。

⑦ 民国《淮阳县志》卷二〇《灾异》。

⑧ 《无为县志》,社会科学文献出版社1993年版。

⑨ 《绩溪县志》,黄山书社1998年版。

⑩ 《清史稿》卷四〇《灾异志一》。光绪《黄州府志》卷四〇《杂志·祥异》。民国《湖北通志》卷七六《祥异志二》。

⑪ 《利川市志》,湖北科学技术出版社1993年版。

⑫ 《巫溪县志》,四川辞书出版社1993年版。

⑬ 光绪《湖南通志》卷二四四《祥异志二》。

⑭ 光绪《武冈州乡土志·户口》。

贵州省

遵义县（今遵义市）　秋恶性疟疾流行。初起头闷，一发直至二三日乃苏，强者三发不支，弱者一发即殒，乡人谓之“闷头疟”①。

清江厅（今剑河县）　春夏间大饥，后又瘟疫，死者甚众。谣云：至同治，有八年，岁在已巳。遇饥荒，米大贵，饿死多人。足金银，壹两五，买米一斗。四碗升，二百四，难买一碗。拿银碗，做叫化，是此年春。有妇女，忍饥饿，但求人要；五斗米，换一个，亦且逃生。大兵后，发瘟疫，人死多半；加饥劫，叹世人，又死一层②。

云南省

太和县（今大理市）　大理县部分地区鼠疫流行③。

安宁州（今安宁市）　夏四月安宁大雨雹，秋大疫④。

江川县　鼠疫流行如去年⑤。

广西壮族自治区

灵山县　大有年，疫⑥。

上林县　鼠疫流行⑦。

同治九年（1870）

河北省

无极县　冬大疫⑧。民患霍乱，死者甚众⑨。冬，无极大疫⑩。

山西省

平陆县　夏秋瘟疫盛行⑪。

曲沃县　冬大疫⑫。

---

① 民国《续遵义府志》卷一三《祥异》。

② 竺柏松《姜应芳起义史料辑录》，见《近代史资料》总第49号，第28页。

③ 《中国鼠疫流行史》，1973年。

④ 光绪《云南通志》卷四《祥异下》，民国《新纂云南通志》卷一六一《荒政考三·灾疫附》。

⑤ 《安化彝族乡志》，1996年。

⑥ 民国《灵山县志》卷五《舆地志·灾祥》。

⑦ 民国《上林县志》卷一六《灾祥》。

⑧ 《清史稿》卷四〇《灾异志一》。

⑨ 光绪《无极县志》卷三《灾祥志》。《无极县志》，人民出版社1993年版。

⑩ 《河北省志》卷一〇《自然灾害志》，方志出版社2009年版。

⑪ 民国《平陆县续志》卷下《杂志类·祥异》。

⑫ 光绪《续修曲沃县志》卷三二《志余·祥异》，民国《新修曲沃县志》卷三〇《丛志·灾祥》。

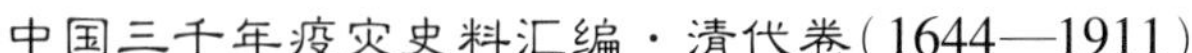

夏　县　夏，大瘟疫①。

甘肃省

高台县　白喉流行②。

敦煌县（今敦煌市）　白喉传染最烈，有全家绝嗣者③。

山东省

茌平县　旱，大疫④。

湖北省

麻城县（今麻城市）　秋，北乡大疫⑤。

江陵县（含今荆州市区、江陵县）　大疫，民多暴死⑥。

福建省

永春州（今永春县）　疫气流行⑦。

江西省

安仁县（今余江县）　五月，瘟疫时行⑧。

贵州省

独山州（今独山县）　大疫⑨。

云南省

太和县（今大理市）、易门县、思茅厅（今普洱市思茅区）、镇南州（今南华县）　鼠疫流行⑩。

广西壮族自治区

上林县　人患鼠瘟，至十三年，其患始息⑪。

---

① 《夏县志》，人民出版社1998年版。

② 《高台县志》，兰州大学出版社1993年版。

③ 《敦煌志》卷八《医疗卫生》，中华书局2007年版。

④ 民国《茌平县志》卷一一《灾异志》。

⑤ 《清史稿》卷四〇《灾异志一》。光绪二年《麻城县志》卷二《皇朝大事志》；光绪三十年《麻城县志》卷三八《大事记二・国朝》；民国《麻城县志前编》卷一五《杂志・灾异》。《麻城县志》，红旗出版社1993年版。

⑥ 《清史稿》卷四〇《灾异志一》。光绪《续修江陵县志》卷六一《外志・祥异》；民国《湖北通志》卷七六《祥异志二》。

⑦ 民国《永春县志》卷二三《独行传》。

⑧ 同治《安仁县志》卷三四《祥异志》。

⑨ 民国《独山县志》卷一四《祥异》。

⑩ 《中国鼠疫流行史》，1973年；《南华县鼠疫流行史及流行因素调查报告》，1957年。

⑪ 民国《上林县志》卷一六《杂志部・灾祥》。

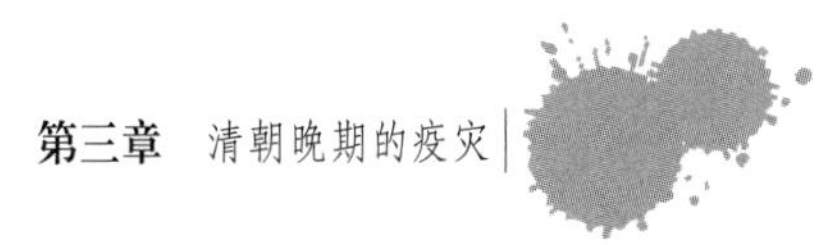

同治十年(1871)

陕西省

米脂县(子洲县)　兵燹之余,豺狼噬人,道路梗塞。是年,石灰峪鼠疫流行①。按:是时尚无子洲县,1944 年划米脂、绥德、横山、清涧 4 县交接之地置县。石灰峪原属米脂县。

孝义厅(今柞水县)　五月,大疫②。春瘟疫,患者上吐下泻,传染极快,顷刻即死,不少村户绝人③。柞水虎烈拉(霍乱)流行。患者上吐下泻,顷刻即死,不少村、户绝人④。

河南省

祥符县(今开封市)　春旱,瘟疫流行,人畜多毙,牛尤甚⑤。

山西省

文水县　冬大瘟疫,咽喉肿溃,毙人甚多⑥。冬,本县黎民因咽喉肿溃而死者甚众⑦。

浙江省

平湖县(今平湖市)　秋疫⑧。

嘉善县　秋疫⑨。

福建省

同安县(今厦门市、金门县)　登革热流行,厦门全岛 75% 以上的人发病⑩。登革热在厦门流行,患者人数占全岛人口的 75% 以上⑪。

---

① 《子洲县志》,陕西人民教育出版社 1993 年版。

② 《清史稿》卷四〇《灾异志一》。光绪《孝义厅志》卷一二《纪事志・灾异》。

③ 《柞水县志》,陕西人民出版社 1998 年版。

④ 《商洛地区卫生志》,陕西人民出版社 1999 年版。

⑤ 光绪《祥符县志》卷二三《杂事志・祥异》。

⑥ 光绪《文水县志》卷一《天文志・祥异》。

⑦ 《文水县志》,山西人民出版社 1994 年版。

⑧ 光绪《平湖县志》卷二五《外志・祥异》。

⑨ 光绪《重修嘉善县志》卷三四《杂志上・祥眚》。

⑩ 《福建省卫生志》,1989 年。

⑪ 《厦门市卫生志》,厦门大学出版社 1997 年版。

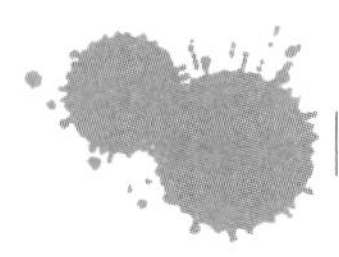

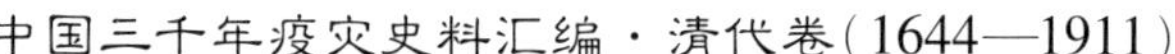

湖北省

麻城县(今麻城市)　西南乡六月大疫①。

湖南省

酃　县(今炎陵县)　夏大水,秋疫②。

长沙县(今长沙市)、芷江县　白喉流行③。

云南省

昆明县(今昆明市)、宁洱县、思茅厅(今普洱市思茅区)、镇南州(今南华县)　鼠疫流行④。

河阳县(今澄江县)　鼠疫流行,鼠疫五、六月先在城区流行,七、八月间向外蔓延至城外山区,直到冬季才停息⑤。

江川县　鼠疫流行⑥。

大理府(治太和县,今大理市)　郡城克服后,大疫迭兴,兵革甫息,疫病频仍,死亡狼藉,惨于血刃⑦。

镇雄州(今镇雄县)　秋冬大疫⑧。

贵州省

独山州(今三都县)　七月流寇作乱,贼中疫死亦甚众,又苦饥,贼多思归者⑨。按:时三合县属独山州,民国间以三脚屯州同分设三合县,民国三十年(1941)与都江县合并为三都县。

广西壮族自治区

上林县　人患鼠瘟,至十三年,其患始息⑩。

---

① 《清史稿》卷四〇《灾异志一》。光绪二年《麻城县志》卷二《皇朝大事志》;光绪三十年《麻城县志》卷三八《大事记二·国朝》;民国《麻城县志前编》卷一五《杂志·灾异》。《麻城县志》,红旗出版社1993年版。

② 同治《酃县志》卷一一《事纪》。

③ 《湖南省志》卷二一《医药卫生志》,湖南人民出版社1988年版。

④ 《昆明市鼠疫流行史及流行因素调查报告》,1957年;《思茅专区鼠疫流行及流行因素调查报告》,1958年;《中国鼠疫流行史》,1973年;《南华县鼠疫流行史及流行因素调查报告》,1957年。

⑤ 《关于鼠疫流行情况的调查报告》,1957年。

⑥ 《江川县鼠疫历史自然因素社会因素调查总结》,1957年。

⑦ 民国《大理县志稿》卷三《建设部·户籍》。

⑧ 光绪《镇雄州志》卷五《祥异》。

⑨ 民国《三合县志》卷七《前事略·年纪》。

⑩ 民国《上林县志》卷一六《杂志部·灾祥》。

北流县(今北流市)　正月雨雹,夏疫[①]。

钦　州(今钦州市)　鼠疫[②]。

合浦县　北海港鼠疫剧烈流行[③]。

同治十一年(1872)

天津市

天津县(今天津市)　夏五月,天津多霍乱吐泻之症,不得其救治之法,辄多奄奄垂毙者[④]。

山西省

襄垣县　正月下黄土,人多喉疾[⑤]。

甘肃省

抚彝厅(今临泽县)　时疫大作,伤人无算[⑥]。时疫大作,死人无算[⑦]。

安化县(今庆阳市)　天花流行[⑧]。

安定县(今定西市安定区)　大疫,死者甚众[⑨]。

正宁县　天花流行。

平凉县(今平凉市)　同治十一年(1872)至十三年(1874),死于天花、痢疾、白喉甚多[⑩]。

河南省

正阳县　夏秋五月至七月间,刀兵水火,瘟、蝗、旱、涝,循环齐现[⑪]。

祥符县(今开封市)　冬,省城因久未得雪,瘟疫流行[⑫]。

福建省

同安县(今厦门市、金门县)　金门县疫。自七月至十一月不雨,幼孩多痘

---

① 光绪《北流县志》卷一《星野・祥异》。

② 冼维逊《鼠疫流行史》,1988年,第181、184、186页。

③ 冼维逊《鼠疫流行史》,1988年,第181、184、186页。

④ “天津信息”,《申报》1872年6月29日,第3版。

⑤ 光绪《襄垣县续志》卷九《祥异》,民国《襄垣县志》卷八《旧闻考・祥异》。

⑥ 民国《临泽县志》卷一四《纪事志・变异》。

⑦ 《临泽县志》,甘肃人民出版社2001年版。

⑧ 《庆阳地区卫生志》,1998年。

⑨ 民国《重修定西县志》卷三七《灾异》。

⑩ 《平凉市志》,中华书局1996年版。

⑪ 民国《正阳县志》卷三《大事记》。

⑫ “五月三十日京报全录”,《申报》1874年7月24日,第4版。

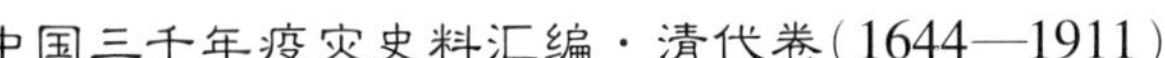

殇①。

江西省

南昌县(今南昌市)　夏秋大疫②。

丰城县(今丰城市)　秋后疫起,河西尤甚③。

吉安府(治庐陵县,今吉安市)　正月大雪,夏秋疫④。

新城县(今黎川县)　夏大疫⑤。按:今《河北省志》以为直隶之新城县,误⑥。

湖北省

武昌县(今鄂州市)　夏大疫⑦。夏疫疟⑧。

上海市

上海县(今闵行区等)　夏六月,霍乱流行。7月19日(六月十四日)报道:(上海)疠疫盛行,逐日毙命者,不一而足。沪城内多染暑症,以此致毙者,日二十余人之多⑨。其时,沪城多有延僧请道建立法坛者。7月27日(六月廿二日)报道:瘟疫之行,虽曰天意,亦由人自召。按土洋居人稠密,除洋泾浜洁净外,其他处污秽之物沿街倾倒,以致不正之气沁入心脾,因而酿成疫病⑩。

四川省

双流县　夏初,时疫流行,从两脚麻起,顷刻不救,名曰麻脚瘟⑪。夏初,双流县霍乱流行,时名"麻脚瘟"⑫。

遂宁县(今遂宁市)　夏瘟疫流行,有阖门尽毙者⑬。

重庆市

铜梁县　秋疫症大作,染者辄死,黑气较甚之方,死亡尤众⑭。

---

① 光绪《金门志》卷一六《祥异》,民国《金门县志》卷一二《兵事志·灾祥》。
② 光绪《江西通志》卷九八《前事略·祥异》。
③ 同治《丰城县志》卷二八《杂类志·祥异》。
④ 光绪《吉安府志》卷五三《杂记·祥异》。
⑤ 《清史稿》卷四〇《灾异志一》。
⑥ 《河北省志》卷一〇《自然灾害志》,方志出版社2009年版。
⑦ 《清史稿》卷四〇《灾异志一》。民国《湖北通志》卷七六《祥异志二》。
⑧ 光绪《武昌县志》卷一〇《祥异》。
⑨ "请印辟疫解痧良方来札",《申报》1872年7月19日,第1版。
⑩ "僧道逐疫无益",《上海新报》1872年7月27日,第2版。
⑪ 民国《双流县志》卷四《祥异》。
⑫ 《双流县志》,四川人民出版社1992年版。
⑬ 民国《遂宁县志》卷八《杂记》。
⑭ 光绪《铜梁县志》卷一六《杂记》。

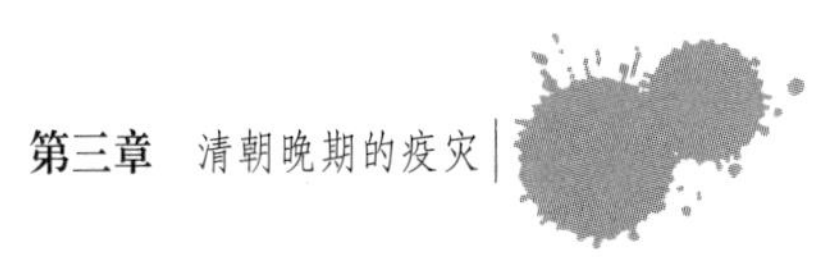

云南省

大姚(今大姚县)、河阳(今澄江县)、广西(今泸西县)、邱北(今丘北县),疫疠流行。弥勒(今弥勒市)有鸦鹊垒石于民房,岁大疫①。姚州(今姚安县)、河阳(今澄江县)、广西(今泸西县)、开化(今文山市)、建水(今建水县)、镇沅(今镇沅县)、武定(今武定县)大疫②。

盐丰县(今并入大姚县) 岁大熟,秋间,民大疫③。

云南县(今祥云县) 自此年至光绪七年(1881),时疫盛行,邑之养甸、青海营、白石岩、张窑厂、刘营、禾甸街、检村、明镜灯、山角里较甚④。1872—1881 年的 10 年间,境内连续流行鼠疫,乔甸、青海营、白石崖、张厂、刘营、禾甸、检村、明镜灯、三角里一带流行严重⑤。

镇南州(今南华县) 五月、六月、七月,热暑蒸腾,疾疫大作,兵练死者枕藉⑥。鼠疫⑦。

江川县 鼠疫⑧。

昆明县(今昆明市)、大理县(今大理市) 鼠疫⑨。

安宁州(今安宁市) 鼠疫流行,染者十死七八,漏人不漏户⑩。

弥勒县 有鸦鹊垒石于民房,岁大疫⑪。全县鼠疫大流行,坝区为重疫区,患者十死七八。次年,大多数人避疫逃亡,少数村寨从此消失,人口锐减⑫。

广东省

广州(番禺、南海二县附郭,今广州市) 秋八月、九月,霍乱流行。10 月 14 日(九月十三日)报道:迩来省垣多出时症,或谓因久不雨、天气炎热所致。廿六日晨,有一人行至靖远街,忽然扑地而死,视之,其气已绝。又闻西关有梁某者,系顺德龙眼乡人,前数日以有事搭渡旋里,是夜在渡饮食如常,抵岸,渡主见其不起,意其熟睡,呼之

---

① 光绪《云南通志》卷四《祥异下》。

② 民国《新纂云南通志》卷一六一《荒政考三·灾疫附》。

③ 光绪《续修白盐井志》卷一一《祥异》,民国《盐丰县志》卷一二《杂类志·祥异》。

④ 光绪《云南县志》卷一《天文·祥异》。

⑤ 《祥云县志》,中华书局 1996 年版。

⑥ 《碌云纪事稿》,见白寿彝主编《回民起义》(二),神州国光社 1953 年版,第 483 页。

⑦ 《南华县鼠疫流行史及流行因素调查报告》,1957 年。

⑧ 《江川县鼠疫历史自然因素社会因素调查总结》,1957 年。

⑨ 《昆明市鼠疫流行史及流行因素调查报告》,1957 年;《中国鼠疫流行史》,1973 年。

⑩ 《鸣矣河乡志》,1995 年。

⑪ 光绪《云南通志》卷四《祥异下》。

⑫ 《弥勒县志》,云南人民出版社 1987 年版。

不应,推之不动,不知何时已死矣,即奔告其亲属,然后备棺殡殓。又闻城北某乡落,旬日之间,患染时症死者约四五十人,皆年少居多[①]。

遂溪县　首次发现鼠疫[②]。鼠疫系由广西传入,黄略镇冷水乡毛光村发生鼠疫病例30例[③]。

广西壮族自治区

上林县　人患鼠瘟,至十三年,其患始息[④]。

郁林州(今玉林市)　春旱,饥疫[⑤]。

北流县(今北流市)　春旱饥,大疫[⑥]。

同治十二年(1873)

甘肃省

定西县(今定西市)　大疫,死者甚众[⑦]。

河北省

景　州(今景县)　大旱,自夏历秋,人多疟疾[⑧]。自夏至秋,人多疟疾[⑨]。

灵寿县　疟疫自春至冬[⑩]。

山东省

冠　县　大水并疾虐(疟)流行,人多染之致命。邑令韩光鼎,施舍药饵,济人甚众[⑪]。

湖北省

武昌县(今鄂州市)　同治二十一年(1873),境内流行过大瘟疫[⑫]。按:同治二十一年为同治十二年之讹。

---

① "粤东省时疫",《上海新报》1872年10月14日,第2版。

② 冼维逊《鼠疫流行史》,1988年,第187页。

③ 《遂溪县卫生志》,1990年。

④ 民国《上林县志》卷一六《杂志部·灾祥》。

⑤ 光绪《郁林州志》卷四《舆地略·机祥》。

⑥ 光绪《北流县志》卷一《星野·祥异》。

⑦ 民国《重修定西县志》卷三七《灾异》。

⑧ 民国《景县志》卷一四《故实志·史事》。

⑨ 《景县志》,天津人民出版社1991年版。

⑩ 同治《灵寿县志》卷三《灾祥志》。

⑪ 光绪《冠县志》卷一〇《杂录志·祲祥》。

⑫ 《鄂州市志》,中华书局2000年版。

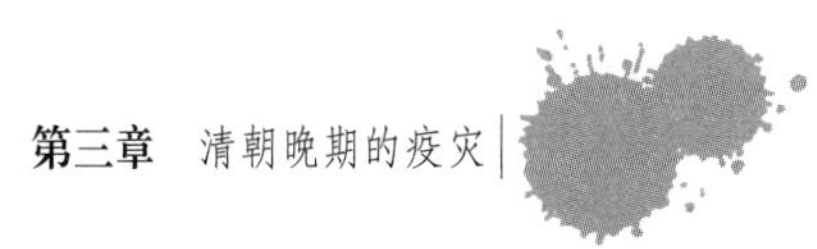

云南省

开化府(今文山市)、建水县、镇沅州(今镇沅县)、武定州(今武定县)、广西州(今泸西县) 开化、建水、镇沅、武定、广西大疫①。

昆明县(今昆明市)、呈贡县 大疫②。

建水县 六月大疫(即嘉庆间痒子鼠疫),沿城乡到处传染……殆至光绪癸巳(光绪十九年),疫始息③。

楚雄县(今楚雄市) 大疫④。

盐丰县(今并入大姚县) 秋冬大疫⑤。

镇南州(今南华县) 大疫⑥。

武定州(今武定县) 大疫⑦。

云 州(今云县) 瘟疫流行,患者痒子、红痰不一,死亡山积,直到光绪十五年(1889)、十六年(1890)才停息⑧。

弥勒县 岁大疫⑨。

路南州(今石林县) 大疫,生民几无孑遗⑩。

江川县 鼠疫流行⑪。

云南县(今祥云县) 鼠疫流行⑫。是年至光绪七年时疫盛行⑬。县城和青海营死于鼠疫2000多人⑭。

太和县(今大理市)、赵州(今大理市) 鼠疫流行⑮。六月大疫,此疫名鼠疫,又曰痒子症,能传染。先鼠死,人即继之,初发热,或生核在胅窝胯缝间,或痰带血。一二日立毙。医药罔效。城乡年死千百。流行处有硫磺气,色惨淡,傍晚寂然闭户,禁

① 光绪《云南通志》卷四《祥异下》。
② 光绪《呈贡县志》卷一《户口》。
③ 民国《续修建水县志稿》卷一〇《祥异》。
④ 《楚雄专区鼠疫流行史调查事迹考据材料》,1957年。
⑤ 光绪《续修白盐井志》卷一一《祥异》,民国《盐丰县志》卷一二《杂类志·祥异》。
⑥ 《南华县鼠疫流行史及流行因素调查报告》,1957年。
⑦ 光绪《武定直隶州志》卷四《祥异》。
⑧ 民国《云县志稿》卷一《大事记》。
⑨ 光绪《云南通志》卷四《祥异》。
⑩ 《路南县鼠疫流行史及流行因素调查报告》,1957年。
⑪ 《江川县鼠疫历史自然因素社会因素调查总结》,1957年。
⑫ 光绪《云南县志》卷一《天文·祥异》。
⑬ 光绪《云南县志》卷一《祥异》。
⑭ 《祥云县志》,中华书局1996年版。
⑮ 《中国鼠疫流行史》,1973年;《下关地区鼠疫流行史调查》,1957年。

不敢声。鬼凭草木作长啸。犬狺狺吠,乌啼鼠腐,悚人毛发。亲戚惧传染,不敢通吊问,甚或家有病者,父母昆弟忍弃置不顾,避匿山野间,结茅而居。豺狼于黄昏后成群结队肆行城乡,捉鸡噬儿,毫无畏忌。如此二十余年,死以万数。全家死绝者,所在多有。当其时,命悬须臾,朝不谋夕,愁惨悲号之声比户相闻。相传初有此症,因迤西某处常起霞气,居民掘得一瓶,揭封有黑气冲出,由此传染渐遍赵州。师道南有《鼠疫行》曲尽当日情况①。

晋宁州(今晋宁县) 疫疠传染,城乡死者甚众②。

永北厅(今永胜县) 时疫③。

蒙自县(今蒙自市) 个旧县(今个旧市)大疫,疫名"痒子"④。按:时尚无个旧县,康熙四十六年(1707)设个旧厂,光绪十一年(1885)改个旧厅,民国二年(1913)改个旧县。

安宁州(今安宁市) 三月,霍乱流行,患者上吐下泻,腿肚转筋,朝发暮死,或隔日死⑤。

浙江省

杭　州(钱塘、仁和二县附郭,今杭州市)、萧山县(今杭州市萧山区) 秋七月,杭城时症流行,起势与霍乱转筋相似,而又加剧焉。犯此症者,每多不治,盖近乎疫气之流行矣,惟闻其症尚不十分传染,故病殁之家,尚有亲戚看视收殓之者。又闻此症不能过一周日,午时起者不能过子时,故俗又谓之子午症云。又闻此症系由萧山过江传来者,疫气竟能飞波,亦属奇事⑥。

广东省

东莞县(今东莞市) 正月发现"马头瘟"⑦。

遂溪县 冷水乡毛光村发现鼠疫30例⑧。

香港特别行政区

春二月,患痘症者甚多,颇有传染之虑⑨。

---

① 光绪《云南通志》卷四《祥异下》。

② 民国《昆阳县志》卷三《天文》。

③ 光绪《续修永北直隶厅志》卷一《祥异》。

④ 民国《个旧县志》卷二〇《异闻》。

⑤ 《鸣矣河乡志》,1995年。

⑥ "杭州现行时症",《申报》1873年8月5日,第2版。

⑦ 《广东通志稿》,中华全国图书馆文献缩微复制中心,2001年。

⑧ 冼维逊《鼠疫流行史》,1988年,第187页。

⑨ "杂闻",《申报》1873年3月25日,第1版。

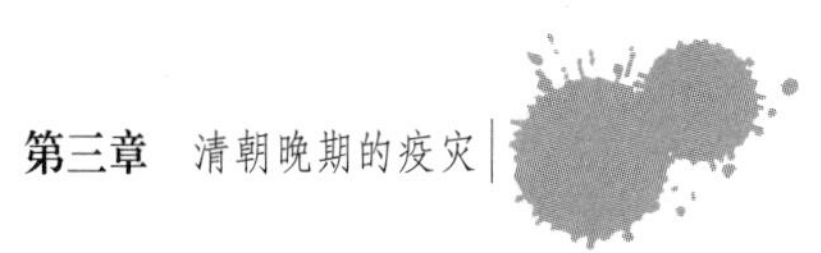

广西壮族自治区

郁林州(今玉林市)　四月雨雹,地震,大疫①。

北流县(今北流市)　四月雨雹,地震,仍疫②。

合浦县　夏,大疫鼠传染症③。

上林县　人患鼠瘟,至十三年,其患始息④。

全　州(含今全州、资源二县)　夏雨水,秋大熟,民多疫⑤。

台湾省

澎湖厅(今澎湖县)　冬,民得异疾。其始,自觉腰肢微酸,旋即遍身瘫软不能行动,筋骨疼痛异常。有途次得疾,未及抵家,而扶掖以归者,服热剂则死,惟服冷可愈,故死者尚少。愈后一两月尚觉手足无力,久始暂瘥,俗谓之"平安病"。厅属男妇皆然,亦异症也⑥。

同治十三年(1874)

北京市

京　师(宛平、大兴二县附郭,今北京市)　京师自交秋仲后,瘟疫稍止,若前此则每多急症,小孩死者颇多,且一家传染,动辄连殇数丁⑦。

天津市

天津县(今天津市)　冬,京师、天津各属天花盛行⑧。

辽宁省

海城县(今海城市)　冬,牛庄镇天花大行,婴孩之病死者不可胜数⑨。

宁夏回族自治区

固原州(今固原市)　清朝同治末年(约1874年),西吉县霍乱大流行,仅硝河乡就死亡千余人。凡染此病后,轻者两三日死,重者半日即殒,甚至有药未进口即亡、脉未诊完就死者。处处可觅巫婆、游医为骗取钱财而忙碌奔走。嚎泣之声,不绝于耳。

---

① 光绪《郁林州志》卷四《舆地略·机祥》。

② 光绪《北流县志》卷一《星野·祥异》。

③ 民国《合浦县志》卷五《事纪》。

④ 民国《上林县志》卷一六《杂志部·灾祥》。

⑤ 民国《全县志》第九编《前事志·灾异》。

⑥ 光绪《澎湖厅志》卷一二《旧事·祥异》,光绪《甲午新修台湾澎湖志》卷一一《旧事·祥异》。

⑦ "暴疾两则",《申报》1874年10月13日,第3版。

⑧ "论牛痘豆字借用",《申报》1874年12月29日,第1版。

⑨ "牛庄杂闻",《申报》1875年3月4日,第2版。

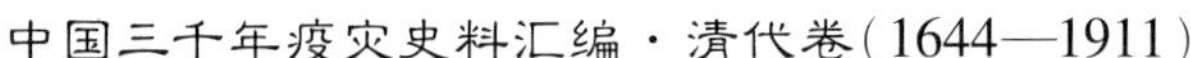

荒坟遍野、满目凄凉[1]。按:是时尚无西吉县,西吉县乃1943年析固原县置。

甘肃省

河　州(今临夏州)　春,瘟疫流行,染者鼻流血而死[2]。春,东乡北庄一带瘟疫流行,患者流鼻血,立刻死亡[3]。按:是时尚无东乡县,其地属河州。

会宁县　冬大疫,死者甚众,疠气方炽,人不敢抬尸,皆远避野宿[4]。

镇番县(今民勤县)　城关、苏山、大滩、上东、西渠等地伤寒麻疹流行[5]。

平凉县(今平凉市)　同治十一年(1872)至十三年(1874),死于天花、痢疾、白喉甚多[6]。

山东省

威海卫(今威海市)　霍乱流行[7]。

阳信县　七月,阳信瘟疫大作,人死几半[8]。

江苏省

苏　州(吴县、长洲、元和三县附郭,今苏州市)　秋,疫气流行,农佃多病[9]。11月27日(十月十九日)报道:省城内外,人民半染时疫,其重者约一周时,轻者二三日便不治矣,盘门外蠡市镇棺木几致卖空,匠人日夕赶造,尚形不及,若药肆则通宵不闭[10]。这可能是霍乱流行。

浙江省

鄞　县(今宁波市鄞州区)　七月大风雨,八、九月大疫,死者甚众[11]。10月9日(八月廿九日)报道:(宁波)夏秋以来,病症极多,东乡尤为各处之冠。鄞县城厢内外,病症极广,几于挨户皆然,均患湿热、头痛等症,或病伤寒,或发疟疾,每一沾身,辄为粘缠不解,药铺如市,拈方称剂,应接不暇,此固在人意中,无足为奇,其最奇者则纸札之利兴也,盖以病者谵语,每谓鬼祟附凭,非课卜禳祷礼佛拜星则无灵效,甚至纸船

---

① 《西吉县卫生志》,宁夏人民出版社1990年版。
② 宣统《河州采访事迹》,见袁林《西北灾荒史》,甘肃人民出版社1994年版,第1518页。
③ 《东乡族自治县志》,甘肃文化出版社1996年版。
④ 光绪《甘肃新通志》卷七三《人物·孝义上·李振西》。
⑤ 《民勤县志》,兰州大学出版社1994年版。
⑥ 《平凉市志》,中华书局1996年版。
⑦ 《山东省卫生志》,山东人民出版社1992年版。
⑧ 《惠民地区卫生志》,天津科学技术出版社1992年版。
⑨ "同治十三年十二月初八日京报",《申报》1875年2月17日,第5版。
⑩ "苏垣近有急症",《申报》1874年11月27日,第2版。
⑪ 同治《鄞县志》卷六九《祥异》。

一物，竟卖脱行，如此阴盛阳衰，固亦时势使然，然越人好鬼，则固积习之难改也[①]。11月12日（十月初四日）报道：今秋浙之宁波，瘟疫大行，几无不病之家[②]。12月1日（十月廿三日）报道：（宁波）城内外居民所患疫疠者，至今犹传染不已，医士药店及巫觋等生意大佳，其披麻服素往来于道者，几于十有其三[③]。这是霍乱流行，直至秋末冬初，始各平安[④]。

慈溪县（今慈溪市） 三月地震，八月、九月疫[⑤]。

奉化县（今奉化市） 秋大疫[⑥]。

镇海县（今宁波市镇海区） 秋大疫[⑦]。

湖 州（乌程、归安二县附郭，今湖州市） 秋八月，霍乱流行。10月6日（八月廿六日）报道：该处（湖州）城北各乡，自夏秋以来，疫疠流行，人畜俱为所传染[⑧]。湖州城北各乡夏秋以来疠疫流行，人畜俱为所传染[⑨]。

台湾省

凤山县（今高雄市凤山区） 日本侵台，岛内"生番"滋事，船政大臣沈葆桢请求清政府增派援军，李鸿章举荐唐定奎率兵增援。七月，唐定奎抵达台湾，驻军凤山，择险分屯，但不久时疫流行，士卒先后死千余人[⑩]。夏，日军疫疠流行，死五百余人[⑪]。9月24日（八月十四日）报道：东兵（按：指日军）在台湾者，不服水土，营内时疫大作，甚至每日毙者约二十人[⑫]。10月5日（八月廿五日）报道：日兵不合水土，瘟疫无算，时下日营中又病故带兵官六员[⑬]。

苗栗县 秋疫[⑭]。

---

① "宁郡时症流行"，《申报》1874年10月9日，第3版。
② "相验无名死尸"，《申报》1874年11月12日，第2版。
③ "宁城近闻"，《申报》1874年12月1日，第3版。
④ "宁属疫疠"，《申报》1875年2月20日，第3版。
⑤ 光绪《慈溪县志》卷五五《祥异》。
⑥ 光绪《奉化县志》卷三九《祥异》。
⑦ 光绪《镇海县志》卷三七《杂识·祥异》，民国《镇海县志》卷四三《祥异》。
⑧ "记湖州北乡瘟疫"，《申报》1874年10月6日，第3版。
⑨ 《湖州市卫生志》，香港大时代出版社1993年版。
⑩ 《清史稿》卷四三一《唐定奎传》。
⑪ 《重修台湾省通志》卷一《大事志》。
⑫ "闽督将移驻厦门"，《申报》1874年9月24日，第2版。
⑬ "台湾真消息"，《申报》1874年10月5日，第2版。
⑭ 光绪《苗栗县志》卷八《祥异考》。

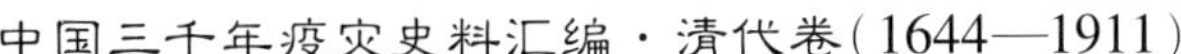

湖北省

公安县　1874年(清同治十三年),仅一年中就发生瘟疫10次(病名不详)[①]。

广东省

香山县(今中山市、珠海市)　秋八月十二日夜飓风,大水害稼拔木,坏屋无算,澳门、小榄同时火灾,水、火、风交煽,澳门尤甚,舟尽覆,漂溺万余人,旋疫[②]。

澄海县(今汕头市澄海区)　霍乱流行[③]。

云南省

广西州(今泸西县)　秋大疫[④]。

邓川州(今洱源县)　大疫[⑤]。

云南县(今祥云县)　大疫[⑥]。

太和县(今大理市)　大理县大疫[⑦]。

盐丰县(今并入大姚县)　秋大疫[⑧]。

顺宁府(今凤庆县)、云州(今云县)　鼠疫流行[⑨]。

邱北县(今丘北县)　大疫[⑩]。

元谋县　瘟疫大作,俗称羊子症,人民染此症而死者十之七八[⑪]。

贵州省

余庆县　瘟疫流行,死者甚众[⑫]。

---

① 《公安县志》,汉语大词典出版社1990年版。
② 光绪《香山县志》卷二二《纪事·祥异》。
③ 《汕头市卫生志》,1990年。
④ 光绪《云南通志》卷四《祥异下》,民国《新纂云南通志》卷一六一《荒政考三·灾疫附》。
⑤ 民国《新纂云南通志》卷一六一《荒政考三·灾疫附》。
⑥ 光绪《云南县志》卷一《天文·祥异》。
⑦ 《中国鼠疫流行史》,1973年。
⑧ 光绪《续修白盐井志》卷一一《祥异》,民国《盐丰县志》卷一二《杂类志·祥异》。
⑨ 民国《云县志稿》卷一《大事记》。
⑩ 民国《邱北县志》天文部《灾祥》。
⑪ 《元谋县卫生志》,1994年。
⑫ 民国《余庆县志》卷四《杂志》。

第三节　光绪朝的疫灾

光绪元年(1875)

北京市

京　师(宛平、大兴二县附郭,今北京市)　冬,天气甚暖,时令不正,喉症流行①。

甘肃省

张掖县(今张掖市)　(肃南县)鼠疫暴发,死亡8人②。按:时无肃南县,1953年以高台县第六区、酒泉县祁明区、张掖县康乐区设置肃南县。

山西省

夏　县　大旱,二麦不登,遂大饥,草根、树皮掘剥殆尽,道殣相望,暴骨淋淋,疫瘟复乘之,一村一镇死亡日以数十计③。

宁乡县(今中阳县)　光绪元年(1875)至三年(1877)大旱,寸草不生,饥殍遍野,人犬相食,瘟疫流行④。

山东省

潍　县(今潍坊市)　春,痘疹痧症伤小儿甚众⑤。春,潍县一带痘疹流行,殇幼儿无数⑥。春,潍县痘痧流行⑦。

寿光县(今寿光市)　春,寿光天花流行,儿童死亡很多⑧。

江苏省

沭阳县　一种由"黑热病原虫"引起的寄生虫病,从淮阴、泗阳等邻县向沭阳蔓延⑨。

苏　州(吴县、长洲、元和三县附郭,今苏州市)　夏四月,苏城疫气间作,患者初起之时觉异常烦闷,欲呕不能,头眩发晕,历数时而亡。又有伤寒之症,病者或红眼,

① "京师瘟疫渐行",《申报》1875年12月4日,第2版。
② 冼维逊《鼠疫流行史》,1988年,第104页。
③ 《夏县志》,人民出版社1998年版。
④ 《中阳县志》,山西人民出版社1996年版。
⑤ 民国《潍县志稿》卷三《通纪二》。
⑥ 《潍坊市志》,中央文献出版社1995年版。
⑦ 《潍坊市卫生志》,1989年。
⑧ 《山东省卫生志》,山东人民出版社1992年版。
⑨ 《沭阳县卫生志》,中国矿业大学出版社1996年版。

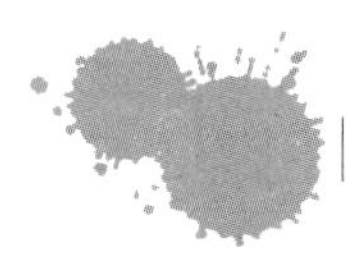

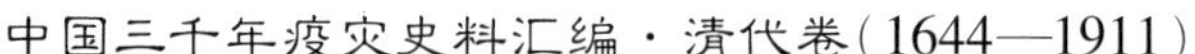

或咳嗽,十有二三[①]。至五月,霍乱流行,患者每忽然呕泻,或腹痛,或噤口神昏,四肢寒冷,甚至有医治罔效,历数时而气绝者[②]。

吴江县(今吴江市) 秋七月,吴江及盛泽镇时疫流行,病症与杭州城流行的痧子发不出而死者,如出一辙[③]。

靖江县(今靖江市) 夏淫雨,秋疫,岁大祲[④]。

昆山县(今昆山市) 自夏徂秋,疫气流行,人口损伤甚多。其起病之初,大都先患痢疾,后增各病,服药无功,竟致病殁。分箭街西街仅有二十余家,丧家即有七八;乐输桥街自半山桥至县西酒店街,仅有三十家人家,而丧者有十余家[⑤]。

上海市

上海县(今闵行区等) 冬,大疫。11 月 18 日(十月廿一日)报道:(浦东)北蔡有一家祖孙三代共二十余人,自九月初旬以后,不到一个月的时间,死亡十四人,其仆辈亦死亡二人;川沙东一家五口,同日毙其三;鹤沙有一家十五人,六日内连死五人;新场有一家九人,死剩仅余一人;其余之死一二人者,尚难悉数[⑥]。12 月 8 日(十一月十一日)报道:浦西新塍镇,有一家老幼七口,猝遭疫疠,先后全家病殁;龙华镇有五六家之产妇,均患时症,无一生者[⑦]。

南汇县(今南汇区) 秋九月,大疫。10 月 16 日(九月十八日)报道:自今年(夏)水灾以来,人民多患疾病,夜间惟闻羽士设醮,和尚诵经,钟鼓铙钹之声,几堪盈耳。据本地人云,此次病灾,若挨户数之,则十家中计有七家之病,而死亡者殆有其半也[⑧]。

浙江省

杭　州(钱塘、仁和二县附郭,今杭州市) 夏秋之交,干旱异常,城厢内外,时症甚多,传染殆遍。起病之初,概由邪热蕴结,渐至头腹疼痛,饮食不进,身必发热,体必作肿,既非疟症,亦非伤寒,总名之曰秋瘟而已[⑨]。

奉化县(今奉化市) 十一月二日大雷,是冬多病瘟[⑩]。

---

① “苏垣杂述”,《申报》1875 年 5 月 7 日,第 2 版。

② “苏垣流行”,《申报》1875 年 6 月 19 日,第 3 版。

③ “苏郡杂闻”,《申报》1875 年 8 月 7 日,第 2 版。

④ 光绪《靖江县志》卷八《祲祥志》。

⑤ “昆山疫气流行”,《申报》1875 年 10 月 4 日,第 3 版。

⑥ “病殁奇闻”,《申报》1875 年 11 月 18 日,第 3 版。

⑦ “时症盛行”,《申报》1875 年 12 月 8 日,第 3 版。

⑧ “南汇近闻”,《申报》1875 年 10 月 16 日,第 2 版。

⑨ “时症盛传”,《申报》1875 年 8 月 21 日,第 2 版。

⑩ 光绪《奉化县志》卷三九《祥异》。

宁波府(治鄞县,今宁波市) 春瘟流行。自正月以来,因急病而身亡者不少。患者皆先头痛脘闷,随即昏迷,不省人事,速则周时,迟则二三日便成不救①。医家亦莫能实指其症,惟束手以待其自毙已耳。起初尚惟乡村间有之,近已传染入城内,仅据友人所闻见者,此半月之内已有六七人②。至秋,城乡内外疫疠又行,不治者十之二三③。

湖 州(乌程、归安二县附郭,今湖州市) 冬,疫痘盛行,鼻苗所种者,十夭三四④。

福建省

同安县(今厦门市、金门县) 秋七月,(厦门)瘟疫流行⑤。

湖北省

武 汉(江夏县附郭) 夏五月,鄂省时症流行,患者每头痛发热,筋骨酸楚,往往呕吐不止,甚有数日之内即致不治者⑥。

兴国州(今阳新县) 春疫⑦。

湖南省

桂阳县(今汝城县) 疟疾流行,死亡颇多⑧。

四川省

纳溪县(今泸州市纳溪区) 瘟疫大流行,死亡甚众⑨。

云南省

十月,李鸿章信中谈及:滇民良懦,供亿军食,苦不可言,加以灾疫流离,闻之酸鼻⑩。

姚 州(今姚安县) 春大疫,六至十月又大疫,俱红痧痒子症患者,一日即毙⑪。

---

① “宁属疫疠”,《申报》1875 年 2 月 20 日,第 3 版。

② “苏垣时疠”,《申报》1875 年 2 月 26 日,第 3 版。

③ “宁郡杂闻”,《申报》1875 年 9 月 22 日,第 2 版。

④ “种痘宜慎”,《申报》1876 年 1 月 6 日,第 2 版。

⑤ “厦门风信”,《申报》1875 年 8 月 10 日,第 2 版。

⑥ “武汉江闻”,《申报》1875 年 6 月 30 日,第 2 版。

⑦ 民国《湖北通志》卷七六《祥异志二》。

⑧ 周祖杰主编《中国疟疾防治与研究》,人民卫生出版社 1991 年版。

⑨ 《纳溪县志》,四川科学技术出版社 1992 年版。

⑩ 《李鸿章致潘鼎新书札》,第 96 页,见李文海等《近代中国灾荒纪年》,湖南教育出版社 1990 年版,第 348 页。

⑪ 光绪《云南通志》卷四《祥异下》,民国《新纂云南通志》卷一六一《荒政考三・灾疫附》。光绪《姚州志》卷一一《灾祥》,民国《姚安县志》卷六六《金石志・附杂载》。

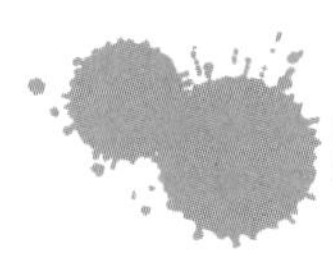

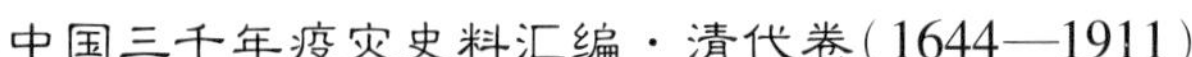

广西州(今泸西县) 春大疫[①]。

元江州(今元江县) 春大疫[②]。

昭通县(今昭通市) 冬,时疫大作,民多疫病。俗谓痒子症,实即瘪落痧也[③]。

云 州(今云县) 大疫[④]。

邓川州(今洱源县) 春大疫,秋又大疫。自后频岁各村传染不止[⑤]。

云南县(今祥云县) 大疫[⑥]。

太和县(今大理市)、赵州(今大理市凤仪镇) 大理、赵州鼠疫[⑦]。

邱北县(今丘北县) 大疫[⑧]。

永昌府(今保山市) 十二月腾越地震有声,永昌连年大疫[⑨]。

昆阳州(今并入晋宁县) 三月水灾,伤菽麦,有时疫[⑩]。

文山县(今文山市) (屏边县)大窝子、新现一带瘟疫流行,死亡惨重[⑪]。按:时无屏边县,大窝关、新现属文山县。

广东省

香山县(今中山市、珠海市) 痘症流行,夭折者众[⑫]。

遂溪县 全乡深沟村发现鼠疫 55 例[⑬]。

信宜县(今信宜市) 镇隆镇、良垌、八坊等处鼠疫[⑭]。

海阳县(今潮州市潮安区) 七月、八月疫[⑮]。

澄海县(今汕头市澄海区) 霍乱流行[⑯]。

---

① 光绪《云南通志》卷四《祥异下》,民国《新纂云南通志》卷一六一《荒政考三 · 灾疫附》。

② 光绪《云南通志》卷四《祥异下》,民国《新纂云南通志》卷一六一《荒政考三 · 灾疫附》。

③ 民国《昭通县志》卷一二《祥异志》。

④ 民国《云县志稿》卷一《大事记》。

⑤ 光绪《云南通志》卷四《祥异下》,民国《新纂云南通志》卷一六一《荒政考三 · 灾疫附》。

⑥ 光绪《云南县志》卷一《天文 · 祥异》。

⑦ 《下关地区鼠疫流行史调查》,1957 年。

⑧ 民国《邱北县志》卷一《天文部 · 灾祥》。

⑨ 光绪《永昌府志》卷三《天文志 · 祥异》。

⑩ 民国《昆阳县志》卷三《天文》。

⑪ 《屏边苗族自治县志》,新华出版社 1999 年版。

⑫ 民国《香山县志续编》卷四《建置 · 善堂 · 乐善堂》。

⑬ 冼维逊《鼠疫流行史》,1988 年,第 187 页。

⑭ 冼维逊《鼠疫流行史》,1988 年,第 190 页。

⑮ 光绪《海阳县志》卷二五《前事略二》。

⑯ 《汕头市卫生志》,1990 年。伍连德《上海之霍乱》,载《中华医学杂志》1937 年第 7 期。

始兴县　秋亢旱，冬瘟疫流行，小儿多疹症，不能治①。

光绪二年（1876）

北京市

京　城（宛平、大兴二县附郭，今北京市）　春二月至夏四月，白喉流行，死者无数。春，京师疠疫熛起，暴死喉风者，衡宇相望，城门出丧，或哽咽不通②。京师久旱无雨雪，瘟疫又作，有一家十余口死亡相继者，其病皆系喉症，猝不及医，互相传染③。夏四月，天气颇热，疫疾流行，死者不能悉数，大抵痧疹、喉症者居多，以亢旱已，久风燥所致也④。

河北省

清苑县　大旱，赤地千里，人苦饥馑，时疫复作⑤。

山东省

齐河县　春大饥，正月至闰五月大旱，秋歉收，大疫，死亡甚众⑥。

安丘县（今安丘市）　二月，时疫流行，庄内多患疾病⑦。

蒙阴县　秋七月，蝗，饥，大疫⑧。

博兴县　春大饥，自正月旱至闰五月二十七日始雨，秋歉收，大疫，死亡甚众⑨。秋，博兴大疫，死亡甚多⑩。

淄川县（今淄博市淄川区）　是年始，连续三年遭瘟疫之灾⑪。

山西省

曲沃县　秋七月大疫⑫。

宁乡县（今中阳县）　光绪元年（1875）至三年（1877）大旱，寸草不生，饥殍遍野，

---

① 民国《始兴县志》卷一六《编年》。

② 谭嗣同《先妣徐夫人逸事状》，见《谭嗣同全集（增订本）》上册，中华书局1981年版，第52页。

③ “瘟疫流行”，《申报》1876年3月16日，第2版。

④ “京师杂闻”，《申报》1876年5月8日，第2版。

⑤ 民国《清苑县志》卷六《大事纪·灾祥表》；《保定市民政志》，新华出版社1990年版。

⑥ 民国《齐河县志》卷首《大事纪》。

⑦ “光绪五年十一月二十四日京报全录”，《申报》1880年1月27日，第4版。

⑧ 宣统《蒙阴县志》卷七《杂稽志》。

⑨ 民国《重修博兴县志》卷一五《祥异志》。

⑩ 《惠民地区卫生志》，天津科学技术出版社1992年版。

⑪ 《淄川区卫生志》，山东人民出版社2009年版。

⑫ 民国《新修曲沃县志》卷三〇《丛志·灾祥》。

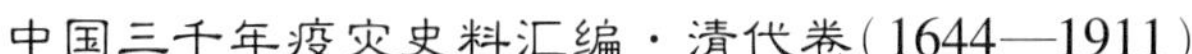

人犬相食,瘟疫流行[①]。

河南省

襄城县　秋大旱,蝗,是岁及次年春卖妻子逃亡,疫死者无算[②]。

上海市

上海县(今闵行区等)　上年已有霍乱发生,在上海的外国人发病18例,死亡11人[③]。本年霍乱流行,日死亡百人[④]。

江苏省

苏　州(吴县、长洲、元和三县附郭,今苏州市)　春二月,疠疫盛行。2月26日(二月初二日)报道:苏城西北乡杨山头疠疫盛行,周方十里,死者无数,有村一时而死两人者,有一家数日而死数人者[⑤]。秋七月,霍乱流行。8月1日(六月十二日)报道:(苏州)吊脚痧流行,其病初起时,四肢冰冷,中焦干热,头晕身麻,汗出不止,再后中焦亦渐冷,越一昼夜而死[⑥]。冬十一月,天花流行。1877年1月3日(十一月十九日)报道:(苏州)天花大行[⑦],传染源始自各厂灾民,后传本地孩童,城厢内外,辄有此症[⑧]。1877年2月10日(十二月廿八日)报道:疫气自东而西,由娄、齐两门传至阊胥门一带[⑨]。

句容县(今句容市)　天花流行[⑩]。

浙江省

杭　州(钱塘、仁和二县附郭,今杭州市)　省城疫疠为灾,地方绅耆请温元帅令旗神牌出巡[⑪]。

昌化县(今并入临安市)　秋大疫,死亡无算[⑫]。

福建省

同安县(含今厦门市、金门县)　厦门市霍乱流行[⑬]。金门县发生吐泻症,其初,

---

① 《中阳县志》,山西人民出版社1996年版。

② 民国《重修襄城县志》卷四九《纪述·灾异》。

③ 伍连德《上海之霍乱》,载《中华医学杂志》1937年第7期。

④ [日]山本俊一《日本コレテ史》,东京大学出版社1982年版。

⑤ "疠疫时行",《申报》1876年2月26日,第2版。

⑥ "瘟疫类志",《申报》1876年8月1日,第2版。

⑦ "苏门杂事",《申报》1877年1月3日,第2版。

⑧ "灾民出痘",《申报》1877年1月3日,第2版。

⑨ "苏垣灾民近状",《申报》1877年2月10日,第2版。

⑩ 《句容市卫生志》,江苏人民出版社2009年版。

⑪ "禁止赛会",《申报》1877年6月26日,第2版。

⑫ 民国《昌化县志》卷一五《灾祥》。

⑬ [日]山本俊一《日本コレテ史》,东京大学出版社1982年版。

染者多失救，后有善士施药，服之辄见效①。

云南省

昆明县（今昆明市） 大疫②。

云南县（今祥云县） 时疫盛行③。

富 州（今富宁县） 时疫流行④。

云 州（今云县） 大疫⑤。

景东厅（今景东县） 疫⑥。据查，为鼠疫流行⑦。

邱北县（今丘北县） 大疫⑧。

广东省

广 州（番禺、南海二县附郭，今广州市） 府城春季异常潮湿，痢疾、腹泻和各种热症流行，死亡率很高。阳历七月、八月间，又有一种奇特热症流行，该热病颇似登革热，患病者都是身强力壮的健康人，临床症状为发高烧、疲乏无力、头部充血、背部疼痛、皮肤有少量红斑，但死亡率不高，流行时间约 10 天⑨。

始兴县 秋亢旱，冬瘟疫盛行，小儿多疹症，不能治⑩。

海南省

琼州府（治琼山县，今海口市） 大疫，阖郡皆然。

安定县 六月廿旬至七月始疫，而城内东北角为甚⑪。

广西壮族自治区

郁林州（今玉林市） 正月朔雨雹，四月疫⑫。

北流县（今北流市） 正月朔雨雹，四月疫⑬。

---

① 民国《金门县志》卷一二《兵事志·灾祥》。

② 光绪《云南通志》卷四《祥异下》，民国《新纂云南通志》卷一六一《荒政考三·灾疫附》。

③ 光绪《云南县志》卷一《天文·祥异》。

④ 民国《富州县志》卷二〇《人物志·卓行》。

⑤ 民国《云县志稿》卷一《大事记》。

⑥ 民国《景东县志稿》卷一《灾祥》。

⑦ 《景东县鼠疫流行史及流行因素调查报告》，1958 年。

⑧ 民国《邱北县志》卷一《天文部·灾祥》。

⑨ ［英］裴士楷（R. E. Bredon）《1876 年广州口岸贸易报告》，见潘启后主编《近代广州口岸经济社会概况》，暨南大学出版社 1995 年版，第 172 页。

⑩ 民国《始兴县志》卷一六《编年》。

⑪ 光绪《安定县志》卷一〇《杂志·灾祥》。

⑫ 光绪《郁林州志》卷四《舆地略·机祥》。

⑬ 光绪《北流县志》卷一《星野·祥异》。

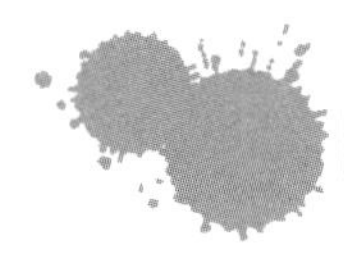

重庆市

璧山县　疫症流行,以治疫症擅长的县城名医张正兴日夜应诊,治人无数[①]。

贵州省

贵阳府(治贵筑县,今贵阳市)　秋八月,贵阳城中瘟疫流行,染及莫救,死者不少,医者谓之蛇症。各处均设坛打醮,并舞龙灯以祈神佑[②]。

光绪三年(1877)

辽宁省

铁岭县(今铁岭市)　夏大疫,死者相望,马蓬沟为河运码头,死者尤众[③]。夏,发生灾疫,疫病死者相望,马蓬沟河道码头死者更多[④]。

义　州(今义县)　大疫[⑤]。

海城县(今海城市)　入夏后,各埠俱有时症,虽所患微分轻重,而要莫盛于闽之厦门、奉之牛庄,死者几枕藉[⑥]。秋七月,(牛庄)霍乱吐泻之症层现迭出,死者一千五百余人,店民惊骇,几停贸易[⑦]。

北京市

京　师(宛平、大兴二县附郭,今北京市)　自入夏以后,瘟疫盛行,幸不甚厉,故病死者寥寥无几[⑧]。夏四月,都中瘟疫流行[⑨];至五月,病疫更多,辗转相传[⑩]。

通　州(今通州区)　自春夏以来,亢旱已久,民间时疫流行,以致医士药铺,日不暇给[⑪]。

天津市

天津县(今天津市)　夏四月,瘟疫互相传染,因此而死者,凡一隅之地,无日无

---

① 《璧山县志》,四川人民出版社1996年版。
② “贵阳多疫”,《申报》1876年9月22日,第3版。
③ 民国《铁岭县志》卷一八《灾异》。
④ 《铁岭县志》,辽沈书社1993年版。
⑤ 民国《义县志》卷一九《大事纪》。
⑥ “福州病疫”,《申报》1877年9月7日,第2版。
⑦ “疫气仍盛”,《申报》1877年8月27日,第2版。
⑧ “京师病殁”,《申报》1877年6月20日,第2版。
⑨ “京师消息”,《申报》1877年5月5日,第1版。
⑩ “燕台病殁”,《申报》1877年6月5日,第2版。
⑪ “斗香圆满”,《申报》1877年9月13日,第3版。

之[1];初起病时,俱腿软头昏,忽寒忽热,能即表邪发汗,庶或得瘳,否则十不得一治[2]。入秋后,霍乱吐泻症由远而近,先行至大园土地庙地方,渐传至紫竹林,津地于荒年后,复遘疫疠[3];天津霍乱系由大沽传来,死亡相属,街头蹀躞,不数十步,非门悬纸帛,即闻隐隐哭声,养病院每日病死之棺,至层迭而抬出,惨不忍睹[4]。秋季,转筋霍乱时行,于八月下旬方止[5]。

河北省

交河县(今泊头市)　旱,无年,粮米昂贵,疫疠流行[6]。

东光县　旱,无年,粮米昂贵,疫病流行[7]。

滦　州(今滦县)　八月大疫,人死甚众[8]。滦州瘟疫流行[9]。

乐亭县　大旱,祈雨遍城乡,岁仍中稔。人染疫,多死亡[10]。八月大疫,人死甚众[11]。

山东省

历城县(今济南市)　(济南城)疫疠传染,一月内约已死万人矣[12]。其死者,半由饥饿,半由疾疫[13]。

乐陵县(今乐陵市)　春三月,大饥荒,兼瘟疫流行,民更况瘁。知县睹此疾苦,亦束手无策[14]。

宁津县　旱,无年,粮米昂贵,疫疠流行[15]。大旱,无收成,粮价飞涨,瘟疫流行,民多死亡[16]。

---

① “津沽琐闻”,《申报》1877年5月16日,第2版。
② “津沽时疫”,《申报》1877年7月3日,第3版。
③ “津沽近事”,《申报》1877年9月7日,第2版。
④ “津沽疫气未除”,《申报》1877年9月12日,第2版。
⑤ 〔清〕储仁逊《闻见录》。
⑥ 民国《交河县志》卷一〇《杂稽志·祥异》。
⑦ 光绪《东光县志》卷一一《祥异》。
⑧ 光绪《永平府志》卷三一《封域志·纪事下》,民国《滦县志》卷一六《故事志上》。
⑨ 《滦县卫生志》,天津人民出版社1999年版。
⑩ 光绪《乐亭县志》卷三《地理志·纪事》。
⑪ 光绪《永平府志》卷三一《封域志·纪事下》。
⑫ “乐陵被灾情形”,《申报》1877年5月16日,第2版。
⑬ “救灾有福”,《申报》1877年5月21日,第2版。
⑭ “乐陵被灾情形”,《申报》1877年5月16日,第2版。
⑮ 光绪《宁津县志》卷一一《杂稽志·祥异》。
⑯ 《宁津县志》,齐鲁书社1992年版。

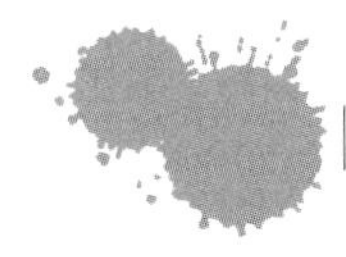

陵　县　瘟疫流行①。陵县、德州大疫,死亡甚众②。

德　州(今德州市)　大旱,瘟疫流行③。

博山县(今淄博市博山区)　大旱,禾稼尽枯死,兼瘟疫④。

淄川县(今淄博市淄川区)　春大旱,瘟疫流行。是年饥,人有饿死者⑤。淄川县连年发生灾荒,并俱遭瘟疫之灾⑥。

蒙阴县　春三月有蝗,不为灾。夏四月,大疫⑦。

高苑县(今高青县)　春三月,饥民多患疫疠⑧。

益都县(今青州市)、临朐县　春二月大饥,且苦上加苦,各村近皆悉疫疠,大都居十分之一,或五日而死者,或二十日而死者,然亦有转危而安,虽病而仍不死者,贫苦人染病固多,而小康之家亦或遘此……以上情形,大都专指益都、临朐而论。若潍县、昌乐、寿光、临淄等县,死者多,而逃亡者亦不少。济南之饥民大都皆自外郡而来,若泰安、兖州等府属,未知其详,总以青州被灾为最甚⑨。

临朐县、昌乐县　夏秋,疾疫盛行,十户九病⑩。

福山县(含今烟台市)　烟台疟疾流行⑪。

河南省

洧川县(今并入尉氏县)　洧川县城隍灵明素著,光绪三年(1877),疾疫流行,土民虔祷,阖族获免⑫。

信阳县(今信阳市)　旱,疫。先是,山、陕、甘等省及河南豫东、豫西一带已旱二年,河、陕、汝等人民饥死过半,就食信阳一带者数逾百万,奸民贩运妇女者尤甚。知州张嗣麒等捐赈,在城内及四乡各设粥厂煮粥散放,值冬令严寒,饥冻交迫,城内饥民群集各庙,瘟疫大作。至春间,死亡相望,疫气传染,遂及土著。办理赈物诸绅日与周

---

① 《陵县志》,1985 年。

② 《德州地区卫生志》,天津科学技术出版社 1991 年版。

③ 民国《德县志》卷二《纪事》。

④ 民国《续修博山县志》卷一《大事记·水旱》。

⑤ 《淄川区志》,齐鲁书社 1990 年版。

⑥ 《淄川区卫生防疫志》,山东省地图出版社 2000 年版。

⑦ 宣统《蒙阴县志》卷七《杂稽志》。

⑧ "收养难民数目",《申报》1877 年 4 月 21 日,第 1 版。

⑨ "译西教士述山左岩饥事来书",《申报》1877 年 5 月 4 日,第 2 版。

⑩ "赈济奇荒记",《申报》1877 年 11 月 20 日,第 3 版。

⑪ 何斌《我国疟疾流行简史(1949 年以前)》,载《中华医史杂志》1998 年第 1 期。

⑫ "光绪十三年五月十一日京报全录",《申报》1887 年 7 月 7 日,第 11 版。

旋,受病尤重,间有死者,至六月后始渐消①。

息　县　大旱,大饥,大疫,死者甚多②。

确山县　邑西北各县皆大饥,灾民遍野,自冬至春,开设粥场,全活甚众,疫毙亦无算,病染赈绅③。

商水县　春大饥,斗米千钱,饿殍载道,西北一带避荒鬻妇女者无数。五月大疫④。

襄城县　秋大旱,蝗,是岁及次年春,卖妻子逃亡、疫死者无算⑤。

河阴县(今并入荥阳市)　夏秋冬不雨,至明年四月始雨。大饥疫。斗米千余钱,人民死亡相继⑥。

考城县(今并入兰考县)　二月初六日黄风竟日,大疫⑦。按:道光四年(1824),兰阳县、仪封厅合并为兰仪县,宣统元年(1909)改为兰封县,1954 年再与考城县合并为兰考县。

林　县(今林州市)　无麦,且病疫,先后人死十分之七⑧。

鹿邑县　春大疫,民多死⑨。

河内县(今沁阳市)　大旱,大饥,时疫流行,村舍为墟⑩。

温　县　大旱,经年不雨,颗粒不收,树皮、草根食之殆尽,人相食,且疫疠大作,死者枕藉⑪。

陕西省

榆林县(今榆林市)　府城夏大疫,延榆绥道道员及榆林县令皆遽殪⑫。大旱,人相食,饥民多疫死⑬。境内遭百年不遇旱灾,瘟疫流行,饿殍载道,饥人相食,官府虽放

---

① 民国《重修信阳县志》卷三一《大事记·灾变》。

② 《项店乡志》,1987 年。

③ 民国《确山县志》卷二〇《大事记》。

④ 民国《商水县志》卷二四《杂事志·祥异》。

⑤ 民国《重修襄城县志》卷四九《纪述·灾异》。

⑥ 光绪《河阴志稿》卷三《祥异》,民国《河阴县志》卷一七《杂记·记事》。

⑦ 民国《考城县志》卷三《事纪》。

⑧ 民国《林县志》卷一四《大事表》。

⑨ 光绪《鹿邑县志》卷一六《杂记》。

⑩ 《博爱县志》,中国国际广播出版社 1994 年版。

⑪ 《温县卫生志》,1986 年。

⑫ 《清史稿》卷四五一《童兆蓉传》,《清朝碑传全集补编》卷一九《浙江温处兵备道童兆蓉神道碑》。

⑬ 民国《榆林县志》卷一〇《祥异》。

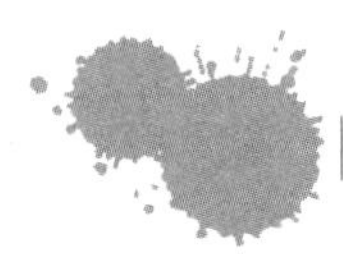

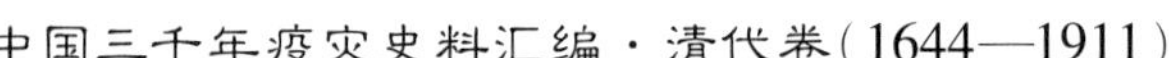

粮赈济,但杯水车薪,饿病死人甚多[①]。春夏秋大疫,民多疫死[②]。

清涧县　饿殍遍野,瘟疫横行,惨绝人寰,郝家坬村(今属解家沟镇)20 户 100 余人,仅 2 人幸存[③]。

延长县　大荒旱,瘟疫盛行,并狼伤人,民死殇殆十之七八焉[④]。

高陵县　冬无宿麦,春夏赤地百里,斗麦二千有奇,瘐毙男妇三千余人[⑤]。

渭南县(今渭南市)　大旱,道殣相望,人相食,人多黄瘦死[⑥]。光绪三年(1877)至四年(1878),连年大旱,四料未收,又大疫,百姓剥树皮、掘草根充饥,或人自相食,卖妻鬻子,死亡大半。白水县北乾村由四百八十余户锐减为八十余户[⑦]。

石泉县　石泉县瘟疫[⑧]。

南郑县　天大旱,民饥荒,烈性传染病广泛流行,数月中,病饿而死者四千余人[⑨]。

内蒙古自治区

宁远厅(今凉城县)　宁远厅吕祖庙暨城隍庙神灵素著,有求必应。光绪三年、四年,雨泽愆期,兼以疾疫,诣坛诚祷,甘霖立沛,疫气全消[⑩]。

山西省

大旱引发饥馑,饥荒引发瘟疫。曾国荃在书札中也说道:大祲未已,瘟疫流行,小民非死于饥饿,即死于疾病[⑪]。是年发生瘟疫的州县,有学者指出有太原、交城、徐沟、灵石、和顺、临汾、猗氏、临晋、虞乡、解州、绛州、应县、高平 13 个[⑫],其实远远不止。今《晋中市志》指出:山西全省亢旱,晋中各州县人死过半。其中,瘟疫丧者占三分之一[⑬]。

阳曲县　阳曲县大旱瘟疫横行,死者十之有三四,灾情延续到光绪五年

---

① 《榆林市志》,三秦出版社 1996 年版。
② 《榆林市志》,三秦出版社 1996 年版。
③ 《清涧县志》,陕西人民出版社 2001 年版。
④ 民国《延长县志》卷一《方舆志·灾祥》。
⑤ 光绪《高陵县续志》卷八《缀录》。
⑥ 光绪《新续渭南县志》卷一一《杂志·祲祥》。
⑦ 《渭南市志》,三秦出版社 2008 年版。
⑧ 《安康市卫生防疫志》,2006 年。
⑨ 《南郑县卫生志》,1990 年。
⑩ "光绪十三年十一月二十六日京报全录",《申报》1888 年 1 月 26 日,第 10 版。
⑪ 〔清〕曾国荃《曾忠襄公全集·书札》卷一一,台湾成文出版社 1969 年版,第 31 页。
⑫ 郝平《山西"丁戊奇荒"并发灾害述略》,载《晋阳学刊》2003 年第 1 期。
⑬ 《晋中市志》,中华书局 2010 年版。

(1879)[①]。

太原县(今太原市晋源区)　大饥,斗米二千八百余,民死于饿者十之三四,是年大疫,死于病者相枕藉[②]。太原县米一斗价两千八百文,瘟疫横行,百姓卖儿卖女,死者十之三四[③]。

临晋县(今并入临猗县)　夏秋不雨,西至陕,南至豫,东北至省,赤地千里,荒旱异常,民苦无食,往往衣履完整,一蹶辄不复起。又多疫疾,传染及于全家。加以盗贼蜂起,肆行抢掠,民不堪命,鬻妻卖子,去产变业,艰苦情形,不堪言状[④]。夏秋不雨,西至陕,南至豫,东北至省,赤地千里,荒旱异常。民苦无食,往往衣履完整,一蹶辄不复起。又多疫疾传染,及于全家[⑤]。

猗氏县(今并入临猗县)　六月、七月间亢旱之气,不可逼近,又有瘟疫,人多得喉痛症,死者甚多[⑥]。三月以后全无滴雨,到六月、七月间,亢旱持续。瘟疫传染,患喉痛症死者甚多[⑦]。

交城县(含今古交市)　春旱大饥,夏秋大疫,伤人几半[⑧]。春夏旱,民食草根、树皮,小米斗价2000文。夏秋大疫,死人甚多[⑨]。

临汾县(今临汾市)　大旱,大饥,人相食。尸气之熏蒸化为沴戾,贫者既死于岁,富者复死于疫。城关倒毙之尸,每日不下数十百人[⑩]。光绪《临汾县志》载有时人《瘟劫》诗云:旱既火炎炎,密云无雨泽。阴阳乃失调,沴气蒸成疫。剩此孑遗民,卒然中不怿。及延扁鹊医,束手苦无策。病症莫能名,朝偏不保夕。无分老少年,贫富何曾择。传染或全家,期间冤莫白。会善村4000多户人家疫死达90%[⑪]。

徐沟县(今并入清徐县)　光绪三年、四年,连岁大旱,西至陕,南至豫,赤地数千里,粜米一斗,银二三两,民苦无食,往往衣履完整,行走之间,一蹶不起,又多疫疾传

① 《亲贤村志》,2008年。

② 光绪《续太原县志》卷下《祥异》。

③ 《太原卫生志》,2001年。

④ 光绪《续修临晋县志》卷二《祥异》,民国《临晋县志》卷一四《旧闻记》。

⑤ 《临猗县志》,海潮出版社1993年版。

⑥ 光绪《续猗氏县志》卷四《祥异》。

⑦ 《临猗县志》,海潮出版社1993年版。

⑧ 光绪《交城县志》卷一《天文门·祥异》。《古交志》,山西人民出版社1996年版。

⑨ 《交城县志》,山西古籍出版社1994年版。

⑩ 民国《临汾县志》卷五《艺文类上·记》,转引自蒋濂《临汾救荒记》。

⑪ 李明志、袁嘉祖《近600年来我国的旱灾与瘟疫》,载《北京林业大学学报(社会科学版)》2003年第3期。

染,阖村有全家病死而无人问者①。

安邑县(今并入运城市)　运城大疫流行,人口死亡十分严重②。山西大旱,运城、解州、虞乡瘟疫大流行,饥疫而死者无数③。

解　州(今运城市盐湖区)　大旱,五月地震,秋大疫④。

绛　州(今新绛县)　光绪三年、四年岁大祲,人相食,甚有骨肉相残者,饿殍遍野,坑坎皆满,村庄户绝半,人十毙六七,米麦市斗银三两六钱,四月、五月粟绝市,草籽蒲根每斗银一两余,秋大疫⑤。

永济县(今永济市)　春疫⑥。连年大旱,赤地千里,民有死于饥馁者,有死于逃亡、瘟疫者⑦。

虞乡县(今并入永济市)　春疫⑧。

孝义县(今孝义市)　全县赤地无青,四野哀嚎,草根、树皮掘刮殆尽,人相食,瘟疫流行⑨。光绪三年(1877)至五年(1879)连续三年瘟疫大作,掩埋本境及外来死尸121200具⑩。

武乡县　旱灾、雹灾、瘟疫流行,饥饿病死者相枕,顽童在五里圪廊用树枝挑死人骷髅戏耍⑪。

凤台县(今并入晋城市)　连续三年大旱,一直延续至光绪五年(1879),人相食,兼瘟疫流行,人口死亡十分之八⑫。晓庄村小麦无收,秋禾旱死,颗粒无收,民大饥,饿殍遍野,瘟疫流行,十室九空⑬。大旱一年,野无青草,人食树皮、草根,牛马鸡犬皆尽,瘟疫流行,男女老幼,一概啼饥,全家流离,饿殍盈野⑭。

阳城县　大旱,人死近半,人相食,伤寒流行⑮。

---

① 光绪《补修徐沟县志》卷五《祥异》。

② 《运城市卫生志》,2008 年。

③ 《运城市卫生志》,2008 年。

④ 光绪《解州志》卷一一《祥异》,民国《解县志》卷一三《祥异考》。

⑤ 光绪《直隶绛州志》卷二〇《杂志》。

⑥ 光绪《永济县志》卷一《祥异》。

⑦ 《永济县志》,山西人民出版社 1991 年版,第 434 页。

⑧ 光绪《虞乡县志》卷一《地舆志·祥异》,民国《虞乡县新志》卷一〇《旧闻考·祥异》。

⑨ 《北关村志》,山西春秋电子音像出版社 2009 年版。

⑩ 《孝义县志》,海潮出版社 1992 年版。

⑪ 《韩北村志》,2002 年。

⑫ 《东四义村志》,1998 年。

⑬ 《晓庄村志》,2008 年。

⑭ 《南岭乡志》,山西人民出版社 2005 年版。

⑮ 《柏沟村志》,山西古籍出版社 1997 年版。

文水县　夏尽不雨，大地无禾，人相食，道殣相望，四邻掘坑掩尸，旋掘旋盈。被疫者，全家多殁[①]。

高平县（今高平市）　连续三年大旱，疫病大兴。村人死亡约在十分之七[②]。

灵石县　旱灾加瘟疫，次年又闹狼灾，贫苦人民死去四万多人，全县人口减少五分之二[③]。大旱加瘟疫，南关村多人死亡[④]。大旱加瘟疫，3万多人死亡[⑤]。

平陆县　赤地千里，民有死于饥馁者，有死于瘟疫者，尸骸枕藉，迹遍道途[⑥]。其间霍乱、天花、鼠疫等烈性传染病时起流行，据光绪版《平陆县续志》记载，全县10万多口人，灾后统计仅有3万多口[⑦]。

闻喜县　大疫[⑧]。

宁乡县（今中阳县）　光绪元年（1875）至三年（1877）大旱，寸草不生，饥殍遍野，人犬相食，瘟疫流行[⑨]。

岚　县　白喉流行，疫区死人十有四五，小儿尤甚[⑩]。

应　州（今应县）　霍乱流行，病势凶险，死亡率甚高，人们恐惧地称为“传头子”，盖谓其逢人即传，难能幸免[⑪]。

荣河县（今并入万荣县）　夏大疫[⑫]。

古交县（今古交市）　春复旱，人食草根、树皮，小米斗价2千文。夏秋疫病流行，伤人几半[⑬]。

浑源州（今浑源县）　夏旱，秋歉收，人食草根、树皮，夏秋大疫，伤人几半[⑭]。

江苏省

沛　县　三月雨水冰，麦伤，秋，人多疫[⑮]。

---

① 《信贤村志》，山西古籍出版社1997年版。

② 《凤和志》，香港天马图书有限公司2006年版。

③ 《灵石县卫生志》，1987年。

④ 《南关村志》，2008年。

⑤ 《灵石县志》，中国社会出版社1992年版。

⑥ 《平陆县志》，中国地图出版社1992年版。

⑦ 《平陆县志》，中国地图出版社1992年版。

⑧ 《闻喜县志》，中国地图出版社1993年版。

⑨ 《中阳县志》，山西人民出版社1996年版。

⑩ 《岚县志》，中国科学技术出版社1991年版。

⑪ 《应县志》，山西人民出版社1992年版。

⑫ 《万荣县志》，海潮出版社1995年版。

⑬ 《古交志》，山西人民出版社1996年版。

⑭ 《浑源县卫生志》，1988年。

⑮ 民国《沛县志》卷二《灾祥》。

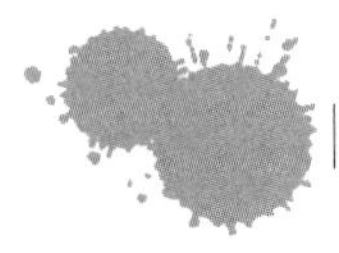

丹徒县(今镇江市丹徒区)　天花盛行,贫家为尤甚①。

苏　州(吴县、长洲、元和三县附郭,今苏州市)　春,天花流行。4月3日(二月廿日)报道:尤可异者,不惟小儿出花,老翁亦有病此者,据医家云,今春老年出痘,所在多有,犯此者凶多吉少②。夏六月至秋九月,霍乱、痢疾流行,九月又有疟疾流行。7月28日(六月十八日)报道:苏城之霍乱吐泻及痢疾症更多,仓促每不及医治③。9月27日(八月廿一日)报道:自交八月以来,城乡各处多感痢疾之症,于小孩为尤甚④。10月8日(九月初二日)报道:苏郡自八月下旬,疫气盛行,疟痢之症,不可胜计,甚且稍或蹉跎,即致不起。城厢内外,大街小巷,死亡殡殓之家,殆无虚日⑤。10月29日(九月廿三日)报道:吴中疟疾甚多⑥。冬十一月,丹痧、痢疾流行。12月13日(十一月初九日):自交冬令,天气不甚寒冷,兼以前次或雷或雹,气候失宜,时有丹痧及痢疾等症,淹缠难愈,甚或有伤寒闷气者⑦。

上海市

上海县(今闵行区等)　春喉症流行,医多不治⑧。夏霍乱流行,22个外国人、16个中国人死于霍乱⑨。夏五月,患时症者极多,每致不起,闻有苏州传来极便之方,据称屡试屡验,盖苏地先亦有此不救之疫也⑩。六月,疫气流行,发癍及吞痧者,指不胜屈,而病之不起者十常五六,即如宁波会馆,仅宁人之客死者,寄柩其中,往往一日收至数十具,其他可以类推⑪。连日瘟疫繁兴,一病不起者,指不胜屈,租界内各寿器店,利市三倍⑫。至秋八月,感疫而亡者,日计不下数十人⑬。

南汇县(今南汇区)　霍乱吐泻之症盛行,每夜登屋招魂者几至同声相应⑭。

---

① “镇江近闻”,《申报》1876年4月11日,第2版。

② “苏门杂事”,《申报》1877年4月3日,第2版。

③ “疫气流行”,《申报》1876年7月28日,第1版。

④ “痢疾盛行”,《申报》1877年9月27日,第3版。

⑤ “疫气盛行”,《申报》1876年10月8日,第1版。

⑥ “金阊近录”,《申报》1877年10月29日,第2版。

⑦ “吴中近事”,《申报》1877年12月13日,第3版。

⑧ 王宗寿《重录增补经验喉科紫珍集序》,转引自李庆坪《我国白喉考略》,载《医学史与保健组织》1957年第2期。

⑨ 陈胜昆《中国疾病史》,台湾自然科学文化事业公司1981年版,第32页;余新忠《清代江南的瘟疫与社会:一项医疗社会史的研究》,中国人民大学出版社2003年版,第368页。

⑩ “医疫新方”,《申报》1877年6月25日,第3版。

⑪ “瘟疫流行”,《申报》1877年7月2日,第4版。

⑫ “疫气更盛”,《申报》1877年7月12日,第3版。

⑬ “郭军门北上近事”,《申报》1877年9月22日,第3版。

⑭ “时疫盛行”,《申报》1877年9月17日,第2版。

宝山县（今宝山区）　蚕蛾状虫食尽棉花及豆叶入河死，居民饮水受毒，多患疫痢而毙者①。

湖北省

兴国州（今阳新县）　大疫，连岁不止，毙人无算②。

东湖县（今宜昌市）　宜昌霍乱流行③。

江西省

南昌城（南昌、新建二县附郭，今南昌市）　自去冬迄今春，天花盛行④。夏四月，疫气盛行，病者皆系乞丐及贫民幼孩等⑤；居人甚为惶恐，沾染成疾者，十无一愈留⑥；至五月，病殁者多至无算，各坊遍议建醮禳祷，阖城四十八庙，均于初七日约同起坛，一时金鼓齐鸣，声闻相应⑦。冬十月，南昌乡间，民多疾疫，患者十居八九⑧。

浙江省

杭　州（钱塘、仁和二县附郭，今杭州市）　夏六月，天气晴雨无定，寒暖不齐，时症因而流行⑨。冬，婴孩之患痘症者，纷纷传染，到处皆是，夭亡者不少⑩。

鄞　县（今宁波市鄞州区）　秋九月，吊脚痧流行，患者不过一昼夜便已魂游墟墓，仓促之间，每不及医治⑪。

温　州（永嘉县附郭，今温州市）　秋八月，疫气流行，每日患霍乱吐泻之症而毙者，约计在三十五人左右⑫。冬十一月，霍乱仍未止，患者先则昏眩吐泻，继即腿脚吊缩，不过一昼夜便死，故建醮求神，几于比户皆是⑬。

瑞安县（今瑞安市）　秋间，痧疫盛行，其症霍乱吐泻，吊脚转筋，有朝发而夕死者⑭。

---

① “嘉宝虫灾”，《申报》1877 年 11 月 10 日，第 2 版。

② 民国《湖北通志》卷七六《祥异志二》，光绪《兴国州志》卷三一《祥异》。

③ 陈胜昆《中国疾病史》，台湾自然科学文化事业公司 1981 年版，第 32 页。

④ “拔案”，《申报》1877 年 5 月 15 日，第 3 版。

⑤ “民之下兼以恤吏也”，《申报》1877 年 5 月 9 日，第 1 版。

⑥ “瘟气盛行”，《申报》1877 年 5 月 18 日，第 2 版。

⑦ “建醮禳灾”，《申报》1877 年 6 月 6 日，第 1 版。

⑧ “民多疾疫”，《申报》1877 年 11 月 26 日，第 2 版。

⑨ “武林近闻”，《申报》1877 年 7 月 14 日，第 2 版。

⑩ “天花流行”，《申报》1877 年 2 月 3 日，第 2 版。

⑪ “宁有灾疫”，《申报》1877 年 10 月 17 日，第 1 版。

⑫ “温州病疫”，《申报》1877 年 9 月 27 日，第 1 版。

⑬ “天雨豆”，《申报》1877 年 12 月 6 日，第 2 版。

⑭ 光绪《瑞安杂事编年表录》。

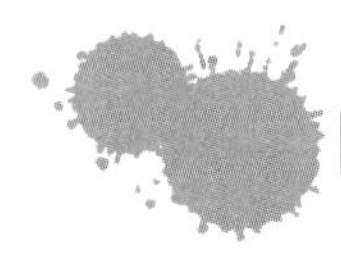

福建省

福　州(闽县、侯官二县附郭,今福州市)　秋七月,疫疠流行,骇人听闻,患病者不过一二时辰便身不起,往往朝犹入市,而夕已盖棺,大都系霍乱等症,故民人出门,约欲行一二里许,虽毫无病意,其身畔亦必带有腰牌,将里居、名姓载明于上,诚恐中途或有不测,以便地保查牌通报家属认领也。日有死亡,不可数计①。七月中,闽垣瘟疫盛行,猝不及救②。

霞浦县　福宁府霞浦县赵真君庙自乾隆以来,捍灾御寇,有祷辄应。光绪三年、四年间,疫疠流行,继以亢旱,诣庙虔求,疫止雨足,实有功德于民③。

同安县(含今厦门市、金门县)　夏五月,(厦门)霍乱吐泻之症流行,半多不起④,每日死三十人⑤。近日相传厦门瘟疫流行,每天病死一百五十人,日日如数之上下,独西历七月初九日,即中国五月廿九日,经时疫病死者八九十人⑥。

台湾省

基隆厅(今基隆市)　五月大水之后,疫疠交作,民心惶惶⑦。

重庆市

黔江县(今黔江区)　夏六月旱,五里乡疫⑧。

云南省

师宗州(今师宗县)　夏四月师宗大雨,雹损民房、植物、禽鸟无算,秋大疫⑨。

邱北县(今丘北县)　大疫⑩。

云南县(今祥云县)　时疫盛行⑪。

云　州(今云县)　大疫⑫。

盐丰县(今并入大姚县)　鼠疫流行⑬。

---

① “福州病疫”,《申报》1877年9月7日,第2版。
② “英附理中丸”,《申报》1877年9月27日,第3版。
③ “光绪十一年八月二十九日京报全录”,《申报》1885年10月18日,第11版。
④ “厦门病疫”,《申报》1877年7月5日,第2版。
⑤ “厦门病疫续闻”,《申报》1877年7月9日,第2版。
⑥ “大清国事:厦门时疫为灾”,《万国公报》1877年第450期。
⑦ “光绪四年七月二十五日京报全录”,《申报》1878年9月5日,第3版。
⑧ 光绪《黔江县志》卷五《祥异志》。
⑨ 光绪《云南通志》卷四《祥异下》,民国《新纂云南通志》卷一六一《荒政考三·灾疫附》。
⑩ 民国《邱北县志》卷一《天文部·灾祥》。
⑪ 光绪《云南县志》卷一《天文·祥异》。
⑫ 民国《云县志稿》卷一《大事记》。
⑬ 《盐丰县鼠疫流行史及流行因素调查报告》,1957年。

思茅厅(今普洱市思茅区)　鼠疫流行①。

顺宁县(今凤庆县)　鼠疫流行②。

景东厅(今景东县)　大疫③。为鼠疫流行④。

广东省

石城县(今廉江市)　牛皮塘乡贞塘村首次发现鼠疫,患者3人全部死亡⑤。

遂溪县　黄略新村80人患鼠疫,全部死亡⑥。

广西壮族自治区

钦　州(今钦州市)　鼠疫流行⑦。

合浦县　北海港鼠疫流行⑧。

容　县　县城岁疫⑨。

光绪四年(1878)

光绪二年(1876)以来,华北大旱,光绪三年(丁丑年)和四年(戊寅年)大旱尤甚,大旱引发饥荒,饥荒衍生瘟疫,灾荒达到高潮,史称“丁戊奇荒”。“丁戊奇荒”波及范围很广,黄河流域的山西、陕西、河南、河北、山东为主要灾荒区,其中又以山西和河南为甚,因此又有“晋豫奇荒”之称。

北京市

京　师(宛平、大兴二县附郭,今北京市)　春三月,旱,疫气流行,城中每日约死百数十人⑩。

天津市

天津县(今天津市)　春夏无雨亢旱,瘟疫流行,病者十之五,死者十之有二,竟亡壮年人⑪。春夏之间,青黄不接,饥民瘟疫流行,死亡枕藉,大抵上吐下泻者居多,各项

---

① 《思茅专区鼠疫流行及流行因素调查报告》,1958年。

② 《凤庆县鼠疫流行史及流行因素调查报告》,1958年。

③ 民国《景东县志稿》卷一《灾祥》。

④ 《景东县鼠疫流行史及流行因素调查报告》,1958年。

⑤ 港江市志总编室《湛江两千年》,广东高等教育出版社1993年版,第33页。

⑥ 冼维逊《鼠疫流行史》,1988年,第190页。

⑦ 冼维逊《鼠疫流行史》,1988年,第186页。

⑧ 冼维逊《鼠疫流行史》,1988年,第184页。

⑨ 光绪《容县志》卷二《舆地志・机祥》。

⑩ “京师病疫”,《申报》1878年4月20日,第1版。

⑪ 〔清〕储仁逊《闻见录》。

生意均不见佳,惟药铺则其门如市[①]。至夏五月,紫竹林一带之饥民,不病则已,病则十无一生者,有一屋之中男女大小不满十人,而五日之间死其六者,城厢内外死者不可胜数[②]。初时,死亡枕藉只系饥民,不久,则鳞次栉比,传染几遍,巨家臧获至肆购药方竟成束,药肆中人如入山阴道上,应接不暇[③]。六月,疫症视前更甚,西人水手亦均有死亡[④]。(北辰区)境内霍乱流行,病者十之五六,死者多为壮年[⑤]。

河北省

保定城(今保定市)　直隶总督李鸿章奏:直境入夏以后瘟疫盛行,省城一带尤甚。保定城乡粥厂、粥会在事官绅纷纷病故,天津等处亦有办赈疾殁之员[⑥]。

河间县(今河间市)、冀州(今冀州市)　冬末,疠疫间作,顷刻伤人,天灾流行,至今未艾[⑦]。

交河县(今泊头市)　春大饥,斗粟千钱,饥疫兼臻,民伤十四[⑧]。

景　州(今景县)　春,大风挟沙自西北来,昼黑如夜,次日,平地积沙数寸厚,疫疠流行,兼饥饿而死者,枕藉相望[⑨]。

文安县　千里堤决,时疫流行,死者相继[⑩]。

藁城县(今藁城市)　夏疫,秋有年[⑪]。

新乐县(今新乐市)　春大疫。上年秋冬大旱[⑫]。春疫[⑬]。

满城县(今保定市满城区)　春大饥,夏瘟疫盛行,死人无算[⑭]。

东光县　春大饥,斗粟千钱,饥疫交臻,民损十四[⑮]。

望都县　春夏饥,大疫,毙者甚多[⑯]。

---

① “析津多疫”,《申报》1878年5月16日,第1版。
② “饥民病疫”,《申报》1878年6月3日,第2版。
③ “天津疫甚”,《申报》1878年6月7日,第2版。
④ “疫气更甚”,《申报》1878年6月26日,第2版。
⑤ 《北辰区志》,天津古籍出版社2000年版。
⑥ 《副录档》,光绪四年六月二十日朱批李鸿章奏折。
⑦ “光绪四年十二月初九日京报全录”,《申报》1879年1月6日,第4版。
⑧ 民国《交河县志》卷一〇《杂稽志·祥异》。
⑨ 民国《景县志》卷一四《故实志·史事》。《景县志》,天津人民出版社1991年版。
⑩ 民国《文安县志》卷终《灾异》。
⑪ 民国《续修藁城县志》卷四《事异志》。
⑫ 光绪《重修新乐县志》卷四《灾祥》,民国《新乐县志》卷四《灾祥》。
⑬ 《新乐县志》,中国对外翻译出版公司1997年版。
⑭ 民国《满城县志略》卷一四《大事纪》。
⑮ 光绪《东光县志》卷一一《祥异》。
⑯ 光绪《望都县新志》卷七《祥异》。

新城县（今高碑店市）　春夏饥，大疫，死者多人，山西尤甚，人相食[①]。遍处饥疫，死亡相继，山右灾尤重，人相食[②]。春、夏两季闹饥荒，瘟疫流行，死者甚多[③]。

晋　州（今晋州市）　夏大疫，斗米制钱千三百文，饿死者道殣相望[④]。夏，晋县、藁城大旱兼大疫，斗米制钱一千三百文，死者道路相望[⑤]。

完　县（今顺平县）　疫[⑥]。发生瘟疫[⑦]。

唐　县　民间瘟疫流行，因疫死亡甚多[⑧]。

雄　县　春、夏两季闹饥荒，瘟疫流行，死者甚多[⑨]。

清苑县　大旱，民死饥疫者，日以千计[⑩]。

武安县（今武安市）　大疫[⑪]。

唐山县（今隆尧县）　瘟疫时行，伤人无数[⑫]。

阜城县　春大饥，疫病流行[⑬]。

内蒙古自治区

宁远厅（今凉城县）　宁远厅吕祖庙暨城隍庙神灵素著，有求必应。光绪三年、四两年，雨泽愆期，兼以疾疫，诣坛诚祷，甘霖立沛，疫气全消[⑭]。

山西省

大旱，大饥，人相食，各处疫疠传染，雪上加霜。《申报》对晋省瘟疫[⑮]多有记载：入春之后，寒燠不节，疫气流行，饥馑余生，触疫即死，以致尸骸遍野，无人掩埋[⑯]。大祲之后，疠疫盛行，染病倒毙者，比屋皆然[⑰]。秋九月，瘟疫虽不如前数月之盛，然患病

---

① 光绪《续修新城县志》卷一〇《祥异》。
② 民国《新城县志》卷二二《灾祸》。
③ 《高碑店市志》，新华出版社 1997 年版。
④ 民国《晋县志》卷五《灾祥》。
⑤ 《石家庄地区卫生志》，河北人民出版社 1990 年版。
⑥ 民国《完县新志》卷七《大事记》。
⑦ 《顺平县志》，中华书局 1999 年版。
⑧ 《唐县志》，河北人民出版社 1999 年版。
⑨ 《雄县志》，中国社会科学出版社 1992 年版。
⑩ 民国《清苑新志稿》卷六《隐逸》。
⑪ 民国《武安县志》卷一《大事纪》。
⑫ 光绪《唐山县志》卷三《祥异》。
⑬ 《阜城县志》，中国文联出版公司 1998 年版。
⑭ "光绪十三年十一月二十六日京报全录"，《申报》1888 年 1 月 26 日，第 10 版。
⑮ "析津病疫续闻"，《申报》1878 年 5 月 23 日，第 2 版。
⑯ "光绪四年六月二十日京报全录"，《申报》1878 年 8 月 2 日，第 4 版。
⑰ "光绪四年九月初四日京报全录"，《申报》1878 年 10 月 11 日，第 4 版。

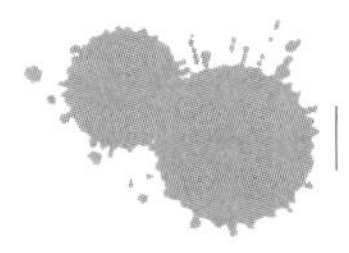

者近仍不少，由湖南调往山西之五千兵勇，行至获鹿县（今鹿泉市）时，途中因受瘟疫而死者甚多，存者亦饥弱不堪[①]。光绪《山西通志》言：瘟疫大作，全省人民因疫而死亡者达十之二三。

山西之瘟疫当为鼠疫，鼠疫的起由很可能是由于饥民掘食野外扰动了鼠疫自然疫源地的缘故，夏县水头镇方牛庄村的《丁丑大荒记》碑文中就有饥民捕食老鼠的记载："光绪三年，岁次丁丑。春三月微雨，至年终无雨。麦微登，秋禾尽无，岁大饥。……人食树皮、草根及山中沙土、石花，将树皮皆剥去，遍地剜成荒墟。猫犬食尽，何论鸡豕；罗雀灌鼠，无所不至……人死或食其肉，又有货之者；甚至有父子相食、母女相食。"[②]

瘟疫还伴生鼠害和狼害，芮城县《光绪丁丑戊寅凶荒碑记》云：鼠害未除又遭殃，狼虎下山势莫阻。狼鼠肆虐真罕见，白昼连群村巷窜，男女老幼伤无数……我生不长劫数开，瘟疫劫，狼狈劫，荒后何堪累累来！诸劫伤残最可怜，十室九室绝人烟。

有学者统计是年山西发生瘟疫的州县有 23 个：交城、文水、徐沟、寿阳、临县、屯留、阳城、临汾、浮山、平定、洪洞、襄陵、太平、荣河、虞乡、夏县、平陆、芮城、绛州、隰州、平遥、阳曲等[③]。如下所述，实际不止此数。

阳曲县　春夏，瘟疫大作，死亡者不知凡几。即就省城及城外二三里内，无主并无力殡葬者，经局收埋一万二千有奇，官场道府至佐杂教官，病故者将及三百人。省城如此，大概可知[④]。

交城县（含今交城县、古交市）　春，旱疫并行[⑤]。人相食，饿殍曝野，无人掩埋[⑥]。春旱，瘟疫继续流行，斗米价达 3000 文。光绪二年（1876）至四年（1878），旱灾加瘟疫，全县人口由 15 万减为 11.5 万[⑦]。（古交市）春旱，瘟疫继续流行。人相食，路几断，饿殍曝野，无人掩埋[⑧]。

文水县　旱，大疫。各省被灾，自三年四月至四年夏尽，不雨，大地无禾，米钱三千五百文，人相食，道殣相望，四郊掘坑掩尸，旋掘旋盈，被疫者全家多殁，诚千古未有

---

① "三晋汇闻"，《申报》1878 年 10 月 22 日，第 1 版。

② 郝平《山西"丁戊奇荒"述略》，《山西大学学报（哲社版）》1999 年第 1 期。

③ 郝平《山西"丁戊奇荒"并发灾害述略》，《晋阳学刊》2003 年第 1 期。

④ "摘录山西阳曲县尉曹君致松江某君书"，《申报》1879 年 3 月 12 日，第 3 版。

⑤ 光绪《交城县志》卷一《天文门 · 祥异》。

⑥ 《古交志》，山西人民出版社 1996 年版。

⑦ 《交城县志》，山西古籍出版社 1994 年版。

⑧ 《古交志》，山西人民出版社 1996 年版。

之奇荒也[①]。至夏不雨，大地无禾，斗米售钱3500文。百姓以草根、树皮充饥，弃子女道殣相望，城四郊掘坑掩埋尸体。加之大疫流行，被疫者全家多殁[②]。

灵石县 春又旱，麦不登，人多剥树皮和干泥食之，加以瘟疫，男女死殇过半[③]。

孝义县（今孝义市） 续旱灾，城关瘟疫流行，居民尽菜色，尸枕藉，人相食，饥民纷纷外出逃荒[④]。光绪三年（1877）至五年（1879）连续三年瘟疫大作，掩埋本境及外来死尸121200具[⑤]。

徐沟县（今并入清徐县） 连岁大旱，又多疫疾传染，阖村有全家病死而无人问者[⑥]。（清徐县）连岁大旱，西至陕，南至豫，赤地数千里。籴米一斗，银二三两，民苦无食，往往衣履完整，行走之间，一蹶不起。又多疫疾传染，有全家病死而无人问者。牛马鸡犬宰杀无余，村落房屋拆毁大半，卖地一亩得银不及一两，仅籴粮数升，兼有狼遇人辄噬，丁壮不敢独行。大劫，奇荒，从来未有。及冬，连得瑞雪。五年夏，甘霖普降，岁乃大熟，而户口已去十之四五[⑦]。

应 州（今应县） 上年大旱无收，春天，全州多数百姓断粮。饿殍遍地，兼之瘟疫、蝗虫等灾害，人民无以为生，多数逃亡[⑧]。

平定州（今平定县） 大疫，人民流离，道殣相望，田园荒芜，庐舍多墟[⑨]。

寿阳县 春夏疫，贫民饥疾死者几三万人[⑩]。

乐平县（今昔阳县） 大疫，人民流离，饿殍载道[⑪]。

静乐县（含今静乐县和娄烦县） 岁大饥。春夏之交，饿殍遍野，民不聊生，瘟疫流行，周洪山下村庄，十室九空，米糠价五毛，粮每斗银一两，村民非野死沟壑，即逃命他乡，其景甚惨[⑫]。

---

① 光绪《文水县志》卷一《天文志·祥异》。

② 《文水县志》，山西人民出版社1994年版。

③ 光绪《灵石县志》卷二《杂录》。

④ 《城关乡志》卷一八《大事记》，山西古籍出版社1997年版；《桥北村志》，山西人民出版社2010年版。

⑤ 《孝义县志》，海潮出版社1992年版。

⑥ 光绪《补修徐沟县志》卷五《祥异》。

⑦ 《清徐县志》，山西古籍出版社1999年版。

⑧ 《应县志》，山西人民出版社1992年版。

⑨ 光绪《平定州志》卷五《食货志·祥异》。

⑩ 光绪《寿阳县志》卷一三《杂志·祥异》。

⑪ 光绪《平定州志》卷五《食货志·祥异》。

⑫ 《娄烦县志》，1998年。

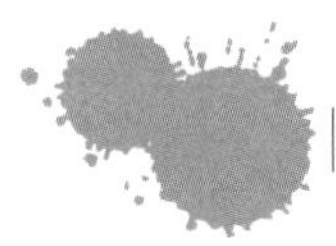

定襄县　春,瘟疫盛行,伤人无数[①]。

辽　州(今左权县)　瘟疫大兴,民不聊生,死者甚众[②]。

临汾县(今临汾市)　大祲,人相食。赤地千里,饿殍盈野,瘟疫盛行,死亡过半[③]。

襄陵县(今并入襄汾县)　春大瘟,民间死亡益众[④]。春,疫情发生[⑤]。大疫,医书名"乌鸦翻"[⑥]。

太平县(今并入襄汾县)　春正月,粮价昂贵。三月初五日始雨,大疫[⑦]。

翼城县　西闫村秋后大丰收,多人暴食致死,瘟疫猖行,人口锐减[⑧]。

浮山县　春大疫[⑨]。

洪洞县　春久不雨,瘟疫甚行,病死人民无数[⑩]。

赵城县(今并入洪洞县)　大祲之后,疫气流行[⑪]。

绛　州(今新绛县)　岁大祲,人相食,村中户绝半,人十毙六七。秋大疫[⑫]。先年大旱,六月、七月浍水竭两次,稼禾不收,饿殍遍野,村中户绝半数,人口十死六七。是年瘟疫流行,死人甚多[⑬]。绛州瘟疫大作[⑭]。

绛　县　六月复旱,苗多不实,瘟疫大作,染者多毙[⑮]。旱益甚,疾疫大作[⑯]。

闻喜县　大疫[⑰]。

稷山县　自夏徂秋,瘟疫流行,死者复相枕藉[⑱]。春旱,多大风。夏虫鼠为灾,野

---

① 《崔家庄村志》,山西人民出版社2006年版。

② 光绪《辽州志》卷六,转引自郝平《山西"丁戊奇荒"并发灾害述略》,《晋阳学刊》2003年第1期。

③ 民国《临汾县志续编》卷末《杂志·祥异》。

④ 光绪《襄陵县志》卷二三《祥异》,民国《襄陵县志》卷二三《旧闻考·祥异》。

⑤ 《襄汾县志》,天津古籍出版社1991年版。

⑥ 《襄汾县志》,天津古籍出版社1991年版。

⑦ 光绪《太平县志》卷一四《杂记志·祥异》。

⑧ 《西闫村志》,2005年。

⑨ 光绪《浮山县志》卷三一《灾祥·怪异》,民国《浮山县志》卷三七《灾祥》。

⑩ 光绪《洪洞县志稿》卷二《建置》。

⑪ "光绪四年六月初七日京报全录",《申报》1878年7月19日,第4版。

⑫ 光绪《直隶绛州志》卷二〇《杂志·灾祥》,民国《新绛县志》卷一〇《旧闻考·灾祥》。

⑬ 《新绛县志》,陕西人民出版社1997年版。

⑭ 《运城市卫生志》,2008年。

⑮ 光绪《绛县志》卷六《大事表》。

⑯ 《绛县志》,陕西人民出版社1997年版。

⑰ 《闻喜县志》,中国地图出版社1993年版。

⑱ 光绪《续修稷山县志》卷一《祥异》。

狼袭人。夏至秋瘟疫大流行,死者甚多。据传,县东北太杜村原是拥有四千余人的青龙镇,光绪三年(1877)饿死三千余人,次年夏秋瘟疫流行,病死四百余口,灾后全村剩下七百多人,有千余亩耕地无主①。光绪二年(1876)全县人口224387人,光绪六年(1880)减为74716人,减少三分之二②。

隰 州(今隰县) 春夏亢旱,大疫,尸骸枕藉,道路日毙无算,坑不能容③。

万泉县(今并入万荣县) 秋大熟,瘟疫流行,死人无算④。

荣河县(今并入万荣县) 春大饥,饿殍遍野,村庄户口饿毙者十之六七。夏大疫⑤。

长治县(今长治市) 春大饥,道殣相望,夏复大疫,饥病相因,居民死者十之三四。城设粥厂就食,流民多毙于途,初施木,不继以席代,后不胜埋,就于东南城外各里许,两掘其地,深数丈,广数尺,标其上曰"男丛冢""女丛冢",积尸以千计,诚未有之奇灾也⑥。大旱,连发灾荒,加之春夏瘟疫流行,民死十之三四,或室之俱空,或村之尽绝,地无人耕。地方士商合捐银13000两,给事中郭从矩在都筹捐银1000两,施给籽种。城设舍粥场,就食饥民多毙于途。初施木,不久以席代之;后不胜埋,就于东、南城外各里许,两掘其地深数丈,广数尺,标上男丛坟、女丛坟,积尸以千记,诚属奇灾⑦。

屯留县 春不雨,夏无麦,人相食,疫大作,自夏及秋死者甚众⑧。

黎城县 光绪三年(1877)大旱,夏秋粮食颗粒无收,小麦未种,至光绪四年(1878),瘟疫流行⑨。

临 县 春,斗米两千三四百文,树皮食尽,糠秕已空,饥民匍匐,移时即毙。夏秋之交,瘟疫大作,百姓饥病交加,尸骨遍地⑩。春,斗米两千三四百文,豆千七八文,树皮食尽,糠秕已空。饥民匍匐街衢,移时就毙。夏秋之交,瘟疫大作,百姓饥病交加,尸骨遍地⑪。

---

① 《稷山县卫生志》,1999年。
② 《稷山县卫生志》,1999年。
③ 光绪《续修隰州志》卷四《祥异》。
④ 民国《万泉县志》卷终《杂记·祥异》。《万荣县志》,海潮出版社1995年版。
⑤ 光绪《荣河县志》卷一四《祥异》,民国《荣河县志》卷一四《记三·祥异》。
⑥ 光绪《长治县志》卷八《大事记》。
⑦ 《长治市志》,海潮出版社1995年版。
⑧ 光绪《屯留县志》卷一《祥异》。
⑨ 《下村志》,中国文联出版社2005年版。
⑩ 《碛口志》,山西经济出版社2005年版;《临县卫生志》,1993年。
⑪ 《临县志》,海潮出版社1994年版。

河曲县　饥荒带瘟疫,河会有万人坑,掩埋无主尸[①]。

永宁州(含今吕梁市离石区、方山县)　瘟疫流行,百姓死无其数[②]。

石楼县　夏秋之交,瘟疫流行。百姓饥病交加,死无其数[③]。

阳城县　春大饥,人相食,夏瘟疫盛行,人民死者不可胜计,诚数百年仅见之灾也[④]。

高平县(今高平市)　严重旱灾,瘟疫四起[⑤]。光绪二年(1876)至四年(1878)大旱,疫大兴,村人死亡十分之七[⑥]。

凤台县(今并入晋城市)　春夏无雨,大旱,一斗米值钱3000文,人相食,兼瘟疫流行,人口死亡很多[⑦]。春夏无雨,大旱,斗米3600文,人相食,兼瘟疫流行,人口死亡很多[⑧]。

沁　州(今沁县)　瘟疫流行,狼多为患,州内死人过半[⑨]。

虞乡县(今并入永济市)　三月雨,五月虫食苗,疫[⑩]。虞乡大疫[⑪]。

猗氏县(今并入临猗县)　大饥,民掘草根、剥树皮为食,面目肿痛,偶跌倒,便不能起。麦价涨至52两余,一斤苜蓿面值六七十钱,人有相食者。瘟疫大作,喉痛死亡比上年更多[⑫]。

夏　县　大饥,草皮、树根食尽,民间卖妻鬻子,而疫疠复乘之,一村一镇传染,死亡日以数十计[⑬]。

陕西省

怀远县(今横山县)　春大疫,山中野狼成群噬人,商旅裹足。先年自春徂夏,旱无滴雨,赤野千里[⑭]。春,县内大疫,行人裹足,山野狼群吃人[⑮]。

---

① 《河曲县志》,山西人民出版社1989年版。
② 《孟门镇史志资料》,2003年。
③ 《石楼县志》,山西人民出版社1994年版。
④ 光绪《续阳城县志・灾祥》。
⑤ 《城南村志》,1997年。
⑥ 《凤和志》,香港天马图书有限公司2006年版。
⑦ 《晋城大事记》,中国城市出版社1993年版;《南岭乡志》,山西人民出版社2005年版。
⑧ 《晋城县志》,山西古籍出版社1999年版。
⑨ 《沁县志》,中华书局1999年版。
⑩ 光绪《虞乡县志》卷一《地舆志・祥异》,民国《虞乡县新志》卷一〇《旧闻考・祥异》。
⑪ 《运城市卫生志》,2008年。
⑫ 《临猗县志》,海潮出版社1993年版。
⑬ 光绪《夏县志》卷五《灾祥志・荒灾》。
⑭ 民国《横山县志》卷二《纪事》。
⑮ 《横山县志》,陕西人民出版社1993年版。

米脂县　春大疫[①]。春、夏、秋大疫[②]。

府谷县　春大疫，斗米钱二千四百文，人相食，死亡载道[③]。

同州府（治大荔县）　四月疫，捐设茶厂五所，煮药以饮行人[④]。

大荔县　四月疫[⑤]。复大旱，又大疫，人相食，死大半，城东掘有万人坑，大（荔）、朝（邑）两县人口由41万多人减到19.2万人[⑥]。

华阴县（今华阴市）　四月疫[⑦]。

渭南县（今渭南市）　大旱，道殣相望，人相食，人多黄瘦死[⑧]。

蓝田县　三月大疫，死者枕藉，治城之内烟户及客民，每日死者不下十余口[⑨]。

麟游县　秋，虫食禾尽，又大疫[⑩]。

甘肃省

安化县（今庆阳市）　上年（光绪三年）大饥，本年（光绪四年）人食草根，时疫流行，死者甚众[⑪]。庆阳去岁（光绪四年）旱荒，冬春无雪，疾疫流行[⑫]。

山东省

濮　州（今鄄城县）　正月，河决李家桥西堤，大饥，人多疫死[⑬]。

定陶县　六月大疫，人死无算。山西奇荒，逃入境者死其半[⑭]。

曹　县　春，人患瘟疫，城市尤甚[⑮]。

冠　县　饥，并瘟疫流行，死者甚众[⑯]。

临朐县　夏大疫[⑰]。

---

① 光绪《米脂县志》卷一〇《纪事志二·历代祥异》。

② 《米脂县志》，陕西人民出版社1993年版。

③ 《府谷县志》，陕西人民出版社1994年版。

④ 光绪《同州府续志》卷一六《事征录》。

⑤ 光绪《大荔县续志》卷一《事征》。

⑥ 《大荔县志》，陕西人民出版社1994年版。

⑦ 民国《华阴县续志》卷八《杂事》。

⑧ 光绪《新续渭南县志》卷一一《杂志·祲祥》。

⑨ 民国《续修蓝田县志》卷三《纪事表》。《蓝田县志》，陕西人民出版社1994年版。

⑩ 《麟游县志》，陕西人民出版社1993年版。

⑪ 民国《庆阳府志续稿》卷八《祥异》。

⑫ “光绪五年正月初十日十一日京报全录”，《申报》1879年2月26日，第4版。

⑬ 宣统《濮州志》卷二《年纪·灾异》。

⑭ 民国《定陶县志》卷九《杂稽志·灾异》。《定陶县志》，齐鲁书社1999年版。

⑮ 光绪《曹县志》卷一八《杂稽志·灾祥》。

⑯ 光绪《冠县志》卷一〇《杂录志·祲祥》。

⑰ 光绪《临朐县志》卷一〇《大事表》。

武城县　武城大疫,死亡甚众①。五月雨雹,作物被灾,米价暴涨。不久瘟疫流行,人死减半②。

恩　县(今并入平原等县)　四月雨雹,米价腾贵,野多饿殍,未几疫作,人死减半③。

平度州(今平度市)　秋七月大雨,河水皆溢,地震,大疫④。

博平县(今并入茌平县)　岁大饥,春斗粟千钱,夏无麦,人乏食。至秋大熟,人多疾疫⑤。

河南省

春夏秋大疫。光绪五年(1879),河南巡抚在奏摺中回顾道:豫省自光绪三年(1877)秋后旱荒,灾区袤广……迨至四年春间,旱荒尤甚,赈需愈迫,适当疠疫流行。上年春夏之交,沴疫流行,道殣相望,彼此传染,瞬判存亡⑥。《申报》5月22日(四月廿一日)报道:河南各难民厂疫疠流行,死亡枕藉,每日死者约数百人⑦。6月6日(五月初六日)报道:河南自得雨后,以天时久旱,雨尚苦其未足,而一经曝晴,各处尸骸之枕藉者,其气熏蒸,人触即病。其病大率发瘢,由红而紫,百难救一⑧。8月17日(七月十七日)报道:豫省频年荐饥,死气积而为疫,几乎十人九病⑨。9月10日(八月十四日)报道:(河南)灾荒之后,继之瘟疫,臭秽之气,无处无之,成灾极重者,新安、渑池、陕州、灵宝、阌乡均是,死伤过半⑩。

范　县　大饥,人多疫死⑪。按:时范县属山东省。

长垣县　秋大熟,疠疫流行,人多死亡⑫。秋后疠疫流行,人多死亡⑬。按:时长垣县属直隶。

---

① 《德州地区卫生志》,天津科学技术出版社1991年版。

② 《武城县志》,齐鲁书社1994年版。

③ 宣统《重修恩县志》卷一〇《杂记·灾祥》。

④ 民国《续平度县志》卷首《纪要》。

⑤ 光绪《博平县续志》卷一《天文志·机祥》。

⑥ 《录副档》,光绪五年三月初三日李鹤年、涂宗瀛奏,四月十一日朱批。

⑦ "灾区多疫",《申报》1878年5月22日,第2版。

⑧ "河南疫重",《申报》1878年6月6日,第3版。

⑨ "照录协助豫赈局来函",《申报》1878年8月17日,第2版。

⑩ "照录七月十七日胡小松经璞山经耕阳诸君灵宝局来书",《申报》1878年9月10日,第2版。

⑪ 民国《续修范县志》卷六《灾异》。

⑫ 民国《长垣县志》卷一《大事》。

⑬ 《长垣县志》,中州古籍出版社1991年版。

开　州(今濮阳市)　大疫。旱饥,有饿死者,西方尤甚,或逃至此,多填沟壑①。大疫,大旱,人畜死亡甚众②。

开封城(祥符县附郭,今开封市)　汴省城厢内外,疫疠盛行,良由路毙太多,秽恶熏蒸所致③。

中牟县　春大饥,民鬻妇女,流亡载道。夏大疫,死者枕藉④。

郑　州(今郑州市)　饥疫并至,死者相继⑤。发生疹疫,十人九病⑥。

新郑县(今新郑市)　疹疫流行,十人九病⑦。

原武县、阳武县(合今原阳县)　春,饥,兼大疠,死者益多。总原境死与逃者十之七八⑧。

荥阳县(今荥阳市)　三月沙尘暴,积厚数寸,此后得雨,遍地生谷。春夏之交,大疫,人民死亡流离将半⑨。连旱三年,四月始雨,饥疫并至,死者相继⑩。

孟津县　夏大疫流行,人病死者十之六七⑪。

巩　县(今并入巩义市)　大疫。凡赤贫、极贫者,三年已十死八九,四年入春以来,因疫而死者更无算⑫。

孟　县(今孟州市)　旱。三月二十八日,风霾昼昏,尘迹悉如虫行状,食新麦者,饱则辄腹胀而死。八月瘟疫流行,死人无算⑬。

安阳县(今安阳市)　春无雨,瘟疫流行,人民饿死病亡者累累,鬻妇女者成市,暴徒或劫人而食之,行旅相戒⑭。人相食,且瘟疫盛行,死者太半⑮。

林　县(今林州市)　无麦,且病疫,先后人死十分之七⑯。六月、七月,青黄不

---

① 光绪《开州志》卷一《地理志·祥异》。
② 《濮阳县志》,华艺出版社1989年版。
③ "照录协助豫赈局凌君第一书",《申报》1878年5月28日,第3版。
④ 民国《中牟县志》卷一《天时志·祥异》。
⑤ 《侯寨乡志》,1994年。
⑥ 《郑州市郊区卫生志》,1986年。
⑦ 《新郑县卫生志》,1986年。
⑧ 《原阳县卫生志》,1985年。
⑨ 民国《续荥阳县志》卷一二《杂记·祥异》。
⑩ 《荥阳县志》,1985年。
⑪ 《孟津县志》,河南人民出版社1991年版。
⑫ 民国《巩县志》卷五《大事纪》。
⑬ 民国《孟县志》卷一〇《杂记·祥异》。
⑭ 民国《续安阳县志》卷一《大事记》。
⑮ 民国《续安阳县志》卷末《杂记》。
⑯ 民国《林县志》卷一六《大事表·祥异》。

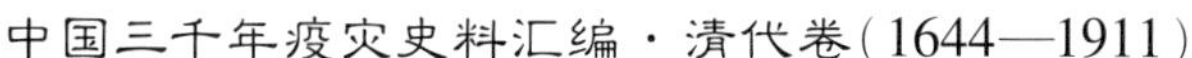

接,疫气盛行,无人不病①。

淇　县　春,淇县大疫,米麦斗千二百文,民死殆半。秋又大疫②。

获嘉县　七月大水,九月又大水,疫疠并作,且复死牛,黎民苦之③。

武陟县　大疫,死尸枕藉④。

温　县　大旱,大疫,尸横遍野,无人收殓⑤。

汲　县(今卫辉市)　汲县光绪四年(1878)灾祲之后,疾疫流行,绅民竭诚祷于城隍神,疫疠顿止⑥。

新乡县(今新乡市)　蝗旱,秋麦无收,屠人而食,折骨而炊,瘟疫大作,人死大半⑦。

修武县　春大旱,大旱之后,继以大疫,民去其七⑧。

扶沟县　春大饥,流亡络绎于道,斗米千余钱,继之以疫,死者甚众⑨。

项城县(今项城市)　春大饥,斗米千钱,西北一带鬻妇女者无数。五月大疫⑩。

淮宁县(今淮阳县)　上年夏大旱,飞蝗成灾。本年春大饥,民卖妻女,流亡载道,络绎东南。夏大疫,死者枕藉⑪。

郾城县(今漯河市郾城区)　元旦昼晦,三月大疫,秋有年⑫。

鄢陵县　春复旱,夏六月瘟疫流行,死亡枕藉⑬。

光山县　大疫,死者无算⑭。

上蔡县　堡上村上年颗粒无收,本年又遭旱灾和蝗灾,瘟疫流行,全村人食草根、树皮,大都外出逃荒要饭,十室九空,病死饿死之人有的竟无人掩埋,两年灾荒过后,全村人死亡过半⑮。

---

① "照录凌砺生部郎怀庆来函",《申报》1878 年 8 月 31 日,第 2 版。
② 《淇县志》,中州古籍出版社 1996 年版。
③ 民国《河南获嘉县志》卷一七《祥异》。
④ 民国《武陟县志》卷二《纪事沿革表》。
⑤ 《温县卫生志》,1986 年。
⑥ "光绪十四年正月十四十五日京报全录",《申报》1888 年 3 月 15 日,第 11 版。
⑦ 《何屯村志》,2002 年。
⑧ "照录豫局潘振声孝廉言灾书",《申报》1878 年 11 月 22 日,第 2 版。
⑨ 光绪《扶沟县志》卷一五《灾祥志》。
⑩ 民国《项城县志》卷三一《杂事志・祥异》。
⑪ 《淮阳县志》,河南人民出版社 1991 年版。
⑫ 民国《郾城县志》卷五《大事篇》。《郾城县卫生志》,1986 年。
⑬ 民国《鄢陵县志》卷二九《祥异志》。
⑭ 民国《光山县志约稿》卷一《地理志・灾异》。
⑮ 《堡上村志》,1996 年。

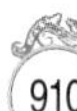

登封县(今登封市)　夏,王村一带发生霍乱,患病人数达60%,有一半病人死亡,有的全家死绝①。

尉氏县　无麦,大疫,民多死②。

安徽省

蒙城县　大疫。是时河南、山陕三年大饥,人相食,人民流入蒙境者,遍地皆是,瘟疫到处传染③。瘟疫流行④。

江苏省

东台县(今东台市)　交秋后瘟疫盛行,幼孩受病者更夥,除有主之家死者不计外,余由善堂代为掩理,每日将近千人,城外义冢空地,新葬者累累,几无隙地⑤。

泰　州(今泰州市)　秋,瘟疫流行,其症始于东台,继传染至泰州,疫盛时每日死者七八百人⑥。

扬　州(甘泉、江都二县附郭,今扬州市)　秋,扬城疫疠流行,日盛一日,有一店一昼夜病死四人者⑦。其余阖家阖铺得病者屡见不鲜,病皆吊脚痧或喉症,生死只争片刻⑧。

苏　州(吴县、长洲、元和三县附郭,今苏州市)　春三月,淫雨淋漓,阴霉潮湿,人多酿成疾病,或类伤寒,或同疟疾,且势甚淹滞,间有沉闷不起者⑨。立夏以来,忽凉忽热,气候不齐,城厢内外,每有伤寒之症,初发时病势尚轻,似可勿药有喜,每届七日转关,内陷不治,病者往往多凶少吉⑩。夏五月,又有所谓"羊毛痧"者,发时腹痛如绞,继以泄泻,势较伤寒尤为危险⑪。病亡相继,每一症发,不及数日,便至不救⑫。夏间,苏城内外疾疫颇多,至秋七月,染及孩童,每逢十龄左右孺子,一时感冒,即致闭塞,往往医治不及,顷刻骤变⑬。苏郡本年疾疫,自夏及秋,未尝少间,中秋以后尤为可骇,患

① 《登封市卫生志》,2003年。
② 《尉氏县卫生志》,1985年。
③ 民国《重修蒙城县志》卷一二《杂类志·祥异》。
④ 《蒙城县志》,黄山书社1994年版。
⑤ "东台疫甚",《申报》1878年10月7日,第3版。
⑥ "瘟疫传染",《申报》1878年9月4日,第2版。
⑦ "瘟疫传染",《申报》1878年9月4日,第2版。
⑧ "施药救疫",《申报》1878年9月23日,第3版。
⑨ "阴霾酿疫",《申报》1878年4月25日,第2版。
⑩ "疫气施行",《申报》1878年6月15日,第2版。
⑪ "疫气特甚",《申报》1878年6月17日,第2版。
⑫ "疫气急迫",《申报》1878年6月20日,第2版。
⑬ "疫及孩童",《申报》1878年8月13日,第2版。

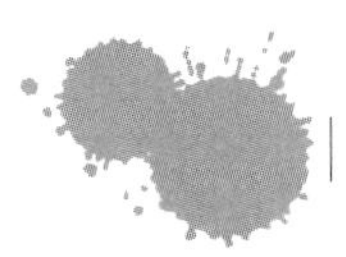

者一二日或三四日即死,死者之多,指不胜屈[①],甚有阖村病疫者,某村二十余家,家家染疫,鲜有强健者[②]。重阳之后,天气酷热,又有一种痧症,感此者始而肠腹绞痛,手足麻冷,继则指面罗纹全行收缩,故俗谓之瘪罗痧。其痧起于乡间,染及城厢,来时猛迅异常[③]。节过霜降,横泾、木渎等处仍有似痧非痧者,呼吸之间,施救不及,尺寸之地,死伤相继[④]。冬十月,又有所谓子午痧者,子发午绝,午发子绝,势如霍乱,绞肠吐泻,尤难缓须臾[⑤]。冬至以后,天气严寒,而晴燥如故,并无雪泽,以故病症迭出,始则喉症,继则天花[⑥]。

无锡县、金匮县(合今无锡市)　秋八月,苏城疫气传染,自城及乡,传及金匮、无锡两县之境,有一家而亡数人者,有一村而亡数十人者[⑦]。

上海市

上海县(今闵行区等)　秋九月,城内及南市均有传染时症[⑧]。冬十月,各庵会馆殡房寄柩络绎,询及病故之由,类多吊脚痧症,亦若苏垣所谓子发午绝之速[⑨]。

浙江省

鄞　县(今宁波市鄞州区)　夏五月,宁城瘟气大作[⑩]。秋八、九月,宁城之霍乱吐泻及痢疾症更多,仓促每不及医治[⑪];宁郡吊脚痧症更甚,患者不过一二日即死[⑫];宁波疫疠盛行,死亡不可枚举,医家与棺木店生意大佳[⑬];宁波阖郡疫气盛行,施救稍迟,病即不起[⑭];急病甚多,凡腹痛吐泻转筋者,俗名吊脚痧,往往不及医药[⑮];九月二十三日风潮大作后,宁波吊脚痧症顿少,惟痢疾仍多[⑯]。戊寅岁,宁郡痧症盛行,邑绅

① “吴中盛疫”,《申报》1878年9月27日,第2版。
② “吴中琐闻汇录”,《申报》1878年9月12日,第3版。
③ “姑苏近事”,《申报》1878年10月7日,第2版。
④ “疫气未尽”,《申报》1878年10月29日,第3版。
⑤ “苏事彙志”,《申报》1878年11月12日,第2版。
⑥ “天花叠见”,《申报》1879年1月11日,第3版。
⑦ “苏垣琐事”,《申报》1878年9月17日,第2版。
⑧ “时症流行”,《申报》1878年10月8日,第3版。
⑨ “疫气传染”,《申报》1878年11月13日,第3版。
⑩ “迎神治疫”,《申报》1878年6月20日,第2版。
⑪ “秋疫流行”,《申报》1878年9月6日,第1版。
⑫ “宁波多疫”,《申报》1878年9月16日,第2版。
⑬ “疏决浊流管见”,《申报》1878年9月21日,第2版。
⑭ “施药救疫”,《申报》1878年9月23日,第3版。
⑮ “舍药救疫示”,《申报》1878年9月24日,第2版。
⑯ “宁郡牛瘟”,《申报》1878年10月7日,第3版。

蔡氏施送五香散，活人无算[1]。

永嘉县（今温州市）　温州霍乱流行[2]。

玉环厅（今玉环县）　是秋，沿海多疫[3]。

平阳县　六月大疫[4]。

福建省

福　州（闽县、侯官二县附郭，今福州市）　秋九月，福州乡间盛行霍乱吐泻之症，死者甚多，城中亦有传染者，死者甚多[5]。福州夏秋间霍乱吐泻之灾，城内外死者甚多，八月半后，逐渐减少，至十月初以来，是灾复炽，离城数十里之村庄死者亦不少，几无处无之，而刻下尤未靖也[6]。

霞浦县　福宁府霞浦县赵真君庙自乾隆以来，捍灾御寇，有祷辄应。光绪三年、四年间，疫疠流行，继以亢旱，诣庙虔求，疫止雨足，实有功德于民[7]。

台湾省

淡水厅（今新竹市）、鸡笼（今基隆市）　冬，淡水疫气仍不少减，其附近之鸡笼地方，煤矿工人大半淹缠疾疫[8]。

湖北省

江夏县、汉阳县、汉口镇（即武汉三镇）、汉川县（今汉川市）　秋八月，武汉瘟疫相传，计江夏、汉阳、汉口多有霍乱吐泻症，医家殊难奏效。汉川县亦苦疫症，县官出示，禁民间买食鱼虾，谓为发病之源也[9]。

汉　口（时属汉阳县）　夏六月，疫疠流行，征（症）皆吐泻而四肢厥冷[10]。秋八月，初六日以来，传染更甚，传有一家七口而毙其四，一店十四人而亡其七，初六、初七、初八等日，汉口之舁材通渡往汉阳义冢掩埋者，陆续于道，仅据初七日计之汉口后湖萧家地，共收大小材七八十具余[11]。

光化县（今老河口市）　春二月，大疫。先年冬大寒，且饥馑，大批河南、陕西饥民

---

① “验方济急”，《申报》1881 年 9 月 26 日，第 2 版。

② 李文海等《近代中国灾荒纪年》，湖南教育出版社 1990 年版，第 87 页。

③ 光绪《玉环厅志》卷一四《灾异志》。

④ 民国《平阳县志》卷五八《杂事志·祥异》。

⑤ “福州疫甚”，《申报》1878 年 10 月 30 日，第 2 版。

⑥ “大清国事：时疫未消”，《万国公报》1878 年第 472 期。

⑦ “光绪十一年八月二十九日京报全录”，《申报》1885 年 10 月 18 日，第 11 版。

⑧ “淡水疾疫”，《申报》1878 年 11 月 23 日，第 2 版。

⑨ “武汉多疫”，《申报》1878 年 10 月 3 日，第 1 版。

⑩ “疫症传染”，《申报》1878 年 6 月 27 日，第 2 版。

⑪ “时疫更甚”，《申报》1878 年 10 月 15 日，第 2 版。

流聚襄阳府[①]。

沔阳州(含今仙桃市和洪湖市)　秋七月淫雨,大疫[②]。全沔瘟疫流行,死亡无计[③]。

云南省

云南县(今祥云县)　时疫盛行[④]。禾甸乡大薮头村鼠疫严重,病型为腺鼠疫,死亡518人[⑤]。

顺宁县(今凤庆县)　时疫流行[⑥]。

云　州(今云县)　时疫流行[⑦]。

景东厅(今景东县)　鼠疫流行[⑧]。

盐丰县(今并入大姚县)　秋末至冬初大疫,俱红痰、痒子症,患者一二日即死[⑨]。

姚　州(今姚安县)　自八月至十月,民又大疫[⑩]。

广东省

遂溪县　部分地区鼠疫[⑪]。

雷　州(即海康县,今雷州市)　夏,雷州瘟疫流行,死亡过半[⑫]。

广西壮族自治区

思恩县(今并入环江县)　夏秋之间,霍乱病到处流行。得此病者呕泻抽筋,迟者经宿,速者顷刻毙命,每村死人数十或百余,乃至全家死尽绝灭火烟者,各村多有[⑬]。

光绪五年(1879)

天津市

天津县(今天津市)　旱荒以来,疫症盛行,天津府设立施医局一所,六月初一日

---

① 光绪《襄阳府志》卷末《志余·祥异》,民国《湖北通志》卷七六《祥异志二》。
② 光绪《沔阳州志》卷一《天文志·祥异》,民国《湖北通志》卷七六《祥异志二》。
③ 《沔阳县志》,华中师范大学出版社1989年版。
④ 光绪《云南县志》卷一《天文·祥异》。
⑤ 《祥云县志》,中华书局1996年版。
⑥ 《凤庆县鼠疫流行史及流行因素调查报告》,1958年。
⑦ 民国《云县志稿》卷一《大事记》。
⑧ 《景东县鼠疫流行史及流行因素调查报告》,1958年。
⑨ 光绪《续修白盐井志》卷一一《祥异》,民国《盐丰县志》卷一二《杂类志·祥异》。
⑩ 光绪《姚州志》卷一一《灾祥》。
⑪ 冼维逊《鼠疫流行史》,1988年。
⑫ 光绪《归顺直隶州志》卷一〇《灾异》。
⑬ 民国《思恩县志》第八编《杂记·灾异》。

开诊,九月初十日停止[①]。立秋以来,多患疟疾,一寒一热,令人难堪,其发热时,竟有失其常度者[②]。

河北省

完　县(今顺平县)　疫[③]。

固安县　旱甚,大疫,阖邑死者凡二千人[④]。

山西省

汾西、太谷、灵石、曲沃、泽州、屯留、忻州、永济等州县鼠灾。民国《临汾县志》言:鼠从他处纷至沓来,生息愈蕃,耗粟米,啮衣物,白昼略不避人。田间另有一种长尾黄鼠,千百成群,夜食数十亩不等。民国《灵石县志》亦言:鼠患……论者谓凶荒之后戾气所致,此语近情,近世发明鼠疫,此可谓之鼠灾,故姑记之,亦后世之奇闻耳。是年之鼠,木器、锡器、瓷器、瓦器均能咬破,夜间咬羊羔、咬雏鸡鸭,上床咬小儿耳鼻,家室不安,昼夜不宁,鼠多猫少,无法治之,人不堪其扰[⑤]。老鼠活动异常可能与鼠疫流行有关,怀疑这些州县有鼠疫流行。

左云县　夏有瘟疫,秋有年[⑥]。

阳高县　因(光绪)元年以来奇旱,死人遍野,以致(光绪)五年瘟疫大作[⑦]。

万泉县(今并入万荣县)　人民饿死过半,乡里成墟。五月秋大熟,瘟疫流行,死人无算[⑧]。

孝义县(今孝义市)　鼠疫,东门街死伤人畜[⑨]。光绪三年(1877)至五年(1879),连续三年瘟疫大作,掩埋本境及外来死尸121200具[⑩]。

襄陵县(今并入襄汾县)　夏,狼为灾,鼷鼠横行。七月,硕鼠为害,秋禾半为窃食。农人有掘鼠穴者,一穴积粟至三五斗,色微黑,人食多病[⑪]。

宁乡县(今中阳县)　贺家坡村突发伤寒、疟疾,死亡3人[⑫]。

---

① “官设医局”,《申报》1879年8月25日,第2版。

② “津多病疟”,《申报》1879年10月12日,第2版。

③ 民国《完县新志》卷七《大事记》。

④ 光绪《固安志》卷二二《祥异》。

⑤ 民国《灵石县志》卷一二《杂录志·灾异》。

⑥ 光绪《左云县志》卷一《天文志·祥异》。

⑦ 《阳高县志》,中国工人出版社1993年版。

⑧ 郝平《山西“丁戊奇荒”并发灾害述略》,《晋阳学刊》2003年第1期。

⑨ 《楼东村志》,山西人民出版社2007年版。

⑩ 《孝义县志》,海潮出版社1992年版。

⑪ 《襄汾县志》,天津古籍出版社1991年版。

⑫ 《贺家坡村志》,中国文史出版社2006年版。

陕西省

澄城县　鼠患,昼夜活动。猫极缺,每只值钱数串。秋,大疫,死者甚众①。

河南省

祥符县(今开封市)　春大疫,死者无算②。

内黄县　小儿多生肿脖、痈皮之病③。按:"肿脖、痈皮之病"属于地方性甲状腺肿大,非疫灾,但既记于方志,说明是年流行严重,录以备考。

怀庆府(治河内县,今沁阳市)、陕州直隶州(治陕州,今陕县)　河南省水旱奇荒,时历三载,勘成灾者,共三十三州县,而怀庆、陕州两属,则更颠沛流离,不堪设想,甚至磨蒺藜以竞食,屑杂骨以为粮,疫疠并作,尸骸枕藉④。按:怀庆府辖河内、济源、孟县、修武、武陟、温县等,陕州直隶州辖陕州、灵宝、阌乡、卢氏等县。

山东省

诸城县(今诸城市)　秋七月大水,疫⑤。是年,瘟疫流行⑥。诸城瘟疫流行⑦。

临朐县　疫⑧。

掖　县(今莱州市)　秋大雨,有疟疾,甚者致死⑨。

上海市

上海县(今闵行区等)　秋霍乱流行。七月十三日报道:近日来,(沪城)时症极盛,患者每及一周时,便成不起⑩。

江苏省

苏　州(吴县、长洲、元和三县附郭,今苏州市)　春三月,乍寒乍暖,酿成疾疫,染者若患伤寒,至两三日即发昏狂,七日即死⑪。夏五月,苏郡疫气流行,患者骤然腹痛,势若痧涨,医治稍缓,即致不起⑫。苏郡自五月二十日以来,连日灾氛酷烈,曾不少减,

---

① 《澄城县志》,陕西人民出版社 1991 年版。

② 光绪《祥符县志》卷二三《杂事志·祥异》。

③ 光绪《内黄县志》卷八《事实志》。

④ "劝办苏松五属保婴总局致苏杭沪筹办河南协赈诸善十启言",《申报》1879 年 3 月 20 日,第 3 版。

⑤ 光绪《增修诸城县续志》卷一《总纪》。

⑥ 《诸城市卫生志》,中州古籍出版社 2010 年版。

⑦ 《潍坊市卫生志》,1989 年。

⑧ 光绪《临朐县志》卷一〇《大事表》。

⑨ 光绪《三续掖县志》卷三《祥异》。

⑩ "时疫可畏",《万国公报》1879 年第 553 期。

⑪ "疫气流行",《申报》1879 年 4 月 3 日,第 2 版。

⑫ "疫气流行",《申报》1879 年 6 月 23 日,第 2 版。

以致感冒暑气，易成疾病，二十五、二十六、二十七此三日之间，有兄弟而继逝者，有夫妇而同亡者，并有朝发而夕死、夜起而旦毙者①。苏郡自立秋以后，秋阳烈烈，中暑之症，层现迭出，而且旋中旋闭，医药不及，故时疫颇多，死亡相继②。苏郡自六、七两月，酷暑炎炎，不堪忍受，近又飒飒新秋，炎凉顿异，自此酝酿成疫，多致不起，即如元妙观前宫巷一街，数日之间死者多至六十余人，大半皆疫气所致，此外城乡之死亡疾病者，亦复指不胜屈③。苏州自前月下澣起，城中患是症者，颇多流染，往往因身软不舒而起，阅一昼夜已不救，是以近日通衢狭巷之中，市樵购药者，络绎于道，而医生舆轿，叱咤生风，尤昕宵不绝云④。冬十一月，喉痧传染，苏郡小孩多有犯此者，始犹仅在城中，后蔓延各乡，变迁极骤⑤。十二月，天气过燥，喉痧、喉痛等症，所在多有，而且小孩天花传染，势多危险⑥。

扬　州（甘泉、江都二县附郭，今扬州市）　夏秋之交，扬城时疫传染，日甚一日，有一家五人而死三人者，有一家八人而死五人者⑦。冬，喉症流行⑧。

浙江省

杭　州（钱塘、仁和二县附郭，今杭州市）　秋七月，杭省时症极盛，患者约及一周时，便成不起，且多少壮之人，而老者罕闻焉。闻病此者，头顶有红发一绺，故名曰红毛痧，十无一救⑨。冬，喉症流行，患起仓促，无论医治稍迟，固不可救，即便立延医生而药不对症，其害亦与不医相等⑩。

宁　波（鄞县附郭，今宁波市）　春三月，禁犯多患瘟疫，旬日之间，死者十有余人⑪。夏，宁波居民，病暑颇多，秋后得雨，天气顿凉，变为痢疾，初则随发随愈，尚无大碍，后则重者数日之间，形枯神削，饮食不进，或即不起，所以医、匠两项生意，日来颇形忙碌⑫。

---

① “盛暑成疫”，《申报》1879 年 7 月 25 日，第 2 版。
② “蒸暑成疫”，《申报》1879 年 8 月 21 日，第 2 版。
③ “时疫可畏”，《申报》1879 年 9 月 12 日，第 2 版。
④ “时疫宜慎”，《益闻录》1879 年第 9 期。
⑤ “喉痧叠见”，《申报》1879 年 12 月 6 日，第 2 版。
⑥ “时症频仍”，《申报》1880 年 1 月 17 日，第 3 版。
⑦ “时疫传染”，《申报》1879 年 7 月 31 日，第 2 版。
⑧ “喉症时行”，《申报》1880 年 3 月 9 日，第 3 版。
⑨ “时疫可畏”，《申报》1879 年 8 月 19 日，第 1 版。
⑩ “喉症时行”，《申报》1880 年 3 月 9 日，第 3 版。
⑪ “禁犯病疫”，《申报》1879 年 4 月 25 日，第 3 版。
⑫ “宁多患病”，《申报》1879 年 9 月 19 日，第 2 版。

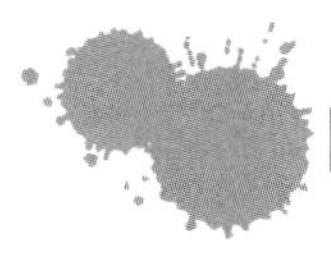

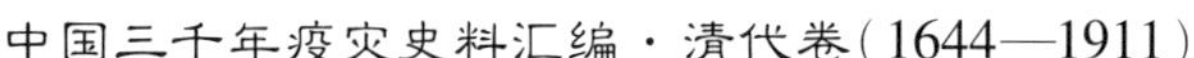

武义县　五月、六月旱,疫盛行①。

福建省

同安县(含今厦门市、金门县)　春,(厦门)天花传染甚多,民间苦之②。夏,又霍乱流行。五月廿七日报道:香港、厦门、苏州等处,同患此疾③。

江西省

婺源县　秋冬大疫④。时婺源县属安徽。

长宁县(今寻乌县)　寻乌天花流行⑤。

安徽省

芜湖县(今芜湖市)　夏秋之交,省中天时久晴,炎暑过甚,致染瘟疫而死者,每日总有几人⑥。

湖北省

武昌县(今鄂州市)　秋疫⑦。

蕲　州(今蕲春县)　大同乡疫⑧。

湖南省

武冈州(今武冈市)　光绪己卯,年饥岁疫,饿殍道路,惨不忍闻⑨。

重庆市

黔江县(今黔江区)　疾疫大作,民多死。大木乡(今黎水乡)人死过半⑩。

云南省

开化府(今文山市)、顺宁府(今风庆县)　开化、顺宁大疫⑪。

文山县(含今文山县、砚山县)　(砚山县)境内流行鼠疫,群众逃往山洞避灾,大小集镇关门闭户。此疫延续二年余⑫。

---

① 光绪《武川备考》卷一一《祥异》。

② "厦门痘症",《申报》1879年2月12日,第2版。

③ "时疫宜慎",《益闻录》1879年第9期。

④ 光绪《婺源县志》卷六四《通考五·祥异》。民国《重修婺源县志》卷七〇《杂志·祥异》。《婺源县志》,中国档案出版社1993年版。

⑤ 《赣州地区卫生防疫志》,1988年。

⑥ "皖事杂录",《申报》1879年8月2日,第2版。

⑦ 民国《湖北通志》卷七六《祥异志二》。

⑧ 光绪《蕲州志》卷三〇《杂志·祥异》。

⑨ 光绪《武冈州乡土志·户口》。

⑩ 《黔江县志》,中国社会出版社1994年版。

⑪ 光绪《云南通志》卷四《祥异下》,民国《新纂云南通志》卷一六一《荒政考三·灾疫附》。

⑫ 《砚山县志》,云南人民出版社2000年版。

云　州(今云县)　大疫①。

楚雄县(今楚雄市)　夏,鼠死,大疫②。

云南县(今祥云县)　时疫盛行③。

盐丰县(今并入大姚县)　光绪五年(1879)至七年(1881)夏秋间大疫④。

鹤庆县　光绪五年(1879)至十四年(1888),东区松桂每届七月、八月间大疫发热,后身起结子如弹丸,三两日或对时即死,号"痒子症",先后死者以数千计⑤。

永北厅(今永胜县)　时疫复流行⑥。

永昌府(治保山县,今保山市)　永郡自光绪五年(1879)闰三月以后,城乡内外军民多患疟痢,存城守汛各兵,或以疾告假,或因病亡故,复短额数十名。迨立夏以后,痨疫流行,军民死亡甚众,以致各汛存城兵丁又相继亡故数十名,旋补旋缺,所以四、五两月间共缺额者一百余名,六月以后,疫暂稍止⑦。四月、五月间,永昌地方痨疫流行,营兵先后病故者四十六人,内有籍隶外府州县三十一人,因病请假者五十七人,革员随时补缺,先后合计兵额共缺一百零三名⑧。

广东省

番禺县(今广州市番禺区)　四月奇瘟,"黑斑"流行,朝发夕死,有一村落死至三百人⑨。

遂溪县　鼠疫⑩。

光绪六年(1880)

青海省

共和县(兴海县)　肺鼠疫暴发,死亡 5 户人家,起因为牧民剥食旱獭所致⑪。按:时无兴海县,民国二十八年(1939)由共和县析置大河坝设治局,民国三十四年

---

① 光绪《云南通志》卷四《祥异下》,民国《新纂云南通志》卷一六一《荒政考三·灾疫附》,民国《云县志稿》卷一《大事记》。

② 宣统《楚雄县志》卷一《祥异》。

③ 光绪《云南县志》卷一《天文·祥异》。

④ 光绪《续修白盐井志》卷一一《祥异》,民国《盐丰县志》卷一二《杂类志·祥异》。

⑤ 民国《鹤庆县志》卷一一《杂纪志·灾异》。

⑥ 光绪《续修永北直隶厅志》卷一《祥异》。

⑦ "光绪六年四月十一日京报全录",《申报》1880 年 5 月 29 日,第 3 版。

⑧ "光绪七年十月初九日京翱全录",《申报》1881 年 12 月 14 日,第 3 版。

⑨ "奇瘟入粤",《申报》1879 年 5 月 23 日,第 2 版。

⑩ 冼维逊《鼠疫流行史》,1988 年,第 187 页。

⑪ 冼维逊《鼠疫流行史》,1988 年,第 104 页。

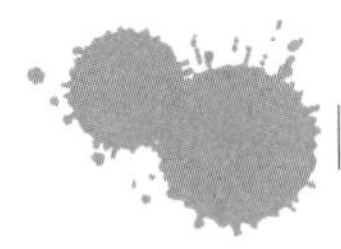

(1945)升为兴海县。

天津市

天津县(今天津市)　春夏之交疟疾未已,霍乱继之,甫交初伏,即有转筋各症,针灸稍迟,多有丧命者[①]。夏末秋初,天津一带小儿出痘后,每多痢疾,稍或不慎,遂致夭殇。至冬十一月,诸疾不作,而津城之婴孩患出疹者偏多,竟有因未发透即死者[②]。天津幼孩发痘者,每多后患,都系腹疾,往往泻极而殇。秋末冬初,出疹亦盛多[③]。冬腊月,津城痘疹盛行,凡有孩提,十染八九,已痘者疹,不疹者痘[④]。

河北省

完　县(今顺平县)　疫[⑤]。

甘肃省

镇番县(今民勤县)　羊路、大滩、蔡旗、新河等地,伤寒、白喉流行严重[⑥]。

山西省

平定州(今平定县)　光绪六年、七年、八年,喉症大作,小儿传染,夭亡无数[⑦]。

灵石县　狼灾、痘疮死者十之八九,所留者仅十之一二也,而是年之狼成群至十二三只、十七八只不等,草舍茅屋固不足以避害,竟有深宅大院,入室攫食小儿者,甚至路上行人,非结伴不敢走田地,农夫非合作不敢动,噫!县属五百余村,被狼伤者四千人,较之死于旱灾,其死为尤惨也[⑧]。

榆社县　天大旱,疫病猖獗,饿死、病死者甚多[⑨]。

河南省

宁陵县　春疫,人多死者[⑩]。

内黄县　小儿多生肿脖、痈皮之病[⑪]。

---

① “津多时症”,《申报》1880 年 7 月 30 日,第 1 版。

② “婴孩患疹”,《申报》1880 年 12 月 11 日,第 2 版。

③ “隆冬疹盛”,《申报》1881 年 2 月 13 日,第 2 版。

④ “女巫害人”,《申报》1881 年 2 月 15 日,第 2 版。

⑤ 民国《完县新志》卷七《大事记》。

⑥ 《民勤县志》,兰州大学出版社 1994 年版。

⑦ 光绪《平定州志》卷五《食货志·祥异》。

⑧ 民国《灵石县志》卷一二《杂录志·祥异》。

⑨ 《榆社县志》,山西古籍出版社 1999 年版。

⑩ 民国《宁陵县志》卷一三《杂志·灾祥》。宣统《宁陵县志》,中州古籍出版社 1989 年版。

⑪ 光绪《内黄县志》卷八《事实志》。

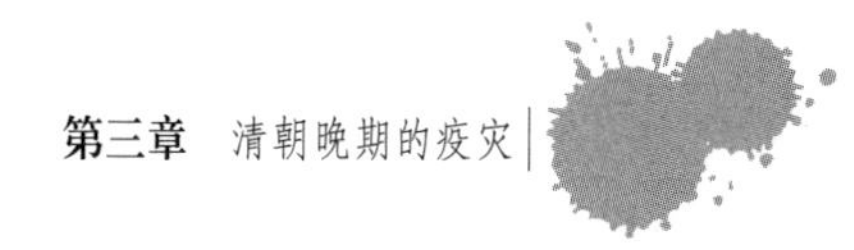

山东省

临朐县　疫[①]。

峄　县（今枣庄市峄城区）　黑热病流行，村村均有发病，发病率在10%左右，多为十岁以下儿童，男多于女，有的户几人同时发病[②]。

江苏省

金陵城（上元、江宁二县附郭，今南京市）　冬十月，南乡瘟疫盛行[③]。金陵瘟疫流行，东乡尤甚，盖先有自句（容）、溧（水）来者。据云，两邑乡间瘟疫甚重，无论村庄大小，鲜不病者，甚有一家数口同时染病，呻吟之声此唱彼和，一村数十或百十家者，尽有关门闭户，终日不见一人者。田间禾稻无人收割，虽出重价招人割打，而人皆裹足不前。省城东乡一带，情形与之相同[④]。

句容县（今句容市）　岁大熟，秋大疫[⑤]。冬十月，瘟疫尤多，有全家八九口俱患病者[⑥]。

溧水县　岁大熟，秋大疫[⑦]。秋疫[⑧]。

苏　州（吴县、长洲、元和三县附郭，今苏州市）　入秋以来，痢疾甚众，患此者始若不甚介意，以致日甚一日，医药难施，患者颇多，愈者绝少[⑨]。秋冬之际，染及孩童，犯者始而惊厥，继而寒热，迨后势若渐减，而症转不测[⑩]。至冬十月，各乡瘟疫盛行，而师巫愚人之术，愈觉肆无忌惮[⑪]。苏郡入冬以来，疾病甚多，四乡各村，疾疫尤盛，比户死亡，几于医药罔效[⑫]。苏城自入冬以来，瘟疫盛行，人口大为不利，岁末又增小孩痧症，患者往往凶多吉少[⑬]。

吴江县（今吴江市）　秋七月，乡间霍乱流行，患者三百余人，幸得一方名曰回生

---

① 光绪《临朐县志》卷一〇《大事表》。

② 《枣庄市卫生志》，1988年。

③ “神降谰语”，《申报》1880年11月1日，第2版。

④ “瘟疫流行”，《申报》1880年11月20日，第2版。

⑤ 光绪《续纂句容县志》卷一九上《祥异》。《句容市卫生志》，江苏人民出版社2009年版，第6页。

⑥ “时症流行”，《申报》1880年11月1日，第2版。

⑦ 光绪《溧水县志》卷一《天文志・庶征》。《南京卫生志》，方志出版社1996年版。

⑧ 《溧水县卫生志》，1990年。

⑨ “痢疾为患”，《申报》1880年10月15日，第2版。

⑩ “疫及婴孩”，《申报》1880年10月27日，第2版。

⑪ “师巫宜禁”，《申报》1880年11月22日，第2版。

⑫ “苏乡疫盛”，《申报》1881年1月4日，第1版。

⑬ “冬瘟未已”，《申报》1881年1月17日，第1版。

至宝丹,极有效验,虽病人吐泻后,十指头皆起皱纹,尚可救也①。

上海市

松江府(华亭、娄县二县附郭,今松江区)　春,疫疠,苏松太道刘观察将沿城坑厕查禁②。

上海县(今闵行区等)　春,白喉流行。3月9日(二月初十日)报道:入春后,上海喉症稍稍有之,至二月,患白喉者颇多,小儿尤甚,且易传染,误治不救③。

南汇县(今南汇区)　秋,疫疠盛行④。

浙江省

鄞　县(今宁波市鄞州区)　夏六月,时症流行,风瘟居多,幸医药得当,不数日即可霍然⑤。

福建省

同安县(含今厦门市、金门县)　冬,(厦门)疫气流行,有董事某甲等纠资大作法会,广延僧道,剪幡烧符,普度亡魂,乃设祭之后,疫病转盛,以疫死者日有数十人⑥。

台湾省

台北府(治淡水县,今台北市)　台北新辟之地(按:指台湾北部新开发的地区,大体相当于光绪元年即1875年设置的台北府,含淡水县、新竹县、宜兰县、基隆厅、南雅厅等),烟瘴极盛,驻扎兵勇受病者十有七八,身故者十有四五。考台北新辟之地,人迹罕到,阴霾之气极甚,而且恶毒等物盘踞其中,积聚已深,秽浊之气散溢其间,兵勇驻此,一染其气,遂致患病⑦。

苗栗县　夏六月疫,大有年⑧。

安徽省

阜阳县(今阜阳市)　大疫,春夏尤盛。先年由于山西、河北、河南大饥,难民数十万来此觅食⑨。

---

① “痧症盛行”,《申报》1880年8月12日,第2版。
② “宪批鼎录”,《申报》1882年9月1日,第2版。
③ “喉症时行”,《申报》1880年3月9日,第3版。
④ “光绪六年三月初五日京报全录”,《申报》1880年4月23日,第4版。
⑤ “宁波病疫”,《申报》1880年7月1日,第2版。
⑥ “祀鬼招疫”,《申报》1880年12月22日,第2版。
⑦ “台北烟瘴说”,《申报》1880年12月20日,第4版。
⑧ 光绪《苗栗县志》卷八《祥异考》。
⑨ 民国《阜阳县志续编》卷一三《灾异志》。

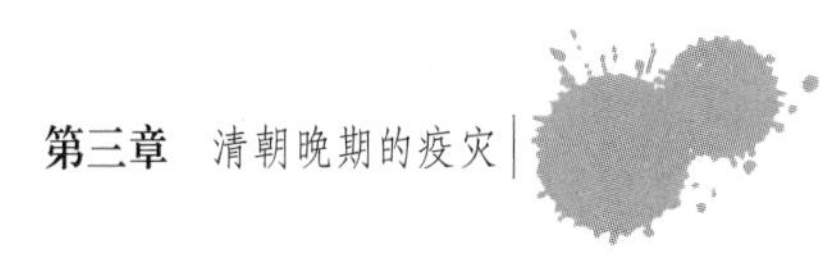

湖北省

武昌县(今鄂州市)　大熟,秋疫[①]。这次疫灾被认为是疟疾大流行[②]。

嘉鱼县、蒲圻县(今赤壁市)　冬十月,嘉、蒲等县颇多时疫痢症[③]。

云南省

云南县(今祥云县)　大疫[④]。

云　州(今云县)　大疫[⑤]。

顺宁县(今凤庆县)　鼠疫流行[⑥]。

盐丰县(今并入大姚县)　光绪五年(1879)至七年(1881)夏秋间大疫[⑦]。

鹤庆县　光绪五年(1879)至十四年(1888),七月、八月间大疫[⑧]。

广东省

石城县(今廉江市)　鼠疫流行,四千人中死了一千人[⑨]。

东莞县(今东莞市)　莞城镇、西隅区阮涌街鼠疫流行[⑩]。

广西壮族自治区

梧　州(今梧州市)　鼠疫流行[⑪]。

合浦县　北海市区大西街一带鼠疫流行,死亡 150 人左右[⑫]。

光绪七年(1881)

北京市

京　师(宛平、大兴二县附郭,今北京市)　春二月、三月,都中久旱,瘟疫盛行[⑬]。

---

① 光绪《武昌县志》卷一〇《祥异》。

② 《武汉市志·卫生志》,武汉大学出版社 1993 年版。

③ "鄂垣天时",《申报》1880 年 11 月 10 日,第 2 版。

④ 光绪《云南县志》卷一《天文·祥异》。

⑤ 民国《云县志稿》卷一《大事记》。

⑥ 《凤庆县鼠疫流行史及流行因素调查报告》,1958 年。

⑦ 光绪《续修白盐井志》卷一一《祥异》,民国《盐丰县志》卷一二《杂类志·祥异》。

⑧ 民国《鹤庆县志》卷一一《杂纪志·灾异》。

⑨ 冼维逊《鼠疫流行史》,1988 年,第 189 页。

⑩ 冼维逊《鼠疫流行史》,1988 年,第 107 页。

⑪ 冼维逊《鼠疫流行史》,1988 年,第 107 页。

⑫ 冼维逊《鼠疫流行史》,1988 年,第 186 页。

⑬ "都门琐记",《申报》1881 年 2 月 27 日,第 2 版;"京师近闻",《申报》1881 年 4 月 24 日,第 1 版。

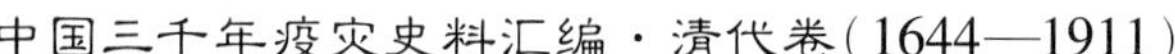

天津市

天津县(今天津市)　时令不正,津郡婴儿皆出痘[①]。春正月,婴孩痘疹者不可胜数,夭折弥多[②]。至夏六月,天津痘疹盛行,即已种者亦有复出,往往因剧而死,亦幼孩之一厄也[③]。

陕西省

榆林县(今榆林市)　光绪七年、八年、九年疠疫[④]。

山西省

平定州(今平定县)　光绪六年、七年、八年,喉症大作,小儿传染,夭亡无数[⑤]。

江苏省

金　陵(上元、江宁二县附郭,今南京市)　金陵自交伏后,天时炎凉不一,故民间病痛较多,连日中暑、发痧、霍乱吐泻者,不一而足,且有急痧陡发,猝然毕命,不及救治者[⑥]。冬,天气温和,雨雪稀少,以致时疫颇多,稍一耽延,施救不及[⑦]。

江阴县(今江阴市),靖江县(今靖江市),常熟县、昭文县(合今常熟市)　秋,江、靖、常、昭一带,风潮为灾,冲决沙洲圩岸不少,潮灾之后,疫疠盛行[⑧]。

江阴县(今江阴市)　潮灾之后,疫疠盛行,城厢内外,死者每日数十人[⑨]。

昭文县(今属常熟市)　秋,霍乱流行。八月十六日(10 月 8 日)报道:昭文县东乡支塘镇,前后约三里许,迩来时疫盛行,几至比户俱染,且患病者早不及夕,无可救药,民心惶恐,但日夜以木偶像游行街市[⑩]。

崇明县　秋,霍乱流行。九月七日(10 月 29 日)报道:崇邑自入秋以后,吐泻盛行,至有卒并而不及救治者。东关外张姓一家五人,已死其三,其女归唁亦死,越日,婿来治妇丧,又染病而毙其家,故民心惶惶,颇难安定[⑪]。

---

① 〔清〕储仁逊《闻见录》。

② “隆冬疹盛”,《申报》1881 年 2 月 13 日,第 2 版。

③ “津郡琐录”,《申报》1881 年 7 月 6 日,第 1 版。

④ 民国《榆林县志》卷二六《近代名宦》。

⑤ 光绪《平定州志》卷五《食货志·祥异》。

⑥ “金陵多疫”,《申报》1881 年 9 月 3 日,第 1 版。

⑦ “金陵琐事”,《申报》1882 年 2 月 27 日,第 1 版。

⑧ “放赈近闻”,《申报》1881 年 9 月 20 日,第 2 版。

⑨ “代述江阴常熟沙洲同被风潮待恤情形启”,《申报》1881 年 8 月 5 日,第 2 版;“照录江阴庄君小山勘灾书”,《申报》1881 年 9 月 29 日,第 2 版。

⑩ “时疫盛行”,《益闻录》1881 年第 121 期。

⑪ “疫疠大作”,《益闻录》1881 年第 124 期。

靖江县(今靖江市) 霍乱流行[1]。

扬 州(甘泉、江都二县附郭,今扬州市) 扬州自五月以来,天气极为不正,或热如盛暑,或凉如深秋,六月初旬,早晚人皆御棉,至于七月,炎热如炙,夜不能寐,患时症者多不起,四乡尤甚,仙女镇仅八九两日就死亡六十余人[2]。扬州天气自十一日炎热异常,日甚一日,霍乱吐泻盛行,死者甚多,皆霎时气绝,十中难救一二[3]。六月下旬起,扬州盛行霍乱转筋等症,患者面赤唇青,眼白指紫,顷刻毙命,七月十八日,城内死七十余人,十九日约死百人,其中年少食力者居多[4]。扬城自六月以来,灾疫盛行[5]。扬州大疫,由南而北,道殣相望,至八月始止,阖城乡伤人四万有余[6]。八月初二日(9月24日)报道:郡中痧疫盛行,每染遽毙,不可救药,甚有安然前往街头,倏忽毙于道左者[7]。

苏 州(吴县、长洲、元和三县附郭,今苏州市) 春正月,疫气弥盛[8]。七月初旬酷热,触暑受病者甚多,至于下旬,天气骤凉,近城一带小孩患疫,或类急痧,或类惊风,或泄泻无度,犯此者皆凶多吉少,娄、齐两门地方较诸他处更甚,小孩死者,几于指不胜屈[9]。是夏,因时疫盛行,镇人公请都天神出巡,台阁千秋,游人如织[10]。六月、七月间,各处病者甚多,医生应接不暇,利市三倍[11]。秋,苏垣疟病盛行[12]。八月,苏郡各处犯疟疾者,实繁有徒,同时疫气流行,初起吐泻,四肢麻木冰冷,筋掣音哑,不过半日许而毙[13]。九月,秋疫更甚,有一家而数病者,有全家而俱病者,症多危险,猝不及治,各处大小药铺,生意靡不繁盛,各医生则门庭如市,应接不暇[14]。秋冬之际,疾疫频仍,妇女死亡、疾病,所在多有[15]。

---

① 《靖江县志》,江苏人民出版社 1992 年版。

② “时疫盛行”,《申报》1881 年 8 月 7 日,第 2 版。

③ “维扬疫盛”,《申报》1881 年 8 月 16 日,第 2 版。

④ “扬城多疫”,《申报》1881 年 8 月 20 日,第 2 版。

⑤ “扬城赛会”,《申报》1881 年 9 月 16 日,第 1 版。

⑥ “灾疫复行”,《申报》1882 年 7 月 6 日,第 2 版。

⑦ “邗江痧疫”,《益闻录》1881 年第 119 期。

⑧ “苏城浚井”,《申报》1881 年 3 月 12 日,第 3 版。

⑨ “疫及孩童”,《申报》1881 年 8 月 29 日,第 2 版。

⑩ “仙镇杂事”,《申报》1882 年 6 月 21 日,第 2 版。

⑪ “病疫骇人”,《申报》1881 年 9 月 17 日,第 1 版。

⑫ “术诳乡愚”,《益闻录》1881 年第 124 期。

⑬ “药方备采”,《申报》1881 年 9 月 26 日,第 2 版。

⑭ “秋疫大作”,《申报》1881 年 10 月 11 日,第 1 版;“乞丐行医”,《申报》1881 年 10 月 27 日,第 2 版。

⑮ “苏台近闻”,《申报》1882 年 1 月 20 日,第 2 版。

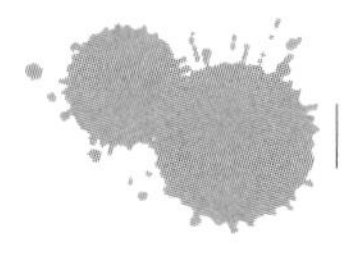

吴　县(今属苏州市)　春三月,齐门痧症盛行[①]。

太仓州(今太仓市)　秋,疫气盛行,各村朝病夕死者,不计其数[②]。

高邮州(今高邮市)　秋燥热,大疫疠,多死者[③]。秋,境内燥热,大疫,死者甚众[④]。

兴化县(今兴化市)　秋,大疫疠。六月二十一、二十二日,海潮溢,卤水倒灌达安丰境[⑤]。

上海市

嘉定县(今嘉定区)　是岁疫且饥[⑥]。

上海县(今闵行区等)　是岁疫且饥[⑦]。正月天花盛行,数十岁之人亦能沾染,得愈者十中一二。此为上海天花疫情的最早记载[⑧]。夏,急痧(霍乱)流行,秋,疟疾流行。7月7日(六月十二日)报道:沪地天花盛行,有数十岁之人亦能沾染,愈者十不一二[⑨]。9月11日(闰七月十八日)、26日(八月初四日)报道:交秋以来,吐泻之症(吊脚痧)盛行[⑩]。八月十六日(10月8日)报道:(上海)今夏暑热,宣发稍迟,而交秋后,炎蒸可畏,气候失调,人多疾病。当夏末秋初时,居人、行人之感急痧以毙命者颇多。刻暑热已退,风雨交加,因此疟疾盛行,不论富贵贫贱,悉多此症[⑪]。10月11日(八月十九日)报道:疫盛之时,患病者多,巡捕尤甚,虹口一区,死亡相继[⑫]。九月初七日(10月29日)报道:近日沪上猝患时疫而逝者不少,概见凡病家专信谣言瘟神下降,以至于此[⑬]。上海城是年死于霍乱者275人[⑭]。

---

① “全节延嗣”,《申报》1881年4月15日,第2版。

② “助赈愈疫”,《申报》1881年10月23日,第3版。

③ 民国《三续高邮州志》卷七《杂类志·灾祥》。

④ 《高邮市卫生志》,中国工商出版社2006年版。

⑤ 民国《续修兴化县志》卷一《舆地志·祥异》。

⑥ 民国《嘉定县续志》卷三《赋役志·灾异》。

⑦ 民国《上海县续志》卷二八《杂记一·祥异》。

⑧ 《上海卫生志》,上海社会科学院出版社1998年版。

⑨ “天花传染”,《申报》1881年7月7日,第3版。

⑩ “西人遘疠”,《申报》1881年9月11日,第2版;“验方济急”,《申报》1881年9月26日,第2版。

⑪ “时疫多疟”,《万国公报》1881年第659期。

⑫ “推究病原”,《申报》1881年10月11日,第2版。

⑬ “时疫大行”,《万国公报》1881年第662期。

⑭ 余新忠《清代江南的瘟疫与社会:一项医疗社会史的研究》,中国人民大学出版社2003年版,第368页。

青浦县（今青浦区）　是岁疫且饥[①]。

川沙县（今属浦东新区）　浦东、川沙各乡，自去冬以来，有所谓吊脚痧者，染则两三日便可毙命，今立春后仍然未止[②]。

安徽省

安　庆（怀宁县附郭，今安庆市）　春二月，皖垣北关外萧家坑等乡村时疫流行，患者不过二三日，口吐白沫而卒[③]。交秋后，天气旱燥，酷热无雨，田畴干涸，居民多染疫症，类皆霍乱吐泻，保全者仅十之三四，而北乡疫气尤盛，几于比户传染[④]。至于闰七月，干旱如故，民间时疫盛行[⑤]。

浙江省

杭　州（仁和、钱塘二县附郭，今杭州市）　入夏后，寒燠不定，城厢内外，病症甚多，竟有未及一周时而病故者[⑥]。

昌化县（今并入临安市）　秋大疫，死亡无算[⑦]。

宁波城（鄞县附郭，今宁波市）　春正月，宁城天花盛行，不惟小儿患此，即中年亦有染及[⑧]。秋八月，宁波之霍乱吐泻，以及疟疾、痢疾更多，每有不及医治者[⑨]。秋，忠义乡痢疾流行，剧者十余日死[⑩]。

奉化县（今奉化市）　六月大水，飓风拔木，坏民庐，秋痢剧[⑪]。

福建省

同安县（含今厦门市、金门县）　金门营兵往厦门会操，染疫死者颇多[⑫]。按：金门县于民国四年（1915）析同安县置。

福　州（闽县、侯官二县附郭，今福州市）　疟疾流行[⑬]。驻马尾兵丁因染疫疾死

---

① 民国《青浦县续志》卷二三《杂记上·祥异》。

② “时疫盛行”，《申报》1881年2月19日，第3版。

③ “皖垣杂闻”，《申报》1881年3月15日，第3版。

④ “皖垣气候”，《申报》1881年8月30日，第2版；“皖垣祈雨”，《申报》1881年9月5日，第2版。

⑤ “皖垣患旱”，《申报》1881年9月19日，第1版。

⑥ “杭垣多疫”，《申报》1881年7月9日，第3版。

⑦ 民国《昌化县志》卷一五《事类志·灾祥》。

⑧ “天花盛行”，《申报》1881年2月25日，第2版。

⑨ “宁有秋疫”，《申报》1881年9月26日，第1版。

⑩ 光绪《忠义乡志》卷二〇《祥异》。

⑪ 光绪《奉化县志》卷三九《祥异》。

⑫ 民国《金门县志》卷一二《兵事志·灾祥》。

⑬ 何斌《我国疟疾流行简史（1949年以前）》，《中华医史杂志》1998年第1期。

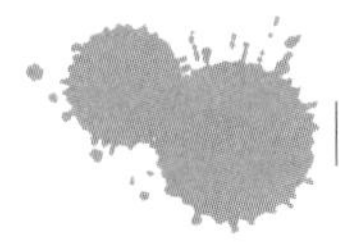

者二三十人[①]。

江西省

南昌城(新建、南昌二县附郭,今南昌市)　入春以来,南昌幼孩多发天花[②]。至三月,天花盛行,患者十室五六[③]。

庐陵县(今吉安市)、吉水县、泰和、永丰县　秋七月大水,冲没田庐,淹毙人口,民间荡析离居,栖身无所,病毙者又复不少[④]。按:可能大水之后引发了大疫。

湖北省

兴国州(今阳新县)　夏秋大疫盛行,用吴又可医方诊治有效,然毙人犹难胜数,次年疫稍轻,损人亦多[⑤]。

宜昌城(东湖县附郭,今宜昌市)　疟疾流行[⑥]。

湖南省

溆浦县　痢疫,人多死[⑦]。

云南省

昆明县(今昆明市)　秋大疫。九月廿一日(11 月 12 日)报道:近来云南省垣疫疠盛行,多有卒然起病,不及救治者,闻每日死人有一百数十名之多,致寿木店材器顿缺云[⑧]。

云南县(今祥云县)　大疫[⑨]。

云　州(今云县)　大疫[⑩]。

盐丰县(今并入大姚县)　光绪五年(1879)至七年(1881)夏秋间大疫[⑪]。

鹤庆县　七月、八月间大疫,“痒子症”流行[⑫]。

保山县(今保山市)　鼠疫流行[⑬]。

---

① “福州近事”,《申报》1882 年 7 月 23 日,第 1 版。

② “天花盛行”,《申报》1881 年 3 月 13 日,第 3 版。

③ “天花愈盛”,《申报》1881 年 4 月 3 日,第 2 版。

④ 《清德宗实录》卷一三八“光绪七年十月廿五日”。

⑤ 光绪《续补兴国州志》卷首《祥异》。

⑥ 何斌《我国疟疾流行简史(1949 年以前)》,《中华医史杂志》1998 年第 1 期。

⑦ 民国《溆浦县志》卷二五《灾祥》。

⑧ “云南多疫”,《益闻录》1881 年第 126 期。

⑨ 光绪《云南县志》卷一《天文·祥异》。

⑩ 民国《云县志稿》卷一《大事记》。

⑪ 光绪《续修白盐井志》卷一一《祥异》,民国《盐丰县志》卷一二《杂类志·祥异》。

⑫ 民国《鹤庆县志》卷一一《杂纪志·灾异》。

⑬ 《蒲缥镇志》,香港天马图书有限公司 2001 年版。

蒙自县（含今个旧市）　疫情最严重的清光绪七年（1881）至二十二年（1896），个旧千余户死亡十之三五，大屯死亡过半。鼠疫流行期间死亡总人数不详，病型为腺鼠疫。为驱鼠疫，个旧修庙之风盛行[①]。

广东省

广　州（南海、番禺二县附郭，今广州市）　春二月，广东省城天花盛行，死者颇众，而驻防兵丁尤甚[②]。如西门外第十甫至十六甫，各街弄小孩多出天花，得平安者不过十之四五[③]。

东莞县（今东莞市）　莞城镇、西隅区阮涌街鼠疫流行[④]。

始兴县　全邑霍乱症流行[⑤]。

遂溪县　部分地区鼠疫流行[⑥]。

海南省

琼山县（今海口市琼山区）　秋八月，疫疠之症，无处蔑有，吐泻之症（霍乱），甚为危险，每日死者约六七人[⑦]。

广西壮族自治区

灵川县　四月，沿江一带妖鱼为祟，民多疫死[⑧]。

光绪八年（1882）

辽宁省

复　州（今属瓦房店市）　今瓦房店市长兴岛西端，霍乱流行，发病120人，死亡50人[⑨]。

北京市

京　师（宛平、大兴二县附郭，今北京市）　夏六月，北京天气骤热，居人多霍乱等症，死者殊属不少[⑩]。京师自冬至以后，多风少雪，寒暖不常，疫灾渐次流行。京西百

---

① 《个旧市志》（下），云南人民出版社1998年版。

② “天花盛行”，《申报》1881年3月27日，第1版。

③ “天花盛行”，《申报》1881年6月14日，第2版。

④ 冼维逊《鼠疫流行史》，1988年，第207页。

⑤ 民国《始兴县志》卷一六《编年》。

⑥ 冼维逊《鼠疫流行史》，1988年，第187页。

⑦ “琼州疫盛”，《申报》1881年9月1日，第1版。

⑧ 民国《灵川县志》卷一四《前事志》。

⑨ 《瓦房店市志》，大连出版社1994年版。

⑩ “京都时疫”，《申报》1882年7月12日，第1版。

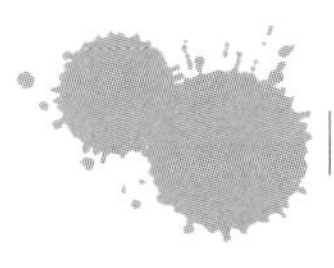

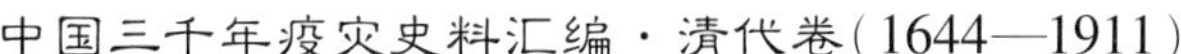

里以内,喉症颇多,有一家数口、十数口不数日而传染俱殁者[①]。

天津市

天津县(今天津市)　夏五月中旬以后,天时酷热,人多犯霍乱吐泻,不及救治者[②]。霍乱而外,有俗所谓转腿肚子者,殆系急痧,针灸稍迟,当即毙命,然竟有针灸不验者,连日路毙已有数人[③]。

山西省

平定州(今平定县)　光绪六年、七年、八年,喉症大作,小儿传染,夭亡无数[④]。

榆次县(今晋中市榆次区)　光绪八年、九年间,多患缠喉症,医疗稍缓即成不治,城乡男女小儿伤者甚众[⑤]。

岚　县　白喉流行,疫区死人十有四五,小儿尤甚[⑥]。

河南省

确山县　夏四月日食、淫雨,秋,人患瘟疟,家家不免[⑦]。

山东省

历城县(今济南市)　济南天花盛行,孩之夭死者无数[⑧]。

潍　县(今潍坊市)　清光绪七至八年,潍县发现白喉[⑨],发病人数很多[⑩]。

新泰县(今新泰市)　6 月,龙廷苗庄发生霍乱病,10 天内死亡 72 人[⑪]。

江苏省

金　陵(江宁、上元二县附郭,今南京市)　秋,霍乱流行。10 月 21 日(九月初十日)报道:金陵多患病之人,而急症尤多,往往吐泻交作,或鼻中出血,立时踣晕,不及延医。城北唱经楼地方,一日抬棺二十余具[⑫]。9 月 30 日(八月十九日)报道:近得白门来信云:是处天气不正,痧症日盛,以小桃园一处而言,计有七户共三十人,现在病

---

① “都门近信”,《申报》1883 年 1 月 24 日,第 2 版。

② “天津大雨”,《申报》1882 年 7 月 19 日,第 2 版。

③ “津地多疫”,《申报》1882 年 8 月 3 日,第 2 版。

④ 光绪《平定州志》卷五《食货志·祥异》。

⑤ 民国《榆次县志》卷一四《旧闻考·祥异》。《榆次市志》,中华书局 1996 年版。《晋中市志》,中华书局 2010 年版。

⑥ 《岚县志》,中国科学技术出版社 1991 年版。

⑦ 民国《确山县志》卷二〇《大事记》。

⑧ “述牛痘缘起”,《申报》1883 年 5 月 4 日,第 1 版。

⑨ 《山东省卫生志》,山东人民出版社 1992 年版。

⑩ 《山东省卫生志》,山东人民出版社 1992 年版。

⑪ 《新泰市志》,齐鲁书社 1993 年版。

⑫ “金陵多疫”,《申报》1882 年 10 月 21 日,第 2 版。

者二十五人，死亡者三人，其余随处多病故，居民时深惶惧云①。11 月 17 日（十月初七日）报道：金陵痢疫交作，医者治不效②。

苏　州（吴县、元和、长洲三县附郭，今苏州市）　秋，霍乱、疟疾流行。8 月 31 日（七月十八日）报道：吴中时症极盛，大都疟痢居多，而急痧亦时有闻见，仓促间患痧气闭，逾刻即死，目瞑口噤，多不及救，疟痢则淹缠尤多，医生著名者皆日诊数十家，乘轩而出，舁金而归，顿觉利市三倍③。9 月 6 日（七月廿四日）报道：苏省今年寒燠失宜，民间致多疾病，前报已曾言及。现在时交秋令，染病者随在皆是，床褥奄奄，几于无处蔑有。近日，医生与寿器铺两处生涯较胜平时十倍④。9 月 18 日（八月初七日）报道：（苏州）夏寒秋热，疫症最多，往往顷刻暴亡，不及施救⑤。

扬　州（江都、甘泉二县附郭，今扬州市）　春，白喉流行。3 月 19 日（二月初一日）报道：扬州入春以来，喉症甚多，皆系少壮人，殊不可解，当病发时，有一日而即毙者，有数时而即毙者，诚防不能防，救不及救也⑥。夏，霍乱流行。7 月 6 日（五月廿一日）报道：扬州病者又多，其初起之症与去年无异，后来则皆化内陷而亡。去年之疫由南而北，今年乃由北而南。邵伯各乡已十室五病，求医市药者，道相属也⑦。8 月 5 日（六月廿二日）报道：其疫疠约分三等：男子则先由风、伏暑变为温瘟，再变为时邪，或七日化热，或十余日化热，化期缓而透者有救，如三五日即化热者，周身斑点，隐而不现，即刻内陷；妇人则或先寒后热，或先热后寒，来势如同疟疾，然后壮热不退，干燥非常，似是火症，此时一用凉药，即刻内陷，如全不用凉，又成干风，十人中难治愈二三；小孩则多由先热后寒，满面似斑疹，又似风痧，如能变为外症，则大转生机，然或成锁喉瘟者颇多⑧。7 月 29 日（六月十五日）报道：（维扬）近来疫症流行，几于无家不染，至有门出时无恙，而忽然病毙途中者，医生晨夕劳劳，疲于奔命。二竖流灾送祸，一至于此，恐天气秋凉，他省亦不能免也⑨。9 月 3 日（七月廿一日）报道：扬城瘟疫流行，其症名锁口疔，历六时即无救，鼻轩口张，目睁而死，数日之内，死者二十余人⑩。9 月

---

① “白门多疫”，《益闻录》1882 年第 193 期。
② “礼宜崇祀”，《申报》1887 年 11 月 17 日，第 2 版。
③ “苏垣时疫”，《申报》1882 年 8 月 31 日，第 2 版。
④ “秋疫盛行”，《益闻录》1882 年第 186 期。
⑤ “苏台碎录”，《申报》1882 年 9 月 18 日，第 2 版。
⑥ “喉症大行”，《申报》1882 年 3 月 19 日，第 1 版。
⑦ “灾疫复行”，《申报》1882 年 7 月 6 日，第 2 版。
⑧ “竹西碎录”，《申报》1882 年 8 月 5 日，第 2 版。
⑨ “邗江多疫”，《益闻录》1882 年第 175 期。
⑩ “竹西碎录”，《申报》1882 年 9 月 3 日，第 2 版。

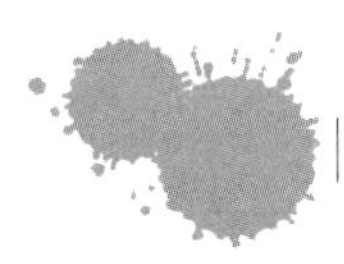

23日(八月十二日)报道:邗江自入秋以来,天时不正,寒暖无常,城乡一带居民为二竖所苦者,几无家蔑有①。12月6日(十月廿六日)报道:扬州西乡一带,秋风黍稷,人多高廪之储,春雨桑麻,户有新粮之积,惟该处疫疠盛行,药室医家,门庭如市,故民心惶惶,以为美中不足云②。

靖江县(今靖江市) 霍乱流行③。

上海市

上海县(今闵行区等) 七月大疫④。春三月,寒暖不调,故多急症,恒不及医治⑤。秋七八月,疫气渐盛⑥;颇有时疫,患者不过半日而死⑦。冬十一月,虹口地方天花盛行,且多危险,头坝老街中小孩之患痘症者颇为不少⑧。

嘉定县(今嘉定区) 七月,大疫⑨。

青浦县(今青浦区) 秋七月,大疫⑩。秋,大疫⑪。

浙江省

杭 州(钱塘、仁和二县附郭,今杭州市) 正月,杭垣盛行天花,凡有孩稚之家,虽十分防护,而卒难免,即有早经种过者,亦多重出之患,兼有中年男妇及四五旬之老媪,亦皆满面斑斓,卧床发热⑫。春夏间,杭城妇孺疾病盛行⑬。

温 州(治永嘉县,今温州市) 夏六月,温郡瘟疫盛行⑭,玉环尤盛,起病时不过腹痛而泻,及泻至两三次即眼枯神脱,与绞肠痧相似⑮。至七月,各乡皆遍,并传至城内,其症似痢非痢,沾染者十不活一⑯。冬十月,温郡瘟疫颇多⑰。

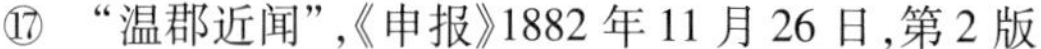

① "扬州多疫",《益闻录》1882年第191期。
② "年丰疫至",《益闻录》1882年第212期。
③ 《靖江县志》,江苏人民出版社1992年版。
④ 民国《上海县续志》卷二八《杂记一·祥异》。
⑤ "急症叠见",《申报》1882年4月7日,第2版。
⑥ "疫气流行",《申报》1882年9月7日,第3版。
⑦ "时症甚多",《申报》1882年9月23日,第2版。
⑧ "天花盛行",《申报》1882年12月18日,第4版。
⑨ 民国《嘉定县续志》卷三《赋役志·灾异》。
⑩ 民国《青浦县续志》卷二三《祥异》。
⑪ 《青浦县志》,上海人民出版社1990年版。
⑫ "天花盛行",《申报》1882年2月7日,第2版。
⑬ "弛禁出会",《申报》1882年7月7日,第1版。
⑭ "愚俗可悯",《申报》1882年7月4日,第2版。
⑮ "温郡大疫",《申报》1882年7月21日,第2版。
⑯ "灾疫频仍",《申报》1882年8月13日,第2版。
⑰ "温郡近闻",《申报》1882年11月26日,第2版。

宁波城(鄞县附郭,今宁波市) 秋九月,宁波天气寒暖不定,颇有时症,而疟疾、痢疾为尤多,甚至有一家八九口而俱卧床席者①。

象山县 六月大风雨,七月大水,石浦大疫②。

福建省

连江县 八月,保安里疫气盛行③。

福 州(侯官、闽县二县附郭,今福州市) 夏七月,榕垣(即福州)因天时不正,疫症甚多,初犯小儿,刻下男妇大小半染吐泻之病,卒难救治④。冬十一月,福州多头痛吐泻之症,往往病发不及一时即溘然气绝,医药无所措手,如先吐后泻者可救十之五六,倘先泻后吐,十不救一⑤。

江西省

南 昌(南昌、新建二县附郭,今南昌市) 江垣于一月下旬二月初间,天时异常炎热,居人有易棉而袷者,粗作辈竟单衣从事,幼孩受此燥暖,遂多暴发痘子⑥。江垣七月初以来,天时奇热,郁勃如焚,因之时症盛行,犯者至为危险,所患大都霍乱、痢疾两种⑦。

安徽省

怀宁县 秋大疫。8 月 30 日(七月十七日)报道:省中积水尚多未退,熏蒸已久,渐成瘴气,居民犯者均不能堪,故日来疫症流行,十毙三四⑧。

怀宁县、潜山县、太湖县、宿松县、望江县 大水,遭难者数万户,积潦之处,水气熏蒸,酿成瘟疫,死者十之三四⑨。

湖北省

英山县 大水之后大疫,死者十之三四⑩。按:时英山县属安徽省。

咸宁县(今咸宁市) 咸宁瘟疫流行⑪。

---

① “宁波病疫”,《申报》1882 年 10 月 28 日,第 1 版。
② 民国《象山县志》卷三〇《志异》。
③ 民国《连江县志》卷三《大事记》。
④ “驱疫笑谈”,《益闻录》1882 年第 180 期。
⑤ “闽省多疫”,《申报》1882 年 12 月 15 日,第 2 版。
⑥ “洪都琐录”,《申报》1882 年 2 月 15 日,第 2 版。
⑦ “章丘气候”,《申报》1881 年 8 月 26 日,第 2 版。
⑧ “皖省多疫”,《益闻录》1882 年第 184 期。
⑨ “录皖省陈蕴轩明经致镇江电报局书”,《申报》1882 年 8 月 22 日,第 3 版。
⑩ “录皖省陈蕴轩明经致镇江电报局书”,《申报》1882 年 8 月 22 日,第 3 版。
⑪ 《咸宁市志》,中国城市出版社 1992 年版。

孝感县(今孝感市)　秋九月,孝感多染痢者[①]。冬十月,孝感一带乡间瘟疫颇多,死亡相继,甚有一村而死七十余人者[②]。

汉口镇(时属汉阳县)　秋九月,汉皋(即汉口)地方人多患痢疾[③]。

兴国州(今阳新县)　疫较上年稍轻,但损人亦多[④]。

湖南省

永绥厅(今花垣县)　夏六月,大河飞蛾扑水,其多数万,一日乃止,九月瘟疫流行,傩禳乃止[⑤]。

桃源县　是年,瘟疫流行,死人无数[⑥]。

四川省

夹江县　痢疾大行,死者甚众,传染者难免,几有抬葬无人之家[⑦]。夹江县发生痢疾大流行,死者甚多[⑧]。

雅安县(今雅安市)　夏,民多寒疾[⑨]。

云南省

云　州(今云县)　鼠疫流行[⑩]。

罗平州(今罗平县)　自此岁大疫至光绪十七年(1891)方止,人口死亡及半,烟户甚稀[⑪]。

云南县(今祥云县)　部分村落鼠疫流行[⑫]。

鹤庆县　七月、八月间大疫,号痒子症,先后死者以数千计[⑬]。

广东省

广　州(番禺、南海二县附郭,今广州市)　夏六月,该处(穗城,即广州)人民近

---

① "时症宜防",《申报》1882年10月9日,第2版。

② "瘟疫盛行",《申报》1882年11月20日,第2版。

③ "时症宜防",《申报》1882年10月9日,第2版。

④ 光绪《续补兴国州志》卷首《祥异》。

⑤ 宣统《永绥厅志》卷一《天文门三·灾祥》。《花垣县志》,生活·读书·新知三联书店1993年版,第17页。

⑥ 《桃源县志》,湖南出版社1995年版。

⑦ 民国《夹江县志》卷一二《祥异》。

⑧ 《乐山市志》,巴蜀书社2001年版。

⑨ 民国《雅安县乡土志》下部。

⑩ 民国《云县志稿》卷一《大事记》。

⑪ 民国《罗平县志》卷一《天文志·祥祲》,民国《新纂云南通志》卷一六一《荒政考三·灾疫附》。

⑫ 《中国鼠疫流行史》,1973年。

⑬ 民国《鹤庆县志》卷一一《杂纪志·灾异》。

犯一种疫症,初起即类昏迷,浑身出汗,口流涎沫,舌渐缩小,缩尽则死[①]。冬十一月,广州城大疫。12月5日(十月廿五日)报道:广东内地某处(按:实指广州)近出一时症,与霍乱相似,死者甚多,该处人民竟有迁移以避疫者[②]。12月28日(十一月十九日)报道:省垣瘟疫,有船开至内河二百余里地方,去时坐客二十人,比回舟,则仅余四人,余皆疫死。北门某家九人,数日之内死其七。疫病之流毒甚速,日有死亡,行道者亦往往倾踣而死[③]。次年1月3日(十一月廿五日)报道:西报传言近日粤垣疫症盛行,沾染殆遍。有某船载客二十人,仅行二百余里而船中已死十六人之多。又北门某姓小康之家也,亦犯是疫九人而亡其七,且死法甚奇,而死时甚速,市上棺柩为之一空,几于无从购处,而旅居西人殊觉忧形于色云[④]。

新宁县(今台山市) 白沙区鼠疫流行,死亡50人[⑤]。

英德县(今英德市) 秋疫[⑥]。

吴川县(今吴川市) 夏大旱,稻歉收,秋疫[⑦]。

海康县(今雷州市) 本立村发现3例鼠疫患者,全部死亡[⑧]。

海南省

琼山县(今海口市琼山区) 秋,郡城瘟疫,伤人以千计[⑨]。9月6日(七月廿四日)报道:比来广东琼州疫症盛行,故香港官员出有示谕:凡船只道经琼州,一例停泊港外,不准入口[⑩]。10月18日(九月初七日)报道:广东琼州府属,比来瘟疫盛行,城乡各处传染颇多,且患此者,疗治殊不易,故民心惶恐,寝食不安[⑪]。这是鼠疫流行[⑫]。

儋 州(今儋州市) 二月,鼠疫流行[⑬]。

崖 州(今三亚市) 大疫。惟受黎患村稍稀[⑭]。

---

① "染疫骇闻",《益闻录》1882年第179期。

② "疫症类志",《申报》1882年12月5日,第1版。

③ "粤城病疫",《申报》1882年12月28日,第1版。

④ "粤垣疫信",《益闻录》1883年第220期。

⑤ 冼维逊《鼠疫流行史》,1988年,第188、191、212页。

⑥ 宣统《英德县续志》卷一五《前事略·灾异》。

⑦ 光绪《吴川县志》卷一〇《纪述·事略》。

⑧ 湛江市志总编室《湛江两千年》,广东高等教育出版社1993年版,第33页;冼维逊《鼠疫流行史》,1988年,第187页。

⑨ 民国《琼山县志》卷二八《杂志一·事纪》。

⑩ "防染疫症",《益闻录》1882年第186期。

⑪ "琼州多疫",《益闻录》1882年第198期。

⑫ 冼维逊《鼠疫流行史》,1988年,第195、197页。

⑬ 民国《儋县志》卷一八《杂志·事纪》。

⑭ 宣统《崖州志》卷二二《灾异》。

感恩县(今东方县)　彗星见,未几,中南二区大疫,死者六七百人①。

广西壮族自治区

钦　州(今钦州市)　鼠疫先见于钦州城,然后见于合浦乡村,最后见于合浦城,从三月底流行到六月底,城中直到八月底,北海港二万五千居民中死亡四五千人②。

郁林州(今玉林市)　大疫③。

光绪九年(1883)

北京市

京　师(宛平、大兴二县附郭,今北京市)　夏五月,京都居人多染喉症,得斯疾者略有延误,即难医治④。夏六月,都中酷暑,久无雨泽,人多遘疫,城中病者甚多⑤。秋七月,北京疫症盛行,霍乱时见,每日死者,约有数人⑥。如正阳门外东西两荷包巷内疫毙二十人;西河沿某饭庄内七人疫死六人;左安门外某家五人染疫,遣一健男购药,入城数武,倒地而毙;其余或病或毙,不可胜数⑦。各城门所出尸棺,络绎不绝,十九、二十两日,仅宣武门共抬出尸棺就有一百六十余具之多⑧。七月二十日,某门出柩一百四十具,十九日出柩五十七具,二十一日出柩八十四具,十八日出柩三十九具。七月晦日,顺治门出棺一百六十三具,平治门出棺八十七具,观此,则该处死者之多,亦可总见矣⑨。宣武门外瘟疫盛行,死亡相继,人心惶惶,皆有朝不及夕之势⑩。

天津市

天津县(今天津市)　夏五月,津地天花盛行,华人之婴此疾者,殊为不少⑪。夏六月,时疫流行,甚有一两日遽尔殒命者⑫。

---

① 民国《感恩县志》卷二〇《杂志 · 灾异》。
② 冼维逊《鼠疫流行史》,1988年,第185、181页。
③ 光绪《郁林州志》卷四《舆地略 · 机祥》。
④ "都下杂闻",《申报》1883年6月8日,第3版。
⑤ "北京近信",《申报》1883年7月5日,第2版。
⑥ "京都消息",《申报》1883年8月22日,第1版。
⑦ "京师气候",《申报》1883年8月31日,第2版。
⑧ "京师琐志",《申报》1883年9月17日,第3版。
⑨ "北京消息",《申报》1883年9月19日,第3版。
⑩ "都门近信",《申报》1883年9月22日,第3版。
⑪ "津沽近信",《申报》1883年6月21日,第2版。
⑫ "津门近信",《申报》1883年7月16日,第2版。

河北省

霸　州(今霸州市)　霍乱传染病流行①。霍乱流行②。

完　县(今顺平县)　疫③。是月,霍乱时症大行,人亡十之一④。瘟疫流行⑤。

辽宁省

奉天府(承德县附郭,今沈阳市)　秋,奉天府有霍乱疫症,七月十七日曾见出材十三具,皆系疫病身死。东北一带死者最多,有某饭铺二日之内死者十一人,某药铺死者六人,病来极速,有顷刻即毙者,有数日就毙者⑥。处暑后,省城瘟疫流行,交白露益剧。沈阳学者缪润绂《天灾行》诗记其事,有"伧鬼现形医束手,填衢溢巷悲吞声"之句⑦。

营口厅(今营口市)　入夏以来,旱既太甚,居民患疫有朝病而夕死者,迨六月二十四日以后,疫势更甚,男子为多,妇女次之,小孩又次之。二十六、二十七等日因疫而死者,日有数十人⑧。营口病疫以来,至秋七月,天极酷热,时疫更甚,病死者日必数家⑨。七月杪,溽暑未消,营口每日遭疫死者竟有十余人。八月初五、初六等日,天气虽凉,而疫势转盛,计病发而死者十之六七,其不死者仅三四耳⑩。

甘肃省

皋兰县(今兰州市)　从酒泉来的两个客人传入白喉。90多户人家患病,有100多人死亡⑪。

山西省

榆次县(今晋中市榆次区)　光绪八年、九年间,多患缠喉症,医疗稍缓即成不治,城乡男女小儿伤者甚众⑫。

山东省

掖　县(今莱州市)　春暴风,海船多覆。秋冬有疹灾⑬。

---

① 民国《霸县新志》卷六《灾异》。

② 《霸州市志》,中国文史出版社2006年版。

③ 民国《完县新志》卷七《大事记》。

④ 〔清〕储仁逊《闻见录》。

⑤ 《顺平县志》,中华书局1999年版。

⑥ "西信汇登",《申报》1883年9月14日,第2版。

⑦ 《和平区志》,沈阳出版社1989年版。

⑧ "营口大疫",《申报》1883年8月4日,第2版。

⑨ "营口丛谭",《申报》1883年9月3日,第2版。

⑩ "续述营口时疫",《申报》1883年9月17日,第2版。

⑪ 《皋兰县志》,甘肃人民出版社1999年版。

⑫ 民国《榆次县志》卷一四《旧闻考·祥异》。《榆次市志》,中华书局1996年版。

⑬ 光绪《三续掖县志》卷三《祥异》。

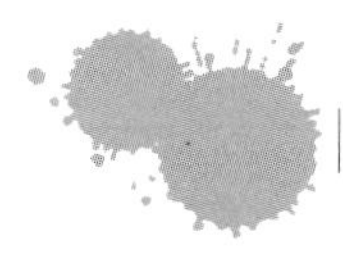

河南省

正阳县　光绪九年(1883)十一月调革员赴省会审,时因正阳各县荒疫,请赈勘灾①。

西平县　疠疫作,死亡枕藉②。

淮宁县(今淮阳县)　八月十一日,彗星现。是年,民患霍乱,死者甚众③。

江苏省

南　京(上元、江宁二县附郭,今南京市)　秋七月,秣陵天气寒燠不常,时疫流行,有全家六人一时俱病,未及两日,竟死其半者④。痢疾盛行,大街小巷,几于无处不呻吟厕上,后忽变而为疟,医生飞轿纵横,求治者半属此症。府河一段地而病者最重,十日之间出棺计十有八具⑤。新秋时候,疫势甚盛,竟有八口之家伤其半者,至于秋八月,十室九疟⑥。光绪八年(1882),金陵痢疫交作,医者治不效,湘人乃草创三楹,设王位,旃檀顶祝,愿王降灵于茶水以救众生,嗣是来求茶水者,一服辄愈,次年疫又作,庙祝仍以茶水活人无算⑦。南京霍乱大流行⑧。

苏　州(吴县、长洲、元和三县附郭,今苏州市)　春正月疫。3月3日(正月廿四日)报道:比来苏省丧葬之家日必数见,其致死之病概系急痧,仓促不及治,岐黄家徒嗟束手,不知所从,棺衾店中极形拥挤⑨。夏,疟疾、霍乱流行。7月28日(六月廿五日)报道:苏垣入夏以来燥湿不时,阴晴无定,以故患疟疾及霍乱吐泻者,实繁有徒,二竖子结队成群沿门作祟,扁鹊越人之辈,几于日夜不休⑩。秋,霍乱大流行。8月26日(七月廿三日)报道:夏末秋初,省城时疫极多,本年尤以吊脚痧、霍乱为最,往往仓促症发,未及谒医而已气绝,亦有遍延名医,而三两日亦终归就木。一城之内,一日之间,死者不知凡几,第以七月初八日而言,金阊一处,棺木由水陆城门而出者有四十余具,疫气之盛,可见一斑⑪。9月8日(八月初八日)报道:苏州时疫流行,已登前报。

---

① “光绪十一年五月初六日京报全录”,《申报》1885年6月26日,第10版。
② 民国《西平县志》卷三四《故实志·灾异篇》。
③ 《淮阳县志》,河南人民出版社1991年版。
④ “秣陵遘疫”,《申报》1883年8月20日,第2版。
⑤ “秣陵大疫”,《申报》1883年9月13日,第3版。
⑥ “白下琐闻”,《申报》1883年9月26日,第2版。
⑦ “礼宜崇祀”,《申报》1887年11月17日,第2版。
⑧ 《南京卫生志》,方志出版社1996年版。
⑨ “吴中多疫”,《益闻录》1883年第234期。
⑩ “时疫宜防”,《益闻录》1883年第276期。
⑪ “吴市邑谭”,《申报》1883年8月26日,第2版。

兹闻霍乱、吊痧、吐泻诸症更甚于前,多有不能医治者[①]。9月22日(八月廿二日)报道:(吴中)瘟疫盛行,往往有朝起夕死、夕起朝死者,症见十指皱瘪,服热药亦多不治,法以大田螺十枚去靥套十指上,往往有得生者,有人名为"螺蛳瘟"云[②]。10月4日(九月初四日)报道:(吴中)今年疫病百出,往往骤死[③]。10月13日(九月十三日)报道:入秋后,时疫极多,大都冷痧气厥及吐泻兼作者,十病九死,医者日夕忙遽,若匠若巫,或僧与道,皆称大有年[④]。

新阳县(今并入昆山市)　维吾新邑之北鄙,为最下之低区,值淫霖之为患,每积水若成渠,慨自今春而入夏,迭遭大雨之滂沱,怅田庐之淹灌,嗟堤岸以平河,麦有秋而失望,稻有种而莫播,农夫聚而惊惶,野老环而悲呼,何昊天之不吊,偏此地以降凶,鱼游釜而爨火卢,病成疫而死接踵[⑤]。

镇　江(丹徒县附郭,今镇江市)　昭关下地方有栖留所一处,入惬中者,大抵老者、病者耳,统计入春以来,死者已有八十余人[⑥]。入夏以来,疫症颇多,南门外某家七日之内因急病而死者五人,殊骇听闻[⑦]。

扬　州(甘泉、江都二县附郭,今扬州市)　夏六月,扬州以雨水太多,城中患疫者甚多[⑧]。至七月,疫症愈出愈奇,且有摇头而死者[⑨]。秋八月,扬州瘟疫更见,善局施棺,日夜赶造,犹有汇葬者,十一、十二两日,竟死一百四十七名之多。病状不一,有所谓日月痧者,有所谓火上冲者,医家往往束手[⑩]。按:日月痧即子午痧,与麻脚瘟均系真性霍乱。至九月,扬州时疫盛行半月有余,死者不可胜计,又添痢疾症,十有其七,啜烟者死更多。弥陀巷一带,约计不过五十家,死者竟有二十六人。一隅如此,通城可知矣[⑪]。扬州等地霍乱流行[⑫]。

通　州(今南通市)　秋七月,通邑天气苦热,城乡霍乱之症甚多,往往不救,疫疠

---

① "时疫更甚",《益闻录》1883年第288期。
② "吴中近事",《申报》1883年9月22日,第2版。
③ "吴中记事",《申报》1883年10月4日,第2版。
④ "吴市琐言",《申报》1883年10月13日,第2版。
⑤ "劝募捐恤新阳北乡灾区贫民启",《申报》1883年11月23日,第3版。
⑥ "京口琐闻",《申报》1883年3月19日,第2版。
⑦ "京口信息",《申报》1883年6月23日,第2版。
⑧ "扬州多疫",《申报》1883年7月23日,第2版。
⑨ "竹西碎录",《申报》1883年8月26日,第2版。
⑩ "邗江杂录",《申报》1883年9月23日,第2版。
⑪ "维扬琐闻",《申报》1883年10月8日,第2版。
⑫ 《扬州卫生志》,中国工商出版社2006年版。

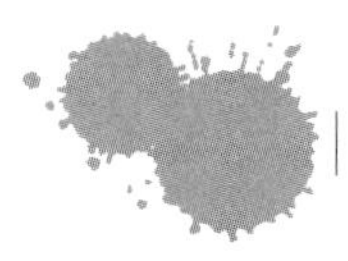

流行①。水灾之后,瘟疫盛行,转筋霍乱最多,痧疹次之,更有疟疾、喉症,医者诊治,昼夜奔忙,竟无暇寝食,延医者更迫不及待,至药店买药者络绎不绝,惟霍乱一症来势甚急,不但药不能治,即针挑亦赶救不及,死者极多②。八月,裹河水势稍退,然疫疠大作,死者相属③。时届立冬,天气尚暖,瘟疫仍复不断④。冬,天气颇暖,患喉症天花者不少⑤。

上海市

松江府(华亭、娄县二县附郭,今松江区)　秋八月,霍乱流行。9月15日(八月十五日)报道:观于今年时疫之盛,直将书不胜书矣。松江一郡各城乡,前因风潮为患,畸寒畸暖,居民调摄偶疏身受时邪,遂于丹桂香中一齐发觉。故日来霍乱、吐泻、疟痢等症流行,沾染无不病体奄然,其体气康强,不困于驱瘟小便者十仅二三⑥。

宝山县(今宝山区)　四月,淫雨,大疫⑦。

奉贤县(今奉贤区)、南汇县(今南汇区)　奉贤、南汇两邑,至七、八、九月,疫病缠绵,几于无家不病,无人不病⑧。

上海县(今闵行区等)　夏六月至秋七八月,霍乱盛行。7月15日(六月十二日)报道:天气酷热,虹口居民多患疫疠,其势甚速,有不终日而即毙者。下海浦一带,都人患疫死者亦不少⑨。8月2日(六月三十日)报道:英租界患急痧死者甚多⑩。8月4日(七月初二日)报道:患疫死者日有所闻,患急痧死者一日竟有十余人⑪。8月11日(七月初九日)报道:霍乱时疫仍不少杀,虹口一隅,每日死者约有四五人⑫。8月27日(七月廿五日)报道:染疫死者,仍复不少⑬。8月30日(七月廿八日)报道:入秋以来,患疫者时有所闻⑭。9月1日(八月初一日)报道:浦东召稼楼杜家行一带,近多霍

---

① “通州琐闻”,《申报》1883年9月6日,第2版。
② “通州琐闻”,《申报》1883年9月14日,第2版。
③ “通州琐闻”,《申报》1883年9月22日,第2版。
④ “通州琐闻”,《申报》1883年11月28日,第2版。
⑤ “通州琐闻”,《申报》1884年3月11日,第2版。
⑥ “时疫流行”,《益闻录》1883年第290期。
⑦ 光绪《月浦志》卷一○《祥异》。
⑧ “哀鸿鸣有序”,《申报》1883年3月30日,第3版。
⑨ “本埠多疫”,《申报》1883年7月15日,第3版。
⑩ “本年遘疫”,《申报》1883年8月2日,第3版。
⑪ “查报疫数”,《申报》1883年8月4日,第3版。
⑫ “疫症未杀”,《申报》1883年8月11日,第3版。
⑬ “华捕泰卒”,《申报》1883年8月27日,第4版。
⑭ “时疫未止”,《申报》1883年月30日,第3版。

乱吐泻之症，病发时四肢冰冷，筋脉收缩，往往不及医治而死，向来盛行之红灵丹、蟾酥丸等药，服之亦不甚见效云①。

浙江省

谚云："大荒之后，必有大疫。"信然！吾浙去岁到处大灾，人死无算，今夏果瘟疫流行，并灾及六畜②。

宁波城（鄞县附郭，今宁波市）　秋八月，宁郡大疫，城厢内外疫毙人口日以数百计，有一家数口而全亡者，有一门而停七八尸者③。宁郡秋疫大作，奉五都神出巡之后，渐见平静，至秋末，又有湿热等症，民间仍死亡相继④。

慈溪县（今慈溪市）　夏疫⑤。

奉化县（今奉化市）　七月大风雨，海啸，塘堤尽坏，秋疫⑥。

嘉善县　夏旱，疫⑦。

瑞安县（今瑞安市）　九月间，痧疫流行⑧。

温　州（永嘉县附郭，今温州市）　夏四月，瘟疫盛行，小南门外患者尤众⑨。五月，温郡瘟疫盛行，甚有染病不数日而即毙者⑩。六月，温郡城内，瘟疫盛行，送船之事，锣鼓之声，无夜蔑有，医生道士，愈觉冗忙，至于仓桥、仓后等处之棺材店，每日赶造，尚属不敷售卖⑪。入秋以来，旱魃为虐，炎热异常，痧疫痢疟，无处蔑有，乞丐路毙，秽气充途⑫。至九月，时疫日盛，有不出三四日而即病死者，病者往往束手待毙，药料铺、棺材店则反见忙碌⑬。

平阳县　秋九月，平阳瘟疫盛行，死者相继，傍晚以后，路上即无行人。凡感染时症者，甫觉腹痛，即请医生，而已不及施治⑭。平阳今秋瘟疫大作，十室九染，甚至道途

① "浦东多疫"，《益闻录》1883年第286期。
② "预防牛瘟法"，《申报》1883年7月31日，第3版。
③ "甬东纪闻"，《申报》1883年9月5日，第2版。
④ "老会重兴"，《申报》1883年10月18日，第2版。
⑤ 光绪《慈溪县志》卷五五《祥异》。
⑥ 光绪《奉化县志》卷三九《祥异》。
⑦ 光绪《重修嘉善县志》卷三四《杂志上·祥眚》。
⑧ 光绪《瑞安杂事·编年录》。
⑨ "温州琐录"，《申报》1883年5月15日，第2版。
⑩ "温州多疫"，《申报》1883年6月16日，第2版。
⑪ "东瓯琐志"，《申报》1883年7月21日，第2版。
⑫ "东瓯近事"，《申报》1883年9月24日，第2版。
⑬ "东瓯琐志"，《申报》1883年10月10日，第2版。
⑭ "东瓯杂记"，《申报》1883年10月15日，第2版。

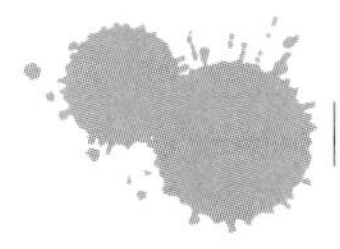

之中,死者相继。十月,平阳时疫传至温州,新河街、小南门等处病者尤多,一吐一泻,不及延医,救治哭泣之声,通彻衢巷①。

玉环厅(今玉环县)　冬十月,温郡瘟疫盛行,竟有朝不保暮之势,平阳、玉环等处更甚,道途死者,指不胜屈②。

台州府(治临海县,今台州市)　秋,霍乱、疟疾流行。10月17日(九月十七日)报道:今岁时疫流行,各处投报纷纷,几于无处不有,罄南山之竹,殊觉书不胜书。兹又得台州来雁谓:该处入秋以来,城乡数十里始而痢泻,继而阴疟,或朝得病而暮已亡,或一人病而众人染,虽熟通灵素之术,按脉开方,每苦无从下手,况穷乡僻壤,和缓稀逢,一二庸医,误人不少云③。

福建省

福州府(侯官、闽县二县附郭,今福州市)　夏秋,霍乱流行。7月4日(六月初一日)报道:福州城内患霍乱病者颇多,每日约毙数人④。七月中旬,福州发生霍乱,死亡2—3万人⑤。9月8日(八月初八日)报道:今岁疫疠流行各处,友人均投鱼札,兹由得福州友人邮报谓:该处时症自六月中业已盛行,至今则推暨愈宏。福州、马尾、南台各处,无不沾染,犯者十死六七,即有幸获回春,已憔悴西风、人比黄花瘦矣⑥。

莆田县(今莆田市)　光绪九年(1883)秋间,疾疫流行,城乡遍染,虔诚祷祝,存活尤多⑦。

福清县(今福清市)　霍乱流行,比同治三年(1864)更为严重⑧。

江西省

南昌、吉安、临江、瑞州、广信、饶州等府属自六月不雨,至八月未得甘霖,稻田枯尽,秋成绝望,饥馑堪虞。灾民赴州县具呈,置之不理,怨咨愁苦,上干天和,以致瘟疫流行,死亡枕藉⑨。

南　昌(南昌、新建二县附郭,今南昌市)　秋七月,江西省城内外,疫症盛行,在

---

① “东瓯琐志”,《申报》1883年11月9日,第2版。
② “东瓯杂志”,《申报》1883年11月12日,第2版。
③ “疫症蔓延”,《益闻录》1883年第299期。
④ “福州近信”,《申报》1883年7月4日,第2版。
⑤ 《福州市志》,方志出版社1998年版。
⑥ “福州亦疫”,《益闻录》1883年第288期。
⑦ “光绪十二年三月十三日京报全录”,《申报》1886年4月23日,第10版。
⑧ 《福清市志》,厦门大学出版社1994年版。
⑨ 《录副档》,“光绪九年九月十五日上谕赵增荣片”。

街衢倒毙者日有数人①。

九　江(德化县附郭,今九江市)　夏六月,时疫盛行,有不逾时而即毙者,以致医士往来,舟舆杂沓,僧道禳解,铙钹喧阗,而亲友之奔丧,与善堂之施棺,尤日不暇给②。秋七月,九江城内外瘟疫盛行③。

浮梁县(含今景德镇市)　(景德镇)春夏寒热不时,自六月初以来,疠症盛行,男妇老少,遘病无救,每日死者甚多,城门为壅,停葬百余具,七月初稍减,八月复盛。乡老云似此瘟疫,为近数十年来所未闻④。

崇义县　七月至十一月大疫⑤。

吉安府(治庐陵县,今吉安市)　夏秋之际,疫疠盛行。8月4日(七月初二日)报道:吉安府属疫疠盛行,二竖子成群作祟,几于医不胜医。六月十四日起,三日之内染疾而死者多至三四百人,刻虽病魔稍退,然仓公、扁鹊之流,依旧交错于道⑥。

湖北省

江夏县、汉阳县(合今武汉三镇)、黄陂县(今武汉市黄陂区)、孝感县(今孝感市)　武昌、汉口一带天气,夏令多雨少晴,加以寒燠不常,郁蒸之气,酿而为疫,一经发觉,每不能治,六月十五、十六等日,万寿宫、四宫殿等处均有患吐泻而猝毙者,谓之马瘟症,盖言疫之猝发,无异马之奔迅也。七月初,天气太凉,疫症较前加厉,黄、孝等处,死亡相继⑦。

天门县(今天门市)、汉川县(今汉川市)、沔阳县(今仙桃市)　秋,霍乱大流行。11月7日(十月初八日)报道:今年时疫流行,几于无处不有,而要以湖北天门、汉川、沔阳等处为尤甚。现闻该处死亡枕藉,往往得病后顷刻即死,虽有和缓,神医一时亦难措手云⑧。

宜　昌(东湖县附郭,今宜昌市)　夏四月,宜昌城厢内外,时症流行,患者始而头疼寒战,继而麻木转热,或泻痢不止,小儿尤甚,往往三四日即不可救⑨。其症实为霍

①　“时疫大行”,《申报》1883年8月22日,第2版。
②　“浔阳近事”,《申报》1883年7月30日,第2版。
③　“浔赐琐事”,《申报》1883年8月22日,第11版。
④　“疫症盛行”,《申报》1883年9月14日,第11版。
⑤　光绪《崇义县志》卷一《祥异》。《崇义县志》,海南人民出版社1989年版。
⑥　“吉安疫疠”,《益闻录》1883年第278期。
⑦　“武汉大疫”,《申报》1883年8月19日,第2版。
⑧　“疫疠余闻”,《益闻录》1883年第305期。
⑨　“宜昌多疫”,《申报》1883年5月16日,第3版。

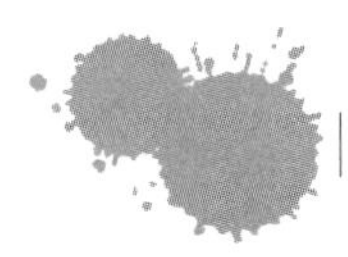

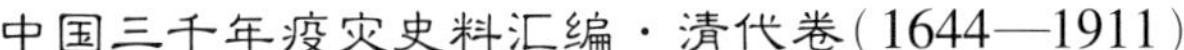

乱,始自城内,渐及城外,盛行之时,城死者甚众①。至秋七月,天气酷热,各处时疫流行。得病者不出三日即已无救,每日约出棺木三四十具,医家谓之红麻症,以得病之先多有吐而泻,而及麻木不仁之故也②。秋九月,疫疟并行③。

荆　州(江陵县附郭,今荆州市)　秋七月,沙市疫气盛行,天后宫旁某店东伙八人,一夕暴毙其四④。八月,荆沙仍然疫盛⑤。九月,荆郡时疫盛行,驻防旗军尤甚⑥。

监利县　傅家垸痘麻流行⑦。光绪九年(1883),毛家口傅家垸一带发生"痘麻"流行,死亡27人⑧。

湖南省

湘乡县(含今湘乡市和双峰县)　数百里内多患白喉⑨。

永　州(今永州市)　湖南永州府城关帝庙素著灵应,光绪九年(1883)六月间瘟疫流行,经官绅等诣庙虔祷,瘟疠全消⑩。

道　州(今道县)　春,疫,从广西传入。2月14日(正月初七日)报道:粤西各州县自去年六月至今,霖雨未沾……比来瘟疫盛行,无地蔑有,患此者初惟头昏脑昏,继则腹痛泻血,迟者一二日,速者一二时,万死无一生之理,医生日夜奔驰,徒嗟束手。今此症已传至湖南道州等处⑪。

永绥厅(今花垣县)　秋八月瘟疫,死者二百余人⑫。

宜章县　大疫⑬。

永兴县　天花流行,死尸遍野⑭。

---

① "宜昌疫症",《申报》1883年5月19日,第3版。

② "宜昌琐闻",《申报》1883年8月10日,第2版。

③ "宜昌琐闻",《申报》1883年10月21日,第2版。

④ "荆沙琐述",《申报》1883年8月6日,第2版。

⑤ "荆沙丛诂",《申报》1883年9月23日,第2版。

⑥ "沙市杂录",《申报》1883年10月8日,第3版。

⑦ 王晓萍《附录1:历年疫病流行情况》,见李今庸主编《湖北医学史稿》,湖北科学技术出版社1993年版,第318页。

⑧ 《监利县志》,湖北人民出版社1994年版。

⑨ 《湖南省志》,湖南人民出版社1988年版。

⑩ "上谕恭录",《申报》1885年4月15日,第1版。

⑪ "广西多疫",《益闻录》1883年第229期。

⑫ 宣统《永绥厅志》卷一《天文门三·灾祥》。《花垣县志》,生活·读书·新知三联书店1993年版。

⑬ 民国《宜章县志》卷七《事纪》。

⑭ 《永兴县志》,中国城市出版社1994年版。

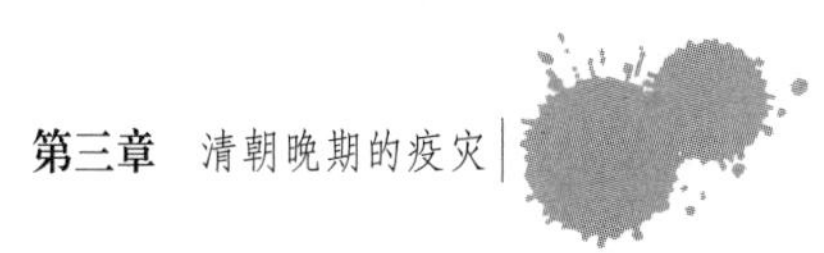

重庆市

酆都县(今丰都县)　大疫,城中日计数十百人,倒地即毙,医药弗及①。全县大疫,县城疫情更重,日计数十人,倒地即毙②。

四川省

成　都(成都、华阳二县附郭,今成都市)　蜀省以患疫之故,民间咸先期过年,以作厌禳之计,以六月三十日为除夕,以七月初一日为元旦③。

云南省

云南县(今祥云县)　部分村落鼠疫④。

鹤庆县　七八月间大疫⑤。

广东省

海阳县(今潮州市)　六、七两月大疫⑥。

潮阳县(今汕头市潮阳区)　夏六月、秋七八月大疫⑦。

澄海县(今汕头市澄海区)　夏六月,汕头地方有霍乱疫症⑧。汕头疫症流行⑨,以致香港、澳门两处,凡有汕头船到,必令停泊口外,俟查验后方准进口⑩。

遂溪县　部分地区鼠疫⑪。

石城县(今廉江市)　坡贞塘村发现鼠疫 3 例⑫。

海南省

儋　州(今儋州市)　九月,瘟疫流行⑬。

广西壮族自治区

春,全省大疫。2 月 14 日(正月初七日)报道:湖南衡州府友人来函云:粤西各州县自去年六月至今,霖雨未沾,南亩密云,徙自西郊,且旱魃未除,病魔又至。比来瘟

---

① 民国《丰都县志》卷一三《杂异志·祥异》。
② 《丰都县志》,四川科学技术出版社 1991 年版。
③ "武汉大疫",《申报》1883 年 8 月 19 日,第 2 版。
④ 《中国鼠疫流行史》,1973 年。
⑤ 民国《鹤庆县志》卷一一《杂纪志·灾异》。
⑥ 光绪《海阳县志》卷二五《前事略二》。
⑦ 光绪《潮阳县志》卷一三《纪事·灾祥》。
⑧ "严防时疫",《申报》1883 年 7 月 13 日,第 2 版。
⑨ "出示防疫",《申报》1883 年 7 月 29 日,第 2 版。
⑩ "慎防时疫",《申报》1883 年 7 月 26 日,第 2 版。
⑪ 冼维逊《鼠疫流行史》,1988 年,第 187 页。
⑫ 冼维逊《鼠疫流行史》,1988 年,第 190 页。
⑬ 民国《儋县志》卷一八《杂志》。

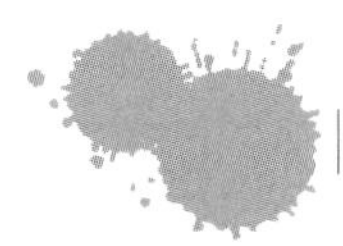
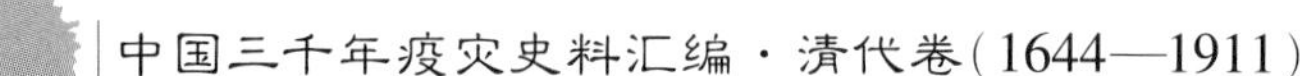

疫盛行,无地蔑有,患此者初惟头昏脑昏,继则腹痛泻血,迟者一二日,速者一二时,万死无一生之理,医生日夜奔驰,徒嗟束手。今此症已传至湖南道州等处。该处盐商不敢往粤西贩盐,故目下盐价飞腾,有一粒一珠之慨焉①。

合浦县　合浦城鼠疫流行,以五六月间为重②。

台湾省

苗栗县　夏六月疫③。

光绪十年(1884)

甘肃省

皋兰县(今兰州市)　五月雹灾,六月水灾,秋七月大疫④。6 月,兰州疫疾流行⑤。

陕西省

湖北长阳县去岁水灾,编氓向各处逃荒,后据说陕西某县大疫,地广人稀,于是长阳县民争往开垦,计二千余人⑥。按:具体县名不详,或许只是一个传说,录以俟考。

北京市

京　师(宛平、大兴二县附郭,今北京市)　夏六月,顺天被灾之区,疫症甚多⑦。入伏后,京师雨多晴少,时疫丛生,类多泄泻咳嗽之症,幼儿传染,尤觉实繁有徒⑧。京师琉璃厂迤南沙土园旧有育婴堂一所,六月以来,天时不正,疾疫丛生,每日求诊者多至二百五六十人⑨。

辽宁省

海城县(今海城市)　夏六月,牛庄镇霍乱流行。7 月 23 日(六月初二日)报道:牛庄时症甚多,其症不吐而泻,辗转两三时立即毙命⑩。8 月 13 日(六月廿三日)报道:牛庄一带,今年酷暑熏蒸,较往年尤甚。民间贪凉畏热,露宿星餐,以凉意中人多

---

① “广西多疫”,《益闻录》1883 年第 229 期。
② 冼维逊《鼠疫流行史》,1988 年,第 185 页。
③ 光绪《苗栗县志》卷八《祥异》。
④ 光绪《重修皋兰县志》卷一四《灾异》,光绪《甘肃新通志》卷二《天文志·祥异》。
⑤ 《甘肃省医药卫生简志》,1987 年。
⑥ “宜昌琐事”,《申报》1884 年 4 月 14 日,第 2 版。
⑦ “四募药丸代求乐助”,《申报》1884 年 7 月 12 日,第 9 版。
⑧ “宣南丛话”,《申报》1884 年 8 月 20 日,第 2 版。
⑨ “普施医药”,《申报》1884 年 8 月 22 日,第 11 版。
⑩ “牛庄多疫”,《申报》1884 年 7 月 23 日,第 2 版。

生疫疠，传染各处，死者已有一千余人。岐黄家应接匆忙，不遑暇食①。

营口厅（今营口市）　夏六月，瘟疫流行，日甚一日，死亡者踵相接②；有不崇朝而即死者，卢扁亦皆束手③。五月、六月内，时疫繁兴，一交新秋，便觉西山爽气，飒飒迎人，而二竖亦为之退舍，施医局内两医士，但终日兀坐而已④。

山东省

夏，山东被灾之区，疫症甚多⑤。

登　州（蓬莱县附郭，今蓬莱市）　登州郡城疫气流行，多患霍乱转筋之症，每日必毙数人⑥。

掖　县（今莱州市）　秋螟，有疫灾⑦。

江苏省

金　陵（江宁、上元二县附郭，今南京市）　夏五月，天花盛行，延蔓甚广，各善堂所施之小盒，为之一空，啼哭之声，稠密处所在多有⑧。秋八月，秣陵气候失调，疫疠颇重⑨。

扬州（今扬州市）、泰州（今泰州市）、东台县（今东台市）、宝应县、高邮州（今高邮市）　入春以来，扬州人多咳嗽、哮喘等症，旋觉浑身疼痛，肤起紫黑点，少壮者尚可支持十余日，老弱不过五日即死。泰州、东台各场，患此病者尤甚，医家往往束手。小孩之患天花、喉痧者尤不一而足⑩。今岁扬州多疫症，发轫于宝应、高邮至邵伯镇一带，渐渐传入府城，其症有缓急之分，急者头晕疼痛，遍体发烧，若霍乱然，治之稍迟，必不可救。缓者骨节酸楚，饮食不进，腹泻如痢，久之亦致毙命，然视急者尚容措手。至七月，二竖子（疫鬼）遍游城市，几于户尽病，人操和缓术者，夜以继日，踵趾为疲⑪。八月，扬州天气甚凉，大似深秋，夜间可拥重衾，各处时疫大作，医者奔走不遑，其症之缓者，或疟，或痢，或痧，其急者则手足麻木，口流紫黑沫，不出三五时即毙，穷人患此者

---

① “牛庄疫盛”，《益闻录》1884 年第 383 期。
② “营口多疫”，《申报》1884 年 8 月 2 日，第 2 版。
③ “时疫日甚”，《申报》1884 年 8 月 12 日，第 2 版。
④ “营口丛谈”，《申报》1884 年 9 月 3 日，第 3 版。
⑤ “四募药丸代求乐助”，《申报》1884 年 7 月 12 日，第 9 版。
⑥ “山左述闻”，《申报》1884 年 8 月 26 日，第 2 版。
⑦ 光绪《三续掖县志》卷三《祥异》。
⑧ “白门近事”，《申报》1884 年 6 月 2 日，第 2 版。
⑨ “秣陵天气”，《申报》1884 年 8 月 30 日，第 2 版。
⑩ “扬州多疫”，《申报》1884 年 3 月 8 日，第 2 版。
⑪ “邗江多疫”，《申报》1884 年 7 月 29 日，第 2 版。

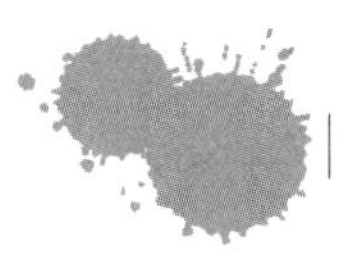

尤多[①]。

扬　州(甘泉、江都二县附郭,今扬州市)　五月,扬州流行“喉症”(白喉),得治者甚少,十一日一天,仅旧城一带就病死27人[②]。

通　州(今南通市)　夏五月,瘟疫流行,杂症亦复不少,医生昼夜奔忙,取药人来往不绝,甚至因病而亡者,层现迭出[③]。冬十月,瘟疫流行,喉症尤甚,孔姓一家六口因喉症相继毙命者四人,其余二人亦染时疫[④]。

苏　州(吴县、元和、长洲三县附郭,今苏州市)　入夏以来,省城(苏州)雨泽甚稀,芒种过后,农民望泽甚殷,且城河水势渐落,城内河水尤极臭恶,居民患目疾喉症者,所在多有[⑤]。

丹徒县(今镇江市丹徒区)　夏,大疫。6月17日(五月廿四日)报道:今岁时症,黄梅乍届,各处已函报纷纷。闻京口各处,亦疫疠盛行,死亡相继,小儿痧痘,尤觉遍地皆然,岐黄家奔走匆忙,药材棺具之家,生意繁兴,不遑日昃[⑥]。

上海市

上海县(今闵行区等)　夏六月,上海时疫甚多,往往起病至死,不及一时[⑦]。七月,疟疾流行[⑧]。上海恶性疟疾流行[⑨]。入冬以来,极多喉症,初不过生一瘄毒,无关痛痒,不数日溃伤小舌,喉即失音,竟为不治之症[⑩]。

嘉定县(今嘉定区)　七月,疫症流行[⑪]。

宝山县(今宝山区)　秋八月,镇上居民疫疠传染,危险异常,毙命者日有所闻[⑫]。

安徽省

安庆府(怀宁县附郭,今安庆市)　闰五月初,皖垣西门外大新桥、大王庙等处居民忽患天花,红男绿女,毙命者不计其数[⑬]。秋八月,集贤关外城隍庙素著灵应,乡民

---

① “扬州多疫”,《申报》1884年8月21日,第2版。
② 《扬州卫生志》,中国工商出版社2006年版。
③ “通州近闻”,《申报》1884年6月28日,第2版。
④ “通州近闻”,《申报》1884年11月15日,第2版。
⑤ “旱象已显”,《申报》1884年6月15日,第2版。
⑥ “京江多疫”,《益闻录》1884年第375期。
⑦ “医院冗烦”,《申报》1884年7月10日,第3版。
⑧ 民国《上海县续志》卷三〇《杂记三·遗事》。
⑨ 《上海卫生志》,上海社会科学院出版社1998年版。
⑩ “喉症盛行”,《申报》1885年1月28日,第3版。
⑪ 民国《嘉定县续志》卷三《赋役志·灾异》。
⑫ “吴淞纪事”,《申报》1884年9月1日,第3版。
⑬ “天花盛行”,《申报》1884年7月25日,第2版。

以人畜均患瘟疫，择于十七、十八两日出会，以袚除不祥①。

芜湖县（今芜湖市）　秋九月，寒燠不常，居民疾疫甚多，操岐黄术者，颇有应接不暇之势②。

浙江省

杭　州（钱塘、仁和二县附郭，今杭州市）　入秋以后，盛行疫症，起时仅腹痛气塞，并无大害，不及一昼夜即已气绝，历访名医，皆莫名其症③。

宁波城（鄞县附郭，今宁波市）　夏四月，宁郡天时不正，民多病疫，东乡一带尤甚，医、卜、巫、匠四项生意，颇形忙碌④。

温州府（治永嘉县，今温州市）　夏五月，温郡天花盛行，而瘟疫之症，亦逐渐而起⑤。六月，温郡瘟疫盛行，夜间送船锣鼓，不绝于耳⑥。至秋九月，温郡又多瘟疫，西南隅一带患泻而死者不计其数，其症初起肚腹疼痛，一经水泻，即不能治⑦。

嘉兴府（嘉兴、秀水二县附郭，今嘉兴市）　秋七月，嘉兴瘟疫盛行，或半日即毙命，十三日，城内外共毙十三人，抑亦甚矣⑧。

福建省

福　州（闽县、侯官二县附郭，今福州市）　福州地区发现古典型霍乱⑨。

同安县（含今厦门市、金门县）　厦门时疫盛行，染之者一经吐泻，即时毙命，名为霍乱症。闰五月间，死者闻有七八百人⑩。至秋七月，厦地瘟疫尤甚，所有香港、汕头来往之船，如由厦门而去者皆不准入口⑪。八月后，厦门瘟疫稍减，每日死者不过一二人，但驻厦日斯巴尼亚大兵船水手等患疫者甚多⑫。厦门伍村（按：当为“梧村”）发生“香港症”，为福建鼠疫之嚆矢，其疫很快蔓延市区⑬。人间鼠疫由香港侵入厦门梧

① “皖垣近事”，《申报》1884年9月16日，第3版。
② “芜湖近事”，《申报》1884年10月23日，第2版。
③ “虎林琐志”，《申报》1884年10月23日，第3版。
④ “宁有灾疫”，《申报》1884年5月16日，第2版。
⑤ “天花盛行”，《申报》1884年6月18日，第2版。
⑥ “温州多疫”，《申报》1884年6月27日，第2版。
⑦ “瓯郡谈资”，《申报》1884年10月1日，第2版。
⑧ “禾城近事”，《申报》1884年8月9日，第3版。
⑨ 《福州市志》，方志出版社1998年版。
⑩ “厦门多疫”，《申报》1884年8月7日，第2版。
⑪ “台厦近闻”，《申报》1884年8月17日，第2版。
⑫ “厦岛鱼书”，《申报》1884年9月7日，第1版。
⑬ 冼维逊《鼠疫流行史》，1988年，第108页。

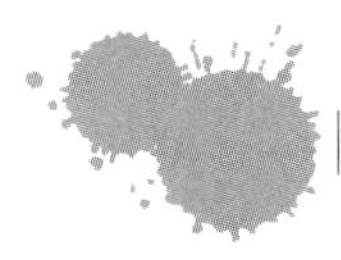

村,而后向全省蔓延[①]。厦门梧村首发鼠疫,由香港传入[②]。嘉禾里(厦门岛)梧村首次流行鼠疫,时称"香港症"[③]。

惠安县、南安县(今南安市)　鼠疫由香港传入厦门,再蔓延惠安县崇武西华街及南安县石井镇,翌年染及晋江县[④]。

台湾省

台北府(治淡水县,今台北市)　驻台抗法清军中疾疫流行,章高元提督所辖两营中,不病者仅二百余人,其余各营因染患瘴疠,亦多病者。离台北三十里之沪尾,会盛暑,疫疠流行,驻扎该处之清军既疲劳,复感瘴,多疾病,军中炊烟日减[⑤]。夏闰五月,疫疠流行,军民多病死[⑥]。

淡水县(今属台北市)　夏大疫,兵民多死[⑦]。冬十一月,法兵船之在台北者,疫病甚多,有暍病而死者,有痢疾而死者[⑧]。

基隆厅(今基隆市)　自七月杪,基隆疫作,将士十病六七,不能成军,八月十三日之战,九营仅挑选一千二百人,内中尚有抱病勉强应敌者[⑨]。秋七月,台北各处亦染患时疫,新庄分县地方一日死一百三十余人,大半业茶者居多。此系基隆未战以前之情形也[⑩]。

台　南(安平县附郭,今台南市)　台南疫疠盛行,兵丁多病[⑪]。

澎湖厅(今澎湖县)　夏六月大疫[⑫]。

江西省

南　昌(南昌、新建二县附郭,今南昌市)　江西夏旱,禾稼半成枯槁,疾疫繁兴,百花洲官药局几于应接不暇,谚曰"槐花黄,医生忙",今果然矣[⑬]。

九　江(德化县附郭,今九江市)　夏四月,德化县西南乡,如城门沙河十塘铺一

---

① 《福建省卫生志》,1989年。

② 《同安县志》,中华书局2000年版。

③ 《同安县志》,中华书局2000年版。

④ 《泉州市志》,中国社会科学出版社2000年版。

⑤ 《中法战争》(三),第152页;《中法战争》(四),第295页。

⑥ 《重修台湾省通志》卷一《大事志》。

⑦ 连雅堂《台湾通史》卷三《经营纪》,台湾黎明文化事业公司1985年版。

⑧ "法船赴港",《申报》1884年12月2日,第2版。

⑨ "刘抚帅折稿",《申报》1885年6月6日,第10版。

⑩ "台湾近事",《申报》1884年8月13日,第2版。

⑪ "刘抚帅折稿",《申报》1885年6月6日,第10版。

⑫ 光绪《澎湖厅志》卷一二《旧事·祥异》,光绪《甲午新修台湾澎湖志》卷一一《旧事·祥异》。

⑬ "江省近事",《申报》1884年8月25日,第2版。

带，疫症盛行，初起时或上吐下泻，腹痛头昏，或满身赤点，四肢麻木，服药多半无效[①]。五月，浔城内外，天花盛行，无论长幼，有未出过天花者，均一律波及，业岐黄术者，利市三倍[②]。

清江县（今樟树市）　冬十月，浦上疾疫颇多，儿童尤甚，操青囊术者，昕夕不休，门庭若市[③]。

湖北省

江夏县（今武汉市大武昌区）　夏六月，武汉所属各乡天花盛行，有未种牛痘而出者，有已种牛痘而重出者，并有五六十岁之男女亦患斯症，气壮者尚可，虚弱之人往往因是不起[④]。

东湖县（今宜昌市）　夏五月，东湖县监狱内瘟疫盛行，不数日内，犯人之染疫而毙者约二三十名[⑤]。

四川省

纳溪县（今泸州市纳溪区）　大旱，病疫流行。米贵每斗千八百钱，饿殍随处可见[⑥]。

雅安县（今雅安市）　秋痢盛行[⑦]。

梓潼县　七月，孝乡流行霍乱（俗呼麻脚症），死100余人，县民惶恐[⑧]。

云南省

昆明县（今昆明市）　六月"痒子症"流行[⑨]。

赵　州（今大理市凤仪镇）　鼠疫流行[⑩]。

云南县（今祥云县）　部分村落鼠疫流行[⑪]。

鹤庆县　七月、八月间大疫，号"痒子症"，先后死者以数千计[⑫]。

---

① "九江琐事"，《申报》1884年4月29日，第2版。
② "天花盛行"，《申报》1884年6月15日，第2版。
③ "袁江杂录"，《申报》1884年11月11日，第2版。
④ "天花盛行"，《申报》1884年7月4日，第2版。
⑤ "宜昌琐录"，《申报》1884年6月25日，第2版。
⑥ 《纳溪县志》，四川科学技术出版社1992年版。
⑦ 民国《雅安县乡土志》下部。
⑧ 《梓潼县志》，方志出版社1999年版。
⑨ 《昆明历史资料汇辑草稿》下册，1963年。
⑩ 《下关地区鼠疫流行史调查》，1957年。
⑪ 《中国鼠疫流行史》，1973年。
⑫ 民国《鹤庆县志》卷一—《杂纪志·灾异》。

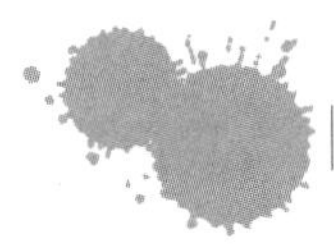

呈贡县　鼠疫传入,遍及全县,每日有百数人死去①。

广东省

闰五月,时值中法战争期间,驻守粤东之清军,因疾疫流行,染病而亡者十常四五②。

东莞县(今东莞市)　冬十月,石龙地方疫症流行,传染者立即毙命③。

海丰县　公平圩鼠疫流行,十多天死亡100多人,后来商贩又把鼠疫传到海丰城乃至全县,此后全县流行达十年之久,死亡3000多人,仅海城数年内即死亡1000多人④。

遂溪县　部分地区鼠疫⑤。

广西壮族自治区

灵山县　十年至十六年,西乡上殳等处连岁被疫⑥。有人认为这是鼠疫流行⑦。

钦　州(今钦州市)　鼠疫流行⑧。

合浦县　北海港鼠疫流行,五月初至六月中,死亡约500人⑨。

光绪十一年(1885)

辽宁省

营口厅(今营口市)　营地夏令必多时疫,今年疫疾尤多,甫届清和,即已盛行痧症⑩。

甘肃省

皋兰县　春夏,喉疫大行,死者甚众,幼孩尤多,至次年更甚⑪。

金　县(今榆中县)　秋季大疫⑫。

---

① 《呈贡县志》,1992年。

② 《申报》1887年7月6日,转引自李文海等《近代中国灾荒纪年》,湖南教育出版社1990年版,第469页。

③ “穗垣杂事”,《申报》1884年11月6日,第3版。

④ 冼维逊《鼠疫流行史》,1988年,第217页。

⑤ 冼维逊《鼠疫流行史》,1988年,第187页。

⑥ 民国《灵山县志》卷五《舆地志·灾祥》。

⑦ 冼维逊《鼠疫流行史》,1988年,第181页。

⑧ 冼维逊《鼠疫流行史》,1988年,第186页。

⑨ 冼维逊《鼠疫流行史》,1988年,第185页。

⑩ “营口丛谈”,《申报》1885年6月5日,第2版。

⑪ 光绪《重修皋兰县志》卷一四《灾异》,光绪《甘肃新通志》卷二《天文志·祥异》。

⑫ 《榆中县志》,甘肃人民出版社2001年版。

北京市

京　师（宛平、大兴二县附郭，今北京市）　客冬天气严寒，入春以来，时症渐发，半系伤寒，并有生恶疮者①。夏，直隶连年水灾，流民汇聚京城，以致疾疫流行，城下路旁，男妇老幼，枕藉露处，道殣相望②。至夏四月，京师多喉症，其发甚急，且易传染③；疫疠流行，不特华人互相传染，即寓京诸西人，亦半被病魔作祟④。五月，京中疾疫，尚未稍减，各国使署随员及赫总税务司处办公西人等患者，实繁有徒⑤。至七月底，五城月报路毙已三千余人，其内城归步军衙门、顺天府经理者尚不在此数⑥。

天津市

天津县（今天津市）　秋，霍乱流行。10月28日（九月廿一日）报道：今岁天时不正，寒暖失宜，人民偶不留心，易受河鱼之疾，且各处疫疠较往岁为多。近闻大沽地方亦有瘟邪之病，麻痧霍乱，先吐后泻，染后数刻必死，每日因是伤生者指不胜屈⑦。

武清县（今武清区）、宝坻县（今宝坻区）　春大疫。3月21日（二月初五日）报道：近闻直隶武清、宝坻等县瘟疫流行，死亡枕藉，材木药铺之中，生涯极盛⑧。

河北省

邢台县（今邢台市）　夏疫。往年郡城施医局只有北门外、报忠埭、觉海寺三处，今年以时疫较多，故在太平桥添设一局⑨。

承德府（今承德市）　上年秋间，雨泽缺少，入冬以后，未获大雪，是年春，疫疠流行⑩。光绪十一年（1885），自入冬以来，未获大雪，疫疠流行⑪。

山东省

福山县（今烟台市福山区）　夏五月，（烟台）天花盛行，小孩辄致传染，若欲先事预防，非种牛痘不可⑫。秋八月，烟台疫症流行，口外泊有法兵船九艘，疫病颇重，每日

---

① “辇毂纪闻”，《申报》1885年4月5日，第2版。

② 《清德宗实录》；尹钧科、于德源《北京历史上的瘟疫及其经验教训》，《天津科技》2003年第3期。

③ “凤禁纪闻”，《申报》1885年5月1日，第2版。

④ “辇下述闻”，《申报》1885年5月14日，第2版。

⑤ “京师纪要”，《申报》1885年6月3日，第2版。

⑥ 《录副档》，“光绪二十一年七月二十九日陕西道监察御史熙麟折”。

⑦ “大沽疫盛”，《益闻录》1885年第506期。

⑧ “畿东患疫”，《益闻录》1885年第443期。

⑨ “鸳水纪闻”，《申报》1885年7月29日，第2版。

⑩ “谕旨恭录”，《申报》1886年3月14日，第1版。

⑪ “光绪十二年二月十七日京报全录”，《申报》1886年4月1日，第10版。

⑫ “烟台塍录”，《申报》1885年6月5日，第2版。

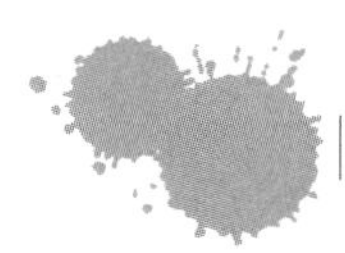

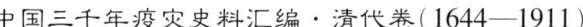

水手死者约有四人，有一艘之兵官亦患疫而死①。冬十月，天气冷暖无常，疫疾亦时作时止②。按:烟台咸丰八年(1858)开埠，时属福山县。

栖霞县(今栖霞市)　十月初一日例请城隍神出巡，今岁瘟疫盛行，首是会者，益增羽葆旙幢，以冀消灾迓福③。

山西省

阳曲县(今太原市)　秋八月，气候不调，民多时疫，城北柳巷内，四人同时患急痧而毙，城内官医局及各药栈，颇有应接不暇之势④。冬十月，省垣时疫流行，死亡相继，医生药铺，大有日不暇给之势⑤。

右玉县　秋，霍乱流行。11月18日(十月十二日)报道:灾祸流行，何代蔑有，而今年为尤甚。近日日本馆得塞外来函:西口牌楼沟一带，自秋初至今，二竖猖狂，遍传时症，起病之人往往泄泻不止，三日之后即无施救之方，染疫之家，亲友皆疏相戒，不敢入室。刻幸秋风蔫冷，霜肃大高，行瘟引疫之流，渐次退避三舍，然已死亡枕藉，不可言矣⑥。

安徽省

安庆府(怀宁县附郭，今安庆市)　春二月，皖省春瘟大作，不论铺户居民及肩挑人等，患之顷刻立死，不及施救，有饮食未毕而即毙者，有行路不及回家而倒毙者⑦。

芜湖县(今芜湖市)　夏六月，天时寒暖靡定，疫疠又复盛行，操和缓术者，恒有应接不暇之势⑧。盛夏之时，寒威料峭，无异深秋，以致疫症流行，日甚一日，操和缓术者，蹀躞街头，几于踵趾欲脱⑨。六月，疫疠较前稍减，然患泻痢腹胀者甚多⑩。至秋八月，疾疫滋多，死者相继，善堂施棺，为之应接不暇⑪。知县邹隽之见疫症甚多，捐廉制配药散数种，施给贫病之人⑫。瘟疫仍未稍减，死亡接踵⑬。秋九月，芜城疠疫盛

---

① “法船病疫”，《申报》1885年9月17日，第2版。
② “烟台杂录”，《申报》1885年11月12日，第3版。
③ “栖霞山色”，《申报》1885年11月20日，第2版。
④ “萤苑秋痕”，《申报》1885年9月7日，第2版。
⑤ “晋平零拾”，《申报》1885年11月12日，第9版。
⑥ “蒙古多疫”，《益闻录》1885年第512期。
⑦ “皖省春瘟”，《申报》1885年3月25日，第2版。
⑧ “鸠江近事”，《申报》1885年6月30日，第2版。
⑨ “襄垣琐事”，《申报》1885年7月21日，第2版。
⑩ “鸠江近事”，《申报》1885年7月27日，第1版。
⑪ “鸠江碎录”，《申报》1885年8月3日，第2版。
⑫ “鸠江双鲤”，《申报》1885年9月3日，第2版。
⑬ “芜事汇述”，《申报》1885年9月14日，第2版。

行，东、北二门为尤甚，哀声载道，惨不忍闻①。东、北二门，瘟疫盛行，疠气所蒸，死者枕藉②。知县邹隽之配制辟瘟神散，积善堂修合时疫末药，散给各处，服者应手见效，全活甚众③。秋间，瘟疫盛行，居民惑于成例，默祷神祇，自交冬令，疫气渐消，城厢内外，居民先后捐资延羽士建醮酬神，颇形热闹④。

湖北省

黄梅县 春三月，九江对岸黄梅县下乡瘟疫盛行⑤。

汉阳县（今属武汉市） 汉阳一带时疫流行，有一巷内邻居左右死至十八人之多。时症由西门，传至鹦鹉洲一带⑥。汉镇（即汉口）自中秋节后，居人多患霍乱之症⑦。

宜 昌（东湖县附郭，今宜昌市） 冬，四乡多患时症，小儿尤甚。九月廿八、廿九两日，黄沙弥漫河西，山峰不可望见，疫症之多，或由于此⑧。冬十二月，时疫广行，患者不过两三日即死，大抵痢疾居多，医生为之束手⑨。

大冶县（今大冶市） 秋大疫，西南乡尤甚，民有绝户⑩。

江陵县（含今荆州市区、江陵县） 瘟疫暴行，死者甚众⑪。

江西省

石城县 秋已深矣，而疫气尚流行未已，痢红白者，颇相传染，患是疾者，一或噤口则不出，一二日无救，故善堂之薄木槽取用一空，若寿材铺则生意仍寥寥，即各药材号内，亦未必利市三倍，盖因病而死者，皆穷苦人也⑫。

德化县（今九江市） 春二月，九江天花盛行⑬。

瑞昌县（今瑞昌市） 春大疫。三月十一日（4 月 25 日）报道：瑞昌县西北乡一带，二月间二竖为灾，至今未止，死者已数百人，致郊野之中，新棺累累。其症起时吐泻交作，腹痛如火，朝发夕死，多则延至二三日，必不能救。时医皆束手无策，目为怪

① “芜湖近事”，《申报》1885 年 10 月 9 日，第 2 版。
② “襄垣纪事”，《申报》1885 年 10 月 19 日，第 2 版。
③ “芜湖秋信”，《申报》1885 年 10 月 27 日，第 2 版。
④ “芜湖霜信”，《申报》1885 年 11 月 27 日，第 2 版。
⑤ “龙灯逐疫”，《申报》1885 年 4 月 3 日，第 3 版。
⑥ “迎神驱疫”，《申报》1885 年 9 月 29 日，第 2 版。
⑦ “汉市迎灯”，《申报》1885 年 10 月 14 日，第 2 版。
⑧ “宜昌杂缀”，《申报》1885 年 12 月 2 日，第 2 版。
⑨ “宜昌来信”，《申报》1886 年 1 月 3 日，第 2 版。
⑩ 光绪《大冶县志后编》卷一《祥异》。
⑪ 《江陵县志》，湖北人民出版社 1990 年版。
⑫ “石城纪闻”，《申报》1885 年 10 月 9 日，第 2 版。
⑬ “九江碎录”，《申报》1885 年 3 月 29 日，第 2 版。

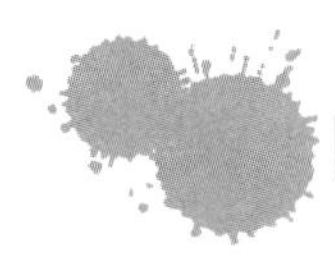

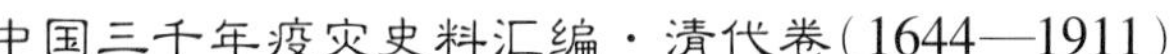

症,故居民咸有戒心①。

江苏省

山阳县(今淮安市)　山阳黑热病流行②。

扬　州(甘泉、江都二县附郭,今扬州市)　自春徂夏,疫疠盛行,皆先患斑疹,继流鼻血,竟有朝得疾而夕死者,岐黄者流,终日飞舆奔走,忙迫异常③。后届夏令,时疫较多,往往见肩挑负贩者流,猝倒街心,无从医治④。

通　州(今南通市)　入冬奇暖,瘟疫盛行,张家湾某姓幼童忽患喉症,延医诊治,误投药剂,服后登时殒命⑤。

金　陵(江宁、上元二县附郭,今南京市)　春正月,秣陵天久旱干,阳气不能潜藏,致酿为喉蛾等症,操岐黄术者,应接不暇⑥。秣陵自交二月,凡未种牛痘之孩,无不酿为天花⑦。秋八月,疫症盛行,勾栏中此症尤盛,日有毙者⑧。八月以前,多有患疟痢者,场内上下江士子,十病八九,其因考而终其命者,三场之间,合计江南一百五十一学,几于无学不有。距秋分不十日,忽传一急症,无分城内外,染者先腹胀欲死,如厕大解,即汗珠如雨滴,色渐变,又才扶上床,气便不属,少顷即不救,甚者且为贾似道之死在虎子上。医者几莫审其为何症,延医者亦莫知其为何病,街巷哄传为"噤口痢",又名"吊脚痧"⑨。

昆山县、新阳县(今昆山市)　秋,疫气横行,猝不及治⑩。

苏　州(吴县、元和、长洲三县附郭,今苏州市)　秋九月,疫气流行,病发即毙,死者手爪均发黑色,间有服胡庆余辟瘟丹得以救活者⑪。秋九月,瘟疫盛行,症势极速,大都皆系寒闭,以寻常痧气诸药治之,绝无效验⑫。

吴　县(今属苏州市)　秋,疫疠盛行,各乡尤甚,光福一带,毙者更多,有池沿村者,居民不及三十户,村中共男丁二十七名,忽遭时疫传染,次第倒毙十九人,儿啼妇

---

① "瑞昌疫患",《益闻录》1885年第453期。
② 《淮安市志》,江苏人民出版社1998年版。
③ "竹西杂说",《申报》1885年5月29日,第2版。
④ "竹西谈尘",《申报》1885年7月18日,第2版。
⑤ "通州琐纪",《申报》1886年1月25日,第2版。
⑥ "秣陵喉症",《申报》1885年2月8日,第2版。
⑦ "建业丛谈",《申报》1885年4月18日,第2版。
⑧ "金陵近事",《申报》1885年9月18日,第2版。
⑨ "金陵疫重",《申报》1885年10月14日,第3版。
⑩ 民国《昆新两县续补合志》卷一《祥异》。
⑪ "麋台凉信",《申报》1885年9月23日,第2版。
⑫ "灵方辟瘟",《申报》1885年10月8日,第4版。

哭之声，不堪卒听[①]。

上海市

嘉定县（今嘉定区）　夏秋间屡次大风雨，潮溢。秋，疫症流行[②]。

宝山县（今宝山区）　秋疫[③]。秋七月初五日（8月4日），有法国兵舰爱四毕得由浦江开往粤东，驶至吴淞口时，忽有水手二名骤染疫症，癫狂谵语，似被鬼魔，逾时毙命，该舰随即停轮，将尸备棺收殓，越日，复有数人染病[④]。

松江府（娄县、华亭二县附郭，今松江区）　夏五月，时疫渐作，中疾者往往猝毙[⑤]。中秋后，骤来疫症，殊多传染，有早发夕死，途中倒毙者不少[⑥]。秋八月，时疫盛行，染者朝发夕死，初只起自四乡，后延及城厢内外，郡人集资于八月二十七日起在北门内温公庙中延请羽士作法解禳，并禀请华、娄两邑尊出示禁屠，以昭诚敬[⑦]。九月，瘟疫盛行，死亡相继，城乡市镇，无不建醮设坛迎神赛会，俾昼作夜，几于举国若狂，而金山卫地方为尤甚。是症俗名吊脚痧，逾刻即死，虽卢扁复生，亦苦无可救药[⑧]。

娄　县（今属松江区）　泗泾为娄邑名镇，秋九月，居民以时疫甚多，群赛杨尊神会，以驱疠鬼[⑨]。

上海县（今闵行区等）　春正月，雨泽稀少，患喉症者甚多，此症最为危险，治不得法，一溃难收[⑩]。春三月，虹口地方天花流行，小儿颇为危险，操青囊术者，大有应接不暇之势[⑪]。三月以来，疫疠繁兴[⑫]。秋八月，沪北时疫流行，一染痧气，三四点时即可毙命，以致施救不及，治痊者不过十之一二[⑬]。疫气大行，皆从鸡鸭鱼肉中染来[⑭]。城厢内外，疫症流行，传染者每于一日半日之间，医药罔效，并有一家数口仅存一二人

---

① “吴苑秋声”，《申报》1885年10月24日，第2版。
② 民国《嘉定县续志》卷三《赋役志·灾异》。
③ 民国《宝山县续志》卷一七《灾异》。
④ “法船多疫”，《申报》1885年8月20日，第3版。
⑤ “茸城纪事”，《申报》1885年6月21日，第3版。
⑥ “五茸闲话”，《申报》1885年10月5日，第3版。
⑦ “云闲归雁”，《申报》1885年10月9日，第2版。
⑧ “云间里谚”，《申报》1885年10月22日，第3版。
⑨ “云间里谚”，《申报》1885年10月22日，第3版。
⑩ “妙手回春”，《申报》1885年2月8日，第4版。
⑪ “海上杂言”，《申报》1885年4月9日，第3版。
⑫ “摘录来信”，《申报》1885年9月7日，第3版。
⑬ “急症愈多”，《申报》1885年9月8日，第3版。
⑭ “上海文报局协赈公所丛谈十七”，《申报》1885年9月14日，第4版。

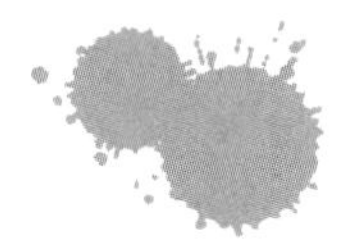

者[①]。租界中时疫流行，最多之日，死者六十余人，少亦二十余人[②]。夏秋之间，疫症盛行，沪上更甚[③]。严冬之际，天气较暖，患疫者时有所闻[④]。

川沙厅(今属浦东新区)　秋八月，时疫流行，较上海为尤甚。出殡之事，络绎于道，乡民谓瘟疫有神主持，遂纷纷然舁神遍游城厢内外，以冀驱逐邪神[⑤]。

南汇县(今南汇区)　夏六七月，疫疠大行[⑥]。

青浦县(今青浦区)　是岁大疫[⑦]。

宝山县(今宝山区)　七八月间疫，(罗店镇)患者上吐下泻，手足挛急，名曰“子午痧”，一家有毙三四人者[⑧]。

浙江省

杭　州(钱塘、仁和二县附郭，今杭州市)　杭垣自仲春后，雨多晴少，寒燠不时，至三月，感冒甚多，患春瘟者指不胜屈，其中得占勿药之喜者，仅十见二三，且城厢上下，天花盛行[⑨]。秋九月，浙闱誊录房中，病疫死者不下数十人，患疯者更不知凡几[⑩]。

嘉兴府(嘉兴、秀水二县附郭，今嘉兴市)　夏六月，霖雨不辍，时疫盛行，有不出三四日而即毙者，业医者无不利市三倍[⑪]。秋八月，急症甚多，往往因之毙命[⑫]。

嘉善县　夏秋之交大疫，日晡后人不敢外出，田禾歉收[⑬]。

平湖县　秋九月，瘟疫流行，北丽坊绅士按段募捐，广延羽士，设建水陆道场，或五日，或三日，旃檀之气，铙钹之声，远近相接[⑭]。

永嘉县(今温州市)　入夏以来，瘟疫甚盛，夜间送船，不绝于道[⑮]。秋七月，时疫盛行，霍乱吐泻之症，几于遍地皆然[⑯]。秋八月，时疫流行，死亡相继。凡有时疫之家，

---

① “来信照登”，《申报》1885年9月15日，第4版。
② “专查时疫”，《申报》1885年9月15日，第3版。
③ “上海丝业会馆筹赈公所施少钦封翁来启”，《申报》1885年9月19日，第3版。
④ “冬令患疫”，《申报》1886年1月25日，第3版。
⑤ “铁沙多疫”，《申报》1885年9月6日，第3版。
⑥ 民国《南汇县续志》卷二二《杂志·祥异》。
⑦ 民国《青浦县续志》卷二三《杂记上·祥异》。
⑧ 光绪《罗店镇志》卷八《祥异》。
⑨ “寒燠失时”，《申报》1885年4月19日，第2版。
⑩ “闱事余谭”，《申报》1885年10月18日，第2版。
⑪ “禾事零拾”，《申报》1885年7月7日，第2版。
⑫ “禾中多疫”，《申报》1885年9月12日，第3版。
⑬ 光绪《重修嘉善县志》卷三四《杂志上·祥眚》。
⑭ “槜李杂闻”，《申报》1885年10月11日，第3版。
⑮ “东瓯琐记”，《申报》1885年8月4日，第2版。
⑯ “东瓯近事”，《申报》1885年8月24日，第2版。

戚友俱不敢过问。永嘉场及上乡陈岙、隔江各等处，疫疾尤甚，棺木竟购买一空。中法虽已议和，而温郡驻扎海口之练军、越军及楚军左右两旗，并炮台各兵勇等，尚未饬回，因为时疫盛行，龙湾、状元桥等处居民营勇一日中竟死至七十余人①。因痧疫盛行，死亡相继，除寄停各乡外，城内各荒僻处停棺多达三千余具②。至九月，痧疫症稍称平静，但下痢便血之患，又复层见叠出，死于是疫者，指不胜屈③。时疫流行，名医束手，患此死者不计其数④。

宁波城（鄞县附郭，今宁波市）　宁波交秋后，天气暴热，痧症日有所闻⑤。秋八月，时疫盛行，居民铺户共同出资，定于初九至十一等日奉神衔牌及清道飞虎等旗，遍巡城厢内外⑥。东乡前徐一村，时疫更盛，患此病而亡者有百余人⑦。宁郡时疫，近有染及小儿者⑧。宁郡自交中伏后，民间杂症颇多，以霍乱吐泻为最，仓促间每不及医治⑨。

湖　州（乌程、归安二县附郭，今湖州市）　夏秋，"瘪螺痧"盛行，死者日数十人⑩。

福建省

福　州（侯官、闽县二县附郭，今福州市）　秋七月，省垣秋气未清，雨泽不降，时疫（吐泻）因之盛行⑪。冬十月，福州城内外时疫甚炽，南台某巷内三十六家，计二十家尽行挂素，有林姓一家最惨，三日连毙五命，率皆一呕一吐，片时即死⑫。十一月，时疫盛行，死亡相继，建醮迎神，举国若狂，各处义山，新棺如蚁，无可安置⑬。时疫盛行，死亡相继，五显巷某甲循俗迎神以驱疫鬼⑭。时疫稍平之时，夜间迎神者亦渐冷落⑮。

同安县（含今厦门市、金门县）　厦门鼠疫流行⑯。厦门道路崎岖，人烟稠密，沟

---

① "括州丛话"，《申报》1885 年 9 月 14 日，第 2 版。
② "东瓯碎录"，《申报》1885 年 9 月 27 日，第 2 版。
③ "括苍小志"，《申报》1885 年 10 月 5 日，第 3 版。
④ "永嘉新语"，《申报》1885 年 10 月 16 日，第 2 版。
⑤ "四明琐记"，《申报》1885 年 9 月 10 日，第 12 版。
⑥ "甬事杂录"，《申报》1885 年 9 月 22 日，第 2 版。
⑦ "甬上杂闻"，《申报》1885 年 9 月 23 日，第 3 版。
⑧ "甬东琐纪"，《申报》1885 年 10 月 11 日，第 2 版。
⑨ "宁郡近闻"，《申报》1885 年 8 月 3 日，第 10 版。
⑩ 〔清〕莫枚士《研经言》卷四，见《中国医学大成》第 4 册，中国中医药出版社 1997 年版，第 557 页。
⑪ "闽疆纪事"，《申报》1885 年 9 月 12 日，第 2 版。
⑫ "榕垣碎录"，《申报》1885 年 11 月 24 日，第 2 版。
⑬ "榕乡尘话"，《申报》1885 年 12 月 7 日，第 2 版。
⑭ "闽海述新"，《申报》1885 年 12 月 11 日，第 2 版。
⑮ "闽峤新谈"，《申报》1885 年 12 月 15 日，第 2 版。
⑯ 冼维逊《鼠疫流行史》，1988 年，第 108 页。

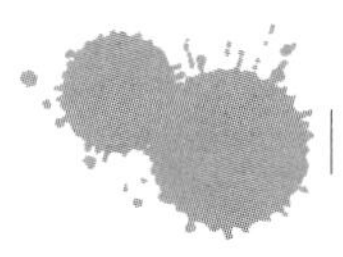

渠又堵塞不通,春夏之交,天时炎热,污秽熏蒸,行人多感受疫症①。夏六月,厦门多霍乱之症,一经吐泻,即难施救②。七月,厦门仍多霍乱症,华人死者固多,即西人有染疫而亡者③。厦门时疫盛行,日有死亡,现在天气渐凉,时症亦少,居民安然无恙矣④。

海澄县(今并入龙海市)、龙溪县(今并入龙海市)、长泰县　是年,鼠疫由厦门传入海澄,随后在漳州、石码、长泰一带流行,并沿九龙江流域扩散⑤。按:海澄县与龙溪县于1960年合为龙海县,合并之前海澄县驻海澄镇,合并之后龙海县驻石码镇。

晋江县(今晋江市)　是年,鼠疫传入泉州⑥。晋江县安海流行霍乱,死亡200余人⑦。

台湾省

台　北(淡水县附郭,今台北市)　春正月,疫气流行⑧。冬十月,(淡水)疫如基隆,西人之患病者亦不少⑨。至十一月末,瘟疫不减,死亡枕藉⑩。

基隆厅(今基隆市)　春二月,瘟疫盛行,法军退至宁波普陀山洋面⑪。冬十月,基隆瘟疫流行,每日死者数十人,淮军三营,每营勇丁死三百余人,其余病者尚居三分之一,以外别营大致仿佛⑫。

澎湖厅(今澎湖县)　三月,疫疠流行,死亡相藉⑬。夏四月大疫,法军亦多罹病患。夏六月民间犹疫,耕牛多死⑭。五月初旬,澎湖之法兵患疫死者不少⑮,故尔陆续登舟退去,并定于五月廿七日一律退完。该处瘟疫盛行,死者日约七八人⑯。

高雄县(今高雄市)　秋七月,台湾之打狗地方,疫症颇多⑰。

---

① “台厦要录”,《申报》1885年6月3日,第2版。
② “台厦录要”,《申报》1885年7月14日,第2版。
③ “鹭江谈屑”,《申报》1885年8月12日,第2版。
④ “台厦纪事”,《申报》1885年9月19日,第2版。
⑤ 《漳州市志》,中国社会科学出版社1999年版。
⑥ 《泉州市志》,中国社会科学出版社2000年版。
⑦ 《泉州市志》,中国社会科学出版社2000年版。
⑧ “台湾消息”,《申报》1885年1月23日,第2版。
⑨ “基隆大疫”,《申报》1885年11月26日,第2版。
⑩ “淡水来信”,《申报》1885年12月28日,第2版。
⑪ “法船萃浙”,《申报》1885年3月11日,第1版。
⑫ “基隆大疫”,《申报》1885年11月26日,第2版。
⑬ “光绪十二年正月二十七日京报全录”,《申报》1886年3月18日,第9版。
⑭ 光绪《甲午新修台湾澎湖志》卷一一《旧事·祥异》。
⑮ “台厦小录”,《申报》1885年6月28日,第2版。
⑯ “台厦录要”,《申报》1885年7月14日,第2版。
⑰ “台事述闻”,《申报》1885年9月8日,第2版。

重庆市

綦江县（今綦江区） 岁仍旱，知县刘善源出谷平粜，是年复大疫①。

四川省

永宁县（今古蔺县） 赤水河域痘麻流行，乡人多丧命②。

云南省

江川县、晋宁州（今并入晋宁县）、昆阳县（今并入晋宁县）、呈贡县、昆明县（今昆明市） 七、八月间，鼠疫从江川县蔓延到晋宁、呈贡、昆阳、昆明等县，据称两年之中云南府因鼠疫流行死亡的人口超过十万③。

云南县（今祥云县）、罗平州（今罗平县）、云州（今云县）、鹤庆县 部分村落鼠疫流行④。

广东省

广 州（番禺、南海二县附郭，今广州市） 夏四月，阴雨过多，疫症迭出⑤。五月，疫症传染，日盛一日，药肆棺店，无不利市三倍⑥。疫症流行，人心惶惑⑦。疫症流行，始于西关，继传至城内，小市街某金店一日连毙五命，其症与霍乱相似。又有一症名蛇脱壳，初起时身热如火，腹有红气一条，直冲心胸，跃跃欲动，顷刻毙命。新城街道每于入夜时设狮子灯游行各处，以驱疫疠，金鼓喧阗，旌旗飘扬，观者若堵⑧。其疫症流行，始于西关，继至城内，夏六月，流行到河南、佛山等处，死亡相继⑨。广（州）、肇（庆）五月始则水患大作，旋则疫症盛行⑩。

南海县（今佛山市南海区） 夏四月，南海神安司属，疫症流行，死亡相继⑪。六月，南海某乡落因时疫传染，集资造龙船一艘，于端午节为竞渡之戏，冀以驱逐疫疾⑫。

三水县（今佛山市三水区） 夏五月大水，由三水至省垣，四望汪洋，渺无涯岸，被灾地方，不知凡几，肇属黄岗墟冲塌屋宇六百余所，四会县属亦遭波及，六月，疫症流

---

① 光绪《四川綦江续志》卷二《祥异》，民国《綦江县续志》卷二《祥异》。

② 《古蔺县志》，四川科学技术出版社 1993 年版。

③ 《中国鼠疫流行史》，1973 年。

④ 《中国鼠疫流行史》，1973 年。

⑤ “东粤谈尘”，《申报》1885 年 5 月 25 日，第 2 版。

⑥ “粤东近事”，《申报》1885 年 6 月 2 日，第 2 版。

⑦ “穗垣杂录”，《申报》1885 年 6 月 18 日，第 3 版。

⑧ “东粤纪闻”，《申报》1885 年 6 月 14 日，第 2 版。

⑨ “穗垣杂志”，《申报》1885 年 7 月 27 日，第 2 版。

⑩ “致上海高易公馆赈所信”，《申报》1885 年 11 月 2 日，第 4 版。

⑪ “粤东近事”，《申报》1885 年 5 月 27 日，第 2 版。

⑫ “粤东大水续述”，《申报》1885 年 7 月 1 日，第 2 版。

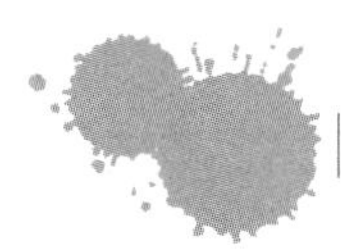

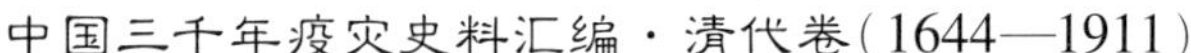

行,人民伤亡不少[①]。

东莞县(今东莞市) 冬十一月,东莞石龙埠疫症流行,好事者迎城隍神巡游街道以驱疠鬼[②]。

新会县(今江门市新会区) 外海一带二月至七月鼠疫流行[③]。

高要县(今肇庆市) 五月水患大作,随后疫症盛行[④]。

四会县(今四会市) 五月大水,疫症流行,人民伤亡不少[⑤]。

遂溪县 部分地区鼠疫。

吴川县(今吴川市) 人触其气,多发赤疹,未悉原委,或讶为妖祥[⑥]。

香港特别行政区

秋七月,香港英兵病疫,颇有死亡[⑦]。

澳门特别行政区

秋八月,澳疫症颇多[⑧]。

海南省

琼山县(今海口市琼山区) 三月至六月,海口城区盐灶、义兴等街道,人和、居仁等坊区鼠疫流行,包括郊区几个村庄,死亡2000多人[⑨]。

广西壮族自治区

凭祥厅(今凭祥市) 中法战争仍在进行,屯驻于中越边界之清军,被疾疫所染,死亡甚众。统领抗法清军之彭玉麟五月奏称:广西与交趾地处炎方,而接境之处山深菁密,水草恶劣,岚瘴时作。(光绪)十年湘、淮各营出关远征,水土既不相习,兼值淫雨过甚,天气骤暖骤寒,瘴疠加厉;又逼于前敌,皆掘地营居住,以避夷人开花居炮,遂复蒸受暑湿,以至疫气盛行,死亡枕藉,竟有一营不数日而一空者;后至无棺可殓,掘地为巨坑,累群尸而掩之,计前后死者不下一二万人,其中阵亡未经查明据报者亦多,殊为可悯[⑩]。

龙州厅(今龙州县) 龙州疫症流行,士卒伤亡,日以十计。语云:"大兵之后必

---

① "续述水灾",《申报》1885年7月2日,第2版。

② "珠江波影",《申报》1885年12月19日,第2版。

③ 冼维逊《鼠疫流行史》,1988年,第187页;《新会县志》,广东人民出版社1995年版。

④ "致上海高易公馆赈所信",《申报》1885年11月2日,第4版。

⑤ "续述水灾",《申报》1885年7月2日,第2版。

⑥ 光绪《高州府志》卷五〇《纪述·事纪三》。

⑦ "英兵更调",《申报》1885年8月22日,第1版。

⑧ "澳门近信",《申报》1885年9月19日,第1版。

⑨ 冼维逊《鼠疫流行史》,1988年,第196页。

⑩ "光绪十一年十一月十四日京报全录",《申报》1886年1月7日,第11版;《彭刚直公奏稿》,载《中法战争》(四),第433页。

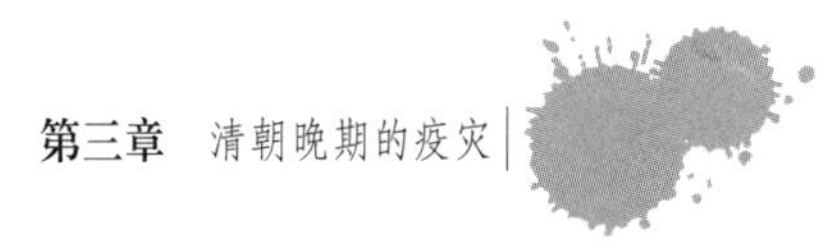

有大疫。"信然①。

灵山县　十年至十六年，西乡上殳等处连岁被疫②。

合浦县　县城鼠疫流行③。

光绪十二年(1886)

北京市

京　师(宛平、大兴二县附郭，今北京市)　春二月，京师中人多患喉症，死者甚多，有一家传染至十数口、七八口，不数日而同死者④。冬，京师又疫。腊月十六夜，京东各州县直至山海关外奉天省，千里之遥，皆得大雪，京城瘟疫，因之顿减⑤。

天津市

天津县(今天津市)　春，麻疹、疫痢流行。3月22日(二月十七日)报道：(津门)麻疹盛行，然不甚为害，调理得法，即可告痊⑥。4月7日(三月初四日)报道：(天津)去冬少雪，天气不和，寒意难宣，久郁酿成疫痢，故入春以后，感受者一齐举发⑦。

河北省

河间县(今河间市)、献县、交河县、东光县　春大疫。4月7日(三月初四日)报道：直隶天津、河间一带，因去冬少雪，天气不和，寒意难宣，久郁酿成疫痢，故入春以后，感受者一齐举发。近日如献县、交河、东光、宁津(今属山东省)各县，患疫繁多，岐黄家奔命不遑，槽肆中亦利市三倍云⑧。

吉林省

吉　林(今吉林市)　省城旧有关帝、城隍、龙王等庙声灵丕显，凡遇地方灾患，祈祷辄应。光绪十二年(1886)六月，疫疾流行，死亡相继，经虔诚叩祷，未几，灾氛顿止，民赖以安⑨。

甘肃省

皋兰县(今兰州市)　喉疫更甚⑩。

---

① "羊城纪事"，《申报》1885年8月28日，第1版。

② 民国《灵山县志》卷五《舆地志·灾祥》。

③ 冼维逊《鼠疫流行史》，1988年，第185页。

④ "京城春讯"，《申报》1886年3月23日，第1版。

⑤ "宣南剩语"，《申报》1887年2月6日，第2版。

⑥ "津门记略"，《申报》1886年3月22日，第2版。

⑦ "北方多疫"，《益闻录》1886年第549期。

⑧ "北方多疫"，《益闻录》1886年第549期。

⑨ "光绪十四年七月廿七日京报全录"，《申报》1888年9月11日，第12版。

⑩ 光绪《重修皋兰县志》卷一四《灾异》。

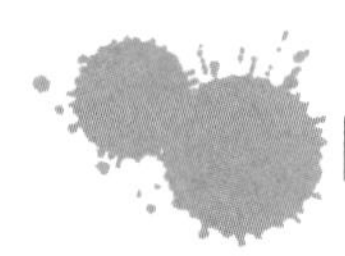

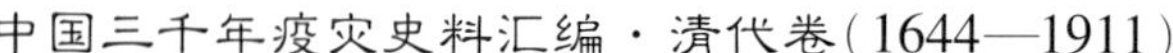

镇番县(今民勤县)　春荒,三区乡民皆采食野草、树皮充饥。是年,疫疠蔓延,全县被灾。柳林湖一带白喉肆虐,死者枕藉,哀声远闻①。

宁夏回族自治区

盐池县　平阳沟、大阳沟发生肺鼠疫,短期内死亡300多人②。

河南省

柘城县　瘟疫,喉症大行③。

山东省

福山县(今烟台市福山区)　烟台夏五月,瘟疫盛行④。天花盛行,有三雏妓,高树艳帜,近竟满面紫痂,如海棠睡去,惜花者均为之太息⑤。9月,烟台发生霍乱数百人⑥。霍乱由大连传入烟台,由城市向农村传播、蔓延,死亡49人,发病人数不详,仅9月1个月发病数百人⑦。

商河县　霍乱由大连传入⑧。商河县霍乱流行,死亡甚众⑨。

宁津县　去冬少雪,天气不和,寒意难宣,久郁酿成疫痢,故入春以后,感受者一齐举发。近日如献县、交河、东光、宁津各县,患疫繁多,岐黄家奔命不遑,椿肆中亦利市三倍云⑩。

江苏省

沛　县　冬,人疫牛瘟⑪。夏季旱灾,秋季风灾,冬季瘟疫⑫。

南　京(江宁、上元二县附郭,今南京市)　春三月,居人忽传染喉症,幸医者能知症之所由来,清解得宜,人人转危为安⑬。

扬　州(甘泉、江都二县附郭,今扬州市)　夏五月,天时冷暖不常,邗上患时邪病

---

① 《民勤县卫生志》,2010年。
② 《盐池县志》,宁夏人民出版社1986年版。
③ 光绪《柘城县志》卷一〇《杂志·灾祥》。
④ “烟台清括”,《申报》1886年7月15日,第2版。
⑤ “烟台雁帛”,《申报》1886年6月26日,第2版。
⑥ 《山东省卫生志》,山东人民出版社1992年版。
⑦ 《山东省卫生志》,山东人民出版社1992年版。
⑧ 《山东省卫生志》,山东人民出版社1992年版。
⑨ 《德州地区卫生志》,天津科学技术出版社1991年版。
⑩ “北方多疫”,《益闻录》1886年第549期。
⑪ 民国《沛县志》卷二《灾祥》。
⑫ 《沛县简志》,1989年。
⑬ “白门柳色”,《申报》1886年4月6日,第2版。

者，不知凡几，各处医生飞舆奔走，甚为忙迫，然着手成春不过十之二三[1]。

通　州（今南通市）　去冬雨雪稀少，是年春，瘟疫流行[2]。

苏　州（吴县、元和、长洲三县附郭，今苏州市）　新春忽暖忽寒，气候不正，所有残年抱病，相继死亡者，西城一带不下数十人，染子午痧者亦偶有之[3]。秋七月，苏地久晴，天气酷热，疫气又作，染者医治不及，两三时之间即奄奄待毙[4]。冬十月，苏城西南乡木渎、横泾二镇，疫气盛行，死亡数百人，甚至棺木无从猝购[5]。

无锡县、金匮县（合今无锡市）　霍乱流行[6]。霍乱、副霍乱大流行，死亡率极高[7]。

常　州（武进、阳湖二县附郭，今常州市）　夏，霍乱流行。7 月 28 日（六月廿七日）报道：入夏以来，境内晴多雨少，嘉禾乏水，枯槁堪虞，更且时疫流行，起病只半日之间，便是束手无策[8]。

上海市

松　江（华亭、娄县二县附郭，今松江区）　夏六月，天时炎热，瘟疫易兴，城厢各店铺，于十五日始延请羽士建醮禳瘟[9]。秋八月，松郡时疫盛行，由东乡延及城厢，往往吐泻，移时随即晕厥，郡人名之曰“缩螺瘟”[10]。松江瘟疫盛行，育婴堂连死者四人[11]。郡城内外，时疫大行，迤西尤甚，育婴堂内一日之间患是症者共有六人，仅两人得以无碍，一女司事与三乳妇俱不逾时而毙命[12]。冬十月，松郡瘟疫未靖，名曰“缩螺瘟”[13]。

上海县（今闵行区等）　秋八月，时疫渐多，大都上吐下泻，手足厥冷，即俗名“吊脚痧者”是[14]。交秋后，天气忽冷忽热，以致患吊脚痧而死者日有所闻[15]。入秋以来，

---

① “邗水杂闻”，《申报》1886 年 6 月 21 日，第 2 版。
② “通州近闻”，《申报》1886 年 3 月 6 日，第 2 版。
③ “疹疠未除”，《申报》1886 年 3 月 3 日，第 1 版。
④ “苏垣气候”，《申报》1886 年 8 月 4 日，第 2 版。
⑤ “吴侬琐语”，《申报》1886 年 11 月 4 日，第 2 版。
⑥ 《无锡市地方志·卫生卷》，1987 年。
⑦ 《无锡县志》，上海社会科学院出版社 1994 年版。
⑧ “常州多疫”，《益闻录》1886 年第 581 期。
⑨ “云间实录”，《申报》1886 年 7 月 20 日，第 2 版。
⑩ “峰泖鸿鳞”，《申报》1886 年 9 月 22 日，第 2 版。
⑪ “论云间育婴堂事”，《申报》1886 年 9 月 26 日，第 1 版。
⑫ “松郡茗谈”，《申报》1886 年 9 月 26 日，第 3 版。
⑬ “云间零拾”，《申报》1886 年 11 月 5 日，第 2 版。
⑭ “馈药”，《申报》1886 年 9 月 8 日，第 4 版。
⑮ “急痧宜慎”，《申报》1886 年 9 月 9 日，第 3 版。

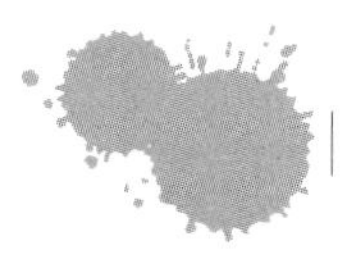

霍乱盛行,每见病者吐泻四逆①。

川沙厅(今属浦东新区)　秋,大疫②。

崇明县　秋,霍乱流行。10月9日(九月十二日)报道:入秋以后,城乡各处疫症流行,有时痧一种,犯者不及救治即赋游魂。喇叭镇龚姓妇染痧而死,有朱姓十余人乘车往吊,比回,均染时痧,次第就毙,亦异闻也③。

嘉定县(今嘉定区)　秋,霍乱流行。10月20日(九月廿三日)报道:(嘉定)城乡各处,近来瘟疫流行,死亡相继,起病之后,不及行医,随即宛转而毙。卢扁家踧来报往,昕夕不遑,药肆棺铺之中,交易生涯无不利市三倍④。

安徽省

安　庆(怀宁县附郭,今安庆市)　皖垣自七月杪起,城厢内外,时疫盛行,其症以红白痢及伤寒为多,死亡相继,医士为之束手⑤。秋九月,皖中又多疫痢,医家都不能治⑥。十月初二,皖垣以瘟疫盛行,奉城隍神出巡城厢各处⑦。

芜湖县(今芜湖市)　春寒料峭,麻疹瘟疫,比户皆然,药肆医生,无不利市三倍⑧。夏五月,寒燠无常,疾疫流行,易于传染,医家药肆,无不利市三倍⑨。夏五月,天时倏寒倏暖,时雨时晴,居人因此多患疹疫,售药之肆,业医之家,罔不利市三倍⑩。秋七月,暑气将尽,疫疠流行,操和缓术者,蹀躞街头,几有踵趾欲穿之势,死亡相继,出棺者相属于道,善堂施棺,几于日不暇给⑪。秋八月,秋阳燥烈,雨少晴多,疫疠流行,较前更盛,病疟痢者十居七八,诸医蹀躞街头,几于踵趾欲脱,牲畜亦多倒毙者⑫。秋九月,城内外塘并干涸异常,炎热不减于夏令,疫疠蜂起,呻吟声无间昕宵⑬。秋阳依然燥烈,疫疠盛行,甚有顷刻毙命者⑭。因为天久不雨,疫疠滋多,芜湖县知县在城

---

① “霍乱寒热辨”,《申报》1886年9月11日,第1版。
② 民国《川沙县志》卷二三《故实志·灾变》。
③ “崇明多疫”,《益闻录》1886年第602期。
④ “疁城多疫”,《益闻录》1886年第605期。
⑤ “皖省时疫”,《申报》1886年9月22日,第2版。
⑥ “皖中杂纪”,《申报》1886年10月2日,第2版。
⑦ “皖事纪要”,《申报》1886年11月8日,第2版。
⑧ “芜市春声”,《申报》1886年3月24日,第2版。
⑨ “鸠江纪事”,《申报》1886年6月11日,第2版。
⑩ “襄垣杂志”,《申报》1886年6月23日,第2版。
⑪ “芜湖凉信”,《申报》1886年8月20日,第2版。
⑫ “芜湖近事”,《申报》1886年9月26日,第2版。
⑬ “襄垣近事”,《申报》1886年10月5日,第3版。
⑭ “鸠水汇谈”,《申报》1886年10月18日,第2版。

隍庙、龙王庙设坛求雨，并禁屠三天①。冬十月，立冬以后，天气甚暖，居人又患疫疠，多有不及延医而毙者②。

繁昌县　秋八月，疫气传染，死亡甚速，有倒毙街头者。繁昌为江表下邑，斗大山城，一望已麻衣如雪，呻吟声一如蚊聚之雷，不堪侧耳③。

建平县（今郎溪县）　建平县阖邑天花盛行，凡出痘者无论年之大小，体之强弱，多半不起，死者累累④。

浙江省

杭　州（钱塘、仁和二县附郭，今杭州市）　杭垣自新正以后，染病者日有所闻，大约病起越时即已不可投药⑤。春瘟盛行，至夏不已，各社首议请永宁院之元帅神出巡城厢以收瘟疫⑥。入秋以来，杭垣居人多染伤寒泻痢，不起者十之八九，藉三指为生涯者终日奔波，几至应接不暇，坐匠二业，尤为获利三倍⑦。杭城盛行秋疫，两月以来，尚未安静，冬十月，复子午痧流行，日间起病，至夜半而死，夜间起病，至日午而死⑧。

宁　波（鄞县附郭，今宁波市）　秋九月，宁波急症甚多，所染皆吐泻转筋，即俗名吊脚痧者，仓促不及延医，往往凶多吉少，竟有朝入市而暮盖棺者⑨。宁郡天气炎热异常，瘟疫迭出，死亡相继⑩。

镇海县（今宁波市镇海区）　秋，镇海梅墟一带疫疠盛行，舍棺局一日之间舍出棺木六七十具⑪。

定海厅（今舟山市定海区）　霍乱流行⑫。

奉化县（今奉化市）　忠义乡六月、七月旱，牛瘟，虫灾，人病疟⑬。

永嘉县（今温州市）　秋八月，时疫盛行，居民之感痢疾者，竟至十有八九，而以上

---

① “芜湖秋信”，《申报》1886年10月11日，第2版。

② “芜湖近事”，《申报》1886年11月28日，第2版。

③ “繁昌大疫”，《申报》1886年9月19日，第2版。

④ “如保赤子”，《申报》1886年6月28日，第3版。

⑤ “武林多疫”，《申报》1886年3月18日，第2版。

⑥ “盛会复兴”，《申报》1886年6月20日，第2版。

⑦ “秋疠盛行”，《申报》1886年9月8日，第2版。

⑧ “时症盛行”，《申报》1886年11月11日，第11版。

⑨ “秋疫繁多”，《申报》1886年9月19日，第2版。

⑩ “甬东小志”，《申报》1886年10月11日，第2版。

⑪ “四明谈助”，《申报》1886年9月23日，第2版。

⑫ 〔清〕心禅《一得集》卷中，见裘吉生《珍本医书集成·杂著类》，上海科学技术出版社1986年版，第23页。

⑬ 光绪《忠义乡志》卷二〇《祥异》。

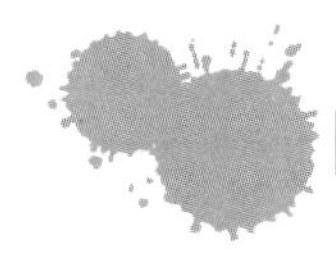

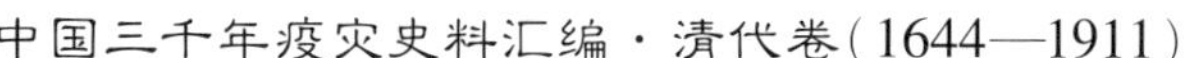

河乡为尤甚①。

嘉兴府(秀水、嘉兴二县附郭,今嘉兴市)　秋七月,天气酷热,疫疠滋多,甚有顷刻毙命者,医家为之束手②。因为时疫流行,禾人遂于廿二日午刻奉神驾出巡借以驱除疫疠③。秋九月,时疫又甚,患此者往往不及延医即已溘逝④。东、南两门及东栅口一带瘟疫盛行,北丽坊绅董又拟奉神出巡借以驱疫⑤。

福建省

同安县(含今厦门市、金山县)　(同安县)鼠疫在灌口、锦宅、角尾一带流行⑥。(厦门)鼠疫流行⑦。夏五月,厦门时疫盛行,凡经吐泻腹痛者,往往不起⑧。

台湾省

淡水县(今属台北市)　秋,时疫流行,死亡相继,沪尾铭军、淮勇建筑炮台,异常辛苦,致病毙者日有数人,湘勇病者,亦复不少⑨。

基隆厅(今基隆市)　秋七月,基隆一带瘟疫流行,铺户俱焚香建醮以禳之,每日下午即闭门不做贸易,东门外铭字等营弁勇,亦日有死伤⑩。

宜兰县　六月,进剿宜兰生番,适当炎夏,瘴疫正盛,军士染疫⑪。

江西省

德化县(今九江市)　秋八月,九江久不得雨,四乡望泽甚殷,且天时不正,城厢内外病者接踵而起,转筋霍乱最多,痧疹次之,疟疾喉症又次之,医生获利三倍⑫。冬十一月,九江南北,各乡人畜多患瘟疫,乡民敛资扎成龙灯并各样花灯,高跷故事,每夜灯火辉煌,锣鼓锽聒,巡历各村庄以祓除不祥⑬。

南　昌(南昌、新建二县附郭,今南昌市)　八月以来,天气燥热,疾疫丛生,至九

---

① “瓯水鱼函”,《申报》1886年9月18日,第2版。
② “禾城纪事”,《申报》1886年8月2日,第2版。
③ “禾事零拾”,《申报》1886年8月26日,第2版。
④ “禾中杂录”,《申报》1886年10月4日,第1版。
⑤ “禾中纪事”,《申报》1886年10月8日,第2版。
⑥ 《同安县志》,中华书局2000年版。
⑦ 冼维逊《鼠疫流行史》,1988年,第108页。
⑧ “厦门多疫”,《申报》1886年5月29日,第2版。
⑨ “淡水多疫”,《申报》1886年9月2日,第2版。
⑩ “台湾近事”,《申报》1886年8月31日,第1版。
⑪ “光绪十三年二月二十八日京报全录”,《申报》1887年3月28日,第13版。
⑫ “浔阳杂录”,《申报》1886年9月26日,第2版。
⑬ “九江琐志”,《申报》1886年12月25日,第2版。

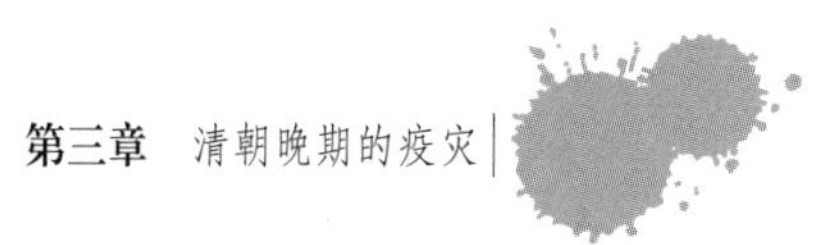

月下旬,阴雨连朝,烦恼之场,始一变为清凉世界①。

赣　县(今赣州市)　八月以来,晴暖过久,时疫叠见②。

湖南省

武冈州(今武冈市)　光绪丙戌,年饥岁疫,饿殍道路,惨不忍闻③。

黔阳县(含今洪江市)　洪江市瘟疫流行,死者三千多人,育婴堂从常德聘请医生为城乡婴儿种痘④。

湘潭县(含今湘潭市和韶山市)　六月、七月,大疫流行,全县死者三千余人⑤。

会同县　秋,洪江天花流行,婴幼儿死亡100余人⑥。

云南省

罗平州(今罗平县)、云州(今云县)、云南县(今祥云县)　部分村落鼠疫流行⑦。

鹤庆县　七、八月间大疫,号“痒子症”⑧。

广西壮族自治区

崇善县(今并入崇左市)　光绪十二至十六年连年瘟疫,老幼遭劫甚多⑨。

灵山县　十年至十六年,西乡上殳等处连岁被疫⑩。

永康州(今同正县)　永康州城隍神灵爽著,捍患御灾,祷雨祈晴,最为显应。光绪十二年(1886)三四月间,疫疠盛行,邻境死亡相继,永康渐有传染,人心恐慌,赴庙虔祷,遂得无恙⑪。

广东省

广　州(番禺、南海二县附郭,今广州市)　秋九月,气候不正,疫症又作,有猝然倒地街头者⑫。天久不雨,禾稻将枯,居民疠疫丛生,几令操和缓术者日不暇给⑬。

---

① “章门杂述”,《申报》1886年11月10日,第2版。
② “章贡纪闻”,《申报》1886年10月18日,第2版。
③ 光绪《武冈州乡土志·户口》。
④ 《洪江市志》,生活·读书·新知三联书店1994年版。
⑤ 《湘潭县卫生志》,1992年。
⑥ 《会同县卫生志》,1993年。
⑦ 《中国鼠疫流行史》,1973年。
⑧ 民国《鹤庆县志》卷一一《杂纪志·灾异》。
⑨ 民国《崇善县志》卷六《前事·灾异》。
⑩ 民国《灵山县志》卷五《舆地志·灾祥》。
⑪ “光绪十三年十月二十二日京报全录”,《申报》1887年12月16日,第12版。
⑫ “穗垣杂录”,《申报》1886年6月8日,第2版。
⑬ “广州杂录”,《申报》1886年10月21日,第2版。

遂溪县　部分地区鼠疫[1]。

石城县(今廉江市)　牛乳树小乡田螺塘村发现鼠疫[2]。

海南省

感恩县(今东方县)　八月,北区大疫[3]。

光绪十三年(1887)

内蒙古自治区

克什克腾旗　克什克腾旗白岔马家营子村发生鼠疫,发病30人,全部死亡[4]。六月,克什克腾旗白岔马家营子村发生人间鼠疫,发病30人,死亡30人[5]。六月,围场发生腺鼠疫,传染到白岔马家店、关家店等地,发病三十人,死亡三十人[6]。

河北省

围场县　九月,首见鼠疫发生,此后每年发生[7]。

新城县(今高碑店市)　大疫,死者相望[8]。

北京市

京　师(宛平、大兴二县附郭,今北京市)　新秋以后,瘟疫流行,且多疑难之症,医生束手无策,死亡者日以数计。僧道阴阳,颇有应接不暇之势[9]。冬十月,天时不正,男妇之患疟疾、泻痢者甚多,岐黄之流对症拟方,率多不效[10]。

通　州(今通州区)　秋八月,霍乱盛行,吐泻尤夥,死亡相继[11]。冬十二月,天时亢干,瘟疫盛行,刺史禁屠,观察每日两次率同属员在城隍庙设坛祈祷[12]。天气和煦,河水未冰,大有暮春气象,喉症天花时有所见,死亡者相继[13]。

天津市

天　津(天津县附郭,今天津市)　冬十二月,脑膜炎流行。1888年1月24日

---

① 冼维逊《鼠疫流行史》,1988年,第187页。

② 冼维逊《鼠疫流行史》,1988年,第190页。

③ 民国《感恩县志》卷二〇《杂志·灾异》。

④ 《内蒙古大事记》,内蒙古人民出版社1997年版。

⑤ 《赤峰市志》,内蒙古人民出版社1996年版。

⑥ 《克什克腾旗志》,内蒙古人民出版社1993年版。

⑦ 冼维逊《鼠疫流行史》,1988年,第105页。

⑧ 民国《新城县志》卷一一《孝友·时逢春》。

⑨ "北通杂述",《申报》1887年9月16日,第2版。

⑩ "都下委谈",《申报》1887年11月9日,第1版。

⑪ "古潞近闻",《申报》1888年9月7日,第2版。

⑫ "古潞近闻",《申报》1888年1月31日,第2版。

⑬ "古潞近闻",《申报》1888年1月5日,第2版。

(十二月十二日)报道:(津门)入冬后,雨雪愆期,津人颇多疫疠,其最险者,厥名大头瘟,始则身体酸疼,继而头颅浮肿,或从鼻端肿起,或从耳畔肿起,甚至有头肿如五石瓠者,岐黄家投以清热表散之剂,病乃得瘳①。

辽宁省

辽　东(今辽阳市)　春正月疫。2月21日(正月廿九日)报道:(辽东)去冬天时和暖,未得大雪,入春以来,益复嫩日烘晴,重裘暖透,以致人多疾疫,皆患热火上升②。

河南省

鹿邑县　大疫,死者无算③。

裕　州(今方城县)　冬多病瘟④。

南阳县(今南阳市)　秋,霍乱(麻脚瘟)流行。10月15日(八月廿九日)报道:(宛州)入秋以来,天时寒燠失宜,四境之中酿成疫气。刻下城乡各处,有时症一种,犯者四肢麻冷,身苦寒冰,稍不留心,迟延半晌,则眼光瞪定,直视无神,且舌涩而枯,言语不能了了,偶疏防范,调治失宜,则不可救药。近来此症最多,疾病颠连,死亡相继,岐黄家不能名为何症,惟以铁针之法将鼻官、舌本、手足四肢按穴针治,俟出血后即可望其回生,否则麻木不仁,必难保命⑤。

永宁县(今洛宁县)　七月,日食,大疫⑥。

登封县(今登封市)　金店一带发生霍乱,患病人数达70%,阎坡村有20%的病人死亡⑦。

山东省

诸城县(今诸城市)　夏五月疫,麦大熟⑧。

福山县(今烟台市福山区)　烟台夏五月,瘟疫流行,男妇老少赴局就诊者,不绝于道,号房每日至七八十人之多⑨。烟台霍乱流行⑩。

山西省

阳曲县(今太原市)、阳高县　冬十一月,大疫。12月17日(十一月三日)报道:

---

① "津门纪事",《申报》1888年1月24日,第2版。

② "辽东近事",《申报》1887年2月21日,第2版。

③ 光绪《鹿邑县志》卷一六《杂记》。

④ 《方城县卫生志》,1985年;《南阳地区卫生志》,1986年。

⑤ "宛州大疫",《益闻录》1887年第705期。

⑥ 《陕县卫生志》,1985年。

⑦ 《登封市卫生志》第一编《大事记》,2003年。

⑧ 光绪《增修诸城县续志·总纪》。

⑨ "烟台杂录",《申报》1887年6月18日,第3版。

⑩ 《山东省卫生志》,山东人民出版社1992年版。

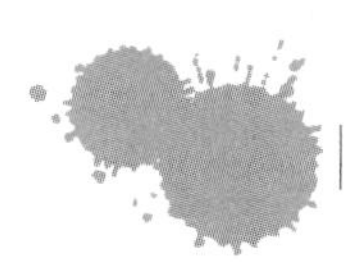

近来山西省垣,疫症流行,而阳高一县尤风行雷疠,犯者大半喉痛,饮食艰难,绝粒而死。据云有症以来,阖县人民死者已十中三四,如此异疫,实所骇闻①。12 月 19 日(十一月五日)报道:近来山西省垣疫症流行,而以阳高一县为尤盛,犯者大半喉痛,饮食艰难,绝粒而死,阖县人民死者已十中三四,如此异疫,实所骇闻②。

浑源州(今浑源县) 1887—1890 年三年间,浑源旱情严重,田园荒芜,民不聊生,瘟疫肆行,哀鸿遍地,饿殍载道③。

甘肃省

秋大疫。9 月 7 日(七月廿日)报道:入秋以来,甘、凉、兰、肃四府境中,疫症流行,全家卧病者到处皆然,或片刻而死,或半日而亡,有一家数人同归于尽者。小儿等皆患喉痧,起病时救而得生者,十不得五④。

靖远县 瘟疫流行,死亡甚众,至次年不止⑤。

河 州(今临夏州) (和政县)秋冬瘟疫流行,耕牛死者无数⑥。按:时无和政县,民国十八年(1929)析临夏、临洮两县地置和政县,驻和政驿。

镇番县(今民勤县) 民勤县部分地区白喉、伤寒流行⑦。

江苏省

扬 州(甘泉、江都二县附郭,今扬州市) 春正月,扬城喉症盛行,多有不及医治,仓促间一发而毙者⑧。至夏四月,扬城依然喉症盛行,医生几束手无策,有一家未及十日毙命六人者,有一家阖门传染连丧四口者⑨。夏六月,时疫渐行,而以南河下一带为尤甚⑩。邗上(即扬州)时疫流行⑪。

南 京(江宁、上元二县附郭,今南京市) 夏六月至秋八月,疟疾、痢疾、霍乱流行。7 月 25 日(六月初五日)报道:金陵多疟、多痢、多疮疥,似疫非疫,呻吟之声,比户多有⑫。9 月 7 日(七月廿日)报道:庚伏以来,病者多不救,且有朝生而暮死者,其

---

① “山西巨疫”,《益闻录》1887 年第 723 期。
② “山西巨疫”,《申报》1887 年 12 月 19 日,第 2 版。
③ 《浑源县卫生志》,1988 年。
④ “甘肃多疫”,《益闻录》1887 年第 694 期。
⑤ 光绪《甘肃新通志》卷二《天文志·祥异》。《靖远县志》,甘肃文化出版社 1995 年版。
⑥ 民国《和政县志》卷八《纪事门·灾异》。
⑦ 《民勤县志》,兰州大学出版社 1994 年版。
⑧ “邗水纪闻”,《申报》1887 年 2 月 23 日,第 10 版。
⑨ “红桥笛语”,《申报》1887 年 5 月 3 日,第 2 版。
⑩ “红桥月色”,《申报》1887 年 8 月 10 日,第 2 版。
⑪ “选楼题壁”,《申报》1887 年 8 月 25 日,第 2 版。
⑫ “金陵有疫”,《申报》1887 年 7 月 25 日,第 2 版。

症曰绞肠痧、闷心痧①。9月28日(八月十二日)报道:金陵痧症盛行一节,已列前报。刻下凉风洊至,秋爽高延,故各处时痧犯者日形稀少,惟腹痛、疟痢等症较前更多,犯者十之二三,波及之余,牲畜亦多沾染②。

苏　州(吴县、元和、长洲三县附郭,今苏州市)　夏六月,姑苏疫气流行,城乡皆有,朝发夕死者有之,随发随死不及一二时者亦有之,而以娄、齐二门为尤盛③。苏地瘟疫流行,自五月下旬酷热后,染此疾者每不及延医服药,肚腹绞痛,跳跃两三下,口喷血沫而死④。秋八月,苏城内外,瘟疫盛行,往往朝发夕死,救治无及。其症初起,先吐后泻,胸膈痞塞,上下焦不通,旋即四肢转筋,手足挛拘,各项药饵入口即吐,不移时面色倏变,十指罗纹皆缩,遂致不起⑤。城西傍山、城东濒河各乡,瘟疫盛行,病起二三时即毙,医药均不及施,竟有一门数口同日病死者,极贫之家甚至棺木不能具备⑥。九月,苏城内外,仍然时疫流行⑦,瘟神四出为灾,蔓延无际⑧。

吴　县(今属苏州市)　吴门霍乱流行⑨。夏五月,疫气盛行,率皆朝发夕死,救治不及,所经街巷,无不患此,日并城中,遭此劫者,几及百人之多⑩。

句容县(今句容市)　春夏大疫。4月30日(四月初八日)报道:句容西北乡自春初迄今,疫疠流行,人畜皆为波及。某姓一家四人,两日间只剩四龄一女。某姓畜猪十六头,相继倒毙。而大武君(按:“牛”的别称)之被厄者,尤难悉数⑪。

金匮县(今属无锡市)　夏四月大疫。5月11日(四月十九日)报道:金匮县东北湾里桥一带四五村,近日皆患时症,起病甚速,急不能治,半日间死者已数十人。又有红毛痧一种,得病即不能言,头上有红发嫩茎,鲜赤如脂,若早为拔去,尚可施救,倘过一周时,即使华佗复生,亦觉束手无策⑫。

昭文县(今属常熟市)　夏五月大疫。7月9日(五月十九日)报道:老洪市在昭

---

① “金陵多疫”,《申报》1887年9月7日,第2版。

② “时疫迭更”,《益闻录》1887年第700期。

③ “时疫盛行”,《申报》1887年7月25日,第2版。

④ “吴宫蝉噪”,《申报》1887年8月4日,第2版。

⑤ “吴中患疫”,《申报》1887年9月26日,第3版。

⑥ “苏台杂录”,《申报》1887年9月30日,第11版。

⑦ “食品小志”,《申报》1887年10月22日,第2版。

⑧ “姑苏多疫”,《申报》1887年10月26日,第1版。

⑨ 〔清〕许起《霍乱燃犀说》,见裘吉生《珍本医书集成·内科类》,上海科学技术出版社1986年版,第1页。

⑩ “吴中纪事”,《申报》1887年7月17日,第2版。

⑪ “句容疫盛”,《益闻录》1887年第657期。

⑫ “乡间时疫”,《益闻录》1887年第660期。

文县境,离治三十余里,烟村水郭,风景绝佳。近日该处瘟疫盛行,染病者皆卒起仓皇,不及延医施救,有一家连病连毙数人者。镇左右前后于十日间竟死一百六十余人①。

常熟县(今常熟市) 夏六月大疫。8月3日(六月十四日)报道:常熟城厢内外,时痧疫病传遍闾阎,人口死亡不胜枚举。步道巷衣匠陈杏泉家,数日间连毙六人②。

上海市

松 江(娄县、华亭二县附郭,今松江区) 五茸人士往往惑于巫觋,夏六月,疫气流行,遂请于恩诗农太守,择期十五日起,延羽士在城隍庙建醮祈禳,并禁止屠宰五天③。

宝山县(今宝山区) 夏,猩红热流行。5月2日(四月初十日)报道:吴淞、江湾、大场一带,近日时疫流行,而喉症尤为充斥,十中五六,悉被其灾。初起时由痒而痛,粒米不能沾牙,继则颈项一围红而且肿,有左重右轻者,有左轻右重者,病后身热如炙,当六七日后,遍身发出痧珠,晶红圆绽,闭不发出,则性命必亡④。

上海县(今闵行区等) 入秋以后,骄阳昌炽炎热,不减于伏中,以致疫疠流行,死亡相继⑤。

安徽省

安 庆(怀宁县附郭,今安庆市) 皖省自夏徂秋,瘟疫大作,患者先疟疾,次腹痛,次痢疾,或三四日,或七八日,医药无效,即赴泉途。遥望城隅榛莽间,累累者皆新厝棺木。某日西门内升出之柩,多至四十余具,北门亦三十余具⑥。皖垣自夏以来苦旱六月,不特春苗无可播种,兼之疫疠蜂起,时有死亡⑦。

和 州(今和县) 秋八月大疫。9月28日(八月十二日)报道:皖乡和州某乡阖村人畜尽患疯癫,想亦疫疠相侵,独钟一处者⑧。

芜湖县(今芜湖市) 秋七月,芜地疫疠盛行,死亡接踵,盖皆是霍乱、吐泻、头疼、

① “乡市暴疫”,《益闻录》1887年第677期。
② “夏天大疫”,《益闻录》1887年第684期。
③ “九峰晴翠”,《申报》1887年8月2日,第2版。
④ “时疫可虑”,《益闻录》1887年第666期。
⑤ “沪滨气候”,《申报》1887年9月12日,第3版。
⑥ “皖公山赏秋纪”,《申报》1887年10月17日,第2版。
⑦ “皖江雁影”,《申报》1887年12月12日,第3版。
⑧ “时疫迭更”,《益闻录》1887年第700期。

腹痛等症，妇女幼孩病者更多[①]。芜湖立秋后炎威昌炽，霍乱之症丛生[②]。不仅居人疾病丛生，牲畜亦多瘟毙[③]。至九月，疫疠盛行如故，城厢内外及江北一带，茅檐贫庶及卑田院中人多有染者[④]。

休宁县　徽宁处万山之中，六月以来疫疠盛行，死亡接踵，往往得病仅二三时，或子发午死，午发子死，苟能迁延至一二日，则或可起死回。至于秋八月，疫气更盛，各处呻吟啼哭，惨不忍闻[⑤]。

浙江省

杭　州（仁和、钱塘二县附郭，今杭州市）　春正月，城内患喉症者甚多[⑥]。秋七月，瘟疫流行，好事者趁此敛钱作会，延僧拜忏诵经，举国若狂，到处皆钟磬铙钹之声[⑦]。杭城疫症盛行，传染者不可胜计，遂致死亡相继[⑧]。

天台县、於潜县（今并入临安市）　夏秋之交，疫疠流行[⑨]。

绍　兴（山阴、会稽二县附郭，今绍兴市）　夏秋之交，霍乱盛行[⑩]。秋七月，疫症盛行，死亡相继，有人至杭州羊市街棺材店一次购棺六具[⑪]。

上虞县（今绍兴市上虞区）　秋冬久旱，疫病盛行[⑫]。

宁　波（鄞县附郭，今宁波市）　秋大疫，死者无算[⑬]。夏五月以来，寒燠不常，民多疾病，伤寒尤多，患者不出三五天便致不起，医药巫匠，颇形忙碌[⑭]。夏六月，疫疠未止，操和缓术者，应接不暇[⑮]。秋七月，时疫盛行，霍乱吐泻诸症，无处无之，而以石桂桥至新桥一带为尤甚，一日之内，患此者七八人，片刻间悉数名登鬼箓[⑯]。宁波自入秋

---

① “襄垣笔纪”，《申报》1887 年 8 月 9 日，第 3 版。

② “来凤箫声”，《申报》1887 年 8 月 25 日，第 2 版。

③ “鸠水秋涛”，《申报》1887 年 8 月 29 日，第 3 版。

④ “鸠江凉信”，《申报》1887 年 9 月 9 日，第 2 版。

⑤ “鸠江碎锦”，《申报》1887 年 9 月 29 日，第 2 版。

⑥ “临安琐录”，《申报》1888 年 2 月 20 日，第 3 版。

⑦ “武林秋唱”，《申报》1887 年 9 月 24 日，第 2 版。

⑧ “售棺启衅”，《申报》1887 年 9 月 28 日，第 1 版。

⑨ “谕旨恭录”，《申报》1888 年 12 月 28 日，第 1 版。

⑩ 〔清〕高汝贤《随息居霍乱论跋》，见《中国医学大成》第 4 册，中国中医药出版社 1997 年版，第 697 页。

⑪ “售棺启衅”，《申报》1887 年 9 月 28 日，第 1 版。

⑫ 光绪《上虞县志校续》卷四一《杂志一・祥异》，光绪《上虞县志》卷三八《杂志一・祥异》。

⑬ 民国《鄞县通志・文献志》丁编《历代灾异表》。

⑭ “四明琐缀”，《申报》1887 年 6 月 7 日，第 2 版。

⑮ “四明琐纪”，《申报》1887 年 7 月 4 日，第 2 版。

⑯ “四明录要”，《申报》1887 年 8 月 22 日，第 2 版。

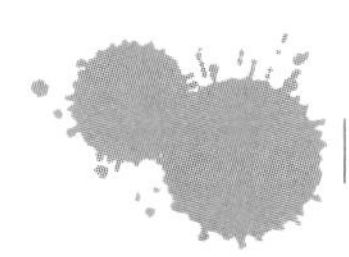

以来,燥热异常,民间疫疠流行,多有朝发而夕死者,至秋八月,疫气传染,更不可以数计,甚且片时迟缓,即赴黄泉,城厢内外,大街小巷之殡殓者,殆无虚日,行路之人,往往病发仆地。宝豫碗行门后外河干,每日航船到来,船上客人患此而倒毙者,日有数人,有以门板招尸首出灵桥门者,一日之间有十余起[①]。因为时疫大行,当地于初八日在大庙建醮禳疫,但疫气较前更甚,往往子发丑毙,其速不逾一时[②]。所患之症为转筋霍乱症,染者一吐泻,登时音低气微,身冷汗出,舌白脉绝,十指顶陷,两足筋转,医药不及,十不救一[③]。十三日下午,凉风急雨,宛如秋末天气,雨后街道秽气熏蒸,疫疠比前更甚[④]。疫气流行,死亡相继,药铺医生,几至不遑寝食,大小棺材,无不卖罄[⑤]。随之,谣言四起,人心惶恐,几于寝食不安[⑥]。宁郡四乡,往年每逢八月间各有秋报之举,锣鼓声喧,颇觉热闹,今因时疫传染,各村落十室九病,死亡相继,以致是举无人兴办,里巷萧然,不似往年景象矣[⑦]。宁波自入秋后,时疫盛行,丧亡极多,故匠人生意大盛,斧断声彻耳不绝,各棺木店历年所积陈货一扫而空[⑧]。九月,气候渐正,时疫渐退,惟多疟痢等症,患者迁延时日,呻吟床笫[⑨]。

镇海县(今宁波市镇海区)　光绪十三年(1887),秋疫流行[⑩]。

象山县　秋疫[⑪]。

慈溪县(今慈溪市)　秋七月大疫[⑫]。

奉化县(今奉化市)　六月大疫,至九月止,死者相枕,村邻里亲戚不通闻问[⑬]。剡源乡七月霍乱流行,至九月止,亲戚不通音问,阖乡死者不下千人。忠义乡六月大疫,死者相枕,至九月止[⑭]。

---

① “四明大疫”,《申报》1887年8月30日,第2版。

② “宁波患疫”,《申报》1887年9月3日,第2版。

③ “宁波府正堂胡刊送救疫方”,《申报》1887年9月5日,第12版。

④ “宁郡天气”,《申报》1887年9月7日,第2版。

⑤ “宁波多疫”,《申报》1887年9月16日,第2版。

⑥ “防维周至”,《申报》1887年9月21日,第1版。

⑦ “四明杂录”,《申报》1887年9月26日,第2版;“四明谈助”,《申报》1887年9月30日,第11版。

⑧ “匠人得利”,《申报》1887年10月2日,第3版。

⑨ “宁郡杂闻”,《申报》1887年10月16日,第2版。

⑩ “范童子事略”,《申报》1888年3月5日,第3版。

⑪ 民国《象山县志》卷三〇《志异》。

⑫ 光绪《慈溪县志》卷五五《祥异》。

⑬ 光绪《奉化县志》卷三九《祥异》。

⑭ 民国《剡源乡志》卷二四《祥异》,光绪《忠义乡志》卷二〇《祥异》。

台州府（治临海县，今台州市） 阖郡大疫①。按：是时台州府辖临海、宁海、天台、太平、仙居等县。

临海县（今台州市临海区） 大疫②。

太平县（今温岭市） 夏闰四月复大水，大雨逾半月，太平水高数尺，早禾淹没，米价腾贵，是年大疫③。

仙居县 大疫④。

景宁县 大疫⑤。

瑞安县（今瑞安市） 八月、九月间痧疫流行⑥。九月，瑞安城内，时疫盛行⑦。

永嘉县（今温州市） 秋七月，温州瘟疫盛行，而以上河乡、永嘉场两处为尤甚，兼之旱魃为灾，各乡田禾半皆枯槁，农民十室九病⑧。温郡瘟疫盛行，而以各乡为尤甚，羽士诵经送船，医生乘舆诊视，真如山阴道上，应接不暇，药店与棺材店生意甚属畅旺，棺材匠竟至各做夜工。永嘉县上河乡仙门浦北地方，小小村落，务农居民仅有一百八十余家，自七月初一日起至中元节止，感时疫而死者五十余人，傍晚之时，各家关闭门户，路上无人行走⑨。八月，温郡时疫盛行，府署东公廨、考棚前、三牌坊等处，路行倒毙者，日繁有徒。附郭永嘉县各乡时疫流行，而以永嘉场为尤盛⑩。九月，温州府时疫流行，穷苦之人死亡相继⑪。初起腹泻，继则发烧，医生束手无能，乱投方剂。上河乡永嘉场、七都、灵昆等处，传染尤多，浦北西南一隅，居民仅十一家，数日之间竟有七十余人毙命。⑫ 以致荒僻处所，棺木累累，仅灰炉一处，新旧棺木即多至一千五百有奇。至冬十月末，时疫未已，感患泄泻等症者，仍属日有所闻，初时工匠贫户居多，今则富室深闺亦渐沾染⑬。总之，季夏以来，瘟疫盛行，仲冬犹未止息，大荆营夏都戎、章守戎，新河街庄外委，均于片刻之间先后逝世，至隔江礁头嶂保排前等处农民，感患时

① 光绪《仙居县志》卷二四《杂志・灾变》。
② 民国《临海县志稿》卷四一《大事志》。
③ 光绪《光绪台州府志》卷三〇《大事四》。
④ 光绪《仙居县志》卷二四《杂志・灾变》。
⑤ 光绪《处州府志》卷二五《祥异志》。
⑥ 光绪《瑞安杂事・编年录》。
⑦ "瓯海珠光"，《申报》1887年10月20日，第2版。
⑧ "括苍秋色"，《申报》1887年9月6日，第3版。
⑨ "东瓯杂纪"，《申报》1887年9月11日，第2版。
⑩ "东瓯锁记"，《申报》1887年9月27日，第2版。
⑪ "瓯海珠光"，《申报》1887年10月20日，第2版。
⑫ "瓯东琐事"，《申报》1887年10月24日，第2版。
⑬ "东瓯近信"，《申报》1887年12月9日，第2版。

疫而死者,更觉实繁有徒①。

福建省

闽　县(今闽侯县)　夏六月,疟疾流行。8月3日(六月十四日)报道:福建南台一带,疟症亦多,染疾而亡者十中七八,以故岐轩之辈奔命不遑,而药材槽铺之中,无不利市三倍云②。

泰宁县　城乡麻疫,殇幼孩数百③。

同安县(含今厦门市、金山县)　厦门鼠疫流行,死者千余人④。

龙溪县(今龙海市)　华安县内仙都乡招山村始发鼠疫⑤。按:华安县1928年析龙溪县地置。

台湾省

台　北(淡水县附郭,今台北市)　台北至基隆段铁路开工,疫疠大作,时出杀害良民以禳祸⑥。

江西省

崇义县　八、九月大疫⑦。

九　江(德化县附郭,今九江市)　秋七月,旱魃为虐,时疫流行,多有朝发夕死者⑧。

湖北省

宜　昌(东湖县附郭,今宜昌市)　秋九月,疫疠流行,河西坝上染疫尤多,医生在路奔驰,终日不得住脚,大获其利⑨。

黄冈县(今黄冈市)　夏,县境西南部地区遭水灾。秋后,不分老幼年壮,皆下"赤白冻"(痢疾的一种),死亡数万人⑩。

四川省

汉源县　春大疫⑪。

---

① "温郡新谈",《申报》1887年12月14日,第2版。

② "夏天大疫",《益闻录》1887年第684期。

③ 民国《泰宁县志》卷三《大事志·祥异》。

④ 《福建省卫生志》,1989年。

⑤ 《华安县志》,厦门大学出版社1996年版。

⑥ 《重修台湾省通志》卷一《大事志》。

⑦ 光绪《崇义县志》卷一《祥异》。《崇义县志》,海南人民出版社1989年版。

⑧ "九江凉意",《申报》1887年8月11日,第2版。

⑨ "彝陵琐缀",《申报》1887年10月16日,第2版。

⑩ 《黄冈县志》,武汉大学出版社1990年版。

⑪ 民国《汉源县志》不分卷《杂记》。

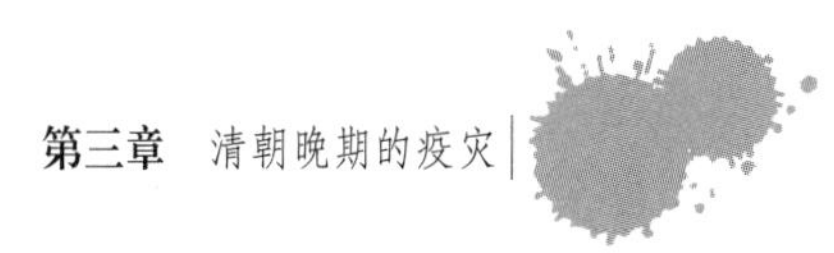

贵州省

余庆县　瘟疫流行,死者甚众①。

云南省

云南县(今祥云县)、罗平州(今罗平县)、云州(今云县)　部分村落鼠疫流行②。

鹤庆县　七、八月间大疫,号痒子症③。

广东省

广　州(番禺、南海二县附郭,今广州市)　夏六月,时当大暑,瘟疫流行,霍乱转筋吐泻等症,几于无日无之④。距城北三十里许,茅檐栉比,乡农皆聚族而居,冬十一月,忽时疫流行,死亡相继⑤。

从化县(今广州市从化区)　秋七月,寒暖不时,时疫迭出,医生药肆忙碌异常⑥。

遂溪县　部分地区鼠疫⑦。

石城县(今廉江市)　牛乳树小乡中间村发现鼠疫⑧。

海阳县(今潮州市)　三月地震,四月疫⑨。

澄海县(今汕头市澄海区)　南泽、樟林一带霍乱流行,其中南泽地区死亡六百多人⑩。

乐昌县(今乐昌市)　秋,瘟疫流行,死亡颇剧⑪。

广西壮族自治区

临桂县(今桂林市)　夏大疫⑫。

钦　县(今钦州市)　鼠疫流行⑬。

灵山县　十年至十六年,西乡上殳等处连岁被疫⑭。

---

① 民国《余庆县志》卷四《杂志》。

② 《昆明历史资料汇辑草稿》下册,第39页;《下关地区鼠疫流行史调查》,1957年;《中国鼠疫流行史》,1973年。

③ 民国《鹤庆县志》卷一一《杂纪志·灾异》。

④ “珠浦银涛”,《申报》1887年7月28日,第2版。

⑤ “西樵寒黛”,《申报》1887年12月15日,第2版。

⑥ “荔乡炎景”,《申报》1887年8月8日,第2版。

⑦ 冼维逊《鼠疫流行史》,1988年,第187页。

⑧ 冼维逊《鼠疫流行史》,1988年,第190页。

⑨ 光绪《海阳县志》卷二五《前事略二》。

⑩ 《澄海县志》,广东人民出版社1992年版。

⑪ 民国《乐昌县志》卷一九《大事纪》。

⑫ 光绪《临桂县志》卷一八《前事志》。

⑬ 冼维逊《鼠疫流行史》,1988年,第186页。

⑭ 民国《灵山县志》卷五《舆地志·灾祥》。

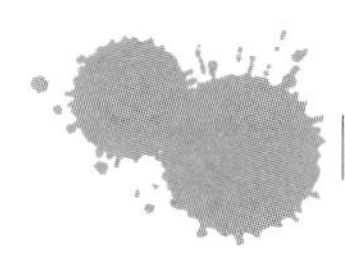

崇善县(今并入崇左市)　连年瘟疫,老幼遭劫甚多①。

光绪十四年(1888)

北京市

京　师(宛平、大兴二县附郭,今北京市)　春三月,天气不正,疫气甚重,操岐黄术者,生意倍常,几有应酬不遑之势②。夏六月,天气亢晴,异常炎热,非仅田禾枯萎,疫气亦渐流行,小儿出痘者尤多不胜计③。秋八月,京师瘟疫大作,善士施送药饵之处有八④。京师自八月初间以来,昼暖夜凉,天时不正,霍乱、痧症、疟疾等病,不一而足,医生日夜奔忙,几有不遑之势。各城门所出棺材,较平日多至数倍⑤。秋九月,顺天乡试,三场内,士子之患霍乱症者,约有十数名,死于内者六名⑥。十二月中旬,京师天气甚暖,都中人患喉症者不一而足,小儿女出天花亦复不少,药铺生意,因之大有起色⑦。京师天气和暖,几若春令,瘟疫流行,各处传染,有患喉症者,有患肿头者,有出疹者,不一而足,医生药铺,因之利市三倍⑧。京师霍乱大流行⑨。

通　州(今通州区)　入秋以来,霍乱盛行,施药施医者,随地皆是⑩。冬至后,天气和暖,河水未冰,瘟疫天花因之而盛⑪。

天津市

天　津(天津县附郭,今天津市)　秋七月,津城疫疠间作,朝发夕死。工部局某西人于初间染病,一日而死。至于华人,死者尤多⑫。其症系吐泻交作,或患转筋,多则一两日,迟或半日竟死,而死又系贫苦者居多⑬。八月十五日后,津沽天气转炎,葛衫蒲扇,高卧北窗,仍然汗下如雨,时疫有增无减⑭。至九月,天气新凉,时疫吐泻等症

---

① 民国《崇善县志》第六编《前事》。
② “神京日纪”,《申报》1888 年 4 月 11 日,第 2 版。
③ “帝城日记”,《申报》1888 年 7 月 3 日,第 2 版。
④ “燕市秋风”,《申报》1888 年 9 月 24 日,第 1 版。
⑤ “都下鱼书”,《申报》1888 年 9 月 20 日,第 2 版。
⑥ “顺天闱事述闻”,《申报》1888 年 10 月 2 日,第 2 版。
⑦ “宣南鸿雪”,《申报》1889 年 1 月 8 日,第 1 版。
⑧ “凤阙晴曦”,《申报》1889 年 2 月 6 日,第 1 版。
⑨ 陈邦贤《中国医学史》,上海书店 1984 年版,第 380 页。
⑩ “潞江渔唱”,《申报》1888 年 10 月 20 日,第 1 版。
⑪ “潞上水槎”,《申报》1889 年 1 月 8 日,第 2 版。
⑫ “津水双鳞”,《申报》1888 年 8 月 23 日,第 2 版。
⑬ “云津近事”,《申报》1888 年 8 月 26 日,第 3 版
⑭ “津沽气候”,《申报》1888 年 9 月 1 日,第 2 版。

业已止息，即间有之，亦可从容调治，不至朝发夕死，惟患痢疾者不一而足①。

河北省

文安县　五月地震，七月大疫②。

西宁县（今阳原县）　瘟疫流行③。

乐亭县　秋，瘟疫盛行，死人甚多④。

辽宁省

海城县（今海城市）　秋八月，水灾之后，疫疠盛行，仿佛南中子午痧症候⑤。

辽阳州（今辽阳市）　八月以来，时疫盛行，死者甚多，所患皆吐泻抽筋之症，历一昼夜即不治⑥。

营口厅（今营口市）　大水之后，继以时疫，大街小巷，日见死亡，哭声震天，比户相接⑦。

山东省

山东各地霍乱流行⑧。鲁北发生灾荒并流行伤寒，疫情蔓延到乐陵、阳信、滨州、沾化等县⑨。

蓬莱县（今蓬莱市）　秋七月，疫气流行，四处乡村及邻近州县，时有传染，而蓬莱县城比烟台较甚⑩。

福山县（今烟台市福山区）　烟台自交四九，天气骤寒，寒邪凝结，喉症良多⑪。秋，烟台疫气流行⑫。

历城县（今济南市）　夏五月地震，秋疫⑬。秋，出现瘟疫⑭。

---

① “津沽秋汛”，《申报》1888 年 9 月 24 日，第 2 版。

② 民国《文安县志》卷终《志余·灾异》。

③ 民国《阳原县志》卷一六《前事·天灾》。

④ 《乐亭县志》，中国大百科全书出版社 1994 年版。

⑤ “上海可炽顺陈春记经办四马路奉省水灾协赈公所接到营口李枝仙、阮星阶等诸君八月十一发第二号公信”，《申报》1888 年 9 月 22 日，第 3 版。

⑥ “辽阳近况”，《申报》1888 年 10 月 11 日，第 2 版。

⑦ “营口琐言”，《申报》1888 年 10 月 23 日，第 2 版。

⑧ 《山东省卫生志》，山东人民出版社 1992 年版。

⑨ 《山东省卫生志》，山东人民出版社 1992 年版。

⑩ “蓬莱秋景”，《申报》1888 年 9 月 19 日，第 2 版。

⑪ “东海横流”，《申报》1888 年 2 月 5 日，第 2 版。

⑫ “烟台小志”，《申报》1888 年 9 月 29 日，第 1 版。

⑬ 民国《续修历城县志》卷一《总纪》。

⑭ 《历城县志》，济南出版社 1990 年版。

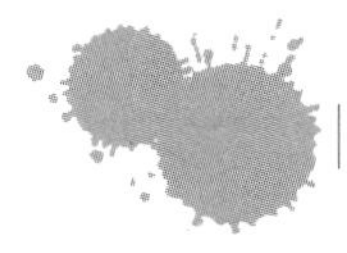

齐河县　夏五月地震,秋大疫①。

新城县(今桓台县)　大饥,夏五月地震,秋大风雨,大疫②。

东昌府(治聊城县,今聊城市)　秋,霍乱流行。11 月 3 日(九月三十日)报道:山左东昌府属瘟疫流行,为时颇久,现下病魔依然猖狂,为害间阎,死者之多,更仆难数……犯者多上吐下泻,片刻即亡,操青囊术者,类不能探悉病源,误服藿香正气丸,转而更剧者,比比皆是③。按:东昌府时辖聊城、堂邑、博平、茌平、清平、莘县、冠县、馆陶、高唐州、恩县。

茌平县　五月地震,五月、六月不雨,七月大雨不止,八月霍乱流行④。秋多痧症,医药不及,死者无数,城市尤甚,人畏传染,不敢通庆吊⑤。

博平县(今并入茌平县)　秋,茌平、博平县疫病、痧症流行,人死甚多⑥。

邹平县　五月地震,秋大瘟⑦。5 月 4 日,邹平地震,秋大瘟⑧。

齐东县(大部并入今邹平县)　六月、七月淫雨连绵四十日,八月瘟疫流行,俗名转筋霍乱,死人无数⑨。4 月 13 日,齐东县霍乱流行,死人无数⑩。

长清县(今济南市长清区)　夏旱,五月初二日地震。秋,蝗飞蔽日,疫症流行,死者甚众⑪。

临朐县　夏五月地震,秋疫⑫。

诸城县(今诸城市)　秋八月大疫,牛瘟⑬。

临淄县(今淄博市临淄区)　秋大雨水,大疫⑭。秋,临淄大疫⑮。临淄雨雹损麦,秋,大水,大疫⑯。

---

① 民国《齐河县志》卷首《大事纪》。
② 民国《重修新城县志》卷四《方舆志·灾祥》。
③ “流疫未已”,《益闻录》1888 年第 811 期。
④ 民国《茌平县志》卷一一《灾异志》。
⑤ 宣统《茌平县志》卷二六《志余二·灾祥》。
⑥ 《茌平县志》,齐鲁书社 1997 年版。
⑦ 民国《邹平县志》卷一八《杂志下·灾祥》。
⑧ 《惠民地区卫生志》,天津科学技术出版社 1992 年版。
⑨ 民国《齐东县志》卷一《地理志·灾祥》。
⑩ 《惠民地区卫生志》,天津科学技术出版社 1992 年版。
⑪ 民国《长清县志》卷一六《杂事志·祥异》。《长清县志》,济南出版社 1992 年版。
⑫ 光绪《临朐县志》卷一〇《大事表》,民国《临朐县志》卷一《大事纪》。
⑬ 光绪《增修诸城县续志》卷一《总纪》。
⑭ 民国《临淄县志》卷一四《灾祥志》。
⑮ 《淄博市卫生志》,1997 年。
⑯ 《临淄区卫生志》,山东人民出版社 1997 年版。

淄川县（今淄博市淄川区）　秋，霍乱流行。8 月 11 日（七月初四日）报道：般阳一带疫气流行，病起仓促，施救良难。西国矿师汤爱莲日间尚在督工，至银缺乍半、铜漏方长，忽染暑疫，几濒于危。幸徐太守治以针腹灌药之法，方保无虞。煤井头王某正在晚膳，未几腹痛，手中失箸，倒地而亡。饼师严三仔臂力过人，形躯壮伟，率其妻子正在操作，陡觉力不能支，旋即偃卧，妻与子彼此沾染，俱至半夜而亡。呜呼惨矣①！11 月 3 日（九月三十日）报道：淄川一带时疫亦未告退，犯者多上吐下泻，片刻即亡②。秋，瘟疫流行③。是年至次年早春，境内瘟疫流行，许多人逃往陕、晋④。

寿光县（今寿光市）　夏五月地震，秋七月大水，淹没田庐，八月大疫，民多逃亡⑤。古历五月五日，寿光一带地震。七月，大雨不止。八月，瘟疫流行，灾情严重⑥。五月初五日（6 月 13 日），午后地震，河流激荡，墙舍倾侧。七月，大雨不止，诸河泛滥，大涝。八月时疫流行，外流户多⑦。

昌乐县　夏五月地震，秋大雨，八月大疫⑧。

博山县（今淄博市博山区）　五月地震，是年大疫⑨。

安丘县（今安丘市）　秋大疫⑩。

济宁州（今济宁市）　春饥，夏大旱，禾尽枯槁，秋疠疫大作⑪。

潍　县（今潍坊市）　夏五月地震，秋大雨，自六月三十日起连绵十三昼夜，七月初三日诸河皆溢，淹毙人畜甚夥，大疫⑫。秋七月，霍乱吐泻之症，时有所见，患者初多贫苦劳力之人，继则买卖中人亦多传染⑬。古历五月四日，潍县地震。秋，大雨，诸河皆溢，淹人畜甚多，瘟疫流行⑭。

掖　县（今莱州市）　春旱，夏大雨，秋大疫，人多死亡⑮。

---

① “般阳疫盛”，《益闻录》1888 年第 787 期。
② “流疫未已”，《益闻录》1888 年第 811 期。
③ 《淄川区卫生志》，山东人民出版社 2009 年版。
④ 《淄川区卫生防疫志》，山东省地图出版社 2000 年版。
⑤ 民国《寿光县志》卷一五《大事纪》。
⑥ 《潍坊市卫生志》，1989 年。
⑦ 《寿光县志》，中国大百科全书出版社上海分社 1992 年版。
⑧ 民国《昌乐县续志》卷一《总纪》。
⑨ 民国《续修博山县志》卷一《大事记・祥异》。
⑩ 民国《续安丘县新志》卷一《总纪》。
⑪ 民国《济宁直隶州续志》卷一《五行志》。
⑫ 民国《潍县志稿》卷三《通纪二》。
⑬ “烟台秋信”，《申报》1888 年 9 月 12 日，第 2 版。
⑭ 《潍坊市卫生志》，1989 年。
⑮ 光绪《三续掖县志》卷四《补遗》。

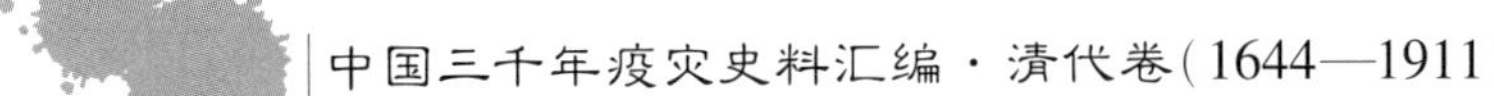

平度州(今平度市)　秋七月,大雨,河水皆溢。地震,大疫①。秋,平度瘟疫流行,日亡五六十人②。七月大雨,河水皆溢,庄稼、房舍俱受损毁,城东阁外一带受灾尤重。是年地震,大疫流行③。

蒙阴县　六月,暴风雨拔木损禾。秋九月,大疫④。

兰山县(今临沂市兰山区)　瘟疫流行,日有死亡⑤。临沂时疫流行⑥。

莒　州(含今莒县、莒南二县)　秋,瘟疫流行⑦。

乐陵县(今乐陵市)　乐陵伤寒流行⑧。

河南省

开　封(祥符县附郭,今开封市)　夏四月,汴省疫气盛行⑨。

武陟县　冬,雨雪稀少,疫气流行⑩。入冬后,县境雨雪稀少,麦苗黄萎,加以时疫流行,农民咸惧⑪。

甘肃省

靖远县　夏,瘟疫盛行⑫。

江苏省

东台县(今东台市)　秋七月,东台县疫疠盛行,其症四肢发麻,汗闭身冷,即俗所谓麻脚痧,患此者多不及医治,即奄然而毙,材板铺各家多年积货售罄⑬。

清河县(今淮安市)　夏,时疫,名医许恩父制"雷公散"治之⑭。

盐城县(今盐城市)　秋大疫,死者无算⑮。秋七月,盐阜疫疠盛行⑯。盐城县伍佑场瘟疫较他处尤盛,居民入市购物,身畔咸佩腰牌,上载名氏、住址,盖往往行路猝

---

① 民国《平度县续志》卷首《纪要》。

② 《潍坊市卫生志》,1989 年。

③ 《平度县志》,1987 年。

④ 宣统《蒙阴县志》卷七《杂稽志》。

⑤ 《临沂百年大事记》,山东人民出版社 1989 年版。

⑥ 《山东省卫生志》,山东人民出版社 1992 年版。

⑦ 《莒南县卫生志》,2001 年。

⑧ 《德州地区卫生志》,天津科学技术出版社 1991 年版。

⑨ "上海陈家木桥军报局豫皖赈所十七至十九事略",《申报》1888 年 5 月 31 日,第 4 版。

⑩ "谕旨恭录",《申报》1889 年 3 月 20 日,第 1 版。

⑪ "光绪十五年三月初一日京报全录",《申报》1889 年 4 月 9 日,第 11 版。

⑫ "光绪十五年正月廿四日京报全录",《申报》1889 年 3 月 8 日,第 11 版。

⑬ "下河疫疠",《申报》1888 年 8 月 24 日,第 2 版。

⑭ 《淮阴县志》,上海社会科学院出版社 1996 年版。

⑮ 光绪《盐城县志》卷一七《祥异》。

⑯ "疫疠盛行",《申报》1888 年 9 月 11 日,第 2 版。

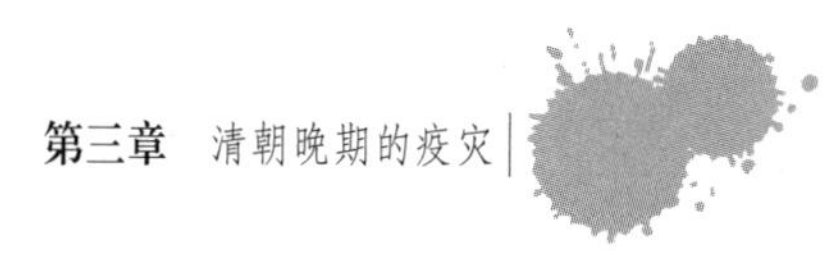

倒而亡，无人识认①。

高邮州（今高邮市） 夏，暑甚，民多疾疫②。夏，境内久旱无雨，民多疫病③。

兴化县（今兴化市） 夏，时疫流行，多不救④。七月，兴化疫疠盛行⑤。兴化等地霍乱流行。兴化世医赵海仙、京口刘笠农、句容杨春华等28人倡建、知县刘德澎出资，在兴化成立实济局救治病人，开诊30日，诊治万余人。依实济局治疗经验，赵海仙、江曲春合著《霍乱新书》传于世⑥。兴化大旱后，霍乱流行。赵海仙、魏筱泉、魏荫塘、张涤珊等名医和绅商28人发起，在四圣观（现文化馆）设施诊局，取名实济局。名医分班轮值，黎明赴局，日落方息，开局三十日，送诊万余人⑦。

扬　州（江都、甘泉二县附郭，今扬州市） 春正月，喉症盛行，医治稍缓，即有不测之虞⑧。二月，扬城内外患喉症者甚多，间有猝不及医立时毙命者⑨。夏，天气过热，扬城患急痧及喉症者，实繁有徒，而喉症尤险，竟有朝发夕毙者⑩。秋七月，扬城疫疠大作，七月廿三日之夜患急痧殒命者最多，统新旧城而计，有四十余人。仙镇、邵伯、东台、兴化、盐阜一带，疫疠尤盛⑪。秋八月，邗上瘟疫流行，大街小巷，建醮禳灾⑫。冬十二月，扬城患喉风、齿痛甚多，而喉症尤甚，往往不及医药，即猝然毙命⑬。

泰　州（今泰州市） 春夏，天灾流行，疫神肆虐，在工之民，死亡不绝于路⑭。

如皋县（今如皋市） 七月，如皋县境，患麻脚痧症者复少⑮。

泰兴县（今泰兴市） 夏，境内瘟疫流行⑯。

苏　州（吴县、元和、长洲三县附郭，今苏州市） 秋七月，苏城急痧盛行，名曰瘪

---

① “预度新年”，《申报》1888年9月15日，第3版。
② 民国《三续高邮州志》卷七《杂类志·灾祥》。
③ 《高邮市卫生志》，中国工商出版社2006年版。
④ 民国《续修兴化县志》卷一《祥异》。
⑤ “疫疠盛行”，《申报》1888年9月11日，第2版。
⑥ 《扬州卫生志》，中国工商出版社2006年版。
⑦ 《兴化卫生志》，方志出版社2006年版。
⑧ “邗沟寒月”，《申报》1888年1月25日，第2版。
⑨ “邗水春鳞”，《申报》1888年3月25日，第2版。
⑩ “维杨清话”，《申报》1888年8月14日，第2版。
⑪ “疫疠盛行”，《申报》1888年9月11日，第2版。
⑫ “建醮禳灾”，《申报》1888年9月18日，第9版。
⑬ “喉症盛行”，《申报》1889年1月7日，第2版。
⑭ “海陵刺史陆公祖德政记”，《申报》1888年11月12日，第1版。
⑮ “下河疫疠”，《申报》1888年8月24日，第2版。
⑯ 《泰兴卫生志》，方志出版社2005年版。

螺痧,初起时手指螺纹陷下一孔,人则四肢作冷,不及一刻即已毙命[①]。时疫流行,死亡枕藉[②]。今岁疫气流行,而苏郡为尤盛,有冷麻痧、瘪螺痧者,不移时而即死,虽有良医,罔所措手。自七月以来,患此症者,都属穷苦之家,死者相望于道,甚至一家连毙数命,伤哉惨已[③]。

吴　县(今属苏州市)　秋疫[④]。

溧阳县(今溧阳市)　旱,地生草如毛,夏秋疫疠[⑤]。

武进县、阳湖县(今常州市)　霍乱流行[⑥]。

镇　江(丹徒县附郭,今镇江市)　镇江地方,自新秋以来,疾病甚炽,西门外之王家巷一带,较他处尤甚,三四日之内,死亡男女老幼共计四十余人[⑦]。京口城厢内外,连日疾疫甚多,城外王家巷一隅,一日竟丧四十余人[⑧]。

南　京(江宁、上元二县附郭,今南京市)　中秋节前后,天气乍暖乍凉,加以近贡院一带,五方杂处,以故一人偶尔寒热,即联床共榻之人次第传染,节前如四福巷东牌楼左近,往往有哭声,其症似霍乱非霍乱,一吐一泻,便大汗如注,甚至为药力所不及,初起多老弱,继即少者壮者,亦都不免。至秋八月,通城皆是,医者莫名其为何疫,统指之曰麻脚瘟。寿器店已将十数年积聚之货脱去一空,计城南北以材名店者有二百余家,无货以应门下,皆日夜以争,利市三倍[⑨]。金陵时疫盛行,东牌楼夏姓棺铺两三日中售出至二三十具[⑩]。江省入夏以后,病者甚多,死者亦不少,初犹以为大比之年,骤添数万人于省城,疠气熏蒸,势所必至,及试事已竣,外郡士子,各归故里,省城疫疠,仍不减于前。进贤门外十里许,某家庄人口约有千计,死亡至二百八十人之多,药铺门首买药者蜂屯蚁聚,无异七月、八月[⑪]。

---

① “吴苑蝉声”,《申报》1888年8月29日,第2版。

② “苏台秋爽”,《申报》1888年9月7日,第2版。

③ “功甫大善士谕”,《申报》1888年9月18日,第9版。

④ 民国《吴县志》卷五五《祥异考》。

⑤ 光绪《溧阳县续志》卷一六《杂类志·瑞异》。

⑥ 陈廷儒《诊余举隅录》,见王新华《中医历代医话精选》,江苏科学技术出版社1998年版,第671页。

⑦ “京口街谈”,《申报》1888年9月9日,第2版。

⑧ “铁瓮秋情”,《申报》1888年9月12日,第2版。

⑨ “金陵多疫”,《申报》1888年10月10日,第2版。

⑩ “白门零拾”,《申报》1888年10月12日,第2版。

⑪ “江右应疫”,《申报》1888年10月17日,第2版。

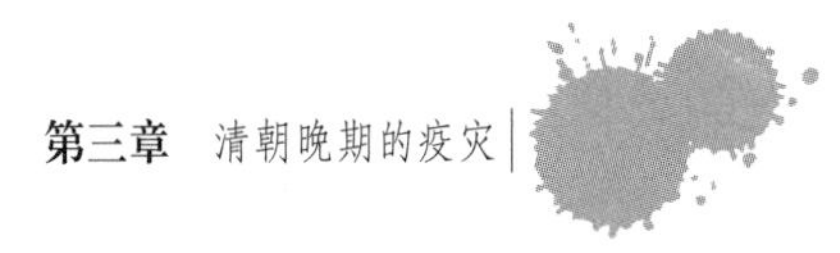

上海市

嘉定县（今嘉定区） 秋大疫①。

上海县（今闵行区等） 自春开始流行烂喉疫痧，连续三年流行，夭亡不可胜计②。秋七月，疫症传染，初起城内，逐渐传染至西、南、东三关地方，人心惶惶，迎神舞狮等车，无日无之。月余以来，医生药店以及棺木店均极忙迫③。交秋之际，天时酷热，疾疫流行④。秋七月，天时亢旱，疾疫流行，禁屠五天⑤。

松江府（娄县、华亭二县附郭，今松江区） 秋七月，松郡时疫盛行，有名缩螺痧者，最为危险，患此者，或立时而毙，或半日而亡。西门外仓桥滩一段，七月廿四日死者十三人⑥。

金山县（今金山区） 张堰镇九月中"大起痢疾痧症，治鲜效"⑦。九月中，流行痢疾痧症，大多救治无效，死亡甚众⑧。

宝山县（今宝山区） 八月疫⑨。

安徽省

安 庆（怀宁县附郭，今安庆市） 春，城厢内外小儿多出天花，医者昼夜奔驰，不遑启处⑩。

桐城县（今桐城市） 春，桐城县属练潭镇，疫气流行，死亡相继，其最险者名曰羊毛痧、羊毛疔，犯之，虽有神方亦难奏效⑪。

芜湖县（今芜湖市） 夏六月，天时不正，疾疫丛生，市上所货猪肉，大半系瘟猪⑫。秋七月，芜上疫疠盛行，且日趋盛行，有不及延医倏忽恒化者，甚至暴死浴盆中，倒毙路上，死亡接踵，比户哭声，棺木店中生意顿盛，医生药铺亦皆昕夕不遑⑬。秋九月，芜湖已数月不雨，田畴坼若龟纹，塘井枯涸见底，时疫喉症，比户丛生，操岐黄术

---

① 民国《嘉定县续志》卷三《赋役志·灾异》。

② 〔清〕曹心怡《喉痧正的》，见《陈修园医书七十二种》第4册，第1995、1999页。

③ "暑表升至九十六度，虽静坐斗室中，仍觉挥汗如雨"，《申报》1888年8月1日，第3版。

④ "宪示照录"，《申报》1888年8月29日，第3版。

⑤ "竭诚祈祷"，《申报》1888年8月31日，第3版。

⑥ "茸城多疫"，《申报》1888年9月10日，第2版。

⑦ 民国《重辑张堰志》卷一一《祥异》。

⑧ 《金山县志》，上海人民出版社1990年版。

⑨ 光绪《罗店镇志》卷八《祥异》。

⑩ "皖垣近事"，《申报》1888年2月7日，第2版。

⑪ "皖垣琐语"，《申报》1888年3月31日，第2版。

⑫ "襄垣杂缀"，《申报》1888年7月20日，第2版。

⑬ "鸠水凉痕"，《申报》1888年8月3日，第2版。

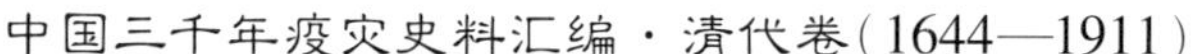

者,莫不利市三倍①。芜地疫气较前更盛,比户传染,死亡接踵,每日街头出殡者相属于道,棺材店日夜赶作,几有应接不暇之势②。秋末,疫气仍未稍减,操岐黄术者,奔走街市,来往如梭③。

阜阳县(今阜阳市)、太和县、颍上县、凤台县　河南大水灾,阜阳县茨荷一带受灾较重,瘟疫流行,死者相藉。太和、颍上、凤台亦然④。

太平县(今黄山市黄山区)　秋疫⑤。

浙江省

乐清县(今乐清市)　春三月,乐清大荆等处时疫流行,几至十室九病,是处向无医生,一经传染,往往束手待毙,棺木生意,因此获利倍蓰⑥。

永嘉县(今温州市)　秋七月,时疫盛行,十室九病,一二业岐黄者,名心未死,相与逐队观场,因此患病之家,无由请医诊治,愈见死亡之多矣⑦。

杭　州(仁和、钱塘二县附郭,今杭州市)　春三月,疫气流行,初起时心中胀闷,昏昏思睡,及卧床后忽发燥热,口不能言,延医诊视,两脉已沉,连日因此毙命者,已有十余起,有一家男女老小共七口,自黎明至午,半日之间,连毙六命,所保全者仅一老妇而已⑧。

宁　波(鄞县附郭,今宁波市)　春三月,南乡姜山一带多霍乱之症,初起觉头重如山,眼花缭乱,继而吐泻交作,晷刻靡宁,一昼夜时便至不起,旬日之间死百余人⑨。夏五月,瘟疫流行,比户皆是,操岐黄术者,颇有应接不暇之势⑩。宁俗遇有时疫,必请道家祈怀,谓之出脱,因此,城厢内外,锣鼓之声,时有所闻⑪。秋八月,天气酷热异常,因此疫疠渐炽⑫。宁郡近日天气忽又炎热,霍乱吐泻之症日有所闻,城厢内外贫民无力延医者实繁有徒,幸各处善堂林立,制备丸散痧药施送,又有各善士出资遍设医局,

---

① “鸠江秋影”,《申报》1888年10月10日,第2版。

② “鸠江秋汛”,《申报》1888年10月13日,第2版。

③ “鸠江耳食”,《申报》1888年10月25日,第2版。

④ “上海陈家木桥电总局内豫皖扬镇协振处接颍州屿芝先生十月十一来信”,《申报》1888年12月17日,第3版。

⑤ 光绪《太湖备考续编》卷二《灾异》。

⑥ “温州纪事”,《申报》1888年4月1日,第2版。

⑦ “东瓯凉籁”,《申报》1888年9月4日,第3版。

⑧ “杭事杂书”,《申报》1888年4月20日,第2版。

⑨ “宁波琐录”,《申报》1888年3月29日,第2版。

⑩ “月湖蟾影”,《申报》1888年6月11日,第3版。

⑪ “宁郡杂闻”,《申报》1888年6月19日,第2版。

⑫ “古堇秋色”,《申报》1888年9月7日,第2版。

贫病交并者得以就医疗病，弱民无不欢声载道也[①]。冬十月，天花盛行，城厢内外之小儿染及者，势甚危险[②]。是年，宁波被霍乱波及[③]。宁绍台道薛福成曰："夏秋之交，郡城大疫，询之父老，咸以水流不洁为病。"[④]

天台县　夏秋，瘟疫流行，沿染几无完人，药饵无灵，奄奄待毙[⑤]。

云和县　秋初，疫气流行，间多死之者[⑥]。

嘉善县　秋疫，田禾歉收[⑦]。

绍兴府（山阴、会稽二县附郭，今绍兴市）　府城喉疫大行[⑧]。

上虞县（今绍兴市上虞区）　秋大疫[⑨]。秋，上虞县时疫流行[⑩]。

丽水县（今丽水市）　五月大水，秋疫[⑪]。

福建省

福　州（侯官、闽县二县附郭，今福州市）　秋七月，福州疫病较甚，二旬之间，感此病而死亡者竟有六七十人[⑫]。

厦　门（时属同安县）　夏六月，厦门疫气流行，然医药尚可为力，不能挽救者十中不过二三[⑬]。六月十八日至三十日，厦门患者日有三四十名[⑭]。秋七月，厦门疫症，日甚一日，大都吐泻腹痛，身发黑斑[⑮]。鼓浪屿，街衢净洁，房屋高大，亦染时疫，乌棣角一带，一日内死六七人，此外，每日患疫死者二三人不等[⑯]。

惠安县　邑内鼠疫流行[⑰]。

漳　州（龙溪县附郭，今漳州市）　夏，漳州疫气流行，较厦门为甚，死者尤多，四

---

① "宁郡一气"，《申报》1888年8月24日，第3版。

② "甬上近闻"，《申报》1888年11月15日，第3版。

③ 陈胜昆《中国疾病史》，台湾自然科学文化事业公司1981年版，第33页。

④ 〔清〕薛福成《庸庵文别集》卷六，上海古籍出版社1985年版，第234页。

⑤ "光绪十四年十二月初九日京报全录"，《申报》1889年1月26日，第11版。

⑥ 民国《浙江续通志·大事记》。

⑦ 光绪《重修嘉善县志》卷三四《杂志上·祥眚》。

⑧ 〔清〕吴锡璜《新订奇验喉证明辨》卷三，见李庆坪《我国白喉考略》，《医学史与保健组织》1957年第2期。

⑨ 光绪《上虞县志校续》卷四一《祥异》，光绪《上虞县志》卷三八《杂志一·祥异》。

⑩ 《绍兴市卫生志》，上海科学技术出版社1994年版。

⑪ 光绪《处州府志》卷二五《祥异志》。

⑫ "电信译登"，《申报》1888年9月1日，第3版。

⑬ "鹭岛纪闻"，《申报》1888年7月7日，第2版。

⑭ "东报汇译"，《申报》1888年7月23日，第2版。

⑮ "厦岛新凉"，《申报》1888年8月12日，第2版。

⑯ "鹭江秋报"，《申报》1888年8月25日，第3版。

⑰ 《惠安县志》，方志出版社1998年版。

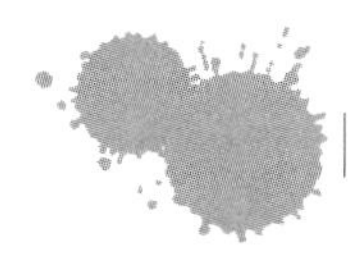

五两月合计出城埋葬者,已有三千余起,四乡不在其内①。漳州疫症,日甚一日,有某庙和尚四人,均于三日内圆寂,又有一家男妇老幼十七人,半月内死亡十五人②。漳州时疫日甚,就城内一隅而计,已死三四千人③。漳、码、厦鼠疫流行,发病紧急,死亡率高。漳州城区发病8100多人,死亡7800多人④。

长泰县　六月、七月疫,始发于城厢,日毙三十余人,旋传染乡村,棺木供不应求,为空前未有之浩劫⑤。

漳平府(治尤溪县,今漳平市)　五月,漳平城内发现首例鼠疫病人。夏末秋初,疫情蔓延,为患猖獗。永福、城关、桂林为害最烈,次为芦芝、和平、官田、溪南,计45个村庄,染疫总数达5981人,死亡5385人,死亡率为90.04%⑥。

台湾省

淡水县(今属台北市)、基隆厅(今基隆市)　台北入夏以来,天久不雨,以故疫气流行,居民十病其五,医生咸为束手。府城尚觉安堵,基隆五堵以至八堵一带,营勇驻扎于此,日事铁路工程,炎天烈日中,一染此症,更有朝不保暮之势,每哨一百名辄有六七十名病故⑦。秋九月,台北瘟疫盛行,民间纠集资财,或舁广泽尊王,或舁城隍神遍游街市,锣鼓喧阗⑧。

台　北(淡水县附郭,今台北市)　夏,疫气流行,台民及客于此者,十病八九⑨。台地入夏以来,瘟疫流行,自七月半后,传染更盛,大稻埕一带五六里地方,每日必死数十人,廿七、廿八两日,一日死至二百人之多,哭声载道,闻者酸鼻⑩。秋七月,淡水时疫甚多,大稻埕一带尤甚,城中为官府衙署集居之处,街道洁净,疫气甚少,艋舺亦与沪尾、大稻埕相仿佛⑪。时届中秋,台北瘟疫仍自盛行⑫。

湖北省

汉　口(时属汉阳县)　七月初十日,汉口镇有一及笄女郎,忽言头晕眼花,坐地

---

① “鹭岛纪闻”,《申报》1888年7月7日,第2版。
② “厦门杂录”,《申报》1888年7月15日,第2版。
③ “为民请命”,《申报》1888年7月22日,第2版。
④ 《漳州市志》,中国社会科学出版社1999年版。
⑤ 民国《长泰县新志》卷一《大事志》。《长泰县志》,方志出版社2005年版。
⑥ 《漳平县志》,生活·读书·新知三联书店1995年版。
⑦ “台疆秋信”,《申报》1888年8月14日,第1版。
⑧ “台北秋鸿”,《申报》1888年10月4日,第1版。
⑨ “妙擅岐黄”,《申报》1888年8月17日,第2版。
⑩ “瘟疫日盛”,《申报》1888年9月23日,第2版。
⑪ “厦门纪实”,《申报》1888年9月24日,第2版。
⑫ “台北秋鸿”,《申报》1888年10月4日,第1版。

而毙。俄商之砖茶班工,以阜昌、顺丰、德昌三行之栈,数处计之,约一千余人,自六月下旬开工以来,每有急症不及诊治而死者,旬日之间,已死六七十名①。

武　昌(江夏县附郭)　夏,楚北异常炎热,秋禾登场之际,时疫流行,汉口一带似稍平静,而省垣似更加厉②。

宜　昌(东湖县附郭,今宜昌市)　秋后疫气流行,人多传染,商民皆出灯赛会以冀祓除③。中秋前后,疫症盛行,近更延及夔、巫,得病之家,往往攻补兼施,医巫并进,多方施治,终属无功④。

枝江县(今枝江市)　夏,亢阳不雨,时疫流行,人心惶恐⑤。

沔阳州(含今仙桃市和洪湖市)　秋大疫,民多死⑥。全沔瘟疫流行,死亡无计⑦。

钟祥县(今钟祥市)　城中大疫,日死数百人⑧。

湖南省

岳　州(巴陵县附郭,今岳阳市)　大疫。疫气自郴、衡及于长沙、岳州⑨。

长　沙(长沙、善化二县附郭,今长沙市)　湖南当夏秋之交,瘟疫盛行,死者以数万计,八月、九月后痢疾尤盛,日有死亡,至全家无一存者,遗弃子女,无人收养,伤心惨目,莫可名言⑩。

衡　州(衡阳、清泉二县附郭,今衡阳市)　夏秋之交,大疫。8月18日(七月十一日)报道:该处(衡州)自六月以来,亢阳溽暑,酷热异常,而病魔乘此炎熇,肆行凶焰,此瘟彼疫,比户皆然,虽仓公、扁鹊奔走劳形,而药石无灵,回春乏术,以故死亡枕藉,惨不忍闻⑪。

湘潭县(含今湘潭市和韶山市)　六月、七月大疫,死者三千余人。疫气自郴、衡及于长沙、岳州,遂至苏、扬间,皆俄顷僵仆,士大夫家亦传染,数十日乃定⑫。六月、七

① “疫疠频仍”,《申报》1888年8月31日,第2版。
② “楚北秋成”,《申报》1888年9月13日,第2版。
③ “巴峡猿声”,《申报》1888年11月2日,第2版。
④ “宜昌琐语”,《申报》1888年11月24日,第2版。
⑤ “光绪十五年四月廿三日京报全录”,《申报》1889年6月1日,第12版。
⑥ 民国《湖北通志》卷七六《祥异志二》,光绪《沔阳州志》卷一《祥异》。
⑦ 《沔阳县志》,华中师范大学出版社1989年版。
⑧ 《钟祥县志》,湖北人民出版社1990年版。
⑨ 光绪《湘潭县志》卷九《五行志·疫》。
⑩ “湘灵瑟韵”,《申报》1888年11月22日,第2版。
⑪ “衡州多疫”,《益闻录》1888年第789期。
⑫ 光绪《湘潭县志》卷九《五行志·疫》。

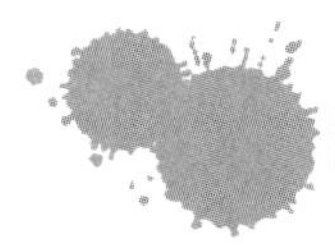
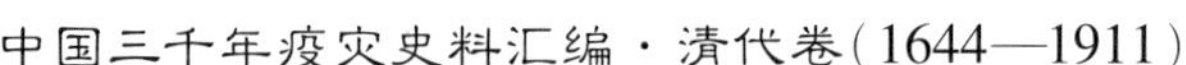

月,大瘟疫自郴州、衡阳流入县内,患者三十万人,死者三千余人①。

郴　州(今郴州市)　瘟疫由广东传入境内,死亡甚众②。

宜章县　夏大水,秋大疫,死数千人③。

嘉禾县　疫。始自郴、粤,传染衡、湘而及于苏、扬间,皆俄顷僵仆④。

蓝山县　疫⑤。

临武县　县内发生霍乱,每日死者逾半百⑥。

永绥厅(今花垣县)　秋八月,瘟疫大行,白日飞蛾浮水数万,饮水者立毙,是夕城内外鸡翅同时翦落⑦。

麻阳县　霍乱流行,断炊绝户,阖门尽亡者多⑧。

辰　州(今沅陵县)　浦市瘟疫大作,人情危疑,酿成教案⑨。

江西省

九　江(德化县附郭,今九江市)　秋七月,天气炎热,时疫流行,大江南北,疫痢霍乱等症不少⑩。九江地方时症颇多,有名阴霍乱者,有暴发卒毙者,曾不逾时,便已殒命,连日浔城内外,医士殊形忙碌⑪。

上犹县　霍乱流行,死亡数百人,人们称之为"人瘟"⑫。

贵州省

铜仁府(治铜仁县,今铜仁市)　七月,大疫传染,死者甚众⑬。

云南省

阿迷州(今开远市)、蒙自县(今蒙自市)　疫疠流行,死亡甚众,十二月,朝廷赈之⑭。署云贵总督、云南巡抚谭钧培次年奏称:上年云南临安府属阿迷、蒙自等州县疫

① 《湘潭县卫生志》,1991年。
② 《郴县志》,中国社会出版社1995年版。
③ 民国《宜章县志》卷七《事纪》。
④ 民国《嘉禾县图志》卷六《事纪》。
⑤ 民国《蓝山县图志》卷二八《义行》。
⑥ 《临武县志》,中南工业大学出版社1989年版。
⑦ 宣统《永绥厅志》卷一《天文门三·灾祥》。
⑧ 《麻阳县志》,生活·读书·新知三联书店1994年版。
⑨ "抚院保教告示",《湖南官报》1902年10月26日。
⑩ "广种福田",《申报》1888年8月17日,第2版。
⑪ "浔阳患疫",《申报》1888年8月29日,第2版。
⑫ 《上犹县志》,1992年。
⑬ 光绪《铜仁府志》卷一《祥异》。
⑭ 《清史稿》卷二三《德宗纪一》;《清德宗实录》卷二六二"光绪十四年戊子十二月"。

疠流行,死亡甚众……臣查蒙自县疫毙人民四千九百二十二丁口……阿迷州除坟绝之户无庸赈抚外,尚有被疫成灾九百二十八户①。

昆明县(今昆明市)、云南县(今祥云县)、罗平州(今罗平县)、云州(今云县)　部分村落鼠疫流行②。

鹤庆县　光绪五年(1879)至十四年(1888),七八月间大疫,号痒子症③。

香港特别行政区、澳门特别行政区

夏六月,香港、澳门两处时疫流行,好事者舁神像出游,为之禳解④。香港六月十八日至三十日,死于疫者百九十人,厦门则患者日有三四十名,现在势尚蔓延⑤。

广东省

广　州(番禺、南海二县附郭,今广州市)　夏六月,时疫流行,(番禺)县署前一带传染最盛,猝然倒毙者,日有数人⑥。夏六月,疫症流行,自城厢内外及各乡落,如出一辙,所染之症,或肚痛,或抽筋,不一而足,多有不及救治而死者,棺木店生理之旺,为近年所罕见。西关曾三巷烟户不过二十家,一日连死十人⑦。第十铺珠巷请菩萨巡游驱除瘟疫,未几,疾病死亡比前尤甚,呻吟哀哭之声,几于无户不有⑧。秋九月,都城地面为疫所困者十之三四,旬日之间,因是而死者百余人⑨。

南海县(今佛山市南海区)　夏六月,疫症流行,初起省城小北门内,后遂流及东关、南关、西关,至于秋七月,各处乡落亦有传染,南海县属之佛山镇豆市巷某号一日连死六人⑩。

顺德县(今佛山市顺德区)　春有疫⑪。

肇庆府(治高要县,今肇庆市)　秋九月,肇属疫症流行,传染不少,然其传染最盛者,则莫若都城地面,为疫所困者十之三四⑫。

高州府(治茂名县,今高州市)　秋,沿海大疫。七月、八月、九月间,电白、茂名、

---

① 《录副档》,光绪十五年九月二十七日朱批谭钧培奏摺。
② 《昆明历史资料汇辑草稿》下册,第39页;《下关地区鼠疫流行史调查》,1957年。
③ 民国《鹤庆县志》卷一一《杂纪志·灾异》。
④ “澳门盗案”,《申报》1888年7月3日,第2版。
⑤ “东报汇译”,《申报》1888年7月23日,第2版。
⑥ “岭南荔雨”,《申报》1888年7月15日,第3版。
⑦ “珠海凉波”,《申报》1888年7月24日,第2版。
⑧ “珠海凉波”,《申报》1888年8月20日,第2版。
⑨ “疫症汇志”,《申报》1888年10月7日,第2版。
⑩ “粤峤邮筒”,《申报》1888年8月6日,第1版。
⑪ 民国《顺德县志》卷二三《前事略》。
⑫ “疫症汇志”,《申报》1888年10月7日,第2版。

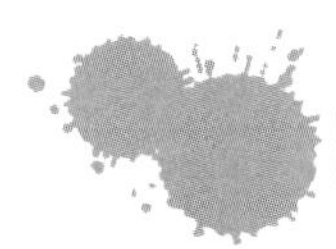

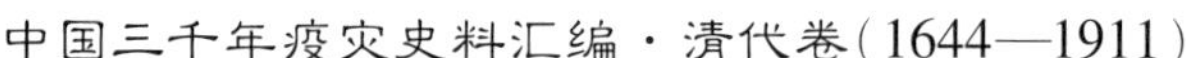

吴川、石城(今廉江市)近海三十里咸大疫①。

电白县　秋疫②。

吴川县(今吴川市)　梅菉镇秋八月大疫③。

海康县(今雷州市)、遂溪县、增城县(今增城市)　海康县发现 64 例鼠疫患者;遂溪县部分地区鼠疫;增城县东联乡由心村五月鼠疫,患者 27 人,死亡 25 人④。

海阳县(今潮州市)　三月淫雨不止,大水溃堤,自五月至七月大疫⑤。

澄海县(今汕头市澄海区)(汕头)　霍乱流行⑥。

永安县(今紫金县)　临江、柏埔、黄塘、蓝塘等地自是年至光绪十六年鼠疫流行,死亡甚众⑦。

乐昌县(今乐昌市)　春夏,气候不调,疫疠成灾,以南相为甚⑧。

连　州(今连州市)　八月、九月,星子疫⑨。

海南省

临高县　七月、八月大旱,后祈祷得雨,虽得雨滂沱,奈雨中带飓,禾稼被伤,民饥,继以瘟疫,路断行人⑩。

儋　州(今儋州市)　九月,瘟疫盛行⑪。

广西壮族自治区

梧　州(苍梧县附郭,今梧州市)　梧州等处自八月以来疫症流行,患之者越刻毙命⑫。

灵山县　夏,三宁界旱,疫疠流行。西乡上殳等处连岁被疫⑬。

崇善县(今并入崇左市)　连年瘟疫,老幼遭劫甚多⑭。

---

① 光绪《高州府志》卷五一《纪述・事纪四》。

② 光绪《重修电白县志》卷二九《纪述五・前事纪》。

③ 光绪《梅菉志稿》卷三《事纪》。

④ 冼维逊《鼠疫流行史》,1988 年,第 187 ~ 219 页。

⑤ 光绪《海阳县志》卷二五《前事略二》。

⑥ 《汕头市卫生志》,1990 年。

⑦ 《紫金县志》,广东人民出版社 1994 年版。

⑧ 民国《乐昌县志》卷一九《大事纪》。

⑨ 民国《连县志》卷二《纪事》。

⑩ 光绪《临高县志》卷三《灾祥》。

⑪ 民国《儋县志》卷一八《杂志・事纪》。

⑫ “疫症汇志”,《申报》1888 年 10 月 7 日,第 2 版。

⑬ 民国《灵山县志》卷五《舆地志・灾祥》。

⑭ 民国《崇善县志》第六编《前事》。

光绪十五年(1889)

辽宁省

盖平县(今盖州市)　秋八月,时疫盛行,死亡相继,协赈局诸善士,于施药施医而外,另备栝棺三百具,以一百具发往盖州,二百具留存营口①。

营口厅(今营口市)　秋七月,时疫流行,死亡相继,每值深宵月黑,时闻野哭之声②。

宁远州(今兴城市)　夏大疫③。

绥中县　夏大疫④。

建昌县(今凌源市)　八月、九月间,全境瘟疫盛行,死者无数。县南一带,月余路断行人⑤。全境大疫,死者无数,半月有余,路绝行人⑥。

北京市

京　师(宛平、大兴二县附郭,今北京市)　夏五月,疫疠盛行,患闷痧者几致无家不有,岐黄家竟日应酬,几不暇给,生药铺、寿材铺及缁衣之流,莫不获利三倍⑦。秋八月,都中疫疠盛行,一经传染,医药殊难奏效⑧,以致讹言四起,有好事者刊印救灾图,施送大小各巷铺户⑨。冬十月,瘟疫流行,死亡相继,前门外各街巷小孩,十有八九脖项浮肿,亦有出天花者,医生药铺,终日纷纷,几无暇晷⑩。

宛平县(今丰台、门头沟、海淀等区)、良乡县(今并入房山区)、房山县(今房山区)　十一月,宛平、良乡、房山所属村庄,瘟疫流行,辗转传染,日有死亡⑪。

通　州(今通州区)　春,天花盛行⑫。夏,时当溽暑,居民染疫者甚多,几于朝不保暮⑬。

---

① “辽东杂录”,《申报》1889 年 9 月 17 日,第 2 版。
② “辽客新谈”,《申报》1889 年 8 月 26 日,第 2 版。
③ 民国《奉天通志》卷一四四《民治志三 · 灾振》。
④ 民国《绥中县志》卷一《天文 · 灾祥》。
⑤ 《凌源县志》,1995 年。
⑥ 《凌源县志》,1995 年。
⑦ “皇州淑景”,《申报》1889 年 6 月 7 日,第 2 版。
⑧ “京师多疫”,《申报》1889 年 9 月 19 日,第 1 版。
⑨ “瀛台珥笔”,《申报》1889 年 10 月 6 日,第 1 版。
⑩ “京畿纪事”,《申报》1889 年 11 月 29 日,第 2 版。
⑪ “帝京杂纪”,《申报》1889 年 12 月 4 日,第 1 版。
⑫ “北通近闻”,《申报》1889 年 4 月 26 日,第 2 版。
⑬ “北通剩语”,《申报》1889 年 8 月 6 日,第 2 版。

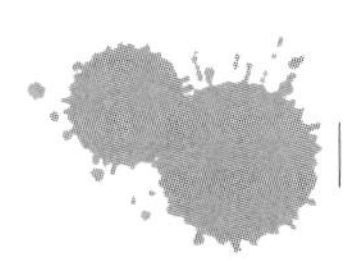

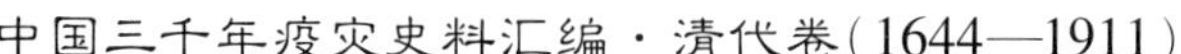

天津市

天　津(天津县附郭,今天津市)　夏四月,天津东乡一百零八村,悉在水中,灾民食草,遍身浮肿,死亡相继,戾气成疫,四野哭声,异样悲惨①。夏五月,天津亢旱已久,郁成疠疫,颠连床席者不知凡几②。十六日大雨后,火伞撑空,疫气仍不少灭,一经传染,即喑不能言,宛转床席,多则七八日,少则三两日,症多不起,间有得病即噤若寒蝉者③。

河北省

西宁县(今阳原县)　瘟疫,死人无算④。

平山县　春正月,天花盛行,不但小孩满面瘢痕,且更延及中年男妇⑤。霍乱一症多见于夏令,从未有时届隆冬亦染此症者,不料本年冬瘟盛行,每有延医未来,顷刻毙命者,不但通郡为然,京都亦或有之⑥。

临榆县(今并入秦皇岛市、抚宁县)　秋八月大雨雹,九月大疫⑦。

抚宁县(今秦皇岛市抚宁区)　八月,大雨雹,九月,大疫⑧。

滦　州(含今唐山市)　秋七月,瘟疫⑨。七月,瘟疫流行,死人无计⑩。

山东省

莱阳县(今莱阳市)　秋八月疫,死者甚众⑪。

博山县(今淄博市博山区)　大旱,饥疫,人多迁徙至陕晋⑫。博山、桓台大旱,饥疫,人多迁徙陕、晋二省⑬。

莱芜县(今莱芜市)　乡民徙往山西、陕西者万余家,秋大疫⑭。秋大疫,死伤无

---

① “上海四马路文报局山东振捐收解处接到烟台盛杏荪观察函电”,《申报》1889年5月13日,第4版。

② “津沽气候”,《申报》1889年6月12日,第2版。

③ “析津纪要”,《申报》1889年6月26日,第2版。

④ 民国《阳原县志》卷一六《前事·天灾》。

⑤ “平山春眺”,《申报》1889年2月28日,第2版。

⑥ “北通近事”,《申报》1890年1月1日,第2版。

⑦ 民国《临榆县志》卷八《舆地编四·记事》。

⑧ 《抚宁县志》,河北人民出版社1990年版。

⑨ 民国《滦县志》卷一六《故事志上》。

⑩ 《滦县卫生志》,天津人民出版社1999年版。

⑪ 民国《莱阳县志》卷首《大事记》。

⑫ 民国《续修博山县志》卷一《大事记·水旱》。

⑬ 《淄博市卫生志》,1997年。

⑭ 民国十一年《莱芜县志》卷二二《大事记》。

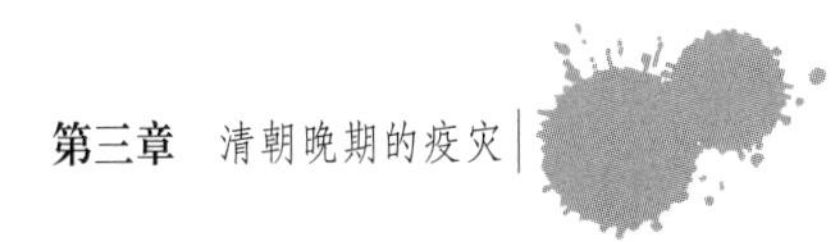

算,自是徙往山西、陕西者络绎不绝[①]。

肥城县(今肥城市) 大疫,染者二三日即死[②]。

淄川县(今淄博市淄川区) 春瘟疫流行[③]。春,境内瘟疫流行,许多人逃往陕、晋[④]。

宁阳县 春,全县发生流行性感冒,儿童尤重,死亡6000余人[⑤]。

山西省

闻喜县 白喉疫,死者无数,或灭其门[⑥]。闻喜白喉流行,有全家灭其门者[⑦]。

陕西省

大荔县 喉症大作,伤人无算,甚有全家殄灭者[⑧]。

河南省

中牟县、郑州(今郑州市)、祥符县(今开封市)、尉氏县 九月、十月间,中牟、郑州、祥符、尉氏等州县,时疫流行,死亡亦不可枚举[⑨]。

宁陵县 秋大疫,转筋泄泻,民多遄死,不及医药[⑩]。

淮宁县(今淮阳县) 秋七月,沙河大水泛滥,沙河杨湾,计百余里,八月大疫,人死无算[⑪]。

扶沟县 秋大疫[⑫]。

西华县 八月虎疫流行,死亡甚众[⑬]。

安徽省

安 庆(怀宁县附郭,今安庆市) 夏六月,皖中时疫丛生,无论老幼男女,患咳嗽者甚多,食饭吐饭,饮水吐水,甚者痰中带血,医家为之束手[⑭]。三伏之后,距省六十里

---

① 《莱芜卫生志》,2004年。

② 光绪《肥城县志》卷九《补遗》。

③ 《淄川区卫生志》,山东人民出版社2009年版。

④ 《淄川区卫生防疫志》,山东省地图出版社2000年版。

⑤ 《宁阳县志》,中国书籍出版社1994年版。

⑥ 民国《闻喜县志》卷二四《旧闻》。

⑦ 《运城市卫生志》,2008年。

⑧ 民国《续修大荔县旧志存稿》卷一《事征》。《大荔县志》,陕西人民出版社1994年版。

⑨ “上海陈家木桥电总局内豫皖扬镇协振处接经培卿先生十二月二十日扶沟来信”,《申报》1889年2月23日,第4版。

⑩ 民国《宁陵县志》卷一三《杂志·灾祥》。宣统《宁陵县志》,中州古籍出版社1989年版。

⑪ 民国《淮阳县志》卷二〇《杂志上·灾异》。

⑫ 光绪《扶沟县志》卷一五《灾祥志》。

⑬ 民国《西华县续志》卷一《大事记》。

⑭ “皖中纪事”,《申报》1889年7月24日,第2版。

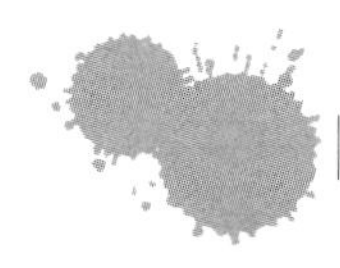

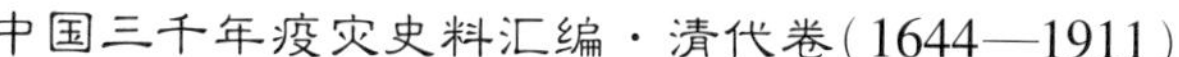

之罗家岭，所有人民牲畜，日有倒毙，即省城内，亦有疫疠①。

芜湖县（今芜湖市）　春三月，春寒料峭，冷暖不均，疾疫因之丛生，喉症为盛，死者比户，贫苦及道路倒毙乞丐之流，积善堂施棺收殓，日不暇给②。

江苏省

扬　州（江都、甘泉二县附郭，今扬州市）　春，天花盛行，无分老幼，几于传染殆遍③。又有喉症盛行，初起时仅一白点，逾刻即肿而溃，医者名之“烂喉痧”，朝发夕毙④。伏暑之时，寒热不齐，邗上居民，多有染患疫疠者⑤。江都、甘泉两县境内，喉患盛行⑥。

镇　江（丹徒县附郭，今镇江市）　京口时当炎夏，凉若深秋，居民感受风寒，酿为疫疠，茅檐蔀屋，时闻呻吟痛楚之声，城厢内外，生意俱极清寥，惟棺材店日夜做工，犹难应市，利市三倍⑦。

昆山县、新阳县（合今昆山市）　夏五月大疫。6月22日（五月廿四日）报道：菉葭滨（属昆山县）一带，捕鱼船群萃焉，自上月底起，该船帮遭疫而亡者极多。乡间亦时有痧子之症，所幸不日即愈，不致有性命之忧也⑧。农民到无锡染疫而归，导致瘟疫蔓延，死者无数⑨。

苏　州（吴县、长洲、元和三县附郭，今苏州市）　秋，霍乱流行。9月25日（九月初一日）报道：交秋而后，苏地连朝阴雨，新寒袭人，居民稍忽卫生，病魔即乘之而入，是以近日城厢内外，时疫盛行，呻吟床褥之声相唱和，其甚者，清晨得疾，往往刀圭无效，至晚云亡。此巷举丧，彼街入殓，蜉蝣性命，争赴黄泉⑩。其疫主要是霍乱，次年（光绪十六年）有报道称：去年苏地盛行时疫，俗呼瘪螺痧，今岁自中元节后，此症又复传染⑪。

江阴县（今江阴市）　秋九月疫。10月2日（九月初八日）报道：江阴东南乡西旸桥镇棍徒徐某前年在家因与其婶口角，竟敢恃蛮动手殴击，被逮案收禁，于上月二十

---

① “皖垣杂事”，《申报》1889年8月19日，第2版。
② “芜湖琐记”，《申报》1889年4月27日，第2版。
③ “保赤倩殷”，《申报》1889年3月27日，第3版。
④ “喉症盛行”，《申报》1889年4月7日，第3版。
⑤ “心存慈济”，《申报》1889年8月20日，第2版。
⑥ 《扬州卫生志》，中国工商出版社2006年版。
⑦ “铁瓮闲谈”，《申报》1889年7月29日，第2版。
⑧ “渔人多疫”，《益闻录》1889年第873期。
⑨ 民国《昆新两县续补合志》卷一《祥异》。
⑩ “时疫盛行”，《益闻录》1889年第900期。
⑪ “时疫盛行”，《益闻录》1890年第1001期。

日该犯疫死狱中①。说明监狱有疫病流行。

上海市

上海县(今闵行区等)　夏六月,英租界痧疫流行,救治不及,毙命者日有闻见②。7月13日(六月十六日)报道:浦左一带近来多患疾喉痧症,汤家巷西北乡某甲家数口俱染此症,幸医治得法,可保无恙。惟甲女闻父病,自夫家归省,当亦沾染返家后,家中亦各延及,因而毙命者已有三人矣③。秋七月大疫,邑多死亡④。

南汇县(今南汇区)　夏大疫,民多死者⑤。

嘉定县(今嘉定区)　七月大疫⑥。

青浦县(今青浦区)　秋七月大疫⑦。

崇明县　秋,疟疾、霍乱、痢疾流行。11月9日(十月十七日)报道:崇明自交秋后,暑疟盛行,霍乱、痢疾等症,亦往往而是,精庐扁艺者,不遑暇食,药铺中亦利市三倍。至九月后,益形猖獗,多方滋扰,盘踞人身,深入膏肓,令人作宋玉招魂赋者,邻里时有所闻⑧。

浙江省

杭　州(仁和、钱塘二县附郭,今杭州市)　夏四月,城中小孩出天花者甚夥,又有喉症流行,往往因之殒命,有阖家死者⑨。

宁　波(鄞县附郭,今宁波市)　夏六月,天气酷热,患急病身亡者,指不胜屈,好事者以瘟疫之多,议奉五都元帅遍巡城厢内外,以期神灵默佑⑩。

嘉　兴(嘉兴、秀水二县附郭,今嘉兴市)　秋七月,北门外民人时疫流行,死亡屡见⑪。

仙居县　夏旱,秋七月大水,禾稼不登,民大疫⑫。

---

① “押犯疫毙”,《益闻录》1889年第902期。

② “宪示照录”,《申报》1889年7月24日,第3版。

③ “时疫流行”,《益闻录》1889年第879期。

④ 民国《上海县志》卷一《纪年》,民国《上海县续志》卷二八《杂记一·祥异》。

⑤ 民国《南汇县续志》卷二二《杂志·祥异》。

⑥ 民国《嘉定县续志》卷三《灾异》。

⑦ 民国《青浦县续志》卷二四《杂记上·祥异》。

⑧ “时疫流行”,《益闻录》1889年第913期。

⑨ “杭事述新”,《申报》1889年5月19日,第2版。

⑩ “甬东琐识”,《申报》1889年7月13日,第2版。

⑪ “南湖菱唱”,《申报》1889年8月26日,第2版。

⑫ 民国《台州府志》卷一三五《杂志·祥异》,《光绪仙居志》卷二四《杂志下·灾变》。

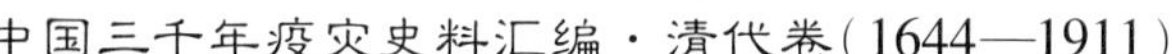

黄岩县(今台州市黄岩区)　疫病大流行①。

福建省

福　州(闽县、侯官二县附郭,今福州市)　冬行夏令,疫疠盛行,岐黄家东奔西走,旦夕不遑,药肆亦利市三倍②。

闽　县(今属福州市闽侯县)　闽、侯两县署供有福德祠,以为管押犯人之所,俗呼班管。当兹夏令,疫疠时行,闽县班管得重病者约十四五人,死者亦有五人;侯官班管则无患病者,判若天渊③。

同安县(今厦门市同安区)　鼠疫在下山头村流行④。

厦　门(时属同安县)　秋分之后,天气炎热,亢旱成灾,时疫流行,医药无效,吕厝一社,一月之内病毙者,多至百余人⑤。寒露之际,天时依然炎热,瘟疫因此盛行,厦门四乡,如吕厝乡、马头乡、溪湾社、将车祠、麻灶乡等处,无不传染殆遍,病毙者日有所闻⑥。霜降以后,天气仍复酷热,疫症甚多⑦。厦门鼠疫流行,并蔓延至沿海同安、晋江、龙溪(今龙海市)诸县⑧。

仙游县　九月,鼠疫流行。赖店坂头村与县城先后染疫死亡17人和13人⑨。

晋江县(今晋江市)　鼠疫流行⑩。

台湾省

台　北(淡水县附郭,今台北市)　台地入夏以来,或经旬不雨,或一雨兼旬,首伏之后,时疫流行,死亡相继,艋舺、大稻埕一带,或因中暑,或染急痧而毙命者,日以十数计,各处材具店为之一空⑪。

基隆厅(今基隆市)　秋八月,基隆、稻、艋等处,稍有时疫⑫。

苗栗县　夏五月大旱,冬十月大疫⑬。

---

① 《黄岩县卫生志》,上海人民出版社1990年版。
② "闽峤晴峦",《申报》1889年11月15日,第2版。
③ "三山夏雨",《申报》1889年5月26日,第2版。
④ 《同安县志》,中华书局2000年版。
⑤ "鹭江新语",《申报》1889年10月6日,第2版。
⑥ "厦门患疫",《申报》1889年10月19日,第2版。
⑦ "鹭江寒汛",《申报》1889年11月8日,第1版。
⑧ 冼维逊《鼠疫流行史》,1988年,第108页。
⑨ 《仙游县志》,方志出版社1995年版。
⑩ 《晋江市志》,上海三联书店1994年版。
⑪ "台瀛消夏",《申报》1889年7月30日,第2版。
⑫ "台疆杂志",《申报》1889年9月13日,第2版。
⑬ 光绪《苗栗县志》卷八《祥异考》。

安平县(今台南市) 秋八月,帮办全台抚垦事务林时甫星使,前往台南巡视辖地,行抵大中溪地方,因天时酷热,随从文武员弁以及书稿人等,因染时疫病亡者,竟有二十余人①。

湖北省

宜 昌(东湖县附郭,今宜昌市) 春二月,宜昌迤东龙泉铺左近地方,疫症盛行,患此者不俟终日,即不能救②。夏五月,天气闷燥异常,患疟疾及喉症者甚多③。

湖南省

永绥厅(今花垣县) 夏四月飞蛾浮水,半日而尽,秋七月大水,瘟疫,死者数十人④。

嘉禾县 疫⑤。

江西省

九 江(德化县附郭,今九江市) 秋,疟疾盛行,比户皆然⑥。九江入秋以来,伤寒、泻痢等症不起者,竟有十之五六,业岐黄者终日往来,几至应接不暇,巫匠二业,尤为获利三倍⑦。

南 昌(南昌、新建二县附郭,今南昌市) 夏,江西省城亢旱,民间多患疾疫⑧。

乐安县 夏四月,城内已多啼饥,四乡绝无完善,其东北五百数十庄,俱已饿殍遍野,白骨撑门,疫症又起,霍乱、胀闷、胃痛之外,有面肿至五官不分两目剩一缝者,有脚肿匍匐不能起立者,十居四五⑨。

云南省

罗平州(今罗平县)、云州(今云县)、昆明县(今昆明市) 鼠疫流行⑩。

赵 州(今大理市凤仪镇) 鼠疫流行⑪。

---

① “台北谈雁”,《申报》1889年10月15日,第3版。

② “彝陵琐缀”,《申报》1889年3月21日,第2版。

③ “彝陵渔唱”,《申报》1889年6月21日,第2版。

④ 宣统《永绥厅志》卷一《天文门三·灾祥》。《花垣县志》,生活·读书·新知三联书店1993年版。

⑤ 民国《嘉禾县图志》卷六《事纪》。

⑥ “九江近事”,《申报》1889年9月21日,第2版。

⑦ “秋厉盛行”,《申报》1889年9月28日,第2版。

⑧ “谕旨恭录”,《申报》1889年2月12日,第1版。

⑨ “上海四马路文报局奉东振捐收解处接到烟台电局寄来青州周少逸先生书”,《申报》1889年6月6日,第4版。

⑩ 《昆明市鼠疫流行史及流行因素调查报告》,1957年。

⑪ 《下关地区鼠疫流行史调查》,1957年。

思茅厅(今普洱市思茅区)　鼠疫流行[①]。

阿迷州(今开远市)　光绪十五、十六年间,鼠疫流行,患者无救,日死数十人,数月后渐次稀疏,至十七年始平息,计前后死亡人数共千余人[②]。

通海县　光绪十五、十六年间,鼠疫流行,两年之间,通邑生齿,十损其四[③]。

江川县　伤寒(吃水病)流行,光山村三百余人,死亡近二百人[④]。

广东省

遂溪县　部分地区鼠疫[⑤]。

新宁县(今台山市)　斗山区、冲篓区鼠疫流行[⑥]。

从化县(今广州市从化区)　是年,县城鼠疫流行[⑦]。

吴川县(今吴川市)　安铺鼠疫流行[⑧]。

永安县(今紫金县)　临江、柏埔、黄塘、蓝塘等地鼠疫流行,死亡甚众[⑨]。

海南省

琼山县(今海口市琼山区)　瘟疫,多霍乱症,传染者亦难救[⑩]。

澄迈县　花场、桥头一带地方又行瘟疫不已[⑪]。

广西壮族自治区

灵山县　属内土山多崩,八月疫症盛行[⑫]。

容　县　大疫。春夏之交,城市尤甚,几无行人。凡疫起处,先有死鼠[⑬]。

南　宁(宣化县附郭,今南宁市)　鼠疫。鼠疫来自云南,经百色传至南宁与龙州[⑭]。

龙州厅(今龙州县)　鼠疫流行[⑮]。

---

① 《思茅专区鼠疫流行及流行因素调查报告》,1958年。

② 民国《阿迷州志》卷二三《灾祥·天灾》。

③ 《秀山镇志》,云南人民出版社1994年版。

④ 《安化彝族乡志》,1996年。

⑤ 冼维逊《鼠疫流行史》,1988年,第187页。

⑥ 冼维逊《鼠疫流行史》,1988年,第212页。

⑦ 《从化县志》,广东人民出版社1994年版。

⑧ 〔清〕吴宣崇原本,郑奋扬、萧崖参订,罗汝兰增辑《鼠疫约编·原序》、《探源篇》。

⑨ 《紫金县志》,广东人民出版社1994年版。

⑩ 民国《琼山县志》卷二八《杂志·事纪》。

⑪ 光绪《澄迈县志》卷一二《杂志·纪实》。

⑫ 民国《灵山县志》卷五《舆地志·灾祥》。

⑬ 光绪《容县志》卷二《舆地志·机祥》。

⑭ 冼维逊《鼠疫流行史》,1988年,第106、107页。

⑮ 冼维逊《鼠疫流行史》,1988年,第181页。

崇善县(今并入崇左市) 瘟疫流行(见前述)。

光绪十六年(1890)

辽宁省

凤凰厅(今凤城市) 三冬无雪,春,瘟疫流行,患者霎时觉舌根麻木,绝似中风者①。

营口厅(今营口市) 春三月,时症极盛,卧病者但闻一片呻吟声②。五月上浣,暑气灼肤,嗣忽寒气逼人,无异深秋,七月初七日起,酷吏骤至,炙手可伤,以致时疫流行,死亡相继③。秋八月,天气酷热,时疫流行④。入秋以后,时疫盛行,霍乱转筋,几于比户皆是,疾风暴雨,天气顿凉,而疫灾依旧,山东祭古祠每日舁柩来厝者,多至八九十具⑤。山东人之旅居于营口者,不下数千人,今夏时疫盛行,死亡相继,祭古祠厝棺之处,高积如山⑥。

辽阳州(今辽阳市) 春三月,冰泮以后,河水味甘淡而气带腥,饮之辄生疫病,头眩眼花,昏昏思睡⑦。

安东县(今丹东市) 夏,疫病流行,势极猖獗,死者千余人⑧。东沟县(今东港市)夏,水灾后县境疫病流行,死亡1000余人⑨。按:是时无东沟县,民国二十六年(1937)析安东县置东沟县。

盖平县(今盖州市) 秋疫⑩。

庄河县(时属岫岩厅) 七月、八月瘟疫⑪。按:光绪三十二年(1906)析岫岩州南部置庄河厅,民国元年(1912)改厅为县,1992年改县为市。

北京市

京 师(宛平、大兴二县附郭,今北京市) 夏四月,京师时疫流行,患者初起时只觉浑身无力,四肢酸懈,头重发烧,尤易传染,抱恙家二三口,甚至四五口,无论老幼,

① "凤城新语",《申报》1890年3月27日,第2版。
② "时疫盛行",《申报》1890年4月22日,第3版。
③ "绣岭樵歌",《申报》1890年8月13日,第2版。
④ "营口纪闻",《申报》1890年9月5日,第3版。
⑤ "营口业谈",《申报》1890年9月11日,第2版。
⑥ "营口琐言",《申报》1890年11月20日,第3版。
⑦ "辽阳消息",《申报》1890年4月25日,第1版。
⑧ 民国《安东县志》卷八《灾害志》。
⑨ 《东沟县志》,辽宁人民出版社1996年版。
⑩ 民国《盖平县志》卷一《舆地志·祥异》。
⑪ 民国《庄河县志》卷一《地理志·祥异》。

相继染患,操岐黄术者,忙迫异常,生药铺生意,莫不利市三倍[①]。瘟疫盛行,医家忙碌异常,药铺亦利市三倍[②]。五月中旬,京师左安门内有阖家染疫死绝者[③]。京师自五月末至六月中旬淫雨连绵,永定河大水,顺天所属各州县以至津沽,数百里汪洋浩瀚,皆在水中。大量难民涌入京城,《畿辅赈溺全图》收录时人绘景图三十六幅,其图二十九为"资善义地图",图序曰:因设粥厂、暖厂以来所收人数过多,不免瘟疫传染,亡故难民不少[④]。冬十二月,瘟疫盛行,男女染患甚多[⑤]。

通　州(今通州区)　春二月下旬,狂风怒吼,河冰又结,北山大雪深尺许,瘟疫杂症,尚未少减[⑥]。三月,瘟疫未已,喉症尤多,药店应接不遑,棺木铺更利市三倍[⑦]。时当夏五,赤日扬威,时疫流行,死亡相继[⑧]。秋,水灾以后,时疫盛行,患痢泻者有之,患喉症者有之[⑨]。冬十二月,瘟疫流行,死亡相继[⑩]。

天津市

天　津(天津县附郭,今天津市)　夏六月,天津大雨,灾后疾病丛生,白塘口更疫气盛行,七月下旬之前,每日死者由十数人至二十人不等[⑪]。六月初旬,津城猝患水灾,乐善官绅于城头上遍盖窝铺,俾避水灾,民得所栖止,两三日间计集二万余人,灾民郁郁处此,染疾者十居五六,入秋以后,疫疠盛行,灾民传染者多,死亡者难以偻指计[⑫]。夏秋之交,疫疠蜂起,死亡相继,十室九空[⑬]。秋间疠疫盛行[⑭]。

河北省

完　县(今顺平县)　疫[⑮]。瘟疫[⑯]。

---

① "宣南客述",《申报》1890年5月3日,第1版。
② "瀛台淑景",《申报》1890年5月12日,第1版。
③ "燕市歌声",《申报》1890年7月19日,第1版。
④ 于德源《北京灾害史》(下),同心出版社2008年版,第984页。
⑤ "幽燕冬景",《申报》1891年1月12日,第1版。
⑥ "北通近闻",《申报》1890年3月29日,第2版。
⑦ "北通近事",《申报》1890年4月10日,第2版。
⑧ "北通近事",《申报》1890年7月9日,第2版。
⑨ "潞河秋涨",《申报》1890年9月3日,第2版。
⑩ "北通纪事",《申报》1891年2月26日,第1版。
⑪ "时疫流行",《申报》1890年9月15日,第2版。
⑫ "丁沽杂录",《申报》1890年9月30日,第2版。
⑬ "天津小志",《申报》1890年10月2日,第2版。
⑭ "析津丛话",《申报》1890年10月15日,第2版。
⑮ 民国《完县新志》卷七《大事记》。
⑯ 《顺平县志》,中华书局1999年版。

山西省

荣河县(今并入万荣县)　人患喉症,死者甚众①。人患喉症,死者甚多②。荣河(今万荣)喉症流行,人多死③。

山东省

历城县(今济南市)、益都县(今青州市)　冬腊,瘟疫盛行,染此而死者不知凡几,而以青州为最甚,省垣亦见流行④。

烟　台(时属福山县)　春,烟台天花盛行,未经种痘之婴儿,传染殆遍⑤。秋,霍乱流行⑥。冬,疾病丛生,轻则咳嗽,重则冬瘟,然大多可治,不似夏秋时疫,无可挽回⑦。

巨野县　五月初八日至六月初八日大雨连绵,秋多瘟疫⑧。

郓城县　五月初八日至六月初八日大雨连绵,秋多瘟疫⑨。

濮　州(今鄄城县)　夏五月淫雨连三旬,秋大疫⑩。

诸城县(今诸城市)　春疫。六月淫雨伤禾,秋七月大疫⑪。春,瘟疫大流行,七月,大瘟疫⑫。春夏,诸城瘟疫流行⑬。

胶　州(今胶州市)　正月,鼠疫蔓延,死亡甚众⑭。秋七月疫⑮。秋大疫⑯。

掖　县(今莱州市)　秋大疫,医治不及,有阖家殁者⑰。

寿张县(今并入阳谷县)　五月初八日起每日大雨,至六月初八始晴,秋多瘟疫⑱。

---

① 民国《荣河县志》卷一四《记三·祥异》。
② 《万荣县志》,海潮出版社 1995 年版。
③ 《运城市卫生志》,2008 年。
④ “山东患疫”,《申报》1891 年 2 月 5 日,第 1 版。
⑤ “烟台小录”,《申报》1890 年 3 月 7 日,第 3 版。
⑥ “烟台近事”,《申报》1890 年 10 月 7 日,第 2 版。
⑦ “烟台闲话”,《申报》1890 年 12 月 6 日,第 9 版。
⑧ 民国《续修巨野县志》卷一《编年志·祥异》。
⑨ 光绪《郓城县志》卷九《灾祥志》。
⑩ 宣统《濮州志》卷二《年纪·灾异》。
⑪ 光绪《增修诸城县续志》卷一《总纪》。
⑫ 《诸城市卫生志》,中州古籍出版社 2010 年版。
⑬ 《潍坊市卫生志》,1989 年。
⑭ 《胶州市卫生志》,1990 年。
⑮ 民国《增修胶志》卷五三《祥异》。
⑯ 《胶州市卫生志》,1990 年。
⑰ 光绪《三续掖县志》卷三《祥异》。
⑱ 光绪《寿张县志》卷一〇《杂事志·灾祲》。

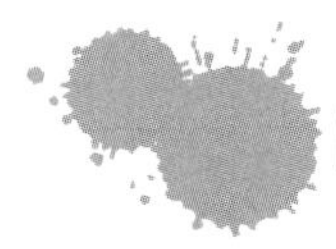

阳谷县　秋,瘟疫流行①。

平度州(今平度市)　夏秋间大疫,城内外或日死五六十人,悬壶者穷昼夜不得寝食,货槥者为空,八月乃平复②。夏秋间,大疫流行,城内外日死五六十人③。

新泰县(今新泰市)　秋末瘟疫流行,遍县境,伤人口④。

武城县　武城县田庄村霍乱流行,死亡200人⑤。武城县田庄村发生霍乱流行,当时全村共有400余人,染此病丧生者达200余人⑥。

临淄县(今淄博市临淄区)　秋七月,临淄霍乱大作,死者颇多⑦。

嘉祥县　秋,多瘟疫⑧。

河南省

鹿邑县　秋九月,大疫⑨。

甘肃省

靖远县　大疫⑩。

会宁县　会宁大疫流行,死人甚众⑪。

静宁州(今静宁县)　大疫⑫。州境疫情大流行,病死者较多⑬。

江苏省

金　陵(江宁、上元二县附郭,今南京市)　夏四月,金陵疾疫惟咳嗽尚多有声,余症渐归安静⑭。喉症盛行,患者顷刻间至不省人事,时医皆指为喉痹⑮。金陵自入秋以来,始而痢症盛行,继而疟疾大作,秋九月,又有似疟非疟,加以咳嗽之疾,几乎十居八九⑯。

---

① 《阳谷县志》,中华书局1991年版。
② 民国《平度县续志》卷首《纪要》。
③ 《平度县志》,1987年。
④ 光绪《增刻乾隆新泰县志》卷七《灾祥增》。
⑤ 《山东省卫生志》,山东人民出版社1992年版。
⑥ 《德州地区卫生志》,天津科学技术出版社1991年版。
⑦ 《临淄区卫生志》,山东人民出版社1997年版。
⑧ 《嘉祥县卫生志》,1990年。
⑨ 光绪《鹿邑县志》卷一六《杂记》。
⑩ 光绪《甘肃新通志》卷二《天文志·祥异》。
⑪ 《会宁县志》,甘肃人民出版社1994年版。
⑫ 光绪《甘肃新通志》卷二《天文志·祥异》。
⑬ 《静宁卫生志》,甘肃文化出版社2005年版。
⑭ “白门迎夏”,《申报》1890年5月31日,第3版。
⑮ “竞渡先声”,《申报》1890年6月28日,第2版。
⑯ “金陵多病”,《申报》1890年10月28日,第3版。

扬　州（江都、甘泉二县附郭，今扬州市）　春三月，喉风及痧疹甚多，而喉症为尤险，竟有不遑医药即赴泉台者[①]。夏五月，喉症忽又盛行，较春间尤甚，朝发夕毙，时有所闻[②]。夏六月，扬城时疫盛行[③]。邗上自入秋以来，疫疠大作，北柳巷及旧城等处为最盛[④]。秋八月，邗上疫疠盛行，便益门北门连日有大小棺柩抬出瘗埋[⑤]。冬十月，扬郡时疫复盛，患者第觉头晕，恶心寒噤，往往不遑医药，朝发午毙，新城一隅，初三、初四两日死十七八人，邵伯镇仇家庄烟户不过二百余家，而患时疫者十居七八，暴毙者实繁有徒[⑥]。

苏　州（吴县、元和、长洲三县附郭，今苏州市）　春，喉症流行。3 月 25 日（闰二月初五日）报道：入春以后，喉症盛行，初起即喑哑无声，移时而喉内肿满，呼吸不通，诸医束手无方，阅日而毙[⑦]。4 月 16 日（闰二月廿七日）报道：天时不正，杂症流行，大者伤寒，小者痧痘，医生药店，应接不遑，呻吟之声，闻于远近[⑧]。秋，霍乱流行。9 月 24 日（八月十一日）报道：去年苏地盛行时疫，俗呼瘪螺痧，今岁自中元节后，此症又复传染，闾阎之内，无不为二竖所灾，重者多不及施救。凡擅岐黄术者，肩舆来往，颇觉疲于奔命，药肆如阊门外之泰山堂及城内之鸿翥堂，求药者几至户限欲穿，该堂应接不暇，日夜无间，亦可见其利市三倍矣[⑨]。11 月 29 日（十月十八日）报道：苏属自秋徂冬，雨泽愆期，久晴之后，天气燥热，疫病丛生，或喉症，或伤风咳呛，或寒热，呻吟床褥者，十居六七，医生药店，无不利市三倍[⑩]。

长洲县（今属苏州市）　相城大疫，有一家死数人者[⑪]。

昆山县（今昆山市）　夏秋以来，沪、昆瘟疫盛行[⑫]。

镇　江（丹徒县附郭，今镇江市）　京口地方，自秋徂冬，雨泽愆期，冬十月，城厢内外，疫气盛行，或患疟疾，或患伤寒，或吐泻交作，虽经医士诊治，然十中仅愈三四，

---

① “时症盛行”，《申报》1890 年 3 月 21 日，第 2 版。
② “邗江纪要”，《申报》1890 年 6 月 9 日，第 2 版。
③ “红桥笛语”，《申报》1890 年 7 月 16 日，第 2 版。
④ “挑痧宜慎”，《申报》1890 年 9 月 14 日，第 2 版。
⑤ “暴毙可骇”，《申报》1890 年 9 月 23 日，第 2 版。
⑥ “冬疫盛行”，《申报》1890 年 11 月 22 日，第 9 版。
⑦ “苏台春梦”，《申报》1890 年 3 月 25 日，第 2 版。
⑧ “吴谚”，《申报》1890 年 4 月 16 日，第 2 版。
⑨ “时疫盛行”，《益闻录》1890 年第 1001 期。
⑩ “麋台小志”，《申报》1890 年 11 月 29 日，第 2 版。
⑪ 民国《相城小志》卷五《杂记・祥异》。
⑫ “台北杂志”，《申报》1890 年 9 月 29 日，第 2 版。

大街小巷,卧病呻吟声,达旦不绝,各业生意无不清淡,惟医士及棺材店大获厚利①。

江阴县(今江阴市)　秋八月,霍乱流行。9 月 27 日(八月十四日)报道:江阴入秋后,各乡禾稻日形畅茂,早稻现已登场,较去年大为起色。闻老农云:此后天日晴明,绝无风雨之患,则今岁可为大有年。惟民间时疫流行,求医觅药者,相接于道。然城中稍有传染尚无大害,至南门外东宝村一带,则不幸而有斯疾者,多有朝不及夕,即为二竖子病入膏肓,名登鬼箓,良可悲矣。据此症俗呼为罗门痧云②。

吴江县(今吴江市)　黎里夏疫疠大作,死者枕藉③。

溧阳县(今溧阳市)　夏秋疫疠④。

淮安府(今淮安市)　秋八月,霍乱盛行。9 月 27 日(八月十四日)报道:淮安府属各邑,刻下疫气盛行。其病闻有二种:一名干霍乱,并不吐泻,惟四肢厥冷如水;一名霍乱,患此者吐泻并作。二病无药医治,不特朝不及夕,往往病起仓促,立时殒命,闾阎中哭泣之声到处鼎沸⑤。按:是时淮安府辖山阳、盐城、清河、安东、桃源、阜宁六县。

盱眙县　四月,盱眙大火成灾,灾后时疫流行⑥。

上海市

松江府(娄县、华亭二县附郭,今松江区)　秋七月,瘟疫流行,日甚一日,有一家而叠毙两命者,有一街而连丧数人者,幸存者皆朝不保暮,愁锁双眉⑦。郡城时疫流行,死亡枕藉⑧。松江疫气流行,几于匝月,至秋八月,金风送爽,玉露溥秋,而疫疠仍不稍杀⑨。郡城疫气流行,月余不息,浦南居民,死亡相继,即畜类亦多倒毙道旁者⑩。七、八月之间,时疫盛行,至鞠有黄华时,患伤风者又十有八九,初止咳呛,继而寒热,淹煎坐至床笫缠绵,竟成不起,至冬十月,天灾未已,棺木铺利市三倍,陈年所制售卖一空⑪。

娄　县(今属松江区)　枫泾镇为娄县、嘉善交界之区,冬十一月,疾疫丛生,死亡

---

① “铁瓮江声”,《申报》1890 年 11 月 23 日,第 3 版。
② “福祸相倚”,《益闻录》1890 年第 1002 期。
③ 光绪《黎里续志》卷一二《杂录》。
④ 光绪《溧阳县续志》卷一六《杂类志 · 瑞异》。
⑤ “驱疫笑谈”,《益闻录》1890 年第 1002 期。
⑥ “沪北仁济善堂接到盱眙火灾振局来书照登”,《申报》1890 年 8 月 22 日,第 9 版。
⑦ “松江新语”,《申报》1890 年 9 月 1 日,第 3 版。
⑧ “鲈乡秋味”,《申报》1890 年 9 月 4 日,第 2 版。
⑨ “蟹舍渔歌”,《申报》1890 年 9 月 26 日,第 2 版。
⑩ “云间谭屑”,《申报》1890 年 10 月 7 日,第 2 版。
⑪ “松江寒信”,《申报》1890 年 11 月 23 日,第 3 版。

枕藉，棺木铺日夜工作，尤苦应接不遑[①]。

上海县（今闵行区等）　夏时疫，流行霍乱症，多猝不及救[②]。夏六月，天气酷热，疾疫时作[③]。秋七月，沪上时疫流行，患急痧者，往往不及医治[④]；瘪螺痧流至沪滨，朝发夕死，惨不忍闻[⑤]；沪上时疫流行，患急痧者甚众，更有一种子发午死、午起子亡者，名曰子午痧，患此者殊难施救[⑥]；时疫盛行，名曰瘪螺痧，早发夕毙，医皆束手[⑦]。八月，时疫流行，斯民遭厄，重则数刻而毙，轻则一日而亡，租界之内，日以数百计[⑧]；时疫盛行，顷刻猝毙，深堪悯恻[⑨]。夏秋以来，沪、昆瘟疫盛行，所驻健字定海炮队等营，十病八九，一病即系内烧之症，医药鲜效，越三四日即致不起[⑩]。入冬以来，雨泽稀少，东乡一带，疫气盛行，至十一月，浦东上、宝交界之高桥镇，居民患疫而亡者，无日无之，棺木铺售卖一空，而购者仍接踵而至[⑪]。

嘉定县（今嘉定区）　夏，霍乱症流行[⑫]。

宝山县（今宝山区）　夏大疫。流行霍乱症，俗称瘪螺痧，染者多猝不及治，榇肆为空[⑬]。

金山县（今金山区）　秋八月，霍乱流行。10月11日（八月廿八日）报道：朱泾镇迩来盛行时疫，俗呼为瘪螺痧，凡先吐后泻者，尚可医治，苟或先泻后吐，则越时毙命，虽有返魂香，不及挽回。凡人染此症，惟杭城胡庆余堂辟瘟丹有食四五块而愈者。闻各乡村传染，更有一乡人因其女患病延医调治，开门立待后，见医生已至，方将迎接入门，而蓦然倒地，立时毙命。又有一乡人到某姓木肆购办棺材四口，该店存棺五具，误以为该乡人批去贩卖，因谓之曰，若苟一并买去，其价格外公道，乡人云：我一家适毙四人，故买四口，岂欲贩卖棺木，借以博什一之利乎！讵议价后，该乡人忽然扑地而倒，幸有同来友人，肩赴而去，闻到家后亦即毙命，故闾阎之内无不战战兢兢，有朝不

① “松江鲈味”，《申报》1890年12月19日，第2版。
② 民国《上海县续志》卷二八《杂记一·祥异》。
③ “疫疠宜防”，《申报》1890年7月2日，第3版。
④ “昙花一现”，《申报》1890年8月12日，第3版。
⑤ “施药救劫”，《申报》1890年8月12日，第4版。
⑥ “痧症可畏”，《申报》1890年8月16日，第3版。
⑦ “急救时疫”，《申报》1890年8月18日，第4版。
⑧ “名医施诊”，《申报》1890年8月28日，第4版。
⑨ “救疫仙方”，《申报》1890年9月8日，第4版。
⑩ “台北杂志”，《申报》1890年9月29日，第2版。
⑪ “乡间患疫”，《申报》1890年12月19日，第2版。
⑫ 民国《嘉定县续志》卷三《赋役志·灾异》。《嘉定县志》，上海人民出版社1992年版。
⑬ 民国《宝山县续志》卷一七《祥异》。

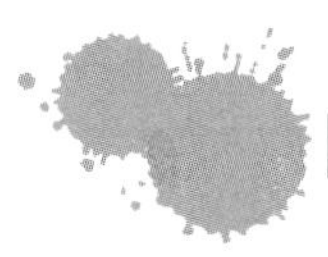

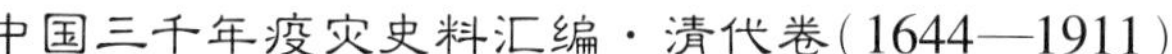

及夕之虑也①。

崇明县　秋九月,大疫。10 月 29 日(九月十六日)报道:该处(瀛洲)入秋后,时疫盛行,病者不治,民心惶惶,竟有朝不保夕之虑。好事者散布谣言,谓某港口昨到瘟疫使者若干名,某日某处又到若干名,人益胆战心惊,恐遇鬼祸。后又纷传某处尊神实治疫鬼,各乡镇一闻此言,遂乃集资赛会,舁神远至海滨,以为逐鬼入海,民间始得安枕,乃瘟疫之行依然如昨。不知何人作俑,复称门户上须印石灰迹,鬼始畏避不敢为害,此说一起,人皆尤而效之。迩来各处之出瘟王会者,接踵而起,门户上之石灰迹亦所在多有,以为可怜亦可笑矣②。

浙江省

宁　波(鄞县附郭,今宁波市)　夏五月,疫疠盛行,操和缓术者,应给不暇③。秋七月,疫气流行,好事者敛钱建醮禳瘟④。八月,时疫流行,居民多患霍乱吐泻,医生药铺,日既不遑寝馈,夜亦晷刻无宁,凡患疫者不过一二时即致不起,往往朝犹入市,夕已盖棺,有全家死绝者⑤。八月下旬后,天气骤寒,重棉不暖,时疫渐稀⑥。宁波于夏末秋初,时疫盛行,患霍乱吐泻者居多,死者已属不少,至冬十月,依然十家九病,呻吟床褥,惨苦难言,药铺门首买药者,不啻蜂屯蚁聚⑦。今秋亢阳为祟,疫疠丛兴,比户传染,死亡相继⑧。

平湖县(今平湖市)　平湖县属时疫盛行,医生为之束手,开棺木铺者,为之利市三倍⑨。

嘉　兴(嘉兴、秀水二县附郭,今嘉兴市)　秋八月,时疫盛行,犯者辄难救治,秀水县令制就三圣丹专治霍乱、吐泻、急痧等症,大张晓谕,施给病人⑩。禾中瘟疫流行,死亡相继⑪。

秀水县(今属嘉兴市)　新塍镇大旱,秋大疫⑫。

---

① “时疫未止”,《益闻录》1890 年第 1006 期。
② “驱疫笑谈”,《益闻录》1890 年第 1011 期。
③ “四明消夏录”,《申报》1890 年 6 月 29 日,第 2 版。
④ “月湖凉魄”,《申报》1890 年 8 月 31 日,第 3 版。
⑤ “甬上杂闻”,《申报》1890 年 9 月 3 日,第 2 版。
⑥ “鄮山秋色”,《申报》1890 年 9 月 28 日,第 2 版。
⑦ “疾病滋多”,《申报》1890 年 11 月 5 日,第 2 版。
⑧ “赭峰集锦”,《申报》1890 年 12 月 23 日,第 2 版。
⑨ “携李秋风”,《申报》1890 年 8 月 28 日,第 2 版。
⑩ “嘉兴近事”,《申报》1890 年 9 月 14 日,第 9 版。
⑪ “非徒无益”,《申报》1890 年 9 月 24 日,第 2 版。
⑫ 民国《新塍镇志》卷四《祥异》。

嘉善县　秋疫，田禾仍歉收[①]。枫泾镇为娄县、嘉善交界之区，迩来疾疫丛生，死亡枕藉，棺木铺日夜工作，尤苦应接不遑[②]。

杭　州（钱塘、仁和二县附郭，今杭州市）　去冬久雨，至腊杪始开霁，春正月，天气晴和，居民多患喉症、头疯、牙痛、耳疔[③]。杭州自入新秋，时症甚行，远近传染，得此症者，十死八九，初起时腹中绞痛，上吐下悔，阅一周时，奄然而毙[④]。秋九月，杭垣时症传染，初起时往往上吐下泻，不及一周时，遽尔魂游地府。间有患喉症者，滴水不能入口，稍有医名者，东奔西走，应接不暇[⑤]。

瑞安县（今瑞安市）　瑞安城白喉病流染[⑥]。

福建省

厦　门（时属同安县）　秋九月至冬十月大疫，其疫可能为鼠疫。10 月 15 日（九月初二日）报道：厦门自入秋以来，时疫流行，附近四乡，疫疠尤甚，将军祠、溪岸、码头乡、曾厝埯等乡村社，每日死亡相继，一村大约病毙数人至十余不等，何厝乡有张姓一村自七月以来，共死一百余人，棺材店售卖一空，日不暇给[⑦]。10 月 17 日（九月初四日）报道：四乡时疫，日有死亡，厦门人心惶恐[⑧]。11 月 6 日（九月廿四日）报道：入秋以来，亢旱多时，疫疠大作，四乡时疫流行，冬十月，渐传至鼓浪屿、后海墘等处[⑨]。11 月 15 日（十月初四日）报道：鼓浪屿龙头码头地方，比来疫症盛行，每日死者多至七八人，厦门港一带亦如之。据闻染者往往头眩呕吐，四肢寒软，岐黄家束手兴嗟，回春无术。原疫疠之所由生，以入秋至今未下滴水之故[⑩]。12 月 8 日（十月廿七日）报道：厦门冬行春令，时疫流行，十家九病，医药不及治者，晨发午死[⑪]。厦门鼠疫流行，并传入福州，在台江区江滨街道三个居民村流行[⑫]。

福　州（闽县、侯官二县附郭，今福州市）　夏五月，福州城疫。6 月 21 日（五月初五日）报道：福建省垣自入夏以来，忽暖忽寒，天时不正，二竖乘机为害，百姓相率卧

---

① 光绪《重修嘉善县志》卷三四《杂志上・祥眚》。
② "松江鲈味"，《申报》1890 年 12 月 19 日，第 2 版。
③ "杭垣新语"，《申报》1890 年 1 月 29 日，第 2 版。
④ "时疫盛行"，《申报》1890 年 9 月 10 日，第 2 版。
⑤ "钱江潮信"，《申报》1890 年 10 月 5 日，第 2 版。
⑥ 《温州市卫生志》，华东师范大学出版社 1998 年版。
⑦ "鹭岛晴峦"，《申报》1890 年 10 月 15 日，第 2 版。
⑧ "惑众敛钱"，《申报》1890 年 10 月 17 日，第 2 版。
⑨ "厦门近事"，《申报》1890 年 11 月 6 日，第 3 版。
⑩ "厦门多疫"，《益闻录》1890 年第 1016 期。
⑪ "请符驱疫"，《申报》1890 年 12 月 8 日，第 4 版。
⑫ 冼维逊《鼠疫流行史》，1988 年，第 108～109 页。

床,往往一家数人悉数呻吟枕箪,虽延医诊治,而刀圭无效,遽赴九泉[①]。是年,鼠疫传入福州[②]。

漳浦县　从海外传入鼠疫,东区石门发生首例后流行。该村 111 人口,传染鼠疫 82 人,发病率达 73.8%,死亡 72 人,病死率为 87.8%[③]。

台湾省

台　北(淡水县附郭,今台北市)　春,台北时疫丛兴[④]。夏,郡城时疫繁兴,死亡相继,沪尾、猛舺等地亦然[⑤]。入秋后,时疫盛行,病者不治,民心惶惶,竟有朝不保夕之虑[⑥]。冬十月,台北天气渐凉,大科崁、五指山、苏澳一带贴近内山地方,疫病未除,城厢内外染疫殒命者较少[⑦]。

苗栗县　夏四月大水,田园损,六月疫[⑧]。

安徽省

萧　县、砀山县(今属宿州市)　冬十月,瘟疫盛行。12 月 3 日(十月廿二日)报道:徐州府属之萧、砀二县,近因天时亢旱,瘟疫盛行,床褥呻吟者,比比皆是,登鬼箓者,亦不乏其人[⑨]。

芜湖县(今芜湖市)　三秋亢旱,疫疠大作,至十月下旬,犹不少减,城厢一带,天花盛行,人家小儿女,多有因是夭折者[⑩]。冬十一月,芜湖因疫疠繁兴,花痘杂出,民心惶惶[⑪]。天花盛行,其始起于东门,继而南门、西门,冬十二月,延及江口人家,宁馨儿几乎十染八九[⑫]。

广德州(今广德县)　秋旱,大疫。12 月 6 日(十月廿五日)报道:广德州去岁被水成灾,各处穷民半为饿殍,今年雨旸时若,五谷丰登,不意入秋以来,炎帝司权,雨师敛迹,炎热之余,时疫流行,为病魔所缠者无家无之[⑬]。

---

① “时疫流行”,《益闻录》1890 年第 974 期。

② 《福州市卫生志》,1999 年。

③ 《漳浦县志》,方志出版社 1998 年版。

④ “台北纪闻”,《申报》1890 年 5 月 1 日,第 2 版。

⑤ “台事续陈”,《申报》1890 年 12 月 12 日,第 2 版。

⑥ “驱疫笑谈”,《益闻录》1890 年第 1011 期。

⑦ “鹿门霜信”,《申报》1890 年 11 月 9 日,第 2 版。

⑧ 光绪《苗栗县志》卷八《祥异考》。

⑨ “时疫盛行”,《益闻录》1890 年第 1021 期。

⑩ “鸠江冬景”,《申报》1890 年 11 月 24 日,第 2 版。

⑪ “迎神无益”,《申报》1890 年 12 月 3 日,第 9 版。

⑫ “蝗矶寒浪”,《申报》1891 年 1 月 17 日,第 1 版。

⑬ “广德时疫”,《益闻录》1890 年第 1022 期。

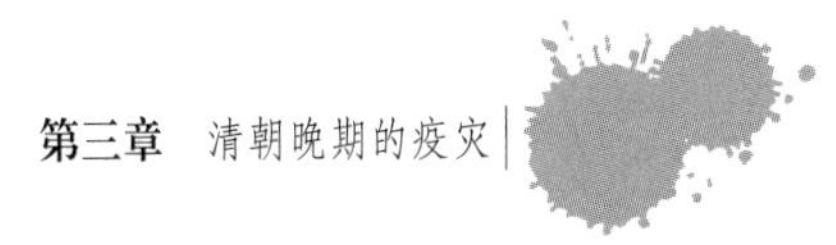

湖北省

宜　昌（东湖县附郭，今宜昌市）　春行冬令，疾疫丛兴，岐黄家奔走不遑，苦难遍给[①]。夏六月，时疫流行[②]。冬十月，时症流行，而以疟疾为尤险[③]。

宜都县（今宜都市）　瘟疫流行，死人甚多。仅横碛王姓近百人，病死47人[④]。

沙　市（时属江陵县）　冬十月，时疫大行，往往全家不起，好事者遂集资迎赛龙灯，以驱疠鬼[⑤]。

湖南省

道　州（今道县）　州东天花、麻疹流行，油湘一带发病五百多例，死亡两百余人[⑥]。

江西省

九　江（德化县附郭）　九江自七月以来，旱魃为灾，时疫流行[⑦]。

贵州省

铜仁府（治铜仁县，今铜仁市）　六月，久雨甚寒，境内大疫，免者恒少[⑧]。

新城县（今兴仁县）　六月，瘟疫流行，城中每日死人二百余，有未半月而全家均死者，通计城中死二千余人[⑨]。

广东省

广东省鼠疫盛行[⑩]。

广　州（番禺、南海二县附郭，今广州市）　冬十一月，天时亢旱已久，疠疫因之丛生，竟有朝染病而夕逝世者[⑪]。

海康县（今雷州市）　此症（鼠疫）同治十年起自安南，光绪十六年雷、廉盛行[⑫]。按：这里的“雷、廉”是指古雷州、廉州所辖地区，大体即清代高州府、雷州府的范围。

高州府（治茂名县，今高州市）　鼠疫大行。此疫初起于安南，延及广西，遂至雷、

① “宜昌近事”，《申报》1890年5月12日，第2版。

② “彝陵橹唱”，《申报》1890年7月23日，第2版。

③ “宜昌近事”，《申报》1890年11月7日，第2版。

④ 《宜都县志》，湖北人民出版社1990年版。

⑤ “宜昌近事”，《申报》1890年11月18日，第2版。

⑥ 《道县志》，中国社会科学出版社1994年版；《道县卫生志》，黄山书社1992年版。

⑦ “火厄类志”，《申报》1890年11月8日，第3版。

⑧ 光绪《铜仁府志》卷一《祥异》。

⑨ 民国《兴仁县志》卷一七《大事志》。

⑩ 《曹廷杰集》（下），中华书局1985年版，第278页。

⑪ “羊城谈屑”，《申报》1890年12月2日，第2版。

⑫ 光绪《海阳县志》卷二五《前事略二》。

廉沿海各城市。吴川吴宣崇明经刻有治鼠疫方法,论之甚详①。

吴川县(今吴川市)　冬十一月,鼠疫从安铺蔓延至吴川县城,明年春又蔓延到石城县城(今廉江市)②。冬间,吴川附城鼠疫盛行③。

遂溪县　鼠疫流行,湛江霞山区和海头死亡2207人。

电白县　水东圩鼠疫。

信宜县(今信宜市)　怀乡鼠疫。

阳江县(今阳江市)　六月,儒洞区鼠疫流行,死亡二三百人。

增城县(今增城市)　派潭区、新塘镇鼠疫流行,患者763人,死亡753人④。

永安县(今紫金县)　临江、柏埔、黄塘、蓝塘等地鼠疫流行,死亡甚众⑤。

广西壮族自治区

灵山县　(光绪)十年至十六年,西乡上殳等处连岁被疫⑥。

临桂县(今桂林市)　夏疫⑦。

龙　州(今龙州县)、梧州(苍梧县附郭)、南宁(宣化县附郭)、崇善县(今并入崇左市)　鼠疫流行⑧。

云南省

罗平州(今罗平县)、云州(今云县)、阿迷州(今开远市)、思茅厅(今思普洱市茅区)　鼠疫流行⑨。

蒙化厅(今巍山县)　疫⑩。

新平县　夏大旱,秋大疫⑪。

丽江县(今丽江市)　玉河源复竭,大疫⑫。

鹤庆县　八月初大雨雪,时疫继作,城乡死者甚多⑬。

---

① 宣统《番禺县续志》卷四四《余事志二》。
② 〔清〕吴宣崇原本,郑奋扬、萧崖参订,罗汝兰增辑《鼠疫约编·原序》、《探源篇》。
③ 〔清〕吴宣崇原本,郑奋扬、萧崖参订,罗汝兰增辑《鼠疫约编·探源篇》。
④ 以上数县所引,均见冼维逊《鼠疫流行史》,1988年。
⑤ 《紫金县志》,广东人民出版社1994年版。
⑥ 民国《灵山县志》卷五《舆地志·灾祥》。
⑦ 光绪《临桂县志》卷一八《前事志》。
⑧ 冼维逊《鼠疫流行史》,1988年,第181、107页。
⑨ 《思茅专区鼠疫流行及流行因素调查报告》,1958年。
⑩ 民国《蒙化志稿》卷二《祥异志》。
⑪ 民国《新平县志》卷二《大事纪》。
⑫ 光绪《丽江府志》卷一《祥异》。
⑬ 民国《鹤庆县志》卷一一《杂纪志·灾异》。

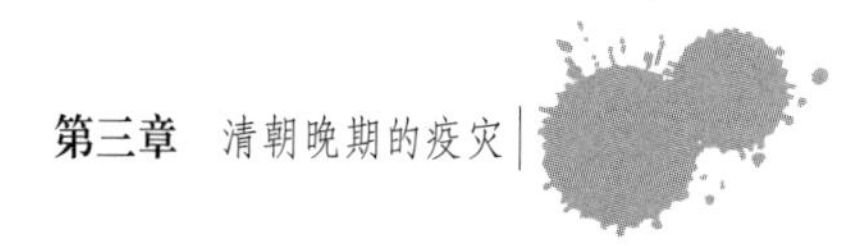

永北厅(今永胜县)　九月,时疫[1]。

通海县　光绪十五、十六年间,鼠疫流行,两年之间,通邑生齿,十损其四[2]。

光绪十七年(1891)

辽宁省

建昌县(今凌源市)　大旱,瘟疫流行[3]。七月、八月,三十家子一带瘟疫流行,几十里路断人稀[4]。

北京市

通　州(今通州区)　冬瘟之症,比户传染,死者甚多,立春后,时疫稍退,而幼孩多患天花[5]。冬十二月,瘟疫盛行,四乡尤甚,发时俱咳嗽痰喘,头疼身热,老人染此,十病九危,亦有患喉痧者,施治稍迟,即登鬼箓[6]。瘟疫盛行,老年尤甚,一染此症,痰喘咳嗽,睡卧不宁,虽擅和缓妙术者,亦十不一愈[7]。

天津市

天　津(天津县附郭,今天津市)　甫交春令,居人即患喉症,医生药肆,应接不遑。三月,孩提多出天花[8]。寒气逼人,居人顿患春瘟,小儿女更传染天花几遍[9]。瘟疫盛行,死亡相继,冬瘟甫息,继以春瘟,孩童患痘疹者十居八九,甚有五六十岁之人亦患此症[10]。秋八月,瘟疫流行,其症系霍乱转筋,由京南传染而来[11]。冬,寒燥不常,疫疠流行,小儿女之患疹者,指不胜屈[12]。

武清县(今武清区)　秋八月,霍乱流行,县属王家铺庄死人几半,王庆坨庄日死数人或十余人不等[13]。

---

① 光绪《续修永北直隶厅志》卷一《祥异》。
② 《秀山镇志》,云南人民出版社1994年版。
③ 《凌源县志》,1995年。
④ 《凌源县志》,1995年。
⑤ “古潞春波”,《申报》1891年3月11日,第2版。
⑥ “潞水冰槎”,《申报》1892年1月7日,第1版。
⑦ “北通近闻”,《申报》1892年1月26日,第3版。
⑧ “津桥春望”,《申报》1891年3月31日,第2版。
⑨ “天津琐事”,《申报》1891年4月2日,第2版。
⑩ “潞河春泛”,《申报》1891年5月1日,第2版。
⑪ “析津纪事”,《申报》1891年10月20日,第2版。
⑫ “津门柳色”,《申报》1892年3月5日,第2版。
⑬ “析津纪事”,《申报》1891年10月20日,第2版。

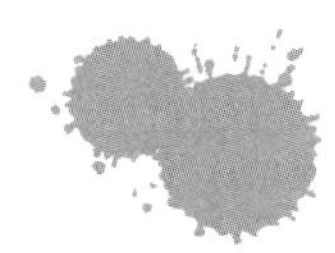

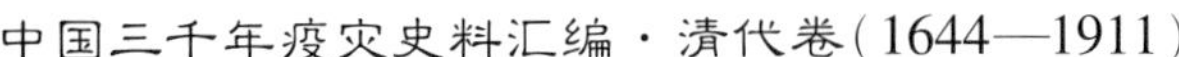

河北省

清苑县　白喉疫作,患者辄不救①。白喉疫作,患者无数②。

完　县(今顺平县)　知县张阜城修浚曲逆河,是岁疫③。修浚曲逆河,该年瘟疫流行④。

甘肃省

镇番县(今民勤县)　昌宁麻疹流行,蔡旗伤寒流行⑤。

皋兰县　光绪五年(1879)发现第一例天花,十一年(1885)发现第二例,到是年,天花在皋兰大流行,死亡人数甚多⑥。

山西省

太谷县　冬十二月,大疫⑦。

山东省

登　州(蓬莱县,今蓬莱市)　登州地方,春间时有瘟疫杂症,各营兵勇染患者尤多,医家往往束手⑧。

诸城县(今诸城市)　春夏疫⑨。春夏,瘟疫大流行⑩。

蒙阴县　秋七月,天鼓鸣,星陨。冬疫⑪。

河南省

淮宁县(今淮阳县)　县境大疫,(樊怀清)以釜盛药侍人饮服,所济无数⑫。

安徽省

芜　湖(芜湖县,今芜湖市)　秋七月,炎威更炽,贫民奔走烈日中,患急痧倒毙者相望于途⑬。秋八月,患霍乱急痧者甚夥⑭。自秋徂冬,疫气传染,大都以急痧霍乱为

---

① 民国《清苑县志》卷六《大事纪·灾祥表》,民国《重订清苑县志》卷一〇《志余·灾祥表》。
② 《保定市民政志》,新华出版社1990年版。
③ 民国《完县新志》卷七《大事记》。
④ 《顺平县志》,中华书局1999年版。
⑤ 《民勤县卫生志》,2010年。
⑥ 《皋兰县志》,甘肃人民出版社1999年版。
⑦ 民国《太谷县志》卷一《年纪》。
⑧ "烟台近事",《申报》1891年5月3日,第2版。
⑨ 光绪《增修诸城县续志·总纪》。
⑩ 《诸城市卫生志》,中州古籍出版社2010年版。
⑪ 宣统《蒙阴县志》卷七《杂稽志》。
⑫ 民国《淮阳县志》卷六《人物》。
⑬ "芜水秋光",《申报》1891年8月24日,第2版。
⑭ "芜城秋色",《申报》1891年9月10日,第1版。

多，冬腊，更有所谓冷麻痧者，初起四肢寒冷如冰，顷刻浑身战栗，不时许，即已命登鬼箓[①]。秋，疫病流行，有 8 个村居民全部死亡[②]。

江苏省

金　陵（江宁、上元二县附郭，今南京市）　夏四月，天花流行。5 月 15 日（四月初八日）报道：（金陵）天花盛行，西舍东邻，传染殆遍[③]。6 月 4 日（四月廿八日）报道：（金陵）天气渐热，疫疠流行[④]。夏六月，霍乱流行。8 月 2 日（六月廿八日）报道：（金陵）天气酷热，时疫流行[⑤]。秋八月，霍乱流行。9 月 13 日（八月十一日）报道：（金陵）天久不雨，亢旱异常，人感燥气而生疾，初起背出红斑，四肢蜷缩，俄而舌灰语涩，昏摈不省人事。亦有因喉痛而殒命者。金陵城中，每日登鬼箓约有二三十人，考生亦间染此症[⑥]。9 月 23 日（八月廿一日）报道：初八晨，闱中点名至第十二起，有扶病而出者四人。点毕后，考生扶病出者又四人，毙者一人。初九日，巡道街由天秤出者二人。初十日晨，姚家巷天秤出太平府考生一人，号军一人，西街吊出无为州考生一人，辰正放头牌扶病出者三十二人。疫症之盛，概可知已[⑦]。

六合县（今南京市六合区）　夏秋之交，霍乱盛行，人死无算[⑧]。

苏　州（吴县、长洲、元和三县附郭，今苏州市）　夏六月至秋七八月，霍乱流行。8 月 2 日（六月廿八日）报道：小暑以来，瘟疫大作，有子起而午殁者，有起病至死不及一时者，有正在谈笑忽然倒毙者[⑨]。8 月 5 日（七月初一日）报道：夏令以来，苏属时疫较他处为甚，近日时痧方睹，较上两年为尤厉，感染朝发夕毙，不遑施救，大街小巷，棺敛之声，几于无日不闻[⑩]。8 月 8 日（七月初四日）报道：伏暑迭交，瘟疫旋起，计姑苏城乡间日凡数见，有一日夜而死者，有俄顷间而毙者。盘娄葑阊各门，二竖凶横，有霍乱时痧之症，不及挑刺，遽发青涨毙，良可哀也。六月二十四日午后，雨集，病始少止[⑪]。8 月 15 日（七月十一日）报道：（吴下）瘟疫盛行，死亡相继[⑫]。8 月 28 日（七月

① “鸠水冰花”，《申报》1892 年 1 月 3 日，第 3 版。
② 《芜湖县志》，社会科学文献出版社 1993 年版。
③ “市中鹤语”，《申报》1891 年 5 月 15 日，第 2 版。
④ “辟除污秽”，《申报》1891 年 6 月 4 日，第 4 版。
⑤ “下场草草”，《申报》1891 年 8 月 2 日，第 4 版。
⑥ “金陵时疫”，《申报》1891 年 9 月 13 日，第 3 版。
⑦ “南闱疫事”，《益闻录》1891 年第 1089 期。
⑧ 《六合县志》，中华书局 1991 年版。
⑨ “吴谚”，《申报》1891 年 8 月 2 日，第 2 版。
⑩ “吴会时疫”，《益闻录》1891 年第 1089 期。
⑪ “苏台时疫”，《益闻录》1891 年第 1089 期。
⑫ “吴下委谈”，《申报》1891 年 8 月 15 日，第 3 版。

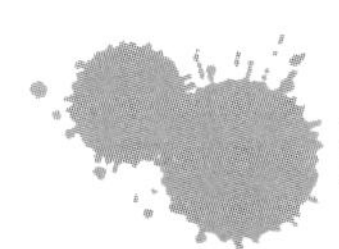

廿四日)报道:霍乱吐泻及子午痧等骇症,时有所闻,而横塘一带乡村,瘟疫尤甚①。9月12日(八月初十日)报道:苏城瘟疫盛行②。10月10日(八月初十日)报道:瘟疫过盛,死亡相继③。横泾一带(瘟疫)最盛,周围四十里之内,统计患疫毙命者三千余人④。秋,长洲县相城镇疫症盛行,呕泻螺瘪起,即告不治⑤。

扬　州(江都、甘泉二县附郭,今扬州市)　秋七月,气候不正,患急痧暴毙者时有所闻⑥。八月,疫疠盛行,朝发夕毙,时有所闻⑦。

镇　江(丹徒县附郭,今镇江市)　秋七月,时疫间作,新沙、金山一带,病者尤多,几于死亡相继⑧。

吴江县(今吴江市)　夏秋之交,黎里大疫再起,其症初起或吐或泻,骤如霍乱;或足麻筋吊,屈不能伸,名"麻脚痧",又名"瘪螺痧",患此症者死亡甚速,里人死者日数人,四乡尤甚,病者过七日,乃得无恙⑨。

溧阳县(今溧阳市)　夏秋复疫⑩。

金坛县(今金坛市)　夏秋之交,盛行瘪螺痧,人死无算⑪。

宜兴县、荆溪县(合今宜兴市)　秋旱,大疫⑫。

常熟县(今常熟市)　秋七月,时疫甚盛,力作者尤多⑬。

上海市

上海县(今闵行区等)　虹口一区,人稠地广,贫户实繁,倘遇病生,延医乏力,呻吟待毙,馈药无人,以故春夏之间,因染患时疫而死者较别处为尤多⑭。秋七月,天气酷热,时疫流行,毙命者日有所闻⑮。

松江府(娄县、华亭二县附郭,今松江区)　夏六月,亢旱已久,河流枯涸,水浊难

---

① "鹤市秋声",《申报》1891年8月28日,第3版。
② "香径蘼无",《申报》1891年9月12日,第3版。
③ "吴苑吟秋",《申报》1891年10月10日,第2版。
④ "苏台月色",《申报》1891年9月21日,第2版。
⑤ 民国《相城小志》卷四《人物·龚霞伯》。
⑥ "扬城多疫",《申报》1891年8月24日,第2版。
⑦ "迎神驱疫",《申报》1891年9月19日,第2版。
⑧ "京江秋色",《申报》1891年8月27日,第2版。
⑨ 光绪《黎里续志》卷一二《杂录》。
⑩ 光绪《溧阳县续志》卷一六《杂类志·瑞异》。
⑪ 民国《金坛县志》卷一二《杂记志下·祥异》。
⑫ 民国《光宣宜荆续志》卷一二《征祥》。
⑬ 〔清〕翁同龢《翁同龢日记》,中华书局1996年版,第1725页。
⑭ "德被疮痍",《申报》1891年3月4日,第3版。
⑮ "旅魂飘泊",《申报》1891年8月15日,第3版。

饮，以故霍乱流行，较往年为早①。秋八月，时疫之盛，日甚一日，患急痧而毙命者，竟不可以偻指计，西乡泖滨一带村落，较城厢尤甚②。

浙江省

杭　州（钱塘、仁和二县附郭，今杭州市）　秋八月，时症仍不稍减，朝发暮死，多有不及医治③。九月，疫气流行，患子午症者，略见稀少，而喉症眼症，比户皆然④。

建德县（今建德市）　春，天花流行。3月14日（二月初五日）报道：冬旱以来，瘟疫流行，几于无地不然。建德友人云：邑之东南乡山内多疫死，或出天花而夭，或牛瘟、猪瘟而染身以死⑤。

温　州（永嘉县附郭，今温州市）　秋七月，时疫流行，朝发夕死，东郊沿海一带，日死十余人⑥。时疫流行，日甚一日，朝发夕死⑦。九月，骤寒骤暖，晴雨靡常，时疫流行，死亡不少，吊脚痧、干霍乱等症，夕发朝死⑧。冬十月，依然时疫流行，死亡不少⑨。

宁　波（鄞县附郭，今宁波市）　秋八月，寒暖不时，酿成疫疠，患者不过一昼夜便成不起，大都系霍乱吐泻居多，仓促间每不及医治⑩。

嘉　兴（嘉兴、秀水二县附郭，今嘉兴市）　秋八月，时疫盛行，死亡相继⑪。时症盛行，患者无法施治，挨延半日即登鬼箓⑫。

秀水县（今属嘉兴市）　夏秋之交，复大疫，初起或吐或泻，骤如霍乱，或足麻筋吊，屈不能伸，名脚麻痧⑬。所属新塍镇夏大旱，舟楫不通，秋大疫⑭。

嘉善县　夏秋交，大疫⑮。

福建省

福　州（闽县、侯官二县附郭，今福州市）　夏四月，乍暖乍寒，病者甚多，而以南

① “圆泖渔讴”，《申报》1891年7月1日，第2版。
② “三泖凉波”，《申报》1891年9月3日，第2版。
③ “鸳湖近汛”，《申报》1891年9月11日，第3版。
④ “西湖佳话”，《申报》1891年10月9日，第2版。
⑤ “建德疫盛”，《益闻录》1891年第1047期。
⑥ “瓯东雁信”，《申报》1891年8月29日，第2版。
⑦ “括苍山色”，《申报》1891年9月6日，第2版。
⑧ “瓯江雁字”，《申报》1891年10月3日，第2版。
⑨ “瓯江雁字”，《申报》1891年11月6日，第2版。
⑩ “宁有秋疫”，《申报》1891年9月20日，第2版。
⑪ “佞神三志”，《申报》1891年9月28日，第3版。
⑫ “秀州纪事”，《申报》1891年10月1日，第2版。
⑬ 民国《重修秀水县志稿·祥异》。
⑭ 民国《新塍镇志》卷四《祥异》。
⑮ 光绪《重修嘉善县志》卷三四《杂志上·祥眚》。

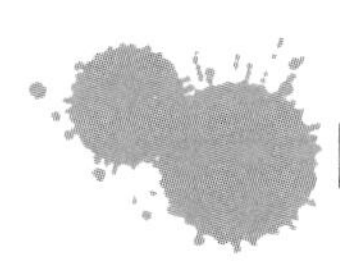

屿乡为尤盛[1]。五月,时疫盛行,不出旬日,叠毙六七人,水关外有某家旬日中叠毙三人,南台大桥及新桥畔一日倒毙六七人,城内亦有横尸衢巷者[2]。南乡一带死亡尤多[3]。入冬,时疫流行,有患呕吐等症者,多不及救药[4];南台后洲水部金铛等处渐被传染,一经发作,无可救药[5]。十一月,时疫流行,有加无已,南台后洲一带,死亡甚多,土地庙一隅,亦间有染患时疫者[6];时疫盛行,以南台夏道为尤甚,十一月死亡相继,每日竟有数十人之多,其余水部后洲,亦间有之[7]。

连江县　冬十月,连江疫气尤甚,有一家十八口相继病殁,仅遗数丁者[8]。

龙溪县(今龙海市)、海澄县(今龙海市)、南靖县、安溪县、南安县(今南安市)、惠安县　秋七月,漳州、石码(今龙海市石码镇)、(漳)浦南(靖),以及安溪、南安、惠安各县属,凉燠不时,酿成时疫,每日毙命者不知凡几[9]。

同安县(今厦门市、金门县)　秋八月,厦门时疫流行,死亡相继[10]。禾山大疫[11]。

永春州(今永春县)、德化县　是年,永春、德化两县鼠疫[12]。

德化县　大溪乡黄洋村一村民往仙游、永春贩米染上鼠疫,同年传染村民8人均死亡。此后在县内流行长达35年。疫区分布达8个乡(镇)26个村,流行137村次,先后发病906人,死亡816人,城关及附近乡村流行最为严重[13]。

台湾省

台　北(淡水县附郭,今台北市)　夏五月,天气炎熇,易流疫疠[14]。

基隆厅(今基隆市)　秋八月,稍有时疫[15]。

---

① "八闽榕荫",《申报》1891年5月28日,第2版。
② "闽事杂俎",《申报》1891年6月7日,第2版。
③ "三山夏雨",《申报》1891年6月17日,第2版。
④ "闽中闲话",《申报》1891年11月18日,第2版。
⑤ "闽事杂纪",《申报》1891年11月7日,第2版。
⑥ "闽峤患疫",《申报》1891年12月4日,第2版。
⑦ "福海潮音",《申报》1891年12月10日,第2版。
⑧ "闽中闲话",《申报》1891年11月18日,第2版。
⑨ "厦门杂识",《申报》1891年9月18日,第3版。
⑩ "迎神逐疫",《申报》1891年9月29日,第2版。
⑪ 民国《厦门市志》卷三《大事志》。
⑫ 《泉州市志》,中国社会科学出版社2000年版。
⑬ 《德化县志》,新华出版社1992年版。
⑭ "赤嵌云锦",《申报》1891年6月30日,第2版。
⑮ "台北邮书",《申报》1891年10月15日,第2版。

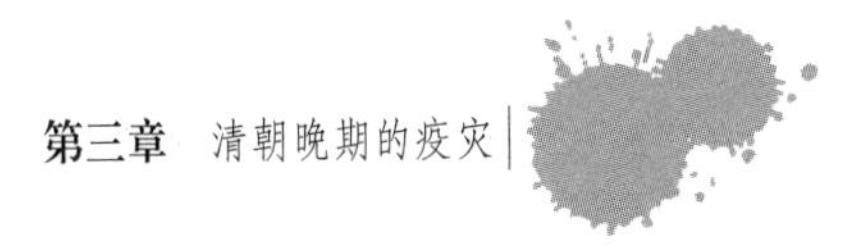

湖北省

宜　昌(东湖县附郭,今宜昌市)　秋九月,亢旱已久,民间疾疫繁滋①。

湖南省

道　州(今道县)　新老岩口村霍乱流行,死亡140人②。老岩口村和新岩口村(今属小甲乡)霍乱流行,两月内死140多人③。

江西省

南昌县(今南昌市)　冬,百花洲天花流行,沿村传染,丧命者为数不少④。

贵州省

桐梓县　夏,城乡疫疠大作,芦里尤甚,全家卧病者不可胜计⑤。

四川省

丹棱县　秋大疫⑥。

重庆市

黔江县(今黔江区)　夏六月疫,民多死。病疹紫色者,尤不治⑦。六月,疫病严重,麻疹尤难治,民多死⑧。

广西壮族自治区

龙州厅(今龙州县)　鼠疫流行⑨。

崇善县(今并入崇左市)　瘟疫⑩。

永康州(今扶绥县)　冬十一月,瘟疫又流行,死者较前略少。亦系痒子症⑪。

广东省

光绪十六年冬间,鼠疫盛行。疫将作则鼠先死,人感疫气,辄起瘰疬,缓者三五日死,急者顷刻,医师束手。……先是同治间,此症始于安南,延及广西,遂至雷、廉沿海城市。至是,吴川附城作焉。明年正月,梅菉、黄坡、信宜、东镇皆有之。三月后,高州郡城亦大作,毙者每以二三千计……广西雷、廉,二十年来,皆从十一月起,至五月疫

---

① “思患预防”,《申报》1891年10月4日,第2版。

② 《道县志》,中国社会科学出版社1994年版。

③ 《道县卫生志》,黄山书社1992年版。

④ “曲江春祓”,《申报》1892年4月8日,第2版。

⑤ 民国《续遵义府志》卷一三《祥异志》。

⑥ 光绪《丹棱县志》卷七《灾祥》。

⑦ 光绪《黔江县志》卷五《祥异志》。

⑧ 《黔江县志》,中国社会出版社1994年版。

⑨ 冼维逊《鼠疫流行史》,1988年,第107页。

⑩ 民国《崇善县志》卷六《前事・灾异》。

⑪ 民国《同正县志》卷五《气候・占验・灾异附》。

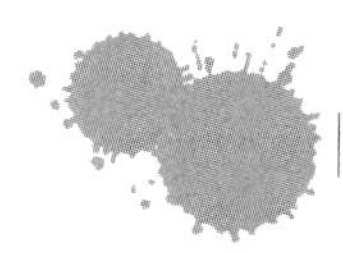

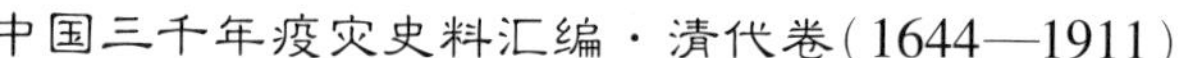

止,城市者重,村落者轻①。

广　州(番禺、南海二县附郭,今广州市)　自冬徂春,旱既太甚,疠疫因此丛生,人民疾病死亡指不胜屈,往往有辰刻染病,至巳刻而亡者②。春二月,粤东疫症流行,日甚一日,而以城内旗兵所居及河南马涌桥一带为尤盛,死亡者日以百计③。瘟疫盛行④。夏秋,各处乡藩,瘟疫成作⑤。秋九月,西关疫症流行,初仅一二处,后传染愈多,凡一经染病,即成不治之症⑥。

南海县(今佛山市南海区)　疫症传染,到处皆然,而各乡村视省垣为尤甚。大同乡户口繁庶,聚族而居者约有数万人,正月间染疫死者有两千余人,棺木店忙迫异常⑦。

顺德县(今佛山市顺德区)　陈村有鼠疫发生。

新会县(今江门市新会区)　司前阳历4—5月间鼠疫流行,死百余人。

恩平县(今恩平市)　府城西门村、泊驿地、南昌村等处有鼠疫发生⑧。

嘉应州(今梅州市)　冬旱,近城居民多疾病者⑨。

澄海县(今汕头市澄海区)　秋,汕头时疫流行⑩,日有死亡⑪。汕头霍乱流行⑫。

南澳厅(今南澳县)　二月,天雨五色菽,当时有疫病流行,用五色菽煎水可治疫⑬。

茂名县(今高州市、茂名市茂南区)　三月后,高州郡城疫大作,毙者每以二三千计⑭。大路坡圩疫死三十人⑮。

石城县(今廉江市)　春大疫,城厢及安铺尤甚,毙七百余人,俱先疫鼠而人随

---

① 〔清〕吴宣崇原本,郑奋扬、萧崖参订,罗汝兰增辑《鼠疫约编·探源篇》。
② “穗垣杂事”,《申报》1891年3月4日,第2版。
③ “粤东患疫”,《申报》1891年3月11日,第2版。
④ “珠江春浪”,《申报》1891年3月17日,第2版。
⑤ “羊石委谈”,《申报》1891年12月27日,第2版。
⑥ “珠江秋浪”,《申报》1891年10月16日,第3版。
⑦ “穗城春雨”,《申报》1891年3月21日,第2版。
⑧ 冼维逊《鼠疫流行史》,1988年,第190、211、212页。
⑨ 光绪《嘉应州志》卷三〇《灾祥》。
⑩ “厦门杂采”,《申报》1891年8月6日,第2版。
⑪ “厦门杂述”,《申报》1891年8月17日,第2版。
⑫ 《汕头市卫生志》,1990年。
⑬ 《南澳县志》,中华书局2000年版。
⑭ 〔清〕吴宣崇原本,郑奋扬、萧崖参订,罗汝兰增辑《鼠疫约编·探源篇》。
⑮ 光绪《高州府志》卷末《附》。

之[①]。

吴川县(今吴川市)　梅菉镇春夏大疫。先是,十六年十一月至是年二月,吴川城内疫去男妇七八百人,黄坡圩亦二三百人。二、三、四三个月,梅菉市疫三千余人,所疫多小孩、妇女、工役人等,人心惶惶,亲知不通问,直至七月后瘟疫才止息[②]。

电白县　水东圩在三、四、五月三个月间疫死近三十人,村落不多有,然皆先疫鼠而人随之[③]。

信宜县(今信宜市)　正月,鼠疫从吴川城蔓延到梅菉、黄坡、信宜、东镇等地[④]。东镇圩及村落二三月间疫死近千人[⑤]。

化　州(今化州市)　杨梅、良光、田寮等乡鼠疫流行,死亡三百多人[⑥]。其中杨梅村一千五百人,疫死一百三十人[⑦]。

清远县(今清远市)　正月疫起,死者甚多[⑧]。

海南省

琼山县(今海口市琼山区)　疫症流行,今海口时疫未消,复见此异[⑨]。

光绪十八年(1892)

内蒙古自治区

兴和厅(今兴和县)　瘟疫流行,死者甚多[⑩]。

河北省

青　县　清河决北马庄,大疫,人死无算[⑪]。

涞水县　夏六月淫雨大水,瘟疫盛行[⑫]。

---

① 光绪《高州府志》卷末《附》,民国《石城县志》卷一〇《纪述志下·事略》。

② 光绪《梅菉志稿》卷三《事纪》,光绪《高州府志》卷末《附》。

③ 光绪《梅菉志稿》卷三《事纪》。

④ 〔清〕吴宣崇原本,郑奋扬、萧崖参订,罗汝兰增辑《鼠疫约编·探源篇》。

⑤ 光绪《高州府志》卷末《附》。

⑥ 冼维逊《鼠疫流行史》,1988 年,第 187 页。

⑦ 《化州县志》,广东人民出版社 1996 年版。

⑧ 民国《清远县志》卷三《纪年下》。

⑨ 〔清〕储仁逊《闻见录》。

⑩ 《兴和县志》,内蒙古文化出版社 2004 年版。

⑪ 民国《青县志》卷一三《祥异》。

⑫ 光绪《涞水县志》卷一《祥异》。

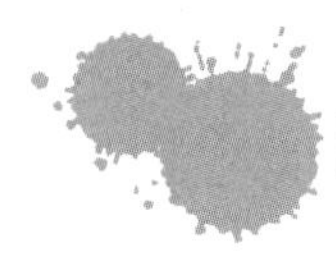

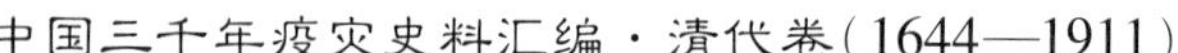

完　县(今顺平县)　大水,疫①。大水、瘟疫流行②。

辽宁省

营口厅(今营口市)　夏六月,时疫盛行,死亡相继③。夏,南方霍乱大流行,逐渐蔓延至营口,死者达数千人④。

河南省

鄢陵县　春大疫⑤。

内乡县(含今内乡县和西峡县)　正月至二月瘟疫盛行,城内逐日死人,白布价昂⑥。

南乐县　秋,病疫流行⑦。

甘肃省

皋兰县　天花流行⑧。

山西省

永宁州(含今吕梁市离石区、方山县)　(离石县)饥民甚众,瘟疫流行⑨。(方山县)饥荒严重,瘟疫流行,黄泉村死亡三十人⑩。

陕西省

乾　州(今乾县)、醴泉县(今礼泉县)　春,天久不雨,兼有时疫⑪。

湖北省

宜　昌(东湖县附郭,今宜昌市)　春二月,时疫流行,死亡相继⑫,甚有阖家俱病者,呻吟床褥,苦不堪言⑬。夏五月,城内及北门外西坝等处,时疫盛行,患者先腹痛如绞,及呕吐狼藉,即无可救药。亦有浑身发热,隐隐现红点者,既而转为黑点,即已魂

---

① 民国《完县新志》卷七《大事记》。
② 《顺平县志》,中华书局 1999 年版。
③ “营口杂言”,《申报》1892 年 7 月 18 日,第 2 版。
④ 《营口市卫生志》,1987 年。
⑤ 民国《鄢陵县志》卷二九《祥异志》。
⑥ 民国《内乡县志》卷一二《灾异》。
⑦ 《南乐县志》,中州古籍出版社 1996 年版。
⑧ 《皋兰县志》,甘肃人民出版社 1999 年版。
⑨ 《离石县志》,山西人民出版社 1996 年版。
⑩ 《方山县志》,山西人民出版社 1993 年版。
⑪ “陕抚奏稿”,《申报》1892 年 5 月 21 日,第 2 版。
⑫ “彝陵客述”,《申报》1893 年 3 月 10 日,第 2 版。
⑬ “彝陵橹唱”,《申报》1892 年 5 月 18 日,第 2 版。

赴泉台[①]。时疫大行,有谓霍乱症者,有谓干霍乱者,有打针而愈者,有打针而仍不愈者[②]。时瘟盛行,以城东北一带为尤甚[③]。六月,时疫流行,死亡相继,自四月二十九日以来,城内外约毙至数百人,五月二十二日各棺木铺共售出六十余具[④]。

荆　州(江陵县附郭,今荆州市)　秋七月,城厢内外,时疫盛行[⑤]。大疫流行,而以满城为尤甚,只沙市一处,已毙三四千人[⑥]。

谷城县、光化县(今老河口市)、襄阳县(今属襄阳市)　夏,谷城、光化、襄阳等县天大旱,时疫盛行,传染颇多,死亡相继,盛时每一村之中,一日之内,疫毙达百人之多[⑦]。

汉　口(时属汉阳县)　汉镇武圣庙迤上,居人率患吐泻之症,因此殒命者不少,秋八月,传染愈盛,几于通镇皆然,且来势甚速,一经吐泻,甚有朝发而夕毙者[⑧]。

湖南省

吴敏树《壬辰书事》诗序:(光绪十七年)湖南北饥,其冬疫起。次年春,饥益甚,疫乃大作,人死者盖三之一焉,荆、沔流移尤甚。其诗云:乾隆戊戌年,我闻长老说,旱荒未若今,寒暑不相灭。今岁况大疫,杀人甚火烈,饥寒病即起,往往举家绝[⑨]。按:乾隆戊戌年为乾隆四十三年(1778)。

溆浦县　春瘟疫,人多死[⑩]。

攸　县　攸城痧疫流行,西南城近水独盛,阳公庙、双瑞园等处,日丧数十人。有一泄而逝不逾一时者,有朝发夕死者[⑪]。夏,县城霍乱流行,西城、南城、阳公庙、洪楼下、桑树园等处尤甚,日丧数十人[⑫]。

安仁县　羊脑对花塘村6户人家20余口,因瘟疫得不到及时治疗,在7天内全部死亡[⑬]。

---

① “宜昌近事”,《申报》1892年6月13日,第3版。

② “彝陵棹唱”,《申报》1892年6月22日,第2版。

③ “彝陵琐纪”,《申报》1892年6月27日,第1版。

④ “彝陵杂志”,《申报》1892年7月14日,第3版。

⑤ “巴山秋晓”,《申报》1892年8月27日,第2版。

⑥ “荆州多疫”,《申报》1892年9月6日,第3版。

⑦ 〔清〕张之洞《张之洞全集》(二),河北人民出版社1998年版,第859~860页。

⑧ “疫疠盛行”,《申报》1892年9月26日,第2版。

⑨ 〔清〕吴敏树《柈湖诗录》卷一《壬辰书事》。

⑩ 民国《溆浦县志》卷二五《灾祥》。

⑪ 〔清〕王玉仙《壬辰攸城痧疫记》,转引自《攸县志》,中国文史出版社1990年版。

⑫ 《攸县志》,2002年。

⑬ 《安仁县志》,中国社会出版社1996年版。

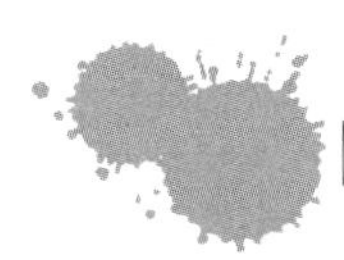

江西省

九　江(德化县附郭,今九江市)　夏,浔城疫疠流行[①]。秋七月,天气酷热,疫疠流行,甚有未逾数刻而即毙者[②]。八月,疫疠大作,呻吟之声,比户相闻[③]。

湖口县　秋八月,寒虞不常,居同患疫者甚多,而以湖邑为尤[④]。

崇义县　正月大疫[⑤]。

新昌县(今宜丰县)　秋八月,狂飙竟夕不休,苗皆秀而不实,俗呼青风。冬十一月大疫,婴孩夭死无算[⑥]。十一月,疫病流行,婴儿夭死无数[⑦]。

安徽省

安　庆(怀宁县附郭,今安庆市)　秋七月,皖垣疫气流行,淹缠床褥者,呻吟之声通宵达旦[⑧]。

江苏省

苏　州(吴县、长洲、元和三县附郭,今苏州市)　秋七月,气候炎热,患疫疡者时有所闻[⑨]。

镇　江(丹徒县附郭,今镇江市)　秋,疫气流行,农民男妇老弱,多染邪疟[⑩]。

江阴县(今江阴市)　江阴县地方时疫流行,寒热病症猝然发动,率不能生,并有斑点疹痧各患,岐黄家奔走道路,席不暇暖,药铺中如漕粮投柜,拥挤不开[⑪]。

常熟县(今常熟市)　秋九月,蝗,疫。11月5日(九月十六日)报道:常熟县蝗虫为灾,交秋之初,人口康健,及至近日,则疫症积渐而盛,十家三病。一经二竖来侵,婉转待毙,死亡相继,岐黄家奔走匆忙,亦每谓束手无策[⑫]。

上海市

上海县(今闵行区等)　秋七月,天时亢旱,疫疠丛生,城乡患病者日有数起[⑬]。

---

① “成就良缘”,《申报》1892年9月7日,第3版。

② “江州客述”,《申报》1892年8月22日,第2版。

③ “溢浦秋涛”,《申报》1892年9月17日,第3版。

④ “溢浦秋色”,《申报》1892年9月5日,第2版。

⑤ 光绪《崇义县志》卷一《祥异》。《崇义县志》,海南人民出版社1989年版。

⑥ 民国《盐乘》卷一一《灾异》。

⑦ 《宜丰县志》,中国大百科全书出版社上海分社1989年版。

⑧ “皖公山色”,《申报》1892年8月2日,第2版。

⑨ “茂苑新秋”,《申报》1892年8月9日,第2版。

⑩ “润州寒信”,《申报》1893年1月23日,第2版。

⑪ “江阴时疫”,《益闻录》1892年第1196期。

⑫ “蝗疫迭乘”,《益闻录》1892年第1216期。

⑬ “时症流行”,《申报》1892年8月4日,第3版。

天时炎热,疫疠盛行①。天气炎热,较三伏尤甚,患疫症者,时有所闻,甚有仓促殒命者,令人不及施救②。

松江府(娄县、华亭二县附郭,今松江区)　秋七月,亢旱已久,疫疠丛生③。瘟疫流行④。

浙江省

温　州(永嘉县附郭,今温州市)　秋七月,亢旱已久,天气炎蒸,疫鬼为祟,城厢内外,比户呻吟⑤。

黄岩县　秋,霍乱大流行,县城及郊区死者无数⑥。

福建省

厦　门(时属同安县)　春,时疫流行,死亡相继,泰山口卖鸡巷一带,数日内毙至八九人⑦。秋,寒暖不时,秋瘟大作,呕吐狼藉,似痧非痧,医者以感冒治之,十无一得活者⑧。

福清县(今福清市)　鼠疫由莆田传入福清,先在阳下作坊村发现,后蔓延全县各地⑨。

晋江县(今晋江市)　泉州浮桥镇鼠疫⑩。

台湾省

台　北(淡水县附郭,今台北市)　夏六月,民间时疫甚多⑪。

四川省

夏秋大水,引发霍乱大流行,遍及内江、简阳、双流、彭山、犍为、眉山、井研、什邡、成都等20多个府县,急者三四个小时毙命。成都日出丧最多时达到五六百具,邛崃、蒲江、大邑死亡惨重,路断行人⑫。

七月初六日《益闻录》载:四川入夏以来,瘟疫大兴,人民枕藉,道殣相望。始由川

---

① “沪滨琐语”,《申报》1892年8月12日,第3版。

② “车中坐化”,《申报》1892年8月14日,第3版。

③ “峰泖延凉”,《申报》1892年8月15日,第3版。

④ “瑁湖秋兴”,《申报》1893年8月23日,第2版。

⑤ “瓯东喜雨”,《申报》1892年8月27日,第1版。

⑥ 《黄岩县卫生志》,上海人民出版社1990年版。

⑦ “鹭江锦鲤”,《申报》1892年2月17日,第2版。

⑧ “鹭江雁影”,《申报》1892年8月13日,第2版。

⑨ 《福清市志》,厦门大学出版社1994年版。

⑩ 《泉州市志》,中国社会科学出版社2000年版。

⑪ “鸡屿消夏”,《申报》1892年7月27日,第2版。

⑫ 王晓春《四川百年疫情》,《四川省情》2003年第7期。

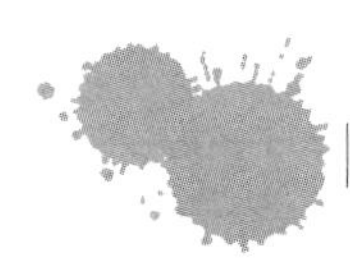

东重庆府发症,由渝州而进,蔓延州县,一路传染殆遍,近至省垣,疠甚凶险,触发即毙。城门中每日每门出丧者,百余家或数十家不等,街衢倒毙之人,随时遇之。川中人心惶惶,无以为计,乃循俗例,舁瘟神木偶赛会,并户户粘贴桃符为更新之举,一时不约而同以闰六月朔为元旦,各街锣鼓喧天,宛如岁首。又倩羽流僧众,建斋设醮,制扎龙灯游行通衢僻巷,谓为禳灾祈福。斯诚小民无知之事,然其情亦甚可悯。凡病之起,必大吐大泻,手足抽掣缩搦,腹痛形黑,有半日而亡者,有越时而逝者,有立毙者。医家用药以桂姜、细辛、牙皂、枯矾、丁香、木瓜,幸而愈者寥寥,计目前已死者不下数千人,诚巨灾也,未知何日能止①。

成　都(成都、华阳二县附郭,今成都市)　秋七八月,霍乱大流行。8 月 27 日(七月初六日)报道:城门中每日每门出丧者,百余家或数十家不等,街衢倒毙之人,随时遇之②。9 月 21 日(八月初一日)报道:蜀中瘟疫流行,至今未尝稍减。……计城内外死亡不下三万人,城中板铺棺木售卖一空,城外义冢绝无隙地,平地尸棺堆积如山,臭及里许③。《唐才常集》载:蜀都近来晴雨不时,寒暑异令,不正之气,积为瘟疫,有所谓麻脚症者,脚有微麻,立时即毙。省城及各府县得此病死者,不计其数。后又称:蜀中自七月中旬以来……热燥异常,为蜀中向来所无,故瘟疫之惨,以数十万计④。

什邡县(今什邡市)　秋大疫,患者脚筋麻转,死亡甚速,俗呼为“麻脚症”,医家谓之“吊脚痧”⑤。秋,大疫。患者足痉挛,死亡甚速,俗呼“麻足症”,医家谓之“吊足痧”⑥。

眉山县(今眉山市)　前六月瘟疫流行。病初起,心腹绞痛,手足抽搐,或下泄一次即瘦,稍缓不能救,名“麻脚瘟”。用针刺手指巅或大指甲旁出黑血,十可活一二,城乡死者累累,秋凉始减,事后调查人烟凑杂、秽浊难渍之处,死者独多⑦。六月,霍乱流行,城乡死亡多人,秋凉始缓⑧。

夹江县　前六月瘟疫盛行,患者甚多,药难救治⑨。春,瘟疫流行⑩。

---

① “川疫改春”,《益闻录》1892 年第 1196 期。

② “川疫改春”,《益闻录》1892 年第 1196 期。

③ “蜀中大疫”,《益闻录》1892 年第 1196 期。

④ 〔清〕唐才常《唐才常集》,中华书局 1980 年版,第 213 ~ 215 页。

⑤ 同治《续增什邡县志》卷五二《祥异》,民国《重修什邡县志》卷一〇《杂纪志》。

⑥ 《什邡县志》,四川大学出版社 1988 年版。

⑦ 民国《眉山县志》卷二五《杂纪》。

⑧ 《眉山县志》,四川人民出版社 1992 年版。

⑨ 民国《夹江县志》卷一二《祥异》。

⑩ 《夹江县志》,四川人民出版社 1989 年版。

彭山县　大疫，夏大风拔木①。是年，彭山始有霍乱流行记载②。

井研县　夏六月大疫③。

崇庆州（今崇州市）　大疫，民间庆岁以禳，如同治时④。

犍为县　六月、闰六月“麻脚瘟”流行⑤。闰六月，麻脚瘟病流行⑥。

双流县　夏，时疫，亦似麻脚瘟，两腿转筋，痛不可忍。俗呼为“蛇儿瞪”，医皆束手，嗣又变为吐泻，邑中死者无数，贫苦为多⑦。

简　州（今简阳市）　夏大疫。患者手足皆麻，顷刻即毙，名曰“麻脚瘟”，州城尤盛，砭刺血出亦多愈者⑧。

蓬溪县　夏大疫⑨。

内江县（今内江市）　夏大疫，县境死者数千人，俗呼麻脚瘟⑩。

安岳县　夏大疫⑪。

蒲江县　县境流行霍乱病，民众病死无计⑫。

汉　州（今广汉市）　汉州霍乱大流行，仅州城就死亡1000人以上⑬。

重庆市

重　庆（巴县附郭，今重庆市）　四川入夏以来，瘟疫大兴，人民枕藉，道殣相望。始由川东重庆府发症，由渝州而进，蔓延州县，一路传染殆遍⑭。

綦江县（今綦江区）　五月、六月，疫⑮。

黔江县（今黔江区）　夏旱，入伏弥月不雨，亢阳异常，人多得霍乱疾者，官绅设坛祈祷⑯。

---

① 民国《重修彭山县志》卷八《通纪下》。

② 《彭山县志》，巴蜀书社1991年版。

③ 光绪《井研县志》卷四二《纪年二》。《井研县志》，四川人民出版社1990年版。

④ 民国《崇庆县志》卷三《事纪》。

⑤ 民国《犍为县志》卷一四《杂志》。

⑥ 《犍为县志》，四川人民出版社1991年版。

⑦ 民国《双流县志》卷四《祥异》。

⑧ 光绪《简州续志》卷三《杂记志·祥异》，民国《简阳县志》卷二二《祥异》。

⑨ 光绪《蓬溪县续志》卷三《禨祥》。

⑩ 光绪《内江县志》卷一五《杂事志·祥异》。

⑪ 光绪《续修安岳县志》卷四《祥异》。

⑫ 《蒲江县志》，四川人民出版社1992年版。

⑬ 《广汉县志》，四川人民出版社1992年版。

⑭ “川疫改春”，《益闻录》1892年第1196期。

⑮ 光绪《四川綦江续志》卷二《祥异》，民国《綦江县续志》卷二《祥异》。

⑯ 光绪《黔江县志》卷五《祥异》。

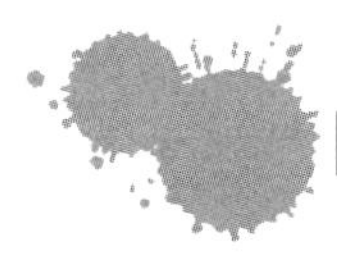

云南省

邓川州(今洱源县) 大疫。染疫之处,鼠子得毒先死,臭不可触,人家传染,或为红痰,或为痒子,十死八九,连年不止,乡邑为墟①。

云南县(今祥云县) 大疫,鼠疫流行②。光绪十八年(1892)至二十年(1894)的三年间,县城鼠疫流行,死者甚多。知县王衍谦认为是地毒所致,发动各户房中掘一深坑,用栗炭、柴火烧地。各十字街口亦掘宽数尺、深丈余沟坑,放入大量柴火延烧数日,烧死大量鼠蛇、蚁虫,疫病得平息③。

昆阳州(今并入晋宁县) 五月、六月,瘟疫流行,城中尤甚④。

金河设治局(今金平县) 夏,金河镇枯岔河10余村鼠疫流行,死亡2000余人⑤。按:光绪十六年,临安府(治建水县)境内土司改土归流,设平河、金河两设治局,民国二十三年(1934)合为金平县。

广东省

广 州(番禺、南海二县附郭,今广州市) 夏四月,广州鼠疫起。疫自印度来,由云南、广西传至广州,是年始见,至二十年甲午春乃大作⑥。夏五月,阴多晴少,寒暖靡恒,疫疠潜滋,人多病卧⑦。秋七月,火伞张空,炎威可畏,二竖为灾,疫气大作⑧。冬,天花盛行,就省垣而论,毙于痘者不下千百人⑨。

南海县(今佛山市南海区) 四月,鼠疫起⑩。所属佛山镇,四月鼠疫起。自是频年疫作,至甲午(1894)尤甚,疫症亦以是年冬止⑪。

番禺县(今广州市番禺区) 四月,鼠疫起⑫。

长乐县(今五华县) 秋九月,水灾之后,瘟疫盛行,传染甚众,死亡相继⑬。

---

① 民国《新纂云南通志》卷一六一《荒政考三·灾疫附》。

② 《中国鼠疫流行史》,1973年。

③ 《祥云县志》,中华书局1996年版。

④ 民国《昆阳县志》卷三《天文》。

⑤ 《金平苗族瑶族傣族自治县志》,生活·读书·新知三联书店1994年版。

⑥ 民国《东莞县志》卷三六《前事略》。

⑦ "谷埠新凉",《申报》1892年7月5日,第3版。

⑧ "珠江月色",《申报》1892年9月1日,第2版。

⑨ "岭外音书",《申报》1893年2月21日,第2版。

⑩ 宣统《南海县志》卷二《舆地略一·前事补》。

⑪ 民国《佛山忠义乡志》卷一一《乡事》。

⑫ 宣统《番禺县续志》卷四二《前事》。

⑬ "长乐灾状",《申报》1892年11月6日,第3版。

恩平县(今恩平市)　正月严寒,四月鼠疫起①。

石城县(今廉江市)　安铺一带三、四两月间腺鼠疫流行,上县村发现鼠疫130例。

吴川县(今吴川市)　冬(鼠)疫。

信宜县(今信宜市)　池洞一带鼠疫②。

广西壮族自治区

钦　州(今钦州市)　鼠疫③。

全　州(今全州、资源二县)　恩德区杰楼村疫,死亡人丁数十④。

永康州(今同正县)　夏又瘟疫,城乡死者约二三十人。亦系痒子症⑤。

光绪十九年(1893)

北京市

京　师(宛平、大兴二县附郭,今北京市)　春三月大疫。5月9日(三月廿四日)报道:瘟疫痧疹,到处流行,更有笑谈之间,辄心中跳乱,坐卧不安,旋即暴卒⑥。冬十二月疫。1894年1月30日(十二月廿四日)报道:宣武门内头发胡同李四者,年二十余,性情燥烈。迩日疫疠蒸染,偶患痧症,针刺之法不能奏效,诸医束手,莫可救药。李自知必死,隐以利刃,力破肚腹,肠胃五脏尽流于外,守病者回头见之,上前抢护,则大叫一声,蹶然而死。某世家孀居有年,富而好礼,九九消寒之日,效唐人叶戏,用以遣闷。日前至宣武门内抄手胡同大院中,偶尔消遣博赛为欢,俄而头脑疼痛,抛叶满地,人亦仰面倒下,迨众人扶掖延医调治,则医未至门,命已绝矣⑦。

天津市

天　津(天津县附郭,今天津市)　疫疠最易传染,今年津郡患是症者颇不乏人,五月廿五、廿六等日,炎暑逼人,霍乱症盛行,患此者竟等蜉蝣之朝生暮死⑧。

河北省

青　县　瘟疫在青县境内流行,死亡无数⑨。

---

① 民国《恩平县志》卷一四《纪事二》。

② 冼维逊《鼠疫流行史》,1988年,第188~209页。

③ 冼维逊《鼠疫流行史》,1988年,第186页。

④ 民国《全县志》第九编《前事志·灾异》。

⑤ 民国《同正县志》卷五《气候·占验·灾异附》。

⑥ “九陛仙璈”,《申报》1893年5月9日,第1版。

⑦ “京中疫势”,《益闻录》1894年第1339期。

⑧ “津人患疫”,《申报》1893年7月22日,第2版。

⑨ 《沧州市卫生志》,中医古籍出版社1997年版。

内蒙古自治区

满洲里(今满洲里市)　札赉诺尔附近一猎人因剥食旱獭染上肺鼠疫,全家死绝,并传染30多户,死亡100多人①。新右旗牧民伊达尔扎音在满洲里、扎赉诺尔附近捕旱獭,因吃獭肉染疫,全家死亡,并传染造成周围的30余户居民100人死亡②。新右旗牧民伊达尔扎音在扎赉诺尔车站一带捕捉旱獭,在剥皮食肉过程中被感染(症状是颜面青黑、高烧、吐血)后全家死亡。同时传染周围邻居30余户,死亡100人③。

阿拉善盟　春雪过重,夏疫气又作④。

山西省

夏,(山西)大灾之后,时疫流行,贫病交攻,死亡相继⑤。(山西)大灾之后,道殣相望,触鼻熏蒸,疫气尤甚⑥。

临汾县(今临汾市)　大旱,瘟疫盛行,人相传染,牛羊多死⑦。大旱,瘟疫盛行,人相食⑧。

阳高县　因(光绪)十八年特大干旱,死尸遍野,诱发瘟疫⑨。

甘肃省

高台县　白喉流行。传染甚烈,一人患则一家不免,一家患则一村不免,患者九死一生,甚至全家绝嗣⑩。

肃　州(今酒泉市肃州区)　左宗棠率兵西征,白喉即在军中流行,死亡甚众,士兵逃亡,流散在新城、果园、余新一带,从而导致白喉大流行,持续四年之久,患百人,死亡者六七十⑪。

玉门县(今玉门市)　左宗棠西征,白喉即在军中流行,殃及酒泉、玉门一带居民⑫。

镇番县(今民勤县)　红沙梁、外渠、西渠、蔡旗、苏山、双茨科、红柳园等地天花白

---

① 冼维逊《鼠疫流行史》,1988年,第106页。

② 《新巴尔虎右旗志》,内蒙古文化出版社2004年版。

③ 《呼伦贝尔盟志》,内蒙古文化出版社1996年版。

④ "淮池兰气",《申报》1893年6月25日,第1版。

⑤ "及时救灾",《申报》1893年6月4日,第4版。

⑥ "灵丹助赈",《申报》1893年7月4日,第4版。

⑦ 民国《临汾县志》卷六《杂记类·祥异》。

⑧ 《贾村志》,长城出版社2007年版。

⑨ 《阳高县志》,中国工人出版社1993年版。

⑩ 《高台县志》,兰州大学出版社1993年版。

⑪ 《酒泉市医药卫生志》。

⑫ 《玉门市志》,新华出版社1991年版。

喉流行[①]。

山东省

芝 罘(时属福山县,今烟台市芝罘区) 夏六月,天花盛行,即种过牛痘者亦被传染[②]。

江苏省

镇 江(丹徒县附郭,今镇江市) 夏六月,气候炎蒸,居民患疫症者,时有所闻[③]。入伏以来,阴晴不定,寒燠无常,城厢内外,患时疫者甚多[④]。

扬 州(江都、甘泉二县附郭,今扬州市) 秋八月,晴雨不时,凉暖不一,患疟痢者较前愈多,药肆医生,无不利市三倍。城外北乡一带时疫流行[⑤]。

江宁府(江宁、上元二县附郭,今南京市) 秋疫[⑥]。秋九月,江宁府属江北数县,乡间多染时疫,初起时似疟,三五日后身发紫黑斑而毙,竟有一家五六人尽录鬼籍者。与安徽毗连之处,流传更甚,省垣之中,亦有此症,而毙命者不多[⑦]。按:江宁府在江北地区的州县只有江浦县和六合县。

高淳县 自五月大疫,至八月始息[⑧]。

宜兴县、荆溪县(今宜兴市) 秋旱,大疫[⑨]。

江阴县(今江阴市) 秋疫。9 月 23 日(八月十四日)报道:江阴县地方时疫流行,寒热病症猝然发动,率不能生,并有斑点疹痧各患,岐黄家奔走道路,席不暇暖,药铺中如漕粮投柜,拥挤不开。蚩蚩者氓,其何以堪[⑩]。

上海市

上海县(今闵行区等) 春正月,幼孩因出天花而殇夭者,指不胜屈[⑪]。天花流

① 《民勤县志》,兰州大学出版社 1994 年版。
② "芝罘爽籁",《申报》1893 年 7 月 21 日,第 2 版。
③ "北顾看山",《申报》1893 年 7 月 8 日,第 2 版。
④ "金焦黛色",《申报》1893 年 8 月 9 日,第 2 版。
⑤ "不知肉味",《申报》1893 年 9 月 3 日,第 9 版。
⑥ 民国《首都志》卷一六《大事记》。
⑦ "时疫流衍",《申报》1893 年 10 月 26 日,第 3 版。
⑧ 民国《高淳县志》卷一二《祥异志》。
⑨ 民国《光宣宜荆续志》卷一二《杂志 · 征祥》。
⑩ "江阴时疫",《益闻录》1893 年第 1305 期。
⑪ "保赤情殷",《申报》1893 年 2 月 25 日,第 3 版。

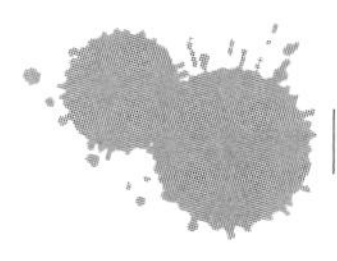

行,死者295人[1]。秋七月,沪上气候炎热,疫疠渐兴[2]。八月,吊脚痧盛行,居民患此者有朝不保暮之势[3]。

浙江省

宁　波(鄞县附郭,今宁波市)　夏五月,时疫盛行,西门内虹桥头起至和利桥止,百步之内,旬日之间,共死十八人[4]。秋八月,寒燠不时,酿成疫疠,大都疟痢居多,而霍乱吐泻,亦时有闻见,仓促每不及医治,患此者不过一昼夜便成不起,疟症则呻吟床第,比户皆然,痢疾则淹缠尤多,医药二项颇形忙碌也[5]。冬十一月,天花流行,无论年岁小大,均患此症[6],城厢内外大街小巷,比户传染[7]。

杭　州(钱塘、仁和二县附郭,今杭州市)　夏,时疫大作,或瘖或疹,一经传染,医治良难[8]。冬,天时晴燥,火症盛行,天花传染不已[9]。九月初二后,天久不雨,以致冬瘟及咳嗽喉症时所恒有,然尚无大碍,惟天花盛行,殇者约以百计[10]。冬,天花盛行,婴儿夭逝者多,至次年春尚未尽净[11]。

仙居县　夏旱,大疫[12]。

安徽省

(安徽省)寒暑不时,大江南北,瘟疫时行,一经染病,辄淹缠不起[13]。

芜湖县(今芜湖市)　秋七月,疟痢丛兴,闾阎之中,比户呻吟,重则伤寒瘟疫,魂游墟墓[14]。八月,疫疠大作,比户传染,隔帘人面,无不瘦比黄花[15]。芜地秋疫盛行,东乡、黄池、乌溪、金宝圩等处疫势猖獗,几视芜地为倍盛,农家者流,呻吟之声比户相

---

① 余新忠《清代江南的瘟疫与社会:一项医疗社会史的研究》,中国人民大学出版社2003年版,第369页。

② “患疫猝毙”,《申报》1893年8月1日,第3版。

③ “时疫盛行”,《申报》1893年9月6日,第3版。

④ “迎神驱疫”,《申报》1893年6月26日,第2版。

⑤ “宁郡时疫”,《申报》1893年9月23日,第2版。

⑥ “天花盛行”,《申报》1893年12月18日,第9版。

⑦ “天花盛行”,《申报》1893年12月30日,第2版。

⑧ “平湖秋月”,《申报》1893年8月12日,第2版。

⑨ “庸医误事”,《申报》1893年12月22日,第2版。

⑩ “痘症可危”,《申报》1894年1月15日,第2版。

⑪ “西泠烟水”,《申报》1894年4月20日,第3版。

⑫ 民国《台州府志》卷一三五《杂志·祥异》,《光绪仙居志》卷二四《杂志下·灾变》。

⑬ “至诚感格”,《申报》1893年10月21日,第4版。

⑭ “芜湖气候”,《申报》1893年8月25日,第2版。

⑮ “芜江秋啸”,《申报》1893年9月3日,第2版。

闻，且死亡接踵，以至亲友亦不敢过从慰问[①]。秋成之际，东乡疫疠丛兴[②]。江北一带，大疫流传，较之芜地为尤甚[③]。秋，疫疠大兴，江南北几于比户呻吟，行人绝迹[④]。今秋芜地疫疠盛行，死亡枕藉，历所罕见，交冬以后，无老无幼，大都发为咳症，尤以冬瘟、伤寒两症为多，参三指禅者，如行山阴道上，应接不暇[⑤]。

安　庆（怀宁县附郭，今安庆市）　秋八月，城厢内外，疫气流行，始以疟疾伤寒，继而红白痢症，病者十之八九，速则三五日，迟则六七日，死亡相继。乡间疫气尤甚[⑥]。疫气流行，城厢内外，患病之人，家家户户，几于无处蔑有[⑦]。秋，疫气流行，几遍城厢内外。至九月，流行更甚，而居城内之人病者较多，居乡病者亦复不少，死亡相继[⑧]。安庆四乡，瘟疫流行，民间延羽士设坛祈禳，铙钱之声，不绝于耳[⑨]。冬十月，疫气盛行，乡间十病七八，甚有全家俱病者[⑩]。秋，疫气流行，至冬十一月，寒气逼人，而疫气仍盛，灵柩之异出东西北三门者，日有数具[⑪]。

建平县（今郎溪县）、南陵县、宣城县（今宣城市）　秋八月，建平、南陵、宣城诸县城阛乡曲，疫疠为灾，乡民死亡枕藉[⑫]。

建德县、东流县（二县并入今东至县）　江北时疫盛行，江南之建德、东流巴斗山、黄盆一带继之，互相传染，死亡相继[⑬]。

南陵县　瘟疫流行[⑭]。

泾　县　自春至夏，全县瘟疫流行，以北乡农村为最。十有九人染病，死亡严重，甚至有绝户之家[⑮]。

江西省

秋，江右各属，瘟疫盛行，十人十病，死亡枕藉，南昌、新建各乡，亦复如是。万载

---

① “神山秋眺”，《申报》1893 年 9 月 28 日，第 3 版。
② “中江月影”，《申报》1893 年 10 月 4 日，第 2 版。
③ “覆舟两志”，《申报》1893 年 9 月 26 日，第 9 版。
④ “鸠兹寒柝”，《申报》1893 年 12 月 8 日，第 2 版。
⑤ “苏湖患疫”，《申报》1893 年 12 月 24 日，第 2 版。
⑥ “疫气盛行”，《申报》1893 年 9 月 6 日，第 2 版。
⑦ “贫病轻生”，《申报》1893 年 9 月 11 日，第 3 版。
⑧ “驱逐瘟疫”，《申报》1893 年 10 月 1 日，第 3 版。
⑨ “皖公山色”，《申报》1893 年 11 月 2 日，第 2 版。
⑩ “皖垣琐缀”，《申报》1893 年 11 月 15 日，第 2 版。
⑪ “皖山樵语”，《申报》1893 年 12 月 8 日，第 2 版。
⑫ “神山秋眺”，《申报》1893 年 9 月 28 日，第 3 版。
⑬ “皖公山色”，《申报》1893 年 11 月 2 日，第 2 版。
⑭ 民国《南陵县志》卷四八《杂志・祥异》。
⑮ 《泾县志》，方志出版社 1996 年版。

县饶田地方,亦发生瘟疫,余如黄田、呼田、王前各处,大致仿佛。袁(袁州府,治宜春县)、瑞(瑞州府,治高安县)、吉(吉安府,治庐陵县)、临(临江府,治清江县)各府属,亦多传染,病者甚多,死者亦不少①。江西各属,上年(1893)瘟疫大兴,死亡甚惨②。

南　昌(南昌、新建二县附郭,今南昌市)　秋冬之间,瘟疫盛行③。夏间多雨少晴,秋冬久晴不雨,因之瘟疫丛生④。江西正主考恽阁学从南昌试毕回京,所带从人七名,因瘟疫流行,在江西病毙二人,道上复病毙一人⑤。

万载县　各属时疫流行,而以万载一县为尤甚。夏秋之际,几于比户呻吟,今已节届初冬,而头痛呕吐寒热,似疟非疟之症,仍未稍衰⑥。

九　江(德化县附郭,今九江市)　秋,疾病繁兴,痢症、疟症及霍乱、吐泻等症,颇丧人口⑦。

湖北省

武　昌(江夏县附郭,今武汉市大武昌区)　省城中八月底九月初,天气骤寒暴暖,致人受症,多有以痢疾转疟疾者,且杂以秋瘟时症,举试士子有不能入场者,有入场陡病疟疾,趁闩未封交卷即出者⑧。

汉　阳(汉阳县附郭)　秋八月,东门外离城三十里地方,纵横数十里,人民皆患疟疾,死者无算,彼八口之家总有四五口沾染此症,家家如是⑨。

汉　口(时属汉阳县)　秋八月,乡间多患瘟疫疟疾⑩。

黄陂县(今武汉市黄陂区)　秋七月,西南乡离城六十里地方,有十余村落,多患疟疾,死者无算⑪。黄陂县西南乡离城五十里地方,自夏及秋,疟疾盛行,男妇死亡无算,及交冬令,又患瘟疫,童儿沾染者,十人中只活二三⑫。

宜　昌(东湖县附郭,今宜昌市)　宜昌中元后,城内亦有以痢疾转疟者,幸此症

---

① "江右患疫续闻",《申报》1893 年 12 月 18 日,第 2 版。
② "豫章谈屑",《申报》1894 年 10 月 5 日,第 3 版。
③ "百花洲嬉春记",《申报》1894 年 3 月 16 日,第 2 版。
④ "豫章雪景",《申报》1894 年 1 月 9 日,第 2 版。
⑤ "从人病毙",《申报》1894 年 1 月 1 日,第 1 版。
⑥ "江西患疫",《申报》1893 年 12 月 5 日,第 3 版。
⑦ "浔江秋啸",《申报》1893 年 9 月 19 日,第 2 版。
⑧ "宜昌近事",《申报》1893 年 10 月 22 日,第 3 版。
⑨ "汉阳近事",《申报》1893 年 9 月 7 日,第 2 版。
⑩ "汉皋得雨",《申报》1893 年 9 月 18 日,第 3 版。
⑪ "汉水明垱",《申报》1893 年 8 月 9 日,第 2 版。
⑫ "黄陂患疫",《申报》1894 年 1 月 11 日,第 2 版。

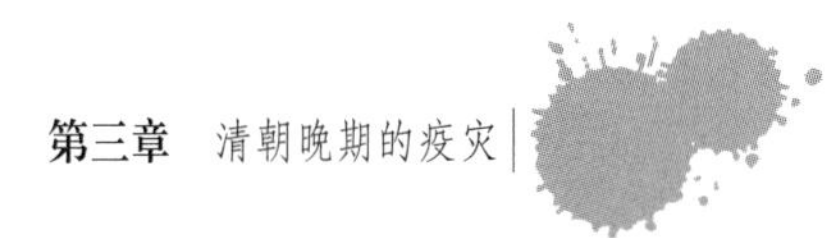

尚轻,惟长江上下一带最重①。

湖南省

永顺县　夏大疫,人民死者枕藉。是年牛亦疫②。

醴陵县(今醴陵市)　入春以来,天气亢旱,瘟疫流行,死亡相继③。

茶陵州(今茶陵县)　茶陵州与醴陵相距不远,情形大略相同。该州所属茶乡一隅,尤为困苦④。茶陵之茶乡、西乡,瘟疫缠染数月之久⑤。

安仁县　安仁县属本年疠疫盛行,淫霖伤稼,民情困苦,殊堪矜悯⑥。衡州之安仁县与茶陵毗连之处,疾疫流行,仍由茶陵一带转入安仁各乡。始患疟疾,继而转痢,日甚一日,阖邑四十八村,其甚者一村死至数百人之多,医药俱穷,棺木亦无从措办,为数十年来从未有过之奇灾⑦。疠疫盛行,淫霖伤稼,十二月诏赈之⑧。

嘉禾县　疟疾流行⑨。

重庆市

重　庆(巴县附郭,今重庆市)　夏五月,天花传染,比户皆然⑩。

四川省

遂宁县(今遂宁市)　七、八月之间大瘟。病者足麻,吐泻交作,五六小时即毙,医不及治,死亡相望。谣传此症年终乃止,遂于九月初一日户换桃符,家燃爆竹,如度新岁,而瘟亦稍休。盖气候过热,传染甚速,秋凉则病菌失其传力故也⑪。七、八月间,瘟疫流行,病者足麻,吐泻交作,五六小时即毙命⑫。

---

① “宜昌近事”,《申报》1893年10月22日,第3版。

② 民国《永顺县志》卷二《地理志·祥异》。

③ 《朱批档》“光绪十九年五月十四日吴大澂折”;“光绪十九年六月二十日京报全录”,《申报》1893年8月9日,第14版。

④ 《朱批档》“光绪十九年五月十四日吴大澂折”。

⑤ 《朱批档》“光绪十九年十一月十八日吴大澂折”;“光绪二十年正月初四初五日京报全录”,《申报》1894年2月26日,第11版。

⑥ “恭读电传十二月十三日上谕敬注”,《申报》1894年1月24日,第1版。

⑦ 《朱批档》“光绪十九年十一月十八日吴大澂折”;“光绪二十年正月初四初五日京报全录”,《申报》1894年2月26日,第11版。

⑧ 《清德宗实录》卷三三一“光绪十九年癸巳十二月”;《清史稿》卷二三《德宗纪一》。

⑨ 民国《嘉禾县图志》卷六《事纪》。

⑩ “重庆近闻”,《申报》1893年6月7日,第2版。

⑪ 民国《遂宁县志》卷八《杂记》。

⑫ 《遂宁县志》,巴蜀书社1993年版。

云南省

云南县(今祥云县)　部分地区鼠疫流行[①]。

昭通县(今昭通市)　春正月,大饥之后继以疫,死者甚众,一匣辄装数人[②]。饥疫并行,民众病饿死者众多[③]。

晋宁州(今晋宁县)　大疫,双河乡新庄村108户人家,染疫者102户,死者400余人[④]。

广西壮族自治区

龙州厅(今龙州县)、苍梧县(今梧州市)　鼠疫流行[⑤]。

宁明州(今宁明县)　三月,土思州城瘟疫流行,全城死亡百余人,黄若兰家7口亡绝[⑥]。按:土思州即思明州,雍正七年(1729)改土归流更名为宁明州。

广东省

广　州(番禺、南海二县附郭,今广州市)　夏四月,寒暖不时,疠疾丛生,死亡相继[⑦]。城厢内外,疫疠颇多,竟有朝染病而暮即殂者[⑧]。夏六月,天时不正,疫疠丛生,初时惟僻壤穷乡,后则日渐延蔓,城中亦多有传染者[⑨]。

南海县(今佛山市南海区)　初夏以来,(佛山镇)疫疠盛行,男女染疫而死者,共有五六千人[⑩]。

顺德县(今佛山市顺德区)　龙江、坦田等处鼠疫流行,死亡4000多人[⑪]。

石城县(今廉江市)　春,城乡(鼠)疫复作[⑫]。

化　州(今化州市)　部分乡村鼠疫流行[⑬]。

---

① 《中国鼠疫流行史》,1973年。
② 民国《昭通志稿》卷一二《祥异志》。
③ 《昭通市志》,云南人民出版社2000年版。
④ 《双河乡志》,1995年。
⑤ 冼维逊《鼠疫流行史》,1988年,第107页。
⑥ 《宁明县志》,中央民族学院出版社1988年版。
⑦ “粤东患疫”,《申报》1893年5月7日,第3版。
⑧ “珠江夏讯”,《申报》1893年6月3日,第2版。
⑨ “羊石仙踪”,《申报》1893年7月12日,第2版。
⑩ “佛镇患疫”,《申报》1893年9月15日,第2版。
⑪ 冼维逊《鼠疫流行史》,1988年,第209页。
⑫ 〔清〕吴宣崇原本,郑奋扬、萧崖参订,罗汝兰增辑《鼠疫约编·原序》。
⑬ 冼维逊《鼠疫流行史》,1988年,第191页。

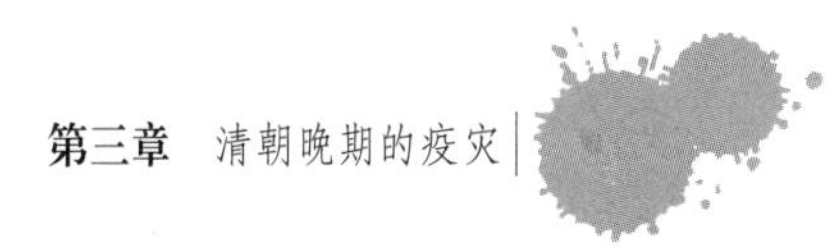

光绪二十年(1894)

1894年,远东曾经发生过大鼠疫,这种鼠疫起于云南,蔓延到香港,后来又由香港传染到印度及其他远东各埠,广州死十万人,香港死五千人①。

辽宁省

开原县(今开原市)　大疫②。

辽阳州(今辽阳市)　霍乱盛行,疫死甚众③。

北京市

京　师(宛平、大兴二县附郭,今北京市)　春三月疫。4月7日(三月初二日)报道:京畿之内,自去年至今,无严寒大冻,常如处春风之中,以致阳气蒸泄,疫疠为灾。二月十六日,顺治门外皮户营地,方有一过路客人,衣服整齐,冠履洁净,背负零星物件,身携白银十余两,彳亍而来,忽呼腹痛,大叫大嚷,泪珠错落。旁有老年人问其故,则未及回答,已口噤撒手而逝,行者居者咸为惊讶不已。某会馆内寄居来京会试之新科孝廉,小住数日,知试卷经磨堪者,谶出罚停三科,该孝廉闷闷不乐,旋婴疫症,一昼夜医治罔效④。夏五月疫。6月27日(五月廿四日)报道:雨少风多,酿为疫疠⑤。秋九月至十月,大疫,霍乱、疟疾流行。10月22日(九月廿四日)报道:瘟疫流行,在苑各营将士,抱疫良多,日有告殂⑥。10月27日(九月廿九日)报道:都中天气寒暖不时,蒸湿又盛,以致霍乱、痧疾、疟疠之症,挨家遍户,毙者累累。八月二十八日,崇文门一门中出殡者共大小九十多具,其余他门,从可知矣⑦。11月17日(十月廿日)报道:北直京城内外,自木樨香里,天暖蒸瘟,渐成时疫,凡吐泻、急痧诸症,比户可封。医士门限欲穿,日不暇给,药肆棺铺,利市三倍,加之痁疟传染,未易消除,九月菊放,凉雨连绵,天气阴晴,诸恙依然如故。北、东两城隅,急病迭起,死亡甚众。缁流秃羽,借口送瘟,鼓铙诵梵,彻夜不休,鞭爆之声,直与操枪联络。迩日候交冬令,肃杀之气,凝敛不发,人民稍觉平安,然麻衣如雪者已多矣⑧。

---

① “香港的剿鼠战八年内杀鼠百五十万”,《申报》1939年1月11日,第5版。

② 民国《奉天通志》卷一四四《民治志三·灾振》,民国七年《开原县志》卷三《人事志·灾异》,民国十八年《开原县志》卷九《灾异》。

③ 民国《奉天通志》卷一四四《民治志三·灾振》。

④ “京中疫起”,《益闻录》1894年第1358期。

⑤ “液池兰气”,《申报》1894年6月27日,第1版。

⑥ “首善要闻”,《申报》1894年10月22日,第1版。

⑦ “都门疫信”,《益闻录》1894年第1416期。

⑧ “京疫将息”,《益闻录》1894年第1422期。

通　州（今通州区）　夏五月，气候骤寒骤热，居人患霍乱等症者时有所闻，随发随毙①。

天津市

天　津（天津县附郭，今天津市）　秋，时疫流行，吐泻交作，曾不崇朝，即致命登鬼籍。重阳之后，疾疫稍杀②。天津马家口地方，居人多患霍乱病，有数人因此毙命③。冬，天花盛行，小儿无论已种未种，概不能免，出天花者，沿街比户④。

蓟　州（今蓟县）　蓟州敦家庄一带，自四月以来起患瘟疫、寒热、痧痢之症，一染即形沉重，延医不及，遽而毙命。间有投以汤剂，冀奏回春之术而溘然长逝者，亦属累累。自疫起以来，业已一月有余，死者亦已屈指难胜，而其势方盛，未见停止，茅檐蔀屋之间，呼痛喊苦者，莫可名状。去年水灾，今又疫疠，荐臻交病，其何以堪噫⑤。

河北省

万全县（今张家口市万全区）　发现霍乱急症，南区各村死亡人数较多⑥。霍乱流行，南区多人死亡⑦。

怀安县　七月间，发现急性霍乱症，传染甚速，死亡数百人，甚有一家俱死者⑧。

山东省

濮　州（今鄄城县）　秋，人多疟疾⑨。

福山县（今烟台市福山区）　烟台霍乱流行⑩。

胶　州（今胶州市）　春瘟疫盛行，死亡者颇多⑪。

河南省

南乐县　七月河决，秋大疫⑫。

汤阴县　五陵周围二十余里，发生真性霍乱，得病二日即死。五陵一镇半月死者七十余人。该镇石老殿患霍乱，其女来看时石已死，其女受传染，当时派人送回即死，

---

① "北通州近闻"，《申报》1894 年 7 月 1 日，第 2 版。
② "时疫渐消"，《申报》1894 年 10 月 10 日，第 2 版。
③ "天津患疫"，《申报》1894 年 10 月 27 日，第 2 版。
④ "津门杂录"，《申报》1885 年 1 月 5 日，第 2 版。
⑤ "蓟州疫信"，《益闻录》1894 年第 1383 期。
⑥ 民国《万全县志》卷一二《大事记》。
⑦ 《万全县志》，新华出版社 1993 年版。
⑧ 民国《怀安县志》卷一〇《志余 · 大事记》。《怀安县志》，中国社会出版社 1994 年版。
⑨ 宣统《濮州志》卷二《年纪 · 灾异》。
⑩ 《山东省卫生志》，山东人民出版社 1992 年版。
⑪ 《胶州市卫生志》，1990 年。
⑫ 光绪《南乐县志》卷七《祥异志》，民国《南乐县志》卷七《祥异志》。

送者回镇后也患霍乱而死①。

甘肃省

皋兰县(今永靖县地)　白塔川周罗村发生白喉,全村40户300余人,患病者达100余人,死亡30人②。

陕西省

定边县　发生鼠疫,并由此传播到宁夏盐池县③。

宁夏回族自治区

盐池县　十月,肺鼠疫从陕西定边县传来盐池县大水坑,发病17人④。大水坑东部之马坊村发生肺鼠疫,死亡20多人⑤。

安徽省

安　庆(怀宁县附郭,今安庆市)　距省三十里之广村,近忽有疫气流行,卧病七八天即奄然化去⑥。

望江县　秋,瘟疫盛行,死亡相继,有全家死绝者⑦。

芜湖县(今芜湖市)　夏六月,火铁高张,轻则疟痢,重则伤寒,稍一淹缠,辄撒手红尘,老弱皆所不免,年富力强者尤多⑧。冬至以后,时疫流行,童稚多患天花。各善堂自十二月望后以来,共施棺木五十余具⑨。

江苏省

睢宁县　春三月疫。4月21日(三月十六日)报道:今春寒暖不常,氛祲之气流播地上,人偶触冒,辄生病症,或多入于膏肓。睢宁县境自清明节以来,民间寒热之症甚险,岐黄家奔走匆忙,大都以春瘟为下药之本,起病者不过二三日,即难救疗,药铺棺匠,拮据维劳。该处天主堂中施医送药日有百余号,而自朝至暮应接不暇,如入山阴道上,此可见时疫之丛生矣⑩。

扬　州(江都、甘泉二县附郭,今扬州市)　夏六月,人疫猪瘟。7月25日(六月

---

① 《汤阴县卫生志》,1984年。

② 《永靖县卫生志》,甘肃人民出版社2006年版。

③ 冼维逊《鼠疫流行史》,1988年,第106页。

④ 冼维逊《鼠疫流行史》,1988年,第106页。

⑤ 《盐池县志》,宁夏人民出版社1986年版。

⑥ “皖中人语”,《申报》1894年11月6日,第2版。

⑦ “皖中杂纪”,《申报》1894年9月15日,第2版。

⑧ “芜湖患疫”,《申报》1894年7月24日,第2版。

⑨ “鸠江琐记”,《申报》1885年2月3日,第3版。

⑩ “睢起时疫”,《益闻录》1894年第1362期。

廿三日)报道:扬州自交六月以来,酷热异常,蒸秽酿毒,吹布流行,渐成疫疠。城乡各处,栏中之家,多遭瘟毙,而民人疾苦,如疮疖、瘰疠、疟疾等症,亦复不少。城门间出葬之棺,日形络绎,死者难屈指数①。

江阴县(今江阴市) 夏五月疫,天花流行。6月16日(五月十三日)报道:江阴自入夏以来,雨少晴多,疫疠渐蒸,染病者猝不及备,行路之人,时或倒毙,不可救药,即居室者,偶染症恙,或一日,或半日,旋即殒命。四乡村庄,小孩痘疹乘暖发泻,一遇起点,即形沉重,延医不及,痘即沉隐,孩亦死亡。各处民户家兢兢保护,而毙者累累,时人谓之痘疫②。6月29日(五月廿六日)报道:疫疠病人,猝不及备,行路者时或倒毙,不可救药,即居室者偶染此症,或一日,或半日,亦即殒命③。夏六月,天花继续流行。7月11日(六月初九日)报道:江阴四乡流行疫气,染成小儿痘症,旋致毙命,已列前报,兹闻此等痘疫,迄未能消。西乡耿姓家,孩痘四名,已毙其三。又王姓家,患者三名,亦毙其二。南乡等处死者累累,农人莳植之候,加此保抱噢咻,不胜苦楚,未识疹戾何时止熄④。7月25日(六月廿三日)报道:江阴各处时疫流行,业已一月有余,近日益形猖獗,吐泻之症,触目皆是,或瘪螺痧,患者即死。城中章艺甫刺史患此疫症,即于六月初十日午刻逝世,年五十岁。此外受病而亡者,不可胜数⑤。

常　州(武进、阳湖二县附郭,今常州市) 秋八月,霍乱、疟疾、痢疾合并流行。9月1日(八月初二日)报道:常州四境,疫疠流行,已列前报。兹闻东北两乡,寒热、霍乱、疟症、痢疾诸病,势颇猖獗,岐黄家开方给药,甚难见效,而十室九病,以致田中青草压庇禾棉。陆桥一带雇人拔草薙芜,每日工饭钱须四百文之谱,而尫瘦无力尚鲜应命,其富户田多者,不及兼顾,着人认锄一亩,异日登场,任认者收成,田主只需取白米二斗,而认者亦罕,此可见疫情之重矣⑥。

丹阳县(今丹阳市) 夏秋大疫,疟疾、痢疾流行。9月29日(九月初一日)报道:丹阳县境内入夏以来,旱干盛热,天气炎蒸,郁成疫气,四方传染,触处皆是。凡寒热、泻痢、疟疾之症,得之则死,生全甚少。计自患疫至今,屈指已难数记,八口之家死亡五六,十室之邑存仅二三,载道麻衣,哭声遍巷,诚有耳不忍闻,目不忍睹者⑦。

---

① "维扬酿疫",《益闻录》1894年第1389期。
② "时疫渐兴",《益闻录》1894年第1378期。
③ "江阴患疫",《申报》1894年6月29日,第3版。
④ "痘疫未消",《益闻录》1894年第1385期。
⑤ "江阴疫势",《益闻录》1894年第1389期。
⑥ "姑幕疫重",《益闻录》1894年第1400期。
⑦ "埤城疫势",《益闻录》1894年第1408期。

镇　江(丹徒县附郭,今镇江市)　夏六月,天时酷热,居民感患急痧者,不可数计①。城厢内外,疫气流行,缠绵床席者,呻吟之声通宵达旦,城中居民患霍乱、转筋诸症,时有所闻,惟西南乡一带患疟疾、红白痢症者,十之八九,速则三五日,迟则六七日,死亡相继②。秋,疫疠丛兴,比户呻吟,通宵达旦,重则急痧瘟疫,有未逾半日而魂游墟墓者③。

金　陵(江宁、上元二县附郭,今南京市)　夏,天气炎热,患疫者颇多,大半上作呕吐,下患泄泻,其尤重者,手足冰冷,不久即恹恹气绝④。秋七月,天气异常燥热,民间多染时疫,初发时作寒作势,继乃大汗不止,速则三四日,迟则六七日必溘然逝矣⑤。夏大旱,奇热,秋城乡多疫,死丧甚众⑥。

上海市

松　江(娄县、华亭二县附郭,今松江区)　秋,气候酷热,城厢内外,疫疠大作,死亡者日有数人,其症大都吐泻、发斑⑦。

浙江省

杭　州(钱塘、仁和二县附郭,今杭州市)　春三月,又多瘟疫,城东尤甚⑧,省城天花盛行,小孩夭殇无算。东乡一带天花甚剧,旬日之间,殇者约以百计⑨。此外,还有感冒流行,轻者口干鼻塞,四肢疲乏,似热非热,喉间痰声咯咯⑩。总之,自春徂夏,民间疾病丛生⑪。夏五月,患霍乱而上吐下泻者甚多,药石可愈⑫。夏六月,酷热异常,居人多患疫疠⑬,疫疠传染,兼有患痁者,岐黄家应接不暇⑭。秋七月,杭城亢旱已久,居人患疟痢及喉症者颇多,并有急痧中暑等症⑮。八月,患疟痢者颇多,后变为瘟

---

① “铁瓮城销夏记”,《申报》1894年7月21日,第2版。

② “疫气盛行”,《申报》1894年8月6日,第3版。

③ “镇江患疫”,《申报》1894年9月1日,第2版。

④ “金陵患疫”,《申报》1894年7月21日,第9版。

⑤ “建业秋风”,《申报》1894年8月25日,第3版。

⑥ 光绪《金陵通纪》卷四;民国《首都志》卷一六《历代大事表》。《南京卫生志》,方志出版社1996年版。

⑦ “五茸佚史”,《申报》1894年9月15日,第2版。

⑧ “西泠烟水”,《申报》1894年4月20日,第3版。

⑨ “武林近事”,《申报》1894年7月9日,第3版。

⑩ “武林气候”,《申报》1894年4月28日,第3版。

⑪ “雷峰夕照”,《申报》1894年6月17日,第2版。

⑫ “南屏晓钟”,《申报》1894年6月20日,第3版。

⑬ “武林暑雨”,《申报》1894年7月13日,第2版。

⑭ “冷泉亭品茗记”,《申报》1894年7月6日,第3版。

⑮ “时疫盛行”,《申报》1894年8月10日,第3版。

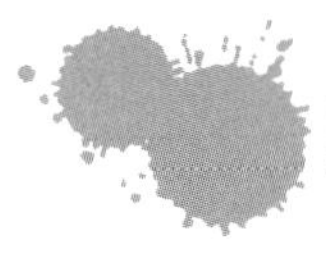

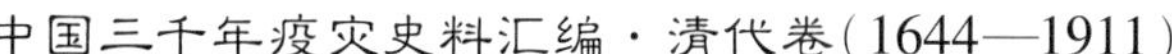

疫,上城尤甚,死亡无数①。

宁　波(鄞县附郭,今宁波市)　夏五月,瘟疫流行,日有死亡②。

绍　兴(山阴、会稽二县附郭,今绍兴市)　秋七月,城厢内外疫疠甚行,变幻百出,初似霍乱,吐泻交作,既而身热口渴,郁闷烦躁,有变成伤寒者,有变成噤口痢者,有发红疹者,有遍身风瘫者③。

福建省

全省鼠疫大流行,疫势猖獗,尤其是沿海地区;福州自此以后鼠疫连年不断④。

光泽县　秋大疫⑤。

永春州(今永春县)　是年始有鼠疫⑥。城郊发现鼠疫⑦。

厦　门(时属同安县)　春二月,喉症流行。3月9日(二月初三日)报道:(厦门)疾疫流行,大都咽喉症腐溃⑧。夏六月,鼠疫从香港、广州传入,引起流行,九十月间为甚,绵延至冬十二月不止,死亡近七千人。7月21日(六月十九日)报道:厦门与香港相离遥远,近日厦市疫势亦渐流行,患病者多以疙瘩形现于皮肉间,朝不保夕。目前市上已毙十余人,方兴未艾⑨。8月24日(七月廿四日)报道:(厦门)时疫流行,与香港粤东无异,大约人家先有死鼠,然后延及于人,人心惶惶,朝不保暮⑩。9月13日(八月十四日)报道:(厦门)时疫流行,居人畏葸,多有移家至漳州、同安各处者⑪。11月14日(十月十七日)报道:(厦门)疫疠复兴,卖圭巷竹仔街一带,死者日有十数人⑫。11月26日(十月廿九日)报道:(厦门)各街巷染此症者甚多,死者更速,自局内街卖圭巷、泰山口走马路和凤宫二十四崎顶等处,日有死亡⑬。12月20日(十一月廿四日)报道:自九月初旬起,天气炎热,时疫较前更甚,亦有不出一日而即登鬼箓者,

---

① "武林秋色",《申报》1894年10月10日,第2版。

② "宁波患疫",《申报》1894年6月26日,第2版。

③ "越郡行疫",《申报》1894年8月21日,第3版。

④ 冼维逊《鼠疫流行史》,1988年,第108页。

⑤ 光绪《重纂邵武府志》卷三〇《杂记·祥异》,光绪《光泽县志》卷一《时事表·灾祥》。

⑥ 民国《永春县志》卷三《大事志·灾祥》。

⑦ 《永春县志》,语文出版社1990年版。

⑧ "鹭江春浪",《申报》1894年3月9日,第2版。

⑨ "厦疫初兴",《益闻录》1894年第1422期。

⑩ "厦门有疫",《申报》1894年8月24日,第2版。

⑪ "厦事纪余",《申报》1894年9月13日,第3版。

⑫ "厦门近事",《申报》1894年11月14日,第3版。

⑬ "鹭岛寒云",《申报》1894年11月26日,第2版。

至十月间尤甚，每日死者十数人①。1895 年 1 月 14 日（十二月十九日）报道：时疫盛行不已，死亡枕藉，人心为之惶惶。溯自夏秋以来，患疫而毙者，踵趾相错。据棺材店同行查得，自夏末秋初起，以迄于今，阖厦共售棺木计有六千五百余具②。

安溪县　四月，龙门人白拆益往厦门经商，途经泉州，染鼠疫回家，不日死亡。随后鼠疫蔓延乡里，流行全县③。龙门发生鼠疫④。

台湾省

台　北（淡水县附郭，今台北市）　冬，台地疫疠大作，兵勇死亡甚多⑤。台北瘴疫，抚署每有病故者，计前后已有二百余人之多⑥。

基隆厅（今基隆市）、淡水县（今属台北市）　基隆、沪尾两处，自海防告警后，顿增数十营之多，天气亢旱过甚，各勇皆在海口驻扎，湿热交注，以致疫疠盛行，病者十殒其六⑦。

江西省

九　江（德化县附郭，今九江市）　夏六月，火伞高张，居人多患疾疫⑧。九江自入秋以来，异常酷热，故急病身亡者，日有所闻。城外某爆竹铺，店主于前月某日病故，择于二十七日出柩，其妇带同子女辈往东门外义山送丧，将回家时，其媳猝然倒地，以手抓胸而死，因离家较远，只得抬到树下，以茅覆之，厥人看守，一面归家措办棺木，前去成殓，不料未抵家门，而其女又死，及抬至家中，妇与工人均各头目昏晕，卧病不起，吁惨矣！又前月十里铺地方，有农家某甲雇佣工人十名，同至田中操作，日未亭午昏倒五人，其医治而得生只有三人⑨。

丰城县（今丰城市）　疫疠流行⑩。

铅山县　汪二地区霍乱病蔓延，黄河塘一地，仅方姓户口十亡三四⑪。

湖北省

宜　昌（东湖县附郭，今宜昌市）　秋，疫疠丛生，或染霍乱，或目眚，或痢疾，所幸

---

① “厦门患疫”，《申报》1894 年 12 月 20 日，第 3 版。
② “厦门患疫”，《申报》1895 年 1 月 14 日，第 3 版。
③ 《安溪县志》，新华出版社 1994 年版。
④ 《泉州市志》，中国社会科学出版社 2000 年版。
⑤ “岭南竹报”，《申报》1894 年 12 月 19 日，第 9 版。
⑥ “台北近信”，《申报》1885 年 1 月 3 日，第 2 版。
⑦ “台峤鱼书”，《申报》1894 年 10 月 29 日，第 2 版。
⑧ “庐山真面”，《申报》1894 年 8 月 2 日，第 2 版。
⑨ “浔阳时疫”，《汉报》1894 年 9 月 2 日，第 3 版。
⑩ 《丰城县卫生志》，上海人民出版社 1991 年版。
⑪ 《铅山县志》，南海出版公司 1990 年版。

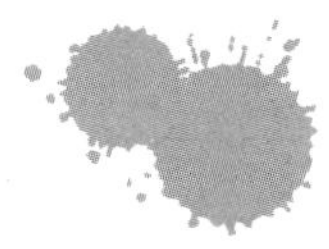

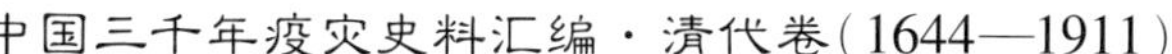

医药可愈,死者寥寥①。

湖南省

永绥厅(今花垣县)　大疫,有阖门死者②。

重庆市

酆都县(今丰都县)　大疫③。

四川省

遂宁县(今遂宁市)　七、八月之间,大瘟疫,病者足麻,吐泻交作,五六小时即毙,医不及治,死亡相望④。

青神县　青神县瘟疫暴发,首起天花,继则霍乱,全县死亡近万人⑤。

云南省

云南县(今祥云县)　部分地区鼠疫流行⑥。

保山县(今保山市)　县城内鼠疫,死数万人⑦。

蒙自县(今蒙自市)　滇省蒙自关一区,行商经贾之大总汇也,其间列肆纵横,铺户鳞次。迩由该处关上西人传语云:该处春夏之交,频年流行疫症。今届自四月以来,业已死亡甚多,自遘疾以至气绝,总不逾两昼夜之久,人民大为愁惨。并该处风俗,凡室有疫毙之人,尸棺必须穴墙而出,不得由正门经行,故民有染疫即舁置门外,备棺以待,病者露宿风餐,尤易伤命,目前病殇不少,殡葬匆忙云⑧。

广西壮族自治区

龙州厅(今龙州县)　鼠疫流行。

合浦县　北海港及其周围地区鼠疫复发,此后连续多年散在发生⑨。(北海)夏,疫症流行,其重者两日即死,轻者越一礼拜然后云亡⑩。

平乐县　夏疫⑪。

---

① “宜昌近事”,《申报》1894年8月30日,第2版。

② 宣统《永绥厅志》卷一《天文门三・灾祥》。《花垣县志》,生活・读书・新知三联书店1993年版。

③ 民国《酆都县志》卷一三《杂异志・祥异》。

④ 民国《重修四川通志遂宁采访录・杂纪》。

⑤ 《乐山市志》,巴蜀书社2001年版。

⑥ 《中国鼠疫流行史》,1973年。

⑦ 《永昌镇志》,香港天马图书有限公司2001年版。

⑧ “滇省疫势”,《益闻录》1894年第1382期。

⑨ 冼维逊《鼠疫流行史》,1988年,第107、185页。

⑩ “北海疫报”,《申报》1894年6月18日,第2版。

⑪ 民国《平乐县志》卷八《灾异》。

广东省

是年，广东鼠疫大流行，死六万多人。1936年有人回忆：一八九四年，广东发生这病（鼠疫），死者有六万多人①。

夏四月，广东旱，鼠疫流行。5月23日（四月十九日）报道：广东四境，旱而不雨，疫疠丛生，村民仰望云霓，冀得倒泻倾盆以息氛祲之气，曷来炎酷愈甚，与大暑相似，各处田畴直同龟坼，所布青青秧种，大半焦枯，城乡各处，人死累累。据村人传语，皆指为今春鼠瘟甚多，抛掷传染。罗介春守戎闻此鼠瘟之害，速捐廉泉设局，在多宝坊收买死鼠，每只钱七文。计三月二十二日至今四月初五日，已收得二万一千余只。守戎饬用士埕封固，雇工埋诸北门外，每工人银一钱八分，而鼠瘟未止，人瘟尤盛。香山刘观察学询助银四十元，沙面西领事某君助银七十元，宋守戎助二十元，南海杨明府助三十元，陆续买腐鼠埋之。第呻吟床第之人，药石无灵，辄多陨落②。

夏五月，广州、香港鼠疫流行，且互相传染。6月13日（五月初十日）报道：粤省及香港两处，相距不远，疫疠之兴，相为传染，近日益又加甚。四月三十日，香港一地死七十二人，五月初一日死九十四人，初二日死九十三人，初三日死八十二人，统计前后疫死者已有一千零一十三人。港中官役挨查户铺，冀除疫气，用药水以洒病者之室，昕夕不遑，遇有病者，均令移至医院调治，而人民不愿，谣谤迭兴。经粤督李制军出示谕：以港官为民生起见，求便于民，今既民不愿移，已准令各安各业，且准用华医以安人心。然疫症霍然□□兴起，此港地之情形也。至于粤垣内外，原自二月至今，而人心惶惶，不安寝饭，旅省者多迁移下乡，回家安养。新城文德里，俗名通天巷，各家俱奔避他去，刻下巷中仅贫户两家耳。城西永胜街横巷内，多染绸为业，近亦阒其无人，其余各铺户，十居八九歇业驻乡，户黏旋乡字样，此省垣之情形也③。

夏六月，广州、香港鼠疫大流行。7月4日（六月初二日）报道：粤省及香港各地，疫疠繁兴，病死者累累不绝，已纪前报。兹闻香港一地，每日死者二十七八人不等，粤垣内外，死者每日亦不下二三十人。港地各商民避疫远去，或轮内渡者，近计已至四万人左右，而港官另设病人迁居之所，着病家移住，诸多不愿，入其局者亦多死亡，犹幸迩日粤地得雨，河水陡涨，高于平陆者四尺余，瘟势得以少衰，惟田禾被浸，颇为伤损④。

秋七月，广州、香港鼠疫渐息。8月22日（七月廿二日）报道：今夏，粤省、香港两处恶疫盛行，死亡枕藉，每日各医局染而毙者以数十百计，统算两处殒命多至数万，诚

---

① “传染病浅说：鼠疫”，《中央日报》1936年2月23日，第10版。

② “粤地旱疫”，《益闻录》1894年第1371期。

③ “疫耗连绵”，《益闻录》1894年第1377期。

④ “粤疫渐瘥”，《益闻录》1894年第1375期。

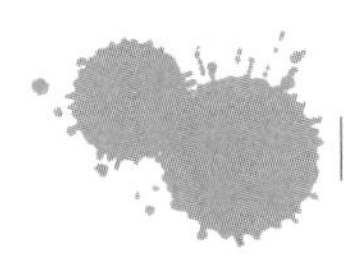

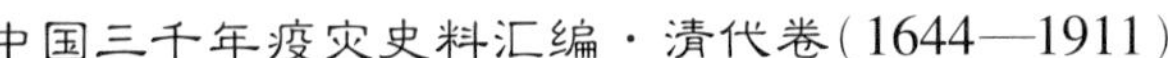

一大劫也。兹阅该处来报，知近日新染及死亡者日惟一二人。大造好生有德，其所以降灾下世，欲人悛改，不知彼方人，亦能猛然自省耶①？

广　州(番禺、南海二县附郭，今广州市)　春二月，鼠疫开始流行，其后迅速蔓延，三、四月尤甚，绵延至夏六月底，死亡11万多人。4月11日(三月初六日)报道：(粤城)疠疫丛生，死亡甚众②。4月15日(三月初十日)报道：粤东疫症流行，自城厢以及乡落，无处蔑有，死亡之多，实从来所罕见，有某乡户口寥落，不满百家，旬日之间，竟毙百余人，其中幼孩居多③。4月24日(三月十九日)报道：二月下旬，疾疫传染更多，死亡尤甚④。4月29日(三月廿四日)报道：城厢内外，人民染之即毙，南胜里被灾最重，自二月下旬起，至三月初五日止，疫毙男妇一百三十六名⑤。5月7日(四月初三日)报道：广州疫症流行始于二月初，由东关、南关、新城递及于城内。三月以来，传染之多，比前更甚，城厢内外到处皆然。西关连登巷烟户无多，自三月朔日起至望日止，死者计共数十人，十室九丧，哭声遍地。其余各处，大略相同⑥，以致穗垣内外，人心惶惑⑦。5月9日(四月初五日)报道：居民见死亡之多，均觉不寒而栗，多方祷禳，终属无灵⑧。5月16日(四月十二日)报道：粤东染疫者甚众，死亡相继，老城更甚，西关次之，染疫毙命，多系少年男子，大都不出三十岁外⑨。5月21日(四月十七日)报道：粤东时疫盛行，城厢地方，瘟疫大作，两月之久，仍未止息，且传染之多，死亡之速，尤觉日甚一日⑩。5月23日(四月十九日)报道：粤东时疫仍炽，死亡之多，实百余年来所未见。省中文武大小衙门，无不传染，运署最甚，南海县次之，约计死者已万有余人⑪。5月31日(四月廿七日)报道：染疫之人，虽不见加多，仍未能减少，城厢内外，施医局因求治者纷至沓来，有应接不暇之势⑫。6月6日(五月初三日)报道：疫症

① "港疫渐息"，《益闻录》1894年第1397期。
② "粤东患疫"，《申报》1894年4月11日，第2版。
③ "疾疫盛行"，《申报》1894年4月15日，第2版。
④ "时疫未已"，《申报》1894年4月24日，第9版。
⑤ "时疫盛行"，《申报》1894年4月29日，第2版。
⑥ "羊城疫势"，《申报》1894年5月7日，第3版。
⑦ "焚香肇祸"，《申报》1894年5月7日，第2版。
⑧ "过年却疫"，《申报》1894年5月9日，第2版。
⑨ "时疫盛行"，《申报》1894年5月16日，第2版。
⑩ "时疫未已"，《申报》1894年5月21日，第2版。
⑪ "粤东患疫续纪"，《申报》1894年5月23日，第2版。
⑫ "粤东患疫续闻"，《申报》1894年5月31日，第1版。

渐息,人心为之稍定[1]。6 月 7 日(五月初四日)报道:省中瘟疫盛行,人心惶惑[2]。6 月 14 日(五月十一日)报道:民间疫疾,仍未全消,且从前只起于省垣,此时则传及各处,愈染愈多,愈推愈远,省中死者数万人。西关十一二甫及新旧宝华坊一带,染疫毙命者,频有所闻;十一甫西头烟户无多,数日之间,连毙九命,皆系朝发夕死,不能医治者;城西洋塘瘟疫流行,死亡相继[3]。7 月 2 日(五月廿九日)报道:瘟疫流行,仍未少息,西关一带,比前尤甚。十一甫、十二甫两街,旬日之间,竟死有数十人[4]。粤东疫症流行,业经数月,死亡之多,实所罕见[5]。7 月 4 日(六月初二日)报道:老城、新城及东南关诸处,时症复丛生,老城小北门一带,及各衙各公馆,沾染尤多,督署连日病毙数人[6]。7 月 15 日(六月十三日)报道:统计自春徂夏,省中死者共一十一万余人,而以四、五两月为多,此两月中竟居其半[7]。7 月 25 日(六月廿三日)报道:粤东城厢内外,患病者甚多,每日赴医厂就诊者,约有百余人,自朝至午,络绎不绝,将届两月,计留厂医治者不下数千人[8]。其鼠疫流行过程:先年岁末,广州城已有鼠疫病例出现,大流行则始于本年二月,四、五月间,雨水较多,传播更为迅速,到六月,鼠疫基本停息,死亡十余万人。三月到六月间,广州城售出棺材九万具,其中四分之三是鼠疫死亡。广州老中医易巨荪称:甲午,吾粤鼠疫流行,始于老城,渐至西关,复渐海边而止。起于二月,终至六月。疫疾初来,先死鼠,后及人。有一家而死数人者,有全家死绝者,死人十万有奇。《俞曲园笔记・李平书序》亦称:是年穗垣内外,死于是疫者十余万人[9]。

番禺县(今广州市番禺区)　时疫流行[10]。春,广州时疫盛行,数月不已,亡者约以万计。疫作之前,各户见鼠多死,人每触气而病,土人谓为鼠疫……又广州之疫,先起毒核,须挑破以药敷之[11]。春三月,鼠疫大作,初发于城南南胜里,不十日,蔓延全城,死者数万人[12]。

南海县(今佛山市南海区)　大疫,蔓延远近,人触其气,病辄死,日以百数计,医

---

① "广疫渐息",《申报》1894 年 6 月 6 日,第 3 版。

② "荔支消夏录",《申报》1894 年 6 月 7 日,第 2 版。

③ "五羊迎夏",《申报》1894 年 6 月 14 日,第 2 版。

④ "羊城疫信",《申报》1894 年 6 月 25 日,第 2 版。

⑤ "羊城疫信",《申报》1894 年 7 月 2 日,第 2 版

⑥ "粤东疫耗",《申报》1894 年 7 月 4 日,第 3 版。

⑦ "粤疫续述",《申报》1894 年 7 月 15 日,第 2 版。

⑧ "粤疫未已",《申报》1894 年 7 月 25 日,第 2 版。

⑨ 余伯陶《鼠疫抉微・李仲玉序》,见《中国医学大成》第 3 册,岳麓书社 1990 年版,第 947 页。

⑩ 宣统《番禺县续志》卷二《舆地志・井泉・七星泉》。

⑪ 宣统《番禺县续志》卷四四《余事志二》。

⑫ 《番禺县志》,广东人民出版社 1995 年版。

者束手[①]。夏六月,省中时疫稍稀,而各乡落流行转盛,南海官瑶乡烟户寥寥可数,每日死者多至数十人,哭泣之声闻于远近[②]。所属佛山镇春三月,时疫流行,死亡相继,附近村落,人心尤觉悚惶[③]。

东莞县(今东莞市)　春,鼠疫大作,邑人多避居舟中[④]。夏七月,广州疫疠虽已潜消,而东莞石龙依然未已,某日有患疫者数十人乘舟至省求诊,船未抵省而死已过半[⑤]。

香山县(含今中山市、珠海市)　大疫,由省城遍传各乡,死亡山积[⑥]。

顺德县(今佛山市顺德区)　陈村、谭村、仓门、新华、沙头、大朗镇等地鼠疫流行。

三水县(今佛山市三水区)　鼠疫流行。

新会县(今江门市新会区)　鼠疫流行。

高明县(今佛山市高明区)　二月,鼠疫流行,明城地区一个月内死亡近二百人[⑦]。

鹤山县(今鹤山市)　二月,大疫[⑧]。二月出现鼠疫[⑨]。

阳江县(今阳江市)　县属儒洞地方,为陈姓聚族而居,族中丁口数千,至六月,患疫死者已千余人,十室九空,哭声不绝。附近高州之水东、梅菉等处,患疫而毙者亦不乏人,然终不及儒洞灾祲之惨[⑩]。

罗定县(今罗定市)　自此年开始流行鼠疫[⑪]。

澄海县(今汕头市澄海区)　汕头为交通繁忙之海港,故鼠疫传染甚早。汕头鼠疫可能由香港或厦门传来,其流行盛于四月到六月,止于七月或八月,直到1916年才停息[⑫]。

石城县(今廉江市)　鼠疫仍在继续,罗汝兰《鼠疫约编·原序》称该年其家乡"陀村感此症者数百",次年亦然。

---

① 宣统《南海县志》卷二《舆地略一·前事补》,宣统《南海县志》卷二〇《列传》。
② "五羊胜录",《申报》1894年7月26日,第3版。
③ "佛山禳疫",《申报》1894年5月17日,第3版。
④ 民国《东莞县志》卷三六《前事略》。
⑤ "广南余话",《申报》1894年8月23日,第2版。
⑥ 光绪《香山县志》卷二二《纪事·杂记》。
⑦ 《高明县志》,广东人民出版社1995年版。
⑧ 民国《鹤山县志未成稿》卷三《编年篇》。
⑨ 《鹤山县志》,广东人民出版社2001年版。
⑩ "儒洞奇灾",《申报》1894年7月9日,第9版。
⑪ 民国《罗定县志》卷九《纪事》。
⑫ 冼维逊《鼠疫流行史》,1988年,第203~228页。

吴川县(今吴川市)　梅菉镇瘟疫又作[①]。

海南省

定安县　发现鼠疫[②]。

香港特别行政区

香港鼠疫大流行,首发于太平山区中部,流行时间在阳历5月至8月之间,据海关报告,因疫死亡者2252人[③]。《申报》报道香港疫灾最详:

5月19日(四月十五日)报道:香港时疫盛行,前已屡登报牍,昨接来信云,日来大雨时行,四野沾足,疫气因之渐退云[④]。

5月22日(四月十八日)报道:昨日香港来电云,此间疫疠尚未敉平,每日因此而毙者有二十余人[⑤]。

5月23日(四月十九日)报道:昨日香港来电云,目下疫症未已,前日死者多至四十余人[⑥]。

5月24日报道:昨日香港来电云,日来又有四十八人新染时疫,死者四十七人,其中有旧染者,有新染者,刻下旅居香港之华人,多往他处避之,每日迁徙者纷纷不绝[⑦]。

5月25日报道:前日六下钟时香港来电云,今日新染疫症者计一十八人,连前昨染病者共死二十三人,至十八日所传之电尚有微误,其实病者二十八人,死者二十七人[⑧]。

5月26日报道:昨日香港来电云,目下疫尚未已本日新得病者十八人,死者十九人,人心惶惶未定,如疫症不退,恐不免滋生事端[⑨]。

6月1日报道:昨日香港来电云,日来虽获甘霖,疫仍未已,本日病者三十三人,死者三十八人,疫气延及鼠子,所毙甚多。闻广东省城一月内,毙至四万头云[⑩]。

6月2日报道:昨日香港来电报云,目下疫气更甚,每日因病而死者多至四十余人,英官防患未然,凡房屋之不便于人者,下令毁去,查察房屋之兵有四人,亦患此症[⑪]。

---

① 光绪《梅菉赋志·善举》。

② 冼维逊《鼠疫流行史》,1988年,第199页。

③ 《九龙海关志》,广东人民出版社1993年版;冼维逊《鼠疫流行史》,1988年,第233页。

④ “时疫渐少”,《申报》1894年5月19日,第1版。

⑤ “疫尚未已”,《申报》1894年5月22日,第2版。

⑥ “电传疫信”,《申报》1894年5月23日,第2版。

⑦ “香港疫信”,《申报》1894年5月24日,第3版。

⑧ “港电报病”,《申报》1894年5月25日,第2版。

⑨ “辟疫新章”,《申报》1894年5月26日,第2版。

⑩ “港电报疫”,《申报》1894年6月1日,第2版。

⑪ “港疫更盛”,《申报》1894年6月2日,第2版。

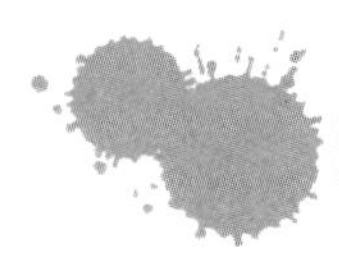

6月3日报道:昨日得香港来电云,疫症益形猖獗,刻下病者五十九人,死者五十四人①。

6月6日报道:昨日香港来电报云,目下疫气流行,散至各处,四月三十日病者八十一人,死者七十二人。本月初一日病者七十四人,死者九十二人。自初至今,共死八百七十七人②。

6月7日报道:昨日香港来电报云,疫症日甚一日,本月初二日病者八十二人,死者九十三人,医船医院中留医者,计共二百零五人。目下人心惶恐,咸有惴惴之情,正不知若何了局也③。

6月8日报道:昨日香港来电报云,初三日病者八十六人,死者八十三人。在医院医船留治者二百三十五人。自疫之初起,迄今共死一千零十三人④。

6月9日报道:昨日香港来电报云,刻下新得病者六十九人,死者一百零七人,留住医院医船中者二百三十一人⑤。

6月10日报道:昨日香港来电云,新得病者六十三人,死者九十一人,留住医院医船者二百三十人⑥。

6月12日报道:昨日香港来电云,刻下疫症依然如旧,略不稍瘥,昨病者八十一人,死者七十六人,留在医院医船者二百五十二人⑦。

6月14日报道:昨日香港来电报云,刻下新病者六十九人,死者八十六人⑧。

6月15日报道:昨日香港来电云,刻下染疫者五十五人,死者八十二人,留在医院医船者二百九十人⑨。

6月17日报道:昨日香港来电报云,刻下新染疫者五十九人,死者五十一人,前者有查疫之英兵沾染疫症,兹已毙其一名矣⑩。

6月19日报道:昨日香港来电云,刻下疫症渐稀,病者只三十五人,死者只十七人⑪。

---

① “港疫难弭”,《申报》1894年6月3日,第2版。
② “疫更难弭”,《申报》1894年6月6日,第2版。
③ “香港疫报”,《申报》1894年6月7日,第2版。
④ “疫仍未已”,《申报》1894年6月8日,第1版。
⑤ “港电报疫”,《申报》1894年6月9日,第2版。
⑥ “港电报疫”,《申报》1894年6月10日,第1版。
⑦ “香港疫电”,《申报》1894年6月12日,第2版。
⑧ “港电报疫”,《申报》1894年6月14日,第2版。
⑨ “港电报疫”,《申报》1894年6月15日,第2版。
⑩ “港电报疫”,《申报》1894年6月17日,第2版。
⑪ “港疫渐稀”,《申报》1894年6月19日,第2版。

6月20日报道:昨日香港来电报云,刻下新染疫症者二十七人,死者三十二人①。

6月21日报道:昨日香港来电报云,刻下病者五十六人,死者四十六人,留在医院医船中者二百零三人,自始至此,共死一千九百二十五人②。

6月22日报道:昨日香港来电报云,刻下病者二十九人,死者四十三人,留在医院医船者一百九十五人,工人之往他处已渐渐回来矣③。

6月23日报道:昨日香港来电报云,刻下病者二十四人,死者三十九人,盖病魔已稍退矣。又电云,医愈出院者九人,留院疗治者一百五十七人④。

6月24日报道:昨日香港来电报云,刻下病者三十一人,死者三十四人⑤。

6月27日报道:昨日香港来电云,二十二日病者二十二人,死者二十九人⑥。

6月28日报道:昨日香港来电报云,刻下病者十七人,死者二十五人,留住西医院及医船中者一百五十五人,华官度地九龙设一医院,华人之病疫者多入院就医,是以西医院中人数日少云⑦。

6月29日报道:昨日香港来电云,新得病者八人,死者十三人,留院医治者一百五十人,得病之中有一系西人,在药肆营生者⑧。

7月1日报道:昨日香港来电报云,刻下病者十一人,死者三十一人,留住医院中者一百五十人,西人之染疫者至此皆可告痊矣⑨。

7月3日报道:香港疫疠盛行,死亡相继,粤语谓之痒子,日本人呼为苦烈拉,译其义盖黑死病也⑩。

7月4日报道:香港电报云,刻下港中染病十一人,死者十七人,有一西人亦染疫症⑪。

7月5日报道:昨日香港来电报云,刻下病者十二人,死者十六人,愈者二人,尚有一百五十八人留在医院中⑫。

---

① "港电报疫",《申报》1894年6月20日,第2版。
② "港电报疫",《申报》1894年6月21日,第2版。
③ "港电报疫",《申报》1894年6月22日,第2版。
④ "港电报疫",《申报》1894年6月23日,第2版。
⑤ "香港疫报",《申报》1894年6月24日,第2版。
⑥ "港电报疫",《申报》1894年6月27日,第2版。
⑦ "港电报疫",《申报》1894年6月28日,第2版。
⑧ "港电报疫",《申报》1894年6月29日,第2版。
⑨ "港电报疫",《申报》1894年7月1日,第2版。
⑩ "验疫染疫",《申报》1894年7月3日,第2版。
⑪ "香港疫信",《申报》1894年7月4日,第2版。
⑫ "港电报疫",《申报》1894年7月5日,第2版。

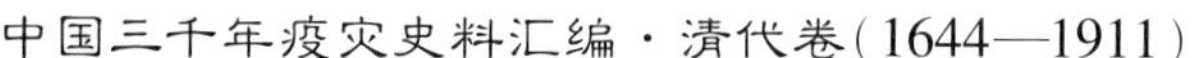

7月7日报道:昨日香港来电云,新得病者十四人,死者十九人,在院医治者一百六十人[①]。

7月10日报道:昨日香港来电报云,刻下病者十二人,死者九人,愈者一人,留医者一百六十一人[②]。

7月11日报道:昨日香港来电报云,刻下得病者九人,死者亦九人,医愈者七人,留医者一百五十一人。又香港日报云,港中患疫之人,往往附舟至汕头,至后无一生者,有一人乘人不备跃入海中,经人见而救援得免丧生水内,刻已渐渐医痊矣[③]。

7月17日报道:昨日香港来电云,病者五人,死者亦五人,医愈者十人,留医者一百四十七人,前后总计染疫而死者共二千三百六十人,诚巨灾也[④]。

7月18日报道:昨日香港来电云,刻下病有七人,死者十人,留医者九十九人,有我人已载回粤东矣[⑤]。

7月19日报道:昨日香港来电云,刻下病者七人,死者二人,留医者一百五十四人[⑥]。

7月20日报道:香港来电云,十四日病者七人,死者六人,医愈者四人,留医者一百四十八人[⑦]。

9月5日报道:昨日香港来电云,港官已出告示,谓疫气已消除净尽,香港疫气既退,然则别处口岸亦可免传染矣[⑧]。

夏五月,《万国公报》称:本年入夏以来,香港疫气盛行,传染而死者,日以数十人计。港中英官力筹辟疫之法,而迄无效验,甚至洁净局派出查疫之人,亦遭波及。既而天降大雨,说者谓疫气之起,皆由不洁所致,故中西各人同居一岛,西人以洁净,故罕有死者,今得甘霖,净洗华屋中不洁之气,瘟瘽神当退避三舍,不谓雨过天晴,疫势仍未稍减,且西人中亦已传染,是何秽气之酷烈也[⑨]?

秋七月,《万国公报》称:本年香港疫气流行,本报已屡志其事。截至六月十四日止,共缘是而死者二千三百六十人。英官拨出查办经费,计自初患疫症以迄六月中

① “香港疫电”,《申报》1894年7月7日,第2版。
② “港电报疫”,《申报》1894年7月10日,第2版。
③ “港电报疫”,《申报》1894年7月11日,第2版。
④ “港电报疫”,《申报》1894年7月17日,第2版。
⑤ “港电报疫”,《申报》1894年7月18日,第2版。
⑥ “港电报疫”,《申报》1894年7月19日,第2版。
⑦ “港电报疫”,《申报》1894年7月20日,第2版。
⑧ “疫气全消”,《申报》1894年9月5日,第2版。
⑨ “粤港来信”,《万国公报》1894年第65期。

旬，查疫官支销者约墨西哥洋银十万元，各街洒扫屋宇之兵共三百名，每名每日洋银五角，共约二万二千五百元，而添用巡捕，雇觅小工，供给咖啡等类之费，尚不在内。又闻太平山一带，染疫之屋将来必须烧毁，而由国家偿给屋值，约须洋银六七十万元。然则一场浩劫，英廷约糜金十余万镑，华人实伤命二千余条，其家属人等尚不免困苦颠连也，亦虐矣哉①！

光绪二十一年(1895)

吉林省

吉　林(永吉县附郭，今吉林市)　六月至七月，瘟疫甚剧，八口之家几无幸免者。盖因中日战后，人瘟所致②。7—8月，瘟疫流行甚剧③。6—7月，瘟疫甚剧，八口之家无幸免者，盖因中日战后，人疫所致④。按：雍正四年(1726)置永吉州，乾隆十二年(1747)裁置吉林厅，光绪八年(1882)改吉林府，不领县。

柳河县(时属通化县)　夏，霍乱流行，死亡许多人⑤。按：光绪二十八年(1902)析通化县北境置柳河县。

辽宁省

奉化县(今梨树县)　(梨树县)夏大疫⑥。夏，(梨树县)发生霍乱病，县内人死亡甚众⑦。按：光绪四年(1878)析昌图厅北部地区置奉化县，民国三年(1914)更名梨树县。原属吉林省。

金州厅(今大连市金州区)　春，(旅顺口)时症流行，患者不移时即死⑧。

海城县(今海城市)、盖平县(今盖州市)、营口厅(今营口市)　秋七月，营(口)、海(城)、盖(州)三处，兵燹之余，时疫大作⑨。

营口厅(今营口市)　夏六月，营口时疫流行，居民多患吐泻转筋之病，倭人谓之虎烈拉，译言黑死症。每日兵士之患此而死者，多至二三十人⑩。寒热不时，数百里之

---

① “港疫总数”，《万国公报》1894年第67期。

② 民国《永吉县志》第2册《大事》。

③ 《永吉县志》，长春出版社1991年版。

④ 《吉林市志·卫生志》，吉林人民出版社2008年版。

⑤ 《柳河县志》，吉林文史出版社1991年版。

⑥ 民国《梨树县志》首编《大事记》。

⑦ 《梨树县志》，辽宁教育出版社1992年版。

⑧ “倭报译登”，《申报》1895年3月1日，第1版。

⑨ “辽东纪要”，《申报》1895年8月7日，第2版。

⑩ “芜米丛谭”，《申报》1895年7月1日，第1版。

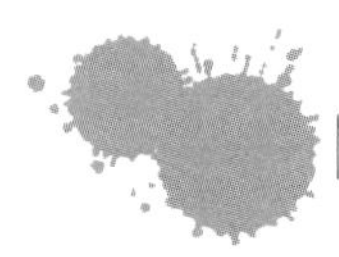

间,瘟疫盛行[1]。按:黑死症系指鼠疫,非指霍乱,误!

海城县(今海城市)　秋七月,(牛庄)前患霍乱病,迄未稍杀,日人之染疫甚多,华人亦间有之[2]。

盖平县(今盖州市)　夏,霍乱盛行[3]。

辽阳州(今辽阳市)　霍乱盛行,疫死甚众[4]。夏六月,瘟疫盛行,死亡相继[5]。夏秋之间,辽阳一带,瘟疫盛行[6]。辽阳一带痧症流行,死者亦复不少。大兵之后必有大疫,自古已然,北望苍黎,可为浩叹[7]。(鞍山市)霍乱流行,疫死者甚多[8]。闰五月间,隆昌州(今隆昌镇)八盘岭各防营连日瘟疫盛行,士卒病者不少,且有死亡。近日省城患时疫者亦多[9]。

奉天府(承德县附郭,今沈阳市)、新民厅(今新民市)　辽阳霍乱盛行,死者很多。奉天、新民也有疫情[10]。

铁岭县(今铁岭市)　大疫。中日战后,疠气传播,秋七月遂发生阴霍乱,吐泻抽搐,顷刻殒命。北门外旅店一夜死五人[11]。七月,铁岭境内发生霍乱,病者上吐下泻,发病后很快死亡[12]。

安东县(今丹东市)　六月,疫病大作,沙河镇、大东沟(今属东港市)两处最烈,死者无算。多系劳动工人,甚盛时终日掩埋不绝,甚有抬棺之人未至墓田,中途发病而死者。当时不明传染之说及防疫之道[13]。

复　州(今属瓦房店市)　复州地区霍乱流行[14]。

庄河县(时属岫岩州)　(庄河县)六七月霍乱盛行[15]。按:光绪三十二年(1906)

---

① "灾区募药",《申报》1895年7月6日,第4版。

② "牛庄近信",《申报》1895年8月4日,第1版。

③ 民国《盖平县志》卷一《舆地志·祥异》。

④ 民国《奉天通志》卷一四四《民治志三·灾振》;民国《辽阳县志》卷首《祥异》。《辽阳县志》,新华出版社1994年版。

⑤ "大造苍生",《申报》1895年7月2日,第4版。

⑥ "光绪二十一年十一月二十三日京报全录",《申报》1896年1月21日,第12版。

⑦ "疫症盛行",《益闻录》1895年第1471期。

⑧ 《鞍山市卫生志》,1990年。

⑨ 徐庆璋《辽阳战守日记》,见《近代史资料》总第28号,第60页。

⑩ 《和平区志》,沈阳出版社1989年版。

⑪ 民国六年《铁岭县志》卷六《灾害志》,民国二十二年《铁岭县志》卷一八《灾异》。

⑫ 《铁岭县志》,辽沈书社1993年版。

⑬ 民国《安东县志》卷八《灾害志》。

⑭ 《瓦房店市志》,大连出版社1994年版。

⑮ 民国《庄河县志》卷一《地理志·祥异》。

析岫岩州南部置庄河厅，民国元年（1912）改厅为县。

东沟县（时属安东县） 7—8月干旱，县境流行霍乱。沙河镇、大东沟尤重，死者无数。甚时，终日掩埋不绝，时有舁柩之人未至墓地，中途病发而亡①。按：是时无东沟县，民国二十六年（1937）析安东县置东沟县。

盘山厅（今盘山县） 大疫②。

义 州（今义县） 中东战，清军败，吴军门溃兵由田庄台逃避义州。六、七月大疫，城内棺椁几为之乏③。“中东战”即甲午中日海战。六、七月间，义州大疫，城内棺椁，几乎用尽④。

锦 县（今锦州市） 夏大疫，民乏食⑤。

内蒙古自治区

克什克腾旗 克什克腾旗石家营子、柳条子沟发生人间鼠疫，发病26人，死亡20人⑥。

苏尼特右旗 冬季，毛都庙流行鼠疫，死亡约150人⑦。

北京市

北 京（宛平、大兴二县附郭，今北京市） 夏四月，京城疹疫。5月18日（四月廿四日）报道：春夏之交，京中湿气熏蒸，城内外患疹者往往而有⑧。夏闰五月至秋八月，霍乱大流行，疫死十余万人。7月1日（闰五月初九日）报道：（京城）疫疠较前尤甚，近日城厢设坛建醮者，几于无处无之⑨。7月9日（闰五月十七日）报道：（京城）时疫流行，十家九病，医生药肆，获利颇丰⑩。8月6日（六月十六日）报道：（京城）疫症流行，患者凶多吉少⑪。8月16日（六月廿六日）报道：京中霍乱盛行，病者往往朝不谋夕⑫。8月24日（七月初五日）报道：京城霍乱吐泻之症，猛炽殊甚，每日九城门

---

① 《东沟县志》，辽宁人民出版社1996年版。

② 光绪《盘山厅乡土志·灾祥》。

③ 民国《义县志》下卷《大事纪》。

④ 《义县志》，沈阳出版社1992年版。

⑤ 民国《锦县志略》卷二四《祥异》。

⑥ 《赤峰市志》，内蒙古人民出版社1996年版；《克什克腾旗志》，内蒙古人民出版社1993年版。

⑦ 《苏尼特右旗志》，内蒙古文化出版社2002年版。

⑧ “京有疫势”，《益闻录》1895年第1471期。

⑨ “演剧禳疫”，《申报》1895年7月1日，第2版。

⑩ “兰台清话”，《申报》1895年7月9日，第1版。

⑪ “神京珥笔”，《申报》1895年8月6日，第1版。

⑫ “液池秋柳”，《申报》1895年8月16日，第1版。

疫毙者数百人,僧道辈锣鼓喧嚣,赚钱不少,岐黄家奔走不暇,而愈者寥寥[①]。8月28日(七月初九日)报道:都下时疫流行,月余不止,始多染及贫苦,继而殷富之家,亦有不免,每日灵柩出城者,动以数百计[②]。9月1日(七月十三日)报道:京城疫疠尤重,死者尤多,每日每门出柩多至数十余具[③]。9月14日(七月廿六日)报道:京中之疫,沾染甚广[④]。9月18日(七月三十日)报道:京师疫盛,人民用僧道打鼓敲锣到处送谢瘟鬼,业已家家贴有"恭送瘟神"四字,用黄纸书之,直等桃符遍挂[⑤]。9月21日(八月三日)报道:京都瘟疫盛行,行人命不如朝露,棺铺杠房中人忙,所有病情不一其状。近日步军统领衙门群查京城八门,缮有清单,每日从城门出棺,自六月以来已有六万七千余棺,阜城门、西直门两处,于六月二十六日一天中舁出尸棺,阜城一百十余,西直八十余,其他不可胜计。惟正阳门经官禁止不许出殡,故无有遇者。南海子大寺庙中,住持十余人病者累累,一日死六名,出殡接踵,鱼贯而行,观者以为见所未见[⑥]。9月28日(八月初十日)报道:京中时疫流行,死至十余万众,善士施医施药,不惜资财。近日,顺天府慨念民瘼,不忍坐视,捐廉购药,为数甚多,广为施送,并于各街墙壁粘贴黄条,饬民前往领取,不费一文,人之得以苏痊者,莫不感戴腾欢,歌颂仁政[⑦]。

通　州(今通州区)　秋七月,州境疫气流行,人多患吐泻、霍乱、腹痛、疟疾诸症,医治稍迟即难救活。州城之内,死亡者日以数十计,乡间更不知凡几[⑧]。天灾流行,时疫遍染城乡,居民得转筋霍乱吐泻、绞肠痧等症者甚夥,甚有未及延医,溘然即逝[⑨]。自夏秋之交,瘟疫流传,于今数月,几于沿门遍户,到处皆然,且霍乱多系阴症,砭之不可,药之不及,稍有迟延,即登鬼箓[⑩]。

天津市

天津府(治天津县,今天津市)　今夏,天津时疫流行,至秋始杀,嗣后蔓延各村落,以及青(县)、静(海)、沧(州)、盐(山)一带,死者尤多,所患者为霍乱转筋,一村一堡,以次流传,症多不起,未几,又罹疟疾,死亡虽少,而传染殊多。现交冬令,七属

---

① "京疫猖狂",《益闻录》1895年第1499期。
② "液池秋柳",《申报》1895年8月28日,第1版。
③ "津疫续述",《申报》1895年9月1日,第2版。
④ "闷疫可醒",《益闻录》1895年第1505期。
⑤ "送疫路毙",《益闻录》1895年第1506期。
⑥ "京中凶疫",《益闻录》1895年第1507期。
⑦ "大宪爱民",《益闻录》1895年第1509期。
⑧ "北通剩语",《申报》1895年8月23日,第1版。
⑨ "北通州近闻",《申报》1895年8月26日,第3版。
⑩ "北通州近闻",《申报》1895年9月16日,第2版。

（按：上述四州县之外，还有南皮、庆云二县）俱获敉平，忽又传染山东武定府属①。

天津城（天津县附郭，今天津市） 闰五月，天气或凉或热，旦昼互殊，易至中病，得此症者，骤寒壮热，肢体酸痛②。夏，疾病丛生，固不特今岁为然，亦不止津城独尔也。惟析津今夏则病者尤多，除三阴疟疾外，最危险者为上吐下泻之时行霍乱，津人谓之转筋，又曰转腿肚子，救治稍迟，或药不对症，每至不起③。夏，霍乱盛行，天津死人无算④。秋七月，时疫流行，疟疾之外，每患吐泻交作，居人谓之转筋，竟有如蜉蝣之朝生暮死者⑤。秋，天气渐凉，疫疠因之稍杀，不料时至中浣，忽又烁石流金，以致霍乱之症，仍复暗长潜滋⑥。

河北省

唐　山（时属滦县，今唐山市） 夏，东八县饥馑洊臻，灾民麇集唐山，天气炎热，酿成疫疠，死亡载道，衢头巷尾，死者累累⑦。唐山疫疠流行，灾民露宿风栖，传染尤甚⑧。今年夏令，疫疠流行，唐山传染较津尤甚⑨。

乐亭县 春大饥荒（因上年夏大雨，秋大水），草根、树皮皆食尽，饿殍相枕，惨不忍睹。夏，瘟疫流行⑩。

龙门县（即龙关县，今赤城县） 疫灾⑪。

赤城县 疫灾⑫。

定　州（今定州市） 秋疫，死者甚众⑬。霍乱疫，死者甚众⑭。

西宁县（今阳原县） 瘟疫流行，死人至多⑮。

清苑县（今保定市清苑区） 七月，疠病流行，朝发夕死，月余始止，全境死人无数⑯。

---

① “津沽冰汛”，《申报》1895年12月2日，第2版。
② “津门患疫”，《申报》1895年7月1日，第2版。
③ “析津近事”，《申报》1895年8月19日，第2版。
④ “丁沽秋汛”，《申报》1896年8月22日，第2版。
⑤ “津疫续述”，《申报》1895年9月1日，第2版。
⑥ “疫鬼难驱”，《申报》1895年9月12日，第2版。
⑦ “唐山患疫”，《申报》1895年7月2日，第3版。
⑧ “德被疮痍”，《申报》1895年8月3日，第2版。
⑨ “云津雁影”，《申报》1895年10月12日，第2版。
⑩ 《乐亭县志》，中国大百科全书出版社1994年版。
⑪ 民国《龙关县新志》卷一九《灾祥志》。
⑫ 《赤城县民政志》，1991年。
⑬ 民国《定县志》卷二二《祥异》。
⑭ 《定州市地方志》，中国城市出版社1998年版。
⑮ 民国《阳原县志》卷一六《前事·天灾》。
⑯ 《保定市卫生志》，新华出版社1992年版。

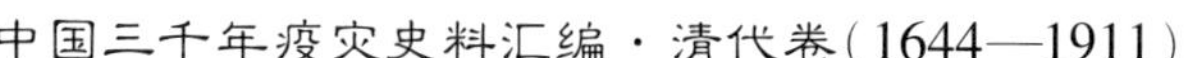

满城县(今保定市满城区)　秋七月,疠疫盛行,朝发夕死,月余始止,阖境死人无算①。

容城县　四月,大风雨三昼夜方止,房屋倾圮无算,秋令人多霍乱之症②。

完　县(今顺平县)　大水,疫③。发生大水,兼有瘟疫④。

新城县(今高碑店市)　七月大疫⑤。

固安县　大疫霍乱,一村死者多或十数人⑥。

沧　州(今沧州市)　大疫⑦。

祁　州(今安国市)　大疫⑧。

宁夏回族自治区

泾源县　香水镇、东峡乡、石底村麻疹、伤寒、痢疾流行,死者甚多,民外逃,村废墟⑨。

甘肃省

皋兰县　是年,开始接种牛痘疫苗。是年,天花再次大流行⑩。

镇番县(今民勤县)　苏山、新河白喉流行⑪。

河　州(含今临夏州、和政县)　河州等地兵祸加疫病大作,死者万余人⑫。是年河州城被围,疫疠大作,死者万余人⑬。(和政县)宁和被围,自秋历冬,瘟疫盛行,男妇死者数千人⑭。

礼　县　礼县大疫⑮。

山东省

历城县(今济南市)　秋疫⑯。

---

① 民国《满城县志略》卷一四《大事纪》。
② 光绪《容城县志》卷八《灾异志》,民国《容城县志》卷八《灾异志》。
③ 民国《完县新志》卷七《大事记》。
④ 《顺平县志》,中华书局1999年版。
⑤ 光绪《续修新城县志》卷一〇《祥异》。
⑥ 光绪《固安志·户口》。
⑦ 民国《沧县志》卷二六《大事年表》。
⑧ 《安国县志》,方志出版社1996年版。
⑨ 《泾源县志》,宁夏人民出版社1995年版。
⑩ 《皋兰县志》,甘肃人民出版社1999年版。
⑪ 《民勤县志》,兰州大学出版社1994年版。
⑫ 《临夏市志》,甘肃人民出版社1995年版。
⑬ 光绪《甘肃新通志》卷二《天文志·祥异》。
⑭ 民国《和政县志》卷八《纪事门·灾异》。
⑮ 民国《秦州直隶州新志续编》卷八《附考一·机祥》。
⑯ 民国《续修历城县志》卷一《总纪》。《历城县志》,济南出版社1990年版。

宁津县　夏，邑北界疫疠大作，有举家尽殁者①。

武定府(治惠民县)　冬，霍乱由天津府传染山东武定府属②。

沾化县　七月鼠疫流行③。

福山县(今烟台市福山区)　(烟台)入伏以来，疫疠盛行④。疫气流行，死生难决⑤。秋，霍乱症盛行，渐传至迤西蓬莱县界⑥。芝罘(今烟台市芝罘区)秋，疫气流行⑦。

蓬莱县(今蓬莱市)　秋，霍乱症盛行，由烟台传来⑧。

河南省

鄢陵县　是年秋，人多病疟，死亡相继⑨。

项城县(今项城市)　自五月至七月雨不止，秋大疫⑩。

商水县　自五月至七月雨不止，秋大疫，十人九疟⑪。

淮宁县(今淮阳县)　五月十一日雨雹，大如鸡子，毁麦杀人，多疟疾⑫。

巩　县(今巩义市)　秋大疫，传染极广⑬。

内黄县　秋大水，霍乱流行，人死甚多⑭。

山西省

繁峙县　秋季，全县疫病流行甚剧⑮。

陕西省

蒲城县　男女患喉症，小儿死者尤多⑯。

---

① 光绪《宁津县志》卷一一《杂稽志·祥异》。
② “津沽冰汛”，《申报》1895年12月2日，第2版。
③ 民国《沾化县志》卷七《大事记》。《惠民地区卫生志》，天津科学技术出版社1992年版。
④ “烟台琐志”，《申报》1895年8月4日，第2版。
⑤ “烟客谈新”，《申报》1895年8月14日，第2版。
⑥ “东海秋涛”，《申报》1895年9月13日，第2版。
⑦ “海市奇观”，《申报》1895年9月7日，第2版。
⑧ “东海秋涛”，《申报》1895年9月13日，第2版。
⑨ 民国《鄢陵县志》卷二九《祥异志》。
⑩ 民国《项城县志》卷三一《杂事志·祥异》。
⑪ 民国《商水县志》卷二四《杂事志·祥异》。
⑫ 民国《淮阳县志》卷二〇《杂志上·灾异》。
⑬ 民国《巩县志》卷五《大事记》。
⑭ 民国《内黄县志》卷一五《祥异》。
⑮ 《繁峙县志》，今日中国出版社1995年版。
⑯ 光绪《蒲城县新志》卷一三《祥异》。

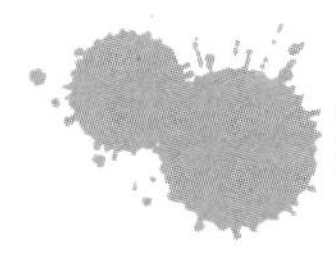

青海省

大通县　疫疠大作,死者万余人[①]。

江苏省

金　陵(江宁、上元二县附郭,今南京市)　夏秋大疫,死丧者比户[②]。闰五月至秋八月,霍乱大流行,嚎哭之声,无巷不有。7月4日(闰五月十二日)报道:气候无常,时疫忽至,患者起病后连泻数次,阅数点钟即毙,或朝发午死,或午发夕死,或二更发病五更即死,俗名"鬼偷肉"[③]。8月5日(六月十五日)报道:疫疠流行,死亡相继,府河一带,每日死者多至十余人[④]。8月16日(六月廿六日)报道:天时不正,时疫流行[⑤]。8月21日(七月初二日)报道:金陵疫势,比日来益觉猖狂,染者上吐下泻,朝不保暮。聚宝门内舁出尸棺,每日络绎不绝,好事之徒各处募捐,于六月二十五日举木偶游行街市,冀消疫疠,直举国若狂焉[⑥]。8月23日(七月初四日)报道:金陵瘟疫遍行[⑦]。8月25日(七月初六日)报道:金陵时疫盛行[⑧]。9月5日(七月十七日)报道:(金陵)时疫大作,城厢内外,百数十处[⑨]。9月17日(七月廿九日)报道:江省自六月以来,亢旱之余,继以瘟疫,西山之旁,梦山之麓一小村落,数十人家,患疫者多至百余人,所患皆痢疾便血,其余各乡,疫症亦层现迭出[⑩]。10月5日(八月十七日)报道:江省城外,数十里各乡落,自六月以来,疫症甚多,七月后死亡不少,谢埠等处距省二十里,病毙至数十百人,棺材铺为之缺货,工匠日夜赶造,为之应接不暇。城厢内外,药铺生涯,晚间忙碌异常[⑪]。10月8日(八月十九日)报道:江省城厢各乡,先后染患疫症,死亡甚惨[⑫]。12月1日(十月十五日)报道:今岁夏秋两季,瘟疫盛行,往往朝不保暮,号哭之声,几于无巷不有[⑬]。

---

① 民国《大通县志》,转引自袁林《西北灾荒史》,甘肃人民出版社1994年版,第1519页。

② 光绪《金陵通纪》卷四;民国《首都志》卷一六《历代大事表》。《南京卫生志》,方志出版社1996年版。

③ "时疫盛行",《申报》1895年7月4日,第2版。

④ "郁金堂题壁",《申报》1895年8月5日,第2版。

⑤ "第二泉品茶记",《申报》1895年8月16日,第3版。

⑥ "宁疫仍盛",《益闻录》1895年第1498期。

⑦ "告示照录",《申报》1895年8月23日,第3版。

⑧ "都天胜会",《申报》1895年8月25日,第2版。

⑨ "告示照登",《申报》1895年9月5日,第3版。

⑩ "患疫未已",《申报》1895年9月17日,第3版。

⑪ "患疫未已",《申报》1895年10月5日,第9版。

⑫ "疫气顿消",《申报》1895年10月8日,第2版。

⑬ "秣陵寒色",《申报》1895年12月1日,第2版。

六合县(今南京市六合区)　秋,四乡八镇,瘟疫流行,较夏间更甚,所患之人,皆系三十岁上下,老幼甚属寥寥[①]。冬腊,天花忽然盛行,不独孩童,即二三十岁者,亦复结痂满面,更有幼年已经出过,此时又复重出者,实罕闻事也[②]。

苏　州(吴县、长洲、元和三县附郭,今苏州市)　苏垣自交大暑以来,痧症流行[③],死亡枕藉,四乡各镇,罔不皆然[④]。秋,疫症盛行,死亡枕藉[⑤]。

镇　江(丹徒县附郭,今镇江市)　夏六月,城厢内外居人患霍乱等症者,时有所闻[⑥]。六月初旬后,炎威甚炽,砾石煎沙,疫气流行,死亡枕藉[⑦]。今夏,镇郡时疫流行,凡患急痧者,必请剃匠为之针治[⑧]。时疫流行半月之久,居人患疫者仍未稍衰[⑨]。秋七月,时疫流行一月有余,死亡相继[⑩]。自夏至秋,瘟疫流行,死亡枕藉。江北七濠口有一家十三人,一日之间其四已登鬼箓[⑪]。

江阴县(今江阴市)　夏六月,霍乱流行,死者甚众。8月7日(六月十七日)报道:(江阴)瘪螺痧疫症及摇头痧、痢疾等病随处作恶,茅庐鸳瓦中呻吟之声闻诸衢路,死亡者累累不绝,静夜招魂及长途腰绖之徒,目间不可计数。闰(五)月廿六日,有靖江船一艘,三人作伙,逍遥而来,蹶毙两名,其一人双泪抛流,扶榇诉苦,幸北门外遇同乡人,为之出资买棺,殓讫,装柩回家,良可哀也[⑫]。8月17日(六月廿七日)报道:江阴县所驻广义军营兵,今春自粤省调到,初来时,天寒受冻,尚耐迓凉,及交暑天,炎威逼迫,秽湿熏蒸,疫气流行,延及该营,呻吟之声,布篷中直同蚊市,连日毙命者,计每日多至数十名。统兵官入市购棺,无处办到,不得已用芦席包裹,仿马革裹尸之法,捆送荒冢[⑬]。

扬　州(江都、甘泉二县附郭,今扬州市)　闰五月,疫。7月9日(闰五月十七

---

① “秦淮秋浪”,《申报》1895年9月10日,第2版。
② “天花盛行”,《申报》1896年1月14日,第3版。
③ “苏台患疫”,《申报》1895年8月10日,第2版。
④ “麋台秋眺”,《申报》1895年9月5日,第2版。
⑤ “苏台杂录”,《申报》1895年9月14日,第2版。
⑥ “北固山访碑记”,《申报》1895年6月23日,第1版。
⑦ “乡人傩”,《申报》1895年7月1日,第2版。
⑧ “上官场红事”,《申报》1895年7月2日,第3版。
⑨ “北固山逭暑记”,《申报》1895年8月1日,第2版。
⑩ “媚神侫佛”,《申报》1895年8月16日,第2版。
⑪ “南徐揽胜”,《申报》1895年9月21日,第2版。
⑫ “疫势猖狂”,《益闻录》1895年第1494期。
⑬ “疫及营兵”,《益闻录》1895年第1497期。

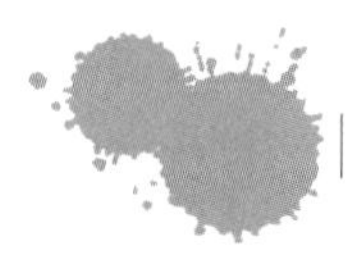

日)报道:(扬州)寒暖不时,酿成疫疠①。自夏徂秋,霍乱流行,以秋七八月为甚。8月20日(七月初一日)报道:天时不正,霍乱痧症因之蜂起,来势凶险者,往往一二刻钟即行毙命,新旧城居民,无不栗栗危惧②。8月25日(七月初六日)报道:初伏时不甚炎热,疫疠流行,来势甚烈③。9月1日(七月十三日)报道:时疫日盛一日,暴毙者几于无日无之④。9月3日(七月十五日)报道:瘟疫流行,迄未稍息⑤。9月13日(七月廿五日)报道:气候转凉,扬城时疫,不似前此之盛,然暴卒者仍不能免⑥。9月27日(八月初九日)报道:本年夏秋之间,瘟疫盛行⑦。9月28日(八月初十日)报道:扬州疫戾之气,至今未息。患此者分寒疫、热疫两项,寒则手足冰冷,十指螺瘪,口青唇白,往往不治;热则大渴大热,神狂谵语,时欲狂行,亦非易治,因是毙命者,累累不绝⑧。冬十月,天花流行。12月13日(十月廿七日)报道:(邗上)气候和暖,无异暮春,患喉症、火眼者甚多,更有十余岁之孩童忽出天花,势甚凶猛⑨。

江都县(今属扬州市)　夏六月,霍乱流行。7月31日(六月十日)报道:江都县属仙女庙各处,瘟疫遍传,陈家庄一处,每日市上死五六人、七八人不等⑩。夏,运河两岸霍乱流行,死者十之八九。江都邵伯医生朱连溪刻其父朱湛溪《霍乱论摘要》一书,广赠同道,以济时急⑪。

甘泉县(今属扬州市)　夏六月,霍乱流行。8月14日(六月廿四日)报道:扬州甘泉县境内,时疫盛行,已非一日。只邵伯镇一处,居民数百家,男妇老幼死者已不下数百人。该处天主教堂施送丸散膏丹,兼善医治,不取分文,就近乡民闻信而来,争求医药渐推及远,甚有不惮数十里奔走来者,堂中好行其德,自朝至暮,善为抚循,莫不恹心而退⑫。

常熟县、昭文县(合今常熟市)　夏六月,霍乱流行。7月27日(六月初六日)《益闻录》报道:常熟县城乡各处,近以寒燠不时,忽酿疾疫,霍乱呕泻,触处皆是。凡病呕

---

① "蜀冈云气",《申报》1895年7月9日,第2版。
② "邗水闻歌",《申报》1895年8月20日,第2版。
③ "月夜箫声",《申报》1895年8月25日,第2版。
④ "扬州患疫",《申报》1895年9月1日,第2版。
⑤ "岘山秋眺",《申报》1895年9月3日,第1版。
⑥ "在数难逃",《申报》1895年9月13日,第3版。
⑦ "示谕医生",《申报》1895年9月27日,第2版。
⑧ "扬疫尚多",《益闻录》1895年第1509期。
⑨ "邗上天时",《申报》1895年12月13日,第3版。
⑩ "扬疫",《益闻录》1895年第1492期。
⑪ 《扬州卫生志》,中国工商出版社2006年版。
⑫ "堂中救疫",《益闻录》1895年第1496期。

数次者,阅二三时无不毙命[①]。光绪《重修常昭合志》载:夏疫,瘪螺痧流行[②]。

高邮州(今高邮市)　境内霍乱流行,死者众[③]。高邮州城乡各处,自小暑以后,天气迓凉,人御棉床褥,呻吟之声几于遍户,所幸因此而毙者尚不至于累累云[④]。

淮安府(治山阳县,今淮安市)　夏六月至秋七月,霍乱流行,死者甚众。8月7日(六月十七日)报道:淮安府属湖嘴地方,市廛茂盛,商贾骈阗,六街灯火,锦绣鲜浓。近日淮属各处疫症流行,沿及湖嘴,所有瘪螺痧一项,最为凶险,染此者无法可施,瞬息毙命,由此愈传愈广,阖镇猖狂。甚有一家数人同日告毙无孑遗者,每日因疫而死,市上不下数十人。似此凶症,人民惊骇,无法消弭,因定上月十五日为新年元旦,家家帖换宜春,户户声喧爆竹,升椒献岁,不亚桃符改岁之初[⑤]。8月28日(七月初九日)报道:淮安府各地疫症流行传染已久,每日死亡者不计其数,居民胆战心惊,咸以朝不保暮为惧。青囊家昼夜奔走,相率于路。寿器铺十室九匠手,日夜操作,尤不能给,以致死尸四五日未殓者,随在皆是[⑥]。9月14日(七月廿六日)报道:松峻峰漕帅以淮地疫多,电访粤东医疫之法,饬袁江、淮安各处一律照法医治。其法凡遇霍乱、瘪螺痧等症,急用针刺舌根内两条青筋,为痧之总汇处,刺而出血,痧易消除,又用生姜切片垫舌下,俟愈后去除[⑦]。宣统《山阳县志》载:夏六月,瘪螺痧时疫盛行[⑧]。

清河县(今淮安市清河区)　夏五月至秋七月,霍乱流行。9月7日(七月十九日)报道:清(河)、淮(安)一带,痧症盛行,霍乱头晕,眼目昏花,不及救治,即行毙命。五月中旬,阴雨连绵,接至月杪,尤未放晴,河水陡涨四五尺,民家饮此浑水,辄酿此病。痧症起时,指螺凹进,人谓之瘪螺痧。城厢内外,每日死者不下二十余名,屈指统计,为数甚伙,街巷痛泣之声,毗连不断,富者施送痧药,诚一时善举也[⑨]。

徐　州(铜山县附郭,今徐州市)　夏五月,霍乱流行。6月20日(五月廿八日)报道:徐州疫疠,前报已登崖略。兹闻霍乱吐泻之症,日见兴起,患此者又多朝不保暮,岐黄家虽在,束手无策。人谓河水秽恶,取汲之家,无不如是[⑩]。

---

① “琴溪山水”,《益闻录》1895年第1491期。

② 光绪《重修常昭合志》卷四七《祥异志》。

③ 《高邮市卫生志》,中国工商出版社2006年版,第10页。

④ “淮疫极盛”,《益闻录》1895年第1503期。

⑤ “疫盛改年”,《益闻录》1895年第1494期。

⑥ “淮上疫势”,《益闻录》1895年第1500期。

⑦ “淮疫未平”,《益闻录》1895年第1505期。

⑧ 宣统《续纂山阳县志》卷一五《杂记·祥祲》。

⑨ “淮疫盛行”,《益闻录》1895年第1486期。

⑩ “徐疫未消”,《益闻录》1895年第1489期。

上海市

崇明县　夏六月,霍乱大流行,营兵死亡二百余人。8月28日(七月初九日)报道:崇明居大洋中,疫症流行,海风吹之不净,而日益猖狂,近日沿及营兵。王镇军所带霆庆五营,今春淫霖之时,营房皆以篷帐扎成,席地而卧,倍受潮湿,及今天气亢热,兵等露宿账外,看月唱歌作羲皇,士人自以为纳凉高卧,殊属快意,不料疫气从兹感受,霍乱、吐泻、瘪螺痧、热痧一时交作,计已死至二百余名,镇军无计挽回,设为消散游行之法,节令兵丁扎成五色彩布长龙五条,并扮凶鬼、魑魅、魍魉等,涂脸巧饰,遍行城市。前导有旗锣鼓吹等人,喧阗出入。自六月十八日起,凡五日在城舞弄,此后则出城,往城外下沙各营演舞,俾兵等消释闲愁以除疫疠①。

嘉定县(今嘉定区)　秋,大疫②。秋七月,霍乱流行。9月18日(七月三十日)报道:嘉定县属黄渡镇一带,疫疠传染至今,犹未平静,好事之徒借词逐疫,举行赛会③。

青浦县(今青浦区)　夏六月癸酉太白入月,秋大疫④。

上海县(今闵行区等)　秋大疫,患吐泻死亡甚多⑤。仅租界内霍乱死者即达950人⑥。《申报》对是年上海的疫灾多所报道:

8月2日报道:时疫流行,救治不及,医家药店,户限几穿,英租界北泥城桥梅德里中居民数十家,前日一日夜间,患是症而死者多至八人⑦。

8月4日报道:迩日天气酷热异常,以致疫疠流行,本城中自前日以来,患疫症者不少,竟有延医不及诊治而殒命者,约计一百余人⑧。

8月6日报道:疫气盛行,患病者有朝不保暮之势⑨。日来天气炎蒸,时疫盛行,患之者皆朝不保暮⑩。

8月10日报道:自旬日以来,气候酷热……此疫疠之所以难辟,传染之所以日多

---

① “疫演彩龙”,《益闻录》1895年第1500期。

② 民国《嘉定县续志》卷三《赋役志·灾异》。

③ “逐疫闯祸”,《益闻录》1895年第1506期。

④ 民国《青浦县续志》卷二三《杂记·祥异》。

⑤ 民国《上海县志》卷一《纪年》,民国《上海县续志》卷二八《杂记一·祥异》。

⑥ 余新忠《清代江南的瘟疫与社会:一项医疗社会史的研究》,中国人民大学出版社2003年版,第369页。

⑦ “时疫流行”,《申报》1895年8月2日,第3版。

⑧ “疫疠宜防”,《申报》1895年8月4日,第3版。

⑨ “造福论”,《申报》1895年8月6日,第1版。

⑩ “死亡相继”,《申报》1895年8月6日,第3版。

也①。

8月21日报道:近来疫疠流行,人多传染②。

8月24日报道:天气虽渐凉,而疫疠流行依然未绝③。

9月25日报道:今岁夏间,江浙时疫盛行,死者不可胜数,沪上亦多,往往猝发,令人不及措手,救治得生者大概十中二三,因杂药乱投而毙者,亦十中二三④。

松　江(娄县、华亭二县附郭,今松江区)　夏六月,天时不正,时疫盛行,城厢内外,患瘪螺痧而毙者,日有数起⑤。秋七月,疫疠盛行,一日之间,患瘪螺痧而死者,仍有三四起,甚有尚未入殓而家人有复毙者⑥。

湖北省

武　汉(江夏、汉阳二县附郭)　鄂省自入秋以来,久晴不雨,时疫甚行,鄂中文武各宪,洁诚祈告,禁止屠宰⑦。秋,时症盛行,患疫倒毙者,多至数十辈⑧。

宜　昌(东湖县附郭,今宜昌市)　秋,天气亢旱,寒燠不均,城内外疫气传染,得病者似以疟疾,有一时染疟而不能言语者,有染疟数次后即转痢症者,多不可救药。此病先由武汉而至荆沙,秋九月传至宜昌⑨。

江陵县(含今荆州市区、江陵县)　荆沙秋疫,由武汉传来⑩。

孝感县(今孝感市)　湖北汉阳府属孝感某乡,三秋以后,瘟疫流行,哭声盈野,数口之家,甚有全无噍类者⑪。

湖南省

衡山县　霍乱流行,民间以传统中医药防治⑫。

江西省

南　昌(南昌、建新二县附郭,今南昌市)　江西自六月廿七日得雨后,迄将一月,

① “沪江气候”,《申报》1895年8月10日,第3版。
② “神道设教”,《申报》1895年8月21日,第3版。
③ “时疫依然”,《申报》1895年8月24日,第3版。
④ “与客谈时疫”,《申报》1895年9月25日,第1版。
⑤ “五茸凉意”,《申报》1895年8月13日,第3版。
⑥ “泖滨雁影”,《申报》1895年9月22日,第3版。
⑦ “禁屠求雨”,《申报》1895年9月9日,第2版。
⑧ “武汉丛谈”,《申报》1895年10月1日,第2版。
⑨ “宜昌患疫”,《申报》1895年10月6日,第2版。
⑩ “宜昌患疫”,《申报》1895年10月6日,第2版。
⑪ “疫气已平”,《申报》1896年1月19日,第2版。
⑫ 《衡山县志》,岳麓书社1994年版。

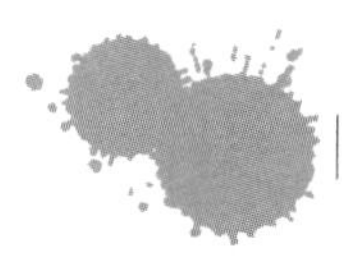

未得雨泽,秋阳颇燥,疫病殊多①。八月初十日小雨之后,疫气仍未稍减,近日深秋已届,薄寒中人,民人之患霍乱转筋者依然如旧,百花洲左近某冷粉铺五日之内死至三人,此外亦有患瘪螺痧者,大都贫户居多②。

清江县(今樟树市) 夏五月,疫气流行,死亡相继③。

九 江(德化县附郭,今九江市) 秋,浔城瘟疫大作④。九江亢旱,不惟田园干涸,人民亦多疾疫⑤。

安徽省

芜湖县(今芜湖市) 闰五月至六月,霍乱大流行,死者不可胜数。6月23日(闰五月初一日)报道:霍乱吐泻等急症盛行,街头巷尾,比户呻吟⑥。8月10日(六月廿日)报道:居民之患急痧者,不待延医,即已命登鬼箓,巷尾街头,行人卒然倒毙,每日必有四五起,甚至七八起⑦。8月14日(六月廿四日)报道:芜湖四境天时寒暑不均,酿成疫疠,凡患急痧而死者不可胜数。芜市上每日毙命者或二十余人,或十余人,有在街心倒毙者,有在路途逝世者,有全家一日死四五人者⑧。8月21日(七月初二日)报道:六月间,芜湖市上疫势猖狂,人民受害者甚夥,因而毙命者直同鸡犬瘟倒,霎时间即已不救。长街张恒春药号每日售出药贴至一千剂之多,至少亦六七百剂,大街小巷,药庐烟卷,几疑云雾漫空,岐黄家奔走往来,肩舆出入如梭之织⑨。

浙江省

杭 州(钱塘、仁和二县附郭,今杭州市) 浙省自六月以来,晴多雨少,不特田禾枯槁,兼且民多疫疠⑩。秋七月初一后,患腹泻疟疾,比比皆是⑪。城内居民患急痧者,亦复不少⑫。乡间尤甚,乔司横塘一带,病者不知凡几,死者日有多人⑬。其疫多

---

① “江右采风”,《申报》1895年9月22日,第2版。
② “洪都客述”,《申报》1895年11月1日,第2版。
③ “袁江纪杂”,《申报》1895年6月27日,第2版。
④ “赛会驱疫”,《申报》1895年9月22日,第2版。
⑤ “江州话雨”,《申报》1895年9月24日,第3版。
⑥ “神山随笔”,《申报》1895年6月23日,第2版。
⑦ “鸠江患疫”,《申报》1895年8月10日,第2版。
⑧ “蟂矶多疫”,《益闻录》1895年第1496期。
⑨ “芜疫日滋”,《益闻录》1895年第1498期。
⑩ “喜雨亭记”,《申报》1895年9月8日,第2版。
⑪ “西泠气候”,《申报》1895年8月8日,第2版。
⑫ “武林杂志”,《申报》1895年8月23日,第2版。
⑬ “元帅巡街”,《申报》1895年8月24日,第2版。

为瘪螺痧、子午痧之类，往往施救不及，医家俱为束手，而小孩之患急症者尤多①。至八月，时疫之症，已及一月，死亡者不可胜记。下城东街及皮市等处尤甚，竟有一巷之内，一日之中连毙五六人者，所毙之人贫苦者居多，通计病疫而亡者，不下千余人②。瘟疫流行，一月有余，尚未能止，每日死者，指不胜屈③。瘟疫流行，至今未已④。杭地时疫流行，死亡无数⑤。疫疠流行，至中秋前后，尚未尽绝⑥。冬十一月，患嗽症者率多不起，兼有喉病目疾，与小孩之患天花者，时有所闻⑦。

温　州（永嘉县附郭，今温州市）　秋七月，疫疠流行，朝发夕亡，莫可救药⑧。八月，疫疠大作，比户呻吟，棺椁衣衾，市上已空诸所有⑨。时疫流行，死亡枕藉⑩。九月，温州时疫，基本止息，惟花园巷耶稣教堂教士仍在传染，呻吟之声不绝于耳⑪。冬十月，时疫既息复作，朝发夕死，暴亡枕藉⑫，时疫流行，传染者莫可救药⑬。

嘉　兴（嘉兴、秀水二县附郭，今嘉兴市）　秋七月，时疫未减，患此者皆不及施治⑭。

宁　波（鄞县附郭，今宁波市）　夏六月，宁地天气亢旱，患时疫者，日见增多，四福巷某家一日连毙数人，统计巷中患霍乱而死者四十余人。东牌楼一带，自晨至夕，一日之间，计毙二十余人⑮。秋七月，天气顿凉，而疫疠流行较前尤多，死者不知凡几⑯。

余杭县（今杭州市余杭区）　离省五十里之遥，秋八月，瘟疫盛行，死亡无算。有一村仅十余家，男妇大小不及百人，旬日之间，病殁者已有四十余口之多⑰。

---

① “谰言可笑”，《申报》1895年8月31日，第3版。
② “西泠禳疫”，《申报》1895年9月14日，第2版。
③ “赛会两志”，《申报》1895年9月18日，第2版。
④ “三竺钟声”，《申报》1895年9月20日，第2版。
⑤ “杭疫盛行”，《申报》1895年9月28日，第2版。
⑥ “礼忏禳疫”，《申报》1895年10月23日，第3版。
⑦ “武林天气”，《申报》1895年12月9日，第2版。
⑧ “瓯东零拾”，《申报》1895年8月23日，第2版。
⑨ “吹笙台秋眺”，《申报》1895年9月5日，第3版。
⑩ “卧树楼秋声”，《申报》1895年9月18日，第3版；“蜃江雁字”，《申报》1895年9月24日，第3版。
⑪ “松台栋馥”，《申报》1895年10月19日，第2版。
⑫ “鹿城萸佩”，《申报》1895年11月8日，第3版。
⑬ “十八湾红叶”，《申报》1895年11月18日，第1版。
⑭ “湖楼烟雨”，《申报》1895年8月25日，第2版。
⑮ “乌衣巷语”，《申报》1895年7月1日，第2版。
⑯ “月湖清话”，《申报》1895年8月31日，第3版。
⑰ “余杭塞会”，《申报》1895年9月23日，第3版。

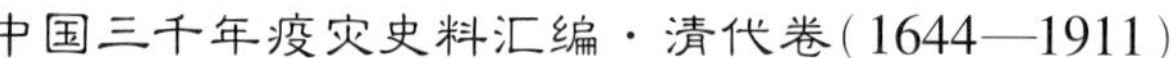

平湖县(今平湖市) 夏秋之间,疫气流行,死亡枕藉①。

奉化县(今奉化市) 夏秋大水,又大疫②。剡源乡之病症与光绪十三年无异③。

定海厅(今舟山市定海区) 秋七、八月,霍乱流行。9月18日(七月三十日)报道:定海厅各处俗例,凡人病死将死者,床席枕衾褥草捆束一包,尽付祖龙一炬,名曰烧苦包。此次疫盛,而烧苦包者不可胜数,疫从烟中吹出,一若吐气成霞,愈易传染,行路者亦为累及④。9月21日(八月初三日)报道:浙江定海厅各处疫症传染,凶险异常。日前曹某家,合宅染受疫疠,连毙四命。有乡亲某甲,谊属南宫,乘兴视疾,兼之吊唁,讵料视殓甫毕,甲遽得病,速用原舆送回,延医不及,溘然殒命,所雇轿役二人,送甲归来到家,吐泻发痧,亦相继而亡。曹某家病者既多,尸棺不敢存留,速用杠夫舁出,厝诸祖墓,而诸杠人鼻触秽气,接续五六命,辗转谢世。时疫之害,闻者不寒而栗⑤。

山阴县(今属绍兴市) 夏六月,瘪螺痧时疫盛行⑥。

福建省

福　州(闽县、侯官二县附郭,今福州市) 夏四月,鼠疫开始流行。5月8日(四月十四日)报道:闽中疫气,如火之始燃⑦。闰五月,鼠疫盛行,死亡甚众。6月29日(闰五月初七日)报道:福州瘟疫,近颇流行,一染其病,立即咯血毙命,城乡内外及乡村各处,莫不沾及⑧。7月1日(闰五月初九日)报道:鼠瘟盛行,时疫蜂起,甚有一家连毙数命者,且受病不过数日,即见暴亡⑨。7月2日(闰五月初十日)报道:省城西北疫气流行,死亡枕藉,小古楼畔某家八日之内,连毙五人⑩,时疫盛行,安民巷某家一日连毙七命,他处有一家连毙四五命、六七命者,时有所闻⑪。7月8日(闰五月十六日)报道:福州时疫盛行,岐黄家莫不行市三倍⑫。8月1日(六月十一日)报道:闽省时疫盛行,城内由西北而南,死亡相继。安民巷有一日而死十余人者,南街鞋店后一家连

---

① 民国《平湖县续志》卷一二《外志·祥异》。
② 光绪《奉化县志》卷三九《祥异》。
③ 民国《剡源乡志》卷二四《祥异》。
④ “消疫新法”,《益闻录》1895年第1506期。
⑤ “疫势连累”,《益闻录》1895年第1507期。
⑥ 宣统《续纂山阴县志》卷一五《杂记·祥祲》。
⑦ “八闽丛谈”,《申报》1895年5月8日,第2版。
⑧ “闽疫未消”,《益闻录》1895年第1483期。
⑨ “榷务得人”,《申报》1895年7月1日,第2版。
⑩ “时疫流行”,《申报》1895年7月2日,第2版。
⑪ “闽中时疫”,《申报》1895年7月2日,第3版。
⑫ “闽中话雨”,《申报》1895年7月8日,第3版。

毙七人,中有亲友来看视者又毙二人。西北门司阍者言,每日棺木大小出城以百数十计,南台上下杭、舍人巷、后洲街死亡更多,更以乡间计,尚干、马尾、管头等处疫势尤甚,大约不染则已,一染不过一二日即毙①。8月5日(六月十五日)报道:省中人口不安,始自西北,渐至东南,其发病多系神识不清,或生瘰毒结核,不病则已,病则卢扁为之束手,从未见有医愈者,传染尤易,甚有一家连毙十余命或五六命。由城内延及南台上下杭、横山铺、后洲、观音寺等处,人口多不平安,亦有一家而毙数命。其症以吐泻为多,皆朝发夕死。水部门外,亦有此症,外乡如尚干、马尾、管头相距数十里之遥,亦不免传染,死亡不少②。8月12日(六月廿二日)报道:福州时疫盛行,路毙者甚多,皆属无告贫民,殊可怜悯③。又,福州时疫盛行,民间死亡甚多,皆猝发立毙,救治不及,真有朝不保暮之势④。8月23日(七月初四日)报道:福州时疫日盛一日,死亡者相属于途⑤。8月31日(七月十二日)报道:闽垣疫气,如火炎炎,各街死丧日盛,龙湫巷、东牙巷两处,日死八九人,现已数十人,余外衢巷,呻吟床褥者有之,得病辄亡者有之⑥。秋八月,天时寒暖不定,酿成疫症,先吐后泻,不及延医,随登鬼箓。一日之中,死者二三十人,较之去岁香港传染之时症,为尤速⑦。闽中时疫盛行,始由省内自西北而东南,现从近城渐及乡村,四五十里之遥,几于星罗棋布,无处不有,城内外死亡约有一万数千,乡村以尚干、刘崎为盛,已毙二三千人之多,他如管头、七里等乡,则不可以数计⑧。今年时疫盛行,城内外死亡者以三四万计,村乡染疫尤多,八月,疫鬼稍稍却退,十月,霍乱吐泻、喉咙结核诸症,重复蔓延,患者百人无一命得救者⑨。秋冬之际,时疫已平,十一月,天气酷热不堪,仍有霍乱、吐泻等症⑩。次年有人回忆,是年夏五六月,时疫大作,城乡内外亡者约以三四万计⑪。

闽　县(今属福州市闽侯县)　夏四月疫。5月15日(四月廿一日)报道:福建地近炎方,每当春气发生,暖晴喧畅,和风所扇,辄起疾病,时人谓之春瘟,实则地气及山川戾气之流行也。迩日南台边角地方有疫,染者猝不及防,或在田中眼花缭乱眩倒,

---

① “闽中患疫”,《申报》1895年8月1日,第2版。
② “闽中大疫”,《申报》1895年8月5日,第2版。
③ “入闽琐纪”,《申报》1895年8月12日,第3版。
④ “撤秽避疫”,《申报》1895年8月12日,第2版。
⑤ “疫仍未已”,《申报》1895年8月23日,第2版。
⑥ “闽疫未消”,《益闻录》1895年第1501期。
⑦ “八闽秋涛”,《申报》1895年9月1日,第2版。
⑧ “时疫未已”,《申报》1895年9月5日,第1版。
⑨ “闽疫未清”,《申报》1895年11月2日,第3版。
⑩ “八闽杂记”,《申报》1895年12月13日,第1版。
⑪ “榕垣清话”,《申报》1896年5月7日,第2版。

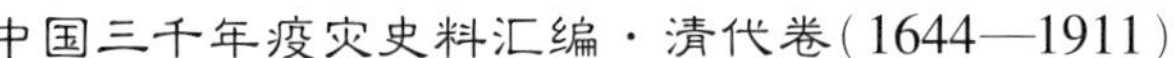

或在蔬园头晕而毙,或行路时手足乏力,头扑而逝,或在采樵之际,脑昏心困,毒气发作而殒。居家者流,珍摄不易,是犹疫势之肇端也[①]。

侯官县(今属福州市闽侯县)　乡间疫盛[②]。

同安县(含今厦门市、金门县)　春,鼠疫大流行。民国《同安县志》载:大疫,鼠先死,染者或肿项,或结核吐血,流行甚盛[③]。5月16日(四月廿二日)《申报》载:同安城内外各乡传染时疫者甚众,西门某街仅数十家,两三日内已死四五十人。漳州、石码各乡亦然[④]。5月30日(五月初七日)《益闻录》载:福建泉州同安县境内,疫气流行,传染日盛。自去冬至今年依然不减,乡村市镇内哀嚎之声,惨不忍闻,麻衣载道,一白如银。有一村名石涛社者,居民约六七千人,每日死十余人,有一家全死者,有一家死其半者,有一家死三分之一或四分之一者,村中未死者迁避他去,目前几无鸡犬,亦一大劫也[⑤]。民国《金门县志》载:后浦头、后水头、沙尾等乡,忽发生鼠疫,传染迅速,死数百人,为金门前所未有[⑥]。厦门为通商口岸,人口密集,鼠疫自去年夏流行以来,一直延续到今年夏五月,死亡近八千人。2月1日(正月初七日)报道:严寒,阴雨连绵,时疫仍不稍减,且渐次传染至内街及嘉禾山各乡社,而以同安、海澄、石码、漳州四乡为尤甚[⑦]。3月13日(二月十七日)报道:时疫渐见稀少,惟内地吕厝、吴村、嘉禾山等传染尚多,居人患喉症者十居八九[⑧]。3月16日(二月廿日)报道:厦门与粤东犬牙相错,去秋至今,疫疠大作,统计死亡人数,由乡保各处查登记簿确鉴可指者,直四千余人之多[⑨]。4月4日(三月初十日)报道:香港、粤东等处鼠疫染及厦门,死亡不下七八千人……厦门外街瘟病传染更甚,有不崇朝而即死者,自起病以至易箦,不过一周时,一人患此症,必传及一家[⑩]。5月24日(五月初一日)报道:四乡时症又复增多,厦门道署前石路一带,患时疫死者,一街之内已数十人[⑪]。

莆田县(今莆田市)　鼠疫起,初由梨园子弟在枫亭传染,载归已死,1895年4月

---

① "榕垣有疫",《益闻录》1895年第1470期。

② 光绪《侯官县乡土志》卷三《耆旧》。

③ 民国《同安县志》卷三《大事记·灾祥》。

④ "厦客传言",《申报》1895年5月16日,第2版。

⑤ "蚶江疫势",《益闻录》1895年第1483期。

⑥ 民国《金门县志》卷一二《兵事志·灾祥》。

⑦ "厦客杂谭",《申报》1895年2月1日,第9版。

⑧ "疫疠未消",《申报》1895年3月13日,第3版。

⑨ "厦疫势减",《益闻录》1895年第1453期。

⑩ "厦门患疫",《申报》1895年4月4日,第3版。

⑪ "厦门杂录",《申报》1895年5月24日,第2版。

4日(三月初十日)报道:(去年)香港、粤东等处鼠疫染及厦门,死亡不下七八千人①。船舶河滨,数日之内,河滨之人染疫死者十余人,蔓延全城,死者百余人,以次传染乡村②。

泉　州(晋江县附郭,今泉州市)　夏大旱,三月不雨。秋七月,霍乱流行。8月24日(七月初五日)报道:漳、泉两府疫势,前报迭行登陆。兹闻两府之地甚广,一方疫势方息,一方又起,联络传染无穷,民人之向乐土迁避者,几无宁略,加以该处自四月以来接连三月不雨,旱干特甚,田谷焦枯,目前收成只有三成之谱,而民疫不已,无力刈麦者又为禽飨,以致嗷雁之章,万口咿哦,莫不愁叹③。是年泉州鼠疫流行,患者986人,此后一直流行至1947年④。英林村是年至次年霍乱流行,两年间死亡500多人,有17户死绝⑤。

福清县(今福清市)　霍乱流行,死亡人数甚多⑥。

漳　州(龙溪县附郭,今漳州市)　夏四月,鼠疫复作。5月1日(四月七日)报道:漳州居海滨之地,波涛震撼间,毒物炎热之气郁蒸,以致近日疫疠传染,颇形凶横,府城内外及乡村民家,莫不沾此恶氛。凡染此症,无不就毙,南望龙溪,曷禁三叹⑦!夏大旱,三月不雨。秋七月,霍乱流行。8月24日(七月初五日)报道:(漳州府)自四月以来接连三月不雨,旱干特甚,田谷焦枯,目前收成只有三成之谱,而民疫不已⑧。

台湾省

基隆厅(今基隆市)、淡水县(今属台北市)　夏,基隆、沪尾及台北府一带,时疫盛行,日本兵丁死亡枕藉,民间传染死者尤多⑨。

台　北(淡水县附郭,今台北市)　夏五月,时疫大作,兵勇死亡甚多。倭人死者七千余人⑩。闰五月,台北时疫大作,日本兵队病故者多⑪。

彰化县　日军在彰化后数日,疫症流行,忽千余患者,市内铺户病人呻吟。至九

---

① “厦门患疫”,《申报》1895年4月4日,第3版。

② 民国《莆田县志》卷二《通纪上》。

③ “疫旱交乘”,《益闻录》1895年第1499期。

④ 冼维逊《鼠疫流行史》,1988年,第109页。

⑤ 《晋江市志》,生活·读书·新知三联书店1994年版;《泉州市志》,中国社会科学出版社2000年版。

⑥ 《福清市志》,厦门大学出版社1994年版。

⑦ “漳地疫势”,《益闻录》1895年第1466期。

⑧ “疫旱交乘”,《益闻录》1895年第1499期。

⑨ “台岛纪要”,《申报》1895年7月6日,第1版。

⑩ 吴质卿《台湾战争记·复日本桦山氏书》,见《近代史资料》总第28号,第99页。

⑪ 《重修台湾省通志》卷一《大事志》。

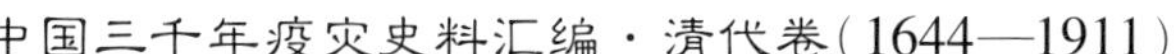

月(按:阳历)中旬,病势益烈,师团中健者约五分之一,山根少将、中冈大佐、绪方参谋及其他将校多入鬼籍[①]。

澎湖厅　夏四月,瘟疫流行,日本侵略军疫死二千余人。5月11日(四月十七日)报道:日本用兵台湾,攻入澎湖,登陆扎营,计兵万余人,均驻其间以安食息,因水土不服,近日酿成疫势,瘟疫流行,连日毙命者,计该军中已死去二千余人[②]。

广东省

广　州(番禺、南海二县附郭,今广州市)　冬十二月,气候不正,疫疠丛生,河南某街烟户不过十数家,连日因时症而死者二十余人,甚有一家连毙数命者,且受病仅一二日即已暴亡[③]。天时亢旱,气候不和,疠疾丛生,民多夭札[④]。疫症流行,传染日众,初时起于黄沙及柳波涌两处,至于岁末,西关地方延蔓殆遍,无论住家铺户,居丧者十有四五,所染之症皆系朝发夕毙[⑤]。黄沙地方,疫症流行,死亡甚众,行路之人,猝然倒地,头大如斗,顷刻毙命。医家谓之"大头瘟"[⑥]。西关地方,疫症流行,人心惶惶[⑦]。冬,雨泽过少,居民饮污浊之水,以至疠疫丛生[⑧]。

石城县(今廉江市)、化州(今化州市)、合浦县、灵山县、海康县(今雷州市)　鼠疫流行。罗芝园治疗鼠疫,统计见效之处,石城以陀村、石岭一方为最,城内、安铺及各乡次之;化州以新安一方为最,州城及各乡次之;廉府以(合浦)城厢内外为最,山口(属灵山县)、北海(属合浦县)及各乡次之……雷(州)府以平石为最,城内及各乡又次之,救人不知凡几矣[⑨]。

吴川县(今吴川市)　梅菉镇春夏疫[⑩]。冬,鼠疠时症[⑪]。

海康县(今雷州市)　县城发现鼠疫患者207例。

东莞县(今东莞市)　东莞人张应奎工医,尤长于儿科。番禺、沙湾、市桥等乡镇以神仙目之。光绪乙未(1895)、丙申(1896)间疫起,出秘方制约施赠,活者甚众[⑫]。

---

① 吴得功《让台记》,见《近代史资料》总第44号,第87~88页。

② "澎地疫势",《益闻录》1895年第1469期。

③ "珠海浪花",《申报》1896年1月4日,第2版。

④ "疫疠流行",《申报》1896年1月9日,第2版。

⑤ "粤东谈屑",《申报》1896年1月27日,第2版。

⑥ "粤海寒涛",《申报》1896年1月28日,第2版。

⑦ "粤事述新",《申报》1896年2月2日,第2版。

⑧ "百粤丛谭",《申报》1896年2月8日,第2版。

⑨ 〔清〕吴宣崇原本,郑奋扬、萧崖参订,罗汝兰增辑《鼠疫约编·医案篇·罗芝园治案》。

⑩ 光绪《梅菉志稿》卷三《事纪》。

⑪ 光绪《梅菉赋志·灾祥》。

⑫ 宣统《东莞县志》卷七四《人物略·方技·张应奎》。

莞城镇、石龙镇及附城、企石、中堂、大朗等区鼠疫流行。

顺德县（今佛山市顺德区）　春，鼠疫盛行，米贵。按：鼠疫之作，先毙鼠，后毙人。同治间始于越南，延及广西，至光绪庚寅（1890）遂及高（州）、雷（州）诸府，越四年甲午（1894），省港盛行，自是邑内各乡次第发现，每当春夏间传染尤速①。

惠　州（归善县附郭，今惠州市）　鼠疫盛行，次年亦然②。（惠东县）白花乡发生天花，死亡二千余人，此外，平海、港口、吉隆、黄埠、稔山、铁冲、多祝、梁化、平山等地均有天花流行③。按：惠东县1965年析惠阳县（今惠州市惠阳区）地置惠东县。

澄海县（今汕头市澄海区）　夏四月，鼠疫流行。5月18日（四月廿四日）报道：汕头疫症盛行，传染纷纷，死亡相继，迹其起病之由，与去年香港疫疠若合符节④。汕头霍乱流行⑤。

海南省

琼山县（今海口市琼山区）　春，海口、海甸、白沙、新埠各村鼠疫盛行，死亡千余人，棺木几尽。琼州有鼠疫之灾自此年始⑥。是春，海口以疫毙者数千，冬至后，琼州府城疫作。琼府以海口为最，海田（甸）及府城次之⑦。

广西壮族自治区

灵川县　七月，县北街六都东江大疫，受病不逾时即踣，医不及延，药不及下，由北街沿大路而上及五都，一过即止⑧。

龙州厅（今龙州县）　鼠疫流行。

合浦县　北海港及其周围地区鼠疫流行⑨。

临桂县（今桂林市）　九月雪，秋冬疫⑩。

香港特别行政区

夏四月，疫病又作。按此症初起于广西北海，继延及澳门，今又传至香港⑪。鼠疫

---

① 民国《顺德县志》卷二三《前事略》。

② 余伯陶《鼠疫抉微·李仲玉序》，见《中国医学大成》第3册，岳麓书社1990年版，第947页。

③ 《惠东县卫生志》，1989年。

④ “疫症盛行”，《益闻录》1895年第1471期。

⑤ 《汕头市卫生志》，1990年，第546页。

⑥ 民国《琼山县志》卷二八《杂志一·事纪》。

⑦ 〔清〕吴宣崇原本，郑奋扬、萧崖参订，罗汝兰增辑《鼠疫约编·医案篇·罗芝园治案》。

⑧ 民国《灵川县志》卷一四《前事志》。

⑨ 冼维逊《鼠疫流行史》，1988年，第107、186页。

⑩ 光绪《临桂县志》卷一八《前事志》。

⑪ “香港患疫”，《申报》1895年5月1日，第2版。

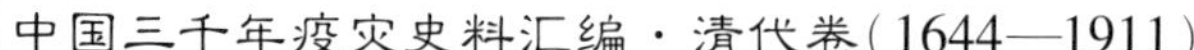

盛行,次年亦然①。

澳门特别行政区

夏四月,澳门鼠疫流行,蔓延至秋七月,死亡上百人。4月27日(四月初三日)报道:近日传闻澳门时症流行,未得实耗。兹据西字报言:澳地患疫一事,似非虚传,查得初起时,每七日因疫而死者不过数人,近数日扯计每日死亡约有十二人②。6月3日(五月十一日)报道:澳门疫症,屡列前报,迩闻日内疫势暂就减轻,每日毙命者不过三四人或两三人③。7月20日(闰五月廿八日)报道:澳门疫势逐渐减轻,而新症尚未能净,每日入医院者仍有数人。自五月初至今,院中留医者共二百六十人,痊愈而出者五十八人,在内病故者六十人。闰(五)月初,新症三名,出院八名,病毙三名,余日亦屡有出入,现存病人五十四名④。7月27日(六月初六日)报道:澳门地方疫症流行,屡详前报。兹闻自闰月望日以来,澳门医局中投诊者日益寥寥,省垣润身社明善堂所派医师已一律撤回,澳人设筵相饯,颇尽地主之谊⑤。9月5日(七月十七日)报道:去年粤省鼠疫流行,至秋而止。嗣闻外省外埠亦多有染患时症者。本年澳门为甚,刻已消除殆尽⑥。

云南省

思茅厅(今普洱市思茅区)　城关鼠疫流行⑦。

光绪二十二年(1896)

辽宁省

庄河县(时属岫岩州)　四月暴雨,冻毙人畜不少,又霍乱病盛行,大孤山一带传染病甚多⑧。

北京市

通　州(今通州区)　夏六月,时疫盛行,霍乱痢疟等症,几于比户皆然,业医术

① 余伯陶《鼠疫抉微·李仲玉序》,见《中国医学大成》第3册,岳麓书社1990年版,第947页。
② "传闻患疫",《益闻录》1895年第1465期。
③ "澳疫捐数",《益闻录》1895年第1484期。
④ "澳疫未息",《益闻录》1895年第1489期。
⑤ "澳疫渐消",《益闻录》1895年第1491期。
⑥ 《维新日报》1895年9月5日。
⑦ 《思茅专区鼠疫流行及流行因素调查报告》,1958年。
⑧ 民国《庄河县志》卷一《地理志·祥异》。

者，罔不利市三倍[①]。秋九月，居人多患时疫[②]。

河北省

围场厅（今围场县） 七到十一月，小范围鼠疫流行，死亡160人，其中三分之一为肺鼠疫[③]。

河南省

西平县 自此年至光绪二十四年（1898）疫疠流行，死者极众[④]。

尉氏县 夏淫雨兼旬，秋疟流行[⑤]。

甘肃省

皋兰县 夏旱，疫疠流行[⑥]。

镇番县（今民勤县） 羊路、东镇天花流行[⑦]；羊路、夹河、六坝等地白喉流行严重[⑧]。

山东省

烟 台（时属福山县） 春，风狂气燥，多有感患时疫者[⑨]。自春徂夏，瘟疫流行，炎暑之时，病者尤众[⑩]。冬十二月，无论长幼，间有重染天花者[⑪]。天花盛行，途中时见满面痂痕、殷紫色居多，不似从前之白脸可爱，至于青楼丽质、绣阁娇娃，亦多有因此而改其本来面目者[⑫]。

德 州（今德州市） 1896年（光绪二十一年丙丑）德州大疫，死亡甚众[⑬]。按：不知所本，有系年错误。1896年应为光绪二十二年，光绪二十一年为乙未年，二十二年为丙申年，系年应为“光绪二十二年丙申”之讹。

安徽省

芜湖县（今芜湖市） 夏，五月，城厢内外，疾疫丛生，大抵头风喉痛为最盛，医生

---

① “北通州近闻”，《申报》1896年7月31日，第2版。

② “北通州近闻”，《申报》1896年10月18日，第2版。

③ 冼维逊《鼠疫流行史》，1988年，第105页。

④ 民国《西平县志》卷三四《故实志·灾异篇》。

⑤ 《尉氏县卫生志》，1985年。

⑥ 光绪《甘肃新通志》卷二《天文志·祥异》。《皋兰县志》，甘肃人民出版社1999年版。

⑦ 《民勤县志》，兰州大学出版社1994年版。

⑧ 《民勤县卫生志》，2010年。

⑨ “芝罘蜃市”，《申报》1896年6月19日，第2版。

⑩ “登州观海市记”，《申报》1896年6月26日，第2版。

⑪ “烟海冰痕”，《申报》1897年1月7日，第2版。

⑫ “蓬莱旭影”，《申报》1897年2月6日，第2版。

⑬ 《德州地区卫生志》，天津科学技术出版社1991年版。

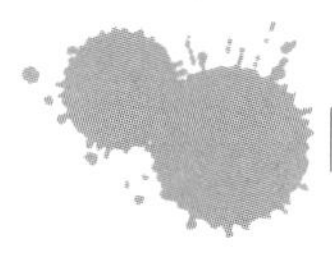

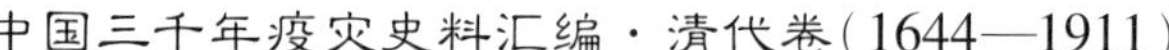

药肆,应接不暇①。节交盛暑,疠疫丛生,贫民无力延医,往往辗转待毙②。

江苏省

镇　江(丹徒县附郭,今镇江市)　夏六月,疫疠流行③。秋七月,炎气逼人,急痧时疫,实繁有徒,南乡一带,比户呻吟,几至死亡相继④。

金　陵(吴县、长洲、元和三县附郭,今南京市)　秋七月,霍乱吐泻之症,时有所闻。势之猛者,只半日即药石难施⑤。秋九月,疠疫渐推渐广,先则城厢,继及城外,疟疾什居七八,比户呻吟,声不绝耳⑥。秋,城内瘟疫流行⑦。

太仓州(今太仓市)　浏河疫病大作⑧。

上海市

上　海(今闵行区等)　冬十一月,时疫盛行,毙者不能悉数⑨。

湖北省

武　汉(江夏、汉阳二县附郭)　自冬徂春,天花盛行,合武汉三镇地方,小儿染此得活者,十仅一二。汉口萧家垸义塚小儿棺增至四百七十余号。此外如武昌之黄鹄山、航山,及汉阳之大别山、煤山等处,一望累累,更不知其凡几。春三月,更蔓延至武汉四乡⑩。

汉口镇(时属汉阳县)　春正月,天花盛行,弗论壮年男妇,悉有患之者,独孩童毙者甚多,阖汉口上下十五里间,寿器店中所有棺木出售一空⑪。春,汉镇天花盛行,小儿夭殇不少,发苍齿落之辈,亦多罹劫,历所罕见⑫。新秋时节,疫症流行,汉镇上下,死亡相继,号哭声不绝于耳⑬。亢旱兼旬,风干物燥,天时不正,疫疠流行,茅檐蔀屋中,时有呻吟床褥者⑭。

---

① “赭山题壁”,《申报》1896年6月1日,第2版。
② “鸠兹杂录”,《申报》1896年8月7日,第3版。
③ “北固山延凉”,《申报》1896年7月15日,第2版。
④ “润州柳色”,《申报》1896年8月26日,第2版。
⑤ “白门患疫”,《申报》1896年8月5日,第2版。
⑥ “疫气已平”,《申报》1896年10月16日,第2版。
⑦ “白门衰柳”,《申报》1896年11月13日,第3版。
⑧ 《太仓市卫生志》,1998年。
⑨ “神水蠲瘟”,《申报》1896年12月28日,第2版。
⑩ “晴川阁春望”,《申报》1896年4月14日,第2版。
⑪ “痘症宜防”,《申报》1896年2月28日,第3版。
⑫ “汉上秋鸿”,《申报》1896年8月29日,第2版。
⑬ “时疫盛行”,《申报》1896年8月16日,第2版。
⑭ “汉书补辑”,《申报》1896年8月20日,第3版。

沙　市（时属江陵县）　虎渡汛之东垸大水，瘟疫流行，连月不息[①]。

浙江省

杭　州（钱塘、仁和二县附郭，今杭州市）　夏五月，民多疟疾及咳嗽等症，医家颇形忙碌[②]。秋八月，中秋节边，冷信骤临，至二十四五，忽又暴热，突如初秋光景，以致民间疟痢等症，不一而足[③]。冬十月，民间患吐泻之症者，不知凡几，医家生意，极为热闹[④]。杭垣自十月以来，民间患喉症目疾者颇多，小孩亦间有出天花者[⑤]。冬腊，天时干燥，和暖非常，人多疫疠[⑥]。

宁　波（鄞县附郭，今宁波市）　秋疫疠，大都似疟非疟，亦有患瘪螺痧者，仓促之间，几致不及医疗[⑦]。

绍　兴（山阴、会稽二县附郭，今绍兴市）　秋，疫气盛行，传遍各处，医治或稍迟缓，即魂赴冥途。秋九月，城厢内外，居民患瘪螺痧者，十有六七，或似疟非疟，寒热缠绵[⑧]。

福建省

是年，福建省鼠疫大流行，患者2万以上[⑨]。

福　州（闽县、侯官二县附郭，今福州市）　春三月，鼠疫流行，至秋七月始止。5月7日（三月廿五日）报道：雨磺，水部门外南台、过桥、苍下州一带，时症又起。又有一种结核患者，无论男女，多不起[⑩]。6月22日（五月十二日）报道：城乡时疫又兴，死者相继，其症先寒热，后结核，不过三四日即毙，水部乡遭是厄者尤多[⑪]。6月27日（五月十七日）报道：时疫又起，初发时觉浑身寒凛，既而喉间及腿边有结核，救治不及[⑫]。7月8日（五月廿八日）报道：福州省垣内外，疫症传染，自二三月渐形蔓延，至四月中以后，渐次稀少，闾里呻吟之声、药炉之烟，亦骤减其大半[⑬]。7月14日（六月

① “沙市灾状”，《申报》1896年8月1日，第1版。
② “西湖棹歌”，《申报》1896年6月11日，第2版。
③ “之江秋蓼”，《申报》1896年10月13日，第2版。
④ “三潭凉月”，《申报》1896年11月2日，第2版。
⑤ “断桥残书”，《申报》1896年12月26日，第2版。
⑥ “西泠琐缀”，《申报》1897年1月25日，第2版。
⑦ “瀚洲赘语”，《申报》1896年10月1日，第2版。
⑧ “鉴湖秋月”，《申报》1896年10月3日，第2版。
⑨ 冼维逊《鼠疫流行史》，1988年，第108页。
⑩ “榕垣清话”，《申报》1896年5月7日，第2版。
⑪ “八闽零拾”，《申报》1896年6月22日，第2版。
⑫ “鼓山避暑记”，《申报》1896年6月27日，第2版。
⑬ “闽疆疫事”，《益闻录》1896年第1587期。

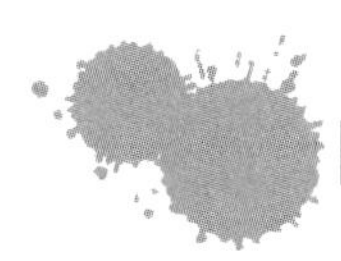

初四日)报道:疫气依然弥漫,乡人朝不保暮①。8月9日(七月初一日)报道:闽中天气过热,时疫尚未大平②。8月14日(七月初六日)报道:丽文坊一带居民数十家,每日中疫者多十余人之谱③。闽侯县是年在今青圃、后屿等乡首次发现鼠疫④。清朝末期(1896—1911),(闽侯)全县有73个村发生鼠疫,患病729人⑤。

同安县(含今厦门市、金门县) 同安县鼠疫大流行,发病6237例,死亡5362人⑥。春正月,同安社乡又复时疫流行,石浔一乡死亡更甚,均与昔年广东硬核之病一般,所以医药难施。近日又渐渐传染厦门城厢各地,三十六崎左右竹藔街,四日之间,因此而死者男妇七人⑦。夏,厦门时疫大作,四月中旬以来,日有死亡⑧。夏五月,时疫大行,厦门内街更多,每巷门前纸轿,日有二三十乘⑨。夏秋疫,死者多⑩。秋七月,金门各乡时疫又起,死亡枕藉⑪。

兴化府(治莆田县,今莆田市) 福州省垣内外,疫症传染,自二三月渐形蔓延,至四月中以后,渐次稀少,闾里呻吟之声、药炉之烟,亦骤减其大半,惟兴化县及涂岭(镇)与泉州一带,近日(五月)未见就痊,依然如二三月时,救死扶伤者,相继不绝。该疫发泄与香港之症相同,故土人谓之香港症⑫。

泉 州(晋江县附郭)、漳 州(龙溪县附郭) 夏五月,时疫日甚,泉州府城内,日毙数十人,漳州石码亦然⑬。

惠安县 全县鼠疫流行。崇武城区肺鼠疫猖獗,死亡几百人,医师张子善、涂少房设义诊后,县令分别授予“妙手回春”和“春满莲岛”匾额⑭。

海澄县(今龙海市) 夏六月,海澄乡时疫颇多⑮。

---

① “榕下清谈”,《申报》1896年7月14日,第2版。
② “八闽琐记”,《申报》1896年8月9日,第1版。
③ “闽疫未敉”,《申报》1896年8月14日,第2版。
④ 《闽侯县志》,方志出版社2001年版。
⑤ 《闽侯县志》,方志出版社2001年版。
⑥ 《同安县志》,中华书局2000年版。
⑦ “厦门杂事”,《申报》1896年2月29日,第2版。
⑧ “厦岛记闻”,《申报》1896年6月16日,第2版。
⑨ “鹭岛延熏”,《申报》1896年6月8日,第2版。
⑩ 民国《厦门市志》卷三《大事志》。
⑪ “鹭海秋潮”,《申报》1896年8月27日,第2版。
⑫ “闽疆疫事”,《益闻录》1896年第1587期。
⑬ “鹭岛延熏”,《申报》1896年6月8日,第2版。
⑭ 《惠安县志》,方志出版社1998年版。
⑮ “八闽杂录”,《申报》1896年7月25日,第2版。

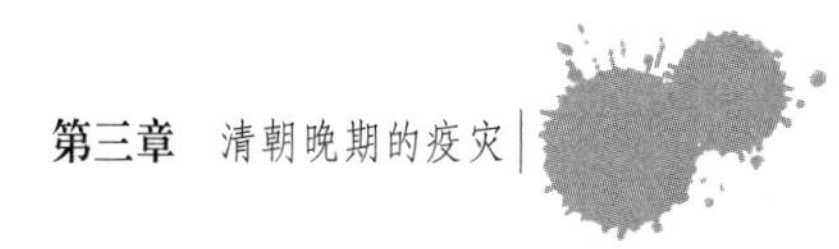

光泽县　秋疫[①]。

沙　县　鼠疫从延平(今南平)传入城关,呈散发、局部暴发式扩散,波及夏茂、梨树、高桥、富口四乡[②]。

台湾省

全岛鼠疫蔓延[③]。九月二十八日,因鼠疫蔓延全岛,成立临时鼠疫预防委员会;十月初一开始实施船舶检疫,翌日设立鼠疫治疗所,旋设隔离病院[④]。台南鼠疫患者74例,死亡63人;台北鼠疫患者180例,死亡90人;基隆鼠疫患者2例,全部死亡;斗六、凤山鼠疫患者各1例,全部死亡。台湾鼠疫由厦门传入[⑤]。

台　南(安平县附郭,今台南市)　夏四月,疫症流行,患者多贫民,其势几致蔓延无际[⑥]。冬,疫症蔓延,每日患者数人。自染时疫以来,至东历十二月三日止,患此者多至一百五十三人,死者七十一人,愈者只十四名人[⑦]。

台　北(淡水县附郭,今台北市)　时症流行,九月二十二日土民患之者,计有三人,日本人患之者计有十二人,皆居于城内者[⑧]。

重庆市

合川县(今合川区)　孟秋淫雨,稻谷腐败,牛马乏食,人畜交病,疫疠大作[⑨]。

开　县　春末夏初,县内痢疾流行,患者达50%,死亡率30%[⑩]。

广东省

广　州(番禺、南海二县附郭,今广州市)　粤省去年冬令,疫症频兴,论者咸归咎于天时久旱所致,乃自立春以来,大雨连绵,兼旬不绝,而疫症仍未少息[⑪]。自冬徂春,疫症流行已历数月之久,至于春二月,传染日众,城厢内外,到处皆然,且一经沾染,其毙甚速,朝发夕死[⑫]。去年冬至后,疫症流行,迄今已历数月之久,初惟起于城厢内外,

---

① 光绪《重纂邵武府志》卷三〇《杂记·祥异》;光绪《光泽县志》卷一《时事表·灾祥》。

② 《沙县志》,中国科学技术出版社1992年版。

③ 周佂、魏大业《台湾大事纪要》,时事出版社1982年版,第35页。

④ 《重修台湾省通志》卷一《大事志》。

⑤ 冼维逊《鼠疫流行史》,1988年,第171页。

⑥ “赤嵌近事”,《申报》1896年5月25日,第2版。

⑦ “赤嵌近况”,《申报》1896年12月17日,第2版。

⑧ “台北患疫”,《申报》1896年11月8日,第2版。

⑨ 民国《新修合川县志》卷六七《祥异》。

⑩ 《开县志》,四川大学出版社1990年版。

⑪ “疫疠流行”,《申报》1896年2月29日,第3版。

⑫ “珠江近事”,《申报》1896年3月20日,第2版。

近且沿及各乡村,其病情之奇,毙命之速,比之甲午年为尤甚[①]。春三月,时疫尚未安静,荷溪三约十日内,病故三十余人,广济医院每日就诊者多至四百余人[②]。夏四月,时疫流行,朝不保暮者甚多[③]。疫症尚未宁静,城西河基、泮塘、南岸、元头等处,均有沾染[④]。五月之后,时疫因雨渐觉平静,惟今年疫气比上届更广,上届四乡甚少,省城中多有下乡避疫者,今年无论城乡,均有沾染,最惨是附城之元头一乡,该乡丁口向来不过几百人,日前计之,将不及百[⑤]。春,时疫流行,死亡相继。至秋七月,疫鬼退避,沴戾潜消矣[⑥]。

南海县(今佛山市南海区)　佛山镇时疫流行,聘请专门医生疗治,治人无算。又设行局下乡治疫,远至罗定传授方药[⑦]。

顺德县(今佛山市顺德区)　伦教、羊额等地鼠疫流行,死亡约千人。

三水县(今佛山市三水区)　鼠疫流行。

东莞县(今东莞市)　鼠疫,张应奎出秘方制约施赠,活者甚众[⑧]。四、五月间鼠疫大流行,居民求神改岁以禳疫灾。

化　州(今化州市)　州城天花流行,死亡64人[⑨]。

吴川县(今吴川市)　梅菉镇三、四月间"鼠疠时症"[⑩]。

海丰县　公平镇鼠疫,死亡数百人。

惠来县　首见鼠疫流行,惠城(城关)、清海(当为靖海)、神泉等镇流行最早。

普宁县(今普宁市)　桥柱、下林、西社等乡首见鼠疫流行[⑪]。

惠　州(归善县附郭,今惠州市)　鼠疫盛行[⑫]。

海南省

琼山县(今海口市琼山区)　春,时疫流行[⑬]。府城内外鼠疫,死亡甚多,至六月

---

① "花埭寻芳",《申报》1896年4月1日,第2版。
② "五羊仙迹",《申报》1896年4月26日,第2版。
③ "粤东琐纪",《申报》1896年5月5日,第2版。
④ "珠海云帆",《申报》1896年5月24日,第2版。
⑤ "波罗蜜偈",《申报》1896年6月8日,第3版。
⑥ "西樵清籁",《申报》1896年8月7日,第2版。
⑦ 民国《佛山忠义乡志》卷七《建置》。
⑧ 宣统《东莞县志》卷七四《人物略·方技·张应奎》。
⑨ 《化州县志》,广东人民出版社1996年版。
⑩ 光绪《梅菉赋志·灾祥》。
⑪ 冼维逊《鼠疫流行史》,1988年,第204~227页。
⑫ 余伯陶《鼠疫抉微·李仲玉序》,见《中国医学大成》第3册,岳麓书社1990年版,第947页。
⑬ "珠海春涛",《申报》1896年3月28日,第1版。

始止[①]。群医各出手眼，百无一效，以致死人无数[②]。

崖　州（今三亚市）　夏，人生恶核，初生微热，顷刻如蛊，如碗，热大作。治，急用凉药灌下，以石灰和雄黄涂之，立消[③]。

广西壮族自治区

钦州（今钦州市）、合浦县　钦县部分乡村、合浦县北海港及其周围地区鼠疫流行[④]。

香港特别行政区

春，鼠疫盛行[⑤]。3月14日（二月初一日）报道：香港瘟疫前已清净，乃自去腊至今又有此症，计正月初九日染二人，初十日三人，十一日九人，十二日六人，十三日四人，十四日二人，十五日三人，十六日三人，其毙者居半，人心惶惶。有某姓一妇死后，因港官不许载归埋葬，用木箱装轮，经官查出，丧家逃逸，亦可见疫症之连累矣[⑥]。4月20日（三月初八日）报道：香港患黑死病，日语谓之虎烈拉，盖即霍乱也[⑦]。按：黑死病指鼠疫，虎烈拉指霍乱，此报道混为一谈，误！5月10日（三月二十二日）报道：香港"瘟疫盛行"[⑧]。5月25日（四月十三日）报道：香港自四月十五日至二十四日，患黑死病者计七十九名，死者七十八名。计本年正月五日起，病者多至五百七十六名，死者五百零五名[⑨]。

云南省

思茅厅（今普洱市思茅区）　城关鼠疫流行[⑩]。

浪穹县（今洱源县）　夏疫[⑪]。

南宁县（今曲靖市）　鼠疫，城内流行甚剧，日死约20人[⑫]。

沾益州（今沾益市）　鼠疫，以城区为中心，波及交通沿线车站和村镇，死亡惨重，

---

① 民国《琼山县志》卷二八《杂志・事纪》。

② 〔清〕吴宣崇原本，郑奋扬、萧崖参订，罗汝兰增辑《鼠疫约编・原序》。

③ 宣统《崖州志》卷二二《灾异》。

④ 冼维逊《鼠疫流行史》，1988年，第186、187页。

⑤ 余伯陶《鼠疫抉微・李仲玉序》，见《中国医学大成》第3册，岳麓书社1990年版，第947页。

⑥ "香港有疫"，《益闻录》1896年第1554期。

⑦ "溼水浮鸥"，《申报》1896年4月20日，第2版。

⑧ "照章防疫"，《申报》1896年5月10日，第3版。

⑨ "香港时疫"，《申报》1896年5月25日，第1版。

⑩ 《思茅专区鼠疫流行及流行因素调查报告》，1958年。

⑪ 光绪《浪穹县志略》卷一《天文志・祥异》。

⑫ 《曲靖市卫生志》，云南科技出版社1990年版。

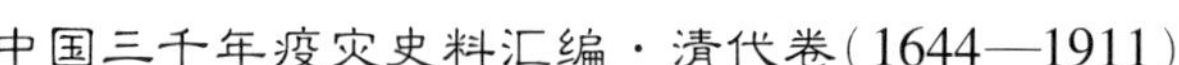

先犹棺葬,后至无人殓尸①。

光绪二十三年(1897)

吉林省

吉　林(永吉县附郭,今吉林市)　吉林城内外伤寒病流行,昌邑屯民众死亡数十人②。

榆树县(今榆树市)　境内流行时疫(痧症,或称"快当病"),死亡四五千人③。

北京市

通　州(今通州区)　春三月,民间多患春瘟及天花等症④。

河北省

围场厅(今围场县)　小范围的鼠疫继续流行⑤。

新城县(今高碑店市)　大疫⑥。

山东省

威海卫(今威海市)　长岛发生严重的天花流行,儿童发病率40%⑦。

莒　州(含今莒县、莒南二县)　莒南县霍乱流行。小斜方村疫病流行,染病者不分长幼男女,发病急骤,传染迅速,患者上吐下泻,日数次至二十余次,泻米泔样水,多晨发午亡、昼发夜薨,轻者亦两三日即殆。号泣之声,户户可闻,白首素衣,处处可见,疫病延续月余。全村30户100余口人,幸存7户20人。行人不敢路过,亲友无敢探望,全村冷冷落落,景象凄凉。幸存的20口人也背井离乡,逃往他乡⑧。

河南省

西平县　疫疠流行,死者极众⑨。

郑　州(今郑州市)　郑地疫病大作⑩。

---

① 《曲靖市卫生志》,云南科技出版社1990年版。
② 《昌邑区志》,吉林文史出版社1992年版。
③ 《榆树县志》,吉林文史出版社1993年版。
④ "潞河春涨",《申报》1897年4月1日,第2版。
⑤ 冼维逊《鼠疫流行史》,1988年,第105页。
⑥ 民国《新城县志》卷二二《灾祸》。
⑦ 《山东省卫生志》,山东人民出版社1992年版。
⑧ 《莒南县卫生志》,2001年。
⑨ 民国《西平县志》卷三四《故实志·灾异篇》。
⑩ 《郑州市郊区卫生志》第2篇《大事记》,1986年。

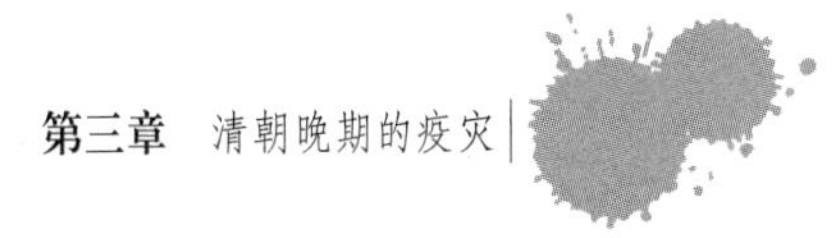

甘肃省

秦　州(今天水市秦州区)　州西乡大疫①。

四川省

广安县(今广安市)　四、五月间,瘟疫大作,传染甚速,乡镇道路,僵仆枕藉,市无鬻棺,死者七八千人②。

重庆市

夏四月,鉴川东灾情,惟地方已安靖,其赈粜正繁,瘟疫大作,道路死亡枕藉③。水灾之后,川东又瘟疫大作,死亡枕藉④。川东各属灾区,时疫顿兴,死亡甚多⑤。川东一带灾荒甚重,夏疫疠横行,死亡枕藉,不惟材木已尽,抑且藁席俱穷,弱者填沟壑矣,壮者散四方矣,桀骜者迫而为盗贼矣⑥。川东瘟疫流行,死亡枕藉⑦。

重　庆(巴县附郭)　夏五月,渝城疫症大行⑧。蜀东大饥之后,继以瘟疫,死亡无算,入秋以来,疫症渐平,惟间有痧痢等症⑨。

梁山县(今梁平县)、垫江县　夏四月大水,小麦无望,灾上加灾,瘟疫未减,梁山、垫江等处尤甚,沿途倒毙,施棺不及,继之以席,又不足两尸一席⑩。

云南省

邓川州(今洱源县)　九月大疫,江尾、右所、州城为甚⑪。

昆阳县(今并入晋宁县)　五、六月,疫疠时作⑫。

晋宁州(今并入晋宁县)　鼠疫流行,此年之后境内再无此病发生⑬。

南宁县(今曲靖市)　鼠疫,城内流行甚剧,日死约20人⑭。

陆凉州(今陆良县)　十月二十九晨东乡三岔河一带雨血,旋变为黑色,是年疫症

---

① 民国《秦州直隶州新志续编》卷八《附考一·禨祥》。《天水市医药卫生志》,甘肃教育出版社1994年版。

② 光绪《广安县志》卷三五《祥异志》。

③ “川灾来电”,《申报》1897年5月28日,第4版。

④ “乐善不倦”,《申报》1897年5月30日,第4版。

⑤ “劝赈刍言”,《申报》1897年6月22日,第1版。

⑥ “乞赈书”,《申报》1897年8月11日,第4版。

⑦ “四川饥民乞赈图启”,《申报》1897年8月29日,第4版。

⑧ “蜀江云锦”,《申报》1897年6月28日,第2版。

⑨ “渝城秋意”,《申报》1897年9月4日,第3版。

⑩ “川灾电音”,《申报》1897年5月30日,第4版。

⑪ 民国《新纂云南通志》卷一六一《荒政考三·灾疫附》。

⑫ 民国《昆阳县志》卷三《天文》。

⑬ 《晋宁县卫生志》,1992年。

⑭ 《曲靖市卫生志》,云南科技出版社1990年版。

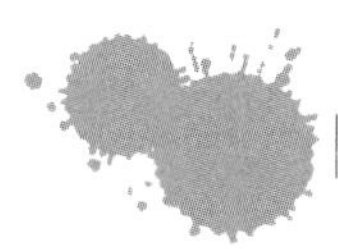

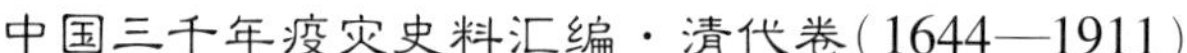

流行①。

沾益州(今沾益县)　鼠疫,以城区为中心,波及交通沿线车站和村镇,死亡惨重,先犹棺葬,后至无人殓尸②。

湖北省

京山县　春,晴雨不时,疫疠大作,死亡载道,惨不忍观③。

沙　市(时属江陵县)　入春以来,凄风苦雨,大荒之后,继以大疫,道殣相望,死者不计其数④。夏,疫症盛行,死亡相继⑤。沙市瘟疫流行,逐渐波及鄂省,其症不一,其状医治较迟,立登鬼箓,匝月以来,死者无算,甚有全家同归于尽者⑥。夏五月,疫疠流行,尸骸枕藉,江南毙于此症者近万人,沙市一万数千人,南湖、北湖各千余人,城内约四千人⑦。沙市疫疠盛行,死亡载道,客民中之恐染厥症者,无不携其梅鹤,避至汉上⑧。

汉　口(时属汉阳县)　夏六月,房县灾民四百余名口,分乘客船向江南就食,不料疫疠大兴,沿途疫毙者二百余人⑨。

宜　昌(东湖县附郭,今宜昌市)　夏四月蟾圆后,城内外颇多时症,大半系红点伤寒,凡得症者,即昏迷不醒,小孩亦多出天花⑩。夏二伏以来,居人多患疟疾,死者甚多,善堂施送棺木,每日多至十余具。死者以西坝为最多,且皆系贫苦之人⑪。秋八月,民间疟疾盛行⑫。宜郡居人多患时症,其中以疟疾为最甚⑬。

通山县　是岁,疫疠流行⑭。

江苏省

金　陵(上元、江宁二县附郭,今南京市)　秋八月,天气骤寒,患疟疾者甚众⑮。

---

① 民国《陆良县志稿》卷一《祲祥》。
② 《曲靖市卫生志》,云南科技出版社1990年版。
③ “京山客话”,《申报》1897年3月26日,第2版。
④ “荆沙人语”,《申报》1897年5月10日,第2版。
⑤ “沙堤柳色”,《申报》1897年6月14日,第2版。
⑥ “疫疠流行”,《申报》1897年6月28日,第1版。
⑦ “沙渚凉波”,《申报》1897年7月26日,第3版。
⑧ “汉皋解佩”,《申报》1897年8月10日,第2版。
⑨ “天灾洊至”,《申报》1897年7月31日,第2版。
⑩ “石鼻莓苔”,《申报》1897年5月6日,第3版。
⑪ “彝陵客话”,《申报》1897年8月22日,第2版。
⑫ “彝陵客述”,《申报》1897年9月9日,第2版。
⑬ “时疫流行”,《申报》1897年9月11日,第1版。
⑭ 光绪《通山县志》卷上《祥异》。
⑮ “钟阜秋云”,《申报》1897年9月26日,第3版。

镇　江(丹徒县附郭,今镇江市)　夏,南乡不雨,疫疠盛行,呻吟之声,相接于耳①。镇江对岸瓜州口,瘟疫流行,日甚一日,街头巷尾,日有倒毙,或三四起,五六起不等,医生药肆,寝馈不遑,棺木铺尤为忙碌②。

扬　州(江都、甘泉二县附郭,今扬州市)　秋七月,天久不雨,蒸热异常,时疫倏起,患者类皆斑疹居多,初起时似乎感冒,医药偶一不慎,即致毙命,速者数时,至迟不过二三日③。邗上三伏之后,暑气遏伏不申,新秋遂多疫疠患者④。夏秋以来,气候甚为不正,由是疫疠纷起,类皆急痧疟痢等症⑤。

太仓州(今太仓市)　霍乱,浏河黄顺昌家全家13人均遭灾死亡⑥。

安徽省

安　庆(怀宁县附郭,今安庆市)　皖省三伏之时,不甚炎热,自交秋后,暑气熏蒸,多染时症,朝生夕死,薤露频歌,操青囊之术者,无不求诊盈门,大有应接不暇之势。药肆及棺材铺,无不利市三倍⑦。

浙江省

杭　州(钱塘、仁和二县附郭,今杭州市)　夏六月,民人患疫者甚多,几至死亡相继,小孩更多发瘄者,惟病势尚轻,医家多易于为力⑧。秋八月,寒暖靡恒,民多疾病,同善堂施医局,每日求诊者多至三四百人。文闱中,因病不完卷者,统三场计之,共一千名左右,殁于场外者不少⑨。疫疠流行,一巷之中,一家之内,几于无不传染,幸病势虽重,尚易救治,重则十余日,轻则五六日即已痊愈。东乡一带死亡较多,然亦不甚⑩。秋,杭省疫疠,月余未息⑪。

宁　波(鄞县附郭,今宁波市)　夏五月,天气不正,疫,病者甚多,湖西一带为尤甚,且多传染者⑫。郡中时疫大盛,人心惶惑⑬。

---

① "京口纪闻",《申报》1897年7月14日,第3版。
② "银蒜延凉",《申报》1897年7月27日,第2版。
③ "时疫流行",《申报》1897年8月1日,第2版。
④ "疫疠盛行",《申报》1897年8月23日,第2版。
⑤ "奇疾骇闻",《申报》1897年10月10日,第2版。
⑥ 《太仓市卫生志》,1998年。
⑦ "皖江时疫",《申报》1897年8月28日,第1版。
⑧ "西湖波谷",《申报》1897年7月5日,第2版。
⑨ "疫疠丛兴",《申报》1897年9月22日,第2版。
⑩ "武林杂俎",《申报》1897年9月25日,第2版。
⑪ "疫疠未息",《申报》1897年10月4日,第2版。
⑫ "甬江杂俎",《申报》1897年6月25日,第3版。
⑬ "堇江暖翠",《申报》1897年6月30日,第2版。

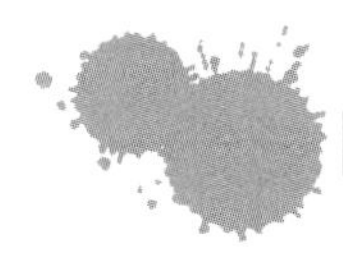

福建省

福　州(闽县、侯官二县附郭,今福州市)　自春徂秋,鼠疫流行,死者数万。5月27日(四月廿六日)报道:春,鼠疫流行,人即继之而病,死亡枕藉,不下二三万人。至夏四月,鼠疫丛生,比户呻吟,惨难入听①。7月20日(六月廿一日)报道:时疫盛行,大都系结核发癍等症,岐黄家为之束手,有一家连毙六七命者②。7月22日(六月廿三日)报道:时疫又起,城内三兜尾木匠店中一家连毙六七人,横头街、怀德坊、自城边、下底井、闽县前一带,患流核发癍之症,因而致命者,不一而足,南台亦有之③。9月4日(八月初八日)报道:福建省垣内外城乡各地,自六月初起染结核之症,各处蜂起。岐黄家束手无策,起死者少,殒生者多④。

厦　门(时属同安县)　夏五月至秋八月,鼠疫流行。6月3日报道:(厦门)天时不正,疫疠丛兴⑤。6月18日(五月十九日)报道:(厦门)瘟疫大作,殊足骇人听闻。五月初三日,有一家八口同患时疫,至初九日全家尽死,还有一家中八九口,自初一二日起至初十日,共毙五人⑥。6月21日(五月廿二日)报道:(厦门)时疫流行,日盛一日,城厢之地,日毙数十人⑦。7月6日(六月初七日)报道:(厦门)时疫日甚,大街小巷中,啜泣之声不绝于耳⑧。8月5日(七月初八日)报道:(厦门)时疫盛行,患疫毙命者,指不胜屈⑨。8月18日(七月廿一日)报道:厦门市上疫势甚盛,有力者迁往他方,或至申江。其疫之起,先热而生痒,或竟大热不止而毙,医生束手无策。谢姓号一家十五六人,已死十一口,周孝廉家一族五房,已殒十五六人,余则指不胜屈,此氛不省何时可散⑩。9月10日(八月十四日)报道:厦门时疫盛行,二竖为灾,十人而九,死亡枕藉,传染之速,朝不保暮,七月上旬得大雨之后,疫症稍杀⑪。厦门鼠疫流行,四到八月死亡四千人,全省患者两万人以上⑫。

泉　州(晋江县附郭,今泉州市)　春夏阴雨日久,福建厦门、泉州一带时疫流行,

---

① "闽中患疫",《申报》1897年5月27日,第2版。
② "时疫盛行",《申报》1897年7月20日,第2版。
③ "八闽丛谈",《申报》1897年7月22日,第2版。
④ "闽疫猖狂",《益闻录》1897年第1705期。
⑤ "夏客传书",《申报》1897年6月3日,第2版。
⑥ "鹭江患疫",《申报》1897年6月18日,第2版。
⑦ "神道设教",《申报》1897年6月21日,第2版。
⑧ "鹭屿晴曦",《申报》1897年7月6日,第2版。
⑨ "瘟疫盛行",《申报》1897年8月5日,第2版。
⑩ "厦门疫起",《益闻录》1897年第1700期。
⑪ "疫疠全消",《申报》1897年9月10日,第2版。
⑫ 冼维逊《鼠疫流行史》,1988年,第108页。

以致内地船货多滞，来源难畅[①]。

光泽县　正月大雪木水，春夏淫雨自正月至五月晴不满一月，五月大水，秋大疫[②]。

长乐县（今长乐市）　瘟疫流行[③]。

南安县（今南安市）　鼠疫流行，死者无数[④]。

惠安县　县域内鼠疫大流行，流行140个自然村，死亡6161人[⑤]。

台湾省

鼠疫流行，全年鼠疫730例，死亡566人，其中台南541例，死亡421人，占绝大多数[⑥]。

台　中（台湾县附郭，今台中市）　冬十月、十一月，台中县及鹿港等处时疫流行，患者日有十数人，无从施救[⑦]。

台　南（安平县附郭，今台南市）　秋七月，台南黑死病甚多，然无死者[⑧]。

广东省

广　州（番禺、南海二县附郭，今广州市）　春，时疫流行，无药可救，省垣对面河南，亦多此症，毙至数十人，较之上年核症，更为惨烈[⑨]。

化　州（今化州市）　合江区梧材乡鼠疫流行，死亡颇多。

顺德县（今佛山市顺德区）　部分地区鼠疫流行。

惠　州（归善县附郭，今惠州市）　州城北门大街居民区鼠疫流行，死亡二三百人。

海丰县　海城镇鼠疫流行，死亡数百人。

潮阳县（今汕头市潮阳区）　首见鼠疫流行，据说是从惠来县传来，此后间断流行至1914年。

惠来县　三到五月，鼠疫从隆江镇店前街开始蔓延全镇，病波及邻乡[⑩]。

---

① “不准减免”，《申报》1897年12月4日，第1版。

② 光绪《重纂光泽县志》卷一《灾异》，光绪《光泽县志》卷一《时事表·灾祥》。

③ 民国《长乐六里志》卷一《大事》。

④ 《南安县志》，江西人民出版社1993年版。

⑤ 《惠安县志》，方志出版社1998年版。

⑥ 冼维逊《鼠疫流行史》，1988年，第171页。

⑦ “台事速闻”，《申报》1897年12月10日，第2版。

⑧ “台南问俗”，《申报》1897年8月7日，第2版。

⑨ “羊石仙踪”，《申报》1897年4月2日，第2版。

⑩ 冼维逊《鼠疫流行史》，1988年，第188～227页。

惠东县　平山、稔山、平海、白花、新庵、双金等地鼠疫流行,死亡人数甚多①。

澄海县(今汕头市澄海区)　距汕头入口处约十里有地名达濠者,自去岁十一二月起,即时疫流行,至今尚未安静。此处乡民约四万有奇,患此毙命者不下二三千人,近日传染更甚,每日中多至六七十人,多有避地图存,迁往汕头寄居者②。

阳江县(今阳江市)　春,鼠疫始作,患疫之处必先死鼠,大抵多起于冬月及春夏间,延至宣统二年(1910)始止③。

罗定州(今罗定市)　罗城镇鼠疫,系由高州府之信宜县传入④。

吴川县(今吴川市)　梅菉镇二、三月鼠疫,七、八月吐泻疫流行⑤。夏疫,五月大旱疫⑥。

石城县(今廉江市)　春有匪乱,官兵剿平之,夏疫⑦。

海康县(今雷州市)　秋八月,雷州疫疠流行,人心惶恐,日尚未晦,相率闭门⑧。八月飓风,潮灾,时适大疫,图角、南田、下岚、大辅诸乡,死者枕藉⑨。

海南省

琼山县(今海口市琼山区)　冬,海口烟瘴难堪,疫疠传染,从军人士,大半死亡⑩。海口一带鼠疫剧烈流行⑪。

广西壮族自治区

合浦县　北海港及其周围地区鼠疫流行⑫。

陆川县　岁荒。冬,竹子开花结实,民取竹实充饥,人畜多染瘟疫⑬。

永康州(今同正县)　秋又有痒子瘟疫,但死者甚少⑭。

宾　州(今宾阳县)　鼠疫流行,死者甚众⑮。

---

① 《惠东县卫生志》,1989 年。

② "达濠患疫",《申报》1897 年 6 月 17 日,第 1 版。

③ 民国《阳江县志》卷三七《杂志上》。

④ 《罗定县志》,广东人民出版社 1994 年版。

⑤ 光绪《梅菉赋志·灾祥》。

⑥ 光绪《梅菉志稿》卷三《事纪》。

⑦ 民国《石城县志》卷一〇《纪述志下·事略》。

⑧ "雷州水灾",《申报》1897 年 10 月 15 日,第 2 版。

⑨ 宣统《海康县续志》卷一八《宦绩·徐仁杰》。

⑩ "琼黎近耗",《申报》1898 年 4 月 9 日,第 1 版。

⑪ 冼维逊《鼠疫流行史》,1988 年,第 195、196 页。

⑫ 冼维逊《鼠疫流行史》,1988 年,第 186 页。

⑬ 民国《陆川县志》卷二《舆地类·禨祥》。

⑭ 民国《同正县志》卷五《气候·占验·灾异附》。

⑮ 民国《宾阳县志》第六编《灾异》。

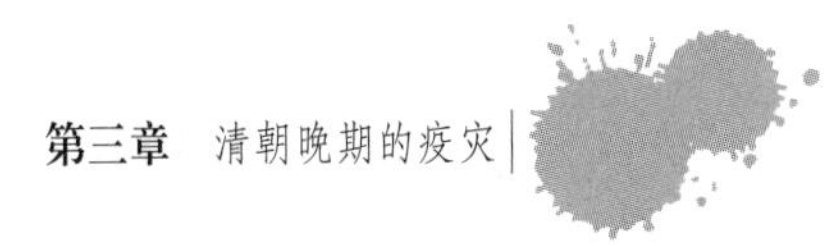

光绪二十四年(1898)

青海省

玛沁县　因剥食旱獭,鼠疫流行,一个部落全部死亡[①]。按:是时尚无玛沁县,清代为果罗克部落牧地,1957年始设玛沁县。

北京市

通　州(今通州区)　夏,末伏之时,转筋霍乱吐泻下痢诸症,几于遍处流行[②]。

天津市

天　津(天津县附郭,今天津市)　冬十一月,天气和暖异常,以致天花盛行,小儿女无论已、未种痘者,半多沾染,且往往不治[③]。

河北省

围场厅(今围场县)　红葫芦乡、唆罗沟一带鼠疫流行。1888—1898年流行村落23个,死亡共400人[④]。

河南省

淮宁县(今淮阳县)　疫复作,就医者门如市,(樊怀清)昼夜诊治,不惮劳苦[⑤]。

西平县　疫疠流行,死者极众[⑥]。

项城县(今项城市)　春大饥,夏大水,岁大疫,死者无算[⑦]。

商水县　春大饥,夏大水,岁大疫,死者无算[⑧]。

登封县(今登封市)　霍乱流行,大冶镇2000多口人中,有669人患此病,其中有30多人死亡[⑨]。

尉氏县　南区大疫[⑩]。

---

① 冼维逊《鼠疫流行史》,1988年,第104页。
② "潞河秋汛",《申报》1898年9月1日,第9版。
③ "津沽寒汛",《申报》1898年12月9日,第9版。
④ 冼维逊《鼠疫流行史》,1988年,第105页。
⑤ 民国《淮阳县志》卷六《人物》。
⑥ 民国《西平县志》卷三四《故实志·灾异篇》。
⑦ 民国《项城县志》卷三一《杂事志·祥异》。
⑧ 民国《商水县志》卷二四《杂事志·祥异》。
⑨ 《登封市卫生志》第一编《大事记》,2003年。
⑩ 《尉氏县卫生志》,1985年。

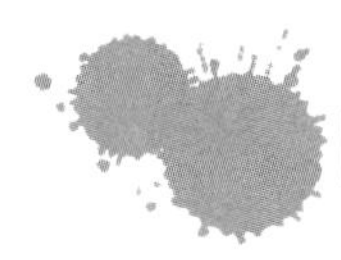

山东省

博山县(今淄博市博山区)　六月疫,盆泉一村死者六十余人①。6 月,博山大疫②。

淄川县(今淄博市淄川区)　七月,瘟疫流行③。农历六月,瘟疫流行④。

胶　州(今胶州市)　四月,胶澳瘟疫盛行,死者颇众⑤。九月,青岛大鲍岛痢疾严重流行⑥。四月,胶澳地区传染病流行,死亡人数多。九月,青岛大鲍岛伤寒流行严重,德国占领军有 4 人死亡,九月底流行终止⑦。

江苏省

金　陵(江宁、上元二县附郭,今南京市)　春二月,淫雨无度,寒暖失常,酿成疫症,死者甚众⑧。

镇　江(丹徒县附郭,今镇江市)　夏六月,疫疠流行,甚者朝染病而暮已毙⑨。疫疠甚盛,患者竟不及延医,遽尔殒命⑩。秋,久无雨泽,亢戾之气,酿成疾疫,民间多患喉痹、赤目等症,至八月下旬,患疟痢者尤多⑪。冬十月,患疟疾者甚众,城中操岐黄术者,应接不暇,大小药铺,尤占利市三倍⑫。

苏　州(吴县、长洲、元和三县附郭,今苏州市)　夏五月,霍乱流行。7 月 2 日(五月十四日)报道:苏垣内外,寒暖酝酿,渐成疫势,医药颇忙⑬。

扬　州(江都、甘泉二县附郭,今扬州市)　秋,城内外疫,各乡尤甚,西北乡入秋后,患疫者无村无之,类皆先由急痧呕泻,继转疟痢,有不及延医而死者,有无力延医缠绵床笫者,一家死三四口者不胜枚举⑭。

---

① 民国《续修博山县志》卷一《大事记·祥异》;《淄博市卫生志》,1997 年;《博山区卫生志》,中国出版社 2005 年版。

② 《山东省卫生志》,山东人民出版社 1992 年版。

③ 《淄川区卫生志》,山东人民出版社 2009 年版。

④ 《淄川区卫生防疫志》,山东省地图出版社 2000 年版。

⑤ 民国《胶澳志》卷一二《大事纪》。《胶州市卫生志》,1990 年。

⑥ 《山东省卫生志》,山东人民出版社 1992 年版。

⑦ 《山东省卫生志》,山东人民出版社 1992 年版。

⑧ “桃渡柔波”,《申报》1898 年 6 月 12 日,第 2 版。

⑨ “南徐揽胜”,《申报》1898 年 7 月 5 日,第 3 版。

⑩ “润州销夏”,《申报》1898 年 7 月 16 日,第 3 版。

⑪ “铁瓮江声”,《申报》1898 年 9 月 24 日,第 2 版。

⑫ “金焦寒黛”,《申报》1898 年 11 月 13 日,第 3 版。

⑬ “苏疫甫起”,《益闻录》1898 年第 1788 期。

⑭ “□江患疫”,《申报》1898 年 10 月 5 日,第 9 版。

盐城县（今盐城市） 夏大旱，海潮倒灌。秋大疫，死者无数①。

宿迁县（今宿迁市） 春大疫②。春大疫，夏大水，岁大饥，人相食③。

宿迁县（今宿迁市）、沭阳县、邳州、郯城县（今属临沂市） 春二月至夏四月，瘟疫流行，死者不可胜数。3 月 26 日（三月初五日）报道：淮徐境内宿迁、沭阳、邳州、郯城等县，年荒民饥，五谷乏储，家无担石，屡登前报。兹闻饥荒之苦，实难会谕，其强壮者奔走流离，散之四方，其老弱者在乡掘采草根、树皮、木草、野菜，借以度日。去冬至今，为日方长，枵腹者面黄肌瘦，形如柴骨。正月之杪，雪花飞舞，寒冻交加。二月之中，阴雨迭降，起望万家烟火，大都灶上生尘，直等禁烟时节，兼之寒暖不常，瘟疫遍户，饿死病毙者，莫可计数，以致麻衣如雪，盈于道路④。5 月 21 日（四月初二日）报道：徐州府属宿迁、沭阳、郯邑、邳州一带，逃荒饥民不可胜数，迄今已回里，绝无生计。大饥之后，各地村庄疫疠流行，痘疹、痧疾之症，遍户传染，民既空虚，何能延医买药，以致殒生者累累，兼有全家丧亡者⑤。

浙江省

杭 州（钱塘、仁和二县附郭，今杭州市） 夏五月，时疫丛兴，往往不及延医，即行毙命⑥。入夏以来，天时不正，民间染患疾疫，死亡相继，小孩亦多患惊风等症，每致不起⑦。自入伏以来，居民多患疾病，轻则疟痢，重则伤寒，至望日后忽变为疫症，患者往往不起，其死甚速，每多不及收治，且最易传染⑧。杭州自入伏以来，居民多患疾疫，迨交秋令，天气依旧炎蒸，患急痧者日有所闻⑨。重阳节后，天时亢旱，居民疾疫丛生，民间之患疫症者，较前更甚，小儿女复染天花，势颇危险⑩。

温 州（永嘉县附郭，今温州市） 秋七月疫，患者偶尔寒颤，即成不治之症。传染甚夥，考棚前仓桥一带乞儿相继倒毙，尸体横陈⑪。秋九月，时疫盛行⑫。

① 《盐城县志》，江苏人民出版社 1993 年版。

② 《宿迁市志》，江苏人民出版社 1996 年版。

③ 民国《宿迁县志》卷七《民赋下》。

④ “宿饥兼疫”，《益闻录》1898 年第 1760 期。

⑤ “饥地生疫”，《益闻录》1898 年第 1776 期。

⑥ “杭垣杂录”，《申报》1898 年 6 月 15 日，第 9 版。

⑦ “杭垣患疫”，《申报》1898 年 8 月 13 日，第 2 版。

⑧ “杭垣患疫”，《申报》1898 年 8 月 19 日，第 2 版。

⑨ “三潭月影”，《申报》1898 年 9 月 6 日，第 9 版。

⑩ “武林亢旱”，《申报》1898 年 11 月 18 日，第 9 版。

⑪ “瓯江杂俎”，《申报》1898 年 8 月 11 日，第 9 版。

⑫ “瓯江帆影”，《申报》1898 年 10 月 12 日，第 3 版。

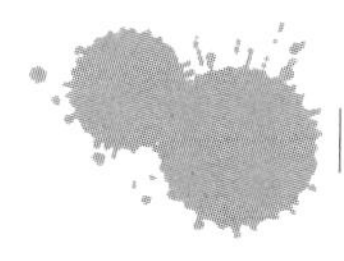

福建省

福　州(闽县、侯官二县附郭,今福州市)　夏四月至秋七月,鼠疫流行。5月31日(四月十二日)报道:鼠疫重兴,南台、三保一带,间或有之,至城内各处,几乎到处皆是①。6月16日(四月廿八日)报道:疫气流行,一经传染,即成不治之症,朝生夕死,几类蜉蝣②。6月29日(五月十一日)报道:福建传染疫疠,近日结核之症暂退,无如三阳之病旋起,业岐黄者日夕奔走乡间。六畜亦多瘟病,豕彘之倒毙者累累,市上睹肉不敢购食,亦可见祲戾之未净矣③。7月14日(五月廿六日)报道:闽中时疫,日盛一日,某药铺先后患疫而毙者十余人。仙塔街县令家中染疾者甚众,登鬼箓者十二人,其余或一家二三命,或一家数命相继而殂,殊为可畏④。8月15日(六月廿八日)报道:时疫繁兴,日甚一日,至秋七月大雨之后方才稍息⑤。

长乐县(今长乐市)　春二三月,鼠疫流行。6月29日(五月十一日)报道:福建疫疠之症,在二月、三月间最为披猖,被染殇毙者,不可胜数,近日始见平靖。太平山(在今长乐市)黄孝廉于今春正月杪进京会试,家中遗一妻二子一弟,迨春闱报罢大挑一等,乘轮而回,则庭阶阒寂,草绿筌筌,探问邻居,始知妻若子相继去世,惟留一弟亦疫气甚恶,避往吉祥山书馆中,假榻逍遥。孝廉寻踪而往,则书院亦双屏紧闭,叩问邻人,撬门入视,则弟挺卧床上,遍体蛆虫,死已多日⑥。

泉　州(晋江县附郭,今泉州市)、漳州(龙溪县附郭,今漳州市)　春,核症之疫,泉、漳二府各乡互相传染,死亡甚多,腊杪春初,流传至漳州府城外北溪一带,竟有一家五口相继死亡,靡有孑遗者⑦。

厦　门(时属同安县)　夏五月,鼠疫流行。6月10日(五月十一日)报道:(厦门)时疫甚行,塔仔街某医生一家八口,数日内患核症死者三人,又港仔口某洋行买办某中之子患疫仅二日,即命登鬼箓。其外内街一带,时症尤盛,朝生暮死⑧。7月11日(五月廿三日)报道:迩来厦门疫气盛行,有生核者,有腹痛肚泻者,自起病至死,不过两时之久,以致医生束手无策⑨。鼠疫死亡六千人,其郊区乐山各乡更甚。全省发

---

① “榕城杂俎”,《申报》1898年5月31日,第2版。
② “八闽客述”,《申报》1898年6月16日,第9版。
③ “疫未全消”,《益闻录》1898年第1787期。
④ “八闽杂俎”,《申报》1898年7月14日,第2版。
⑤ “时疫渐平”,《申报》1898年8月15日,第2版。
⑥ “闽疫凶狂”,《益闻录》1898年第1787期。
⑦ “厦门琐事”,《申报》1898年3月4日,第2版。
⑧ “鹭江鲸浪”,《申报》1898年6月10日,第2版。
⑨ “疫气盛行”,《湘报》1898年第109号,见《湘报》,中华书局2006年版,第1023页。

病高达四五万人①。

诏安县　夏四月，鼠疫流行。6月8日（四月廿日）报道：福建漳州府诏安县各地，疫疠之气流播凶险，病毙不少，各乡村受害者散而难记，弥望白衣，殊堪蒿目。诏安县令方朝棨一家人口毙于疫者，已有五人之多，其余各执事及莲幕办公之人，十病八九。城内外之小孩受疫发疹而殇者，尤为指不胜屈②。

平和县　四月，鼠疫从漳州传至霞寨，死25人，继而流行全县③。霞寨乡群英村店前街村民周现清往漳州经商，感染鼠疫发病，运回家中不日死亡。继之在该地发现大量自毙鼠，鼠疫随即在当地流行，死亡25人。此后，鼠疫分别由漳州、诏安、漳浦、南靖等县传入平和县的山格、大溪、文峰、南胜等地，逐渐扩散传染，遍及全县④。

永福县（今永泰县）　是年，该县翠云村首见人间鼠疫，发病2人，死亡2人⑤。

福清县（今福清市）　鼠疫大流行，延至光绪二十八年（1902）达5年之久，死亡10422人⑥。

龙岩县（今龙岩市）　六月，适中永和村发生鼠疫，死亡1人⑦。

台湾省

是年，全台发生鼠疫1233例，死亡882人，以彰化最多，占596例，死449人，台北、斗六、台南次之，基隆、深坑、台北、桃园、新中、台中也有发生⑧。

台湾县（今台中市）　春，台湾疫气流行，传染殆遍⑨。西历七月二十九日，香港《孖鏄报》云：台湾瘟疫尚在流行，六月二日至九日一礼拜内，死于疫症者四十七人，而自起疫以来，死者八百一十三人，染症复愈者二百一十一人。

台　南（安平县附郭，今台南市）　冬，大疫。十二月二十四日以前，台南各处居民，染时疫者五十九人，殒命者四十一人⑩。

安徽省

安　庆（怀宁县附郭，今安庆市）　春二月，自去冬以来，天花盛行，比户传染，无

① 冼维逊《鼠疫流行史》，1988年，第109页。
② “漳地大疫”，《益闻录》1898年第1781期。
③ 《平和县志》，群众出版社1994年版。
④ 《平和县志》，群众出版社1994年版。
⑤ 《永泰县志》，新华出版社1992年版。
⑥ 《福清市志》，厦门大学出版社1994年版。
⑦ 《龙岩市志》，中国科学技术出版社1993年版。
⑧ 冼维逊《鼠疫流行史》，1988年，第171页。
⑨ “设局防疫”，《申报》1898年4月4日，第3版。
⑩ “鹿耳丛谈”，《申报》1899年2月23日，第2版。

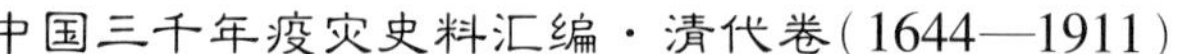

论已种、未种之童稚,莫不斑犀满面,天与妆花[①]。

巢　县(今巢湖市)　本年,桐炀、黄麓一带发生霍乱,染疫死者无数[②]。

六安县(今六安市)　春三月,天花流行,仅城内即死八百余孩。4 月 2 日(三月十二日)报道:六安境内,自寒冬至今,天花传染,贻祸不可胜数,有小儿之家莫不惴惴危悚,异常保护。其初只城内,患痘十殇二三,计死八百余孩之多,近则传至乡间,寒热交作,痘泡即发,或且因而低陷变黑,其气熏蒸,沿及遐迩,诚婴孩之不幸也[③]。

江西省

九　江(德化县附郭,今九江市)　春,天花盛行[④]。夏,端午节后,井池枯涸,疫症流行[⑤]。秋七月,浔郡苦旱已久,禾苗枯槁,池塘干涸,人民多患疫症[⑥]。

湖北省

武　昌(江夏县附郭)　夏,久晴不雨,天气酷热,疾疫丛生,死亡相继[⑦]。省垣穷民向因房宇逼仄,受热最盛,现入深秋,一味贪凉,过求安适,遂致寒暑攻击,传染时症,道路死尸往来相属,见者生怜[⑧]。冬,亢旱已久,疾疫丛生,死亡相继[⑨]。

汉　口(即夏口厅)　夏六月,时疫丛兴[⑩]。秋八月,时疫盛行,无论长幼男女,一经传染,愈者寥寥[⑪]。冬十二月,旱魃为虐,时疫流行[⑫]。按:是年汉阳县析置夏口厅,驻汉口镇。

宜　昌(东湖县附郭,今宜昌市)　夏五月,寒暖不时,居人多染疫症[⑬]。

湖南省

永绥厅(今花垣县)　瘟疫,城乡死者数百人[⑭]。城乡瘟疫,死者数百人[⑮]。

澧　州(今澧县)　教会所办育婴堂内发生天花,709 名儿童全部感染,不几天大

---

① "皖江春浪",《申报》1898 年 3 月 24 日,第 9 版。

② 《巢湖市志》,黄山书社 1992 年版;《巢湖市居巢区志》,黄山书社 2008 年版。

③ "六安痘疫",《益闻录》1898 年第 1762 期。

④ "滕王蝶影",《申报》1898 年 5 月 1 日,第 2 版。

⑤ "浔阳夏谚",《申报》1898 年 8 月 3 日,第 2 版。

⑥ "琵琶余韵",《申报》1898 年 8 月 19 日,第 3 版。

⑦ "鄂城祈雨",《申报》1898 年 7 月 29 日,第 9 版。

⑧ "时疫流行",《汉报》,1898 年 9 月 2 日,第 3 版。

⑨ "鹄山樵唱",《申报》1898 年 12 月 9 日,第 2 版。

⑩ "汉江放棹",《申报》1898 年 7 月 25 日,第 3 版。

⑪ "汉皋解佩",《申报》1898 年 9 月 14 日,第 3 版。

⑫ "汉皋瑞雪",《申报》1899 年 1 月 5 日,第 2 版。

⑬ "彝杂录",《申报》1898 年 6 月 13 日,第 2 版。

⑭ 宣统《永绥厅志》卷一《天文门三·灾祥》。

⑮ 《花垣县志》,生活·读书·新知三联书店 1993 年版。

都死亡[①]。

嘉禾县 上乡斗水坪大疫[②]。

云南省

邓川州(今洱源县) 秋疫,元保、柿坪里为甚[③]。

广西壮族自治区

梧 州(苍梧县附郭,今梧州市) 鼠疫流行。

合浦县 北海港及其周围地区鼠疫流行[④]。

陆川县 三月彗星见,四月民多疫疠[⑤]。

武缘县(今武鸣县) 是岁,瘟疫流行[⑥]。

广东省

夏四月,鼠疫大流行。6月14日(四月十六日)报道:粤东省城内外,疫疠之气传染颇盛,各乡村之罹恶者,不可胜计。其新会、江门、新宁(今台山市)、新昌(今属台山市)等处,几于遍户伤人,市镇贸易,亦萧条寂寞,惟药店、棺木店利市三倍[⑦]。《东三省疫事报告书》载:光绪二十四年,腺百斯脱发生香港,延及广东,死伤之数几及十万[⑧]。8月19日(七月三日)报道:广东大疫,曾志前报。兹省城普善堂善长悯疫气所染,每多不治,皆由不能辨症之故,将医疫辨阴阳治法登报,其言曰:原夫时毒一症,由天地郁蒸之气,相感而生,腠理不坚,易于传染,使徒以毒核药之,而不按其部位,不察其阴阳,则贻毒匪轻矣。盖人有臟肠之分,症有阴阳之别,查其详细,有阴中之阳,阳中之阴,阴中之阴,阳中之阳,亦有脉不对症者,必须辨明阴阳治法,庶免贻误。近有医此症者,或用刀割至伤元气,或执旧方不审而投,所派之方虽验,而症各有不同,故有症者,辨明阴阳,然后施药以引经,乃可取效也[⑨]。据此可知,其所谓"大疫",是鼠疫无疑。

广 州(番禺、南海二县附郭,今广州市) 春三月,旸雨不时,疫疠又至,日有死

---

① 《澧县志》,社会科学文献出版社1993年版。

② 民国《嘉禾县图志》卷六《事纪》。

③ 民国《新纂云南通志》卷一六一《荒政考三·灾疫附》。

④ 冼维逊《鼠疫流行史》,1988年,第107、186页。

⑤ 民国《陆川县志》卷二《舆地类·机祥》。

⑥ 民国《武鸣县志》卷一〇《前事考·附灾祥》。

⑦ "粤东大疫",《益闻录》1898年第1780期。

⑧ 《东三省疫事报告书》,见李文海等主编《中国荒政书集成》第十二册,天津古籍出版社2010年版,第8203页。

⑨ "各省新闻:疫辨阴阳",《湘报》1898年第133期。

亡,均系症起一二日,即无可救药,一德社横巷之内,只有十家,同日均有毙者[1]。夏四月,疫气盛行,患者始多贫苦食力之人,继则文绣膏粱之子亦多传染,死亡相继,惨不忍闻[2]。夏五月,疫症流行,仍未稍息[3]。粤垣时疫流行[4]。粤东省城内外,疫疠之气传染颇盛,各乡村之罹恶者,不可胜计。省城之东北、小北、西门三处,为行人孔道,每日每门出柩约百数十具,合各门计之,不下四五百具。盐务公所施棺两月,共发一千二百余梓,匝地哀号,麻衣如雪[5]。五月十二日(6月30日),《湘报》载:现省中数月以来,鼠疫复作,凡有鼠毙之处,即有患疫之人[6]。冬十月,天久不雨,亢旱异常,民间多患疾疫[7]。广州城鼠疫流行,五月间医学院有师生死于鼠疫,学校停课。

番禺县(今广州市番禺区)　时疫流行[8]。

南海县(今佛山市南海区)　疠疫继起[9]。

顺德县(今佛山市顺德区)　二月米贵,三月旱,鼠疫大作,毙人无算[10]。

香山县(今中山市、珠海市)　五月,疫大作,邑人迎新宁陈绥靖伯神至,设坛城隍庙[11]。

新会县(今江门市新会区)　二月,鼠疫从广州传入,会城镇先发,继而波及全县。会城死八千人,崖西死一千五百人,双水死一百人[12]。

新宁县、新昌县(二县均属今台山市)　疫疠流行,几于遍户伤人,市镇贸易亦萧条寂寞,惟药店、棺木店利市三倍[13]。

海阳县(今潮州市潮安区)　三月地震,闰三月至四月大旱,米价腾贵,郡城内外鼠疫。鼠中地毒,人感鼠毒而疫作曰鼠疫。此症同治十年起自安南,光绪十六年雷、廉盛行,至是延及郡地[14]。鼠疫起于是岁,叠作五年[15]。

---

① “珠江风景”,《申报》1898年4月12日,第2版。
② “羊城仙迹”,《申报》1898年5月20日,第2版。
③ “粤东患疫”,《申报》1898年6月6日,第2版。
④ “粤垣近事”,《申报》1898年6月24日,第9版。
⑤ “粤东大疫”,《益闻录》1898年第1780期。
⑥ 《湘报》,中华书局2006年版,第907页。
⑦ “羊城求雨”,《申报》1898年11月11日,第9版。
⑧ 宣统《番禺县续志》卷二《舆地志·井泉·七星泉》。
⑨ 〔清〕梁达樵《辨证求真·程海序》。
⑩ 民国《顺德县志》卷二三《前事略》。
⑪ 光绪《香山县志》卷二二《纪事·祥异》,民国《香山县志续编》卷一六《纪事·祥异》。
⑫ 《新会县志》,广东人民出版社1995年版。
⑬ “粤东大疫”,《益闻录》1898年第1780期。
⑭ 光绪《海阳县志》卷二五《前事略二》。
⑮ 民国《潮州志·大事志·清》。

揭阳县(今揭阳市)　县城天花大流行①。

普宁县(今普宁市)　天花大流行②。灵门乡鼠疫,死五百多人。

汕　头(时属澄海县)　春夏之交鼠疫大流行,可能由商贩自厦门传入。

吴川县(今吴川市)　梅菉镇春疫,秋八月大疫③。

石城县(今廉江市)　夏六月匪乱,官兵剿平之,秋七月大疫,城厢尤甚④。

清远县(今清远市)　正月至三月不雨,谷价腾涌,痘症流行,死者数百人⑤。

三水县(今佛山市三水区)　鼠疫流行。

江门县(今属江门市)　鼠疫由新会县蔓延至,六月先在沿河居民区发生,然后蔓延江门全市,死亡万余人。

增城县(今增城市)　派潭区等地鼠疫,患者数百。

高要县(今肇庆市)　府城大疫,愈人无算⑥。

开平县(今开平市)　春二月大疫。疫自印度来,由云南、广西传至广州。始见核症起,患者对时即死,流行及于四乡,其民居稠密、秽浊地方较为易染。症之初起,先见于鼠,鼠多自毙,故当时称为鼠疫⑦。

阳江县(今阳江市)　鼠疫流行。

海丰县　海城镇、乌涂沟均有鼠疫流行。

陆丰县　本年始见鼠疫流行,主要发生于东南海岸的甲子镇和西北山区的新田镇,甲子镇的鼠疫连续流行12年之久,直到1909年才停息⑧。

永安县(今紫金县)　"抽吊症"流行,有人怀疑是脑膜炎⑨,但也可能是霍乱。

海南省

崖　州(今三亚市)　是年大疫⑩。

感恩县(今东方县)　十月大疫⑪。

---

① 《汕头市卫生志》,1990年。

② 《普宁县志》,广东人民出版社1995年版。

③ 光绪《梅菉志稿》卷三《事纪》。

④ 民国《石城县志》卷一〇《纪述志下·事略》。

⑤ 民国《清远县志》卷三《纪年下》。

⑥ 宣统《高要县志》卷一八《人物篇·列女二·黎佩兰》。

⑦ 民国《开平县志》卷二一《前事》。

⑧ 冼维逊《鼠疫流行史》,1988年,第188~229页。

⑨ 赖文、李宸《古代疫情资料整理方法初探》,《中华医史杂志》2001年第31期。

⑩ 宣统《崖州志》卷二二《灾异》。

⑪ 民国《感恩县志》卷二〇《杂志·灾异》。

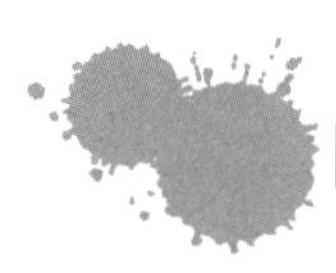

香港特别行政区

春二月,天花流行。3月12日(二月廿日)报道:南洋西贡(香港西贡半岛)地方,近起痘疫,毙者甚众,民间以当道未设医院,大为纷噪,现在工部局筹款二十四万将建筑医院①。春三月,霍乱流行。4月14日(三月廿四日)报道:香港及(印度)孟买各地,近酿疫气,传染渐多。本月初,有欧洲轮船自暹罗滨角鼓浪而来,行至香港查点舟中搭客之患疴呕症者,几于比比皆是,其因而死者有三十人之多②。夏五月,鼠疫流行。7月14日(五月廿六日)报道:港中大疫,传染者多人,死者十有五人。查此次疫症,兵营中染者最众,幸大半皆获痊愈,惟粤省及澳门两处,染病而死者不计其数。据西人云,较前西历一千八百九十四年,尤加酷烈云③。

澳门特别行政区

夏四五月之交,霍乱流行。6月24日(五月初六日)报道:五月二十九日以前一礼拜内,澳门居民染疫而死者五十九人,以后一礼拜内,死者二十七人④。

光绪二十五年(1899)

辽宁省

海城县(今海城市)　秋七月,牛庄镇时疫丛兴,因此毙命者甚多,盛记茶庄数日内竟连死十一人,其余亦指不胜屈⑤。八月,时疫盛行,死亡相继,牛庄寓客之死亡者,尸棺积至九千具之多⑥。秋,西街一带铺户居民,多患结核疫,先是每家掘获死鼠甚多,未几感其毒气,相率患疫而毙,死者多至百人⑦。本年牛庄大疫,凡沙船之驶回上海者,必须经验病所检疫方准进入⑧。

营口厅(今营口市)　秋八月,疫疠盛行,西水门一带一日中竟毙至数十人。轮船之开往烟台者,只准装货,不准载人⑨。九月,时疫未已,牛家屯一带为俄人驻扎之所,屡有死亡,九月初七日,俄兵弁死者七人,工头死者四人⑩。营口、天津等处,时疫盛

① "西贡痘疫",《益闻录》1898年第1756期。
② "轮疫骇闻",《益闻录》1898年第1774期。
③ "香港大疫",《湘报》1898年第112号,见《湘报》,中华书局2006年版,第1064页。
④ "疫气渐消",《申报》1898年6月24日,第9版。
⑤ "牛庄近事",《申报》1899年8月31日,第2版。
⑥ "西人防疫",《申报》1899年9月17日,第3版。
⑦ "牛庄患疫",《申报》1899年10月4日,第2版。
⑧ "耆舵被拘",《申报》1899年12月3日,第3版。
⑨ "营口琐谭",《申报》1899年9月5日,第2版。
⑩ "营疫未已",《申报》1899年10月24日,第2版。

行[①]。据估计，是年秋营口疫疠盛行，数月之中，约计死至六七百人[②]。按：此次营口鼠疫死亡人数，记载不一。《营口市卫生志》载：春，营口鼠疫流行，猖狂至极，每日运送棺木往来如织，死亡1160人[③]。《大石桥市志》载：鼠疫流行时，死亡1370人[④]。《鼠疫流行史》载：肺鼠疫由香港传入，十一月向附近居民区扩展，十二月在小范围内暴发流行，死亡1610人。此后断续流行到1907年[⑤]。大石桥市即县级营口市。

旅　顺（时属宁海县，今大连市）　春，驻防旅顺之俄兵计共一万四千名，因疫疠流行，死去九十余人[⑥]。

北京市

通　州（今通州区）　冬十一月，疫疠流行，一经传染，每有不及医治，遽赴泉台者[⑦]。入冬以来，天时不正，瘟疫流行，各处传染殆遍[⑧]。

天津市

天津城（天津县附郭，今天津市）　秋八月，居人患泻痢等症者，实繁有徒[⑨]。九月，营口、天津等处，时疫盛行[⑩]。

陕西省

咸阳县（今咸阳市）　秋季，时疫流行，名黑水泻，死亡无数[⑪]。

河南省

淮宁县（今淮阳县）　春大饥，疫作，人多死亡[⑫]。

商水县　春大疫，民不聊生[⑬]。

山东省

濮　州（今鄄城县）　秋，河决舟桥口，水大溢，人多疫死[⑭]。

---

① “烟台杂录”，《申报》1899年10月27日，第2版。

② “营疫已平”，《申报》1899年12月25日，第2版。

③ 《营口市卫生志》，1987年。

④ 《大石桥市志》，吉林文史出版社2006年版。

⑤ 冼维逊《鼠疫流行史》，1988年，第106页。

⑥ “疫疠渐消”，《申报》1899年3月3日，第2版。

⑦ “古潞近闻”，《申报》1899年12月3日，第2版。

⑧ “珠浦泛舟”，《申报》1899年12月10日，第2版。

⑨ “慎防痔疫”，《申报》1899年9月11日，第2版。

⑩ “烟台杂录”，《申报》1899年10月27日，第2版。

⑪ 《咸阳市卫生志》，1998年。

⑫ 民国《淮阳县志》卷二〇《杂志上·灾异》。

⑬ 民国《商水县志》卷二四《杂事志·祥异》。

⑭ 宣统《濮州志》卷二《年纪·灾异》。

寿张县(今并入阳谷县) 夏大旱,麦苗多枯死,人患黄疸疾[①]。

齐东县(大部并入今邹平县) 夏稍旱,六月瘟疫流行[②]。夏,齐东瘟疫流行[③]。齐东县内瘟疫流行[④]。

峄 县(今枣庄市) 岁饥,人多病疫[⑤]。

胶 州(今胶州市) 夏,胶澳地区传染病再次流行,在华人和外籍居民中发生伤寒[⑥]。

江苏省

金 陵(江宁、上元二县附郭,今南京市) 春,寒暖不时,亢戾之气,酿成疫疠,自三月上浣以来,省垣城厢内外,患疫死者迄今不可以数计[⑦]。夏,四月上浣以来,省垣时疫流行,十人中病者四五,死者二三,至六月,五瘟使益变本加厉,患者不出三日即名登鬼箓,且传染最易,居家如有一人患疫,相继而起者必有数人,甚至有阖家同时患病,而死过其半者[⑧]。入夏以来,时疫大作,远近传染,死亡相继[⑨]。

镇 江(丹徒县附郭,今镇江市) 夏五月,瘟疫流行[⑩]。入秋以来,疫疠盛行,竟有朝发而暮即毙命者[⑪]。

丹阳县(今丹阳市) 大疫[⑫]。

句容县(今句容市) 夏五月,镇江时疫流行,死亡枕藉,较之去夏尤甚,七濠瓜州等处,竟有全家毙命者。丹阳、句容亦然[⑬]。

扬 州(江都、甘泉二县附郭,今扬州市) 夏至节后,炎热异常,酿成时疫,因急症而不起者,时有所闻[⑭]。天时不正,患疫者不待秋至,而已触处皆是,西北乡时疫甚

① 光绪《寿张县志》卷一○《杂事志・灾祲》。
② 民国《齐东县志》卷一《地理志・灾祥》。
③ 《惠民地区卫生志》,天津科学技术出版社1992年版。
④ 《邹平县志》,中华书局1992年版。
⑤ 光绪《峄县志》卷一五《灾祥考》。
⑥ 《山东省卫生志》,山东人民出版社1992年版。
⑦ "钟山揽秀",《申报》1899年6月12日,第2版。
⑧ "白门患疫",《申报》1899年7月16日,第2版。
⑨ "青溪小志",《申报》1899年8月14日,第3版。
⑩ "焦仙遗迹",《申报》1899年6月29日,第9版。
⑪ "银蒜秋光",《申报》1899年9月18日,第3版。
⑫ 民国《丹阳县续志》卷一九《祥异》。
⑬ "瓜步纳凉",《申报》1899年6月26日,第3版。
⑭ "红桥凉笛",《申报》1899年7月9日,第2版。

盛[1]。郡治西北乡一带，因天时不正，疫疠盛行[2]。

赣榆县（今连云港市赣榆区）　秋七月，疫疠盛行，疟痢为多，比户呻吟，死亡相继[3]。

沭阳县　春，大饥，时疫流行，死人无数[4]。

宿迁县（今宿迁市）　夏疫，岁大稔[5]。

桃源县（今泗阳县）　大疫[6]。夏，瘟疫流行，死者甚多[7]。

上海市

松　江（娄县、华亭二县附郭，今松江区）　春，天花盛行，染之者生死参半，入夏以后仍不稍杀[8]。小暑节后，每日铜钲高挂，入晚则大雨倾盆，不异银河倒泻，摄生家偶一不慎，每致吐泻交作，酿成霍乱之症[9]。

上海县（今闵行区等）　上半年天花流行，租界死者192人[10]。猩红热流行，公共租界内约1500名中国人死于此病[11]。

安徽省

安　庆（怀宁县附郭，今安庆市）　省垣自入夏后，天气寒热不匀，居民多染泻利之症，操岐黄术者踵门求诊，几于户限为穿。而皖北凤、颍各属，疫气尤重，竟有全家倒毙者[12]。

萧　县　春，大饥。夏，秋疫病流行，百姓死亡者甚众[13]。

凤阳府（治凤阳县）、颍州府（治阜阳县）　省垣自入夏后，天气寒热不匀，居民多染泻利之症，操岐黄术者踵门求诊，几于户限为穿。而皖北凤、颍各属，疫气尤重，竟有全家倒毙者[14]。

---

① “绿杨城郭”，《申报》1899年8月3日，第2版。

② “隋堤秋柳”，《申报》1899年9月2日，第9版。

③ “好行其德”，《申报》1899年8月14日，第9版。

④ 《沭阳县卫生志》，中国矿业大学出版社1996年版。

⑤ 民国《宿迁县志》卷七《民赋下》。

⑥ 民国《民国第一次修泗阳县志》卷三《表二·大事》。

⑦ 《泗阳县志》，江苏人民出版社1995年版。

⑧ “九峰滴翠”，《申报》1899年6月15日，第2版。

⑨ “泖湖涤暑”，《申报》1899年7月20日，第2版。

⑩ 余新忠《清代江南的瘟疫与社会：一项医疗社会史的研究》，中国人民大学出版社2003年版，第369页。

⑪ 《上海卫生志》，上海社会科学院出版社1998年版。

⑫ “皖水鱼笺”，《申报》1899年8月5日，第3版。

⑬ 《萧县志》，中国人民大学出版社1989年版。

⑭ “皖水鱼笺”，《申报》1899年8月5日，第3版。

阜阳县(今阜阳市)　夏大疫,伤人颇多①。

太和县　春疫。刘牛之乱,庐舍焚毁,尸骸载道,积骨如山,枕藉数十里,不能分掩,以土蒙盖,瘟疫渐作,惨不忍闻②。

涡阳县　涡阳乱后疫气流行③。涡阳等县疫气流行,传染颇广④。

蒙城县　大疫,人病瘪罗痧,多死⑤。秋,涡、蒙一带疫疠大作,比户传染,死亡甚多⑥。

宿　州(今宿州市)　春大饥,夏秋疫病流行,死者枕藉⑦。

芜湖县(今芜湖市)　秋七月,疫疠繁兴⑧。

湖北省

武昌城(江夏县附郭)　夏六月,天气炎热,各州县监狱人犯甚多,往往疫疾丛生,死亡相继⑨。秋,天时寒暖不正,疾疫丛生⑩。

夏口厅(即汉口镇)　春,居民因天时不正,疾疫丛兴⑪。冬,气候亦异常和暖,因之疫疠丛生⑫。

黄陂县(今武汉市黄陂区)　秋,黄陂西乡张家店以下各村落境多染有时疫,其始凶似疟疾,医药寡效,阅数日即毙。每一村落男女死者往往多至数十人或十数人不等,各村落以其传染太甚,有开建醮以除之者,亦只多费钱文,毫无裨益,殊可悯已⑬。

沙　市(时属江陵县)　年来瘟疫流行,竟有举家不起者,至去冬疫疠渐息,痘症旋兴,无论老幼,因此而致毙者,几于偻指难终。今年夏五月,瘟疫复大行,百不活一⑭。秋八月,时疫流行,已两阅月,仍未稍杀⑮。

宜　昌(东湖县附郭,今宜昌市)　春三月,婴孩多患天花,甚有年已长大而亦不

---

① 民国《阜阳县志续编》卷一三《灾异志》。
② “皖北灾电”,《申报》1899 年 4 月 29 日,第 3 版。
③ “皖省官场纪事”,《申报》1899 年 11 月 2 日,第 3 版。
④ “光绪二十五年十月十三日京报全录”,《申报》1899 年 11 月 24 日,第 14 版。
⑤ 民国《重修蒙城县志》卷一二《杂类志·祥异》。
⑥ “蟂矶延爽”,《申报》1899 年 8 月 8 日,第 3 版。
⑦ 《宿县地区志》,中国人民大学出版社 1995 年版。
⑧ “蟂矶垂钓”,《申报》1899 年 8 月 24 日,第 2 版。
⑨ “楚江渔笛”,《申报》1899 年 7 月 4 日,第 2 版。
⑩ “鄂渚秋声”,《申报》1899 年 9 月 12 日,第 3 版。
⑪ “汉渚春鳞”,《申报》1899 年 3 月 18 日,第 3 版。
⑫ “汉皋解佩”,《申报》1900 年 1 月 9 日,第 3 版。
⑬ “时疫流行”,《汉报》1899 年 10 月 12 日,第 4 版。
⑭ “沙市丛谈”,《申报》1899 年 6 月 30 日,第 2 版。
⑮ “沙渚鸿泥”,《申报》1899 年 9 月 17 日,第 2 版。

免者，余如患春瘟症者尤众①。天气亢旱，居民感受不正之气，多有染疫而亡者②。天花盛行，幼孩之殇毙者，无日无之，老年人亦有染此者③。秋七月，天气亢旱，时疫频生，居民多患腹泻④。

江西省

南昌城（南昌、新建二县附郭，今南昌市）　春，省垣天花盛行，保赤者纷纷投局请种，颇有应接不暇之势⑤。

浙江省

杭　州（钱塘、仁和二县附郭，今杭州市）　夏六月，天时寒暖不齐，民间疾疫丛兴，死亡相继⑥。天时不正，疾疫繁兴，同善堂、施医局每日就诊者，多至二百余号⑦。省城一带，时疫流行，行将匝月，仍不稍杀，居民多患急痧，往往朝发夕死，猝不及防⑧。秋七月，天时不正，疫症盛行⑨。浙省时疫流行，死亡相继⑩。夏，天时不正，因是感受伏暑者甚多，至今节过霜降，而疫气流行，尚未尽绝，业岐黄之术者，无不利市三倍⑪。杭州城霍乱盛行⑫。

瑞安县（今瑞安市）　春夏间瘟病大作，传染甚多，有死者。又小儿出麻众多，误服他药，亦有不治者⑬。

福建省

福　州（闽县、侯官二县附郭，今福州市）　春，晴多雨少，酿为疫疠，往往早发夕毙⑭。夏四月，省垣西北隅居民多患时疫，初起时发寒发热，后渐结核发斑，往往朝发夕死，医者束手⑮。时疫流行，日甚一日，东街林竹境一带，疫气更盛，每有一家连毙数

---

① “彝陵近事”，《申报》1899 年 4 月 25 日，第 2 版。

② “彝陵夏景”，《申报》1899 年 4 月 29 日，第 3 版。

③ “三峡涛声”，《申报》1899 年 5 月 19 日，第 3 版。

④ “彝陵杂志”，《申报》1899 年 8 月 5 日，第 3 版。

⑤ “翼轸星芒”，《申报》1899 年 4 月 14 日，第 9 版。

⑥ “武林患疫”，《申报》1899 年 7 月 3 日，第 2 版。

⑦ “曲院荷风”，《申报》1899 年 7 月 16 日，第 9 版。

⑧ “武林患疫”，《申报》1899 年 7 月 25 日，第 2 版。

⑨ “西湖棹歌”，《申报》1899 年 7 月 31 日，第 2 版。

⑩ “清理街道”，《申报》1899 年 8 月 4 日，第 2 版。

⑪ “苏堤寒旭”，《申报》1899 年 11 月 16 日，第 2 版。

⑫ 〔清〕连文仲《霍乱审证举要序》，见《中国医学大成》第 4 册，中国中医药出版社 1997 年版，第 714 页。

⑬ 光绪《瑞安杂事·编年录》。

⑭ “八闽丛话”，《申报》1899 年 5 月 30 日，第 2 版。

⑮ “闽中患疫”，《申报》1899 年 6 月 17 日，第 2 版。

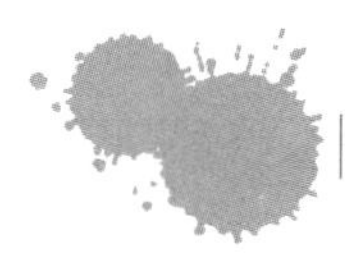

命者[①]。五月,闽中时疫流行,死亡相继。城厢内外,患此者日有所闻,幸获生全者,十之二三,有一家连毙二三命及五六命者,甚有全家同归于尽者[②]。闽中时疫繁兴,或患结核,或患发瘢,虽轻重各殊,类皆朝发夕死,城外下浦街横街一带,疫气尤甚[③]。入秋以降,天气酷热,民间吐泻之症因之复作,医治稍迟,往往立时毕命,城厢内外患此者,实繁有徒[④]。是年,福州鼠疫大流行,继而霍乱流行,历经三年,死者甚众[⑤]。

厦　门(时属同安县)　春,天气亢旱,居民多染时疫,发热烂喉,无可救药,有全家死绝者,乡间患者尤众[⑥]。外清保一带,每日必死数十人[⑦]。夏四月,时疫复盛,初起生核发热,迨痰内见血,即无可救治[⑧]。夏四月望后,时疫比前年尤甚,尸横遍野,一触其气,即染毒身亡。东门内某小巷居民不过百家,死者六十余口,此外如石路外清保、沿海各处,无不传染,竟有全家尽死者,虽至亲不敢过问[⑨]。至夏六月,时疫依然流行,民生日蹙,棺材铺几致应接不暇[⑩]。

漳浦县、海澄县(今龙海市)、龙溪县(今龙海市)　鼠疫从厦门沿九龙江传播,延及漳浦、石码(今龙海市)、漳州等县[⑪]。

惠安县　春,疫症颇盛,有全家十余口不获一生者[⑫]。

永泰县　自上年鼠疫侵入后,是年城关、嵩口、梧桐、葛岭、大洋、塘前等地相继发生鼠疫[⑬]。

台湾省

台　北(淡水县附郭,今台北市)　春正月,天花流行,患者约十人[⑭]。

台　南(安平县附郭,今台南市)　夏,鼠疫流行。台南、安平等处居民,因沾染核疫,送入医院疗治者,共一百一十一名,同时医院内病人染疫而死者八十六名,得痊者

---

① “闽中患疫”,《申报》1899 年 6 月 19 日,第 2 版。
② “时疫盛行”,《申报》1899 年 7 月 3 日,第 2 版。
③ “榕阴选胜”,《申报》1899 年 7 月 11 日,第 2 版。
④ “八闽琐志”,《申报》1899 年 8 月 23 日,第 2 版。
⑤ 《福州市志》,方志出版社 1998 年版。
⑥ “厦岛春风”,《申报》1899 年 4 月 29 日,第 2 版。
⑦ “厦门杂录”,《申报》1899 年 5 月 8 日,第 2 版。
⑧ “厦岛炎曦”,《申报》1899 年 6 月 22 日,第 2 版。
⑨ “厦门患疫”,《申报》1899 年 6 月 26 日,第 2 版。
⑩ “厦门患疫”,《申报》1899 年 7 月 21 日,第 2 版。
⑪ 冼维逊《鼠疫流行史》,1988 年,第 108 ~ 109 页。
⑫ “闽中小志”,《申报》1899 年 3 月 9 日,第 2 版。
⑬ 《永泰县志》,新华出版社 1992 年版。
⑭ “鹿耳丛谈”,《申报》1899 年 2 月 23 日,第 2 版。

只三十三名；由十六日至二十二日，染疫得六十六名，死者五十五名口，痊者六十一名；由二十三日至二十九日，染疫者七十三名，死者五十六名，痊者二十七名口，计自正月七号，时疫初起，至五月二十九日止，染疫者都计二千零一十六名，死者一千五百二十名，痊者三百八十八名。查台南城内居民四万七千九百九十一人，自初发时以迄于今，患者共一千七百二十七人，因是而死者一千三百二十六人，安平城内居民四千三百七十一人，染疫者一十四人，死者八人，其余附近各县之染疫者，尚不在此数①。

四川省

合江县　秋雨大作，谷多腐败，米贵人饥，人畜交病，疾疫大作②。

云南省

邓川州（今洱源县）　秋仍有疫病流行，但较先年为轻③。

赵　州（今大理市凤仪镇）　鼠疫流行④。

思茅厅（今普洱市思茅区）　鼠疫流行⑤。

广西壮族自治区

梧　州（苍梧县附郭，今梧州市）　鼠疫流行。

合浦县　北海地区鼠疫流行⑥。

广东省

广　州（番禺、南海二县附郭，今广州市）　春正月，天久不雨，居民疠疫繁兴，皆有朝不保暮之势⑦。夏六月，天气不旺，时疫流行，往往施救不及，即已毙命⑧。冬十一月，天时亢旱，疫疠频生，尤津桥直街某横巷内止三四家，旬日间因此毙命者多至十余人⑨。

顺德县（今佛山市顺德区）　春，鼠疫复作⑩。夏四月，时疫流行，顺德大良、碧江等处，传染尤盛⑪。

---

① “会查时疫”，《申报》1899 年 6 月 29 日，第 2 版。

② 《合江县志》卷六一，转引自隗瀛涛等主编《四川近代史》，四川社会科学院出版社 1985 年版。

③ 民国《新纂云南通志》卷一六一《荒政考三·灾疫附》。

④ 《下关地区鼠疫流行史调查》，1957 年。

⑤ 《思茅专区鼠疫流行及流行因素调查报告》，1958 年。

⑥ 冼维逊《鼠疫流行史》，1988 年，第 107、186 页。

⑦ “珠江冷汛”，《申报》1899 年 1 月 15 日，第 2 版。

⑧ “羊城纪事”，《申报》1899 年 8 月 16 日，第 2 版。

⑨ “五羊仙迹”，《申报》1899 年 12 月 27 日，第 3 版。

⑩ 民国《龙山乡志》卷二《舆地略》。

⑪ “粤海珠光”，《申报》1899 年 5 月 28 日，第 2 版。

吴川县(今吴川市)　梅菉镇春疫①。

石城县(今廉江市)　夏五月雨雹,六月疫,秋大旱,饥②。

化　州(今化州市)　立夏后,杨梅、那党、瑚琳等村鼠疫流行,瑚琳村死亡100人,平定圩死亡210人,以后遍及各乡③。

信宜县(今信宜市)　部分地区鼠疫。

遂溪县　鼠疫,湛江地区死亡1768人(又作9187人)。

新会县(今江门市)　部分地区鼠疫流行。

罗定州(今罗定市)　罗平区鼠疫流行。

海丰县　平海镇鼠疫,死亡10余人。

陆丰县　南塘、大安、东海、博关等镇鼠疫流行,死亡近千人。

惠来县　一月到四月葵潭镇发生鼠疫1000余例,并向周围蔓延。

普宁县(今普宁市)　灵门乡鼠疫流行。

澄海县(今汕头市澄海区)　下逄区各乡村鼠疫流行。汕头镇鼠疫小规模流行④。鸥汀一带乡村鼠疫大流行⑤。

永安县(今紫金县)　永光、黄布、永坑一带脑膜炎流行⑥。

丰顺县　鼠疫流行,东、西、南厢死亡二百多人⑦。

海阳县(今潮州市潮安区)　春旱,早禾不登,四、五月间鼠疫,龙溪都尤甚,茂龙一乡以疫死者数百人⑧。

揭阳县(今揭阳市)　棉湖(今属揭西县)及其附近乡村发生瘟疫鼠疫,死亡千余人⑨。

阳春县(今阳春市)　春大疫⑩。

海南省

琼山县(今海口市琼山区)　冬,天痘盛行,婴儿毙者以千数计,间有老者染之亦

---

① 光绪《梅菉志稿》卷三《事纪》。
② 民国《石城县志》卷一〇《纪述志下·事略》。
③ 《化州县志》,广东人民出版社1996年版。
④ 冼维逊《鼠疫流行史》,1988年,第189~229页。
⑤ 《澄海县志》,广东人民出版社1992年版。
⑥ 《紫金县志》,广东人民出版社1994年版。
⑦ 《丰顺县志》,广东人民出版社1995年版。
⑧ 光绪《海阳县志》卷二五《前事略二》,民国《潮州志·大事志·清》。
⑨ 《揭西县志》,广东人民出版社1994年版。
⑩ 民国《阳春县志》卷一三《事记》。

毙①。十一月至十二月间,海口府城、海甸、居仁坊、义兴街等处鼠疫流行②。

香港特别行政区

秋,香港虎烈拉流行。计东历八月初九日二十四下钟内,患者十三人,死十二人。自初发迄今患者,共一千四百三十人,死至一千三百六十九人③。自春徂秋,鼠疫流行。西历元旦至九月八日止,域多利(按:今译为"维多利亚")城内有人沾染核疫之屋计共六百八十一间,患疫之人多至八百三十六名,至于城外各村落及九龙租界内,则有五百八十二人感受核疫,其僵卧于僻静街巷及浮沉于浩渺烟波由巡差检出者,亦属不少④。

澳门特别行政区

鼠疫流行。七月二十九日以前一礼拜内,澳民死者六十人,内有一人患核疫症,八月初六日以前一礼拜内,共死三十九人,其中沾染疫核者三人⑤。

光绪二十六年(1900)

吉林省

榆树县(今榆树市) 大新立屯西后山发生鼠疫,死百余人⑥。

辽宁省

营口厅(今营口市) 入夏以后,秽气熏蒸,酿成疫疠⑦。

盖平县(今盖州市) 秋鼠疫发生⑧。

庄河县(时属岫岩州) 七、八月鼠疫盛行⑨。

复 州(今属瓦房店市) 境内鼠疫流行⑩。

北京市

京 城(宛平、大兴二县附郭,今北京市) 腊尽春初,时疫流行,婴孩多遭是劫,有一家毙至三四口者⑪。自四月以来,天气亢旱异常,京城内外,喉症、瘟疫等病相继

---

① 民国《琼山县志》卷二八《杂志·事纪》。
② 冼维逊《鼠疫流行史》,1988年,第196页。
③ "香港患疫",《申报》1899年10月5日,第1版。
④ "西人检疫",《申报》1899年10月12日,第2版。
⑤ "澳门患疫",《申报》1899年10月10日,第2版。
⑥ 《榆树县志》,吉林文史出版社1993年版。
⑦ "营口近事",《申报》1900年4月14日,第2版。
⑧ 民国《盖平县志》卷一《舆地志·祥异》。
⑨ 民国《庄河县志》卷一《地理志·祥异》。
⑩ 《瓦房店市志》,大连出版社1994年版。
⑪ "神京珥笔",《申报》1900年3月1日,第2版。

而起,居民死者枕藉[①]。

通　州(今通州区)　春,疫疠盛行,或患喉痧,或患麻疹,一经沾染,医家无不束手,甚有一家连毙数命者[②]。春三月,瘟疫流行,死亡相继,且死者多系少年[③]。

天津市

天津城(天津县附郭,今天津市)　春,疫,城厢内外,童子患喉症者甚多,往往不及救治,甚有一家连毙二三口者[④]。秋七月,赤痢流行,呻吟载道,东西各国军士之患此而毙者,已有四百十二名,其中以日本兵为最多[⑤]。春夏无雨,瘟气流行,杂灾渐起[⑥]。

河北省

获鹿县(今鹿泉市)　十月,瘟疫盛行,贼染瘟疫毙者三四十口。十一月,贼首阿贝暨通使某(江苏人,助贼为虐)均染瘟疫,已伏天诛[⑦]。

永年县(今永年县)　秋冬大疫,死者相枕[⑧]。

乐亭县　夏,大疫流行[⑨]。

山东省

宁津县　霍乱流行,死者甚多,仅李满庄即死亡70人[⑩]。

利津县　夏,霍乱疫起,县境村庄无一幸免,城西关家家户户传染死亡,甚有一家尽死无人埋葬者[⑪]。

烟　台(时属福山县)　夏,时疫流行,一经渐染,无不名登鬼箓,患者大半贫苦食力之流,数日之间,善堂施棺木至六百余具[⑫]。

齐河县　夏五月,拳匪肇乱,联军犯京津。夏疫[⑬]。

---

① 《庚子记事》,中华书局1978年版,第247页。

② “北通纪事”,《申报》1900年3月22日,第2版。

③ “通州近闻”,《申报》1900年4月12日,第2版。

④ “中条揽胜”,《申报》1900年4月6日,第2版。

⑤ “天津患疫”,《申报》1900年8月10日,第2版。

⑥ 刘孟扬《天津拳匪变乱纪事》,见《义和团》(二),第8~9页。

⑦ 刘大鹏《潜园琐记》,载《义和团在山西地区史料》第49页,转引自李文海等《近代中国灾荒纪年》,湖南教育出版社1990年版,第667~668页。

⑧ 民国《永年县志料·故事》。

⑨ 《乐亭县志》,中国大百科全书出版社1994年版。

⑩ 《宁津县志》,齐鲁书社1992年版。

⑪ 民国《利津县续志》卷九《杂志·灾异》。

⑫ “烟海涛声”,《申报》1900年6月12日,第2版。

⑬ 民国《齐河县志》卷首《大事纪》。

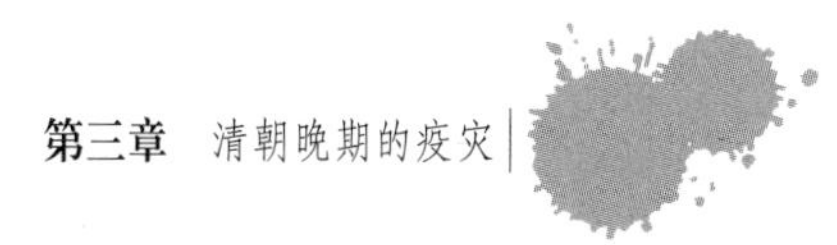

莒　州（含今莒县、莒南二县）　春饥，夏疫，死亡枕藉[①]。夏，疫病流行，死人甚多[②]。

夏津县　夏津、武城霍乱流行，死亡甚众[③]。

武城县　秋疫[④]。

临淄县（今淄博市临淄区）　1900 年（清光绪二十六年）秋 7 日，临淄霍乱大作，死者颇多[⑤]。按："秋 7 日"为"秋七月"之讹。民国《临淄县志》载是年"六月大蝗"，未见疫灾，疫灾载于光绪二十八年（1902）。

山西省

临　县　前、后薛家塔鼠疫，死 25 人[⑥]。本县开化乡流行鼠疫[⑦]。

永宁州（含今吕梁市离石区、方山县）　秋，霍乱流行，死亡甚多，苍蝇多得怕人[⑧]。

岚　县　霍乱流行。转腿肚、拉黑屎，十个就有九个死，老子死了儿子埋，儿子死了无人埋。流行范围波及全县，漏人不漏户，全家死绝者未计其数[⑨]。

宁武县　春，县内流行瘟疫，患者上吐下泻、转筋，死者较多。西马坊中医王永元试用中药苦参、黄岑、黄柏加食盐水煎于患者内服，部分病人得救。化北屯中医邱彦召用针灸治愈少部分初发病人[⑩]。

繁峙县　七月间，全县鼠疫流行，死人甚多，仅福连坊村即死人 132 名，天岩村死亡 112 人，铁家会死亡 32 人。全县染疫而死者有 1500 余人[⑪]。

陕西省

醴泉县（今礼泉县）　秋季时疫流行，名黑水泻，死人无算[⑫]。

盩厔县（今周至县）　大瘟疫，死者无数[⑬]。

---

① 民国《重修莒志》卷二《大事记》。

② 《莒南县卫生志》，2001 年。

③ 《德州地区卫生志》，天津科学技术出版社 1991 年版。

④ 光绪《武城县乡土志略·户口》。

⑤ 《临淄区卫生志》，山东人民出版社 1997 年版。

⑥ 《中国鼠疫流行史（上册）》，1981 年，第 524 页。

⑦ 《临县志》，海潮出版社 1994 年版。

⑧ 《方山县志》，山西人民出版社 1993 年版。

⑨ 《岚县志》，中国科学技术出版社 1991 年版。

⑩ 《宁武县志》，红旗出版社 2001 年版。

⑪ 《繁峙县志》，今日中国出版社 1995 年版。

⑫ 民国《续修醴泉县志稿》卷一四《祥异》。

⑬ 《周至县志》，三秦出版社 1993 年版。

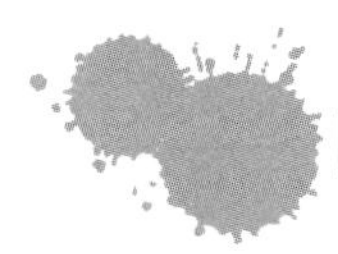

洋　县　瘟疫更甚①。

华　县　饥荒严重,瘟疫流行,死亡甚多②。

甘肃省

华亭县　六月至九月大雨,人民房屋浸塌,人多伤寒,牛多硬腿黄③。伤寒流行④。

高台县　白喉流行。传染甚烈,一人患则一家不免,一家患则一村不免,患者九死一生,甚至全家绝嗣⑤。

敦煌县(今敦煌市)　白喉病流行,青少年患病最烈,患者4000余人⑥。

临夏县(含今积石山县)　银川(乡)一带流行黑热病,因缺医少药,患者十有八九死亡⑦。按:积石山县1980年析临夏县置。

贵州省

安平县(今平坝县)　夏秋间大疫⑧。

云南省

太和县(今大理市)　大理县城关鼠疫流行⑨。

思茅厅(今普洱市思茅区)　思茅县城关鼠疫流行⑩。

保山县(今保山市)　城关及板桥、西村、辛街、汉庄、沙坝、蒲缥等地鼠疫流行,人死如麻,棺材售罄,惨不忍闻⑪。

安徽省

芜湖县(今芜湖市)　春,居人感受时邪,往往郁为春温之症,寒热交作,谵语昏狂,时有因而致死者,幼童尤多患天花,用药稍乖,即难救治⑫。

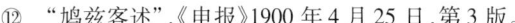

① 民国《洋县乡土志·灾异》。

② 《华县志》,陕西人民出版社1992年版。

③ 民国《华亭县志》卷三《灾异志》。

④ 《华亭县志》,甘肃人民出版社1996年版。

⑤ 《高台县志》,兰州大学出版社1993年版。

⑥ 《敦煌志》,中华书局2007年版。

⑦ 《积石山保安族东乡族撒拉族自治县志》,甘肃文化出版社1998年版。

⑧ 民国《平坝县志》卷四《事变志·疾疫》。

⑨ 《中国鼠疫流行史》,1973年。

⑩ 《思茅专区鼠疫流行及流行因素调查报告》,1958年。

⑪ 《永昌镇志》,香港天马图书有限公司2001年版;《蒲缥镇志》,香港天马图书有限公司2001年版。

⑫ "鸠兹客述",《申报》1900年4月25日,第3版。

江苏省

金　陵(江宁、上元二县附郭,今南京市)　秋七月,大热,疟痢、霍乱等症,到处丛生[①]。月初某日,停泊下关江面之英国兵轮船管驾某西员因病仙游于江干某办馆内,同泊江面之中外各兵艘堕商轮、各公司与各办馆、各洋行,咸下半旗以志哀悼,各节本报曾纪其事。兹悉该兵轮停泊江中,适值酷吏官威之日,自某西员病故之后,兵丁水手人等,亦不服水土,日受溽暑之熏蒸,以致疫疠滋生,转相传染,虽船中带有西医,竟莫奏回春之效,因病告徂者,日有数见。先后病殁,今已不下二百余名,其抱恙冀定死生者,闻尚有十之八九云[②]。

镇　江(丹徒县附郭,今镇江市)　时届荷夏,疾疫易兴[③]。夏,镇郡时疫流行,死亡相继[④]。城乡士女,患霍乱症者,时有所闻[⑤]。镇江对岸七濠、瓜洲等处,自交秋令,时疫流行[⑥]。冬,婴孩多患天花[⑦]。

苏　州(吴县、长洲、元和三县附郭,今苏州市)　夏,入伏以来,多患急痧之症,其病初起,即口噤不能言,阅四五点钟时,溘然长逝,人呼之为闭口痧。又有一种,自起病至死,只半日许,肤革顿形消瘦,人呼之为削肉痧[⑧]。

常熟县、昭文县(合今常熟市)　秋冬之际喉症盛行,次年春尤甚[⑨]。

昆山县、新阳县(合今昆山市)　冬季喉症盛行,一直流行到明年夏天[⑩]。

上海市

上海县(今闵行区等)　冬十一月,天时不正,疫疠丛生,居民之感患伤寒者,几不可以偻指计[⑪]。

松　江(娄县、华亭二县附郭,今松江区)　冬十二月,居民疾病丛生,小孩更患天

---

① “白门望雨”,《申报》1900 年 8 月 22 日,第 2 版。

② “洋兵患疫”,《汉报》1900 年 8 月 30 日,第 5 版。

③ “铁瓮江声”,《申报》1900 年 7 月 24 日,第 3 版。

④ “润郡官场纪事”,《申报》1901 年 1 月 25 日,第 2 版。

⑤ “金焦滴翠”,《申报》1900 年 8 月 11 日,第 3 版。

⑥ “京口秋帆”,《申报》1900 年 10 月 9 日,第 3 版。

⑦ “京口寒潮”,《申报》1901 年 1 月 12 日,第 2 版。

⑧ “麋台销夏”,《申报》1900 年 8 月 5 日,第 3 版。

⑨ 〔清〕杨龙九《重订囊秘喉书序》,见《中国医学大成》第 6 册,中国中医药出版社 1997 年版,第 221 页。

⑩ 〔清〕王景华《重订囊秘喉书跋》,见《中国医学大成》第 6 册,中国中医药出版社 1997 年版,第 246 页。

⑪ “医来”,《申报》1901 年 1 月 18 日,第 3 版。

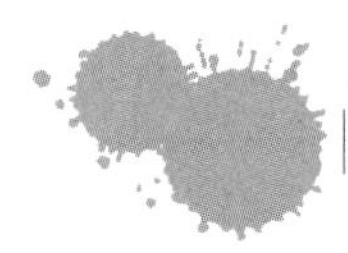

花之症[①]。

浙江省

杭　州(钱塘、仁和二县附郭,今杭州市)　入冬以后,雨泽过稀,阳不潜藏,民多疾疫[②]。

福建省

福　州(闽县、侯官二县附郭,今福州市)　夏四月,鼠疫流行。5月26日(四月廿八日)报道:福建近来疫症流行,十分之中,核症居六,热症居三,事邪居一,死亡相继[③]。鼠疫流行,患者1165人[④]。

厦　门(时属同安县)　夏四月,时疫盛行,流传远近[⑤]。至六月,厦地仍然时疫盛行[⑥]。自夏徂秋,疫症盛行,死亡相继,至秋九月,秋高气爽,疫疠潜消[⑦]。

德化县、永春州(今永春县)　夏五月旱,至七月始雨。鼠疫始生。室内鼠先死,疫旋作,坏人仅一昼夜间,甚有暴亡者。此疫始于(光绪)十六年广东之雷、琼间,传染全国通都大邑,每年死以万计。至是,由永春传入,年年不绝。先是以夏至发,后以冬至发[⑧]。

平潭县　八月,平潭发现鼠疫传染[⑨]。

漳浦县　东区东坂村一华侨带鼠疫杆菌归国,10余日全村染上鼠疫的10余家[⑩]。

漳平县(今漳平市)　鼠疫疫病鸱张,人死如麻,棺材售罄[⑪]。

龙岩县(今龙岩市)　四月,适中发生鼠疫[⑫]。

南平县(今南平市)　大水后,樟湖、新岭、武步诸乡村鼠疫,樟湖发病400余人,溪口发病80多人,接着夏道、桥头、鸠上、文田等村亦发病100余人,患者大多数

---

① “苇城雪景”,《申报》1901年2月2日,第2版。
② “武林苦雨”,《申报》1901年1月31日,第2版。
③ “福州患疫”,《觉民报》1900年第37期。
④ 冼维逊《鼠疫流行史》,1988年,第109页。
⑤ “鹭江放棹”,《申报》1900年5月22日,第3版。
⑥ “厦门患疫”,《申报》1900年7月14日,第2版。
⑦ “鹭岛秋笳”,《申报》1900年10月11日,第2版。
⑧ 民国《德化县志》卷一八《祥异》。
⑨ 《平潭县志》,方志出版社2000年版。
⑩ 《漳浦县志》,方志出版社1998年版。
⑪ 《漳平县志》,生活·读书·新知三联书店1995年版。
⑫ 《龙岩市志》,中国科学技术出版社1993年版。

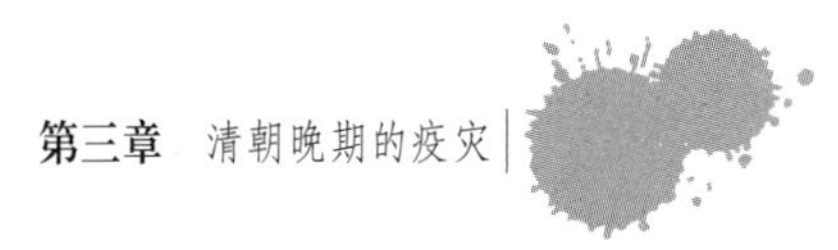

死亡[①]。

台湾省

台　北(淡水县附郭,今台北市)　春,疫疠流行,自西历正月一日起至二十九日止,核计患疫者共五十一人,死者多至三十八人[②]。

台南县(今台南市)、台中县(今台中市)、台北县(今台北市)　春,台湾一岛,时疫流行,比户呻吟,死者载道。四月十六日,台南县境患虎烈拉者三人,死者四人;十七日,台中县境患虎烈拉者三人,台北县境患虎烈拉者一人,死者一人。回溯元日以来,患是病者都至二百八十一人,因是而死者二百零三人[③]。

江西省

九　江(德化县附郭,今九江市)　秋七月,亢旱经旬,热如炽炭,人民疫疠丛生[④]。

萍乡县(今萍乡市)　秋,邑中瘟疫,疟疾大作,几无人不染,众者死亡相继[⑤]。秋,瘟疫。疟疾流行,染病死者甚多[⑥]。

湖北省

黄陂县(今武汉市黄陂区)、汉阳县(含今武汉市蔡甸区)　夏,黄陂、蔡甸诸处,疫疠流行[⑦]。

武　昌(江夏县附郭)　秋,久晴不雨,炎熇郁蒸,酿为疫疠,城厢内外,时症流行,比户呻吟,死亡相继[⑧]。秋,鄂省各属天气亢晴,民间颇多疾疫[⑨]。

湖南省

武冈州(今武冈市)　光绪庚子,年饥岁疫,饿殍道路,惨不忍闻[⑩]。

衡山县　霍乱流行,民间以传统中医药防治[⑪]。

---

① 《南平市志》,中华书局1994年版。
② "赤嵌患疫",《申报》1900年3月20日,第1版。
③ "台民患疫",《申报》1900年4月28日,第1版。
④ "浔郡官场纪事",《申报》1900年8月19日,第2版。
⑤ 民国《昭萍志略》卷一二《风土志》。
⑥ 《萍乡市志》,方志出版社1996年版。
⑦ "汉水明珠",《申报》1900年6月25日,第3版。
⑧ "鄂城祈雨",《申报》1900年8月29日,第9版。
⑨ "鄂城祈雨",《申报》1900年10月10日,第9版。
⑩ 光绪《武冈州乡土志·户口》。
⑪ 《衡山县志》,岳麓书社1994年版。

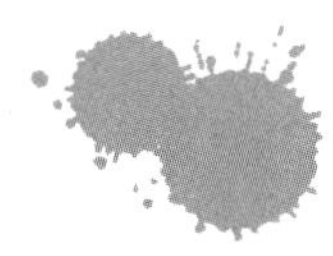

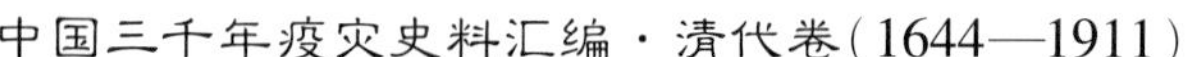

四川省

绵竹县(今绵竹市)　三月,疫病又大流行,直到入冬,方才止息①。

广东省

广　州(番禺、南海二县附郭,今广州市)　夏四月,时疫流行,自同德大街,至沙基迪隆里下陈塘为尤盛②。

顺德县(今佛山市顺德区)　冬十一月,天久不雨,气候炎蒸,时疫流行,呻吟比户。伦敦埠死亡甚众,城西十一铺内十余户,旬日毙至六人③。

清远县(今清远市)　秋后,鼠核症传入清远,毙人甚多,南门口凌云阁一店死七人。是病同治间起于越南,继而广西、高(州)、廉(州),光绪二十年(1894)传入省城,死人无算。多起冬月春夏间,患疫处必先死鼠,故曰鼠疫。病者发热生核,危在顷刻,迟者数日死④。

化　州(今化州市)　部分地区鼠疫流行。

遂溪县　湛江地区鼠疫,延及次年,死亡 3430 人。

新会县(今江门市新会区)　双水、罗坑等地鼠疫流行。白沙、紫河等乡鼠疫流行。

增城县(今增城市)　派潭区等地鼠疫流行。

恩平县(今恩平市)　沙湖区鼠疫流行。

新兴县　鼠疫流行始于该年,连续三年在上沙区的社圩、中黄、白马、二庙、其成等乡流行,每乡死亡 50—60 人。

罗定州(今罗定市)　罗平区鼠疫流行。

惠　州(归善县附郭,今惠州市)　黄坑村、在柳村二月鼠疫流行,死亡 120 人。

海丰县　海龙镇夏秋间鼠疫流行,死者甚多,相持二三年之久。

陆丰县　博关镇鼠疫继续流行,死亡 300 余人。

普宁县(今普宁市)　部分地区也有鼠疫。汕头有小规模鼠疫流行⑤。天花大流行⑥。

海阳县(今潮州市潮安区)　春夏间鼠疫大作,自去冬起至三四月大作,五月杪

① 《绵竹县志》,四川科学技术出版社 1992 年版。
② “珠江夏景”,《申报》1900 年 5 月 27 日,第 2 版。
③ “粤民患疫”,《申报》1901 年 1 月 18 日,第 2 版。
④ 民国《清远县志》卷三《纪年下》。
⑤ 冼维逊《鼠疫流行史》,1988 年,第 193 ~ 229 页。
⑥ 《普宁县志》,广东人民出版社 1995 年版。

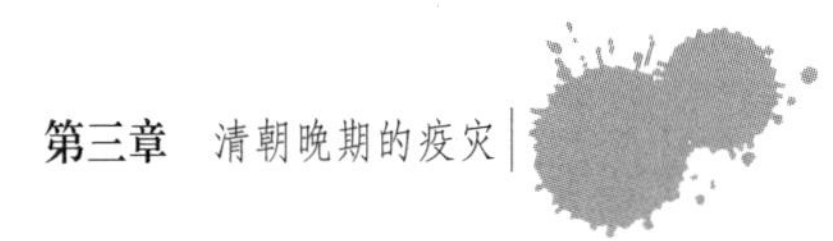

止，郡城受祸最剧[①]。

海南省

琼山县（今海口市琼山区）　春二月，海口及沿海各村鼠疫复行，如乙未（1895）、丙申（1896）之惨，有一家尽殁无存者。三四月沿及郡城，六月始止[②]。海口市死于鼠疫者，约一千七百余[③]。自疫症初起以来，居人传染甚多，死亡相继，近数旬内，患疫不起者约有五六千人，夏五月以后灾祲渐减，每日患新疫者仍不下十余人。前月至今，各善堂施出之棺多至五千数百具，其赤贫无告，向善堂求施不得藁葬荒阡者，亦不可胜数[④]。据调查，该年琼山鼠疫死亡达九千人。

儋　州（今儋州市）　县城及附近乡村鼠疫流行[⑤]。

广西壮族自治区

钦　州（今钦州市）　五月，鼠疫流行，其症为毒核疠疮，初发城厢，渐及各乡，医皆棘手，到处有毙人，至十二月初间始息[⑥]。

陆川县　四月瘟疫盛行[⑦]。

合浦县　北海港一带鼠疫流行[⑧]。

香港特别行政区

秋七月，疫。9月4日（八月十一日）报道：香港十五日来信云：数日来，此间疫气业已全消，并未闻有新患者也，后此轮船前赴各埠，可免候验之苦。香港年来商务因此而亏损者不知凡几，所患者今年不能预决明年可免疫患否也。尤可异者，粤东省垣较诸香港，其洁浊相去悬殊，且并不设法防疫，听其自然，而港中防范周密，疫气之消，反迟于粤省，不亦奇乎[⑨]？

光绪二十七年（1901）

新疆维吾尔自治区

呼图壁县（时属昌吉县）　雀尔沟脑娃勒和三道马场流行鼠疫，死亡200余人，牧

---

① 光绪《海阳县志》卷二五《前事略二》。

② 民国《琼山县志》卷二八《杂志·事纪》。

③ “猪瘟牛瘟农家受损”，《申报》1948年3月26日，第5版。

④ “海口患疫”，《申报》1900年6月3日，第2版。

⑤ 冼维逊《鼠疫流行史》，1988年，第196页。

⑥ 民国《钦县县志》卷一四《纪事志·灾异》。

⑦ 民国《陆川县志》卷二《舆地类·机祥》。

⑧ 冼维逊《鼠疫流行史》，1988年，第180、186页。

⑨ “港疫渐消”，《商务报》1900年第23期。

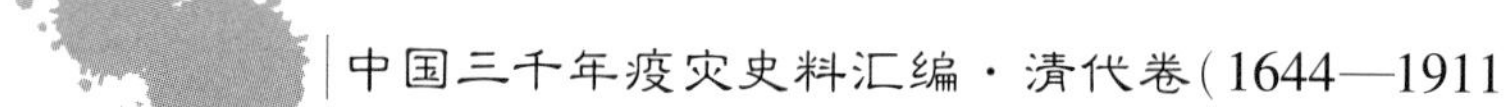

民十之九病①。七月,天山牧场因牧童剥食旱獭引发鼠疫流行,传染地区约四百华里,死亡二百余人,持续五十多天②。

内蒙古自治区

七月,河套地区发现霍乱,壮年人发病最多。发病初吐泻抽筋,不过数小时便死亡,能治愈者十无一二,各城镇棺木均售一空,无棺木者,有装木柜、瓷缸者,也有裹席掩埋者③。

五原厅(今五原县)　七月,发现虎烈拉传染病,传染迅速,死人众多,本县数村居民染病④。

二连浩特市(时属苏尼特右旗)　5—6月,毛都庙人间鼠疫半个月,死亡喇嘛60余人⑤。四佐毛都庙鼠疫流行,死亡约60人⑥。

牙克石(时属索伦旗)　牙克石地区有过霍乱流行⑦。

丰镇厅(今丰镇市)　夏,丰镇地区瘟疫盛行,人畜病亡极多⑧。夏,丰镇境内瘟疫流行,俗名传症,人畜病亡者甚多⑨。

土默特左旗　阴历七月,土默特地区发生虎烈拉传染病,壮年人染斯疫者最多。病之初起,吐泻抽筋,数小时即殒命,治愈者十无一二,以致各市镇棺木销售一空,后来不少尸体填入瓮中或卷以芦席埋出⑩。

锡林郭勒盟　鼠疫流行⑪。

黑龙江省

海伦县(时属绥化厅,今海伦市)　光绪二十七年(1901)九月至光绪二十八年(1902)四月,鼠疫由哈市传播到海伦,疫情猖獗,死亡惨重⑫。

哈尔滨　鼠疫。1901—1911年第一次鼠疫大流行。哈尔滨市1901年11月9日

---

① 《呼图壁县志》,新疆人民出版社1992年版。
② 《新疆自治区档案》,转引自袁林《西北灾荒史》,甘肃人民出版社1994年版,第1520页。
③ 《内蒙古大事记》,内蒙古人民出版社1997年版。
④ 《五原县志》,内蒙古人民出版社1996年版。
⑤ 《苏尼特右旗志》,内蒙古文化出版社2002年版。
⑥ 冼维逊《鼠疫流行史》,1988年,第139页。
⑦ 《牙克石市卫生防疫站志》,1999年。
⑧ 《丰镇市志》,内蒙古文化出版社2005年版。
⑨ 《内蒙古大事记》,内蒙古人民出版社1997年版。
⑩ 《土默特志》,内蒙古人民出版社1997年版。
⑪ 《锡林郭勒盟志》,内蒙古人民出版社1996年。
⑫ 《海伦县志》,黑龙江人民出版社1988年版;《绥化地区志》,黑龙江人民出版社1995年版。

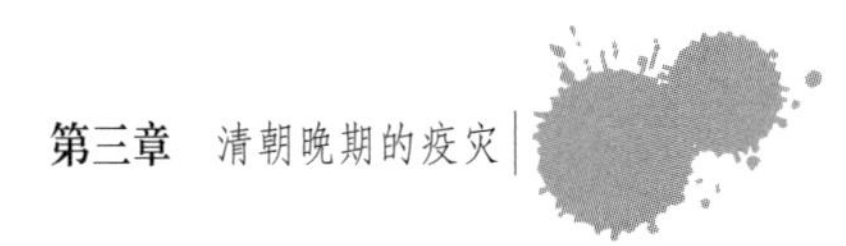

发现病人,患者全部死亡[①]。

吉林省

榆树县(今榆树市)　境内流行时疫(痧症,或称"快当病"),死亡二三千人[②]。

辽宁省

安东县(今丹东市)　秋七月,疫症又作,沙河镇毙三四十人至五六十人不等,仍以劳动界为多。官府漠然不闻,不知防御之法,商民愚鲁迷信,喧传过年即解,未及一月,连度三岁,家贴红联"又是一年"字样,触目皆是。然疫病月余不止,伤人甚多[③]。

营口厅(今营口市)　秋八月,营地瘟疫盛行[④]。八月上浣,此间疫气流行,至初十日以后,患者尤众[⑤]。冬十二月,西营疫气未除[⑥]。八月,营口市内、郊区发生鼠疫,共死亡 119 人[⑦]。自阳历 8 月至次年 1 月死亡 119 人[⑧]。

旅　顺(时属金州厅,今大连市)　夏,五月,时疫流行,死者相继[⑨]。

牛　庄(今海城市牛庄镇)　秋,八月,夏秋之际,此间瘟疫盛行[⑩]。

北京市

京　城(宛平、大兴二县附郭,今北京市)　夏,五月,大兵之后时疫游行,比户呻吟,死亡相继[⑪]。

天津市

天津城(天津县附郭,今天津市)　五月,天津流行霍乱,殃及城西一带[⑫]。

河北省

张家口厅(今张家口市)　七月间发现虎烈拉传染病,传染迅速,壮年人得之最多。病之初来,吐泻转筋,不过数小时即可殒命,能治愈者十无一二,以致各城市棺椁均售一空,有装木柜者,有装瓷缸者,有裹炕席者,足征当时传染病之剧烈,死人之众

---

① 《哈尔滨市志》,黑龙江人民出版社 1998 年版。
② 《榆树县志》,吉林文史出版社 1993 年版。
③ 民国《安东县志》卷八《灾害志》。
④ "沈阳云树",《申报》1901 年 10 月 1 日,第 3 版。
⑤ "示禁弃尸",《申报》1901 年 10 月 18 日,第 2 版。
⑥ "辽阳寒雁",《申报》1902 年 1 月 29 日,第 2 版。
⑦ 《营口市卫生志》,1987 年。
⑧ 冼维逊《鼠疫流行史》,1988 年,第 196 页。
⑨ "示防疫疠",《申报》1901 年 6 月 25 日,第 3 版。
⑩ "俄人防疫",《申报》1901 年 10 月 9 日,第 2 版。
⑪ "金台夕照",《申报》1901 年 7 月 1 日,第 3 版。
⑫ 《红桥区志》,天津古籍出版社 2001 年版。

多,不待言而喻矣①。

万全县(今张家口市万全区) 发现霍乱急症,洋河北岸一带多有死亡,第七屯死亡人数尤多②。

龙门县(即龙关县,今赤城县) 大疫,县民死者不胜其数,甚有一家数口全死者③。(赤城县)大疫,县民病者不胜其数④。

怀安县 县境发生急性霍乱症,死亡数百人,有的全家罹难⑤。

西宁县(今阳原县) 秋,瘟疫流行⑥。

磁 州(今磁县) 大疫,霍乱转筋,死者无算⑦。大疫,霍乱流行,死人甚众⑧。

任 县 饥疫⑨。

威 县 虎疫流行,死者相望于街陌⑩。

邢台县(今邢台市) 五月间瘟疫,死伤无算⑪。

青 县 大疫⑫。

完 县(今顺平县) 疫⑬。四月二十六日,德军退出县境,是年瘟疫流行⑭。

安平县 六月,疫病大作,死亡无算⑮。

赵 州(今赵县) 六月,瘟疫流行,赵州人死亡率约为20%,民众惊恐,迷信盛行。瘟疫流行,赵州境内死人约五分之一⑯。

枣强县 夏,瘟疫流行,死亡枕藉⑰。夏,瘟疫大流行,死人很多⑱。

---

① 民国《张北县志》卷八《艺文志·灾异》。

② 民国《万全县志》卷一二《大事记》。

③ 民国《龙关县新志》卷一九《灾祥志》。

④ 《赤城县民政志》,1991年。

⑤ 《怀安县志》,中国社会出版社1994年版。

⑥ 民国《阳原县志》卷一六《前事·天灾》。

⑦ 民国《磁县县志》卷二〇《灾异》。

⑧ 《磁县志》,新华出版社2000年版;《磁县民政志》,新华出版社2005年版。

⑨ 民国《任县志》卷七《纪事·灾祥》。

⑩ 《威县志》,方志出版社1998年版。

⑪ 光绪《邢台县志》卷三《前事志》。

⑫ 民国《青县志》卷一三《祥异》。

⑬ 民国《完县新志》卷七《大事记》。

⑭ 《顺平县志》,中华书局1999年版。

⑮ 《安平县志》,中国社会出版社1996年版。

⑯ 《赵县志》,中国城市出版社1993年版;《石家庄地区卫生志》,河北人民出版社1990年版。

⑰ 民国《枣强县志料》卷八《灾异》。

⑱ 《枣强县志》,文化艺术出版社1994年版。

获鹿县　是年,获鹿县境内霍乱暴发流行①。

山东省

宁津县　七月,霍乱流行,时达三个月,死亡甚多,仅王窑厂一村即死亡20多人②。

威海卫(今威海市)　山东全省霍乱流行。威海卫死亡1000余人;威海卫郊区(今合庆乡)一个村千余人,发病率37%,病死率50%③。威海、长山列岛霍乱流行,市内死亡1000多人。合庆乡有1个村1000多人口,发病率和病死率分别达到37%和50%④。

即墨县(今即墨市)、胶州(今胶州市)　秋,即墨县广泛发生伤寒流行,青岛地区的仁化乡尤为严重,伤寒病死率较高⑤。秋,即墨县内伤寒病流行,青岛尤其严重,死人甚多⑥。

青城县、高苑县(合今高青县)　青城县徐家(今属花沟镇)一带霍乱流行。高苑疾疫盛行⑦。是年,青城县花沟一带霍乱流行⑧。

禹城县(今禹城市)　禹城霍乱流行,死亡甚众⑨。

邹平县　六月二十八日,黄河泛滥决口,齐东县全境、邹平县北部被淹。是年,疏浚潴龙河。苑城一带霍乱流行,波及焦桥、桓城一带⑩。

山西省

汾阳县(今汾阳市)　瘟疫流行数月,宣柴堡村死亡60余人⑪。玉兰村霍乱流行,民多人被感染⑫。

乐平县(今昔阳县)　六月初九日方落透雨,雨后又瘟疫继起,有心慌、转腿肚等病,立时即毙,不容调治。七月初由寿阳传染至乐平,人心惊惶,不相往来,道路几至

---

① 《石家庄市卫生志》,河北科学技术出版社1993年版。
② 《宁津县志》,齐鲁书社1992年版。
③ 《山东省卫生志》,山东人民出版社1992年版。
④ 《山东省卫生志》,山东人民出版社1992年版。
⑤ 《山东省卫生志》,山东人民出版社1992年版。
⑥ 《即墨县卫生志》,1987年。
⑦ 《高青县卫生志》,2009年。
⑧ 《惠民地区卫生志》,天津科学技术出版社1992年版。
⑨ 《德州地区卫生志》,天津科学技术出版社1991年版。
⑩ 《邹平县志》,中华书局1992年版。
⑪ 《汾阳县宣柴堡村志》,山西高校联合出版社1995年版。
⑫ 《玉兰村志》,2009年。

不通。幸旋起旋灭,伤人无几①。

浑源州(今浑源县) 杜虎羔从行唐带回霍乱,造成流行②。

五寨县 霍乱病流行,仅县城一天死亡20多人③。

陕西省

西 安(咸宁、长安二县附郭,今西安市) 夏,五月,时逢炎夏,疫气流行,死亡载道④。

醴泉县(今礼泉县) 麦无收,大饥,饿殍载道,秋季时疫流行,名"黑水泻",死人无算⑤。

盩厔县(今周至县) 疫大作⑥。

咸阳县(今咸阳市) 夏疫作,死者十之二三⑦。

长武县 干旱,饥馑。春夏,县城市价斗麦制钱5串。知府刘仲麟与查赈委员散赈银钱,计口授粮。按贫、次贫、极贫、赤贫四类,发给银、麦。秋冬,继遭瘟疫,死人甚多⑧。

白水县 瘟疫流行,民死甚多⑨。

华 县 夏秋大疫,死亡多⑩。

潼关县 又遭大疫⑪。夏,霍乱流行,死亡颇多⑫。

蓝田县 夏,瘟疫大作,连村毗屋,死病者相望⑬。

陇 州(今陇县) 陇县年荒,疫病流行,死者至众⑭。夏,陇州年荒后传染病蔓延,伤人无数⑮。

---

① 《昔阳县志》,中华书局1999年版;《晋中市志》,中华书局2010年版。
② 《浑源县卫生志》,1988年。
③ 《五寨县志》,人民日报出版社1992年版。
④ "三辅灾情",《申报》1901年7月2日,第2版。
⑤ 民国《续修醴泉县志》卷一四《杂记志·祥异》。
⑥ 民国《盩厔县志》卷八《杂记·祥异》。
⑦ 民国《重修咸阳县志》卷八《祥异》。《咸阳市卫生志》,1998年。
⑧ 《长武县志》,陕西人民出版社2000年版。
⑨ 《白水县志》,西安地图出版社1989年版。
⑩ 民国《华县县志稿》卷九《天灾》。
⑪ 民国《潼关县新志》卷上《田赋志·潼绅为抵制华阴攀行差务呈县长文》。
⑫ 《潼关县志》,陕西人民出版社1992年版。
⑬ 《蓝田县志》,陕西人民出版社1994年版。
⑭ 《宝鸡市卫生志》,1995年。
⑮ 《陇县志》,陕西人民出版社1993年版。

榆林县(今榆林市) 大疫①。

府谷县 秋七月大疫。全县死亡近千人,城关尤甚,道路行人断绝凡四十日②。

甘肃省

去冬无雪,今春无雨,陇东发生饥荒,并有瘟疫流行。死者相枕藉,贫家小户无炊烟,有卖妻儿者③。

庄浪厅(今庄浪县) 岁大饥,疫疾相加④。

固原县(今固原市) 连年大旱,饥荒疫病,百姓死亡⑤。

礼 县 大疫⑥。

静宁州(今静宁县) 饥疫⑦。瘟疫流行,大饥,死者枕藉⑧。

灵台县 岁大饥,疫,斗麦制钱三串文,饿殍甚多⑨。

正宁县 春夏大旱,田无禾苗,野无荒草。庆阳府所属各州县大饥,人多食树皮草根,有"人吃人,狗吃狗,鸦儿老鸹吃石头"的民谣。兼瘟疫流行,死者枕藉,鬻妻卖子,哀鸿遍野。往往夫妻对缢,无人掩埋;少壮各自外逃求生。正宁等处比户皆空⑩。

平凉县(今平凉市) 三月,冬无雪,春无雨,大饥荒,瘟疫流行,贫家断炊,死者枕藉⑪。

宁 州(今宁县) 先年大旱,颗籽无收,冬大饥,至是年春夏间,人多食树皮草根,饿死者数千,有"人吃人,狗吃狗,山里老鸦吃石头"之谣。复又瘟疫流行,哀鸿遍野⑫。

环 县 春,饥荒,瘟疫⑬。

河南省

内乡县(含今内乡县、西峡县) 瘟疫大流行,人畜多暴死⑭。瘟疫流行,人畜死

① 《榆林市志》,三秦出版社 1996 年版。
② 民国《府谷县志》卷八《大事记》。
③ 《甘肃省志》,甘肃人民出版社 1989 年版。
④ 《庄浪县志》,中华书局 1998 年版。
⑤ 《固原县志》,宁夏人民出版社 1993 年版。
⑥ 民国《秦州直隶州新志续编》卷八《附考一·机祥》。《礼县志》,陕西人民出版社 1999 年版。
⑦ 光绪《甘肃新通志》卷二《天文志·祥异》。
⑧ 《静宁县志》,甘肃人民出版社 1993 年版,第 20 页。
⑨ 光绪《甘肃新通志》卷二《天文志·祥异》,民国《重修灵台县志》卷三《恤政志·灾异》。
⑩ 《正宁县志》,甘肃文化出版社 2010 年版。
⑪ 《平凉市志》,中华书局 1996 年版。
⑫ 《宁县志》,甘肃人民出版社 1988 年版。
⑬ 《环县志》,甘肃人民出版社 1993 年版。
⑭ 《西峡县卫生志》,1986 年。

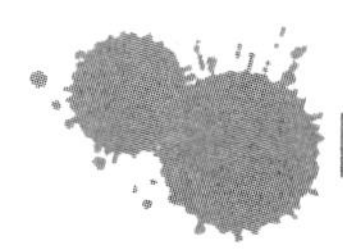

亡其多①。

淅川厅(今淅川县) 瘟疫流行②。

江苏省

金 陵(江宁、上元二县附郭,今南京市) 夏,六月,城厢内外,霍乱绞肠诸症纷然而起③。

镇 江(丹徒县附郭,今镇江市) 夏,五月,自五月上浣以来,寒暖不常,阴晴无定,以致疟利伤寒痧痘等症,日有所闻,其有患霍乱者,朝发夕毙,势更可危④。

扬 州(江都、甘泉二县附郭,今扬州市) 秋冬疫喉流行,患斯症者沿门比户,长幼相同,互相传染,夭折颇多⑤。

铜山县(今徐州市铜山区) 八月,贾汪一带流行瘟疫,患者吐泻黄水不止,旦夕即死⑥。

上海市

上海县(今闵行区等) 夏五月,疫疠流行,染患时疫者,十死八九,上海县汪大令关心民瘼,特于廿四日为始,饬差傅本埠各肉铺禁屠三天⑦。冬,喉痧流行,多至不救⑧。

嘉定县(今嘉定区) 冬,喉痧症流行⑨。

浙江省

杭 州(钱塘、仁和二县附郭,今杭州市) 夏四月,自交夏令,久少甘霖,天气炎蒸,居民多患喉症,兼之天花传染,小孩多有因此夭殇者⑩。夏五月,黄梅时节,寒暖不时,疫疠流行,死亡枕藉⑪。冬十一月,九月迄今,雨泽稀少,民间之患瘟疫者,实繁有徒⑫。此间自交冬令,天久不雨,民间患喉症及冬温者甚多,近复天花流行,医者颇多

---

① 《内乡县志》,生活·读书·新知三联书店1994年版。
② 《淅川县志》,1990年。
③ “衷阜晴云”,《申报》1901年8月5日,第3版。
④ “京江患疫”,《申报》1901年7月15日,第2版。
⑤ “疫喉刍言”,《申报》1902年3月25日,第3版。
⑥ 《铜山县志》,中国社会科学出版社1993年版。
⑦ “禁屠禳疫”,《集成报》1901年第42期。
⑧ 民国《上海县续志》卷二八《杂记一·祥异》。
⑨ 民国《嘉定县续志》卷三《赋役志·灾异》。
⑩ “武林喜雨”,《申报》1901年6月12日,第2版。
⑪ “孙山防鹤”,《申报》1901年7月7日,第2版。
⑫ “武林杂志”,《申报》1901年12月31日,第3版。

棘手，沴戾潜滋，殊可忧也[①]。

建德县（今建德市） 十二月疫，小儿殇于痘者无算[②]。天花大流行，遍及城乡各地，以梅城镇最为严重，死亡甚多。府前街中医蔡振芝的两子一女，均于是年死于天花，以致绝后[③]。

福建省

厦 门（时属同安县） 夏，瘟疫盛行，死亡甚众。7月1日（五月十六日）报道：自暮春迄今，厦门寒燠无常，天时不正，以致居民沾染疾疫，比户呻吟[④]。7月20日（六月五日）报道：福建厦门地方，现在的瘟疫多得很，有一天棺材店里卖出棺材一百三十余具[⑤]。疫疠四（个）月[⑥]。

福 州（闽县、侯官二县附郭，今福州市） 自夏徂冬，鼠疫流行，死亡相继。闽县郑奋扬、萧崖参订《鼠疫约编》，他们在《自序》中称：辛丑岁，自夏徂秋，吾省城乡内外鼠死而疫作，为数年来最盛。在《医案篇·拙案》中云：辛丑夏间，省城鼠疫大作，延及南关外各乡村。夏五月，福州时疫盛行。7月7日（五月廿二日）报道：（福州）时疫盛行，比户呻吟[⑦]。7月13日（五月廿八日）报道：福州时疫，日甚一日，城内外几于无地不有，且有一家连毙数命者。闻此次染疫毙命之人数以万计，是诚奇灾浩劫，为历来所未有也[⑧]。夏六月，福州疫气仍盛，连省试都停[⑨]。秋七月，福州时疫盛行，行人一不小心，辄致毙于路侧[⑩]。冬十月，闽中时疫流行，死亡相继[⑪]。冬十二月，省垣时疫流行，或核或瘢，自夏徂秋，迄未稍减，现届隆冬之际，气候和煦，颇似三春，患病者尤指不胜屈[⑫]。次年六月鼠疫又起，有人回顾：去岁省垣疫气大作，自三月杪至六月中，共计城台毙者二万余人，为从未有之惨[⑬]。

---

① “杭人患旱”，《申报》1901年12月25日，第2版。
② 民国《建德县志》卷一《天文志·灾异》。
③ 《建德县医药卫生志》，1985年。
④ “鹭江患疫”，《申报》1901年7月1日，第3版。
⑤ “出会驱疫”，《杭州白话报》1901年第4期。
⑥ 民国《厦门市志》卷三《大事志》。
⑦ “弊中苦疫”，《申报》1901年7月7日，第2版。
⑧ “闽疫未已”，《申报》1901年7月13日，第2版。
⑨ “畏疫停试”，《申报》1901年8月1日，第3版。
⑩ “闽中人语”，《申报》1901年9月8日，第3版。
⑪ “闽中患疫”，《申报》1901年12月3日，第2版。
⑫ “榕下祭诗”，《申报》1902年2月5日，第2版。
⑬ “福州近事：时疫又起”，《鹭江报》1902年第6期。

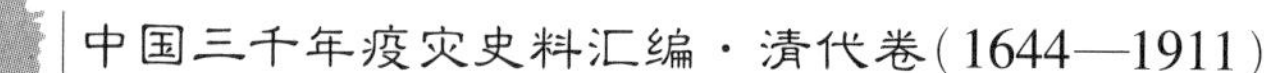

兴化县(今莆田市)　鼠疫有小暴发①。

漳浦县　二月,城关射圃居民染上鼠疫,即传染四邻,至三、四月间大流行,70多天内死于鼠疫者达1000多人②。

龙岩县(今龙岩市)　鼠疫,蒋邦杨姓初染此症,有一家死十余口者③。五月,湖邦蒋邦下洋村(今属红坊)流行鼠疫,有一家死十余人④。

台湾省

全省鼠疫患者4499例,死亡3673人,以台北和台南为最大流行地⑤。是年,鼠疫蔓延各地,北部患病者达4496人,因而死亡者3619人⑥。

江西省

九　江(德化县附郭,今九江市)　秋七月,洪水为灾,继以疠疫⑦。

武宁县　五月初五大水,山崩堤决。秋大疫⑧。

湖北省

武　昌(江夏县附郭)　春三月,天时不正,寒暖无常,民间疾疫丛生,且有得病数日,即登鬼箓者⑨。今春天花盛行,幼童传染者甚众,现交夏令,仍不稍衰⑩。秋七月,赤日当空,炎威甚炽,患急痧者时有所闻⑪。

沙　市(时属江陵县)　往岁冬不藏阳,至今年春夏之交,瘟疫甚多⑫。

利川县(今利川市)　1901年,柏杨坝疫病流行,380余人感染,160余人死亡⑬。

湖南省

长　沙(长沙、善化二县附郭,今长沙市)　秋七月,大水之后,(湘中)疫疠为灾,

---

① 冼维逊《鼠疫流行史》,1988年,第137、138页。
② 《漳浦县志》,方志出版社1998年版。
③ 民国《龙岩县志》卷一《大事志》。
④ 《龙岩市志》,中国科学技术出版社1993年版。
⑤ 冼维逊《鼠疫流行史》,1988年,第171页。
⑥ 《重修台湾省通志》卷一《大事志》。
⑦ “浔郡官场纪事”,《申报》1901年9月1日,第3版。
⑧ 《武宁县志》,江西人民出版社1990年版。
⑨ “鹤楼春眺”,《申报》1901年4月22日,第3版。
⑩ “鹄山樵唱”,《申报》1901年6月4日,第3版。
⑪ “鄂渚迎秋”,《申报》1901年8月19日,第3版。
⑫ “荆沙巷语”,《申报》1901年7月9日,第3版。
⑬ 《利川市志》,湖北科学技术出版社1993年版。

死亡相属①。

湘乡县(含今湘乡市和双峰县)　秋,流感患者约占全县人口之半,死广达3万余人,县城患者300余人,死亡近百,北门丁家街槽门屋场死11人,无人敢往掩埋②。

邵阳县(今邵阳市)　大饥,因饥而病、因病而疫气流行传染者所在皆是,死亡枕藉,有阖门十数口无一存者③。

重庆市

永川县(今永川区)　城关及附城,麻疹流行,死亡率很高④。

四川省

青神县　青神县瘟疫流行,死亡近万人⑤。

贵州省

贞丰州(今贞丰县)　贞丰州境病疫流行,岁欠丰稔⑥。

云南省

太和县(今大理市)　大理县城关鼠疫流行⑦。

思茅厅(今普洱市思茅区)　城关鼠疫流行⑧。

阿迷州(今开远市)　小儿辈又患天花,数月间死亡数百人⑨。

保山县(今保山市)　鼠疫流行,人死如麻,棺材售罄,惨不忍闻⑩。

广西壮族自治区

梧　州(苍梧县附郭)　夏,五月,西江上游水势盛涨,梧州城内外各街道低洼处所,水深五六尺,兼之时当孟夏,疫气流行,载道死亡,不可胜计⑪。鼠疫流行⑫。

贵　县(今贵港市)　鼠疫流行⑬。

---

① “湘中人语”,《申报》1901年8月27日,第3版。

② 《湘乡县志》,湖南出版社1993年版。

③ 〔清〕赵学圭《邵阳贺愍公(金声)事迹·上善后俱、营务处两禀合稿》。

④ 《永川县志》,四川人民出版社1997年版。

⑤ 《乐山市志》,巴蜀书社2001年版。

⑥ 《贞丰县志》,贵州人民出版社1994年版。

⑦ 《中国鼠疫流行史》,1973年。

⑧ 《思茅专区鼠疫流行及流行因素调查报告》,1958年。

⑨ 民国《阿迷州志》卷二三《灾祥·天灾》。

⑩ 《永昌镇志》,香港天马图书有限公司2001年版;《蒲缥镇志》,香港天马图书有限公司2001年版。

⑪ “梧江灾象”,《申报》1901年7月8日,第2版。

⑫ 冼维逊《鼠疫流行史》,1988年,第107页。

⑬ 冼维逊《鼠疫流行史》,1988年,第141页。

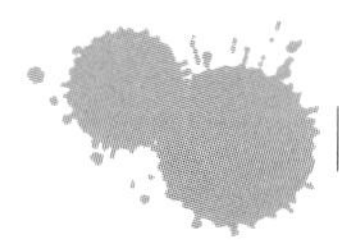

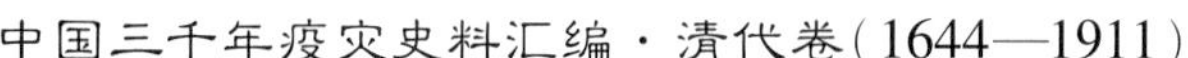

合浦县　北海地区鼠疫流行[1]。

武缘县(今武鸣县)　夏,邓柳团瘟疫盛行,合戊戌年(1898)统计,男女死者不下千人[2]。

广东省

广　州(番禺、南海二县附郭,今广州市)　夏四月,粤省城厢内外,疫症流行,一经沾染,均无药可治[3]。省垣疫症流行,而以泮塘乡为尤甚,乡中人民不过千余名口,而旬日间染疫而亡者已百余人[4]。夏五月,省垣疫气亦不减于香港,每日死者约五千人[5]。夏六月,西城四庙绅耆以近日时疫流行,死亡相继[6]。冬十二月,广州湾一带现忽疫疠流行,四处传染[7]。

南海县(今佛山市南海区)　疫症复行,尸塞街上,行人掩鼻,目观心伤[8]。

花　县(今广州市花都区)　新街、芙蓉嶂、花城等地鼠疫流行,病死者数以千计[9]。

高要县(今肇庆市)　夏,郡城时疫流行[10]。

吴川县(今吴川市)　梅菉镇春三月,疫[11]。

罗定州(今罗定市)　罗定州属疫症流行,蔓延无际。今春杨柏孙直刺调署州篆后,家人不服水土,疾病颠连,迨入夏,幕友家丁相染疫而殒者多至十有三人。未几,直刺亦被病魔所祟,遽尔骑箕。本日某日买棺运回省垣,累累然相属于道[12]。民多疫疠。粤地疠疾流行,鼠先中毒死则传染于人,四时皆有,而春秋为盛,世谓之鼠疫。州城自二十年至是,受灾颇重,乡村亦间有之[13]。罗镇区四月鼠疫流行,死亡170多人;罗平区连续三年鼠疫流行,死亡394人。

兴宁县(今兴宁市)　二月,赤联、汤湖、陂西等乡首见鼠疫流行,患病135人,死

---

① 冼维逊《鼠疫流行史》,1988年,第186页。
② 民国《武鸣县志》卷一〇《前事考·附灾祥》。
③ “粤垣患疫”,《申报》1901年5月19日,第2版。
④ “粤中患疫”,《申报》1901年5月27日,第2版。
⑤ “香港患疫”,《申报》1901年6月25日,第2版。
⑥ “珠海云帆”,《申报》1901年7月25日,第2版。
⑦ “广湾患疫”,《申报》1902年2月21日,第2版。
⑧ 梁达樵《辨证求真·程海序》。
⑨ 《花县志》,广东人民出版社1995年版。
⑩ 宣统《高要县志》卷二五《旧闻篇·纪事》。
⑪ 光绪《梅菉志稿》卷三《事纪》。
⑫ “宦途惨况”,《申报》1901年7月9日,第2版。
⑬ 民国《罗定县志》卷九《旧闻志·纪事》。

亡132人,此后境内连续流行直到1937年才停息,波及全县81个乡[①]。

海阳县(今潮州市潮安区)　春夏间,庵埠、龙湖等处鼠疫大作[②]。春夏间,庵埠、龙湖等处鼠疫大作[③]。

遂溪县　部分地区鼠疫。

石城县(今廉江市)　廉江县城疫,死千余人。

东莞县(今东莞市)　鼠疫流行。

顺德县(今佛山市顺德区)　鼠疫流行。

香山县(含今中山市、珠海市)　鼠疫流行。

三水县(今佛山市三水区)　鼠疫流行。

增城县(今增城市)　鼠疫流行。

新兴县　县城鼠疫流行[④]。上沙区鼠疫流行。

恩平县(今恩平市)　沙湖区鼠疫流行。

陆丰县　营下乡、华门乡鼠疫流行,据说是由海丰返回的人带来。

惠来县　赤洲港原有人口五千多人,鼠疫流行后顿成废墟[⑤]。

饶平县　黄冈镇(城关镇)二月至五月鼠疫流行,死亡约四千人,据说是当地剧团到福建漳州演出时将鼠疫病菌带回所致[⑥]。

丰顺县　鼠疫流行,鼠疫从潮安首先传入溜隍镇,死亡数十人[⑦]。丰良圩(老县城)、新楼圩死亡一二百人。

普宁县(今普宁市)　部分地区鼠疫。

澄海县(今汕头市澄海区)　汕头也有鼠疫发生[⑧]。

乐昌县(今乐昌市)　秋旱,痨疫流行,死亡甚众[⑨]。

海南省

琼山县(今海口市琼山区)　海口城中鼠疫流行[⑩]。

---

① 《兴宁县志》,广东人民出版社1992年版。

② 光绪《海阳县志》卷二五《前事略二》。

③ 民国《广东通志稿·大事记》。

④ 《新兴县卫生志》,1988年。

⑤ 《汕头市卫生志》,1990年。

⑥ 《饶平县志》,广东人民出版社1994年版。

⑦ 《丰顺县志》,广东人民出版社1995年版。

⑧ 以上未注出处者,详见冼维逊《鼠疫流行史》,1988年,第187~229页。

⑨ 民国《乐昌县志》卷一九《大事纪》。

⑩ 冼维逊《鼠疫流行史》,1998年,第196页。

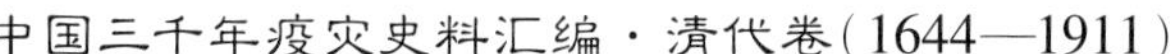

临高县　调楼、贤龙、头咀、安全、新盈、新兴、美良等港口鼠疫流行,死亡甚多[①]。

香港特别行政区

春,时疫流行。4 月 25 日(三月初七日)某邮报云:日来香港患疫者,日见其多,计本礼拜内感疫受病者,共有六十五人,其间不治者已五十五人,较诸上礼拜,所增将三倍矣。且自今年西正月以至今日,合计因疫而亡者,亦不逾前数也。近两日间,四十八点钟内,新患者又有二十四人之多,且尽系华人。统计本年港中人民死于疫者,已有二百人左右云[②]。夏四月,时疫流行[③]。夏五月,时疫盛行,死亡载道[④]。

光绪二十八年(1902)

黑龙江省

哈尔滨　6 月 30 日至 10 月 8 日,傅家甸、哈尔滨及中东铁路沿线流行霍乱传染病。全线染病者,中国人 3123 人,俄国人 1365 人;死亡中国人 1945 人,俄国人 695 人[⑤]。其中,哈尔滨市、傅家甸(现道外区)共查出俄侨患者 608 人,死亡 283 人,病死率 46. 55%;中国患者 1050 人,死亡 647 人,病死率为 61. 66%[⑥]。

瑷珲城(今属黑河市)　五月初一日,陡然城内见有染患霍乱及转筋之病。从发现日起,即成瘟疫,蔓延流行不可截止。传染者缩筋拘挛,针药罔效,腹堕三泄即亡。经官府派差守立四门查点,每日拾出尸骸七八百数。如是半月,市断人稀,街面几无人迹[⑦]。六月,瑷珲城内霍乱流行[⑧]。

阿城县(时称阿勒楚喀协领)　六月,阿城县城霍乱流行[⑨]。

绥化厅(今绥化市)　绥化厅霍乱流行,60%的人口患病,病死率占 15%[⑩]。

---

① 冼维逊《鼠疫流行史》,1998 年,第 198 页。

② "香港疫症",《集成报》1901 年第 2 期。

③ "香港患疫",《申报》1901 年 6 月 14 日,第 2 版。

④ "香港患疫",《申报》1901 年 6 月 25 日,第 2 版。

⑤ 《道外区志》,中国大百科全书出版社 1994 年版。

⑥ 《黑龙江省志》卷四七《卫生志》,黑龙江人民出版社 1996 年版;《哈尔滨市志》,黑龙江人民出版社 1998 年版。

⑦ 《海兰泡与江东六十四屯惨案资料》,《近代史资料》总第 44 号,第 113 页。

⑧ 《黑龙江省志》卷四七《卫生志》,黑龙江人民出版社 1996 年版。

⑨ 《阿城县志》,黑龙江人民出版社 1988 年版。

⑩ 《绥化县志》,黑龙江人民出版社 1986 年版。

吉林省

梨树县　夏大疫①。

吉林府（今吉林市）　夏，时疫盛行。六月十三日（7 月 17 日）报道：吉林省城近亦患疫，其病之传染于通江口地方者，殆又甚焉，计通江口患疫之人，日有百余②。

辽宁省

奉天府（今沈阳市）　夏，瘟疫（鼠疫）流行。六月三十日（8 月 3 日）报道：奉省渐有瘟疫，俄兵按户饬净街道、洁院宇以避之③，省城自有瘟疫，俄以为承德县监犯所致，令即刻迁犯人于西关，并焚其旧衣换以新衣④。

义　州（今义县）　五月、六月大旱，有虫灾，六月、七月大疫⑤。霍乱再次流行⑥。

盘山县（时属广宁县）　六月、七月大疫⑦。

铁岭县（今铁岭市）　夏大疫。是时拳祸刚过，兵乱粗平，疠气所积，遂流为大疫，患者顷刻死，上吐下泻，霍乱转筋。时风气未开，不能防止，任其传染，无法施治，至八月秋高气爽始息⑧。夏，发生“霍乱抽筋”，患者上吐下泻而死，无法医治，任其泛滥，初时还具棺成殓，后期便拥沟群尸伙埋⑨。

盖平县（今盖州市）　秋大疫⑩。秋，鼠疫盛行。八月廿七日（9 月 28 日）报道：近日盖州一带鼠核瘟症盛行，患此病而死者颇多，某商店上下十余人，死者过半，俄人之染疫死者数亦不少⑪。九月初七日（10 月 8 日）报道：盖平县传患核瘟症至今未息，营口俄人大为恐怖⑫。九月十五日（10 月 16 日）报道：盖城所起之核瘟灾，现今仍未退消，而寓居城内之俄人惧瘟灾染身，皆已移居城外云⑬。九月十八日（10 月 19 日）报道：盖城瘟灾盛行，传染犹多。某商店佣仆十四人，传染十二人，二日之间全死。又

---

① 民国《梨树县志》首编《大事记》。
② “俄人验病”，《大公报》一九〇二年六月十三日，第 4 版。
③ “俄兵查疫”，《大公报》一九〇二年六月三十日，第 4 版。
④ “犯人迁地”，《大公报》一九〇二年六月三十日，第 4 版。
⑤ 民国《义县志》卷一九《大事纪》。
⑥ 《义县志》，沈阳出版社 1992 年版。
⑦ 光绪《盘山厅乡土志・灾祥》。
⑧ 民国《铁岭县志》卷一八《灾异・大疫》。
⑨ 《铁岭县志》，辽沈书社 1993 年版。
⑩ 民国《盖平县志》卷一《舆地志・祥异》。
⑪ “盖州患疫”，《大公报》一九〇二年八月廿七日，第 4 版。
⑫ “严防瘟疫”，《大公报》一九〇二年九月初七日，附张。
⑬ “择地避瘟”，《大公报》一九〇二年九月十五日，附张。

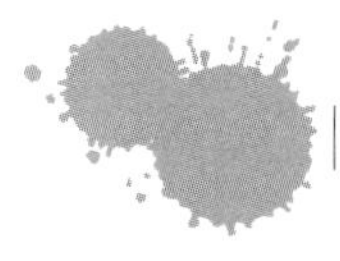

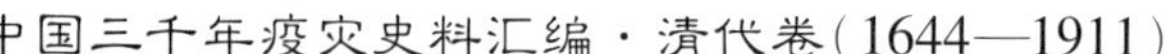

某商店十二人,传染而死者九人,其他不可枚举云①。

开原县(今开原市)　大疫②。开原大瘟疫③。

营口厅(今营口市)　夏,时疫(鼠疫)流行。五月十四日(6月19日)报道:营口时疫颇甚④。五月十七日(6月22日)报道:某轮船由天津运来铁路工人五百余名,船泊营口,死于船中者四名,患病者甚多⑤。鼠疫死9人,大石桥附近死100余人⑥。营口、盖县、大石桥附近接连发生鼠疫,死亡109人⑦。

海城县(今海城市)　夏、秋,牛庄镇鼠疫流行。六月十三日(7月17日)报道:迩来时疫流行,不特埠内有之,而埠外三道沟、五台子、大水塘等乡庄亦有染患之人,受灾最轻者为秦家窝铺一庄,其余各村患病者,日或四五人、五六人不等⑧。七月初二(8月5日)报道:前数日牛庄瘟灾渐退,江浙寺医院一日仅由阜有门舁送病人二人入院就诊。近时瘟疾又起,每日舁送病人由阜有门过者,或八、九、十余人不等。昨日由东街抬出病人二十余人,皆送于俄医院调治云⑨。

辽阳州(今辽阳市)　夏,瘟疫(鼠疫)大起。六月二十日(7月24日)报道:姑树子村(时属辽阳州)迤延河西一带乡村瘟疫大起,各处村庄每日均有染瘟毙命者。有河西大房身村农人王姓者,大小眷口十人,连日染瘟身毙者六人⑩。

庄河县(时属岫岩州)　六月、七月瘟疫颇剧⑪。

辽中县(今沈阳市辽中区)　夏季,境内疠疫流行,人口死亡达10%以上⑫。

北京市

京　城(宛平、大兴二县附郭,今北京市)　夏,霍乱流行。五月初三日(6月8日)报道:京师寒燠不调,时疫大作⑬。五月廿四日(6月29日)报道:近日京城亦颇有

---

① “盖城瘟灾”,《大公报》一九〇二年九月十九日,附张。

② 民国《奉天通志》卷一四四《民治志三・灾振》,民国七年《开原县志》卷三《人事志・灾异》。

③ 《开原县志》,辽宁人民出版社1995年版,第15页。

④ “巡捕查疫”,《大公报》一九〇二年五月十四日,第4版。

⑤ “益西报云”,《大公报》一九〇二年五月十七日,第6版。

⑥ 冼维逊《鼠疫流行史》,1988年,第110页。

⑦ 《营口市卫生志》,1987年。

⑧ “牛庄患疫”,《大公报》一九〇二年六月十三日,第4版。

⑨ “瘟灾继起”,《大公报》一九〇二年七月初二日,第5版。

⑩ “瘟疫大作”,《大公报》一九〇二年六月二十日,第4版。

⑪ 民国《庄河县志》卷一《地理志・祥异》。

⑫ 《辽中县志》,辽宁人民出版社1993年版。

⑬ “疫疠流行”,《申报》1902年6月8日,第2版。

染患时疫者，得病数小时即殒命[①]。五月廿六日（7月1日）报道：日来瘟疫一症，都门颇有传染，自东而西。数日前东便门及崇文门以东有之，昨日城内亦有暴毙之人，闻得病后下泻如白冻者，即不可救[②]。六月初七日（7月11日）报道：京师时疫流行[③]。六月初十日（7月14日）报道：（京师）瘟疫流传，自东而西，其势甚炽[④]；同日，袁世凯致函徐世昌曰：近日疫症大作，殇人甚多，署内自幕友以至夫役，殇去十余人。而营内更甚，官弁兵夫计有七八十之多[⑤]；孙宝瑄则在日记中写道：京师数日内疾疫甚盛，死人无算，皆因霍乱。有顷刻死者，有半日死者[⑥]；还有记载：京师亦有疫症，甚有一日之中，一家毙至十数人者[⑦]。六月十三日（7月17日）报道：近日疫症之盛，几于比户相延[⑧]。六月十八日（7月22日）报道：刑部员外郎钱干臣，记名本月三十日为其太夫人六旬荣庆，特召梨园在教场五条胡同寓中，演剧称觞，乃以疫疠方盛，戏房中顷刻毙命者五人，几不克终曲[⑨]。六月十九日（7月23日）报道：朱太史启动于十三日早间进城为友人诊疾，旋即传染时疫，中途腹泻，小腿转筋，至十四日晚间，竟至不起。近来京中患此病者甚多，虽名医亦不能自救如此[⑩]。秋，霍乱仍盛。七月初一日（8月4日）报道：京师时疫流行[⑪]。七月初九日（8月12日）报道：都门疫疠仍未净绝。前日珠市口某店一日间毙者四人，顺治门内大街西某木厂亦连毙工人六名，其余疫死者不胜枚举[⑫]。七月十一日（8月14日）报道：京师自得雨以来，所有转筋霍乱、瘪螺痧等症患者已少。惟初六日南半截胡同江宁馆内，寄居一监生郭元善，忽得时疫，一二日即卒[⑬]。七月十二日（8月15日）报道：此次疫疠传染之广，经时之久，为历年所未有。张统领勋所辖，驻扎东安门一营，染疫而毙命者至四十余名，致调防各兵咸惴惴，有不可终日之势云[⑭]。七月廿九日（9月1日）报道：沙土园官医总局日来就医者异常之

① “京城患疫”，《大公报》一九〇二年五月廿四日，第2版。
② “疫气北来”，《大公报》一九〇二年五月廿六日，第3版。
③ “善士施医”，《大公报》一九〇二年六月七日，第3版。
④ “都门近事”，《申报》1902年7月14日，第3版。
⑤ 《袁世凯致徐世昌函》，载《近代史资料》，总37号，第30页。
⑥ 孙宝瑄《忘山庐日记》（上），上海古籍出版社1985年版，第543页。
⑦ “北方有疫”，《鹭江报》1902年第8期。
⑧ “部郎中疫”，《大公报》一九〇二年六月十三日，第3版。
⑨ “美中不足”，《大公报》一九〇二年六月十八日，第3版。
⑩ “名医中疫”，《大公报》一九〇二年六月十九日，第4版。
⑪ “京师防疫”，《申报》1902年8月4日，第1版。
⑫ “都门疫信”，《大公报》一九〇二年七月初九日，第4版。
⑬ “时疫未已”，《大公报》一九〇二年七月十一日，第3版。
⑭ “兵营患疫”，《大公报》一九〇二年七月十二日，第4版。

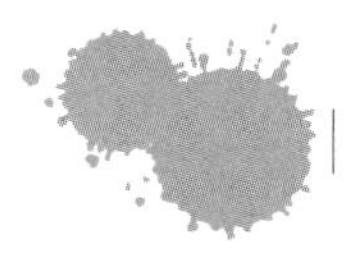

多,闻每日总在二百余号,亦可京城时症流行之盛矣①。冬,痘疹流行。九月廿四日(11 月 25 日)报道:京城自入冬以来,天气亢热,小儿多有患痘疹者,医者稍不加注意,每多误事,以致死亡者不少②。

通　州(今通州区)　霍乱流行③。

天津市

天　津(天津县附郭,今天津市)　夏五六月,霍乱流行,传染甚速。直省自入五月,多患霍乱等症,津门尤甚。计未弥月,共殇不下万名口。杨柳青一村,每日少则殇十余人,多则二三十人④。五月,霍乱流行,杨柳青保甲局配制救急散施放⑤。五月十三日(6 月 18 日)报道:津郡时疫流行,传染甚速⑥。五月十六日(6 月 21 日)报道:天津时疫流行,死亡相继⑦。五月十八日(6 月 23 日)报道:时疫流行,传染甚广……王家口、胜芳各乡镇,日间死亡相继,医药无灵⑧。五月廿三日(6 月 28 日)报道:天津时疫流行,洋人染疫而死者甚夥⑨。五月廿六日(7 月 1 日)报道:河东德国所管全界内本月廿四日计病者九人,死者男妇共七名⑩。河东大佛寺德国医院,前日德兵在院内养病者共七人,病毙一人⑪。六月初二日(7 月 6 日)报道:黄村现有华人木匠、瓦匠甚多,修建意国兵房。日昨该匠中有三人染患霍乱死去一人,尚有二人病势甚重⑫。六月十一日(7 月 15 日)报道:粮店街同茂永某伙友,于初九日午刻陡患时疫,照章送院就诊,讵到院未及施诊,即已毙命⑬。杨家台李姓,患疫病故⑭。六月十九日(7 月 23 日)报道:瘟疫流行,各国管理地界均须洁净,违则惩罚⑮。六月廿一日报道:津门时疫流行,死亡相继⑯。秋七月,霍乱仍然猖獗。七月十七日(8 月 20 日)报道:(天津)

---

① "纪官医院",《大公报》一九〇二年七月廿九日,第 2 版。
② "天时不正",《大公报》一九〇二年九月廿四日,第 2 版。
③ 民国《通县志要》卷九《风土志·祥异》。
④ 柳溪子《津西毖记》,《义和团》(二),神州国光社 1951 年版,第 130 页。
⑤ 《西青区志》,天津社会科学院出版社 2003 年版。
⑥ "纪保卫医院",《大公报》一九〇二年五月十三日,第 3 版。
⑦ "见义勇为",《大公报》一九〇二年五月十六日,第 3 版。
⑧ "急如星火",《大公报》一九〇二年五月十八日,第 3 版。
⑨ "禁止往来",《申报》1902 年 6 月 28 日,第 2 版。
⑩ "疫仍未止",《大公报》一九〇二年五月廿六日,第 4 版。
⑪ "德人防疫",《大公报》一九〇二年五月廿六日,第 4 版。
⑫ "黄村患疫",《大公报》一九〇二年六月初二日,第 5 版。
⑬ "时疫毙命",《大公报》一九〇二年六月十一日,第 3 版。
⑭ "掩埋尸棺",《大公报》一九〇二年六月十一日,第 3 版。
⑮ "污秽受惩",《大公报》一九〇二年六月十九日,第 4 版。
⑯ "沽土红鳞",《申报》1902 年 7 月 25 日,第 3 版。

疫疠盛行，虎烈拉一症，截止到东历八月十一日，城内居民患者一千三百四十七名口，毙者九百四十七名口①。

河北省

保　定（清苑县附郭，今保定市）　夏，霍乱盛行，人死甚众②。五月廿三日（6月28日）报道：省城时疫，传染更速，病状更险，刻下城中因疫死者，每日必有一二十人之多③。六月初五日（7月9日）报道：保府一带时疫流行④。六月初七日（7月12日）报道：省城日久未得甘霖，时疫流行，死亡载道⑤。有这样一个故事：保定疫疠。有林姓者，以行善著名，其家犯疫，以为必死，开门任人出入，每日置数千钱于几，听入室者自为攫取，然人无敢动之者，独有一卖果者，入而取之，归家即病疫而亡，林之家患疫者皆愈⑥。

文安县　春旱，六月大热如火，七月疫，死人无算⑦。

容城县　五月亢旱，人多暍死，秋后又生瓜瓤瘟，疫死伤无数⑧。

新河县　五、六月间时疫大作，挨门沿户，传染殆遍。初四肢冰凉，六脉俱停，呕吐泻肚，朝发夕死，莫可救药，亲戚故知，莫敢吊唁，邻里亦断往还，全县共计死男女二千余人⑨。

霸　县（今霸州市）　六月旱，霍乱症流行，死亡甚众⑩。

怀安县　发现急性霍乱症，县城一带特重，而北瓦窑一村死达七八十人，城市棺匣售尽，乡间多以席卷掩埋之⑪。县境发生急性霍乱症，县城一带甚重。北瓦窑一村死亡近80人⑫。

宣化县（今张家口市宣化区）　夏，时疫流行。六月廿九日（6月28日）报道：察哈尔领催富禄，年力正盛，因染患时疫病，不终日而毙。日内，疫症传染颇多，俄人之

---

① “津疫骇闻”，《申报》1902年8月20日，第2版。

② 民国《清苑县志》卷六《大事记・灾祥表》。民国《清苑县志料》卷一〇《大事记》。民国《重订清苑县志》卷一〇《志余・灾祥表》。《保定市民政志》，新华出版社1990年版。

③ “时疫未止”，《大公报》一九〇二年五月廿三日，第3版。

④ “捐廉施药”，《大公报》一九〇二年六月五日，第2版。

⑤ “保阳纪事”，《申报》1902年7月12日，第3版。

⑥ “北方有疫”，《鹭江报》1902年第8期。

⑦ 民国《文安县志》卷终《灾异》。

⑧ 民国《容城县志》卷八《灾异志》。

⑨ 民国《新河县志》卷二《事记・灾异下》。《新河县志》，方志出版社2000版。

⑩ 民国《霸县新志》卷六《灾异》。《霸州市志》，中国文史出版社2006年版。

⑪ 民国《怀安县志》卷一〇《志余・大事纪》。

⑫ 《怀安县志》，中国社会出版社1994年版。

居是地者,咸束装北徙以避之[①]。秋,时疫继续流行。七月廿一日(8月24日)报道:瘟疫流行,迄今月余,曾不少减[②]。七月廿九日(9月1日)报道:近日天气凉爽,各处疫疠渐减[③]。

西宁县(今阳原县)　又瘟[④]。

高邑县　春旱,六、七月间时疫流行,人多暴亡,城镇尤甚[⑤]。

藁城县(今藁城市)　夏秋间大疫,死者甚多[⑥]。夏秋大疫,死人甚多[⑦]。

宁晋县　春大旱,夏以疫症流行,多暴亡[⑧]。

无极县　大疫,死亡甚众,有全家俱尽者。村人迷信,以为过年即解,于是有七月十五过年之事,秋凉始稍杀[⑨]。

南宫县(今南宫市)　大疫,一村死者多至数十人[⑩]。

曲阳县　大疫,死者甚众[⑪]。

晋　州(今晋州市)　自五月至七月霍乱盛行,各村死亡相继,少者一二十人,多者至数百人[⑫]。夏秋间大疫,寺间死二百余人,南白滩、候城均死一百余人,其余村庄死十人以上至百人以下不等[⑬]。夏秋,晋县、藁城、无极大疫,死者甚多。晋县寺间死二百余人[⑭]。

沙河县(今沙河市)　七月大疫,人多死者[⑮]。

南皮县　六月大疫,伤人甚多[⑯]。

景　县　秋九月,江头黑螟虫害稼,瘟疫流行,多有死伤[⑰]。

---

① “张家口:时疫流行”,《大公报》一九〇二年六月廿九日,第5版。
② “张家口:时疫未息”,《大公报》一九〇二年七月廿一日,第4版。
③ “张家口:疫气日减”,《大公报》一九〇二年七月廿九日,第4版。
④ 民国《阳原县志》卷一六《前事·天灾》。
⑤ 民国《高邑县志》卷一〇《故事志·史事》。《高邑县志》,新华出版社1993年版。
⑥ 民国《续修藁城县志》卷四《事异志》。
⑦ 《藁城县志》,中国大百科全书出版社1994年版。
⑧ 民国《宁晋县志》卷一《封域志·灾祥》。《宁晋县志》,中华书局1999年版。
⑨ 民国《无极县志》卷一九《大事表》。《无极县志》,人民出版社1993年版。
⑩ 民国《南宫县志》卷二五《杂志·祥异》。
⑪ 光绪《重修曲阳县志》卷五《灾异记第二》。
⑫ 民国《晋县乡土志》历史分册第六章《户口·灾荒损户口》。
⑬ 民国《晋县志》卷五《灾祥》。
⑭ 《石家庄地区卫生志》,河北人民出版社1990年版。
⑮ 民国《沙河县志》卷一一《志余上·祥异》。
⑯ 民国《南皮县志》卷一四《故实志下·祥异》。
⑰ 民国《景县志》卷一四《故实志·史事》。

盐山县 大疫[1]。

肃宁县 六月、七月,霍乱大流行,死人无数[2]。

吴桥县 县内霍乱病流行[3]。

赵 州(今赵县) 瘟疫大作,死者枕藉[4]。

东安县(今廊坊市安次区) 春,灾疫流行[5]。

固安县 大疫霍乱,阖邑死者亦千计[6]。

沧 州(今沧州市) 五月大疫,沧境死约万人[7]。五月,瘟疫流行,死亡万余人[8]。五月,大疫,沧境死约万人[9]。

献 县 疫[10]。

祁 州(今安国市) 大疫[11]。

广平县 瘟疫流行[12]。

束鹿县(今辛集市) 全县瘟疫流行,死伤甚众[13]。

滦 州(今滦县)、丰润县(今唐山市丰润区) 初春,郑庄子村霍乱病流行,发病200人,死亡150人[14]。按:是时尚无唐海县,其地属滦州和丰润县,1983年置唐海县,2012年更名曹妃甸区,隶唐山市。

新疆维吾尔自治区

疏附县(今喀什市) 疏附鼠疫流行[15]。

甘肃省

镇番县(今民勤县) 红柳园、外渠、三沟、新河、羊路等地白喉天花流行[16];红柳

---

① 《盐山县志》,南开大学出版社1991年版。
② 《肃宁县志》,方志出版社1999年版。
③ 《吴桥县志》,中国社会出版社1992年版。
④ 光绪《赵州乡土志·户口》。
⑤ 民国《安次县志》卷一《地理》。
⑥ 光绪《固安志·户口》。
⑦ 民国《沧县志》卷一六《大事年表》。
⑧ 《沧县志》,中国和平出版社1995年版。
⑨ 《沧州市卫生志》,中医古籍出版社1997年版。
⑩ 民国《献县志》卷一九《故实》。
⑪ 《安国县志》,方志出版社1996年版。
⑫ 《广平县志》,文化艺术出版社1995年版。
⑬ 《辛集市志》,中国书籍出版社1996年版。
⑭ 《唐海县志》,天津人民出版社1997年版。
⑮ 冼维逊《鼠疫流行史》,1988年,第138页。
⑯ 《民勤县志》,兰州大学出版社1994年版。

园、外渠、三沟、什岔等地白喉流行[①]。

河　州(今临夏州)　河州城区天花流行,四川民间医生首次来河州城,将天花患者脓包痂皮制成粉末,吹入儿童鼻腔,预防天花,为河州免疫接种之始[②]。

内蒙古自治区

托克托厅(今托克托县)　光绪二十八年(1902)十二月至光绪二十九年(1903)四月,托克托县流行肺鼠疫,左家营、帐房坪、什力圪图3个村庄波及,发病56人,全部死亡,传染来源不清[③]。光绪二十八年(1902)[十]二月至1903年4月,鼠疫流行,范围在托克托厅一带,起源于左家营村,后传至帐房坪、什力圪图。发病56人,全部死亡[④]。

牙克石(时属索伦旗)　六月三十日,牙克石至巴林铁路沿线流行霍乱[⑤]。

鄂尔多斯左翼前旗(今准格尔旗)　鼠疫流行[⑥]。

鄂尔多斯左翼中旗(今伊金霍洛旗)　鼠疫流行[⑦]。

鄂温克旗　伊敏苏木的阿贵图地区以及达斯根苏木和辉苏木发生鼠疫,死亡300余人,其中有31户全家死亡[⑧]。

陕西省

怀远县(今横山县)　夏,瘟疫大炽,商旅隔绝往来[⑨]。夏,疫染遍境,往来隔绝[⑩]。

葭　县(今佳县)　夏秋之交,疫疠流行,暴死者众,到处修醮禳瘟[⑪]。

绥德州(今绥德县)　疫[⑫]。瘟疫,蠲免屯粮220.6石,民粮143.5石[⑬]。

米脂县　秋大疫[⑭]。

府谷县　秋,大疫,虎烈拉传播,全县死亡人数近千,城关尤甚,道路行人断绝40

---

① 《民勤县卫生志》,2010年。

② 《临夏市志》,甘肃人民出版社1995年版。

③ 《呼和浩特市志》(下),内蒙古人民出版社1999年版。

④ 《土默特志》,内蒙古人民出版社1997年版。

⑤ 《牙克石市志》,内蒙古人民出版社1996年版。

⑥ 《准格尔旗志》,内蒙古人民出版社1993年版。

⑦ 《伊克昭盟志》,现代出版社1994年版。

⑧ 《呼伦贝尔盟志》,内蒙古文化出版社1996年版。

⑨ 民国《横山县志》卷二《纪事》。

⑩ 《横山县志》,陕西人民出版社1993年版。

⑪ 民国《葭县志》卷一《祥异》。

⑫ 光绪《绥德州志》卷三《民赋志·祥异》。

⑬ 《绥德县志》,三秦出版社2003年版。

⑭ 光绪《米脂县志》卷一〇《纪事志二·历代祥异》。《米脂县志》,陕西人民出版社1993年版。

余日①。

淳化县　霍乱(时称虎烈拉)流行,患者往往朝发夕亡②。

山西省

太　原(阳曲县附郭)　秋八月,时疫流行,太原南境尤疫气弥漫③。

太原县(今太原市晋源区)　七月,迩来瘟疫流行,城镇、村庄莫不死亡处处,人民畏而祭瘟④。

寿阳县　六月,小店镇瘟疫盛行数日,已毙五六十人,邻人有自该镇归来者言之,寿阳因瘟疫而没者甚多,一村有毙数百人者⑤。秋八月,时疫流行。寿阳县患此而亡者已多至三千余名口⑥。

马邑县(今朔州市朔城区)　七月,瘟疫大行,城关死人四十余口⑦。

右玉县　右玉大旱,饿死千人。后又遭瘟疫,死数百人⑧。

怀仁县　瘟疫流行⑨。

朔　州(今朔州市)　四月,城内进士王者馨在京做官被八国联军杀害,运回灵柩时传入瘟疫,先是城内太湖石街,接着东街、西街、南街瘟疫流行,到六七月间,死亡2000多人。八月以后,天气逐渐凉爽,瘟疫渐消⑩。三月至八月,瘟疫大流行,全州死亡约2万人,患者上吐下泻,无法治疗。后用喝酒、吃蒜、带苍术、石灰刷墙等法防治,才得基本控制。此次瘟疫,州城发生在五月,至秋方止,死亡1000多人⑪。

天镇县　霍乱流行,交通中断⑫。

应　州(今应县)　鼠疫,死数百人⑬。

兴　县　黑峪口等两村鼠疫,死50人⑭。

① 《府谷县志》,陕西人民出版社1994年版。
② 《淳化县志》,三秦出版社2000年版。
③ "晋民患疫",《申报》1902年9月19日,第3版。
④ 刘大鹏遗著,乔志强标注《退想斋日记》,山西人民出版社1990年版,第113页。
⑤ 刘大鹏遗著,乔志强标注《退想斋日记》,山西人民出版社1990年版,第113页。
⑥ "晋民患疫",《申报》1902年9月19日,第3版。
⑦ 民国《马邑县志》卷一《舆图志·灾祥》。
⑧ 《右玉县土地志》,1994年。
⑨ 光绪《怀仁县新志》卷一《祥异》。
⑩ 《朔县志》,山西古籍出版社1999年版。
⑪ 《朔县志》,山西古籍出版社1999年版。
⑫ 《天镇县志》,山西教育出版社1997年版。
⑬ 《应县志》,山西人民出版社1992年版。
⑭ 《中国鼠疫流行史(上册)》,1981年,第512页。

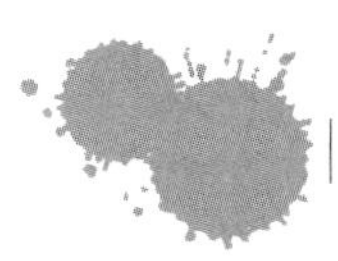

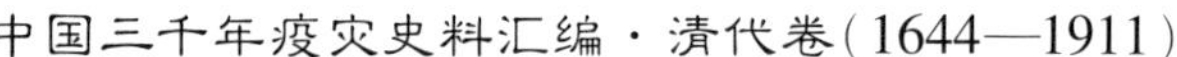

静乐县(含今娄烦县)　瘟疫流行,境内人民死者甚多,万户萧条,路断人稀[①]。

徐沟县(今清徐县徐沟镇)　七月,闻徐沟城一日死一二十人,死尸枕藉,人皆畏而避之,不敢入城者多[②]。

平定州(今平定县)　转筋霍乱,疫病蔓延本村,死亡二十余人[③]。

汾阳县(今汾阳市)　瘟疫流行,玉兰村死者数人[④]。东雷家堡村死200余人,绝户者有之[⑤]。

岢岚州(今岢岚县)　八月,瘟疫流行,居民多有死亡[⑥]。

河曲县　土沟一带疫瘟,死亡七八十人[⑦]。

繁峙县　六月,霍乱暴发流行。染疫者痉挛抽搐,口吐黄水,数时即死。一村有疫辗转相传,延及数十村庄。此次流行,砂河死亡300余人,西沿口死亡70余人,东沿口死亡30余人,曹家寨死亡30余人,大营死亡300余人。疫情蔓延时大门紧闭,街无货摊,路断行人。曹家寨王茂知一家6口,数日之内疫死4人,西沿口张绪顺母子二人染疫而亡。当时木匠铺棺木供不应求,买不到棺木者,以箱柜代之,后来更有用大盆装尸而掩埋,情景十分凄惨[⑧];疫病一直延续到九月下旬才止[⑨]。

山东省

历城县(今济南市)　秋疫[⑩]。七月十五日(8月18日)报道:济南时疫流行,患者甚众,月初连得大雨,疫气已渐消弭矣[⑪]。八月初五日(9月6日)报道:历城县北乡姚强庄,距城四十里,其村共有一百一十余家,夏间疫盛时,共死九十七人。当于六月初一日过年,以为可以驱瘟,谁知七月望后,该村时疫又复大作,其得病者与前大异,率皆先哭后笑,笑完而殁,医者莫能指名,真劫数也[⑫]。八月十六日(9月17日)报道:今年瘟灾既广且久,刻下已交中秋,济南省城仍有患此症者,较前已轻十分之七,惟乡

① 《娄烦县志》,1998年。
② 刘大鹏遗著,乔志强标注《退想斋日记》,山西人民出版社1990年版,第113页。
③ 《理家庄村志》,北岳文艺出版社2004年版。
④ 《玉兰村志》,2009年。
⑤ 《东雷家堡村志》,2006年。
⑥ 《岢岚县志》,文化艺术出版社1990年版;《岢岚县志》,山西古籍出版社1999年版。
⑦ 《河曲县志》,山西人民出版社1989年版。
⑧ 《繁峙县志》,今日中国出版社1995年版。
⑨ 《繁峙县志》,今日中国出版社1995年版。
⑩ 民国《续修历城县志》卷一《总纪》。《历城县志》,济南出版社1990年版。
⑪ “山东:疫气渐平”,《大公报》一九〇二年七月十五日,第5版。
⑫ “山东:瘟症志疫”,《大公报》一九〇二年八月初五日,附张。

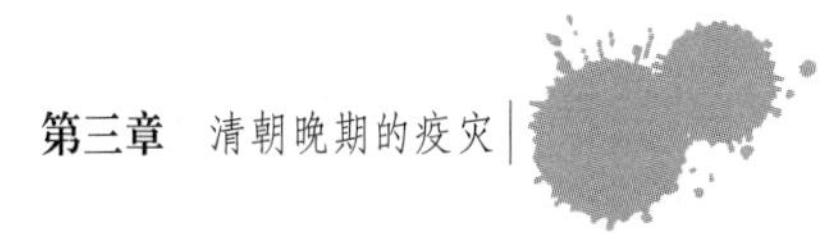

间疫气尚重,死亡不绝①。

长清县(今济南市长清区)　秋疫盛行,死亡者甚众②。

济阳县　六月瘟疫大作,人死无算,民间不通庆吊③。

德平县(今并入临邑县)　夏五月大疫④。

临邑县　六月瘟疫盛行,人死无算⑤。临邑大疫,死亡甚众⑥。

峄　县(今枣庄市)　六月、七月蝗灾,八月瘟疫流行,受症者吐泻黄水不止,一旦夕即死。又有"吃铜痧",人得之,头晕恶心,针刺后急食铜钱可愈⑦。八月,瘟疫流行⑧。

临朐县　秋大疫,五井、朱音、盘阳等处尤甚⑨。

乐安县(今广饶县)　六月大疫,人多死⑩。

博山县(今淄博市博山区)　六月疫,南博山一村死者五十余口,姬姓一家死者八人⑪。

临淄县(今淄博市临淄区)　秋大疫⑫。

寿光县(今寿光市)　夏六月疫⑬。六月,时疫流行⑭。古历六月,寿光县瘟疫流行⑮。

昌乐县　秋七月大疫⑯。古历七月,昌乐县瘟疫流行,亡700余人⑰。八月,瘟疫流行⑱。

---

① "山东:瘟疫未除",《大公报》一九〇二年八月十六日,第4版。

② 民国《长清县志》卷一六《杂事志·祥异》。《长清县志》,济南出版社1992年版。

③ 民国《济阳县志》卷二〇《祥异》。

④ 民国《德平县续志》卷首《大事记》。

⑤ 民国《续临邑县志》卷四《地歷篇》。

⑥ 《临邑县卫生志》,2005年。

⑦ 光绪《峄县志》卷一五《灾祥考》。

⑧ 《枣庄市卫生志》,1988年。

⑨ 光绪《临朐县志》卷一〇《大事表》;民国《临朐续志》卷二《大事记》;《潍坊市卫生志》,1989年。

⑩ 民国《乐安县志》卷一三《杂志·灾祥》,民国《续修广饶县志》卷二六《杂志·通纪一》。

⑪ 民国《续修博山县志》卷一《大事记·祥异》;《淄博市卫生志》,1997年;《博山区卫生志》,中国出版社2005年版。

⑫ 民国《临淄县志》卷一四《灾祥志》。

⑬ 民国《寿光县志》卷一五《大事纪》。

⑭ 《寿光县志》,中国大百科全书出版社上海分社1992年版。

⑮ 《潍坊市卫生志》,1989年。

⑯ 民国《昌乐县续志》卷一《总纪》。

⑰ 《潍坊市卫生志》,1989年。

⑱ 《昌乐县志》,山东人民出版社1992年版。

安丘县(今安丘市)　秋疫[①]。

临清州(今临清市)　六月大旱,自二月至六月不雨,大疫。是时亢旱,饥馑相望,每日因疫死者达百余人,知州庄洪烈捐俸设局施药,楮建醮设坛虔诚驱疫,全活甚众[②]。二月至六月,临清大旱不雨,四月又遭大风。其间大疫、大饥,每日死者达数百人,知州庄洪烈捐资设药局施舍药品[③]。

恩　县(今并入平原等县)　霍乱盛行,人死无数[④]。

清平县(今临清市康庄镇)　六月旱疫[⑤]。

夏津县　疫疠作,传染甚速,至有全家不遗一人者,戚友几不敢通吊问[⑥]。

莱阳县(今莱阳市)　秋七月疫,死者甚众[⑦]。

福山县(约今烟台市区)　秋八月,(烟台)疫疠盛行[⑧]。

莱芜县(今莱芜市)　秋七月大疫[⑨]。

潍　县(今潍坊市)　秋七月大疫[⑩]。

胶　州(今胶州市)　秋七月疫[⑪]。霍乱流行[⑫]。

阳信县　蝗虫生,六月瘟疫大作,人死无算,民间不通庆吊,讹以七月初一日作新年[⑬]。

海丰县(今无棣县)　夏六月大疫,至七月止[⑭]。夏,海丰、博兴、惠民、齐东霍乱流行,人死无数[⑮]。

博兴县　夏大疫,人死无算,至不通庆吊[⑯]。

---

① 民国《续安丘县新志》卷一《总纪》。

② 民国《临清县志》卷五《大事记》。

③ 《临清市志》,齐鲁书社 1997 年版。

④ 宣统《重修恩县志》卷一〇《杂记·灾祥》。

⑤ 民国《清平县志》第 1 册《纪事篇》。

⑥ 民国《夏津县志续编》卷一〇《杂志·灾祥》。

⑦ 民国《莱阳县志》卷首《大事记》;《莱西市卫生志》,2003 年。

⑧ “烟台杂俎”,《申报》1902 年 9 月 2 日,第 3 版。

⑨ 民国十一年《莱芜县志》卷二二《大事记》;民国二十四年《续修莱芜县志》卷三《疆域志·灾祥附》;《莱芜卫生志》,2004 年。

⑩ 民国《潍县志稿》卷三《通纪二》。

⑪ 民国《增修胶志》卷五三《祥异》。

⑫ 《胶州市卫生志》,1990 年。

⑬ 民国《阳信县志》卷二《祥异志》。《惠民地区卫生志》,天津科学技术出版社 1992 年版。

⑭ 民国《无棣县志》卷一六《祥异志》。

⑮ 《惠民地区卫生志》,天津科学技术出版社 1992 年版。

⑯ 民国《重修博兴县志》卷一五《祥异志》。

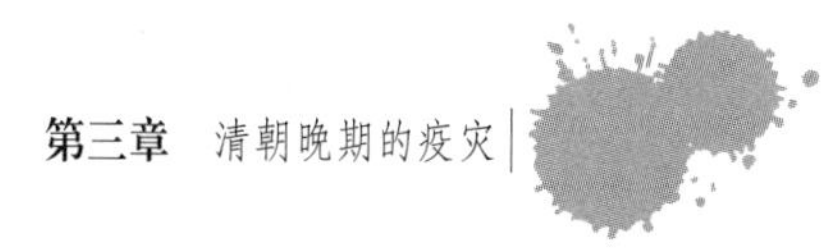

惠民县　大疫[①]。

商河县　夏疫[②]。夏，霍乱病流行，死亡甚多[③]。

齐东县（大部并入今邹平县）　五、六月间，霍乱症流行，较十四年稍轻[④]。

黄　县（今龙口市）　霍乱流行[⑤]。

德　州（今德州市）　陵县、临邑、夏津、武城、乐陵大疫，死亡甚众[⑥]。

邹　县（今邹城市）　霍乱由西向东流行，持续月余。郭里集、石墙、太平桥一带，村村均有人死于霍乱。民众人心惶惶，求神拜佛，以求驱逐疫病[⑦]。

乐陵县（今乐陵市）　春，大孙、茨头堡一带发生瘟疫，大孙村1月内死亡10余人[⑧]。

河南省

开　封（祥符县附郭，今开封市）　夏，时疫流行。六月十四日（7月18日）报道：汴省久旱，自上月阴雨后，旋又畅晴，早晚之时，天气极凉，时令不正，以致时疫流行，所在多有[⑨]。

卫　辉（汲水县附郭，今卫辉市汲水镇）　秋，霍乱盛行。八月初九日（9月10日）报道：卫辉府属，近日染患霍乱症者甚多，患是病者数点钟即死，贫穷人因而死者尤多。闻近日卫郡城内外，以是病死者约二十八九人，患是病者八十余家云[⑩]。八月廿四日（9月25日）报道：卫辉时疫流行，城内外患疫者共二百余家，死者约一百五六十人，自初四日大雨之后，疫气渐消[⑪]。

新郑县（今新郑市）　天花流行[⑫]。

登封县（今登封市）　冬，流感流行[⑬]。

---

① 民国《惠民新志·灾异》。
② 民国《重修商河县志》卷首《大事记》。
③ 《惠民县志》，齐鲁书社1997年版。
④ 民国《齐东县志》卷一《灾祥》。
⑤ 《山东省卫生志》，山东人民出版社1992年版。
⑥ 《德州地区卫生志》，天津科学技术出版社1991年版。
⑦ 《邹县卫生志》，1989年。
⑧ 《乐陵县志》，齐鲁书社1991年版。
⑨ “河南：汴省时疫”，《大公报》一九〇二年六月十四日，第4版。
⑩ “河南：卫辉患疫”，《大公报》一九〇二年八月初九日，第5版。
⑪ “河南：大雨杀疫”，《大公报》一九〇二年八月廿四日，附张。
⑫ 《新郑县卫生志》，1986年。
⑬ 《登封市卫生志》第1编《大事记》。

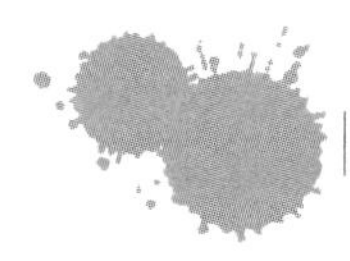

范　县(今属河南濮阳)　秋七月,大疫,霍乱转筋①。

江苏省

金　陵(江宁、上元二县附郭,今南京市)　夏五月,省垣时疫流行,凡染患瘪螺、吊脚等痧者,死亡相继,乡间尤甚②。六月,久未得雨,河流枯涸,疠疫丛兴③。春,瘟疫流行,遍及大江南北④。

高淳县　岁大熟,五月至七月大疫⑤。

金坛县(今金坛市)　疫⑥。

扬　州(江都、甘泉二县附郭,今扬州市)　春二月,疫喉流行,患斯症者,沿门比户,长幼相同,互相传染,夭折颇多⑦。夏六月,邗上疫疠盛行,死亡载道⑧。秋七月,时疫盛行⑨。秋八月,秋阳燥烈,时疫流行⑩。

高邮州(今高邮市)　秋旱,蝻生,多疫疠,俗名"瘪螺痧"⑪。秋,境内大旱,疫病流行⑫。

兴化县(今兴化市)　秋旱,蝻生,多疫疠⑬。

南通县(今南通市)　夏疫⑭。

镇　江(丹徒县附郭,今镇江市)　春二月,镇郡喉疫盛行,传染甚易,每有一家而殒及数口者,死亡相继,惨不忍闻⑮。夏四月,时疫繁兴,中疾者往往猝毙⑯。五月,天气忽寒忽热,城厢内外疫症盛行⑰。六月,疫症流行,蔓延日广⑱。秋七月,疫疠流行,

---

① 光绪《范县志续编》卷一七《灾异》,民国《续修范县志》卷六《灾异志》。
② "秦淮掳唱",《申报》1902年7月2日,第3版。
③ "白门祈雨",《申报》1902年7月10日,第3版。
④ 《南京卫生志》,方志出版社1996年版。
⑤ 民国《高淳县志》卷一二《祥异志》。
⑥ 民国《金坛县志》卷一二《杂记志下·祥异》。
⑦ "疫喉刍言",《申报》1902年3月25日,第3版。
⑧ "芜城凉意",《申报》1902年7月29日,第9版。
⑨ "无双亭记",《申报》1902年8月27日,第3版。
⑩ "刊江喜雨",《申报》1902年9月12日,第3版。
⑪ 民国《三续高邮州志》卷七《杂类志·灾祥》。
⑫ 《高邮市卫生志》,中国工商出版社2006年版。
⑬ 民国《续修兴化县志》卷一《舆地志·祥异》。
⑭ 民国《通海垦牧乡志·灾祲》。
⑮ "喉疫流行",《申报》1902年3月29日,第2版。
⑯ "金焦梅信",《申报》1902年5月25日,第3版。
⑰ "京江碧浪",《申报》1902年7月3日,第3版。
⑱ "润州销夏",《申报》1902年7月28日,第2版。

鲇鱼套南首某村寥寥五六家,旬日间因此毙命者多至十余人①。

丹阳县(今丹阳市) 大疫②。

苏 州(吴县、长洲、元和三县附郭,今苏州市) 春,白喉盛行。《浙江新政交儆报》:(春)苏州阊胥一带,喉症盛行,恩中丞特饬营勇大开城河,以除积秽③。《忘山庐日记》:去冬少雪,一时多患喉者,死人无数④。《白喉证治通考》:吴中大疫,白喉陡发,传染相继,始自冬杪,以至春夏⑤。夏,霍乱盛行。夏六月,长洲县相城大疫⑥。六月初一日(7月5日)报道:苏州省城自入春以来,喉症盛行,入夏,又盛行霍乱吐泻疫症,死者不少⑦。六月初二日(7月6日)报道:时疫(霍乱)极盛⑧。六月初四日(7月8日)报道:苏省时疫盛行,至今未息。污汙熏蒸,易釀疫疠,当事者不知清洁街衢,日惟任无知愚民舁神赛会,废时伤财。昨又奇想天开,出赛姜太公,会观者倾巷,其愚诚不可及⑨。秋,霍乱流行。七月初八日(8月11日)报道:苏省前虽得雨,然霍乱之症仍未稍息,有一家数口俱患此症而亡者⑩。七月初九日(8月12日)报道:疫有加无已,晨发夕死者,指不胜屈⑪。七月廿九日(9月1日)报道:疫气盛行,棺木缺乏,故迩来材木大为涨价,有向售七八元而涨至二十余元者⑫。七月三十日(9月2日)报道:苏城自迭降雨泽后,疫气渐销,乃自数日以来天气熏蒸,加以秋暑甚酷,日来患疫死者又复不少⑬。八月十一日(9月12日)报道:日来苏州时疫又盛,日必死去百余人⑭。八月二十日(9月21日)报道:日来省中疫气尚未平静,棺木奇昂,比诸去年不啻加倍⑮。

宿迁县(今宿迁市宿城区) 秋,时疫盛行。七月十四日(8月17日)报道:宿迁

---

① “玉带留题”,《申报》1902年8月17日,第3版。

② 民国《丹阳县续志》卷一九《祥异》。

③ “开河治疫”,《浙江新政交儆报》,1902年。

④ 〔清〕孙宝瑄《忘山庐日记》(上),上海古籍出版社1985年版,第471页。

⑤ 〔清〕张采田《白喉症治通考·缘起》,转引自李庆坪“我国白喉考略”,《医学史与保健组织》1957年第2期。

⑥ 民国《相城小志》卷五《杂记·祥异》。

⑦ “瘟疫流行”,《大公报》一九〇二年六月初一日,第5版。

⑧ “秦淮掳唱”,《申报》1902年7月6日,第1版。

⑨ “时疫盛行”,《大公报》一九〇二年六月初四日,第5版。

⑩ “疫疠未息”,《大公报》一九〇二年七月初八日,第4版。

⑪ “纪疫”,《大公报》一九〇二年七月初九日,第5版。

⑫ “方伯好善”,《大公报》一九〇二年七月廿九日,第4版。

⑬ “宿迁时疫”,《大公报》一九〇二年七月十四日,第4版。

⑭ “时疫又起”,《大公报》一九〇二年八月十一日,第5版。

⑮ “疫气未平”,《大公报》一九〇二年八月二十日,第4版。

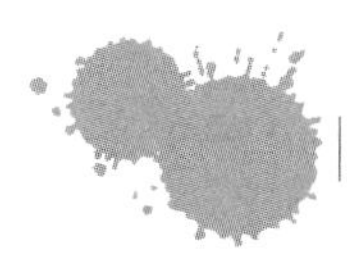

近日盛行时疫,城郭内外死者日有所闻,闻有一家十九口,三日间死十一口者。西乡某姓家共七口,一小时疫死二口,其一赴城打殃单(旧俗将人死时刻报阴阳学训术,该学即开某日出殃一纸给之,俗呼为打殃单)归亦即病亡,施药诸善人,照南省寄来寒热各方,同时制赠,而街市道路依然污溷,人每有掩鼻而过之者。又闻宿迁城内,已于六月二十四日送灶,七月初一过年,爆竹之声达于四境,女巫等辈又相率敛钱送瘟,小民愚陋不足深责,而长官亦复昏迷,洵可叹也①。

常熟县、昭文县(合今常熟市)　夏疫,"子午痧"(亦名瘪螺痧)流行②。六月,城中时疫盛行,乞药者踵相接③。

昆山县、新阳县(合今昆山市)　春夏间,以喉症死者,比户皆然,几成大疫。其实真喉症十不得一二,大半皆麻症也④。秋大疫,先流行"喉症",后流行"痧症",市棂为空⑤。

太仓州(今太仓市)　浏河镇南陈家栅金家村流行白喉⑥。浏河金家村发现白喉病人,日毙数人,旬日间蔓延至浏河镇⑦。

吴江县、震泽县(合今吴江市)　自春至夏大疫,其疫病为"吊脚痧",死亡甚速,有顷刻毙命者⑧。

宜兴县、荆溪县(合今宜兴市)　夏旱,大疫⑨。

盱眙县　五至六月,瘟疫大流行 37 天,死 1600 多人⑩。

上海市

上　海(上海县附郭,今上海市)　春二月,沪上有烂喉痧及霍乱吐泻等疫症,最易传染⑪。三月,城厢内外疫气流行⑫。夏五月,疫疠丛兴,死亡相继⑬。夏,猩红热流

① "疫气又甚",《大公报》一九〇二年七月三十日,第 4 版。

② 光绪《重修常昭合志》卷四七《祥异志》。

③ 〔清〕翁同龢《翁同龢日记》,中华书局 1996 年版,第 2360 页。

④ 〔清〕王德森《市隐庐医学杂著》,见《中国医学大成》第 9 册,中国中医药出版社 1997 年版,第 712 页。

⑤ 民国《昆新两县续补合志》卷一《祥异》。

⑥ 《太仓市卫生志》,1998 年。

⑦ 《太仓县志》,江苏人民出版社 1991 年版。

⑧ 〔清〕费善庆《垂虹识小录》卷七,〔清〕俞樾《春在堂杂文六编(三)》。

⑨ 民国《光宣宜荆续志》卷一二《杂志·征祥》。

⑩ 《盱眙县志》,江苏科学技术出版社 1993 年版。

⑪ "英官防疫",《申报》1902 年 3 月 23 日,第 2 版。

⑫ "示防疫疠",《申报》1902 年 4 月 20 日,第 3 版。

⑬ "迎神驱疫",《申报》1902 年 6 月 20 日,第 3 版。

行，死者1500人①。鲁汇、杜行一带霍乱流行，死亡甚众②。夏秋疫盛，船只进口，西医查验极严，华人多不堪其苦。兹上海商务公所特在吴淞设立淞口华验疫局，以华医治华人之有疫者，兼备女医、女客房，凡船只抵埠，洋医带同华医，挨次查验，如验系有疫，立时交与华医，送局内华医院诊治，西医概不过问③。

松　江（娄县、华亭二县附郭，今松江市）　夏五月，天时不正，疠疫丛兴，凡染喉痧及霍乱吐泻者，历一周时即登鬼箓④。六月，疫疠流行，日甚一日⑤。居民奉神出游之后，疫气非但不减，且又盛焉，西北乡棺木竟出售一空⑥。秋七月，天气寒暖不齐，疫气仍未稍减⑦。夏秋之际，霍乱流行，死者极多⑧。

娄　县（今属松江区）　枫泾镇大疫⑨。

奉贤县（今奉贤区）　夏秋，霍乱大流行，人死如麻，棺材售罄⑩。青村、庄行、金汇、胡桥、萧塘、头桥等地，霍乱流行，人死如麻，棺材售罄⑪。霍乱流行，死亡甚多，一时棺材售空⑫。

嘉定县（今嘉定区）　秋大疫⑬。

青浦县（今青浦区）　八月大疫，棺槥为空⑭。九月大疫，棺木为空⑮。

川沙厅（今并入浦东新区）　大瘟疫⑯。

南汇县（今南汇区）　春二月至九月，喉痧大作，多至不救，有阖家尽死者⑰。是年上海流行天花、猩红热。天花死亡434人，猩红热死亡1527人⑱。

---

① 余新忠《清代江南的瘟疫与社会：一项医疗社会史的研究》，中国人民大学出版社2003年版，第369页。

② 《上海县志》，上海人民出版社1993年版。

③ “记吴淞华验疫局”，《北洋官报》1902年第11期。

④ “茸城芳草”，《申报》1902年6月18日，第3版。

⑤ “乞花场纳凉记”，《申报》1902年7月7日，第3版。

⑥ “泖峰毓秀”，《申报》1902年7月21日，第3版。

⑦ “五茸秋色”，《申报》1902年8月26日，第2版。

⑧ 《松江县志》，上海人民出版社1991年版。

⑨ 宣统《续修枫泾小志》卷一〇《拾遗》。

⑩ 《奉贤县卫生志》，1985年。

⑪ 《奉贤县志》，上海人民出版社1987年版。

⑫ 《奉贤县志》，上海人民出版社1987年版。

⑬ 民国《嘉定县续志》卷三《赋役志·灾异》。

⑭ 民国《青浦县续志》卷二四《杂记上·祥异》。

⑮ 《青浦县志》，上海人民出版社1990年版。

⑯ 民国《川沙县志》卷二三《故实志·灾变》。

⑰ 民国《南汇县续志》卷二二《杂志·祥异》。

⑱ 《上海卫生志》，上海社会科学院出版社1998年版。

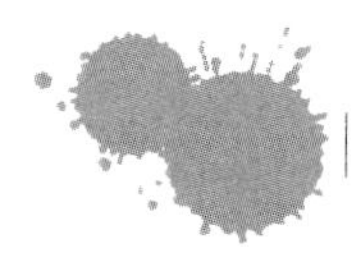

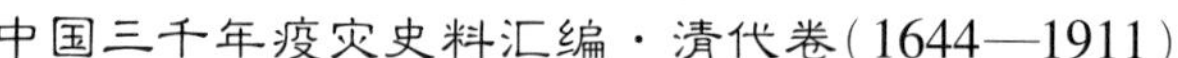

金山县(今金山区)　张堰镇夏秋大疫,乡村白昼闭门,午后路绝行人①。

安徽省

安　庆(怀宁县附郭,今安庆市)　秋七月,天时不正,疾疫盛行②。

当涂县　夏,疫疠流行③。

芜湖县(芜湖县附郭,今芜湖市)　夏,瘟疫大行,患者吐泻,肌肉立消,俗称"鬼偷肉",亦名"瘪瘰痧"④。夏,霍乱流行,患者吐泻,肌肉立消⑤。秋,瘟疫流行。七月十一日(8月14日)报道:芜湖一带近来已得大雨,然疫气尚未稍减,患者施救不及,顷刻毙命⑥。

南陵县　四、五两月时疫流行⑦。

太湖县　大疫,自春至冬⑧。

灵璧县　霍乱流行,灵城附近一王姓九口之家全部死亡,连奔丧的闺女一家四口也染病而死⑨。

浙江省

杭　州(钱塘、仁和二县附郭)　夏五月至秋七月,霍乱流行,死亡过万。五月廿九日(7月4日)报道:省城时疫流行,日甚一日,居民一经传染,往往不俟终日,即赋仙游⑩。六月初六日(7月10日)报道:(杭州)疫疠流行,死亡相继⑪。六月初十日(7月14日)报道:杭州时疫流传,间有因疫不起者。近日,上中下三城各街巷墙壁,黏贴各种符咒,劝人佩带或焚服,又有好事之流集捐念豆腐佛者,聚囚首垢面之老妪,七人一桌,一街巷可以摆至四五六桌不等,同声念"阿弥陀佛"四字而已。另设一桌供瘟元帅,中列极大豆腐一方,念毕,大家各分豆腐一块而散,谓其可以驱疫⑫。七月初七日(8月10日)报道:大英医院梅滕更医士,近以疫气流行,欲求得其病根所在,因出资

---

① 民国《重辑张堰志》卷一一《祥异》。
② "皖公山色",《申报》1902年8月9日,第2版。
③ 民国《当涂县志》卷末《大事记》。
④ 民国《芜湖县志》卷五七《杂识·祥异》。
⑤ 《芜湖县志》,社会科学文献出版社1993年版。
⑥ "安徽:芜湖患疫",《大公报》一九〇二年七月十一日,第5版。
⑦ 民国《南陵县志》卷四八《杂志·祥异》。
⑧ 光绪《太湖备考续编》卷二《灾异》。
⑨ 《灵璧县志》,浙江人民出版社1991年版。
⑩ "杭垣患疫",《申报》1902年7月4日,第2版。
⑪ "杭疫未已",《申报》1902年7月10日,第3版。
⑫ "自愚愚人",《大公报》一九〇二年六月十日,第4版。

买得疫死流丐尸身一具检验①。七月初八日(8 月 11 日)报道:上月之杪,城中因疫毙命者仍迭有所闻②。七月廿八日(8 月 31 日)报道:五月至今,疫气流行,兹有考核丁口之人,查得通城各善堂及各寿材店,共用大小棺材一万六千三百余具,亦可谓浩劫矣。入秋后,疫气稍杀,迩日又复炽盛,未知何时方能清净也③。七月十三日(8 月 16 日)报道:省城疫疠流行,死亡不下七八千人,而钱塘江以东西兴、闻堰一带,颇有沾染者,丧生者实繁有徒④。冬十一月,白喉流行。十一月十五日(12 月 14 日)报道:杭州的喉疫,利害得很,现在还没有了。近日东街地方,颇不安静,如东园巷等处传染是症,医治都来不及,真是可怕得很⑤。

嘉兴府(嘉兴、秀水二县附郭,今嘉兴市)、湖州府(乌程、归安二县附郭,今湖州市)夏,时疫流行。六月十日(7 月 14 日)报道:近闻嘉、湖一带时疫盛行,其症一发,既烈且速,猝不及治,毙于疫者甚多⑥。

富阳县(今杭州市富阳区) 夏秋大疫,死者甚众⑦。

新城县(即新登县,今并入富阳区) 夏秋大疫,死者甚众⑧。

宁 波(鄞县附郭,今宁波市) 春二月,宁郡不雨已五月余,喉疫传染,比户呻吟⑨。夏四月,久雨兼旬,疾疫丛兴⑩。五月,各处时疫流行,甬上亦不能免,患者变生顷刻,往往不及医药,即已一命呜呼⑪。六月,时疫流行⑫。

诸暨县(今诸暨市) 六、七月间“瘪螺痧”盛行,患者多不治⑬。

绍 兴(山阴、会稽二县附郭,今绍兴市) 夏五月,端午以来,寒暖不时,民多患疫,岐黄家相顾束手,苦于无法可施,甚有朝发夕毙,及无端倒卧道中,立即气绝者⑭。秋七月,越中疫气流行,染者往往目眩头晕,并不吐泻,即一睡千年,每日城厢内外若

① “西医验疫”,《大公报》一九〇二年七月初七日,第 5 版。

② “疫气未除”,《大公报》一九〇二年七月初八日,第 5 版。

③ “疫死记数”,《大公报》一九〇二年七月廿八日,第 5 版。

④ “圣湖挹爽”,《申报》1902 年 8 月 16 日,第 2 版。

⑤ “喉疫未了”,《杭州白话报》1902 年第 20 期。

⑥ “疫症甚烈”,《大公报》一九〇二年六月十日,第 4 版。

⑦ 《富阳县志》,浙江人民出版社 1993 年版;《富阳县卫生志》,中国医药科技出版社 1991 年版。

⑧ 民国《新登县志》卷二〇《拾遗·祥异》。

⑨ “四明山色”,《申报》1902 年 4 月 2 日,第 2 版。

⑩ “四明琐纪”,《申报》1902 年 5 月 12 日,第 3 版。

⑪ “四明山色”,《申报》1902 年 7 月 1 日,第 3 版。

⑫ “瀫洲击柝”,《申报》1902 年 7 月 19 日,第 3 版。

⑬ 《绍兴市卫生志》,上海科学技术出版社 1994 年版。

⑭ “蕺山患疫”,《申报》1902 年 6 月 30 日,第 2 版。

此者,数以百计[①]。八月,时疫流行[②]。

温　州(永嘉县附郭,今温州市)　秋七月,温郡天气酷热,疫疠盛行[③]。八月,郡城时疫流行,自夏徂秋,迄未稍杀[④]。

嘉兴县(今嘉兴市)　梅里夏秋大疫,感染者以壮年居多[⑤]。

嘉善县　枫泾镇大疫[⑥]。

平湖县(今平湖市)　天降瘟灾,一家或传染数口,竟有无从购棺者[⑦]。

海盐县　澉浦五月至九月之间大疫,传染遍四乡,死亡迅速[⑧]。大疫,人畜多死[⑨]。

嵊　县(今嵊州市)　时疫大流行[⑩]。

临海县(今临海市)　春夏饥,秋大疫[⑪]。

平阳县　夏秋大疫[⑫]。

松阳县　秋瘟疫流行,城乡各处毙人无算[⑬]。

瑞安县(今瑞安市)　七月,疫症大作,中外远近均有,城内传染颇多,为上年所未有[⑭]。

寿昌县　菌痢大流行。东乡石泉源村患病八十余人,死亡三十余人[⑮]。

福建省

夏,福建时疫盛行。六月十六日(7月20日)报道:时疫盛行,频年益甚,且病状离奇,如发疹、结核、咯血等症,不易施治。闻下游各处,亦疫症盛行云[⑯]。至秋九月,疫气始减。九月十三日(10月14日)报道:泉、厦一带,入夏以来,疫症大起,已纪前

---

① “鹅馆延凉”,《申报》1902年8月10日,第3版。
② “绍疫未已”,《申报》1902年9月25日,第3版。
③ “瓯海风帆”,《申报》1902年8月9日,第2版。
④ “鹿城秋月”,《申报》1902年10月1日,第3版。
⑤ 民国《梅里备志》卷八《杂记》。
⑥ 宣统《续修枫泾小志》卷一〇《拾遗》。
⑦ 民国《平湖县续志》卷一二《外志·祥异》。
⑧ 民国《澉志补录》卷下《杂记》。
⑨ 民国《浙江续通志》卷四《祥异》。
⑩ 《嵊县卫生志》,1987年。
⑪ 民国《临海县志稿》卷四一《大事志》。
⑫ 民国《平阳县志》卷五八《杂事志·祥异》。
⑬ 民国《松阳县志》卷一四《杂事志·灾祥》。
⑭ 民国《瑞安杂事编年录》。
⑮ 《建德县医药卫生志》,1985年。
⑯ “时疫流行”,《大公报》一九〇二年六月十六日,第5版。

报。幸交秋以来，疫气渐减，刻已一律平安①。

福　州（闽县、侯官二县附郭，今福州市）　夏六月，鼠疫又作，死者甚众。7月5日（六月初一日）报道：近日以来又起时症，或为血瘟，或为发痧，或为结核患者，皆朝不保暮。更有一种腹痛、头眩、喜睡而毙者，愈出愈奇，欲避莫避，斯真天作之孽，非人之所能为。南台一巷死百余人，城内衣锦坊亦死百余人②。7月15日（六月十一日）报道：鼓山涌泉寺为省垣一名胜也，近有某绅以城内时疫大作，移眷到此，少作勾留，为避疫之计。抑知数固有定，未能幸免，眷属在鼓山之毙于疫者，已有数人矣③。7月25日（六月廿一日）报道：榕城疫气传染，于今为烈，有朝染而夕毙者，有随染随毙者，毙疫之数，更仆难终④。秋七八月，时疫（霍乱）盛行。8月26日（七月廿三日）报道：（福州）时疫流行⑤。9月25日（八月廿四日）报道：（福州）时疫盛行⑥。

厦　门（时属同安县）　夏五月，天时不正，疫气流行，因吐泻而毙者，每日不下数十人⑦。

泉　州（晋江县附郭，今泉州市）　夏六月至秋七月，鼠疫流行。7月5日（六月初一日）报道：鼠疫一症，时医皆为束手，迩者有在城外清源洞口采得所谓红桂草（一名烂心茶）者，以之煎服，病霍然若失，于是纷纷传布，历试皆验，活人甚多⑧。8月24日（七月廿一日）报道：泉城罹疫，屡列报章。兹于十九至廿一等日，奉汉关夫子出巡。邑尊派役往各铺传谕，将送丧秽物移徙清净，勿置道旁。盖不欲邪气迫人，致多传染也。虽然，泉之人苦于疫久矣，今之黄金四目磔禳于国门者，亦迫为不得已之举焉耳⑨。

永泰县　夏旱，鼠疫流行，此后连年流行，死者枕藉⑩。夏天大旱，发生鼠疫，连续数年，患者死亡无数⑪。

漳　州（龙溪县附郭，今漳州市）　夏五月至秋七月，鼠疫流行。6月6日（五月

① “疫症太平”，《大公报》一九〇二年九月十三日，附张。
② “福州近事：时疫又起”，《鹭江报》1902年第6期。
③ “福州近事：避疫遇疫”，《鹭江报》1902年第7期。
④ “福州近事：名医毙疫”，《鹭江报》1902年第8期。
⑤ “闽疫蔓延”，《申报》1902年8月26日，第2版。
⑥ “鹭岛客谭”，《申报》1902年9月25日，第3版。
⑦ “鹭岛云峰”，《申报》1902年7月1日，第2版。
⑧ “泉州近事：救疫灵方”，《鹭江报》1902年第6期。
⑨ “泉州疫气全消”，《鹭江报》1902年第4期。
⑩ 民国《永泰县志》卷二《大事志》。
⑪ 《永泰县志》，新华出版社1992年版。

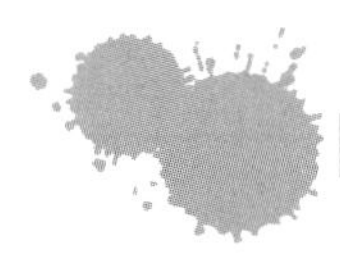

一日)报道:(石)码地时疫盛行,欲述而不可殚,盖习见厌闻,不足以新耳目也[1]。8月24日(七月廿一日)报道:石码鼠疫大作,妖言四起[2]。9月12日(八月十一日)报道:近日,漳、泉、石码所报疫气已平,大抵与厦略同。病者仅染余氛,症属轻候,偶发寒热,遍身红肿,一二日即愈,不须药饵,只以水仙种解之,或投热剂反致纠缠,大家谓此为太平病,然十人之中,九沾此症,盖日前所受邪气轻重不同,至此而一伸也[3]。

漳浦县　鼠疫流行,全省鼠疫发病达4—5万人[4]。

平和县　大溪乡鼠疫流行时,有2座各居住数十户人家的大院,3年内全体居民患此病死亡,当地流传"3年死2院"的民谚,甚而出现未死先葬现象。统计自光绪二十七年(1901)至民国五年(1916),鼠疫在全县流传441村次,1.95万人患病,死1.72万人,病死率达88.33%[5]。

仙游县　鼠疫流行。枫亭海安村染疫死亡23人[6]。

惠安县　全县鼠疫大流行[7]。

诏安县　霍乱流行,传染全县,死人很多[8]。

江西省

南　昌(南昌、新建二县附郭)　自春徂秋,时疫流行。4月25日(三月十八日)报道:(赣省)时疫流行,染疫死者无数[9]。5月19日(四月十二日)报道:江西"时疫繁兴"[10]。七月初八日(8月11日)报道:江省自二三月间,时疫流行,肩挑负贩之民死亡相继,殆不下二三万人,至今尚未稍杀[11]。光绪《南昌县志》称:大疫,凶服载道。俗披麻不入人门,是岁无忌[12]。

九　江(德化县附郭,今九江市)　秋七月,浔城瘟疫大作,日毙以百计[13]。秋七

---

① "石码:疫伤图命",《鹭江报》1902年第4期。
② "石码:疫鬼可避",《鹭江报》1902年第11期。
③ "漳州:疫气已平",《鹭江报》1902年第13期。
④ 冼维逊《鼠疫流行史》,1988年,第137、138页。
⑤ 《平和县志》,1994年。
⑥ 《仙游县志》,方志出版社1995年版。
⑦ 《惠安县志》,方志出版社1998年版。
⑧ 《诏安县志》,方志出版社1999年版。
⑨ "赣灾详述",《申报》1902年4月25日,第3版。
⑩ "江西灾况",《申报》1902年5月19日,第2版。
⑪ "疫气未已",《大公报》一九〇二年七月初八日,第5版。
⑫ 光绪《南昌县志》卷五五《祥异志》。
⑬ "匡卢瀑布",《申报》1902年8月14日,第3版。

月，瘟疫流行[①]。浔郡自交秋令，天气燥烈，疾疫盛行[②]。

进贤县　夏四月，被灾处时疫甚重，伤毙无数[③]。

新喻县（今新余市）　夏四月，疾疫流行，死亡载道[④]。

兴国县　九月，痢疾流行，死人很多，有的全家死亡[⑤]。

湖南省

永绥厅（今花垣县）　八月瘟疫，死者三百余人，或说城乡数千人，迎赛三王乃止[⑥]。八月，瘟疫死300余人[⑦]。

古丈坪厅（今古丈县）　全境20多个村寨天花流行，死亡150多人[⑧]。

辰州府（治沅陵县）　府城六月发生瘟疫，症极危，患者无救，而传染又速，旬日之间，城厢皆遍，蔓延于四乡，死人日多，人心惴惴，朝不保夕，至七月，城乡死者千余人[⑨]。因疫起谣，伤毙教士[⑩]。七月，辰州城中发生瘟疫[⑪]。辰州时疫流行[⑫]。沅陵城区瘟疫流行，患者十死七八[⑬]。

永明县（今江永县）　大疫[⑭]。县内霍乱流行，死七八千人[⑮]。

宜章县　秋大疫，死数千人[⑯]。

嘉禾县　夏五月，大疫[⑰]。五月大疫，尹郭村及富乐乡诸村尤重，一村多者死亡百人[⑱]。

桂东县　县内疫病流行[⑲]。

---

① “浔阳秋月”，《申报》1902年8月25日，第2版。

② “溢浦涛声”，《申报》1902年9月28日，第2版。

③ “待振孔亟”，《申报》1902年5月26日，第3版。

④ “滕阁余霞”，《申报》1902年6月5日，第3版。

⑤ 《兴国县志》，1988年。

⑥ 宣统《永绥厅志》卷一《天文门三·灾祥》。

⑦ 《花垣县志》，生活·读书·新知三联书店1993年版。

⑧ 《古丈县志》，巴蜀书社1989年版。

⑨ 〔清〕张浑《壬寅述事》，转引自熊健《怀化千年自然灾害》，气象出版社2000年版，第36页；《湖南省志》第1卷，第200页；民国《沅陵县志》卷二八《事纪类·教案》。

⑩ 《清德宗实录》卷五〇三，“光绪二十八年壬寅七月”。

⑪ 《沅陵县志》，中国社会出版社1993年版。

⑫ “本馆接奉电音”，《申报》1902年9月8日，第1版。

⑬ 《沅陵县卫生志》，1989年。

⑭ 光绪《永明县志》卷四三《五行志·祥异》。

⑮ 《江永县志》，方志出版社1995年版。

⑯ 民国《宜章县志》卷七《事纪》。

⑰ 民国《嘉禾图志》卷六《事纪》。

⑱ 《嘉禾县志》，黄山书社1993年版。

⑲ 《桂东县志》，湖南人民出版社1998年版。

宁远县　春夏旱,已而疫大作,县城为甚[①]。

新宁县　大疫,被灾[②]。

道　州(今道县)　霍乱流行,城乡死千余人[③]。霍乱暴发流行,蔓延城乡。县城死者千余人。将军庙、花巷口、城墙脚一带(即今前进居委会)死绝十多户。先死者有棺木装殓,后死者连木板也没有,只将瓢盖脸,席卷身埋之。乡村有的地方更甚,西乡土墙村(今属清塘镇)两百来户,千多人口,死亡300多人,绝20多户。塘井村70余户,300多人,死40余人,老久佳死绝20多户[④]。

城步县　全县疾疫流行,全家俱殁者达300余户[⑤]。

桂阳州(今桂阳县)　福泉里架珊村霍乱流行,死三百余人,当时有"远看千家湾,近观破屋场。门前蛇成窝,半夜鬼哭娘。十有九病死,讨饭不成双"之谣描述灾后情形[⑥]。

蓝山县　流疫盛行,偏僻乡隅,多不及救[⑦]。

湖北省

汉　口(夏口厅附郭)　春二月,时疫流行[⑧]。三月十五日,黄沙蔽天,汉口大疫,人民死者不可胜计[⑨]。夏五月,鄂省武汉一带,自交蒲节后,民间忽多烂喉疫症,一经传染,势即垂危[⑩]。八月,疫疠未消[⑪]。

武　昌(江夏县附郭)　夏六月,武汉一带时疫盛行[⑫]。秋七月,鄂中各处,疫疠盛行[⑬]。

宜　昌(东湖县附郭,今宜昌市)　秋七月,时疫流行[⑭]。

沙　市(时属江陵县)　秋八月,时疫流行。郡城内外,草市、沙市、荆州府属各县

---

① 民国《宁远县志》卷四《事纪》。《宁远县志》,社会科学文献出版社1993年版。
② 光绪《新宁县乡土志》卷下《户口》。
③ 《道县志》,中国社会科学出版社1994年版。
④ 《道县卫生志》,黄山书社1992年版。
⑤ 《城步县志》,湖南出版社1996年版。
⑥ 《桂阳县志》,中国文史出版社1994年版。
⑦ 《蓝山县卫生志》,1992年。
⑧ "琴台夕照",《申报》1902年4月24日,第3版。
⑨ 民国《夏口县志》卷二〇《祥异》。
⑩ "汉水明珠",《申报》1902年6月27日,第3版。
⑪ "汉水红麟",《申报》1902年9月16日,第2版。
⑫ "着手成春",《申报》1902年7月21日,第9版。
⑬ "鄂省官场纪事",《申报》1902年8月7日,第3版。
⑭ "三峡江涛",《申报》1902年9月1日,第9版。

来郡应院试染疫而毙者，约计二千三百人之谱[①]。

麻城县(今麻城市)　光绪二十八年(1902)、二十九年(1903)，城关地区流行瘟疫，患者多呕吐、头痛、昏睡、抽搐，死亡甚多[②]。

贵州省

水城厅(今属六盘水市)　水城病疫流行[③]。

四川省

平武县　秋，洪灾引起伤寒、麻疹流行，龙安城郊病死百余人[④]。

云南省

太和县(今大理市)　大理县城关鼠疫流行[⑤]。

思茅厅(今普洱市思茅区)　思茅县城关鼠疫流行[⑥]。

宝宁县(今广南县)　秋七月大疫[⑦]。

保山县(今保山市)　鼠疫流行，人死如麻，棺材售罄，惨不忍闻[⑧]。

广西壮族自治区

桂　林(临桂县附郭，今桂林市城区)　夏秋，霍乱流行。夏四月地裂，五月疫[⑨]。六月廿二日(7月26日)报道：桂林一带痧疫盛行，染者二三点钟即死[⑩]。七月廿一日(8月25日)报道：桂林、平乐，疫症流行，现计桂林城内遭疫死者已有千余人[⑪]。

永福县(时含榴江县)　夏间淫雨月余，瘟疫大作，榴属境内死人二千余[⑫]。按：民国十三年(1924)，析永福县置榴江县，1951年，榴江县与雒容县、中渡县、修仁县第二区合并成立鹿寨县。

阳朔县　大瘟疫，由五月起，至七月止，传染毙命者甚众[⑬]。

---

① "疫毙何多"，《申报》1902年9月26日，第9版。

② 《麻城县志》，红旗出版社1993年版。

③ 《六盘水市志》，贵州人民出版社1992年版。

④ 《平武县志》，四川科学技术出版社1997年版。

⑤ 《中国鼠疫流行史》，1973年，第783页。

⑥ 《思茅专区鼠疫流行及流行因素调查报告》，1958年。

⑦ 民国《广南县志》卷二《大事记》。

⑧ 《永昌镇志》，香港天马图书有限公司2001年版；《蒲缥镇志》，香港天马图书有限公司2001年版。

⑨ 光绪《临桂县志》卷一八《前事志》。

⑩ "广西实耗"，《申报》1902年7月26日，第2版。

⑪ "粤西近情"，《大公报》一九〇二年七月廿一日，第4版。

⑫ 民国《榴江县志》第五编《灾异》。

⑬ 民国《阳朔县志》卷二《灾祥》。

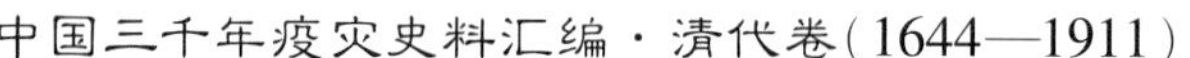

全　州(今全州、资源二县)　大疫,自夏五月至秋九月,患者至为危险,有病一二月方死,有一二时即死,有一家八九人死亡过半,或三四人死亡绝嗣者。统计全乡约死亡八万余人。是年田禾薄收,甚有废弃田间无人收拾者[①]。(资源县)西延疟疾流行,中峰油榨坪患者 109 人,死 70 人,大埠头死绝 80 户。死者手足有红印斑点[②]。按:是时无资源县,民国二十四年(1935)析全县、兴安县地置资源县。

灌阳县　秋冬疫疠大作,死者十之二三[③]。

柳城县　秋大疫[④]。

来宾县(今来宾市兴宾区)　六月,大水淹城,水退之后,城中患疫,其病为霍乱转筋,死者数十人[⑤]。

融　县(今融水、融安二县)　四月,时疫大作……十一日水落,疫复作,至八月方止,死人数千[⑥]。

怀远县(今三江县)　五月大水,瘟疫甚烈,死无人抬[⑦]。

象州(今象州县)、修仁县(今荔浦县)　秋,霍乱流行。九月初一日(10 月 2 日)报道:象州、修仁等处霍乱流行,每村遭疫死者或数十人,或一家四五名仅存一二人者[⑧]。民国《象县志》载:是月城乡俱有瘟疫,尤以上西为最,集义村水岩流出红水,村中老幼瘟死五十余人[⑨]。

河池州(今河池市)　夏秋之交,瘟疫病状与上届同多,有顷犹无恙而转瞬便作古者,以故众多闭户,路少行人[⑩]。

永康州(今同正县)　秋大旱,杂粮俱荒,冬瘟疫霍乱[⑪]。

荔浦县　秋大疫[⑫]。

平乐县　夏疫[⑬]。秋七月"疫症流行",见本年"桂林"条。

---

① 民国《全县志》第九编《前事志·灾异》。

② 《资源县志》,广西人民出版社 1998 年版。

③ 民国《灌阳县志》卷二三《机祥》。

④ 民国《柳城县志》卷一《天文·机祥·灾异》。

⑤ 民国《来宾县志》卷一三《历史篇·机祥》。

⑥ 民国《融县志》第六编《前事·灾异》。

⑦ 民国《三江县志》卷七《大事记》。

⑧ "粤西近情",《大公报》一九〇二年九月初一日,附张。

⑨ 民国《象县志·灾异》。

⑩ 民国《河池县志》卷三《舆地志下·灾祲》。

⑪ 民国《同正县志》卷五《气候·占验·灾异附》。

⑫ 民国《荔浦县志》卷三《祥异》。

⑬ 民国《平乐县志》卷八《灾异》。

恭城县　是年秋冬，疫疠大作①。

富川县　夏，（钟山县）瘟疫流行，死亡枕藉②。按：钟山县时为富川县钟山镇。

宾　州（今宾阳县）　大旱，瘟疫流行，死者以千计③。

隆安县　夏旱，饥疫交作④。

思恩县（今合为环江县）　夏秋之间霍乱流行，病者吐泻抽筋，迟则经宿，速则顷刻毙命，每村死人数十或百余，乃至全家死尽灭绝人烟者，各村多有。是时虽夏日而气候阴凉天色昏暗，烟瘴腾空，冤鬼尽哭，亦属变异之劫连也⑤。

宜北县（今环江县）　发生霍乱症，流传甚速。是年死人甚夥，灭绝火烟者不计其数，俗称"阴劫"，约半年之久方能平息⑥。

天河县（今并入罗城县）　抽筋泻痢瘟症大作，百人中约死二十人⑦。

宜山县（今宜州市）　三岔、洛东等乡发生瘟疫，死者甚众。时人称"壬寅人瘟"⑧。

陆川县　春旱，夏瘟疫盛行，染者多死⑨。

灵山县　五月大疫，乡间死者甚众。秋七月又大疫⑩。病二百人，死三四十人。

钦　州（今钦州市）　鼠疫发生⑪。

合浦县　春夏，核疫（按：即鼠疫），附城三十里内亡两千七百余丁口。秋七月朔，大水。核疫止后，疴疫（按：即霍乱）盛行，至十月乃已，附城亡数百丁口⑫。春夏间鼠疫流行，附城30里内死于是疫2700余人。是年七月初一日大水，霍乱盛行，至十月，附城病死数百人⑬。

广东省

广　州（番禺、南海二县附郭，今广州市）　春二月，天久不雨，瘟疫时行，死亡相

---

① 民国《恭城县志》卷五《前事》。

② 民国《钟山县志》卷一六《杂记志·灾祥》。

③ 民国《宾阳县志》第六编《灾异》。

④ 民国《隆安县志》卷四《世纪》。

⑤ 民国《思恩县志》第八编《杂记·灾异》。

⑥ 民国《宜北县志》第八编《灾患》。

⑦ 光绪《天河县乡土志·户口》。

⑧ 《宜州市志》，广西人民出版社1998年版。

⑨ 民国《陆川县志》卷二《舆地类·机祥》。

⑩ 民国《灵川县志》卷一四《前事志》。

⑪ 冼维逊《鼠疫流行史》，1988年，第181、184、185页。

⑫ 民国《合浦县志》卷五《事纪》。

⑬ 《合浦县志》，广西民族出版社1994年版。

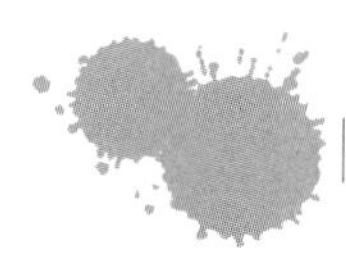

继[①]。三月,时疫流行如故[②]。本年疠疫流行,佛山一镇尤甚[③]。霍乱、登革热流行。据广州海关人员报告:本处地方之人,本年甚多疾病,上半年起一霍乱症,染之多死。是以住居本处之人,均有戒心。盖春夏之交,旱既太甚,以致井水有毒,因而害人甚多。迨正月二十日左右时,洋人亦染此症,洋人之因染霍乱症而死者,共有十人。及至霍乱症之势力稍衰,而瘟疫症之恶焰又炽,其势亦甚利害,致其死亡确数,无可稽查,不能确举,但闻本处人言,约计省城与附近一带地方,每日死亡者数百。前二症之势已渐消减后,又有一大热症继之,其势为从来所未有,洋人之染此者,十居八九。幸此症之势虽大,尚不致毙命[④]。阳历七月,登革热流行。这是多年来最厉害的一次,它侵袭了省城内几乎所有的家庭以及80%的侨民[⑤]。

南海县(今佛山市南海区)　春二月神安司沙贝乡,民患吐泻病,数日间男妇老幼死者百人有奇[⑥]。三春瘟疫大作,其始起于省会,未几即四处蔓延,到夏四月,南海县属白沙及沙贝两乡,每日染疫而死者,动以数十计,桐棺柳榇,市肆为之一空[⑦]。

东莞县(今东莞市)　夏四月,时疫流行[⑧]。

罗定州(今罗定市)　粤民多疫疠。粤地疠疫流行,鼠先中毒,死则传染于人,四时皆有,而春秋为甚,世谓之鼠疫。州城自(光绪)二十年(1894)始,至是,受灾颇重,乡村亦时有之[⑨]。

西宁县(今郁南县)　鼠疫流行,排阜一乡死亡百人[⑩]。

新会县(今江门市新会区)　会城、双水鼠疫流行,死亡九百人。群众集资在会城设立仁安方便医院[⑪]。

吴川县(今吴川市)　梅菉镇夏疫[⑫]。

---

① “花埭媳春”,《申报》1902年4月7日,第2版。

② “粤海春涛”,《申报》1902年4月30日,第3版。

③ “穗垣杂录”,《申报》1902年8月3日,第3版。

④ 湛参《光绪二十八年广州口华洋贸易情形论略》,见潘启后主编《近代广州口岸经济社会概况》,暨南大学出版社1995年版,第417页。

⑤ [英]梅乐和(F. W. Maze)《粤海关十年报告:1902—1911》,见潘启后主编《近代广州口岸经济社会概况》,暨南大学出版社1995年版,第987页。

⑥ 宣统《南海县志》卷二《舆地略一·前事补》。

⑦ “穗垣患疫”,《申报》1902年4月30日,第3版。

⑧ “东莞米贵”,《申报》1902年5月30日,第3版。

⑨ 民国《罗定县志》卷九《旧闻志·纪事》。

⑩ 民国《西宁县志》卷三二《纪事》。《郁南县志》,广东人民出版社1995年版。

⑪ 《新会县志》,广东人民出版社1995年版。

⑫ 光绪《梅菉志稿》卷三《事纪》。

化　州（今化州市）　附城镇、新安区鼠疫流行。

遂溪县　湛江地区鼠疫。11月1日（十月初二日）报道：雷州府属翁源县境人民忽患时疫，往往朝发夕死①。按：翁源县属韶州府，非属雷州府，这是鼠疫流行，疑为遂溪县之误。

顺德县（今佛山市顺德区）　部分地区鼠疫流行。

增城县（今增城市）　福和圩鼠疫流行。

新兴县　县城鼠疫流行②。上沙区鼠疫流行。

广宁县　县城及其附近三月到五月鼠疫流行，死亡200余人。

海阳县（今潮州市潮安区）　自春至夏大疫，郡城尤甚，死二三万人③。郡城鼠疫自光绪二十四年（1898）夏大作，二十五年（1899）冬至二十六年（1900）五月杪止，二十七年（1901）、二十八年（1902）相连数岁叠作④。

揭阳县（今揭阳市）　春三月旱荒，鼠疫流行，四月尤甚，全县死亡六万多人。所属榕城疫前有四万二千多人，疫后仅剩二万三千多人⑤。据此，榕城因疫死亡人数约一万九千人，但另有资料表明，榕城因鼠疫死亡人数只有四千多人⑥。两数相差一万五千人，可能还有相当数量的人是死于天花，因为是年揭阳县（今揭阳市）城还有天花大流行⑦。此外，揭阳县西部的棉湖（今属揭西县）因鼠疫死亡千余人⑧。

澄海县（今汕头市澄海区）　槐泽、德邻、潮港、樟林等乡鼠疫流行，死亡数百人⑨。春夏间，莲阳、东陇、隆都一带鼠疫、霍乱同时发生，死亡数百人。八月，全县麻疹大流行⑩。

饶平县　三月至六月，渔村乡鼠疫，发病一百多人，死亡八十多人⑪。柘林乡鼠疫流行，死亡二千余人⑫。

---

① “雷州苦疫”，《申报》1902年11月1日，第2版。

② 《新兴县卫生志》，1988年。

③ 光绪《海阳县志》卷二五《前事略二》。

④ 民国《潮州志·大事志·清》。

⑤ 《揭阳县志》，广东人民出版社1993年版。

⑥ 冼维逊《鼠疫流行史》，1988年，第228页。

⑦ 《汕头市卫生志》，1990年。

⑧ 《揭西县志》，广东人民出版社1994年版。

⑨ 冼维逊《鼠疫流行史》，1988年，第230页。

⑩ 《澄海县志》，广东人民出版社1992年版。

⑪ 《饶平县卫生志》，1987年。

⑫ 《饶平县志》，广东人民出版社1994年版。

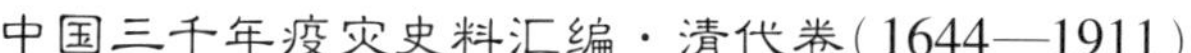

大埔县　鼠疫,春夏间高坡三洲乡蔓延甚众,毙六十余人,至五月中旬始息①。据调查,其鼠疫系从潮州向北扩展所致,因而以韩江入大埔处的三洲乡最早发生,此后每年二月到八月发生,以三月到五月最严重。

丰顺县　大旱,各地鼠疫流行②。丰良乡丰良圩(老县城)、新龙乡新楼圩、潭江乡转水角鼠疫流行,死亡一二百人。

普宁县(今普宁市)　部分地区鼠疫③。

兴宁县(今兴宁市)　新民、陂新、陂宁、汤湖、新北、苑塘等十一个乡流行鼠疫,发病1175人,死亡1120人④。

海南省

感恩县(今东方县)　八月,疫疠传染,呕泻即逝⑤。

澄迈县　桥头、马袅地方屡行疫症,多不能救⑥。

香港特别行政区

春三月,香港一带疫气盛行⑦。夏六月,西贡一带时疫盛行。7月5日(六月初一日)报道:西贡(今香港西贡半岛)时疫盛行,每日患此毙命者,不下十数人,外乡尤甚。至于疹热病,时有所闻,西五月二十八日清查疫数,据报一百一十一人⑧。

光绪二十九年(1903)

10月5日(八月十五日)报道:今年南方各省,时疫流行⑨。

黑龙江省

哈尔滨(今哈尔滨市)　秋,霍乱流行。八月,《北洋官报》载:哈尔滨各属,吐泻之症尤甚⑩。

辽宁省

营口厅(今营口市)　秋,鼠疫流行。七月十八日(9月9日)报道:(营口)现在

---

① 同治《大埔县志》卷三八《大事志下》。

② 《丰顺县志》,广东人民出版社1995年版。

③ 以上未注明者见冼维逊《鼠疫流行史》,1988年,第188~229页。

④ 《兴宁县志》,广东人民出版社1992年版。

⑤ 民国《感恩县志》卷二〇《杂志·灾异》。

⑥ 光绪《澄迈县志》卷一二《杂志·纪灾》。

⑦ "防疫宜严",《申报》1902年4月11日,第3版。

⑧ "西贡:沾染时疫",《鹭江报》1902年第6期。

⑨ "筹商验疫",《外交报》1903年第24期。

⑩ "牛庄疫盛",《北洋官报》1903年第136期。

时疫为灾，疙疸瘟症流行，传染甚易①。七月廿五日(9月16日)报道：照得疙疸瘟疫一症流行之处，业在营口查有成灾实据②。八月十五日(10月5日)报道：营口一带瘟疫四起③。九月初五日(10月24日)报道：近闻俄人屯居营口巡捕厅之兵，当八月十五、十六两日，病者数名，死者二名，其未死者，皆舁送医院调治④。又，闻营口有义顺厚布店，内有商人一百余名，患病者十人，已死者九名，余一人急治幸免。又闻有正顺长酒店，以全店计之，执役伙人共二十二人，死者十四人焉⑤。

海城县(今海城市)　自夏徂秋，牛庄城鼠疫流行。四月初七日(5月3日)报道：牛庄一带时疫披猖⑥。七月十七日(9月8日)报道：牛庄仍有疫症⑦。八月初十日(9月30日)报道：近闻直督袁宫保因牛庄染患时疫者多，曾派委医生一名、委员一名驻营口河北，如有病人逃匿河北者，则加意抚治⑧。是月，《北洋官报》载：近日牛庄疫气甚盛，上月中浣至下浣，旬日之间，患疫死者有三数百人之多⑨。

北京市

京　师(宛平、大兴二县附郭，今北京市)　是年，瘟疫屡见，疫气仍不减⑩。春，天花流行。二月初一日(2月27日)报道：自入春以来，天气乍寒乍暖，北京人民因之感受时疫，如天花、疹痘、瘢症、咳嗽等症，男妇老幼俱有之⑪。二月廿二日(3月20日)报道：北京自入春以来，每日起风，干燥异常，因而出天花疹痘者，不分男女老幼，每一咳嗽便通体出红痘，虽年过数旬之人，亦多有之，近日尤凶，偶觉胸滞头晕，一小时即不可救药⑫。三月初五日(4月2日)报道：近来天气寒暖失度，感受瘟疫者盛于去夏，路上倒毙之乞丐，屡有所见⑬。夏，霍乱盛行。四月十五日(5月11日)报道：京师虎烈拉之症盛行，途间已有倒毙者⑭。闰五月十六日(7月10日)报道：近日城外病

---

① “报病告文”，《大公报》一九〇三年七月十八日，第4版。
② “瘵病告谕”，《大公报》一九〇三年七月廿五日，第4版。
③ “津郡卫生”，《申报》1903年10月5日，第9版。
④ “俄人避疫”，《大公报》一九〇三年九月初五日，第4版。
⑤ “病死何多”，《大公报》一九〇三年九月初五日，第4版。
⑥ “牛庄述事”，《申报》1903年5月3日，第1版。
⑦ “查验疫症”，《申报》1903年9月8日，第3版。
⑧ “派瘵时疫”，《大公报》一九〇三年八月初十日，第3版。
⑨ “牛庄疫盛”，《北洋官报》1903年第136期。
⑩ 〔清〕储仁逊《闻见录》。
⑪ “春瘟颇甚”，《大公报》一九〇三年二月初一日，第3版。
⑫ “瘟疫难防”，《大公报》一九〇三年二月廿二日，第3版。
⑬ “路毙何多”，《大公报》一九〇三年三月初五日，第2版。
⑭ “时症宜防”，《大公报》一九〇三年四月十五日，第3版。

殁于道中者,所在皆有,直至臭气远播,竟无人过问①。秋,粒瘟病流行。八月初九日(9月29日)报道:近日粒瘟病又复传布,吾国向无防疫之法,蚩蚩者只期幸免耳②。冬,时疫流行。十二月初一日(1904年1月17日)报道:都门自二九后,严寒剧烈,篝火无温,至十一月廿四、廿五日,骤复和煖,积冻皆融,道路泥泞,宛如雨后,而瘟疫遂因之而起。前门东某姓,两日间连毙三口,其病系头痛、耳鸣、鼻血如注,即不可救③。十二月廿五日(1904年2月10日)报道:连日天气暄煖,酿雪未成,时疫流行,医门若市④。

天津市

天　津(天津县附郭,今天津市)　秋,鼠疫流行。秋八月,《北洋官报》载:盛京轮船于西8月27日(七月初五日)及9月7日(七月十六日)两次抵津,搭客之中有染瘟疫者,因之流行津埠,贻害匪浅⑤。九月初二日(10月21日)报道:北塘村庄传染鼠瘟一则,曾纪前报……刻下,该村之疫气渐消,共死村民一千余名⑥。九月十六日(11月4日)报道:现在津郡瘟疫盛行⑦。九月三十日(11月18日)报道:北塘各处鼠疫流行⑧。冬,鼠疫继续流行。十一月十一日(12月29日)报道:近来津埠有一种时疫,初发头痛,继则吐血,逐致不救,传染者时有所闻。兹闻东南城隅万庄子,有某甲者染患时症,口吐唾沫,稍见血丝,至一二日满口吐血,立即毙命。而甲之阖家老幼五六名口,于十余日间,皆相继染患此病,先后毙命。有县署某班役,某乙与甲有戚,甲得病时,乙派小伙计某丙至甲家伺奉,不意亦染此病,吐血而亡。又闻河北刷子庙迤东,有某姓家中,亦与甲家病相同,老少男女主人及男女仆人共六口,于十余日间相继传染,均已病毙,余尸属等看事不佳,赶即搬家远避。又日昨,县署四班差役王怀信同子王少庭亦皆患此病而亡,及本班散役彭十亦因此症而死,余尚有六七名,亦患是症,未知能否救治也⑨。十一月十三日(12月31日)报道:四班差役染患时疫身亡十余名一则,业纪本报,闻昨经邑侯唐大令查悉,除散役因疫而亡者十余名外,正额差役王怀信

① “道毙者多”,《大公报》一九〇三年闰五月十六日,第3版。
② “防疫无法”,《大公报》一九〇三年八月初九日,第3版。
③ “瘟疫宜防”,《大公报》一九〇三年十二月初一日,第4版。
④ “时疫未退”,《大公报》一九〇三年十二月廿五日,第5版。
⑤ “直督饬津海关道派员查验进口船疫札”,《北洋官报》1903年第136期。
⑥ “新河传疫”,《大公报》一九〇三年九月初二日,第3版。
⑦ “法营防疫”,《大公报》一九〇三年九月十六日,第5版。
⑧ “津门赘笔”,《申报》1903年11月18日,第2版。
⑨ “疫气传染”,《大公报》一九〇三年十一月十一日,第4版。

等疫毙六名，当即另派差役某某接充云①。十一月廿四日（1904 年 1 月 11 日）报道：河东郭家庄有某姓婆媳二人，因时疫吐血，相继身亡②。又，西头太平街李某之父，因在县署班房候质，竟被传染时疫，回家后旋即毙命……而李某男女老幼共十一口相继传染，不数日竟死其九，刻仅余二孩未死云③。十一月廿六日（1904 年 1 月 13 日）报道：北关口孟家豆腐干铺少东孟某，日前赴伊友人处探视时症，致被传染，至家即病，后有孟之友人某甲至孟家救治孟某，亦被传染，相继而亡，并该铺之司帐亦染是病，乘车回家调养，亦恐难保性命，其同事铺伙四五人亦均被传染，皆扶入栈房内调养云④。十二月初五日（1904 年 1 月 21 日）报道：近日津郡时疫渐消，虽仍有染患者，然已无多，顷闻旧县阁前地方，有刘某夫妻及二子，均染吐血之时症，至于日前，四口均相继而亡，所遗刘之长子，自己料办丧事，其情形实令人可惨⑤。

河北省

保　定（清苑县附郭，今保定市）　夏，喉症盛行。五月十七日（6 月 12 日）报道：久未见雨，天时不正，疫气又复萌芽，刻下患喉症者颇多⑥。冬，时疫流行。十一月十二日（12 月 30 日）报道：近日天气不正，冷暖不均，现在犯咽喉之症者颇多⑦。十一月廿五日（1904 年 1 月 12 日）报道：时届三九，并未见雪，近日患时疫者颇多⑧。

安　州（今安新县）　夏，霍乱盛行。七月初四日（8 月 26 日）报道：安州城乡居民，近日亦多霍乱，十死八九，其未经染病者，多扶男抱女，向他处躲避云⑨。

龙门县（即龙关县，今赤城县）　疫灾⑩。

固安县　霍乱盛行，死亡甚众⑪。霍乱大行，死者甚众⑫。

临榆县（今并入秦皇岛市、抚宁县）　秋八月，山海关一带瘟疫四起⑬。

山东省

历城县（附郭，今济南市）　夏，疠疫盛行。四月十五日（5 月 11 日）报道：今年雨

---

① “派役接充”，《大公报》一九〇三年十一月十三日，第 3 版。
② “驱疫被焚”，《大公报》一九〇三年十一月廿四日，第 4 版。
③ “连死九口”，《大公报》一九〇三年十一月廿四日，第 4 版。
④ “时疫未退”，《大公报》一九〇三年十一月廿六日，第 3 版。
⑤ “情形可惨”，《大公报》一九〇三年十二月初五日，第 4 版。
⑥ “喉症宜防”，《大公报》一九〇三年五月十七日，第 3 版。
⑦ “多犯喉症”，《大公报》一九〇三年十一月十二日，第 4 版。
⑧ “多患时疫”，《大公报》一九〇三年十一月廿五日，第 3 版。
⑨ “病死甚多”，《大公报》一九〇三年七月初四日，第 3 版。
⑩ 民国《龙关县新志》卷一九《灾祥志》。《赤城县民政志》，1991 年。
⑪ 民国《固安县志》卷一《地理・附旧志祥异》。
⑫ 《固安县志》，中国人事出版社 1998 年版。
⑬ “津郡卫生”，《申报》1903 年 10 月 5 日，第 9 版。

水虽甚调和,但天气冷热无常,防不及防,以致得病者颇多。日前王大令秉懿,因患疹而殁,历城少尉郭仲霞夫妇,均患时症不起,其余民间患时疫而亡者,传闻颇众云①。

烟　台(时属福山县)　冬十二月,天花盛行②。

博兴县　夏,博兴疫病流行③。

高苑县(今高青县)　是年,高苑疾疫盛行④。

夏津县　疫疠流行,传染甚速,致有全家不遗一人者,亲友几不敢吊问⑤。

乐安县(今广饶县)　夏,又疫⑥。

博兴县　夏又疫⑦。

商河县　秋七月疫⑧。

肥城县(今肥城市)　夏秋月间,肥境大疫⑨。

山西省

临晋县(今并入临猗县)　喉病症流行,小儿尤甚,夭伤者众⑩。

乐平县(今昔阳县)　大疟⑪。大疫⑫。

永宁州(含今吕梁市离石区、离石县)　境内流行白喉,死者甚多⑬。

甘肃省

河　州(今临夏州)　河州白塔罗家村流行白喉,全村40户300余口人,发病100余人,死亡30余人⑭。

内蒙古自治区

托克托城厅(今托克托县)　光绪二十八年(1902)十二月至光绪二十九年(1903)四月,托克托县流行肺鼠疫,左家营、帐房坪、什力圪图3个村庄波及,发病56

---

① “疠疫又见”,《大公报》一九〇三年四月十五日,第4版。

② “福海潮音”,《申报》1904年1月29日,第2版。

③ 《惠民地区卫生志》,天津科学技术出版社1992年版。

④ 《惠民地区卫生志》,天津科学技术出版社1992年版。

⑤ 《夏津县志》,山东人民出版社1991年版。

⑥ 民国《乐安县志》卷一三《杂志·灾祥》,民国《续修广饶县志》卷二六《杂志·通纪》。

⑦ 民国《重修博兴县志》卷一五《祥异志》。

⑧ 民国《重修商河县志》卷首《大事记》。

⑨ 光绪《肥城县乡土志》卷六《户口》。

⑩ 民国《临晋县志》卷一四《旧闻记》。

⑪ 民国《昔阳县志》卷二《祥异》。

⑫ 《昔阳县志》,中华书局1999年版。

⑬ 《离石县志》,山西人民出版社1996年版。

⑭ 《临夏回族自治州志》,甘肃人民出版社1993年版。

人，全部死亡，传染来源不清[1]。1902 年（光绪二十八年）二月至 1903 年四月，鼠疫流行，范围在托克托厅一带，起源于左家营村，后传至帐房坪、什力圪图，发病 56 人，全部死亡[2]。

萨拉齐厅（含今包头市）　包头肺鼠疫流行[3]。七月十五日，绥远省萨拉齐县毛岱村蒙族人马石、带福喜 2 人先后发病，病状为淋巴腺肿，经三四天死亡，此次流行大约死亡 70 人，推测为腺鼠疫[4]。七月中旬，毛岱一带发生鼠疫，约死 70 人[5]。

鄂尔多斯左翼前旗（今准格尔旗）　鼠疫流行[6]。

陕西省

栒邑县（今旬邑县）　大饥荒之后的瘟疫（黑泻）和狼灾出现，本县死亡多人[7]。按："黑泻"即"黑水泻"，为霍乱俗称。

镇安县　县属灾疫过重，陕甘总督崧蕃奏免银粮，允之[8]。

江苏省

南　京（江宁、上元二县附郭，今南京市）　春三月，疫大作。4 月 2 日（三月初五日）报道：春雨水过多，寒暖失时，迨三月中旬，人多患疫[9]。秋七月，麻疹流行。9 月 19 日（七月廿八日）报道：迩来南京时疫大作，病者率发大热，头面身体，无处不痛，迨周身发出麻疹，其痛始已，然犹须疲软三五日，始渐复原。此种病虽无大伤，惟传染极易且速，有全家传染无一得免者[10]。

苏　州（吴县、长洲、元和三县附郭，今苏州市）　秋，时疫盛行。七月十七日（9 月 8 日）报道：苏垣近来天气不正，寒热不匀，致居民之因病倒卧者颇形众多，始仅城东一隅，近则通城皆是，甚至市上铺户合东伙同时卧病不能开门者有之，实因一人被疫，延及一家。是症始起，遍体麻木，继而遍体皆热，及四五日后，皮肤间发出红点，若痧子形，传染之速，直为从来所未有云[11]。

镇　江（丹徒县附郭，今镇江市）　春三月，七豪一带喉疫盛行，往往有一家数口

---

① 《呼和浩特市志》，内蒙古人民出版社 1999 年版。

② 《土默特志》，内蒙古人民出版社 1997 年版。

③ 《包头市志》，远方出版社 2001 年版。

④ 《包头市卫生防疫志》，1986 年。

⑤ 《土默特右旗志》，内蒙古人民出版社 1994 年版。

⑥ 《准格尔旗志》，内蒙古人民出版社 1993 年版。

⑦ 《旬邑县志》，三秦出版社 2000 年版。

⑧ 《清德宗实录》卷五二三，"光绪二十九年癸卯十一月"。

⑨ "白门选胜"，《申报》1903 年 4 月 20 日，第 2 版。

⑩ "宁垣患疫"，《北洋官报》1903 年第 130 期。

⑪ "苏垣患疫"，《大公报》一九〇三年七月十七日，附张。

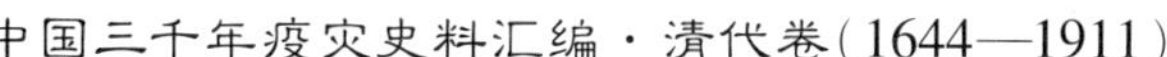

相继殒命者[①]。闰五月,瓜洲一带疫疠流行,死亡相继[②]。

扬　州(江都、甘泉二县附郭,今扬州市)　秋七月,天气骤凉,疫症遽起[③]。八月中秋节后,患痧疫喉症者,比户皆是[④]。

如皋县(今如皋市)　秋旱,大疫流行,染者多毙[⑤]。

上海市

松　江(娄县、华亭二县附郭,今松江区)　入春以来,喉症流行,朝发夕死,甚有一家连毙数命者[⑥]。

上海县(今闵行区等)　夏秋大疫,染者多发红痧,不能透泄者辄死[⑦]。

宝山县(今宝山区)　夏大疫,红痧症流行[⑧]。

嘉定县(今嘉定区)　夏大疫,红痧症流行[⑨]。

浙江省

杭　州(钱塘、仁和二县附郭,今杭州市)　春,白喉、天花流行。正月廿九日(2月26日)报道:(杭城)喉症颇多,天花流行,业歧黄者,利市三倍[⑩]。夏,白喉、天花继续流行。五月初二日(5月28日)报道:(杭城)患喉症者颇多,往往一家数口相继而亡[⑪]。六月初九日(8月1日)报道:(杭垣)天时不正,民间疾疫繁兴,喉症天花,彼此传染[⑫]。六月,时疫流行,杭州城几乎无人不病,患者大都发热头眩,热退则四肢发红斑,然死者甚少[⑬]。秋,霍乱盛行。七月十五日(9月6日)报道:(杭城)疾疫流行,已阅三月,尚未稍平,无论城厢内外,一街一巷,无不传染[⑭]。九月初七日(10月26日)报道:(杭城)中秋节后,畅晴已久,疾疫丛生[⑮]。九月十一日(10月30日)报道:近日杭州霍乱症候甚多,始则泻,继则吐,吐后即吊脚,不善治即毙命。而以下城艮山门前

① "润州近事",《申报》1903年4月21日,第2版。
② "京江帆影",《申报》1903年7月7日,第9版。
③ "萤苑秋痕",《申报》1903年9月17日,第3版。
④ "刊水霜花",《申报》1903年10月18日,第9版。
⑤ 《如皋县卫生志》,1996年。
⑥ "茸城患疫",《申报》1903年3月18日,第2版。
⑦ 民国七年《上海县续志》卷二八《杂记一·祥异》,民国二十五年《上海县志》卷一《纪年》。
⑧ 民国《宝山县续志》卷一七《祥异》。
⑨ 民国《嘉定县续志》卷三《赋役志·灾异》。
⑩ "西湖挹爽",《申报》1903年2月26日,第3版。
⑪ "孤山放鹤",《申报》1903年5月28日,第2版。
⑫ "杭垣患疫",《申报》1903年8月1日,第9版。
⑬ 〔清〕孙宝瑄《忘山庐日记》,上海古籍出版社1983年版,第718页。
⑭ "杭疫未已",《申报》1903年9月6日,第9版。
⑮ "武林喜雨",《申报》1903年10月26日,第9版。

一带为盛行[①]。冬，白喉、天花又起。十一月初一日（12 月 19 日）报道：浙省自入冬以来，天时亢旱，民间多染疾疫，而患喉症及老年痰喘，小孩天花者尤多不起，操歧黄业者，东奔西走，几于应接不遑[②]。

绍　兴（山阴、会稽二县附郭，今绍兴市）　夏四月，越郡天花盛行，时症亦多，甚至十室九病[③]。秋七月，越郡时疫繁兴[④]。夏秋，霍乱大流行[⑤]。

温　州（永嘉县附郭，今温州市）　秋七月，天时不正，疾疫繁兴[⑥]。

秀水县（今属嘉兴市）　新塍里大疫，疫多喉症[⑦]。

福建省

福　州（闽县、侯官二县附郭，今福州市）　夏四月至六月，大水之后，鼠疫流行。四月，福州时疫入夏已有萌芽，及此次大水后，结核发斑之症勃然而起。近日，绅富多挈眷为鼓山之游，冀避疠气[⑧]。7 月 14 日（闰五月廿日）报道：（福州）时疫流行，日甚一日，省城东街口一带，染疫而毙者已不下三四十人[⑨]。7 月 24 日（六月初一日）《鹭江报》报道：闽中自大水后，时疫寖盛，城内四隅，传染尚遍，即绅士之家，其佣仆小孩中疫者颇多。据医生说，此番结核、发癖、血瘟，症见错杂，得病之先，如无嗜睡、神昏、向利之症，尚可十救三四，治法须先燥后凉，否则多有陷阴之变更。有因生疔结核，此症与时核不同，如投红花、犀角之剂，其毒必引而内陷，势必坐而待毙，甚勿为庸医所误也[⑩]。六月，《北洋官报》和《秦中官报》又载：福州时疫，日甚一日，城内双门楼一带，几于无家不病，其余各处毙于疫者，亦时有所闻。南台则下渡为甚，而最烈者莫如海防前及石狮兜一带，石狮兜现在已不成街市，因遭疫者比户皆然，相率罢市逃避他处[⑪]。8 月 17 日（六月廿五日）《申报》报道：入夏以来，闽中时疫大兴，患者类皆结核发癍以及血瘟之类[⑫]。福州鼠疫流行[⑬]。

---

① “霍乱盛行”，《大公报》一九〇三年九月十一日，第 3 版。
② “武林多疫”，《申报》1903 年 12 月 19 日，第 9 版。
③ “禹穴探奇”，《申报》1903 年 5 月 23 日，第 3 版。
④ “越郡琐谭”，《申报》1903 年 8 月 24 日，第 2 版。
⑤ 《绍兴县卫生志》，浙江古籍出版社 1997 年版。
⑥ “蜃江秋汛”，《申报》1903 年 9 月 20 日，第 3 版。
⑦ 民国《新塍镇志》卷四《祥异》。
⑧ “闽疫又起”，《湖南演说通俗报》1903 年第 12 期。
⑨ “八闽琐谈”，《申报》1903 年 7 月 14 日，第 9 版。
⑩ “疫气渐炽”，《鹭江报》1903 年第 38 期。
⑪ “疫灾可骇”，《北洋官报》1903 年第 108 期；《秦中官报》1903 年第 5 期。
⑫ “南台望月”，《申报》1903 年 8 月 17 日，第 9 版。
⑬ 冼维逊《鼠疫流行史》，1988 年，第 137 页。

厦　门(时属同安县)　自夏徂秋,鼠疫流行。四月廿一日(5月17日)报道:厦门每当春夏之交,瘟疫流行,如此者已数年于兹矣!讵今年较昔尤早,自二月间其症渐为流行,然寒热之症居多,非昔年鼠疫之类,较诸昔年死亡亦略少①。五月初二日(5月28日)报道:疫气流行,死亡相继,而以寮仔后一带为最②。五月初六日(6月1日)报道:厦门疫症,无年无之,厦人近已司空见惯,不以为意矣。然近日死亡愈速愈多,且一家之中如死一人,必一二人继之,有一家死三四人者,有一家死五六人者。其症皆早晨起,夜晚即死,令人可怕③。六月十一日(8月3日)报道:万记洋行漳州轮船日前由厦门、汕头载客八百六十六人前往实叻,折到槟城,轮抵口时,先羁碇于淇漳山,经洋员盘验,其染核症在该处死者约三十人,当在水途死者已七人④。七月初二日(8月24日)报道:居民多患时疫⑤。是年,厦门鼠疫流行⑥。

长泰县　四月鼠疫,城厢死亡甚众⑦。长泰城乡鼠疫大流行⑧。

古田县　六月,三都各村鼠疫盛行⑨。发生鼠疫,在三都各村流行⑩。

南靖县　鼠疫大流行,死4041人⑪。

泰宁县　三月,泰宁全县疫病流行,病者皮肤呈黄色⑫。

安徽省

芜　湖(芜湖县附郭,今芜湖市)　闰五月,芜地天花盛行⑬。

当涂县　疫疠流行⑭。

湖北省

夏口厅(今武汉市江岸区)　秋八月,霍乱流行。10月11日(八月廿一日)报道:近日汉口西人染患时疫者甚多,各领事以南洋一带疫症甚厉,深虞传染,已商请关道

① “瘟疫盛行”,《大公报》一九〇三年四月廿一日,第2版。
② “鹭屿飞云”,《申报》1903年5月28日,第2版。
③ “疫症益厉”,《大公报》一九〇三年五月初六日,第4版。
④ “羁轮验疫”,《鹭江报》1903年第39期。
⑤ “鹭鸟延秋”,《申报》1903年8月24日,第2版。
⑥ 冼维逊《鼠疫流行史》,1988年,第137页。
⑦ 民国《长泰县新志》卷一《大事志》。
⑧ 《漳州市志》,中国社会科学出版社1999年版。
⑨ 民国《古田县志》卷三《大事志・附祥异》。
⑩ 《古田县志》,中华书局1997年版。
⑪ 《漳州市志》,中国社会科学出版社1999年版。
⑫ 《泰宁县志》,群众出版社1993年版。
⑬ “牛渚寻诗”,《申报》1903年7月19日,第3版。
⑭ 民国《当涂县志稿・大事记》。

及税务司,将轮船验疫事宜加意整顿,故近日上水船到,查验颇为认真①。

宜　昌(东湖县附郭,今宜昌市)　夏,天时亢旱,入秋后雨泽甚稀,以故疾疫丛生,至冬十月,或患目肿,或苦喉痛,甚有因此殒命者②。

湖南省

永明县(今江永县)　先年和本年大疫,死男妇计七八千人③。

蓝山县　秋大疫,阖家无遗种者,以百数十户计④。是年,全县大疫,全家死亡者百余户⑤。

江西省

南　昌(南昌县、新建县附郭,今南昌市)　春,喉症盛行。正月二十日(2 月 17 日)报道:省中近日因天气干亢日久,民间患喉症者甚多。⑥

四川省

遂宁县(今遂宁市)　春夏之间,时疫大作,道殣相望,有阖门尽毙者。城内男女迁黔,尤死亡枕藉⑦。

成　都(成都县、华阳县附郭,今成都市)　夏,时疫盛行。闰五月初七日(7 月 1 日)报道:成都时疫盛行,城厢内外死者日众,往往皆为庸医所误,今年卖棺木之家,生意实为畅茂⑧。

重庆市

城口厅(今城口县)　夏,瘟疫流行。六月廿三日(8 月 15 日)报道:城口厅来函云,是处瘟疫流行,死者枕藉于道,十室九空,此皆气候使然也⑨。

黔江县(今黔江区)　四月,濯水、石家一带伤寒流行,患病 5000 多人,昼夜号泣,无法医治,死者甚多⑩。

永川县(今永川区)　春,县城天花流行,死亡率很高⑪。

---

① “验疫认真”,《北洋官报》1903 年第 141 期。

② “黄陆夕照”,《申报》1903 年 12 月 16 日,第 9 版。

③ 光绪《永明县志》卷四三《五行志 · 祥异》。

④ 民国《蓝山县志 · 本纪》。《蓝山县卫生志》,1992 年。

⑤ 《蓝山县志》,中国社会出版社 1995 年版。

⑥ “盛行喉症”,《大公报》一九〇三年正月二十日,第 4 版。

⑦ 民国《遂宁县志》卷八《杂记》。《遂宁县志》,巴蜀书社 1993 年版。

⑧ “时疫盛行”,《大公报》一九〇三年闰五月初七日,第 4 版。

⑨ “瘟疫流行”,《大公报》一九〇三年六月廿三日,附张。

⑩ 《黔江县志》,中国社会出版社 1994 年版。

⑪ 《永川县志》,四川人民出版社 1997 年版。

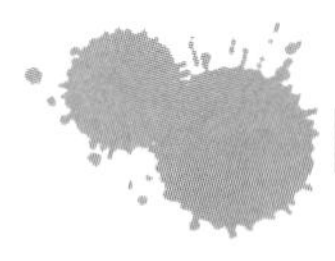

西藏自治区

夏寒,秋大疫。九月,《北洋官报》载:本年西藏风雨太甚,夏行冬令,时疫大兴,死亡无算,现在疫症仍未少减,各蛮家在打箭炉厅贸易者多回草地①。

贵州省

兴义县(今兴义市)　继霍乱流行后又出现天花流行。霍乱流行,日死数十人②。

云南省

保山县(今保山市)　鼠疫流行,人死如麻,棺材售罄,惨不忍闻③。

广东省

新兴县　夏,时疫流行,死亡甚众④。

恩平县(今恩平市)　圣堂区鼠疫流行。

新会县(今江门市新会区)　会城镇、礼乐等地鼠疫流行,死千余人。

西宁县(今郁南县)　鼠疫流行,排埠一乡死亡百人⑤。

归善县(含今惠东县)　五月,(惠东县)鼠疫流行,平山镇死亡二百多人,稔山死亡四百多人,平海死亡八十多人⑥。

嘉应州(今梅州市)　(梅县)鼠疫流行,以后每隔两三年即有一次流行,历时约二十年之久⑦。

普宁县(今普宁市)　冬十月,疫疠盛行⑧。

潮阳县(今汕头市潮阳区)　棉城镇及其附近村庄二月鼠疫流行,至五月平息,死亡万余人⑨。

海阳县(今属潮州市)　夏,瘟疫盛行。五月十四日(6月9日)报道:海属某乡,连年瘟疫盛行,居人多有挈眷远避,凭屋侨居者,该土著虑其传染,则驱之出境,遂有浮家泛宅寄迹水滨,其苦况不堪言状。现年疫气复萌,上月某日,有海属某乡某甲,负囊橐携室家,望澄阳苞南关而至,土人闭关不纳,遂绕道至衙前溪边,涉渡登岸,复被

① “藏疫流行”,《北洋官报》1903年第195期。

② 《兴义县志》,1988年。

③ 《永昌镇志》,香港天马图书有限公司2001年版;《蒲缥镇志》,香港天马图书有限公司2001年版。

④ 《新兴县历史大事记(初稿)》,1985年。

⑤ 宣统《旧西宁县志》卷三二《前闻二》。

⑥ 《惠东县卫生志》,1989年。

⑦ 《梅县志》,广东人民出版社1994年版。

⑧ “潮属水灾”,《申报》1903年11月22日,第2版。

⑨ 《汕头市卫生志》,1990年。

衙前人拒绝焉，怅怅无之，乃涕泪交零，望冠山乡而去，不知能借一枝否也[①]。按：《鼠疫流行史》载"港埠区及其附近村庄鼠疫流行"，这里所谓的"连年瘟疫盛行"当是鼠疫流行。

丰顺县　丰良乡丰良圩（老县城）、新龙乡新楼圩鼠疫流行，死一二百人。

兴宁县（今兴宁市）　新民、新灶、应塘、笃陂、陂新、陂南、新联、新同、陂宁、汤湖等11乡鼠疫，患者1175人，死亡1121人[②]。

乐昌县（今乐昌市）　夏秋之间，气候失常，病疾传染，数月始息[③]。

海南省

澄迈县　桥头、马袅地方屡行疫症，多不能救[④]。

广西壮族自治区

南　宁（宣化县附郭，今南宁市）　夏，疫症盛行。闰五月十三日（7月9日）报道：南宁自三月以来，疫症盛行，至今仍未止，计共售出棺木已八千具云[⑤]。

钦　州（今钦州市）　鼠疫流行。

隆安县　四月疫[⑥]。

永康州（今同正县）　春饥荒愈甚。夏又瘟疫霍乱[⑦]。

罗城县　时疫流行，居民患霍乱吐泻症，死者动以千计[⑧]。

武缘县（今武鸣县）　五月，各处瘟疫盛行[⑨]。

宜北县（今合为环江县）　发生霍乱症，流传甚速，是年，死人甚多，灭绝火烟者不计其数，俗称"阴劫"。约半年之久，方能平息[⑩]。

雷平县（今大新县）　三月、四月，瘟疫流行。饥民盈野，饿殍载道[⑪]。按：是时尚无雷平县，民国十七年（1928）以下雷、太平、安平三土州之地置雷平县。

香港特别行政区

春三月，疾疫盛行。6月19日（五月廿四日）报道：香港近日疫症盛行，自西四月

---

① "患疫苦况"，《大公报》一九〇三年五月十四日，第4版。

② 冼维逊《鼠疫流行史》，1988年，第211～225页。

③ 民国《乐昌县志》卷一九《大事纪》。

④ 光绪《澄迈县志》卷一二《杂志·纪灾》。

⑤ "疫症盛行"，《大公报》一九〇三年闰五月十三日，第4版。

⑥ 民国《隆安县志》卷一《世纪·前事考》。

⑦ 民国《同正县志》卷五《气候·占验·灾异附》。

⑧ 民国《罗城县志·前事》（不分卷）。

⑨ 民国《武鸣县志》卷一〇《前事考·附灾祥》。

⑩ 民国《宜北县志》第八编《杂志·灾患》。

⑪ 民国《雷平县志》卷七《前事篇·灾异》。

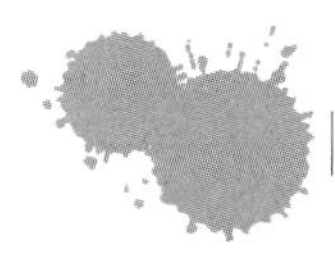

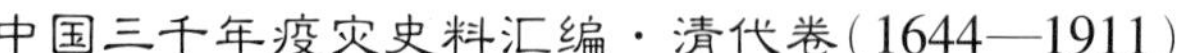

十九日(三月廿二日)至五月九日(四月十三日),得病者共二百七十二人,其中死者二百四十八人,内日本人二名、葡萄牙人二名、印度人一名、犹太人一名,其余皆华人①。

光绪三十年(1904)

黑龙江省

哈尔滨　春三月,苦烈拉及赤痢、伤寒诸症流行迅疾,到处蔓延②。夏五月,占据南部之俄兵痘疫,及败北而遁,将疫气带至哈尔滨,四处蔓延,患者愈众③。

吉林省

榆树县(今榆树市)　农历五月,大新立屯发生霍乱,死120人④。

辽宁省

营口厅(今营口市)　夏,鼠疫流行。四月廿五日(6月8日)报道:营口地方鼠瘟流行,深恐传染来津,奉准于营口、前所、北塘、新河四处分派医官设院查防,除营口、前所两处居民无多,医官专验火车来津搭客人等外,其北塘、新河地方户口较繁,北塘患疫者亦众,禀准照后开章程察酌情形办理⑤。六月初五日(7月17日)报道:营口近患恶疫,有逐日猖獗之势,间有患黑死病者,公议局派巡勇检查各户有无病者⑥。

辽阳州(今辽阳市)　春,天花流行。传闻辽阳痘疫时行,俄兵多患此症,营中得此症者日或一二百余人之多,以致人心震动云⑦。三月十四日(4月29日)报道:西4月25日,驻扎辽阳俄军营内,现在盛行天然痘,该营内每日因此毙命者百余名⑧。

金州厅(今大连市金州区)　秋,痢疾流行。八月初一日(9月10日)报道:烟台接得消息云,旅顺目下有痢疾之症,即在该处驻扎之日军第十二旅团营中传染⑨。

内蒙古自治区

牙克石(时属索伦旗)　牙克石至巴林段铁路沿线发生霍乱流行⑩。

---

① “香港患疫”,《北洋官报》1903年第84期。

② “俄患患疫”,《申报》1904年5月1日,第2版。

③ “俄患虏疮”,《申报》1904年7月10日,第2版。

④ 《榆树县志》,吉林文史出版社1993年版。

⑤ “查防营口鼠瘟铁路沿途立医院防疫章程十条”,《南洋官报》1904年第37期;《北洋官报》1904年第248期。

⑥ “营口患疫”,《大公报》一九〇四年六月初五日,附张。

⑦ “辽阳痘疫”,《济南报》1904年第29期。

⑧ “俄营盛行天然痘”,《大公报》一九〇四年三月十四日,第3版。

⑨ “旅顺有痢疾症”,《大公报》一九〇四年八月初一日,第4版。

⑩ 《牙克石市卫生防疫站志》,1999年。

北京市

京　城（宛平、大兴二县附郭，今北京市）　春，喉症流行。三月十二日（4 月 27 日）报道：京中近日天气暴煖，患喉症、头晕者颇多，患目疾、齿痛者亦复不少，所有官医院及各医士，一时颇形忙迫云[①]。夏，时疫流行。五月初五日（6 月 18 日）报道：近日暴热，天气干燥异常，患喉痛、头瘟等症者颇多，施医院终日忙迫，几无寸晷云[②]。冬，时症流行。十二月十四日（1905 年 1 月 19 日）报道：近日天气较前更暖，患咳症、头瘟、耳聋等症者颇多，若不降雪明正，瘟疫必更大矣[③]。

河北省

怀安县　发现鼠疫，各村均有传染[④]。

万全县（今张家口市万全区）　八月，宣平堡周围村庄发现鼠疫，宣平堡、第八滩两村患而死者，竟达一百三十余人[⑤]。八月，县境东部地区发生鼠疫。宣平堡、第八滩两村，患疫死亡者 130 余人[⑥]。

南皮县（今南皮县）　春，天花流行。二月初一日（3 月 17 日）报道：有由南皮县来者据云，该处自今春以来，出天然痘者甚多，患此症者，多系年逾二十至三十余岁之人，小孩患者较少云[⑦]。

山东省

高唐州（今高唐县）　境内霍乱爆发流行。涸河村发病最严重，当时官府采取消极防疫隔离措施，火焚一条街[⑧]。

陕西省

商　州（今商洛市商州区）　大饥之后，瘟疫流行[⑨]。

甘肃省

河　州（今临夏州）　河州伤寒大流行，尹集马莲滩流行最为严重[⑩]。

---

① “喉症流行”，《大公报》一九〇四年三月十二日，第 3 版。

② “时症宜防”，《大公报》一九〇四年五月五日，第 3 版。

③ “时令不正”，《大公报》一九〇四年十二月十四日，第 3 版。

④ 民国《怀安县志》卷一〇《志余 · 大事纪》。《怀安县志》，中国社会出版社 1994 年版。

⑤ 民国《万全县志》卷一二《大事记》。

⑥ 《万全县志》，新华出版社 1993 年版。

⑦ “南皮患痘”，《大公报》一九〇四年二月初一日，第 4 版。

⑧ 《高唐县志》，齐鲁书社 1996 年版。

⑨ 《商洛地区卫生志》，陕西人民出版社 1999 年版。

⑩ 《临夏回族自治州志》，甘肃人民出版社 1993 年版。

湖北省

武　昌(江夏县附郭)　夏六月,天时不正,疫症流行①。

汉　口(夏口厅)　入春以来,晴雨不常,居民感受时气,疫症流行,甚有一病不起者②。

江苏省

镇　江(丹徒县附郭,今镇江市)　夏六月,疫气盛行,死亡相继③。凡染喉疫及霍乱吐泻者,历一周时即登鬼箓④。自夏徂秋,气候不正,西乡各处病者尤多⑤。入秋以来,寒暖不时,酿成疫疠,其中以疟痢为多,亦有患霍乱吐泻者,历一昼夜便赴泉台,药肆医家,均颇忙碌⑥。

扬　州(江都、甘泉二县附郭,今扬州市)　秋八月,本郡时疫渐兴⑦。

上海市

上海县(今闵行区等)　冬十一月,沪北天花盛行,竟成痘疫⑧。十二月,沪上患冬温、瘢麻、痘疹、鹅喉等症者多,尤以痘疹毙人为剧⑨。

浙江省

绍　兴(山阴、会稽二县附郭,今绍兴市)　秋,八月,自入新秋,时疫大作,其甚者往往朝发夕毙,未及延医,东乡各村竟有全家殒命者,其中尤以贫民为多,大约因平日饮食起居不能谨慎所致也⑩。

福建省

福　州(闽县、侯官二县附郭,今福州市)　夏六月,鼠疫流行。7月27日(六月十五日)报道:今岁各处疫气盛行,而闽垣方幸无恙,不料五月二十三日忽起台风,拔木毁屋,禾稻尽伤,次日风止雨息。自此之后,时气大兴,城内则西门街、山凳尾、总管前等处,沾染致毙者甚多;城外则安乐铺某家连毙数人,下渡二十二境,无境无之,其尤速者,自起症至死不过四五点钟⑪。8月6日(六月廿五日)报道:闽邑主周大令染

---

① “庾楼挹爽”,《申报》1904年8月4日,第2版。
② “汉皋杂录”,《申报》1904年4月6日,第3版。
③ “瘗鹤留铭”,《申报》1904年7月21日,第9版。
④ “北固钟声”,《申报》1904年8月9日,第3版。
⑤ “金焦秋黛”,《申报》1904年8月31日,第3版。
⑥ “金山玩月”,《申报》1904年9月16日,第3版。
⑦ “邗上客谈”,《申报》1904年9月12日,第3版。
⑧ “痘症加味三痘饮”,《申报》1904年12月31日,第3版。
⑨ “痘疫宜防说”,《申报》1905年1月30日,第3版。
⑩ “稽山秋黛”,《申报》1904年9月16日,第9版。
⑪ “疫氛又起”,《鹭江报》1904年第72期。

核疫,不省人事,赶医不效,于本月初九没于任内。南台田垱紫鸾厝隔壁某妓院疫毙七八人,急徙他处。现闻时气日甚一日,城外台江铺、安乐铺、下渡、田垱最盛,城内锦巷、南营织缎巷最盛①。10 月 24 日(九月十六日)报道:本年东历七月,福州一带时疫流行②。

厦　门(时属同安县)　夏五月,泉州各属疫疠时行,厦地此风尤盛③。

泉　州(晋江县附郭,今泉州市)　夏五月,鼠疫流行。6 月 28 日(五月十五日)报道:泉民黄某向在石江开设柴铺,月之初间忽染疫症……百药罔效,越二日身故……患疫诸家,往往举室惊逃,置病人于不顾④。7 月 8 日(五月廿五日)报道:泉郡疫气盛行,迄今未能平复,甚有一家数人均遭疫毙,伤心惨目,莫可言状,居民有迁地以避之者。近来复有急痧一症,患者但闷闷欲绝,牙关紧咬,不片刻而通身冰冷,气息全无矣⑤。7 月 9 日(五月廿六日)报道:现有自泉州来者据称,近来泉州、同安等乡时疫大发,死亡无数,滨州一乡村,染疫死者已有一百六十人,其余亦可概见云⑥。

龙岩县(今龙岩市)　鼠疫,蒋邦初现,夏老继之,有一家死十余口者。自是年发生,坊社传染,死者无数,近年毒稍杀⑦。

台湾省

春三月,今岁台湾各地,扑司托恶疫到处流行⑧。全省鼠疫患者 4500 例,死亡 3374 人,以台南、嘉义、台北为最大流行地⑨。是年,罹患鼠疫者 4430 人,死亡 3330 人⑩。按:“扑司托”为 pest 的音译,也有翻译成“百斯笃”的,即鼠疫。

广西壮族自治区

南　宁(宣化县附郭,今南宁市)　夏,疫症流行。五月廿日(7 月 3 日)报道:近日南宁疫症流行,愚民不知其故,概归诸妖魔作祟,有好事者挨户捐资,邀请僧尼道士扛抬无知无觉诸木偶,鸣锣吹角,击鼓叫嚣,通街喃唱,以为逐瘟鬼云⑪。

桂平县(今桂平市)、贵县(今贵港市)、郁林州(今玉林市)、上思厅(今上思县)

① “时疫汇闻”,《鹭江报》1904 年第 73 期。
② “令严防疫”,《申报》1904 年 10 月 24 日,第 2 版。
③ “鹭岛晴霞”,《申报》1904 年 6 月 26 日,第 2 版。
④ “敬告患疫之家”,《鹭江报》1904 年第 69 期。
⑤ “疫患未平”,《鹭江报》1904 年第 70 期。
⑥ “泉同大疫”,《大公报》一九〇四年五月廿六日,附张。
⑦ 民国《龙岩县志》卷三《大事志・灾祥》。
⑧ “台湾患疫”,《申报》1904 年 4 月 30 日,第 2 版。
⑨ 冼维逊《鼠疫流行史》,1988 年,第 171 页。
⑩ 《重修台湾省通志》卷一《大事志》。
⑪ “瘟鬼不幸”,《大公报》一九〇四年五月二十日,附张。

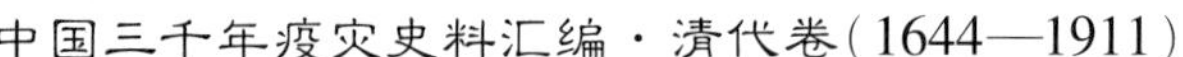

夏,疫症盛行。六月十六日(7月28日)报道:桂平、贵县、郁林、上思等处,疫症盛行,已死人不少[①]。秋,疫症盛行。七月廿四日(9月3日)报道:桂平之大洋、木根、蔴峒,及贵县之中村、三坪、三塘等圩,疫症盛行,有全家死绝者,有一家十六人只剩使婢一口者[②]。

来宾县　夏六月底,平团诸村患疫,初病烦郁、发热、大渴,既而恶寒,腋下或肋间见肿核,赤紫作痛即不救。疫未作前,鼠先死[③]。

广东省

广　州(番禺、南海二县附郭,今广州市)　鼠疫流行。

东莞县(今东莞市)　厚街镇鼠疫,死亡二百人。

顺德县(今佛山市顺德区)　春,鼠疫复作[④]。

遂溪县　部分地区鼠疫。

新宁县(今台山市)　白沙区鼠疫流行,死亡六七十人。

新会县(今江门市新会区)　林村鼠疫流行。外海鼠疫流行。

增城县(今增城市)　城关镇和庆中乡等鼠疫流行。

罗定州(今罗定市)　素龙区鼠疫流行。

新兴县　春夏,时疫流行,至三十三年乃止[⑤]。城关镇鼠疫流行,死亡2000多人。

兴宁县(今兴宁市)　部分地区鼠疫流行。

长乐县(今五华县)　华林镇和西和乡鼠疫流行[⑥],塔下村鼠疫死亡二十多人[⑦]。

澄海县(今汕头市澄海区)　鸥汀、外砂自此连续三年鼠疫大流行,死者两千多人[⑧]。鸥汀、上蓬连续三年鼠疫大流行,死亡八百多人[⑨]。

揭阳县(今揭阳市)　鼠疫、霍乱同时流行,安乐村一千多人中死于霍乱者五百多人[⑩],西部棉湖(今属揭西县)死于鼠疫者一千多人[⑪],总人口死亡率达30%,棺木供

---

① “疫症盛行”,《大公报》一九〇四年六月十六日,附张。

② “疫症盛行”,《大公报》一九〇四年七月廿四日,附张。

③ 民国《来宾县志》卷一三《历史篇·礼祥》。

④ 民国《龙山乡志》卷二《舆地略》。

⑤ 《新兴县志》,广东人民出版社1993年版。

⑥ 《五华县志》,广东人民出版社1991年版。

⑦ 冼维逊《鼠疫流行史》,1988年,第187~226页。

⑧ 《澄海县志》,广东人民出版社1992年版。

⑨ 《汕头市卫生志》,1990年。

⑩ 《汕头市卫生志》,1990年。

⑪ 《揭阳县志》,广东人民出版社1993年版。

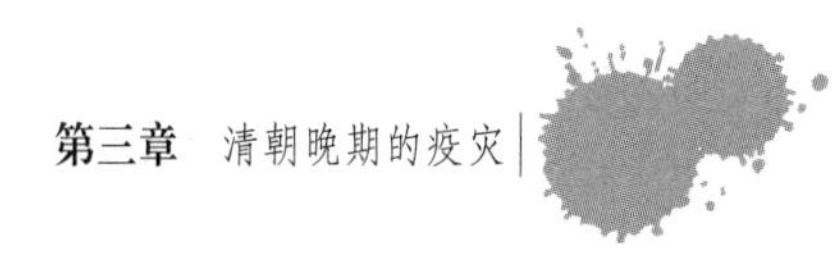

不应求①。

化　州（今化州市）　南盛乡之蒲山、立岸、低坡、山底、苦油根、大园等村鼠疫流行，疫死人口高达60%—95%，县城流行更烈，最多一天死亡达120人②。

惠东县　平山镇霍乱大流行，患者一千多人，死亡七百余人③。

海南省

儋　州（今儋州市）　十二月，鼠疫流行。

临高县　十二月，大兴乡鼠疫流行，死亡138人④。

香港特别行政区

阳历3月至5月，瘟疫流行，疫种有天花，有霍乱⑤。

光绪三十一年（1905）

黑龙江省

哈尔滨　春二月，在哈尔滨的俄兵大疫。3月24日（二月十九日）报道：俄兵多患疫疠，患者每月多至五千人⑥。3月30日（二月廿五日）报道：哈尔滨近因疫症盛行，易于传染，人人有自危之心。此项疫气，系火车货物以传播者。现在俄兵尸骸无人肯为收拾，计每礼拜内俄兵染病者约有五千人⑦。

辽宁省

盛　京（今沈阳市）　夏六月，盛京近地有疫病数起⑧。

营　口（今营口市）　夏六月，辽境被兵最久最惨，瘟疫遍地⑨。营口疠疫盛行，不但人被其灾，而又波及鹅鸭，每日疫死者以千百计⑩。秋九月，鼠疫流行⑪。

开原县（今开原市）　七月，疫病流行，日军司令官乃木希典与法库龙商士绅商定

---

① 《揭西县志》，广东人民出版社1994年版。

② 《化州县志》，广东人民出版社1996年版。

③ 《惠东县卫生志》，1989年。

④ 冼维逊《鼠疫流行史》，1988年，第197、198、209页。

⑤ 赖文、李永宸《岭南瘟疫史》，广东人民出版社2004年版，第138～139页。

⑥ “哈尔滨俄兵患疫”，《申报》1905年3月24日，第2版。

⑦ “疫症传染可畏”，《大陆》1905年第3期。

⑧ “盛京患疫”，《申报》1905年7月18日，第3版。

⑨ “红十字会电文”，《申报》1905年7月29日，第11版。

⑩ “营口疫症未已”，《中华报》1905年第361期。

⑪ 冼维逊《鼠疫流行史》，1988年，第110页。“赴营验疫”，《大公报》一九○五年九月二十三日，第3版。

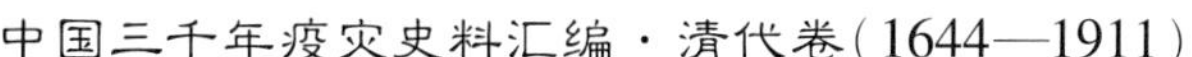

建立法库医院①。十二月,疫②。

复　州(今瓦房店市)　赵屯发生“老鼠瘟”,西王村一家16口死亡7口③。赵屯地区发生鼠疫,死者甚多。西王屯于坤龄一家16人,染疫死亡7人④。

新疆维吾尔自治区

奇台县　初春,古城满、汉二城流行白喉⑤。

内蒙古自治区

满洲里(今满洲里市)　中俄交界之扎赉诺尔、满洲里地百斯脱流行,染疫十三人⑥。按:这是东北鼠疫之嚆矢。满洲里时属黑龙江省胪滨府。

陈巴尔虎旗　莫尔格勒河流域那吉村人因猎取旱獭剥皮、食肉而传染肺鼠疫死亡20余人⑦。

呼伦贝尔盟(今呼伦贝尔市)　陈旗那吉宝力格和莫日根河一带发生鼠疫,死亡20人⑧。扎赉诺尔煤矿、满洲里市附近发生腺鼠疫,鄂温克旗发生肺鼠疫,共死亡134人⑨。

北京市

京　城(宛平、大兴二县附郭,今北京市)　春,瘟疫流行。正月初七日(2月10日)报道:北京冬令少雪,大河开冻,近复重结坚冰,寒冷异常,患呕泻、头瘟、牙痛、喉症者颇多⑩。三月十一日(4月15日)报道:京中近日天气较煖,春疫渐起,患喉症、目疾、口鼻出血症者颇不乏人⑪。夏,瘟疫流行。四月十四日(5月17日)报道:京中天气冷暖无时,风雨骤至。前有患瘟疫者尚不甚重,近来患喉症、疹疾、疮症者颇多,并闻有饮食起居如常,登时头昏目眩,即刻毙命者⑫。秋,瘟疫盛行。七月初六日(8月

① 《法库县志》,沈阳出版社1990年版。

② 民国《奉天通志》卷一四四《民治志三·灾振》,民国七年《开原县志》卷三《人事志·灾异》,民国十八年《开原县志》卷九《灾异》。

③ 《大连市卫生志》,大连出版社1991年版。

④ 《瓦房店市志》,大连出版社1994年版。

⑤ 《奇台县志》,新疆生产建设兵团出版社2009年版。

⑥ 《东三省疫事报告书》,见李文海等主编《中国荒政书集成》第十二册,天津古籍出版社2010年版,第8204页。

⑦ 《陈巴尔虎旗志》,内蒙古文化出版社1998年版。

⑧ 《呼伦贝尔盟志》,内蒙古文化出版社1996年版。

⑨ 《呼伦贝尔盟志》,内蒙古文化出版社1996年版。

⑩ “春疫宜防”,《大公报》一九〇五年正月初七日,第4版。

⑪ “春疫渐起”,《大公报》一九〇五年三月十一日,第3版。

⑫ “瘟疫流行”,《大公报》一九〇五年四月十四日,第4版。

6日)报道:京中自上月杪,雨水缺乏,炎热异常,寒暑表已升至百零二度,实为近数年来所未有,瘟疫亦大盛行,如头瘟、喉症、目疾、霍乱、疟痢等症颇多①。冬,时疫流行。十二月初九日(1906年1月3日)报道:本年入冬以来,未见雨雪,天气亦不甚冷,故北京近日时疫流行,患喉症、热症者颇多②。

河北省

保 定(清苑县附郭,今保定市) 夏,瘟疫盛行。六月十一日(7月13日)报道:近来天气冷热无常,以致时令不正,瘟疫盛行③。

龙门县(即龙关县,今赤城县) 疫灾④。

曲阳县 七月,天气冷热无常,瘟疫盛行⑤。

甘肃省

皋兰县 是年,麻疹在皋兰广为流行⑥。

洮州厅(含今碌曲县) 碌曲县鼠疫流行⑦。

肃 州(今酒泉市肃州区) 白喉在新城、佘新、鸳鸯、临水、黄泥堡、连花一带流行,死亡甚多⑧。新城乡原有居民三百多户,经此瘟疫后,仅剩二三十户⑨。

陕西省

定边县 10月,县北仅14人的小村庄发生鼠疫,13人丧生⑩。

山西省

兴 县 贺家凹村鼠疫,死20人⑪。

山东省

商河县 秋,疫气流行,死者颇众,甚有一家尽绝者⑫。商河流行霍乱,死亡甚

① "京师天气",《大公报》一九〇五年七月初六日,第3版。
② "时疫流行",《大公报》一九〇五年十二月初九日,第5版。
③ "时令不正",《大公报》一九〇五年六月十一日,第3版。
④ 民国《龙关县新志》卷一九《灾祥志》。《赤城县民政志》,1991年。
⑤ 《曲阳县志》,新华出版社1998年版。
⑥ 《皋兰县志》,甘肃人民出版社1999年版。
⑦ 《碌曲县志》,甘肃文化出版社2006年版。
⑧ 《酒泉市医药卫生志》,1987年。
⑨ 《酒泉市医药卫生志》,1987年。
⑩ 《定边县志》,方志出版社2003年版。
⑪ 《中国鼠疫流行史(上册)》,1981年,第512页。
⑫ 民国《商河县志》卷首《大事纪》。

众[①]。秋,疫病流行,部分乡民全家死绝[②]。

惠民县　疫疠盛行,伤人甚众[③]。

曲阜县(今曲阜市)　白石桥发生霍乱,125 人患病,65 人死亡[④]。

江苏省

苏　州(吴县、长洲、元和三县附郭,今苏州市)　夏六月,天气酷热,苏城瘟疫盛行,名曰寒痧,患者多不及医治而毙[⑤]。

镇　江(丹徒县附郭,今镇江市)　入冬以来,天气亢旱,城厢内外,疫疠频生,高资镇旬日之因此毙命者,多至数十人[⑥]。

福建省

福　州(闽县、侯官二县附郭,今福州市)　闽省春夏之交,天时不正,民间多患结核血瘟之症[⑦]。夏四月,玄坛河某香店男女老幼十一人,忽患疫症,互相传染,计有七人之多[⑧]。

厦　门(时属同安县)　夏五月,厦地疫气不靖,传染者颇不乏人[⑨]。

永春县　鼠疫流行。鼠疫沿着闽江传到延平(今南平),然后溯闽江支流而上,蔓延到福建西北许多地区[⑩]。

仙游县　肺鼠疫流行。枫亭九社村染疫死 30 多人,县城角头街杨鸿州一家 22 人,染疫死亡 18 人[⑪]。

诏安县　霍乱流行,传染全县,死人很多[⑫]。

浙江省

杭　州(钱塘、仁和二县附郭,今杭州市)　夏,瘟疫流行。七月初四日(8 月 4 日)报道:杭州省自六月望以来,天气酷热,几有流金烂石之概,如二十一二日,寒暑表之悬于室中者,亦升至一百零五六度,因之酿成疫气,朝发午毙,或有行道猝倒即殒

---

① 《德州地区卫生志》,天津科学技术出版社 1991 年版。

② 《商河县志》,济南出版社 1994 年版。

③ 民国《惠民新志·灾异》。《惠民地区卫生志》,天津科学技术出版社 1992 年版。

④ 《曲阜市志》,齐鲁书社 1993 年版。

⑤ “苏州”,《申报》1905 年 7 月 31 日,第 10 版。

⑥ “内廷奏事述闻”,《申报》1905 年 1 月 30 日,第 3 版。

⑦ “闽垣患疫”,《申报》1905 年 5 月 21 日,第 17 版。

⑧ “福州”,《申报》1905 年 5 月 26 日,第 9 版。

⑨ “厦门患疫”,《申报》1905 年 7 月 1 日,第 10 版。

⑩ 冼维逊《鼠疫流行史》,1988 年,第 138、137 页。

⑪ 《仙游县志》,方志出版社 1995 年版。

⑫ 《诏安县志》,方志出版社 1999 年版。

者，且皆贫民力食之流，谅因饮食起居不节所致。街头臭秽熏蒸，不知粪除，而好事者咸嚷舁瘟元帅偶像出巡逐祟①。

湖北省

汉　口（夏口厅）　夏，喉症盛行。四月十二日（5 月 15 日）报道：近日汉口喉症盛行，死亡甚众②。

江西省

南　昌（南昌、新建二县附郭，今南昌市）　秋七月，南昌城疫。8 月 10 日（七月初十日）报道：江西省城六月杪天时酷热，永和门一带沾染时疫猝毙者，日凡十数人，今闻已渐止③。

崇仁县　发生瘟疫。袁坊村后东面的下里（山含）村 50 户、150 余人，两个月内全部死亡④。

四川省

遂宁县（今遂宁市）　高陛乡七月大雹并大疫，有一家死数人者⑤。

广东省

南海县（今佛山市南海区）　佛山镇大疫⑥。

赤溪县（今台山市赤溪镇）　五月，田头堡儿童染痘症死者三百余人⑦。

新宁县（今台山市）　白沙区鼠疫流行，死亡六七十人。

罗定州（今罗定市）　太北乡鼠疫，死亡 120 多人。

陆丰县　湖东镇鼠疫，死亡 200 余人。

丰顺县　潘田乡鼠疫流行。

普宁县（今普宁市）　部分地区鼠疫。

兴宁县（今兴宁市）　部分地区鼠疫流行⑧。

平远县　天花流行，病死者众⑨。

---

① “酷热酿疫”，《大公报》一九〇五年七月初四日，附张。

② “喉症盛行”，《大公报》一九〇五年四月十二日，附张。

③ “赣省时疫”，《北洋官报》1905 年第 744 期。

④ 《崇仁县志》，江西人民出版社 1990 年版。

⑤ 民国《遂宁县志》卷八《杂记》。

⑥ 民国《佛山忠义乡志》卷一四《人物志 · 孝义 · 黄虎臣之女》。

⑦ 民国《赤溪县志》卷七《记述志 · 灾祥》。

⑧ 冼维逊《鼠疫流行史》，1988 年，第 212 ~ 228 页。

⑨ 《平远县志》，广东人民出版社 1993 年版。

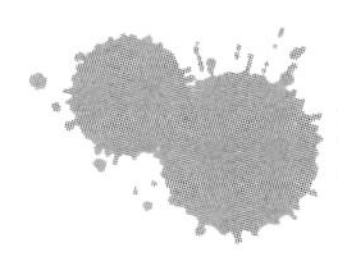

新兴县　春夏季,时疫流行①。

广西壮族自治区

贵县(今贵港市)、郁林州(今玉林市)、桂平县(今桂平市)、兴业县(今属玉林市)、龙州厅(今龙州县)、南宁(宣化县附郭,今南宁市)　夏,疫症盛行。五月十四日(6月16日)报道:贵县、郁林、兴业等处,疫症流行,居民皆东奔西窜,不敢回村居住,以避传染云②。六月十五日(7月17日)报道:桂平、贵县、郁林等处,自去腊瘟疫流行,至今尚未止。龙州近日亦有传染,患疫死者已数百人。南宁一带发疫及鸡鸭云③。

贵　县(今贵港市港北区)　春,瘟疫流行。二月廿一日(3月26日)报道:贵县地方,自去腊以来,略有疫症流行,遭其患者,已不少云④。

海南省

儋　州(今儋州市)　自去年冬十二月鼠疫流行,至本年五月,鼠疫蔓延到全境城乡,死亡15000多人,居民逃亡深山。

临高县　局部鼠疫,死32人⑤。

光绪三十二年(1906)

内蒙古自治区

满洲里(今满洲里市)　阿巴图屯、满洲里地百斯脱(鼠疫)流行,疫死九人⑥。

陈巴尔虎旗　莫尔格勒河北哈吉诺尔患肺鼠疫死亡20余人⑦。

辽宁省

牛　庄(时属海城县,今海城市)　冬,鼠疫流行。十二月二十日(1907年2月2日)报道:牛庄西南村落自西正月十七号起至二十六号止,人民患疫症死者已有三十七人⑧。

营口厅(今营口市)　冬,鼠疫猖獗。十二月十六日(1907年1月29日)报道:于

---

① 《新兴县志》,广东人民出版社1993年版。

② "疫症流行",《大公报》一九〇五年五月十四日,附张。

③ "恶疫流行",《大公报》一九〇五年六月十五日,附张。

④ "疫症流行",《大公报》一九〇五年二月初一日,附张。

⑤ 冼维逊《鼠疫流行史》,1988年,第197、198页。

⑥ 《东三省疫事报告书》,见李文海等主编《中国荒政书集成》第十二册,天津古籍出版社2010年版,第8204页。

⑦ 《陈巴尔虎旗志》,内蒙古文化出版社1998年版。

⑧ "牛庄患疫",《申报》1907年2月2日,第4版。

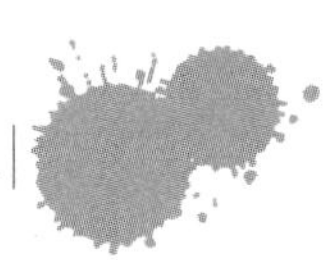

上月杪，突患鼠疫，毙命者在西营口得胜门街共十名，在七里沟共二十余名[①]。十二月廿日（1907 年 2 月 2 日）报道：西街居民王姓夫妇染疫病殁；东南某居民一家十口亦染此瘟，未逾两旬竟毙八口[②]。十二月廿三日（1907 年 2 月 5 日）报道：奉天营口地方刻下时疫盛行，数日间已死三十七人之多[③]。又，营口瘟疫盛行[④]。十二月廿五日（1907 年 2 月 7 日）报道：营口此次闹瘟，因而毙命者共计有十二名，其中有五名系抬赴病后死亡者，余七名乃系死后经医官检验而知为瘟毙者[⑤]。十二月，市内德胜门外 30 里处七里沟和五台子再次发生鼠疫[⑥]。自本年 10 月至次年 1 月，营口肺鼠疫患者约 100 例[⑦]。

盖平县（今盖州市）　冬，熊岳城鼠疫流行。十二月廿三日（1907 年 2 月 5 日）报道：该埠（按：熊岳城，今属营口市鲅鱼圈区）有某姓患病立毙，村民均往吊唁，有数人传染其病，已死者有二三名。谅其病原系由营口传染毫不容疑[⑧]。次年二月初三日（3 月 16 日）报道：客腊，熊岳城一带鼠疫流行，此次感触疫气病死者百余人[⑨]。

广宁县（今北镇市）　县内鼠疫流行，持续一年之久，死者无数[⑩]。

北京市

京　师（宛平、大兴二县附郭，今北京市）　夏，疫症流行。闰四月初十日（6 月 1 日）报道：北京近日疫症大作，如红痢、咳嗽诸症最多，故施医局甚为忙碌[⑪]。闰四月廿四日（6 月 15 日）报道：京师久旱无雨，物价腾涨，瘟疫亦因而大作，现在染受此症者为数已多[⑫]。冬，瘟疫流行。十一月十九日（1907 年 1 月 3 日）报道：入冬以来，即乏雨雪，瘟疫盛行[⑬]。

河北省

沧　州（今沧州市）　冬，鼠疫流行。十二月初二日（1907 年 1 月 15 日）报道：津

---

① “鼠疫又生”，《盛京时报》一九〇六年十二月十六日，第 3 版。
② “瘟染一家”，《盛京时报》一九〇六年十二月二十日，第 3 版。
③ “译报”，《大公报》一九〇六年十二月廿三日，第 7 版。
④ “营口防疫纪闻”，《申报》1907 年 2 月 5 日，第 3 版。
⑤ “调查瘟疫人数”，《盛京时报》一九〇六年十二月廿五日，第 3 版。
⑥ 《营口市卫生志》，1987 年。
⑦ 冼维逊《鼠疫流行史》，1988 年，第 109 页。
⑧ “瘟症传染”，《盛京时报》一九〇六年十二月廿三日，第 3 版。
⑨ “消防鼠疫”，《盛京时报》一九〇七年二月初三日，第 3 版。
⑩ 《北镇县志》，辽宁人民出版社 1990 年版。
⑪ “疫症流行”，《大公报》一九〇六年闰四月初十日，第 3 版。
⑫ “瘟疫盛行”，《大公报》一九〇六年闰四月廿四日，第 4 版。
⑬ “冬疫宜防”，《大公报》一九〇六年十一月十九日，第 5 版。

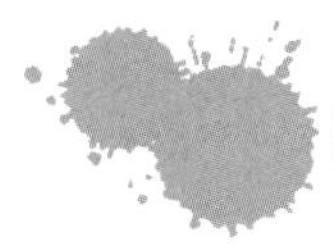

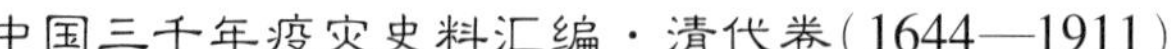

属沧州一带疫症流行,西医谓之肺百斯笃,一经传染,死亡相继[①]。

甘肃省

皋兰县　是年,麻疹流行[②]。

山东省

惠民县　秋大疫,伤人甚于壬寅[③]。

阳信县　七月,阳信雹灾严重,又霍乱流行,人死无数,甚者全家罹难。秋,惠民大疫,伤人甚众[④]。

安丘县(今安丘市)　秋,安丘县传染病流行[⑤]。

江苏省

金　陵(江宁、上元二县附郭,今南京市)　夏五月,淫雨连绵,城中积水,阖城大疫[⑥]。

扬　州(江都、甘泉二县附郭,今扬州市)　夏间淫雨为灾,街衢积潦,居民深受水湿之气,致冬十月多有患疫症者,传染既众,死亡相继,秦邮、邵埭一带,患此尤甚[⑦]。

清河县(今淮安市)　伤寒大流行[⑧]。

丹徒县(今镇江市丹徒区)　瘟疫流行,死亡甚众,王仰贤、王树勋遂创施材局以施予之[⑨]。

沭阳县　夏秋薄雨不断,沭阳及海州一带空前水患,时疫流行。饥病者向淮阴麇集[⑩]。

浙江省

瑞安县(今瑞安市)　七月,痢疾甚多,每有死者[⑪]。

福建省

福　州(闽县、侯官二县附郭,今福州市)　春三月至夏六月,鼠疫流行。《通学报》载:福州迭年鼠疫,病毙人口不计其数。本年春末,是疫复起,有患者十不医一,现

---

① “派医运药前赴沧州”,《盛京时报》一九〇六年十二月二日,第3版。

② 《皋兰县志》,甘肃人民出版社1999年版。

③ 民国《惠民新志·灾异》。

④ 《惠民地区卫生志》,天津科学技术出版社1992年版。

⑤ 《潍坊市卫生志》,1989年。

⑥ 光绪《金陵通纪》卷四。

⑦ “邗江流疫”,《申报》1906年11月4日,第9版。

⑧ 《淮阴县志》,上海社会科学院出版社1996年版。

⑨ 《丹徒县卫生志》,江苏古籍出版社2001年版。

⑩ 《沭阳县卫生志》,中国矿业大学出版社1996年版。

⑪ 光绪《瑞安杂事编年录》。

时(六月)渐觉平静,惟城内小巷不洁之处仍间有之①。

厦　门(时属同安县)　疫②。夏四月,浮屿下溪仔一带疫气盛行③。六月,天时不正,疫气盛行,死亡相继,三十六崎某轿店三日之内竟毙五人,山仔顶、箍巷街一带传染尤甚④。

台湾省

台湾县(今台中市)　夏四月,台湾疫⑤。

安徽省

舒城县　冬十月,皖北庐州府属舒城水灾后时疫甚重⑥。

全椒县　大疫,死者无算⑦。

湖北省

武　汉(今武汉城区)　夏六月,霍乱从湖南传入武汉,汉口、武昌各设防疫所。《北洋官报》载:湖北汉口近因湘水顺流而下,疫疠丛生,江汉关道陈少石观察,特筹巨资聘请中西医士,设治疫所五处,以养贫民⑧。《卫生学报》载:武昌警察总局暨各分局所设之治疫所共有八处,已闻定于六月初一日开办⑨。

监利县　傅家垸霍乱流行⑩。

湖南省

长沙(长沙、善化二县附郭,今长沙市)　夏六月,大水之后,霍乱流行。《卫生学报》载:湖南天气酷热,每有腹漏、肠痛及一切痧症,朝发夕毙,甚有一日每街死去数十人者⑪。《山东官报》载:湘省自水退后,天气阴晴寒暖不一,痧、麻各症盛行。又感受湿热,腿足肿烂者,惨状不堪寓目,饥民流离失所,强者转乎沟壑,强狡者结伙抢窃,并在乡间挨户索食,名曰吃排饭,倒毙者甚多,殊可哀也⑫。

---

① “疫症渐平”,《通学报》1906年第18期。

② 民国《厦门市志》卷三《大事志》。

③ “厦门”,《申报》1906年5月15日,第10版。

④ “疫疠盛行”,《申报》1906年7月10日,第17版。

⑤ “台湾患疫”,《申报》1906年5月17日,第4版。

⑥ “纪舒城彭令勒卷罢市事”,《申报》1906年10月29日,第4版。

⑦ 民国《全椒县志》卷一六《杂志·祥异》。

⑧ “汉口筹办治疫所”,《北洋官报》1906年第1047期。

⑨ “设治疫所”,《卫生学报》1906年第7期。

⑩ 王晓萍《附录1:历年疫病流行情况》,见李今庸主编《湖北医学史稿》,湖北科学技术出版社1993年版,第318页。

⑪ “时疫盛行”,《卫生学报》1906年第7期。

⑫ “疫症盛行”,《山东官报》1906年第66期。

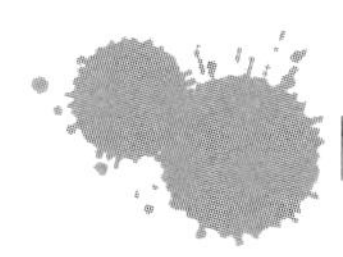

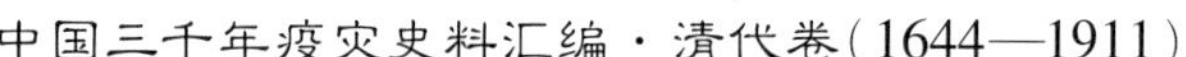

新田县　秋,全县城乡瘟疫(乙脑)大流行,死亡众多。幸存者,时称"丙午年(1906)死剩的"①。

江西省

九　江(德化县附郭,今九江市)　入秋以来,疫疠流行,十室九病,常备陆军二标兵丁留浔者,患病有九十余人之多②。

四川省

蒲江县　夏,大水,灾后瘟疫流行③。

广西壮族自治区

南　宁(宣化县附郭,今南宁市)　夏,疫症流行。五月初三日(6月24日)报道:南宁城内,近日疫症流行,遭是症者日有所闻④。

龙州厅(今龙州县)　夏,鼠疫盛行。六月廿九日(8月18日)报道:龙洲来函云,庄观察缊宽因近日疫症盛行,鼠实为传疫之具,故出示收买,每只制钱五十文,已收得三四千头云⑤。

钦　州(今钦州市)　小董区鼠疫流行,死百余人⑥。

广东省

广　州(番禺、南海二县附郭,今广州市)　局部地区鼠疫流行。

香山县(今中山市、珠海市)　局部地区鼠疫流行。

顺德县(今佛山市顺德区)　春,鼠疫复作⑦。

三水县(今佛山市三水区)　西南镇一带瘟疫盛行,病者多数死亡⑧。

高明县(今佛山市高明区)　疫病流行,官府置之不理,因此民怨沸腾⑨。

遂溪县　部分地区鼠疫。

新宁县(今台山市)　深井区鼠疫流行,死八十人。

新会县(今江门市新会区)　杜阮鼠疫流行。羊桥路、象溪路、范罗岗、石湾村、白沙村等地鼠疫流行,死亡甚多。

---

① 《新田县志》,新华出版社1995年版。

② "九江多疫",《申报》1906年9月24日,第9版。

③ 《蒲江县志》,四川人民出版社1992年版。

④ "疫症流行",《大公报》一九〇六年五月初三日,第5版。

⑤ "严防鼠疫",《大公报》一九〇六年六月廿九日,第5版。

⑥ 冼维逊《鼠疫流行史》,1988年,第187页。

⑦ 民国《龙山乡志》卷二《舆地略》。

⑧ 《三水县志》,广东人民出版社1995年版。

⑨ 《高明县志》,广东人民出版社1995年版。

增城县(今增城市)　鼠疫患者1900人,死亡1180人。

惠　州(归善县附郭,今惠州市)　淡水镇、稔山镇五月鼠疫流行,死数百人。

澄海县(今汕头市澄海区)　十多个乡在三、四月间鼠疫大流行,病死八百多人,其中凤窖乡死亡四百多人①。

大埔县　十一月天花流行,三河城毙小儿数十人②。

海阳县(今潮州市潮安县)　鼠疫流行,仅港埠区三、四月间死亡4000多人。

丰顺县　潘田乡鼠疫流行。

普宁县(今普宁市)　部分地区鼠疫。

嘉应州(今梅州市)　松口镇首见鼠疫流行,死100多人。按:松口镇在梅州东北,与大埔县接壤,位于韩江支流梅溪上,梅州的鼠疫似乎是从大埔溯江而上传播的。

兴宁县(今兴宁市)　部分地区鼠疫流行。

长乐县(今五华县)　塔下村鼠疫流行③。

新兴县　春夏季,时疫流行④。

海南省

儋　州(今儋州市)　四月,鼠疫盛行⑤。

临高县　局部鼠疫流行,死亡100多人。

澄迈县　日莲地方鼠疫流行⑥。

香港特别行政区

夏四月及五月,疫症流行。5月16日(四月廿三日)报道:香港疫症盛行,地方官竭力设法消防⑦。6月15日(闰四月廿四日)报道:香港疫症盛行,今调查自西六月一日(闰四月初十日)至十三日(闰四月廿二日),病死者七百七十一名。按去岁此数日内只有一百四十一人,由此观之,可知今年疫症较去年尤甚也⑧。7月1日(五月初十日)报道:香港疫症流行⑨。

---

① 《澄海县志》,广东人民出版社1992年版。

② 同治《大埔县志》卷三八《大事纪下》。

③ 冼维逊《鼠疫流行史》,1988年,第187~228页。

④ 《新兴县志》,广东人民出版社1993年版。

⑤ 民国《儋县志》卷一八《杂志·事纪》。

⑥ 冼维逊《鼠疫流行史》,1988年,第197、198页。

⑦ “香港疫症流行”,《申报》1906年5月16日,第4版。

⑧ “调查香港疫症”,《北洋官报》1906年第1052期。

⑨ “香港患疫”,《申报》1906年7月1日,第4版。

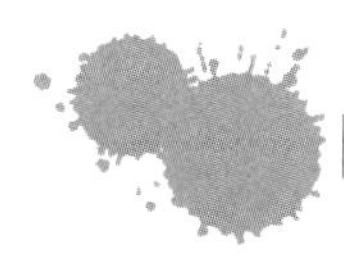

光绪三十三年(1907)

内蒙古自治区

陈巴尔虎旗　特尼河患鼠疫,死亡6人①。

黑龙江省

滨江厅(今哈尔滨市)　夏秋,霍乱流行。六月廿三日(8月1日)报道:近因天久不雨,酷热异常,以致时令失完,人多染霍乱之症,兼有因以毙命者云②。六月廿六日(8月4日)报道:在傅家甸,霍乱异常厉害,每日致毙多人③。八月十八日(9月25日)报道:哈埠仍不免病者④。

吉林省

长春府(今长春市)　秋,霍乱流行。七月初六日(8月14日)报道:孟家屯现有瘟疫流行,俗云抽筋症,时有死亡。关系由营口传染者,盖因天气亢旱,久无雨泽之故⑤。

吉林府(今吉林市)　秋,霍乱盛行。八月十八日(9月25日)报道:吉林城内霍乱盛行,死亡若干⑥。

辽宁省

奉天省　秋大疫。八月十四日(9月21日)报道:(奉天)疫病流行甚广,北自吉省南界,南至营口、盖平等处,均罹疫灾⑦。

奉天府(承德县附郭,今沈阳市)　夏,时疫流行。五月廿四日(7月4日)报道:染病者不啻数百名而止⑧。六月初七日(7月16日)报道疫灾成因:天久不雨,气候过热,郁蒸之气,渐成灾祲⑨。

辽阳州(今辽阳市)　秋,时疫流行。八月十四日(9月21日)报道:华人染此病者不下百数,日人亦十数名云⑩。

---

① 《陈巴尔虎旗志》,内蒙古文化出版社1998年版。
② "瘟疫之发现",《盛京时报》一九〇七年六月廿三日,第5版。
③ "照会查疫",《盛京时报》一九〇七年六月廿六日,第5版。
④ "预防恶疫之布置",《盛京时报》一九〇七年八月十八日,第5版。
⑤ "瘟疫流行",《盛京时报》一九〇七年七月初六日,第5版。
⑥ "预防恶疫之布置",《盛京时报》一九〇七年八月十八日,第5版。
⑦ "时疫流行之广",《盛京时报》一九〇七年八月十四日,第5版。
⑧ "瘟疫渐起",《盛京时报》一九〇七年五月二十四日,第5版。
⑨ "时疫流行",《盛京时报》一九〇七年六月初七日,第5版。
⑩ "时疫流行之广",《盛京时报》一九〇七年八月十四日,第5版。

辽中县(今沈阳市辽中区) 境内霍乱流行,人口死亡甚多[①]。按:光绪三十二年(1906 年)置辽中县。

营口厅(今营口市) 春,鼠疫消退。正月初八日(2 月 20 日)报道:殆为绝灭[②]。秋,霍乱流行。七月廿二日(8 月 30 日)报道:营口"时症初现"[③]。八月初四日(9 月 11 月)报道:杂痘日多,颇难医治,关帝庙南某姓三日之间连死二人,悉系强壮少年[④]。八月十二日(9 月 19 日)报道:华人罹此病者五十四名,死者三十三名,愈者七名,现在卧病者十四名;而日人亦染此病者五名,死者一名[⑤]。八月廿九日(10 月 6 日)报道:自霍乱之症初起,结至西九月十六号,染患斯症者,华人三十五名,日人五名。而华人因之毙命者,竟多至三十四名,日本人仅一名云[⑥]。

盖平县(今盖州市) 春,鼠疫流行。正月十二日(2 月 24 日)报道:熊岳城便毒疫症流行,日见其烈,传患此症死者二百余人[⑦]。夏,鼠疫、霍乱流行。六月十一日(7 月 20 日)报道:患此疾(鼠疫)而毙者有四十余人之多[⑧]。六月廿五日(8 月 3 日)报道:接大连湾消息云,近来盖平、关东半岛等处霍乱之症蔓延。有患斯症者,计四十余人,悉因之废命矣[⑨]。六月廿八日(8 月 6 日)报道:(盖平)城内染此病(鼠疫)者现有二十三名,已死者一名,另有隐匿不报者,尚不可知[⑩]。秋,鼠疫继续流行。七月初九日(8 月 17 日),医员调查病人确数云:(盖平鼠疫)病者约三十名,多半已死,现下有五六名正在死生之际云[⑪]。七月廿二日(8 月 30 日)报道:南满洲盖平附近一带,染患红沙瘟症者,计自初起至今仅三十余人,刻闻斯症已渐形销灭矣[⑫]。七月廿八日(9 月 5 日)报道:城内外均有病者,而南门外为甚,一家五六名并枕呻吟,满目惨然[⑬]。八月初五日(9 月 12 日)续报:医员每日搜出染此病(鼠疫)者必有四五名[⑭]。八月十九日

---

① 《辽中县志》,辽宁人民出版社 1993 年版。
② "预防瘟疫得手",《盛京时报》一九〇七年正月初八日,第 2 版。
③ "时症初见",《盛京时报》一九〇七年七月二十二日,第 5 版。
④ "杂症渐见兴旺",《盛京时报》一九〇七年八月初四日,第 5 版。
⑤ "预防时疫甚严",《盛京时报》一九〇七年八月十二日,第 5 版。
⑥ "译报",《大公报》一九〇七年八月廿九日,第 6 版。
⑦ "关东疫症流行",《申报》1907 年 2 月 24 日,第 17 版。
⑧ "都督府预防鼠疫",《盛京时报》一九〇七年六月十一日,第 5 版。
⑨ "译报",《大公报》一九〇七年六月廿五日,第 7 版。
⑩ "设法急救鼠疫",《盛京时报》一九〇七年六月廿八日,第 5 版。
⑪ "调查盖平病人续闻",《盛京时报》一九〇七年七月初九日,第 5 版。
⑫ "译报",《大公报》一九〇七年七月廿二日,第 7 版。
⑬ "防止鼠疫甚难",《盛京时报》一九〇七年七月廿八日,第 5 版。
⑭ "防疫医员续告",《盛京时报》一九〇七年八月初五日,第 5 版。

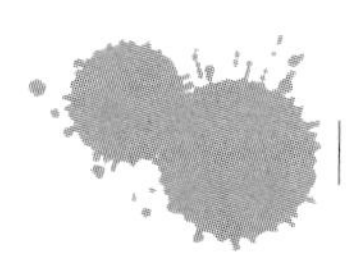

(9月26日)报道:自八月初五日至初十间,新染鼠疫者十八名,因此死者十五名;初十日仍在病床者十九名。自防疫新设立之时,以后染病者共有一百四十七名,死者一百廿七名,治疗者仅有一名①。延至九月,鼠疫日益猖獗。九月初五日(10月11日)报道:计染此病者日有二三十名,兵营、官署、捐局皆罢。此灾营中多则四五十名,少亦七八名,大有满地蔓延之势②。十月初九日(11月14日)报道:(盖平)左近村庄、民家染此病者十有五六③。十月廿九日(12月4日)报道:盖平鼠疫流行以来到今,传染此病者计有二百八十名,现在医院者七名,痊愈者仅十五名④。十一月初六日(12月10日)报道:盖平县城鼠疫自前月以来,见患此病者绝迹矣⑤。今《营口市卫生志》载:九至十一月,盖平县何家沟发生腺鼠疫114人,全部死亡⑥。今《盖平市志》载:四月盖平城内鼠疫暴发,至七八月间最盛,每天有3—6人死亡,尸体被抛弃在城外荒野,使疫病扩散传播到熊岳一带。这次疫病流行共死亡127人⑦。

安东县(今丹东市) 秋,霍乱流行。八月初四日(9月11日)报道:安东染霍乱病者不少,每日死者四五名,日人罹此病者亦有数名,病势甚剧⑧。八月初十日(9月17日)报道:日染斯病者每日二三十名,前后罹此病者共有五百余名⑨。至八月底天气转凉,疫势稍杀。八月廿七日(10月4日)报道:安东霍乱病蔓延多日,染病者每日必有数十人。幸防疫委员竭力阻止,加以天气秋凉,自此日渐稀少,廿二日新得病者仅有三名⑩。九月十三日(10月19日)报载,霍乱病已全根绝⑪。

金州厅(今大连市金州区) 秋,霍乱流行。八月十七日(9月24日)报道:染疫者现有六名,其中一名已毙⑫。八月二十日(9月27日)报道:旅顺口霍乱症疫益见增盛,商业市况因之下落⑬。八月廿二日(9月29日)报道:大连埠东老虎滩有染霍乱病

---

① "调查防疫之数",《盛京时报》一九〇七年八月十九日,第5版。
② "鼠疫日益蔓延",《盛京时报》一九〇七年九月初五日,第5版。
③ "鼠疫未除",《盛京时报》一九〇七年十月初九日,第5版。
④ "防疫员之报告",《盛京时报》一九〇七年十月廿九日,第5版。
⑤ "鼠疫山灭",《盛京时报》一九〇七年十一月初六日,第5版。
⑥ 《营口市卫生志》,1987年。
⑦ 《盖州市志》,辽宁科学技术出版社2008年版。
⑧ "派员预防染疫",《盛京时报》一九〇七年八月初四日,第5版。
⑨ "严防时疫流行",《盛京时报》一九〇七年八月初十日,第2版。
⑩ "病灾已减",《盛京时报》一九〇七年八月廿七日,第5版。
⑪ "时疫消除之病院",《盛京时报》一九〇七年九月十三日,第5版。
⑫ "会议防疫办法",《盛京时报》一九〇七年八月十七日,第5版。
⑬ "旅顺患疫",《申报》1907年9月27日,第12版。

者，民政署恐其蔓延，于大连埠极力预防。不意十九日大连埠内染此病者已有一人①。九月初一日（10月7日）报道：经严密防疫，时疫熄灭②。

北京市

京　师（宛平、大兴二县附郭，今北京市）　秋，时疫流行。八月初一日（9月8日）报道：入夏以来，雨水过多，交秋寒暖无定，时疫大兴③。八月十五日（9月22日）报道：京师入夏以来，雨水过多，交秋寒暖无定，以至时疫大兴。始则呕泻，继则痢疾或疟疾等症④。

天津市

天　津（天津县附郭，今天津市）　夏，霍乱流行。五月十三日（6月23日）报道：传闻天津城厢地方，现有患霍乱病症之人⑤。秋，霍乱流行。七月十一日（8月19日）报道：天津日本租界及城中霍乱之症日盛⑥。七月十七日（8月25日）报道：自霍乱发起迄今，租界内患该症死者已有五人⑦。七月十九日（8月27日）报道：天津各租界内，近日染患身虚热症者不少⑧。七月二十日（8月28日）报道：天津大疫，霍乱死者一百二十七人⑨。七月廿三日（8月31日）报道：（天津）每日男妇幼孩染疫死亡者不计其数⑩。七月三十日（9月7日）报道：天津城厢一带，前十日间闻有染患霍乱之症者，竟有六十八人之谱⑪。

河北省

滦　州（含今唐山市）　秋，时疫流行。七月十三日（8月21日）报道：唐山患霍乱死者五十五人⑫。七月十九日（8月27日）报道：唐山一带闻刻闻时疫盛行，每日男妇幼童，因病致毙者不计其数⑬。七月廿三日（8月31日）报道：刻下唐山地方时疫病

---

① “设法消除病毒”，《盛京时报》一九〇七年八月廿二日，第5版。

② “时疫全熄”，《盛京时报》一九〇七年九月初一日，第5版。

③ “瘟疫流行”，《大公报》一九〇七年八月初一日，第5版。

④ “瘟疫流行”，《盛京时报》一九〇七年八月十五日，第2版。

⑤ “译报”，《大公报》一九〇七年五月十三日，第8版。

⑥ “天津时疫流行”，《申报》1907年8月19日，第12版。

⑦ “译报”，《大公报》一九〇七年七月十七日，第8版。

⑧ “译报”，《大公报》一九〇七年七月十九日，第7版。

⑨ “天津大疫”，《申报》1907年8月28日，第12版。

⑩ “时疫为灾”，《盛京时报》一九〇七年七月廿三日，第3版。

⑪ “译报”，《大公报》一九〇七年七月三十日，第7版。

⑫ “时疫流行”，《申报》1907年8月21日，第20版。

⑬ “时疫盛行”，《大公报》一九〇七年七月十九日，第6版。

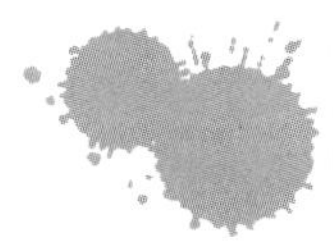

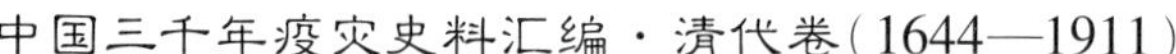

盛行[①]。

临榆县(今秦皇岛市山海关区)　秋,时疫流行。七月廿二日(8月30日)报道:秦皇岛北戴河、滦州等处,刻闻时疫盛行[②]。是年,北戴河及其附近村庄霍乱流行[③]。

山东省

历城县(今济南市)　春,瘟疹流行。三月初五日(4月17日)报道:天气亢旱,寒暖不齐,幼童瘟疹极多[④]。

福山县(含今烟台市福山区、芝罘区)　秋,霍乱流行。八月初四日(9月11日)报道:芝罘、日本等处有霍乱病流行[⑤]。

登州府(蓬莱县附郭,今蓬莱市)　冬,鼠疫流行。十月廿九日(12月4日)报道:近来登州府一带鼠瘟甚烈,患斯病而死者,每日之内以数十计[⑥]。

阳信县　七月,霍乱盛行,人死无算,有一家全没者[⑦]。

烟　台(时属福山县)　烟台霍乱流行[⑧]。

山西省

太　原(阳曲县附郭,今太原市区)、平定州(今平定县)　夏,瘟疫流行。五月廿六日(7月6日)报道:太原、平定两处,为疫发之中心点。该两处染疫死者如蝇之多[⑨]。冬,瘟疫又起。十二月,家中孩童7人俱染瘟疫[⑩]。

临晋县、猗氏县(今合为临猗县)　霍乱盛行,人死无算[⑪]。

兴　县　刘家庄等2村鼠疫,死31人[⑫]。

屯留县　大旱,瘟疫流行,寺底村饿死16人,疫死11人[⑬]。

江苏省

苏北地区　春,疫症流行。二月廿二日(4月4日)报道:政府日前接到江北荫午

---

① “时疫为灾”,《盛京时报》一九〇七年七月廿三日,第3版。

② “东省时疫盛行”,《大公报》一九〇七年七月廿二日,第6版。

③ 《北戴河志》,天津人民出版社1994年版。

④ “病灾流行”,《大公报》一九〇七年三月初五日,第5版。

⑤ “民政署拟开验疫所”,《盛京时报》一九〇七年八月初四日,第5版。

⑥ “鼠瘟宜防”,《大公报》一九〇七年十月廿九日,第6版。

⑦ 民国《阳信县志》卷二《祥异志》。

⑧ 《山东省卫生志》,山东人民出版社1992年版。

⑨ “译报”,《大公报》一九〇七年五月廿六日,第7版。

⑩ 刘大鹏《退想斋日记》,山西人民出版社1990年版,第156页。

⑪ 民国《续修临猗县志》卷四《天灾》。

⑫ 《中国鼠疫流行史(上册)》,1981年,第512页。

⑬ 《寺底村志》,1999年。

帅电，饥民杂处，人口众多，现又疫症流行，传染甚速，计日内连次病毙者已数百人①。

江宁府（江宁、上元二县附郭，今南京市）　江宁知府称：东南卑湿之地，今年春夏多雨，时厉所发，江海盛行，有称为瘪螺痧者，朝感夕死②。

苏　州（吴县、长洲、元和三县附郭，今苏州市）　秋八月，省垣疫气盛行③。

宿迁县（今宿迁市）　秋八月，徐州府属宿迁一带，疫势甚炽，每日必死人口数百名，该处绅富已纷纷迁避他处④。

上海市

上海县（今闵行区等）　秋，霍乱流行。七月初十日（8 月 18 日）报道：闻闸口地方窄而秽，各街内已见有传染此症者⑤。七月十三日（8 月 21 日）报道：上海城厢内外，疫气盛行，朝发夕死⑥。是年，霍乱、天花大流行，霍乱死亡 655 人，天花死亡 884 人⑦。

福建省

福　州（闽县、候官县附郭，今福州市）　冬，结核病流行。十二月初五日（1908 年 1 月 8 日）报道：福州城乡各处，冬疫流行，结核之症到处皆是。患是症者，往往不及施治，闽邑之义屿乡尤甚，闻毙是疫者日有数十人计⑧。

厦　门（时属同安县）　夏，霍乱流行。六月初八日（7 月 17 日）报道：现患时疫，每日华人约死五十名⑨。六月十六日（7 月 25 日）报道：厦门霍乱瘟疫盛行，其每日染症死亡者颇多⑩。六月廿九日（8 月 7 日）报道：福建厦门并日本横滨一带瘟疫盛行⑪。

泉　州（晋江县附郭，今泉州市）　冬十月，大疫，死者甚众。11 月 25 日（十月廿日）报道：泉州各属械斗杀伤甚多，市井几无行人，商务日形衰败，近又时疫大行，死亡者日以数十计⑫。

---

① “电告江北时疫流行”，《大公报》一九〇七年二月廿二日，第 3 版。

② 〔清〕许星壁《付阴论序》，见《中国医学大成》第 4 册，中国中医药出版社 1997 年版，第 538 页。

③ “札饬派员开浚城河”，《申报》1907 年 9 月 12 日，第 11 版。

④ “宿迁患疫”，《大同报》1907 年第 4 期。

⑤ “译报”，《大公报》一九〇七年七月初十日，第 8 版。

⑥ “时疫流行”，《申报》1907 年 8 月 21 日，第 20 版。

⑦ 《上海卫生志》，上海社会科学院出版社 1998 年版。

⑧ “时疫盛行”，《盛京时报》一九〇七年十二月初五日，第 3 版。

⑨ “译报”，《大公报》一九〇七年六月初八日，第 7 版。

⑩ “译报”，《大公报》一九〇七年六月初八日，第 7 版。

⑪ “预防传染”，《大公报》一九〇七年六月廿九日，第 7 版。

⑫ “泉州大疫”，《广益丛报》1907 年第 153 期。

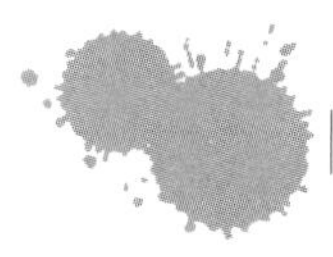

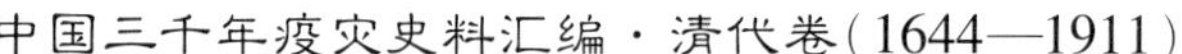

福清县(今福清市)　龙田一带天花大流行①。

浙江省

宁　波(鄞县附郭,今宁波市)　秋八月,霍乱流行。10月2日(八月廿五日)报道:宁波师范学堂、府中学堂及民立之存宜学校,皆恐染疫,暂时停课,而浸会养正学堂如期开学,忽闻邻近居民染疫而死者先后相继,当亦暂为解散。惟益智、斐迪、崇信学堂地方静僻、天气清爽,学生上课皆晏如也②。10月8日(九月初二日)报道:甬郡自入秋以来,时疫盛行③。今夏天气寒凉,向所未有,自入秋以后,火炽高敞,酷热异常,阅寒暑表,辄升至血温度,及处暑节后,乃瘟疫遍作……一经传染,吐泻不数次,旦夕间一命呜呼矣。因此城厢内外,死亡相继,江北岸一带,亦日有所闻④。宁波被霍乱波及⑤。

安徽省

安　庆(怀宁县附郭,今安庆市)　夏五月,灾疫流行⑥。秋七月,皖省疫气盛行,为近年所未有⑦。霍乱流行,以城内韦家巷流行为最甚,向其他地方蔓延,患者数百人,死亡数十人⑧。

芜湖县(今芜湖市)　八月,瘟疫流行,朝病午死,死一千多人⑨。

贵池县(今池州市贵池区)　光绪末年,贵池县全县霍乱流行,病死者众多⑩。

湖北省

黄陂县(今武汉市黄陂区)　秋九月,距离汉口七十里之黄陂县,疫气极盛,死亡相继⑪。

郧西县　六、七月瘟疫甚行,人丁死亡甚众⑫。

湖南省

武冈州(今武冈市)　去冬今春之交,痘疫传染。闻诸木工做殓儿童骸具者,仅数

---

① 《福清市志》,厦门大学出版社1994年版。
② "学堂之防疫",《通问报》1907年第268期。
③ "甬绅创设治疫会",《申报》1907年10月8日,第12版。
④ "疫气盛行",《通问报》1907年第268期。
⑤ 陈胜昆《中国疾病史》,台湾自然科学文化事业公司1981年版,第33页。
⑥ "详请添拨营并药资",《申报》1907年8月3日,第11版。
⑦ "皖省疫气盛行之原因",《申报》1907年8月19日,第12版。
⑧ 《怀宁县卫生志》,1997年。
⑨ 《芜湖市志》,方志出版社2009年版;《芜湖县志》,社会科学文献出版社1993年版。
⑩ 《池州地区卫生志》,黄山书社1997年版。
⑪ "筹资振济黄陂大疫",《申报》1907年10月7日,第12版。
⑫ 《郧西县志》,武汉测绘科技大学出版社1995年版。

十日即逾二千余，统四乡计之，其夭殇者在数千外矣①。

四川省

绵竹县（今绵竹市）　霍乱流行，死亡人口 300 人以上②。

广西壮族自治区

合浦县　秋七月疴疫③。

陆川县　春，有龙堡瘟疫盛行④。

广东省

顺德县（今佛山市顺德区）　局部地区鼠疫流行。

新宁县（今台山市）　深井、水步、四九等区鼠疫流行。

新会县（今江门市新会区）　羊桥路、象溪路、范罗岗、石湾村、白沙村等地鼠疫流行。

罗定州（今罗定市）　大东、洞美两乡鼠疫，死 50 多人。

饶平县　渔村乡发生鼠疫，死亡八十多人⑤。柘林镇霍乱流行，发病五千多人，死亡六百多人⑥。按：《鼠疫流行史》说柘林镇流行的是鼠疫。

丰顺县　潘田乡鼠疫流行。

揭阳县（今揭阳市）　夏五月，鼠疫流行。7 月 9 日（五月廿九日）报道：潮州揭阳迩来又有一种急症出现，初起时但觉头晕目眩，多有不及医药即行毙命。闻医生皆束手无策，该邑之人极形惶恐云。按吾国人素无卫生学，频年以来痘症、核毒、吐泻各疫，愈出愈危。今又有不知名之新症，出见于揭邑，岂地方愈交通而疫患亦愈繁耶⑦？

兴宁县（今兴宁市）　部分地区鼠疫流行⑧。

普宁县（今普宁市）　天花大流行⑨。

高　州（茂名县附郭，今高州市）　夏五月，时疫大作，府城街道不过十条左右，而每日死者数十人⑩。

---

① 光绪《武冈州乡土志·户口》。

② 《绵竹县志》，四川科学技术出版社 1992 年版。

③ 民国《合浦县志》卷五《事纪》。

④ 民国《陆川县志》卷二《舆地类·禨祥》。

⑤ 《饶平县志》，广东人民出版社 1994 年版。

⑥ 《饶平县大事纪》，1989 年；《饶平县志》，广东人民出版社 1994 年版。

⑦ “揭阳有暴毙之新疫症”，《振华五日大事记》1907 年第 18 期。

⑧ 冼维逊《鼠疫流行史》，1988 年，第 209～228 页。

⑨ 《普宁县志》，广东人民出版社 1995 年版。

⑩ “高州大疫之恐慌”，《申报》1907 年 6 月 20 日，第 11 版。

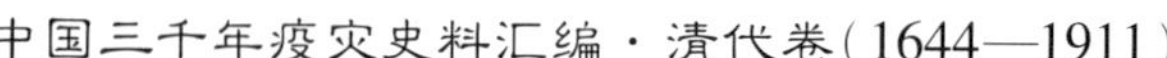

海南省

临高县　局部地区鼠疫流行,死亡数十人。

澄迈县　日莲地方鼠疫流行①。

台湾省

夏,瘟疫盛行。五月十二日(6月22日)报道:台湾瘟疫盛行,平均每日总有十三人受病者②。五月十三日(6月23日)报道:台湾及南洋一带,时疫甚剧,死亡枕藉③。

澳门特别行政区

夏,瘟疫流行。六月初二日(7月11日)报道:葡萄牙之属澳门,现患瘟疫,华人死者甚多④。

香港特别行政区

阳历2月至12月瘟疫,疫种有天花,有霍乱,有鼠疫⑤。

光绪三十四年(1908)

鼠疫蔓延,至南北两部者二十四处⑥。

吉林省

敦化县(今敦化市)　境内西南部(今马号乡牡丹屯一带)流行克山病,死亡300余人⑦。按:一般认为,克山病是地方病,非传染病。但从晚清到民国时期,诸多记载表明克山病能急性流行,具有疫病特性,故本书予以摘录。

辽宁省

奉天府(今沈阳市)　夏,发现鼠疫。四月初二日(5月1日)报道:有一旅客自沙河子而来,寓在城内客栈,患鼠疫而逝⑧。冬,瘟疹、闷疹流行。十二月初八日(12月30日)报道:西关有丁姓一家,三四小孩尽患瘟疹、闷疹等症,已死其二三。又邻近某姓家亦有因患此症而死者⑨。同日报道:入冬以来,天时奇燠,且乏雨雪。闻乡农言现

---

① 冼维逊《鼠疫流行史》,1988年,第198页。

② “译报”,《大公报》一九○七年五月十二日,第5版。

③ “译报”,《大公报》一九○七年五月十三日,第8版。

④ “译报”,《大公报》一九○七年六月初二日,第8版。

⑤ 赖文、李永宸《岭南瘟疫史》,广东人民出版社2004年版,第139~140页。

⑥ 《东方杂志》第16卷第4号,转引自李文海等《近代中国灾荒纪年》,湖南教育出版社1990年版,第740页。

⑦ 《敦化市志》,新华出版社1991年版。

⑧ “鼠疫又现”,《盛京时报》一九○八年四月初二日,第5版。

⑨ “瘟疫宜防”,《盛京时报》一九○八年十二月初八日,第5版。

下乡间牲畜多患病者，不时而毙。以故养畜之家咸为惴惴然，救灾方亦正不易觅得也①。

营口厅（今营口市）　春，天花盛行。二月廿七日（3月29日）报道：现届春暖，天花盛行，籍此毙命者实为不尠②。夏，发现瘟疫。七月十一日（8月7日）报道：前在得胜门里有某甲者身染疫症，数小时即毙③。

金州厅（今大连市金州区）　秋，痢疾流行。八月初十日（9月5日）报道：大连地方染患痢病者日益加多④。

安东县（今丹东市）　夏六月霍乱流行，木簰工人，死者无算，尸柩无亲故收葬甚夥，以致路旁地内，积柩遍野，尸骸暴露，伤心惨目，秽气熏蒸⑤。夏，安东县流行霍乱，木排工人死亡无数⑥。

天津市

天津县（今天津市）　秋九月，天津、塘沽、大沽有疫⑦。

河北省

滦　州（含今滦县、唐山市）　秋，霍乱盛行。八月十八日（9月13日）报道：唐山瘟疫盛行⑧。八月廿一日（9月16日）报道：中国唐山地方瘟疫流行，一周之内罹疫毙命者七十名⑨。九月初五日（9月29日）报道：直隶滦州属唐山地方，近来瘟疫盛行，医药罔效，甚至全家一时传染，极为迅速。内中以吐泻、转筋、绞肠痧尤占多数，每日疫毙不可胜计⑩。九月十九日（10月13日）报道：唐山一带时疫盛行，人民传染者甚多⑪。九月廿二日（10月16日）报道：前纪唐山地方瘟疫盛行一节，近闻日甚一日，防不胜防⑫。滦州境内鼠疫流行，亡者甚多⑬。阳历8—11月间鼠疫流行，死者千余人，主要为腺鼠疫，后期有少数肺鼠疫流行。其鼠疫有人认为是从南方传入，有人认为是

---

① “兽疫”，《盛京时报》一九〇八年十二月初八日，第5版。
② “卫生科施种牛痘”，《盛京时报》一九〇八年二月廿七日，第5版。
③ “疫症宜防”，《盛京时报》一九〇八年七月十六日，第5版。
④ “颁布防疫章程”，《盛京时报》一九〇八年八月初十日，第5版。
⑤ 民国《安东县志》卷八《灾害志》。
⑥ 《东沟县志》，辽宁人民出版社1996年版。
⑦ “北洋防疫近状”，《申报》1908年10月18日，第18版。
⑧ “拨医治疫”，《大公报》一九〇八年八月十八日，第5版。
⑨ “唐山患疫传闻”，《申报》1908年9月16日，第10版。
⑩ “瘟疫惨报”，《盛京时报》一九〇八年九月初五日，第3版。
⑪ “赴唐查疫”，《大公报》一九〇八年九月十九日，第5版。
⑫ “派生防疫”，《大公报》一九〇八年九月廿二日，第4版。
⑬ 《滦县卫生志》，天津人民出版社1999年版。

从东北传入①。

秦皇岛(时属临榆县)　秋九月,秦皇岛、天津、塘沽、大沽有疫②。

卢龙县　鼠疫大作③。

昌黎县　六月大雨,滦河泛滥,七月疫④。

甘肃省

镇番县(今民勤县)　外渠、西渠、上东、东镇等地天花白喉流行⑤。

古浪县　古浪天花流行,死亡儿童无数⑥。

山东省

登　州(蓬莱县附郭,今蓬莱市)　春,鼠疫盛行。正月廿日(2月21日)报道:山东登州府一带盛行鼠瘟。⑦

山西省

兴　县　闫家庄村鼠疫,死12人⑧。

河南省

祥符县(今开封市)　五月,时疫流行,染者不可胜数⑨。

江苏省

南　京(上元、江宁二县附郭,今南京市)　秋,时疫流行。七月廿日(8月16日)报道:宁垣入伏以来,炎热逾常,外间患时疫者颇众,闻者顷刻生变,多有医治不及者。考其原因,无非溽暑之下,巷闾间污秽薰蒸所致⑩。

镇　江(丹徒县附郭,今镇江市)　秋,霍乱、痢疾流行,死者甚众。8月13日(七月十七日)报道:天气酷热,瘟疫流行,男女暴卒于道者,不可胜数。张王庙地方居民百余家,染疫毙命者已有七十余人⑪。9月9日(八月十四日)报道:镇郡瘟疫流行,大

---

① 冼维逊《鼠疫流行史》,1988年,第132页。

② “北洋防疫近状”,《申报》1908年10月18日,第18版。

③ 民国《卢龙县志》卷二三《故事志·史事》。

④ 民国《昌黎县志》卷一二《故事志·大事记》。

⑤ 《民勤县志》,兰州大学出版社1994年版。

⑥ 《古浪县志》,甘肃文化出版社1996年版。

⑦ “举办检疫”,《盛京时报》一九〇八年正月二十日,第3版;“举办检疫”,《申报》1908年2月18日,第12版。

⑧ 《中国鼠疫流行史(上册)》,1981年,第512页。

⑨ 《开封市卫生志》,河南人民出版社1990年版。

⑩ “时疫流行”,《盛京时报》一九〇八年七月二十日,第3版。

⑪ “瘟疫盛行”,《申报》1908年8月13日,第12版。

都以霍乱、痢疾为最盛，匝月间，调查死亡之数，已过六百余人[①]。10 月 15 日（九月廿一日）报道：镇郡近来时疫盛行，朝发夕死者，不计其数[②]。

扬　州（江都、甘泉二县附郭，今扬州市）　自夏徂秋，疫症盛行。八月初九日（9 月 4 日）报道：扬州时疫大作[③]。九月初二日（9 月 26 日）报道：（扬州）入夏以来，天气燥烈，疫症盛行，凡患吐泻之症，罔能获免，棺柩铺之生意异常发达[④]。

高淳县　夏，东坝大疫[⑤]。

泰　州（今泰州市）　秋疫[⑥]。

清河县（今淮安市）　秋，霍乱流行。9 月 6 日（八月十一日）报道：清江浦现在瘟疫大行，每天总有几十人因此而死的，往往早上得病，晚上便死了，死的时候满身现出紫色[⑦]。

上海市

上海城（今闵行区等）　鼠疫约冬末发现于租界，英、美两国工部局为防范鼠疫，“特制铁笼挨户分给”令居民捕鼠，每日获鼠有四百余只之多[⑧]。又传谕居民：凡板壁、地板等处，如有大小窟窿，一律设法填塞，俾鼠子无由出入[⑨]；要求每家畜猫一头，屋大者尤宜多畜[⑩]。所获之鼠逐日收去，送至医院焚毙，自去冬起，至西历正月三十一日止，其在医院焚化的老鼠计有 5045 只[⑪]。法国工部局之则以年来疫气盛行，皆因居民不洁之故，尤以死鼠身上之虱，最易染传发放传单：一，须知瘟疫由鼠身染传于人，宜加意防范，尤忌鼠身之虱跃于人身，死鼠之旁亦宜远离；二，须常备有盖之药水罐钵等物，内储各种杀虫药水二成，清水八成，该罐须可容死鼠一头；三，搬运死鼠法，须用铁箝箝之，侵入以上所备之罐内，以冀各虱消灭[⑫]。后又配制鼠药，每日派人按户分发，为毒毙鼠子之用，次日复派人收取死鼠，汇送医院焚化[⑬]。上海总工程局也发传单

---

① “镇郡时疫未已”，《申报》1908 年 9 月 9 日，第 12 版。

② “预防时疫传染之警章”，《广益丛报》1908 年第 184 期。

③ “征兵无避疫之权利”，《申报》1908 年 9 月 4 日，第 11 版。

④ “商民四大恐慌之疫灾”，《盛京时报》一九〇八年九月初二日，第 3 版。

⑤ 民国《高淳县志》卷一二《祥异志》。

⑥ 宣统《续纂泰州志》卷一《祥异》。

⑦ “大疫到了”，《竞业旬报》1908 年第 26 期。

⑧ “认真防疫”，《申报》1909 年 1 月 3 日，第 20 版。

⑨ “防范鼠疫之周密”，《申报》1909 年 1 月 7 日，第 18 版。

⑩ “工部局劝谕畜猫”，《申报》1909 年 1 月 13 日，第 19 版。

⑪ “美租界”，《申报》1909 年 2 月 2 日，第 20 版。

⑫ “法租界慎防鼠疫”，《申报》1909 年 2 月 1 日，第 19 版。

⑬ “工部局防范鼠疫之认真”，《申报》1909 年 2 月 11 日，第 19 版。

云:卫生之术,总宜先事防。惟有种鼠瘟病,由鼠身传染及人,最为凶险,向惟广东等处有之,近由英工部局查知,已延及上海,业在筹谋捕鼠之法,以遏其原,法工部局亦复通告预防。而我内地铺户,居家亦宜早为预备,其预防之法,莫如家置一捕鼠机①。秋八月,福佑路南首居民多患霍乱、泻痢等症②。冬十二月,美租界虹口一带鼠疫③。鼠疫从海上传入,鼠疫患者49例④。十一月,公共租界工部局于虹口公和祥码头查出死鼠两只,形状颇异,验明系疫鼠,乃下防疫之令。当年发生鼠疫49例⑤。

浙江省

杭　州(钱塘、仁和二县附郭,今杭州市)　杭垣自入夏以来,雨多晴少,天气阴寒,致时症发生,初起头痛发烧,二三日即已不起,如上城鼓楼外、中城丰乐桥下、城东街等处,死者踵接⑥。

海宁州(今海宁市)　浙西海宁州硖石镇商贾云集,素称繁盛,杭嘉铁路轨线由杭至硖,自硖至沪,莫不欣欣然引领而望,近时正在兴筑路线,其所雇用之小工俱系江北贫人,七月以来,秋暑复烈,时疫流行⑦。

江西省

江西省　秋,痢疾流行。八月廿二日(9月17日)报道:近省数百里旱灾为害,疫症随之盛行,以痢疾为最⑧。又,每日以患疫毙命者日有所闻,街巷哭声不绝于耳,情形颇为凄惨。棺材店之生意莫不利市三倍,而居民无不大为恐慌⑨。十月初二日(10月26日)报道:天气不正,时疫流行,病者甚多⑩。

鄱阳县　横垅溪血吸虫病流行⑪。按:血吸虫病是感染性传染病,除非急性发作,一般不会在短期内导致大规模人口死亡,但累积性和持续性的影响,可使一个地方的人灭绝,本书亦以疫灾视之。

安徽省

潜山县、太湖县、怀宁县、桐城县(今桐城市)、太平县(今黄山市屯溪区)　皖属

---

① “慎防鼠疫”,《申报》1909年2月10日,第18版。

② “城内预防瘟疫”,《申报》1908年9月5日,第18版。

③ “美租界防范鼠疫”,《申报》1908年12月30日,第20版。

④ 冼维逊《鼠疫流行史》,1988年,第133页。

⑤ 《上海卫生志》,上海社会科学院出版社1998年版。

⑥ “时疫流行”,《申报》1908年7月3日,第12版。

⑦ “硖石来函”,《申报》1908年9月10日,第20版。

⑧ “旱疫铜元之灾”,《盛京时报》一九○八年八月廿二日,第3版。

⑨ “旱疫铜元之灾”,《盛京时报》一九○八年八月廿二日,第3版。

⑩ “时疫流行”,《大公报》一九○八年十月初二日,第2张第3版。

⑪ 《上饶地区卫生志》,黄山书社1994年版。

自五月以来，天降淫雨，昼夜不息，江淮河湖，同时涨溢，各处堤岸溃决成灾，人畜淹毙者，不计其数。被灾之区，安属以潜、太为最，毗连之怀、桐次之，徽属以屯溪一带为最重，竟有全村冲没者，此外，沿江各州县及皖北濒临淮湖各处，无圩不破，无堤不决，综计全皖灾区多则二三百里，少则百余里、数十里，一望皆成泽国。灾发之后，适值酷暑，蒸为疫疠，流亡载途，各处报告，惨不忍睹①。

怀宁县（今安庆市） 秋，瘟疫流行。八月初七日（9月2日）报道：自大雨之后，天时极为酷热，暑湿交蒸，以致瘟疫流行。闻有一日竟毙去婴孩约计二三十名之多。此外，城乡内外传染病毙者不计其数，居民惶惧②。

湖北省

汉 口（夏口厅附郭） 自夏徂秋，霍乱流行。六月十一日（7月9日）报道：汉口一带因积水已久，居民多传染疫疠③。七月初十日（8月6日）报道：汉镇一区瘟疫流行，死者不计其数④。七月十一日（8月7日）报道：汉镇一区瘟疫流行，死者不计其数，其病症均系吐泻及染痧之类，速则数时，缓则二三日必致毙命。现下租界西人亦染此症毙命者甚夥，阖镇颇滋恐惧。适风灾、水灾、雨灾之后，而又加以瘟疫⑤。八月十九日（9月14日）报道：江南一带时疫流行，尤以汉口为巨⑥。八月廿六日（9月21日）报道：汉镇瘟疫，近来天凉均已平静⑦。

武 昌（江夏县附郭） 秋，霍乱流行，死亡甚众。8月24日（七月廿八日）报道：鄂垣时疫流行，共死亡一千余人⑧。10月15日（九月廿一日）报道：本内务省得武汉日领报告云：目下扬子江一带地方，霍乱瘟疫之症甚为蔓延，尤以武昌蛇山曾公祠下为最，自上月下旬初至下旬末之间，死亡者已及四十余人。该地兵营内最近三日间而有七十余名之死亡者，故各兵营均停止操练⑨。

汉 阳（汉阳县附郭） 秋，霍乱流行，死亡甚众。10月15日（九月廿一日）报道：本内务省得武汉日领报告云：……汉阳之瘟疫亦盛，各国人均罹患，中国人尤为无数。据中国警察调查，闻有一千二百七十余人，实际犹不止此。盖所有请施医、施药、

---

① “皖绅筹赈安徽水灾”，《申报》1908年8月14日，第12版。
② “瘟疫惨报”，《盛京时报》一九〇八年八月初七日，第3版。
③ “湖广水灾近情”，《申报》1908年7月9日，第10版。
④ “瘟疫流行”，《大公报》一九〇八年七月初十日，第2版。
⑤ “瘟疫流行”，《盛京时报》一九〇八年七月十一日，第3版。
⑥ “肃邸注重卫生”，《大公报》一九〇八年八月十九日，第4版。
⑦ “验疫会多难禁止”，《大公报》一九〇八年八月廿六日，第2版。
⑧ “鄂垣时疫死亡人数”，《申报》1908年8月24日，第12版。
⑨ “武汉流疫之惨闻”，《广益丛报》1908年第184期。

施棺木者几于应接不暇,若上月下旬间一日中,受施药、施医者有千余名,亦云惨矣①。

湖南省

长　沙(长沙、善化二县附郭,今长沙市)　秋七月,瘟疫流行,死亡相继②。冬十月,时疫流行③。

武冈州(今武冈市)　春,天花流行,州城数十日殓埋死尸两千余具④。

衡山县　霍乱流行,民间以传统中医药防治⑤。

澧　州(今澧县)　大水破城堤,罹灾者七八十人,牲畜遍地,瘟疫起焉⑥。

福建省

福　州(闽县、侯官二县附郭,今福州市)　春三月,痘疫流行,幼孩因此夭殇者,已有万计,且年老者亦时传染,诚奇疫也⑦。

屏南县　时疫盛行,死者颇多⑧。

福清县(今福清市)　鼠疫大流行,延至民国四年(1915),死亡 5004 人⑨。

南平县(今南平市)　是冬,小孩痘疫多死⑩。

厦　门(时属同安县)　夏,大疫。六月初七日(7 月 5 日)报道:厦门地处卑湿,街道异常迫狭,厦人又皆不讲卫生,无论粪秽之物或死鼠等,无不弃积道旁,以致浊气丛生,酿成大疫。计入夏以来,厦人之因疫而毙者不计其数,现在每日之间甚者致毙一百人左右,少亦四五十人,似浩劫⑪。《竞业旬报》载:厦门今年的瘟疫,也算到了极点了,听说 7 月的时候,每日要死 100 多人,棺材也不够了,坟地也不够了,每日田间腐尸无数⑫。这是鼠疫流行⑬。

平和县　九峰黄田村鼠疫流行,1 座 20 余户居民的大楼,1 个月内死亡 40 多

---

① “武汉流疫之惨闻”,《广益丛报》1908 年第 184 期。

② “常潭水灾后之惨象”,《申报》1908 年 8 月 14 日,第 12 版。

③ “调员襄办赈务”,《申报》1908 年 11 月 16 日,第 10 版。

④ 《湖南省志·医药卫生志》,湖南人民出版社 1988 年版;《武冈县志》,中华书局 1997 年版。

⑤ 《衡山县志》,岳麓书社 1994 年版。

⑥ 《澧州志》卷三《纪念志》。

⑦ “痘疫未已”,《申报》1908 年 4 月 25 日,第 12 版。

⑧ 民国《屏南县志》卷三《大事志·灾祥》。

⑨ 《福清市志》,厦门大学出版社 1994 年版。

⑩ 民国《南平县志》卷二《大事志·灾祥》。《南平市志》,中华书局 1994 年版。

⑪ “纪厦门染疫事”,《盛京时报》一九〇八年六月初七日,第 3 版。

⑫ “厦门大疫”,《竞业旬报》1908 年第 28 期。

⑬ 冼维逊《鼠疫流行史》,1988 年,第 137 页。

人①。

重庆市

重　庆(巴县附郭)　春三月,瘟疫流行。4 月 5 日(三月初五日)《重庆商会公报》载:我中国人杀其生命也,其道诚多矣哉！今之所谓最烈之疫者,其道有二,一曰革命症,二曰春瘟症,革命症之杀人未已,而春瘟症又复盛行②。

云南省

蒙自县(今蒙自市)、临安府(今建水县)　自夏徂秋,时疫大作。八月十七日(9 月 12 日)报道:入夏以来,滇省边界异常炎热,故瘴疠加剧,时疫大作。自边界以至蒙自、临安各处,均有疫症,军民之死甚众。迩来仍未稍减,尤以关外内两路为甚,计王、贺两营将弁疫毙者死去十数人,兵士更不可胜计。中路营弁李某忽中时疫,数时即毙,其余染疫者自起至死,亦不过数点钟。现滇都特颁药物,并饬营务处加派医生,分在各营调治染疫各弁兵,并责成各将弁于军营卫生一事切实讲求,时疫或可绝迹,然各营详报疫毙人数,其多者甚至有一二百名云③。

元谋县　多克一带鼠疫流行,死亡惨重④。

广东省

东莞县(今东莞市)　夏,鼠疫流行。石龙自 5 月时疫大行,因时疫毙命者三百数人。湖山乡同时亦大起一时疫⑤。

清远县(今清远市)　二月,痘症伤人⑥。

香山县(今中山市、珠海市)　小榄地区鼠疫⑦。

惠东县　平山镇之望牛岗霍乱流行,发病五百余人,死亡三百多人⑧。

新兴县　春,鼠疫流行,入夏尤甚,城厢居民逃避一空⑨。

顺德县(今佛山市顺德区)　鼠疫。

新会县(今江门市新会区)　会城镇、司前、大泽等地鼠疫流行。

嘉应州(今梅州市)　松口镇溪南乡和松中附近,死亡 200 多人。

---

① 《平和县志》,群众出版社 1994 年版。

② "时疫",《重庆商会公报》1908 年第 86 期。

③ "滇边染疫之惨状",《盛京时报》一九〇八年八月十七日,第 3 版。

④ 《元谋县卫生志》,1994 年。

⑤ "石龙时疫少息矣",《东莞旬报》1908 年第 1 期。

⑥ 民国《清远县志》卷三《纪年下》。

⑦ 《中山市志》,广东人民出版社 1997 年版。

⑧ 《惠东县卫生志》,1989 年。

⑨ 《新兴县志》,广东人民出版社 1993 年版。

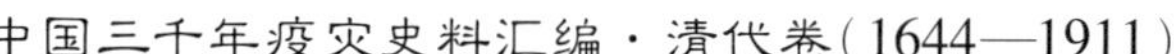

兴宁县(今兴宁市)　部分地区鼠疫流行。

饶平县　柘林镇鼠疫流行。

惠来县　葵潭镇东港圩鼠疫流行,一月到四月间发病1500余人。普宁县部分地区鼠疫[1]。

香港特别行政区

春,瘟疫流行。正月十二日(2月13日)报道:香港瘟疫发起,查于本年西正月间,因染患斯症亡故者计八名[2]。春夏之间,鼠疫流行,从香港染疫回广州医治者即有三四百人之多,其中大部分人死亡,只有约五十人治愈出院[3]。四月份《山东国文报》载:近闻香港疫症盛行,初四、初五两日,二十四时患疫者不下四五十起[4]。六月十六日(7月14日)报道:统共得患(鼠)疫者八百四十一人,死去六百九十一人;又有患霍乱者两人,其中死一人[5]。

第四节　宣统朝的疫灾

宣统元年(1909)

内蒙古自治区

春三月,蒙古地方现有瘟疫,且已侵入满洲一带[6]。

苏尼特左旗　陶高图庙、珠日海其庙一带发生人间鼠疫[7]。

胪滨府(今满洲里市)　10月26日,满洲里站区发现鼠疫,蔓延于中东铁路沿线一带,直至1911年3月消灭[8]。

黑龙江省

十二月,沿东清路火车,大疫蔓延(黑龙)江省各地[9]。

---

① 冼维逊《鼠疫流行史》,1988年,第209~228页。

② “译报”,《大公报》一九〇八年正月十二日,第7版。

③ 庆丕《光绪三十四年广州口华洋贸易情形论略》,见潘启后主编《近代广州口岸经济社会概况》,暨南大学出版社1996年版,第483~484页。

④ “香港患疫”,《山东国文报》1908年第86期。

⑤ “香港大疫”,《盛京时报》一九〇八年六月十六日,第3版。

⑥ “蒙古患疫近闻”,《申报》1909年5月9日,第10版。

⑦ 《苏尼特左旗志》,内蒙古文化出版社2004年版。

⑧ 《满洲里站志》,中国铁道出版社2002年版。

⑨ 民国《黑龙江志稿》卷一三《经政志·灾赈》。

兰西县　夏历十一月，兰西县发生鼠疫，群众称它“快当行”，死亡228人[①]。

海林县（今海林市）　宣统元年（1909）和民国十年（1921）横道河子地区曾发生两次鼠疫[②]。

吉林省

长春府（今长春市）　自春徂夏，时疫流行。正月廿七日（2月17日）报道：无论本国人、外国人均有染者，治之少缓则性命难保[③]。四月十九日（6月6日）报道：南北关之乞丐，日有死去三四人[④]。四月卅日（6月17日）报道：西四道街、二道街各有一人染疫路毙[⑤]。五月十五日（7月2日）报道：近因天气早晚异常寒冷，以致染有痢疾者甚多。虽不至酿成大患，然多有积旬累月不见痊愈者[⑥]。

伊通州（今伊通县）　正月，鼠疫流行，持续2个月之久，死亡284人，其中男257人、女27人[⑦]。

辽宁省

奉天府（今沈阳市）　自春徂夏，瘟疫流行。二月廿七日（3月18日）报道：北关中学堂学生某患染瘟疫，于上星期日毙命。兹闻现在该堂学生同病相连者尚有十数人，养病室势不能容，颇为惶恐[⑧]。闰二月初二日（3月23日）报道：寔业学堂学生连日患疹症者五六人[⑨]。三月十九日（5月8日）报载有一家染疫死毙四人[⑩]。三月廿九日（5月18日）报道：工夫市中和伙房住客杨某等多人日前均患时疫[⑪]。四月廿九日（6月16日）报道：惟有一种疹子，凡小儿得此病者十不保一，诚以交相传染，甚为可虑[⑫]。

辽阳县（今辽阳市）　春，疫疹流行。闰二月廿四日（4月14日）报道：近来时令

---

① 《兰西县志》，海南出版社1992年版。
② 《海林县志》，中国文史出版社1990年版。
③ “时疫宜防”，《盛京时报》一九〇九年正月廿七日，第5版。
④ “防疫”，《盛京时报》一九〇九年四月十九日，第5版。
⑤ “时疫之可畏”，《盛京时报》一九〇九年四月三十日，第3版。
⑥ “痢疾盛行”，《盛京时报》一九〇九年五月十五日，第5版。
⑦ 《伊通县志》，吉林文史出版社1991年版。
⑧ “瘟疫发见”，《盛京时报》一九〇九年二月廿七日，第5版。
⑨ “患瘟疹者何多”，《盛京时报》一九〇九年闰二月初二日，第4版。
⑩ “疹疾宜防”，《盛京时报》一九〇九年三月十九日，第3版。
⑪ “染疫毙命”，《盛京时报》一九〇九年三月廿九日，第3版。
⑫ “调查时疫”，《盛京时报》一九〇九年四月廿九日，第5版。

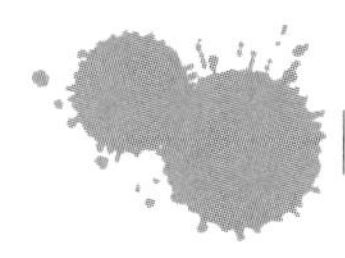

不正,人民患疫疹者甚多[①]。冬,发生鼠疫[②]。

开原县(今开原市)　夏,发现疫症。据四月初八日(5月26日)报道:县狱暨习艺所有犯人二名,同时染疫而亡[③]。

昌图厅(今昌图县)　冬,鼠疫流行。民国《昌图县志》载:冬大疫[④]。民国《续修昌图县志》载:冬大疫,名为百斯笃,又曰鼠疫[⑤]。

镇安县(今黑山县)　春,鼠疫流行。《黑山县卫生志》载:1月至3月,县境内鼠疫大流行。县公署在上帝庙内设隔离所看管病人,有数百人死亡[⑥]。

营口厅(今营口市)　夏,霍乱大流行。患者甚多,遗尸野外或投入河中者,比比皆是[⑦]。秋,时疫流行。七月十一日(8月26日)报道:营口、海城等处时疫流行[⑧]。

海城县(今海城市)　秋,时疫流行。七月八日(8月23日)报道:牛庄患疫以来,华人死者已有四十名,日人死者两名[⑨]。七月十一日(8月26日)报道:营口、海城等处时疫流行[⑩]。

安东县(今东港市)　秋,时疫流行。七月十二日(8月27日)报道:自有木排到埠,时疫即由之而起。推其原因,则以苦力等在上江时宿风、餐雪、卧露、眠霜,到埠后骤食美味,又在娼寮中胡闹,遂致发生此等疾疫[⑪]。八月初三日(9月16日)报道:近日虽经救医,卫生各局不时检查,而传染者仍时有所闻,其尤重者,惟木牌苦力居多数云[⑫]。冬,东沟县境流行鼠疫[⑬]。按:安东县1965年更名东沟县,1993年更名东港市。

金州厅(今大连市金州区)　秋,时疫流行。八月初六日(9月19日)报道:连埠自日前发生时疫以来,中、日人之染疫者日多一日,仅将虎烈拉病一项言之,现在计有四十八名,而既毙命者居二十五名之多,在避病院就医者则有十六名,痊愈者盖寥寥

① “疫症亟须预防”,《盛京时报》一九〇九年闰二月廿四日,第3版。
② 《白塔区志》,1989年。
③ “疫症宜防”,《盛京时报》一九〇九年四月初八日,第3版。
④ 民国《昌图县志》卷一《天文志·灾祥》。
⑤ 民国《续修昌图县志》卷六《灾祥》。
⑥ 《黑山县卫生志》,1987年。
⑦ 《营口市卫生志》,1987年。
⑧ “尚无时疫”,《盛京时报》一九〇九年七月十一日,第5版。
⑨ “牛庄患疫近闻”,《申报》1909年8月23日,第10版。
⑩ “尚无时疫”,《盛京时报》一九〇九年七月十一日,第5版。
⑪ “时疫流行”,《盛京时报》一九〇九年七月十二日,第5版。
⑫ “时疫仍不见消”,《盛京时报》一九〇九年八月初三日,第5版。
⑬ 《东沟县志》,辽宁人民出版社1996年版。

无几①。

北京市

京　师(宛平、大兴二县附郭,今北京市)　春正二月,瘟疫流行。正月十四日(2月4日)报道:唐山疫症(鼠疫)传至北京②。又,京师现患喉症者甚多。此缘去冬天时不正,阳气上升所致。闻患此症者少男少女居多③。二月十三日(3月4日)报道:京师近日天气寒暖不均,以致瘟疫大作,病人极多④。闰二月十六日(4月6日)报道:唐山鼠疫,已延及于京、津等处⑤。夏五六月,时疫流行。京、津春夏苦旱,五月内已迭获甘霖,禾稼均已播种,惟时疫流行,于童稚所伤尤多⑥。六月七日(7月23日)报道:为防范鼠疫蔓延,巡警厅在京师内外检查鼠疫,凡捕送一鼠至厅者,给铜元一枚,已于内外城官医院设一检查鼠疫所,聘一英国毕业之医学生专司其事,并闻有一千三百倍之显微镜以备检查⑦。

天津市

天津县(今天津市城区)　春,鼠疫流行。闰二月十六日(4月6日)报道:鼠疫自唐山蔓延至天津⑧。夏,霍乱流行。五月初二日(6月19日)报道:津埠居民,多患上吐下泻以及转筋等症⑨。六月十八日(8月3日)报道:刻下有转筋霍乱一症,朝得而夕死,继用多方调治,每不见功效,令人闻之不胜骇异⑩。五月廿日(7月7日)报道:天津自入夏以来,天气亢旱,百病丛生,津埠居民多患吐泻、转筋等症⑪。五月廿二日(7月9日)报道:自五月初五日夏至后,无日不雨,东风大作,异常清凉,多有改服夹衣者。偶一冒受夜风,吐泻不止,病者十中几有大半⑫。春夏苦旱,五月迭获甘霖,惟时疫流行,于童稚所伤尤多⑬。

---

① “时疫犹蔓延未已”,《盛京时报》一九〇九年八月初六日,第5版。

② “驻京公使照请防疫”,《申报》1909年2月4日,第5版。

③ “喉症时行”,《大公报》一九〇九年正月十四日,第5版。

④ “京师之时令”,《大公报》一九〇九年二月十三日,第1版。

⑤ “今本埠又有鼠疫发见矣”,《申报》1909年4月6日,第2版。

⑥ “京津时疫”,《农工杂志》1909年第5期。

⑦ “京师近事”,《申报》1909年7月23日,第5版。

⑧ “今本埠又有鼠疫发见矣”,《申报》1909年4月6日,第2版。

⑨ “时疫宜防”,《大公报》一九〇九年五月初二日,第4版。

⑩ “天津现有转筋霍乱之症”,《盛京时报》一九〇九年六月十八日,第4版。

⑪ “河干宜防时疫”,《河南白话科学报》1909年第66期。

⑫ 《民呼报》宣统元年五月二十二日,《民呼、民吁、民立报选辑》(一),河南人民出版社1982年版,第172页。

⑬ “京津时疫”,《农工杂志》1909年第5期。

武清县(今武清区)　春,瘟疫流行。二月初七日(2月26日)报道:三河武清一带,近日瘟疫盛行,患病者多壮年之人①。

河北省

临榆县(今并入秦皇岛市、抚宁县)　春二月,鼠疫流行,东省北洋大臣派防疫院驻关,本邑自治员襄办防疫②。

卢龙县　正月大雨,鼠疫复起③。

滦　州(含今滦县、唐山市)　春,鼠疫盛行。二月初二日(2月21日)报道:探闻唐山一带,近复瘟疫盛行,人心惶恐④。又,唐山疫症传染⑤。今《滦县卫生志》载:鼠疫流行,死者不计其数⑥。

山东省

山东省　夏四月,山东青、齐等处因天旱气燥致酿疫症,初期头脑涨肿,口吐黑水,一周时间,即失生命,土人称之曰大头瘟,染此者以穷民力作者为多⑦。按:“青、齐等处”为泛指,至少包括当时的青州府、济南府、武定府的范围。

安丘县(今安丘市)　春正月,大风损麦,秋疫⑧。安丘县传染病流行,以山东头、斜家道口、近戈庄一带为重,甚者全家亡命者⑨。

嘉祥县　春瘟⑩。

河南省

河南省　夏四月,河南陈、许等处因天旱气燥致酿疫症,初期头脑涨肿,口吐黑水,一周时间,即失生命,土人称之曰大头瘟,染此者以穷民力作者为多⑪。按:“陈、许等处”为泛指,至少包括陈州府和许州直隶州所辖地域。

祥符县(今开封市)　时疫流行⑫。

---

① “瘟疫流行之宜避”,《大公报》一九〇九年二月初七日,第3版。

② 民国《临榆县志》卷八《舆地编四·记事》。

③ 民国《卢龙县志》卷二三《史事》。

④ “直隶瘟疫时行”,《盛京时报》一九〇九年二月初二日,第3版。

⑤ “谨防疫症流行”,《大公报》一九〇九年二月初二日,第4版。

⑥ 《滦县卫生志》,天津人民出版社1999年版。

⑦ “齐豫疠疫”,《农工杂志》1909年第4期。

⑧ 民国《续安丘县新志》卷一《总纪》。

⑨ 《潍坊市卫生志》,1989年。

⑩ 《嘉祥县卫生志》,1990年。

⑪ “齐豫疠疫”,《农工杂志》1909年第4期。

⑫ 《开封市卫生志》,河南人民出版社1990年版。

巩　县（今巩义市）　八月大疫，中者即日殒命①。

息　县　春，天气亢旱，二麦枯干，秋苗半焦，粮价飞涨。入夏后，“痧症”流行，尤以“子午痧”为甚。夏，鼠疫流行②。按：子午痧即霍乱，这里说“鼠疫”是错误的。

江苏省

苏　州（吴县、长洲、元和三县附郭，今苏州市）　入秋以来，急痧盛行，初起时手足寒冷，上吐下泻，救治稍缓，即行毙命③。

镇　江（丹徒县附郭，今镇江市）　夏六月，镇江一带，酷热异常，触发暑疫，食力者流，不及医治者，日必十余起④。秋七月，镇江一带霍乱流行，染此症者，始则头目昏眩，继则叶泻兼作，约历一时，即成不起。西乡各村，日盛一日，沿途倒毙及全家毙命者，时有所闻⑤。

盱眙县　秋七月，瘟疫流行。盱眙当四五月间，猝遭水灾，民不堪其苦，迩日（农历七月下旬）疫瘟杂病又复流行，死亡枕藉⑥。

沭阳县　秋七月，水灾之后，继以大疫，死者无算⑦。

无锡县（今无锡市）　疫气厉行⑧。

上海市

上海城（今闵行区等）　三月，上海再次发现鼠疫⑨。

南汇县（今南汇区）　全县霍乱大流行⑩。

浙江省

浙江省　秋七月，霍乱、痢疾流行。9 月 14 日（八月初一日）报道：自七月初迄今，吾越疫痢盛行，竟有一家毙六七人者，大抵诸暨（今诸暨市）为甚，山（阴）、会（稽）、萧（山）次之，余（姚）、上（虞）、新（昌）、嵊（县）又次之。其症赤痢诸多，传变最速，结果多凶，其他白痢、赤白痢治之得法，预后皆良⑪。

---

① 民国《巩县志》卷五《大事纪》。
② 《息县志》，1989 年。
③ “时疫流行”，《申报》1909 年 9 月 5 日，第 12 版。
④ “水患疫疠之侵寻”，《申报》1909 年 8 月 8 日，第 19 版。
⑤ “时疫流行之警告”，《申报》1909 年 9 月 3 日，第 12 版。
⑥ “盱眙县之灾疫又流行”，《安徽白话报》1909 年第 3 期。
⑦ “沭阳议员电请振抚水灾”，《申报》1909 年 8 月 21 日，第 4 版。
⑧ 民国《富安乡志》卷二八《杂著》。
⑨ “论我国卫生机关之缺乏，今本埠又有鼠疫发见矣”，《申报》1909 年 4 月 6 日，第 2 版。
⑩ 《上海市南汇县卫生志》，1987 年。
⑪ “浙东疫痢盛行”，《绍兴医药学报》1909 年第 15 期。

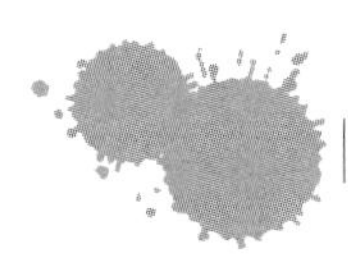
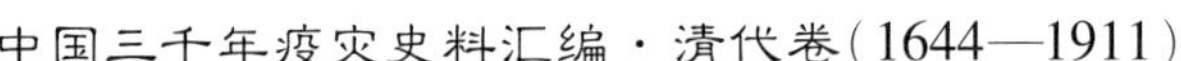

桐乡县(今桐乡市)　青镇淫雨为灾,大水淹稼,七月大疫①。境内霍乱流行②。

湖　州(乌程、归安二县附郭,今湖州市)　七月,大疫③。所属南浔镇、乌青镇七月大疫④。喉疫流行⑤。

福建省

厦　门(时属同安县)　赤痢、天花、霍乱、鼠疫流行⑥。天花、鼠疫、霍乱、赤痢流行⑦。

诏安县(今东山县境)　四月,鼠疫流行,历时4个月,死1162人⑧。八月,铜山鼠疫流行,历时4个月,死者1162人⑨。按:东山县1916年析诏安县、漳浦县地置。铜山县时属诏安县。

江西省

南　昌(南昌、新建二县附郭,今南昌市)　夏,时疫流行。六月廿七日(8月12日)报道:省垣当春夏之交,久苦淫雨为虐,近又赤日行天,异常干燥,以至暑气薰蒸,酿为时疫、急痧之症,传染殊多⑩。

湖北省

公安县、石首县(今石首市)、松滋县(今松滋市)　秋七月,灾荒之时,瘟疫流行,均系急痧、霍乱等症,一经发现,立时毙命,时当秋令,传染愈盛,数日间,疫毙无算⑪。

夏口厅(即汉口镇)　秋七月,汉口疫症盛行⑫。汉口鼠疫,死者甚夥⑬。

天门县(今天门市)　县属谭家岭血吸虫病流行,全村病死60余人⑭。

---

① 民国《乌青镇志》卷二《祥异》。

② 《桐乡县志》,上海书店出版社1996年版。

③ 《湖州市卫生志》,香港大时代出版社1993年版。

④ 民国《南浔镇志》卷二九《灾祥二》,民国《乌青镇志》卷二《祥异》。

⑤ 〔清〕包三鏸《包氏喉症家宝》,见《中国医学大成》第6册,中国中医药出版社1997年版,第205页。

⑥ 民国《厦门市志》卷三《大事志》;冼维逊《鼠疫流行史》,1988年,第137页。

⑦ 《同安县志》,中华书局2000年版。

⑧ 《东山县志》,中华书局1994年版。

⑨ 《漳州市志》,中国社会科学出版社1999年版。

⑩ “赣省时疫流行”,《大公报》一九〇九年六月廿七日,第2版。

⑪ “鄂省办理水灾振抚近况”,《申报》1909年8月24日,第10版。

⑫ “劝将无益之费移作振捐”,《申报》1909年9月1日,第11版。

⑬ 民国《夏口县志》卷二〇《祥异志》。

⑭ 《天门县志》,湖北人民出版社1989年版。

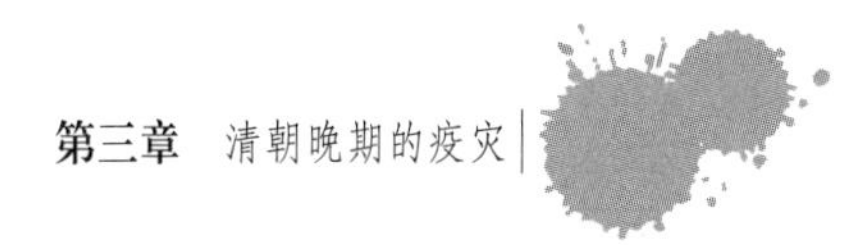

湖南省

长　沙（长沙、善化二县附郭，今长沙市）　长沙城乡各处多白喉流行①。

岳　州（巴陵县附郭，今岳阳市）　秋八月，州府水灾之后，瘟疫流行，城内老少男女，多染此症，弥月以来，死亡相继。近复日甚一日，阖城恐慌，每日死者或十余人至数十人不等②。

道　州（今道县）　白芒铺一带疫病流行，症状为发热头痛，全身无力、眼红、腿痛、淋巴肿大，死者200余人③。

云南省

元谋县　多克一带鼠疫流行，死亡惨重④。

广西壮族自治区

灵山县　三月，时症"羊毛痧"盛行。八月，疫⑤。

合浦县　闰二月兴修公路，三月疫⑥。北海在阳历4月22日到6月29日间发生鼠疫87例，死亡82例⑦。

广东省

广　州（番禺、南海二县附郭，今广州市）　夏五月，瘟疫流行⑧。鼠疫流行。

新兴县　春，时疫流行⑨。城关镇鼠疫流行。

鹤山县（今鹤山市）　古劳区麦水乡始见鼠疫流行。

惠　州（归善县附郭，今惠州市）　六月鼠疫流行，惠州城死约百人。

镇平县（今蕉岭县）　北碌乡石寨村自此连续四年鼠疫流行，死亡108人。

兴宁县（今兴宁市）　部分地区鼠疫流行。

饶平县　渔村乡⑩、柘林镇鼠疫流行。

普宁县（今普宁市）　部分地区鼠疫⑪。

---

① 《湖南省志》，湖南人民出版社1988年版。

② "岳郡瘟疫流行"，《申报》1909年9月12日，第12版。

③ 《道县卫生志》，黄山书社1992年版。

④ 《元谋县卫生志》，1994年。

⑤ 民国《灵山县志》卷五《舆地志·灾祥》。

⑥ 民国《合浦县志》卷五《事纪》。

⑦ 冼维逊《鼠疫流行史》，1988年，第183、185、186页。

⑧ "港粤入口轮船将次查疫"，《申报》1909年6月30日，第19版。

⑨ 《新兴县志》，广东人民出版社1993年版。

⑩ 《饶平县卫生志》，1987年。

⑪ 冼维逊《鼠疫流行史》，1988年，第204～228页。

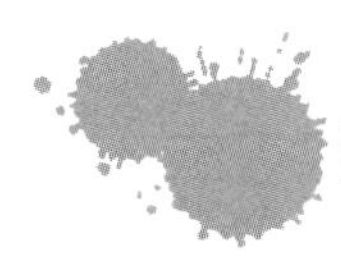

香港特别行政区

夏五月,瘟疫流行①。

宣统二年(1910)

冬十月,满洲里发现鼠疫。十月二十一日(11月22日)报道:满洲发现虎烈拉症②。按:这里的“虎烈拉”实为“百斯笃”,即鼠疫。这是当时记者不了解鼠疫和霍乱的名称所致。

十二月,鼠疫蔓延东三省。其疫为肺鼠疫,疫起俄境,沿东清铁路,逐处传染,未浃旬,蔓延奉、吉、黑三省③。

十二月十一日(1911年1月11日),东三省总督锡良等奏称:窃东三省自满洲里冬初发生鼠疫后,逐渐蔓延至哈尔滨,而疫势日厉,近每日死至百余名之多。长春渐次传染,奉省近亦延及,旬日之内染疫死者已十二人。……此次疫症,因东清、南满火车往来,蔓延甚速,闻大连亦已传染④。同日,《申报》报道:长春、吉林、奉天三处,均有疫症发现⑤。

十二月十三日(1911年1月13日)奉旨:现在东三省鼠疫流行,著豫于山海关一带设局严防⑥。

十二月二十一日(1911年1月21日)奉旨:东山省鼠疫流行,现在各处严防,着令传染关内,着外务部、民政部、邮传部,随时会商,认真筹办,切实稽查。天津一带,如有传染情形,即将京津火车一律停止,免致蔓延⑦。

十二月廿二日(1911年1月22日)报道:长春电:东清铁路近因疫气流行,东省疫症流行之烈,凡东方各铁路均宜停止行车为是⑧。

十二月二十五日(1911年1月25日),东三省总督锡良奏称:窃东三省疫染情形,前经电奏。现在哈尔滨一埠,疫毙者已二千六百余人。蔓延及附近之双城、长春、新城、宾州、阿城、呼兰、绥化,亦已死一千数百人以上。各地方每日疫死百余人或数

---

① “港粤入口轮船将次查疫”,《申报》1909年6月30日,第19版。

② “满洲患疫近闻”,《申报》1910年11月22日,第6版。

③ 《清史稿》卷四四九《锡良传》。

④ 《东三省疫事报告书》,见李文海等主编《中国荒政书集成》第十二册,天津古籍出版社2010年版,第8186页。

⑤ “东省又有疫症发现”,《申报》1911年1月11日,第10版。

⑥ 《大清宣统政纪》卷四六“宣统二年庚戌十二月”;《清史稿》卷二五《宣统纪》。

⑦ 《大清宣统政纪》卷四七“宣统二年庚戌十二月”。

⑧ “译件”,《大公报》一九一〇年十二月廿二日,第1张,第7版。

十人。双城至哈埠之道路间，死亡相继，前颠后仆，惨状殆不忍言！吉林省城如在围城之中，疫病亦已发现。黑龙江省城，前已消灭，顷又复发。奉天省城，始疫迄今，已疫毙二百二十余人。沿铁道各属，新民较甚，昌图、广宁、绥中均波及。疫盛之区，几有不可收之势①！

十二月二十六日（1911年1月26日）奉旨：东三省鼠疫盛行，病毙者至数千人之多②。

内蒙古自治区

是年八月，内蒙古东部地区肺鼠疫大流行。鼠疫始从满洲里沿铁路线由北向南传播，波及东北、河北、山东等地区70余个市县，满洲里地区死亡5230人。翌年三月，疫情得到控制并逐步消灭③。满洲里地区因猎人捕食旱獭传染肺鼠疫引起大流行。自同年9月下旬开始，沿铁路传到齐齐哈尔、长春、哈尔滨、沈阳以及河北、山东等地，到1911年4月下旬，共延续7个月，东北地区被波及的县（市）有70余个，关内有11个县（市），共死亡6万余人，其中满洲里地区死亡5211人，海拉尔死亡20人④。

牙克石（时属索伦旗） 十月二十六日（11月27日），牙克石、免渡河、博克图发生鼠疫，死385人⑤。

胪滨府（今满洲里市） 冬，鼠疫流行。次年，伍连德在万国鼠疫研究会上演说：我国人之第一感受此疫有发现于满洲地方，其时为去年之九月初六日，满洲里共死四百人，赖俄国之防备始获扑灭⑥。即满洲里鼠疫发现于九月初六日（10月8日）⑦。十月十五日（11月16日）报道：该处（满洲里）疫病流行，华人多不知防备，得病者九死一生⑧。十一月廿七日（12月28日）报道：满洲里发现瘟疫⑨。十二月十五日（1911年1月15日）报道：鼠疫发现以来，渐及各埠⑩。十二月二十日（1911年1月

① 《东三省疫事报告书》，见李文海等主编《中国荒政书集成》第十二册，天津古籍出版社2010年版，第8186页。

② 《东三省疫事报告书》，见李文海等主编《中国荒政书集成》第十二册，天津古籍出版社2010年版，第8183页。

③ 《内蒙古大事记》，内蒙古人民出版社1997年版。

④ 《呼伦贝尔盟志》，内蒙古文化出版社1996年版。

⑤ 《牙克石市志》，内蒙古人民出版社1996年版。

⑥ “万国鼠疫研究会会长伍连德演说词”，《盛京时报》一九一一年三月初十日，第3版。

⑦ “万国防疫会伍会长演说词”，《申报》1911年4月12日，第26版。

⑧ “满洲里亦有鼠疫耶”，《申报》1910年11月16日，第5版。

⑨ “报销防疫费”，《大公报》一九一〇年十一月廿七日，第3张，第1版。

⑩ “东三省通信”，《申报》1911年1月15日，第10版。

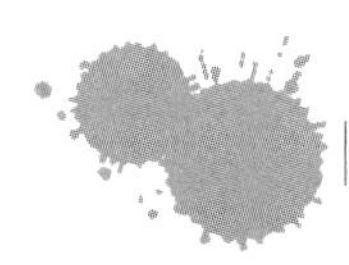

20日)报道:当十月间哈尔滨、满洲里等处瘟疫流行①。《东三省疫事报告书》载:九月初,俄国境内大乌拉站工棚内暴毙七人。俄人知其为疫,焚其棚屋,逐其工人。大乌拉站距满洲里不过一百三十里地,其中二木工在九月十七日从乌拉站逃到满洲里,寓居铁路届内二道街张姓木铺,二十三日疫发,相继死亡,同院另外两位住客被传染,亦于二十三日死亡。是为满洲里鼠疫之起源。二十七日,鼠疫传到察汉敖拉煤矿。十月初四,传到札赉诺尔。十一月,传到胪滨府城。至十一月十三日疫止,共死五百二十二人②。今《满洲里市志》载:10月26日,满洲里发生流行鼠疫,为中国工匠由俄国染病后回国所传播,满洲里至哈尔滨铁路沿线疫死6837人,疫情延续到1911年4月,波及东北70余个县市,关内11个县市,共计死亡6万余人③。今《呼伦湖志》载:1910年7月,满洲里发生鼠疫大流行,染疫达5000多人,一直延续到1911年7月,波及东北70余个县市④。按:时满洲里属黑龙江省胪滨府。

黑龙江省

冬,大疫⑤。十二月十五日(1911年1月15日)报道:满洲里鼠疫发现以来,渐及各埠,近日江省亦被传染⑥。

龙江府(时为省会,今齐齐哈尔市) 冬,鼠疫流行。次年,万国鼠疫研究会会长伍连德确认,齐齐哈尔鼠疫发现于十一月初四日(12月5日)⑦。十二月廿六日(1911年1月26日)报道:省城此次瘟疫发现异常剧烈,自初五日起至十二日止,不数日间疫死者已三十余名⑧。《东三省疫事报告书》载:十月初十日,有猎旱獭为业者从满洲里来省,寓居同乡豆腐店中,十二日疫毙,其同乡亦染疫死。十月中旬,又有理发匠自满洲里来省,寓同乡理发店中,越数日而毙,传染至十一月上旬而息。十二月初十日,有从满洲里来的药店伙计于南门外药店疫发身死,店内四人感染,次日毙二人,由是蔓延,遂至不可收拾。流行至次年二月二十七日止,城乡共死一千四百零二人⑨。按:

---

① “营口严查瘟疫”,《大公报》一九一〇年十二月二十日,第2版。

② 《东三省疫事报告书》,见李文海等主编《中国荒政书集成》第十二册,天津古籍出版社2010年版,第8208~8209页。

③ 《满洲里市志》,内蒙古人民出版社1998年版。

④ 《呼伦湖志》,吉林文史出版社1989年版。

⑤ 民国《黑龙江通志纲要·田赋志纲要·灾赈》,民国《黑龙江志稿》附刊《黑龙江大事志》卷四。

⑥ “东三省通信”,《申报》1911年1月15日,第10版。

⑦ “万国防疫会伍会长演说词”,《申报》1911年4月12日,第26版。“万国鼠疫研究会会长伍连德演说词”,《盛京时报》一九一一年三月初十日,第3版。

⑧ “周中丞注重防疫”,《大公报》一九一〇年十二月廿六日,第2张,第2版。

⑨ 《东三省疫事报告书》,见李文海等主编《中国荒政书集成》第十二册,天津古籍出版社2010年版,第8210~8211页。

今《齐齐哈尔卫生志》称：十一月，满洲里一带流行肺鼠疫，历时4个月，波及省城及4个乡43个村屯，死亡1402人，最多的一个村屯10余户死亡46人[①]。今《昂昂溪区志》称：省城龙江府江西区、江东区流行鼠疫，传染迅速，得病后一二日即不可治，日死数人甚至数十人；又称：昂昂溪雅（衙）门屯、蘑菇屯、崔家门屯、哈钦岗子、平房屯、小阿拉街、龙头、头站等地发生鼠疫，死亡75人[②]。今《铁峰区志》载：江东（现嫩江以东）一带发生鼠疫，流行达3个月之久，毙命13人[③]。今《齐齐哈尔市富拉尔基区志》载：十一月，鼠疫流行，杜尔门沁、罕伯岱疫情较重[④]。今《梅里斯达斡尔族区志》载：鼠疫流行，雅巴气屯从是年十一月至次年正月初二日，疫死46人，周铁海一家17人死15人，唐长顺一家12人死10人，张全思一家9人皆亡；绰绰力屯张茬有一家12人疫死10人，康松山一家9人死8人[⑤]。

滨江厅（今哈尔滨市） 冬，鼠疫流行。伍连德在万国鼠疫研究会上称：哈尔滨传染之第一人发现于十月初七日（11月8日），当时有二猎人归自满洲里，住一机器井之人家，于是传染不已，如疾风迅雨[⑥]。十月廿九日（11月30日）报道：自满洲站有疫以来，十余日间即传染至札兰屯站。今早哈埠秦家岗南隅之马家沟铁路工人所居之草房毙华人一名，经医生检验确系染疫毙命[⑦]。十一月初二日（12月3日）报道：傅家甸鼠疫流行[⑧]。十一月十二日（12月13日），距海林站十余里大屯南河村某房内疫死八人，系由哈埠回来之人传染，该屯内共有数户八十余人，疫死之尸送至郊外焚烧，所住之房焚烧一半[⑨]。十二月初三日（1911年1月3日）报道：哈尔滨鼠疫流行，贻害匪浅[⑩]。十二月十三日（1911年1月13日）报道：哈尔滨自疫气流行至今，哈埠内外患斯症者日甚一日。计西国新年佳节第一日，患斯症死者四十人，第二日五十一人，第三日二十人。哈埠每日死亡者以一百三十名计，以人数之多寡为比例，则每死三人，其中华人二名、俄人一名[⑪]。十二月十五日（1911年1月15日）报道：哈尔滨疫症蔓

---

① 《齐齐哈尔市卫生志》，1990年。

② 《昂昂溪区志》，黑龙江人民出版社2006年版。

③ 《铁锋区志》，中华书局2000年版。

④ 《齐齐哈尔市富拉尔基区志》，1997年。

⑤ 《梅里斯达斡尔族区志》，黄山书社1999年版。

⑥ “万国鼠疫研究会会长伍连德演说词”，《盛京时报》一九一一年三月初十日，第3版。“万国防疫会伍会长演说词”，《申报》1911年4月12日，第26版。

⑦ “哈尔滨亦查疫矣”，《大公报》一九一〇年十月廿九日，第2版。

⑧ “俄人干预傅家甸防疫之震动”，《申报》1910年12月3日，第11版。

⑨ “调查东方瘟疫队之报告”，《盛京时报》一九一一年二月廿三日，第5版。

⑩ “外部特聘西医赴哈查疫”，《大公报》一九一〇年十二月初三日，第1版。

⑪ “译件”，《大公报》一九一〇年十二月十三日，第6版。

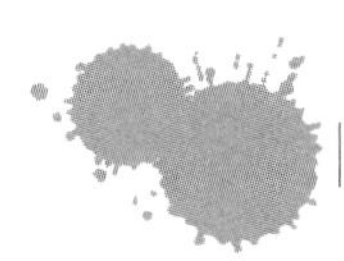

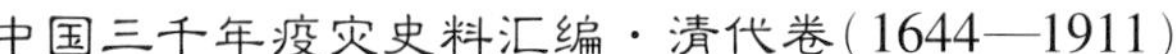

延甚速[①]。十二月十六日(1911年1月16日)报道:哈尔滨傅家甸鼠疫猖獗,自阳历腊月二十三日开始防疫以来,迄正月初五日止共14天内(按:实为12月23日至1月5日间),因疫毙命者共五百七十二名之多。现在每日死者约四十名,每日染疫者约一百名,大有日炽一日之势[②]。十二月十七日(1911年1月17日)报道:哈埠鼠疫日炽,查自西正月十一号迄今,俄界染疫者共二百五十九人,内俄人仅六名;华界染疫者共一千一百三十人[③]。十二月二十日(1911年1月20日)报道:该处(哈尔滨)鼠疫流行,计西历本月十五号染疫死者一百三十九名,十六号又死一百零九名[④]。十二月二十一日(1911年1月21日)报道:兹据哈埠调查,每日患疫者约得二百人,华人确数尚不得知。兹仅计俄人自治界内自十五日起,已死三百七十三名,内欧人十一名;其患疑似症者一千六百八十三名,内有欧人十四名,刻下正在诊验。又十四日有五百三十二名,已送至拘留病院诊视[⑤]。十二月廿二日(1911年1月22日)哈尔滨报道:本处昨日(即十九日)死者一百六十七名[⑥]。十二月廿四日(1911年1月24日)报道:西本月十七号哈尔滨俄属界内染疫死者一百二十二人,计自疫气流行迄今,死者七百七十三人,内有欧人二十五人,核算华人,城中计每日死者二百有奇[⑦]。《东三省疫事报告书》载:十月初六日,两名直隶承德苦力从满洲里来哈尔滨,寓居傅家甸同发街,初七日先后疫毙,随后在傅家甸街区蔓延,至次年二月十一日止,共疫死五千六百九十三人,占全厅人口的十分之三强[⑧]。今《道里区志》载:冬,道里区曾发生鼠疫[⑨]。按:哈尔滨时属吉林省。今《道外区志》载:11月9日,哈尔滨第一次发生鼠疫,疫情迅速蔓延,傅家甸一区界内一日即病死数人[⑩]。今《平房区志》载:11月9日,哈尔滨、双城一带第一次发现鼠疫,并迅速蔓延境内10个自然屯,共死亡239人。正黄旗三屯、四屯净小乔家窝堡计死亡30余人[⑪]。今《哈尔滨市志》载:哈尔滨市1910年11月9日发现病人。11月15日,吉林西北路兵备道在滨江厅组成防疫局,于驷兴为总办,谭兆

---

① "满洲疫患续志",《申报》1911年1月15日,第10版。

② "哈尔滨鼠疫之可畏",《大公报》一九一〇年十二月十六日,第2版。

③ "译件",《大公报》一九一〇年十二月十七日,第6版。

④ "译件",《大公报》一九一〇年十二月廿日,第7版。

⑤ "译件",《大公报》一九一〇年十二月廿一日,第6版。

⑥ "译件",《大公报》一九一〇年十二月廿二日,第7版。

⑦ "译件",《大公报》一九一〇年十二月廿四日,第6版。

⑧ 《东三省疫事报告书》,见李文海等主编《中国荒政书集成》第十二册,天津古籍出版社2010年版,第8234页。

⑨ 《道里区志》,黑龙江人民出版社1993年版。

⑩ 《道外区志》,中国大百科全书出版社1994年版。

⑪ 《平房区志》,黑龙江人民出版社1997年版。

梁为坐办，宋春熬为会办。对傅家甸“严绝交通，厉行隔离”。同时，俄方的市公议会开会讨论防鼠疫问题，向俄京彼得堡请拨防疫用品。12 月，鼠疫猖獗，每日死亡不下百余人，法籍医生摩赛尼也染疫而死，中外居民十分恐慌。此时，毕业于英国剑桥大学的中国医生伍连德博士奉清政府之命来到哈尔滨指挥防鼠疫。吉林西北路兵备道于驷兴、滨江厅分防司同知章绍洙，因“防疫不力”，先后被撤职。疫情到 1911 年 2 月扑灭，发病者共 5693 人，无一幸存①。

阿城县（今哈尔滨市阿城区） 冬，鼠疫，城乡居民传染发病千余人，虽经隔离、抢救，仍无一幸免②。十一月二十一日，鼠疫由农民自哈尔滨带回，自十一月二十二日起，至次年二月初六止，共疫死一千七百九十五人③。一说阿城于十一月二十六日疫始发生④。阿城县发病 1795 人，全部死亡⑤。

巴彦州（今巴彦县） 冬，疫疠大行⑥。西路鼠疫由哈尔滨传入，北路鼠疫由绥化传入，自十二月十六日起，至次年二月十一日止，共死一千二百二十三人⑦。

木兰县 鼠疫由营兵从哈尔滨传入，城中传染较轻，而乡间较重，自十二月初七起，至次年二月十七日止，共死二百四十三人⑧。

兰西县 县境南部鼠疫由哈尔滨传入。城南三十里之小榆树镇，系哈尔滨来兰西县的必经之路，十二月初二日，有小商人从哈尔滨回小榆树镇，疫发身死，遂至传染乡间。至于县城，十二月初旬有马车从哈尔滨载客来，十三日疫发毙命，于是全城蔓延。县境东南与呼兰府接壤，其疫由呼兰传入。县境东与绥化接壤，其疫由绥化传入。县境北与青冈县接壤，疫自青冈县蔓延而来。疫灾以城内和南乡为重。至次年二月二十日疫止，共死五百九十九人⑨。

---

① 《哈尔滨市志》，黑龙江人民出版社 1998 年版。

② 《阿城县志》，黑龙江人民出版社 1988 年版。

③ 《东三省疫事报告书》，见李文海等主编《中国荒政书集成》第十二册，天津古籍出版社 2010 年版，第 8237 ~ 8240 页。

④ “阿城县呈报筹设检疫所及办理防疫情形并送检疫规则清折请查核文并批”，《吉林官报》1911 年第 3 期。

⑤ 《哈尔滨市志》，黑龙江人民出版社 1998 年版。

⑥ 民国《巴彦县志·防疫》。

⑦ 《东三省疫事报告书》，见李文海等主编《中国荒政书集成》第十二册，天津古籍出版社 2010 年版，第 8218 页。

⑧ 《东三省疫事报告书》，见李文海等主编《中国荒政书集成》第十二册，天津古籍出版社 2010 年版，第 8219 页。

⑨ 《东三省疫事报告书》，见李文海等主编《中国荒政书集成》第十二册，天津古籍出版社 2010 年版，第 8215 ~ 8216 页。

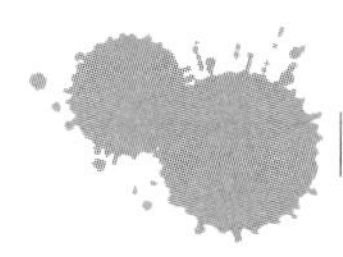

青冈县　十二月二十三日,县属南境有车贩自哈尔滨回,次日疫毙,由是鼠疫蔓延城乡。至次年正月二十八日疫止,共死一百四十三人①。

大通县(今通河县)　鼠疫,由依兰县和木兰县传入,自十二月十八日起,至次年正月二十九日止,共死九十二人②。按:1905 年设大通县,1909 年析置方正县,1914 年大通县更名通河县,今《通河县志》载:10 月,鼠疫蔓延到本县③。此处“10 月”有误。

肇州厅(今肇州县)　鼠疫,东南由双城府传入,东部由呼兰府传入,东北由安达厅传入。自十二月十八日起,至次年正月二十九日止,共死二百一十三人④。

依兰府(今依兰县)　庚戌(宣统二年)、辛亥(宣统三年)间,鼠疫传染遍三省,长春、哈尔滨等处大都治以西法,费巨万而死者日数百人⑤。依兰府鼠疫由哈尔滨传来,染疫之地,多在府城数里之范围,自十二月十九日起,至次年二月二十三日止,共疫死一百三十七人⑥。

桦川县　鼠疫分两线传入,北线从黑龙江省(龙江府)传入,西线由依兰传入,传染之地主要在西、南、北部地区,自十二月十五日起,至次年二月十七日止,共疫死七十三人⑦。

宾州府(今宾县)　十一月十七日,有苦力自哈尔滨来,寓居府城西门外关发家内,疫发身死,传染关发全家,由是城厢内湾蔓延殆遍。十二月初八日,又有从哈尔滨来之苦力将鼠疫带至大猞猁河屯吴老四家,疫发身死,传染全屯。其后辗转蔓延及古道岭、泉眼河、香炉山等处。计自十一月十七日起,至次年二月十七日止,共疫死一千二百一十五人⑧。全府 9 个区 93 个屯受传染,占总屯数的 21.1%⑨。

---

① 《东三省疫事报告书》,见李文海等主编《中国荒政书集成》第十二册,天津古籍出版社 2010 年版,第 8216 ~ 8217 页。

② 《东三省疫事报告书》,见李文海等主编《中国荒政书集成》第十二册,天津古籍出版社 2010 年版,第 8220 页。

③ 《通河县志》,中国展望出版社 1990 年版。

④ 《东三省疫事报告书》,见李文海等主编《中国荒政书集成》第十二册,天津古籍出版社 2010 年版,第 8220 页。

⑤ 民国《吉林依兰县志·艺文门·前任东北路道王公去思碑》。

⑥ 《东三省疫事报告书》,见李文海等主编《中国荒政书集成》第十二册,天津古籍出版社 2010 年版,第 8251 页。

⑦ 《东三省疫事报告书》,见李文海等主编《中国荒政书集成》第十二册,天津古籍出版社 2010 年版,第 8251 ~ 8252 页。

⑧ 《东三省疫事报告书》,见李文海等主编《中国荒政书集成》第十二册,天津古籍出版社 2010 年版,第 8235 ~ 8237 页。

⑨ 《宾县志》,黑龙江人民出版社 1991 年版。

宁安府(今宁安市)　冬,鼠疫。十一月二十六日,有工人从哈尔滨到横道河车站疫毙,随后鼠疫从此向东、向南两道传播。至十二月十四日止,共疫死三十四人①。按:宁安府时属吉林省。

呼兰府(呼兰县附郭,今哈尔滨市呼兰区)　冬大疫②。十一月大疫,呼兰府疫毙者 6427 人,巴彦州 1260 人,兰西 228 人,大木兰 98 人③。呼兰疫症发现于十一月十四日(12 月 15 日)④。十一月十六日,有苦力八人从哈尔滨来呼兰府,寓居城内南河沿郭家肉铺,越日疫发,先后身死,铺内所有男女均传染身亡。由是传染城区和四乡,至次年二月十四日疫止,共死亡六千零六十七人⑤。鼠疫从哈尔滨传入呼兰,至 1911 年 2 月 14 日(正月十六日),死亡 6067 人,重疫区十室九空,惨不忍睹⑥。

绥化府(今绥化市)　十二月初一日,有旅客由哈尔滨来,寓居东大街,次日吐血而亡,其诊病医生亦于同日染疫暴毙。初三、初四两日,又有多人从哈尔滨来绥之商民和马夫身亡,由是蔓延传染,遍及城乡,遂至不可收拾。至次年二月二十一日疫灾止息,城内死亡一千一百一十二人,四乡死亡四百七十一人,共死亡一千五百八十三人⑦。

海伦府(今海伦市)　十二月一日发现鼠疫,系农家往哈尔滨交易带来。疫症先发现于村屯,次传及城内,而以西、南两乡为重。至次年二月二十七日疫止,共死亡二千零五十九人⑧。

双城府(今双城市)　冬,鼠疫流行。双城府鼠疫发现于十二月初五日(1911 年 1 月 5 日)⑨。次年正月十九日(1911 年 2 月 17 日)报道:去冬及今正初旬,本郡人民染疫,死亡相继,无主之尸不下二百余名⑩。《东三省疫事报告书》称:十二月初二日

---

① 《东三省疫事报告书》,见李文海等主编《中国荒政书集成》第十二册,天津古籍出版社 2010 年版,第 8260 ~ 8261 页。

② 民国《呼兰县志》卷一《呼兰县大事年表》。

③ 宣统《呼兰府志》卷三《财赋略》。

④ "万国防疫会伍会长演说词",《申报》1911 年 4 月 12 日,第 26 版。

⑤ 《东三省疫事报告书》,见李文海等主编《中国荒政书集成》第十二册,天津古籍出版社 2010 年版,第 8211 ~ 8212 页。

⑥ 《黑龙江省呼兰县志》,中华书局 1994 年版。

⑦ 《东三省疫事报告书》,见李文海等主编《中国荒政书集成》第十二册,天津古籍出版社 2010 年版,第 8212 ~ 8213 页。

⑧ 《东三省疫事报告书》,见李文海等主编《中国荒政书集成》第十二册,天津古籍出版社 2010 年版,第 8213 ~ 8214 页。

⑨ "万国鼠疫研究会会长伍连德演说词",《盛京时报》一九一一年三月初十日,第 3 版。"万国防疫会伍会长演说词",《申报》1911 年 4 月 12 日,第 26 版。

⑩ "双城焚化尸身",《盛京时报》一九一一年正月十九日,第 5 版。

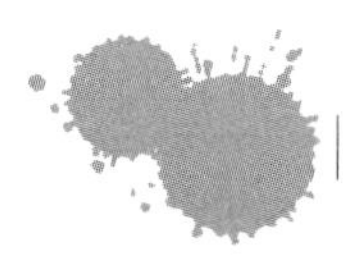

(1911年1月2日),有商人从哈尔滨染疫回,一家疫毙四人,遂染及铁路沿线,波及全境,死亡甚惨,至次年二月二十三日(1911年3月23日)止,共疫死四千六百零九人①。民国《双城县志》载:剧疫。清宣统二年(1910)冬,自哈尔滨传来鼠疫,势甚猖獗,蔓延极速,死人无算②。今《双城县志》载:十二月初二日(1911年1月2日)起,双城县肺鼠疫大流行,有商人宫老祉由哈染病回家,当夜死亡,不到3天全家4口人皆染病死去。由此从城区蔓延四乡,双城全境皆成疫区③。

富锦县(今集贤县) 水灾严重,灾后瘟疫流行④。

余庆县(今庆安县) 十二月中旬,鼠疫自哈尔滨传入,蔓延四乡,城厢传染尤剧。自十二月二十日起,至次年正月底止,共死六百一十八人⑤。是年,鼠疫流行,遍及全县城乡各地,一些村屯发病率高达30%,有的甚至全家丧生。全县共有586人死于鼠疫,其中城镇死亡113人,农村死亡473人⑥。

拜泉县 冬十月,东三省瘟疫流行,西医谓鼠疫,患症者百无一生,甚至一家数十口仅剩一二人,道路亦僵尸相望。拜泉洪荒甫辟,垦户寥寥,虽有疫灾而死者无几⑦。十二月中旬,鼠疫自哈尔滨传入,传染各处。自十二月二十八日起,至次年正月二十七日止,共死五十六人⑧。

吉林省

清宣统二年(1910)至宣统三年(1911),称东北第一次肺鼠疫大流行。1910年12月传入吉林省,延续到1911年2月下旬终息。北起榆树、大赉,南至海龙、东丰,东到敦化、舒兰,西至辽宁省边界的辽源、梨树,波及21个县(市),596个自然屯,染疫死亡12230人,范围远远超过了吉林省地方性鼠疫疫区⑨。

吉林府(省城,今吉林市) 鼠疫首发于十二月十一日,西线由长春传入,东线由宾州、舒兰传入。城区自十二月十二日起,至次年二月二十七日止,城区死三百六十

---

① 《东三省疫事报告书》,见李文海等主编《中国荒政书集成》第十二册,天津古籍出版社2010年版,第8240~8243页。

② 民国《双城县志》卷一五《拾遗志・变征》。

③ 《双城县志》,中国展望出版社1990年版。

④ 《集贤县志》,1985年。

⑤ 《东三省疫事报告书》,见李文海等主编《中国荒政书集成》第十二册,天津古籍出版社2010年版,第8218页。

⑥ 《庆安县志》,黑龙江人民出版社1995年版。

⑦ 民国《拜泉县志》卷一《灾异》。

⑧ 《东三省疫事报告书》,见李文海等主编《中国荒政书集成》第十二册,天津古籍出版社2010年版,第8218页。

⑨ 《吉林省卫生志》,吉林人民出版社1992年版。

四人,四乡死八百人[①]。按:《吉林市志》载:是年,吉林省城发生鼠疫。据查系由长春、哈尔滨等地传入,渐次蔓延,全城死亡数以万计[②]。《昌邑区志》载:七月十五日,省城暴发历史上最严重的一次地区性鼠疫,死亡者数以万计[③]。以上所载疫死人数和疫灾时间均不确。

新城府(今扶余市) 鼠疫经铁道从双城蔓延而来。十二月初九日,有小贩父子从哈尔滨来新城,次日父子相继死亡;十二日,又有居民从哈尔滨回,疫发身故,由是蔓延全城。乡镇之疫有从车站传来者,有不由车站传来者,其由车站传来,始见于附近铁道之新安镇,十二月初四日传染谢家岗子车站,疫毙居民四十余名。计自十二月初五日起,至次年正月二十五日止,共疫死六百一十五人[④]。

长春府(今长春市) 夏,杂症流行。四月廿四日(6月1日)报道:长郡近来天气凉热不时,杂症流行,小儿染咽喉、痧疹、痘疮等症甚夥[⑤]。六月初十日(7月16日)报道:近来寒暑失度,疠疫流行[⑥]。冬,鼠疫流行。宽城子(今宽城区)鼠疫发现于十一月十四日(12月15日)[⑦]。十二月十一日(1911年1月11日)报道:西本月五号有搭坐火车自长春达宽城子者二人染患瘟疫,次日随即毙命[⑧]。十二月二十日(1911年1月20日)宽城子报道:西正月十五号本城内染疫死者二十二名,十六号死者十五名。又沿铁路地方死者二名[⑨]。十二月二十一日(1911年1月21日)报道:长春城内因疫毙者,已至一百三十七名[⑩]。又,本城(宽城子)与哈尔滨疫气日甚,其防疫之法罔效[⑪]。十二月廿二日(1911年1月22日)长春报道:本处恶疫渐烈,据昨日(即华本月十九日)报告,染疫死者已二十五人,据是,则患此症者当复不鲜[⑫]。十二月廿四日

① 《东三省疫事报告书》,见李文海等主编《中国荒政书集成》第十二册,天津古籍出版社2010年版,第8230~8234页。

② 《吉林市志·卫生志》,吉林人民出版社2008年版。

③ 《昌邑区志》,吉林文史出版社1992年版。

④ 《东三省疫事报告书》,见李文海等主编《中国荒政书集成》第十二册,天津古籍出版社2010年版,第8243~8246页。

⑤ “长春庸医惯杀小儿”,《盛京时报》一九一〇年四月廿四日,第3版。

⑥ “长春书记病故”,《盛京时报》一九一〇年六月初十日,第5版。

⑦ “万国鼠疫研究会会长伍连德演说词”,《盛京时报》一九一一年三月初十日,第3版。“万国防疫会伍会长演说词”,《申报》1911年4月12日,第26版。

⑧ “东省通函”,《大公报》一九一〇年十二月十一日,第6版。

⑨ “译件”,《大公报》一九一〇年十二月二十日,第7版。

⑩ “满洲鼠疫记”,《申报》1911年1月21日,第10版。

⑪ “译件”,《大公报》一九一〇年十二月廿一日,第6版。

⑫ “译件”,《大公报》一九一〇年十二月廿二日,第7版。

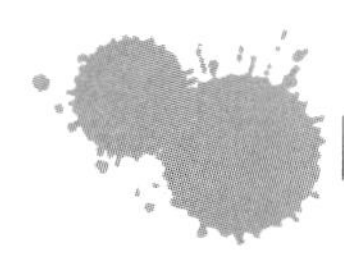

(1911年1月24日)报道:长春府署内患疫死者二人[①]。十二月二十五日(1911年1月25日)报道:南林营内发现疫症[②]。民国《长春县志》载:冬,邑内发现百斯笃病,传染极烈,每日死亡相继,为数甚众。当时曾设有防疫处及隔离所,凡染得是病者,即使居于所中,以免传染,虽亲人亦难相顾,因一经传染即难庆更生,即或有之,亦百中不一二也。蔓延数月,直至翌年二三月间,始稍杀焉。按:疫之起也,系由铁路传入,缘此种病发现于俄国,百斯笃即俄之原名,译中文为鼠疫,实以其病菌初生于鼠身,继由死鼠再传染于人,染着时性最迅速,血液凝滞,不数小时中即已不治。长春乃东北交通之孔道,又东清(当时中东路原名)、南满两铁路衔接之点,行旅往来络绎不绝,曾有旅客由边境传染而归者,故沿铁路线为尤烈,辗转相传,竟遍于东省各地,疫性之烈可知矣[③]。《东三省疫事报告书》称:长春居吉垣之西,为三省发疫之第二重心点。蔓延之祸,不独吉省西部承其毒也,即奉天全省疫祸之糜烂,亦罔不以长春为传播地。长春之鼠疫由哈尔滨传播而来,十二月初二日,府城福兴增商号柜友从哈尔滨染疫归,翌日身死,越数日,柜友四五人相继疫毙。同时又有数名苦役从哈尔滨来,疫发而毙。自十二月初三日起,至次年二月二十六日止,共疫死三千八百四十九人[④]。

四　平(时辖奉化县)　四平二名华人因疫死亡[⑤]。冬,由满洲里传来的百斯笃(鼠疫)波及奉化县(今梨树县)全境,乡间疫情漫游尤速,死者日众。奉化县城南条子河为重疫区,历数月扑灭[⑥]。

延吉府(今延吉市)　冬,因满洲里鼠疫发生,延吉亦设防疫分局,并设调验所庇寒,所以调查疑病及收留失所人民。是疫蔓延半年有余,全境计毙男女人口共三百二十三名[⑦]。12月,满洲里发生的鼠疫蔓延至延吉地区,延吉设防疫分局防治。疫病流行半年有余,全境死亡323人[⑧]。冬,鼠疫流行,局子街流行半年之久,死亡323人[⑨]。今《龙井县卫生志》载:12月,在满洲里等地流行鼠疫[⑩]按:时龙井县为延吉府地。。

榆树厅(今榆树市)　鼠疫由哈尔滨传入,首例死亡发现于十二月初一日,传播路

---

① “译件”,《大公报》一九一〇年十二月廿四日,第6版。

② “北省疫势未已”,《申报》1911年1月25日,第5版。

③ 民国《长春县志》卷六《人文志·灾祥》。

④ 《东三省疫事报告书》,见李文海等主编《中国荒政书集成》第十二册,天津古籍出版社2010年版,第8252~8253页。

⑤ “满洲鼠疫记”,《申报》1911年1月21日,第10版。

⑥ 《四平市志》,吉林人民出版社1993年版。

⑦ 民国《延吉县志》卷五《警务》。

⑧ 《延吉市志》,新华出版社1994年版。

⑨ 《延吉市志》,新华出版社1994年版。

⑩ 《龙井县卫生志》,1990年。

径分东、西两线，截至次年三月初三日，共疫死一千二百一十八人①。按：今《榆树县志》载：11月10日，境内西北部发生鼠疫，由哈尔滨旅行者传入，到翌年二月，死150余人②。误！

舒兰县（今舒兰市）　鼠疫始于十二月二十一日，四乡由运粮农民从长春带回五官屯，城内由防疫局官员从乡下带回，此后在境内分西、北两线传播，西线由长春传入，北线由榆树厅和五常府传入。自十二月二十二日起，至次年二月二十二日止，共疫死二百六十一人③。

方正县　十二月二十日，有屠户五人自哈尔滨来至南天门屯，越日，先后疫发身死。染及同屯，经旬扑灭。自二十二日至二十九日，共疫死十一人④。

德惠县（今德惠市）　十二月二十一日，鼠疫由苦力从哈尔滨、双城带入，蔓延境内，自十一月二十九日起，至次年二月二十三日止，共疫死二百七十四人⑤。鼠疫冬季在海拉尔发生，11月（按：当为农历十一月）传到县内，波及50多个村屯，持续84天，死亡274人，占全县人口的0.79%。其中农民216人、工人22人、商人17人、差役4人。布海、沃皮和松花江疫情重。沃皮夏家屯（当时属长春县境）老幼无一幸免。邻近村人莫敢前往，所养畜禽饥渴而毙⑥。

双阳县（今吉林省双阳区）　12月（按：农历十二月），县内58个自然屯流行鼠疫，死亡390人⑦。鼠疫由长春、哈尔滨两处传来，始发于十二月十九日，至次年二月十二日止，共疫死三百九十人⑧。

农安县　十二月初二日，鼠疫始见，由哈尔滨来人传染，至城内疫死。外区亦同时传染，传播路线有四支：东南线、西南线由长春传入，北线从郭尔罗斯传入，南线由哈长铁路直接传入县城，包括从伊通河传入和长春府界传入。自十二月初二日起，至

---

① 《东三省疫事报告书》，见李文海等主编《中国荒政书集成》第十二册，天津古籍出版社2010年版，第8246～8247页。

② 《榆树县志》，吉林文史出版社1993年版。

③ 《东三省疫事报告书》，见李文海等主编《中国荒政书集成》第十二册，天津古籍出版社2010年版，第8249～8250页。

④ 《东三省疫事报告书》，见李文海等主编《中国荒政书集成》第十二册，天津古籍出版社2010年版，第8250页。

⑤ 《东三省疫事报告书》，见李文海等主编《中国荒政书集成》第十二册，天津古籍出版社2010年版，第8253～8255页。

⑥ 《德惠县志》，长春出版社2001年版。

⑦ 《双阳县志》，吉林文史出版社1992年版。

⑧ 《东三省疫事报告书》，见李文海等主编《中国荒政书集成》第十二册，天津古籍出版社2010年版，第8255～8256页。

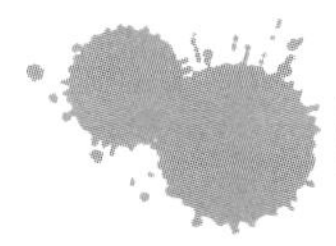

次年二月初十日止,共疫死四百七十三人[①]。

磐石县(今磐石市) 冬,鼠疫。(宣统三年)正月初七日(按:原文如此,实际上鼠疫始于本年十二月),鼠疫由苦力自吉林带入,首先从桦皮河入境,传至烟筒山,再传至大黑山、呼兰厂、梨树沟等。自十二月二十三日首见鼠疫死亡起,至次年二月初十日止,共疫死二百一十四人[②]。

敦化县(今郭化市) 冬,鼠疫,由吉林省城传入,十二月二十一日首见鼠疫死亡(按:表中误为十月),至次年正月二十二日止,共疫死三十九人[③]。

额穆县(今郭化市) 冬,鼠疫。十二月[二]十九日,邮差由吉林染疫归而发。自十二月二十九日至次年二月初一日,共疫死十九人[④]。

柳河县 冬,鼠疫流行,全县死亡许多人[⑤]。

奉化县(今梨树县) 冬,鼠疫流行,小城子、老公林子、王家街、前大林子以及县城南条子河均有发生,历数月始扑灭,共死亡362人[⑥]。奉化县城内之疫系十二月二十日有商人由哈尔滨染疫回,二十二日身死;四乡之疫亦系小商人从哈尔滨带回,但时间要早一天。至次年二月十三日止,全县共疫死三百六十人[⑦]。按:奉化县时属奉天省。

大赉厅(今属大安市) 冬,鼠疫,由哈尔滨传入,自十二月二十一日起,至次年正月十四日止,城内疫死五十二人,乡间疫死九人,共死六十一人[⑧]。十二月二十一日(1911年1月21日),首次在大赉城和月亮泡畔的刁家围子、赵家糖坊、楚家窝棚、端基屯、大外皮子屯、他拉红屯等7处发生鼠疫。疫源由哈尔滨传入,历时23天,死亡61人。按:今《大安县志》两次提到这次鼠疫,一则曰:清宣统二年(1910)一月二十一

① 《东三省疫事报告书》,见李文海等主编《中国荒政书集成》第十二册,天津古籍出版社2010年版,第8258~8259页。

② 《东三省疫事报告书》,见李文海等主编《中国荒政书集成》第十二册,天津古籍出版社2010年版,第8261~8262页。

③ 《东三省疫事报告书》,见李文海等主编《中国荒政书集成》第十二册,天津古籍出版社2010年版,第8262页。

④ 《东三省疫事报告书》,见李文海等主编《中国荒政书集成》第十二册,天津古籍出版社2010年版,第8262~8263页。

⑤ 《柳河县志》,吉林文史出版社1991年版。

⑥ 《梨树县志》,辽宁教育出版社1992年版。

⑦ 《东三省疫事报告书》,见李文海等主编《中国荒政书集成》第十二册,天津古籍出版社2010年版,第8274~8276页。

⑧ 《东三省疫事报告书》,见李文海等主编《中国荒政书集成》第十二册,天津古籍出版社2010年版,第8221页。

日，首次在大赉城和月亮泡畔的刁家围子发生鼠疫，历时23天，死亡61人[①]。二则曰：清宣统二年（1911）十二月二十一日，首次在大赉城和月亮泡畔的刁家围子、赵家糖坊、楚家窝棚、端基屯、大外皮子屯、他拉红屯等7处发生鼠疫。疫源由哈尔滨传入[②]。这显然是同一疫灾事件，两处都有纪年上的错误！真实时间是宣统二年十二月二十一日，即1911年1月21日。又按：光绪三十年十二月二十四日（1905年1月29日）设大赉厅，民国二年（1913）改为大赉县，1958年大赉县与安广县合并为大安县，1988年县改市。

密山府（今密山市）　1910年（清宣统二年），是年立春后城内鼠疫流行，交通断绝[③]。按：是次鼠疫始发于宣统二年冬，传到密山府应为宣统三年立春（1911年2月5日，即正月初七）后，是处系年可能有误。密山府1908年设，不统县，1913年改为密山县。

汪清县　1911年1月（即宣统二年十二月），满洲里一带流行鼠疫，蔓延到敦化、额木、延吉一带，汪清县在骆驼山设立临时检疫所[④]。

辽宁省

冬，鼠疫。奉天之疫，自省城二外，重于西北而轻于东南。盖当南满二、三等汽车未停以前，哈长苦力已麇集省会，故发疫最先；后来疫势之炽，亦为全省冠。自铁路交通已断，复调派防疫军队堵截北路，而一般流离客子未能生入关中，必将同尽于哈、长各埠。有窜入昌图、怀德境者，故昌图、怀德之疫甲于北路。有裹粮负笈遵陆西行者，故西路自新民至绥中间，疫县亦绵延不绝。东路之抚顺、兴京疫势最杀。南路亦仅及辽阳、本溪、辽中三属，星星之火未致燎原[⑤]。

奉天府（承德县附郭，今沈阳市）　冬，鼠疫流行。奉天鼠疫发现于十二月初二日[⑥]。

十二月初二日（1911年1月2日），鼠疫首发于奉天省城南满车站[⑦]。

十二月十三日（1911年1月13日）报道：盛京近日有患病（鼠疫）死者二人[⑧]。

---

① 《大安县志》，辽宁人民出版社1990年版。

② 《大安县志》，辽宁人民出版社1990年版。

③ 《密山县志》，中国标准出版社1993年版。

④ 《汪清县卫生志》，1988年。

⑤ 《东三省疫事报告书》，见李文海等主编《中国荒政书集成》第十二册，天津古籍出版社2010年版，第8263页。

⑥ “万国鼠疫研究会会长伍连德演说词”，《盛京时报》一九一一年三月初十日，第3版。

⑦ 《和平区志》，沈阳出版社1989年版。

⑧ “译件”，《大公报》一九一〇年十二月十三日，第6版。

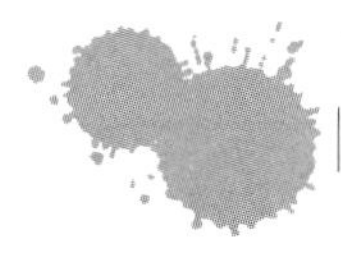

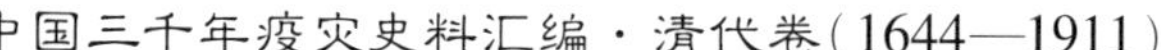

十二月十四日(1月14日)报道:奉省官宪恶疫流行①。

十二月十六日(1911年1月16日)报道:鼠疫由哈蔓延至奉②。

十二月十七日(1911年1月17日)报道:该处现计患疫者有二十人③。又载:奉天又有疫症十二起,青泥洼二起,安东数起④。

十二月十八日(1911年1月18日)报道:奉省染患瘟疫者,厥数愈多⑤。

十二月十九日(1911年1月19日)报道:查东三省鼠疫发现于满洲里,未几而延及哈尔滨,又未几而延及奉天。今闻奉天以西亦有传染者⑥。

十二月二十日(1911年1月20日)报道:奉天患疫人数,西本月十五号九人,十六号十七人。统计疫气暴发迄今,患斯症而死者八十九人⑦。又,奉天省城发现时疫,传染者日多⑧。

十二月十一日(1911年1月11日)报道:二人于盛京染患斯症,即于是日去世⑨。

十二月廿四日(1911年1月24日)报道:(鼠疫)毒病乘势南下,疫毙无数人命⑩。又,奉天卫生局前次查获身带疫症者三十六人,调治罔效,已死三十三人⑪。再,十间房路北一车夫于十五日忽然染疫毙命,旋即染及其余六七名,均于两日间先后云亡。闻该疫在十间房异常猖獗,染疫者每日不下七八人。北来之苦力中发生百斯笃病者二名⑫。

十二月廿六日(1911年1月26日)报道:(盛京)本处官场调查染患鼠疫人名册,计本月廿一日患疫者三十八名,死者三十五名,廿二日共二十名,死者十五名⑬。

《东三省疫事报告书》载:奉郡为全省中枢,当南满、京奉二线之交点。汽车未停以前,不及防御,大为病毒之所侵袭。省会人烟稠密,故疫势蔓衍尤易,患者数占全省四分之一强。当炽盛时,日死八九十人,仅较哈、长二埠为杀。奉天省城之疫始于十

---

① "译件",《大公报》一九一〇年十二月十四日,第6版。
② "卫生局紧急告示",《大公报》一九一〇年十二月十六日,第3版。
③ "译件",《大公报》一九一〇年十二月十七日,第6版。
④ "满洲疫患续志",《申报》1911年1月17日,第6版。
⑤ "译件",《大公报》一九一〇年十二月十八日,第6版。
⑥ "对于本埠防疫之感言",《大公报》一九一〇年十二月十九日,第3版。
⑦ "译件",《大公报》一九一〇年十二月二十日,第1张,第7版。
⑧ "满洲鼠疫记",《申报》1911年1月20日,第10版。
⑨ "东省通函",《大公报》一九一〇年十二月十一日第6版。
⑩ "满洲鼠疫记",《申报》1911年1月20日,第10版。
⑪ "防疫汇志",《大公报》一九一〇年十二月廿四日,第6版。
⑫ "关于防疫事宜之种种报告",《大公报》一九一〇年十二月廿四日,第2版。
⑬ "译件",《大公报》一九一〇年十二月廿六日,第7版。

二月初二日，至次年三月二十日止，共疫死一千六百八十八人。承德县四乡之鼠疫，要皆由城厢四窜所致，由邻境传入者实鲜，自十二月二十三日起，至次年二月二十八日止，共疫死八百九十三人[①]。

开原县（今开原市）　冬，百斯笃时疫盛行，人死甚多[②]。冬，开原鼠疫盛行，死人甚多[③]。开原县鼠疫传播路径有东、南、西、北四线。北线有两支，一由吉林省伊通州界威远堡门传入，始于十二月二十一日；一由北来铁路传入，始于十二月二十四日。东线由北来淮军传入，始于次年正月初五日。南线由铁岭传入，始于正月二十一日，两日即扑灭。西线正月初十日由法库传入，随即扑灭。自十二月二十六日起，至次年二月十六日止，共疫死二百二十人[④]。

铁岭县（今铁岭市）　春，杂疫流行。正月廿九日（3 月 10 日）报道：年前后，小儿患疹疾毙命者甚多[⑤]。二月十六日（3 月 26 日）报道：患伤风、伤寒之疾者甚多[⑥]。二月廿二日（4 月 1 日）报道：铁岭于日昨春雪后，天气甚寒，凡脱皮服之人均患伤寒之症，一时医师颇有应接不暇之势[⑦]。三月十三日（4 月 22 日）报道：童男女之出红疹者甚多，成人间亦患此。至伤风、头痛等症，则更数见不鲜矣[⑧]。夏，天花流行。四月十一日（5 月 19 日）报道：城乡小儿患疹疾及出天然痘者实属不少[⑨]。冬，鼠疫流行。鼠疫首发于十二月初九日（1911 年 1 月 9 日）。十二月十七日（1911 年 1 月 17 日）报道：初九日有一华人由哈尔滨搭车到铁岭，身体发热，竟至四十一度，经医员诊为鼠疫，当日已于客店病毙矣[⑩]。十二月廿四日（1911 年 1 月 24 日）报道：铁岭县时疫流行[⑪]。《东三省疫事报告书》载：十二月初十日，有农人自哈尔滨染疫归，疫发身死，为全境发现之始。传播路线有三支：北线从开原县传入，南线由奉天府传入，西线由法库厅传入。自十二月初十日起，至次年二月十七日止，城关附近疫死九十七人，全县

---

① 《东三省疫事报告书》，见李文海等主编《中国荒政书集成》第十二册，天津古籍出版社 2010 年版，第 8266～8270 页。

② 民国七年《开原县志》卷三《人事志・灾异》，民国十八年《开原县志》卷九《灾异》。

③ 《开原县志》，辽宁人民出版社 1995 年版。

④ 《东三省疫事报告书》，见李文海等主编《中国荒政书集成》第十二册，天津古籍出版社 2010 年版，第 8270～8272 页。

⑤ “时疫须防”，《盛京时报》一九一〇年正月廿九日，第 3 版。

⑥ “天时不正”，《盛京时报》一九一〇年二月十六日，第 5 版。

⑦ “天时不正”，《盛京时报》一九一〇年二月廿二日，第 5 版。

⑧ “铁岭间有染疫者”，《盛京时报》一九一〇年三月十三日，第 3 版。

⑨ “铁岭小儿有灾”，《盛京时报》一九一〇年四月十一日，第 5 版。

⑩ “铁岭亦有鼠疫之发生”，《大公报》一九一〇年十二月十七日，第 2 版。

⑪ “满洲鼠疫记”，《申报》1911 年 1 月 24 日，第 10 版。

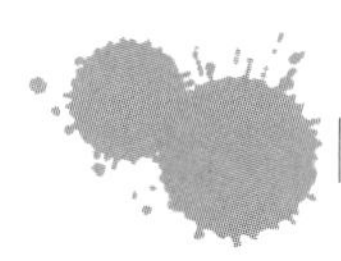

共疫死一百六十人[1]。民国《铁岭县志》载:冬,传染黑死病,官绅筹办防疫事务,隔绝交通,于城北山头堡设防疫所,龙首山设隔离所。防疫夫皆衣白,其消毒之剂以炭酸为要品,病者不幸而死,则房屋、衣服、器物均付焚如,疫死之家亦以石灰墁之,而葬地在龙首山东设有焚尸炉。闻有未死而生埋者,盖讹传也[2]。又载:大疫,又名百斯笃。设防疫所,检查行人,禁止入境;又设隔离所,病者与疑似者入焉。病者不幸而死,房屋、衣服、器物均付焚如,疫死之家亦以石灰墁之,葬地在柴河东之油瓶沟,攒而丛葬焉,并设有焚尸炉。以死者尸体用火焚烧,方免传染,虽石灰墁冢,仍不足恃,闻有未死而生埋者,棺内犹作呻吟声,或传闻之误也。盖彼时人民尚不知百斯笃为害之烈,又因隔断交通,于人不便,反对甚众,后死者日多,或一家而死数人,或因一人而传染数家,始有所觉悟焉[3]。今《铁岭县志》载:境内流传黑死病(鼠疫),由于防疫措施得当,疫情没有扩大[4]。

怀德县(今公主岭市)　冬,鼠疫流行。十二月二十三日(1911 年 1 月 23 日),鼠疫始发现于铁道南之三合屯,而沿大道蔓延全境[5]。其实,鼠疫发现更早。十二月二十日(1911 年 1 月 20 日)报道:刻下公主岭地方日本驻军营以西,有华人小旅店中查出患(鼠)疫死者,竟有二十四人之多[6]。十二月二十一日(1911 年 1 月 21 日)也报道:怀德县有一华人染疫即毙[7]。

昌图府(今昌图县)　春夏疫,冬鼠疫发生[8]。春疫,至夏始止,伤人甚多[9]。昌图为奉天北路疫盛之区,传播路径有四线:东北线十二月十七日由奉化县传入;西南线次年正月初五日由辽源三江口传入;东线十二月十七日由吉林府传入;西北线十二月十八日由奉化县传入。自十二月十六日起,至次年二月二十三日止,共疫死六百一十九人[10]。

---

① 《东三省疫事报告书》,见李文海等主编《中国荒政书集成》第十二册,天津古籍出版社 2010 年版,第 8272 ~ 8273 页。

② 民国《铁岭县志》卷六《灾害志》。

③ 民国《铁岭县志》卷一八《灾异·大疫》。

④ 《铁岭县志》,辽沈书社 1993 年版。

⑤ 《东三省疫事报告书》,见李文海等主编《中国荒政书集成》第十二册,天津古籍出版社 2010 年版,第 8274 页。

⑥ “译件”,《大公报》一九一〇年十二月廿二日,第 7 版。

⑦ “满洲鼠疫记”,《申报》1911 年 1 月 21 日,第 10 版。

⑧ 民国《昌图县志》卷一《天文志·灾祥》,民国《奉天通志》卷一四四《民治志三·灾振》。

⑨ 民国《续修昌图县志》卷六《灾祥》。

⑩ 《东三省疫事报告书》,见李文海等主编《中国荒政书集成》第十二册,天津古籍出版社 2010 年版,第 8276 ~ 8277 页。

康平县　冬，鼠疫。传播路径有两条，东南线由昌图传入，南县由法库传入，自十二月二十八日起，至次年二月十四日止，共疫死一百九十八人①。

法库厅（今法库县）　十二月十六日传入鼠疫，蔓延30多个村屯，流行45天，死亡403人②。传播路径分二线：南线由奉天传入，十二月十六日，小贩从奉天省城来，越日疫发身死，由是蔓延城内，散发四乡；东北线由哈尔滨传入，十二月二十四日，一教师从哈尔滨来城南六十五里之旧门，越日疫发身死，遂传染东南一带。至次年二月初三止，共疫死三百五十五人③。

抚顺县　冬，鼠疫流行，直接由奉天传入，自十二月二十二日起，至次年二月初九日止，共疫死八十三人④。

兴京府（今新宾县）　十二月二十九日（按：原文如此，按死亡统计时间，当为十九日），山东农民从奉天来，疫毙于下夹河刘家店；次年正月初七日，山东农民从抚顺来，疫毙于木奇地主家；正月十五日，山东铁工从千金寨来，疫毙于吴家店；正月二十二日，抚顺商人从千家寨来，疫毙于天兴店。共疫死八人⑤。

新民府（今新民县）　冬，鼠疫流行。新民府疫症发现于十二月十四日（1911年1月14日）⑥。新民之疫自奉天、铁岭、法库三处传入，发生之点甚多。自十二月十四日起，至次年二月初十日止，共疫死六百二十二人⑦。按：次年正月十三日（1911年2月11日）《盛京时报》称：自去岁十二月十四日发现鼠疫后，至正月初六日，患疫死者共五十二人⑧。这可能只统计了城区的死亡人数。

锦州府（今锦州市）　锦州府疫症发现于十二月十四日（1911年1月14日）⑨。初传人均为北来苦力，有从哈尔滨、广宁、吉林、义州传入者。自十二月二十八日起，

---

① 《东三省疫事报告书》，见李文海等主编《中国荒政书集成》第十二册，天津古籍出版社2010年版，第8278～8279页。

② 《法库县志》，沈阳出版社1990年版。

③ 《东三省疫事报告书》，见李文海等主编《中国荒政书集成》第十二册，天津古籍出版社2010年版，第8280～8282页。

④ 《东三省疫事报告书》，见李文海等主编《中国荒政书集成》第十二册，天津古籍出版社2010年版，第8285～8286页。

⑤ 《东三省疫事报告书》，见李文海等主编《中国荒政书集成》第十二册，天津古籍出版社2010年版，第8287页。

⑥ “万国防疫会伍会长演说词”，《申报》1911年4月12日，第26版。

⑦ 《东三省疫事报告书》，见李文海等主编《中国荒政书集成》第十二册，天津古籍出版社2010年版，第8290～8292页。

⑧ “新民鼠疫伤毙之数目”，《盛京时报》一九一一年正月十三日，第5版。

⑨ “万国防疫会伍会长演说词”，《申报》1911年4月12日，第26版。

至次年二月初二日止,共疫死三十三人[①]。

锦西厅(今属葫芦岛市)　十二月二十九日,蒋家屯人从哈尔滨回,疫发猝死,波及团子山、张家屯。至次年正月三十日,共疫死二十五人[②]。

义　州(今义县)　十二月,鼠疫发生[③]。十二月二十七日,有兴隆台农人从哈尔滨染疫经锦州府回,猝死,由此波及外屯,有阖家死者。正月,又有从哈尔滨、奉天经锦州府回而传疫者,要之,其疫多由锦州传入。自十二月十三日起,至次年二月初二日止,共疫死一百七十三人[④]。

绥中县　绥中之鼠疫,京奉铁路未遮断之前,均由哈尔滨传来,遮断之后则由新民府传入。自十二月十七日起,至次年正月二十日止,共疫死七十人[⑤]。

营　口(今营口市)　冬十二月,鼠疫。一华人染疫吐血而亡[⑥]。

牛庄城(今海城市牛庄镇)　牛庄、秦皇岛等处,疫症甚少[⑦]。

辽阳州(今辽阳市)　夏,痢疾流行。六月初七日(7月13日)报道:近来天气炎热,阖城人民多患痢疾[⑧]。六月十一日(7月17日)报道:红疹症及痢疾者日渐增多,惟红疹多患自小儿,传染最易[⑨]。冬,鼠疫发生[⑩]。

岫岩州(今岫岩县)　春疫,至夏始止[⑪]。

安东县(今丹东市)　自春徂夏,时疫流行。三月廿二日(5月1日)报道:本埠习艺所内作工人计五十余名,近来均染疫症。十六日因此毙命者三人[⑫]。五月十三日(6月19日)报道:近日向八道沟广仁医院求诊者,较之节前多及三四倍,闻系时疫流

① 《东三省疫事报告书》,见李文海等主编《中国荒政书集成》第十二册,天津古籍出版社2010年版,第8296~8297页。

② 《东三省疫事报告书》,见李文海等主编《中国荒政书集成》第十二册,天津古籍出版社2010年版,第8298~8299页。

③ 民国《义县志》卷下《大事记》。

④ 《东三省疫事报告书》,见李文海等主编《中国荒政书集成》第十二册,天津古籍出版社2010年版,第8297~8298页。

⑤ 《东三省疫事报告书》,见李文海等主编《中国荒政书集成》第十二册,天津古籍出版社2010年版,第8300~8301页。

⑥ “满洲鼠疫记”,《申报》1911年1月21日,第10版。

⑦ “万国防疫会伍会长演说词”,《申报》1911年4月12日,第26版。

⑧ “预防传染”,《盛京时报》一九一〇年六月初七日,第5张。

⑨ “巡警认真检查时疫”,《盛京时报》一九一〇年六月十一日,第5版。

⑩ 民国《辽阳县志》卷首《祥异》。

⑪ 民国《岫岩县志》卷一《灾祥》。

⑫ “时疫流行”,《盛京时报》一九一〇年三月廿二日,第5版。

行之故[①]。冬月，鼠疫流行，由吉林、哈尔滨蔓延于奉天。是种病菌传染甚速，一小时能滋生百倍，侵入肺部，十死八九，其症状危险，又名黑死病[②]。十二月十七日（1911年1月17日）报道：安东发生鼠疫数起[③]。

镇安县（今黑山县）　十二月，鼠疫，传入路径复杂，有长春、哈尔滨、奉天、新民、广宁及直隶阜新县六处。自十二月十六日起，至次年三月初一止，共疫死一百一十二人[④]。

广宁县（今北镇市）　广宁之疫，于十二月十五日城乡同时并发，一自朝阳镇传至城内，一自哈尔滨传至县北马市堡，至次年二月初七日止，共疫死二百二十五人[⑤]。（农历）12月，县内鼠疫流行，历时两月，225人死亡，学校停课，店铺关闭[⑥]。

本溪县（今本溪市）　夏，痢疾流行。五月十六日（6月22日）报道：本邑人民多有患痢疾者，至小儿痘疹等症则比户皆是[⑦]。冬，鼠疫流行。次年二月初二日（1911年3月2日）报道：去冬疫疠传播甚于兵火[⑧]。《东三省疫事报告书》称：本溪之疫，其蔓延区域仅限西北一隅。十二月二十一日，有苦力从奉天入境徒行至石桥子，疫毙破庙中，为本溪发现之始。正月十五日，又有农民从承德县有疫地主家染疫回，传染全家外，殃及邻居。自十二月二十日起，至正月二十一日止，共死亡二十八人[⑨]。按：《本溪县卫生志》载：12月23日，本溪县境内发生首例鼠疫，死者系由奉天徒步入境之劳工，行至石桥子破庙中疫毙，由此引起一次鼠疫流行。翌年1月21日止，共隔离观察84人，死亡31人[⑩]。所载始疫时间和死亡人数与《东三省疫事报告书》有别。

金州厅（今大连市金州区）　夏，瘟疫流行。五月廿三日（6月29日）报道：本埠山东佣工苦力各窝棚内瘟疫流行，相继传染。加以天气不和，及宿屋、衣服、饮食每皆

---

① “时疫流行”，《盛京时报》一九一〇年五月十三日，第5版。

② 民国《安东县志》卷八《灾害志》。

③ “满洲疫患续志”，《申报》1911年1年17日，第6版。

④ 《东三省疫事报告书》，见李文海等主编《中国荒政书集成》第十二册，天津古籍出版社2010年版，第8293～8294页。

⑤ 《东三省疫事报告书》，见李文海等主编《中国荒政书集成》第十二册，天津古籍出版社2010年版，第8295～8296页。

⑥ 《北镇县志》，1990年。

⑦ “时症初起”，《盛京时报》一九一〇年五月十六日，第3版。

⑧ “商务会筹防疫气”，《盛京时报》一九一一年二月初二日，第5版。

⑨ 《东三省疫事报告书》，见李文海等主编《中国荒政书集成》第十二册，天津古籍出版社2010年版，第8287～8288页。

⑩ 《本溪卫生志》，1990年。

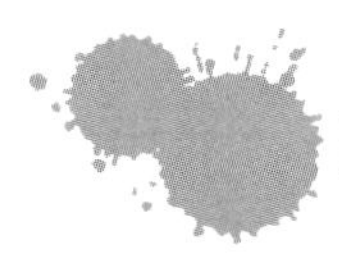

垢污,故传染尤为容易[①]。冬,瘟疫流行。十二月二十日(1911年1月20日)报道:本邑(大连)自瘟疫流行至今,统计染疫死者已有九人之多[②]。十二月廿二日(1911年1月22日)报道:本处(大连)自疫气发现至本月十七日止,已死者十一人[③]。

盖平县(今盖州市) 冬,鼠疫流行。十二月廿二日(1911年1月22日)报道:盖(平)原系长春奉天间之大城,亦有染疫死者十一人[④]。

北京市

京 师(宛平、大兴二县附郭,今北京市老城区) 夏五月,天花流行。五月十八日(6月24日)报道:(京师)大学堂学生天花症传染甚速,不旬日间已至十余人[⑤]。五月二十日(6月26日)报道:(京师)疫病流行[⑥]。冬腊月,鼠疫流行。北京鼠疫发现于十二月十二日(1911年1月12日)[⑦],鼠疫系由天津蔓延而来[⑧]。十二月廿四日(1911年1月24日)报道:腊月十四日,北京南乡、北乡有鼠疫毙命者[⑨]。又,十六日有新到奉天锦州人王桂林一名因疫毙命,是晚有李姓客亦染疫身死,迨二十日另有善、刘二客在协和医院调治无效,死于院内[⑩]。十二月廿五日(1911年1月25日)报道:京内既见患疫死者八人,今同地复见有染疫者三人[⑪]。次年正月初五日(1911年2月5日)报道:十二月十六日,北京正阳门外三星客店新到奉天锦州旅客王桂林因疫毙命,暴尸两日,直到十八日才掩埋。十八日、二十日,该店又有三名旅客染病而死[⑫]。

通 州(今通州区) 冬十二月,鼠疫。1911年1月19日(农历十二月十九日)报道:通州地方发现鼠疫数起[⑬]。

天津市

天津县(今天津市城区) 冬,喉症流行。十月廿一日(11月21日)报道:日来津

---

① "瘟疫流行",《盛京时报》一九一〇年五月廿三日,第3版。

② "译件",《大公报》一九一〇年十二月二十日,第7版。

③ "译件",《大公报》一九一〇年十二月廿二日,第7版。

④ "译件",《大公报》一九一〇年十二月廿二日,第7版。

⑤ "京师近事",《申报》1910年6月24日,第5版。

⑥ "京师近事",《申报》1910年6月26日,第6版。

⑦ "万国鼠疫研究会会长伍连德演说词",《盛京时报》一九一一年三月初十日,第3版。"万国防疫会伍会长演说词",《申报》1911年4月12日,第26版。

⑧ "专电:电一(北京)",《申报》1911年1月24日,第3版。

⑨ "满洲疫患南渐",《申报》1911年1月24日,第5版。

⑩ "鼠疫入京之警告",《大公报》一九一〇年十二月廿四日,第5版。

⑪ "译件",《大公报》一九一〇年十二月廿五日,第7版。

⑫ "北京防疫记",《申报》1911年2月5日,第4版。

⑬ "满洲鼠疫记",《申报》1911年1月19日,第5版。

郡喉症盛行[1]。十一月廿八日(1911 年 1 月 9 日)报道:杨柳青一带日来多患喉痛之症者[2]。又,鼠疫流行。伍连德说,天津鼠疫发现于十二月十五日(1911 年 1 月 15 日)[3]。十七日证实,天津奥国租界有中国苦工一名因鼠疫毙命[4]。二十日,因满洲疫症传染至津,京师戒严[5]。廿三日报道:河东奥界吉家胡同后有居民某甲昨由奉省回家,患病身死。又其比邻某水铺伙亦同日病毙。当经奥公署派医检验,实系疫气传染。又该界于家厂某杂货铺铺掌刘姓因由东省回津,染疫身死后,其妻某氏及铺伙马某等数人均于日前同染斯疫毙命[6]。廿四日报道:奥界于家厂天安会所对过头条胡同内有居民某甲得病身死,于家厂地方有刘某者,因患疫身死,其妻沾染毒气死于病院。又铺伙任姓亦死于刘家。另有戴姓及孙马五因照料任姓之故,亦均染毒毙命[7]。廿六日报道:河北刷子庙摆渡口居民……昨由哈尔滨回家,身带疫症,染及子女,均已毙命[8]。次年正月初六日(1911 年 2 月 4 日)报道:至十二月二十日,仅天津奥租界就鼠疫死亡五人[9]。

河北省

延龄曰:庚戌岁季,余权篆首郡。其时东省鼠疫盛行,蔓延于畿辅、山左各州县,死亡载道,人心惶惶……计保、河两郡,深、冀、定三州,延蔓者十六州县,传染者百余村,死亡者千余人[10]。

满城县　十二月二十五日电:前闻满城张姓,自长春染病回籍,一星期内,举家十四人相继而殁[11]。

永平府(卢龙县附郭,今卢龙县)　冬,鼠疫流行。永平府鼠疫发现于十二月十五

① “喉症宜防”,《大公报》一九一〇年十一月廿一日,第 6 版。

② “喉症宜防”,《大公报》一九一〇年十一月廿八日,第 5 版。

③ “万国鼠疫研究会会长伍连德演说词”,《盛京时报》一九一一年三月初十日,第 3 版。“万国防疫会伍会长演说词”,《申报》1911 年 4 月 12 日,第 26 版。

④ “满洲疫患续志”,《申报》1911 年 1 月 18 日,第 10 版。“京中严防鼠疫南下北京”,《申报》1911 年 1 月 24 日,第 5 版。

⑤ “专电:电二(北京)”,《申报》1911 年 1 月 20 日,第 3 版。

⑥ “疫气已见”,《大公报》一九一〇年十二月廿三日,第 6 版。

⑦ “防疫汇志”,《大公报》一九一〇年十二月廿四日,第 6 版。

⑧ “疫气宜防”,《大公报》一九一〇年十二月廿六日,第 6 版。

⑨ “北方鼠疫记”,《申报》1911 年 2 月 4 日,第 5 版。

⑩ 〔清〕延龄《直隶省城办理临时防疫纪实》卷首《防疫纪实序》,见李文海等主编《中国荒政书集成》第十二册,天津古籍出版社 2010 年版,第 8015 页。

⑪ 〔清〕延龄《直隶省城办理临时防疫纪实》卷一《往来电文》,见李文海等主编《中国荒政书集成》第十二册,天津古籍出版社 2010 年版,第 8020 页。

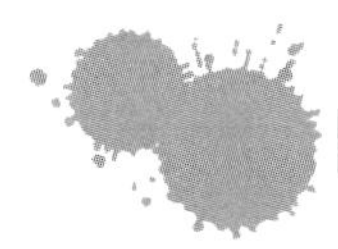

日(1911年1月15日)①。是日,城中一中国人鼠疫病毙②。廿一日报道:刻距本府(永平府)以西三十里某村内有一户近染鼠疫,死者三人。查该户家中有新自哈尔滨疫地归来者③。廿二日报道:刻下永平府西北十里许染疫之华人颇夥,昨于礼拜四日死者二人④。廿四日报道:本处城东北十五里许有居民某家染疫死者八人,其他邻村死者已十余人。永平府城东三十里地有自哈尔滨还家者一人,受疫毙命⑤。

临榆县(今秦皇岛市山海关区)　冬,鼠疫流行。十二月廿四日(1911年1月24日)报道:北戴河附近居民某姓全家五口均得疫症毙命⑥。关于山海关鼠疫死亡人数,伍连德说:牛庄、秦皇岛等处疫症甚少⑦。冼维逊说:山海关肺鼠疫流行,死亡四五十人⑧。今《秦皇岛市志》说:山海关(鼠疫)死亡60人⑨。

昌黎县　冬,鼠疫流行。十二月廿二日(1911年1月22日)报道:近日昌黎城中患疫死者一人,又昨于本城西南三英里许之某村亦毙一人⑩。

清苑县(今保定市清苑区)　冬,鼠疫,起自东三省,蔓延入关,流行颇烈,设局防检⑪。保定府有哈尔滨来客寓居城内某宅,染疫而毙,遂即传染该宅,以致阖家俱死,并蔓延邻居,共计死十七人⑫。冬,鼠疫自东北三省蔓延入关,流行颇烈,官府设检疫局防治⑬。

青　县　冬,大疫⑭。冬,青县境内瘟疫盛行⑮。

交河县(今泊头市)　鼠疫大作,死者无算⑯。

安平县　瘟疫大作,由东向西蔓延,虽下令防疫,断绝交通,终未能遏止⑰。

---

① “万国防疫会伍会长演说词”,《申报》1911年4月12日,第26版。

② “京中严防鼠疫南下北京”,《申报》1911年1月24日,第5版。

③ “译件”,《大公报》一九一〇年十二月二十日,第6版。

④ “译件”,《大公报》一九一〇年十二月廿二日,第7版。

⑤ “译件”,《大公报》一九一〇年十二月廿四日,第6版。

⑥ “防疫汇志”,《大公报》一九一〇年十二月廿四日,第6版。

⑦ “万国防疫会伍会长演说词”,《申报》1911年4月12日,第26版。

⑧ 冼维逊《鼠疫流行史》,1988年,第133页。

⑨ 《秦皇岛市志》,天津人民出版社1993年版。

⑩ “译件”,《大公报》一九一〇年十二月廿二日,第7版。

⑪ 民国《清苑县志料》卷一〇《大事记》,民国《清苑县志》卷六《大事纪·灾祥表》,民国《重订清苑县志》卷一〇《志余·灾祥表》。

⑫ “北京鼠疫记”,《申报》1911年2月5日,第5版。

⑬ 《保定市民政志》,新华出版社1990年版。

⑭ 民国《青县志》卷一三《祥异》。

⑮ 《沧州市卫生志》,中医古籍出版社1997年版。

⑯ 民国《交河县志料》卷四《义行》。

⑰ 《安平县志》,中国社会出版社1996年版。

山东省

秋，黄县、烟台、牟平、文登等县鼠疫、霍乱大流行，发病4.39万人，仅烟台城区死亡3000余人，死亡率高达5%[①]。按：东北鼠疫在是年冬末才传到山东的，这里说秋季就有鼠疫大流行是错误的。

冬末(1911年1月22日)，由大连去烟台的轮船有一名工人感染鼠疫死亡，他住过的旅馆有6人感染了鼠疫，以后便向四方传播，如烟台、德州、章丘、淄川、潍县、长清、胶州、即墨等地都有发生[②]。1911年1月(宣统二年十二月)，东北鼠疫沿陆、海交通线传播到山东的青岛、济南、即墨、烟台、陵县、临邑等地，疫情发展迅速，以登州(今蓬莱)、莱州等最为严重，至5月(宣统三年四月)，疫情终止[③]。古历十一月，山东渤海一带鼠疫流行，延至翌年三月，亡43942人[④]。

章丘县(今章丘市)　夏(6月)，山周庄霍乱流行，死亡无数[⑤]，该村至今仍在每年农历六月初十这天过年，以为纪念[⑥]。

烟　台(时属福山县，今烟台市福山区)　冬腊月，鼠疫流行。烟台鼠疫发现于十二月廿一日(1911年1月21日)[⑦]。廿二日报道：疫气传至烟台，已死二十人[⑧]。廿五日报道：烟台电：本处已发现染鼠疫症者一人[⑨]。按：这个电文应是发现鼠疫首日发出的。

蓬莱县(今蓬莱市)　冬，时疫流行。十一月廿一日(12月22日)报道：蓬莱县地方，近有一种时疫，死者已有数十人，仍传播不止[⑩]。

武定府(治惠民县)　11月，武定府属一带鼠疫流行，延至翌年3月，共死亡43942人，造成社会极大不安[⑪]。

---

① 《山东省卫生志》，山东人民出版社1992年版；《烟台卫生志》，1987年。

② 冼维逊《鼠疫流行史》，1988年，第133页。

③ 《山东省卫生志》，山东人民出版社1992年版。

④ 《潍坊市卫生志》，1989年。

⑤ 《山东省卫生志》，山东人民出版社1992年版；《章丘卫生志》，山东省地图出版社2007年版；《章丘县志》，济南出版社1992年版。

⑥ 《章丘县志》，济南出版社1992年版。

⑦ "万国鼠疫研究会会长伍连德演说词"，《盛京时报》一九一一年三月初十日，第3版。"万国防疫会伍会长演说词"，《申报》1911年4月12日，第26版。

⑧ "鼠疫由北而南之大警告"，《申报》1911年1月22日，第10版。

⑨ "译件"，《大公报》一九一〇年十二月廿五日，第7版。

⑩ "蓬莱亦有时疫发现"，《大公报》一九一〇年十一月廿一日，第2版。

⑪ 《惠民地区卫生志》，天津科学技术出版社1992年版。

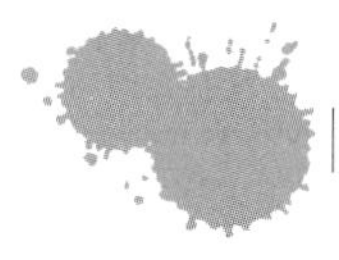
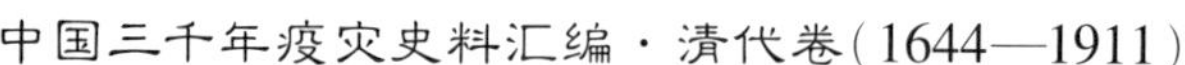

商河县　秋疫①。十一月,鼠疫流行,死亡众多②。

临邑县　冬,发生鼠疫流行③。

德平县(今并入临邑县)　冬月发现鼠疫④。

陵　县　陵县、临邑鼠疫流行⑤。

荣成县(今荣成市)　霍乱在荣成大流行,成山卫镇黄埠山前村全村300多人,患病170多人,死亡百余人;龙须岛镇20个村20天死亡550人,落凤岗、卧龙两村各死亡70多人,最多一家死6人。境内鼠疫、霍乱大流行,死亡人数占全县总人口的5%⑥。

山西省

兴　县　后彰和塬等2村鼠疫,死11人⑦。

河南省

济源县(今济源市)　大饥,人食树皮、草根殆尽,疫病大发,死亡多人⑧。

甘肃省

河　州(今临夏州)　十月,河州城区白喉流行,多发病于十岁以下儿童,平均发病率为十分之一,死亡率为十分之三四。此病延续到民国十年(1921)渐息⑨。

洮州厅(含今碌曲县)　鼠疫流行⑩。

宁夏回族自治区

平远县(今同心县)　城郊肺鼠疫暴发,死亡300—500人⑪。

江苏省

常熟县(今常熟市)　六月,浒浦、间村一带时疫流行,患吐泻而死者20余人⑫。

宜兴县(今宜兴市)　春二月,疫疠流行⑬。

---

① 民国《重修商河县志》卷首《大事纪》。

② 《惠民县志》,齐鲁书社1997年版。

③ 《临邑县卫生志》,2005年。

④ 民国《德平县续志》卷首《大事记》。

⑤ 《德州地区卫生志》,天津科学技术出版社1991年版。

⑥ 《荣成市志》,齐鲁书社1999年版。

⑦ 《中国鼠疫流行史(上册)》,1981年,第512页。

⑧ 《探马庄村志》,2007年。

⑨ 《临夏市志》,甘肃人民出版社1995年版。

⑩ 《碌曲县志》,甘肃文化出版社2006年版。

⑪ 冼维逊《鼠疫流行史》,1988年,第133页。

⑫ 《常熟市卫生志》,1990年。

⑬ "宜兴调查户口之风潮",《申报》1910年3月11日,第11版。

镇　江(丹徒县附郭,今镇江市)　镇郡入夏以来,寒热不时,每发生一种痧疹,手足冰冷,腹胃绞鸣,顷刻即毙,至为危险。此外,霍乱、吐泻等症尤多①。入夏以来,寒热不时,(铁瓮城)每发生一种痧疹,手足冰冷②。镇郡自入秋以来,晴多雨少,天气异常亢热,因之瘪螺痧等症,传染甚多,撄此疾者,不逾二三点钟辄即毙命③。

丹阳县(今丹阳市)　秋八月,时疫盛行,如瘪螺、霍乱、吊脚痧等,处处皆有,朝发夕死,医药往往无效,而以东门一带为尤甚④。

上海市

上海县(今闵行区等)　冬,租界鼠疫流行⑤。十月间,上海发现鼠疫⑥。上海西虹口一带发现百斯笃⑦。发现鼠疫之地为坐落在甘肃路源昌里口的袁森茂柴炭店和北山西路的燧利柴炭店⑧,英美工部局查验鼠疫甚严,以致引起不少的恐慌⑨。《鼠疫抉微·李平书序》称该年"秋冬间鼠疫发于沪北",可见非租界鼠疫流行较重⑩。

宝山县(今宝山区)　县境南部地区鼠疫⑪。

浙江省

杭　州(钱塘、仁和二县附郭,今杭州市)　秋,下城喉症盛行,往往一家数口,传染殆遍,死亡相继⑫。浙军军装褴褛,形同乞丐,瘟疫丛兴,死亡相继⑬。浙军营务废弛,秋,瘟疫流行,死五六十人⑭。

福建省

厦　门(时属同安县)　鼠疫流行⑮。

云霄厅(今云霄县)　夏,鼠疫流行,死600多人⑯。

---

① "铁瓮城时疫流行",《申报》1910年8月5日,第12版。

② "铁瓮城时疫流行",《绍兴医药学报》1910年第21期。

③ "疫疠流行可虑",《申报》1910年9月16日,第12版。

④ "疫疠流行可虑",《申报》1910年9月16日,第12版。

⑤ 民国《上海县续志》卷二八《杂记一·祥异》。

⑥ "论今年上海种种之恐慌",《申报》1911年1月26日,第2版。

⑦ "[日]绵贯与三郎述《百斯笃预防说略》",《申报》1910年11月2日,第26版。

⑧ "本埠新闻:工部局防卫鼠疫之举动",《申报》1910年11月5日,第18版。

⑨ "查验鼠疫之恐慌",《申报》1910年11月9日,第19版;《申报》1910年11月10日,第19版。

⑩ 《鼠疫流行史》,1988年,第135、136页。

⑪ 《宝山县志》,上海人民出版社1992年版。

⑫ "杭垣喉疫之病毙者",《申报》1910年11月6日,第12版。

⑬ "浙军通告书",《申报》1911年3月24日,第26版。

⑭ "浙军通告书",《申报》1911年3月25日,第26版。

⑮ 冼维逊《鼠疫流行史》,1988年,第139页。

⑯ 《云霄县志》,方志出版社1999年版。

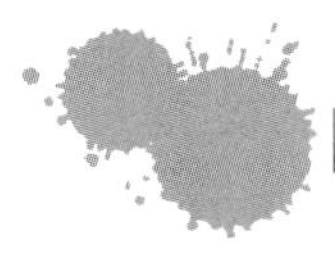

安徽省

霍邱县　霍邱夏天大水,秋后大疫,凡得病的,大多朝发夕死①。

寿　州(今寿县)　寿州班房情罪经重人犯计有百七十余名,多因卒役凌虐,夏天受污气暑湿,交秋发泄,多患痢疫,传染死亡者甚多②。

涡阳县、蒙城县、宿州(今宿州市)、灵璧县　夏间,皖北大水之后,疫气甚炽,遭疫死者计十之三③。

蒙城县　水最甚,多鼠,人病鼠疫④。

湖北省

荆门州(今荆门市)　荆门有天花、疟疾、霍乱、麻疹、流感、伤寒流行的记载⑤。

湖南省

武陵县(今常德市武陵区)　五月大水,郡城六门,闭者凡五。附近居民避水入城,露宿城上,几无隙地。城内又为积潦所浸,深者灭顶,浅亦没膝。水蒸之气,积为疠疫,死亡枕藉,日百数十起⑥。夏五月,疫病相寻,死亡枕藉。饥民疫疠之盛,死亡日数十人⑦。五月,大水,瘟疫流行,死亡甚多⑧。

平江县　嘉义一带天花流行,死亡惨重,人口锐减,田地抛荒⑨。

四川省

雅安县(今雅安市)　夏,民有寒疾⑩。

江油县(今江油市)　夏,江(油)、彰(明)两县发生霍乱病,流行月余,死亡甚多⑪。按:1959 年彰明县、江油县合并为江彰县,后更名为江油县。

贵州省

镇宁州(今镇宁县)　归场坝大疫,死者无算⑫。

---

① “时疫”,《安徽通俗公报》1910 年第 1—30 期。
② “禁押罪犯瘟疫之可惨”,《申报》1910 年 10 月 16 日,第 12 版。
③ “皖北灾情调查记”,《申报》1910 年 12 月 28 日,第 26 版。
④ 民国《重修蒙城县志》卷一二《杂类志・祥异》。
⑤ 《荆门卫生志》,中国文史出版社 1990 年版。
⑥ 《国风报》1910 年第 15 号《中国纪事》,《湖南省志》卷一《湖南近百年大事纪述》。
⑦ “沅江饥民之流离苦”,《申报》1910 年 7 月 28 日,第 12 版。
⑧ 《常德县志》,中国文史出版社 1992 年版。
⑨ 《平江县志》,国防大学出版社 1995 年版。
⑩ 民国《雅安县乡土志》下部。
⑪ 《江油县志》,四川人民出版社 2000 年版。
⑫ 民国《续修安顺府志访稿・镇宁县风土志》。

云南省

屏边县(时属文山县)　马纪村流行回归热病,一月内全村死亡50人,仅存3人①。

广西壮族自治区

合浦县　春夏大疫,附城亡二千余丁口。夏旱蝗,六月疴疫②。春夏间,鼠疫流行,附城死亡2000余人③。

钦　州(今钦州市)　春夏大疫④。

来宾县(今来宾市)　夏五月,清平团诸村患鼠疫,大湾尤剧,死者殆百。阖墟人走避一空,县城亦患之,半月乃止⑤。

广东省

海康县(今雷州市)　正月,雷城鼠疫猖獗,死者二千余人,至五月始灭。然自是每际春夏之交,往往发现⑥。

广　州(番禺、南海二县附郭,今广州市)　鼠疫流行。

顺德县(今佛山市顺德区)　鼠疫流行。

新会县(今江门市新会区)　江门县局部地区,新会县司前、大泽等地鼠疫流行。

新兴县　春,时疫流行⑦。城关镇鼠疫流行。

惠东县　多祝镇鼠疫流行,死亡三百余人⑧。

龙川县　天花流行,佗城一月间患病一百多人,死亡四十多人⑨。

永安县(今紫金县)　苏区小北元墩鼠疫流行,死亡十八人⑩。

海丰县　海城镇鼠疫流行,至明年,死者数百人。

澄海县(今汕头市澄海区)　霍乱流行⑪。

---

① 《屏边苗族自治县志》,新华出版社1999年版。

② 民国《合浦县志》卷五《事纪》。

③ 《合浦县志》,广西民族出版社1994年版。

④ 冼维逊《鼠疫流行史》,1988年,第185、187页。

⑤ 民国《来宾县志》卷一三《历史篇·机祥》。

⑥ 宣统《海康县续志》卷四五《前事志·国朝》。

⑦ 《新兴县志》,广东人民出版社1993年版。

⑧ 《惠东县卫生志》,1989年。

⑨ 《龙川县志》,广东人民出版社1994年版。

⑩ 《紫金县志》,广东人民出版社1994年版。

⑪ 《汕头市卫生志》,1990年。

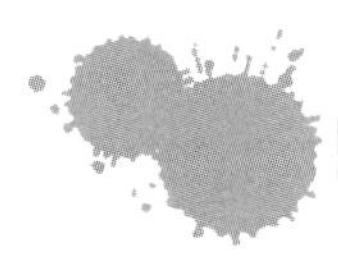

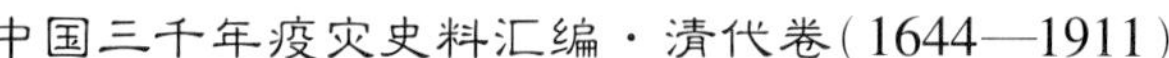

饶平县　东山水尾乡鼠疫流行,死亡十多人[①]。

大埔县　夏,痘疫,三河区内痘毙小儿数十人。同仁鼠疫蔓延,民国二年(1913)至十五年(1926),区中染毙者数千人,户口为耗[②]。

惠来县　惠城(城关)镇鼠疫流行,发病千余人;普宁县部分地区鼠疫。

嘉应州(今梅州市)　松口镇鼠疫流行,以鼠间鼠疫为主,人间鼠疫次之。

兴宁县(今兴宁市)　部分地区鼠疫流行[③]。

镇平县(今蕉岭县)　磜乡石寨村鼠疫流行[④],死亡一百零八人[⑤]。

归善县(今属惠州市)　广东归善属辣头乡(距良化二十里,有胡姓聚族而居者也,本年三月中旬复起疫症,戊申已发现一次传染)通乡遭疫,死者二十余人,现已盛行,尚未止息。探闻该乡致疫之由,皆因年前良化鼠疫,有沾染该症者舁回遂毙,后其乡叠次发现,谅亦由其疫种欤?又黎光岭地方,距良化十余里,乃一巨乡也,有小市贸易甚盛,行人如梳,近今三月间,亦起疫症,流行甚炽,毙于此症者不能胜计,而黄姓一族几于被该症灭尽矣[⑥]!广东归善之新墟于四月中旬忽起疫症,流行广阔,而该墟人民各谋闭户之策,纷纷逃往他处避险。然细察归善地方,统计二十余墟,自比年以来,竟遭鼠疫之惨剧,已有十余处,实令人不忍言者[⑦]。

海南省

儋　州(今儋州市)　南滩乡新坊鼠疫流行,死亡三十多人,病菌从船上带入[⑧]。

澄迈县　中兴地方鼠疫流行[⑨]。

宣统三年(1911)

春,东三省鼠疫大流行。

正月,因东三省鼠疫流行,谕所有折奏暂行停止,紧要事件改为电奏[⑩]。

正月初七日,总督锡良奏报:查东省自染疫以来,死亡六七千人,传播及数十州

---

① 《饶平县卫生志》,1987 年。
② 民国《大埔县志》卷三八《大事纪下》。
③ 冼维逊《鼠疫流行史》,1988 年,第 191 ~ 228 页。
④ 《蕉岭县志》,广东人民出版社 1992 年版。
⑤ 冼维逊《鼠疫流行史》,1988 年,第 223 页。
⑥ “疫灾”,《月报》1910 年第 2 期。
⑦ “彭其寿:新墟遇疫感言”,《月报》1910 年第 3 期。
⑧ 冼维逊《鼠疫流行史》,1988 年,第 197 页。
⑨ 冼维逊《鼠疫流行史》,1988 年,第 198 页。
⑩ 《大清宣统政纪》卷四八,“宣统三年辛亥春正月”。

县。其患疫较重者，不特全家毙命，并其房屋亦由官估价焚烧，情形至为可惨！旬月之内，中外医官疫毙十余人，员役兵警死亡相继[①]。

正月初八日（2月6日）报道：东三省鼠疫流行，滨江道及西北路道适当其冲[②]。又，天津卫生局防疫会近日连接东三省各处来电报告疫气渐消[③]。

正月十一日（2月9日）报道：隆裕皇太后垂询东北鼠疫事[④]。

正月十二日（2月10日）报道：东清铁路总裁霍尔瓦特关于鼠疫蔓延中国各地之原因，声称系俄国前向华官要求隔离哈埠傅家甸严行防疫事宜，而北京政府竟不允许所致[⑤]。

正月十四日（2月12日）报道：东省疫气流行，刻已渐次消灭[⑥]。

正月十五日（2月13日），总督锡良奏称：现在奉天省城日毙二三十人，哈尔滨日毙七八十人，长春日毙百余人。统计始疫迄今，奉天二十府厅州县，共疫毙千九百二十五人；吉、江两省十三府厅州县，共疫毙一万零七百五十八人。死亡如是之多[⑦]！

正月十七日（2月15日）报道：现值东三省瘟疫流行，病亡枕藉[⑧]。东三省自鼠疫流行以来，日有死亡，统计三省疫毙人数有案可稽者6032人，其余类双城等处，但言日死数千百人，概不（未）列入[⑨]。

正月十八日（2月16日）报道：前呼伦贝尔副都统苏纳木策麟都护日昨染疫而死，家属不知防避，其子、媳于次日相继而死，共计四人[⑩]。东三省各埠迄初十日，共染鼠疫者9334名，但此数系经官查核，至于此外未为官所查知者，亦不下一两千人[⑪]。总督锡良又奏：统计前后疫毙人数，已达一万五千以上。死亡之惨，至堪悯恻！……各属疫势，哈尔滨业已渐杀，长春、呼兰亦稍减轻，三省各省城日毙数人至二三十人，

① 《东三省疫事报告书》，见李文海等主编《中国荒政书集成》第十二册，天津古籍出版社2010年版，第8187页。“度支部奏议覆东督奏疫重借款请归入江皖振捐案内展办清偿折”，《政治官报》1911年第1199期。

② “锡督防疫认真之一斑”，《大公报》一九一一年正月初八日，第5版。

③ “防疫事汇志”，《大公报》一九一一年正月初八日，第7版。

④ “皇太后垂询瘟疫事宜”，《盛京时报》一九一一年正月十一日，第6版。

⑤ “鼠疫蔓延中国各地之原因”，《盛京时报》一九一一年正月十二日，第2版。

⑥ “疫气渐灭”，《大公报》一九一一年正月十四日，第6版。

⑦ 《东三省疫事报告书》，见李文海等主编《中国荒政书集成》第十二册，天津古籍出版社2010年版，第8193页。

⑧ “南满铁道总裁赠资防疫”，《大公报》一九一一年正月十七日，第2版。

⑨ “东三省疫毙人口统计表”，《大公报》一九一一年正月十七日，第1版。

⑩ “苏都护一家疫死四名”，《大公报》一九一一年正月十八日，第2版。

⑪ “疫毙者岂止万人”，《大公报》一九一一年正月十八日，第2版。

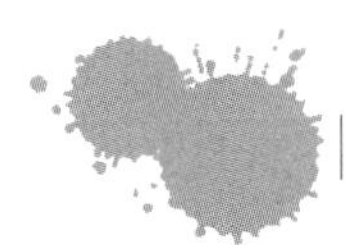

未甚剧烈①。

正月十九日(2月17日)报道:刻下满洲各省会地方疫气虽已消减,然仍蔓延各处②。奉、吉一带鼠疫流行,传染极速③。

正月二十日(2月18日)报道:东北一带尤为猖獗,其传染尤易尤速尤广也④。

正月廿一日(2月19日)报道:自满洲里发生疫疠以来,未及数月,染遍三省,死亡相继,于今盖已一万数千人矣。当路官吏,非不严加防范,纵事检查,无如疫气方张,几同火之燎原、水之溃堤,一发而不可复遏⑤。迄今毙命者计五千乃至一万五千人⑥。因满洲鼠疫,大豆出口中止,牵动欧洲银价⑦。

正月二十二日(2月20日)奉旨:东三省时疫流行,地方官防范不密,以致蔓延关内,直隶、山东两省先后传染,日毙多人,朝廷殊深悯恻,迭经严饬民政部暨各该省督抚设法消弭以重民命。现在哈尔滨等处成效渐著,日见轻减,着民政部、东三省、直隶、山东各督抚,令各属赶速清理,务期早日扑灭,勿稍玩延,钦此⑧!

正月廿三日(2月21日)报道:百斯笃自哈埠乘势南袭,奉邑地居奉吉咽喉,势不能不当其冲,去岁腊月中旬已死一二人。及至近日,蔓延益盛,死亡日必数起,一人患疫之全家罹祸者,亦有数处⑨。

正月廿五日(2月23日)报道:自发生该疫以来,迄阳历2月10日止,各地疫毙人数如下:一、北满洲。东清铁路路界内共计1871人,内有俄人59人、日人2人、法人1人,其余均系华人。又在该铁路路界外之疫毙者,共计5037人。二、南满洲。南满铁路路界及关东州内疫毙人数共计189人。又在路界外之各中国市街,则合计有1943人。总计2132人,内有日人3人、朝鲜人8人、英人1人,其余均系华人⑩。

---

① 《东三省疫事报告书》,见李文海等主编《中国荒政书集成》第十二册,天津古籍出版社2010年版,第8194页。

② "译件",《大公报》一九一一年正月十九日,第7版。

③ "鄂督预防鼠疫南下",《大公报》一九一一年正月十九日,第1版。

④ "鼠疫侵入定州之警告",《大公报》一九一一年正月二十日,第2版。

⑤ "东三省之悲观",《盛京时报》一九一一年正月廿一日,第2版。

⑥ "满洲鼠疫情形",《盛京时报》一九一一年正月廿一日,第2版。

⑦ "鼠疫动牵欧洲银价",《盛京时报》一九一一年正月廿一日,第2版。

⑧ 《清史稿》卷二五《宣统纪》。民国《黑龙江志稿》附刊《黑龙江大事志》卷四。《东三省疫事报告书》,见李文海等主编《中国荒政书集成》第十二册,天津古籍出版社2010年版,第8184~8185页。"监国摄政王钤章",《政治官报》1911年第1187期。"电旨",《国风报》1911年第2卷第3期。

⑨ "奉邑鼠疫之可畏",《大公报》一九一一年正月廿三日,第2版。

⑩ "各地疫毙人数",《盛京时报》一九一一年正月廿五日,第2版。

二月初二日(3 月 2 日)报道:东三省瘟疫流行,疫死者甚众①。

二月初三日(3 月 3 日)报道:研究瘟疫所代办祁他萨托博士刻已查明瘟疫历史如下:西历 2 月 20 号,调查疫症传染中国各处者有 13 城 156 村,死华人 41610 名、俄人 47 名、法人 2 名、日人 9 名、西欧 3 名、日医 1 名、华医 5 名、俄医学生 1 名、华医学生 2 名、俄国卫生队 15 名、华卫生队 22 名、日本 1 名。共同防疫费,日本 143700 元,中国 523000 元,俄国 240000 鲁布。东清路北段已见消灭,刻下日本铁路一带盛行,现在由松花江侵入阿穆尔,渐入蒙古各处,以及北京、拉哈苏苏、恰克图、吉林等处皆有②。统计长春以北疫毙者至少 30000 人③。

二月初四日(3 月 4 日)报道:东省关东州及满铁路界鼠疫殆已熄灭,沿路各地都城罹疫者数亦减半④。

二月初七日(3 月 7 日)报道:东三省瘟疫流行,死亡者众⑤。

二月初八日(3 月 8 日),黑龙江民政使赵渊刚愎任性,督办防疫不力被免职⑥。

二月十二日(3 月 12 日)载文:病毒之发生地,本起于中俄交界之满洲里境内。该病所以如斯蔓延迅速之原因,则人民之暗愚与迷信,实职其由。而其病源则从北蒙古之高原地而来。北蒙古地方有一种动物名塔拔尔干(即旱獭),肺百斯笃之病菌实寄生于此动物体内。因此物之皮极踊贵,每一卢布重之皮可得一卢布半之价值,故从事狩猎者极多,然此动物性颇怯懦,多潜居于深山之中,故猎者亦不得不移居于深山之近傍。此移居之猎户既居入深山,即感染病毒,似尚不至有蔓延之惧。奈近来马贼猖獗,常要劫彼等于道而掠夺其兽皮,复以之分售于各方面,故遂至此次之蔓延而不可收拾焉……百斯笃传染之媒介,虽曰鼠与虱二者,而内室常多数人杂居,亦是此病毒得以蔓延之原因。又有一最大原因,则昨年 10 月 26 日(阳历),患百斯笃者数人私自逃亡,俄国官吏亦放任而不顾。又 11 月 8 日,有二名之重病者由哈尔滨站下车,俄国官吏亦未加检验,任其容纳于屋内……至于死者之惨状,实无辞以为形容。将死者辫发束为一括,以付诸火葬,其火葬之法颇不完备,尸体多有未全烧尽者,或有烧去头发者,或有仅烧去手足者,实可悲可惨之至也⑦。

---

① “派员解送防疫药品”,《大公报》一九一一年二月初二日,第 1 版。

② “满洲瘟疫近观”,《盛京时报》一九一一年二月初三日,第 5 版。

③ “可怜三万猝死之疫鬼”,《大公报》一九一一年二月初二日,第 2 版。

④ “鼠疫殆已熄灭”,《盛京时报》一九一一年二月初四日,第 2 版。

⑤ “奥领事关于防疫之热心”,《大公报》一九一一年二月初七日,第 1 版。

⑥ 民国《黑龙江志稿》附刊《黑龙江大事志》卷四。

⑦ “满洲鼠疫谈”,《盛京时报》一九一一年二月十二日,第 3 版。

二月十四日(3月14日),东三省总督锡良奏报:此次疫病,发现于中俄边界之胪滨府,由江省延及哈尔滨、长春,以至奉天。合三省调查统计,已疫毙三万一千四百五十余人。幸而自去腊以来,各属铁道及陆路所通,处处禁止交通往来,疫势日渐减轻。刻惟双城、长春、昌图、怀德、承德等户口繁盛之处,每日死亡数人及十数人。其余各属,或半月十日疫未发现,或三二日内偶毙一人。似此情形,疫氛将有消灭之望。惟锡良窃有虑者:直、东两省,同为疫染所及之区,今日由直隶来奉之苦工数百人,概未照章留验。虽邮传部已限制有疫之滦州、昌黎、北戴河暂不卖票,而有疫地方之人,不难绕越附近之车站登车。山东有疫地方尚多,更难保不绕赴津门,趁车出关,若不已时[①]。

二月十五日(3月15日),时人有诗曰:辇毂风云接三辅,关塞萧条断行旅。居民避鼠如避兵,朝廷防疫如防虎[②]。

二月十九日(3月19日)报道:现在傅家甸疫气虽已消减,而三省及直隶等处传染区域仍复不少[③]。

二月廿一日(3月21日)报道:现东省疫患已减[④]。

二月廿五日(3月25日)报道:京督锡清帅日前电奏,各埠疫毙总计已有45000余人[⑤]。

二月廿八日(3月28日)报道:目下东省时疫日渐减轻,统计各属报告,每日仅死20余人,似此情形,疫气将有绝灭之望[⑥]。

三月初二日(3月31日)报道:东督锡清帅日前电致军谘处代奏,据称东三省鼠疫现已消灭[⑦]。东省督抚电奏:窃查东三省疫症流行,府厅州县地方蔓延所及者六十六处,死亡人口达四万二千以上。腊尾春初,最为炽盛。哈尔滨一隅及其附近之双城、呼兰、长春,每日辄疫毙百数十人,岌岌不可终日。哈埠人口不及二万,死亡至六千以上。染疫各处,大半因有来自哈埠之人,因而传播[⑧]。

---

① 《东三省疫事报告书》,见李文海等主编《中国荒政书集成》第十二册,天津古籍出版社2010年版,第8189~8190页。

② “鼠疫谣”,《申报》1911年3月15日,第12版。

③ “防疫事汇志”,《大公报》一九一一年二月十九日,第6版。

④ “京师防疫之事毕”,《大公报》一九一一年二月廿一日,第6版。

⑤ “锡督办理防疫之认真”,《盛京时报》一九一一年二月廿五日,第5版。

⑥ “最近防疫之计划”,《盛京时报》一九一一年二月廿八日,第5版。

⑦ “锡督电奏鼠疫消灭”,《盛京时报》一九一一年三月初二日,第5版。

⑧ 〔清〕陈垣《奉天万国鼠疫研究会始末》,《东三省疫事报告书》,见李文海等主编《中国荒政书集成》第十二册,天津古籍出版社2010年版,第8138、8197页。

三月初三日(4月1日),东三省总督锡良电奏,疫气指日可期肃清①。

三月初五日(4月3日),召开万国鼠疫大会,会长伍连德在演说中说:闻我国人云,我国人之第一感受此疫者,发现于满洲里地方,其时为去年之九月初六日,满洲里共死四百人。赖俄国之防备,始获消灭。哈尔滨传染之第一人,发现于十月初七日。当时有二猎人归自满洲里,住一机器井之人家。于是传染不已,如疾风迅雨,直下南满,而至山东、直隶等省矣。溯各地始疫之日期,亦研究之一材料也。满洲里发现于九月初六日,齐齐哈尔发现于十一月初四日,哈尔滨发现于十月初七日,呼兰府发现于十一月十四日,双城府发现于十二月初五日,宽城子发现于十一月十四日,吉林发现于十二月十六日,奉天发现于十二月初二日,新民府发现于十二月十四日,锦州府发现于十二月十四日,永平府发现于十二月十五日,天津发现于十二月十五日,北京发现于十二月二十日,烟台发现于十二月二十一日,济南府发现于正月十七日②。

三月初七日(4月5日)报道:督帅在万国鼠疫研究会上称三省人民之毙于是疫者已四万余③。施丞堂称,此次疫气流行,有种种特别情形与寻常迥异,盖其所蔓延之各城镇均在沿近铁路交通之线,在从前未尝无疫,即如蒙古、牛庄等处亦曾偶有发现,但流行不广,人未经心。故此次疫气初行,亦未料其流毒若此之甚,迨既被其害,竟如疾风骤雨而南来矣④。

三月二十日(4月18日),万国鼠疫大会中,全绍清报告傅家甸防疫之实验:一、受瘟疫者,以苦力及下等社会人为多,双城有全家疫毙者。二、疫毙者年龄以二十至四十岁人最多,约占百分之六十,而十岁以下及六十岁以上之人甚少。三、染疫死者,男女一致,傅家甸疫死者中女子甚少,双城约占三分之一。四、染疫死者以中国人居多,外国人甚少,良由外人讲求卫生,饮食君[居]处皆洁净于华人。五、染疫死者,下等社会比上等社会为多。六、傅家甸在隔离所之人有四千一百八十七名,死者二百八十五名。七、在傅家甸,中医因预防此疫毙命者有数人,而在医院役使之苦力死亡甚多。八、此次染疫死者,合计东三省、直隶、山东人数,共有四万三千三百之多⑤。

---

① 《大清宣统政纪》卷五〇,“宣统三年三月初三日”。

② 〔清〕陈垣《奉天万国鼠疫研究会始末》,见李文海等主编《中国荒政书集成》第十二册,天津古籍出版社2010年版,第8143~8144页。“万国防疫会伍会长演说词”,《申报》1911年4月12日,第26版。“万国鼠疫研究会会长伍连德演说词”,《盛京时报》一九一一年三月初十日,第3版。

③ “万国鼠疫研究会开会——督帅演词”,《盛京时报》一九一一年三月初七日,第2版。

④ “施丞堂演词”,《盛京时报》一九一一年三月初七日,第2版。

⑤ 〔清〕陈垣《奉天万国鼠疫研究会始末》,见李文海等主编《中国荒政书集成》第十二册,天津古籍出版社2010年版,第8155页。

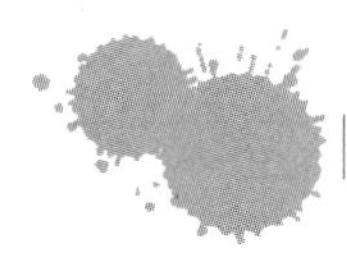

三月廿二日(4月20日),东三省总督锡良电奏,疫气已经扑灭①。

三月廿八日(4月26日),东省官员会奏疫气肃清,请求奖励出力人员,曰:查此次百斯笃之疫,实始于满洲里左近,由哈尔滨、长春蔓延于黑龙江、吉林、奉天,迨京奉、东清、南满火车停开,遮断交通,而疫势已如江河一泻千里,不可遏绝②。

三月三十日(4月28日),万国鼠疫大会闭幕。

四月初六日(5月4日),《奉天万国鼠疫研究会始末》编成。郑爽在概述"序言"中说:当东省疫氛之起也,蔓延关内外,死亡者相枕藉③。

四月,直隶、山东、东三省纷纷为防疫人员请功。直隶总督陈夔龙奏:直省疫气于二月初消弭渐尽,至三月间一律敉平,现在京、奉等处火车照常开驶,商贾交通便利,人情均极安谧。此次关外疫患,猛烈异常,正值冬令停工之时,内地人民纷纷旋里,彼处既先未觉察,因之染疫回籍者,散处各属,猝不及防,奉直车线衔接,不免传染甚速。始发现于永平、河间等处,继蔓延于天津、保定、朝阳及深州、冀州、定州各属,疫患流行,计有二十余处④。山东巡抚孙宝琦奏:东省疫气一律肃清。伏查此次疫事,以去腊、今正两月为最剧烈,二月初间传染渐少,章丘、掖县、即墨三县经印委各员切实堵截,旋即消弭,胶州、德州、高唐、蓬莱、平度各州县二月底亦报截至三月初旬,毙者不过十三四人,十一日以后内地并无续报疫毙之人;烟台受疫最重,亦于十一日后同时净尽。自去腊至本年三月十一日为止,通计东省传染至二十四州县之多,实在疫毙人数共三千零五十二人⑤。十三日,奉天省奏请奖励防疫出力人员,曰:……且疫势蔓延奉省二十八府厅州县,灾区甚广,嗣传及天津、烟台等处……同日,黑龙江省奏请奖励防疫出力人员,曰:此次疫气猝起,初由满洲里延及省城,既(继)由哈尔滨传播呼兰、绥化、海伦各府,大赉、肇州、安达各厅,大通、汤原各县,如火燎原,如水溃防,竟成不可收拾之势⑥。吉林省则直到六月二十八日才奏请奖励防疫出力人员,曰:伏念此次

---

① 民国《黑龙江志稿》附刊《黑龙江大事记》卷四。

② 《东三省疫事报告书》,见李文海等主编《中国荒政书集成》第十二册,天津古籍出版社2010年版,第8198页。"东三省总督锡良、吉林巡抚陈昭常、黑龙江巡抚周树模奏三省疫气扑灭出力人员请奖折",《政治官报》1911年第1258期,第13~14页。

③ 〔清〕陈垣《奉天万国鼠疫研究会始末》,见李文海等主编《中国荒政书集成》第十二册,天津古籍出版社2010年版,第8134页。

④ "直隶总督陈夔龙奏直省疫气敉平在事出力人员请奖折",《政治官报》1911年第1277期;《湖北官报》1911年第101期。

⑤ "山东巡抚孙宝琦奏东省疫气肃清拟创办医院请拨款并请奖出力各员折",《政治官报》1911年第1278期。

⑥ 《东三省疫事报告书》,见李文海等主编《中国荒政书集成》第十二册,天津古籍出版社2010年版,第8198~8199页。

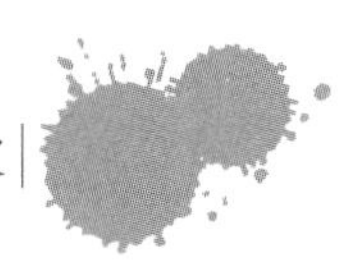

疫气发生于满洲里，蔓延三省，几及半年。吉省尤首当其冲，故受患最烈，而用力亦属最艰。当上年十一月间，哈尔滨一埠疫病初起，商民狃于习惯，不明厉害，阻力横生。……臣昭常(在哈埠防疫十余日)旋省后，长春及省城均已波及。外府州县，其确有传染者二十二处，约占全省三分之二。而距铁道较近之区，如双城、宾州、新城各府，榆树、阿城两厅县，传染尤为剧烈①。

五月，奉天全省防疫总局编成《东三省疫事报告书》，对东三省特大鼠疫进行了全面记述。据载：宣统二年(1910)九月二十三日，百斯脱(按：即鼠疫)发现于黑龙江省胪滨府之满洲里。十月初七日，发现于吉林省滨江厅之傅家甸。十二月初二日，发现于奉天省城七区之南满车站。七旬之久而流毒已遍三省，自是而后，遂蔓连六十六州县。……三省被疫地方六十六处，计奉天二十八处，吉林二十三处，黑龙江十五处(按：实际是十六处，详后表)。其疫死人数如左：五千人以上者，为滨江厅、呼兰府二处；四千人以上者，为双城府一处；一千人以上者，为龙江府、绥化府、巴彦州、宾州府、阿城县五处；五百人以上者，为胪滨府、兰西县、余庆县、新城府、榆树厅、吉林府、新民府、昌图府、怀德县九处；四百人以上者，为农安县一处；三百人以上者，为双阳县、伊通州、法库厅、奉化县四处；二百人以上者，为木兰县、德惠县、五常府、广宁县、开原县五处；百人以上者，为青冈县、肇州厅、依兰府、舒兰县、磐石县、义州、镇安县、康平县、西安县九处；五十人以上者，为大同县、大赉厅、桦川县、铁岭县、绥中县、抚顺县、辽中县、宁远州、西农县、辽阳州、长岭县十一处；四十人以上者，为敦化县、长寿县二处；三十人以上者，为宁安府、本溪县、锦州府三处；二十人以上者，为呼伦厅、方正县、额穆县、锦西厅、辽源周、盘山厅六处；十人以上者，为安达厅、海龙府、彰武县三处；五人以上者，为兴京府、东平县二处。此疫势轻重之大略也。查三省疫区，各有其最初发疫之地。初以满洲里为黑龙江之发疫地点，继由满洲里传入滨江厅，蔓延吉省滨江厅，遂为吉林之发疫地点。迨后由哈而长，由长而奉，流行于奉省，故奉天又为奉省之发疫地点。三省发疫以来，其传染时间之长短，各地虽有不同，要之其疫疠最盛之期，皆在岁末正初之间。黑龙江省疫势最烈之日为上年十二月二十九日，计毙六百零八人；吉林省疫势最烈之日为本年正月十四日，计毙五百五十六人；奉天省疫势最烈之日为本年正月二十一日，计毙二百三十一人。三省合计其最烈之日为上年十二月二十九日，计毙一千零八十八人。若以平均计之，黑龙江疫气流行一百五十六日，每日均毙九十四人；吉林一百四十二日，每日均毙一百五十六人；奉天一百零七日，每日均毙六

① 《东三省疫事报告书》，见李文海等主编《中国荒政书集成》第十二册，天津古籍出版社2010年版，第8200页。

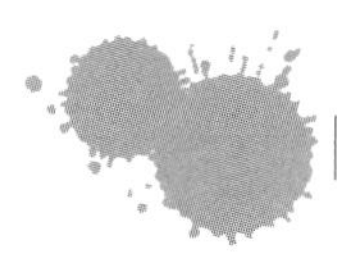

十六人。三省合计一百七十六日,均毙二百四十九人①。

此次特大鼠疫的流行情况,《东三省疫事报告书》第一编《东三省百斯脱疫发生及蔓延情形》记述甚详,兹整理列表如表1:

表1　东三省特大鼠疫流行情形一览表

<table>
<tr><th>序号</th><th>省份</th><th>流行地别</th><th colspan="2">传来地别</th><th>始疫日期</th><th>终疫日期</th><th>疫毙人数(人)</th></tr>
<tr><td>1</td><td>黑龙江</td><td>胪滨府</td><td colspan="2">满洲里</td><td>九月二十三日</td><td>十一月十三日</td><td>522</td></tr>
<tr><td>2</td><td>黑龙江</td><td>呼伦厅</td><td colspan="2">满洲里</td><td>十月初八日</td><td>十月二十九日</td><td>20</td></tr>
<tr><td>3</td><td>黑龙江</td><td>龙江府</td><td colspan="2">满洲里</td><td>十月初七日</td><td>二月初十日</td><td>1402</td></tr>
<tr><td>4</td><td>黑龙江</td><td>呼兰府</td><td colspan="2">哈尔滨</td><td>十一月十六日</td><td>二月十四日</td><td>6067</td></tr>
<tr><td>5</td><td>黑龙江</td><td>绥化府</td><td colspan="2">哈尔滨</td><td>十二月初一日</td><td>二月二十一日</td><td>1583</td></tr>
<tr><td>6</td><td>黑龙江</td><td>海伦府</td><td colspan="2">哈尔滨</td><td>十二月初一日</td><td>二月二十七日</td><td>2059</td></tr>
<tr><td>7</td><td>黑龙江</td><td>兰西县</td><td colspan="2">哈尔滨</td><td>十二月初二日</td><td>二月二十日</td><td>599</td></tr>
<tr><td>8</td><td>黑龙江</td><td>青冈县</td><td colspan="2">哈尔滨</td><td>十二月二十四日</td><td>正月二十八日</td><td>143</td></tr>
<tr><td>9</td><td>黑龙江</td><td>安达厅</td><td colspan="2">青冈
兰西</td><td>正月十二日</td><td>二月二十四日</td><td>15</td></tr>
<tr><td>10</td><td>黑龙江</td><td>拜泉县</td><td colspan="2">哈尔滨</td><td>十二月二十八日</td><td>正月二十七日</td><td>52</td></tr>
<tr><td>11</td><td>黑龙江</td><td>余庆县</td><td colspan="2">哈尔滨</td><td>十二月二十日</td><td>正月三十日</td><td>618</td></tr>
<tr><td>12</td><td>黑龙江</td><td>巴彦州</td><td colspan="2">哈尔滨</td><td>十二月十六日</td><td>二月二十一日</td><td>1123</td></tr>
<tr><td>13</td><td>黑龙江</td><td>木兰县</td><td colspan="2">哈尔滨</td><td>十二月初七日</td><td>二月十七日</td><td>243</td></tr>
<tr><td>14</td><td>黑龙江</td><td>大通县</td><td colspan="2">依兰府</td><td>十二月十八日</td><td>正月二十九日</td><td>92</td></tr>
<tr><td>15</td><td>黑龙江</td><td>肇州厅</td><td colspan="2">双城府</td><td>十二月十八日</td><td>正月二十九日</td><td>213</td></tr>
<tr><td>16</td><td>黑龙江</td><td>大赉厅</td><td colspan="2">哈尔滨</td><td>十二月二十一日</td><td>正月十四日</td><td>61</td></tr>
<tr><td colspan="7">以上黑龙江省十六处地方</td><td>14812</td></tr>
<tr><td rowspan="2">17</td><td rowspan="2">吉林</td><td rowspan="2">吉林府</td><td>省城</td><td>长春</td><td>十二月十二日</td><td>二月二十七日</td><td>364</td></tr>
<tr><td>四乡</td><td>哈尔滨
长春</td><td>十二月十八日</td><td>二月二十四日</td><td>800</td></tr>
</table>

① 《东三省疫事报告书》,见李文海等主编《中国荒政书集成》第十二册,天津古籍出版社2010年版,第8207页。

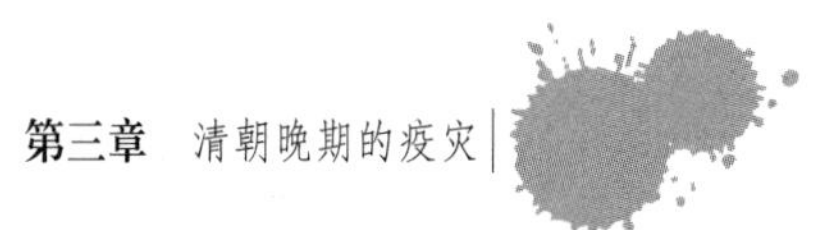

（续表）

序号	省份	流行地别	传来地别	始疫日期	终疫日期	疫毙人数（人）
18	吉林	长春府	哈尔滨	十二月初三日	二月二十六日	5827
19	吉林	宾州府	哈尔滨 阿城	十一月十七日	二月十九日	1215
20	吉林	新城府	哈尔滨 双城	十二月初五日	二月二十四日	615
21	吉林	宁安府	哈尔滨 东清铁路	十二月初一日	十二月十四日	34
22	吉林	依兰府	哈尔滨	十二月十九日	二月二十三日	137
23	吉林	双城府	哈尔滨	十二月初二日	二月二十三日	4609
24	吉林	五常府	哈尔滨 阿城	正月初二日	三月初四日	257
25	吉林	滨江厅（哈尔滨）	满洲里	十月初七日	二月十一日	5693
26	吉林	榆树厅	哈尔滨 双城	十二月初一日	三月初二日	1218
27	吉林	伊通州	长春	正月初二日	二月二十一日	343
28	吉林	双阳县	哈尔滨 长春	十二月十九日	二月十三日	390
29	吉林	德惠县	哈尔滨	十一月二十九日	二月二十三日	277
30	吉林	长岭县	哈尔滨 长春	正月初二日	二月初五日	147
31	吉林	农安县	哈尔滨 长春	十二月十二日	二月二十七日	473
32	吉林	长寿县	哈尔滨 双城	正月十四日	正月二十六日	46
33	吉林	磐石县	省城 长春	十二月二十三日	二月十一日	214

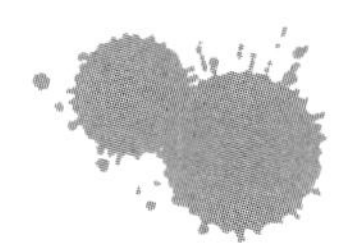

（续表）

<table>
<tr><th>序号</th><th>省份</th><th colspan="2">流行地别</th><th>传来地别</th><th>始疫日期</th><th>终疫日期</th><th>疫毙人数（人）</th></tr>
<tr><td>34</td><td>吉林</td><td colspan="2">额穆县</td><td>省城</td><td>十二月二十九日</td><td>二月初一日</td><td>19</td></tr>
<tr><td>35</td><td>吉林</td><td colspan="2">敦化县</td><td>省城</td><td>十二月二十一日</td><td>正月二十三日</td><td>39</td></tr>
<tr><td>36</td><td>吉林</td><td colspan="2">桦川县</td><td>依兰
江省</td><td>十二月十五日</td><td>二月十七日</td><td>73</td></tr>
<tr><td>37</td><td>吉林</td><td colspan="2">阿城县</td><td>哈尔滨</td><td>十一月二十二日</td><td>二月初六日</td><td>1795</td></tr>
<tr><td>38</td><td>吉林</td><td colspan="2">舒兰县</td><td>五常
长春</td><td>十二月二十二</td><td>二月二十二日</td><td>261</td></tr>
<tr><td>39</td><td>吉林</td><td colspan="2">方正县</td><td>哈尔滨
宾州</td><td>十二月二十二日</td><td>正月二十四日</td><td>21</td></tr>
<tr><td colspan="7">以上吉林省二十三处地方</td><td>24867</td></tr>
<tr><td rowspan="2">41</td><td rowspan="2">奉天</td><td rowspan="2">奉天府（承德县）</td><td>省城</td><td>长春
哈尔滨</td><td>十二月初二日</td><td>三月二十日</td><td>1686</td></tr>
<tr><td>镇乡</td><td>长春
哈尔滨</td><td>十二月二十三日</td><td>二月二十八日</td><td>893</td></tr>
<tr><td>42</td><td>奉天</td><td colspan="2">开原县</td><td>东清铁路
伊通、法库</td><td>十二月二十六日</td><td>二月十六日</td><td>220</td></tr>
<tr><td>43</td><td>奉天</td><td colspan="2">铁岭县</td><td>东清铁路
奉天、法库</td><td>十二月初十日</td><td>正月十七日</td><td>160</td></tr>
<tr><td>44</td><td>奉天</td><td colspan="2">怀德县</td><td>长春
哈尔滨</td><td>十二月二十三日</td><td>二月二十六日</td><td>673</td></tr>
<tr><td>45</td><td>奉天</td><td colspan="2">奉化县</td><td>哈尔滨</td><td>十二月二十二日</td><td>二月十三日</td><td>360</td></tr>
<tr><td>46</td><td>奉天</td><td colspan="2">昌图府</td><td>吉林
奉化</td><td>十二月十七日</td><td>二月二十三日</td><td>619</td></tr>
<tr><td>47</td><td>奉天</td><td colspan="2">康平县</td><td>昌图
法库</td><td>十二月二十八日</td><td>二月十四日</td><td>198</td></tr>
<tr><td>48</td><td>奉天</td><td colspan="2">辽源州</td><td>昌图、法库
奉化</td><td>正月初五日</td><td>二月初九日</td><td>26</td></tr>
</table>

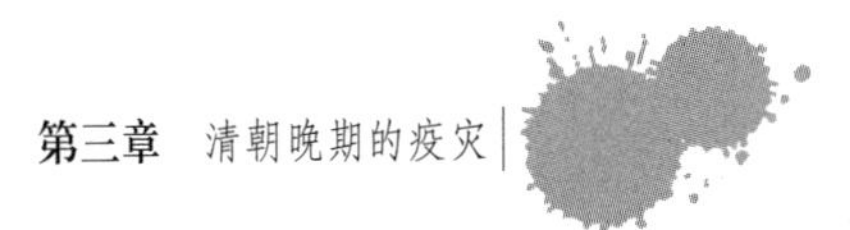

（续表）

序号	省份	流行地别	传来地别	始疫日期	终疫日期	疫毙人数（人）
49	奉天	法库厅	奉化 哈尔滨	十二月十八日	二月初三日	403
50	奉天	西安县	本溪、奉化 长春	正月初六日	二月初六日	111
51	奉天	西丰县	长春	正月初七日	二月二十二日	83
52	奉天	海龙府	长春 吉林	正月十八日	二月十三日	11
53	奉天	东平县	西丰县	正月二十三日	正月二十五日	4
54	奉天	抚顺县	奉天	十二月二十二日	二月初九日	83
55	奉天	兴京府	奉天 抚顺	十二月二十日	正月二十二日	8
56	奉天	本溪县	奉天	十二月二十三日	正月二十一日	28
57	奉天	辽阳州	奉天	正月初八日	二月初三日	46
58	奉天	辽中县	奉天 新民	正月初三日	二月十一日	79
59	奉天	新民府	奉天、铁岭 法库	十二月十四日	二月初九日	622
60	奉天	镇安县	东清铁路、 奉天、新民、 广宁、阜新	十二月十六日	三月初二日	112
61	奉天	广宁县	朝阳镇、 哈尔滨	十二月二十五日	二月初七日	225
62	奉天	锦州府	哈尔滨、吉林 广宁、义州	十二月二十八日	二月初二日	33
63	奉天	义州	哈尔滨 奉天、锦州	十二月十三日	二月初二日	173
64	奉天	锦西厅	哈尔滨	十二月二十九日	正月二十九日	25

(续表)

序号	省份	流行地别	传来地别	始疫日期	终疫日期	疫毙人数(人)
65	奉天	宁远州	锦西 绥中	正月十四日	二月十一日	79
66	奉天	绥中县	哈尔滨 新民	十二月十七日	正月二十日	70
67	奉天	盘山厅	长春	正月二十四日	二月二十三日	27
68	奉天	彰武县	新民 康平	正月十七日	二月初五日	11
以上奉天省二十八处地方						7068
三省合计						46747

除东三省外,此次特大鼠疫还蔓延到直隶、山东两省,据《直隶省城办理临时防疫纪实》记载①,将直隶临时防疫局办理防疫情形整理如表2:

表2 直隶临时防疫局先后办理各州县染疫村庄伤亡人数表

序号	染疫州县	染疫村庄名称	染疫村庄数(个)	伤亡人数(人)
1	满城县	汤村、孟村、郭村	3	45
2	博野县	程委村、刘村、西程委村、解村营、两合程村、东杨村	6	43
3	束鹿县	马庄、中石千村、大营村、郭西村、卢家庄、朱家店、木店村、赵店营、百尺口、崔家庄、南李家村	11	132
4	祁州	石佛村、路井村、南章村	3	11
5	蠡县	百尺村	1	5
6	深州	朱家庄、孤城村、耿家庄、北吐露口村、狼窝村、孟家庄、尚家庄、西李秋村、西阳台村、西安庄、东李家窝、本城	12	67
7	安平县	孝林村、北里村	2	11
8	冀州	北吐露口村	1	7

① 〔清〕延龄《直隶省城办理临时防疫纪实》卷四《防疫纪实》,见李文海等主编《中国荒政书集成》第十二册,天津古籍出版社2010年版,第8126~8129页。

（续表）

序号	染疫州县	染疫村庄名称	染疫村庄数（个）	伤亡人数（人）
9	武邑县	岳家庄、杨家庄、八里庄、大祝村、王家河、张家庄、主簿村、马家庙、小国村、陈家屯、粉张村	11	93
10	定州	大王庄、小辛庄、西柴里村、前中古村、城旺村、李村店、本城	7	86
11	河间县	宋留桥村、杨张各庄、桥城堡村、韩家楼村、二十里铺、东诗经村、大店村	7	108
12	献县	小双坦村、王三孝子村、王尧京村、杨庄、丁家庄、张坊村、孙家庄、邢官庄村、任英屯村、常三番村、张旺屯村、老周家庄	12	66
13	肃宁县	桥城堡村、庄家庄	2	2
14	交河县	富庄村、田家庙村、金家庄、马家婆罗村、常家婆罗村、木家庄、泊头镇、辛店、惠家庄、唐家庄、张村、霍家庄	12	118
15	宁津县	雒庄、杨太还庄、卢庄、谢庄、南辛庄、岳庄、洼赵庄、广明庵、耿家圈、东厂、耿庄、洼刘庄、冯家坊、小张庄、纪家楼庄、城后李庄、陈家纸坊村	17	241
16	东光县	崔家庄、李化相庄、席庄、小白庄、秦村、姜太公庄	6	58
以上合计十六州县			113	1093

六月十四日（7 月 9 日）报道：据日本总领事调查统计①，春季北满、南满鼠疫死亡人数如下：北满地区：（一）东清铁道附属地外：傅家甸 4951（内日本人 2 名死亡）；（二）东清铁道附属地内：哈尔滨 1535（内雾国人 43、日本人 2、佛国人 1）；阿什河 12、帽儿山 14、横道河子 16、海林 1、对青山 56、双城 4、蔡家沟 7、三夹河 11、陶贵照 1、二层甸子 1。（驻齐齐哈尔日本领事馆管内东清铁道附属地内）满洲里 364、札贵八 116、海拉尔 9、札兰屯 7、杜尔齐哈 6、布哈关 3；（驻长春日本领事馆管内东清铁道附属地内）老少沟 4、窑门 3、宽城子 41、卜海 4。总计 7159，内雾国人 53，日本人 4。南满地区：总计 5841 口，其内日本人男、女各 1 人；朝鲜人男 15 人、女 4 人；英国人男 1 人；中国人男 5478 人、女 332 人。具体如下表：

① “满洲鼠疫毙命之统计”，《盛京时报》一九一一年六月十四日，第 5 版。

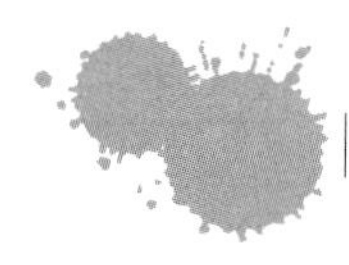

表3　宣统三年(1911)春季南满地区鼠疫疫情表

		人数	初发	最终
旅顺	都督管内	1	一月十九日	一月二十日
大连	都督管内	66	一月四日	二月七日
金州	都督管内	3	一月二十三日	二月六日
辽阳	中国管内	36	二月七日	三月四日
奉天	都督管内	13	一月廿四日	三月一日
	中国管内	1994	一月五日	三月一日
新民府	中国管内	593	一月十三日	三月二十一日
抚顺	都督管内	18	一月二十六日	二月一二日
	中国管内	64	一月二十二日	三月二九日
本溪湖	都督管内	1	一月二十六日	一月二六日
	中国管内	18	一月二十三日	二月六日
铁岭	中国管内	98	一月十日	三月二八日
开原	都督管内	2	一月十五日	二月十四日
	中国管内	56	一月二十八日	二月二十三日
昌图	中国管内	193	一月十三日	三月十六日
四平街	都督管内	5	一月十二日	二月十日
	中国管内	1	一月十六日	一月十六日
郭家店	都督管内	1	一月二十八日	一月二十八日
公主岭	都督管内	11	一月十五日	二月二五日
	中国管内	22	一月二十二日	三月五日
范家屯	都督管内	1	六月四日	六月四日
长春	都督管内	1040	一月卅一日	三月八日
	中国管内	2390	一月一日	二月十七日
鸡冠山	都督管内	1	一月十六日	一月十一日
法库门	中国管内	146	一月二十日	四月一日
总计	都督管内	229		
	中国管内	5612		

按:表中日期应为农历,从长春都督管内“一月卅一日”可知。

六月廿七日(7月22日)报道:近来东三省复有疫症之发①。

① “内阁注重东省防疫”,《大公报》一九一一年六月廿七日,第4版。

关于此次鼠疫死亡的人口，上引全绍清在万国鼠疫大会上的报告说，东三省连同直隶、山东死亡43300多人，《东三省疫事报告书》统计仅东三省就死亡46747人。此外，曹廷杰《防疫刍言及例言序》云：宣统二年（1910），岁次庚戌，九月下旬，黑龙江省西北满洲里地方发现疫症，病毙人口，旋由铁道线及哈尔滨、长春、奉天等处，侵入直隶、山东各界，旁及江省之呼兰、海伦、绥化，吉省之新城、农安、双城、宾州、阿城、长春、王常、榆树、磐石、吉林各府州厅县。报章所登，东三省疫毙人数，自去岁九月至今年二月底止，约计报知及隐匿者已达五六万口之谱①。冼维逊《鼠疫流行史》曰：这次鼠疫为境外输入，阳历10月12日，俄国贝加尔乌尔利亚地方发生的鼠疫传入东北满洲里。11月7日，鼠疫传到哈尔滨、齐齐哈尔，然后沿铁路南下，传播到长春、沈阳，波及山东、河北各省，死亡达6万人之上，其中东北死亡43802人②。直到1936年，还有人回顾：一八九四年广东发生鼠疫，死者有六万多人，一九一〇年流行于东三省，死得更多③。

黑龙江省

春，鼠疫流行。

正月廿四日（2月22日）报道：江省瘟疫自发现以来，每日死者不下数十，大半系下等社会之人④。

正月廿五日（2月23日）报道：各处疫死之人甚多⑤。

正月廿七日（2月25日）报道：近日疫气已渐消退，纵有少数染者，均系可望疗治，每日死者只一二人⑥。

正月廿八日（2月26日）报道：入隔离所之病人无一得生者，计自发现之日至今，死二百余人⑦。

二月十七日（3月17日）报道：据防疫总会确实调查并公署连接各处报告，自瘟疫发现以来，至本年正月底止，统共毙人5270名。兹录其地名数于下：省城共毙721人，呼兰1625人，绥化1221人，海伦238人，巴彦626人，兰西525人，木兰156人，余庆140人⑧。

---

① 转引自李文海等《近代中国灾荒纪年》，湖南教育出版社1990年版，第784页。

② 冼维逊《鼠疫流行史》，1988年，第110～114页。

③ “传染病浅说：鼠疫”，《中央日报》1936年2月23日，第10版。

④ “公署防疫之戒严”，《大公报》一九一一年正月廿四日，第3版。

⑤ “电饬火葬”，《大公报》一九一一年正月廿五日，第2版。

⑥ “瘟疫渐退之电告”，《大公报》一九一一年正月廿七日，第1版。

⑦ “饬烧防疫隔离所”，《大公报》一九一一年正月廿八日，第2版。

⑧ “江省各属疫毙人数之总额”，《盛京时报》一九一一年二月十七日，第3版。

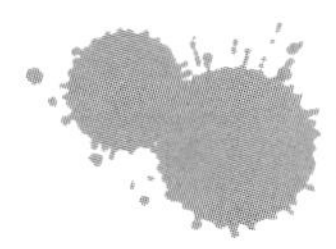

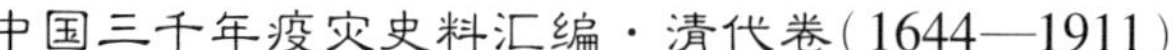

夏,霍乱流行。

六月廿七日(7月22日)报道:江省泻痢流行,已志前报,近来异常剧烈,居民十病六七。复有霍乱之症,尤甚于泻痢,间有死者①。

1910—1911年,肺鼠疫第一次大流行,最初是由俄国后贝加尔州大乌拉地区传入满洲里,然后向滨洲铁路沿线蔓延至齐齐哈尔、哈尔滨,并波及呼兰、双城、宾州、阿城、绥化、海伦、宁安等22个市、县,共死亡2.74万多人②。肺鼠疫大流行,始于1月,历时半年之久。疫情由滨州铁路沿线传至哈尔滨,又以哈尔滨为中心继续向周围地区扩散蔓延。1月中旬,首先蔓延到绥化县、海伦县,然后侵入望奎、兰西、青冈、庆安等县,2天内共患病9629人,病死率达85%以上。海伦县城南的板子房屯(今海伦市南兴乡保耕村)老宋家全家30口人,在这次鼠疫流行期间,先后死亡28人,只有2个孩子因没在家而幸免。青冈县有680人患病,仅县城内就死亡243人。庆安县在3天内就死亡586人,其中城内死亡113人、农村死亡473人。在此次鼠疫流行期间,绥化地区境内共死亡近万人。有的村屯发病率高达30%,有的全家死亡,门板、箱柜都做了棺材,死尸横卧街巷,无人收殓。有的送殡人在路上突然患病死亡,民间曾有"葬人未完送人死,十几里路无人烟"之说,可见此次鼠疫病传染性之强、死亡率之高③。

龙江府(省会,今齐齐哈尔市)　春,鼠疫流行。三月,疫气扑灭④。今《铁峰区志》载:是年春鼠疫。山东兖州府史富于正月初六日(2月4日)来到卢屯,偶染时疫殒命,正月十三日至十九日,卢屯瘟毙9人,哈拉乌苏屯瘟毙4人,扎龙屯瘟毙2人。卢屯、东官地、哈拉乌苏、小巴虎瘟疫流行最为猛烈⑤。

正月廿日(2月18日)报道:惟日来瘟疫并不少退,仍以东、南两方面为多。现闻卫队第一营马队蔓延甚烈,日必毙兵数名⑥。死者大多出于劳动者,抑或贫苦无依之类⑦。

正月廿八日(2月26日)报道:驻扎龙江府的新军有鼠疫死者,共疫死官长3名(两名医官、一名排长),疫死士兵70余名⑧。

二月初七日(3月7日)报道:齐齐哈尔迄今患疫死者共计504名,刻下该处疫症

---

① "霍乱症之剧烈",《盛京时报》一九一一年六月廿七日,第5版。
② 《黑龙江省志》,黑龙江人民出版社1996年版。
③ 《绥化地区志》,黑龙江人民出版社1995年版。
④ 民国《龙城旧闻》卷一《大事年表》。
⑤ 《铁锋区志》,中华书局2000年版。
⑥ "防疫会之纪事",《盛京时报》一九一一年正月二十日,第5版。
⑦ "倒毙道路者可惨",《盛京时报》一九一一年正月二十日,第5版。
⑧ "黑龙江新军病毙之总额",《盛京时报》一九一一年正月廿八日,第5版。

渐消,然该处铁路界外各邑,疫气蔓延颇烈[①]。

二月初八日(3月8日)报道:黑龙江省城防疫会自日前禁止货物输入城内,禁止行人出入城门,并于各城门外三十里之地方设置陆军巡警若干名,隔断货物及行旅之交通[②]。又,郡城鼠疫现在已减去十分之七,惟办理善后事宜尚须时日[③]。

二月十七日(3月17日)报道:自瘟疫发现以来,至正月底止,省城共毙721人[④]。

三月初二日(3月31日)报道:省城疫气渐减,十三日疫毙2人,十四日疫毙5人,十五日疫毙7人,十六日疫毙1人,十七日疫毙2人,十八日疫毙3人,十九日疫毙6人,惟毙于病院者十居八九之数[⑤]。

夏,痢疾流行。六月十九日(7月14日)报道:近日天时不正,乍寒乍热,忽雨忽风,故人每多感受风寒,致患泻痢。查全城人民患此者已达十分之六,倘稍一疏忽,即有性命之虞[⑥]。七月十三日(9月5日)报道:黑省天气不正,瘟疫流行,俗名哑叭瘟[⑦]。按:“哑叭瘟”是霍乱的一种,又称“噤口痢”。

滨江厅(今哈尔滨市)　春,鼠疫流行[⑧]。

正月初四日(2月2日)报道:疫气未消,仍向南蔓延[⑨],哈尔滨患疫毙命者,有2600余名之多[⑩]。

正月初六日(2月4日)报道:哈埠疫势太甚[⑪]。

正月十一日(2月9日)报道:满洲疫盛,傅家甸每日平均死数约80人,长春60人,奉天35人,吉林20人[⑫]。又,长春调来之兵勇1000名,现皆围守傅家甸,可惜内有一队传染疫症,在长春死去数名,抵哈后又死去4名[⑬]。

正月十二日(2月10日)报道:哈尔滨一带俄人,亦多疫毙[⑭]。

---

① “译件”,《大公报》一九一一年二月初七日,第4版。
② “黑省防疫之汇志”,《盛京时报》一九一一年二月初八日,第5版。
③ “防疫局不远将迁徙矣”,《盛京时报》一九一一年二月初八日,第5版。
④ “江省各属疫毙人数之总额”,《盛京时报》一九一一年二月十七日,第3版。
⑤ “省城近日疫毙报告”,《盛京时报》一九一一年三月初二日,第5版。
⑥ “泻痢流行”,《盛京时报》一九一一年六月十九日,第5版。
⑦ “黑龙江发现哑叭瘟”,《申报》1911年9月5日,第12版。
⑧ 民国《黑龙江志稿》附刊《黑龙江大事志》卷四。
⑨ “北方疫患汇电”,《申报》1911年2月2日,第12版。
⑩ “专电:电二(北京)”,《申报》1911年2月2日,第7版。
⑪ “北方鼠疫记”,《申报》1911年2月4日,第5版。
⑫ “西报纪满洲疫患近状”,《申报》1911年2月9日,第11版。
⑬ “关于防疫之来电”,《大公报》一九一一年正月十一日,第6版。
⑭ “东省防疫记”,《申报》1911年2月10日,第4版。

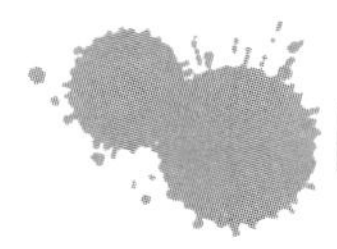

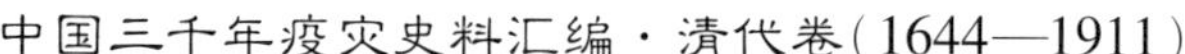

正月十三日(2月11日)报道:自鼠疫在傅家甸发现以来,迄今疫死者计达4000余人之多,现在死尸所在枕藉,形状尤极惨然①。

正月十八日(2月16日)报道:傅家甸初七日一天,疫死77人②。

正月十九日(2月17日)报道:傅家甸竟有患疫毙命者7000余人③。

正月二十日(2月18日)报道:哈尔滨鼠疫死亡人数,俄历正月一日调查如下:自正月初一至初七,151人;初八至十四,185人;十五至二十一,136人;二十二至二十八,113人④。又,哈尔滨至今共病1281人,欧人48名;死者1269人,欧人47名⑤。

正月廿一日(2月19日)报道:哈尔滨疫症以傅家甸一带华城为最,该处染疫死者25000人中,约150人系肺病⑥。

正月廿三日(2月21日)报道:近日江湾地方尸身甚多⑦。

正月廿五日(2月23日)报道:自疫起至阳历2月10日止,哈尔滨东清铁路路界内死毙1227人;路界外之傅家甸死毙4585人⑧。又载:哈埠一带疫毙者已约一万,呼兰阿什河一带、海伦、绥化毙者约四五千,双城一带毙者约五六千⑨。

正月廿六日(2月24日)报道:傅家甸疫情,本月十九日,时疫病院病毙17名,现存22名,各区无疫毙者。搜出尸棺1具,陈尸4具,隔离所旧有1533名,新收入24名,释放49名,转送9名,现在1499名。本月二十日,时疫病院疫毙12名,现存18名,各区疫毙1名,搜出尸棺1具,陈尸3具,隔离所旧有1499名,新收入41名,转送2名,现在1538名⑩。

正月廿八日(2月26日)报道:哈尔滨租界疫死人数,自恶疫发现之日至二十三日,共病华人1388名,死1383名;俄人病49名,死48名⑪。又,近日死者日少,暂开各区交通,铺店亦皆开张⑫。

二月初二日(3月2日)报道:傅家甸地方自本月二十一日起至三十日止,计共疫

---

① "罹疫祸者计已四千余人",《盛京时报》一九一一年正月十三日,第5版。
② "北方防疫汇记",《申报》1911年2月16日,第4版。
③ "译件",《大公报》一九一一年正月十九日,第7版。
④ "瘟疫日见减轻",《盛京时报》一九一一年正月二十日,第5版。
⑤ "染疫者之调查",《盛京时报》一九一一年正月二十日,第5版。
⑥ "工部局卫生医官防疫报告",《申报》1911年2月19日,第26版。
⑦ "俄兵检查江中船只",《盛京时报》一九一一年正月廿三日,第5版。
⑧ "各地疫毙人数",《盛京时报》一九一一年正月廿五日,第2版。
⑨ "可怜三万猝死之疫鬼",《大公报》一九一一年正月廿五日,第2版。
⑩ "傅家甸防疫局之报告",《盛京时报》一九一一年正月廿六日,第5版。
⑪ "租界疫死人数之报告",《盛京时报》一九一一年正月廿八日,第5版。
⑫ "傅家甸近日现象",《盛京时报》一九一一年正月廿八日,第5版。

死73名，各区及庇寒所无。按每日均平核计，日死十五六名左右。本月二十五日，时疫病院疫毙2人，各区无疫毙者，查出陈尸4具，隔离所旧有1572名，新收入4名，转送2名，现在1574名[①]。

二月初三日(3月3日)报道：本月二十七日，时疫病院病毙2人，各区无疫毙者，搜出陈尸3具，隔离所旧有1633名，新收入19名，释放13名，转送1名，现在1638名[②]。

二月初四日(3月4日)报道：瘟疫流行以哈埠、长春为最[③]。又，傅家甸瘟疫近来日见稀少，病院以外竟未见有疫死者。闻前日医院仅死八九名，昨日更少至三四名[④]。再，傅家甸瘟疫日减，每日疫死者不过二十名左右[⑤]。再，哈尔滨函云，本埠瘟疫刻已消减[⑥]。

二月初七日(3月7日)报道：刻下傅家甸疫症可称已灭，查正月杪竟未见有因疫死者。近查哈尔滨傅家甸以及铁路左右一带，截至正月廿二日，统共死华人6202名，俄人49名，日本人4名，法人1名[⑦]。

二月初九日(3月9日)报道：据驻哈日领川上君初四日报告，哈埠疫死者自发生之日起至初二日止，共计6525人[⑧]。

二月初十日(3月10日)报道：自瘟疫发现之日起至初三日，哈尔滨共死华人1493人，欧人40名。本月初一日，时疫病院及新疑似病院无疫毙者，隔离所旧有1512名，新收入108名，释放56名，现在1564名[⑨]。

二月十六日(3月16日)报道：傅家甸疫毙人数，昨经调查，自设立防疫局后报明者6400余人，其设防疫局以前800余人，共计7200余人[⑩]。

二月十八日(3月18日)报道：哈尔滨一带鼠疫，因当局官宪切实防疫，逐日减灭，颇收佳果[⑪]。又，经总医官伍连德君设法防疫，于两月之间始将恶疫扑灭，人民共

① “哈尔滨疫死报告”，《盛京时报》一九一一年二月初二日，第5版。
② “傅家甸防疫局之报告”，《盛京时报》一九一一年二月初三日，第5版。
③ “防疫总局电购硫磺”，《盛京时报》一九一一年二月初四日，第5版。
④ “傅家甸瘟疫之将尽”，《大公报》一九一一年二月初四日，第2版。
⑤ “伍医士防疫之声价”，《大公报》一九一一年二月初四日，第2版。
⑥ “派员分路调查瘟疫”，《大公报》一九一一年二月初四日，第2版。
⑦ “译件”，《大公报》一九一一年二月初七日，第4版。
⑧ “北满疫氛近告”，《盛京时报》一九一一年二月初九日，第5版。
⑨ “哈尔滨疫死报告”，《盛京时报》一九一一年二月初十日，第5版。
⑩ “傅家甸疫死人数”，《盛京时报》一九一一年二月十六日，第5版。
⑪ “中俄拟在交界议合办检疫所”，《盛京时报》一九一一年二月十八日，第5版。

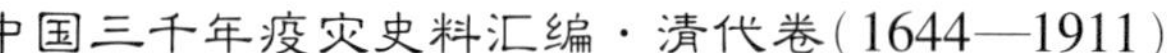

享安宁,实伍医官之力也①。

二月十九日(3月19日)报道:西历2月10日至16日……哈埠新市街尚有84名,傅家甸则69名,但较之从前已减去十分之一矣②。

二月廿八日(3月28日)报道:傅家甸地方自去岁十月间时疫发现,计至而今,其疫毙之人确数,昨经调查,共7214名③。

二月廿九日(3月29日)报道:二十三日铁路各站并未有染疫者。自瘟疫发现之日起至二十三日,共疫死华人1476名,欧人52名④。

三月初三日(4月1日)报道:昨闻本埠防疫局以傅家甸瘟疫业已消平多日,拟于三月十五日即行停办⑤。又,傅家甸自染瘟疫后,拆烧之房舍不可胜数,更加各户疫死者几无家不有,于是市面大觉冷落,不复旧观,各商家之生意亦大受亏损⑥。再,本月廿四日,时疫病院、新疑似病院以及各区均无疫,隔离所统计14名,济贫所220名。廿五日,时疫病院、新疑似病院及各区界内无疫,隔离所11名,济贫所220名,现已16日无染疫者⑦。

夏,鼠疫又起。

六月初三日(6月28日)报道:哈尔滨又有疫疠流行,新染疫病者六人⑧。

六月十四日(7月9日)报道:此次鼠疫后,对青山共毙五十六人⑨。

阿城县(今哈尔滨市阿城区)、宾州(今宾县)、双城府(今双城市)　春正月,鼠疫流行。2月10日(正月十二日)报道:疫症传染,阿城为最,宾州、双城次之⑩。

新城府(今扶余市)、呼兰府(今哈尔滨市呼兰区)、绥化府(今绥化市)　春正月,鼠疫流行。2月10日(正月十二日)报道:疫症由新城传染至呼兰、绥化二府⑪。按:光绪三十一年(1905)绥化厅升为绥化府,下辖绥化县(今绥化市北林区)、上集厂(今绥棱县上集镇)、余庆(今庆安县),民国二年(1913)废。

安达厅(今安达市)　鼠疫由青冈、兰西两县蔓延而至,自正月十二日起,至二月

---

① "哈尔滨详志宴会华医官",《盛京时报》一九一一年二月十八日,第5版。
② "疫祸不甚剧烈矣",《盛京时报》一九一一年二月十九日,第5版。
③ "疫毙人数确实调查",《盛京时报》一九一一年二月廿八日,第5版。
④ "关于瘟疫之报告",《盛京时报》一九一一年二月廿九日,第5版。
⑤ "防疫局停办消息",《盛京时报》一九一一年三月初三日,第5版。
⑥ "傅家甸闭关整顿",《盛京时报》一九一一年三月初三日,第5版。
⑦ "傅家甸防疫局报告",《盛京时报》一九一一年三月初三日,第5版。
⑧ "哈尔滨又有疫症",《申报》1911年6月28日,第27版。
⑨ "满洲鼠疫毙命之统计",《盛京时报》一九一一年六月十四日,第5版。
⑩ "东省防疫记",《申报》1911年2月10日,第4版。
⑪ "东省防疫记",《申报》1911年2月10日,第4版。

二十四日止，共死十五人。

大通县（今通河县） 春，瘟疫流行。二月二十日（3月20日）报告：患鼠疫死亡92人①。二月廿五日（3月25日）报道：大通县县属亦有瘟疫（鼠疫）发现②。

宁安府（今宁安市） （宣统三年）十月，宁安府发生瘟疫病，由横道河子站（今海林市内）一宋姓工人传染，往南直达三陵、西崴子等村屯，仅一个多月就死亡34人③。按：宣统三年（1911）五月，东北鼠疫即已经消灭，此处言"十月"，疑为宣统二年的十月，但也可能是另外一种疫病流行。

双城府（今哈尔滨市双城区） 春，鼠疫流行。正月十六日（2月14日）报道：双城正月初九日始现染疫路毙者④。同日，双城府守报告，该府疫势蔓延，有加无减，死亡之多，足与哈、长相并，疫患为著名最盛之区⑤。十七日报道：双城郡城东南隅有何姓、李姓两家，日前均因染疫全家毙命⑥。十九日报道：双城郡人民染疫，死亡相继，无主之尸不下200名⑦。二十日报道：因为交通遮断，双城府商界坐受其困⑧。二月初一日（3月1日）报道：自去冬至本年正月，（双城）染疫毙命者共计5000余人，一时各界人员无不惊魂落魄，近来天气日暖，疫氛渐减，每日死者不过四五人，而人心遂觉日形安谧矣⑨。初三日报道：双城郡人民染疫毙命者，共计男女6000余人，经孙警务长在四野收拾抛弃尸骸1000余人，当饬巡警救急队将该尸骸俱弃至张止窝堡之北用火焚化⑩。初五日报道：日来时疫大见退缩，城里人民染疫者已无所闻，惟城西附郭各村落，每日染疫者尚有一二人⑪。十四日报道：双城现已实行断绝交通⑫。又，北门外防疫病院男隔离所所隔离者顷日已仅有七人，可见本郡时疫不远当可绝灭，而一般人民庶几可复享康健之幸福矣⑬。十五日报道：府城内日昨仅毙一人，即时疫病院与疑似

① 《通河县志》，中国展望出版社1990年版。
② "大通亦染瘟疫"，《大公报》一九一一年二月廿五日，第1版。
③ 《宁安县志》，黑龙江人民出版社1989年版。
④ "路毙"，《盛京时报》一九一一年正月十六日，第5版。
⑤ "又覆双城金守电"，《吉林官报》1911年第2期。
⑥ "烧毁染疫死者之房屋"，《盛京时报》一九一一年正月十七日，第5版。
⑦ "焚化尸身"，《盛京时报》一九一一年正月十九日，第5版。
⑧ "商界坐受其困"，《盛京时报》一九一一年正月二十日，第5版。
⑨ "疫气大减"，《盛京时报》一九一一年二月初一日，第5版。
⑩ "火葬疫毙尸骸"，《盛京时报》一九一一年二月初三日，第5版。
⑪ "疫菌将消灭矣"，《盛京时报》一九一一年二月初五日，第5版。
⑫ "防疫局惠爱贫民"，《盛京时报》一九一一年二月十四日，第5版。
⑬ "时疫消灭之近状"，《盛京时报》一九一一年二月十四日，第5版。

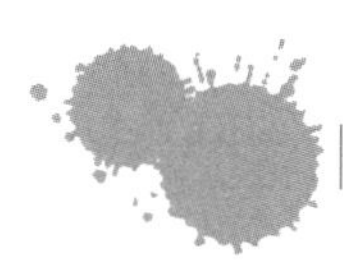

病院及男女隔离所人数较前已减少十分之七,于此可见,时疫已大消①。三月初一日(3月30日)报道:金太守以疫气消灭日久,断不至于复生,昨已将防疫局委员以及差役人等裁撤数名②。初二日报道:疫气现已消灭净尽,故各病院及隔离所无不空旷,防疫人员均经无事,而一般人民于是得复享康健之幸福矣③。今《双城县志》载:正月鼠疫流行,蔓及城乡,多有全家罹难,全县死亡4000余人。正月十二日(2月10日)这天,疫势最为凶猛,城区死38人,乡区死127人,共死165人。截至二月二十三日(3月23日),城关疫死544人,尸体由官方焚埋439具,自行焚埋105具;病院死474人,皆由官方焚埋;乡区172个村庄疫死男2875人,女716人,共3591人,其中1468具尸体由官方焚埋④。

海伦府(含今海伦市、望奎县)　春,鼠疫流行。二月十七日(3月17日)报道:自瘟疫发现以来,至本年正月底止,海伦共疫毙238人⑤。按:今《海伦县志》有三处记载这次鼠疫流行,但漏洞百出。其一曰:1910年(宣统二年)1月1日,从满洲里、齐齐哈尔、哈尔滨等地传来鼠疫,全县陆续死亡2051人;其二曰:1911年(宣统三年)1月,由齐齐哈尔、哈尔滨传入肺型鼠疫,全县有2057人死亡;其三曰:宣统三年(1911)由满洲里沿齐齐哈尔蔓延至海伦,历时半年,传染面很广,有2051人死亡⑥。三条记载的传播路径和死亡人数如此接近,此当为同一疫灾事件,但因为修志者对于帝王纪年和公历纪年换算上的混乱而误为三则不同的记载。究其实,疫灾传入的时间是在宣统二年的冬末,但流行时期主要是在宣统三年上半年,总共死亡2051人。三月初四日(4月2日),望奎(镇)发生肺鼠疫,从哈尔滨、绥化传播到纪家沟(今厢白乡团结村)、刘家沟(今环城乡红六村)2屯,8户人家死50人⑦。按:望奎是时为镇,系海伦府辖地,1916年始设望奎设治局,1929年改为望奎县。

巴彦州(今巴彦县)　春,鼠疫流行。二月十七日(3月17日)报道:自瘟疫发现以来,至本年正月底止,巴彦州共疫毙626人⑧。

黑河府(今属黑河市)　春,鼠疫流行。二月十二日(3月12日)报道:顷据黑河

---

① “时疫大减”,《盛京时报》一九一一年二月十五日,第5版。
② “裁撤防疫人员”,《盛京时报》一九一一年三月初一日,第5版。
③ “疫气消灭”,《盛京时报》一九一一年三月初二日,第5版。
④ 《双城县志》,中国展望出版社1990年版。
⑤ “江省各属疫毙人数之总额”,《盛京时报》一九一一年二月十七日,第3版。
⑥ 《海伦县志》,黑龙江人民出版社1988年版。
⑦ 《望奎县志》,1989年。
⑧ “江省各属疫毙人数之总额”,《盛京时报》一九一一年二月十七日,第3版。

来电云,该处现有瘟疫发现①。

呼兰府(今哈尔滨呼兰区) 春,鼠疫流行。正月廿七日(2月25日)报道:呼兰府自鼠疫发生以来,死者无算,现在尸棺聚集在营葬区域者计1300余具,其余在屋内死及路毙未经验收者,亦为数甚巨,前后合计共5000余名,城内棺材业已售罄,无可棺殓②。二月十七日(3月17日)报道:自瘟疫发现以来,至本年正月底止,呼兰共疫毙1625人③。廿六日报道:本府街居民男女与外乡人同疫毙命者,除掩埋之外,数次焚烧者共1017名,东乡因疫毙命者1427名,西乡因疫毙命者747名,南乡因疫毙命者1846名,北乡因疫毙命者811名,城乡核算共疫毙人数6000余名,俱火焚烧以绝根株④。

兰西县 春,鼠疫流行。二月十七日(3月17日)报道:自瘟疫发现以来,至本年正月底止,兰西共疫毙525人⑤。三月初一日(3月30日)报道:兰西县县属疫毙人数,除初五以前业经电禀外,计城内初六疫毙男2名、女2名,初七男3名,初八男4名,初九男2名,初十男1名,乡间续报男4名,乡间自初七日后,并无染疫,城内亦大轻减⑥。

临江府(今同江市) 春,鼠疫流行。二月初三日(3月3日)报道:(鼠疫)北京、拉哈苏苏(时属临江府)、恰克图、吉林等处皆有⑦。

木兰县 春,鼠疫流行。二月十七日(3月17日)报道:自瘟疫发现以来,至本年正月底止,木兰共疫毙156人⑧。

绥化府(今绥化市) 春,鼠疫流行。正月廿八日(2月26日)报道:绥化等处渐次发生⑨。二月十七日(3月17日)报道:自瘟疫发现以来,至本年正月底止,绥化共疫毙1221人⑩。

余庆县(今庆安县) 春,鼠疫流行。二月十七日(3月17日)报道:自瘟疫发现以来,至本年正月底止,余庆共疫毙140人⑪。

---

① "黑河亦有鼠疫",《大公报》一九一一年二月十二日,第5版。
② "呼兰疫死之惨状",《盛京时报》一九一一年正月廿七日,第5版。
③ "江省各属疫毙人数之总额",《盛京时报》一九一一年二月十七日,第3版。
④ "黑龙江呈复城乡疫毙之人数再志",《盛京时报》一九一一年二月廿六日,第5版。
⑤ "江省各属疫毙人数之总额",《盛京时报》一九一一年二月十七日,第3版。
⑥ "兰西瘟疫已退",《大公报》一九一一年三月初一日,第1版。
⑦ "满洲瘟疫近观",《盛京时报》一九一一年二月初三日,第5版。
⑧ "江省各属疫毙人数之总额",《盛京时报》一九一一年二月十七日,第3版。
⑨ "因防疫断绝交通",《盛京时报》一九一一年正月廿八日,第5版。
⑩ "江省各属疫毙人数之总额",《盛京时报》一九一一年二月十七日,第3版。
⑪ "江省各属疫毙人数之总额",《盛京时报》一九一一年二月十七日,第3版。

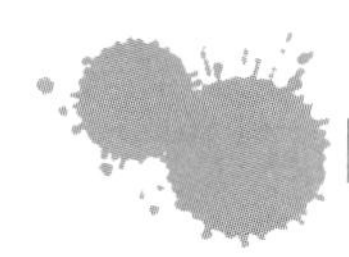

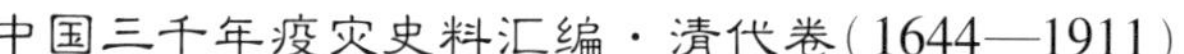

大赉厅(今属大安市)　先年冬十二月鼠疫,延及是年春正月,历时 23 天,死亡 61 人。引见上年。

柳河县　鼠疫流行,有全家患病而死者①。

长寿县(今哈尔滨市延寿县)　县境西北与阿城、宾州接壤,鼠疫即由此二州县传来。正月[二]十三日,有雇工疫死于秋皮屯,然后蔓延城区东关及乌吉密河乡村。自正月二十三日至二月二十六日,共疫死四十六人②。

方正县　正月二十日,有木工由宾州来,至修吉利屯,旋疫死,染及同屯。自正月初二日至二十六日,共疫死 10 人,连同上年十二月二十二日至二十九日疫死 11 人,共疫死 21 人③。

吉林省

春,鼠疫流行。

正月初八日(2 月 6 日)报道:吉林全省传染业已及半,中外医官疫毙者 10 余人④。

二月初十日(3 月 10 日),山东巡抚致电吉林巡抚问及鼠疫情况,吉林巡抚在回电中说:吉省疫症,延及二十府县,哈尔滨、长春、双城最重,均已各毙数千人;其次则宾州、阿城、新城、榆树已各毙数百人;省城毙二百五十八人,余属尚不甚重,现正竭力扑灭,渐见轻减。贵处感受传染,竟亦如是之烈,防御难周,同此困难,谨此奉覆⑤。

二月二十日(3 月 20 日),吉林官方向外务部报告:吉省疫症自滨江沿及长春、吉林、双城、宾州、新城、宁安、五常、依兰、榆树、伊通、农安、方正、双阳、敦化、阿城、长寿、舒兰、长岭、额穆、德惠、磐石、桦川二十二属。正月以来滨、长两属连日减少,不日可望扑灭;双城、宾州染疫较重,近亦逐渐轻减,宾州尤有成效;其余各属尚不十分剧烈。省城自设防疫总局,分设检疫所四、诊疫所一、疑似病院一、隔离所三、分卡十一、庇寒所二,机关粗备,防范颇严。自去腊始疫至今,每日疫毙多则十余人,少则七八人,本月初三减至三人,初四减至二人,外疫不使侵入,即日当可扑灭。外属防疫应设机关,亦由总局核定,节次电札,务求详备,分别隔离留验,藉杜蔓延,据各该属最近报

① 《柳河县志》,吉林文史出版社 1991 年版。

② 《东三省疫事报告书》,见李文海等主编《中国荒政书集成》第十二册,天津古籍出版社 2010 年版,第 8250 页。

③ 《东三省疫事报告书》,见李文海等主编《中国荒政书集成》第十二册,天津古籍出版社 2010 年版,第 8250 页。

④ “东督关于防疫之求助”,《大公报》一九一一年正月初八日,第 1 张,第 5 版。

⑤ “公署覆山东孙抚台电”,《吉林官报》1911 年第 3 期。

告，疫氛均尚平靖。三月初五日，各国医生在奉开会，已将防疫办法暨如何效果，饬令各属绘具详细图表，限三月二十日送省汇齐，送奉研究①。

吉林府（省会，今吉林市） 春，鼠疫猖獗。

正月初六日（2月4日）报道：吉林城交涉局卫队一名，染疫而死②。

正月十一日（2月9日）报道：满洲疫盛，吉林每日平均死数约20人③。

正月十八日（2月16日）报道：自鼠疫发生之日起迄十一日，疫死者计达121名之多④。

二月初四日（3月4日）报道：省城四周均设防疫分卡，凡柴米车辆禁止进城内，致米珠薪桂⑤。

二月初七日（3月7日）报道：吉垣迩来鼠疫颇形消灭，据防疫所日昨报告，仅毙四人，较以前每日所毙人数已十减其八⑥。

二月初九日（3月9日）报道：现在疫气尚未尽杀，仍不准私自出入以滋传染⑦。

二月十二日（3月12日）报道：疫症发现以来，因交通断绝，税捐无从收入，库款支绌已达极点⑧。又，鼠疫稍杀，自上月杪，移入隔离所者日减一日⑨。

二月廿四日（3月24日）报道：防疫会因省城内外均无疫毙人民，拟将四路分卡裁撤。⑩

表4 吉垣诊疫所疫死者报告⑪

日期	疫死人数	日期	疫死人数	日期	疫死人数
十二月二十日至廿七日	13	正月十四日	12	正月廿九	3
十二月廿八日	1	正月十五日	8	正月三十日	5
十二月廿九日	3	正月十六日	6	二月初一日	5

① “本省官电”，《吉林官报》1911年第4期。
② “北方鼠疫记”，《申报》1911年2月4日，第5版。
③ “西报纪满洲疫患近状”，《申报》1911年2月9日，第11版。
④ “吉省疫死之人数”，《盛京时报》一九一一年正月十八日，第5版。
⑤ “防疫队被陆军殴打”，《盛京时报》一九一一年二月初四日，第5版。
⑥ “鼠疫消减”，《盛京时报》一九一一年二月初七日，第5版。
⑦ “关于防疫示谕照录”，《盛京时报》一九一一年二月初九日，第5版。
⑧ “度支告匮之现状”，《盛京时报》一九一一年二月十二日，第5版。
⑨ “隔离所归并之先声”，《盛京时报》一九一一年二月十二日，第5版。
⑩ “防疫分卡拟不日裁撤”，《盛京时报》一九一一年二月廿四日，第5版。
⑪ “吉垣诊疫所疫死者报告”，《盛京时报》一九一一年二月廿三日，第5版。

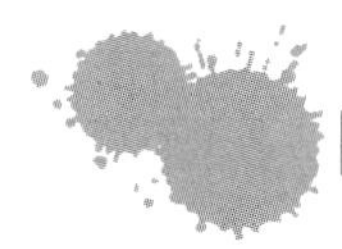

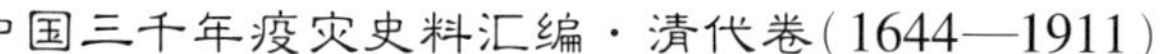

(续表)

日期	疫死人数	日期	疫死人数	日期	疫死人数
正月初二日	3	正月十七日	6	二月初二日	4
正月初三日	5	正月十八日	6	二月初三日	3
正月初四日	4	正月十九日	4	二月初四日	1
正月初五日	8	正月二十日	4	二月初五日	3
正月初六日	4	正月廿一日	5	二月初六日	2
正月初七日	2	正月廿二日	6	二月初七日	1
正月初八日	5	正月廿三日	4	二月初八日	2
正月初九日	10	正月廿四日	5	二月初九日	2
正月初十日	14	正月廿五日	9	二月初十日	0
正月十一日	6	正月廿六日	6	二月十一日	1
正月十二日	11	正月廿七日	3		
正月十三日	7	正月廿八日	10	(合计)	222

2月,因鼠疫流行,吉林省提学司通知全省学堂延期开学。今《吉林市志》载:10月,吉林发生鼠疫。吉林城死亡364人,吉林府四乡死亡800人,舒兰死亡261人,磐石死亡214人,蛟河死亡19人,桦甸死亡73人①。按:这里的"10月"为宣统二年(1910)十月,各地鼠疫死亡人数非死于十月一月,而是自宣统二年(1910)十月以来至宣统三年(1911)三月鼠疫扑灭期间所有死于鼠疫的人数。

长春府(今长春市) 春,鼠疫流行。

正月十一日(2月9日)报道:长春调来之兵勇1000名,现皆围守傅家甸,可惜内有一队传染疫症,在长春死去数名,抵哈后又死去4名②。

正月十二日(2月10日)报道:长春每日染疫死者75人,查上星期日故96人,本星期一故140人。今日(初八日)尸身800具尽行焚化,掘坑葬尸之工人90人中,竟有染疫毙命者40余人③。

---

① 《吉林市志》,吉林人民出版社2008年版。

② "关于防疫之来电",《大公报》一九一一年正月十一日,第1张,第6版。

③ "译件",《大公报》一九一一年正月十二日,第7版。

正月十七日(2月15日)报道:正月初七日,城内死者32名,城外死者马号门外1名,亭屯3名、头道沟7名、南岭11名。正月初八日,城内死者24名①。

正月十八日(2月16日)报道:长春死者之已经掩埋及火葬者计不下2500名②。

正月十九日(2月17日)报道:长春鼠疫日甚一日,自元旦日起,日必死100余人。初八、初九两日尤多,几达200人之数③。又,距郡城七里之南岭为陆军第三镇驻扎处,鼠疫现已蔓延至此④。

正月二十日(2月18日)报道:长春十五日,染疫死者,城内39人,附近村屯34人;十六日,城内26人,附近村屯30人。加之旧有死亡,城内共计1111名,村屯443名⑤。

正月廿五日(2月23日)报道:自疫起至阳历2月10日止,长春南满铁路路界内死毙90人,路界外死毙938人⑥。又,宽城子俄附属地内,自发生之日起,迄二十一日止,染疫死亡者计74名⑦。又,天德堂铺伙9人全部疫毙⑧。

正月廿七日(2月25日)报道:长春城内外及四乡等处染疫死者报告如下:本月二十二日,城内死17人,乡间死59人;二十三日,城内死12人,乡间死39人;二十四日,城内死16人,乡间死35人⑨。

正月廿八日(2月26日)报道:长春疫死之人以陆军为最多⑩。

正月三十日(2月28日)报道:东四道街万兴铁炉有伙9人,十一日其中1人染疫身死,未几,同伙8人亦相继毙命。万福增杂货铺柜伙8人,十三日、十五日、十六日等日已毙其7,所余留之一人至送入隔离所后,并同归于尽矣⑪。

二月初三日(3月3日)报道:吉林省垣鼠疫倍炽,每日毙数十名⑫。又,长春自(正月)十一日起,至二十五日止,焚化疫尸共7400具,更有未焚者约800具,加以从

① “瘟疫报告”,《盛京时报》一九一一年正月十七日,第5版。

② “疫毙者几有不胜火葬之势”,《盛京时报》一九一一年正月十八日,第5版。

③ “长春鼠疫之猖獗”,《大公报》一九一一年正月十九日,第1版。

④ “长春鼠疫之猖獗”,《大公报》一九一一年正月十九日,第1版。

⑤ “染疫毙命者之统计”,《盛京时报》一九一一年正月二十日,第5版。

⑥ “各地疫毙人数”,《盛京时报》一九一一年正月廿五日,第2版。

⑦ “俄附属地疫死之人数”,《盛京时报》一九一一年正月廿五日,第5版。

⑧ “天德堂铺伙尽遭疫毙”,《盛京时报》一九一一年正月廿五日,第5版。

⑨ “译件”,《大公报》一九一一年正月廿七日,第7版。

⑩ “抚恤死亡之陆军”,《盛京时报》一九一一年正月廿八日,第5版。

⑪ “工商之染疫死者”,《盛京时报》一九一一年正月三十日,第5版。

⑫ “吉垣鼠疫之近状”,《大公报》一九一一年二月初三日,第2版。

前死者,统计近10000人之谱[①]。再,吉林省城鼠疫自(正月)十七日起,至二十一日止,5日之内疫死者仅50名,现在疫势业已渐次消减[②]。

二月初四日(3月4日)报道:瘟疫流行以哈埠、长春为最[③]。

二月初八日(3月8日)报道:隔离所人员19名,悉数染疫,就中18名已经毙命,隔离所因之不能支持,于初六日竟行锁闭[④]。二月十一日(3月11日)报道:长春自疫气发现以来,中医因诊视疫病,防范不严,先后相继染疫死者已有8人[⑤]。

二月十一日(3月11日)报道:马号门外西首旧有瓦盆窑一处,伙计九人俱系铁中铮铮。初五日,其一人忽染疫而毙,未及三日,该窑伙竟无一生存者[⑥]。

二月十四日(3月14日)报道:长春城因防疫隔离断交通,以致米珠薪桂。现疫气渐消,四乡载柴米车辆已通行无阻[⑦]。

二月十六日(3月16日)报道:长郡中学堂自去岁年假后因瘟疫流行,至今尚未开学[⑧]。

二月十九日(3月19日)报道:据最近调查,染疫毙命者寥寥无几,较之从前已减去十分之一[⑨]。

二月廿八日(3月28日)报道:防疫会黄芸堂将去腊十八日起至今正三十日止所有疫毙人数统计列表,计城中共2483名,乡间不到6000名。头道沟日本疫症院宇山院长言,共死1041名,秦医官报告去年十二月二十四日开立疫症院至正月三十日,共收入病人961名,愈者只6名,其中亦有非尽染疫病死者[⑩]。

三月初一日(3月30日)报道:防疫总局拟以三月初一日起,将隔断交通及停止营业之禁一律解弛[⑪]。

三月十八日(4月16日)报道:长春自去岁十二月初三日疫疠传播以来,至今年二月二十七日,城厢疫毙人数共计1512名。各区域细数开列如下:一区217名,二区

---

① “可怜三万猝死之疫鬼”,《大公报》一九一一年二月初三日,第2版。

② “吉垣鼠疫之渐消”,《大公报》一九一一年二月初三日,第2版。

③ “防疫总局电购硫磺”,《盛京时报》一九一一年二月初四日,第5版。

④ “隔离所因职员均各染疫已闭矣”,《盛京时报》一九一一年二月初八日,第5版。

⑤ “中医官以身殉疫”,《大公报》一九一一年二月十一日,第1版。

⑥ “疫鬼为疠于陶冶”,《盛京时报》一九一一年二月十一日,第5版。

⑦ “贫民庶几可望生活矣”,《盛京时报》一九一一年二月十四日,第5版。

⑧ “商埠防疫所借用中学堂校舍”,《盛京时报》一九一一年二月十六日,第5版。

⑨ “疫祸不甚剧烈矣”,《盛京时报》一九一一年二月十九日,第5版。

⑩ “疫毙人数究有若干”,《盛京时报》一九一一年二月廿八日,第5版。

⑪ “长春可见疫气已消灭矣”,《盛京时报》一九一一年三月初一日,第5版。

166名，三区307名，五区214名；商埠一区297名，二区221名，二道沟90名[①]。

六月十四日（7月9日）报道：春，鼠疫，都督管区疫死1040人，中国管区疫死2390人[②]。

夏，泄泻症流行。

六月廿三日（7月18日）报道：近因天气炎热，人多贪凉，故患泄泻症者层见迭出。当初起时，头晕腹痛，旋即上吐下泻，大约均因贪饮凉水及喜食果实之所致[③]。

七月初九日（9月1日）报道：既往半月间，罹各疫症死者共计43人，平均每日3人。惟最当注意者，为本春鼠疫称最盛之南门附近，又复为此次时疫之中心点一事，并另有发现鼠疫之兆[④]。

宾州府（今宾县）　春，鼠疫流行。正月十四日（2月12日）报道：宾境疫病自十一月十七日传染起，至十二月二十八日止，城乡共毙223名[⑤]。二月初四日（3月4日）报道：宾州城西满井地方疫症传染极烈，该处有住户徐姓家，老幼17口，尽死于疫[⑥]。

新城府（今扶余市）　春正月，鼠疫由新城传染至呼兰、绥化二府[⑦]。

汪清县　冬，蛤蟆塘乡四方台附近的中河（今上村）、前河连续两年流行恶疫（克山病），病死230多人，患者大都是妇女和儿童[⑧]。

延吉府（今龙井市）　2月（即春正月），肺鼠疫在县内开始流行，据调查统计已死亡320余人[⑨]。

长岭县　鼠疫流行，县城设临时防疫所一处，乡屯设分所四处[⑩]。正月初二日，工人由新城归，始行传染。传播路径分南、北两支，南线由长春传入，北线由新城府传入。自正月初二日起，至二月初五日止，共疫死一百四十七人[⑪]。

敦化县（今敦化市）　在满洲里、哈尔滨一带流行鼠疫。1911年1—2月间，鼠疫

---

① “城关疫毙之人数”，《盛京时报》一九一一年三月十八日，第5版。

② “满洲鼠疫毙命之统计”，《盛京时报》一九一一年六月十四日，第5版。

③ “吐泻症后先继起”，《盛京时报》一九一一年六月二十三日，第5版。

④ “本郡时疫今尚流行不已”，《盛京时报》一九一一年七月初九日，第5版。

⑤ “防疫总局电文公布”，《大公报》一九一一年正月十四日，第1版。

⑥ “雪埋疫尸之数敷衍公事”，《大公报》一九一一年二月初四日，第2版。

⑦ “东省防疫记”，《申报》1911年2月10日，第4版。

⑧ 《汪清县卫生志》，1988年。

⑨ 《龙井县卫生志》，1990年。

⑩ 《长岭县志》，中华书局1993年版。

⑪ 《东三省疫事报告书》，见李文海等主编《中国荒政书集成》第十二册，天津古籍出版社2010年版，第8259～8260页。

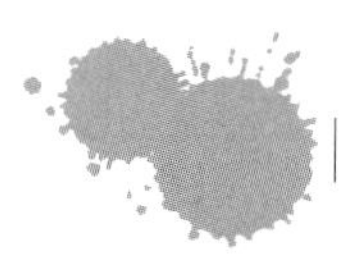

蔓延到敦化①。

伊通州(今伊通县)　正月初一日,鼠疫始发现,系苦力、乞丐各下等社会由长春、怀德各地传染而来。传播路线分北东线和北西线两支,北东线由长春传来,北西线由怀德县传来。自正月初二日起,至二月二十一日止,共疫死三百四十三人②。1月30日(正月初一),鼠疫再次流行,波及36个村屯,死亡342人③。

海龙府(今梅河口市)　春,百斯笃(鼠疫)盛行,由知府吴瞻莪发起,立防疫所于南关④。春,鼠疫盛行,由知府吴瞻莪发起,创立防疫所⑤。鼠疫分南、北两线传入,一是正月十八日由长春传入,一自正月二十八日由吉林传入。至二月十三日止,共疫死十一人⑥。按:海龙府时属奉天省。

东平县(今东丰县)　正月二十一日,有从西丰县神树地方来人,至县境四平街疫发身死。至二十三日止,共疫死四人⑦。

西安县(今东辽县)　正月初四日鼠疫起,至二月初五日止,全县因疫病死亡110人⑧。2月2日,鼠疫蔓延,至3月5日止,西安县共死亡110人⑨。鼠疫分三线传入,一由本溪传入,一由奉天传入,一由长春传入,自正月初六日起,至二月初六日止,共疫死一百一十人⑩。按:西安县时属奉天省。

通化县　二月十五日,鼠疫在通化县境内流行,由于没有防疫机构,使疫情蔓延,一日死亡数百人⑪。

五常府(今五常市)　正月初二日,有小贩由阿城染疫回,疫毙,遂至传染城关,并

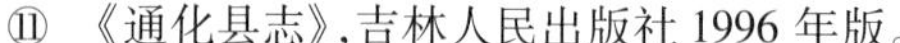

① 《敦化市志》,新华出版社1991年版。

② 《东三省疫事报告书》,见李文海等主编《中国荒政书集成》第十二册,天津古籍出版社2010年版,第8256~8257页。

③ 《伊通县志》,吉林文史出版社1991年版。

④ 民国《海龙县志》卷一九《防疫所》。

⑤ 《梅河口市志》,吉林人民出版社1999年版。

⑥ 《东三省疫事报告书》,见李文海等主编《中国荒政书集成》第十二册,天津古籍出版社2010年版,第8284~8285页。

⑦ 《东三省疫事报告书》,见李文海等主编《中国荒政书集成》第十二册,天津古籍出版社2010年版,第8285页。

⑧ 《东辽县志》,吉林文史出版社2002年版。

⑨ 《辽源市志》,吉林人民出版社1995年版。

⑩ 《东三省疫事报告书》,见李文海等主编《中国荒政书集成》第十二册,天津古籍出版社2010年版,第8282~8283页。

⑪ 《通化县志》,吉林人民出版社1996年版。

由城关向南、北、东蔓延。至三月初四日止，共疫毙二百五十七人①。由哈尔滨传来鼠疫，势甚猖獗②。

辽宁省

奉天府（省会，承德县附郭，今沈阳市）　春，鼠疫大流行。

正月初六日（2月4日）报道：百斯笃疫蔓延南满路线一带，以长春、奉天等处为最惨③。

正月初七日（2月5日）报道：天津临时防疫会接奉天来电报告该处染疫及因疫致死人数。1月18日首电：首日起（1月1日）至1月17日，共染疫者181人。1月20日电：染疫者33人，故16人。1月21日电：染疫者33人，故23人。1月22日电：染疫者38人，故33人。1月23日电：染疫者20人，故15人。1月25日电：昨、前两日染疫者60人，故48人。1月27日电：昨、前两日染疫者75人，故59人。1月30日电：计27日染疫者48人，28日染疫者44人，29日55人。由1月1日起至29日，染疫者360人④。

正月初八日（2月6日）报道：鼠疫弥蔓，势益猖獗，奉天城内染疫死亡者，已达300余人⑤。

正月十一日（2月9日）报道：（奉天）初一日患疫20人，初二日45人，初三日27人，初四日46人⑥。

正月十七日（2月15日）报道：奉省鼠疫发现有日，所属各州县地方因有哈埠染疫归来之商民，以致全家传染死亡者所在多有⑦。又，东三省自鼠疫流行以来，日有死亡，其中奉天省城共疫毙439人⑧。

正月十八日（2月16日）报道：奉天车站疫死闸夫一名⑨。

正月十九日（2月17日）报道：大西关工夫市，系贫民聚集之地，加以伙房小店，鳞次栉比，传染时疫，尤为容易⑩。

---

① 《东三省疫事报告书》，见李文海等主编《中国荒政书集成》第十二册，天津古籍出版社2010年版，第8245～8246页。

② 《五常县志》，1988年。

③ “北方鼠疫记”，《申报》1911年2月4日，第5版。

④ “天津临时防疫会报告之文件”，《大公报》一九一一年正月初七日，第4版。

⑤ “北方鼠疫记”，《申报》1911年2月6日，第5版。

⑥ “防疫事汇志”，《大公报》一九一一年正月十一日，第6版。

⑦ “锡督通饬协力防疫之札文”，《大公报》一九一一年正月十七日，第2版。

⑧ “东三省疫毙人口统计表”，《大公报》一九一一年正月十七日，第1版。

⑨ “北方防疫汇记”，《申报》1911年2月16日，第4版。

⑩ “工夫市拟设搜疫分所”，《盛京时报》一九一一年正月十九日，第5版。

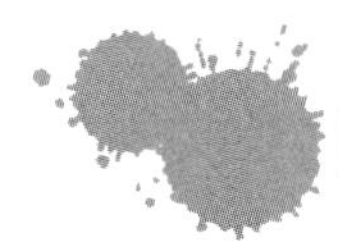

正月二十日(2月18日)报道:现下疫症盛行,各关传染几遍,幸城内尚稍称安谧①。

正月廿四日(2月22日)报道:省城自疫症发现以来,谣言四起,人心惶恐。近日商民等均执大清银行及官银号纸币换取银元,络绎不绝,该行大有应付不暇之势②。又,现因时疫流行,恐致传染,经高等厅咨准,提法司一律闭庭③。

正月廿七日(2月25日)报道:昨礼拜日盛京新患疫者计43人,内死38人。二十二日奉天患疫者35人,死26人。刻下奉天天气渐暖,沿铁路各站毫无染疫者,关内外亦然④。

正月三十日(2月28日)报载停办商立防疫院自正月十四日至廿七日共死亡245人⑤,现存人数为26名⑥。

二月初二日(3月2日)报道:奉省鼠疫日见猖獗,城西北十五里某屯鼠疫传染200余人⑦。

二月初五日(3月5日)报道:城北二台子、城东汪大人屯、城西德胜营子、城南沙岗子、十王坟等处,均有因病死亡全家情事⑧。

二月初八日(3月8日)报道:(盛京)刻下疫疠情形渐减,查本月初三日患疫死者21人,然铁路一方面及附近铁路各处并无染者。是日盛京患疫者27人,死者15人⑨。

二月初十日(3月10日)报道:三台子(今属皇姑区)收容所疫死46名⑩。

二月十四日(3月14日)报道:初十日,奉天患疫毙命者17人⑪。

二月十六日(3月16日)报道:十二日,奉天患疫病故者11人,较前大为消减⑫。

---

① "各城门验疫加紧情形",《盛京时报》一九一一年正月二十日,第5版。

② "金融界将因疫而起恐慌矣",《盛京时报》一九一一年正月廿四日,第5版。

③ "审判厅因疫停止办公",《盛京时报》一九一一年正月廿四日,第5版。

④ "译件",《大公报》一九一一年正月廿七日,第7版。

⑤ "调查现饬停办商立防疫院死亡人数表",《盛京时报》一九一一年正月三十日,第5版。

⑥ "调查现饬停办商立防疫院患者现存人数表",《盛京时报》一九一一年二月初一日,第3版。

⑦ "北方防疫汇纪",《申报》1911年3月2日,第4版。

⑧ "疫症染及四乡警告",《盛京时报》一九一一年二月初五日,第5版。

⑨ "译件",《大公报》一九一一年二月初八日,第4版。

⑩ "三台子收容所疫死人数表",《盛京时报》一九一一年二月初十日,第3版。

⑪ "防疫报告",《大公报》一九一一年二月十四日,第7版。

⑫ "防疫报告",《大公报》一九一一年二月十六日,第7版。

二月十七日(3月17日)报道:十三日,奉天患疫病故者3人①。

二月廿一日(3月21日)报道:疫症自发现以来,死亡万余人,縻款数万元②。又,工夫市暨小南门脸向称繁杂之区,自疫疠发生以来,尤以该两处为最……将小南门脸迤西、大西城根迤南划成遮断交通区域,各巷口均用木椿遮断③。

二月廿三日(2月23日)报道:镇乡警局闻南路镇乡共计100余屯,50日中死亡合100余名,较之城厢内外则轻减多矣④。

二月廿七日(3月27日)报道:奉天疫症情形如昨,疫故人数甚少⑤。

二月廿九日(3月29日)报道:省城商务总办前因办理防疫事宜,计共耗去款一万一千余元⑥。

三月初六日(4月4日)报道:万国鼠疫研究会于初五日上午十钟在小河沿惠工公司预设之会场中举行开会典礼,各国代表等20余员、驻奉各国领事外务部施右丞、清国医士伍君连德等均列席⑦。又,现在省城及各府厅州县疫气或已净尽,或已减轻⑧。

三月初九日(4月7日)报道:防疫事务所计,自去年十二月起至三月初一日止,因疫毙命者惟七区最多,一、二、四区甚轻,其余三、五、六各区亦复相等⑨。

三月十一日(4月9日)报道:疫气确乎消灭,故遂由防疫事务所饬令该管警区将封闭板片一律撤去⑩。

三月廿三日(4月21日)报道:总共由去年十二月起至三月二十一日,(发病)1535名,已亡1535名,未亡无⑪。

三月廿五日(4月23日)报道:兹闻疫毙人数以一区为最少,计共38口,二区则47口,三区65口,四区211口,五区514口,六区134口,七区536口⑫。

---

① “防疫报告”,《大公报》一九一一年二月十七日,第7版。

② “通饬地方官绅认真防疫”,《盛京时报》一九一一年二月廿一日,第5版。

③ “交通遮断”,《盛京时报》一九一一年二月廿一日,第5版。

④ “南路镇乡疫毙人数”,《盛京时报》一九一一年二月廿三日,第5版。

⑤ “防疫事汇志”,《大公报》一九一一年二月廿七日,第5版。

⑥ “商会呈报防疫用款”,《盛京时报》一九一一年二月廿九日,第5版。

⑦ “万国鼠疫研究会纪事”,《盛京时报》一九一一年三月初六日,第5版。

⑧ “通饬酌裁防疫所”,《盛京时报》一九一一年三月初六日,第5版。

⑨ “各区染疫死者之比较”,《盛京时报》一九一一年三月初九日,第5版。

⑩ “断绝交通令之撤消”,《盛京时报》一九一一年三月十一日,第5版。

⑪ “二十一日新疫报告”,《盛京时报》一九一一年三月廿三日,第3版。

⑫ “呈报各区疫毙人数”,《盛京时报》一九一一年三月廿五日,第5版。

表5　盛京疫情汇总表

日期	新疫人数(人)	新疫死亡(人)	新疫未亡(人)	旧病人数(人)	旧患死亡(人)	旧患未亡(人)	数据来源
正月初九日	32	29	3	107	4	103	①②
正月初十日	23	20	3	106	0	106	③
正月十一日	44	26	18	109	0	109	④
正月十二至十四日	38	26	12	143	6	137	⑤⑥
正月十五日	28	15	13	149	11	138	⑦
正月十六日	27	22	5	151	0	151	⑧
正月十七日	35	24	11	151	14	142	⑨⑩
正月十八日	37	22	15	153	8	145	⑪⑫
正月十九日	39	25	14	160	12	20 + 127	⑬⑭
正月廿一日	43	23	20		11	27	⑮⑯
正月廿二日	21	12	9	30	14	16	⑰⑱
正月廿三日	29	15	14	25	9	11	⑲⑳

① “第一表　新疫报告”,《盛京时报》一九一一年正月十一日,第7版。
② “第二表　旧病患者死亡姓名日报”,《盛京时报》一九一一年正月十一日,第7版。
③ “第一表　新疫日报”,《盛京时报》一九一一年正月十二日,第3版。
④ “十一日新疫报告”,《盛京时报》一九一一年正月十三日,第3版。
⑤ “十四日新疫报告”,《盛京时报》一九一一年正月十六日,第3版。
⑥ “十四日旧病患者死亡姓名表”,《盛京时报》一九一一年正月十七日,第3版。
⑦ “十五日新疫报告”,《盛京时报》一九一一年正月十七日,第3版。
⑧ “十六日新疫报告”,《盛京时报》一九一一年正月十八日,第3版。
⑨ “十七日新疫报告”,《盛京时报》一九一一年正月十九日,第3版。
⑩ “十七日旧病患者死亡姓名表”,《盛京时报》一九一一年正月十九日,第3版。
⑪ “十八日新疫报告”,《盛京时报》一九一一年正月二十日,第3版。
⑫ “十八日旧病患者死亡姓名表”,《盛京时报》一九一一年正月二十日,第3版。
⑬ “十九日新疫报告”,《盛京时报》一九一一年正月廿一日,第3版。
⑭ “十九日旧病患者死亡姓名表”,《盛京时报》一九一一年正月廿一日,第3版。
⑮ “二十一日新疫报告”,《盛京时报》一九一一年正月廿三日,第3版。
⑯ “二十一日旧患疫者死亡姓名”,《盛京时报》一九一一年正月廿三日,第3版。
⑰ “二十二日新疫报告”,《盛京时报》一九一一年正月廿四日,第3版。
⑱ “二十二日旧病患者死亡姓名表”,《盛京时报》一九一一年正月廿四日,第3版。
⑲ “二十三日新疫报告”,《盛京时报》一九一一年正月廿五日,第3版。
⑳ “二十三日旧患疫者死亡姓名表”,《盛京时报》一九一一年正月廿五日,第3版。

（续表）

日期	新疫人数（人）	新疫死亡（人）	新疫未亡（人）	旧病人数（人）	旧患死亡（人）	旧患未亡（人）	数据来源
正月廿四日	16	11	5	25	13	12	①②
正月廿五日	30	15	15	17	3	14	③
正月廿六日	26	16	13	29	16	13	④⑤
正月廿七日	19	10	9	25	11	9+5	⑥⑦
正月廿八日	30	21	9	18	6	11+1	⑧⑨
正月廿九日	15	8	7	20	9	11	⑩⑪
正月三十日	45	24	21	18	7	11	⑫⑬
二月初一日	12	9	3	32	20	12	⑭⑮
二月初二日	27	18	9	15	3	12	⑯⑰
二月初三日	23	7	16	21	8	8+5	⑱⑲
二月初四日	17	6	11	24	17	7	⑳㉑

① “二十四日新疫报告”,《盛京时报》一九一一年正月廿六日,第3版。
② “二十四日旧患疫者死亡姓名日表”,《盛京时报》一九一一年正月廿六日,第3版。
③ “二十五日新疫报告”,《盛京时报》一九一一年正月廿七日,第3版。
④ “二十六日新疫报告”,《盛京时报》一九一一年正月廿八日,第3版。
⑤ “二十六日旧患疫者死亡姓名日表”,《盛京时报》一九一一年正月廿八日,第3版。
⑥ “二十七日新疫报告”,《盛京时报》一九一一年正月三十日,第3版。
⑦ “二十七日旧患疫者死亡姓名表”,《盛京时报》一九一一年正月三十日,第3版。
⑧ “二十八日新疫报告”,《盛京时报》一九一一年二月初一日,第3版。
⑨ “二十八日旧患疫者死亡姓名表”,《盛京时报》一九一一年二月初一日,第3版。
⑩ “二十九日新疫报告”,《盛京时报》一九一一年二月初二日,第3版。
⑪ “二十九日旧患疫者死亡姓名表”,《盛京时报》一九一一年二月初二日,第3版。
⑫ “三十日新疫报告”,《盛京时报》一九一一年二月初二日,第3版。
⑬ “三十日旧病患者死亡表”,《盛京时报》一九一一年二月初二日,第3版。
⑭ “初一日新疫报告”,《盛京时报》一九一一年二月初三日,第3版。
⑮ “初一日旧患疫者死亡姓名表”,《盛京时报》一九一一年二月初三日,第3版。
⑯ “初二日新疫报告”,《盛京时报》一九一一年二月初四日,第3版。
⑰ “初二日旧患疫者死亡姓名报告”,《盛京时报》一九一一年二月初四日,第3版。
⑱ “初三日新疫报告”,《盛京时报》一九一一年二月初五日,第3版。
⑲ “初三日旧患疫者死亡表”,《盛京时报》一九一一年二月初五日,第3版。
⑳ “初四日新疫报告”,《盛京时报》一九一一年二月初七日,第3版。
㉑ “初四日旧患疫者死亡表”,《盛京时报》一九一一年二月初七日,第3版。

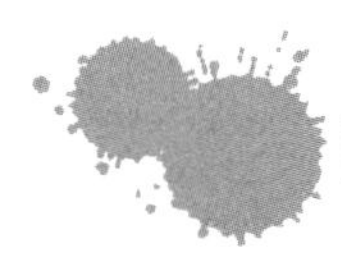

(续表)

日期	新疫人数(人)	新疫死亡(人)	新疫未亡(人)	旧病人数(人)	旧患死亡(人)	旧患未亡(人)	数据来源
二月初五日	34	11	23	18	7	11	①②
二月初六日	31	16	15	34	20	14	③④
二月初七日	17	14	3	29	17	7+5	⑤⑥
二月初八日	9	7	2	10	5	5	⑦
二月初九日	23	19	4	7	4	3	⑧⑨
二月初十日	16	12	4	7	5	1+1	⑩⑪
二月十一日	8	6	2	5	3	2	⑫⑬
二月十二日	10	9	1	4	2	1+1	⑭⑮
二月十三日	3	2	1	2	1	1	⑯⑰
二月十四日	13	12	1	2	1	1	⑱⑲
二月十五日	11	8	3	2	0	1+1	⑳

① “初五日新疫报告”,《盛京时报》一九一一年二月初七日,第3版。
② “初五日旧患疫者死亡”,《盛京时报》一九一一年二月初七日,第3版。
③ “初六日新疫报告”,《盛京时报》一九一一年二月初八日,第3版。
④ “初六日旧患疫者死亡表”,《盛京时报》一九一一年二月初八日,第3版。
⑤ “初七日新疫报告”,《盛京时报》一九一一年二月初九日,第2版。
⑥ “初七日旧患疫者死亡表”,《盛京时报》一九一一年二月初九日,第2版。
⑦ “初八日新疫报告”,《盛京时报》一九一一年二月初十日,第3版。
⑧ “初九日新疫报告”,《盛京时报》一九一一年二月十一日,第3版。
⑨ “初九日旧患疫者死亡表”,《盛京时报》一九一一年二月十一日,第3版。
⑩ “初十日新疫报告”,《盛京时报》一九一一年二月十二日,第3版。
⑪ “初十日旧患疫者死亡表”,《盛京时报》一九一一年二月十二日,第3版。
⑫ “十一日新疫报告”,《盛京时报》一九一一年二月十四日,第3版。
⑬ “十一日旧患疫者死亡表”,《盛京时报》一九一一年二月十四日,第3版。
⑭ “十二日新疫报告”,《盛京时报》一九一一年二月十四日,第3版。
⑮ “十二日旧患疫者死亡表”,《盛京时报》一九一一年二月十四日,第3版。
⑯ “十三日新疫报告”,《盛京时报》一九一一年二月十五日,第3版。
⑰ “十三日旧患疫者死亡表”,《盛京时报》一九一一年二月十五日,第3版。
⑱ “十四日新疫报告”,《盛京时报》一九一一年二月十六日,第3版。
⑲ “十四日旧患疫者死亡表”,《盛京时报》一九一一年二月十六日,第3版。
⑳ “十五日新疫报告”,《盛京时报》一九一一年二月十七日,第3版。

（续表）

日期	新疫人数（人）	新疫死亡（人）	新疫未亡（人）	旧病人数（人）	旧患死亡（人）	旧患未亡（人）	数据来源
二月十六日	2	0	2	4	4	0	①②
二月十七日	4	2	2	2	1	1	③④
二月十八日	6	3	3	3	1	2	⑤⑥
二月十九日	3	3	0	5	2	3	⑦⑧
二月二十日	5	5	0	3	2	0 + 1	⑨⑩
二月廿一日	4	4	0	0	0	0	⑪
二月廿二日	2	1	1	0	0	0	⑫
二月廿三日	3	3	0	1	1	0	⑬⑭
二月廿四日	2	2	0	0	0	0	⑮
二月廿五日	0	0	0	0	0	0	⑯
二月廿六日	0	0	0	0	0	0	⑰
二月廿七日	2	0	2	0	0	0	⑱
二月廿八日	4	2	2	2	2	0	⑲⑳

① “十六日新疫报告”,《盛京时报》一九一一年二月十八日,第3版。
② “十六日旧患疫者死亡表”,《盛京时报》一九一一年二月十八日,第3版。
③ “十七日新疫报告”,《盛京时报》一九一一年二月十九日,第3版。
④ “十七日旧患疫者死亡表”,《盛京时报》一九一一年二月十九日,第3版。
⑤ “十八日新疫报告”,《盛京时报》一九一一年二月廿一日,第3版。
⑥ “十八日旧患疫者死亡表”,《盛京时报》一九一一年二月廿一日,第3版。
⑦ “十九日新疫报告”,《盛京时报》一九一一年二月廿一日,第3版。
⑧ “十九日旧患疫者死亡表”,《盛京时报》一九一一年二月廿一日,第3版。
⑨ “二十日新疫报告”,《盛京时报》一九一一年二月廿二日,第3版。
⑩ “二十日旧患疫者死亡表”,《盛京时报》一九一一年二月廿二日,第3版。
⑪ “二十一日新疫报告”,《盛京时报》一九一一年二月廿二日,第3版。
⑫ “二十二日新疫报告”,《盛京时报》一九一一年二月廿四日,第3版。
⑬ “二十三日新疫报告”,《盛京时报》一九一一年二月廿五日,第3版。
⑭ “二十三日旧患疫者死亡表”,《盛京时报》一九一一年二月廿五日,第3版。
⑮ “二十四日新疫报告”,《盛京时报》一九一一年二月廿六日,第3版。
⑯ “二十五日新疫报告”,《盛京时报》一九一一年二月廿八日,第3版。
⑰ “二十六日新疫报告”,《盛京时报》一九一一年二月廿八日,第3版。
⑱ “二十七日新疫报告”,《盛京时报》一九一一年二月廿九日,第3版。
⑲ “二十八日新疫报告”,《盛京时报》一九一一年三月初一日,第3版。
⑳ “二十八日旧患疫者死亡表”,《盛京时报》一九一一年三月初一日,第3版。

(续表)

日期	新疫人数(人)	新疫死亡(人)	新疫未亡(人)	旧病人数(人)	旧患死亡(人)	旧患未亡(人)	数据来源
二月廿九日	4	4	0	2	2	0	①②
三月初一日	0	0	0	0	0	0	③
三月初二日	3	1	2	0	0	0	④
三月初三日	1	0	1	2	2	0	⑤⑥
三月初四日	0	0	0	0	0	0	⑦
三月初五日	0	0	0	0	0	0	⑧
三月初六日	0	0	0	0	0	0	⑨
三月初七日	0	0	0	0	0	0	⑩
三月初八日	0	0	0	0	0	0	⑪
三月十三日	0	0	0	0	0	0	⑫
三月十四日	1	1	0	0	0	0	⑬
三月十七日	1	1	0	0	0	0	⑭
三月廿一日	0	0	0	0	0	0	⑮

说明:每日所报数据系由前日下午六点钟起至当日下午六点钟止。+后数字为剔除的非鼠疫病人数。

辽中县(今沈阳市辽中区)　春,鼠疫流行。《东三省疫事报告书》载:正月初三

① “二十九日新疫报告”,《盛京时报》一九一一年三月初二日,第3版。
② “二十九日旧患疫者死亡表”,《盛京时报》一九一一年三月初二日,第3版。
③ “初一日新疫报告”,《盛京时报》一九一一年三月初三日,第3版。
④ “初二日新疫报告”,《盛京时报》一九一一年三月初四日,第3版。
⑤ “初三日新疫报告”,《盛京时报》一九一一年三月初六日,第3版。
⑥ “初三日旧患疫者死亡表”,《盛京时报》一九一一年三月初六日,第3版。
⑦ “初四日新疫报告”,《盛京时报》一九一一年三月初六日,第3版。
⑧ “初五日新疫报告”,《盛京时报》一九一一年三月初七日,第3版。
⑨ “初六日新疫报告”,《盛京时报》一九一一年三月初八日,第3版。
⑩ “初七日新疫报告”,《盛京时报》一九一一年三月初九日,第3版。
⑪ “初八日新疫报告”,《盛京时报》一九一一年三月初十日,第3版。
⑫ “十三日新疫报告”,《盛京时报》一九一一年三月十五日,第3版。
⑬ “十四日新疫报告”,《盛京时报》一九一一年三月十六日,第3版。
⑭ “十七日新疫报告”,《盛京时报》一九一一年三月二十日,第3版。
⑮ “二十一日新疫报告”,《盛京时报》一九一一年三月廿三日,第3版。

日,两农民同时疫毙于老达房之东屯,该地为新民县人境通道,是为西北线。正月十七日,有农民从奉天回,至城东茨榆屯疫毙,是为东北线。截至二月十一日,共疫死 79 人①。正月十八日(2 月 16 日)报道:本溪、辽中、奉天三处为有疫区域②。按:今《辽中县志》载:10 月,沈阳鼠疫流行,传入境内茨榆坨、杨士岗、曹家窝棚等地,死亡 79 人③。这里的"10 月"当是统指整个东三省鼠疫发生时间而言。

康平县　鼠疫流行,发病 198 人,全部死亡④。

辽源州(今属双辽市)　春正月,鼠疫流行。传播路径分三线:东南线,正月初五日,有苦力从昌图回,至三江口疫发身死,遂南传至十三崴子、陈船口;南线,正月初五日,有画匠从法库回,至州街疫毙,遂至传染;东线,正月二十四日,有女人从奉化染疫回,至三棵树疫毙,遂至传染。至二月初九日止,全州共疫死二十六人⑤。

抚顺县(今抚顺市)　春,鼠疫流行。正月廿五日(2 月 23 日)报道:千金寨(时属抚顺)发现染鼠疫者两名⑥。六月十四日(7 月 9 日)报道:抚顺春鼠疫,都督管区疫死 18 人,中国管区疫死 64 人⑦。今《抚顺市卫生志》载:1 月 26 日(宣统二年十二月二十六日),在煤矿工人中发生首例鼠疫病人,到 2 月 26 日(宣统三年正月廿八日)疫情终息,在日管区内发生 18 例,日管区外发现 64 例,共计 82 例,均为肺型鼠疫,全部死亡。是年霍乱发生 143 人,死亡 74 人⑧。今《抚顺县志》载:1 月,鼠疫蔓延到抚顺,截至 3 月,死亡 82 人⑨。

辽阳州(今辽阳市)　春,鼠疫盛行,有阖门死者⑩。辽阳之疫由奉天传入,自正月初九日起,至二月初三日止,共疫死 46 人⑪。

正月十八日(2 月 16 日)报道:立山站某客店内有苦工一名染疫毙命,又于正月

---

① 《东三省疫事报告书》,见李文海等主编《中国荒政书集成》第十二册,天津古籍出版社 2010 年版,第 8289 ~ 8290 页。

② "警长慎重交通",《盛京时报》一九一一年正月十八日,第 5 版。

③ 《辽中县志》,辽宁人民出版社 1993 年版。

④ 《康平县志》,东北大学出版社 1995 年版。

⑤ 《东三省疫事报告书》,见李文海等主编《中国荒政书集成》第十二册,天津古籍出版社 2010 年版,第 8279 ~ 8280 页。

⑥ "千金寨之疫",《盛京时报》一九一一年正月廿五日,第 5 版。

⑦ "满洲鼠疫毙命之统计",《盛京时报》一九一一年六月十四日,第 5 版。

⑧ 《抚顺市卫生志》,1989 年。

⑨ 《抚顺县志》,辽宁人民出版社 1995 年版。

⑩ 民国《辽阳县志》卷首《祥异》。

⑪ 《东三省疫事报告书》,见李文海等主编《中国荒政书集成》第十二册,天津古籍出版社 2010 年版,第 8288 ~ 8289 页。

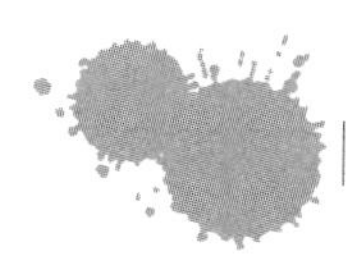

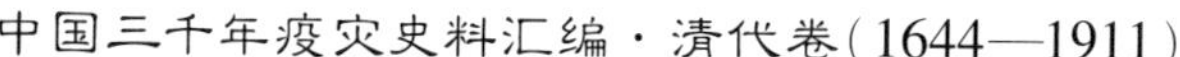

十五午后死毙二名①。

正月廿五日(2月23日)报道:辽阳防疫甚严,如遮断交通,留验行人,丝毫不容宽假,各商家因之生意颇形萧索②。

二月初二日(3月2日)报道:辽阳城西杨林子村鼠疫,每日死者必七八人,由正月二十日起,至二十七日止,统计死者已36人矣,疫焰之猛烈,可畏实甚③。又,巡警局禁止各戏园营业④。又,因防疫严紧,绝断交通,学生往返不便,学堂现在均暂不开学⑤。

二月初三日(3月3日)报道:城西刘二堡为本邑巨镇,居民数千户,人烟稠密,现在时疫流行⑥。又,城西杨林子村宋家店前因私留大车,致遭鼠疫,亡死者40余名⑦。

二月十一日(3月11日)报道:辽阳发现鼠疫之地点首在立山屯,次在杨林子东园⑧。

二月十七日(3月17日)报道:城西杨林子鼠疫发现,势甚激烈,统计死者不下四五十人,大有不可扑救之虞。后巡警局极力防止,毒气遂日见消减。现在警局已定十五日内将该屯交通一律开放矣⑨。

二月十九日(3月19日)报道:自鼠疫发现以来,人民目睹其惨烈,故各村屯均能相率戒严,由村会首轮班,禁阻外界车马行人入村,借以补助巡警之不逮⑩。

三月初六日(4月4日)报道:匾担沟疫气扑灭⑪。

三月十四日(4月12日)报道:鼠疫业已消灭,交通一律开放⑫。

法库厅(今法库县)　春,鼠疫蔓延。正月初八日(2月6日)报道:奉省疫病现又蔓延法库、开原两厅县⑬。六月十四日(7月9日)报载,春季鼠疫,法库中国管区疫死

---

① “疫厉之可畏也如是”,《盛京时报》一九一一年正月十八日,第5版。
② “商家大受防疫之影响”,《盛京时报》一九一一年正月廿五日,第5版。
③ “杨林子疫势之猛烈”,《盛京时报》一九一一年二月初二日,第5版。
④ “禁止戏园”,《盛京时报》一九一一年二月初二日,第5版。
⑤ “学堂暂不开学”,《盛京时报》一九一一年二月初二日,第5版。
⑥ “绅商组织防疫所”,《盛京时报》一九一一年二月初三日,第5版。
⑦ “杨林子疫气已渐次消灭矣”,《盛京时报》一九一一年二月初三日,第5版。
⑧ “鼠疫渐次消灭”,《盛京时报》一九一一年二月十一日,第5版。
⑨ “杨林子交通开放”,《盛京时报》一九一一年二月十七日,第5版。
⑩ “乡民之固执”,《盛京时报》一九一一年二月十九日,第5版。
⑪ “匾担沟疫气扑灭”,《盛京时报》一九一一年三月初六日,第5版。
⑫ “交通开放”,《盛京时报》一九一一年三月十四日,第5版。
⑬ “东督关于防疫之求助”,《大公报》一九一一年正月初八日,第5版。

146 人[①]。

开原县(今开原市)　春,鼠疫盛行。民国《开原县志》载:春正月,县境疫症(鼠疫)盛行,传染甚速[②]。

正月初六日(2 月 4 日)报道:百斯笃疫传播,去冬十二月起,开原染疫者已达 12 名,其余勾台子等处,亦有染是疫者多名[③]。

正月初八日(2 月 6 日)报道:奉省鼠疫蔓延到开原县[④]。

正月十三日(2 月 11 日)报道:去腊有北洋马队营兵一名由他处染疫前来,旋即毙命,由是相继传染,至新正月初五日,计患疫身死者每日已十余人[⑤]。

正月十四日(2 月 12 日)报道:开原(去年十二月)二十四日疫死 1 人,二十八日疫死 10 人[⑥]。

正月廿一日(2 月 19 日)报道:东、西、北三城均报有染疫毙命者,故日昨又将该三门一律封闭,不准出入,仅留南门以资交通[⑦]。

正月廿五日(2 月 23 日)报道:本年因疫症蔓延故,各校开课尚无定期[⑧]。

正月廿六日(2 月 24 日)报道:城内东街路南天增馆,实为疫症初发生之地点,已而延及县署东胡同及南城根林地,已复延及南街路东、春河源、毛家胡同、火神庙前等处,各疫毙房屋先后被封,二十一、二十二两日已将各房屋焚毁[⑨]。又,开原界内八棵树镇地方染疫死亡者枕藉道路旁,不堪凄恻,闻共有无名尸体 60 余具,甚至一家数口尽被殃及无一生存者[⑩]。

正月三十日(2 月 28 日)报道:开原营兵染疫毙命多人[⑪]。

二月十一日(3 月 11 日)报道:金沟子地方鼠疫猖獗[⑫]。

二月十四日(3 月 14 日)报道:开原八棵树地方前后染疫毙命者共五六十人,弃

① "满洲鼠疫毙命之统计",《盛京时报》一九一一年六月十四日,第 5 版。
② 民国《开原县志》卷九《慈善》。
③ "北方鼠疫记",《申报》1911 年 2 月 4 日,第 5 版。
④ "东督关于防疫之求助",《大公报》一九一一年正月初八日,第 5 版。
⑤ "鼠疫当不难消灭矣",《盛京时报》一九一一年正月十三日,第 5 版
⑥ "防疫总局电文公布",《大公报》一九一一年正月十四日,第 1 版。
⑦ "惟南门尚可出入",《盛京时报》一九一一年正月廿一日,第 5 版。
⑧ "各校开学无期",《盛京时报》一九一一年正月廿五日,第 5 版。
⑨ "连日焚烧染疫房屋",《盛京时报》一九一一年正月廿六日,第 5 版。
⑩ "北路时疫近闻",《盛京时报》一九一一年正月廿七日,第 5 版。
⑪ "东镇添设防疫分所",《盛京时报》一九一一年正月三十日,第 5 版。
⑫ "徐大令在北路调查防疫之近闻",《盛京时报》一九一一年二月十一日,第 5 版。

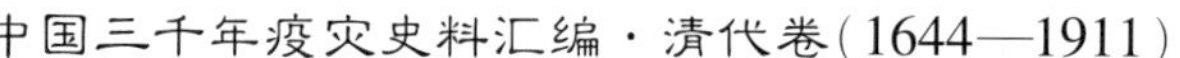

尸郊外,被鸦犬啄食,鸦犬之染疫死者殆亦须数十计①。

二月十五日(3月15日)报道:开界自鼠疫发生以来,城乡之染疫毙命者计已200余人。近日则城中已见安谧,乡间亦减去十之八九,疫氛之消灭殆不远矣②。

六月十四日(7月9日)报道:春季鼠疫,开原都督管区疫死2人,中国管区疫死56人③。

夏,泄泻症流行。六月廿三日(7月18日)报道:近因天气炎热,人多贪凉,故患泄泻症者层见迭出④。

铁岭县(今铁岭市)　春,鼠疫流行。民国《铁岭县志》载:正月屡大雪,街市积雪,高与檐齐,往来不通,邻里隔绝。因防疫,又隔断交通,无人粪除,贫民槁饿,牲畜冻毙。传闻百斯笃遇寒弥烈,于是死者日多,愁惨气象,笔难悉述。直至三月后,气候和暖,冰雪齐融,河水暴发,路上行人,泥深没骭,曾古今来未有之奇灾也,而清运遂亦告终⑤。民国《奉天通志》载:鼠疫盛行,有阖门死者,奉省附加捐拨充自治经费,移作抚恤,铁岭县议会募红粮二千余石施放各灾区。全省防疫机关五百余处,饬拨巨款,防范周密⑥。今《铁岭县志》载:铁岭县首例鼠疫病人发病于1月10日(宣统二年十二月初十),终息于3月17日(宣统三年二月十七日),共发有病人160名,全部死亡⑦。

正月十一日(2月9日)报道:本邑(铁岭县)自去岁十二月初十日发生鼠疫后,至新月初五日止,计死者19名,率皆下等社会中人,且均系由南北所来者,当地人幸各无恙⑧。

正月十二日(2月10日)报道:西门外城隍庙疫死二人⑨。又,南关菓子囤,鼠疫流行⑩。

正月十三日(2月11日)报道:疫毙者增至24名⑪。

---

① “鸦犬亦染时疫”,《盛京时报》一九一一年二月十四日,第5版。
② “疫气可望消灭”,《盛京时报》一九一一年二月十五日,第5版。
③ “满洲鼠疫毙命之统计”,《盛京时报》一九一一年六月十四日,第5版。
④ “时症传染”,《盛京时报》一九一一年六月廿四日,第5版。
⑤ 民国《铁岭县志》卷一八《灾异》。
⑥ 民国《奉天通志》卷一四四《民治志三·灾振》。
⑦ 《铁岭县志》,辽沈书社1993年版。
⑧ “染时疫死者之人数”,《盛京时报》一九一一年正月十一日,第11版。
⑨ “鼠疫发生之容易”,《盛京时报》一九一一年正月十二日,第5版。
⑩ “东省防疫记”,《申报》1911年2月10日,第4版。
⑪ “染疫毙命人数”,《盛京时报》一九一一年正月十三日,第5版。

正月十六日(2月14日)报道:西小河口陶春云一家四死其三①。

正月十八日(2月16日)报道:一巡警疫死②。

正月廿一日(2月19日)报道:时疫较前数日减轻不少,或一二日内死亡者仅一二人,或竟有一日不发生一人者③。

正月廿三日(2月21日)报道:一巡警染疫毙命④。

正月廿五日(2月23日)报道:该邑疫死者前后合计共65名⑤。

正月廿六日(2月24日)报道:龙首山隔离所疫死者二三十名⑥。

二月初一日(3月1日)报道:因鼠疫流行,遮断西门交通⑦。自发生时疫以来,确系百斯笃毙命至今不过60人,疑似百斯笃毙命者仅20人,现在疫气已日渐减退矣⑧。

二月初四日(3月4日)报道:近三日内,本邑(铁岭)人民不闻有发生时疫及染疫毙命者⑨。

二月十一日(3月11日)报道:本邑(铁岭)自时疫发生以来,在正月初旬最为剧烈,每日疫毙者三四人或二三人。现在极力严防,城内已经消灭。惟南屯懿路下甸子村,日前尚疫死三四人,大约亦不至猖獗⑩。

二月十六日(3月16日)报道:南关杨家菜园内日昨染疫毙命三人,县令派警务长将该菜园草房三间举火焚烧⑪。

二月十七日(3月17日)报道:本邑(铁岭)自时疫发现以来已阅两月,共计死亡人数至本月十五日止,城乡男女123名,近日疫气已大见消减,大约不至蔓延也⑫。

二月廿一日(3月21日)报道:本邑(铁岭)城内时疫已竟消灭,惟城南懿路疫势甚觉猖獗⑬。

二月廿二日(3月22日)报道:本邑(铁岭)西三乡正月间从法库传染时疫,现经

---

① "疫疠传染之可畏",《盛京时报》一九一一年正月十六日,第5版。
② "优恤防疫身死之巡警",《盛京时报》一九一一年正月十八日,第5版。
③ "时疫渐轻",《盛京时报》一九一一年正月廿一日,第5版。
④ "巡警染疫毙命",《盛京时报》一九一一年正月廿三日,第5版。
⑤ "疫死人数之统计",《盛京时报》一九一一年正月廿五日,第5版。
⑥ "隔离所进狼",《盛京时报》一九一一年正月廿六日,第5版。
⑦ "北方防疫汇纪",《申报》1911年3月1日,第10版。
⑧ "染疫毙命之确数",《盛京时报》一九一一年二月初一日,第5版。
⑨ "时疫将消",《盛京时报》一九一一年二月初四日,第5版。
⑩ "时疫渐灭",《盛京时报》一九一一年二月十一日,第5版。
⑪ "焚烧房屋",《盛京时报》一九一一年二月十六日,第5版。
⑫ "染疫毙命人数",《盛京时报》一九一一年二月十七日,第3版。
⑬ "乡屯时疫又起",《盛京时报》一九一一年二月廿一日,第5版。

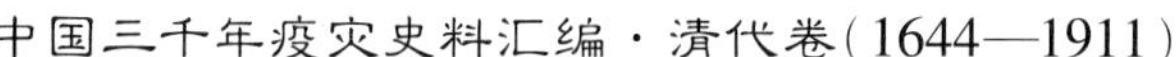

调查,该地人民之毙命者,男女共28人①。

二月廿四日(3月24日)报道:本邑(铁岭)西小河口、阿吉牛堡子二处,近日又有染疫毙命者10余名,染疫毙命之房屋分别封禁焚毁②。

三月初四日(4月2日)报道:本邑(铁岭)懿路下甸子某姓家,日前因传染时疫连毙男女6人,所畜之一猫一犬亦被传染毙命③。

三月十四日(4月12日)报道:西关三道街今正染疫死者数名,当将该房屋立即封禁,共有三所,计房九间。日昨,防疫所派队将该房一律烧毁,以杜后患④。

五月十九日(6月15日)报道:铁岭县日前已将(防疫)用款呈报到省,共计30余万之多⑤。

六月十四日(7月9日)报道:春季鼠疫,铁岭中国管区疫死98人⑥。

西丰县　春,鼠疫流行。正月初七日,苦力由长春回,至县境之神树疫死,遂向南、向北传染,至二月二十二日止,共疫死83人⑦。二月初五日(3月5日)报道:掏鹿(西丰县别称)一带从无鼠疫之发现,久称静谧,不意该疫日前竟传播该地方⑧。

锦州府(今锦州市)　春,发现鼠疫。正月十一日(2月9日)报道:本郡后街住户某甲,日前染百斯笃毙命,匿不前报验,嗣经防疫所查,恐致传染,当日饬防疫队前往弹压,将房屋及家具一并焚烧云⑨。二月十八日(3月18日)报道:近日病者已经绝迹,想此疫祸从此可无虑矣⑩。今《锦县志》载:一月,东北地区鼠疫大流行,锦县设卡断绝交通,店铺停业。全县死于鼠疫者33人⑪。夏,天花、霍乱流行。六月十八日(7月13日)报道:日间忽然发现一种时症,传染者以幼童少女为最多,均各周身现红色瘢点,形如痘疹⑫。闰六月十五日(8月9日)报道:城中近日复发现一种时症,其害之烈,比较百斯笃疫亦不稍减……其病初起时,均大便泄泻、小腹疼痛,若不急速延医诊

---

① “西三乡染疫死亡人数”,《盛京时报》一九一一年二月廿二日,第5版。

② “西路时疫又起”,《盛京时报》一九一一年二月廿四日,第5版。

③ “猫亦染疫”,《盛京时报》一九一一年三月初四日,第5版。

④ “烧毁染疫房屋”,《盛京时报》一九一一年三月十四日,第5版。

⑤ “铁岭呈报防疫款项”,《盛京时报》一九一一年五月十九日,第5版。

⑥ “满洲鼠疫毙命之统计”,《盛京时报》一九一一年六月十四日,第5版。

⑦ 《东三省疫事报告书》,见李文海等主编《中国荒政书集成》第十二册,天津古籍出版社2010年版,第8284~8285页。

⑧ “疫症竟延入掏鹿一带矣”,《盛京时报》一九一一年二月初五日,第5版。

⑨ “焚烧房屋”,《盛京时报》一九一一年正月十一日,第11版。

⑩ “疫气已消灭矣”,《盛京时报》一九一一年二月十八日,第5版。

⑪ 《锦县志》,沈阳出版社1990年版。

⑫ “时症发生”,《盛京时报》一九一一年六月十八日,第5版。

治，及至头晕目眩，虽医药亦罔效耳[①]。

义　州（今义县）　春，鼠疫流行，共死亡173人[②]。由年前十二月至本年正月、二月，百斯笃流行颇盛，有阖家死者，有传及三四户者[③]。

镇安县（今黑山县）　春，鼠疫流行。三月初八日（4月6日）报道：近闻发生鼠疫，每日死者二三十人，其所属新立屯亦遭传染，每日死者亦三四十人[④]。今《黑山县卫生志》载：镇安县发生肺鼠疫107人，死亡107人，最早发现病人时间为1月16日[⑤]。按：鼠疫始发为宣统二年（1910）十二月十六日，宣统三年（1911）正月、二月疫死人口应为97人。

绥中县　春，发现鼠疫。正月初十日（2月8日）报道：绥中县疫死1人[⑥]。正月十一日（2月9日）报道：绥中县又有染疫病故1名[⑦]。正月十八日（2月16日）报道：初六日绥中县疫死一人[⑧]。

盘山厅（今盘山县）　为奉天发现鼠疫最晚之地，正月二十日以后，大清源屯人从长春贩豆而归疫毙，遍染全家，并蔓延外屯。自正月二十四日起，至二月二十四日止，共疫死二十七人[⑨]。

建平县　七月，建平县境内瘟疫流行，死者无数[⑩]。

怀德县（今公主岭市）　春，鼠疫流行。正月初六日（2月4日）报道：距公主岭二十五里之客栈，发现染疫死尸24具[⑪]。今《怀德县志》载：全县发生肺鼠疫，发病674人，死亡674人[⑫]。六月十四日（7月9日）报道：春季鼠疫，公主岭都督管区疫死11人，中国管区疫死22人[⑬]。

双山县（今双辽市双山镇）　春，鼠疫流行，举国严防，奉省尤甚，双山最轻[⑭]。

---

① “时症之可畏”，《盛京时报》一九一一年闰六月十五日，第5版。

② 《义县志》，沈阳出版社1992年版。

③ 民国《义县志》下卷《大事记》。

④ “镇安县又有鼠疫”，《盛京时报》一九一一年三月初八日，第5版。

⑤ 《黑山县卫生志》，1987年。

⑥ “疫气渐消”，《大公报》一九一一年正月初十日，第5版。

⑦ “防疫事汇志”，《大公报》一九一一年正月初十一日，第6版。

⑧ “北方防疫汇记”，《申报》1911年2月16日，第4版。

⑨ 《东三省疫事报告书》，见李文海等主编《中国荒政书集成》第十二册，天津古籍出版社2010年版，第8301～8302页。

⑩ 《朝阳市少数民族志》，辽宁民族出版社2004年版。

⑪ “北方鼠疫记”，《申报》1911年2月4日，第5版。

⑫ 《怀德县志》，吉林文史出版社1996年版。

⑬ “满洲鼠疫毙命之统计”，《盛京时报》一九一一年六月十四日，第5版。

⑭ 民国《双山县乡土志·附录·防疫说》。

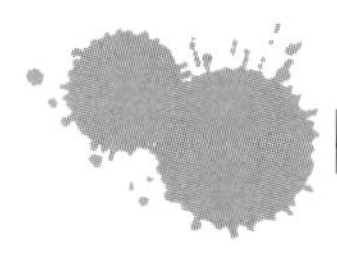

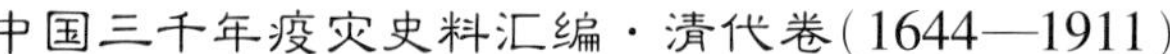

按:民国元年(1912)置双山县,隶昌图府,其境东与怀德县接壤。

昌图府(今昌图县) 春,鼠疫流行。正月十二日(2月10日)报道:昌图疫毙4人①。十九日(2月17日)报道:奉天、吉林、大连、铁岭、昌图、新民等处多少城埠,瞬转而遭其侵袭,更蔓延于各属地,所在死尸无算,全乡歼灭者有之②。二月十一日(3月11日)报道:旋至昌图,该府城内时疫渐灭,惟金家屯、宝力屯二处尚盛③。十五日(3月15日)报道:昌图宝力屯时疫猖獗,十室九空④。十六日(3月16日)报道:郡城某戏园上月杪有一伶人自长春来,未几疫发毙命,以致该园女伶十一名相继传染而死。府尊遂派司法巡警前往,将该园隔断交通。该巡警有六名因以传染身死⑤。三月初一日(3月30日)报道:昌图全境疫气,已经消灭云⑥。六月十四日(7月9日)报载,春季鼠疫,昌图中国管区疫死193人⑦。

新民府(今新民市) 春,鼠疫流行。正月初十日(2月8日)报道:昨日新民府疫毙5人⑧。十二日报道:新民府连日疫毙多人⑨。十三日报道:自去岁十二月十四日发现鼠疫后,至正月初六日,患疫死者共52人⑩。十四日报道:新民府报告初一日疫毙5人⑪。十八日报道:初六日新民府昌黎河疫死1人,近同派河之高附河疫死7人⑫。廿七日报道:新民府疫死1人⑬。廿八日报道:新民府疫气渐消⑭。二月初七日(3月7日)报道:现下疫气渐消。自元宵以后,本郡染疫死者甚属寥寥,或有一二疫死者,均系外来客人,不似正月上旬之剧烈⑮。又,截至华正月廿六日,新民府患疫死者城内70名,四乡393名,日本人2名,统共死者465人⑯。三月初六日(4月4日)报

---

① "东省防疫记",《申报》1911年2月10日,第4版。
② "中日两国协同防疫之意见",《盛京时报》一九一一年正月十九日,第2版。
③ "徐大令在北路调查防疫之近闻",《盛京时报》一九一一年二月十一日,第5版。
④ "教民阻挠防疫汇志",《盛京时报》一九一一年二月十五日,第5版。
⑤ "伶人相继染疫毙命",《盛京时报》一九一一年二月十六日,第5版。
⑥ "果无疫耶",《盛京时报》一九一一年三月初一日,第5版。
⑦ "满洲鼠疫毙命之统计",《盛京时报》一九一一年六月十四日,第5版。
⑧ "疫气渐消",《大公报》一九一一年正月初十日,第5版。
⑨ "东省防疫记",《申报》1911年2月10日,第4版。
⑩ "鼠疫伤毙之数目",《盛京时报》一九一一年正月十三日,第5版。
⑪ "防疫总局电文公布",《大公报》一九一一年正月十四日,第1版。
⑫ "北方防疫汇记",《申报》1911年2月16日,第4版。
⑬ "译件",《大公报》一九一一年正月廿七日,第7版。
⑭ "时疫渐消",《盛京时报》一九一一年正月廿八日,第5版。
⑮ "人民安谧",《盛京时报》一九一一年二月初七日,第5版。
⑯ "译件",《大公报》一九一一年二月初七日,第4版。

道:新民府自开办(防疫)以来,计烧去土房二十六间、砖房十八间[①]。初八日报道:四乡疫死人数共692名,统计城乡共765人[②]。十六日报道:新民府防疫事务所因疫氛消灭而裁撤,统计所费三万余元[③]。六月十四日(7月9日)报载,统计新民府疫毙593人[④]。今《新民县志》则称:1—4月,鼠疫流行,全境死亡622人[⑤]。

彰武县 春,鼠疫流行。二月初九日(3月9日)报道:府属彰武县,地处塞北,自瘟疫流行以来,该县境未曾传染,兹闻因丰盛源烧锅由东来一槽腿,住未几日,发疫身死,于是相继传染,该院内连死七人[⑥]。鼠疫流行路线,南线由新民传入,东线由康平传入,蔓延以城区为盛,自正月十七日起,至二月初五止,共疫死11人[⑦]。

金州厅(今大连市金州区) 春,鼠疫流行。正月廿五日(2月23日)报道,自疫起至正月十二日(2月10日)止,大连疫毙66人[⑧]。二月初二日(3月2日)报道:大连埠因为鼠疫预防得力,染疫死者不过20余名,刻下已称静谧[⑨]。二月初四日(3月4日)报道:大连湾一埠疫气减轻[⑩]。二月初八日(3月8日)报道:关东州一带疫气全绝,已无可虑[⑪]。二月十五日(3月15日)报道:烟台之疫,谓系由大连传来,大连亦以烟台为有疫口岸,凡有该口开去之船,均须清疫七日[⑫]。二月十七日(3月17日)报道:北方鼠疫蔓延剧烈,大连已作为有疫口岸[⑬]。二月十八日(3月18日)报道:旅顺口的防疫留验悉照大连湾办理[⑭]。二月十九日(3月19日)报道:旅顺、大连一带疫症已消,所有轮船勿再验疫[⑮]。按:今《大连市卫生志》称:据《南满洲鼠疫流行志》记载,宣统三年(1911)到民国元年(1912),东北地区第一次肺鼠疫流行时波及大连地区[⑯]。

---

① “估值染疫焚烧之房屋”,《盛京时报》一九一一年三月初六日,第5版。

② “新民府属疫死人数”,《盛京时报》一九一一年三月初八日,第5版。

③ “防疫所裁撤”,《盛京时报》一九一一年三月十六日,第5版。

④ “满洲鼠疫毙命之统计”,《盛京时报》一九一一年六月十四日,第5版。

⑤ 《新民县志》,沈阳出版社1992年版。

⑥ “疫气传入彰武”,《盛京时报》一九一一年二月初九日,第5版。

⑦ 《东三省疫事报告书》,见李文海等主编《中国荒政书集成》第十二册,天津古籍出版社2010年版,第8302~8303页。

⑧ “各地疫毙人数”,《盛京时报》一九一一年正月廿五日,第5版。

⑨ “关东严防疫祸禁阻沙船”,《盛京时报》一九一一年二月初二日,第5版。

⑩ “中西官商第二次会议防疫记事”,《申报》1911年3月4日,第18版。

⑪ “无疫地之乘客自由矣”,《盛京时报》一九一一年二月初八日,第5版。

⑫ “西报纪北方疫状”,《申报》1911年3月15日,第6版。

⑬ “中国公立医院第二次公启”,《申报》1911年3月17日,第27版。

⑭ “寓沪各国官商第三次防疫会议志详”,《申报》1911年3月18日,第18版。

⑮ “京师近事”,《申报》1911年3月19日,第6版。

⑯ 《大连市卫生志》,大连出版社1991年版。

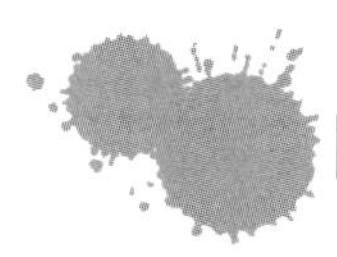

其纪年有误,应为宣统二年(1910)至宣统三年(1911)。秋,发现霍乱。八月初十日(10月1日)报道:现在大连一带有霍乱一症发生①。

营口厅(今营口市) 春,鼠疫流行。二月廿八日(3月28日)报道:邑东八十里之某村与本溪扁担沟相毗连,闻日前该地发生时疫,相继殒命者已四五人②。今《营口卫生志》载:是年营口鼠疫流行③。

宁远州(今兴城市) 春,鼠疫。东北由锦西厅五里河一带传入,西南由绥中县传入。正月初六,有车夫由五里河回,染疫而毙,由是蔓延。正月十五日,又有从绥中城染疫回者,蔓延全屯。自正月初四日起,至次年二月十一日止,共疫死七十九人④。按:今《兴城县志》载:(宣统二年)12月,东三省各地发生鼠疫,宁远境内亦有发生⑤。(宣统三年,)鼠疫流行,疫情波及12个自然村,疫情持续3个月,死亡79人⑥。据《东三省疫事报告书》,宁远州鼠疫仅宣统三年(1911)一月、二月流行,宣统二年(1910)尚未有鼠疫流行,蔓延时间仅19天。

复　州(今属瓦房店市) 十月,境内流行鼠疫,在复州城设防疫总所,瓦房店、得利寺、永宁、万家岭设防疫所、检疫所和隔离所⑦。

广宁县(今北镇市) 春,鼠疫流行。正月十四日(2月12日)报道:广宁城乡至□月二十一日止,共疫死26人。⑧ 十八日报道:广宁县毕女医士函称,该城疫灾甚重⑨。

本溪县(今本溪市) 春,鼠疫流行。正月十八日(2月16日)报道:本溪、辽中、奉天三处为有疫区域⑩。二月初二日(3月2日)报道:本邑界内除北大岭染疫,其他幸不蔓延⑪。二月十六日(3月16日)报道:赵金绪家相继传染,毙命九人,其余并无传播⑫。六月十四日(7月9日)报载春季鼠疫概况,本溪湖都督管区疫死1人,中国

① “咨送虎烈拉预防法”,《盛京时报》一九一一年八月初十日,第5版。

② “又有发生时疫之村落”,《盛京时报》一九一一年二月廿八日,第5版。

③ 《营口市卫生志》,1987年。

④ 《东三省疫事报告书》,见李文海等主编《中国荒政书集成》第十二册,天津古籍出版社2010年版,第8299~8300页。

⑤ 《兴城县志》,辽宁大学出版社1990年版。

⑥ 《兴城县志》,辽宁大学出版社1990年版。

⑦ 《瓦房店市志》,大连出版社1994年版。

⑧ “防疫总局电文公布”,《大公报》一九一一年正月十四日,第1版。

⑨ “调查广宁防疫情形”,《大公报》一九一一年正月十八日,第2版。

⑩ “警长慎重交通”,《盛京时报》一九一一年正月十八日,第5版。

⑪ “商务会筹防疫气”,《盛京时报》一九一一年二月初二日,第5版。

⑫ “防疫严密之效力”,《盛京时报》一九一一年二月十六日,第5版。

管区疫死 18 人[①]。

岫岩州（今岫岩县）　春，鼠疫流行。二月初一日（3 月 1 日）报道：自去岁百斯笃症发现以来，蔓延各州县，迄今尚未平静[②]。

安东县（今丹东市）　春，鼠疫流行。二月初十日（3 月 10 日）报道：安东县严防鼠疫流行[③]。二月十二日（3 月 12 日）报道：安东各学堂向章于正月二十日开学，今年因防疫严紧，隔断交通，令各学堂于二月初八日开学，但因鼠疫尚未止息，开学遥遥无期[④]。二月十七日（3 月 17 日）报道：疫病传染甚烈，以致死亡消毒，生者隔离[⑤]。二月廿九日（3 月 29 日）报道：自鼠疫流行以来，各地方断绝交通，商人绝迹，大小商业无不受其影响，加以米珠薪桂，百物腾涨，各商家大率入不敷出，赔累不堪者，以故大半歇业[⑥]。

新疆维吾尔自治区

于田县、策勒县、洛浦县、和田县、墨玉县　布尕孜兰干农民从市场买回一只旱獭，当夜发病，症状为颈部和腋部长瘤子、发高烧、抽搐、昏迷、鼻孔流血，并迅速死亡。疾病很快传播，全县四五万余人染病而亡，并蔓延策勒、洛浦、和田、墨玉，很多地方全家死亡。疫病 8 年后绝迹[⑦]。

内蒙古自治区

胪滨府（今满洲里市）　春，鼠疫流行。满洲里疫死 364 名[⑧]。

北京市

京　师（宛平、大兴二县附郭，今北京市）　春正月，鼠疫流行。《鼠疫流行史》称：沈阳一工人到北京鼠疫发作，导致北京肺鼠疫死亡 113 人[⑨]。

正月初四日（2 月 2 日）报道：北京复有疫症五起[⑩]。

正月初五日（2 月 3 日）报道：京津鼠疫发现渐多[⑪]，天津患疫死者六人，北京

---

① “满洲鼠疫毙命之统计”，《盛京时报》一九一一年六月十四日，第 5 版。

② “严防时疫奖励捕鼠”，《盛京时报》一九一一年二月初一日，第 5 版。

③ “道署防疫之示谕”，《盛京时报》一九一一年二月初十日，第 5 版。

④ “学堂开学无期”，《盛京时报》一九一一年二月十二日，第 5 版。

⑤ “防疫要札”，《盛京时报》一九一一年二月十七日，第 3 版。

⑥ “鼠疫之影响于商业”，《盛京时报》一九一一年二月廿九日，第 5 版。

⑦ 《于田县志》，新疆人民出版社 2006 年版。

⑧ “满洲鼠疫毙命之统计”，《盛京时报》一九一一年六月十四日，第 5 版。

⑨ 冼维逊《鼠疫流行史》，1988 年，第 132 页。

⑩ “北方疫患汇电”，《申报》1911 年 2 月 2 日，第 12 版。

⑪ “专电：电五（北京）”，《申报》1911 年 2 月 3 日，第 3 版。

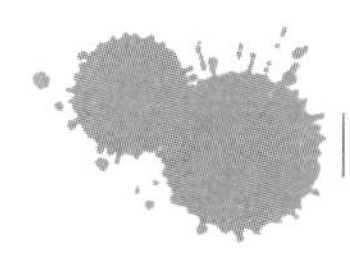

一人①。

正月初七日(2月5日)报道:三星客栈疫死多人,警厅派巡警围守三星客栈、排子胡同、拴马胡同三处患者客死处,并绝其交通②。又,本月初四日陆军测绘学堂一名学生咯血而毙,确系一种疫症。德胜门外营房患病死者络绎不绝,想亦系瘟疫之故③。按:这些都是肺鼠疫流行。

正月初八日(2月6日)报道:民政部于右安门外设隔离所一处,令内外城各区有鼠疫患者,即行移入医治,以免传染④。

正月十一日(2月9日)报道:年前京师虽有鼠疫之恐惶,然自三星客栈及棉花八条胡同一现之后,今已半月有余,他处并未见有传染者⑤。

正月十二日(2月10日)报道:陆军测绘学堂堂役于数日前沾染疫气,于初七日毙命⑥。又,测地局学生因染疫身故⑦。

正月十八日(2月16日)报道:苏州胡同某家染疫而死多人,陆军测地局于某染鼠疫而死,防疫局派员消毒防疫⑧。

正月廿五日(2月23日)报道:自疫起至阳历2月10日止,北京疫毙16人⑨。又,京师发现鼠疫,使馆界内禁华人车马往来。十六日,王府大街三巷胡同,二名苦工咯血毙命,颇似鼠疫⑩。

二月初二日(3月2日)电称:北京计自上年十二月外城三星客栈奉天来京旅客王桂林及测地局由津来京学生于文蔚染疫病故,陆续传染疫毙男女13名⑪。

二月初三日(3月3日)报道:北京、拉哈苏苏、恰克图、吉林等处皆有鼠疫发生⑫。

天津市

天津县(今天津市城区) 春,鼠疫流行。《鼠疫流行史》称:沈阳和吉林鼠疫患

① "北方疫患未已",《申报》1911年2月3日,第5版。

② "北京防疫记",《申报》1911年2月5日,第5版。

③ "译件",《大公报》一九一一年正月初七日,第7版。

④ "京师防疫局设局后简明办法",《正宗爱国报》1911年2月18日,第2版。

⑤ "监国对于防疫之慎重",《大公报》一九一一年正月十一日,第5版。

⑥ "译件",《大公报》一九一一年正月十二日,第7版。

⑦ "译件",《大公报》一九一一年正月十二日,第1版。

⑧ "北方防疫汇记",《申报》1911年2月16日,第4版。

⑨ "各地疫毙人数",《盛京时报》一九一一年正月十五日,第2版。

⑩ "京师防疫片片",《申报》1911年2月23日,第3版。

⑪ 〔清〕延龄《直隶省城办理临时防疫纪实》卷二《列宪札批》,见李文海等主编《中国荒政书集成》第十二册,天津古籍出版社2010年版,第8051页。

⑫ "哈尔滨满洲瘟疫近观",《盛京时报》一九一一年二月初三日,第5版。

者到天津后死亡，导致天津肺鼠疫发生111例[①]。今《西青区志》载：2月，东三省鼠疫蔓延关内，天津县实行检疫措施[②]。

正月初五日(2月3日)报道：京津鼠疫发现渐多[③]，患疫死者6人[④]。

正月初六日(2月4日)报道：本埠西头沟子德盛永颜料铺存货栈房邻右某甲染疫身死。侯家后亦有染疫毙命者2人[⑤]。

正月初七日(2月5日)报道：初二日下午，河北大胡同商务印书馆内有司事岳某患病身死，经卫生局查验疑似疫症。西头铃铛阁街永济会所西居民某姓于昨、前两日疫毙大小5口[⑥]。

正月初八日(2月6日)报道：天津卫生局防疫会近日连接东三省各处来电报告，疫气渐消，即本埠传染此病者亦寥寥无几[⑦]。

正月初十日(2月8日)报道：天津奥界死9人，西医报称，是疫城厢内外死6人[⑧]。

正月十二日(2月10日)报道：河东上岗子居民某姓妇日前因赴盐坨探亲，回家得疫身死并染及儿媳，亦同日毙命[⑨]。又，驻津奥国总领事拟将奥国租界发生鼠疫之华人房屋一律烧弃[⑩]。

正月十三日(2月11日)报道：西头沈姓家疫死数人[⑪]。又电：天津自上年十二月二十八日至本月十二日，半月以来，因疫病故共男女24口、医官1员。大沽村自二十五日至十二日，共死15人[⑫]。

正月十五日(2月13日)报道：西沽一带查有疫毙一人，并为传染[⑬]。又，天津防

---

① 冼维逊《鼠疫流行史》，1988年，第132页。

② 《西青区志》，天津社会科学院出版社2003年版。

③ “专电：电五(北京)”，《申报》1911年2月3日，第3版。

④ “北方疫患未已”，《申报》1911年2月3日，第5版。

⑤ “疫症又见”，《大公报》一九一一年正月初六日，第7版。

⑥ “防疫汇纪”，《大公报》一九一一年正月初七日，第6版。

⑦ “防疫事汇志”，《大公报》一九一一年正月初八日，第7版。

⑧ “疫气渐消”，《大公报》一九一一年正月初十日，第5版。

⑨ “染疫志闻”，《大公报》一九一一年正月十二日，第7版。

⑩ “天津租界拟烧疫房”，《盛京时报》一九一一年正月十二日，第2版。

⑪ “防疫事汇志”，《大公报》一九一一年正月十三日，第6版。

⑫ 〔清〕延龄《直隶省城办理临时防疫纪实》卷二《列宪札批》，见李文海等主编《中国荒政书集成》第十二册，天津古籍出版社2010年版，第8041页。

⑬ “直督鲁抚关于防疫之要电”，《大公报》一九一一年正月十五日，第1张，第5版。

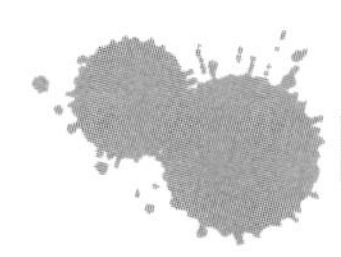

疫院内疫者已21人①。

正月十六日(2月14日)报道:城北宜兴埠村日来染疫死者已有数人②。

正月十七日(2月15日)报道:鼓楼东费家胡同刘锡九,十四日午前忽染时疫,晚六钟毙命,并延及其女。又,鼓楼东华宅男仆高升,翌早即毙,并闻同宅女仆某氏亦染是疫③。

正月十九日(2月17日)报道:天津鼠疫流行④。南开私立第一中学堂通告学生云:时疫流行,猛烈万状⑤。

正月廿五日(2月23日)报道,自疫起至阳历2月10日止,天津疫毙48人⑥。又,自去岁十二月十二日起,至今年正月十四日,本埠(天津)疫死男18人、女13名,四乡疫死男8名、女3名,统计42名⑦。

正月廿七日(2月25日)报道:刻下瘟气未静⑧。又,现在时疫流行,人多之处最易传染,防疫讲座被迫取消⑨。

二月初四日(3月4日)报道:天津疫气渐减,而邻境仍有传染,尚需严防⑩。

二月廿五日(3月25日)报道:闻去年腊月至今,天津城厢核计染疫死者六十七人、奥界十三人。自本月初六起至今十天,城内外均无疫症发现,故津沽一隅,谓其疫已消灭⑪。

三月十八日(4月16日)报道:津郡疫气,消灭殆尽⑫。

冬,鼠疫又起。

十月廿九日(12月19日)报道:张小堂夫人以及男、女少公子突染疫症身死,未至两日,其长公子、三公子及司帐又相继传染此疫而亡⑬。

---

① "北方防疫近状",《申报》1911年2月14日,第4版。〔清〕延龄《直隶省城办理临时防疫纪实》卷二《列宪札批》,见李文海等主编《中国荒政书集成》第十二册,天津古籍出版社2010年版,第8039页。

② "防疫事汇志",《大公报》一九一一年正月十六日,第6版。

③ "时疫可畏",《大公报》一九一一年正月十七日,第6版。

④ "工部局卫生医官防疫报告",《申报》1911年2月19日,第26版。

⑤ "函告种浆",《大公报》一九一一年正月十九日,第6版。

⑥ "各地疫毙人数",《盛京时报》一九一一年正月廿五日,第2版。

⑦ "天津疫毙人数之调查",《盛京时报》一九一一年正月廿五日,第2版。

⑧ "学界防疫",《大公报》一九一一年正月廿七日,第6版。

⑨ "防疫停讲",《大公报》一九一一年正月廿七日,第6版。

⑩ "中西官商第二次会议防疫记事",《申报》1911年3月4日,第18版。

⑪ "天津无疫之报告",《盛京时报》一九一一年二月廿五日,第2版。

⑫ "本防疫会将停",《大公报》一九一一年三月十八日,第6版。

⑬ "防范鼠疫",《大公报》一九一一年十月廿九日,第6版。

武清县(今武清区) 春,鼠疫流行。正月十四日(2月12日)报道:杨村(时属武清县)传染疫气①。

河北省

正月十四日(2月12日)电:计自筹办防疫以来,直境地方均尚安善。惟各属亦有自关外回籍染疫之人,如天津、永平、满城、博野、东光等处,皆不免偶尔发现②。

正月二十一日(2月19日)电:东省鼠疫流行入关,(天)津、保(定)、河间、遵(化)、永(平)、定州、冀州所属各地,多被传染③。

正月二十四日(2月22日),直隶提学司报告:现查保定、河间、永平、遵化所属有疫之州县已有五十六处,传染颇为剧烈,倘如期开学,各属学生难免带疫而来,最易传播,即自无疫之地来者,多人聚居亦易酿疫,拟暂缓一个月开学④。

正月二十五日(2月23日)电:截至十三日,关内永平、滦州、昌黎等处,均有染疫,天津、保定、河间等处疫患蔓延⑤。

二月初二日(3月2日),直隶省城防疫局查明染疫各州县村庄疫死人数如左:满城县:汤村三十六,郭村一,孟村二。博野县:程委八,刘村一,两程三,解村营一,两合程三十三,东杨村七。束鹿县:卢庄三十人,马庄十九,木店村十六,赵古营九。祁州:路井村四。定州:西柴里三十三,大王庄一,城旺庄一,城内一,小辛庄二十二,李村六。深州:朱家庄十三,孤城三十一,琅窝村八,张家屯未详,丁家庵未详。安平县:孝林村七。武邑县:岳家庄六十三,陈家屯五,杨家庄四,张家庄五,王家庄二,小国村三,八里庄三,姚家佐三,大祝村三,粉张村二,五更庄二。冀州:北土露口村四,束、冀同辖,孟家庄四⑥。

二月初三日(3月3日),提法司齐耀林致各州县函称:自东三省鼠疫流行,渐及内地,直隶各州县村庄已有传染。第人民知识尚未开通,偶染此症,尚以为暴病遽死,无从禀报,而地方官亦以为死者人事之常,未便过问。于是官民两不相涉,习为故常。迨一经蔓延,不可收拾,官民始交相恐慌,而已无及矣。保定防疫局一遇各州县禀报,

---

① “电请隔离杨村交通”,《大公报》一九一一年正月十四日,第5版。

② 〔清〕延龄《直隶省城办理临时防疫纪实》卷二《列宪札批》,见李文海等主编《中国荒政书集成》第十二册,天津古籍出版社2010年版,第8038页。

③ 〔清〕延龄《直隶省城办理临时防疫纪实》卷二《列宪札批》,见李文海等主编《中国荒政书集成》第十二册,天津古籍出版社2010年版,第8039页。

④ “直隶提学司呈各属有疫州县酌拟展期开学办法文并批”,《北洋官报》1911年第2700期。

⑤ 〔清〕延龄《直隶省城办理临时防疫纪实》卷二《列宪札批》,见李文海等主编《中国荒政书集成》第十二册,天津古籍出版社2010年版,第8040页。

⑥ “各州县患疫人数”,《北洋官报》1911年第2714期。

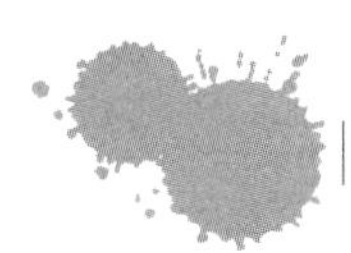

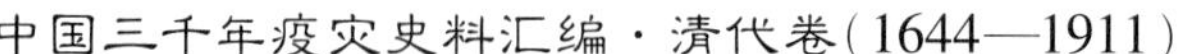

立即检派医员，带同药水，严重消毒，祁、博(野)、束(鹿)、定、深、冀各州县有疫之处，已著明效①。

二月初八日(3月8日)电：当未经停车以前，由东入关者已不乏人，内地疫患实萌蘖于兹。始发现于永平、河间各属，继而保定属县、深、冀、定州各处亦有疫患发生②。《最要紧的防疫浅说》曰：年前腊月见，满城县之汤村、孟村，博野县之杨村、程委、解村营等村，始发现此症。今日定州、深州、冀州、河间府底下，亦有此症。……(满城)因张洛登年前由哈尔滨回来，一二日疫发即死，不数日而其家皆死，现惟剩下伊第二妾一人。一时帮同入殓者十二家，均被传染，一村共染疫死三十六人。其他如定州小辛庄死二十余人，都是该庄崔老要自哈尔滨回来传染的。博野两合程各村死三十余人，亦都是该村王洛秋之子由哈尔滨回来传染的③。

二月初十日(3月10日)，直隶学务公所第一次汇录有疫各处之报告：永平府知府正月二十二日报告，府属惟卢龙、临榆两县稍重，丧亡各三四十人；抚宁报仅数人，自正月初五日以后实无受疫之人，中学初师缓期一月开学；朝阳府知府二月初五日报告，府属城东颇有传染，已办防疫局，近尚平静，小学已开学，中学高小因事未开学。按先据该府学界报告疫甚众，已死七十余人云；河间府知府二月初一日报告，东光、交河疫气渐次少平，刻在府城设立防疫局，又在城南八里铺北大寺内设隔离所；冀州劝学所二月初六日报告，官道李区南土路口村疫死数人，在城巡警司警并三名患头痛腿酸，投以通关散，及报纸登记各方均愈。高小已开学，今又停课一月，各区初小学堂仍照常上课；定州劝学所、知州二月初二日报告，城东柴里数村发现此疫，共亡七十余人，拟定城内及柴里各校停课三星期，二月十三日开学；州知州正月十九日报告，州属喻庄子地方有一人去腊月由关外回家疫死，接连至正月初四日，共疫亡大小十三名，刻下该庄及所属均无患疫之人，已筹设保卫局防范严密，州城高小学堂仍照常开学，惟喻庄子一带学生留验七日始准入堂，该庄附近初小展期一月开学；冀州初级师范监督二月初六日报告已照章程开学，旋武邑学生来堂言该县传染时疫有数村，死者甚多，州境西界亦有传染，奉州尊谕停课一月，各生回里避疫；昌黎县知县正月二十二日报告，境内染疫者只有城南馆十数人，解官营、歇马台等村十数人皆在腊冬正初经知

① 〔清〕延龄《直隶省城办理临时防疫纪实》卷二《列宪札批》，见李文海等主编《中国荒政书集成》第十二册，天津古籍出版社2010年版，第8056页。

② 〔清〕延龄《直隶省城办理临时防疫纪实》卷二《列宪札批》，见李文海等主编《中国荒政书集成》第十二册，天津古籍出版社2010年版，第8048页。

③ 〔清〕延龄《直隶省城办理临时防疫纪实》卷三《批示》，见李文海等主编《中国荒政书集成》第十二册，天津古籍出版社2010年版，第8070页。

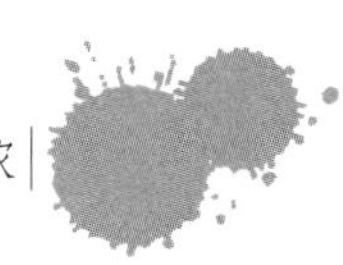

县商同中西各医熏刷该房后疫势灭销，高等小学缓至二月初一日再开学，有疫各村初小缓开学；满城县知县正月二十三日报告，自去腊十二日起，至正月初八日止，汤村疫死三十六人，郭村一人，孟村八人，共四十五人，此外医痊者七人，现时相隔十余日，无患疫之人；卢龙县知县正月二十二日报告，正月初五日以前，县属燕河营镇西新庄一带疫死十余人，展期一月开学；东光县该县人二月初五日报告，城内北街北关疫死共五十余人，全死者三四家，城东南某庄亡二人，城西李树解庄亡数人，后用针刺法活人甚多，正月初五后无疫；南乐县劝学所正月底报告，闻有患者以救疫丹治之立愈，禀明展期开学；交河县知县二月初二日报告，县属富庄驿、田家庙、四家祭、泊镇、唐庄、惠庄等处共疫死五十九人，他处无疫，以自去年十二月十五日后至年底为重；河间中学堂监督二月初五日报告，城外韩家楼村疫死数十人，距城三里许，中学已停课一月，目下疫势稍减；乐亭县劝学所二月初五日报告，腊底正初，东、南两乡由东三省旋里染疫毙者五十余名，然只殃及本家，并未传染邻里，此后疫灾日灭，刻并全境而无之，高小、初小各堂，至今无一染疫者①。

二月二十四日(3月24日)，直隶学务公所第二次汇录有疫各处之报告：宁津县典史二月十二日报告，腊底正初，县属东北乡岳庄等六村染疫，病故十六名口，现在无疫；深州劝学所二月十三日报告，州属西南乡朱家庄等四村有疫，现亦日见减少；定州知州二月十一日报告，州属本月初五日前各村疫亡数十名，至初十日止，西柴里村又亡一名，此外各处无疫；束鹿县知县二月十一日报告，县属之马庄等村初疫甚重，各堂缓期开学，崔医官驻局防检，现虽未一律扑灭，已较前大减；武邑县劝学所二月十三日报告，县属正月二十日前染疫之村十二处，共亡二十四人，以后无疫；河间县知县二月十一二日报告，县属韩家楼等六村正月初旬前疫亡百二人，以后无疫②。

三月初三日(4月1日)，直隶学务公所第三次汇录有疫各处之报告：蠡县劝学所二月二十五日报告，各堂并无染疫者，惟大百尺村于本月二十一日染疫者五名，均亡；祁州劝学所二月二十四日报告，州属西乡南章村一家四口并李姓一名疫亡，余均安；顺德府第四师范监督二月二十四日报告，堂内甚安，惟府域内二十二日巡警余姓一家三口均吐泻而亡；束鹿县劝学所二月二十日报告，自上次报告后，县属赵古营、王口、崔家庄等村续经疫亡四人③。

三月十三日(4月11日)，直隶总督陈夔龙电奏称：自二月以后，直隶各属疫患业

① “直隶学务公所防疫报告”，《北洋官报》1911年第2718期。

② “直隶学务公所防疫报告”，《北洋官报》1911年第2733期。

③ “直隶学务公所防疫报告”，《北洋官报》1911年第2743期。

已渐臻平静。综计患疫各州县，报告清弭日期至迟均在二月以内，在二月下旬本可具报肃清，只因防疫为民命所关，必须慎终如始，期有百密而无一疏。此次关外疫炽，适当冬令停工之际，内地工人回籍散处，各属猝不及防，以致传染二十余处。海陆通商各埠及外人驻军各处，既须力杜干预，自保主权；内地僻隅各区，素昧卫生，动多凝阻，又必须详加劝导，乃不致滋生事端，当派布政司凌福彭督同省城防疫局长署保定府知府延龄办理。保定、深、冀、定州各属防疫事宜，试署交涉司王克敏会同卫生局总办存记道、屈永秋办理；天津、河间、永平、朝阳各属防疫事宜，并令就近乘承统筹全省，由该司局分派各员往办预防救治事务。始事迄今，民情安静，外人亦极信服，现已普消沴疠，一律敉平，所有防疫事宜自可就此收束①。

春，鼠疫流行。正月廿二日(2月20日)报道：自东省鼠疫内侵以后，各州县乡僻之区，懵不知备，是以传染颇烈。满城县之汤村、郭村、孟村，共毙40余人；博野县之程委等村约毙40人；祁州之小辛庄等村及东乡某村，与定州之柴里相接，共毙50余人；束鹿县之朱家庄约毙30人，并蔓及深州境内；又，东光县城内及北乡各村，约毙50—60人；交河县之惠家庄，约毙50—60人。此外，交河、献县连界之唐家庄、张杨村，交河、南皮连界之泊头镇，安平县之孝林村，定州之西柴里等村，河间县之诗经村、二十里铺、韩家楼等村亦均有传染。又沿津浦铁路一带及永平、遵化等处亦均有所闻。②

二月十二日(3月12日)报道：直隶染疫州县村庄截至二月初二日，疫死之人数汇纪如下③：

满城县　汤村36人，郭村1人，孟村2人。

博野县　程委8人，刘村1人，西程委3人，解村营1人，两合程23人，东杨村7人。

束鹿县　卢家庄38人，马庄19人，木店村(又名磨店)16人，赵古营9人。

祁　州　路井村4人，南章村1人，郭西村6人。

定　州　西柴里33人，大王庄1人，城旺庄1人，城内1人，小辛庄22人，李村店6人。

深　州　朱家庄13人，孤城31人，琅窝村8人，张家屯未详，丁家庵未详。

安平县　孝林村7人。

---

① “督院张准直隶督院书本督院电请军机处代奏直隶各属疫患敉平奉旨缘由行东巡警道查照文”，《两广官报》1911年第4期。

② “直省鼠疫蔓延之宜防”，《大公报》一九一一年正月廿二日，第6版。

③ “各州县疫毙人数之调查”，《大公报》一九一一年二月十二日，第2版。

武邑县　岳家庄63人，陈家屯5人，杨家庄4人，张家庄5人，王家庄2人，小国村3人，八里庄3人，姚家佐3人，大祝村3人，粉张村2人，五更庄2人。

冀　州　北土露口村4人。

束、冀同辖　孟家庄4人，又大营村3人，中石千村1人。

共计405人，其中有祁州南章村疫毙之1人。

据《直隶临时防疫局先后办理各州县染疫村庄伤亡人数表》，此次鼠疫流行，满城县染疫3村庄，死亡45口；博野县染疫6村庄，死亡43口；束鹿县染疫11村庄，死亡132口；祁州染疫3村庄，死亡11口；蠡县染疫1村庄，死亡5口；深州染疫12村庄，死亡67口；安平县染疫2村庄，死亡11口；冀州染疫1村庄，死亡7口；武邑县染疫11村庄，死亡93口；定州染疫7村庄，死亡86口；河间县染疫7村庄，死亡108口；献县染疫12村庄，死亡66口；肃宁县染疫2村庄，死亡2口；交河县染疫12村庄，死亡118口；宁津县（今属山东省）染疫17村庄，死亡241口；东光县染疫6村庄，死亡58口。以上统共16州县113村庄，死亡1093口①。

满城县（今保定市满城区）　春，鼠疫流行。正月初九日（2月7日）电：满城汤村疫气稍歇，惟距汤村八里之孟村亦疫2人②。正月初十日（2月8日）报道：满城县之汤村自哈染疫回里传染死30人③。《防疫白话演说》云：腊月二十日以后，满城汤村有一个人从吉林来，患这个病死了。三两日内，传染了三十多人，都死了，还有病了的若干④。

卢龙县　奉天永平府张里（译音）鼠疫流行⑤。

保定府（省城，清苑县附郭，今保定市）　春，鼠疫流行。

正月十二日（2月10日）报道：城外唐庄自发生鼠疫以来，染患疫症者至腊月二十八日间，实有43名之谱，内毙死者有30余名⑥。

正月十五日（2月14日）报道：天津防疫院内疫者已21人，外间亦有传染，保定

---

① 〔清〕延龄《直隶省城办理临时防疫纪实》卷四《省城临时防疫局逐日报告》，见李文海等主编《中国荒政书集成》第十二册，天津古籍出版社2010年版，第8126~8129页。

② 〔清〕延龄《直隶省城办理临时防疫纪实》卷一《往来电文》，见李文海等主编《中国荒政书集成》第十二册，天津古籍出版社2010年版，第8020页。

③ “疫气渐消”，《大公报》一九一一年正月初十日，第5版。

④ 〔清〕延龄《直隶省城办理临时防疫纪实》卷三《批示》，见李文海等主编《中国荒政书集成》第十二册，天津古籍出版社2010年版，第8071页。

⑤ “工部局卫生医官防疫报告”，《申报》1911年2月19日，第26版。

⑥ “保定城外之鼠疫”，《盛京时报》一九一一年正月十二日，第2版。

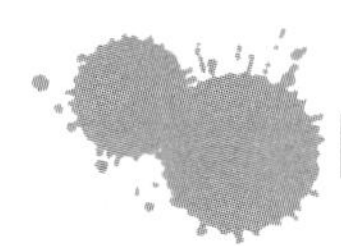

府死5人,富春桥有某姓家由满洲传染来保,死30人[①]。

正月初六日(2月4日)报道:省垣鼠疫传染[②]。

正月十二日(2月10日)电称:敝府染疫地方,以东光情形为重[③]。

正月十六日(2月14日)报道:保定府疫死5人,富春桥某家自满洲染疫,死30余人[④]。

正月二十日(2月18日)电称:十七日火车到保,有二人染疫,抬下即死[⑤]。

正月廿四日(2月22日)电称:所有保定全属并直南一带深、冀、定各州等属有疫地方[⑥]。

正月廿五日(2月23日)电称:外国使馆报告,本月十三日,保定巡警总局内疫死1人,定州已死70人,博野亦死40人。饬查,据复,定州前曾禀报疫死20余人,博野禀报疫死36人[⑦]。

二月初二日(3月2日)报道:保定城西唐村、郭村、孟村疫症流行[⑧]。

博野县　春,鼠疫流行。正月初八日电:博野县程委、西程委、刘村、解村、两合程五村染疫毙命者三十六人[⑨]。3月2日(二月初二日)报道:博野县属程委村,疫死三十余人[⑩]。

祁　州(今安国市)　春,鼠疫。正月十一电:祁州城南有二村发现此症(鼠疫)[⑪]。正月二十八日批文:东乡路井村郑落生家,自其长子去腊初间自东省归来廿

---

① "北方防疫近状",《申报》1911年2月14日,第4版。〔清〕延龄《直隶省城办理临时防疫纪实》卷二《列宪札批》,见李文海等主编《中国荒政书集成》第十二册,天津古籍出版社2010年版,第8039页。

② "北方鼠疫记",《申报》1911年2月4日,第5版。

③ 〔清〕延龄《直隶省城办理临时防疫纪实》卷一《往来电文》,见李文海等主编《中国荒政书集成》第十二册,天津古籍出版社2010年版,第8020页。

④ "北方防疫近状",《申报》1911年2月14日,第4版。

⑤ 〔清〕延龄《直隶省城办理临时防疫纪实》卷一《往来电文》,见李文海等主编《中国荒政书集成》第十二册,天津古籍出版社2010年版,第8022页。

⑥ 〔清〕延龄《直隶省城办理临时防疫纪实》卷一《往来电文》,见李文海等主编《中国荒政书集成》第十二册,天津古籍出版社2010年版,第8024页。

⑦ 〔清〕延龄《直隶省城办理临时防疫纪实》卷一《往来电文》,见李文海等主编《中国荒政书集成》第十二册,天津古籍出版社2010年版,第8025页。

⑧ "北方防疫汇纪",《申报》1911年3月2日,第4版。

⑨ 〔清〕延龄《直隶省城办理临时防疫纪实》卷一《往来电文》,见李文海等主编《中国荒政书集成》第十二册,天津古籍出版社2010年版,第8021页。

⑩ "北方防疫汇纪",《申报》1911年3月2日,第4版。

⑪ 〔清〕延龄《直隶省城办理临时防疫纪实》卷一《往来电文》,见李文海等主编《中国荒政书集成》第十二册,天津古籍出版社2010年版,第8021页。

日之久，忽患头晕、腹泻，吐血而身死，其弟、其妻亦相继毙命，情事与患鼠疫者相同①。二月初五日电：祁州南章村王大夫因贪利在定州治疫，被染猝毙，同村李洛起亦似患疫②。3月2日（二月初二日）报道：城南某村药商自奉（天）归家疫死，传染疫毙四五十人③。

蠡　县　春，鼠疫。三月初六日《蠡县禀鼠疫现已肃清文》批示：该县现已疫气肃清，民之幸福。务须随时严加防范，以免疫气复萌④。

献　县　三月十五日，驻献县委员报告，东、南两乡被疫，凡疫死者之坟墓，均用石灰封盖，计坟共五十五冢⑤。

深　州（今深州市）　春，鼠疫。正月十四日电：深州北土路口一处（鼠疫）毙十余人。正月十九日电：深州境内七两村染疫⑥。二月初五日电：深州之朱家庄、孤城村、琅窝村、耿家尚家各庄、西阳台鼠疫，死者五十余人⑦。二月初六日电：截至初三日，深州琅窝村疫毙九人、孟家庄一人⑧。三月初二日电：深、冀、定三州及武邑、束鹿、安平三县疫灾，均经先后消防完竣，地方亦极安谧⑨。三月十二日电：定、深、冀三州本境暨深属安平、冀属武邑及保属满城、祁州、博野、束鹿等处，通共被灾大小六十八村庄⑩。

束鹿县　春，鼠疫。正月二十二日电：束鹿马庄、卢家庄亦有疫患，毙命多人。访

① 〔清〕延龄《直隶省城办理临时防疫纪实》卷三《批示》，见李文海等主编《中国荒政书集成》第十二册，天津古籍出版社2010年版，第8061页。

② 〔清〕延龄《直隶省城办理临时防疫纪实》卷一《往来电文》，见李文海等主编《中国荒政书集成》第十二册，天津古籍出版社2010年版，第8030页。

③ “北方防疫汇纪”，《申报》1911年3月2日，第5版。

④ 〔清〕延龄《直隶省城办理临时防疫纪实》卷三《批示》，见李文海等主编《中国荒政书集成》第十二册，天津古籍出版社2010年版，第8067页。

⑤ 〔清〕延龄《直隶省城办理临时防疫纪实》卷四《省城临时防疫局逐日报告》，见李文海等主编《中国荒政书集成》第十二册，天津古籍出版社2010年版，第8061页。

⑥ 〔清〕延龄《直隶省城办理临时防疫纪实》卷一《往来电文》，见李文海等主编《中国荒政书集成》第十二册，天津古籍出版社2010年版，第8022页。

⑦ 〔清〕延龄《直隶省城办理临时防疫纪实》卷二《列宪札批》，见李文海等主编《中国荒政书集成》第十二册，天津古籍出版社2010年版，第8044页。

⑧ 〔清〕延龄《直隶省城办理临时防疫纪实》卷一《往来电文》，见李文海等主编《中国荒政书集成》第十二册，天津古籍出版社2010年版，第8031页。

⑨ 〔清〕延龄《直隶省城办理临时防疫纪实》卷一《往来电文》，见李文海等主编《中国荒政书集成》第十二册，天津古籍出版社2010年版，第8035页。

⑩ 〔清〕延龄《直隶省城办理临时防疫纪实》卷一《往来电文》，见李文海等主编《中国荒政书集成》第十二册，天津古籍出版社2010年版，第8036页。

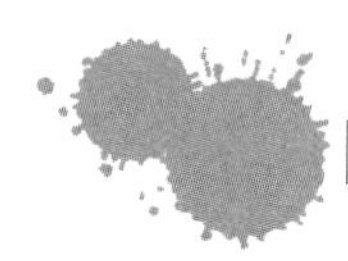

系与深州朱家庄接壤,致被传染①。正月二十八日批文:東鹿县染疫村庄不止一处,死亡至六七十名之多②。3月2日(二月初二日)报道:東鹿县属朱家庄疫死三十余人,東鹿县为河间府疫症最烈之县③。二月初五日电:自去年腊底,有東鹿之卢家庄人宗玉正自东省回家,因疫而殁,是为染疫之始。当初不知为疫,亲朋吊慰,相互往来,遂至辗转传染,蔓延深州之朱家庄、孤城村、琅窝村、耿家尚家各庄、西阳台,冀州之吐露口,東鹿之马庄、磨店等处④。二月初六日电:截至初三日,東鹿属木店村疫毙五人、马庄毙三人;又郭西村初死五人,三十日后一人;大营村初死一人,三十日后又二人;中千村一人,均一律严重消毒完竣⑤。

定　州(今定州市)　春,鼠疫流行。

正月二十日(2月18日)报道:定州城东大辛庄邻近某村有甲、乙二木匠,于客腊底由哈尔滨回家,归未数日,俱行身死,此为百思笃传入之起点。乙木匠家中老幼18人,未四五日,竟死16人。顷有自该处来者,言近日益形猖獗,渐渐由东而西。如东、西建阳等村,十二日一日之内竟死4人,十三日又死3人,其新染病者尚陆续不绝。又城内东街东如恒杂货铺一厨工,十二日得病即死⑥。

正月廿三日(2月21日)电称:河间、博野、定州等属疫毙多人⑦。

正月廿六日(2月24日)电称:定州小辛庄崔姓一家共死20名,另王老尚、李计货2名。西柴里村共死33人,李店村5人。城内仓门口剃发匠李落琢因自小辛庄受染毙命,传染东街张姓1名。通计62名。博野暨深州所属安平,通计50人⑧。

正月廿九日(2月27日)电称:盖州城东大辛庄、元光庞村、大洼里、东西建阳等村,暨城西南李村店,均有疫患,已伤五六百人。经查核,综计定州城东小辛庄、李村

---

① 〔清〕延龄《直隶省城办理临时防疫纪实》卷一《往来电文》,见李文海等主编《中国荒政书集成》第十二册,天津古籍出版社2010年版,第8023页。

② 〔清〕延龄《直隶省城办理临时防疫纪实》卷三《批示》,见李文海等主编《中国荒政书集成》第十二册,天津古籍出版社2010年版,第8062页。

③ "北方防疫汇纪",《申报》1911年3月2日,第4版。

④ 〔清〕延龄《直隶省城办理临时防疫纪实》卷二《列宪札批》,见李文海等主编《中国荒政书集成》第十二册,天津古籍出版社2010年版,第8044页。

⑤ 〔清〕延龄《直隶省城办理临时防疫纪实》卷一《往来电文》,见李文海等主编《中国荒政书集成》第十二册,天津古籍出版社2010年版,第8031页。

⑥ "鼠疫侵入定州之警告",《大公报》一九一一年正月二十日,第2版。

⑦ 〔清〕延龄《直隶省城办理临时防疫纪实》卷一《往来电文》,见李文海等主编《中国荒政书集成》第十二册,天津古籍出版社2010年版,第8023页。

⑧ 〔清〕延龄《直隶省城办理临时防疫纪实》卷一《往来电文》,见李文海等主编《中国荒政书集成》第十二册,天津古籍出版社2010年版,第8025页。

店、城旺庄、大王庄、七里村五处，实共疫毙63名，与报纸所载数目大相悬殊①。

二月初二日(3月2日)报道：定州城东某村有二木匠自奉(天)归疫死，传染五六村，延至清风店一带，共死100余人②。

二月初八日(3月8日)电称：正月初七、初八等日，小辛庄一带有由东省因病回里者数人，到家后随即身故。经巡警局查明，小辛庄、李村店、柴里村三处，传染疾病猝然身毙者颇不乏人。小辛庄病故男妇十余口，均属崔姓一家，系由奉省回籍之崔洛宽传染。柴里村病故男妇十余口，系由崔洛宽岳母传染。李村店病故男妇数口，系由奉省回籍之王洛良、吴连文、贾杜儿三人传染③。

二月十二日(3月12日)电称：西柴里村民因不听西医隔离之法，至初四日以后，续又传染伤亡十余人④。

安平县　春，鼠疫流行。正月二十三日电：保定府属之博野县与深州属之安平县境内患疫五村⑤。3月2日(二月初二日)报道：安平县属孝林村，疫死三十余人⑥。二月初七日电：北里村人苏月得朔日染疫即毙，致苏洛有夫妇相继均殁⑦。

饶阳县　春正月，直隶、山东疫病流行⑧。按：所言疫灾地为"直隶、山东"，因其时属直隶，故引，然未明言饶阳县有疫。上引直隶发生鼠疫的16州县中没有饶阳县。二月二十五日，《饶阳县会禀境内并无鼠疫流染疫症村庄文》曰：该县并无鼠疫传染⑨。

冀　州(今冀州市)　春，鼠疫。正月十九日电：冀州境内王家庄、李家庄均经染

---

① 〔清〕延龄《直隶省城办理临时防疫纪实》卷一《往来电文》，见李文海等主编《中国荒政书集成》第十二册，天津古籍出版社2010年版，第8027页。

② "北方防疫汇纪"，《申报》1911年3月2日，第4版。

③ 〔清〕延龄《直隶省城办理临时防疫纪实》卷一《往来电文》，见李文海等主编《中国荒政书集成》第十二册，天津古籍出版社2010年版，第8049页。

④ 〔清〕延龄《直隶省城办理临时防疫纪实》卷一《往来电文》，见李文海等主编《中国荒政书集成》第十二册，天津古籍出版社2010年版，第8032页。

⑤ 〔清〕延龄《直隶省城办理临时防疫纪实》卷一《往来电文》，见李文海等主编《中国荒政书集成》第十二册，天津古籍出版社2010年版，第8023页。

⑥ "北方防疫汇纪"，《申报》1911年3月2日，第4版。

⑦ 〔清〕延龄《直隶省城办理临时防疫纪实》卷一《往来电文》，见李文海等主编《中国荒政书集成》第十二册，天津古籍出版社2010年版，第8031页。

⑧ 《饶阳县志》，方志出版社1998年版。

⑨ 〔清〕延龄《直隶省城办理临时防疫纪实》卷三《批示》，见李文海等主编《中国荒政书集成》第十二册，天津古籍出版社2010年版，第8065页。

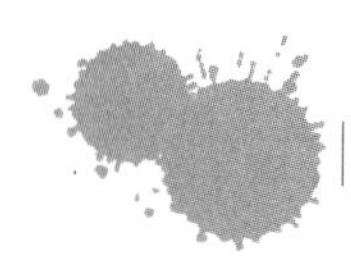

疫[①]。正月二十七日电:冀州王直牧云:敝州境内,尚无疫患。惟与深州兼辖之北土露口村民高落掌,由外回家,传染是症,及其长女、三女、四女四丁口相继毙命。……又闻束鹿、冀州同辖之孟村亦有染患此症[②]。二月初二日(3月2日)报道:冀州属亦有疫症[③]。二月初六日电:截至初三日,冀州北土露口疫毙八人[④]。

武邑县　春,鼠疫流行。正月廿二日(2月20日)报道:武邑县城北张村有某甲于去腊十九日由哈埠带疫归里,旋即亡殁,并染及全村,至正月十五日,已死40余人,且波及邻村,亡者颇多[⑤]。二月初二日(3月2日)电称:冀州属武邑县城北岳家庄等十一村,由年前有岳庆祥自东省回籍,疫毙,传染约近百人[⑥]。同日批文:岳家庄等十一村染疫伤亡九十五人之多[⑦]。二月初四日(3月4日)电称:武邑县岳家庄等十一村疫灾最重,伤损九十余人属实[⑧]。

河间府(治今河间市)　春,鼠疫流行。正月十二日(2月10日)电称:河间县东石经村、二十里铺村、韩家楼村,均有染疫情形[⑨]。二月初二日(3月2日)报道:河间县石经村疫死20余人[⑩]。二月廿九日(3月29日)报道:河间府属刻下鼠疫流行甚炽[⑪]。三月初三日(4月1日),委员搢伦同西医张兰亭赴河间县东诗经村及二十里铺两村,将前次染疫之家共11户,房屋50余间,熏洗消毒。又,委员煦文同西医郭诚到桥城铺村熏洗消毒,初四日,又分赴各村,将疫死者之坟墓用石灰厚密涂抹,并将韩家楼村未埋疫尸2口掘坑深埋[⑫]。

---

① 〔清〕延龄《直隶省城办理临时防疫纪实》卷一《往来电文》,见李文海等主编《中国荒政书集成》第十二册,天津古籍出版社2010年版,第8022页。

② 〔清〕延龄《直隶省城办理临时防疫纪实》卷一《往来电文》,见李文海等主编《中国荒政书集成》第十二册,天津古籍出版社2010年版,第8026页。

③ "北方防疫汇纪",《申报》1911年3月2日,第4版。

④ 〔清〕延龄《直隶省城办理临时防疫纪实》卷一《往来电文》,见李文海等主编《中国荒政书集成》第十二册,天津古籍出版社2010年版,第8031页。

⑤ "武邑患疫",《大公报》一九一一年正月廿二日,第6版。

⑥ 〔清〕延龄《直隶省城办理临时防疫纪实》卷一《往来电文》,见李文海等主编《中国荒政书集成》第十二册,天津古籍出版社2010年版,第8028页。

⑦ 〔清〕延龄《直隶省城办理临时防疫纪实》卷三《批示》,见李文海等主编《中国荒政书集成》第十二册,天津古籍出版社2010年版,第8062页。

⑧ 〔清〕延龄《直隶省城办理临时防疫纪实》卷一《往来电文》,见李文海等主编《中国荒政书集成》第十二册,天津古籍出版社2010年版,第8029页。

⑨ 〔清〕延龄《直隶省城办理临时防疫纪实》卷一《往来电文》,见李文海等主编《中国荒政书集成》第十二册,天津古籍出版社2010年版,第8021页。

⑩ "北方防疫汇纪",《申报》1911年3月2日,第4版。

⑪ "河间亦有鼠疫之流行",《大公报》一九一一年二月廿九日,第1版。

⑫ "省城防疫局报告",《北洋官报》1911年第2750期。

乐亭县　春，鼠疫流行。二月十九日（3月19日）报道：滦河之乐亭县地方疫症凶厉[①]。

交河县（今泊头市）　春，鼠疫。二月初二日（3月2日）报道：惠家庄、唐家庄、张杨村多传染而死者[②]。二月十九日批文：据禀，县境疫患已平，仍令富庄驿等六村染疫已死五十九人家属候医生到日将房屋如法消毒，永绝后患[③]。

临榆县（今并入秦皇岛市、抚宁县）　春正月，鼠疫。北戴河海滨鼠疫死亡7人[④]。2月16日（正月十八日）报道：山海关本路一闸夫疫毙[⑤]。

隆平县、尧山县（今并为隆尧县）　二月，患鼠疫。二月二十日，清廷令迅速扑灭东三省和直、鲁两省之鼠疫。隆平、尧山两县于四月二十日宣布扑灭[⑥]。

甘肃省

镇番县（今民勤县）　外渠、中兴、上东、黄岭等地白喉流行[⑦]。

酒泉县（今酒泉市）　天花在局部地区流行[⑧]。

宁夏回族自治区

平远县（今同心县）　农历六月廿二日，半个城（今同心城）人马瑞国（男，回族，27岁）去固原得病，回家后第二天即死亡，此后每天都有人死亡，约持续两个月，全城因得鼠疫病死亡300余人。半个城瘟疫蔓延时，邻近的李家岗子、杨家塘村的人到半个城去送葬，回村后也得了此病，两村先后死亡40余人[⑨]。

山东省

春，鼠疫流行。今《诸城县卫生志》载：一月，山东半岛鼠疫流行，省抚部院在济南设立防疫公所[⑩]。今《山东省卫生志》载：1910年10月流行于胪滨府（满洲里）的肺鼠疫传入青岛、即墨、烟台等地，造成山东鼠疫大流行。1911年4月30日，鼠疫疫情止息，山东省防疫公所撤销[⑪]。

---

① “防疫事汇志”，《大公报》一九一一年二月十九日，第6版。

② “北方防疫汇纪”，《申报》1911年3月2日，第4版。

③ 〔清〕延龄《直隶省城办理临时防疫纪实》卷三《批示》，见李文海等主编《中国荒政书集成》第十二册，天津古籍出版社2010年版，第8064页。

④ 《秦皇岛市志》，天津人民出版社1993年版。

⑤ “北方防疫汇记”，《申报》1911年2月16日，第4版。

⑥ 《隆尧县志》，生活·读书·新知三联书店1998年版。

⑦ 《民勤县志》，兰州大学出版社1994年版。

⑧ 《酒泉市医药卫生志》，1987年。

⑨ 《同心县志》，宁夏人民出版社1995年版。

⑩ 《诸城市卫生志》，中州古籍出版社2010年版。

⑪ 《山东省卫生志》，山东人民出版社1992年版。

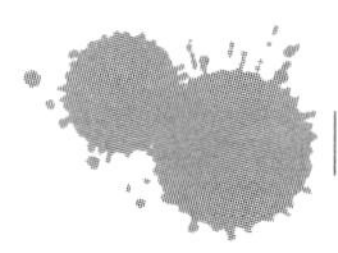

正月初七日(2 月 5 日),山东巡抚孙宝琦在给各省制台、抚台的电文中称:东省疫症以烟台为最重,登、莱、胶各属次之,济、东、临、武各属亦俱有发现,兖、沂、曹、济尚无此症。统计已故二百余人,俱因在哈尔滨回东度岁以致传染。次日又电:昨电谓济、东、临、武均有疫症发现,查临清前有人言有疫,顷据金州牧电称实无疫,又泰安各县亦无疫,省城尚安静。济南属惟章丘最重,已故二百余人,并以附闻①。

正月十二日(2 月 10 日)报道:德州、淄川、胶州、即墨各处均传染,亡一二十人不等②。

正月十三日(2 月 11 日)报道:(鲁省)染疫州县已有十处,死亡百余人、数十人不等③。胶济铁路离青岛约三英里之车站,日前忽有罹鼠疫者 1 人④。

正月十七日(2 月 15 日)报道:(山东)染疫州县已有十处,死亡百余人、数十人不等,皆由关外小工带来,渐将蔓至省城,防不胜防,焦急无策⑤⑥。

正月二十日(2 月 18 日)报道:山东鼠疫现在各处蔓延,蓬莱、黄县、淄川、德州、泰安、莱阳等处尤剧⑦。

二月初八日(3 月 8 日)报道:鲁省自疫疠流行,截至正月二十九日,共死 1823 人,其中独烟台一邑竟死 521 人⑧。

二月廿四日(3 月 14 日)报道:山东鼠疫尚在蔓延,孙慕帅以山东疫气不从本地发生,多由东省工人回里所传染,特商直督陈筱帅、东省锡清帅、直隶东三省出境各口岸(如山海关)等处,由山东省派员分别设立留验所,凡由东三省返东各工人,皆留所查验,方准放行⑨。

三月廿四日(4 月 22 日),山东抚院孙宝琦电奏:东三省疫症二月底内即已消灭,惟烟台一隅受疫较重,本月上旬闻有疫症毙命者,十一日以后至今旬余,迄无毙者,确已全省净绝。青岛德租界已裁撤留验所,足为疫灭之证⑩。

宁津县　春,鼠疫。三月十八日批文:该县去腊今正,鼠疫传染甚剧,伤亡一百八

① “济南孙抚台来电”,《湖北官报》1911 年第 19 期。

② “山东疫症之近状”,《盛京时报》一九一一年正月十二日,第 2 版。

③ “鲁省疫势之蔓延”,《大公报》一九一一年正月十三日,第 3 版。

④ “感人热心防疫”,《大公报》一九一一年正月十三日,第 1 版。

⑤ “山东疫势之蔓延”,《盛京时报》一九一一年正月十七日,第 2 版。“山东疫势蔓延可虑”,《申报》1911 年 2 月 15 日,第 10 版。

⑥ “山东疫势之蔓延”,《真光报》1911 年第 10 卷第 1 期。

⑦ “山东鼠疫蔓延”,《盛京时报》一九一一年正月二十日,第 2 版。

⑧ “译件”,《大公报》一九一一年二月初八日,第 2 张,第 4 版。

⑨ “孙中丞防疫之计划”,《盛京时报》一九一一年二月廿四日,第 2 版。

⑩ “疫症全消之佳音·轮船到岸一概免验”,《中西医学报》1911 年第 13 期。

十八人之多①。三月二十二、二十八、四月初一等日有委员陆续禀报,宁津县(中区)雒庄雒姓一家疫死四口,杨太还庄杨姓四家共疫死十三口。(南区)卢庄卢、李两姓六家共疫死十三口,谢庄吴、林两姓三家共疫死八口,南辛庄刘、信、于、毕四姓十三家共疫死二十九口,岳庄王、张两姓七家共疫死二十五口,洼赵庄王姓二家共疫死三口,广明庵杨、王、闫三姓四家共疫死十四口。(西区)耿家圈班、李、徐三姓四家共疫死十八口,东厂张姓六家共疫死十二口,耿庄耿姓六家共疫死二十五口,洼刘庄马姓六家共疫死二十二口,冯家坊冯、曹两姓三家共疫死十二口。(东区)小张庄王、何两姓六家共疫死十八口,纪家楼庄王姓一家疫死三口,城后李庄李姓一家疫死三口,陈家纸坊乜、贾、孙三姓八家共疫死十九口。统共十七村八十一家男女二百四十一口,均于去年腊月底及今年正月至二月初染疫身死②。

济南府(省会,历城县附郭,今济南市) 春,鼠疫流行。

正月初六日(2 月 4 日)报道:济南府(城)并未发现疫症,惟离城五十英里及城东三十英里之处已有疫患③。

正月初十日(2 月 8 日)报道:济南之南二十五英里之张夏,18 人染疫而死④。

正月十七日(2 月 15 日),济南府首次发现鼠疫⑤。

二月初一日(3 月 1 日)报道:鼠疫由烟台传入济南,势甚猖獗⑥。

章丘县(今章丘市) 春,鼠疫。2 月 8 日(正月初十日)报道:章丘县死于疫者共一百八十八人⑦。

齐东县(大部并入今邹平县) 齐东、章丘一带霍乱流行⑧。

胶 州(今胶州市) 春正月,大疫,西人名为鼠疫⑨。正月十六日(2 月 14 日)报道:胶济铁路离青岛约三英里之车站,忽有罹鼠疫者一人⑩。胶州正月大疫,死人甚

① 〔清〕延龄《直隶省城办理临时防疫纪实》卷三《批示》,见李文海等主编《中国荒政书集成》第十二册,天津古籍出版社 2010 年版,第 8068 页。

② 〔清〕延龄《直隶省城办理临时防疫纪实》卷四《省城临时防疫局逐日报告》,见李文海等主编《中国荒政书集成》第十二册,天津古籍出版社 2010 年版,第 8125 页。

③ "山东患疫消息",《申报》1911 年 2 月 4 日,第 10 版。

④ "西报述北方鼠疫近状",《申报》1911 年 2 月 8 日,第 5 版。

⑤ "万国鼠疫研究会会长伍连德演说词",《盛京时报》一九一一年三月初十日,第 3 版。"万国防疫会伍会长演说词",《申报》1911 年 4 月 12 日,第 26 版。

⑥ "北方防疫汇纪",《申报》1911 年 3 月 1 日,第 10 版。

⑦ "西报述北方鼠疫近状",《申报》1911 年 2 月 8 日,第 5 版。

⑧ 《邹平县志》,中华书局 1992 年版。

⑨ 民国《增修胶志》卷五三《祥异》。

⑩ "北方防疫近状",《申报》1911 年 2 月 14 日,第 4 版。

多,造成胶济铁路停车数日[①]。一月,东三省各处发现鼠疫,青岛亦受传染[②]。

福山县(含今烟台市福山区、芝罘区)　春,鼠疫盛行。春正月,烟台鼠疫大作,死者甚多[③]。

正月初四日(2月2日)报道:两周内,烟台疫死50人[④]。

正月十七日(2月15日)报道:烟台自十三日起,疫气已大见减退[⑤]。

正月十九日(2月17日)报道:烟台每日患鼠疫者不下30人[⑥]。

正月廿一日(2月19日)报道:烟台鼠疫流行[⑦]。

正月廿五日(2月23日)报道:自疫起至阳历2月10日止,芝罘疫毙231人[⑧]。

二月初二日(3月2日)报道:烟台自发生鼠疫以来,至(正月)二十二日止,共疫死325人。最近5日间,每日平均疫死33人。目下市街西南部最盛[⑨]。山东烟(台)、济(南)一带,疫亦日盛,防疫局所聘罗马教会二女医士染疫而亡[⑩]。

二月初九日(3月9日)报道:烟台疫气已渐消减,无蔓延他处之虞[⑪]。

二月十五日(3月15日)报道:烟台之疫,系由大连传来。自患疫以来,死者共880人[⑫]。

二月十七日(3月17日)报道:北方鼠疫蔓延剧烈,大连、烟台被列为有疫口岸[⑬]。

二月十八日(3月18日)报道:肺瘟蔓延,烟台前礼拜疫死225人[⑭]。

三月廿七日(4月25日)报道:因为鼠疫,海参崴严禁烟台华工入崴[⑮]。

三月廿八日(4月26日)报道:各地疫势业已消灭,芝罘停止检疫[⑯]。

潍　县(今潍坊市)　春,鼠疫流行。正月十七日(2月15日)报道:潍县等处自

---

① 《胶州市卫生志》,1990年。

② 民国《胶澳志》卷一二《大事纪》。

③ 民国《福山县志稿》卷八《灾祥》。

④ “北方疫患汇电”,《申报》1911年2月2日,第12版。

⑤ “北山东疫气之渐减”,《大公报》一九一一年正月十七日,第2张,第1版。

⑥ “芝罘鼠疫盛行”,《盛京时报》一九一一年正月十九日,第5版。

⑦ “工部局卫生医官防疫报告”,《申报》1911年2月19日,第26版。

⑧ “各地疫毙人数”,《盛京时报》一九一一年正月廿五日,第2版。

⑨ “烟台鼠疫之猖獗”,《盛京时报》一九一一年二月初二日,第2版。

⑩ “北方防疫汇纪”,《申报》1911年3月2日,第4版。

⑪ “鲁抚电报疫气已减”,《大公报》一九一一年二月初九日,第1张,第6版。

⑫ “西报纪北方疫状”,《申报》1911年3月15日,第6版。

⑬ “中国公立医院第二次公启”,《申报》1911年3月17日,第27版。

⑭ “寓沪各国官商第三次防疫会议志详”,《申报》1911年3月18日,第18版。

⑮ “崴埠禁阻华人入口”,《申报》1911年4月25日,第19版。

⑯ “芝罘将检疫事宜一律停办”,《盛京时报》一九一一年三月廿八日,第2版。

十三日起,疫气已大见减退①。

掖　县(今莱州市)　春,地震数次,大疫②。

招远县(今招远市)　全县鼠疫流行③。

临朐县　春疫④。临朐县初次发现黑热病。临朐县雨涝,瘟疫流行⑤。

平度州(今平度市)　春疫⑥。春,瘟疫流行⑦。

德　州(今德州市)　霍乱流行⑧。

临邑县　鼠疫流行⑨。

莒　州(今莒县、莒南二县)　莒南县黑热病流行,当时只有土法治疗,病死率很高⑩。

肥城县(今肥城市)　城关官路店村,39户有30人患黑热病⑪。

文登县(今文登市)　秋,鼠疫流行,米山村110户,染疫而亡者达30多人,甚者一家死亡7口⑫。

宁海州(今烟台市牟平区)　宣统二年(1910)春,鼠疫流行,死人无算⑬。

即墨县(今即墨市)　清宣统二年(1910)春,县内蓝村鼠疫流行,死亡百余人。知县张百成设防疫局,后自行消失⑭。宣统二年(1910)春,蓝村发生鼠疫,死亡百余人⑮。

按:今志所载牟平、即墨二县的"宣统二年(1910)"皆为"宣统三年(1911)"之误。这是因为东北鼠疫是宣统二年冬末才传到山东的,这里说春季应是宣统三年的春季。

---

① "北山东疫气之渐减",《大公报》一九一一年正月十七日,第2张,第1版。

② 民国《四续掖县志》卷五《祥异》。

③ 《招远县志》,华龄出版社1991年版。

④ 光绪《临朐县志》卷一〇《大事表》,民国《临朐县志》卷一《大事纪》。

⑤ 《潍坊市卫生志》,1989年。

⑥ 民国《续平度县志》卷首《纪要》。

⑦ 《平度县志》,1987年。

⑧ 《山东省卫生志》,山东人民出版社1992年版。

⑨ 《临邑县志》,齐鲁书社1993年版;《德州地区卫生志》,天津科学技术出版社1991年版。

⑩ 《莒南县卫生志》,2001年。

⑪ 《肥城县志》,齐鲁书社1992年版。

⑫ 《文登市志》,中国城市出版社1996年版。

⑬ 民国《牟平县志》卷一〇《文献志·通纪》。《牟平县志》,科学普及出版社1991年版。

⑭ 《即墨县卫生志》,1987年。

⑮ 《即墨县志》,新华出版社1991年版。

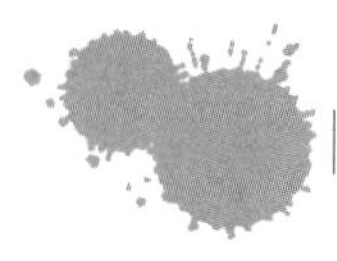

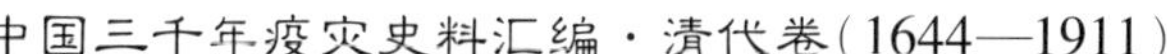

山西省

兴　县　小善等村鼠疫,死 58 人[①]。

浮山县　鼠疫大作,死者甚多[②]。

武乡县　遭瘟疫,境内从东到西疫症蔓延,很多人死于此疫[③]。

河南省

郑　州(今郑州市)、信阳州(今信阳市)　春,发现鼠疫。正月廿七日(2 月 25 日)报道:汴省郑州、信阳州一带,近来发现一种疫症,其势甚剧,乃京师传染之鼠疫也[④]。

孟　县(今孟州市)　九月,霍乱病流行,46 天内全县发病 3822 人,死亡 676 人[⑤]。

江苏省

南　京(省会,上元、江宁二县附郭,今南京市)　春,猩红热流行。二月初二日(3 月 2 日)报道:宁垣函云:近因天气冷暖不一,省之南北均患烂喉痧,而于小孩尤居多数。近日宁垣喉疫之盛行,闻现在染疫死者共有数十人之多[⑥]。

邳　州(今邳州市)　六月、七月间淫雨连绵,灾民风栖露宿,瘟疫流行[⑦]。

常　州(武进、阳湖二县附郭,今常州市)　春二月,喉疫流行,毙命者多[⑧]。

常熟县(今常熟市)　有客自常熟来者,张其姓,兰生其名,旅居吾乡已半年矣,以贩鸡为业,借以谋生,严寒盛暑,无一日辍者,盖二十年于兹矣。兰生有妻,告之曰:今岁盛暑,各处疫气盛行,汝犹兢兢为业,得毋辛劳乎,况汝身体衰弱,或染疫病,如之奈何,盍休息数日?曰:吾自贩鸡以来,年年碌碌,日日齐走,未曾染疫,即有病,亦不过小恙耳,奚忧为?一日,夕阳西下,暮色苍茫之际,有客自北道大街来者,即兰生贩鸡归也,抵家,妻见其面色苍白,知有异,问之则曰:无他,余悲人之死于疫之多也。离村北三里有黄村者,今日因时疫而死者且九人矣,言之心痛。言毕,倒床上似熟睡。少顷,其妻呼之曰:晚餐矣!而不之应,呼之再三,不应如前,其妻初而疑,继而惊,终乃大哭,曰:郎君死矣,郎君亦传疫而死矣!噫!如兰生之传疫也,自睡眠时至气绝,为

---

① 《中国鼠疫流行史(上册)》,1981 年,第 512 页。

② 民国《浮山县志稿》卷八《灾祥》。

③ 《武乡县志》,山西人民出版社 1986 年版。

④ “汴省开办验疫所”,《大公报》一九一一年正月廿七日,第 2 张,第 2 版。

⑤ 《孟县志》,陕西人民出版社 1991 年版。

⑥ “金陵喉疫之病民”,《大公报》一九一一年二月初二日,第 3 张,第 1 版。

⑦ “邳州三次遭水灾”,《申报》1911 年 10 月 7 日,第 12 版。

⑧ “常郡发见喉疫”,《申报》1911 年 3 月 27 日,第 12 版。

时不过一小时耳，疫之厉有如此者。后三日间，继兰生而死者有二十三人之多，幸事闻于县，急设临时时疫医院从事医治，为患稍杀，设无时疫医院，则为兰生之续者，更不知有几许人也①。

靖江县（今靖江市）　秋，瘟疫流行②。

上海市

嘉定县（今嘉定区）　六月，红痧症流行③。

上海县（今闵行区等）　春夏秋冬，都有瘟疫流行。

正月廿一日（2月19日）报道：工部局报告6人患疫而毙④。

二月初八日（3月8日）报道：待质、自新二所监狱押犯传染疫症，相继毙命⑤。

四月二十八日（5月26日）报道：公共租界松庆里二名小孩患核瘟（即鼠疫）而死。⑥

六月初六日（7月1日）报道：天气不正，猩红热流行⑦。

闰六月十四日（8月8日）报道：天保里时疫流行，死亡甚多⑧。

闰六月十九日（8月13日）报道：闸北发现鼠疫，来势甚猛⑨。

闰六月二十日（8月14日）报道：闸北发现鼠疫，英美工部局深恐蔓延，于马路中竖立白铁，以防疫鼠窜入传染⑩。

闰六月廿四日（8月18日）报道：鼠疫甚烈，公立医院设法防疫⑪。闰六月十九日（8月13日）报道：上海鼠疫渐次蔓延，昨又有法租界及甘肃路一人、乍浦路二人之新患者⑫。

闰六月廿五日（7月20日）报道：鼠疫之发，仍在华界天保里内，五日之内，已故十人⑬。

---

① “我乡疫讯”，《学生文艺丛刊汇编》1911年第4期。

② 《靖江卫生志》，江苏人民出版社1995年版。

③ 民国《嘉定县续志》卷三《赋役志·灾异》。

④ “工部局卫生医官防疫报告”，《申报》1911年2月19日，第26版。

⑤ “女医生慨任治疫”，《申报》1911年3月8日，第19版。

⑥ “鼠疫发现之警报”，《申报》1911年5月26日，第19版。

⑦ “海上闲谈”，《申报》1911年7月1日，第21版。

⑧ “上海鼠疫复现之警报”，《申报》1911年8月8日，第18版。

⑨ “上海鼠疫发现五志”，《申报》1911年8月13日，第18版。

⑩ “上海发现鼠疫六志”，《申报》1911年8月14日，第18版。

⑪ “公立医院总理之报告”，《申报》1911年8月18日，第18版。

⑫ “专电”，《盛京时报》一九一一年闰六月十九日，第2版。

⑬ “上海鼠疫之猖獗”，《盛京时报》一九一一年闰六月廿五日，第2版。

七月初二日(8月25日)报道:近自上海天保里,又有鼠疫发现①。

七月初四日(8月27日)报道:此次上海忽又有疫气发现,昨闻并未见有延蔓之处,本区疫势刻已轻减②。又,近来沪上鼠疫发现,其始,鼠疫之发仍在华界天保里内,五日之内已故十人。近来法界永兴里沈永长系鼠疫。又有松成里张闻志亦患鼠疫,于十六日病故。又有川洪浜京货店钟叔良日前患疫,于十六日病故。上海鼠疫实已发现③。

上海租界外阳历7—8月发生鼠疫30余例④。

冬十二月,天花流行⑤,且喉症为虐⑥。

浙江省

富阳县(今杭州市富阳区)　夏阴雨,秋大疫⑦。

象山县　离城十里许南庄一带,秋后时疫流行,死者日以十数计⑧。

新城县(今新登县)　夏多阴雨,秋大疫⑨。

桐庐县　六月至七月,淫雨不绝,旋即瘟疫流行,不受传染者百无一二,死亡者各处皆有,以小儿为尤多。病家者各卧床褥,亲友不得同居⑩。

绍　兴(山阴、会稽二县附郭,今绍兴市)　绍郡时疫(上吐下泻瘪腡痧)盛行⑪。

福建省

厦　门(时属同安县)　四月疫⑫。冬,嘉禾山各乡社,自十一月初疫症萌发⑬。

铜山县(今东山县)　天花流行,全岛死1180多人,麻脸者千余人⑭。

台湾省

台　湾(含台湾府、台北府、台南府)　夏,鼠疫流行。四月十六日(5月14日)、

---

① “政府关心上海防疫”,《大公报》一九一一年七月初二日,第2张,第1版。

② “沪道电报疫气渐消”,《大公报》一九一一年七月初四日,第2张,第1版。

③ “鼠疫猖獗之情形”,《大公报》一九一一年七月初四日,第2张,第2版。

④ 冼维逊《鼠疫流行史》,1988年,第135页。

⑤ “防范天花”,《申报》1912年1月23日,第8版。

⑥ “上海银山儿院急告各儿家族及保证人”,《申报》1912年2月24日,第1版。

⑦ 《富阳县志》,浙江人民出版社1993年版;《富阳县卫生志》,中国医药科技出版社1991年版。

⑧ “象山时疫盛行”,《申报》1911年8月28日,第12版。

⑨ 民国《新登县志》卷二〇《拾遗篇·祥异》。

⑩ 《桐庐县志》卷一四《杂志·灾异》。

⑪ 《绍兴县卫生志》,浙江古籍出版社1997年版。

⑫ 民国《厦门市志》卷三《大事志》。

⑬ “厦门通信”,《申报》1912年1月25日,第7版。

⑭ 《福建省卫生志》,1989年。

十八日、廿二日、廿六日《申报》连续报道台湾时疫(鼠疫)流行[①]。五月初六日(6月2日)报道:台湾疫气刻仍流行,计自西5月间发现,迄西本月1号,染患者282人[②]。又,台湾近复有疫症发现[③]。五月十五日(6月11日)报道:台湾疫症业已停止[④]。按:光绪十一年(1885)升台湾府为台湾省,原台湾府分为台湾府(治今台中市)、台北府(治今台北市)、台南府(治今高雄市)。

嘉义厅(今嘉义市)　夏四月,鼠疫流行。四月廿二日(5月20日)报道:近来台湾之嘉义厅已患百斯笃疫,其故因台岛向为百斯笃所伏匿,近以气候不良,又复发生。初发时已有患者七十名,即死亡五十九名,现在患者尚甚多[⑤]。

宜兰县　夏,鼠疫流行。四月初八日(5月6日)报道:近日鼠疫蔓延,染疫毙命者计已100余人[⑥]。

安徽省

广德州(今广德县)　广德自交春以来,天时不正,奇冷异常,时疫盛行。近日婴孩发生一种麻疹症者不知凡几,被医误治殒命者日有所闻[⑦]。

怀远县、灵璧县、蒙城县、宿州(今宿州市)、凤阳县、寿州(今寿县)　夏五月,江皖大水,怀、灵、蒙、宿、凤、寿诸邑,热病流行,传染甚速[⑧]。六月,皖北瘟疫流行,灾民流离,日有死亡[⑨]。江皖灾区,四月以后,疫气蔓延颇广[⑩]。

蒙城县　多鼠,人病鼠疫[⑪]。

江西省

德兴县(今德兴市)、玉山县　血吸虫病流行[⑫]。

---

① “台湾疫患近闻”,《申报》1911年5月14日,第26版。“台湾患疫续报”,《申报》1911年5月16日,第26版。“台湾患疫续报”,《申报》1911年5月20日,第26版。“台湾患疫续报”,《申报》1911年5月24日,第27版。

② “译件”,《大公报》一九一一年五月初六日,第2张,第3版。

③ “台湾疫患续闻”,《申报》1911年6月2日,第26版。

④ “台湾疫患已止”,《申报》1911年6月11日,第26版。

⑤ “台湾患疫之警报”,《中西医学报》1911年第13期。“台湾鼠疫之警报”,《大公报》一九一一年四月二十二日,第2版。

⑥ “专电”,《盛京时报》一九一一年四月初八日,第2版。

⑦ “时疫治误之惨剧”,《神州医药学报》1911年第28期。

⑧ “救疫医队定期出发”,《申报》1911年6月26日,第18版。

⑨ “民政部关心皖北灾民”,《申报》1911年7月14日,第11版。

⑩ 《大清宣统政纪》卷五五“宣统三年辛亥六月”。

⑪ 民国《重修蒙城县志》卷一二《杂类志·祥异》。

⑫ 《上饶地区卫生志》,黄山书社1994年版。

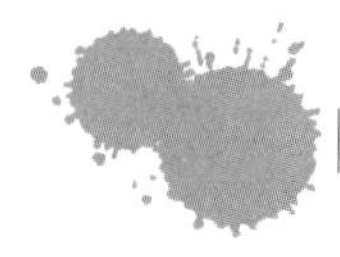

湖北省

武　汉(时含夏口厅、江夏县、汉阳县)　春,鼠疫流行。正月初五日(2月3日)报道:自奉、吉等省鼠疫发现,流传关内鄂省。由瑞莘儒于江汉关税务项下拨银三万两,在汉口火车站码头刘家庙设立验疫公所。近日以来,武汉三镇每日死者二三十人不等,最烈为大堤口刘姓一家连毙三命,洪井堤王姓一家连毙四命,兴隆街罗姓一家连毙三名。市间恐慌,大有谈虎色变之概。闻其原因,系确由于京汉铁路所带去之鼠疫云云①。但二月初八日(3月8日)鄂督(湖广总督)对此予以否认,曰:武汉防疫事宜,澄极为注意,迭次调查,并无疫症发现,每见报纸有所登载,复特别饬巡警道确查,佥属子虚②。

荆门州(今荆门市)　湖北荆门直隶州沙洋大堤为襄阳、荆州两府属十余州县之保障,去岁冲溃后,被灾之民数十万皆田庐荡然,迭年受灾,人民元气已伤,今夏被水淹溺,灾民大受水湿,日来瘟疫大发,大都身体黄肿,成为不治之症,死者已二三千人③。夏六月,天气寒热不时,疫症大起。虽有粥厂、施药所数处,系官家所办,有名无实,且差役人等复从而凌虐,是以贫不能存,卖妻鬻子者时有所闻④。天花、疟疾、痢疾、流感等传染病流行⑤。

咸宁县(今咸宁市)　天花流行,七都(今张公)死亡近400人⑥。

云南省

蒙自县(今蒙自市)、个旧县(今个旧市)　鼠疫流行。6月4日上海《民主报》载:蒙自、个旧近日鼠疫复又流行,人民罹者甚众,死亡枕藉,学生亦有数十人染此病症⑦。

广西壮族自治区

陆川县　是冬大熟,清湖堡瘟疫甚盛⑧。

贵　县(今贵港市)　夏,覃塘附近村乡鼠疫,死百余人⑨。

---

① “鼠疫侵入湖北之警闻”,《盛京时报》一九一一年二月初五日,第2版。

② “湖北并无鼠疫之传染”,《盛京时报》一九一一年二月初八日,第2版。

③ “俨然一幅流民图”,《大公报》一九一一年六月初五日,第2版。

④ “鄂省又遭水灾之惨状”,《大公报》一九一一年六月廿六日,第1版。

⑤ 《荆门卫生志》,中国文史出版社1990年版。

⑥ 《咸宁市志》,中国城市出版社1992年版。

⑦ 《个旧市志》(下),云南人民出版社1998年版。

⑧ 民国《陆川县志》卷二《舆地类·机祥》。

⑨ 民国《贵县志》卷一八《杂记》。

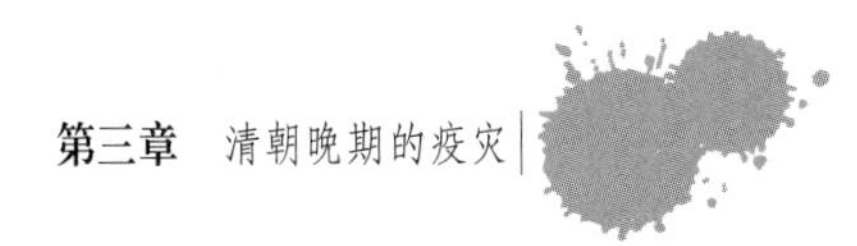

钦　州(今钦州市)　钦州城鼠疫,死百余人[1]。

广东省

广　州(省会,南海、番禺二县附郭)　夏,时疫流行。三月廿八日(4月26日)报道:省城及佛山两处,近日有时症出现,毙命甚速,医治得愈者亦十之一二。省城西关逢源一带及马王庙左右多有此症,而以佛山石路头及舒步街一带为甚。闻该街麦姓、黎姓连日两家各毙命四口[2]。

海康县(今雷州市)　夏,鼠疫流行。五月,广东雷州府疫症盛行,经电请医生前往救治,迄未就手。现据该雷州府朱守家人回省云,府城现计共死去三千余人,府前街无人敢行,衙内亦死去七人。该守之第四子完娶仅三日即起病,七日而死。现该署内各人及该守之家眷已陆续回省,该守亦不敢在署,现在驻雷威兵输内,并闻雷属有一二村乡因患疫死绝者,其传染甚为迅速[3]。村大疫,逃避一空。父年高不欲去,(郑)其廉令家人皆避,己独留侍,竟中疫卒[4]。

东莞县(今东莞市)　莞城、石碣鼠疫流行[5]。

遂溪县　湛江地区鼠疫,死亡2614人。

澄海县(今汕头市澄海区)　疫情较烈[6]。

饶平县　渔村乡三月末至五月中旬鼠疫流行,发病五十多人,死亡四十多人[7]。叶本乡新历仔村鼠疫流行。

大埔县　春,三河鼠疫,男妇毙一百四十余人[8]。

顺德县(今佛山市顺德区)　部分地区鼠疫流行。

增城县(今增城市)　部分地区鼠疫流行。

新兴县　城关镇鼠疫流行。

惠　州(归善县附郭,今惠州市)　双金乡鼠疫流行,死亡数十人。(惠东县)平海镇霍乱流行,平海圩发病二百五十多人,死亡一百余人[9]。

海丰县　海城镇鼠疫流行。

---

① 冼维逊《鼠疫流行史》,1988年,第187页。

② “广粤省亦有疫症发现”,《大公报》一九一一年三月廿八日,第2张,第2版。

③ “雷州之大疫”,《中西医学报》1911年第14期。

④ 宣统《海康县续志》卷二一《人物志·郑其廉》。

⑤ 《东莞市卫生志》,1989年。

⑥ 《汕头市卫生志》,1990年。

⑦ 《饶平县卫生志》,1987年。

⑧ 同治《大埔县志》卷三八《大事纪下》。

⑨ 《惠东县卫生志》,1989年。

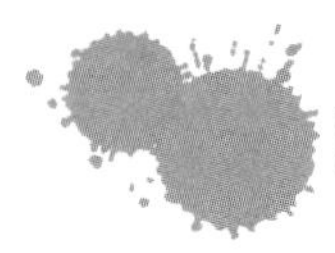
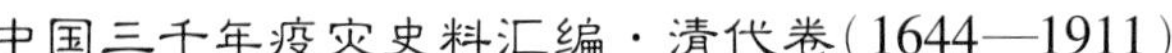

海阳县(今潮州市潮安区)　鼠疫流行。

惠来县　田心乡鼠疫流行,患者900人。

普宁县(今普宁市)　部分地区鼠疫。

揭阳县(今揭阳市)　部分地区鼠疫。

镇平县(今蕉岭县)　北碌乡石寨村鼠疫流行。

兴宁县(今兴宁市)　部分地区鼠疫流行①。

四会县(今四会市)　春三月,鼠疫流行。四会县近年时岁荒歉,盗贼横行,更加疫疠为害,吾民真无安居。近时当春暮,天气阴晦,街道淤积,秽气熏蒸,居民素不讲究卫生,自三月以来核疫发现,始由城外,继渐传染东、北、西、南四城门,死亡相继,大都壮年、小孩为多,对时出核即毙②。

高要县(今肇庆市)　夏六月,霍乱流行。肇属时疫流行,以高要县水坑村、广利墟陈吴陆三大姓为尤甚③。

海南省

感恩县(今东方县)　六月大疫,阖属死亡约六七百人④。

临高县　加来市、兰奇市、智县乡鼠疫流行,死亡数十人。

澄迈县　中兴地方鼠疫流行。

香港特别行政区

香港鼠疫甚烈,波及广州⑤。三月二十七日至二十九日(4月25—27日),香港三天患疫(鼠疫)死者五人⑥。

---

① 冼维逊《鼠疫流行史》,1988年,第193~228页。

② "四会疫疠横行",《中西医学报》1911年第15期。

③ "肇属防疫",《中西医学报》1911年第15期。

④ 民国《感恩县志》卷二〇《杂志·灾异》。

⑤ 冼维逊《鼠疫流行史》,1988年,第198页。

⑥ "香港患疫之警报",《中西医学报》1911年第13期。

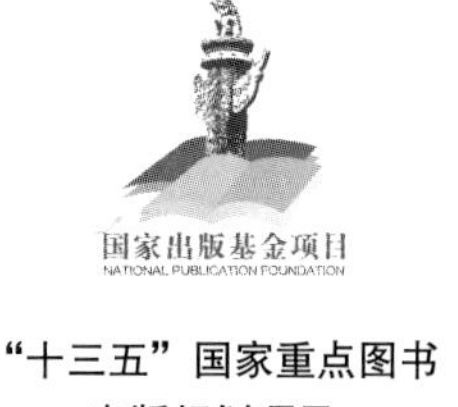

"十三五"国家重点图书
出版规划项目

本书为国家社会科学基金重大项目"《中国疫灾历史地图集》研究与编制"(批准号:12&ZD145)的基础性和阶段性成果

中国三千年疫灾史料汇编

民国卷(上)

龚胜生 编著

齊魯書社

目　录

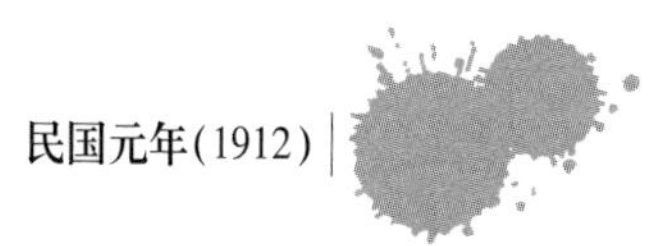

民国元年(1912)

按:清宣统三年(1911),孙中山领导的辛亥革命推翻清朝帝制;1911年12月29日在南京召开临时大总统选举大会,孙中山当选为中华民国临时大总统。1912年1月1日(宣统三年十一月十三日)孙中山正式就职大总统,国号"中华民国",此后民国即以阳历纪年,故宣统三年只到农历十一月十二日止。但为了保持与中国历代疫灾编年的一致性,民国各年所录疫灾史料仍以完整的干支年进行编排。另外,民国时期政区变化频繁,尤其是华北和东北地区的政区设置很乱,因此,省级政区仍以现代政区为准。

全　国

春正月,库伦痘症流行。1912年12月23日(十一月十五日)报道:库伦独立。当时由附近驿站调来驿卒二千名,授以俄国新式快枪,令充兵队,枪械用法,并未谙练,随意背负,往往失事,每兵每月仅发食羊三只,不敷食用。且初至库伦,正值小春节候,痘症流行,转相传染,大为困苦①。按:"库伦"为今蒙古国首都乌兰巴托市,库伦宣布独立时间为1911年12月1日,即宣统三年十月十一日,这里说痘症(天花)流行的时间在"小春节候",当在宣统三年正月春节以后。

夏,时疫流行。7月14日(六月初一日)报道:国务院日来迭接各省来电,均称淫雨为灾,兼之时疫发作,或喉症,或瘴气②。

冬腊月,库伦疫疠盛行。1913年1月21日(十二月十五日)报道:近来库伦疫疠甚行,不但土人日有死亡,俄人中染疫死者亦属不少,各僧日事讽祷以祈消疫③。

是年,全国9省区74县市报告鼠疫18881例,死亡16413人④。

---

① 《俄蒙交涉档案》(二十)"库伦之兵备",《申报》1912年12月23日,第1版。

② "各省都为民请命",《大公报》1912年7月14日,第2张第2版。

③ "哈尔滨电",《申报》1913年1月21日,第2版。

④ 李文波《中国传染病史料》,化学工业出版社2004年版,第138页。

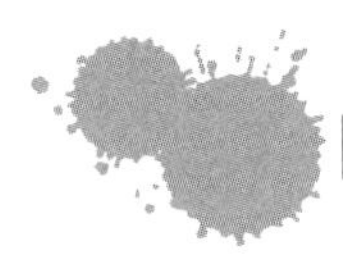

黑龙江省

滨江厅(今属哈尔滨市)　冬,白喉、鼠疫流行。11 月 14 日(十月初六日)报道:近来江省染患白喉时疫,毙命者日有所闻①。12 月 16 日(十一月初八日)报道:哈尔滨疫疹流行,疫毙 3 名哥萨克兵②。是年猩红热流行,发病 222 例③。

兰西县　冬十二月,鼠疫流行。今《兰西县志》载:1913 年 1 月下旬,肺鼠疫由绥化传入兰西境内,仅两天就患病 599 人,病死率达 85%④。

龙江府(含今齐齐哈尔市和龙江县)　冬,白喉、鼠疫流行。11 月 29 日(十月廿一日)报道:龙江府城乡人民染患白喉⑤。今《龙江县志》载:江东区南路的花勒屯、雅门屯、大道三家子,东路的卢屯、东官地、哈拉乌苏、小巴尔虎等各屯鼠疫时有发生。江西区中路的平房、额勒木汽、陈家阿拉屯、敖宝屯、西李喜屯、索伯罕屯、前七克奈屯等疫情较严重⑥。

绥化府(今绥化市北林区)　冬,鼠疫流行。今《绥化县志》载:城乡发生鼠疫,共死亡 1683 人⑦。

长寿县(今延寿县)　是年可能有疫。今《延寿县志》载:民国元年(1912)至民国十七年(1928)的 17 年中,全县死于霍乱、伤寒、麻疹、天花、水痘等传染病的达 13825 人⑧。

吉林省

吉林府(省会,今吉林市)　冬,白喉流行。十月廿六日(12 月 4 日)报道:城内发现白喉之症,先后死去共 5 人⑨。十一月十三日(12 月 21 日)报道:省垣白喉症又死 2 人⑩。

长春府(今长春市)　春,天花流行。二月廿二日(4 月 9 日)报道:春日和煦,阳气上升,城乡各处已有天花发现⑪。冬十二月,鼠疫流行。1913 年 1 月 9 日(十二月

---

① “民政使注意民命”,《盛京时报》1912 年 11 月 14 日,第 7 版。

② “哈尔滨电”,《申报》1912 年 12 月 16 日,第 2 版。

③ 伍连德《东三省防疫事务总处报告大全书》第 4 册,1924 年,第 167 ~ 168 页;第 5 册,1926 年,第 121 页。

④ 《兰西县志》,海南出版社 1992 年版。

⑤ “杜太守甚重民命”,《盛京时报》1912 年 11 月 29 日,第 7 版。

⑥ 《龙江县志》,中国城市经济社会出版社 1991 年版。

⑦ 《绥化县志》,黑龙江人民出版社 1986 年版。

⑧ 《延寿县志》,三环出版社 1991 年版。

⑨ “妇人仍作迷信事”,《盛京时报》1912 年 12 月 4 日,第 7 版。

⑩ “传染症之可畏”,《盛京时报》1912 年 12 月 21 日,第 7 版。

⑪ “定期施种牛痘”,《盛京时报》1912 年 4 月 9 日,第 7 版。

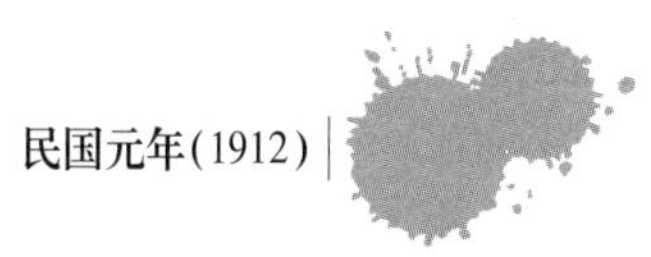

初三日)报道:长春及北满一带沿东清路线,土民疫势未止[①]。

延吉府(今延吉市)　冬,克山病流行。今《龙井县卫生志》载:入冬开始,在梨树沟等地发生克山病数十人,死亡28人[②]。按:克山病是一种急性、亚急性心脏病,一般认为是缺硒造成的地方病,但其具有流行性和季节性,也可能与病毒、细菌等生物因素有关,故本汇编把克山病也视为疫病。

开通县(今属通榆县)　春,鼠疫流行。今《通榆县志》载:春,开通县发生人间鼠疫[③]。按:1958年开通、瞻榆两县合并为通榆县。

怀德县(今公主岭市)　春,鼠疫流行。今《怀德县志》载:从宣统三年(1911)发生肺鼠疫时起,至1952年,全县共发生人、鼠间鼠疫19起,给人民带来很大灾难[④]。

辽宁省

奉天府(省会,今沈阳市)　秋,痢疾流行。8月20日(七月初八日)报道:省垣近日发生一种红白痢疾,近日水雨连绵、天气酷热之所致[⑤]。

铁岭县(今铁岭市)　春,天花流行。4月19日(三月初三日)报道:近来男女童孩出天花者甚夥[⑥]。

法库县　春,天花流行。4月3日(二月十六日)报道:本城及四乡近来发生一种痘疹,无论男女老幼,染者颇多,小孩尤甚[⑦]。

盖平县(今盖州市)　秋,猩红热流行。10月5日(八月廿五日)报道:东关金某家染患喉症,已伤亡4人[⑧]。

宁远州(今兴城市)　冬,猩红热流行。1913年1月7日(十二月初一日)报道:城乡各处喉症流行,缓治必死[⑨]。

昌图府(今昌图市)　冬疫。11月16日(十月初八日)报道:近日天气乍寒乍热,时令不正,感受外邪者颇多[⑩]。

新民府(今新民市)　冬疫。11月21日(十月十三日)报道:近日天气乍寒乍暖,

---

① “奉天电”,《申报》1913年1月9日,第2版。
② 《龙井县卫生志》,1990年。
③ 《通榆县志》,吉林人民出版社1994年版。
④ 《怀德县志》,吉林文史出版社1996年版。
⑤ “痢疾盛行”,《盛京时报》1912年8月20日,第7版。
⑥ “查验天花”,《盛京时报》1912年4月19日,第7版。
⑦ “痘症流行”,《盛京时报》1912年4月3日,第7版。
⑧ “是否时疫均宜预防”,《盛京时报》1912年10月5日,第7版。
⑨ “病牲与流行症之关系”,《盛京时报》1913年1月7日,第5版。
⑩ “发现时症”,《盛京时报》1912年11月16日,第7版。

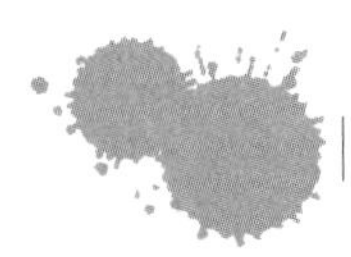

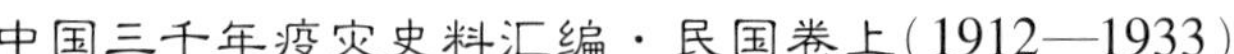

人多感受风寒、咳嗽、头疼、身热似火,甚或出疹者有之,出疹后传染于人。现有一家数口皆受此病者[①]。

安东县(今丹东市) 夏,猩红热流行。6月19日(五月初五日)报道:(安东)本埠死者已有7人[②]。

锦州府(今锦州市) 夏疫。8月6日(六月廿四日)报道:时症流行各屯,传染病亡者已数人矣[③]。

营口厅(今大石桥市) 秋,痢疾流行。8月23日(七月十一日)报道:近日街巷间多有患痢疾者[④]。

金州厅(今大连市金州区) 春,鼠疫流行。今《大连市卫生志》载:1月4日至2月6日,大连发生鼠疫患者66人,旅顺发生2人,金州发生3人[⑤]。按:是年金县猩红热发病158例,死亡4例[⑥]。

抚顺县 是年可能有疫。今《抚顺市卫生志》载:1911—1946年间,共发生10次霍乱流行,其中有6次是大流行或较大流行。1912—1943年间,发生过5次较大的天花流行。1910—1942年每年都有不同程度的肠伤寒发生或流行,少者几人,多者二三百人,平均病死率高达15%。1910—1931年共发生斑疹伤寒878人,死亡156人,平均病死率为17.77%。1911—1924年间,发生过3次回归热大流行[⑦]。

内蒙古自治区

呼伦厅(今海拉尔市) 冬十一月,鼠疫流行。12月15日(十一月初七日)报道:贝加尔湖发现疫症,呼伦县肺鼠疫流行,死亡45人[⑧]。

胪滨府(今属满洲里市) 秋冬,鼠疫流行。10月22日(九月十三日)报道:满洲里发现瘟疫(按:特指鼠疫)[⑨]。12月15日(十一月初七日)报道:满洲里车站附近发现可疑之症(按:鼠疫)3起[⑩]。

鄂托克旗 是年可能有鼠疫。今《乌海市志》载:1902年至1945年,乌海的毗邻

---

① “发现时症”,《盛京时报》1912年11月21日,第7版。

② “瘟症急宜防遏”,《盛京时报》1912年6月19日,第7版。

③ “时症可怕”,《盛京时报》1912年8月6日,第7版。

④ “朱警长禁食瓜果”,《盛京时报》1912年8月23日,第7版。

⑤ 《大连市卫生志》,大连出版社1991年版。

⑥ Yang Ting-Kung, et al. Scarlet Fever in China. *Chin Med J*,1924(03).

⑦ 《抚顺市卫生志》,1989年。

⑧ “北京电”,《申报》1912年12月15日,第2版。

⑨ “满洲里发现疫症”,《盛京时报》1912年10月22日,第7版。

⑩ “北京电”,《申报》1912年12月15日,第2版。

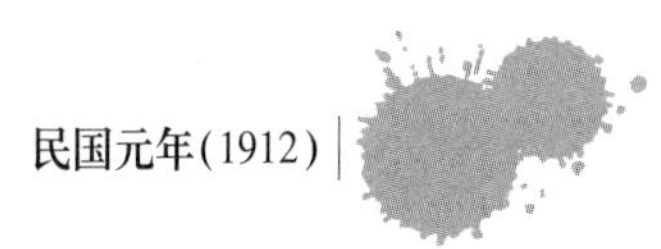

地区鄂托克旗曾发生过多次人间鼠疫大流行,其中尤以1919年、1928年和1942年为甚①。

天津市

天津府(今天津市区) 秋,疟疾流行。10月12日(九月初三日)报道:立秋以来,多患疟疾②。

北京市

北京城(今属北京市) 夏四月,疫。6月12日(四月廿七日)报道:京中疫势颇盛③。

河北省

临榆县(今属秦皇岛市) 冬,鼠疫流行。今《秦皇岛市志》载:鼠疫流行④。

乐亭县 可能有鼠疫流行。今《乐亭县志》载:1912—1920年曾有5次较大疫病流行,其中有的死亡过半(指全县人数的一半)⑤。

山西省

兴 县 冬,鼠疫流行。是年发病141人,死亡141人⑥。今《吕梁地区志》载:清光绪二十八年(1902),在赵家坪乡白家塔村和高家村乡罗峪口村开始发生鼠疫,疫期延至民国二十五年(1936),35年内只有1903、1904、1906、1909、1919、1922、1927等7个年头没有发疫,其他年份均有疫情。流行范围东起蔡家崖乡,西至黄河东岸,南与临县相接,北至瓦塘,前后波及17乡254村,高峰期的民国二十年(1931)疫者达1073人,疫死967人。29年中,先后染病死亡4079人⑦。

岢岚县 冬,鼠疫流行。今《岢岚县志》载:12月,瘟疫由内蒙古蔓延而来,病势猛烈,发病率高,死亡人数多⑧。按:其疫当为鼠疫。

安邑县(今属运城市) 冬,鼠疫流行。今《运城市卫生志》载:运城鼠疫流行,病者十死七八⑨。按:运城时为安邑县地,在山西南部,山西中部各县未见鼠疫流行,运城鼠疫值得怀疑。

---

① 《乌海市志》,内蒙古人民出版社1996年版。

② "津多病疟",《申报》1912年10月12日,第2版。

③ "译电",《申报》1912年6月12日,第2版。

④ 《秦皇岛市志》,天津人民出版社1993年版。

⑤ 《乐亭县志》,中国大百科全书出版社1994年版。

⑥ 李文波《中国传染病史料》,化学工业出版社2004年版,第139页。

⑦ 《吕梁地区志》,山西人民出版社1989年版。

⑧ 《岢岚县志》,文化艺术出版社1990年版。

⑨ 《运城市卫生志》,2008年。

山东省

新城县(今桓台县)　秋,霍乱流行。今《桓台县志》载:昝家庄暴发霍乱,3 天内死亡 160 余人,为境内最后一次流行①。

滕　县(含今微山县)　秋,黑热病流行。今《济宁市卫生志》载:欢城(今属微山县)黑热病流行。村村都有病人,少者几人,多者几十人,且多为儿童②。今《微山县卫生志》载:欢城地区黑热病流行③。按:欢城镇时属滕县,黑热病一般在秋季流行。

宁阳县　秋,霍乱流行。今《泰安卫生志》载:宁阳瘟疫蔓延全境,4000 余人丧生④。今《宁阳县志》载:霍乱发生,死亡青壮年约 4000 余人⑤。

费　县　秋,霍乱流行。今《临沂地区卫生志》载:平邑镇(今属平邑县)霍乱流行⑥。

河南省

确山县　秋,霍乱流行。今《确山县志》载:9 月 21 日(八月十一日)至 10 月 18 日(九月初九日),发生霍乱 170 例,死亡 28 例⑦。

桐柏县　秋,霍乱流行。今《桐柏县志》载:县东瘟疫流行⑧。

夏邑县　秋,霍乱流行。今《夏邑县志》载:1909—1948 年,本县每年都有发生,亦时有流行,死亡率高⑨。

唐　县(今唐河县)　秋,霍乱流行。今《湖阳镇志》载:湖阳传瘟疫,病死几百人⑩。

沁阳县　秋,霍乱流行。今《博爱县志》载:7—8 月,瘟疫流行,不数日传遍全境,势甚猛烈,或转筋,或大泄,顷刻气绝。月余间,人口死亡者小村数十,大村数百,屈指全县死者无算⑪。

甘肃省

皋兰县(今属兰州市)　冬,白喉流行。民国《甘肃通志稿》载:12 月,喉痧疫大

---

① 《桓台县志》,齐鲁书社 1992 年版。

② 《济宁市卫生志》,山东科学技术出版社 1992 年版。

③ 《微山县卫生志》,1987 年。

④ 《泰安卫生志》,山东科学技术出版社 1991 年版。

⑤ 《宁阳县志》,中国书籍出版社 1994 年版。

⑥ 《临沂地区卫生志》,1990 年。

⑦ 《确山县志》,生活·读书·新知三联书店 1993 年版。

⑧ 《桐柏县志》,中州古籍出版社 1995 年版。

⑨ 《夏邑县志》,河南人民出版社 1989 年版。

⑩ 《湖阳镇志》,1989 年。

⑪ 《博爱县志》,中国国际广播出版社 1994 年版。

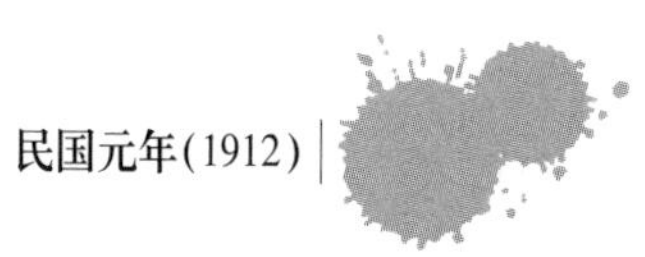

行,小孩伤者甚众[①]。按:“喉痧疫”一般是指猩红热,此处可能是指白喉。

河　州(今属临夏市)　可能有白喉流行。今《临夏市卫生志》载:清宣统二年(1910)十月,河州城区白喉流行,多发病于儿童,死亡约有上千人。病情持续蔓延,初春最甚,初夏减弱,周而复始,延续到民国十二年(1923)三月逐渐平息。仅1922年和1923年儿童患病200多人[②]。鼠疫流行。夏河县鼠疫死绝1户[③]。

镇番县(今民勤县)　天花、白喉流行。东湖镇、上东、红柳园、红柳岗一带尤甚,死亡惨重。薛百、更名等地白喉流行猖獗[④]。

敦煌县(今敦煌市)　天花流行。今《敦煌市志》载:民国时期,虽有人种牛痘预防天花,但多系私人经营,不能普及,天花依然流行,每年皆有发生[⑤]。

青海省

西宁县(含今共和县)　可能有鼠疫流行。今《共和县志》载:自光绪十七年(1891)至民国三十八年(1949),日月山、野牛山、曲什纳、哈日干、黄格巴、塔秀、多让、铁卜加、向科先、黑科、瓦里关、面罗堂等地,发生鼠疫25起,发病280人,死亡267人,死亡率95.4%[⑥]。

循化县(含今同仁县)　是年可能有鼠疫流行。今《同仁县志》载:自光绪十四年(1888)到民国三十八年(1949),先后发生鼠疫19起,感染432人,死亡420人[⑦]。

按:类似上述记载,实难以“疫灾”论,其鼠疫死亡数据,应是半个世纪左右的累计情况,许多病例应该是散发的。查《中国传染病史料》,是年全国有9省74个县市有鼠疫发生,但不包括这两个县。因为涉及整个民国时期,故系于是年,录以俟考。

新疆维吾尔自治区

和阗州(今和田县)　鼠疫流行。今《和田市志》载:是年鼠疫流行,直至民国五年(1916)才控制住,有近10万人病死[⑧]。

于阗县(今于田县)、洛浦县　鼠疫流行。《东方医学杂志》载:于阗、洛浦鼠疫大

---

① 民国《甘肃通志稿》。

② 《临夏市卫生志》,1990年。

③ 李文波《中国传染病史料》,化学工业出版社2004年版,第139页。

④ 《民勤县卫生志》,2010年。《民勤县志》,兰州大学出版社1994年版。

⑤ 《敦煌市志》,新华出版社1994年版。

⑥ 《共和县志》,青海人民出版社1991年版。

⑦ 《同仁县志》,三秦出版社2001年版。

⑧ 《和田市志》,新疆人民出版社2006年版。

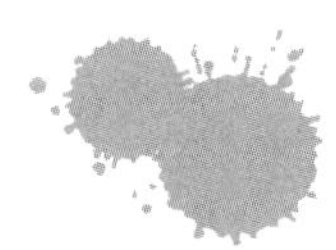

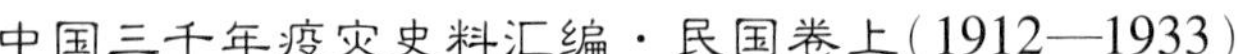

流行,死亡甚多[①]。《中国传染病史料》载:和田、于田、洛甫鼠疫大流行,死亡很多[②]。按:其中"洛甫"为"洛浦"之误。

安徽省

泗　县　回归热大流行[③]。按:回归热系回归热螺旋体所引起的急性传染病。其临床特点是阵发性高热伴全身疼痛,肝、脾肿大,严重者可出现黄疸与出血现象。发热期与间歇期交替出现,寒热往来回归,故称回归热。包括虱传回归热(流行性回归热)及蜱传回归热(地方性回归热)两种。虱传染者以冬春季多见,蜱传染者以夏秋季多见。患者常伴有肌肉关节疼痛、恶心、腹痛等,体温可高达38℃～40℃,可有嗜睡,容易与疟疾、伤寒、斑疹伤寒相混淆。

四川省

内江县(今内江市东兴区)　天花流行。今《内江地区卫生志》载:天花大流行,不仅小孩患病死亡多,不少五六十岁的老人亦因患天花而死亡[④]。

叙州府(包括今宜宾县及宜宾市翠屏区)　痢疾流行。今《宜宾县志》载:痢疾在白花镇流行,死亡甚众[⑤]。

井研县　痢疾流行。今《井研县志》载:痢疾流行,死亡甚众[⑥]。

营山县　天花流行。今《营山县志》载:观音乡天花患者222人,死亡16人[⑦]。

重庆市

云阳县　伤寒、副伤寒流行。今《云阳县志》载:民国初期,在崇善里木古甲和万县大舟甲等长江沿线一带(今巴阳镇、莲花乡等地)发生伤寒、副伤寒流行,两次患者均上千人,死亡数以百计[⑧]。

忠　州(今忠县)　秋,疟疾流行。今《忠县志》载:10月,各乡寒疟流行,死者甚众[⑨]。

大足县　是年疫。今《大足县志》载:全县发生霍乱、天花、伤寒、赤痢、黑死病

---

① 《东方医学杂志》第13卷第7期。

② 李文波《中国传染病史料》,化学工业出版社2004年版,第139页。

③ 《泗县志》,浙江人民出版社1990年版。

④ 《内江地区卫生志》,四川辞书出版社1995年版。

⑤ 《宜宾县志》,巴蜀书社1991年版。

⑥ 《井研县志》,四川人民出版社1990年版。

⑦ 《营山县志》,四川辞书出版社1989年版。

⑧ 《云阳县志》,四川人民出版社1999年版。

⑨ 《忠县志》,四川辞书出版社1994年版。

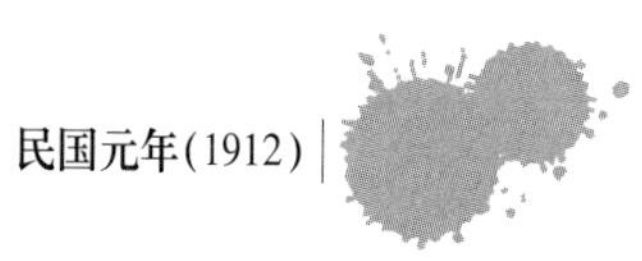

(黑热病)、猩红热、白喉、麻疹 8 种传染病，病 7081 人，死 1734 人①。

云南省

知子罗行政区(今兰坪县)　疟疾流行。今《怒江傈僳族自治州卫生志》载：疟疾流行，人死过半，生者逃亡，田园荒废②。

贵州省

黄平州(今黄平县)　天花流行。今《黄平县志》载：旧州天花大流行，死者甚多③。

清平县(今属凯里市)　鼠疫流行。今《凯里市志》载：赵家村发生鼠疫，死亡甚多，凯里集市封闭④。

赤水厅(今赤水市)　天花流行。今《赤水县志》载：县城突发天花流行，流行面广，染病儿童死亡甚多⑤。

湖北省

夏口县(今属武汉市)　夏六月至秋八月，霍乱流行。7 月 24 日(六月十一日)报道：汉口前月有时疫之警⑥。9 月 7 日(七月廿六日)报道：汉上天气炎热，秽气熏蒸，多有染疫者⑦。汉口霍乱流行⑧。

武昌县(今武汉市江夏区等)　天花流行。今《武昌县志》载：金口杨家垴天花流行，患病 30 人，死亡 27 人⑨。

麻城县(今麻城市)　天花流行。今《麻城县志》载：天花流行，龟山铺头坳的九里冲大河边垸 150 多人有 80 人患病，死亡 30 余人⑩。

英山县　天花流行。今《英山县志》载：天花流行，小儿死者无数⑪。

蒲圻县(今赤壁市)　霍乱流行。今《蒲圻志》载：霍乱流行，洪山洞口一带死亡 54 人⑫。

---

① 《大足县志》，方志出版社 1996 年版。
② 《怒江傈僳族自治州卫生志》，云南民族出版社 1997 年版。
③ 《黄平县志》，贵州人民出版社 1993 年版。
④ 《凯里市志》，方志出版社 1998 年版。
⑤ 《赤水县志》，贵州人民出版社 1990 年版。
⑥ "夏令时疫之种种及其预防法"，《申报》1912 年 7 月 24 日，第 7 版。
⑦ "汉皋近讯"，《申报》1912 年 9 月 7 日，第 6 版。
⑧ 陈胜崑《中国疾病史》，台湾自然科学文化事业股份有限公司 1981 年版，第 33 页。
⑨ 《武昌县志》，武汉大学出版社 1989 年版。
⑩ 《麻城县志》，红旗出版社 1993 年版。
⑪ 《英山县志》，中华书局 1998 年版。
⑫ 《蒲圻志》，海天出版社 1995 年版。

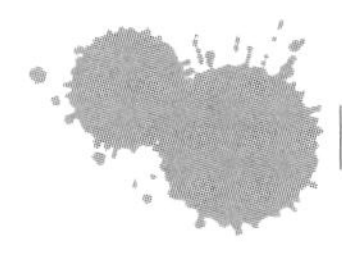

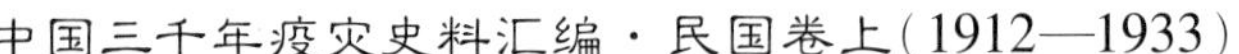

襄阳县(今属襄阳市) 霍乱流行。今《襄阳县志》载:泥咀区石堰一带霍乱流行,家不死人者甚少①。

湖南省

长沙府(今属长沙市) 秋,霍乱流行。《中国疾病史》载:长沙霍乱流行②。

湘乡县(今湘乡市) 秋,霍乱流行。今《湘乡县志》载:秋,疾疫流行③。按:这里的"疾疫"当即"霍乱"。

江西省

南昌县(今属南昌市) 麻风病流行。今《南昌县卫生志》载:是年,养济院办麻风院,收养麻风患者40人④。

乐安县 脑膜炎流行。今《乐安县志》载:望仙乡水西村5人患流行性脑脊髓炎,全部死亡,全村迁走,致使村庄倒塌,田园荒芜⑤。

兴国县 秋,霍乱流行。今《兴国县志》载:春夏大水,农业歉收,霍乱流行⑥。

江苏省

江宁县(今属南京市) 秋七八月,霍乱流行。9月4日(七月廿三日)报道:宁垣时疫渐生,虎烈拉疫症流行⑦。10月1日(八月廿一日)报道:宁垣虎列剌气流行极盛,毙人甚多,军队尤甚⑧。

句容县(今句容市) 秋八月,霍乱流行。今《句容市卫生志》载:9月15日(八月初五日),句容地区霍乱流行,患者吐泻,死亡者众多⑨。

高淳县 秋,霍乱流行。今《武家嘴村志》载:全县疫疠大作,道殣相望,该村麻脚瘟流行,全村40多户,家家染病,有一家7人病死5人者⑩。

丹徒县(今属镇江市) 夏六月至秋八月,痢疾流行。8月9日(六月廿七日)报道:京口天气炎热,时疫流行⑪。9月1日(七月二十日)报道:镇郡近因天气炎热,疫气已自此发生,闻城外小马头王姓木作死于痢疾者8人,东马头及南门京岘山等处居

---

① 《襄阳县志》,湖北人民出版社1989年版。

② 陈胜崑《中国疾病史》,台湾自然科学文化事业股份有限公司1981年版,第33页。

③ 《湘乡县志》,湖南出版社1993年版。

④ 《南昌县卫生志》,1988年。

⑤ 《乐安县志》,江西人民出版社1989年版。

⑥ 《兴国县志》,1988年。

⑦ "南京电",《申报》1912年9月4日,第2版。

⑧ "南京霍乱盛行",《医学世界》1912年第15期,第53页。

⑨ 《句容市卫生志》,江苏人民出版社2009年版。

⑩ 《武家嘴村志》,江苏古籍出版社2001年版。

⑪ "京口潮声",《申报》1912年8月9日,第6版。

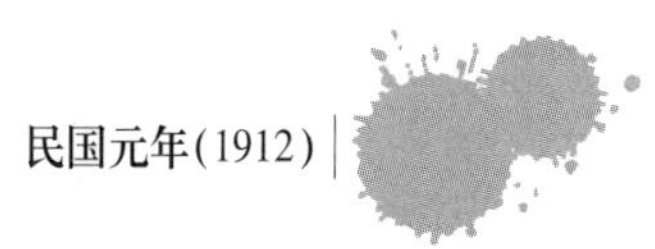

户亦多患痢,互相传染,不数日间约死至数十人之多[①]。9 月 15 日(八月初五日)报道:镇江秋阳酷热,疫疠盛行[②]。

吴　县(今属苏州市)　夏六月,疟疾流行。7 月 26 日(六月十三日)报道:苏州城厢内外,疟疾颇多,染者无数[③]。秋七八月,霍乱流行。9 月 7 日(七月廿六日)报道:夏秋以来,疫气渐行[④]。9 月 10 日(七月廿九日)报道:苏城疫疠流行,传染极速,每有不及施救而毙者[⑤]。9 月 27 日(八月十七日)报道:苏垣时疫流行[⑥]。9 月 30 日(八月二十日)报道:霍乱盛行,朝发夕毙[⑦]。10 月 1 日(八月廿一日)报道:夏秋以来,省城内外新流行一种痧症,俗名软脚痧,或云即子午痧,朝发夕毙,不及施治。西路公民叶榴生诸君拟借学士街财帛司堂地址组织时疫医院一所,大约阴历八月内必可成立矣[⑧]。10 月 7 日(八月廿七日)报道:苏城近日发现一种疫疠,传染极速,几有朝不保夕之势[⑨]。

常熟县(今常熟市)　白喉流行。今《常熟市志》和《常熟市卫生志》载:浒浦、鹿苑(今属沙洲县)喉疫流行,致有一家 6 口染此疫俱殒命[⑩]。

武进县(今常州市武进区)　秋八月,霍乱流行。9 月 7 日(七月廿六日)报道:常州芙蓉圩水灾之后,疫气大作,死亡相继[⑪]。

江阴县(今江阴市)　白喉流行。今《江阴市志》载:较大的流行有民国元年(1912)、十二年(1923)、十九年(1930)、三十三年(1944),共发生白喉 3169 例,病死 924 人,病死率 29.1%[⑫]。

邳　县(今邳州市)　黑热病流行。今《邳县志》载:其病(黑热病)自山东传入,邳北有患者 5000 人[⑬]。

---

① “镇江时疫为患”,《医学世界》1912 年第 14 期,第 44 ~ 45 页。
② “镇江时疫盛行”,《申报》1912 年 9 月 15 日,第 6 版。
③ “苏事杂闻”,《申报》1912 年 7 月 26 日,第 3 版。
④ “设局防疫”,《申报》1912 年 9 月 7 日,第 6 版。
⑤ “会议防疫”,《申报》1912 年 9 月 10 日,第 6 版。
⑥ “苏城老虎灶开”,《申报》1912 年 9 月 27 日,第 6 版。
⑦ 《江苏新闻》1912 年 9 月 30 日。
⑧ “苏州组织时疫医院”,《医学世界》1912 年第 15 期,第 53 页。
⑨ “苏城疫种之由来”,《中西医学报》1912 年第 3 期,第 3 页。
⑩ 《常熟市志》,上海人民出版社 1990 年版。《常熟市卫生志》,1990 年。
⑪ “常州芙蓉圩被灾演剧筹赈广告”,《申报》1912 年 9 月 7 日,第 4 版。
⑫ 《江阴市志》,上海人民出版社 1992 年版。
⑬ 《邳县志》,中华书局 1995 年版。

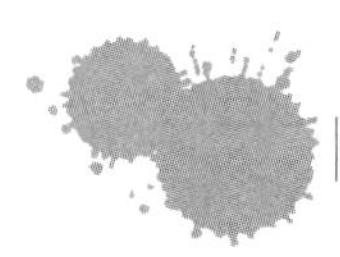

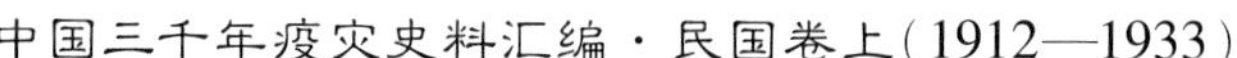

宿迁县(今属宿迁市) 天花流行。今《宿迁市志》载:境内天花流行①。

沭阳县 黑热病流行。今《沭阳县卫生志》载:县北部黑热病流行②。

上海市

华亭县(今松江区) 秋,霍乱流行。《南京医学报》载:入秋以后,松江西门一带疫气流行,染者必死。阴历八月初三日至初五日,经该处巡士调查,死者实数竟有73口之多,刻犹未止。始起于浙杭,继见于沪渎,今又发现于松江,蔓延各地,甚可虑也③。

上海县(今闵行区等) 春二月,白喉流行。3月22日(二月初四日)报道:痧疫流行,传染甚速④。3月26日(二月初八日)报道:大兵之后,喉疫盛行,花柳病亦多流行⑤。夏六月至秋八月,霍乱大流行⑥。上海霍乱死亡1307人⑦。7月29日(六月十六日)报道:患痧入院求治者,日繁有徒⑧。8月23日(七月十一日)报道:入秋以来,霍乱流行⑨。8月26日(七月十四日)、28日(七月十六日)报道:入秋以来,公共租界时疫流行,中西人士疫毙多人⑩。9月2日(七月廿一日)、4日(廿三日)报道:染疫死者颇多,尤以江北幼儿为甚,入秋以来,时疫盛行⑪。9月3日(七月廿二日)报道:虎列拉病盛行,毙命者100余人,尚有蔓延之势⑫。9月24日(八月十四日)报道:夏秋间,酷热异常,疫疠流行⑬。9月28日(八月十八日)报道:申地近有霍乱症,本内务省已制定该处为传染病发生地,执行海港检疫⑭。《医学世界》载:今岁上海夏秋间气候非常酷热,疫疠流行,上海被日本作为有疫口岸,上海时疫医院开诊以来,前后已全活

---

① 《宿迁市志》,江苏人民出版社1996年版。

② 《沭阳县卫生志》,中国矿业大学出版社1996年版。

③ "疫气流行之可骇",《南京医学报》1912年第6期,第17~18页。

④ "谨谢中国公立医院生死肉骨",《申报》1912年3月22日,第2版。

⑤ "预防现时危险之必要",《申报》1912年3月26日,第3版。

⑥ 《上海卫生志》,上海社会科学院出版社1998年版。

⑦ Wong and Wu. *History of Chinese Medicine*. Tientsin Press,1932. p.605.

⑧ "时疫医院之普救急痧",《申报》1912年7月29日,第7版。

⑨ "租界发现时疫",《申报》1912年8月23日,第7版。

⑩ "租界发现时疫续纪",《申报》1912年8月26日,第7版。"租界时疫盛行",《申报》1912年8月28日,第7版。

⑪ "负送孩尸之酬劳",《申报》1912年9月2日,第7版。"防范疫疠",《申报》1912年9月2日,第7版。"秽气熏蒸",《申报》1912年9月4日,第7版。

⑫ "疫症盛行",《盛京时报》1912年9月3日,第2版。

⑬ "时疫医院来函",《申报》1912年9月24日,第7版。

⑭ "内务部为沪地有疫致苏督电",《协和报》1912年9月28日,第14页。

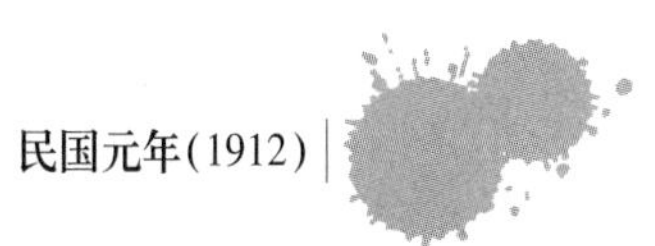

三千八百七十余人,隐杜传染,关系匪轻[①]。冬十月,鼠疫流行,发病 18 例[②]。11 月 9 日(十月初一日)报道:去秋闸北发现鼠疫,今春租界内外发现红痧兼喉痧等症,夏秋间霍乱、瘪瘰等痧蔓延,至冬十月,英租界鼠疫颇烈,传染甚速[③]。11 月 12 日(十月初四日)报道:租界鼠疫流行,蔓延肆虐[④]。11 月 14 日(十月初六日)报道:英租界发生鼠疫,罹疫 9 人,毙命 4 人[⑤]。11 月 16 日(十月初八日)报道:沪上鼠疫渐次蔓延,迄止 11 日,罹疫 19 人,毙命 7 人[⑥]。冬十二月,天花流行。1913 年 1 月 20 日(十二月十四日)报道:天花流行,为患甚烈[⑦]。

嘉定县(今嘉定区)　夏六月,霍乱流行。今《嘉定镇志》载:7 月,霍乱流行[⑧]。

浙江省

浙江省　冬,大疫。1913 年 1 月 24 日(十二月十八日)报道:温、处十余州县灾后大疫,死亡相继[⑨]。红十字会派队赴温、处灾区救疫,活人甚众[⑩]。按:所谓"温、处十余州县"是指清代温州府和处州府所辖范围,民初时至少包括永嘉(今温州市)、乐清、平阳(今平阳县、苍南县)、瑞安(今瑞安市)、泰顺、玉环、丽水(今丽水市)、缙云、青田、松阳、云和、遂昌、龙泉、庆元、景宁、宣平等县。

杭　县(今属杭州市)　自春三月至夏六月,霍乱流行。5 月 5 日(三月十九日)报道:时疫流行,有朝发夕毙者[⑪]。5 月 23 日(四月初七日)报道:杭垣时疫流行,死者比比皆是[⑫]。5 月 28 日(四月十二日)报道:疫势蔓延,传染殆遍,死亡枕藉[⑬]。6 月 4 日(四月十九日)报道:杭垣疫疠流行,死亡枕藉,据记者之调查,其数当在万人以上,而传染者方兴未艾。杭垣疫疠,以下城为发生之区,死亡最重,贫苦者大都无力医治,

---

① "上海时疫医院之见告",《医学世界》1912 年第 15 期,第 56 页。

② 中国医学科学院流行病学微生物学研究所《中国鼠疫流行史》,1981 年。以下凡鼠疫未标出处者,均出自此书。

③ "中国公立医院敬告各界注意防疫",《申报》1912 年 11 月 9 日,第 1 版。

④ "租界发现鼠疫",《申报》1912 年 11 月 12 日,第 6 版。"租界严防鼠疫",《申报》1912 年 11 月 18 日,第 6 版。"鼠疫急宜防范",《申报》1912 年 11 月 20 日,第 6 版。"公立医院预种防疫苗",《申报》1912 年 12 月 13 日,第 7 版。

⑤ "沪上又发生鼠疫",《盛京时报》1912 年 11 月 14 日,第 2 版。

⑥ "沪上又闹鼠疫",《盛京时报》1912 年 11 月 16 日,第 2 版。

⑦ "公共租界防御天花",《申报》1913 年 1 月 20 日,第 7 版。

⑧ 《嘉定镇志》,上海人民出版社 1994 年版。

⑨ "最急迫最紧要之劝募:男女新旧棉衣、救疫掩埋急款",《申报》1912 年 10 月 7 日,第 1 版。

⑩ "红十字会定期欢宴队员",《申报》1913 年 1 月 24 日,第 7 版。

⑪ "褚司长保卫民生",《申报》1912 年 5 月 5 日,第 6 版。

⑫ "杭垣时疫流行",《申报》1912 年 5 月 23 日,第 6 版。

⑬ "死亡枕藉之杭州",《申报》1912 年 5 月 28 日,第 6 版。

坐以待毙。杭垣疫疠流行,医生均莫知病源,药石误投,以致十治九死[①]。其病症,《浅说画报》载:杭州时疫并非伯斯笃,中疫者之形状,先头晕,次身惰,一日之间,即口吐白沫,一二时即死。闻该处自发现此疫至今,死者已达数万人[②]。7 月 17 日(六月初四日)报道:入夏以来,疫气蔓延,民人多患热症[③]。7 月 24 日(六月十一日)报道:各埠时疫流行,杭垣、香港频告迭传[④]。按:是年,杭州还有斑疹伤寒[⑤]、回归热[⑥]发生。是年杭州废府,合钱塘、仁和二县为杭县。

定海县(今舟山市定海区)　夏,霍乱流行。今《定海县志》载:霍乱(古典生物型)民国初发现首例病人,经温州传入城关[⑦]。

绍兴县(今属绍兴市)　夏,霍乱流行。今《绍兴县卫生志》载:疫疠盛行[⑧]。

萧山县(今杭州市萧山区)　夏,霍乱流行。今《萧山卫生志》载:是年,该县首次明确记载霍乱流行,当时医界不解其症病因及治法[⑨]。

新昌县　天花流行。今《新昌县卫生志》载:塔山脚村(今属西郊乡)天花流行[⑩]。

仙居县　天花流行。今《仙居县志》载:十都英村共 700 人,天花发病 255 人,死亡 98 人,发病率 36%,死亡率 38%[⑪]。

永嘉县(今属温州市)　秋九月,霍乱流行。11 月 6 日(九月廿八日)报道:温州时疫盛行,永嘉县路毙乞丐二人[⑫]。

福建省

福建省　是年,福州、厦门、龙海、同安、南安、惠安、莆田、南靖、漳平、晋江、仙游、漳浦、永春、福清、安溪、泉州、华安、平潭、闽侯、沙县、平和、龙岩、永定、永泰、南平、诏安、云霄、古田 28 个县市发生鼠疫,246 个疫点,发病 9011 例,死亡 7677 人[⑬]。

---

① "杭垣疫疠流行",《南京医学报》1912 年第 3 期,第 35 页。

② "恶疫流行",《浅说画报》第 1254 期,1912 年,第 1 页。

③ "杭垣发现死而复活之疫症",《申报》1912 年 7 月 17 日,第 6 版。

④ "夏令时疫之种种及其预防法",《申报》1912 年 7 月 24 日,第 7 版。

⑤ 伍连德《东三省防疫事务总处报告大全书》第 4 册,1924 年,第 167 ~ 168 页;第 5 册,1926 年,第 121 页。

⑥ 魏曦《我国之回归热病》,《中华医学杂志》1937 年第 7 期。

⑦ 《定海县志》,浙江人民出版社 1994 年版。

⑧ 《绍兴县卫生志》,浙江古籍出版社 1997 年版。

⑨ 《萧山卫生志》,浙江大学出版社 1989 年版。

⑩ 《新昌县卫生志》,同济大学出版社 1992 年版。

⑪ 《仙居县志》,浙江人民出版社 1987 年版。

⑫ "永嘉法官违法",《申报》1912 年 11 月 6 日,第 6 版。

⑬ 李文波《中国传染病史料》,化学工业出版社 2004 年版,第 139 页。

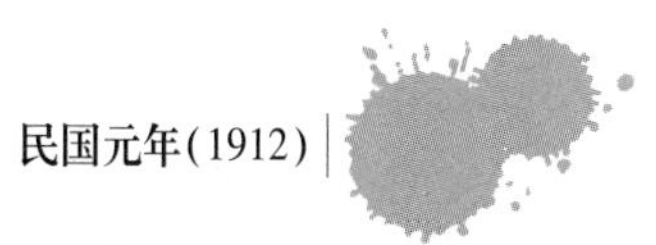

闽侯县(省会,今福州市)　冬,霍乱流行。11月22日(十月十四日)报道:福州现又发现虎列拉病,渐次蔓延,日人一人亦罹疫毙命①。

永福县(今永泰县)　鼠疫流行。今《永泰县志》载:光绪二十五年(1899)后,在城关、嵩口、梧桐、葛岭、大洋、塘前等地相继发生鼠疫。至民国三十五年(1946)才全部终止。鼠疫在本县持续流行48年,传染到18个乡52个自然村,共发病3365人,死亡人数达2132人,死亡率高达93.8%②。按:死亡人数应为3132人。

福鼎县(今福鼎市)　霍乱流行。今《宁德地区医药卫生志》载:沙埕霍乱流行,死500余人③。

思明县(今厦门市思明区)　鼠疫流行。今《厦门市卫生志》载:厦门鼠疫流行在自1884年至1947年的63年间流行54年次,发病8327人,死亡6542人。7次大流行:1884—1886、1889—1890、1894—1900、1906—1910、1917—1918、1926与1946年;8次小流行:1899、1909、1913、1922、1931、1935、1937、1947年④。霍乱流行⑤。今《厦门市卫生志》载:厦门霍乱流行年代是1843、1858、1864、1877、1882、1898、1903、1909、1912、1922、1926、1927、1932、1934、1935、1938、1946、1949年,共18年次⑥。

安溪县　鼠疫流行。今《安溪县志》载:光绪二十四年(1898)至民国七年(1918),民国三十一年至三十六年(1942—1947)出现鼠疫二次大流行,每年发病达数百人,一家死一二口、三五口者屡见不鲜,有的全家尽亡,有为别人送葬回家发病而亡,棺材抢买一空,赶制不及,芦席收敛者不少⑦。

龙溪县(今属漳州市)　秋,霍乱流行。今《漳州市志》载:漳州、石码一带霍乱流行,漳州马坪街和石码大码头、新行街最为严重,死者数千人⑧。又载,民国年间漳州的霍乱流行:民国元年至民国四年(1912—1915),民国六年至民国七年(1917—1918),民国九年(1920),民国十二年至民国十六年(1923—1927),民国三十年至民国三十二年(1941—1943),民国三十六年(1947)至1949年。一般间隔1年至3年流行1次,每次流行持续2年至5年⑨。

---

① "福州发生虎列拉疫",《盛京时报》1912年11月22日,第2版。

② 《永泰县志》,新华出版社1992年版。

③ 《宁德地区医药卫生志》,福建人民出版社2005年版。

④ 《厦门市卫生志》,厦门大学出版社1997年版。

⑤ 陈胜崑《中国疾病史》,台湾自然科学文化事业股份有限公司1981年版,第33页。

⑥ 《厦门市卫生志》,厦门大学出版社1997年版。

⑦ 《安溪县志》,新华出版社1994年版。

⑧ 《漳州市志》,中国社会科学出版社1999年版。《漳州市卫生防疫站志》,2004年。

⑨ 《漳州市志》,中国社会科学出版社1999年版。

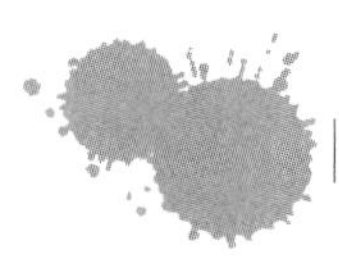

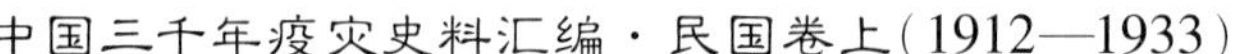

平和县　鼠疫流行。今《平和县志》载:光绪二十七年(1901)至民国五年(1916),鼠疫在全县流传441村次,疫势尤为凶猛,有1.95万人患病,死1.72万人,病死率达88.33%[①]。

南平县(今属南平市)　鼠疫流行。今《南平市志》载:是年,峡阳、江汜、梅照、大历等地鼠疫发病1894人,死亡1298人。1888—1948年间,境内鼠疫患者6153人,死亡4538人[②]。

沙　县　鼠疫流行。今《沙县志》载:城关清光绪二十二年(1896)至民国二十三年(1934)鼠疫病200多人,死180多人;夏茂民国七至三十四年(1918—1945)病700多人,死580多人,富口、梨树、高桥乡部分村落民国十四至三十五年(1925—1946)均发生流行,民国三十六年(1947)、三十七年(1948)均有病例。境内鼠疫近于腺鼠疫,8—9月为发病高峰期[③]。

建安县、瓯宁县(今合为建瓯市)　鼠疫流行。今《建瓯县志》载:鼠疫流行始于1901年,终止于1953年,历时52年。曾染疫城区及4镇85个行政村455个大小自然村,占当时全县总村数的38%。据不完全统计,患者共有2.14万人,死亡1.9万人[④]。

广东省

广东省　是年,合浦(今广西合浦县)、北海、廉江、遂溪、海康(今雷州市)、湛江、信宜、高州、阳江、罗定、新兴、台山、佛山、顺德(今佛山市顺德区)、广州、增城、东莞、汕头、潮安(今潮州市潮安区)、大埔、饶平、平远、蕉岭、丰顺、普宁、潮阳(今汕头市潮阳区)、兴宁、惠阳(今惠州市惠阳区)、儋县(今海南儋州市)、澄迈、临高、海口(今海南海口市)32个县市鼠疫,发病8416例,死亡8346人[⑤]。

番禺县(今广州市)　夏,鼠疫流行。6月18日(五月初四日)报道:现在该埠(番禺)鼠疫流行[⑥]。

增城县(今增城市)　鼠疫流行。今《增城县志》载:派潭地区发生鼠疫[⑦]。

高要县(今高要市)　鼠疫流行。今《高要县卫生志》载:肇庆镇鼠疫流行[⑧]。按:肇庆镇为高要县城关镇。

---

① 《平和县志》,群众出版社1994年版。

② 《南平市志》,中华书局1994年版。

③ 《沙县志》,中国科学技术出版社1992年版。

④ 《建瓯县志》,中华书局1994年版。

⑤ 李文波《中国传染病史料》,化学工业出版社2004年版,第139页。

⑥ "粤东鼠疫",《盛京时报》1912年6月18日,第4版。

⑦ 《增城县志》,广东人民出版社1995年版。

⑧ 《高要县卫生志》,1987年。

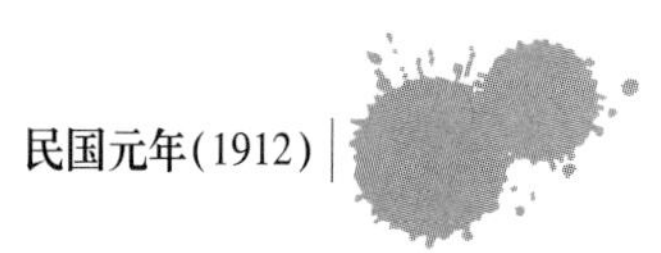

鹤山县(今鹤山市)　鼠疫流行。今《鹤山县志》载:宅梧乡选田村鼠疫流行,全村发病1000多人,约占全村人口60%,死亡220人,死亡率达20%①。

澄海县(今汕头市澄海区)　霍乱流行。《中国疾病史》载:汕头霍乱流行②。

丰顺县　鼠疫流行。今《丰顺县志》载:丰良、汤坑鼠疫流行,死亡600多人③。

平远县　鼠疫流行。今《平远县志》载:仁居店背岗、乌石岗同时发生鼠疫,患者100余人,死50人④。

海南省

琼山县(今属海口市)　自春徂冬,天花流行。今《海口市志》载:3—11月,天花流行,死亡2000人⑤。夏,霍乱流行。今《海口市志》载:5—7月,霍乱流行,死亡1000人⑥。今《琼山县志》载:5月13日(三月廿七日),琼海地区(琼城、海口)霍乱大流行,死100多人⑦。

儋　县(今属儋州市)　鼠疫流行⑧。

感恩县(今东方市)　鼠疫流行。有疫,北区甚⑨。

香港特别行政区

香　港　夏四月,鼠疫流行。5月24日(四月初八日)报道:香港鼠疫流行⑩。5月27日(四月十一日)报道:港澳时疫流行,死亡甚多⑪。6月7日(四月廿二日)报道:香港时疫现已略息,患疫而死者不下千人,华人占其十分之九。因华人染疫多畏港例太苛,且死后必须剖解,同居之人皆须受累,故华人家中遇有患疫者,多匿不报,死后则弃尸街上以省拖累,以致街上疫尸暴露,大为卫生之碍⑫。

澳门特别行政区

澳　门　夏四月,鼠疫流行⑬。5月27日(四月十一日)报道:港澳时疫流行,死

---

① 《鹤山县志》,广东人民出版社2001年版。
② 陈胜崑《中国疾病史》,台湾自然科学文化事业股份有限公司1981年版,第33页。
③ 《丰顺县志》,广东人民出版社1995年版。
④ 《平远县志》,广东人民出版社1993年版。
⑤ 《海口市志》,方志出版社2004年版。
⑥ 《海口市志》,方志出版社2004年版。
⑦ 《琼山县志》,中华书局1999年版。
⑧ 《儋县志》,新华出版社1994年版。
⑨ 民国《感恩县志》卷二〇《灾异》。
⑩ “防疫大会记事”,《申报》1912年5月24日,第7版。
⑪ “黄埔将设验疫所”,《申报》1912年5月27日,第6版。
⑫ “香港海时疫现已略息”,《南京医学报》1912年第3期,第36页。
⑬ 李文波《中国传染病史料》,化学工业出版社2004年版,第139页。

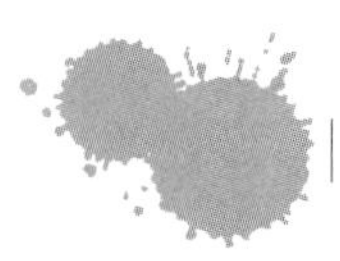

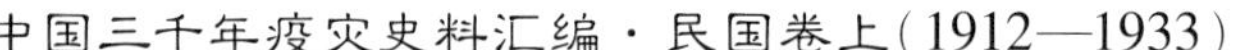

亡甚多[①]。

广西壮族自治区

广西省　邕宁县(今属南宁市)、容县、岑溪县(今岑溪市)、崇左县(今属崇左市)、百色县(今属百色市)、郁林县(今属玉林市)、北流县(今北流市)鼠疫流行[②]。

邕宁县(今南宁市)　夏,鼠疫流行。7 月 18 日(六月初五日)报道:近日闻南宁属各乡鼠疫盛行,有全家死绝者,有一家四五人仅剩一二人者[③]。

梧州府(今梧州市)　天花流行[④]。

陆川县、博白县　鼠疫流行。陆川县发病 12 人,死亡 12 人。博白县发病 15 人,死亡 7 人[⑤]。

合浦县(含今北海市)　鼠疫流行。今《北海市卫生志》载:北海鼠疫流行,死亡 200 多人[⑥]。

---

① “黄埔将设验疫所”,《申报》1912 年 5 月 27 日,第 6 版。
② 《广西通志·医疗卫生志》,广西人民出版社 1999 年版。
③ “南宁各属鼠疫流行”,《大公报》1912 年 7 月 18 日,第 2 张第 2 版。
④ Wong and Wu. *History of Chinese Medicine*. Tientsin Press,1932. p. 605.
⑤ 李文波《中国传染病史料》,化学工业出版社 2004 年版,第 139 页。
⑥ 《北海市卫生志》,1998 年。

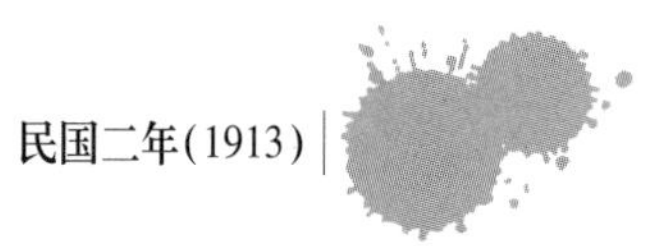

民国二年(1913)

全　国

是年,全国8省区65县报告鼠疫发病18518例,死亡17438人①。

黑龙江省

龙江县(今齐齐哈尔市市区及龙江县)　春,天花流行。今《铁锋区志》载:河东各屯天花流行,传染所及,幼儿为多,数日内疫毙小孩数百人②。今《昂昂溪区志》载:春,今昂昂溪心合、胜合村一带有疫症流行,此症初起时遍体发现红点,有转喉风者,有转痢疾者,有遍体转白豆者(似天花),变化莫测,死亡132人③。夏,猩红热流行。今《龙江县志》载:7月,龙江县二十棵树屯、大河东屯疹疫流行,幼儿患病者居多。初起时,全身布满红点,24小时内即自行消失,然后有转为喉痛的,有转为痢疾的,有转为周身白痘形似天花的。数日之内死亡儿童达130人④。鼠疫流行。今《龙江县志》载:全县有764户6338人染病,死亡率极高,举家尽死者屡见不鲜⑤。

拜泉县　冬,克山病流行。今《拜泉县志》载:冬,拥政村发现克山病,患者四肢发凉,呕吐,吐黄水,死亡很快⑥。

滨江县(今属哈尔滨市)　春,天花流行。4月16日(三月初十日)报道:傅家甸一带天花盛行⑦。5月4日(三月廿八日)报道:哈埠俄人患天花日众⑧。夏,猩红热流行。是年,猩红热发病313例⑨。

---

① 李文波《中国传染病史料》,化学工业出版社2004年版,第140页。

② 《铁锋区志》,中华书局2000年版。

③ 《昂昂溪区志》,黑龙江人民出版社2006年版。

④ 《龙江县志》,中国城市经济社会出版社1991年版。

⑤ 《龙江县志》,中国城市经济社会出版社1991年版。

⑥ 《拜泉县志》,黑龙江人民出版社1988年版。

⑦ "哈尔滨电",《申报》1913年4月16日,第2版。

⑧ "哈尔滨电",《申报》1913年5月4日,第2版。

⑨ Yang Ting-Kung, et al. Scarlet Fever in China. *Chin Med J*, 1924(03).

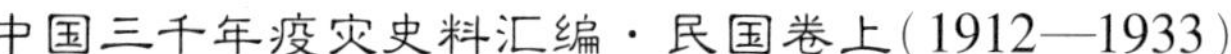

呼兰县(今哈尔滨市呼兰区)　冬,白喉流行。12月23日(十一月廿六日)报道:3呼兰县有3人染喉瘟毙命①。

吉林省

吉林府(省会,今吉林市)　冬,瘟疹流行。1914年1月10日(十二月十五日)报道:省城瘟疹传染,幼童患此尤夥,有一家死3人者②。

辽宁省

奉天府(省会,今沈阳市)　冬,感冒、天花流行。11月27日(十月三十日)报道:人多患头痛、目眩、喉肿、瘟疹等症。闻罹此症毙命者,日必数起③。12月25日(十一月廿八日)报道:近日时令不正,感受外邪者颇多④。

新民府(今新民市)　春,感冒、天花流行。3月19日(二月十二日)报道:人多受病,或者咽喉肿痛,或者发出疮疹⑤。冬,猩红热流行。1914年1月16日(十二月廿一日)报道:本月间邑内发现一种时疫,其症头痛目眩,遍体发见红疹,殒命者十余名⑥。

昌图县　春夏,天花流行。6月28日(五月廿四日)报道:自入春以来,发生一种疹疫,至今未已,治疗少疏,即行毙命,然患者以小儿为最多⑦。

开原县(今开原市)　春,天花流行。4月20日(三月十四日)报道:发现一种天然痘,传播小儿,蔓延甚剧,死亡之数不胜记载⑧。冬,白喉、天花流行。1914年1月16日(十二月廿一日)报道:邑西发现喉症及瘟疹之病患者,死亡甚速⑨。

海城县(今海城市)　春,瘟疫流行。4月2日(二月廿六日)报道:今春瘟疫流行甚夥⑩。

营口县(今大石桥市)　夏,疹疫流行。6月22日(五月十八日)报道:本埠发生一种疹疫,小儿死者三日间计十余口⑪。按:是年营口直隶厅改为营口县。

凤凰县(今凤城市)　冬,瘟疫流行。11月28日(十一月初一日)报道:人民皆发

---

① “官盐局长染疫逝世”,《盛京时报》1913年12月23日,第7版。
② “瘟疹流行”,《盛京时报》1914年1月10日,第7版。
③ “时疫宜防”,《盛京时报》1913年11月27日,第7版。
④ “发现时症”,《盛京时报》1913年12月25日,第7版。
⑤ “时症预防”,《盛京时报》1913年3月19日,第7版。
⑥ “时疫预防”,《盛京时报》1914年1月16日,第7版。
⑦ “时疫发生”,《盛京时报》1913年6月28日,第7版。
⑧ “天然痘之流行”,《盛京时报》1913年4月20日,第7版。
⑨ “时症流行”,《盛京时报》1914年1月16日,第7版。
⑩ “瘟疫发生之由来”,《盛京时报》1913年4月2日,第7版。
⑪ “疹疫发生”,《盛京时报》1913年6月22日,第7版。

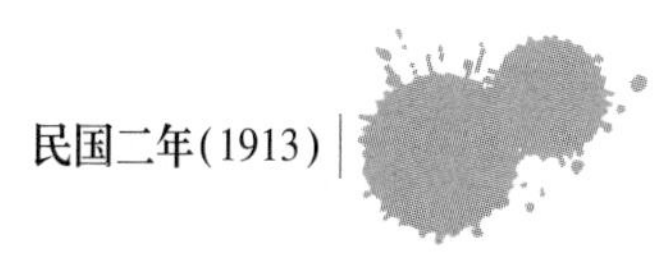

生瘟病。当病势发生之初,四肢瘫痪、咽喉肿痛,若不急救,旋即毙命,目下因此死亡者颇不乏人①。

辽阳州(今辽阳市) 大旱疫。今《辽阳县志》载:是年,旱灾、蝗害、瘟疫并发,灾民四出乞讨②,所属白塔区瘟疫流行③。

安东县(今东港市) 大旱疫。今《东沟县志》载:是年大旱,市井萧疏,粮价上涨,人多染疾④。

庄河县(今庄河市) 夏秋,霍乱流行。今《庄河县志》载:夏秋,城乡霍乱蔓延,病死率几乎达 100%⑤。

金 县(今大连市金州区) 春,猩红热流行。3 月 8 日(二月初一日)报道:大连湾一带,时疫流行,染者颇众⑥。是年,金县猩红热发病 135 例,死亡 32 例⑦。按:1913 年金州厅改为金县。

天津市

天津县(今天津市区) 春,天花、白喉盛行。2 月 23 日(正月十八日)报道:天河师范学校校长胡玉孙君,因近日各处天花流行甚盛,特令各班学生,前往南门内防疫处之种痘所,布种牛痘,以防疫症传染⑧。3 月 27 日(二月二十日)报道:现在天津发生一种疫诊(按:当为疹)、瘟喉等症,其症发见时作冷作热,吐泻头痛,出诊(按:当为疹)生喉,十分危险⑨。4 月 12 日(三月初六日)报道:因本埠华宅患疫症,死人九口。长源号杨姓兴之有亲,因而染疫,死者一人⑩。冬,麻疹流行。1914 年 1 月 15 日(十二月二十日)报道:近来天气寒冷,麻疹之症时有发现⑪。

河北省

献 县 瘟疫流行。今《沧州地区卫生志》称:献县瘟病流行,朝人暮鬼,暮人朝鬼,尸横遍野,万户萧条⑫。

---

① “瘟疫流行”,《盛京时报》1913 年 11 月 28 日,第 7 版。

② 《辽阳县志》,新华出版社 1994 年版。

③ 《白塔区志》,1989 年。

④ 《东沟县志》,辽宁人民出版社 1996 年版。

⑤ 《庄河县志》,新华出版社 1996 年版。

⑥ “奉天电”,《申报》1913 年 3 月 8 日,第 2 版。

⑦ Yang Ting-Kung, et al. Scarlet Fever in China. *Chin Med J*, 1924(03).

⑧ “种痘防疫”,《大公报》1913 年 2 月 23 日,第 1 张第 5 版。

⑨ “防疫未然”,《大公报》1913 年 3 月 27 日,第 1 张第 6 版。

⑩ “红十字会防疫”,《大公报》1913 年 4 月 12 日,第 1 张第 6 版。

⑪ “北洋防疫处布告”,《大公报》1914 年 1 月 15 日,第 1 张第 7 版。

⑫ 《沧州地区卫生志》,1991 年。

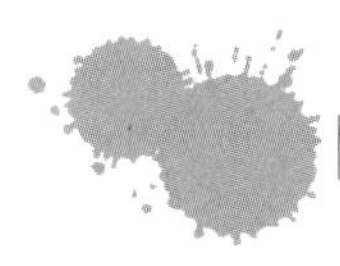

滦　县(含今唐山市)　春二月,疟疾流行。3月15日(二月初八日)报道:唐山华人近患疟疾甚多,该地医生试以著名之六零六西药注射患者之身,均著奇效。同日,又有杂评“病疫”曰:我中国既苦于外患,又苦于边叛,又苦于内乱,又苦于财政,已不堪其扰矣!而况又有病疫袭之,如唐山之疟疾,开封之儿疫,可谓天祸我国之不已矣!虽然天之祸,实人事不臧使之也,于天乎何尤?[①] 按:此处唐山当指滦县唐山镇,即后之唐山市,非清代之唐山县(后改尧山县,今隆尧县)。但疟疾一般流行于秋季,唐山地处华北,二月不当有疟疾流行,此病是否真疟疾,值得怀疑。

山西省

兴　县　鼠疫流行。发病369例,死亡350人[②]。

山东省

肥城县(今肥城市)　夏,瘟疫流行。王瓜店镇黄叶村最为严重,该村108户560人,得病者达400余人,死亡56人[③]。

滕　县(今滕州市)　冬,伤寒流行。滕县地区分布广,病死率高[④]。

宁阳县　秋,霍乱大流行。合境死亡青壮年4000余人,仅陈王院村霍乱患者即达100余,死40余人[⑤]。

费　县　夏,霍乱流行。仲村镇南红旗村(今民合村)死30余人[⑥],平邑镇死100余人[⑦]。

栖霞县(今栖霞市)　冬,伤寒流行。12月,瘟疫流行,县境东部患病者十之八九,死者无数[⑧]。

河南省

河南省　春,河南旱灾,饥民相食,疫疠流行[⑨],中国红十字会会长请政府拨款在汴设立救疫医院[⑩]。冬,河南东部天花盛行,大小男女,死者甚众[⑪]。

---

① “特约路透电”,《申报》1913年3月15日,第3版。“杂评一·病疫”,《申报》1913年3月15日,第3版。

② 李文波《中国传染病史料》,化学工业出版社2004年版,第140页。

③ 《王瓜店镇志》,山东省地图出版社2005年版。

④ 《山东省卫生志》,山东人民出版社1992年版。

⑤ 《泰安五千年大事记》,山东省地图出版社2001年版。

⑥ 《平邑县卫生志》,1991年。

⑦ 《临沂地区志》,中华书局2001年版。

⑧ 《栖霞县志》,山东人民出版社1990年版。

⑨ “沪地之救灾热”,《申报》1913年4月11日,第7版。

⑩ “北京电”,《申报》1913年5月13日,第2版。

⑪ “特约路透电”,《申报》1913年12月14日,第2版。

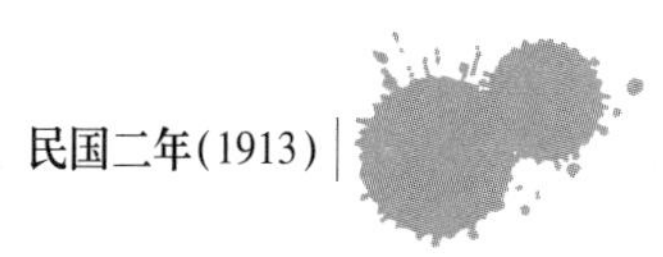

宜阳县　春,瘟疫大作。先年秋大旱,禾不登场,麦未播种①。

浚　县　天花、伤寒、白喉流行。今《浚县志》载:天花、伤寒、白喉在全县流行,王庄、屯子、白寺、钜桥、卫县所尤重,死亡千余人,死亡率5‰②。

开封县　春二月,麻疹流行。3月15日(二月初八日)报道:开封瘄症流行,小儿患者甚多,故称儿疫③。夏五月,霍乱流行。洛油坡一个村就发生病人200例,死亡40人④。冬,伤寒大流行。仅周里岗一村就发病100人,死亡32人⑤。

柘城县　春三月,亢旱过甚,疫病流行,尤以县西为重,数十里内,死者十之五六⑥。

濮阳县　春,因黄河决口,民饥疫,死者万余人⑦。

甘肃省

天水县(今麦积区)　秋九月,大疫。北乡中滩下疫死200余人⑧。按:这条记载,袁林《西北灾荒史》系之于民国元年(1912),曰"(中华民国元年)九月,秦州北乡中滩下疫死二百余人",并说出自民国《秦州直隶州新志续编》。经核查,该志记载灾异截至宣统二年(1910),并未及于民国元年,无此记载⑨。而今《天水市志》则将其系于民国三年(1914),曰:"(民国三年)9月,三阳川瘟疫流行,死亡200余人。"⑩民国时期天水县的北乡中滩下属于今三阳川镇,所指为同一事件。

新疆维吾尔自治区

和阗县(今和田县)、洛浦县　鼠疫流行。洛浦发病100例,死亡100人,和田大疫⑪。

安徽省

来安县　脑膜炎流行。今《安徽卫生志》载:来安县发现流脑病人1300余人,死

① 民国《宜阳县志》卷九《天文·祥异》。

② 《浚县志》,中州古籍出版社1990年版。

③ "特约路透电",《申报》1913年3月15日,第3版。"杂评一·病疫",《申报》1913年3月15日,第3版。

④ 《开封市卫生志》,河南人民出版社1990年版。《开封县卫生志》,1985年。

⑤ 《开封县卫生志》,1985年。

⑥ 《柘城县卫生志》,1985年。

⑦ 《濮阳市卫生志》,方志出版社1998年版。

⑧ 民国《天水县志》卷一四《灾异志》。

⑨ 民国《秦州直隶州新志续编》卷八《附考第十·机祥》。

⑩ 《天水市志》,方志出版社2004年版。《天水市民政志》,陕西人民出版社2001年版。

⑪ 《新疆史事年表》,转引自袁林《西北灾荒史》,甘肃人民出版社1994年版,第1520页。李文波《中国传染病史料》,化学工业出版社2004年版,第140页。

亡440人[①]。

泗　县　天花流行。今《泗县志》载:天花属散发性,灾情尚不十分严重[②]。

四川省

巴安县(今巴塘县)　春正月,兵疫。2月16日(正月十一日)报道:西藏用兵之时,瘟疫流行,殒亡将士六七百人[③]。

仁寿县　夏,霍乱流行。今《仁寿县志》载:城区瘟疫流行,患麻脚瘟居多,或全家死尽,无人掩埋[④]。

广汉县(今广汉市)　天花流行。今《广汉县志》载:天花大流行,患天花病的儿童十有九死[⑤]。

乐至县　夏,霍乱流行。今《乐至县志》载:县城发生瘟疫,死者甚多,老幼下乡躲避,商店大多关门,景象萧条[⑥]。

云南省

上帕行政区(今福贡县)　痢疾、百日咳、脑膜炎流行。今《福贡县卫生志》载:全县大部分乡村痢疾、百日咳、脑膜炎流行,死亡300余例,哭声不断,惨不忍睹[⑦]。

保山县(今属保山市)　恶性疟疾流行。民国《泸水志》载:四团二营长萧荣昌驻防六库,未半年,官兵不耐炎瘴,死亡过半,开拔回永昌,任命六库土司段浩征募士兵二百屯防,各乡兵独立连官兵仍不耐炎瘴,死亡无算[⑧]。

云南县(今祥云县)　鼠疫流行。死10余人[⑨]。从是年起,连续5年内,祥城东街、下庄街、黄联、小泥房、大波那、刘厂等处鼠疫流行[⑩]。

湖北省

武昌县(含今武汉市武昌区、洪山区、江夏区等)　冬十二月,天花流行。1914年1月15日(十二月二十日)报道:武昌天花盛行,死者颇众[⑪]。1月17日(十二月廿二

---

① 《安徽卫生志》,黄山书社1993年版。
② 《泗县志》,浙江人民出版社1990年版。
③ “西藏用兵记”,《申报》1913年2月16日,第2版。
④ 《仁寿县志》,四川人民出版社1990年版。
⑤ 《广汉县志》,四川人民出版社1992年版。
⑥ 《乐至县志》,四川人民出版社1995年版。
⑦ 《福贡县卫生志》,1990年。《福贡县志》,云南民族出版社1999年版。
⑧ 民国《泸水志》卷二《大事记》。
⑨ 李文波《中国传染病史料》,化学工业出版社2004年版,第140页。
⑩ 《祥云县志》,中华书局1996年版。
⑪ “武昌电”,《申报》1914年1月15日,第13版。

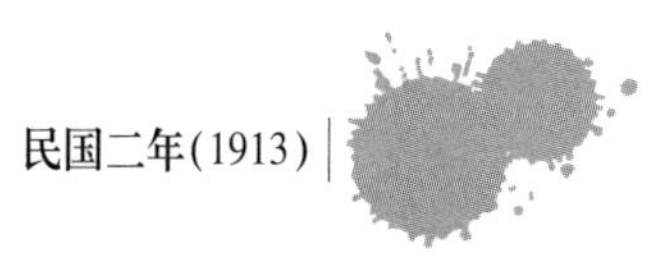

日)又报道:武昌久旱不雨,疫疠盛行①。

夏口县(今属武汉市)　夏,霍乱流行②。

嘉鱼县　夏,霍乱流行。今《嘉鱼县志》载:朱砂乡大屋湾村暴发霍乱,全村30户,有26户感染,100多人死亡,另4户迁离幸免遇难③。

罗田县　冬,天花流行。今《罗田县志》载:天花病流行,肖家坳一带患者尤多,仅进士河中湾一天死亡12人④。

汉川县(今汉川市)　冬,天花流行。今《汉川县志》载:麻河皇恩吴姓,30余户即有50多人死于瘟疫。小里潭一带天花大作,十姓会一个湾子的292个小孩中,患天花的就占79.79%,死亡过半⑤。

湖南省

常德县(今属常德市)　夏,霍乱流行⑥。

慈利县　夏,霍乱流行。今《慈利县卫生志》载:常德霍乱流行,波及慈利等县,病者猝发即死⑦。

平江县　夏,霍乱流行。今《平江县卫生志》载:8月,县城时疫流行,启明女校学生患病者甚多⑧。

溆浦县　夏,痢疫流行。今《怀化自然灾害史》载:大水且兼痢疫,死人无算,尤以幼童为多⑨。

江西省

兴国县　夏,霍乱流行。死人很多⑩,埠头船田有一家死七人,县城有一家兄弟六人死五人者⑪。

余干县　夏,霍乱流行。所辖信丰乡境内发生霍乱病,有人死亡⑫。

---

① “鄂中灾异谭”,《申报》1914年1月17日,第7版。

② Wong and Wu. *History of Chinese Medicine*. Tientsin Press,1932. p. 605.

③ 《嘉鱼县志》,湖北科学技术出版社1993年版。

④ 《罗田县志》,中华书局1998年版。

⑤ 《汉川县志》,中国城市出版社1992年版。

⑥ Wong and Wu. *History of Chinese Medicine*. Tientsin Press,1932. p. 605.

⑦ 《慈利县卫生志》,1989年。

⑧ 《平江县卫生志》,1990年。

⑨ 熊健《怀化千年自然灾害》,气象出版社2000年版,第38页。

⑩ 《兴国县志》,1988年。

⑪ 《赣州地区卫生防疫志》,1988年。

⑫ 《信丰乡志》,1988年。

长宁县(今寻乌县)　天花流行。今《寻乌县志》载:全县天花流行,死人甚多①。

婺源县　秋七月,霍乱流行。8 月 12 日(七月十一日)报道:婺源县疫疠流行②。

江苏省

江宁县(今属南京市)　冬十二月,天花流行。1914 年 1 月 5 日(十二月初十日)报道:南京痘症盛行,小儿多死③。

丹徒县(今属镇江市)　春,时疫流行。3 月 20 日(二月十三日)报道:镇江入春以来,时疫流行,居民染疫者,日有所闻④。夏五月,霍乱流行。6 月 8 日(五月初四日)报道:镇郡时疫流行⑤。冬十二月,天花流行。1914 年 1 月 17 日(十二月廿二日)报道:镇埠冬令亢旱,天花流行,小儿多夭亡⑥。

吴　县(今属苏州市)　夏五月,霍乱流行。6 月 5 日(五月初一日)报道:苏垣疫疠颇盛,蔓延甚速⑦。

常熟县(今常熟市)　秋七月,霍乱流行。今《常熟市卫生志》载:8 月,古里乡乡人,患虎疫者甚众,多人猝死⑧。

江阴县(今江阴市)　秋,霍乱流行。今《江阴市志》载:霍乱病就诊人数达 1.02 万人⑨。

铜山县(今徐州市铜山区)　秋,霍乱流行。8 月 23 日(七月廿二日)报道:凶荒疫疠,十室九空⑩,所辖马坡乡百姓霍乱死亡者甚众⑪。

沛　县　秋,回归热流行。今《沛县卫生志》载:9 月,回归热病流行,80% 的人感染⑫。

睢宁县　春,伤寒大流行。今《睢宁县志》称:伤寒病流行,死亡数万人⑬。所辖

---

① 《寻乌县志》,新华出版社 1996 年版。《赣州地区卫生防疫志》,1988 年。

② “红十字会纪事”,《申报》1913 年 8 月 12 日,第 7 版。

③ “南京政闻录”,《申报》1914 年 1 月 5 日,第 3 版。

④ “镇江春疫发现宜防”,《申报》1913 年 3 月 20 日,第 6 版。

⑤ “镇郡又发现一种时疫”,《申报》1913 年 6 月 8 日,第 6 版。

⑥ “镇埠痘疫流行”,《申报》1914 年 1 月 17 日,第 7 版。

⑦ “究治诬控毒妻”,《申报》1913 年 6 月 5 日,第 6 版。

⑧ 《常熟市卫生志》,1990 年。

⑨ 《江阴市志》,上海人民出版社 1992 年版。

⑩ “命令”,《申报》1913 年 8 月 23 日,第 2 版。

⑪ 《马坡乡志》,1998 年。

⑫ 《沛县卫生志》,1985 年。《徐州市卫生防疫站志》,1994 年。

⑬ 《睢宁县志》,中国社会科学出版社 1994 年版。《徐州市卫生志》,1991 年。

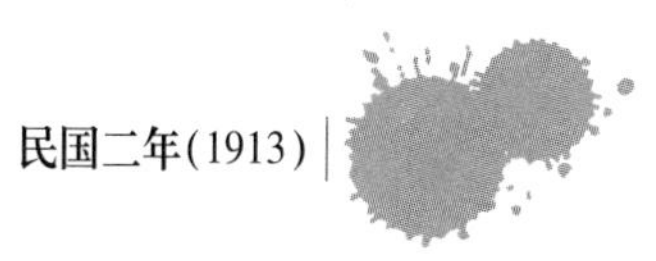

姚集乡大饥,农民多外出逃荒,又伤寒病流行,人畜死亡者甚多①。

上海市

上海县(今闵行区等)　春,天花流行。4月23日(三月十七日)报道:入春以来,寒暖不时,天花盛行②。夏,鼠疫流行。7月12日(六月初九日)报道:7月以来,杨树浦下游发现鼠疫10例③。秋,霍乱流行。8月6日(七月初五日)报道:沪地难民数万,流离饥饿,兼之疫疠发生,蔓延足虑④。8月25日(七月廿四日)报道:入秋以来,天气酷热,时疫流行⑤。10月1日(九月初二日)报道:近日本埠已有时疫发现,其症初起,咽喉肿痛,身起红点,面赤口渴,或发寒热,口吐鲜血,症颇危险。芦庄后信声里童公馆内患此症者甚多⑥。是年,上海城霍乱流行,发病4281例,死亡318人⑦。

青浦县(今青浦区)　秋,霍乱流行。今《凤溪镇志》载:瘟疫流行,凤溪镇乡民全家7口,一天就死亡5人⑧。

浙江省

杭　县(今属杭州市)　秋,疟疾流行。原因是大量蚊虫孳生于运河、池塘和沼泽之中⑨。另外,是年还有伤寒⑩、猩红热⑪流行,死亡甚众。

永嘉县(今包括温州市市区、永嘉县)　夏秋,霍乱流行⑫。

福建省

福建省　福州(入闽侯县)、厦门(入思明县)、龙海(入海澄县)、同安、漳州(入龙溪县)、南安、惠安、莆田、南靖、漳平、晋江、仙游、漳浦、永春、福清、安溪、长泰、泉州(晋江县)、华安(入龙溪县)、平潭、闽侯、沙县、平和、龙岩、永定、永泰、南平、诏安、建

---

① 《姚集乡志》,新华出版社1997年版。

② "种痘医士领证问题",《申报》1913年4月23日,第10版。

③ "杨树浦发现鼠疫",《申报》1913年7月12日,第10版。"法租界杨树浦又发生鼠疫矣",《申报》1913年7月12日,第10版。

④ "红十字会纪事日期",《申报》1913年8月6日,第7版。

⑤ "租界发生时疫",《申报》1913年8月25日,第7版。

⑥ "时疫",《中华医学白话报》1913年第9期,第5~6页。

⑦ 巴吕德《上海霍乱流行之研究》,《中华医学杂志》1944年第4期。

⑧ 《凤溪镇志》,2008年。

⑨ 杭州海关《杭州关十年报告(1902—1911)》,《近代浙江通商口岸经济社会概况——浙海关、瓯海关、杭州关贸易报告集成》,浙江人民出版社2002年版,第685~686页。

⑩ 杭州海关《杭州关十年报告(1912—1921)》,《近代浙江通商口岸经济社会概况——浙海关、瓯海关、杭州关贸易报告集成》,浙江人民出版社2002年版,第705~706页。

⑪ 伍连德《东三省防疫事务总处报告大全书》第5册,1926年,第121页。

⑫ 《永嘉县卫生志》,1998年。

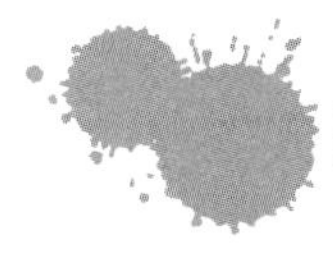

瓯29个县市鼠疫,384个疫点,发病10453例,死亡9488人①。

闽侯县(今包括福州市市区、闽侯县) 夏秋,霍乱流行②。按:是年闽县、侯官二县合并为闽侯县。

连江县 夏秋,霍乱流行。今《连江县志》称:连江疫情一直到深秋才止③。

仙游县 春,天花流行。今《仙游县志》载:牛痘疫苗传入仙游,但因价格昂贵,无法普遍接种,疫情(天花)难以控制④。

归化县(今明溪县) 春,天花流行。今《明溪县志》载:春,天花流行,死亡很多⑤。

南平县(今南平市) 夏,鼠疫流行。今《南平市志》载:夏道、大横、常坑、黄墩、南平城关发生鼠疫⑥。

广东省

广东省 春,鼠疫流行。6月19日(五月十五日)报道:广东有鼠疫出现,势甚猖獗,染疫者日以三十计⑦。湛江、信宜(今信宜市)、阳江(今阳江市)、罗定(今罗定市)、新兴、台山(今台山市)、佛山(今佛山市)、新会(今江门市新会区)、顺德(今佛山市顺德区)、广州、增城(今增城市)、东莞(今东莞市)、大埔、丰顺、揭阳(今揭阳市)、普宁(今普宁市)、潮阳(今潮州市潮阳区)、兴宁(今兴宁市)、儋县(今海南儋州市)、澄迈、临高、合浦(今广西合浦县)、钦县(今广西钦州市)、廉江(今廉江市)、遂溪、海康(今雷州市)等26个县市鼠疫,发病7427例,死亡7352人⑧。

番禺县(今广州市番禺区) 春三月,天花流行。4月11日(三月初五日)报道:省垣疹疾、喉症、天花诸症盛行⑨。今《广州市志》亦称天花流行⑩。夏,霍乱流行。6月5日(五月初一日)报道:4月4日(二月廿八日)至6月5日(五月初一日),已有疫症146起⑪。

---

① 李文波《中国传染病史料》,化学工业出版社2004年版,第140页。

② Wong and Wu. *History of Chinese Medicine*. Tientsin Press,1932. p.605.

③ 《连江县志》,方志出版社2001年版。

④ 《仙游县志》,方志出版社1995年版。

⑤ 《明溪县志》,方志出版社1997年版。

⑥ 《南平市志》,中华书局1994年版。

⑦ “鼠疫发生警耗”,《盛京时报》1913年6月19日,第2版。

⑧ 李文波《中国传染病史料》,化学工业出版社2004年版,第140页。

⑨ “时疫之流行”,《申报》1913年4月11日,第6版。

⑩ 《广州市志》,广州出版社1997年版。

⑪ “广州电”,《申报》1913年6月5日,第2版。

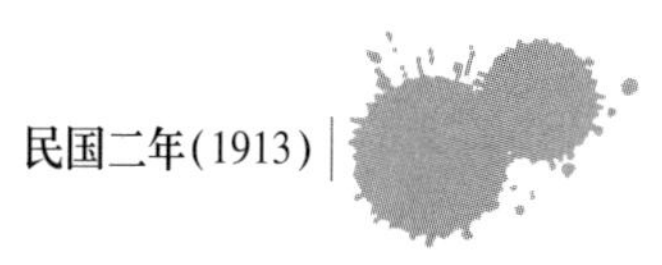

南海县(今佛山市南海区)　春,天花流行。今《南海县志》称:县城天花流行①。

新会县(今江门市新会区)　夏五月,鼠疫流行。6月11日(五月初七日)报道:时疫未靖,倡起绥靖伯神巡视②。

清远县(今属清远市)　夏五月,附城核症(即鼠疫)流行,死人数百③。

高要县(今高要市)　夏,肇庆镇鼠疫流行④。

茂名县(今属茂名市)　春夏,茂名县城乡鼠疫流行⑤。

新兴县　春夏,鼠疫流行。今《新兴县志》载:春夏瘟疫(鼠疫)流行,社圩、中黄一带患者1800多人,其中死者1100多人⑥。7月11日(六月初八日)报道:广东新宁(按:当为新兴)海晏乡疫⑦。

澄海县(今汕头市澄海区)　春夏,鼠疫流行。今《汕头卫生志》载:澄海县苏北区樟林及十五乡等地15个村鼠疫流行,死者数以千计⑧。

潮阳县(今汕头市潮阳区、潮南区)　春夏,鼠疫流行。仅县廓就死亡5000多人⑨。

揭阳县(今属揭阳市)　春夏,鼠疫流行。棉湖镇及附近乡村死亡1000多人⑩。

大埔县　春夏,鼠疫流行。各乡染疫死500多人⑪。

梅　县(今属梅州市)　春夏,鼠疫流行。茶阳死500多人⑫。

化　县(今化州市)　春夏,鼠疫流行。县城疫死100人,南盛军天岭死200人,只剩四户13人,田头屋100人剩1人,是年中垌属末次流行⑬。

海南省

儋　县(今属儋州市)　鼠疫流行⑭。

---

① 《南海县志》,中华书局2000年版。

② “致劫原因”,《申报》1913年6月11日,第6版。

③ 民国《清远县志》卷三《纪年下》。

④ 《高要县卫生志》,1987年。

⑤ 《茂名市志》,生活·读书·新知三联书店1997年版。

⑥ 《新兴县志》,广东人民出版社1993年版。

⑦ “广东新宁海晏乡被扰惨闻”,《申报》1913年7月11日,第6版。

⑧ 《汕头卫生志》,1990年。

⑨ 《潮阳县志》,广东人民出版社1997年版。

⑩ 《汕头卫生志》,1990年。

⑪ 《大埔县志》,广东人民出版社1992年版。

⑫ 《梅州卫生志》,1989年。

⑬ 《化州县志》,广东人民出版社1996年版。

⑭ 《儋县志》,新华出版社1994年版。

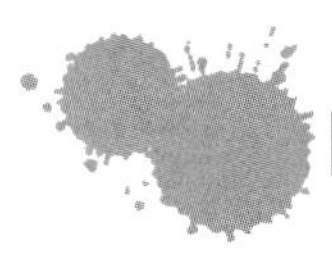

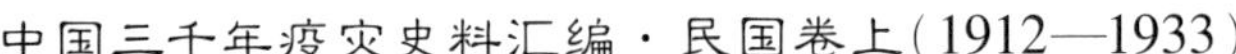

琼山县(今属海口市)　鼠疫流行[①]。

香港特别行政区

香　港　鼠疫流行[②]。

澳门特别行政区

澳　门　鼠疫流行[③]。

广西壮族自治区

陆川县、博白县　春,鼠疫流行。陆川发病 8 人,全部死亡。博白发病 5 人,全部死亡[④]。

融　县(今融安县、融水县)　炭疽病流行。今《融安县志》载:安隅乡(今大巷乡)安宁村的牛塘、马架等 13 个屯,发生炭疽病,有人畜患此病死亡[⑤]。

南宁府(今属南宁市)、容县、岑溪县、崇左县(今崇左市)、百色县(今属百色市)、郁林县(今属玉林市)、北流县(今北流市)　春,鼠疫流行[⑥]。

合浦县、钦县(今属钦州市)、防城县(今防城港市防城区)　春,鼠疫流行。4 月 6 日(二月三十日)报道:北海疫症发现日广,蔓延至钦、防各属[⑦]。

---

① 《海南省志·卫生志》,方志出版社 2001 年版。

② 李文波《中国传染病史料》,化学工业出版社 2004 年版,第 140 页。

③ 李文波《中国传染病史料》,化学工业出版社 2004 年版,第 140 页。

④ 李文波《中国传染病史料》,化学工业出版社 2004 年版,第 140 页。

⑤ 《融安县志》,广西人民出版社 1996 年版。

⑥ 《广西通志·医疗卫生志》,广西人民出版社 1999 年版。

⑦ "广东北海疫症蔓延",《申报》1913 年 4 月 6 日,第 7 版。

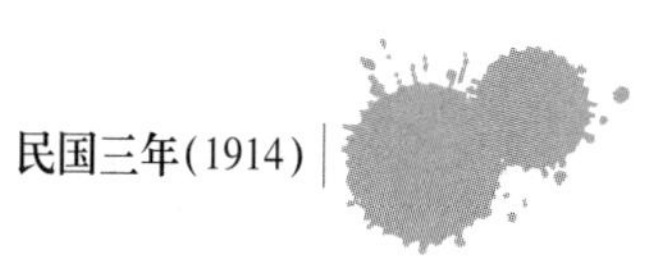

民国三年(1914)

全　国

是年,全国11省区77县旗鼠疫流行,发病23865人,死亡21890人①。

黑龙江省

滨江县(今属哈尔滨市)　春,猩红热流行。3月8日(二月十二日)报道:瘟疹流行,幼儿多受传染,致死者颇属不少②。哈尔滨猩红热发病321例③。秋,痢疾发生。8月23日(七月初三日)报道:本埠近来患痢疾症者所在皆有④。

龙江县(含今齐齐哈尔市和龙江县)　春,鼠疫流行。3月21日(二月廿五日)报道:县属城东30里东南屯发生一种疫病,染者即毙,该屯3日内已死30余人⑤。

讷河县(今讷河市)　大疫,霍乱、赤痢、斑疹伤寒、天花流行。今《讷河县志》载:县内传染病大流行,霍乱发病160人,死亡67人;赤痢发病154人,死亡68人;斑疹伤寒发病140人,死亡61人;天花发病11人,死亡4人⑥。

安达县(今安达市)　天花、麻疹流行。今《安达县志》载:患天花病47人,死亡26人;患麻疹者55人,死亡32人⑦。今《绥化地区志》载:安达境内发生天花病,发病102人,死亡58人⑧。

庆城县(今铁力市)　鼠疫流行。今《铁力县志》载:铁力县鼠疫发病618人,全部死亡⑨。

---

① 李文波《中国传染病史料》,化学工业出版社2004年版,第141页。
② "瘟疹流行",《盛京时报》1914年3月8日,第7版。
③ 伍连德《东三省防疫事务总处报告大全书》第5册,1926年,第121页。
④ "痢疾盛行",《盛京时报》1914年8月23日,第7版。
⑤ "疫症盛行",《盛京时报》1914年3月21日,第7版。
⑥ 《讷河县志》,黑龙江人民出版社1989年版。
⑦ 《安达县志》,黑龙江人民出版社1992年版。
⑧ 《绥化地区志》,黑龙江人民出版社1995年版。
⑨ 《铁力县志》,黑龙江人民出版社1990年版。《伊春市志》,黑龙江人民出版社1995年版。

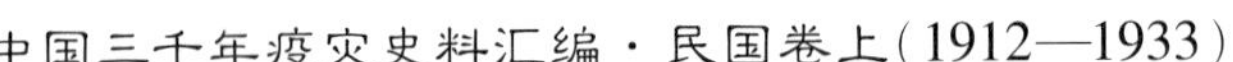

巴彦县　全县患有伤寒、麻疹、疹热症、水痘、猩红热、白喉、痢疾、霍乱、黑死病等传染病患者6871人,死亡3740人,发病人数占全县人口3.1%,死亡人数占发病人数54%①。

吉林省

吉林县(省会,今吉林市)　春夏,感冒流行。2月25日(二月初一日)报道:省城中近日发现一种病症,患者甚多。其病初起时,咸由喉咙作哑、咳嗽有痰、饮食不能下咽、谈话之声音亦与寻常顿异②。6月13日(五月二十日)报道:省城内外居民多患咳嗽。患者咳嗽不已,口吐白沫,甚将腹内食物全行呕出,夜间尤甚③。霍乱流行,昌邑屯一带死亡近千人④。按:是年吉林府改名吉林县。

大赉县(今并入大安市)　霍乱流行。发病179人,死亡13人⑤。

安广县(今并入大安市)　天花流行。患者129人,死亡41人⑥。

长春县(今长春市)　冬,猩红热流行。1915年2月11日(十二月廿八日)报道:本埠现有猩红热症,传染亦甚速,然未有伤人者⑦。

伊通县　春,猩红热流行。4月8日(三月十三日)报道:城中发现一种时疫。初染者,均系嗓肿喉痛,俄即毙命。染斯症而毙者不下十余人,染而未死者,亦有不下数十人⑧。

五常县(今五常市)　秋,时疫流行。8月26日(七月初六日)报道:本埠染时疫毙命者,已不胜枚举⑨。

临江县(今临江市)　冬,疫病流行。1915年2月4日(十二月廿一日)报道:疫病剧烈,大与百斯笃相似⑩。

辽宁省

本溪县(今本溪满族自治县)　伤寒流行。溪湖、牛心台一带发生伤寒,罹病200

---

① 《巴彦县志》,黑龙江人民出版社1987年版。
② "最近之流行病",《盛京时报》1914年2月25日,第7版。
③ "咳嗽症宜防",《盛京时报》1914年6月13日,第7版。
④ 《昌邑区志》,吉林文史出版社1992年版。
⑤ 《大安县志》,辽宁人民出版社1990年版。
⑥ 《大安县志》,辽宁人民出版社1990年版。
⑦ "预防猩红热",《盛京时报》1915年2月11日,第7版。
⑧ "疫症发现",《盛京时报》1914年4月8日,第7版。
⑨ "时疫流行之可畏",《盛京时报》1914年8月26日,第7版。
⑩ "派员赴临江防疫",《盛京时报》1915年2月4日,第6版。

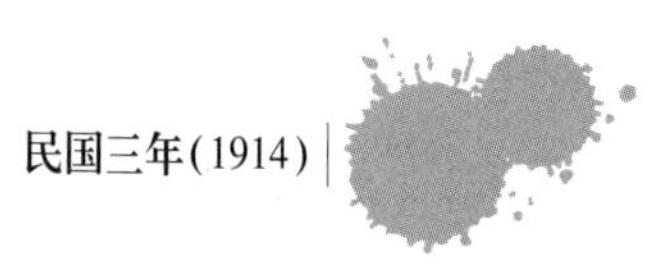

多人,病故 30 人①;县内(县城)发生伤寒病 23 例,死亡 19 人②。

奉天府(今沈阳市)　春,感冒、天花流行。2 月 13 日(正月十九日)报道:人民之感受外邪者颇多。其症初现时,头痛、身热、口渴、饮冷、心烦、腹痛,传于经络,周身发红白斑点,甚至热毒攻于肺腑,致咽喉肿痛、痰涎上壅、水浆不入,或项颈强硬、眼目赤肿③。3 月 19 日(二月廿三日)报道:南满病院称,近日附属地内服苦工之中国人有 2 人患天然痘致死④。3 月 28 日(三月初二日)报道:关厢内外倏有一种天然痘疹发现⑤。4 月 23 日(三月廿八日)报道:自冬徂春,人多患头痛、目眩、身肿、沙疹等症,三人毙命⑥。夏,感冒、霍乱、白喉流行。5 月 13 日(四月十九日)报道:奉天发现一种痧疹,急性传染,近来伤亡人数,实繁有徒⑦。6 月 16 日(五月廿三日)报道:城关各处凡年在十岁上下者,率患感冒⑧。7 月 8 日(五月十六日)报道:奉天发现一种喉症,初起时无非肿痛,旋即结核,饮食难下,危险万分。北关住户染者最多⑨。7 月 11 日(五月十九日)报道:奉天发现一种霍乱急症,患是病者,始则冷热交作,既则上吐下泻。大东关神树胡同一带染此病致死者已有数人,近日城中发现是病者已有数人⑩。秋,脑膜炎流行。9 月 29 日(八月初十日)报道:今秋发生一种脑胀之症,患者十九不治,医家谓奇症。北关中学病十余人,商业学校死堂役 1 名,法政学校学员 1 名,师范学校学生 3 名、堂役 1 名⑪。冬,白喉流行。12 月 13 日(十月廿七日)报道:商民住户患白喉症者十居八九,问病施药,医多束手⑫。

盖平县(今盖州市)　春夏,天花盛行。2 月 14 日(正月二十日)报道:本年天花盛行,患者不可胜数,蔓延迄今尚未尽绝⑬。3 月 22 日(二月廿六日)报道:双顶区患天花者不一而足,小孩死亡尤多⑭。5 月 9 日(四月十五日)报道:本邑花灾自去岁迄

---

① 《本溪卫生志》,1990 年。

② 《本溪满族自治县志》,辽宁民族出版社 2009 年版。

③ “发现时症”,《盛京时报》1914 年 2 月 13 日,第 7 版。

④ “防范天痘”,《盛京时报》1914 年 3 月 19 日,第 7 版。

⑤ “施种牛痘”,《盛京时报》1914 年 3 月 28 日,第 7 版。

⑥ “吴乃嘉死何速也”,《盛京时报》1914 年 4 月 23 日,第 7 版。

⑦ “沙疹流行”,《盛京时报》1914 年 5 月 13 日,第 7 版。

⑧ “时疫宜防”,《盛京时报》1914 年 6 月 16 日,第 7 版。

⑨ “发现喉症”,《盛京时报》1914 年 7 月 8 日,第 7 版。

⑩ “霍乱盛行”,《盛京时报》1914 年 7 月 11 日,第 7 版。

⑪ “时疫流行”,《盛京时报》1914 年 9 月 29 日,第 7 版。

⑫ “喉症须防”,《盛京时报》1914 年 12 月 13 日,第 7 版。

⑬ “天花盛行”,《盛京时报》1914 年 2 月 14 日,第 7 版。

⑭ “天花流行”,《盛京时报》1914 年 3 月 22 日,第 7 版。

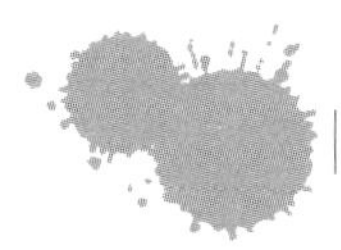

今,蔓延已经数月,先前业已减轻,近闻城里刘家糖坊一带花灾复烈,亡者极多[①]。

宽甸县　春,猩红热流行。3月4日(二月初八日)报道:人民多有患癍疹者,俗谓之红白瘟疹。自年前以迄于今,因疹疫而死者约有千八百人之谱[②]。

法库县　春,手疫流行。4月16日(三月廿一日)报道:近日发现一种手疫,掌间青肿,指上复有疙疸,三两日传染已至四五十名之多,查系由牲畜身细菌传染[③]。

凤城县(今凤城市)　春,天花、瘟疹流行。4月17日(三月廿二日)报道:今春天时不正,冷暖失常,以致城乡各处瘟疹不时发作。近闻城中小儿有生天然痘者,亦有发生瘟疹者,以故育婴之家无不栗栗畏惧云[④]。按:因与湖南省凤凰县同名,是年辽宁省凤凰县更名为凤城县。

安东县(今东港市)　夏,天花流行。5月5日(四月十一日)报道:乡屯各处近复发生一种痘症,传染颇速[⑤]。

西丰县　夏,天花流行。5月19日(四月廿五日)报道:西丰县城乡有痘疹发生,并有3人毙命[⑥]。

昌图县　秋,时疫流行。10月1日(八月十二日)报道:或患瘢疹,或发冷痧,或喉肿、项强、风痰内壅,或类似中风,尤以小儿患者为最多[⑦]。

海城县(今海城市)　春,瘟疹流行。3月24日(二月廿八日)报道:入春以来,海城人多患瘟疹者。儿童患者尤多[⑧]。夏,霍乱流行。7月7日(五月十五日)报道:海城染患时疫者五十余名,死者十余人[⑨]。今《海城县志》载:7月,牛庄地区瘟疫流行,很多人死亡,一些贫民无钱埋葬[⑩]。

金　县(今大连市金州区)　春,天花流行。2月15日(正月廿一日)报道:大连所属谭家屯、加贺町有数人染患天花[⑪]。冬,猩红热流行。1915年1月15日(十二月初一日)报道:市内猩红热猖獗,二人患病[⑫]。据统计,大连猩红热发病182例,死亡

---

① “花灾复烈”,《盛京时报》1914年5月9日,第7版。

② “疹疫流行”,《盛京时报》1914年3月4日,第7版。

③ “手疫发现”,《盛京时报》1914年4月16日,第7版。

④ “天然痘发生”,《盛京时报》1914年4月17日,第7版。

⑤ “警厅注重防疫”,《盛京时报》1914年5月5日,第7版。

⑥ “病疹死者何多”,《盛京时报》1914年5月19日,第7版。

⑦ “时疫流行”,《盛京时报》1914年10月1日,第7版。

⑧ “时疫流行”,《盛京时报》1914年3月24日,第7版。

⑨ “习艺所内之时疫”,《盛京时报》1914年7月7日,第7版。

⑩ 《海城县志》,1987年。

⑪ “天然痘流行”,《盛京时报》1914年2月15日,第7版。

⑫ “会议防疫办法”,《盛京时报》1915年1月15日,第6版。

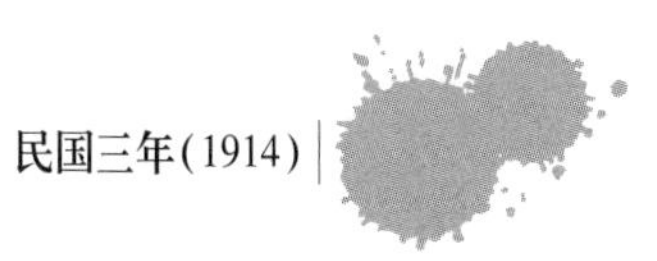

32 人①。

内蒙古自治区

巴林右翼旗(今巴林右旗)　天花流行。大板一带儿童死亡 80 多,平均每 3 户有 1 个儿童死亡②。

胪滨县(今属满洲里市)　秋,鼠疫、白喉流行。10 月 14 日(八月廿五日)报道:伪满洲边界以西 50 英里哈洛米尔村中发现鼠疫症③。11 月 10 日(九月廿三日)报道:中东铁路满洲里车站发现喉症,其势甚为可惧④。11 月 5 日(九月十八日)报道:自百斯疫发生后迄今,哈拉挪一带疫毙者 70 余名⑤。

北京市

北京市　春疫,冬又疫。4 月 3 日(三月初八日)报道:北京入春以来,气候不正,瘟疫流行,监狱里病死者日众⑥。1915 年 1 月 23 日(十二月初九日)报道:北京猩红热症猖獗⑦。

河北省

临榆县(今属秦皇岛市)　夏,霍乱大流行。秦皇岛港区内数以百计的工人染病身亡⑧。

山西省

应　县　鼠疫流行。今《应县志》载:县内发生鼠疫,蔓延于东关、东张寨等地⑨。

浑源县　天花流行⑩。

榆次县(今晋中市榆次区)　白喉流行。杜堡村儿童患白喉死亡 15 人⑪。

临县、兴县　鼠疫流行。临县发病 18 例,死亡 18 人;兴县发病 21 例,死亡 20 人⑫。

---

① Yang Ting-Kung, et al. Scarlet Fever in China. *Chin Med J*, 1924(03).

② 《巴林右旗志》,内蒙古人民出版社 1990 年版。

③ "十二日哈尔滨电",《申报》1914 年 10 月 14 日,第 2 版。

④ "通饬防遏喉疫",《盛京时报》1914 年 11 月 10 日,第 7 版。

⑤ "战乱声中之防疫谈",《盛京时报》1914 年 11 月 5 日,第 7 版。

⑥ "北京监狱现形纪:病死者之日众",《申报》1914 年 4 月 3 日,第 6 版。

⑦ "北京发现热传染病",《申报》1915 年 1 月 23 日,第 6 版。

⑧ 《秦皇岛市卫生志》,河北人民出版社 1990 年版。《范家店村志》,海天出版社 2010 年版。

⑨ 《应县志》,山西人民出版社 1992 年版。

⑩ 《浑源县卫生志》,1988 年。

⑪ 《榆次市志》,中华书局 1996 年版。《晋中市志》,中华书局 2010 年版。

⑫ 李文波《中国传染病史料》,化学工业出版社 2004 年版,第 141 页。

山东省

东平县　秋,疟疾流行[①]。

嘉祥县　秋,霍乱流行。持续月余,新挑河村发病300余人,死亡60余人[②]。

莒　县　炭疽病流行。崖子村、东夹河村发生炭疽病[③]。

福山县(今烟台市福山区)　夏四月,鼠疫流行。5月12日(四月十八日)报道:疫症流行,华医束手。染疫者二人逃离烟台,毙于蓬莱县境[④]。

招远县(今招远市)　春,天花大流行[⑤]。

胶　州(今胶州市)　秋,霍乱大流行。死人很多,死者家属挨号到土地庙"报庙",铺集一带尤甚[⑥]。巩家庄全村不足700人,死于霍乱者80余口[⑦]。

青　岛　秋,霍乱大流行。秋,胶澳大疫[⑧]。

日照县(今属日照市)　黑热病流行[⑨]。

临朐县　春,天花流行,死亡无计[⑩]。

临淄县(今淄博市临淄区)　春,天花流行。2月,时疫大作[⑪]。

河南省

郾城县(今漯河市郾城区)　麻疹流行[⑫]。

南阳县(今南阳市宛城区和卧龙区)　是年大疫。今《南阳市志》载:民国三、四年间,人畜瘟疫,交相流行,死者甚多[⑬]。

宁夏回族自治区

盐池县　春,鼠疫流行。今《盐池县志》载:农历正月,高沙窝东面的张记台又发生肺鼠疫样疾病,死亡29人,并波及城郊的李记沟沿,几天之内死亡18人,有两户死

---

① 周祖杰《中国疟疾的防治与研究》,人民卫生出版社1991年版。
② 《济宁市卫生志》,山东科学技术出版社1992年版。
③ 《莒南县卫生志》,深圳特区出版社2001年版。
④ "山东烟台发现疫症",《申报》1914年5月12日,第7版。
⑤ 《招远县志》,华龄出版社1991年版。
⑥ 《胶州市志》,新华出版社1992年版。
⑦ 《胶州市卫生志》,1990年。
⑧ 民国《胶澳志》卷一二《大事纪》。《北宅街道志》,2007年。
⑨ 《临沂百年大事记》,山东人民出版社1989年版。《临沂地区志》,中华书局2001年版。
⑩ 《潍坊市卫生志》,1989年。
⑪ 《临淄区卫生志》,山东人民出版社1997年版。
⑫ 《郾城县卫生志》,1986年。
⑬ 《南阳市志》,河南人民出版社1989年版。

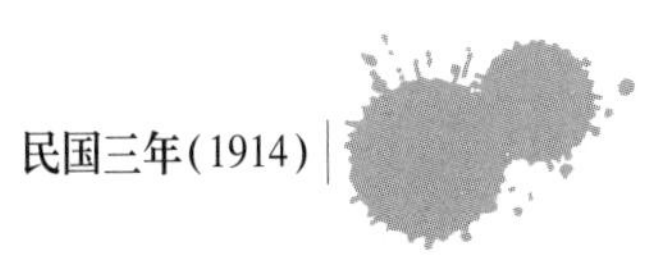

绝,其余人慌忙外逃,才得幸免①。

化平县(今泾源县)　人多痢疾②。

海原县　县境树台地区白喉大流行③。

甘肃省

高台县　天花大流行,死亡甚多④。

镇番县(今民勤县)　全县大饥,白喉流行,贫病交迫,民无生计⑤。上东、中兴、外渠白喉肆虐;大滩、双茨科伤寒流行⑥。

华亭县　是年,人多痢疾⑦。

青海省

河南蒙族区(今河南蒙古族自治县)　鼠疫流行。发病10例,死亡10人⑧。

新疆维吾尔自治区

昌吉县(今呼图壁县)　夏,鼠疫流行。雀尔沟脑娃勒发生鼠疫,蔓延塔西河地区,死60余人⑨。7月,二乡小诺瓦勒鼠疫流行。牧童拾死旱獭喂狗,次日牧童发病,第三天死亡,后共死亡60多人,疫情持续15天左右,自然熄灭⑩。

绥来县(今玛纳斯县)　夏,鼠疫流行。塔西河鼠疫发病60例,死亡60人⑪。

西藏自治区

西藏省　自1914年至1965年,西藏发生鼠疫72起,发病750人,死亡631人,病死率在80%以上,波及仲巴、萨嘎、昂仁、那曲、安多、聂荣、巴青、比如、丁青、类乌齐、昌都、当雄等12个县⑫。

黑河宗(今那曲县)　鼠疫流行。那曲县自1914—1960年间,有15年16处发生21次鼠疫,患者约134人,死亡117人⑬。

---

① 《盐池县志》,宁夏人民出版社1986年版。
② 民国《新编化平县志》,转引自袁林《西北灾荒史》,甘肃人民出版社1994年版,第1521页。
③ 《海原县志》,宁夏人民出版社1999年版。
④ 《高台县志》,兰州大学出版社1993年版。
⑤ 《民勤县卫生志》,2010年。
⑥ 《民勤县卫生志》,2010年。《民勤县志》,兰州大学出版社1994年版。
⑦ 民国《增修华亭县志》卷三《灾异志》。
⑧ 李文波《中国传染病史料》,化学工业出版社2004年版,第141页。
⑨ 《呼图壁县志》,新疆人民出版社1992年版。
⑩ 档案材料,转引自《西北灾荒史》,甘肃人民出版社1994年版,第1521页。
⑪ 李文波《中国传染病史料》,化学工业出版社2004年版,第142页。
⑫ 《西藏自治区志》,中国藏学出版社2011年版。
⑬ 《鼠疫》,人民卫生出版社1988年版,第23页。

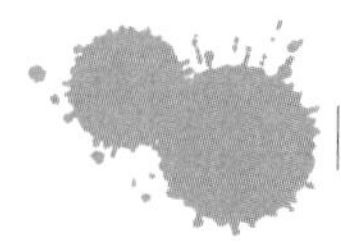

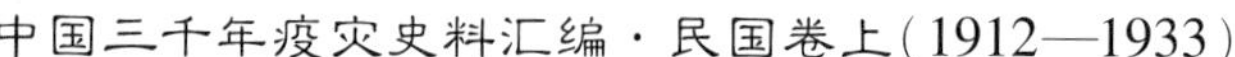

安徽省

六安县(今属六安市)　春,天花流行。4月11日(三月十六日)报道:六安大旱大饥,疫疠大作,蔓延数十百里[①]。六安县近日疫疠盛行,乡城村镇挨家幼童多出花出痘,流播传染,莫知所极,死亡殆难屈指计。噫!大旱之后而复继以大疫,胡天不吊,降此鞠凶耳![②]

霍邱县　春,天花流行。4月11日(三月十六日)报道:霍邱大旱大饥,疫疠大作[③]。

四川省

雷波县　疫。全县33个乡流行9种传染病,发病1.07万人,死亡0.47万人[④]。

安岳县　秋,痢疾流行[⑤]。

苍溪县　夏,伤寒流行。今《苍溪县卫生志》载:三四月间,安子乡书房咀(解放村)"窝儿寒"(伤寒)流行,庞正基一家死去8人,该村月余死去40多人[⑥]。

天全县　夏,伤寒流行。今《天全县志》载:7月,始阳暴发时疫,患者恶寒颤栗,继而高烧吐泻,最后昏迷死亡,倒禾遍野,无力收割[⑦]。

大竹县　秋,痢疾流行。旱歉,饥民载道,疾病流行[⑧]。

隆昌县　秋,痢疾流行。全县700余人病死[⑨]。

古宋县　秋,痢疾流行。该县痢疫蔓延,致学校临时休业[⑩]。

重庆市

城口县　春夏,痢疾流行。北屏1500人患痢疾,400多人死亡,其中15家灭绝[⑪]。

大足县　夏六月,霍乱流行。今《大足县志》载:7月大旱,酷热,霍乱流行,十染

---

① "全国商会联合会纪事",《申报》1914年4月11日,第10版。

② "安徽大旱继以大疫",《医学世界》1914年第1期,第66页。

③ "全国商会联合会纪事",《申报》1914年4月11日,第10版。

④ 《雷波县志》,四川民族出版社1997年版。

⑤ 《安岳县志》,四川人民出版社1993年版。

⑥ 《苍溪县卫生志》,1988年。

⑦ 《天全县志》,四川科学技术出版社1997年版。

⑧ 《达县地区卫生志》,四川文艺出版社1990年版。

⑨ 《隆昌县志》,巴蜀书社1995年版。《内江地区卫生志》,四川辞书出版社1995年版。

⑩ "巡按使批古宋县知事潘谦详县属痢疫传染请将高小学校暂行休业一案",《四川政报》1914年第31期,第76页。

⑪ 《城口县志》,四川人民出版社1995年版。

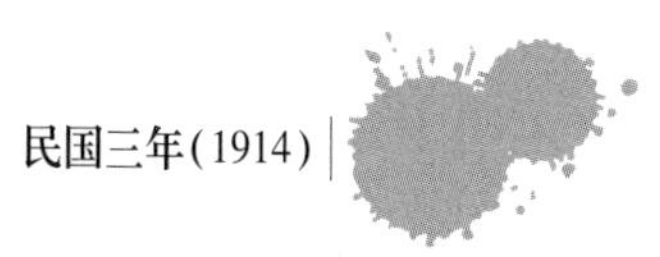

九死[①]。

梁山县(今梁平县)、垫江县、忠县　春夏,痢疾流行。今《忠县志》载:梁山、垫江痢疾流行,波及忠县,死亡者众且速[②]。

巴　县(今巴南区)　春夏,痢疾流行。今《重庆市市中区志》载:重庆城区痢疾流行,有一家7口全死者[③]。

云南省

普思行政区(今勐海县)、澜沧县、景谷县　鼠疫流行[④]。

景谷县　鼠疫流行。勐主鼠疫流行[⑤]。

贵州省

清平县(今凯里市)　夏,霍乱流行。今《凯里市志》载:旁海猴场流行霍乱,闭门断烟人户甚多[⑥]。

贞丰县　夏四月,霍乱流行。今《贞丰县志》载:四月,瘟疫在全县流行,病者上吐下泻,脚手麻木,传染迅速,时人称"麻脚瘟",死人无数,甚者,全家死绝,无人掩埋[⑦]。

湖北省

武昌县(省会,今属武汉市)　夏六月,霍乱流行。8月1日(六月初十日)报道:天气亢旱,疫疠流行,腹害绞肠而死者累累。自24日(六月初二日)起至26日(六月初四日)止,各警署调查报告,城内外居民因疫毙命者,3日间共有三百数十余名[⑧]。8月19日(六月廿八日)报道:鄂省天旱酷热,疫症发生。省垣警厅据各署调查报告,自24号至26号此3日间,城内外男女大小因疫毙命者共有340余口之多[⑨]。

夏口县(今属武汉市)　春正月,天花流行。2月8日(正月十四日)报道:痘疫为祸甚烈,小儿多夭亡[⑩]。2月19日(正月廿五日)报道:汉口及沿江各埠痘症蔓延,自本年正月以来,罹该症毙命者计达2000余人,而其势仍未稍杀[⑪]。

随　县(今属随州市)　夏,霍乱流行。今《随州志》载:随北"禁口痢"流行,淮河

---

① 《大足县志》,方志出版社1996年版。

② 《忠县志》,四川辞书出版社1994年版。

③ 《重庆市市中区志》,重庆出版社1997年版。

④ 李文波《中国传染病史料》,化学工业出版社2004年版,第141页。

⑤ 《景谷傣族彝族自治县志》,四川辞书出版社1993年版。

⑥ 《凯里市志》,方志出版社1998年版。

⑦ 《贞丰县志》,贵州人民出版社1994年版。

⑧ "湖北旱象之影响",《申报》1914年8月1日,第6版。

⑨ "湖北时疫之可畏",《大公报》1914年8月19日,第3张第1版。

⑩ "鄂城新纪事",《申报》1914年2月8日,第6版。

⑪ "上海专电:天然痘之蔓延",《盛京时报》1914年2月19日,第2版。

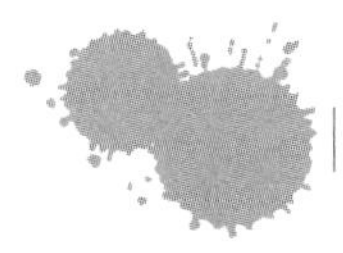

新菊一带死人甚多,毛家塆、黄土塆有7家户绝,侯某一家7口两天内死去6人。随中(随州城区)"人瘟"流行,数天内,仅均川九龙周围死亡200余人①。

咸宁县(今属咸宁市) 伤寒流行。滨湖一带发病500人,死亡40余人②。

江苏省

江苏省 全省大旱,秋,霍乱大疫,疫病死者不知凡几③。

江宁县(今属南京市) 春,天花流行。3月1日(二月初五日)报道:南京天花盛行,第一中学传染百余人④。4月14日(三月十九日)报道:南京天花肆虐,死者颇众⑤。夏,霍乱流行。6月18日(五月廿五日)报道:霍乱盛行⑥。

句容县(今句容市) 春正月,天花流行⑦。

丹徒县(今属镇江市) 春,天花流行。今《丹徒县志》载:全县死于天花的儿童达3000余人⑧。夏,霍乱流行。6月30日(闰五月初八日)报道:郡城内霍乱传染甚速,死亡相继⑨。

溧阳县(今溧阳市) 春,天花流行。3月,天花流行,淦西村一家3名患童先后死亡⑩。3月,天花从高淳县下坝蔓延至溧阳县南渡、周城等地⑪。

吴 县(今属苏州市) 春,天花流行。4月17日(三月廿二日)报道:苏垣痘症盛行⑫。夏,霍乱流行。入夏以来,久旱不雨,天气酷热,疫疠盛行⑬。8月5日(六月十四日)报道:苏州天气亢旱,疫气流行⑭。

靖江县(今靖江市) 猩红热流行⑮。

---

① 《随州志》,中国城市经济社会出版社1988年版。

② 《咸宁市志》,中国城市出版社1992年版。

③ "江苏旱灾纪",《申报》1914年8月2日,第6版。"杂评二·哀江苏",《申报》1914年8月2日,第7版。

④ "南京电",《申报》1914年3月1日,第2版。"南京江苏省立第一医院之新事业",《申报》1914年3月20日,第7版。

⑤ "西报纪南京内幕之可怖",《申报》1914年4月14日,第3版。

⑥ "南京秦淮河发现红虫",《申报》1914年6月18日,第7版。

⑦ 《句容市卫生志》,江苏人民出版社2009年版。

⑧ 《丹徒县志》,江苏科学技术出版社1993年版。《丹徒县卫生志》,江苏古籍出版社2001年版。

⑨ "镇江时疫之可危",《申报》1914年6月30日,第7版。

⑩ 《溧阳县志》,江苏人民出版社1992年版。

⑪ 《溧阳县卫生志》,1989年。

⑫ "小学生不愿种痘",《申报》1914年4月17日,第6版。

⑬ 《吴县大事记》,古吴轩出版社1994年版。

⑭ "地方通信:苏州",《申报》1914年8月5日,第7版。

⑮ Yang Ting-Kung, et al. Scarlet Fever in China. *Chin Med J*, 1924(03).

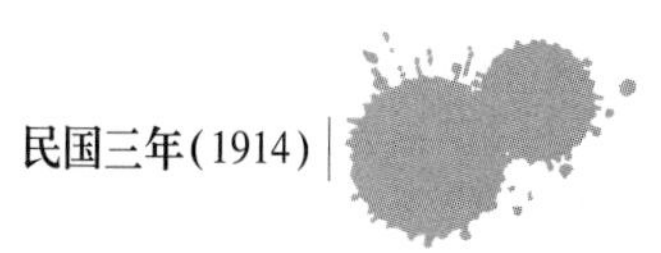

南通县(今属南通市)　白喉流行。今《南通县志》载:城西白喉流行,其甚者一家四口病死其三①。

江都县(今属扬州市)　春,天花流行。3 月 29 日(三月初三日)报道:江都入春以来,天花流行②。

沭阳县　春,天花流行。今《沭阳县卫生志》载:天花在县内小面积流行③。

铜山县(今徐州市铜山区)、沛县　春,天花流行。4 月 11 日(三月十六日)报道:铜山、沛县大饥,疫疠大作,蔓延数十百里④。

上海市

上海县(今闵行区等)　春,天花流行。2 月 11 日(正月十七日)报道:天气亢旱,喉症、天花相继流行⑤。2 月 12 日(正月十八日)报道:沪上天花盛行⑥。4 月 2 日(三月初七日)报道:红痧(猩红热)、喉症(白喉)盛行,传染极速⑦。夏,鼠疫、霍乱流行。6 月 3 日(五月初十日)报道:各处发现鼠疫⑧。6 月 12 日(五月十九日)报道:各处患喉症及鼠疫者甚多⑨。是年,上海霍乱死 350 人⑩,鼠疫病人 26 例⑪。

松江县(今松江区)　夏,霍乱流行。6 月 11 日(五月十八日)报道:松江河中现红色虫,一老妪染霍乱症⑫。6 月 28 日(闰五月初六日)报道:松江霍乱症盛行⑬。冬,天花流行。1915 年 1 月 6 日(十一月廿一日)报道:松江天花传染⑭。

浙江省

德清县　春正月,天花流行⑮。

---

① 《南通县志》,江苏人民出版社 1996 年版。

② “红十字会纪事”,《申报》1914 年 3 月 29 日,第 10 版。

③ 《沭阳县卫生志》,中国矿业大学出版社 1996 年版。

④ “全国商会联合会纪事”,《申报》1914 年 4 月 11 日,第 10 版。

⑤ “公立医院急赖商业公同维持”,《申报》1914 年 2 月 11 日,第 11 版。

⑥ “红十字会进行勿懈”,《申报》1914 年 2 月 12 日,第 10 版。

⑦ “公立医院善治喉痧”,《申报》1914 年 4 月 2 日,第 10 版。

⑧ “防疫所试办简章”,《申报》1914 年 6 月 3 日,第 10 版。“请求补助防疫经费”,《申报》1914 年 6 月 6 日,第 10 版。“卫生队定期出发”,《申报》1914 年 6 月 10 日,第 10 版。

⑨ “自由谈话会”,《申报》1914 年 6 月 12 日,第 14 版。

⑩ Wu Lien-Teh, et al. *Cholera*. Shanghai, 1934.

⑪ 《上海卫生志》,上海社会科学院出版社 1998 年版。

⑫ “地方通信:松江”,《申报》1914 年 6 月 11 日,第 7 版。

⑬ “松江霍乱已多”,《申报》1914 年 6 月 28 日,第 7 版。

⑭ “天花最易传染”,《申报》1915 年 1 月 6 日,第 11 版。

⑮ 《洛舍镇志》,1995 年。

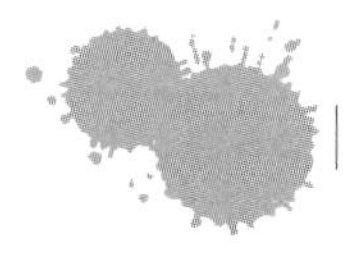

浦江县　夏,天花流行。夏至后,瘟疫流行,婴儿死亡很多[①]。

金华县(今金华市金东区)　夏,天花流行。今《金华县卫生志》称:五月,大雨20天,夏至(五月廿九日)以后,大旱七八十天,瘟疫流行,婴儿死亡甚众,尤以源东、江沿、曹宅等地为甚[②]。

绍兴县(今属绍兴市)　春三月,白喉流行。绍兴发现喉风。夏五月,天花流行。城区睡仙桥、长安桥、观音桥等处死7人。秋七月,霍乱流行。双山乡至镜西乡一带,贫户患疫症,泻吐不止,心恶头晕,四肢厥冷,十居八九,死亡相继,峡山村共毙数十人。冬十二月,猩红热流行。城中八士桥、老虎桥一带喉痧死亡4人[③]。

瑞安县(今瑞安市)　秋,海溢,霍乱流行[④]。

福建省

福建省　福州、厦门、龙海(入海澄县)、同安、漳州(入龙溪县)、南安、惠安、莆田、南靖、漳平、晋江、仙游、漳浦、永春、福清、安溪、泉州、华安(入龙溪县)、平潭、闽侯、平和、龙岩、永定、永泰、南平、诏安、云霄、古田、建瓯29个县市鼠疫,470个疫点,发病11799例,死亡10376人[⑤]。民国三至七年(1914—1918),闽清与福州、南平、莆田、仙游、海澄、龙溪、同安、漳浦、永定、上杭等地均遭鼠疫侵袭,为害颇甚[⑥]。

晋江县(今晋江市)　夏,鼠疫流行。今《晋江市志》称肺鼠疫流行[⑦]。

永定县　夏,鼠疫流行。今《永定县志》载:夏初,城中发生鼠疫[⑧]。

长汀县　冬,天花流行。七月大水,冬痘疫[⑨]。所辖宣和乡流行痘疫极其严重[⑩]。

建瓯县(今建瓯市)　夏,鼠疫流行。鼠死无算,人受疫气,辄发核。是年,城内及南路各乡,死数千人,至有一家十余口,数日内全数毙者。自是以后,传染东西北各路,遍及山谷,死者万余人。至今,城乡四时皆有之[⑪]。

广东省

广东省　合浦(今广西合浦县)、钦县(今广西钦州市)、北海、廉江(今廉江市)、

---

① 朱德明《浙江医药史》,人民军医出版社1999年版。
② 《金华县卫生志》,浙江人民出版社1995年版。
③ 《绍兴县卫生志》,浙江古籍出版社1997年版。
④ 《瑞安市卫生志》,华东师范大学出版社1999年版。
⑤ 李文波《中国传染病史料》,化学工业出版社2004年版,第141页。
⑥ 《闽清县志》,群众出版社1993年版。
⑦ 《晋江市志》,上海三联书店1994年版。
⑧ 《永定县志》,中国科学技术出版社1994年版。
⑨ 民国《长汀县志》卷二《大事志》。
⑩ 《宣和乡志》,1995年。
⑪ 民国《建瓯县志》卷三《灾祥》。

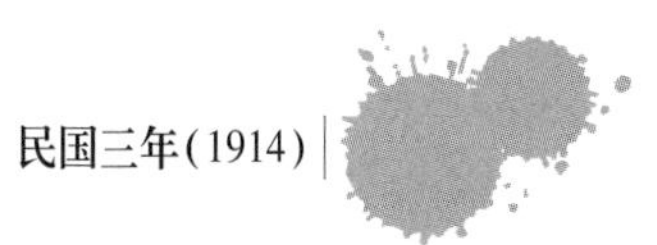

遂溪、海康(今雷州市)、湛江、信宜(今信宜市)、高州(今茂名市)、阳江(今阳江市)、罗定(今罗定市)、恩平(今恩平市)、高要(今高要市)、台山(今台山市)、佛山(今佛山市)、江门、新会(今江门市新会区)、顺德(今佛山市顺德区)、广州、增城(今增城市)、东莞(今东莞市)、澄海(今汕头市澄海区)、潮安(今潮州市潮安区)、饶平、大埔、丰顺、揭阳(今揭阳市)、普宁(今普宁市)、潮阳(今汕头市潮阳区)、兴宁(今兴宁市)、儋县(今海南儋州市)、澄迈、临高、肇庆34个县市鼠疫,发病10381例,死亡10334人①。

番禺县(今广州市番禺区)　春夏,鼠疫流行②。4月19日(三月廿四日)报道:广州疫疠流行③。5月9日(四月十五日)报道:省中时疫流行,传染甚广④。5月14日(四月二十日)报道:疫症传染,日有所闻⑤。6月2日(五月初九日)报道:疫症甚多⑥。按:以上所谓"疫症"都特指鼠疫。

南海县(今佛山市南海区)　夏四月,鼠疫流行。5月14日(四月二十日)报道:南海之佛山疫症蔓延⑦。

顺德县(今佛山市顺德区)　春夏之际,鼠疫流行。3月下旬,龙江疫症流行⑧。4月中旬,疫疠依然流行⑨。5月中旬,容奇、大良、龙江、龙山、小布、平步等处疫症蔓延⑩。

东莞县(今东莞市)　春夏之际,鼠疫流行。4月19日(三月廿四日)报道:东莞疫疠流行⑪。5月14日(四月二十日)报道:东莞之石龙疫症蔓延⑫。

新会县(今江门市新会区)　夏四月,鼠疫流行。5月14日(四月二十日)报道:新会之外海疫症蔓延⑬。冬,又鼠疫流行。今《江门市志》载:冬,墟顶街、仓后街、石湾村一带鼠疫流行,至翌年春停息⑭。

---

① 李文波《中国传染病史料》,化学工业出版社2004年版,第141页。
② 《广州市志·体育卫生志》,广州出版社1997年版。
③ "广东疫疠发生之地点",《申报》1914年4月19日,第7版。
④ "军警商各界之影响",《申报》1914年5月9日,第7版。
⑤ "广东疫症流行之调查",《申报》1914年5月14日,第7版。
⑥ "广州电",《申报》1914年6月2日,第2版。
⑦ "广东疫症流行之调查",《申报》1914年5月14日,第7版。
⑧ 《顺德县志》,中华书局1996年版。
⑨ "广东疫疠发生之地点",《申报》1914年4月19日,第7版。
⑩ "广东疫症流行之调查",《申报》1914年5月14日,第7版。
⑪ "广东疫疠发生之地点",《申报》1914年4月19日,第7版。
⑫ "广东疫症流行之调查",《申报》1914年5月14日,第7版。
⑬ "广东疫症流行之调查",《申报》1914年5月14日,第7版。
⑭ 《江门市志》,广东人民出版社1998年版。《江门市卫生志》,1989年。

清远县(今属清远市)　夏四月,天花流行。四月,痘症盛行①。

高要县(今高要市)　春夏之际,鼠疫流行。4 月 19 日(三月廿四日)、5 月 14 日(四月二十日)、5 月 22 日(四月廿八日)均报道:肇庆疫症流行,传染甚速,死亡相继②。今《高要县志》载:肇庆鼠疫流行,一天之内,死 349 人。至 4 月中旬,染疫而死者 3000 余人③。

澄海县(今汕头市澄海区)　夏五月,鼠疫流行④。苏北区樟林及十五乡等地 15 个村鼠疫继续流行,死者数以千计⑤。

龙川县　夏,霍乱流行。黄庙村(今旺茂村)一次死亡四五十人⑥。

潮安县(今潮州市潮安区)　夏,鼠疫流行。5 月 9 日(四月十五日)报道:潮州海扬鼠疫盛行,传染迅速,死亡甚多⑦。夏,又霍乱流行⑧。

丰顺县　夏,鼠疫流行。汤坑死亡 200 多人⑨。

饶平县　夏,鼠疫流行。8 月(六月),渔村大乡(今渔村乡)鼠疫死亡 31 人。该乡从民国初年至 1949 年,先后发生鼠疫 10 多次,死亡数百人⑩。

惠来县　夏,鼠疫流行。东陇赤洲村受鼠疫之困,6000 多人的村,大部分死亡及外逃,全乡人口只存四分之一⑪。

大埔县　夏,鼠疫流行。5 月 14 日(四月二十日)报道:肇庆、大埔疫症蔓延⑫。5 月 16 日(四月廿二日)报道:大埔鼠疫盛行,死亡相继⑬。

化　县(今化州市)　夏,鼠疫流行。那务疫死 30 多人,南盛圩死 30 多人,南盛泰和号老板黄德堂全家 21 口,死 16 人⑭。

---

① 民国《清远县志》卷三《纪年下》。

② "广东疫疠发生之地点",《申报》1914 年 4 月 19 日,第 7 版。"广东疫症流行之调查",《申报》1914 年 5 月 14 日,第 7 版。"肇城疫症之浩劫",《申报》1914 年 5 月 22 日,第 7 版。

③ 《高要县志》,广东人民出版社 1996 年版。

④ "请求补助防疫经费",《申报》1914 年 6 月 6 日,第 10 版。

⑤ 《汕头卫生志》,1990 年。

⑥ 《龙川县志》,广东人民出版社 1994 年版。

⑦ "潮州发现鼠疫",《申报》1914 年 5 月 9 日,第 11 版。

⑧ Wu Lien-Teh, et al. *Cholera*. Shanghai,1934.

⑨ 《丰顺县志》,广东人民出版社 1995 年版。

⑩ 《饶平县志》,广东人民出版社 1994 年版。

⑪ 《惠来县志》,新华出版社 2002 年版。

⑫ "广东疫症流行之调查",《申报》1914 年 5 月 14 日,第 7 版。

⑬ "大埔鼠疫之盛行",《申报》1914 年 5 月 16 日,第 11 版。

⑭ 《化州县志》,广东人民出版社 1996 年版。

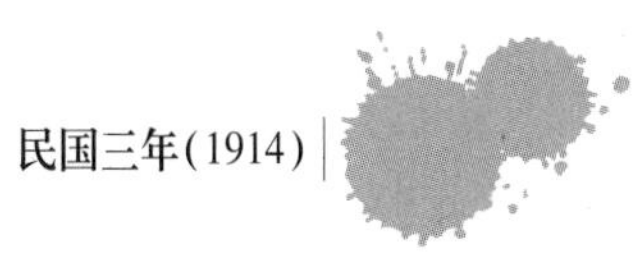

广西壮族自治区

邕宁县(今属南宁市)、容县、岑溪县(今岑溪市)、崇善县(今属崇左市)、左县(今属崇左市)、百色县(今属百色市)、郁林县(今属玉林市)、北流县(今北流市) 鼠疫流行①。

陆川县、博白县 鼠疫流行。陆川县发现3例,博白县发现52例,均全部死亡②。

镇边县(今那坡县) 鼠疫流行。米荒加瘟疫,双重灾患③。

苍梧县(今属梧州市) 夏,霍乱流行④。又,天花流行。今《苍梧县志》载:7月,冠盖区天花流行,仅大坡街有10名儿童死亡⑤。

迁江县(今属来宾市) 鼠疫流行。夏,瘟疫⑥。

香港特别行政区

香 港 春夏,鼠疫流行。2月11日(正月十七日)报道:香港疫症盛行⑦。3月29日(三月初三日)报道:香港鼠疫流行,染疫者已达240人之多⑧。4月14日(三月十九日)、19日(三月廿四日),5月6日(四月十二日)、15日(四月廿一日)、21日(四月廿七日)、29日(五月初五日)连续报道,香港鼠疫流行,死亡甚众⑨,直到6月10日(五月十七日)报道,香港才疫患渐减⑩。

澳门特别行政区

澳 门 春夏,鼠疫流行⑪。

---

① 《广西通志·医疗卫生志》,广西人民出版社1999年版。

② 李文波《中国传染病史料》,化学工业出版社2004年版,第141页。

③ 《那坡县志》,广西人民出版社2002年版。

④ Wu Lien-Teh, et al. *Cholera*. Shanghai, 1934.

⑤ 《苍梧县志》,广西人民出版社1997年版。

⑥ 民国《迁江县志》卷五《纪事》。

⑦ “广东又有疫症发现”,《申报》1914年2月11日,第7版。

⑧ “香港专电:鼠疫流行”,《盛京时报》1914年3月29日,第2版。

⑨ “香港发现鼠疫之调查”,《申报》1914年4月14日,第10日。“广东疫疠发生之地点”,《申报》1914年4月19日,第7版。“预防鼠疫之传染”,《申报》1914年5月6日,第10版。“香港电”,《申报》1914年5月15日,第2版。“香港电”,《申报》1914年5月21日,第2版。“香港大疫续志”,《申报》1914年5月29日,第7版。

⑩ “香港疫患渐减之报告”,《申报》1914年6月10日,第6版。“香港大疫之调查”,《申报》1914年6月10日,第7版。

⑪ 李文波《中国传染病史料》,化学工业出版社2004年版,第141页。

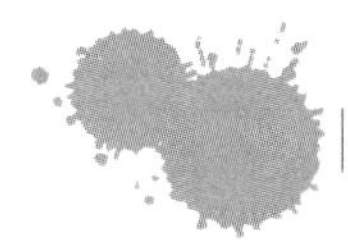

民国四年(1915)

全 国

是年,全国8省区67个县旗鼠疫流行,发现13756人,死亡9441人[①]。

黑龙江省

滨江县(今属哈尔滨市) 春,流感流行。4月10日(二月廿六日)报道:哈尔滨发现春瘟,咳嗽患者甚夥[②]。夏秋之间,痢疾、霍乱盛行。6月7日(四月廿五日)报道:哈尔滨疫症流行,传染急速[③]。7月7日(五月廿五日)报道:傅家甸警察二、三两区界内,各商民近来无分男女老幼,发现一种时疫病[④]。7月31日(六月二十日)报道:滨江时疫(泄血、痢疾、霍乱、咽喉浮肿)流行[⑤]。8月5日(六月廿五日)报道:近数日间,滨江市面忽生一种泄血之症,初染时不过便中带血,过一二日间即行毙命。仅一星期,因此毙命者已20余人,其传染性至速,其势亦至危险。又,痢疾之症发生已两星期,现在蔓延殆遍,平均十人之中染此症者七人以上,因此而戕生者小儿居多,合小儿统计之死者已届百分之二。再,霍乱之症亦发生三五日矣,所谓阴霍乱、阳霍乱、干霍乱、筋霍乱等,一时并发,其势亦极险,其传染极迅,因此毙命者亦不少。附近乡间还有咽喉浮肿之症,因此而毙命者已有多人[⑥]。是年,哈尔滨猩红热发病152例[⑦]。

拜泉县 夏,白喉流行。7月6日(五月廿四日)报道:自入夏以来,(拜泉)发生

① 李文波《中国传染病史料》,化学工业出版社2004年版,第142页。

② "咳嗽病之流行",《盛京时报》1915年4月10日,第7版。

③ "哈尔滨发现疫症",《申报》1915年6月7日,第7版。

④ "时疫流行",《盛京时报》1915年7月7日,第7版。

⑤ "纪滨江之时疫",《申报》1915年7月31日,第6版。

⑥ "滨江时疫流行之可畏",《大公报》1915年8月5日,第3张第1版。

⑦ 伍连德编:《东三省防疫事务总处报告大全书》第4册,1924年,第167~168页。《东三省防疫事务总处报告大全书》第5册,1926年,第121页。

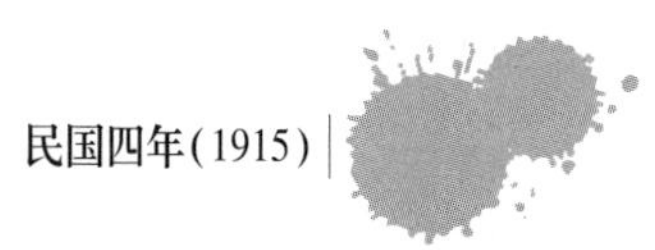

肿喉吐血之疫甥,传染极速,上月24日毙妇女30余名①。7月10日(五月廿八日)报道:近日(喉瘟)染及儿童,疫毙者近80名②。

瑷珲县(今属黑河市)　夏,"头瘟"(脑膜炎)流行。7月6日(五月廿四日)报道:黑河近日发现一种瘟疫,传染甚速。数日以来,各伙房、小店因之死者不下数十人。现在黑、瑷两处会同江北俄医官拟设防疫会,俄人亦将颁禁止华人渡江之命令③。

通北县(今属北安市)　春夏之交,克山病流行。今《北安县志》载:是年春夏之交,通北腰孙屯发生一种瘟病,头晕心痛,口吐黄水,朝发夕死,死亡妇女多人,当时群众叫"快当病"④。

呼兰县(今哈尔滨市呼兰区)　伤寒流行。今《呼兰县志》载:白奎一带流行伤寒,死亡700余人⑤。

吉林省

蒙江县(今靖宇县)　春,鼠疫流行。3月27日(二月十二日)报道:蒙江、抚松两县界地方又复恶疫流行,死者已有百数十名之多,病状与腺鼠疫相似⑥。3月29日(三月初三日)报道:吉林蒙江发现鼠疫⑦。4月2日(二月十八日)报道:蒙江与抚松联界地方某村发生鼠疫,已有数人患疫⑧。5月25日(四月十二日)报载:吉省之蒙江县时疫流行⑨。

长春县(今长春市)　夏,伤寒、痢疾、疟疾流行。7月6日(五月廿四日)报道:长春现在患伤寒瘟疫者时有所闻,且有痢疾、疟疾等症⑩。

瞻榆县(今属通榆县)　夏秋,霍乱流行。今《通榆县志》载:1915年、1916年、1919年,发生霍乱,计97人,死亡73人⑪。

临江县(今临江市)　春夏,鼠疫流行。3月23日(二月初八日)报道:临江县知

---

① "拜泉喉瘟",《盛京时报》1915年7月6日,第7版。

② "再志拜泉喉瘟",《盛京时报》1915年7月10日,第7版。

③ "黑河头瘟",《盛京时报》1915年7月6日,第7版。

④ 《北安县志》,1993年。

⑤ 《呼兰县志》,中华书局1994年版。

⑥ "时疫流行之近况",《盛京时报》1915年3月27日,第6版。

⑦ "吉林蒙江发现鼠疫",《申报》1915年3月29日,第7版。

⑧ "吉林牛疫与鼠疫齐来",《申报》1915年4月2日,第7版。

⑨ "咨呈政事堂准奉天巡按使咨陈临江疫已全灭请查照文(5月25日)",《内务公报》1915年第21期,第87页。

⑩ "时症流行",《盛京时报》1915年7月6日,第7版。

⑪ 《通榆县志》,吉林人民出版社1994年版。

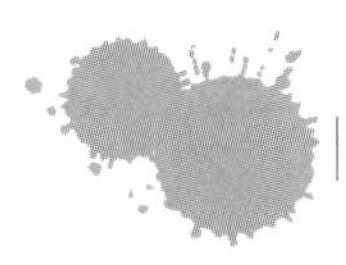

事电称:近日属内发生一种疫病,传染甚速,疑似百斯笃①。4月6日报道(二月廿二日)报道:临江、抚松等县发现一种疫症,患者吐血数小时即毙命②。5月12日(三月廿九日)报道:抚松、临江等县报告,县境前时发生时疫,死伤者共700余人③。5月25日(四月十二日)报载:临江县时疫流行④。按:这是肺鼠疫。

抚松县　春,鼠疫流行。3月27日(二月十二日)报道:蒙江、抚松两县界地方又复恶疫流行,死者已有百数十名之多,病状与腺鼠疫相似⑤。4月2日(二月十八日)报道:蒙江与抚松联界地方某村发生鼠疫,已有数人患疫⑥。4月6日报道(二月廿二日)报道:抚松县发现一种疫症,患者吐血数小时即毙命⑦。5月12日(三月廿九日)报道:抚松、临江等县报告,县境前时发生时疫,死伤者共700余人⑧。

辽宁省

沈阳县(今沈阳市)　春,时症、瘟疹流行。3月20日(二月初五日)报道:奉天城关因时症迟延,遽殒身躯者甚夥⑨。3月31日(二月十六日)报道:春日天气寒暖不时,防范不周,多罹疾病,近又发现一种瘟疹,医士研究诸多棘手⑩。4月25日(三月十二日)报道:城关内外小孩患内热症,因之伤命者达20多家⑪。夏,痢疾、天花流行。7月8日(五月廿六日)报道:入夏以来,天气不正,乍冷乍热,以致人民患痢疾者日有所闻⑫。8月1日(六月廿一日)报道:痘疹传染甚速,十数日间毙命者,每村每日不下五六人⑬。秋,疟疾流行。8月11日(七月初一日)报道:日城西村屯发生疟疾,传染甚速,毙命者不下二三十名⑭。

辑安县(今集安市)　春,鼠疫流行。3月23日(二月初八日)报道:辑安县知事

① “调查鼠疫”,《盛京时报》1915年3月23日,第6版。

② “奉省请款防疫记”,《申报》1915年4月6日,第15版。

③ “报告时疫消灭”,《盛京时报》1915年5月12日,第6版。

④ “咨呈政事堂准奉天巡按使咨陈临江疫已全灭请查照文(5月25日)”,《内务公报》1915年第21期,第87页。

⑤ “时疫流行之近况”,《盛京时报》1915年3月27日,第6版。

⑥ “吉林牛疫与鼠疫齐来”,《申报》1915年4月2日,第7版。

⑦ “奉省请款防疫记”,《申报》1915年4月6日,第15版。

⑧ “报告时疫消灭”,《盛京时报》1915年5月12日,第6版。

⑨ “时症须防”,《盛京时报》1915年3月20日,第7版。

⑩ “时疫宜防”,《盛京时报》1915年3月31日,第7版。

⑪ “时症宜防”,《盛京时报》1915年4月25日,第7版。

⑫ “时症须防”,《盛京时报》1915年7月8日,第7版。

⑬ “发生痘疹”,《盛京时报》1915年8月1日,第7版。

⑭ “疟疾可畏”,《盛京时报》1915年8月11日,第7版。

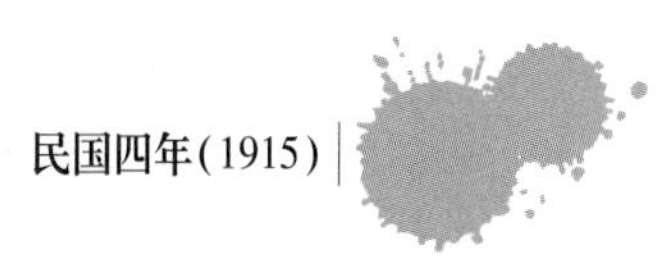

称:近日属内发生一种疫病,传染甚速,疑似百斯笃①。

开原县(今开原市) 夏,时疫流行。7 月 17 日(六月初六日)报道:时疫传染,非吐即泻②。

辽阳县(今辽阳市) 冬,冬瘟流行。12 月 10 日(十一月初四日)报道:寒燠不时,人生易受疾病,然未有如我城之甚者。本月初旬晚六点钟,天降大雾,闻者均为之掩鼻,自是以后,遂发生一种冬瘟症,稍失调治,不可救药③。

金 县(今大连市金州区) 春,猩红热流行。2 月 18 日(正月初五日)报道:猩红热发生以来,市内日有所闻,为数甚巨④。3 月 2 日(正月十七日)报道:猩红热时疫已两月之久,前日又复发,患者日有所闻,十岁上下居多⑤。秋,痢疾、疟疾流行。8 月 22 日(七月十二日)报道:今夏因寒暖不调,红白痢及疟疾一时流行甚盛。凡不讲求卫生者,辄患此种恶疾病,尤以痢疾传染为最速,人咸畏之⑥。冬,猩红热、伤寒流行。1916 年 1 月 23 日(十二月十九日)报道:大连猩红热、疹室扶斯等一切传染病,日本住民发现者极多,华民住户亦有罹此症者⑦。1916 年 1 月 27 日(十二月廿三日)报道:大连又有 1 人患猩红热,20 余人患腹室扶斯,1 人死亡⑧。是年,大连斑疹伤寒流行,发现地方性斑疹伤寒 71 例,流行性斑疹伤寒 8 例⑨。

抚顺县 自秋徂冬,猩红热流行,延及次年春。今《抚顺县志》载:9 月,猩红热流行,至次年 4 月,发病达 117 人,死亡 35 人⑩。今《抚顺市卫生志》载:猩红热流行,发病 148 人,死亡 34 人⑪。夏秋,霍乱流行。今《抚顺市卫生志》载:霍乱、副霍乱发病 720 人,死亡 420 人⑫。此外,发现回归热 160 例⑬。

本溪县(今本溪满族自治县) 斑疹伤寒流行⑭。本溪湖日本人发生白喉 2 例,

---

① “调查鼠疫”,《盛京时报》1915 年 3 月 23 日,第 6 版。
② “时疫流行”,《盛京时报》1915 年 7 月 17 日,第 7 版。
③ “冬瘟盛行”,《盛京时报》1915 年 12 月 10 日,第 7 版。
④ “时疫渐灭”,《盛京时报》1915 年 2 月 18 日,第 6 版。
⑤ “猩红热之复发”,《盛京时报》1915 年 3 月 12 日,第 6 版。
⑥ “时疫流行”,《盛京时报》1915 年 8 月 22 日,第 7 版。
⑦ “猩红热不见减煞”,《盛京时报》1915 年 12 月 14 日,第 7 版。
⑧ “传染病又见猖獗”,《盛京时报》1916 年 1 月 27 日,第 7 版。
⑨ 丰田太郎《满洲の医药卫生》,《特二传染病》,《九州医报》特别号,1935 年。
⑩ 《抚顺县志》,辽宁人民出版社 1995 年版。
⑪ 《抚顺市卫生志》,1989 年。
⑫ 《抚顺市卫生志》,1989 年。
⑬ 魏曦《我国之回归热病》,《中华医学杂志》1937 年第 7 期。
⑭ 《本溪满族自治县志》,辽宁民族出版社 2009 年版。

为本地最早见于文字记载的病例①。

北京市

京兆地方(今北京市)　春三月,白喉流行。4 月 22 日(三月初九日)报道:北京喉疫流行,传染极盛②。又,猩红热流行。北京自本年开始有猩红热病的正式报告③。猩红热流行,发病 15 例,死亡 9 人④。冬,白喉、猩红热、天花盛行。12 月 15 日(十一月初九日)报道:京师入冬以来,天气温暖,因而杂疫丛生,近日虽已降雪,瘟疫迄未杀减⑤。12 月 27 日(十一月廿一日)报道:京师入冬以来,雪泽稀少,白喉、猩红热等病又渐次发生⑥。1916 年 1 月 13 日(十二月初九日)报道:入冬以来,温暖逾常,京师地方痘疹流行⑦。1916 年 1 月 25 日(十二月廿一日)报道:冬令天气过暖,已有时疫发生⑧。

天津市

天津县(今天津市区)　春,猩红热流行⑨。5 月 2 日(三月十九日)报道:时届春令,冷热不均,疫气盛行,各地人民罹患瘟疫者日渐增多⑩。冬,喉症始见。12 月 8 日(十一月初二日)报道:南门里小刘家胡同住户曹姓之子染喉疾身死,其妹及男仆同受传染,三日间相继而亡⑪。

山西省

兴　县　鼠疫流行⑫。

山东省

惠民县　天花大流行。青少年死亡众多⑬。

---

① 《本溪卫生志》,1990 年。

② “良医远征”,《申报》1915 年 4 月 22 日,第 11 版。

③ 于德源《北京历史灾荒灾害纪年》,学苑出版社 2004 年版。

④ Wong and Wu. *History of Chinese Medicine*. Tientsin Press,1932. p. 605. 伍连德《东三省防疫事务总处报告大全书》第 4 册,1924 年,第 167 ~ 168 页。《东三省防疫事务总处报告大全书》第 5 册,1926 年,第 121 页。

⑤ “京师冬疫盛行”,《大公报》1915 年 12 月 15 日,第 2 张第 6 版。

⑥ “警察厅之注重传染病”,《大公报》1915 年 12 月 27 日,第 2 张第 6 版。

⑦ “注重卫生”,《大公报》1916 年 1 月 13 日,第 2 张第 6 版。

⑧ “内务部之注重时疫”,《大公报》1916 年 1 月 26 日,第 2 张第 6 版。

⑨ Wong and Wu. *History of Chinese Medicine*. Tientsin Press,1932. p. 605. 伍连德《东三省防疫事务总处报告大全书》第 4 册,1924 年,第 167 ~ 168 页。《东三省防疫事务总处报告大全书》第 5 册,1926 年,第 121 页。

⑩ “朱总长注重春令瘟疫”,《大公报》1915 年 5 月 2 日,第 2 张第 1 版。

⑪ “时疫发现”,《大公报》1915 年 12 月 8 日,第 2 张第 5 版。

⑫ 李文波《中国传染病史料》,化学工业出版社 2004 年版,第 143 页。

⑬ 《惠民县志》,齐鲁书社 1997 年版。

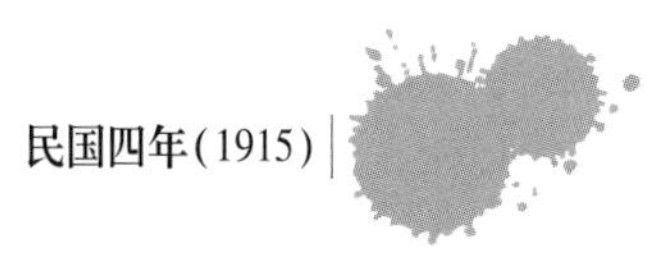

齐河县　霍乱大流行。李庄全村300余人,患者100余人,死亡50余人①。

文登县(今文登市)　伤寒大流行,泽头一带多有一家数口染病而亡者②。

河南省

开封县　猩红热流行③。

甘肃省

镇番县(今民勤县)　红柳园、红沙岗一带白喉、痢疾流行④。

皋兰县(今兰州市城区)　冬十二月,天花流行。1916年1月28日(十二月廿四日)报道:兰州天花盛行,小孩死者以数千计⑤。

华亭县　春夏,痢疾流行。春夏人多泻痢,牛瘟死十分之四⑥。

导河县(今夏河县)　鼠疫。发病2例,死亡2人⑦。

宁夏回族自治区

盐池县　鼠疫⑧。

安徽省

怀宁县(省会,今安庆市)　春,天花流行。6月12日(四月三十日)报道:省城春间久阴多湿,民间不分老幼,均出一种花疹,因服药罔效,或立见死亡,或遽尔夭折者,实居多数⑨。

芜湖县　夏六月,霍乱流行。7月30日(六月十九日)报道:芜湖时疫流行⑩。

来安县　脑膜炎流行。今《安徽卫生志》载:来安县流脑流行,11300余人患病,死亡151人⑪。

六安县　天花流行。今《金寨县志》载:沙河乡(今属金寨县)肖某一家5天内,4

---

① 《齐河县志》,中华书局1990年版。

② 《文登市志》,1996年。

③ Wong and Wu. *History of Chinese Medicine*. Tientsin Press,1932. p. 605. 伍连德《东三省防疫事务总处报告大全书》第4册,1924年,第167～168页。《东三省防疫事务总处报告大全书》第5册,1926年,第121页。

④ 《民勤县志》,兰州大学出版社1994年版。《民勤县卫生志》,2010年。

⑤ “兰州府电”,《申报》1916年1月28日,第2版。

⑥ 民国《增修华亭县志》卷三《灾异志》。

⑦ 李文波《中国传染病史料》,化学工业出版社2004年版,第143页。

⑧ 李文波《中国传染病史料》,化学工业出版社2004年版,第143页。

⑨ “瘟疫流行之骇”,《大公报》1915年6月12日,第2张第1版。

⑩ “芜湖快信”,《申报》1915年7月30日,第7版。

⑪ 《安徽卫生志》,黄山书社1993年版。

人死于天花[①]。

四川省

双流县　痢疾流行。今《双流县志》载:痢疾流行,一彭姓全家12人死8人。其他全家死一二人或二三人者,比比皆是[②]。

什邡县(今什邡市)　秋,县内霍乱大流行[③]。

松潘县　夏秋之际,痢疾流行。今《松潘县志》载:8月,痢疾流行,一家之中死者过半[④]。

巴中县(今属巴中市)　夏秋,脑膜炎流行。今《巴中县卫生志》载:渔溪场乡三汇保脑炎流行,7至10月内,发病人数约1100人,幸存者250人左右[⑤]。

江口分县(今平昌县)　秋,霍乱大流行。今《平昌县卫生志》载:麻石口、喜神滩等地流行最广,发病率很高,由一家一户传染到千家万户,传染范围近百余华里,死亡万余人。病人先吐后泻,吐泻交加,有的朝发夕死,有的二三日死亡[⑥]。

内江县(今属内江市)　天花大流行。今《内江地区卫生志》载:不仅小孩患病死亡多,不少五六十岁的老人亦因天花而亡[⑦]。

重庆市

永川县(今永川区)　痢疾流行。今《永川县志》载:川东、川南疫痢流行,永川尤重,有全家死绝的[⑧]。

涪陵县(时含武隆县)　痢疾流行。今《武陵县卫生志》载:双河乡、木根乡痢疾流行,染病者十之八九,木根全乡死亡八十余人[⑨]。

贵州省

锦屏县　麻疹流行。今《锦屏县志》载:平茶寨麻疹发病50多人,死亡10余人[⑩]。

云南省

建水县　痢疾、伤寒流行。今《元阳县卫生志》载:建水县勐品染痢疾,持续三个

---

① 《金寨县志》,上海人民出版社1992年版。

② 《双流县志》,四川人民出版社1992年版。《机投镇志》,四川人民出版社1999年版。

③ 《什邡县志》,四川大学出版社1988年版。

④ 《松潘县志》,民族出版社1999年版。

⑤ 《巴中县卫生志》,1987年。

⑥ 《平昌县卫生志》,1986年。

⑦ 《内江地区卫生志》,四川辞书出版社1995年版。

⑧ 《永川县志》,四川人民出版社1997年版。

⑨ 《武隆县卫生志》,1986年。

⑩ 《锦屏县志》,贵州人民出版社1995年版。

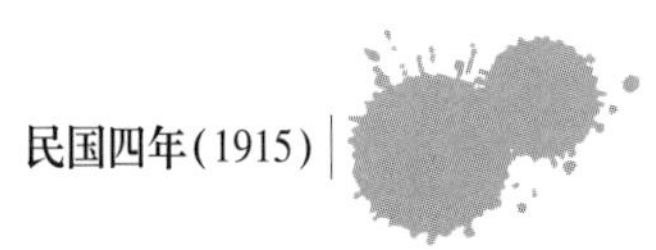

月之久,70多户人家,病死100余人①。今《建水县志》载:漾田村伤寒流行,死49人②。

东川县(今会泽县) 传染病流行③。

他郎县(今墨江县) 冬,瘟疫流行,所幸死人不多④。

腾冲县(今腾冲市) 秋,鼠疫流行。8月28日(七月十八日)报道:腾越鼠疫颇重,亟待防疫⑤。冬,鼠疫、霍乱盛行。11月18日(十月十二日)报道:腾越县与缅甸毗连地方热闹,人烟极多,不料月前滇缅交界之新街地方忽然发生鼠疫,现在斯地又发生霍乱症,异常危险⑥。

澜沧县 鼠疫流行⑦。

湖北省

夏口县(今属武汉市) 春正月,瘟疫流行。3月2日(正月十七日)报道:汉口一带天时不正,染疫殒命者不可数计,小儿夭亡者尤多⑧。

利川县(今利川市) 痢疾流行。今《利川市志》载:建南枫香坝街200余人因饮同一河水,导致痢疾流行,结果100余人患病,48人死亡⑨。

湖南省

新田县 麻疹流行。今《新田县志》载:老夏荣村(现十字乡)患麻疹148人,死亡67人⑩。

江西省

赣 县(今属赣州市) 赣州镇水灾后大疫⑪。

江苏省

武进县(今常州市武进区) 秋,痢疾、霍乱流行。今《常州市卫生志》载:秋,赤

---

① 《元阳县卫生志》,云南民族出版社1993年版。
② 《建水县志》,中华书局1994年版。
③ 《会泽卫生志》,2006年。
④ 《墨江哈尼族自治县志》,云南人民出版社2002年版。
⑤ "腾越严防鼠疫之电告",《申报》1915年8月28日,第6版。
⑥ "蛮线设局防疫",《大公报》1915年11月18日,第3张第10版。
⑦ 李文波《中国传染病史料》,化学工业出版社2004年版,第142页。
⑧ "汉上时疫之发生",《申报》1915年3月2日,第6版。
⑨ 《利川市志》,湖北科学技术出版社1993年版。
⑩ 《新田县志》,新华出版社1995年版。
⑪ 《赣州地区卫生防疫志》,1988年。

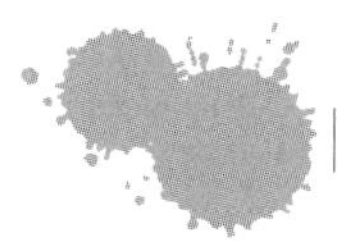

痢盛行[①]。其所辖马杭乡霍乱流行,吴家塘、江村等地死亡20余人[②]。

丹徒县(今属镇江市) 猩红热流行[③]。

上海市

上海县(今闵行区等) 春,天花流行。3月1日(正月十六日)报道:沪市天气燥烈,喉症、痧、痘等危险病症日有发现[④]。3月10日(正月廿五日)报道:上海痘疫流行,势甚猖獗[⑤]。4月21日(三月初八日)报道:上海天花盛行,华租各界均有发现[⑥]。

浙江省

衢 县(今属衢州市) 春,天花流行。今《衢州市卫生志》载:衢县天花流行,死者近千[⑦]。夏,霍乱流行。7月27日(六月十六日)报道:衢州大水之后,疫症流行,死亡尤多[⑧]。

江山县 夏,霍乱流行。7月27日(六月十六日)报道:江山大水之后,疫症流行,死亡尤多[⑨]。

建德县(今建德市) 天花大流行[⑩]。

镇海县(今宁波市镇海区) 霍乱大流行[⑪]。

福建省

福建省 夏,鼠疫盛行。7月1日(五月十九日)报道:闽中入春以降,气候冷暖无常,而洪水凡三四涨。兹届夏令,疫气已生,近则某学校以染疫停课三天矣[⑫]。福州、厦门、龙海(入海澄县)、同安、漳州(入龙溪县)、南安、惠安、莆田、南靖、漳平、晋江、仙游、漳浦、永春、福清、安溪、泉州、华安(入龙溪县)、平潭、闽侯、平和、龙岩、永定、永泰、南平、诏安、云霄、东山、古田、建瓯30个县市鼠疫,403个疫点,发病11053

---

① 《常州市卫生志》,1989年。

② 《马杭乡志》,1985年。

③ Wong and Wu. *History of Chinese Medicine*. Tientsin Press,1932. p.605. 伍连德《东三省防疫事务总处报告大全书》第4册,1924年,第167~168页。《东三省防疫事务总处报告大全书》第5册,1926年,第121页。

④ "妨碍公众卫生",《申报》1915年3月1日,第10版。

⑤ "种痘实施",《盛京时报》1915年3月10日,第7版。

⑥ "天花宜防",《申报》1915年4月21日,第10版。

⑦ 《衢州市卫生志》,上海交通大学出版社1997年版。

⑧ "衢江水灾后之大疫",《申报》1915年7月27日,第7版。

⑨ "衢江水灾后之大疫",《申报》1915年7月27日,第7版。

⑩ 《杭州市卫生防疫站志》,1988年。

⑪ 《镇海县志》,中国大百科全书出版社1994年版。《宁波市北仑区卫生志》,上海辞书出版社2007年版。

⑫ "闽省防疫之周密",《大公报》1915年7月1日,第3张第1版。

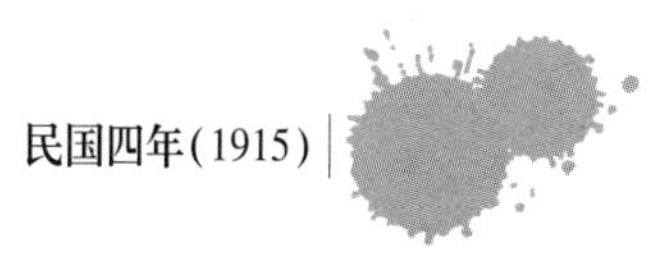

例,死亡 9441 人①。

福清县(今福清市) 天花流行②。

惠安县 秋,霍乱流行。崇武镇死 400 多人③。

仙游县 鼠疫流行。鼠疫在城关始发,角头街杨鸿州一家 22 人,染疫死 18 人,又传播至香田里、连江里④。今《仙游县志》载:是年至民国三十七年(1948),全县鼠疫发症 14083 人,死亡 12454 人⑤。

永定县 鼠疫流行。今《永定县志》载:鼠疫流行,患者大多死亡⑥。

尤溪县 麻疹流行。今《尤溪县志》载:二十都后场村,麻疹流行,死亡 31 人⑦。

广东省

广东省 合浦(今广西合浦县)、钦县(今广西钦州市)、北海、廉江(今廉江市)、遂溪、海康(今雷州市)、湛江、信宜(今信宜市)、阳江(今阳江市)、罗定(今罗定市)、佛山(今佛山市)、江门、新会(今江门市新会区)、顺德(今佛山市顺德区)、广州、增城(今增城市)、东莞(今东莞市)、汕头、大埔、丰顺、揭阳(今揭阳市)、普宁(今普宁市)、潮阳(今汕头市潮阳区)、兴宁(今兴宁市)、儋县(今海南儋州市)、澄迈、临高 27 个县市鼠疫,发病 2612 例,死亡 2548 人⑧。秋,大水之后大疫。8 月 28 日(七月十八日)报道:西江各属堤围崩缺,冲没田庐无数,饥民巨万,待哺嗷嗷,且大灾之后,继以疫疠,人口牲畜死亡日众,惨酷情形言之酸鼻⑨。

番禺县(今广州市番禺区) 夏六月,霍乱流行。7 月 23 日(六月十二日)报道:广州虎烈拉盛行⑩。许多村庄虎疫流行,时当大水灾之后,损失惨重⑪。

顺德县(今佛山市顺德区) 冬,鼠疫流行。今《顺德县志》载:11 月,桂洲乡疫症(鼠疫)流行⑫。

---

① 李文波《中国传染病史料》,化学工业出版社 2004 年版,第 142 页。

② 《福清市志》,厦门大学出版社 1994 年。

③ 《崇武镇志》(第三稿),1996 年。

④ 《郊尾镇志》,中国社会科学出版社 2000 年版。《鲤城镇志》,方志出版社 2002 年版。

⑤ 《仙游县志》,方志出版社 1995 年版。

⑥ 《永定县志》,中国科学技术出版社 1994 年版。

⑦ 《尤溪县志》,福建省地图出版社 1989 年版。

⑧ 李文波《中国传染病史料》,化学工业出版社 2004 年版,第 142 页。

⑨ "中国红十字会并募广东江西水灾急赈",《申报》1915 年 8 月 28 日,第 2 版。

⑩ "香港电",《申报》1915 年 7 月 23 日,第 2 版。

⑪ 《石牌村志》,广东人民出版社 2003 年版。《车陂村志》,中华书局 2003 年版。《沙东村志》,中华书局 2003 年版。

⑫ 《顺德县志》,中华书局 1996 年版。

新会县(今江门市新会区)　冬,鼠疫流行。今《新会县志》载:会城鼠疫流行,死千余人,居民避居农村,商业停顿,学校放假①。

澄海县(今汕头市澄海区)　夏秋之间,霍乱流行。汕头每天发病数十人,多朝发而暮死,病死率约80%②。

河源县(今属河源市)　天花大流行。全县因天花死亡500余人③。

大埔县　白喉、天花流行。全县死孩童48人④。

廉江县(今廉江市)　春,鼠疫流行。安铺圩及横山、龙湾、营仔等村鼠疫死亡111人⑤。

海康县(今雷州市)　夏,鼠疫流行。7月15日(六月初四日)报道:雷州疫症(鼠疫)加剧,该处卖鱼街及遂溪宾兴祠前一带住户几绝人迹。尤以南亭街为最盛市场,旬日以来,各商店均于下午三点余钟即行闭户,北街一带亦然⑥。

遂溪县　鼠疫流行。流行地区以黄略、杨柑、界炮最严重,患者均千人以上⑦。

海南省

儋　县(今属儋州市)　鼠疫流行⑧。

崖　县(今属三亚市)　霍乱流行。今《乐东县志》载:霍乱在本县大流行,沿海乡村无一幸免⑨。按:时乐东县尚未从崖县分出。

香港特别行政区

香　港　鼠疫流行⑩。

澳门特别行政区

澳　门　鼠疫流行⑪。

广西壮族自治区

邕宁县(今属南宁市)、容县、岑溪县(今岑溪市)、崇善县、左县(今合为崇左市)、

---

① 《新会县志》,广东人民出版社1995年版。
② 《汕头卫生志》,1990年。
③ 《河源县志》,广东人民出版社2000年版。
④ 《大埔县志》,广东人民出版社1992年版。
⑤ 《廉江县志》,广东人民出版社1995年版。
⑥ "广东雷州患疫之惨状",《申报》1915年7月15日,第7版。
⑦ 《遂溪县志》,中华书局2003年版。
⑧ 《儋县志》,新华出版社1994年版。
⑨ 《乐东县志》,新华出版社2002年版。
⑩ 李文波《中国传染病史料》,化学工业出版社2004年版,第142页。
⑪ 李文波《中国传染病史料》,化学工业出版社2004年版,第142页。

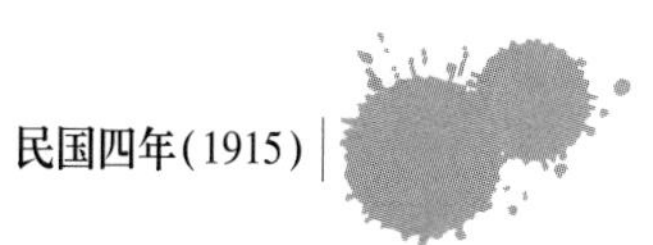

百色县(今属百色市)、郁林县(今属玉林市)、北流县(今北流市)　鼠疫流行[①]。

贵　县(今属贵港市)　夏,鼠疫流行。今《贵港市志》载:夏,县城发生鼠疫,死亡10余人[②]。

陆川县、博白县　鼠疫流行。陆川县发病12例,全部死亡。博白县发病2例,全部死亡[③]。

苍梧县(今属梧州市)、合浦县　霍乱流行[④]。

---

① 《广西通志·医疗卫生志》,广西人民出版社1999年版。

② 《贵港市志》,广西人民出版社1993年版。

③ 李文波《中国传染病史料》,化学工业出版社2004年版,第142页。

④ Wong and Wu. *History of Chinese Medicine*. Tientsin Press,1932. p.605.

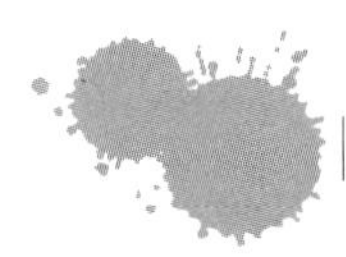

民国五年(1916)

全　国

是年,全国10省区75个县旗流行鼠疫,发生17205例,死亡15260例①。

黑龙江省

克山县(今五大连池市)　冬,克山病流行。今《德都县志》载:十二月,克山县第三区贾大房子屯(今德都县兴隆乡星火村)首次发生克山病,死亡100多人,仅贾姓一家族就死亡50人②。按:今《德都县志·大事记》载1916年12月发生克山病,正文载在1917年,内容基本一致,则此12月当为农历十二月。

滨江县(今属哈尔滨市)　冬,天花流行。1917年1月11日(十二月十八日)报道:哈尔滨城全区自11月发现天花起至12月止,共毙小儿142名③。又,猩红热流行,哈尔滨发病116例④。

五常县(今五常市)　秋,痢疾流行。9月1日(八月初四日)报道:五常县近因天气早冷不时,以致一般商民稍有饮食不慎,即有泻肚痢疾等症⑤。

吉林省

吉林县(省会,今吉林市)　春,春瘟、红白疹流行。4月7日(三月初六日)报道:入春以来,阳气上升,病已深入省城,居民多染春瘟,初时头痛、咳嗽,继则骨疼发汗,且有现一种红白疹者,其不得发现于皮肤者,即气闷而亡⑥。夏,泻腹症流行。6月10日(五月初十日)报道:据近来调查,省城患泻腹症者甚多⑦。

---

① 李文波《中国传染病史料》,化学工业出版社2004年版,第143页。

② 《德都县志》,黄山书社1994年版。

③ "痘疹毙儿数",《盛京时报》1917年1月11日,第4版。

④ 林家瑞《远东猩红热的研究》,《中华医学杂志》1926年第2期。

⑤ "时症发现",《盛京时报》1916年9月1日,第4版。

⑥ "春瘟盛行",《盛京时报》1916年4月7日,第5版。

⑦ "新发生之流行病",《盛京时报》1916年6月10日,第4版。

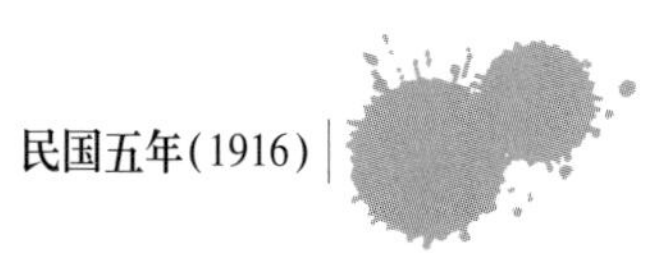

长春县(今属长春市) 夏,杂疫流行。7月14日(六月十五日)报道:长春灾疫流行,症似伤寒而兼瘟疹,现时孩童死于疫症者不少,且易传染①。秋,瘟疫、痧疹、霍乱流行。8月2日(七月初四日)报道:天旱无雨将近两月,致生时症,重则有伤性命。无论大人小孩,受此症者甚为不少。据医家云,系瘟疫、痧疹等症②。10月18日(九月廿二日)报道:近闻有一种虎列齿之恶病,得者死无可逃,由天津传染至营口,今由营口复传染至长③。

洮南县(今洮南市) 春,流感流行。3月19日(二月十六日)报道:洮邑患头痛者十居二三④。夏,疫症流行。7月21日(六月廿二日)报道:洮邑自今春以来寒暖不时,时令不正,故至夏季发生一种疫症,上吐下泻,轻则无妨,重则毙命⑤。

舒兰县(今舒兰市) 夏,时症流行。5月17日(四月十五日)报道:镇街近数日以来,发现一种时症,无论老幼妇女,凡经传染,遍身发出红瘢。苟调治得宜,不数日即愈,殒命者极少⑥。

怀德县(今公主岭市) 夏,痢疾流行。7月14日(六月十五日)报道:岭镇一带痢症流行,殒命者甚多⑦。

长岭县、农安县 鼠疫流行。发病30例,死亡30人⑧。

珲春县(今珲春市) 天花流行。今《珲春市志》载:天花等急性传染病发病401人,死亡28人,其中天花发病148人,死亡13人⑨。

辽宁省

沈阳县(今沈阳市) 春,时疫流行。3月1日(正月廿八日)报道:奉天城南发现时疫,十数日来病亡者20余人⑩。夏,疹症、猩红热、天花、瘟疹、痢疾流行。5月13日(四月十一日)报道:省城各关多有染患疹症者⑪。6月23日(五月廿三日)报道:城乡小孩多发痘疹,毙命者每村不下三四人⑫。6月28日(五月廿八日)报道:儿童发

① “灾疫流行”,《盛京时报》1916年7月14日,第5版。
② “时症伤人甚多”,《盛京时报》1916年8月2日,第4版。
③ “恶病可畏”,《盛京时报》1916年10月18日,第4版。
④ “时症盛行”,《盛京时报》1916年3月19日,第7版。
⑤ “发生时疫”,《盛京时报》1916年7月21日,第4版。
⑥ “时疫流行”,《盛京时报》1916年5月17日,第4版。
⑦ “时痢流行”,《盛京时报》1916年7月14日,第5版。
⑧ 李文波《中国传染病史料》,化学工业出版社2004年版,第144页。
⑨ 《珲春市志》,吉林人民出版社2000年版。
⑩ “发现时疫”,《盛京时报》1916年3月1日,第7版。
⑪ “时症须防”,《盛京时报》1916年5月13日,第5版。
⑫ “痘疹盛行”,《盛京时报》1916年6月23日,第5版。

瘟疹,大人患痢疾,有十余人之多[①]。秋,泻症、头痛流行。8月28日(七月三十日)报道:患泻症者颇多,小东关5人,北门里数人[②]。10月26日(九月三十日)报道:4人患头痛而死[③]。冬,猩红热、天花流行。11月11日(十月十六日)报道:城里3人染猩红热毙命[④]。12月20日(十一月廿六日)报道:迩来省城罹患天花而殒命者已有200余人[⑤]。

辽阳县(今辽阳市) 夏,痢疾盛行。7月26日(六月廿七日)报道:痢疾等症,近颇盛行街市[⑥]。冬,猩红热、痢疾流行。11月9日(十月十四日)报道:辽阳发现猩红热病,势甚猛烈,患者九死一生[⑦]。12月8日(十一月十四日)报道:近来辽阳城患病者甚夥,以红白痢症者居多[⑧]。

盖平县(今盖州市) 秋,瘟疫流行。10月19日(九月廿三日)报道:入秋以来,天时不正,忽冷忽热,以致不时发生瘟疫,几有流行之势,患者以小儿为最多数[⑨]。

昌图县 春,猩红热流行。4月23日(三月廿二日)报道:昌图城内发现时疫,类似春瘟,其症初则头痛、身栗、项肿、喉痛,传于气分,作嗽作呕,达于血分,遍身现红白斑点,邪热入里,神昏、谵语,转则加剧,重则立亡,以致误医误药者,屡有所闻[⑩]。

安东县(今丹东市) 春夏之交,猩红热流行。4月23日(三月廿二日)报道:日来中国街小儿有患腥红热者,势将蔓延[⑪]。5月30日(四月廿八日)报道:迩来发现一种腥红热症,势甚猛烈,大有难于遏止之概[⑫]。夏,痢疾流行。6月29日(五月廿九日)报道:痢疾发生,幸未伤人[⑬]。7月9日(六月初十日)报道:赤痢传染甚广[⑭]。

岫岩县 夏,猩红热流行。6月8日(五月初八日)报道:近日天气冷热无常,发生一种热症。闻医家言,因天气不正,瘟疫流行,邪气侵人,入身毛孔及腑脏,无论男

---

① "发现时症",《盛京时报》1916年6月28日,第5版。
② "泻症流行",《盛京时报》1916年8月26日,第5版。
③ "时疫须防",《盛京时报》1916年10月26日,第5版。
④ "时症流行",《盛京时报》1916年11月11日,第5版。
⑤ "天痘须防",《盛京时报》1916年12月20日,第5版。
⑥ "时疫宜防",《盛京时报》1916年7月26日,第4版。
⑦ "猩红热病发现",《盛京时报》1916年11月9日,第4版。
⑧ "调查时疫",《盛京时报》1916年12月8日,第4版。
⑨ "时疫宜防",《盛京时报》1916年10月19日,第4版。
⑩ "时症危险",《盛京时报》1916年4月23日,第5版。
⑪ "时症流行",《盛京时报》1916年4月23日,第4版。
⑫ "腥红热症",《盛京时报》1916年5月30日,第4版。
⑬ "痢疾发生",《盛京时报》1916年6月29日,第5版。
⑭ "赤痢传染",《盛京时报》1916年7月9日,第4版。

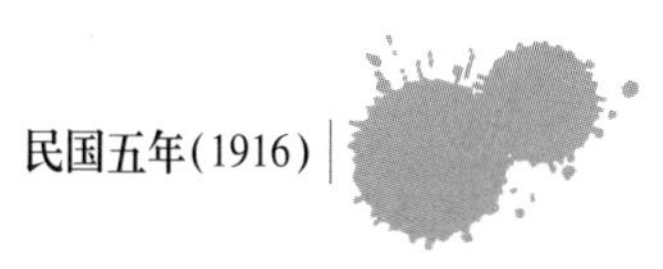

女,偶患此腥红热症,传染甚易[①]。

凤城县(今凤城市)　夏,猩红热流行。6月29日(五月廿九日)报道:今春寒暖失常,各处发生瘟病,而尤以小儿瘟疹为最烈[②]。

黑山县　冬,时疫发生。11月24日(十月廿九日)报道:本邑人民多有染伤寒出疹,瘟疫死亡者,亦所在多有[③]。

营口县(今大石桥市)　夏,白疹、咳嗽流行。7月2日(六月初三日)报道:近日以来,寒暖失常,一班小儿,多患白疹及咳嗽之症。此种疫症,最易传染[④]。

金　县(今大连市金州区)　自春徂冬,猩红热流行。3月5日(二月初二日)报道:此月(3月)猩红热患者29名[⑤]。5月5日(四月初三日)报道:统计春间关东州营内患猩红热者达250名[⑥]。6月25日(五月廿五日)报道:时疫发生,妇女发最多,与痢疾无异[⑦]。10月4日(九月初八日)报道:居住在大连近江町三十八号地的日人藤次清次氏一家三口患猩红热,性命难保[⑧]。10月29日(十月初三日)报道:大连有一家七口患猩红热者[⑨]。11月9日(十月十四日)报道:大连、辽阳、孟家屯等处发现猩红热病,势甚猛烈,患者九死一生[⑩]。

北京市

京兆地方(今北京市)　春,白喉、瘟症、时症发生。2月17日(正月十五日)报道:京师方面于上年冬间,雪泽甚为稀少,因之时疫渐作[⑪]。4月11日(三月初十日)报道:京师现在白喉、瘟症、时症发生[⑫]。猩红热流行。北京市收治204例,死亡35人[⑬]。

天津市

天津县(今天津市市区)　夏,霍乱流行。5月5日(四月初三日)报道:津邑发生

---

① "腥红热发现",《盛京时报》1916年6月8日,第4版。

② "瘟疹发生",《盛京时报》1916年6月29日,第5版。

③ "时疫宜防",《盛京时报》1916年11月24日,第5版。

④ "院长防疫",《盛京时报》1916年7月2日,第4版。

⑤ "猩红热尚未消减",《盛京时报》1916年3月5日,第7版。

⑥ "猩红热已见消灭",《盛京时报》1916年5月5日,第5版。

⑦ "传染病发生",《盛京时报》1916年6月25日,第4版。

⑧ "猩红热发觉",《盛京时报》1916年10月4日,第5版。

⑨ "猩红热发见",《盛京时报》1916年10月29日,第5版。

⑩ "猩红热病发现",《盛京时报》1916年11月9日,第4版。

⑪ "京师雨雪之消疫",《大公报》1916年2月17日,第1张第5版。

⑫ "批准设立医学研究会",《大公报》1916年4月11日,第2张第6版。

⑬ 伍连德《东三省防疫事务总处报告大全书》第4册,1924年,第167～168页。《东三省防疫事务总处报告大全书》第5册,1926年,第121页。

一种痧症[①]。5月6日(四月初四日)报道:天津现在发生一种痧症,最易传染[②]。5月9日(四月初七日)报道:天津自入春以来,气候失宜,发现痧症、温热等症[③]。

河北省

大城县　夏,霍乱流行,死者甚众。今《大城县志》载:夏,县内流行霍乱病,死亡无算,仅150口人的五方村,就病死30人,大流漂村死80余人[④]。

清苑县　冬,鼠疫流行,设局防检[⑤]。

安国县　1916—1918年,境内霍乱、天花、赤痢、伤寒、麻疹5种传染病患者5657人,死亡197人[⑥]。

山西省

兴　县　鼠疫流行。发病5例,全部死亡[⑦]。

山东省

巨野县　疟疾流行[⑧]。

文登县(今文登市)　秋,霍乱流行,前岛村3天死亡25人[⑨]。

蓬莱县(今蓬莱市)　秋,霍乱流行,全县死亡2000余人[⑩]。

莱阳县(今莱阳市)　春,霍乱流行,榆林庄村日死两三人。秋,鼠疫流行,曲格庄村40天死亡青少年100余人[⑪]。

胶　县(今胶州市)　冬,白喉、麻疹流行。今《胶州市卫生志》载:冬,胶州西南乡牛沟、张家屯村白喉、麻疹流行,童幼死亡甚多[⑫]。

河南省

河南省　白喉流行[⑬]。

---

① “痧症宜防”,《大公报》1916年5月5日,第2张第6版。

② “注意卫生”,《大公报》1916年5月6日,第2张第6版。

③ “防疫处通告”,《大公报》1916年5月9日,第2张第5版。

④ 《大城县志》,华夏出版社1995年版。

⑤ 民国《清苑县志》卷六《大事记·灾祥表》。民国《清苑县志料》卷一〇《大事记》。民国《重订清苑县志》卷一〇《志余·灾祥表》。《保定市民政志》,新华出版社1990年版。

⑥ 《安国县志》,方志出版社1996年版。

⑦ 李文波《中国传染病史料》,化学工业出版社2004年版,第144页。

⑧ 何斌《我国疟疾流行简史》,《中华医史杂志》1988年第1期。周祖杰《中国疟疾的防治与研究》,人民卫生出版社1991年版,第8页。

⑨ 《文登市志》,中国城市出版社1996年版。

⑩ 《蓬莱县志》,齐鲁书社1995年版。

⑪ 《莱西市卫生志》,2005年。

⑫ 《胶州市卫生志》,1990年。

⑬ 高田、哈鸿潜《明清时期的台湾医学》,《中华医史杂志》1997年第2期。

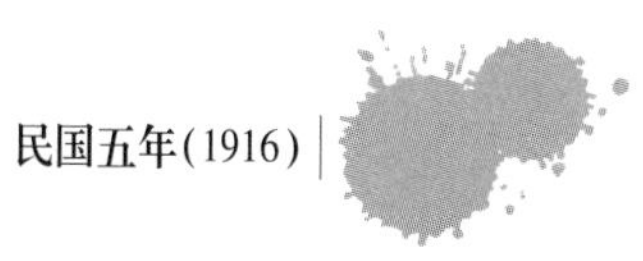

武陟县　白喉流行。疫,人多病喉,小儿出瘟疹,伤人甚多。耕牛豚彘,死者无数①。

伊阳县(今汝阳县)　秋,霍乱流行,全县死亡过千人②。

郏　县　秋,霍乱流行,仅青杨庙村死 90 余人③。

新蔡县　秋,疟疾大流行④。

桐柏县　秋,霍乱流行。今《桐柏县志》载:秋,今黄岗乡一带瘟疫流行,死者甚众⑤。

清丰县　秋,霍乱流行。今《清丰县志》载:秋,瘟疫流行,患者遍及全县,由于缺医少药,全县病死民众数百人⑥。

濮阳县　夏,蝗灾,疫⑦。

宁夏回族自治区

盐池县　鼠疫流行⑧。

青海省

西宁县(今西宁市城区)　猩红热流行,死亡几百名儿童⑨。

甘肃省

临洮县　冬,鼠疫流行。十月中旬,《通问报》载:临洮疫症流行,被疫殒命者二十余人,其症原自洮人贸易番境买吾寺被染逃回所致⑩。按:其疫为"肺疫",当为肺鼠疫。

高台县　伤寒大流行。今《高台县志》载:伤寒大行,当时对疫情束手无策,听其蔓延,危害生命⑪。

镇番县(今民勤县)　伤寒大流行。今《民勤县卫生志》载:饥荒延续,伤寒大流行,波及全县⑫。

---

① 民国《续武陟县志》卷二四《志余》。

② 《汝阳县志》,生活·读书·新知三联书店 1995 年版。

③ 《郏县志》,中州古籍出版社 1996 年版。

④ 《河南省新蔡县卫生志》,1985 年。

⑤ 《桐柏县志》,中州古籍出版社 1995 年版。

⑥ 《清丰县志》,山东大学出版社 1990 年版。《濮阳市卫生志》,方志出版社 1998 年版。

⑦ 《濮阳市志》,中州古籍出版社 2005 年版。

⑧ 李文波《中国传染病史料》,化学工业出版社 2004 年版,第 144 页。

⑨ 林家瑞《远东猩红热的研究》,《中华医学杂志》1926 年第 2 期。

⑩ "甘肃临洮旧城之肺疫症",《通问报:耶稣教家庭新闻》第 732 期,1916 年。

⑪ 《高台县志》,兰州大学出版社 1993 年版。

⑫ 《民勤县卫生志》,2010 年。

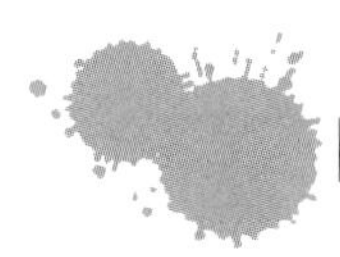

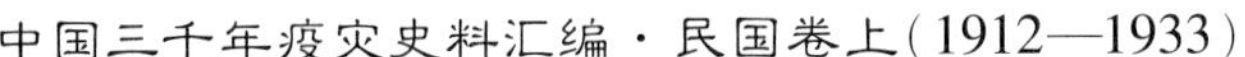

导河县(今夏河县)、临潭县　鼠疫流行。夏河县发现1例,临潭县发现60例,均全部死亡①。

新疆维吾尔自治区

拜城县　疫。今《拜城县志》载:是年全县副霍乱死亡62人,痢疾死亡55人,伤寒死亡107人,疹热症死亡37人,白喉死亡15人,8种传染病共计死亡478人②。

霍尔果斯县(今霍城县)　疫。今《霍城县志》载:索伦城内瘟疫流行,死亡严重。城内锡伯族人户大都迁往城外,自成村落10余处③。

库车县　疫。今《库车县志》载:是年该县死于各种传染病的达2088人,其中死于霍乱的235人、赤痢296人、伤寒1109人、痘疮156人、疹热症115人、白喉病177人④。

和阗县(今和田县)　疫。今《和田县志》载:是年该县暴发霍乱、伤寒、痘疮、疹热症、黑死病、白喉症、毒痢等8种疾病,被传染人数达24910人,死于不明病情的达2011人,死于疾病的达3328人,夭折的达2065人,老死的达1373人⑤。

轮台县　疫。今《轮台县志》载:是年该县副霍乱、伤寒、赤痢、猩红热、白喉、疹热和痘疮等病流行,病死百余人⑥。

奇台县　春疫。今《奇台县志》载:4月,瘟疫遍及奇台城乡⑦。

乌什县　疫。今《乌什县志》载:是年该县死于各种传染病的有795人。肠道传染病患者21人,死亡11人⑧。

安徽省

宿　县(今属宿州市)　夏秋间,霍乱流行,死亡无数⑨。

四川省

四川省　春,战区疟疾流行。3月19日(二月十六日)报道:入春以来,阴雨连天,瘴气大盛,北军多病疟疾,革军拟即乘势进攻,结果如何,尚未可知⑩。

---

① 李文波《中国传染病史料》,化学工业出版社2004年版,第144页。

② 《拜城县志》,新疆人民出版社2004年版。

③ 《霍城县志》,新疆人民出版社1998年版。

④ 《库车县志》,新疆大学出版社1993年版。

⑤ 《和田县志》,新疆人民出版社2006年版。

⑥ 《轮台县志》,新华出版社1991年版。

⑦ 《奇台县志》,新疆生产建设兵团出版社2009年版。

⑧ 《乌什县志》,新疆人民出版社2003年版。

⑨ 《宿县地区志》,中国人民大学出版社1995年版。

⑩ "滇军在川之策划",《申报》1916年3月19日,第6版。

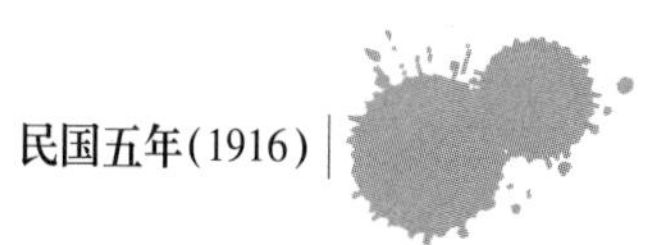

茂县、汶川县、松潘县、理番县(今理县)、懋功县(今小金县)　疫,主要是霍乱、伤寒、猩红热流行。今《阿坝州卫生志》载:是年,茂县、汶川、松潘、理番、懋功县报告霍乱631例,死亡238例;报告伤寒1365例,死亡478例,患病以茂县为多,达555例,死亡以懋功为多,达237例;病死率理番、懋功高达68%左右。茂县、汶川、松潘、理番县报告猩红热135例,死亡44例。松潘县8种传染病流行,患病770人,死亡359人①。

安　县　疫,主要是霍乱、天花流行。今《安县志》载:是年该县霍乱、天花等传染病流行,发病6004人,死亡2053人②。

峨眉县(今峨眉山市)　秋,瘟疫流行,死者甚多。患霍乱699人,死亡537人;患麻疹446人,死亡334人;患伤寒798人,死亡621人;患痢疾1056人,死亡691人③;患天花699人,死亡225人④。

名山县　夏大疫,死者甚众。今《名山县志》载:夏,上川南一带时疫流行,县人死亡甚多⑤。

越嶲县(今越西县)　大疫,死者甚众。今《越西县志》载:是年该县痘疮发病10741例,死亡469例;麻疹发病3193例,死亡34例;赤痢发病4426例,死亡1220例;伤寒发病6325例,死亡631例;白喉发病621例,死亡84例;猩红热发病252例,死亡21例;黑死病发病21例,死亡11例⑥。

西昌县(今属西昌市)　大疫,死者甚众。今《西昌市志》载:是年该县死亡总数8842人,死于伤寒3143人、霍乱1444人、赤痢1151人、天花331人、疹热症191人,共计6260人,占死亡总数的70.8%,其他疾病死亡1001人⑦。

广安县(今属广安市)　霍乱流行。今《广安县志》载:全县霍乱发病302人,死亡149人⑧。

乐至县　大疫,死者甚众。今《乐至县志》载:传染病流行,患霍乱、痢疾、伤寒、痘疮、疹热等症4.91万人,死亡1.8万人⑨。

---

① 《阿坝州卫生志》,民族出版社1995年版。
② 《安县志》,巴蜀书社1991年版。
③ 《峨眉县志》,四川人民出版社1991年版。
④ 《乐山市志》,巴蜀书社2001年版。
⑤ 《名山县志》,四川科学技术出版社1992年版。
⑥ 《越西县志》,四川辞书出版社1994年版。
⑦ 《西昌市志》,四川人民出版社1996年版。
⑧ 《广安县志》,四川人民出版社1994年版。
⑨ 《乐至县志》,四川人民出版社1995年版。

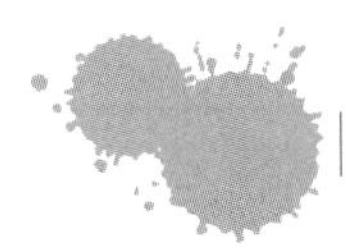

通江县　大疫,死者甚众。今《通江卫生志》载:疫病流行,死于 8 种传染病者 23739 人(总人口 237620 人),其中霍乱 507 人,赤痢 10300 人,伤寒 11216 人,痘疮 513 人,猩红热 387 人,白喉 136 人,黑死病 204 人,疹热病 476 人①。

宜宾县　霍乱大流行②。

富顺县　大疫,死者甚众。今《富顺县志》载:是年该县赤痢、伤寒、痘疮、霍乱流行,患者达 43873 人,死亡 18457 人③。

纳溪县(今泸州市纳溪区)　大疫,死者甚众。是年该县霍乱、赤痢、伤寒流行,死亡 2570 人,占当年县内死亡总人数的 71%④。

内江县(今内江市市中区)　大疫,痢疾流行。今《内江县志》载:1916—1917 年间,全安乡痢疾发病近 1000 人,死亡率达 60%⑤。

井研县　疫病流行,死者甚多。全县伤寒发病 1711 人,死亡 1229 人⑥。

南溪县(今宜宾市南溪区)　大疫,死者甚众。今《南溪县志》载:是年全县流行霍乱、赤痢、伤寒、白喉等 8 种传染疾病,患者 6392 人,死亡 2802 人。其中,伤寒患者 2663 人,死亡 1307 人。天花患者 756 人,死亡 192 人。霍乱患者 634 人,死亡 178 人⑦。

江安县　大疫,死者甚众。今《江安县志》载:是年,霍乱、伤寒、猩红热等传染病在全县流行,患者 5.6 万人,死亡 3.6 万人。霍乱发病 248 人,死亡 151 人;天花发病 688 人,死亡 302 人;痢疾患者 276 人,死亡 230 人;猩红热发病 4838 人,死亡 2533 人;伤寒发病 14619 人,死亡 6162 人⑧。

重庆市

万　县(今万州区)　春,伤寒流行,死者甚众。今《万县志》载:3 月,万县顺溪乡流行"鸡窝寒",患者 6000 余人,死亡甚多⑨。

永川县(今永川区)　大疫。今《永川县志》载:永川病疫大作,重庆宽仁医院医生、美国人马嘉礼到永施治 3 日,为西医在永川治病之始⑩。

---

① 《通江卫生志》,1987 年。

② 《宜宾县志》,巴蜀书社 1991 年版。

③ 《富顺县志》,四川大学出版社 1993 年版。

④ 《泸州市卫生志》,方志出版社 2005 年版。《纳溪县志》,四川科学技术出版社 1992 年版。

⑤ 《内江县志》,巴蜀书社 1994 年版。

⑥ 《井研县志》,四川人民出版社 1990 年版。

⑦ 《南溪县志》,四川人民出版社 1992 年版。

⑧ 《江安县志》,方志出版社 1998 年版。

⑨ 《万县志》,四川辞书出版社 1995 年版。

⑩ 《永川县志》,四川人民出版社 1997 年版。

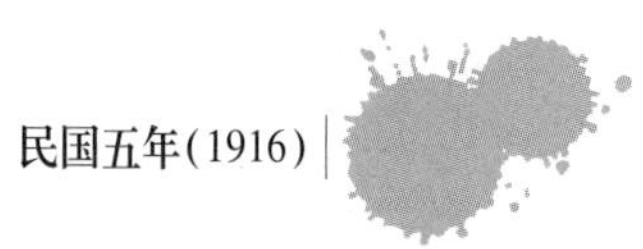

璧山县　大疫,死者甚众。今《璧山县志》载:全县死亡 2769 人,其中各类传染病死亡 1410 人①。

城口县　大疫,死者甚众。今《城口县志》载:城口流行霍乱、赤痢、伤寒、疹热、猩红热、白喉症等多种疾病,患者达 5900 多人,死亡 2759 人②。

垫江县　大疫,死者甚众。今《垫江县志》载:全县细菌性痢疾发病 4512 人;伤寒患者 6653 人;霍乱、副霍乱发病 3508 人;白喉发病 471 人;猩红热发病 790 人;斑疹伤寒发病 2757 人③。

奉节县　大疫,死者甚众。今《奉节县志》载:兴隆、山字乡瘟疫流行,纵横五十余里,患者 400 余人,死亡 200 余人。家家关门,路无行人。全县霍乱、赤痢、伤寒、痘疮、疹热症、白喉症流行,患者 4998 人,死亡 2918 人,死亡率达 58.2%④。

开　县　大疫,死者甚众。今《开县志》载:是年该县患霍乱、伤寒、痘疮、疹热等症者 26196 人,死亡 13837 人⑤。

彭水县　大疫,死者甚众。今《彭水县志》载:全县霍乱患者 279 人,死亡 86 人;赤痢疾患者 242 人,死亡 107 人⑥。

荣昌县　大疫,死者甚众。今《荣昌县志》载:县内患霍乱病者 1593 人,死亡 622 人;患赤痢、伤寒、痘疮、猩红热、白喉、黑死病等 14149 人,死亡 4738 人⑦。

石柱县　大疫,死者甚众。今《石柱县志》载:疫病流行,传染 5031 人,死亡 2814 人⑧。

巫溪县　赤痢、霍乱、伤寒流行,死者甚众。今《巫溪县志》载:全县赤痢患者 1838 人,死亡 401 人;霍乱患者 2089 人,死亡 374 人;伤寒患者 2089 人,死亡 365 人⑨。

云阳县　霍乱 162 例,死亡 49 人⑩。

云南省

宾川县　天花、伤寒流行。今《宾川县卫生志》载:是年该县天花发病 209 人,死亡 2 人;伤寒和副伤寒发病 72 例,死亡 16 人⑪。

---

① 《璧山县志》,四川人民出版社 1996 年版。
② 《城口县志》,四川人民出版社 1995 年版。
③ 《垫江县志》,四川人民出版社 1993 年版。
④ 《奉节县志》,方志出版社 1995 年版。
⑤ 《开县志》,四川大学出版社 1990 年版。
⑥ 《彭水县志》,四川人民出版社 1998 年版。
⑦ 《荣昌县志》,四川人民出版社 2000 年版。
⑧ 《石柱县志》,四川辞书出版社 1994 年版。
⑨ 《巫溪县志》,四川辞书出版社 1993 年版。
⑩ 《云阳县志》,四川人民出版社 1999 年版。
⑪ 《宾川县卫生志》,2011 年。

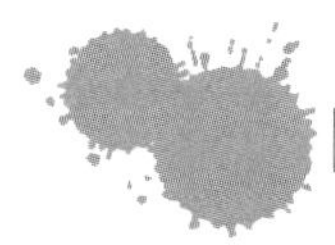

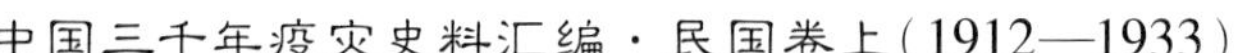

澜沧县　鼠疫流行①。

贵州省

台拱县(今台江县)　天花流行。台雄村64户中死亡20人②。

湖北省

谷城县　大疫,死者甚众。今《谷城县志》载:是年全县霍乱、伤寒、赤痢、天花、麻疹、猩红热等传染病流行,死亡2.58万人③。

光化县(今老河口市)　大疫,死者甚众。今《老河口市志》载:天花流行,全县死亡约千人;老河口、仙人渡一带霍乱流行,死亡近千人④。

宜昌县(今属宜昌市)　疟疾流行⑤。

随　县(今属随州市)　天花流行。今《随州志》载:随北天花流行,殷店患病死亡人数最多⑥。

湖南省

长沙县(今属长沙市)　白喉流行⑦。

沅陵县　天花流行。今《沅陵县卫生志》载:城乡天花大流行⑧。

辰溪县　春大疫。4月25日(三月廿三日)报道:兵匪之后,死尸流积,秽恶熏蒸,瘟疫流行,军民染毙极多⑨。今《辰溪县志》载:水旱灾害迭至,引发疫病流行,加上兵匪为患,全县饿死、病死50000余人⑩。

江西省

新淦县(今新干县)　秋,大疫。今《新干县志》载:七琴炉村副霍乱流行,医药无效,死人甚多。全村呈现着"吟哭两相闻,老少吓断魂,荒山添新冢,举目泪涟涟"的凄惨景象⑪。

---

① 李文波《中国传染病史料》,化学工业出版社2004年版,第143页。

② 《台江县志》,贵州人民出版社1994年版。

③ 《谷城县志》,新华出版社1991年版。

④ 《老河口市志》,新华出版社1992年版。

⑤ 何斌《我国疟疾流行简史》,《中华医史杂志》1988年第1期。周祖杰《中国疟疾的防治与研究》,人民卫生出版社1991年版,第7页。

⑥ 《随州志》,中国城市经济社会出版社1988年版。

⑦ 高田、哈鸿潜《明清时期的台湾医学》,《中华医史杂志》1997年第2期。

⑧ 《沅陵县卫生志》,1989年。

⑨ "常德熊希龄来电",《申报》1916年4月25日,第2版。

⑩ 《辰溪县志》,生活·读书·新知三联书店1994年版。

⑪ 《新干县志》,中国世界语出版社1993年版。

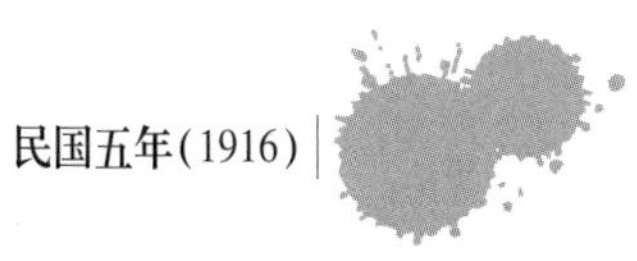

江苏省

江宁县(今属南京市)　猩红热流行。南京发病1249例,死亡153人[①]。

丹徒县(今属镇江市)　秋七八月,霍乱流行,死亡甚众。8月3日(七月初五日)报道:天时不正,疫疠流行[②]。8月6日(七月初八日)报道:水灾之后,霍乱流行,名医束手[③]。9月5日(八月初八日)报道:霍乱流行,一经传染,颇难治疗[④]。9月21日(八月廿四日)报道:秋后,霍乱流行,死亡甚众[⑤]。

常熟县(今常熟市)　秋,霍乱流行。今《常熟市卫生志》载:七月,东库(今藕渠)发现极凶痧症,多不及救治[⑥]。

武进县(今常州市武进区)　猩红热流行。今《常州市卫生志》称:奔牛烂喉痧患者甚众[⑦]。

南通县(今属南通市)　夏六月,霍乱流行,死亡极多。7月29日(六月三十日)报道:南通发生流行疫症,染毙极多[⑧]。

铜山县(今徐州市铜山区)　夏初,霍乱流行,死亡甚众[⑨]。

沛　县　春,白喉大流行,全县死亡98000人,占全县总人口的35%[⑩]。

沭阳县　麻疹大流行。境内安峰山一带死幼童无数[⑪]。

上海市

上海县(今闵行区等)　秋,霍乱流行。是年,霍乱死亡100例[⑫]。

松江县(今松江区)　秋,霍乱流行。城厢内外每日死亡数十人[⑬]。9月15日(八月十八日)报道:入秋以来,天气燥热,河中死畜漂流,不予掩埋,致患疫者接踵而起[⑭]。9月27日(九月初一日)、10月16日(九月二十日)报道:秋阳燥烈,时疫颇多,

---

① 林家瑞《远东猩红热的研究》,《中华医学杂志》1926年第2期。

② “镇江施医局惠民”,《申报》1916年8月3日,第6版。

③ “镇江水灾声中之疫症”,《申报》1916年8月6日,第7版。

④ “镇江发生流行疫症”,《申报》1916年9月5日,第7版。

⑤ “镇江秋疫流行之可畏”,《申报》1916年9月21日,第7版。

⑥ 《常熟市卫生志》,1990年。

⑦ 《常州市卫生志》,1989年。

⑧ “南通发生流行疫症”,《申报》1916年7月29日,第7版。

⑨ 《铜山县志》,中国社会科学出版社1993年版。

⑩ 《沛县简志》,1989年。《沛县卫生志》,1985年。

⑪ 《沭阳县卫生志》,中国矿业大学出版社1996年版。

⑫ Wong and Wu. *History of Chinese Medicine*. Tientsin Press,1932. p. 605. 王吉民、伍连德《中国医史》,上海辞书出版社2009年版,第850页。

⑬ 《松江县志》,上海人民出版社1991年版。

⑭ “松江秋疫流行之可惧”,《申报》1916年9月15日,第7版。

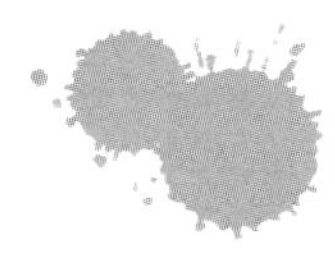

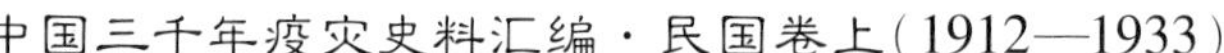

染之者多不起[①]。10月28日(十月初二日)、11月6日(十月十一日)报道:秋阳燥烈,城内外染时疫不起者,实繁有徒,北乡泗泾镇亦有疫气[②]。

金山县(今金山区)　秋,霍乱流行。9月(八月),所辖亭新乡霍乱流行[③]。

浙江省

海宁县(今海宁市)　秋八九月,大疫,死数千人[④]。

鄞　县(今属宁波市)　猩红热、白喉流行[⑤]。

福建省

福建省　福州、龙海(入海澄县)、同安、漳州(入龙溪县)、南安、惠安、莆田、南靖、漳平、晋江、仙游、漳浦、永春、德化、福清、安溪、长泰、泉州、华安(入龙溪县)、平潭、闽侯、平和、龙岩、永定、永泰、南平、诏安、云霄、古田、建瓯、宁德31个县市鼠疫,521个疫点,发病12366例,死亡10579人[⑥]。

福清县(今福清市)　鼠疫流行。全县鼠疫死亡789人[⑦]。

宁德县(今属宁德市)　夏,鼠疫流行。6—8月,赤溪一带鼠疫流行,死40余人[⑧]。

永定县　鼠疫流行。县城鼠疫蔓延[⑨]。

宁化县　鼠疫流行。中沙发生瘟疫[⑩]。

思明县(今厦门市)　秋,霍乱流行。8月30日(八月初二日)报道:厦门、广州地方有虎列拉疫发现,传染者渐多[⑪]。

广东省

广东省　合浦(今广西合浦县)、廉江(今廉江市)、遂溪、海康(今雷州市)、化县(今化州市)、湛江、信宜(今信宜市)、阳江(今阳江市)、罗定(今罗定市)、鹤山(今鹤

---

① "松江规复时疫医院",《申报》1916年9月27日,第7版。"松江时疫仍盛",《申报》1916年10月16日,第7版。

② "松江北乡有疫",《申报》1916年10月28日,第7版。"松江时疫传染之宜防",《申报》1916年11月6日,第7版。

③ 《亭新乡志》,上海社会科学院出版社1994年版。

④ 《海宁市志》,汉语大词典出版社1995年版。

⑤ 林家瑞《远东猩红热的研究》,《中华医学杂志》1926年第2期。高田、哈鸿潜《明清时期的台湾医学》,《中华医史杂志》1997年第2期。

⑥ 李文波《中国传染病史料》,化学工业出版社2004年版,第143页。

⑦ 《福清市志》,厦门大学出版社1994年版。

⑧ 《宁德市志》,中华书局1995年版。《宁德地区医药卫生志》,福建人民出版社2005年版。

⑨ 《永定县志》,中国科学技术出版社1994年版。

⑩ 《宁化县志》,福建人民出版社1992年版。

⑪ "闽粤沿海发生时疫",《盛京时报》1916年8月30日,第2版。

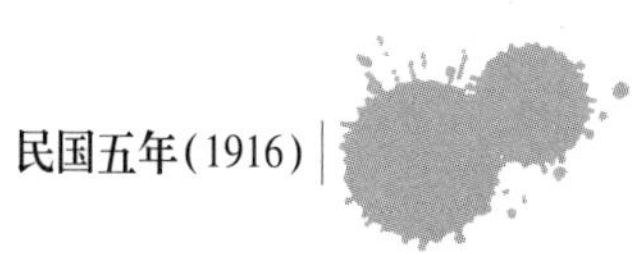

山市)、台山(今台山市)、南海(今佛山市南海区)、新会(今江门市新会区)、顺德(今佛山市顺德区)、广州、增城(今增城市)、东莞(今东莞市)、汕头、大埔、丰顺、揭阳(今揭阳市)、普宁(今普宁市)、潮阳(今汕头市潮阳区)、惠来、兴宁(今兴宁市)、龙川、龙门、澄迈、临高29个县市鼠疫,发病4644例,死亡4492人①。

番禺县(今广州市番禺区)　秋,霍乱流行②。冬,天花盛行③。

南海县(今佛山市南海区)　鼠疫流行。县城内外鼠疫发病46例④。

新会县(今江门市新会区)　自春徂夏,鼠疫流行。今《江门市卫生志》载:3—8月,外海鼠疫流行,以普济消毒饮治之,病死较少⑤。今《江门市志》载:4月上旬,外海乡流行鼠疫,历时5个月,多数患者服中药普济消毒饮获救,死亡较少⑥。

恩平县(今恩平市)　鼠疫流行。沙湖堡鹏岗村发生鼠疫,死亡20多人⑦。

澄海县(今汕头市澄海区)　霍乱流行。苏南、鮀浦发生霍乱,死数百人⑧。

龙川县　自春徂夏,鼠疫流行。春正月,老隆镇西北村、隆心村鼠疫流行,继而流行至水贝乡下围村和佗城南门街,几天内死亡百余人。夏四月,佗城南门外街鼠疫流行,死亡百余人⑨。

惠来县　春,鼠疫流行。2—5月,隆江镇鼠疫流行,波及各乡,发病千多人,十病九死⑩。

兴宁县(今兴宁市)　鼠疫流行。刁坊区鼠疫流行,河塘村1天死亡8人⑪。

信宜县(今信宜市)　春,鼠疫流行。4—5月,县城鼠疫流行,死人甚多⑫。

揭阳县(含今揭阳市城区、揭西县)　鼠疫流行。今《汕头卫生志》载:棉湖镇(今属揭西县)及邻近乡村(1899、1913、1916年)三次鼠疫流行,共死亡2500人⑬。

---

① 李文波《中国传染病史料》,化学工业出版社2004年版,第143页。

② Wong and Wu. *History of Chinese Medicine*. Tientsin Press,1932. p. 605. 王吉民、伍连德《中国医史》,上海辞书出版社2009年版,第850页。

③ "广州电",《申报》1917年1月18日,第3版。

④ 《南海县志》,中华书局2000年版。

⑤ 《江门市卫生志》,1989年。

⑥ 《江门市志》,广东人民出版社1998年版。

⑦ 《恩平县志》,方志出版社2004年版。

⑧ 《汕头卫生志》,1990年。

⑨ 《龙川县志》,广东人民出版社1994年版。

⑩ 《惠来县志》,新华出版社2002年版。

⑪ 《兴宁县志》,广东人民出版社1992年版。

⑫ 《信宜县志》,广东人民出版社1993年版。

⑬ 《汕头卫生志》,1990年。

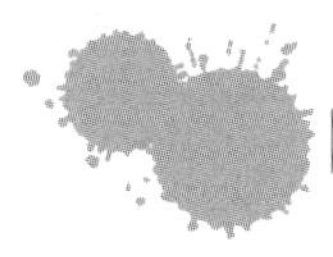

海南省

澄迈县　鼠疫流行。面前坡村有6户共23人,病死19人,4户成为绝户[①]。

香港特别行政区

香　港　疫。鼠疫、天花[②]、霍乱[③]、猩红热[④]均有发生。

澳门特别行政区

澳　门　秋,霍乱流行。8月19日(七月廿一日)、21日(七月廿三日)相继报道:澳门虎烈拉症流行,被宣布为有疫口岸[⑤]。8月25日(七月廿七日)报道:粤省战事,城乡居民避居澳门,酿成疫疠[⑥]。

广西壮族自治区

邕宁县(今属南宁市)　霍乱流行[⑦]。鼠疫流行[⑧]。

平南县　冬,瘟疫流行,十病八九[⑨]。

融　县(今融水苗族自治县)　天花流行。县境天花病流行,上百儿童致残或死亡[⑩]。

陆川县、博白县　鼠疫流行[⑪]。

容县、岑溪县(今岑溪市)、崇善县、左县(今合为崇左市)、百色县(今属百色市)、郁林县(今属玉林市)、北流县(今北流市)　鼠疫流行[⑫]。

合浦县　霍乱流行[⑬]。

---

① 《澄迈县志》,海南出版社2008年版。

② 李文波《中国传染病史料》,化学工业出版社2004年版,第143、144页。

③ Wong and Wu. *History of Chinese Medicine.* Tientsin Press,1932. p. 605. 王吉民、伍连德《中国医史》,上海辞书出版社2009年版,第850页。

④ Yang Ting-Kung,et al. Scarlet Fever in China. *Chin Med J*,1924(03).

⑤ “香港电”,《申报》1916年8月19日,第2版。“澳门电”,《申报》1916年8月21日,第2版。

⑥ “澳门发现疫症”,《申报》1916年8月25日,第7版。

⑦ Wong and Wu. *History of Chinese Medicine.* Tientsin Press,1932. p. 605. 王吉民、伍连德《中国医史》,上海辞书出版社2009年版,第850页。

⑧ 《广西通志·医疗卫生志》,广西人民出版社1999年版。

⑨ 《平南县志》,广西人民出版社1993年版。

⑩ 《融水苗族自治县志》,生活·读书·新知三联书店1998年版。

⑪ 李文波《中国传染病史料》,化学工业出版社2004年版,第143页。

⑫ 《广西通志·医疗卫生志》,广西人民出版社1999年版。

⑬ Wong and Wu. *History of Chinese Medicine.* Tientsin Press,1932. p. 605. 王吉民、伍连德《中国医史》,上海辞书出版社2009年版,第850页。

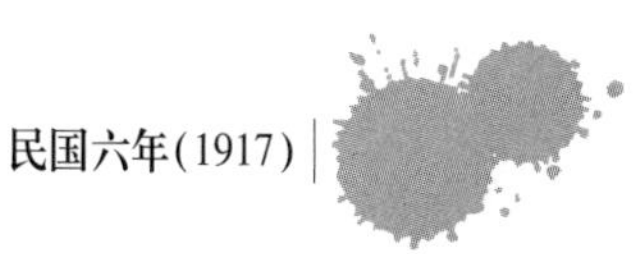

民国六年(1917)

黑龙江省

龙江县(今齐齐哈尔市市区) 冬,鼠疫流行。1918年2月2日(十二月廿一日)报道:齐齐哈尔附近甘新子有四人罹疫死,其地附近各村日死三人①。

布西设治局(今甘南县) 秋,"羊毛疔"流行。是年大疫,死亡甚众。10月,境内大多地方发生"羊毛疔",死亡45人。是年境内疫病猖獗,天花、麻疹、伤寒等蔓延,死亡无算,至有全家死光者②。

绥化县(今绥化市北林区)、肇州县(今肇源县) 鼠疫流行。今《绥化地区志》载:鼠疫流行,朝病夕亡,医生不敢治。绥化、肇源两县9341人患病,死亡3258人③。

海伦县(今海伦市) 春,鼠疫流行。今《海伦县志》载:4月,全县发生鼠疫④。

望奎设治局(今望奎县) 冬,鼠疫流行。今《望奎县志》载:12月,海丰八方村爆发肺鼠疫,仅宋氏一家37口死亡31人,2名长工未逃脱性命⑤。

滨江县(今属哈尔滨市)、同江县(今同江市)、依兰县、瑷珲县(今黑河市) 疫。据东三省防疫事务总处报告:是年哈尔滨天花流行,并有猩红热119例,痢疾86例。同江县天花2例,疟疾4例,猩红热2例,霍乱3例,痢疾16例。依兰县疟疾5例,痢疾8例。大黑河疟疾107例,回归热6例,痢疾25例⑥。按:上述病例,大多属于散发性质,只有哈尔滨的天花、猩红热、疟疾和大黑河的疟疾病例较多,可能流行成灾。

五常县(今五常市) 春,时疫流行。2月15日(正月廿四日)报道:所有一二岁

---

① "北京电",《申报》1918年2月2日,第2版。

② 《甘南县志》,黄山书社1992年版。

③ 《绥化地区志》,黑龙江人民出版社1995年版。

④ 《海伦县志》,黑龙江人民出版社1988年版。

⑤ 《望奎县志》,1989年。

⑥ 伍连德《东三省防疫事务总处报告大全书》第5册,1926年,第121页。《东三省防疫事务总处第六年全年报告》第6册,《中华医学杂志》1919年第1期。

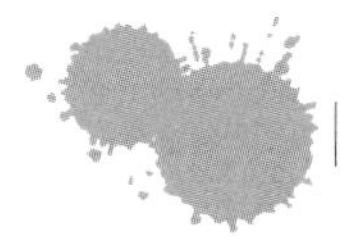

之孩童均发生瘟疹或咳嗽及抽风等症,毙命者甚夥[①]。

吉林省

怀德县(今公主岭市)　春,猩红热流行。4月25日(三月初五日)报道:两小学生患红疹瘟症殒命[②]。红白痘患者比比皆是,死亡相继[③]。

梨树县　春,猩红热流行。5月9日(三月十九日)报道:本邑近来发生一种传染病,俗名瘟疹,实类猩红热。传闻本城内患者不下数百人,死者亦夥[④]。夏,时疫流行。7月20日(六月初二日)报道:时疫传染多人,丧命者亦复不少[⑤]。

桦甸县(今桦甸市)　夏,沙眼、痢疾流行。7月6日(五月十八日)报道:砂眼、痢疾传染病流行,砂眼儿童患者最多,痢疾则无分男女老幼[⑥]。

农安县　秋,泡疾、鼠疫流行。10月19日(九月初四日)报道:因泡疾而死者50余人[⑦]。10月23日(九月初八日)报道:鼠疫发生两月有余,传染殆遍,死者甚夥[⑧]。

辽宁省

沈阳县(省会,今沈阳市)　春,天花、白痧流行。4月15日(闰二月廿四日)报道:乡间痘疹流行,一村中有死数十人者[⑨]。5月10日(三月二十日)报道:白痧盛行,城中数人患白痧而死[⑩]。夏,猩红热流行。6月14日(四月廿五日)报道:各关凡有小孩之家,时有发现疹疫者[⑪]。7月1日(五月十三日)报道:猩红热流行,死去4口[⑫]。2人得红眼白猴痧死去[⑬]。8月2日(六月十五日)报道:城北一带死于此者甚夥,城内患者亦多[⑭]。秋,霍乱流行。8月31日(七月十四日)报道:此流行病状似霍乱,死者已有十数人[⑮]。冬,白喉流行。12月21日(十一月初八日)报道:冬瘟死人甚多[⑯]。

---

① “时疫发现”,《盛京时报》1917年2月15日,第4版。
② “施种牛痘”,《盛京时报》1917年4月25日,第5版。
③ “疹疫流行”,《盛京时报》1917年4月25日,第5版。
④ “是否猩红热”,《盛京时报》1917年5月9日,第5版。
⑤ “时病宜防”,《盛京时报》1917年7月20日,第5版。
⑥ “天灾人祸一起来”,《盛京时报》1917年7月6日,第4版。
⑦ “一屯病死数十人”,《盛京时报》1917年10月19日,第4版。
⑧ “慎重人命”,《盛京时报》1917年10月23日,第5版。
⑨ “痘疹流行”,《盛京时报》1917年4月15日,第5版。
⑩ “白痧盛行”,《盛京时报》1917年5月10日,第5版。
⑪ “疹疫盛行”,《盛京时报》1917年6月14日,第5版。
⑫ “猩红热流行”,《盛京时报》1917年7月1日,第5版。
⑬ “时症盛行”,《盛京时报》1917年7月1日,第5版。
⑭ “时疫流行”,《盛京时报》1917年8月2日,第5版。
⑮ “渐见瘟疫流行”,《盛京时报》1917年8月31日,第4版。
⑯ “冬疫宜防”,《盛京时报》1917年12月21日,第5版。

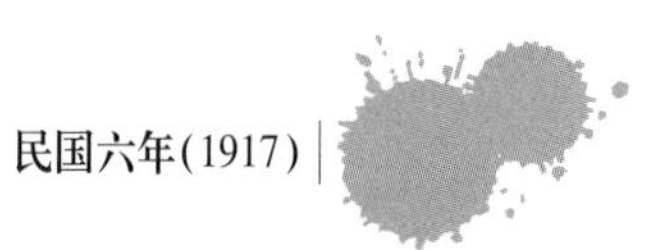

12 月 30 日(十一月十七日)报道:近日温度降至零下三十度,城关各处发现白喉症甚夥①。

开原县(今开原市) 春,猩红热流行。4 月 1 日(闰二月初十日)报道:近来城厢男女幼童陡发异症,初如痘疹,浑身凉热,继则腹痛,顷刻变幻,稍为治理不符,约一星期即行殇毙②。

辽阳县(今辽阳市) 春,猩红热流行。4 月 4 日(闰二月十三日)报道:近日天气不时,城厢幼稚之男女发现一种异症,初如水痘,浑身凉热不均,继则头晕腹痛,四肢无力,顷刻变幻,不可端倪,调理失宜,一二日即行殇毙③。夏,呕吐、泻痢流行。7 月 10 日(五月廿二日)报道:疫症流行,共死 100 余人④。

海城县(今海城市) 春,瘟疫流行。5 月 20 日(三月三十日)报道:海境由春入夏天气亢旱,气候失常,以致小儿多感不正之气,发现一种瘟症,既甚危险,尤易传染,近闻城内小儿患此症夭亡者不少⑤。夏,时疫流行。6 月 29 日(五月十一日)报道:小普屯死亡 20 余人⑥。

安东县(今丹东市) 夏,瘟疫流行。5 月 22 日(四月初二日)报道:日前传染瘟疫共 69 人⑦。

铁岭县(今铁岭市) 夏,天花流行。6 月 20 日(五月初二日)报道:邑南三乡小儿患天然痘者不少⑧。

昌图县 夏,时疫流行。6 月 30 日(五月十二日)报道:时疫传染甚速,因之丧命者不少⑨。

凤城县(今凤城市) 冬,天花流行。11 月 20 日(十月初六日)报道:自交冬令,忽有天然痘症发现,死人甚众⑩。

金 县(今大连市金州区) 春,天花、猩红热流行。1 月 30 日(正月初八日)报道:自客冬以来,痘疮流行⑪。3 月 4 日(二月十一日)报道:近日猩红热症盛行,迄今

---

① “发现白喉症”,《盛京时报》1917 年 12 月 30 日,第 5 版。
② “猩红热危险骇人”,《盛京时报》1917 年 4 月 1 日,第 5 版。
③ “猩红热其各注意”,《盛京时报》1917 年 4 月 4 日,第 5 版。
④ “瘟疫流行”,《盛京时报》1917 年 7 月 10 日,第 5 版。
⑤ “瘟疫流行”,《盛京时报》1917 年 5 月 20 日,第 5 版。
⑥ “疫症流行”,《盛京时报》1917 年 6 月 29 日,第 5 版。
⑦ “瘟疫宜防”,《盛京时报》1917 年 5 月 22 日,第 5 版。
⑧ “痘症何多”,《盛京时报》1917 年 6 月 20 日,第 5 版。
⑨ “时疫宜防”,《盛京时报》1917 年 6 月 30 日,第 5 版。
⑩ “天然痘又发现”,《盛京时报》1917 年 11 月 20 日,第 5 版。
⑪ “又发现痘疮”,《盛京时报》1917 年 1 月 30 日,第 5 版。

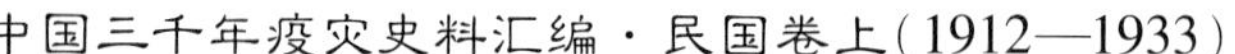

发病已有6名之多①。3月17日(二月廿四日)报道:本埠有患猩红热者2名,疑似症者2名,痘疮1名②。3月31日(闰二月初九日)报道:猩红热之病症又行发现9名③。4月18日(闰二月廿七日)报道:猩红热5名,疑似症3名④。5月18日(三月廿八日)报道:2人患天然痘,其中1人由青岛乘船来⑤。是年,大连猩红热发病135例,死16人⑥。

辽阳县(今辽阳市)、海城县(今海城市)　天花流行。二县报告发生天花47人,死亡6人⑦。

新宾县(今新宾满族自治县)　克山病大流行。火石地区死亡80余人⑧。

本溪县(今本溪满族自治县)　天花流行。据本溪县公署记载:1917年,天花痘毒,甚于毒蛇猛兽。一经浸染,轻者脸麻眼瞎,重者残缺殒命,甚为害也,实令人不寒而栗,且我县对天花一症素未重视,尤为忽略,故每年死于天花者其数不下几千⑨。另,菌痢发病28人,死亡8人⑩。

内蒙古自治区

绥远特别区(治今呼和浩特市)　冬,鼠疫流行。十月中旬,鼠疫传至包头镇,十一月中旬,鼠疫先蔓延至萨拉齐归化城,然后再蔓延至丰镇和山西各地,十二月,鼠疫大流行。1929年,著名鼠疫防治专家伍连德撰文回忆1917—1918年间的鼠疫发生过程曰:于1917年8月间,阿都省及内蒙古各部发生鼠疫时,据可靠之消息,咸谓伯士波郎内蒙古地于1917年11月杪(十月中旬)曾见有肺疫流行,此地在黄河之北岸,即今属绥远之包头镇,乘马向西路行三日至五原城,在伯士波郎之东北各地,均已被疫侵,后又由伯士波郎县向东蔓延而来,显系由包头疫区旅行携带者所传染。盖包头为山西及内蒙之繁盛商埠,于是年12月间已见有疫症之流行,在是月之23日(十一月初十日),疫氛已延及萨拉齐,又向东蔓延。查其疫流行线,多遵循旅行者之路途而前进,以后复经伯士波郎及黄河之沿岸向北大道而游行包头及萨拉齐归化城,由归化之

① "时疫之流行",《盛京时报》1917年3月4日,第4版。

② "时疫之续志",《盛京时报》1917年3月17日,第4版。

③ "近日又有猩红热",《盛京时报》1917年3月31日,第4版。

④ "传染症之调查",《盛京时报》1917年4月18日,第4版。

⑤ "竟又发现痘症矣",《盛京时报》1917年5月18日,第5版。

⑥ 伍连德《东三省防疫事务总处报告大全书》第4册,1924年,第167～168页。

⑦ 《抚顺市卫生志》,1989年。

⑧ 《新宾满族自治县志》,辽宁古籍出版社1993年版。《抚顺市卫生志》,1989年。

⑨ 《本溪满族自治县志》,辽宁民族出版社2009年版。

⑩ 《本溪卫生志》,1990年。

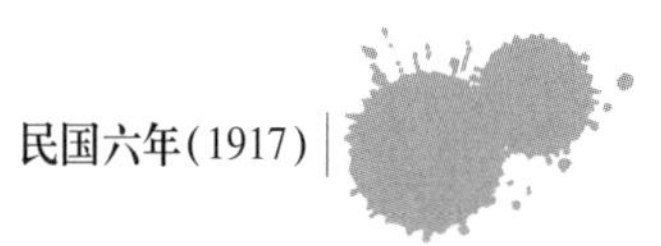

大道行至丰镇及今之山西大同各地。考其传染之媒介,多由下述之两种人民而携带也:甲、因山西之西北及北蒙各地之出产以皮货为大宗,而运输皮毛等货物多由车或乘马、行夫或骆驼队等,从蒙古运输多量之皮毛货,批至丰镇铁路车站以待善价而沽,故来往运皮毛者益众,则不免有携带疫菌之虞;乙、绥远在昔为山西北部之重镇,乃贸易商务繁盛之枢纽,故今有改绥远区之省制。该镇之商人以山西人居多数,由该镇之商人而回本省内地之原籍者,实不乏人,或由此贩卖物品而流行于省内部,此亦是携带疫菌之原也。查此地广人稀,来往行旅极形不便,客商如遇车时则乘车,否则徒步,或骑马以跋涉,所载笨重物品,恒多迟滞道途,此最易携带疫菌,果遇疫症流行时,且最易介绍他处。其行路每日仅走二十至三十英里,车夫旅客恒结队同行,为数甚夥,适遇疫氛向东渐延,至为缓慢,及抵归化,则甚速矣。盖归化为商务繁盛之埠,彼时人口足有二三十万之众,且车马来住便利,故进行迅速也。于1917(当为1918)年1月3日(十一月廿一日),疫又向丰镇侵袭(人口九千)。该镇为张家口及北平线之首站,果以波及此镇,其关系不问而知之矣。中央政府闻该地各处疫氛猖獗,遂派员前往疫区就地防范,连德于1918年1月3日抵丰镇,实行就地调查疫情而备防范时,保定府亦派利维斯医士,北平协和亦派卧菲儿医士,伊于12月29日离平,至30日抵丰镇,同行调查。幸此疫尚未延及城内,遂决意同往该镇之西北萨拉齐(距西200英里),抵葫芦时接见第一次鼠疫报告称,白塔村附近于前星期有车夫8人,仅病两日,死去7名,同时又有两三村亦发同样症之流行,伊等遂于1月3日赴归化报告疫情之关系及其烈害,而该地方政府谓谎诞,不纳,故致猖獗,医者束手,无从防范,不但对防范不力,且包头以东之交通甚至不准医者行走检验疫。医者迫于无奈,只可转回丰镇与著者会议,设法合力办理,伊等照法进行。复回疫区时,见疫之已侵延至葫芦县地境,疫死者由七名至四十名之多。著者行抵丰镇,开始试行适当之防疫办法,所设临时防疫隔离所,即下述之三条办法是也:甲、选择适宜地点三处先行断绝交通;乙、于沿路各站监视售票,如未经健康检验及客车内未驻医员时,不得随意售票自由行动;丙、南口、张家口、大同等要站,各驻有医员,专司检验行旅客商①。

1918年《圣教杂志》第4期载:本杂志上期曾将蒙古各处疫症传布等情略志大概,兹据该处传教士报告疫症之函件等等,续译其大要,汇志如次:一、黑东班司铎(1918年,下同)1月13日(十二月初一日)函云:此次疫症发生之初人来自八大,至津邑村探视其昆仲,病焉。初觉头痛,继以咳血,终则逝世。其昆仲被该病传染亦死,其家中会计员及厨夫、更夫各一,以及同居之一人,旋亦相继病亡。未几,又有一更夫

① 伍连德《一九一七年至一九一八年山西疫症流行沿革》,《中华医学杂志》1929年第3期。

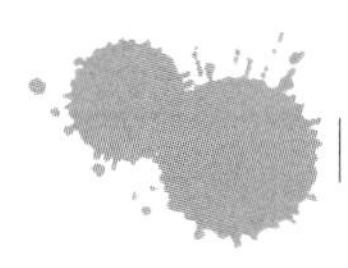

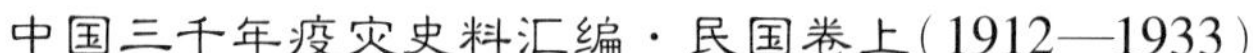

及邻居二三名又病亡。此最初二日中之事也。某夜有四人亡于疫,二人为尸首埋葬毕赴他村中病亡,于是其村亦有疫。自1月7日以来,病亡于疫者约有十五至二十名,约有三四村落已被传染。近有二村求献弥撒,祈求上主保佑。二、沈大头许司铎1月19日(十二月初七日)函云:此间死于疫者十人,土默特及中蒙古其他会口现今无恙。二十四顷地及附近,据最近消息,死七八人;康方营子死七人,巴大开死十三人,江健营子死一百四十人,山塘死四十至五十人,惟其中无一教友死者。疫症似一路向东北推广,蓝城疫势甚盛。三、霍巴班司铎1月20日(十二月初八日)函云:疫症尚盛,河华有死者十五人,三华有死者一人,钱邑村疫症亦起,十家中得死者三十人,可谓烈矣!四、萨拉齐1月30日(十二月十八日)电云:各村中咸有一家或数家染得疫症,凡被传染而病者无一能免于死,现各村交通已断绝。包头及萨拉齐疫势渐减,三道河疫势亦微,惟宁华较盛。五、沈大头许司铎函云:1月12日(十一月三十日),本村罹疫症病亡者共有六人。六、齐苏木蓝主教2月3日(十二月廿二日)函云:米里谷头自一人来自福城子,以疫症传染于某姓家,六人中尝死其四。该处本堂伊司铎见之,即阻止各人与该家来往,主教旋经该处,遂立命将该房焚毁。头海教友所处诸村落,均尚平安,惟闻其他高原诸村落死者甚众,尤以在建古镇及包头大道间者为最,翔古店附近营苏板闻有三十余人病亡于疫。本日有人自霍巴来此,言该处教友中有染得疫症者若干人,而外教人中尤多。七、齐苏木畲司铎2月4日(十二月廿三日)函云:此间附近康口及马足诺鲍外教人村落中有若干染疫者,教友中无被染者。八、南华山罗登司铎2月5日(十二月廿四日)函云:三道河附近百里至今日尚未有疫,虽未将本村与他处交通一概断绝,惟已不准招留远地人寄宿。九、二十四顷地(今包头市土默特右旗二十四顷地乡)张司铎来函云:绥远土默特一带自去年12月间突起疫症,兹就公教中之情形略述如下。甲、教友村中,托县属邑将军窑子(即江健窑子,参观本杂志上期)首先传染,计自12月19日(十一月初六日)起,于月余之间死于疫症者得一百七八十人,内有十五六家不剩一人。乙、二十四顷地疫症染自将军窑子,死者六人,旋有众教友热心求天主而获无恙。丙、巴拉盖村因某教友来自后套,途中染疫,来堂数日即死,遂传染他人,共计死者得十三人,旋亦由教友热心祈祷,而疫势即止云云①。

《中华民国史事日志》载:1918年1月(十一月十九日至十二月十九日),绥远之五原、萨拉齐及包头发生时疫。随后,国民政府定绥远之五原、萨拉齐等处为防疫施行区域。北京内务部与英、法、日、俄银行团订立防疫借款72万佛郎,以盐税余款为

① “本国之部:蒙古”,《圣教杂志》1918年第4期,第180~183页。

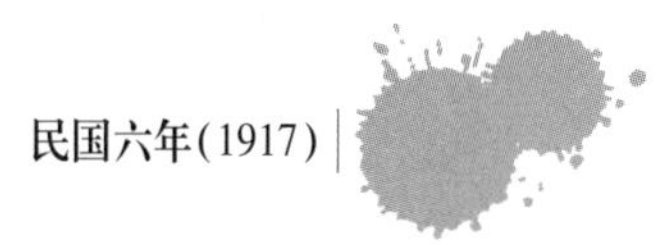

担保①。

8月,内蒙古西部地区肺鼠疫大流行。疫情从乌拉特前旗流行起来,波及河套、包头、归绥、清水河、卓资等27个旗县,再沿交通线传播到山西、陕西内地。此次肺鼠疫至次年3月息止,死亡1.38万人②。此次鼠疫传播的过程:8月,内蒙古巴彦淖尔盟乌拉特前旗新安镇(扒子补隆)开始流行鼠疫。据调查,先在教堂暴发,死亡70余人,群众逃散,沿途传播。9月下旬,由安北运输毛皮去丰镇的马车队,车夫有染疫死亡者,接触者四散,所经之处,数以百计的旅客、商人和车夫相接触,将肺鼠疫沿途传播。9月下旬传到包头,10月传到(萨拉齐)土默特右旗、呼和浩特市、五原、固阳和卓资。11月向东传到丰镇,并从上述地区波及乌兰察布盟的清水河、托克托、凉城、集宁等27个县旗,进而从丰镇、大同沿京包、正太、北宁、京汉、津浦等五条铁路,传到朔平、左云、代州、忻州、太原、宣化、北京、济南、蚌埠、正定甚至南京③,甚至山东、安徽等省区,计内蒙古、绥远、察哈尔、陕西、直隶、山东、安徽、江苏8个省区。到1918年3月20日最后一例,共死亡约16623人。内蒙古27个县旗788个疫点,发病13798例,死亡13792人。其中:巴彦淖尔盟乌拉特前旗、乌拉特中旗、乌拉特后旗、五原县、磴口县5县旗,112个疫点,发病1153例,全部死亡。伊克昭盟达拉特旗、东胜县、伊金霍洛旗、准格尔旗4县旗,88个疫点,发病880例,死亡872人。乌兰察布盟集宁、察右中旗、四子王旗、丰镇县、兴和县、察后右旗、卓资县、武川县、固阳县、土默特左旗、土默特右旗、托克托旗、清水河县、和林县、凉城县15县旗,417个疫点,发病7812例,全部死亡。锡林郭勒盟苏尼特右旗、苏尼特左旗、连浩特正厢白旗3旗,10个疫点,死亡31例(前3旗数字不详未计入)④。

秋,黑死病流行。黑死病发于东三省,既了,北京一带,传染日多。至9月,归绥渐有病者,由城而乡。于是火车制止交通,行客断绝往来。11月,蔓延遂广,兼以一冬无雪,寒暖不时,黑死病乃大作。至12月中,归、萨、和、托,西至五原,东至凉、陶,时疫流行殆遍。时都统署及地方团体,以传染过甚,死亡过巨,成立绥远全区防疫总局,设归绥临时防疫病院,拨款购药品,清道路。五原、萨县、包头、台格木、东买达尔各地,设检查及隔离所⑤。

归绥特别区的鼠疫其实始于冬十月,《大公报》对此多有记载。十一月廿四日

---

① 《中华民国史事日志》,1918年。

② 《内蒙古》,内蒙古人民出版社1997年版。《卓资县志》,内蒙古人民出版社2003年版。

③ 伍连德《东三省防疫事务总处第六年全年报告》,《中华医学杂志》1919年第1期。

④ 《中国鼠疫流行史》,1981年,第235~237页。

⑤ 《杭锦后旗志》,中国城市经济社会出版社1989年版。

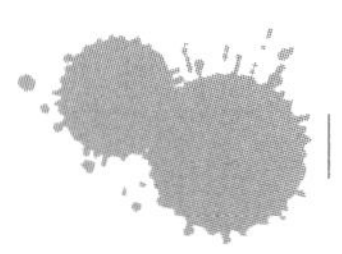

(1918年1月6日)报道:绥属有疫症发现[1]。廿七日报道:绥属发现疫症[2]。十一月三十日(1918年1月12日)报道:鼠疫第一发生之地为内蒙古八子部落[3]。十二月初三日(1918年1月15日)报道:绥北一带发现瘟疫[4]。初四日报道:绥属一带发现疫症[5],又,绥远等处发现时疫[6]。初五日报道:绥北发生时疫[7]。初十日报道:本年山西、绥远特别区,均发生传染瘟症甚烈[8]。十一日报道:绥北一带瘟症流行[9]。十五日报道:绥远等处时疫流行[10]。廿一日报道:绥远、张家口一带发现疫症[11]。廿三日报道:绥属地方发生时疫,疫势蔓延[12]。按:上称"疫症""时疫""瘟疫",都是指鼠疫。

锡林郭勒盟　鼠疫流行。现二连浩特市、苏尼特右旗、苏尼特左旗和正镶白旗的20个村先后发现鼠疫病人257人,死亡205人[13]。

苏尼特右翼旗(今苏尼特右旗)　鼠疫流行。毛都庙鼠疫死亡多人[14]。

平罗县(今磴口县)　冬,鼠疫流行。今《磴口县志》载:12月,临河黄羊木头发生鼠疫,潘喜喜携妻儿4人逃来三盛公城外居住,不日,潘死,妻儿三人搬迁他地,当地一杨姓老汉前往照料,不久染病,4人皆死[15]。

辽源县(今通辽市科尔沁区)　鼠疫流行。察罕套拉搞(今通辽市查干乡)一带鼠疫流行[16]。

归绥县(今呼和浩特市)　冬,鼠疫流行。11月,归绥发现"黑死病",至12月中,归、萨、和、托、五原、陶林,传染殆遍[17]。呼和浩特81个疫点,发病2029例,全部死

---

① "政府注意绥属疫症之近闻",《大公报》1918年1月6日,第1张第3版。
② "防疫消息汇志",《大公报》1918年1月9日,第1张第3版。
③ "西电中之鼠疫消息",《大公报》1918年1月12日,第1张第3版。
④ "防疫事宜之汇志",《大公报》1918年1月15日,第2张第2版。
⑤ "关于防疫之要电一束",《大公报》1918年1月16日,第1张第3版。
⑥ "防疫事宜之汇志",《大公报》1918年1月16日,第2张第2版。
⑦ "防疫事宜之汇志",《大公报》1918年1月17日,第2张第2版。
⑧ "防疫事宜之汇至",《大公报》1918年1月22日,第2张第2版。
⑨ "警厅查疫",《大公报》1918年1月23日,第2张第3版。
⑩ "铁路防疫",《大公报》1918年1月27日,第2张第3版。
⑪ "防疫良方",《大公报》1918年2月2日,第2张第2版。
⑫ "内务部呈划定防疫区域文",《大公报》1918年2月4日,第1张第3版。
⑬ 《锡林郭勒盟志》,内蒙古人民出版社1996年版。
⑭ 《苏尼特右旗志》,内蒙古文化出版社2002年版。
⑮ 《磴口县志》,内蒙古人民出版社1998年版。
⑯ 《通辽市卫生志》,2005年。
⑰ 《呼和浩特千年大事》,1991年。

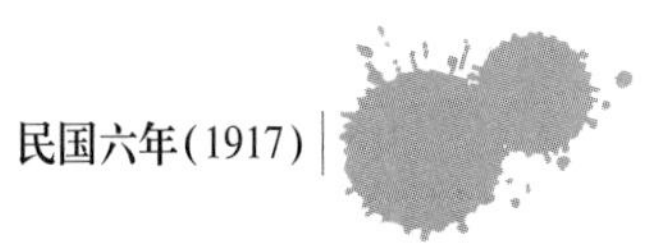

亡[①]。其中,回民区发病96人,全部死亡,波及8条街巷[②]。玉泉区发病884人,全部死亡,波及38条街巷。新城区发病48人,全部死亡,波及13条街巷。郊区发病1020人,死亡1018人,2人下落不明,波及80个自然村[③]。1918年1月10日(十一月廿八日)报道:归化发现瘟疫,亟待防备[④]。1月12日(十一月三十日)报道:归化城厅查见疫症多起[⑤]。1月13日(十二月初一日)报道:归化城及周边村中,肺炎疫流行,蔓延甚速[⑥]。1月15日(十二月初三日)和16日(十二月初四日)报道:归化城肺炎疫传染颇速[⑦]。1月24日(十二月十二日)报道:21日,萨拉齐、归化城疫死30人[⑧]。同日,归化县报告内务部电文称:绥区萨县、五原、包头、归化有疫地方一应查防医禁设置,早经筹备完全,电陈大部在案。统计各处因疫死者,自上年11月起,共200余名[⑨]。1月31日(十二月十九日),归绥都统蔡成勋报告:绥区自办理防疫以来,业将设置总分各局暨检查隔离所病院情形办法历电在案。自民国六年12月23日起至七年1月31日止,据各局所报告,归绥城乡共疫死162人,萨县共疫死190人,包头共疫死168人,五原共疫死125人,其他各处约报之数尚不在内。除五原一处稍有轻减,归(归绥)、萨(萨拉齐)等处疫情如故,其和(和林格尔)、托(托克托)、清(清水河)、武(武川)各县城乡因陆续设置,正在分别确查,尚未据报[⑩]。2月2日(十二月廿一日),蔡成勋又报:归绥共疫死5人,萨县疫死无,包头共疫死9人,五原共疫死5人[⑪]。2月4日(十二月廿三日)报道:绥远疫症流行,十人之中治愈者三五人或六七人不等[⑫]。2月9日(十二月廿八日),蔡成勋报告:据各局所电告,2月6日,归绥疫死10人,五原疫死3人,包镇疫死4人,萨县无[⑬];2月7日,归绥疫死12人,包镇疫死6人,萨县疫死无,五原疫死2人[⑭]。2月14日(次年正月初四日),绥远都统蔡成勋报告:2月9日,归绥疫

---

① 李文波《中国传染病史料》,化学工业出版社2004年版,第146页。

② 《呼和浩特市回民区志》,内蒙古大学出版社2010年版。

③ 《呼和浩特市卫生防疫站志》,1993年。

④ “五萨防疫之京讯”,《申报》1918年1月10日,第3版。

⑤ “晋边防疫之西讯”,《申报》1918年1月12日,第6版。

⑥ “西报论防疫事宜之重要”,《申报》1918年1月13日,第6版。

⑦ “丰镇电”,《申报》1918年1月15日,第3版。“比人教会所得之疫症消息”,《申报》1918年1月16日,第10版。

⑧ “北京电”,《申报》1918年1月24日,第3版。

⑨ “归化蔡成勋来电(1月24日)”,《政府公报》第727期,1918年。

⑩ “蔡成勋来电”,《政府公报》第741期,1918年。

⑪ “蔡成勋来电”,《政府公报》第741期,1918年。

⑫ “晋省疫氛与疫死人数”,《申报》1918年2月4日,第6版。

⑬ “蔡成勋自归化来电(2月9日)”,《政府公报》第743期,1918年。

⑭ “归化蔡都统来电(2月9日)”,《政府公报》第743期,1918年。

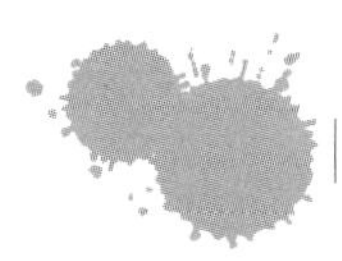

死11人,包镇疫死15人。萨县自1月30日至2月9日,共疫死57人;2月11日,归绥疫死18人,五原疫死7人,包头疫死10人[①]。2月21日(正月十一日)报道:绥远罹疫死者共约1500人[②]。对于这个冬季鼠疫的流行,《大公报》也多有报道。十一月三十日(1918年1月12日)报道:鼠疫现已传至包头镇、萨拉齐、归化城、丰镇及大同府[③],归化城及四乡鼠疫蔓延,城东某村死于疫者8人,3日后疫死者增至40人[④]。十二月初五日(1918年1月17日)报道:归绥区内发现时疫,各民归晋,已有传染[⑤]。初六日报道:五原县、包头镇、萨拉齐县、归绥县及各该县之四周业经受有鼠疫的传染[⑥]。十一日报道:当诸医生前赴归化厅时,路经北台村(译音),闻有染患疫疾者7人,及3日后回丰镇,复经该处,则其数已增至40人。凡往时所经各村,初未闻有瘟疫迹兆者,而归途之际则各村皆传有瘟疫矣[⑦]。

托克托县　冬,鼠疫流行。1918年1月24日(十二月十二日),归化县报告内务部电文称:昨据托县禀报,县属有类似疫症致毙之人,除严饬严加防禁实行断绝交通并派员查视托县应否设置外,谨电复[⑧]。十二月中,托克托县时疫(鼠疫)流行殆遍[⑨]。鼠疫由包头和准格尔旗传入中滩及什力登等35个自然村,发病500余人,全部死亡[⑩]。

五原县　冬,鼠疫流行。发病51人,全部死亡[⑪]。1918年1月6日(十一月廿四日)《大总统令》曰:内务总长钱能训呈称,查绥远五原、萨拉齐两县及包头镇地方发生时疫,查照《传染病豫防条例》,请派伍连德、陈祀邦、何守仁为检疫委员,担任豫防事务,以资检查而免蔓延等情,应即照准。由该部饬令该员等妥速办理,总期先事豫防,毋任蔓延,以消疾诊[⑫]。1月9日和1月10日报道:晋蒙交界处疫症流传,已传至

---

① "绥远蔡都统来电(2月14日)",《政府公报》第752期,1918年。

② "北京电",《申报》1918年2月21日,第3版。

③ "西电中之鼠疫消息",《大公报》1918年1月12日,第1张第3版。

④ "西医士调查时疫之报告",《大公报》1918年1月12日,第1张第3版。

⑤ "防疫要电一束",《大公报》1918年1月17日,第1张第3版。

⑥ "防疫文电之汇录",《大公报》1918年1月18日,第1张第3版。

⑦ "伍连德医士防疫一席话",《大公报》1918年1月23日,第1张第3版。

⑧ "归化蔡成勋来电(1月24日)",《政府公报》第727期,1918年。

⑨ 《呼和浩特市志》,内蒙古人民出版社1999年版。

⑩ 《呼和浩特市卫生防疫站志》,1993年。

⑪ 《五原县志》,内蒙古人民出版社1996年版。《巴彦淖尔市民政志》,2006年。

⑫ "大总统令(1918年1月6日)",《政府公报》第704期,1918年。《江苏省公报》第1462期,1918年,第2页。《中华医学杂志》1918年第2期,第83~89页。

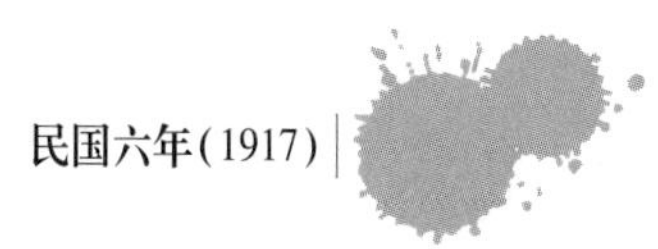

五原县[①]。1918 年 4 月 12 日报道:其疫自鄂尔多斯地方蔓延而来[②]。对于五原县这次鼠疫的流行,《大公报》报道甚多。十一月十二日(12 月 25 日)报道:武原县瘟疫盛行,无有愈者[③]。十五日报道:百斯笃病在包头镇发生,疫势猖獗,蔓延不已[④]。十六日报道:萨拉齐地方发现传染疫症[⑤]。十一月廿四日(1918 年 1 月 6 日)报道:五原、萨拉齐一带有疫症发现[⑥]。廿六日报道:萨拉齐疫症系一种肺疫,并非鼠疫,唯杀虎口一带有几人患(鼠)疫者[⑦]。廿七日报道:包头等处发见时疫[⑧]。廿八日报道:绥属五原、萨拉齐等处发现疫症[⑨]。三十日报道:鼠疫现已传染至包头镇[⑩],绥远包头镇等处均发现鼠疫[⑪]。十二月初一日(1918 年 1 月 13 日)报道:五原、萨拉齐、包头镇等地方发生时疫[⑫]。初二日报道:绥远五原、萨拉齐及包头镇等处瘟疫发现,异常剧烈[⑬]。初三日报道:绥远五原、萨拉齐及包头镇等地发生时疫之气,最易传染[⑭]。初六日报道:五原县、包头镇、萨拉齐县、归绥县及各该县之四周,业经受有(鼠疫)传染[⑮]。初八日报道:包头镇发生一次冬瘟,连死 20 余人[⑯]。五原县等处有肺百斯脱时疫发现[⑰]。初十日报道:包地流疫传染甚速,得者头痛、咳嗽、咯血,见血即亡,每日平均死者不下三四十人[⑱],唯包头一带疫气仍炽[⑲]。十七日报道:五原县、萨拉齐发生疫症[⑳]。廿五日报道:绥远五原等县发生疫症[㉑]。

---

① “议防晋边鼠疫之所闻”,《申报》1918 年 1 月 9 日,第 6 版。“五萨防疫之京讯”,《申报》1918 年 1 月 10 日,第 3 版。

② “归化厅检疫员来电”,《申报》1918 年 4 月 12 日,第 3 版。

③ “武原县之瘟疫”,《大公报》1917 年 12 月 25 日,第 2 张第 2 版。

④ “包头镇疫势猖獗”,《盛京时报》1917 年 12 月 28 日,第 2 版。

⑤ “政府注意防疫”,《大公报》1917 年 12 月 29 日,第 2 张第 3 版。

⑥ “政府注意绥属疫症之近闻”,《大公报》1918 年 1 月 6 日,第 1 张第 3 版。

⑦ “防疫消息汇闻”,《大公报》1918 年 1 月 8 日,第 1 张第 3 版。

⑧ “治疫要剂”,《大公报》1918 年 1 月 9 日,第 2 张第 2 版。

⑨ “内务部预防天津疫症”,《大公报》1918 年 1 月 10 日,第 1 张第 3 版。

⑩ “西电中之鼠疫消息”,《大公报》1918 年 1 月 12 日,第 1 张第 3 版。

⑪ “关于防疫之汇闻”,《大公报》1918 年 1 月 12 日,第 2 张第 2 版。

⑫ “防疫事宜汇志”,《大公报》1918 年 1 月 13 日,第 2 张第 2 版。

⑬ “防疫事宜之汇志”,《大公报》1918 年 1 月 14 日,第 2 张第 2 版。

⑭ “防疫事宜之汇志”,《大公报》1918 年 1 月 15 日,第 2 张第 2 版。

⑮ “防疫文电之汇录”,《大公报》1918 年 1 月 18 日,第 1 张第 3 版。

⑯ “防疫事宜之汇志”,《大公报》1918 年 1 月 20 日,第 2 张第 2 版。

⑰ “山西防疫总局之训令”,《大公报》1918 年 1 月 20 日,第 2 张第 2 版。

⑱ “包头镇疫症之蔓延”,《大公报》1918 年 1 月 22 日,第 1 张第 3 版。

⑲ “防疫要电两则”,《大公报》1918 年 1 月 22 日,第 1 张第 3 版。

⑳ “本埠琐闻”,《大公报》1918 年 1 月 29 日,第 2 张第 2 版。

㉑ “天津警察厅布告”,《大公报》1918 年 2 月 6 日,第 2 张第 2 版。

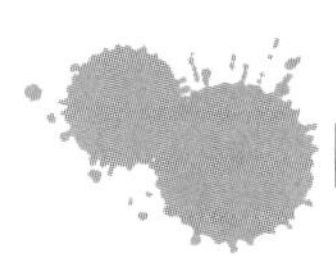

萨拉齐县(今土默特右旗)　冬,鼠疫流行,伤人甚烈。其疫起自城市,渐及乡村,业经染病,无一幸免[①]。波及7区64村,南自黄河畔,北至大青山,死亡约1.5万人,次年3月才停息[②]。所辖包头镇(今包头市)冬十二月,肺鼠疫流行[③],共80个疫点,发生1893例,死亡1885人[④]。石拐一地就死亡300多人,包括福永居死亡30余人,石拐街死亡110余人,中厂汉沟死亡70余人,东官井死亡90余人[⑤]。12月29日(十一月十六日)报道:萨拉齐附近各村,现有瘟疫,传染颇速[⑥]。1918年1月1日至27日(十一月十九日至十二月十五日)连续报道:萨拉齐附近各村疫疠流行,传染甚速,21日(十二月初九日)这天,萨拉齐、归化城疫死30人[⑦]。这次鼠疫共波及萨县所辖7区64村,其范围南自黄河畔,北至大青山,死亡约1.5万人,1918年3月才停息[⑧]。包头镇当时为萨拉齐县重镇,鼠疫流行最早尤烈。1917年11月,肺炎疫发现于内蒙古之伯子巴隆及黄河左近之山西边境,12月蔓延于包头镇与萨拉齐,乘势直达于商业繁盛之归化。又自包头镇传至黄河以南之小诺(音译),时为12月中旬[⑨]。1918年1月10日(十一月廿八日)报道:包头鼠疫流行[⑩]。1月19日(十二月初七日)报道:包头鼠疫蔓延,甚有全村丧亡殆尽者[⑪]。1月24日(十二月十二日)和27日(十二月十五日)报道:包头一带,疫气仍炽[⑫]。

丰镇县(今丰镇市)　春正月,猩红热流行。2月9日(正月十八日)报道:丰镇猩红热流行,死亡颇众,小儿尤甚[⑬]。冬十一月至十二月,鼠疫流行。今《丰镇市志》载:

---

① 《萨拉齐县志》,远方出版社2009年版。

② 《土默特右旗志》,内蒙古人民出版社1994年版。

③ 《包头市志》,远方出版社2001年版。

④ 《包头市卫生防疫志》,1986年。

⑤ 《石拐区志》,内蒙古文化出版社2007年版。

⑥ “北京电”,《申报》1917年12月29日,第2版。

⑦ “西报论萨拉齐疫疠”,《申报》1918年1月1日,第6版。“萨拉齐发现疫疠”,《申报》1918年1月4日,第7版。“五萨防疫之京讯”,《申报》1918年1月10日,第3版。“比人教会所得之疫症消息”,《申报》1918年1月16日,第10版。“北京电”,《申报》1918年1月24日,第3版。“北京电”,《申报》1918年1月27日,第3版。

⑧ 《土默特右旗志》,内蒙古人民出版社1994年版。

⑨ “山西肺炎疫之蔓延及防御方法”,《环球》1917年第4期,第182~185页。《中华医学杂志》1918年第2期,第65~69页。《东方杂志》1918年第7期,第108~110页。

⑩ “五萨防疫之京讯”,《申报》1918年1月10日,第3版。

⑪ “西教士之晋边时疫报告”,《申报》1918年1月19日,第6版。

⑫ “北方防疫之官场消息”,《申报》1918年1月24日,第6版。“北京电”,《申报》1918年1月27日,第3版。

⑬ “太谷灾黎之呼吁声”,《申报》1917年2月9日,第6版。

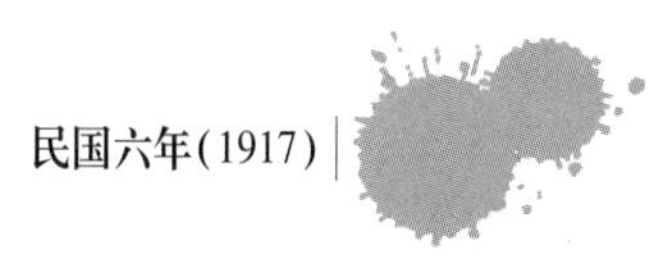

秋(应为冬,是年11月8日立冬),境内鼠疫流行,传染快,发病急,城乡道路行人绝迹①。1918年1月7日(十一月廿五日)报道:丰镇鼠疫流行,疫症自萨拉齐传来②。1月11日(十一月廿九日)报道:大同至丰镇火车中查见一患疫之客,丰镇鼠疫蔓延③;同日,内务部电称:查疫症流行,为害甚烈,丰镇地方已经发现,防疫事务正在吃紧④。1月15日(十二月初三日)报告:丰镇因患疫毙命者已有3人,彼等系来自归化之兵士⑤。1月16日(十二月初四日)报道:鼠疫蔓延至丰镇、大同、朔州、朔平、代州、正太铁道沿线、寿阳等处⑥。1月17日(十二月初五日),防疫委员何守仁报告:丰镇死于疫者至今共计5人⑦。1月19日(十二月初七日)报道:绥远抵丰镇之兵中有染疫而毙者⑧。1月23日(十二月十一日),何守仁报告丰镇至今疫死者共计27人⑨。1月24日(十二月十二日)报道:阳历元月21日,丰镇疫死18人⑩。1月30日(十二月十八日),何守仁报告:丰镇今日死4人,计共疫死58人,禽兽至今尚无染疫灾⑪。1月31日(十二月十九日),何守仁报告:丰镇今日疫死2人,染疫者3人,至今共计疫死60人,前二日内烧毁尸体22具⑫。2月1日(十二月二十日),何守仁报告:丰镇今日疫死3人,死于疫者共计63人。有房屋二所亦于今日烧毁,由黄医士亲往监视⑬。2月3日(十二月廿二日)报道:1月28日疫死7人,29日疫死8人⑭。同日,何守仁报告:丰镇今日疫死1人,染疫者2人,死于疫者共计68人⑮。2月6日(十二月廿五日),何守仁下午一点钟报告:丰镇今日疫死9人,死于疫者至今共计79人。今日烧

---

① 《丰镇市志》,内蒙古文化出版社2005年版。

② "北京电",《申报》1918年1月7日,第2版。

③ "北京电",《申报》1918年1月11日,第3版。

④ "内务部致察哈尔田都统、丰镇乔镇守使电(1月11日)",《政府公报》第720期,1918年。

⑤ "医士致丁局长电(1月15日)",《政府公报》第717期,1918年。《交通月刊》第15期,1918年,第94页。

⑥ "京津防疫志闻",《申报》1918年1月16日,第6版。

⑦ "何守仁自丰镇致内务部等电",《政府公报》第717期,1918年。

⑧ "北京电",《申报》1918年1月19日,第3版。

⑨ "何守仁自丰镇致内务部外交部电(1月23日)",《政府公报》第728期,1918年。

⑩ "北京电",《申报》1918年1月24日,第3版。

⑪ "何守仁自丰镇来电(1月30日)",《政府公报》第732期,1918年。

⑫ "何守仁自丰镇致内务部外交部电(1月31日)",《政府公报》第732期,1918年。

⑬ "何守仁自丰镇致外交部内务部丁局长电(2月1日)",《政府公报》第734期,1918年。

⑭ "丰同间之疫症消息",《申报》1918年2月3日,第6版。

⑮ "何守仁自丰镇致内务部外交部交通部电(2月3号)",《政府公报》第737期,1918年。《交通月刊》第16期,1918年,第55页。

毁尸体11具[①]。下午十点钟报告:今日死9人,死于疫者共计88人[②]。2月7日(十二月廿六日),何守仁下午两点半报告,丰镇今日死4人,死于疫者共计92人[③];又曰,前昨两日,此处疫死十余人,均系贫民由远道偷越来丰,途中染疫,到丰后寓小店内,未逾旬,即病发病死[④]。2月8日(十二月廿七日),何守仁报告:丰镇今日死3人,共计死95人,午后烧毁尸体7具[⑤]。2月10日(十二月廿九日,除夕),何守仁报告:丰镇今日死5人,内有巡警2名,死于疫者共计102人[⑥]。自1917年12月13日(十月廿九日)驻内蒙古的丹麦教会中人报告该处发现肺鼠疫,到1918年2月12日(正月初二日)伍连德出发到丰镇,查到10人由丰镇乘车因未封锁交通而蔓延至山西[⑦]。对于丰镇县的鼠疫流行,《大公报》也多有报道。十一月廿五日(1918年1月7日)报道:疫疠已蔓延及于大同府,盖为从丰镇逃来之人民所传染者也[⑧]。廿八日报道:丰镇一带已发现疫症[⑨],大同左右及丰镇地方,亦颇有疫症发现者[⑩]。三十日报道:鼠疫传染至包头镇、萨拉齐、归化城、丰镇及大同府矣[⑪]。十二月初二日(1918年1月14日)报道:丰镇有2人染受鼠疫毙命[⑫]。初六日报道:发疫地点现在丰镇、大同两处;第一师辎重营有弁兵30名前往绥远领饷,归途病殁。1名今日到丰,尚有病者3名,均系咯血症,极为危险,绥远来丰之路,如大榆树等处,沿途均有传染此症,由绥远传播而东,蔓延渐广,已有明证。丰镇一带已成前敌战线;丰镇因患疫毙命者已有3人,系来自归化之兵士[⑬]。初八日报道:先将由绥来丰之第一师辎重营患病故兵士之吉升店土屋3间焚烧,明后日再议将第一次患疫死者之高姓住房3间一并烧却。至辎重营兵之尸身3具,尚未掩埋,同行之兵虽经隔离,现又陆续传染5人[⑭]。日前由绥来丰陆军疫亡目兵2名,妇1名,因病亡者2名[⑮]。初十日报道:丰镇市内,除辎重营西来弁兵5

---

① "何守仁自丰镇致内务部外交部丁局长电(2月6日)",《政府公报》第738期,1918年。
② "何守仁自丰镇来电(2月6日)",《政府公报》第741期,1918年。
③ "何守仁自丰镇来电(2月7日)",《政府公报》第742期,1918年。
④ "何守仁来电(2月7日)",《政府公报》第742期,1918年。
⑤ "何守仁自丰镇来电(2月8日)",《政府公报》第743期,1918年。
⑥ "何守仁自丰镇来电(2月10日)",《政府公报》第743期,1918年。
⑦ 伍连德《东三省防疫事务总处第六年全年报告》,《中华医学杂志》1919年第1期。
⑧ "西报纪瘟疫之蔓延",《大公报》1918年1月7日,第1张第3版。
⑨ "防疫要闻",《大公报》1918年1月10日,第1张第2版。
⑩ "内务部预防天津疫症",《大公报》1918年1月10日,第1张第3版。
⑪ "西电中之鼠疫消息",《大公报》1918年1月12日,第1张第3版。
⑫ "丰镇防疫之风潮",《大公报》1918年1月14日,第1张第3版。
⑬ "防疫文电之汇录",《大公报》1918年1月18日,第1张第3版。
⑭ "防疫要电一束",《大公报》1918年1月20日,第1张第3版。
⑮ "关于防疫要电一束",《大公报》1918年1月20日,第2张第2版。

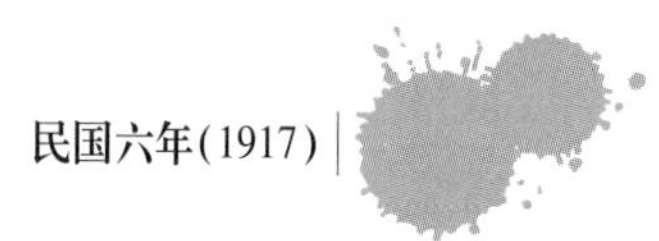

人,由大同来丰1人,及家帕高姓家族数人,共计疫死11人,外无新患发生[①]。十九日报道:丰镇驻兵中死亡者4名,人言丰镇与绥远乃死神所设之陷阱[②]。廿三日报道:京绥铁路终点之丰镇,及其经过之大同,均为有疫地方[③]。

兴和县　冬,鼠疫流行。今《兴和县志》载:鼠疫流行,南号村亡者50余人。板申村一贾姓车倌,全家十几口人,无一幸存,店子乡落官夭村幸存者无几。城关、张皋、大库联等乡镇也相继发生[④]。

土默特左旗　秋冬,鼠疫流行。今《呼和浩特市卫生防疫站志》载:1917年9月到次年3月,鼠疫流行。1917年12月,为鼠疫高峰期,归绥一带(包括土左旗、托县和郊区)死亡3437人,包头一带死亡4000多人[⑤]。今《土默特志》载:此次鼠疫流行,1917年12月份进入高峰,归绥一带(包括土左、托县和郊区)死亡3437人,包头一带死亡4000多人。其中归绥市通顺北街潘大龙店死亡500余人,桥头街耿家店死亡100余人,西尚义街义生德货庄死亡104人,察素齐死亡127人。最惨的是归绥县榆林、板石头沟等村,全村人死绝。善岱八犋牛营村染疫,全村死得仅留1人。八拜小喇嘛营仅留一位老妇。毕克齐东南原有七间房子,系独户村,三日不见炊烟,本族疑之去看,家里五口人,四个大人已全死,只活着个小女孩,犹在其母奶头上吸奶。此次鼠疫疫源,始于乌拉特前旗扒子补隆村,传经包头、归绥,又蔓延至武川、凉城等地,有的又由上述地区回流到归绥及农村,托县一些村庄的鼠疫是从伊盟准格尔旗传入。据当时资料记载,白庙子、毕克齐、台阁牧、沙尔沁、南双树、察素齐、哈素、大岱、三两、善岱等41村,死亡人数即达1000余人[⑥]。9月,黑死病(鼠疫)由东北传入归绥,由城而乡,行人断绝。这年一冬无雪,寒暖不均,疫情发展极快。12月中旬,先后传入萨拉齐、和林格尔、托克托各地,都统署及地方团体成立绥远全区防疫总局,设归绥临时防疫病院,同时捐款购药,清理街道。此次鼠疫流传,始于1917年9月,盛于12月,至1918年3月渐趋平息。染病而死的万人以上,疫情流行之快、之烈,前所未见。有的人家仅留一个幼儿,亲友不敢收容,任其冻馁而死;有的小村尸体纵横,数月无人掩埋;城乡道路行人绝少,比邻不相往来,商店停止讨债;乡间村口有专人把守,禁止外

---

① "防疫要电两则",《大公报》1918年1月22日,第1张第3版。

② "西报记瘟疫之将息",《大公报》1918年1月31日,第1张第3版。

③ "内务部呈划定防疫区域文",《大公报》1918年2月4日,第1张第3版。

④ 《兴和县志》,内蒙古文化出版社2004年版。

⑤ 《呼和浩特市卫生防疫站志》,1993年。

⑥ 《土默特志》,内蒙古人民出版社1997年版。

村人进入,有人强入则以椽阻之,后来乡间因此将鼠疫呼为“椽头子”①。

清水河县　冬,鼠疫流行。1917 年鼠疫病暴发,流行一间房、石虎梁、水门东场、神池窑、元岭子、长梁沟等村庄,不到两个月死亡 120 人②。

武川县　冬,鼠疫流行。波及 31 个自然村,死亡 400 余人③。防疫检查医官描述:至于本镇(武川县城)之疫症,于去岁(1917 年)年底之际颇为盛行,有全家 32 人疫毙者 30 人,其余 2 人逃往他处,不知存亡。又有兵士一棚 14 人,毙亡者 12 人,其余 2 人亦逃往他处,不知下落。本镇现今(1918 年 3 月)尚有多数之空屋皆无人居住,因全家人口均曾疫毙,无人敢启用其屋。本镇之北约百里遥,名乌兰花市,该处疫病更甚于本镇也,惟该处之土匪尤胜于本镇十倍,是以本分所之人员均不敢前往设办。闻该镇四乡之百姓扶老携幼,均投宿于前曾疫毙之空屋内,彼等原知此疫病之凶烈,然限于无屋栖,此实出于无可如何者也。前岁所疫毙之人,至今尚有存于其屋角之上或空房之内者,其故何在?盖外面之泥土尚结八尺深之冻,刨挖不易,无法埋葬,须俟春后④。

丰镇县、凉城县、兴和县(今集宁区)　秋冬,鼠疫流行。今《集宁市志》载:9 月,今市境黄家梁首先发现鼠疫患者,仅 110 天,该村和周边村庄共发病 485 例,死亡 170 人,直到次年 4 月疫情才得到控制⑤。按:是年尚无集宁县,其地属察哈尔旗地,1922 年 2 月置集宁招垦设治局,次年 12 月改县。

乌拉特中旗　冬,鼠疫流行。刘兰壕发生鼠疫,死亡 31 人⑥。

凉城县　冬,鼠疫流行。十二月,县内肺鼠疫(俗称黑死病)流行,延至次年春,有数百村庄的人染病,死 1050 人⑦。

和林格尔县　冬,鼠疫流行。肺鼠疫流行,波及 8 个乡镇 44 个村⑧。

鄂尔多斯左翼前旗(今准格尔旗)　鼠疫流行⑨。

科尔沁右翼前旗　鼠疫流行。发生人间鼠疫⑩。

---

① 《土默特志》,内蒙古人民出版社 1997 年版。

② 《土默特志》,内蒙古人民出版社 1997 年版。

③ 《武川县志》,内蒙古人民出版社 1988 年版。

④ “绥远区检疫事务纪事”,《通问报:耶稣教家庭新闻》第 798 期,1918 年。

⑤ 《集宁市志》,内蒙古文化出版社 2006 年版。

⑥ 《乌拉特中旗志》,内蒙古人民出版社 1994 年版。

⑦ 《凉城县志》,内蒙古人民出版社 1993 年版。

⑧ 《和林格尔县志》,内蒙古人民出版社 1993 年版。

⑨ 《准格尔旗志》,内蒙古人民出版社 1993 年版。

⑩ 《吐列毛杜农场志》,2000 年。《兴安盟志》,内蒙古人民出版社 1997 年版。

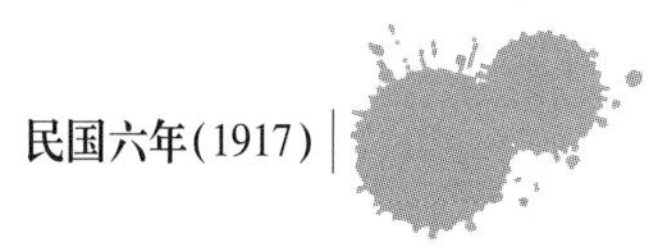

北京市

北京市　是年猩红热流行,报告住院 68 例,死亡 17 人[①]。冬,鼠疫流行。十一月廿五日(1918 年 1 月 7 日)报道:京畿一带现有鼠疫发现[②]。

昌平县(今昌平区)　冬十二月,鼠疫流行。1918 年 1 月 31 日(十二月十九日)报载:汤山附近地方已死旅客十人,皆毙于疫,其余之旅客现居安定门外,内务部令京兆尹王达查实[③]。

通　县(今通州区)　秋,大疫。今《通县志》载:深秋,瘟疫流行,村无完户,家无完人,病有轻重,无一幸免,以致学校停课,私塾放假,农村辍耕,商市凄凉。枣林庄一日内 7 人死亡[④]。

天津市

天津县(今天津市市区)　秋九月,猩红热流行。10 月 4 日(八月十九日)报道:天津水灾之后,日租界内猩红热症流行[⑤]。10 月 22 日(九月初七日)报道:天津灾民患疟疾、痢疾多人[⑥]。冬十二月,疫。1918 年 1 月 15 日(十二月初三日)报道:天津拘押人犯多有患疫[⑦]。1 月 19 日(十二月初七日)报道:天津贫民教养院内,贫民染疫毙命者日见其多[⑧]。《大公报》对天津秋冬以来的疫症流行多有报道。九月初四日(10 月 19 日)报道:被灾难民多于露宿患染疫病[⑨]。初十日报道:染患疫病之灾民日见其多[⑩]。十九日报道:闽粤会馆、公园第一馆及第二特别区三处所寄居灾民之儿童患痘疮者,已达 20 余名之多[⑪]。十一月廿七日(1918 年 1 月 9 日)报道:近日发现冬疫非常烈速,监狱候审犯人 2 人未经三小时,先后毙命,染病犯人 9 名,送至西营门外防疫医院后,当日在该院又毙 2 名[⑫]。廿八日报道:天津一带亦间有疫症(鼠疫)发现[⑬]。

---

① Yen F. C. Report on Hookworm Infection, Pinghsiang Colliery, Hunan.《中华医学杂志》1918 年第 4 期。

② "慎重疫疠",《大公报》1918 年 1 月 7 日,第 2 张第 3 版。

③ "内务部训令第□号",《政府公报》第 733 期,1918 年。

④ 《通县志》,北京出版社 2003 年版。

⑤ "天津水灾近况",《申报》1917 年 10 月 4 日,第 6 版。

⑥ "调查天津灾民状况",《申报》1917 年 10 月 22 日,第 6 版。

⑦ "京津防疫之进行",《申报》1918 年 1 月 15 日,第 6 版。

⑧ "京津防疫之进行",《申报》1918 年 1 月 19 日,第 6 版。

⑨ "大水灾近闻汇志",《大公报》1917 年 10 月 19 日,第 2 张第 2 版。

⑩ "大水灾近事汇志",《大公报》1917 年 10 月 25 日,第 2 张第 2 版。

⑪ "灾区已发现痘疮",《大公报》1917 年 11 月 3 日,第 2 张第 2 版。

⑫ "冬疫可畏",《大公报》1918 年 1 月 9 日,第 2 张第 3 版。

⑬ "内务部预防天津疫症",《大公报》1918 年 1 月 10 日,第 1 张第 3 版。

三十日报道:津埠疫病发生,冬疫甚为最烈,河北法厅内拘押之犯人于10日午后三时又毙2名,法厅拘留所及监狱内连日犯人毙命者甚多①。十二月初一日(1918年1月13日)报道:天津各处发现冬疫,时有染病毙命者②。初三日报道:津埠地方发生时疫,传染甚烈③。初四日报道:津门渐次发现鼠疫④。初五日报道:各处发现时疫,病毒传播津郡⑤。初十日报道:晋省发现鼠疫,京津地方亦有传染⑥。十一日报道:近日喧传有时疫发生,较比去岁冬令,但死亡者不过十分之三⑦。廿四日(1918年2月5日)报道:天津时疫流行⑧。

武清县(今武清区) 夏,霍乱流行。所辖王庆坨镇半月死百人⑨。

河北省

正定县、平山县、获鹿县(今属石家庄市) 冬,鼠疫蔓延。十二月二十日(1918年2月1日)报道:顷有3人由归化城往正定府去,行至离府城东120里,3人均患疫,不久即毙。当时传染该处人30名,均相继丧命,无一得生⑩。又,山西瘟疫已传染及于正定,不幸罹于厄者有30余人⑪。廿三日报道:正定、平山两县报告发现疫症。平山县白莲村前有3人自归化城还家,至中途疫死2人,1人至家亦疫死,以致该村传染甚众⑫。廿五日报道:正定、石家庄等处发现疫症,蔓延日广⑬。按:石家庄时属获鹿县,1925年始设石门市。

清苑县(今属保定市) 春,瘟疹流行。二月十一日(3月4日)报道:入春以来,气候不正,罹于瘟疹者时有所闻⑭。冬,鼠疫流行。十二月十一日(1918年1月23日)报道:近自鼠疫流行,遂渐传播内地⑮。

阜城县 大疫,死者甚众。今《阜城县志》载:疫病流行,死2236人,其中,患伤寒

---

① "关于防疫之汇闻",《大公报》1918年1月12日,第2张第2版。
② "病毙检验",《大公报》1918年1月13日,第2张第2版。
③ "防疫事宜之汇志",《大公报》1918年1月15日,第2张第2版。
④ "防疫检疫所之设立",《大公报》1918年1月16日,第2张第2版。
⑤ "防疫事宜之汇志",《大公报》1918年1月17日,第2张第2版。
⑥ "奉省筹防疫症",《大公报》1918年1月22日,第2张第2版。
⑦ "关于时疫之调查",《大公报》1918年1月23日,第2张第2版。
⑧ "预防时疫",《大公报》1918年2月5日,第2张第3版。
⑨ 《王庆坨镇志》,天津古籍出版社1996年版。
⑩ "瘟疫蔓延及正定矣",《大公报》1918年2月1日,第1张第3版。
⑪ "防疫不可缓矣(无妄)",《大公报》1918年2月1日,第2张第3版。
⑫ "防疫事宜之汇志",《大公报》1918年2月4日,第2张第2版。
⑬ "临时防疫处成立",《大公报》1918年2月6日,第2张第2版。
⑭ "庸医宜速淘汰",《大公报》1917年3月4日,第2张第2版。
⑮ "临时检疫所成立",《大公报》1918年1月23日,第2张第2版。

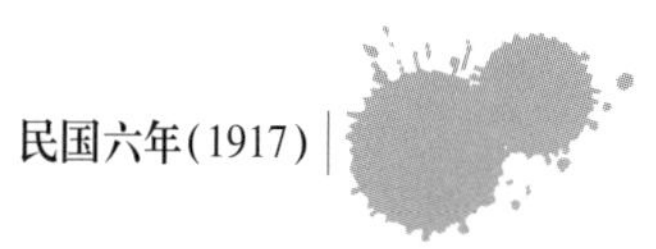

2837 人,死 2173 人;患疹热症 1156 人,死 45 人;患赤痢 54 人,死 18 人。患热病死 93 人,患痢疾死 129 人,患痘疹死 212 人①。

新乐县(今新乐市) 秋疫②。

完 县(今顺平县) 秋疫。是岁大水,疫③。

望都县 秋疫。七月下旬,连降暴雨,唐河改道,禾稼被淹,房屋倒塌无算,洪水过后,时疫流行④。

深泽县 秋,水后大疫,死者甚众。今《深泽县志》载:水灾后瘟疫更为严重,死亡人数达 1149 人⑤。

高阳县 疫。今《高阳县志》载:发生霍乱、天花、伤寒、痢疾、麻疹、猩红热、白喉 430 例,死亡 299 例,死亡率 70%⑥。

定 县(今定州市) 冬十二月,鼠疫流行。1918 年 2 月 4 日(十二月廿三日),医员英格兰报告定州柳家庄死疫 3 人,并有妇女 2 人已受传染⑦。2 月 5 日(十二月廿四日),内务部致保定道尹和天津省长的电报中都谈到定县发生疫症⑧,地点是在距定县车站三里之卢家庄⑨。鼠疫死亡 14 人⑩。

平山县 冬十二月,鼠疫流行。1918 年 1 月 30 日(十二月十八日),京汉铁路局报告:平山县有 3 人返自归化,染疫毙命⑪。1 月 31 日(十二月十九日),内务部令京兆尹王达:查直隶平山县境内现据报告确已发现疫症,于京汉路线极关紧要,已会同交通部饬京汉铁路管理局于良乡、琉璃河、高碑店、保定、定县、正定、石家庄、高邑、顺德各车站设立隔离检验等所⑫。2 月 1 日(十二月二十日),内务部致天津督军曹锐电称:平山县境内前据报告发现疫症,当于卅电请迅饬查明,认真防范。兹据京汉路局报告,该县境内白莲村地方染疫身死者一十六人。该县接近京汉路线,预防甚关紧要,现已会同交通部饬令京汉路局于良乡、琉璃河、高碑店、保定、定县、正定、石家庄、

① 《阜城县志》,中国文联出版公司 1998 年版。
② 《新乐县志》,中国对外翻译出版公司 1997 年版。
③ 民国《完县新志》卷九《大事记》。《顺平县志》,中华书局 1999 年版。
④ 《望都县志》,方志出版社 2000 年版。
⑤ 《深泽县志》,方志出版社 1997 年版。
⑥ 《高阳县志》,方志出版社 1999 年版。
⑦ "京汉铁路局致交通部电(2 月 16 日)",《政府公报》第 742 期,1918 年。
⑧ "内务部致保定许道尹电""内务部致天津曹省长电",《政府公报》第 737 期,1918 年。
⑨ "内务部致天津曹省长电(2 月 6 日)",《政府公报》第 741 期,1918 年。
⑩ 李文波《中国传染病史料》,化学工业出版社 2004 年版,第 146 页。
⑪ "京汉路局来电(1 月 30 日下午 12 时)",《政府公报》第 733 期,1918 年。
⑫ "内务部训令第□号",《政府公报》第 733 期,1918 年。

高邑、顺德等车站设立隔离检验等所认真检查,以免滋蔓[1]。2月2日(十二月廿一日)报道:平山县鼠疫系由归化城旅客带来[2]。2月3日(十二月廿二日)报道:平山县罹疫死者已50人[3]。2月6日(十二月廿五日),内务部称:平山县白莲村旬日间已疫毙60余名[4]。2月7日(十二月廿六日),天津省长曹锐称:至平山柏岭村染疫,据该县冬日(2日)邮电,平邑疫症虽未蔓延,惟柏岭一村死亡相继,病状颇似百司笃中最为险恶之肺鼠疫,传染力既猛且速[5]。平山县鼠疫在1月11日(十一月廿九日)至2月13日(正月初三日)流行,死亡84人[6]。

正定县　冬十二月,鼠疫流行。1918年2月1日(十二月二十日),天津督军曹锐报告内务部、交通部:顷闻正定县亦有疫症发现,系英日两国人报告,惟尚未据该县电呈[7]。

阳原县　冬十二月,鼠疫流行。1918年2月7日(十二月廿六日),阳原县知事电称:发现疫症,连毙十人[8]。阳原县鼠疫死亡41人[9]。

阜平县　冬十二月,鼠疫流行。阜平县知事报称:县境双庙村袁庚成由山西浑源州染疫归家,于腊月初八病毙,当日深埋,并于该县龙泉关、铁岭口、吴王口各设检验所,余通晋省各小路亦均派警严防[10]。

张北县　秋疫,霍乱流行。患者初觉头晕,继则肚痛、吐泻,倘治疗不得法,一二日即殒命,受此害者亦不少,传染时期一月有余,始渐消灭[11]。

霸　县(今霸州市)　秋疫,伤寒流行。今《霸州市志》载:秋后,堂二里、褚河港一带村庄伤寒病流行,死者百余人[12]。

山西省

山西省　冬十一月至十二月,鼠疫流行,延及次年春。1918年1月9日(十一月

---

① "内务部致天津曹省长电",《政府公报》第734期,1918年。

② "北京电",《申报》1918年2月2日,第2版。

③ "北京电",《申报》1918年2月3日,第2版。

④ "内务部致天津曹省长电(2月6日)",《政府公报》第741期,1918年。

⑤ "天津曹锐来电(2月7日下午3时20分)",《政府公报》第740期,1918年。

⑥ 李文波《中国传染病史料》,化学工业出版社2004年版,第146页。

⑦ "天津曹锐来电",《政府公报》第734期,1918年。

⑧ "内务部致直隶省长电(2月7日)",《政府公报》第748期,1918年。

⑨ 李文波《中国传染病史料》,化学工业出版社2004年版,第146页。

⑩ "保定道尹许元震来电",《政府公报》第759期,1918年。

⑪ 民国《张北县志》卷八《艺文志·灾异》。

⑫ 《霸州市志》,中国文史出版社2006年版。

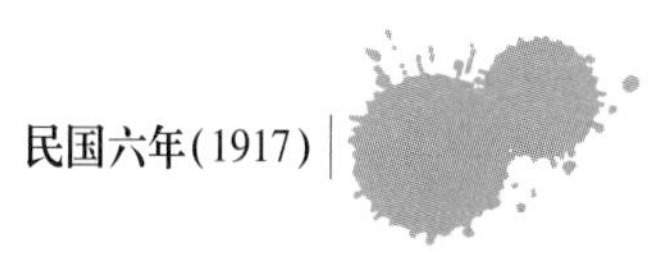

廿七日)报道:山西北境疫疠流行,状若肺炎疫[①]。1月14日(十二月初二日),阎锡山电称:右玉、左云、山阴三县均有疫死者[②]。1月16日(十二月初四日)报道:鼠疫蔓延至丰镇、大同、朔州、朔平、代州、正太铁道沿线寿阳等处[③]。1月22日(十二月初十日)阎锡山报告:大同县、左云县、山阴县报告疫死24人[④]。1月30日(十二月十八日),防疫委员杨怀德报告,正月二十七日以前山西防疫局所接各县知事之疫死人数报告如下:河曲县2人,忻县15人,浑源县12人,崞县27人,平鲁县3人,山阴县53人,神池县1人,朔县4人,代县31人,大同县14人,定襄县4人,左云县54人,应县5人,右玉县8人,以上共计233人[⑤]。同日,阎锡山报告国务院等部:右玉、大同、代县、山阴、平鲁、河曲、崞县、左云、忻县、朔县、怀仁县均报告有鼠疫死亡人数,合计11县共计疫死109人[⑥]。1月31日(十二月十九日),杨怀德又报,1月30日防疫局所接各县疫死人数报告如下:忻县1人,山阴县10人,朔县2人,代县2人,大同5人,左云10人[⑦]。同日,阎锡山报告鼠疫发生后的检疫情形:晋省自右玉1月5日(十一月廿三日)发现疫症,即将远边、近边各口饬派军警分段堵塞,断绝交通,禁止归客南下。与直省毗连之各县,亦经次第于要隘设所检查,大同由镇道会设检疫查办处,一切病院、医院、隔离所均完全设备,县境通连各口分派军警堵塞,布置颇称周密。浑源境内小辛庄、三岭、松树湾等处分派巡官医生设所检查,于巧日(18日)报告成立。灵邱境内设检查所两处,于城内设防疫分局,各要口均堵塞,于啸日(18日)报告成立。广灵境内各要口均派警严防,防疫分局于号日(20日)报告。此外,与直省接壤者尚有繁峙、五台、盂县、平定等县,繁峙所属之小石、大石、茹禀、马兰、葫芦、团城、东碾沟、大安岭、平型关等处分派县佐、警佐、巡官等带警于洽日(17日)一律堵塞。五台所属之驹门岩、花岩岭、西峨岭、杨林岭、狮子岭、红门岭等处分委巡官等常驻检查,并于东冶、豆镇、耿家庄、哩怀镇四处设立检查分所,于巧日(18日)报告成立。盂县所属之上社镇等处均设所检查,城内设防疫分局,于号日(20日)报告成立。平定为火车通衢,于阳泉站组织检验总机关,于铁路西段之测石,中段之白羊墅、岩会,东段之尚子关三处各设分所检查,各隘口一并派警堵塞,于号日(20日)报告成立[⑧]。2月4日

① "西报论北京最近防疫事",《申报》1918年1月9日,第6版。

② "太原阎锡山来电",《政府公报》第717期,1918年。

③ "京津防疫志闻",《申报》1918年1月16日,第6版。

④ "阎锡山来电",《政府公报》第727期,1918年。

⑤ "杨怀德自太原府来电(1月30日下午5时)",《政府公报》第732期,1918年。

⑥ "太原阎督军来电",《政府公报》第733期,1918年。

⑦ "杨怀德自太原来电(1月31日下午4时10分)",《政府公报》第732期,1918年。

⑧ "山西阎督军来电(1918年2月1日)",《政府公报》第746期,1918年。

(十二月廿三日),杨怀德报告:据山西防疫会报告,2月4日染疫死者,崞县4人,平鲁县1人,代县7人,左云县4人,右玉县14人[①]。2月10日(十二月廿九日),杨怀德报告,山西防疫局于2月7日并未接得各县死亡人数报告,其于2月8日所接之报告如下:阴县8人,朔县3人,左云厅3人,右玉县5人,怀仁县1人,偏关县1人,繁峙县4人,岢岚县1人,灵丘县3人,五寨县1人。2月9日所接报告如下:郭县2人,神池县4人,大同县8人,左云县4人,偏关县2人,繁峙县5人,岢岚县3人,广灵县10人[②]。对于山西省这次鼠疫,《大公报》也多有报道。十一月廿五日(1918年1月7日)报道:蒙古、山西交界之处发生时疫"肺瘟"[③]。廿八日报道:山西疫病甚烈[④]。十二月初八日(1918年1月20日)报道:晋北一带发现疫症[⑤]。初九日报道:晋北一带鼠疫流行[⑥]。初十日报道:晋省发现鼠疫[⑦],山西、绥远特别区均发生传染瘟症,甚烈[⑧]。十三日报道:晋北及晋省之鼠疫传播蔓延[⑨],晋北一带发现鼠疫[⑩]。十四日报道:晋北时疫[⑪]。

阳高县　冬,鼠疫流行。1918年2月10日(十二月廿九日,除夕),陈祀邦报告:阳高县于8日前疫死一人,又有距阳高二十五里之孙家庄(译音)附近某村亦疫死1人[⑫]。今《阳高县志》载:乡村鼠疫流行,为防传染,将县城东、南二门关闭,只留西门。进城者经医生证明无病方可入城[⑬]。

大同县　冬,鼠疫流行。1918年1月15日(十二月初三日)报告:大同有疫症发现[⑭]。1月16日(十二月初四日)报道:鼠疫蔓延至大同[⑮]。1月17日(十二月初五

① "杨怀德自太原来电(2月5日到)",《政府公报》第738期,1918年。

② "杨怀德自太原来电(2月10日下午1时20分)",《政府公报》第743期,1918年。

③ "熊督办呈请调查时疫电文",《大公报》1918年1月7日,第2张第2版。

④ "防疫开会",《大公报》1918年1月10日,第2张第2版。

⑤ "防疫事宜之汇志",《大公报》1918年1月20日,第2张第2版。

⑥ "办理防疫之近讯",《大公报》1918年1月21日,第2张第2版。

⑦ "奉省筹防疫症",《大公报》1918年1月22日,第2张第2版。

⑧ "防疫事宜之汇至",《大公报》1918年1月22日,第2张第2版。

⑨ "关于防疫事宜之函电",《大公报》1918年1月25日,第1张第3版。

⑩ "办理防疫详志",《大公报》1918年1月25日,第2张第2版。

⑪ "防疫事宜之汇志",《大公报》1918年01月26日,第2张第2版。

⑫ "陈祀邦自张家口来电(2月10日下午12时10分)",《政府公报》第743期,1918年。

⑬ 《阳高县志》,中国工人出版社1993年版。

⑭ "医士致丁局长电(1月15日下午10时35分)",《政府公报》第717期,1918年。《交通月刊》第15期,1918年,第94页。

⑮ "京津防疫志闻",《申报》1918年1月16日,第6版。

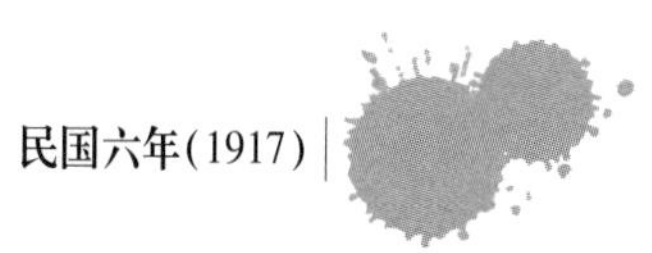

日)报道:其疫由左云县侵入,疫死颇众①。1 月 24 日(十二月十二日)报道:21 日这天大同疫死 5 人②。1 月 28 日(十二月十六日),防疫委员何守仁电称:大同县红树村离铁路一里半,离堡子湾车站八里,有房屋 300,居民 1000 余,有病人董宽,年 62 岁,自昨日起患病甚重,有咳嗽、气促、吐血、寒栗等情,恐于今晚或明日身死,并将其血痰用显微镜检验,确系疫菌。伊子现年 29 岁,于本月 25(日)患有同样之病,于 27 日身死,伊子之病系被一旅客传染,该客年约 40 岁,于 11 日由归化来此寄寓伊家,次日即毙,病人有一妻一女一孙,此接触者 4 人现已在其家中隔离③。2 月 4 日(十二月廿三日)报道:大同县城内、四十里铺、上庄村、沙梁村等有人疫死④。2 月 6 日(十二月廿五日),陈祀邦报告:前日阳和坡村疫死 21 人,即前日报告之接触者中亦有殒命者 4 人。今日又有接触者 5 人⑤。今《大同县志》载:大同鼠疫由县人王永福至内蒙古萨拉齐贸易染疫带回,时间在 1917 年 12 月 28 日(十一月十五日),到 1918 年 3 月底(二月十九日)鼠疫扑灭,共有 7 村发生鼠疫,死亡 132 人,以城关为重⑥。今《大同市民政志》载:12 月,归绥发生疫情,传入大同地区,城乡 132 人染疫身亡⑦。《大公报》对大同鼠疫流行的报道也不少。十一月廿五日(1918 年 1 月 7 日)报道:疫疠已蔓延及于大同府,系从丰镇逃来之人民所传染⑧。廿八日报道:大同左右及丰镇地方,亦颇有疫症发现者⑨。三十日报道:鼠疫现传染至大同府⑩。十二月初三日(1918 年 1 月 15 日)报道:大同方面确已发现鼠疫,且为军界中所染⑪。初六日报道:发疫地点现在丰镇、大同两处⑫。初八日报道:右玉、左云、大同等县连日电告,从口外回南行旅,路经该县住宿,当晚头痛、发热、咳嗽,轻者三五日,重者不过二十四小时即吐血而死。因其死后满身发黑或黑紫色,故名为黑死症⑬。廿三日报道:山西大同北至省界,南至

① “北方防疫与官场之状态”,《申报》1918 年 1 月 17 日,第 6 版。

② “北京电”,《申报》1918 年 1 月 24 日,第 3 版。

③ “何守仁自丰镇致内务部、外交部、丁局长电(1 月 28 号夜 1 时 20 分)”,《政府公报》第 732 期,1918 年。

④ “晋省疫氛与疫死人数”,《申报》1918 年 2 月 4 日,第 6 版。

⑤ “陈祀邦自大同来电(2 月 6 日下午 10 时)”,《政府公报》第 741 期,1918 年。

⑥ 《大同县志》,方志出版社 2005 年版。

⑦ 《大同市民政志》,1994 年。

⑧ “西报纪瘟疫之蔓延”,《大公报》1918 年 1 月 7 日,第 2 张第 2 版。

⑨ “内务部预防天津疫症”,《大公报》1918 年 1 月 10 日,第 2 张第 2 版。

⑩ “西电中之鼠疫消息”,《大公报》1918 年 1 月 12 日,第 2 张第 2 版。

⑪ “防疫消息汇志”,《大公报》1918 年 1 月 15 日,第 2 张第 2 版。

⑫ “防疫文电之汇录”,《大公报》1918 年 1 月 18 日,第 2 张第 2 版。

⑬ “山西防疫总局之训令”,《大公报》1918 年 1 月 20 日,第 2 张第 2 版。

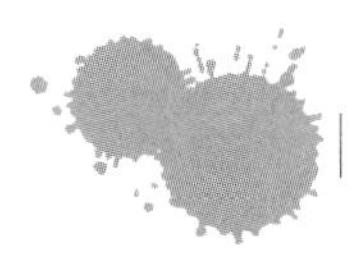
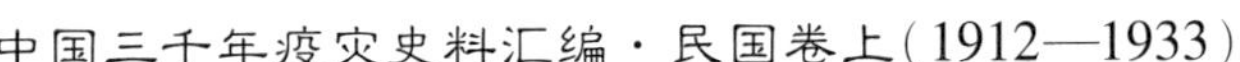

雁门关、边墙一带山西辖境之疫地,为防疫第三区,由大同镇道秉承山西督军、省长办理,并由本部检疫委员陈祀邦随时参预。该区迤东之京绥铁路,亘延数省,密迩京畿,该路终点之丰镇,及其经过之大同,均为有疫地方①。

左云县　冬,鼠疫流行。1918年1月13日(十二月初一日)报道:左云县有外来客民染鼠疫亡②。1月17日(十二月初五日)报道:其疫由右玉县侵入③。1月24日(十二月十二日)和28日(十二月十六日)报道:21日这天左云县疫死5人④。2月4日(十二月廿三日)报道:左云县城内、前堡村、朱家窑、吴家窑、马到头等有人疫死⑤。《大公报》对左云县的鼠疫流行也有报道。十一月廿八日(1918年1月10日)报道:左云县现亦发现传染疫症⑥。十二月初二日(1918年1月14日)报道:左云县禀称客民染疫身死⑦。初八日报道:左云等县"黑死症"流行⑧。

右玉县　冬,鼠疫流行。1918年1月13日(十二月初一日)报道:右玉县发现鼠疫⑨。1月17日(十二月初五日)和27日(十二月十五日)报道:晋北鼠疫由右玉侵入左云,续由左云侵入大同府,疫死颇众⑩。1月24日(十二月十二日)报道:21日这天右玉县疫死17人⑪。2月4日(十二月廿三日)报道:右玉县境内有人疫死⑫。《大公报》对右玉县的鼠疫流行报道不少。十一月廿七日(1918年1月9日)报道:右玉县已发现传染疫症,患者头痛、咯血而死⑬。廿八日报道:大同以西之右玉县已发现疫症⑭。十二月初五日(1918年1月17日)报道,右玉县电称:本月5日有苦力8人由口外回归经过该县南关,内有武善元、梁学光2人头痛吐血,立即身故。次日又毙3

---

① "内务部呈划定防疫区域文",《大公报》1918年2月4日,第2张第2版。

② "晋边疫症有东侵之势",《申报》1918年1月13日,第6版。

③ "北方防疫与官场之状态",《申报》1918年1月17日,第6版。

④ "北京电",《申报》1918年1月24日,第3版。"晋边报疫之电讯",《申报》1918年1月28日,第6版。

⑤ "晋省疫氛与疫死人数",《申报》1918年2月4日,第6版。

⑥ "防疫要闻",《大公报》1918年1月10日,第2张第2版。

⑦ "纪防疫官电两通",《大公报》1918年1月14日,第2张第2版。

⑧ "山西防疫总局之训令",《大公报》1918年1月20日,第2张第2版。

⑨ "晋边疫症有东侵之势",《申报》1918年1月13日,第6版。

⑩ "北方防疫与官场之状态",《申报》1918年1月17日,第6版。"北京防疫计画之所闻",《申报》1918年1月27日,第6版。

⑪ "北京电",《申报》1918年1月24日,第3版。

⑫ "晋省疫氛与疫死人数",《申报》1918年2月4日,第6版。

⑬ "防疫要闻",《大公报》1918年1月9日,第2张第2版。

⑭ "防疫要闻",《大公报》1918年1月10日,第2张第2版。

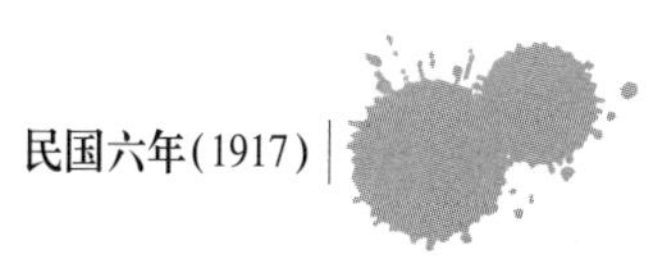

人，病状相同。又，红土岭有客民2人疫死；县城南店主染疫，先后死者4人①。初六日报道：疫症系向南部流行，右玉县已发现传染，有少数人民染疫身故②。初八日报道：右玉县贾家店店主贾姓夫妇及子女3人染疫身死，又同顺店内程姓疫死1人③。

怀仁县　冬，鼠疫流行。1918年1月22日（十二月初十日）报道：吴家窑疫死1人④。1月24日（十二月十二日）和28日（十二月十六日）报道：21日这天疫死1人⑤。

山阴县　冬，鼠疫流行。1918年1月22日（十二月初十日）和25日（十二月十三日）报道：县属岱岳镇死染疫过客三人⑥。1月24日（十二月十二日）报道：21日这天山阴县疫死14人⑦。2月4日（十二月廿三日）报道：山阴县东辛寨、新岱岳、郑家营、王家涧、安营村、庄头村等有人疫死⑧。《大公报》对山阴县的鼠疫流行有不少报道。十二月初五日（1918年1月17日）报道：山阴县岱岳镇店内有客民3人疫死，同行之客在怀仁县吴家窑先日病死者1人⑨。初八日报道：古城地方自鄂客王、姜二姓疫死山阴，新岱岳店内有过口9人，疫死5人，店主范姓疫死2人⑩。

浑源县　冬，鼠疫流行。1918年2月4日（十二月廿三日）报道：浑源水磨当村疫症流行⑪。

应　县　冬，鼠疫流行。1918年1月24日（十二月十二日）报道：21日这天应县疫死3人⑫。2月4日（十二月廿三日）报道：应县城东关疫症流行⑬。

偏关县　冬，鼠疫流行。1918年1月31日（十二月十九日）报道：偏关境内流行

---

① “防疫要电一束 晋督电告防疫情形”，《大公报》1918年1月17日，第1张第3版。

② “防疫文电之汇录”，《大公报》1918年1月18年，第2张第2版。

③ “防疫要电一束”，《大公报》1918年1月20日，第2张第2版。

④ “京官场宣布防疫情形”，《申报》1918年1月22日，第6版。

⑤ “北京电”，《申报》1918年1月24日，第3版。“晋边报疫之电讯”，《申报》1918年1月28日，第6版。

⑥ “京官场宣布防疫情形”，《申报》1918年1月22日，第6版。“北方防疫之电讯”，《申报》1918年1月25日，第6版。

⑦ “北京电”，《申报》1918年1月24日，第3版。

⑧ “晋省疫氛与疫死人数”，《申报》1918年2月4日，第6版。

⑨ “防疫要电一束”，《大公报》1918年1月17日，第1张第3版。

⑩ “防疫要电一束”，《大公报》1918年1月20日，第1张第3版。

⑪ “晋省疫氛与疫死人数”，《申报》1918年2月4日，第6版。

⑫ “北京电”，《申报》1918年1月24日，第3版。

⑬ “晋省疫氛与疫死人数”，《申报》1918年2月4日，第6版。

疫症[①]。今《偏关县志》载:鼠疫流行近2个月,病死34人[②]。

平鲁县(今朔州市平鲁区) 冬,鼠疫流行。1918年1月27日(十二月十五日)报道:口外客民一人于平鲁县麻黄村疫死[③]。鼠疫由疫区农民返乡传入[④]。

朔 县(今朔州市朔城区) 冬,鼠疫流行。1918年1月15日(十二月初三日)报道:朔平府鼠疫流行[⑤]。1月16日(十二月初四日)和27日(十二月十五日)报道:鼠疫蔓延至朔州[⑥]。2月4日(十二月廿三日)报道:朔县上埃河村、麻黄头村、昵子山有人疫死[⑦]。《大公报》对朔县的鼠疫流行也有报道。十二月初六日(1918年1月18日)报道:疫症逼近在长城以外附近雁门关之朔县,已有少数人民染疫身故[⑧]。

神池县 冬,鼠疫流行。1918年2月4日(十二月廿三日)报道:神池破堡村、平鲁店仁村、团城寺村疫症流行[⑨]。

代 县 冬,鼠疫流行。1918年1月16日(十二月初四日)、25日(十二月十三日)和27日(十二月十五日)报道:鼠疫蔓延至代州[⑩]。1月19日(十二月初七日)报道:发现患疫者4人[⑪]。1月24日(十二月十二日)报道:21日这天疫死2人[⑫]。1月31日(十二月十九日),代县报告:代境鼠疫日渐滋蔓,至于城内以及所属之邻近七里铺、陈家庄、试刀石等村,一二日内染疫死者十有余人,来城报告者无日不有[⑬]。2月4日(十二月廿三日)报道:代县广武镇、油房村、赵村、富家坪、张家庄、聂营镇、富村、源村、试刀石村、七里铺、古城村等有人疫死[⑭]。《大公报》对代县的鼠疫流行多有报道。十二月初八日(1918年1月20日)报道:代县后窑铺、富家坪等地方先后疫死商人及

---

① “忻州电”,《申报》1918年1月31日,第2版。

② 《偏关县志》,山西经济出版社1994年版。

③ “北京防疫计画之所闻”,《申报》1918年1月27日,第6版。

④ 《平鲁县志》,山西人民出版社1992年版。

⑤ “丰镇电”,《申报》1918年1月15日,第3版。

⑥ “京津防疫志闻”,《申报》1918年1月16日,第6版。“北京防疫计画之所闻”,《申报》1918年1月27日,第6版。

⑦ “晋省疫氛与疫死人数”,《申报》1918年2月4日,第6版。

⑧ “防疫文电之汇录”,《大公报》1918年1月18日,第1张第3版。

⑨ “晋省疫氛与疫死人数”,《申报》1918年2月4日,第6版。

⑩ “京津防疫志闻”,《申报》1918年1月16日,第6版。“北方防疫之电讯”,《申报》1918年1月25日,第6版。“北京防疫计画之所闻”,《申报》1918年1月27日,第6版。

⑪ “北京电”,《申报》1918年1月19日,第3版。

⑫ “北京电”,《申报》1918年1月24日,第3版。

⑬ “代县电局来电(1月31日)”,《政府公报》第732期,1918年。

⑭ “晋省疫氛与疫死人数”,《申报》1918年2月4日,第6版。

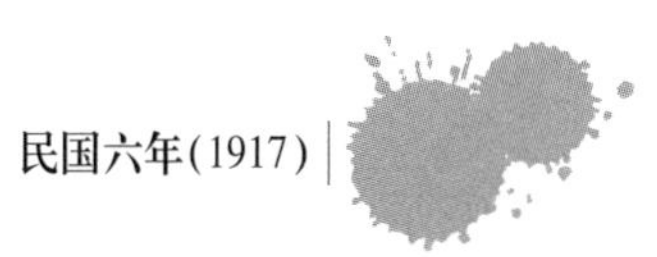

脚户2人①。初九日报道:代县境内已有传染疫症身死者②。十九日报道:由代州至宁武沿途经过各村,每村均已疫死一二人。距轩冈十五里之某村,现在已死20人,染疫尚有15人以上。沿途七八村,大概皆由此地有传染③。

崞　县(今属原平市)　冬,鼠疫流行。1918年1月25日(十二月十三日)、2月6日(十二月廿五日)报道:崞县疫症流行④。2月4日(十二月廿三日)报道:崞县神仙堡村、瓦窑村、宽塔村、原平镇等有人疫死⑤。

定襄县　冬,鼠疫流行。1918年2月4日(十二月廿三日)和6日(十二月廿五日)报道:定襄县疫症流行,疫毙4人⑥。

忻　县　冬,鼠疫流行。1918年2月2日(十二月廿一日)报告:忻州染疫死者至今计有16名⑦。2月4日(十二月廿三日)报道:存村、北曹张村、北义井村等有人疫死⑧。今《忻县志》载:从1月12日(十一月三十日)至2月9日(十二月廿八日),北曹张、冯村等13个村死亡72人,其中冯村有39人丧生⑨。《大公报》对忻县的鼠疫流行有如下报道。十二月初八日(1918年1月20日)报道:红土窑及前窑铺地方有忻县人刘、张二姓由包头回家,路经地方,先后疫死同伴阎姓1人、李姓2人,均在忻县属境疫死⑩。十九日报道:忻县该县宋村于23号又疫死1人。此村先后本地死6人,从北来者死11人,传染非常危险⑪。

寿阳县　冬,鼠疫流行。1918年1月16日(十二月初四日)报道:鼠疫蔓延至寿阳等处⑫。

清源县(今清徐县)　发现有霍乱病例⑬。

---

① “防疫要电一束”,《大公报》1918年1月20日,第1张第3版。

② “山西防疫情形”,《大公报》1918年1月21日,第2张第2版。

③ “关于防疫最近之报道”,《大公报》1918年1月31日,第2张第2版。

④ “北方防疫之电讯”,《申报》1918年1月25日,第6版。“太原忻州间之疫况”,《申报》1918年2月6日,第6版。

⑤ “晋省疫氛与疫死人数”,《申报》1918年2月4日,第6版。

⑥ “晋省疫氛与疫死人数”,《申报》1918年2月4日,第6版。“太原忻州间之疫况”,《申报》1918年2月6日,第6版。

⑦ “邮政总局呈交通部为关于山西时疫呈报熏灼邮件及他项情形文(1918年2月2日)”,《交通月刊》第17期,1918年,第37~38页。

⑧ “晋省疫氛与疫死人数”,《申报》1918年2月4日,第6版。

⑨ 《忻县志》,中国科学技术出版社1993年版。

⑩ “防疫要电一束”,《大公报》1918年1月20日,第1张第3版。

⑪ “关于防疫最近之报道”,《大公报》1918年1月31日,第2张第2版。

⑫ “京津防疫志闻”,《申报》1918年1月16日,第6版。

⑬ 《太原市志》,三晋出版社2011年版。

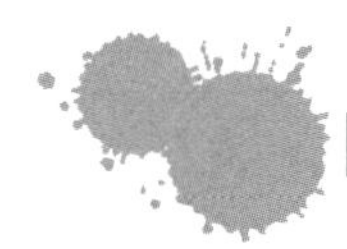

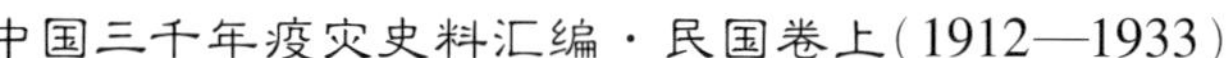

阳曲县　春,猩红热流行。2月9日(正月十八日)报道:太原及南面诸邑,喉痧盛行,死亡者甚①。冬,鼠疫流行。1918年1月13日(十二月初一日)和19日(十二月初七日)报道:疫症蔓延至太原府各处②。

岢岚县　秋,疫。今《岢岚县志》载:县境内瘟疫流行,因病死亡21人③。

兴县、临县　鼠疫流行。兴县发病39例,临县发病70例,均全部死亡④。

陕西省

绥德县　鼠疫流行。今《绥德县志》载:瘟疫(鼠疫)盛行全城,有的全家先后病倒,仅有一二幸免,全县死亡不少人⑤。

南郑县　流感流行。今《南郑县卫生志》载:县境南部广泛流行感冒,黄草坪、歇马店为重⑥。

商　县(今商州区)　天花流行。1917—1925年,商县白杨店乡村村流行天花,终年不止⑦。

山东省

山东省　春,天花、白喉流行。2月22日(二月初一日)报道:山东自去岁入冬后,雨雪均无,今春诸般疫症流行,如小儿疹痘,男女咽喉起白,而尤奇者,吐血之症尤多,南境更甚⑧。4月20日(闰二月廿九日)报道:齐鲁间之瘟灾自新正发现,死者颇夥,上月渐稀⑨。4月(春三月),山东旱灾严重,麦苗既已枯萎,春田亦不能耕种,各地瘟疫,继续蔓延,其传染之速,死亡之多,亦属罕见。4月下旬,连日烈风大作,麻疹、天花未除,瘟症又复,黎民百姓,苦不堪言⑩。

历城县(今属济南市)　冬,鼠疫流行。1918年2月9日(十二月廿八日),济南发现肺鼠疫患者16人。鼠疫系由山西、内蒙古蔓延所致⑪。

---

① “太谷灾黎之呼吁声”,《申报》1917年2月9日,第6版。

② “西报论防疫事宜之重要”,《申报》1918年1月13日,第6版。“北京电”,《申报》1918年1月19日,第3版。

③ 《岢岚县志》,文化艺术出版社1990年版。

④ 李文波《中国传染病史料》,化学工业出版社2004年版,第145页。

⑤ 《绥德县志》,三秦出版社2003年版。

⑥ 《南郑县卫生志》,1987年。

⑦ 《商洛地区卫生志》,1999年。《商州市志》,中华书局1998年版。

⑧ “山东疫症流行”,《申报》1917年2月22日,第7版。

⑨ “齐鲁前途之悲观”,《大公报》1917年4月20日,第2张第2版。

⑩ 《临沂百年大事记》,山东人民出版社1989年版。

⑪ 《山东省卫生志》,山东人民出版社1992年版。

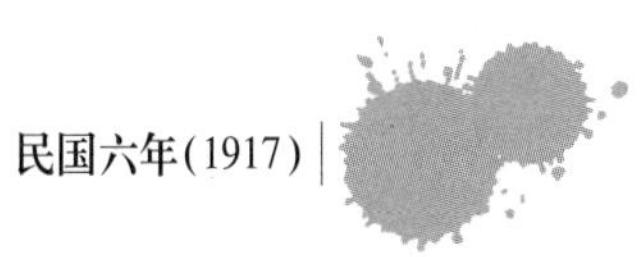

阳信县　夏,霍乱流行。夏大旱,五谷减收,饿殍遍地,霍乱流行,死人甚众①。

章邱县(今章丘市)　夏,霍乱流行。7 月,霍乱流行,宁家埠一带持续 20 多天,西埠、石珩两村平均每户有一二人死于霍乱②。

安邱县(今安丘市)　秋,伤寒流行。安丘镇山东头、近戈庄、道口等村死人很多③。

菏泽县(今菏泽市牡丹区)　秋,大疫。10 月 21 日(九月初六日)报道:春夏旱魃为虐,至秋九月,时疫流行,小民苦不堪言④。

滕　县(今滕州市,含微山县)　秋,伤寒流行。欢城(今微山县)一带,少有幸免者⑤;欢城地区更是逐户联村,殆无幸免,有 9 口之家死 8 口者⑥。

滋阳县(今兖州市)　霍乱流行。王因镇娄庄、仁美等 7 个村庄死于霍乱者 250 人⑦。

文登县(今文登市)　霍乱流行。不足 60 户的邹家庄(今属张家户乡),数日内死亡 22 人⑧。

牟平县(今烟台市牟平区和莱山区)　霍乱流行。统计 1917 年至 1933 年,该县死于霍乱者 1487 人⑨。

蓬莱县(今蓬莱市)　冬,鼠疫流行。1918 年 2 月(十二月下旬),鼠疫由水路传入蓬莱县大季家一带,长岛南隍城、北隍城、大钦岛、小钦岛等地,鼠疫发病率达 80%,死亡率在 15% 以上⑩。

招远县(今招远市)　秋,霍乱流行。春大旱,夏饥荒,民逃亡。秋七月,霍乱流行,金岭镇死人很多⑪。

莱阳县(今包括莱阳市)　秋,霍乱流行。咸家屯村自春以来大旱 5 个月,民饥,至秋,霍乱流行,亡者无计⑫。

---

① 《惠民地区卫生志》,天津科学技术出版社 1992 年版。《滨州地区志》,中华书局 1996 年版。

② 《山东省卫生志》,山东人民出版社 1992 年版。

③ 《安丘镇志》,1992 年。

④ “菏泽被灾之惨状”,《申报》1917 年 10 月 21 日,第 11 版。

⑤ 《济宁市卫生志》,1992 年。

⑥ 《微山县卫生志》,1987 年。

⑦ 《王因镇志》,1987 年。

⑧ 《文登市志》,中国城市出版社 1996 年版。

⑨ 《烟台卫生志》,1987 年。

⑩ 《烟台卫生志》,1987 年。

⑪ 《金岭镇志》,2001 年。

⑫ 《咸家屯村志》,2004 年。

即墨县(今属即墨市)　秋,回归热流行。春大旱,连续五个月无雨,夏粮绝收。七月,回归热大流行,病死甚多,周疃(今属南阡乡)一带尤甚,山旺庄全村人口死亡四分之一①。

平度县(今平度市)　瘟疫流行。尚河头村村民因患病死亡严重,连上土地庙也须挨号②。

东明县　秋大疫,死者甚众。今《东明县志》载:秋,樊庄堤决口,祸及县西南、东南数十个村庄。伤寒、疹热、痘疮流行,死亡 2626 人③。

河南省

登封县(今登封市)　霍乱大流行④。

鲁山县　疫病流行,儿童死亡十之五六⑤。

郑　县(今属郑州市)　秋,霍乱流行,病死者十之八九⑥。

商水县　大疫,死者枕藉。民国《商水县志》载:正月地震。是年,瘟疫繁盛,人畜死者相枕藉⑦。今《商水县志》载:大旱多风,瘟疫流行,人死甚多⑧。

南阳县(今属南阳市)　伤寒大流行,患者十有六七⑨。

遂平县　霍乱流行,农村死人甚多,有全家死绝者⑩。

宁夏回族自治区

宁夏省　冬十二月,鼠疫流行。1918 年 2 月 2 日(十二月廿一日)报道:包头镇、萨拉齐疫氛已衰,三道河疫氛不炽,宁夏有疫数起⑪。

盐池县　秋八九月,鼠疫流行。今《盐池县志》载:农历八九月,高沙窝北面的羊粪梁住有三四户人患肺鼠疫,死亡 9 人,尚有一头猪因食死尸而死亡,只有王成来兄弟二人与其大嫂外逃而幸存⑫。

---

① 《即墨县卫生志》,1987 年。《即墨县志》,新华出版社 1991 年版。《即墨简志》,五洲传播出版社 2002 年版。

② 《尚河头村志》,2003 年。

③ 《东明县志》,中华书局 1992 年版。

④ 《河南省登封县告成乡志》,1985 年。

⑤ 《鲁山县志》,中州古籍出版社 1994 年版。

⑥ 《中原区卫生志》,1995 年。

⑦ 民国《商水县志》卷二四《杂事志》。

⑧ 《商水县志》,河南人民出版社 1990 年版。

⑨ 《南阳市志》,河南人民出版社 1989 年版。

⑩ 《遂平县志》,中州古籍出版社 1994 年版。

⑪ "北京电",《申报》1918 年 2 月 2 日,第 2 版。

⑫ 《盐池县志》,宁夏人民出版社 1986 年版。

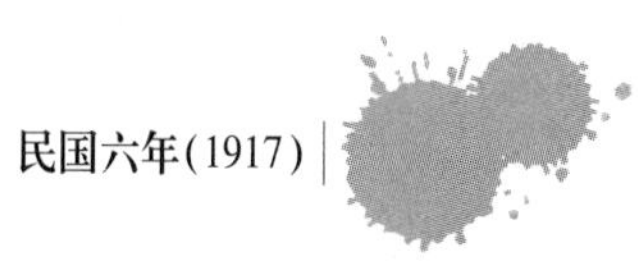

固原县　天花流行。小儿多浮花疹瘢,羊、猫出浮花,有死者[1]。

甘肃省

镇番县(今民勤县)　伤寒流行。天大旱,民大饥。伤寒流行,遍及全县,收成、上润、三雷、泗湖等地尤甚,殒于饥饿病魔者2万余人,逃荒徙外者1万余人[2]。

华亭县　春夏大旱,白喉流行。民国《华亭县志》载:春夏大旱,斗麦市钱三千,人与猪、牛多喉症[3]。今《华亭县志》载:大瘟,使不少人丧生[4]。

永昌县　伤寒流行。今《永昌县志》载:1917—1919年,红山窑地区伤寒流行长达3年之久[5]。

临潭县　秋,鼠疫流行。今《临潭县志》载:8月20日到9月20日,旧城肺鼠疫暴发,发病120人,死亡120人[6]。

卓尼土司(今卓尼县)　秋,鼠疫流行。今《卓尼县志》载:9月,卓尼恰盖温布滩、恰龙滩、卡地拉尕等村鼠疫发病27人,死亡23人[7]。

天水县(今天水市秦州区、麦积区)　冬十月,时疫大作,城乡共死2017人[8]。

导河县(今夏河县)、卓尼土司(今卓尼县)、临潭县　鼠疫流行。6个疫点,发病191例,死亡190人[9]。

青海省

河南蒙族区(今河南蒙古族自治县)、循化县(包括今泽库县)　鼠疫流行。河南、泽库鼠疫[10]。按:泽库县1953年9月析同仁县置,同仁县1929年析循化县置。

西宁县(今西宁市城区)　猩红热流行[11]。

新疆维吾尔自治区

和阗县(今和田县)、于阗县(今于田县)、洛浦县　鼠疫、霍乱流行。三县民国元年(1912年)即有瘟疫(鼠疫)流行,迄今未息,人民死亡殆达十万。洛浦一县,自民国

---

① 《甘肃各县自然灾害表》,转引自袁林《西北灾荒史》,甘肃人民出版社1994年版,第1521页。

② 《民勤县志》,兰州大学出版社1994年版。《民勤县卫生志》,2010年。

③ 民国《增修华亭县志》卷三《灾异志》。

④ 《华亭县志》,甘肃人民出版社1996年版。

⑤ 《永昌县志》,甘肃人民出版社1993年版。

⑥ 《临潭县志》,甘肃民族出版社1997年版。

⑦ 《卓尼县志》,甘肃民族出版社1994年版。

⑧ 民国《天水县志》卷一四《灾祥志》。

⑨ 李文波《中国传染病史料》,化学工业出版社2004年版,第145页。

⑩ 李文波《中国传染病史料》,化学工业出版社2004年版,第145页。

⑪ 林家瑞《远东猩红热的研究》,《中华医学杂志》1926年第2期。

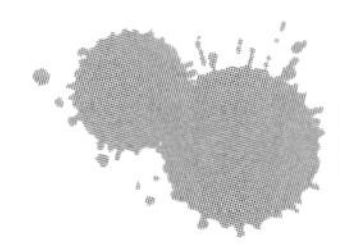

二年(1913年)秋迄今(1917年),疫死三万二百余人[①]。和阗、于阗、洛浦三县发生霍乱,蔓延迅速,死亡惨重,官道往来人稀,田地荒芜,十室九空[②]。

喀什地区　夏大疫,死者甚众。今《喀什市志》载:6月,喀什各县流行病盛行,死亡者一县就多达数万人[③]。

伊犁县　瘟疫流行,死亡甚众[④]。

孚远县(今吉木萨尔县)　白喉流行,死万余人[⑤]。

疏勒县　夏大疫,死者甚众。今《疏勒县志》载:6月,境内疫病流行,死亡无数[⑥]。

英吉沙县　疫病流行,死亡万人[⑦]。

昌吉县(含今呼图壁县)　鼠疫流行。呼图壁县1917—1918年鼠疫发病38例,死亡37人[⑧]。按:呼图壁县为1918年析昌吉县置。

四川省

四川省　秋九月,痢疾流行。10月21日(九月初六日)报道:四川刘存厚军司令部痢疫盛行[⑨]。

成都县(今属成都市)　夏四月,霍乱流行。5月23日(四月初三日)报道:罗、刘交兵省城,疫疠流行[⑩]。

简阳县(今简阳市)　夏,霍乱流行,死亡甚众。今《内江地区卫生志》称:全县霍乱大流行,死亡甚众,简城每天出丧几十起,西门棺山,尸臭难闻。其疫由入川滇兵带至[⑪]。今《简阳县志》载:痢疾、麻脚瘟(霍乱)在养马河一带流行,死者不少[⑫]。

双流县　夏,霍乱流行。所辖太平场镇霍乱(又称麻脚症)流行,死亡甚速,路有倒毙,上陛街一天出丧28具,路断人稀,死者二三百人[⑬]。

天全县　夏,痢疾流行。今《天全县志》载:夏,始阳暴发痢疾,持续百余日,死亡

---

① 谢彬《新疆游记》,转引自袁林《西北灾荒史》,甘肃人民出版社1994年版,第1521页。

② 《新疆通志·卫生志》,新疆人民出版社1996年版。

③ 《喀什市志》,新疆人民出版社2002年版。

④ 《新疆通志·卫生志》,新疆人民出版社1996年版。

⑤ 《吉木萨尔县志》,新疆人民出版社2002年版。

⑥ 《疏勒县志》,新疆人民出版社2001年版。

⑦ 《英吉沙县志》,新疆人民出版社2003年版。

⑧ 李文波《中国传染病史料》,化学工业出版社2004年版,第145页。

⑨ "刘存厚病中之川局",《申报》1917年10月21日,第7版。

⑩ "川人陈诉罗刘交哄之痛苦",《申报》1917年5月23日,第10版。

⑪ 《内江地区卫生志》,四川辞书出版社1995年版。

⑫ 《简阳县志》,巴蜀书社1996年版。

⑬ 《双流县太平场镇志》,1987年。

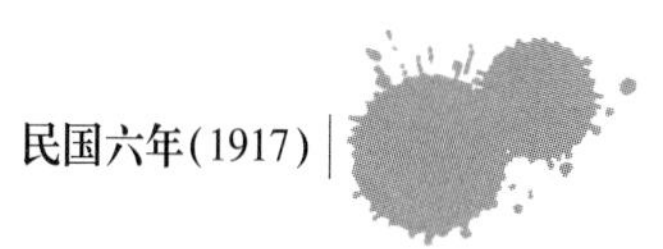

近300人①。

犍为县　秋七月,痢疾流行。今《乐山市志》载:9月,犍为五通、竹根滩、磨子场一带,水灾后痢疾流行,得者十之八九,呻吟声不绝于耳②。

荥经县(今荥经县)　湿温病流行。今《荥经县志》载:湿温病流行于双江之潘家岩、孙家湾、童家山直至李家岩,挨家挨户发病,且病程长,传播时间久③。

遂宁县(今属遂宁市)　夏,霍乱流行。拦江乡(今属遂宁市安居区)凉风村4小时即死亡24人④。

岳池县　夏,霍乱流行。今《岳池县卫生志》载:四至五月,县城麻脚瘟流行,不少人全家丧命,甚者,全城日发丧百余起⑤。

泸　县　天花大流行,染者甚多⑥。夏秋之交,白喉流行。今《泸县志》载:8月,泸城飞蛾症(白喉)流行,患者七八千人⑦。

内江县(今属内江市)　夏,霍乱流行,日必死十数人⑧。伤寒、副伤寒流行。永福乡(今属东兴区)一熊姓家13口人,有11人患病,9人死亡。天花大流行,遍及城乡,全安乡(今属市中区)痢疾流行⑨。

合江县　天花流行⑩。

隆昌县　霍乱流行。城乡霍乱死者上千人⑪。

重庆市

永川县(今永川区)　瘟疫大流行,死者甚众⑫。

云南省

弥渡县　天花流行⑬。

---

① 《天全县志》,四川科学技术出版社1997年版。
② 《乐山市志》,巴蜀书社2001年版。
③ 《荥经县志》,西南师范大学出版社1998年版。
④ 《遂宁县志》,巴蜀书社1993年版。
⑤ 《岳池县卫生志》,1987年。
⑥ 《泸州市卫生志》,方志出版社2005年版。
⑦ 《泸县志》,四川科学技术出版社1993年版。
⑧ 《内江地区卫生志》,四川辞书出版社1995年版。《内江县志》,巴蜀书社1994年版。
⑨ 《内江县志》,巴蜀书社1994年版。
⑩ 《泸州市卫生志》,方志出版社2005年版。
⑪ 《隆昌县志》,巴蜀书社1995年版。《内江地区卫生志》,四川辞书出版社1995年版。
⑫ 《永川县志》,四川人民出版社1997年版。
⑬ 《弥渡县卫生志》,云南民族出版社2007年版。

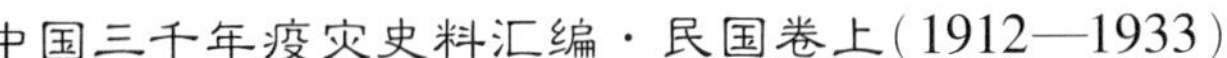

澜沧县　鼠疫流行[1]。

景东县　鼠疫流行。文井、县城及城郊村寨鼠疫流行[2],城关镇死亡人口三分之一到二分之一,西盟死50人[3]。

云龙县　夏,斑疹伤寒流行,松坪村死亡40余人[4]。

贵州省

黄平县　霍乱流行,死者甚多[5]。

炉山县(今属凯里市)　霍乱流行。今《凯里市志》载:凯棠霍乱流行[6]。

罗斛县(今罗甸县)　夏,霍乱流行。6月20日(五月初二日)报道:罗甸疫症流行,传染极速[7]。秋八月,疟疾流行,传染极速,十户九病[8]。

贵定县　夏,霍乱流行。8月12日(六月廿五日)报道:贵定瘟疫流行,西区养马寨地方死亡相继,不半月间,上中下寨,传染殆遍[9]。

下江县(今属从江县)　天花流行,大塘、大洞、宰略等地死亡多人[10]。

湖北省

武汉市　春,白喉流行。今《武汉市志》载:三镇喉疫流行,每日死者数以十计[11]。

夏口县(今属武汉市)　春,白喉流行。3月10日(二月十七日)报道:汉口地方喉症流传亦盛,天花尤烈[12]。汉口猩红热流行[13]。

武昌县　春,白喉、天花流行。3月10日(二月十七日)报道:鄂省白喉与天花二症盛行,男妇老少,以及幼孩染此死亡者,日以数十计。筷子街旬日间死者有50余人,内有一户死至8人之多[14]。三月,天花流行,时病者甚多,恽代英之弟即死于天

---

① 伍连德等《鼠疫概论》,1937年,第35~53页。

② 《景东彝族自治县志》,四川辞书出版社1994年版。

③ 伍连德等《鼠疫概论》,1937年,第35~53页。

④ 《云龙县志》,农业出版社1992年版。

⑤ 《黄平县志》,贵州人民出版社1993年版。

⑥ 《凯里市志》,方志出版社1998年版。

⑦ 《铎报》1917年6月20日,第5版。

⑧ 《贵州省罗甸县志》,贵州人民出版社1994年版。

⑨ 《铎报》1917年8月12号,第6版。

⑩ 《从江县志》,贵州人民出版社1999年版。

⑪ 《武汉市志》,武汉大学出版社1990年版。

⑫ “鄂省春疫之盛行白喉天花”,《申报》1917年3月10日,第6版。

⑬ 伍连德《东三省防疫事务总处报告大全书》第5册,1926年,第121页。

⑭ “鄂省春疫之盛行白喉天花”,《申报》1917年3月10日,第6版。

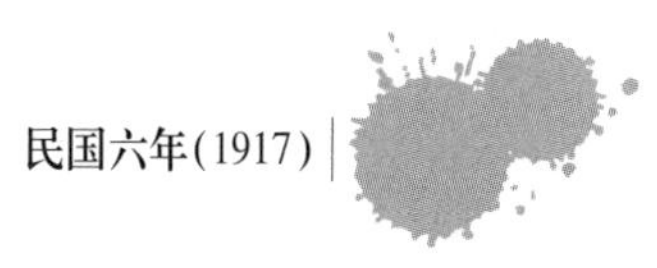

花[①]。

宜昌县(今宜昌市夷陵区)　疟疾流行[②]。

随　县(今随州市)　春,脑膜炎流行。今《随州志》载:全县“人瘟”(脑膜炎)流行,淮河至祝林总一带死亡200多人,大堰坡一带死亡300余人,三里岗泉兴寺至殷家坞有24家死绝[③]。

应山县(今广水市)　天花、鼠疫流行。今《应山县志》载:孝子店、东篁店一带天花流行,患病300余人,死亡200余人。同年,浆溪店的丛树岩、马脚沟一带鼠疫,死亡150余人,金姓27户全部死亡,陈姓15户仅存7户[④]。按:此处“鼠疫”值得怀疑。

郧西县　春三月,脑膜炎流行,春正月至夏六月,天花流行。今《郧西县志》载:三月,六郎地区发“人瘟”(脑膜炎),患者高烧、头痛、抽搐、呕吐,病后五六日即死亡。正至六月,金钱河沿岸青铜沟、赵家河一带天花流行,1600余人中,天花发病率在40%以上,少年儿童发病率高达85%,死者不可胜计[⑤]。

湖南省

古丈县　天花流行。今《古丈县志》载:天花蔓延县城、罗依溪、官坝等地,死亡200多人[⑥]。

新宁县　霍乱流行。今《邵阳市卫生志》载:新宁县城花渡街沿河居民霍乱流行,死亡甚多。其病菌由江西溃兵带来[⑦]。

芷江县(今芷江侗族自治县)　是年,瘟疫流行[⑧]。

平江县　天花流行。今《平江县卫生志》载:长寿塘口村一带天花暴发流行,死亡400余人;唐家大屋26名张姓村民均患天花死亡[⑨]。

江西省

萍乡县(今属萍乡市)　冬疫。萍乡煤矿报告,11月,痢疾住院病例38例,死亡8

---

① 《恽代英日记》“(1917年)3月29日”,转引自李文海等《近代中国灾荒纪年》,湖南教育出版社1990年版,第859页。

② 何斌《我国疟疾流行简史》,《中华医史杂志》1988年第1期。

③ 《随州志》,中国城市经济社会出版社1988年版。

④ 《应山县志》,湖北科学技术出版社1990年版。

⑤ 《郧西县志》,武汉测绘科技大学出版社1995年版。

⑥ 《古丈县志》,巴蜀书社1989年版。

⑦ 《邵阳市卫生志》,1998年。

⑧ 《芷江县志》,生活·读书·新知三联书店1993年版。

⑨ 《平江县卫生志》,1990年。

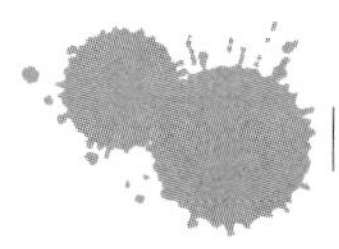
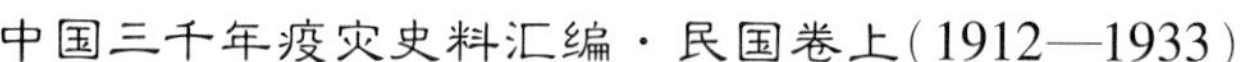

例;伤寒住院病例16例,死亡4例①。

铜鼓县　脑膜炎流行。西向、交古等地瘟疫(流脑)流行,死亡近百人②。

江苏省

江宁县(今属南京市)　春,白喉流行。2月16日(正月廿五日)报道:南京白喉传染甚盛③。

丹徒县(今属镇江市)　春,白喉流行。3月9日(二月十六日)报道:镇江天气亢晴,久无雨泽,喉症盛行④。4月27日(三月初七日)报道:镇江天气亢晴,瘟疫丛生,因喉症毙命者尤多⑤。秋,霍乱、猩红热流行。8月14日(六月廿七日)和9月1日(七月十五日)报道:镇江秋阳酷热,城厢内外霍乱、猩红热流行,死亡相继⑥。10月17日(九月初二日)报道:镇江水患,被灾之民不死于水,即死于疫,不死于疫,必死于饥⑦。冬,天花、白喉又流行。1918年1月21日(十二月初九日)报道:天花、喉痧流行,一经传染,颇难医治⑧。2月1日(十二月二十日)报道:喉疫盛行,小儿多夭⑨。

溧阳县(今溧阳市)　夏,霍乱流行,死者过万。7月,霍乱流行,全县病死逾万人,城区即有三千余⑩。民间普遍流传着"无病便是福,全寿三十六"的说法。霍乱从胡城镇波及近郊,患者大多殒命,全县死亡万余人,来不及掩埋,只好抛尸于临时搭起的芦席敞棚中⑪。

扬中县(今扬中市)　冬十二月,白喉流行。1918年1月25日(十二月十三日)报道:扬中天时燥烈,喉症盛行⑫。

吴　县(今属苏州市)　春三月,猩红热流行。4月21日(三月初一日)报道:苏州天时亢旱,猩红热肆虐,蔓延甚速⑬。桃坞中学等处发现猩红热,苏州教会学校一律

---

① Yen F. C. Report on Hookworm Infection Pinghsiang Colliery Hunan.《中华医学杂志》1918年第4期。

② 《铜鼓县志》,南海出版公司1989年版。《铜鼓县卫生志》,香港金陵书社出版公司1993年版。

③ "南京快信",《申报》1917年2月16日,第3版。

④ "镇江喉疫可畏",《申报》1917年3月9日,第7版。

⑤ "镇江旱象已成",《申报》1917年4月27日,第7版。

⑥ "镇江疫症流行",《申报》1917年8月14日,第7版。"镇江时疫流行",《申报》1917年9月1日,第7版。

⑦ "地方通信:镇江",《申报》1917年10月17日,第7版。

⑧ "镇江发现天花喉痧",《申报》1918年1月21日,第7版。

⑨ "镇江喉疫盛行",《申报》1918年2月1日,第7版。

⑩ 《溧阳县卫生志》,1989年。

⑪ 《溧阳县志》,江苏人民出版社1992年版。

⑫ "喉疫盛行",《申报》1918年1月25日,第7版。

⑬ "苏州天旱发生时疫",《申报》1917年4月21日,第7版。

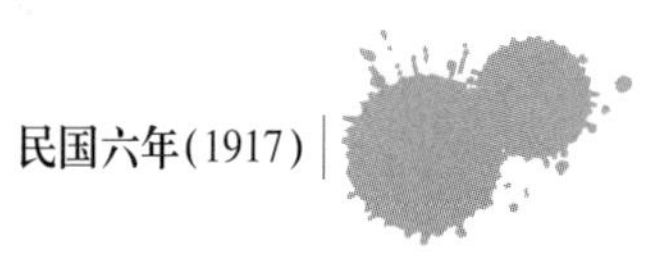

放假二周,苏常道尹王莘林、吴县知事孙锡祺于城隍庙设坛求雨,并下令禁屠[①]。冬十二月,天花、白喉流行。1918 年 1 月 18 日(十二月初六日)报道:苏州天花、喉痧流行,一经传染,颇难医治[②]。

武进县(今常州市武进区) 春正二月,白喉流行。夏四五月,猩红热流行。夏五六月,霍乱流行。今《常州市卫生志》载:2 月,鸣凰乡喉症流行。6 月,猩红热盛行。7 月,埠头等镇时疫盛行[③]。

无锡县(今属无锡市) 夏四月,白喉、霍乱、猩红热流行。6 月 4 日(四月十五日)报道:天时亢旱,疫疠渐生,喉症、痧症、猩红病流行渐广[④]。冬,白喉、天花、鼠疫流行。1918 年 1 月 31 日(十二月十九日)报道:入冬以来,喉痧、痘症等时疫盛行[⑤]。1918 年 2 月 2 日(十二月廿一日)报道:鼠疫流行,染者多死[⑥]。

江都县(今属扬州市) 夏五月,霍乱流行。6 月 29 日(五月十一日)报道:扬州端阳节后,天气骤热,时疫盛行[⑦]。

铜山县(今徐州市铜山区) 秋大疫,死亡甚众。秋,大泉地区瘟疫流行,人亡甚多[⑧]。

上海市

上海县(今闵行区等) 春,天花、白喉、猩红热流行。春正月,真如流行白喉病,死亡率高[⑨]。2 月 22 日(二月初一日)报道:上海天花盛行[⑩]。2 月 24 日(二月初三日)报道:上海红痧流行,小儿尤多患疫[⑪]。4 月 24 日(三月初四日)报道:因天花流行,布种牛痘防疫[⑫]。5 月 1 日(三月十一日)和 6 日(三月十六日)报道:痧疫盛行[⑬]。夏,白喉、猩红热流行。5 月 20 日(三月三十日)报道:天时不正,喉痧、猩红热相继而

---

① 《吴县大事记》,古吴轩出版社 1994 年版。

② “发现疫症”,《申报》1918 年 1 月 18 日,第 7 版。

③ 《常州市卫生志》,1989 年。

④ “无锡久不得雨旱象渐呈”,《申报》1917 年 6 月 4 日,第 7 版。

⑤ “无锡鼠疫欤瘟病欤”,《申报》1918 年 1 月 31 日,第 7 版。

⑥ “无锡知事查防鼠疫”,《申报》1918 年 2 月 2 日,第 7 版。

⑦ “扬州时疫复又盛行”,《申报》1917 年 6 月 29 日,第 7 版。

⑧ 《铜山县大泉乡志》,1989 年。

⑨ 《长征乡志》,上海社会科学院出版社 1995 年版。

⑩ “红十字分会施种牛痘”,《申报》1917 年 2 月 22 日,第 11 版。

⑪ “普告患红痧小儿之家族”,《申报》1917 年 2 月 24 日,第 11 版。

⑫ “中医学校布种牛痘”,《申报》1917 年 4 月 24 日,第 11 版。

⑬ “刘邠膏能驱除痧疫耶”,《申报》1917 年 5 月 1 日,第 11 版。“同仁医院防疫之郑重”,《申报》1917 年 5 月 6 日,第 10 版。

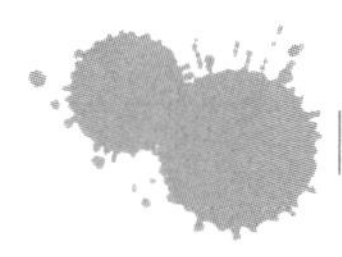

起[①]。5月26日(四月初六日)报道:天时亢旱,喉症、红痧盛行,小儿患者尤众[②]。6月10日(四月廿一日)报道:痘痧、猩红热症传染甚繁[③]。6月30日(五月十二日)报道:久旱不雨,上海监狱猩红热症流行[④]。冬,白喉、天花流行。12月6日(十月廿二日)报道:旱,喉症流行,白喉最烈[⑤]。12月29日(十一月十六日)报道:天花流行,一经感触,立时传染[⑥]。1918年1月17日(十二月初五日)报道:天花症流行[⑦]。1月29日(十二月十七日)报道:天花传染甚速[⑧]。

浙江省

杭　县(今属杭州市)　春夏徂秋,猩红热流行。2月28日(二月初七日)报道:猩红热流行甚广[⑨]。3月15日(二月廿二日)报道:猩红热肆虐,毙者日有所闻[⑩]。4月4日(闰二月十三日)报道:猩红热蔓延,为祸甚烈[⑪]。5月16日(三月廿六日)报道:猩红热症复又盛行[⑫]。5月29日(四月初九日)报道:杭县地方厅看守所时疫盛行[⑬]。6月9日(四月二十日)报道:猩红热传染甚盛[⑭]。8月13日(六月廿六日)报道:立秋后,天气酷热,猩红热症复又盛行[⑮]。9月4日(七月十八日)、17日(八月初二日)报道:入秋以来,酷热异常,时疫流行[⑯]。冬,白喉流行。11月28日(十月十四日)报道:喉症盛行[⑰]。1918年2月2日(十二月廿一日)报道:入冬以来,天时亢旱,疫症传染甚速[⑱]。

萧山县(今杭州市萧山区)　冬,白喉流行。今《长河镇志》载:喉症流行,沿钱塘

---

① "治喉症防疫方",《申报》1917年5月20日,第17版。

② "妖言惑众之查禁",《申报》1917年5月26日,第11版。

③ "仁济女医院暂时停诊",《申报》1917年6月10日,第11版。

④ "监狱医官调任管狱员",《申报》1917年6月30日,第11版。

⑤ "干燥无雨之为害",《申报》1917年12月6日,第10版。

⑥ "北京电",《申报》1917年12月29日,第2版。

⑦ "预防肺炎疫",《申报》1918年1月17日,第11版。

⑧ "闸北防疫所劝人种痘",《申报》1918年1月29日,第10版。

⑨ "杭州快信",《申报》1917年2月28日,第7版。

⑩ "杭城传染病之流行",《申报》1917年3月15日,第6版。

⑪ "杭州快信",《申报》1917年4月4日,第6版。

⑫ "杭州快信",《申报》1917年5月16日,第6版。

⑬ "杭州快信",《申报》1917年5月29日,第6版。

⑭ "杭州猩红热之蔓延",《申报》1917年6月9日,第7版。

⑮ "杭州快信",《申报》1917年8月13日,第7版。

⑯ "杭州快信",《申报》1917年9月4日,第7版。"杭州杭垣发现时症",《申报》1917年9月17日,第7版。

⑰ "杭州快信",《申报》1917年11月28日,第7版。

⑱ "杭州快信",《申报》1918年2月2日,第3版。

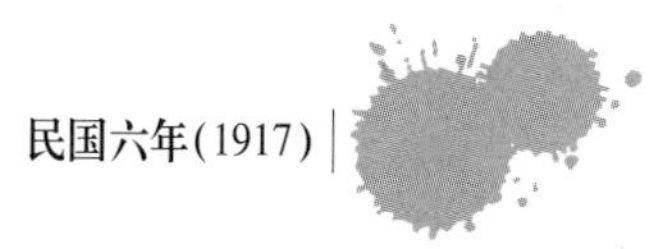

江一带尤为严重,长河乡染疾而死者数十人①。

嘉善县　秋,霍乱流行。今《嘉善县志》载:霍乱流行,北乡延生圩一周内死亡十余人②。

嘉兴县(今属嘉兴市)　夏,猩红热流行。6月24日(五月初六日)报道:嘉兴猩红热传染可畏③。7月16日(五月廿八日)报道:本月天时不正,时疫流行甚盛④。冬,白喉流行。12月3日(十月十九日)报道:入冬以来,喉疫盛行,疫毙多人⑤。

永康县(今永康市)　秋,霍乱流行。今《永康县志》载:发瘟病,下里溪村死亡70余人,姓傅村傅金福一家7天死5人⑥。

鄞　县(今包括宁波市北仑区、鄞州区)　冬,白喉流行。1918年1月16日(十二月初四日)报道:入冬以来,久旱无雨,时疫渐起⑦。

定海县(今舟山市定海区)　秋,霍乱大流行,死者枕藉⑧。

慈溪县(今慈溪市)　秋,霍乱盛行。慈北鸣鹤场1个月之内死100余人,东山头林家村死70余人⑨。

余姚县(今余姚市)　秋,霍乱流行。发病100多人,死亡70人⑩。

福建省

福建省　福州、厦门、龙海(入海澄县)、同安、漳州(入龙溪县)、南安、惠安、莆田、南靖、漳平、晋江、仙游、漳浦、永春、福清、安溪、泉州、华安(入龙溪县)、平潭、闽侯、沙县、平和、龙岩、永定、永泰、南平、诏安、建瓯、宁德29个县市发生鼠疫,376个疫点,发病7338例,死亡5938人⑪。

闽侯县(今包括福州市区、闽侯县)　夏六月,时疫流行⑫。

罗源县　霍乱流行⑬。

---

① 《长河镇志》,光明日报出版社1989年版。

② 《嘉善县志》,生活·读书·新知三联书店1995年版。

③ “嘉兴猩红热传染之可畏”,《申报》1917年6月24日,第11版。

④ “嘉兴时疫流行”,《申报》1917年7月16日,第7版。

⑤ “嘉兴时疫流行之可畏”,《申报》1917年12月3日,第7版。

⑥ 《永康县志》,浙江人民出版社1991年版。

⑦ “宁波发现时疫”,《申报》1918年1月16日,第7版。

⑧ 《定海县志》,浙江人民出版社1994年版。《舟山市卫生志》,中华书局2002年版。

⑨ 《慈溪县志》,浙江人民出版社1992年版。《慈溪卫生志》,宁波出版社1994年版。

⑩ 《余姚市志》,浙江人民出版社1993年版。

⑪ 李文波《中国传染病史料》,化学工业出版社2004年版,第145页。

⑫ “闽垣之新见闻”,《申报》1917年7月24日,第6版。

⑬ 《罗源县志》,方志出版社1998年版。

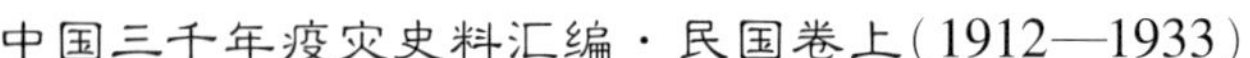

宁德县(今包括宁德市区、周宁县)　鼠疫流行。今《宁德市志》载:赤溪鼠疫,死200多人。杨维四一家10天死12人。民众惊恐,关门闭户,路绝行人①。

云霄县　春,鼠疫流行。城关、阳下、中柱等地患者300人,死亡240人,死亡率80%②。

永定县　鼠疫流行,冬始停止蔓延③。

广东省

广东省　合浦(今广西合浦县)、廉江(今廉江市)、遂溪、海康(今雷州市)、湛江、信宜(今信宜市)、阳江(今属阳江市)、恩平(今恩平市)、江门、新会(今江门市新会区)、顺德(今佛山市顺德区)、增城(今增城市)、东莞(今东莞市)、大埔、丰顺、兴宁(今兴宁市)、紫金、惠阳(今惠州市惠阳区)、澄迈、临高20个县市鼠疫,发病1827例,死亡1811人④。

番禺县(今广州市番禺区)　春,天花流行。2月24日(二月初三日)报道:粤中痘症流行,军队所驻,传染尤速⑤。3月12日(二月十九日)报道:广州天花症渐少⑥。

新会县(今江门市新会区)　鼠疫流行。是年,羊桥市、旧椰街、紫坭乡以及白沙乡中心里、第发里一带发生鼠疫,至翌年春止息⑦。1917—1918年,羊桥市、太平路及白沙乡的中心里、大发里和紫坭等地又有鼠疫发生⑧。

鹤山县(今鹤山市)　春正月,古劳都天花流行⑨。

龙川县　鼠疫流行。老隆镇死亡居民70余人,丰稔乡死亡100多人⑩。

大埔县　鼠疫流行。保安甲何屋段鼠疫流行⑪。

廉江县(今廉江市)　鼠疫流行。现属行政区域的安铺、横山、河堤、廉城、龙湾、雅塘、石岭、营仔镇内都有过局部暴发流行鼠疫⑫。

---

① 《宁德市志》,中华书局1995年版。《宁德地区医药卫生志》,福建人民出版社2005年版。

② 《云霄县志》,方志出版社1999年版。《漳州市志》,中国社会科学出版社1999年版。

③ 《永定县志》,中国科学技术出版社1994年版。

④ 李文波《中国传染病史料》,化学工业出版社2004年版,第144~145页。

⑤ "张开儒申明南雄滇军哗噪电",《申报》1917年2月24日,第3版。

⑥ "广州电",《申报》1917年3月12日,第3版。

⑦ 《江门市志》,广东人民出版社1998年版。

⑧ 《江门市卫生志》,1989年。

⑨ 民国《鹤山县志》卷三《编年篇》。《鹤山县志》,广东人民出版社2001年版。

⑩ 《龙川县志》,广东人民出版社1994年版。

⑪ 《大埔县志》,广东人民出版社1992年版。

⑫ 《廉江市卫生志》,中国社会出版社2000年版。

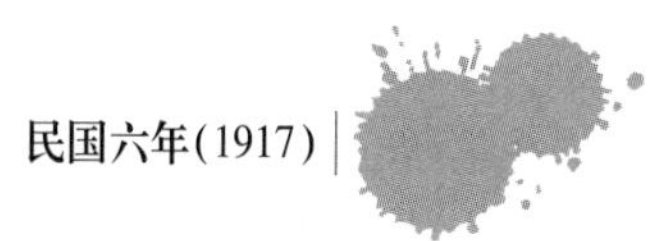

香港特别行政区

香　港　鼠疫流行[①]。

广西壮族自治区

邕宁县(今属南宁市)、容县、崇善县(今属崇左市)、左县(今属崇左市)、百色县(今属百色市)、岑溪县(今岑溪市)、郁林县(今属玉林市)、北流县(今北流市)　鼠疫流行[②]。

陆川县、博白县、横县　鼠疫流行。陆川县发病13例,全部死亡;博白县发病1例,死亡1例;横县死20人[③]。

灵川县　秋,霍乱流行。大圩、敢兴、石门等地死60余人[④]。

苍梧县(今属梧州市)　流感流行。从夏季开始,至秋冬严重,患病率约60%～70%,病死率约10%～20%[⑤]。

郁林县(今属玉林市)　流感流行[⑥]。

---

① 李文波《中国传染病史料》,化学工业出版社2004年版,第145页。

② 《广西通志·医疗卫生志》,广西人民出版社1999年版。

③ 李文波《中国传染病史料》,化学工业出版社2004年版,第144页。

④ 《灵川县志》,广西人民出版社1997年版。

⑤ 《广西通志·医疗卫生志》,广西人民出版社1999年版。

⑥ 《广西通志·医疗卫生志》,广西人民出版社1999年版。

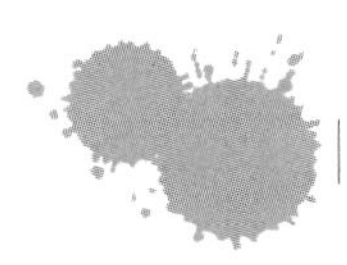

民国七年(1918)

全　国

春,鼠疫流行。二月初八日(3月20日)报道:绥远、山西、直、鲁等属发生疫病,异常剧烈①。夏,时疫流行。四月廿三日(6月1日)报道:湖南、湖北、北京、天津时疫猖獗,唯汉口较为剧烈②。秋,时疫流行。十月初一日(11月4日)报道:内务部以近来时疫盛行,传染甚速,人民死亡者日有所闻③。

黑龙江省

呼兰县　夏,时症流行。四月廿六日(6月4日)报道:本邑城四区罹此时症者日不下二百余人④。

依兰县　夏,时疫蔓延。五月初七日(6月15日)报道:染疫而死者已五六人⑤。

克山县　秋大疫,克山病流行。今《克山县志》载:9月,全县疾疫流行,患者咳嗽头痛,肢体酸楚,寒热无常,发病人数占总人口的40%,死亡50多人。仅刘大柜屯(今涌泉乡新政村)即死亡百余人。"281号"(今西建乡境内)青壮年妇女几乎死光,居民被迫弃家逃走,使该村变成废墟⑥。按:《县志》记载,克山县自清光绪三十三年(1907)发现克山病到1945年,境内有4次较大流行,分别为1918年、1923年、1935年、1941年。

拜泉县　秋大疫,死者甚众。今《拜泉县志》载:9月,全县普患瘟疫,据城乡巡警调查,死亡1233人⑦。

---

① "防疫事宜之汇志",《大公报》1918年3月20日,第3张第2版。
② "时症蔓延益甚",《盛京时报》1918年6月1日,第5版。
③ "内务部慎重时疫",《大公报》1918年11月4日,第2张第2版。
④ "发现时症",《盛京时报》1918年6月4日,第5版。
⑤ "发现时疫",《盛京时报》1918年6月15日,第5版。
⑥ 《克山县志》,中国经济出版社1991年版。
⑦ 《拜泉县志》,黑龙江人民出版社1988年版。

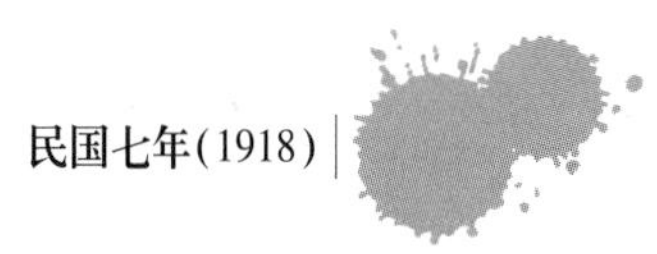

绥化县(今绥化市北林区)　鼠疫流行。今《绥化县志》载:城内发生鼠疫,患病1510 人,死亡 43 人①。

望奎县　鼠疫流行。今《望奎县志》载:县境局部地区发生鼠疫,海丰镇八方村宋家连同长工 37 人,数日内死亡 31 人。医生不应诊,当局无人问②。

滨江县(今属哈尔滨市)　冬,鼠疫流行。11 月 29 日(十月廿六日)报道:疫疠传染,顷刻毙命③。哈尔滨疟疾 29 例,斑疹伤寒 27 例,猩红热 51 例。

阿城县(今哈尔滨市阿城区)　春三月,霍乱流行。今《阿城县志》载:三月,西伯利亚霍乱病延及中东路各站,阿城城乡因染疫,死亡者甚多④。

瑷珲县(今黑河市)　大黑河疟疾 124 例,斑疹伤寒 24 例,回归热若干⑤。

吉林省

吉林县(今属吉林市)　夏四月,时疫流行。6 月 6 日(四月廿八日)报道:吉林时疫流行,蔓延甚广⑥。冬十月,流感流行。11 月 29 日(十月廿六日)报道:吉林省垣时疫流行,日死六十余人⑦。今《吉林市志》载:11 月,吉林县各区爆发流行感冒,疫死936 人⑧。

郭前旗、农安县　鼠疫流行。郭前旗发病 20 例,全部死亡;农安县发病 63 例,全部死亡⑨。

长春县(今属长春市)　夏四月,时疫流行。5 月 29 日(四月二十日)报道:长春时疫流行,商民染时疫者日众⑩。

大赉县(今属大安市)　天花流行⑪。

镇东县(今属镇赉县)　天花流行。波及 41 个自然屯,占全县屯数的 20%,死于天花的儿童不计其数⑫。

---

① 《绥化县志》,黑龙江人民出版社 1986 年版。

② 《望奎县志》,1989 年。

③ “东三省之时疫流行”,《申报》1918 年 11 月 29 日,第 6 版。

④ 《阿城县志》,黑龙江人民出版社 1988 年版。

⑤ Wong and Wu. *History of Chinese Medicine*. Tientsin Press, 1932. p. 605. 伍连德《东三省防疫事务总处报告大全书》第 5 册,1926 年,第 121 页。

⑥ “吉林时疫盛行”,《申报》1918 年 6 月 6 日,第 7 版。

⑦ “东三省之时疫流行”,《申报》1918 年 11 月 29 日,第 6 版。

⑧ 《吉林市志》,吉林人民出版社 2008 年版。

⑨ 李文波《中国传染病史料》,化学工业出版社 2004 年版,第 148 页。

⑩ “长春时疫流行续志”,《申报》1918 年 5 月 29 日,第 7 版。

⑪ 《镇赉县志》,吉林人民出版社 1995 年版。

⑫ 《镇赉县志》,吉林人民出版社 1995 年版。

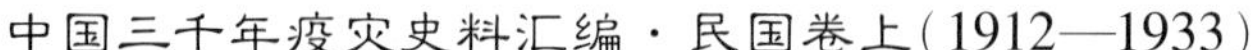

梨树县　秋,瘟疫流行。城乡传染病死亡者甚众,蔓延两月方息,各乡镇棺木售尽[①]。

长白县　秋,流感流行。冬,鼠疫流行。今《长白朝鲜族自治县志》载:流感流行,几乎无人幸免,致使机关、学校、商人停班、停市5天,患者达1669人,死亡345人。另有伤寒流行,患者601人,死亡过半。11月,县街发生百斯笃疫病,染病者数千人,居民闭户,行人稀少[②]。

辉南县　秋,霍乱流行。冬,克山病流行。今《辉南县志》载:10月,霍乱流行。冬,急型克山病流行,俗称羊毛疔,抚民大北岔屯仅20几户,一冬就死亡30多人[③]。

怀德县(今公主岭市)　夏,时疫发生。6月7日(四月廿九日)报道:近来天时不正,时疫蔓延。初患病时,头目晕眩,遍体寒热,间有下泻。现闻染疫而死者已五六人矣[④]。

海龙县(今梅河口市)　夏,时疫流行。6月12日(五月初四日)报道:海龙发现时疫,传染之中,几无幸免[⑤]。

舒兰县(今舒兰市)　夏,天花流行。6月12日(五月初四日)报道:镇街患时疫者十有七八[⑥]。6月20日(五月十二日)报道:一小儿染痘症而死[⑦]。

辽宁省

奉天省　冬十月,流感大流行。11月29日(十月廿六日)报道:奉天流行时症,颇类内地,疫势较轻,伤人不多,惟传染迅速,蔓延甚广,至今未见消灭。总之,关东之疫,始则北部较烈于南部,近则南部亦日类于北部。刀兵未已,流行天症,哀我生民,曷多浩劫[⑧]。

沈阳县(省会,今沈阳市)　夏,流感流行。5月16日(四月初七日)报道:患是项时症者已有四五十人[⑨]。5月19日(四月初十日)报道:是盖一种流行性之风邪也。是症虽非危险,而传染极烈,罹之者十占八九[⑩]。5月24日(四月十五日)报道:时症

---

① 民国《梨树县志》首编《大事记》。《梨树县志》,辽宁教育出版社1992年版。

② 《长白朝鲜族自治县志》,中华书局1993年版。

③ 《辉南县志》,1989年。

④ "发生时疫",《盛京时报》1918年6月7日,第5版。

⑤ "时疫发现",《盛京时报》1918年6月12日,第5版。

⑥ "时疫发现",《盛京时报》1918年6月12日,第5版。

⑦ "庸医杀人",《盛京时报》1918年6月20日,第5版。

⑧ "东三省之时疫流行",《申报》1918年11月29日,第6版。

⑨ "时症日炽",《盛京时报》1918年5月16日,第5版。

⑩ "时症蔓延",《盛京时报》1918年5月19日,第5版。

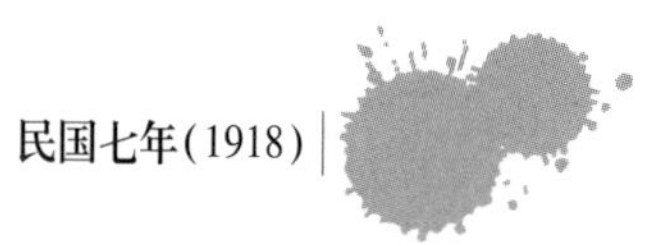

流行,各学校罹此病者800余名①。5月26日(四月十七日)报道:奉省近日发现时症,传染甚夥②。冬,疫症流行。11月22日(十月十九日)报道:城西杨士屯、漠家堡,城南白塔堡、三家子等处乡间时疫猖獗,因患是症而死者,每屯每日均不下10余人。省城因患是症而死者日有数起,现在共计不下300余人③。

铁岭县(今铁岭市) 夏,流感流行。5月24日(四月十五日)报道:省城内外时疫甚多,而客栈中如有十人,得此症者居其七八,均头晕眼迷、乍冷乍热。近来铁邑亦渐发生此疫④。

开原县(今开原市) 夏,流感流行。5月26日(四月十七日)报道:天气不正,发生时疫。初起时头痛肿喉,转相传染,几无幸免⑤。瘟疫流行,死者甚众⑥。

西丰县 夏,流感流行。6月22日(五月十四日)报道:邑内发现一种流行症,县署东河沿热闹市一带为尤甚⑦。

锦 县(今锦州市) 夏,流感流行。5月30日(四月廿一日)报道:本城内外,患此疫者十居八九,近来村屯亦发现此疫⑧。

安东县(今丹东市) 夏,流感流行。6月4日(四月廿六日)报道:入夏以来,时令不正,乍冷乍热,人多感冒。现本埠发现一种时疫,患者头晕目眩,饮食不进,据医家云,此疫虽无性命之虞,亦恐转成热病云⑨。

海城县(今海城市) 夏,时疫发生。6月23日(五月十五日)报道:入夏以来,天时不正,冷热无常,偶不珍摄,易染时疫。西关汇源海柜伙已有二三人发现疫症⑩。

金 县(今大连市金州区) 夏,流感流行。5月30日(四月廿一)报道:自初起迄今两星期,患此感冒症者已有六七百人⑪。6月4日(四月廿六日)报道:时疫猖獗,病者甚夥,死亡日有所闻⑫。夏,霍乱流行。金州城内和近郊一带霍乱死亡近100

① "学校中流行病之调查",《盛京时报》1918年5月24日,第4版。
② "军界防范时症",《盛京时报》1918年5月26日,第4版。
③ "时疫蔓延日甚",《大公报》1918年11月22日,第2张第2版。
④ "时疫宜防",《盛京时报》1918年5月24日,第5版。
⑤ "时疫流行",《盛京时报》1918年5月26日,第5版。
⑥ 民国《开原县志》卷九《灾异》。《开原县志》,辽宁人民出版社1995年版。
⑦ "流行病与警察之关系",《盛京时报》1918年6月22日,第4版。
⑧ "时疫宜防",《盛京时报》1918年5月30日,第5版。
⑨ "时疫流行",《盛京时报》1918年6月4日,第5版。
⑩ "时疫宜防",《盛京时报》1918年6月23日,第5版。
⑪ "时疫流行之由来",《盛京时报》1918年5月30日,第4版。
⑫ "时症蔓延益甚",《盛京时报》1918年6月4日,第4版。

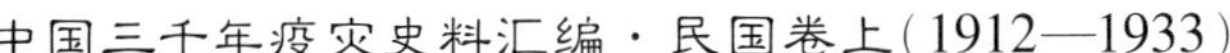

人[①]。是年,猩红热流行,大连发病79例,死亡2人[②]。

新民县(今新民市) 秋,流感流行。县街内死亡117人[③]。

辽阳县(含今鞍山城) 秋,流感流行。今《鞍山市卫生志》载:10月上旬,鞍山流行重症感冒,患病者361人[④]。

营口县(今大石桥市) 夏,霍乱流行。今《大石桥市志》载:6月,汤池地区发生霍乱病,遍及全区,死亡300余人,惨不忍睹[⑤]。

法库县 夏,霍乱流行。今《法库县志》:霍乱流行,死2082人,有的全家丧命,惨不忍睹[⑥]。

本溪县 流行性斑疹伤寒[⑦]。

庄河县(今庄河市) 秋,流感流行。《庄河县志》载:秋,瘟疫流行,死者甚多[⑧]。

复 县(今瓦房店市) 秋,流感流行。今《瓦房店市志》载:秋,境内流行瘟疫[⑨]。

内蒙古自治区

绥远特别区 春,鼠疫继续流行。防疫委员全绍清2月15日(正月初五日)报告:绥区疫情,据此间防疫局统计,今年(1918年1月1日以来)计疫毙一千数百人,以归化白塔村、萨县、包头、五原等处为甚,至小村落尚难知数[⑩]。2月17日(正月初七日),绥远都统蔡成勋报告:2月13日归绥疫死15人,包镇疫死19人[⑪]。3月5日(正月廿三日),防疫委员全绍清报告:归绥冬日(2日)疫毙5人,江日(3日)4人;东日(1日)包头10人,归绥疫势稍减[⑫]。3月11日(正月廿九日),全绍清报告:昨无疫毙者,今日于城外删沙梁等处迭见路倒,多系外来之人,共计疫毙8人。包头于灰日(10日)疫毙3人[⑬]。3月19日(二月初七日),侯毓汶报告:归、绥两城铣日(16日)无疫毙者,筱日(17日)疫死1人,外来路倒1名。包头删日(15日)4人,铣日(16

① 《金县志》,大连出版社1989年版。
② Yang Ting-Kung, et al. Scarlet Fever in China. *Chin Med J*, 1924(03).
③ 《新民县志》,沈阳出版社1992年版。
④ 《鞍山市卫生志》,1990年。
⑤ 《大石桥市志》,吉林文史出版社2006年版。
⑥ 《法库县志》,沈阳出版社1990年版。
⑦ 《本溪满族自治县志》,辽宁民族出版社2009年版。
⑧ 民国《庄河县志》卷一《地理志·祥异》。《庄河县志》,新华出版社1996年版。
⑨ 《瓦房店市志》,大连出版社1994年版。
⑩ “全绍清自归化来电(2月15日下午3时30分)”,《政府公报》第754期,1918年。
⑪ “绥远蔡(成勋)都统来电(2月17日上午11时20分)”,《政府公报》第756期,1918年。
⑫ “全(绍清)委员来电(3月5日)”,《政府公报》第762期,1918年。
⑬ “归化全绍清来电(3月11日)”,《政府公报》第769期,1918年。

日)3 人。五原真日至铣日(11 - 16 日)共疫毙6 人①。3 月 20 日(二月初八日),侯毓汶报告:归绥巧日(18 日)疫毙 1 人,包头筱日(17 日)2 人②。4 月 17 日(三月初七日),交通部通告京绥一带疫症均已次第肃清,京绥全路各站已于 16 日停止检验③。4 月,国民政府宣布,绥远时疫肃清④。《大公报》对绥远春季鼠疫的流行也多有报道。正月初六日(2 月 16 日)报道:绥远、山西所属地方,已有瘟疫发现,是一种"核瘟"(腺鼠疫)⑤。初十日报道,绥远地方发生疫症,流入晋省⑥,蔓延津郡⑦。十二日报道:绥远一带疫症发生⑧。十六日报道:绥远等处发现时疫⑨。廿七日报道:绥远疫症发现⑩。二月初一日(3 月 13 日)报道:天祸吾绥,水灾而后继以时疫⑪。四月初六日(5 月 15 日)报道:去岁绥远境内发生时疫,现绥区疫气已消弭尽净⑫。内务总长钱能训对此次鼠疫流行情形做了总结:窃查上年冬间,绥属发生时疫,由部依据《传染病预防条例》呈请施行预防,并先后遴派检疫委员及组织防疫委员会,划定防疫区域,呈奉令准当经遵行,各区检疫委员及各该地方及官知照,并咨由交通部转饬各路局分别会同办理。惟时疫症初起,流行至烈,虽经督率在事人员各就责任所在,策合群力迅赴时机,而蔓延之势乃自起点之绥属包头、五原、萨拉齐、归绥各处,侵及于察属之丰镇、晋属之大同等 26 县,直隶之平山、定县、高邑、阳原各县,皖属之凤阳以及济南、南京等处相继发生,传播既速,防遏至难。经部联合内外各主管机关协力筹策,积极进行,四阅月来,幸见成效。其中惟凤阳、济南、南京三处距疫症起点地方较远,发生较迟,前此未经划入防疫区域以内,当由本部先后派医并由防疫委员会会长江朝宗、本部顾问陶思澄等分别驰往各该处会同地方官吏迅筹防治,即经次第扑灭,均由西医证明确已无疫。其预定防疫区域以内地方,如直隶之平山、定县、高邑、阳原等处,前经本部会同交通部暨直隶省长分别遴派员医驰往防范,亦均先后据报无疫,分别撤防。现复迭

---

① "侯毓汶自归化来电(3 月 19 日上午 11 时)",《政府公报》第 777 期,1918 年。

② "归化侯毓汶来电(3 月 20 日)",《政府公报》第 777 期,1918 年。

③ "交通部紧急通告(1918 年 4 月 17 日)",《政府公报》第 803 期,1918 年。《交通月刊》第 18 期,1918 年,第 191 页。

④ 《中华民国史事日志》,1918 年。

⑤ "警察厅防疫布告",《大公报》1918 年 2 月 16 日,第 3 张第 2 版。

⑥ "平山县发现鼠疫详情补志",《大公报》1918 年 2 月 20 日,第 2 张第 2 版。

⑦ "防疫事宜之汇志",《大公报》1918 年 2 月 20 日,第 3 张第 2 版。

⑧ "防疫事宜之汇志",《大公报》1918 年 2 月 22 日,第 3 张第 2 版。

⑨ "防疫事宜之布告",《大公报》1918 年 2 月 26 日,第 3 张第 2 版。

⑩ "防疫事宜之汇志",《大公报》1918 年 3 月 9 日,第 3 张第 2 版。

⑪ "防疫事宜之汇志",《大公报》1918 年 3 月 13 日,第 3 张第 2 版。

⑫ "疫症消弭之通令",《大公报》1918 年 5 月 15 日,第 3 张第 2 版。

据第一区检疫委员全绍清、第二区检疫委员何守仁、第三区检疫委员陈祀邦陆续电呈疫症肃清,请将各该区分设检验机关于4月终一律撤销。民国七年5月2日已奉指令①。关于此次鼠疫死亡人数,《陆军军医学校校友会杂志》载:民国六年岁杪,绥远陡发百斯笃疫症,蔓延全境,势若燎原。幸为时仅3月有余,疫势完全扑灭,疫亡人数约在3万余人,蔓延之区10万余方里②。《中华医学杂志》则称:去冬山西之疫,自内蒙古传来,其蔓延之地,东至北京,南至南京,可谓广矣。今幸告停止,吾医家所大慰也!死于是疫者,其实数虽未详,要在九千或万人左右,乃较少于东三省疫症中死亡之数,或因山西之交通略缓而居民较稀之故耳③。今《杭锦后旗志》亦称:是年,时疫发源包、五一带,渐至传遍全区。自民国六年农历九月发端,盛于十二月,至本年三月息灭。疫而死者,约达万人。时疫之巨烈,前所未有④。

陶林县　春,鼠疫流行。3月16日(二月初四日),狄琢报告内务部:陶林疫症甚盛,此间官吏宣言陶林兵营内死者甚众⑤。

武川县　春,鼠疫流行。4月13日(三月初三日)报道:武川疫症流行,死亡甚众⑥。

归绥县(今属呼和浩特市)　春,鼠疫流行。二月初三日(3月15日)报道:归化、山西发现时疫,蔓延直境⑦。今《呼和浩特市志》载:3月,城郊蔓延肺鼠疫,遍及56条街巷、156个村庄,发病者计3553人,死亡3548人⑧。

五原县　春,鼠疫流行。正月十一日(2月21日)报道:包头镇、五原鼠疫死2人⑨。廿一日报道:绥远五原等县疫症蔓延⑩。三十日报道:我国疫症发现,只在绥远五原、丰镇等处⑪。三月初三日(4月13日)报道:归、绥两县镇未见疫亡者已十余日。访闻此次疫症发源于鄂尔多斯地方,蔓延至五原境内⑫。十四日报道:今岁一月之初,

---

① “内务总长钱能训呈大总统为疫症肃清应将各区检验机关分别撤销文”,《政府公报》第819期,1918年。

② “绥区防疫纪实”,《陆军军医学校校友会杂志》1918年12月,第256页。

③ “山西之肺炎疫”,《中华医学杂志》1918年第2期,第61~63页。

④ 《杭锦后旗志》,中国城市经济社会出版社1989年版。

⑤ “狄琢自丰镇来电(3月16日到)”,《政府公报》第772期,1918年。

⑥ “绥远检疫纪事”,《申报》1918年4月13日,第7版。

⑦ “防疫事宜之汇志”,《大公报》1918年3月15日,第3张第2版。

⑧ 《呼和浩特市志》,内蒙古人民出版社1999年版。

⑨ “近日防疫所闻汇列”,《大公报》1918年2月21日,第1张第3版。

⑩ “防疫事宜之汇志”,《大公报》1918年3月3日,第3张第2版。

⑪ “疫症防及出口货”,《大公报》1918年3月12日,第3张第2版。

⑫ “全希伯电告绥远疫症肃清”,《大公报》1918年4月13日,第2张第2版。

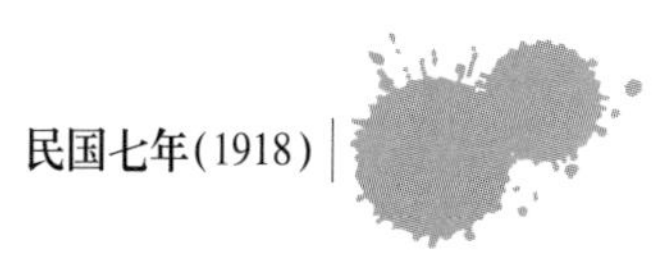

报载绥区之五原发生肺疫[①]。今《五原县志》载:春,鼠疫,五原十数村居民染病[②]。

萨拉齐县(今大部属土默特右旗)　春,鼠疫流行。3月5日(正月廿三日)报道:鼠疫传染,包头镇、萨拉齐与邻近各镇疫毙者日有所闻[③]。3月18日(二月初六日)报道:包头镇患疫而死者至少有4500人,萨拉齐死1500人[④]。

丰镇县(今丰镇市)　春,鼠疫流行。2月14日(正月初四日),何守仁报告:丰镇今日死3人,死于疫者共计109人[⑤]。2月26日(正月十六日)报道:丰镇疫死人数渐减[⑥]。正月初五日(2月15日)报道:截至2月12日下午八点一刻,死于鼠疫者共计104人[⑦]。初六日报道:丰属小马王庙检查行人,染疫死兵士8人[⑧]。二月初一日(3月13日)报道:丰镇疫氛仍炽[⑨]。

林西县、开鲁县、绥东县(今属库伦镇)　秋,瘟疫流行。十月初七日(11月10日)报道:热河区各属现发生流行病,承德、林西、开鲁、绥东等县暨克什克腾各旗,现在瘟疫盛行,蔓延日剧[⑩]。

通辽县(今通辽市科尔沁区)　春,鼠疫流行。鼠疫发病23例,死亡21人[⑪]。

哲里木盟　春,鼠疫流行。今《通辽市卫生志》称:哲里木盟鼠疫最早记载见于1918年,终熄于1959年。41年中,连续流行40年,遍及7个旗县市,6666个自然屯,共有1093屯次(疫点),鼠疫患者为41754人,死亡33683人。又说,1918—1949年的32年间,鼠疫几乎不间断地连年流行。其中有两次暴发流行,一次在1927—1928年,另一次在1947—1948年[⑫]。

北京市

北京市　春,鼠疫、白喉流行。2月28日(正月十八日)报道:2月19日发现疑系

---

① “晋督莅防疫大会之演词”,《大公报》1918年4月24日,第2张第2版。

② 《五原县志》,内蒙古人民出版社1996年版。

③ “报告萨拉齐疫症近状”,《申报》1918年3月5日,第10版。

④ “蒙古西南境疫症之报告”,《申报》1918年3月18日,第10版。

⑤ “何守仁自丰镇来电(2月14日下午10时27分)”,《政府公报》第752期,1918年。《交通月刊》第16期,1918年,第62页。

⑥ “丰镇防疫谈”,《申报》1918年2月26日,第6版。

⑦ “疫讯一束”,《大公报》1918年2月15日,第1张第3版。

⑧ “防疫消息汇志”,《大公报》1918年2月16日,第1张第3版。

⑨ “山西防疫情形详志”,《大公报》1918年3月13日,第2张第2版。

⑩ “姜都统请款防疫”,《大公报》1918年11月10日,第1张第2版。

⑪ 李文波《中国传染病史料》,化学工业出版社2004年版,第148页。

⑫ 《通辽市卫生志》,2005年。

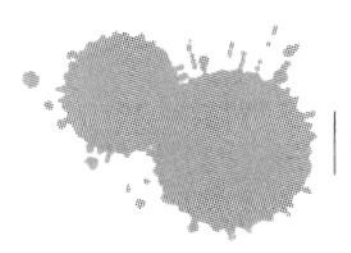

患鼠疫而死者4人[①]。3月17日(二月初五日)报道:京师地方官厅对鼠疫严加防范以来,迄今多日,幸无斯疫发现,乃于近日忽有一种白喉症出现,患者颇众[②]。3月24日(二月十二日)报道:北京东城死3人,迹似疫症(鼠疫)[③]。夏四月,流感流行。5月23日(四月十四日)报道:近来京城气候白昼燥热,夜间忽寒,人民当此寒热不定之际,遂致感患瘟疫者甚夥。此项瘟疫初得时,系头痛身倦,继以咳嗽,若医治稍迟者,则转为喉症[④]。秋九月,时疫盛行[⑤]。

通　县(今通州区)　春,鼠疫流行。3月20日(二月初八日),交通部通告北通州发现疫症[⑥],医员叶拱式称通州地方发生疫症,染疫之人为铁路苦工居多[⑦]。3月21日(二月初九日)报道:北通州发现鼠疫[⑧]。3月23日(二月十一日)报道:通州官庄药王庙内所住修理京通马路第七段工人3人患鼠疫[⑨]。筑造至通州大路之苦力1人患疫而死,京通间之火车业已停开,通州周围驻兵阻止行人,通州当地已施行必要之防疫方法[⑩]。3月24日(二月十二日)报道:通州有疫症发生[⑪]。3月30日(二月十八日)报道:通县自发现鼠疫时,内务部拨给提署防疫经费洋六千元,至今将一星期[⑫]。是年瘟疫流行,药铺拥挤若市,棺材铺昼夜赶造,陈尸待殓者比比皆是[⑬]。

天津市

天津县(今天津市市区)　春,鼠疫流行。正月初九日(2月19日)报道:现时疫症发生[⑭]。初十日报道:绥远一带时疫蔓延津郡[⑮]。十一日报道:津郡时疫蔓延[⑯]。廿一日报道:直属发现时疫,蔓延津郡[⑰]。廿三日报道:时疫蔓延,津郡、济南一带疫病传

---

① "北京电",《申报》1918年2月28日,第2版。
② "京师发现白喉症",《大公报》1918年3月17日,第2张第3版。
③ "北京电",《申报》1918年3月24日,第2版。
④ "最近发见之时疫",《大公报》1918年5月23日,第2张第2版。
⑤ "京华短简",《申报》1918年10月26日,第6版。
⑥ "交通部紧急通告(1918年3月20日)",《政府公报》第776期,1918年。
⑦ "京奉路局来电",《政府公报》第776期,1918年。
⑧ "通县又有鼠疫耶",《大公报》1918年3月21日,第3张第2版。
⑨ "通县鼠疫之近讯",《大公报》1918年3月23日,第2张第3版。
⑩ "北京电",《申报》1918年3月23日,第2版。
⑪ "防疫事宜之汇志",《大公报》1918年3月24日,第3张第2版。
⑫ "通县防疫局请款",《大公报》1918年3月30日,第2张第3版。
⑬ 《通县志》,北京出版社2003年版。
⑭ "防疫事宜之汇志",《大公报》1918年2月19日,第3张第2版。
⑮ "防疫事宜之汇志",《大公报》1918年2月20日,第3张第2版。
⑯ "防疫事宜之汇志",《大公报》1918年2月21日,第3张第2版。
⑰ "防疫事宜之汇志",《大公报》1918年3月3日,第3张第2版。

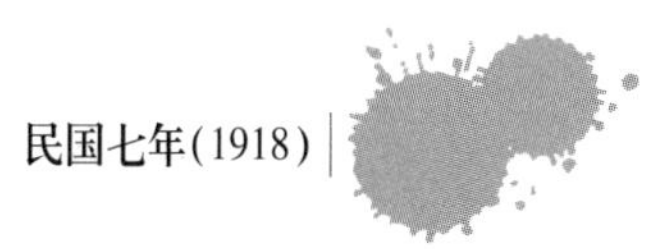

染甚烈[①]。

武清县(今武清区)　霍乱流行。今《唐海县志》载:青坨及附近村庄流行霍乱,有的村庄人口死亡达80%[②]。

河北省

春,鼠疫流行。正月廿六日(3月8日)报道:直省疫症发生[③]。二月初八日(3月20日)报道:绥远、山西、直、鲁等属发生疫病,异常剧烈[④]。

遵化县　夏,霍乱流行。今《遵化县志》载:7月,县内瘟疫流行,患者多病死[⑤]。

昌黎县　夏,霍乱流行。夏大疫,人多死亡[⑥]。赤洋口沿海一带霍乱流行,多人急骤吐泻抽筋死亡[⑦]。

河间县(今河间市)　冬,鼠疫流行。今《沧州地区卫生志》载:冬,河间城北一带鼠疫流行,户户有病人,死者众多,各村胡同用雪囤积堵塞,村民互不往来,历时三个月[⑧]。按:1917年山西鼠疫并未蔓延到河间县,1918年4月宣布鼠疫被扑灭,此地鼠疫由何而来?为何止息大半年后死灰复燃?

文安县　秋七月蝗,九月鼠疫流行,死人无算[⑨]。

南皮县　夏,霍乱流行。今《南皮县志》载:9月,大疫流行[⑩]。

盐山县　夏,霍乱流行。今《盐山县志》载:9月,瘟疫流行[⑪]。

大城县　麻疹流行,有不少人丧命[⑫]。

唐　县　疫,主要是伤寒、霍乱流行。今《唐县志》载:是年该县霍乱、赤痢、伤寒、痘疮、热疹、猩红热、白喉、黑死病等8种传染病发病768人,死亡659人。其中伤寒患者437人,死亡402人;天花病患者23人,死12人;霍乱患者178人,死亡152人;麻疹病患者33人,死14人[⑬]。

---

① "筹设检疫总医院",《大公报》1918年3月5日,第3张第2版。
② 《唐海县志》,天津人民出版社1997年版。
③ "防疫事宜之汇志",《大公报》1918年3月8日,第3张第2版。
④ "防疫事宜之汇志",《大公报》1918年3月20日,第3张第2版。
⑤ 《遵化县志》,河北人民出版社1990年版。
⑥ 民国《昌黎县志》卷一二《故事志》。
⑦ 《秦皇岛市卫生志》,河北人民出版社1990年版。
⑧ 《沧州地区卫生志》,1991年。
⑨ 民国《文安县志》卷终《志余・灾异》。《文安县志》,中国社会出版社1994年版。
⑩ 《南皮县志》,河北人民出版社1992年版。民国《南皮县志》卷一四《故实志下・祥异》。
⑪ 《盐山县志》,南开大学出版社1991年版。
⑫ 《大城县志》,华夏出版社1995年版。
⑬ 《唐县志》,河北人民出版社1999年版。

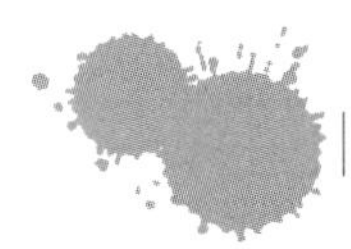

定　县(今定州市)　春,鼠疫流行。正月初五日(2月15日)报道:定县卢家庄时疫流行①。初六日报道:柳(卢)家庄有妇女2人染疫病危,派警阻断该村交通。定州西北各处均无疫症②。十一日报道:定县已发现疫症③。十三日报道:最近数日,定州附近村中染疫致死者5人④。十四日报道:定县数日内疫毙5人⑤。十七日报道:定县卢家庄石姓染疫,病死数人⑥。十八日报道:卢家庄染疫,官方遮断交通⑦。同日,天津省长曹锐报告内务部:23日定县石群儿夫妇疫死,县委即往将家属实行隔离,唯人口众多,张姓所居之隔离所碍难加入,因于卢庄、王庄两村之间觅一空房,经盈西医认为合用,正在布置,王庄以为距离较近,出持异议,立即迁回卢村⑧。二十日报道:定县疫势近日尚未见减轻,自卢家庄石姓疫死后,续有疫死多人⑨。二月初三日(3月15日)报道:平山柏岭村、定县庐(卢)家庄相继染疫⑩。初四日报道:平山、定县相继发现疫症⑪。初七日报道:定县疫势现已轻减,庐(卢)家庄石姓二人已由隔离所回其本居⑫。美国医生亨利报告,西门外芦(卢)庄子一带发生鼠疫⑬。

平山县　春,鼠疫流行。仅柏岭村就发生肺鼠疫84人,全部死亡⑭。正月初五日(2月15日)报道:平山县白莲村疫病流行,旬日间毙命60余名⑮。平山县知事称:柏岭古道疫均较减,检查邻村山家沟一家死1人,已隔离,无他虞⑯。初六日报道:平山县人死于疫者已100余名⑰。初十日报道:平山县属柏岭村前因有某处过客疫死旅店,遂致贻毒蔓延,祸及乡民,一时罹疫毙命之男妇竟有四五十名之多⑱。十一日报

① “内交两部致天津曹省长电”,《申报》1918年2月15日,第7版。
② “防疫消息汇志”,《大公报》1918年2月16日,第1张第3版。
③ “近日防疫所闻汇列”,《大公报》1918年2月21日,第1张第3版。
④ “最近之疫报”,《大公报》1918年2月23日,第1张第3版。
⑤ “北京电”,《申报》1918年2月24日,第3版。
⑥ “防疫事宜之汇志”,《大公报》1918年2月27日,第3张第2版。
⑦ “直隶之疫势方炽”,《申报》1918年2月28日,第7版。
⑧ “天津曹省长来电(2月28日上午12时)”,《政府公报》第759期,1918年。
⑨ “防疫事宜之汇志”,《大公报》1918年3月2日,第3张第2版。
⑩ “防疫事宜之汇志”,《大公报》1918年3月15日,第3张第2版。
⑪ “保定警厅防疫编制概况”,《大公报》1918年3月16日,第2张第2版。
⑫ “防疫事宜之汇志”,《大公报》1918年3月19日,第3张第2版。
⑬ 《定州市地方志》,中国城市出版社1998年版。
⑭ 《平山县志》,中国书籍出版社1996年版。
⑮ “内交两部致天津曹省长电”,《申报》1918年2月15日,第7版。
⑯ “曹锐自天津来电(2月15日)”,《政府公报》第752期,1918年。
⑰ “平山、高邑之疫讯”,《大公报》1918年2月16日,第1张第3版。
⑱ “平山县发现鼠疫详情补志”,《大公报》1918年2月20日,第2张第2版。

道:平山一带发生时疫①。十二日报道:平山县属柏岭村前因过客某等染疫毙命,遗毒蔓延,遂致乡人疫死50名之多。该署现委派十余人前往正定、赞皇、元氏、高邑等县分头考察时疫蔓延情形②。十八日报道:平山县疫症流行,停断交通③。同日,德福兰医生报告:平山县有四处地方发现死于疫者86人,余皆前往查验,其他谣传之染疫区域余亦亲往巡视,14日以来已无疫死者报告④。廿八日报道:平山县迤西重山峻岳,处处与晋省接壤,年前有大名人李某由晋回家,宿于该县属柏岭村地窨中,染疫病死,该村遂传染多人⑤。二月初三日(3月15日)报道:平山柏岭村、定县庐(卢)家庄相继染疫⑥。初四日报道:平山、定县相继发现疫症⑦。十四日报道:平山等县疫气窜入⑧。三月初九日(4月19日)报道:绥远、平山两处为此次发生疫病最要地点⑨。

正定县　春,鼠疫流行。卢家庄发病14人,全部死亡⑩。

晋　县　脑膜炎大流行,比户传染,死亡甚多⑪。

深泽县　夏秋,霍乱流行。今《深泽县志》称:7—10月,死于瘟疫者499人,其中男155人,女344人⑫。

元氏县　夏秋,霍乱流行。瘟疫大作,传染甚烈,往往有炊煎药一家人共饮之者⑬。

阳原县　春,鼠疫流行。2月佳日(上年十二月廿八日)报告,阳原发现疫病;元日(本年正月初三日)报告,阳原近日疫病未见蔓延,他村堪以告慰⑭。正月十七日(2月27日)报道:阳原县独山堡村疫症甚烈,旬日内已死亡数十余人⑮。夏,霍乱流行。大旱,瘟疫来自东方,传染甚速,死者多为青年男女⑯。今《阳原县卫生志》称瘟疫死

---

① "顺德防疫见闻录",《大公报》1918年2月21日,第2张第2版。
② "检疫员联袂出发",《大公报》1918年2月22日,第2张第2版。
③ "直隶之疫势方炽",《申报》1918年2月28日,第7页。
④ "德福兰自石家庄来电(2月28日午后7时13分)",《政府公报》第758期,1918年。
⑤ "防疫事宜之汇志",《大公报》1918年3月10日,第3张第2版。
⑥ "防疫事宜之汇志",《大公报》1918年3月15日,第3张第2版。
⑦ "保定警厅防疫编制概况",《大公报》1918年3月16日,第2张第2版。
⑧ "临时防疫处简章",《大公报》1918年3月26日,第2张第3版。
⑨ "疫地送匾志闻",《大公报》1918年4月19日,第3张第2版。
⑩ 《石家庄地区卫生志》,河北人民出版社1990年版。
⑪ 《河北省志·自然灾害志》,方志出版社2009年版。《晋县志》,新华出版社1995年版。
⑫ 《深泽县志》,方志出版社1997年版。
⑬ 民国《元氏县志》卷四〇《故事·灾祥》。
⑭ "宣化汪学谦、邹道沂来电(2月15日下午3时30分)",《政府公报》第754期,1918年。
⑮ "防疫事宜之汇志",《大公报》1918年2月27日,第3张第2版。
⑯ 民国《阳原县志》卷一六《前事·天灾》。

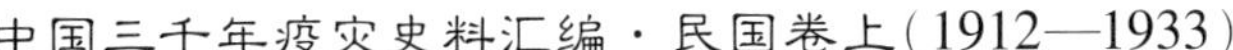

者41人[①]。

怀安县　春,鼠疫流行。《怀安县志》载:县境发现鼠疫,河北省卫生员到县施救,实施检验工作,因县民群起反对,旋罢[②]。

宣化县　春,鼠疫流行。3月1日(正月十九日)报道:宣化府西南发现疫症[③]。秋,伤寒流行。今《宣化县志》载:10月,深井一带首次发现伤寒,东阳城村70多户村民染病[④]。

万全县　春,鼠疫流行。2月28日(正月十八日)报道:张家口疫,由骡夫传来[⑤]。春,鼠疫又流行。《万全县志》载:9月,鼠疫发生,各村均有死亡者[⑥]。按:张家口即今张家口市,时属万全县。

张北县　春,鼠疫流行。今《河北省志》称:张北县有疫病[⑦]。

大名县　春,鼠疫流行。3月1日(正月十九日)报道:大名某村染疫[⑧]。秋,霍乱流行。《县志》载:夏,蝻生,漳河决。秋八九月间,大疫,死者相枕藉,甚有一家尽亡者[⑨]。

高邑县　春,鼠疫流行。2月14日(正月初四日),京汉铁路局警务分段长章茀年称:高邑站西东塔营庄发生疫症。该庄从去腊二十五日至今共疫死12人,得病后头痛发热、心闷咳嗽、临死时满身冷汗,惟不吐血。视鼠疫稍异,骡马疫死尤多[⑩]。2月16日(正月初六日)报道:高邑县离车站一里余之东塔营村,数日内死于疫者已有12名[⑪]。2月21日(正月十一日)报道:高邑县设立隔离检验等所,已在京汉铁路车站附近觅房二十余间设立。距车站三里之东塔营村有疫发生[⑫]。2月25日(正月十五日)报道:高邑县东塔营村发现疫症,旬日内死亡7人[⑬]。2月27日(正月十七日)

---

① 《阳原县卫生志》,1988年。

② 《怀安县志》,中国社会出版社1994年版。民国《怀安县志》卷一〇《志余·大事记》。

③ "疫气蔓延之西讯",《申报》1918年3月1日,第7版。

④ 《宣化县志》,河北人民出版社1993年版。

⑤ "北京电",《申报》1918年2月28日,第2版。

⑥ 《万全县志》,新华出版社1993年版。民国《万全县志》卷一二。

⑦ 《河北省志·自然灾害志》,方志出版社2009年版。

⑧ "疫气蔓延之西讯",《申报》1918年3月1日,第7版。

⑨ 民国《大名县志》卷二六《祥异志·祥异》。《大名县志》,新华出版社1994年版。

⑩ "京汉铁路局警务分段长章茀年致局长电",《政府公报》第753期,1918年。

⑪ "平山、高邑之疫讯",《大公报》1918年2月16日,第1张第3版。

⑫ "近日防疫所闻汇列",《大公报》1918年2月21日,第1张第3版。

⑬ "防疫事宜之汇志",《大公报》1918年2月25日,第3张第2版。

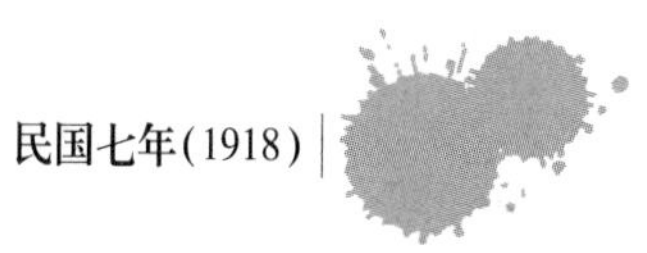

报道:高邑县发生疫症①。3 月 6 日(正月廿四日)报道:高邑县属之东塔营发现时疫,有渐次蔓延元氏之说②。

井陉县　春,鼠疫流行。2 月 16 日(正月初六日),保定道尹许元震报告:大名道属高邑县东塔营村近念日间发生疫症,井陉与平山相近之兴里村亦有发疫情事③。

承德县　夏秋,霍乱流行,死者甚众。今《承德市志》载:9—11 月,霍乱流行,一人患病,全家随之,头晕吐泻,四肢抽搐,阴囊抽缩,寒暖不时,死亡甚速。流行期间,全县病死 1817 例④。冬,瘟疫盛行。11 月 10 日(十月初七日)报道:热区各属发生流行病,承德县现在瘟疫盛行,蔓延日剧⑤。

安次县(今廊坊市安次区)　秋七月,霍乱流行。驻军发生霍乱,居民受染,设医院治愈 200 人⑥。

涿鹿县　春,严防鼠疫传入。3 月 1 日(正月十九日)报道:涿鹿县知事以现时疫症发生,设法防堵⑦。

赤城县　春,严防鼠疫传入。3 月 2 日(正月二十日)报道:赤城县赵知事自发现疫症后,特于城内及独石口镇设立防疫所⑧。

清苑县(今属保定市)　春,鼠疫流行。正月初十日(2 月 20 日)报道:保定发生瘟疫甚烈⑨。十五日报道:河北地方检察厅看守所内人犯发现疑似染疫者 40 余名⑩。

获鹿县(今属石家庄市)　春,鼠疫流行。正月十四日(2 月 24 日)报道:若日内(如石家庄等处)疫症不能设法消弭,该领事团并声明实行防疫之法⑪。

山西省

山西省　春,鼠疫继续流行。伍连德在回顾民国卫生事业的发展时说:民国七年,山西肺疫发现,死者六千余人,蔓延六省,远如南京、蚌埠,亦被波及⑫。1 月 20 日

① “防疫事宜之汇志”,《大公报》1918 年 2 月 27 日,第 3 张第 2 版。
② “元氏县会报筹办防疫之详情”,《大公报》1918 年 3 月 6 日,第 2 张第 2 版。
③ “保定许道尹来电(2 月 16 日下午 6 时 40 分)”,《政府公报》第 756 期,1918 年。
④ 《承德市志》,新华出版社 2009 年版。
⑤ “姜都统请款防疫”,《大公报》1918 年 11 月 10 日,第 1 张第 2 版。
⑥ 李文波《中国传染病史料》,化学工业出版社 2004 年版,第 148 页。
⑦ “逐鹿县防疫志略”,《大公报》1918 年 3 月 1 日,第 3 张第 2 版。
⑧ “防疫事宜之汇志”,《大公报》1918 年 3 月 2 日,第 3 张第 2 版。
⑨ “防疫事宜之汇志”,《大公报》1918 年 2 月 20 日,第 3 张第 2 版。
⑩ “防疫事宜之汇志”,《大公报》1918 年 2 月 25 日,第 3 张第 2 版。
⑪ “防疫事宜之汇志”,《大公报》1918 年 2 月 24 日,第 3 张第 2 版。
⑫ “伍连德述十一年来公共卫生”,《申报》1923 年 9 月 23 日,第 19 版。

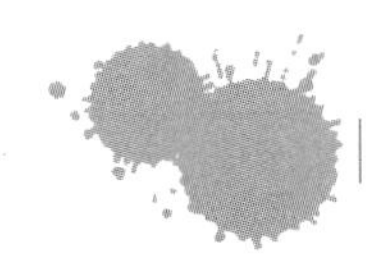

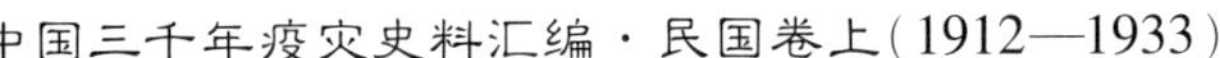

(上年十二月初八日),阎锡山称,代县、山阴、崞县还有鼠疫死者[①]。2月12日(正月初二日),太原督军阎锡山报告山西鼠疫死亡人数:平鲁县9人,朔县9人,左云县10人,山阴县13人,代县4人,河曲县11人,大同县7人,崞县5人,五台县2人,神池县16人,怀仁县8人,五寨县4人,广灵县10人,天镇县7人,忻县13人,右玉县2人,岢岚县1人,灵丘县1人,繁峙县1人,阳高县1人,计20县共疫死134人[②]。2月13日(正月初三日),山西各县死亡人数,计河曲县4人,崞县5人,山阴县3人,神池县16人,右玉县2人,怀仁县8人,繁峙县1人,五寨县3人。2月14日死亡人数计河曲县2人,浑源18人,平鲁县16人,山阴县10人,代县4人,大同县9人,定襄县4人,右玉县1人,岢岚县2人,天镇县6人,五台县2人[③]。3月16日(二月初四日),阎锡山报告:新染疫之武乡县近日平静,分水岭虞日(7日)电原报尚有杨世写及其妻二人。此外,神池补报2月7日黄儿窊村疫死崔七金等12人。偏关报称3月3、4等日四眼煲疫死吴五家属7人。左云县称6、7等日周家窨村外、盐崞塔村外各路毙直隶客民1人,黄家店疫死吴先生、李国贞、李守谦、陈三、陈四、张九龄、王七仔、裴姓等8人。右玉报称10日红旗口疫死宁元旦1人。宁武报称10日、11日赵家沟疫死孙七七及其母与其舅殷世保3人。自真日至寒日(11—14日),据报新旧疫死者6县共35人,余各县多日未发[④]。3月20日(二月初八日),杨怀德报告,应县、浑源、广灵、灵丘、朔县、山阴县、怀仁县宣告无疫[⑤]。《申报》对此次疫灾多所报道,2月22日(正月十二日)报道:近两日内,山西罹疫死者共116人[⑥]。2月24日(正月十四日)报道:2月17日罹疫死者14人,18日死84人[⑦]。2月25日(正月十五日)报道:晋省平均每日疫死逾60人[⑧]。2月28日(正月十八日)报道:平鲁、朔县、左云、山阴、代县、河曲、大同、崞县、五台、神池、怀仁、五寨、广灵、天镇、忻县、右玉、岢岚、灵丘、繁峙、阳高等20县报称有疫[⑨]。《大公报》对此次鼠疫亦多有报道。正月初五日(2月15日)报道:2月10日山西防疫局报告所属各县鼠疫死亡人数:河曲县9人,大同县8人,忻县1人,浑源县22人,山阴县17人,神池县10人,朔县4人,代县6人,左云县3人,右玉县11

---

① "太原阎锡山来电(1月20日下午11时)",《政府公报》第726期,1918年。

② "太原阎锡山来电(2月12日)",《政府公报》第750期,1918年。

③ "杨怀德自太原来电(2月15日下午到)",《政府公报》第754期,1918年。

④ "太原阎督军来电(3月16日下午2时30分)",《政府公报》第772期,1918年。

⑤ "杨怀德自太原来电(3月20日午后2时42分)",《政府公报》第778期,1918年。

⑥ "北京电",《申报》1918年2月22日,第3版。

⑦ "北京电",《申报》1918年2月24日,第3版。

⑧ "北京电",《申报》1918年2月25日,第3版。

⑨ "防疫委员会之消息",《申报》1918年2月28日,第7版。

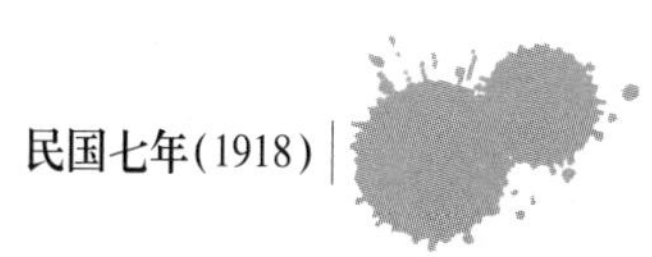

人,平鲁县3人,崞县3人[①]。初六日报道:崞县、左云、大同、右玉、应县、山阴、代县、浑源、河曲、怀仁、神池、平鲁、定襄等县,染疫致死者90余人[②]。绥远、山西所属地方"核瘟"流行[③]。初九日报道:山西等处发生疫症,甚属危险[④]。初十日报道:绥远地方发生疫症,流入晋省[⑤]。廿六日报道:晋省鼠疫流行[⑥]。二月初三日(3月15日)报道:归化、山西发现时疫,蔓延直境[⑦]。三月十四日(4月24日)报道:肺疫流毒,本属晋省前此所未有,此次当由绥区侵入晋疆[⑧]。关于此次鼠疫在山西的流行,据1918年6月成书的《山西省疫事报告书》记载:山西鼠疫流行2个月又14日,蔓延28县,死亡2664人。1917年12月疫发绥边,1918年1月从杀虎口传入右玉。当右玉疫发之始,历一昼夜,同室俱毙。相次沿边各县疫报踵至,不十日而延长七百余里,雁门南北,几无净土。2月10日,复发现于武乡之分水岭,而中部亦陷于恐怖之域。鼠疫发生县份及死亡人数如次:右玉(371)、神池(364)、应县(293)、山阴(224)、左云(178)、浑源(157)、大同(132)、朔县(121)、代县(101)、崞县(101)、河曲(98)、忻县(72)、繁峙(70)、怀仁(60)、五寨(60)、平鲁(51)、天镇(45)、偏关(34)、宁武(24)、定襄(23)、武乡(23)、岢岚(21)、灵丘(14)、广灵(10)、五台(6)、祁县(4)、阳高(1)、沁县(1)等,合计28个县285个村有鼠疫流行,死亡2664人[⑨]。(按:今《忻州地区志》称,鼠疫由东北地区传入忻州地区的崞县、五台、繁峙、代县、静乐、神池、五寨、岢岚、偏关9个县,仅1918年1月14日至3月3日,崞县城关和原平镇就有20多个村发生鼠疫,有101人死亡。五寨死60人,岢岚死21人,偏关死34人[⑩]。这里有个明显的错误,这次山西鼠疫是由内蒙古传入的,与东北地区无关。)冬,鼠疫复起。11月3日(九月三十日)报道:神池、偏关、兴县、辽县、赵城、高平、浑源、灵丘、定襄县均报称有疫[⑪]。

阳高县　春,鼠疫流行。南徐屯流行鼠疫,死亡1人,此后不完全统计,死亡达17

① "疫讯一束",《大公报》1918年2月15日,第1张第3版。

② "防疫消息汇志",《大公报》1918年2月16日,第1张第3版。

③ "警察厅防疫布告",《大公报》1918年2月16日,第3张第2版。

④ "防疫事宜之汇志",《大公报》1918年2月19日,第3张第2版。

⑤ "平山县发现鼠疫详情补志",《大公报》1918年2月20日,第2张第2版。

⑥ "济垣之戒严与防疫",《大公报》1918年3月8日,第1张第3版。

⑦ "防疫事宜之汇志",《大公报》1918年3月15日,第3张第2版。

⑧ "晋督莅防疫大会之演词",《大公报》1918年4月24日,第2张第2版。

⑨ 王承基《山西省疫事报告书》,大象出版社2009年版,第125～126页。《中国鼠疫流行史》,1981年,第506页。

⑩ 《忻州地区志》,山西古籍出版社1999年版。

⑪ "山西时疫蔓延全省",《申报》1918年11月3日,第7版。

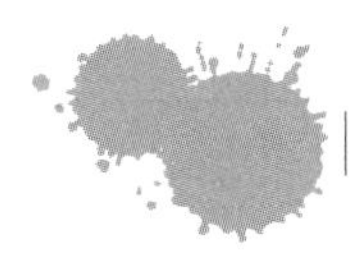

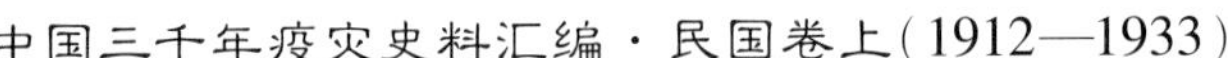

人[①]。

天镇县　春,鼠疫流行。2月26日(正月十六日)报道:疫疠(鼠疫)沿京绥线南下,天镇业已传染[②]。今《天镇县志》称:鼠疫1月26日(上年十二月十四日)传入该县,3月7日(正月廿五日)扑灭,兰玉堡、城关、盆儿井疫毙45人[③]。今《天镇县村镇简志》记载各村鼠疫死亡情况:西南街村赵氏死亡较多;东北街村传染者约百之一二,死1人;西北街村死多人;兰玉堡村从1月6日至2月23日,死亡31人;孙家店村有瘟疫传入,随即防疫,死亡不知[④]。

大同县　春,鼠疫流行。2月15日(正月初五日)报道:大同城中星期六(上年十二月廿八日)鼠疫死亡16人,星期日(上年十二月廿九日)死亡9人[⑤]。是日,司美礼医士报告有疫死者5人[⑥]。2月26日(正月十六日)报道:大同疫症蔓延[⑦]。今《大同市民政志》载:年初,鼠疫由右玉传入大同,大同县城东上庄村发现死于疫病的首例病人。到3月8日(正月廿六日),疫病在大同共蔓延68天,波及上庄、马家小村、沙岭、四十里铺、阳合坡、宏赐堡7个村和县城城关,共死亡132人。城关染疫最重,从1月7日发现疫情到3月9日扑灭,共死亡107人。疫情最重之日是2月16日,一天死亡26人,最重之月为2月,全月死亡101人[⑧]。

广灵县　春,鼠疫流行。2月12日(正月初二),阎锡山电称,广灵与浑源连界之井庥村刘姓一家染疫男女死10人[⑨]。今《广灵县志》载:春,继续鼠疫,死亡10人[⑩]。

灵丘县　春,鼠疫流行。今《灵丘县志》载:1月24日(上年十二月十二日),鼠疫由浑源输入,输入者及其投宿之店家和邻居14人染疫死[⑪]。

浑源县　春,鼠疫流行。今《浑源县卫生志》载:浑源13个村庄发生肺鼠疫,死亡157人。1月达最高峰,城关流行一个多月,死亡400多人。全县在1917年12月到1918年2月中旬约两个半月的时间里,鼠疫死亡共500多人[⑫]。正月廿一日(3月3

---

① 《阳高县志》,中国工人出版社1993年版。

② "丰镇防疫谈",《申报》1918年2月26日,第6版。

③ 《天镇县志》,山西教育出版社1997年版。

④ 《天镇县村镇简志》,内蒙古人民出版社2005年版。

⑤ "疫讯一束",《大公报》1918年2月15日,第1张第3版。

⑥ "施医士自大同致丁局长电(2月15日12时40分)",《政府公报》第752期,1918年。

⑦ "丰镇防疫谈",《申报》1918年2月26日,第6版。

⑧ 《大同市民政志》,1994年。

⑨ "天津曹省长来电(2月12日)",《政府公报》第753期,1918年。

⑩ 《广灵县志》,人民出版社1993年版。

⑪ 《灵丘县志》,山西古籍出版社2000年版。

⑫ 《浑源县卫生志》,1988年。

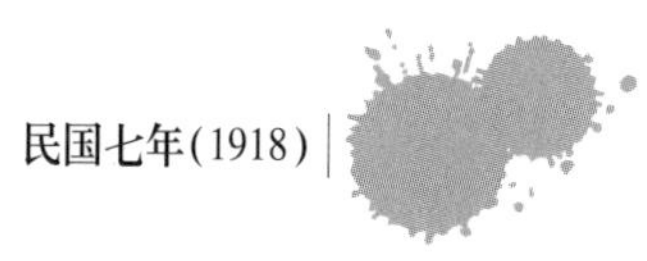

日)报道:山西浑源等县发现疫症①。

应　县　春,鼠疫流行。今《应县志》载:1917 年 11 月 8 日(九月廿四日),鼠疫由内蒙古传入,至 1918 年 3 月 19 日(二月初七日),全县死亡 293 人②。

左云县　春,鼠疫流行。今《左云县志》载:马道头、管家堡发生腺鼠疫,死 30 多人③。

右玉县　春,鼠疫流行。二月初一日(3 月 13 日)报道:右玉常门铺疫死成人 3 人,石匠 2 人④。三月十四日(4 月 24 日)报道:1 月 5 号(上年十一月廿三日),右玉知事即有鼠疫传染入境之电告⑤。今《右玉县志》载:2 月 15 日,右玉城突然发生鼠疫,很快传遍全县,直到 4 月 29 日才被扑灭。疫情波及村庄 40 多个,全县死亡 371 人,为全省之首⑥。

朔　县(今朔州市朔城区)　春,鼠疫流行。今《朔县志》载:1 月 17 日,疫病分三路传入朔县,中路从右玉经平鲁县麻黄头、安家岭到朔县石崖湾、下窑、东关;东路从左云县经山阴传入里林庄、小涂皋止于东关;西路经神池县传入朔县,疫区达 14 个村庄。到 2 月 21 日扑灭,全县死亡 121 人⑦。

马邑县　春,鼠疫流行。正月,鼠疫作,路断行人。马邑被瘟者二三村⑧。

山阴县　春,鼠疫流行。1 月 17 日,由过路商客、游人把疫病(腺鼠疫)传入本县三层洞与麻黄头村,不久蔓延 14 村,到 2 月 16 日先后死亡 122 人,直到 2 月底才基本控制⑨。

宁武县　春,鼠疫流行。鼠疫从绥远传入县内赵家沟、张家崖、三百户等村,死亡 24 人⑩。

代　县　春,鼠疫流行。肺疫蔓延,时仅两月,染疫丧生者百余人⑪。

五台县　春,鼠疫流行。上西村流行鼠疫⑫。二月初一日(3 月 13 日)报道:五台

---

① "防疫事宜之汇志",《大公报》1918 年 3 月 3 日,第 3 张第 2 版。

② 《应县志》,山西人民出版社 1992 年版。

③ 《左云县志》,中华书局 1999 年版。

④ "山西防疫情形详志",《大公报》1918 年 3 月 13 日,第 2 张第 2 版。

⑤ "晋督莅防疫大会之演词",《大公报》1918 年 4 月 24 日,第 2 张第 2 版。

⑥ 《右玉县志》,中华书局 1999 年版。

⑦ 《朔县志》,山西古籍出版社 1999 年版。

⑧ 民国《马邑县志》卷一《舆图志·灾祥》。

⑨ 《平鲁县志》,山西人民出版社 1992 年版。

⑩ 《宁武县志》,红旗出版社 2001 年版。

⑪ 《代县志》,书目文献出版社 1988 年版。

⑫ 《五台县志》,山西人民出版社 1988 年版。

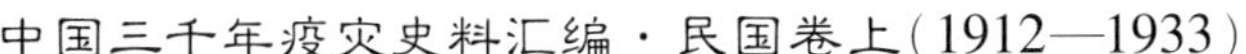

补报2月9日湾子村疫死2人。自3月1日起至5日止,山西9县报告共疫死45人[①]。

繁峙县　春,鼠疫流行。2月,岩头地区鼠疫流行甚剧,发病急,来势猛,传染快,死亡多。岩头村死亡40余人[②]。二月初一日(3月13日)报道:繁峙岩头村疫死2人,兴盛村疫死1人[③]。

岢岚县　春,鼠疫流行。二月初一日(3月13日)报道:岢岚鲍牧师报告3月5日与德大夫往岢岚北55里之碎子山考查,查得该处疫死者共7人;又,嘴子上村隔离所疫死1人,城内疫死1人[④]。肺鼠疫自上年冬十二月由绥远流行而来,数日内死亡20余人[⑤]。

河曲县　春,鼠疫流行。1月,鼠疫从神池、绥远传至河曲,蔓延沙泉、夏营、大口沟等9村,至3月1日,全县疫毙98人[⑥]。二月初一日(3月13日)报道:河曲郝家沟疫死2人,榆树湾自2月9日至13日,疫死成人7名,幼孩2口[⑦]。

兴　县　春,鼠疫流行。瘟疫流行,全县死亡124人[⑧]。鼠疫发病10例,死亡8例[⑨]。

临　县　春,鼠疫流行。发病181例,全部死亡[⑩]。冬,鼠疫再起。1919年1月14日(十二月十三日),内务部复山西省长阎锡山电曰:佳(1月9日,十二月初八日)电悉。临县发现疑似肺疫,业经派医饬属严防,办理迅速,良深佩慰。惟该县邻境暨交通孔道,在在均有浸染之虞,请再饬属扼要设防,以杜蔓延[⑪]。同日又致电陕西督军、省长:准晋督佳电称,临县乔家沟有由陕来临二人,至王家坪村头痛吐血而死,该村一二日内被染身死者九人,其余乔家沟等三村均各死亡多人[⑫]。1919年1月17日(十二月十六日)报道:临县现发生疫症[⑬]。1919年1月25日(十二月廿四日)报道:

---

① “山西防疫情形详志”,《大公报》1918年3月13日,第2张第2版。

② 《繁峙县志》,今日中国出版社1995年版。

③ “山西防疫情形详志”,《大公报》1918年3月13日,第2张第2版。

④ “山西防疫情形详志”,《大公报》1918年3月13日,第2张第2版。

⑤ 《岢岚县志》,文化艺术出版社1990年版。

⑥ 《河曲县志》,山西人民出版社1989年版。

⑦ “山西防疫情形详志”,《大公报》1918年3月13日,第2张第2版。

⑧ 《兴县志》,中国大百科全书出版社1993年版。

⑨ 李文波《中国传染病史料》,化学工业出版社2004年版,第148页。

⑩ 李文波《中国传染病史料》,化学工业出版社2004年版,第148页。

⑪ “内务部复山西省长电(1月14日)”,《政府公报》第1072期,1919年。

⑫ “内务部致陕西督军、省长电”,《政府公报》第1072期,1919年。

⑬ “晋省临县发现疫症”,《大公报》1919年1月17日,第1张第3版。

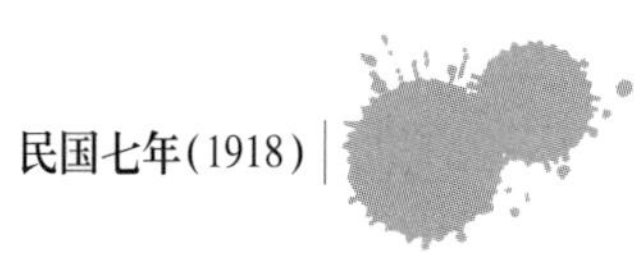

临县刻又发生百斯笃,死去30人①。1919年1月26日(十二月廿五日)报道:临县鼠疫死者已达700余人②。临县发现肺炎疫,自疫症发生以来,计已疫死700人③。按:“肺炎疫”即肺鼠疫。

阳曲县(今太原市) 春,鼠疫流行。3月14日(二月初二日)报道:太原西南山境死亡20人,似系疫症④。夏五月,霍乱流行。6月18日(五月初十日)报道:太原危险疫症流行⑤。

徐沟县(今并入清徐县) 夏五月,白喉流行,传染甚速⑥。

五寨县 春,鼠疫流行。二月初一日(3月13日)报道,五寨县知事函称:五佛寺报告新疫死11人;又,据五寨报称,五佛寺村疫死郭姓一家4人,张姓一家6人⑦。两个月内死60人⑧。

解 县(今属运城市) 秋七月,流感流行。秋八月雹,九月瘟疫大起,无人不病,幸无死亡之虑⑨。秋九月,瘟疫大起,无人不病,幸无死亡之虑⑩。

清源县(今并入清徐县) 春,白喉流行,北程村死亡20多人⑪。

祁 县 春,鼠疫流行。祁县白狮岭一车夫揽载由内蒙古来之肺鼠疫病客,返乡后发病死亡,并感染其家人及村人,死亡4人⑫。

孝义县(今孝义市) 流脑流行,仅司马、大孝堡即发病160例,死50余人⑬。

沁 县 春,鼠疫流行。漳源地区流行鼠疫⑭。

武乡县 春,鼠疫流行。波及4村,死23人⑮。

万泉县(今属万荣县) 霍乱流行,患者十死其七⑯。

---

① “山西果又发生鼠疫耶”,《盛京时报》1919年1月25日,第7版。
② “山西发现疑似百斯笃”,《盛京时报》1919年1月26日,第3版。
③ “山西发现疫症之警报”,《申报》1919年1月26日,第6版。
④ “北京电”,《申报》1918年3月14日,第3版。
⑤ “太原危险疫症发现”,《申报》1918年6月18日,第7版。
⑥ “太原危险疫症发现”,《申报》1918年6月18日,第7版。
⑦ “山西防疫情形详志”,《大公报》1918年3月13日,第2张第2版。
⑧ 《五寨县志》,人民日报出版社1992年版。
⑨ 民国《解县志》卷一三《旧闻考》。
⑩ 《运城市卫生志》,2008年。
⑪ 《清徐县志》,山西古籍出版社1999年版。
⑫ 《祁县志》,中华书局1999年版。
⑬ 《孝义县志》,海潮出版社1992年版。
⑭ 《沁县志》,中华书局1999年版。
⑮ 《晋中市志》,中华书局2010年版。
⑯ 《万荣县志》,海潮出版社1995年版。

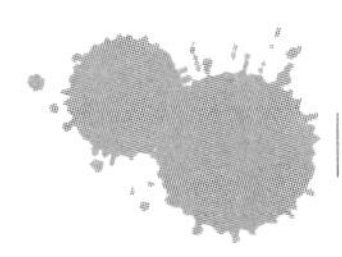
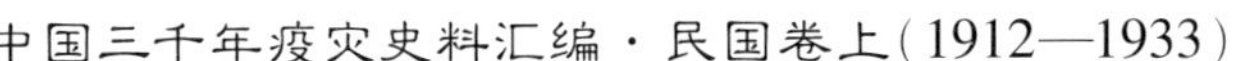

祁县、平遥县、武乡县　春,鼠疫流行。二月初一日(3 月 13 日)报道:祁县、平遥、武乡各县接界之分水岭左近村民,现有暴病而死,类似肺疫[①]。

忻　县(今忻州市)　春,鼠疫盛行。正月初五日(2 月 15 日)报道:2 月 12 日报告,忻县某村鼠疫死亡 13 人,皆由本月 3 号某疫死者所传染[②]。

神池县　春,鼠疫盛行。二月初一日(3 月 13 日)报道:神池小狗儿涧疫死 1 人,板井村疫死 1 人,贺职村疫死 2 人,仁义村疫死 3 人[③]。

临汾县(今临汾市)　冬,鼠疫流行。十二月廿五日(1919 年 1 月 26 日)报道:山西临汾县时疫发生,每日死者 60 余名,外医诊为确系肺百斯笃[④]。按:这里的"临汾县"可能是"临县"之误。临县在晋西北,鼠疫具有地方性;临汾在晋西南,罕见鼠疫流行。

陕西省

陕西省　秋,大疫。8 月 30 日(七月廿四日)报道:陕西兵祸将及一年,死伤疫疠,疮痍满目[⑤]。

陇　县　秋,大疫。今《陇县志》载:9 月,陇州疫病发生,死亡相继,衣棺昂贵,多用席殓[⑥]。

汧阳县(今千阳县)　秋,大疫。疫病遍起,头痛,高烧,昏迷,男女老幼无可幸免[⑦]。滇军过境后,千阳城突然流行瘟疫[⑧]。按:从所描述的症状看,可能是伤寒流行。

商县(今商州区)、雒南(今洛南县)、丹凤、柞水、山阳、商南、镇安诸县　秋,大疫[⑨]。

镇安县　秋,大疫[⑩]。

宁陕县　春,脑膜炎流行。今《安康市卫生防疫志》载:2 月,宁陕县发生人瘟,恶寒发烧,人人相似,户户相连。关口街每天都有三四人死亡,20 多天死亡几十人[⑪]。

---

① "山西防疫情形详志",《大公报》1918 年 3 月 13 日,第 2 张第 2 版。
② "疫讯一束",《大公报》1918 年 2 月 15 日,第 1 张第 3 版。
③ "山西防疫情形详志",《大公报》1918 年 3 月 13 日,第 2 张第 2 版。
④ "鼠疫又发现",《盛京时报》1919 年 1 月 26 日,第 1 版。
⑤ "红十字会来函",《申报》1918 年 8 月 30 日,第 11 版。
⑥ 《陇县志》,陕西人民出版社 1993 年版。
⑦ 《千阳县志》,陕西人民教育出版社 1991 年版。
⑧ 《宝鸡市卫生志》,1995 年。
⑨ 《商洛地区卫生志》,陕西人民出版社 1999 年版。
⑩ 民国《镇安县志》卷一〇《杂记·灾祥》。
⑪ 《安康市卫生防疫志》,2006 年。

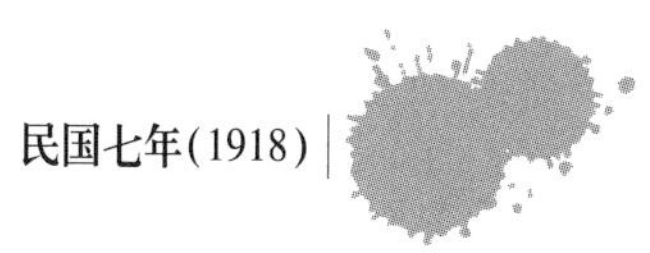

按:“人瘟”特指流行性脊髓脑膜炎。

山东省

历城县(省会,今属济南市)　春正月,传入鼠疫。2月,山西发生时疫,济南亦遭传染,于是,停驶济南—潍县之车,至3月下旬始复原状[①]。鼠疫沿津浦铁路自北而南蔓延,2月11号(正月初一日)传至济南[②]。路警染疫死亡16名[③]。2月28日(正月十八日),直隶省长曹锐给内务部的电报称:顷据济南张帮办感(27日)电开,此间有铁路警察一名由安徽凤阳来,得病暴亡。又有济籍者在队服役,回家即死,家属亦相继病亡3人[④]。3月1日(正月十九日)报道:济南疫死4人。3月2日(正月二十日)报道:济南罹疫死者5人,济南城内百斯症盛行。3月7日(正月廿五日)和10日(正月廿八日)又报道,济南鼠疫死者只有4人[⑤]。另据《政府公报》报道:3月6日,济南隔离病院鼠疫死亡1人[⑥]。3月22日(二月初十日),山东省长公告:前有从外省来济警兵传染疫症数人,自经消毒严防,半月以来,并未再见此症,疫气早已消灭,津浦车已照常售票矣[⑦]。《大公报》对济南鼠疫报道甚详。正月十七日(2月27日)报道:本月24日济南发现类似鼠疫患者。查22日,津浦路有一巡警吐血而死;23日其子与同居者亦死;24日其兄其妻又死[⑧]。十八日报道:医科大学校医发现丧车4宗,皆系染肺炎疫而死者[⑨]。十九日报道:济南百斯毒病患者发生。济南城内居住之铁路巡警某突然发病,传染同家老幼及邻近居人,越24日,患者5名,悉皆死亡。25日始行发现,当经出发该地之日本远藤军医亲就患者严重检视,结果断定为疑似肺百斯毒[⑩]。二十日报道:济南现有暴病死者数人[⑪],济南发现疫症[⑫]。廿一日报道:济南城内发现鼠

---

① 民国《胶澳志》卷一二《大事记》。

② 《东方杂志》第15卷第7号,转引自李文海等《近代中国灾荒纪年》,湖南教育出版社1990年版,第873页。

③ 伍连德《一九一七至一九一八年山西疫症流行沿革》,《中华医学杂志》1929年第3期。

④ “直隶曹省长来电(2月28日上午12时)”,《政府公报》第759期,1918年。

⑤ “疫气蔓延之西讯”,《申报》1918年3月1日,第7版。“北京电”,《申报》1918年3月2日,第3版。“疫症已延及济南”,《申报》1918年3月2日,第7版。“北京电”,《申报》1918年3月7日,第3版。“济南发现疫症之近况”,《申报》1918年3月10日,第6版。

⑥ “柯德仁自济南致内务部函(3月8日发,3月12日到)”,《政府公报》第769期,1918年。

⑦ “奉天省长公署训令第三三号(1918年3月26日)令各属准山东省长电称疫气消灭津浦车照常售票”,《奉天公报》第2173期,1918年,第4页。

⑧ “济南亦发现鼠疫乎”,《大公报》1918年2月27日,第1张第3版。

⑨ “济南发现肺炎疫”,《大公报》1918年2月28日,第1张第2版。

⑩ “济南发现鼠疫详报”,《大公报》1918年3月1日,第1张第3版。

⑪ “关于防疫要电摘志”,《大公报》1918年3月2日,第2张第2版。

⑫ “防疫事宜之汇志”,《大公报》1918年3月2日,第3张第2版。

疫。汇泉子街大明湖左近有在津浦铁路服充巡警之某者,于上月22日,由城外归家,突然死亡;连接翌朝,其妻子亦死;至24日,其兄夫妇又吐血即死①。城内之外,济南附近地方也有时疫发生②。廿二日报道:济南闻已发现疫症③。廿三日报道:济南一带疫病传染甚烈④。廿五日报道:济南发生疫症⑤。二月初四日(3月16日)报道:济南发生疫症⑥。初五日报道:据各区报告,鼠疫死亡者计10人,现患病8人⑦。初七日报道:济南疫症已完全扑灭⑧。

无棣县　秋九月,疫⑨。

商河县　秋七月,疫。七月,城东乡有黑风自西北来,风过后,人民多病瘟,死者甚多⑩。

博兴县　秋九月,时疫流行⑪。

邹平县　秋,霍乱流行。今《邹平县志》载:城关、韩店一带霍乱流行,波及方圆数十里,民死无数,有全家死绝者⑫。

济阳县　秋,瘟疫流行,伤人甚多⑬。

肥城县(今肥城市)　夏,瘟疫流行,死者甚众。王瓜店镇仅东大封一村就死亡200余人⑭。大董庄550户,染病40多人,8天内死亡27人⑮。石横村染病200余人,10天内死亡77人⑯。

新泰县(今属新泰市)　自夏徂秋,痢疾、疟疾流行。今《新泰市志》载:夏秋,天宝、楼德一带菌痢、疟疾流行,发病万人,死亡率高达20%⑰。

---

① “济南发生鼠疫再志”,《大公报》1918年3月3日,第2张第2版。
② “防疫事宜之汇志”,《大公报》1918年3月3日,第3张第2版。
③ “防疫事宜之汇志”,《大公报》1918年3月4日,第3张第2版。
④ “筹设检疫总医院”,《大公报》1918年3月5日,第3张第2版。
⑤ “防疫事宜之志闻”,《大公报》1918年3月7日,第3张第3版。
⑥ “防疫事宜之汇志”,《大公报》1918年3月16日,第3张第2版。
⑦ “济垣防疫调查记”,《大公报》1918年3月17日,第2张第3版。
⑧ “防疫事宜之汇志”,《大公报》1918年3月19日,第3张第2版。
⑨ 民国《无棣县志》卷一六《祥异志》。
⑩ 《中国气象灾害大典·山东卷》,气象出版社2006年版,第298页。
⑪ 民国《重修博兴县志》卷一五《祥异志》。《惠民地区卫生志》,天津科学技术出版社1992年版。
⑫ 《邹平县志》,中华书局1992年版。
⑬ 民国《济阳县志》卷二〇《轶事志·祥异》。
⑭ 《王瓜店镇志》,山东省地图出版社2005年版。
⑮ 《肥城县志》,齐鲁书社1992年版。
⑯ 《石横镇志》,方志出版社1997年版。
⑰ 《新泰市志》,齐鲁书社1993年版。

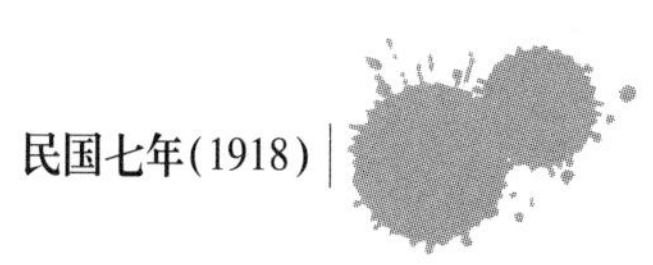

莱芜县(今属莱芜市) 秋,淫雨伤稼,冬大疫[①]。疫病流行,死亡多人[②]。

博山县(今淄博市博山区) 秋,蝗,兼瘟疫[③]。

德平县(今临邑县德平镇) 秋九月,瘟疫流行[④]。

陵 县 秋九月,霍乱流行[⑤]。

临邑县 秋九月,霍乱流行[⑥]。

夏津县 秋,霍乱大流行。500余人的自然村,一日之内即死亡30余人,有的一家5口人暴卒[⑦]。

临清县(今临清市) 秋,霍乱大流行。今《临清市志》载:秋,城东赵庄、仓上等地霍乱流行,仓上村全村不到500人,死亡100余人[⑧]。

平阴县 秋,伤寒大流行[⑨]。

东平县 秋,伤寒大流行。夏,清河决,大水为灾,秋大疫[⑩]。这是伤寒病大流行,合境死亡数千人[⑪]。

济宁县(今属济宁市) 大水,冬疫[⑫]。

嘉祥县 冬疫[⑬]。

汶上县 自春徂秋,大疫。今《汶上县志》载:春夏秋三季,瘟疫、麻疹等病自北至南流行全县大部分乡村,疫死者甚众[⑭]。

郓城县 疟疾大流行,发病十之有二[⑮]。

金乡县 夏,霍乱流行,死者甚多[⑯]。万福河以北黄堆、胡集、高河、常庄等村屯霍乱流行,发病3000人,死亡406人。胡集村一个月死亡90余人。高河屯毕玉恩一家

---

① 《莱芜卫生志》,2004年。

② 《莱芜市志》,山东人民出版社1991年版。

③ 民国《续修博山县志》卷一《大事记·祥异》。

④ 民国《德平县续志》卷首《大事记》。

⑤ 《德州地区卫生志》,天津科学技术出版社1991年版。

⑥ 《临邑县卫生志》,2005年,第8页。《德州地区卫生志》,天津科学技术出版社1991年版。

⑦ 《德州地区卫生志》,天津科学技术出版社1991年版。

⑧ 《临清市志》,齐鲁书社1997年版。

⑨ 《平阴县志》,济南出版社1991年版。

⑩ 民国《东平县志》卷一六《大事记·灾祲》。

⑪ 《东平县卫生志》,1983年。《东平县志》,山东人民出版社1989年版。

⑫ 民国《济宁县志》卷四《故备志》。

⑬ 《嘉祥县卫生志》,1990年。

⑭ 《汶上县志》,中州古籍出版社1996年版。

⑮ 《郓城县志》,齐鲁书社1992年版。

⑯ 《金乡县志》,生活·读书·新知三联书店1996年版。

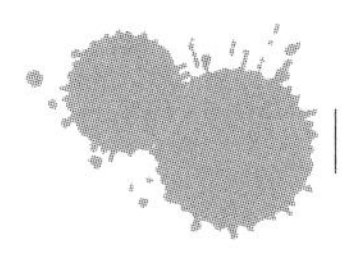

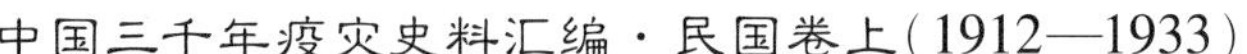

6 人,两天死亡 4 人①。

滕　县(今滕州市)　秋,伤寒流行。七月,飞蝗过境,遮天蔽日,庄稼叶秆被吃光,加之瘟疫流行,社会动乱,民不聊生②。城郊北部流行伤寒,蔓延甚广,李王村半数人口染病,死亡者占发病总数的 30% 左右③。

滋阳县(今兖州市)　秋,伤寒流行,死者甚多④。

曲阜县(今曲阜市)　秋,伤寒、霍乱流行。伤寒发病率占全县总人口的 30%;城北关霍乱流行,100 余人患病,县府恐其蔓延,坑埋 10 名濒死者,以致人人自危⑤。

沂水县　春,瘟疫流行,泮池乡死 40 余人⑥。

蒙阴县　秋七月蝗,伤寒流行⑦。

福山县(今烟台市福山区)　春,天花、猩红热流行。秋,霍乱流行。今《烟台卫生志》载:蓬莱、长岛一带两次天花流行,儿童发病率均在 40% 以上。各岛普遍发生霍乱流行,发病率达 30%,病死率为 20%⑧。猩红热流行⑨。

荣成县(今荣成市)　天花流行,儿童发病率在 40% 以上⑩。

文登县(今文登市)　冬,瘟疫流行,不足 60 户的邹家庄村死亡 22 人⑪。

蓬莱县(今蓬莱市)　秋,霍乱流行,全县死亡 3000 余人⑫。

莱阳县(今包括莱阳市)　夏,霍乱流行。秋,鼠疫流行。今《莱西市卫生志》载:春,瘟症流行。刘家庄村 12 户人家,死 10 余人,寨里村死 185 人,代墅村死 148 人。春(疑为"夏"之讹),朴木一带霍乱病流行,死 400 多人。10 月,鼠疫流行,辇止头、辛庄、前冯北、生家埠等 16 个村,发病 1500 多人,死 171 人。秋,疫病流行,死人无计,尸体大都用秸秆裹束掩埋。同年,李权庄一带瘟疫流行,不到两个月,死近 3000 人,出

---

① 《济宁市卫生志》,山东科学技术出版社 1992 年版。

② 《滕县志》,中华书局 1990 年版。

③ 《滕州市城郊乡志》,1993 年。

④ 《济宁市志》,中华书局 2002 年版。《济宁市卫生志》,山东科学技术出版社 1992 年版。《兖州市志》,山东人民出版社 1997 年版。

⑤ 《曲阜县志》,1985 年。

⑥ 《临沂百年大事记》,山东人民出版社 1989 年版。

⑦ 《蒙阴县志》,齐鲁书社 1992 年版。《临沂百年大事记》,山东人民出版社 1989 年版。

⑧ 《烟台卫生志》,1987 年。

⑨ Yang Ting-Kung, et al. Scarlet Fever in China. *Chin Med J*, 1924(03).

⑩ 《荣成市志》,齐鲁书社 1999 年版。

⑪ 《文登市志》,中国城市出版社 1996 年版。

⑫ 《蓬莱县志》,齐鲁书社 1995 年版。

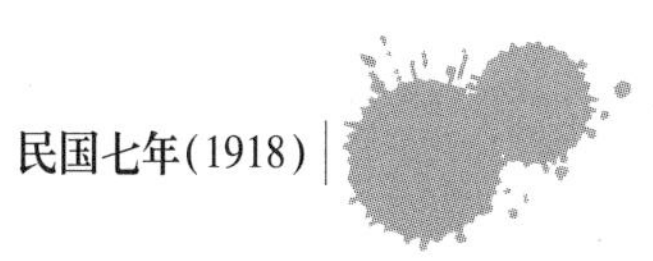

现人死无人埋的悲景[①]。今《咸家屯村志》载:春旱,秋瘟疫流行,染者十有八九,死者甚多[②]。今《解家泽口村志》载:瘟疫流行,不少人家全家病倒,死28人[③]。今《南龙湾庄村志》载:秋,鼠疫流行,伤人无算[④]。

即墨县(今即墨市) 秋,疫疠流行,死亡多人[⑤]。这是霍乱流行,城阳镇[⑥]、棘洪滩外镇[⑦]均死亡多人,石老人村死亡30多人[⑧]。

胶 县(今胶州市) 秋疫[⑨]。胶县小高村(现属北王珠镇)发生秋瘟,死人很多,群众恐慌,无人上坟[⑩]。按:这是霍乱流行。

平度县(今平度市) 春旱,秋疫[⑪]。按:这是霍乱流行。

高密县(今高密市) 夏,霍乱流行,死者甚多[⑫]。阎家庄、牟家园一带尤甚,阎家庄不足200户,10天内病死32人[⑬]。

潍 县(今潍坊市寒亭区) 秋,霍乱流行,亡者甚多[⑭]。

寿光县(今寿光市) 秋七月大蝗,九月疫[⑮]。这是霍乱流行。

昌乐县 春,瘟疫盛行[⑯]。

临淄县(今淄博市临淄区) 秋,瘟疫[⑰]。这是霍乱流行。

广饶县 夏,大疫。城北万全乡死者甚众[⑱]。这是霍乱流行。

河南省

罗山县、新野县、南阳县 冬,时疫流行。十月二十日(11月23日)报道:豫南疫气初发于罗山,风起草末,不慎厉害,一转而至南阳、新野一带,变本加厉,直有燎原之

---

① 《莱西市卫生志》,2005年。
② 《咸家屯村志》,2004年。
③ 《解家泽口村志》,2003年。
④ 《南龙湾庄村志》,2003年。
⑤ 《即墨县志》,新华出版社1991年版。
⑥ 《城阳镇志》,黄河出版社2011年版。
⑦ 《棘洪滩外镇志》,黄河出版社2009年版。
⑧ 《石老人村志》,中国国际文化出版社2008年版。
⑨ 民国《增修胶志》卷五三《祥异》。
⑩ 《胶州市卫生志》,1990年。
⑪ 民国《平度县续志》卷首《纪要》。
⑫ 《潍坊市卫生志》,1989年。
⑬ 《高密县志》,山东人民出版社1990年版。
⑭ 《潍坊市卫生志》,1989年。
⑮ 民国《寿光县志》卷一五《大事记》。
⑯ 民国《昌乐县续志》卷一《总纪》。
⑰ 《博山区卫生志》,中国出版社2005年版。
⑱ 民国《续修广饶县志》卷二七《杂志·通纪一》。

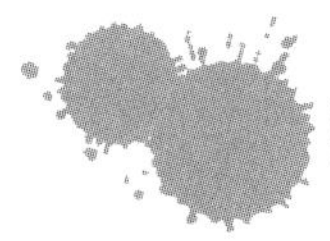

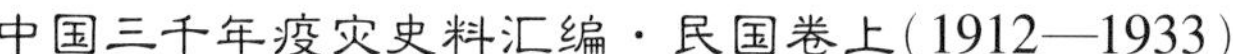

势矣,死亡枕藉①。

武陟县　霍乱流行,死人近万②。

修武县　霍乱流行,发病 19412 人,死亡 2844 人,占 14.6%③。

汲　县(今卫辉市)　霍乱流行,仅吕绪屯村就有 40 余人丧生④。

杞　县　秋,霍乱流行。七月,瘟疫传染入境矣,乡村死者不计其数⑤。

密　县　秋,霍乱流行。大有年,秋大疫⑥。

登封县(今登封市)　秋,霍乱流行。王村一带瘟疫流行,患病率 90%,死亡率占 5%⑦。

郾城县(今漯河市郾城区)　麻疹流行⑧。

淮阳县　冬,流感流行。今《淮阳县志》载:冬,城西南许湾一带发生流行性感冒⑨。

方城县　春,天花流行。今《方城县卫生志》载:小史店乡刘麻子沟村全村 68 人,19 人患了天花,病死 12 人⑩。秋,霍乱流行。今《方城县志》载:九月,瘟疫流行,十人九病,人口稠密处死者尤多⑪。

南召县　春大疫。今《南召县志》载:春,各地瘟疫流行,人口死亡率高达 48‰⑫。

泌源县(今唐河县)　是年大疫。今《唐河县志》载:传染病流行,死人很多⑬。

确山县　秋,疟疾大流行。家家不免,俗称"发大家疟疾"。古城乡李湾村 400 余人,患此病者达十分之八,死亡 80 余人⑭。

正阳县　瘟疫流行,传染殆遍,死者甚众⑮。

桐柏县　秋大疫。今《桐柏县志》载:秋,瘟疫自东西向,全县大流行,死者约占全

---

① "南阳属疫成大灾",《大公报》1918 年 11 月 23 日,第 2 张第 2 版。
② 《武陟县志》,中州古籍出版社 1993 年版。
③ 《修武县志》,河南人民出版社 1986 年版。
④ 《卫辉市志》,生活·读书·新知三联书店 1993 年版。
⑤ 《杞县卫生志》,1986 年。
⑥ 民国《密县志》卷一九《杂录·祥异》。
⑦ 《登封县志》,河南人民出版社 1990 年版。
⑧ 《郾城县卫生志》,1986 年。
⑨ 《淮阳县志》,河南人民出版社 1991 年版。
⑩ 《方城县卫生志》,1985 年。
⑪ 《方城县志》,中州古籍出版社 1992 年版。《南阳地区卫生志》,1986 年。
⑫ 《南召县志》,中州古籍出版社 1995 年版。
⑬ 《唐河县志》,中州古籍出版社 1993 年版。
⑭ 《确山县志》,生活·读书·新知三联书店 1993 年版。
⑮ 民国《正阳县志》卷三《大事记》。《正阳县志》,方志出版社 1996 年版。

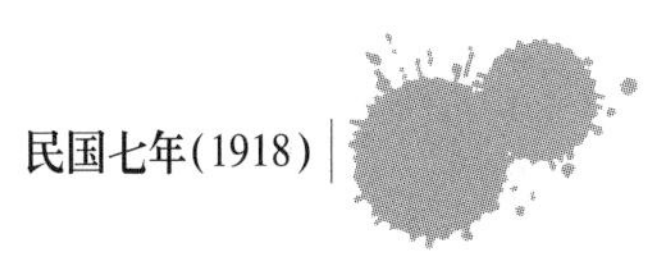

县人口三分之一①。

信阳县(今属信阳市)　春,天花流行。今《信阳县卫生志》载:洋河地区天花流行,八里庙村户户有死人,乡人互不来往②。秋,疟疾大流行。大雨成灾,疟疾暴发流行③。民国《信阳县志》记述较详:九月瘟疫,流行旬余日,病者十之八九,死者十之二三。凡孕妇皆流产而卒,无幸免者,以致殓者无从购棺,葬者无处雇工,往往用薄帘收殓,人人自危,为状至惨④。

罗山县　白喉、霍乱、疟疾流行⑤。

光山县　夏五月,痢疾大流行,死亡率高,其中小孩占多数。秋,霍乱大流行,全县死亡人数甚多⑥。

宁夏回族自治区

宁夏县(今贺兰县)　春,鼠疫流行。2月28日(正月十八日)报道:疫气西行,已至宁夏府北面之三道河,比教士1人已死于疫,尚有3人亦染疫⑦。

甘肃省

皋兰县(今兰州市城区)　瘟疫流行,死亡甚众⑧。

镇番县(今民勤县)　伤寒、白喉流行。蔡旗、苏山、重兴、夹河等地伤寒流行,新河、城关白喉流行⑨。

卓尼土司(今卓尼县)　鼠疫流行。发病27例,死亡23人⑩。其中,温布滩村发病3人,全部死亡;恰龙滩村、卡地拉尕村、塔乍村发生肺鼠疫,发病24人,死亡20人⑪。

秦安县　白喉流行。全县死亡300余人⑫。

文　县(今包括文县、康县)　秋冬大疫。秋,疫疠流行,乡城死亡甚众,逾年乃

---

① 《桐柏县志》,中州古籍出版社1995年版。《南阳地区卫生志》,1986年。

② 《信阳县卫生志》,1986年。

③ 《信阳县卫生志》,1986年。何斌《我国疟疾流行简史》,《中华医史杂志》1988年第1期。

④ 民国《重修信阳县志》卷三一《灾变》。

⑤ 《罗山县卫生志》,1986年。

⑥ 《光山县卫生志》,1986年。《新县志》,河南人民出版社1990年版。

⑦ “北京电”,《申报》1918年2月28日,第2版。

⑧ 《甘肃省医药卫生简志》,1987年。

⑨ 《民勤县志》,兰州大学出版社1994年版。《民勤县卫生志》,2010年。

⑩ 李文波《中国传染病史料》,化学工业出版社2004年版,第148页。

⑪ 《卓尼县志》,甘肃民族出版社1994年版。

⑫ 《秦安县志》,甘肃人民出版社2001年版。

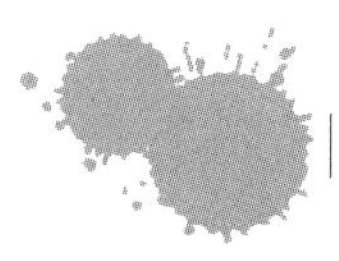
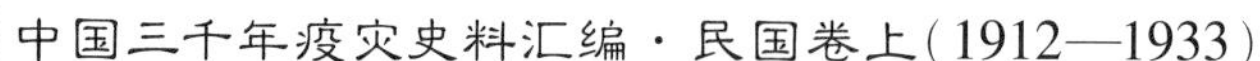

止①。瘟疫流行,死人甚多②。按:这是伤寒流行。

成　县　冬十月,大疫③。

武山县　冬大疫。十月,瘟疫流行,城乡民众死亡很多④。

导河县(今包括和政县、临夏县)　冬大疫。和政县冬,瘟疫流行,城乡男妇死者甚众⑤。临夏县冬,河州疫疠大行,病者十八九,死亡甚众⑥。

天水县　冬大疫。十月,时疫大作,城乡共死2017人⑦。按:参照文县之疫疠为伤寒,以上各县之疫疠,亦当是伤寒流行。

青海省

玉树理事署(含今玛沁县)　鼠疫流行。发病2例,全部死亡⑧。

新疆维吾尔自治区

呼图壁县　秋,鼠疫流行。8月,石梯子塔尔店发生鼠疫,流行约20天,38人染疾,37人死亡,1人自愈⑨。

迪化县(今乌鲁木齐县)　秋,鼠疫流行。8月,发生瘟疫,死亡千余人⑩。

阜康县(今阜康市)　白喉流行。患者多为儿童,死亡率高⑪。

安徽省

安徽省　秋冬之际,时疫盛行。10月29日(九月廿五日)报道:皖南各属,秋燥雨少,时疫盛行,死亡相继⑫。11月20日(十月十七日)报道:宁国、凤台、芜湖、六安、祁门、蒙城、青阳、绩溪、婺源等县疫症盛行,死亡相藉⑬。

怀宁县　春二月,天花流行。3月30日(二月十八日)报道:皖垣天花、肺炎等时疫流行⑭。秋九月,霍乱流行。10月24日(九月二十日)报道:皖垣天时亢旱,寒暖不

---

① 《甘肃历史自然灾害录》,转引自袁林《西北灾荒史》,甘肃人民出版社1994年版,第1521页。

② 《文县志》,甘肃人民出版社1997年版。

③ 《成县志》,西北大学出版社1994年版。

④ 《武山县志》,陕西人民出版社2002年版。

⑤ 民国《和政县志》卷八《纪事·灾异》。

⑥ 《甘肃各县自然灾害表》,转引自袁林《西北灾荒史》,甘肃人民出版社1994年版,第1521页。

⑦ 民国《天水县志》卷一四《灾异志》。《天水市志》,方志出版社2004年版。

⑧ 李文波《中国传染病史料》,化学工业出版社2004年版,第148页。

⑨ 《呼图壁县志》,新疆人民出版社1992年版。

⑩ 《乌鲁木齐市志·总类》,新疆人民出版社1994年版。《新疆通志·卫生志》,新疆人民出版社1996年版。

⑪ 《阜康县志》,新疆人民出版社2001年版。

⑫ "芜湖快信",《申报》1918年10月29日,第7版。

⑬ "安徽疫讯",《申报》1918年11月20日,第11版。

⑭ "皖省近事",《申报》1918年3月30日,第6版。

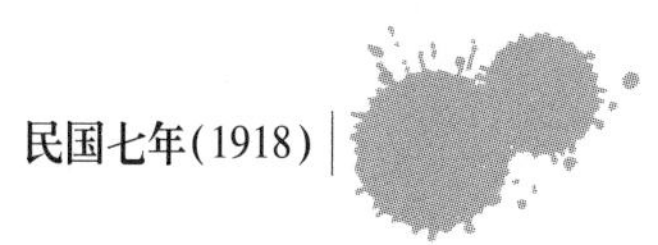

时,瘟疫流行,亡者甚多[①]。10月31日(九月廿七日)报道:安庆时症流行未已[②]。

桐城县(今桐城市) 秋,霍乱流行。11月5日(十月初二日)报道:时疫传染日盛,死亡相继[③]。这是霍乱流行[④],以集镇发病为多,死亡惨重[⑤]。

芜湖县 春二月,天花流行。4月10日(二月廿九日)报道:芜湖天花盛行,罹疫死者甚多[⑥]。夏五月,霍乱流行。6月18日(五月初十日)报道:芜湖疫症蔓延,十居其七[⑦]。

凤阳县(含今蚌埠市) 春正月,鼠疫流行。鼠疫沿津浦铁路自北而南蔓延,2月5号(上年十二月廿四日)传至凤阳[⑧]。2月15日(正月初五日)报道:人自绥远染疫归,传染家人相邻,死者颇多[⑨]。2月23日(正月十三日)报道:凤阳罹鼠疫死者八人[⑩]。2月24日(正月十四日)报道:肺炎疫(肺鼠疫)自凤阳蔓延至蚌埠。蚌埠罹疫死者一人[⑪];凤阳鼠疫流行,旬日间毙十余人[⑫]。《大公报》对此次鼠疫也多有报道。正月十三日(2月23日)报道:津浦路线之蚌埠发现疫症,已证明为鼠疫[⑬]。又,蚌埠凤阳关一带发现鼠疫,死者已十数人[⑭]。十六日报道:蚌埠、凤阳发现鼠疫。凤阳急病死者,是否鼠疫,殊多可疑。该处有姜某在北方奉军职,其妇前往寻访,时姜已死,妇挈子归,子旋死亡,妇亦旋死。后有唐本仪、唐李氏亦患病,唐李氏死而唐本仪病愈。凤阳地方除姜姓一家外,尚有他家传染受病[⑮]。十九日报道:安徽省凤阳附近发生百斯毒病,系有由山西来皖之华人2名,1名中途死亡,1名归家之后死亡,渐渐传染家族,男妇老幼7名共罹毒症[⑯]。按:蚌埠是否有鼠疫,其实并无确切证据。2月21日(正月十一日),津浦路铁局电称:"闻凤阳县有疑似疫症发现,当饬将与凤阳相近之

① "皖垣近事",《申报》1918年10月24日,第7版。
② "安庆时症之流行未已",《申报》1918年10月31日,第7版。
③ "桐城告疫",《申报》1918年11月5日,第10版。
④ 李文波《中国传染病史料》,化学工业出版社2004年版,第148页。
⑤ 《桐城县志》,黄山书社1995年版。
⑥ "芜湖快信",《申报》1918年4月10日,第6版。
⑦ "芜湖快信",《申报》1918年6月18日,第6版。
⑧ 《东方杂志》第15卷第7号,第108页。
⑨ "安庆津浦路发见鼠疫之警告",《申报》1918年2月15日,第7版。
⑩ "北京电",《申报》1918年2月23日,第3版。"两警耗",《申报》1918年2月23日,第11版。
⑪ "北京电",《申报》1918年2月24日,第3版。
⑫ "安庆津浦路发见鼠疫续闻",《申报》1918年2月24日,第7版。
⑬ "最近之疫报",《大公报》1918年2月23日,第1张第3版。
⑭ "津浦路发现鼠疫",《大公报》1918年2月23日,第1张第3版。
⑮ "凤阳疫症似非鼠疫",《大公报》1918年2月26日,第1张第3版。
⑯ "济南发现鼠疫详报",《大公报》1918年3月1日,第1张第3版。

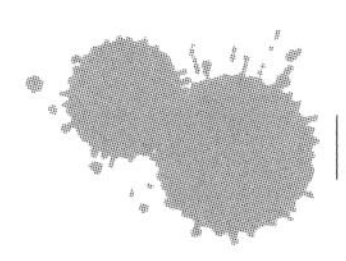

门台子、临淮关两站暂行停售客票,并饬该路即派中外医官前往凤阳实地考查,究何疫症,克日电复。"2月23日(正月十三日),津浦路铁局又电称:"据工程司卡尔璧电称,据教会医生司敦报告,凤阳及蚌埠前曾发现肺炎疫。"同日又电称:"据驻浦正段长铎斯电称,据浦口西医史密斯报告,蚌埠无疫。"然是日《公言报》载东方通讯社特约电《蚌埠发生鼠疫》,内称:"据蚌埠美国医士来电,津浦铁路凤阳站发生鼠疫,已死亡九名,蚌埠亦有死亡一名。"据查,津浦铁路并无凤阳车站,蚌埠也并无鼠疫。交通部恐滋误会,特予声明①。今《安徽卫生志》称:"蚌埠、凤阳两地1917—1918年间曾被源于内蒙古安北县的肺鼠疫传染。"②

凤台县　秋九月,鼠疫流行。10月27日(九月廿三日)报道:凤台时疫流行,死者甚多③。

蒙城县　秋九月,鼠疫流行。11月20日(十月十七日)报道:蒙城疫症盛行,死亡相藉④。今《安徽卫生志》载:蒙城板桥等地居民感染鼠疫,十之有六⑤。

四川省

靖化县(今金川县)　伤寒流行。今《阿坝州卫生志》载:绥靖城乡瘟疫流行,俗称"窝窝寒",死亡300余人⑥。

懋功县(今小金县)　伤寒流行。今《小金县志》载:瘟疫流行,死者众多。小金(懋功)流行"窝窝寒",感疫者头痛剧烈,憎寒壮热,一旦感染则遍及全家,死亡率高⑦。

德阳县(今属德阳市)　夏,霍乱流行⑧。

邛崃县(今邛崃市)　夏,霍乱流行。今《邛崃县志》载:6月,牟家场霍乱大流行,病情连续两月,患者约400余人,死亡约300余人⑨。

营山县　冬,天花流行。今《营山县志》载:1918—1919年,张家场(今绿水乡)一带天花患者900余人,死亡200余人⑩。

---

① "交通部通告",《政府公报》第752期,1918年。
② 《安徽卫生志》,黄山书社1993年版。
③ "安徽凤台亦有疫症",《申报》1918年10月27日,第11版。
④ "安徽疫讯",《申报》1918年11月20日,第11版。
⑤ 《安徽卫生志》,黄山书社1993年版。
⑥ 《阿坝州卫生志》,民族出版社1995年版。
⑦ 《小金县志》,四川辞书出版社1995年版。
⑧ 《德阳县志》,四川人民出版社1994年版。
⑨ 《邛崃县志》,四川人民出版社1993年版。
⑩ 《营山县志》,四川辞书出版社1989年版。

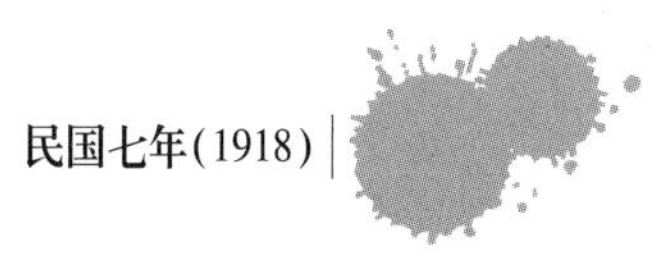

中江县　夏，霍乱流行[①]。

遂宁县(今属遂宁市)　夏，霍乱流行。今《遂宁县志》：滇黔军驻遂宁的一个团染上霍乱，一天就死去200多人[②]。

苍溪县　天花流行。今《苍溪县卫生志》载：元坝、石门、张王一带天花流行。阎姓医生用鼻苗法种痘，导致天花人为流行，死者甚多，当地群众要他偿命，他自缢而死[③]。

泸　县　夏，霍乱、痢疾流行。今《泸县志》载：7月，城区霍乱、痢疾流行，死者甚多[④]。

富顺县、荣县(今均属自贡市)　夏，霍乱流行。今《自贡市卫生志》载：贡井、长土、梯子岩一带，"麻脚瘟"流行，患者呕吐腹泻不止，死者上千人，有的全家人病死[⑤]。按：1942年分富顺县自流井及荣县贡井置自贡市。

古宋县(今兴文县)　夏，霍乱流行。2月起，土匪数踞古宋城，军阀互用匪势倾轧，死数百人，毁房屋3000余间，财产损失无数。战后，疫疠大作，传遍数区，死亡3000余人，全家灭绝者200余户，加上流亡转徙，宋人殆减少大半[⑥]。瘟疫流行，死亡三千余人，军政当局视而不见，置若罔闻[⑦]。

重庆市

重庆市(巴县)　冬，流感流行。今《重庆市市中区志》称：重庆暴发西班牙流行性感冒，次年又再次暴发[⑧]。

江津县(今江津区)　夏，霍乱流行。今《江津县志》载：朱沱、石门等地霍乱暴发，死亡者多[⑨]。

石柱县(今石柱土家族自治县)　夏，霍乱流行。今《石柱县志》载：王家、临溪一带瘟疫流行[⑩]。

万　县(今万州区)　秋，霍乱流行。今《万县市志》载：9月，万县瘟疫蔓延，死亡

---

① 《中江县志》，四川人民出版社1994年版。
② 《遂宁县志》，巴蜀书社1993年版。
③ 《苍溪县卫生志》，1988年。
④ 《泸县志》，四川科学技术出版社1993年版。
⑤ 《自贡市卫生志》，四川辞书出版社1992年版。
⑥ 李新《中华民国史》，中华书局1981年版，第111页。《兴文县志》，四川辞书出版社1994年版。
⑦ 《四川军阀史料》第2辑，四川人民出版社1983年版，第220页。
⑧ 《重庆市市中区志》，重庆出版社1997年版。
⑨ 《江津县志》，四川科学技术出版社1995年版。
⑩ 《石柱县志》，四川辞书出版社1994年版。

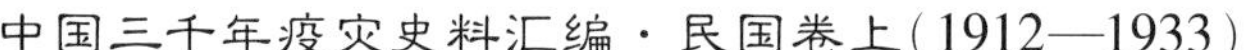

甚众[①]。

忠　县　天花、麻疹、伤寒流行。今《忠县志》载:忠县伤寒流行达3个月之久,全县近半数人患病。天花流行,有的地方小儿患病率达90%,如石宝乡麦地坝40户中有120人发病,死亡13人。全县麻疹大流行[②]。

云南省

云南省　鼠疫流行。祥云县、下关县(今大理市)、剑川县鼠疫[③]。洱源县、个旧县(今个旧市)、兰坪县鼠疫死1.4万人[④]。

大关县　春,鼠疫流行。冬,麻疹流行。今《大关县志》载:春,县内疫疾流行,两个月内城乡死5000余人。冬,黄葛区麻疹流行,发病近1000例[⑤]。

姚安县　冬,流感流行。今《姚安县志》载:冬,姚民多患寒疫,死者甚众[⑥]。

建水县　痧毒(麻疹)流行,小儿病死以千余计[⑦]。

蒙自县(今蒙自市)　斑疹伤寒流行[⑧]。

景东县　秋七月,瘟疫四起[⑨]。

大理县(今大理市)　冬,流感流行。今《大理市志》载:11月,大理县发生流行性感冒,死亡4113人[⑩]。按:死亡这么多人口,或许是鼠疫流行。

云南县(今祥云县)　冬,鼠疫流行。今《祥云县志》载:黄联村小泥房鼠疫流行[⑪]。

云龙县　冬,鼠疫流行。今《云龙县志》载:冬,全县大瘟疫(鼠疫)。石门、宝丰两地死亡100人以上,死者多为男性中年[⑫]。

兰坪县　冬,鼠疫流行。今《怒江傈僳族自治州卫生志》载:兰坪境内时疫(鼠

---

① 《万县市志》,重庆出版社2001年版。

② 《忠县志》,四川辞书出版社1994年版。

③ Wong and Wu. *History of Chinese Medicine*. Tientsin Press,1932. p.605.

④ 梁鸿光《减灾必读》,人民出版社1990年版,第308页。

⑤ 《大关县志》,云南人民出版社1998年版。

⑥ 《姚安县志》,云南人民出版社1996年版。

⑦ 《建水县志》,中华书局1994年版。

⑧ 伍连德《东三省防疫事务总处报告大全书》第5册,1926年,第121页。

⑨ 《景东彝族自治县志》,四川辞书出版社1994年版。

⑩ 《大理市志》,中华书局1998年版。《大理白族自治州卫生志》,1996年。

⑪ 《祥云县志》,中华书局1996年版。

⑫ 《云龙县志》,农业出版社1992年版。

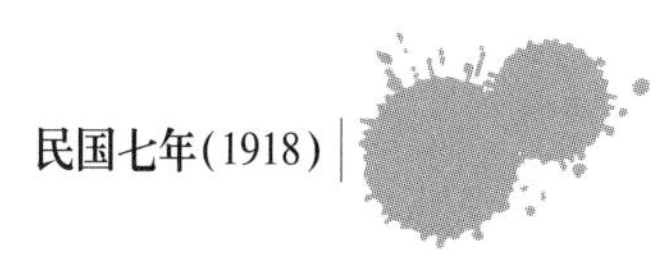

疫)大作,死亡6000余人[①]。所辖营盘镇瘟疫流行,死亡惨重[②]。

鹤庆县　自四月雨至六月,滛潦为灾,冬大疫[③]。按:也是鼠疫流行。

剑川县　秋季(农历七月至十月),金华镇各街和附近村落,发生腺型人间鼠疫,死亡50余人,以西门最严重。冬,伤寒流行,死者无数[④]。

永北县(今永胜县)　回归热大流行,死亡甚众[⑤]。所辖蒗渠坝回归热大流行,死亡1700余人[⑥]。

中甸县　冬,鼠疫流行。今《中甸县志》载:冬,中甸城乡瘟疫流行,一个月内城区死亡400多人,被传染者少有不死,不少门户断绝烟火,南门外山坳全被死尸填塞[⑦]。冬,定乡县土匪入侵中甸,中甸瘟疫流行[⑧]。

上帕行政区(今属福贡县)　伤寒流行。今《福贡县志》载:上帕、达普洛等村流行伤寒,死亡10余人[⑨]。

维西县　冬,鼠疫流行。冬十二月,大疫,城乡人民疫死七百余人[⑩]。其疫为鼠疫。1919年3月31日(二月三十日)报道:近两月来,先则维西县地方发现鼠疫,死亡枕藉,凄惨万状。据维西代理杨知事报告云:民国七年(农历)十二月十五六日间,瘟疫流行,至二十五六日,病症传染,遍城内人民,已至无家无人莫可幸免者。至一月初七八日,病势渐退,惟乡间亦尚流行。查城区居民四百余户,死亡约在180余人。闻之地方人言,此等劫数,为从来所未有云云[⑪]。

贵州省

贵筑县(今属贵阳市)　夏四月,疫。5月15日(四月初六日)报道:晴雨不时,省中(即省城)居民多染时疫[⑫]。

---

① 《怒江傈僳族自治州卫生志》,云南民族出版社1997年版。《兰坪白族普米族自治县志》,云南人民出版社2003年版。

② 《云南省兰坪白族普米族自治县营盘镇志》,云南民族出版社2008年版。

③ 民国《鹤庆县志》卷一一《杂记志·灾异》。

④ 《剑川县志》,云南民族出版社1999年版。

⑤ 《永胜县志》,云南人民出版社1989年版。

⑥ 《宁蒗彝族自治县志》,云南民族出版社1993年版。

⑦ 《中甸县志》,云南民族出版社1997年版。

⑧ 张保见《民国时期青藏高原经济地理研究》,四川大学出版社2011年版,第298页。

⑨ 《福贡县志》,云南民族出版社1999年版。《福贡县卫生志》,1990年。

⑩ 民国《维西县志》卷一《大事记》。

⑪ "云南发现鼠疫说",《申报》1919年3月31日,第7版。

⑫ 《铎报》1918年5月15号,第5版。

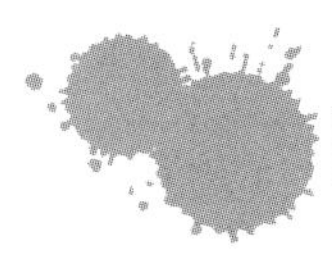

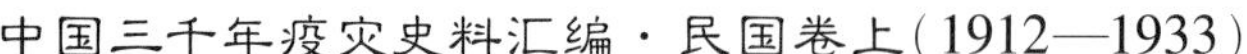

沿河县　霍乱流行,死亡无计①。

镇远县　霍乱流行,县城死200余人②。

黎平县　伤寒流行,茅贡罗伍寨死80余人,绝3户③。

炉山县(今属凯里市)　夏,疟疾流行,死者不计其数④。

修文县　秋七月,霍乱流行⑤。

遵义县(今属遵义市)　夏四月,霍乱流行。5月14日(四月初五日)报道:时疫大作,朝病夕死,传染最速⑥。

安顺县(今属安顺市)　秋七月,霍乱流行。8月28日(七月廿二日)报道:安顺大疫⑦。

湖北省

武汉市　夏五月,霍乱流行。6月12日(五月初四日)报道:疫症流行,遍于武汉,武昌尤甚,名之"苋菜症"⑧。

夏口县(今属武汉市)　春,喉症、鼠疫流行。二月十五日(3月27日)报道:汉口花布街义成保安会自开办以来,匪独对于保安事宜不遗余力,即倡办一切善举,亦无微不至。刻因喉症、鼠疫流行,极为危险,染疫毙命者,时有所闻⑨。

汉川县(今汉川市)　霍乱流行。今《汉川县志》载:分水、草屋台疫瘟大作,几天中死亡70余人⑩。

黄冈县(今属黄冈市)　霍乱流行。今《黄冈县志》载:黄州罗北海眼药店相继死亡16人,药店随之倒闭。全县患者数十万,死亡万余人。回龙山椅子塆全村遭灾,其中王姓一家在一天内死亡6人,多日无人收殓。铁冶石家冲刘姓一家10口仅存1人。黄州沙街罗彭氏一家20人患病,死亡16人⑪。

罗田县　霍乱流行,大河岸汤河死亡30余人⑫。

---

① 《沿河县志》,贵州人民出版社1993年版。

② 《镇远县志》,贵州人民出版社1992年版。

③ 《黎平县志》,巴蜀书社1989年版。

④ 《凯里市志》,方志出版社1998年版。

⑤ 《铎报》1918年8月19号,第5版。

⑥ 《贵州公报》1918年8月14号第1张,第3页。

⑦ 《铎报》1918年8月28号,第5版。《安顺市志》,贵州人民出版社1995年版。

⑧ "武汉之新流行病",《申报》1918年6月12日,第7版。

⑨ "保安会实行验疫",《大公报》1918年3月27日,第2张第3版。

⑩ 《汉川县志》,中国城市出版社1992年版。

⑪ 《黄冈县志》,武汉大学出版社1990年版。

⑫ 《罗田县志》,中华书局1998年版。

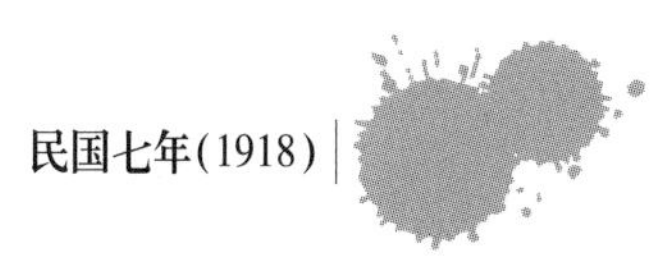

黄安县(今红安县) 夏五月,痢疾大流行。秋,霍乱再发,死亡者甚多①。按:新县今属河南省,1933年析光山、黄安、麻城三县地置。

麻城县(今麻城市) 麻城东南地区天花、霍乱流行②。

蕲春县 霍乱流行,死者甚众。今《蕲春县志》载:横车桥、株林河等地流行霍乱,死亡甚多。株林河街装殓死人的石灰卖空,代以草木灰入殓;横车桥有一家7口皆亡,无人收殓③。

蕲水县(今浠水县) 夏秋之际,霍乱流行,死者甚众。今《浠水县志》载:7—8月间,全县霍乱流行,死亡人数甚多④。

通城县 夏,霍乱流行。今《通城县志》载:军阀张敬尧3月举兵入湘,大军过境之后,通城瘟疫大发,死亡数百人⑤。

应城县(今应城市) 夏,霍乱流行。今《应城县志》载:夏,境内滨湖地区瘟疫流行,死者甚众⑥。

应山县(今广水市) 夏,鼠疫流行。今《应山县志》载:7—8月,鼠疫流行,患者发高烧,头剧痛,一二日内丧命。全县死亡约3万多人,有的村庄人烟绝迹⑦。按:应山县历史上从来没有发生过鼠疫,此处所谓鼠疫,从症状看,可能是脑膜炎。

枣阳县(今枣阳市) 秋,伤寒流行。今《枣阳志》载:10月,城乡瘟疫流行,日死数十人。又,1918年,伤寒流行,死人甚多。熊集李庄村时有15户60人,均染疾,死10余人。亲朋惧瘟不敢进村吊唁,只对空焚烧纸钱,遥望哭泣⑧。

京山县 脑膜炎流行。今《京山县志》载:雁门口熊家店、杨家岭一带流脑发病50余人,死亡40人。赵永忠一家12人,死亡6人⑨。

石首县(今石首市) 秋,天花、霍乱流行。今《石首县志》载:8月,江北新厂、横沟、小河流行天花;江南团山、江波渡、高基庙流行霍乱,共死亡2580余人⑩。

宜昌县(今属宜昌市) 疟疾流行⑪。

---

① 《新县志》,河南人民出版社1990年版。

② 民国《麻城县志续编》卷一五《杂志·灾异》。《麻城县志》,红旗出版社1993年版。

③ 《蕲春县志》,湖北科技出版社1997年版。

④ 《浠水县志》,中国文史出版社1992年版。

⑤ 《通城县志》,1985年。

⑥ 《应城县志》,中国城市出版社1992年版。

⑦ 《应山县志》,湖北科学技术社1990年版。

⑧ 《枣阳志》,中国城市经济社会出版社1990年版。

⑨ 《京山县志》,湖北人民出版社1990年版。

⑩ 《石首县志》,红旗出版社1990年版。

⑪ 何斌《我国疟疾流行简史》,《中华医史杂志》1988年第1期。

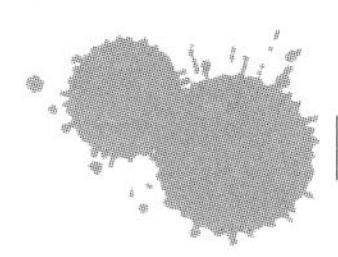

宜都县(今宜都市)　夏秋,霍乱流行。今《宜都县志》载:夏秋,沿江一带瘟疫流行,绵延数月,十室九染,死人甚多①。

松滋县(今松滋市)　秋,霍乱流行。今《松滋县志》载:秋,瘟疫流行,死数千人。县内棺木卖空,乃以松材荐葬,病者更不计其数,竟至路断行人②。

当阳县(今当阳市)　夏秋,霍乱流行。今《当阳县志》载:5 月至 10 月,全县瘟疫(霍乱)流行,患者发病急,死亡快。调查 16 户计 235 人,死于瘟疫的 125 人,有 5 户死绝③。

南漳县　夏秋,霍乱流行。《通问报》载:先年,黎氏败退,溃兵窜境,勒款淫掠,无所不为,人民大受其殃。是岁,疫症流行,死亡无算,往往一家染疾,无一痊者,每因棺木难贾,工人难请,遂白尸而葬,草草安顿④。

湖南省

湖南省　夏四月大疫。5 月 30 日(四月廿一日)报道:湘省瘟疫大作,军人病者颇多⑤。秋八月,水后大疫。10 月 5 日(九月初一日)报道:湘江道及衡阳道所属各县,既遭兵燹,又逢水灾,交秋以来,瘟疫流行⑥。

长沙县(今属长沙市)　春,脑膜炎流行。3 月 27 日(二月十五日)报道:长沙城内近日无故自毙者时有所闻,惟以小孩得此症毙命者诸多,发时遍体狂热,呕吐不止,手足乱舞,人多以为惊风,其实皆瘟症。近日各城门运婴孩出葬者络绎不绝⑦。夏,疫疠流行。6 月 14 日(五月初六日)报道:天时不正,加以水患,疫疠流行⑧。6 月 27 日(五月十九日)报道:在湘奉军因水土不服,加以气候炎热,患疟疾者有之,痢疾者有之,伤寒者有之,遍体生疥者有之,呻吟之声昼夜不已。内中有因伤寒毙命者,困苦情形,不堪言状,大有欲进不能欲退不得之势⑨。7 月 11 日(六月初四日)报道:6 月上旬以来,疫疠流行,染者日多。北正街某钱店近 30 人,几至人人传染,政府部门办事人员抱病者亦多有所闻。至于居户商民,几乎家家有头痛、发烧、肚泻之症。南门外

---

① 《宜都县志》,湖北人民出版社 1990 年版。

② 《松滋县志》,1986 年。

③ 《当阳县志》,中国城市出版社 1992 年版。

④ “南漳人民之厄运(湖北):既遭兵灾复受疫祸”,《通问报:耶稣教家庭新闻》第 845 期,1919 年。

⑤ “湘鄂血战中之议和声浪”,《申报》1918 年 5 月 30 日,第 6 版。

⑥ “湘省归客详述灾民惨状”,《申报》1918 年 10 月 5 日,第 11 版。

⑦ “长沙发见春瘟症”,《大公报》1918 年 3 月 27 日,第 2 张第 3 版。

⑧ “湖南要讯”,《申报》1918 年 6 月 14 日,第 6 版。

⑨ “南征奉军之困苦近况”,《盛京时报》1918 年 6 月 27 日,第 4 版。

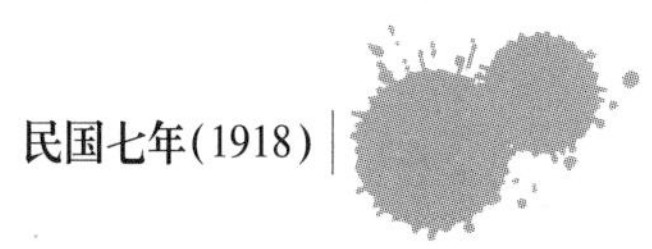

各炼厂工役,或病数十人或十数人不等①。

岳阳县(今属岳阳市)　春三月疫。4 月 20 日(三月初十日)报道:岳州大兵之后,益以瘟疫②。

澧　县(今包括澧县、津市市)　夏,霍乱流行。今《澧县志》载:霍乱传入澧县,盐井孟家屋场 3 日内死亡 8 人③。

醴陵县(今醴陵市)　夏,霍乱流行。6 月 7 日(四月廿九日)报道:大兵之后,醴陵株州,尸横遍野,瘟疫大作④。6 月 14 日(五月初六日)报道:洪水泛滥,瘴气弥漫,时疫猖獗,蔓延甚速⑤。

平江县　秋,痢疾、疟疾大发。全县因疟疾死亡 3000 余人,长寿国福村痢疾暴发流行,发病 600 余例,占该村总人口的 41%,病死率为 13%。《凌盛仪日记》:10 月 15 日(九月十一日)。秋尽冬来,天甚燥热,城乡秋瘟,疫疠(疟疾、痢疾)大发,尤以县境西、北乡为甚。有一家 11 人相继死亡 10 人,有一家 8 人一日内死亡 5 人。……11 月 4 日(十月初一日)。西北各乡疫疠(痢疾)大发,三墩、瑚佩两处,死者以六七百计,多误于庸医之苦表药也。启明女校因痢疾流行,前后有涂自谷、凌敏惠等 15 名学生因治疗不及而相继死亡⑥。

宝庆县(含今邵阳市区、邵阳县、新邵县、邵东县)　秋,水、兵、饥、疫。今《邵阳县志》载:8 月,境内苦雨连旬,山洪暴发,河溪泛滥成灾。水灾过后,瘟疫流行⑦。9 月 9 日(八月初五日)报道:邵阳兵后大饥,瘟疫流行⑧。

衡阳县(含今衡阳市区、衡阳县、衡南县)　疟疾⑨、回归热⑩流行。

溆浦县　夏,霍乱流行。六七月瘟疫流行,死人甚多,南部山区尤甚⑪。

永绥县(今花垣县)　霍乱流行。今《花垣县志》载:是年,城乡霍乱流行,仅长潭一寨即死 64 人⑫。

---

① “时疫蔓延之警告”,《大公报》1918 年 7 月 11 日。

② “岳州近况与军民政讯”,《申报》1918 年 4 月 20 日,第 6 版。

③ 《澧县志》,社会科学文献出版社 1993 年版。

④ “曹锟去后之总司令”,《申报》1918 年 6 月 7 日,第 6 版。

⑤ “醴陵之惨状”,《申报》1918 年 6 月 14 日,第 3 版。

⑥ 《平江县卫生志》,1990 年。

⑦ 《邵阳县志》,社会科学文献出版社 1993 年版。

⑧ “红会干事员报告湘赈”,《申报》1918 年 9 月 9 日,第 11 版。

⑨ 李文波《中国传染病史料》,化学工业出版社 2004 年版,第 148 页。

⑩ 伍连德《东三省防疫事务总处报告大全书》第 5 册,1926 年,第 121 页。

⑪ 《怀化千年自然灾害》,气象出版社 2000 年版,第 39 页。

⑫ 《花垣县志》,生活 · 读书 · 新知三联书店 1993 年版。

祁阳县　秋,疟疾大流行。今《祁阳县卫生防疫志》载:观音滩、茅竹、栗林地带出现疟疾大流行,病死极多,一些贫困家的儿童病死后,被抛入荒野沟壑,草席裹尸者达20余人①。

江西省

南昌县(省会,南昌、新建二县附郭,今属南昌市)　春,鼠疫流行。二月十五日(3月27日)报道:赣省城厢内外,近日发生一种最险恶之传症,有谓即系鼠疫。附郭各乡此症盛传,愚民皆谓"布种天花",以致死者十居八九。城内各处亦蔓延极速②。廿四日报道:南昌发现鼠疫一节,业志本报,兹闻南京、汉口两埠,传染极众,势已延及九江③。冬十月,脑膜炎流行。11月17日(十月十四日)报道:南昌秋旱,时疫流行,本省(指省城)各乡,毙命十余人④。

南丰县　冬十月,脑膜炎流行。今《南丰县志》载:十月,西乡大疫⑤。1919年1月13日(十二月十二日)报道:南丰二礼拜以来发现可怖之疫症,仿佛似百斯笃,传布甚速,三数日间,竟至于死,现已流行城厢、村市,无药可救⑥。

新淦县(今新干县)　秋,麻疹流行。今《新干县志》载:夏淫雨,秋亢旱,麻疹暴发大流行⑦。七琴乡东郭村发生过一次麻疹暴发流行,患病率和病死率很高⑧。

吉安县(今属吉安市)　秋,麻疹流行。今《吉安县志》载:入夏淫雨,仓谷生秧,秋亢燥,瘟疫盛行⑨。如新干县一样,这是麻疹流行。

永丰县　秋,麻疹流行。今《永丰县志》载:秋,县内亢爆,瘟疫流行⑩。

萍乡县(今属萍乡市)　痢疾流行。今《萍乡市志》载:排上乡西坑村痢疾流行,死亡29人⑪。

泰和县　秋,脑膜炎流行。今《泰和县志》载:九月,时疫盛行,伤人数千⑫。

定南县　痢疾、霍乱流行。今《定南县志》载:因患痢疾、霍乱而死亡达数千人,有

---

① 《祁阳县卫生防疫志》,2006年。

② "南昌亦发见鼠疫",《大公报》1918年3月27日,第2张第3版。

③ "临时检疫所简章",《大公报》1918年4月5日,第2张第3版。

④ "南昌景德镇大疫",《申报》1918年11月17日,第7版。

⑤ 《南丰县志》,中共中央党校出版社1994年版。《南丰县志》卷终《民国纪事》。

⑥ "南丰发生鼠疫之报告",《申报》1919年1月13日,第7版。

⑦ 《新干县志》,中国世界语出版社1990年版。

⑧ 《新干县医药卫生志》,中国世界语出版社1993年版。

⑨ 民国《吉安县志》卷一。

⑩ 《永丰县志》,新华出版社1993年版。

⑪ 《萍乡市志》,方志出版社1996年版。

⑫ 《泰和县志》,中共中央党校出版社1993年版。

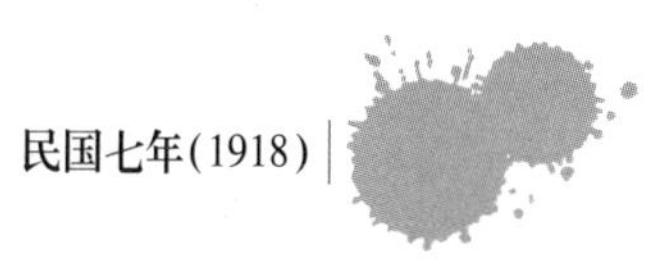

的一家死二三人,甚至绝户①。

九江县(今属九江市)　春,鼠疫蔓延。正月初八日(2月18日)报道:此间入冬无雨,天气燥极,加以连日黄沙,流传疫气,已发生一种病症②。二月廿四日(4月5日)报道:南昌发现鼠疫一节,业志本报,兹闻南京、汉口两埠,传染极众,势已延及九江③。秋,脑膜炎流行。11月2日(九月廿九日)报道:九江久旱不雨,疫症流行,沙河一带尤甚,死者无棺可购,生者接踵而亡④。

浮梁县(含今浮梁县、景德镇市区)　秋,脑膜炎流行。11月17日(十月十四日)报道:秋旱,景德镇于10月底(九月下旬)发生绝大瘟疫,连日毙命者达百余人,全镇传染,尤以莲花塘地方为最重⑤。

崇义县　春,疫症流行。二月廿九日(4月10日)报道:自去岁八月以后,旱魃为虐,地方人士因之受病;至本年新正,仍无雨泽,病乃发生益厉,往往朝发夕死,甚至即病即死者,亦复不少。近闻每日报死者不止十数起。除儿童幼殇外,不知死者多少。语云"亢旱之后必生疫疠",洵然。又闻该县属地方近来发生一种疫症,传染甚速,死人之多,尤以长潭、杰坝两处为最。染此症者,初则腹痛、头晕,继则四肢麻木,约计24小时即毙命。又闻杰坝、黄沙地方某姓一家6人,现已死去4人,亦云惨矣⑥。

大庾县(今大余县)　冬,恶疫流行。十一月初三日(12月5日)报道:石公寨恶疫流行⑦。

铜鼓县　秋,脑膜炎流行,死亡甚众。据县档案馆资料(宅梵号)记载:1918年10月,我地病者十之八九,几至一家之人,无煮饭检药者,死亡极惨。有一家十余口,不数日而死亡殆尽矣,或一家数口同日死于一床。往往无棺殓葬,以方禾桶盛数尸而埋之。此最惨之浩劫也⑧。

江苏省

江宁县(今属南京市)　春二月,鼠疫流行。南京发现鼠疫的日期为阳历3月20日(二月初八日)⑨。是日,内务部致柯德仁医士电称:顷接津浦路局电称,南京发生

---

① 《定南县志》,1990年。

② "九江发生极危之痰炎症",《大公报》1918年2月18日,第2张第3版。

③ "临时检疫所简章",《大公报》1918年4月5日,第2张第3版。

④ "九江近事",《申报》1918年11月2日,第6版。《九江县志》,新华出版社1996年版。

⑤ "南昌景德镇大疫",《申报》1918年11月17日,第7版。

⑥ "崇义县疫疠流行",《大公报》1918年4月10日,第2张第3版。

⑦ "赣南疫气之流行",《大公报》1918年12月5日,第1张第3版。

⑧ 《铜鼓县志》,南海出版公司1989年版。

⑨ "民国七年上海大事纪(一)",《申报》1918年12月27日,第10版。

疫症,已于浦口车站设立检验机关,约请执事前往设备。查南京地方人烟迩密,亟应迅筹防范,已电请江苏督军省长办理,希即前往相助,医务如何情形,并盼电告[①]。当时发病20例[②]。4月,《圣教杂志》称:江宁发现疫症,已经证实。据19日(三月初九日)《大陆报》载,两日内死于疫者已有23人之多云。又18日《字林报》云,江宁警厅已着手施行防卫之法,凡官立及教会学校大半已停课,外人等皆戴面具,邮局信差亦然云。上海中外官绅现亦竭力筹备防疫[③]。《申报》多次报道南京发现疫症(鼠疫)[④]。3月23日(二月十一日)报道:南京流行疫症18起[⑤]。3月24日(二月十二日)报道:自绥远发生疫症,蔓延于晋、直、鲁、豫,继及凤阳、蚌埠,现已蔓延至宁垣[⑥]。同日,王国维函称:南京自数日前报纸宣传鼠疫流行,现宁沪间火车仅开至镇江(自昨日起)。轮船交通亦断,南京有闭城之说[⑦]。3月26日(二月十四日),江苏督军省长报告内务部:宁垣自本月10日起至23日,据报疑似疫症死者12人,患百斯笃死者3人,24日无疫[⑧]。3月30日(二月十八日)报道:南京罹疫死者已有数人[⑨]。同日,江苏省会临时防疫局报告,3月22日、23日各有一名百斯笃患者死亡,截至29日,宁垣无疫死者,计已6日未见发生[⑩]。4月1日(二月二十日),南京督军省长报告,30日宁垣无疫死者,计已7日未见发生,当可完全消灭,现正办理善后事宜,以后不再按日发电[⑪]。恽代英之四弟前不久赴宁料理家务,因宁疫甚盛避之杭州[⑫]。夏四月,白喉流行。6月1日(四月廿三日)报道:南京发现喉疫,传染甚盛[⑬]。《大公报》对南京发生的鼠疫也有不少报道。二月初十日(3月22日)报道:宁疫甚炽,西人现议断绝沪宁

① “内务部致柯德仁医士电(3月20日)”,《政府公报》第778期,1918年。

② Recent Plague Epidemic.《中华医学杂志》1918年第2期。伍连德《一九一七至一九一八年山西疫症流行沿革》,《中华医学杂志》1929年第3期。

③ “江宁发见疫症”,《圣教杂志》1918年第4期,第190页。

④ “北京电”,《申报》1918年3月23日,第2版。“南京电”,《申报》1918年3月25日,第2版。“南京电”,《申报》1918年3月26日,第3版。“纪南京之肺炎疫”,《申报》1918年3月26日,第3版。

⑤ “西报纪宁垣疫症近况”,《申报》1918年3月23日,第3版。

⑥ “宁垣疫症发生后之闻见”,《申报》1918年3月24日,第3版。

⑦ 《王国维全集·书信》,中华书局1984年版,第254页。

⑧ “江苏督军、省长来电(3月26日)”,《政府公报》第783期,1918年。

⑨ “南京苏当道报告疫症电”,《申报》1918年3月30日,第7版。

⑩ 《江苏省公报》第1537期,1918年,第17页。《江苏省公报》第1541期,1918年,第2页。

⑪ “南京督军省长来电(4月1日下午2时)”,《政府公报》第788期,1918年。

⑫ 《恽代英日记》,中共中央党校出版社1981年版,第326页。

⑬ “南京快信”,《申报》1918年6月1日,第3版。

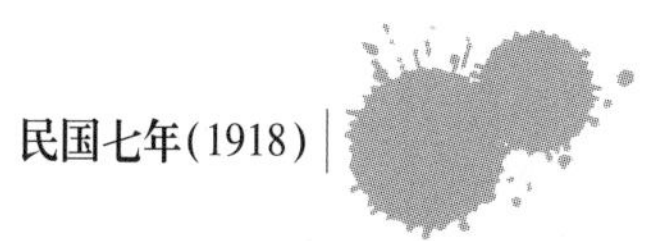

交通[①]。十二日报道:南京有发生疫症[②]。宁沪相距咫尺,既有疫症,推其来源,定由一批安徽军衣传来,此项军衣,由城中某成衣店修制。不数日,店中成衣匠相继死亡共6人,而延来诊病之中国医生与其车夫,亦皆染病而亡。《字林报》18日南京通讯云,医院监督斯洛恩医士发表关于南京发现肺疫之正式报告曰:昨闻南京卫生科长彭君,言约八日前,某成衣铺有学徒1人在铺中做兵士衣服,忽染病,逾三日即死,察其病征,似系肺疫。两日后,店主亦死,病征相同。四日前,该店又死2人,此外,尚有疑系疫症两起,一为某中国医生,一为该医生之车夫,相继身故。查知该医生曾为今已逝世之病人3名诊病,该医生家有二妇,皆死。又为该医生治病之医生,今晨亦死[③]。十四日报道:宁垣发生时疫甚厉,经详细调查,一枝园共死11人,松涛巷死秦、殷两医士及秦之车夫,王府园之医生杨伯牙,尚未致命……昨已收容似疫非疫者4人,陆续报病者尚有3人[④]。十六日报道:宁城自灰日(10日)起梗(23日)日止,染疫症死者12人,患百斯笃疫者3人[⑤]。十九日报道:此病初发生,传染尚不甚烈,官厅亦并未注意,讵近三日来,死者日多,传染更厉。昨珍珠桥某姓死3人,松涛巷殷伯衡医生家死4人,秦汉卿医生家死3人,南市楼附近某户死3人,五马桥死1人,信府河死1人,润德里某户及淮清桥某理发店2人均患类似肺疫,经西医施救已愈。至22日,此症稍杀。据某处所得报告,近数日内,患是病死者40余人。查此病初由城北发生,前日始传染至城南[⑥]。二月廿四日报道:南京瘟疫流行[⑦]。廿九日报道:宁垣自上月发生疫症,势甚猛剧[⑧]。

丹徒县(今属镇江市)　春,白喉流行。2月25日(正月十五日)报道:镇江喉症流行,传染甚速[⑨]。3月25日(二月十三日)报道:镇江城内四牌楼地方发现时疫[⑩]。夏,猩红热、白喉流行。6月5日(四月廿七日)报道:镇江红痧、喉疫盛行[⑪]。夏秋,霍乱流行。6月6日(四月廿八日)报道:镇江入夏以来,寒暖不时,疫症流行,传染甚

---

① “上海专电”,《大公报》1918年3月22日,第1张第2版。
② “防疫事宜之汇志”,《大公报》1918年3月24日,第3张第2版。
③ “南京发现鼠疫详情”,《大公报》1918年3月24日,第1张第3版。
④ “续志南京防疫情形”,《大公报》1918年3月26日,第2张第2版。
⑤ “上海专电”,《大公报》1918年3月28日,第1张第2版。
⑥ “宁垣疫讯”,《大公报》1918年3月31日,第2张第2版。
⑦ “警厅之防疫布告”,《大公报》1918年4月5日,第2张第3版。
⑧ “南京疫症肃清之报告”,《大公报》1918年4月10日,第1张第3版。
⑨ “镇江喉疫盛行”,《申报》1918年2月25日,第7版。
⑩ “镇江疫症发见”,《申报》1918年3月25日,第7版。
⑪ “镇江痧症喉疫盛行”,《申报》1918年6月5日,第7版。

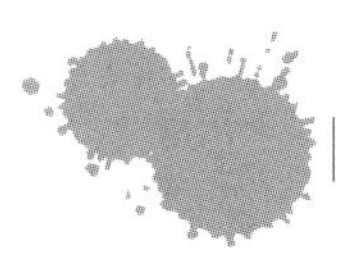

速①。6月18日(五月初十日)报道:镇江时疫流行,渐次蔓延至新丰、高资、大港、新洲、老洲等市镇②。8月18日(七月十二日)报道:镇江酷热,城乡时疫流行,传染甚速③。10月5日(九月初一日)报道:镇江天时亢旱,致生时疫④。11月26日(十月廿三日)报道:镇江时疫流行,十室九病⑤。

扬中县(今扬中市) 冬十月,霍乱流行。11月26日(十月廿三日)报道:扬中时疫流行,十室九病⑥。

吴 县(今属苏州市) 秋九月,霍乱流行。10月29日(九月廿五日)报道:苏垣城乡一带,时疫盛行⑦。

武进县(今常州市武进区) 夏秋,霍乱流行。今《常州市卫生志》载:6—10月,久旱不雨,城乡各处时症流行⑧。回归热局部流行⑨。

南通县(今属南通市) 春,白喉流行。2月16日(正月初六日)报道:南通亢旱,喉疫盛行⑩。秋,霍乱流行。10月3日(八月廿九日)报道:南通天时亢旱,疫气流行,蔓延甚速⑪。

盐城县(今属盐城市) 夏,霍乱流行,死亡甚多⑫。

江都县(今属江都市) 夏,霍乱流行。6月10日(五月初二日)报道:扬郡时疫流行⑬。冬,猩红热流行。11月3日(九月三十日)报道:扬州时疫盛行,喉痧症甚多⑭。

仪征县(今仪征市) 夏,霍乱流行。6月25日(五月十七日)报道:仪征疫症流行,传染甚速⑮。

---

① "镇江流行时症发现",《申报》1918年6月6日,第7版。
② "镇江流行时症延及乡间",《申报》1918年6月18日,第7版。
③ "镇江发现时疫",《申报》1918年8月18日,第7版。
④ "镇江时疫流行之一斑",《申报》1918年10月5日,第7版。
⑤ "镇江扬中之时疫",《申报》1918年11月26日,第7版。
⑥ "镇江扬中之时疫",《申报》1918年11月26日,第7版。
⑦ "苏州时疫于教育之影响",《申报》1918年10月29日,第7版。
⑧ 《常州市卫生志》,1989年。
⑨ 魏曦《我国之回归热病》,《中华医学杂志》1937年第7期。
⑩ "南通亢旱中之喉疫",《申报》1918年2月16日,第7版。
⑪ "南通时疫流行",《申报》1918年10月3日,第7版。
⑫ 《盐城县志》,江苏人民出版社1993年版。《大纵湖镇志》,1999年。
⑬ "扬州发现时疫",《申报》1918年6月10日,第7版。
⑭ "扬州发现时疫症",《申报》1918年11月3日,第7版。
⑮ "扬州仪属发现时疫",《申报》1918年6月25日,第7版。

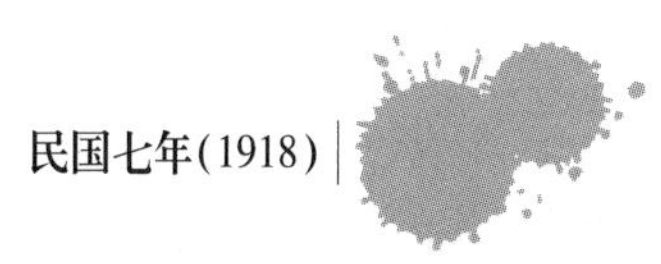

高邮县(今高邮市)　秋,霍乱流行。今《高邮县志》载:秋,疾疫流行,死者甚众①。冬,天花流行。11 月 18 日(十月十五日)报道:江北高邮、宝应一带,时疫流行,死亡相继,民人纷纷外徙②。

宝应县　秋,霍乱流行。今《宝应县志》载:秋,瘟疫流行,死者甚众③。冬,天花流行。11 月 18 日(十月十五日)报道:江北高邮、宝应一带,时疫流行,死亡相继,民人纷纷外徙④。射阳湖镇桥东流行天花,30 名儿童死亡⑤。

铜山县(今徐州市铜山区)　春二月,鼠疫流行。3 月 27 日(二月十五日)报道:徐州百斯笃疫症流行⑥。猩红热流行⑦。

沛　县　夏,霍乱流行⑧,有些村庄疫病后期病死者已无人掩埋⑨,所辖鹿湾乡之湾村、石河村 10 天内发病 30 余人,死亡 13 人⑩。

宿迁县(今属宿迁市)　春二月旱,白喉流行⑪。如所辖邵店镇白喉流行,死亡多人⑫,新安乡白喉患者 200 余人,死亡数十人⑬。

睢宁县　春旱,白喉流行⑭。所辖姚集乡死人甚多⑮,高作镇亦然⑯。

东海县(今连云港市海州区)　春,白喉流行⑰。

上海市

上海县(今闵行区等)　春正月,天花、猩红热流行。2 月 19 日(正月初九日)报道:上海城内天时不正,天花、喉痧流行,患者数人⑱。夏五月,流感流行。6 月 10 日

---

① 《高邮县志》,江苏人民出版社 1990 年版。
② “高宝时疫盛行”,《申报》1918 年 11 月 18 日,第 7 版。
③ 《宝应县志》,江苏人民出版社 1994 年版。
④ “高宝时疫盛行”,《申报》1918 年 11 月 18 日,第 7 版。
⑤ 《射阳湖镇志》,江苏人民出版社 1994 年版。
⑥ “徐州快信”,《申报》1918 年 3 月 27 日,第 7 版。
⑦ Yang Ting-Kung, et al. Scarlet Fever in China. *Chin Med J*, 1924(03).
⑧ 《沛县卫生志》,1985 年。
⑨ 《徐州市卫生志》,1991 年。
⑩ 《鹿湾乡志》,江苏人民出版社 1997 年版。
⑪ 《宿迁市志》,江苏人民出版社 1996 年版。
⑫ 《邵店镇志》,中国戏剧出版社 2000 年版。
⑬ 《新安乡志》,2000 年。
⑭ 《睢宁县志》,中国社会科学出版社 1994 年版。
⑮ 《姚集乡志》,新华出版社 1997 年版。
⑯ 《高作镇志》,新华出版社 1997 年版。
⑰ 《连云港市卫生志》,方志出版社 1998 年版。
⑱ “城内发见时疫”,《申报》1918 年 2 月 19 日,第 10 版。

(五月初二日)报道:沪上天时不正,时疫流行[①]。这是流行性感冒流行:身热咳呛,足软头晕,患者十居五六,群众称为“骨痛热”“五日瘟”,当年死亡418人,至翌年3月,疫情达到高峰[②]。秋九月,霍乱流行。10月20日(九月十六日)报道:久旱无雨,时疫流行[③]。

奉贤县(今奉贤区) 秋,霍乱流行。今《奉贤县卫生志》称:秋,本县各地疫疠流行[④]。

宝山县(今宝山区) 春,脑膜炎流行。三月廿四日(5月4日)《申报》报道:吴淞发现的时疫为脑膜炎症[⑤]。廿七日《大公报》报道:吴淞发现一种时疫,患者头胀身冷,甚至抽筋,辄致不救,因此毙命者已有多人[⑥]。

松江县(今松江区) 春二月,一小儿咯血而死,皆谓之感染鼠疫[⑦]。按:此为个案,录以备考。

浙江省

浙江省 秋冬大疫。11月2日(九月廿九日)报道:绍兴、余姚、上虞各属,时疫流行,死亡相继,近且蔓延钱江上游一带,杭属亦遭波及[⑧]。内务部令查浙江省各县秋冬患疫及死亡人数,但直到12月11日(十一月初九日),仍有许多县没有汇报,计有临安、平湖、长兴、象山、绍兴、宁海、东阳、浦江、桐庐、瑞安、乐清、平阳、缙云、颂扬等县[⑨]。

杭 县(今属杭州市) 春,天花流行。3月8日(正月廿六日)报道:杭州天花盛行,幼儿死亡相继[⑩]。秋,霍乱流行。8月28日(七月廿二日)、10月23日(九月十九日)都报道:杭州自入秋以来,时疫流行,死亡颇众[⑪]。

---

① “六志沪上新流行之病症”,《申报》1918年6月10日,第10版。

② 《上海卫生志》,上海社会科学院出版社1998年版。

③ “时症流行”,《申报》1918年10月20日,第11版。

④ 《奉贤县卫生志》,1985年。

⑤ “吴淞发现脑脊膜炎症”,《申报》1918年5月4日,第10版。

⑥ “吴淞口发现疫症”,《大公报》1918年5月7日,第2张第3版。

⑦ “松江发现疑似鼠疫”,《申报》1918年3月31日,第7版。

⑧ “杭州快信”,《申报》1918年11月2日,第7版。

⑨ “浙江全省警务处训令第八百四十七号(12月11日)(令临安、平湖、长兴、象山、绍兴、宁海、东阳、浦江、桐庐、瑞安、乐清、平阳、缙云、颂扬等县知事兼警察所所长奉省长公署令迅即查明上年秋冬患疫治愈及死亡人数列表具报由)”,《浙江公报》第2713期,1919年,第5~6页。

⑩ “杭州快信”,《申报》1918年3月8日,第7版。

⑪ “杭州省垣疫症流行”,《申报》1918年8月28日,第7版。“红十字会近事两则”,《申报》1918年10月23日,第10版。

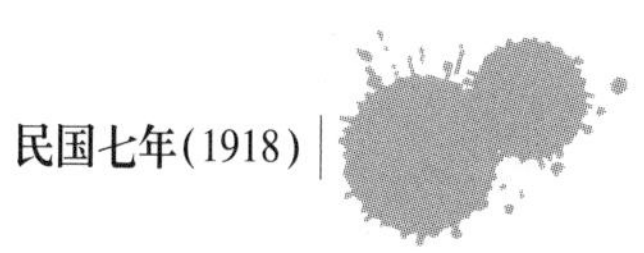

昌化县(今临安市西部)　秋,霍乱流行。八、九两月,瘟疫传染,伤人无数①。

吴兴县(今湖州市)　夏,猩红热流行。四月初七日(5 月 16 日)报道:吴兴县南乡近来烂喉痧症盛行②。五月十一日(6 月 19 日)报道:吴兴南乡喉症盛行,朝发夕死③。十五日报道:吴兴时疫流行已有数月④。秋,霍乱流行。10 月 29 日(九月廿五日)报道:湖州入秋以来,久旱无雨,竹墩、袁家汇、长兴、新市等处,时疫流行,传染甚广⑤。11 月 14 日(十月十一日)报道:湖州秋季时疫蔓延,乡村多而城镇较少⑥。

平湖县(今平湖市)　秋,霍乱流行。今《嘉兴市志》称:平湖县全公亭一带发现霍乱病人⑦。

嘉善县　夏,猩红热流行。五月十五日(6 月 23 日)报道:县属各乡春间喉症盛行⑧。

嘉兴县(今属嘉兴市)　春正月,猩红热、天花流行。3 月 4 日(正月廿二日)报道:嘉兴猩红热、天花盛行,每日死者数起⑨。夏秋,霍乱流行。5 月 18 日(四月初九日)报道:嘉兴监狱羁犯拥挤,染成疫疠⑩。6 月 10 日(五月初二日)报道:嘉兴时疫盛行,蔓延甚速,医家束手⑪。6 月 30 日(五月廿二日)报道:嘉兴仍然疫气传染颇盛,乡绅筹设施医局⑫。7 月 5 日(五月廿七日)报道:嘉兴时疫流行,十死其九⑬。8 月 6 日(六月三十日)报道:嘉兴寒暖不时,疫症流行,小儿尤多⑭。10 月 20 日(九月十六日)报道:嘉兴南乡时疫流行⑮。10 月 31 日(九月廿七日)报道:嘉兴时疫日盛一日。冬,猩红热流行⑯。今《嘉兴市志》载:十二月,禾邑西乡一带喉症(猩红热)盛行,染之者偶一不慎,辄至殒命,且传染迅速。该乡虹霓浜有一家旬日之间连毙父兄子女 5

① 民国《昌化县志》卷一五《事类志·灾祥》。
② “吴兴县喉痧盛行”,《大公报》1918 年 5 月 16 日,第 2 张第 3 版。
③ “喉症传染之迅速”,《大公报》1918 年 6 月 19 日,第 2 张第 3 版。
④ “浙省时疫益猖獗”,《大公报》1918 年 6 月 23 日,第 2 张第 3 版。
⑤ “湖州疫症剧烈”,《申报》1918 年 10 月 29 日,第 11 版。
⑥ “红会函电汇纪”,《申报》1918 年 11 月 14 日,第 10 版。
⑦ 《嘉兴市志》,中国书籍出版社 1997 年版。
⑧ “浙省时疫益猖獗”,《大公报》1918 年 6 月 23 日,第 2 张第 3 版。
⑨ “猩红热天痘之流行”,《申报》1918 年 3 月 4 日,第 7 版。
⑩ “杭州快信”,《申报》1918 年 5 月 18 日,第 7 版。
⑪ “嘉兴发现危险时疫”,《申报》1918 年 6 月 10 日,第 7 版。
⑫ “嘉兴筹设施医局”,《申报》1918 年 6 月 30 日,第 7 版。
⑬ “嘉兴危险时疫之流行”,《申报》1918 年 7 月 5 日,第 7 版。
⑭ “嘉兴时疫流行可畏”,《申报》1918 年 8 月 6 日,第 7 版。
⑮ “嘉兴南乡时疫盛行”,《申报》1918 年 10 月 20 日,第 7 版。
⑯ “嘉兴时疫日盛一日”,《申报》1918 年 10 月 31 日,第 7 版。

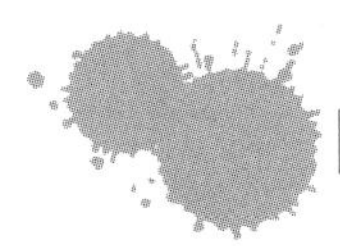

人,邻村乡民不敢经过[①]。

东阳县(今东阳市) 夏,霍乱流行。今《东阳市志》载:6月,大疫,病者无一幸免,死亡众多,邻戚少往来,市中无人[②]。按:1939年4月析缙云、仙居、东阳、永康、天台5县地置磐安县,今《磐安县志》亦载"6月,瘟疫大发,死亡甚众"[③],或即本自《东阳县志》。

汤溪县(今金华市婺城区汤溪镇) 秋,霍乱流行。秋,汤溪县大疫,死者甚多[④]。阴历八九月间,时疫流行,死亡颇众[⑤]。

鄞 县(今宁波市北仑区、鄞州区) 春,猩红热流行。3月4日(正月廿二日)报道:鄞县天时亢旱,城厢猩红热流行[⑥]。秋,霍乱流行。10月22日(九月十八日)和23日(九月十九日)报道:宁波、绍兴一带久旱无雨,疫症流行甚广[⑦]。10月26日(九月廿二日)报道:宁波时疫流行,人口不宁[⑧]。《民国七年上海大事纪》载:10月22日,宁波、绍兴发现疫症,甚剧[⑨]。

定海县(今舟山市定海区) 冬,流感流行。今《舟山市卫生志》称:11月,定海流行"风瘟"(今称流行性感冒)[⑩]。

余姚县(今余姚市) 秋,霍乱流行。10月20日(九月十六日)和11月2日(九月廿九日)报道:余姚时疫剧烈流行,死亡相继[⑪]。按:其疫也可能为猩红热流行。猩红热民间称"红痧"。湾底村在秋季就有红斑痧流行,并有多人死于此疫[⑫]。

上虞县(今上虞市) 秋,霍乱流行。10月19日(九月十五日)至11月14日(十

---

① 《嘉兴市志》,中国书籍出版社1997年版。

② 《东阳市志》,汉语大词典出版社1993年版。《东阳市卫生志》,1992年。

③ 《磐安县志》,浙江人民出版社1993年版。

④ 《金华县卫生志》,浙江人民出版社1995年版。

⑤ 民国《汤溪县志》卷一《编年》。

⑥ "疫症传染之可畏",《申报》1918年3月4日,第7版。

⑦ "宁绍时症流行之救济",《申报》1918年10月22日,第10版。"红十字会近事两则",《申报》1918年10月23日,第10版。

⑧ "地方通信:宁波",《申报》1918年10月26日,第7版。

⑨ "民国七年上海大事纪(四)",《申报》1918年12月30日,第10版。

⑩ 《舟山市卫生志》,中华书局2002年版。

⑪ "红会医队赴绍救疫",《申报》1918年10月20日,第11版。"杭州快信",《申报》1918年11月2日,第7版。

⑫ 《湾底村志》,1995年。

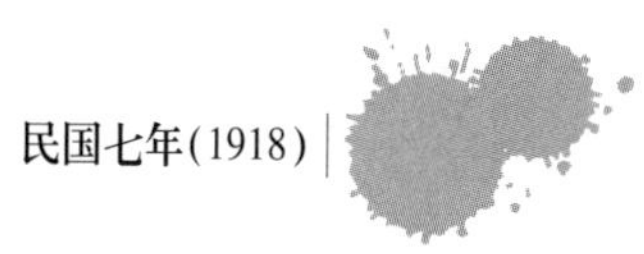

月十一日)连续报道:上虞县自入秋以来,时疫流行,死亡相继[①]。

绍兴县(今属绍兴市)　秋,霍乱流行[②]。《民国七年上海大事纪》载:10月22日,宁波、绍兴发现疫症,甚剧[③]。

萧山县(今杭州市萧山区)　春夏之际,猩红热流行。三月初七日(4月17日)报道:去冬久旱,燥烈异常。入春以来,居民发生疾病,十有二三。近日喉症流行,极形危险,传染毙命者,已不可以数计[④]。四月十三日(5月22日)报道:萧城喉疫盛行,朝发夕死[⑤]。冬,白喉流行。今《萧山县志》载:十月,喉症流行,沿钱塘江一带尤为严重,长河乡一地染疫而死者数十人[⑥]。

宣平县(今分属武义县和丽水市)　秋,霍乱流行。久旱不雨,至八月忽然大雷大雨大风者,旬日遂起瘟疫,流行全邑,人民死于是疫者,警所调查确数约五千六百余人之多,至九月杪疫始平[⑦]。

松阳县　秋,脑膜炎流行。六月初旱,续而风雨为灾,淹没田庐道路桥梁不可胜数。九月,时疫流行,死亡枕藉[⑧]。按:松阳时疫传染至遂昌县,据遂昌县报告的疫病症状,疑似脑膜炎症。

遂昌县　秋,脑膜炎流行。10月22日(九月十八日),遂昌县警佐郑祖康呈称:本邑东乡一区毗连松阳县界渐多传染,近来县城复有发现,其症重则燥伤,阴血肝风,内动身热,口噤,四肢掣抽;轻则鼻血,发烧,呛咳,胸闷,细诊症候,确系秋温。据此,知事查旧历中秋节后久未得雨,近日天气尤燥,以致发生一种秋温之症,始自松阳县附郭,传及毗连松阳之职县东乡,近复发现城区[⑨]。今《遂昌县志》载:秋冬间,时疫流行,死亡甚众[⑩]。

---

① "绍属时疫剧烈之来函",《申报》1918年10月19日,第7版。"红会医队赴绍救疫",《申报》1918年10月20日,第11版。"红十字会近事两则",《申报》1918年10月23日,第10版。"杭州快信",《申报》1918年11月2日,第7版。"红会函电汇纪",《申报》1918年11月14日,第10版。

② 《绍兴县卫生志》,浙江古籍出版社1997年版。

③ "民国七年上海大事纪(四)",《申报》1918年12月30日,第10版。

④ "萧山县喉症流行",《大公报》1918年4月17日,第2张第3版。

⑤ "喉症传染之堪虞",《大公报》1918年5月22日,第2张第3版。

⑥ 《萧山县志》,浙江人民出版社1987年版。《萧山卫生志》,浙江大学出版社1989年版。《长河镇志》,光明日报出版社1989年版。

⑦ 民国《宣平县志》卷一四《杂志・祥异》。《武义柳城镇志》,浙江人民出版社1989年版。

⑧ 民国《松阳县志》卷一四《杂事志・灾祥》。《松阳县志》,浙江人民出版社1996年版。

⑨ "浙江省长公署指令第一万零八百五十八号(11月4日)",《浙江公报》第2381期,1918年,第8~9页。

⑩ 《遂昌县志》,浙江人民出版社1996年版。

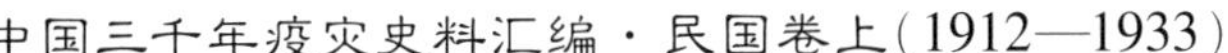

福建省

福建省　福州、厦门、龙海(今海澄县)、同安、南安、惠安、莆田、南靖、漳平、晋江、仙游、漳浦、永春、福清、安溪、长泰、泉州、平潭、闽侯、沙县、平和、龙岩、永定、永泰、南平、诏安、古田、建瓯、宁德29个县市鼠疫流行,443个疫点,发病11178例,死亡9412人①。

闽侯县(省会,今福州市)　春,天花流行。二月初二日(3月14日)报道:闽省自去秋以来,即发现痘疫(俗呼天花),初起时不过十余家,凡染此疾者,虽药剂杂投,咸无可救。盖以本年所发现痘疫皆为蛇皮痘,又名臭痘,凡染此恶痘者,全身发现浆泡,状如蛇皮,而腥膻之味,又复扑人鼻观,盖初患此症者多为童稚,继闻中年之人亦多染此,今则行将就木之翁妪,亦有出痘致死者。痘疫发现地点为省垣南门、西门、水都门一带,渐及于东门、北门、汤门、井楼门等处,今则蔓延各乡,而转入附近省垣之各县矣。本年死于痘者,虽云天灾,非人力所能挽回,其以医药不接,坐以待毙者亦属不少,死于痘者日不可以数计,要之近日为最盛②。按:附近福建省垣之县有连江、长乐、福清、永泰古田、闽清等县。

长乐县(今长乐市)　秋,霍乱流行。全县死亡391人③。

宁德县(今包括宁德市区、周宁县)　肝炎、霍乱流行。周墩城区"黄病"(病毒性肝炎)流行,500多人死亡。蕉城霍乱死亡数百人④。

福鼎县(今福鼎市)　霍乱流行。沙埕死者达500多人⑤。

长泰县　鼠疫流行。坂里、岩溪、城关等地发生鼠疫⑥。

漳浦县　鼠疫流行。病死者数百人⑦。

诏安县　秋,霍乱流行。今《诏安县志》载:霍乱在林头、港口、东梧、蟳寮、邱城、田厝、南门、石城、甲洲、洪洲及城内流行,死亡100多人⑧。

南平县(今属南平市)　回归热发生35~40例⑨。

永定县　冬,鼠疫流行。12月17日(十一月十五日)报道:永定时疫盛行,死亡

---

① 李文波《中国传染病史料》,化学工业出版社2004年版,第147页。

② "痘疫蔓延之闽省",《大公报》1918年3月14日,第2张第3版。

③ 《长乐市志》,福建人民出版社2001年版。

④ 《周宁县志》,中国科学技术出版社1993年版。《狮城镇志》,福建美术出版社1995年版。

⑤ 《福鼎县志》,海风出版社2003年版。

⑥ 《长泰县志》,方志出版社2005年版。

⑦ 《漳浦县志》,方志出版社1998年版。

⑧ 《诏安县志》,方志出版社1999年版。

⑨ 魏曦《我国之回归热病》,《中华医学杂志》1937年第7期。

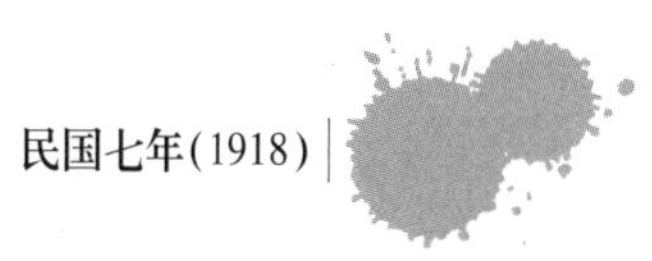

者众[①]。

清流县　冬,鼠疫流行。今《清流县志》载:天气骤热,瘟疫发生[②]。

政和县　秋,出血热流行。今《政和县志》载:八月,流行性出血热病流行,仅城关就死亡近百人[③]。冬,鼠疫流行。《县志》载:十月,瘟疫流行,县民死者甚多[④]。

广东省

广东省　合浦(今广西合浦县)、廉江(今廉江市)、遂溪、海康(今雷州市)、湛江、信宜(今信宜市)、阳江(今属阳江市)、高州、江门、茂名(今属茂名市)、台山(今台山市)、新会(今江门市新会区)、从化(今从化市)、东莞(今东莞市)、饶平、大埔、丰顺、惠来、兴宁(今兴宁市)、龙川、紫金、惠阳(今惠州市惠阳区)、澄迈、临高、琼山(今海南海口市琼山区)25 个县市鼠疫流行,发病 2876 例,死亡 2768 人[⑤]。

龙川县　冬,鼠疫、天花流行。今《龙川县志》载:12 月,鼠疫流行,城厢六堡死人最多,市无棺卖。龙母永和乡天花流行,60 多人患病,35 人死亡[⑥]。

信宜县(今信宜市)　夏,鼠疫、天花流行。今《信宜县志》载:夏四、五月,东镇圩鼠疫流行,死百余人。朱砂地区是年天花流行[⑦]。

清远县(今属清远市)　夏,天花流行。今《清远县志》载:5 月,天花流行,死人数百[⑧]。

阳春县(今阳春市)　夏,瘟疫流行,缺医少药,死亡甚众[⑨]。

和平县　冬,鼠疫流行。今《和平县志》载:夏,酷热。冬,瘟疫流行,死者颇众[⑩]。

海南省

琼山县(今海口市琼山区)　春,鼠疫流行。今《琼山县志》载:2—4 月,琼城、新市鼠疫流行[⑪]。今《海口市志》载:海口鼠疫流行,其中以海甸、人和坊、义兴街最为严重[⑫]。

---

① “永定疫症之盛行”,《申报》1918 年 12 月 17 日,第 6 版。

② 《清流县志》,中华书局 1994 年版。

③ 《政和县志》,中华书局 1994 年版。

④ 《政和县志》,中华书局 1994 年版。民国《政和县志》卷三《大事志》。

⑤ 李文波《中国传染病史料》,化学工业出版社 2004 年版,第 147 页。

⑥ 《龙川县志》,广东人民出版社 1994 年版。

⑦ 《信宜县志》,广东人民出版社 1993 年版。

⑧ 《清远县志》,1995 年。

⑨ 《阳春县志》,广东人民出版社 1996 年版。

⑩ 《和平县志》,广东人民出版社 1999 年版。

⑪ 《琼山县志》,中华书局 1999 年版。

⑫ 《海口市志》,方志出版社 2004 年版。

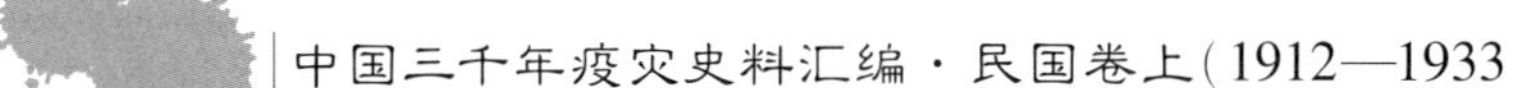

感恩县(今东方市)、昌江县　冬,鼠疫流行。冬,南风不息,时气流行,或寒热、或鼻血、或咳嗽、或腹痛,死亡颇多[①]。感恩县、昌江县病疫流行,人死颇多[②]。

香港特别行政区

香　港　春,脑膜炎流行。3 月 1 日(正月十九日)报道:香港脑脊炎症盛行,被宣布为有疫口岸[③]。3 月 3 日(正月廿一日)报道:迩来香港发现一种流疫,名为脑脊膜炎,故沪上当轴特发出检验之通告,凡自香港来沪之船,须一律查验,以免传染[④]。3 月 7 日(正月廿五日),交通部通电各海关,香港疹疫流行,非设法防阻恐蔓延,令如厦埠对由港进口各船按照海关防疫条例办理[⑤]。又,鼠疫流行。4 月 13 日(三月初三日)报道:香港近来患鼠疫者复见增多,3 月 30 日止之一星期内,共有 110 人,死者 73 人,其中除 1 日人外,余均华人。一星期内杀此巨数,查此症发生以来,前曾有过一次。3 月 31 日与 4 月 1 日,患者 11 人,死亡 10 人[⑥]。

广西壮族自治区

广西省　陆川、博白、柳江、天等、奉议等县鼠疫流行[⑦]。按:是年无天等县,系建国后分龙茗、镇结、向都三县置。

邕宁县(今属南宁市)　鼠疫流行[⑧]。

贵　县(今属贵港市)　秋,流感流行,患者颇众[⑨]。

北流县(今北流市)　秋冬之际,流感流行。今《北流县志》载:秋冬间,瘟疫大流行,病者十之六七,死者十之一二[⑩]。

陆川县　夏,鼠疫流行。冬,流感流行。夏,城厢内外,瘟疫颇盛。十月,冬行春令,瘟热病盛行,人民十病六七,服银翘散多愈[⑪]。

全　县(今全州县)　鼠疫流行。建宜区白塘村疫[⑫]。

---

① 民国《感恩县志》卷二〇《灾异》。

② 《东方县志》,新华出版社 2011 年版。

③ “香港来船均须验疫”,《申报》1918 年 3 月 1 日,第 10 版。

④ “迩来香港发现一种流疫”,《时兆月报》1918 年第 4 期,第 1 ~2 页。

⑤ “交通部发各关监督电(3 月 7 日)”,《交通月刊》第 17 期,1918 年,第 58 页。

⑥ “发现脑脊髓炎疫”,《大公报》1918 年 4 月 13 日,第 2 张第 3 版。

⑦ 李文波《中国传染病史料》,化学工业出版社 2004 年版,第 147 页。

⑧ 《广西通志・医疗卫生志》,广西人民出版社 1999 年版。

⑨ 民国《贵县志》卷一八《杂记》。

⑩ 《北流县志》,广西人民出版社 1993 年版。

⑪ 民国《陆川县志》卷二《舆地类一・机祥》。《陆川县志》,广西人民出版社 1993 年版。

⑫ 民国《全县志》第九编《前事・事纪・附灾异》。

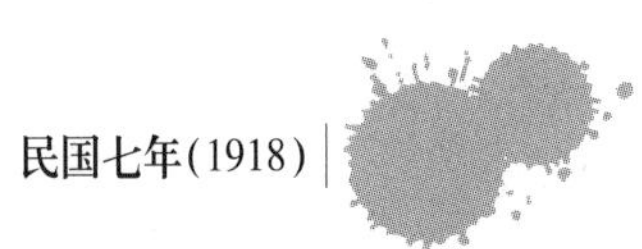

贺　县(今属贺州市)　冬,流感流行。正月地震,十月瘟疫①。

昭平县　冬,流感流行。秋旱,十月毒雾半月不散,十一月痧症流行,死者甚多②。按:“痧症”在长江三角洲地区一般指霍乱,但此处在冬十一月流行,应与贵县等一样是流感流行。

钟山县　冬,时疫流行③。按:这里的“时疫”亦当是流感。

三江县(今三江侗族自治县)　天花流行,孩童死者甚多④。

镇结县(今属天等县)　鼠疫流行。驮堪爱权村坛内屯无医无药,死亡50多人⑤。

郁林县(今属玉林市)、苍梧县(今属梧州市)　秋冬,流感流行。从夏季开始,至秋冬严重,患病率约60%~70%,病死率约10%~20%,服金银花等清热解毒药有效⑥。

容县、岑溪县、崇善县(今属崇左市)、左县(今属崇左市)、百色县(今属百色市)、郁林县(今属玉林市)、北流县(今北流市)、马平县(今属柳州市)　鼠疫流行⑦。

---

① 民国《贺县志》卷五《前事部·灾异》。《贺州市志上》,广西人民出版社2001年版。

② 民国《昭平县志》卷七《风土部·祥异》。《昭平县志》,广西人民出版社1992年版。

③ 民国《钟山县志》卷一六《杂记·灾祥》。《钟山县志》,广西人民出版社1995年版。

④ 民国《三江县志》卷七《大事记》。

⑤ 《天等县志》,广西人民出版社1991年版。

⑥ 《广西通志·医疗卫生志》,广西人民出版社1999年版。

⑦ 《广西通志·医疗卫生志》,广西人民出版社1999年版。

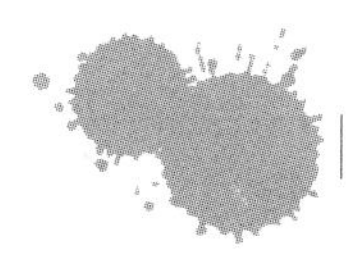

民国八年(1919)

全　国

全国霍乱大流行。霍乱先由上海等港口城市流行,然后传播到各省及东北。6月,上海初发霍乱,租借地死亡648人。7月,有福州、大连、牛庄、沈阳、台湾、澎湖发生。8月,哈尔滨、长春、吉林、天津、北京、廊坊、丰台、依兰、厦门、河南、安徽、湖北、湖南、江苏吴县,均有报告。夏季死于霍乱者在二三十万之间①。东北地区霍乱由大连、营口传入,造成大流行,患者超5万人②。

8月2日(七月初七日),《东方杂志》载:苏、浙等省疫症蔓延。苏、沪、闽、浙等省发现时疫,死人颇众。北省京、奉等处,亦流行甚盛③。按:这里的"疫症""时疫",均指霍乱流行。

8月26日(闰七月初二日),江苏省长公署训令称:现上海认为有疫。近日奉天、廊坊等处发现时疫,死亡甚多。令京奉、京汉、京绥三路会同商定在丰台设立检验所。此外,浦口、天津、济南、徐州、蚌埠各站,或与他路联接,或为水陆通衢,均应一体检验,各次快慢客车,并派医员分段随车查察,以期周密④。

9月4日(闰七月十一日),"内务总长"报告全国各地霍乱流行情形:窃本年七八月间,叠据本部中央防疫处暨直隶等省先后报告,京兆所属之廊坊、沙河,直隶所属之天津,奉天所属之营口、沈阳,福建所属之福州、厦门,江苏所属之上海、吴锡、苏州,安徽所属之安庆,吉林所属之哈尔滨,黑龙江所属之齐齐哈尔,河南所属之郑州、开封等处发生真性霍乱时疫,军民传染,死亡甚众。综观此次疫症发生地点,不止一区同时

① 伍连德《东三省防疫事务总处报告大全书》第3册,1922年,第1页;第5册,1926年,第121页。

② 《吉林省志·卫生志》,吉林人民出版社1992年版。

③ "中国大事记(1919年8月2日)",《东方杂志》1919年第9期,第231页。

④ "江苏省长公署训令第三千四百四十七号(1919年8月26日)",《江苏省公报》第2044期,1919年,第4~8页。

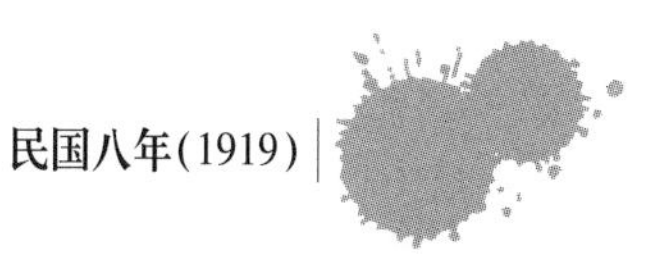

并作,其势极盛。有由天时感触而发者,有由饮食不洁而致者,有由传播而及者,虽与百斯笃情形不同,而传染之力亦极迅捷,治疗之法经各医家研究,多方预备,及早施治,可以十愈七八①。

黑龙江省

滨江县(今属哈尔滨市)　秋,霍乱大流行②。8月5日至31日(七月初十日至闰七月初七日),滨江县霍乱死亡共3569人,自9月1日至14日(闰七月初八日至廿一日),滨江县霍乱死亡共177人③。8月8日至10月8日(七月十三日至八月十五日),哈尔滨市霍乱最为猖獗④,全年霍乱患者11502人,死亡6775人⑤。8月15日(七月二十日)报道:哈尔滨自发现虎列剌疫症以来,已死400人⑥。8月17日(七月廿二日)报道:哈尔滨自8月3日至今,霍乱死者共1200人⑦。8月21日(七月廿六日)报道:哈埠疫症甚烈⑧。8月22日(七月廿七日)报道:哈尔滨有虎疫⑨。8月26日(闰七月初二日)报道:入秋以来,虎疫流行,蔓延甚速。东省则奉垣与营口发现最早,后哈尔滨继之,势更猖獗,发后不数日,染疫死者几近5000⑩。8月28日(闰七月初四日)报道:哈尔滨虎列剌疫势有减轻之象。昨日死者不足100人,医院中留治患疫人1200名,死者占14%,渐愈者现分居于铁路车12辆内⑪。8月31日(闰七月初七日)报道:哈埠疫毙458人⑫。9月2日(闰七月初九日)报道:哈埠疫势现渐减退。傅家甸日死100人左右,铁路区域内未见显著之进步,每日平均死数约30人⑬。同日又报道:哈市流行虎列拉疫症⑭。9月5日(闰七月十二日)报

---

① “兼署内务总长朱深呈大总统呈报京畿暨各省所属地方相继发现真性霍乱时疫暨分别筹防情形文(9月4日)”,《政府公报》第1290期,1919年。

② 《南岗区志》,哈尔滨出版社1994年版。《道里区志》,黑龙江人民出版社1993年版。《哈尔滨市太平区志》,黑龙江人民出版社1992年版。

③ “哈尔滨防治霍乱时疫要件”,《中华医学杂志》1919年第4期,第209~214页。

④ 《哈尔滨市环境卫生志》,1994年。

⑤ 《黑龙江省志》,黑龙江人民出版社1996年版。《哈尔滨市志》,黑龙江人民出版社1998年版。

⑥ “哈尔滨电”,《申报》1919年8月15日,第4版。

⑦ “哈尔滨电”,《申报》1919年8月17日,第4版。

⑧ “北京电”,《申报》1919年8月21日,第6版。

⑨ “北京电”,《申报》1919年8月22日,第6版。

⑩ “政潮后之吉省近闻”,《申报》1919年8月26日,第7版。

⑪ “哈尔滨电”,《申报》1919年8月28日,第3版。

⑫ “北京电”,《申报》1919年8月31日,第6版。

⑬ “哈尔滨电”,《申报》1919年9月2日,第3版。

⑭ “哈尔滨电”,《申报》1919年9月2日,第3版。

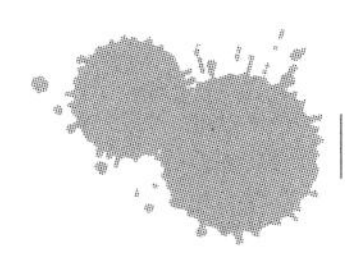

道:8月27日至9月1日哈埠疫毙250人[①]。9月11日(闰七月十八日)报道:8日,哈埠疫毙140人[②]。统计8月5号以来的6周内,哈尔滨霍乱死亡4500人[③]。《大公报》和《盛京时报》也有不少霍乱流行的报道。8月5日(七月初十日)报道:时疫发生,传染甚速,增盛通烧锅东伙共计170人,得病者134名[④]。8月15日(七月二十日)报道:哈尔滨现时霍乱症甚为剧烈,死亡颇多。9日患染疫症死症40人,10日90余人[⑤]。8月23日(七月廿八日)报道:哈埠虎疫发生,其势甚烈[⑥]。9月1日(闰七月初八日)报道:哈尔滨虎列拉猖獗,流行颇速[⑦]。9月5日(闰七月十二日)报道:虎列拉流行,最近3日间,哈尔滨疫毙250人[⑧]。9月10日(闰七月十七日)报道:2日至7日,哈尔滨疫毙140人[⑨]。9月11日(闰七月十八日)报道:哈尔滨时疫甚烈[⑩]。

双城县(今哈尔滨市双城区) 秋,霍乱流行。9月5日(闰七月十二日)报道:8月27日至9月1日,双城疫毙142人[⑪]。虎列拉流行,3日间双城疫毙142人[⑫]。9月10日(闰七月十七日)报道:2日至7日,双城子疫毙41人[⑬]。

阿城县(今哈尔滨市阿城区) 秋,霍乱流行。8月24日(七月廿九日)报道:阿什河近来时疫发生,异常危险,稍一不慎,即有性命之忧。有患者上吐下泻,未及一日而死[⑭]。9月2日(闰七月初九日)报道:虎疫剧烈,死亡时有所闻[⑮]。9月10日(闰七月十七日)报道:阿城报有时疫发见[⑯]。9月11日(闰七月十八日)报道:阿城报告有虎列拉疫[⑰]。

龙江县(省会,今齐齐哈尔市市区) 夏四月,痢疾流行。5月,发生痢疾57例[⑱]。

---

① "北京电",《申报》1919年9月5日,第3版。
② "北京电",《申报》1919年9月11日,第3版。
③ 《当代中国的卫生事业》,中国社会科学出版社1986年版,第315页。
④ "时疫剧烈之骇闻",《盛京时报》1919年8月5日,第4版。
⑤ "防疫声中片片录",《盛京时报》1919年8月15日,第4版。
⑥ "关于防疫之要电",《大公报》1919年8月23日,第1张第3版。
⑦ "防疫法筹办完毕",《大公报》1919年9月1日,第2张第3版。
⑧ "吉省疫症近报",《大公报》1919年9月5日,第1张第3版。
⑨ "吉林疫势近报",《大公报》1919年9月10日,第1张第3版。
⑩ "俄车站实行检疫",《大公报》1919年9月11日,第2张第2版。
⑪ "北京电",《申报》1919年9月5日,第3版。
⑫ "吉省疫症近报",《大公报》1919年9月5日,第1张第3版。
⑬ "吉林疫势近报",《大公报》1919年9月10日,第1张第3版。
⑭ "怀巡官染疫毙命",《盛京时报》1919年8月24日,第4版。
⑮ "虎疫日剧",《盛京时报》1919年9月2日,第5版。
⑯ "吉林疫势近报",《大公报》1919年9月10日,第1张第3版。
⑰ "北京电",《申报》1919年9月11日,第3版。
⑱ 《齐齐哈尔市卫生志》,1990年。

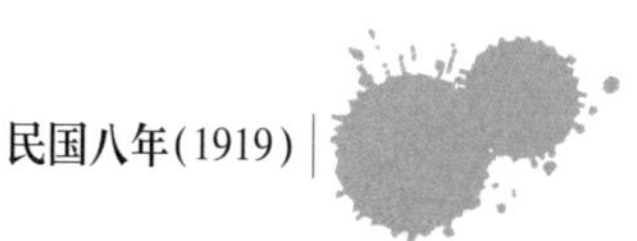

秋七八月,霍乱流行。10月9日(八月十六日)报道:现在龙江一带疫气仍然盛行[①]。今《黑龙江省志》称:霍乱从上海经大连由铁路传入黑龙江省,齐齐哈尔发生349人,死亡162人[②]。冬,流感流行。1920年1月25日(十二月初五日)报道:省城东北160里绰哈地方,系人烟稠密之区,前半月间该处发现一种时疫,染患者头昏眼花,不思饮食,见汗即愈。不料近来患者愈汗愈重,延医服药,百痊一二,现竟传染至甘井子界内,流行甚烈。该属有王姓者举家10余口,先后皆染此症,毙命者4人,其余尚在病中[③]。1920年2月3日(十二月十四日)报道:江省入冬以来,又发现瘟症,初患者头迷眼花,不思饮食,见汗即愈。近来传至城东北甘井子,凡患者不宜出汗,见汗者反行沉重,医愈者少。闻该处王姓10余口全染此症,先后死者4人,余均抱病未痊[④]。

龙镇县、通北县(今北安市)　冬,克山病流行。妇女染疫,一昼夜即行死亡。群众十分惊惧,纷纷弃产而逃[⑤]。

汤原县　秋,霍乱流行。今《佳木斯市志》载:汤原县瘟疫流行,患者逾千人,死亡百余人[⑥]。

依兰县　秋,霍乱流行。门诊患者6例[⑦]。

虎林县(今虎林市)　霍乱、痢疾、伤寒等流行。今《虎林县志》载是年传染病情况:霍乱17人,死10人;赤痢11人,死8人;伤寒16人,死亡8人;痘疮5人,死2人;疹热症2人,无死亡;白喉4人[⑧]。

富锦县(今富锦市)　霍乱流行,大批居民死亡[⑨]。

桦川县(今集贤县)　夏秋,霍乱流行,死者甚众[⑩]。

同江县(今同江市)、爱辉县(今黑河市爱辉区)　同江、大黑河天花流行[⑪]。

宁安县(今属牡丹江市)　秋,霍乱流行。牡丹江(时属安宁县)发生834人,死亡447人。这次疫情原发地为上海,经大连由铁路传入黑龙江省[⑫]。

---

① "京华短简",《申报》1919年10月9日,第6版。
② 《黑龙江省志》,黑龙江人民出版社1996年版。
③ "时疫流行甚烈",《盛京时报》1920年1月25日,第4版。
④ "冬瘟可畏",《盛京时报》1920年2月3日,第4版。
⑤ 《北安县志》,1993年。
⑥ 《佳木斯市志》,中华书局1996年版。
⑦ 伍连德《东三省防疫事务总处报告大全书》第3册,1922年,第1页。
⑧ 《虎林县志》,中国人事出版社1992年版。
⑨ 《富锦县志》,三环出版社1991年版。
⑩ 《集贤县志》,1985年。
⑪ 丰田太郎《满洲の医药卫生》,《特二传染病》,《九州医报》特别号,1935年。
⑫ 《黑龙江省志》,黑龙江人民出版社1996年版。

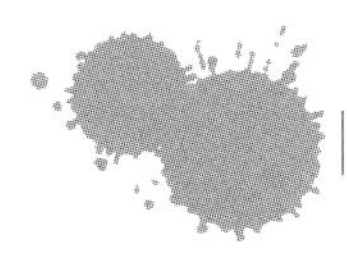

五常县(今五常市) 秋,霍乱流行。8月5日(七月初十日)报道:人多发见痢疾,患者甚夥[①]。按:这里的“痢疾”应该也是霍乱。

绥化县(今绥化市) 冬,时疫流行。12月30日(十一月初九日)报道:时疫复炽,为害甚烈[②]。

吉林省

吉林县(省会,今吉林市) 秋,霍乱流行。8月21日(七月廿六日)报道:吉林省城疫症甚烈[③]。8月22日(七月廿七日)报道:吉(吉林城)有虎疫[④]。8月26日(闰七月初二日)报道:入秋以来,虎疫流行,蔓延甚速。吉垣当南北之冲途,近已渐有发现者[⑤]。8月31日(闰七月初七日)报道:吉林省垣疫毙23人[⑥]。9月3日(闰七月初十日)报道:吉林省城霍乱症益见猖獗,死亡时有所闻[⑦]。9月5日(闰七月十二日)报道:8月28日至9月1日,吉林省城疫毙83人[⑧]。9月11日(闰七月十八日)报道:8日,省城疫毙112人(内有日人1名)[⑨]。9月16日(闰七月廿三日)报道:吉林疫势日前颇盛,近因天气凉爽,渐见减杀[⑩]。《申报》之外,《盛京时报》和《大公报》对吉林省垣的霍乱流行也多有报道。8月20日(七月廿五日)报道:吉垣迩来霍乱盛行,前14日大东门外发现病者2人,均于当日即死;次日在北关外又发现病者6人,其中1人已死,余5人刻正医治[⑪]。8月24日(七月廿九日)《大公报》报道:东窑坑及西关一带稍有患者,而以北关为最甚。北极门内外三五日来,死于时疫者已达20余人[⑫]。同日,《盛京时报》报道:日来省城霍乱症益见猖獗,死亡时有所闻,有朝时行动尚健而日暮即毙者,有患病隔日而死者,甚有不数时而即不起者,其危险程度,殊可惊骇[⑬]。8月28日(闰七月初四日)报道:虎烈拉瘟疫已传播至吉林,势甚猖獗,死亡相继[⑭]。9

① “时疫盛行”,《盛京时报》1919年8月5日,第5版。
② “调查疫症”,《盛京时报》1919年12月30日,第5版。
③ “北京电”,《申报》1919年8月21日,第6版。
④ “北京电”,《申报》1919年8月22日,第6版。
⑤ “政潮后之吉省近闻”,《申报》1919年8月26日,第7版。
⑥ “北京电”,《申报》1919年8月31日,第6版。
⑦ “吉林虎疫之猖獗”,《申报》1919年9月3日,第7版。
⑧ “北京电”,《申报》1919年9月5日,第3版。
⑨ “北京电”,《申报》1919年9月11日,第3版。
⑩ “吉林疫势渐减之消息”,《申报》1919年9月16日,第7版。
⑪ “警察厅防范疫症”,《大公报》1919年8月20日,第2张第3版。
⑫ “吉垣防疫汇志”,《大公报》1919年8月24日,第2张第2版。
⑬ “吉林虎疫汇志”,《盛京时报》1919年8月24日,第4版。
⑭ “防疫谈片”,《盛京时报》1919年8月28日,第4版。

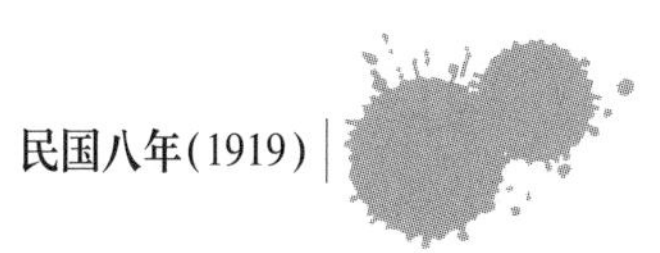

月5日(闰七月十二日)报道:最近3日间省城疫毙83人①。9月10日(闰七月十七日)报道:自冬日(2日)至虞(7日),吉林省城疫毙112人②。今《吉林市志》载:8月,吉林城内流行霍乱,居民感染甚多,死亡数千人③。

长春县(今属长春市)　春,流感流行。3月25日(二月廿四日)报道:长春发现一种春瘟,染是症者先头痛,继而腹痛,并周身全部乍寒乍暖,如调治失当,则转为伤寒症,虽日日服药亦不能奏效④。秋,霍乱流行。8月21日(七月廿六日)报道:长春疫症甚烈⑤。8月26日(闰七月初二日)报道:入秋以来,虎疫流行,蔓延甚速。长春当南北之冲途,加以铁路又为传疫之捷径,势不能免,近已渐有发现者⑥。8月31日(闰七月初七日)报道:长春疫毙59人⑦。9月3日(闰七月初十日)报道:长春疫势颇剧,防疫所事务甚为忙碌⑧。9月5日(闰七月十二日)报道:8月28日至9月1日,长春疫毙128人⑨。9月8日(闰七月十五日)报道:长春方面,势亦日甚。连日以来,被疫毙者日见其多⑩。9月11日(闰七月十八日)报道:8日,长春疫毙111人⑪。统计全年长春收治霍乱患者830例,死亡260人⑫。《盛京时报》和《大公报》对长春城的霍乱流行也多所报道。8月22日(七月廿七日)报道:长春发现疫症已经已经数日,每天死者约有十五六名,或二十名不等⑬。9月5日(闰七月十二日)报道:虎列拉流行,长春最近3日间疫毙120人⑭。9月6日(闰七月十三日)报道:长春发生虎疫已一月有余,查得染疫者约600名,治愈者130名,死亡者300余人⑮。9月10日(闰七月十七日)报道:自冬日(2日)至虞(7日),长春疫毙111人⑯。

伊通县(今伊通满族自治县)　秋,霍乱流行。9月10日(闰七月十七日)报道:

---

① "吉省疫症近报",《大公报》1919年9月5日,第1张第3版。
② "吉林疫势近报",《大公报》1919年9月10日,第1张第3版。
③ 《吉林市志》,吉林人民出版社2008年版。《昌邑区志》,吉林文史出版社1992年版。
④ "哈长两端口之防疫消息",《申报》1919年3月25日,第6版。
⑤ "北京电",《申报》1919年8月21日,第6版。
⑥ "政潮后之吉省近闻",《申报》1919年8月26日,第7版。
⑦ "北京电",《申报》1919年8月31日,第6版。
⑧ "吉林虎疫之猖獗",《申报》1919年9月3日,第7版。
⑨ "北京电",《申报》1919年9月5日,第3版。
⑩ "吉林之虎疫未已",《申报》1919年9月8日,第6版。
⑪ "北京电",《申报》1919年9月11日,第3版。
⑫ 伍连德《东三省防疫事务总处报告大全书》第3册,1922年,第1页。
⑬ "疫症伤亡之近讯",《盛京时报》1919年8月22日,第4版。
⑭ "吉省疫症近报",《大公报》1919年9月5日,第1张第3版。
⑮ "虎疫存亡之调查",《盛京时报》1919年9月6日,第4版。
⑯ "吉林疫势近报",《大公报》1919年9月10日,第1张第3版。

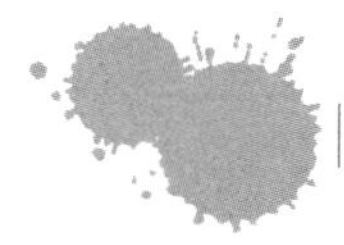

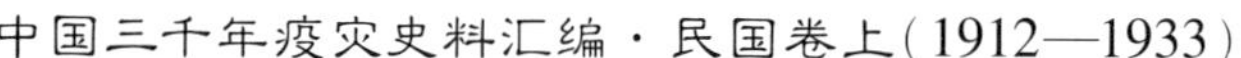

伊通县报告有时疫发见①。9月11日(闰七月十八日)报道:伊通报告有霍乱②。

双阳县(今长春市双阳区) 秋七月,虎疫流行,死者数百③。

德惠县(今德惠市) 秋七月,霍乱流行④。9月10日(闰七月十七日)报道:德惠县报告有时疫发见⑤。9月11日(闰七月十八日)报道:德惠报告有霍乱⑥。

榆树县(今榆树市) 夏五月,霍乱流行。今《榆树县志》载:农历五月十五日,一里气屯发生霍乱,疫情迅速蔓延到双井乡卡路屯、环城乡霸家屯,一个月死亡1100余人⑦。

延吉县(今延吉市) 秋七月,霍乱流行。发病200余人,死亡大半⑧。冬,天花流行。蔓延半个月,发病110人,死亡31人⑨。

辽源县(今属双辽市) 秋七月,霍乱流行。9月3日(闰七月初十日)报道:辽源虎疫发见⑩。9月8日(闰七月十五日),辽源县知事赵延宸报告:辽源时疫,极力防治,犹未大减,延请小河沿英国医院医士刘德仁来此施医,该医士不辞辛苦,以注射法救治,多数苏生。应需药品现由知事筹款购用,惟站荒及三区亦发现疫症,鞭长莫及,已将奉施药丸并由县配药分发疗治⑪。

洮南县(今洮南市) 秋七月,霍乱流行。今《洮南市志》载:由辽源传入霍乱病,9月3日至25日,染疫712人,死亡163人⑫。9月5日(闰七月十二日)报道:本埠近日患病者多,强半上吐下泻,头目昏眩,医药罔效⑬。9月11日(闰七月十八日)报道:虎疫发现,疫死数人⑭。10月2日(八月初九日)报道:两月间,虎疫死亡120余名⑮。冬,流感流行。12月28日(十一月初七日)报道:节交小雪,异常温暖,不正之气,弥

---

① "吉林疫势近报",《大公报》1919年9月10日,第1张第3版。
② "北京电",《申报》1919年9月11日,第3版。
③ 《双阳县志》,吉林文史出版社1992年版。
④ 《德惠县志》,长春出版社2001年版。
⑤ "吉林疫势近报",《大公报》1919年9月10日,第1张第3版。
⑥ "北京电",《申报》1919年9月11日,第3版。
⑦ 《榆树县志》,吉林文史出版社1993年版。
⑧ 《龙井县卫生志》,1990年。
⑨ 《延吉市志》,新华出版社1994年版。《延吉市卫生志》,1987年。
⑩ "奉天疫事之收束",《大公报》1919年9月3日,第2张第2版。
⑪ "电报(9月9日):辽源县兴京县电复时疫近情",《奉天公报》第2706期,1919年,第1页。
⑫ 《洮南市志》,吉林文史出版社2000年版。
⑬ "时疫流行",《盛京时报》1919年9月5日,第5版。
⑭ "虎疫发现",《盛京时报》1919年9月11日,第5版。
⑮ "虎疫消灭",《盛京时报》1919年10月2日,第5版。

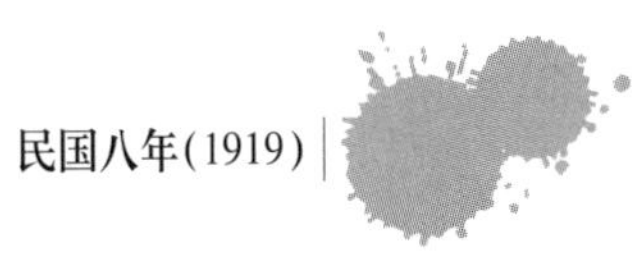

漫空中,人民遂感受头痛、喉肿、咳嗽之病,甚有因此毙命者[①]。

洮安县(今属白城市)　秋七月,霍乱流行。8月15日(七月二十日),洮安县知事张振中向盛京省长汇报:查县属时疫发现始于7月25日,有过路一江省人疫死客店,城厢居民受染者12人,死者3人,愈者9人[②]。8月17日(七月廿二日),因霍乱流行,奉天省令各地学校暂缓开学[③]。

镇东县(今属镇赉县)　秋七月,霍乱流行。8月17日(七月廿二日),因霍乱流行,奉天省令各地学校暂缓开学[④]。

开通县(今属通榆县)　秋,霍乱流行。今《通榆县志》载:9月(闰七月),境内流行霍乱,患者170余人,死亡96人[⑤]。

通化县　冬,霍乱流行[⑥]。

怀德县(今公主岭市)　秋,霍乱流行。全县发生霍乱[⑦]。9月18日(闰七月廿五日)报道:怀德报告疫症发生[⑧]。

海龙县(今梅河口市)　秋,霍乱流行。秋,时疫流行,县知事汤文焕立防疫会于南关青龙观,思患豫防时疫,因之未能大炽[⑨]。

梨树县　秋,霍乱流行。8月23日(七月廿八日)报道:梨树发现虎疫,2人疫死[⑩]。9月11日(闰七月十八日)报道:时疫剧烈,疫死20余人[⑪]。10月2日(八月初九日)报道:统计疫毙46名[⑫]。

农安县　秋,霍乱流行。9月4日(闰七月十一日)报道:近来各地虎疫甚炽,死亡相继,时有所闻,农安疫死兵士数名[⑬]。

扶余县(今松原市)　秋,霍乱流行。9月12日(闰七月十九日)报道:自虎列拉发生以来,本县因交通不便未曾传染。讵料近日亦发现是症,西南营子左右已死6

---

① “发生时疫”,《盛京时报》1919年12月28日,第5版。

② “电报(9月8日):洮安县删电县境时疫已净”,《奉天公报》第2706期,1919年,第1页。

③ 《白城市志》,中国广播电视出版社1993年版。

④ 《镇赉县志》,吉林人民出版社1995年版。

⑤ 《通榆县志》,吉林人民出版社1994年版。

⑥ 《通化市志》,中国城市出版社1996年版。

⑦ 《怀德县志》,吉林文史出版社1996年版。

⑧ “疫症渐告肃清”,《大公报》1919年9月18日,第2张第2版。

⑨ 民国《海龙县志》卷二〇《灾异·时疫》。

⑩ “虎疫发现”,《盛京时报》1919年8月23日,第5版。

⑪ “发生时疫”,《盛京时报》1919年9月11日,第5版。

⑫ “疫毙人数”,《盛京时报》1919年10月2日,第5版。

⑬ “兵患时疫”,《盛京时报》1919年9月4日,第4版。

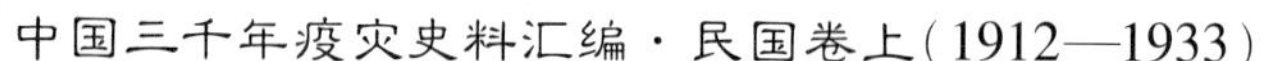

人,偶染即愈者十数人,得漫症而未愈者四五人。商界中病者每家平均约有四五人,然无死者。最甚者为警察所内之犯人,死者6人,病而未愈日夜嚎叫者十数人①。

抚松县　冬,冬瘟流行。1920年1月23日(十二月初三日)报道:抚松地属边陲,往年冬令异常寒冷,今岁节交小雪后,天气尚为温暖,不正之气,人民受感,强半头痛发热,喉肿咳嗽,心烦口渴,因之毙命者已复不少②。

柳河县　冬,冬瘟盛行。1920年1月30日(十二月初十日)报道:县属向阳镇一带,冬瘟较他处尤甚,附近各村染此病亡不可胜数③。

宁安县(今宁安市)　冬,冬瘟。1920年1月31日(十二月十一日)报道:宁古塔冬瘟流行,城北海林站一带于前数日间发现时疫,患者60余人,死7人。昨竟传至城内,病者已有20余人,死1人④。

辑安县(今集安市)　秋,霍乱流行。9月3日(闰七月初十日)报道:辑安虎疫发见⑤。

辽宁省

秋,霍乱大流行。9月2日(闰七月初九日),奉天省各地汇报时疫情形如下:

盖平县:县境疫氛7月杪发。现饬警调查,配药施治,嗣因疫重,8月舆日(7日)设防疫隔离各所,占用公房,并无租项。所内员役,均由警所工厂兼充拨用,医士由医学会员轮流兼充。自疫现后,城关病故124人,治愈者273人,现在疫氛较减大半。

铁岭县:本县疫死日间多至40余,少亦一二十,近日每天八九名不等,逐见减轻,其详已表报。

辽阳县:辽境时疫仅城厢、千山、立山3处发现,其四乡间有染疫者,亦甚寥寥,近日立山、千山两处疫已渐退,惟城厢每日染疫人数多则五六十人,少亦三四十人不等。分派医员随时诊治,每日治愈者多,死亡者少,业经分别列表,随时呈报在案。

新民县:县属疫症极力防治,现已减轻。款项系遵省令,切实樽节开支。

义　县:县虽有疫,不甚炽,上月毙一已报,余均愈,现正防治。

盘山县:盘邑疫氛现渐消减,其防疫详情于上月勘日(28日)呈报在案。

辉南县:辉境城乡疫死15人,势尚不烈,刻正严防,详情已于东日(18日)呈报。

辽源县:辽源8月初发现时疫,业将防法、愈亡人数先后呈报。计8月6日至月

① “犯人疫死者何多”,《盛京时报》1919年9月12日,第4版。
② “冬瘟流行”,《盛京时报》1920年1月23日,第5版。
③ “冬瘟盛行”,《盛京时报》1920年1月30日,第4版。
④ “冬瘟流行”,《盛京时报》1920年1月31日,第5版。
⑤ “奉天疫事之收束”,《大公报》1919年9月3日,第2张第2版。

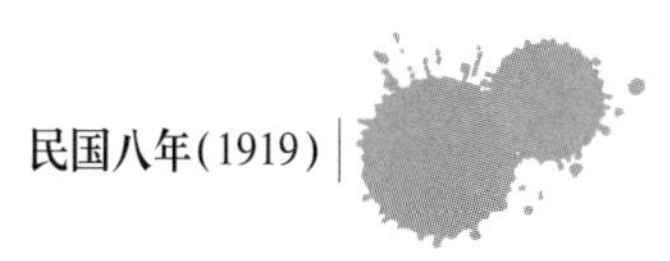

底本街一区共亡201人,现在疫未大减,蔓至站荒一带,已竭力防疗。按:辽源今属吉林省。

庄河县:庄境大孤山先有时疫,二区、四区近有传染,防疫办法呈报在案,城内尚未见,现着手预防。

营口警察厅:营口埠内疫气自上月24、25日以后,即行遭减,近日死者每日仅一二人。

安东县警察厅:查安东埠内防疫情形,节经职厅详呈并按日表报各在案。自7月23日起至8月31日止,共发生者785人,已治愈者277人,不及医治死亡者166人。在隔离所死亡者181人,现尚住所疗养者161人,疫氛近似稍减。就前一日情形,发生者47人,治愈出所者36人,死亡者20人。现正尽力救济、渐期扑灭。至知事办理防疫,先后由乡镇报到,自8月19日起至8月26日止,共发生疫病者37人,治愈满10人,死亡者10人,在隔离所死亡者3人,现住所疗养者14人。26日以后,未据报齐,故不列入①。

绥中县:自上月11日发现虎疫后,已将遵办情形及每日死亡、治愈人数按日列表呈报在案。现患者虽未减退,而治愈者较前稍多,每日约死亡六七人。应用款项皆核实节俭开支,未敢稍涉铺张。

法库县:自8月20日发现,已代电陈明。截至本月1日,计城乡死亡78名口。现正设法扑灭,详情另行表报。

开原县:8月18日以前因疫死亡人数业已列表呈报在案。19日城乡又复因疫死亡41人,现仍未即减退。

岫岩县:岫境疫气起自上月初,渐炽于中旬,每日死亡十余口或二三十口不等,当即督警组织一临时防疫治疗所,延医四出施治,一面取缔食物、讲求清洁。现时城区已见锐减,惟四乡尚未肃清。

西丰县:前因县内疫气甚厉,已将实情随时呈报,现时稍减。

梨树县:查五站近无病疫之人,惟县城及郭家店并大明屯东日据报,今有疫氛,共死五人。

通化县:县境无疫。为预防计,已实行检查食物,清洁道路。按:通化今属吉林省。

① "电报(9月2日):盖平县、铁岭县、辽阳县、新民县、义县、盘山县、辉南县、辽源县、庄河县、营口警察厅、安东县警察厅等县冬电复时疫近情",《奉天公报》第2702期,1919年,第1页。

桓仁县、双山县、昌图县:县境尚无疫症发生[①]。

康平县:县境无霍乱流行,康平县知事李瑞麟汇报,查县属地居边荒,非通都大邑,人烟寥落,商铺零星,虽有一二偶患病症,尚未传染。业于8月25、29等日已将检查励行清洁情形先后呈报在案,兹奉前因,所有县境现时并无疫气情形,理合遵电快邮持禀鉴核[②]。

临江县:9月12日(闰七月十九日),临江县报告,临境尚无疫病发生,惟狱内杂气相感,渐有死亡,已由知事自备药品随时消毒,并将轻罪病犯保外隔离,以防传染[③]。

《大公报》和《盛京时报》对奉天省的霍乱流行有如下报道。8月30日(闰七月初六日)报道:沿铁路各县均发生虎疫,已据各县呈报者,日毙四五十人,或八九十人不等[④]。9月3日(闰七月初十日)报道:省垣虎疫自7月底发生后,西门工夫市一带最为剧烈,渐传染于南门,延入城内,迨东门外,亦有毙命之人,满城风雨,此为最盛之期,厥后及于北门外。省外各县营口最早亦最盛,疫毙人数约在1000名以上;安东次之;辽源、铁岭、抚顺、开原、庄河、缉安,亦有是项疫症发现。复县与租借地毗连,业已波及城内,日死七八人。瓦房店则日死20人以上。据称,此次疫毙人民,下流社会居多数,均乏买棺之资[⑤]。9月18日(闰七月廿五日)报道:铁岭县、抚顺县、开原县报有虎疫发生[⑥]。昌图、梨树、康平、辽阳、海城、本溪、复县、盖平等县均报有虎疫发生[⑦]。11月19日(九月廿七日)报道:夏间之虎疫,计全省患者24101人,死者11092人[⑧]。

沈阳县(省会,今沈阳市)　秋,霍乱大流行。8月5日(七月初十日),奉天省长颁布训令:省垣近日发现时疫,视学会议着即停止,俟再定期召集[⑨]。同日,《申报》报道:(奉天)省城虎疫流行甚厉,死亡颇多[⑩]。8月6日(七月十一日)报道:奉天自7月

① “电报(9月2日):绥中县、岫岩县、法库县、西丰县、营口县、通化县、开原县、梨树县各县冬电复时疫情形,桓仁县冬电,双山县、昌图县快邮电复县境并无发生时疫”,《奉天公报》第2703期,1919年,第1页。

② “康平县电县境并无时疫”,《奉天公报》第2706期,1919年,第3页。

③ “电报:临江县阳电县境尚无时疫(9月12日)”,《奉天公报》第2709期,1919年,第1~2页。

④ “虎列拉疫势已退”,《大公报》1919年8月30日,第2张第2版。

⑤ “奉天疫事之收束”,《大公报》1919年9月3日,第2张第2版。

⑥ “疫症渐告肃清”,《大公报》1919年9月18日,第2张第2版。

⑦ “疫症渐告肃清”,《大公报》1919年9月18日,第2张第2版。

⑧ “瘟症流行”,《盛京时报》1919年11月19日,第5版。

⑨ “奉天省长公署训令第四一五号(1919年8月5日)”,《奉天公报》第2667期,1919年,第2~3页。

⑩ “北京电”,《申报》1919年8月5日,第4版。

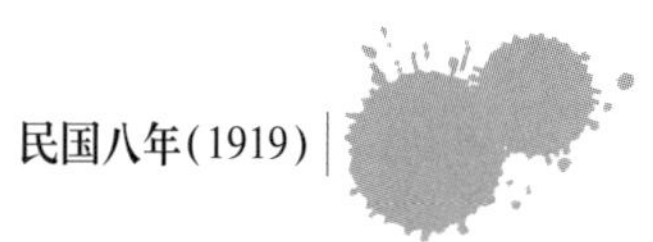

29日起,死于虎列剌疫症者已逾300人①。8月9日(七月十四日)报道:奉天近日时疫盛行,死亡相继,上星期六疫死108人〔据警厅起埋葬证之确数〕,星期日则达131人。由瘟疫发生起,迄星期日止,已死亡700余人矣②。8月11日(七月十六日)报道:奉天虎列剌症迄无衰减之象,死亡颇众。牛庄闻共死432人③。8月17日(七月廿二日)报道:奉天时疫猖獗,人人危惧④。8月22日(七月廿七日)报道:内省虎疫流行延及奉天,蔓滋哈尔滨,甚行猖獗⑤。8月23日(七月廿八日)报道:奉天虎列拉疫,省城渐见消灭,惟省外各处发现甚剧,营口、锦县、新民、盖平、安东等繁盛之处均有之⑥。9月24日(八月初一日)报道:近月以来,虎列剌病症蔓延数省。据报纸所载,如奉天、上海、汕头等处,已遍地皆是,实更甚于前年东三省之疫⑦。《大公报》和《盛京时报》对此有诸多报道。8月1日(七月初六日)报道:虎疫流行,工夫市一带,7月30日仍死50余人⑧。8月4日(七月初九日)报道:今年虎列拉症流行及于奉天⑨。8月5日(七月初十日)报道:时疫盛行,死亡相继,上星期六疫死男子64人,女子44人,统共108人,星期日则达131人。由瘟疫发生起迄星期日止,已死亡700余人⑩。8月6日(七月十一日)报道:自虎列拉病发生以来,势如燎原,传染致死者,计已530人⑪。8月7日(七月十二日)报道:奉垣西南关一带病毙者日以数十计,而工夫市于三四日间竟达200余人之多,而南满站各商铺亦有染霍乱而毙命者⑫。8月9日(七月十四日)报道:虎列拉近来益见猖獗,罹病者1600人,死亡达850名⑬。8月11日(七月十六日)报道:虎列剌病者至8日止,合计已达1967名,死亡1060名。8日之新病者,计160名,据目下形式,只有增加,毫无衰减之希望⑭。又,自7月以来,疫势猖獗,传染甚速,死亡相继,近日省城及四乡各县均有蔓延之势,以大西关为最盛,其次

---

① “天津电”,《申报》1919年8月6日,第4版。
② “奉天之虎疫谈”,《申报》1919年8月9日,第7版。
③ “天津电”,《申报》1919年8月11日,第4版。
④ “奉天虎疫之披猖”,《申报》1919年8月17日,第6版。
⑤ “奉吉防疫谭”,《申报》1919年8月22日,第7版。
⑥ “奉天防疫之近闻”,《申报》1919年8月23日,第7版。
⑦ “福州卫生防疫会来函”,《申报》1919年9月24日,第11版。
⑧ “时疫昨讯”,《盛京时报》1919年8月1日,第5版。
⑨ “虎列拉又光临乎”,《大公报》1919年8月4日,第2张第3版。
⑩ “时疫消息汇志”,《盛京时报》1919年8月5日,第4版。
⑪ “奉省防疫之缓慢”,《盛京时报》1919年8月6日,第1版。
⑫ “奉垣实行防疫情形”,《大公报》1919年8月7日,第2张第2版。
⑬ “奉天虎列拉之状况”,《大公报》1919年8月9日,第1张第2版。
⑭ “奉天虎疫益猖獗”,《大公报》1919年8月11日,第1张第2版。

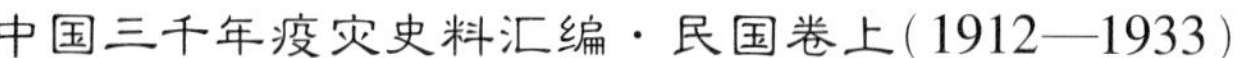

为小北关、小南关上头,已传染至大南关与大东关大街以北,小东关亦微有疫病发生。在省军营发现疫症,本月一日疫死军队5人,初二日死11人,初三日死4人,病而未愈者尚有10余人。各区巡警共疫死12人。至工夫市一带,本月一日死亡57人,二日死亡70余人,三日死亡50余人。城根小商铺、小摊亦日死二三十人。自疫起至今,西关已死550余人。工夫市西城根、西门脸、热闹街为时疫最盛之区,已死数百人①。8月14日(七月十九日)报道:奉垣近日虽降雨少许,然疫势仍不见减②。8月15日(七月二十日)报道:省垣疫病正炽,城关内外毙命多人③。8月20日(七月廿五日)报道:近来奉天地方,发现虎列拉疾病,传染甚烈④。8月30日(闰七月初六日)报道:奉天城关内外疫氛减退,昨前两日死亡者不过20余人,其间尚有非因疫毙命者在内⑤。9月3日(闰七月初十日)报道:省垣近日报有病故之人,或十余名,或六七名⑥。秋冬之际,霍乱未已,冬瘟又起。11月15日(九月廿三日)报道:发生冬瘟症,患者数百人⑦。12月2日(十月十一日)报道:冬瘟猖獗⑧。12月12日(十月廿一日)报道:冬瘟症发现已久,而尤以乡间为烈。县东各村屯冬瘟症非常剧烈,村民之感患而死者统计已有70余名,染是症者,毙命之速,比较虎列拉其性尤为激烈⑨。

西丰县　秋,霍乱流行。8月22日(七月廿七日)报道:本邑虎疫发生已10余日,死者日有所闻。据防疫所调查,每日死者不下20余人⑩。8月24日(七月廿九日)报道:本邑虎疫发生之初,每日死者仅三二人,渐而增至二十余人,10日这天死者达30人之多⑪。9月2日(闰七月初九日)报道:疫症流行,日益猖獗,每日疫死者,不下三四十人⑫。9月14日(闰七月廿一日)报道:本邑疫症现已完全消灭,据防疫所逐日调查之统计,城内因疫而死者已有500余人,至乡间疫死之数,尚未调查确切⑬。是

---

① “奉省防疫情形”,《大公报》1919年8月11日,第2张第2版。
② “治疫中之恩怨声”,《大公报》1919年8月14日,第2张第2版。
③ “沈阳短简”,《大公报》1919年8月15日,第1张第3版。
④ “关于防疫之汇志”,《大公报》1919年8月20日,第3张第2版。
⑤ “虎列拉疫势已退”,《大公报》1919年8月30日,第2张第2版。
⑥ “奉天疫事之收束”,《大公报》1919年9月3日,第2张第2版。
⑦ “冬瘟流行”,《盛京时报》1919年11月15日,第5版。
⑧ “时症流行”,《盛京时报》1919年12月2日,第5版。
⑨ “东乡瘟症”,《盛京时报》1919年12月12日,第5版。
⑩ “虎疫志闻”,《盛京时报》1919年8月22日,第5版。
⑪ “疫势惨烈”,《盛京时报》1919年8月24日,第4版。
⑫ “名医活人”,《盛京时报》1919年9月2日,第5版。
⑬ “疫死人数”,《盛京时报》1919年9月14日,第5版。

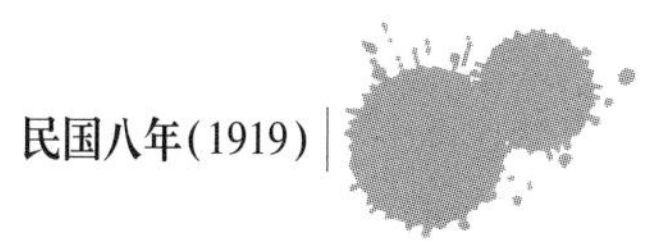

年,霍乱1206人,死亡490人①。

开原县(今开原市) 秋七月,霍乱大流行②。8月23日(七月廿八日)报道:虎疫流行,城厢各处死者日有所闻③。9月4日(闰七月十一日)报道:疫症复发,较前益剧,染疫毙命日有所闻④。

黑山县 秋,霍乱大流行。8月13日(七月十八日)至25日(闰七月初一日),境内霍乱流行,发病2607人,死亡813人,仅新立屯地区就死亡77人⑤。9月2日(闰七月初九日)报道:新立屯本街虎疫发生行将半月,除治愈者不计外,男女老幼罹此症而死者有120余名之多⑥。

辽中县 夏秋,霍乱流行。境内死亡405人⑦。

辽阳县(今辽阳市) 夏秋,霍乱流行。7月至10月,鞍山发生霍乱病,流行甚广。据《满铁附属地经营沿革史》记载:8月份大孤山及后立山各一名中国人患吐泻开始,随即向各地蔓延,侵入管内,日本人患者陆续出现,势不可挡,经久不衰,被害状况,深为惨重,致使全市战栗不已。仅据医院收容的就有61人,死亡27人⑧。9月9日(闰七月十六日),辽阳县报告:县境疫症已灭,拟裁撤防疫各机关⑨。冬,冬瘟流行。1920年1月27日(十二月初七)报道:冬瘟猖獗,有一家7口死5口者,有一家5口死4口者⑩。

北镇县(今北镇市) 秋,霍乱流行。发病507人,死亡424人⑪。9月14日(闰七月廿一日)报道:虎疫流行,北镇县知事报告,城内疫死者365名⑫。

盘山县 秋,霍乱流行。田庄台死亡1000多人,田庄台北邵家窝棚(今属大洼县)全屯190多口人,死亡150人⑬。

营口县(今大石桥市) 秋,霍乱流行。7月22日(六月廿五日)报道:营口疠疫

---

① 《西丰县志》,沈阳出版社1995年版。

② 《开原县志》,辽宁人民出版社1995年版。

③ "注意疗疫",《盛京时报》1919年8月23日,第5版。

④ "虎疫复炽近讯",《盛京时报》1919年9月4日,第4版。

⑤ 《黑山县卫生志》,1987年。《黑山县志》,辽宁大学出版社1992年版。

⑥ "过年禳疫",《盛京时报》1919年9月2日,第5版。

⑦ 《辽中县志》,辽宁人民出版社1993年版。

⑧ 《鞍山市卫生志》,1990年。

⑨ "达阳县佳电县境疫症已灭拟裁撤防疫各机关",《奉天公报》第2706期,1919年,第2页。

⑩ "时疫猖獗",《盛京时报》1920年1月27日,第5版。

⑪ 《北镇县志》,辽宁人民出版社1990年版。

⑫ "电告时疫续志",《盛京时报》1919年9月14日,第4版。

⑬ 《盘山县志》,沈阳出版社1996年版。《盘锦市简志》,方志出版社2005年版。

霍乱诸流行病蔓延甚烈,死亡者已达数十余人[①]。8月7日(七月十二日)报道:营口一埠发疫较省城为早[②]。8月20日(七月廿五日)报道:近来营口地方发现虎列拉疫病,传染甚烈[③]。8月27日(闰七月初三日)报道:营口自虎列拉疫症流行以来,势甚猖獗,计发生疫症迄今约一月,死亡者已达千余人之多[④]。8月30日(闰七月初六日)报道:自营口发生虎疫以来,延及省垣,来势甚为猖獗[⑤]。9月3日(闰七月初十日)报道:虎疫发生营口最早亦最盛,疫毙人数约在1000名以上[⑥]。9月16日(闰七月廿三日)报道:田庄台相距八里之处一屋内病死13人,大洼、双台子两处村内疫症尚未肃清[⑦]。9月21日(闰七月廿八日)报道:虎疫继续流行,各村死亡相继[⑧]。7月,日本轮船辰丸号自上海来营口,因有一人患霍乱病致使营口大流行,患者2200余人,死亡800多人[⑨]。冬,冬瘟流行。1920年1月11日(十一月廿一日)报道:县属田庄台由月前发生冬瘟,初患时头痛,忽寒忽热,或遍体出汗,染者一二日即亡。讵近来益剧烈,计5日间死亡者已达二三十名之多,而患者仍时有所闻[⑩]。

盖平县(今盖州市)　秋,霍乱流行。民国《盖平县志》仅言"大疫"[⑪]。

锦西县(今属葫芦岛市)　秋,霍乱流行。今《锦西市志》载:秋,时疫(霍乱)流行,由高桥、连山铁路沿线蔓延到虹螺岘、江家屯、暖池塘、沙锅屯等地,全县共死650余人[⑫]。

兴城县(今兴城市)　秋,霍乱流行。8月17日(七月廿二日)报道:邑东门外王洛荣日前由奉归来,因疫毙命,蔓延周边数十户,甫及三日,相继死亡者不下40余人[⑬]。其后,猩红热流行。10月17日(八月廿四日)报道:近来东关又发生一种秋瘟,患者头痛身热,遍体时现红斑,大类羊毛痧症,统计城乡病者约有数百余人,死者尚

① "防疫近讯",《盛京时报》1919年7月22日,第5版。
② "奉垣实行防疫情形",《大公报》1919年8月7日,第2张第2版。
③ "关于防疫之汇志",《大公报》1919年8月20日,第3张第2版。
④ "虎疫减退之福音",《盛京时报》1919年8月27日,第4版。
⑤ "虎列拉疫势已退",《大公报》1919年8月30日,第2张第2版。
⑥ "奉天疫事之收束",《大公报》1919年9月3日,第2张第2版。
⑦ "京奉路防疫情形",《大公报》1919年9月16日,第3张第2版。
⑧ "虎疫蔓延",《盛京时报》1919年9月21日,第5版。
⑨ 《营口市卫生志》,1987年。《营口市志》,1992年。
⑩ "冬瘟剧烈",《盛京时报》1920年1月11日,第5版。
⑪ 民国《盖平县志》卷一《舆地志·祥异》。
⑫ 《锦西市志》,1988年。
⑬ "时疫蔓延",《盛京时报》1919年8月17日,第5版。

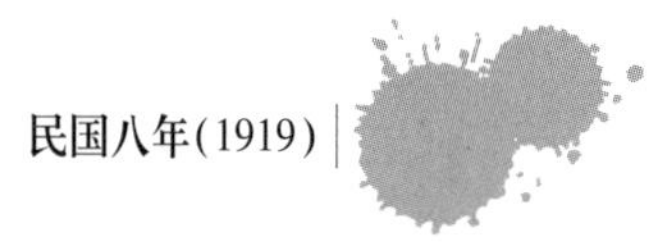

少,人心稍安。昨闻白庙、于沙、后所等处亦有传染①。今《兴城县志》载:8 月,境内发生传染病(霍乱),先从城内,次及乡村,持续到 9 月中旬,染病 1940 人,死亡 830 人②。

安东县(今东港市)　秋,霍乱流行。7 月,境内发生霍乱,发病 1316 人,死亡 641 人。8 月,霍乱蔓延至安东埠内,发病 785 人,死亡 347 人③。8 月 16 日(七月廿一日)报道:安邑发生时疫,患疫 30 余名,死亡十数名④。冬,冬瘟流行。12 月 3 日(十月十二日)报道:本埠于夏令发现时疫,除在家患疫身死难查外,所有入所经治未愈身死者计 300 余名。幸到秋令,天气寒冷,时症渐次消灭,不料冬瘟又起,近来埠内患冬瘟者颇多,不论男女大小,甚至有全家染患此症者,且有因此症身死者⑤。

抚顺县(今抚顺市)　秋,霍乱流行。7 月,霍乱在抚顺开始流行,持续两个半月时间,发病 642 人,死亡 332 人⑥。冬,冬瘟猖獗。12 月 12 日(十月廿一日)报道:冬瘟流行,寨埠北小官屯有一家连死 5 人者⑦。

本溪县(今本溪满族自治县)　秋,霍乱流行。8 月 21 日(七月廿六日)报道:虎疫流行,本溪发现疫死者五六人⑧。据本溪县公署造送公文记载:从 8 月 13 日(七月十八日)起,大明山沟、后山、红脸沟等地患霍乱的男女共计 23 名,治愈 1 名,死亡 12 人。8 月 14 日(七月十九日),后石沟、大堡、士人沟、红土峪、后山、茨沟、菜市、小于沟、顺山子、太子河沿、县街等地患病的男女共计 26 人,死亡 23 人。8 月 15 日(七月二十日),后石沟、红脸沟发病男女共计 33 人,死亡 19 人。8 月 16 日(七月廿一日),县街、后石沟、监狱、红脸沟发病男女共计 38 人,死亡 19 人。8 月 17 日(七月廿二日),小明山沟、县街、茨沟、红脸沟、监狱等地发病男女共计 47 人,死亡 22 人。8 月 18 日(七月廿三日),顺山子、大堡、菜市、后石沟、红脸沟发病男女共计 52 人,死亡 33 人。8 月 19 日(七月廿四日),大明山沟,河南、红脸沟等地发病男女共计 59 人,死亡 29 人。8 月 20 日(七月廿五日),大明山沟、石人沟、河南、小峪沟、红脸沟等地发病男女共计 71 人,死亡 44 人。8 月 24 日(七月廿九日),大明山沟、后石沟等地发病男女共计 13 人,死亡 4 人。8 月 25 日(闰七月初一日),大明山沟、公司苦力、河西、小于沟、县街等地发病男女共计 18 人,死亡 9 名。8 月 26 日(闰七月初二日),县街、公司

---

① “秋瘟流行”,《盛京时报》1919 年 10 月 17 日,第 5 版。
② 《兴城县志》,1999 年。
③ 民国《安东县志》卷八《灾害志》。《东沟县志》,辽宁人民出版社 1996 年版。
④ “疫死何多”,《盛京时报》1919 年 8 月 19 日,第 5 版。
⑤ “冬瘟甚重”,《盛京时报》1919 年 12 月 3 日,第 5 版。
⑥ 《抚顺县志》,辽宁人民出版社 1995 年版。《抚顺市卫生志》,1989 年。
⑦ “冬温宜防”,《盛京时报》1919 年 12 月 12 日,第 5 版。
⑧ “设立防疫检验所”,《盛京时报》1919 年 8 月 21 日,第 4 版。

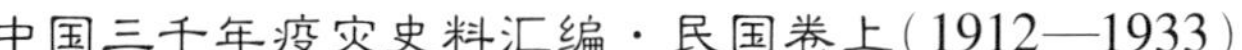

苦力、青州府商人发病9名,死亡5人。8月27日(闰七月初三日),莱州府、青州府、辽阳在县内苦力、商人发病9人,死亡8人。8月30日(闰七月初六日),青州府、义县苦力、商人发病26人,死亡11人。从9月3日至9月25日(闰七月初十日至八月初二日),县内各地又发生112例患病者,死亡60人①。统计7月5日(六月初八日)至10月28日(九月初五日),溪湖、牛心台、石桥子地区霍乱发病613人,死亡337人②。是年,本溪日本人菌痢患病率30.26%,发病101例,死亡15人③。

岫岩县(今岫岩满族自治县) 秋,霍乱流行。今《岫岩县志》载:8月,境内发生瘟疫,高峰时每日死亡二三十人④。

庄河县(今庄河市) 秋,霍乱流行。民国《庄河县志》载:七月,大雨连绵十余日,平地水深数尺,伤禾稼,旋又霍乱。十月瘟疫⑤。

复 县(今瓦房店市) 秋,霍乱流行。9月3日(闰七月初十日)报道:复县虎疫波及城内,日死七八人,瓦房店则日死在20人以上⑥。9月24日(八月初一日)报道:县境疫气虽日来渐轻,然每日死亡尚有二三人不等,其四乡如瓦房店及一二两区一带仍未渐轻⑦。今《瓦房店市志》载:8月,霍乱流行,截至9月15日,全县发病734人,死392人,其中长兴岛最重,有的户3代尽疫死⑧。今《大连市卫生志》载:夏,霍乱大流行,复州因之十室九空,全县疫村20个⑨。

金 县(今大连市金州区) 秋,霍乱流行。全年收治霍乱患者1297例,死亡886人。是年,大连猩红热患者88例,死亡4人⑩。8月7日(七月十二日)报道:大连埠霍乱亦盛⑪。8月8日(七月十三日)报道:大连、营口、奉天等处发现时疫(霍乱)甚烈⑫。9月9日(闰七月十六日)报道:小岗子一带虎疫较前益烈,染疫毙命者日有

---

① 《本溪满族自治县志》,辽宁民族出版社2009年版。

② 《本溪满族自治县志》,辽宁民族出版社2009年版。

③ 《本溪卫生志》,1990年。

④ 《岫岩县志》,辽宁大学出版社1989年版。

⑤ 民国《庄河县志》卷一《地理志·祥异》。

⑥ "奉天疫事之收束",《大公报》1919年9月3日,第2张第2版。

⑦ "复县电覆时疫情形",《盛京时报》1919年9月24日,第4版。

⑧ 《瓦房店市志》,大连出版社1994年版。

⑨ 《大连市卫生志》,大连出版社1991年版。

⑩ 伍连德《东三省防疫事务总处报告大全书》第3册,1922年,第1页。伍连德《东三省防疫事务总处报告大全书》第4册,1924年,第167~168页。

⑪ "奉垣实行防疫情形",《大公报》1919年8月7日,第2张第2版。

⑫ "严防时疫",《盛京时报》1919年8月8日,第4版。

所闻[①]。冬,流感流行。11 月 19 日(九月廿七日)报道:大连一带患感冒致死者亦不少[②]。11 月 28 日(十月初七日)报道:大连近来发现感冒症,蔓延甚速,较夏间之虎疫尤烈。前次虎疫为日已久,死者 700 余名,今之感冒流行,一个月死者 300 余名,尚见四处蔓延,故现下人民俱有惊恐之状[③]。

铁岭县(今铁岭市) 秋,霍乱流行。8 月 16 日(七月廿一日)报道:天道不正,时疫流行,据调查,铁岭县各城共死 40 余人,乡间辽海屯亦死有 20 余人[④]。8 月 24 日(七月廿九日)报道:本邑城关共死人数约 500 百余名[⑤]。

新民县(今新民市) 秋,霍乱流行。8 月 20 日(七月廿五日)报道:本县发现虎疫传染剧烈,死亡相继[⑥]。9 月 14 日(闰七月廿一日)报道:新民时疫之发生,无甚剧烈,然死者亦属不少,城乡死者 20 余人[⑦]。9 月 16 日(闰七月廿三日)报道:昨日新民死 1 人,新染疫症者 5 人,打虎山死泥水匠包工 1 人[⑧]。9 月 18 日(闰七月廿五日)报道:新民染疫死者 1 人,新病者 3 人;饶阳死 2 人,大虎山 3 人[⑨]。

锦　县(今锦州市) 秋,霍乱流行。8 月 23 日(七月廿八日)报道:现在虎疫流行,每日死者不下数十名,尤以东北两关为甚,街市人烟稀少,商民咸多畏惧[⑩]。8 月 30 日(闰七月初六日)报道:虎疫发生后,因疫毙命者计车站与城厢就有 270 余名[⑪]。9 月 18 日(闰七月廿五日)报道:昨日城内染疫病故者 4 人[⑫]。9 月 20 日(闰七月廿七日)报道:昨日城内病故 2 人[⑬]。冬,冬瘟发生。11 月 30 日(十月初九日)报道:发现一种冬瘟,患者头晕目眩,四肢无力,阅日就痊者固多,因之毙命者亦复不少[⑭]。12 月 10 日(十月十九日)报道:冬瘟盛行,近日城关内外感受此症而死者颇巨[⑮]。

绥中县 秋,霍乱流行。8 月 24 日(七月廿九日)报道:各处时疫发生,流行甚

---

① "虎疫复炽",《盛京时报》1919 年 9 月 9 日,第 5 版。
② "感冒症又将为灾",《盛京时报》1919 年 11 月 19 日,第 4 版。
③ "感冒症甚于虎疫",《盛京时报》1919 年 11 月 28 日,第 4 版。
④ "调查疫死人数",《盛京时报》1919 年 8 月 16 日,第 4 版。
⑤ "调查疫死人数",《盛京时报》1919 年 8 月 24 日,第 4 版。
⑥ "防疫近讯",《盛京时报》1919 年 8 月 20 日,第 5 版。
⑦ "电告时疫续志",《盛京时报》1919 年 9 月 14 日,第 4 版。
⑧ "京奉路防疫情形",《大公报》1919 年 9 月 16 日,第 3 张第 2 版。
⑨ "京奉路防疫情形",《大公报》1919 年 9 月 18 日,第 3 张第 2 版。
⑩ "防疫之趣闻",《盛京时报》1919 年 8 月 23 日,第 4 版。
⑪ "时疫减轻",《盛京时报》1919 年 8 月 30 日,第 5 版。
⑫ "京奉路防疫情形",《大公报》1919 年 9 月 18 日,第 3 张第 2 版。
⑬ "京奉路防疫情形",《大公报》1919 年 9 月 20 日,第 3 张第 2 版。
⑭ "冬瘟宜防",《盛京时报》1919 年 11 月 30 日,第 5 版。
⑮ "冬瘟症死亡相继",《盛京时报》1919 年 12 月 10 日,第 4 版。

烈。本邑自东街宝增祥执事受疫毙命后,有数人疫死①。8月31日(闰七月初七日)报道:本县自时疫发见已逾兼旬,初时尚不甚剧,近则愈染愈多。现闻染疫毙命者已有百人之谱②。

海城县(今海城市) 秋,霍乱流行。8月26日(闰七月初二日)报道:牛庄月初虎疫猖獗,每日死亡者不下二三十人,最近疫势少杀,每日患者数人③。

义 县 秋,霍乱流行。8月30日(闰七月初六日)报道:虎疫传入,有疫死者④。9月2日(闰七月初九)报道:义县自设立防疫事务所以来,人民尚称平安,近日疫症复发,有数人染疫,或死或愈⑤。

桓仁县 冬,冬瘟流行。12月19日(十月廿八日)报道:发现一种疫症,流行甚速,师范中学各生患者50余人,皆系目眩头痛,身不自主,兼以口鼻出血者,亦有所闻⑥。

内蒙古自治区

鄂尔多斯右翼中旗(今属乌海市) 冬,鼠疫流行⑦。

哲里木盟 冬,鼠疫流行。科左中旗发病10例,全部死亡;海拉尔发病8例⑧。

通辽县(今通辽市科尔沁区) 秋,霍乱流行。8月16日(七月廿一日)至9月3日(闰七月初十日),通辽县城发生霍乱,死亡33人(一说27人)。疫源系辽源旅客⑨。冬,鼠疫流行。发病308例,死亡300人⑩。

归绥县(今属呼和浩特市) 冬十二月,鼠疫流行。1920年2月10日(十二月廿一日)报道:归化近来发生鼠疫,流行极速,每天死亡统计百人左右,似此可怖之鼠疫,已蔓延至他处,如马王庙一带,亦有患此疫死亡者⑪。

胪滨县(今属满洲里市) 3月4日(二月初三日),霍乱病经西伯利亚传染到免渡河、满洲里⑫。秋,鼠疫流行。9月29日(八月初六日)报道:满站地方近日于虎疫

---

① “商会设立隔离所”,《盛京时报》1919年8月24日,第4版。
② “时疫近讯”,《盛京时报》1919年8月31日,第5版。
③ “防疫有效”,《盛京时报》1919年8月26日,第5版。
④ “虎疫近讯”,《盛京时报》1919年8月30日,第4版。
⑤ “虎疫汇闻”,《盛京时报》1919年9月2日,第4版。
⑥ “发现疫症”,《盛京时报》1919年12月19日,第5版。
⑦ 《海勃湾区志》,内蒙古人民出版社1999年版。
⑧ 李文波《中国传染病史料》,化学工业出版社2004年版,第149页。
⑨ 《通辽市志》,方志出版社2002年版。
⑩ 李文波《中国传染病史料》,化学工业出版社2004年版,第149页。
⑪ “归化发现鼠疫”,《通俗医事月刊》1920年第5期,第62页。
⑫ 《免渡河镇志》,内蒙古文化出版社2000年版。《满洲里站志》,中国铁道出版社2002年版。

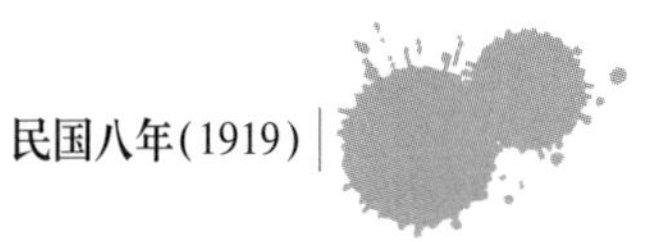

之外，又发现百斯笃症[①]。10月7日(八月十四日)报道:满洲里又发现鼠疫[②]。

呼伦县(今海拉尔市)　鼠疫流行。海拉尔发病8例[③]。

突泉设治局(今突泉县)　秋，霍乱流行。9月2日(闰七月初九日)，兴京知事高宾忠报告盛京省长:县境现时无疫，只有少数疑似者，业实行清洁预防[④]。

科尔沁左翼中旗　鼠疫流行。老虎迷力(今敖本台苏木西苏格营子)第一次发生人间鼠疫，发病10例，死亡10人。从此，该屯周围持续3年之久，而后向外扩散蔓延，西至开鲁，南到大林搞格勒。据不完全统计，从1919年至1929年的10年中，共16个自然屯发生鼠疫31次，发生病例481例，死亡459人[⑤]。

锡勒图库伦扎萨克达喇嘛旗(今库伦旗)　秋，鼠疫流行。10月，厚很努图克双庙村发生人间鼠疫，患病3人，全部死亡[⑥]。

巴林右翼旗(今巴林右旗)　伤寒流行。始发于东部敖日盖，继蔓延到旗中部[⑦]。

苏尼特右翼旗(今苏尼特右旗)　夏，鼠疫流行。5月，毛都庙鼠疫，持续1个多月，死亡27人[⑧]。

苏尼特左翼旗(今苏尼特左旗)　夏，鼠疫流行。额尔德尼庙、珠日海其庙、陶高图庙一带发生人间鼠疫[⑨]。

北京市

北京市　秋，霍乱流行。8月8日(七月十三日)报道:京城人民患赤痢、伤寒症者不少[⑩]。8月9日(七月十四日)报道:德国租界、美国兵营5日发生虎列拉病者4名，内2名当即死亡[⑪]。8月11日(七月十六日)报道:虎疫蔓延京畿[⑫]，北京城已发现虎疫三起[⑬]。8月12日(七月十七日)报道:虎疫侵入北京，2人患病，1人死亡[⑭]。8

---

① “京华短简”，《申报》1919年9月29日，第6版。

② “北京电”，《申报》1919年10月7日，第3版。

③ 李文波《中国传染病史料》，化学工业出版社2004年版，第149页。

④ “电报(9月9日):突泉设治委员电县境并无时疫”，《奉天公报》第2706期，1919年，第1页。

⑤ 《科尔沁左翼中旗志》，内蒙古文化出版社2003年版。

⑥ 《库伦旗志》，内蒙古文化出版社2005年版。

⑦ 《巴林右旗志》，内蒙古人民出版社1990年版。

⑧ 《苏尼特右旗志》，内蒙古文化出版社2002年版。

⑨ 《苏尼特左旗志》，内蒙古文化出版社2004年版。

⑩ “传染病医院布告”，《大公报》1919年8月8日，第2张第3版。

⑪ “虎疫猖獗之近讯”，《盛京时报》1919年8月9日，第2版。

⑫ “虎疫已蔓延京畿”，《大公报》1919年8月11日，第2张第2版。

⑬ “北京电”，《申报》1919年8月11日，第4版。

⑭ “虎疫竟侵入北京矣”，《盛京时报》1919年8月12日，第2版。

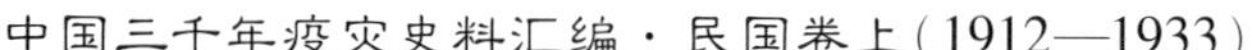

月24日(七月廿九日)报道:京师疫症传染已遍及各区界内[①]。恶性疟疾流行。是年,吴佩孚部队自湘鄂北移,其中一部分驻北京赛马场,随之引起附近居民恶性疟流行[②]。

通　县(今通州区)　秋,霍乱流行。今《通县志》载:秋,疫病流行,县城内200余人丧生[③]。这是霍乱流行[④]。

昌平县(今昌平区)　秋,霍乱流行。8月15日(七月二十日)报道:京北沙河镇近数日来亦发现虎疫,死亡者已有10余人[⑤]。

天津市

天津县(今天津市市区)　春,斑疹伤寒流行。3月6日(二月初五日)报道:天津监狱近来发生发疹窒扶斯病,3日查已受此传染病者共19名,4日验得60余名[⑥]。3月13日(二月十二日)报道:天津监狱发疹窒扶斯流行病传染甚速[⑦]。秋,霍乱流行。8月2日(七月初七日)报道:天津奉军患虎疫者30余名,死亡者20余名[⑧]。8月4日(七月初九日)报道:天津稍发现虎列拉之患[⑨]。8月5日(七月初十日)报道:天津发见虎列拉症[⑩]。8月6日(七月十一日)报道:军粮城驻防军染虎疫者甚多[⑪]。8月8日(七月十三日)报道:天津自发现时症后,死者数十人,特别第一区之中国人死者6名,英租界死者8名,法租界死去11名,天津美国驻屯军病者4名,死去2名。日界天安里、松岛街均有虎疫患者死亡。炮台庄罹霍乱者共十数人,日昨死去3名,现尚有在病卧者数名。军粮城所驻扎之中国军队罹虎疫者甚多,近一二日死者已达60名之多[⑫]。8月9日(七月十四日)报道:津埠迩来发现时疫,传染甚烈,死亡者日见其多[⑬]。又,京奉沿线病势日见猖獗,秦皇岛、塘沽、新河等处连日死亡[⑭]。8月10日(七

---

① “京华短简”,《申报》1919年8月24日,第6版。
② 周祖杰《中国疟疾的防治与研究》,人民卫生出版社1991年版,第8页。
③ 《通县志》,北京出版社2003年版。
④ 于德源《北京历史灾荒灾害纪年》,学苑出版社2004年版,第199页。
⑤ “沙河镇亦发现虎疫”,《盛京时报》1919年8月15日,第2版。
⑥ “监狱发生传染病”,《大公报》1919年3月6日,第2张第2版。
⑦ “传染病又一消息”,《大公报》1919年3月13日,第2张第2版。
⑧ “廊坊之虎疫猖獗”,《盛京时报》1919年8月2日,第2版。
⑨ “时评:虎列拉又光临乎”,《大公报》1919年8月4日,第2张第3版。
⑩ “虎疫侵入天津”,《盛京时报》1919年8月5日,第2版。
⑪ “防疫处注重时疾”,《大公报》1919年8月6日,第3张第2版。
⑫ “天津防疫之种种”,《大公报》1919年8月8日,第3张第2版。
⑬ “关于防疫之汇志”,《大公报》1919年8月9日,第3张第2版。
⑭ “虎疫猖獗之近讯”,《盛京时报》1919年8月9日,第2版。

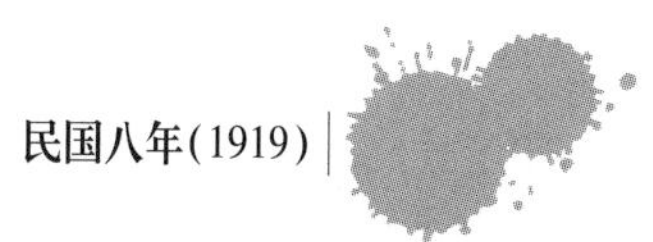

月十五日)报道:津埠因疫死亡者时有所闻,发生虎疫以来以日本租界最为剧烈①。8月12日(七月十七日)报道:军粮城、廊坊所驻扎之中国军队罹虎疫者甚多,近一二日死者已到60名②。8月13日(七月十八日)报道:近日虎疫传染甚烈,以致人民死亡者日见其多③。8月15日(七月二十日)报道:近日天津因疫死毙者颇多④。8月16日(七月廿一日)报道:大沽一带发现时疫,填备预防霍乱药品⑤。8月20日(七月廿五日)报道:军粮城边防军患染时疫,死毙多人;马场境内已发现虎列拉病,死乡人十余人⑥。8月21日(七月廿六日)报道:天津自发生虎疫以来,调查至16日,各界之调查确数为119名⑦。秋,霍乱流行。8月7日(七月十二日)报道:发现虎列刺疫病30余人⑧。8月8日(七月十三日)报道:天津染霍乱病者已有30人,但尚未有致死者⑨。8月31日(闰七月初七)报道:近来津沪一带发生虎拉剌疫症(中医名霍乱),传染剧烈,危险堪虞,亟应设法预防,以重卫生⑩。塘沽区霍乱流行,患者25人,死12人⑪。秋冬之际,流感流行。11月16日(九月廿四日)报道:津埠发生流行性感冒,互相传染⑫。

宝坻县　春二月,天花流行。方家庄一带患者70余人,5人死亡⑬。

河北省

夏秋之交,霍乱大流行。10月7日(八月十四日)直隶省长曹锐报告霍乱防控情形:夏秋之交,香港、上海、奉天等处发现虎列拉疫症,传染浸广。直隶当南北绾毂之冲,为京师屏蔽,关系至重。津埠各国租界所在,华洋杂处,人烟稠密,筹检设防,亟应加倍注意。当即饬令津海关监督商明本埠领事团,凡系香港、营口等处开来轮船,饬由大沽、秦王岛各口岸一律实行检验,一面督饬北洋防疫处暨天津警察厅筹拟办法,布告居民以厉行清洁,实施查检,取缔饮食,施给药品,为预防之方,并

① “关于防疫之汇志”,《大公报》1919年8月10日,第3张第2版。
② “天津发现时疫之种种”,《盛京时报》1919年8月12日,第7版。
③ “关于防疫之汇志”,《大公报》1919年8月13日,第3张第2版。
④ “关于防疫之汇志”,《大公报》1919年8月15日,第3张第2版。
⑤ “关于防疫之汇志”,《大公报》1919年8月16日,第3张第2版。
⑥ “关于防疫之汇志”,《大公报》1919年8月20日,第3张第2版。
⑦ “关于防疫之汇志”,《大公报》1919年8月21日,第3张第2版。
⑧ “北京电”,《申报》1919年8月7日,第6版。
⑨ “京华短简”,《申报》1919年8月8日,第7版。
⑩ “督军公署训令(医字第五十四号)”,《来复》第73期,1919年,第6~7页。
⑪ 《塘沽区志》,天津社会科学院出版社1996年版。
⑫ “慎重时疫”,《大公报》1919年11月16日,第3张第2版。
⑬ 《宝坻县志》,天津社会科学院出版社1995年版。

通会全省各道县及沿铁道地方官吏一体遵照,协同防范。保定地方复由四省经略使署饬派军声处会同保定警察厅设立临时防疫局,分别检验军民,其各处冲要地点及军队驻扎处所亦令筹设检疫所多处以杜侵染,应需经费饬由财政厅设法筹拨,曾将筹防情形分电院部在案。旋据报告,廊坊驻扎军队并秦王岛、大沽、唐山、马厂及津埠特别区小刘庄等处先后发现疫症,均经饬令洋防疫处遴派医员分投调查疗治,并依法消毒隔离。至外县传染者,以定县、定兴县两处为重,满城、新城两县次之,复经加派医员携带药品前往防治。此外,保定、涞水、宁河、新乐、望都、南宫等处间有疑似病症,疫势尚轻,亦经严饬地方官警认真防杜,设法施治。此直省筹办防疫经过之情形也①。

清苑县(省会,今保定市)　秋,霍乱流行。8月22日(七月廿七日)报道:南关外传染虎列拉症因而殒命者,计有七八人。东关外某庄亦有患此症而毙者,计五六人②。8月24日(七月廿九日)报道:驻扎保垣外之军队,兵士及官长染虎列拉而亡者不少③。9月5日(闰七月十二日)报道:因虎疫流行,设立陆军防疫医院一处④。9月26日(八月初三日)报道:保定省城发现虎疫,近日已见消灭⑤。

昌黎县　秋,霍乱流行。8月10日(七月十五日)报道:昌黎火车站之附近发生虎列拉,现已死去8名,尚有继续生病之状⑥。8月21日(七月廿六日)报道:昌黎马场章火车站附近及南门外,虎疫继续发生,每日死者数名⑦。今《昌黎县志》载:霍乱流行,尹坨、后营、施各庄3个村就死亡210多人⑧。所辖新集镇大瘟疫,死亡100余人⑨。

滦　县(含今唐山市)　秋,霍乱流行。8月4日(七月初九日)报道:唐山镇天生港一带,近日亦有时疫患者,不及三四小时即毙,一日间竟达百数⑩。8月16日(七月廿一日)报道:唐山一带发现时疫⑪。9月16日(闰七月廿三日)报道:京奉路虎疫传

---

① “直隶省长曹锐呈大总统为直省疫患弭平谨陈筹防经过情形文”,《政府公报》第1324期,1919年。

② “虎列拉亟宜严防”,《大公报》1919年8月22日,第2张第2版。

③ “官兵疫毙之纪闻”,《大公报》1919年8月24日,第2张第2版。

④ “设立陆军防疫远”,《大公报》1919年9月5日,第2张第2版。

⑤ “虎疫氛近已消灭”,《大公报》1919年9月26日,第2张第3版。

⑥ “本关于防疫之汇志”,《大公报》1919年8月10日,第3张第2版。

⑦ “关于防疫之汇志”,《大公报》1919年8月21日,第3张第2版。

⑧ 《昌黎县志》,中国国际广播出版社1992年版。

⑨ 《昌黎县辛集镇志》,1987年。

⑩ “发生时疫”,《申报》1919年8月4日,第8版。

⑪ “关于防疫之汇志”,《大公报》1919年8月16日,第3张第2版。

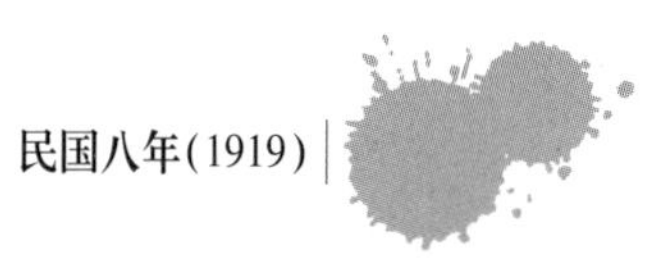

播,唐山古治(站)报告林西死3人,病5人;张贵庄病4人①。9月18日(闰七月廿五日)报道:唐山古治(站)报告,林西虎疫死2人,病2人②。9月20日(闰七月廿七日)报道:张贵庄病4人;林西死1人,病6人③。今《滦县卫生志》载:秋,县城南兴隆庄二村霍乱流行,患者600余人,死亡110人,死者无人埋葬④。县属马头营镇夏秋虎疫流行,该镇染疫死者教友一人⑤。

临榆县(今属秦皇岛市)　春正月,流感猖獗。秦皇岛市所有居民均被感染,死亡30人⑥。秋,霍乱流行。秦皇岛及附近地区霍乱流行,疫源为水手由上海带入。未经住院的死亡200人,收治35名患者中,14人死亡⑦。8月8日(七月十三日)报道:至本月5日,秦皇岛虎疫死者已达20余人⑧。8月27日(闰七月初三日)报道:北戴河发现时疫,传染甚烈⑨。9月20日(闰七月廿七日)报道:万家屯内报有新染虎疫者2人⑩。

青　县　秋,霍乱流行。秋大疫⑪。

完　县(今顺平县)　秋,霍乱流行。重修谯楼,疫⑫。瘟疫流行⑬。

高阳县　秋,霍乱流行。瘟疫流行,民无宁居⑭。

定　县(今定州市)　秋,霍乱流行。七月时疫,人多死者,城内尤甚⑮。鼠疫流行。定县染疫死446人⑯。

任　县　秋,霍乱流行。旱,瘟疫流行,死者甚多⑰。

---

① “京奉路防疫情形”,《大公报》1919年9月16日,第3张第2版。

② “京奉路防疫情形”,《大公报》1919年9月18日,第3张第2版。

③ “京奉路防疫情形”,《大公报》1919年9月20日,第3张第2版。

④ 《滦县卫生志》,天津人民出版社1999年版。

⑤ “教友少染时疫”,《兴华》第40期,1919年,第15页。

⑥ 《秦皇岛市志》,天津人民出版社1993年版。

⑦ 《秦皇岛市志》,天津人民出版社1993年版。

⑧ “天津防疫之种种”,《大公报》1919年8月8日,第3张第2版。按:《盛京时报》有类似报道,见“天津发现时疫之种种”,《盛京时报》1919年8月12日,第7版。

⑨ “又有防疫员出发”,《大公报》1919年8月27日,第3张第2版。

⑩ “京奉路防疫情形”,《大公报》1919年9月20日,第3张第2版。

⑪ 民国《青县志》卷一三《祥异》。

⑫ 民国《完县新志》卷九《大事记》。

⑬ 《顺平县志》,中华书局1999年版。

⑭ 《高阳县志》,方志出版社1999年版。

⑮ 民国《定县志》卷二二《祥异》。

⑯ 李文波《中国传染病史料》,化学工业出版社2004年版,第149页。

⑰ 《任县志》,中华书局2000年版。

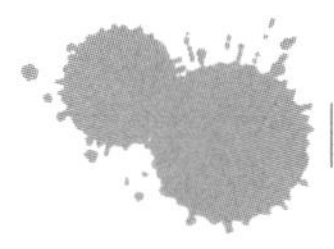

南和县　秋,霍乱流行。瘟疫流行,死者甚多①。

沙河县(今沙河市)　秋,霍乱流行。大疫②。

蠡　县　秋,霍乱流行。瘟疫流行,民多染疾病③。

阳原县　秋,霍乱流行。大旱,瘟疫④。

张北县　冬,流感流行。发生时疫,病之形状,咳嗽吐痰,轻者色青,重者色黄,虽不甚剧烈,但染此症而死者亦不少⑤。

三河县(今三河市)　夏,霍乱流行。夏六月,瘟疫大作,被传染者无一幸免⑥。

霸　县(今霸州市)　秋,霍乱流行,染者多死⑦。

安次县(今属廊坊市)　秋,霍乱流行。8月4日(七月初九日)报道:廊坊站发现虎疫。8月8日(七月十三日)报道:廊坊霍乱流行,已死10人。8月12日(七月十七日)报道:廊坊站虎疫日烈,死20余人⑧。《大公报》和《盛京时报》报道甚多。8月3日(七月初八日)报道:廊坊奉军为虎疫所袭,死者颇多⑨。8月6日(七月十一日)报道:廊坊驻军染虎疫者甚多,死亡数十人⑩。8月7日(七月十二日)报道:廊坊军营发现一种急症,传染极速,死者已有数十名之多⑪。8月8日(七月十三日)报道:廊坊所驻中国军队罹虎疫者甚多,近一二日死者已达60名之多⑫。8月11日(七月十六日)报道:廊坊地方驻扎之军队发生虎列拉症,死亡甚众⑬。8月11日(七月十六日)报道:京津间之廊坊地方刻发现虎列拉传染病,颇为剧烈⑭。8月14日(七月十九日)报道:廊坊各军每日染疫死者,计不下四五十名,日来奉军已死

① 《南和县志》,方志出版社1996年版。

② 《河北省志·自然灾害志》,方志出版社2009年版。

③ 《蠡县志》,中华书局1999年版。

④ 民国《阳原县志》卷一六《前事·天灾》。

⑤ 民国《张北县志》卷八《艺文志·灾异》。

⑥ 民国《三河县新志》卷八《灾异》。

⑦ 《霸州市志》,中国文史出版社2006年版。

⑧ “北京电”,《申报》1919年8月4日,第6版。“京华短简”,《申报》1919年8月8日,第7版。“廊坊之霍乱症日烈”,《申报》1919年8月12日,第6版。

⑨ “虎烈拉益猖獗”,《盛京时报》1919年8月3日,第1版。

⑩ “防疫处注重时疾”,《大公报》1919年8月6日,第3张第2版。

⑪ “军士病毙之纪闻”,《大公报》1919年8月7日,第2张第3版。

⑫ “天津防疫之种种”,《大公报》1919年8月8日,第3张第2版。

⑬ “虎疫已蔓延京畿”,《大公报》1919年8月11日,第2张第2版。

⑭ “关于防疫之汇志”,《大公报》1919年8月11日,第3张第2版。

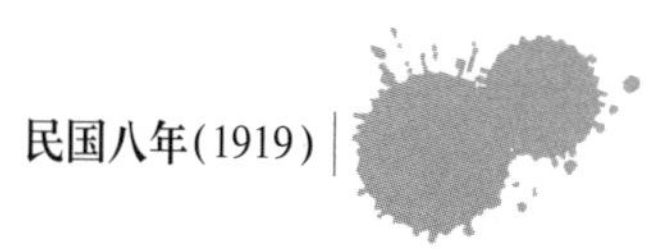

亡大半①。8月20日(七月廿五日)报道:廊坊边防军患染时疫,死毙多人②。9月7日(闰七月十四日)报道:7月25日,驻廊坊兵士内有霍乱病,系由军粮城传染而来③。

永清县　痢疾流行。今《永清县志》载:龙虎庄乡五个村庄,流行菌痢病,患者腹泻不止,甚者命丧。疫情严重村庄,由于腹泻,污染环境,临近村气味难闻。发病者487人,死亡24人,死亡率为4.92%④。

临漳县　秋,霍乱流行。今《临漳县志》载:秋,霍乱流行,历时52天,发病1321例,死亡439人,平均每天发病25人,死亡8人⑤。

南宫县(今南宫市)　秋,霍乱流行。9月23日(闰七月三十日)报道:南宫县近来发现虎列拉疫症,城内死亡甚多⑥。

山西省

山阴县　天花流行。发病村庄56个,患者1400多人,死亡310人⑦。

崞　县(今属原平市)　天花流行,1324人发病。白喉流行,病死282人⑧。

临　县　春,鼠疫流行。2月11日(正月十一日)报道:乔家沟村(时属临县)等处发疫以来,已共死89人,又崇条岭村(时属临县)苗家共12人,已死11,仅一小儿尚属患病⑨。秋,鼠疫再次流行。11月5日(九月十三日)报道:临县知事报称,该县张家沟、严家堡等村发生时疫,当请美国医士美德士就近前往诊治,电称已死200余人⑩。今《临县志》载:西乔家沟、王家坪等地发生疫症(鼠疫),十数日蔓延10村,死亡91人⑪。

方山县　痢疾流行,死25人⑫。

离石县　白喉流行。今《吕梁地区志》载:离石、柳林、穷山等县白喉连续不断发

---

① “廊坊奉军疫死大半”,《盛京时报》1919年8月14日,第4版。
② “关于防疫之汇志”,《大公报》1919年8月20日,第3张第2版。
③ “廊坊无疫之函告”,《大公报》1919年9月7日,第2张第3版。
④ 《永清县志》,河北人民出版社2000年版。
⑤ 《临漳县志》,中华书局1999年版。
⑥ “各县疫势之志闻”,《大公报》1919年9月23日,第3张第2版。
⑦ 《平鲁县志》,山西人民出版社1992年版。
⑧ 《忻州地区志》,山西古籍出版社1999年版。
⑨ “查疫委员金子直之来电”,《盛京时报》1919年2月11日,第7版。
⑩ “晋省疫症流行”,《盛京时报》1919年11月5日,第7版。
⑪ 《临县志》,海潮出版社1994年版。
⑫ 《方山县志》,山西人民出版社1993年版。

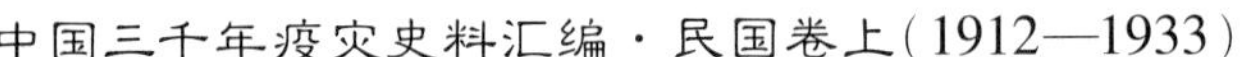

生,交城辛村小学一个班,几乎死完①。今《离石县志》载:1919—1926年,流行麻疹、猩红热,当时称"疹热病",8年内死于这种病的2853人,占发病总人数7201人的39.6%;死于伤寒病的743人,死亡率占10.32%;死于痢疾病的509人,死亡率占7.07%;死于痘疹的436人,死亡率占6.05%②。

文水县　白喉流行。1919—1937年,文水县白喉连续流行③。

石楼县　疫。痢疾、伤寒、麻疹、肺痨死亡66人,占当年死亡人数的41.8%④。

永和县　秋,鼠瘟甚厉,死人不少⑤。

乡宁县　冬,天花、麻疹流行。今《乡宁县志》载:腊月至翌年三月,城关地区流行天花、麻疹,死亡儿童百余名⑥。

襄陵县(今属襄汾县)　冬,流感流行。冬,瘟疫流行,城关尤甚⑦。

荣河县(今属万荣县)　春,天花流行。春大瘟,十岁以下小儿死者十之八九⑧。

稷山县　春,天花流行。春,瘟疫大流行,十岁以下小儿死者十之七八⑨。

解　县　冬,流感流行。10至12月解州一带喘疫复作,来即咳嗽,无法可救,伤人甚巨⑩。按:"喘疫"应是重症流感。

翼城县　冬,鼠疫流行。1920年1月20日(十一月三十日)报道:据翼城来客谈,翼城、垣曲二县自发生时疫以来,防范不得其法,竟致蔓延四处。西则河津、万泉,北则洪洞、赵县,亦均相继发生,就中以河津为最。西南石岭村一带,比户皆病,医药罔效,旬日之间,人民之染病死者竟达四百余人,亦大可惨矣。城关及东区各村疫势亦甚猛烈,如火燎原,扑不胜扑,如水决堤防,防不及防。唯西北一带势较缓轻⑪。

陕西省

陕西省　冬疫。12月18日(十月廿七日)报道:该省远因战争连年死亡过多,近因天道亢旱,久不落雨,竟发生瘟疫⑫。

---

① 《吕梁地区志》,山西人民出版社1989年版。

② 《离石县志》,山西人民出版社1996年版。

③ 《吕梁地区志》,山西人民出版社1989年版。

④ 《石楼县志》,山西人民出版社1994年版。

⑤ 民国《永和县志》卷四《祥异志》。《永和县志》,学苑出版社1999年版。

⑥ 《乡宁县志》,新华出版社1992年版。

⑦ 《襄汾县志》,天津古籍出版社1991年版。民国《襄陵县志》卷二三《祥异》。

⑧ 民国《荣河县志》卷一四《记三·祥异》。《万荣县志》,海潮出版社1995年版。

⑨ 《稷山县卫生志》,1999年。

⑩ 《运城市卫生志》,2008年。《运城市志》,生活·读书·新知三联书店1994年版。

⑪ "岭南县时疫蔓延",《大公报》1920年1月20日,第2张第3版。

⑫ "陕西来信",《申报》1919年12月18日,第7版。

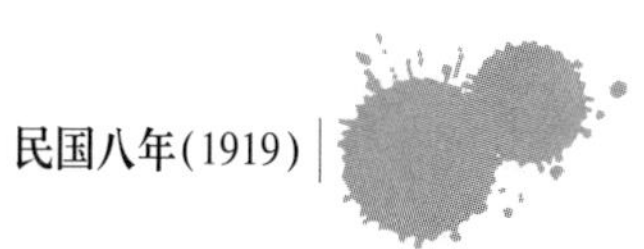

长安县(省会,今西安市)　秋,霍乱流行。9月4日(闰七月十一日)报道:邑境疫症发生将及两旬,所有城中人民染疫者,每日五六人或十数人不等,治愈者有之,死亡者亦有之①。9月4日(闰七月十一日)报道:本邑疫症现下城中已渐减少,唯乡间各处颇属蔓延。据今日(30号)邑东金坑来人云,该村住户王家二三日间已因疫而死者7口,患者亦均为吐泻之症,不逾一半日即毙,其他各处闻亦传染甚厉②。

咸阳县(今秦都区)　秋,霍乱流行。9月11日(闰七月十八日),咸阳发生瘟疫。初,人腹痛呕吐,继而遍身青肿,一二日即死,死人很多③。

宁陕县　秋,霍乱流行。宁陕县关口街疫疠流行,日死三四人,乡下死人更多,无人掩尸④。

山东省

山东省　秋,霍乱大流行。7月,黄县、栖霞、蓬莱、招远、福山、牟平、荣成等县霍乱大流行,死亡数万人⑤。据黄县、栖霞、烟台、牟平、荣成等部分县市统计,死于霍乱者23000余人⑥。是年,黄县、烟台、栖霞、蓬莱、掖县、荣成、宁津、临淄、潍县霍乱流行⑦。

历城县(省会,今济南市)　秋,霍乱流行。8月24日(七月廿九日)报道:近三日来,济南虎疫流传,骇人听闻⑧。8月29日(闰七月初五日)报道:一星期前,济南发生霍乱症。4日以来,每日约有12人罹此症,但今已逐次扑灭⑨。8月30日(闰七月初六日)报道:济南附近之虎疫患者已达400名之多⑩。冬,鼠疫流行。据报道:山东省入夏霍乱盛行,日本检验中国开来船只,由8月起至10月止。入冬,痒症复现,传染内地,死者多起⑪。按:"痒症"即腺鼠疫。

无棣县、博兴县　秋,霍乱流行。9月,时疫流行⑫。

阳信县　秋,霍乱流行。大旱,闰七月,遍地飞蝗,终岁无沛雨,饥馑洊臻,瘟疫传

---

① "令行设立防疫所",《盛京时报》1919年9月4日,第4版。
② "时疫蔓延",《盛京时报》1919年9月4日,第5版。
③ 《咸阳市秦都区志》,陕西人民出版社1995年版。
④ 《安康市卫生防疫志》,2006年。
⑤ 《烟台市志》,科学普及出版社1994年版。
⑥ 《烟台卫生志》,1987年。
⑦ 《山东省卫生志》,山东人民出版社1992年版。
⑧ "济南杂讯",《申报》1919年8月24日,第7版。
⑨ "中美新闻社京讯",《申报》1919年8月29日,第7版。
⑩ "附近虎疫渐炽",《盛京时报》1919年8月30日,第2版。
⑪ "中华民国八年通商海关各口全年贸易总论",《申报》1920年6月14日,第11版。
⑫ 《惠民地区卫生志》,天津科学技术出版社1992年版。

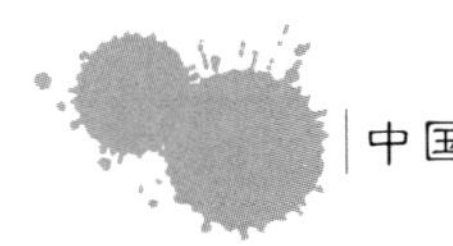

染,死亡无数[①]。六七月间,阳信大旱,蝗灾严重,瘟疫盛行,人死无数,惨不忍睹[②]。

青城县(今属高青县) 夏秋之交,青城霍乱流行[③]。

长清县(今济南市长清区) 秋,霍乱流行。今《山东省卫生志》载:1919—1925年,长清县霍乱[④]。

莱芜县(今莱芜市) 秋,霍乱流行。秋七月,霍乱首发于寨里区大渔池村,月内即蔓延至东渔池、大渔池、代渔池、宜山等村。七、八两月,上述4村死亡174人[⑤]。

章邱县(今章丘市) 秋七月,霍乱流行。宁家埠镇持续20天左右,以西埠、石珩西村尤甚[⑥]。

临邑县 秋,霍乱流行。六月八日,飞蝗自东北入境,未几,瘟疫剧烈[⑦]。

禹城县(今禹城市) 秋,霍乱流行[⑧]。

夏津县 秋,霍乱流行。有500人的村落,一日之内死亡30人[⑨]。

冠　县 秋,霍乱流行,死者相枕[⑩]。

朝城县(今莘县朝城镇) 秋,霍乱流行。秋,瘟毒盛行,病十之三,死十之一[⑪]。

莘　县 秋,霍乱流行。秋,瘟毒盛行,患病及死亡率分别达到30%、10%[⑫]。

济宁县(今属济宁市) 大旱,蝗灾,冬疫[⑬]。

嘉祥县 冬疫[⑭]。

滕　县(今滕州市) 秋,霍乱流行。今《微山县卫生志》载:伤寒大流行,绝大多数户被传染,死亡人数众多[⑮]。按:此处"伤寒"是民间对"霍乱"的称谓。

---

① 民国《阳信县志》卷二《祥异志》。

② 《惠民地区卫生志》,天津科学技术出版社1992年版。

③ 《高青县志》,中国社会出版社1991年版。《高青县卫生志》,2009年。《惠民地区卫生志》,天津科学技术出版社1992年版。

④ 《山东省卫生志》,山东人民出版社1992年版。

⑤ 《莱芜卫生志》,2004年。《莱芜市志》,山东人民出版社1991年版。

⑥ 《章丘卫生志》,山东省地图出版社2007年版。

⑦ 《中国气象灾害大典·山东卷》,气象出版社2006年版。

⑧ 《德州地区卫生志》,天津科学技术出版社1991年版。

⑨ 《夏津县志》,山东人民出版社1991年版。《德州地区卫生志》,天津科学技术出版社1991年版。

⑩ 《冠县志》,齐鲁书社2001年版。

⑪ 民国《朝城县续志》卷二《灾祲》。

⑫ 《莘县志》,齐鲁书社1997年版。

⑬ 民国《济宁县志》卷四《故备志》。

⑭ 《嘉祥县卫生志》,1990年。

⑮ 《微山县卫生志》,1987年。

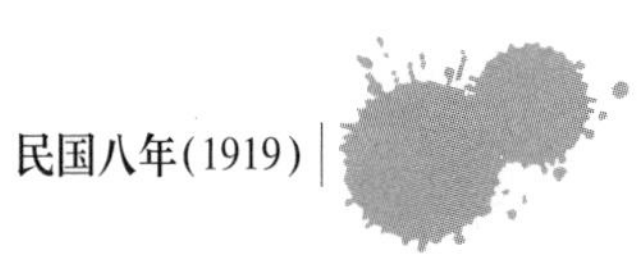

福山县(今烟台市福山区)　秋七月,霍乱流行,死亡千余人[①]。

荣成县(今荣成市)　秋七月,霍乱流行。城厢300余人的黄埠山前村,三四日内死亡170多人[②]。

栖霞县(今栖霞市)　夏,霍乱流行。以县城周围为重,发病者九死一生,绝户者比比皆是,全县约3万人丧生[③]。

蓬莱县(今蓬莱市)　秋,霍乱流行。仅水城四村约2000人口,十几天之内,就死亡1000余人[④]。8月23日(七月廿八日)报道:蓬莱自入伏以来,蝗蝻遍地,蔓延甚广。并闻此次虎疫,该县尤为剧烈,死亡相接,可谓惨矣[⑤]。

黄　县(今龙口市)　秋,霍乱流行。全县767个自然村,295个村被染,全县27万人,疫死1.6万多人。其中西店村约730人,发病400余人,死亡300余人[⑥]。

招远县(今招远市)　秋,霍乱流行。大旱,秋七月,霍乱病蔓延全县,死人万计[⑦]。所属金岭镇霍乱流行,死人甚多[⑧]。

莱阳县(今包括莱阳市)　春,伤寒流行。秋,霍乱流行。今《莱西市卫生志》载:春,绕岭一带伤寒流行,蔓延13村,发病1000余人,死150多人。秋,青山村(原名张格庄)霍乱流行,全村800多人,一天死18人,多者一户同日死3人[⑨]。

胶　澳　秋,霍乱、流感流行。8月,东洋霍乱症传染至胶澳,日军下令检疫。10月,胶澳患流行感冒病者4000余人[⑩]。是年青岛霍乱发病191例,病死率为60%[⑪]。按:1897年,德国强占胶州湾,划定胶澳口南北两岸及其附近岛屿为租界,但仍沿用"青岛"一名来称胶澳租界。第一次世界大战中,青岛被日本占领。1922年11月17日,设青岛特别市,与胶澳各乡一起接受胶澳商埠局的监督。1929年,以前胶澳商埠地界为青岛特别市管辖区域。1930年6月,改为青岛市,直隶于行政院。

胶　县(今胶州市)　秋,霍乱流行。今《黄岛简志》载:夏秋,黄岛前湾村伤寒流

---

① 《烟台卫生志》,1987年。

② 《烟台卫生志》,1987年。

③ 《栖霞县志》,山东人民出版社1990年版。《烟台卫生志》,1987年。

④ 《烟台卫生志》,1987年。

⑤ "济南蓬莱天灾",《申报》1919年8月23日,第8版。

⑥ 《烟台卫生志》,1987年。

⑦ 《招远县志》,华龄出版社1991年版。

⑧ 《金岭镇志》,2001年。

⑨ 《莱西市卫生志》,2005年。

⑩ 民国《胶澳志》卷一二《大事记》。

⑪ 《青岛市卫生志》,青岛海洋大学出版社1993年版。

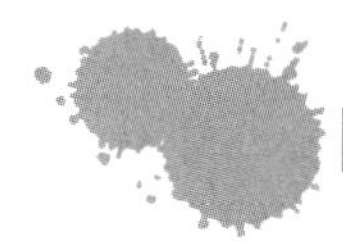

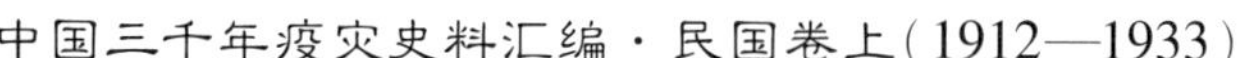

行,1 日内 7 人染病死亡[①]。(按:此处“伤寒”亦是民间对“霍乱”的称谓。)冬,流感流行。12 月 3 日(十月十二日)报道:流行性感冒猖獗,病死者不少[②]。

日照县(今日照市)　秋,霍乱流行。今《日照市志》称:县内伤寒病流行[③]。按:此处“伤寒”应即霍乱。

掖　县(今莱州市)　秋,霍乱大流行,死者甚众[④]。如 400 户的小宋村,一月之内死亡 200 余人[⑤]。

潍　县(今潍坊市寒亭区)　秋,霍乱流行,伤人甚众,至有全家死亡者[⑥]。

寿光县(今寿光市)　秋,霍乱流行。9 月疫,办清乡[⑦]。

昌乐县　秋,霍乱流行。秋七月,瘟疫大流行,死者极多[⑧]。

益都县(今青州市)　秋,霍乱流行。今《青州市志》载:秋,霍乱流行,人死甚多[⑨]。今《潍坊市卫生志》载:秋,益都县东北各乡霍乱流行,死者无算[⑩]。

临淄县(今淄博市临淄区)　秋,霍乱流行。春夏旱蝗,秋大疫[⑪]。其疫为霍乱。路山、召口一带,霍乱大流行,死者甚众[⑫]。所辖凤凰镇霍乱流行,病人死亡率较高[⑬],辛店街道霍乱流行,死者甚多[⑭]。

宁津县　秋,霍乱大流行。仅大柳村死亡 60 多人[⑮]。

庆云县　秋,霍乱流行。有一 500 人口的小村,一天死亡 30 人[⑯]。

河南省

河南省　春,脑膜炎流行。3 月 23 日(二月廿二日),《申报》报道:豫南自入春以来,天气干燥,温热异常,地方人民受寒暑不正之气,颇多疾病,近据罗山县调查员报

---

① 《黄岛简志》,五洲传播出版社 2002 年版。

② “流行性感冒此消彼长”,《盛京时报》1919 年 12 月 3 日,第 2 版。

③ 《日照市志》,齐鲁书社 1994 年版。

④ 《莱州市志》,齐鲁书社 1996 年版。

⑤ 《烟台卫生志》,1987 年。

⑥ 《潍坊市卫生志》,1989 年。

⑦ 民国《寿光县志》卷一五《大事记》。

⑧ 民国《昌乐县续志》卷一《总纪》。《昌乐县志》,山东人民出版社 1992 年版。

⑨ 《青州市志》,南开大学出版社 1989 年版。《潍坊市志》,中央文献出版社 1995 年版。

⑩ 《潍坊市卫生志》,1989 年。

⑪ 民国《临淄县志》卷一四《灾祥志》。《临淄区卫生志》,山东人民出版社 1997 年版。

⑫ 《淄博市卫生志》,1997 年。

⑬ 《凤凰镇志》,齐鲁书社 2007 年版。

⑭ 《辛店街道志》,中国出版社 2007 年版。

⑮ 《宁津县志》,齐鲁书社 1992 年版。

⑯ 《德州地区卫生志》,天津科学技术出版社 1991 年版。

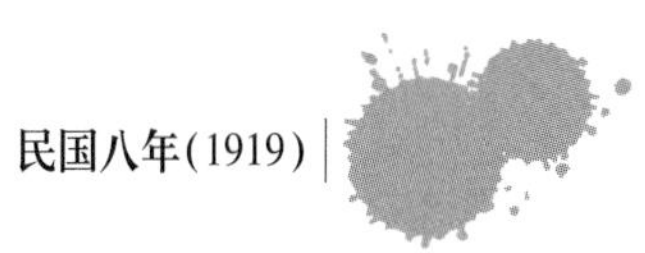

告，该县全境近日发现脑衣炎症，传染各乡，死亡甚众①。4月12日（三月十二日），《申报》又报道：河南脑脊髓膜炎症传至乡间②。秋，霍乱流行。《河南防疫实录》载：1919年上海、福建、山东、河北、东北三省等地又相继发现霍乱，河南遂被侵袭，全省传播47县，染病185251人，死亡46947人。阴历八月八日，沁阳县首先发现疫情，八月十二日郑州相继发生。与郑州毗邻的荥阳、汜水、密县等又被传播③。

安阳县　秋，霍乱流行。发病3528例，死亡534人④。

浚　县　秋，霍乱流行。历时39天，患者1787人，死亡212人⑤。

辉　县　秋，霍乱流行。发病728人，死亡158人⑥。

汲　县（今卫辉市）　秋，霍乱流行。发病1354人，死亡703人⑦。

滑　县　秋，霍乱流行。冬热，瘟疫大作，人多病死⑧。按：《县志》载瘟疫大作是在冬季，只是说明时节到了冬令，气温还相当高，以致瘟疫盛行。据后“沁阳县条”可知，霍乱延续到十月十五日才止息，已是大雪时候。

延津县　秋，霍乱流行。9月9日至11月6日，患者甚众，多不治而死⑨。

新乡县　秋，霍乱流行⑩。

获嘉县　秋，霍乱流行。9—10月，发病1897人，死者207人⑪。

修武县、武陟县、沁阳县（今沁阳市）　秋，霍乱流行，势甚猛烈。染病之人，或转筋，或大泻，顷刻气绝，预防不能，医治无效。月余间，修武、武陟、沁阳等县死亡数万人⑫。

沁阳县（今沁阳市）　秋，霍乱大流行。9月25日（八月初二日）报道：沁阳县内传疫之初与开封同时，沁阳较为少重，不意省城已经轻减，沁阳则有加无已，现在所有棺木搜罗一空，无论贫富，率用稿葬，水多土薄，尸气熏蒸，疫势加厉，此亦一种原因

---

① “豫南发现疫症”，《申报》1919年3月23日，第10版。

② “脑脊髓膜炎症传至乡间”，《申报》1919年4月12日，第10版。

③ 《荥阳县卫生志》，1986年。

④ 《安阳县志》，中国科学院出版社1990年版。

⑤ 《浚县志》，中州古籍出版社1990年版。

⑥ 《辉县志》，中州古籍出版社1992年版。

⑦ 《卫辉市志》，生活·读书·新知三联书店1993年版。

⑧ 民国《重修滑县志》卷二〇《大事·祥异》。《滑县志》，中州古籍出版社1997年版。

⑨ 《延津县志》，生活·读书·新知三联书店1991年版。

⑩ 《新乡县志》，生活·读书·新知三联书店1991年版。

⑪ 《获嘉县志》，生活·读书·新知三联书店1991年版。

⑫ 《焦作市志》，1993年。

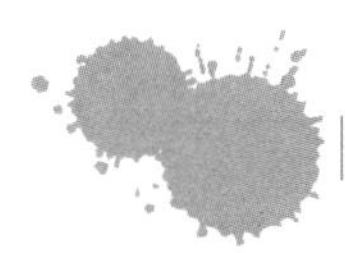

欤?[①] 八月八日(10月1日),沁阳县首先发现霍乱疫情[②]。是日,县城南梁寺村王如意因外出做生意坐火车受染霍乱,带回本县境内,引起全县流行。当时沁阳各机关向河南督军署呼救函电称:“县之东南各村,陡生虎列剌时疫,近复漫延全境,势极猖獗,计因疫病殁者,月余以来,约有两万之谱,棺椁售尽,抛尸遍野,见者惨目,闻者酸鼻,水深火烈,莫是为甚。”疫后统计,流行从八月八日开始至十月十五日(12月6日)止,历时68天,共发病18827人,死亡8781人,平均每日发病277人,死亡129人[③]。

武陟县　秋,霍乱流行。秋,大疫,伤人尽万[④]。

封邱县(今封丘县)　秋,霍乱流行。自9月9日(闰七月十六日)至11月16日(九月廿四日),患病3715人,死亡2136人[⑤]。

温　县　秋,霍乱大流行。起始于9月22日(闰七月廿九日),肃清于10月31日(九月初八日),历时40天,发病5374人,死亡1965人,平均每日发病134人,死亡49人[⑥]。

巩　县(今巩义市)　秋,霍乱流行。疫病流行,灾区极广,有自合众国来者谓灾疫相同[⑦]。按:这年的霍乱流行是世界性的。

孟津县　秋七月,霍乱流行。患者吐泻无脉,半日即亡,疫情延续二个多月,死者很多[⑧]。

登封县(今登封市)　夏,霍乱流行。冬,猩红热流行。今《登封县卫生志》载:夏,金店一带霍乱流行,有3000多人患此病,400多人死亡。冬十月至十一月,瘟疫流行,死人无数。其症为发烧,身上出红点,口渴舌裂[⑨]。

鲁山县　春二月,脑膜炎流行,死人甚多[⑩]。

兰封县、考城县(今合为兰考县)　夏秋,霍乱流行。两县发病1116人,死亡75人[⑪]。

开封县(省会,今开封市)　秋,霍乱流行。今《开封市志》载:8月,虎列剌大流

---

① “疫气盘踞沁阳县”,《大公报》1919年9月25日,第2张第3版。

② 《荥阳县卫生志》,1986年。

③ 《沁阳县卫生防疫站志》,1987年。

④ 民国《续武陟县志》卷二《纪事·沿革表》。

⑤ 《封丘县志》,中州古籍出版社1994年版。

⑥ 《温县卫生志》,1986年。

⑦ 民国《巩县志》卷五《大事纪》。

⑧ 《孟津县志》,河南人民出版社1991年版。

⑨ 《登封县卫生志》,1986年。

⑩ 《鲁山县志》,中州古籍出版社1994年版。

⑪ 《兰考县志》,中州古籍出版社1999年版。

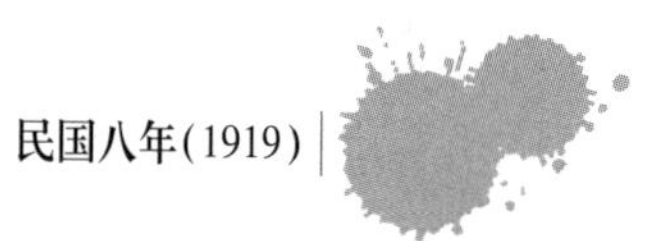

行,至11月,开封全城染病20875人,病死2951人①。8月22日(七月廿七日)报道:汴有虎疫②。8月25日(闰七月初一日)报道:虎疫昨日(夏历七月二十五)竟入汴城,发现于北区一带,一日之间,已死70余人③。8月30日(闰七月初六日)报道:虎疫初起时,日死数十人,统计死去106人,多系寒门子弟④。

中牟县　秋,霍乱流行。今《中牟县卫生志》载:虎列剌大流行。从9月23日(闰七月三十日)起开始发病,到11月11日(九月十九日)肃清,历时49天,患病人数1853人,死亡121人⑤。

郑　县(今大部属郑州市)　秋,霍乱流行。8月15日(七月二十日)报道:郑州流行此种痢疾(按:实为霍乱),废命者已至多数⑥。8月22日(七月廿七日)报道:郑州有虎疫⑦。8月23日(七月廿八日)报道:郑县虎疫流行,军界及商民等死亡相继⑧。又,郑州疫气作祟,每日死者不下20余人,棺木不敷于用⑨。8月25日(闰七月初一日)报道:现在郑州、徐州亦多发生此症(虎疫)⑩。8月30日(闰七月初六日)报道:郑县五方杂处,地狭人稠,交通既便,时疫蔓延甚易,况天气炎热,人民又不讲求卫生,以故旬日以来,染急性虎列拉疫而死者已有数百人以上,将达千人之数⑪。今《郑州市志》称:郑州霍乱始于8月10日(七月十五日),流行期间发病3705人,死亡598人⑫。

荥阳县(今属荥阳市)　秋,霍乱盛行。自9月10日(闰七月十七日)起至11月6日(九月十四日)肃清,经57天,患病人数1507人,死亡759人,平均每日发病人数26人,平均每日死亡13人⑬。有不及治即死者,伤人甚多,一村恒数十口,东北二境尤甚⑭。如乔楼一带,霍乱流行,死人甚多⑮。

---

① 《开封市志》,中州古籍出版社1996年版。
② "北京电",《申报》1919年8月22日,第6版。
③ "郑州疫气入大梁",《大公报》1919年8月25日,第2张第3版。
④ "西大街设防疫局",《大公报》1919年8月30日,第2张第3版。
⑤ 《中牟县卫生志》,1986年。
⑥ "郑州传危险痢疾",《大公报》1919年8月15日,第2张第2版。
⑦ "北京电",《申报》1919年8月22日,第6版。
⑧ "关于防疫之要电",《大公报》1919年8月23日,第1张第3版。
⑨ "郑州疫气大作祟",《大公报》1919年8月23日,第2张第3版。
⑩ "开封疫势蔓延豫省",《申报》1919年8月25日,第7版。
⑪ "河南郑县虎疫之盛行",《申报》1919年8月30日,第7版。
⑫ 《郑州市志》,中州古籍出版社1999年版。
⑬ 《荥阳县卫生志》,1986年。
⑭ 民国《续荥阳县志》卷一二《杂记·祥异》。
⑮ 《荥阳县志》,1985年。

汜水县(今属荥阳市)　秋,霍乱盛行,伤人甚多。自9月10日(闰七月十七日)起,共发生1290例,死200人,平均每日发生34例,平均每日死亡5人①。

尉氏县　秋七月,霍乱流行,人多死亡②。按:前述沁阳县为河南发生霍乱最早的地方,其在阴历八月八日,这里的"七月"或许为九月之误。或者沁阳并非河南最早发生霍乱的地方。

密　县(今新密市)　秋,霍乱盛行。10月4日(八月十一日)报道:霍乱成疫,随风流转,迩日旋涡,凝结于密县境内矣。该地多山,空气本极清洁,突来虎疫,无医无药,遂至大逞虎威,一日之中死至40余人③。民国《密县志》载:秋,大疫④。按:"大疫"为霍乱流行。

睢　县　秋,霍乱盛行。9月,被霍乱侵袭,死亡339人,占患病人数的20%⑤。

杞　县　秋,霍乱流行。9月至11月上旬,霍乱患者41184人,死亡6804人,平均每天发病644人,病死106人⑥。

宁陵县　秋,霍乱流行。9月,霍乱流行,全县发病320人,死亡23人⑦。

商邱县(今商丘市)　秋,霍乱流行。9月5日(闰七月十二日)报道:豫省之东商丘城内,近亦发现霍乱⑧。9月,霍乱流行,全县发病317例,死亡38人⑨。

柘城县　秋,霍乱流行,死者甚多⑩。

太康县　秋,霍乱流行。全县发病395人,死亡198人⑪。

扶沟县　秋,霍乱流行。至11月,扶沟患者9568人,死亡3164人⑫。

鄢陵县　春,喉疫大作,人多死亡⑬。秋,霍乱流行⑭。

荥泽县、河阴县(今属荥阳市)　秋,霍乱盛行,伤人甚多。自9月18日(闰七月

---

① 《荥阳县卫生志》,1986年。
② 《尉氏县志》,中州古籍出版社1993年版。
③ "密县又流行虎疫",《大公报》1919年10月4日,第2张第3版。
④ 民国《密县志》卷一九《杂录·祥异》。
⑤ 《睢县卫生志》,1984年。《商邱地区卫生志》,1988年。
⑥ 《杞县卫生志》,1986年。
⑦ 《宁陵县卫生志》,1985年。《商邱地区卫生志》,1988年。
⑧ "商丘亦出防疫示",《大公报》1919年9月5日,第2张第3版。
⑨ 《商丘县志》,生活·读书·新知三联书店1991年版。《商邱地区卫生志》,1988年。
⑩ 《柘城县卫生志》,1985年。
⑪ 《太康县志》,中州古籍出版社1991年版。
⑫ 《扶沟县志》,河南人民出版社1986年版。
⑬ 民国《鄢陵县志》卷二九《祥异志》。
⑭ 《鄢陵县志》,南开大学出版社1989年版。

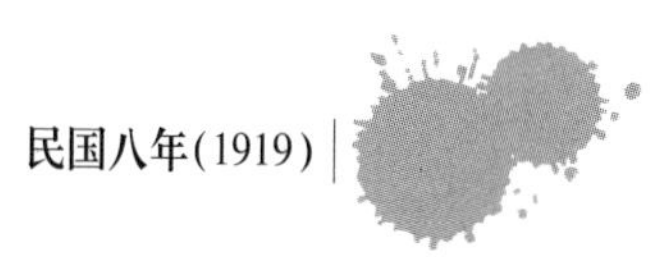

廿五日)起至10月30日(九月初七日)肃清,共43天,发病3560人,死亡725人,每日平均发病83人,平均每日死亡17人。最先发病原因是去郑州贸易被传染①。

临颍县　秋,霍乱流行。9月,疫病流行,24天中患病141人,死亡11人②。

郾城县(今漯河市郾城区)　秋,霍乱流行,患病42人,死亡17人③。

西华县　秋,霍乱流行。9月,虎疫盛行,死亡甚众④。

淮阳县　秋,霍乱流行。9月,全县霍乱流行,发病4100人,死亡12人⑤。

沈邱县(今沈丘县)　秋,霍乱流行。瘟疫流行,死亡甚重⑥。亦应为霍乱流行。

泌阳县　春,脑膜炎流行。春,全县大疫,官方虽配药免费散食,病死者仍然很多⑦。

确山县　秋,霍乱流行。今《确山县志》载:伤寒大流行,死亡不计其数⑧。按:此处"伤寒"应为霍乱。真性霍乱被民间误认为"伤寒",是因为中医将传统霍乱(泻泄症)和真性霍乱混为一谈,而且认为传统霍乱是风寒所致,即伤于寒。

正阳县　夏四月,脑膜炎流行。5月6日(四月初七日)报道:正阳脊髓脑膜炎疫有传布之势⑨。秋,霍乱流行。10月8日(八月十五日)报道:正阳一带时疫未减⑩。

汝南县　秋,霍乱流行。夏,大水泛滥,后霍乱流行⑪。

遂平县　夏秋,霍乱流行。夏六七月,城关霍乱流行,每日从四门抬出尸体不下四五十具⑫。全县患者1080人,死亡127人,疫情持续54天,平均每日发病20人,每日死亡2人⑬。

邓　县(今邓州市)　秋,霍乱流行。患者1292人,平均日发病52人,日死亡11人⑭。

---

① 《荥阳县卫生志》,1986年。
② 《临颍县志》,中州古籍出版社1996年版。
③ 《郾城县卫生志》,1986年。
④ 民国《西华县续志》卷一《大事记》。《西华县志》,中州古籍出版社1993年版。
⑤ 《淮阳县志》,河南人民出版社1991年版。
⑥ 《沈丘县志》,河南人民出版社1987年版。
⑦ 《泌阳县志》,中州古籍出版社1994年版。
⑧ 《确山县志》,生活·读书·新知三联书店1993年版。
⑨ "中美新闻社北京杂讯",《申报》1919年5月6日,第7版。
⑩ "安徽红会员来购救疫药品",《申报》1919年10月8日,第11版。
⑪ 《汝南县志》,中州古籍出版社1997年版。
⑫ 《遂平县志》,中州古籍出版社1994年版。
⑬ 《遂平县卫生志》,1986年。
⑭ 《邓州市志》,中州古籍出版社1996年版。

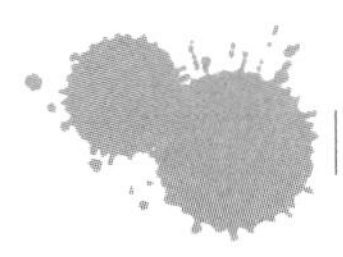

信阳县(今信阳市平桥区)　秋,霍乱流行。今《信阳县志》载:邢集一带霍乱流行,患者腹泻呕吐,日数十次,腿肚转筋,家家有病人,村村有死人,农民叫做“发人瘟”。信阳城内发生539人,死亡94人①。

息　县　春,气候干燥,温热异常,脑膜炎流行,死亡甚众②。

罗山县　春,脑膜炎流行。胡鸿基赴罗山县考察疫情,并撰有报告:今年春二月间,河南信阳州罗山县一带发生流行性脑脊髓膜炎疫症(俗名风瘟),症状为头部、项部强直,角弓反张、失语、发疹、发热等,患者重则数小时即死亡,轻者二三日始死,患者十分之八九多归于死亡。此症系传染性,甚为可畏。自二月间始发现于罗山县迄今,死亡众多,难以计数,尤以年幼者为多数③。3月23日(二月廿二日)报道:入春以来,天气干燥,温热异常,地方人民受寒暑不正之气,颇多疾病。罗山全境近日发现脑衣炎症,传染各乡,死亡甚众④。4月11日(三月十一日)报道:罗山县自2月上半月发现脊椎脑膜炎病后,蔓延甚广,且颇剧烈,目下盛行于河南南部,并蔓延至他处⑤。5月6日(四月初七日)报道:4月15日(三月十五日),湖北边界曾发现脊椎脑膜炎疫一起,现在老汉口、罗山、正阳、汝宁及通北京之大路均有传布之势⑥。

汝宁县　春,脑膜炎流行。5月6日(四月初七日)报道:脊椎脑膜炎疫在汝宁有传布之势⑦。

南乐县　秋,霍乱流行,县城周围尤重⑧。

甘肃省

皋兰县(今兰州市城区)　猩红热流行⑨。

武都县(今武都区)　秋,大头瘟流行。秋,武都城乡瘟疫蔓延。一人患病,殃及全家。街巷村庄看不见炊烟,鲜闻人声,至冬方渐缓和⑩。

西和县　秋,大头瘟流行。11月,疫疾蔓延城乡,全县死亡十中有一,棺板一空⑪。

---

① 《信阳县志》,河南人民出版社1990年版。

② 《息县志》,河南人民出版社1989年版。

③ “信阳州罗山县查疫记”,《绍兴医药学报》1919年第6期。

④ “豫南发现疫症”,《申报》1919年3月23日,第6版。

⑤ “河南发现脊椎脑膜炎症之外讯”,《申报》1919年4月11日,第7版。

⑥ “中美新闻社北京杂讯”,《申报》1919年5月6日,第7版。

⑦ “中美新闻社北京杂讯”,《申报》1919年5月6日,第7版。

⑧ 《濮阳市卫生志》,方志出版社1998年版。《南乐县志》,中州古籍出版社1996年版。

⑨ Yang Ting-Kung, et al. Scarlet Fever in China. *Chin Med J*, 1924(03).

⑩ 《武都县志》,生活·读书·新知三联书店1998年版。

⑪ 《西和县志》,陕西人民出版社1997年版。

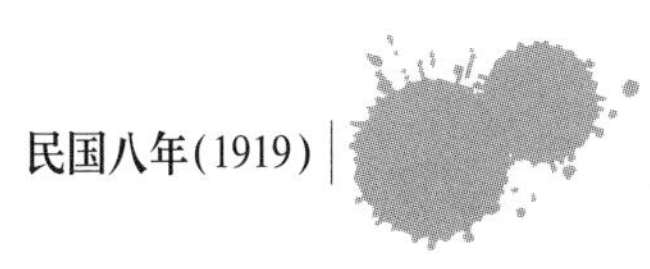

镇番县(今民勤县)　脑膜炎流行,死亡甚众①。

西固县　秋,大头瘟流行。今《宕昌县志》载:八月,宕昌发生瘟疫②。

山丹县　伤寒流行。全县蔓延,死亡200多人③。

清水县(今张家川县)　白喉流行。今《张家川回族自治县志》称:张家川渠子乡一带白喉流行④。

徽　县　夏六月,大旱,时疫流行⑤。

华亭县　秋冬,人多大头瘟⑥。

静宁县　秋,大头瘟流行。冬,瘟疫流行,城乡死者众,至明年二月始止⑦。

宁夏回族自治区

化平县(今泾源县)　秋冬,大头瘟流行。春大旱,秋冬,人多得大头瘟⑧。秋冬,人多患瘟病⑨。

青海省

西宁县(今西宁市区)　猩红热流行⑩。各地瘟疫流行,木棺售罄⑪。

贵德县　夏,鼠疫流行。浪拉香扎地区一牧民小孩剥食死旱獭发病,继而全家三人相继死亡⑫。

西宁县(含今兴海县)　夏,鼠疫流行。发病3例,全部死亡。1919—1949年的30年内,有11年发生鼠疫,共24起,发病161人,死亡144人⑬。

都兰理事署(含今乌兰县)　夏,鼠疫流行,死数十人⑭。

新疆维吾尔自治区

绥定、伊宁、精河、霍尔果斯(今霍城县)、博乐县(今博乐市)　冬十二月,大疫。

---

① 《民勤县志》,兰州大学出版社1994年版。

② 《宕昌县志》,甘肃文化出版社1995年版。

③ 《山丹县志》,甘肃人民出版社1993年版。

④ 《张家川回族自治县志》,甘肃人民出版社1999年版。

⑤ 《徽县志》,陕西人民出版社2003年版。

⑥ 民国《增修华亭县志》卷三《灾异志》。

⑦ 民国《甘肃通志稿》,转引自袁林《西北灾荒史》,甘肃人民出版社1994年版,第1522页。

⑧ 民国《化平县志》,转引自袁林《西北灾荒史》,甘肃人民出版社1994年版,第1522页。

⑨ 《泾源县志》,宁夏人民出版社1995年版。

⑩ Yang Ting-Kung, et al. Scarlet Fever in China. *Chin Med J*, 1924(03).

⑪ 《西宁市志》,陕西人民出版社1998年版。

⑫ 《贵德县志》,陕西人民出版社1995年版。

⑬ 《兴海县志》,三秦出版社2000年版。

⑭ 李文波《中国传染病史料》,化学工业出版社2004年版,第149页。

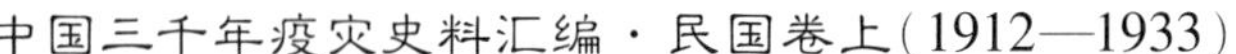

1920年2月19日(十二月三十日)报道:闻近日伊犁各属时疫大作,死亡之数已四五千人,戍边各官兵亦多传染者[①]。按:伊犁道民国初辖绥定、伊宁、精河、塔城、霍尔果斯5县。1916年12月,塔城县改隶塔城道。1920年1月,博乐县来属。

孚远县(今吉木萨尔县) 夏六月,大疫。今《吉木萨尔县志》称:7月22日(六月廿五日),山区流行瘟疫,二工河蒙民100余人病死[②]。

安徽省

合肥县(含今合肥市市区、肥东县、肥西县) 脑脊髓膜炎流行[③]。

芜湖县 秋,霍乱流行。8月31日(闰七月初七日)报道:芜湖时疫流行[④]。

太平县(今黄山市黄山区) 秋,霍乱大流行。日有死亡,有一家8口死去7人者[⑤]。

歙 县 冬,白喉流行。秋季以来,雨泽愆少,天气和燠,十月望后,阴雨缠绵半月,乡间童儿十五岁以下发现怪症。此症伤人太速,无法施救[⑥]。

黟 县 冬,白喉流行。今《黟县志》载:流行白喉、痧症等疫病,不治者极多[⑦]。

滁 县(今属滁州市) 秋,霍乱流行[⑧]。

寿县、亳县(今属亳州市) 冬,白喉流行。1920年1月31日(十二月十一日)报道:皖北寿、亳等县,发生喉症甚剧,男女老幼死亡者,不可枚举[⑨]。

四川省

梓潼县 夏秋,霍乱流行。今《梓潼县志》载:7—8月,霍乱流行,其以由过境部队带入,沿川陕路线各地流行。梓潼县感染2000余人,死亡1000余人[⑩]。

盐源县(今木里县) 大疫。今《木里藏族自治县志》载:木里大寺瘟疫流行,僧人死亡百余人[⑪]。按:与云南接壤,疑为鼠疫流行。

汉源县 天花流行。今《汉源县志》载:包家沟、旭家沟(今两河乡)、富庄天花流

---

① "伊犁大疫",《晨报》1920年2月19日。"伊犁大疫",《通俗医事月刊》1920年第6期。

② 《吉木萨尔县志》,新疆人民出版社2002年版。

③ 《安徽卫生志》,黄山书社1993年版。

④ "芜湖快信",《申报》1919年8月31日,第8版。

⑤ "皖省近事",《申报》1919年9月12日,第7版。《三口镇志》,2004年。《新华乡志》,1982年。

⑥ "问歙县冬令时疫急症治法",《绍兴医药学报星期增刊》第55期,1920年。

⑦ 《黟县志》,光明日报出版社1989年版。

⑧ 《滁州市志》,方志出版社1998年版。

⑨ "安庆警厅预防喉症",《申报》1920年1月31日,第7版。

⑩ 《梓潼县志》,方志出版社1999年版。

⑪ 《木里藏族自治县志》,四川人民出版社1995年版。

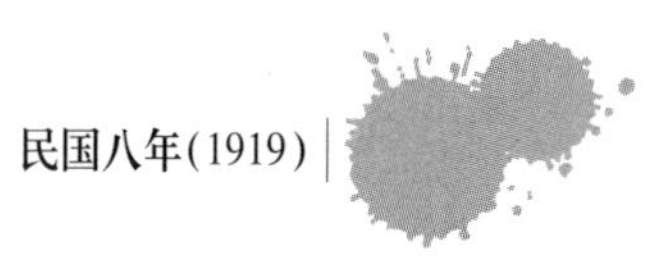

行,发病200余人,死亡半数[①]。

会理县　是年大疫,死亡甚众。今《会理县志》载:传染病流行,死亡2099人[②]。

天全县　夏,霍乱流行。今《天全县志》载:夏,始阳暴发霍乱,疫情严重,死亡众多[③]。

营山县　春,天花流行。张家场(今绿水乡)一带天花患者900余人,死亡200余人[④]。

剑阁县　秋,霍乱流行。今《剑阁县志》载:8—9月,普安、剑义、明德等地区霍乱流行,死亡13800人[⑤]。

隆昌县　夏,霍乱流行,死者日以百计[⑥]。

内江县(今属内江市)　夏,霍乱流行。死者日以百计,县城四门出丧,死亡达数千人[⑦]。

遂宁县(今属遂宁市)　夏,霍乱流行。仅南坝地区就死亡400多人。外出商贩、挑夫,均在腰间挂有腰牌,写上姓名、住址,如遇不测,便于通知家人[⑧]。

中江县　流感流行,传染严重[⑨]。

资中县　夏,霍乱流行[⑩]。

重庆市

巴　县(今属重庆市)　流感流行,死亡甚众。今《巴县志》载:重庆两次发生流感流行,死亡者较多[⑪]。

涪陵县(时含武隆县)　天花流行。今《武隆县卫生志》载:白马乡天花流行,死亡百余人[⑫]。

璧山县　夏,霍乱流行,张安钦创制的“一鼓散”,防治效果甚佳[⑬]。

---

① 《汉源县志》,四川科学技术出版社1994年版。

② 《会理县志》,四川辞书出版社1994年版。

③ 《天全县志》,四川科学技术出版社1997年版。

④ 《营山县志》,四川辞书出版社1989年版。

⑤ 《剑阁县志》,巴蜀书社1992年版。

⑥ 《内江地区卫生志》,四川辞书出版社1995年版。

⑦ 《内江县志》,巴蜀书社1994年版。《内江地区卫生志》,四川辞书出版社1995年版。

⑧ 《遂宁县志》,巴蜀书社1993年版。

⑨ 《中江县志》,四川人民出版社1994年版。

⑩ 《资中县志》,巴蜀书社1997年版。

⑪ 《巴县志》,重庆出版社1994年版。《重庆市市中区志》,重庆出版社1997年版。

⑫ 《武隆县卫生志》,1986年。

⑬ 《璧山县志》,四川人民出版社1996年版。

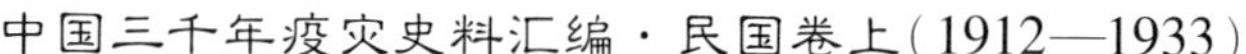

城口县　县境内兵匪烟贩涌入,鸦片泛滥,卖淫嫖娼滋生,导致梅毒在县内滋生蔓延[①]。按:梅毒虽是传染病,但难以急性流行导致疫灾,故本书不常录,仅录此以做说明。

云南省

楚雄县(今楚雄市)　春,鼠疫流行。鼠疫从维西传入。3月31日(二月三十日)报道:近则楚雄县亦有鼠疫发现,死者难以计数。闻某小村共有男女90余人,未三日即死亡80余人,真真有令人目不忍见者[②]。4月4日(三月初四日)报道:近则楚雄县亦有鼠疫发现,死者难以计数。闻某小村共有男女90余人,未三日,即传染死亡80余人,真有令人目不忍睹者[③]。

广通县(今属禄丰县)　春,鼠疫流行。3月31日(二月三十日)报道:此数日中,此种不祥之鼠疫又忽传染至广通县[④]。4月4日(三月初四日)报道:此数日中,此起不祥之鼠疫又忽传染至广通县(楚雄距省六天,而广通只距省五天),患病者较楚雄更众,死亡尤多[⑤]。

寻甸县　回归热流行。今《寻甸回族彝族自治县志》载:1919—1922年间,六哨阿么角村回归热流行,全村90%村民发病,死亡200余人[⑥]。

通海县　夏,伤寒流行。今《通海县卫生志》载:6月,通海县瘟病(伤寒)流行,发病数百人,死亡严重[⑦]。

黎　县(今华宁县)　盘溪天花大流行[⑧]。

思茅县(今属普洱市)　疟疾大流行。今《思茅镇志》载:思城瘟疫(疟疾),死亡枕藉,十室九空[⑨]。1919—1935年,思茅县恶性疟疾流行[⑩]。

景谷县　鼠疫流行。勐主一带死亡500多人[⑪]。

兰坪县　春,鼠疫流行。春正月,大疫,各乡各里病者十有八九,死亡数百人[⑫]。

---

① 《城口县志》,四川人民出版社1995年版。
② "云南发现鼠疫说",《申报》1919年3月31日,第7版。
③ "滇省发现鼠疫",《大公报》1919年4月4日,第2张第2版。
④ "云南发现鼠疫说",《申报》1919年3月31日,第7版。
⑤ "滇省发现鼠疫",《大公报》1919年4月4日,第2张第2版。
⑥ 《寻甸回族彝族自治县志》,云南人民出版社1999年版。
⑦ 《通海县卫生志》,1991年。
⑧ 《华宁县卫生志》,1995年。
⑨ 《思茅镇志》,云南民族出版社2008年版。
⑩ 《思茅县志》,生活·读书·新知三联书店1993年版。
⑪ 《景谷傣族彝族自治县志》,四川辞书出版社1993年版。
⑫ 《兰坪白族普米族自治县志》,云南人民出版社2003年版。

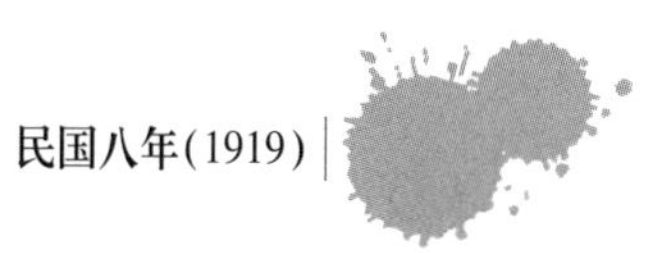

澜沧县　春，鼠疫流行。春，大山、雅口一带发生瘟疫（鼠疫），死人无数①。

中甸县　春，鼠疫流行。春，松赞林流行传染病（鼠疫），死亡僧人多人②。

维西县　春，鼠疫流行。4月4日（三月初四日）报道，维西县总务科员杨述信呈报该县疫症经过情形云：民国七年十二月十五六日间，瘟疫流行，受病者均是头痛、咳啖、身痛、发热之症……至二十五六日，病症传染遍城内，人民已至无家无人或可幸免者，署中办事、员书均已病卧，不能入署办事，法警、各役以及监押人犯，均无不病。张知事亦于二十六日染病，初时，亦自以为无关紧要，照方服药，未见效。其时，收发员亦在病中，维城医药两缺。方拟派员到丽延医购药，乃至三十日夜，病势均各加重，舌焦气喘，不能语言。至三十一日，张知事竟已长逝。正殓殡时间，收发员亦遂病故。自是民间亦有死亡，或八九人，或十余人，逐日相继，其有一家之中死至三四人者。昼间各街行人十分减少，不似城市景象；至黄昏后，市上更寂无人影，气象愁惨，莫可言状。至一月初七八日，病势渐退，惟乡间亦尚流行。查城区居民四百余户，死亡约在一百八十余人。闻之地方人言，此等劫数，为从来所未有者③。（按：文中所言日期均为公历，县城鼠疫流行时间约在上年农历冬月十三四日至腊月初六七之间，但乡间鼠疫一直持续到本年春。）自去年腊月十五六日至本年正月七八日，城区即死亡180多人④。

永北县（今永胜县）　春，鼠疫流行。瘟疫流行，死亡1万人⑤。

镇康县　天花流行，儿童死亡较多⑥。

贵州省

天柱县　夏，霍乱流行。瘟疫盛行，城乡死人甚众⑦。

黎平县　夏，霍乱流行。孟彦区罗里、上龙等寨发生霍乱，数百人死亡，24户死绝⑧。

平坝县　秋冬，恶性疟疾流行。秋冬，疾疫最烈，四乡有整寨死亡者，有每村寨只

---

① 《澜沧县志》，云南人民出版社1996年版。
② 《中甸县志·医药卫生》，云南民族出版社1997年版。
③ “滇省发现鼠疫”，《大公报》1919年4月4日，第2张第2版。
④ “云南发现鼠疫说”，《申报》1919年3月31日，第7版。
⑤ 梁鸿光《减灾必读》，人民出版社1990年版，第308页。
⑥ 《镇康县志》，四川民族出版社1992年版。
⑦ 《天柱县志》，贵州人民出版社1993年版。
⑧ 《黎平县志》，巴蜀书社1989年版。

存少数之户口者①,以致民众疲乏,无力劳作②。

赤水县(今赤水市) 春,痢疾流行。今《赤水县志》载:春,易荣黔部前往川黔边境肃匪,士兵十分之七染痢疾,回县城后死亡甚多③。

威宁县 夏秋,霍乱流行。民国《威宁县志》载:六、七、八月疫疠,死亡无数④。

遵义县(今遵义市) 春,瘟疫⑤。

都江县(今三都县) 冬,瘟疫⑥。

湖北省

湖北省 秋大水,死人甚多,难民逃往他乡,适值瘟疫盛行之际,故死亡十之五六,疫死之人无人掩埋,臭气熏蒸,又接连发生疠疫,辗转传染,为祸最烈⑦。

武昌城(江夏县附郭) 秋七月,霍乱流行。武昌今年虎疫亦极流行,一般妇女都说穿了红鞋就可绝疫,所以人人多着红鞋。阴历七月三十日,红鞋妇女集了多金在武昌东大门外东岳庙开了一个红鞋大会,这天进香的不下三四千人⑧。

夏口县(今属武汉市) 秋七月,霍乱流行。8 月 11 日(七月十六日)报道:汉镇发现时疫,红十字会每日施送救急药水至四百余瓶之多⑨。9 月 2 日(闰七月初九日)报道:汉口市上燥热,疫疠盛行,死亡甚众⑩。

随　县(今属随州市) 秋,霍乱流行。长岗店霍乱流行,死亡 500 余人⑪。

南漳县 春三月,脑膜炎流行。热症杀人,较去年尤酷,撄疾者至多不过二日即毙⑫。

嘉鱼县 秋,霍乱流行。簰洲下沙口村发生霍乱,暴死 40 余人⑬。

蕲水县(今浠水县) 天花流行,县城死亡 150 余人⑭。

---

① 民国《平坝县志》卷四《事变志·疾疫》。
② 《平坝县志》,贵州人民出版社 2004 年版。
③ 《赤水县志》,贵州人民出版社 1990 年版。
④ 民国《威宁县志》卷一七《杂事志》。
⑤ 《贵州公报》1919 年 3 月 19 日第 1 张,第 2 页。
⑥ 《贵州公报》1919 年 12 月 14 日第 1 张,第 3 页。
⑦ “湖北义赈会董事会纪事”,《申报》1919 年 10 月 25 日,第 11 版。
⑧ “避疫声中怪现状”,《通俗医事月刊》1919 年第 2 期。
⑨ “汉镇防疫谈”,《申报》1919 年 8 月 11 日,第 7 版。
⑩ “湖北久旱得雨”,《申报》1919 年 9 月 2 日,第 8 版。
⑪ 《随州志》,中国城市经济社会出版社 1988 年版。
⑫ “南漳人民之厄运(湖北):既遭兵灾复受疫祸”,《通问报:耶稣教家庭新闻》第 845 期,1919 年。
⑬ 《嘉鱼县志》,湖北科学技术社 1993 年版。
⑭ 《浠水县志》,中国文史出版社 1992 年版。

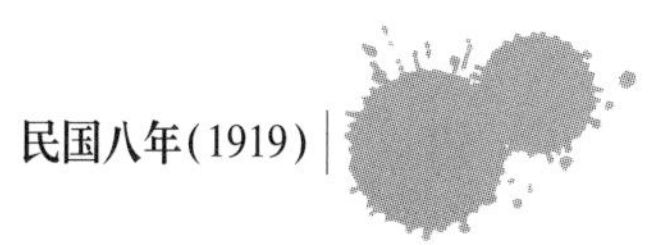

汉川县(今汉川市)　秋,霍乱流行。今《汉川县志》载:秋七八月间,水灾后大疫,吕巷病死40多人①。

黄冈县(今属黄冈市)　秋,霍乱流行。今《黄冈县志》载:瘟疫大流行,病者数万,死亡万余。上巴河裴家塆李茂林一家43人,在40天内死亡13人,其中一日内死去3人②。

天门县(今天门市)　秋,霍乱流行。今《天门县志》载:8月,东乡刘家集一带流行霍乱,300余人染病,200余人死亡③。

宜昌县(今宜昌市夷陵区)　天花流行④。疟疾流行⑤。

湖南省

湖南省　秋,霍乱大流行,并伴有赤痢、伤寒、白喉。10月4日(八月十一日)报道:湘省自去年春季发生数次战争,死亡枕藉。易家湾、株洲、醴陵一带,尸骸暴露,臭气熏蒸,历时至旬日之久,始由省城各慈善机关组织掩埋队分别掩埋。至本年春间,长沙、湘潭各处,果发生疠疫。然一现即灭,死亡甚少,以为此后或可感荷天庥,疫症不致再发。及长江各省虎疫盛行,常德、岳阳遂后先传染。近则省城内外,亦有疫症发生,且传染日多,平均计之,每日死者约有七八人⑥。11月10日(九月十八日)《通俗医事月刊》载:长沙、常德、岳阳地方本来有虎疫,近来各地方赤痢很多,肠窒扶斯亦属不少,此外还有患喉症的。有地方卫生行政责任的长官应该赶紧的整理他的地方卫生行政,免致疫疠蔓延、生命涂炭,那就是人民的幸福⑦。

长沙县(今属长沙市)　春,流感流行。秋,霍乱流行。10月4日(八月十一日)报道:至本年春间,长沙、湘潭各处,果发生疠疫,然一现即灭,死亡甚少。近则省城内外,亦有疫症发生,且传染日多,平均计之,每日死者约有七八人⑧。

衡阳县(今属衡阳市)　秋,霍乱流行。10月15日(八月廿二日)报道:湘省衡州发生一种奇异之疫症,每日罹此症而死者约有百人。其病状为发冷泻泄寒战,似霍乱又似疟疾,目下传染性之剧烈已渐减轻云⑨。

---

① 《汉川县志》,中国城市出版社1992年版。

② 《黄冈县志》,武汉大学出版社1990年版。

③ 《天门县志》,湖北人民出版社1989年版。

④ Wong and Wu. *History of Chinese Medicine*. Tientsin Press,1932. p. 605.

⑤ 何斌《我国疟疾流行简史》,《中华医史杂志》1988年第1期。

⑥ "长沙发生时疫之现状",《申报》1919年10月4日,第7版。

⑦ "疫气一束",《通俗医事月刊》1919年第2期。

⑧ "长沙发生时疫之现状",《申报》1919年10月4日,第7版。

⑨ "湖南衡州疫氛轻减",《申报》1919年10月15日,第7版。

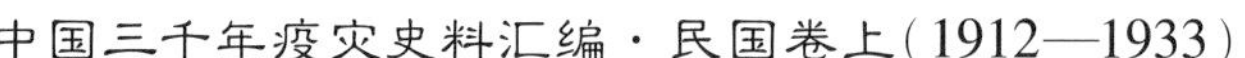

常德县(今属常德市)　秋,城乡霍乱流行①。

岳阳县(今属岳阳市)　秋,霍乱流行。10 月 4 日(八月十一日)报道:长江各省虎疫盛行,常德、岳阳遂后先传染②。

平江县　春,流感流行。今《平江县卫生志》载:流感大流行,流行高峰期间,少数村庄无人举火,城镇半数店铺闭市③。

湘潭县(含今湘潭市、韶山市)　春,流感流行。秋,霍乱流行。春,发生痧疫,一现即灭,死亡甚少④。秋,虎疫流行⑤。

武冈县(含今武冈市、洞口县)　疟疾大流行。今《武冈县志》载:莿溪、宝瑶等地瘟疫流行,死 4000 多人,其中安顺村无一幸存⑥。

桂阳县　疟疾大流行。今《新编莿溪瑶族乡志》载:全县疟疾流行,缺医少药,死亡万余人。安顺村原有 600 多人,幸存 200 多人,其中全家死亡的 34 户⑦。

祁阳县　痢疾、伤寒流行。今《祁阳县卫生防疫志》称:痢疾流行,下马渡、横冲等地尤甚。观音滩一带伤寒流行,多人死亡⑧。

慈利县　天花流行。今《慈利县卫生志》载:金岩乡天花流行,红联村竹廊院子 13 天内死 14 人⑨。

江西省

永新县　霍乱流行。井边村死亡 186 例,北乡钱溪汤家 7 天死亡 80 例⑩。

宜春县(今宜春市)　夏,霍乱流行。7 月 23 日(六月廿六日)袁州电称:此间发现虎剌拉甚烈,已死五百人,张将军日给与两千元以助购置防疫要品之经费⑪。

赣　县(今包括赣州市市区、赣县)　夏,鼠疫流行。6 月 29 日(六月初二日)报道:赣南屡遭兵燹,地方原气已大受斫丧。最近赣县又发生一种奇疫,传染极速。据云近两星期,总计赣县县城一处,遭此疫毙命者约有数百人⑫。

---

① 《常德市卫生志》,1989 年。

② “长沙发生时疫之现状”,《申报》1919 年 10 月 4 日,第 7 版。

③ 《平江县卫生志》,1990 年。

④ “长沙发生时疫之现状”,《申报》1919 年 10 月 4 日,第 7 版。

⑤ 《湘潭县卫生志》,1991 年。

⑥ 《武冈县志》,中华书局 1997 年版。

⑦ 《新编莿溪瑶族乡志》,1996 年。

⑧ 《祁阳县卫生防疫志》,2006 年。

⑨ 《慈利县卫生志》,1989 年。

⑩ 《永新县志》,新华出版社 1992 年版。《吉安地区志》第 4 卷,复旦大学社 2010 年版。

⑪ “各埠发现疫症之报告”,《医药杂志》1920 年第 2 期,第 70 页。

⑫ “赣省近事”,《申报》1919 年 6 月 29 日,第 7 版。

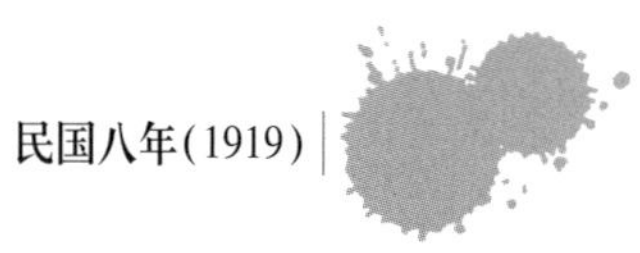

都昌县　全县鼠疫流行[①]。

江苏省

江苏省　夏秋,霍乱大流行。《申报》8月7日(七月十二日)报道:闻无锡、江阴、常州一带,近亦发生时疫,而尤以无锡为烈[②]。8月9日(七月十四日)报道:江宁省垣为津浦、沪宁两路之起点轮轨交通,照防疫章程,应先设所检察行旅,以免传染。顷又闻苏州、无锡、武进一带间有疫疠发生,迫近省垣,故省中筹备防疫,益不可缓[③]。8月12日(七月十七日)报道:博济药房特制时疫急痧药水,派人携带药水赴常州、无锡、嘉兴、上虞、余姚、浦东、南汇、奉贤、崇明、川沙等县各路分送[④]。这些都是霍乱流行的区域。9月1日(闰七月初八日)报道:江北高邮、宝应、阜宁、兴化、盐城等处,本年夏秋之间虎列拉疫症盛行,死亡颇多。闻高、宝两县各乡镇,两旬以来染疫死者约二千余人,似较他县为严重[⑤]。9月21日(闰七月廿八日)报道:江北淮阴、阜宁、盐城、宝应一带,自夏徂秋,未获透雨,且各县晚稻又遭蝗灾,损失甚巨。现当收割之际,秋成只有四五分,农民苦之。闻各处疫势,以近日天气转凉已渐轻减,惟盐、阜两邑刻仍盛行,死亡不少,以苦力之人为多云[⑥]。1920年《通俗医事月刊》和《晨报》载:苏省1919年夏令发现一种虎列剌疫症,流行于沪、宁、苏、镇等地[⑦]。

江宁县(今属南京市)　秋,霍乱流行[⑧]。8月21日(七月廿六日)报道:近日疫症流行,南京城北一带,传染甚盛[⑨]。8月22日(七月廿七日)报道:南京此间疫症盛行[⑩]。8月30日(闰七月初六日)报道:下关疫势甚盛[⑪]。8月31日(闰七月初七日)报道:本月初旬,下关区查悉宝塔桥有染患吐泻病死亡数人。本月中旬,城内中区亦发现类似此项疫病死亡之人。近因气候不良,此项时症传染更多[⑫]。9月4日(闰七

① 《都昌县志》,新华出版社1993年版。

② "关于时疫之消息",《申报》1919年8月7日,第10版。

③ "宁垣之防疫谭",《大公报》1919年8月9日,第2张第2版。

④ "时疫流行中之送药忙",《申报》1919年8月12日,第1版。

⑤ "镇江江北时疫剧烈",《申报》1919年9月1日,第8版。

⑥ "江北晚稻歉收",《申报》1919年9月21日,第7版。

⑦ "海洲发现冬疫说",《通俗医事月刊》1920年第5期。《晨报》1920年1月17日,转引自李文海等《近代中国灾荒纪年续编》,湖南教育出版社1993年版,第22页。

⑧ 《南京卫生志》,方志出版社1996年版。

⑨ "南京快信",《申报》1919年8月21日,第8版。

⑩ "南京快信",《申报》1919年8月22日,第7版。

⑪ "南京快信",《申报》1919年8月30日,第7版。

⑫ "南京之防疫谈",《申报》1919年8月31日,第8版。

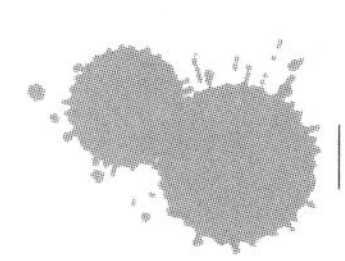

月十一日)报道:南京近日时疫复盛①。9月5日(闰七月十二日)报道:宁垣昨日发生虎疫四处②。9月6日(闰七月十三日)报道:西华门、汉西门均发生虎疫,临时防疫总医院已派西医施救③。9月8日(闰七月十五日)报道:南京时疫流行④。9月11日(闰七月十八日)报道:南京近日虎列拉疫传染甚盛,闻5日内患者有40余人,死者11人⑤。

丹徒县(今属镇江市) 夏秋,霍乱流行。7月25日(六月廿八日)报道:镇郡西南乡天王寺、上荡丁、角黄庄等处迩来发生一种痧症,万分危险,并且易于传染,流行甚速。各处乡民患痧身死者已有多人⑥。7月29日(七月初三日)报道:近日天时不正,霍乱流行⑦。8月11日(七月十六日)报道:镇城时疫现已延及四乡,尤以上荡、北渚两区为最,染疫暴亡者已有多人⑧。8月13日(七月十八日)报道:镇江西南之丁角、宝堰、句容等处时疫流行甚为猛烈,前昨两日丁角一带共毙九人,均系瘪螺痧症⑨。8月18日(七月廿三日)报道:秋暑甚酷,疫症益烈。此数日间,城厢内外,染疫症而死者颇不乏人,多系苦力,中上等社会尚无染疫者⑩。8月20日(七月廿五日)报道:镇郡西南句容、马庄、丁角等处疫疠流行,死亡相继,传染迅速⑪。8月21日(七月廿六日)报道:此间自发生疫后,前昨两日患者更多⑫。8月23日(七月廿八日)报道:近镇郡一带天气亢热,时疫流行⑬。8月27日(闰七月初三日)报道:本城内外,日来疫势稍杀,惟新洲、新丰、黄村、马家山、大树岗一带乡村,疫势甚为险恶,而以新洲、黄村两乡为最盛⑭。9月20日(闰七月廿七日)报道:日来镇郡西南两乡患时疫者,仍层见迭出⑮。

吴 县(今属苏州市) 春,脑脊髓膜炎流行。4月13日(三月十三日)报道:近

① "南京快信",《申报》1919年9月4日,第7版。
② "南京快信",《申报》1919年9月5日,第7版。
③ "南京快信",《申报》1919年9月6日,第7版。
④ "南京快信",《申报》1919年9月8日,第7版。
⑤ "南京快信",《申报》1919年9月11日,第7版。
⑥ "镇江乡间时疫流行",《申报》1919年7月25日,第7版。
⑦ "镇江时症流行",《申报》1919年7月29日,第7版。
⑧ "镇江时疫未已",《申报》1919年8月11日,第7版。
⑨ "镇江时疫蔓延",《申报》1919年8月13日,第7版。
⑩ "镇江城乡疫氛尚恶",《申报》1919年8月18日,第7版。
⑪ "镇江乡民因疫迎神会",《申报》1919年8月20日,第7版。
⑫ "镇江疫势猛烈",《申报》1919年8月21日,第8版。
⑬ "镇江时疫流行中之迷信",《申报》1919年8月23日,第8版。
⑭ "镇江时疫蔓延愈广",《申报》1919年8月27日,第8版。
⑮ "镇江时疫尚未扑灭",《申报》1919年9月20日,第7版。

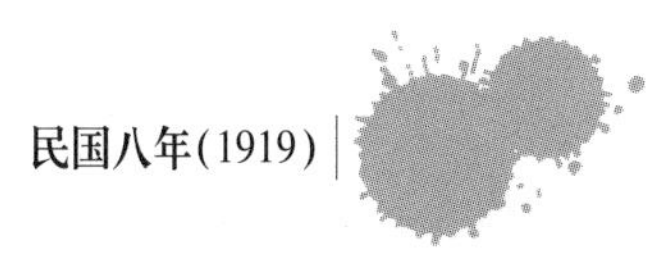

日天气忽寒忽热,苏城发现一种时疫,极易传染①。4月19日(三月十九日)报道:北桥乡流行性脑脊髓膜炎症②。《医药杂志》载:苏州方面之时症,苏州亦有一种似痧非痧之症,发现时仅觉头晕,肚中稍有反胃,不及一周时,即已不省人事,无可救药矣。下卿各处亦有以上诸症,且又有一种烂喉症,传染甚速,死亡已有多人云③。夏秋,霍乱流行。8月10日(七月十五日)报道:自上海发生时疫后,蔓延及于苏地。患者朝发夕死,情形殊为凶险④。8月21日(七月廿六日)报道:苏垣近日时疫渐盛⑤。8月24日(七月廿九日)报道:入秋以来时疫盛行⑥。8月28日(闰七月初四日)报道:苏地时症近日颇盛。天赐庄医院内病人日见加多,甚至礼拜堂中亦住满病人,三日来院中死亡者已十余人⑦。9月5日(闰七月十二日)报道:今岁夏秋以来,时疫流行⑧。9月7日(闰七月十四日)报道:苏垣时疫近已少杀,不意前昨两日起又盛⑨。9月18日(闰七月廿五日)报道:苏地尚有时疫⑩。9月25日(八月初二日)报道:苏现在夏秋之交,时疫流行,人民之染疫而死者颇多。近日天气渐凉,疫气已退⑪。9月29日(八月初六日)报道:秋阳酷烈,洞庭西山水势未退,蒸成疫疠,晨发夕死,蔓延全山,死人不少⑫。

常熟县(今常熟市)　秋,霍乱流行。8月,城区霍乱猖獗,死者枕藉。地方士绅于县图书馆办治疫病院,首用自制生理盐水注射救治病人,日诊最多达180余人⑬。9月3日(闰七月初十日)报道:常熟疫疠潜行,死亡渐多⑭。

昆山县(今昆山市)　秋,霍乱流行。8月18日(七月廿三日)报道:昆城疫势未退⑮。

吴江县(今吴江市)　秋,霍乱流行。9月27日(八月初四日)报道:盛泽前以时

---

① "苏州时疫流行",《申报》1919年4月13日,第7版。
② "脑脊髓膜炎症传至乡间矣",《申报》1919年4月19日,第10版。
③ "各埠发现疫症之报告",《医药杂志》1920年第2期。
④ "苏州筹办临时时疫医院",《申报》1919年8月10日,第7版。
⑤ "苏州疫氛渐恶",《申报》1919年8月21日,第8版。
⑥ "苏州临时防所开幕",《申报》1919年8月24日,第8版。
⑦ "苏州苏垣防疫谈",《申报》1919年8月28日,第7版。
⑧ "苏州香业工人罢工",《申报》1919年9月5日,第7版。
⑨ "苏州苏垣疫氛又炽",《申报》1919年9月7日,第7版。
⑩ "苏州乡民迎赛神会",《申报》1919年9月18日,第7版。
⑪ "苏州疫疠延及牲畜",《申报》1919年9月25日,第8版。
⑫ "苏浙灾况报告书",《申报》1919年9月29日,第11版。
⑬ 《常熟市卫生志》,1990年。《常熟市志》,上海人民出版社1990年版。
⑭ "常熟疫症盛行",《申报》1919年9月3日,第11版。
⑮ "关于时疫之消息",《申报》1919年8月18日,第11版。

疫盛行,由寓沪报界邵仲辉君面商时疫医院沈仲礼院长,请派医队前往救治。日来疫气已较前略减云①。

无锡县(今属无锡市)　秋,霍乱流行,死亡率极高②。7月29日(七月初三日)报道:无锡霍乱猖獗③。7月31日(七月初五日)报道:昨日疫势仍炽,城内外之死亡者并不少减④。8月1日(七月初六日)报道:无锡疫氛日炽⑤。8月14日(七月十九日)报道:无锡城区疫氛稍杀⑥。8月16日(七月廿一日)报道:医院收治者多数为真性虎列拉,且遍染及上中级社会⑦。8月24日(七月廿九日)报道:日来时疫渐减,各市乡大半均未发生,仅南延市略有患者⑧。8月28日(闰七月初四日)报道:锡邑疫势较前渐见平静,投各治疗所医治者大半均为痢疾⑨。9月17日(闰七月廿四日)报道:自6月间发生虎疫,现在疫势已经肃清,故县立治疗所亦于十五日停办矣⑩。

常　州(武进县附郭)　秋,霍乱流行。8月,《武进月报》载:节交炎夏,上海发生时疫,延及无锡、常州⑪。

宜兴县(今宜兴市)　秋,霍乱流行。全县传染病流行,4866人得病,死亡2175人⑫。传染病主要为霍乱。

江阴县(今江阴市)　秋,霍乱流行。8月15日(七月二十日)报道:江阴近亦盛行时疫,城中患疫毙命者日有所闻。各乡如月城桥、夏城、长泾等乡,疫氛尤惨,死亡相继,甚至一家五口连毙四命⑬。

南通县(今属南通市)　秋,霍乱流行。唐闸市5天死亡200余人⑭。《医药杂志》载:南通亦已发生虎列拉疫症,始起于城东各处,旋即传染城中并城西唐墙区等处,染者皆有性命之忧,官厅闻讯即于昨日起禁止市上售卖瓜果及一切有害卫生之生

---

① “盛泽疫症渐灭”,《申报》1919年9月27日,第11版。

② 《无锡县志》,上海社会科学院出版社1994年版。《无锡县卫生志》,江苏人民出版社2001年版。

③ “无锡时疫流行之可怖”,《申报》1919年7月29日,第7版。

④ “无锡时疫流行续志”,《申报》1919年7月31日,第8版。

⑤ “无锡疫氛日炽之豫防”,《申报》1919年8月1日,第7版。

⑥ “无锡城区疫氛稍杀”,《申报》1919年8月14日,第7版。

⑦ “无锡时疫渐告平静”,《申报》1926年8月16日,第10版。

⑧ “无锡疫氛渐杀”,《申报》1919年8月24日,第8版。

⑨ “无锡疫势逐渐衰减”,《申报》1919年8月28日,第7版。

⑩ “无锡时疫治疗所停办”,《申报》1919年9月17日,第7版。

⑪ “预防时疫”,《武进月报》1919年第8期。

⑫ 《宜兴县志》,上海人民出版社1990年版。《宜兴县卫生志》,1987年。

⑬ “关于疫症之消息”,《申报》1919年8月15日,第11版。

⑭ 《南通县志》,江苏人民出版社1996年版。

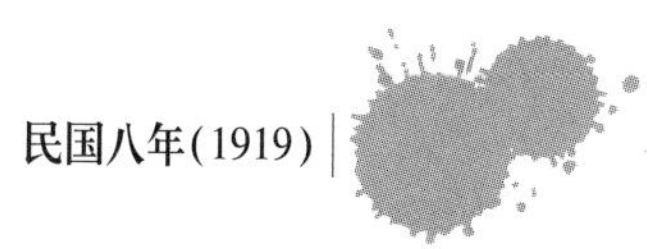

冷物品，以防未然。其已患者则由城南医院、中西学园分认诊治。闻日来疫势已稍杀，不若前三日内之酷厉矣①。8月28日（闰七月初四日）报道：南通城厢内外疫疠未灭②。9月7日（闰七月十四日）报道：南通掘港时疫流行③。9月19日（闰七月廿六日）报道：通邑虎疫前已渐次肃清，近日天气寒热失常，虎疫又乘势而起，偶一不慎，即有性命之忧④。

海门县（今海门市） 夏，霍乱流行。7月19日（六月廿二日）报道：此间现亦发现虎列拉症，死者已有三人。查此症由浦东而沪埠，今且延及此僻处扬子江滨之灵甸港，传染之速，至可忧虑⑤。

泗阳县 黑热病流行。今《泗阳县志》载：黑热病蔓延泗阳全境⑥。

江都县（今属扬州市） 春，脑膜炎流行。4月15日（三月十五日）报道：扬州近来发现之疫症，俗呼“痰迷”，流行甚广⑦。4月19日（三月十九日）报道：扬州流行脑脊炎疫⑧。秋，霍乱大流行，死亡很多⑨。此后，每隔四五年就有一次较大流行⑩。8月22日（七月廿七日）报道：入秋以来，天气不正，以致时疫流行。近四日中蔓延益盛，惟尚无殒命之虞⑪。8月25日（闰七月初一日）报道：江北各县疫势甚厉，各县每日合计病毙数十人⑫。8月30日（闰七月初六日）报道：扬郡入秋以来，人民尚称安善。惟日来有类似疫症而死者⑬。9月2日（闰七月初九日）报道：近来疫病流行⑭。9月6日（闰七月十三日）报道：江都县属日来时疫蔓延益甚，城乡都已传遍，患者三五小时即行毙命⑮。《扬州市卫生防疫志》称：里下河、江都县等地霍乱大流行⑯。

东台县（今东台市） 秋，霍乱流行。8月19日（七月廿四日）报道：时疫盛行，死

---

① “各埠发现疫症之报告”，《医药杂志》1920年第2期。
② “南通官厅防疫之周至”，《申报》1919年8月28日，第7版。
③ “南通掘港因赛神会罢市”，《申报》1919年9月7日，第7版。
④ “南通虎疫又炽”，《申报》1919年9月19日，第7版。
⑤ “海门灵甸港发现虎列拉症”，《申报》1919年7月19日，第7版。
⑥ 《泗阳县志》，江苏人民出版社1995年版。
⑦ “扬州□行症与软脚症”，《申报》1919年4月15日，第7版。
⑧ “脑脊炎疫之研究”，《申报》1919年4月19日，第7版。
⑨ 《江都县志》，江苏人民出版社1996年版。
⑩ 《江都县卫生志》，江苏科学技术出版社1992年版。
⑪ “扬州伍佑时疫盛行”，《申报》1919年8月22日，第8版。
⑫ “江北同乡会请求防疫”，《申报》1919年8月25日，第10版。
⑬ “扬州扬城发现疫症”，《申报》1919年8月30日，第7版。
⑭ “扬州军县会议防疫”，《申报》1919年9月2日，第8版。
⑮ “扬州时疫蔓延益剧”，《申报》1919年9月6日，第7版。
⑯ 《扬州市卫生防疫志》，南京大学出版社1993年版。

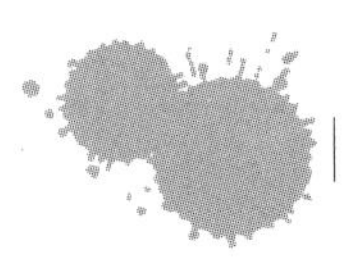

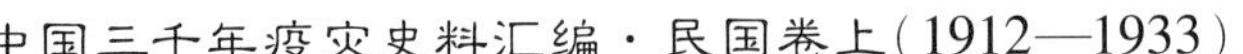

亡相继[①]。

高邮县(今高邮市) 秋,霍乱流行。8月23日(七月廿八日)报道:高邮居淮河之中心,为轮舶交通之地,近亦发现时疫,蔓延极广,罹斯疫者无分老幼男妇,朝患夕毙,每日死亡约在十人以上[②]。

徐 州(铜山县附郭) 秋九月,霍乱流行。徐州的疫气,死的人真是不少,人民除出城隍会外,门上多贴黄牛图一张,牛的旁边还有几句话:"我是天上下来一双老黄牛,不吃下界干草头。疫气盛行家家有,一人生病十人愁,如想要免瘟疫病,只要我家老黄牛。"亦可以说得其是无奇不有的了[③]。

沛 县 夏五月,霍乱流行[④]。秋,伤寒流行。今《徐州市卫生志》《龙固镇志》载:沛县伤寒、副伤寒连续两次大流行,死亡人数很多[⑤]。按:这里的"伤寒、副伤寒"似即霍乱、副霍乱之谓。

睢宁县 秋,伤寒流行。睢宁连续两次伤寒大流行,死亡人数很多[⑥],所辖高作镇[⑦]、姚集乡均伤寒流行,姚集乡的伤寒流行发生在9月[⑧]。

宿迁县(今属宿迁市) 春,白喉流行。春旱,县南境发生白喉千余人,死亡二三十人[⑨]。

东海县(海州) 冬,黑热病流行。1920年1月17日(十一月廿七日)报道:海州一带交冬后,发现一种疫症,始而咳嗽、头晕,继而发起狂热,若不迅速救治,越二三日即行毙命,人民感染此症及伤亡者甚夥[⑩]。按:根据症状,疑为伤寒型黑热病流行。

灌云县 黑热病流行。1919—1922年,黑热病大流行,龙苴老霍庄78户539口人,患病137人,死亡106例,其中有6户全家死亡[⑪]。

沭阳县 秋,霍乱流行。今《沭阳县卫生志》载:烈性传染病霍乱在境内流行[⑫]。

---

① "东台学警会同防疫",《申报》1919年8月19日,第7版。

② "扬州高邮时疫甚厉",《申报》1919年8月23日,第8版。

③ "避疫声中怪现状",《通俗医事月刊》1919年第2期。

④ 《沛县卫生志》,1985年。《沛县简志》,1989年。

⑤ 《徐州市卫生志》,1991年。《龙固镇志》,2010年。

⑥ 《徐州市卫生志》,1991年。《睢宁县志》,中国社会科学出版社1994年版。

⑦ 《高作镇志》,1997年。

⑧ 《姚集乡志》,新华出版社1997年版。

⑨ 《宿迁市志》,江苏人民出版社1996年版。

⑩ 《晨报》1920年1月17日,转引自李文海等《近代中国灾荒纪年续编》,湖南教育出版社1993年版,第22页。

⑪ 《灌云县志》,方志出版社1999年版。

⑫ 《沭阳县卫生志》,中国矿业大学出版社1996年版。

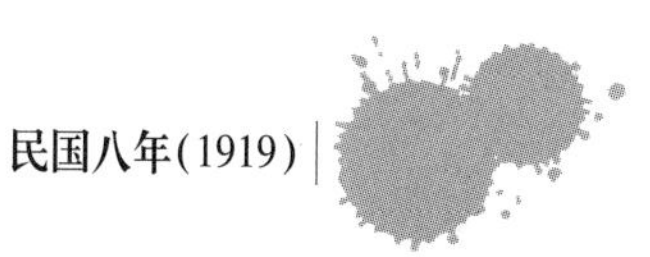

太仓县(今太仓市)　秋,霍乱流行。8月19日(七月廿四日)报道:刘河镇自入秋以来,时疫流行,而以贫苦之家无力延医者丧亡较多①。

上海市

上海县(今闵行区等)　春,流感流行。3月1日(正月廿九日)报道:本埠新近发生之时症寒热病,日来尚不十分蔓延。惟肺炎病今租界患者甚众,且传染颇易云②。3月12日(二月十一日)报道:本埠流行病日见剧烈。虹口、徐家汇各著名学校染患者甚众,各大医院执事病卧于榻者亦十居七八,所幸死亡者尚少③。4月5日(三月初五日)报道:沪上自流行性感冒(即西班牙伤风)流行以来,死亡颇多。并发现流行性脑脊髓膜炎四起,三起不及救治,一起六七分可望治愈④。夏秋,霍乱流行,死680人⑤。实际死亡人数可能远不止此。六月,《通问报》称:时令已届大暑,气候仍未盛热,以是疾疫丛生,其初起于浦东一带,蔓延四乡。近日南市之患是疫而不救者颇众。昨日有居住小南门外小九华地方开铁店之顾阿松于黎明起病至气绝仅越二小时,又大码头外开红木作之奚老二夫妇一家连毙三人。南北市收治疫症之各医院,病人都为之满,所有各寿器店及冥纸、僧道、鼓手人等大有应接不暇之势⑥。《绍兴医药学报》载:入夏天气不时,雨多晴少,到处患潦,气候如秋,此数十年来罕见之现象。夏六月初,上海浦东发现虎列拉症,一星期中,死亡约五百余人。长江流区之各埠亦有发现,查上海(《新闻报》报告)为最剧烈⑦。《申报》7月9日(六月十二日)报道:近日浦东烂泥渡、陆家嘴等处发现虎利拉症,蔓延甚速⑧。7月11日(六月十四日)报道:今岁淫雨为灾,霍乱病人孔多,患病极重,五日以内住院病人已达四十余人⑨。7月12日(六月十五日)报道:上海自兼旬霉雨以来,浦东沿浦一带已发生霍乱等症⑩。7月13日(六月十六日)报道:浦东发生时疫,初起于陆家嘴,近已延及烂泥渡,工人、乡民染斯疫而死亡者,每日有十余人之多。杨家渡张家浜一带,亦渐次延及⑪。7月14日(六月十

① “刘河临时医院之成绩”,《申报》1919年8月19日,第7版。
② “医生之时症谈”,《申报》1919年3月1日,第10版。
③ “流行病日见剧烈”,《申报》1919年3月12日,第10版。
④ “发见流行性脑脊髓膜炎症”,《申报》1919年4月5日,第10版。
⑤ 《上海卫生志》,上海社会科学院出版社1998年版。
⑥ “本埠疫势流行更盛”,《通问报:耶稣教家庭新闻》第860期,1919年。
⑦ “上海浦东霍乱(即真虎列拉)时疫酌方”,《绍兴医药学报》1919年第7期。
⑧ “发现虎列拉症”,《申报》1919年7月9日,第10版。
⑨ “时疫医院开幕记”,《申报》1919年7月11日,第11版。
⑩ “浦东发现虎列拉症续志”,《申报》1919年7月12日,第11版。
⑪ “浦东发现虎列拉症三志”,《申报》1919年7月13日,第10版。

七日)报道:浦东烂泥渡虎列拉蔓延①。7月15日(六月十八日)报道:本年时疫较昔为烈,红十字会时疫医院一星期间收容病人已达300余名,所患者均系瘪螺、吊脚等重症②。7月16日(六月十九日)报道:近日时疫流传,沪上势颇剧烈,天津路时疫医院收留病者,地板上为之卧满,该院两星期以来患疫求诊者达500人以上,死亡者约居十分之一③。沪时疫流传更广,日本宣布上海为有疫口岸④。7月17日(六月二十日)报道:浦东烂泥渡疫气蔓延已广,公立上海医院所设之临时诊所已有人满之患,昨日挂号人数较前数日又增一倍,旬日之间死亡已达500余人⑤。7月19日(六月廿二日)报道:浦东烂泥渡一带近二日来死亡者渐少,惟疫气蔓延,患者仍不少减⑥。时令已届大暑,气候仍未盛热,以是疾疫丛生,其初起于浦东一带,蔓延四乡,近日南市之患是疫而不救者颇众⑦。7月21日(六月廿四日)报道:浦东烂泥渡疫症,连日渐次蔓延至洋泾镇一带,乡民染疫而死者日必数人,凌家弄乡村中有一家染疫而死者,计老幼四人,洋泾港一带江北船户年来停泊者日增,近日亦死亡相继。公共租界内已被侵入。沪南南会馆迤北至薛陆家浜一带,居户传染时疫者,十居四五⑧。7月26日(六月廿九日)报道:时疫日盛,公共租界内已被侵入⑨。8月1日(七月初六日)报道:浦东疫势蔓延已及新场⑩。8月5日(七月初十日)报道:浦口前日发现虎列拉疫症,死二人⑪。南、北市及城中一带发生时疫,迄已旬余,疫气未退,加以前两日天时寒冷,气候不良,疫势更为猛烈⑫。8月6日(七月十一日)报道:浦东时疫于旧历六月中旬之后,先自董家渡之塘桥镇一带,继而蔓延至上、南两县交界之龙皇庙及严家桥、北蔡等处,计截至上月终为止,以上各镇患疫殒命者,男女老幼已达一千余口以上。乃自七月初一以后,已延至周浦镇地方,至前日为止,因疫毙命者亦有百数十人之多。讵自阴历本月初七以来,北蔡地方时疫传染者尤复重见,患者较前更为沉重。轻者至多一

---

① "浦东发现虎列拉症四志",《申报》1919年7月14日,第10版。
② "时疫之蔓延",《申报》1919年7月15日,第11版。
③ "时疫流传更广",《申报》1919年7月16日,第10版。
④ "日本宣布上海为有疫口岸",《申报》1919年7月16日,第10版。
⑤ "浦东发生虎列拉症六志",《申报》1919年7月17日,第10版。
⑥ "浦东疫症之昨讯",《申报》1919年7月19日,第10版。
⑦ "疫势流行更盛",《申报》1919年7月19日,第10版。
⑧ "疫症并未稍减",《申报》1919年7月21日,第10版。
⑨ "疫势愈传愈盛",《申报》1919年7月26日,第10版。
⑩ "关于疫症之消息",《申报》1919年8月1日,第10版。
⑪ "南京快信",《申报》1919年8月5日,第7版。
⑫ "关于时疫之消息",《申报》1919年8月5日,第10版。

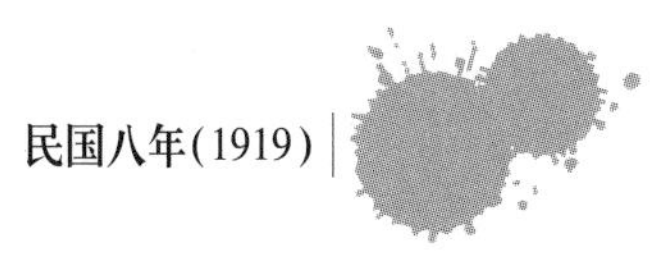

日余即行身死,重则只有半日一经染疫,延医亦所不及[①]。8 月 17 日(七月廿二日)报道:闸北附近各乡村时疫病症日来更剧,往往朝发夕死。恒丰路浙宁水木公所时疫医院自 16 日至 20 日此 5 日内共治疫症计:轻病 375 人,重症 164 人,用盐水注射者 11 人,不治者 2 人,留院医治者最多之日 80 余人,少亦 50 余人,比较上次增多病人十分之五,故该院医生看护士昼夜分班轮值,备极劳瘁[②]。8 月 18 日(七月廿三日)报道:沪上疫势已渐减退[③]。8 月 24 日(七月廿九日)报道:疫势虽已稍杀,然商学界中又另发现一种可危之症[④]。8 月 31 日(闰七月初七日)报道:日来闸北方面病势复炽,新发生一种闭口痧,朝发夕死,极其危险。恒丰路浙宁水木公所时疫医院自闰七月初一至初五,共治疫症轻者 353 人,重者 202 人,用盐水注射者 22 人,不注射者 2 人[⑤]。9 月 7 日(闰七月十四日)报道:天津路时疫医院自 7 月 7 日开办以来至昨夜止,共收患疫者 5448 人。其中不治者 334 人,占全数 62‰,共打盐水针 1774 起。疫势最盛时为 7 月 21 日,是日院中收入 216 人。近来患疫者数已大减,昨日仅有 4 起须打针耳[⑥]。9 月 16 日(闰七月廿三日)报道:闸北恒丰路浙宁帮水木公所董事张继光创办急救时疫医院,自阴历七月初六开幕至闰七月二十日为止,统计治应时疫轻症 2998 人,重症 1444 人,用盐水注射者 154 人,身故者共 12 人。病人住院最多时有 108 人,少时亦 60 余人。又该公所旧有医院近来就诊者亦极拥挤,自七月初一起至闰月二十止,统计治愈内外科门诊 5884 人,住院者最多时有 40 余人,近日稍稀尚有 30 余人[⑦]。9 月 22 日(闰七月廿九日)报道:沪地疫势虽见轻减,而患者仍不少。闸北恒丰路临时急救时疫医院自闰七月二十一至二十五日,来院求治者计轻症 271 人,重症 67 人,无身故者。留院病人最多之日 60 余人,少亦 40 余人[⑧]。9 月 25 日(八月初二日)报道:浦东一带疫气已告平静,故洋泾镇所设之广济会临时救疫医院业于前日撤销办理结束矣[⑨]。10 月 6 日(八月十三日)报道:浦东大园南汇等处自夏间发生时疫,岂知疫气退而复盛[⑩]。所属颛桥镇北陈家里宅村的一户,半个月内死亡 4 人[⑪]。《大公报》和《盛京时

---

① “关于时疫之消息”,《申报》1919 年 8 月 6 日,第 10 版。
② “关于疫症之消息”,《申报》1919 年 8 月 17 日,第 11 版。
③ “关于时疫之消息”,《申报》1919 年 8 月 18 日,第 11 版。
④ “时疫医院之经过谈”,《申报》1919 年 8 月 24 日,第 10 版。
⑤ “闸北近日之病症”,《申报》1919 年 8 月 31 日,第 11 版。
⑥ “红会时疫医院之报告”,《申报》1919 年 9 月 7 日,第 11 版。
⑦ “闸北急救时疫医院之成绩”,《申报》1919 年 9 月 16 日,第 11 版。
⑧ “时疫尚未扑灭”,《申报》1919 年 9 月 22 日,第 11 版。
⑨ “浦东时疫医院撤销”,《申报》1919 年 9 月 25 日,第 11 版。
⑩ “浦东疫症复有发现”,《申报》1919 年 10 月 6 日,第 11 版。
⑪ 《颛桥志》,1988 年。

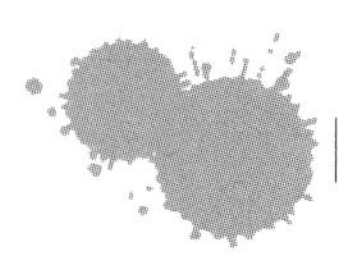

报》对上海夏秋的霍乱流行也多有报道。7月18日(六月廿一日)报道:霍乱症大肆猖獗,华人死者日以百数①。7月23日(六月廿六)报道:上海发现虎烈拉,大疫时行,医院为满②。7月31日(七月初五日)报道:上海一隅发现疫症,势已蔓延,死亡枕藉,惨不忍闻③。8月4日(七月初九日)报道:近来上海发生一种时令病症,名虎列拉,即真正霍乱病,传染最烈,患染是病死亡不计其数④。又,虎列拉症渐染于上海,盖一由于天时之不正,二由于空气之不洁,三由于饮食起居之不讲卫生,而疫疠遂得乘机以肆其虐矣⑤。8月8日(七月十三日)报道:现在上海流行一种时症,名叫虎列拉,每日患此病者二三百人,死者约在百人以上⑥。8月9日(七月十四日)报道:上海浦东一带发生虎烈拉时疫⑦。8月20日(七月廿五日)报道:近来上海地方发现虎烈拉疫病,传染甚烈⑧。冬,白喉流行。1920年2月14日(十二月廿五日)报道:沪上最近又发生白喉症,租界中患者颇不乏人⑨。1920年2月17日(十二月廿八日)报道:月初本埠有白喉症发生,曾志前报。兹悉旧历年底,此症颇形剧烈,染甚众,一家死亡数口者颇多。自入新年以来,已渐减灭⑩。

松江县(今松江区)　秋,霍乱流行。8月4日(七月初九日)报道:松江近日城厢一带霍乱流行⑪。8月10日(七月十五日)报道:松地自发生时疫以来,死者极多,城中区一带竟有一门死五六人者。日来城内虽似稍杀,而西外各街仍极蔓延⑫。8月22日(七月廿七日)报道:松地自发生虎疫以来,死人如麻,迄今匝月。初仅城中一孩感染,渐次蔓延,涉及东南各乡⑬。8月26日(闰七月初二日)报道:松地自发生时疫以来,迎赛神会已不下数十起⑭。9月5日(闰七月十二日)报道:松地时疫前数日已渐平靖,临时救疫医院每日诊治疫症不过二十余号。讵两三日内,忽又增多至五六十

---

① “霍乱症大肆猖獗”,《盛京时报》1919年7月18日,第2版。

② “闽省时疫盛行”,《盛京时报》1919年7月23日,第2版。“防疫宜注重卫生”,《大公报》1919年7月23日,第3张第2版。

③ “防疫宜审先几”,《大公报》1919年7月31日,第3张第2版。

④ “医院长预防疫疠”,《大公报》1919年8月4日,第2张第2版。

⑤ “虎列拉又光临乎”,《大公报》1919年8月4日,第2张第3版。

⑥ “传染病医院布告”,《大公报》1919年8月8日,第2张第3版。

⑦ “宁垣之防疫谭”,《大公报》1919年8月9日,第2张第2版。

⑧ “关于防疫之汇志”,《大公报》1919年8月20日,第3张第2版。

⑨ “沪上发现白喉症”,《申报》1920年2月14日,第10版。

⑩ “白喉症现已渐减”,《申报》1920年2月27日,第10版。

⑪ “松江疫势可畏”,《申报》1919年8月4日,第8版。

⑫ “防疫责在警局”,《申报》1919年8月10日,第7版。

⑬ “松江时疫近闻”,《申报》1919年8月22日,第8版。

⑭ “松江迎赛神会之狂热”,《申报》1919年8月26日,第8版。

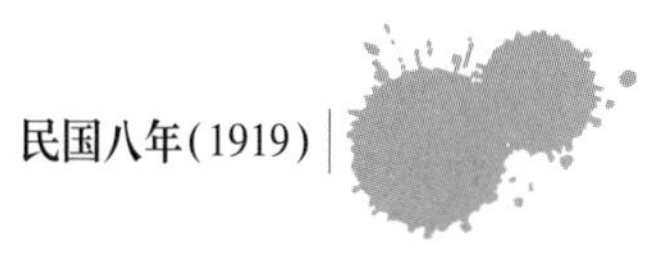

号,且发生一种极危险之脚气病①。今《松江县志》载:8 月,霍乱流行,每日死亡数十人,城中、城西一带死亡极多②。所辖亭林镇、叶榭镇在 8 月均霍乱流行③。

南汇县(今属浦东新区)　秋,霍乱流行。8 月 11 日(七月十六日)报道:南汇县界周浦镇一带近日患疫者颇多④。8 月 26 日(闰七月初二日)报道:浦东南汇县境之横沔、周浦等处,发现疫症甚剧,乡民染疫身死者日必数起⑤。

青浦县(今青浦区)　秋,霍乱流行。朱家角镇死百余人,棺材、豆腐、蔬菜,利市三倍⑥。8 月 27 日(闰七月初三日)报道:朱家角等处居民因患疫死亡者颇多⑦。

奉贤县(今奉贤区)　夏秋,霍乱流行。7 月,萧塘镇南街流行霍乱,4 天内死亡 9 人⑧。8 月,奉贤县霍乱盛行,患者很多⑨。8 月 30 日(闰七月初六日)报道:奉贤时疫自 6 月底发生,来势猛烈,朝发夕毙。浦东沿浦一带,近日染疫死亡者渐少,惟洋泾镇广济会临时救疫医院、杨家渡上海医学研究所临时医院,及烂泥渡上海医院分院病人投止,求诊者每日仍有四五十号,其中以伤寒、痢疾为多,虎列拉险症已见减少。惟内地奉、南、川境内霍乱盛行,患者甚多。南汇南门前日一日之间,患霍乱死者十余人。沪北宝山县属之罗店市时疫甚炽,死亡颇多⑩。冬,流感流行。1920 年 2 月 4 日(十二月十五日)报道:浦东奉贤一带旬日以来,时症盛行,多患伤寒⑪。

金山县(今金山区)　秋,霍乱流行,有全村遭殃,有合门丧命者⑫。8 月,亭新乡时疫流行,死人如麻⑬。8 月 1 日(七月初六日)报道:虎疫流行,蔓延日盛,计立秋前金山县全县已死 300 余人。洙泾市区两星期来,每日死五六人,甚至一家三人或四人同时入殓,并吊奠之人回家亦死数人者。讵近日愈加猛烈,闻吕巷一带患者尤多⑭。8 月 11 日(七月十六日)报道:金山县属张堰镇及附近各乡近已发现时疫,猝然病毙者

---

① “松江疫氛复炽”,《申报》1919 年 9 月 5 日,第 7 版。

② 《松江县志》,上海人民出版社 1991 年版。

③ 《亭林镇志》,上海科学普及出版社 1993 年版。《叶榭志》,上海辞书出版社 2003 年版。

④ “关于时疫之消息”,《申报》1919 年 8 月 11 日,第 10 版。

⑤ “关于疫症之消息”,《申报》1919 年 8 月 26 日,第 10 版。

⑥ 《青浦县志》,上海人民出版社 1990 年版。《朱家角镇志》,上海辞书出版社 2006 年版。《青浦卫生志》,上海科学技术出版社 1989 年版。

⑦ “青浦临时防疫治疗所成立”,《申报》1919 年 8 月 27 日,第 8 版。

⑧ 《萧塘志》,1988 年。

⑨ 《奉贤县卫生志》,1985 年。

⑩ “关于疫症之消息”,《申报》1919 年 8 月 30 日,第 11 版。

⑪ “奉贤时症盛行”,《申报》1920 年 2 月 4 日,第 11 版。

⑫ 《金山县志》,上海人民出版社 1990 年版。

⑬ 《亭新乡志》,上海社会科学院出版社 1994 年版。

⑭ “金山城镇疫势之猛烈”,《申报》1919 年 8 月 1 日,第 7 版。

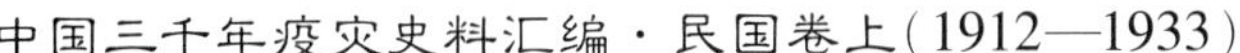

日有所闻[①]。8月31日(闰七月初七日)报道:此间疫势已减,惟天气酷热[②]。

崇明县　夏,霍乱流行。城桥地区和外沙久隆镇、永昌镇、大生分厂等死亡百余人[③]。

浙江省

杭　县(今属杭州市)　秋,霍乱盛行,霍乱稍减,猩红热随之。8月7日(七月十二日)报道:湖墅(属杭县)近日时疫流行,竟有朝发夕死者[④]。8月10日(七月十五日)报道:省会虎列拉症渐有发现,下城一带死亡相继[⑤]。8月19日(七月廿四日)报道:杭州此间霍乱吐泻盛行。旬日以来,死亡相继[⑥]。8月20日(七月廿五日)报道:省城时疫蔓延日甚,朝触夕毙,医药莫及[⑦]。8月25日(闰七月初一日)报道:省城疫气仍未少减,调查城内死亡人数,每区署(共二十署)必十余人[⑧]。8月27日(闰七月初三日)报道:省城疫势仍未少减。车站亦派医官专驻察验,闻已蔓延至西兴、萧山、闻堰一带[⑨]。8月30日(闰七月初六日)报道:省城疫氛甚盛[⑩]。9月2日(闰七月初九日)报道:此间疫气仍未稍灭,近已蔓延至望江门一带[⑪]。9月6日(闰七月十三日)报道:杭属江干乡时疫蔓延日甚,自临时防疫医院附设江干医院以来,诊愈者不下百数十人[⑫]。9月8日(闰七月十五日)报道:杭垣自发生时疫后,势甚剧烈,伤亡颇多,不意虎列拉疫势小衰,猩红热又渐发生[⑬]。9月10日(闰七月十七日)报道:杭城虎疫未灭,喉症(即猩红热)又起[⑭]。9月11日(闰七月十八日)报道:杭地时疫尚盛,死亡相继,惨难入目[⑮]。9月25日(八月初二日)报道:省垣疫气渐消,临时防疫病院下月

① “金山张堰镇之防疫谈”,《申报》1919年8月11日,第7版。
② “金山虎疫声中之螟患”,《申报》1919年8月31日,第8版。
③ 《崇明县志》,上海人民出版社1989年版。
④ “杭州杭县亦有时疫”,《申报》1919年8月7日,第8版。
⑤ “杭州快信”,《申报》1919年8月10日,第7版。
⑥ “杭州快信”,《申报》1919年8月19日,第7版。
⑦ “杭州快信”,《申报》1919年8月20日,第7版。
⑧ “杭州快信”,《申报》1919年8月25日,第7版。
⑨ “杭州快信”,《申报》1919年8月27日,第7版。
⑩ “杭州快信”,《申报》1919年8月30日,第7版。
⑪ “杭州快信”,《申报》1919年9月2日,第7版。
⑫ “杭州江干乡时疫剧烈”,《申报》1919年9月6日,第7版。
⑬ “杭州虎疫声中之猩红热”,《申报》1919年9月8日,第7版。
⑭ “杭州猩红热警耗续闻”,《申报》1919年9月10日,第7版。
⑮ “杭州快信”,《申报》1919年9月11日,第7版。

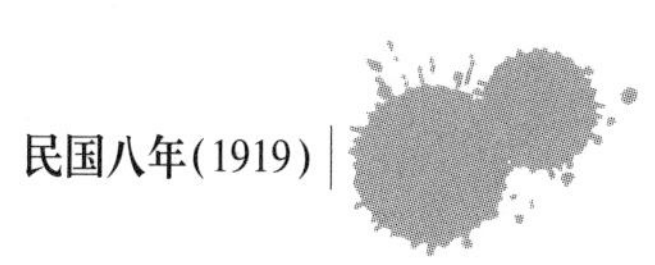

亦将裁撤[1]。10月8日(八月十五日)报道:省城疫气已平。惟查猩红热症尚间有发现[2]。

长兴县　秋,霍乱盛行。虎列拉大施猖獗,蔓延迄于湖隅。湖属素重迷信,于是,迎神赛会时有所闻,以谓借此可以驱疫,置防卫于不问,乡愚趋之若鹜,而地方官长且有提倡之者,良可慨也。长兴县知事颇重迷信,于焉金鼓喧阗,火爆聒耳,或设施奇离,怪态百出,举凡乡镇,靡不举行。闻盛泽更事增华,炉亭旗缀,备极鲜研,抬阁杂剧,巧为装演,或陈古玩以炫富,或饰冶容以导淫,不惜百家之产以供一时之观,于居民生计实为大蠹。咦!迷信若是,可叹亦可怜矣[3]。

嘉兴县(今属嘉兴市)　春,天花盛行。2月26日(正月廿六日)报道:嘉兴自入春以来,西乡一带天花流行,小儿传染者十有八九,看护不慎,辄至殒命。现已蔓延至城中[4]。3月2日(二月初一日)报道:嘉兴近日四乡天花盛行,小儿染之者十有八九[5]。3月14日(二月十三日)报道:嘉兴南乡一带发现流行病。初起时,均无大害,数日可愈。近因天气奇寒,病症加剧,且蔓延已至城区,各医生颇形忙碌。十龄内之小儿近亦多患天花,传染颇速[6]。夏秋,霍乱流行。晚秋,猩红热流行。6月20日(五月廿三日)报道:近日天气寒暖不匀,西乡一带时疫盛行[7]。7月10日(六月十三日)报道:近日发现一种痢疾,状甚危险。东乡一带为最盛,现已蔓延至城中,并以三十岁以上为最多[8]。8月7日(七月十二日)报道:禾城近日疫较前星期更盛,染疫者都系年壮男女[9]。8月11日(七月十六日)报道:自上月下旬发生时疫后,至本月初更甚。近日尚未稍杀,城中死亡相继,且多系壮年男女[10]。8月12日(七月十七日)报道:博济药房木圭氏特制时疫急痧药水,派人送往时疫流行之地,其中包括嘉兴[11]。8月23日(七月廿八日)报道:嘉兴自上月下旬起时疫流行,死亡相继,至今仍未稍杀[12]。8月29日(闰七月初五日)报道:嘉兴城市时疫虽渐衰退,惟已蔓延附城一带。东门外之

---

① “杭州快信”,《申报》1919年9月25日,第7版。
② “杭州快信”,《申报》1919年10月8日,第7版。
③ “时疫声中之迎神忙”,《兴华》第38期,1919年。
④ “嘉兴四乡天花盛行”,《申报》1919年2月26日,第7版。
⑤ “嘉兴设立牛痘讲习所”,《申报》1919年3月2日,第7版。
⑥ “嘉兴四乡发现流行病”,《申报》1919年3月14日,第7版。
⑦ “嘉兴县属西乡之流行病”,《申报》1919年6月20日,第8版。
⑧ “嘉兴时疫盛行”,《申报》1919年7月10日,第7版。
⑨ “嘉兴组织时疫医局”,《申报》1919年8月7日,第8版。
⑩ “嘉兴疫氛尚恶”,《申报》1919年8月11日,第7版。
⑪ “时疫流行中之送药忙”,《申报》1919年8月12日,第1版。
⑫ “嘉兴时疫未已”,《申报》1919年8月23日,第8版。

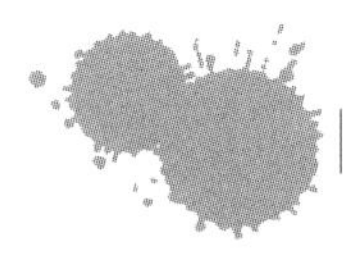

南堰镇近日疫疠甚盛,居民均患瘪螺痧,未及半日而死,现延及乡间,居民莫不惶恐①。9月16日(闰七月廿三日)报道:城中疫气前已渐杀,乃三四日来疫疠又盛。除虎疫外,又有喉痛、伤寒诸症,即前岁之猩红热也,传染其速,患者亦多不起②。9月24日(八月初一日)报道:嘉兴虎疫蔓延甚广,至今已近二月,疫气仍未稍杀。近又流行猩红热,染之者医治稍迟,辄有性命之忧③。10月5日(八月十二日)报道:嘉邑城内外前两月疫疠甚炽,死亡相继,自交秋后疫氛已渐消灭④。冬,猩红热流行,并有天花流行。1920年1月30日(十二月初十日)报道:入冬以来,雨雪稀少,河水干涸,致饮料不堪入口,加以空气干燥,时症流行。西乡一带近日发现喉痧,蔓延极速,患者多至不起。小儿近亦多出天花⑤。

鄞　县(今包括宁波市北仑区、鄞州区)　秋,霍乱流行。8月5日(七月初十日)报道:城厢各处,日来发生时疫⑥。8月24日(七月廿九日)报道:时疫亦颇甚⑦。

镇海县(今宁波市镇海区)　秋,霍乱流行。9月6日(闰七月十三日)报道:镇海清水浦一带疫势亦盛,甬地东乡亦有疫气,五乡碶、小白镇、天童街及里山等处疫气较旺⑧。

定海县(今舟山市定海区)　秋,霍乱流行。8月,境内时疫流行⑨。9月5日(闰七月十二日)报道:定海疫症愈厉,西医不敷应用⑩。

余姚县(今余姚市)　秋,霍乱流行。8月7日(七月十二日)报道:余姚等县各乡时疫盛行⑪。8月12日(七月十七日)报道:博济药房木圭氏特制时疫急痧药水,派人送往时疫流行之地,其中包括余姚⑫。8月18日(七月廿三日)报道:余姚地方,疫势蔓延,非常迅速⑬。8月22日(七月廿七日)报道:甬东时疫由城而乡。余姚疫气以螺痧或兼泻痢为多,城中幸不过烈,确以孙魏地方为最重。西乡龙华、漕河泾等处,近数

---

① “嘉兴南堰镇疫疠盛行”,《申报》1919年8月29日,第7版。
② “嘉兴禾城又患猩红热”,《申报》1919年9月16日,第7版。
③ “嘉兴迎神逐疫”,《申报》1919年9月24日,第7版。
④ “嘉兴禾城疫氛已灭”,《申报》1919年10月5日,第7版。
⑤ “嘉兴冬令流行症”,《申报》1920年1月30日,第7版。
⑥ “甬人毅力防疫”,《申报》1919年8月5日,第7版。
⑦ “时疫医院之经过谈”,《申报》1919年8月24日,第10版。
⑧ “济生队员报告赴甬救疫情形”,《申报》1919年9月6日,第11版。
⑨ 《舟山市卫生志》,中华书局2002年版。
⑩ “定海时疫盛行”,《申报》1919年9月5日,第11版。
⑪ “博济药房派员赴浙施药”,《申报》1919年8月7日,第11版。
⑫ “时疫流行中之送药忙”,《申报》1919年8月12日,第1版。
⑬ “关于时疫之消息”,《申报》1919年8月18日,第11版。

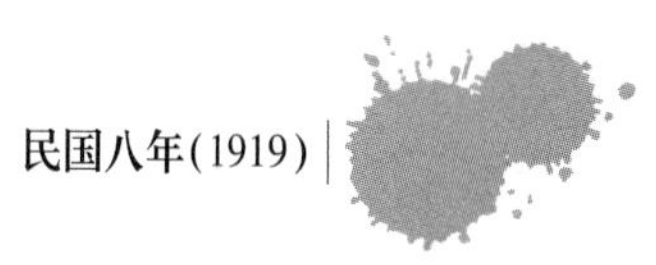

日染疫毙命者甚多①。9月12日(闰七月十九日)报道:余姚县属之孙魏等疫症蔓延,以霍乱、吐泻、转筋、瘪螺等时症占其多数,疟痢次之。孙魏附近之西湖岙内及浙军营房工程处又骤发时疫。半月以来,孙魏及西湖岙等处疫症次第肃清。而是时,上虞县属之横山村及其附近之大陈家、小陈家、诸家桥、羊角里及山后陆家、王家畈、章戴等村均有时疫发现。顷据该处救疫队员报告,该处疫症甚于孙魏,施救尤繁②。

上虞县(今上虞市) 秋,霍乱流行。8月7日(七月十二日)报道:浙江上虞等县各乡时疫盛行③。8月20日(七月廿五日)报道:上虞马家堰去申不远,自时疫发生后,该处亦有传染者④。9月12日(闰七月十九日)报道:上虞县属之横山村及其附近之大陈家、小陈家、诸家桥、羊角里及山后陆家、王家畈、章戴等村均有时疫发现⑤。

绍兴县(今属绍兴市) 秋,霍乱大流行⑥。9月5日(闰七月十二日)报道:时疫已由余姚延至百官、曹娥等处,半月来死亡不可胜计⑦。

萧山县(今杭州市萧山区) 秋,霍乱流行。10月,南沙一带至坎山、塘头、瓜沥一带等热闹集镇,时疫蔓延严重,病者初时有腹痛、吐泻等症状,三小时后,手指罗纹干瘪,后即毙命。当时,每个乡镇每天死亡约十余人⑧。

嵊　县(今嵊州市) 秋,霍乱大流行,名医李砚鱼、任莘甫分别印发传单,宣传霍乱的病因病机、防治方法及方药⑨。

象山县 秋,霍乱流行。秋,旱,瘟疫大发⑩。

瑞安县(今瑞安市) 秋,霍乱流行。秋七月,瘟疫流行⑪。9月6日(闰七月十三日)报道:瑞安疫盛,死亡甚多⑫。

福建省

福建省 福州、厦门、龙海(入海澄县)、同安、南安、惠安、莆田、南靖、晋江、仙游、

---

① “关于时疫之消息”,《申报》1919年8月22日,第11版。

② “济生会兰塘分会救疫之报告”,《申报》1919年9月12日,第11版。

③ “博济药房派员赴浙施药”,《申报》1919年8月7日,第11版。

④ “上虞永济医院救护队出发”,《申报》1919年8月20日,第7版。

⑤ “济生会兰塘分会救疫之报告”,《申报》1919年9月12日,第11版。

⑥ 《绍兴县卫生志》,浙江古籍出版社1997年版。

⑦ “绍兴百官曹娥之疫氛”,《申报》1919年9月5日,第7版。

⑧ 《萧山市卫生防疫志》,1996年。《萧山县志》,浙江人民出版社1987年版。

⑨ 《嵊县卫生志》,1987年。

⑩ 民国《象山县志》卷三〇《志异》。《象山县志》,浙江人民出版社1998年版。《爵溪镇志》,中国书籍出版社1997年版。

⑪ 《瑞安市卫生志》,华东师范大学出版社1999年版。《温州市卫生志》,华东师范大学出版社1998年版。

⑫ “温州瑞安亦有时疫”,《申报》1919年9月6日,第7版。

漳浦、永春、福清、安溪、长泰、泉州、平潭、闽侯、沙县、平和、龙岩、永定、永泰、南平、诏安、云霄、古田、建瓯、宁德29个县市鼠疫流行,367个疫点,发病7418例,死亡6616人①。秋,霍乱流行。8月4日(七月初九日)报道:近来香港、广东、福建、上海等处发生一种时令病症,名虎列拉,即真正霍乱病,传染最烈②。8月8日(七月十三日)报道:现在福建流行一种时症,名叫虎列拉,因得此病而死的已不少③。8月9日(七月十四日)报道:今夏闽中疫气盛行④。

闽侯县(省会,今包括福州市市区、闽侯县)　春,鼠疫发生。4月15日(三月十五日)报道:福州发现患真正百斯笃者一名,由云南传染而来⑤。4月27日(三月廿七日)报道:日来百斯笃病蔓延,每日死亡不下十数名⑥。夏秋,霍乱盛行。7月18日(六月廿一日)报道:虎列剌病症盛行,死者以百计⑦。7月19日(六月廿二日)报道:近日霍乱症流行,华人死者以千百计⑧。7月23日(六月廿六日)报道:福州一带时疫大炽,死伤极多⑨。7月27日(七月初一日)报道:省城时疫流行,蔓延日甚,城台死者已数千人⑩。8月2日(七月初七日)报道:自本月来,城台各处染霍乱病而死者计二千余人⑪。8月5日(七月初十日)报道:福州时疫大行,疫死者1300余人⑫。8月9日(七月十四日)报道:虎列剌传染病蔓延福州全城,死亡枕藉,东湖新营房第二十四旅本部军士疫死200余人⑬。闽大疫,两旬死千余人⑭。1920年6月23日《晨报》报道:近数年来,每届夏令,福州城厢内外常有疫患。而去年夏间,霍乱盛行,得疫而毙者约数万人⑮。

福清县(今福清市)　是年,霍乱、脑膜炎、恶性疟疾流行⑯。

---

① 李文波《中国传染病史料》,化学工业出版社2004年版,第149页。
② "医院长预防疫疠",《大公报》1919年8月4日,第2张第2版。
③ "传染病医院布告",《大公报》1919年8月8日,第2张第3版。
④ "瘟神果有灵欤",《大公报》1919年8月9日,第3张第2版。
⑤ "福州发见真正百斯笃",《盛京时报》1919年4月15日,第2版。
⑥ "福州百斯笃病蔓延",《盛京时报》1919年4月27日,第2版。
⑦ "福州美红会将办治疫医院",《申报》1919年7月18日,第10版。
⑧ "福州霍乱症之流行",《申报》1919年7月19日,第7版。
⑨ "闽省时疫盛行",《盛京时报》1919年7月23日,第2版。
⑩ "福州防疫会之募捐电",《申报》1919年7月27日,第10版。
⑪ "福建疫症盛行",《申报》1919年8月2日,第7版。
⑫ "福州时疫大行",《盛京时报》1919年8月5日,第2版。
⑬ "闽峤求神除疫记",《大公报》1919年8月9日,第3张第3版。
⑭ "专电",《申报》1919年8月2日,第4版。
⑮ 转引自李文海等《近代中国灾荒纪年续编》,湖南教育出版社1993年版,第27页。
⑯ 《福清市志》,厦门大学出版社1994年版。

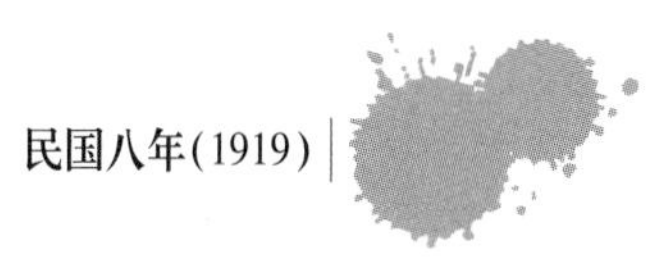

罗源县　夏,鼠疫流行。5月,城郊发生鼠疫,死100余人①。

屏南县　天花流行,官岭死亡70余人②。

宁德县(今包括宁德市、周宁县)　夏,鼠疫流行。6月,洋中鼠疫流行,死66人③。

思明县(今属厦门市)　夏秋,霍乱流行。7月23日(六月廿六日)报道:厦门埠内近亦发现虎烈拉④。8月2日(七月初七日)报道:近日来霍乱盛行,自疫症发生迄今,死者计二百余人。鼓浪屿亦有是症,死者计数十人⑤。8月20日(七月廿五日)报道:霍乱症盛行⑥。

惠安县　春夏,鼠疫流行。夏秋,霍乱流行。崇武镇每次都死亡数百人⑦。

莆田县(今属莆田市)　秋,霍乱流行。8月2日(七月初七日)报道:在福建中部之界,近今霍乱疫症甚见蔓延,合莆田县城〔即旧兴化府城〕及涵江计算之,死者约千余人。涵江一日死至二十七人之多⑧。

龙溪县(今属漳州市)　秋,霍乱流行。8月2日(七月初七日)报道:龙溪近日霍乱盛行,城内外及老桥头等处皆有传染者,自月前发生以来,死者已数百人⑨。9月2日(闰七月初九日)报道:漳城时疫甚行,设有地方卫生会医学会,时加预防注射,使疫症不得流行⑩。

漳浦县　秋,霍乱流行。杜浔北坂村与古雷西林村,死300余人⑪。

诏安县　春,天花、鼠疫流行。4月,南陂、天桥、河美、寨坪、大边、凤狮、朱厝等山村鼠疫流行,死亡400多人;马头、江亩坑、长埔等村天花流行,死亡90多人⑫。

永定县　秋,霍乱流行。8月2日(七月初七日)报道:中坑、陈东坑、大溪等乡,疫症又盛行,一日死十余人或七八人,其症候类似霍乱⑬。

---

① 《罗源县志》,方志出版社1998年版。
② 《宁德地区医药卫生志》,福建人民出版社2005年版。
③ 《周宁县志》,中国科学技术出版社1993年版。
④ “闽省时疫盛行”,《盛京时报》1919年7月23日,第2版。
⑤ “福建疫症盛行”,《申报》1919年8月2日,第7版。
⑥ “林颂庄患疫逝世情形”,《申报》1919年8月20日,第7版。
⑦ 《崇武镇志》(第三稿),1996年。
⑧ “福建疫症盛行”,《申报》1919年8月2日,第7版。
⑨ “福建疫症盛行”,《申报》1919年8月2日,第7版。
⑩ “漳州归客谈”,《申报》1919年9月2日,第7版。
⑪ 《漳浦县志》,方志出版社1998年版。
⑫ 《漳州市志》,中国社会科学出版社1999年版。《诏安县志》,方志出版社1999年版。
⑬ “福建疫症盛行”,《申报》1919年8月2日,第7版。

龙岩县(今属龙岩市) 夏,鼠疫流行。是年,由龙岩城区和白沙传入鼠疫,在厦老、雁石等地流行,甚为猖獗①。

平和县 天花流行。今《平和县志》载:南胜乡天花流行,医生余宝始对当地儿童接种牛痘苗②。

尤溪县 天花流行。麻洋村死亡34人③。

广东省

广东省 合浦(今广西合浦县)、廉江(今廉江市)、遂溪、海康(今雷州市)、湛江、信宜(今信宜市)、阳江(今属阳江市)、郁南、罗定(今罗定市)、台山(今台山市)、新会(今江门市新会区)、饶平、大埔、丰顺、惠来、兴宁(今兴宁市)、河源(今河源市)、连平、惠阳(今惠州市惠阳区)、澄迈、临高、海口、文昌(以上四县今属海南省)23个县市鼠疫流行,发病8333例,死亡8225人④。

赤溪县(今台山市赤溪镇) 天花流行。赤溪堡儿童染痘症死者二百余人⑤。

河源县(今属河源市) 鼠疫大流行。当时人称"人瘟",传染区主要在东埔、回龙、城镇,死500余人⑥。

连平县 秋,鼠疫流行。10月间,鼠疫发生于连平城及惠化区麻陂、石龙、新东、上坪等乡,死亡300多人⑦。

惠来县 春,鼠疫流行。3—4月,周田乡的前湖村、考山村先后发生鼠疫,波及邻乡,发病百余人,十存一二⑧。

电白县 夏,鼠疫流行。5月,水东鼠疫流行⑨。

大埔县 春,鼠疫流行。夏,痢疾流行。今《大浦县志》载:3月,太宁上店发生鼠疫,枫林头、龙潭腹死80多人。夏,贤水、淡坑痢疾流行,死10余人⑩。

澄海县(今汕头市澄海区) 鼠疫流行⑪。

---

① 《雁石镇志》,1992年。
② 《平和县志》,群众出版社1994年版。
③ 《尤溪县志》,福建省地图出版社1989年版。
④ 李文波《中国传染病史料》,化学工业出版社2004年版,第149页。
⑤ 民国《赤溪县志》卷七《记述志·灾祥》。
⑥ 《河源县志》,广东人民出版社2000年版。
⑦ 《连平县志》,中华书局2002年版。
⑧ 《惠来县志》,新华出版社2002年版。
⑨ 《电白县志》,中华书局2000年版。
⑩ 《大埔县志》,广东人民出版社1992年版。
⑪ 《汕头卫生志》,1990年。

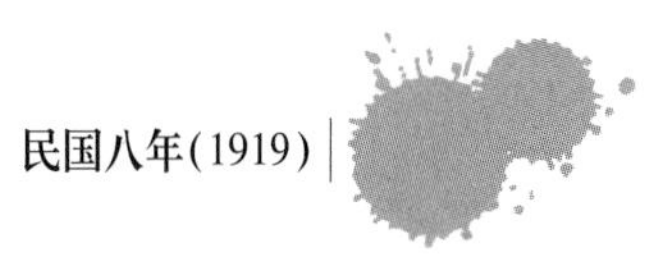

海南省

琼山县(今海口市琼山区)　3—6月,琼海地区鼠疫流行①。

崖　县(今属三亚市)　冬,南风不息,瘟疫流行,或寒热或鼻血或嗽咳或腹痛,死亡颇多②。

定安县　鼠疫流行③。

广西壮族自治区

邕宁县(今属南宁市)、容县、岑溪县(今岑溪市)、崇善县(今属崇左市)、左县(今属崇左市)、百色县(今属百色市)、郁林县(今属玉林市)、北流县(今北流市)、龙茗、镇结、向都(以上三县均属今天等县)　鼠疫流行④。

博白县、横县、奉议县　鼠疫流行,三县死亡97人⑤。

马平县(今属柳州市)　秋,鼠疫流行。8月,柳州鼠疫,死亡千人⑥。

思林县(今平果县)　霍乱流行。今《平果县志》载:坡接屯发生霍乱,周围村庄设卡不准病区的人出村,如跨过他村,杀死无罪,全屯200余人,只生存8人⑦。按:1951年合平治县和果德县为平果县,平治县为1934年改思林县置。

昭平县　秋九月,霍乱流行。11月,痧症流行,死者甚多⑧。

香港特别行政区

秋,发生霍乱。8月4日(七月初九日)报道:今年虎列拉开始于香港⑨。8月8日(七月十三日)报道:香港虎列拉死者不少⑩。

---

① 《琼山县志》,中华书局1999年版。

② 《乐东县志》,新华出版社2002年版。

③ 《海南省志・卫生志》,方志出版社2001年版。

④ 《广西通志・医疗卫生志》,广西人民出版社1999年版。

⑤ 李文波《中国传染病史料》,化学工业出版社2004年版,第149页。

⑥ 《柳州市卫生志》,广西人民出版社1995年版。

⑦ 《平果县志》,广西人民出版社1996年版。

⑧ 民国《昭平县志》卷七《风土部・祥异》。

⑨ "虎列拉又光临乎",《大公报》1919年8月4日,第2张第3版。

⑩ "传染病医院布告",《大公报》1919年8月8日,第2张第3版。

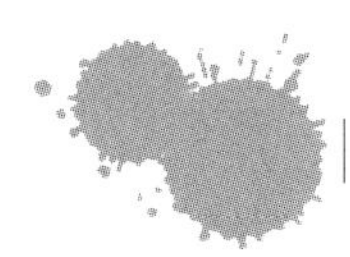

民国九年(1920)

黑龙江省

黑龙江　自秋徂冬,鼠疫流行。《东三省防疫事务总处报告大全书》记载此次鼠疫流行:夏季,在外贝加尔及中国边境地区,猎獭人群中有疑似鼠疫流行,死亡10人。到9月7日开始在满洲里发生。10月初,海拉尔毛皮厂发生腺鼠疫,到10月下旬转为肺鼠疫,有2名患者逃到扎赉诺尔煤矿区,致使该区4000名工人中,死亡达1000余人。工人四散,沿铁路传至齐齐哈尔、哈尔滨,遂以哈尔滨为中心传到长春、沈阳、桑园等地,总计死亡9308人①。《内蒙古》记载此次鼠疫流行:9月,满洲里地区再次发生肺鼠疫,并迅速波及扎赉诺尔煤矿、海拉尔及中东铁路沿线的31个城镇,累计死亡9300余人,其中满洲里与扎赉诺尔死亡2200余人②。《黑龙江省志》记载此次鼠疫流行:1920—1921年,肺鼠疫第二次大流行。最初是在内蒙古海拉尔发生了腺鼠疫,传至扎赉诺尔煤矿后续发为肺鼠疫,进而沿滨洲铁路传入齐齐哈尔、哈尔滨市,并波及安达、双城、呼兰、阿城、绥芬河等7个市县,共死亡5803人③。《晨报》连续报道此次鼠疫流行:冬十二月,黑龙江满洲里至吉林、哈尔滨等地流行鼠疫,并向东蒙蔓延,中东铁路沿线患者1931人,死亡1755人④。《申报》回顾此次鼠疫流行:1920—1921年,满洲曾患肺炎疫,死者甚众也⑤。

龙江县(省会,今齐齐哈尔市)　秋,霍乱流行。8月21日(七月初八日)报道:目下发现一种时症名曰虎烈拉,患之者吐泻不止,传染极快。现经官医院施治多人,十

---

① 伍连德《东三省防疫事务总处报告大全书》第5册,1926年,第121页。

② 《内蒙古》,内蒙古人民出版社1997年版,第193页。

③ 《黑龙江省志·卫生志》,黑龙江人民出版社1996年版。

④ 《晨报》1921年2月4日、5日、12日,转引自李文海等《近代中国灾荒纪年续编》,湖南教育出版社1993年版,第53页。

⑤ “关外发现真性肺炎”,《申报》1934年11月1日,第11版。

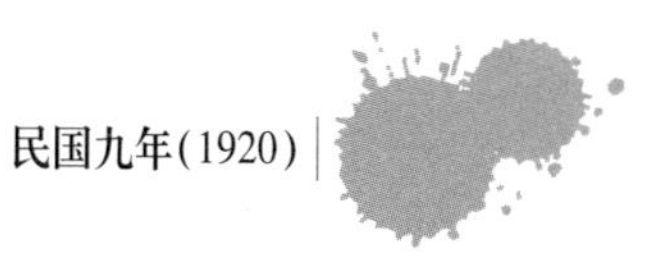

保三四,疫厉前途,殊为危险[①]。秋冬,鼠疫流行。10 月,鼠疫经扎赉诺尔传至齐齐哈尔,有 383 人染病[②]。鼠疫主要在富拉尔基区流行,经防疫队烧埋尸体、设卡禁止行人进出,控制了疫情[③]。冬十二月,齐齐哈尔又发现鼠疫,十二月初十日(1921 年 1 月 18 日)、十一日各毙 2 人,十二日毙 3 人[④]。十二月廿四日(1921 年 2 月 1 日)报道:海拉尔鼠疫蔓延及于齐齐哈尔,自发现以来,患者 12 人,其中 4 人为肺百斯笃[⑤]。廿五日报道:齐齐哈尔发现鼠疫,死 20 余人[⑥]。

克山县　冬,克山病大流行。今《克山县志》载:月亮泡一带发生怪病,少年周身疼痛,骨节横生,残疾者甚多(大骨节病),妇女口吐黄水而死(克山病)。住户纷纷逃离,土地撂荒。28 井 419 户即逃走 116 户,死亡 825 人,女人占 60% 以上[⑦]。

拜泉县(今明水县)　冬,克山病大流行。今《明水县志》载:西部靠近草原各村(今东方红、先进、示范和胜利各村)一次流行就发病 153 人,死亡 90 多人,毛家烧锅一家在大年初一死 3 人。东部的胡家炉屯(今属繁荣乡)人全部死亡[⑧]。

安达县(今安达市)　秋,鼠疫流行。10 月,安达 25 人死于鼠疫[⑨]。

绥棱县　天花流行,发病 452 人,死亡 231 人[⑩]。

呼兰县(今哈尔滨市呼兰区)　秋冬,鼠疫流行。齐齐哈尔、哈尔滨市、安达、双城、呼兰、阿城、绥芬河等 7 市县,共死亡 5803 人[⑪]。

兰西县　伤寒流行,全县发病 316 人,死亡 140 人[⑫]。

滨江县(今属哈尔滨市)　冬,鼠疫流行。冬十一月下旬至十二月下旬,满洲里、哈尔滨等地流行鼠疫,并向东蒙蔓延,中东铁路沿线患者 1931 人,死 1755 人[⑬]。道里区防疫医院收鼠疫病者 1436 名,死亡 1431 名[⑭]。平房区也被鼠疫波及,死亡无数[⑮]。

---

① “黑省发现虎烈拉”,《大公报》1920 年 8 月 21 日,第 2 张第 2 版。
② 《齐齐哈尔市卫生志》,1990 年。
③ 《富拉尔基区志》,1997 年。
④ “东三省鼠疫之说”,《申报》1921 年 2 月 11 日,第 11 版。
⑤ “齐齐哈尔之鼠疫”,《大公报》1921 年 2 月 1 日,第 2 张第 2 版。
⑥ “关于防疫之电讯”,《盛京时报》1921 年 2 月 2 日,第 4 版。
⑦ 《克山县志》,中国经济出版社 1991 年版。
⑧ 《明水县志》,黑龙江人民出版社 1989 年版。《绥化地区志》,黑龙江人民出版社 1995 年版。
⑨ 《安达县志》,黑龙江人民出版社 1992 年版。《绥化地区志》,黑龙江人民出版社 1995 年版。
⑩ 《绥化地区志》,黑龙江人民出版社 1995 年版。
⑪ 《黑龙江省志》,黑龙江人民出版社 1996 年版。
⑫ 《兰西县志》,海南出版社 1992 年版。《绥化地区志》,黑龙江人民出版社 1995 年版。
⑬ 李文海等《近代中国灾荒纪年续编》,湖南教育出版社 1993 年版,第 53 页。
⑭ 《道里区志》,黑龙江人民出版社 1993 年版。
⑮ 《平房区志》,黑龙江人民出版社 1997 年版。

满洲里先后死亡1141人,其中334人为俄罗斯人①。哈尔滨是年猩红热发病103例②。

双城县(今哈尔滨市双城区)　冬,鼠疫流行③。

阿城县(今哈尔滨市阿城区)　冬,鼠疫流行④。今《阿城县志》载:县城先后流行霍乱、鼠疫⑤。

虎林县(今虎林市)　疫。今《虎林县志》载:霍乱20人,死亡4人。赤痢23人,死亡5人。伤寒28人,死亡6人。痘疮15人,死1人。疹热症10人,死2人。白喉5人⑥。

吉林省

榆树县(今榆树市)　冬,鼠疫流行。腊月,县城内发生鼠疫。由哈尔滨商人传入,死亡100余人⑦。至次年,共死亡253人⑧。

郭前旗、农安县　冬,鼠疫流行。郭前旗发病17例,农安县发病116例,均全部死亡⑨。

德惠县(今德惠市)　秋,鼠疫流行。10月初,鼠疫从海拉尔经哈尔滨传来,波及布海、升阳和德惠镇一带,全县共死亡28人⑩,其中窑门死21人⑪。

长春县(今属长春市)　秋,霍乱流行。8月17日(七月初四日)报道:吉长道尹公署中国人三四名罹虎列拉毙命⑫。冬,鼠疫流行。长春死77人⑬。

大赉县(今属大安市)　冬,鼠疫流行。大赉县城、孔家围子,冯家围子发生鼠疫⑭,发病116例,死亡115人⑮。

西安县(今东辽县)　秋,霍乱流行。9月15日(八月初四日)《晨报》报道:人民

① 《满洲里市志》,内蒙古人民出版社1998年版。
② 伍连德《东三省防疫事务总处报告大全书》第5册,1926年,第121页。
③ 《黑龙江省志》,黑龙江人民出版社1996年版。
④ 《黑龙江省志》,黑龙江人民出版社1996年版。
⑤ 《阿城县志》,黑龙江人民出版社1988年版。
⑥ 《虎林县志》,中国人事出版社1992年版。
⑦ 《榆树县志》,吉林文史出版社1993年版。
⑧ 《吉林省卫生志》,吉林人民出版社1992年版。
⑨ 李文波《中国传染病史料》,化学工业出版社2004年版,第151页。
⑩ 《德惠县志》,长春出版社2001年版。
⑪ 《吉林省卫生志》,吉林人民出版社1992年版。
⑫ "长春亦有虎疫耶",《盛京时报》1920年8月17日,第4版。
⑬ 《吉林省卫生志》,吉林人民出版社1992年版。
⑭ 《大安县志》,辽宁人民出版社1990年版。
⑮ 李文波《中国传染病史料》,化学工业出版社2004年版,第151页。

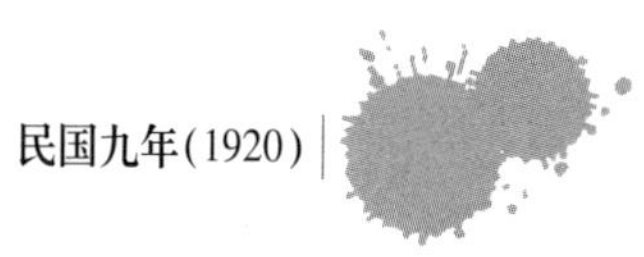

染虎列拉疫而死者不少①。

辽宁省

沈阳县(省会,今沈阳市)　春,瘟疹流行。5月7日(三月十九日)报道:近一月间小儿罹瘟疹者为数颇多,一经发现,立即回头,表之不出,清之不愈,以致亡阳毙命者,无日无之②。夏,霍乱流行。6月20日(五月初五日)报道:天气不正,疫症流行。中国医学家则称之为痢,西医则谓之虎列拉。工夫市一带已渐形猖獗,前昨两日,每日死亡20余人③。冬,天花流行。十二月初七日(1921年1月15日)报道:城西一带天痘流行,患者甚夥,彼此传染,现下计死者已有20余人之多④。

绥中县　春,流感流行。3月26日(二月初七日)报道:各处发现春瘟,患者头目晕眩,周身疼痛,城北孙家岭屯罹此症而毙命者已有七八名之多,他处尚有发现者⑤。

岫岩县　春,天花流行。4月9日(二月廿一日)报道:发现春瘟,孩童最盛,患者形状不一,有肿颊继以痧痘者,有痧痘继以肿颊者,有纯粹痧痘而肿颊者,临症难治,势甚可畏⑥。按:“肿颊”可能是腮腺炎。

西丰县、西安县(今东辽县)　秋,霍乱流行。9月11日(七月廿九日)报道:东边各县如西丰、西安等处发现虎疫,人民染是疫而死者已属不少⑦。

安东县(今东港市)　夏,霍乱流行。6月30日(五月十五日)报道:近来发现虎烈拉疫症,患者十之七八,死者十之二三⑧。7月6日(五月廿一日)报道:汉口及安东县等处皆同时发生虎疫⑨。7月25日(六月初十日)报道:安东一带仍有虎列拉病⑩。冬,冬瘟流行。十二月初七日(1921年1月15日)报道:安东近来发生一种冬瘟病症,无论大小男女,初患时不过咳嗽,继则作冷作热,甚至月余不愈。现下患者颇多⑪。秋八月,霍乱流行⑫。

营口县(今大石桥市)　秋,霍乱、痢疾流行。8月28日(七月十五日)报道:去岁

---

① 李文海等《近代中国灾荒纪年续编》,湖南教育出版社1993年版,第29页。
② “瘟疹流行”,《盛京时报》1920年5月7日,第5版。
③ “痢疾盛行”,《盛京时报》1920年6月20日,第5版。
④ “城西天痘盛行”,《盛京时报》1921年1月15日,第5版。
⑤ “春瘟宜防”,《盛京时报》1920年3月26日,第5版。
⑥ “春瘟可畏”,《盛京时报》1920年4月9日,第5版。
⑦ “东边发现虎疫”,《盛京时报》1920年9月11日,第4版。
⑧ “派员查疫”,《盛京时报》1920年6月30日,第5版。
⑨ “虎疫渐次逼来”,《大公报》1920年7月6日,第3张第2版。
⑩ “日人预防虎列拉”,《盛京时报》1920年7月25日,第4版。
⑪ “冬瘟宜防”,《盛京时报》1921年1月15日,第5版。
⑫ 伍连德《东三省防疫事务总处报告大全书》第5册,1926年,第121页。

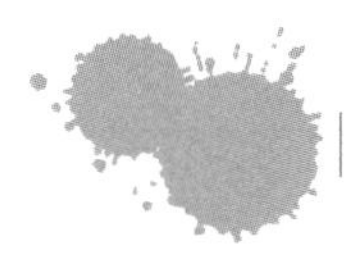

夏间虎疫盛行,死人如鲫。今夏仍有发生,因警厅严防,月余以来,疫势大杀,但忽痢疾大发,生者固不少,死者间亦有之①。9月5日(七月廿三日)报道:虎疫传入营口,一人疫死,一人患病②。9月16日(八月初五日)报道:奉省营口发现虎疫③。

金　县(今大连市金州区)　秋,霍乱发生。9月10日(七月廿八日)报道:大连现下又有虎疫发现,死六七人④。

内蒙古自治区

乌拉特前旗、五原县　冬,鼠疫流行。二旗县6个鼠疫疫点,发生70例,死亡70例⑤。

丰镇县(今丰镇市)　春,鼠疫流行。正月,苏集大井村发生鼠疫,半个月死亡17人⑥。

通辽县(今通辽市科尔沁区)　鼠疫流行,死者甚众⑦。

呼伦县(今海拉尔市)　冬,鼠疫流行。海拉尔自10月22日(九月十一日)发现至11月23日(十月十四日),死亡6人⑧。兴安岭感染3人,免渡河感染4人,博克图感染25人,全部死亡⑨。《申报》11月30日(十月廿一日)报道:海拉尔发现疫症8起⑩。12月8日(十月廿九日)报道:海拉尔发现疫症15起,死7人⑪。12月21日(十一月十二日)报道:赴海拉尔调查疫症之官员向内务部报告,前传疫症消息大为失实⑫。早在12月9日(十月三十日),《晨报》就报道:海拉尔地方近忽发现鼠疫,势甚猛烈,传染致毙者已达百余人⑬。1921年1月17日(十二月初九日)《申报》报道:海拉尔自1920年11月间有少数俄人患此疾死亡以来,患者200人,死亡62人,除24人系他症外,余38名确系鼠疫⑭。1月24日(十二月十六日)报道:据前后统计,海拉尔

---

① “虎疫仍宜防范”,《盛京时报》1920年8月28日,第4版。

② “虎疫逐渐发现”,《盛京时报》1920年9月5日,第4版。

③ “北京电”,《申报》1920年9月16日,第3版。

④ “虎列拉又行发现”,《盛京时报》1920年9月10日,第4版。

⑤ 李文波《中国传染病史料》,化学工业出版社2004年版,第151页。

⑥ 《集宁市志》,内蒙古文化出版社2006年版。

⑦ 《通辽市卫生志》,2005年。《通辽市志》,方志出版社2002年版。

⑧ 《海拉尔市志》,内蒙古人民出版社1997年版。《呼伦贝尔盟志》,内蒙古文化出版社1999年版。

⑨ 《牙克石市卫生防疫站志》,1999年。

⑩ “海拉尔发见鼠疫”,《申报》1920年11月30日,第10版。

⑪ “海拉尔发现鼠疫之昨讯”,《申报》1920年12月8日,第10版。

⑫ “北方近事记”,《申报》1920年12月21日,第6版。

⑬ 李文海等《近代中国灾荒纪年续编》,湖南教育出版社1993年版,第29页。

⑭ “海拉尔发现鼠疫”,《申报》1921年1月17日,第7版。

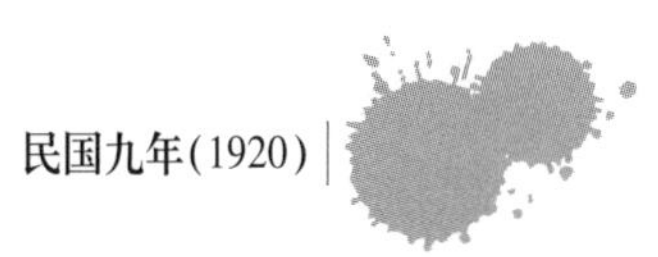

真患鼠疫者46人,疑似者30人①。《盛京时报》也有报道。十二月初八日(1921年1月16日)报道:海拉尔自11月间有少数俄人患鼠疫死亡以来,渐渐传及华人,12月初旬后,蔓延西向及于满洲里。据海拉尔铁路局调查,自初起迄今,鼠疫患者达200人(其中24人实非鼠疫),死亡62人②。十二月十一日(1921年1月19日)报道:海拉尔鼠疫,十数人结队他避,齐齐哈尔日领电请中国用兵力将海站包围隔离。按7日之统计,患真正鼠疫者46人,疑似者30人,然实际当难查悉③。

胪滨县(今属满洲里市)　秋冬,鼠疫流行。满洲里自9月发生鼠疫,至次年扑灭,先后死亡1141人,其中334人为俄罗斯人④。十二月廿一日(1921年1月29日)报道:满洲里近又发生鼠疫⑤。十二月廿四日(1921年2月1日)报道:扎兰诺夫(按:疑即扎赉诺尔)于20日有44人同时被染⑥。十二月廿七日(1921年2月4日)报道:满洲里发生鼠疫,蔓延甚烈⑦。十二月廿八日(1921年2月5日)报道:满洲里界内扎兰诺尔煤窑之疫症尤重,每日死人数十名⑧。

科尔沁左翼后旗　鼠疫流行⑨。

赤峰县(今属赤峰市)　秋,鼠疫流行。10月,红山区内普遍发生传染病,死亡多人⑩。

苏尼特右翼旗(今苏尼特右旗)　夏,鼠疫流行。夏季,毛都庙鼠疫死亡30余人⑪。

北京市

北京市　夏秋,霍乱流行。7月6日(五月廿一日)报道:京津地方渐有虎疫发现,昨日在北京之日本人患赤痢2人,窒扶斯1人,中国人患者亦当不少⑫。8月1日

---

① “疫症与钱荒”,《申报》1921年1月24日,第7版。

② “海站发生鼠疫之状况”,《盛京时报》1921年1月16日,第7版。

③ “南满消息一束”,《大公报》1921年1月19日,第1张第3版。“海拉尔鼠疫讯”,《盛京时报》1921年1月21日,第7版。

④ 《呼伦湖志》,吉林文史出版社1989年版。《满洲里市志》,内蒙古人民出版社1998年版。

⑤ “张使令拨防疫费”,《大公报》1921年1月29日,第2张第2版。

⑥ “齐齐哈尔之鼠疫”,《大公报》1921年2月1日,第2张第2版。

⑦ “满铁实行检疫”,《盛京时报》1921年2月4日,第4版。

⑧ “扎兰诺尔设立防疫处”,《盛京时报》1921年2月5日,第4版。

⑨ 《科尔沁左翼后旗志》,内蒙古人民出版社1993年版。

⑩ 《赤峰市红山区志》,内蒙古人民出版社1996年版。

⑪ 《苏尼特右旗志》,内蒙古文化出版社2002年版。

⑫ “虎疫渐次逼来”,《大公报》1920年7月6日,第3张第2版。

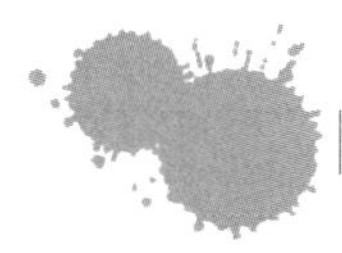

(六月十七日)报道:北京附近军队不讲卫生,令人惊惶,霍乱疫症已发现于吴佩孚军中①。8月18日(七月初五日)报道:长辛店(属宛平县)一带发生虎疫,传染最烈,死者亦不少②。是年北京猩红热发病14例,死亡1人③。

顺义县(今顺义区) 秋,霍乱流行。秋末,流行疫发现,蔓延境内,病亡者众④。

天津市

天津县(今天津市市区) 夏秋,霍乱流行。五月廿一日(7月6日)报道:京津地方渐有虎疫发现⑤。六月十五日(7月30日)报道:津埠发现一种虎列拉之症,有疫死者⑥。六月廿五日(8月9日)报道:北洋防疫处发现霍乱时疫⑦。七月十三日(8月26日)报道:日租界母子三人同患肠窒扶斯传染病⑧。冬,天花流行。十月十一日(11月21日)报道:本埠发生一种流行病,以河东一带为最甚,染之者上吐下泻,用药稍一不慎,即有性命之虞⑨。十一月初九日(12月17日)报道:灾民出牛痘者甚夥⑩。十二月初五日(1921年1月13日)报道:现在天津地方流行天花,非常的烈害,传染又非常的快⑪。十二月十一日(1921年1月19日)报道:南开一带灾民发生时疫,传染尤甚⑫。

河北省

盐山县 秋,霍乱流行。秋八月,盐山城东一带(今海兴县境)大旱,重灾310个村,引发大疫,死人甚多⑬。

行唐县 黑热病流行。今《石家庄地区卫生志》载:行唐县连家庄、贾庄、南桥一带黑热病流行⑭。

保定县(今属保定市) 秋七月,霍乱流行。8月16日(七月初三日)报道:保定

---

① "北方兵后之疫信",《申报》1920年8月1日,第6版。

② "虎疫发生于新战场",《盛京时报》1920年8月18日,第2版。

③ Yang Ting-Kung, et al. Scarlet Fever in China. *Chin Med J*, 1924(03).

④ 于德源《北京历史灾荒灾害纪年》,学苑出版社2004年版,第200页。《顺义县志》,北京出版社2007年版。

⑤ "虎疫渐次逼来",《大公报》1920年7月6日,第3张第2版。

⑥ "发现虎疫",《大公报》1920年7月30日,第2张第3版。

⑦ "设防时疫",《大公报》1920年8月9日,第2张第3版。

⑧ "日界又发现传染病",《大公报》1920年8月26日,第2张第3版。

⑨ "流行病之疗治",《大公报》1920年11月21日,第3张第1版。

⑩ "医院施种牛痘",《大公报》1920年12月17日,第3张第1版。

⑪ "防疫处预防时疫",《大公报》1921年1月13日,第3张第1版。

⑫ "刘处长注重时疫",《大公报》1921年1月19日,第2张第3版。

⑬ 《盐山县志》,南开大学出版社1991年版。《沧州地区卫生志》,1991年。

⑭ 《石家庄地区卫生志》,河北人民出版社1990年版。

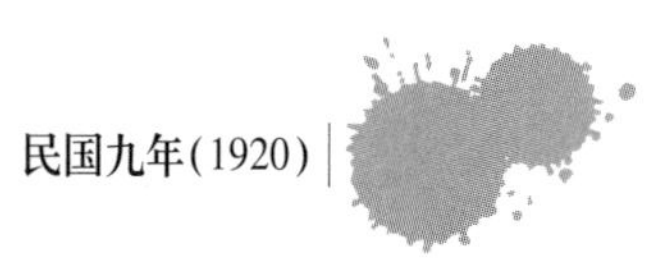

府一带亦有虎疫多起①。8 月 22 日(七月初九日)报道:由保定至琉璃河,沿铁路一带霍乱流行,死者比比②。8 月 28 日(七月十五日)报道:保定一带虎疫情形,将施行防疫计划,以防虎疫蔓延至京③。

定　县(今定州市)　秋,霍乱流行。秋,霍乱波及县内几个村庄④。

灵寿县　秋,霍乱流行,有的村庄十死三四⑤。10 月 21 日(九月初十日)报道:灵寿县属之木佛同口为县属巨镇,日前有外来乞丐数名,行至村内,发病而死。该村等自此遂发生虎列拉疫症,传染死者约数十人⑥。

临榆县(今属秦皇岛市)　夏,霍乱流行。7 月 30 日(六月十五日)报道:秦皇岛方面亦有虎列拉发现⑦。

肥乡县　秋,霍乱流行。10 月 3 日(八月廿二日)报道:疫疠发生,肥乡一城每日死者以数十计,肥乡本年灾情之重,远逾邻县⑧。

获鹿县(今鹿泉市)　秋,霍乱流行。8 月 18 日(七月初五日)报道:石家庄、长辛店一带发生虎疫,传染最烈,死者亦属不少⑨。按:石家庄时属获鹿县。

束鹿县(今辛集市)　秋,霍乱流行。8 月 28 日(七月十五日)报载:束鹿县春夏大旱,寸草不收,树为之枯,叶为之干。秋季,霍乱病流行,饥病交加,死人不计其数⑩。

元氏县　秋,霍乱大作,人民死伤无数,棺木用尽,贫民有用席藁葬者⑪。

深　县(今深州市)　秋,霍乱流行。秋七八月,旱灾最甚,霍乱流行,死者甚众,得雨后稍减⑫。

宁晋县　秋,霍乱流行,县西南一带尤甚⑬。

---

① “京汉路之时疫”,《申报》1920 年 8 月 16 日,第 6 版。

② 《晨报》1920 年 8 月 22 日,转引自李文海等《近代中国灾荒纪年续编》,湖南教育出版社 1993 年版,第 9 页。

③ “变兵与虎疫之防卫”,《申报》1920 年 8 月 28 日,第 7 版。

④ 《定州市志》,中国城市出版社 1998 年版。

⑤ 《河北省志·民政志》,河北人民出版社 2010 年版。

⑥ “灵寿县发生虎疫”,《大公报》1920 年 10 月 21 日,第 3 张第 1 版。

⑦ “发现虎疫”,《大公报》1920 年 7 月 30 日,第 2 张第 3 版。

⑧ “肥乡县发生疫疠”,《大公报》1920 年 10 月 3 日,第 3 张第 1 版。

⑨ “虎疫发生于新战场”,《盛京时报》1920 年 8 月 18 日,第 2 版。

⑩ 《辛集市志》,中国书籍出版社 1996 年版。

⑪ 民国《元氏县志》卷四〇《故事·灾祥》。

⑫ “各方面之筹赈声”,《申报》1920 年 11 月 11 日,第 10 版。《深县志》,中国对外翻译出版公司 1999 年版。

⑬ 《宁晋县志》,中华书局 1999 年版。

新河县　秋,霍乱流行。夏多风,亢旱无雨。秋七月,时疫大作,人死无算①。

威　县　秋,霍乱大流行,死者无数②。

钜鹿县(今巨鹿县)　秋,霍乱流行。9月8日(七月廿六日)报道:近来顺德一带亢旱成灾,赤地千里,又发生一种霍乱症,即虎列拉是也。据调查,数日之内已死去1500余人。又闻顺德以东巨鹿一带时症尤烈,每日每村皆有因疫而死者③。今《巨鹿县志》载:夏旱,秋,霍乱流行,死者无数,南原庄村死者过半④。

邢台县(原顺德府治)　夏秋,霍乱流行。5月1日(三月十三日),县城内发生虎疫,渐次延及四乡。张尔家死亡70余人,董家沟死亡800余人,李家镇死亡67人⑤。8月16日(七月初三日)报道:顺德府已发生严重虎列拉疫症,顺德府与四周城镇已死1500人⑥。8月22日(七月初九日)报道:邢台县属发生虎列拉,传染迅速,为害最烈,城乡各村悉因疫死亡者不下数百名之多⑦。8月28日(七月十五日)报道:旅居京汉路线所经过之顺德府,某外人报告谓该地已发生严重时疫,顺德府与四周城镇已死1500人,保定府一带亦有时疫多起⑧。9月14日(八月初三日)报道:邢台县一带业已发现时疫,幸经施救,尚早扑灭⑨。

平乡县　秋,霍乱流行。今《平乡县志》载:自春至夏,滴雨未落,赤地千里,麦禾不收,物价飞涨,民多外逃,至秋,瘟疫流行,死者甚多⑩。

曲周县　秋,霍乱流行。夏,大旱,野无青草。秋,瘟疫流行⑪。

永年县　秋,霍乱流行。秋,大疫⑫。

阳原县　秋,霍乱流行。九月十三日,大雷振,暴风起,瘟疫亦继以起,死人甚众⑬。

---

① 民国《新河县志》卷二《纪·灾异下》。《河北省志·自然灾害志》,方志出版社2009年版。

② 《威县志》,方志出版社1998年版。

③ “福音医院救护时疫”,《兴华》第34期,1920年。

④ 《巨鹿县志》,文化艺术出版社1994年版。

⑤ 《河北省志·民政志》,河北人民出版社2010年版。

⑥ “京汉路之时疫”,《申报》1920年8月16日,第6版。

⑦ “邢台发生虎列拉”,《大公报》1920年8月22日,第2张第3版。

⑧ “直隶省之时疫”,《英语周刊》第256期,1920年,第5页。

⑨ “刘处长预防时疫”,《大公报》1920年9月14日,第2张第3版。

⑩ 《平乡县志》,方志出版社1999年版。

⑪ 《曲周县地名资料汇编》,1984年,第321页。

⑫ 《永年百年大事志》,2001年。

⑬ 《阳原县卫生志》,1988年。民国《阳原县志》卷一六《前事·天灾》。

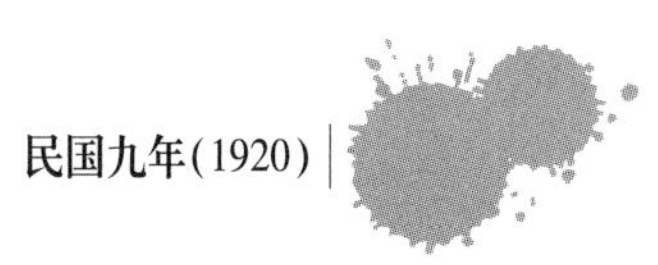

邛　县　秋七月,大旱,霍乱流行,死者十之二三[①]。

山西省

阳曲县　春,天花、猩红热流行。今《阳曲县志》载:黄寨、大盂、东黄水、杨兴等地流行天花、猩红热,死亡甚多[②]。

浑源县　秋,斑疹伤寒流行。今《浑源县卫生志》载:全省大旱,浑源亦然,灾后大疫[③]。按:是年瘟疫在大旱后发生,时间当主要在秋季,疫病如黎城县,可能也是斑疹伤寒流行。

五台县　秋,斑疹伤寒流行。今《五台县志》载:全县大旱,并发生瘟疫,人民饥病交加,死人甚多[④]。

定襄县　秋,斑疹伤寒流行。所辖崔家庄春夏无雨,秋季瘟疫盛行,村民外出逃生者甚多[⑤]。

黎城县　大旱,斑疹伤寒流行,死亡甚众[⑥]。

兴县、临县　鼠疫流行。两县 10 个疫点发病 147 例,死 145 人[⑦]。

盂　县　春,猩红热流行。三四月间,猩红热流行,儿童死者甚多。南关李姓一家,8 个患儿中死去 6 个[⑧]。

陕西省

洛川县、府谷县、榆林县、肤施县、清涧县、绥德县　春,鼠疫流行。3 月,《通俗医事月刊》载:昨得陕北消息,称陕北路洛川、府谷哈拉寨一带近日发生疫症,类似肺疫,传染颇烈,患者两三日吐血即死,与前年晋察等处流行肺疫类似。其余属清涧、绥德、榆林各县均系纯粹时疫。近十余日间,榆林城内死亡 400 余人,疫势仍未消减,当地官绅以肺疫一症,西医研究只有扼要遮防,严杜传染,时疫性质较异,医治得宜尚可痊愈,业经聘委会中西医员驰赴各县会同各该县知事等规定疫区,分别防治两途,妥筹消弥,并在榆林设立临时防疫总局,各县设立分局竭力防止云[⑨]。2 月 25 日(正月初六日)报道:洛川、府谷哈拉寨一带,近日发生疫症,类似肺疫,其余肤、清、绥、榆各县,

---

① 《邛县志》,方志出版社 2001 年版。

② 《阳曲县志》,山西古籍出版社 1999 年版。

③ 《浑源县卫生志》,1988 年。

④ 《五台县志》,山西人民出版社 1988 年版。

⑤ 《崔家庄村志》,山西人民出版社 2006 年版。

⑥ 《黎城志略》,人文出版社 1993 年版。《黎城县志》,中华书局 1994 年版。

⑦ 李文波《中国传染病史料》,化学工业出版社 2004 年版,第 151 页。

⑧ 《盂县志》,方志出版社 1995 年版。《阳泉市志》,当代中国出版社 1998 年版。

⑨ "陕北时疫剧烈",《通俗医事月刊》1920 年第 6 期。

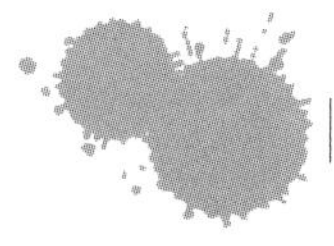
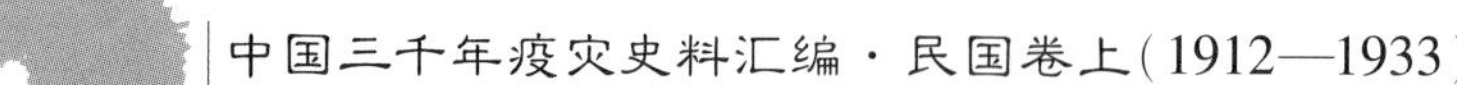

均系纯粹时疫,近10余日间,榆林城内死亡400余人①。

汧阳县(今千阳县)　秋,瘟疫流行,患者十有九人②。

洵阳县(今旬阳县)　天花流行。今《旬阳县志》载:甘溪地区约1500人患天花病,死亡40余人③。

山东省

历城县(今属济南市)　秋,霍乱流行④。

无棣县　秋,霍乱流行。民国《无棣县志》载:大旱,夏无麦,秋无收,土匪起。秋八月瘟疫⑤。今《惠民地区卫生志》则称时疫流行⑥。

临清县(今临清市)　秋,霍乱流行。8月23日(七月初十日)报道:旱灾,复又霍乱,疫症甚烈,死亡极多⑦。今《临清市志》载:秋,旱,大饥,霍乱并发,死者甚众,户户有病患,处处有新坟,抬棺者突然身亡,医生诊病时自己身亡者屡见不鲜⑧。

朝城县(今莘县朝城镇)　秋,霍乱流行。春夏大旱,饥,中户以下皆困急。七月,霍乱疾病发生,死者十之二三⑨。

长清县(今济南市长清区)　秋,霍乱流行。今《山东省卫生志》载:1919—1925年,长清县霍乱⑩。

肥城县(今肥城市)　秋,霍乱流行。夏末,瘟疫流行,王瓜店镇死亡甚众,仅朱庄一个小村就死亡15人⑪。

东平县　麻疹大流行,乡饮乡死亡数百人⑫。

莱阳县(今包括莱阳市)　秋,霍乱流行,绕岭一带24个村,发病8000余人,死200多人⑬。

胶　州(今属青岛市)　冬,鼠疫流行。今《山东省卫生志》载:1920—1921年,东

① "陕北发生百斯笃",《盛京时报》1920年2月25日,第7版。

② 《千阳县志》,陕西人民教育出版社1991年版。

③ 《旬阳县志》,中国和平出版社1996年版。《安康市卫生防疫志》,2006年。

④ 定福德述,王元杰译《霍乱症100例医案之研究》,《中华医学杂志》1921年第2期。

⑤ 民国《无棣县志》卷一六《祥异志》。

⑥ 《惠民地区卫生志》,天津科学技术出版社1992年版。

⑦ "山东临青州旱灾状况",《申报》1920年8月23日,第11版。

⑧ 《临清市志》,齐鲁书社1997年版。

⑨ 民国《朝城县续志》卷二《灾祲》。《莘县志》,齐鲁书社1997年版。

⑩ 《山东省卫生志》,山东人民出版社1992年版。

⑪ 《王瓜店镇志》,山东省地图出版社2005年版。

⑫ 《乡饮乡志》,山东省地图出版社2005年版。

⑬ 《莱西市卫生志》,2005年。

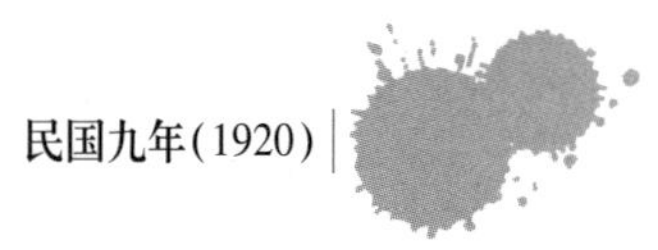

北肺鼠疫流行,由大连经水路传播至青岛[1]。

日照县(今属日照市)　秋,伤寒流行[2]。

滕　县(今滕州市)　秋,伤寒、黑热病、霍乱流行。今《枣庄市卫生志》载:秋,滕县冯卯(现属山亭区)一带伤寒流行,欧峪村800村民,发病605人,病死297人[3]。今《枣庄市志》载:是年,滕县飞蝗过境,所袭地块,农作物吃光。城西龙岗、王晁一带发生麻疹,大坞等村发生黑热病、霍乱病,死者甚多[4]。

宁阳县　冬,麻疹大流行,宁阳县死5000余人[5]。

潍　县(今潍坊市寒亭区)　白喉流行,死人无算[6]。

文登县(今文登市)　夏,霍乱流行,小床村仅42户,死33人,占全村人口13.75%[7]。

临朐县　春,天花流行。大沟村(今属白塔乡)患儿40人,死亡38人[8]。

招远县(今招远市)　是年,金岭镇瘟疫流行[9]。

河南省

开封县(省会,今开封市)　秋,霍乱流行。8月22日(七月初九日)报道:近日汴上盛行阴霍乱与干霍乱等症,其来甚陡,死人极多[10]。

涉　县　西戌村大旱,鼠疫流行,死人甚多,民多流散[11]。按:这里的"鼠疫"可能是"虎疫"之误。

安阳县、临漳县、内黄县　秋,霍乱流行。10月1日(八月二十日)报道:安阳虎疫流行,死亡数人,但蔓延尚不剧烈[12]。10月17日(九月初六日)报道:安阳、临漳、内黄一带近日发现一种疫病,似痢非痢。病状头晕且痛,两眼发红,传染急速,千人一

---

① 《山东省卫生志》,山东人民出版社1992年版。

② 《临沂百年大事记》,山东人民出版社1989年版。

③ 《枣庄市卫生志》,1988年。

④ 《枣庄市志》,中华书局1993年版。

⑤ 《泰安五千年》,山东省地图出版社2001年版。

⑥ 《潍坊市卫生志》,1989年。

⑦ 《文登市志》,中国城市出版社1996年版。

⑧ 《临朐县志》,山东人民出版社1991年版。

⑨ 《金岭镇志》,2001年。

⑩ "警厅施防疫政策",《大公报》1920年8月22日,第2张第2版。

⑪ 《西戌村志》,民族出版社2005年版。

⑫ "调查灾区之电告",《申报》1920年10月1日,第7版。"二十六日华北救灾协会游园助赈之盛况",《申报》1920年10月2日,第6版。

律①。

汤阴县　冬,霍乱大流行,延及明年春,病死者无数②。

济源县(今济源市)　秋,霍乱流行。9月19日(八月初八日)报道:该地(济源)灾荒情形极为惨苦,人民早将树皮、树〔草〕根吃尽,现在粮食断绝,疫痢大发,死者约5000余人,户〔死〕尸遍野,豺狼满道,几成禽兽世界③。(按:今《济源市志》本此,曰:"秋八月,大饥,民食树皮、草根几尽,疫病大发,死5000人。"④这里的"疫痢"很可能是霍乱。)9月22日(八月十一日)报道:疫疠大发,死者约5000余人⑤。

沁阳县(今沁阳市)　秋,霍乱流行。11月1日(九月廿一日)报道:沁阳县东北乡李封一带发生瘟疫,灾民逃往山西者甚多,亦有顺道清路而东徙者⑥。

新安县　秋,霍乱流行。11月8日(九月廿八日)报道:新安县夏旱,雹灾,颗粒无收,七、八、九三月,时疫流行,县城附近各村,死伤无算⑦。

登封县(今登封市)　秋,霍乱大流行,朝发夕死者甚众⑧。

嵩　县　秋,霍乱流行。十二月十一日(1921年1月19日)报道:8、9、10月,疫疠流行,死亡枕藉⑨。今《嵩县卫生志》载:大旱,霍乱四起,大安头村死亡200余人。民谣:"大家病,来势凶,上吐下泻还头痛,脚手麻木实难受,下神避邪也不中。"⑩

荥阳县、河阴县、汜水县(三县今属荥阳市)　秋九月,霍乱流行。自五月不雨至于八月,禾尽死,西至潼关,北达京师,赤地不止千里。大饥,斗米价至二千六七百文。九月发生霍乱,蔓延殆遍全境,有一家伤及数口者。荥阳县、河阴县、汜水县(今均属荥阳市)霍乱患者5970人(一作5907人),死1684人⑪。

鄢陵县　秋,霍乱流行,死亡枕藉⑫。

---

① "河北发见荒年疫",《大公报》1920年10月17日,第2张第3版。

② 《汤阴县志》,河南人民出版社1987年版。《汤阴县卫生志》,1984年。

③ 《晨报》1920年9月19日,转引自李文海等《近代中国灾荒纪年续编》,湖南教育出版社1993年版,第12页。

④ 《济源市志》,河南人民出版社1993年版。

⑤ "济源饥荒之惨状",《大公报》1920年9月22日,第2张第3版。

⑥ "北京通信",《申报》1920年11月1日,第6版。

⑦ "华洋义赈会消息",《申报》1920年11月8日,第11版。

⑧ 《河南省登封县告成乡志》,1985年。

⑨ "哀鸿之声",《大公报》1921年1月19日,第2张第3版。

⑩ 《嵩县卫生志》,1985年。

⑪ 民国《续荥阳县志》卷一二《杂记 · 祥异》。《荥阳县志》,1985年。

⑫ 民国《鄢陵县志》卷二九《祥异志》。

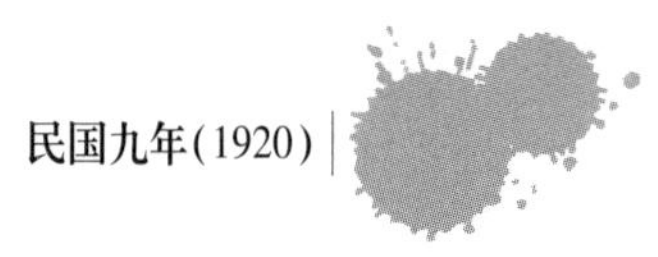

西平县　夏六月，县城及郊区急性霍乱流行[①]。

内乡县（今西峡县、内乡县）　秋，霍乱流行。今《西峡县卫生志》载：瘟疫大流行[②]。

光山县　夏，猩红热流行。秋，伤寒流行。今《光山县卫生志》载：7—8 月间，猩红热大流行（中医称烂喉痧）。8—9 月间，伤寒流行，东岳乡王湾 19 户，户户患病，多者一户达 3 人[③]。

甘肃省

镇番县（今民勤县）　脑膜炎流行。今《民勤县志》载：头痛症（流脑）流行全县，暴死者甚多[④]。

永昌县　伤寒流行。疫疠大行，死者甚众[⑤]。今《永昌县志》载：三堡地区（今河西堡）伤寒患者占当地总人口的 30%，死亡占患者 15%，仅青山堡死亡 30 多人[⑥]。

导河县（含今临夏县、东乡县）　鼠疫流行。今《东乡族自治县志》载：冬十一月，瘟疫流行，死 300 余人[⑦]。今《临夏县志》载：鼠疫流行，发病 40 例，全部死亡[⑧]。

庆阳县（今庆城县）　冬，伤寒流行。今《庆阳地区卫生志》载：冬十一月七日，庆属各县地大震，山崩地裂，黑水泛溢，瘟疫流行，民死众多[⑨]。

临潭县（含今玛曲县）　鼠疫流行。齐哈玛秀玛部落发生鼠疫，全部落 60 余户，无一幸免[⑩]。

酒泉县（今肃州区）　伤寒大流行[⑪]。猩红热流行甚广[⑫]。

青海省

碾伯县（今乐都县）　瘟疫流行[⑬]。

---

① 《西平县志》，中国时政经济出版社 1990 年版。

② 《西峡县卫生志》，1986 年。

③ 《光山县卫生志》，1986 年。《新县志》，河南人民出版社 1990 年版。

④ 《民勤县志》，兰州大学出版社 1994 年版。

⑤ 民国《甘肃通志稿》，转引自袁林《西北灾荒史》，甘肃人民出版社 1994 年版，第 1522 页。

⑥ 《永昌县志》，甘肃人民出版社 1993 年版。

⑦ 《东乡族自治县志》，1996 年。

⑧ 李文波《中国传染病史料》，化学工业出版社 2004 年版，第 151 页。

⑨ 《庆阳地区卫生志》，1998 年。

⑩ 《玛曲县志》，甘肃人民出版社 2001 年版。

⑪ 《酒泉市志》，方志出版社 2008 年版。

⑫ 《酒泉市医药卫生志》，1987 年。

⑬ 《高庙村志》，2004 年。

西宁县(今西宁市城区)　流行性感冒流行,持续达半月之久[①]。

循化县(今同仁县)　地震,全境瘟疫流行[②]。

安徽省

皖北地区　夏,大旱,大疫。庚戌夏,皖北旱灾以后,继以大疫,死亡枕藉,本会急派医士学生,携带救疫药物器具,组织救疫医队,为甲乙丙丁四队,冒暑驰往皖北之临淮、寿州、凤阳、正台、怀远、宿州、蚌埠等及苏省之清江、海州、桃源(今泗阳县)等处竭力拯救,治愈者67500余人[③]。按:庚戌年(1910)即宣统二年,是年安徽北部无大旱,反有水灾,当是庚申年(1920)之误。

怀宁县(省会,今安庆市)　春,脑膜炎流行[④]。3月21日(二月初二日)报道:皖省自入春以来,寒热不时,疫症因之盛行,城乡男妇老幼染疫死亡者,不计其数[⑤]。4月13日(二月廿五日)报道:脑膜炎症传染甚烈[⑥]。秋,霍乱盛行。9月11日(七月廿九日)报道:皖垣近日盛传时疫,而大墨子巷至县学宫一带传染尤盛[⑦]。

芜湖县　秋,霍乱流行。10月2日(八月廿一日)报道:入秋以来,天时不正,地方发现时疫[⑧]。

当涂县　秋,霍乱流行。8月23日(七月初十日)报道:当涂市上现竟发现一种虎列拉病症,染之者不半日即逝,居民颇以为惧[⑨]。

太平县(今黄山市黄山区)　秋,霍乱流行。8月,甘棠镇瘟疫流行[⑩]。

灵璧县　白喉流行。固镇一带流行小儿白喉,发病率达40%,死亡率占80%以上[⑪]。

四川省

夏秋,霍乱大流行。10月4日(八月廿三日)报道:今夏四川遭罹兵灾、虎疫,至为惨酷,苦力、贫民罹病而死于道上者相枕藉,其扛尸脚夫之倒毙者,日不可数计,甚

---

① 《平安县志》,陕西人民出版社1996年版。
② 《同仁县志》,三秦出版社2001年版。
③ “中国红十字会成绩纪略(再续)皖北救疫医队”,《中国红十字会月刊》1921年第3期。
④ 曹芳涛《脑膜炎之处置与治疗》,《中华医学杂志》1944年第4期。
⑤ “皖省近事”,《申报》1920年3月21日,第7版。
⑥ “安庆皖省时疫流行”,《申报》1920年4月13日,第8版。
⑦ “裸体瘟神之下降”,《大公报》1920年9月11日,第3张第1版。
⑧ “芜湖快信”,《申报》1920年10月2日,第7版。
⑨ “时疫流行可虑”,《大公报》1920年8月23日,第2张第3版。
⑩ 《甘棠镇志》,2007年。
⑪ 《灵璧县志》,浙江人民出版社1991年版。

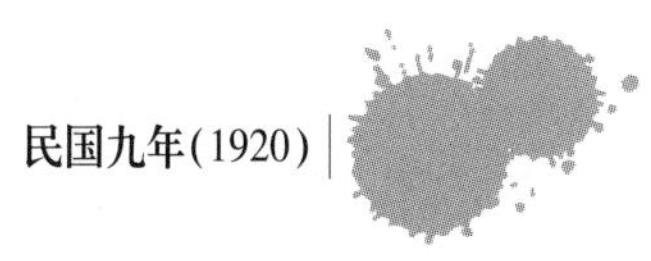

至一日之内死亡之数竟达千名者[①]。

成都县(省会,今成都市)　夏,霍乱流行。7 月 3 日(五月十八日)报道:重庆已发现虎疫,蔓延至成都,东门外已有死者[②]。

三台县　秋,霍乱流行。10 月 4 日(八月廿三日)报道:潼川(今属三台县)疫势猖獗,每日死亡之人数达二百以上者,历数日之久[③]。

安　县　天花流行,县境约 35% 的儿童、10% 的成人染病,百姓恐慌,田地荒芜[④]。

德阳县(今德阳市)、罗江县　秋,霍乱流行。9 月,德阳、罗江时疫非常剧烈[⑤]。

华阳县(今属双流县)　秋,霍乱流行。县内瘟疫流行,朝患夕死甚多[⑥]。

金堂县　秋,霍乱流行。全县瘟疫流行,死亡人数甚多[⑦]。

射洪县　夏六月,霍乱流行。7 月,水灾,疫病流行。驻太和镇、柳树沱滇军官兵多染时疫,死亡者众[⑧]。

什邡县(今什邡市)　秋,霍乱流行。秋大疫,患者或吐泻腹痛,或手足抽搐,昏迷不省人事,顷刻肌肉消瘦,死亡甚速[⑨]。

广汉县(今广汉市)　夏,霍乱流行,延至深秋。县城死亡甚重,街巷有全家死绝者,农村尤厉。病死者不下万人[⑩]。仅三星乡就死去 1000 人左右[⑪]。

乐至县　夏,霍乱流行。6 至 7 月,天旱。驻军遍驻民房,各街马粪马尿横流,秽气薰蒸,引起疫病"麻脚瘟"流行。每日死亡多至数十人,棺木为之一空,富者下乡,贫者外逃。秋凉下雨,疫情缓解[⑫]。

绵竹县(今绵竹市)　秋,霍乱大流行。蔓延城乡月余,死 400 多人[⑬]。

雅安县(今属雅安市)　大疫。今《雅安市志》载:县境内霍乱、赤痢、伤寒、痘疮、

---

① "兵匪疫交迫之四川",《大公报》1920 年 10 月 4 日,第 2 张第 2 版。

② "水深火热之四川消息",《大公报》1920 年 7 月 3 日,第 1 张第 3 版。

③ "兵匪疫交迫之四川",《大公报》1920 年 10 月 4 日,第 2 张第 2 版。

④ 《安县志》,巴蜀书社 1991 年版。

⑤ 《德阳县志》,四川人民出版社 1994 年版。

⑥ 《双流县志》,四川人民出版社 1992 年版。

⑦ 《金堂县志》,四川人民出版社 1994 年版。

⑧ 《射洪县志》,四川大学出版社 1990 年版。

⑨ 民国《重修什邡县志》卷一〇《杂纪志》。《什邡县志》,四川大学出版社 1988 年版。

⑩ 《广汉县志》,四川人民出版社 1992 年版。

⑪ 《广汉县志》,四川人民出版社 1992 年版。

⑫ 《乐至县志》,四川人民出版社 1995 年版。《内江地区卫生志》,四川辞书出版社 1995 年版。

⑬ 《绵竹县志》,四川科学技术出版社 1992 年版。

疹热症、猩红热、白喉等传染病流行,患者259人,死亡222人[①]。

彭山县　夏,霍乱流行。今《彭山县志》载:夏,旱,疫病大流行,城内死亡数十人[②]。

天全县　春,伤寒流行。俗称“窝子寒”,持续逾3月,始阳乡大坪村至多功乡切山村500余户无一幸免,死亡200余人[③]。

阆中县(今阆中市)　夏秋,霍乱流行。今《阆中县志》载:7月,熊克武部来阆中,军中有霍乱患者,致使该病在全县流行3个月,死亡1000余人[④]。

安岳县　霍乱流行[⑤]。

邻水县　惨遭兵变,疟疾流行,民众贫病交困[⑥]。

遂宁县(今属遂宁市)　夏秋,霍乱流行。10月4日(八月廿三日)报道:疫势更及上江一带,遂宁、潼川二处尤形猖獗,每日死亡之人数各达二百以上者,历数日之久[⑦]。今《遂宁县志》载:暑夏,城区疫病流行,亡于霍乱清水症者,日以百计[⑧]。

南部县　夏秋,霍乱流行。今《南部县志》载:7—8月,瘟疫流行,麻脚瘟、霍乱症传染极速,死亡甚多。县人要火龙、烧烟火、求神驱瘟除病[⑨]。

南江县　春,伤寒流行。今《南江县志》载:后坡子(今光明乡后坝村)居住100户人家,普遍患“窝儿寒”,死亡100多人,有全家死绝者[⑩]。

蓬溪县(含今蓬溪县、大英县)　夏,霍乱流行。今《蓬溪县志》载:夏,西乡蓬莱、大英、隆盛一带霍乱病流行,死300余人[⑪]。

西充县　夏,痢疾流行。今《西充县志》载:县内痢疾大流行,发病4351例,死亡344例[⑫]。按:这里的“痢疾”很可能是霍乱。

盐亭县　夏,霍乱流行。今《盐亭县志》载:夏秋之交,卢占魁、聂全两个师,由陕

---

① 《雅安市志》,四川人民出版社1996年版。

② 《彭山县志》,巴蜀书社1991年版。民国《重修彭山县志》卷八《通纪下》。

③ 《天全县志》,四川科学技术出版社1997年版。

④ 《阆中县志》,四川人民出版社1993年版。

⑤ 《安岳县志》,四川人民出版社1993年版。

⑥ 《达县地区卫生志》,四川文艺出版社1990年版。

⑦ “兵匪疫交迫之四川”,《大公报》1920年10月4日,第2张第2版。

⑧ 《遂宁县志》,巴蜀书社1993年版。

⑨ 《南部县志》,四川人民出版社1994年版。

⑩ 《南江县志》,成都出版社1992年版。

⑪ 《蓬溪县志》,四川辞书出版社1995年版。

⑫ 《西充县志》,重庆出版社1993年版。

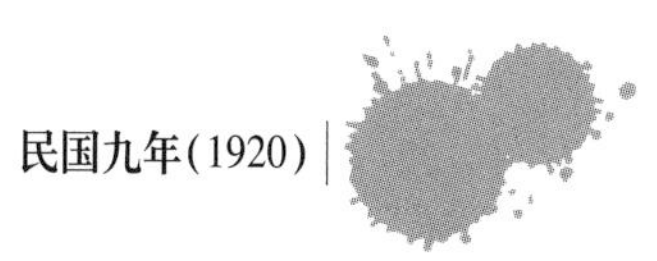

西来县骚扰,带来麻脚症(即霍乱病)流行,兵民死亡无数[1]。

营山县　伤寒流行。今《营山县志》载:双河乡五团十甲(今明德乡干洞村七组)颜映明一家三代 21 人患伤寒,死亡 8 人[2]。

泸　县　秋,霍乱、痢疾流行。今《泸县志》载:8 月,城区霍乱、痢疾大肆流行达两月之久,军民病死甚多,西门日出丧达 30 余起,红十字会组织防疫队沿街抢救[3]。

富顺县　夏秋,霍乱流行,朝发夕死。有时每日出丧 300 余具,自流井一带死亡六七千人[4]。

达　县(今达州市达川区)　霍乱、伤寒、白喉、赤痢流行。今《达县市志》载:霍乱死 1.58 万人,赤痢死 1.67 万人。白喉发病 4145 人,死亡 2818 人。伤寒发病 3.28 多万人,死亡 2.53 万人[5]。

宣汉县　夏,霍乱流行。宣汉城乡时症流行,倒毙极多[6]。

乐山县(今属乐山市)　夏,霍乱流行。7 月,重庆、巴县等地霍乱传染至乐山,病势猛烈,死者不计其数[7]。

重庆市

江北县(今渝北区)　夏,霍乱大流行,死亡甚众,人皆惊恐[8]。

巴　县(今巴南区)　夏,霍乱大流行。6 月 8 日(四月廿二日)报道:重庆地方虎疫猖獗,刻已侵入万县,传染者日有八九十名之多[9]。7 月 3 日(五月十八日)报道:重庆虎疫蔓延至成都[10]。10 月 4 日(八月廿三日)报道:本年春间,重庆虎疫流传甚盛,每日死亡人数达二百人之多者,阅数星期之久,入夏后,为船户与军队之传染,疫势更及上江一带[11]。6 月 16 日(五月初一日)《晨报》报道:重庆地方虎疫非常猖獗,并蔓延至万县,一日传染者八九十名[12],严重流行时,死者日达百余人[13]。

---

① 《盐亭县志》,四川文艺出版社 1991 年版。
② 《营山县志》,四川辞书出版社 1989 年版。
③ 《泸县志》,四川科学技术出版社 1993 年版。
④ 《富顺县志》,四川大学出版社 1993 年版。
⑤ 《达县市志》,四川人民出版社 1994 年版。
⑥ 《达县地区卫生志》,四川文艺出版社 1990 年版。
⑦ 《乐山市志》,巴蜀书社 2001 年版。
⑧ 《江北县志》,重庆出版社 1996 年版。
⑨ "虎疫猖獗",《盛京时报》1920 年 6 月 8 日,第 2 版。
⑩ "水深火热之四川消息",《大公报》1920 年 7 月 3 日,第 1 张第 3 版。
⑪ "兵匪疫交迫之四川",《大公报》1920 年 10 月 4 日,第 2 张第 2 版。
⑫ 李文海等《近代中国灾荒纪年续编》,湖南教育出版社 1993 年版,第 29 页。
⑬ 《重庆市市中区志》,重庆出版社 1997 年版。

永川县(今永川区)　夏,霍乱流行,由重庆蔓延至永川①。

大足县　夏六月,霍乱流行,死人甚多②。

荣昌县　夏,霍乱流行。今《荣昌县志》载:县境疫病流行,城乡不少人都患上霍乱、软脚病等传染病,死亡甚多③。

万　县(今万州区)　夏秋,霍乱流行。7—8月,万县霍乱流行,死亡最多一天达70人④。6月8日(四月廿二日)报道:重庆地方虎疫猖獗,刻已侵入万县,传染者日有八九十名之多⑤。

巫溪县　春,天花流行。今塘坊乡毛象等地有几十户人患天花,死亡30余人⑥。秋,霍乱流行。县城死亡300余人⑦。

潼南县　夏,霍乱流行。今《潼南县志》载:县内瘟疫流行,每日死人逾百⑧。

云南省

蒙化县(今巍山县)、凤仪县(今属大理市)、弥渡县、祥云县　冬,鼠疫大作。十二月初九日(1921年1月17日)报道:蒙、凤、弥、云等县近日疫疾大作,死亡接踵⑨。

河西县(今通海县)　6月,河西县暑湿病流行,死亡千余人⑩。

江川县　久旱无雨,暑湿疫流行,安化乡传染者甚多⑪。

弥渡县　天花流行⑫。

上帕行政区(今属福贡县)　痢疾流行,仅鹿马登村20余户,死亡30余例⑬。

文山县　瘟疫流行,染疾者呕吐发热,死亡甚众⑭。

景东县　瘟疫大发,十室九空,死亡逾万,尸骨遍野,惨不忍睹⑮。

---

① 《永川县志》,四川人民出版社1997年版。
② 《大足县志》,方志出版社1996年版。
③ 《荣昌县志》,四川人民出版社2000年版。
④ 《万县市志》,重庆出版社2001年版。
⑤ “虎疫猖獗”,《盛京时报》1920年6月8日,第2版。
⑥ 《巫溪县志》,四川辞书出版社1993年版。
⑦ 《巫溪县志》,四川辞书出版社1993年版。
⑧ 《潼南县志》,四川人民出版社1993年版。
⑨ “滇讯一束”,《大公报》1921年1月17日,第2张第3版。
⑩ 《通海县卫生志》,1991年。
⑪ 《安化乡志》,1996年。
⑫ 《弥渡县卫生志》,云南民族出版社2007年版。
⑬ 《福贡县卫生志》,1990年。《福贡县志》,云南民族出版社1999年版。
⑭ 《文山县志》,云南人民出版社1999年版。
⑮ 《景东彝族自治县志》,四川辞书出版社1994年版。

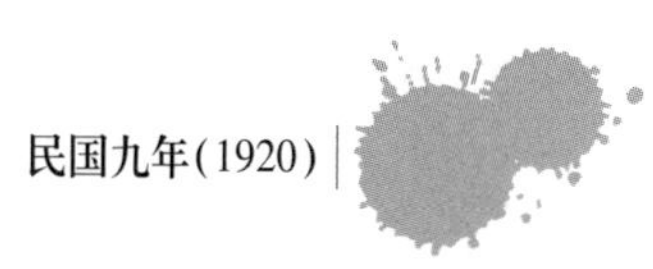

思茅县(今属普洱市)　疟疾大流行①。

勐烈行政区(今江城县)　勐烈地区瘟疫流行,死亡人数难以数计②。

陇川行政区(今陇川县)、泸水行政区(今泸水县)　鼠疫流行③。

贵州省

贵阳县(今属贵阳市)　夏,旱蝗,自夏徂秋,霍乱流行。6月21日(五月初六日)报道:贵州军阵中霍乱病流行④。11月8日(九月廿八日)《晨报》报道:虎疫在九月前几个月开始流行之时,贵阳一处每日不过死30人,到九月杪,每天要死一二百人了⑤。

余庆县　秋,霍乱流行。染者上吐下泻,顷刻肌瘦如柴,不过一小时即毙,死者相望,至民国十五年(1926年)乃止⑥。

仁怀县(今仁怀市)　春,疫症流行⑦。

平越县(今福泉市)　春,时疫盛行⑧。

天柱县　秋,霍乱流行。今《天柱县志》载:七月中旬,天柱瘟疫盛行,至冬,城中病死300余人,四乡传染,死人甚众⑨。

黎平县　秋,霍乱流行。今《黎平县志》载:县城与黎明寨、龙额的高青、地坪大寨等地发生霍乱,死亡近千人⑩。

榕江县　天花流行⑪。秋,霍乱流行⑫。9月25日(八月十四日)报道:黔桂两省接壤之处,如古州、都江、怀远、融县等县天时干旱,瘴气郁抑,酿成时疫,故庆远、怀远一带城市、村镇之居民患霍乱而死者,闻已达四万余人⑬。按:古州为今榕江县古州镇。

---

① 何斌《我国疟疾流行简史》,《中华医史杂志》1988年第1期。

② 《江城哈尼族彝族自治县志》,云南人民出版社1989年版。

③ 李文波《中国传染病史料》,化学工业出版社2004年版,第151页。

④ "京华短简",《申报》1920年6月21日,第6版。

⑤ 《晨报》1920年11月8日,转引自李文海等《近代中国灾荒纪年续编》,湖南教育出版社1993年版,第28页。

⑥ 民国《余庆县志》卷四《杂志》。民国《贵州余庆县志》卷三《前事志》。《余庆县志》,贵州人民出版社1992年版。

⑦ 《贵州公报》1920年第22号,第2版。

⑧ 《贵州公报》1920年第30号,第2版。

⑨ 《天柱县志》,贵州人民出版社1993年版。

⑩ 《黎平县志》,巴蜀书社1989年版。

⑪ 《榕江县志》,贵州人民出版社1999年版。

⑫ "广西发生大时疫",《申报》1920年9月23日,第7版。

⑬ "广西时疫之猖獗",《大公报》1920年9月25日,第2张第3版。

都江县(今三都县)　秋,霍乱流行①。9月25日(八月十四日)报道:黔桂两省接壤之处,如古州、都江、怀远、融县等县天时干旱,瘴气郁抑,酿成时疫,故庆远、怀远一带城市、村镇之居民患霍乱而死者,闻已达四万余人②。

德江县　春,时疫蔓延。今《德江县志》载:久旱岁饥,病疫蔓延,死亡无计③。

凤泉县(今凤冈县)　天花流行。古潭、龙泉、永和、党湾等地死亡多人④。

炉山县(今属凯里市)　鼠疫流行。延及次年,仅凯里区就死亡10人⑤。

湖北省

夏口县(今属武汉市)　夏,霍乱流行。7月6日(五月廿一日)报道:汉口发生虎疫⑥。8月6日(六月廿二日)报道:汉口天气酷热,霍乱症大为流行,华界死亡相继⑦。

阳新县　天花流行。荻田桥一带1000余人发病,死亡600余人⑧。

天门县(今天门市)　秋,霍乱流行。麻洋潭附近的窑湾死95人⑨。

荆门县(今荆门市)　秋,霍乱流行。荆门城霍乱流行,小南门(凤鸣门)外集街(今工商街)十余户发病,死20余人⑩。

鄂城县(今鄂州市)　夏,霍乱流行,仅太和胡朝英村就死去310人,占当时全村人数的73%⑪。

黄安县(今红安县)、麻城县(今麻城市)　秋,猩红热、伤寒流行,患者甚多⑫。

湖南省

辰溪县　秋,霍乱流行。10月17日(九月初六日)报道:辰溪时疫流行,发源于知事公署与狱署囚犯,一日死4人,渐传及四城,北门外隅一日死十七八人,城内外死亡相继,人人自危⑬。今《辰溪县志》载:10月,县城流行瘟疫,日死十七八人,县知事

---

① "广西发生大时疫",《申报》1920年9月23日,第7版。
② "广西时疫之猖獗",《大公报》1920年9月25日,第2张第3版。
③ 《德江县志》,贵州人民出版社1994年版。
④ 《凤冈县志》,贵州人民出版社1994年版。
⑤ 《凯里市志》,方志出版社1998年版。
⑥ "虎疫渐次逼来",《大公报》1920年7月6日,第3张第2版。
⑦ "汉口汉埠时疫流行",《申报》1920年8月6日,第7版。
⑧ 《阳新县志》,新华出版社1993年版。
⑨ 《天门县志》,湖北人民出版社1989年版。
⑩ 《荆门卫生志》,中国文史出版社1990年版。
⑪ 《鄂州市志》,中华书局2000年版。
⑫ 《新县志》,河南人民出版社1990年版。
⑬ "辰溪时疫之流行",《大公报》1920年10月17日,第2张第3版。

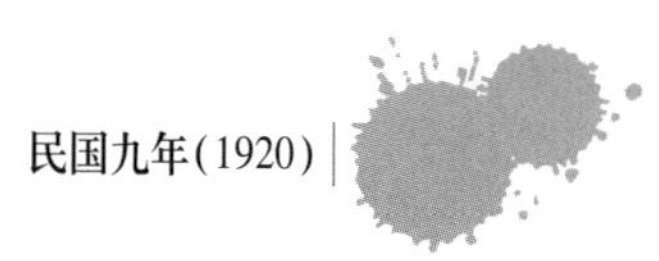

无计可施,令县民提前过年,舞灯燃炮,企望藉以避瘟,结果劳民伤财,无济于事①。

通道县(今通道侗族自治县)　春正月大疫,死人无数②。

溆浦县　秋,霍乱流行。六月十八日大水,水后大疫,死亡极重③。今《溆浦县志》载:1920年和1921年,霍乱流行,陈林坪等3个村200余人,几天内死70多人;川水村死50多人④。10月6日(八月廿五日)报道:今年湘西一带瘟疫流行,至今势犹未衰,盛时有一家死三四人者,亦有多至七八人者,乡间炊烟几断,尤以溆浦为最甚⑤。

沅陵县　秋,霍乱流行。秋,虫、疫并发,永平乡人民死于瘟疫者十分之三⑥。

岳阳县(今属岳阳市)　夏,霍乱流行。7月8日(五月廿三日)报道:岳州难民已逾二万,前次不过缺乏粮米,近更发生时疫。连日以来,该处妇孺救济部收容之男女老少约计万人,几于无人不病⑦。7月23日(六月初八日)报道:岳阳自遭兵燹,尸骸遍地。近日天气炎热,臭气熏发,军民人等,无不掩鼻而过。僻街小巷,居民触此疫气,死亡相继⑧。秋,霍乱流行。秋,时疫大作,日有死亡⑨。

平江县　春,流脑流行。瓮江、谈胥、岑川、南江、梅仙、钟洞、虹桥等地尤重。瓮江双江口一带,3月中下旬因患流脑死亡300余人。三联、瓮江、河东、张市、西江等乡相继暴发流行,死亡1200余人。南江死亡600余人⑩。

华容县　秋,霍乱流行。8月26日(七月十三日)报道:大水,南自南县界起,东至洞庭湖畔,北至石首县止,一片汪洋,去垸田五分之四,人民浮水而居,饥饿与瘟疫交攻,死亡相继⑪。

醴陵县(今醴陵市)　秋七月,霍乱流行。8月15日(七月初二日)《大公报》报道:醴陵县瘟疫暴发,一日之间,死者一二十人不等。疫始发于城东门一带,始觉头痛,或肚胀下泄之症。近一星期来,计死者已达百数十人之多⑫。

---

① 《辰溪县志》,生活·读书·新知三联书店1994年版。

② 《湖南自然灾害年表》,湖南人民出版社1961年版,第114页。熊健《怀化千年自然灾害》,气象出版社2000年版,第39页。《通道县志》,民族出版社1999年版。

③ 熊健《怀化千年自然灾害》,气象出版社2000年版,第40页。

④ 《溆浦县志》,社会科学文献出版社1993年版。

⑤ "提早过年避瘟疫",《大公报》1920年10月6日,第3张第2版。

⑥ 熊健《怀化千年自然灾害》,气象出版社2000年版,第40页。

⑦ "岳州时疫之盛行",《大公报》1920年7月8日,第2张第3版。

⑧ "岳阳已发生瘟疫",《大公报》1920年7月23日,第2张第3版。

⑨ "岳阳兵灾事务所乞赈函",《申报》1920年8月23日,第11版。

⑩ 《平江县卫生志》,1990年。

⑪ "华容人民劫运频仍",《大公报》1920年8月26日,第2张第3版。

⑫ 李文海等《近代中国灾荒纪年续编》,湖南教育出版社1993年版,第26页。

衡阳县(今属衡阳市)　大疫[①]。当为霍乱流行。

道　县　秋,霍乱流行。西乡的仙子脚、下石塘、齐家湾,南乡的洪塘营、老何家、陈家等村,死者甚多[②]。

祁阳县　伤寒流行。黄泥塘、凤凰塘流行尤甚。凤凰塘有个100余人的村庄,单刘家大院病60余人,死亡19人[③]。

江西省

江西省　秋,霍乱流行。10月21日(九月初十日)《晨报》报道:入秋以来,江西发生虎疫的地方很多,如九江、饶州、景德镇等处。此外,如袁州、临江、吉安、临川等处也间有虎疫发现,不过不十分厉害罢了[④]。

宜春县(今属宜春市)　夏六月,霍乱流行。7月23日(六月初八日)袁州电:此间发现虎剌拉甚烈,已死五百人,张将军日给与两千元以助购置防疫要品之经费[⑤]。8月8日(六月廿四日)报道:前者,袁州发生虎拉剌症,张宗昌师长曾派人来省购办防疫药料,后来情形如何,迄无所闻[⑥]。

都昌县　秋九月,霍乱流行。10月21日(九月初十日)《晨报》报道:入秋以来,江西发生虎疫的地方很多。现在却又有都昌县的地方,虎疫蔓延,极为剧烈[⑦]。

吉安县(今包括吉安市市区、吉安县)　秋,霍乱流行。端节后大水,七月富水盛涨,秋间大疫盛行[⑧]。

九江县(今属九江市)　春,脑膜炎流行。5月13日(三月廿五日)报道:九江入春以来,天气寒暖不定,以致乡间小孩多有发现寒热头痛,遍身红疹等症,传染甚速。闻此症沿铁路一带居多,或系修水、永修各处传染而来云[⑨]。夏秋,霍乱流行。8月3日(六月十九日)报道:天气酷热,九江发生一种时疫,每日约毙数人,现尚逐渐蔓延[⑩]。8月8日(六月廿四日)报道:九江日来天时甚热,致虎疫流行较前数日尤甚,连日调查已毙三百余命,大半苦力为多[⑪]。9月16日(八月初五日)报道:入秋以来,九

---

① 《衡阳市卫生志》,1995年。

② 《道县卫生志》,黄山书社1992年版。

③ 《祁阳县卫生防疫志》,2006年。

④ 李文海等《近代中国灾荒纪年续编》,湖南教育出版社1993年版,第23页。

⑤ “各埠发现疫症之报告”,《医药杂志》1920年第2期。

⑥ “江西赣省时疫流行”,《申报》1920年8月8日,第7版。

⑦ 李文海等《近代中国灾荒纪年续编》,湖南教育出版社1993年版,第23页。

⑧ 民国《吉安县志》卷一《大事志》。

⑨ “江西赣北时疫现状”,《申报》1920年5月13日,第7版。

⑩ “九江浔埠发生时疫”,《申报》1920年8月3日,第7版。

⑪ “江西赣省时疫流行”,《申报》1920年8月8日,第7版。

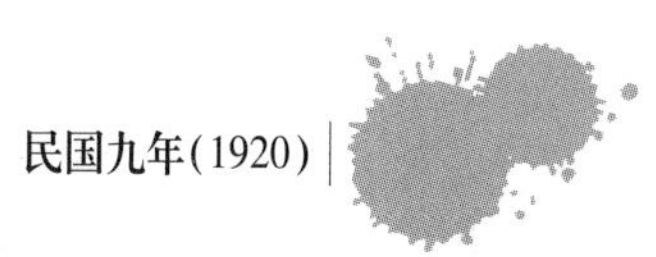

江一带时疫盛行①。今《九江县志》载:九江时疫流行,连日毙300余命,竟有七八口之家病五六口者②。

浮梁县(含今景德镇) 秋,霍乱流行。10月7日(八月廿六日)报道:虎列拉症,亦名瘪螺痧。江西景德镇自七月中元后渐渐发生,至近日愈甚,有一家七八口不留一二人者③。

峡江县 秋,霍乱流行。今《峡江县志》载:秋,瘟疫流行,全县死亡数千人④。

永丰县 秋,霍乱流行。今《永丰县志》载:端午节后大水。入秋,疫病流行,抢购风迭起⑤。

永修县 春,脑膜炎流行。5月13日(三月廿五日)报道:永修县境灾情稍轻,然亦间有死者。其症华人名为时疫,西人名为脑膜炎,传染甚烈,死亡甚速⑥。

星子县 春,脑膜炎流行。4月24日(三月初六日)报道:东原区地方,近忽发生一种疫症,死亡相继,已达二千余人之众⑦。5月13日(三月廿五日)报道:星子县各乡农民,罹疫死者甚众,统计之该邑人民遭疫死者,不下千人⑧。《通俗医事月刊》载:星子县东原区地方近忽发生一种疫症,死亡相继,已达两千余人之众,其病至奇,而死状最惨。据最近调查该区之董家村、大屋村、内村、杨家村人民以及内河等处疫死者多则千余人,少亦数百人,综计全村人民死已过半数。病初起时,声哑不能言,继则饮食不进,延至一日即死,死后咽喉稍肿,腹部胀大作紫绿色。据由该县来省避难者言,此症类似脑膜炎,传染极速,渠之亲故多死于此,恐将传至县城,若不厉行杀菌灭毒之法则,蔓延各处更不堪收拾矣。十七日,省议员王宽、龙起凤、曹俊等以现在赣北各属发现时疫状极惨酷,后接乡中函电,均谓外属医药不便,无法遏制,状至可惨,特函致警务处,请即日选派中西名医驰往救治,并祈多带药方,广为传布。至传染最广者,星子等县为最甚,视灾之轻重,定防救之先后云⑨。

江苏省

江宁县(今属南京市) 秋,霍乱流行。7月18日(六月初三日)报道:城内下关

---

① “红会医士赴南浔”,《申报》1920年9月16日,第11版。

② 《九江县志》,新华出版社1996年版。

③ “景德镇发现虎疫”,《大公报》1920年10月7日,第2张第3版。

④ 《峡江县志》,中共中央党校出版社1995年版。

⑤ 《永丰县志》,新华出版社1993年版。

⑥ “江西赣北时疫现状”,《申报》1920年5月13日,第7版。

⑦ “江西赣北大疫纪”,《申报》1920年4月24日,第7版。

⑧ “江西赣北时疫现状”,《申报》1920年5月13日,第7版。

⑨ “赣北大疫”,《通俗医事月刊》1920年第3期。

连日发现时疫,数小时即毙命①。9月9日(七月廿七日)报道:宁垣时疫传染颇盛,近旬日死于疫者二十余人②。到次年,山东德州桑园发生鼠疫时,仍有人谈及此疫:宁垣上年发生瘟疫最为猛烈,一闻交通便利之处又有疫疠,人心异常惊慌,中外人士纷纷函请当道迅速筹办防疫③。

丹徒县(今属镇江市)　春,脑膜炎流行。3月28日(二月初九日)报道:镇郡一带春雨连绵,天气严寒,疫症流行,迄今未已,其类似脑膜炎一种之疫症,传染甚速④。3月30日(二月十一日)报道:镇埠现发生一种流行症,极为危险,尤以小孩为多⑤。4月3日(二月十五日)报道:镇江乡镇,对江、沙头二洲、新洲等处,疫症流行⑥。夏秋,霍乱流行。7月29日(六月十四日)报道:城乡一带霍乱痧症近又流行,且日见其多⑦。8月8日(六月廿四日)报道:镇埠因天气奇热,发现时症,近益猖獗⑧。8月14日(七月初一日)报道:日来天气酷热,镇江各洲发生时疫⑨。9月22日(八月十一日)报道:自月初迄今,城厢内外发现疫症,传染尤众⑩。10月5日(八月廿四日)报道:近以天时不正,东南两乡时疫流行,传染颇速⑪。10月17日(九月初六日)报道:镇埠城内外日来发现头痛、脑痛之时症,不数小时即已毙命,传染极速⑫。同月,《绍兴医药学报》载:镇江自9月初迄今,城乡内外发现疫症,近日传染尤众,起病之初大率上吐下泄,手足麻木,朝发夕死,市上所售之十滴药水、痧药等,皆无效验⑬。又载:天时不正,疫气流行,近日城内外发现头脑痛,不数小时即已毙命,诸医束手,传染尤速⑭。

常熟县(今常熟市)　夏秋之际,霍乱流行。8月,谢桥、白茆、港口、恬庄霍乱流行,死12人⑮。

---

① “南京快信”,《申报》1920年7月18日,第7版。
② “南京快信”,《申报》1920年9月9日,第7版。
③ “南京筹办防疫之先声”,《绍兴医药学报星期增刊》第62期,1921年。
④ “镇江疫症流行未已”,《申报》1920年3月28日,第8版。
⑤ “镇江发生流行危症”,《申报》1920年3月30日,第7版。
⑥ “杭州快信”,《申报》1920年4月3日,第7版。
⑦ “镇江城乡疫症流行”,《申报》1920年7月29日,第7版。
⑧ “镇江时疫渐盛”,《申报》1920年8月8日,第7版。
⑨ “镇江各洲发生时疫”,《申报》1920年8月14日,第8版。
⑩ “镇江发现疫症”,《申报》1920年9月22日,第7版。
⑪ “镇江时疫蔓延之可畏”,《申报》1920年10月5日,第7版。
⑫ “镇江西医救治时疫”,《申报》1920年10月17日,第7版。
⑬ “镇江发现疫症续志”,《绍兴医药学报星期增刊》第43期,1920年。
⑭ “镇江时疫极猛烈”,《绍兴医药学报星期增刊》第44期,1920年。
⑮ 《常熟市卫生志》,1990年。

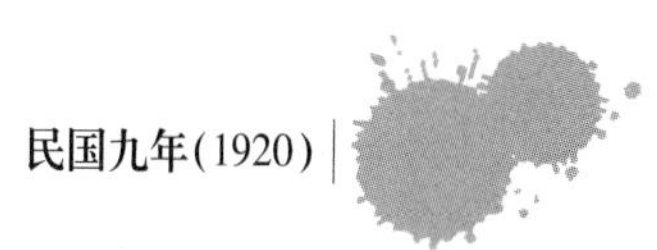

常　州(武进县附郭)　春,麻疹、白喉、猩红热流行,春夏之交,脑膜炎流行。今《常州市卫生志》载:春,麻疹、白喉、红痧(猩红热)流行,3—4月,闷症遍布东南乡,越死越多。(按:这里的"闷症"应该就是指脑膜炎。)6月3日(四月十七日)报道:常州时疫,自去冬迄今,患者甚多,数日内稍见平靖。近闻又发现奇异时症,初起时,狂笑不语,手足渐冷,三四小时即殒命,中西医均莫辨其症,无从施救云①。(按:这种"异症"应该也是脑膜炎。)秋,霍乱流行。8月,定西乡等染瘪螺痧者甚多②。

吴　县(今属苏州市)　夏,霍乱流行。8月15日(七月初二日)报道:苏州方面之时症,苏州亦有一种似痧非痧之症,发现时仅觉头晕,肚中稍有反胃,不及一周时即已不省人事,无可救药矣。下乡各处亦有以上诸症,且又有一种烂喉症,传染甚速,死亡已有多人云③。

无锡县(今属无锡市)　夏,霍乱流行。7月30日(六月十五日)《锡报》报道了几个霍乱案例:陈某,江阴人,年近顺耳,因采办平米,于日前来锡,寓马路上新旅社八号房间,昨日忽染虎列拉症,势颇沉重,不省人事。经该栈雇人抬至协济医院,由医士尤济华诊治,注射盐水针,继施以按摩术始得苏醒云。北门外江阴巷内铁索观道士三人同染虎列拉症,竟至不救。又栅口里陈亦平于日前乘船游玩,至晚间忽染虎列拉症,当请西医施以静脉注射,未见效验,旋即逝世云。又广勤纱厂茶房钱村荣于前日上午忽患虎列拉疫,延至夜半三时毙命云④。8月4日(六月二十日)《申报》报道:月来天时不正,以致发生时症(霍乱),近益加剧⑤。

江都县(今属扬州市)　春,白喉流行。《通俗医事月刊》载:扬州城中自新春以来奇冷异常,加之天雨绵绵,以致城厢一带发现一种时疫,类似猩红热,早晨染疫,达夕即毙,兼之喉痧盛行,日死数百。其最令人骇闻者,如埂子街陈福源、绣货庄陈步云之次女,晚间尤嬉笑自若,九时染疫毙命。一般著名医士,如脱希会、王云珍、谢紫石、方延良辈,莫不昼夜乘舆按号诊治,饮食无暇。斯疫小孩染之居多数,诚浩劫也⑥。春,天花流行。今《扬州卫生志》载:3月,江都县城流行时疫(天花),晨染夕毙,日死数百,王云珍、谢紫石、方延良等医生昼夜应治⑦。秋,霍乱流行。8月31日(七月十

---

① "常州奇疫之危险",《绍兴医药学报星期增刊》第18期,1920年。

② 《常州市卫生志》,1989年。

③ "各埠发现疫症之报告",《医药杂志》1920年第2期。

④ "虎疫流行与预防",《绍兴医药学报星期增刊》第35期,1920年。

⑤ "无锡城厢时疫流行",《申报》1920年8月4日,第7版。

⑥ "时疫流行之可骇",《通俗医事月刊》1920年第1期。

⑦ 《扬州卫生志》,中国工商出版社2006年版。

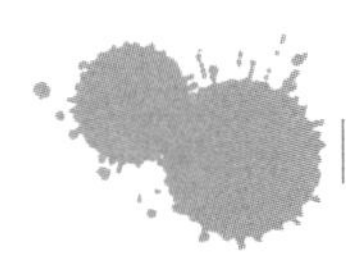

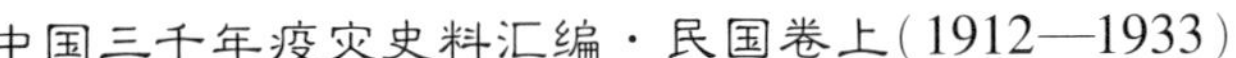

八日)报道:今夏炎热,百度表达九十七八,交秋之后,忽然凉爽,疫乃发现。轻则上吐下泻,腹痛肢凉,甚则目陷、肉脱、螺瘪,重者初觉胸中烦扰,继则肢麻脉伏,不痛不吐不泄,不及十小时即毙。目下传染颇速,死者不鲜①。9月13日(八月初二日)报道:扬州自月初迄今,城乡内外之染疫死亡者,日有所闻,近日传染尤众。其起病之初,都只泄不吐,而两日即陷,脉伏失音,西医以盐水注射及打行血之救命针,亦皆无效,患此者十死八九云②。9月14日(八月初三日)报道:扬城入秋以来,或风或雨,天时不正,以致时疫流行,患者初则头痛目眩,若不急治,再加呕吐,腹泻寒热,至多二三日即死,惟幼孩尤速,晚间染症,夜即毙命,医家固应接不暇,且束手不治者多③。

南通县(今属南通市) 秋,霍乱流行。7月26日(六月十一日)报道:通城现已发生虎列拉,疫症始起于城东各处,旋即传染城中并城西唐闸区等处,染者皆有性命之忧④。8月15日(七月初二日)报道:南通亦已发生虎列拉疫症,始起于城东各处,旋即传染城中并城西唐牐区等处,染者皆有性命之忧,官厅闻讯即于昨日起禁止市上售卖瓜果及一切有害卫生之生冷物品,以防未然。其已患者则由城南医院、中西学园分认诊治。闻日来疫势已稍杀,不若前三日内之酷厉矣⑤。

太仓县(今太仓市) 秋,霍乱流行。12月16日(十一月初七日)报道:入秋以后,时疫流行。大之霍乱吐泻,小之寒热勃疹,综计全邑几于十人而四五,苦力小民尤居什之八九⑥。

淮阴县(今淮安市淮阴区) 秋,霍乱流行。1920—1939年霍乱在淮阴境内多次流行,死者甚多⑦。

盐城县(今属盐城市) 春,天花流行。今《盐城县志》载:县内流行天花,死亡率甚高⑧。

高邮县(今高邮市) 春,脑膜炎流行。4月15日(二月廿七日)报道:高邮各乡时症盛行,传染迅速⑨。

宝应县 春,脑膜炎流行。4月15日(二月廿七日)报道:宝应各乡,时症盛行,

---

① "扬州发现虎疫",《绍兴医药学报星期增刊》第37期,1920年。
② "时疫流行之难治",《绍兴医药学报星期增刊》第39期,1920年。
③ "时疫流行其剧",《绍兴医药学报星期增刊》第39期,1920年。
④ "南通发生虎疫",《申报》1920年7月26日,第7版。
⑤ "各埠发现疫症之报告",《医药杂志》1920年第2期。
⑥ "太仓士绅请减忙漕二成",《申报》1920年12月16日,第11版。
⑦ 《淮阴市卫生志》,中国矿业大学出版社1997年版。
⑧ 《盐城县志》,江苏人民出版社1993年版。
⑨ "镇江江北疫症盛行",《申报》1920年4月15日,第8版。

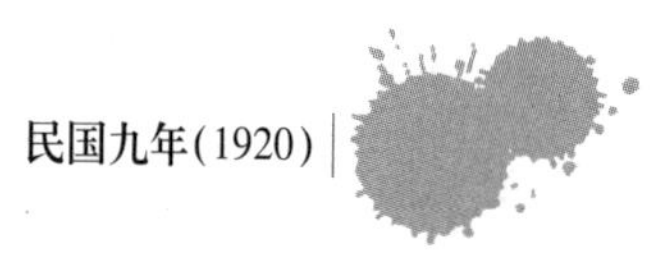

传染迅速[①]。官陈庄发生严重瘟疫,群众称为“棒头瘟”,先后20多人染病死亡[②]。按:“棒头瘟”即脑膜炎。

铜山县(今徐州市铜山区) 秋,霍乱流行,城乡死亡枕藉[③]。

丰 县 秋,霍乱流行。最严重的一个村,一天病死10人[④]。

沛 县 春,天花流行。天花病在成人和儿童中流行[⑤]。

睢宁县 春正月,天花流行,蔓延全县[⑥]。

沭阳县 秋,霍乱流行。马厂街1175人中即有314人患此病,死亡115人[⑦]。

上海市

上海县(今闵行区等) 春二月,流感流行。3月,《通俗医事月刊》载:近日上海又发现痒症流行病,患者都有发热、头痛、喉痛、筋骨痛之现象,幸易痊愈,仅少数转肺炎症致入危途云[⑧]。夏秋,霍乱流行。7月6日(五月廿一日)报道:入夏以来,日本方面虎疫盛行,上海已有发现[⑨]。7月24日(六月初九日)报道:近日本埠患时疫者日多[⑩]。7月25日(六月初十日)报道:南市霍乱时疫症渐多[⑪]。8月2日(六月十八日)报道:本埠虎列拉症流行渐盛[⑫]。8月10日(六月廿六日)报道:南市方面,现有疫症发生[⑬]。8月11日(六月廿七日)报道:虎疫猖獗,新患者百名,每日诊疗者五六十名[⑭]。8月12日(六月廿八日)报道:上海疫症日渐增多[⑮]。是年,上海报告猩红热

---

① “镇江江北疫症盛行”,《申报》1920年4月15日,第8版。

② 《射阳湖镇志》,江苏人民出版社1994年版。

③ 《徐州市卫生志》,1991年。

④ 《徐州市卫生志》,1991年。

⑤ 《沛县卫生志》,1985年。《徐州市卫生志》,1991年。

⑥ 《睢宁县志》,中国社会科学出版社1994年版。《姚集乡志》,新华出版社1997年版。《高作镇志》,1997年。

⑦ 《沭阳县志》,江苏科学技术出版社1997年版。《沭阳县卫生志》,中国矿业大学出版社1996年版。

⑧ “上海又发现痒症”,《通俗医事月刊》1920年第6期。

⑨ “上海已有虎疫发现”,《申报》1920年7月6日,第10版。

⑩ “虎列拉症发现日多”,《申报》1920年7月24日,第10版。

⑪ “南市霍乱时疫症渐多”,《申报》1920年7月25日,第11版。

⑫ “虎列拉症流行渐盛”,《申报》1920年8月2日,第10版。

⑬ “南市发现疫症”,《申报》1920年8月10日,第10版。

⑭ “虎疫之新形势”,《盛京时报》1920年8月11日,第2版。

⑮ “疫症日渐增多”,《申报》1920年8月12日,第10版。

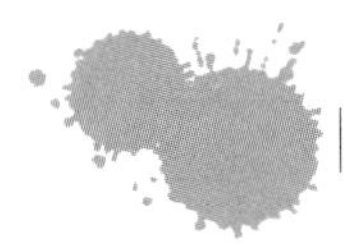

103 例[①],脑膜炎 89 例[②],霍乱死亡 142 例[③]。

金山县(今金山区)　春,天花流行。3 月 10 日(正月二十日)报道:入春以来,天气未见温和,疫势更剧,惟查罹此症死者,多为十龄内外之孩童[④]。3 月 23 日(二月初四日)报道:该处近数日中,发生一种时疫,朝发夕毙,疗治不及,妇孺传染尤速,旬日之间,毙人不少,吕巷、洙泾、廊下三镇流行尤盛[⑤]。3 月 24 日(二月初五日)报道:各乡镇于立春后疫症已逐渐流行,而于小孩为尤甚,总计一月之间,死者已不下数百人[⑥]。3 月 25 日(二月初六日)报道:金山发生时疫,近数日来,不独未减,且更猛烈,以致该处人民颇起恐慌[⑦]。3 月 27 日(二月初八日)报道:时疫盛行,节近清明,春寒殊甚,致疫氛迄未稍杀[⑧]。夏,霍乱流行。7 月 9 日(五月廿四日)报道:近日天气酷热,以致四乡发生疫症甚多,市区亦间有患者,幸不治者尚少[⑨]。《通俗医事月刊》载:金山县属金山卫等乡镇近来时疫流行,死亡相继。其病状系寒热头痛及满身骨节疼痛,一经发现,最速者三四小时即毙,迟者不过一日夜,且传染极速,医生无从施救[⑩]。

松江县(今松江区)　秋,霍乱流行。9 月 12 日(八月初一日)报道:旬日以来,天气不时,致酿疫疠,日来渐见蔓延,且疫起后,类多不救[⑪]。

崇明县(含今启东县)　春,疟疾流行。今《启东县志》载:3 月底 4 月初,外沙恶疟流行,缺医少药的农民蒙受灾难[⑫]。按:恶性疟疾一般在秋季流行,这里的恶性疟疾值得怀疑,疑为脑膜炎流行。

浙江省

浙江省　春,天花流行。4 月 3 日(二月十五日)报道:浙东各属时疫盛行,幼孩殇亡无算[⑬]。

杭　县(今属杭州市)　夏秋,霍乱流行。7 月 19 日(六月初四日)报道:省城近

---

① 伍连德《东三省防疫事务总处报告大全书》第 5 册,1926 年,第 121 页。
② 曹芳涛《脑膜炎之处置与治疗》,《中华医学杂志》1944 年第 4 期。
③ Wu Lien-Teh, et al. *Cholera*. Shanghai, 1934.
④ "金山时症日剧",《申报》1920 年 3 月 10 日,第 8 版。
⑤ "浦南疫症流行之沪闻",《申报》1920 年 3 月 23 日,第 11 版。
⑥ "致中国红十字会函",《申报》1920 年 3 月 24 日,第 11 版。
⑦ "金山疫症流行再志",《申报》1920 年 3 月 25 日,第 10 版。
⑧ "金山疫氛甚恶",《申报》1920 年 3 月 27 日,第 7 版。
⑨ "金山时疫又见",《申报》1920 年 7 月 9 日,第 8 版。
⑩ "松江时疫流行可畏",《通俗医事月刊》1920 年第 1 期。
⑪ "松江虎疫渐见蔓延",《申报》1920 年 9 月 12 日,第 7 版。
⑫ 《启东县志》,中华书局 1993 年版。
⑬ "杭州快信",《申报》1920 年 4 月 3 日,第 7 版。

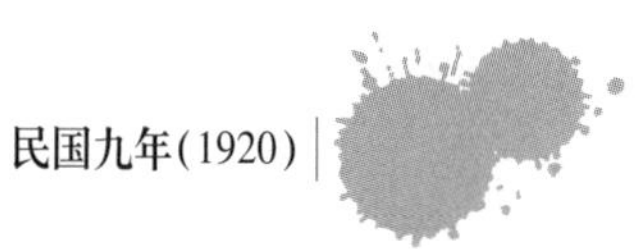

有时疫发现，患者手足抽搐，未逾时即毙命[①]。8 月 27 日(七月十四日)报道：省垣疫疠盛行，旬日来，上下城死者不下二百人[②]。10 月 3 日(八月廿二日)报道：秋分以后，虎列拉症蔓延日甚[③]。10 月 5 日(八月廿四日)报道：省垣虎列拉症近日益盛[④]。

吴兴县(今属湖州市)　秋，霍乱流行。8 月 25 日(七月十二日)报道：湖州寒疫盛行，城乡内外，传染极速[⑤]。11 月 10 日(九月三十日)报道：吴兴本年时疫流行，较去岁为尤甚。初起时，吐泻交作，目定口呆，有未几而即毙者，有续延数日、噤口不语而奄奄垂毙者。不论男女老幼，患之多不治。中西医药，咸莫可为之挽救，统计全城染斯症者，每日约有二十余人之多，即就城南金婆弄一带言之，自夏历八月初旬迄今，大小人口因染疫而致死者已达十有八人[⑥]。《绍兴医药学报》载：湖州此间寒疫盛行，城乡内外，传染极速，患者多四肢厥冷，吐泻交作，甚而螺瘪，爪青目陷，自起至败不过十二小时。救者多以姜渣擦身，麝艾熏脐，并施以附桂、姜术、胡椒、葱白等方药，取效敏捷，近已延及双林晨舍。中国红十字会业已派医药队前往施诊给药，闻救活者已达五六十人云[⑦]。冬，脑膜炎流行，死亡无数[⑧]。

海宁县(今海宁市)　春，脑膜炎流行。3 月 12 日(正月廿二日)报道：硖石斜桥等处，日来时疫极盛，朝染夕死，几难救药[⑨]。1920—1948 年曾发生或流行的急性传染病有 22 种之多，尤以霍乱、天花、流行性脑脊髓膜炎为最，计霍乱大流行 6 次，天花大流行 4 次，流脑大流行 12 次[⑩]。冬，脑膜炎又流行。《通俗医事月刊》载：昨闻海洲一带交冬也发现一种疫症，始而咳嗽头晕，继而发起狂热，若不迅救，越两三日即毙，人民患染此症及伤亡者甚多云[⑪]。

嘉兴县(今属嘉兴市)　春，脑膜炎流行[⑫]。3 月 10 日(正月二十日)报道：禾邑入春以来，时疫蔓延甚速，尤以未成年之儿童为多，故居民之有小儿者多令其寄居乡

---

① “杭州快信”,《申报》1920 年 7 月 19 日,第 7 版。

② “杭州快信”,《申报》1920 年 8 月 27 日,第 7 版。

③ “杭州快信”,《申报》1920 年 10 月 3 日,第 7 版。

④ “杭州快信”,《申报》1920 年 10 月 5 日,第 7 版。

⑤ “湖州寒疫蔓延可畏”,《申报》1920 年 8 月 25 日,第 7 版。

⑥ “吴兴时疫之惨闻”,《大公报》1920 年 11 月 10 日,第 2 张第 3 版。

⑦ “湖州寒疫盛行”,《绍兴医药学报星期增刊》第 37 期,1920 年。

⑧ 《湖州市卫生志》,香港大时代出版社 1993 年版。曹芳涛《脑膜炎之处置与治疗》,《中华医学杂志》1944 年第 4 期。

⑨ “时疫声中之猪头”,《申报》1920 年 3 月 12 日,第 14 版。

⑩ 《海宁市志》,汉语大词典出版社 1995 年版。

⑪ “海洲发现冬疫说”,《通俗医事月刊》1920 年第 5 期。

⑫ 曹芳涛《脑膜炎之处置与治疗》,《中华医学杂志》1944 年第 4 期。

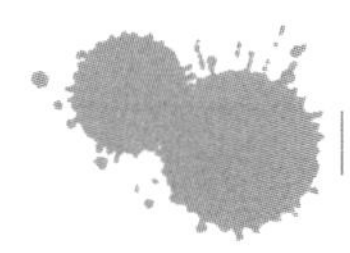

间避疫云①。3 月 18 日(正月廿八日)报道:嘉邑自入春以来,小儿之疫死者已百余人,不料北乡一带又有一种时症发现,朝染夕死②。3 月 28 日(二月初九日)报道:嘉兴时疫流行,近又加剧,阖邑死亡人数已达千人以上。目下之脑膜炎症,染者不及半日,即行毙命③。秋,霍乱盛行。8 月 8 日(六月廿四日)报道:近日天气酷热,劳动家因不善卫生,患绞肠、瘪螺等痧而死者,已有多人。近又发现虎列拉疫症,多不及医治而死。此外之患寒热、痢疾者亦颇多④。8 月 14 日(七月初一日)报道:近因暑热过甚,嘉兴时疫蔓延,此症以西乡一带为严盛⑤。8 月 23 日(七月初十日)报道:嘉兴吊脚痧症流行,近日患是症而死者,城东一隅已有三十余人之多⑥。9 月 2 日(七月二十日)报道:县属南堰镇,此一星期来疫疠流行⑦。9 月 26 日(八月十五日)报道:自入秋以来,天久不雨,河水渐涸,饮料污浊,民间疫疠流行,死亡相继⑧。又,疟疾流行。《绍兴医药学报》载:嘉兴城厢内外疫疟盛行,传染甚速,且多转变他症而殒命者。如报忠埭一带,数日内连毙五六人,吴万顺店主及附近陈姓家二人,均系疟疾变病而毙命云⑨。

绍兴县(今属绍兴市)　春,脑膜炎流行。秋,霍乱流行。今《绍兴县卫生志》载:春,城乡脑膜炎流行,死亡者以贫苦小民为多。9 月,乡间霍乱流行⑩。

萧山县(今杭州市萧山区)　春,脑膜炎流行。冬,猩红热流行。4 月,西乡时疫(脑膜炎)大流行,病初头痛如刺,数小时即口哑摇头,遽尔长逝⑪。冬,瓜沥、坎山等地喉症(猩红热)流行⑫。

仙居县　天花流行。今《仙居县志》载:民国九至十四年,横溪、后山根等村发病,后山根村发病 241 人,死亡 93 人⑬。

---

① “嘉兴时疫剧烈”,《申报》1920 年 3 月 10 日,第 8 版。

② “嘉兴又有时症发现”,《申报》1920 年 3 月 18 日,第 8 版。

③ “嘉兴时疫日盛一日”,《申报》1920 年 3 月 28 日,第 8 版。《嘉兴市志》,中国书籍出版社 1997 年版。

④ “嘉兴城区发现虎疫”,《申报》1920 年 8 月 8 日,第 7 版。

⑤ “嘉兴时疫蔓延”,《申报》1920 年 8 月 14 日,第 8 版。

⑥ “嘉兴发现危险疫症”,《申报》1920 年 8 月 23 日,第 7 版。

⑦ “嘉兴南堰镇时疫流行”,《申报》1920 年 9 月 2 日,第 7 版。

⑧ “嘉兴警察注意卫生”,《申报》1920 年 9 月 26 日,第 8 版。

⑨ “疫疟盛行”,《绍兴医药学报星期增刊》第 48 期,1920 年。

⑩ 《绍兴县卫生志》,浙江古籍出版社 1997 年版。

⑪ 《萧山市卫生防疫志》,1996 年。

⑫ 《萧山卫生志》,浙江大学出版社 1989 年版。《萧山市卫生防疫志》,1996 年。

⑬ 《仙居县志》,浙江人民出版社 1987 年版。

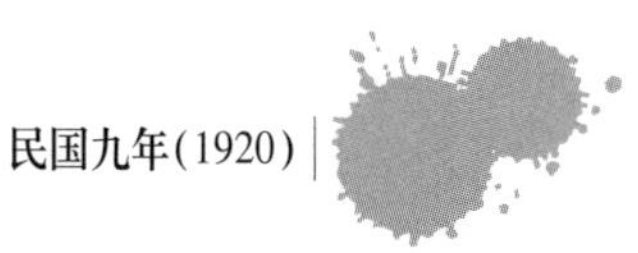

临海县(今临海市)　春,脑膜炎流行。4 月 1 日(二月十三日)报道:台属临海东乡如大田等处各村落,时疫盛行,死亡枕藉①。

福建省

福建省　福州、厦门、龙海(入海澄县)、同安、漳州、南安、惠安、莆田、南靖、漳平、晋江、仙游、漳浦、永春、德化、福清、安溪、泉州、华安(入龙溪县)、闽侯、平和、龙岩、永定、永泰、南平、诏安、云霄、古田、建瓯、周宁(入宁德县)30 县市鼠疫流行,415 个疫点,发病 10803 例,死亡 9219 人②。

闽侯县(今包括福州市市区、闽侯县)　夏,鼠疫、霍乱流行。6 月 23 日(五月初八日)《晨报》报道:福州晴雨不时,百斯笃复作,最盛者为城内北方一带,染疫者无从救药,甚或全家因此毙命,以致临近居民纷纷迁徙他处。至霍乱之症,亦到处常有③。

南平县(今属南平市)、建瓯县(今建瓯市)　夏,鼠疫流行。9 月 8 日(七月廿六日)报道:今夏以来瘟疫流行,凡沾染者不逾三时呼吸停止,延医服药,即不可及,病状如此迅速,实属罕见。延、建两邑遭斯瘟疫而亡者,不可胜纪④。又载:延平瘟疫流行,暴死无数⑤。

罗源县　夏,鼠疫流行。今《罗源县志》称:夏,疫病流行⑥。按:据闽侯县推测,其疫为鼠疫。

德化县　夏,鼠疫流行,三班乡死亡数十人⑦。

莆田县(今属莆田市)　天花大流行,忠门镇儿童死亡数十人⑧。

龙溪县(今属漳州市)　夏秋,霍乱流行。6 月 30 日(五月十五日)报道:台湾近日虎列剌疫病甚烈,接近台湾之漳州等处已有此种疫病传入⑨。8 月,漳州、石码、靖城等地霍乱流行,死亡近 4000 人⑩。

永安县(今永安市)　天花流行,贡川各村死亡 230 余人⑪。

---

① “杭州快信”,《申报》1920 年 4 月 1 日,第 8 版。

② 李文波《中国传染病史料》,化学工业出版社 2004 年版,第 151 页。

③ 李文海等《近代中国灾荒纪年续编》,湖南教育出版社 1993 年版,第 27 页。

④ “闽北瘟疫发生”,《兴华》1920 年第 34 期。

⑤ “祈祷蒙允良医奏效”,《兴华》1920 年第 34 期。

⑥ 《罗源县志》,方志出版社 1998 年版。

⑦ 《德化县志》,新华出版社 1992 年版。

⑧ 《忠门镇志》,方志出版社 1997 年版。

⑨ “厦门防疫之筹备”,《大公报》1920 年 6 月 30 日,第 2 张第 3 版。

⑩ 《漳州市卫生防疫站志》,2004 年。《漳州市志》第 1 卷,中国社会科学出版社 1999 年版。

⑪ 《永安市志》,中华书局 1994 年版。

台湾省

夏,霍乱流行。6月30日(五月十五日)报道:台湾近日虎列剌疫病甚烈,并传入接近台湾之大陆漳州等处①。

广东省

广东省　合浦(今广西合浦县)、廉江(今廉江市)、遂溪、海康(今雷州市)、湛江、信宜(今信宜市)、郁南、东莞(今东莞市)、饶平、大埔、丰顺、普宁(今普宁市)、兴宁(今兴宁市)、河源(今属河源市)、澄迈、临高、屯昌17个县市鼠疫流行,发病1654例,死亡1629人②。

澄海县(今汕头市澄海区)　夏秋,霍乱流行。汕头市霍乱小流行,病例不甚多③。莲阳、蛇浦发生霍乱,死亡数百人④。

赤溪县(今台山市赤溪镇)　春正月,鼠疫流行。田头堡疫死200余人⑤。

大埔县　夏,鼠疫流行。城区死180余人⑥。

普宁县(今普宁市)　鼠疫流行。1920—1930年,南径龙门村、流沙镇溪尾村鼠疫流行⑦。

陆丰县(今陆丰市)　八万湾角村天花流行⑧。

化　县(今化州市)　鼠疫流行。县城、南盛圩、林尘、宝圩等地疫死354人,林尘圩边的木棉根和甘村共疫死200人⑨。

海南省

乐会县(今琼海市)　霍乱流行。中平乡王竹坪村,全村30户100多人,两天死绝⑩。

定安县　鼠疫流行,霍乱流行⑪。

---

① "厦门防疫之筹备",《大公报》1920年6月30日,第2张第3版。

② 李文波《中国传染病史料》,化学工业出版社2004年版,第151页。

③ 《汕头卫生志》,1990年。

④ 《澄海县志》,广东人民出版社1992年版。

⑤ 民国《赤溪县志》卷七《记述志·灾祥》。

⑥ 《大埔县志》,广东人民出版社1992年版。《广东省自然灾害史料》,广东科技出版社1999年版,第127、169页。

⑦ 《汕头卫生志》,1990年。

⑧ 《陆丰县志》,广东人民出版社2007年版。

⑨ 《化州县志》,广东人民出版社1996年版。

⑩ 《琼中县志》,1995年。

⑪ 《海南省志·卫生志》,方志出版社2001年版。

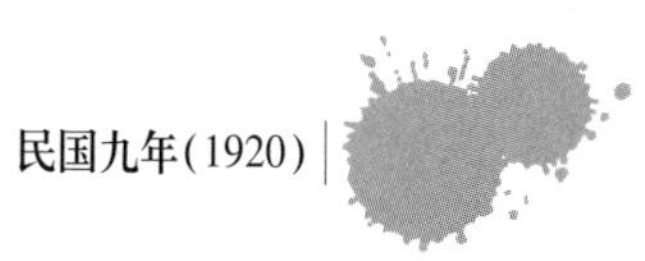

香港特别行政区

香　港　鼠疫流行。天花34例①。

广西壮族自治区

秋,霍乱大流行。9月23日(八月十二日)《申报》报道:黔桂两省接壤之处,如古州、都江、怀远、融县等县,天时干旱,瘴气郁抑,酿成时疫,故庆远、怀远一带城市村镇之居民患霍乱而死者,闻已达四万余人,并闻该处土民不知设法驱除,是以传染甚广。现柳州方面已被波及,西门外上关、东门外及城内大街等处均已发生此种疫症,每日患疫而死者不下五六百人。一般商人甚为惶悚,纷纷将家眷迁至浔州、梧州各属躲避。浔、梧两处海关又无验疫人员,故此种时疫现又传至梧州、平南等处。梧州城外铁柱码头、锁龙桥各街市发现此种时疫者已有数十起,城内广西红十字会总局救生队人员前月因桂粤两军自相残杀,曾由该会长统率队员数十人下粤亲至战区救治伤兵,于是梧州一隅,亦无人出而设法救治,惟闻有某两善堂会于日开会建议,略谓:梧城地狭人众,街道狭小,沟渠污秽,已达极点,拟出各街长先率各商店清洁街道,洗刷沟渠,以为防疫之法,并拟于广仁医院旁舍特设临时医局以便医治②。9月25日(八月十四日),《大公报》有几乎完全相同的报道③。

邕宁县(今属南宁市)、崇善县、左县(今合为崇左市)、百色县(今属百色市)、郁林县(今属玉林市)、龙茗、镇结、向都(以上三县均属今天等县)　鼠疫流行④。

融　县(含今融水、融安二县)　秋,霍乱流行⑤。

宜山县(今宜州市)　秋,霍乱流行。城市村镇之居民患霍乱而死者,达四万余人⑥。

苍梧县(今属梧州市)　秋,霍乱流行。梧州城外铁柱码头、锁龙桥各街市发现霍乱数十起⑦。

马平县(今属柳州市)　秋,霍乱盛行。柳州(时属马平县)西门外上关、东门外及城内大街等处,每日患疫而死者不下五六百人⑧。七八月,城厢霍乱流行,仅谷埠街

---

①　伍连德《东三省防疫事务总处报告大全书》第4册,1924年,第167~168页。

②　“广西发生大时疫”,《申报》1920年9月23日,第7版。“广西发生大时疫”,《医药杂志》1920年第4期。

③　“广西时疫之猖獗”,《大公报》1920年9月25日,第2张第3版。

④　《广西通志·医疗卫生志》,广西人民出版社1999年版。

⑤　“广西发生大时疫”,《申报》1920年9月23日,第7版。

⑥　“广西发生大时疫”,《申报》1920年9月23日,第7版。

⑦　“广西发生大时疫”,《申报》1920年9月23日,第7版。

⑧　“广西发生大时疫”,《申报》1920年9月23日,第7版。

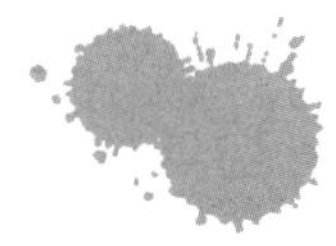

就死亡20余人,全城死1000余人①。

岑溪县(今岑溪市)　鼠疫流行。1920—1926年间,鼠疫死亡人数,新圩街有600多,谢村有500多,全县死亡者数以万计②。

容　县　容城及城郊鼠疫流行③。

北流县(今北流市)　鼠疫流行,朝病夕死,人人自危④。

博白县　鼠疫流行,死30人⑤。天花流行。1920—1942年间的31年,沙河镇大石村年年流行天花,死亡150多人⑥。

① 《柳州市志》,广西人民出版社2003年版。

② 《岑溪市志》,广西人民出版社1996年版。

③ 《容县志》,广西人民出版社1993年版。

④ 《北流县志》,广西人民出版社1993年版。

⑤ 李文波《中国传染病史料》,化学工业出版社2004年版,第151页。

⑥ 《博白县志》,广西人民出版社1994年版。

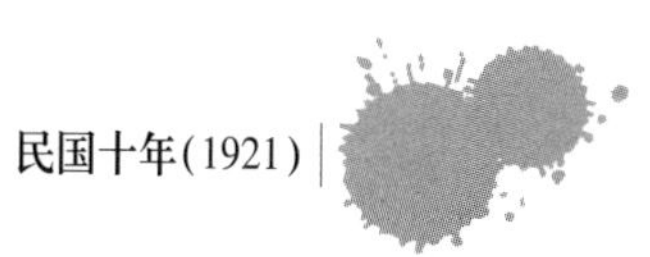

民国十年(1921)

东北地区

春,鼠疫流行。3月3日(正月廿四日),内务部电称:满洲里、海拉尔、齐齐哈尔、哈尔滨一带疫症尚未扑灭①。3月17日(二月初八日)报道:北方防疫处报告,自疫气发生以来,患者107人,山东省内受疫2处,死20人②。3月29日(二月二十日)报道:北方发生鼠疫,传染颇速③。3月30日(二月廿一日)报道:北五省旱灾之后,遍地瘟疫流行,颇为酷烈,近来豫、鲁等省相继死亡亦非少数④。鼠疫自上年秋(阳历9月)开始在东北地区流行,延续到本年春(阳历4月),前后历时约8个月。各地鼠疫始发日期和死亡人数如下表。其中,中东铁路沿线患者1931人,死1755人⑤。

1920—1921年东北各地鼠疫发病情况表

鼠疫地	始发日期	死亡人数(人)
满洲里	1920. 9. 7	1141
海拉尔	1920. 10. 12	98
扎赉诺尔	1921. 1. 1	1017
免渡河	1921. 1. 3	4
卜奎成	1921. 1. 18	1734
哈尔滨	1921. 1. 22	3125
齐齐哈尔	1921. 1. 27	88
长春	1921. 1. 31	77

① “内务部致奉天张巡阅使、黑龙江孙督军、吉林鲍督军电(3月3日)”,《政府公报》第1819期,1921年。

② “各方面防疫消息”,《大公报》1921年3月17日,第3张第1版。

③ “两路预防鼠疫法”,《大公报》1921年3月29日,第2张第3版。

④ “京汉南局之防疫”,《大公报》1921年3月30日,第2张第3版。

⑤ 李文海等《近代中国灾荒纪年续编》,湖南教育出版社1993年版,第53页。

(续表)

鼠疫地	始发日期	死亡人数(人)
博克图	1921.2.3	25
窑门	1921.2.3	21
昂昂溪	1921.2.3	84
呼兰	1921.2.7	322
弗拉尔基	1921.2.10	48
阿什河	1921.2.12	123
桑园	1921.2.24	200
对青山	1921.3.5	28
榆树	1921.3.8	158
海林	1921.3.8	7
沈阳	1921.3.9	4
双城子	1921.3.14	134
绥芬河	1921.3.14	12
一面坡	1921.3.15	35
安达	1921.3.19	25
石头河子	1921.3.25	19
沟帮子	1921.3.27	19
横道河子	1921.3.27	16
海参崴	1921.4.9	520
济南及山东	1921.5.3	80
各城镇		150(其中旅大29例)

黑龙江省

龙江县(今齐齐哈尔市市区)　春,鼠疫流行。2月,齐齐哈尔鼠疫流行,患鼠疫者300多人①。2月11日(正月初四日)报道:齐齐哈尔发现鼠疫。近三四日内,又毙10余人②。3月2日(正月廿三日)报道:齐齐哈尔疫尚不盛,计2月11日被疫者10人,12日3人,13日12人,14日14人,15日6人,16日1人③。3月4日(正月廿五日),昂昂溪站设防疫所④。4月3日(二月廿五日)报告,杜尔门沁村民感染鼠疫,死

① 《龙沙区志》,黑龙江人民出版社2000年版。
② “东三省鼠疫之说”,《申报》1921年2月11日,第11版。
③ “东省疫势近报”,《申报》1921年3月2日,第7版。
④ 《昂昂溪区志》,黑龙江人民出版社2006年版。

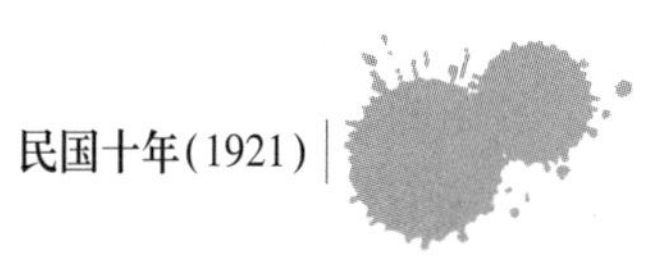

亡14人[①]。5月15日(四月初八日)报道:黑省瘟疫渐灭[②]。夏,霍乱流行。4月,霍乱在上海流行,后由吉长、四洮、洮昂铁路线传入到省城齐齐哈尔,到1922年8月,齐齐哈尔发生霍乱376例,死亡163例[③]。

安达县(今安达市) 春,鼠疫流行。为去年鼠疫的延续[④]。

肇东县(今肇东市) 春,鼠疫流行。3月4日(正月廿五日),满沟火车站设防疫所一处,以检查来往行人[⑤]。

呼兰县(今哈尔滨市呼兰区) 春,鼠疫流行。4月1日(二月廿三日)报道:鼠疫猖獗,10人染疫死亡[⑥]。自2月13日(正月初六日)至4月24日(三月十七日),全县死亡286人[⑦]。3月,因鼠疫流行,道里地区各学校延期开学[⑧]。

绥化县 春,鼠疫流行。6月4日(四月廿八日),中东路督办宋小濂报告:现查本路各站疫症业已渐次消灭,惟绥哈沿线昨因双威疫疠增加,会准内务部电转令严防[⑨]。

乌珠河设治局(今属尚志市)、宁安县(今宁安市)、东宁县(今东宁市) 春,鼠疫流行。4月5日(二月廿七日)报道:自满洲里海拉尔发生肺疫以来,其势转趋于东南两方,如阿什河、一面坡、横道河子等处相继见告,即绥芬河(时属东宁县)亦已发生[⑩]。按:阿什河时属阿城县,一面坡时属乌珠河设置局,横道河子时属宁安县,绥芬河时属东宁县。

宾 县 春,鼠疫流行。3月29日(二月二十日)报道:自去冬哈埠发现鼠疫以来,本境颇称安谧。及正月下旬,南门外忽于两日之内连死7人,近又喧传县西地方发现疫死者颇多[⑪]。

拜泉县 春,鼠疫流行。4月13日(三月初六日)报道:客岁冬底,北满一带发生百斯笃时疫,人民因疫而死者为数甚巨。本邑为安、拜交通孔道,三月上旬,邑内亦渐

---

① 《富拉尔基区志》,哈尔滨地图出版社1997年版。
② “天津电”,《申报》1921年5月15日,第6版。
③ 《齐齐哈尔市卫生志》,1990年。
④ 《安达县志》,黑龙江人民出版社1992年版。
⑤ 《肇东县志》,1985年。
⑥ “鼠疫猖獗”,《盛京时报》1921年4月1日,第4版。
⑦ 民国《呼兰县志》卷一《呼兰县大事年表》。《呼兰县志》,中华书局1994年版。
⑧ 《道里区志》,黑龙江人民出版社1993年版。
⑨ “北满疫症肃清”,《医药杂志》1921年第1期。
⑩ “哈尔滨防疫情形”,《大公报》1921年4月5日,第2张第3版。
⑪ “鼠疫宜防”,《盛京时报》1921年3月29日,第4版。

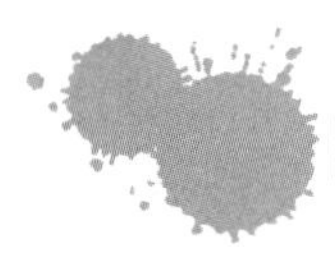

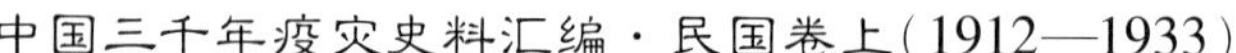

有是疫,死亡七八名[①]。

巴彦县　春,鼠疫流行。4 月 21 日(三月十四日)报道:防疫所管理员李树声在街防查染疫者十五六名,死者二名[②]。

双城县(今双城市)　春,鼠疫流行。4 月 24 日(三月十七日)报道:13、14 两日疫死 6 人[③]。

林甸县　春,鼠疫流行。3 月 27 日(二月十八日),县城内发生时疫,先后死亡 20 余人[④]。

滨江县(今属哈尔滨市)　春,鼠疫流行,发病者共 3125 人,全部死亡[⑤]。南岗地区严重流行[⑥]。《申报》2 月 18 日(正月十一日)报道:哈埠发现鼠疫,传染甚速[⑦]。2 月 19 日(正月十二日)报道:哈尔滨肺疫蔓延,13 日死者 15 人,恐将蔓延[⑧]。2 月 22 日(正月十五日)报道:疫势蔓延哈尔滨、长春[⑨]。3 月 2 日(正月廿三日)报道:哈尔滨鼠疫,计 2 月 12 日 7 人,13 日 11 人,15 日 10 人,16 日 9 人,17 日 16 人,18 日 14 人,19 日 16 人,20 日 14 人,21 日 11 人,总合 15 日起之一星期内,被疫者 90 口[⑩]。3 月 11 日(二月初二日)报道:哈尔滨租界内自 3 月 1 日发生鼠疫后,迄今已有 69 起,而华人界内患疫者之数不在其内[⑪]。3 月 13 日(二月初四日)报道:疫氛自 2 月 27 日起稍见平定,各区至 2 月杪止,患疫死者共有 2188 人[⑫]。3 月 19 日(二月初十日),哈尔滨道尹报告内务部:17 日特区疫死 16 人,县境 11 人,医院 19 人,14、15 两日东路磨刀石站相继疫死 5 人,15 日一面坡站疫死 1 人,穆棱无染疫一人。查日来疫势见增,系因 13、14 两日风雪骤寒所致[⑬]。3 月 20 日(二月十一日)报道:自 3 月 1 日起至 11

---

① “百斯笃渐次扑灭”,《盛京时报》1921 年 4 月 13 日,第 4 版。

② “防疫隔离所成立”,《盛京时报》1921 年 4 月 21 日,第 4 版。

③ “防疫报告一束”,《盛京时报》1921 年 4 月 24 日,第 4 版。

④ 《林甸县志》,1988 年。

⑤ 《哈尔滨市志》,黑龙江人民出版社 1998 年版。

⑥ 《南岗区志》,哈尔滨出版社 1994 年版。

⑦ “哈满间疫势仍炽”,《申报》1921 年 2 月 18 日,第 6 版。

⑧ “俄党与鼠疫”,《申报》1921 年 2 月 19 日,第 7 版。“哈埠发现肺疫之外讯”,《申报》1921 年 2 月 19 日,第 7 版。

⑨ “北京电”,《申报》1921 年 2 月 22 日,第 4 版。

⑩ “东省疫势近报”,《申报》1921 年 3 月 2 日,第 7 版。

⑪ “六日哈尔滨电”,《申报》1921 年 3 月 11 日,第 6 版。

⑫ “满哈间之疫势”,《申报》1921 年 3 月 13 日,第 6 版。

⑬ “哈尔滨董道尹来电(3 月 19 日)”,《政府公报》第 1827 期,1921 年。

日止,各区患疫而死者共717人,哈尔滨占274人(一说374人[①])。[②] 3月27日(二月十八日),哈尔滨道尹报告内务部:26日特区疫死29人,县境23人,医院39人[③]。同日,东省铁路督办报告内务部等:哈埠3月21日患疫56人,死42人,送隔离11人;22日患疫38人,疫死21人,送隔离5人;23日患疫31人,疫死20人,送隔离26人;24日患疫54人,疫死40人,送隔离27人。又据路警处查报,满洲里站20日患疫3人,疫死8人;21日疫死8人。昂昂溪站17日疫死5人,18日疫死4人,20日疫死2人,21日疫死4人。海林站19日疫死3人,20日疫死3人。磨刀石站21日疫死2人,2日疫死1人。窑门站21日疫死1人,23日疫死1人,24日疫死2人。双城站24日疫死1人。阿什河站19日疫死1人。二层甸站21日疫死1人。石头河站25日疫死1人。张家湾站21日疫死1人。绥芬站21日疫死1人。又据札兰诺尔防疫处函报,17日患疫1人,疫死3人,18日疫死4人[④]。3月28日(二月十九日),京奉路局报告:哈埠防疫异常困难,客运虽已停止,而公事车每星期开行三次,带疫旅客往往搭乘此项列车及其他运货之车潜来此处,故疫症不特未灭且益加盛。昨日死亡67人,可见情形之险恶。现在哈埠疫症蔓延及于吉林[⑤]。3月29日(二月二十日),内务部致电哈尔滨道尹及医官伍连德:哈埠办理防疫已逾两月,乃检阅近日该处报告每日疫毙人数节见加增,俭日(28日)竟至88人之多,殊深骇异[⑥]。6月4日(四月廿八日),中东路督办宋小濂报告:哈埠5月26至31日均无染疫及疫死之人,自开办起至5月31日止共计患疫2809人,送医982人,死亡1827人,送隔离2017人[⑦]。《大公报》和《盛京时报》对春夏季节哈尔滨的鼠疫流行也有不少报道。2月22日(正月十五日)报道:哈尔滨鼠疫日甚一日,一小店即有六七人患病[⑧]。2月23日(正月十六日)报道:哈尔滨、满洲里间发生鼠疫,流行传染,极为迅速[⑨]。3月2日(正月廿三日)报道:本埠疫氛数日来表面上较为沉寂,然市中患者迭见,势益危险。其被染区域,傅家甸以六七道街及太古街为最,次则马家沟,平均十六、十七、十八三日,每日患者达13至17名。

---

① "哈尔滨之防疫情形",《绍兴医药学报星期增刊》第64期,1921年。

② "哈尔滨之防疫情形",《申报》1921年3月20日,第6版。

③ "哈尔滨董道尹来电(3月27日)",《政府公报》第1835期,1921年。

④ "东省铁路宋督办来电",《政府公报》第1838期,1921年。

⑤ "京奉路局呈交通部为哈尔滨疫症日盛延及吉林据情转报文(3月28日)",《政府公报》第1835期,1921年。

⑥ "内务部致董道尹、伍医官电(3月29日)",《政府公报》第1835期,1921年。

⑦ "北满疫症肃清",《医药杂志》1921年第1期。

⑧ "鼠疫盛行",《盛京时报》1921年2月22日,第4版。

⑨ "烟台亦发现鼠疫",《大公报》1921年2月23日,第2张第3版。

初发以降,至二十日止,共198名[①]。3月19日(二月初十日)报道:天气严寒,鼠疫复炽,日死百数十人[②]。4月5日(二月廿七日)报道:哈埠疫势前在道外傅家甸一带最烈,而近日已蔓延道里,义昌客栈一日死亡12人[③]。4月6日(二月廿八日)报道:此次鼠疫始发生于满,嗣传至哈尔滨[④]。4月9日(三月初二日)报道:本埠鼠疫,近来日甚一日,初时每日死者不过四五十名,近数日间每日死者约七八十名[⑤]。4月13日(三月初六日)报道:哈尔滨鼠疫蔓延[⑥]。4月15日(三月初八日)报道:哈埠疫势方兴未艾,如3月28、29两日死亡之数,计共有200余人之多,实发生以来未有之奇惨。据防疫事务所报告,截至4月3日止,共计患病者1746人,就中死亡1173人,而俄国方面之调查犹不止此,云已超过2000人[⑦]。4月21日(三月十四日)报道:哈埠五道街邮局数日之间染疫身死之信差前后5人[⑧]。4月24日(三月十七日)报道:哈埠4月14日患疫25人,送医6人,死亡19人,送隔离2人。至本日止,总计患疫2370人,送医838人,死亡1532人[⑨]。5月17日(四月初十日)报道:鼠疫复炽,每日死者十数名,蔓延海参崴等处甚烈[⑩]。冬,猩红热流行。1922年1月14日(十二月十七日)报道:今年入冬以来,天气甚为和暖,哈埠竟因之发生疫疠(腥红热)[⑪]。

阿城县(今哈尔滨市阿城区)　春,鼠疫流行。3月,县成立临时防疫会。3月22日(二月初十三日)报道:阿城5人染鼠疫死亡[⑫]。5月10日(四月初三日),疫情始灭,全县死亡86人,治愈27人[⑬]。

东宁县　春,鼠疫流行。平房和双榆树(今新屯子一带)只有十几户人家,死亡8人[⑭]。

宁安县(今宁安市)　春,鼠疫流行。横道河子地区曾发生鼠疫[⑮]。

---

① "防疫消息之汇志",《大公报》1921年3月2日,第2张第3版。
② "鼠疫因寒复炽",《盛京时报》1921年3月19日,第4版。
③ "哈尔滨防疫情形",《大公报》1921年4月5日,第2张第3版。
④ "省垣亦发生鼠疫",《大公报》1921年4月6日,第2张第3版。
⑤ "疫势猖獗情形",《盛京时报》1921年4月9日,第4版。
⑥ "防疫消息汇志",《大公报》1921年4月13日,第2张第3版。
⑦ "北满防疫纪闻",《大公报》1921年4月15日,第2张第2版。
⑧ "邮务因防疫停止",《大公报》1921年4月21日,第2张第3版。
⑨ "防疫报告一束",《盛京时报》1921年4月24日,第4版。
⑩ "民政署又筹防疫",《盛京时报》1921年5月17日,第4版。
⑪ "天气病民",《盛京时报》1922年1月14日,第5版。
⑫ "防疫会有名无实",《盛京时报》1921年3月22日,第4版。
⑬ 《阿城县志》,黑龙江人民出版社1988年版。
⑭ 《东宁县志》,黑龙江人民出版社1989年版。
⑮ 《海林县志》,中国文史出版社1990年版。

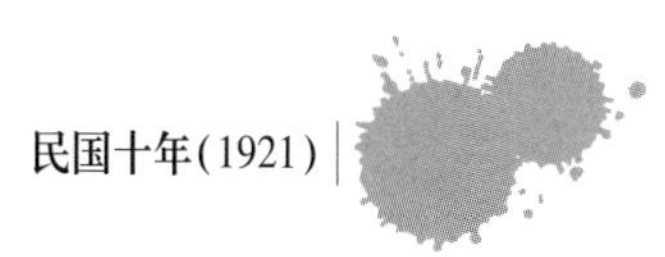

虎林县(今虎林市)　疫。今《虎林县志》载,是年该县霍乱患病21人,死亡7人;赤痢患病24人,死亡6人;伤寒患病17人,死亡5人;疹热症患病14人,死亡2人[①]。

富锦县(今富锦市)　天花、麻疹、斑疹伤寒流行。疫病发作,先是天花流行,不久又暴发了麻疹、斑疹伤寒[②]。

吉林省

吉林县(省会,今吉林市)　春,鼠疫流行。3月24日(二月十五日)报道:吉林城外发现鼠疫[③]。4月7日(二月廿九日)报道:省城防疫所所隔离之三区住户张士元妻女疫毙[④]。4月11日(三月初四日)报道:张士元全家疫毙[⑤]。冬,天花流行。1922年2月11日(正月十五日)报道:客冬,省城中天花流行,无论男妇老幼,染者甚夥[⑥]。

农安县　春,鼠疫流行。发病300例,全部死亡[⑦]。

长春县(今属长春市)　春,鼠疫流行[⑧]。2月19日(正月十二日),吉长道尹蔡运升报告:14日由哈长车南来苦力一人,至公主岭发病,经日人查知送回长站隔离,16日病死,17日经俞总医官考验,确系百斯笃病[⑨]。2月22日(正月十五日)《申报》报道:疫势蔓延哈、长[⑩]。2月26日(正月十九日)报道:长春发现疫死者3人[⑪]。3月14日(二月初五日),吉长道尹蔡运升报告:本日长春城关仍无疫,二道沟隔离所昨晚留验31人,今日留验108人,验放隔离期满者12人。惟早8点钟据吉长路局报告,距卡伦附近夏家沟屯安姓一家连死数人,当派周医官驰验确系疫毙,考其被染原因,据称安系于20日前随粮车至头道沟寓东兴源车店,是晚店中死一客人,匿未举报,安回家后数日即染病身死,辗转相传,不旬日医毙4口,同屯史医文友因往诊亦被疫毙,幸邻里不畏往来,未致糜烂,业将房屋消毒,生存7人另置一室,棺木悉锁闭一空房内,派巡警将该屯交通遮断。同日早7时,二道沟第八隔离所亦发现疫者房福恩1名,移于隔离所后于下午1时毙命,立即火葬;午后4时据警察报告大马路卒倒1人,移时即毙,检查确系肺疫,询其同行人为杨填志,死者杨顺,为其胞兄,系临榆县人,3日前来

---

① 《虎林县志》,中国人事出版社1992年版。

② 《富锦县志》,三环出版社1991年版。《集贤县志》,1985年。

③ “吉林城外发现鼠疫”,《申报》1921年3月24日,第7版。

④ “近日之防疫讯”,《盛京时报》1921年4月7日,第4版。

⑤ “省城鼠疫最近纪”,《大公报》1921年4月11日,第2张第3版。

⑥ “外乡天花症流行”,《盛京时报》1922年2月11日,第4版。

⑦ 崔莲玉、申国常《延边朝鲜族自治州卫生防疫发展简史》,《中华医史杂志》1986年第1期。

⑧ 《南关区志》,吉林文史出版社1993年版。

⑨ “吉长道尹蔡运升来电(2月19日)”,《政府公报》第1818期,1921年。

⑩ “北京电”,《申报》1921第2月22日,第4版。

⑪ “省署鼠疫会议”,《盛京时报》1921年2月26日,第4版。

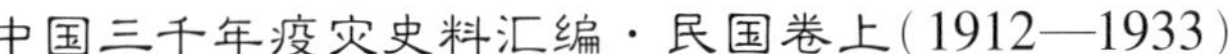

长寓大通栈,今日因病被逐,意欲进城投店等语,因其兄弟同行恐有传染情事,遂将死者火化,生者送入病院并知会日警署对于客栈严重检查,以杜传播。查以上被疫者或来自哈埠,或病自客店,是行旅传播自为危险,长春为交通孔道,往来如织,百密难免一疏,疫势侵迫,防务日紧,惟有不辞劳瘁,竭尽智能以期补救于万一耳①。3月16日(二月初七日),严智钟报告:长春头道沟隔离所侵日(12日)夜发生患疫者2名,覃日(13日)晨1名,二道沟隔离所覃日发生1名,盐日(14日)2名,同日五马路倒毙1名,均经检验确为肺疫。吉长卡伦站北夏家沟安、史两家于4日至10日之间相继死亡9口,经周医官驰往调查亦系肺疫。以上疫源均直接或间接由哈传来,疫势南渐侵入,长春防务益形吃紧②。3月17日(二月初八日)报道:城东兴龙沟吉长车站某家因疫毙命7口,某医官前往该宅勘验,被毒传染,旋亦死去。又头道沟大通客栈2人陡患疫症,口吐鲜血,被该栈主遇见,逐出门外,及行至商埠邮政局面前,即行气绝③。3月19日(二月初十日),长春蔡道尹报告内务部:接米沙子警区报告,距该站附近李家窝堡、桐屯、五马架屯连日死亡多人,当派医官关调查主任携带消毒夫及药品器械前往视察;复称小李家窝堡李、韩两家共死10口,尚存13口,最初病人为李永春之侄,旧历一月二十左右往附近四间房邓姓家返后即得病,廿七日身亡,伊侄死后,伊侄媳、兄嫂、老母、孙儿相继死亡,同院韩姓死女眷1名、小孩3名,询其病状及临死情形确系肺疫,业将该两家全部消毒,派警监视遮断交通,尸体均已埋葬,小孩火葬。北来乘客多在米站下车,调查附近各屯疫症已有蔓延之势,拟即在该两站设立检疫隔离等所以资防遏。疫势南侵,愈迫愈近,长防危迫万分④。3月27日(二月十八日),长春蔡道尹报告内务部:近5日除客栈发生疫者2名,隔离所发现1名,米沙子、近屯被染者5名外,长境尚未蔓延⑤。4月1日(二月廿三日)报道:又有6人疫死⑥。4月6日(二月廿八日)报道:此次鼠疫始发生于满,嗣传至哈尔滨,而浸至长春⑦。4月7日(二月廿九日)报道:长春现有疫症,颇尚剧烈⑧。5月7日(三月三十日),京奉路局报告:长春刻下疫气已形消灭⑨。

---

① “长春蔡运升来电(3月16日)”,《政府公报》第1824期,1921年。
② “长春严智钟来电(3月16日)”,《政府公报》第1824期,1921年。
③ “百斯笃复炽骇闻”,《盛京时报》1921年3月17日,第4版。
④ “长春蔡道尹来电(3月19日)”,《政府公报》第1828期,1921年。
⑤ “长春蔡道尹来电(3月27日)”,《政府公报》第1834期,1921年。
⑥ “百斯笃愈传愈烈”,《盛京时报》1921年4月1日,第4版。
⑦ “省垣亦发生鼠疫”,《大公报》1921年4月6日,第2张第3版。
⑧ “防疫消息汇志”,《大公报》1921年4月7日,第3张第1版。
⑨ “京奉路局致交通部电(5月7日)”,《交通公报》第54期,1921年,第47页。

榆树县(今榆树市)　春,鼠疫流行。正月,环城乡东霸家屯农民关老大往黑龙江省搬迁,途中一搭车人死于车上,关老大穿了死者皮袄,染疫病死家中,致使全屯传染,病死 54 人。县防疫人员得知疫情,将关、侯两家住房烧掉。那件皮袄(传染源),已经卖到武龙乡三泉城。正月二十九日,三泉城发生鼠疫,全屯死亡 39 人①。3 月 17 日(二月初八日),长春道尹蔡运升报告内务部:滨江道属榆树县发生肺疫,需员防检②。4 月 3 日(二月廿五日)报道:鼠疫流行,本邑巴家屯近来因疫而死者不下 20 余人③。

珲春县(今珲春市)　春,鼠疫流行。5 月,俄国海参崴一带流行的鼠疫传播到珲春境内长岭子一带,数百人患病,死亡严重④。按:5 月是鼠疫止息的时间,流行主要在春季。

大赉县(今属大安市)　春,鼠疫流行。3 月 8 日至 24 日(正月廿九日至二月十五日),大赉县二龙梭口屯,少楞根屯及大赉县城发生鼠疫⑤。4 月 2 日(二月廿四日)报道:唯我赉邑,自阴历本月十六日起至今,仅六七日,染疫死者已有 50 余名之多⑥。

怀德县(今属公主岭市)　春,鼠疫流行。2 月 21 日(正月十四日)报道:本月初旬公主岭车站发现患鼠疫者 1 名⑦。3 月 25 日(二月十六日)报道:公主岭鼠疫系从哈尔滨传来⑧。

北镇县(今北镇市)　春,鼠疫流行。4 月 19 日(三月十二日)报道:沟帮子(时属北镇县)一带发现疫症,自 3 月 23 日起至 4 月 7 日止,共死亡 25 人⑨。

辉南县　春,时疫发生。4 月 7 日(二月廿九日)报道:去冬无雪,今春无雨,现在时疫发生,患瘟疹者有之,肿咽喉者有之,四民因此病损命者不少⑩。

梨树县　春瘟疹,夏时疫,秋白喉。4 月 23 日(三月十六日)报道:小儿瘟疹盛行,患者几遍⑪。6 月 29 日(五月廿四日)报道:近来本邑多患上吐下泻,头痛目眩等

① 《榆树县志》,吉林文史出版社 1993 年版。
② "长春道尹蔡运升来电(3 月 17 日)",《政府公报》第 1825 期,1921 年。
③ "鼠疫流行",《盛京时报》1921 年 4 月 3 日,第 5 版。
④ 《珲春市志》,吉林人民出版社 2000 年版。《延吉市卫生志》,1987 年。
⑤ 《大安县志》,辽宁人民出版社 1990 年版。
⑥ "不讲防疫之危险",《盛京时报》1921 年 4 月 2 日,第 4 版。
⑦ "东三省防疫之积极进行",《大公报》1921 年 2 月 21 日,第 2 张第 2 版。
⑧ "鼠疫传染之由来",《盛京时报》1921 年 3 月 25 日,第 4 版。
⑨ "京奉各站又停车",《大公报》1921 年 4 月 19 日,第 2 张第 3 版。
⑩ "发生时疫",《盛京时报》1921 年 4 月 7 日,第 4 版。
⑪ "瘟疹盛行",《盛京时报》1921 年 4 月 23 日,第 5 版。

症,久则变痢[①]。9月2日(八月初一日)报道:发现白喉,1人疫死,2人患病[②]。

宁安县(今宁安市) 春,鼠疫流行。4月13日(三月初六日)报道:宁古塔鼠疫盛行,自鼠疫发现后,死有7人,今夕又死1人,现在此病甚多[③]。秋,猩红热流行。9月3日(八月初二日)报道:猩红热死者不下二三十名。其症旧名痧子,疹子一种,初起时咽热头痛、颈痛,精神恍惚,或发痉挛,全身出无数小赤点,周边潮红,一周至周半,热退始息[④]。

海龙县(今梅河口市) 夏,时症发生。6月23日(五月十八日)报道:时症流行,各店及庄户患头骨节痛者所在多有[⑤]。

洮南县(今洮南市) 夏,痢疾流行。7月10日(六月初六日)报道:洮南久旱之下,患痢疾者有之,得大乱病者有之,稍为不慎,即有性命之忧[⑥]。

辽宁省

沈阳县(省会,今沈阳市) 春鼠疫,夏天花,秋痢疾、霍乱,冬猩红热、流感。4月3日(二月廿五日)、4月6日(二月廿八日)均有沈阳发生鼠疫的报道,其疫系从长春传来[⑦]。6月16日(五月十一日)、6月21日(五月十六日)则有天花流行报道,省城小儿多患天花[⑧]。9月10日(八月初九日)报道:自夏徂秋,感患痢疾者,屡有所闻。至近日又发现一种时症,俗谓之哑叭瘟,患者口不能言,省垣中因患是病死者已不下20余人[⑨]。1922年1月1日(十二月初四日)报道:近则冬瘟盛行,小儿多发现一种瘟疫,即东洋所谓猩红热是也[⑩]。1922年1月24日(十二月廿七日)报道:近二旬间气候骤寒,遂发现一种流行性感冒病[⑪]。按:“哑叭瘟”又称“噤口痢”,即干霍乱。

北镇县(今北宁市) 春,鼠疫流行。4月6日(二月廿八日)报道:城南小罗屯从

---

① “时疫宜防”,《盛京时报》1921年6月29日,第5版。

② “发现时疫”,《盛京时报》1921年9月2日,第5版。

③ “鼠疫盛行”,《盛京时报》1921年4月13日,第5版。

④ “发现猩红热”,《盛京时报》1921年9月3日,第5版。

⑤ “时症流行”,《盛京时报》1921年6月23日,第5版。

⑥ “时疫宜防”,《盛京时报》1921年7月10日,第5版。

⑦ “验明真性百斯笃”,《盛京时报》1921年4月3日,第4版。“省垣亦发生鼠疫”,《大公报》1921年4月6日,第2张第3版。

⑧ “痘疹可怕”,《盛京时报》1921年6月16日,第5版。“天痘盛行”,《盛京时报》1921年6月21日,第5版。

⑨ “时症盛行”,《盛京时报》1921年9月10日,第5版。

⑩ “瘟疫宜防”,《盛京时报》1922年1月1日,第7版。

⑪ “流行感冒”,《盛京时报》1922年1月24日,第5版。

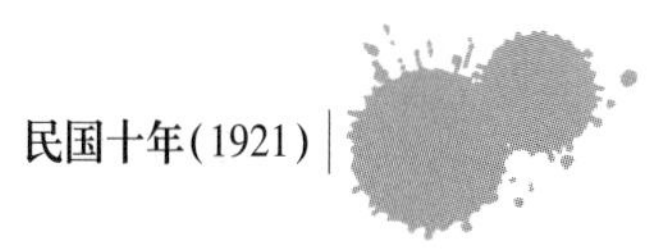

长春传来鼠疫,毙命 11 口[①]。

本溪县(今本溪市)　夏,时疫。6 月 23 日(五月十八日)报道:入夏时疫,患者头迷眼花,上吐下泻,四肢无力,混身兜战,毛孔闭塞[②]。冬,冬瘟。12 月 30 日(十二月初二日)报道:入冬以来,一般人民发生冬瘟之病,患者头迷眼花,嗓哑耳鸣,周身发热,口干舌苦,传染甚速[③]。

营口县(今大石桥市)　秋,霍乱流行。9 月 6 日(八月初五日)报道:大石桥处发生虎疫,传染甚烈,已达 410 余名,死者亦多[④]。

铁岭县(今铁岭市)　秋,霍乱流行。10 月 5 日(九月初五日)报道:时疫剧烈,有 3 人疫死[⑤]。

金县(今大连市金州区)、安东县(今东港市)　春,鼠疫流行。4 月 27 日(三月二十日)报道:北满一带现发生鼠疫,传染颇为迅速,已延及海参崴、大连湾、旅顺、安东等处[⑥]。

北镇县(今北镇市)　春,鼠疫流行。距沟帮子 25 华里之罗家屯及高家屯两村发现疫症,计自 3 月 3 日(正月廿四日)起至 4 月 7 日(二月廿九日)共死亡 25 人[⑦]。

内蒙古自治区

乌拉特前旗、五原县、通辽县(今通辽市科尔沁区)、科尔沁左翼中旗　鼠疫流行。乌拉特前旗发病 101 例,死 94 人。五原县发病 5 例,全部死亡。通辽县发病 71 例,死 43 人。科尔沁左翼中旗发病 30 例,死 8 人[⑧]。

呼伦县(今海拉尔市)　春,鼠疫流行。2 月 11 日(正月初四日)报道:海拉尔满站鼠疫死 50 人,昂昂溪死 10 余人,齐齐哈尔死 30 人[⑨]。2 月 21 日(正月十四日)报道:疫氛(鼠疫)起于满、海一带[⑩]。2 月 23 日(正月十六日)报道:海拉尔发生鼠疫,东三省岌岌危险[⑪]。3 月 9 日(正月三十日)报道:海拉尔疫症传至扎赉诺尔煤窑,缘

---

① “发现鼠疫”,《盛京时报》1921 年 4 月 6 日,第 5 版。

② “发现时疫”,《盛京时报》1921 年 6 月 23 日,第 5 版。

③ “发现冬瘟”,《盛京时报》1921 年 12 月 30 日,第 5 版。

④ “火车站严防时疫”,《盛京时报》1921 年 9 月 6 日,第 4 版。

⑤ “时疫剧烈”,《盛京时报》1921 年 10 月 5 日,第 5 版。

⑥ “总税务司命令防疫”,《申报》1921 年 4 月 27 日,第 10 版。

⑦ “京奉路局致交通部电”,《政府公报》第 1848 期,1921 年。

⑧ 李文波《中国传染病史料》,化学工业出版社 2004 年版,第 154 页。

⑨ “北京电”,《申报》1921 年 2 月 11 日,第 6 版。

⑩ “东三省防疫之积极进行”,《大公报》1921 年 2 月 21 日,第 2 张第 2 版。

⑪ “北方均拟防疫之确息”,《大公报》1921 年 2 月 23 日,第 1 张第 3 版。

该处工人无数,工棚太多,平素不讲卫生,所以较海拉尔尤为剧烈,疫死者已达603人[①]。秋,鼠疫又起。10月30日(九月三十日)报道:本月中旬海拉尔又发现鼠疫,死者20余人。满洲里亦有鼠疫发生,死者7人[②]。但12月17日(十一月十九日),伍连德撰文否认:查自去岁疫症发生以来,及至本年5月,东三省全境已完全肃清,至今并无一人发生,亦无一人致死,何言因疫而死者20多人,可见报告全与事实不符[③]。

索伦镶黄及正白旗　春,鼠疫流行。牙克石、免渡河、博克图均被波及,5月27日(四月二十日),鼠疫被控制。据统计,中苏死亡4529人[④]。

胪滨县(今满洲里市)　春,鼠疫流行。2月11日(正月初四日)报道:疫氛甚烈,卜奎疫毙10余人,传播之速,捷于迅雷[⑤]。2月18日(正月十一日)报道:满洲里、札兰诺尔等处瘟疫流行,该两处每日约死30余人[⑥]。2月21日(正月十四日)报道:满洲里发生鼠疫[⑦]。2月23日(正月十六日)报道:近月吉林省之哈满间发生鼠疫,流行传染极为迅速[⑧]。3月3日(正月廿四日)报道:满洲北部发现疫症,其势甚烈[⑨]。3月2日(正月廿三日)报道:东省鼠疫以满洲里为最盛,每日平均死亡30人以上,截至2月20日,前后死者不下400人,其中俄人129人[⑩]。至3月底,满洲里死亡301人,隔离187人[⑪]。4月5日(二月廿七日)报道:自满洲里、海拉尔发生肺疫以来,其势转趋于东南两方,如阿什河、一面坡、横道河子等处相继见告[⑫]。6月4日(四月廿八日)报告:满洲里站5月28日患疫1人,疫死2人[⑬]。秋冬,鼠疫又起。9月5日(八月初四日)报道:8月27日哈尔滨消息,大乌里车站附近发现鼠疫症5起[⑭]。10月30日(九月三十日)报道:满洲里、海拉尔又现鼠疫[⑮]。1922年1月1日(十二月初四日)报道:

---

① “赵知事善于防疫”,《盛京时报》1921年3月9日,第4版。

② “黑省发现鼠疫海拉尔满洲里已死多人”,《申报》1921年10月30日,第10版。“北京电”,《申报》1921年10月30日,第7版。

③ “伍连德来函”,《申报》1921年12月17日,第10版。

④ 《牙克石市志》,内蒙古人民出版社1996年版。《免渡河镇志》,内蒙古文化出版社2000年版。

⑤ “东三省鼠疫之说”,《申报》1921年2月11日,第11版。

⑥ “哈满间疫势仍炽”,《申报》1921年2月18日,第6版。

⑦ “东三省防疫之积极进行”,《大公报》1921年2月21日,第2张第2版。

⑧ “烟台亦发现鼠疫”,《大公报》1921年2月23日,第2张第3版。

⑨ “海关检查旅客”,《大公报》1921年3月3日,第3张第1版。

⑩ “东省疫势近报”,《申报》1921年3月2日,第7版。

⑪ 《满洲里市志》,内蒙古人民出版社1998年版。

⑫ “哈尔滨防疫情形”,《大公报》1921年4月5日,第2张第3版。

⑬ “北满疫症肃清”,《医药杂志》1921年第1期。

⑭ “东俄近事记”,《申报》1921年9月5日,第10版。

⑮ “北京电”,《申报》1921年10月30日,第7版。

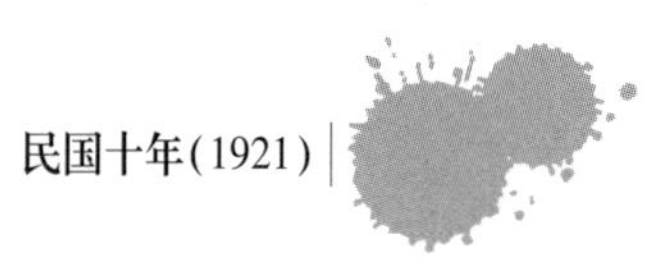

外贝加尔发生疹疫(鼠疫),传染至胪满,患病者 16 人①。

北京市

北京市　春,天花、白喉、猩红热流行。2 月 19 日(正月十二日)报道:近自入春以来,北京社会白喉与天花两种传染病随爆竹之声以俱来,极为危险,得之者往往失其生命。天花,始盛行于天津,继乃传染及于都下,患之者当然以幼孩为多,但亦间有成人而患痘者②。3 月 13 日(二月初四日)报道:京兆时疫盛行,患者甚众③。猩红热、天花、脑膜炎、白喉都是春季流行的疫病,均有流行,其中猩红热 82 例,死亡 19 例④。

宛平县(今北京市区)　春,猩红热、天花大流行,由保定来丰台的难民染病死亡 90 多人⑤。

天津市

天津县(今天津市市区)　春正月,天花盛行,并蔓延至北平⑥。春,鼠疫流行。4 月 23 日(三月十六日)报道:天津患病之人间有类似(鼠疫)疫症者⑦。秋,霍乱流行⑧。

静海县　夏,鼠疫流行。5 月 25 日(四月十八日)报道:静海又发现鼠疫⑨。该县杨城庄迤北五里砖垛村客店内发现鼠疫,该村人协同帮忙收殓,染疫死者 20 余人⑩。7 月 8 日(六月初四日)报道:献县、静海等县发生疫症⑪。

河北省

春,鼠疫流行。4 月 27 日(三月二十日)报道:北洋防疫处分别已靖、在疫、新发、邻近四类区域进行防疫:吴桥、交河两县疫事已靖;大城、献县两县现正防治,献县传染稍多;文安、河间、任邱三县报告有疫;吴桥附近之宁津、景县,交河附近之南皮、东光,献县附近之武强,大城附近之青县、静海,河间附近之肃宁,任邱附近之高阳,派员

---

① “哈尔滨电”,《申报》1922 年 1 月 1 日,第 6 版。

② “静观都门时疫之猖獗:白喉与天花”,《申报》1921 年 2 月 19 日,第 10 版。

③ “京兆区亦发生时疫”,《申报》1921 年 3 月 13 日,第 7 版。

④ 伍连德《东三省防疫事务总处报告大全书》第 5 册,1926 年,第 121 页。《北京卫生志》,北京科学技术出版社 2001 年版。《靛厂村志》,2009 年。

⑤ 《北京市丰台区志》,北京出版社 2001 年版。

⑥ “静观都门时疫之猖獗:白喉与天花”,《申报》1921 年 2 月 19 日,第 10 版。

⑦ “津埠疫症之萌芽”,《大公报》1921 年 4 月 23 日,第 2 张第 3 版。

⑧ 《汉沽区志》,天津社会科学院出版社 1995 年版。

⑨ “天津电”,《申报》1921 年 5 月 25 日,第 3 版。

⑩ “静海又发现鼠疫”,《大公报》1921 年 5 月 25 日,第 2 张第 3 版。

⑪ “预防时疫简便法”,《大公报》1921 年 7 月 8 日,第 2 张第 3 版。

调查,如有疫症,一并设所防治①。

献　县　春夏,鼠疫流行。3 月 19 日(二月初十日)报道:献县郭庄镇河肺炎疫发生,且有亡故者②。4 月 13 日(三月初六日)报道:献县中立圈村发现疫病甚剧,死 17 人之多③。4 月 23 日(三月十六日),津浦路局报告:据北洋防疫处函称,献县 15 日隔离所中死 1 人。19 日,献县宗里村隔离所中死 2 人,欢流村隔离所中死 2 人,病 1 人④。4 月 17 日(三月初十日)《申报》报道:沧洲车站附近大昌(按:当为大城)县、献县发生鼠疫甚烈⑤。5 月 26 日(四月十九日)报道:献县又发现鼠疫⑥。献县、河间鼠疫卷土重来⑦。6 月 10 日(五月初五日)报道:河间、献县各村庄二次发生鼠疫,势甚猛烈⑧。7 月 8 日(六月初四日)报道:献县、静海等县发生疫症⑨。

大城县　春,鼠疫流行。4 月 13 日(三月初六日)报道:献县、大城县均已发生疫症⑩。4 月 15 日(三月初八日)报道:献县、大城县发生疫症⑪。4 月 16 日(三月初九日),交通部通告:现在大城、献县一带发现新疫⑫。4 月 17 日(三月初十日)《申报》报道:沧洲车站附近大昌(按:当为大城)县、献县发生鼠疫甚烈⑬。4 月 23 日(三月十六日),津浦路局报告:大城 14 日隔离所中死 2 人,16 日白贾村死 1 人,王赵庄死 1 人。19 日大城各区均无新疫发生,惟大流河村死 1 人⑭。

文安县　春,鼠疫流行。6 月 25 日(五月二十日)报道:自山东发生疫症以来,津浦路即施防疫手续,已见减杀。兹据该路局报告,大城、文安、静海等县已无疫症,所有防疫处及隔离所无之必要,已各撤去,医官亦均回京,津浦全线毫无疫症云⑮。按:这说明文安县曾有鼠疫流行。

---

① “防疫处近讯种种”,《大公报》1921 年 4 月 27 日,第 2 张第 3 版。
② “防疫事宜之汇志”,《大公报》1921 年 3 月 19 日,第 3 张第 1 版。
③ “防疫消息汇志”,《大公报》1921 年 4 月 13 日,第 2 张第 3 版。
④ “津浦路局致交通部电(4 月 23 日)”,《交通公报》第 54 期,1921 年,第 48 页。
⑤ “津浦路防疫消息”,《申报》1921 年 4 月 17 日,第 10 版。
⑥ “天津电”,《申报》1921 年 5 月 26 日,第 6 版。
⑦ “又派员出发检疫”,《大公报》1921 年 5 月 26 日,第 2 张第 3 版。
⑧ “河献间鼠疫肃清”,《大公报》1921 年 6 月 10 日,第 2 张第 3 版。
⑨ “预防时疫简便法”,《大公报》1921 年 7 月 8 日,第 2 张第 3 版。
⑩ “防疫消息汇志”,《大公报》1921 年 4 月 13 日,第 2 张第 3 版。
⑪ “防疫声中各要讯”,《大公报》1921 年 4 月 15 日,第 2 张第 3 版。
⑫ “交通部通告(4 月 16 日)”,《政府公报》第 1851 期,1921 年。
⑬ “津浦路防疫消息”,《申报》1921 年 4 月 17 日,第 10 版。
⑭ “津浦路局致交通部电(4 月 23 日)”,《交通公报》第 54 期,1921 年,第 48 页。
⑮ “疫症告清”,《铁路协会会报》第 105 期,1921 年,第 149 页。

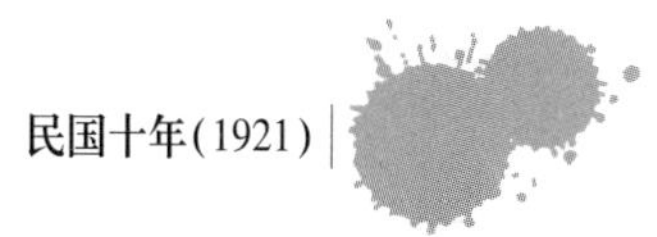

沧　县　春,鼠疫流行。3月18日(二月初九日)报道:疫症已扑灭[①]。3月26日(二月十七日)报道:沧州北鼠疫又作[②]。4月18日(三月十一日)报道:沧州等站附近近又发生鼠疫[③]。

河间县(今河间市)　春,鼠疫流行。3月28日(二月十九日)报道:河间沙河桥一带,新病特生,瘟疫又起[④]。4月22日(三月十五日)报道:鼠疫症延及河间[⑤]。5月26日(四月十九日)报道:河间又发现鼠疫[⑥];献县北部、河间南部之间4个村庄于本月17日疫死9人[⑦]。6月10日(五月初五日)报道:河间、献县各村庄二次发生鼠疫,势甚猛烈[⑧]。

吴桥县　春,鼠疫盛行。城关部庄发生鼠疫,死亡10余人[⑨]。3月9日(正月三十日),美国红十字会德福兰医师致电内务部:吴桥、德县两县被疫者19村,察看情形似不至蔓延,拟往各处调查,外间谣传疫势有向北方传染之虞[⑩]。3月10日(二月初一日)报道:津浦铁路现因桑园一带发生鼠疫甚烈,交部通告津浦路桑园站发现疫症,势极猛烈。桑园肺疫,吴桥县12村,死者100人[⑪]。连日染疫陨命者,已达100人之多[⑫]。3月11日(二月初二日)报道:近日桑园及左近村落发现疫症,势极猛烈[⑬]。3月12日(二月初三日)报道:桑园一带忽然发生鼠疫,传染甚烈[⑭]。又,吴桥、桑园等处发生时疫;桑园、连镇、东光、德县等处时疫流行甚烈[⑮]。3月14日(二月初五日)报道:津浦路德州、桑园各站附近村庄疫势尤盛,死亡相继;吴桥县属张家洼发现瘟疫最早,死亡甚多。房庄继之。综计各村之染疫而死者,已达100余人之多[⑯]。3月16日

---

① "天津电",《申报》1921年3月18日,第6版。

② "北京电",《申报》1921年3月26日,第6版。

③ "津浦路防疫消息续闻",《申报》1921年4月18日,第10版。

④ "直省灾民之苦状",《申报》1921年3月28日,第11版。

⑤ "天津电",《申报》1921年4月22日,第6版。

⑥ "天津电",《申报》1921年5月26日,第6版。

⑦ "又派员出发检疫",《大公报》1921年5月26日,第2张第3版。

⑧ "河献间鼠疫肃清",《大公报》1921年6月10日,第2张第3版。

⑨ 《吴桥县志》,中国社会出版社1992年版。

⑩ "德州德福兰医生致内务部电(3月9日)",《政府公报》第1819期,1921年。

⑪ "津浦路之防疫消息",《申报》1921年3月10日,第10版。"北京电",《申报》1921年3月10日,第6版。"北京电",《申报》1921年3月10日,第6版。

⑫ 《晨报》1921年3月10日,转引自李文海等《近代中国灾荒纪年续编》,湖南教育出版社1993年版,第42页。

⑬ "桑园鼠疫影响",《申报》1921年3月11日,第7版。

⑭ "南京快信",《申报》1921年3月12日,第7版。

⑮ "防疫事宜汇记",《大公报》1921年3月12日,第3张第1版。

⑯ "防疫事宜汇志",《大公报》1921年3月14日,第3张第1版。

(二月初七日)报道:桑园镇(德州北境)发现一种疫症,系自沧州、吴桥(均直境)流入,极其剧烈,两日以内,共殒70余人,尤以劳动界之状者占多数①;吴桥、宁津两县传染肺疫,势甚剧烈②;桑园疫病传染③。又,近来天气亢旱,疾疫滋生,津浦路德州桑园各站附近村庄疫势尤盛,死亡相继。已于本月9日停止售票,以杜传播。吴桥县属张家洼发现瘟疫最早,死亡甚多,房庄继之。津浦路线桑园、安陵各站附近疫势亦盛,死亡甚速,综计各村之染疫而死者已达一百余人④。3月17日(二月初八日)报道:疫症渐杀,12日桑园死1人,泊头镇旬余无死亡,吴桥自疫发生以来患者107人,死20人⑤。3月20日(二月十一日)报道:吴桥发生时疫,宁津、桑园各地方均有传染⑥。3月21日(二月十二日)报道:吴桥县南马庵庄14日死1名;吴桥邻近之高庄10日死3名,17日患者有2人;桑园十里之营庄14日死1名,16日死1名⑦。3月25日(二月十六日)报道:安陵隔离所、高庄隔离所均有多人疫死⑧。又,双井、王庄、杏园、高庄、钱孙庄等处发现疫症⑨。4月2日(二月廿四日)报道:吴桥附近各村疫势扩张⑩。4月6日(二月廿八日)报道:安陵总检疫所调查,吴桥各村自3月13日至3月22日马家庵、连镇、部庄、高庄均有鼠疫死亡⑪。4月27日(三月二十日)报道:吴桥、交河发生肺疫,传染献县、大城、文安、河间、任邱各县⑫。

交河县(今属泊头市) 春,鼠疫流行。2月12日(正月初五日),津浦路局致电交通部:顷据杜副分段长电称,泊头镇交河县属东北之郝村、东来堡、西来堡离站约40至50里,据报发生肺疫,查此三村距离二三里,传染极速,死亡甚众,三四日前曾一夜死亡70余人⑬。3月17日(二月初八日)报道:交河县境内郝村、西门镇之间亦发生疫症,系满洲来客或回乡小工传来⑭。3月18日(二月初九日)报道,交河县疫况:七

---

① "东临曹属之疫讯",《大公报》1921年3月16日,第2张第3版。
② "省长慎重防疫",《大公报》1921年3月16日,第3张第1版。
③ "日领事馆会议防疫",《大公报》1921年3月16日,第3张第1版。
④ "津浦路之防疫消息",《申报》1921年3月16日,第6版。
⑤ "天津电",《申报》1921年3月17日,第6版。
⑥ "各方面防疫消息",《大公报》1921年3月20日,第3张第1版。
⑦ "各方面防疫消息",《大公报》1921年3月21日,第3张第1版。
⑧ "防疫事宜类记",《大公报》1921年3月25日,第3张第1版。
⑨ "防疫消息汇志",《大公报》1921年3月25日,第3张第1版。
⑩ "关于防疫各消息",《大公报》1921年4月2日,第3张第1版。
⑪ "防疫消息种种",《大公报》1921年4月6日,第3张第1版。
⑫ "防疫处近讯种种",《大公报》1921年4月27日,第2张第3版。
⑬ "津浦路局致交通部电(一)(二)",《政府公报》第1818期,1921年。
⑭ "各方面防疫消息",《大公报》1921年3月17日,第3张第1版。

八日间,互相传染,西流堡村病死19名之多,黄庄7名①。3月21日(二月十二日)报道:交河县泊镇西郝村等五六村庄传染疫症,日有死亡②。3月24日(二月十五日)报道,交河县染疫各村死亡人数:黄庄7人,西流堡19人,潘江屯2人,后军屯4人,以上共32人③。4月8日(三月初一日)报道:县属西流堡、黄庄等村发生疫症,八尺高地方赵家胡同村自18日起至22日止,相继死亡者7人,尚有染疫者2人④。4月11日(三月初四日),津浦路局致交通部电:顷据代理总医官朱家楣于9日晚1时自泊头站来电称,今日与北洋防疫处驻泊金主任医官接洽,据云该处之疫尚不知自何处传来,但确于3月18日距泊站25里之赵家胡同王玉珍始先发现,一家7口悉死于疫,并传染邻庙1人,亦死于3月31日。又距泊30里之胡庄赵王氏至王玉珍家弟孝被染死在王家,伊子将尸运回,子女均被传染,于本月4、5两日先后亡,故现已埋葬,伊家尚有3人业经隔离。本月4日,胡庄胡玉书故后,其妻子女亦被传染,现均隔离⑤。4月23日(三月十六日),津浦路局报告:交河县境疫事已靖⑥。

青　县　春,鼠疫流行。4月30日(三月廿三日),北洋防疫处电称,直境献县、大城、文安均无疫,青县28日死1人,25日隔离所死2人,现隔离所尚有25人⑦。5月2日(三月廿五日)报道:青县附近各村庄疫死之人甚多,恐仍不免传染;后烟村疫死42人⑧。5月4日(三月廿七日)报道:青县董京庄鼠疫传染,死亡近20余口⑨。5月9日(四月初二日),交通部通告大城、献县、青县疫气已消⑩。

新乐县(今新乐市)、正定县　春,鼠疫流行。3月11日(二月初二日)报道:查得新洛县(译音)粮食奇缺,灾民三之一势将饿毙。女孩售去甚多,每日死亡人数,每村仍扯20人,前稍有积粮之户,刻亦告罄,灾情复广,死亡又加。近日天时忽热,疫疠盛行,现向北蔓延。正定城内已发现鼠疫症⑪。

安次县(今廊坊市安次区)　春,鼠疫流行。4月23日(三月十六日)报道:直隶

---

① “各方面防疫消息”,《大公报》1921年3月18日,第3张第1版。
② “各方面防疫消息”,《大公报》1921年3月21日,第3张第1版。
③ “各处防疫情形汇志”,《大公报》1921年3月24日,第3张第1版。
④ “防疫消息汇志”,《大公报》1921年4月8日,第3张第1版。
⑤ “津浦路局致交通部电(4月11日)”,《政府公报》第1846期,1921年。
⑥ “津浦路局致交通部电(4月23日)”,《交通公报》第54期,1921年,第48页。
⑦ “津浦路局致交通部电”,《交通公报》第54期,1921年,第48页。
⑧ “防疫声中之昨讯”,《大公报》1921年5月2日,第2张第3版。
⑨ “青县疫症之剧烈”,《大公报》1921年5月4日,第2张第3版。
⑩ “交通部通告(5月9日)”,《政府公报》第1874期,1921年。
⑪ “联合急募赈款大会消息”,《申报》1921年3月11日,第10版。

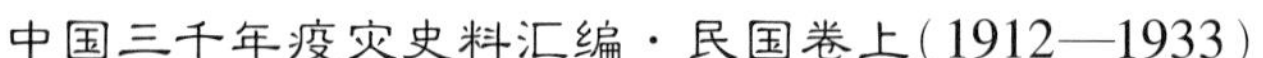

南部距津浦路线仅数里之大成乡等处发现疫症[①]。按:大成乡属安次县。

行唐县　秋,霍乱大流行,贾络营、西正、胡家庄村死亡21人,多为青年[②]。

赵　县　夏,霍乱大流行,死者甚众,东大章村棺木买绝,席卷葬埋[③]。

山西省

春,鼠疫流行。2月23日(正月十六日)报道:山西方面亦由北部传染鼠疫[④]。

天镇县　疫。今《天镇县志》载:霍乱流行,死亡31人;斑疹伤寒发病77例[⑤]。

左云县　疫。今《左云县志》载:全县霍乱死亡27人,赤痢死亡73人,伤寒死亡44人,痘症死亡33人,疹热症死亡101人,白喉死亡28人[⑥]。

怀仁县　疫。今《怀仁县志》载:天花死亡22人,霍乱死亡27人[⑦]。

浑源县　疫。今《浑源县卫生志》载:白喉大流行,死亡32人。儿童死于天花者92人[⑧]。

应　县　鼠疫流行,仅康峪一村7日内即死亡56人[⑨]。

崞　县(今属原平市)　霍乱流行,死65人[⑩]。1921—1925年,崞县共有91人死于白喉病[⑪]。

兴　县　鼠疫流行,发病51例,全部死亡[⑫]。

临　县　鼠疫流行,发病6例,全部死亡[⑬]。伤寒流行,林家坪一带死亡者众[⑭]。

方山县　疫。今《方山县志》载:全县因各种疾病死亡495人,大于出生人数(378人)。死于天花44人;死于麻疹210人,儿童居多;死于伤寒11人[⑮]。

---

① "二十一日北京电",《申报》1921年4月23日,第6版。

② 《石家庄地区卫生志》,河北人民出版社1990年版。《行唐县志》,中国对外翻译出版公司1998年版。

③ 《赵县志》,中国城市出版社1993年版。《石家庄地区卫生志》,河北人民出版社1990年版。

④ "北方均拟防疫之确息",《大公报》1921年2月23日,第1张第3版。

⑤ 《天镇县志》,山西教育出版社1997年版。

⑥ 《左云县志》,中华书局1999年版。

⑦ 伍连德《东三省防疫事务总处报告大全书》第4册,1924年,第167~168页。

⑧ 《浑源县卫生志》,1988年。

⑨ 《应县志》,山西人民出版社1992年版。

⑩ 《忻州地区志》,山西古籍出版社1999年版。

⑪ 《忻州地区志》,山西古籍出版社1999年版。

⑫ 李文波《中国传染病史料》,化学工业出版社2004年版,第154页。

⑬ 李文波《中国传染病史料》,化学工业出版社2004年版,第154页。

⑭ 《临县志》,海潮出版社1994年版。

⑮ 《方山县志》,山西人民出版社1993年版。

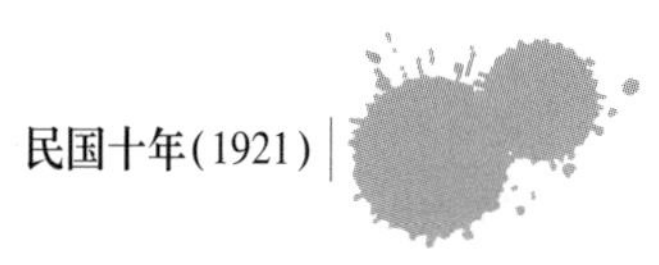

平定县　伤寒流行。所辖南坳镇、东关村瘟疫传染,疫死甚多[①]。

榆次县(今晋中市榆次区)　伤寒流行。所辖河底村瘟疫(伤寒)流行,死者甚众,有一家死至7人者[②]。

孝义县(今孝义市)　疫。今《孝义县志》载:全县发生白喉7例,回归热15例,菌痢135例[③]。所辖兑镇镇伤寒、菌痢流行[④]。

永济县、芮城县　秋,霍乱流行。7月,从关中传来烈性霍乱,在永济、芮城县流行近月时间,疫情严重地区,居民病死甚多,仅曲里村因疫病死30余人[⑤]。

陕西省

洵阳县(今旬阳县)　天花流行。武王乡发病800人,死亡约300人[⑥]。

山东省

春,鼠疫流行。3月17日(二月初八日)报道:北方防疫处报告,自疫气发生以来,山东省内受疫2处,死20人[⑦]。因青岛(时属胶县)、芝罘(时属烟台)、龙口(时属黄县)、登州(时属蓬莱县)等处发生瘟疫,营口海关于3月28日起,对由这些地方来港之轮船实施检疫[⑧]。

福山县(今烟台市福山区)　春夏,鼠疫流行。2月23日(正月十六日)报道:本月14日抵烟商轮内2人患鼠疫,未逾数时,相继毙命。翌日,邻船亦有患是疫毙命者1人。上月23日,道里第二分署患疫1人,死亡1人,送隔离12人;第五分署患疫1人,死亡1人,送隔离6人;总车站送隔离2人。道外第一署患疫1人,送医1人,送隔离1人;第二署患疫2人,死亡2人;第五署患疫3人,死亡3人,送隔离3人[⑨]。6月9日(五月初四日)报道:烟台及附近七格庄等处疫氛弥漫[⑩]。

无棣县　秋,霍乱流行。今《惠民地区卫生志》称:8月,无棣县疫病流行[⑪]。

长清县(今济南市长清区)　秋,霍乱流行[⑫]。

---

① 《南坳镇志》,海潮出版社1998年版。《东关村志》,山西人民出版社2009年版。

② 《河底村志》,山西古籍出版社1996年版。

③ 《孝义县志》,海潮出版社1992年版。

④ 《孝义市兑镇镇志》,山西人民出版社2010年版。

⑤ 《芮城县志》,三秦出版社1994年版。

⑥ 《旬阳县志》,中国和平出版社1996年版。《安康市卫生防疫志》,2006年。

⑦ “各方面防疫消息”,《大公报》1921年3月17日,第3张第1版。

⑧ “轮船停止检疫”,《盛京时报》1921年7月19日,第4版。

⑨ “烟台亦发现鼠疫”,《大公报》1921年2月23日,第2张第3版。

⑩ “保猫灭鼠之布告”,《大公报》1921年6月9日,第2张第2版。

⑪ 《惠民地区卫生志》,天津科学技术出版社1992年版。

⑫ 《山东省卫生志》,山东人民出版社1992年版。

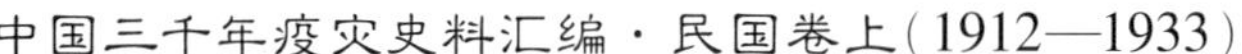

肥城县(今肥城市)　伤寒流行。汪家城宫一个月内死亡40余人,石横镇隆庄一个月死亡30余人①。按:这里的“伤寒”可能是对“霍乱”的俗称。

德　县(今属德州市)　春正二月,鼠疫流行。2月12日(正月初五日),内务部致山东省长电:据德州美国红十字会德福兰真(11日)电称,昨日桑园附近又有染疫者4人,计桑园、吴桥两处被疫之村20处,地方官吏现尚未实行防范,惟查看疫势似不至蔓延②。同日,津浦路局致交通部电称:顷据暂代总医官朱家楣11日电称,安陵镇已7日并无死者,惟距安陵东3里之董庄于9日死1人,桑园镇今日未有死者;又,顷据车务处转据泊头站长昨晚电称,距该站约50里之郝村及相距约40里之东来堡、西来堡各地方均有时疫发生,闻死亡甚伙③。3月5日(正月廿六日),内务部致电山东省长称:桑园及附近村庄近日发现疫症,经各医士验明确系传染性肺炎,染疫死者约共50人④。3月7日(正月廿八日)又电称:德州发现疫症,据西人报称确是鼠疫,该地为南北通衢,万难任其蔓延,此间已派俞医官今日驰往视察,务希严饬该地方官切实防范,勿令传播为盼⑤。3月8日(正月廿九日),交通部收津浦路局电:近日桑园及左近村落发现一种时疫,头晕、心悸、咳嗽、吐血即亡,尚无施救之法,疫死者张家洼有20余人,齐庄七八人,河西巷三四人,本镇东园内杨姓7人,其亲戚因探病传染者2人。又,本日先后接到美医士柯德仁洋文两函,译据略称,因接报告桑园地方发生疫症,经即前往调查,该处及直接所辖之吴桥县境12村庄之间,因肺疫殒命者现已将及100人,幸天气渐暖,将易防止,但若不即为扑灭,深恐蔓延⑥。3月13日(二月初四日)报道:桑园镇(德州北境)发现一种疫症,系自沧州吴桥(均直境)流入,极其剧烈,患者偶觉喉干腹胀,不过数小时即毙,日传染甚速,两日以来,共殒70余人,尤以劳勤界之壮者占多数,济站预备防疫⑦。3月19日(二月初十日),津浦路局致交通部电称:顷据医员翟俊升18日晚自安陵来洋文电译称,服务人等平安,邻近村庄无新疫症发现,惟离站东南24里之高庄地方前日有一家死3人,昨又病2人,尚有与病人接触者数人⑧。3月21日(二月十二日),津浦路局致交通部电称:据医员翟俊升20日自

① 《肥城县志》,齐鲁书社1992年版。《石横镇志》,方志出版社1997年版。

② “内务部致山东田兼省长电(2月12日)”,《政府公报》第1822期,1921年。

③ “津浦路局致交通部电(一)(二)”,《政府公报》第1818期,1921年。

④ “内务部致山东省长电(3月5日)”,《政府公报》第1819期,1921年。“鲁省发生肺疫之警告”,《绍兴医药学报星期增刊》第62期,1921年。

⑤ “内务部致山东省长电(3月7日)”,《政府公报》第1819期,1921年。

⑥ “交通部收津浦路局电(3月8日)”,《交通公报》第52期,1921年,第64~66页。

⑦ “东临曹属之疫症(3月13日)”,《绍兴医药学报星期增刊》第65期,1921年。

⑧ “津浦路局致交通部电(3月19日)”,《交通公报》第53期,1921年,第58页。

安陵来洋文电译,称服务人等平安,昨日距站10里直隶境内之殷庄死1人,同村有病者1人,与病人接触者3人①。3月26日(二月十七日),《政府公报》对桑园鼠疫的渊源做了详细的报道:山东之疫始于桑园,初患者名杨七年,51岁,于2月21日死,生前往直隶吴桥县张家洼为人扎针,回家后病2日即死,从此疫死者传染于董、朱、郭、李、向、许、谢各姓,分述于下:一、杨家,一家共死9人,惟有一童早避于戚家,无恙,最后疫死在3月4号;二、董家,第一患者为一22岁妇人,系杨家之女,曾在杨家来往,死于3月5号,其姑42岁,死于3月7号,董姓男子均早已出外,仅留一媳,现尚无恙;三、朱家,朱妇,年42岁,为杨家之戚,当杨家诸人病重时,曾帮助看护,于2月22号得病,26号病故,其子略知预防,故一家虽有多人,均未被传染;四、郭家,郭子衡,年51岁,于3月3号发病,翌日死亡,其得病原因系为杨姓注射吗啡针,尚留有半筒药液,用以注入己身,次日即行身故,其子郭狗儿继于3月8号死亡,留有3子;五、李家,李有,33岁,曾为杨家挑水,死于3月3号,其妻其父亦继续疫毙,其母死于3月9号,其妹走避他处,正在寻觅之中;六、向家,向女,12岁,舍给杨家,当杨家染疫,向自杨家将女领回,继于3月6号疫死,其母死于3月8号,其父向福明58岁,3月12号发病,13号死亡,尚有2男1女生存,于6日前避往亲戚尚志家内,至今无恙;七、许家,许昌春,年50岁,3月12号发病,13号午后死,其妻及3子已隔离于药王庙隔离所,许为郭子衡邻居,当郭狗儿疫死时,代为抬埋,以致传染;八、谢春善,年65岁,于3月14号疫死,或云曾往张家洼,或云由李家传染,其家7口现已就原屋隔离,派人监视,唯封闭其病死之室。以上桑园境内共疫死25人。第三村共疫死3人,初系高姓54岁妇人,2月25号来桑园杨家探亲,回家后于27号患病,翌日死亡,由此传于其子、其夫,相继疫毙,唯经消毒,3月1号以后已无疫死者。直隶境疫村及疫死人数所闻如下:张家洼40余人;丁庄8人;马庄4人;李善学家7人;房庄7人;双罗店1人;芦庄1人病;高庄1人;段庄1人;杨家桥1人;黄花家1人;八里韩庄1人病;周庄2人;前祁庄4人;杨文正庄3人;张粗垦庄2人;印庄1人病;狗头铺2人;于家厂2人;刘八子庄,阴历正月二十七日死1人,病2人;泊头镇18人未详。此次山东之疫始于直隶张家洼,张家洼之疫始于泊头镇,张家洼及泊头镇之第一次疫死日期为阴历去年十二月间,殆由长春尚未设隔离所,隔离之际苦力自哈尔滨带疫而来,抵家始发也②。《申报》3月7日(正月廿八日)报道:山东桑园北面15哩地方发现疫症,剖析验之,确

---

① “津浦路局致交通部电(3月21日)”,《政府公报》第1828期,1921年。

② “山东桑园一带疫症传染系统”,《政府公报》第1827期,1921年。

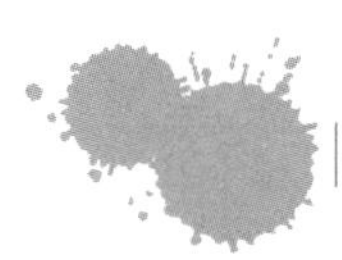

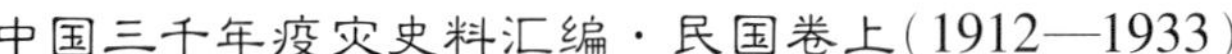

为肺疫,迄今共死50人[①]。3月8日(正月廿九日)报道:津浦鲁境桑园附近发生肺百斯笃,有数十人罹疫[②]。3月10日(二月初一日)报道:山东疫区已死90人[③]。3月14日(二月初五日)报道:德州附近发生百斯笃疫症,系由桑园附近发生,死亡者已达96人[④]。3月26日(二月十七日)报道:德州南鼠疫又作[⑤]。《晨报》3月10日(二月初一日)报道:鼠疫已发现于直隶、山东交界,于德州一带尤盛,津浦路线自天津往德州第三等客车已不通行。德县桑园镇一带流行肺炎(即肺鼠疫),数时毙命,两日间死亡70余人[⑥]。《绍兴医药报》报道了德县鼠疫真相:德县教育会周君莲舫为该会临时医院医生,于3月3号赴德属之桑园镇施医,闻悉该镇有一种流行甚速之疫症,受染者决无幸免之理,疑为肺疫,因跟踪寻迹,详加探询,始知其来源。乃距该镇15里之张家洼(属直隶吴桥县)有张宗人者于去腊二十日赴津购物,二十五日回家,二十八日即死,其一家老幼七口至新正十八日相继而死。其临舍张荣恩一家七口自新正初六日至十五日亦均先后死亡。桑园镇杨玉春之父佣厨于张家洼,因给人针治疾病,回家即死,一家9口于十日之内死亡8口,尚余13岁之幼子逃之近村王庄,现未知死活。此症现已蔓延于临近10村,共死人约100名左右。周君得此情形,当日即乘夜车返德报告。3月4号该医院院长德医士福兰乘车往疫区调查,当日返院以显微镜验之,确系鼠疫杆行菌[⑦]。又,距桑园五里许有村名张家洼,为直属地,此村有张某次女定于本年正月出嫁,张某乃于去腊二十三日亲赴天津购办妆奁,二十五日回家,二十八日即死,其妻于正月亦患此症死,其次女于正月初五日出嫁,初六日即患此症死,其婆家全毙,张某之长女亦死于婆家,家属几全死。此时尚未传至桑园,有李某善针灸,当张家洼张某患此症时,延李某为之针治,李某回家亦以此症死,其家人亦染此症,试打吗啡针一次,旋有董某用此针打吗啡,亦染此症即死[⑧]。《大公报》和《盛京时报》对德县桑园的鼠疫情况也多有报道。3月10日(二月初一日)报道:桑园疫症势极猛烈,因疫致死已有10人。近日桑园及左近村落发现疫症,势极猛烈[⑨]。山东省桑园左近之十

① “鲁省发生肺疫之警告”,《申报》1921年3月7日,第10版。
② “天津电”,《申报》1921年3月8日,第6版。
③ “九日北京电”,《申报》1921年3月10日,第7版。
④ “德县发生鼠疫后之津浦路”,《申报》1921年3月14日,第7版。
⑤ “北京电”,《申报》1921年3月26日,第6版。
⑥ 李文海等《近代中国灾荒纪年续编》,湖南教育出版社1993年版,第42页。
⑦ “山东德县鼠疫真相”,《绍兴医药学报星期增刊》第62期,1921年。
⑧ “津浦路桑园发见肺炎疫”,《绍兴医药学报星期增刊》第65期,1921年。
⑨ “津浦线发生鼠疫”,《大公报》1921年3月10日,第3张第1版。

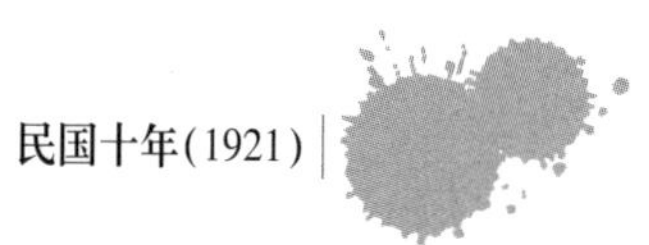

余村发生肺百斯笃,病毒业已散布四方,除病死者已达90人外,尚有罹病者百余人①。3月11日(二月初二日)报道:桑园发生鼠疫②,桑园镇发现疫疠③。3月12日(二月初三日)报道:桑园时疫流行甚烈④。3月13日(二月初四日)报道:德州桑园一带发生鼠疫,死亡90余人⑤。3月14日(二月初五日)报道:德州、桑园各站附近村庄疫势尤盛,死亡相继,综计各村之染疫而死者,已达百余人之多⑥。3月16日(二月初七日)报道:桑园镇(德州北境)发现一种疫症,系自沧州、吴桥(均直境)流入,极其剧烈⑦。又,桑园疫病传染⑧。3月17日(二月初八日)报道:桑园方面近有新患百斯笃疫者⑨。3月18日(二月初九日)报道:桑园一带近日发生鼠疫,势甚蔓延⑩,桑园、德州发生百斯笃症⑪。近日桑园及左近村落发现疫病,染病者觉头晕心悴,咳嗽吐血即亡,毫无施救之法,此病死者张洼20余人,齐庄七八人,河西三四人,本镇东园门内杨姓一家7口,其亲戚因探病传染者2人⑫。3月19日(二月初十日)报道:现在桑园东北方面蔓延甚烈,桑园收容所中尚有30人患病⑬。3月24日(二月十五日)报道:德州桑园一带发生鼠疫⑭。3月30日(二月廿一日)报道:山东德县附近、桑园一带发现肺百斯笃疫症⑮,桑园一带尚未肃清⑯。4月1日(二月廿三日)报道:哈满发生鼠疫,桑园亦有疫病⑰。

滕　县(今滕州市)　秋,伤寒流行。今《滕县志》载:城东北于岗一带瘟疫流行,仅侉庄即死亡60余人⑱。按:今《滕州市城郊乡志》将此次疫灾系于1920年,且指瘟

---

① “山东鼠疫形势猖獗”,《盛京时报》1921年3月10日,第2版。
② “济南电”,《大公报》1921年3月11日,第1张第2版。
③ “警厅防疫会议办法”,《大公报》1921年3月11日,第3张第1版。
④ “防疫事宜汇记”,《大公报》1921年3月12日,第3张第1版。
⑤ “津浦路线之疫讯”,《大公报》1921年3月13日,第3张第1版。
⑥ “防疫事宜汇志”,《大公报》1921年3月14日,第3张第1版。
⑦ “东临曹属之疫讯”,《大公报》1921年3月16日,第2张第3版。
⑧ “日领事馆会议防疫”,《大公报》1921年3月16日,第3张第1版。
⑨ “各方面防疫消息”,《大公报》1921年3月17日,第3张第1版。
⑩ “宁垣防疫于未然”,《大公报》1921年3月18日,第2张第3版。
⑪ “各方面防疫消息”,《大公报》1921年3月18日,第3张第1版。
⑫ “津浦路线鼠疫之近势”,《盛京时报》1921年3月18日,第7版。
⑬ “防疫事宜之汇志”,《大公报》1921年3月19日,第3张第1版。
⑭ “宁垣禁米与防疫”,《大公报》1921年3月24日,第2张第3版。
⑮ “军民两长令防疫”,《大公报》1921年3月30日,第2张第3版。
⑯ “防疫声中各消息”,《大公报》1921年3月30日,第3张第1版。
⑰ “防疫声中各要讯”,《大公报》1921年4月1日,第3张第1版。
⑱ 《滕县志》,中华书局1990年版。

疫为伤寒,曰:"于岗一带伤寒流行,仅侉庄村就死亡60余人,李贵宝一家5口死绝。"①

济宁县(今属济宁市)　天花流行,病死儿童甚多,东门里刘家4个孩子暴死3个②。

曹　县　秋,霍乱流行,人口大量死亡,有的全家无一幸免③。

莒　县　秋,霍乱流行。源河村全村520人,一月之内死亡83人,疫病高峰时,日死六七人④。

沂水县　春,天花流行⑤。

蒙阴县(含今沂源县)　春,天花流行。春,蒙阴县北部地区(今属沂源县)天花流行⑥。沂源县东里一带天花发病甚多⑦。

潍　县(今潍坊市寒亭区)　春二月,猩红热流行,人死甚众⑧。

昌乐县　秋,伤寒流行。秋瘟,死孕妇极多⑨。

河南省

洛阳县　秋,霍乱流行。此灾(疫灾)于本年阴历七、八、九三个月为甚,巽、坎、坤、中四区为多,巽区尤甚,有一日之间彭婆镇左近死去150人之多⑩。

新乡县　春,霍乱流行。杨岗村1000余人,发病100多人,死亡20余人⑪。

修武县　城区天花流行⑫。

汜水县(今荥阳市汜水镇)　夏大疫。汜水县知事梁有庚称:敝邑本年迭遇虫灾、兵患、旱荒、疫疠,极贫7万余人,次贫5万余人,7月间已食树皮草根,现在叶落无粮,天寒无褐,力竭声嘶,垂死待救⑬。

---

① 《滕州市城郊乡志》,1993年。

② 《济宁市市中区卫生志》,山东科学技术出版社1994年版。

③ 《曹县志》,中华书局2000年版。

④ 《莒县志》,中华书局1999年版。《临沂地区志》,中华书局2001年版。

⑤ 《临沂百年大事记》,山东人民出版社1989年版。

⑥ 《临沂百年大事记》,山东人民出版社1989年版。

⑦ 《山东省卫生志》,山东人民出版社1992年版。《沂源县卫生志》,1991年。《沂源县志》,齐鲁书社1996年版。

⑧ 《潍坊市卫生志》,1989年。

⑨ 民国《昌乐县续志》卷一《总纪》。《昌乐县志》,山东人民出版社1992年版。

⑩ "疫灾",《救灾周刊》1921年第18期。

⑪ 《新乡市卫生志》,1988年。

⑫ 《焦作市卫生志》,1987年。

⑬ "汜水县知事梁有庚来函",《救灾周刊》1921年第11期。

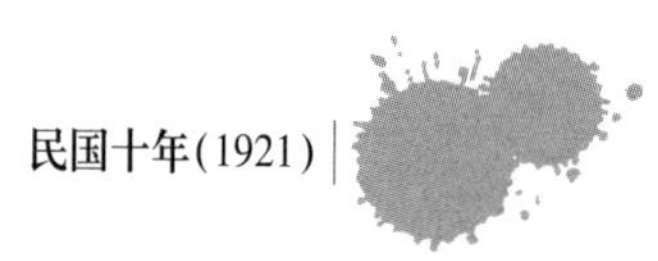

封邱县(今封丘县)　秋,霍乱流行。今《封丘县志》载:秋,大雨,黄河溢。水灾后瘟疫流行,死者甚众①。

郏　县　秋,霍乱流行。今《郏县志》载:大风成灾,瘟疫流行②。

考城县(今属兰考县)　春,霍乱流行,病死者甚众③。

开封县　春,霍乱流行。今《开封市志》载:3 月 8 日,全省境内瘟疫流行蔓延,开封城内每日死 20 余人,延续数月④。

郑　县(今大部属郑州市)　春,霍乱流行。今《金水卫生志》载:霍乱、副霍乱发病急,传播快,在我国《急性传染病管理条例》中列为"甲类"。本区对 70 岁以上老人调查防视中,核实 1919 年、1921 年、1932 年有过 3 次流行⑤。

柘城县　春,全县霍乱流行,人死甚多⑥。

沘源县(今唐河县)　春,湖阳霍乱流行,病死甚多⑦。

光山县　冬,天花大流行,延及次年春,遍及城乡。儿童死亡较多,一家有病死两三个孩子的,甚有全家儿童无一幸免者⑧。

甘肃省

镇番县(今民勤县)　疫疠大作,死者枕藉⑨。旱灾,疫疠并臻,饿殍载道,病死者枕藉。县府呈请省府济恤,彼以财政亏空,梗辞未援⑩。

华亭县　春,人多手足肿症,夏牛疫⑪。

宁夏回族自治区

固原县　夏秋间,瘟疫盛行⑫。

青海省

循化县(今同仁县)　鼠疫流行。发病 10 例,全部死亡⑬。

---

① 《封丘县志》,中州古籍出版社 1994 年版。
② 《郏县志》,中州古籍出版社 1996 年版。
③ 《民权县志》,中州古籍出版社 1995 年版。
④ 《开封市志》,中州古籍出版社 1996 年版。
⑤ 《金水卫生志》,1986 年。
⑥ 《柘城县志》,中州古籍出版社 1991 年版。
⑦ 《湖阳镇志》,1989 年。
⑧ 《光山县卫生志》,1986 年。《新县志》,河南人民出版社 1990 年版。
⑨ 《民勤县志》,兰州大学出版社 1994 年版。
⑩ 《民勤县卫生志》,2010 年。
⑪ 民国《增修华亭县志》卷三《灾异志》。
⑫ 《甘肃各县自然灾害表》,转引自袁林《西北灾荒史》,甘肃人民出版社 1994 年版,第 1522 页。
⑬ 李文波《中国传染病史料》,化学工业出版社 2004 年版,第 154 页。

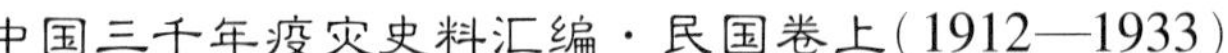

新疆维吾尔自治区

呼图壁县　秋,鼠疫流行。8月,南山尼牙孜沟发生鼠疫,蔓延至塔尔店地区,死者甚多①。

安徽省

凤阳县　白喉流行,死者不计其数②。秋,霍乱流行。9月6日(八月初五日)报道:凤阳瘟疫流行③。有鼠疫病例④。

四川省

简阳县(今资阳市简阳市)　养马河一带痢疾、天花流行⑤。

阆中县(今阆中市)　二龙乡康垭口痢疾流行⑥。

巴中县(今巴中市巴州区)　痢疾大流行,遍及全县。一外地马戏团来县演出,30余人均染痢疾,一星期内死亡4人⑦。

遂宁县(今属遂宁市)　春夏,麻疹流行⑧。

雅安县(今属雅安市)　夏,霍乱流行。民国《雅安县志》载:异兽见三益场月余,场中大疫⑨。

芦山县　思延乡霍乱大流行⑩。

天全县　夏,霍乱流行。今《天全县志》载:夏,铜头乡霍乱流行,仅草坪头即死亡67人⑪。

隆昌县　痢疾大流行,死亡六七百人⑫。按:四川省多称霍乱为痢疾,本年各县所谓痢疾者,或许是霍乱。

达　县(今达州市达川区)　夏,霍乱流行,缺医少药,人民无钱医治,死亡甚多⑬。

---

① 《呼图壁县志》,新疆人民出版社1992年版。

② 《凤阳县志》,方志出版社1999年版。《滁县地区志》,方志出版社1998年版。

③ "滁州电",《申报》1921年9月6日,第10版。

④ 《安徽卫生志》,黄山书社1993年版。

⑤ 《简阳县志》,巴蜀书社1996年版。

⑥ 《阆中县志》,四川人民出版社1993年版。

⑦ 《巴中县卫生志》,1987年。

⑧ 《遂宁县志》,巴蜀书社1993年版。

⑨ 民国《雅安县志》卷四《灾祥志》。

⑩ 《芦山县志》,方志出版社2000年版。

⑪ 《天全县志》,四川科学技术出版社1997年版。

⑫ 《隆昌县志》,巴蜀书社1995年版。

⑬ 《达县地区卫生志》,四川文艺出版社1990年版。

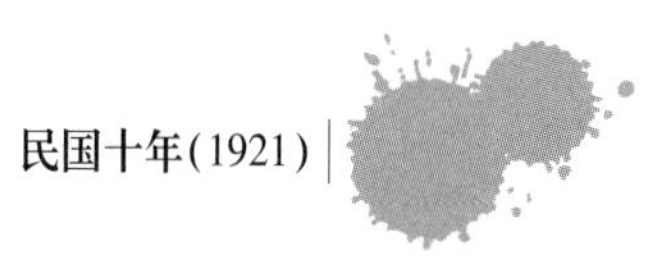

重庆市

涪陵县(含今武隆县)　流感流行。武隆县龙坝乡、沧沟乡流感流行,死亡50余人①。

云南省

昆明县(今属昆明市)　自春徂冬,白喉流行。春三月,省城发现白喉,四月后,省城全埠均罹此疾,至冬十二月,死者约两万人,最小的棺木店,也要卖50余口棺木②。1922年3月14日(二月十六日)有人回顾:省城自去年以来,发现一种白喉症,朝发夕死,但初以传染未遍,人民不甚注意,惟自去年阴历九月十八起,至今日二月初一,将近五月久晴不雨,以致天气亢旱,白喉传染殆遍,死亡不下三四万人③。冬,伤寒大流行,小板桥镇死亡600余人④。

通海县　春,白喉流行。今《通海县卫生志》载:4月,白喉症流行,患病人数较多⑤。

弥渡县　天花流行⑥。

景谷县　鼠疫流行。大寨乡帮美村鼠疫流行2年多,全村60多人,死亡40多人⑦。

华坪县　夏,伤寒流行。今《华坪县志》载:6—7月,伤寒流行,无医无药,疾染各地,死者甚多,万户惶恐⑧。

个旧县(今个旧市)　疟疾流行,死亡甚多⑨。

普思沿边行政总局(今勐海县)、澜沧县　鼠疫流行⑩。

贵州省

铜仁县(今属铜仁市)　鼠疫流行⑪。

---

① 《武隆县卫生志》,1986年。

② 李文海等《近代中国灾荒纪年续编》,湖南教育出版社1993年版,第52~53页。《昆明卫生志》,云南人民出版社1998年版。

③ “云南疫症之剧烈”,《申报》1922年3月14日,第7版。

④ 《官渡区卫生志》,1990年。

⑤ 《通海县卫生志》,1991年。

⑥ 《弥渡县卫生志》,云南民族出版社2007年版。

⑦ 《景谷傣族彝族自治县志》,四川辞书出版社1993年版。

⑧ 《华坪县志》,云南民族出版社1997年版。

⑨ 《个旧市志》,云南人民出版社1998年版。

⑩ 李文波《中国传染病史料》,化学工业出版社2004年版,第153页。

⑪ 《铜仁市志》,贵州人民出版社2003年版。

炉山县(今属凯里市)　鼠疫流行[①]。

天柱县、锦屏县　天花流行。今《天柱县志》载:大疫。7 月中旬起于锦屏,8 月在境内蔓延,城中死壮年 379 人[②]。

黎平县　天花流行。双江的夺库,龙额的大寨、小寨、下寨、归养、唐面、六约等地 1400 余人死于天花,200 余户死绝[③]。

台拱县(今台江县)　天花流行。水井村 26 户死亡 12 人[④]。

下江县、永从县(今合为从江县)　天花流行,儿童死亡惨重[⑤]。

湖北省

恩施县(今属恩施市)　天花流行。患病 3 万余众,死亡 5000 多人[⑥]。

湖南省

沅陵县　天花大流行,遍及城乡[⑦]。

新化县(今包括新化县、冷水江市)　脑膜炎流行。今《新化县志》载:县内流脑蔓延,死亡数以百计[⑧]。

溆浦县　霍乱流行。陈林坪等 3 个村 200 余人,几天内死 70 多人,川水村死 50 多人[⑨]。

江西省

峡江县　秋,霍乱流行。水边乡郭家村全村死亡 60 余人[⑩]。

宜丰县　天花流行,同安一带死亡百多人[⑪]。

莲花县　麻疹流行,三板桥、荷塘一带死亡近百人[⑫]。

婺源县　秋,霍乱流行。秋,南乡、太子桥一带大疫[⑬]。

---

① 《凯里市志》,方志出版社 1998 年版。

② 《天柱县志》,贵州人民出版社 1993 年版。

③ 《黎平县志》,巴蜀书社 1989 年版。

④ 《台江县志》,贵州人民出版社 1994 年版。

⑤ 《从江县志》,贵州人民出版社 1999 年版。

⑥ 《恩施州志》,湖北人民出版社 1998 年版。

⑦ 《沅陵县卫生志》,1989 年。

⑧ 《新化县志》,湖南出版社 1996 年版。

⑨ 《溆浦县志》,社会科学文献出版社 1993 年版。

⑩ 《峡江县志》,中共中央党校出版社 1995 年版。《吉安地区志》第 4 卷,复旦大学出版社 2010 年版。

⑪ 《宜丰县志》,中国大百科全书出版社 1989 年版。《宜春地区卫生志》,1993 年。

⑫ 《莲花县志》,江西人民出版社 1989 年版。

⑬ 民国《婺源县志》卷七〇《杂志二·祥异》。

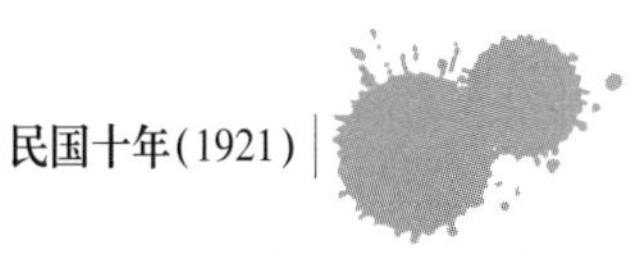

江苏省

江宁县(今属南京市)　秋,霍乱流行。7 月 20 日(六月十六日)报道:南京近日霍乱流行,惟尚不甚剧烈①。

丹徒县(今属镇江市)　夏六月至秋九月,霍乱流行。7 月 18 日(六月十四日)报道:近日天时不正,镇地已发生霍乱时症②。8 月 8 日(七月初五日)报道:镇郡一带近日时疫流行,传染迅远,死亡相继③。8 月 20 日(七月十七日)报道:镇江自入秋以来,城厢各处居民之患腹痛、红白痢肠热者颇多,传染迅速,死亡亦日有所闻④。9 月 7 日(八月初六日)报道:镇江一带自入秋以来,时症流行。近日南乡各会居民患霍乱吐泻,不及医治而死者计有男女十余人,城中患痢疾疟疾等症者亦日见加多⑤。9 月 19 日(八月十八日)报道:镇地自 10 日起,霪雨连潮,河水泛涨。又城厢一带近日疟痢、痧疫到处流行⑥。10 月 14 日(九月十四日)报道:镇郡东南各乡近发见时疫,均系秋瘟、伤寒、痢疾等病,日来蔓延愈广,传染尤多⑦。冬,天花流行。12 月 1 日(十一月初三日)报道:近日天气和暖异常,冬行春令,致城内外患天花者较前尤多⑧。1922 年 1 月 15 日(十二月十八日)报道:镇地近因天时不正,城乡各处冬疫大作。患者以幼孩居其多数,传染颇速⑨。

常　州(武进县附郭)　夏四月,疫。5 月 13 日(四月初六日)报道:入春以来,雨多晴少,寒燠无常,近闻常发现时症,时而头痛体热,继则遍身红肿,重者三四日毙命,发根显出白痣,中有浆水,医家都不识为何症云⑩。

常熟县(今常熟市)　秋,霍乱、疟疾流行。7—9 月,霍乱染遍梅李、浒浦、练罗(今练塘)、唐市、城区小东门及南门等地,梅李、练罗等乡不及救治而死亡者 30 余人⑪。9—10 月,福山镇肖家桥一带疟疾严重流行,几乎家到户至⑫。10 月,谢桥、何市等乡,患疟者甚众,几乎家家发病。患者或日日、或间日、或三日一发,学生儿童尤

---

① “南京快信”,《申报》1921 年 7 月 20 日,第 11 版。

② “镇江霍乱症已发现”,《申报》1921 年 7 月 18 日,第 11 版。

③ “镇江镇城时疫流行”,《申报》1921 年 8 月 8 日,第 12 版。

④ “镇江城厢时症流行”,《申报》1921 年 8 月 20 日,第 12 版。

⑤ “镇江城厢时症流行”,《申报》1921 年 9 月 7 日,第 12 版。

⑥ “镇江米荒与时疫”,《申报》1921 年 9 月 19 日,第 8 版。

⑦ “镇江乡间发生时疫”,《申报》1921 年 10 月 14 日,第 11 版。

⑧ “镇江天花症盛行”,《申报》1921 年 12 月 1 日,第 11 版。

⑨ “镇江城乡发现冬疫”,《申报》1922 年 1 月 15 日,第 8 版。

⑩ “常州发现奇疫(5 月 13 日)”,《绍兴医药学报星期增刊》第 73 期,1921 年。

⑪ 《常熟市志》,上海人民出版社 1990 年版。

⑫ 《海虞镇志福山志》,上海社会科学院出版社 2005 年版。

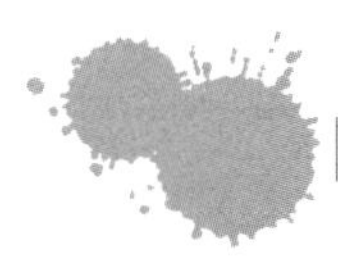

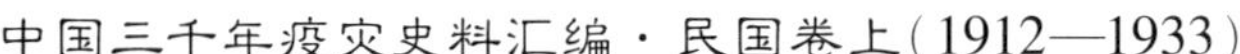

甚,缺课严重①。

淮阴县(今淮安市淮阴区)　春,天花、猩红热流行。3月31日(二月廿二日)报道:自入春后,天气不一,每一日中寒暑表至有二三十度之差异,以故居民人口极不平安,天花、喉痧等症所在多有。据最近医生调查,平均每日就治者都数十人云②。秋,霍乱流行③。

泗阳县　黑热病流行,患者家贫无力医治,死亡率90%以上。麻风病发生,但无法治疗,任其蔓延④。

宝应县　流感流行。"菊花瘟"(流行性感冒)流行,刘家堡一带几乎家家有病人,以致医生看病,挨门逐户⑤。

宿迁县(今属宿迁市)　春,天花、温疹流行。秋,黑热病流行,传染剧烈,死人甚多⑥。按:黑热病俗称"痞块病""大肚病"。

睢宁县　春,黑热病流行。4月,黑热病传染迅速,死亡甚多⑦。

赣榆县　春,黑热病流行,又有流感流行。黑热病普遍流行,发病1万余人,病死率10%以上⑧。3月2日(正月廿三日)报道:近日天气寒暖不常,人易致疾,患重伤风、新气管炎者甚众,白喉症亦发现于市,所幸流行尚不广⑨。

南通县(今属南通市)　秋,天花流行。1922年2月16日(次年正月二十日)报道:自去秋发生天花,传染异常猛烈,初以小儿患者为多,其后成人亦患此症,因之殒命者时有所闻⑩。

上海市

上海县(今闵行区等)　春,时疫流行。上海自入春以来,天时不正,春行夏令,以致外间发生天花、时疫、喉痧等症,前已由公立医院陈炳谦院长警告南北市居民注意卫生,如患此症速送该院救治。兹悉迩来市上时疫盛行,近数日中,该院共计取到患

---

① 《常熟市志》,上海人民出版社1990年版。《常熟市卫生志》,1990年。

② "天花与时疫流行",《申报》1921年3月31日,第7版。

③ 《淮阴市卫生志》,中国矿业大学出版社1997年版。

④ 《泗阳县志》,江苏人民出版社1995年版。

⑤ 《扬州市卫生防疫志》,南京大学出版社1993年版。

⑥ 《邵店镇志》,中国戏剧出版社2000年版。《宿迁市志》,江苏人民出版社1996年版。

⑦ 《睢宁县志》,中国社会科学出版社1994年版。《徐州市卫生志》,1991年。《姚集乡志》,新华出版社1997年版。《高作镇志》,1997年。

⑧ 《赣榆县志》,中华书局1997年版。

⑨ "近日之新流行症",《申报》1921年3月2日,第11版。

⑩ "南通痘症流行之猛烈",《申报》1922年2月16日,第11版。

天花、时疫等症之病人计三十三人①。秋，霍乱、疟疾、痢疾流行。7月9日(六月初五日)报道：近日天气酷热，中暑发痧者颇众。天津路红十字会时疫医院甚形忙碌，惟真性霍乱尚无发现。内地因霪雨为灾，患疟者颇众②。7月28日(六月廿四日)报道：昨日天气酷热，患时症者甚多。天津路红十字会时疫医院忙碌异常，为今年开幕以来所未有闻，间有不及投院医治而死者③。8月12日(七月初九日)报道：日来天时不正，疫疠陡起，数日中，英、法、美、华各界居民之染疫不救者日有十数起之多，而尤以法租界公馆马路宝兴里六十三号郑某家所传染之痧为最危险。据调查所得，郑某有友人某甲于前日下午一时许至郑某探望，顿觉腹痛，旋即呕吐，经送至上海时疫医院竟至救治不及，延至下午四时毙命，甲至医院后有郑某家同居贩卖冷拌面之某甲亦起同样之急痧，至晚上七时气绝。郑有女阿翠，则于当晚七时起上吐下泻，至翌晨六时亦即毙命。计有一日夜中，一室内染疫不起者竟有三人之多，于是一般迷信神权者，借以大打护疫神醮，而投资者亦以分外踊跃云④。8月16日(七月十三日)报道：上海入秋以来，本埠时疫发生之多较夏尤烈⑤。8月19日(七月十六日)报道：本埠自飓风退后，气候骤凉，连日南北市各处颇有发现疫症者。浦东一带亦已发现。此外如洋泾镇一带染疫死者亦已多人，而陆家嘴一带为劳工麇集之处，衣食居处，颇不讲卫生，致罹疫死者一星期中已有四人。其自投浦东医院诊治者日必五六十人⑥。约8月末报道：今年夏秋之间，上海气候炎热，时疫尤多，有病侠君投函中国红十字会，谓郑家木桥西河滨一带疫症疲甚剧，先后已死百余人⑦。9月3日(八月初二日)报道：浦东沿浦一带自入秋以来，各处时疫流行⑧。9月25日(八月廿四日)报道：此次虎列拉症皆发现于吴淞路一处，究其来因则为日本输入之一种食物。染疫者悉已隔离，无蔓延之象。上星期华人染疫者闻亦有二十六人⑨。10月14日(九月十四日)报道：上海霍乱一时极为猖獗，近因天气归于正调，昨今逐次减少，渐见终结⑩。10月21日(九月廿一日)报道：传染最易之霍乱症当此天气渐寒之时犹未肃清，计自时疫医院闭幕以来，发见

---

① “上海时疫流行”，《绍兴医药学报星期增刊》第64期，1921年。

② “时症已有发现”，《申报》1921年7月9日，第15版。

③ “昨日时症甚多”，《申报》1921年7月28日，第15版。

④ “日来疫势之可畏(8月12日)”，《绍兴医药学报星期增刊》第85期，1921年。

⑤ “霍乱症发现渐多”，《申报》1921年8月16日，第15版。

⑥ “浦东亦已发现疫症”，《申报》1921年8月19日，第14版。

⑦ “中国红十字会时疫医院之捐助”，《中国红十字会月刊》1921年第1期。

⑧ “近日浦东流行之时症”，《申报》1921年9月3日，第15版。

⑨ “上星期发现之虎列拉症不致蔓延”，《申报》1921年9月25日，第14版。

⑩ “日侨之疾病与卫生谈”，《申报》1921年10月14日，第15版。

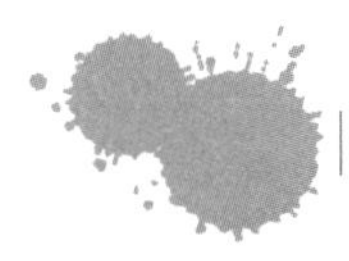

患霍乱症者已有二十三人。又闻自蟹上市后,染患痢疾、疟疾者骤增,各医院门诊上比较居各症中三分之一[①]。10月23日(九月廿三日)报道:沪上霍乱症近日仍有发现,昨日染患霍乱者尤多。昨经工部局卫生处检验病人排泄,认为真霍乱者十人,幸尚无夏令间死亡易而且速之恐慌[②]。冬,天花流行。11月26日(十月廿七日)报道:天花盛行,传染至烈,危险异常[③]。11月30日(十一月初二日)报道:近日天气不正,天花盛行。昨今传染状态,闻华人方面,患者租界内外约百余人,西人亦不少,日本人有十余人[④]。12月3日(十一月初五日)报道:日来气候不正,天花流行[⑤]。12月9日(十一月十一日)报道:本月仅数日间,侨沪日人染患天花而死者达六人,其染此症者计二十二名,势极猛烈[⑥]。12月12日(十一月十四)报道:本埠之天花至昨今稍衰。从十一月一日至本月七日止,公共租界内染患天花者外国人五十六名,而华人则数百人,其死亡者外国人十四名,中国人四十二名[⑦]。12月13日(十一月十五日)报道:沪上发现天花症后,各界施种牛痘颇为踊跃。近日患天花者已寥寥无几,不日即可告肃清[⑧]。12月28日(十一月三十日)报道:今年入冬以来,沪地天花盛行,中西男女老幼患者甚伙,稍一不慎,生命攸关。日来此项天花已渐消灭,不致蔓延矣[⑨]。12月29日(十二月初一日)报道:近数日内本埠天花传染,益觉危险,患者都不免于死亡。大概儿童自三岁以上至十余岁为最易传染,且有天花、水痘、痧子三种同时并发者[⑩]。1922年1月3日(十二月初六日)报道:沪上近日天时久晴不雨,发现天花、红痧、喉症等疫症,至今仍未稍衰[⑪]。是年,上海脑膜炎41例[⑫],猩红热149例[⑬],租界霍乱死亡119人[⑭]。

嘉定县(今嘉定区)　夏,霍乱流行。平民木匠村发生霍乱,病死20人左右[⑮]。

---

① "近日沪上流行之病症",《申报》1921年10月21日,第14版。
② "霍乱症昨日更多",《申报》1921年10月23日,第14版。
③ "施种牛痘之处所共计十六处",《申报》1921年11月26日,第15版。
④ "天花之传染猖獗",《申报》1921年11月30日,第14版。
⑤ "沪北工巡捐局消息",《申报》1921年12月3日,第15版。
⑥ "日侨之天花厄染二十二人死六人",《申报》1921年12月9日,第15版。
⑦ "天花杀人数",《申报》1921年12月12日,第14版。
⑧ "天花症渐静",《申报》1921年12月13日,第15版。
⑨ "天花渐见消灭",《申报》1921年12月28日,第11版。
⑩ "天花盛行患者死亡相继",《申报》1921年12月29日,第10版。
⑪ "天花势未稍衰急宜种牛痘",《申报》1922年1月3日,第15版。
⑫ 曹芳涛《脑膜炎之处置与治疗》,《中华医学杂志》1944年第4期。
⑬ 伍连德《东三省防疫事务总处报告大全书》第5册,1926年,第121页。
⑭ 李文波《中国传染病史料》,化学工业出版社2004年版,第154页。
⑮ 《徐行乡志》,上海科学普及出版社1994年版。

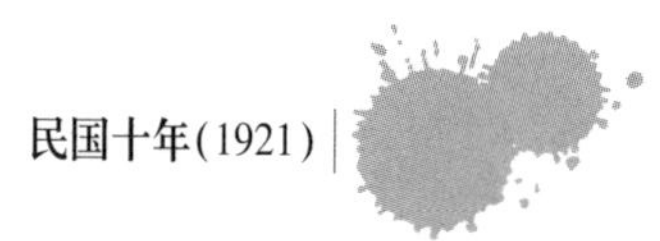

宝山县(今宝山区) 夏,霍乱流行。7月29日(六月廿五日)报道:吴淞镇及迤南乡间近来发生时疫,患者多系小孩①。

松江县(今松江区) 冬,天花流行。1922年1月19日(十二月廿二日)报道:吴淞镇一带,迩来发生天花,传染颇为剧烈②。

浙江省

杭 县(今属杭州市) 春,天花流行。4月8日(三月初一日)报道:此间天气乍寒乍热,时症流行,各医院应接不暇,死亡相继,尤以幼孩为甚③。冬末,天花又流行。1922年1月11日(十二月十四日)报道:此间冬疫大作,状类痘疹,误投凉剂,即朝发夕毙④。1月16日(十二月十九日)报道:杭城近日疫疠大作,触染毙命者无日无之⑤。

萧山县(今杭州市萧山区) 春,天花流行。所辖义桥镇入春以来,多疫疠,尤以横筑塘为甚,义桥某富绅家染时疫者十余人⑥。

吴兴县(今属湖州市) 春,脑膜炎流行,全年发病101例⑦。

永嘉县(今包括温州市市区、永嘉县) 春,天花、白喉流行⑧。

温岭县(今温岭市) 霍乱流行⑨。

嘉兴县(今属嘉兴市) 春,天花、白喉盛行。2月25日(正月十八日)报道:自入春以来,雨水毫无,致河水渐涸,空气干燥。旬日以来,附城一带小儿发现天花颇多,看护偶一不慎,辍遭殒命,且传染颇速⑩。4月3日(二月廿五日)报道:近日因天气寒暖不匀,居民方面发现一种疫症,医家谓为肺炎症。现此症日渐蔓延⑪。4月8日(三月初一日)报道:因寒暖不匀,致发生疫疠,死者已有多人,现已蔓延渐广⑫。4月14日(三月初七日)报道:嘉兴近因天气寒暖不匀,致发生疫疠,染者十有九死。最近三

① "吴淞一带之时症",《申报》1921年7月29日,第15版。
② "吴淞镇天花盛行",《申报》1922年1月19日,第12版。
③ "杭州快信",《申报》1921年4月8日,第7版。
④ "杭州快信",《申报》1922年1月11日,第11版。
⑤ "杭州快信",《申报》1922年1月16日,第8版。
⑥ 《义桥镇志》,方志出版社2005年版。
⑦ 翟培英《吴兴流行之脑脊髓膜炎》,《中华医学杂志》1944年第4期。
⑧ Wong and Wu. *History of Chinese Medicine*. Tientsin Press,1932. p. 605.
⑨ 《温岭县志》,浙江人民出版社1992年版。
⑩ "发现天花",《申报》1921年2月25日,第7版。
⑪ "嘉兴发现疫症",《申报》1921年4月3日,第7版。
⑫ "嘉兴疫势蔓延渐广",《申报》1921年4月8日,第8版。

四日来,南乡一带又发现喉症①。

诸暨县(今诸暨市) 东启乡(今东溪乡)流行肺吸虫病②。

福建省

福建省 夏,鼠疫流行。福州市、思明县(今属厦门市)、龙溪县(今属漳州市)、海澄县(今龙海市)、同安县、南安县(南安市)、惠安县、莆田县(今属莆田市)、南靖县、漳平县(今漳平市)、晋江县(今属泉州市)、仙游县、漳浦县、永春县、福清县(今福清市)、安溪县、长泰县、华安县(入龙溪县)、平潭县、闽侯县(今属福州市)、沙县、平和县、龙岩县(今属龙岩市)、永定县、永泰县、南平县(今属南平市)、诏安县、云霄县、古田县、建瓯县(今建瓯市)、宁德县(今宁德市)、寿宁 32 个县市 472 个疫点,发病 10532 例,死亡 9219 人③。6 月 30 日(五月廿五日)报道:至各县目下时疫甚盛,厦门、石码、福安、平和各地患者无算,而尤以福州之疫为盛。十日来,台江方面,每日死者总在二三十人以上,医家莫不束手④。按:台江为福州城区,今为台江区。

罗源县 夏,疫病(鼠疫)流行⑤。

连江县 回归热大流行,浦口乡死者逾百人⑥。

福鼎县(今福鼎市) 自春至秋,天花流行。男女幼孩痘疹殇亡及贩卖外方者数以万计⑦。

安溪县 疟疾流行⑧。

莆田县(兴化府附郭) 夏,鼠疫流行。兴化通信云:此间近十年中,年年发现鼠疫,今年尤甚,城中已死百人,乡患者必多⑨。

晋江县(今包括泉州市区、晋江市、石狮市) 鼠疫流行,死亡 2357 人⑩。

漳浦县 夏,鼠疫流行。1921—1939 年,鼠疫先后在前亭、佛昙、湖西、赤湖等地流行,患病 210 人,死亡 114 人⑪。

---

① "嘉兴发现喉症",《申报》1921 年 4 月 14 日,第 7 版。

② 《诸暨县志》,浙江人民出版社 1993 年版。

③ 李文波《中国传染病史料》,化学工业出版社 2004 年版,第 153 页。

④ "崇安水灾与各县时疫",《申报》1921 年 6 月 30 日,第 10 版。

⑤ 《罗源县志》,方志出版社 1998 年版。

⑥ 《连江县卫生志》,1989 年。

⑦ 《福鼎县卫生志》,1999 年。

⑧ 《安溪县志》,新华出版社 1994 年版。

⑨ "闽省发现鼠疫",《医药杂志》1921 年第 2 期。

⑩ 《晋江市志》,方志出版社 2001 年版。《泉州市志》,中国社会科学出版社 2000 年版。

⑪ 《漳浦县志》,方志出版社 1998 年版。

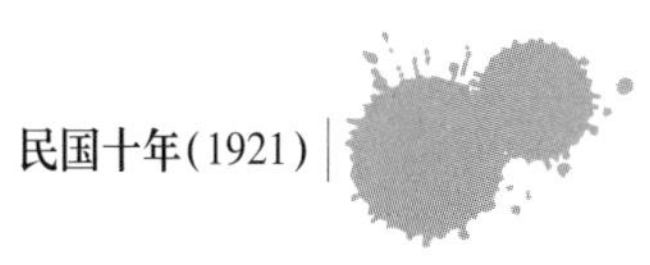

诏安县　夏,霍乱流行[①]。

南平县(今南平市)　夏,鼠疫流行。1921—1936年,王台、西芹、太平、大风、东坑、洋后等地相继发生鼠疫,患者1086人,死亡931人[②]。

尤溪县　麻疹流行。潘山村死于麻疹的达45人[③]。

泰宁县　天花流行。仅上青村就死亡50余人,不少村人口绝灭[④]。

广东省

广东省　合浦县(今属广西)、廉江县(今廉江市)、遂溪县、海康县(今雷州市)、湛江、信宜县(今信宜市)、茂名县(今属茂名市)、罗定县(今罗定市)、台山(今台山市)、新会县(今江门市新会区)、饶平县、大埔县、丰顺县、普宁县(今普宁市)、兴宁县(今兴宁市)、紫金县、河源县(今属河源市)、连平县、澄迈县、临高县、琼山(今属海南)21个县市鼠疫,发病2000例,死亡1971人[⑤]。

河源县(今属河源市)　夏,鼠疫流行。俗称"人瘟",传染区有城镇、东埔等地[⑥]。5月20日(四月十三日)报道:河源发现核疫(即腺鼠疫),日数十起[⑦]。5月26日(四月十九日)报道:河源发生肺炎疫(即肺鼠疫),或谓乃因天气久旱,及上年9月间粤桂交战时弃尸无人注意所致[⑧]。6月19日(五月十四日)报道:河源疫疾流行,邻县和平县人黄树棻请求遏止其蔓延,曰:气候高爽,向少疫疾发生,近日忽发现核症流行甚速,日死数十人,患者鲜获生存,人民大起恐慌,昕夕不宁。查该症初发时身体关节处及胸际均觉微痛,渐且红肿,旁生肉核,突起如豆,遂发大热,不半日核涨如蛋,热愈甚,越日即死,迟者五六日亦死[⑨]。

连平县　夏,鼠疫流行。石和村、老屋仔村鼠疫死亡40余人[⑩]。

台山县(今台山市)　4月(春三月),旱,天花流行[⑪]。

茂名县(今属茂名市)　鼠疫流行[⑫]。

---

① 《诏安县志》,方志出版社1999年版。
② 《南平市志》,中华书局1994年版。
③ 《尤溪县志》,福建省地图出版社1989年版。
④ 《泰宁县志》,群众出版社1993年版。
⑤ 李文波《中国传染病史料》,化学工业出版社2004年版,第153页。
⑥ 《河源县志》,广东人民出版社2000年版。
⑦ "香港电",《申报》1921年5月20日,第6版。
⑧ "二十三日广州电",《申报》1921年5月26日,第6版。
⑨ "问疫症治法",《绍兴医药学报星期增刊》第75期,1921年。
⑩ 《连平县志》,中华书局2002年版。
⑪ 《台山县志》,广东人民出版社1998年版。
⑫ 《茂名市志》,生活·读书·新知三联书店1997年版。

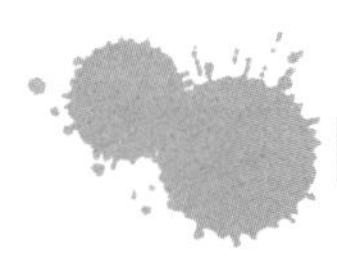

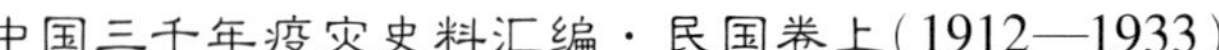

海南省

定安县　鼠疫流行①。

琼山县(今海口市琼山区)　鼠疫流行②。

香港特别行政区

香　港　鼠疫流行③。

广西壮族自治区

邕宁县(今属南宁市)、苍梧县(今属梧州市)、容县、崇善县(今属崇左市)、左县(今属崇左市)、百色县(今属百色市)、郁林县(今属玉林市)、北流县(今北流市)　鼠疫流行④。

武宣县　秋,霍乱流行。8月,二塘发生霍乱,死60多人⑤。

全　县(今全州县)　冬大疫,朝发夕死,折人甚多⑥。按:“朝发夕死”之疫,或为霍乱,或为鼠疫,这里可能是霍乱。

岑溪县(今岑溪市)　鼠疫流行⑦。

博白县、龙茗县、镇结县、向都县(今并属天等县)　鼠疫流行,博白县死3人,其余各县死30人⑧。

合浦县　鼠疫流行。六横(今六艰)新华乡榕根村、葛华村、荒塘村发生鼠疫,死10人;寨圩亚旺、龙眼乡死6人;兰门乡也有鼠疫发生⑨。

---

① 《海南省志·卫生志》,方志出版社2001年版。

② 李文波《中国传染病史料》,化学工业出版社2004年版,第153页。

③ 李文波《中国传染病史料》,化学工业出版社2004年版,第153页。

④ 《广西通志·医疗卫生志》,广西人民出版社1999年版。

⑤ 《武宣县志》,广西人民出版社1995年版。

⑥ 民国《全县志》第九编《前事·事纪·附灾异》。

⑦ 《岑溪市志》,广西人民出版社1996年版。

⑧ 李文波《中国传染病史料》,化学工业出版社2004年版,第153页。

⑨ 《浦北县卫生志》,1998年。

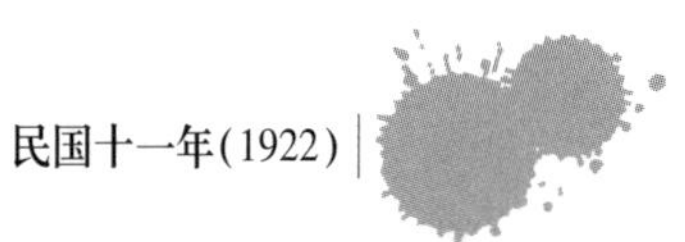

民国十一年(1922)

黑龙江省

望奎县　霍乱流行。莲花镇宽五井发生霍乱,无一户幸免,赵春8口人4天内病死5人。滕围一带霍乱流行甚广,死亡甚众①。

滨江县(今属哈尔滨市)　斑疹伤寒流行,报告发病74例②。猩红热流行,报告发病149例③。冬,天花、猩红热流行。12月11日(十月廿三日)报道:哈埠最近发现两种时疫,一系天然痘,二系腥红热。天然痘发生于日本人间,腥红热则传染于俄人之间④。

阿城县(今阿城市)　春,流感流行。2月22日(正月廿六日)报道:阿什河时症流行,杂灾甚夥,如筋骨疼痛、咳嗽、伤风等病,不一而足,稍一不慎,必行沾染⑤。夏,天花流行。7月25日(六月初二日)报道:邑自阴历四月间,一般小儿即有患天花者甚夥,延至现在,患者尤多,乡中为甚⑥。

拜泉县　冬,冬瘟盛行。1923年1月14日(十一月廿八日)报道:近日发现冬瘟病,初则头目晕眩,呕吐黄水,一半日内即行毙命,日来死者不下30余人,而尤以贫寒住户为最多⑦。按:这似乎是克山病流行。

虎林县(今虎林市)　疫。今《虎林县志》载:是年报告霍乱患病13人,死亡2人;伤寒患病23人,死8人;痘疮患病27人,死亡5人;疹热症患病16人,死亡5人⑧。

---

① 《望奎县志》,1989年。《绥化地区志》,黑龙江人民出版社1995年版。

② 《黑龙江省志》,黑龙江人民出版社1996年版。

③ 伍连德《东三省防疫事务总处报告大全书》第4册,1924年,第167~168页;第5册,1926年,第121页。

④ "哈埠发生时疫",《大公报》1922年12月11日,第2张第2版。

⑤ "时症流行",《盛京时报》1922年2月22日,第5版。

⑥ "天花流行",《盛京时报》1922年7月25日,第5版。

⑦ "发现冬瘟",《盛京时报》1923年1月14日,第5版。

⑧ 《虎林县志》,中国人事出版社1992年版。

桦川县　伤寒流行。今《桦川县志》载:悦来镇患者4298名,死亡356名;佳木斯镇患者3589名,死亡327名。其他各区死亡者亦为数不少①。

吉林省

吉林县(省会,今吉林市)　春,天花流行。2月11日(正月十五日)报道:客冬省城中天花流行,无论男妇老幼,染者甚夥,旋以天寒关系,灾症稍减。不料日来播及四乡,流行之盛,近年罕睹。闻最重者如二台子、大荒地、孤店子一带,患者多系壮年男子②。

海龙县(今梅河口市)　春,喉症流行。2月23日(正月廿七日)报道:四乡瘟疫盛行,小儿尤居多数,邑北小柳河邢姓小儿在正月十二日患喉症,连死4口③。

梨树县　春,流感流行。3月31日(三月初四日)报道:本邑自入春迄今,人多患头晕目眩,骨管酸痛之病④。

长岭县　秋,猩红热流行。10月5日(八月十五日)报道:猩红热流行,初则为头目眩迷,继则疼痛,移时即可毙命,有一家死3口者⑤。

榆树县(今榆树市)　春,鼠疫流行。2月25日(正月廿九日)报道:五区三泉城屯鼠疫死39人⑥。

辽宁省

沈阳县(省会,今沈阳市)　夏,天花盛行。5月3日(四月初七日)报道:今春久旱不雨,以致发现一种流行症,凡小儿年不满十岁者多出痘疹,虽已种过者亦多重出⑦。

营口县(今大石桥市)　夏,猩红热流行。5月7日(四月十一日)报道:猩红热猖獗,死亡不可胜数⑧。夏,霍乱流行。8月3日(六月十一日)报道:现在营口发现虎列拉疫,传染甚速⑨。8月13日(六月廿一日)报道:东三省营口等处亦有虎疫之发生⑩。

安东县(今丹东市)　秋,霍乱流行。10月10日(八月二十日)报道:虎疫发现后,八道沟里平民工厂设立临时隔离所,计染疫入所疗治者9人,死2人⑪。10月15

---

① 《桦川县志》,黑龙江人民出版社1991年版。《佳木斯市志》,中华书局1996年版。
② “外乡天花症流行”,《盛京时报》1922年2月11日,第4版。
③ “瘟疫流行”,《盛京时报》1922年2月23日,第5版。
④ “发生时疫”,《盛京时报》1922年3月31日,第5版。
⑤ “发现时症”,《盛京时报》1922年10月5日,第5版。
⑥ 《榆树县志》,吉林文史出版社1993年版。
⑦ “痘疹盛行”,《盛京时报》1922年5月3日,第5版。
⑧ “时疫流行”,《盛京时报》1922年5月7日,第5版。
⑨ “警厅开防疫会议”,《盛京时报》1922年8月3日,第4版。
⑩ “预防虎疫”,《盛京时报》1922年8月13日,第5版。
⑪ “防疫声中见闻录”,《盛京时报》1922年10月10日,第4版。

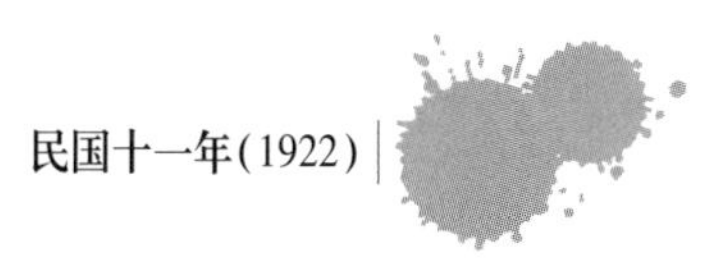

日(八月廿五日)报道:本埠自上月下旬发现虎疫,死亡相继[①]。11 月 28 日(十月初十日)报道:本埠自发生恶疫后,染疫毙命者 81 名[②]。

海城县(今海城市)、安东县(今东港市)　霍乱流行。牛庄发病 18 例,死亡 14 人;安东发病 113 例,死亡 65 人[③]。

金　县(今大连市金州区)　春,瘟疫流行。3 月 4 日(二月初六日)报道:旅大发生春疫极猛[④]。又,旅顺、大连一带发生春疫,性极猛烈,传染甚速[⑤]。夏,霍乱流行。8 月 3 日(六月十一日)报道:现在大连、营口、哈尔滨各埠发现虎列拉疫,传染甚速[⑥]。8 月 13 日(六月廿一日)报道:自津、沪等处发现虎列拉后,到处传染,势甚猖獗,致东三省营口、大连等处亦有虎疫之发生[⑦]。

内蒙古自治区

奈曼旗　鼠疫流行。发病 40 例,全部死亡[⑧]。

通辽县(今通辽市)　春,鼠疫流行。1922—1928 年,全县发生鼠疫 29 处,波及 27 个村屯,病患 1077 人[⑨]。

胪滨县(今属满洲里市)　春,鼠疫流行。自元月以后,满洲里火车站北街、海拉尔、扎赉诺尔鼠疫流行[⑩]。秋,猩红热流行。10 月,满洲里发现猩红热,至 11 月 6 日(九月十八日),满洲里公议会医院患者已达 23 人[⑪]。斑疹伤寒流行,发病 250 例,中国人仅 3 例,其余皆俄国人[⑫]。

呼伦县(今海拉尔市)　春,鼠疫流行。自元月以后,满洲里火车站北街、海拉尔、扎赉诺尔鼠疫流行。截至 5 月,中东铁路沿线共发现患者 2809 人,就医者 988 人,死亡 1827 人[⑬]。

---

① “警察厅防疫详志”,《盛京时报》1922 年 10 月 15 日,第 4 版。

② “防疫费用之概数”,《盛京时报》1922 年 11 月 28 日,第 4 版。

③ 伍连德《海港检疫管理处略史》,《海港检疫管理处报告书》第 2 册,1932 年。伍连德《东三省防疫事务总处报告书》第 10 册,《中华医学杂志》1922 年第 1 期。

④ “北京电”,《申报》1922 年 3 月 4 日,第 6 版。

⑤ “饬各属防范春疫”,《大公报》1922 年 3 月 4 日,第 3 张第 1 版。

⑥ “警厅开防疫会议”,《盛京时报》1922 年 8 月 3 日,第 4 版。

⑦ “预防虎疫”,《盛京时报》1922 年 8 月 13 日,第 5 版。

⑧ 李文波《中国传染病史料》,化学工业出版社 2004 年版,第 155 页。

⑨ 《通辽市志》,方志出版社 2002 年版。

⑩ 《内蒙古大事记》,内蒙古人民出版社 1997 年版。

⑪ 《内蒙古大事记》,内蒙古人民出版社 1997 年版。《满洲里市志》,内蒙古人民出版社 1998 年版。

⑫ 伍连德《东三省防疫事务总处报告书》第 10 册,《中华医学杂志》1922 年第 1 期。

⑬ 《内蒙古大事记》,内蒙古人民出版社 1997 年版。

北京市

北京市　猩红热流行。发病148例,死亡33例①。

房山县(今房山区)　秋七月,霍乱流行。9月3日(七月十二日)报道:京兆发生时疫,直隶白耀亭报告:近日查京兆琉璃河地方,发生一种时疫,其病状初得头痛,继而腹痛、下泻,肛门及小便生白泡,一二日殒命,无法可救治。目下死者已有十名②。

天津市

天津县(今天津市市区)　夏,时疫流行。8月22日(六月三十日)报道:调查本埠东南中西北各警区境内,自7月15日起至8月15日止,男女因时令染病者564名,其因病重不得疗治病死者共46名③。秋,霍乱流行。7月27日(六月初四日)报道:天津发生虎列拉疫数起,死者已有若干人④。冬,喉症流行。1923年2月5日(十二月二十日)报道:近日津埠多有患咽喉肿痛者,痛状为咽喉起白,并起一红疙瘩⑤。

河北省

完　县(今顺平县)　瘟疫流行⑥。

山西省

兴县、临县　鼠疫流行⑦。

昔阳县　伤寒在全县蔓延⑧。

清源县(今清徐县)、交城县　冬,白喉流行,儿童病死者甚伙⑨。

文水县　麻疹、白喉大流行,死亡1402人,占当年死亡总人数3178人的44%⑩。

孝义县(今孝义市)　天花、伤寒流行。面向塔、西辛庄、梁家沿一带,发生天花110余例,死亡率为10%。期间,还流行伤寒症,所有村社均有病人⑪。

襄陵县　夏六月,疹疫流行。8月,《医学杂志》报道:县属近日瘟疹流行,俗名榖儿疮,眼腰、肛门、两胯等处疼痛,疹子先红后黑,皮干,数日即毙。又有痘瘟泡子,亦

---

① 伍连德《东三省防疫事务总处报告大全书》第4册,1924年,第167~168页;第5册,1926年,第121页。

② “京兆发生时疫”,《绍兴医药学报星期增刊》第136期,1922年。

③ “各区因疫至死之人数”,《大公报》1922年8月22日,第3张第2版。

④ “二十六日天津电”,《申报》1922年7月27日,第6版。

⑤ “喉症流行”,《大公报》1923年2月5日,第3张第2版。

⑥ 《顺平县志》,中华书局1999年版。《河北省志》,方志出版社2009年版。

⑦ 李文波《中国传染病史料》,化学工业出版社2004年版,第155页。

⑧ 《昔阳县志》,中华书局1999年版。《晋中市志》,中华书局2010年版。

⑨ “山西之水灾与时疫:平遥水灾甚重,各县白喉流行”,《申报》1923年9月19日,第7版。

⑩ 《文水县志》,山西人民出版社1994年版。

⑪ 《西辛庄镇志》,2005年。

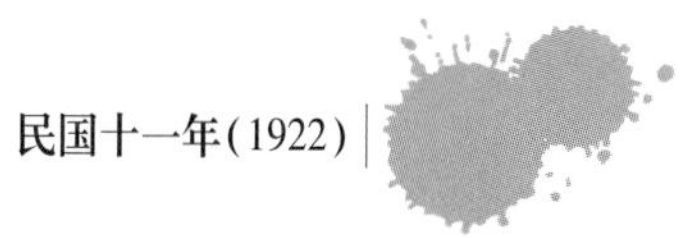

系先红后黑,亦数日或十数日而死[①]。

陕西省

临潼县(今阎良区)　霍乱流行。虎烈拉猖獗,所属关山镇死者近千[②]。

凤县、留坝县、宁陕县、略阳县、石泉县、紫阳县、安康县、白河县　春,霍乱流行。陕南荒凉遍地,十室九空,其被灾尤重者如凤、留、宁、略、石、紫、安、白等县。近来因饿而生"脚麻疾",顷刻毙命者日有所闻。查汉南各属,灾患频仍,民困财竭,由来已久。入春以后,雨泽愆期,禾苗半就枯槁,疫疠因之流行[③]。

山东省

历城县(今属济南市)　秋,霍乱流行。9 月 26 日(八月初六日)报道:旬日前,忽自上海传来虎列拉症。其初仅发现于津浦、胶济两路,继则传染附近居民。日来济南城关及各县亦多患虎列拉者,省垣各医院对于求诊之人,证明为虎疫者十居八九。昨据调查报告,济南龙山附近丁家庄有患病死者数人,李家庄于二三日前死 3 人,杜家庄死亡 20 余人,双马庄死 4 人[④]。

益都县(今青州市)　秋,霍乱流行。9 月 26 日(八月初六日)报道:益都县距城 15 里之张门沟庄发现虎疫,患者甚多,死亡已达 30 余名。附近村庄亦有传染[⑤]。

广饶县　秋,霍乱流行。秋,西南乡大疫,妇女死亡尤多[⑥]。

胶　县(今胶州市)　夏秋,霍乱流行,死人甚多,田地荒芜[⑦]。

利津县　秋,霍乱流行。9 月 26 日(八月初六日)《大公报》报道:忽自上海传来虎列拉症,其初仅发现于津浦、胶济两路,继则传染附近居民,染者辄死。而利津一带黄泛区,周围百余里,传染殆遍[⑧]。10 月 1 日(八月十一日)报道:发现疫症,团围百余里传染殆遍,最甚者为利津城北盐窝十四户一带,死亡枕藉,每日号哭之声不绝于耳。据调查报告,此项染疫而死者,又将及 500 余人[⑨]。

青城县(今属高青县)　春,天花大流行。今《高青县卫生志》载:二月,青城张巩

① "襄陵县报告发生疫疮",《医学杂志》1922 年第 8 期。

② 《关山镇志》,陕西人民出版社 1991 年版。

③ "公电",《申报》1922 年 4 月 9 日,第 4 版。

④ "鲁省天灾匪祸之纷至沓来",《大公报》1922 年 9 月 26 日,第 2 张第 2 版。

⑤ "鲁省天灾匪祸之纷至沓来",《大公报》1922 年 9 月 26 日,第 2 张第 2 版。

⑥ 民国《续修广饶县志》卷二七《杂志·通纪一》。

⑦ 《胶州市卫生志》,1990 年。《胶州市志》,新华出版社 1992 年版。

⑧ 李文海等《近代中国灾荒纪年续编》,湖南教育出版社 1993 年版,第 70 页。

⑨ "鲁省灾民惨状与堵口消息",《大公报》1922 年 10 月 1 日,第 2 张第 2 版。

田一带天花大流行,并波及30多里外村庄,发病以儿童为多,成人亦有,死亡惨重①。

商河县　秋,霍乱流行,白家村死亡50人②。

泰安县(今属泰安市)　秋,霍乱流行。今《泰安市志》载:1922—1923年间,下港村霍乱流行,发病率为10%,死亡率达20%~30%③。

滕　县(今滕州市)　秋,霍乱流行。今《滕县志》载:瘟疫流行,仅张汪镇霸陵桥村即有百余人死亡④。

莒　县　秋,霍乱流行。所辖库山乡源河村霍乱病流行,死亡83人⑤。

阳信县　夏,霍乱流行,死人甚众⑥。

长清县(今济南市长清区)　秋,霍乱流行。今《山东省卫生志》载:1919—1925年,长清县霍乱⑦。

河南省

夏邑县、虞城县、鹿邑县、商邱县、永城县　春三月,猩红热流行。4月15日(三月十九日)报道:夏邑、虞城、鹿邑、商邱、永城等县发现猩红疫症,势甚危急⑧。5月,《时兆月报》载:豫东瘟热时症发生一事,已由救济会怀主教派员调查,印刷救急良方,邮寄各县,按村分散,并经怀履光君电告汉口红十字会,筹寄应用良药以便赶为救护。前于8日得归德镇守使宝军门暨商邱官绅电告言:等县,现又发现猩红疫症,势甚危急,凡去年水灾略重之地,皆有前项病症。自4月1日以来,各村死亡甚多,传染颇速,惟轻重不一,亦有服清解寒凉药品而获愈者,其距县城略远,误认为伤风症,服发散方剂者,百无一生。现在归德教会派人施治,惟地面广阔,绝非教会医生所能独任,乞速派得力中西医生多人到归,筹议办法,倘若延迟,一经传染,为患甚大等语。当轸因事关灾后疫疠,已饬官医院遴员前往,并闻豫南各县,亦有同样之报告。如果春荒未竣,疫症继之,则百万灾民,靡有孑遗矣⑨。

开封县　夏六月,霍乱流行。是年春,饥荒。8月23日(七月初一日)《晨报》报

---

① 《高青县卫生志》,2009年。

② 《德州地区卫生志》,天津科学技术出版社1991年版。

③ 《泰安市志》,齐鲁书社1996年版。

④ 《滕县志》,中华书局1990年版。

⑤ 《临沂地区志》,中华书局2001年版。

⑥ 《惠民地区卫生志》,天津科学技术出版社1992年版。

⑦ 《山东省卫生志》,山东人民出版社1992年版。

⑧ "归德发现瘟疫症",《大公报》1922年4月15日,第2张第3版。

⑨ "河南归德发现疫症",《时兆月报》1922年第5期,第13页。

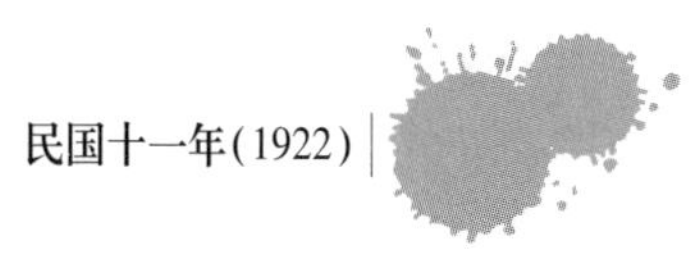

道:省城每日患虎疫者至少有三四十人①。

孟津县 秋冬,大疫流行,患者亲友不敢登门探视②。

鲁山县 秋,疟疾流行。七月,鲁山旱魃为虐,秋禾无望,近又流行疟疾瘟疫,情景更为可悯③。

光山县 春,白喉大流行,死亡众多④。

郑 县(今大部属郑州市) 天花大流行,波及多数村镇,刘胡垌乡申富咀村近百人中,患天花者30人,死亡多人⑤。

睢 县 秋,霍乱流行。今《睢县卫生志》载:8月,全县多次霍乱流行,死亡34000人,其中大屯村十病其八,病450人,死50人⑥。

宁陵县 秋,霍乱大流行,多数人患病,死者不计其数⑦。

太康县 夏秋,霍乱大流行,马头区发病2万多人,死亡2000多人⑧。

商邱县(今商丘市睢阳区) 夏六月,霍乱流行。8月23日(七月初一日)《晨报》报道:开封一带虎列拉症流行,以归德为最⑨。按:清代归德府治商邱县。

范 县 秋,霍乱、痢疾、疟疾、伤寒流行。今《濮阳市卫生志》载:七月,黄河于廖桥决口,霍乱、痢疾、疟疾、伤寒先后流行,死者甚多⑩。

濮 县(今范县濮城镇) 夏六月,霍乱、伤寒流行。今《濮阳市志》载:7月12日,黄河决口,濮县廖桥、邢庙(今属范县)民埝霍乱、伤寒等疾病流行,死者甚多⑪。

甘肃省

导河县(含今临夏市、夏河县) 春,白喉流行。二三月间,儿童染白喉200多人,死者十二三⑫,甚至十七八⑬。鼠疫流行。发病30例,全部死亡。中滩小红沟患病8

---

① 李文海等《近代中国灾荒纪年续编》,湖南教育出版社1993年版,第71页。

② 《孟津县志》,河南人民出版社1991年版。

③ 《鲁山县志》,中州古籍出版社1994年版。

④ 《新县志》,河南人民出版社1990年版。

⑤ 《郑州市郊区卫生志》,1986年。

⑥ 《睢县卫生志》,1984年。

⑦ 《宁陵县卫生志》,1985年。

⑧ 《太康县志》,中州古籍出版社1991年版。

⑨ 李文海等《近代中国灾荒纪年续编》,湖南教育出版社1993年版,第71页。

⑩ 《濮阳市卫生志》,方志出版社1998年版。

⑪ 《濮阳市志》,中州古籍出版社2005年版。

⑫ 《临夏市志》,甘肃人民出版社1995年版。

⑬ 《临夏回族自治州志》,甘肃人民出版社1993年版。

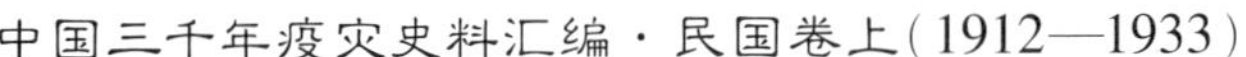

人,全部死亡[①]。

徽　县　秋大疫。春涝,夏旱,秋涝,秋夏无收,饥荒严重,瘟疫流行,饥病交加,民死甚众[②]。

华亭县　春,天花流行。春正月地震,三月又震,又疸[③]。

安徽省

无为县　血吸虫病流行。1922—1930 年,黄姑乡下泊山脚下两村共 15 户 70 余人,遍染此病,无人幸存;千余人的土桥灰河街,受此病厄,亦靡有孑遗[④]。

芜湖县　冬,天花流行。1923 年 1 月 7 日(十一月廿一日)报道:近两月来,天花流行,传染殆遍[⑤]。1 月 19 日(十二月初三日)报道:久旱不雨,天花甚行[⑥]。

宣城县(今宣城市宣城区)　夏,天花、霍乱流行。6 月 25 日(闰五月初一日)《芜湖工商日报》载:今岁入夏以来,凡属四五岁之婴孩,发生痧麻、痘症,十有五六,医治就痊者十仅二三,其症俗谓之天花。现又时届炎夏,霍乱痧症又常发现传染[⑦]。8 月 17 日(六月廿五日)报道:此次宣、南、泾各县惨被蛟水为灾后,继之以旱荒、瘟疫,且土匪骚扰,人民无家可归,不下数千人[⑧]。

南陵县、泾县　夏,天花、霍乱流行。8 月 17 日(六月廿五日)报道:此次宣、南、泾各县惨被蛟水为灾后,继之以旱荒、瘟疫,且土匪骚扰,人民无家可归,不下数千人[⑨]。按:疫同宣城县。

太平县(今黄山市黄山区)　夏,霍乱流行。永丰乡境内发生霍乱[⑩]。

四川省

成都县(今属成都市)　夏六月,霍乱流行。7 月 2 日(闰五月初八日)成都电:省会时疫流行[⑪]。

天全县　秋,霍乱流行。今《天全县志》载:秋,大雨 40 天,瘟疫流行,死人甚

---

① 《临夏回族自治州志》,甘肃人民出版社 1993 年版。

② 《徽县志》,陕西人民出版社 2003 年版。

③ 民国《增修华亭县志》卷三《灾异志·瘟疫》。

④ 《无为县志》,社会科学文献出版社 1993 年版。

⑤ "芜湖近信",《申报》1923 年 1 月 7 日,第 7 版。

⑥ "芜湖近信",《申报》1923 年 1 月 19 日,第 7 版。

⑦ 《宣城县志》,方志出版社 1996 年版。

⑧ "芜湖快信",《申报》1922 年 8 月 17 日,第 10 版。

⑨ "芜湖快信",《申报》1922 年 8 月 17 日,第 10 版。

⑩ 《永丰乡志》,2007 年。

⑪ "成都电",《申报》1922 年 7 月 2 日,第 6 版。

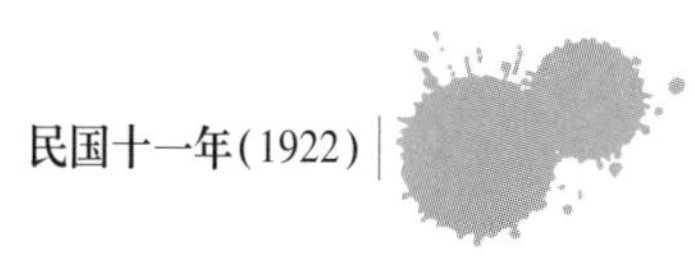

多①。

荥经县(今荥经县)　秋,霍乱流行,遍及城乡,茅豆坪平溪河村民23户中死亡24人②。

宜宾县　夏,痢疾流行。痢疾在观音、沙沟等地流行,沙沟乡沙沟场居民仅300余人,200余人染疾,近100人死亡③。按:这里的"痢疾"很可能就是霍乱。

达　县(今达州市达川区)　夏,霍乱流行。今《达县卫生志》载:夏,麻脚瘟流行,死亡甚多④。

内江县(今内江市东兴区)　天花流行,发病率为20%左右⑤。

渠　县　夏,霍乱流行。涌兴场安北一带,霍乱死亡400余人⑥。

重庆市

南川县(今南川区)　流感流行。大锅厂一带因流行性感冒和肝炎并发症,死亡2000余人⑦。

綦江县(今綦江区)　伤寒大流行。永丰乡高滩的9户人家死亡37人,其中两户死绝。吉安乡王姓3家地主搬入佛子寺避匪,强迫佃户入寺护卫,地狭人多,死于伤寒者300多人⑧。按:这里的"伤寒"怀疑是霍乱。

万　县(今万州区)　天花流行。中山乡游家、阳平、关上等地死亡154人⑨。

云南省

昆明县(省会,今属昆明市)　春,白喉继续大流行,更加猩红热流行,至夏四月,省城死亡34000人。2月27日(二月初一日),有人对省城白喉流行情况做了描述:云南虽为著名瘴乡,幸省城因天气平和,无甚疠病,不料去年以来,忽然发现一种白喉症,朝发夕死,但初以传染未遍,人民不甚注意,惟自去年阴历九月十八起至今日(二月初一日)将近五月,久晴不雨,以致天气亢旱,白喉传染殆遍,死亡不下三四万人。日来除白喉症外,更有一种猩红热及麻脚瘟出现,比白喉症尤为危险,现在虽经官厅极力设法防范,人民日事禳解,仍无丝毫效力,真是死亡载道,哭声震野,凄惨到了万

① 《天全县志》,四川科学技术出版社1997年版。
② 《荥经县志》,西南师范大学出版社1998年版。
③ 《宜宾县志》,巴蜀书社1991年版。
④ 《达县卫生志》,1986年。
⑤ 《内江县志》,巴蜀书社1994年版。
⑥ 《渠县志》,四川科学技术出版社1991年版。
⑦ 《南川县志》,四川人民出版社1991年版。
⑧ 《綦江县志》,西南交通大学出版社1991年版。
⑨ 《万县志》,四川辞书出版社1995年版。

分。在人民方面,死者固尤可谓为无卫生知识所致,而极知摄养之省长,亦不料未及一星期,一家竟死3人[①]。3月14日(二月十六日)《申报》对此做了同样的报道[②]。3月23日(二月廿五日)报道:省城白喉症流行已近四月,恶氛犹在蔓延,每礼拜儿童以此而致命者,必有数起。据警察方面报告,每月死亡儿童至多亦有700,老年人及壮年人亦有死亡,壮年人死亡数较少于儿童,唯亦不能谓不多[③]。5月19日(四月廿三日),因云南(昆明)疫盛,唐继尧设医院于云津[④]。5月,云南领事藤村报告:目下云南猩红热甚流行,云南府城内人口有14万人,一日之死亡者400人。昨年末以来,死亡总计达三万四千余名,各省城公署之三课课员及家族,殆皆全灭,贫民之病殁甚觉不少[⑤]。云南领事代理致台湾总务长官书,言省城宝扶的里亚(白喉症)及猩红热流行猖獗状况,称:即省城人口十余万,一日死者三四百人,客腊以来,总计死者34000人。省长刘祖武氏及其妻子殁于宝扶的里亚,其他署中有课员一家10人死7人者,或死5人者,而细民之家更甚,目击心伤,独有余酸[⑥]。其流行时间之长,死亡人数之多,此为昆明从未有之大疫[⑦]。

澜沧县　春夏,白喉、猩红热流行。今《澜沧县志》载:谦糯一带瘟疫流行,死人数千,谦糯居民由500户减为200余户[⑧]。

晋宁县　秋,霍乱流行。今《晋宁县志》载:8月,霍乱殃及化乐,人畜均有死亡[⑨]。

弥渡县　天花流行[⑩]。

贵州省

黎平县　春,天花流行。双江乡岑转、归凹两寨190户,因天花死绝140余户,归凹寨从此无人居住[⑪]。夏,霍乱流行严重[⑫]。

余庆县　疟疾流行,民同寨死330人[⑬]。

---

① “云南疫症之剧烈”,《医药杂志》1922年第4期。

② “云南疫症之剧烈”,《申报》1922年3月14日,第7版。

③ “云南白喉症流行”,《大公报》1922年3月23日,第2张第3版。

④ “疫疠”,《申报》1922年10月10日,第57版。

⑤ “云南猩红热流行”,《医药杂志》1922年第6期。

⑥ “云南疫症猖獗”,《医药杂志》1922年第1期。“云南疫症猖獗”,《东亚医学》1922年第5期。

⑦ 《官渡区卫生志》,1990年。

⑧ 《澜沧县志》,云南人民出版社1996年版。

⑨ 《晋宁县志》,云南人民出版社2003年版。

⑩ 《弥渡县卫生志》,云南民族出版社2007年版。

⑪ 《黎平县志》,巴蜀书社1989年版。

⑫ 《黎平县志》,巴蜀书社1989年版。

⑬ 《余庆县志》,贵州人民出版社1992年版。

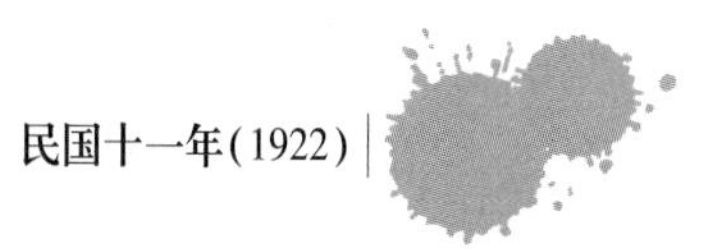

黄平县　疟疾流行。重安镇杨家牌村几乎无人不病,患病 269 人,占总人口的 97.8%①。

台拱县(今台江县)　春,天花流行。今《台江县志》载:春,全县瘟疫流行,南区死亡绝户尤重,全县人口减少三分之一②。

炉山县(今属凯里市)　天花流行。今《凯里市志》载:炉山县格河马田全寨 130 多人,发病 70 人,12 岁以下儿童 20 多人,患天花病死亡 13 人③。

仁怀县(今仁怀市)　回归热大流行。1922—1946 年,先后发生 5 次回归热大流行,死亡 7000 余人④。

湖北省

夏口县(今属武汉市)、武昌县　夏,霍乱流行。7 月 8 日(闰五月十四日)报道:武昌一带业已有多数居民染虎列拉而死亡,汉口江岸车站附近亦多霍乱吐泻⑤。

天门县(今天门市)　夏,霍乱流行。县东南黎家滩绝 18 户,死 117 人⑥。

湖南省

芷江县(今芷江侗族自治县)　夏秋,霍乱流行。今《芷江县志》载:夏六月以来,沅水上游发生山洪,麻阳等县皆被水灾,沅陵尤重,芷江县且有瘟疫流行,每日由城内抬往城外掩埋之死尸,均在 120 具以上⑦。

沅陵县　秋,霍乱流行,死亡 100 人以上⑧。

晃　县(今新晃侗族自治县)　夏,霍乱流行。夏五月,晃县城区瘟疫流行,日死十数人,或倒毙途中,或全家死尽,其惨状不堪寓目⑨。

桑植县　天花流行。起于水獭铺(今瑞塔铺),不数日蔓延全县,病死者众⑩。回归热流行。起于沙塔坪,蔓延迅速,染者十八九,病者家家倒床闭门,未病者避而远之,路断行人,有合家死绝者,收殓无人,一片惨象⑪。

---

① 《黄平县志》,贵州人民出版社 1993 年版。

② 《台江县志》,贵州人民出版社 1994 年版。

③ 《凯里市志》,方志出版社 1998 年版。

④ 《仁怀县志》,贵州人民出版社 1991 年版。

⑤ “虎列拉厉行之可怕”,《申报》1922 年 7 月 8 日,第 14 版。

⑥ 《天门县志》,湖北人民出版社 1989 年版。

⑦ 《芷江县志》,生活·读书·新知三联书店 1993 年版。熊健《怀化千年自然灾害》,气象出版社 2000 年版,第 41 页。

⑧ 《沅陵县卫生志》,1989 年。

⑨ 《新晃侗族自治县卫生志》,1989 年。

⑩ 《桑植县志》,海天出版社 2000 年版。

⑪ 《桑植县志》,海天出版社 2000 年版。

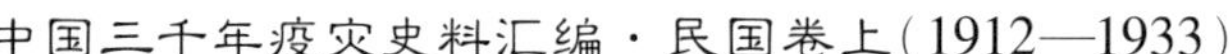

益阳县(今包括益阳市市区、桃江县)　夏,霍乱流行,全县日死百人左右,县城剧院有因霍乱顿时毙命者[①]。

茶陵县　冬,天花流行[②]。

常德县(今常德市)　夏,霍乱流行。6月,常德发生霍乱流行,死亡15人[③]。

宝庆县(今属邵阳市)　夏,霍乱流行。芙蓉乡境内霍乱流行,仅青山村就死亡30余人[④]。

郴　县(今属郴州市)　夏,霍乱流行,死亡甚多[⑤]。

江西省

夏五六月,赣江流域大水,大水之后谷价大涨。气候不调,加以疫灾,某外人谓江西十年内不能恢复元气[⑥]。

南昌县(今南昌市城区)　夏,霍乱盛行。7月22日(闰五月廿八日)报道:自地方兵士云集后,患病者日必数起,现又转为虎列拉疫症,染此症者,不过20小时即行毙命,且传染甚速,现已逐渐传染。南昌城内亦竟发现,人民异常惊危,大有不能一日安居之势[⑦]。7月24日(六月初一日)报道:天气炎热,暑疫盛行,回禄为灾,日必数起[⑧]。

九江县(今包括九江市市区、九江县)　夏,霍乱流行。7月5日(闰五月十一日)报道:城内发生虎列刺疫症,显由汉口开至之军队传染,闻人民染病死者日有十余人[⑨]。7月8日(闰五月十四日)报道:其最烈者为九江一带,每日染是症而死亡者必在十人以上,现在传染尚甚剧烈,向长江下游进行[⑩]。

浮梁县(今包括景德镇市市区、浮梁县)　秋,霍乱、痢疾流行。10月31日(九月十二日)报道:入秋以来,河街沿岸疫症又炽,染疫死者日辄数十起。计七、八两月间,全镇之患疫者不下三四千人。幸月来,天气转寒,疫症较前稍杀,而居民之患疟痢者仍复不少[⑪]。

---

① 《益阳县志》,湖南人民出版社1999年版。
② 《茶陵县城关镇志》,1994年。
③ 《常德市卫生志》,1989年。
④ 《邵阳县志》,社会科学文献出版社1993年版。
⑤ 《郴县志》,中国社会出版社1995年版。《郴州地区卫生志》,1992年。
⑥ 李文海等《近代中国灾荒纪年续编》,湖南教育出版社1993年版,第64页。
⑦ "战祸弥漫中之赣讯",《大公报》1922年7月22日,第2张第3版。
⑧ "赣局未解决时之南昌现状",《大公报》1922年7月24日,第2张第3版。
⑨ "四日北京电",《申报》1922年7月5日,第7版。《九江县志》,新华出版社1996年版。
⑩ "虎列拉厉行之可怕",《申报》1922年7月8日,第14版。
⑪ "南昌景镇时症流行",《申报》1922年10月31日,第10版。

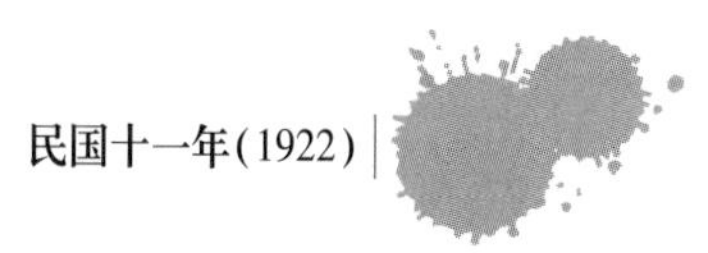

萍乡县(今包括萍乡市、萍乡市湘东区、上栗县、芦溪县)　天花流行。安源一带,死亡甚众[①]。

万安县　痢疾流行。新禾坑村40余户,10天死于痢疾的小孩达20余人,涧田、石田和七公坑染痢疾而死者50余人[②]。

寻邬县(今寻乌县)　天花流行,死人甚多。少数患者虽幸存,也留下麻脸等后遗症[③]。

江苏省

江宁县(今属南京市)　春,脑膜炎流行。汤山卫生实验区3036人口,1—5月脑膜炎发病142例,死亡61人[④]。又,猩红热流行。3月17日(二月十九日)报道:南京近日流行红疹,初患时遍身红点,若红点变为黑色,即无法救治。患者颇多,且传染甚速[⑤]。夏,霍乱流行。7月17日(闰五月廿三日)报道:近日疫症盛行,传染甚速[⑥]。8月2日(六月初十日)报道:南区以时疫盛行[⑦]。8月25日(七月初三日)报道:城内外近日霍乱盛行,染病者诊治稍一不慎,一二日即毙命。据警厅调查,三日内患是症毙命者已有五十余人[⑧]。

丹徒县(今属镇江市)　春,天花流行。2月14日(正月十八日)报道:入春以来,气候和暖,镇乡各处已有天花发生[⑨]。3月6日(二月初八日)报道:近来天花盛行,传染迅速[⑩]。3月19日(二月廿一日)报道:入春以来寒暖不匀,城厢内外天花盛行,传染迅速,蔓延已广[⑪]。4月,《医药杂志》载:入春以来,寒热靡常,城厢一带,近日喉症盛行,实足引起社会恐慌。昨今两日,北门外有乡民三人同患此症,未及医治均已殒命[⑫]。夏秋,霍乱流行。7月20日(闰五月廿六日)报道:日来气候酷热,城乡各处霍乱症颇剧[⑬]。8月,镇地自入秋后,疫疠盛行,尤以苦力为最多,闻19日午后,新西门

---

① 《萍乡市志》,方志出版社1996年版。
② 《万安县志》,黄山书社1996年版。
③ 《寻乌县志》,新华出版社1996年版。《赣州地区卫生防疫志》,1988年。
④ 李建安《中国农村调查》,《中华医学杂志》1934年第9期。
⑤ "南京红疹",《大公报》1922年3月17日,第3张第1版。
⑥ "南京快信",《申报》1922年7月17日,第10版。
⑦ "南京快信",《申报》1922年8月2日,第10版。
⑧ "南京快信",《申报》1922年8月25日,第10版。
⑨ "镇江知事劝设牛痘局",《申报》1922年2月14日,第11版。
⑩ "镇江善堂施种牛痘",《申报》1922年3月6日,第11版。
⑪ "镇江设局施种牛痘",《申报》1922年3月19日,第10版。
⑫ "镇江近日流行之喉症",《医药杂志》1922年第5期。
⑬ "镇江时疫流行之可虑",《申报》1922年7月20日,第10版。

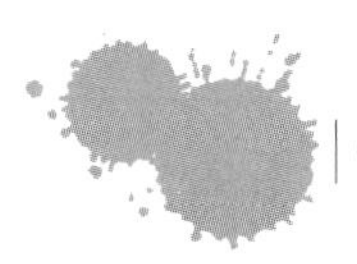

有贫民王、章2人,同患急痧,未逾两时即死。又东乡大港地方,连日患霍乱症而死者,计有10余人云[①]。时届溽暑,城乡各处已有瘪螺痧发现,初起时四肢寒冷,十指发紫,双目凹进,逾时即毙。闻七濠地方,3日之间患此症殒命者计有6人。又东马头王姓之男女两孩,昨日亦同患此症,现在设法救治,未悉能保性命否[②]。

丹阳县(今丹阳市) 秋,霍乱流行。8月14日(六月廿二日)报道:丹阳近来发现霍乱,流行甚速,死亡相继[③]。

金坛县 秋七月,霍乱流行。8月29日(七月初七日)报道:镇属之金坛县,入夏以来,久未得雨,致因亢旱,发生瘟疫,地方慈善团组织防疫医院,活人无算。乃近日势成蔓延,城乡无一处能免,且传染甚速,触之即死。探闻昨日(28日)一昼夜间,据医院调查所得,竟死一百七十余人[④]。

吴 县(今属苏州市) 夏四月,白喉流行。5月7日(四月十一日):苏州近来时症盛行,施治偶迟,辄至不救。罹此症者,喉间必有一种臭气发出,无病者触其味,立被传染。城中东海岛某姓子,前日罹此症而没,家人五人,已有二人因嗅得此臭气而被传染,相继殒命云[⑤]。苏城内外日来患红痧者,时有所闻,幸病势尚轻,大都服药数剂,即可霍然。孰意旬日间,又复流行烂喉痧,来势颇凶,朝发夕死。闻城外各市乡民人,患喉症而死者,为数已属不少矣[⑥]。5月上半月,城区白喉流行,病死多人[⑦]。秋,霍乱流行。苏州慈善家马宝笙鉴于苏地疫疠盛行,因而死亡者为数极众,特组织成立苏州时疫医院[⑧]。

吴江县 秋七八月,时疫盛行。9月21日(八月初一日)报道:入七月以来,我乡(黎里)忽发一种流行病,外体寒如冰雪,内脏热如膏火,据医生言,名曰寒包热,脉无,指端略现黑色,患此病者必无救,一日(七夕)之间,同病同起而丧命者以六七计,虽几易名医,遍施手术,而病入膏肓,莫可如何也[⑨]。

常熟县(今常熟市) 夏秋,霍乱流行。7—9月,梅李、浒浦、练罗(今练塘)、东唐

① “镇江城乡霍乱盛行”,《医药杂志》1922年第4期。

② “镇江城乡发生之时疫”,《医药杂志》1922年第2期。

③ “镇江丹阳发现时疫”,《申报》1922年8月14日,第11版。

④ “金坛大疫之骇闻”,《医药杂志》1922年第3期。

⑤ “苏州近来时症盛行”,《绍兴医药学报星期增刊》第119期,1922年。

⑥ “喉痧流行之可畏”,《医药杂志》1922年第6期。

⑦ 《吴县大事记》,古吴轩出版社1994年版。

⑧ “组织时疫医院”,《医药杂志》1922年第4期。

⑨ “黎里时疫盛行”,《吴江》1922年第23期。

市、城区小东门及南门等地霍乱流行,患者吐泻交作,螺瘪目凹,瞬即毙命,死者30余人①。是年,另有猩红热流行②。

昆山县(今昆山市) 秋,霍乱流行。8月29日(七月初七日)报道:昆山临时防疫自开办至今,方届一星期,诊察者已达五十余人,大多数均已治痊,惟有一人因怀妊变症而亡③。今《昆山县志》载:8月,霍乱猖獗,城内北塘李氏梅园设临时防疫所,开办一周,就诊者就达5万多人④。

武进县(今常州市武进区) 夏,霍乱流行,死者甚众⑤。7月20日(闰五月廿六日)报道:武邑连日酷热,因之时疫流行,患者顷刻间即致毙命,施救不及,危险殊甚,蔓延之速⑥。8月5日(六月十三日)报道:武邑发生时疫以来已历半月,死亡枕藉,至近日更盛⑦。冬,天花、猩红热流行。1923年1月16日(十一月三十日)报道:武邑因天久不雨,亢旱异常,河水污浊,气候和暖,以致喉症、天花患者颇多⑧。1923年1月25日(十二月初九日)报道:武邑自入冬以来,雨雪稀少,城内外饮料缺乏,喉症、天花盛行⑨。

无锡县(今属无锡市) 春,天花流行。2月23日(正月廿七日)报道:自入春以来,天时寒暖不匀,以致城厢天花盛行,来势非常危险⑩。3月19日(二月廿一日)报道:锡地城厢上月天花盛行,现已稍息,惟四乡又复传染,儿童患者甚多,势颇危险⑪。夏秋,霍乱流行,并有猩红热和伤寒发生。4月30日(四月初四日)报道:锡地前数日天忽转寒,日内忽又奇热,以致疫症甚行。近日城厢内外,发现猩红热症,往往不及救治⑫。6月8日(五月十三日)报道:近来天时异常干燥,城内居民最近数日中有患伤寒重症者,来势非常凶险⑬。7月21日(闰五月廿七日)报道:旬日以来天气酷热,民

---

① 《常熟市卫生志》,1990年。《梅李镇志》,上海辞书出版社2006年版。

② 《常熟市卫生志》,1990年。

③ "昆山防疫所消息",《申报》1922年8月29日,第11版。

④ 《昆山县志》,上海人民出版社1990年版。

⑤ 《常州市卫生志》,1989年。

⑥ "常州时疫蔓延日广",《申报》1922年7月20日,第10版。

⑦ "常州时疫蔓延愈盛,县令一再禁屠",《申报》1922年8月5日,第10版。"常州时疫蔓延愈盛",《医药杂志》1922年第4期。

⑧ "常州喉症天花盛行",《申报》1923年1月16日,第10版。

⑨ "常州天降瑞雪",《申报》1923年1月25日,第10版。

⑩ "无锡城厢天花盛行",《申报》1922年2月23日,第11版。

⑪ "无锡天花蔓延四乡",《申报》1922年3月19日,第10版。

⑫ "无锡猩红热症之可怖",《申报》1922年4月30日,第11版。

⑬ "无锡发生伤寒重症",《申报》1922年6月8日,第10版。

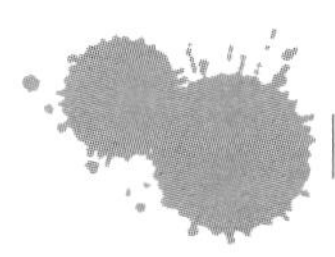

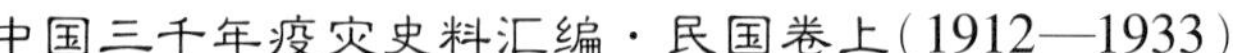

间已发生时疫,来势甚险①。六月,日来天气亢旱,酷热异常,华氏寒暑表已达九十余度,因之时疫流行,患者异常凶险,施救不及。城中七尺场某伙友前日因患急痧,未及施救而死。又西门外某面馆主妇染疫后半日间即行毙命。此外,西南乡发生时疫,因而致命者日有所闻,其蔓延之速,殊堪惊人云②。9月,本年夏秋以来,天时亢旱异常,以致疫疠丛生。近闻邑中患虎疫而死者,日有所闻。又新安乡一带患者亦多,轻者一天,重者三四小时即毙。又青旸镇发现此症者,均朝发夕杀,且传染甚易,尤以妇人为多云③。冬,天花流行。1923年2月1日(十二月十六日)报道:北乡青城市玉祁礼舍北七房、石幢、前州镇等处,六七岁幼童之未种牛痘者近多传染天花,甚为凶险,因家属之防护不周,而毙命者日有数人云④。

南通县(今属南通市) 春,天花、猩红热流行。2月16日(正月二十日)报道:自去秋发生天花,传染异常猛烈。入春以来,流行仍未稍杀⑤。3月10日(二月十二日)报道:通地天花症传染极为猛烈,近来因以殒命者时有所闻⑥。4月2日(三月初六日)报道:近来通地天气寒暖不时,东乡一带喉症传染甚烈,去冬发生之痘症势仍未减⑦。夏秋,霍乱流行。7月26日(六月初三日)报道:时届溽暑,城乡各处已有瘪瘰痧发现,逾时即毙⑧。8月4日(六月十二日)报道:日来疫疠盛行,城乡无一处能免,且传染甚速,触之即死⑨。8月7日(六月十五日)报道:天时亢旱,疫疠流行⑩。8月22日(六月三十日)报道:镇地自入秋后疫疠盛行,尤以苦力为最多。闻东乡大港地方连日患霍乱症而死者计有十余人云⑪。8月27日(七月初五日)报道:近日天时不正,城乡各处已有虎列拉症发现,朝发夕死,施救不易,患此者异常危险。闻南乡王家村及沙头两处,近一星期内已有居民十四人均死于疫⑫。8月31日(七月初九日)报道:入秋以来疫疠盛行,惟近日霍乱虽减而昼暖夜凉,一般患赤白痢者甚众。医治罔

---

① “无锡天热发生疫症”,《申报》1922年7月21日,第11版。

② “无锡时疫流行之可虑”,《医药杂志》1922年第2期。

③ “无锡时疫流行之可危”,《医药杂志》1922年第4期。

④ “无锡北乡幼孩之痘劫”,《申报》1923年2月1日,第10版。

⑤ “南通痘症流行之猛烈”,《申报》1922年2月16日,第11版。

⑥ “南通天花流行未已”,《申报》1922年3月10日,第10版。“天花流行未已”,《医药杂志》1922年第4期。

⑦ “南通疫症流行未已”,《申报》1922年4月2日,第10版。

⑧ “镇江城乡发生时疫”,《申报》1922年7月26日,第11版。

⑨ “镇江城乡疫氛甚恶”,《申报》1922年8月4日,第10版。

⑩ “镇江时疫可虑”,《申报》1922年8月7日,第10版。

⑪ “镇江城乡霍乱盛行”,《申报》1922年8月22日,第11版。

⑫ “镇江时疫未息”,《申报》1922年8月27日,第11版。

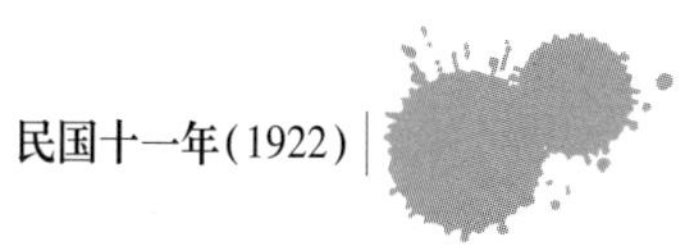

效,死亡颇不鲜云[①]。9月2日(七月十一日)报道:近日秋阳酷热,时疫盛行,传染迅速,而来势尤恶。大都一经传染,数小时即行毙命,患者多劳工乡农[②]。

淮安县(今属淮安市)　夏,霍乱流行。从是年起,淮安霍乱、副霍乱不间断流行近30年[③]。

江都县(今属扬州市)　夏,霍乱流行。7月20日(闰五月廿六日)报道:扬城日来天气亢旱,酷暑侵人,道旁瓜皮垃圾触目皆是,以致发生时疫,因而致命者日有所闻[④]。

仪征县(今仪征市)　夏,霍乱流行。仪征县疫病严重流行[⑤]。是年全县患传染病6205人,死亡2290人[⑥]。

铜山县(今徐州市铜山区)　秋,霍乱流行,城乡死亡枕藉[⑦]。9月5日(七月十四日)报道:铜邑虎疫盛行,近三日内,计城内外染疫者已有数十人,逾时即已不救。最近调查死者已六七人[⑧]。

灌云县　天花大流行[⑨]。

上海市

上海县(今闵行区等)　春,天花、白喉、猩红热流行。2月8日(正月十二日)报道:去冬发现白喉症迄今,时起时灭,近又见多。此外,红痧症亦有发现[⑩]。2月18日(正月廿二日)报道:天花一症,极其凶险,且易传染,故本埠自去冬此项症候发生以来,蔓延颇广,死亡至伙,迄今尚有患者。沪地入春以来,患肠热症及红痧者死亡颇众[⑪]。3月31日(三月初四日)报道:日来发现之猩红热症及麻疹症,虽不剧烈,然比较上似患者有增无减[⑫]。4月20日(三月廿四日)报道:近日猩红热症有加无减[⑬]。5

---

① “镇江时疫变痢之危险”,《申报》1922年8月31日,第11版。

② “镇江时疫蔓延日甚”,《申报》1922年9月2日,第10版。

③ 《淮安市志》,江苏人民出版社1998年版。

④ “扬州”,《申报》1922年7月20日,第10版。

⑤ 《扬州市卫生防疫志》,南京大学出版社1993年版。

⑥ 《仪征卫生志》,1996年。

⑦ 《徐州市卫生志》,1991年。

⑧ “徐州铜山疫氛甚恶”,《申报》1922年9月5日,第11版。

⑨ 《李集乡志》,1992年。

⑩ “时症发现”,《申报》1922年2月8日,第15版。

⑪ “染天花者街游罚百金”,《申报》1922年2月18日,第16版。“沪上近日之病症花柳病居多”,《申报》1922年2月18日,第14版。

⑫ “沪上最近之时症猩红热症麻疹症”,《申报》1922年3月31日,第13版。

⑬ “猩红热症未减”,《申报》1922年4月20日,第15版。

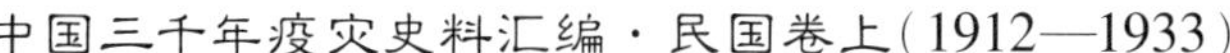

月13日(四月十七日)报道:浦南一带天花流行,小儿患痘死者已属不可胜纪①。夏秋,霍乱流行。夏五月,时疫流行,沪南神州医院鉴于南市一带时疫蔓延,势极猛烈,特赶在沙布弄设临时治疫所,议于夏历六月一日开幕②。6月19日(五月廿四日)报道:近因天时不正,沪上已发现霍乱时症③。6月30日(闰五月初六日)报道:近日霍乱症发现甚多,红十字会时疫医院虽未正式开幕,然治疫病房今已住满④。7月11日(闰五月十七日)报道:霍乱症蔓延较剧⑤。7月14日(闰五月二十日)报道:前昨两日天气骤热,疫厉盛行。本埠军队中之士兵患时疫者颇多⑥。7月17日(闰五月廿三日)报道:近日霍乱病更加剧烈,患者数小时即毙命。天气炎热,浦东烂泥渡一带已发现疫症。系瘪瘰痧症,连日患此症者颇多,若医治稍迟,即不能救云⑦。7月18日(闰五月廿四日)报道:上海近日霍乱症甚剧,南市一带发生尤多,一经染患医治不及,竟于一二小时或数分钟毙命。浦东烂泥渡一带发生时疫。兹悉此项疫症即系疠瘰痧,势颇危险,前昨两日已延及杨家渡一带⑧。7月19日(闰五月廿五日)报道:霍乱症祸害之烈,近日更为可怖,在上海平均计算,每日约有数十人染患霍乱,朝发夕亡⑨。7月28日(六月初五日)报道:霍乱症日内已渐减⑩。8月1日(六月初九日)报道:入夏以来,浦东时症盛行⑪。8月2日(六月初十日)报道:浦东沿浦一带,疫气迄今未见稍杀,每日死亡者一二十人不等,以劳动界居其多数⑫。8月4日(六月十二日)报道:浦东沿浦一带时疫连日仍未减少,在陆家嘴烂泥渡人烟稠密之区,死亡较多。赴浦东医院求治者大多为劳动工人⑬。8月8日(六月十六日)报道:浦东沿浦一带,日来时疫蔓延,死亡者日约一二十人⑭。8月10日(六月十八日)报道:津浦沿线虎疫极烈,浦

---

① “松江浦南天花盛行”,《申报》1922年5月13日,第10版。

② “沙布弄设临时治疫所”,《医药杂志》1922年第2期。

③ “沪上发现霍乱症”,《申报》1922年6月19日,第14版。

④ “霍乱症发现日多”,《申报》1922年6月30日,第14版。

⑤ “霍乱症蔓延更盛”,《申报》1922年7月11日,第13版。

⑥ “兵士多患时疫”,《申报》1922年7月14日,第13版。

⑦ “霍乱症加剧之警讯”,《申报》1922年7月17日,第13版。“浦东已有疫症发现”,《申报》1922年7月17日,第13版。

⑧ “时疫之蔓延”,《申报》1922年7月18日,第14版。

⑨ “霍乱症蔓延更盛”,《申报》1922年7月19日,第13版。

⑩ “霍乱症渐减”,《申报》1922年7月28日,第13版。

⑪ “疫症之救济谈”,《申报》1922年8月1日,第13版。

⑫ “浦东疫症未减”,《申报》1922年8月2日,第13版。

⑬ “浦东时疫之昨讯”,《申报》1922年8月4日,第13版。

⑭ “浦东时疫蔓延”,《申报》1922年8月8日,第15版。

站已设临时医院[①]。8 月 12 日(六月二十日)报道:安亭近忽发生疫症,朝发夕毙,日必数起,危险异常[②]。《医药杂志》载:今年上海所发生之霍乱,较前猛烈,势又极盛。平常患虎疫者,大抵须二十五六小时始死,而昨日有住居宝兴路新宝里六十九号之日人名松井方光谷子,因食田螺及香瓜等,约二小时后即行逝世,其猛烈可知。但宝兴路虽已发现虎疫,然上海一埠当以南市、城内等处最严重,他如虬江路之某华人昨亦传疫而死云。日来时疫蔓延,虽由各医院注射救护,缘本埠人烟稠密,难以普及,以致死亡者日有所闻[③]。又,近日天气炎热,霍乱吐泻及瘪螺吊脚等痧,各处皆有,而尤以西城为独多,迩竟蔓延至新老北门一带[④]。又,浦东沿浦一带居民,近日患时症死亡者颇多。前日清晨有清江人曹钱五之妹往香烟厂做工,行经中途忽腹痛头眩,当即回家延人挑痧,血已发紫,旋即身死。又烂泥渡怡和里湖北人王某,向业码头掮包小工,因食冰水一杯,即觉肚痛,继而呕吐不止,延至傍晚身死。又十五间地方有码头小工通州人张某,昨在码头工作后,因往食摊购买猪头肉数十文,回家饮酒,忽而肚痛呕吐,延至午后三时身死[⑤]。又,霍乱症祸害之烈,近日更为可怖,在上海平均计算,每日约有数十人染患霍乱,朝发夕亡[⑥]。又,南市方面,疫气甚烈,传延日广,虽有沪南时疫医院日夜收治,每有夜半发生,医疗不及,竟于数分钟毙命者[⑦]。冬,猩红热、白喉流行。1923 年 1 月 23 日(十二月初七日)报道:可怖之猩红热、白喉传染症日内蔓延较盛,曹家渡又袋角及浦东为最烈,死亡相继[⑧]。是年,上海登记脑膜炎 19 例[⑨],猩红热 149 例[⑩],霍乱死亡 100 人[⑪]。

崇明县　秋,霍乱、痢疾流行。9 月 5 日(七月十四日)报道:时疫痢疾等症,渐见蔓延[⑫]。

---

① “南京快信”,《申报》1922 年 8 月 10 日,第 10 版。

② “防止安亭时疫”,《申报》1922 年 8 月 12 日,第 16 版。

③ “华租界发现之时疫”,《医药杂志》1922 年第 2 期。

④ “上海城厢疫势之报告”,《医药杂志》1922 年第 2 期。

⑤ “浦东患时疫者日多”,《医药杂志》1922 年第 3 期。

⑥ “霍乱症蔓延更盛”,《医药杂志》1922 年第 3 期。

⑦ “时疫蔓延之昨讯”,《医药杂志》1922 年第 3 期。

⑧ “传染症蔓延较盛”,《申报》1923 年 1 月 23 日,第 13 版。

⑨ 翟培英《吴兴流行之脑脊髓膜炎》,《中华医学杂志》1944 年第 4 期。

⑩ 伍连德《东三省防疫事务总处报告大全书》第 4 册,1924 年,第 167 ~ 168 页;第 5 册,1926 年,第 121 页。

⑪ 伍连德《海港检疫管理处略史》,《海港检疫管理处报告书》第 2 册,1932 年。伍连德《东三省防疫事务总处报告书》第 10 册,《中华医学杂志》1922 年第 1 期。

⑫ “崇明县立第二医院近状”,《申报》1922 年 9 月 5 日,第 11 版。

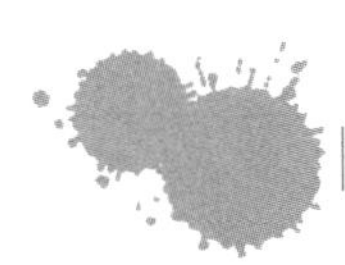

松江县(今松江区)　夏四月,天花流行。5月1日(四月初五日)报道:松江方面,天候失常,春行夏令,现在城厢内外之壮年人,往往身体麻木,旋即头昏,四肢酸痛,不二时即气绝,小儿则有天花症,其传染亦颇速,殇毙甚多①。5月13日(四月十七日)报道:浦南一带叶榭镇天花流行②。亭林第三国民学校180余人中,患(天花)病者占四分之一以上③。秋七月,霍乱流行。8月29日(七月初七日)报道:近日虎疫流行,死亡载道④。松江西医焦湘宗、冯友鹿、侯念言等因松地时疫流行,特购备德国防液代,入注可免传染,求治射者盈门,疫势因之稍杀⑤。9月10日(七月十九日)报道:松江各属城乡时疫传染,种类繁多。有吐泻与肚痛并作,不满数小时即眼眶落陷,满身冷汗,皮肤中即失水分营养而脉象全伏;次为不吐不泻亦不腹痛,只觉头晕目昏而眼即落陷,脉象潜伏;再次为身热与腹痛俱来,并不呕吐及身热渐退,而原有之温度随之而减,脉亦因此全伏,但此种病症,西医用皮下注射法疗治者,多数可望痊愈,其用静脉注射者反多不治,尚有治愈后转入暑湿温症而身热不退,因之不救者亦属不少也⑥。八月,松江城厢内外,近日因染疫身死者,日有所闻,较之旬日以前,蔓延尤甚⑦。

宝山县(今宝山区)　春,天花流行。2月28日(二月初二日)报道:吴淞一带发生痧痘,传染盛行,患者十分险恶。自去冬以来,遭痘殇者日有所闻。现天花依然甚剧⑧。夏,霍乱流行。7月30日(六月初七日)报道:吴淞镇近因疫疠盛行,患者瘟瘰吊脚,颇难救治⑨。8月4日(六月十二日)报道:吴淞一带近来发生时疫,患者非常险恶,入伏以来死者已达二十余人⑩。8月14日(六月廿二日)报道:宝山城厢霍乱时疫流行多日⑪。9月9日(七月十八日)报道:上月吴淞发生虎疫,日死数十人。现在疫已平静⑫。淞地前因发生剧烈之时疫,业经开设临时时疫医院⑬。夏秋,吴淞、城厢霍

---

① “松江疫症盛行”,《东亚医学》1922年第5期。

② 《叶榭镇志》,上海辞书出版社2012年版。

③ 《松江县志》,上海人民出版社1991年版。

④ “松江临时防疫所开诊”,《申报》1922年8月29日,第11版。

⑤ “松江挽救时疫之一斑”,《医药杂志》1922年第3期。

⑥ “松江各属城乡时疫传染”,《绍兴医药学报星期增刊》第137期,1922年。

⑦ “时疫蔓延日甚”,《医药杂志》1922年第3期。

⑧ “吴淞施种牛痘局开办”,《申报》1922年2月28日,第15版。

⑨ “吴淞时疫医院定期开办”,《申报》1922年7月30日,第13版。

⑩ “吴淞疫讯”,《申报》1922年8月4日,第13版。

⑪ “宝山防疫纪要”,《申报》1922年8月14日,第13版。

⑫ “吴淞防疫事归宝山知事办理”,《申报》1922年9月9日,第13版。

⑬ “省委筹设吴淞防疫医院”,《医药杂志》1922年第4期。

乱流行①。

浙江省

杭　县(今属杭州市)　春,猩红热流行。3月17日(二月十九日)报道:省垣日来发现一种猩红热症,蔓延极速,且多不治②。夏,霍乱流行。6月26日(闰五月初二日)报道:省垣中城一带近日发生时疫,触染者立时毙命,致倒毙甚伙③。7月22日(闰五月廿八日)报道:此间时疫流行,日甚一日,沿途触染猝毙者时有所闻④。冬,白喉、麻疹流行。1923年1月28日(十二月十二日)报道:日来省垣白喉、瘄症,伤亡极伙⑤。

吴兴县(今属湖州市)　夏,天花流行。7月31日(六月初八日)报道:近两月来,此间痘疫盛行,传染极速,孩童患此殒命者何止数百。日来疫势稍杀,已不若前月之剧烈,但患者仍多不治,诚可惧也⑥。冬,天花又起。1923年1月28日(十二月十二日)报道:湖州城厢内外前因河水干涸,发现一种痘疫,传染甚速,患者辄多不救⑦。另有脑膜炎34例⑧。

嘉兴县(今属嘉兴市)　春二月,白喉流行。3月27日(二月廿九日)《新闻报》报道:嘉兴自入春以来,天时寒暖不匀,致各种疾病相继发生,现下南乡项家库一带喉症甚行,发生极速,初起喉头红肿,饮食即不能下咽,不逾二日,即行毙命。现该乡居民多饮清凉解毒剂,以防传染⑨。春三月至夏四月,天花流行。4月15日(三月十九日)《申报》报道:近来天时不正,河水干涸,城内居民饮料既多污浊,而小儿亦多发生天花,看护不慎,辄致不救⑩。5月12日(四月十六日)报道:近日城厢一带已种牛痘小儿,多发生天花,甚至瘢点满面,看护不慎,辄多殒命,且传染迅速⑪。夏六月至秋七月,霍乱、疟疾流行。8月4日(六月十二日)报道:日来天气酷热,河水将涸,饮料不洁,致城内外居民连日因发生急性痧症不及救治而死者已有多人。此外又有寒热、痢疾、三疟诸症,甚至周身发生疹瘖,时现时隐,并有因天热咯血者,故近日施医局及各

---

① 《宝山县志》,上海人民出版社1992年版。
② “杭州快信”,《申报》1922年3月17日,第10版。
③ “杭州快信”,《申报》1922年6月26日,第11版。
④ “杭州快信”,《申报》1922年7月22日,第13版。
⑤ “杭州快信”,《申报》1923年1月28日,第7版。
⑥ “湖州痘疫盛行”,《申报》1922年7月31日,第10版。
⑦ “湖州发现剧烈痘疫盛行”,《申报》1923年1月28日,第10版。
⑧ 翟培英《吴兴流行之脑脊髓膜炎》,《中华医学杂志》1944年第4期。
⑨ “嘉兴发现喉疫”,《绍兴医药学报星期增刊》第121期,1922年。
⑩ “嘉兴天花流行之可怖”,《申报》1922年4月15日,第11版。
⑪ “嘉兴小儿天花盛行”,《申报》1922年5月12日,第10版。

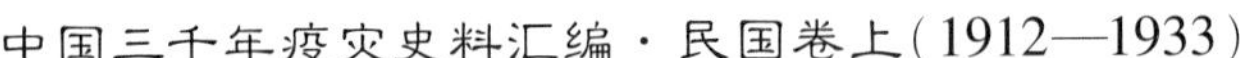

医家颇形忙碌云[①]。8月13日(六月廿一日)报道:嘉兴疫氛,蔓延甚盛。近日已由东乡一带延及城中[②]。9月9日(七月十八日)报道:入秋以来,天时寒暖不匀,居民之患霍乱者尚多。调查城内外因此症而死者已有十余人,乡间尤多。刻下时届凉秋,此症虽已渐稀,惟又有疟疾发生,幸尚非险症,大约一二日后即可痊愈云[③]。

定海县(今舟山市定海区) 春三月,天花流行,定海城死亡百余人[④]。

新昌县 夏,霍乱流行。今《新昌县卫生志》载:夏,瘪螺疫流行,周藩东著《救疫经验方》,石印成册分送,并以大幅张贴于城乡[⑤]。

奉化县(今奉化市) 春三月,天花流行。春一二月,县城染春温时疫而毙者已有三四十人[⑥]。

仙居县 麻疹流行。上田村麻疹59人,发病率29%,死亡38人,死亡率64%[⑦]。

缙云县、丽水县(今丽水市莲都区) 秋,大水,霍乱流行,死亡相继。9月6日(七月十五日)报道:缙云、丽水两县地方,前因蛟洪暴发,水灾甚重,冲毁田庐,死伤人畜不计其数。近日疠疫丛生,死亡相继[⑧]。

福建省

福建省 夏,鼠疫流行。福州、龙溪、海澄、同安、南安、惠安、莆田、南靖、漳平、晋江、仙游、漳浦、永春、福清、安溪、华安(入龙溪县)、泉州、平潭、闽侯、沙县、平和、龙岩、永定、永泰、南平、诏安、古田、建瓯、建阳、崇安、思明县31县市鼠疫,407个疫点,发病7066例,死亡6322人[⑨]。7月16日(闰五月廿二日)报道:厦门、福州、延平、邵武诸属,鼠疫流行[⑩]。

闽侯县(今包括福州市市区、闽侯县) 夏,鼠疫流行。6月26日(闰五月初二日)报道:福州发现肺炎疫,教会医生西人曾染此身故[⑪]。7月16日(闰五月廿二日)报道:福州天气不时,寒热无常,疫气因之愈盛。南台苍霞洲及后洋里一带,每日死者

---

① "嘉兴居民天热多病",《申报》1922年8月4日,第10版。

② "嘉兴疫氛仍未稍杀",《申报》1922年8月13日,第11版。

③ "嘉兴新秋后疫症渐稀",《申报》1922年9月9日,第11版。

④ 《舟山市卫生志》,中华书局2002年版。

⑤ 《新昌县卫生志》,同济大学出版社1992年版。

⑥ 《奉化市志》,中华书局1994年版。

⑦ 《仙居县志》,浙江人民出版社1987年版。

⑧ "浙属灾后疫疠之求救",《申报》1922年9月6日,第13版。

⑨ 李文波《中国传染病史料》,化学工业出版社2004年版,第155页。

⑩ 《晨报》1922年7月16日,转引自李文海等《近代中国灾荒纪年续编》,湖南教育出版社1993年版,第64~65页。

⑪ "福州发现肺炎疫讯",《申报》1922年6月26日,第13版。

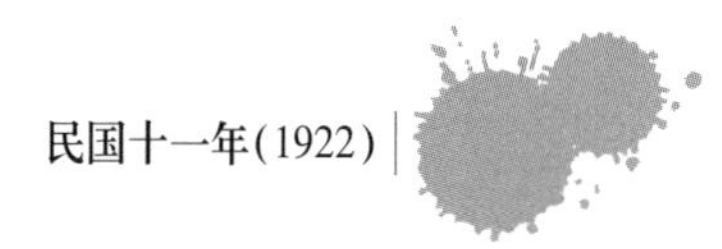

十余人。福州北门后街及西门街、东街等处,尤为疫气最盛之地。往往一人得病,不终日而全家俱毙①。

思明县(今属厦门市思明区)　夏,鼠疫流行。7月16日(闰五月廿二日)报道:入夏以来,厦门即有伯斯笃发生。最近数日,势更猖獗,全埠人民,日毙数十人。厦门集美大学以邻近之人疫死者甚多,特于日前提前给放暑假,其余各学校亦多因此休课②。自7月21号(闰五月廿七日)起,凡由厦门开往福州之船只必须检疫③。

晋江县(今泉州市区、晋江市、石狮市)　夏,鼠疫流行,城中死者万余人④。所属安海镇鼠疫流行,厦门附近之安海地方发生鼠疫,患者死者约有十数名。又泉州亦然⑤。

龙溪县(今属漳州市)、思明县(今属厦门市思明区)　秋,霍乱流行。今《漳州市志》载:从厦门传入霍乱,霍乱先在漳州东门的东霞、埔头、马公庙一带流行,继而传遍全城,持续四五个月,死600多人,高峰期每天死10余人⑥。

崇安县(今武夷山市)　夏,鼠疫流行。城关万厝巷、吴厝巷及和平路一带爆发鼠疫,流行20多天,发病300余人,死亡200多人。吴厝巷几户人家,一天即死5人⑦。

建阳县(今建阳市)　夏,鼠疫流行。城区发病63人,死亡50人。秋,疟痢猖獗。死者200余人,街道旁和水南桥上常有死尸发现⑧。

建瓯县(今建瓯市)　夏,鼠疫流行。7月16日(闰五月廿二日)报道:延平、邵武各属也渐有疫气发生,而建瓯一县为甚,每日死者以数十计⑨。

台湾省

春,台湾脑膜炎流行。《医药杂志》载:一昨年来,台湾各地发生之流行性脑脊髓膜炎,至近来厥数渐增,1月以后(正月初五日)至3月15日(二月十七日)经过:台北

---

① 《晨报》1922年7月16日,转引自李文海等《近代中国灾荒纪年续编》,湖南教育出版社1993年版,第64~65页。

② 《晨报》1922年7月16日,转引自李文海等《近代中国灾荒纪年续编》,湖南教育出版社1993年版,第64~65页。

③ "厦门发现时疫",《医药杂志》1922年第3期。

④ "泉州的汽车路和街道",《申报》1924年5月17日,第24版。

⑤ "安海百斯笃流行",《医药杂志》1922年第1期。"安海百斯笃流行",《东亚医学》1922年第5期。

⑥ 《漳州市志》,中国社会科学出版社1999年版。《漳州市卫生防疫站志》,2004年。

⑦ 《武夷山市志》,中国统计出版社1994年版。

⑧ 《建阳县志》,群众出版社1994年版。《福建省建阳市莒口镇志》,2004年。

⑨ 《晨报》1922年7月16日,转引自李文海等《近代中国灾荒纪年续编》,湖南教育出版社1993年版,第64~65页。

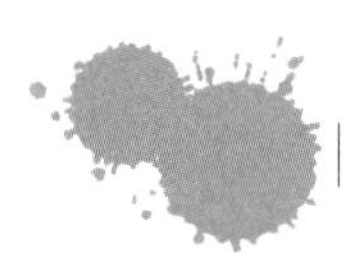

州下4名,新竹州下7名,台中州下100名,台南州下31名,高雄州下2名,台东厅下91名,莲花港厅下8名,合计有241名,其他保菌者亦有数十名。兹调查该病蔓延系统,目下在本岛南部方面,以从事于台中电力工事及其他从业之苦力人夫为最多,此等散处于各方面,遂致蔓延①。

广东省

广东省　合浦(今属广西)、廉江(今廉江市)、遂溪、海康(今雷州市)、湛江、信宜(今信宜市)、罗定(今罗定市)、增城(今增城市)、东莞(今东莞市)、饶平、大埔、普宁(今普宁市)、兴宁(今兴宁市)、河源(今属河源市)、龙门、澄迈、临高、琼山(今属海南)18县市鼠疫,发病2882例,死亡2812人②。

丰顺县　春,鼠疫流行,汤坑死亡400多人③。

澄海县(今汕头市澄海区)　夏,霍乱流行。8月12日(六月二十日)报道:汕头已发生虎疫。此间自上星期三夜间为飓风残毁后,今又发生虎列拉疫症。吾人正在设法扑灭中,饮水难得,华人以得水为幸,不复论其美恶,人畜尸骸,遍于数哩之水内,遂致水源断绝,患虎列拉疫者已有数百起④。

大埔县　春,鼠疫流行。3月,大麻、小留连续发生鼠疫,死数十人,7月始息。4月,疫及西河漳溪,全圩迁避。5月,高礤死8人。城区最烈,死200余人⑤。大埔县百侯鼠疫,自春徂夏,益复蔓延,从前沿河一带,尚不波及,今则死鼠极盛,染而毙者,日有数人⑥。

茂名县(今属茂名市)　天花流行⑦。

海南省

文昌县(今文昌市)　天花流行。东路永丰一带天花流行,仅石马村就发病20余例,死亡2例⑧。

澄迈县　鼠疫流行。南吕附近发生鼠疫,政府禁止行人出入,派医生到疫区为民治病⑨。

---

① “台湾脑脊髓膜炎”,《医药杂志》1922年第6期。

② 李文波《中国传染病史料》,化学工业出版社2004年版,第154~155页。

③ 《丰顺县志》,广东人民出版社1995年版。

④ “汕头风灾后之虎疫”,《申报》1922年8月12日,第13版。

⑤ 《大埔县志》,广东人民出版社1992年版。《广东省自然灾害史料》,广东科技出版社1999年版,第169页。

⑥ “疫患未平”,《大埔周刊》1922年第29期,第3页。

⑦ 《茂名市志》,生活·读书·新知三联书店1997年版。

⑧ 《文昌县志》,方志出版社2000年版。

⑨ 《屯昌县志》,方志出版社2007年版。

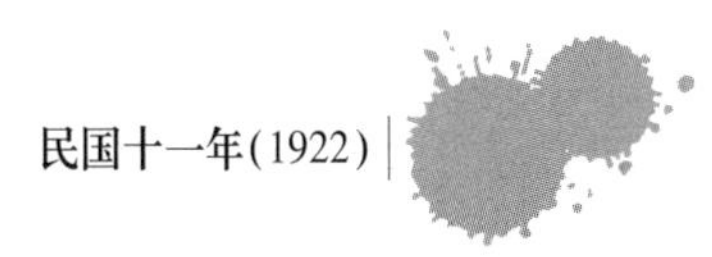

定安县　鼠疫流行①。

琼山县(今海口市琼山区)　鼠疫流行②。

香港特别行政区

香　港　夏,天花、白喉流行。6月,《医药杂志》载:近接香港船政局来电,谓该处发现时疫,患天花而死者10人,疫疠死者17人,喉症死者1人③。8月2日(六月初十日)报道:香港近日以天时不正,患时疫死者日有所闻。上星期二一日内,华人染疫死有五人之多,同日菲列滨人染疫死者亦有一二人云④。全年发生天花212例⑤,猩红热5例⑥。

广西壮族自治区

邕宁县(今属南宁市)、容县、苍梧县(今属梧州市)、崇善县(今属崇左市)、左县(今属崇左市)、百色县(今属百色市)、郁林县(今属玉林市)、北流县(今北流市)鼠疫流行⑦。

三江县(今三江侗族自治县)　天花大流行,苗江流域死人近千⑧。

天保县(今德保县)　天花流行,县城附近较为严重,死亡率较高⑨。

陆川县　春,鼠疫流行。民国《陆川县志》载:春,大洞、顺安东二堡鼠疫⑩。

博白县　鼠疫流行⑪。

岑溪县(今岑溪市)　鼠疫流行⑫。

修仁县(今荔浦县)、象县(今象州县)　夏,天花流行。今《金秀瑶族自治县志》载:春雨连绵,盛夏,天花病流行,头排、桐木等地小孩死者无数⑬。

合浦县　春,鼠疫流行。今《浦北县卫生志》载:春,平垌乡竹根麓、项鸡麓、西冲麓、探水麓及甘宁乡鼠疫大作,平垌、甘宁尤甚⑭。

---

① 《海南省志·卫生志》,方志出版社2001年版。

② 李文波《中国传染病史料》,化学工业出版社2004年版,第154~155页。

③ "港船来沪须验疫",《医药杂志》1922年第6期。

④ "香港发生时疫消息",《申报》1922年8月2日,第13版。

⑤ Wong and Wu. *History of Chinese Medicine*. Tientsin Press,1932. p. 605.

⑥ 伍连德《东三省防疫事务总处报告大全书》第4册,1924年,第167~168页;第5册,1926年,第121页。

⑦ 《广西通志·医疗卫生志》,广西人民出版社1999年版。

⑧ 《三江侗族自治县志》,中央民族学院出版社1992年版。

⑨ 《德保县志》,广西人民出版社1998年版。

⑩ 民国《陆川县志》卷二《舆地类·礼祥》。《陆川县志》,广西人民出版社1993年版。

⑪ 李文波《中国传染病史料》,化学工业出版社2004年版,第154页。

⑫ 《岑溪市志》,广西人民出版社1996年版。

⑬ 《金秀瑶族自治县志》,中央民族学院出版社1992年版。

⑭ 《浦北县卫生志》,1998年。

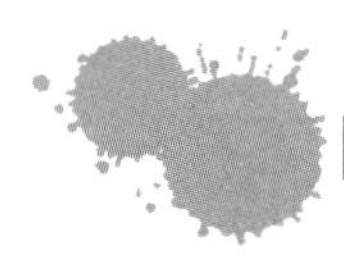

民国十二年(1923)

黑龙江省

龙江县(今齐齐哈尔市昂昂溪区)　秋,霍乱流行。8 月 20 日在昂昂溪车站及省城分设检验、治疗隔离所[①]。

讷河县(今讷河市)　冬,克山病流行,延及次年。死 158 人,其中女性 110 人[②]。

克山县　冬,克山病流行。张云圃屯(今西城镇光荣村)13 户人家,有 12 户死亡 48 人,杨花一家就死亡 10 人,剩下杨德全领着 14 岁儿子背井离乡。韩木匠一家 7 人死去 6 人[③]。

明水设治局(今明水县)　伤寒流行。永兴村贾德新屯(现永兴镇务本村)家家都有伤寒病人[④]。

肇东县(今肇东市)　鼠疫流行,全县患病 500 人[⑤]。

兰西县　麻疹大流行,县城南车家窝堡屯张纯生一家 8 个孩子就死了 7 个[⑥]。

滨江县(今属哈尔滨市)、大黑河(今属黑河市)　猩红热流行。哈尔滨发病 270 例,大黑河发病 22 例,死 5 人[⑦]。

方正县　夏,时疫流行。7 月 22 日(六月初九日)报道:时疫流行。初则头目昏迷,全身骤冷,继则呕泻不止,形似霍乱,又近痢疾。无论老少,患者甚众,有朝患而夕死者,颇为可畏[⑧]。

望奎县　夏,时疫流行。8 月 8 日(六月廿六日)报道:入夏以来,发生一种时疫,

---

① 《昂昂溪区志》,黑龙江人民出版社 2006 年版。

② 《讷河县志》,黑龙江人民出版社 1989 年版。

③ 《克山县志》,中国经济出版社 1991 年版。

④ 《明水县志》,黑龙江人民出版社 1989 年版。

⑤ 《绥化地区志》,黑龙江人民出版社 1995 年版。

⑥ 《兰西县志》,海南出版社 1992 年版。

⑦ 伍连德《东三省防疫事务总处报告大全书》第 5 册,1926 年,第 121 页。

⑧ “时疫流行之可怖”,《盛京时报》1923 年 7 月 22 日,第 4 版。

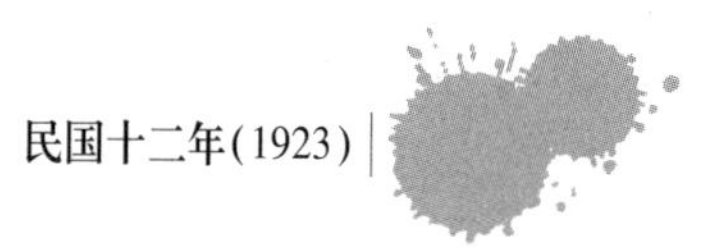

蔓延日久,传染满境。染斯疾者头疼,浑身发冷,始则吐泻,继则痢疾,无男女老幼,染者甚多①。

吉林省

郭尔罗斯前旗(今前郭尔罗斯蒙古族自治县)　鼠疫流行,发病90例,全部死亡②。

长春县(今属长春市)　夏,瘟疹、痢疾流行。5月20日(四月初五日)报道:迩来瘟疹盛行,小儿染者甚多③。7月19日(六月初六日)报道:疫病流行,先染泻泄,后成痢疾,近几日街市患此者颇不乏人④。

北镇县(今北镇市)　夏,霍乱流行。7月14日(六月初一日)报道:京奉沿路沟帮子附近村庄发现虎列拉,连日死者30余人,蔓延甚烈⑤。

洮南县(今洮南市)　夏,痢疾流行。7月15日(六月初二日)报道:该邑寒暑不时,发生红白痢疾,患者甚夥⑥。

辽宁省

沈阳县(省会,今沈阳市)　春,瘟疹盛行。4月29日(三月十四日)报道:近来瘟疹盛行,小儿患者颇多⑦。冬,感冒流行。1924年2月1日(十二月廿七日)报道:感冒流行,最流行者无过城里,甚至有一家数口均受感冒⑧。

新民县(今新民市)　夏,时疫流行。7月25日(六月十二日)报道:近年来新民境内均甚平安,并无灾害,乃自春徂夏,时令不正,冷热无定,以致发生时疫。现在高台子附近各村时疫甚烈,渐见蔓延各村,其病状患者呕吐下泻,不能动转,并兼有废命者⑨。

锦　县(今锦州市)　夏,霍乱流行。7月13日(五月三十日)报道:近来京奉路锦州一带发现虎疫⑩。冬,天花流行。12月11日(十一月初四日)报道:近因天时不正,无论大人小孩,多有发生天花(日人称为天然痘)者,传染甚速,数日来患者已有四

---

① "时疫流行",《盛京时报》1923年8月8日,第5版。
② 李文波《中国传染病史料》,化学工业出版社2004年版,第156页。
③ "疹症剧烈",《盛京时报》1923年5月20日,第5版。
④ "时疫益见蔓延矣",《盛京时报》1923年7月19日,第4版。
⑤ "京奉沿路发现虎列拉",《大公报》1923年7月14日,第2张第2版。
⑥ "发现时疫",《盛京时报》1923年7月15日,第5版。
⑦ "瘟疹盛行",《盛京时报》1923年4月29日,第5版。
⑧ "感冒流行",《盛京时报》1924年2月1日,第5版。
⑨ "各村之时疫流行",《盛京时报》1923年7月25日,第4版。
⑩ "南满驿拟设检疫所",《盛京时报》1923年7月13日,第4版。

五十人之多[①]。

北镇县(今北宁市) 夏,霍乱流行。7 月 13 日(五月三十日)报道:近来京奉路广宁一带发现虎疫[②]。

安东县(今丹东市) 春,时疫流行。3 月 18 日(二月初二日)报道:时疫流行,染疫之人始则头目昏眩,继则呕吐大作,虽无生命危险,亦不易愈[③]。秋,时疫流行。8 月 26 日(七月十五日)报道:大雨为灾,大东沟、元宝山、六道沟、三不管等处均发生时疫,自 20 日起迄 23 日,已疫毙 40 余名[④]。

凤城县(今凤城市) 秋,时疫流行。8 月 31 日(七月二十日)报道:入秋以来,几于无人不染时疫,初得时虽不甚剧烈,然头目昏眩,饮食懒进,虽无性命之虞,然拖延时日,亦为害不小[⑤]。

营口县(今大石桥市) 冬,猩红热流行。1924 年 1 月 29 日(十二月廿四日)报道:入冬以来,天时冷暖无常,疠疫易生。自本月初旬,埠内小孩多有染患猩红热者,近更加甚,屡有死亡[⑥]。

金　县(今大连市金州区) 夏,霍乱流行。8 月 31 日(七月二十日)报道:8 月上旬大连虎疫传入天津[⑦]。

内蒙古自治区

呼伦贝尔(含今牙克石市) 夏,鼠疫流行。约 5 月 31 日(四月十六日),平民通讯社据哈尔滨特讯云:西伯利亚一带,素为疫症之发源地,满洲里、海拉尔等处,因与之地方接近,时罹其灾。顷据探报,中东铁路哈满线之牙克石站,近来发现一种结核鼠疫,传染甚速,牙站患此身死者已有 4 人[⑧]。又,霍乱流行。牙克石地区也有霍乱流行,感染人数无记载[⑨]。

萨拉齐县(含今包头市) 夏,鼠疫流行。夏,瘟疫流行,死亡甚重[⑩]。土匪窦飞龙作乱,率匪五千围城,司令蒋文焕登陴守御,复调萨县玉禄部队击败之,是年大疫[⑪]。

---

① “天花流行”,《盛京时报》1923 年 12 月 11 日,第 5 版。
② “南满驿拟设检疫所”,《盛京时报》1923 年 7 月 13 日,第 4 版。
③ “安东时疫流行”,《盛京时报》1923 年 3 月 18 日,第 5 版。
④ “安东发现时疫说”,《盛京时报》1923 年 8 月 26 日,第 4 版。
⑤ “凤城时疫流行”,《盛京时报》1923 年 8 月 31 日,第 5 版。
⑥ “猩疫流行”,《盛京时报》1924 年 1 月 29 日,第 5 版。
⑦ “海关检验轮船乘客”,《大公报》1923 年 8 月 31 日,第 2 张第 2 版。
⑧ “恶疫流行:满洲里发现百斯笃”,《中华医学杂志》1923 年第 3 期。
⑨ 《牙克石市卫生防疫站志》,1999 年。
⑩ 《包头市志》,远方出版社 2009 年版。《包头市志》,远方出版社 2001 年版。
⑪ 《包头市志》,远方出版社 2009 年版。

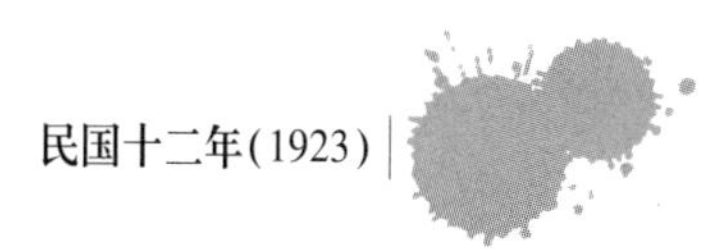

通辽县(今通辽市科尔沁区)　夏,鼠疫流行,发病458例,死亡423人①。

索伦镶黄及正白旗　夏,霍乱流行。6月2日(四月十八日)报道:赤塔迤东发现虎疫,已传至东路免渡河站②。

胪滨县(今属满洲里市)　夏,鼠疫流行。5月31日(四月十六日),满洲里特别五区警察署报告:距站7俄里东北俄屯系去年新立之屯,为呼伦县管辖,名为克力什诺夫,有69户,250俄人,华人7名。有俄人名莫洛舍夫,平常以打旱獭为生,9日在山上得病,20日回家,21日即死。详细检验,右腋下有很大核一个,将核剖开,验有疫虫。同住者有6俄人,系属一家,关医官任民与铁路俄医官已将该6人隔离,其死尸及住房均行焚化,隔离之6人检验无病,于27日开放,看此情形,不至于传染矣。又,赤塔铁路八十一号小站,俄人名列今肯,于16日得病,20日死去,经医官验似疫症,将同居之4俄人隔离,至26日检验无病,遂予放出,看此情形,亦不至于传染③。猩红热流行,扎赉诺尔51例,死5人④。

北京市

北京市　春,白喉、猩红热、天花流行,死者不少。3月20日(二月初四日)报道:京师地方到处发现猩红热症,重者不过数日即行死亡⑤。迩来天气乍寒乍热,以致时疫流行,就昨前两日之调查,患时疫而死者已属不少,北城大角胡同、西直门内新街口二条胡同、广平库后身门牌二号住户、广安门内观音阁门牌三号、东直门内北城根住户均有头痛、吐血而亡者⑥。猩红热居多,白喉次之,天花又次之⑦。北京传染病医院猩红热治疗95例,死亡18人⑧。

天津市

天津县(今天津市市区)　春夏,猩红热流行。3月5日(正月十八日)报道:入春以来,居民时闻发生咽喉毒症⑨。3月14日(正月廿七日)报道:近来发现一种瘟病,觉头眼昏,心中烦躁,一时比一时沉重⑩。4月11日(二月廿六日)报道:租界日人染

---

① 李文波《中国传染病史料》,化学工业出版社2004年版,第156页。

② “吉林电”,《申报》1923年6月2日,第4版。

③ “恶疫流行:满洲里发现百斯笃”,《中华医学杂志》1923年第3期。

④ 伍连德《东三省防疫事务总处报告大全书》第5册,1926年,第121页。

⑤ “猩红热症预防法”,《大公报》1923年3月20日,第2张第3版。

⑥ “京中发现时疫”,《医事月刊》1923年第1期。

⑦ 于德源《北京历史灾荒灾害纪年》,学苑出版社2004年版,第201页。

⑧ Yang Ting-Kung, et al. Scarlet Fever in China. *Chin Med J*,1924(03).伍连德《东三省防疫事务总处报告大全书》第3册,1922年,第1页。

⑨ “喉症宜防”,《大公报》1923年3月5日,第3张第2版。

⑩ “本埠又发现异症”,《大公报》1923年3月14日,第3张第2版。

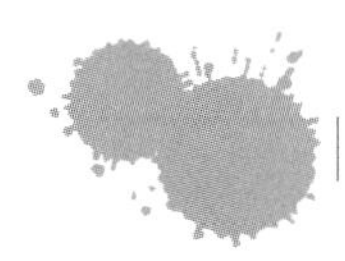

患猩红热已有20余人之多[①]。5月30日(四月十五日)报道:津中东南城角帝庙一带有痘疹发现[②]。6月2日(四月十八日)报道:城北武广北海大学校内学生之染患猩红热者,有数十人之多[③]。6月6日(四月廿二日)报道:近日猩红热时疫传染颇速[④]。6月9日(四月廿五日)报道:北洋大学腥红热流行,传染急速,传染80余人[⑤]。6月11日(四月廿七日)报道:天时不正,发现猩红热及腹泻症[⑥]。6月,猩红热流行,蔓延甚烈,北洋大学死4人,提前放暑假[⑦]。夏秋之际,霍乱流行。7月5日(五月廿二日)报道:天气酷暑,时令不和,得痧症者极多[⑧],疫疾流行[⑨]。8月5日(六月廿三日)报道:时令不正,霍乱痧症盛行[⑩]。8月17日(七月初六日)报道:去夏津埠一带时疫(霍乱)猖獗,今夏时疫又见[⑪]。7月10日(五月廿七日)报道:津埠发生时疫,系饮料不洁故[⑫]。8月26日(七月十五日)报道:天津日租界发生霍乱,不断蔓延,隔离无效,截至是日,染霍乱死亡者已达10人[⑬]。8月28日(七月十七日)报道:自八月上旬起,虎疫盛行,死人无算[⑭]。8月31日(七月二十日)报道:自8月上旬起,时有虎疫发现,疫症由大连、上海等处之旅客传染[⑮]。9月1日(七月廿一日)报道:津埠一带霍乱流行[⑯]。冬,猩红热流行。1924年1月10日(十二月初五日)报道:直隶冬疫渐生,多有患喉痛起白者[⑰]。1924年1月18日(十二月十三日)报道:本年冬季,因气候不正,患时疫者时有所闻,日租界小松街2人患猩红热[⑱]。

河北省

沧　县(今沧州市)　夏,天花流行。5月30日(四月十五日)报道:沧县幼童多

---

① “日界猩红热之蔓延”,《大公报》1923年4月11日,第2张第2版。
② “本埠已有类似猩红热之疫症发现”,《大公报》1923年5月30日,第2张第2版。
③ “猩红热时病之流行”,《大公报》1923年6月2日,第2张第2版。
④ “直一中学亦因时疫提前放假”,《大公报》1923年6月6日,第2张第2版。
⑤ “北洋大学提前放假”,《大公报》1923年6月9日,第2张第3版。
⑥ “各中级学校均有提前放暑假讯”,《大公报》1923年6月11日,第2张第2版。
⑦ 《红桥区志》,天津古籍出版社2001年版。
⑧ “来函照登”,《大公报》1923年7月5日,第2张第2版。
⑨ “中国医院施送霍乱药”,《大公报》1923年7月5日,第2张第2版。
⑩ “辛医士施送回生丹”,《大公报》1923年8月5日,第2张第2版。
⑪ “红十字会施遵霍乱药水”,《大公报》1923年8月17日,第2张第2版。
⑫ “天津电”,《申报》1923年7月10日,第4版。
⑬ 《和平区志》,中华书局2004年版。
⑭ “天津定期验疫旅客均须检验”,《申报》1923年8月28日,第14版。
⑮ “海关检验轮船乘客”,《大公报》1923年8月31日,第2张第2版。
⑯ “红会霍乱药水之功效”,《大公报》1923年9月1日,第2张第2版。
⑰ “救灾会函送检疫指南”,《大公报》1924年1月10日,第2张第2版。
⑱ “本埠新闻:日租界发现猩红热”,《大公报》1924年1月18日,第2张第2版。

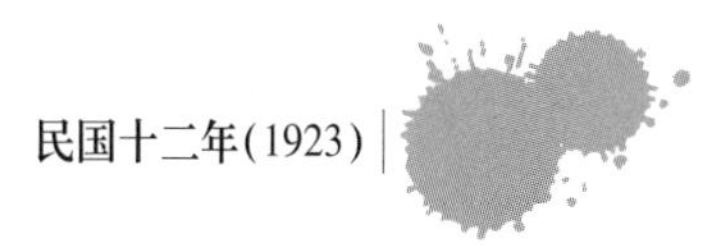

有患痘疹者,并带有传染的性质[1]。

盐山县　旱,雹,霍乱流行[2]。

大城县　天花流行,死亡多人[3]。

山西省

崞　县(今原平县)　天花流行。死于天花病者21人[4]。

临县、兴县　鼠疫流行。临县发病92例,全部死亡。兴县发病20例,死亡19人[5]。

曲沃县　大疫,死亡甚众。今《曲沃县志》载:是年该县传染病死亡244人,其中麻疹89人,白喉12人,痢疾32人,伤寒86人,霍乱8人,天花17人[6]。

文水县　大疫,死者枕藉。今《文水县志》载:是年各种传染病死亡1572人,占死亡人口2205人的72.3%。其中霍乱病死亡10人,伤寒175人,痘疹(天花)28人,疹热病(麻疹)479人,赤痢13人,白喉593人,痨病(肺结核)260人,噎食(食道癌)28人[7]。

石楼县　大疫,死者不少。今《石楼县志》载:是年霍乱、痢疾、伤寒、痘疹、麻疹、白喉、肺痨等传染病死亡93人,占当年死亡总人数的43%[8]。

孝义县(今孝义市)　伤寒大流行[9]。

灵石县　天花流行,幼童死亡甚多[10]。

汾西县　大疫,死者数百。今《汾西县志》载:是年霍乱死亡26人,赤痢死亡20人,伤寒死亡52人,痘症死亡73人,白喉死亡1人[11]。

蒲　县　大疫,痢疾、伤寒、天花流行。今《蒲县志》载:县城菌痢发病197人,死亡76人;伤寒流行,死亡40人;天花流行,死亡35人[12]。

清源县(今清徐县)、交城县　秋,白喉流行。9月19日(八月初九日)报道:去年

---

① "本埠已有类似猩红热之疫症发现",《大公报》1923年5月30日,第2张第2版。

② 《盐山县志》,南开大学出版社1991年版。

③ 《大城县志》,华夏出版社1995年版。《廊坊市志》,方志出版社2001年版。

④ 《忻州地区志》,山西古籍出版社1999年版。

⑤ 李文波《中国传染病史料》,化学工业出版社2004年版,第156页。

⑥ 《曲沃县志》,海潮出版社1991年版。

⑦ 《文水县志》,山西人民出版社1994年版。

⑧ 《石楼县志》,山西人民出版社1994年版。

⑨ 《孝义县志》,海潮出版社1992年版。

⑩ 《灵石县志》,中国社会出版社1992年版。

⑪ 《汾西县志》,方志出版社1997年版。

⑫ 《蒲县志》,中国科学技术出版社1992年版。

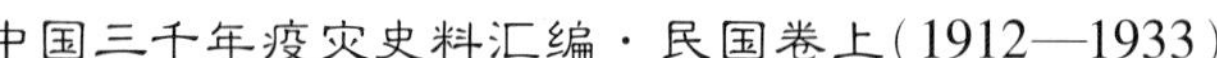

冬季白喉流行,儿童病死者甚夥。现在此病又复发生,尤以清源、交城两处为剧,非但儿童因而死亡,即成年者亦死亡不少[1]。

陕西省

凤　县　夏(4—6月),伤寒流行,死亡甚多[2]。

山东省

商河县　秋,疫[3]。按:这是霍乱流行。

邹平县　秋,霍乱流行,临池一带蔓延20余村,人死无数[4]。

长清县(今济南市长清区)　秋,霍乱流行。今《山东省卫生志》载:1919—1925年,长清县霍乱[5]。

单　县　秋,霍乱流行。时疫流行,自七月至九月,死亡甚众[6]。各村皆有僵尸之痛,以至报丧者不敢出门[7]。

峄　县(今属枣庄市)　春,脑膜炎流行。台儿庄一带死者十二,全家死绝者甚多[8]。

莱阳县(今包括莱阳市)　春,伤寒流行,死人无数,仅马连庄一带的11个村,就死223人。夏,霍乱流行,周格庄一带患者400余人,死230多人[9]。咸家屯村死亡无算,报丧者不敢单行[10]。解家泽口村死26人,报丧者不敢单行[11]。

掖　县(今莱州市)　秋,霍乱大流行,死亡者甚众[12]。

安邱县(今安丘市)　秋,鼠疫流行。今《潍坊市志》载:秋,安丘县一带鼠疫流行,仅周家营子村就病死360人[13]。

益都县(今青州市)　秋,疟疾流行[14]。

---

① “山西之水灾与时疫:平遥水灾甚重,各县白喉流行”,《申报》1923年9月19日,第7版。

② 《凤县志》,陕西人民出版社1994年版。

③ 民国《重修商河县志》卷首《大事记》。

④ 《邹平县志》,中华书局1992年版。

⑤ 《山东省卫生志》,山东人民出版社1992年版。

⑥ 民国《单县志》卷一四《灾祥志》。

⑦ 《单县志》,山东人民出版社1996年版。

⑧ 《枣庄市志》,中华书局1993年版。

⑨ 《莱西市卫生志》,2005年。

⑩ 《咸家屯村志》,2004年。

⑪ 《解家泽口村志》,2003年。

⑫ 《莱州市志》,齐鲁书社1996年版。

⑬ 《潍坊市志》,中央文献出版社1995年版。

⑭ 《潍坊市卫生志》,1989年。

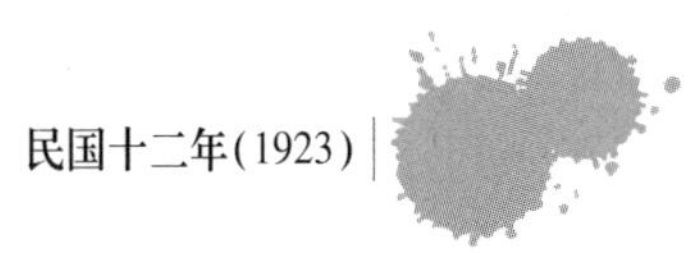

河南省

延津县　春,天花流行[①]。

修武县　春,城区天花流行[②]。

封邱县(今封丘县)　春,天花流行[③]。

开封县　霍乱流行。仅刘铁、安寨村发病900人,死亡50人[④]。

扶沟县　春,天花大流行,患者甚众[⑤]。

郾城县(今漯河市郾城区)　春,天花流行。发病1100多人,死亡420人,落麻子的680余人[⑥]。

正阳县　鼠疫流行。今《正阳县卫生志》《正阳县志》载:汝南埠、寒冻沿汝河一带,鼠疫流行,患者皮肤瘀斑,大片出血,发病率约15%,染病后幸存者很少[⑦]。按:据所描述症状,似乎不是鼠疫,应是出血热。

桐柏县　秋,县境东部瘟疫流行,庄稼无人收[⑧]。

潢川县　春,天花流行。城南一村38人,一月内死于痘疹者32人;一集市20余家,半月内因患痘疹死21人[⑨]。

甘肃省

皋兰县(今属兰州市)　春,白喉流行。石洞镇、彬草沟死亡人数较多[⑩]。夏,霍乱流行。每日患症死者百余人[⑪]。

镇番县(今民勤县)　上东、中兴、什岔、外渠等地白喉流行[⑫]。

导河县(今夏河县)、临潭县(今碌曲县)　鼠疫流行。夏河县发病13例,全部死亡。临潭县发病5例,全部死亡[⑬]。

---

① 《延津县志》,生活·读书·新知三联书店1991年版。

② 《焦作市卫生志》,1987年。

③ 《封丘县志》,中州古籍出版社1994年版。

④ 《开封县卫生志》,1985年。

⑤ 《扶沟县志》,河南人民出版社1986年版。

⑥ 《郾城县卫生志》,1986年。《郾城县志》,中州古籍出版社1997年。

⑦ 《正阳县卫生志》,1985年。《正阳县志》,方志出版社1996年版。

⑧ 《桐柏县志》,中州古籍出版社1995年版。

⑨ 《潢川县志》,生活·读书·新知三联书店1992年版。

⑩ 《皋兰县志》,甘肃人民出版社1999年版。

⑪ 《陕甘宁青四省(区)强地震目录》,陕西科学技术出版社1985年版,第84页。李文海等《近代中国灾荒纪年续编》,湖南教育出版社1993年版,第83页。

⑫ 《民勤县卫生志》,2010年。《民勤县志》,兰州大学出版社1994年版。

⑬ 李文波《中国传染病史料》,化学工业出版社2004年版,第156页。

宁夏回族自治区

固原县　秋七月,霍乱流行。9月5日(七月廿五日)报道:固原大地震,虎疫亦剧,死者甚众①。

青海省

玉树理事署(今玉树县)　鼠疫流行,发病30例,全部死亡②。

新疆维吾尔自治区

镇西县(今巴里坤县)　伤寒流行,死亡200余人③。

安徽省

安徽省　黑热病流行。亳县、涡阳、宿城(宿县)、灵璧、泗县、太和、阜阳、蒙城、颍上、凤台、怀远、五河、寿县、凤阳等14个县为黑热病流行区④。

凤阳县　鼠疫流行⑤。

泗　县　天花流行,全县受灾面很大⑥。

宿　县　秋,疫。9月17日(八月初七日),中国红十字会蚌埠分会医队邓愚山函称:前日敝分会医队到宿县,近日适当秋令,发现猩红疹、虎烈拉、天花、赤痢、疟疾等疫甚多,婴儿染疫,死十之二三⑦。

歙　县　秋,疫。七月,歙县近有时气之症,无论男女,或发热手足,浑身疼痛不能转侧,如同疯症,每多殒命者⑧。

黟　县　春,疫。黟地万山包环,流行病以夏秋间疟疾最盛。旧岁冬旱,放晴50余日,未有点雨滋润,腊杪新年,贫富户口饮食之间一律油腻,相滞起病,忽突如其来,今将病状列后:(病状)先畏寒,四肢冷,背胀、头痛、咳嗽,有口渴不引饮者,有口渴引饮者,有呕吐者,有左肋疼痛及胸前闭塞咳嗽牵引作痛,有大便溏泻色黄者,睡多谵语。(面色)两颧微红,唇燥齿垢,鼻有清涕及无清涕。小康及贫寒之户,如食糯品、荤腥、黏滞等物,病发咳嗽胸塞,舌蹇难言,不及医药,有夜发日毙者⑨。

① “甘肃固原地震与虎疫之电讯”,《申报》1923年9月5日,第13版。
② 李文波《中国传染病史料》,化学工业出版社2004年版,第156页。
③ 《巴里坤哈萨克自治县志》,新疆大学出版社1993年版。
④ 《安徽卫生志》,黄山书社1993年版。
⑤ 《蚌埠市志》,方志出版社1995年版。
⑥ 《泗县志》,浙江人民出版社1990年版。
⑦ “蚌埠分会医队救治宿县秋疫”,《中国红十字会月刊》第25期,1923年。
⑧ “问时疫治法(胡天宗)”,《三三医报》1923年第2期。
⑨ “问癸亥夏正月黟地时疫治法(王兰远)”,《三三医报》1923年第8期。

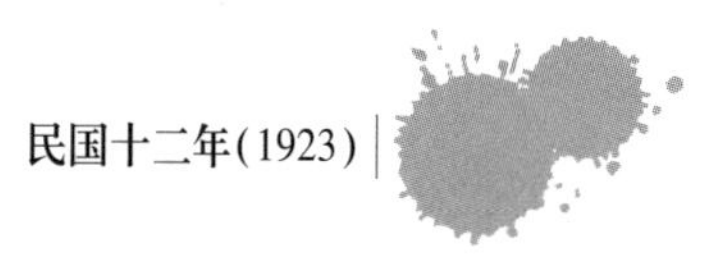

四川省

巴安县(今巴塘县)　回归热大流行①。

江油县(今江油市)、彰明县(今属江油市)　秋,伤寒、副伤寒流行,水平、东兴、彰明等乡镇死人甚多,一些村落田园荒芜,稻谷缺劳收割②。

珙　县　鼠疫流行,王家乡3500人中死亡400多人③。

安岳县　霍乱流行④。

苍溪县　霍乱流行。由阆中传来疫症,感之片刻不治,死者累累,民众称之为"麻脚瘟"⑤。

遂宁县(今属遂宁市)　痢疾流行,县城患者1000多人,蔓延至横山、白马、东禅等区乡⑥。

南江县　秋,旱,霍乱流行。今《南江县志》载:秋,大旱,继以瘟疫流行,人民饥病交迫,死者甚众⑦。

梓潼县　秋,旱,霍乱流行。八月,张牟子《梓邑苦旱日久重以时疫感作》诗云:"三年患亢干,旱极涸湍濑……草屋断炊烟,穷黎绝粗粒……叹久气不舒,疠疫滋狡狯,饥饿益时灾,交困斯为最!"⑧

云南省

云南省　元江、澜沧、宁洱、五福、建水、蒙自(今蒙自市)、个旧等县鼠疫流行⑨。

建水县、蒙自县、个旧县　芭蕉岭一带腺鼠疫流行⑩。

弥渡县　天花流行⑪。

东川县(今会泽县)　夏,霍乱、鼠疫流行,死者较多⑫。

昆明县(今属昆明市)　夏,霍乱流行。小板桥镇尤甚,患者上吐下泻,朝发暮死,

---

① 魏曦《我国之回归热病》,《中华医学杂志》1937年第7期。
② 《江油县志》,四川人民出版社2000年版。
③ 《珙县志》,四川人民出版社1995年版。
④ 《内江地区卫生志》,四川辞书出版社1995年版。
⑤ 《苍溪县卫生志》,1988年。
⑥ 《遂宁县志》,巴蜀书社1993年版。
⑦ 《南江县志》,成都出版社1992年版。
⑧ 张车子《梓邑苦旱日久重以时疫感作》,《学汇》第329期,1923年。
⑨ 李文波《中国传染病史料》,化学工业出版社2004年版,第155页。
⑩ 《元阳县卫生志》,云南民族出版社1993年版。
⑪ 《弥渡县卫生志》,云南民族出版社2007年版。
⑫ 《会泽卫生志》,云南民族出版社2006年版。

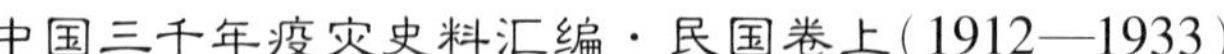

响水闸李家福一家11口患病后只存活1人①。

江川县　伤寒病流行②。

大姚县　大疫。今《大姚县志》载:瘟疫流行,全境68325人,疫病5173人,死亡3308人③。

贵州省

贵阳县(今属贵阳市)　秋,时疫流行。9月17日(八月初七日),中国红十字会贵阳分会会长吴爵一函称:近以时疫流行,特由同人捐资发起医疗所,附设贵阳大南门观音寺内,分会办事处已于阴历六月初七日开幕,到所就诊者络绎不绝④。

桐梓县　瘟疫流行⑤。

湖北省

麻城县(今麻城市)　县东南天花、痢疾流行⑥。

汉川县(今汉川市)　霍乱流行。田二河街两天内死亡数十人,沉湖、段夹和张家台各死百余人,人心惶惶,"日光不断就关门,湾子里头无行人,烧钱化纸求神灵,还是天天埋死人"⑦。

湖南省

辰溪县、芷江县、黔阳县(今洪江市)　天花流行。沿用人痘苗接种,接种人数少,效果不佳,导致疫病流行⑧。

会同县　天花流行。高椅、长寨、若水等地患者300多人,死亡50余人⑨。

慈利县　天花流行。溪口镇死亡200余人⑩。

桑植县　春,天花流行,蔓延甚速。水獭铺(今瑞塔铺),死者甚多⑪。

平江县　鼠疫流行,全县死亡人数不少⑫。按:这里的鼠疫值得怀疑,应是天花流行。

---

① 《官渡区卫生志》,1990年。

② 《江川县志》,云南人民出版社1994年版。

③ 《大姚县志》,云南大学出版社1999年版。

④ "贵阳分会医疗所救护时疫",《中国红十字会月刊》第25期,1923年。

⑤ 民国《桐梓县志》卷一〇《食货志》。

⑥ 《麻城县志》,红旗出版社1993年版。

⑦ 《汉川县志》,中国城市出版社1992年版。

⑧ 《怀化市志》,生活·读书·新知三联书店1994年版。

⑨ 《会同县卫生志》,1993年。

⑩ 《慈利县卫生志》,1989年。

⑪ 《桑植县志》,海天出版社2000年版。

⑫ 《平江县卫生志》,1990年。

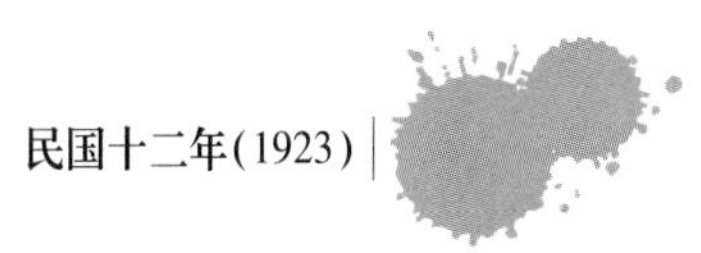

江西省

玉山县　天花流行。南乡八都、七都等地丧生者占患病人数的50%①。

遂川县　疟疾大流行②。

江苏省

涟水县、淮阴县(今淮安市淮阴区)、泗阳县　黑热病流行。此三县最为严重,无正规有效治疗,死亡率高达90%以上③。

江宁县(今属南京市)　春,天花流行。3月21日(二月初五日)报道:南京日来天花传染益甚,下关及城北一带,即年已数十岁者亦多传染④。3月25日(二月初九日)报道:南京天花流行⑤。秋,霍乱、痢疾流行。9月4日(七月廿四日)报道:近日时疫盛行,霍乱、痢疾尤多⑥。10月7日(八月廿七日)报道:天气不正,时疫盛行⑦。

丹徒县(今属镇江市)　春夏,天花、猩红热流行。3月3日(正月十六日)报道:近日春寒特甚,天时不正,城乡各处疫症流行,儿童大半患痧疹,以致各医室每日就诊者颇为拥挤,但皆无甚危险云⑧。3月26日(二月初十日)报道:时届仲春,城乡居民多患喉症、猩红热,儿童亦盛行天花⑨。4月8日(二月廿三日)报道:近日天时不正,城厢一带居民发生春温症者颇多,小儿又多传染天花、痧子⑩。4月21日(三月初六日)报道:日前镇江一带天时不正,亢燥异常,人民多患喉症天花,因而流行,婴孩夭殇者不知凡几⑪。5月2日(三月十七日)报道:日来寒暖失常,天花、红疹等流行症传染极盛⑫。6月24日(五月十一日)报道:日来天气骤热,城厢内外因之遂有时疫发现,传染甚速。21日东乡丹徒镇居民患疫而死者已有4人,又近日天花盛行,儿童之患此者竟所在多有云⑬。7月13日(五月三十日)报道:天时不正,城厢各处人民疫疠盛

---

① 《玉山县志》,江西人民出版社1985年版。
② 《遂川县志》,江西人民出版社1996年版。
③ 《淮阴市卫生志》,中国矿业大学出版社1997年版。
④ "南京快信",《申报》1923年3月21日,第10版。
⑤ "南京快信",《申报》1923年3月25日,第7版。
⑥ "南京快信",《申报》1923年9月4日,第10版。
⑦ "南京快信",《申报》1923年10月7日,第10版。
⑧ "镇江城乡痧疹流行",《申报》1923年3月3日,第11版。
⑨ "镇江民间时症流行",《申报》1923年3月26日,第11版。
⑩ "镇江发生流行病",《申报》1923年4月8日,第10版。
⑪ "镇江",《申报》1923年4月21日,第10版。
⑫ "镇江时症流行之可虑",《申报》1923年5月2日,第10版。
⑬ "镇江城厢发现时疫",《申报》1923年6月24日,第10版。

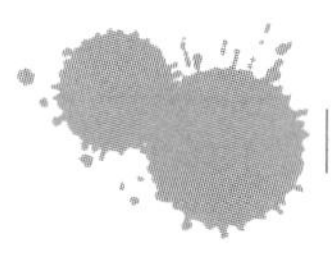

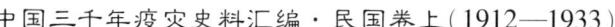

行,传染迅速①。

吴　县(今属苏州市)　春夏,天花流行。3月3日(正月十六日)报道:苏州交春后天花流行②。3月29日(二月十三日)报道:城北桃花坞、阊门上下塘大街一带,迩来儿痘痧盛行,传染迅速,惟不甚凶险③。4月13日(二月廿八日)报道:此间近日天花盛行④。5月2日(三月十七日)报道:近日城内天花盛行,由于去冬天旱水涸所致,一经春气发动辄成疫疠⑤。

常熟县(今常熟市)　猩红热流行⑥。

武进县(今常州市武进区)　夏秋之际,霍乱流行。"瘪螺痧"流行,前黄街暴死12人⑦。

无锡县(今属无锡市)　春夏,天花流行。4月3日(二月十八日)报道:日来四乡天花流行,不论成人童子及已种牛痘者,均有传染⑧。5月25日(四月初十日)报道:县属北乡青城市一带近来天花流行,小孩之夭殇者已有数人⑨。秋,霍乱流行。8月16日(七月初五日)报道:自入秋以来天时不正,人民易致疾病。初仅痢疾轻症,日内忽发生虎列拉症,已有数人因不及救治而死⑩。8月29日(七月十八日)报道:日内天忽奇热,以致城乡发现时疫⑪。

江阴县(今江阴市)　白喉流行⑫。

南通县(今属南通市)　春,天花流行。4月4日(二月十九日)报道:通邑近来天气寒暖失常,四乡儿童发生天花者甚多,传染且极迅速⑬。

太仓县(今太仓市)　夏,霍乱流行。今《太仓市卫生志》载:5月,县城周围流行霍乱,患者无数⑭。如住居张家弄口之某甲午间尚能自炊而食,傍晚患痧,脚筋抽缩,

---

① "镇江城厢已有时疫",《申报》1923年7月13日,第10版。
② "苏州官痘提前开种",《申报》1923年3月3日,第11版。
③ "苏州苏城天花流行",《申报》1923年3月29日,第11版。
④ "苏州学生赶种牛痘",《申报》1923年4月13日,第10版。
⑤ "苏州",《申报》1923年5月2日,第10版。
⑥ 《常熟市卫生志》,1990年。
⑦ 《前黄乡志》,1985年。
⑧ "无锡四乡天花流行",《申报》1923年4月3日,第10版。
⑨ "无锡青城市天花流行",《申报》1923年5月25日,第10版。
⑩ "无锡秋令时疫蔓延",《申报》1923年8月16日,第11版。
⑪ "无锡秋热发现时疫",《申报》1923年8月29日,第11版。
⑫ 《江阴市志》,上海人民出版社1992年版。
⑬ "南通痘疫传染之猛烈",《申报》1923年4月4日,第11版。
⑭ 《太仓市卫生志》,1998年。

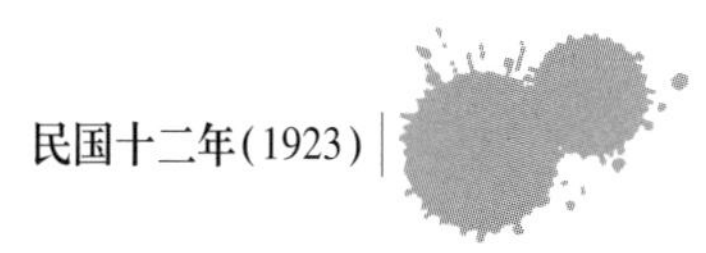

呕吐狼藉,遂致毙命[①]。

仪征县(今仪征市) 天花流行,并延至次年[②],有的村庄一家数口或相邻数家同染天花,很多人不治死亡[③]。

沭阳县 大疫,死者甚众。今《沭阳县卫生志》载:县内患有霍乱、回归热、黑热病、疟疾等传染病人32282人,其中死亡2803人[④]。

上海市

上海县(今闵行区等) 夏秋,霍乱流行。7月7日(五月廿四日)报道:日来霍乱症已发现多起,死亡日有所闻[⑤]。8月3日(六月廿一日)报道:前昨两日沪上大热,寒暑表升至九十九度,实为近数年来所罕见。惟同时疫症蔓延亦颇剧烈。华人、日侨因疫死亡者为数已众,现在各地时疫医院诊治者为数尤多[⑥]。8月4日(六月廿二日)报道:本埠因天气炎热,发急痧者仍有增无减,西藏路上海时疫医院现居有患时疫病人70余人[⑦]。8月5日(六月廿三日)报道:浦东烂泥渡一带近日发现疫症,传染者多系码头小工[⑧]。8月19日(七月初八日)报道:死于急痧者日有所闻。浦东沿浦一带发生疫症者颇多。浦东周浦镇一带,近日发生类似虎力拉之时疫。考查近镇一带,3日来罹疫而死者已有20余人[⑨]。8月28日(七月十七日)报道:浦东烂泥渡、老白渡塘桥一带,近日染疫而死者甚多,大半皆属贫民苦力,平日不讲卫生,致传染益广。旬日以来,染疫而死者已有50余人[⑩]。10月2日(八月廿二日)报道:红会时疫医院昨日闭幕。西藏路上海时疫医院已于前日闭幕,该院诊治男女患疫病人计有2290号,内有住院1033人,死亡54人云[⑪]。据不完全统计,是年霍乱发病700例,死亡91人,外侨发病89例,死亡3人[⑫]。另有脑膜炎5例[⑬]。《中国医药月刊》载:西藏路上海时疫医院诊治患疫男女,本月内每日计有百人。近日时症除霍乱、痢疾、腹泻外,胃肠病、

---

① "预防时疫流行",《思益附刊》第59期,1923年。

② 《仪征卫生志》,1996年。《扬州卫生志》,中国工商出版社2006年版。

③ 《仪征市志》,江苏科学技术出版社1994年版。

④ 《沭阳县卫生志》,中国矿业大学出版社1996年版。

⑤ "霍乱症已有发现",《申报》1923年7月7日,第14版。

⑥ "沪上酷热之所闻",《申报》1923年8月3日,第14版。

⑦ "时症有增无减",《申报》1923年8月4日,第15版。

⑧ "浦东已发现疫症",《申报》1923年8月5日,第14版。

⑨ "疫症盛行",《申报》1923年8月19日,第14版。

⑩ "浦东疫症已减",《申报》1923年8月28日,第16版。

⑪ "两时疫医院先后闭幕",《申报》1923年10月2日,第15版。

⑫ 伍连德《海港检疫管理处略史》,《海港检疫管理处报告书》第2册,1932年。

⑬ 曹芳涛《脑膜炎之处置与治疗》,《中华医学杂志》1944年第4期。

痒症、疟疾、痧症亦较多,法租界太平桥大方医院诊治此类病人,亦甚忙碌云。国闻通讯社云:昨据工部局卫生处报告,上周间时症虎疫猛烈,租界内因患疫死亡者计12人,其医治痊愈者为数亦复不少云。又《文汇报》云:浦东工人中,闻已发生虎列拉疫数起,惟租界内截至本日止,尚无该疫发现云①。

金山县(今金山区) 夏,霍乱流行,有全村遭殃,有合门丧命②。

川沙县(今属浦东新区) 夏六月,霍乱流行。高桥镇东凌家宅曹荣甫一家6人染霍乱,死4人③。高行镇温家荡、老杨家宅、夏家宅等地死30多人④。杨园乡老黄家宅10余户发病,死20多人⑤。

浙江省

杭 县(今属杭州市) 秋七八九月,霍乱流行。9月6日(七月廿六日)报道:杭州地方,近因天时不正,旸雨不时,以致发生瘟疫,人民多患痢泻及大头瘟症,前经警厅组织,设临时防疫医院,聘德医江惟钧充任院长,担任诊治,业经医愈多人,惟因疫气传染甚宽,四乡人民患疫者日见加多,非迅速销灭,诚恐蔓延不已。该厅昨又特聘中西医士数人,分往各乡设院施诊,裨期早日回春云⑥。9月15日(八月初五日)报道:近日来此间秋疫盛行,状类子午症,初起吐泻发冷,朝触夕毙,现已由下城传染至上城一带⑦。9月16日(八月初六日)报道:杭垣秋疫,蔓延日甚,清泰门兴隆巷一隅,未三日已毙三十余人,板儿巷某公司一日夜亦连毙八人⑧。10月14日(九月初五日)报道:浙江各地自入秋后,霪雨连绵,近两月犹未放晴,阴湿霉毒,遂发为剧烈之秋疫,患者头痛吐泻,朝发夕毙,兹已传遍省城及东南各县,该省警务处特设临时医院,竟有应接不暇之势。昨又派员督率医士四出,组设分诊处至十余处之多,而患者尚有与日俱多之叹⑨。

富阳县(今富阳市) 春,县城天花流行,死亡百余人⑩。

吴兴县(今属湖州市) 夏秋,霍乱流行。8月8日(六月廿六日)报道:比来溽暑

---

① “本埠疫症之近讯”,《中国医药月刊》1923年第2期。
② 《金山县志》,上海人民出版社1990年版。
③ 《高桥镇志》,上海世纪出版股份有限公司2009年版。
④ 《高行镇志》,上海社会科学院出版社2007年版。
⑤ 《杨园乡志》,1988年。
⑥ “杭警厅设院治疫”,《甘肃警务周刊》1923年第18期。
⑦ “杭州快信”,《申报》1923年9月15日,第10版。
⑧ “杭州快信”,《申报》1923年9月16日,第7版。
⑨ “浙省秋雨连绵中之时疫”,《甘肃警务周刊》1923年第24期。
⑩ 《富阳县志》,浙江人民出版社1993年版。《富阳县卫生志》,中国医药科技出版社1991年版。

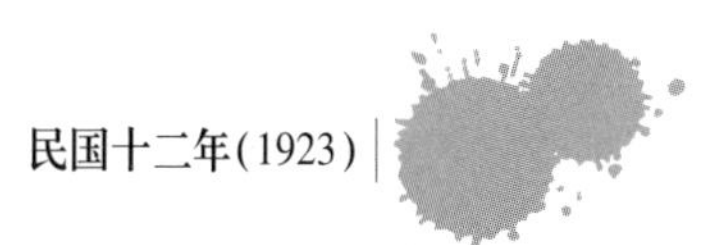

逼人,行人猝然倒毙者屡见不鲜。近且发现一种剧烈时症,一经传染,辄难施救,日来城厢内外,死亡相继,居民颇为恐慌云①。10月1日(八月廿一日)报道:湖邑自入秋以来,天时不正,寒暖靡常,因此感受风邪而患痢疾者颇不乏人。且迩来发现一种性质颇烈之时疫,凡一经传染须从速医治,否则即有性命之虞②。

嘉善县　天花流行③。

衢　县(今属衢州市)　麻疹流行,患者万计,病死过半④。

鄞　县(今属宁波市)　秋,霍乱流行。9月3日(七月廿三日)报道:甬地疫病,近日流行甚剧。城厢以江北岸及东门一带为最,乡镇以镇海、柴桥镇为最,乡镇患疫死者已120余人矣⑤。

定海县(今舟山市定海区)　秋,霍乱流行。9月,定海东乡霍乱,死者枕藉⑥。

萧山县(今杭州市萧山区)　夏,霍乱流行。6月10日(四月廿六日),县知事鉴于全县时疫流行严重,特在城内设立临时防疫所。秋,猩红热流行。10月,城内喉痧流行。11月,疫情波及南沙一带,疫情甚烈⑦。

新昌县　天花流行⑧。

温岭县(今温岭市)　秋,霍乱流行。今《温岭县志》载:秋,台风袭击,洪潮泛滥,死人无数,仅无主尸棺达876具。灾后瘟病流行,荒郊僵尸,随处可见⑨。

永嘉县(今包括温州市市区、永嘉县)　秋,霍乱流行。10月20日(九月十一日)报道:永嘉城乡各处,近日时疫流行甚速⑩。

平阳县(今包括平阳县、苍南县)　秋七八月间,霍乱蔓延,仅樟浦死亡20多人⑪。

福建省

福建省　福州、思明(今属厦门市)、龙溪(今属漳州市)、海澄(今龙海市)、同安、

---

① “湖州发生剧烈时疫”,《申报》1923年8月8日,第10版。

② “湖州发现时疫”,《申报》1923年10月1日,第10版。

③ 《嘉善县志》,生活·读书·新知三联书店1995年版。

④ 《衢州市卫生志》,上海交通大学出版社1997年版。

⑤ “宁波甬埠疫氛甚烈”,《申报》1923年9月3日,第11版。

⑥ 《舟山市卫生志》,中华书局2002年版。

⑦ 《萧山县志》,浙江人民出版社1987年版。《萧山市卫生防疫志》,1996年。《萧山卫生志》,浙江大学出版社1989年版。

⑧ 《新昌县志》,上海书局1994年版。

⑨ 《温岭县志》,浙江人民出版社1992年版。

⑩ “温州城乡发生时疫”,《申报》1923年10月20日,第10版。

⑪ 《苍南灵溪镇志》,浙江人民出版社1993年版。

南安、惠安、莆田、南靖、漳平、晋江、仙游、漳浦、永春、福清、安溪、泉州、华安(入龙溪县)、平潭、闽侯、沙县、平和、龙岩、永定、永泰、南平、云霄、古田、建瓯29县市鼠疫流行,400个疫点,发病8586例,死亡7502人①。

古田县　夏,鼠疫流行。鹤塘发生鼠疫,死127人②。1911年、1923—1924年、1943—1947年,3次发生鼠疫,染疫区达87乡,占当时151乡的54.9%,分布170个自然村,患者4389人,死亡3465人,病死率78%③。

诏安县　夏,鼠疫流行。今《诏安县志》载:7月,鼠疫流行,山区尤剧。天花继续流行④。

连城县　春二月,天花流行。仅赖源下村一地就有40余人死亡⑤。

南平县(今属南平市)　回归热大流行⑥。

思明县(今属厦门市)　春,天花流行。3月6日(正月十九日),中国红十字会厦门分会筹备处报告:近日金门地方发生一种流行症,日计数十人,其势甚猛,或一二日或七八小时即死,皆十六岁以下小儿,是以地方人民颇为注意,许君特设一防疫医院,经费等皆乡中人民负担云⑦。

广东省

广东省　夏,鼠疫流行。钦县(今属广西)、合浦(今属广西)、廉江(今廉江市)、遂溪、海康(今雷州市)、信宜(今信宜市)、罗定(今罗定市)、台山(今台山市)、新会(今江门市新会区)、丰顺、兴宁(今兴宁市)、河源(今属河源市)、连平、广州、澄迈(今属海南)、临高(今属海南)、琼山(今属海南)、湛江18县市鼠疫流行,发病1192例,死亡1171人⑧。6月23日(五月初十日)报道:广东、香港方面发生黑死病及时疫颇剧⑨。

博罗县、增城县(今增城市)、惠阳县(今惠州市惠阳区)　夏,鼠疫流行。7月22日(六月初九日)《晨报》载:痧疫盛行,东江一带最重,石龙一镇,前每日死约百人,共

---

① 李文波《中国传染病史料》,化学工业出版社2004年版,第156页。

② 《宁德地区医药卫生志》,福建人民出版社2005年版。

③ 《古田县志》,中华书局1997年版。

④ 《诏安县志》,方志出版社1999年版。

⑤ 《连城县志》,群众出版社1993年版。

⑥ 魏曦《我国之回归热病》,《中华医学杂志》1937年第7期。

⑦ “厦门分会筹备处救兵灾防时疫”,《中国红十字会月刊》第19期,1923年。

⑧ 李文波《中国传染病史料》,化学工业出版社2004年版,第155页。

⑨ “吴淞口检验疫症因广东发生时疫”,《申报》1923年6月23日,第15版。

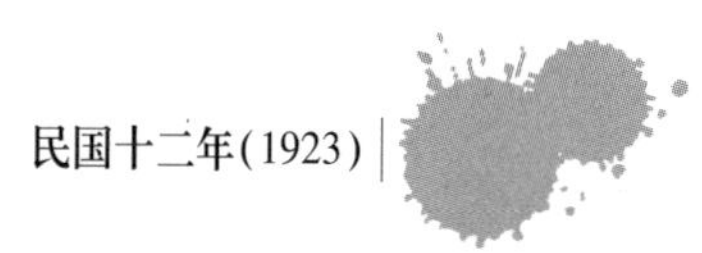

死去一二千人,其余博罗、增城、惠州附近,疫症亦极烈①。

顺德县(今佛山市顺德区) 夏,鼠疫流行。大良环城路旧圩地死2人②。

南雄县(今南雄市) 秋,疟疾流行。赵成梁部士兵死亡不少③。

龙川县 夏,天花流行。6月,瑶砾乡染天花者100余人,死亡33人④。

河源县(今属河源市) 秋,疟疾流行。北方士兵突发疟疾,每日三四百患者,死者甚众。随之县城流行,病者万人,死亡700余人⑤。

连平县 夏,鼠疫流行。忠信区忠信镇、大坪桃园坝村、青山乡赤米寨村及水唇、司前、油东、小溪等乡鼠疫,死亡甚众⑥。

大埔县 夏,天花、白喉流行。白喉疫死20余人,石云双和乡儿童痘死30余人⑦。

平远县 夏,天花流行⑧。

电白县 夏,霍乱流行。6月,水东霍乱大流行,死亡百人以上⑨。

茂名县(今属茂名市) 鼠疫、霍乱流行⑩。

海南省

定安县 鼠疫流行⑪。

澄迈县、临高县、琼山县(今海口市琼山区) 鼠疫流行⑫。

香港特别行政区

香　港 夏,天花大流行。5月,香港因天花盛行,发生疫症,江海关港务部宣布香港、汕头两地为有疫口岸⑬。这是香港1938年前的第一次天花大流行,染天花者

---

① 李文海等《近代中国灾荒纪年续编》,湖南教育出版社1993年版,第93页。

② 《顺德县志》,中华书局1996年版。

③ 《南雄县志》,广东人民出版社1991年版。

④ 《龙川县志》,广东人民出版社1994年版。

⑤ 周祖杰《中国疟疾的防治与研究》,人民卫生出版社1991年版,第5页。《河源县志》,广东人民出版社2000年版。

⑥ 《连平县志》,中华书局2002年版。

⑦ 《广东省自然灾害史料》,广东科技出版社1999年版,第169页。《大埔县志》,广东人民出版社1992年版。

⑧ 《平远县志》,广东人民出版社1993年版。

⑨ 《电白县志》,中华书局2000年版。

⑩ 《茂名市志》,生活·读书·新知三联书店1997年版。

⑪ 《海南省志·卫生志》,方志出版社2001年版。

⑫ 李文波《中国传染病史料》,化学工业出版社2004年版,第155页。

⑬ “吴淞查验疫症”,《中国医药月刊》1923年第5期。

1320 人,死亡 1141 人①。又,鼠疫流行②。

广西壮族自治区

邕宁县(今属南宁市)、苍梧县(今属梧州市)、崇善县(今属崇左市)、左县(今属崇左市)、百色县(今属百色市)、郁林县(今属玉林市)、北流县(今北流市)　鼠疫流行③。

容　县　鼠疫流行④。

陆川县、博白县　鼠疫流行⑤。

岑溪县(今岑溪市)　鼠疫流行⑥。

① “立法局会议将通过种痘新则例:政府有权派员为居民种痘”,《申报》1938 年 4 月 20 日,第 4 版。

② 李文波《中国传染病史料》,化学工业出版社 2004 年版,第 156 页。

③ 《广西通志·医疗卫生志》,广西人民出版社 1999 年版。

④ 《容县志》,广西人民出版社 1993 年版。

⑤ 李文波《中国传染病史料》,化学工业出版社 2004 年版,第 155 页。

⑥ 《岑溪市志》,广西人民出版社 1996 年版。

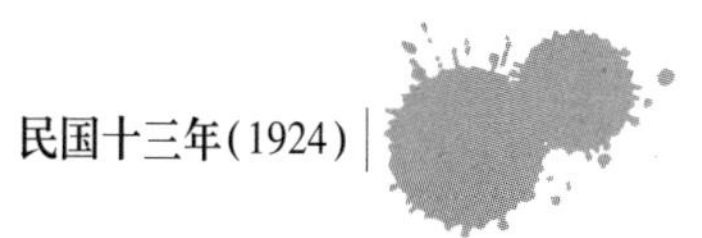

民国十三年(1924)

黑龙江省

依安设治局(今依安县)　疫。今《依安县志》载:是年有药店22家,诊治患者275人,其中死亡17人,其中伤寒2人、痨症6人、干血痨3人、积症2人、其他4人①。

滨江县(今属哈尔滨市)　春,瘟疹流行。4月10日(三月初七日)报道:近日十岁以下之小儿瘟疹流行,染者极多②。夏,痢疾、霍乱流行。7月5日(六月初四日)报道:哈天时不佳,痢疾、霍乱盛行③。秋,鼠疫流行。8月17日(七月十七日)报道:后贝加尔湖八六号小站,发现鼠疫④。又,霍乱流行。10月16日(九月十八日)报道:哈尔滨秋疫流行,染者初觉头痛,心中作呕,骨节酸软,延迟一日,则上吐下泻,卧床不起,患者极多,尤以人烟稠密之处为甚⑤。10月28日(十月初一日)报道:滨江现在发生秋疫,初起便大吐大泻,酷似霍乱,未几遂头痛身热,恶寒无汗,转成伤寒,传染之力甚速,五日间死10余人⑥。冬,大头瘟流行。12月9日(十一月十三日)报道:哈埠现发生一种大头瘟症,面部浮肿,遍起水泡,形容若判官,状极可危,一二日间便心中懊恼,且传染甚速,受其传染者颇不少⑦。是年,哈尔滨疟疾66例,天花4例,猩红热219例,斑疹伤寒3例,伤寒33例⑧。

依兰县　夏,痢疾流行。7月15日(六月十四日)报道:依兰全境自4月以来旱,

① 《依安县志》,中国青年出版社1989年版。
② "埠内瘟疹已流行",《盛京时报》1924年4月10日,第4版。
③ "哈尔滨电",《申报》1924年7月5日,第6版。
④ "哈尔滨电",《申报》1924年8月17日,第7版。
⑤ "秋疫流行",《盛京时报》1924年10月16日,第5版。
⑥ "秋疫流行",《盛京时报》1924年10月28日,第5版。
⑦ "发现头瘟",《盛京时报》1924年12月9日,第5版。
⑧ 伍连德《东三省防疫事务总处报告大全书》第5册,1926年,第121页。

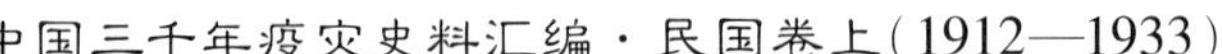

一般人民多患痢,下泻者十有八九[①]。疫。疟疾9例,天花6例,伤寒2例[②]。

同江县(今同江市)　疫。疟疾53例[③]。

拜泉县　夏,痢疾流行。7月15日(六月十四日)报道:本街发生一种传染症,患者颇多,或上吐下泻,或肚疼痢疾[④]。

吉林省

西安县(今辽源市)　春,时疫流行。4月5日(三月初二日)报道:时疫流行,大人则患头晕等症,小儿多患咳嗽及痘疹,兼有传染而致死亡者[⑤]。

长春县(今属长春市)　夏,瘟疹流行。6月6日(五月初五日)报道:瘟疹流行,染者甚众[⑥]。秋,痢疾流行。8月26日(七月廿六日)报道:秋症流行,感染痢疾者甚多,皆头晕目眩,肚腹痛疼[⑦]。

安图县　夏,红疹、痢疾流行。7月25日(六月廿四日)报道:现有一种红疹,传染繁速,凡孩提之童,无不染之,并于疹发后,咳嗽甚烈,痢疾不止[⑧]。

辽宁省

沈阳县(省会,今沈阳市)　春,流感流行。2月20日(正月十六日)报道:属内发现一种恶性感冒,患者数百人[⑨]。3月6日(二月初二日)报道:近有一种恶性伤风,一般小儿,鲜不中者[⑩]。夏,痢疾流行。6月27日(五月廿六日)报道:温度不均,痢疾流行[⑪]。冬,痢疾、肠伤寒、猩红热流行。11月14日(十月十八日)报道:人多疾病,尤以赤白痢者居多数,每日城内有20余名[⑫]。11月18日(十月廿二日)报道:肠窒扶斯流行颇盛[⑬]。11月25日(十月廿九日)报道:近来小孩多发疹疫[⑭]。12月12日(十一月十六日)报道:猩红热流行,死者数名[⑮]。

---

① "时疫流行",《盛京时报》1924年7月15日,第5版。
② 伍连德《东三省防疫事务总处报告大全书》第5册,1926年,第121页。
③ 伍连德《东三省防疫事务总处报告大全书》第5册,1926年,第121页。
④ "传染宜防",《盛京时报》1924年7月15日,第5版。
⑤ "温警长注重时疫",《盛京时报》1924年4月5日,第4版。
⑥ "瘟疹流行",《盛京时报》1924年6月6日,第5版。
⑦ "秋症流行",《盛京时报》1924年8月26日,第5版。
⑧ "疹疾流行",《盛京时报》1924年7月25日,第5版。
⑨ "感冒流行",《盛京时报》1924年2月20日,第5版。
⑩ "恶疾流行",《盛京时报》1924年3月6日,第5版。
⑪ "痢疾流行",《盛京时报》1924年6月27日,第5版。
⑫ "痢疾流行",《盛京时报》1924年11月14日,第5版。
⑬ "预防时症",《盛京时报》1924年11月18日,第5版。
⑭ "发生疹疫",《盛京时报》1924年11月25日,第5版。
⑮ "预防传染",《盛京时报》1924年12月12日,第5版。

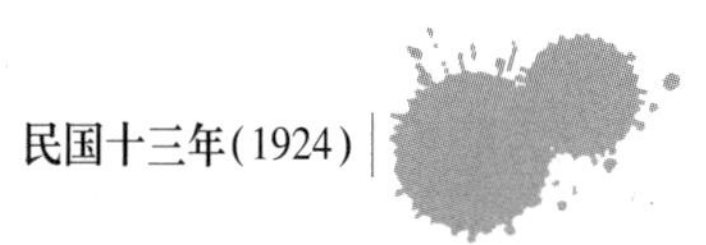

本溪县(今本溪市)　春,时疫剧烈。3 月 29 日(二月廿五日)报道:县街发生一种时疫。初患时周身蒸热,喉肿喘嗽,四肢抽缩,昏迷不醒人事。近因是疫剧烈,一般儿童毙命者十有六七①。

西丰县　秋,时疫流行。9 月 1 日(八月初三日)报道:今以落雨之后,城内北街等处发生一种传染病,得者甚众,人民畏之②。

开原县(今开原市)　夏,痢疾流行。7 月 15 日(六月十四日)报道:冷热失调,发现疫症,并有痢疾,死者时有③。

辽阳县(今辽阳市)　夏,痢疾流行。7 月 12 日(六月十一日)报道:入夏以来,患痢疾者时有所闻,近日来日见增多④。

铁岭县(今铁岭市)　夏,霍乱流行。7 月 9 日(六月初八日)报道:患霍乱及时疫者甚夥,本邑中学学生患者约三分之二⑤。疟疾流行,发病数百人,驻铁岭日军发病 200 多例⑥。

抚顺县　疟疾流行,内科病人中,疟疾占 9.1%⑦。天花流行,发生 113 人,死亡 8 人⑧。

海城县(今海城市)　夏,时疫流行。6 月 15 日(五月十四日)报道:城关内外染疫者时有所闻,重则上吐下泻,轻者头目昏眩,施治稍忽,即有性命之危⑨。6 月 24 日(五月廿三日)报道:时疫流行,虽未至猖獗而死亡者亦间有所闻⑩。疟疾流行。牛庄疟疾 17 例⑪。

营口县(今大石桥市)　秋七月,霍乱流行。8 月 17 日(七月十七日)报道:时疫流行,患者多为男子,刻虽多日,并不见减。近日周岁小孩亦多患吐泻症,嗣有云系霍

---

① “时疫宜防”,《盛京时报》1924 年 3 月 29 日,第 5 版。

② “预防时疫”,《盛京时报》1924 年 9 月 1 日,第 5 版。

③ “注重卫生”,《盛京时报》1924 年 7 月 15 日,第 5 版。

④ “时疫流行”,《盛京时报》1924 年 7 月 12 日,第 5 版。

⑤ “时疫须防”,《盛京时报》1924 年 7 月 9 日,第 5 版。

⑥ 周祖杰《中国疟疾的防治与研究》,人民卫生出版社 1991 年版,第 8 页。丰田太郎《满洲の医药卫生》,《特二传染病》,《九州医报》特别号,1935 年。

⑦ 丰田太郎《满洲の医药卫生》,《特二传染病》,《九州医报》特别号,1935 年。

⑧ 《抚顺市卫生志》,1989 年。

⑨ “时疫流行”,《盛京时报》1924 年 6 月 15 日,第 5 版。

⑩ “禁售冰糕”,《盛京时报》1924 年 6 月 24 日,第 5 版。

⑪ 伍连德《东三省防疫事务总处报告大全书》第 5 册,1926 年,第 121 页。

乱症[①]。8 月 21 日（七月廿一日）报道：营口驿发现虎疫[②]。8 月 29 日（七月廿九日）报道：疠疫流行，旬前曾发生疟疾及吐泻症，近日又继续眼疾，男女患者比比皆是[③]。

锦西县（今属葫芦岛市）　天花、霍乱流行。今《锦西市志》载：是年全县各种疾病患者 10138 人，死亡 2323 人。其中，霍乱死者 128 人，天花死者 293 人[④]。

岫岩县（今岫岩满族自治县）　天花、霍乱流行。今《岫岩县志》载：是年全县霍乱患者 174 人，天花患者 370 人[⑤]。

内蒙古自治区

呼伦县（今海拉尔市）　春，白喉流行。2 月 15 日（正月十一日）报道：喉症流行，铁道南北患者 50 余人，死 9 人[⑥]。

奈曼旗　鼠疫流行[⑦]。

通辽县（今通辽市科尔沁区）　夏，鼠疫流行。雪里、敖宝一带死亡多人。6 月 15 日（五月十四日）传至付家店（双泡子），全县共 4 个村 155 人发生鼠疫[⑧]。秋，霍乱流行。9 月 6 日（八月初八日）报道：通辽水灾后，发现虎疫，已死十余人[⑨]。

胪滨县（今属满洲里市）　鼠疫流行[⑩]。秋，时疫流行。8 月 22 日（七月廿二日）报道：赤塔至满洲里之铁路沿线发现时疫，传染甚速[⑪]。

科尔沁左翼中旗　鼠疫流行[⑫]。

阿巴嘎右翼旗（今属阿巴嘎旗）　鼠疫流行。宝格达乌拉、阿日哈木尔发生疫病，沙日玛吉格、巴特尔两户人全部死亡[⑬]。

北京市

京兆地方（京中）　水灾之后，时疫流行。8 月 2 日（七月初二日）报道：京兆尹刘梦庚呈报：据查放急赈委员及各该县知事报告，水灾之后，湿热熏蒸，灾区难民，多患

---

① “时病流行”，《盛京时报》1924 年 8 月 17 日，第 5 版。
② “奉天电”，《申报》1924 年 8 月 21 日，第 7 版。
③ “疠疫流行”，《盛京时报》1924 年 8 月 29 日，第 5 版。
④ 《锦西市志》，1988 年。
⑤ 《岫岩县志》，辽宁大学出版社 1989 年版。
⑥ “发现喉症”，《盛京时报》1924 年 2 月 15 日，第 5 版。
⑦ 李文波《中国传染病史料》，化学工业出版社 2004 年版，第 157 页。
⑧ 《通辽市卫生志》，2005 年。
⑨ “奉天电”，《申报》1924 年 9 月 6 日，第 3 版。
⑩ 李文波《中国传染病史料》，化学工业出版社 2004 年版，第 157 页。
⑪ “赤满间发生时疫”，《盛京时报》1924 年 8 月 22 日，第 4 版。
⑫ 李文波《中国传染病史料》，化学工业出版社 2004 年版，第 157 页。
⑬ 《阿巴嘎旗志》，内蒙古人民出版社 2001 年版。

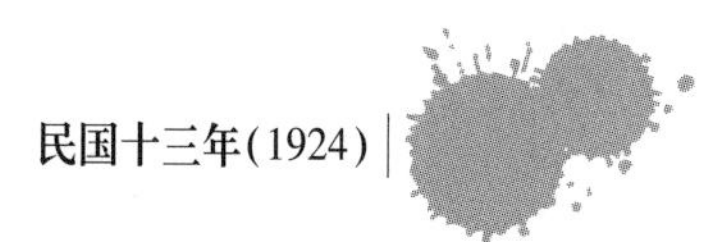

时疫①。8月9日(七月初九日)报道:京中大水后,发生时疫,形似霍乱,患者甚多②。按:京兆地方是1913—1928年的行政区划,包括大兴、宛平、良乡、房山、怀柔、顺义、密云、平谷、通县、昌平等县。"京中"与之同义。

天津市

天津县(今天津市市区)　春,脑炎流行。2月23日(正月十九日)报道:英租界发生流行病昏睡症,日人医界云嗜睡性脑炎③。自春徂夏,天花、喉症流行。5月14日(四月十一日)报道:本埠及津南各县一带,春瘟流行,喉症及小儿痘疹等发现颇多,因此毙命者亦复不少④。

河北省

获鹿县(今石家庄市鹿泉区)　冬十一月,鼠疫流行。12月14日(十一月十八日),山西省长阎锡山急电天津杨省长曰:前据驻获鹿县属微水地方,敝军报称获属大郭村发生疫症,死人极多极速,当饬西医柳其昌、程哲导驰往检查。兹据电复,镜检系百斯笃菌,已死五十六人,尚未扑灭等语。查此项疫症传染最速,有防无治,如果属实,则该村紧靠正太铁路,交通便利,延蔓堪虞。举凡隔离销毒,断绝交通,各手续施行刻不容缓,事关民政且隶棠疆,非敝军所能兼顾,应请飞饬该县官吏,并派防疫专员迅往办理,敝军力所能及者,当饬令尽力协助也⑤。12月28日(十二月初三日),报称获鹿县大郭村此种疫症,因着手迅速,业经完全扑灭⑥。

山西省

浑源县　霍乱流行⑦。

岚　县　秋七月,猩红热流行。岚县知事称:该县官桥村发生时症,初得病时觉头痛,随即神经昏乱、两手抓胸部、发狂笑、牙关咬紧、饮食不能下咽,后即两目昏黑不能见物、音哑,喉中似有物塞、呼吸艰难,三四日或一二日即毙,临死周身出细斑点,染此病者,多系十余岁幼童⑧。

襄垣县　秋七月,猩红热流行。襄垣县发生小儿疫症,查系喉痧症,失治以致温

① "水灾后之京兆",《大公报》1924年8月2日,第1张第4版。
② "北京电",《大公报》1924年8月9日,第3张第1版。
③ "英界又发生昏睡症",《大公报》1924年2月23日,第2张第2版。
④ "北方之旱魃为灾",《大公报》1924年5月14日,第2张第2版。
⑤ "急宜防范之邻省疫症",《来复》第326期,1924年,第3~4页。
⑥ "获鹿疫症扑灭之电讯",《来复》第328期,1924年,第3页。
⑦ 《浑源县卫生志》,1988年。
⑧ "覆省署研究岚县发生时疫",《医学杂志》第20期,1924年。

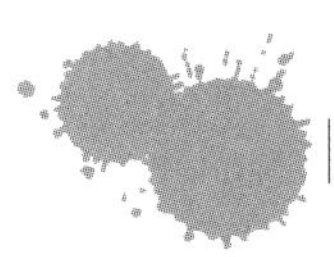

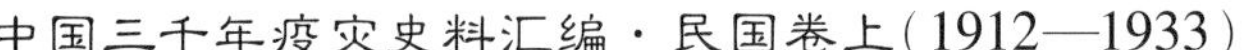

毒内陷,症极危险,危在痧不透达①。

新绛县　夏五月,猩红热流行。新绛县儿童发生时疫,俗名糖疮、赤疮、痼疮②。

辽　县　夏五月,猩红热流行。辽县发生疫症,初起时通身骨节疼痛,继而脑痛,喉内出蛾臁肿,四日后身出痧疹,又一二日吐泻即毙。查此症为瘟疫喉痧,势虽猛烈,但治之得法,亦可得生③。

临　县　夏旱,秋九月,鼠疫流行。秋九月,临县解家沟等村均发现疫症,察其病原,则由于今夏亢旱燥热之气内伏过深,至秋而发一种郁而不宣之气,传染最为迅速。所列病状虽系三项,而病因止是一种。初起头痛思睡者,疫毒无所发泄,阳明火毒上攻脑部,病最危急,故死亡亦最速,西医名脑膜炎疫,急用顶好紫金锭冲服,并服内托解毒之剂,间有伟效,否则实无治法。初起遍身起疙瘩者,疫毒结于血脉,铁极欲发,西医名核子疫,即中医所谓疙瘩瘟也,急宜针刺放去毒血,内服清血解毒之剂,有得生者,惟转为青黑色者危。初起吐瀑黄水者,系疫毒内攻肠胃,为病较浅,不宜骤止其去路,此即霍乱症,西医名虎列拉症,急用清里败毒之剂可转危为安。至于吐泻血液,是为失治所致之死症。总之,病因确系一种,而病象不同,必欲分途立法,非有多数良医临症指授不可,乡僻小邑,必感困难④。[按:据此,是年秋(据函件往来在10月17日至11月2日之间,即九月十九日至十月初六日之间),临县有脑膜炎、鼠疫、霍乱三种烈性传染病流行。但据防疫医士呈报,实际只有鼠疫流行。]医士到临报省署电文称:医士等于(10)月之16日抵临,即日详细调查病情,似系鼠疫,不独患者周身淋包腺肿胀数日死亡,且发生地点仍系前四年发生鼠疫之地。医士呈报第一函称:审查病症现象,似系鼠疫无疑,业已病死者500余人,蔓延计27村,面积阔200余里。第二函称:截至18日已死去病人500余名,本日内同时发现疫病之处为附近兔板镇(即防疫事务所)5里之岔沟、李家沟、地岭山数村,势颇激烈。第十函称:从10月24日至27日原发生疫症之27村,渐次均就平安。职等得县知同意,于28日返县城内,忽于30日复得警报,于距原疫场20余里外突有薛家茆一村发生疫症,死人4名⑤。今《临县志》载是年全县鼠疫死966人⑥。

---

① “覆省署研究襄垣县发生小儿时疫”,《医学杂志》第20期,1924年。

② “又研究新绛县报告小儿时疫”,《医学杂志》第19期,1924年。

③ “又辽县报发生疫症”,《医学杂志》第19期,1924年。

④ “防治临县疫症记(函件):本会覆省公署第二缄”,《医学杂志》第22期,1924年。

⑤ “防治临县疫症记(函件):医士呈报理事长”,《医学杂志》第22期,1924年。

⑥ 《临县志》,海潮出版社1994年版。

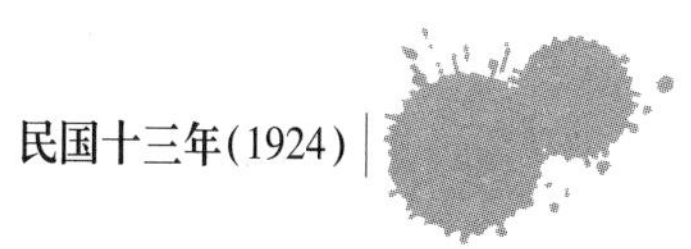

兴　县　鼠疫流行。连同临县,共50个疫点,发病1137例,死亡1129人①。

寿阳县　白喉流行,郭村死小孩几十个②。

曲沃县　冬,大疫③。按:如寿阳县,可能是白喉流行。

陕西省

洵阳县(今旬阳县)　县城附近及小河、甘溪等地霍乱流行④。

宁陕县　春冬大疫。今《安康市卫生防疫志》称:宁陕县江口、蒲河等地冬疫春瘟,波及全县,病饿死100余人,迁900余户⑤。

石泉县　伤寒流行。今《安康市卫生防疫志》称:石泉县凤阳乡同心村某户全家10人中9人因患伤寒而亡⑥。

柞水县　霍乱流行,急不可防,全县死1500人。天花流行,社川河一带儿童死亡无数⑦。

镇安县　秋,伤寒、霍乱流行。十月,雨灰如麦麸,瘟疫⑧。

山东省

无棣县　春,霍乱流行。泊头、埕口、大山霍乱暴发流行。孙家马村人口不足400人,两天死亡12人⑨。

长清县(今济南市长清区)　春,霍乱流行。今《山东省卫生志》载:1919—1925年,长清县霍乱⑩。

东平县　伤寒、天花大流行,死者以千计⑪。

济宁县(今属济宁市)　春,霍乱流行,由鱼台县蔓延而来⑫。黑热病流行⑬。

金乡县　春,霍乱流行,由鱼台县蔓延而来⑭。

---

① 李文波《中国传染病史料》,化学工业出版社2004年版,第157页。

② 《寿阳县郭村志》,河北人民出版社2010年版。

③ 民国《新修曲沃县志》卷三〇《丛志·灾祥》。

④ 《旬阳县志》,中国和平出版社1996年版。《安康市卫生防疫志》,2006年。

⑤ 《安康市卫生防疫志》,2006年。

⑥ 《安康市卫生防疫志》,2006年。

⑦ 《柞水县志》,陕西人民出版社1998年版。《商洛地区卫生志》,陕西人民出版社1999年版。

⑧ 民国《镇安县志》卷一〇《杂记·灾祥》。

⑨ 《无棣县志》,齐鲁书社1994年版。

⑩ 《山东省卫生志》,山东人民出版社1992年版。

⑪ 《东平县志》,山东人民出版社1989年版。《东平县卫生志》1983年。《彭集镇志》,山东省地图出版社2001年版。

⑫ 《济宁市卫生志》,山东科学技术出版社1992年版。《鱼台县志》,山东人民出版社1997年版。

⑬ 何博礼《中国黑热病流行病学之检讨》,《中华医学杂志》1940年第8期。

⑭ 《济宁市卫生志》,山东科学技术出版社1992年版。《鱼台县志》,山东人民出版社1997年版。

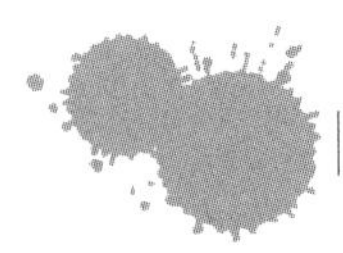
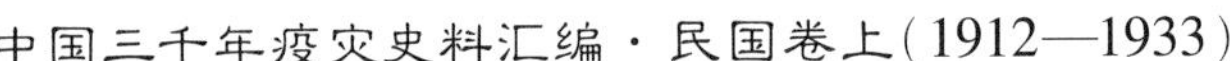

鱼台县　春,霍乱流行,发病7 000余人,死亡800余人①。黑热病流行②。

蒙阴县　春,天花流行③。

莱阳县(今包括莱阳市)　春,霍乱流行。小埠阴村一天死人不下3个,路南埠村死人很多。朴木一带发生"时症病"(病后面黄爱笑),患者十之三四,死者十之四五④。

即墨县(今属即墨市)　春,霍乱流行。3月16日(二月十二日)报道:瘟疫流行,厥状甚危。初在胶县、平度、即墨间某村张姓家发现,两日间全家数口均死于疫,又经数日,全村传染殆遍,日必死百余人⑤。

胶　县(今胶州市)　春,霍乱流行⑥。西王益庄(现属马店镇)病死40余人⑦。

平度县(今平度市)　春,霍乱流行⑧。

日照县(今属日照市)　春,霍乱流行。始发于岚山头一带,迅即蔓延,几天间死亡300余人⑨。

安邱县(今安丘市)　春,霍乱流行。张家庄头村942人就有82人染病死亡,景芝镇于家庄300人有64人发病,10天内死亡31人⑩。

河南省

新乡县　霍乱流行,共发生115例⑪。

鲁山县　伤寒大流行,死亡无数,尤以30岁以下者为甚⑫。

虞城县　霍乱流行。沙集一带发生霍乱,高窑村30户人家,家家患病,死绝2户;王楼村曾在1天中患病丧生14人⑬。

---

① 《济宁市卫生志》,山东科学技术出版社1992年版。《鱼台县志》,山东人民出版社1997年版。

② 何博礼《中国黑热病流行病学之检讨》,《中华医学杂志》1940年第8期。《鱼台县卫生志》,1996年。

③ 《蒙阴县志》,齐鲁书社1992年版。《山东省卫生志》,山东人民出版社1992年版。

④ 《莱西市卫生志》,2005年。

⑤ "胶东春疫流行传染极速死者无算",《申报》1924年3月16日,第10版。

⑥ "胶东春疫流行传染极速死者无算",《申报》1924年3月16日,第10版。

⑦ 《解家泽口村志》,2003年。

⑧ "胶东春疫流行传染极速死者无算",《申报》1924年3月16日,第10版。

⑨ 《日照市志》,齐鲁书社1994年版。

⑩ 《安丘县志》,山东人民出版社1992年版。《潍坊市卫生志(1840—1986)》,1989年。《潍坊市志》,中央文献出版社1995年版。

⑪ 《新乡市卫生志》,1988年。

⑫ 《鲁山县卫生志》,1985年。

⑬ 《虞城县志》,生活·读书·新知三联书店1991年版。

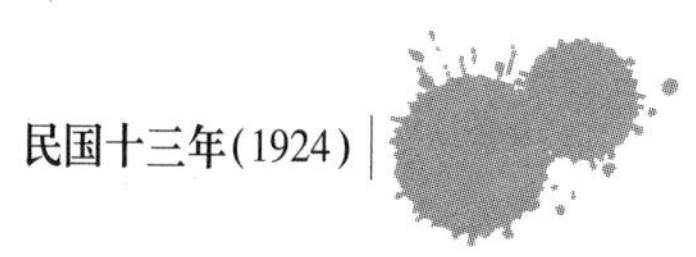

郾城县(今漯河市郾城区)　麻疹流行①。

信阳县(今信阳市平桥区)　霍乱流行。城北龙井镇死亡数百人,商贩回避,镇民逃亡一空②。

濮　县(今范县濮城镇)　天花流行。1924—1925 年,刘灿武庄一带疫情尤重,死者数十人③。

四川省

巴安县(今巴塘县)　沙月洞回归热大流行④。

江油县(今江油市)　秋,疟疾流行,方水乡高包村患者达 40%⑤。

温江县(今成都市温江区)　秋,霍乱流行。今《温江县志》载:春夏奇旱,小春作物枯萎,大春无水插秧。疾病流行⑥。

峨眉县(今乐山市峨眉山市)　秋,霍乱流行。今《峨眉县志》载:秋,瘟疫流行,城区死二三百人,疫情 9 月乃止⑦。

荥经县(今荥经县)　霍乱大流行。县城铁匠街一带 10 天内有的全家死绝,有 4 户 16 人中死 11 人⑧。

简阳县(今资阳市简阳市)　霍乱流行。养马河一带寒病(即霍乱)流行,治愈者少⑨。

巴中县(今巴中市巴州区)　伤寒流行。今《巴中县卫生志》载:伤寒流行,男女老幼,皆相传染,不少人户,全家病倒。乐丰场(今乐丰乡)邓家沟 6 户人家 20 余人,无一人幸免;上八庙场(今上八庙乡)300 余户人家,染病者 100 余户,有全家四五人都毙命者。全县死者万人以上⑩。

苍溪县　霍乱流行。今《苍溪县卫生志》载:县城周围瘟疫流行,死者无数⑪。

南江县　天花、霍乱大肆流行,南江等地十有八家难免患染⑫。

---

① 《郾城县卫生志》,1986 年。

② 《信阳县志》,河南人民出版社 1990 年版。

③ 《鄄城县志》,齐鲁书社 1996 年版。

④ Wong and Wu. *History of Chinese Medicine*. Tientsin Press,1932. p. 605.

⑤ 《江油县志》,四川人民出版社 2000 年版。

⑥ 《温江县志》,四川人民出版社 1990 年版。

⑦ 《峨眉县志》,四川人民出版社 1991 年版。

⑧ 《荥经县志》,西南师范大学出版社 1998 年版。

⑨ 《简阳县志》,巴蜀书社 1996 年版。

⑩ 《巴中县卫生志》,1987 年。

⑪ 《苍溪县卫生志》,1988 年。

⑫ 《达县地区卫生志》,四川文艺出版社 1990 年版。

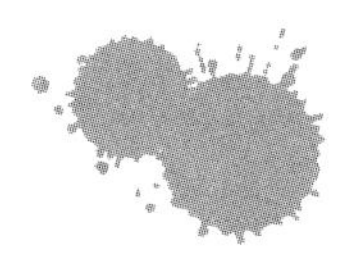

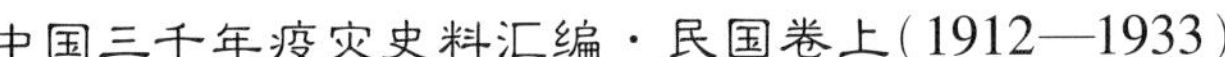

泸县、合江县　天花大流行,染者甚多[1]。

重庆市

梁山县(今梁平县)、垫江县、綦江县(今綦江区)　夏,霍乱流行。7月31日(六月三十日)报道:梁山、垫江、綦江等县时疫流行,人民死亡甚多[2]。

彭水县　天花流行,大河、小河、羊头铺、迁乔等地日有几人丧命。幸存者满脸“麻子”[3]。

忠　县　疟疾流行。石宝乡麦地坝44户,120余人,疟疾患者达70余人,死亡7人[4]。

涪陵县　武隆县江口镇天花流行[5]。按:是时尚无武隆县,1944年从涪陵县分置。

云南省

江川县　瘟疫流行,安化乡中村死33人[6]。

菖蒲桶行政区(今贡山县)　伤寒、疟疾流行,有全家死亡者[7]。第四区(今独龙江乡)发生伤寒大流行[8]。

澜沧县　鼠疫流行[9]。

贵州省

炉山县(今属凯里市)　旁海地区霍乱流行,死绝5户。凯里地区鼠疫流行,死亡80人[10]。

桐梓县　霍乱流行。米珠薪桂,瘟疫流行,饥病满途,死亡枕藉,北门外重开万人坑瘗埋之[11]。

贞丰县　恶性疟疾流行。县境普遍干旱,恶性疟疾盛行,死者甚多[12]。

---

① 《泸州市卫生志》,方志出版社2005年版。

② “安庆又电”,《大公报》1924年7月31日,第1张第1版。

③ 《彭水县志》,四川人民出版社1998年版。

④ 《忠县志》,四川辞书出版社1994年版。

⑤ 《武隆县卫生志》,1986年。

⑥ 《安化乡志》,1996年。

⑦ 《贡山独龙族怒族自治县志》,民族出版社2006年版。

⑧ 《怒江傈僳族自治州卫生志》,云南民族出版社1997年版。

⑨ 李文波《中国传染病史料》,化学工业出版社2004年版,第156页。

⑩ 《凯里市志》,方志出版社1998年版。

⑪ 民国《桐梓县志》卷一《天文志·祥异》。

⑫ 《贞丰县志》,贵州人民出版社1994年版。

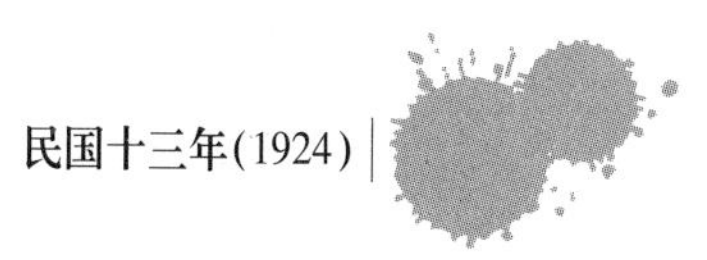

湖北省

巴东县　春,天花流行。3 月,官渡口庙坪一带死亡 30 多人①。

房　县　春,痘疹(天花)大行,长幼多染,死者甚众②。

京山县　春,天花流行。永兴邓李家场发病 42 例,死亡 39 例。坪坝街及附近发病 200 余人③。

汉川县(今汉川市)　春,天花流行。垌冢文岭 60 余户,因瘟疫死去儿童和青少年 48 人,死绝 30 多户④。麻河渡东岗嘴 20 余户,死于天花者 24 人⑤。

蕲春县　天花流行。张塝塆 47 名儿童,3 天内死亡 37 名⑥。

湖南省

长沙县(今属长沙市)　秋,霍乱流行。8 月 12 日(七月十二日)报道:各县水退后,纷报虎疫蔓延⑦。9 月 18 日(八月二十日)报道:兵后疫疠,死亡载道⑧。

芷江县　天花流行。今《怀化市志》载:芷江县沙溪、汪家等地发生瘟疫,死亡 500 多人⑨。

古丈县　天花流行。县城、官坝、罗依溪、野竹、河蓬等 80 多个村寨,死亡 130 多人⑩。

沅江县(今沅江市)　夏,大水,霍乱流行。7 月 30 日(六月廿九日)报道:沅江县城东南北三门尽成巨浸,仅西门一隅尚可栖止,灾民麇集蚁附,无所依活,饿馑塞巷,疠疫繁兴,旬日之间,死亡相藉⑪。

宝庆县(今属邵阳市)　夏,大水,霍乱流行。7 月 29 日(六月廿八日)报道:城区内外灾氓露宿者三万余人,哭声彻夜,状极可惨。现河流虽平,而潮雨如故,水患未已,症疫又发⑫。秋,霍乱流行。8 月 30 日(八月初一日)报道:水灾奇重,疫疠盛

---

① 《巴东县志》,湖北科学技术出版社 1993 年版。

② 《房县志》,中国文史出版社 1991 年版。

③ 《京山县志》,湖北人民出版社 1990 年版。

④ 《汉川县志》,中国城市出版社 1992 年版。

⑤ 《汉川县志》,中国城市出版社 1992 年版。

⑥ 《蕲春县志》,湖北科学技术出版社 1997 年版。

⑦ “长沙电”,《申报》1924 年 8 月 12 日,第 7 版。

⑧ “战地宜预防疫疠”,《申报》1924 年 9 月 18 日,第 13 版。

⑨ 《怀化市志》,生活·读书·新知三联书店 1994 年版。

⑩ 《古丈县志》,巴蜀书社 1989 年版。

⑪ “关于湘省之乞赈两电”,《申报》1924 年 7 月 30 日,第 15 版。

⑫ “湖南宝庆水灾之呼吁”,《申报》1924 年 7 月 29 日,第 14 版。

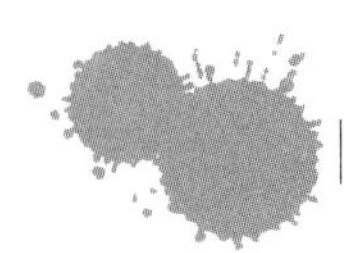

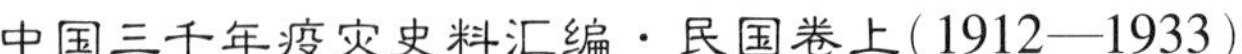

行①。

湘阴县(今包括湘阴市、汨罗市)　夏,大水,霍乱流行。7月30日(六月廿九日)报道:湘阴处湘江下游,南水下退,西水上涨,群流同集,陡高二三丈,城乡内外,遍地汪洋,田苗淹没,屋宇漂流,饿莩在途,僵尸枕藉,兼之疫症横行,虫伤复起,种种惨状,种种悲观,耳不忍闻,目不忍视②。

平江县　痢疾流行。范固、峥冲一带最为严重,汤家屋场70余人中有60余人患病,病死率达50%③。

衡阳县(今属衡阳市)　疟疾流行④。

桂东县　疟疾流行⑤。

嘉禾县　疟疾流行,病5万余人⑥。

祁阳县　秋,伤寒、霍乱流行。今《祁阳县志》载:秋,文明铺一带发生瘟疫,河埠塘一带发生霍乱,死亡多人⑦。

永明县(今江永县)　秋,霍乱流行。10月4日(九月初六日)报道:永明县水灾后,大行疫疠⑧。

湘潭县(今属湘潭市)　秋,虎疫(霍乱)流行⑨。

江西省

丰城县(今丰城市)　脑膜炎流行。铁路头陂上村流行脑膜炎,20多户人家,一天内死亡8人⑩。

萍乡县(今属萍乡市)　天花流行。东源楼下屋场410人中,有天花患者81人,其中死亡18人⑪。

莲花县　麻疹流行。三板桥、荷塘一带麻疹流行,死亡近百人⑫。

---

① "湖南宝庆灾后之惨状",《大公报》1924年8月30日,第2张第5版。

② "关于湘省之乞赈两电",《申报》1924年7月30日,第15版。

③ 《平江县卫生志》,1990年。

④ 周祖杰《中国疟疾的防治与研究》,人民卫生出版社1991年版。

⑤ 周祖杰《中国疟疾的防治与研究》,人民卫生出版社1991年版,第7页。《桂东县志》,湖南人民出版社1998年版。

⑥ 《郴州地区卫生志》,1992年。

⑦ 《祁阳县志》,社会科学文献出版社1993年版。《祁阳县卫生防疫志》,2006年。

⑧ "长沙电",《申报》1924年10月4日,第4版。

⑨ 《湘潭县卫生志》,1992年。

⑩ 《丰城县志》,上海人民出版社1989年版。

⑪ 《萍乡市志》,方志出版社1996年版。

⑫ 《莲花县志》,江西人民出版社1989年版。

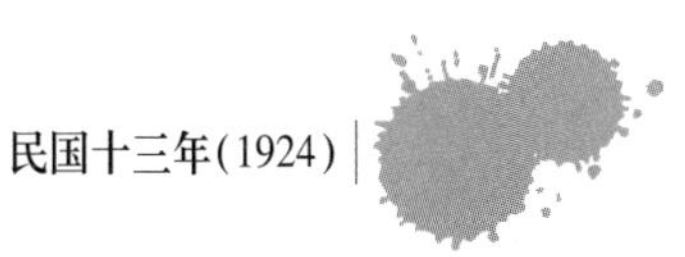

万安县　疟疾流行。良口、陂头屋等地疟疾流行,黎明村200人中有150人患疟疾。涧田地区患病率亦达60%①。

江苏省

江苏省　涟水、泗阳、宿迁、淮安、宝应、阜宁、铜山、东海等县黑热病流行②。

江宁县(今属南京市)　秋,伤寒流行。7月23日(六月廿二日)报道:江水又涨,下关江岸水深尺余,城内石坝街致和街一带低洼处,均被水淹。此间发生疾疫,患者幼孩居多③。8月3日(七月初三日)报道:宁垣近日发生伤寒流行病,传染者甚多,各医院各校校医处,就诊者非常拥挤④。8月12日(七月十二日)报道:近日天气酷热,时疫甚多⑤。

吴　县(今属苏州市)　夏,猩红热流行。5月30日(四月廿七日)报道:城内居民,近日发生状似喉症之腥红热,患者身体发热,喉间肿烂,发现白点,咽食困难,周身现红疹,或青黑者,大便泄泄,倦不能睡,闻患此症者已有数人,愿卫生会及各居户赶速注意,毋任蔓延⑥。

吴江县　秋,猩红热流行。今秋天时不正,居民避乱,感冒风寒,患类疟及红白疹者,十居八九。医所户限为穿,药房配药不暇⑦。

常熟县(今常熟市)　夏,霍乱流行。7月,城区青果巷多人染疫⑧。

无锡县(今属无锡市)　夏,霍乱流行。7月5日(六月初四日)报道:县属城厢近日已发生虎烈拉,来势甚猛⑨。7月25日(六月廿四日)报道:县属青城市一带发现时疫一节,业志本报。兹悉该市之前洲、玉祁、北七房、浮舟村等处日内传染尤烈⑩。

江阴县(今江阴市)　夏,霍乱流行,死亡枕藉,长泾镇王家塘有全家死绝者⑪。

南通县(今属南通市)　冬,白喉流行。12月12日(十一月十六日)报道:通邑城乡等处有喉症发生,幸甚轻微,农家切盼甘霖沛降⑫。

---

① 《万安县志》,黄山书社1996年版。

② 何博礼《中国黑热病流行病学之检讨》,《中华医学杂志》1940年第8期。

③ “南京快信”,《申报》1924年7月23日,第7版。

④ “南京快信”,《申报》1924年8月3日,第11版。

⑤ “南京快信”,《申报》1924年8月12日,第10版。

⑥ “苏州发生腥红热症”,《申报》1924年5月30日,第11版。

⑦ “黎里时疫盛行”,《吴江》第120期,1924年。

⑧ 《常熟市卫生志》,1990年。

⑨ “无锡城乡发现时疫”,《申报》1924年7月5日,第12版。

⑩ “无锡北乡时疫盛行”,《申报》1924年7月25日,第11版。

⑪ 《长泾镇志》,上海三联书店1991年版。

⑫ “南通天气燥寒之影响”,《申报》1924年12月12日,第10版。

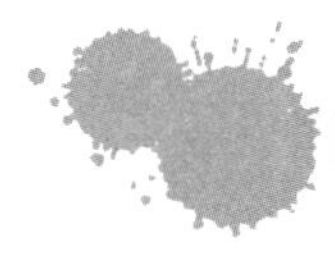

仪征县(今仪征市)　天花流行[①],很多人不治死亡[②]。

涟水县　春,天花流行。3月17日(二月十三日),中国红十字会涟水分会报告:现在涟水及涟水以北一带发现时疫天然痘、喉痧、鼠疫等,分会特组织临时医队分投医治[③]。

邳　县　春,天花流行,岱山乡儿童亡者甚多[④]。

上海市

上海县(今闵行区等)　春,天花流行。沪西得胜港一带入春以来,疫病流行,死亡相继[⑤]。3月4日(正月廿九日)报道:近日天花流行,而以苦力成人为多[⑥]。3月11日(二月初七日)报道:上海、厦门、香港等处发生天花[⑦]。4月13日(三月初十日)报载:去岁发生症疫至今,连绵未绝,人民死亡不可胜纪。疫气盛行之乡村,不但户丧一人,而且患及全家均被死灭,哭声震地,殊深悲惨[⑧]。夏,霍乱流行。6月22日(五月廿一日)报道:停泊上海吴淞口之俄舰,难民疾病业生,死亡者相继[⑨]。7月21日(六月二十日)报道:近日天气酷热,霍乱症已有发现,患者多于夜半三四时发作,时疫医院均较前为忙云[⑩]。秋,霍乱流行。8月8日(七月初八日)报道:居留上海日人患虎列拉者颇多[⑪]。冬,霍乱流行。12月15日(十一月十九日)报道:自上海开出商轮,开往大连,轮上忽有旅客患染虎疫,当即对上海商轮一体检疫[⑫]。冬,白喉流行。1925年1月7日(十二月十三日)报道:近日本埠忽有白喉症流行,患者极众[⑬]。是年,上海报告肺鼠疫发病4人,死亡2人;猩红热45例,死8例;脑膜炎9例;霍乱9例[⑭]。

松江县(今松江区)　春,天花流行。5月16日(四月十三日)报道:松地近日天

---

① 《扬州卫生志》,中国工商出版社2006年版。

② 《仪征市志》,江苏科学技术出版社1994年版。

③ “江苏涟水分会救护时疫”,《中国红十字会月刊》第30期,1924年。

④ 《岱山乡志》,海潮出版社1989年版。

⑤ “神威逐疫”,《道德杂志》1924年第8期。

⑥ “近日天花流行”,《申报》1924年3月4日,第16版。

⑦ “菲律宾检查天花疫症之电告”,《申报》1924年3月11日,第13版。

⑧ “痘疫流行之警告”,《三三医报》第26期,1924年。

⑨ “不易解决之俄难民问题”,《大公报》1924年6月22日,第1张第2版。

⑩ “霍乱症业见流行”,《申报》1924年7月21日,第14版。

⑪ “旅沪日人染虎疫”,《盛京时报》1924年8月8日,第4版。

⑫ “入口沪轮施行检疫”,《大公报》1924年12月15日,第2张第6版。

⑬ “本埠流行白喉症”,《申报》1925年1月7日,第14版。

⑭ 《上海卫生志》,上海社会科学院出版社1998年版。伍连德《东三省防疫事务总处报告大全书》第5册,1926年,第121页;第3册,1922年,第1页。曹芳涛《脑膜炎之处置与治疗》,《中华医学杂志》1944年第4期。Wu Lien-Teh, et al. *Cholera*. Shanghai, 1934.

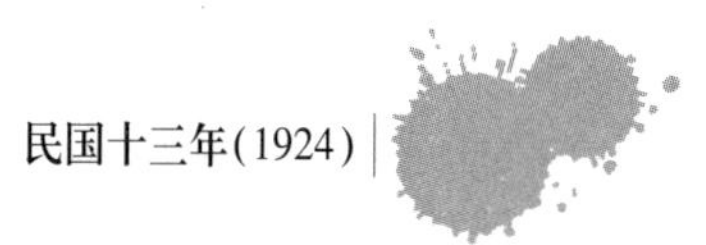

花盛行,城内外孩童传染死亡者,日有所闻[①]。夏,霍乱流行。7 月 22 日(六月廿一日)报道:此间于近日来已有霍乱症发现,一经传染,有吐泻并作者,有不吐不泻,只喊腹痛者,结果皆瘪螺而死[②]。

金山县(今金山区) 秋,霍乱流行。9 月(八月),朱泾地区霍乱流行[③],有全村遭殃者,有合门丧命者[④]。

川沙县(今浦东新区) 秋,霍乱流行。高桥镇五间堂一带因霍乱而死者有 10 余人[⑤]。

嘉定县(今嘉定区) 秋,霍乱流行。8 月,徐行乡范桥村数天之内病死 7 人[⑥]。

浙江省

杭 县(今属杭州市) 夏五月,霍乱流行。6 月 10 日(五月初九日)报道:杭县石守所近忽发生时疫,毙命者日有所闻[⑦]。秋七月,霍乱仍然流行。8 月 11 日(七月十一日)、15 日(七月十五日)报道:杭州旱魃为虐,疫疠流行[⑧]。冬,脑膜炎、猩红热流行。12 月 1 日(十一月初五日)报道:亢旱日久,省垣发现猩红热症,尤以中城一带为甚[⑨]。12 月 27 日(十二月初二日)报道:亢旱日久,省垣发生冬疫,西医谓为脑炎症,毙命者日必多人,各寿坊利市三倍[⑩]。

吴兴县(今属湖州市) 秋,猩红热流行。8 月 21 日(七月廿一日)报道:湖邑雨水久稀,田禾枯槁,喉症盛行,前经县令各肉铺已于十五日起禁屠三天[⑪]。脑膜炎 10 例[⑫]。

嘉兴县(今属嘉兴市) 春,天花流行。3 月 13 日(二月初九日)报道:入春以来,天花盛行,小儿之因传染而殒命者,已有多人[⑬]。秋,霍乱流行。8 月 3 日(七月初三日)报道:嘉邑天久不雨,旱象已成,四乡田禾已多枯槁,至居民方面,值此炎暑,复饮

---

① "松江天花盛行",《申报》1924 年 5 月 16 日,第 11 版。
② "松江时疫传染之可畏",《申报》1924 年 7 月 22 日,第 12 版。
③ 《朱泾乡志》,1993 年。
④ 《金山县志》,上海人民出版社 1990 年版。
⑤ 《高桥镇志》,上海世纪出版股份有限公司 2009 年版。
⑥ 《徐行乡志》,上海科学普及出版社 1994 年版。
⑦ "杭州快信",《申报》1924 年 6 月 10 日,第 7 版。
⑧ 《晨报》1924 年 8 月 11 日。"杭州电",《大公报》1924 月 8 月 15 日,第 1 张第 3 版。
⑨ "杭州快信",《申报》1924 年 12 月 1 日,第 10 版。
⑩ "杭州快信",《申报》1924 年 12 月 27 日,第 7 版。
⑪ "湖州亢旱已获甘霖",《申报》1924 年 8 月 21 日,第 12 版。
⑫ 翟培英《吴兴流行之脑脊髓膜炎》,《中华医学杂志》1944 年第 4 期。
⑬ "嘉兴天花盛行中之施种牛痘",《申报》1924 年 3 月 13 日,第 10 版。

污浊之水,以致多患疫病①。8月13日(七月十三日)报道:各属时疫流行②。冬,猩红热流行。12月3日(十一月初七日)报道:嘉兴天久不雨,河水干涸,饮料缺乏,旬日来天气又异常干燥,居民之发生喉痛、眼红者,已颇众多③。按:此处"喉痛"可能是感冒,但也可能是被称为"喉痧症"的猩红热。

萧山县(今杭州市萧山区)　春,脑膜炎流行。2月,县城流脑流行,西河下某巨绅有小孩6人都得病,全城医生诊治无效。冬,猩红热流行。12月,全县久旱,河水干涸,气候干燥,喉症盛行,医生颇形忙碌④。

象山县　秋,霍乱流行。7月,瘟疫大发,约死亡400人,仅六村翟家院内死20余人⑤。

福建省

福建省　福州、思明、龙溪(今属漳州市)、海澄(今龙海市)、同安、南安、惠安、莆田、南靖、晋江、仙游、漳浦、永春、福清、安溪、平潭、闽侯、平和、龙岩、永定、永泰、南平、诏安、云霄、古田、建瓯、建阳、罗源、浦城(入建瓯县)29县市鼠疫流行,386个疫点,发病7431例,死亡6372人⑥。

古田县　秋,鼠疫流行。8月,鹤塘死127人⑦。

仙游县　天花大流行。死者无算,市上棺木脱销,人们谈疫色变⑧。

龙溪县(今属漳州市)　脑膜炎流行。漳州乙型脑炎流行⑨。

诏安县　夏,鼠疫流行。6月,西北山区鼠疫流行⑩。

云霄县　夏,鼠疫流行。在城关、荷步、世坂、溪口等地,鼠疫患病740人,死666人⑪。

龙岩县(今属龙岩市)　春,天花流行,幼儿死亡率高⑫。秋,鼠疫流行。8月,龙

---

① "嘉兴亢旱声中发生疫疠",《申报》1924年8月3日,第12版。

② "南京电",《大公报》1924年8月13日,第1张第3版。

③ "嘉兴天气干燥发行喉症",《申报》1924年12月3日,第7版。

④ 《萧山卫生志》,浙江大学出版社1989年版。《萧山市卫生防疫志》,1996年。

⑤ 《爵溪镇志》,中国书籍出版社1997年版。

⑥ 李文波《中国传染病史料》,化学工业出版社2004年版,第157页。

⑦ 《古田县志》,中华书局1997年版。

⑧ 《榜头镇志》,1989年。

⑨ 《漳州市卫生防疫站志》,2004年。《漳州市志》,中国社会科学出版社1999年版。

⑩ 《诏安县志》,方志出版社1999年版。

⑪ 《云霄县志》,方志出版社1999年版。《漳州市卫生防疫站志》,2004年。《漳州市志》,中国社会科学出版社1999年版。

⑫ 《雁石镇志》,1992年。

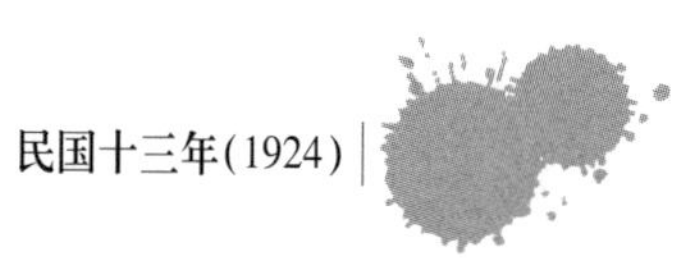

埔等地发生鼠疫①。

永安县(今永安市) 鼠疫流行,死亡甚众。黄竹洋、甲头垄小村有10多户死绝,出现“死埋无棺木,尸体无人抬”的惨状②。

泰宁县 夏,鼠疫流行。6月19日(五月十八日),下渠大湖村发生鼠疫,一个月死亡70余人③。

思明县(今属厦门市思明区) 春二月,天花流行④。夏,鼠疫流行。

广东省

广东省 合浦(今属广西)、廉江(今廉江市)、遂溪、海康(今雷州市)、信宜(今信宜市)、新兴、新会(今江门市新会区)、饶平、丰顺、普宁(今普宁市)、兴宁(今兴宁市)、五华、河源(今属河源市)、澄迈、临高、琼山(以上三县今属海南)、广州、湛江18县市鼠疫,发病3798例,死亡3722人⑤。

广州市 夏,鼠疫流行⑥,死人颇多⑦。5月31日(四月廿八日)报道:近日广州市内高等街等处,发生鼠疫,流行颇盛⑧。6月24日报道:广州发生结核疫⑨。7月21日(六月二十日),交通部通令:广东疫症即据称现已消弭,所有由该处开来船只应即免予查验⑩。

从化县(今广州市从化区) 天花大流行。灌村地区15岁以下儿童发病率达50%以上,死者甚众⑪。

新会县(今江门市新会区) 夏,鼠疫流行。莲塘街一带发生鼠疫,历时一年多⑫。

阳山县 春三月,大饥,麻疫盛行,小儿夭死无数⑬。

---

① 《适中镇志》,华夏出版社2008年版。

② 《安砂镇志》,1999年。

③ 《泰宁县志》,群众出版社1993年版。

④ “菲律宾检查天花疫症之电告”,《申报》1924年3月11日,第13版。

⑤ 李文波《中国传染病史料》,化学工业出版社2004年版,第157页。

⑥ 《广州市志》,广州出版社1997年版。

⑦ 《石牌村志》,广东人民出版社2003年版。《猎德村志》,2005年。

⑧ “广州中西药店罢市”,《申报》1924年5月31日,第7版。

⑨ “北京电”,《申报》1924年6月24日,第6版。

⑩ “交通部指令第二八〇三号(1924年7月21日)”,《交通公报》第636期,1924年,第2页。

⑪ 《从化县志》,广东人民出版社1994年版。

⑫ 《江门市志》,广东人民出版社1998年版。《江门市卫生志》,1989年。

⑬ 《广东省自然灾害史料》,广东科技出版社1999年版,第169、213页。《阳山县志》,中华书局2003年版。

河源县(今属河源市)　鼠疫流行。城镇东埔及回龙一带死亡280人①。

大埔县　冬,天花流行。十一月,痘疫,三河死者110余人②。

普宁县(今普宁市)　鼠疫流行。泥沟、桥柱、交丙耘、龙门等村死亡5200人③。

平远县　天花流行。东石、仁居、八尺各乡为重,东石竹园、洋背两村发病120人,死亡13人④。

廉江县(今廉江市)　春,鼠疫流行,安铺圩及附近一些村庄死亡39人⑤。

海南省

琼山县(今海口市琼山区)　夏秋,鼠疫流行。5—8月,琼海地区鼠疫流行⑥。

崖　县(今属三亚市)　霍乱大流行,仅莺歌海的新村就死30人⑦。

定安县　鼠疫流行⑧。

香港特别行政区

香　港　春,天花流行。3月11日(二月初七日)报道:上海、厦门、香港等处发生天花⑨。

广西壮族自治区

容县、苍梧县(今属梧州市)、崇善县(今属崇左市)、左县(今属崇左市)、郁林县(今属玉林市)、北流县(今北流市)、博白县　鼠疫流行⑩。

百色县(今属百色市)　鼠疫流行⑪。疟疾流行。贵州兵讨伐陈炯明至百色,士兵死于瘴气者千余人⑫。

陆川县、横县　鼠疫流行。陆川县发病7例,全部死亡。横县发病18人,全部死亡⑬。

---

① 《河源县志》,广东人民出版社2000年版。

② 《广东省自然灾害史料》,广东科技出版社1999年版,第169页。《大埔县志》,广东人民出版社1992年版。

③ 《普宁县志》,广东人民出版社1995年版。《汕头卫生志》,1990年。

④ 《平远县志》,广东人民出版社1993年版。《梅州卫生志》,1989年。

⑤ 《廉江县志》,广东人民出版社1995年版。

⑥ 《琼山县志》,中华书局1999年版。

⑦ 《乐东县志》,新华出版社2002年版。

⑧ 《海南省志·卫生志》,方志出版社2001年版。

⑨ "菲律宾检查天花疫症之电告",《申报》1924年3月11日,第13版。

⑩ 《广西通志·医疗卫生志》,广西人民出版社1999年版。

⑪ 《广西通志·医疗卫生志》,广西人民出版社1999年版。

⑫ 何斌《我国疟疾流行简史》,《中华医史杂志》1988年第1期。

⑬ 李文波《中国传染病史料》,化学工业出版社2004年版,第156页。

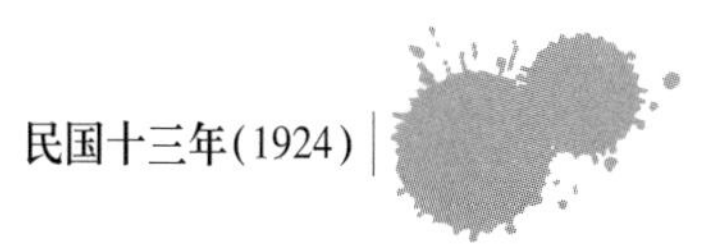

邕宁县(今属南宁市)　鼠疫流行。城中疫病流行①。

岑溪县(今岑溪市)　鼠疫流行②。

桂林县(今属桂林市)　夏,霍乱流行,死2000余人③。7月28日(六月廿七日)报道:兵燹之后继以大水,疫疠横行④。8月20日(七月二十日)报道:桂林兵灾后,继以大热,发生疫症,传染甚速⑤。

合浦县　鼠疫流行。龙门大坡、楠垌等乡尤其猖獗,其中楠垌死100余人;福旺凤山、大村等处亦发生鼠疫,死50余人;张黄圩死20余人⑥。

---

① 唐德刚《李宗仁回忆录》,(香港)南粤出版社1986年版,第168页。

② 《岑溪市志》,广西人民出版社1996年版。

③ 《桂林市志》,中华书局1997年版。

④ “广西筹振会干事会纪”,《申报》1924年7月28日,第13版。

⑤ “香港电”,《申报》1924年8月20日,第7版。

⑥ 《浦北县卫生志》,1998年。

民国十四年(1925)

黑龙江省

龙江县　天花、霍乱猖獗,死亡700多人①。

滨江县(今属哈尔滨市)　春夏,猩红热流行。3月23日(二月廿九日)报道:哈尔滨喉症流行②。4月11日(三月十九日)报道:大人初染时浑身骨节痛,头痛,寒热交作,或兼咳嗽气促;小儿初染时四肢热,咳嗽吐乳,烦躁不眠③。7月11日(五月廿一日)报道:沿东铁发现猩红热④。

方正县　夏,瘟疹流行。5月7日(四月十五日)报道:方正城乡屡见春瘟,初起头晕、心烦、咳嗽,儿童较多,且兼瘟疹⑤。

安达县(今安达市)　夏,瘟疹流行。5月27日(闰四月初六日)报道:近日城乡小儿发现瘟疹,传染甚速⑥。

肇州县(今肇源县)　春夏,瘟疹流行。6月2日(闰四月十二日)报道:去岁冬月间发现是症,迁延六个月余,未曾消减⑦。

依兰县　夏,痢疾流行。秋,感冒流行。8月22日(七月初四日)报道:端节前后,痢疾盛行一时,近日染感冒病日多一日⑧。

吉林省

长岭县、郭尔罗斯前旗(今前郭尔罗斯县)　鼠疫流行。长岭县发病52人,死亡

---

① 《龙江县志》,中国城市经济社会出版社1991年版。

② "哈尔滨电",《申报》1925年3月23日,第4版。

③ "发现春瘟",《盛京时报》1925年4月11日,第5版。

④ "哈尔滨电",《申报》1925年7月11日,第6版。

⑤ "发现春瘟",《盛京时报》1925年5月7日,第5版。

⑥ "发现瘟疹",《盛京时报》1925年5月27日,第5版。

⑦ "瘟疹流行",《盛京时报》1925年6月2日,第5版。

⑧ "时症流行",《盛京时报》1925年8月22日,第5版。

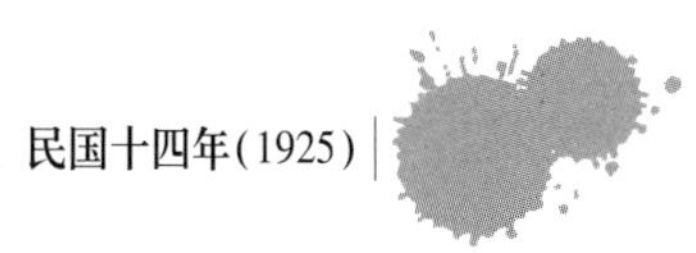

48 人。郭尔罗斯前旗发病 65 人,全部死亡[1]。

长春县(今属长春市)　春,猩红热流行。2 月 19 日(正月廿七日)报道:长春发现猩红热,满铁严防传染[2]。

农安县　春,天花流行。4 月 18 日(三月廿六日)报道:入春以来,小孩患痘疹者不计其数[3]。

榆树县(今榆树市)　夏,天花流行。5 月 1 日(四月初九日)报道:入春以来,城乡小孩患疹痘者不计其数[4]。

洮南县(今洮南市)　夏,痢疾流行。6 月 23 日(五月初三日)报道:洮南近数日来发生吐泻、头迷、痢疾等症,患者甚多,轻则易治,重有殒命[5]。

和龙县(今和龙市)　富兴乡东南屯等地流行大骨节病[6]。按:大骨节病一般被认为是地方病,不是传染病,不能导致疫灾。录以备考。

辽宁省

沈阳县(省会,今沈阳市)　春,猩红热流行。2 月 20 日(正月廿八日)报道:附属地奉天等高校,日前曾有患猩红热之学生 4 名,死亡 2 名。据医学家云,此系一种满洲风土病[7]。2 月 25 日(二月初三日)报道:时疫流行,初起喉痛,苦于饮食,至重时不能言语,小儿多染患[8]。夏,天花、猩红热流行。5 月 18 日(四月廿六日)报道:发生痘疹者日甚一日,传染甚速[9]。6 月 8 日(闰四月十八日)报道:猩红热稍见流行[10]。秋,疟疾流行。9 月 19 日(八月初二日)报道:病人患疟疾者十有七八[11]。冬,冬瘟、猩红热流行。1926 年 1 月 14 日(十二月初一日)报道:发现一种冬瘟病,患者颇多,初起时类似感冒,稍一不慎,即行加重,头晕喉痛[12]。1926 年 1 月 20 日(十二月初七日)报道:附属地内竟发生疹疫(即猩红热),南满医院收容患者 13 名[13]。

---

① 李文波《中国传染病史料》,化学工业出版社 2004 年版,第 158 页。
② “吉林电”,《申报》1925 年 2 月 19 日,第 4 版。
③ “疹痘流行”,《盛京时报》1925 年 4 月 18 日,第 5 版。
④ “疹痘流行”,《盛京时报》1925 年 5 月 1 日,第 5 版。
⑤ “发生时疫”,《盛京时报》1925 年 6 月 23 日,第 5 版。
⑥ 《和龙县志》,吉林文史出版社 1992 年版。
⑦ “患疫而死”,《盛京时报》1925 年 2 月 20 日,第 5 版。
⑧ “时疫流行”,《盛京时报》1925 年 2 月 25 日,第 5 版。
⑨ “时疫流行”,《盛京时报》1925 年 5 月 18 日,第 2 版。
⑩ “时疫宜防”,《盛京时报》1925 年 6 月 8 日,第 2 版。
⑪ “疟疾蔓延”,《盛京时报》1925 年 9 月 19 日,第 4 版。
⑫ “冬瘟盛行”,《盛京时报》1926 年 1 月 14 日,第 5 版。
⑬ “发生疹疫”,《盛京时报》1926 年 1 月 20 日,第 5 版。

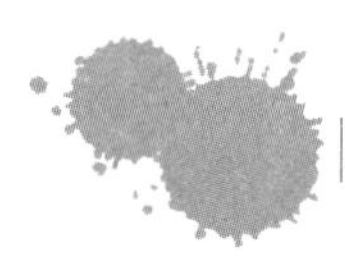

辽阳县(今辽阳市) 春,时疫流行。3 月 29 日(三月初六日)报道:迩来时疫甚盛,此种病初起头痛,周身无力,不亟施治,则剧烈难医①。

金 县(今大连市金州区) 自春徂冬,天花发生。5 月 23 日(闰四月初二日)报道:大连西南旅顺管内天痘流行,近来患者已有 8 人②。11 月 26 日(十月十一日)报道:沙河口管内自 3 月份至今,患天痘者 65 名,其中死亡 14 人③。

岫岩县 夏,天花流行。5 月 27 日(闰四月初六日)报道:痘疹盛行,最近调查,全县小孩死者 211 名④。

铁岭县(今铁岭市) 夏,时疫流行。7 月 18 日(五月廿八日)报道:时疫流行。前本邑小儿患痘疹者颇夥,近来患吐泻者颇多。邑西桂家高堡一村因患时疫,死者有百许人⑤。

台安县 夏,时疫流行。8 月 4 日(六月十五日)报道:近来灾气甚重,时疫流行,各村人民多患虐症,并头痛病,小孩多患痢疾,轻者十余天即愈,重者闻有顷刻殒命之虑。唯县南新开河镇之流行尤甚,因该镇街面无井,均食该镇南边之河水。该河雨大时尚能通流下流,雨小则汇集此处成为死水,日久色变绿形,并有无数微虫漂浮于水内,腥臭之味,闻之掩鼻,因该镇居民之毛厕所有秽物,稍遇雨水即流入河内,是以其形与味有如此之甚也。故近来该镇多患头痛、抽疯病甚多,稍治不慎,即遭死亡⑥。

开原县(今开原市) 秋冬,时疫流行。9 月 11 日(七月廿四日)报道:时疫流行,患者身热头痛,四肢无力,上呕下泻,致命者甚夥⑦。1926 年 1 月 22 日(十二月初九日)报道:大战之后必有凶年,兵凶战危,实为人道之大悲。境属四乡于近日以来突然发生一种时疫,初患时周身麻冷,头迷目眩,老年者死亡甚夥⑧。

营口县(今大石桥市) 春,流感、天花流行。3 月 19 日(二月廿五日)报道:入春以来,流行感冒之症患者未曾间断,又有天花流行⑨。夏,时疫流行。8 月 14 日(六月廿五日)报道:发现类似虎疫之症⑩。秋,霍乱流行。9 月 9 日(七月廿二日)报道:虎

① "时疫宜防",《盛京时报》1925 年 3 月 29 日,第 5 版。
② "天痘流行",《盛京时报》1925 年 5 月 23 日,第 5 版。
③ "沙河口患痘统计",《盛京时报》1925 年 11 月 26 日,第 4 版。
④ "痘疹盛行",《盛京时报》1925 年 5 月 27 日,第 5 版。
⑤ "时疫流行",《盛京时报》1925 年 7 月 18 日,第 5 版。
⑥ "时疫流行",《盛京时报》1925 年 8 月 4 日,第 5 版。
⑦ "时疫流行",《盛京时报》1925 年 9 月 11 日,第 5 版。
⑧ "发生时疫",《盛京时报》1926 年 1 月 22 日,第 4 版。
⑨ "天花流行",《盛京时报》1925 年 3 月 19 日,第 5 版。
⑩ "时疫流行",《盛京时报》1925 年 8 月 14 日,第 5 版。

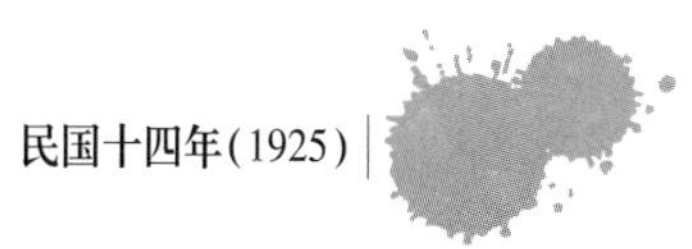

疫传到营口,市政所谕市民严防①。11 月 13 日(九月廿七日)报道:发生流行病,初患即觉腹痛甚剧,如以针刺尚可挽救,倘以药剂则无及矣②。

安东县(今东港市) 春,天花流行。2 月,安东天花流行,患者颇多③。2 月 1 日(正月初九日)报道:发生天花,染者甚多④。夏,时疫流行。7 月 21 日(六月初一日)报道:时疫流行,传染甚速,初病时,先觉头浑身乏,继则吐泻并行,类似霍乱,但非霍乱⑤。秋,霍乱流行。9 月 10 日(七月廿三日)报道:闻安东发生虎疫⑥。9 月 11 日(七月廿四日)报道,东边道呈:南方疫盛,实行海口检查⑦。

兴京县(今新宾满族自治县) 天花大流行,死亡者颇多⑧。

抚顺县 天花流行。发生 103 人,死亡 20 人⑨。

内蒙古自治区

奈曼旗、通辽县(今通辽市科尔沁区)、科左中旗 鼠疫流行⑩。

陈巴尔虎旗 夏,鼠疫流行。5 月 29 日(闰四月初八日),陈旗赫尔洪得患肺鼠疫死亡 2 人,邻居全部迁逃⑪。

北京市

北京市 春,时疫流行。2 月 10 日(正月十八日)报道:旧历新年以来,京城方面发现一种危险传染性病症,已有 10 余人丧命,迩来患肚病者,接踵不已,似系一种极危险之传染病⑫。

天津市

天津县(今天津市市区) 春,猩红热、天花流行。2 月 4 日(正月十二日)报道:城东大直沽以下,贾家沽道张达庄一带,近日发现时疫,一觉脊背发寒,随即腿痛,至次日即有毙命,七八日间死亡 10 余人⑬。2 月 6 日(正月十四日)报道:津东大直沽一

---

① “[国内专电]奉天”,《申报》1925 年 9 月 9 日,第 5 版。

② “发生时疫”,《盛京时报》1925 年 11 月 13 日,第 5 版。

③ 《东沟县志》,辽宁人民出版社 1996 年版。

④ “发生天花”,《盛京时报》1925 年 2 月 1 日,第 5 版。

⑤ “发生时疫”,《盛京时报》1925 年 7 月 21 日,第 5 版。

⑥ “[国内专电]吉林”,《申报》1925 年 9 月 10 日,第 5 版。

⑦ “[国内专电]奉天”,《申报》1925 年 9 月 11 日,第 6 版。

⑧ 《新宾满族自治县志》,辽宁古籍出版社 1993 年版。

⑨ 《抚顺市卫生志》,1989 年。

⑩ 李文波《中国传染病史料》,化学工业出版社 2004 年版,第 158 页。

⑪ 《陈巴尔虎旗志》,内蒙古文化出版社 1998 年版。

⑫ “北京最近发现险症”,《大公报》1925 年 2 月 10 日,第 2 张第 5 版。

⑬ “东乡发现奇疫”,《大公报》1925 年 2 月 4 日,第 2 张第 6 版。

带发现奇疫,始脊寒,继腿痛,越日即毙,咸震恐[①]。3月8日(二月十四日)报道:津气候旱燥,多患喉症[②]。3月10日(二月十六日)报道:日租界发现猩红热传染病[③]。3月17日(二月廿三日)报道:今日春瘟盛行,津埠一带每日男女老幼死去之数,据警察局调查约有二百余人[④]。3月27日(三月初四日)报道:英界发现猩红热[⑤]。又,近来时气不正,发生天花时疫患者甚多[⑥]。4月21日(三月廿九日)报道:法租界发生天花病者甚多[⑦]。夏,猩红热流行。4月30日(四月初八日)报道:日租界日本避病院今年全部染猩红热者共7名,死者3人,病院内尚有患者1名[⑧]。秋,霍乱流行。9月11日(七月廿四日)报道:近日虎列拉病,津埠渐渐发生[⑨]。9月12日(七月廿五日)报道:津现虎疫,大沽防疫医院验船认真[⑩]。9月26日(八月初九日)报道:近间有虎疫发现,租界防疫更严[⑪]。10月2日(八月十五日)报道:本月间津埠发现虎列拉时疫[⑫]。10月6日(八月十九日)报道:法界发现虎列拉患者3例[⑬]。10月20日(九月初三日)报道:东乡范家庄,日前发现上吐下泻之男女数人[⑭]。

山西省

繁峙县　春,天花流行,死亡114人[⑮]。秋,霍乱流行,死亡231人[⑯]。

崞　县(今原平县)　春,天花流行,死223人[⑰]。

兴县、临县　鼠疫流行。两县9个疫点,发病115例,死亡104人[⑱]。

盂　县　春,天花流行,遍及城乡,至6月底方停止蔓延[⑲]。

---

① “天津电”,《申报》1925年2月6日,第5版。
② “天津电”,《申报》1925年3月8日,第4版。
③ “日界发现猩红热”,《大公报》1925年3月10日,第2张第6版。
④ “春瘟流行可怕”,《大公报》1925年3月17日,第2张第6版。
⑤ “天津电”,《申报》1925年3月27日,第4版。
⑥ “本埠又发现紧急时疫”,《大公报》1925年3月27日,第2张第6版。
⑦ “法租界天花病发现”,《大公报》1925年4月21日,第2张第6版。
⑧ “本省新闻:日租界对流行病之防范”,《大公报》1925年4月30日,第2张第6版。
⑨ “注意治霍乱药方”,《大公报》1925年9月11日,第2张第5版。
⑩ “[国内专电]天津”,《申报》1925年9月12日,第6版。
⑪ “[国内专电]天津”,《申报》1925年9月26日,第4版。
⑫ “日警署预防虎疫”,《大公报》1925年10月2日,第2张第5版。
⑬ “法界发现虎列拉”,《大公报》1925年10月6日,第2张第5版。
⑭ “防疫处派员前往消毒”,《大公报》1925年10月20日,第2张第5版。
⑮ 《繁峙县志》,今日中国出版社1995年版。
⑯ 《繁峙县志》,今日中国出版社1995年版。
⑰ 《忻州地区志》,山西古籍出版社1999年版。
⑱ 李文波《中国传染病史料》,化学工业出版社2004年版,第158页。
⑲ 《盂县志》,方志出版社1995年版。

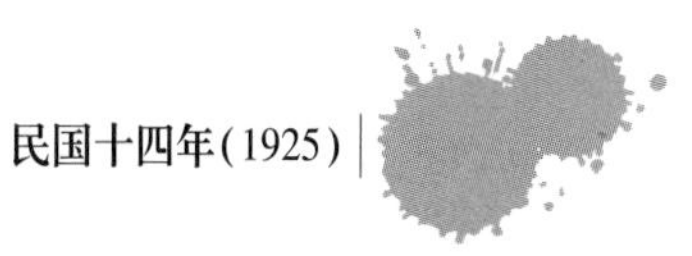

祁　县　白喉流行,8 岁以下儿童罹疾死者甚多,仅贾令一村就达 30 余名①。

沁　县　白喉流行。县境瘟疫,“喉头炎”更甚,儿童死亡甚多②。

汾西县　疫。今《汾西县志》载:是年霍乱死亡 15 人,赤痢死亡 14 人,伤寒死亡 44 人,痘症死亡 23 人③。

蒲　县　疫。今《蒲县志》载:薛关村菌痢发病 87 人,死亡 23 人;伤寒死亡 23 人;天花死亡 86 人④。

河津县(今河津市)　疫。今《河津县志》载:霍乱死亡 10 人,赤痢死亡 27 人,伤寒死亡 60 人,天花死亡 27 人,白喉死亡 15 人⑤。

陕西省

咸阳县(今秦都区)　秋,霍乱流行。8 月,咸阳瘟疫流行⑥。

淳化县　霍乱流行,患者朝发夕亡⑦。

宁陕县　疟疾流行。今《安康市卫生防疫志》载:宁陕人多染瘴疠之气,口眼歪斜,身体臃肿,继后单身孤独,不能生殖者甚多⑧。按:瘴疠一般指恶性疟疾。

靖边县　鼠疫流行。4 个疫点,发病 50 人,死亡 48 人。延续到 1931 年,波及 12 个乡,106 个村,发病 1114 人,死亡 975 人,出现了无人村⑨。

商南县　天花流行。龙窝保第一甲共有 70 人,不到半月因天花死亡 20 人,有 3 家绝户⑩。

商　县(今商州区)　天花流行。李家塬村死亡 38 人⑪。

河北省

昌黎县　秋,时疫流行。9 月 18 日(八月初一日)报道:时疫流行,患者身热头痛,四肢无力,上呕下泻⑫。

---

① 《祁县志》,中华书局 1999 年版。《晋中市志》,中华书局 2010 年版。

② 《沁县志》,中华书局 1999 年版。

③ 《汾西县志》,方志出版社 1997 年版。

④ 《蒲县志》,中国科学技术出版社 1992 年版。

⑤ 《河津县志》,山西人民出版社 1989 年版。《河津卫生志》,2005 年。

⑥ 《咸阳市秦都区志》,陕西人民出版社 1995 年版。

⑦ 《淳化县志》,三秦出版社 2000 年版。

⑧ 《安康市卫生防疫志》,2006 年。

⑨ 《靖边县志》,陕西人民出版社 1993 年版。

⑩ 《商南县志》,作家出版社 1993 年版。

⑪ 《商州市志》,中华书局 1998 年版。《商洛地区卫生志》,陕西人民出版社 1999 年版。

⑫ “时疫流行”,《盛京时报》1925 年 9 月 18 日,第 5 版。

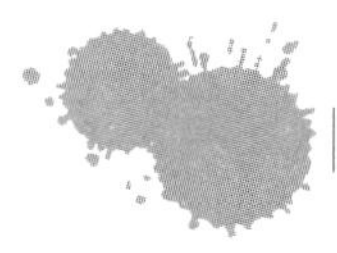

山东省

夏六月,鼠疫流行。8月7日(六月十八日)报道:胶路附近诸城发现黑死病,势将蔓延①。秋,霍乱流行。9月13日(七月廿六日)报道:虎列拉时疫现已蔓延至长江北岸,势颇猛烈,本省与江苏交界地方,传染虎疫者甚多②。

商河县　秋,霍乱流行③。

长清县(今济南市长清区)　秋,霍乱流行④。

博山县(今淄博市博山区)　秋,霍乱流行。大疫,盆泉一村死者百余人⑤。

德　县(今属德州市)　霍乱流行。发病3874例,死2140人⑥。

夏津县　痢疾流行⑦。按:痢疾与霍乱常混为一谈,从周边县域来看,这也应该是霍乱。

蒙阴县　秋,霍乱大流行。鲁村、草埠一带蔓延尤烈,死亡无计。草埠附近的舍庄,一天病死11人⑧。

牟平县(今烟台市牟平区和莱山区)　秋七八月间,霍乱流行。600户人家的姜格庄村死300余人;姜格庄、午台南埠、埠后、大窑、李格庄5个村共死亡700多人⑨。

招远县(今招远市)　秋,霍乱流行,死者不计其数。送葬者未归家中又有死人的情形不为鲜见。金岭镇吴家村7天即死29口,有4户死绝⑩。

莱阳县(今包括莱阳市)　春,天花流行。朴木一带婴幼儿患病所剩无几,死过半。小谭格庄村25户,40余名儿童,发病死25名,幸存12名,全留下麻脸⑪。

胶　县(今胶州市)　霍乱流行。黄岛前湾村死者颇多,仅以草席卷而葬之⑫。

寿光县(今寿光市)　秋,疫⑬。按:当为霍乱或疟疾流行。

---

① "济南电",《申报》1925年8月7日,第5版。

② "山东临时防疫总处成立后之消息种种",《大公报》1925年9月13日,第1张第4版。

③ 《德州地区卫生志》,天津科学技术出版社1991年版。

④ 《山东省卫生志》,山东人民出版社1992年版。

⑤ 民国《续修博山县志》卷一《大事记·祥异》。

⑥ 李文波《中国传染病史料》,化学工业出版社2004年版,第159页。

⑦ 《德州地区卫生志》,天津科学技术出版社1991年版。

⑧ 《沂源县卫生志》,1991年。

⑨ 《牟平县志》,科学普及出版社1991年版。

⑩ 《金岭镇志》,2001年。

⑪ 《莱西市卫生志》,2005年。

⑫ 《黄岛简志》,五洲传播出版社2002年版。

⑬ 民国《寿光县志》卷一五《大事记》。

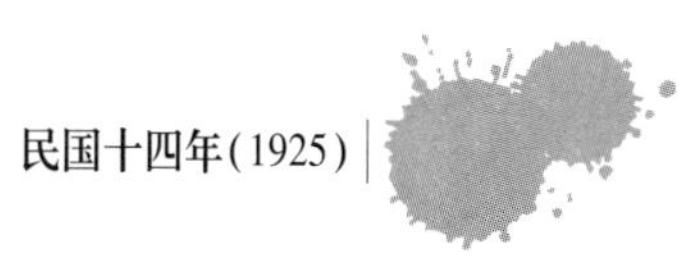

益都县(今青州市)　秋,疟疾流行①。

广饶县　夏,霍乱流行。春,黄河决,农田被淹。夏,城北丁家乡大疫②。按:其疫与洪水有关,当为霍乱。

庆云县　霍乱流行。张货郎、顾家两村病死60余人,多为青壮年③。

青岛特别市　冬,白喉流行。1926年2月3日(十二月廿一日)报道:青地入冬以来,雨水甚少,颇干燥,近又白喉传染,今日得雪,人心稍安④。

河南省

封邱县(今封丘县)　天花流行。东合村、汪寨村发病30%⑤。

阌乡县(今灵宝市)　秋冬之交,霍乱流行。今《灵宝县卫生志》载:秋冬之交,疫病大作,传染一家,死亡逾半,吴村一带尤甚⑥。

唐河县　春,天花大流行。源潭、城郊、昝岗、古城、毕店等地发病率最高⑦。

兰封县(今属兰考县)　春,天花大流行⑧。

镇平县　春,天花流行,死尸无人掩埋⑨。

卢氏县(含今栾川县)　霍乱流行。栾川县白土、狮子庙两集镇,每天死于霍乱者10余人⑩。

甘肃省

东乐县(今民乐县)　白喉流行。洪水河以西地区死亡人数甚多。新天区王什寨村400口人,死于白喉18人,占总人口的4.5%⑪。

导河县(今夏河县)　鼠疫流行。发病30人,全部死亡⑫。

西藏自治区

拉　萨　天花流行。拉萨地区死亡7000余人⑬。

---

① 《潍坊市卫生志》,1989年。
② 民国《续修广饶县志》卷二六《杂志・通纪》。
③ 《德州地区卫生志》,天津科学技术出版社1991年版。
④ “[国内专电]青岛”,《申报》1926年2月3日,第5版。
⑤ 《封丘县卫生志》,1986年。
⑥ 《灵宝县卫生志》,1986年。
⑦ 《唐河县志》,中州古籍出版社1993年版。
⑧ 《兰考县志》,中州古籍出版社1999年版。
⑨ 《镇平县志》,方志出版社1998年版。
⑩ 《栾川县志》,生活・读书・新知三联书店1994年版。
⑪ 《民乐县志》,甘肃人民出版社1996年版。
⑫ 李文波《中国传染病史料》,化学工业出版社2004年版,第158页。
⑬ 《西藏自治区志》,中国藏学出版社2011年版。

安徽省

怀宁县　夏秋,霍乱盛行。流行高峰时,每日发病约在200人以上,死亡率达50%①。8月9日(六月二十日)报道:皖垣发现时疫②。9月18日(八月初一日)报道:皖垣时疫盛行。皖垣发现一种虎列拉,初仅发现于城内县学宫一带,得病者先患头痛,继则血肉收缩,不数旬钟即无救,一日死数人。不料最近愈演愈烈,刻下疫氛已蔓延全城,即北区卫门口一带,旬日以来,染疫而死者不下六七十人③。

芜湖县　秋,霍乱盛行。9月9日(七月廿二日)报道:芜湖入秋以来,霍乱盛行,传染甚速,死亡相继④。

繁昌县　麻疹大流行,荻港死者甚多⑤。

亳　县(今属亳州市)　冬,猩红热流行。1926年1月26日(十二月十三日)报道:前为豫匪孙殿英部窜入,占据两旬,所有蹂躏惨情,迭志本报。现闻该处复疫疠盛行,人民多患喉症,诊治无效,因是毙命者,时有所闻⑥。

四川省

四川省　夏,大饥,大疫,死者二三十万人。5月16日(四月廿四日)报道:四川大饥疫,川东以达县、宣汉、渠县、城口、太平(万源)、酆都、璧山、綦江一带为最苦;川北以通江、南江、巴中、西充、盐亭各县为尤甚⑦。6月30日(五月初十日)报道:川省本年灾荒,达80余县,就中以保宁府属之南江、巴中、通江,重庆府属之綦江、南川、涪州,夔州府属之大宁、巫山、奉节、云阳,绥定府属之达县、渠县,雅州府属之名山、雅安、荥经、汉源各属为最烈。据全川筹赈会派员所调查报告到会者,综计全川饿死者达30万人,死于疫疠者约20万人,至于转徙流离,委填沟壑者,在六七十万人以上。灾情极重者,亦达三十六七县⑧。六月,川省灾荒达80余县,保宁、重庆、夔州、雅安等府属最为酷烈⑨。蜀省疫疠流行,罹者20万人⑩。

简阳县(今简阳市)　天花流行。1925—1933年,天花在简阳贾家、龙云流行⑪。

---

① 《怀宁县卫生志》,1985年。《安徽卫生志》,黄山书社1993年版。

② "安庆电",《申报》1925年8月9日,第5版。

③ "皖闻纪要",《申报》1925年9月18日,第9版。

④ "芜湖近讯",《申报》1925年9月9日,第7版。

⑤ 《繁昌县志》,南京大学出版社1993年版。

⑥ "亳县匪灾之善后:姜姓损失最重,现又发生疫疠",《申报》1926年1月26日,第9版。

⑦ 《晨报》1925年5月16日。

⑧ "川省灾荒之未艾",《申报》1925年6月30日,第11版。

⑨ "五省的大灾荒",《东方杂志》第22卷第15号。

⑩ 邓云特《中国救荒史》,商务印书馆1993年版,第43页。

⑪ 《内江地区卫生志》,四川辞书出版社1995年版。

巴中县(今巴中市巴州区)　春大饥,夏大疫,主要是伤寒流行。民国《巴中县志》载:春,饥馑特甚,道殣相望,城乡各掘大穴瘗骼,曰万人坑。夏月,疫大作,无虚户,往往家人病死过半,至有室空人绝者①。时巴中县含今平昌县,今《平昌县卫生志》载:春,荒,饥,疫疠大行,人死10万以上,江口辖区即达13000余人②。7月18日(五月廿八日)报道:巴中灾状,迄今三载,颗粒无收,日食草根、树皮、糠秕、白泥等物。今春正、二、三月,饿毙3万余人,竟掩埋不及,挖万人坑始能葬。四五月,豆麦预食青苗过半,小熟收薄,支持难久,近复青黄不接,且疠疫大作,由饿极食物粗杂致病,遍染各乡,死亡枕藉,家人死绝者,致田荒未种,秋收亦少③。关于此次疫灾所致疫病,中医名之谓"伤寒"④。

广元县(今属广元市)　春,大饥疫。旺苍县干河乡疫病流行⑤。

通江县(今包括通江县、平昌县)　夏,大饥,大疫。5月27日(闰四月初六日)报道:饥馑特甚,饿莩塞途,无资掩埋,天热风大,臭气达十里以外,致染疫之人,十室九病,医药俱乏,约计全县灾民已死十分之七⑥。

苍溪县　夏,大疫,伤寒流行。今《苍溪县卫生志》载:农历三、四、五月,龙山、彭店、金斗、清泉寺等地,"窝儿寒"(伤寒)流行,家家有病人卧床不起⑦。

洪雅县　夏,兵疫,痢疾大流行。川军刘禹久部兰文斌混成旅被杨森部击败,退至洪雅,驻城隍庙、王花园等处。时值7月,士兵中痢疾流行,引起居民感染,全城药店存药售完,死亡士兵200余人,居民亦死甚多。无人收尸,惧传染,部队和县政府派士兵和民夫在县城北门外二道桥挖一大坑,将尸体掩埋,人称"万人坑"⑧。

芦山县　春,大旱疫。今《芦山县志》载:春,大旱,疫病流行,从思延坝、周村坝始,遍及全县,人口大减⑨。

盐源县　春,伤寒大流行。今《盐源县志》载:春,盐井、梅雨、卫城等地,伤寒暴发流行,死亡7000余人,尸体无人安埋,多弃掷于万人坑内⑩。

---

① 民国《巴中县志》第四编《志余下·述异》。

② 《平昌县卫生志》,1986年。《达县地区卫生志》,四川文艺出版社1990年版。

③ "川振员之灾情报告",《申报》1925年7月18日,第15版。

④ 《巴中县卫生志》,1987年。

⑤ 《旺苍县干河乡志》,1988年。

⑥ "蜀商公益会筹振川灾之往来函电",《申报》1925年5月27日,第14版。

⑦ 《苍溪县卫生志》,1988年。

⑧ 《洪雅县志》,电子科技大学出版社1997年版。

⑨ 《芦山县志》,方志出版社2000年版。

⑩ 《盐源县志》,四川民族出版社2000年版。

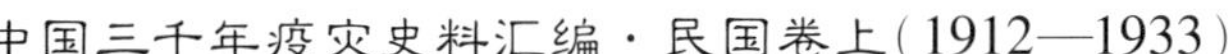

荥经县(今荥经县)　春,伤寒流行。古城坪尤甚,死亡率70%以上,马蹄石至高梁湾一带路断人稀[1]。

古蔺县　春,伤寒流行。瘟疫流行,死亡200余人[2]。

宣汉县　春,伤寒流行。西区人民遭天灾瘟疫,死亡颇多[3]。

重庆市

潼南县　夏,霍乱流行。"麻脚瘟"在全县大流行,死亡颇多,甚至有全家丧绝者[4]。

綦江县(今綦江区)　春,伤寒大流行。永丰乡高滩的9户人家死亡37人,其中两户人口无一幸存者。吉安乡王姓3家地主搬入佛子寺避匪,强迫佃户入寺护卫,地狭人多,死于伤寒者300多人[5]。

云南省

昆明县(今属昆明市)　春夏之交,痢疾流行。8月11日(六月廿二日)《晨报》报道:三四月间,"滥肠瘟"流行,死者至少万人[6]。七月,《灵学旬刊》载:今年入夏以来,痢疫大起。自省垣及诸附近各县地方传播急速,感染尤易,致命更捷,朝罹斯疫,夕归重泉,甚至午中患此,日晡即已不治者。地无远近,莫不皆然,已故省内外无数家之贫富死于斯疫者近万人以上[7]。按:虽说是痢疾,但其死人之速,有可能是霍乱流行。

鲁甸县　夏,伤寒、回归热流行。今《鲁甸县卫生志》载:7月,仙人洞施家冲子、老房子相继流行伤寒(老烧病)、回归热(烧热病),300多户500余人,死剩数十人[8]。

马关县(含今西畴县)　天花流行。西洒街胡有恒家儿孙10人患天花,病死4人,幸存6人均成麻脸[9]。

上帕行政区(今属福贡县)　天花流行。上帕、腊乌、腊土底等村染病60余人,死亡30余人[10]。

寻甸县　夏,伤寒流行。6月,小竹沟村伤寒流行,死亡50余人[11]。

---

① 《荥经县志》,西南师范大学出版社1998年版。

② 《泸州市卫生志》,方志出版社2005年版。《古蔺县志》,四川科学技术出版社1993年版。

③ 《达县地区卫生志》,四川文艺出版社1990年版。

④ 《潼南县志》,四川人民出版社1993年版。

⑤ 《綦江县志》,西南交通大学出版社1991年版。

⑥ 李文海等《近代中国灾荒纪年续编》,湖南教育出版社1993年版,第126页。

⑦ "本社自乙丑年夏季起办理济疫之概况",《灵学旬刊》1925年第11期。

⑧ 《鲁甸县卫生志》,新疆科技卫生出版社1996年版。

⑨ 《西畴县卫生志》,1999年。

⑩ 《福贡县志》,云南民族出版社1999年版。《福贡县卫生志》,1990年。

⑪ 《寻甸回族彝族自治县志》,云南人民出版社1999年版。

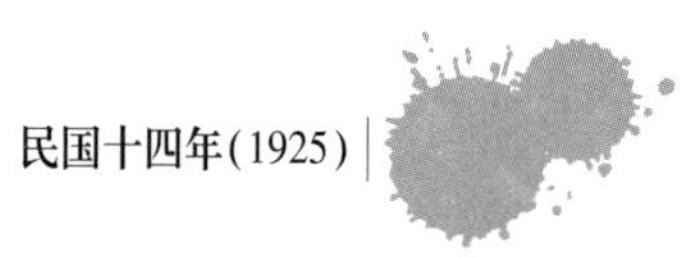

易门县　天花流行。县城发病300余人,死亡100余人①。

云龙县　天花流行。天池死亡50余人②。

普思沿边行政总局(今勐海县)、澜沧县　鼠疫流行,死数十人③。

昭通县(今属昭通市)　鼠疫流行。今《昭通市志》载:瘟疫流行,昼夜呼号,死亡狼藉。城中尸棺发出三千八百余具,掩埋四千余尸,各区死者不下万余④。

贵州省

天柱县　春夏,大旱疫。今《天柱县志》载:大旱40余天,田土龟裂,粮食无收,瘟疫流行,死者甚多⑤。

黄平县　霍乱流行。今《黄平县志》载:重安、旧州霍乱流行⑥。

台拱县(今台江县)　白喉流行,全县死亡31人⑦。

桐梓县　春夏,大旱疫。民国《桐梓县志》载:春夏大疫成灾,死亡枕藉,北门外重开万人坑瘞埋之⑧。今《桐梓县志》载:县境大旱、水灾、时疫相继⑨。

册亨县　夏秋之际,大饥疫。今《册亨县志》载:6—8月,由于天灾人祸,县民大饥,疫情蔓延,全县死亡万余人⑩。

水城县　春夏之交,疫病盛行,饥疫死者以万计⑪。

贞丰县　春旱,大饥,天花流行,儿童十有七死,逃荒要饭者不计其数⑫。

平坝县　夏秋,疾疫甚烈,四乡有整寨死亡者,有每村寨只存少数之户口者⑬。

湖北省

武汉市　秋,霍乱流行。8月26日(七月初八日)《晨报》报道:霍乱沿江蔓延,汉口一带亦被传染,每日约死20余人⑭。

---

① 《易门县志》,中华书局2006年版。
② 《云龙县志》,农业出版社1992年版。
③ 李文波《中国传染病史料》,化学工业出版社2004年版,第158页。
④ 《昭通市志》,云南人民出版社2000年版。
⑤ 《天柱县志》,贵州人民出版社1993年版。
⑥ 《黄平县志》,贵州人民出版社1993年版。
⑦ 《台江县志》,贵州人民出版社1994年版。
⑧ 民国《桐梓县志》卷一《天文志·祥异》;卷一〇《食货志》。
⑨ 《桐梓县志》,方志出版社1997年版。
⑩ 《册亨县志》,贵州人民出版社2002年版。
⑪ 《六盘水市志》,贵州人民出版社1992年版。
⑫ 《贞丰县志》,贵州人民出版社1994年版。
⑬ 民国《平坝县志》卷四《事变志·疾疫》。
⑭ 李文海等《近代中国灾荒纪年续编》,湖南教育出版社1993年版,第135页。

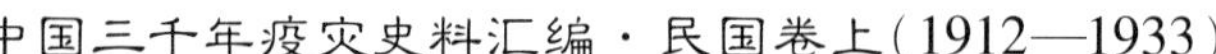

汉口市　秋,霍乱流行。9月13日(七月廿六日)报道:汉口发生疫症①。

蕲水县(今浠水县)　冬,脑膜炎流行。今《浠水县志》载:冬十一月,关口一带流脑流行,梅河黄云海1家10人,死亡9人②。

阳新县　春,天花流行。秋,霍乱流行。今《阳新县志》载:荆山源(沙村一带)霍乱发病100余人,死80人;天花发病90人,死30人③。

荆门县(今荆门市)　秋,霍乱流行。今《荆门卫生志》载:均县、南漳、保康国民党部队开来荆门整编,一排兵一天死亡五人④。

郧西县　春三月,天花流行。上津城周染病2000余人,死亡100余人⑤。

长阳县(今长阳土家族自治县)　秋,霍乱流行。今《长阳县志》载:秋,瘟疫流行⑥。

湖南省

长沙县(今属长沙市)　秋,霍乱流行。10月8日(八月廿一日)报道:衡、岳、长沙发现虎疫⑦。

慈利县　天花流行。今《慈利县卫生志》载:天花流行,无论贫富,死亡甚众。溪口镇死亡200余人,喻家嘴乡岩门村死亡60余人⑧。

汉寿县　秋,霍乱流行。今《汉寿县卫生志》载:大旱,疫疠甚行,死亡枕藉⑨。

岳阳县(今属岳阳市)　秋,霍乱流行。10月8日(八月廿一日)报道:衡、岳、长沙发现虎疫⑩。今《岳阳县志》载:大旱,大饥。9月,县城鼠疫,死人甚众⑪。按:这里的鼠疫值得怀疑,“鼠疫”或为“虎疫”之误。

临湘县(今临湘市)　秋,霍乱流行。10月12日(八月廿五日)报道:岳阳、临湘为湘省门户,此罹兵燹,中外共知,浩劫丛生,继以大旱,实从来未有之奇灾也。近则生机已绝,秋凉乍深,易子析骸,苟延旦夕,沿途惟襁抱子出外逃荒者,达数万人。加

---

① “北京京汉局电”,《申报》1925年9月13日,第6版。
② 《浠水县志》,中国文史出版社1992年版。
③ 《阳新县志》,新华出版社1993年版。
④ 《荆门卫生志》,中国文史出版社1990年版。
⑤ 《郧西县志》,武汉测绘科技大学出版社1995年版。
⑥ 《长阳县志》,中国城市出版社1992年版。
⑦ “[国内专电]长沙”,《申报》1925年10月8日,第5版。
⑧ 《慈利县卫生志》,1989年。
⑨ 《汉寿县卫生志》,1988年。
⑩ “[国内专电]长沙”,《申报》1925年10月8日,第5版。
⑪ 《岳阳县志》,湖南人民出版社1997年版。

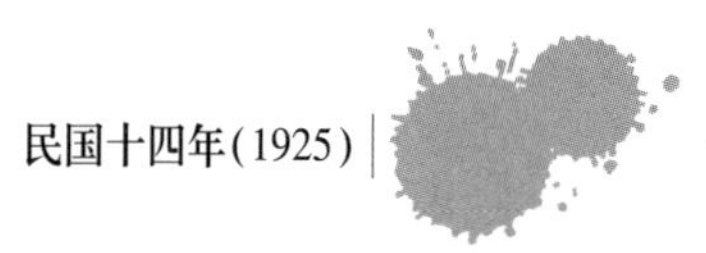

以疫疠盛行,死亡枕藉,令人目不忍睹,耳不忍闻①。

沅陵县　秋,霍乱流行。今《沅陵县卫生志》载:霍乱流行,康平乡(今凉水井区)范家礼一家七口三日内死尽,人谓“闭门瘟”,惨不忍睹②。

沅江县(今沅江市)　夏,霍乱流行。今《沅江县志》载:夏,大旱。7 月,霍乱暴发,4 日内,县城求粥灾民即死亡 16 人,疫情波及全城③。所辖琼湖镇百日大旱,开办粥厂,霍乱流行④。

武冈县(今包括武冈市、洞口县)　冬,鼠疫流行。今《武冈县志》载:12 月,县城突发鼠疫,3 个月内,死百余人⑤。

芷江县　冬,鼠疫流行。今《怀化市志》载:是年芷江瘟疫,死者无数⑥。按:其地与武冈县邻近,地理条件也差不多,其瘟疫或许也是鼠疫。

衡阳县(今属衡阳市)　秋,霍乱流行。10 月 8 日(八月廿一日)报道:衡、岳、长沙发现虎疫⑦。今《衡阳县志》载:秋九月,霍乱流行,一昼夜死百多人⑧。

桂东县　秋,疟疾大流行。民众或无处就医,或无钱买药,秋天收割时节,禾熟无人割,灶头不冒烟⑨。

江西省

宜春县(今属宜春市)　天花流行。慈化、天台等地发生天花,天台乡吴俊竹一家病死 6 人⑩。

莲花县　秋,霍乱流行。今《莲花县志》载:南村流行霍乱,沿水流蔓延至凫村、花塘、升坊等地,死亡人数不少⑪。

九江县(今九江市)　天花流行⑫。

婺源县　秋,霍乱流行。今《婺源县志》载:秋,南乡太子桥一带大瘟疫⑬。

---

① “[公电]岳州东电”,《申报》1925 年 10 月 12 日,第 4 版。

② 《沅陵县卫生志》,1989 年。

③ 《沅江县志》,中国文史出版社 1991 年版。

④ 《沅江县琼湖镇志》,中国文史出版社 2006 年版。

⑤ 《武冈县志》,中华书局 1997 年版。《邵阳市卫生志》,1998 年。

⑥ 《怀化市志》,生活·读书·新知三联书店 1994 年版。

⑦ “[国内专电]长沙”,《申报》1925 年 10 月 8 日,第 5 版。

⑧ 《衡阳县志》,黄山书社 1994 年版。《衡阳市卫生志》,1995 年。

⑨ 《桂东县志》,湖南人民出版社 1998 年版。

⑩ 《宜春地区卫生志》,新华出版社 1993 年版。

⑪ 《莲花县志》,江西人民出版社 1989 年版。

⑫ 张大庆:《中国近代疾病社会史(1912—1937)》,山东教育出版社 2006 年版,第 31 页。

⑬ 《婺源县志》,中国档案出版社 1993 年版。

江苏省

江宁县(今属南京市)　秋,霍乱流行。8月22日(七月初四日)报道:沪宁发生虎列拉,蔓延甚烈①。8月30日(七月十二日)报道:宁垣近日时疫盛行,死亡相继②。8月31日(七月十三日)报道:南京发现虎列拉,深恐蔓延③。9月7日(七月二十日)报道:本埠时疫,军人传染者甚多,陆军医院医治甚为忙碌,用接种抗毒法治疗,旋即告愈,死亡不过百分之一二④。9月9日(七月廿二日),胶济铁路局因南京地方虎疫流行,津浦铁路也已实行检疫,本路济南一站与津浦线相连接,为本路之门户,对旅客施行检疫⑤。9月17日(七月三十日)报道:沪宁等处相继发生虎列拉急性传染病⑥。10月19日(九月初二日)报道:浦口发生时疫,已被上海方面传染⑦。10月21日(九月初四日)报道:东南虎疫,蔓延甚烈,南京、浦口亦受传染⑧。《灵学旬刊》载:今年入夏以来,痢疫大起。自省垣及诸附近各县地方传播急速,感染尤易,致命更捷,朝罹斯疫,夕归重泉,甚至午中患此,日晡即已不治者。地无远近,莫不皆然,已故省内外无数家之贫富死于斯疫者近万人以上⑨。

丹徒县(今属镇江市)　秋,霍乱流行。9月10日(七月廿三日)报道:近日镇城内外,均有时疫发现,死者已有多人,近谏壁镇南街亦发现时疫。闻相继传染此种时疫者已有七八人之多⑩。

吴　县(今属苏州市)　夏秋,霍乱流行。所辖横泾镇夏,境内霍乱大流行,上毛岐一周内连死8人,一户死者多至二三人,中仓坞王阿土一家死绝⑪。6月30日(五月初十日)报道:苏地于最近之七日中,天气奇热,兼之亢旱无雨,以致时疫盛行,传染之速与症象之危险,为从来所罕有⑫。8月11日(六月廿二日)报道:苏地于最近三日中,时疫虎列拉(即霍乱症)盛行,罹此症而亡者已有三四十人之多。红十字会所设之时疫医院八处暨苏州时疫医院,每院每日前往求治者至少有十人以上,均患虎疫,最

① “慈善医院预防虎疫”,《大公报》1925年8月22日,第2张第5版。
② “南京快信”,《申报》1925年8月30日,第10版。
③ “北洋防疫处认真检查”,《大公报》1925年8月31日,第2张第5版。
④ “南京快信”,《申报》1925年9月7日,第11版。
⑤ “指令第一一一四号(1925年9月9日)”,《铁路公报:胶济线》第82期,1925年,第54页。
⑥ “本省新闻:防疫处注重食物”,《大公报》1925年9月17日,第2张第5版。
⑦ “京奉路局呈报防疫办法”,《大公报》1925年10月19日,第2张第5版。
⑧ “唐局长整顿津浦路成绩”,《大公报》1925年10月21日,第2张第5版。
⑨ “本社自乙丑年夏季起办理济疫之概况”,《灵学旬刊》1925年第11期,第46~48页。
⑩ “镇江谏壁乡亦盛行时疫”,《申报》1925年9月4日,第11版。
⑪ 《横泾镇志》,古吴轩出版社2007年版。
⑫ “苏州旱与时疫”,《申报》1925年6月30日,第11版。

危险者仅两小时即殒命[①]。8 月 13 日(六月廿四日)报道:苏地发现时疫虎列拉,传染甚速。观前一带及阊门中市之热闹市区,亦均有虎疫蔓延,患者大部先行吐泻,继而瘪螺或四肢冷厥,救治稍迟,最速者三十分钟即毙命,至多十小时后医治无效者,亦必毙命。城内外之时疫医院中,每一院每日至少有二三十人,患疫前往求治,设再无严密防疫办法,恐将蔓延至不可收拾[②]。8 月 18 日(六月廿九日)报道:近来苏、松一带虎疫盛行,两三日中染疫而亡者每处多至数十人,实可恐怖[③]。8 月 28 日(七月初十日)报道:上海时疫现已大减,惟内地如金山、苏州、无锡,则甚剧[④]。冬十一月,白喉流行。今《吴县大事记》载:1926 年 1 月上半月,白喉流行,死亡多人[⑤]。

常熟县(今常熟市)　秋,霍乱流行。8 月,西塘桥、城区颜港、吴市镇疫死 30 余人[⑥]。10 月,城中疫痢(应为霍乱)流行[⑦]。周行镇上发生瘟疫,死亡 7 人[⑧]。

昆山县(今昆山市)　春,天花流行。3 月 25 日(三月初二日)报道:驻扎昆山之第一军先编第二梯队兵士,近来发现天花者甚多[⑨]。秋,霍乱流行。8 月 13 日(六月廿四日)报道:本邑前数日即发现时疫,类皆霍乱或痧症,幸患者无几人,亦不甚注意。近二三日来,患是疫者甚多,不及医治,因而致死者闻有十余人[⑩]。今《昆山县志》本此,谓:8 月中旬,霍乱流行,死亡 10 余人[⑪]。

吴江县(今吴江市)　夏秋,霍乱流行。8—9 月,同里、盛泽、黎里等地流行霍乱,死亡者日有数人,医生、药商利市三倍[⑫]。所属莘塔镇(今属汾湖镇)去秋战事,流亡惨重,今夏时疫又作,莘塔与战地甚近,故疫从东来,有蔓延之势[⑬]。

武进县(今常州市武进区)　秋,霍乱、白喉、痢疾流行。8 月 25 日(七月初七日)报道:虎疫已蔓延至无锡、苏州、常州、杭州、宁波等处[⑭]。8 月 30 日(七月十二日)报

---

① “苏州虎列拉盛行之可虑”,《申报》1925 年 8 月 11 日,第 11 版。
② “苏州时疫蔓延日甚一日”,《申报》1925 年 8 月 13 日,第 11 版。
③ “虎疫流行时之摄生”,《申报》1925 年 8 月 18 日,第 9 版。
④ “金山红会来沪延医”,《申报》1925 年 8 月 28 日,第 15 版。
⑤ 《吴县大事记》,古吴轩出版社 1994 年版。
⑥ 《常熟市卫生志》,1990 年。
⑦ 《常熟市卫生志》,1990 年。
⑧ 《海虞镇志·周行志》,上海社会科学院出版社 2005 年版。
⑨ “天花流行”,《申报》1925 年 3 月 25 日,第 14 版。
⑩ “昆山时疫盛行”,《申报》1925 年 8 月 13 日,第 11 版。
⑪ 《昆山县志》,上海人民出版社 1990 年版。
⑫ 《吴江县志》,江苏科学技术出版社 1994 年版。《吴江卫生志》,苏州大学出版社 2009 年版。
⑬ “莘塔时疫东来”,《大分湖》1925 年第 11 期。
⑭ “患疫与防疫消息”,《申报》1925 年 8 月 25 日,第 15 版。

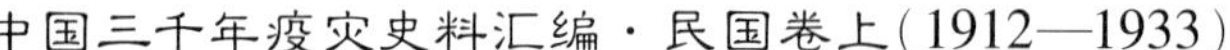

道:武邑近日时疫盛行,传染极速,因之毙命者已不可胜计,此次时疫为虎列拉症与喉症,一经发生,即难救治①。所辖坂上镇后衡王家场一度霍乱流行,死者枕藉,大蒲岸一个村死亡15人②。秋,卢家巷街发生恶性传染痢疾(疫疾),发病70余人,占全街人口的四分之一,死亡7人,占发病的10%③。

无锡县(今属无锡市) 秋,霍乱流行。8月25日(七月初七日)报道:虎疫已蔓延至无锡④。8月28日(七月初十日)报道:上海时疫现已大减,惟内地如金山、苏州、无锡则甚剧⑤。9月4日(七月十七日)报道:无锡青城市、礼社镇葑庄附近一带,时疫盛行,抽筋、瘪螺、吐泻、冷麻等痧,同时俱作,且发病迅速,延医不及,死者不可胜数⑥。

江阴县(今江阴市) 夏,猩红热流行。7月15日(五月廿五日)报道:入夏以来,晴雨不定,城厢一带时疫流行,尤以猩红热传染最速⑦。秋,霍乱流行。8月25日(七月初七日)报道:澄邑近日城厢一带疫气甚盛,传染亦速,其症系霍乱吐泻,即虎烈拉⑧。8月27日(七月初九日)报道:全市霍乱盛行,死亡相继,日必数起⑨。

太仓县(今太仓市) 秋,霍乱流行。8月16日(六月廿七日)报道:最近北街有朱某者忽患霍乱症,来势凶猛,吐泻数时,血脉即停,延医诊治,已属不及。嗣后患者渐多,蔓延极烈⑩。8月20日(七月初二日)报道:刘河镇时疫盛行⑪。

沛　县　黑热病流行,无有效药品治疗⑫。

睢宁县　黑热病流行,死亡甚多⑬。

东海县　黑热病流行,桃林村死亡80多人⑭。

上海市

上海县(今闵行区等) 春,天花流行。3月25日(三月初二日)报道:距闸北市

---

① "常州时疫盛行",《申报》1925年8月30日,第11版。

② 《坂上乡志》,1985年。

③ 《卢家巷乡志》,1985年。

④ "患疫与防疫消息",《申报》1925年8月25日,第15版。

⑤ "金山红会来沪延医",《申报》1925年8月28日,第15版。

⑥ "无锡乡间时疫剧烈",《申报》1925年9月4日,第11版。

⑦ "江阴组织时疫医院",《申报》1925年7月15日,第11版。

⑧ "江阴城厢时疫盛行",《申报》1925年8月25日,第11版。

⑨ "江阴临时防疫所之紧急会议",《申报》1925年8月27日,第11版。

⑩ "太仓时疫盛行",《申报》1925年8月16日,第11版。

⑪ "太仓时疫之防止",《申报》1925年8月20日,第11版。

⑫ 《沛县卫生志》,1985年。

⑬ 《睢宁县卫生防疫站志》,1997年。

⑭ 《东海县志》,中华书局1994年版。

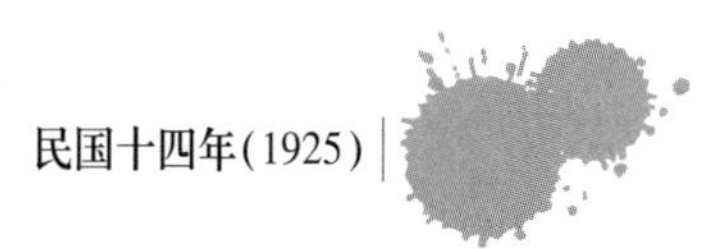

十八里之大场乡,为沪太长途汽车必经孔道,近亦发现天花甚剧[①]。夏秋,霍乱、痢疾、疟疾先后流行。7月27日(六月初七日)报道:近日时疫发生颇烈,西藏路上海时疫医院昨晚有三四十人投院求诊,内经医生查明系真霍乱者居大半[②]。8月1日(六月十二日)报道:日来霍乱症蔓延甚烈,西藏路上海时疫医院病房收容将满,各医生昼夜诊治,忙碌异常,患者大概以半夜间天明时为多,来势颇凶险[③]。8月5日(六月十六日)报道:据中国红十字会消息,上年江浙兵灾,濒于战线之区受创固重,即租界附近居民影响亦属非浅,不特米珠薪桂,房价倍增,即如近日时疫发现虎力拉,亦属恶果之一。该会时疫医院自前月四日开幕以后诊治时疫,应接不暇,现在病房人满,续至者几无隙地可容,其重症施刀者一日中竟有十余人,各医生审慎从事,深有经验,虽能奏效,而时疫之可畏已见一斑矣[④]。8月10日(六月廿一日)报道:近日霍乱流行更烈,天津路红十字会时疫医院、西藏路上海时疫医院病房收容已满。今年时疫之盛,为两年来所未有[⑤]。8月13日(六月廿四日)报道:日来天气酷热,闸北一带时疫盛行,往往朝发夕死,新民路普善西医院每日诊治时疫症,有五六十号之多[⑥]。8月16日(六月廿七日)报道:霍乱(即虎列拉)流行,近日有增无减,死亡之数,大可惊人[⑦]。8月19日(七月初一日)报道:现时疫医院及天津路红会医院共有虎疫病人270人,自上月发现此疫以来,患者约700人,死72人云[⑧]。8月26日(七月初八日)报道:虎烈拉症流行,蔓延极速,南京亦有发现[⑨]。8月28日(七月初十日)报道:昨日时疫比较前日确已大减[⑩]。8月29日(七月十一日)报道:浦东沿浦一带,疫症蔓延,甚为危险[⑪]。9月2日(七月十五日)报道:近日埠新流行阿米巴痢及疟疾,患者颇众,且多上级社会人[⑫]。9月3日(七月十六日)报道:本埠天津路红十字会时疫医院,详查其最近两

---

① “天花流行”,《申报》1925年3月25日,第14版。

② “时疫已有发现”,《申报》1925年7月27日,第15版。

③ “霍乱症蔓延更烈”,《申报》1925年8月1日,第15版。

④ “虎力拉疫症之可畏”,《申报》1925年8月5日,第15版。

⑤ “时疫流行更盛”,《申报》1925年8月10日,第15版。

⑥ “闸北时疫盛行”,《申报》1925年8月13日,第15版。

⑦ “霍乱流行日甚”,《申报》1925年8月16日,第14版。

⑧ “时疫流行之西讯”,《申报》1925年8月19日,第15版。

⑨ 《晨报》1925年8月26日,转引自李文海等《近代中国灾荒纪年续编》,湖南教育出版社1993年版,第136页。

⑩ “上海疫势大减”,《申报》1925年8月28日,第15版。

⑪ “昨日之防疫消息”,《申报》1925年8月29日,第16版。

⑫ “近日新流行之痢疟疾”,《申报》1925年9月2日,第15版。

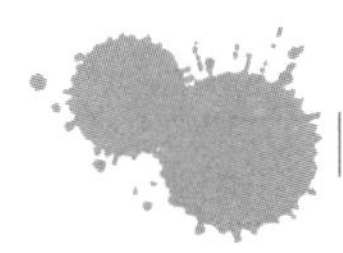

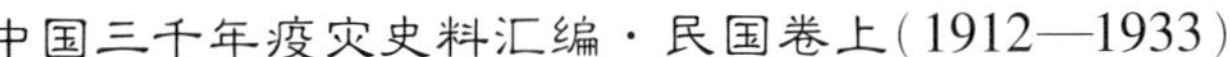

日之诊治较日前疫气略已减少,但尚未肃清①。9月23日(八月初六日)报道:本埠时疫现已将告肃清,西藏路上海时疫医院、天津路红十字会时疫医院,皆准备于本月30日闭幕②。《大公报》对上海秋季的霍乱流行也多有报道。8月15日(六月廿六日)报道:沪上发现虎列拉,极为猖獗,每日患者已有100名③。8月18日(六月廿九日)报道:上海发生虎列拉,来津船只须检疫④。8月22日(七月初四日)报道:沪、宁发生虎列拉,蔓延甚烈⑤。8月27日(七月初九日)报道:沪上发生虎列拉颇剧,上星期中传染虎疫者已1500余人,死亡占8%,现时患者仍日见增加⑥。9月17日(七月三十日)报道:沪、宁等处相继发生虎列拉急性传染病⑦。10月14日(八月廿七日)报道:上海虎疫来势甚猛⑧。10月21日(九月初四日)报道:东南虎疫,蔓延甚烈,烟沪一隅,死亡枕藉⑨。冬,天花流行。12月23日(十一月初八日)报道:本年入冬以来,雨雪稀少,天气亢旱,以致一般婴孩,稍不留意,即患感冒,如伤风、咳嗽、溜涎等等,轻则一二日可愈,重则转为寒热,而发痧痘或天花等症。昨据某医生云,近日小孩染此症者,颇为众多云⑩。1926年1月9日(十一月廿五日)报道:在本月2日以前一周间,租界内仍流行天花⑪。1月11日(十一月廿七日)报道:日来本埠天花盛行,南北市之人数死亡率已超过前年三分之一⑫。1月12日(十一月廿八日)报道:近日沪埠天花流行,以南市为较甚⑬。1月23日(十二月初十日)报道:本埠近来天花盛行,尤以小孩为甚,更兼寒暖不匀,患者十九死亡⑭。2月5日(十二月廿三日)报道:本埠各处流行天花,现益猛烈,最近新染此症者每日约有60名,合计上年10月以来,约达2000人。尚有续发之征,暂难终熄,其他直扶斯、猩红热及麻疹等症,亦多有流行云⑮。

松江县(今松江区)　夏秋,霍乱流行。6月30日(五月初十日)报道:此间自虎

---

① “时疫略减之两医院报告”,《申报》1925年9月3日,第15版。
② “本埠两时疫医院闭幕有期”,《申报》1925年9月23日,第15版。
③ “市公所预防虎疫”,《盛京时报》1925年8月15日,第4版。
④ “国内专电:北京电”,《大公报》1925年8月18日,第1张第3版。
⑤ “慈善医院预防虎疫”,《大公报》1925年8月22日,第2张第5版。
⑥ “芝罘口岸实行检疫”,《大公报》1925年8月27日,第1张第4版。
⑦ “本省新闻:防疫处注重食物”,《大公报》1925年9月17日,第2张第5版。
⑧ “法领事对于防疫之谈话”,《大公报》1925年10月14日,第2张第5版。
⑨ “唐局长整顿津浦路成绩”,《大公报》1925年10月21日,第2张第5版。
⑩ “婴孩痧痘盛行”,《申报》1925年12月23日,第15版。
⑪ “公共租界天花流行”,《申报》1926年1月9日,第15版。
⑫ “沪埠天花盛行”,《申报》1926年1月11日,第15版。
⑬ “天花之预防品”,《申报》1926年1月12日,第16版。
⑭ “本埠天花之流行”,《申报》1926年1月23日,第14版。
⑮ “本埠天花流行之猛烈”,《申报》1926年2月5日,第14版。

列拉疫发现后,传染甚速,昨今两日城内外人之传染者已屡见不鲜,且一经传染,即呕吐瘪螺,所延不达三四小时,即行毕命①。城厢霍乱流行②。8月11日(六月廿二日)报道:泗泾镇于本月7日起忽发现疫症,传染甚速,施救鲜效,计7日至今,此3日中镇因此暴亡者已约有20人之多③。8月15日(六月廿六日)报道:此间自时疫发现后,传染甚速,甚至吐泻只两三次,延时到两三小时即行毙命,昨今两日死者益多④。8月18日(六月廿九日)报道:近来苏松一带虎疫盛行,两三日中染疫而亡者每处多至数十人。"⑤。8月27日(七月初九日)报道:此间近来疫病传染日见其多⑥。9月16日(七月廿九日)报道:此间于入秋以来,发现虎疫传染之速,不亚于民国八年大疫之时。近日天气转寒,疫势更甚,一经传染,大部发治无效,不数小时而即行毙命⑦。9月19日(八月初二日)报道:近日疫气盛于松江、硖石一带,大势已自北而南⑧。

南汇县(今属浦东新区)　秋,霍乱大流行⑨。7月,周浦镇疫情始于大中华火柴厂,后迅速蔓延全镇。新场地区疫病流行,满巷嚎啕抽泣,呼灵叫魂之声不绝于耳⑩。

青浦县(今属浦东新区)　夏秋,时疫(霍乱)流行,死亡者日有数起⑪。

奉贤县(今奉贤区)　春正月至二月底,金汇地区传染鼠疫⑫。夏秋两季,霍乱流行。金八房(今金汇乡五宅村)金瑞林一家10口,半月内死亡七人⑬。新寺乡霍乱患者600余人,死亡262人⑭。齐贤乡大水成灾,夏秋霍乱流行⑮。

金山县(今金山区)　秋,霍乱流行。8月28日(七月初十日)报道:上海时疫现已大减,惟内地如金山、苏州、无锡,则甚剧⑯。9月26日(八月初九日)《金山周报》报道:本月自入秋以来,各地先后发现虎疫,近更遍及全县金山卫、张堰、干巷、朱泾等

---

① "松江虎列拉疫之可畏",《申报》1925年6月30日,第11版。
② 《松江县志》,上海人民出版社1991年版。
③ "松江泗泾镇疫疠流行",《申报》1925年8月11日,第11版。
④ "松江时疫蔓延益甚",《申报》1925年8月15日,第11版。
⑤ "虎疫流行时之摄生",《申报》1925年8月18日,第9版。
⑥ "松江警察所之防疫会议",《申报》1925年8月27日,第11版。
⑦ "松江虎疫蔓延益甚",《申报》1925年9月16日,第10版。
⑧ "时疫将近肃清之红会报告",《申报》1925年9月19日,第15版。
⑨ 《上海市南汇县卫生志》,1987年。
⑩ 《上海市南汇县卫生志》,1987年。
⑪ 《青浦县志》,上海人民出版社1990年版。
⑫ 《金汇志》,1989年。
⑬ 《奉贤县志》,上海人民出版社1987年版。《奉贤县卫生志》,1985年。《金汇志》,1989年。
⑭ 《新寺志》,上海三联书店1989年版。
⑮ 《齐贤志》,1986年。
⑯ "金山红会来沪延医",《申报》1925年8月28日,第15版。

处,因患虎疫毙命者,已达五六十人,虎疫几遍全县①。

嘉定县(今嘉定区) 秋,霍乱流行。8月17日(六月廿八日)报道:黄渡镇介青浦、嘉定两县间,现在人口为23600余人,瘟疫最重之区为柴家弄与胡家弄,即去年战事最剧之区,死者已30余人,近日已延至四乡②。冬(1926年1月),天花盛行③。

宝山县(今宝山区) 秋,霍乱流行。9月16日(七月廿九日)报道:入秋以来,刘行一带疫盛行,只以地处偏僻,无从觅得良医,是以日有死伤,而最可惨者,该乡西北之某村一家五口连死其三,所存只祖孙二人,亦淹滞床褥,亲戚恐染疫,无过问之者④。

浙江省

杭　县(今属杭州市) 秋,霍乱流行。8月22日(七月初四日)报道:入秋以来,天时不正,下城及附郭各区已发生虎力拉疫,传染甚速⑤。冬,天花、白喉盛行。1926年1月10日(十一月廿六日)报道:上月迄今,天花盛行,城厢内外,伤亡小孩不可数计⑥。1月15日(十二月初二日)报道:入冬以来,久未降雨,河道干涸,且天时风燥,时疫(天花、白喉)盛行⑦。

长兴县 秋,霍乱流行。9月13日(七月廿六日)报道:长兴虎列拉时疫盛行⑧。

吴兴县(今属湖州市) 夏,猩红热流行。7月3日(五月十三日)报道:湖邑自入夏以来,亢旱不雨,致喉症时疫时发,现近来城厢内外居民,因之稍有死亡⑨。8月23日(七月初五日)报道:迩来炎凉靡定,以致疫疠盛行,凡一经传染,往往不易救治,故城厢内外居民,连日死亡相继⑩。

平湖县(今平湖市) 春,脑膜炎流行。4月19日(三月廿七日)报道:平湖乍浦、独山等处,近因天气寒暖不匀,发现时症,此症类似脑膜炎症象,头痛口噤,一二日即死⑪。秋,霍乱盛行。8月28日(七月初十日)报道:平湖疫疠近日患者仍众,三元桥块时疫医院自21日开办迄今,往治达150余人。其他各医院及军医处等医治该疫,

---

① 《朱泾乡志》,1993年。
② "商总会调查黄渡瘟疫",《申报》1925年8月17日,第15版。
③ 《嘉定县志》,上海人民出版社1992年版。
④ "刘行乡筹设防疫局",《申报》1925年9月16日,第15版。
⑤ "杭州快信",《申报》1925年8月22日,第10版。
⑥ "杭州快信",《申报》1926年1月10日,第9版。
⑦ "杭州快信",《申报》1926年1月15日,第9版。
⑧ "杭州快信",《申报》1925年9月13日,第11版。
⑨ "湖州亢旱之影响",《申报》1925年7月3日,第11版。
⑩ "湖州时疫蔓延可怖",《申报》1925年8月23日,第11版。
⑪ "平湖发现时症",《申报》1925年4月19日,第11版。

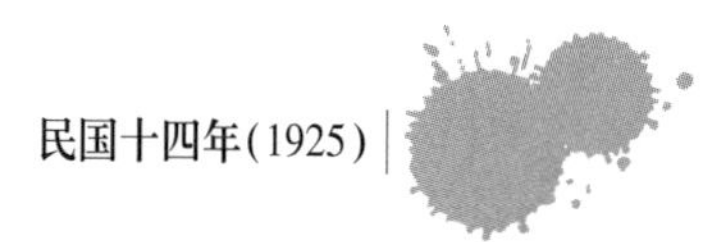

亦甚拥挤,平均每日患疫者须40人左右[①]。9月8日(七月廿一日)报道:平湖自虎疫蔓延后,居民防卫备严,故至8月下旬疫势渐杀。讵近日防卫稍懈,疫疠又盛,南水门一带被疫最重,三数日内死亡10人,患者不计,其他各处患者亦增,间有死亡。三元桥时疫医院往治者益众。又乍浦区虎疫亦盛[②]。

嘉善县　夏,霍乱流行[③]。秋,霍乱继续蔓延。8月26日(七月初八日)报道:本邑于前数日霍乱虽已发现,但未大盛,近则势已蔓延,前日(23日),干洪一区镇乡疫死男女多人,死距疫发不过六小时[④]。9月6日(七月十九日)报道:入秋以还,霍乱蔓延,城乡人民死于此者,日有所闻[⑤]。冬,白喉流行,延及次年春,蔓及全县[⑥]。

嘉兴县(今属嘉兴市)　夏六月,麻疹流行。8月4日(六月十五日)报道:入夏以来,天气寒暖不匀,疫症已多发现,大抵以小儿为多。初起时腹泻身热,饮食少进,旋又发生痧子或疹瘖等,看护不慎,辄至殒命[⑦]。秋七月,霍乱流行。8月20日(七月初二日)报道:嘉兴自入秋以来,疫疠流行颇盛,其病症系虎列拉与瘪螺痧诸症,患者咸九死一生,虽百般救护,殊鲜效果,距起病时间,不过十小时而殒命,是种疫症以南门内之振忠埭一带为最烈。近数日来,虎列拉症已稍杀,但瘪螺痧症较前尤甚,蔓延既广,传染又速。据调查所得,患疫症而死者日有多人,因之棺木铺及僧道等营众颇佳[⑧]。9月12日(七月廿五日)报道:嘉兴连日气候失调,日中闷热异常,夜半匆转凉爽,因之饮食不慎,寒暖不匀者,都发生疫,霍乱吐泻,指螺咸瘪,染之者竟九死一生[⑨]。冬,猩红热、天花流行。12月2日(十月十七日)报道:嘉兴气候旬日以来异常干燥,致喉症及咳嗽诸症相继发现,幸饮以温凉剂可无大害,故人多不甚注意,无如日昨天又加燥,致患喉症者病势加剧[⑩]。1926年2月7日(十二月廿五日)报道:嘉兴自入冬以来,天气异常干燥,且又温暖,致饮料污浊,疾病丛生。近旬日间居民之患牙痛、眼红、喉肿者颇众,幸饮以清凉剂即可痊愈。又小儿之患痧症者亦多,看护不疏,尚不致发生危险,惟逾起病时须历二十余日,方得痊愈,故儿科医生顿形忙碌。此外,又有发

---

① “平湖疫疠仍盛”,《申报》1925年8月28日,第10版。
② “平湖虎疫蔓延又盛”,《申报》1925年9月8日,第11版。
③ 《嘉善县志》,生活·读书·新知三联书店1995年版。
④ “嘉善霍乱蔓延”,《申报》1925年8月26日,第11版。
⑤ “嘉善创设防疫医院”,《申报》1925年9月6日,第11版。
⑥ 《嘉善县志》,生活·读书·新知三联书店1995年版。
⑦ “嘉兴疫症流行”,《申报》1925年8月4日,第11版。
⑧ “嘉兴时疫依然盛行”,《申报》1925年8月20日,第11版。
⑨ “嘉兴虎列拉蔓延又盛”,《申报》1925年9月12日,第11版。
⑩ “嘉兴气候干燥病多喉症”,《申报》1925年12月2日,第9版。

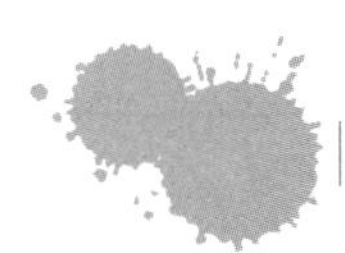

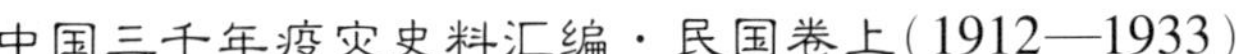

生天花者①。

鄞　县(今包括宁波市北仑区、鄞州区)　秋,霍乱流行。8 月 17 日(六月廿八日)报道:时疫蔓延极速,前江北公会所设之时疫医院,昨日止就诊者竟达百人②。8 月 27 日(七月初九日)报道:日来时疫极盛③。

定海县(今舟山市定海区)　秋,霍乱流行。9 月 12 日(七月廿五日),宁波《时事公报》刊载:定海县金塘、沥港、鹏山等处,入秋以来,时疫盛行,多系霍乱吊脚痧、绞肠痧等症,罹患者数小时即毙命,数日间已毙 20 余人,鹏山某姓一家六口竟死去过半。9 月 16 日(七月廿九日),宁波《时事公报》登载:定海岱山时疫蔓延,泥峙邬友相、邬友森、邬友兰等均以染疫猝毙。又如双合山,村民 200 余家,死者 30 余人,居民不上工,遂多纠之迁徙④。

慈溪县(今慈溪市)　秋,霍乱流行。8 月 28 日(七月初十日)报道:慈溪旧市镇日来时疫极盛⑤。

奉化县(今奉化市)　夏秋,霍乱流行。城乡入夏以来,天气不正,发现一种痧时症,往往不及救治。连山区棠岙村秋疫大发,亭下湖(壶)潭村一带近日疫病盛行,死者相继⑥。

临海县(今临海市)　夏,霍乱流行。8 月 16 日(六月廿七日)报道:临邑东乡,入夏以来,天气亢旱,河水污秽,一般不知卫生居民,致酿成霍乱症,迩来蔓延日盛,闻劳动界最为多数⑦。

瑞安县(今瑞安市)　秋,霍乱流行。瑞安县灯场庄死者 30 余人⑧。

福建省

福建省　福州、龙溪、海澄、同安、南安、惠安、莆田、南靖、漳平、晋江、仙游、漳浦、永春、德化、福清、安溪、长泰、平潭、闽侯、平和、龙岩、永定、永泰、南平、诏安、云霄、古田、建瓯、顺昌 29 个县市鼠疫流行,疫点 386 个,发病 8111 例,死亡 7204 人⑨。

---

① “嘉兴天时不正疾病丛生”,《申报》1926 年 2 月 7 日,第 10 版。
② “宁波时疫盛行之可怖”,《申报》1925 年 8 月 17 日,第 11 版。
③ “宁波各地治疫所继起”,《申报》1925 年 8 月 27 日,第 11 版。
④ 《舟山市卫生志》,中华书局 2002 年版。
⑤ “宁波又有治疫所继起”,《申报》1925 年 8 月 28 日,第 10 版。
⑥ 《奉化市志》,中华书局 1994 年版。
⑦ “台州霍乱症蔓延”,《申报》1925 年 8 月 16 日,第 11 版。
⑧ 《温州市卫生志》,华东师范大学出版社 1998 年版。
⑨ 李文波《中国传染病史料》,化学工业出版社 2004 年版,第 158 页。

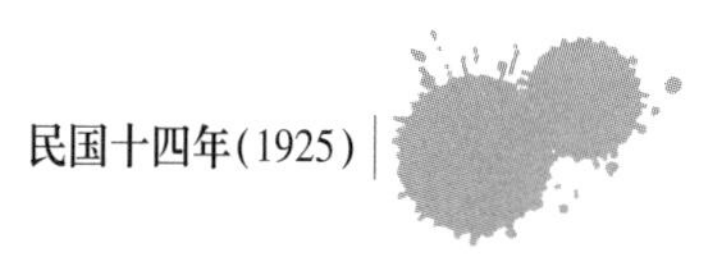

长乐县(今长乐市) 夏秋,霍乱盛行①。

漳浦县 冬,天花流行。官浔小学学生病者近 100 人,死亡 10 人,学校停课②。

诏安县 春夏间,天花、鼠疫流行,死亡数百人③。

龙岩县(今属龙岩市) 夏,大旱,鼠疫④。

广东省

广东省 钦县(今属广西)、合浦(今属广西)、廉江(今廉江市)、遂溪、海康(今雷州市)、湛江、信宜(今信宜市)、罗定(今罗定市)、新会(今江门市新会区)、东莞(今东莞市)、丰顺、兴宁(今兴宁市)、河源(今属河源市)、澄迈、临高、琼山(以上三县今属海南)、广州 17 个县市鼠疫,发病 1525 例,死亡 1486 人⑤。

河源县(今属河源市) 天花大流行⑥。

惠阳县(今惠州市惠阳区) 天花流行。淡水 100 多人患天花⑦。

饶平县 春,鼠疫流行。柘林死亡 2000 余人,占柘林总人口三分之一以上⑧。

澄海县(今汕头市澄海区) 秋,霍乱流行。东陇、上外、中外等区死亡数百人⑨。

廉江县(今廉江市) 春,鼠疫流行。安铺镇及横山、营仔的一带村庄,死亡 60 多人⑩。

海南省

澄迈县、琼山县(今海口市琼山区) 澄迈、琼中疟疾流行⑪。按:琼中县建国后置,民国时属安定、琼山县。

乐会县(今琼海市) 恶性疟疾流行。中平白水苗村全村 170 人,死 110 人⑫。

文昌县(今文昌市) 天花流行。抱罗鸭绿、丰家、地宁、林五等村发病 80 余例,

---

① 《长乐市志》,福建人民出版社 2001 年版。

② 《漳浦县志》,方志出版社 1998 年版。

③ 《诏安县志》,方志出版社 1999 年版。《漳州市卫生防疫站志》,2004 年。《漳州市志》第 1 卷,中国社会科学出版社 1999 年版。

④ 《适中镇志》,华夏出版社 2008 年版。

⑤ 李文波《中国传染病史料》,化学工业出版社 2004 年版,第 158 页。

⑥ 《河源县志》,广东人民出版社 2000 年版。

⑦ 《惠阳县志》,广东人民出版社 2003 年版。

⑧ 《饶平县志》,广东人民出版社 1994 年版。

⑨ 《澄海县志》,广东人民出版社 1992 年版。

⑩ 《廉江县志》,广东人民出版社 1995 年版。

⑪ 周祖杰《中国疟疾的防治与研究》,人民卫生出版社 1991 年版,第 5 页。

⑫ 《琼中县志》,1995 年。

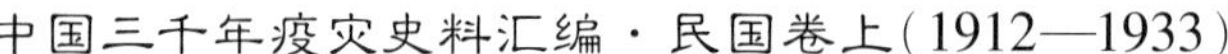

死亡12例[①]。

定安县　鼠疫流行[②]。疟疾流行[③]。

广西壮族自治区

灌阳县　疟疾流行。县内大部分地区流行疟疾,以仁塘、西山流行最重[④]。

容　县　鼠疫流行。石寨、杨梅、六王、黎村、杨村鼠疫流行[⑤]。

北流县(今北流市)　鼠疫流行。县立中学和县立高等小学有学生染病死亡,学校被迫停课[⑥]。

百色县(今属百色市)　天花大流行,死亡甚众。仅百平乡石床村就患病37人,死亡27人[⑦]。

邕宁县(今属南宁市)　夏,鼠疫流行[⑧]。7月16日(五月廿六日)报道:南宁现在存米无多,不敷十日粮食,龙云各部,军心大起恐慌,困守孤城,均无斗志。近日疫症大作,唐军每日死亡二三十人[⑨]。

博白县　鼠疫流行。发病6人,全部死亡[⑩]。

岑溪县(今岑溪市)　鼠疫流行[⑪]。

太平县、安平县、下雷州　秋八月,天花流行,死者甚众[⑫]。

苍梧县(今属梧州市)、崇善县、左县(以上二县今属崇左市)、郁林县(今属玉林市)　鼠疫流行[⑬]。

合浦县　夏,瘟疫(鼠疫)流行[⑭]。龙门林塘、江埠发生鼠疫,其中林塘死30余人[⑮]。

---

① 《文昌县志》,方志出版社2000年版。

② 《海南省志·卫生志》,方志出版社2001年版。

③ 周祖杰《中国疟疾的防治与研究》,人民卫生出版社1991年版,第5页。

④ 《灌阳县志》,新华出版社1995年版。

⑤ 《容县志》,广西人民出版社1993年版。

⑥ 《北流县志》,广西人民出版社1993年版。

⑦ 《百色市志》,广西人民出版社1993年版。

⑧ 《广西通志·医疗卫生志》,广西人民出版社1999年版。

⑨ “桂省军事最近消息”,《申报》1925年7月16日,第10版。

⑩ 李文波《中国传染病史料》,化学工业出版社2004年版,第158页。

⑪ 《岑溪市志》,广西人民出版社1996年版。

⑫ 《大新县志》,上海古籍出版社1989年版。

⑬ 《广西通志·医疗卫生志》,广西人民出版社1999年版。

⑭ 《北海市卫生志》,1998年。

⑮ 《浦北县卫生志》,1998年。

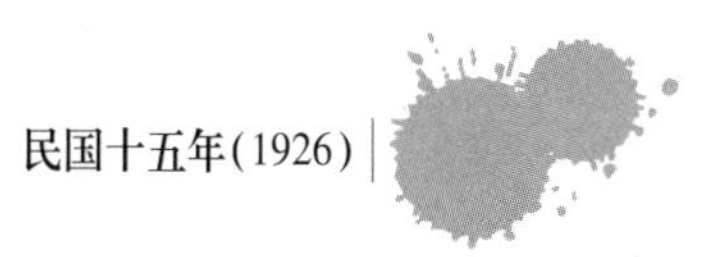

民国十五年(1926)

黑龙江省

秋,猩红热流行。10月18日(九月十二日)报道:猩红热大流行,东省铁路沿线穆棱等站、各地路立及市立各学校,均多发现猩红热(瘟疹)传染病①。冬,鼠疫流行。12月24日(十一月二十日)报道:黑龙江染疫死者6名,满洲里、海拉尔各设隔离所②。

穆棱县　夏,时疫流行。7月9日(五月三十日)报道:入夏以来,小儿病症甚多,初生疹,继生喉蛾,死者有之,且传染甚速③。

庆城县(今庆安县)　夏,霍乱流行。7月11日(六月初二日)报道:入夏以来,天气亢旱,暑气逼人,瘟疫流行,患者多上吐下泻,重者转筋,西医名曰虎列拉,死者时有所闻④。

依兰县　秋,霍乱流行。9月24日(八月十八日)报道:虎疫势甚猖獗,每日死亡约五六名⑤。

呼兰县　秋,霍乱流行。9月29日(八月廿三日)报道:监狱犯人患霍乱者甚多,旬日以来死十数人⑥。

安达县(今安达市)　霍乱流行,死者不计其数⑦。

肇州县　秋七八月,霍乱流行。全县1532人患病,219人死亡,死亡率达

---

① "中东医务处防疫忙",《大公报》1926年10月18日,第6版。

② "北满防疫",《大公报》1926年12月24日,第2版。

③ "时症盛行",《盛京时报》1926年7月9日,第5版。

④ "时疫流行",《盛京时报》1926年7月11日,第5版。

⑤ "虎疫盛行",《盛京时报》1926年9月24日,第5版。

⑥ "施行防疫",《盛京时报》1926年9月29日,第5版。

⑦ 《大同区志》,1987年。

14.3%[①]。

汤原县　秋,霍乱流行。9月,佳木斯镇发生霍乱,患者50余人,死亡24人[②]。

滨江县(今属哈尔滨市)　夏秋,霍乱流行。6月20日(五月十一日)报道:哈道外发现时疫,患者立毙,前昨两日,已死多人[③]。8月10日(七月初三日)报道:虎疫流行,傅家甸6日发现患者5名,死3名。7日埠头区内发现患者5名,死2名[④]。8月12日(七月初五日)报道:近日哈埠发现疫症甚多,医界断系虎疫[⑤]。8月13日(七月初六日)报道:本埠自5日发生虎列拉病以来,连日续发二三名,迄10日计,共发生16名,其中5名死亡[⑥]。8月19日(七月十二日)报道:哈埠近日发现虎列拉疫,患此而死者已有四十余人[⑦]。8月20日(七月十三日)报道:哈尔滨等处发生虎疫,死亡枕藉,势甚猖獗[⑧]。9月2日(七月廿六日)报道:日来虎列拉之势仍未稍杀,道里外染患者日必数十人,死者亦数见不鲜,道里之公立医院收容此类病人已患人满[⑨]。9月14日(八月初八日)报道:满洲里发现百斯笃,死2人[⑩]。9月20日(八月十四日)报道:虎疫之起,系在8月初旬,较民国八年(1919)实属微末,计月余以来,因疫而死者不到10人[⑪]。七月,霍乱流行,病例280例,8月5日(六月廿七日)发现首例霍乱病人[⑫]。秋,又传入鼠疫。9月15日(八月初九日)报道:俄边境发生鼠疫,蔓延至满洲[⑬]。

吉林省

吉林县(省会,今吉林市)　秋,霍乱流行。9月17日(八月十一日)报道:吉林虎疫日益剧烈,死亡累累[⑭]。9月19日(八月十三日)报道:吉垣疫势日盛,每日染疫死

---

① 《肇源县志》,中国标准出版社1985年版。《黑龙江省志》,黑龙江人民出版社1996年版。《绥化地区志》,黑龙江人民出版社1995年版。

② 《佳木斯市志》,中华书局1996年版。

③ "[本馆专电]哈尔滨",《申报》1926年6月20日,第5版。

④ "虎疫侵入急筹豫防",《盛京时报》1926年8月10日,第4版。

⑤ "[本馆专电]哈尔滨",《申报》1926年8月12日,第6版。

⑥ "道外发生虎疫之续闻",《盛京时报》1926年8月13日,第4版。

⑦ "哈尔滨发现虎列拉疫",《申报》1926年8月19日,第7版。

⑧ "虎疫之亟宜预防",《盛京时报》1926年8月20日,第4版。

⑨ "哈埠虎疫势仍未减",《申报》1926年9月2日,第9版。

⑩ "满洲里发现百斯笃",《盛京时报》1926年9月14日,第4版。

⑪ "虎疫日见消灭说",《盛京时报》1926年9月20日,第2版。

⑫ 《哈尔滨市志》,黑龙江人民出版社1998年版。《道里区志》,黑龙江人民出版社1993年版。伍连德《东三省防疫事务总处报告大全书》第5册,1926年,第121页。

⑬ "[本馆专电]哈尔滨",《申报》1926年9月15日,第6版。

⑭ "吉长路实行查疫",《盛京时报》1926年9月17日,第4版。

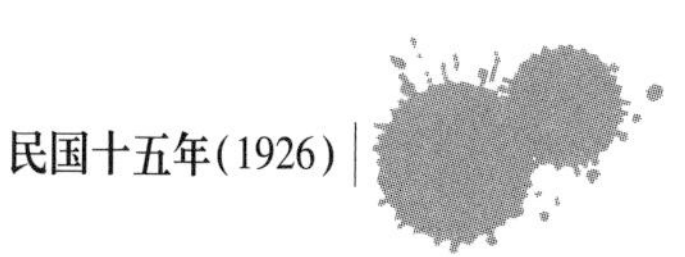

者不下30人①。9月26日(八月二十日)报道:哈尔滨虎疫渐衰歇,自18日起将中东路乘客之检便停止,适吉林省城内又发生虎疫,18日以后,凡吉长路、中东路南部及长春南行线之旅客,非有预防注射之证明者,一律不准乘车②。全年发病327人③,一说320例④。

长春县(今属长春市) 秋,霍乱流行。冬,流感流行。1927年1月20日(十二月十七日)报道:患传染病入医院医治者,几近200人,以流行感冒为最多⑤。全年发病210例⑥。

长岭县 鼠疫流行。发病42例,死亡40人⑦。

德惠县(今德惠市) 夏六月,霍乱流行。今《德惠县志》载:8月上旬,东北地区霍乱大流行,波及德惠⑧。

大赉县(今属大安市) 霍乱流行⑨。

安广县(今属大安市) 霍乱流行⑩。

桦甸县(今桦甸市) 春,瘟疫流行。3月11日(正月廿七日)报道:天道失常,忽暖忽凉,瘟疫暴作,病初发时,周身不适,冷热成阵,迨至三日,咽喉里显出疼疙形,无力延医者,死者时有所闻⑪。

安图县 春,天花流行。4月7日(二月廿五日)报道:本邑入春以来,发生一种瘟疫,无论老幼,多罹斯病,初则头目晕眩,呕泄疼痛,历时不过一二日即行殒命,童年人得之先则遍体发热,至一天后则发现痘疹,至二三日痘疹变色,即不可救药⑫。

西安县(今辽源市) 春,天花流行。4月14日(三月初三日)报道:西安县境自入春以来,天气时寒时暖,即所谓冷热不匀,以致社会上发现一种天花,无论成年男女及小孩,生之者颇为危险,医治不当,立即殒命⑬。

---

① "吉垣虎疫之情势",《盛京时报》1926年9月19日,第4版。
② "吉林发生虎疫",《大公报》1926年9月26日,第3版。
③ 《吉林市志》,吉林人民出版社2008年版。
④ 伍连德《东三省防疫事务总处报告大全书》第5册,1926年,第121页。
⑤ "时症流行",《盛京时报》1927年1月20日,第5版。
⑥ 伍连德《东三省防疫事务总处报告大全书》第5册,1926年,第121页。
⑦ 李文波《中国传染病史料》,化学工业出版社2004年版,第160页。
⑧ 《德惠县志》,长春出版社2001年版。
⑨ 《大安县志》,辽宁人民出版社1990年版。
⑩ 《大安县志》,辽宁人民出版社1990年版。
⑪ "瘟疫流行",《盛京时报》1926年3月11日,第5版。
⑫ "发现春瘟",《盛京时报》1926年4月7日,第5版。
⑬ "天花宜防",《盛京时报》1926年4月14日,第5版。

农安县　春,流感流行。4 月 25 日(三月十四日)报道:人多感时症,患者大半头昏身热,染者甚夥,殒命者时有所见①。冬,天花流行。1927 年 1 月 11 日(十二月初八日)报道:农安近来发生时疫(以天花为最),轻重染患者时有所闻②。

洮南县(今洮南市)　夏,痢疾流行。6 月 29 日(五月二十日)报道:发生时疫,吐泻者有之,患痢疾者有之,头痛喉痛者有之③。7 月 26 日(六月十七日)报道:入夏以来,四民多患头痛、吐泻或痢疾等症④。

伊通县　秋,痢疾流行。8 月 31 日(七月廿四日)报道:近日发现一种泻肚症,内中似含有传染性,男女小儿患此症者颇盛,但无甚危险,然亦有因此殒命者⑤。

舒兰县(今舒兰市)　秋,霍乱流行。10 月 6 日(八月三十日)报道:本邑发现虎列拉,死者 10 余名⑥。

辽宁省

沈阳县(省会,今属沈阳市)　夏五月,霍乱流行。6 月 24 日(五月十五日)报道:省垣发现时疫,警厅市所极注意杜防⑦。又,痢疾流行。6 月 27 日(五月十八日)报道:天久不雨,时疫发生,初起头晕,继以吐泻,城关男女,患者甚多⑧。7 月 9 日(五月三十日)报道:天旱不雨,炎热异常,疫病流行,罹者甚夥,上吐下泻,眩晕头痛,乍冷乍热,似霍乱而非霍乱,似疟疾而死疟疾⑨。7 月 16 日(六月初七日)报道:属内最近患赤痢、肠室斯夫病者甚多⑩。秋,霍乱流行。9 月 5 日(七月廿九日)报道:人民患虎疫者甚多⑪。冬,冬瘟流行。1927 年 1 月 9 日(十二月初六日)报道:省城刻下发生一种冬瘟,传染甚速⑫。

营口县(今大石桥市)　夏秋,霍乱流行。6 月 22 日(五月十三日)报道:雨水稀少,日来突现一种类似虎疫之传染病,系水质不洁所致⑬。8 月 9 日(七月初二日)发

---

① “发现时疫”,《盛京时报》1926 年 4 月 25 日,第 5 版。
② “注重防疫”,《盛京时报》1927 年 1 月 11 日,第 5 版。
③ “发生时疫”,《盛京时报》1926 年 6 月 29 日,第 5 版。
④ “发生时症”,《盛京时报》1926 年 7 月 26 日,第 2 版。
⑤ “时症流行”,《盛京时报》1926 年 8 月 31 日,第 5 版。
⑥ “发现时疫”,《盛京时报》1926 年 10 月 6 日,第 5 版。
⑦ “[本馆专电]奉天”,《申报》1926 年 6 月 24 日,第 6 版。
⑧ “时疫流行”,《盛京时报》1926 年 6 月 27 日,第 5 版。
⑨ “时疫宜防”,《盛京时报》1926 年 7 月 9 日,第 5 版。
⑩ “日警所传令防疫”,《盛京时报》1926 年 7 月 16 日,第 4 版。
⑪ “虎疫发现”,《盛京时报》1926 年 9 月 5 日,第 5 版。
⑫ “冬瘟宜防”,《盛京时报》1927 年 1 月 9 日,第 5 版。
⑬ “发现类似虎疫症”,《盛京时报》1926 年 6 月 22 日,第 4 版。

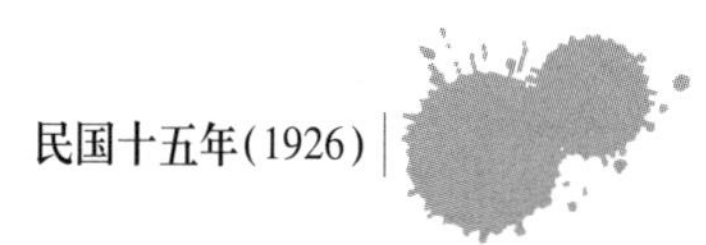

现首例霍乱,全年共167例[①]。8月18日(七月十一日)报道:近日埠内突现虎疫[②]。8月,营口发生霍乱,患者87人,死亡27人[③]。9月5日(七月廿九日)报道:赤痢、伤风、百日咳等杂疫突又蠢动,患此症者,尤以小儿为最多,连日死者亦颇不少[④]。9月9日(八月初三日)报道:虎疫复炽,死亡率遽增[⑤]。冬,猩红热流行。1927年1月10日(十二月初七日)报道:营口发现猩红热甚烈[⑥]。

锦　县(今属锦州市)　春正月,猩红热流行。2月2日(十二月二十日)报道:近因天气过温暖,城内疾病甚多,染猩红热症者达500人,且有死亡者[⑦]。

绥中县　春,天花流行。3—4月间,塔山山角屯天花流行,发病54人,死亡8人[⑧]。

抚顺县　春,脑膜炎流行。夏,霍乱流行。霍乱、副霍乱发生13人,死亡9人。流行性脑脊髓膜炎发生5人,死亡4人[⑨]。

复　县(今瓦房店市)　春二月,猩红热、天花流行。《复县教育周刊》载:兹以六气失调,寒热不适,各处男女老幼频犯感冒等症发现,近来儿童之感受猩红热病(即疹痘)及天花者益复加多。当此春日,传染至易,凡大庭广众之中尤应预防传染,苟一失,当恐致有生命之虞难[⑩]。

金　县(今大连市金州区)　秋,霍乱流行。大连8月8日(七月初一日)发现首例,全年共480例[⑪]。城子坦发生霍乱36例,全部发生在渔港,患者多为渔民及其家属[⑫]。8月20日(七月十三日)报道:大连发生虎疫,死亡枕藉[⑬]。

安东县(今东港市)　秋,霍乱流行。9月7日(八月初一日)发现首例霍乱,全年共480例[⑭]。9月11日(八月初五日)报道:虎疫患者已有20余人,死者数人[⑮]。9月

---

① 伍连德《东三省防疫事务总处报告大全书》第5册,1926年,第121页。
② "注射药针",《盛京时报》1926年8月18日,第5版。
③ 《营口市志》,中国书籍出版社1992年版。《营口市卫生志》,1987年。
④ "近日疫势之调查",《盛京时报》1926年9月5日,第4版。
⑤ "疫势复炽",《盛京时报》1926年9月9日,第5版。
⑥ "简单报告",《大公报》1927年1月10日,第3版。
⑦ "外报所传复兴之奉局",《申报》1926年2月2日,第6版。
⑧ 《绥中县志》,辽宁人民出版社1988年版。
⑨ 《抚顺市卫生志》,1989年。
⑩ "时疫流行",《复县教育周刊》1926年第4期。
⑪ 伍连德《东三省防疫事务总处报告大全书》第5册,1926年,第121页。
⑫ 《大连市卫生志》,大连出版社1991年版。
⑬ "虎疫之亟宜预防",《盛京时报》1926年8月20日,第4版。
⑭ 伍连德《东三省防疫事务总处报告大全书》第5册,1926年,第121页。
⑮ "发现虎疫",《盛京时报》1926年9月11日,第5版。

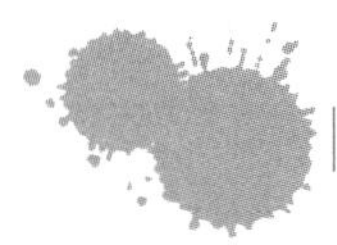

15日(八月初九日)报道:患虎疫者30余名,其中死亡数名①。9月16日(八月初十日)报道:至12日截止,虎疫患者共计119名,死者39名②。

盖平县(今盖州市) 秋,霍乱流行。9月19日(八月十三日)报道:自外埠发生虎疫后,本邑居民连日亦染类似之症,致毙者四五人③。

台安县 夏,天花流行。5月14日(四月初三日)报道:近日小孩患天花者甚盛④。

本溪县(今本溪市) 夏,天花流行。6月22日(五月十三日)报道:天花盛行,日甚一日,儿童得此症者十死六七⑤。

抚顺县(今抚顺市) 秋,霍乱流行。8月29日(七月廿二日)报道:沪、哈、长、营等处均发生虎疫,本埠警察三区管界海浪寨业已发病死者10余人⑥。9月19日(八月十三日)报道:沪、哈、营、安等处发生虎疫,本埠近已发现此疫者四五人⑦。

盘山县(今盘锦市) 秋,霍乱流行。8月31日(七月廿四日)报道:自哈埠、营川、锦县、义县、辽阳、海城各地发生虎疫后,邑西陆屯每日染疫死者约20余名⑧。9月14日(八月初八日)报道:盘山县境内近来发现一种时疫,患者初则恶寒头晕,胸膈胀闷,继则手指螺纹塌陷,传染力甚速,每于发觉时四十分钟即能毙命,每日死亡之数闻竟达30余人。这是瘪螺痧(干霍乱)流行⑨。

内蒙古自治区

锡勒图库伦扎萨克达喇嘛旗(今库伦旗) 冬,鼠疫流行。12月18日(十一月十四日)报道:库伦三贝子一带发生鼠疫,有肺症及腺症两种,大有蔓延之兆⑩。1927年1月14日(十二月十一日)报道:上年11月初,距库伦城北约三百里之地方,确曾发现鼠疫,死人17名⑪。

胪滨县(今满洲里市) 冬,鼠疫流行。12月18日(十一月十四日)报道:鼠疫流

① “虎疫蔓延”,《盛京时报》1926年9月15日,第5版。
② “防疫近情”,《盛京时报》1926年9月16日,第5版。
③ “警察防疫”,《盛京时报》1926年9月19日,第5版。
④ “天花流行”,《盛京时报》1926年5月14日,第5版。
⑤ “天花盛行”,《盛京时报》1926年6月22日,第5版。
⑥ “发生虎疫”,《盛京时报》1926年8月29日,第5版。
⑦ “预防注射之踊跃”,《盛京时报》1926年9月19日,第4版。
⑧ “虎疫盛行”,《盛京时报》1926年8月31日,第5版。
⑨ “疫疠猖獗”,《盛京时报》1926年9月14日,第5版。
⑩ “库伦发生鼠疫”,《大公报》1926年12月18日,第3版。
⑪ “关于外蒙鼠疫两消息”,《大公报》1927年1月14日,第6版。

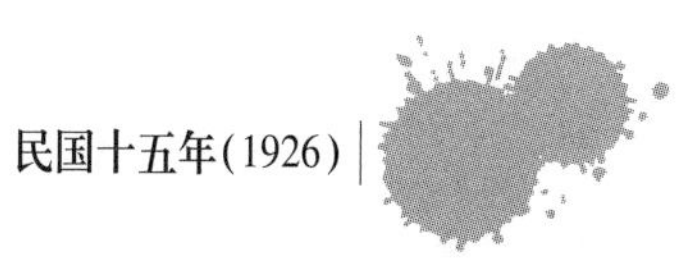

行,于满洲里设置隔离所①。

包头县(今属包头市)　冬,鼠疫流行,市内死者数十人②。按:1924 年置包头设治局,1925 年设包头县。

通辽县(今通辽市科尔沁区)　冬,鼠疫流行。通辽北乃木格勒地方有发热、头痛经一两天后便死亡的病人。土谷等人报告,腰伯吐死亡 10 人,东伯吐死亡 22 人③。

呼伦县(今海拉尔市)　冬,鼠疫流行。12 月 18 日(十一月十四日)报道:蒙边桑贝子等地,发现腺百斯笃传染病④。12 月 26 日(十一月廿二日)报道:车臣汗桑贝子确有鼠疫⑤。十一月,蒙境桑贝子鼠疫渐炽,延及海拉尔一带,哈市东铁各医院均派医前往扑救⑥。

陈巴尔虎镶白旗、陈巴尔虎正蓝旗、科左中旗　冬,鼠疫流行⑦。

北京市

北京市　夏,霍乱流行。7 月 8 日(五月廿九日)报道:京中发现慢性霍乱⑧。伤寒、霍乱流行⑨。

昌平县(今昌平区)　秋,霍乱流行。10 月 23 日(九月十七日)《晨报》报道:昌平一带发生重大瘟疫,一时传染者甚夥⑩。

天津市

天津县(今天津市市区)　春正月,天花流行。2 月 26 日(正月十四日)《晨报》报道:计自上年 10 月以来,天花流行,死亡约两千人⑪。秋,霍乱流行⑫。8 月 13 日(七月初六日)报道:警厅迭令各区注意卫生,法界已发现虎疫⑬。仅南河镇,姚村死亡 10 人,牛坨子村死亡 7 人,宽河村死亡 4 人⑭。9 月 1 日(七月廿五日)报道:本埠近日发

---

① “库伦发生鼠疫”,《大公报》1926 年 12 月 18 日,第 3 版。

② 《包头市志》,远方出版社 2009 年版。

③ 《通辽市卫生志》,2005 年。

④ “东省特区防疫”,《大公报》1926 年 12 月 18 日,第 6 版。

⑤ “鼠疫警报”,《大公报》1926 年 12 月 26 日,第 2 版。

⑥ “[本馆专电]哈尔滨”,《申报》1926 年 12 月 19 日,第 6 版。

⑦ 李文波《中国传染病史料》,化学工业出版社 2004 年版,第 160 页。

⑧ “北京杂讯”,《申报》1926 年 7 月 8 日,第 5 版。

⑨ 于德源《北京历史灾荒灾害纪年》,学苑出版社 2004 年版,第 204 页。《北京卫生志》,北京科学技术出版社 2001 年版。

⑩ 李文海等《近代中国灾荒纪年续编》,湖南教育出版社 1993 年版,第 166 页。

⑪ 李文海等《近代中国灾荒纪年续编》,湖南教育出版社 1993 年版,第 165 页。

⑫ 《西青区志》,天津社会科学院出版社 2003 年版。《和平区志》,中华书局 2004 年版。

⑬ “[本馆专电]天津”,《申报》1926 年 8 月 13 日,第 7 版。

⑭ 《南河镇志》,天津社会科学院出版社 2005 年版。

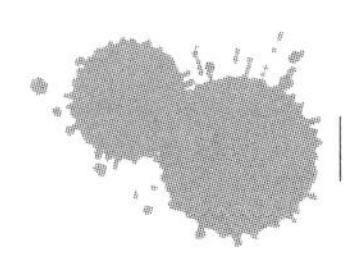

现虎列拉时疫蔓延[①]。9 月 2 日(七月廿六日)报道:本埠近日发现虎疫,死亡者颇多[②]。9 月 5 日(七月廿九日)报道:津埠时疫,如赤痢、虎列拉等症,传染极烈,西门内防疫医院已收容 20 余人[③]。9 月 12 日(八月初六日)报道:自夏至秋,日租界因虎烈拉致死者已有 4 人,日前又因病毙命 1 人[④]。9 月 15 日(八月初九日)报道:入秋以来,津地虎列拉时疫流行剧烈,昨日英、日、法租界各死 1 人[⑤]。9 月 18 日(八月十二日)报道:三星期间,天津防疫医院患虎烈拉疫入院者 40 人,出院者 21 人,病故者 6 人,住院者 9 人[⑥]。冬,猩红热流行。11 月 16 日(十月十二日)报道:日租界发现猩红热,又有 3 例染患[⑦]。12 月 2 日(十月廿八日)报道:入冬以来,时疫流行,猩红热及冬瘟等症蔓延[⑧]。12 月 16 日(十一月十二日)报道:日租界猩红热流行,计患者约 30 余名[⑨]。12 月 19 日(十一月十五日)报道:日租界发现猩红热等时疫后,日人患者甚多,蔓延极烈[⑩]。1927 年 1 月 13 日(十二月初十日)报道:近日津地时疫流行,患者甚多,尤以喉症占大多数[⑪]。

河北省

昌黎县　春,鼠疫流行。5 月 8 日(三月廿七日)报道:瘟疫盛行,患者口吐鲜血,数小时即死,本埠亦发生热症[⑫]。

山西省

兴县、临县　鼠疫流行。兴县发病 241 例,死 215 人。临县发病 310 例,全部死亡[⑬]。

岚　县　鼠疫流行。薛家沟脚夫袁三则从临县白文一带染回,一族 33 人,死亡 23 人。芦苇塔医生杨廷培应邀看病被传染,一族 30 人,死亡 16 人[⑭]。

---

① “虎疫蔓延之可虑”,《大公报》1926 年 9 月 1 日,第 7 版。

② “防疫处注意虎烈拉”,《大公报》1926 年 9 月 2 日,第 7 版。

③ “津埠时疫之蔓延”,《大公报》1926 年 9 月 5 日,第 7 版。

④ “日人有染虎疫死者”,《大公报》1926 年 9 月 12 日,第 7 版。

⑤ “连日之虎疫”,《大公报》1926 年 9 月 15 日,第 7 版。

⑥ “虎疫之势力”,《大公报》1926 年 9 月 18 日,第 7 版。

⑦ “日租界发现猩红热”,《大公报》1926 年 11 月 16 日,第 7 版。

⑧ “入冬以来时疫流行”,《大公报》1926 年 12 月 2 日,第 7 版。

⑨ “时疫可畏”,《大公报》1926 年 12 月 16 日,第 7 版。

⑩ “日租界极力防疫”,《大公报》1926 年 12 月 19 日,第 7 版。

⑪ “天变靡常时疫多”,《大公报》1927 年 1 月 13 日,第 7 版。

⑫ “[本馆专电]天津”,《申报》1926 年 5 月 8 日,第 5 版。

⑬ 李文波《中国传染病史料》,化学工业出版社 2004 年版,第 160 页。

⑭ 《岚县志》,中国科学技术出版社 1991 年版。

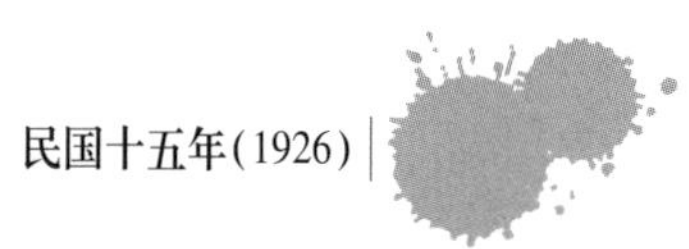

朔　县　冬十一月,急性肝炎流行。朔县报告:县境内发现一种黄疸症,传染甚速。初患时身软四肢麻酸,头晕发热,若照寒症医治则成不治之症。事后审系黄疸病,服利小便药,全身发黄,数日即愈,惟孕妇一染即死①。按:此应是急性肝炎流行。

平鲁县(今朔州市平鲁区)　冬十一月,急性肝炎流行。平鲁县报告:县境内因兵灾之后发生一种疫症,初期头重脑昏胸闷,不思饮食,渐至呕吐黄水,目珠皮屑发黄,小便赤色,数日即毙。由省署嘱会研究拟方以凭转告施治,此症与朔县黄疸症大致相似,亦系湿热瘟结,兼受积浊之气所致②。

繁峙县　冬十一月,急性肝炎流行。繁峙县报告:县属第四区各村时疫流行。一种为头昏痛,身发软,继而腹泻痢疾,毙命者甚速;一种为四肢发凉,周身战栗,类似伤寒,毙命者较少。近日北路发生各种疫症,虽症状不一,原因大致相同:由于作战时人民避处山谷地窖,感受阴湿伏邪,致伤脾阳,兼以腐尸积气,与内伏湿浊之气相引,感受深者则有头昏身软泻痢等现象,感受较浅则兼感冒风寒者③。

石楼县　疫。今《石楼县志》载:是年登记传染病死亡 39 人,占当年死亡总人数的 24%④。

垣曲县　天花、霍乱肆虐,死人无算⑤。

陕西省

长安县(省会,今属西安市)　秋,天花流行。11 月 2 日(九月廿七日)报道:上月 14 日通信,西安城内人民天花瘟热等症流行,死者不可胜计⑥。

榆林县　秋,旱,鼠疫流行。石湾镇死亡甚多⑦。

葭　县(今佳县)　鼠疫流行⑧。发病 98 例,死亡 91 人⑨。

靖边县　鼠疫流行。发病 11 例,全部死亡⑩。

镇安县　春夏,旱,大饥,大疫⑪。其疫或是鼠疫。

---

① “朔县报告发生疫症”,《医学杂志》第 34 期,1926 年。
② “平鲁县报告疫症”,《医学杂志》第 34 期,1926 年。
③ “繁峙县报告发生疫症”,《医学杂志》第 34 期,1926 年。
④ 《石楼县志》,山西人民出版社 1994 年版。
⑤ 《垣曲县志》,山西人民出版社 1993 年版。
⑥ “陕战一斑”,《大公报》1926 年 11 月 2 日,第 6 版。
⑦ 《石湾镇志》,1997 年。
⑧ 《佳县志》,陕西旅游出版社 2008 年版。
⑨ 李文波《中国传染病史料》,化学工业出版社 2004 年版,第 160 页。
⑩ 李文波《中国传染病史料》,化学工业出版社 2004 年版,第 160 页。
⑪ 民国《镇安县志》卷一〇《杂记·灾祥》。

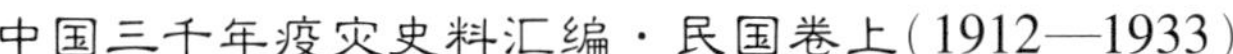

山东省

历城县　夏,霍乱流行。今《历城县志》载:大旱,霍乱流行。唐王、彩石、燕棚一带持续两月之久,发病人数占疫村人口的10%[①]。

青城县(今属高青县)　夏,天花流行。今《高青县卫生志》载:7月,田镇一带天花流行[②]。

桓台县　天花、麻疹流行。新城镇1600余名婴幼儿染病,死亡560人,病死率为35%[③]。

邹　县(今邹城市)　夏,霍乱流行。县西南部80多个村庄霍乱死者2000余人[④]。

费　县　夏,霍乱流行。今《费县志》载:县东北一带瘟疫大流行,村民死亡过半。解峪子全村230人,疫死173人[⑤]。

蒙阴县　夏,霍乱流行。今《蒙阴县志》载:夏多淫雨,瘟疫流行[⑥]。

海阳县(今海阳市)　霍乱流行,死者甚众[⑦]。

莱阳县(今包括莱阳市)　春,天花流行。3月,天花流行,咸家屯村儿童死者甚多[⑧]。

胶　县(今胶州市)　春,天花流行。3月,天花散发流行,胶澳商埠局发布布告并饬警察厅通告全埠施种牛痘[⑨]。夏秋,霍乱流行。7月,上海、香港、厦门等处发现虎疫,胶澳即组织防疫所,对于船舶及火车乘客实施特别检查。先后共查得染疫者304人,治愈者137人,未及医治而死者167人[⑩]。8月20日(七月十三日)报道:北之哈尔滨,南之青岛,均发生虎疫[⑪]。9月10日(八月初四日)报道:青岛为虎烈拉疫症有疫口岸[⑫]。9月13日(八月初七日)报道:青岛发现虎列拉症,时疫流行[⑬]。9月18

① 《历城县志》,济南出版社1990年版。
② 《高青县卫生志》,2009年。《惠民地区卫生志》,天津科学技术出版社1992年版。
③ 《桓台县志》,齐鲁书社1992年版。
④ 《邹城市志》,中国经济出版社1995年版。
⑤ 《费县志》,中国广播电视出版社1992年版。
⑥ 《蒙阴县志》,齐鲁书社1992年版。
⑦ 《乳山市志》,齐鲁书社1998年版。
⑧ 《咸家屯村志》,2004年。
⑨ 《青岛市卫生志》,青岛海洋大学出版社1993年版。
⑩ 民国《胶澳志》卷一—《大事记》。
⑪ "防疫注射",《盛京时报》1926年8月20日,第5版。
⑫ "青岛来津船只亦须检疫",《大公报》1926年9月10日,第7版。
⑬ "各省防疫消息",《大公报》1926年9月13日,第6版。

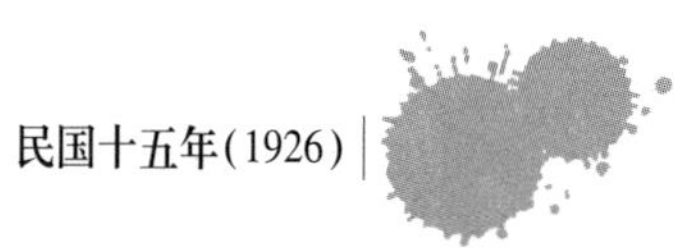

日(八月十二日)报道:青岛虎列拉时疫传染极烈,日人患者22人,已死10人,中国人尤居多数①。

潍 县(今潍坊市寒亭区) 秋,霍乱盛行。8月23日(七月十六日)报道:胶济路之潍县附近,虎疫忽大肆猖獗,该县城厢内外,每日死亡竟达八九十之多②。8月27日(七月二十日)报道:霍乱流行,日死二百余人③。

寿光县(今寿光市) 秋,霍乱盛行。六月大水,秋疫④。另外,还有白喉⑤、疟疾⑥流行。

益都县(今青州市) 秋,霍乱流行。9月10日(八月初四日)报道:青州各学校以虎疫甚剧放假⑦。

河南省

开封县 春三月,天花流行。5月3日(三月廿二日)报道:豫东苦旱,时疫流行,天花尤甚⑧。

郾城县(今漯河市郾城区) 伤寒大流行。今《郾城县志》载:计1926年、1929年、1942年三次大流行,全县发病42000多人,其中死亡2880多人⑨。

信阳县(今信阳市平桥区) 天花流行。今《信阳县志》载:谭河地区天花流行,仅金华村死亡近300人,死亡率达30%⑩。

甘肃省

镇番县(今民勤县) 白喉流行。东湖镇、雨顺、蔡旗、红柳园、西渠、什岔等地阖门而殪者,时有所闻⑪。

静宁县 疫病流行,死亡很多⑫。

导河县(今临夏县) 冬,天花流行。麻尼寺沟马场村患病100余人,病死率达

---

① "青岛发现虎列拉",《大公报》1926年9月18日,第7版。

② "济南鲁省疫讯",《申报》1926年8月23日,第10版。

③ "[本馆专电]济南",《申报》1926年8月27日,第6版。

④ 民国《寿光县志》卷一五《大事记》。

⑤ 《潍坊市卫生志》,1989年。《山东省卫生志》,山东人民出版社1992年版。

⑥ 《潍坊市卫生志》,1989年。

⑦ "[本馆专电]济南",《申报》1926年9月10日,第7版。

⑧ "[本馆专电]开封",《申报》1926年5月3日,第5版。

⑨ 《郾城县志》,中州古籍出版社1997年版。

⑩ 《信阳县志》,河南人民出版社1990年版。

⑪ 《民勤县志》,兰州大学出版社1994年版。《民勤县卫生志》,2010年。

⑫ 《静宁卫生志》,甘肃文化出版社2005年版。

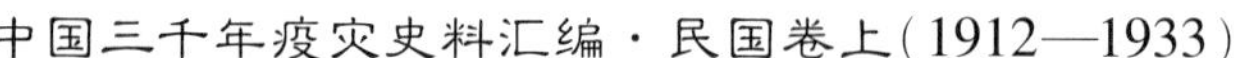

70%[①]。

永昌县　麻疹流行。县城内80%的婴幼儿发病,死亡率为30%[②]。

靖远县　猩红热流行。喉症盛行,遣员施医救治[③]。

宁夏回族自治区

灵武县　鼠疫流行[④]。

青海省

循化县(今同仁县)　鼠疫流行。发病30人,全部死亡[⑤]。

安徽省

怀宁县　夏秋,霍乱流行。7月31日(六月廿二日)报道:迩来皖垣疫氛日炽[⑥]。8月10日(七月初三日)报道:连日患虎列拉者甚伙,各医院均忙迫异常,此城厢内外之情形也。至于皖垣附近各乡间,疫氛最重之地方如距城四五十里之余家湾、苏家埠等处,近日患时疫死者不下数百人[⑦]。

芜湖县　夏秋,霍乱流行。7月25日(六月十六日)报道:大水之后已发生疫症,患者多腹痛而不能食[⑧]。8月4日(六月廿六日)和13日(七月初六日)报道:连日天气亢热益甚,时疫亦较剧烈,平均每日染疫死者约十数人[⑨]。

宣城县(今宣城市宣城区)　秋,霍乱流行。9月1日(七月廿五日)报道:此间时疫近日异常剧烈,弋矶山时疫医院已有人满之患,特借马路西花园增办时疫医院。内地宣城县流行更烈,平均每日病故者竟达二百人左右[⑩]。

凤阳县(含今蚌埠市)　夏秋,霍乱大流行,日殁六七十人[⑪]。8月10日(七月初三日)报道:日前本埠已有虎疫发生,人民无不栗栗危惧[⑫]。8月24日(七月十七日)

---

① 《临夏回族自治州志》,甘肃人民出版社1993年版。

② 《永昌县志》,甘肃人民出版社1993年版。

③ 民国《甘肃通志稿》,转引自袁林《西北灾荒史》,甘肃人民出版社1994年版,第1522页。

④ 李文波《中国传染病史料》,化学工业出版社2004年版,第160页。

⑤ 李文波《中国传染病史料》,化学工业出版社2004年版,第160页。

⑥ “皖垣时疫流行”,《申报》1926年7月31日,第7版。

⑦ “安庆皖垣疫氛日炽”,《申报》1926年8月10日,第9版。

⑧ “芜湖快信”,《申报》1926年7月25日,第9版。

⑨ “[本馆专电]芜湖”,《申报》1926年8月4日,第6版。“芜湖快信”,《申报》1926年8月13日,第10版。

⑩ “芜湖快信”,《申报》1926年9月1日,第8版。

⑪ 《蚌埠市志》,方志出版社1995年版。

⑫ “蚌埠虎疫发现后警厅之严防”,《申报》1926年8月10日,第9版。

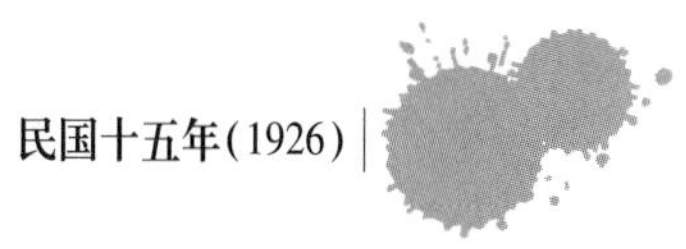

报道:本埠时疫有增无减[①]。

滁　县(今属滁州市)　春,白喉流行。2月28日(正月十六日)报道:本年气候一冬温暖,自交春令以来,往往发现白喉痧症,至近日为尤甚[②]。秋,霍乱流行,死者甚众。9月2日(七月廿六日)报道:暑去秋来之时,地方疫气流行,最近发生一种虎列拉症,上吐下泻不止,不过数小时之谱,即行殒命,中者每至不救;且传染之力最速,一人有病,全家不易逃脱,无论晴雨。核计四城门之出棺者,为数总二三十左右,地方异常畏惧[③]。9月18日(八月十二日)报道:本城月前发生虎疫,每日死有数十人之多[④]。

四川省

懋功县(今小金县)　伤寒、霍乱流行。今《小金县志》载:是年各种传染病流行,有全家得病的"窝窝寒",鼻血不止的"子虚寒",吐泻交作的"漏底寒",患者甚众[⑤]。按:"窝窝寒"为伤寒,"漏底寒"为霍乱,"子虚寒"为今何病不明。

简阳县(今资阳市简阳市)　天花流行。简阳县贾家、龙云一带天花流行[⑥]。

蒲江县　霍乱流行。寿安、松华、高河等乡仅1个半月时间,有620人丧生。天花流行。1926年和1938年为县内两次大流行,1677人患病,有364人死亡[⑦]。

叙永县　霍乱流行,全城日出尸70余具[⑧]。

巴中县(今属巴中市)　疟疾流行。仅茶坝区(今茶坝镇)就有600余人丧生[⑨]。

重庆市

涪陵县　霍乱流行,武隆县江口镇代合清家12口死绝[⑩]。按:是时无武隆县,1944年从涪陵县分置武隆县。

云南省

兰坪县　夏六月,痢疾流行,疟疾猖獗,沿江一带死亡相继[⑪]。

---

① "蚌埠时疫流行可畏",《申报》1926年8月24日,第10版。

② "滁州杂讯录要",《申报》1926年2月28日,第10版。

③ "滁州虎疫盛行之可畏",《申报》1926年9月2日,第10版。

④ "滁州虎列拉症仍蔓延不止",《申报》1926年9月18日,第10版。

⑤ 《小金县志》,四川辞书出版社1995年版。

⑥ 《泸州市卫生志》,方志出版社2005年版。《内江地区卫生志》,四川辞书出版社1995年版。

⑦ 《蒲江县志》,四川人民出版社1992年版。

⑧ 《泸州市卫生志》,方志出版社2005年版。

⑨ 《巴中县卫生志》,1987年。

⑩ 《武隆县卫生志》,1986年。

⑪ 《兰坪白族普米族自治县志》,云南人民出版社2003年版。《营盘镇志》,云南民族出版社2008年版。

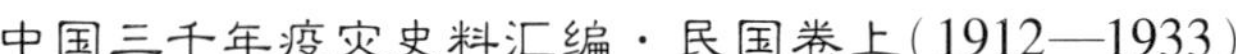

巧家县　春夏之交,伤寒流行。发病188例,死48例①。

鲁甸县　夏四月,痢疾流行。县城中医邱江淮在县知事朱绍曾资助下,广施汤药②。

云南县(今祥云县)　霍乱流行,持续月余③。鼠疫流行,死十余人④。

贵州省

镇远县　秋,疟疾大流行,城关日死1至2人⑤。11月17日(十月十三日),镇远临时时疫救济会公告:敝县不幸,连年凶灾。民九以来,饥馑、水火、兵匪、时疫接踵而至,芸芸众生,死亡枕藉,惨烈之状,笔不堪述。今岁入春以来,雨晴愆期,不能耕种,及至清明,大水为灾,淹没沃壤,过此则少雨,立夏、小满、芒种、夏至不雨,炎威蒸灼,草木焦卷,砂石惨烈,土龙无云,商羊不舞,膏腴等诸石田,阡陌同于焦土,以故收成欠少,百得一二,甚有全未栽种者,或则已栽种而枯死者。虽值秋收之际,而无米上仓,正思救济之未遑,乃入秋以来,时疫流行,疟疾尤重,死亡甚多⑥。

凤泉县(今凤冈县)　痢疾、伤寒流行,肆虐全县,仅土溪、龙台、官坝、大水、石坝等地死亡300多人⑦。

台拱县(今台江县)　大疫。今《台江县志》载:全县传染病流行,仅交东地区发病1555人,死亡731人,死绝88户⑧。

黔西县　伤寒流行,大关40%的人发病⑨。

桐梓县　大旱,水灾,时疫相继⑩。

赤水县(今赤水市)　伤寒流行,染者众多,死亡甚重⑪。

思县(今岑巩县)　大疫⑫,主要是痢疾流行。今《岑巩县志》载:全县痢疾发病5000人,死亡50人⑬。

---

① 《巧家县志》,云南人民出版社1997年版。

② 《鲁甸县志》,云南人民出版社1995年版。

③ 《祥云县志》,中华书局1996年版。

④ 李文波《中国传染病史料》,化学工业出版社2004年版,第160页。

⑤ 《镇远县志》,贵州人民出版社1992年版。

⑥ “镇远灾况”,《黔人之声》第39期,1926年,第6页。

⑦ 《凤冈县志》,贵州人民出版社1994年版。

⑧ 《台江县志》,贵州人民出版社1994年版。

⑨ 《黔西县志》,贵州人民出版社1990年版。

⑩ 《桐梓县志》,方志出版社1997年版。

⑪ 《赤水县志》,贵州人民出版社1990年版。

⑫ 民国《岑巩县志》卷五《前事志》。

⑬ 《岑巩县志》,贵州人民出版社1993年版。

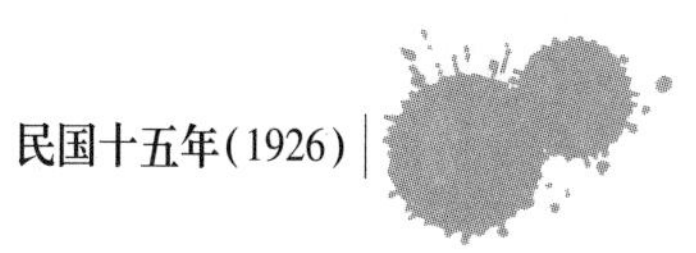

黎平县　疟疾大流行。小榕寨75户376人,死371人,所剩5人离走他乡①。此外,还有霍乱、痢疾、黄病等疫病流行②。按:“黄病”即黄疸疫,急性肝炎流行。

平坝县　春夏大疫,死亡亦惨③。

湖北省

武昌城(省会,今属武汉市)　秋,大兵之后,霍乱流行。9月19日(八月十三日)报道:武昌城中兵民患虎疫者甚众④。9月23日(八月十七日)报道:武昌城内积尸均腐,臭气熏天,时疫盛行,又多断炊,死者日以百计,棺均售空,上中人家亦多仅以土掩埋尸身,愁惨不堪言状⑤。9月25日(八月十九日)报道:兵后,武昌城内积尸均腐,臭气熏天,时疫盛行,又多断炊,死者日以百计,棺均售空,上中人家亦多仅以土掩埋尸身,愁惨不堪言状⑥。

咸宁县(今咸宁市)　天花流行。贺胜桥、横沟桥一带尤甚,余升村死亡48人⑦。

嘉鱼县　天花流行。王家月一带死亡100余人⑧。

汉川县(今汉川市)　霍乱流行。分水李家台死亡14人⑨。

沔阳县(今包括仙桃市、洪湖市)　夏,霍乱流行。今《沔阳县志》载:夏,沙湖、西流河一带霍乱流行,部分村庄人口死亡过半,尸体掩埋不及,用牛车装运抛往湖中⑩。

宜都县(今宜都市)　霍乱流行。今《宜都县志》载:沿江一带均有霍乱流行⑪。

监利县　霍乱流行。今《监利县志》载:水灾后,上车湾霍乱流行,死亡惨重,有户朱姓县民全家8口死绝⑫。

天门县(今天门市)　天花流行。今《天门县志》载:南部沙河一带两次天花流行,死450人⑬。

南漳县　天花流行。今《南漳县志》载:薛坪区的大庙冲、秦坪、周家山一带天花

---

① 《二十世纪中国重灾百录》,上海人民出版社1999年版,第367页。
② 《黎平县志》,巴蜀书社1989年版。
③ 民国《平坝县志》卷四《事变志·疾疫》。
④ “路透社十七日汉口电”,《申报》1926年9月19日,第6版。
⑤ “革命军攻下两汉后之进展”,《申报》1926年9月23日,第6版。
⑥ “汉口杂报”,《大公报》1926年9月25日,第6版。
⑦ 《咸宁市志》,中国城市出版社1992年版。
⑧ 《嘉鱼县志》,湖北科学技术出版社1993年版。
⑨ 《汉川县志》,中国城市出版社1992年版。
⑩ 《沔阳县志》,华中师范大学出版社1989年版。
⑪ 《宜都县志》,湖北人民出版社1990年版。
⑫ 《监利县志》,湖北人民出版社1994年版。
⑬ 《天门县志》,湖北人民出版社1989年版。

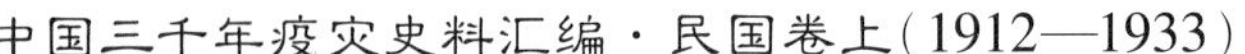

流行,患者6000余人①。

湖南省

绥宁县　疟疾大流行。青坡里果庄100余户400多人均患疟疾,有的外逃,有的病亡,至年底,村中仅存20多人②。

通道县　夏秋,疟疾、痢疾大流行。据载:是年大饥,野有饿殍。大疫,疟痢盛行。独坡的金坑死800余人,地坪死400多人,人口减半,此俗所谓“丙寅大饥大疫大死人”③。

平江县　夏,痢疾大流行。5月,全县山洪暴发,号称“丙寅大水”。洪灾过后,痢疾流行,持续3个多月,爽口、低坪、大塅一带,有2000余人患病④。

沅江县(今沅江市)　霍乱流行。子母城死亡100余人⑤。

桂东县　秋,疟疾大流行。民众或无处就医,或无钱买药,收割时节,禾熟无人割,灶头不冒烟⑥。

桂阳县　冬十二月,天花大流行,死亡甚众。仅城区即死七八百人之多。悼亡之声,无时无之。疫势险毒,前所未有⑦。莃溪境内死者甚多,尸骨无人收拾,田园大都荒芜⑧。

蓝山县　夏秋,霍乱、痢疾流行。今《蓝山县卫生志》载:全县虎烈拉、痢疾诸时疫流行,死亡300余人,竹管寺、成家村尤甚⑨。

宁远县　夏秋,霍乱、痢疾、疟疾流行。今《宁远县志》载:夏秋间,疫病流行,王朝印、塘头岭尤为严重,两村病死130余人,死绝4户⑩。此外,还有疟疾流行⑪。

祁阳县　麻疹流行。观音滩区及其附近小儿死亡甚多⑫。

黔阳县(今洪江市)、会同县　春夏,大饥,大疫,死者上万。今《会同县卫生志》

---

① 《南漳县志》,中国城市经济社会出版社1990年版。

② 《绥宁县志》,方志出版社1997年版。《邵阳市卫生志》,1998年。

③ 熊健《怀化千年自然灾害》,气象出版社2000年版,第42页。《通道县志》,民族出版社1999年版。

④ 《平江县卫生志》,1990年。

⑤ 《沅江县志》,中国文史出版社1991年版。

⑥ 《桂东县志》,湖南人民出版社1998年版。

⑦ 《桂阳县志》,中国文史出版社1994年版。

⑧ 《新编莃溪瑶族乡志》,1996年。

⑨ 《蓝山县卫生志》,1992年。

⑩ 《宁远县志》,社会科学文献出版社1993年版。

⑪ 周祖杰《中国疟疾的防治与研究》,人民卫生出版社1991年版,第7页。

⑫ 《祁阳县志》,社会科学文献出版社1993年版。《祁阳县卫生防疫志》,2006年。

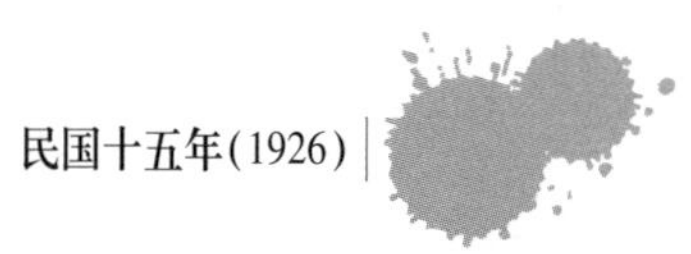

载:3—6月,大饥,灾民涌入洪江,瘟疫、饥饿死者上万人,集中葬于莲花地,名万人坑①。

永顺县　是年起,每年陆续发现麻风病病人,至1951年,全县共有麻风病患者462人,其中瘤型351人②。按:麻风病虽是烈性传染病,但多呈散发性,很难大规模流行导致疫灾。录以备查。

江西省

清江县(今樟树市)　春,猩红热流行。6月12日(五月初三日)报道:清江一带自阴历今年正月起,迄现在止,总计到院诊治喉痧等症者共有570余人之多③。秋,霍乱流行。8月14日(七月初七日)报道:刻以天气炎热,霍乱痧疫,流行甚炽④。

九江县(今属九江市)　秋,霍乱流行。8月26日(七月十九日)报道:九江流行时疫,日死数十人⑤。

瑞昌县(今瑞昌市)　秋,霍乱流行。患者万余人,死7000余人⑥。

铜鼓县　天花流行。港口乡塘堰村百余人患病,30余人死亡⑦。

江苏省

淮安县(今属淮安市)、宝应县、高邮县(今高邮市)　秋,霍乱流行。8月31日(七月廿四日)报道:淮安、宝应、高邮等县,时疫流行,死亡不少⑧。

江宁县(今属南京市)　夏,白喉流行。6月2日(四月廿二日)报道:迩来天气亢旱,本埠喉症盛行,患者且甚危险⑨。秋,霍乱流行。8月3日(六月廿五日)报道:日来天气奇热,寒暑表达一百度有零,时疫蔓延,公私立医院,应接不暇⑩。

溧水县　雅斯病流行。自鹿乡西方村全村90%的人染上此病,人们称西方村为"霉疮村"⑪。

六合县(今南京市六合区)　秋,霍乱流行。8月12日(七月初五日)报道:近日

① 《会同县卫生志》,1993年。
② 《永顺县志》,湖南出版社1995年版。
③ "清江禁止中医治喉痧",《申报》1926年6月12日,第10版。
④ "清江病疫流行甚炽",《申报》1926年8月14日,第10版。
⑤ 《九江县志》,新华出版社1996年版。
⑥ 《瑞昌县志》,新华出版社1990年版。
⑦ 《宜春地区卫生志》,1993年。
⑧ "清江疫势未稍减杀",《申报》1926年8月31日,第10版。
⑨ "南京快信",《申报》1926年6月2日,第9版。
⑩ "南京快信",《申报》1926年8月3日,第10版。
⑪ 《溧水县卫生志》,1990年。

天气亢热,时疫发生,染疫而死者日有所闻[①]。8 月 19 日(七月十二日)报道:东乡疫势甚烈,灵岩山下有一家未出三日,死于疫者十三人,城东亦有扩张之势,每日报死四五人[②]。

丹徒县(今属镇江市)　春,猩红热、天花流行。4 月 18 日(三月初七日)报道:现时春气大透,痧痘流行,最易传染,更值天花发生之际,欲从速消弭,非设立牛痘所广为布种不可[③]。夏秋,霍乱流行。7 月 20 日(六月十一日)报道:日来天时寒暖不一,镇埠已发生时疫,尤以西乡为最盛[④]。7 月 29 日(六月二十日)报道:今年春间猩红热流行,死亡小孩有三四十之多,入夏又霍乱盛行[⑤]。8 月 2 日(六月廿四日)报道:日来天气炎热,热度已高至一百零,镇埠西乡因之发生一种痧疫,凡人沾染后即上吐下泻,手足厥冷,不及救治,旋即毙命,现该乡染疫而亡者已有数十人之多[⑥]。8 月 10 日(七月初三日)报道:镇埠连日天气炎热异常,寒暑表已升至一百零六,城乡疫势,因之愈形猖獗,现仅杨家门山巷一带,连日已共死去十余人,小码头金山河等处,染疫而死者,亦日有所闻[⑦]。8 月 12 日(七月初五日)报道:镇埠近日时疫盛行,死者日有数十人[⑧]。8 月 13 日(七月初六日)报道:日来时疫流行,蔓延颇速[⑨]。9 月 2 日(七月廿六日)报道:镇埠自入夏以后即时疫盛行,死亡甚多,秋后仍未稍减,近日牌湾一带因染疫毙命者已有十数人[⑩]。

吴　县(今属苏州市)　春,猩红热流行。5 月 12 日(四月初一日)报道:苏地于最近一星期中亦发现猩红热症,据医生调查,以马路一带患者最多,次为城东,罹此症身亡之成人及小孩已有十余人[⑪]。夏秋,霍乱流行。7 月 23 日(六月十四日)报道:苏地城厢内外,近日同时发生时疫,蔓延极速,以致死亡相继。经医生诊视,谓均系真性虎烈拉。并悉苏属各乡疫疠盛行,尤较城市为甚云[⑫]。8 月 2 日(六月廿四日)报道:苏州虎疫蔓延日盛一日,30 日一天仅警厅管辖区域以内,男女大小死于疫者竟有 180

---

① “六合警察所注意卫生”,《申报》1926 年 8 月 12 日,第 10 版。
② “六合组织临时防疫医院纪”,《申报》1926 年 8 月 19 日,第 10 版。
③ “镇江警厅防疫设立种痘所”,《申报》1926 年 4 月 18 日,第 10 版。
④ “镇江西乡时疫盛行之可畏”,《申报》1926 年 7 月 20 日,第 10 版。
⑤ “镇江时疫蔓延”,《申报》1926 年 7 月 29 日,第 10 版。
⑥ “镇江西乡发现时疫之可畏”,《申报》1926 年 8 月 2 日,第 10 版。
⑦ “镇江时疫盛行之可畏”,《申报》1926 年 8 月 10 日,第 9 版。
⑧ “镇江设立临时医院消息”,《申报》1926 年 8 月 12 日,第 10 版。
⑨ “镇江警察组织卫生防疫队”,《申报》1926 年 8 月 13 日,第 10 版。
⑩ “镇江牌湾一带时疫盛行”,《申报》1926 年 9 月 2 日,第 10 版。
⑪ “苏州苏地亦发现猩红热”,《申报》1926 年 5 月 12 日,第 10 版。
⑫ “苏州城乡时疫来势甚猛”,《申报》1926 年 7 月 23 日,第 10 版。

余人之多,各医院门口往往陈列棺木,多者竟有五六口同时陈列[①]。8月7日(六月廿九日)报道:苏州天气前日(5日)大热,因之疫气由衰加剧,起初起病至死,最速者须三四小时,近多不吐不泻,只一小时已毕命,城内外时疫医院皆有人满之患,而城内红会时疫医院为尤甚,计5日一天,自晨至暮,向该院求治者竟有110号之多[②]。8月10日(七月初三日)报道:自8日起,天气较凉,疫虽依然流行,而死亡数大为减少[③]。同日,因苏垣疫气盛,章太炎致信李根源,告知防疫之法[④]。8月21日(七月十四日)报道:苏州自15日得雨之后,天气凉爽,疫气因之大减,岂知19日热度又高,疫气复盛[⑤]。统计本年霍乱流行情形:6月6日(四月廿六日)见报,至9月后渐趋缓和,前后持续达4个月之久,死亡惨重[⑥]。如,所属浦庄镇霍乱流行,死者无数[⑦];北桥镇霍乱大流行,袁家村袁家浜最为严重,死亡50多人,死者无人抬棺,亲友不敢上门,本村人不敢串门,送葬人裸体送葬,仅披蓑衣,回家后烧掉蓑衣,再穿衣服,有的男子早上给别人扛棺材,傍晚别人给他扛棺材[⑧]。

常熟县(今常熟市)　夏五月,猩红热流行。6月16日(五月初七日)《常熟日报》载:此症初发寒热,继则面红颈赤,满身发汗,甚者喉间作痛,而致腐烂,全身发出斑痕红痧,病势蔓延乡村[⑨]。夏六月至秋七月,霍乱流行。7月31日(六月廿二日)报道:气候晴热,寒暑表达华氏105度,王庄镇、海虞镇时疫流行严重[⑩]。8月3日(六月廿五日)报道:本邑天气酷热,已达一星期矣。真性虎烈拉病城厢居民传染颇多,以南门外为最盛,死亡约达十之三四,且因中暑毙命者日有所闻[⑪]。8月8日(七月初一日)报道:城厢疫气依然蔓延,城区居民因患疫毙命者,每日约有20余人,乡区若大义、辛安等乡,死亡之多,尤属可骇[⑫]。8月13日(七月初六日)报道:本邑自入秋以来,暑热

---

① “苏州警医界议组防疫委员会”,《申报》1926年8月2日,第10版。

② “苏州疫势加剧之可惊”,《申报》1926年8月7日,第9版。

③ “苏州天凉疫势稍杀”,《申报》1926年8月10日,第9版。

④ 《章太炎致李根源信(1926年8月10日)》,《近代史研究》1978年第1期。

⑤ “苏州天热疫势复盛”,《申报》1926年8月21日,第10版。

⑥ 陈实《一九二六年吴门大疫纪略》,政协江苏省苏州市委员会文史史料委员会《文史资料选辑》第11辑,1983年。

⑦ 《浦庄镇志》,苏州大学出版社2005年版。

⑧ 《北桥镇志》,苏州大学出版社2007年版。

⑨ 《常熟市卫生志》,1990年。

⑩ 《王庄镇志》,中共党史出版社2001年版。《海虞镇志·福山志》,上海社会科学院出版社2005年版。

⑪ “常熟酷暑成疫”,《申报》1926年8月3日,第10版。

⑫ “常熟酷暑中之防疫消息”,《申报》1926年8月8日,第10版。

并未减退,连日天气华氏寒暑表仍达98度左右,疫势依然蔓延,而城内之寺前街一带商民,因染时疫毙命者,日有所闻①。8月17日(七月初十日)报道:常熟疫氛仍未稍减,城内外时疫医院就诊者,每日络绎不绝,城内寺前街为本邑商店荟集之区,自旬日中疫气发生以来,至15日止,死亡计42人②。8月26日(七月十九日)报道:虎列拉疫在旬日前,城区当以寺前街为最重,死亡达40余人,商店相继停业,近日始形稍戢,商业亦渐恢复,而粉皮街居民染疫毙命者,近复继起,于数日中又达二三十人③。8月,城中霍乱大流行,8日(七月初一,立秋日)这一天,寺前街即疫死6人,街上行人几绝,城区市容萧条④。

昆山县(今昆山市)　夏秋,霍乱大流行。8月6日(六月廿八日)报道:自入夏以来,时疫流行,死亡载道⑤。8月19日(七月十二日)报道:昆山县属真义乡,迩来时疫流行,染患者甚速,数百户之小镇,每日均死亡六七人之多⑥。

吴江县(今吴江市)　秋,霍乱流行。7—8月,同里、松陵、盛泽、黎里、八坼、平望地区霍乱猖獗,日死数十人,棺材涨价五成以上⑦。横扇镇6—7月间发生瘟疫,毙命多人⑧。黎里镇夏季苦旱,饮料不清,入秋以来,时疫尤盛⑨。同里镇中秋节温度尚高,至90度左右,现虽低落,然疫气乘机又起,如三阳田、南埭、新填地等处,皆有染疫而死者,闻乡间亦甚多云⑩。

武进县(今常州市武进区)　夏六月至秋七月,霍乱流行。8月1日(六月廿三日)报道:武邑虎疫发生极盛,各医院几有人满之患⑪。8月10日(七月初三日)报道:武邑时疫更为猖獗⑫。今《常州市卫生志》载:7—10月,城乡内外时疫盛行,北郊蔓延尤甚,棺木店十五六家,均被购罄。去北部二三里,有红菱塘村十余家,孩童总数约五六十人,自7月23日至8月6日,共死去50余孩,全村孩童,死亡殆尽。东郊死者亦

---

① “常熟亢旱时疫中之杂讯”,《申报》1926年8月13日,第10版。
② “常熟时疫盛行中之杂讯”,《申报》1926年8月17日,第10版。
③ “常熟时疫流行中之近讯”,《申报》1926年8月26日,第10版。
④ 《常熟市志》,上海人民出版社1990年版。《常熟市卫生志》,1990年。
⑤ “昆山赵巡官查禁剧场”,《申报》1926年8月6日,第9版。
⑥ “昆山真义乡组设时疫乡院”,《申报》1926年8月19日,第10版。
⑦ 《吴江县志》,江苏科学技术出版社1994年版。《吴江卫生志》,苏州大学出版社2009年版。
⑧ 《横扇镇志》,中央文献出版社2004年版。
⑨ “黎里秋高疫未消”,《吴江》第213期,1926年。
⑩ “同里疫气乘机又起”,《吴江》第210期,1926年。
⑪ “常州虎疫盛行”,《申报》1926年8月1日,第10版。
⑫ “常州时疫猖獗之可畏”,《申报》1926年8月10日,第9版。

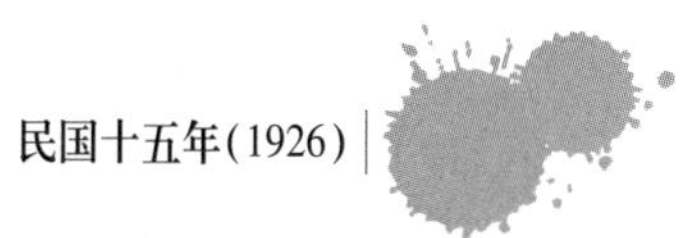

不下百余人,旌孝乡死者不下三五十人[①]。夏六月,马杭乡疫病流行,吴家塘死12人,刘家坝死5人,江村徐家死6人[②]。坂上镇后街王家场霍乱流行,死者枕藉[③]。

无锡县(今属无锡市)　夏五月至秋八月,霍乱流行。7月6日(五月廿七日)报道:本邑自春徂夏,天时亢旱异常,以致儿童患痘痧等症者,时有所闻,最近又霪雨连绵,河水暴涨至三四尺,气候又寒暖不一,致城乡发生时疫、霍乱、吐泻等症,往往不及救治[④]。7月21(六月十二日)日报道:本邑城区及东乡一带人民,周来患虎疫者日多,且其来势颇为凶猛[⑤]。7月23日(六月十四日)报道:本邑近日城乡发生时疫者甚多,往往不及救治,但无如怀下市杨亭一带之甚,3日间有一家患疫而死者共4人,可为惨矣。其余杨巷上3日之间已死去十余人,将人对此,莫不淡虎色变,可见时疫之猛矣[⑥]。7月27日(六月十八日)报道:无锡在旬日间,天时酷热,时疫流行,城乡四境,蔓延极广,初仅苦力农工,近已传染及上流社会中[⑦]。7月28日(六月十九日)报道:日来城厢时疫,益见剧烈,途中时见患疫者送往医院医治,各医院均已人满,后至者已不能容纳,普仁医院因房屋不敷应用,搭盖临时棚屋收容病人[⑧]。7月31日(六月廿二日)报道:县属怀下市杨亭镇一带时疫盛行,居民罹疫死亡情形,已迭次详纪本报。昨日接得该处疫势虽已稍杀,然又蔓延及于距离该镇三里许之松坟头地方[⑨]。8月1日(六月廿三日)报道:无锡时疫流行,旬日以来,疫势仍不少杀[⑩]。8月3日(六月廿五日)报道:今岁本邑自入伏以来,天时奇热,以故城乡时疫流行,现疫势最剧烈之东乡杨亭日来虽已稍杀,惟已蔓延及于化乡之青城市。该市前洲镇、黄石街、浮舟村、北七房、甘棵头、玉祁镇一带疫势之烈,殊不亚于杨亭,日来总计死去男女老幼已不下四五十人[⑪]。8月4日(六月廿六日)报道:吾邑自时疫流行以来迄今,已将两周,此两周中城乡人民死亡之数,大有可观[⑫]。8月5日(六月廿七日)报道:本邑自入伏以来,城乡时疫流行,蔓延最剧烈之东乡杨亭一带地方,疫势本已稍杀。讵昨得警耗,

---

① 《常州市卫生志》,1989年。

② 《马杭乡志》,1985年。

③ 《坂上乡志》,1985年。

④ “无锡水旱频仍时疫流行”,《申报》1926年7月6日,第9版。

⑤ “无锡虎疫侵扰城乡之警报”,《申报》1926年7月21日,第10版。

⑥ “无锡杨亭大疫之警报”,《申报》1926年7月23日,第10版。

⑦ “无锡组织时疫医院”,《申报》1926年7月27日,第10版。

⑧ “无锡城乡时疫日见剧烈”,《申报》1926年7月28日,第9版。

⑨ “无锡杨亭时疫蔓延之惊人”,《申报》1926年7月31日,第10版。

⑩ “无锡时疫流行之种种”,《申报》1926年8月1日,第10版。

⑪ “无锡时疫蔓延青城市之惊讯”,《申报》1926年8月3日,第10版。

⑫ “无锡时疫流行中之昨日消息”,《申报》1926年8月4日,第10版。

谓近又转烈,前昨等日又死去数人[①]。8月9日(七月初二日)报道:时疫依然蔓延,染疫者仍多[②]。8月10日(七月初三日)报道:本邑于前日立秋以后,昨日热度业已略减,故疫势亦已稍杀[③]。8月12日(七月初五日)报道:本邑于前数日天时稍凉之后,最近忽又转热,以故时疫又复蔓延,而商埠界内广勤路一带疫势尤为剧烈[④]。8月16日(七月初九日)报道:无锡自上月起亢旱猛热,一连二十余日,致时疫流行,遍及城乡,死亡相继,东、西、南三区临时疫治疗所之就诊者,每处日有一百六七十号,且重症居多,病室内大有人满之患[⑤]。8月22日(七月十五日)报道:疫势之盛,依然不减,青城市至祁镇一带,仍然盛行。又景云市下田桥、杨巷、上全巷、二大、余家僻村也,当大伏疫甚之时,该巷独较平安,无一疫,讵立秋之后,疫疠盛行,数日之间,染疫而死者,已及二十余人,而日死者三四人[⑥]。9月9日(八月初三日)报道:城乡疫势又复转剧,据言近三日中,东区所到求治重症不下二百余人,住所病人亦日渐增多,几有应诊暇之慨。又县属于城市等处,疫势近亦转剧[⑦]。9月16日(八月初十日)报道:无锡自上月起,亢旱猛热,一连二十余日,致时疫流行,遍及城乡,死亡相继。东西南三区去时疫治疗所之就诊者,每处日有一百六七十号,且重症居多,病室内大有人满之患,唯今岁病情较民八稍好。民国八年多数为真性虎烈拉,且遍及上中级社会,今即以苦力工人为多,且真性虎疫仅十之一,其余均系热闷气闭,故来势凶猛,一经医生施用手术,注射药水,或强性剂,即可转危为安,倘医治略缓,或道远不及送所辄致延误不救[⑧]。10月4日(八月廿八日)报道:锡邑于今夏时疫流行,入秋后疫势稍杀,故各时疫治疗所均已先后收束,讵料中秋节以后,天时转热,以致时疫继起,来势剧烈,殊不亚于夏日之疫势。最近城厢内外及四乡各处,忽盛行一种痧症,名抽筋冷麻痧[⑨]。

江阴县(今江阴市)　秋,霍乱流行。8月1日(六月廿三日)报道:城乡时疫蔓延颇速,尤以华墅一带为最[⑩]。8月7日(六月廿九日)报道:本邑自发生时疫以来,日渐蔓延。城区因防御认真,注意公众卫生,疫势稍杀。乡间势颇猛烈,惟东南乡长寿八

---

① “无锡城乡疫势又趋剧烈”,《申报》1926年8月5日,第10版。
② “无锡时疫盛行中之昨讯”,《申报》1926年8月9日,第10版。
③ “无锡立秋后疫势已稍杀”,《申报》1926年8月10日,第9版。
④ “无锡商埠将设时疫治疗所”,《申报》1926年8月12日,第10版。
⑤ “无锡时疫渐告平静”,《申报》1926年8月16日,第10版。
⑥ “无锡乡间虎疫蔓延近闻”,《申报》1926年8月22日,第10版。
⑦ “无锡秋凉疫势复盛”,《申报》1926年9月9日,第10版。
⑧ “时疫渐告平静”,《绍兴医药月报》1926年第8期。
⑨ “无锡秋凉后发生剧烈痧症”,《申报》1926年10月4日,第7版。
⑩ “江阴时疫蔓延中之纱厂及监狱”,《申报》1926年8月1日,第10版。

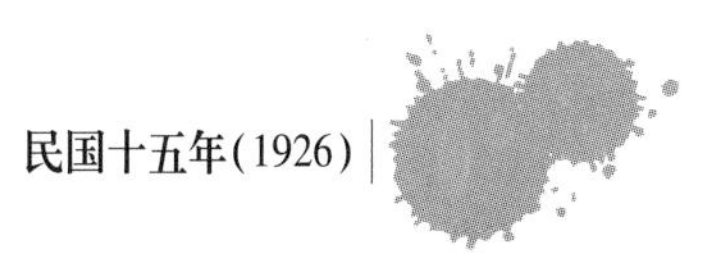

段吴巷里村,由饮料不洁,久旱得雨,有毒性,村120余家,染疫者有30余家,死亡相继,传染之速,三小时即能毙命,疫势之盛,与锡邑杨亭仿佛①。所辖青阳镇霍乱流行,邓阳坊前村25户中死去30多人②。

南通县(今属南通市) 秋,霍乱流行。9月,石港霍乱流行③。

海门县(今海门市) 夏秋,霍乱流行。天补海神庙附近死亡百余人,头匡镇南一个村落,半月内染疫而死者27人,某宅7天内死16人④。9月9日(八月初三日)报道:又澄县、东洲等处,疫症甚烈,一村连毙13人,可谓烈矣⑤。

淮阴县(今淮安市淮阴区) 春,白喉流行。4月13日(三月初二日)报道:近来天气冷暖不一,传染病症流行甚速,而痧疹、白喉等急性传染病症尤为数见不鲜⑥。

江都县(今属扬州市) 夏,白喉、猩红热流行。5月9日(三月廿八日)报道:客冬少雪,气候亦较温于往岁,春来又复欠雨,以致弊亢之余,大闹喉症。最近10日以来,此病愈传愈多,愈患愈重,由白喉更进一步而发现猩红热⑦。6月6日(四月廿六日)报道:近两月来时疫流行,死亡载道⑧。6月12日(五月初三日)报道:扬城今春迄夏,大闹喉痧不已。刻下天气仍复干亢无雨,是项疫病因而未能肃清。查城内计有材板店(即棺材店)46家,闻此46家由阴历正月初一日起截至四月底,以城区一地而论,此四个月中,除寿材、施材及临时购料定做之材不计外,其售去大小普通棺材2896口。据各材板店主云,似此生意之旺,为最近20年来所未有,其时疫之盛可见一斑矣⑨。秋,霍乱流行。韩家塘全村25人得病,7人死亡,韩汝贤一家9人死4人⑩。7月27日(六月十八日)报道:今年扬城时疫流行甚盛,初则蔓延于城市,刻至人烟稠密之地已渐平靖,而四乡反日见其多⑪。8月15日(七月初八日)报道:今夏之热与热期之长,为最近20年所未有,以致炎亢之余,时疫流行甚盛,且疫之来势异常神速,自得病至病革时至多不过两小时,似此猝变,疗治颇难得手。病之名称,多半瘪瘰痧。最

---

① "江阴乡间时疫盛行",《申报》1926年8月7日,第9版。
② 《青阳镇志》,苏州大学出版社1999年版。
③ 《南通县志》,江苏人民出版社1996年版。
④ 《海门县志》,江苏科学技术出版社1996年版。
⑤ "无锡秋凉疫势复盛",《申报》1926年9月9日,第10版。
⑥ "清江警局防疫会议纪事",《申报》1926年4月13日,第9版。
⑦ "扬州大江南北大闹猩红热",《申报》1926年5月9日,第10版。
⑧ "扬州查疫委员过扬",《申报》1926年6月6日,第10版。
⑨ "扬州时疫仍未完全肃清",《申报》1926年6月12日,第10版。
⑩ 《七里乡志》,江苏人民出版社1993年版。
⑪ "扬州四乡时疫盛行",《申报》1926年7月27日,第10版。

近10日,愈传愈多,愈染愈广,即以城区一隅而论,每日因疫致命者平均约在30人以上①。

高邮县(今高邮市)　秋,霍乱流行。8月30日(七月廿三日)报道:江都、高邮等县发生虎列拉疫症②。

铜山县(今徐州市铜山区)　秋,霍乱流行。8月14日(七月初七日)报道:徐埠自日前匝月霪雨之后,今忽天气快晴,温度太高,东车站人烟稠密之处,已发现虎疫,惟尚不多③。8月17日(七月初十日)报道:徐埠近数日间,虎疫甚炽,往往发生一二小时即已不救,连日城厢内外,因染疫致毙者,不下二三十人④。8月29日(七月廿二日)报道:连日虎疫势甚盛⑤。

沭阳县　夏,霍乱流行。今《沭阳县卫生志》载:6月,大雨成灾,沂沭交涨,全县河堤12处决口,禾豆无收,部分地区时疫流行⑥。

上海市

上海县(今闵行区等)　春,天花、猩红热、白喉流行。3月31日(二月十八日)报道:日来本埠时疫盛行,据某医生云,约分两种:一种为猩红热,患者颇多,闸北天通庵镇中国公立医院系专治传染病者,至昨日止,投院求治者闻已有八十余人;又一种为小儿所患之天花,亦极盛行,自开岁以来,小儿因天花致命者约有三千名⑦。4月13日(三月初二日)报道:本埠猩红热流行,现仍未息,且盖趋严重,小儿传染者甚众,北四川路日本人小学校学生中本月亦有五名传染,内有二名已死,余亦未愈⑧。4月24日(三月十三日)报道:本埠自入春以来,天时不正,以致天花、红痧(即猩红热)、白喉(即喉痧)等症盛行⑨。5月11日(三月三十日)报道:本埠于最近三星期内此病愈传愈多,愈患愈重,陆续死亡者至少已有五百人,其中尤以小儿为多,但近数日来城厢内外已发现最急性传染之猩红热,较白喉更为凶险,患者疗治稍迟,必无生望⑩。夏秋,霍乱、痢疾流行。7月16日(六月初七日)报道:今据白克路急救时疫医院报告,昨日

---

① “扬州酷热声中之时疫”,《申报》1926年8月15日,第10版。

② “扬州道尹电查虎疫”,《申报》1926年8月30日,第10版。

③ “徐州快信”,《申报》1926年8月14日,第10版。

④ “徐州快信”,《申报》1926年8月17日,第9版。

⑤ “[本馆专电]徐州”,《申报》1926年8月29日,第8版。

⑥ 《沭阳县卫生志》,中国矿业大学出版社1996年版。

⑦ “本埠时疫盛行”,《申报》1926年3月31日,第15版。

⑧ “本埠猩红热之流行”,《申报》1926年4月13日,第13版。

⑨ “闸北公立医院之成绩”,《申报》1926年4月24日,第14版。

⑩ “本埠发现猩红热——初起于小儿之痧症死亡者已有数百人”,《申报》1926年5月11日,第15版。

自晨至晚,共诊霍乱吐泻、腹痛赤痢等病人百数十人之多,住院治疗者计收真性霍乱十三人①。7月20日(六月十一日)报道:近来本埠发生一种时疫症,患者颇多,传染亦极速。大连湾港政局已经正式宣布,认上海为有疫口岸②;又,浦东烂泥渡一带,近日患霍乱症者甚众,死亡者日有数人,浦东医院时疫病房,大有人满之患③。7月23日(六月十四日)报道:本埠自入夏以来,天时亢旱,继以霉雨连绵,迩来溽暑侵人,疫疠丛生,各时疫医院于最近三日中患疫之人投院求治者,接踵而至,各医院病房均有人满之患。所患之症多数系属霍乱吐泻之急症④。7月24日(六月十五日)报道:虎疫猖獗,每日发病数百人⑤。7月28日(六月十九日)报道:昨日时疫加烈,各时疫医院,匪特病室拥挤,即室外要道亦均卧满⑥。8月3日(六月廿五日)报道:迩来气候酷热,虎列拉盛行,医院几有人满之患⑦。8月4日(六月廿六日)报道:闸北居民近因失和发生时疫,滋蔓日多,染者于数小时间即能毙命。连日据各医院之报告,患时疫者有3000余人之多,死者约50余人。昨今两日剧增无已,尤以闸北人民为多⑧。8月7日(六月廿九日)报道:七宝疫势昨又转剧。镇上极盛,四乡患者亦踵接,幸死亡尚不多⑨。8月13日(七月初六日)报道:卫生处7月份报告,该月外人之卫生状况尚称良好,惟华人间虎列拉疫颇为盛行,一时死亡率为之突增。其开始也,系在6月至7月,初则患者骤众,而于7月17日该症遂成为时疫矣。该症在闸北流行最盛,故租界医院首先收到患该症者亦来自闸北。查本月华人中染该症者共有1399起,其中华界有800起,约占60%,而闸北有520起,竟占华界之65%⑩。又,日侨染疫之调查:目下猩红热已渐下火,而虎烈拉又见流行,迄今本埠日人染猩红热者共达56名,其中死者12名,约占病者数之二成一分强,尚有6名收容于工部局医院⑪。8月20日(六月十三日),卫生教育会称:夏秋之间,时疫流行,今岁尤甚。据上海公共租界工部局卫生处之报告,上星期中热度最高,死在虎疫者日在10人以上。医院来诊者,超出平时三

---

① "本埠时疫蔓延之可惧",《申报》1926年7月16日,第16版。
② "大连湾实行验疫",《申报》1926年7月20日,第15版。
③ "浦东时疫病房之人满",《申报》1926年7月20日,第15版。
④ "闸北疫疠盛行前昨死亡尤多",《申报》1926年7月23日,第13版。
⑤ "虎疫猖獗异常",《盛京时报》1926年7月24日,第2版。
⑥ "昨日疫氛之剧烈",《申报》1926年7月28日,第14版。
⑦ "谈虎",《申报》1926年8月3日,第18版。
⑧ "上海之灾侵闸北人民注意时疫",《兴华》1926年第30期。
⑨ "昨日之时疫消息",《申报》1926年8月7日,第13版。
⑩ "工部局公报摘录",《申报》1926年8月13日,第14版。
⑪ "昨日疫讯汇志",《申报》1926年8月13日,第15版。

倍,可畏也①。8月28日(七月廿一日)报道:昨日天气又极燥热,患疫投医院求治者较前日又略多,除霍乱外,皆属赤白痢,而今年之痢疾结局亦多不良②。8月30日(七月廿三日)报道:淞南张华浜时疫复盛,淞镇近来发生痢疾甚众③。9月2日(七月廿六日)报道:上海霍乱流行,为有疫口岸④。9月13日(八月初七日)报道:上海虎列拉症流行⑤,粤、沪相继发现虎列拉⑥。总计是年上海霍乱患者3140例,死亡366人,系光绪三十三年以来第四次大流行⑦。冬,猩红热流行。1927年1月15日(十二月十二日)报道:本年入冬以来,雨雪稀少,致患喉症病者日必多人⑧。

松江县(今松江区) 春,天花流行猖獗⑨,4月12日(三月初一日)报道:自入春以来,小儿之传染天花者日见其多⑩。夏秋,霍乱流行。5月,虎疫猖獗,仅5月22日(四月十一日)至6月11日(五月初二日),受诊者在9800名以上,死亡数达600名,闸北因为虎疫盛行,下等棺木均售空⑪。泗泾镇霍乱死亡甚众,寿器店棺材卖空⑫。小昆山乡数日之间霍乱死者30多人⑬。6月25日(五月十六日)报道:松江城厢已有虎列拉疫发生,传染者已有数人⑭。7月28日(六月十九日)报道:此间因半月不雨,酷热日甚,而吐泻霍乱之传染者,日必数闻,且患病至死,不过三小时⑮。7月29日(六月二十日)报道:城内外人民之传染时疫者,日见增多⑯。8月4日(六月廿六日)报道:此间疫势于昨日(2日)起,又复继剧,监狱中亦有传染者,迄2日晚间止已死3人,而时疫医院中之患疫求治者,异常拥挤⑰。8月20日(七月十三日)报道:城厢疫势自天雨后,本已稍杀,乃自18号起,天气转热,致患者尤多,而死亡率亦较前增加⑱,

---

① “谈暑疫”,《日新治疗》1926年第14期。
② “秋阳燥热之疫讯”,《申报》1926年8月28日,第14版。
③ “本埠昨日之疫讯”,《申报》1926年8月30日,第15版。
④ “海关为防疫检验入口船”,《大公报》1926年9月2日,第7版。
⑤ “各省防疫消息”,《大公报》1926年9月13日,第6版。
⑥ “北洋防疫处消息”,《大公报》1926年9月13日,第7版。
⑦ 《上海卫生志》,上海社会科学院出版社1998年版。
⑧ “本埠发现喉症”,《申报》1927年1月15日,第13版。
⑨ 《上海卫生志》,上海社会科学院出版社1998年版。
⑩ “松江医院施种牛痘”,《申报》1926年4月12日,第9版。
⑪ 李文海等《近代中国灾荒纪年续编》,湖南教育出版社1993年版,第152页。
⑫ 《泗泾镇志》,上海社会科学院出版社1989年版。
⑬ 《小昆山镇志》,上海辞书出版社2011年版。
⑭ “松江时疫蔓延之可虑”,《申报》1926年6月25日,第10版。
⑮ “松江虎列拉疫之可危”,《申报》1926年7月28日,第9版。
⑯ “松江时疫医院之筹备”,《申报》1926年7月29日,第10版。
⑰ “松江疫势转剧之可危”,《申报》1926年8月4日,第10版。
⑱ “松江虎疫因酷热转剧”,《申报》1926年8月20日,第10版。

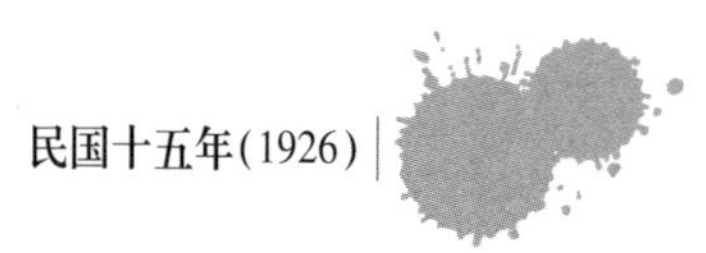

又,吴淞时疫又转剧[①]。9月2日(七月廿六日)报道:松邑泗泾镇自入秋以来,天气乍寒乍热,以致时疫相继而起,重者只三四小时,不及医治,遂即毙命,最近旬日之内,患疫而毙命者约有20余人[②]。

金山县(今金山区) 秋,霍乱流行。8月10日(七月初三日)报道:天气酷热,时疫流行[③]。

川沙县(今浦东新区) 秋,霍乱流行。发生霍乱和脑膜炎,患者死亡惨重[④]。

嘉定县(今嘉定区) 夏,霍乱流行。7月,气候炎旱,瘟疫流行[⑤]。

宝山县(今宝山区) 夏秋,霍乱流行。罹病死亡者甚多,群众无不谈虎色变[⑥]。8月20日(七月十三日)报道:宝山疫症渐消[⑦]。

浙江省

杭 县(今属杭州市) 秋,霍乱流行。8月2日(六月廿四日)报道:省垣虎疫盛行,朝发夕毙,时有所闻[⑧]。8月3日(六月廿五日)报道:省会虎疫盛行,附郭瓶窑等乡亦多发现[⑨]。8月5日(六月廿七日)报道:杭州入伏以来,天气奇热,杀人之利器虎列拉,竟致蔓延遍地,连日染疫而暴毙者,日必数起,随路倒毙者,亦日有闻见[⑩]。8月7日(六月廿九日)报道:连日酷暑,虎疫盛行[⑪]。8月14日(七月初七日)报道:此间亢旱瞬将四旬,热度恒在百零,疫疠流行,以下城为盛,各医院应接不暇[⑫]。8月20日(七月十三日)报道:此间虎疫盛行,迄未稍减,染疫暴毙,日有所闻[⑬]。8月27日(七月二十日)报道:入秋以来,虎疫更甚,各医院应接不暇,防疫院及分设之临时治疗所尤为忙碌,且又有霍乱性之痢疾、疟疾发现,患者甚伙[⑭]。

富阳县(今富阳市) 秋,霍乱流行。秋,迎薰镇(今富阳镇)和场口等地霍乱流

---

① "昨日疫讯汇志",《申报》1926年8月20日,第15版。
② "松江泗泾时疫蔓延",《申报》1926年9月2日,第9版。
③ "金山红分会注意时疫",《申报》1926年8月10日,第9版。
④ 《王港志》,1989年。
⑤ 《徐行乡志》,上海科学普及出版社1994年版。
⑥ 《宝山县志》,上海人民出版社1992年版。
⑦ "昨日疫讯汇志",《申报》1926年8月20日,第15版。
⑧ "杭州快信",《申报》1926年8月2日,第10版。
⑨ "杭州快信",《申报》1926年8月3日,第10版。
⑩ "杭州虎列拉之蔓延",《申报》1926年8月5日,第9版。
⑪ "杭州快信",《申报》1926年8月7日,第9版。
⑫ "杭州快信",《申报》1926年8月14日,第10版。
⑬ "杭州快信",《申报》1926年8月20日,第10版。
⑭ "杭州快信",《申报》1926年8月27日,第9版。

行[1]。

吴兴县(湖州)　夏,霍乱流行。7月14日(六月初五日)报道:比来天时不正,寒暖靡常,以致发生疫疠,性殊危险[2]。7月24日(六月十五日)报道:时当炎夏,疫疠丛生[3]。7月31日(六月廿二日)报道:城厢内外,近忽发现虎列拉,蔓延极广,患者日形增多,且不及救治者,时有所闻,数日间医院中颇形忙碌,间有人满之患者[4]。

桐乡县(今桐乡市)　夏,乌镇霍乱流行,死亡甚多[5]。

平湖县(今平湖市)　夏秋,霍乱流行。7月20日(六月十一日)报道:平邑四乡疫症盛行,朝发夕死者,指不胜屈,患者先寒后热,口渴舌干,胸腹疼痛,上吐下泻,螺吊筋抽,眼眶内陷,手足眼眶均现黑色,与去年之虎列拉略有不同。近日传染渐广,城市亦已波及[6]。8月3日(六月廿五日)报道:入伏以来,天气酷热,久不降雨,河干水浅,疫疠盛行[7]。

嘉善县　春,白喉流行。2月28日(正月十六日)报道:客腊以来,本邑发现白喉患者,医治稍迟,即致不救,西医顾雅怀亦染此疫而死[8]。夏,天花、霍乱盛行。5月23日(四月十二日)报道:近日城乡天花蔓延,甚有死者[9]。7月29日(六月二十日)报道:近日本地忽发现疡螺痧疫症,致向该院就诊及打防疫针者拥挤不堪[10]。

嘉兴县(今属嘉兴市)　夏,天花流行。5月18日(四月初七日)报道:嘉兴旬日来,小儿之发生天花者甚伙[11]。秋,霍乱、疟疾、痢疾流行。7月30日(六月廿一日)报道:嘉兴近日来天炎热,各种疫疠因之相继发生,现查城厢内外之发生时疫症者,数不在少。据嘉兴医院院长夏振文所报告,疫症以瘪螺及霍乱两种为最多,且传染迅速,施救匪易,故患疫症而死亡者已有十数人,就中以劳动者为多数[12]。8月3日(六月廿五日)报道:嘉兴暑气熏蒸,寒暑表已升至一百度以上,因此疫疠流行,死亡相继[13]。8

---

① 《富阳县卫生志》,中国医药科技出版社1991年版。
② “湖州时疫流行之救济”,《申报》1926年7月14日,第10版。
③ “湖州商团时疫救济队成立”,《申报》1926年7月24日,第10版。
④ “湖州发生疫疠”,《申报》1926年7月31日,第10版。
⑤ 《乌镇志》,上海书店出版社2001年版。
⑥ “平湖黑死病传染渐广”,《申报》1926年7月20日,第10版。
⑦ “平湖禁屠求雨”,《申报》1926年8月3日,第10版。
⑧ “嘉善白喉蔓延施注血清”,《申报》1926年2月28日,第10版。
⑨ “嘉善天花蔓延”,《申报》1926年5月23日,第10版。
⑩ “嘉善防疫医院添聘医士”,《申报》1926年7月29日,第10版。
⑪ “嘉兴天花盛行中之小儿”,《申报》1926年5月18日,第10版。
⑫ “嘉兴城内外已发生时疫”,《申报》1926年7月30日,第10版。
⑬ “嘉兴筹设防疫医院”,《申报》1926年8月3日,第10版。

月7日(六月廿九日)报道:天气炎热,暑度顿高,疫势愈见猖獗,城内外五分队之报送病人,日有二三十人之多①。8月13日(七月初六日)报道:嘉兴自入秋后,气候尤觉酷热,故疫势有增无已,现城厢一带忽有静霍乱症发生,病起时腹泻而不痛,患者外表仍甚康健,但至泻止则脉息即无,一二小时内即行毙命,虽经验丰富之医士,亦束手无策②。8月18日(七月十一日)报道:嘉兴城内外自前日天降大雨后,气候转凉,疫气已渐见和缓,连日防疫队方面送往医院医治者,不及前日二分之一,但疟、痢诸症已应时而兴,故医家仍颇忙碌③。8月21日(七月十四日)报道:萧邑东乡沙地一带,近日仍烈日熏蒸,一般沙民患虎疫、患赤痢,饥饿不得一饱,遍地皆是④。8月23日(七月十六日)报道:嘉兴于炎夏时,虎疫流行,死亡相继,及至秋初,大雨倾盆,气候稍凉,疫势始见稍减,莫不满望逐渐消减,无如近数日来气候忽又酷热,且无滴点雨润,是以感暑未清者,转患秋疫,大都筋抽、螺瘪、霍乱、吐泻,虽患者较前为少,但病势较前更重,稍一不慎即至戕身⑤。

鄞　县(今包括宁波市北仑区、鄞州区)　秋,白喉、霍乱流行。8月9日(七月初二日)报道:宁波近日天气异常亢旱,患病者极多,而尤以时疫为甚,如洪塘等处发生喉痧,鄞县等死亡亦日有所闻⑥。8月12日(七月初五日)报道:宁波近因天气亢旱,至日来城厢内外时疫之蔓延,亦较前为广,江东、江北、城区各时疫医院,每日合计患病者共达百人⑦。9月13日(八月初七日)报道:宁波虎列拉症流行⑧。

定海县(今舟山市定海区)　秋,霍乱、疟疾流行。城关霍乱发病60余例,死10余人⑨,六横镇外平峧霍乱死80人⑩,展茅镇霍乱死数百人⑪。秋,定海西乡十之八九发寒热(即疟疾)⑫。

绍兴县(今属绍兴市)　秋,霍乱流行。今《绍兴县卫生志》称:自夏至秋,旱,疫

---

① “嘉兴疫势蔓延扩大”,《申报》1926年8月7日,第10版。
② “嘉兴禾城发现静霍乱”,《申报》1926年8月13日,第10版。
③ “嘉兴禾城疫气已杀”,《申报》1926年8月18日,第10版。
④ “萧山亢旱中之南沙灾民”,《申报》1926年8月21日,第10版。
⑤ “嘉兴秋疫盛行可怖”,《申报》1926年8月23日,第10版。
⑥ “宁波亢旱中之所闻”,《申报》1926年8月9日,第10版。
⑦ “宁波亢旱中之汇闻”,《申报》1926年8月12日,第10版。
⑧ “各省防疫消息”,《大公报》1926年9月13日,第6版。
⑨ 《定海县志》,浙江人民出版社1994年版。
⑩ 《六横志》,上海书店出版社1996年版。
⑪ 《展茅镇志》,中国书籍出版社1997年版。
⑫ 《舟山市卫生志》,中华书局2002年版。

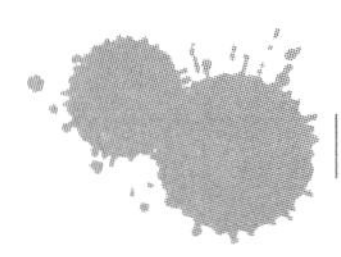

疠盛行[①]。8月7日(六月廿九日)报道:绍兴近来天热异常,久旱不雨,因而时疫盛行,一般不知卫生之劳动界,日冒暑气,夜多贪凉露宿,蕴结内脏,一旦时疫触发,往往于数小时内即行毙命,大有不及疗治之虞,尤以西北区一带为最甚[②]。8月28日(七月廿一日)报道:近来凉燠不时,各地疫症纷起,越中亦渐延及[③]。

萧山县(今杭州市萧山区)　春,天花、猩红热流行。2月19日(正月初七日)报道:临海去冬以来,雨泽稀少,饮水污秽,一般不知卫生居民致酿成天花症,近来四乡蔓延日盛,闻以婴儿为最多[④]。3月,坎山喉痧流行[⑤]。夏秋,天花、霍乱、赤痢流行。7月17日(六月初八日)报道:萧邑近来发现一种痘疫,染者大都五六岁至七八岁之孩童,初起身热,至二三日后遍身发紫斑,偶一冒风即变黑色,不可救药,兹调查城乡附廓,已有130余人毙命,真可惧也[⑥]。7月31日(六月廿二日)报道:近日时值初伏,天气之炎热,为近数年来所未见,摄氏寒暑表已至九十五六度上下,一般劳工受热气熏蒸,成急痧毙命者,时有所闻[⑦]。8月4日(六月廿六日)报道:萧山近日天气酷暑,城厢时疫大盛,故到该院就诊者每日有二三百号之多[⑧]。8月6日(六月廿八日)报道:萧城疫疠蔓延,现城厢死亡者已达200余人之多[⑨]。8月24日(七月十七日)报道:邑城乡前以天气酷暑,虎疫盛行,死亡枕藉,近乃时届秋季,虎疫渐减,而赤痢大感,尤以小孩传染毙命者为最多,近数日间罹此症者已达七八十人,城区防疫医院又骤然增多百余号[⑩]。

新昌县　秋,天花流行,大市聚镇后梁村病40余人,死近半[⑪]。

临海县(今临海市)　秋,霍乱、痢疾流行。8月7日(六月廿九日)报道:临海天气迩来异常炎热,致一般不知卫生居民,酿成霍乱症,蔓延日盛,闻本邑海门最占多数[⑫]。8月12日(七月初五日)报道:台属海门街道污秽,热气熏蒸,致迩来霍乱痧症

---

① 《绍兴县卫生志》,浙江古籍出版社1997年版。

② "绍兴时疫盛行",《申报》1926年8月7日,第10版。

③ "绍兴各方之防疫消息",《申报》1926年8月28日,第10版。

④ "台州天花流行",《申报》1926第2月19日,第10版。

⑤ 《萧山市卫生防疫志》,1996年。

⑥ "萧山水灾后时疫流行",《申报》1926年7月17日,第10版。

⑦ "萧山时疫救急团之发起",《申报》1926年7月31日,第10版。

⑧ "萧山防疫医院添医生",《申报》1926年8月4日,第10版。

⑨ "萧山城厢疫势剧烈",《申报》1926年8月6日,第9版。

⑩ "萧山天气秋凉赤痢大盛",《申报》1926年8月24日,第10版。

⑪ 《新昌县卫生志》,同济大学出版社1992年版。

⑫ "台州霍乱症之流行",《申报》1926年8月7日,第10版。

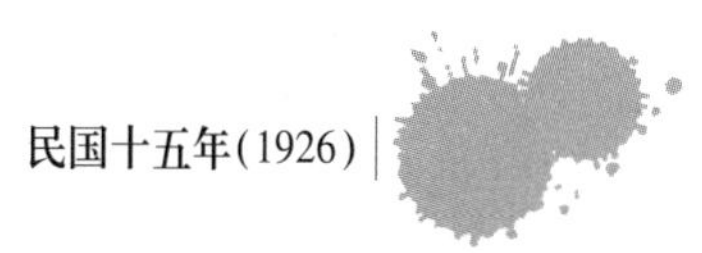

流行[①]。9月2日(七月廿六日)报道:临海城厢自前日大水之后,井水污秽,街道恶臭,致霍乱症蔓延日盛[②]。9月6日(七月三十日)报道:临海自前日大水之后,饮水污秽,致一般居民发生痢疾症,蔓延日盛,死亡相继,惟小孩最占多数[③]。9月22日(八月十六日)报道:迩来城厢霍乱症蔓延,死亡相继[④]。10月4日(八月廿八日)报道:临海自大水之后,饮水不洁,致发生痢疾症,业志前报,兹悉疫疠近更扩大,虽设有临时传染病院,收效极微[⑤]。

永嘉县(今包括温州市市区、永嘉县)　秋,霍乱流行。8月30日(七月廿三日)报道:浙江永嘉省立第十中学校长金嵘,前因所在地发生时疫,势甚猖獗,兼之校舍被风毁损,遽难修复,于巧日(8月18日)电请延期开学[⑥]。

瑞安县(今瑞安市)　秋,霍乱蔓延,灯场庄抽筋死者30余人[⑦]。

宣平县(今属丽水市)　秋,天花流行,山坑口村染病70余人,存活14人[⑧]。

福建省

福建省　福州、龙溪、海澄、同安、南安、惠安、莆田、南靖、漳平、晋江、仙游、漳浦、永春、德化、福清、安溪、泉州、平潭、闽侯、平和、龙岩、永定、南平、云霄、古田、建瓯26个县市鼠疫流行,疫点533个,发病10459例,死亡9602人[⑨]。4—5月间,永定、光泽、邵武、宁化、建瓯等10余县山洪暴发,漂没田庐无算;5月以后大旱,遍地饥荒,古田、松溪、顺昌、福清、崇安、建阳、平潭等数十县报疾疠流行[⑩]。

闽侯县(今包括福州市市区、闽侯县)　春,肺鼠疫流行。2月24日(正月十二日)报道:福州附近发现肺百斯笃[⑪]。

思明县(今厦门市思明区)　夏秋,霍乱盛行。5月20日(四月初九日)报道:厦时疫甚,商会筹办防疫[⑫]。8月17日(七月初十日)报道:厦虎疫渐炽[⑬]。8月20日

① “台州筹设临时防疫医院”,《申报》1926年8月12日,第13版。
② “台州大水后霍乱症蔓延”,《申报》1926年9月2日,第10版。
③ “台州痢疾症之流行”,《申报》1926年9月6日,第9版。
④ “台州临时防疫医院之组织”,《申报》1926年9月22日,第8版。
⑤ “台州痢疾症扩大”,《申报》1926年10月4日,第7版。
⑥ “浙教厅准十中延期开学”,《申报》1926年8月30日,第11版。
⑦ 《瑞安市卫生志》,华东师范大学出版社1999年版。
⑧ 《武义县志》,浙江人民出版社1990年版。
⑨ 李文波《中国传染病史料》,化学工业出版社2004年版,第160页。
⑩ 李文海等《近代中国灾荒纪年续编》,湖南教育出版社1993年版,第155页。
⑪ “[本馆专电]厦门”,《申报》1926年2月24日,第6版。
⑫ “[本馆专电]厦门”,《申报》1926年5月20日,第5版。
⑬ “[本馆专电]厦门”,《申报》1926年8月17日,第6版。

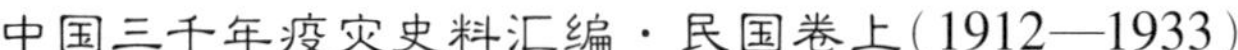

(七月十三日)报道:虎疫延及鼓屿,十有九死者①。10月2日(八月廿六日)报道:厦门现时发生虎疫,为有疫口岸②。10月27日(九月廿一日)报道:本年夏季,厦门发现虎列拉时疫,异常剧烈③。

仙游县　天花大流行。1925年起,榜头地区连续三年天花流行,染病800多人,绝大多数不治身亡④。

永春县　春,鼠疫流行。今《永春县志》载:春,虎患猖獗,疫病流行。附城十里内死亡近千人⑤。

诏安县　夏,鼠疫流行。仅青龙乡一带死100多人⑥。

广东省

广东省　廉江(今廉江市)、遂溪、海康(今雷州市)、湛江、茂名(今属茂名市)、罗定(今罗定市)、大埔、丰顺、兴宁(今兴宁市)、紫金、河源(今属河源市)、惠阳(今惠州市惠阳区)、澄迈(今属海南)、临高(今属海南)、琼山(今属海南)15个县市鼠疫流行,发病1677例,死亡1647人⑦。

广州市　夏五月至秋七月,霍乱流行。7月9日(五月三十日)报道:广州流行虎列剌症,已见报端。在上月27、28日,顷华界有33人患虎列剌症,未几,即蔓延各方面,每日有新患者十数名,性质颇为剧烈,死者已逾50名,而接近沙面租界之西关方面,患者特多⑧。8月22日(七月十五日)报道:沙面发生霍乱症⑨。9月11日(八月初五日)报道:因广州发生疫症,天津对广州来船实施检疫⑩。9月13日(八月初七日)报道:粤、沪相继发现虎列拉⑪。按:是年析番禺县置广州市。

从化县(广州市从化区)　天花大流行,街口地区死者甚众⑫。

乐昌县(今乐昌市)　夏,霍乱流行。今《乐昌县志》载:夏五月,瘟疫流行,死亡

---

① “[本馆专电]厦门”,《申报》1926年8月20日,第7版。
② “厦门发现虎疫之津讯”,《大公报》1926年10月2日,第7版。
③ “秦皇岛停止检疫”,《大公报》1926年10月27日,第7版。
④ 《榜头镇志》,1989年。
⑤ 《永春县志》,语文出版社1990年版。
⑥ 《漳州市卫生防疫站志》,2004年。
⑦ 李文波《中国传染病史料》,化学工业出版社2004年版,第160页。
⑧ “广州流行虎疫之沪讯”,《申报》1926年7月9日,第15版。
⑨ “[本馆专电]广州”,《申报》1926年8月22日,第7版。
⑩ “虎疫势仍猖獗”,《大公报》1926年9月11日,第7版。
⑪ “北洋防疫处消息”,《大公报》1926年9月13日,第7版。
⑫ 《从化县志》,广东人民出版社1994年版。

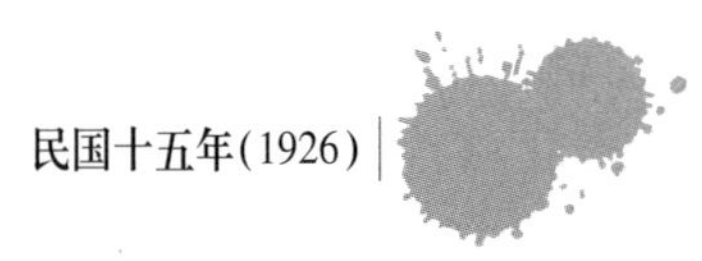

枕藉①。

汕头市　汕头霍乱流行②。8月8日(七月初一日)报道:本年虎列拉症,初发现于上海,继又见于广东汕头各处③。按:1921年分澄海县置汕头市。

陆丰县(今陆丰市)　夏,霍乱流行。今《陆丰县志》载:河田一带爆发霍乱,持续两个多月④。

惠来县　全县霍乱流行⑤。

电白县　冬,鼠疫流行。12月15日(十一月十一日)报道:广南各属13、14日风雨为灾,阳江沿岸沉船数百,死千余人,塌屋二千余。电白县灾后继以疠疫⑥。

大埔县　夏,鼠疫流行。三河男妇染死数十人⑦。

信宜县(今信宜市)　夏,鼠疫流行。今《信宜县志》载:四五月,县城鼠疫流行,死人百余⑧。

遂溪县　夏,鼠疫流行。今《遂溪县志》载:鼠疫流行,黄略、杨柑、界炮严重,患者均千人以上⑨。

海南省

海南省　夏,霍乱大流行。6月3日(四月廿三日)报道:虎疫势日蔓延,全岛有全灭之状,每日死亡在二百以上⑩。按:时海南岛掩有琼山、澄迈、定安、文昌、琼东(今琼海市)、乐会(今琼海市)、临高、儋县、崖县(今三亚市)、万宁、陵水、感恩(今东方市)、昌江等县。

感恩县(今东方市)　夏,霍乱大流行。民国《感恩县志》载:南区疫,死人甚多⑪。

崖　县(今属三亚市)　夏,霍乱大流行。今《三亚市志》载:港门村霍乱流行,蔓

---

① 《乐昌县志》,广东人民出版社1994年版。《广东省自然灾害史料》,广东科技出版社1999年版,第650页。

② 李文波《中国传染病史料》,化学工业出版社2004年版,第160页。

③ "埠头行预防注射",《盛京时报》1926年8月8日,第4版。

④ 《陆丰县志》,广东人民出版社2007年版。

⑤ 《惠来县志》,新华出版社2002年版。

⑥ "本馆专电二",《申报》1926年12月15日,第11版。

⑦ 《广东省自然灾害史料》,广东科技出版社1999年版,第650页。《大埔县志》,广东人民出版社1992年版。

⑧ 《信宜县志》,广东人民出版社1993年版。

⑨ 《遂溪县志》,中华书局2003年版。

⑩ "电通社一日广州电",《申报》1926年6月3日,第5版。

⑪ 民国《感恩县志》卷二〇《灾异》。

延麒麟坡、大蛋、水南、崖城等地,时间半个月,死亡人数不详①。

定安县　鼠疫流行②。

万宁县(今万宁市)　天花流行③。

广西壮族自治区

邕宁县(今属南宁市)、容县、苍梧县(今属梧州市)、崇善县(今属崇左市)、左县(今属崇左市)、百色县(今属百色市)、郁林县(今属玉林市)、北流县(今北流市)　鼠疫流行④。

平乐县、荔浦县、桂林县(今桂林市)、苍梧县(今梧州市)　秋,大水之后,霍乱流行。7月31日(六月廿二日)报道:今日水灾未了,而最易致人死命之霍乱症又告发生。先由平乐地方发现,每日致死者不下数十人,渐延及于荔浦、桂林等处。最可惊心者,则为此疫已传入梧州一埠,连日因染此症而致命者已有十余人,一时全市人士极为骇惧。近来抚河一带迭遭水灾,沿河村田多成泽国,至潦水退后,复值天气酷热,湿暑交集,日前平乐因之发生剧烈之虎疫,传染甚速,死亡颇众,不数日即延及沿河各处⑤。

苍梧县(今属梧州市)　秋,霍乱流行。8月16日(七月初九日)报道:此间自平乐传入霍乱症后,日渐蔓延,情状甚为可怖,每日罹此病者不下二十余起,而能生还者不过十之一二而已⑥。

桂林县(今属桂林市)　夏秋,霍乱流行。夏六月,《圣公会报》载:桂地疫症流行,死亡颇多⑦。今《桂林市志》载:秋,霍乱流行,死亡2000余人⑧。临桂县庙头圩及附近村庄死亡50多人⑨。

横　县　春,天花(痘疫)流行⑩。

凌云县　春,天花流行。今《凌云县志》载:阳历4月,全县天花流行,小孩死于天花者多人⑪。

---

① 《三亚市志》,中华书局2001年版。
② 《海南省志·卫生志》,方志出版社2001年版。
③ 《海南省志·卫生志》,方志出版社2001年版。
④ 《广西通志·医疗卫生志》,广西人民出版社1999年版。
⑤ "桂省之水灾与时疫",《申报》1926年7月31日,第9版。
⑥ "梧州疫症与水灾近状",《申报》1926年8月16日,第9版。
⑦ "桂林教会琐闻",《圣公会报》1926年第20期。
⑧ 《桂林市志》,中华书局1997年版。
⑨ 《临桂县志》,方志出版社1996年版。
⑩ 《横县县志》,广西人民出版社1989年版。
⑪ 《凌云县志》,广西人民出版社2007年版。

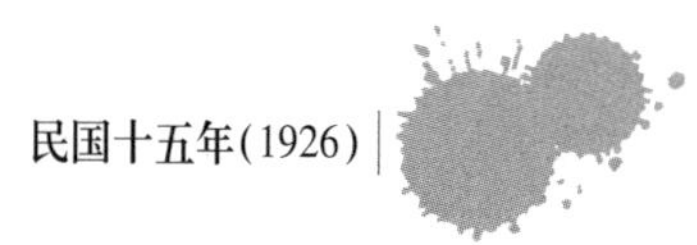

绥渌县(今扶绥县)　冬,天花流行。今《扶绥县志》载:阳历12月,柳桥一带天花流行①。

安平、太平、下雷土州(今大新县)　秋,天花流行。民国《雷平县志》载:八九月间,天气炎热,天花痘流行,传染者多数死亡,尤以孩童最多,或受害而不死者,身皮多脱落,实令人害怕,此因天灾之流行,实亦卫生防备之不周耳②。按:1928年4月广西省政府以太平、安平、下雷三土州置雷平县。

平乐县　夏秋,霍乱流行。民国《平乐县志》称"夏疫"③,今《平乐县志》载:秋,霍乱大流行,发病2600多人,死亡900多人④。

博白县　鼠疫流行。发病9人,全部死亡⑤。

岑溪县(今岑溪市)　鼠疫流行⑥。

凌云县(含今乐业县)　天花流行。除个别草医外,政府无药无医,小孩因天花死者多,愈后麻脸者众⑦。

合浦县　鼠疫流行⑧。是年,廉州鼠疫,为时一个多月,死亡500多人,棺材销售一空⑨。

香港特别行政区

夏,霍乱流行。10月27日(九月廿一日)报道:本年夏季,香港发现虎列拉时疫,异常剧烈⑩。

---

① 《扶绥县志》,广西人民出版社1989年版。

② 民国《雷平县志》第七编《前事·兵革政治灾异》。

③ 民国《平乐县志》卷八《灾异》。

④ 《平乐县志》,方志出版社1995年版。

⑤ 李文波《中国传染病史料》,化学工业出版社2004年版,第160页。

⑥ 《岑溪市志》,广西人民出版社1996年版。

⑦ 《乐业县志》,广西人民出版社2002年版。

⑧ 《北海市卫生志》,1998年。

⑨ 《合浦县志》,广西民族出版社1994年版。

⑩ "秦皇岛停止检疫",《大公报》1926年10月27日,第7版。

民国十六年(1927)

秋,全国不少城市霍乱流行。9 月 19 日(八月廿四日)报道:广州、上海、德州、徐州及本埠先后发生虎疫[①]。9 月 24 日(八月廿九日)报道:近来上海、天津、芜湖等处发生霍乱疫症[②]。

黑龙江省

滨江县(今属哈尔滨市)　春正月,天花流行。2 月 10 日(正月初九日)报道:铁路界内多有患天花者,传染甚速[③]。夏四月,天花流行。5 月 20 日(四月二十日)《晨报》报道:直、鲁难民因长途跋涉,舟车劳顿,发生天然痘疫,并有传染伤寒等症者多人[④]。

宾　县　春,流感流行。3 月 18 日(二月十五日)报道:近日来人民病者颇多,虽然无关紧要,亦属一种时令所得之病,均系咳嗽,周身疼痛,忽冷忽热,病至十数日、三五日不等,医药即愈[⑤]。

五常县(今五常县)　春,流感流行。3 月 31 日(二月廿八日)报道:五常自开春以来,冷暖不均,气候反常,一般商民疏于防范,多患感冒症,稍延时日,则变春瘟。近日得此病者甚众,亦有因之丧命者,各医生均忙碌异常[⑥]。

海伦县(今海伦市)　春,天花流行。4 月 5 日(三月初四日)报道:城乡各处患疹痘者颇多[⑦]。

依兰县　夏,痢疾、瘟疹流行。6 月 17 日(五月十八日)报道:染痢疾者日见增

---

① “防疫文章”,《大公报》1927 年 9 月 19 日,第 7 版。

② “交部通令防疫”,《大公报》1927 年 9 月 24 日,第 2 版。

③ “医务处施行注射”,《盛京时报》1927 年 2 月 10 日,第 4 版。

④ 李文海等《近代中国灾荒纪年续编》,湖南教育出版社 1993 年版,第 180 页。

⑤ “发生时症”,《盛京时报》1927 年 3 月 18 日,第 5 版。

⑥ “发现春瘟”,《盛京时报》1927 年 3 月 31 日,第 5 版。

⑦ “发现疹痘”,《盛京时报》1927 年 4 月 5 日,第 5 版。

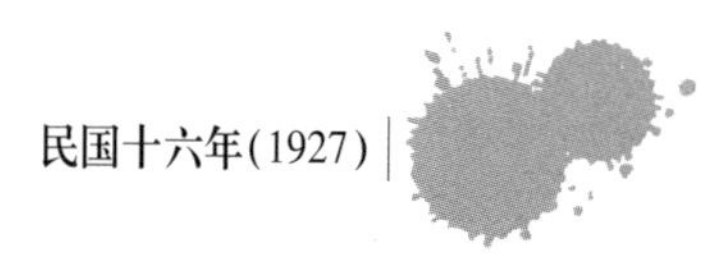

多,丧命者时有所闻[1]。7月15日(六月十七日)报道:一般人民多患泻痢之症,而十余岁之小儿初患泻痢,继则喘咳,因之丧命者实繁有徒。近数日来,又有瘟疹传染,尤为迅速[2]。冬,流感流行。12月23日(十一月三十日)报道:人民染流行性感冒颇多[3]。

青冈县　秋,痢疾流行。8月20日(七月廿三日)报道:发现时疫,患者恶寒发热,咳嗽头痛,或吐或泻,或吐泻交作,或红白痢疾,因此伤生者日有所闻[4]。

龙江县(今齐齐哈尔市)　春,鼠疫流行。2月2日(正月初一日),隆胜屯农民田万寿身染疫病,全家7口先后病死[5]。

克山县　克山病流行。德都县(今属五大连池市)内发生克山病,死亡20余人[6]。按:时无德都县,其地属克山县。

绥棱县、海伦县(今海伦市)、庆城县(今庆安县)　绥棱县内发现大骨节病患者[7]。首先在绥棱县境内发生,相继在海伦、庆安境内均出现了大骨节病[8]。按:大骨节病非传染病,录以备考。

吉林省

长春县(今属长春市)　春,猩红热流行。2月19日(正月十八日)报道:今春气候不齐,患猩红热者甚多,传染颇速[9]。夏秋,赤痢、猩红热流行。5月17日(四月十七日)报道:所属下九台镇时疫流行,镇之内外,无日无之[10]。11月11日(十月十八日)报道:自4月至今,发生传染病者共1800余人,内死亡171人。以赤痢为最烈,其次猩红热[11]。冬,流感、麻疹流行。12月19日(十一月廿六日)报道:近来感冒流行,时疫猖獗,而尤以小儿之麻疹为最[12]。

农安县　春,天花流行。3月13日(二月初十日)报道:天花最烈,染者甚夥[13]。

---

① “痢疾盛行”,《盛京时报》1927年6月17日,第5版。
② “时疫宜防”,《盛京时报》1927年7月15日,第5版。
③ “时疫盛行”,《盛京时报》1927年12月23日,第5版。
④ “发现时疫”,《盛京时报》1927年8月20日,第5版。
⑤ 《梅里斯达斡尔族区志》,黄山书社1999年版。
⑥ 《德都县志》,黄山书社1994年版。
⑦ 《绥棱县志》,黑龙江人民出版社1988年版。
⑧ 《绥化地区志》,黑龙江人民出版社1995年版。
⑨ “防猩红热”,《盛京时报》1927年2月19日,第5版。
⑩ “疫病盛行”,《盛京时报》1927年5月17日,第5版。
⑪ “满铁沿线之时疫”,《盛京时报》1927年11月11日,第4版。
⑫ “麻疹流行”,《盛京时报》1927年12月19日,第5版。
⑬ “天花盛行”,《盛京时报》1927年3月13日,第5版。

秋,霍乱、赤痢流行。8 月 3 日(七月初六日)报道:入秋以来,霍乱流行①。9 月 28 日(九月初三日)报道:天气忽冷忽热,赤痢因之发生②。冬,流感流行。11 月 26 日(十一月初三日)报道:现在感冒伤风之症甚夥③。

通化县(今通化市)　夏,痢疾流行。7 月 27 日(六月廿九日)报道:近因时病而死者日有所闻,其病之来,头痛身热,内如烧,赤痢或水泻,稍一失治,立时殒命④。

长岭县　鼠疫流行。发病 120 例,全部死亡⑤。

洮南县(今洮南市)　夏,痢疾流行。7 月 3 日(六月初五日)报道:现在发生时疫,吐泻者有之,痢疾者有之⑥。秋冬之际,鼠疫流行。10 月 25 日(十月初一日)报道:秋九月,奉天洮南及内蒙古科尔沁等旗发生鼠疫,至十月初,死亡已达三四百人⑦。

辽宁省

沈阳县(省会,今沈阳市)　春,天花、春瘟、绞肠痧发生。3 月 7 日(二月初四日)报道:关内奉军多半发生天花、春瘟,传染颇为迅速⑧。3 月 29 日(二月廿六日)报道:近来发现一种时症,心口以下硬如石块,冲上心口,气息不通,患者多则一天,少则七八句钟,即行毙命,医生谓为绞肠痧⑨。夏,赤痢流行。7 月 17 日(六月十九日)报道:奉天附属地内之赤痢病,至 15 日止,患者已达百名之多⑩。

锦　县(今锦州市)　春,流感流行。2 月 27 日(正月廿六日)报道:感冒流行甚盛,患者甚众⑪。夏,猩红热、霍乱流行。6 月 8 日(五月初九日)报道:近日流行一种疹症,患者甚多⑫。7 月 3 日(六月初五日)报道:余积屯时疫流行,初患头晕头热,继之以上吐下泄⑬。

安东县(今丹东市)　春,春瘟流行。3 月 2 日(正月廿九日)报道:春瘟患者甚

---

① “预防时疫”,《盛京时报》1927 年 8 月 3 日,第 5 版。
② “发现赤痢”,《盛京时报》1927 年 9 月 28 日,第 5 版。
③ “时疫须防”,《盛京时报》1927 年 11 月 26 日,第 5 版。
④ “时疫发现”,《盛京时报》1927 年 7 月 27 日,第 5 版。
⑤ 李文波《中国传染病史料》,化学工业出版社 2004 年版,第 162 页。
⑥ “发生时症”,《盛京时报》1927 年 7 月 3 日,第 5 版。
⑦ “发现鼠疫之哈讯”,《申报》1927 年 10 月 25 日,第 7 版。
⑧ “奉军大闹传染病”,《盛京时报》1927 年 3 月 7 日,第 2 版。
⑨ “患绞肠痧”,《盛京时报》1927 年 3 月 29 日,第 5 版。
⑩ “赤痢蔓延”,《盛京时报》1927 年 7 月 17 日,第 5 版。
⑪ “感冒流行”,《盛京时报》1927 年 2 月 27 日,第 5 版。
⑫ “疹疫流行”,《盛京时报》1927 年 6 月 8 日,第 5 版。
⑬ “时疫流行”,《盛京时报》1927 年 7 月 3 日,第 5 版。

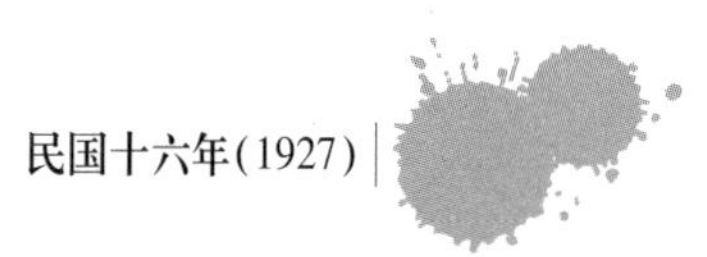

众,并有丧命者[①]。夏,猩红热流行。7 月 6 日(六月初八日)报道:近来发现瘟疹者甚多,以孩童为重,死者颇多[②]。秋,痢疾流行。8 月 7 日(七月初十日)报道:本埠自涨水之后,商民多患泻痢症,日见增多[③]。8 月 30 日(八月初四日)报道:商民多患泻痢之症[④]。

岫岩县　春,春瘟流行。3 月 25 日(二月廿二日)报道:县境入春以来,寒暖不匀,人民多感受瘟症,此症之来,每不欲言,医治不到,三五日毙命,计全境之死于此症者达 30 余人[⑤]。

抚顺县(今抚顺市)　夏,天花流行。6 月 11 日(五月十二日)报道:天花流行,患者甚多,传染甚速[⑥]。

本溪县(今本溪市)　夏,痢疾流行。7 月 12 日(六月十四日)报道:本埠近来多有患吐泻痢疾者,日盛一日[⑦]。

辽阳县(今辽阳市)　秋,痢疾流行。8 月 10 日(七月十三日)报道:商民多患赤痢之症[⑧]。又,刻下多有患血痢症者[⑨]。10 月 22 日(九月廿七日)报道:人多发生时疫。初得之际类似伤风,继则头痛咽疼,染此病症者,实繁有徒[⑩]。冬,冬瘟流行。12 月 29 日(十二月初六日)报道:本邑因近来天气寒暖不均,发现一种冬瘟症,流行各处。人民初经感受时,类似感冒风寒,次则咽喉疼痛,抑或项肿。虽无殒命者,但亦颇形剧烈。现已月余,尚未减灭[⑪]。

复　县(今瓦房店市)　秋,霍乱发生。8 月 28 日(八月初二日)报道:复县管内发生霍乱,有蔓延之势[⑫]。

营口县(今大石桥市)　春,斑疹伤寒、流感流行。阳历 3 月,营口流感猖獗[⑬]。2 月 26 日(正月廿五日)报道:自去冬迄今,气候无常,乍寒乍暖,致时疫流行,相继不

---

① “发现春瘟”,《盛京时报》1927 年 3 月 2 日,第 5 版。
② “瘟疹流行”,《盛京时报》1927 年 7 月 6 日,第 5 版。
③ “泻症流行”,《盛京时报》1927 年 8 月 7 日,第 5 版。
④ “市内时疫渐流行”,《盛京时报》1927 年 8 月 30 日,第 4 版。
⑤ “春瘟可畏”,《盛京时报》1927 年 3 月 25 日,第 5 版。
⑥ “痘疹流行”,《盛京时报》1927 年 6 月 11 日,第 5 版。
⑦ “发现时症”,《盛京时报》1927 年 7 月 12 日,第 5 版。
⑧ “时疫须防”,《盛京时报》1927 年 8 月 10 日,第 5 版。
⑨ “时疫宜防”,《盛京时报》1927 年 8 月 10 日,第 5 版。
⑩ “发现时症”,《盛京时报》1927 年 10 月 22 日,第 5 版。
⑪ “冬瘟流行”,《盛京时报》1927 年 12 月 29 日,第 5 版。
⑫ “预防虎疫”,《盛京时报》1927 年 8 月 28 日,第 5 版。
⑬ 《营口市卫生志》,1987 年。

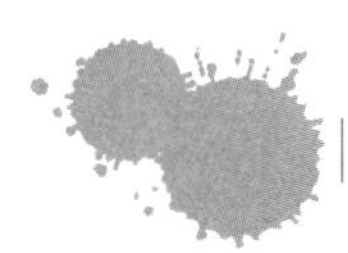

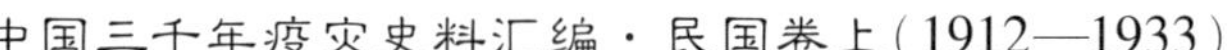

绝。初有百日咳、猩红热、肠窒扶斯之发生,继有发疹伤寒及流行性感冒之传染。现又有实扶的里亚(即伤寒病)之传染,罹此症者已颇不少,而因此丧生者亦时有所闻①。秋,霍乱发生。8月27日(八月初一日)报道:营口发现真性虎疫死亡者②。8月31日(八月初五日)报道:虎疫侵入营口,死者10人③。

金　县(今大连市金州区)　秋,霍乱流行。先发于大连市内,后及旅大各地。金县发生39例,旅顺30例,皮口渔民75例④。8月15日(七月十八日)报道:大连发现虎列拉⑤。9月16日(八月廿一日)报道:由上海来大连船上发现一人患虎疫,随后死亡⑥。冬,伤寒流行。11月29日(十一月初六日)报道:本埠窒扶斯疾之流行,入冬以来,仍未衰退,自月初至目下,共发生此项患者31名⑦。

内蒙古自治区

归绥县(今属呼和浩特市)　冬,鼠疫流行。12月,瘟疫起,归绥县死千余人⑧。

和林格尔县　冬,鼠疫流行。12月,瘟疫大流行⑨。

托克托县　冬,鼠疫流行。今《呼和浩特市志》载:12月,托克托县瘟疫大作,初发于碱池、章盖营各村,后传入城区,蔓延城北各乡,共死亡700余人⑩。

通辽县(今通辽市科尔沁区)　秋冬,鼠疫流行。10月7日(九月十二日)报道:自上月发生肺百斯笃,势颇猖獗,身毙者不知凡几⑪。10月13日(九月十八日)《晨报》报道:内蒙古白音拉(今通辽县治)一带,肺鼠疫流行,传染极速。通辽附近受传染而死者约200人。居民惟恐传染,不敢掩埋,致死尸遍道。该地驻军百人,亦皆罹病。商人惟恐无从讨帐,断绝交易⑫。11月3日(十月初十日)报道:通辽县近忽发生肺百斯笃疠疫,染疫而死者约百余名之谱⑬。11月4日(十月十一日)报道:洮南路线

① “时疫流行”,《盛京时报》1927年2月26日,第5版。
② “营口发生真正虎疫”,《盛京时报》1927年8月27日,第5版。
③ “虎疫死亡之调查”,《盛京时报》1927年8月31日,第4版。
④ 《大连市卫生志》,大连出版社1991年版。
⑤ “日民团预防虎疫”,《大公报》1927年8月15日,第7版。
⑥ “发现虎疫”,《盛京时报》1927年9月16日,第5版。
⑦ “无料注射”,《盛京时报》1927年11月29日,第5版。
⑧ 《呼和浩特千年大事》,1991年。
⑨ 《和林格尔县志》,内蒙古人民出版社1993年版。
⑩ 《呼和浩特市志》,内蒙古人民出版社1999年版。《呼和浩特千年大事》,1991年。
⑪ “通辽发生肺百斯笃中日当局拟共同防范”,《盛京时报》1927年10月7日,第4版。
⑫ 李文海等《近代中国灾荒纪年续编》,湖南教育出版社1993年版,第180页。
⑬ “吉长路预防鼠疫”,《盛京时报》1927年11月3日,第4版。

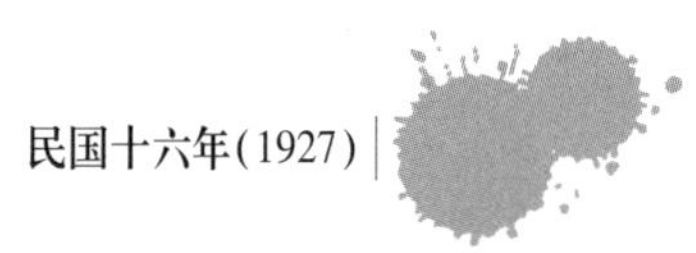

附近离通辽地方三十华里之某小屯内,有居民9人患鼠疫而死[①]。

科尔沁左翼中旗、科尔沁左翼后旗、锡勒图库伦扎萨克达喇嘛旗(今库伦旗)、奈曼旗　秋冬之际,鼠疫流行。8—11月,鼠疫[②]。

扎鲁特左旗(今属扎鲁特旗)　秋,霍乱流行。今《扎鲁特旗志》载:秋,鲁北街东北40公里处的西乌额格其屯流行霍乱,患病1000余人,死亡500多人,最多一天死亡30余人[③]。

阿鲁科尔沁旗　秋,鼠疫流行。10月25日(十月初一日)报道:九月,奉天洮南及内蒙古科尔沁等旗,发生鼠疫,至十月初,死亡已达三四百人[④]。

北京市

北京市　春,天花流行。2月8日(正月初七日)报道:北京南口一带天花甚烈,死亡颇多[⑤]。3月2日(正月廿九日)报道:京中天花盛行,小孩死者甚多[⑥]。秋,霍乱流行。8月30日(八月初四日)报道:北京发现猛烈秋疫[⑦]。秋,霍乱流行。9月15日(八月二十日)报道:京津地方,虎疫盛行,势颇猖獗[⑧]。冬,流感流行。11月26日(十一月初三日)报道:北京久旱,发现感冒性瘟疫[⑨]。

天津市

天津县(今天津市市区)　春,猩红热流行。2月27日(正月廿六日)报道:天津猩红热渐蔓延[⑩]。3月21日(二月十八日)报道:天津日英各租界猩红热蔓延,日有死亡[⑪]。春,白喉、天花流行。3月16日(二月十三日)报道:近日本埠天时不正,疫症流行,以白喉为甚[⑫]。3月22日(二月十九日)报道:近来人民多有患喉症者[⑬]。4月5日(三月初四日)报道:本埠近来天花流行,先发现于华界,近迭见于日租界[⑭]。4月

---

① “宽城子站发现鼠疫尸体详报”,《大公报》1927年11月4日,第6版。

② 李文波《中国传染病史料》,化学工业出版社2004年版,第162页。

③ 《扎鲁特旗志》,方志出版社2001年版。

④ “发现鼠疫之哈讯”,《申报》1927年10月25日,第7版。

⑤ “本馆专电”,《申报》1927年2月8日,第6版。

⑥ “本馆专电”,《申报》1927年3月2日,第6版。

⑦ “北京厦门均有时疫”,《申报》1927年8月30日,第4版。

⑧ “京津地方虎疫猖獗”,《盛京时报》1927年9月15日,日刊版。

⑨ “京津杂电”,《申报》1927年11月26日,第6版。

⑩ “津电一束”,《申报》1928年2月27日,第4版。

⑪ “津电一束”,《申报》1928年3月21日,第14版。

⑫ “卫生闲话”,《大公报》1927年3月16日,第7版。

⑬ “防疫处预防春瘟”,《大公报》1927年3月22日,第7版。

⑭ “天花流行”,《大公报》1927年4月5日,第7版。

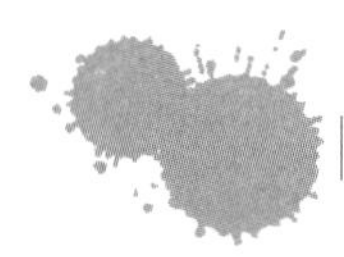

17日(三月十六日)报道:近来时疫流行,侨津日本民团强制种痘①。夏秋,霍乱、痢疾流行。6月15日(五月十六日)报道:近来本埠发生各种奇疾杂疫,患泻者尤多②。6月16日(五月十七日)报道:自来水公司所汲之水甚不洁,以致近日患泻肚病者甚多,有数小时即行毙命者③。6月28日(五月廿九日)报道:近日酷热,患时疫者颇多,以霍乱、赤痢、泻肚等症尤众④。8月22日(七月廿五日)报道:本埠居民多发现泻肚、痢疾等症⑤。秋八月,霍乱流行。9月3日(八月初八日)报道:第七方面军团第六混成旅团营,日来染虎疫者数十人,已毙命2人⑥。9月7日(八月十二日)报道:自8月29日以来,共收容第六混成旅传疫官兵152人,毙命者26人⑦。9月9日(八月十四日)报道:津埠发现虎疫⑧。9月10日(八月十五日)报道:上月末第六混成旅之虎疫极猛,每日送医院求治者多至近60人,先后毙命20余人⑨。9月13日(八月十八日)报道:天津直鲁军发生虎列剌,疫患已死三十八人⑩;又,日、法租界霍乱死者,日有数起⑪。9月15日(八月二十日)报道:京津地方,虎疫盛行,势颇猖獗。天津军队中患虎疫者161名,其中死者38名⑫。9月18日(八月廿三日)报道:天津、滦县虎疫复炽,东征军与英兵营正竭力防止⑬。9月21日(八月廿六日)报道:日租界因虎疫病故2人,其他各县亦有虎疫发生,传染情形尚不甚烈⑭。该埠虎疫仍在蔓延,天津附近之华兵营内,一日发生四五起,法租界迄今亦有四起,不治者三⑮。9月24日(八月廿九日)据天津防疫医院报称:8月29日本埠发现虎疫,未到三日患者竟增至一百余名⑯。9月30日(九月初五日)报道:虎疫侵袭北洋大学,前晚八钟至十钟,病者达20余

---

① “日侨强制种痘”,《大公报》1927年4月17日,第7版。

② “发现奇疫两起”,《大公报》1927年6月15日,第7版。

③ “水源不洁”,《大公报》1927年6月16日,第7版。

④ “时疫流行”,《大公报》1927年6月28日,第7版。

⑤ “防疫处将举行消毒”,《大公报》1927年8月22日,第7版。

⑥ “发现虎疫”,《大公报》1927年9月3日,第7版。

⑦ “虎疫可畏”,《大公报》1927年9月7日,第7版。

⑧ “杂电一束”,《申报》1927年9月9日,第4版。

⑨ “虎疫危险已过”,《大公报》1927年9月10日,第7版。

⑩ “直鲁军发生虎疫”,《申报》1927年9月13日,第6版。

⑪ 《和平区志》,中华书局2004年版。

⑫ “京津地方虎疫猖獗”,《盛京时报》1927年9月15日,日刊版。

⑬ “平津近闻”,《申报》1928年9月18日,第6版。

⑭ “虎疫蔓延”,《大公报》1927年9月21日,第7版。

⑮ “天津虎疫仍在流行”,《申报》1927年9月21日,第5版。

⑯ “京奉路局呈交通部长具报本路防疫情形暨钞送车上站取缔预防时疫办法呈请鉴核文”,《交通公报》第1708期,1927年,第4页。

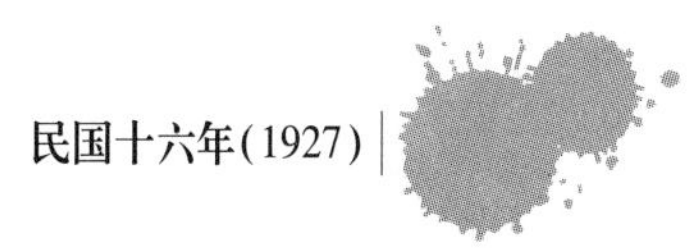

人[1]。冬,猩红热、白喉流行。11 月 7 日(十月十四日)报道:本埠北乡时疫流行,患者数小时即行毙命,近数日已死 10 余人[2]。1928 年 1 月 7 日(十二月十五日)报道:本埠近来患猩红热者甚多,发病十余例,死亡五六人[3]。又,本埠人民染患白喉病者时有所闻[4]。

宝坻县(今宝坻区) 冬,天花流行。12 月 15 日(十一月廿二日)报道:宝坻近来发现天花,流行极速,死亡甚多,城东白庙村一月中死亡孩童达 12 人[5]。

河北省

三河县(今三河市) 冬,鼠疫或霍乱流行。11 月 1 日(十月初八日)《申报》报道:三河县现发生肺炎疫,迄今染者百余人,均不治[6]。又,11 月 1 日(十月初八日)《大公报》报道:京东三河县日前发生鼠疫,已死百四五十人[7]。(按:但随即《大公报》加以否认,说发生的瘟疫为霍乱。)11 月 5 日(十月十二日)《大公报》报道:三河疫症系猛烈霍乱之症,近 20 日内,该县城乡各处确有疫症发现,连续死亡者约五六十人[8]。11 月 8 日(十月十五日)又报道:境内并无发见鼠疫,惟上月 20 日以前,人民曾有上吐下泻时症,两星期内约死 10 余人,至今已越 20 余日,早已消灭[9]。

承德县(今承德市) 春,天花流行。3 月 15 日(二月十二日)报道:热河承德县监狱拘留人犯,已决未决者有 300 余名。近日发生一种痘疹,类似天花,传染甚速。自度年后,得是病而死者不下 30 余名[10]。

滦 县 秋,霍乱流行。9 月 18 日(八月廿三日)报道:滦县虎疫复炽[11]。

青 县 秋,霍乱流行,运西地区死亡惨重[12]。

完 县(今顺平县) 秋,霍乱流行。今《顺平县志》称:瘟疫流行[13]。

---

① “虎列拉袭入北洋大学”,《大公报》1927 年 9 月 30 日,第 7 版。
② “北乡发现时疫”,《大公报》1927 年 11 月 7 日,第 7 版。
③ “警报”,《大公报》1928 年 1 月 7 日,第 7 版。
④ “警厅预防白喉”,《大公报》1928 年 1 月 7 日,第 7 版。
⑤ “宝坻杂讯”,《大公报》1927 年 12 月 15 日,第 6 版。
⑥ “三河县发生肺炎疫”,《申报》1927 年 11 月 1 日,第 4 版。
⑦ “中央防疫处电询三河县有无鼠疫”,《大公报》1927 年 11 月 1 日,第 2 版。
⑧ “三河县是虎疫非鼠疫”,《大公报》1927 年 11 月 5 日,第 2 版。
⑨ “三河县并无鼠疫”,《大公报》1927 年 11 月 8 日,第 3 版。
⑩ “痘疹传染”,《盛京时报》1927 年 3 月 15 日,第 5 版。
⑪ “平津近闻”,《申报》1928 年 9 月 18 日,第 6 版。
⑫ 《马厂镇志》,2004 年。
⑬ 《顺平县志》,中华书局 1999 年版。

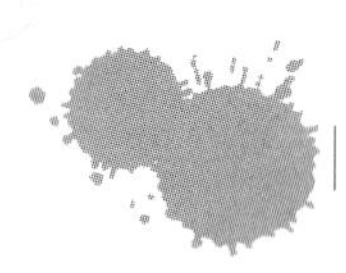

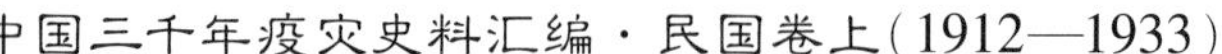

山西省

浑源县　天花大流行,死亡率高,严重时达30%①。

岢岚县　冬,鼠疫流行。今《岢岚县志》载:12月,瘟疫流行,全县染病死亡者较多②。

兴　县　鼠疫流行。兴县发病121例,死亡106人。临县发病760例,全部死亡③。一说临县鼠疫死亡722人④。

陕西省

定边县　秋,鼠疫流行。今《定边县志》载:8月,一个村18人鼠疫感染,全都死亡⑤。

山东省

蒲台县(今属高青县)　春,天花流行。旧镇(今属高青县)一带大流行,波及周围30余里内的村庄,死亡惨重⑥。

商河县　秋,霍乱流行。药王庙、白家等村发生160余人,死亡50余人⑦。

滕　县(今滕州市)　伤寒流行。仅双庙村就染病100余人,死亡30余人,其中有3户死绝⑧。

宁阳县　秋,伤寒大流行,死亡数百人⑨。

费　县　秋,疟疾大流行。武台水沟等村疟疾、疥疮大流行,当时有80%的村民染上时疫,20%的患者死于非命。北武台一家姓郭的5口之家绝门而亡,蒋光勉、蒋光先、道士潘教山等人未及归家死于街道之上,穿白戴孝者触目皆是⑩。

峄　县(今属枣庄市)　秋,伤寒大流行。台儿庄贺窑段大全家5口人,3口患伤寒均因无钱医治而死亡⑪。

莒　县　天花流行。中楼镇商家沟村死亡70余人⑫。

---

① 《浑源县卫生志》,1988年。
② 《岢岚县志》,文化艺术出版社1990年版。
③ 李文波《中国传染病史料》,化学工业出版社2004年版,第162页。
④ 《临县志》,海潮出版社1994年版。
⑤ 《定边县志》,方志出版社2003年版。
⑥ 《高青县志》,中国社会出版社1991年版。
⑦ 《德州地区卫生志》,天津科学技术出版社1991年版。
⑧ 《滕州市城郊乡志》,1993年。
⑨ 《宁阳县志》,中国书籍出版社1994年版。
⑩ 《平邑县卫生志》,1991年。
⑪ 《枣庄市卫生志》,1988年。
⑫ 《中楼镇志》,山东省地图出版社2008年版。

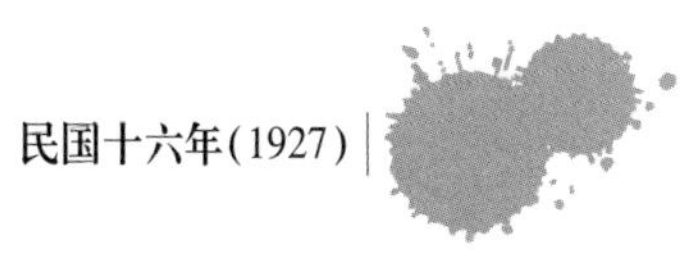

沂水县　秋(8月),霍乱大流行①。

海阳县(今海阳市)　夏秋,霍乱流行,行村街死者达百余人②。

胶　县(今胶州市)　里岔一带天花流行③。

昌邑县(今昌邑市)　冬,麻疹大流行④。

潍　县(今潍坊市寒亭区)　黑热病流行。潍县北部20余公里一个拥有4000余人的村镇,三分之二的人家有黑热病患者⑤。

安邱县(今安丘市)　春,麻疹流行,儿童死亡很多,三里庄死32人⑥。

益都县(今青州市)　秋,霍乱流行⑦。东坝乡贯店村李姓20人,死19人,全县死亡1000余人⑧。

德　县(今德州市)　秋,霍乱流行。9月19日(八月廿四日)报道:德州发生虎疫⑨。

河南省

夏邑县　麻疹大流行。骆集一带3000余人发病,病死率1.8%⑩。

郾城县(今漯河市郾城区)　麻疹流行⑪。

沈邱县(今沈丘县)　瘟疫流行,死亡甚重⑫。

登封县(今登封市)　瘟疫、霍乱大流行⑬。

信阳县(今信阳市平桥区)　冬,天花大流行。今《信阳县志》载:1927年至1928年,东双河、柳林、李家寨、十三里桥等地天花大流行,凡未种痘者,无论男女老少皆无幸免,患者十损八九⑭。

---

① 《沂水县志》,齐鲁书社1997年版。
② 《行村镇志》,1992年。
③ 《胶州市卫生志》,1990年。
④ 《昌邑县卫生志》,1986年。
⑤ 《潍坊市卫生志》,1989年。
⑥ 《安丘县志》,山东人民出版社1992年版。
⑦ 《潍坊市卫生志》,1989年。
⑧ 《青州市志》,南开大学出版社1989年版。
⑨ "防疫文章",《大公报》1927年9月19日,第7版。
⑩ 《夏邑县志》,河南人民出版社1989年版。
⑪ 《郾城县卫生志》,1986年。
⑫ 《沈丘县志》,河南人民出版社1987年版。
⑬ 《河南登封县告成乡志》,1985年。
⑭ 《信阳县志》,河南人民出版社1990年版。

宁夏回族自治区

隆德县　春,天花、麻疹流行,死亡860人[1]。

甘肃省

镇番县(今民勤县)　天花、痢疾流行。今《民勤县志》载:三雷、红沙堡一带天花流行,红柳园、东湖镇、双茨科等地痢疾蔓延[2]。

环　县　大疫,主要是霍乱、痢疾、伤寒流行。今《庆阳地区志》载:是年环县死于霍乱、痢疾、伤寒者达3671人[3]。

青海省

循化县(今同仁县)　鼠疫流行。发病20例,死亡18人[4]。

安徽省

怀宁县(今属安庆市)　秋,赤痢、霍乱流行。9月15日(八月二十日)报道:皖垣交秋后,赤痢吐泻等时疫流行[5]。10月22日(九月廿七日)报道:南京、镇江、安庆、九江疫症流行[6]。

蚌埠县(今蚌埠市)　春,春瘟流行。4月30日(三月廿九日)报道:入春以来,发现一种春瘟症,初起头痛发热,且易传染,以车站一带为多,症势颇为猛烈[7]。

六安县(今属六安市)　天花、疟疾流行。今《金寨县志》载:流波䃥、张冲等地天花流行。流波一带户户皆有人害疟疾[8]。

潜山县　天花流行,死亡900余人[9]。

芜湖县　夏秋,霍乱盛行。7月9日(六月十一日)报:芜埠近渐发现真性霍乱[10]。8月21日(七月廿四日)报道:芜埠时疫最近流行甚烈,城乡各处死亡相继,医师疲于奔命[11]。9月16日(八月廿一日)《申报》报道:该埠发生疫症甚盛,近日传染颇速,蔓

---

① 《隆德县志》,宁夏人民出版社1998年版。

② 《民勤县志》,兰州大学出版社1994年版。《民勤县卫生志》,2010年。

③ 《庆阳地区志》第3卷,兰州大学出版社1998年版。

④ 李文波《中国传染病史料》,化学工业出版社2004年版,第162页。

⑤ "安庆近闻",《申报》1927年9月15日,第9版。

⑥ "革命军日报副刊:卫生常识",《革命军副刊》第102期,1927年。

⑦ "蚌埠春疫流行",《大公报》1927年4月30日,第6版。

⑧ 《金寨县志》,上海人民出版社1992年版。

⑨ 《潜山县志》,社会科学文献出版社1993年版。

⑩ "芜湖快信",《申报》1927年7月9日,第10版。

⑪ "芜湖快信",《申报》1927年8月21日,第9版。

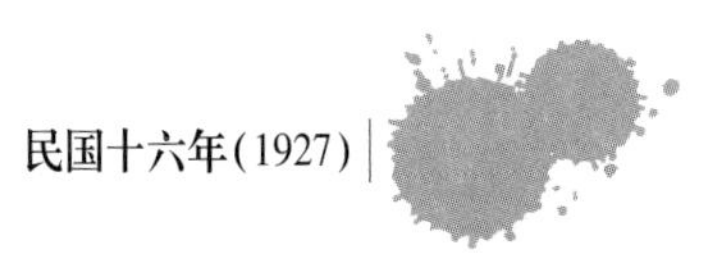

延至广[1]。同日,《晨报》报道:疫情更甚于沪,仅北伐军营内,每日死亡在20名左右[2]。9月24日(八月廿九日)报道:芜湖发生霍乱疫症[3]。

繁昌县　夏,霍乱流行。芦南乡赭阳村3天内死30余人[4]。

四川省

荥经县(今荥经县)　麻疹流行。1927年、1943年、1948年三次麻疹大流行,发病率高[5]。秋,霍乱盛行。8—9月,湿温病流行于全县,病死者众多[6]。

筠连县　夏秋,痢疾、疟疾流行,延续两个多月,死亡1000余人[7]。

简阳县(今简阳市)　贾家、龙云一带天花流行[8]。

邻水县　霍乱大流行[9]。

重庆市

璧山县　春,天花大流行[10]。

黔江县(今黔江区)　春,天花流行,死人甚多。濯水街患者300余人,死80余人[11]。

云南省

昆明县(今属昆明市)　霍乱盛行。金马镇几日内死亡11人[12]。

弥渡县　天花流行[13]。

寻甸县　回归热流行。鸡街新哨村回归热发病30余户,死亡40多人,黄长寿家4人全病死。姑姑哨发病40人,死8人[14]。

广南县　伤寒流行。大坪村(今篆角乡)"鸡窝病"流行[15]。

---

① "芜湖有疫",《申报》1927年9月16日,第13版。

② 转引自李文海等《近代中国灾荒纪年续编》,湖南教育出版社1993年版,第181页。

③ "交部通令防疫",《大公报》1927年9月24日,第2版。

④ 《繁昌县志》,南京大学出版社1993年版。

⑤ 《荥经县志》,西南师范大学出版社1998年版。

⑥ 《荥经县志》,西南师范大学出版社1998年版。

⑦ 《筠连县志》,四川科学技术出版社1998年版。

⑧ 《内江地区卫生志》,四川辞书出版社1995年版。

⑨ 《达县地区卫生志》,四川文艺出版社1990年版。

⑩ 《璧山县志》,四川人民出版社1996年版。

⑪ 《黔江县志》,中国社会出版社1994年版。

⑫ 《官渡区卫生志》,1990年。

⑬ 《弥渡县卫生志》,云南民族出版社2007年版。

⑭ 《寻甸回族彝族自治县志》,云南人民出版社1999年版。

⑮ 《广南县志》,中华书局2001年版。

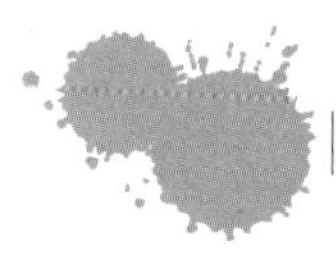

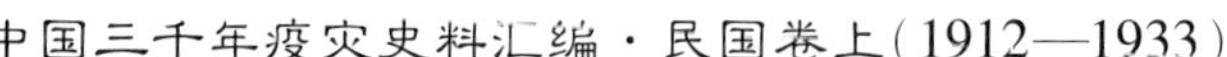

云龙县　宝丰天花流行①。

普思行政总局(今勐海县)　鼠疫流行②。

贵州省

台拱县(今台江县)　秋,疟疾流行。全县疟病严重暴发,其中交下岩板寨52户,死亡38人③。

黔西县　伤寒流行。各户相传,死亡甚众④。

湖北省

大冶县(今大冶市)　天花流行。金湖镇黄狮蟹街10岁以下儿童共49人,死亡48人⑤。

鄂城县(今鄂州市)　夏,霍乱流行。太和朱家湾死亡51人⑥。

麻城县(今麻城市)　天花流行。流行地主要自宋埠、歧亭及麻东山区。盐田河东北5个村,死于天花的31人,其中李家山20户在一月内就有13户人发病⑦。

汉川县(今汉川市)　夏,霍乱流行。田二河燕子湾村死160余人,占人口总数的45.63%⑧。

宜都县(今宜都市)　天花流行⑨。

荆门县(今荆门市)　夏,霍乱流行。后港蛟尾一带患者约2千人,死亡约500人⑩。

潜江县(今潜江市)　夏,霍乱流行。杨家场霍乱死亡60余人。舒仁正等3家20口人,仅一小孩幸免⑪。

湖南省

凤凰县　痢疾流行。沱江镇黄丝桥死亡50多人,其中刘九九等3户17人全部死亡⑫。

---

① 《云龙县志》,农业出版社1992年版。

② 李文波《中国传染病史料》,化学工业出版社2004年版,第162页。

③ 《台江县志》,贵州人民出版社1994年版。

④ 《黔西县志》,贵州人民出版社1990年版。

⑤ 《大冶县志》,湖北科学技术出版社1990年版。

⑥ 《鄂州市志》,中华书局2000年版。

⑦ 《麻城县志》,红旗出版社1993年版。

⑧ 《汉川县志》,中国城市出版社1992年版。

⑨ 《宜都县志》,湖北人民出版社1990年版。

⑩ 《荆门卫生志》,中国文史出版社1990年版。

⑪ 《潜江县志》,中国文史出版社1990年版。

⑫ 《凤凰县志》,湖南人民出版社1988年版。

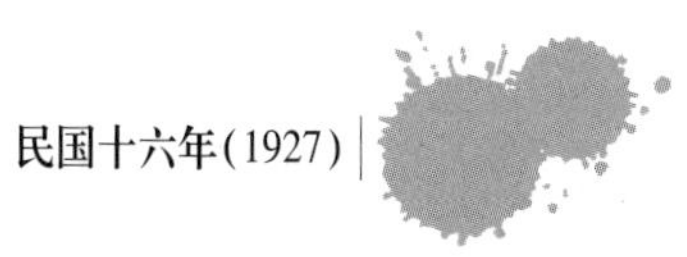

石门县　天花流行。流行地在岗市乡、阳泉乡及泥沙一带①。

泸溪县　流脑流行。兴隆场的五里坪村死亡 80 多人②。

浏阳县(今浏阳市)　疟疾流行。大围山镇上东乡疟疾猖獗③。

平江县　天花流行。瓮江淤泥村 725 人,死 123 人;新家屋场 86 人,死 41 人④。

东安县　天花流行。大庙口李家院子,全村 180 人,发病 80 例,死亡 76 例⑤。

江西省

九江县　秋,霍乱流行。10 月 22 日(九月廿七日)报道:南京、镇江、安庆、九江疫症流行⑥。

丰城县(今丰城市)　秋八月,霍乱流行。铁路头江上村一天死亡 24 人⑦。麻疹流行,罗山乡社里死亡 9 人;脑膜炎流行,罗山乡杨家、周家两村共死 32 人⑧。

宁都县　冬,天花流行。固厚不到一个月,发病者 3000 余人,死者甚多⑨。

会昌县　春,天花流行。3 月,天花病流行全县,死亡甚多⑩。

铜鼓县　春,天花流行。蔓延十余乡,死者甚众。塘堰 100 多人患病,死 30 多人⑪。

江苏省

南京市　秋,霍乱流行。7 月 30 日(七月初二日)报道:京中发生时疫⑫。9 月 13 日(八月十八日)报道:南京虎疫流行,致命者超过七千人⑬。10 月 22 日(九月廿七日)报道:南京、镇江、安庆、九江疫症流行⑭。10 月 31 日(十月初七日),南京特别市市政府公安局局长孙伯文称:入夏以来,时疫流行,死亡相继⑮。11 月 4 日(十月十一

---

① 《石门县卫生志》,黄山书社 1993 年版。

② 《泸溪县志》,社会科学文献出版社 1993 年版。

③ 《桂阳县志》,中国文史出版社 1994 年版。《湖南省浏阳市大围山镇志》,2003 年。

④ 《平江县卫生志》,1990 年。

⑤ 《东安县志》,湖南出版社 1995 年版。

⑥ "革命军日报副刊:卫生常识",《革命军副刊》第 102 期,1927 年。

⑦ 《丰城县志》,上海人民出版社 1989 年版。

⑧ 《罗山乡乡志》,1985 年。

⑨ 《宁都县志》,1986 年。《赣州地区卫生防疫志》,1988 年。

⑩ 《会昌县志》,新华出版社 1993 年版。

⑪ 《铜鼓县卫生志》,香港金陵书社出版公司 1993 年版。

⑫ "南京快信",《申报》1927 年 7 月 30 日,第 9 版。

⑬ 《晨报》1927 年 9 月 13 日。

⑭ "革命军日报副刊:卫生常识",《革命军副刊》第 102 期,1927 年。

⑮ "南京特别市市政府公安局布告(1927 年 10 月 31 日)",《南京特别市市政公报》1927 年第 3 期,第 230 页。

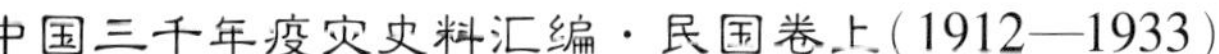

日)报道:本市今秋患疫而死者甚多①。

丹徒县(今属镇江市)　秋,霍乱流行。10月22日(九月廿七日)报道:南京、镇江、安庆、九江疫症流行②。

丹阳县(今丹阳市)　秋,霍乱流行。9月21日(八月廿六日)报道:时令不正,疫病流行,人民死亡,日有所见③。

吴　县(今属苏州市)　秋,霍乱流行。8月27日(八月初一日)报道:今吾苏虎疫猖獗,有加无已④。

常熟县(今常熟市)　秋,霍乱流行。9月,大东门外颜港,染疫者甚众⑤。海虞镇绿山铁店弄周围流行霍乱,幸福木渎墩、西旸巷、凌泾邵家巷发病尤烈,患者上吐下泻,螺瘪眼陷,瞬即毙命⑥。《学生文艺丛刊》记载常熟一故事,可见其霍乱之盛:有客自常熟来者,张其姓,兰生其名,旅居吾乡已有半年矣,以贩鸡为业,借以谋生,严寒盛暑,无一日辍者,该二十二年于兹矣。兰生有妻,告之曰:今岁盛暑,各处疫气盛行,汝犹兢兢为业,得毋辛劳乎?况汝身体衰弱,或染疫病,如之奈何?盍休息数日?曰:吾自贩鸡以来,年年碌碌,日日奔走,未曾染疫,即有病,亦不过小恙耳。一日,夕阳西下,暮色苍茫之际,有客自北道行来者,乃兰生贩鸡归也。抵家,妻见其面色苍白,知有异,问之则曰:无他,余悲人之死于疫之多也。离村北三里,有黄村者,今日因时疫而死者,且九人矣。言之心痛,言毕倒床,似熟睡。少顷,其妻呼之曰晚餐矣,而不知应,呼之再三,不应如前,其妻初而疑,次而惊,终乃大哭曰:郎君死矣!亦传疫而死矣!如兰生之传疫也,自睡眠至气绝不过一小时耳,疫之厉有如此者。后三日间,继兰生而死者有二十三人之多。幸事闻于县,急设临时时疫医院,从事医治,为患稍杀。设无时疫医院,为兰生之继者,更不知有几许人也⑦。

武进县(今常州市武进区)　夏,霍乱流行⑧。

无锡县(今属无锡市)　夏,霍乱流行。交夏以来,霍乱盛行,死亡相继,全邑人民均有谈虎色变之虑⑨。7月19日(六月廿一日)报道:本年自入夏以来,霪雨连绵,气

---

① "南京快信",《申报》1927年11月4日,第6版。
② "革命军日报副刊:卫生常识",《革命军副刊》第102期,1927年。
③ "丹阳县政府注重卫生",《申报》1927年9月21日,第7版。
④ "秋疫声中之惨史",《申报》1927年8月27日,第17版。
⑤ 《常熟市卫生志》,1990年。
⑥ 《海虞镇志·福山志》,上海社会科学院出版社2005年版。
⑦ "我乡疫讯",《学生文艺丛刊》1927年第1期。
⑧ 《常州市卫生志》,1989年。
⑨ "注射霍乱预防液说",《中西医学报》1927年第1期。

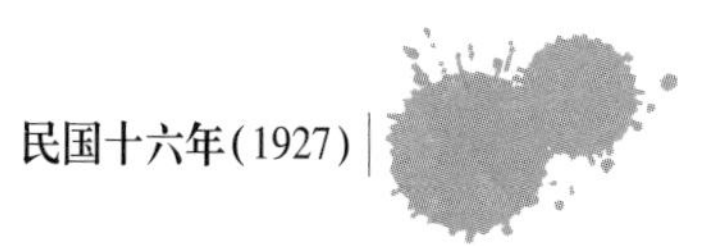

候寒暖失常,因是惊人可怖之虎烈拉乘机侵入邑境,来势颇猛,蔓延迅速,最近数日内染疫而死者已有数人①。

江阴县(今江阴市)　夏秋,霍乱流行。7月14日(六月十六日)报道:日来天时亢热,更兼霉雨之后,病征丛生,城乡霍乱已起,均系真性虎列拉②。8月31日(八月初五日)报道:江阴连日大军过境,军队中有染虎疫者,蔓延日广,城厢市区居民咸被传染,三小时即已不救,死亡相继③。

靖江县(今靖江市)　夏秋之季,霍乱流行,死者甚众④。

如皋县(今如皋市)　霍乱流行。掘港镇最多一天有17人染病死亡⑤。

淮阴县(今淮安市淮阴区)　秋,霍乱流行。9月19日(八月廿四日)报道:连日来本埠虎疫盛炽,患者往往不及诊治而亡,南关外大王庙郑姓竟于二日间先后亡去三名口⑥。

江都县(今属扬州市)　自春徂夏,猩红热、白喉流行。甚矣!吾国人士医学常识之缺乏也。今年自春徂夏,内地如扬州等处猩红热、白喉等症继续流行,猖獗日盛⑦。

泰　县(今属泰州市)　冬十二月,天花流行。婴孩传染尤甚,海安镇死者百余名⑧。

铜山县(今徐州市铜山区)　秋八月,霍乱流行。9月16日(八月廿一日)报道:虎疫甚炽,患者往往不及诊治而亡,各食物店生意不佳,市面颇为萧条⑨。9月19日(八月廿四日)报道:徐州发生虎疫⑩。

沭阳县　冬,天花流行。县城北部安峰山一带尤甚⑪。黑热病流行。行龙庙区仲湾村18户人家,即有18人患有黑热病,先后死掉16人⑫。

---

① “无锡虎烈拉入境之惊报”,《申报》1927年7月19日,第10版。

② “江阴发现真性虎列拉”,《申报》1927年7月14日,第10版。

③ “江阴卫生会讨论预防虎疫”,《申报》1927年8月31日,第7版。

④ 《靖江卫生志》,江苏人民出版社1995年版。《靖江县志》,江苏人民出版社1992年版。

⑤ 《掘港镇志》,1981年。

⑥ “军忙疫烈之徐讯”,《申报》1927年9月19日,第7版。

⑦ “霍乱重载(二十二篇):时疫流行与医学常识”,《中西医学报》1927年第1期。《新医与社会汇刊》1928年第1期,第362~365页。

⑧ 《海安镇志》,上海人民出版社1989年版。

⑨ 《晨报》1927年9月16日。

⑩ “防疫文章”,《大公报》1927年9月19日,第7版。

⑪ 《沭阳县卫生志》,中国矿业大学出版社1996年版。

⑫ 《沭阳县卫生志》,中国矿业大学出版社1996年版。

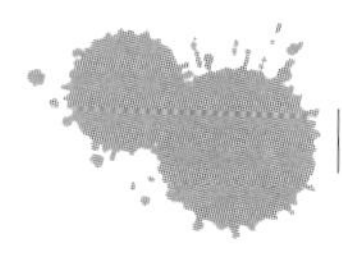

上海市

上海市　自夏徂秋,霍乱流行。今夏沪上气候酷热,为数十年来所罕见,时疫流行,形势极猖狂。然试就南市、闸北、租界各区患疫而死之人数考之,则租界最少,闸北最多,南市介其中。时疫之起因虽不一,而社会群众忽卫生为主因,不幸之闸北居民,日饮污染之饮料,加以居处不适等因缘,故罹疫之数独占多数,则是饮料水问题①。上海中国红十字会时疫医院报告:今年虎疫猖獗,较往年尤甚,该会以求治者踵趾相接,原址不复容纳,特在闸北分设时疫医院两处。自 7 月 1 日开幕起截至昨日,天津路共诊 7147 人,住院共 2009 人,病故 113 人,闸北两处共诊 3269 人,住院 1386 人,病故 107 人。以上两处共诊 10712 人,共故 220 人,(内有不及救治者)到院遂毙者 73 人。就上述而平均之,每百人仅死一人云②。7 月 25 日(六月廿七日)报道:上海虎疫猖獗,每日发生新患 40 余人③。8 月 12 日(七月十五日)报道:上海虎疫日益猖獗,每日患者不下 40 余名④。8 月 28 日(八月初二日)报道:自入秋以来,连日天气酷热,致疫疠繁兴。近日沪西一带,如徐汇、虹桥、七宝等处乡间,每日必有多人发痧,先吐后泻⑤。9 月 2 日(八月初七日),江海关税务司电告上海发生霍乱疫症,为有疫口岸⑥。9 月 14 日(八月十九日)报道:霍乱至秋未已,八月九日一天,即死二十人。期间每日染疫者平均约一百六十名,其中三分之一送入医院得施治获救,余则俱死亡。租界内染疫者占全数三分之一,其余大部在浦东发生,尤以工人眷属为最多⑦。10 月 16 日(九月廿一日)报道:近来天时不正,倏热倏冷,沪西颛桥等处有一种时疫发生,患者身寒筋挛、呕泻交作,服药施治甚鲜效果,且来势颇烈,每于十余小时毕命,三四日来,因此而死者日必数起⑧。冬,猩红热流行。10 月 4 日(九月初九日)报道:本埠闸北一带近忽发现喉症,已有多起,闻前日恒通路附近在二十四小时内,因此致命者竟达五人之多⑨。10 月 22 日(九月廿七日)报道:本埠最近一月间,天气乍寒乍热,致有猩红热危症之发现⑩。11 月 30 日(十一月初七日)报道:日来沪地气候不顺,流行性感冒及

---

① “霍乱重载(二十二篇):时疫与饮料水”,《中西医学报》1927 年第 1 期。

② “霍乱重载(二十二篇):红会时疫医院诊务统计”,《中西医学报》1927 年第 1 期。

③ “关东厅防疫委员”,《盛京时报》1927 年 7 月 25 日,第 2 版。

④ “防疫检验”,《盛京时报》1927 年 8 月 12 日,第 5 版。

⑤ “沪西一带疫疠繁兴”,《申报》1927 年 8 月 28 日,第 14 版。

⑥ “交通部咨内务部据津海关监督电呈上海既发生霍乱疫症该处对于该口岸来船一律查验等情除指令照准外请查照由文(1927 年 9 月 2 日)”,《交通公报》第 1691 期,1927 年,第 3 页。

⑦ 《晨报》1927 年 9 月 14 日。

⑧ “颛桥发生时疫”,《申报》1927 年 10 月 16 日,第 15 版。

⑨ “发现可畏喉症”,《申报》1927 年 10 月 4 日,第 15 版。

⑩ “本埠发现猩红热”,《申报》1927 年 10 月 22 日,第 15 版。

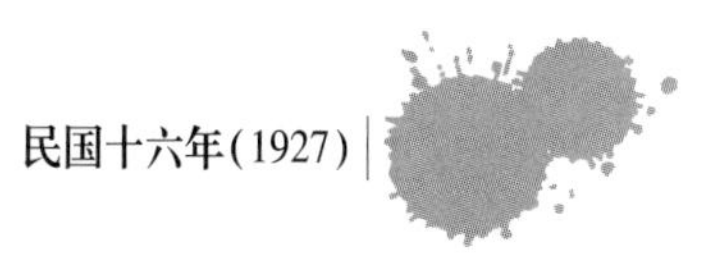

小儿热症等颇见流行，虹口一带流行轻微之猩红热，初起不觉，发疹而症候极为危险①。

青浦县（今青浦区） 秋，霍乱流行。秋，乡间时疫流行，练塘地区仅东淇塘、北长浜两村死亡就达18人②。

奉贤县（今奉贤区） 秋，霍乱流行。9月5日（八月初十日）报道：奉贤南桥钱家桥等处，入秋后，忽发现虎疫，日来更盛③。

金山县（今金山区） 夏秋，霍乱流行④。陈家湾（今俞汇村）死于霍乱者200多人，一天之内竟抬出24具棺材⑤。

嘉定县（今嘉定区） 夏，霍乱流行。7月14日（六月十六日）报道：本邑各乡在此数日中，发生一种疫症，初则手足厥冷，呕吐交作，继觉身体疲倦，昏昏欲睡，历四五小时即成不治，数日之间，已发生多起矣⑥。

浙江省

杭州市 夏，霍乱流行。6月30日（六月初二日）报道：下城东街一带及武林门头近已发现时疫，患者辄毙⑦。7月6日（六月初八日）报道：杭州市盛行虎列拉，蔓延甚烈，已死多人⑧。7月12日（六月十四日）报道：时交炎夏，疫疠发生⑨。按：是年析杭县城区置杭州市。

海宁县（今海宁市） 夏，霍乱大流行⑩。

嘉兴县（今属嘉兴市） 夏，霍乱流行。7月17日（六月十九日）报道：嘉兴连日天气暴热，加之居民多不讲究卫生，因之城厢内外疫症已有发现⑪。冬，猩红热流行。11月11日（十月十八日）报道：嘉兴近日来天气干燥异常，以故城厢内外，发现喉症甚多起，时势颇危险，若能速治，即可无虞，否则迁延一周后即至不救⑫。

---

① “猩红热流行之危险”，《申报》1927年11月30日，第15版。
② 《蒸淀志》，2006年。
③ “奉贤虎疫入秋反盛”，《申报》1927年9月5日，第7版。
④ 《山阳志》，上海社会科学院出版社1994年版。
⑤ 《枫围乡志》，上海科学普及出版社1993年版。
⑥ “嘉定发生急性虎疫之可虑”，《申报》1927年7月14日，第10版。
⑦ “杭州快讯”，《申报》1927年6月30日，第8版。
⑧ “杭州快信”，《申报》1927年7月6日，第9版。
⑨ “杭州快信”，《申报》1927年7月12日，第9版。
⑩ 《海宁市志》，汉语大词典出版社1995年版。
⑪ “嘉善疫症已有发现”，《申报》1927年7月17日，第10版。
⑫ “嘉兴喉症盛行”，《申报》1927年11月11日，第10版。

衢　县(今衢州市衢江区、柯城区)　夏,霍乱流行①。流脑、流感流行,患者甚众②。

龙游县、江山县(今江山市)　夏,霍乱流行。今《衢州市卫生志》载:夏,衢县、龙游、江山等地霍乱流行③。

汤溪县(今金华市婺城区汤溪镇)　夏,恶性疟疾流行。6—7月,汤溪一带瘟疫流行④。1929年8月9日浙江省民政厅训令称:汤溪县频年发生瘟疫,死亡不下万人。查该县自十六年(1927年)起,疫疠频仍,先后据促新政实施专员张周汶、技士谢祖培调查报告,流行疫疠均属恶性疟疾⑤。

萧山县(今杭州市萧山区)　夏,霍乱流行。6月11日(五月十二日)报道:萧山自入夏以来,天气亢晴不雨,河水干涸,近日城厢一带发现虎疫⑥。

瑞安县(今瑞安市)、泰顺县、青田县　文成县痢疾流行⑦。按:文成县1946年12月核准析瑞安、泰顺、青田3县交界地置,1948年7月正式成立文成县。

福建省

福建省　福州市、思明县(今属厦门市)、龙溪县(今属漳州市)、海澄县(今龙海市)、同安县(今厦门市同安区)、南安县(今南安市)、惠安县、莆田县(今属莆田市)、南靖县、漳平县(今漳平市)、晋江县(今属泉州市)、仙游县、漳浦县、永春县、德化县、福清县(今福清县)、安溪县、泉州、平潭县、闽侯县(今属福州市)、平和县、龙岩县(今属龙岩市)、永定县、南平县(今属南平市)、连江县、云霄县、建瓯县(今建瓯市)、政和县、屏南县29个县市鼠疫,415个疫点,发病6414例,死亡5403人⑧。

思明县(今属厦门市)　夏,鼠疫流行。6月8日(五月初九日)报道:厦门、同安发现肺百斯笃,死四五人⑨。秋,霍乱流行。8月30日(八月初四日)报道:厦门近日虎列拉甚剧,日有死者⑩。

同安县(今厦门市同安区)　夏,鼠疫流行。6月8日(五月初九日)报道:厦门、

---

① 《衢州市卫生志》,上海交通大学出版社1997年版。

② 《衢州市卫生志》,上海交通大学出版社1997年版。

③ 《衢州市卫生志》,上海交通大学出版社1997年版。

④ 《金华县卫生志》,浙江人民出版社1995年版。朱德明《浙江医药史》,人民军医出版社1999年版,第240页。

⑤ "浙江省政府民政厅训令第一四五三七号",《浙江省政府公报》第677期,1929年,第7页。

⑥ "萧山发现虎疫之防备",《申报》1927年6月11日,第10版。

⑦ 《文成县卫生志》,黄河出版社2001年版。

⑧ 李文波《中国传染病史料》,化学工业出版社2004年版,第162页。

⑨ "闽厦杂讯",《申报》1927年6月8日,第6版。

⑩ "北京厦门均有时疫",《申报》1927年8月30日,第4版。

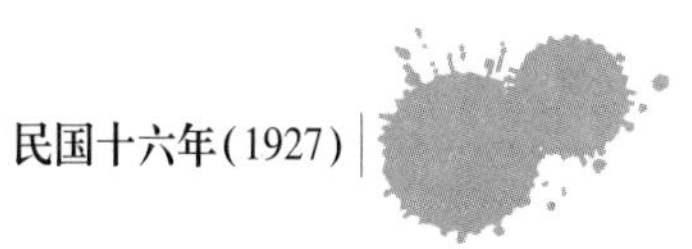

同安发现肺百斯笃,死四五人①。

惠安县　夏,鼠疫流行②。

莆田县(今属莆田市)　秋,霍乱大流行。忠门镇沿海地区尤甚,笏石、忠门地区一天内死了70多人③。

龙溪县(今属漳州市)　秋,霍乱大流行。9月,漳州霍乱流行,数日间遍及城乡各地,新桥、旧桥一带尤为严重④。

龙岩县(今属龙岩市)　夏,鼠疫流行。蔓延6个村,1927—1939年间,患病44人,死亡43人⑤。

永安县(今永安市)　曹田三十六行麻风病流行⑥。

政和县　夏,鼠疫流行。西津沈屯村一船民,路经鼠疫流行的建瓯东游一带,染病回村,引起流行。自此之后,鼠疫连年不断,至1945年共发生7次大流行,每次发病在0.34万~0.15万人次之间,至1949年,先后流行23年,遍及3个区21个乡88个村,染病253个村次,染病总数0.73万例,死亡0.6万人,病死率高达82.2%⑦。

广东省

广东省　廉江(今廉江市)、遂溪、海康(今雷州市)、化县(今化州市)、信宜(今信宜市)、茂名(今属茂名市)、罗定(今罗定市)、丰顺、兴宁(今兴宁市)、河源(今属河源市)、澄迈、临高、琼山(以上三县今属海南省)、定安14个县市鼠疫,发病1222例,死亡1141人⑧。

广州市　春,天花流行。3月10日(二月初七日)报道:入春市内天花流行,疾病滋生,市民就诊者日众⑨。夏秋,霍乱流行。7月7日(六月初九日)报道:广州虎疫近颇猖獗,患者已逾二百人⑩。8月12日(七月十五日)报道:广州、澳门之虎疫至今尚极盛,广州尤烈,日死十余人⑪。8月19日(七月廿二日)报道:近来天时不正,自去月

---

① “闽厦杂讯”,《申报》1927年6月8日,第6版。
② 《崇武镇志》(第三稿),1995年。
③ 《忠门镇志》,方志出版社1997年版。
④ 《漳州市卫生防疫站志》,2004年。
⑤ 《东肖镇志》,鹭江出版社1995年版。
⑥ 《安砂镇志》,1999年。
⑦ 《政和县志》,中华书局1994年版。
⑧ 李文波《中国传染病史料》,化学工业出版社2004年版,第162页。
⑨ “广州市政最近概况”,《申报》1927年3月10日,第7版。
⑩ “各国杂事”,《申报》1927年7月7日,第6版。
⑪ “广州澳门虎疫流行”,《申报》1927年8月12日,第7版。

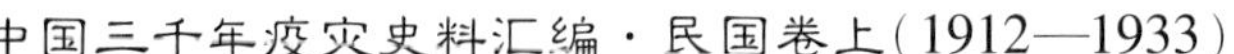

底至今,本市忽发生剧烈之霍乱症,死人极速,至为可惊,恒有全家毙命者[①]。8 月 25 日(七月廿八日)报道:粤省连月以来水灾暴发,7 月底以来,广州市忽发生剧烈霍乱症,死人极速,有全家毙命者,现以西关及老城大北一带地方,此症最为剧烈[②]。

丰顺县　春二月,县城鼠疫,蔓延甚烈[③]。

大埔县　夏六月,鼠疫流行。崧坑自 1924 年至 1927 年,每岁发生,染疫死者四五十人,或二三十人[④]。

信宜县(今信宜市)　鼠疫流行,东镇圩商民逃避一空[⑤]。

河源县(今属河源市)　县城鼠疫流行[⑥]。

紫金县　天花流行。蓝塘区凤鸣、元吉、双兴、罗塘、沙塘村一带 70% 村民患病,病死者众[⑦]。

惠阳县(今惠州市惠阳区)　夏,霍乱流行。淡水 500 多人患病,200 余人死亡[⑧]。

吴川县(今吴川市)　鼠疫流行。梅菉发生鼠疫[⑨]。

海南省

澄迈县、琼山县　夏,鼠疫流行。今《屯昌县志》载:屯昌镇发生鼠疫,300 多人丧生。天花流行,全县上千人染病,20 人死亡[⑩]。按:今屯昌县时为澄迈、琼山二县地。

陵水县(今陵水黎族自治县)天花大流行。今《通什市志》载:天花病大流行,发病率占总人口的 40%,死亡率为 20%[⑪]。按:今通什市时为陵水县地。

定安县、乐会县(今琼海市)、崖县(今属三亚市)、万宁县(今万宁市)　天花大流行。今《保亭县志》载:天花大流行,全县发病率达 40%,死亡率为 20%[⑫]。按:1935 年 4 月析崖县、陵水、万宁、乐会、定安等县地置保亭县。

乐会县(今琼海市)　天花流行。阳江区益良村一带患者 11 人,死亡 9 人[⑬]。

---

① "广州市发生剧烈传染症",《申报》1927 年 8 月 19 日,第 10 版。
② "粤省之水灾与时疫",《大公报》1927 年 8 月 25 日,第 6 版。
③ 《广东省自然灾害史料》,广东科技出版社 1999 年版,第 650 页。
④ 《广东省自然灾害史料》,广东科技出版社 1999 年版,第 650 页。
⑤ 《信宜县志》,广东人民出版社 1993 年版。
⑥ 《河源县志》,广东人民出版社 2000 年版。
⑦ 《紫金县志》,广东人民出版社 1994 年版。
⑧ 《惠阳县志》,广东人民出版社 2003 年版。
⑨ 《吴川县志》,中华书局 2001 年版。
⑩ 《屯昌县志》,方志出版社 2007 年版。
⑪ 《通什市志》,方志出版社 2009 年版。
⑫ 《保亭县志》,南海出版公司 1997 年版。
⑬ 《琼海卫生志》,南海出版公司 1996 年版。

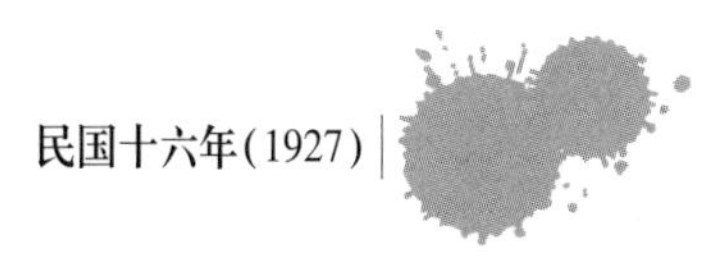

澳门特别行政区

澳　门　秋,霍乱流行。8月12日(七月十五日)报道:广州、澳门之虎疫至今尚极盛,广州尤烈,日死十余人①。

广西壮族自治区

邕宁县(今属南宁市)、容县、崇善县(今属崇左市)、左县(今属崇左市)、百色县(今属百色市)、郁林县(今属玉林市)、北流县(今北流市)　鼠疫流行②。

西林县、凌云县、西隆县(今田林县)　夏,鼠疫流行。民国《田西县志》载:夏六月,瘟疫流行③。按:田西县分西林、凌云、西隆三县地置,时相邻的百色县当年流行鼠疫。

岑溪县(今岑溪市)、桂林县(今属桂林市)　夏,鼠疫流行。7月10日(六月十二日)《大公报》报道:夏四月以来,桂省各属,瘟疫流行。最先者为岑溪县之鼠疫,传染极速,患者快则两日,迟者四日即行毙命,死人之数已达二百有奇。桂林亦有与岑溪县同样之症(鼠疫)发生,情状虽不如岑溪之惨,但防止无法,人民生命殊多危险④。

苍梧县(今属梧州市)　鼠疫流行⑤。夏,霍乱流行。7月10日(六月十二日)报道:梧州也有虎列拉症发生⑥。

龙州县(龙津县)　夏五月,鼠疫流行⑦。夏六月,霍乱流行。城厢发生瘟疫,西医名为"虎烈拉",持续7天,死亡26人⑧。

邕宁县(今属南宁市)　夏六月,霍乱流行⑨。7月10(六月十二日)《大公报》报道:南宁霍乱流行,平均每日因此毙命者,总在10人以上⑩。

都安县　夏,霍乱流行,死者甚多⑪。

合浦县　夏六月,鼠疫流行,地角死亡180多人。北海鼠疫、霍乱相继发生⑫。

---

① "广州澳门虎疫流行",《申报》1927年8月12日,第7版。

② 《广西通志·医疗卫生志》,广西人民出版社1999年版。

③ 民国《田西县志》卷七《灾异》。

④ "广西发生大疫",《大公报》1927年7月10日,第6版。

⑤ 《广西通志·医疗卫生志》,广西人民出版社1999年版。

⑥ "广西发生大疫",《大公报》1927年7月10日,第6版。

⑦ 李文海等《近代中国灾荒纪年续编》,湖南教育出版社1993年版,第189页。

⑧ 民国《龙津县志》第十二编《纪事·灾异》。《龙州县志》,广西人民出版社1993年版。

⑨ 《南宁市卫生志》,1996年。

⑩ "广西发生大疫",《大公报》1927年7月10日,第6版。

⑪ 《都安瑶族自治县志》,广西人民出版社1993年版。

⑫ 《北海市卫生志》,1998年。

民国十七年(1928)

黑龙江省

龙江县(省会,今齐齐哈尔市)　夏,霍乱流行。7 月 13 日(五月廿六日)报道:江垣近日气候不调,一种时疫,传染甚剧。其病状初则头痛目眩,继而泄痢不止,或转口鼻出血。医治不慎,多有毙命者,其病症死亡之速,颇似虎烈拉①。夏,鼠疫流行。9 月 13 日(七月三十日)报道:值此通辽百斯托猖獗之际,东铁西部线富拉尔齐驿(按:即富拉尔基站)忽发生猛烈时疫,8、9 两日,死亡已达十数名②。

滨江县(今哈尔滨市)　春,瘟疫、猩红热、痧疹、天花流行。4 月 29 日(三月初十日)报道:松浦镇(今属哈尔滨市松北区)幼年男女发现痧疹者甚多,初起时遍身发热,口渴心惊,医治无效者,十居二三③。5 月 15 日(三月廿六日)报道:哈尔滨天然痘流行甚盛,数日以来,南来难民多患痘症,死亡颇多,迩来又传至市内学校、局所以及商号④。

五常县(今五常市)　春夏,猩红热流行。4 月 12 日(闰二月廿二日)报道:近来屯镇(山河屯)多有患瘟疫症者,其状初起头痛、咳嗽、吐泻、发癫,往来寒热,体强者延至十余日即愈,体弱者二三十日不愈,小儿患者十死六七⑤。4 月 17 日(闰二月廿七日)报道:(山河屯)近日来发现小儿瘟疹,西洋人称为猩红热。初起时寒热交作,头痛身痛,吐泻咳嗽,腮下结核,至三四日后,即周出如黍米粒大之疹,口渴心烦,不思饮食,稍一失治,即生危险。故患是症者,十人中多死五六人⑥。5 月 20 日(四月初二日)报道:(山河屯)迟油坊有小儿 4 个,偶染瘟症,咽肿头肿,水不入口,经医诊治,药

---

① “发现时疫”,《盛京时报》1928 年 7 月 13 日,第 5 版。
② “东铁发现时疫讯”,《盛京时报》1928 年 9 月 13 日,第 5 版。
③ “发现痧疹”,《盛京时报》1928 年 4 月 29 日,第 5 版。
④ “天然痘流行颇盛”,《盛京时报》1928 年 5 月 15 日,第 4 版。
⑤ “瘟疫盛行”,《盛京时报》1928 年 4 月 12 日,第 5 版。
⑥ “瘟疹可怕”,《盛京时报》1928 年 4 月 17 日,第 5 版。

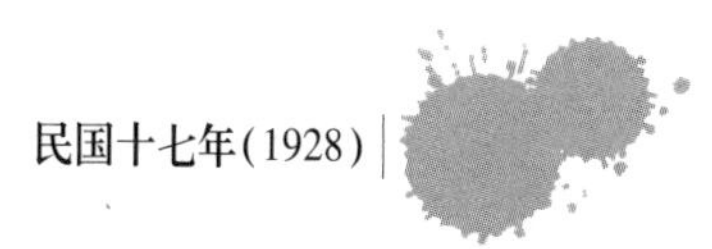

石无灵,竟尔先后夭折[①]。6月17日(四月三十日)报道:山河屯五道岗住户朱某家有小儿17个,日昨该儿等皆患瘟疹(猩红热),相继死去11个[②]。7月3日(五月十六日)报道:(山河屯)近日城乡多有患霍乱症者。初起头痛身热、吐泻交作,亦有患赤白痢者。是以药肆中之医生,非常忙碌[③]。

绥化县(今绥化市) 夏,猩红热流行。5月19日(四月初一日)报道:时疫流行,城乡人民患嗓痛者甚多,小儿出瘟疹者亦多[④]。6月19日(五月初二日)报道:天花流行,小孩发天花者十居四五[⑤]。

依兰县 春,天花流行。4月21日(三月初二日)报道:小儿十岁以下者,十有八九患痘疹,因之丧命者,数日来不下百余名[⑥]。夏,痢疾流行。6月24日(五月初七日)报道:气候不正,泻痢各症应时发生,轻则二三日即愈,重则缠绵多日[⑦]。

勃利县 夏,时疫流行。6月6日(四月十九日)报道:患时疫者甚多,然均医药调治即愈,间有死者[⑧]。

同宾县(今延寿县) 夏,流感流行。6月9日(四月廿二日)报道:一般人多感时症,患者即身冷气虚、头晕目眩、四肢酸痛,轻者三二日,重者七八日即可痊愈[⑨]。

望奎县 夏,瘟疫流行。6月22日(五月初五日)报道:由春至今,天旱甚烈,风灾尤重,城内居民多有染瘟疫者。得病先头痛,周身大热,吐泻不一。是一种小传染病,一家有病,无一人得幸[⑩]。

青冈县 夏,猩红热、痢疾流行。7月11日(五月廿四日)报道:近月以来发现一种痧疹,初起咳嗽、头痛,眼眩如醉,鼻流青涕,三四日痧疹拥出,调治不良,则咽喉肿痛,水浆难入,因此伤生者日有所闻[⑪]。8月2日(六月十七日)报道:近月以来,本邑发现一种时疫,患者非吐泻即痢疾,死亡相继[⑫]。

拜泉县 夏,时疫流行。7月18日(六月初二日)报道:迩来本邑杂症丛生,一般

---

① “瘟症可怕”,《盛京时报》1928年5月20日,第5版。
② “惨矣瘟疹”,《盛京时报》1928年6月17日,第5版。
③ “时疫流行”,《盛京时报》1928年7月3日,第5版。
④ “时疫流行”,《盛京时报》1928年5月19日,第5版。
⑤ “天花流行”,《盛京时报》1928年6月19日,第5版。
⑥ “痘疹流行”,《盛京时报》1928年4月21日,第5版。
⑦ “泻痢宜防”,《盛京时报》1928年6月24日,第5版。
⑧ “时疫堪虞”,《盛京时报》1928年6月6日,第5版。
⑨ “时症流行”,《盛京时报》1928年6月9日,第5版。
⑩ “时疫流行”,《盛京时报》1928年6月22日,第5版。
⑪ “痧疹可畏”,《盛京时报》1928年7月11日,第5版。
⑫ “医学会研究治疗”,《盛京时报》1928年8月2日,第4版。

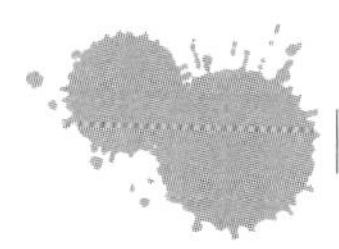

患者均系头晕目眩、呕吐泄泻,虽未盛行,亦渐有死亡者①。

富锦县(今富锦市)　夏,痢疾、猩红热流行。7月20日(六月初四日)报道:自入端阳节以来,屡现杂灾,非吐泻即痢疾,近日尤有周身发现红点,此病暴烈,染者汤水不饮②。

呼兰县　夏,痢疾流行。7月22日(六月初六日)报道:近日气候不调,时冷时热,一种时疫,传染甚剧。其病状,初则头晕目眩,继而上吐下泻,医治稍迟,即行毙命③。

宾　县　夏,痢疾流行。7月25日(六月初九日)报道:本邑前数日患痢疾者颇多,医治即愈,死者不过数人,惟中西医士非常忙碌④。

吉林省

吉林县(省会,今吉林市)　秋,霍乱流行。8月3日(六月十八日)报道:松山镇(今属磐石市)近一星期间发现一种时疫,初则头凉,四肢如冰,继而腹痛,时紧一时,在心窝下结成一大疙疸,撞心而疼,稍有疏忽,即生危险。据医界云,此名霍乱、滚肠痧,染者一昼夜,不治即亡⑤。9月20日(八月初七日)报道:松山镇近一星期之间发现一种秋瘟,男子居外。初得头晕目眩,上吐下泻,诊治稍迟,即有性命之患,近三二日因此症而死者有数起⑥。

榆树县(今榆树市)　春,时疫流行。5月16日(三月廿七日)报道:近日以来,时疾甚盛,有患腹部疼痛者,有患头昏目眩不能言语者,有得病即从鼻孔流血者⑦。

海龙县(今梅河口市)　夏,时疫流行。6月29日(五月十二日)报道:近日时疫流行,到处皆有患者,头晕目眩,精神昏迷,稍一迟缓,医药罔效,少壮者尚易挽回,年老虚弱者最为危险。刻下患者颇多,亡命者亦有⑧。

通化县(今通化市)　夏,痢疾、霍乱流行。7月31日(六月十五日)报道:先泻痢病传染甚多,讵近日又有霍乱病,吐泻抽筋,稍一不慎,即有性命之虞。而小儿出疹,亦复盛行,亦有带出天花者⑨。

---

① “发现时疫”,《盛京时报》1928年7月18日,第5版。
② “时疫流行”,《盛京时报》1928年7月20日,第5版。
③ “时症盛行”,《盛京时报》1928年7月22日,第5版。
④ “时疫消除”,《盛京时报》1928年7月25日,第5版。
⑤ “发现时疫”,《盛京时报》1928年8月3日,第5版。
⑥ “发现秋瘟”,《盛京时报》1928年9月20日,第6版。
⑦ “时疫盛行”,《盛京时报》1928年5月16日,第5版。
⑧ “时疫骇人”,《盛京时报》1928年6月29日,第5版。
⑨ “霍乱盛行”,《盛京时报》1928年7月31日,第5版。

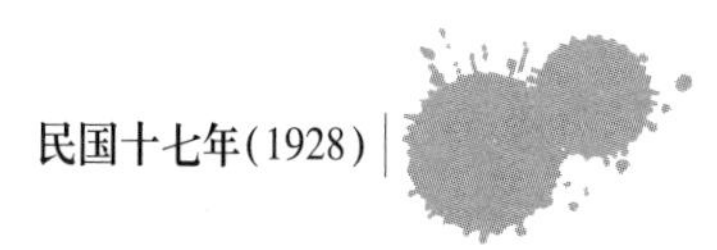

延吉县(今延吉市)　夏,痢疾流行。8月2日(六月十七日)报道:痢疾一症,现正流行。初起病泄,继则腹疼,终则成痢。近日患者颇多,虽治之得法,幸无生命危险,而死者亦实不乏人①。

临江县(今临江市)　夏,瘟疫流行。8月3日(六月十八日)报道:瘟疫流行,多患头痛、目眩、吐泄等症,孩童尤甚,因而致死者亦属不少②。

桦甸县(今桦甸市)　冬,时疫流行。1929年1月30日(十二月二十日)报道:入冬以来,寒暖不时,人患急症,乍婴疾时,先吐后泻,不待施诊,患疫身死者不胜枚举③。

开通县(今并入通榆县)　秋,鼠疫流行。9月21日(八月初八日)报道:11日,开通站西方约30英里胆榆线发生鼠疫,有死亡者④。

洮南县(今洮南市)　秋,鼠疫流行。9月22日(八月初九日)报道:四洮沿线鼠疫猖獗,三林站一日而死29人,现并有侵入郑家屯之势⑤。11月9日(九月廿八日)报道:四洮铁路大林站发现鼠疫,情势颇烈⑥。

扶余县、大赉县　冬,鼠疫流行。12月19日(十一月初八日)《申报》报道:鼠疫由扶余、大赉等县传入长春⑦。

长春县(今属长春市)　春,春瘟流行。2月23日(二月初三日)报道:下九台一带(今长春市九台区)疫疠盛行,死者为数不鲜,四乡尤甚⑧。3月10日(二月十九日)报道:南满路沿线附属地传染病异常猖獗,而尤以猩红热、肠胃炎、赤痢为最,2月份罹病者竟达2343人之多,就中长春287名,死亡者29名⑨。3月28日(闰二月初七日)报道:本月来罹感冒症者极多,而尤以小孩为最,且富有传染性,一人罹疾,全家难免,流行极速,城内外医院如市⑩。4月25日(三月初六日)报道:流行性之感冒病遍满长春,日人设立之商业学校200名寄宿生全体感冒,区区东站染病者竟有400余人,日人十数名⑪。夏秋,痢疾流行。7月28日(六月十二日)报道:下九台商民多感

---

① “痢疾流行”,《盛京时报》1928年8月2日,第5版。
② “瘟疫流行”,《盛京时报》1928年8月3日,第5版。
③ “发现时疫”,《盛京时报》1929年1月30日,第5版。
④ “东边鼠疫有蔓延之虑”,《大公报》1928年9月21日,第2版。
⑤ “四洮沿线鼠疫猖獗”,《大公报》1928年9月22日,第3版。
⑥ “四洮路鼠疫又炽”,《大公报》1928年11月9日,第3版。
⑦ “长农间发生鼠疫”,《申报》1928年12月19日,第11版。
⑧ “春瘟盛行”,《盛京时报》1928年2月23日,第5版。
⑨ “满铁沿线传染病”,《盛京时报》1928年3月10日,第4版。
⑩ “流行感冒”,《盛京时报》1928年3月28日,第5版。
⑪ “流行感冒之广泛”,《盛京时报》1928年4月25日,第4版。

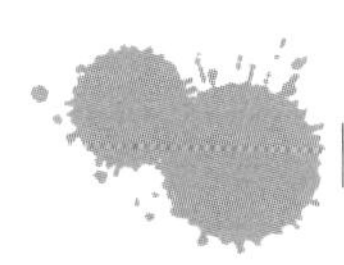

红白痢及吐泻等症,但死亡寥寥[①]。8月24日(七月初十日)报道:迩来本埠(长春)病痢者极多,尤以小孩为最。因痢而死者,屡见不鲜[②]。冬,鼠疫流行。12月19日(十一月初八日)报道:郭罗斯前旗管内,忽发现一种剧烈疫病,军民旅客死者甚多。病初犯时,仅头痛胸闷,故人民不大注意,乃一二日后即吐血而死,甚有猝然倒地,喷血即死者。经检查结果确系鼠疫,由扶余、大赉等县传染到此(长春)[③]。

农安县　冬,鼠疫流行。12月19日(十一月初八日)报道:发现鼠疫,死亡相继。据云,郭尔罗斯和硕蒙王府前有草屋三间,历来雇有山左人10余名看地,前半月时有其同乡某由外县到来,因患鼠疫互相传染(均系吐血),共死亡7人,余4人即被蒙王驱逐。闻至高家店、哈哩海城二镇,各死其一。其余2人不知存亡[④]。12月24日(十一月十三日)报道:12月初,农安县发现口吐白沫,旋即死亡之真性鼠疫,死亡多人[⑤]。

长岭县　冬,鼠疫流行[⑥]。

瞻榆县(今属通榆县)　秋,鼠疫流行。9月7日(七月廿四日)报道:时疫流行,城北疙疸王村五日间故去9口,尚有染病者3口[⑦]。9月23日(八月初十日)报道:奉天通辽、瞻榆等县,相继发生鼠疫蔓延[⑧]。9月24日(八月十一日)报道:疙疸王村又死3人[⑨]。冬,鼠疫流行。南门里、加拉门阁屯、义昌那拉西屯、义昌那拉格西屯、孙新奥拉屯,东花欧斗屯、三节庙屯,三区加太文同、东花安通等9处疫点共发病105人,死亡104人[⑩]。

辽宁省

沈阳县(省会,今沈阳市)　春,天花、猩红热流行。2月25日(二月初五日)报道:近日以来,城关住户因有多数尚未引种牛痘者,以致天花盛行[⑪]。3月10日(二月十九日)报道:南满路沿线附属地传染病异常猖獗,而尤以猩红热、肠胃炎、赤痢为最。2月中罹病者,奉天448人,死亡者42人[⑫]。夏,霍乱、痢疾流行。6月26日(五月初

---

① “时疫宜防”,《盛京时报》1928年7月28日,第5版。
② “赤痢流行”,《盛京时报》1928年8月24日,第5版。
③ “长农间发生鼠疫”,《申报》1928年12月19日,第11版。
④ “防止鼠疫及调查”,《盛京时报》1928年12月19日,第5版。
⑤ “蒙旗鼠疫有肃清望”,《申报》1928年12月24日,第9版。
⑥ 李文波《中国传染病史料》,化学工业出版社2004年版,第164页。
⑦ “时疫宜防”,《盛京时报》1928年9月7日,第4版。
⑧ “当局防疫不遗余力”,《盛京时报》1928年9月23日,第4版。
⑨ “筹办防疫”,《盛京时报》1928年9月24日,第5版。
⑩ 《通榆县志》,吉林人民出版社1994年版。
⑪ “天花盛行”,《盛京时报》1928年2月25日,第5版。
⑫ “满铁沿线传染病”,《盛京时报》1928年3月10日,第4版。

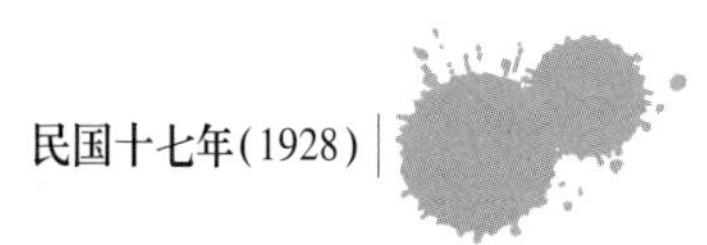

九日)报道:近来商民染患痢疾及类似虎疫者颇多①。7月12日(五月廿五日)报道:省垣发生时疫,初起稍感头晕,旋即下泻②。7月18日(六月初二日)报道:痢疾流行,日来患此病者踵相接也③。7月19日(六月初三日)报道:省城商民染患传染病,人数实多,死亡亦众④。冬,流感流行。1929年2月7日(十二月廿八日)报道:近日奉垣发现流行性肺炎、咳嗽的感冒病⑤。

开原县(今开原市)　春,瘟疹流行。2月28日(二月初八日)报道:本年四乡小孩染瘟疹者甚夥,而愈者颇鲜⑥。

辽源县(今双辽市)　春,流感流行。3月16日(二月廿五日)报道:郑家屯自月初以来,发生感冒病,甚为盛行。日本小学校全部学生49名,染此疾者竟超过半数之多,成年人患者亦属不少⑦。

锦　县(今锦州市)　春,春瘟流行。2月26日(二月初六日)报道:余积屯春瘟发觉,始则骤寒骤热,类似疟疾,继则吐泄交加,并有转为瘟疹、伤寒、天花、水痘者,且多始自小儿⑧。

金　县(今大连市)　春,流感流行。3月4日(二月十三日)报道:旅顺发现一种流行病,蔓延异常迅速⑨。又,商民发生一种流行感冒,俗名伤寒病,初患者头痛咳嗽,四肢困倦⑩。5月5日(三月十六日)报道:旅顺商民患感冒者甚多⑪。夏,天花、斑疹伤寒、痢疾流行。6月3日(四月十六日)报道:近来旅顺管内三间堡会各村之男女幼孩,患痘疹者不可胜数⑫。6月17日(四月三十日)报道:大连疹疫流行,患者至229名⑬。又,近时大连市内及附近,疹势猖獗,现在大连疗病院入院者,已达300余名,尚有续发流行之兆⑭。6月27日(五月初十日)报道:大连埠内流行疹疫,虽经极力预

---

① “张厅长慎重虎疫”,《盛京时报》1928年6月26日,第4版。
② “时疫流行”,《盛京时报》1928年7月12日,第5版。
③ “痢疾流行”,《盛京时报》1928年7月18日,第5版。
④ “拟设省埠防疫处”,《盛京时报》1928年7月19日,第4版。
⑤ “感冒流行”,《盛京时报》1929年2月7日,第4版。
⑥ “时疫可畏”,《盛京时报》1928年2月28日,第5版。
⑦ “郑家屯感冒盛行”,《盛京时报》1928年3月16日,第4版。
⑧ “发现春瘟”,《盛京时报》1928年2月26日,第5版。
⑨ “时疫流行”,《盛京时报》1928年3月4日,第5版。
⑩ “感冒须防”,《盛京时报》1928年3月4日,第5版。
⑪ “感冒盛行”,《盛京时报》1928年5月5日,第5版。
⑫ “痘疹可怕”,《盛京时报》1928年6月3日,第5版。
⑬ “疹疾堪虞”,《盛京时报》1928年6月17日,第5版。
⑭ “防止疹疾”,《盛京时报》1928年6月17日,第5版。

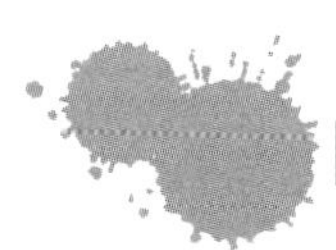

防,其势不衰。市内石道街于前日又发生痧疫,患者28人。寺儿沟检疫所统计,患痧疫者已达40余人①。8月8日(六月廿三日)报道:上月发生之痧窒扶斯传染症十数,日来已渐次减少,讵近日又发见赤痢,势颇猖獗,竟有40余名之多②。

安东县(今丹东市) 春,春瘟流行。3月13日(二月廿二日)报道:一般商民多发春瘟,亡者日有所闻③。夏,痢疾流行。6月2日(四月十五日)报道:天时不正,患痢疾者多④。秋,时疫流行。9月19日(八月初六日)报道:数人疫死⑤。

营口县(今大石桥市) 春,春瘟流行。3月17日(二月廿六日)报道:埠内发现一种春瘟,症状类流行性感冒,患者多身体酸疲、热度增高、头痛目眩、呕吐,传染性亦颇烈,甚且有一家数口同时病倒者⑥。夏,天花流行。6月30日(五月十三日)报道:埠内发生一种流行病,患者颇多。头眩呕吐,或泄泻腹痛⑦。又,痘疹流行,患者殊形危险⑧。7月20日(六月初四日)报道:泄痢流行,初患腹痛,既而泄泻便数⑨。7月22日(六月初六日)报道:患赤痢者,近日益多⑩。8月11日(六月廿六日)报道:发现虎疫,死二人⑪。

凤城县(今凤城市) 春,天花流行。3月25日(闰二月初四日)报道:城乡居民十有八九均染痘疹⑫。5月1日(三月十二日)报道:天花流行,城乡幼孩因患天花亡命者为数不少⑬。

康平县 春,天花、猩红热流行。4月5日(闰二月十五日)报道:时疫流行,城内各街住户或出天痘,或发猩红热⑭。4月22日(三月初三日)报道:小儿之传染天花者日盛一日,得此症者十死二三⑮。

宽甸县 春,痧症流行。4月20日(三月初一日)报道:县立女子第一小学校生

---

① "患痧何多",《盛京时报》1928年6月27日,第5版。
② "赤痢猖獗",《盛京时报》1928年8月8日,第5版。
③ "发现春瘟",《盛京时报》1928年3月13日,第5版。
④ "天时不正",《盛京时报》1928年6月2日,第5版。
⑤ "发现时疫",《盛京时报》1928年9月19日,第5版。
⑥ "春瘟流行",《盛京时报》1928年3月17日,第5版。
⑦ "发现时疫",《盛京时报》1928年6月30日,第5版。
⑧ "痘疹流行",《盛京时报》1928年6月30日,第5版。
⑨ "发现时疫",《盛京时报》1928年7月20日,第5版。
⑩ "赤痢流行",《盛京时报》1928年7月22日,第5版。
⑪ "发现虎疫",《盛京时报》1928年8月11日,第5版。
⑫ "发现痘疹",《盛京时报》1928年3月25日,第5版。
⑬ "天花宜防",《盛京时报》1928年5月1日,第5版。
⑭ "时疫流行",《盛京时报》1928年4月5日,第5版。
⑮ "天花盛行",《盛京时报》1928年4月22日,第5版。

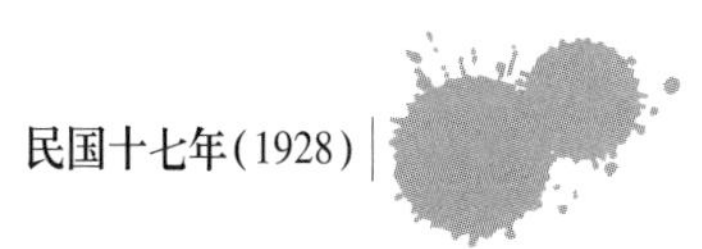

徒一百余名,近来患疹者十有二三[①]。夏,痢疾流行。8 月 4 日(六月十九日)报道:发现一种泄痢,初患腹痛,继而泄泻便数[②]。秋,流感流行。10 月 17 日(九月初五日)报道:发现时疫,患者身冷气虚、头晕眩、四肢酸痛、浑身发热,轻者三二日,重约十天八天,始能病退身安[③]。

铁岭县(今铁岭市)　春,麻疹蔓延。5 月 10 日(三月廿一日)报道:麻疹蔓延,据日警署调查,患者多达 124 名,就中小孩最多[④]。

义　县　夏,霍乱流行。7 月 19 日(六月初三日)报道:初起吐泻不止,腹中作痛。西医名为虎力(列)拉,中西谓之霍乱症,实以城厢各处为最[⑤]。

台安县　夏,痢疾流行。8 月 9 日(六月廿四日)报道:近因雨水连绵,一般人感受痢症甚多[⑥]。

盘山县(今盘锦市)　冬,天花流行。11 月 25 日(十月十四日)报道:时疫流行,百病齐发,尤以天花为最烈。不分成年幼童,均有患者,且有因病而亡者[⑦]。

海城县(今海城市)　冬,冬瘟流行。12 月 18 日(十一月初七日)报道:入冬以来,城关小儿时染吐泻之症,医不得法,生命危矣[⑧]。

辽阳县(今辽阳市)　春,天花流行。3 月 2 日(二月十一日)报道:四乡患天花者甚多[⑨]。3 月 8 日(二月十七日)报道:近因气候不正,诸病丛生,如小儿之天花、流痘疹等病,以及大人之感冒、咳嗽等症,到处皆有[⑩]。4 月 20 日(三月初一日)报道:城内小儿出天花者,计 300 人[⑪]。5 月 3 日(三月十四日)报道:近来城北一带患天花者,约有百分之十,因而死者亦不可胜数[⑫]。5 月 13 日(三月廿四日)报道:发生春瘟,小儿尤甚[⑬]。夏,瘟疹、痢疾流行。6 月 17 日(四月三十日)报道:瘟疹流行[⑭]。7 月 26 日

---

① “女生患疹”,《盛京时报》1928 年 4 月 20 日,第 5 版。
② “发现时疫”,《盛京时报》1928 年 8 月 4 日,第 5 版。
③ “发现时疫”,《盛京时报》1928 年 10 月 17 日,第 5 版。
④ “铁邑麻疹病调查”,《盛京时报》1928 年 5 月 10 日,第 4 版。
⑤ “发现时疫”,《盛京时报》1928 年 7 月 19 日,第 5 版。
⑥ “痢疾流行”,《盛京时报》1928 年 8 月 9 日,第 5 版。
⑦ “发现天花”,《盛京时报》1928 年 11 月 25 日,第 5 版。
⑧ “冬瘟宜防”,《盛京时报》1928 年 12 月 18 日,第 5 版。
⑨ “天花流行”,《盛京时报》1928 年 3 月 2 日,第 5 版。
⑩ “春疫流行”,《盛京时报》1928 年 3 月 8 日,第 5 版。
⑪ “天花盛行”,《盛京时报》1928 年 4 月 20 日,第 5 版。
⑫ “天花盛行”,《盛京时报》1928 年 5 月 3 日,第 5 版。
⑬ “时疫宜防”,《盛京时报》1928 年 5 月 13 日,第 5 版。
⑭ “瘟疹流行”,《盛京时报》1928 年 6 月 17 日,第 5 版。

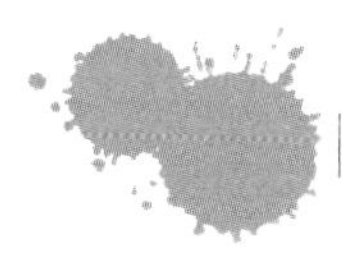

(六月初十日)报道:近来发现一种时疫,初起头痛身热,吐泻交作,亦有患赤白痢者[①]。秋,斑疹伤寒流行。在鞍山大孤山采矿所工人中发现33名斑疹伤寒病人。当时将发病者住房烧毁,以此控制流行[②]。冬,流感流行。12月20日(十一月初九日)报道:本邑近来发现冬瘟,凡小儿衣食不慎,以致吐泻,继而腹疼[③]。1929年1月15日(十二月初五日)报道:人民染患感冒者颇多,始则头晕咳嗽,继而呕泻[④]。

抚顺县(今抚顺市) 春,猩红热、肠胃炎、赤痢等、痧疹流行。3月10日(二月十九日)报道:南满路沿线附属地传染病异常猖獗,而尤以猩红热、肠胃炎、赤痢为最。二月中罹病者,抚顺579人,死亡者81人[⑤]。5月9日(三月二十日)报道:痧疹患者不少[⑥]。天花流行。发病60人,死亡10人[⑦]。

本溪县 秋,斑疹伤寒流行[⑧]。

法库县 春,天花、流感春瘟流行。5月3日(三月十四日)报道:春瘟发现,小儿患痘疹,成人多患头痛、身热等症[⑨]。夏,瘢疹伤寒、痢疾流行。7月5日(五月十八日)报道:城乡小孩发生斑疹,死亡者不少[⑩]。7月21日(六月初五日)报道:法库痢疾流行[⑪]。秋,鼠疫流行。10月,境内发生鼠疫,势甚猖獗[⑫]。

内蒙古自治区

包头县(今属包头市) 秋冬,鼠疫流行。10月,包头发生鼠疫[⑬]。10月25日(九月十三日)报道:包头附近各村患疫,已杀百余人[⑭]。1929年1月8日(十一月廿八日)报道:有疫,拟即赴该地调查[⑮]。1月20日(十二月初十日)报道:包头镇该地附近一带发生肺黑死病,每日病死多人[⑯]。是年8月至次年2月,鼠疫波及7个村镇,死

---

① “发现时疫”,《盛京时报》1928年7月26日,第5版。
② 《鞍山市卫生志》,1990年。
③ “冬瘟流行”,《盛京时报》1928年12月20日,第5版。
④ “时症流行”,《盛京时报》1929年1月15日,第5版。
⑤ “满铁沿线传染病”,《盛京时报》1928年3月10日,第4版。
⑥ “发生痧疹”,《盛京时报》1928年5月9日,第5版。
⑦ 《抚顺市卫生志》,1989年。
⑧ 《本溪满族自治县志》,辽宁民族出版社2009年版。
⑨ “春瘟流行”,《盛京时报》1928年5月3日,第5版。
⑩ “发现瘢疹”,《盛京时报》1928年7月5日,第5版。
⑪ “痢疾流行”,《盛京时报》1928年7月21日,第5版。
⑫ 《法库县志》,沈阳出版社1990年版。
⑬ 《中华民国史事日志》,1928年,第399页。
⑭ “汾州包头疫势尚盛”,《中央日报》1928年10月25日,第3版。
⑮ “卫生部查绥远疫患”,《申报》1929年1月8日,第4版。
⑯ “包头镇发现肺黑死病”,《申报》1929年1月20日,第8版。

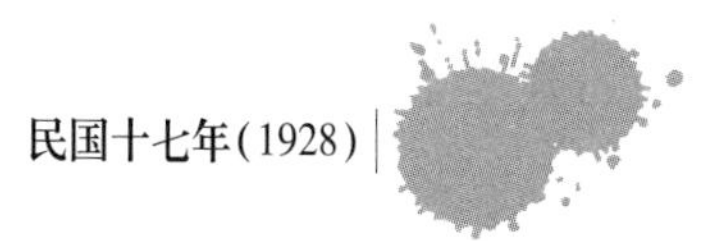

亡153人①。包市瘟疫大作②。秋后,包头杂疫流行,病者昏睡二三日,醒后气促而死,持续半年之久,8—12月,死亡410余口③。冬,鼠疫流行。1929年2月1日(十二月廿二日)报道:据土人云,此次瘟疫之传染,原发于萨县沙尔沁张海家,同时与沙尔沁毗连之东园村公积板等处,亦先后相继发现,死亡枕藉,遂蔓延包头各地,已成燎原之势④。

东胜县(今鄂尔多斯市东胜区)　冬,鼠疫流行。1929年1月8日(十一月廿八日)报道:东胜有疫,拟即赴该地调查⑤。

萨拉齐县(今大部属土默特右旗)　秋冬,鼠疫流行。8月,腺鼠疫发生,后转为肺鼠疫,蔓延到包头和托克托县等地。9月,全县因鼠疫死亡近1000人⑥。12月17日(十一月初六日)报道:绥远境内萨、托各县发生瘟疫,初由某小镇发现,现已传染及各县,病者逾日即亡,死者甚夥⑦。12月21日(十一月初十日)报道:萨县三窗子村因今年亢旱,人民捕鼠充饥,染患传染疫病,全村死亡过半⑧。12月24日(十一月十三日),卫生部呈报:山西临、兴等县,鼠疫情势因该管地方官防范得力,现已日见消减。惟又准绥远省政府徐主席永昌电告,绥远萨拉齐及附近蒙古等地鼠疫继起,疫势尚较山西为重⑨。12月25日(十一月十四日),卫生部再次呈报:再,绥远鼠疫前据报告,疫势较山西为重,刻正派员筹防中⑩。1929年1月6日(十一月廿六日)报道:萨县西代州营子村一带,一农民家死去21人,传染极速⑪。1929年1月8日(十一月廿八日)报道:公积板、东园热村疫势稍平。10日前,毛岱新营村发现疫病,死亡33人,已

---

① 《包头市卫生防疫志》,1986年。

② 《包头轶闻》,远方出版社2009年版。

③ 《土默特志》,内蒙古人民出版社1997年版。

④ “天灾人祸,绥远省防疫与救灾实行施种疫苗,设难民收容所”,《大公报》1929年2月1日,第8版。

⑤ “卫生部查绥远疫患”,《申报》1929年1月8日,第4版。

⑥ 《包头市卫生防疫志》,1986年。

⑦ “灾荒疾疫,晋绥人民何以堪此”,《大公报》1928年12月17日,第3版。

⑧ “鼠疫到绥远”,《大公报》1928年12月21日,第2版。

⑨ “国民政府行政院卫生部呈(1928年12月24日)”,《卫生公报》1929年第1期,第111~112页。

⑩ “国民政府行政院卫生部呈第三十六号(1928年12月25日)”,《卫生公报》1929年第1期,第112页。

⑪ “平绥路局通令预防鼠疫,发生地点在公积坂萨拉齐站之间”,《大公报》1929年1月6日,第8版。

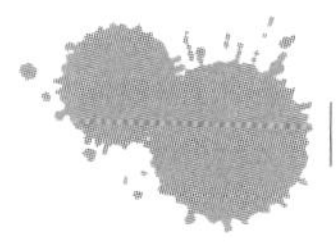

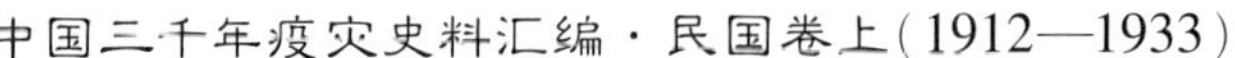

派兵前往隔离,疫亦稍减①。直至1929年3月15日(二月初五日)鼠疫疫情才告肃清②。

固阳县　冬,鼠疫流行。波及8个村,发病25人,全部死亡③。

呼伦县(今海拉尔市)　秋,鼠疫流行。10月2日(八月十九日)报道:东铁西部线海拉尔南方四百里某地,忽发生真性鼠疫,死亡甚多④。

托克托县　冬,鼠疫盛行。涉及全县17个村庄,发病377人,死亡201人⑤。12月19日(十一月初八日)报道:萨拉齐、托克托各县发生瘟疫,初由惛河某小镇发起,刻已染及各县。病者腹部满生斑点,血成黑色,逾日即亡,死者甚多⑥。1929年1月29日(十二月十九日)报道:卫生部据报,托克托县城内及其西北区5村,疫势极盛,数日内死亡达300余人⑦。

武川县　冬,鼠疫流行,死亡数千人⑧。

鄂尔多斯左翼前旗(今准格尔旗)、鄂尔多斯左翼中旗(今属伊金霍洛旗)、鄂尔多斯左翼后旗(今达拉特旗)、鄂尔多斯右翼前旗(今乌审旗)、鄂尔多斯右翼前末旗(今扎萨克旗)、鄂尔多斯右翼后旗(今杭锦旗)、鄂尔多斯右翼中旗(今鄂托克旗)　冬,鼠疫流行。民国鄂尔多斯旗掩有今准格尔旗、伊金霍洛旗、达拉特旗、杭锦旗、乌审旗的范围,这些旗都记载有鼠疫流行⑨。

伊克昭盟　冬,鼠疫流行,死亡1585人⑩。

突泉、通辽、开鲁、科左中旗、乌拉特前旗、科尔沁左翼中旗、奈曼旗　鼠疫流行⑪。

土默特旗　秋,赤痢流行。8—9月,驻军开浚民生渠,患急性噤口赤痢,死者100余人。冬,鼠疫流行。夏秋间,由陕北传入疔毒(腺鼠疫),至冬,鼠疫大流行,波及9个村,8—12月,疫死410余人⑫。

---

① "卫生部查绥远疫患",《申报》1929年1月8日,第4版。

② "绥远疫情已肃清",《中央日报》1929年3月15日,第6版。

③ 《固阳县志》,内蒙古人民出版社1991年版。

④ "中东路积极防疫",《盛京时报》1928年10月2日,第5版。

⑤ 《呼和浩特市志》,内蒙古人民出版社1999年版。

⑥ "绥远发生瘟疫",《申报》1928年12月19日,第7版。

⑦ "首都纪闻",《申报》1929年1月29日,第7版。

⑧ 《武川县志》,内蒙古人民出版社1988年版。

⑨ 《准格尔旗志》,内蒙古人民出版社1993年版。《杭锦旗志》,内蒙古人民出版社1994年版。《乌审旗志》,内蒙古人民出版社2001年版。《伊金霍洛旗志》,内蒙古人民出版社1997年版。

⑩ 《伊克昭盟志》,现代出版社1994年版。

⑪ 李文波《中国传染病史料》,化学工业出版社2004年版,第164页。

⑫ 《土默特右旗志》,内蒙古人民出版社1994年版。《土默特志》,内蒙古人民出版社1997年版。

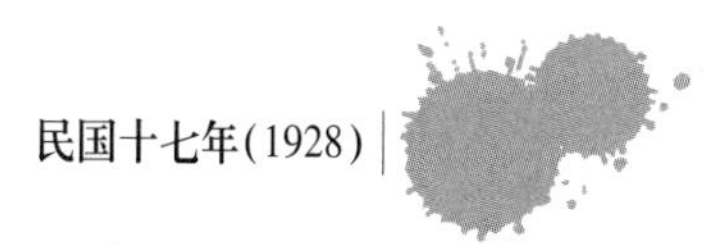

突泉县　鼠疫流行,水泉村郑家店发死亡 50 人①。秋,瘟疹流行。9 月 24 日(八月十一日)报道:发现瘟疹者,或红或白或黑,红白者尚能治愈,黑者无法治疗。死者皆幼童,一家中患此症者至三四口之多,军营中患此症者亦复不少②。

通辽县(今通辽市科尔沁区)　夏六月,霍乱流行。北部某村全村 300 人,虎疫死者 100 余人③。秋冬,鼠疫流行。9 月 5 日(七月廿二日)报道:鼠疫流行,自 8 月 30 日至本月 1 日,染病身死者计达 210 名之多④。9 月 6 日(七月廿三日)报道:阴历七月,西北钱家店一带鼠疫,截至七月二十三日,察于套力酷地方 40 户死 24 人,乌兰花地方 3 户死 13 人,核堡台 4 户死 8 人,巨力营子 2 户死 3 人,前毛头营子 9 户死 18 人,牛房子 19 户死 57 人,后毛头营子住户不详死 13 人,合共 136 人⑤。9 月 14 日(八月初一日)报道:钱家店发生鼠疫,已死 30 人⑥。9 月 15 日(八月初二日)报道:钱家店发现百斯笃,经东省防疫处证明为腺型鼠疫败血症,由蒙古传来⑦。9 月 20 日(八月初七日)报道:四洮铁路钱家站发生百斯笃疫症,7 日死 2 人,9 日又死 9 人,日来疫势益甚,死亡更多,平均每日受疫而死者 5 人以上。现疫势已传入四平街,13 日发现传染百斯笃病者 6 人,幸医治得法,仅死 2 人⑧。9 月 21 日(八月初八日)报道:鼠疫猖獗,赴通车停驶⑨。同日又报道:钱家店发生鼠疫,蔓延一带村落,8、9 两日死 7 名至 15 名⑩。9 月 23 日(八月初十日)报道:通辽县鼠疫蔓延⑪。9 月 24 日(八月十一日)报道:四洮路钱家店发生鼠疫,传染日广,势甚猖獗⑫。9 月 29 日(八月十六日)报道:通辽地段染鼠疫死亡者,至今已有 189 起⑬。10 月 2 日(八月十九日)报道:鼠疫渐衰⑭。10 月 5 日(八月廿二日)报道:四洮路钱家店、大林等处发生百斯笃疫症,据报十数日内,竟死亡 200 余人⑮。10 月 6 日(八月廿三日)报道:北满鼠疫流行,钱家

---

① 《突泉县志》,内蒙古人民出版社 1993 年版。《兴安盟志》,内蒙古人民出版社 1997 年版。
② "疫症流行",《盛京时报》1928 年 9 月 24 日,第 5 版。
③ 《民国日报》1928 年 8 月 1 日。
④ "四洮路发生疑似百斯笃",《盛京时报》1928 年 9 月 5 日,第 4 版。
⑤ 《民国日报》1928 年 9 月 6 日。
⑥ 《中央日报》1928 年 9 月 14 日,第 3 版。
⑦ "四洮路发现疫症",《申报》1928 年 9 月 15 日,第 9 版。
⑧ "四洮路发生百斯笃疫症",《申报》1928 年 9 月 20 日,第 11 版。
⑨ "吉林近闻",《申报》1928 年 9 月 21 日,第 8 版。
⑩ "东边鼠疫有蔓延之虑",《大公报》1928 年 9 月 21 日,第 2 版。
⑪ "当局防疫不遗余力",《盛京时报》1928 年 9 月 23 日,第 4 版。
⑫ "钱家店鼠疫势将蔓延奉当局力筹预防",《中央日报》1928 年 9 月 24 日,第 3 版。
⑬ "通辽鼠疫尚蔓延中",《大公报》1928 年 9 月 29 日,第 2 版。
⑭ "东北要讯",《申报》1928 年 10 月 2 日,第 8 版。
⑮ "梨树县派员查疫",《盛京时报》1928 年 10 月 5 日,第 5 版。

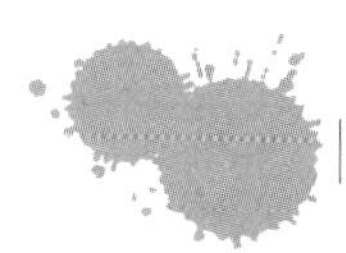

店一地死亡者已达250名[①]。11月21日(十月初十日)报道:通辽鼠疫自9月发现,至今始告消灭,共疫死513名[②]。12月6日(十月廿五日)报道:四洮铁路线辽源钱家店一带发生疫症,现已肃清,特将该各地死亡情形列后:辽源县、双山县、三林镇、太平川、黄花甸子死亡33名。太平川、瞻榆间死亡152名,三林镇、达王府、通辽死亡52名,孙窝棚、六家子未详[③]。1929年7月20日回顾报道:去年此时通辽及其附近发生此病(肺鼠疫),死者513人[④]。鼠疫的具体传播过程是:7月中旬,察罕套拉搞(今通辽市查干乡)初发,死亡30人,其后波及辽河与新开河的中间地带,8月下旬约死亡400人,并蔓延到辽河以南。8月27日侵入钱家店,11月9日终熄,共有379人感染发病,约占居民的1/30。又由钱家店向四方蔓延,北至腰林毛都,南至巨流河,东至郑家屯、八面城,西至道德营子,患者约有1200名。统计通辽全县此次鼠疫有23个村落发生,患病922人,死亡841人[⑤]。

开鲁县　夏,鼠疫流行。营子村在5月首发鼠疫[⑥]。

赤峰县(今赤峰市)　夏,鼠疫流行。7—8月,鼠疫,阿鲁克科尔沁旗郎地铺村发病30人,全部死亡[⑦]。

苏尼特右翼旗(今苏尼特右旗)　夏,鼠疫流行。毛都庙死亡15人[⑧]。

山西省

山西省　夏,霍乱大流行。全省每日因此死亡者不下数十人。至7月底,山西霍乱区达25县,最严重者有16县[⑨]。秋,鼠疫、黄疸、天花流行。11月9日(九月廿八日)报道:山西鼠疫传播,疫区凡占84村,死亡计500人。最近蔓延更广,尚未止此[⑩]。11月10日(九月廿九日)报道:晋省瘟疫有四种,鼠疫肇端于临县,近则延及兴县、汾阳、孝义各地;黄病初起于雁北战区各地,刻已传至省垣;小儿痘症盛行于晋南各县。其中以鼠疫为最烈[⑪]。1929年3月6日(正月廿五日)报道:举凡全省一百余县,不被

---

① “北满鼠疫严重防堵”,《大公报》1928年10月6日,第2版。

② “通辽疫死数目”,《盛京时报》1928年11月21日,第4版。

③ “四洮疫症死亡数”,《盛京时报》1928年12月6日,第4版。

④ “通辽北方发生肺疫”,《申报》1929年7月20日,第8版。

⑤ 《通辽市卫生志》,2005年。

⑥ 《开鲁县志》,内蒙古文化出版社2001年版。

⑦ 《赤峰八千年大事记》,方志出版社1999年版。《赤峰市志》,内蒙古人民出版社1996年版。

⑧ 《苏尼特右旗志》,内蒙古文化出版社2002年版。

⑨ 朱汉国、杨群《中华民国史》第5册,四川人民出版社2006年版,第518、519页。

⑩ “临县鼠疫尚未扑灭”,《大公报》1928年11月9日,第3版。

⑪ “晋省之救荒与防疫,省南旱荒亟待赈济,鼠疫猖獗医生束手”,《大公报》1928年11月10日,第3版。

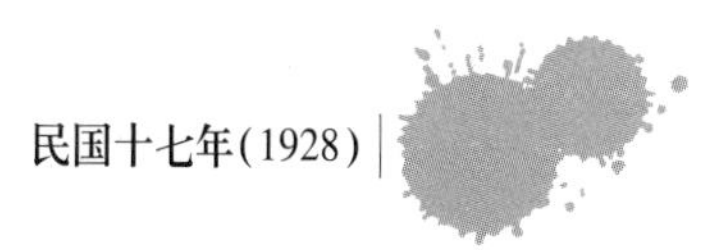

灾者鲜矣,南部亢旱千里,耕种艰难,以致蓄麦无存;中部淫雨连绵,冰雹相随,田畴既没,庐舍成墟;北部春间大旱,秋季大雨,赤地千里,瘟疫流行,米珠薪桂,比比皆然。富者尚不得一饱,贫者则并日而食。入冬以来,藜藿一空,风雪交作,路人陨涕,哀鸿遍野,驯至老弱死于沟壑,壮丁转为饿殍,无衣无食,死亡枕藉①。

阳曲县(省会,今属太原市)　秋,黄疸流行。11月6日(九月廿五日)报道:省垣近发现黄疸症,患者颇众②。

翼城县　伤寒流行。两坂村全村有86户,发病270人,死亡18人③。按:此处“伤寒”或是民间对“霍乱”的俗称。

应　县　夏,霍乱流行。今《应县志》载:夏秋,南山峪口一带疫病流传,多有死亡④。

兴　县　秋冬,鼠疫流行。发病300例,死亡289人⑤。11月1日(九月二十日)报道:临县、兴县鼠疫,据确实调查,死亡共八百余人⑥。11月9日(九月廿八日)报道:兴县沿近黄河支流处发现黑死病,近一月来禁止船只出入⑦。11月16日(十月初五日)报道:疫气仍烈⑧。12月11日(十月三十日)报道:鼠疫完全肃清⑨。

临　县　秋九月至冬十一月,鼠疫流行。10月16日(九月初四日)报道:此疫初发在汾州西北临县,月初始发现鼠疫,时死亡三十余人⑩。同日又报道:鼠疫初发在临县,月初始发现,当时死30余人,日渐激烈⑪。10月17日(九月初五日)报道:山西省临县自本月初发现恶性百斯笃后,迄于今日,死者已达30名⑫。10月18日(九月初六日)报道:临县发生鼠疫,传染颇烈⑬。10月28日(九月十六日)报道:临县发生鼠疫以来,蔓延20余村,死者2000余人⑭。10月29日(九月十七日)报道:山西临县鼠

---

① “山西灾疫重重水旱冰雹接踵而至瘟症流行风雪交作”,《大公报》1929年3月6日,第7版。
② “临县鼠疫愈烈”,《大公报》1928年11月5日,第3版。
③ 《两坂村志》,2006年。
④ 《应县志》,山西人民出版社1992年版。
⑤ 李文波《中国传染病史料》,化学工业出版社2004年版,第163页。
⑥ “内次赵戴文昨抵京”,《申报》1928年11月1日,第7版。
⑦ “临县鼠疫尚未扑灭”,《大公报》1928年11月9日,第3版。
⑧ “临县鼠疫扑灭”,《申报》1928年11月16日,第8版。
⑨ “晋省兴县鼠疫肃清”,《申报》1928年12月11日,第9版。
⑩ “汾州鼠疫有蔓延势”,《中央日报》1928年10月16日,第3版。
⑪ “晋北鼠疫警报发生在临县”,《大公报》1928年10月16日,第2版。
⑫ “山西临县发现鼠疫”,《盛京时报》1928年10月17日,第2版。
⑬ “临县鼠疫传染颇烈”,《大公报》1928年10月18日,第3版。
⑭ “临县鼠疫蔓延堪虞”,《大公报》1928年10月28日,第2版。

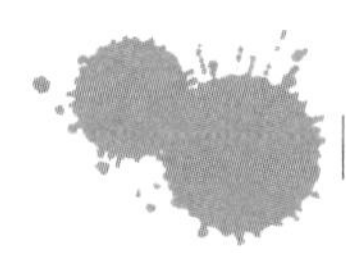

疫,现蔓延二十余村,死亡二千余人[①]。11 月 1 日(九月二十日)报道:临县、兴县鼠疫,据确实调查,死亡共八百余人[②]。11 月 4 日(九月二十三日)报道:鼠疫愈烈,城内外交通悉断绝,邮件之重要者由城上以绳传送,死亡人数,已无法调查[③]。11 月 5 日(九月廿四日)报道:临县鼠疫愈烈,城内外交通断绝[④]。11 月 9 日(九月廿八日)报道:临县鼠疫传播,城内死 20 人,南郊死 15 人;临县西二十华里某村又发现败血症[⑤]。11 月 16 日(十月初五日)报道:兴县鼠疫扑灭[⑥]。11 月 25 日(十月十四日)报道:临县鼠疫刻已完全扑灭,全县计达 49 村,确实死亡 700 余人[⑦]。11 月 26 日(十月十五日)报道:临县鼠疫,据总部特派医士杨欣源等详报,全县计达四十九村,确死七百余人,刻已完全扑灭[⑧]。12 月 11 日(十月三十日)报道:尚有一二村鼠疫未完全消灭[⑨]。12 月 24 日(十一月十三日),卫生部呈报:窃查本部前据报告,山西临、兴等县发生鼠疫,拟请设立山西临时防疫处以资防堵,业经拟具计划书呈奉钧院第九六号指令照准在案,本部正遵令筹办间,继据报告,该地鼠疫情势因该管地方官防范得力,现已日见消减[⑩]。12 月 25 日(十一月十四日),卫生部再次呈报:山西鼠疫发生已逾月,该省兴、临等县鼠疫现已一律肃清,已逾十余日疫区均无病人,综计前后死亡人数共七百余人[⑪]。

平鲁县(今朔州市平鲁区)　秋七月疫。8 月 18 日(七月初四日),平鲁县马知事电称:县属发生时疫,请饬医拟方[⑫]。

灵丘县　秋七月,霍乱流行。8 月 27 日(七月十三日),灵丘县王知事电称:该县时疫流行[⑬]。

---

① “汾州鼠疫蔓延可虑”,《中央日报》1928 年 10 月 29 日,第 3 版。

② “内次赵戴文昨抵京”,《申报》1928 年 11 月 1 日,第 7 版。

③ “晋省临县鼠疫益烈”,《申报》1928 年 11 月 4 日,第 7 版。

④ “临县鼠疫愈烈”,《大公报》1928 年 11 月 5 日,第 3 版。

⑤ “临县鼠疫尚未扑灭”,《大公报》1928 年 11 月 9 日,第 3 版。

⑥ “临县鼠疫扑灭”,《申报》1928 年 11 月 16 日,第 8 版。

⑦ “临县鼠疫已扑灭”,《大公报》1928 年 11 月 25 日,第 3 版。

⑧ “临县鼠疫完全扑灭”,《申报》1928 年 11 月 26 日,第 7 版。

⑨ “晋省兴县鼠疫肃清”,《申报》1928 年 12 月 11 日,第 9 版。

⑩ “国民政府行政院卫生部呈(1928 年 12 月 24 日)”,《卫生公报》1929 年第 1 期,第 111 ~ 112 页。

⑪ “国民政府行政院卫生部呈第三十六号(1928 年 12 月 25 日)”,《卫生公报》1929 年第 1 期,第 112 页。

⑫ “覆山西省政府秘书处函二则(关于平鲁县时疫之研究)”,《医学杂志》第 44 期,1928 年。

⑬ “山西省政府代电民字第一百九十六号(9 月 9 日)”,《山西省政公报》1928 年第 3 期,第 58 页。

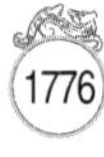

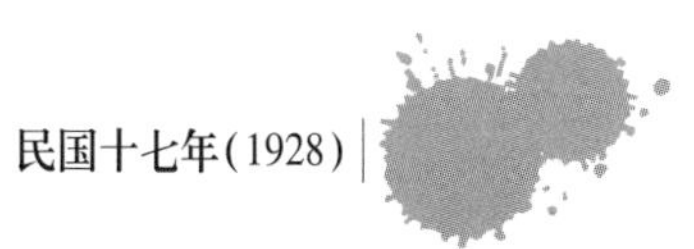

岚　县　冬十月,鼠疫流行[①]。11 月 12 日(十月初一日)报道:近日大起鼠疫,传染甚速,为害甚厉,计由临县而兴县,而岚县,而汾阳,曾不数旬,而传染殆遍,每一村落死者辄数十人,大有不可防御之势[②]。

崞　县(今属原平市)　冬,黄疸流行。12 月 26 日(十一月十五日)报道:崞县宏道镇一带近发现黄疸病,已死 100 余人,势仍甚猛,患者以妇孺为最多[③]。

汾阳县(今汾阳市)　秋冬,鼠疫流行。10 月 15 日(九月初三日)报道:汾州各乡村忽发现鼠疫,死亡甚众,黄河两岸附近村落为害尤甚,人民死亡殆尽[④]。10 月 28 日(九月十六日)北平电:据山西汾州西人设立之某医院报告云,汾州附近发生鼠疫,瞬间蔓延二十余村,死者已有二千余人,若不设法防疫,势必愈猛,有延及山西全省之势[⑤]。10 月 29 日(九月十七日)报道:汾州来函,据称该处二十余市镇现皆有疫症,已死两千余人[⑥]。11 月 12 日(十月初一日)报道:近日大起鼠疫,传染甚速,为害甚厉,计由临县而兴县,而岚县,而汾阳,曾不数旬,而传染殆遍,每一村落死者辄数十人,大有不可防御之势[⑦]。

太原县(今太原市晋源区)　秋九月,急性肝炎流行。10 月 25 日(九月十三日)报道:据太原华人消息,该处发生一种黄病,传染颇速,但无杀[⑧]。

交城县　白喉流行。平川各村小儿死亡尤甚。小辛村入学儿童 30 名,死于白喉者过半[⑨]。

榆社县　霍乱流行。虎列拉病盛行,死人甚多[⑩]。

浑源县　夏秋,鼠疫流行[⑪]。

陕西省

陕西省　秋,大疫。12 月 10 日(十月廿九日)报道:秋间疾疫大作,蔓延各县,犹以陕南痢疾、畜瘟为更凄惨,老者多化异物,丁壮骤遭夭折,死亡之数,亦逾巨万[⑫]。

---

① 《岢岚县志》,文化艺术出版社 1990 年版。

② “弥漫全晋之救荒声”,《申报》1928 年 11 月 12 日,第 9 版。

③ “黄疸病晋崞县死百余人”,《大公报》1928 年 12 月 26 日,第 3 版。

④ “汾州河岸忽有鼠疫”,《大公报》1928 年 10 月 15 日,第 2 版。

⑤ “汾州疫势蔓延甚广”,《真光杂志》1928 年第 11 期。

⑥ “汾州鼠疫蔓延可虑”,《中央日报》1928 年 10 月 29 日,第 3 版。

⑦ “弥漫全晋之救荒声”,《申报》1928 年 11 月 12 日,第 9 版。

⑧ “汾州包头疫势尚盛”,《中央日报》1928 年 10 月 25 日,第 3 版。

⑨ 《交城县志》,山西古籍出版社 1994 年版。

⑩ 《榆社县志》,山西古籍出版社 1999 年版。

⑪ 《浑源县卫生志》,1988 年。

⑫ “陕灾救委会呼吁迫切”,《申报》1928 年 12 月 10 日,第 9 版。

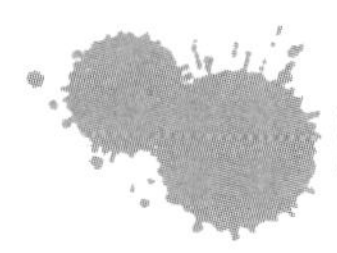

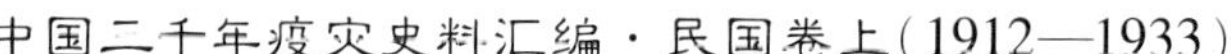

长安县(今长安区)　霍乱流行,群众叫"霍里拉",张家堡地区死300多人[①]。

神木县　秋,鼠疫流行。今《神木县志》载:8月,北乡崔元梁一村民去内蒙古探亲染病,传给其家属4人,其他5人,波及栅子沟、柠条塔村,后10例患者全部死亡[②]。12月3日(十月廿二日)报道:陕北神木一带发现鼠疫,闻系由晋北传播而来,势甚猖獗[③]。

米脂县　冬,鼠疫流行。1929年1月31日(十二月廿一日)报道:陕邢脂(应为米脂)县发现疫症,似由山西临县鼠疫传染[④]。

吴堡县　鼠疫流行。连同横山、神木,3县共15个点,发生168例,死亡157人[⑤]。

榆林县(今榆阳区)　冬,鼠疫流行。所辖石湾镇鼠疫流行。发病156人,死亡121人[⑥]。

横山县　冬,鼠疫流行。今《横山县志》载:石湾、高镇两地发生鼠疫。是年及1930年、1931年3次鼠疫流行,波及125个自然村,发病2468人,死亡2099人[⑦]。

绥德县　霍乱蔓延,路少行人[⑧]。

镇坪县　秋,痢疾流行。今《安康市卫生防疫志》载:痢疾大流行,死亡甚多,有一家死亡二三人者[⑨]。

白河县　秋,痢疾流行。今《白河县志》载:连续六年大灾,饥荒遍野。是年及次年,朱良一带遍发痢疾[⑩]。

汉阴县　夏五月,霍乱流行,患者十中难存一二[⑪]。

天津市

天津县(今天津市市区)　春,麻疹、天花、猩红热流行。2月1日(正月初十日)报道:法租界发现患麻疹传染病者4人[⑫]。2月19日(正月廿八日)报道:入春以来,天气乍寒乍热,以致酿成时疫,轻则为伤风、头疼、咳嗽等症,重者为喉症、天然痘、猩

① 《张家堡街道志》,1995年。
② 《神木县志》,经济日报出版社1990年版。
③ "陕西简报",《大公报》1928年12月3日,第3版。
④ "卫部防堵临县鼠疫",《申报》1929年1月31日,第9版。
⑤ 李文波《中国传染病史料》,化学工业出版社2004年版,第164页。
⑥ 《石湾镇志》,1997年。
⑦ 《横山县志》,陕西人民出版社1993年版。
⑧ 《吉镇村志》,2006年。
⑨ 《安康市卫生防疫志》,2006年。
⑩ 《白河县志》,陕西人民出版社1996年版。
⑪ 《汉阴县志》,陕西人民出版社1991年版。
⑫ "警厅通令防传染病",《大公报》1928年2月1日,第7版。

红热、春暖肺炎等症;婴孩患天然痘者尤多①。2月20日(正月廿九日)报道:日租界内发生麻疹、痘疹、天花,已有死殇②。2月26日(二月初六日)报道:入春以来,猩红热症渐行滋蔓,日租界五六人罹病③。3月5日(二月十四日)报道:猩红热及天花瘟疹逐日发生,不及十岁之小儿女殇亡无算④。3月7日(二月十六日)报道:天津时疫流行⑤。3月12日(二月廿一日)报道:入春以来,流行病肆虐,尤以猩红热为最烈⑥。4月10日(闰二月二十日)报道:日租界新德里一带,近日猩红热症暴毙者,屡见不鲜⑦。5月2日(三月十三日)报道:近三数日,患流行性感冒者实繁,症象最烈为肺炎症⑧。5月9日(三月二十日)报道:一月以来,喉症来势猖獗,近又转为耳下时行瘰疬,症状与喉痧略同,亦富于传染性⑨。夏,霍乱流行。5月20日(四月初二日)报道:特别二区尹宅自本月10日至今,丧亡人口大小5名,尚有2人病在榻中⑩。7月28日(六月十二日)报道:津北乡王泰庄近日发现伤寒病,一日死3人,刻仍有军人11名染患此疫,势在垂危⑪。8月8日(六月廿三日)报道:西乡各村居民霍乱患者日多⑫。秋,霍乱流行。9月25日(八月十二日),中央防疫处函天津市公安局称:天津韩柳墅发现霍乱,平津相距密迩,交通亦繁,请及早预防,以免传播⑬。9月18日(八月初五日)报道:韩柳墅一带驻军染虎疫死者先后已20余人;河北新开河驻军亦发生虎疫,死亡数人⑭。9月20日(八月初七日)报道:唐山虎疫蔓延于天津郊外,现在死者约五六十名⑮。9月28日(八月十五日)报道:发生虎列拉疫症,患者皆华兵,一在城内,四在城外营中⑯。

宝坻县(今宝坻区)　春,天花流行。4月26日(三月初七日)报道:宝坻春瘟大

---

① “欲谋安全要预防时症”,《大公报》1928年2月19日,第7版。
② “各区注意防疫”,《大公报》1928年2月20日,第7版。
③ “预防猩红热”,《大公报》1928年2月26日,第7版。
④ “红会预防疫症”,《大公报》1928年3月5日,第7版。
⑤ “警厅注意卫生”,《大公报》1928年3月7日,第7版。
⑥ “本埠新闻:猩红热蔓延可畏”,《大公报》1928年3月12日,第7版。
⑦ “猩红热蔓延”,《大公报》1928年4月10日,第7版。
⑧ “时疫蔓延可畏”,《大公报》1928年5月2日,第7版。
⑨ “喉痧症避免传染法”,《大公报》1928年5月9日,第7版。
⑩ “传染病?”,《大公报》1928年5月20日,第7版。
⑪ “津北匪患与疾疫”,《大公报》1928年7月28日,第6版。
⑫ “简报”,《大公报》1928年8月8日,第7版。
⑬ “函公安局准中央防疫处(1928年9月25日)”,《卫生公报》1929年第1期,第155~156页。
⑭ “虎疫势已稍杀但仍危险”,《大公报》1928年9月18日,第5版。
⑮ “蔓延虎疫”,《盛京时报》1928年9月20日,第2版。
⑯ “天津军队中发生虎疫”,《中央日报》1928年9月28日,第3版。

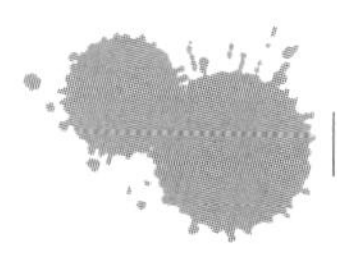

作,无论年龄长幼皆有患天花者[①]。秋,霍乱流行。9月20日(八月初七日)报道:县境西北第十区各村近日发现虎疫传染,死人甚多,每小村每日有死四五口者,城乡亦有染疫者[②]。冬,猩红热流行。11月13日(十月初二日)报道:入冬以来,城乡村镇病者几遍,且死者日有所闻。县城内不逾旬日,男妇小儿已死20口之多,均不外乎斑痧毒疹,身冷身痛,发热发狂等症,三二日失治即殒命[③]。

蓟　县(今蓟州区)　夏,痢疾流行。7月27日(六月十一日)报道:时疫流行,人民均患肚痛泻痢,重则病亡,轻则卧床数日[④]。

河北省

昌黎县　春,斑疹伤寒流行。4月6日(闰二月十六日)报道:昌黎一带入春以来,盛行斑疹伤寒时疫,患者均系小孩青年,以小孩死亡尤多。此外,更有一种类似脑膜炎之时疫,患者头目昏迷,周身酸痛[⑤]。

滦　县　夏,喉痧流行。5月26日(四月初八日)报道:滦县城乡近日时疫患者颇多,喉头作痛,身热口干,饮食不能下咽,有患者三四日间即死,城外附近各村,死者亦有数人[⑥]。秋,霍乱流行。9月18日(八月初五日)报道:发生虎疫,死亡3名[⑦]。

赵　县　秋,蛤蟆瘟流行。11月3日(九月廿二日)报道:阴历八月以来,天气干燥,时疫流行。今城南之停诸头村,发现一种蛤蟆瘟,稍一大意,三天内便死亡,近四五天内,该村患病死亡6人。城东杨家庄七八日来死亡四五人[⑧]。

定　县(今定州市)　冬,时疫流行。11月13日(十月初二日)报道:定县时疫流行,几遍全境,死亡人口不能数计,而尤以城东北十里许西南合村为最烈。该村共200多户,不及一月,死亡者70余口,至今尚未息止[⑨]。

安平县　冬,胎瘟流行。11月24日(十月十三日)报道:安平县之城西北各村发生胎瘟流行症,西大良村一村已死十五六名之多,有孕妇人咸陷于恐怖状态之中[⑩]。

青　县　冬,时疫流行。12月19日(十一月初八日)报道:本县近发生一种时

---

① “天花疫症流行”,《大公报》1928年4月26日,第6版。

② “宝坻虎疫每小村每日死四五人”,《大公报》1928年9月20日,第3版。

③ “城内外时疫大作”,《大公报》1928年11月13日,第8版。

④ “时疫流行”,《大公报》1928年7月27日,第6版。

⑤ “时疫流行”,《大公报》1928年4月6日,第6版。

⑥ “时疫流行”,《大公报》1928年5月26日,第6版。

⑦ “国军发生虎疫”,《盛京时报》1928年9月18日,第2版。

⑧ “蛤蟆瘟死人不少”,《大公报》1928年11月3日,第8版。

⑨ “时疫流行死人多”,《大公报》1928年11月13日,第8版。

⑩ “发生奇怪妇人流行病”,《大公报》1928年11月24日,第8版。

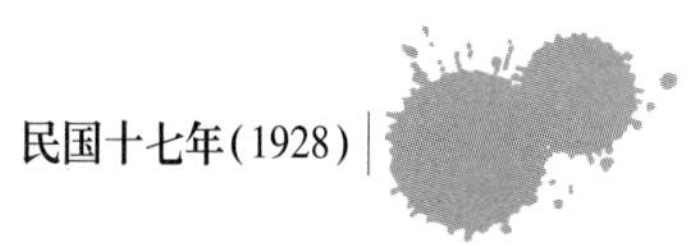

疫,传染甚烈,朝得病夕死,夕得病朝亡,其病之形状,不吐泻亦不疼痛,只云心中难过,不久即气绝身死[①]。12 月 30 日(十一月十九日)报道:青县南乡魏家庄因染时疫,疫毙2 例;西乡罗庄亦有时疫,连死少年妇女2 名[②]。

清苑县(今保定市)　春,大疫。4 月 8 日(闰二月十八日)报道:涿州自3 月 16 日(二月廿五日)起发生大疫,每日死亡数十人,一日竟至百二十余人。保定方面有同样的疫症[③]。

涿　县(今涿州市)　春,大疫。3 月 27 日(闰二月初六日)报道:涿州大疫,壮丁日死数名[④]。4 月 6 日(闰二月十六日)报道:北京涿州城乡尸臭及火药气,因春暖并发,瘟疫大起,体弱者恒一二日不及医即死[⑤]。4 月 8 日(闰二月十八日)报道:涿州自3 月 16 日起,发生大疫,每日死亡数十人,一日竟至百二十余人[⑥]。4 月 12 日(闰二月廿二日)报道:近发生大疫,一日间死亡一二百人[⑦]。

蠡　县　秋,白喉流行。今《蠡县志》载:9 月,北南王一带白喉病流行,新生婴儿染病,无一幸免[⑧]。

完　县(今顺平县)　秋,瘟疫流行[⑨]。秋,痢疾流行。9 月 2 日(七月十九日)报道:战事后白骨掩埋,尸体熏蒸,空气中含传染毒菌,以致近日时疫流行,染病者不及一星期即转变为泻痢炎,至身体发烧,则成不治之病,死者业有多人[⑩]。

吴桥县　瘟疫流行[⑪]。

山东省

济南市　春,兵后大疫。5 月 16 日(三月廿七日)《民国日报》报道:5 月 2 日(三月十三日),日军占领济南,残酷屠杀济南人民。至5 月 16 日(三月廿七日),仅中国军队尸骸就有两千余具,由于死难尸体多未掩埋,加之天气骤热,遂至发生瘟疫,而染疫后死亡极速[⑫]。秋,霍乱流行。8 月 31 日(七月十七日)《民国日报》有报道:济南

---

① “时疫流行可畏”,《大公报》1928 年 12 月 19 日,第 8 版。

② “时疫蔓延可畏”,《大公报》1928 年 12 月 30 日,第 8 版。

③ “涿州发生疫疠二日死至百二十余人”,《中央日报》1928 年 4 月 8 日,第 3 版。

④ “涿州发生大疫”,《申报》1928 年 3 月 27 日,第 6 版。

⑤ “涿州发生大疫”,《申报》1928 年 4 月 6 日,第 7 版。

⑥ “涿州发生疫疠二日死至百二十余人”,《中央日报》1928 年 4 月 8 日,第 3 版。

⑦ “涿州大疫可怖”,《申报》1928 年 4 月 12 日,第 6 版。

⑧ 《蠡县志》,中华书局 1999 年版。

⑨ 《顺平县志》,中华书局 1999 年版。

⑩ “各县通讯”,《大公报》1928 年 9 月 2 日,第 8 版。

⑪ 《沧州地区卫生志》,1991 年。

⑫ 李文海等《近代中国灾荒纪年续编》,湖南教育出版社 1993 年版,第 212 ~ 214 页。

复盛行霍乱,死亡相继[①]。10月22日(九月初十日)报道:17日通讯,济南虎疫势甚激烈,因疫死亡者:王古庄14人,井家沟30余人,七仙庄17人,后龙窝庄7人,前龙窝庄2人,杨家庄8人,西红庙6人。后魏华庄发现病者1人,韩家庄发现病者4人,山富庄发现病者2人,古列庄发现病者5人,袁柳洲庄发现病者3人。东红庙死者1人,朱家庄死者2人,辛庄发现病者3人,十里河发现病者5人,已死者1人。再往西以党家庄为最重,每日死亡二三十人不等,已死亡200余人云[②]。

邹平县 秋,霍乱大流行,人死无数[③]。

章邱县(今章丘市) 春,麻疹、白喉流行,文祖镇大寨村一带大多数儿童发病,半数死亡[④]。

高密县(今高密市) 秋,鼠疫流行。11月6日(九月廿五日)报道:高密近日鼠疫流行,以南乡初家村、莳戈庄、周杨集三村为烈,以上三村自发现以来,死亡者每村约六七十人。今日城内亦见发生鼠疫[⑤]。

夏津县 秋,霍乱流行[⑥]。

嘉祥县 秋,霍乱流行。田垓村死亡30多人,田海鹏一家18人死6人[⑦]。

定陶县 天花流行,死亡甚重,幸存者麻面终生[⑧]。

邹 县(今邹城市) 夏,霍乱流行。6月19日(五月初二日)报道:邹县发生虎列拉瘟疫[⑨]。

宁阳县 疟疾大流行,几乎村村都有[⑩]。

曲阜县(今曲阜市) 夏,霍乱流行,城东戈山、大泉一带病死700余人[⑪]。秋,霍乱、伤寒流行。今《曲阜县志》载:秋,霍乱流行,城东程庄、李村、齐王坡,纪庄、张村、高家村、王家村、宋家村、官庄等地,每日死亡上百人。伤寒流行,城北颜家村患病600余人,死亡100余人;城东土门石500人,发病340人,死亡60人[⑫]。

---

① 李文海等《近代中国灾荒纪年续编》,湖南教育出版社1993年版,第214页。

② “济南附近虎疫猖獗”,《大公报》1928年10月22日,第2版。

③ 《邹平县志》,中华书局1992年版。

④ 《章丘县志》,济南出版社1992年版。

⑤ “高密亦闹鼠疫耶”,《大公报》1928年11月6日,第8版。

⑥ 《德州地区卫生志》,天津科学技术出版社1991年版。

⑦ 《嘉祥县卫生志》,1990年。

⑧ 《定陶县志》,齐鲁书社1999年版。

⑨ “直鲁赈灾委员会调查组召集兖州各团体开联席会议”,《申报》1928年6月19日,第10版。

⑩ 《宁阳县志》,中国书籍出版社1994版。

⑪ 《济宁市卫生志》,山东科学技术出版社1992年版。

⑫ 《曲阜县志》,1985年。

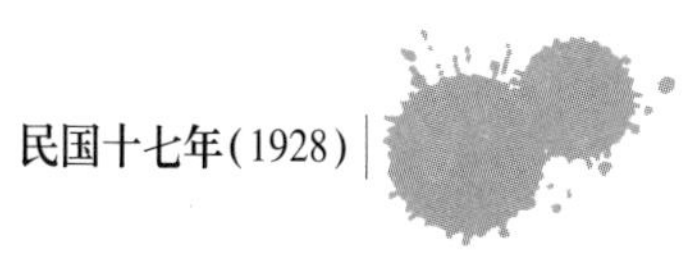

济宁县(今属济宁市)　天花流行。今《济宁市志》载:吴村一带天花发病300人,死亡31人,颜村、左家庄、王庄、鲁源、张庄等5个村893名儿童患天花,死亡165人①。

费　县　疟疾大流行,武台、水沟等村死亡严重②。

临沂县(今属临沂市)　秋,霍乱流行。《临沂百年大事记》载:10月,霍乱流行,疫死甚众③。

沂水县　天花大流行,仅高桥村就死亡60多人④。

蒙阴县　夏秋,霍乱流行。《临沂百年大事记》载:蒙阴县自5月以来,瘟疫流行,为害甚烈。至8月,死者达23000余人⑤。沂源县鲁村一带天花大流行,死人甚多⑥。

莱阳县(今莱阳市)　霍乱流行,解家泽口村有一家死三人者,全村死38人⑦。

胶　县(今胶州市,时含青岛)　夏,霍乱流行。8月2日(六月十七日)报道:青岛目下已发生虎疫,并有传播情形⑧。冬,天花流行。1929年1月17日(十二月初七日)报道:青岛痘疫流行⑨。薛家地区发生伤寒流行⑩。

河南省

修武县　霍乱流行,市区吕家胡同,焦作工学院、凭心煤矿都有病例发生和死亡⑪。

巩　县(今巩义市)　疟疾流行,回郭镇几乎每家都有病人发生⑫。

商邱县　自夏徂冬,霍乱流行。12月29日(十一月十八日)报道:商邱县自本年5月起发现伤寒症,传染迅速,至今未止,患者为数甚巨⑬。按:这里的"伤寒症"实际上可能是霍乱。

---

① 《济宁市志》,中华书局2002年版。《济宁市卫生志》,山东科学技术出版社1992年版。
② 《平邑县卫生志》,1991年。
③ 《临沂百年大事记》,山东人民出版社1989年版。《临沂地区志》,中华书局2001年版。
④ 《沂水县志》,齐鲁书社1997年版。
⑤ 《临沂百年大事记》,山东人民出版社1989年版。
⑥ 《沂源县卫生志》,1991年。
⑦ 《解家泽口村志》,2003年。
⑧ "市所将宣传防疫",《盛京时报》1928年8月2日,第5版。
⑨ "预防注射",《盛京时报》1929年1月17日,第5版。
⑩ 《山东省卫生志》,山东人民出版社1992年版。
⑪ 《焦作市卫生志》,1987年。
⑫ 《巩县卫生志》,1985年。
⑬ "卫生部政务之进行",《申报》1928年12月29日,第5版。

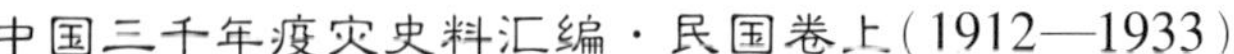

方城县　疟疾流行,患者十之八九,甚至全家皆染[①]。

光山县　春,脑膜炎大流行,死亡3000余人[②]。冬,天花大流行,漏人不漏户,死亡不漏村庄,患者最大年龄67岁,最小年龄不满周岁[③]。

宁夏回族自治区

中卫县(今沙坡头区)　伤寒大流行[④]。

固原县　冬,瘟疫迭见[⑤]。

甘肃省

甘肃省　是年,甘肃灾情奇重,灾后疫疠流行。冬十二月十五日,甘肃赈灾会报称:甘省地气高寒,夙称疾苦,岁逢歉收,仅足自给。比年以来,迭遭地震,陇山东南,甘南各县,陵谷为之变迁,室家于焉荡析。益以久旱不雨,频岁失种,三农绝望,十室皆空,通省七十余县,受灾五分之四,思欲就食他乡,告粜邻境,而北连瀚海,西界戈壁,青海游牧之地本无盖藏,终南太华之间同遭荒歉,以致隋珠失价,藜藿为粮,草根树皮掘食殆尽,少壮者铤而走险,于是土匪遍地,灾祲愈广。南路之徽、成、武都、清水、通渭,东路之泾川、平凉、海原、隆德、会宁、定西,北路之江水、靖远、金积、灵武等县,匪徒啸集,动以万计,奸淫掳掠,无所不为。而导河、狄道、洮沙、宁定、武威、平番杀伤数十万,焚烧数百里,兵匪争夺,奚啻再三,受祸之酷,实罕闻见。夫甘肃以极贫省分,而地震之后,继以荒旱,兵灾未平,疠疫复起,哀我烝民,不死于匪则死于疫,不毙于天灾则毙于冻饿,扬劫尘以飞灰,萃沙虫而惨目。呜呼!何辜而至于此耶?[⑥]

高台县　伤寒大行,当时对疫情束手无策,听其蔓延,危害生命[⑦]。

导河县(今和政县)　夏大疫。民国《和政县志》载:宁城被围,自入暑后,瘟疫盛行,次年冬稍为停止,前后死七八千人[⑧]。

徽　县　秋,霍乱流行。今《徽县志》载:虎疫流行,一人得病,染及全家,病亡者甚多[⑨]。

---

① 《社旗县志》,中州古籍出版社1996年版。

② 《光山县卫生志》,1986年。《新县志》,河南人民出版社1990年版。

③ 《光山县卫生志》,1986年。李文波《中国传染病史料》,化学工业出版社2004年版,第164页。

④ 《中卫县志》,宁夏人民出版社1995年版。

⑤ 袁林《西北灾荒史》,甘肃人民出版社1994年版,第1523页。

⑥ "旅平甘肃振灾会呈报甘省以瘠卤省分迭遭地震荒旱兵匪疠疫灾情颇重请施赈由(12月15日)",《赈灾汇刊》1928年12月。

⑦ 《高台县志》,兰州大学出版社1993年版。

⑧ 民国《和政县志》卷八《纪事·灾异》。

⑨ 《徽县志》,陕西人民出版社2003年版。

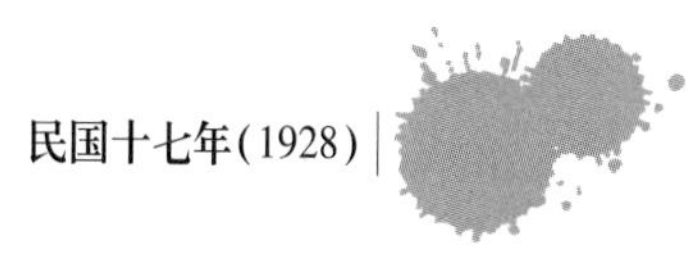

酒泉县(今肃州区)　白喉、天花流行[①]。伤寒大流行[②]。

临夏县(含今东乡县)　春,天花、白喉流行。今《临夏市志》载:春,天花流行,蔓延全县,死300多人[③]。今《临夏回族自治州志》载:白喉流行,仅北塬胡家庄全村70余人中,发病30余人,患病儿童15人,全部死亡[④]。夏,伤寒、麻疹、痢疾流行。今《临夏市卫生志》载:夏四月,马仲英事变,难民涌入城内,引起伤寒、麻疹合并痢疾流行,有全家死绝者[⑤]。今《东乡族自治县志》载:大旱,田禾晒死,伤寒流行,民众灾病交加,死者甚多[⑥]。

清水县(今张家川县)　恭门镇天花流行[⑦]。

天水县(今秦州区、麦积区)　夏,伤寒流行。秋,痢疾流行。六月间,热症流行。九月间,痢疫大作,人民死亡甚多[⑧]。

拉卜楞设治局(今夏河县)　鼠疫流行。夏河县鼠疫,发病16例,全部死亡[⑨]。

永登县(今天祝县)　冬,大旱,疫。《甘肃省医药卫生简志》载:12月,永登县大旱,藏族聚居区瘟疫流行[⑩]。今《天祝县志》载:大旱,瘟疫流行[⑪]。

玉门县(今玉门市)　伤寒大流行,波及全境,病亡甚重[⑫]。

张掖县(今甘州区)　夏,伤寒流行。今《水磨湾村志》载:张掖县夏,大旱,大饥,树皮、草根食尽,十室九空,瘟疫流行,饿殍遍地,惨不忍睹[⑬]。

漳　县　夏,伤寒流行。今《漳县志》载:春夏大旱,瘟疫流行[⑭]。

庄浪县　夏,痢疾、伤寒流行。今《庄浪县志》载:菌痢流行,水洛和南湖多人丧生[⑮]。今《甘肃通志稿》载:庄浪、茶马厅所属民瘟疫流行[⑯]。

---

① 《酒泉市医药卫生志》,1987年。
② 《酒泉市志》,方志出版社2008年版。
③ 《临夏市志》,甘肃人民出版社1995年版。
④ 《临夏回族自治州志》,甘肃人民出版社1993年版。
⑤ 《临夏市卫生志》,1990年。
⑥ 《东乡族自治县志》,甘肃文化出版社1996年版。
⑦ 《张家川回族自治县志》,甘肃人民出版社1999年版。
⑧ 袁林《西北灾荒史》,甘肃人民出版社1994年版,第1522页。
⑨ 李文波《中国传染病史料》,化学工业出版社2004年版,第164页。
⑩ 《甘肃省医药卫生简志》,1987年。
⑪ 《天祝县志》,甘肃民族出版社1994年版。
⑫ 《玉门市志》,新华出版社1991年版。
⑬ 《水磨湾村志》,2011年。
⑭ 《漳县志》,甘肃文化出版社2005年版。
⑮ 《庄浪县志》,中华书局1998年版。
⑯ 袁林《西北灾荒史》,甘肃人民出版社1994年版,第1522页。

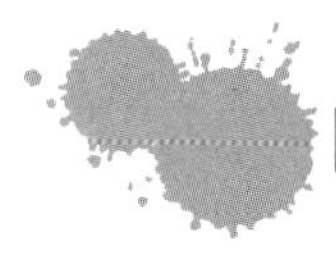

青海省

西宁县(含今平安县) 大旱疫。今《平安县志》载:甘肃东部大旱,饥民流入河湟地区,时疫蔓延①。

贵德县 夏,鼠疫流行。今《贵德县志》载:6月,下岗查阿奎路地区牧民因剥食旱獭发病28人,死亡21人②。

大通县(含今门源县) 夏,鼠疫流行③。今《海北藏族自治州志》载:门源县祁连、默勒、札萨、野牛沟、阿力克地区相继发生鼠疫,仅默勒、札萨地区发病91人,死亡87人④。

巴燕县(今化隆县) 将化隆、循化(含今同仁)、贵德(含今尖扎)等地的近百名麻风病患者,以治疗为名,诱骗到化隆县天主堂,全部活埋于化隆县城南郊山神庙附近的山沟中⑤。这不是疫灾,胜似疫灾。

安徽省

六安县(今属六安市) 天花流行。银山畈一所小学40名学生,死20多人⑥。

宿 县(今属宿州市) 霍乱大流行。濉溪镇11500多人口,发病5782人,死亡1728人,死亡率接近30%⑦。

颍上县 冬大疫。12月17日(十一月初六日)报道:颍上县城外各庄村,因股匪李老末等奸淫架掳,惨无人道,各乡村人民均逃于附近大圩寨内避难所,因寨内人烟稠密,乃发生瘟疫,各寨内每日死十余人或二十人不等⑧。

四川省

简阳县(今简阳市) 天花流行。简县贾家、龙云一带天花流行⑨。

郫 县 秋,霍乱流行。今《郫县志》载:秋,圆觉乡禁口痢(霍乱)流行,仅长林村即死亡30余人,占当时全村人口的30%以上⑩。按:据此,民国时期四川地区所谓的痢疾实质上是霍乱。

---

① 《平安县志》,陕西人民出版社1996年版。

② 《贵德县志》,陕西人民出版社1995年版。

③ 李文波《中国传染病史料》,化学工业出版社2004年版,第164页。

④ 《海北藏族自治州志》,甘肃人民出版社1999年版。

⑤ 《黄南州志》,甘肃人民出版社1999年版。

⑥ 《金寨县志》,上海人民出版社1992年版。

⑦ 《濉溪镇志》,1986年。

⑧ “颍上县大灾匪祸”,《申报》1928年12月17日,第11版。

⑨ 《内江地区卫生志》,四川辞书出版社1995年版。

⑩ 《郫县志》,四川人民出版社1989年版。

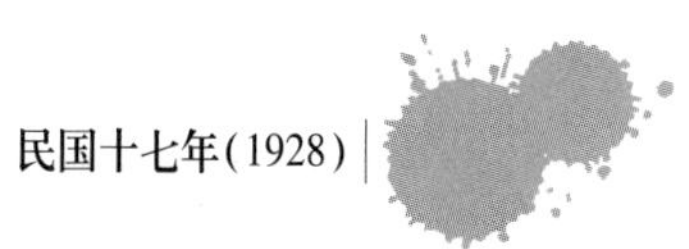

芦山县　夏秋,霍乱流行。今《芦山县志》载:夏秋,芦阳、升恒、隆兴等乡霍乱大流行,仅芦阳上北街不足一周,死亡 320 余人①。

昭化县(今广元市元坝区)　夏秋,霍乱流行。今《广元县志》载:夏秋,有患麻脚症(即霍乱)的,医药无效,且传染蔓延,几天内县城中死亡 200 余人②。

中江县　夏秋,霍乱大流行,驻军曾南夫旅病死数十人③。

邻水县　夏秋,霍乱大流行④。

巴中县(今巴中市巴州区)　夏秋,霍乱流行。9 月 23 日(八月初十日)报道:秋夏之交,痢疫流行,人畜死亡,不可指数⑤。

南充县(今属南充市)　秋,霍乱流行。秋,痢疾流行,大兴乡杨家老房子一个月内死亡 30 余人⑥。

隆昌县　秋,霍乱流行。今《隆昌县志》载:秋,胡家镇痢疾流行,梁洪兴一家三口人因痢疾死亡⑦。按:以上三县流行的“痢疫”“痢疾”可能都是噤口痢,即霍乱。

达　县(今属达州市)　春,天花流行。所辖梓潼乡(今属通川区)109 人痘,83 人死亡,多是小孩⑧。

重庆市

璧山县　天花大流行。接龙乡中医陈丙杰日诊 100 人以上,不仅小儿患病,中老年人亦未幸免⑨。

云南省

弥渡县　天花流行⑩。

盐兴县(今属禄丰县)　霍乱流行,县城死亡百余人⑪。

文山县　伤寒流行,德厚乡麻地村全村 300 余人,几无一幸免,死亡惨重⑫。

---

① 《芦山县志》,方志出版社 2000 年版。
② 《广元县志》,四川辞书出版社 1994 年版。
③ 《中江县志》,四川人民出版社 1994 年版。
④ 《达县地区卫生志》,四川文艺出版社 1990 年版。
⑤ “四川巴中县报告灾况”,《申报》1928 年 9 月 23 日,第 16 版。
⑥ 《南充县志》,四川人民出版社 1993 年版。
⑦ 《隆昌县志》,巴蜀书社 1995 年版。
⑧ 《梓潼乡志》,1985 年。
⑨ 《璧山县志》,四川人民出版社 1996 年版。
⑩ 《弥渡县卫生志》,云南民族出版社 2007 年版。
⑪ 《禄丰县志》,云南人民出版社 1997 年版。
⑫ 《文山县志》,云南人民出版社 1999 年版。

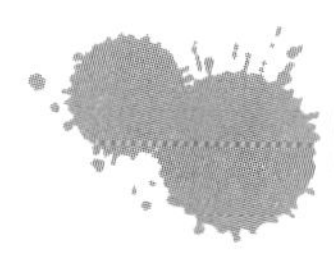
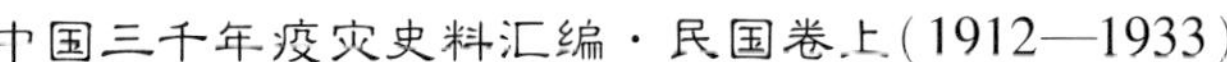

中甸县　天花流行,喇嘛寺及四乡居民死亡不计其数①。

金河行政区(今金平县)　冬,鼠疫流行,历时4月,白沙坡乡(今大寨乡)水尾村全村30户,死亡80余人②。

泸水行政区(今泸水县)　痢疾流行。今《泸水县志》载:境内发生饥荒,兼有痢疾流行③。

贵州省

松桃县　霍乱流行,死亡甚众④。

黎平县　急性肝炎流行。今《黎平县志》载:茅贡区地扪大寨发生"黄病",400余人死亡,30余户死绝⑤。

黄平县　重安镇疟疾流行⑥。

丹江县(今丹寨县)　霍乱流行,丹江猫猫河村死亡40余人⑦。

炉山县(今属凯里市)　春,天花流行,翁项、湾水各寨死亡甚多⑧。

黔西县　霍乱流行,鸭池河附近的筑路民工死亡不少⑨。

凤泉县(今凤冈县)、湄潭县　疟疾流行⑩。

湖北省

武汉市　春,猩红热流行。4月14日(闰二月廿四日)报道:天气不和,肺炎、红疫两症发生,传染甚速,以婴孩受害更多⑪。

麻城县(今麻城市)　天花流行。宋埠、歧亭及麻东山区为主要流行区。盐田河东北的5个山村,31人死于天花,李家山全村20户,一月内有13户发病⑫。

湖南省

会同县　春,天花流行,死亡700余人⑬。秋,急性肝炎流行,死者更多。11月11

---

① 《中甸县志》,云南民族出版社1997年版。
② 《金平苗族瑶族傣族自治县志》,生活 · 读书 · 新知三联书店1994年版。
③ 《泸水县志》,云南人民出版社1995年版。民国《泸水志》卷二《大事记》。
④ 《松桃苗族自治县志》,贵州人民出版社1996年版。
⑤ 《黎平县志》,巴蜀书社1989年版。
⑥ 《黄平县志》,贵州人民出版社1993年版。
⑦ 《雷山县志》,贵州人民出版社1992年版。
⑧ 《凯里市志》,方志出版社1998年版。
⑨ 《黔西县志》,贵州人民出版社1990年版。
⑩ 郭景升《贵州疟疾调查之初期报告》,《中华医学杂志》(英文版)1945年第2期。
⑪ "各商联会消息",《申报》1928年4月14日,第15版。
⑫ 《麻城县志》,红旗出版社1993年版。
⑬ 《会同县卫生志》,1993年。

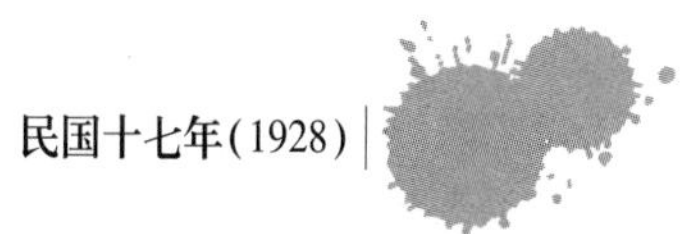

日《大公报》载:秋大疫,附近数百里,毙者数近三万。所属洪江镇,街头市尾,死至三百余人。缘其多黄肿症,一发即死,即施药之不及,且往救者多被传染而返,十室九空,尸骨暴露,无敢往埋①。

黔阳县(今洪江市)　秋,急性肝炎流行。11月11日(九月三十日)报道:洪江处洞口瘟疫,系一种黄病,初起在8月中旬,蔓延日广,死者累累。据19日电,今年附近数百里毙者数近3万,即洪江街头市尾,亦死至300余人之多②。今《黔阳县志》载:秋大疫。礼字区罗翁一带,纵横数十里,男性因瘟疫死亡几绝,幸存的少数妇女,从外地招买男人入赘③。

永绥县(今花垣县)　夏,痢疾流行。今《花垣县志》载:夏五月,急性痢疾流行,吉峒坪、云盘、永丰一带三四天死亡80多人④。

祁阳县　霍乱流行。文明铺街上数十名居民因严重吐泻死亡⑤。

衡山县　痢疾盛行,死亡颇重⑥。

宜章县　痢疾盛行,死者甚众⑦。按:以上三县的痢疾流行,也可能就是霍乱流行。

宁远县　冬,疫病大流行,死500余人⑧。

江西省

丰城县(今丰城市)　鼠疫流行。张巷乡李坊村一月中死去48人⑨。

宜丰县　春,天花流行。1—5月,棠浦镇天花流行,沙塘村三分之一的人染病,死亡50余人⑩。

会昌县　天花流行,患者死亡十之八九⑪。

浮梁县(今景德镇市市区、浮梁县)　是年疫。自此连续3年发生疫灾⑫。

---

① 李文海等《近代中国灾荒纪年续编》,湖南教育出版社1993年版,第219页。

② "湖南洪江瘟疫奇惨",《大公报》1928年11月11日,第8版。

③ 《黔阳县志》,中国文史出版社1991年版。

④ 《花垣县志》,生活·读书·新知三联书店1993年版。

⑤ 《祁阳县卫生防疫志》,2006年。

⑥ 《衡阳市卫生志》,1995年。《衡山县志》,岳麓书社1991年版。

⑦ 《宜章县志》,黄山书社1995年版。

⑧ 《宁远县志》,社会科学文献出版社1993年版。

⑨ 《张巷乡志》,1986年。

⑩ 《宜春地区卫生志》,新华出版社1993年版。

⑪ 《会昌县志》,新华出版社1993年版。

⑫ 《浮梁县志》,方志出版社1999年版。

江苏省

南京市　夏,霍乱流行。4 月 20 日(三月初一日)报道:拉麻疫症,传染急速,为害颇烈①。6 月 29 日(五月十二日)报道:中央军校发生虎列拉,一星期来得此症而毙命者已有 10 余人②。7 月 15 日(五月廿八日)报道:江边小乡一带,共有二万余户,近日时有疫疠痧症发现③。7 月 18 日(六月初二日)报道:首都时疫流行④。冬,猩红热流行。11 月 15 日(十月初四日)报道:南京市发现猩红热症⑤。

武进县(今常州市武进区)　春,脑膜炎流行,儿童染脑膜炎夭殁者,日有所闻⑥。秋,霍乱流行,邹区桥西三天连死三人⑦。

无锡县(今属无锡市)　春,脑膜炎流行。3 月 25 日(闰二月初四日)报道:怀上市一带,发生一种疫疠,大多不及救治而死,疫疠最甚者为寨门、华李巷、长浜河、曹庄里等处,其症状为头痛如刀割,呕吐不止,一小时即死⑧。

涟水县　天花大流行,全县 5 万多人患病⑨。

高邮县(今高邮市)　霍乱流行,县城数百人死亡⑩。

铜山县(今徐州市铜山区)　春,天花流行。5 月 23 日(四月初五日)报道:近数日来,儿童患疫者,日以有百记。迄今未有半月,儿童罹患痘而死者已约千人⑪。

沭阳县　霍乱大流行,境内钱集乡死亡近百人⑫。

上海市

上海县(今闵行区等)　春,猩红热、天花流行。秋,伤寒、疟疾、痢疾流行。3 月 21 日(二月三十日)报道:沪西光华大学,迩来学生患猩红热者,日必数例,病势凶恶,蔓延极速⑬。3 月 22 日(闰二月初一日)报道:沪南颛桥乡,近因各乡镇发生痘疫,死

---

① “庸人自扰的妖妇撬魂风潮”,《中央日报》1928 年 4 月 20 日,第 3 版。

② “中央军校发生虎列拉”,《大公报》1928 年 6 月 29 日,第 3 版。

③ “弥勒会救济龙潭疫疠”,《申报》1928 年 7 月 15 日,第 16 版。

④ “首都时疫流行”,《申报》1928 年 7 月 18 日,第 8 版。

⑤ “首都纪闻”,《申报》1928 年 11 月 15 日,第 7 版。

⑥ 《常州市卫生志》,1989 年。

⑦ 《邹区乡志》,1985 年。

⑧ “无锡匪患之后继以疫疠”,《申报》1928 年 3 月 25 日,第 10 版。

⑨ 《涟水县志》,江苏古籍出版社 1997 年版。《涟水县卫生志》,江苏科学技术出版社 1995 年版。

⑩ 《高邮县志》,江苏人民出版社 1990 年版。《高邮市卫生志》,中国工商出版社 2006 年版。《扬州卫生志》,中国工商出版社 2006 年版。

⑪ “江苏北部瘟疫盛行”,《中央日报》1928 年 5 月 23 日,第 3 版。

⑫ 《沭阳县卫生志》,中国矿业大学出版社 1996 年版。

⑬ “光华大学发现猩红热”,《申报》1928 年 3 月 21 日,第 14 版。

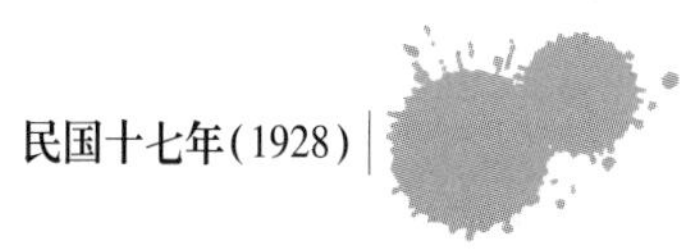

亡相继[①]。4月19日(闰二月廿九日)报道:本埠日来盛行天花,界内居民患此者颇多[②]。夏,霍乱流行。7月7日(五月二十日)报道:本埠入夏以来,霉雨连绵,天时忽寒忽热,以致疫疠盛行,患者上吐下泻,四肢冰冷,腹痛后螺纹发黑,救治稍迟,不一小时即行毙命[③]。是年为上海霍乱大流行之年,其酷烈程度,有人认为超过了民国八年(1919):上海虎疫流行,连年不绝,而为祸最烈者,近十年间,已经二次,一为民八,一即今。此次疫区之广,为近来所仅见,不第中下阶级人民,多供其牺牲,即平日养尊处优之上流社会,以及号称先觉之智识阶级,染者亦不少。据上海医院所统计,自四岁之幼儿起,至七十九岁之老人止,殆幼年、青年、壮年、老年都有之,不过染疫最多之年龄为二十岁至四十岁,又男女之数,为三与一之比[④]。秋,痢疾、疟疾、伤寒流行。9月9日(七月廿六日)报道:痢疾流行,死亡迭见[⑤]。此外,还有伤寒与疟疾流行,纪王镇伤寒与疟疾同时流行,赵家角一村14人染病而死[⑥]。

南汇县(今南汇区)　冬十二月,脑膜炎流行。1929年春报道:此疫(流行性脑脊髓膜炎)于民国十七年十二月(1928年12月),先发生于接近本市东南边界之南汇县,流行甚速,至十八年一月(1929年1月),已普遍全县,死者五百名以上[⑦]。

川沙县(今浦东新区)　春,脑膜炎、急痧、重伤寒流行,以高桥老圩一带为盛,半月中死40人[⑧]。

奉贤县(今奉贤区)　秋,霍乱流行。8—9月间,金汇桥镇及其附近地区死亡58人[⑨]。

青浦县(今属浦东新区)　秋,霍乱流行,大小蒸区不治身亡人数颇多[⑩]。

松江县(今松江区)　春,天花流行。3月1日(二月初十日)报道:松江入春以来,天气沍寒,天花盛行[⑪]。

浙江省

浙江省　夏秋,潮灾,大疫。《浙江民政年刊》载:杭州、杭县、余杭、新登、富阳、海

---

① "颛桥乡政局施种牛痘",《申报》1928年3月22日,第15版。

② "本埠天花猖獗",《中央日报》1928年4月19日,第7版。

③ "急性时疫死者多矣",《申报》1928年7月7日,第19版。

④ "治疫后之感想",《新医与社会汇刊》1928年第1期。

⑤ "社会医报特出痢疾专号",《申报》1928年9月9日,第27版。

⑥ 《纪王镇志》,学林出版社2007年版。

⑦ "民国十八年上海脑膜炎流行之经过",《卫生月刊》1929年第7期。

⑧ 《高行镇志》,上海社会科学院出版社2007年版。

⑨ 《奉贤县志》,上海人民出版社1987年版。《金汇志》,1989年。

⑩ 《小蒸志》,2006年。

⑪ "松江若瑟医院施种牛痘",《申报》1928年3月1日,第10版。

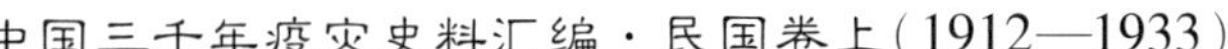

盐、吴兴、安吉、德清、武康、长兴、金华、武义、义乌、永康、东阳、建德、奉化、镇海、象山、南田、绍兴、萧山、诸暨、上虞、新昌、嵊县、临海、宁海、黄岩、仙居、丽水、青田、缙云、瑞安等35市县夏秋飓风为灾,境内塘堰、田地、道路、桥梁悉被洪流冲溃,民房、官舍、工场、监狱坏损倒塌甚多,人畜农作物亦多淹毙漂没,为数不可胜计。又复疫症蔓延,死亡枕藉①。

杭州市(含杭县)　春,脑膜炎流行。3月29日(闰二月初八日)报道:杭州市发生疫症②。4月1日(闰二月十一日)报道:浙西沿沪杭铁路各地,时疫蔓延甚速③。秋,霍乱流行。8月17日(七月初三日)报道:杭县上泗乡发现虎疫④。

海宁县(今海宁市)　春,大疫⑤,脑膜炎流行。3月29日(闰二月初八日)报道:沪杭路沿线硖石镇,近忽发生疫症,病状为剧烈流行性感冒及脑膜炎合并症,死亡已达百数十人,近日死亡尤众⑥。

江山县(今江山市)　天花流行,患者千余人⑦。

汤溪县　秋,恶性疟疾流行。九月,浙江省民政厅督促新政实施专员张周汶报称:该县(兰溪县)于去年夏间即已发现疫疾一次,蔓延不广,官民均不以为意,听之而已,对于传染疫病之蚊蝇,亦未稍加扑杀,酝酿至今,遂成大疫。据患疫者所称,初期微觉寒冷,继而全身发热、神志昏迷(即恶性疟疾),热度高者三两日即毙,能挨过一星期即可希望不死。初则流行开化东畈一带,旋即蔓延东南各乡,蔓延愈广则疫势愈盛,城内不为完善之区,现亦变为瘟疫之占领地,夜哭之声,惨不忍闻。疫势东侵,窜入金华县白沙、南华、至道三乡,死亡枕藉,为祸尤烈。近闻兰溪边境亦遭波及,流传之速,令人不寒而栗。此次躬历该县灾区,随时考察疫势之增减,据城区街村主任告称,城内居民四零七户,现微染有疫病者及三十户,最近十五日以内死亡人数已达六十人以上。开化区街村主任称西杨一村居民仅二十余户,现在罹疫而死者已达二十余人,一家曾连死三人。杨塘村一百七八十户,无户不患疫,病死者七十余人。临近村落死亡人数亦高,棺木供不应求。白龙桥住民李明芳告称该村三十余户,除医生春桃一家现尚康健外,均染疫病。诸如此类人口报告,不一而足。总之,该县除洋埠、外

① 《浙江民政年刊》,1929年,第69页。

② “杭州市发生疫症”,《中央日报》1929年3月29日,第5版。

③ “时疫蔓延浙西民厅派员扑灭并令各校预防”,《中央日报》1929年4月1日,第7版。

④ 《余杭县志》,浙江人民出版社1990年版。

⑤ 《海宁市志》,汉语大词典出版社1995年版。

⑥ “杭州市发生疫症”,《中央日报》1929年3月29日,第5版。

⑦ 《衢州市卫生志》,上海交通大学出版社1997年版。

北两区较为完善外,其余八区竟无一片干净之土,沿途所见之乡民,半多形容枯瘦之病,抬城医治之病人,传染极速,重症所过之村落中,儿童妇孺缟衣素履者触目皆是,则该县近日死亡率之激增已不难想见。该县死亡人数,现无精确统计,然略估测至少当在一千人以上,而罹疫未死日在贫病交困中者当在三千人以上①。时人有诗云:“药房医院贵林荒,人人下午曝阳光。成熟佳禾无主刈,家家户户疫临床。”又曰:时疫流行,皆源蚊蝇之媒介,故每届夏秋蚊蝇发旺之际,即遇时疫流行。近数年来,汤溪东乡年年有之,惟今年自西向东传之至金华西乡,而再染之至金华东乡。惟婺港之北,蚊蝇不易飞渡,故染之尚不甚多。然东西横户已蔓延至金华,几乎无村无家不染。六七月间,应割之草禾至八月尚未割,各外界工人、泥工巧匠,多闻风远逃,死率虽不甚重,约占百之七八。然自夏至今,男女老幼,已死去半千余,其数不为不巨,各棺木店,顿呈棺木荒。查各医院门诊簿,染疫者约占十之六七,其中以夏秋疫症为最多,伤寒、痢疾、昏迷热瘴等次之。各医院与药房,顿现贵林荒,打电寄药,亦属远水难济近渴。医院皆有人满之患,医生对于出诊门诊住院应接不暇,忙的不亦乐乎。上午出诊,田间尚见有人工作,若在下午,则大半俱卧于草地上,曝晒阳光以御寒。一人病家,则见十九面色青白,萎靡不振,生气毫无。此指将愈者及轻者而言,至重者,则呻吟床第,辗转不安,或昏迷不醒,人事不知②。1929 年 8 月 9 日浙江省民政厅训令称:汤溪县频年发生瘟疫,死亡不下万人。查该县自十六年(1927)起,疫疠频仍,先后据促新政实施专员张周汶、技士谢祖培调查报告,流行疫疠均属恶性疟疾,在十七年(1928)流行是疫之时,势颇猖獗,几染全城③。

开化县　秋,恶性疟疾流行。其疫以由汤溪县蔓延而来。初仅流行开化东畈一带,旋即蔓延东南各乡,蔓延愈广则疫势愈盛,城内不为完善之区,现亦变为瘟疫之占领地,夜哭之声,惨不忍闻。疫势东侵,窜入金华县白沙、南华、至道三乡,死亡枕藉,为祸尤烈④。

兰溪县　秋,恶性疟疾流行。其疫由汤溪县蔓延而来,流传之速,令人不寒而栗⑤。

金华县(今金华市金东区)　秋,恶性疟疾流行。其疫由汤溪县蔓延至开化,再由

① “中华民国国民政府浙江省政府民政厅代电”,《浙江民政月刊》1928 年第 12 期,第 46 ~ 47 页。

② “金汤时疫蔓延之恐怖”,《广济医刊》1928 年第 11 期。“国民政府浙江省政府民政厅代电第□号”,《浙江民政年刊》,1929 年,第 465 ~ 466 页。

③ “浙江省政府民政厅训令第一四五三七号”,《浙江省政府公报》第 677 期,1929 年,第 7 页。

④ “中华民国国民政府浙江省政府民政厅代电”,《浙江民政月刊》1928 年第 12 期,第 46 ~ 47 页。

⑤ “中华民国国民政府浙江省政府民政厅代电”,《浙江民政月刊》1928 年第 12 期,第 46 ~ 47 页。

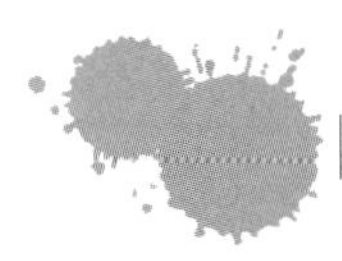

开化蔓延至金华,疫势东侵,窜入金华县白沙、南华、至道三乡,死亡枕藉,为祸尤烈①。1929年1月26日(十二月十六日)报道:秋,水灾而外,金华复加时疫流行,死亡相继,棺木为空②。

萧山县(今杭州市萧山区) 秋,霍乱、疟疾、痢疾流行。9月2日(七月十九日)报道:长山、大同、河上三乡水灾后,民众流离,疫疠丛生③。9月11日(七月廿八日)报道:自遭水灾后,该地时疫大盛,计全数十分之七为恶性疟疾,急性肠炎,霍乱次之。最初由诸暨之次坞发疫,渐波及于大同乡,势甚猖獗,有全家七八人发病而死亡者。厥后长山、河上两乡村先后继发,疫区渐次扩大,迄今尚在蔓延期中。统计各乡死亡总数,业已达三百人以上,就中以小儿死亡为最多④。瓜沥镇霍乱流行,有的全家死亡,有的为亲友办丧事而染病,甚至为死者超度的60僧人也得病卧床⑤。

诸暨县(今诸暨市) 春,流感流行。3月8日(二月十七日)报道:诸暨县发生瘟疫,系流行性感冒,现正督同就近各医院医师协助救治,尚无遏止,近日仍多死亡⑥。

福建省

福建省 福州、思明、同安、龙溪、海澄、南安、惠安、莆田、南靖、漳平、晋江、仙游、漳浦、永春、德化、福清、安溪、泉州、华安(入龙溪县)、平潭、闽侯、平和、龙岩、永定、南平、连江、古田、建瓯、政和、屏南、松溪、长乐32个县市鼠疫流行,492个疫点,发病8889例,死亡7487人⑦。

福 州 秋,鼠疫流行。9月2日(七月十九日),福建省民政厅令公安局饬属查填疫症报告表,曰:查福州疫气盛行,究竟近日状况如何,似防疫成效如何,亟应详细调查,藉资研究。为此合行附发报告表式样,令仰该局长照办式印制,转饬各区署向各医院各施诊诊所及各项卫生团体切实查填逐日状况,每周送由该局会报本厅一次,并将章文日期是报察查⑧。

长乐县(今长乐市) 鼠疫流行。金峰台瑶村鼠疫发病16例,无死亡⑨。

---

① “中华民国国民政府浙江省政府民政厅代电”,《浙江民政月刊》1928年第12期,第46~47页。
② “金华同乡报告水灾损失”,《申报》1929年1月26日,第16版。
③ “杭州快信”,《申报》1928年9月2日,第12版。
④ “萧山疫疠蔓延死亡枕藉”,《申报》1928年9月11日,第10版。
⑤ 《瓜沥镇志》,1986年。
⑥ “浙西发生时疫系流行性之感冒”,《中央日报》1929年3月8日,第7版。
⑦ 李文波《中国传染病史料》,化学工业出版社2004年版,第163页。
⑧ “训令公安局饬属查填疫症报告表文(9月2日)”,《福建民政月刊》1928年第2期,第47~49页。
⑨ 《长乐市志》,福建人民出版社2001年版。

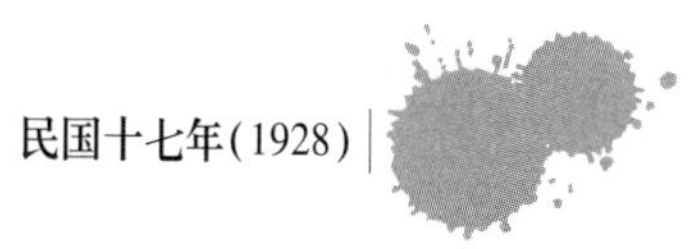

连江县　天花流行。潘渡溪东村全家染病死亡者达10户①。

寿宁县　冬十月,天花流行,死亡率达20%②。敖阳天花发病300多人,死50多人③。

建阳县(今建阳市)　天花流行。患天花死亡10多人④。

仙游县　鼠疫流行。自1928年起,榜头地区连续三年鼠疫大流行⑤。

龙岩县(今属龙岩市)　鼠疫流行,敦古村死亡10多人⑥。

松溪县　鼠疫流行,郑墩乡最为严重,遍及全乡。首发于后涧村(今前进村),后蔓延至新铺、南坑、城关等地。当时郑墩乡中心学校校长上书县长申请停课称:鼠疫流行,户户闭门,十室九空,无法开课⑦。

广东省

广东省　春,鼠疫流行。合浦(今属广西)、廉江(今廉江市)、遂溪、海康(今雷州市)、湛江、茂名县(今属茂名市)、罗定(今属罗定市)、兴宁(今兴宁市)、河源(今属河源市)、澄迈、琼山、定安、文昌(上四县今属海南)13个县市鼠疫流行,发病1185例,死亡1080人⑧。

澄海县(今汕头市澄海区)　霍乱流行,估计患者在3000人以上,病死率约50%⑨。

丰顺县　春三月,县城鼠疫,蔓延甚烈⑩。

河源县(今属河源市)　霍乱大流行。人称"荔果瘟",流行时荔果往东江河倒,全县死千人⑪。

饶平县　天花大流行⑫。

连县、阳山县、连山县　天花大流行。金坑大疫(天花)⑬。

---

① 《连江县卫生志》,1989年。

② 《寿宁县志》,鹭江出版社1992年版。

③ 《宁德地区医药卫生志》,福建人民出版社2005年版。

④ 《建阳县志》,群众出版社1994年版。

⑤ 《榜头镇志》,1989年。

⑥ 《适中镇志》,华夏出版社2008年版。

⑦ 《松溪县志》,中国统计出版社1994年版。

⑧ 李文波《中国传染病史料》,化学工业出版社2004年版,第163页。

⑨ 《汕头卫生志》,1990年。

⑩ 民国《丰顺县志》卷四《大事记二》。《丰顺县志》,广东人民出版社1995年版。

⑪ 《河源县志》,广东人民出版社2000年版。

⑫ 《饶平县志》,广东人民出版社1994年版。

⑬ 《连南瑶族自治县志》,广东人民出版社1996年版。

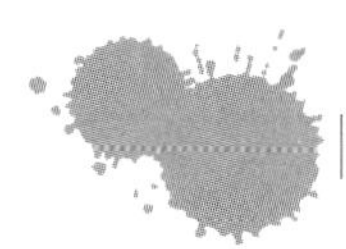

海南省

琼山县(今海口市琼山区) 春,鼠疫、天花流行。今《琼山县志》载:3—4 月,鼠疫流行①。天花流行,不少儿童病死②。

文昌县(今文昌市) 春,鼠疫流行。今《文昌县志》载:文城镇发生鼠疫 10 余例,死亡 3 例。蓬莱墟发生鼠疫 80 余例,死亡 10 余例③。

澄迈县(含今屯昌县) 春夏,鼠疫流行。今《屯昌县志》载:4 月,南吕镇的石岭村、南吕墟鼠疫流行,至 8 月死亡 400 人④。

万宁县(今万宁市) 天花流行⑤。

香港特别行政区

香 港 鼠疫流行⑥。

广西壮族自治区

邕宁县(今属南宁市)、容县、苍梧县(今属梧州市)、岑溪县(今岑溪市)、崇善县、左县(今合为崇左市)、百色县(今属百色市)、郁林县(今属玉林市) 鼠疫流行⑦。

奉议县(今田阳县) 鼠疫流行⑧。

贵 县(今贵港市) 县城鼠疫,死数十人⑨。

北流县(今北流市) 天花流行⑩。

武鸣县(今南宁市武鸣区) 大明山一带乡村天花流行⑪。

---

① 《琼山县志》,中华书局 1999 年版。

② 《琼山县志》,中华书局 1999 年版。

③ 《文昌县志》,方志出版社 2000 年版。

④ 《屯昌县志》,方志出版社 2007 年版。

⑤ 《海南省志·卫生志》,方志出版社 2001 年版。

⑥ 李文波《中国传染病史料》,化学工业出版社 2004 年版,第 163 页。

⑦ 《广西通志·医疗卫生志》,广西人民出版社 1999 年版。

⑧ 李文波《中国传染病史料》,化学工业出版社 2004 年版,第 163 页。

⑨ 民国《贵县志》卷一八《杂记》。《贵港市志》,广西人民出版社 1993 年版。

⑩ 《北流县志》,广西人民出版社 1993 年版。

⑪ 《武鸣县志》,广西人民出版社 1998 年版。

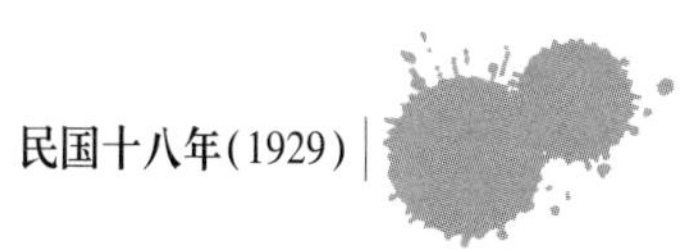

民国十八年(1929)

黑龙江省

肇东县(今肇东市)　夏,时疫流行。5 月 9 日(四月初一)报道:时疫盛行,初则头疼发热,鼻流清涕,数日后咳嗽气喘,面红耳赤,咽喉不适,如携锯状,亦有周身发红痧者,亦有晕迷不醒者,亦有泄泻者,轻者七八日自己痊愈,重者十数日未见减轻,倘治之不当,立即殒命[①]。

富锦县(今富锦市)　夏,痢疾流行。6 月 13 日(五月初七日)报道:本镇自入夏以来,市内忽发一种瘟疫杂症,其病初得,遍身骨疼,尤兼燥热,服药无效,四五日即死亡,后周身发现红点,若用针灸即愈[②]。7 月 31 日(六月廿五日)报道:痢疾流行,十人九染[③]。

阿城县(今阿城市)　夏,痢疾流行。7 月 18 日(六月十二日)报道:痢疫流行,患者日众,甚至发生羊毛疔[④]。

同宾县(今延寿县)　秋,痢疾流行。8 月 17 日(七月十三日)报道:迩来城乡民户多有身染时疫者,得病后头目晕眩,上吐下泻,胡言乱语,甚至不省人事,壮年患者医治紧急,可保无虞,稍一延缓,即有性命之忧,否则缠绵不起,老年者则死亡相继[⑤]。

吉林省

吉林省　郭前旗、大赉、安广、开通、瞻榆、长岭、双辽、农安 8 县鼠疫流行,21 个疫点,发病 542 例,死亡 542 例[⑥]。

农安县　春夏,天花、痢疾流行。3 月 30 日(二月二十日)报道:小儿痘疹,势甚

---

① “时疫盛行”,《盛京时报》1929 年 5 月 9 日,第 5 版。
② “时疫甚烈”,《盛京时报》1929 年 6 月 13 日,第 5 版。
③ “痢疾流行”,《盛京时报》1929 年 7 月 31 日,第 7 版。
④ “泻痢堪虞”,《盛京时报》1929 年 7 月 18 日,第 7 版。
⑤ “发现时疫”,《盛京时报》1929 年 8 月 17 日,第 7 版。
⑥ 李文波《中国传染病史料》,化学工业出版社 2004 年版,第 165 页。

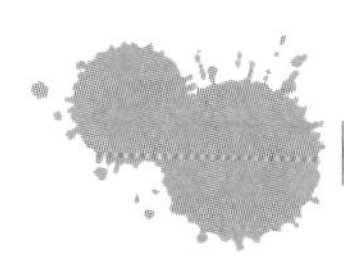

剧烈[①]。5 月 30 日(四月廿二日)报道:瘟疫陡发,且多有发生斑疹、水痘者,自春徂夏,夭亡小孩无算[②]。7 月 21 日(六月十五日)报道:时疫流行,多为痢疾,婴孩染痘疹,死者甚多[③]。

延吉县(今延吉市)　春,流感流行。4 月 26 日(三月十七日)报道:发生流行性感冒,染者甚夥[④]。

桦甸县(今桦甸市)　春,流感流行。5 月 5 日(三月廿六日)报道:发现时疫,初病时头晕目眩,加以呕吐,百人中患此症者竟过半数,以致一般医生非常忙碌[⑤]。秋,猩红热流行。9 月 3 日(八月初一日)报道:入夏以来,雨量过大,半城被灾。近日忽发现时疫,壮者得病呕吐,旋肿咽喉,多有病死者。即一般孩提襁褓之小儿,先是得病,周身发烧,旋即周身发现斑疹,往往诊不得法,旋即身死,相延匝月,枉死多人[⑥]。

榆树县(今榆树市)　夏,痢疾、天花流行。6 月 29 日(五月廿三日)报道:本镇男妇老幼,近来有染赤白痢疾者,有生痘出疹者,此起彼发[⑦]。

瞻榆县(今并入通榆县)　秋,鼠疫流行。9 月 25 日(八月廿三日)报道:城东庆茂昌屯于日前发生鼠疫,连日死去男女老幼共计 10 余名[⑧]。10 月 14 日(九月十二日)报道:通辽、瞻榆、辽源等地疫势披猖。截至 10 日,四洮铁路医院报告,已疫死 264 人[⑨]。

西安县(今辽源市)　秋,鼠疫流行。10 月 14 日(九月十二日)报道:辽源疫势披猖[⑩]。

乾安设治局(今乾安县)　霍乱流行[⑪]。

德惠县(今德惠市)　天花流行。荣济医院在 2—5 月中,发现天花病人 28 名,死亡 2 名[⑫]。

---

① "分局长注意卫生",《盛京时报》1929 年 3 月 30 日,第 5 版。

② "瘟疹盛行",《盛京时报》1929 年 5 月 30 日,第 2 版。

③ "时症可畏",《盛京时报》1929 年 7 月 21 日,第 7 版。

④ "流行性感冒流行",《盛京时报》1929 年 4 月 26 日,第 5 版。

⑤ "发现时疫",《盛京时报》1929 年 5 月 5 日,第 5 版。

⑥ "疹疫流行",《盛京时报》1929 年 9 月 3 日,第 7 版。

⑦ "时疫流行",《盛京时报》1929 年 6 月 29 日,第 7 版。

⑧ "鼠疫流行",《盛京时报》1929 年 9 月 25 日,第 7 版。

⑨ "洮辽一带疫死者达二百余人",《盛京时报》1929 年 10 月 14 日,第 2 版。

⑩ "洮辽一带疫死者达二百余人",《盛京时报》1929 年 10 月 14 日,第 2 版。

⑪ 《乾安县志》,吉林人民出版社 1999 年版。

⑫ 《德惠县志》,长春出版社 2001 年版。

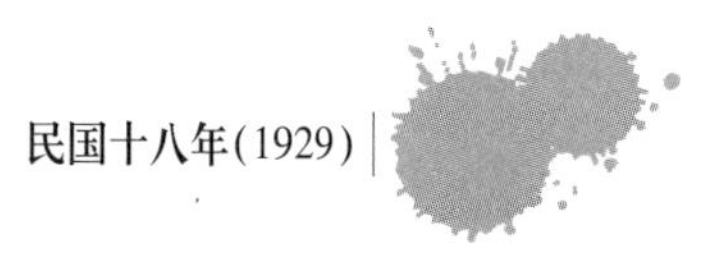

大赉县(今属大安市)　霍乱流行[①]。

安广县(今属大安市)　鼠疫流行。县城、腰围子、苏家围子、王大院屯、小薛家围子、谢家围子发生鼠疫,死亡94人[②]。

开通县(今并入通榆县)　夏秋,鼠疫流行。7月3日(五月廿七日)至10月上旬(九月初),四家子屯、好力堡屯、前襄平镇屯、东一棵树屯、哈拉乌苏屯、李家窝堡屯发病28人,死亡28人[③]。8月30日(七月廿六日)报道:县境五区界四家子李姓家于本月初旬发生一种疫症,患者腿长一疙疸,越一二日即死,一家中染此症而死者四五名[④]。

辽宁省

沈阳县(省会,今沈阳市)　春夏,猩红热流行。5月3日(三月廿四日)报道:近日发现一种疹炎的感冒病[⑤]。5月22日(四月十四日)报道:猩红热传染,死者不可数计[⑥]。夏秋,鼠疫流行。7月22日(六月十六日)报道:去郑家屯十六英里打通沿线之欧里,19日晨发生鼠疫,死者2名,该地附近发生患者6名[⑦]。10月26日(九月廿四日)报道:城东两村患鼠疫死者共有十五六人[⑧]。

营口县(今大石桥市)　春,猩红热流行。3月2日(正月廿一日)报道:近日突忽又有一种猩红热之传染病者,半系婴孩,势颇危殆[⑨]。夏秋,霍乱、痢疾流行。8月2日(六月廿七日):近日发现疑似虎列拉之传染病,罹斯病者,多头晕呕吐,腹痛泻泄,患者之多,计埠西中华桥附近及双庙子、五台子、青堆子等处[⑩]。9月8日(八月初六日)报道:商埠公安局和日卫生系检出真性虎疫患者9名,疑似患者4名[⑪]。11月2日(十月初二日)报道:今年9、10月患痢疾共118名[⑫]。

金　县(今大连市)　春,流感流行。4月19日(三月初十日)报道:旅顺市内入

① 《大安县志》,辽宁人民出版社1990年版。
② 《大安县志》,辽宁人民出版社1990年版。
③ 《通榆县志》,吉林人民出版社1994年版。
④ “预防时疫”,《盛京时报》1929年8月30日,第7版。
⑤ “感冒流行”,《盛京时报》1929年5月3日,第4版。
⑥ “传令防疫”,《盛京时报》1929年5月22日,第4版。
⑦ “鼠疫?”,《大公报》1929年7月22日,第3版。
⑧ “发现鼠疫”,《盛京时报》1929年10月26日,第4版。
⑨ “时疫宜防”,《盛京时报》1929年3月2日,第5版。
⑩ “发现疑似虎列拉”,《盛京时报》1929年8月2日,第7版。
⑪ “患虎疫者之人数”,《盛京时报》1929年9月8日,第7版。
⑫ “今秋痢疾病死亡率”,《盛京时报》1929年11月2日,第7版。

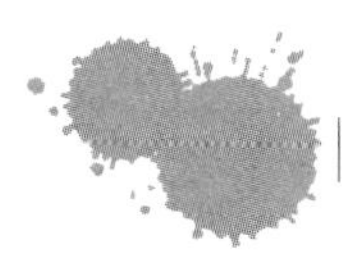

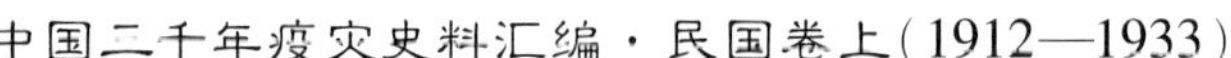

春以来,发生感冒流行病①。秋,赤痢流行。8月16日(七月十二日)报道:7月下旬,貔子窝的日本人患赤痢者9名②。

辽阳县(今辽阳市) 春,流感流行。5月8日(三月廿九日)报道:入春以来,天气忽暖忽寒,发生时疫,初则头晕目眩,继而泻吐痢疾,现在患此症者甚多③。秋,疟疾、痢疾流行。8月7日(七月初三日)报道:日前邑内商民多患泻吐、疟疾等症,近来又有时疫发生,初则吐泻痢疾,继则腹痛甚剧,不省人事,稍一失治,即有性命之虞④。

台安县 夏,痢疾流行。7月14日(六月初八日)报道:天气亢旱,痢疾流行⑤。

锦 县(今凌海市) 秋,霍乱大流行,死者不计其数⑥。

本溪县(今本溪满族自治县) 夏,霍乱、痢疾、斑疹伤寒流行。今《本溪满族自治县志》载:是年霍乱发病613人,死亡377人;流行性斑疹伤寒患病132人,死亡12人;细菌性痢疾6月份发病126例,死亡6人⑦。

牛 庄(属海城县) 秋,霍乱流行。9月28日(八月廿六日)报道:牛庄发现虎疫,成立临时防疫所⑧。

凤城县(今凤城市) 秋,霍乱流行。汤山城街发病300多人,死亡80人⑨。

内蒙古自治区

绥远省 科左中旗、奈曼旗、达拉特旗、伊金霍洛旗、准格尔旗、鄂托克旗、通辽县7县18个疫点发生鼠疫,发病246例,死亡230人⑩。春,鼠疫流行。7月11日(六月初五日)报道:绥省上年冬间,包、萨、托各县发生鼠疫,势甚猛烈。鼠疫发源地为河套以内鄂尔多区域,即伊克昭盟之地,汉人称之为"河西地方"。鼠疫之起因:因该省叠年旱魃为灾,人民艰于得食。去年秋间,河西一带之人搜掘野鼠窝获夺鼠粮,并食鼠肉,因而得疙疸(淋巴腺肿)发热,数日而死,如此者甚众,入冬则转为肺炎型。鼠疫自河西传入包头、萨拉齐、托克托三县者,共有四路。第一路由张连小子在河西染疫,传入萨拉齐县西乡沙尔沁镇之东园后,先传染55人,均死,由此村沿大道入于公吉板申

① "感冒流行",《盛京时报》1929年4月19日,附录版。
② "豫防赤痢",《盛京时报》1929年8月16日,第7版。
③ "时疫流行",《盛京时报》1929年5月8日,第5版。
④ "时疫宜防",《盛京时报》1929年8月7日,第7版。
⑤ "痢疾流行",《盛京时报》1929年7月14日,第7版。
⑥ 《锦县卫生志》,1987年。《太和区志》,1993年。
⑦ 《本溪满族自治县志》,辽宁民族出版社2009年版。
⑧ "卫生部指令第四九七号(1929年9月28日)",《卫生公报》1929年第10期,第90~91页。
⑨ 《凤城市志》,方志出版社1997版。
⑩ 伍连德等《鼠疫概论》,1937年,第35~53页。

村,死17人,黑麻板申村死7人,此路之疫,自去年农历十月起至十二月二十七日肃清,上共死79名;第二路于去年十一月十二日,托克托县南乡毛不拉村王秀容之妻由河西染疫回家死亡后,传及全村,计死16人,更沿大路入喇嘛湾池子,入于拴子池等诸村,更转入于托克托城,由此出东乡,则入南火盘、徐家窑、兼沟老杜营诸村,循托绥大道出北乡,则入于三间房等,此路之传染,至今年二月二十四日方告肃清,共传16村,死300余口;第三路由河西于去年十二月十五日,传入萨拉齐之毛岱镇,死34口,更入于丁桂香营,今年正月初四日肃清,死16口;第四路由河西伊克昭盟之达拉特旗传入包头城内,去年十二月十六日起,至十二月三十日肃清,仅死9人[①]。按:1924年设包头设治局,1926年设包头县。

萨拉齐县(今大部属土默特右旗)　春,鼠疫继续。3月3日(正月廿二日)报道:包头、萨拉齐两县疫势已减[②]。4月,有报告称:自上年以来的旱荒仍在继续,以萨拉齐、包头、武川、固阳、佘太为最,鼠穴余粮,人乃掘而食之,故发生鼠疫[③]。冬,又鼠疫流行。沙尔沁村一周内死亡18人,传入黑麻板、公积板、毛岱、新营子4村,死亡80人,传入祝乐沁村,死亡60人[④]。

兴和县　秋,饥馑,鼠疫流行,死者700余人[⑤]。

托克托县　春,鼠疫继续。2月19日(正月初十日)报道:托县自鼠疫发生以来,迄今已死300余人,常有全家七八口一齐死去者[⑥]。2月28日(正月十九日),卫生部复绥远徐主席电:托县疫情猛烈,应速防堵[⑦]。3月3日(正月廿二日)报道:托县鼠疫尚未扑灭,日有死亡[⑧]。鼠疫流行,有全家死绝者[⑨]。

包头县(今属包头市)　春,鼠疫继续。3月3日(正月廿二日)报道:包头、萨拉齐两县疫势已减[⑩]。

鄂托克旗、伊金霍洛旗　春,鼠疫流行。城川和黑圪坬发病9例,全部死亡[⑪];郡

---

① "绥远鼠疫经过详报:因灾民掘鼠窟而发生,死亡甚众已告肃清",《大公报》1929年7月11日,第11版。

② "卫生部近讯",《申报》1929年3月3日,第7版。

③ 《中国现代政治史资料汇编》第2辑第1册,1958年,第25页。

④ 《土默特志》,内蒙古人民出版社1997年版。

⑤ 《兴和县志》,内蒙古文化出版社2004年版。

⑥ "绥远省天灾人祸之善后赈灾防疫剿匪",《大公报》1929年2月19日,第8版。

⑦ "电绥远徐主席",《卫生公报》1929年第2期,第154页。

⑧ "卫生部近讯",《申报》1929年3月3日,第7版。

⑨ 《呼和浩特千年大事》,1991年。

⑩ "卫生部近讯",《申报》1929年3月3日,第7版。

⑪ 《鄂托克前旗志》,内蒙古人民出版社1995年版。

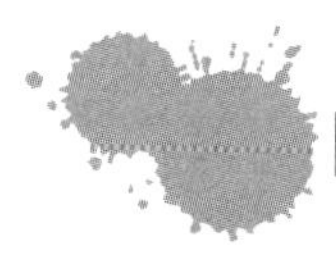

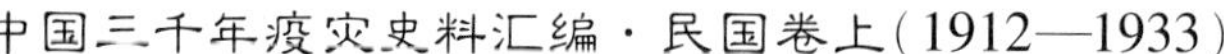

王旗布袋壕一带发生鼠疫,死亡不计其数①。

达拉特旗　春,鼠疫流行。4月,鼠疫蔓延,仅达拉特旗黄河南岸设置的包头第四区就死亡410余人②。

通辽县(今通辽市科尔沁区)　夏六月,肺鼠疫流行。7月20日(六月十四日)报道:通辽城北四五里之地发生肺百斯笃,俗云"盘疫"③。秋,鼠疫流行。8月26日(七月廿二日)报道:五家子、头道营子发生鼠疫,150户中患者达80余,死亡30余名④。10月14日(九月十二日)报道:通辽、瞻榆、辽源等地鼠疫疫势披猖⑤。鼠疫发病107例,死亡100人⑥。

扎鲁特左翼旗、扎鲁特右翼旗　夏,霍乱流行。6—7月,三家子(今香山农场)、套格套一带发生霍乱,死亡70余人⑦。

北京市

北平特别市(今北京市)　春三月,脑膜炎流行。4月16日(三月初七日)报道:发现脑膜炎,卫生局正筹扑灭方法⑧。夏四月,猩红热流行。5月13日(四月初五日),清华大学校园报告猩红热流行:近来本校校园内染患猩红热病者颇不乏人,日来患者速率增加,死亡者亦有之,除此病外,染患喉症者,亦甚不少,医院中久空之单间病房,今咸被校中同学占满⑨。秋,猩红热与霍乱合并流行。8月10日(七月初六日)报道:猩红热及霍乱仍炽⑩。伤寒、霍乱流行⑪。

密云县　春,天花流行。4月22日(三月十三日)报道:密云近日来,气候恶劣,城乡间染春瘟者日多,尤以小孩患天花者为可虑⑫。

天津市

天津特别市(今天津市区)　霍乱流行。4月29日(三月二十日)报道:目下津埠

---

① 《伊金霍洛旗志》,内蒙古人民出版社1997年版。
② 《伊克昭盟志》,现代出版社1994年版。
③ "通辽北方发生肺疫",《申报》1929年7月20日,第8版。
④ "通辽疫势",《盛京时报》1929年8月26日,第2版。
⑤ "洮辽一带疫死者达二百余人",《盛京时报》1929年10月14日,第2版。
⑥ 伍连德等《鼠疫概论》,1937年,第35~53页。
⑦ 《扎鲁特旗志》,方志出版社2001年版。
⑧ "北平要闻",《申报》1929年4月16日,第7版。
⑨ "清华园中发现红疫(1929年5月13日)",《国立清华大学校刊》第67期,1929年。
⑩ "平津近闻",《申报》1929年8月10日,第9版。
⑪ 于德源《北京历史灾荒灾害纪年》,学苑出版社2004年版,第206页。
⑫ "春瘟流行",《大公报》1929年4月22日,第8版。

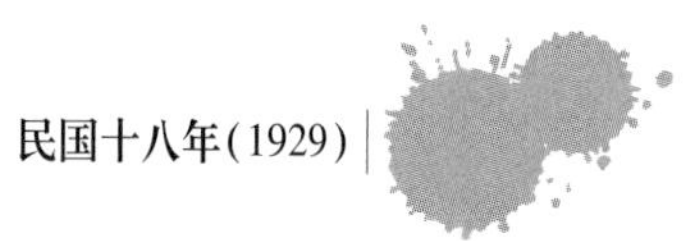

时疫流行殊甚,尤以孩童夭折为最可畏①。8 月 31 日(七月廿七日)报道:日租界发生虎列拉②。

静海县　伤寒流行。患者 251 人,死亡 55 人③。

蓟　县(今蓟州区)　春,天花流行。4 月 30 日(三月廿一日)报道:蓟县近日来,气候恶劣异常,稍有不慎,辄染时瘟,现患者日多,尤以小儿患天花者为甚,凡五六岁之小孩俱染此症,患时则周身现红点,咽喉肿塞,医治不效,死亡甚多,以北山为最,城镇略鲜④。

河北省

赵　县　夏,白喉流行。6 月 3 日(四月廿六日)报道:天气干燥,时疫流行,西区之北正村一带,小孩外染白喉。该村于 27、28、29 三日内,因白喉而死之小孩,竟有 7 人之多⑤。

滦　县　秋,霍乱流行。10 月 4 日(九月初二日)报道:近日县属胡各庄以南百数十村发现虎疫,系由唐山传来。柏各庄区所属 32 村,曾家湾区所属 39 村,坨里区 28 村,胡各庄区 64 村,虎疫传染殆遍,损失人口多少不等。其中桑园村疫死 20 余口,闻者不寒而栗⑥。10 月 21 日(九月十九日)报道:滦县第三区,如胡庄、坨里、暗牛淀、曾家湾、柏各庄、司各庄等分区所属 200 余村,于月初发生虎疫,至今尤烈,死亡相继,惨不忍闻。唯柏各庄本街虽发现虎疫,然未剧烈⑦。10 月 29 日(九月廿七日)报道:瘟疫又起,一家之中,十患八九。此症西名虎疫,中名霍乱,愈染愈速,每日每村均有死亡,而壮年男子死者尤为最多数。如本区之东玉坨庄约死二三十余口,吴家庄约死十余口,柏各镇所属之许各庄、梁各庄均死亡数十余人,其余各村尚不计数⑧。

涿　县(今涿州市)　冬,猩红热流行。12 月 2 日(十一月初二日)报道:近来涿县城内忽发现猩红热流传症,计昨日(27 日)据调查,已死小孩 13 名,成人 3 名⑨。

河间县　秋,霍乱流行。束城村附近几十个村庄病死率很高⑩。

---

① “疫症可畏”,《中央日报》1929 年 4 月 29 日,第 4 版。

② “平津要讯”,《申报》1929 年 8 月 31 日,第 8 版。

③ 《静海县志》,天津社会科学院出版社 1995 年版。

④ “蓟县春瘟流行”,《大公报》1929 年 4 月 30 日,第 8 版。

⑤ “赵县发生时疫”,《大公报》1929 年 6 月 3 日,第 8 版。

⑥ “虎疫来了！蝗虫尚未去”,《大公报》1929 年 10 月 4 日,第 8 版。

⑦ “滦县发生虎疫,棺材供不应求”,《大公报》1929 年 10 月 21 日,第 8 版。

⑧ “水蝗继以瘟疫,滦县各村日有死亡”,《大公报》1929 年 10 月 29 日,第 8 版。

⑨ “涿县发现猩红热,公安局布告预防”,《大公报》1929 年 12 月 2 日,第 8 版。

⑩ 《河间市志》,中国三峡出版社 2003 年版。

肃宁县　春,猩红热流行。传染 1367 人,死亡 30 人①。

安平县　秋,霍乱流行。今《安平县志》载:霍乱连续三年流行,至 1931 年全县有 171 人患病,56 人死亡②。

大城县　秋,麻疹、霍乱流行。今《大城县志》载:秋,麻疹流行,发病 32 人,死 4 人③。今《廊坊市志》载:秋,霍乱流行,死者甚多④。

霸　县(今霸州市)　秋,霍乱流行。褚河港村 140 余人发病,死亡 20 余人⑤。

广平县　秋,霍乱流行。全县发病 350 人,死亡 20 人⑥。

万全县(今属张家口市)　鼠疫流行。张家口鼠疫⑦。

山西省

山西省　春二月,"卫生部"报告上年冬流行的鼠疫已经扑灭,兹据山西省报告,该省鼠疫经该省防疫人员尽力防范,业已扑灭,死亡人口计有 765 人⑧。但其实不然。夏五月,全省大疫。6 月 18 日(五月十二日)报道:连年干旱,全省瘟疫大发,单河东一带,每日死于瘟疫饿死者,不下百余人⑨。

天镇县　春,鼠疫流行。今《天镇县志》载:1—3 月,鼠疫流行,死 45 人,其中兰玉堡死 31 人,城关死 11 人,盆儿井死 3 人⑩。

兴　县　夏,鼠疫流行。今《兴县志》载:5 月,县西南乡鼠疫、瘟疫流行,仅姚家塔一村就死亡百余人,全村只剩 12 人,绝户者十余家⑪。

兴县、临县　春,鼠疫流行。是年,二县共发生鼠疫 639 例,死亡 611 人⑫。

太原县(今太原市晋源区)　伤寒、副伤寒、猩红热流行⑬。

汾阳县　鼠疫流行,全县蔓延,每村死者数十人⑭。

---

① 《肃宁县志》,方志出版社 1999 年版。

② 《安平县志》,中国社会出版社 1996 年版。

③ 《大城县志》,华夏出版社 1995 年版。

④ 《廊坊市志》,方志出版社 2001 年版。

⑤ 《霸州市志》,中国文史出版社 2006 年版。

⑥ 《广平县志》,文化艺术出版社 1995 年版。

⑦ 李文波《中国传染病史料》,化学工业出版社 2004 年版,第 165 页。

⑧ "卫生部公函第二零号",《卫生公报》1929 年第 2 期,第 13 页。

⑨ "晋省旱灾",《中央日报》1929 年 6 月 18 日,第 4 版。

⑩ 《天镇县志》,山西教育出版社 1997 年版。

⑪ 《兴县志》,中国大百科全书出版社 1993 年版。

⑫ 李文波《中国传染病史料》,化学工业出版社 2004 年版,第 165 页。

⑬ 《太原市志》,三晋出版社 2011 年版。《太原卫生志》,2001 年。

⑭ 《汾阳县志》,海潮出版社 1998 年版。

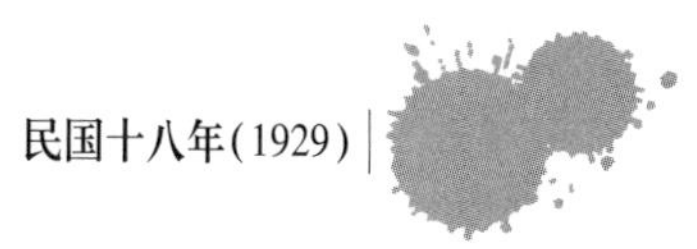

稷山县　鼠疫流行，化峪、下迪一带死人较多[1]。

阳城县　痢疾流行，柏沟村陈氏一家9口死6口[2]。

夏　县　霍乱流行，患者十户有九，夏县因之死1000人[3]。

陕西省

陕西省　春饥疫。2月15日(正月初六日)，旅沪陕西振灾会致京电云：陕西灾情极重，哀鸿遍野，饿殍载道，亘古所未有。盖自前年之春至去岁之冬，两载不雨，泾渭流竭，井泉皆枯，加之人瘟牛疫，虫害雹灾，皆与旱魃相转施威，以致颗粒未收，赤地相望，频年迭受兵匪，早已十室九空，更遭天灾，益增惨酷[4]。夏大疫。5月，陕西瘟疫流行，北部死人尤多[5]。冬又大疫。12月19日(十一月十九日)报道：关中田地荒芜，蓬蒿没胫，盖自入春以来，毙者先后相继，多至绝户，村人埋不胜埋，只泥堵其窗户，希图苟安于一时，以致近日各县疫疠流行，死亡枕藉，传染既易，死者益多，尤以省西之郿县、乾县、武功、扶风等县，渭北之大荔、合阳、三原、泾阳等县为最甚[6]。12月29日(十一月廿九日)报道：陕兵灾后，继以厉疫、蝗旱，死亡枕藉，多至绝户，埋不胜埋。郿、乾、武功、扶风、大荔、合阳、三原、泾阳为最甚[7]。

宝鸡县(今陈仓区)　秋，霍乱流行。今《宝鸡市卫生志》载：秋，虎烈拉流行，死者无计[8]。今《太白县志》载：关中饥馑，饥民逃荒入境，转筋霍乱泻甚行，日死人上百[9]。按：太白县1953年2月析宝鸡、郿县、洋县、岐山、留坝、佛坪、凤县七县地置，但治所在原宝鸡县境，故录于此。

长安县(今长安区)　秋，霍乱流行。今《碑林区志》载：关中大旱，西安城关灾民达10万之众，瘟疫流行[10]。

安塞县　冬，鼠疫流行。今《安塞县志》载：鼻疫流行，患者甚多[11]。按：这里的“鼻疫”可能是“鼠疫”之讹。

---

① 《稷山县志》，新华出版社1994年版。

② 《柏沟村志》，山西古籍出版社1997年版。

③ 《运城市卫生志》，2008年。

④ “旅沪陕西振灾会电请急振”，《申报》1929年2月15日，第14版。

⑤ 《中华民国史事日志》，1929年，第463页。

⑥ “陕有绝人之忧，草丛中时见烂衣乱骨，村间内尽是泥户藏尸，瘟疫流行死亡可惊”，《大公报》1929年12月19日，第4版。

⑦ “陕灾荐臻急待赈救”，《申报》1929年12月29日，第7版。

⑧ 《宝鸡市卫生志》，1995年。

⑨ 《太白县志》，三秦出版社1995年版。

⑩ 《碑林区志》，三秦出版社2003年版。

⑪ 《安塞县志》，陕西人民出版社1993年版。

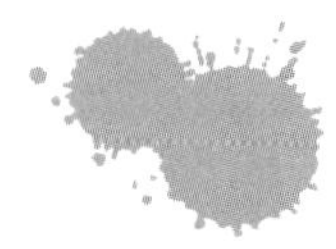

横山县　冬,鼠疫流行。今《横山县志》载:冬末,石湾、油房头鼠疫流行①。

葭　县(今佳县)　鼠疫流行②。横山、佳县鼠疫,发生20例,死亡16人③。

定边县　春,鼠疫流行。今《定边县志》载:春,荒饥,疫病流行,死亡甚多,逃荒者更多④。

安定县(今子长县)　鼠疫流行⑤。

米脂县　春,鼠疫流行。3月8日(正月廿七日),卫生部电西安省政府宋主席:敬电(2月24日)悉。查米脂县疫情与山西临县鼠疫相类似,由临县传来,亟应饬属按照《传染病预防条例》严密防堵隔离,断绝临县方面交通,及深埋尸体以免远播,并望调查该县附近有何新式医院,就近电由地方官署商派西医前往防堵,并恳电覆以便续商办法为祷⑥。3月23日(二月十三日)报道:四合卯村发现鼠疫,死29名⑦。4月3日(二月廿四日)报道:忽患鼠疫病者,头痛发寒热,口吐黄水,一二日即死。该县四合村8人,及芮村11人,均罹于难⑧。

洵阳县(今旬阳县)　冬,天花流行,疫势遍及全县,死亡甚重⑨。

汧阳县(今千阳县)　天花流行,死亡无计⑩。

凤翔县　天花疫疠丛生⑪。

紫阳县　春,伤寒流行。今《安康市卫生防疫志》载:3月,紫阳县驻军瘟疫流行⑫。冬,天花流行。今《紫阳县志》载:冬,毛坝关一带天花流行,持续70余天,死亡不可胜计⑬。

南郑县、安康县　夏,霍乱流行。今《安康市卫生防疫志》载:5—7月,南郑至安康水路沿线,民多患霍乱病,旦发夕死,十中难救一二⑭。

---

① 《横山县志》,陕西人民出版社1993年版。

② 《佳县志》,陕西旅游出版社2008年版。

③ 李文波《中国传染病史料》,化学工业出版社2004年版,第165页。

④ 《定边县志》,方志出版社2003年版。

⑤ 《子长县志》,陕西人民出版社1993年版。

⑥ “电复陕西省政府”,《卫生公报》1929年第2期,第154页。

⑦ “陕北发现鼠疫”,《申报》1929年3月23日,第8版。

⑧ “陕西鼠疫已消灭米脂县疫退报部”,《中央日报》1929年4月3日,第7版。

⑨ 《安康市卫生防疫志》,2006年。

⑩ 《千阳县志》,陕西人民教育出版社1991年版。

⑪ “陕西惨灾所闻”,《申报》1929年6月13日,第14版。

⑫ 《安康市卫生防疫志》,2006年。

⑬ 《紫阳县志》,三秦出版社1989年版。

⑭ 《安康市卫生防疫志》,2006年。

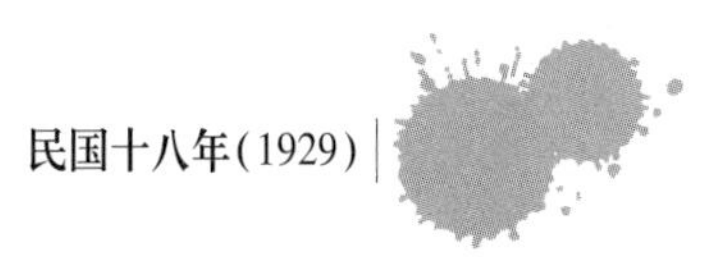

西乡县　夏,霍乱流行。今《西乡县志》载:大旱成灾,兼有蝗虫、瘟疫①。

洋　县　夏,霍乱流行。今《洋县志》载:大灾,大疫,死亡近万人。疫情最重的黄安坝,发病率为30%②。

镇安县　夏,霍乱流行。今《镇安县志》载:霍乱流行,县城、大坪、龙湾等地死者甚多③。

城固县　夏,霍乱流行。今《城固县志》载:春夏大旱,冬又大雪,饥寒交迫,疫病流行,冻饿致死者比比皆是④。按:循文意,其疫病流行似乎在冬季,但,这里可能是全年综举,疫当在大旱时的夏季。

商　县(今商州区)　夏,霍乱流行。今《商州市志》载:7月,大荆、腰市霍乱流行,丧生千人⑤。

山东省

商河县　赵黑豆、甜水井两村霍乱流行,暴亡170余人⑥。

青城县(今高青县)　夏,田镇一带霍乱盛行⑦。

淄川县(今淄博市淄川区)　夏,霍乱流行,付家庄一带尤甚,有一天死27人者,有一家9口死7人者。探亲者死于途中,送葬者死于墓侧⑧。

泰安县(今属泰安市)　霍乱流行,死亡日以百计⑨。

济宁县(今属济宁市)　春,天花流行⑩。

嘉祥县　夏,霍乱流行,县城西北田海村全村死亡30余人,梁海鹏一家18人,死亡6人⑪。

费　县　麻疹流行,南唐村200多户人家,患病儿童30人,死亡12人。天花流行,东庄患者40余人,死亡13人⑫。

---

① 《西乡县志》,陕西人民出版社1991年版。

② 《洋县志》,三秦出版社1996年版。

③ 《镇安县志》,陕西人民出版社1995年版。

④ 《城固县志》,中国大百科全书出版社1994年版。

⑤ 《商州市志》,中华书局1998年版。

⑥ 《德州地区卫生志》,天津科学技术出版社1991年版。《山东省卫生志》,山东人民出版社1992年版。

⑦ 《高青县卫生志》,2009年。《惠民地区卫生志》,天津科学技术出版社1992年版。

⑧ 《淄博市卫生志》,1997年。《山东省卫生志》,山东人民出版社1992年版。

⑨ 《泰安市志》,齐鲁书社1996年版。

⑩ "鲁省要闻",《申报》1929年2月1日,第8版。

⑪ 《嘉祥县志》,山东人民出版社1997年版。

⑫ 《平邑县卫生志》,1991年。

莒　县　天花流行,是年至1932年,大店发病566人,死325人①。

莱阳县(今莱阳市)　秋,霍乱流行,死人无数。河北夼村仇姓家族数十人中,仅2人幸免②。

青岛市　春,伤寒流行,发病776例③。夏秋,痢疾流行,发病2249例④。

寿光县(今寿光市)　霍乱流行,田柳村周围死200多人⑤。

鱼台县　秋,霍乱流行。本县与江苏丰县、砀山县,合并死亡不下数万人⑥。

河南省

延津县　春,大风三昼夜不息,黄沙蔽日,二麦颗粒无收。秋,霍乱流行,人多死亡⑦。

灵宝县(今灵宝市)　秋冬,时疫大流行。1930年1月1日(十二月初二日)报道:灵民在兵匪旱荒之乡已度两载,而时疫复继之,现已流行数月,既乏滋养食品果腹,又无些须金钱疗治,以致得病而死者十有八九⑧。1930年1月6日(十二月初七日)报道:闻大兵之后必有凶年,凶年之后必有时疫。灾民在兵、匪、旱、荒之乡,已度两载,而时疫复继之,现已流行数月,得病上吐下泻,或日仅泻数次,以面尽菜色之民众,既乏滋养食品果腹,又无些须金钱疗治,以致得病而死者十有八九,虽至亲如父子、兄弟、夫妇,亦惟坐视其死,仰天号泣而已。1930年4月15日求赈时又有类似的报道⑨。

巩　县(今巩义市)　霍乱大流行⑩。

封邱县(今封丘县)　霍乱流行⑪。

渑池县　秋,霍乱流行。10月9日(九月初七日)报道:近疫疠大作,日有死亡⑫。

---

① 《莒南县卫生志》,深圳特区出版社2001年版。

② 《莱西市卫生志》,2005年。

③ 《青岛市卫生志》,青岛海洋大学出版社1993年版。

④ 《山东省卫生志》,山东人民出版社1992年版。

⑤ 《寿光县志》,中国大百科全书出版社上海分社1992年版。《潍坊市卫生志》,1989年。《山东省卫生志》,山东人民出版社1992年版。

⑥ 《丰县简志》,1986年。

⑦ 《延津县志》,生活·读书·新知三联书店1991年版。

⑧ "无复人世,灾祸集于豫西,请看灵宝之调查报告",《大公报》1930年1月1日,第4版。

⑨ "河南灵宝之奇灾惨祸",《申报》1930年1月6日,第8版。"灵宝之兵匪旱疫",《兴华》1930年第2期。"豫省灵宝之奇惨",《申报》1930年4月15日,第14版。

⑩ 《巩县志》,中州古籍出版社1991年版。《巩县卫生志》,1985年。

⑪ 《封丘县卫生志》,1986年。

⑫ "渑池灾况视察记",《申报》1929年10月9日,第9版。

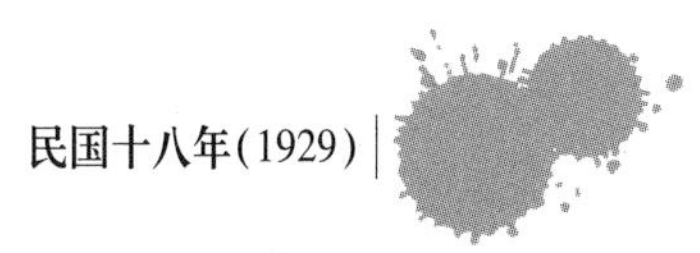

今《渑池县志》载:春,大旱。秋收极薄,瘟疫流行,死亡700多人。翌年春,又死1000余人①。

陕　县　秋,霍乱流行,城内及大营死亡甚多②。1930年1月11日(十二月十二日)报道:久饿之夫,腹枵腹空,偶食新秋,往往病死,弃尸熏臭,酿成瘟疫,传染流行,每日死亡,以全县计,约在数百③。

登封县(今登封市)　秋,霍乱流行。中岳庙内求神拜药者成群结队,致使中岳庙村40%的群众感染此症,70余人死亡④。

临颍县　夏,霍乱大流行。全县患病人数达17万多,死亡不计其数。王岗乡善庄滕村8天死去69口,岗张村死300多人⑤。

沈邱县(今沈丘县)　秋,霍乱流行。今《沈丘县志》载:秋大疫,死亡者众,西关农民街一天死亡40余人⑥。

郾城县(今漯河市郾城区)　伤寒流行⑦。

方城县　秋,伤寒流行。今《方城县志》载:伤寒大流行,全县大部分人染病,出现死者无人埋葬的惨景⑧。

南召县　秋,伤寒流行。今《南召县志》载:秋,全县瘟疫流行,家家有病人,村村添新坟⑨。

泌阳县　秋,伤寒流行。今《泌阳县志》载:伤寒流行,古城寨时仅有千口人左右,一日内死亡十七八人⑩。按:以上各县所谓的“伤寒”,可能是民间对霍乱的俗称,因而也可能是霍乱流行。

淅川县　秋,霍乱流行。今《淅川县志》载:1929年至1932年,霍乱在埠口、李官桥、马蹬一带流行,出现“购药店前身先死,送葬未归又命亡”的惨象,死亡逾万人⑪。

信阳县(今信阳市平桥区)　天花大流行。谭家河大庙畈一带总人口约2500人,患天花者500余人,死亡300余人。刘河村刘新亭一家14人,死于天花6人。柳林乡

---

① 《渑池县志》,汉语大词典出版社1991年版。
② 《陕县卫生志》,1985年。
③ “河南陕县灾情一斑”,《申报》1930年1月11日,第16版。
④ 《登封县志》,河南人民出版社1990年版。
⑤ 《临颍县志》,中州古籍出版社1996年版。
⑥ 《沈丘县志》,河南人民出版社1987年版。
⑦ 《郾城县志》,中州古籍出版社1997年版。
⑧ 《方城县志》,中州古籍出版社1992年版。
⑨ 《南召县志》,中州古籍出版社1995年版。
⑩ 《泌阳县志》,中州古籍出版社1994年版。
⑪ 《淅川县志》,河南人民出版社1990年版。

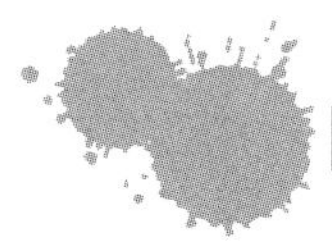

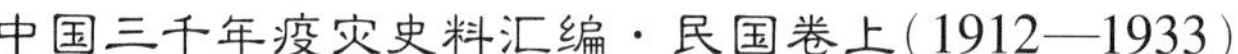

郭家寨被土匪围困,寨上千余人,天花流行,每天有十余人死亡,寨中死于天花者数百人①。

宁夏回族自治区

宁朔县(今青铜峡市) 伤寒大流行。今《青铜峡市卫生志》载:是年及次年,瞿靖地区伤寒大流行,死亡甚多②。

中卫县(今沙坡头区) 伤寒大流行。今《中卫县卫生志》载:全县伤寒大流行,仅县城死亡1000人之多③。

固原县(今西吉县) 天花、伤寒、斑疹伤寒大流行④。

海原县 天花、麻疹流行,势甚猖獗⑤。

隆德县 秋,伤寒流行。今《隆德县志》载:春夏大饥,人相食,秋大疫,死亡满路,十室九空⑥。

甘肃省

按:甘肃自1927年秋冬以来干旱,至本年春,全省78县中,旱灾区域已达65县,大旱导致大饥,出现人相食和烹食婴儿的惨象,大饥又导致大疫。疫病种类甚多,春疫主要是白喉、天花流行,夏疫主要是霍乱、痢疾流行,秋疫主要是鼠疫、伤寒流行。以下疫种的确定,举其大要者也,仅供参考。

成 县 秋,伤寒流行。今《成县志》载:大旱之后,瘟疫流行,死者横尸于道而掩尸于野,名“万儿坟”⑦。

武都县 夏,霍乱流行。今《武都县志》载:夏六月,大旱,疾疫流行,死者甚众,牲畜大半死亡⑧。

崇信县 夏,霍乱流行。今《崇信县志》载:春三月,大旱,大饥。春夏间,树皮吃光,甚有碾骨、掘尸、易子而食者,加以霍乱瘟疫流行,道路辄见死尸⑨。

甘谷县 夏,霍乱流行。甘谷县患疫者不少,至死亡相继⑩。

---

① 《信阳县卫生志》,1986年。
② 《青铜峡市卫生志》,2001年。
③ 《中卫县卫生志》,1995年。
④ 《西吉县卫生志》,宁夏人民出版社1990年版。
⑤ 《海原县志》,宁夏人民出版社1999年版。
⑥ 民国《重修隆德县志》卷四《艺文·拾遗》。《隆德县志》,宁夏人民出版社1998年版。
⑦ 《成县志》,西北大学出版社1994年版。
⑧ 《武都县志》,生活·读书·新知三联书店1998年版。
⑨ 《崇信县志》,甘肃人民出版社1997年版。
⑩ 袁林《西北灾荒史》,甘肃人民出版社1994年版,第1523页。

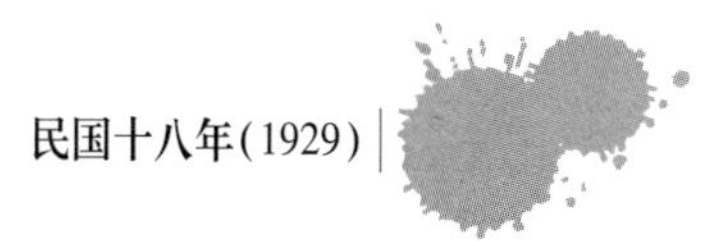

皋兰县(今兰州市城区) 春,鼠疫流行。今《皋兰县志》载:春二月,瘟疫流行,传播甚速,死亡甚多,外来难民死于疾病者十之二三,患者身出黑斑,死者甚多①。按:据“患者身出黑斑”可定为鼠疫流行。

高台县 春,白喉流行。今《天城志》载:春,大饥,大疫,死者载道②。

古浪县 春,白喉流行。今《古浪县志》载:春,大旱饥,白喉流行③。

和政县 秋,伤寒流行。和政县瘟疫流行,死亡甚众④。

华亭县 夏秋,脑膜炎、伤寒流行。今《华亭县志》载:春夏大旱,虫灾。夏秋,人多大头瘟、窝儿寒⑤。按:“大头瘟”有指脑膜炎的,也有指腺鼠疫的;“窝儿寒”有指流感的,也有指伤寒的。

徽 县 夏,霍乱流行。今《徽县志》载:夏六月,时疫大行,饥病死亡甚众,有一家死至7人者⑥。

会宁县 夏,霍乱流行。今《会宁县志》载:大旱,大饥,疫病流行,县城尸横街巷,乡村饿殍载道⑦。

定西县 夏,霍乱流行。民国《重修定西县志》载:夏旱,人民尽食草根树皮,瘟疫又起,土匪劫掠,酿成巨祲,查全县人民,死于饥荒者十之三,死于疾病者十之二,死于兵刀者十之一⑧。

泾川县 秋,伤寒流行。今《泾川县志》载:自上年夏至是年秋,连续大旱,井泉干涸,树木枯死,春田未种,夏田无收,饥馑、瘟疫交作,死人无数⑨。

靖远县 夏秋,伤寒流行。今《靖远县志》载:大旱,大饥,大疫,死者上万,街头路旁,尸骨横置⑩。

静宁县 夏秋,脑膜炎、伤寒流行。今《静宁卫生志》载:大头瘟、窝儿寒流行,死者甚众⑪。

---

① 《皋兰县志》,甘肃人民出版社1999年版。《兰州市西固区志》,甘肃人民出版社2000年版。《兰州市安宁区吊场乡志》,2002年。

② 《天城志》,2000年。

③ 《古浪县志》,甘肃文化出版社1996年版。

④ 袁林《西北灾荒史》,甘肃人民出版社1994年版,第1523页。

⑤ 民国《增修华亭县志》卷三《灾异志》。《华亭县志》,甘肃人民出版社1996年版。

⑥ 《徽县志》,陕西人民出版社2003年版。

⑦ 《会宁县志》,甘肃人民出版社1994年版。

⑧ 民国《重修定西县志》卷三七《灾异》。

⑨ 《泾川县志》,甘肃人民出版社1996年版。

⑩ 《靖远县志》,甘肃文化出版社1995年版。

⑪ 《静宁卫生志》,甘肃文化出版社2005年版。

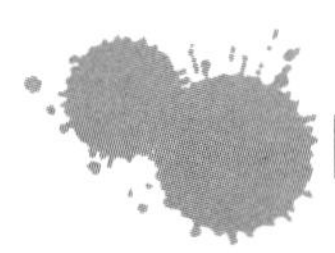

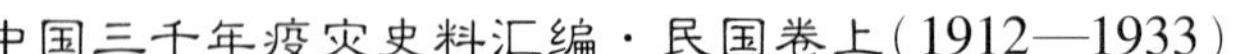

酒泉县(今肃州区)　春,白喉流行。今《酒泉市医药卫生志》载:大旱,大饥,大疫。总寨、临水、屯升、新城等20多个乡镇,死婴暴尸荒野,狗噬虫咬,无人掩埋。其疫为白喉,有一家死八九人上十人者①。

礼　县　秋,伤寒流行。《甘肃赈务汇刊》载:礼县瘟疫流行,死亡相继,人民死于疫者十之四②。

两当县　夏,霍乱流行。今《两当县志》载:大旱,时疫流行③。

临潭县　秋,伤寒流行。今《卓尼县志》载:伤寒流行,卓尼地区仅奋盖族24户的小村,先后发病20余人,死亡6人④。按:1953年分临潭县地置卓尼县。

临洮县　秋,伤寒流行。《甘肃赈务汇刊》载:临洮县瘟疫盛行,死亡枕藉⑤。

临夏县(今临夏市)　夏秋,伤寒、麻疹、痢疾流行。今《临夏市志》载:大旱,大饥,人相食,伤寒、麻疹,痢疾合并流行,日死一二十人,城门外掘有12处大坑埋尸⑥。

民勤县　春,白喉流行。秋,伤寒流行。今《民勤县志》载:三雷、薛百、更名等地白喉流行;蔡旗、重兴等地伤寒流行⑦。

岷　县　春,天花流行。夏,霍乱流行。今《岷县志》载:夏,大荒,瘟疫流行,死人甚多,民间有"十八年,天晒了;吃活了,病坏了"的谚语。天花为害亦甚,致不少人眼瞎面麻⑧。

宁定县(今广河县)　夏,霍乱流行。《国民党甘肃省档案》载:宁定县时疫流行,死亡甚多⑨。

秦安县　春夏,天花、白喉、痢疾流行。今《秦安县志》载:天花盛行⑩。《甘肃省民国十八年各市县灾情表》载:白喉、痢疾等时疫流行,死亡甚多⑪。

清水县(含今张家川县)　春夏,白喉、天花、霍乱流行。今《清水县志》载:大旱,

① 《酒泉市医药卫生志》,1987年。
② 袁林《西北灾荒史》,甘肃人民出版社1994年版,第1523页。
③ 《两当县志》,甘肃文化出版社2005年版。
④ 《卓尼县志》,甘肃民族出版社1994年版。
⑤ 袁林《西北灾荒史》,甘肃人民出版社1994年版,第1523页。
⑥ 《临夏市志》,甘肃人民出版社1995年版。《积石山保安族东乡族撒拉族自治县志》,甘肃文化出版社1998年版。
⑦ 《民勤县志》,兰州大学出版社1994年版。《民勤县卫生志》,2010年。
⑧ 《岷县志》,甘肃人民出版社1995年版。
⑨ 袁林《西北灾荒史》,甘肃人民出版社1994年版,第1523页。
⑩ 《秦安县志》,甘肃人民出版社2001年版。
⑪ 袁林《西北灾荒史》,甘肃人民出版社1994年版,第1523页。

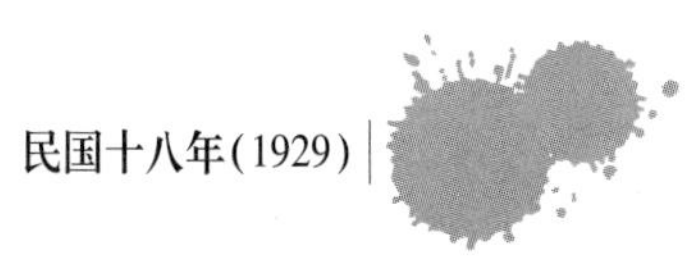

大饥,雹、水、虫、霜各灾并臻,瘟疫流行,死者甚众①。今《张家川回族自治县志》载:是年,白喉、天花、霍乱流行。恭门一带霍乱流行,北沟村一户17人病死15人,傅堡村一户7人病死6人②。

庆阳县(今庆城县) 秋,伤寒流行。《甘肃省民国十八年各市县灾情表》载:庆阳县各地瘟疫流行,伤亡者颇多③。

洮沙县(今属临洮县) 秋,伤寒流行。《甘肃省民国十八年各市县灾情表》载:洮沙县全县瘟疫流行④。按:洮沙县1950年裁入临洮县。

天水县 自春徂秋大疫,春天花、白喉流行,夏霍乱流行,秋伤寒流行。《甘肃省民国十八年各市县灾情表》载:天水县春,大饥荒,城乡饥疫死者15570人,绝119户。夏初,时疫又复盛行,城内死者除自行掩埋者外,公家掩埋者共2200余名,乡间时疫更甚⑤。今《天水市志》载:秋疫,四乡死2171人,城内死300余人⑥。

渭源县 春夏,天花、白喉、痢疾、霍乱流行。今《渭源县志》载:春夏,大饥荒,随之大疫,死亡甚众⑦。

武山县 春夏,白喉、痢疾流行。《甘肃省民国十八年各市县灾情表》载:全县发生春瘟,白喉、红白痢等症,死亡甚多⑧。

武威县(今凉州区) 春夏,天花、白喉流行。今《武威市志》载:大饥荒,疫病蔓延城乡,饿殍遍野,贫苦人民死亡无数,儿童死于疫病者尤多⑨。

西固县(今宕昌县) 秋,伤寒流行。今《宕昌县志》载:大旱,大饥,人相食,十室九空,瘟疫流行,仅理川街就死亡300余人⑩。

永登县 春夏,天花、白喉流行。今《红城志》载:饥荒、瘟疫并袭,边墙壕内,尸骨相藉,群狗争食,惨不忍睹⑪。按:红城为永登县辖镇。

永靖县 夏秋,伤寒、痢疾流行。今《永靖县卫生志》载:时疫流行,死亡无算。白

---

① 《清水县志》,陕西人民出版社2001年版。
② 《张家川回族自治县志》,甘肃人民出版社1999年版。
③ 袁林《西北灾荒史》,甘肃人民出版社1994年版,第1523页。
④ 袁林《西北灾荒史》,甘肃人民出版社1994年版,第1523页。
⑤ 袁林《西北灾荒史》,甘肃人民出版社1994年版,第1523页。
⑥ 《天水市志》,方志出版社2004年版。民国《天水县志》卷一四《灾祥志》。
⑦ 《渭源县志》,兰州大学出版社1998年版。
⑧ 袁林《西北灾荒史》,甘肃人民出版社1994年版,第1523页。
⑨ 《武威市志》,兰州大学出版社1998年版。《武威通志》,甘肃人民出版社2007年版。
⑩ 《宕昌县志》,甘肃文化出版社1995年版。
⑪ 《红城志》,甘肃文化出版社2009年版。

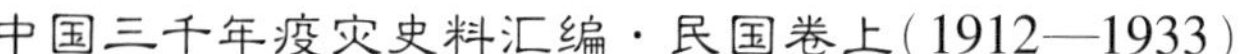

塔川刘家峡村发生伤寒、痢疾,家到户至,死亡近百人,有一家死 7 人者①。

榆中县　秋,伤寒流行。今《榆中县志》载:大旱,大饥,人相食,瘟疫大行,积尸盈道,县城有两处万人坑供掩埋尸体②。

玉门县(今玉门市)　秋,伤寒流行。今《玉门市志》载:大旱,又遭冰雹、洪水、虫害袭击,瘟疫流行,灾民妻离子散,状极惨悯③。

张掖县(今甘州区)　春夏,天花、白喉、伤寒流行。今《张掖市志》载:春夏,大旱,大饥,树皮草根食尽,十室九空,瘟疫流行④。

庄浪县　春,天花、白喉流行。《甘肃省民国十八年各市县灾情表》载:今春,庄浪县发现疠气⑤。

夏河县、临潭县(今碌曲县)　鼠疫流行。二县鼠疫发病 54 例,死亡 54 人⑥。

青海省

西宁县(今西宁市城区)　伤寒流行⑦。

贵德县　伤寒、菌痢流行,死者甚众⑧。

乐都县　春夏,伤寒流行。今《乐都县志》载:大旱饥,大量灾民入境,饿殍遍地,县府在碾伯、老鸦两地放赈施舍,灾民集聚过多,致使瘟疫流行,死者众多,两地各设万人坑埋葬灾民。是年,全县死亡 17000 余人⑨。

乐都县、循化县(含今民和县)　春夏,伤寒流行。今《民和县志》载:大旱,瘟疫大流行,在血沟、瓦窖设万人坑埋葬病死尸体和麻风病人⑩。

大通县　春夏,伤寒流行。今《大通县志》《大通卫生志》载:春夏旱,伤寒流行,病死率最高达 76.4%,全县死亡 2000 余人⑪。

同仁县(今泽库县)　泽库县鼠疫流行⑫。

---

① 《永靖县卫生志》,甘肃人民出版社 2006 年版。
② 《榆中县志》,甘肃人民出版社 2001 年版。
③ 《玉门市志》,新华出版社 1991 年版。
④ 《张掖市志》,甘肃人民出版社 1995 年版。
⑤ 袁林《西北灾荒史》,甘肃人民出版社 1994 年版,第 1523 页。
⑥ 李文波《中国传染病史料》,化学工业出版社 2004 年版,第 165 页。
⑦ 《平安县志》,陕西人民出版社 1996 年版。
⑧ 《贵德县志》,陕西人民出版社 1995 年版。
⑨ 《乐都县志》,陕西人民出版社 1992 年版。《高庙村志》,2004 年。
⑩ 《民和县志》,陕西人民出版社 1993 年版。
⑪ 《大通县志》,陕西人民出版社 1993 年版。《大通卫生志》,陕西人民出版社 1993 年版。
⑫ 李文波《中国传染病史料》,化学工业出版社 2004 年版,第 165 页。

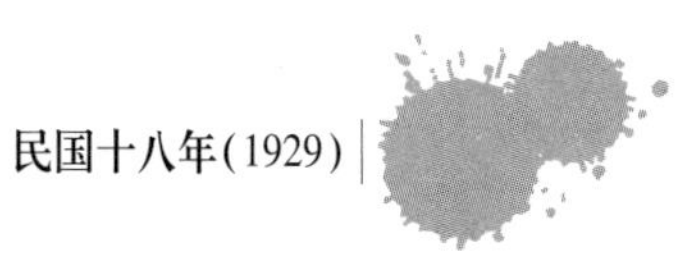

安徽省

怀宁县　春,髓膜炎流行,尤以沿安(庆)合(肥)公路一带为甚,发病近1000人,死亡率占40%①。

芜湖县　春,脑膜炎流行,七矶山医院及各医生处就医者统计已有60余人,小儿及少年人不治而死者30余人②。

六安县(今属六安市)　春,天花流行,金家寨死者80余人③。

怀远县　冬,白喉流行。11月16日(十月十六日)报道:怀远淮西中学男生部及一高等校发生喉疫、肠热等症,蔓延甚烈,被染学生数十人,毙数人④。

亳　县(今属亳州市)　春,霍乱流行。4月3日(二月廿四日)报道:西北乡一带,近来发现一种疾疫,状似霍乱,腹痛,吐泻不止,越二小时即毙,日有数起⑤。

涡阳县　霍乱流行,死者甚多⑥。

砀山县　秋,霍乱流行,死者过万。今《丰县简志》称:霍乱南从梁寨、李寨,北至首羡、顺河,以及临近砀山、鱼台等县,死亡不下数万人⑦。

四川省

德阳县(今德阳市)　天花、麻疹流行,染者甚众⑧。

江油县(今江油市)　春夏大旱,田地荒芜,农民外逃,疾病流行⑨。

新津县　霍乱流行,遍及全境,五津修建机场的士兵,死亡约2000人。五津街上群众亦死亡100余人,有一家5口死3口者⑩。

简阳县(今资阳市简阳市)　天花流行⑪。

巴中县(今巴中市巴州区)　天花流行⑫。

苍溪县　天花流行,金马村赵家大院子发病10余人,死亡8人⑬。

---

① 《怀宁县卫生志》,1985年。

② “芜湖快信”,《申报》1929年4月17日,第10版。

③ 《金寨县志》,上海人民出版社1992年版。

④ “淮西中学因疫停课”,《申报》1929年11月16日,第9版。

⑤ “皖北亳州发现鼠疫”,《中央日报》1929年4月3日,第7版。

⑥ 《涡阳县志》,黄山书社1989年版。

⑦ 《丰县简志》,1986年。

⑧ 《德阳县志》,四川人民出版社1994年版。

⑨ 《江油县志》,四川人民出版社2000年版。

⑩ 《新津县志》,四川人民出版社1989年版。

⑪ 《内江地区卫生志》,四川辞书出版社1995年版。

⑫ 《平昌县卫生志》,1986年。

⑬ 《苍溪县卫生志》,1988年。

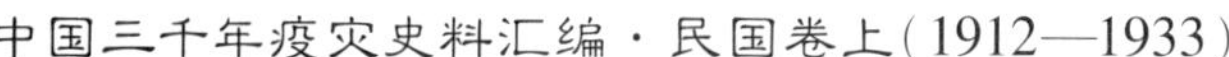

乐至县　夏秋,霍乱、痢疾流行。今《乐至县志》载:夏秋,倒流镇驻军突发屙痢病,多数患者大量脱水,不治而亡①。

遂宁县(今属遂宁市)　天花、麻疹流行②。

重庆市

涪陵县(含今武隆县)　天花流行,羊角区十病其七,双河乡一月内死400余人③。

云南省

昆明县(今属昆明市)　天花流行,官渡海东百余人染疫,年幼患者多死④。

罗平县　回归热流行,尤以板桥镇为重,杀牛场村民全部病故⑤。

文山县　天花流行,城区、马塘、平坝、古木等地患者200余人,死亡170人⑥。痢疾流行,阿猛顶丘30户人家的六合老寨死35人,有全家死绝者⑦。

镇沅县　城区疟疾流行,全家死亡者日有数户⑧。

蒙化县(今包括巍山县、南涧县)　疥疮、疟疾流行,公郎境内大片土地荒芜,村落萧条⑨。

澜沧县　鼠疫流行,发生30多例,大部死亡⑩。

贵州省

沿河县　春,天花流行,大茶乡陈家堡村发病几十人,死亡十多人⑪。秋,疟疾流行,毛渡乡荷叶坪700多人的村寨死亡100人⑫。

天柱县　夏,霍乱流行。今《天柱县志》载:夏五月,社学、坌处瘟疫盛行,死者甚多⑬。

江口县　秋,疟疾流行。今《江口县志》载:疟疾暴发,太平乡寨抱村3个自然村

---

① 《乐至县志》,四川人民出版社1995年版。
② 《遂宁县志》,巴蜀书社1993年版。
③ 《武隆县卫生志》,1986年。
④ 《官渡区卫生志》,1990年。
⑤ 《罗平县志》,云南人民出版社1995年版。
⑥ 《文山县志》,云南人民出版社1999年版。
⑦ 《砚山县志》,云南人民出版社2000年版。
⑧ 《镇沅彝族哈尼族拉祜族自治县志》,云南人民出版社1995年版。
⑨ 《南涧彝族自治县志》,四川辞书出版社1993年版。
⑩ 伍连德等《鼠疫概论》,1937年,第35~53页。
⑪ 《沿河县志》,贵州人民出版社1993年版。
⑫ 《沿河县志》,贵州人民出版社1993年版。
⑬ 《天柱县志》,贵州人民出版社1993年版。

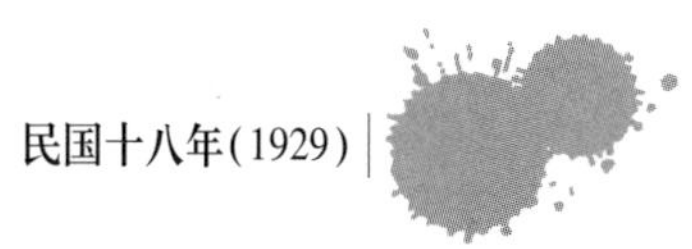

90%的农民患病,30户死绝,死亡170人①。

凤泉县(今凤冈县)　夏,霍乱流行。今《凤冈县志》载:夏,烂沟、沙子坝一带霍乱流行,死亡很多,烂沟寨子只剩一家②。

罗斛县(今罗甸县)　秋七月,疟疾流行,死235人。仅红屯80多户412人,90%的人患病,死亡85人③。

安顺县(今属安顺市)　秋,疟疾流行,沙锅寨病死29人,兑沙地、水塔死亡11人④。

湖北省

汉口市(今属武汉市)　秋,霍乱流行。9月15日(八月十三日)报道:10日此间发生染虎烈拉后,租界外华人中病者续出,尚有蔓延之兆⑤。

南漳县　天花流行,石门集周围病死1600多人⑥。

广济县(今武穴市)　秋,霍乱流行,武穴附近孔家垸暴死者34人⑦。

黄安县(今黄冈市红安县)　天花流行,重疫区山背熊家塆死亡60余人⑧。

宜都县(今宜都市)　秋,霍乱、痢疾流行。今《宜都县志》载:秋,沿江一带霍乱流行。"走症"遍及全县,症况为发热下泻,实属痢疾流行⑨。

湖南省

会同县　秋大疫,恶性疟疾流行,死亡枕藉,惨不忍闻。大兵之后,遗骸腐尸,暴露于野,久之成疫,人畜死亡极多⑩。九月,广坪、地灵一带瘟疫流行,死亡一万多人,田土未耕者十居三四⑪。10月3日(九月初一日),会同赈务分会常务委员沈德明呈湖南省赈务会主席曰:窃属县夏秋以来,瘟疫流行,迭经县政府备情呈报,并蒙民政厅派遣防疫医士临县诊救在案。查洪江一带,先后死亡之数将近八千人,若水区计先后死亡八百余人,安怀区计先后死亡六七百余人。现在非独不能减轻,并且日益增剧,

---

① 《江口县志》,贵州人民出版社1994年版。

② 《凤冈县志》,贵州人民出版社1994年版。

③ 《贵州省罗甸县志》,贵州人民出版社1994年版。

④ 《蔡官镇志》,贵州人民出版社2004年版。

⑤ "虎疫:首都与汉口",《大公报》1929年9月15日,第4版。

⑥ 《南漳县志》,中国城市经济社会出版社1990年版。

⑦ 《广济县志》,汉语大词典出版社1994年版。

⑧ 《红安县志》,上海人民出版社1992年版。

⑨ 《宜都县志》,湖北人民出版社1990年版。

⑩ "湘省灾情惨重之报告:全省七十六县仅江华一县无灾",《申报》1929年12月22日,第8版。"湖南省赈务会报灾",《申报》1930年1月24日,第10版。

⑪ 熊健《怀化千年自然灾害》,气象出版社2000年版。《会同县卫生志》,1993年。

附近城厢内外,人民沾染时疫者不下数百人,死亡之数不下八百余人。查其病症状况,大都发寒、发热、头痛、呕吐,似虐(疟)非虐(疟),或大便不通,又或有似痢症,顷刻之间,内外猛火,昏迷不能言语,种种病疫,不可名状。会同县财政局长处鑫等联名呈湖南省赈务会主席曰:天祸会邑,灾害频仍,民七以来,迄无宁岁。今春旱魃为虐,田园荒芜,入秋后瘟疫流行,死亡枕藉,幸蒙钧会已饑已溺之心,派遣医生,携带药款,兼程驰救,会民感激,至于涕零,无如灾疫太重,药既失效,术亦告穷,而派来医生,且为所染。日来灾区益广,病者死者,尤为众多,尸体暴露,收敛无人①。随后,会同县安怀区自治调查委员会呈报灾疫为害,恳请设法救治,10月17日(九月十五日),卫生部令湖南省民政厅迅速查明确系何症,并将防治情形随时呈报②。11月(十月),会同县政府电赈务会云:属县瘟疫流行,曾于支(4日)筱(17日)两电呈报在案,沐派防疫医师兼程下县施治,如天之仁,万民仰赖,无如蔓延甚广,防不胜防。近查若水、安怀、伏龙各区,日益增剧,倒家病亡,其死骸狼藉,无人掩埋与传染垂毙呻吟床榻者,遍地皆是,而若水一区,死亡达六百余人,病者难更仆数,闭门断炊,行人绝途,一切公务,无人过问,伤心惨目,闻者堕泪,兹复蔓延城厢内外,噩耗频传③。

黔阳县(今洪江市) 秋大疫,恶性疟疾流行。大兵之后,遗骸腐尸,暴露于野,久之成疫,人口牲畜死亡极多④。九月,黔阳商会主席兼请赈代表李鹤呈湖南赈务会“为请颁发急赈以救疫死事”云:自去年以来,瘟疫流行,死亡枕藉,而尤以礼字区之罗翁乡为最惨。该区纵横数十里,男性几已灭绝,至今白骨横陈,无人收拾,仅留有少数女性幸逃浩劫。去冬今春,疫气稍杀,遂三五结合,前往别乡买男入赘。孰意不旋踵而死,余或惧死而潜逃,此千古未闻之惨状也⑤。

沅陵县 天花流行。柳林镇(今柳林汊乡)死亡小儿50余人;宣平乡(今七甲坪、蚕忙等乡)一家死亡三四口、七八口者甚多;乐坪乡(今大合坪、七甲溪乡)死亡小儿500余名,几乎无一幸免⑥。

保靖县 天花流行。县城设种痘局,但无防疫专业队伍,时疫流行,无法制止⑦。

湘潭县(今属湘潭市) 霍乱、痢疾流行。河口山湖村(今属湘潭县)一家18人

---

① “会同空前之疫疠”,《湖南赈务汇刊》1929年第7期。

② “卫生部训令第三六五号(1929年10月17日)”,《卫生公报》1929年第11期,第48~49页。

③ “会同大旱与奇疫”,《湖南赈务汇刊》1929年第6期。

④ “湘省灾情惨重之报告:全省七十六县仅江华一县无灾”,《申报》1929年12月22日,第8版。“湖南省赈务会报灾”,《申报》1930年1月24日,第10版。

⑤ “黔阳大疫与虫灾”,《湖南赈务汇刊》1929年第5期。

⑥ 《沅陵县卫生志》,1989年。

⑦ 《保靖县志》,中国文史出版社1990年版。

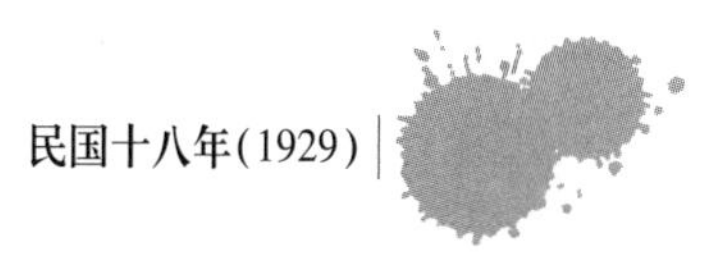

染痢疾,死者 8 人[①]。

绥宁县　夏秋,痢疾流行,死亡 1000 余人[②]。

湘乡县(包括今湘乡市、双峰县)　夏,霍乱、痢疾流行。今《湘乡县志》载:7 月,疫痢流行,谷水薛家桥大府庙一带死亡小儿 30 余人[③]。

衡山县　夏秋,痢疾流行。今《衡阳市卫生志》载:痢疾在衡山县全境盛行,死亡颇重[④]。

祁阳县　霍乱流行。下马渡、枫林铺、云盘町死亡 116 人[⑤]。

安仁县　秋,痢疾、疟疾流行。今《郴州地区卫生志》载:安仁县灾荒,疫病流行,尤以痢疾、疟疾为多[⑥]。

嘉禾县　秋,痢疾、疟疾流行。旱魃肆虐,燥热无比,病症发生,初起为疟,后而为痢,传染所及,轻者重,重者死,药石无效,医术不灵,人口以疾疫而亡故者,已达二百三十人[⑦]。

宜章县　秋,痢疾、疟疾流行。今《宜章县志》载:痢疾盛行,死者甚众[⑧]。今《郴州地区卫生志》载:是年,修筑郴宜公路的民工 2000 余人,几乎人人患痢疾、疟疾,死亡 100 余人[⑨]。

临武县　霍乱流行,波及甚广,死者不下 4000 人[⑩]。

江华县　春,天花流行。春旱,虫灾,瘟疫[⑪]。

龙山县　春,天花流行。春旱,疫疠,虫灾[⑫]。

江西省

金溪县　霍乱流行。琉璃高坪村有 90 多户死绝,未亡者纷纷逃往他乡[⑬]。

---

① 《湘潭县卫生志》,1992 年。

② 《绥宁县志》,方志出版社 1997 年版。《邵阳市卫生志》,1998 年。

③ 《湘乡县志》,湖南出版社 1993 年版。

④ 《衡阳市卫生志》,1995 年。

⑤ 《祁阳县卫生防疫志》,2006 年。

⑥ 《郴州地区卫生志》,1992 年。

⑦ “嘉禾奇疫”,《湖南赈务汇刊》1929 年第 7 期。

⑧ 《宜章县志》,黄山书社 1995 年版。

⑨ 《郴州地区卫生志》,1992 年。

⑩ 《临武县志》,中南工业大学出版社 1989 年版。

⑪ 李文海等《近代中国灾荒纪年续编》,湖南教育出版社 1993 年版,第 255 页。

⑫ 李文海等《近代中国灾荒纪年续编》,湖南教育出版社 1993 年版,第 255 页。

⑬ 《金溪县志》,新华出版社 1992 年版。

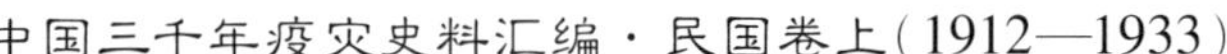

峡江县　麻疹流行。金江乡梅元村100余儿童染病,死亡70余人[①]。

武宁县　春,天花、麻疹流行。今《武宁县志》载:春,县城天花、麻疹同时流行,童稚死于是疫者甚多,直至4月疫始止[②]。

浮梁县(今包括景德镇市市区、浮梁县)　春,脑膜炎流行。今《浮梁县志》载:县境(含景德镇)发生疫灾[③]。

婺源县　春,脑膜炎流行。4月17日(三月初八日)报道:时疫流行可怖。邑属西乡横斜白山一带,近发现一种时疫,患者多头痛身热腹泻,不及医治而死,传染甚速,尤以20岁至30岁之妇女居多,计近一星期内,染疫死者已达30余人。现疫氛已蔓延于南乡中云一带,猖獗可怖[④]。

江苏省

江苏省　淞沪一带发现脑脊髓膜炎及猩红热流行各地[⑤]。上海、苏州及南方沿海城镇霍乱流行[⑥]。

南京市　春二三月,脑膜炎流行。4月1日(二月廿二日)报道:发现脑膜炎症,三山医院已屡诊过此类病症,惟死亡尚少[⑦]。4月14日(三月初五日)报道:脑膜炎病症发现,患此病者已有二十三人[⑧]。4月19日(三月初十日)报道:患脑膜炎症者有男女小孩等十四人,死三人[⑨]。5月7日(三月廿八日)报道:发现流行性脑脊髓膜炎等症[⑩]。小丹阳镇一带地方,旬日以来,发现脑膜炎症,死人不少,凡感染此病者,初则头痛或头晕,继则不言而吐或泻,若不急救,只需数小时毙命,而能延至一二日者颇少[⑪]。秋八月,霍乱、猩红热流行。9月7日(八月初五日)报道:近来正副伤寒症及阿米巴赤痢,患者亦颇多[⑫];市南门外城捕厅、桑树园等地棚户发生霍乱,患者妇孺居多,日死

---

① 《峡江县志》,中共中央党校出版社1995年版。《吉安地区志》,复旦大学出版社2010年版。

② 《武宁县志》,江西人民出版社1990年版。

③ 《浮梁县志》,方志出版社1999年版。

④ “地方通信”,《申报》1929年4月17日,第10版。

⑤ 邵鸿猷《防疫问题》,《首都市政周刊》第64期。

⑥ Wong and Wu. *History of Chinese Medicine*. Tientsin Press, 1932. p. 605. Wu Lien-Teh, et al. *Cholera*. Shanghai, 1934.

⑦ “首都纪闻”,《申报》1929年4月1日,第4版。

⑧ “本京发现脑膜炎流行症”,《中央日报》1929年4月14日,第8版。

⑨ “京市卫生局调查脑膜炎”,《申报》1929年4月19日,第9版。

⑩ “预防时疫近讯”,《中央日报》1929年5月7日,第7版。

⑪ “小丹阳时疫中之迷信(江苏)”,《兴华》第20期,1929年。

⑫ “卫生局最近防疫工作”,《中央日报》1929年9月7日,第7版。

数人,势甚猖獗[1];南门外城捕厅、桑树园等处发生虎烈拉(即霍乱),患者妇孺居多,大都上吐下泻,日有死者[2]。9 月 12 日(八月初十日)报道:京市城南一带,连日发现猩红热及各种秋季流行症,传染甚速[3]。9 月 15 日(八月十三日)报道:此间(首都)有发生虎烈拉之说,市政府卫生局极速开始调查,患者总数 17 名,内已死者 6 名,传染系统似在上海方面[4]。9 月 16 日(八月十四日)报道:京城南发现真性霍乱[5]。同日又报道:京市城南一带,连日发现流行性霍乱症,传染甚速,死者有数十人之多[6]。9 月 17 日(八月十五日)报道:城北丁家桥一带发生霍乱[7]。9 月 30 日(八月廿八日)刊《首都市政公报》载:前因市内发生霍乱,疫势猖獗,市卫生局先后设立临时治疫总所、分所[8]。10 月 15 日(九月十三日)刊《首都市政公报》又载:入秋以后发生霍乱,疫势甚为猖獗,市卫生局先后在南门外及城北马台街两处设立临时治疫所,后又在下江考棚设立临时治疫总所[9]。因南京霍乱流行,甚为猖獗,汉口市卫生局特组建临时防疫队,施行江岸检查[10]。

镇江县(今属镇江市)　春,脑膜炎流行。4 月 7 日(二月廿八日)报道:南汤山疫症又有发现[11]。4 月 8 日(二月廿九日)报道:南汤山附近发生急性传染病,小儿患此死者已有十余人。南汤山(属江宁县)三四里刘岗头地方,于一星期前突然发生一种急性疾病,专侵小儿,其主要病状为头痛,往往经过半日至一日即死亡,死亡前并有痉挛,患者并不怕光,头颈可以自由行动,下肢及眼均无变化,附近小儿先后死亡者有十人之多[12]。4 月 20 日(三月十一日)报道:3 月,城乡发生流行性脑脊髓膜炎[13]。秋,霍乱流行。8 月 6 日(七月初二日)报道:迩来本埠突发生虎疫时症[14]。按:丹徒县 1928

---

① “京市南门外发生时疫”,《申报》1929 年 9 月 7 日,第 9 版。

② “南门外之虎疫”,《中央日报》1929 年 9 月 7 日,第 7 版。

③ “城南盛行秋疫”,《中央日报》1929 年 9 月 12 日,第 7 版。

④ “虎疫:首都与汉口”,《大公报》1929 年 9 月 15 日,第 4 版。

⑤ “首都之虎:城南发现真性霍乱”,《大公报》1929 年 9 月 16 日,第 3 版。

⑥ “城南疫势渐减”,《中央日报》1929 年 9 月 16 日,第 3 版。

⑦ “卫生局努力防疫工作”,《中央日报》1929 年 9 月 17 日,第 7 版。“京市增设临时治疫所”,《申报》1929 年 9 月 17 日,第 7 版。

⑧ “归并临时治疫所案(1929 年 9 月 30 日)”,《首都市政公报》第 45 期,1929 年,第 133 页。

⑨ “予核准仰即汇编呈送核转由训令第三一四一号(1929 年 10 月 15 日)”,《首都市政公报》第 46 期,1929 年,第 71 ~ 72 页。

⑩ “实施江岸检疫”,《新汉口:汉市市政公报》1929 年第 3 期,第 70 页。

⑪ “南汤山又发现疫症”,《申报》1929 年 4 月 7 日,第 7 版。

⑫ “调查急性传染病”,《申报》1929 年 4 月 8 日,第 18 版。

⑬ “卫生部今日召集防疫临时会”,《中央日报》1929 年 4 月 20 日,第 8 版。

⑭ “镇江快信”,《申报》1929 年 8 月 6 日,第 10 版。

年改名镇江县。

吴　县(今属苏州市)　春,脑膜炎流行。3月25日(二月十五日)报道:连日苏地发现脑膜炎者甚多①。4月6日(二月廿七日)报道:近日苏地盛行脑膜炎,患者以少年及幼童为多,中年亦间有染及,死亡者日有所闻②。秋,霍乱流行。《苏州明报》载:7月中旬虎疫,至7月底仅属零星发生,至8月中旬后疫势蔓延,防疫医院人满为患。8月下旬最为猖獗,杀人如麻。8月底,秋热未已,疫势未衰。9月后,天气虽凉,疫病仍有发生③。

常熟县(今常熟市)　春,脑膜炎流行。3月27日(二月十七日)报道:自入春以来,天气寒暖不常,以致发生脑膜炎之流行症,朝发夕死④。4月,城区染此疫死者近百人,乡区唐市流行甚烈⑤。福山镇3—4月间"春瘟惊厥"流行,疫死数十人,以15岁以下儿童为多⑥。秋,霍乱流行。8—9月,城区颜港、西徐市、大义、张桥,疫死20余人⑦。

昆山县(今昆山市)　夏,霍乱流行,从夏驾桥向县城蔓延,死者200多人⑧。秋,霍乱继续流行,患者赴庙求女巫解禳⑨。

吴江县(今吴江市)　秋,霍乱流行。8月13日(七月初九日)报道:县属同里镇,今年夏秋之交,虎列拉盛行。近日疫势蔓延,势极猛烈,即本城城内,亦有发现⑩。8月25日(七月廿一日)报道:县属同里镇,入秋后时疫流行,连日因染疫而死者,已有七八十人之多⑪。

武进县(今常州市武进区)　夏秋,霍乱流行。9月14日(八月十二日)报道:今岁夏令,时疫流行,患真性虎列拉而行盐水注射者五十八人⑫。10月14日(九月十二日)报道:6月间,疫疠横行⑬。秋,瘰螺痧流行,仅上海红十字会赴常救疫队,月余计

---

① "苏州脑膜炎盛行可畏",《申报》1929年3月25日,第11版。
② "苏州脑膜炎盛行之可畏",《申报》1929年4月6日,第9版。
③ 《苏州明报》1929年9月4日,9月21日,9月30日。
④ "常熟脑膜炎蔓及藕渠镇",《申报》1929年3月27日,第10版。
⑤ 《常熟市志》,上海人民出版社1990年版。《常熟市卫生志》,1990年。
⑥ 《海虞镇志·福山志》,上海社会科学院出版社2005年版。
⑦ 《常熟市卫生志》,1990年。
⑧ 《昆山县志》,上海人民出版社1990年版。
⑨ "昆山城区女巫亟应取缔",《申报》1929年8月24日,第14版。
⑩ "吴江虎疫蔓延各镇",《申报》1929年8月13日,第10版。
⑪ "吴江入秋疫疠盛行",《申报》1929年8月25日,第12版。
⑫ "红会常州救疫队成绩报告",《申报》1929年9月14日,第20版。
⑬ "晚境坷坎服毒自尽",《申报》1929年10月14日,第15版。

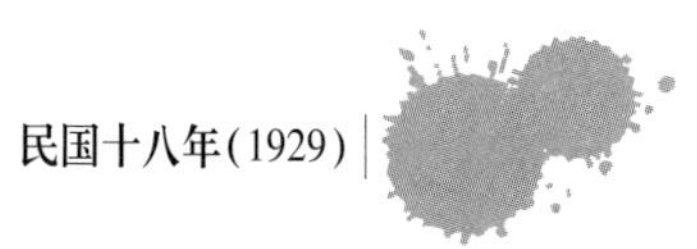

门诊1032号,病重住院216人[①]。常州5个医院统计收治霍乱99例,死亡21人[②]。

无锡县(今属无锡市)　春,天花、脑膜炎流行。3月24日(二月十四日)报道:入春以来,天时不正,致近来城乡各处发生天花甚多[③]。3月25日(二月十五日)报道:自入春以来,城乡各处发生天花,以儿童居多数,患呛咳症者亦属不少[④]。3月30日(二月二十日)报道:锡地北塘东门周山浜等处,亦渐次发现脑膜炎[⑤]。4月16日(三月初七日)报道:迩来天时亢旱,且气候寒暖不匀,致疾病丛生,尤以脑膜炎症蔓延最盛,往往危及生命[⑥]。秋,霍乱流行,死300多人。无锡霍乱8月初从上海传入:近来,虎疫日见盛行,沪上各地,发现甚多,吾锡亦已侵入,本处为防止流行计,爰于8月6日(七月初二日)第二次处务会议议决筹设临时时疫医院,以资防范[⑦]。8月26日(七月廿二日)报道:本邑自入秋已还,气候酷热,以致患虎列拉症者,颇为众多,东门外延寿司殿内之市立时疫医院,日来诊务忙碌,约计一日之间,前往求治者有百二十余人之多,时疫之蔓延于此可见一斑[⑧]。东亭镇春象村后巷里10多天里死亡40多人,4户绝嗣[⑨]。8月30日(七月廿六日),无锡时疫医院报告门诊1473人,真性霍乱326人,收进住院274人,死12人,而分散四乡,得不到医治而死亡的病人,不计其数[⑩]。冬,脑膜炎又流行。12月31日(十二月初一日)报道:迩来天时寒暖不匀,邑中患喉病、脑膜炎症者甚多[⑪]。

江阴县(今江阴市)　夏,霍乱流行。7月,长泾镇霍乱流行,仅后巷桥、安巷里、汤村桥、苏巷4个自然村,便暴死34人,有一家死绝者[⑫]。

南通县(今属南通市)　天花流行。观永市(今观音山镇)十病八九,重者三四日即死[⑬]。

---

① 《常州市卫生志》,1989年。
② 王完白《武进霍乱流行之统计》,《医药评论》第35期,1930年。
③ "无锡城乡天花盛行可虑",《申报》1929年3月24日,第12版。
④ "无锡天时不正疾病滋生",《申报》1929年3月25日,第11版。
⑤ "无锡脑膜炎蔓延邑境",《申报》1929年3月30日,第11版。
⑥ "无锡脑膜炎症蔓延可怖",《申报》1929年4月16日,第10版。
⑦ "筹备临时时疫医院经过情形",《无锡市政》1929年第1期,第189~190页。
⑧ "无锡时疫蔓延可怖",《申报》1929年8月26日,第11版。
⑨ 《东亭镇志》,江苏人民出版社2003年版。
⑩ 《无锡县志》,上海社会科学院出版社1994年版。
⑪ "无锡邑中发现脑膜炎",《申报》1929年12月31日,第10版。
⑫ 《长泾镇志》,上海三联书店1991年版。
⑬ 《南通县志》,江苏人民出版社1996年版。

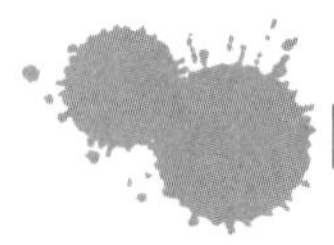

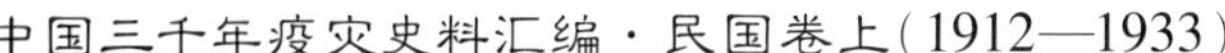

淮安县(今属淮安市)　秋,霍乱流行①。

泗阳县　春,天花大流行。患者近万名,病死3000余人,仅小刘集北几个庄子就死亡130多人②。

涟水县　天花大流行。有5万多患者,死亡达1.5万余人③。

盐城县　秋,霍乱流行。龙冈镇许桥张家墩子7天死去27人④。

阜宁县　夏六月,霍乱流行。7月26日(六月二十日)报道:阜宁县东沟镇发现疫症,不识病名,治疗无方⑤。

兴化县(今兴化市)　秋,霍乱流行。9月15日(八月十三日)报道:兴化县每一乡村染疫而亡者,日以什百计⑥。民国《兴化县志》载:秋,大旱,疾疫流行,死亡无数,野哭成市,棺椁不足,裹以苇席⑦。所属陶庄乡夏大旱,蝗,疾疫流行,死亡甚众⑧。

丰　县　秋,霍乱流行。今《丰县简志》载:瘟疫大流行,春季麻疹、天花,秋季霍乱、疟疾。霍乱南从梁寨、李寨,北至首羡、顺河,以及临近砀山、鱼台等县,死亡不下数万人⑨。

灌云县　秋,霍乱流行。仅板浦一地即死数百人,最多一天死180多人⑩。

上海市

上海特别市　春,天花、脑膜炎、猩红热流行。春季,上海特别市曾有流行性脑脊髓膜炎发生,疫势颇为猛烈,罹疫而死者不少,其疫从南汇县传入⑪。2月19日(正月初十日)报道:沪西徐家汇一带,近顷发生流行性天花,势颇猖獗,所伤孩童及成年者颇多⑫。3月7日(正月廿六日)报道:县北桥区近来发生一种疫症,传染毙命者,已有十数人,幼童居多数,患者昏厥噤口,不省人事,往往不及医治,若在婴孩,则昏厥一二

---

① 《淮安市志》,江苏人民出版社1998年版。

② 《泗阳县志》,江苏人民出版社1995年版。《淮阴市卫生志》,中国矿业大学出版社1997年版。

③ 《淮阴市卫生志》,中国矿业大学出版社1997年版。

④ 《龙冈镇志》,方志出版社2010年版。

⑤ "代电江苏阜宁县",《卫生公报》1929年第7期,第114～115页。

⑥ "兴化灾情奇重请放急振",《申报》1929年9月15日,第11版。

⑦ 民国《续修兴化县志》卷一《舆地志·灾祥》。《兴化市志》,上海社会科学院出版社1995年版。《兴化卫生志》,方志出版社2006年版。

⑧ 《陶庄乡志》,1999年。

⑨ 《丰县简志》,1986年。

⑩ 《灌云县志》,方志出版社1999年版。《灌云县卫生志》,江苏科学技术出版社1990年版。

⑪ "民国十八年上海脑膜炎流行之经过",《卫生月刊》1929年第7期。

⑫ "沪西布种牛痘所闻",《申报》1929年2月19日,第15版。

小时即死,危险万状,人心惊慌[①]。3月8日(正月廿七日)报道:入春以来,时疫流行,患者小儿居多,四乡尤为猖獗,死亡颇众[②]。3月9日(正月廿八日),上海县政府以时疫流行,训令各区区长严密预防,并称马桥乡、北桥乡所流行的疫症为急性流行性脑脊髓膜炎[③]。3月10日(正月廿九日)报道:迩来脑膜炎流行颇盛,马桥乡间,势尤惨酷,竟有一家大小数口不数日间先后染病,人亡家破者,棺材店日夜兼工,大有供不应求之势[④]。3月15日(二月初五日),上海县政府布告:照得时疫流行,最为危险,近据各乡报社,均有疫症发现,业经函请公立上海医院派医前往北桥马桥等处诊察,断为系流行性脑脊髓膜炎,空气蔓延,传染甚速[⑤]。3月23日(二月十三日)报道:入春以来,天时不正,气候亢旱,时疫盛行,迩来南北市患喉痧及脑膜炎等病,日有所闻[⑥]。3月25日(二月十五日)报道:迩来天时不正,春行夏令,气候亢旱,市上喉痧盛行,居民稍一不慎,患喉症毙命者,日有所闻[⑦]。3月27日(二月十七日)报道:马桥乡盛行脑膜炎疫,死亡颇众[⑧]。3月28日(二月十八日)报道:近来沪上时疫盛行,小儿之患脑膜炎与肺风、痰喘者,时有所闻[⑨]。3月29日(二月十九日)报道:今春各地时疫盛行,本市高桥区疫氛亦炽,尤以吴淞对江老圩一带为甚,计半月以来,已死去男女老小约四十人,症状不一,大都为脑膜炎、急痧与重伤寒,有数小时内死者,有数日而死者[⑩]。3月30日(二月二十日)报道:沪埠半月来流行之脑膜炎,目下其势已减,宝山一带尚有发现,惟喉痧忽形猖獗,流行甚盛,蔓延区域,几及全埠,尤以闸北一带疫势更甚,竟有早发而夕毙者[⑪]。4月4日(二月廿五日)报道:本埠自1月1日以来,死于脑膜炎者计外人10,华人70,共80名,而患者则就所接报告统计,外人34,华人157,共191名。昨日(2日)工部局隔离医院内染此症者尚有外人13,华人47,但一俟气候温暖,

---

① "北桥区公所征求治疫良方",《申报》1929年3月7日,第15版。

② "县政府注意时疫",《申报》1929年3月8日,第14版。

③ "训令各区区长时疫流行仰照公立医院所拟办法预防以免蔓延由(1929年3月9日)",《江苏省上海县政府公报》1929年第1期,第24页。

④ "马桥乡治疫所成立",《申报》1929年3月10日,第15版。

⑤ "布告民众预防时疫由(1929年3月15日)",《江苏省上海县政府公报》1929年第1期,第28~29页。

⑥ "患喉痧未满六小时而死",《申报》1929年3月23日,第15版。

⑦ "洋行出店患喉痧身死",《申报》1929年3月25日,第15版。

⑧ "马桥乡时疫稍杀",《申报》1929年3月27日,第15版。

⑨ "儿科朱孟栽治愈时疫",《申报》1929年3月28日,第16版。

⑩ "高桥区时疫盛行",《申报》1929年3月29日,第15版。

⑪ "喉痧猖獗疗治方法",《申报》1929年3月30日,第15版。

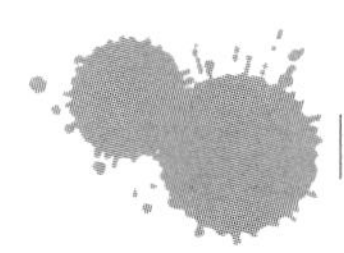

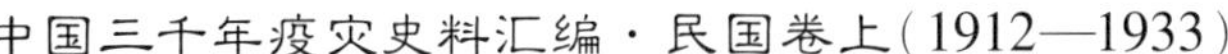

此症自渐减少[①]。4 月 5 日(二月廿六日)报道:流行脑脊髓膜炎,甚为猖獗[②]。4 月 8 日(二月廿九日)报道:近日沪上时疫盛行,脑膜炎、猩红热病势甚盛[③]。4 月 10 日(三月初一日)报道:脑膜炎 1920 年始见炽盛,当时以 3 月中传染最多,嗣乃逐渐减少,至 7 月而绝迹,其后每年辄有若干起发生。本年 1、2 两月间,本埠患此症者尚不过数起,及上月份蔓延渐及租界,总计外人患者共 32 人,死者 8 人,而患病者中 26 人住公共租界,余 6 人则住界外,华人患者共 137 人,死亡 18 人,而患病者中 72 人住公共租界,其余 65 人则住界外[④]。4 月 12 日(三月初三日)报道:据工部局报告,旬日间,上海一埠脑膜炎患者 137 人,死者达 68 人[⑤]。4 月 14 日(三月初五日)报道:上海日前发现脑膜炎流行症[⑥]。4 月 16 日(三月初七日)报道:脑膜炎症自流行本市之日起,至 4 月 14 日止,接得市民之报告患此症者共计 141 人,其中本市内 85 人,租界内 41 人,未详 15 人,该局接得报告最多时每日患此症者至 5 人,13 日则仅 1 人,14 日无之,足征天气渐暖,此症已逐渐减少矣[⑦]。4 月 20 日(三月十一日)报道:近日突然发生脑脊髓膜炎症,势甚猖獗[⑧]。7 月 7 日(六月初一日)报道:本年发生流行性脑脊髓膜炎,截至 5 月 5 日,接得报告患此病者 497 人,死亡率约为 21%[⑨]。此次上海特别市急性脑脊髓膜炎的流行,疫势颇为猛烈,罹疫而死者不少,卫生局总结了其经过情形:此疫于十七年十二月(1928 年 12 月)先发生于接近本市东南边界之南汇县,流行甚速,至十八年一月(1929 年 1 月)已普遍全县,十八年三月(1929 年 3 月)中旬,该县代表至本局报告,并请求派员前往该县调查与筹划预防手续,经本局派员调查所得结果,证明为流行性脑脊髓膜炎,因无确实统计,患该症而死者之数目不可得知,据该地医师之推测,当在 500 名以上[⑩]。夏四月至秋八月,霍乱流行。6 月 1 日(四月廿四日),有人论时疫(霍乱)曰:他处姑弗论,即以上海公共租界一隅言之。据工部局卫生处 4 月间报告,3 月份染是疫者,凡外人 32,死者 8,华人 137,死 68。当未发明血清前,死亡率占 20% ~75% 不等,兹已减至 25%(但指外人而言,华人则不皆注射血清,不在此例)云

① “西报纪脑膜炎症现状”,《申报》1929 年 4 月 4 日,第 15 版。
② “美国电告防疫手续”,《申报》1929 年 4 月 5 日,第 15 版。
③ “中医界办理防疫事宜”,《申报》1929 年 4 月 8 日,第 15 版。
④ “脑膜炎预防方法”,《申报》1929 年 4 月 10 日,第 15 版。
⑤ “红会急救脑膜炎”,《申报》1929 年 4 月 12 日,第 15 版。
⑥ “本京发现脑膜炎流行症”,《中央日报》1929 年 4 月 14 日,第 8 版。
⑦ “脑膜炎疫势渐减”,《申报》1929 年 4 月 16 日,第 15 版。
⑧ “卫生部今日召集防疫临时会”,《中央日报》1929 年 4 月 20 日,第 8 版。
⑨ “卫生局工作简报(1928 年 7 月至 1929 年 6 月)”,《申报》1929 年 7 月 7 日,第 26 版。
⑩ “民国十八年上海脑膜炎流行之经过”,《卫生月刊》1929 年第 7 期。

云。上海租界,素为民智最开通之区,纵嫌人烟稠密,而对于个人及公共之卫生,似较内地究为注意,且又有血清以治疗之,而患疫死亡者之数,乃犹如是其多,则他处之民众忽视卫生怀疑血清者,其疫势之猖獗,当复何如。据闻马桥暨南汇各区,所有棺木,早为售罄;而畲山、莘庄等乡,亦俱已发现此疫,近且方兴未艾焉[①]。7月19日(六月十三日)报道:浦东陆行区内霍乱流行,据公安局方面之调查,民国十八年五月份(1929年5月)死亡男11,女3;6月份死亡男103,女56;7月份死亡男126,女92;以上3个月共死亡391名[②]。上海市急救时疫医院报告7月份治疗成绩,称:今夏上海天气亢旱,疫势猖獗,始而痢疾,继则真性霍乱,蔓延南北各区,尤以闸北杨树浦、引翔港等处患者为多,租界则仅占十之二三而已,于此可见卫生之重要[③]。8月6日(七月初二日)报道:虎列剌疫症渐多[④];浦东烂泥渡浦东医院,自本月1日起至昨日(5日)止,共计诊治病人1119号,患真性霍乱者431人,内患干性霍乱者59人。今夏浦东时疫之蔓延,为历来所罕有[⑤]。8月7日(七月初三日)报道:近因天时不正,时疫流行,传染所至,日多一日。天津路红十字会时疫医院在月初即有人满之患,昨日沿门求医者达三百余人,浦东医院时疫病房大有人满之虞,其患霍乱真性者十居六七[⑥]。8月11日(七月初七日)报道:本埠疫势,昨尤剧烈,北西藏路急救时疫医院,除原有病床300只早已住满外,临时增设30余只,仍觉不敷之虞[⑦]。8月14日(七月十日)报道:本埠虎列拉症业已蔓延成疫,至本年第一次发生真虎疫,尚在7月17日,自是迄今,所接全埠报告共西人10起,华人528起,死者共38人[⑧]。8月18日(七月十四日)报道:租界内虎疫有蔓延之势,计8月份上半月诊治患疫华人共1118名,比7月份几及两倍,惟死亡率较低,平均每日不过二三人而已[⑨]。8月22日(七月十八日)报道:第三区所属浦东烂渡、杨家渡及三井、十八间一带居民,患虎列拉时疫病而死亡者,日见其多[⑩]。8月23日(七月十九日)报道:浦东洋泾一带,迩来时疫流行,死亡相继,惟染者均系劳动贫民居多[⑪]。9月1日(七月廿八日)报道:今春脑膜炎症流行成疫,杀人之

① “时疫(1929年6月1日)”,《汇学杂志》(乙种)1929年第9期。
② “陆行区防范霍乱计划”,《申报》1930年7月19日,第16版。
③ “上海急救时疫医院七月份治疗成绩报告表(1929年7月)”,《医药评论》1929年第16期。
④ “日本宣布上海为有疫口岸”,《申报》1929年8月6日,第9版。
⑤ “浦东时疫之蔓延为历来所罕有”,《申报》1929年8月6日,第15版。
⑥ “本埠时疫转剧各医院均患人满卫生家务宜注意”,《申报》1929年8月7日,第15版。
⑦ “虎疫更形猖獗”,《申报》1929年8月11日,第16版。
⑧ “本埠宣告有虎疫”,《申报》1929年8月14日,第15版。
⑨ “西藏路时疫医院病床不敷”,《申报》1929年8月18日,第14版。
⑩ “市政府令饬卫生局加紧防疫工作”,《申报》1929年8月22日,第13版。
⑪ “浦东临时防疫诊疗所今日开幕”,《申报》1929年8月23日,第19版。

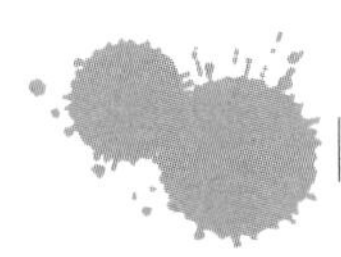

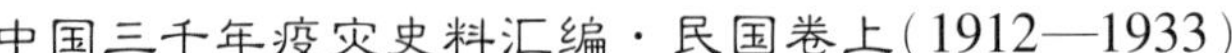

象,为往年所仅见。目前虎疫已由盛而衰,天凉后指日可息,但脑膜炎病人始终未绝迹①。9月21日(八月十九日)报道:患霍乱者达640余人。本埠入秋以来,患时疫者颇多。据卫生局调查,自9月1日起至14日止,上海时疫医院等8处诊治霍乱人数计达649人②。统计是年上海霍乱情况,中国人发病3513例,死亡307人;外国人发病58例,死亡6人③。冬,猩红热流行。12月20日(十一月二十日)报道:12月,界内外侨发现猩红热4起,计美侨2起,俄侨1起,日侨1起,华人发现者5起,但均系一屋内染患者④。

松江县(今松江区) 春,脑膜炎流行。3月25日(二月十五日)报道:入春以来,气候失常,疠气所钟,滋生时疫,一经传染,立入危境,施救不及,蔓延颇速。初盛行于浦南一带,以柘林、亭林等处为最盛,致引起各界人士之恐慌,盖即邻邑所传之脑脊髓膜炎,现在本市亦有发现,旬日以来,死亡者数十人,以儿童为多⑤。3月31日(二月廿一日)报道:县府所属各市乡之急性脑膜炎,蔓延益甚⑥。秋,霍乱流行。8月16日(七月十二日)报道:城厢内外,近以天时关系,已有疫症盛行,初起头晕目眩,呕吐身冷,亦有瞬即瘪螺而不治者,大概劳动界中人为多,当以饮食起居、不知卫生所致⑦。车墩镇霍乱流行⑧。

南汇县(今属浦东新区) 春夏,脑膜炎流行⑨。3月16日(二月初六日)报道:境内自去冬以来,发现时疫,初由孩童,继由妇女,患者四肢厥冷,神智昏迷,片刻气绝,近来流行甚速,每日死者达六七人之多⑩。3月18日(二月初八日)报道:急性流行性脑脊髓膜炎死者虽未有真确统计,但已达数百之多⑪。4月12日(三月初三日)报道:发生脑膜炎时疫,危险万状⑫。5月24日(四月十六日)报道:南汇发生脑膜炎时,多在沿海一带,计期月间,施诊总数为四百五十六人,死亡七人,以五岁至二十五岁患者为多,男女患者之比例为四与一。病势之来源,由海滨渔人操作过劳,遇热流

① “本埠脑膜炎疫至今未息”,《申报》1929年9月1日,第19版。
② “上半月本埠时疫统计”,《申报》1929年9月21日,第16版。
③ 伍连德《上海之霍乱》,《中华医学杂志》1937年第7期。
④ “猩红热之流行与预防”,《申报》1929年12月20日,第15版。
⑤ “松江发现脑膜炎之预防”,《申报》1929年3月25日,第11版。
⑥ “松江县府防疫会议”,《申报》1929年3月31日,第10版。
⑦ “松江城乡时疫盛行”,《申报》1929年8月16日,第10版。
⑧ 《车墩镇志》,上海辞书出版社2011年版。
⑨ 《上海市南汇县卫生志》,1987年。
⑩ “卫生局派员验查南汇时疫”,《申报》1929年3月16日,第15版。
⑪ “卫生局调查南汇时疫结果及预防方法”,《申报》1929年3月18日,第9版。
⑫ “红会急救脑膜炎”,《申报》1929年4月12日,第15版。

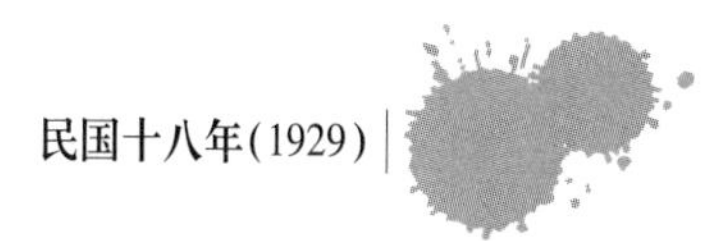

经过之处,遂带入内地,且公众卫生太不讲究,人死以后,七日入殓,一年出殡,三年入葬,故其传染之烈,较胜他处。疫势之来,先在东南海滨,次则各乡,以及西北两乡,又次则川沙、奉贤之南乡,疫势之衰,则由西北而东南,故东南患者为独多云①。秋,9月,全县霍乱大流行,有一家死18人者②。

青浦县(今属浦东新区) 秋,霍乱流行,章蒸区死亡颇多③。

奉贤县(今奉贤区) 春,脑膜炎流行。4月5日(二月廿六日)报道:最近浦东奉、南、川三县沿海各处流行脑膜炎一症,甚为剧烈,此种疫症,传染之速,与患者生命之危,实堪惊人,目下浦东一带,死伤无算,棺具售罄④。秋,霍乱流行。黄浦江沿岸及金汇港两侧流传,得病数十人之多,金汇镇死亡4人,北新桥死亡10余人⑤。朱家角镇也有霍乱流行,染者数小时即亡⑥。

川沙县(今属浦东新区) 春,脑膜炎流行。4月5日(二月廿六日)报道:最近浦东奉、南、川三县沿海各处流行脑膜炎一症,甚为剧烈⑦。所辖高桥镇春,流行脑膜炎、急痧、重伤寒,以高桥老圩一带为最盛,半月中死40人⑧。

嘉定县(今嘉定区) 春,脑膜炎流行。4月2日(二月廿三日)报道:脑膜炎延及邑境。近日南门外及娄唐等处均染有脑膜炎疫症,患者以小儿为多,其势凶猛⑨。时人有论:今春时疫流行,吾黄(嘉定县黄渡镇,今安亭镇)初尚无闻,后有沪上染疫归来,于是亦不能幸免矣,急则一二日而死,缓则六七日而死。今春之时疫,先缘去冬雨雪稀少,天时不寒,又值今春气候干燥,寒懊不时,人在气交之中,气体弱者,即感受此不正之气而成病,西医称之谓流行感冒、肺炎、猩红热、脑膜炎、脑脊髓膜炎,中医则统称之谓温病,西医种种名目,即中医温病中之见症也⑩。秋,霍乱流行。8月29日(七月廿五日)报道:本县月初发生虎列拉疫症,患者辄于十时内毙命,甚至一家数人均遭疫死,迄今蔓延日广,方泰、马陆、曹王等地随处发生⑪。8月,霍乱流行四乡⑫。9月,

---

① "红会扑灭南汇脑膜炎",《申报》1929年5月24日,第14版。
② 《上海市南汇县卫生志》,1987年。
③ 《青浦县志》,上海人民出版社1990年版。《蒸淀志》,2006年。
④ "南汇县长报告脑膜炎流行",《申报》1929年4月5日,第15版。
⑤ 《金汇志》,1989年。《奉贤县卫生志》,1985年。
⑥ 《朱家角镇志》,上海辞书出版社2006年版。
⑦ "南汇县长报告脑膜炎流行",《申报》1929年4月5日,第15版。
⑧ 《高桥镇志》,上海世纪出版股份有限公司2009年版。
⑨ "地方通信",《申报》1929年4月2日,第10版。
⑩ "今春时疫论案",《中医学报》1929年第4期。
⑪ "嘉定虎烈拉蔓延四乡",《申报》1929年8月29日,第11版。
⑫ 《嘉定县志》,上海人民出版社1992年版。

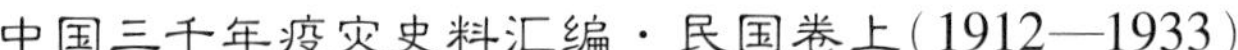

方泰流行霍乱[1]。

宝山县(今宝山区)　春,脑膜炎流行。4月7日(二月廿八日)报道:宝邑西乡杨行地方,近来发生时疫,来势颇为猖獗,传染之速,殊难防患,掩其病状,即与脑膜炎流行病无二,致该处乡民大起恐慌[2]。秋,霍乱流行。8月12日(七月初八日)报道:近数日中,突然发生虎列拉症,蔓延颇速,吴淞卫生公所门诊处前往求治者,拥挤不堪,最近三日中患虎列拉不及诊治因而死亡者,日见增多[3]。8月17日(七月十三日)报道:自立秋以来,即发生虎烈拉时疫,其传染之迅速,病势之凶险,殊属可畏[4]。

崇明县　秋,霍乱流行。堡北、马桥一带大发,居民多迁居以避难[5]。

浙江省

浙江省　春,脑膜炎大流行。3月28日(二月十八日)报道:浙江自海盐发生时疫后,未几,定海、汤溪即相继见告。最近则海宁、绍兴、萧山、崇德等处,又以发生时疫闻。即杭州市内,亦间有数人发生同类之疫症。是项疫症,经专员调查结果,确实证明是一种重症流行性感冒病,是由流行性感冒细菌传染而起,发生的时候,四肢酸痛、头痛、咳嗽、恶寒、发热,甚或人事不省,因为这种细菌最喜侵犯肺脏,所以在极短时间内,便要发肺炎而死亡,细菌的传染力极强。故在海盐县的通元区一小区里,一星期中已经死去百余人,其疫势之猖獗,可见一斑。现在经民政厅及海盐县长派遣专员分赴各区疗治后,通元区疫势已稍减杀,而其余各区,尚形猖獗。沿沪杭路一带,如嘉兴、王店、海宁、硖石一带,已相继发现,而以硖石一埠为最烈。查此次疫症,传播范围颇广,江苏、上海、南汇、常熟各区,亦已先后发现[6]。4月(三月),浙江省民政厅令萧山县政府曰:案查自海盐县发生时疫以后……兹复据吴兴、奉化、东阳等县相继电称发现时疫[7]。1930年2月12日(正月十四日),浙江省民政厅为预防脑膜炎发布命令时提到:查本省杭、嘉、湖三属各地方,去年春间发生流行性脑脊髓膜炎及流行性感冒甚剧,先则发生于海盐之通元、钦城两镇,继则蔓延于硖石、平湖及省城等处,人民死亡颇多。考其得病原因与传播迅速之故,实由于不讲求公共卫生及不能尽先事预

---

① 《方泰乡志》,上海社会科学院出版社1992年版。

② “吴松杨行发生时疫”,《申报》1929年4月7日,第16版。

③ “吴淞虎列拉盛行”,《申报》1929年8月12日,第15版。

④ “吴淞时疫可畏”,《申报》1929年8月17日,第15版。

⑤ 《崇明县志》,上海人民出版社1989年版。

⑥ “浙省疫势猖獗之防治、布告预防方法、补助防疫经费”,《申报》1929年3月28日,第10版。

⑦ “浙江省政府民政厅训令第六一六四号”,《浙江民政月刊》第18期,1929年,第65页。

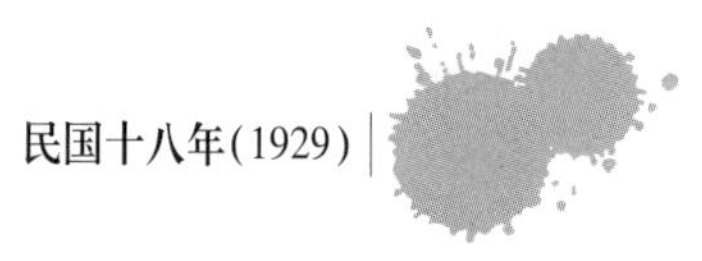

防之责所致①。

余杭县(今杭州市余杭区)　春二月,脑脊髓膜炎流行,延续至1931年。上泗区天花流行②。

杭　县(今属杭州市)　春二月,脑膜炎流行。3月24日(二月十四日)报道:春,杭垣近日亦发现喉痧、脑膜炎疫症,极形危险,此种疫症,系因硖石方面传来。据浙民厅技士毛咸赴硖调查报告:(一)病原从海盐通元一带而来;(二)病状为剧烈流行性感冒及脑膜炎、肺炎合并症;(三)被传染者十岁左右小儿居多;(四)死亡已达百数十人,近日死亡尤众,足证该方疫势非常猖獗③。4月(三月),浙江省民政厅报告杭州市时疫现状:杭州市人烟稠密,地方冲要,时值香汛,游客众多,近来亦有流行性脑膜炎等时疫发生④。

海宁县(今海宁市)　春正月,脑膜炎流行。2月16日(正月初七日),浙江省民政厅令海宁县长称:顷据本日报纸登载,硖石已有疫症发生,除由厅派专员遄赴硖石调查外,仰该县长迅将疫症详细症候、传播情形、死亡人数、筹划预防事宜呈复候核⑤。今《海宁市志》载:2月,脑膜炎流行,后波及全省24个县市⑥。

吴兴县(今属湖州市)　春,脑膜炎流行。秋,霍乱、疟疾流行。今《湖州市卫生志》载:4月,脑膜炎流行。8月,城乡霍乱流行⑦。8月13日(七月初九日)报道:本城自入秋后,忽然发现时疫,医之得效者虽多,早发夕死者,亦复不少⑧。秋,疟疾流行,全年住院病人341例,占总住院人数的12.87%⑨。

海盐县　春二月,脑膜炎大流行。2月初,通元首发脑脊髓膜炎,日死亡数:2月21日(正月十二日)、25日、26日各15人,2月28日、3月1日(正月二十日)各18人,3月5日16人,3月4日最高为23人,先后死495人⑩。3月19日(二月初九日),绍兴县警察局布告称:海盐、定海、汤溪等县先后电称"时疫蔓延,死亡相继"。其流行于

---

① "通令预防流行性脑脊髓膜炎等疫症发生(1930年2月12日)",《浙江民政月刊》第33期,1930年,第160页。

② 《余杭县志》,浙江人民出版社1990年版。

③ "杭客谈硖石疫氛",《申报》1929年3月24日,第15版。

④ "本市时疫流行现状及检疫办法",《广济医刊》1929年第4期。

⑤ "浙江省政府民政厅令海宁县长铣电(1929年2月)",《浙江省政府公报》第559期,1929年,第22页。

⑥ 《海宁市志》,汉语大词典出版社1995年版。

⑦ 《湖州市卫生志》,香港大时代出版社1993年版。

⑧ "湖州疫症蔓延城厢",《申报》1929年8月13日,第10版。

⑨ 翟培英《吴兴之霍乱》,《中华医学杂志》1940年第8期。

⑩ 《通元镇志》,上海人民出版社1993年版。

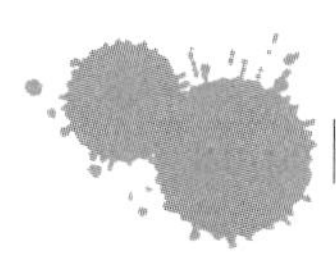

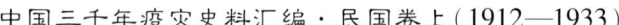

海盐者,大多为四肢酸痛、头痛咳嗽、恶寒发热、呕吐下痢,甚或人事不省等症候,经检查结果确定为重症流行性感冒,其死亡原因系肺炎及脑膜炎合发所致①。3月24日(二月十四日)报道:通元一带为(脑膜炎)发源地,蔓延至硖石镇,然后蔓延至杭州城②。随后,浙江省民政厅令海盐、平湖、桐乡、嘉善、海宁、崇德、嘉兴、杭县等县县长称:案查前据海盐县县长呈报时疫流行,业经本厅委派专员前往查明在案。兹据复称,此项时疫系属病重症流行性感冒,且疫势蔓延,死亡相继,倘不设法预防,必至波及邻县,为患不堪设想③。4月2日(二月廿三日)报道:寒疫盛行,起时头痃、口噤、四肢酸楚,医家无法诊治,卒致不治。现自海盐交界处,若乍浦、苏家埭、瓦山北地方,并自硖石、新埭、新篁等处,均发现是症④。秋,霍乱流行。9月6日(八月初四日)报道:海盐自发生时疫以来,连日死者已达百余人⑤。通元镇外,其他地方如沈荡镇也有不少死亡,合计全县因脑膜炎死亡者822人⑥。

平湖县(今平湖市)　春,脑膜炎流行。3月27日(二月十七日)报道:平湖衙前东南一带,近日时疫流行,其症初起时,头痛身酸,神色昏迷,不出一昼夜,即行毙命⑦。3月31日(二月廿一日)报道:近来各处时疫势甚猖獗,蔓延日广,新坎区亦已传染⑧。秋,霍乱流行。9月6日(八月初四日)报道:本县东乡各村近两日内患时疫,死者计大村村长浜八人,尖干泾三人,调圩村三人,广陈村六人,时村六人。新仓市上,时疫初起为头脑微痛,旋即吐泻,不及二小时而死,计此刻死者,亦已五人⑨。是年及次年,平湖县脑膜炎连续流行,发病731人,死亡171人⑩。

嘉善县　春夏,脑膜炎流行,死亡累累⑪。3月28日(二月十八日)报道:嘉善脑膜炎蔓延⑫。4月2日(二月廿三日)报道:嘉善四乡,近数日内亦渐见发现急性时

---

① “绍兴县警察局布告第一六八六号(1929年3月)”,《绍兴县公报》第29期,1929年,第10~11页。

② “杭客谈硖石疫氛”,《申报》1929年3月24日,第15版。

③ “浙江省政府民政厅训令第二九五一号”,《浙江民政月刊》第17期,1929年,第68~69页。

④ “地方通信”,《申报》1929年4月2日,第10版。

⑤ “平湖东乡时疫流行”,《申报》1929年9月6日,第11版。

⑥ 《沈荡镇志》,上海人民出版社1991年版。《海盐县志》,浙江人民出版社1992年版。

⑦ “平湖衙前时疫流行可畏”,《申报》1929年3月27日,第10版。

⑧ “平湖新埭时疫亦已发现”,《申报》1929年3月31日,第10版。

⑨ “平湖东乡时疫流行”,《申报》1929年9月6日,第11版。

⑩ 《平湖县志》,上海人民出版社1993年版。

⑪ 《嘉善县志》,生活·读书·新知三联书店1995年版。

⑫ “嘉善脑膜炎症蔓延渐广”,《申报》1929年3月28日,第10版。

疫[①]。4 月 3 日(二月廿四日)报道:嘉善东乡潮泥滩一带居民,患有急性脑膜炎症者颇多,往往误为春温,医救失时,以致死亡累累,自昨日起,城厢内外传染此症,亦渐加剧[②]。5 月 22 日(四月十四日)报道:近日天气干燥,盛行脑膜炎,嘉善西塘一带,患者最多,且传染甚为迅速[③]。秋,霍乱盛行。8 月 15 日(七月十一日),浙江省民政厅令嘉善县县长称,该县监狱日来发生传染疾病甚烈,被传染者十余犯,毙命者已有三名[④]。8 月 24 日(七月二十日)报道:入秋以来,天气炎热,久不得雨,干燥异常,日来城内一带,已发现霍乱症[⑤]。8 月 27 日(七月廿三日)报道:各区近来炎热异常,急性霍乱症盛行,患者不及三小时,即行倒毙[⑥]。

嘉兴县(今属嘉兴市)　春,脑膜炎流行。3 月 31 日(二月廿一日)报道:嘉兴疫疠盛行[⑦]。4 月 12 日(三月初三日)报道:嘉兴已有脑膜炎发现[⑧]。秋,霍乱流行。8 月 16 日(七月十二日)报道:近因天时失调,致城厢内外,已有疫症发现,据最近调查所得,居民之罹疫而死者,已有多人[⑨]。8 月 25 日(七月廿一日)报道:入秋以来,天时不正,致城厢内外,发现疫疠,传染迅速,患者辄至不治[⑩]。8 月 31 日(七月廿七日)报道:嘉兴秋热颇盛,致疫疠丛生,半月来死亡数竟达百余人[⑪]。10 月 22 日(九月二十日),浙江省民政厅呈复嘉兴县防治时疫经过情形时曰:嘉兴县疫势虽非甚,仍恐蔓延,仰督饬该县长防治[⑫]。

崇德县(今属桐乡市)　春,脑膜炎流行。秋,霍乱、痢疾流行。年来杭、嘉、湖一带,时疫盛行,死亡枕藉,虽迭经设法扑灭,然屡扑屡起,殊乏良策以杜疫根。崇德县十八年(1929)上半年度发生脑膜炎、流行性感冒、伤寒等症,异常猖獗。据称甫告肃

---

① “地方通信”,《申报》1929 年 4 月 2 日,第 10 版。

② “地方通信”,《申报》1929 年 4 月 3 日,第 9 版。

③ “嘉善西塘盛行脑膜炎”,《申报》1929 年 5 月 22 日,第 9 版。

④ “浙江省政府民政厅令嘉善县长文代电:为该县监狱发生时疫迅速具报候核由(1929 年 8 月 15 日)”,《浙江省政府公报》第 679 期,1929 年,第 27 页。“浙江省政府民政厅公函第一零二六号”,《浙江民政月刊》第 22 期,1929 年,第 159 页。

⑤ “嘉善城内发现霍乱症”,《申报》1929 年 8 月 24 日,第 14 版。

⑥ “嘉善县属疫疠盛行”,《申报》1929 年 8 月 27 日,第 10 版。

⑦ “嘉兴卫生会将举行会员大会”,《申报》1929 年 3 月 31 日,第 10 版。

⑧ “嘉兴组织防疫队”,《申报》1929 年 4 月 12 日,第 9 版。

⑨ “嘉兴城厢内外发现疫症”,《申报》1929 年 8 月 16 日,第 10 版。

⑩ “嘉兴城厢内外疫疠剧烈”,《申报》1929 年 8 月 25 日,第 12 版。

⑪ “嘉兴疫势仍未稍杀”,《申报》1929 年 8 月 31 日,第 12 版。

⑫ “浙江省政府民政厅呈第五二五号(1929 年 10 月 22 日)”,《浙江民政月刊》第 24 期,1929 年,第 217 ~ 218 页。

清,而下半年霍乱、赤痢等又接踵发生,传染迅速,势甚剧烈[①]。

桐乡县(今桐乡市)　春,脑膜炎、天花流行。4月8日(二月廿九日)报道:嘉兴、桐乡交界处之陡门地方,近半月来发生疫症,死亡相继,厥状极惨[②]。4月,浙江省民政厅令桐乡县县长称:该县濮院天花流行已久,时有病亡,并有小孩须过五岁种痘,及乡间尤多引种人浆[③]。

衢　县(今衢州市区)　春,流脑流行。夏,霍乱流行,患者近千,死者过百[④]。秋,小南乡疟疾流行[⑤]。

汤溪县　春,脑膜炎流行。3月,汤溪县时疫蔓延,死亡相继[⑥]。秋,恶性疟疾流行。8月9日(七月初五日),浙江省民政厅令技士黄公达曰:近据报载,汤溪县频年发生瘟疫,死亡不下万人,本年自入夏以来,城乡各处又有同样疠疫发生等情。查该县自十六年(1927)起,疫疠频仍,先后促新政实施,专员张周汶、技士谢祖培调查报告,流行疫疠均属恶性疟疾,在十七年(1928)流行是疫之时,势颇猖獗,几染全城,兹报载此次疫疠发生,则该县环境之卫生状况,殊有详细调查研究之必要,合特令派该员迅往汤溪,将已染疫者予以精确之诊断,如果所发症状确为恶性疟疾,应即会同县政府计划实施一切防疫工作[⑦]。

龙游县　春,流感、流脑流行,龙游监狱犯人被传染。秋,溪口乡疟疾流行[⑧]。

江山县(今江山市)　春,流脑流行。夏,霍乱流行[⑨]。

淳安县　秋,疟疾、霍乱流行。唐村乡塔坞村疟疾发病人数达80%,死亡10%[⑩];仁寿区清泰、联合村发生霍乱,死亡28人[⑪]。

---

① “浙江崇德县防治疫疠报告书”,《医药评论》第32期,1930年。

② “嘉兴县府注意疫疠”,《申报》1929年4月8日,第9版。

③ “浙江省政府民政厅训令第六五三八号(1929年4月)”,《浙江民政月刊》第18期,1929年,第65页。

④ 《衢州市卫生志》,上海交通大学出版社1997年版。

⑤ Wong and Wu. *History of Chinese Medicine*. Tientsin Press,1932. p.605. Wu Lien-Teh, et al. *Cholera*. Shanghai,1934.

⑥ “绍兴县警察局布告第一六八六号(1929年3月)”,《绍兴县公报》第29期,1929年,第10~11页。

⑦ “浙江省政府民政厅训令第一四五三七号(1929年8月9日)”,《浙江省政府公报》第677期,1929年,第7页。

⑧ 《衢州市卫生志》,上海交通大学出版社1997年。

⑨ 《衢州市卫生志》,上海交通大学出版社1997年。

⑩ 《淳安县志》,汉语大词典出版社1990年版。

⑪ 《淳安县志》,汉语大词典出版社1990年版。《淳安县卫生志》,1998年。

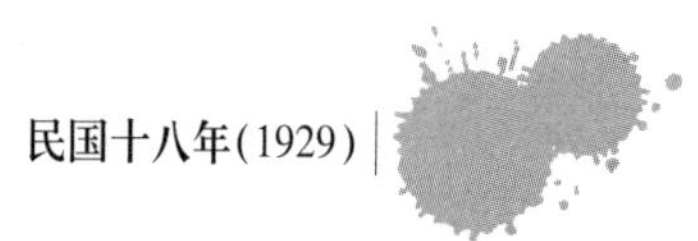

建德县(今建德市)　夏,霍乱流行。夏六月,洪水为灾,瘟疫蔓延①。冬,麻疹大流行②,梅城镇死百余人;小南门街户户出麻,天天死人,8 户病 9 人,死 5 人;马目乡下河梁病 50 余人,死 20 余人③。天花流行,邓家乡甘溪村病死 20 余人④。

东阳县(今东阳市)　冬,脑膜炎流行。11 月,东阳中学流行脑脊髓膜炎,死亡 2 人⑤。

定海县(今舟山市定海区)　春,脑膜炎流行。3 月 19 日(二月初九日),绍兴县警察局布告称:海盐、定海、汤溪等县时疫蔓延,死亡相继⑥。冬,麻疹流行,延及次年春,定海城道儿童 30 余人死于麻疹⑦。

慈溪县(今慈溪市)　夏,霍乱流行⑧。

鄞　县(今包括宁波市北仑区、鄞州区)　夏,霍乱流行。是年,宁波仁济医院临时时疫医院收治霍乱病人 5647 人⑨。

余姚县(今余姚市)　春,脑膜炎流行。11 月 10 日(十月初十日)报道:春,西乡五夫村,近来发生一种奇疫,初起时微觉头痛脑涨,旋即大痛大泻,二小时后即行毙命,打药均毫无效验,患斯疾而毙者一日竟有十余人之多⑩。

上虞县(今上虞市)　春二月,脑膜炎流行。3 月 27 日(二月十七日)报道:永和市夹塘等处,近日发现时疫,其症状系先冷后热,不时需饮,一昼夜即行毙命,蔓延甚速,相继死亡达二十余人⑪。秋八月,霍乱、白喉流行。9 月(八月),《浙江民政月刊》载:该县梁湖区大沙古、李巷儿家、堡大板桥、蒿坝上浦桥汀等处发生白喉、霍乱等病,蔓延甚速,闻已死十余人⑫。9 月 3 日(八月初一日)《民国日报》报道:8 月天热,疫疠盛行,20 日至 30 日,崧厦等镇染疫暴卒者 50 余人,曹娥、沥海等乡死 60 余人。其疾

---

① “浙江省政府民政厅代电”,《浙江民政月刊》第 20 期,1929 年,第 57 页。

② 《杭州市卫生防疫站志》,1988 年。

③ 《建德县医药卫生志》,1985 年。《建德县志》,浙江人民出版社 1986 年版。

④ 《建德县医药卫生志》,1985 年。

⑤ 《东阳市卫生志》,1992 年。

⑥ “绍兴县警察局布告第一六八六号(1929 年 3 月)”,《绍兴县公报》第 29 期,1929 年,第 10 ~ 11 页。

⑦ 《舟山市卫生志》,中华书局 2002 年版。

⑧ 《慈溪卫生志》,宁波出版社 1994 年版。

⑨ 朱德明《浙江医药史》,人民军医出版社 1999 年版。

⑩ “五夫村可怖之时疫”,《申报》1929 年 11 月 10 日,第 11 版。

⑪ “上虞东乡发现时疫”,《申报》1929 年 3 月 27 日,第 10 版。

⑫ “浙江省政府民政厅代电第八四五号”,《浙江民政月刊》第 22 期,1929 年,第 159 页。

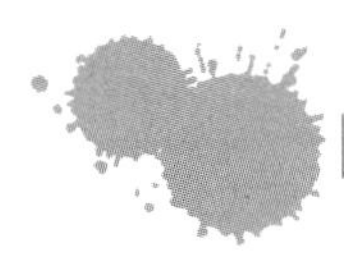

初起,即双瞳停滞,口不能言,数小时后气绝毙命,死者多系妇孺[①]。按:这是被称之为"噤口痢"的霍乱的一种。

萧山县(今杭州市萧山区) 春,脑膜炎流行。3 月 31 日(二月廿一日)报道:自入春以来,天气寒暖不常,以致时疫大盛,朝发夕死,诸医束手。该时疫由杭州传至西兴城厢,初起时身热不退,旋即大笑大哭,不一昼夜即行毙命,蔓延甚速[②]。4 月 16 日(三月初七日)报道:萧山沿江、闻堰、潭头、义桥等镇,近有脑脊髓膜炎之流行症发现,自起病后 3 小时即毙,自 11 日起至 14 日止,染疫毙命者共有十余人,尤以小孩居多数。钱塘一带死亡者亦有十余人,现该地决设临时防疫医院[③]。夏,霍乱大流行。县政府首次开展霍乱预防接种[④]。

昌化县 夏秋,霍乱流行。9 月(八月),昌化县长赵玱呈报:窃属县每届夏秋两季,人口死亡率较邻封特多,本年入夏以来,其死亡率仍如往昔[⑤]。

奉化县(今奉化市) 春,脑膜炎流行。春,剡源区发现脑膜炎患者[⑥]。4 月,浙江省政府民政厅称,自海盐县发生时疫以后,即通令各市县政府迅即筹设防疫委员会,计划一切防治事宜,后吴兴、奉化、东阳等县相继电称发现时疫[⑦]。这里所谓的"时疫",都是指脑膜炎。夏,霍乱流行[⑧]。

仙居县 春,脑膜炎流行。今《仙居县志》载:脑脊髓膜炎症流行全县[⑨]。

临海县(今临海市) 冬,天花流行。1930 年 1 月 7 日(十二月初八日)报道:灾后复罹疾疫,死者无以为殓[⑩]。

温岭县(今温岭市) 冬,天花流行,死亡甚众[⑪]。

永嘉县(今包括温州市市区、永嘉县) 夏秋,霍乱流行[⑫]。

---

① 《民国日报》1929 年 9 月 3 日,转引自李文海等《近代中国灾荒纪年续编》,湖南教育出版社 1993 年版,第 254 页。

② "萧山城厢时疫大盛",《申报》1929 年 3 月 31 日,第 10 版。

③ "萧山脑脊髓膜炎流行",《申报》1929 年 4 月 16 日,第 10 版。

④ 《萧山卫生志》,浙江大学出版社 1989 年版。《萧山市卫生防疫志》,1996 年。

⑤ "浙江省政府民政厅训令第一四四八七号",《浙江民政月刊》第 22 期,1929 年,第 159 页。

⑥ 《奉化市志》,中华书局 1994 年版。

⑦ "浙江省政府民政厅训令第六一六四号",《浙江民政月刊》第 18 期,1929 年,第 65 页。

⑧ Wong and Wu. *History of Chinese Medicine*. Tientsin Press, 1932. p. 605. Wu Lien-Teh, et al. *Cholera*. Shanghai, 1934.

⑨ 《仙居县志》,浙江人民出版社 1987 年版。

⑩ "浙属临宁振务近况",《申报》1930 年 1 月 7 日,第 14 版。

⑪ 《温岭县志》,浙江人民出版社 1992 年版。

⑫ 《永嘉县卫生志》,1998 年。

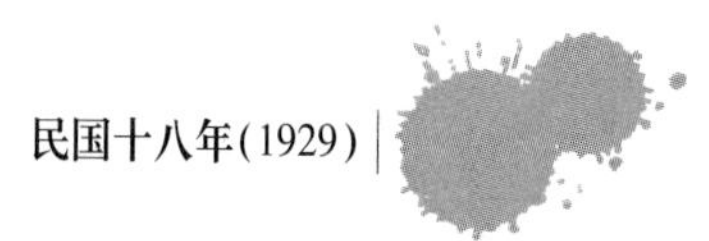

乐清县(今乐清市)　春,脑膜炎流行。4 月,全县流行流行性脑脊髓膜炎,死亡达 3000 余人,以儿童居多数,柳市、白象一带最为严重①。

平阳县(今包括平阳县、苍南县)　春,鼠疫流行。2 月,涂厂发生鼠疫,数日间死 10 余人②。

庆元县　秋冬,鼠疫流行。9 月,隆宫村杂货店主吴启友到福建省政和县购货,染上鼠疫,死亡后不久,该村家鼠成群迁向山林,林间常见毙鼠。是年 9—12 月发生 50 例腺鼠疫,死亡 40 例③。

福建省

福建省　龙溪、海澄、同安、南安、惠安、莆田、南靖、漳平、晋江、仙游、漳浦、永春、德化、福清、安溪、平潭、闽侯、平和、龙岩、永定、南平、诏安、云霄、古田、建瓯、政和、松溪 27 个县市鼠疫,425 个疫点,发病 7177 例,死亡 6047 人④。

福　州　秋,霍乱流行。九月,福州时疫盛行,福州农林中学组建卫生委员会⑤。

福安县(今福安市)　天花流行,死亡率高⑥。

同安县(今厦门市同安区)　天花、霍乱交替流行,至 1933 年乃止⑦。秋,霍乱特大流行,驻军某团一周内死亡 200 多人⑧。

惠安县　鼠疫流行,患者五六百人,死亡上百人⑨。

莆田县(今属莆田市)　秋,霍乱严重流行⑩。冬,鼠疫大流行,蔓延至忠门沿海一带,死亡上百人⑪。

龙溪县(今属漳州市)　冬,鼠疫流行。12 月 20 日(十一月二十日)报道:古乡发现鼠疫,死亡十余⑫。12 月 31 日(十二月初一日)报道:南乡古县社,上月底发现腺结

---

① 《乐清县志》,中华书局 2000 年版。《黄华镇志》,海风出版社 2005 年版。

② 《平阳县志》,汉语大词典出版社 1993 年版。

③ 《庆元县志》,浙江人民出版社 1996 年版。

④ 李文波《中国传染病史料》,化学工业出版社 2004 年版,第 165 页。

⑤ “时疫的预防”,《农话》1929 年第 29 期。

⑥ 《福安市卫生志》,1992 年。

⑦ 《同安县志》,中华书局 2000 年版。

⑧ 《同安县志》,中华书局 2000 年版。《同安医药卫生志》,厦门大学出版社 1995 年版。

⑨ 《崇武镇志》(第三稿),1996 年。

⑩ Wong and Wu. *History of Chinese Medicine*. Tientsin Press, 1932. p. 605. Wu Lien-Teh, et al. *Cholera*. Shanghai, 1934.

⑪ 《忠门镇志》,方志出版社 1997 年版。

⑫ “龙溪发现鼠疫”,《申报》1929 年 12 月 20 日,第 7 版。

核鼠疫,最近渐盛,数日中死三十余人①。

东山县　天花流行,至1933年,死亡380余人②。

政和县　冬,鼠疫流行,死亡千余人③。

广东省

广东省　合浦(今属广西壮族自治区)、廉江(今廉江市)、遂溪、海康(今雷州市)、化县(今化州市)、湛江、茂名(今茂名市)、郁南、罗定(今罗定市)、兴宁(今兴宁市)、紫金、河源(今河源市)、澄迈、琼山、定安(以上三县今属海南省)15个县市鼠疫,发病1489例,死亡1322人④。

汕头市　春三月至夏四月,天花流行。4月17日(三月初八日)报道:汕头天花流行⑤。6月6日(四月廿九日)报道:汕头天花疫势大减,最近一周内只染疫四名⑥。秋八月,霍乱流行。9月23日(八月廿一日)报道:汕头市霍乱之发生始于9月5日,惟日仅一二宗,至14日,势渐蔓延,竟多至十余宗,经极力防堵,设法扑灭,至18日以后,其势渐灭。至昨前(21日、22日)两日,已呈扑灭之象,日仅一二宗⑦。是年汕头霍乱发病181例,死亡60人⑧。按:是年设置汕头市。

南雄县(今南雄市)　霍乱流行,县城及上朔、锦陂、大塘等地延续5个多月,死人甚多⑨。

平远县　天花流行,长田、热柘一带,遍及每村每屋⑩。

河源县(今属河源市)　鼠疫流行,县城附近死亡200余人⑪。

惠阳县(惠州市惠阳区)　天花流行,矮陂48人发病,死亡6人⑫。

从化县(今从化市)　霍乱流行,龙潭地区病死者甚众⑬。

---

① “漳州古县社发现鼠疫”,《申报》1929年12月31日,第10版。

② 《漳州市卫生防疫站志》,2004年。《东山县志》,中华书局1994年版。

③ 《政和县志》,中华书局1994年版。

④ 伍连德等《鼠疫概论》,1937年,第35~53页。

⑤ “汕市天花流行”,《申报》1929年4月17日,第8版。

⑥ “卫生部咨第一六九号(1929年6月6日)”,《卫生公报》1929年第7期,第91~92页。

⑦ “复潮安县卫生连委会本市霍乱(1929年9月23日)”,《汕头市市政公报》第49期,1929年,第142~143页。

⑧ 《汕头卫生志》,1990年。

⑨ 《南雄县志》,广东人民出版社1991年版。

⑩ 《平远县志》,广东人民出版社1993年版。

⑪ 《河源县志》,广东人民出版社2000年版。

⑫ 《惠阳县志》,广东人民出版社2003年版。

⑬ 《从化县志》,广东人民出版社1994年版。

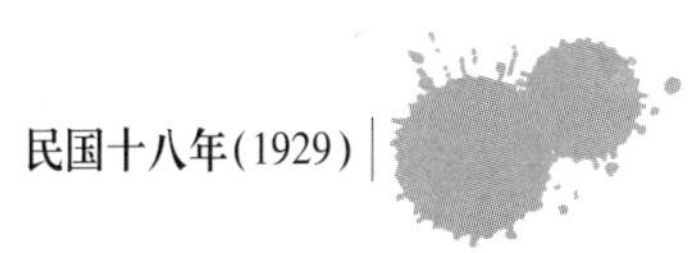

郁南县　鼠疫流行。本年至次年,县内鼠疫四度流行,其中西坝、望天等 4 个村寨,染病死亡 2000 余人①。

海南省

乐会县(今琼海市)　石壁、阳江地区天花流行②。

香港特别行政区

香　港　鼠疫流行③。天花大流行。这是 1938 年前第二次大流行,患者 977 人,死亡 854 人④。

广西壮族自治区

邕宁县(今属南宁市)、苍梧县(今属梧州市)、容县、岑溪县(今岑溪市)、崇善县、左县(今合为崇左市)、百色县(今属百色市)、郁林县(今属玉林市)、北流县(今北流市)　鼠疫流行⑤。

陆川县、博白县　秋,鼠疫流行⑥。

桂林县(今属桂林市)　夏,两江一带霍乱流行⑦。

容　县　天花流行,石寨、大荣等村死亡 30 余人⑧。

合浦县　鼠疫流行。北通街发病 8 人,死 7 人;张黄圩死多人⑨。

---

① 《郁南县志》,广东人民出版社 1995 年版。

② 《琼海卫生志》,南海出版公司 1996 年版。

③ 伍连德等《鼠疫概论》,1937 年,第 35 ~ 53 页。

④ “立法局会议将通过种痘新则例:政府有权派员为居民种痘”,《申报》1938 年 4 月 20 日,第 4 版。

⑤ 《广西通志·医疗卫生志》,广西人民出版社 1999 年版。

⑥ 伍连德等《鼠疫概论》,1937 年,第 35 ~ 53 页。

⑦ 《临桂县志》,方志出版社 1996 年版。

⑧ 《容县志》,广西人民出版社 1993 年版。

⑨ 《北海市卫生志》,1998 年。

民国十九年(1930)

黑龙江省

黑龙江　秋,鼠疫流行。10月18日(八月廿七日)报道:北满死于鼠疫者,迄此已达300余名,虽已近冰结期,愈有猖獗之状,中东铁道医务局正致力防疫①。

安达县(今安达市)、杜尔伯特旗(今杜尔伯特蒙古族自治县)　秋,鼠疫流行。腰新屯一带鼠疫流行②。

海伦县(今海伦市)　克山病流行。叶家(窝棚)屯(现红光农场)克山病大流行,死亡惨重,少数幸存者逃往他乡③。

绥棱县　克山病大流行,温家油坊屯(今第二良种场)多数死亡,少数幸存者逃往他乡④。

托河路协领　麻疹流行,甘奎、托扎敏地区死亡86人⑤。

滨江县(今属哈尔滨市)　春,伤寒流行。夏,斑疹伤寒流行。4月15日(三月十七日)报道:本埠连日流行伤寒症,日来不但不见减少,且更逐渐蔓延,昨日特区发见者共15名⑥。4月27日(三月廿九日)报道:哈市发生伤寒症,患者甚众⑦。5月16日(四月十八日)报道:本月以来,因患此疫(发疹窒夫斯)入院者,计达190余名,就中俄人100名,死亡率约二成左右⑧。

五常县(今五常市)　夏,时疫流行。5月30日(五月初三日)报道:近来天气寒

---

① “北满鼠疫猖獗”,《申报》1930年10月18日,第8版。

② 《杜尔伯特蒙古族自治县志》,黑龙江人民出版社1996年版。

③ 《海伦县志》,黑龙江人民出版社1988年版。《绥化地区志》,黑龙江人民出版社1995年版。《绥棱县志》,黑龙江人民出版社1988年版。

④ 《绥化地区志》,黑龙江人民出版社1995年版。《绥棱县志》,黑龙江人民出版社1988年版。

⑤ 《鄂伦春自治旗志》,内蒙古人民出版社1991年版。

⑥ “哈埠伤寒症流行”,《大公报》1930年4月15日,第7版。

⑦ “哈市发生伤寒症”,《申报》1930年4月27日,第8版。

⑧ “哈尔滨疹疫大流行,死亡率约二成”,《盛京时报》1930年5月16日,第7版。

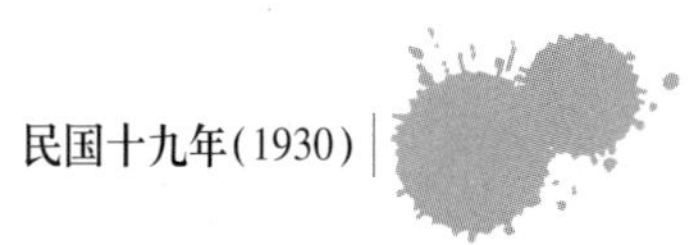

热不匀,以致时疫流行,初起头痛,四肢不遂,继而呕吐大作,现下病者甚多,所幸尚无死亡[①]。

吉林省

吉林省　秋,鼠疫流行。郭前旗、开通县(今属通榆县)、长岭县、双山县(今双辽县)、辽源县(今双辽县)、农安县6县市鼠疫,31个点发病845例,死亡833人[②]。

长春县(今长春市)　冬,鼠疫流行。12月28日(十一月初九日)报道:吉长路卡伦站附近发现鼠疫,长春中日当局查防[③]。同日又报道:近日以来,喉症流行,性颇危险,漫延颇甚[④]。1931年1月12日(十一月廿四日)报道:沿长春迤东46公里吉长路沿线附近之卡伦(时属长春县),最近发现一种传染病,疑似鼠疫,患者已死9人[⑤]。1931年1月24日(十二月初六日)报道:距吉长路卡伦站18公里之三间堡屯,数日前有数人患鼠疫而死,系由洮南传染而来,该处迄今仍常有患者发现,尚未停止[⑥]。

长岭县　秋,鼠疫流行。9月28日(八月初七日)报道:长岭西北32里地点,系蒙汉人藉居之地,鼠疫流行,死亡亦多[⑦]。

农安县　秋,鼠疫流行。9月10日(七月十八日)报道:农安县高家店于8月末突然发生百思笃,已死去60余名,日下患病垂死者40余名[⑧]。同日又报道:农安地方近来发生鼠疫,死者已达六十,患病者尚有四十[⑨]。9月12日(七月二十日)报道:沈阳、四洮一带及农安县发生百斯笃,当局正筹遏止办法[⑩]。9月16日(七月廿四日)报道:8月中旬,农安县南蒙旗王府、哈拉海城子相继发生鼠疫[⑪]。9月20日(七月廿八日)报道:距农安西方67里孔家屯、哈拉、海城子、大岗各地方,鼠疫猖獗,因染疫身死者计达六七十名,并新患发生,日约三四名。目下因劳工移动时期,鼠疫亦向北传播[⑫]。9月23日(八月初二日)报道:农安自鼠疫发生以来,患疫约200名,死亡约160

---

① “五常县时疫流行”,《盛京时报》1930年5月30日,第7版。

② 李文波《中国传染病史料》,化学工业出版社2004年版,第167页。

③ “吉长路发现鼠疫”,《申报》1930年12月28日,第8版。

④ “下九台喉症盛行”,《盛京时报》1930年12月28日,第4版。

⑤ “可怕的鼠疫,吉长沿线发现疑似症,东铁卫生处已派员前往调查”,《大公报》1931年1月12日,第5版。

⑥ “吉长路鼠疫调查,三间堡一带已划作防疫区域”,《大公报》1931年1月24日,第4版。

⑦ “东北鼠疫猖獗近情”,《中央日报》1930年9月28日,第5版。

⑧ “农安县与四洮路百思笃堪忧”,《盛京时报》1930年9月10日,第4版。

⑨ “吉省农安发生鼠疫”,《申报》1930年9月10日,第8版。

⑩ “东北当局防遏疫病”,《申报》1930年9月12日,第6版。

⑪ “北满鼠疫流行”,《中央日报》1930年9月16日,第3版。

⑫ “农安县属疫讯,新患者每日三四名”,《盛京时报》1930年9月20日,第5版。

名①。9月28日(八月初七日)报道:此地因蒙旗王府发生鼠疫来,向外发展很速,以致最近患者,竟有百数十人,但一经传染,便无生望②;除蒙旗王府附近每日有二三患者外,大致有消减之势③。10月4日(八月十三日)报道:除孔家屯外,各部落之流行状况,仍无变化。每日发生新患四五名,死亡四五名。距孔家屯西南二十里地之三盛玉,近日以来,发生鼠疫,已死亡五六名④。10月6日(八月十五日)报道:农安以北哈拉哈城之孔家屯地方,最近亦有鼠疫发现,在上月20日以后,患者5起,死者3起,韩台子地方患者7起,死者2起⑤。10月22日(九月初一日)报道,18日接到农安分馆报告:目下鼠疫患者除五黑堡有二三名外,其余地殆终熄状态,近数日以来未见一名死者,完全终熄当在不远。发病以来患者皆死,为数约可二百名左右⑥。

敦化县(今敦化市)　克山病流行。马号、小牡丹等地因克山病死亡300余人,贤儒福民屯30余户人家死亡30余人⑦。

开通县(今并入通榆县)　秋,鼠疫流行。9月10日(七月十八日)报道:洮南线开通站附近,亦有(鼠疫)病人四五十,更有蔓延之势⑧。9月15日(七月廿三日)报道:洮南地方百斯笃仍有蔓延之兆,开通县发现100余名⑨。9月16日(七月廿四日)报道:洮南地方之黑死病(一名百斯笃)疫,近日蔓延愈速。仅就开通县一县而论,已出100名以上⑩。9月17日(七月廿五日)报道:开通县百斯笃疫势猖獗⑪。同日又报道:开通铁道附近之某村亦有鼠疫四起发生,但因该处大水,调查极为不易⑫。9月23日(八月初二日)报道:自内蒙古发生鼠疫后,其势甚猛,开通县死亡200余名⑬。9月28(八月初七日)日报道:鼠疫仍猖獗,开通县有相继死亡者200余名⑭。11月14日(九月廿四日)报道:本年8月间,开通县管区佟家窝堡、盖大段哈拉干士、八面山、昭

---

① “东省铁路局特设临时防疫所”,《盛京时报》1930年9月23日,第5版。

② “内蒙鼠疫发生之原因及东北各方防疫情形”,《中央日报》1930年9月28日,第5版。

③ “东北鼠疫猖獗近情”,《中央日报》1930年9月28日,第5版。

④ “农安鼠疫状况”,《盛京时报》1930年10月4日,第5版。

⑤ “鼠疫松花江上游又发现”,《大公报》1930年10月6日,第4版。

⑥ “农安鼠势将消灭”,《盛京时报》1930年10月22日,第5版。

⑦ 《敦化市志》,新华出版社1991年版。

⑧ “吉省农安发生鼠疫”,《申报》1930年9月10日,第8版。

⑨ “洮南一带百斯笃仍有蔓延之兆”,《盛京时报》1930年9月15日,第5版。

⑩ “北满鼠疫流行”,《中央日报》1930年9月16日,第3版。“北满疫氛:黑死病十年之循环期”,《兴华》第36期,1930年。

⑪ “四洮路防疫,停售开通票”,《盛京时报》1930年9月17日,第4版。

⑫ “[本埠新闻]今年虎疫鼠疫”,《申报》1930年9月17日,第13版。

⑬ 《民国日报》1930年9月23日。

⑭ “内蒙鼠疫发生之原因及东北各方防疫情形”,《中央日报》1930年9月28日,第5版。

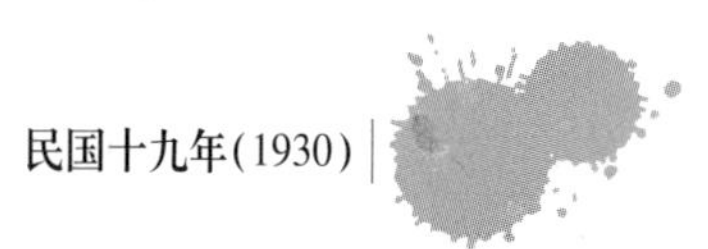

冬村屯发生时疫,不数日死亡男女 13 人,其所得病状,头痛心冷,心神忙乱,亦有腿上结成疙疸,得病二三日即死。经中西医士诊断,咸谓与上年秋初时疫相同,并取病者血液验看,确系百斯笃病症。该县三、五两区好土台等村复发生疫病,死亡数十人[①]。

瞻榆县(今并入通榆县) 秋,鼠疫流行。开通县五区(四海窝堡)海金屯、苞米昭屯、佟家窝堡屯,七区(边昭)四棵树屯,八区(城周)后罗家屯、长春堡屯、西长山堡屯、荒粮屯、好力本昭屯,瞻榆县六区邵家窑屯,鼠疫共发病 65 人,死亡 65 人[②]。

大赉县(今属大安市) 秋,县城鼠疫流行[③]。

梨树县、辽源县(今属双辽市)、洮南县(今洮南市) 秋,鼠疫流行。9 月 15 日(七月廿三日)报道:四洮路沿线鼠疫日烈,两日内又死 12 名[④]。9 月 16 日(七月廿四日)报道:四洮路沿线发现鼠疫,近日疫死 12 人,连前共 17 人[⑤]。9 月 20 日(七月廿八日)报道:距洮南 8 公里之某地方,最近两日中患百斯笃而死者已 12 人,又某屯亦发现疑似百斯笃者数人,四平街铁路沿线距南满铁路不远地方死去 5 人。此次四洮路铺家店、太平川(今属长岭县)、开通、通辽等处附近蒙古屯,均发现鼠疫,所幸皆系腺百斯笃,当不至似肺疫之猛烈,惟已死去 20 余人[⑥]。9 月 24 日(八月初三日)报道:四洮路线鼠疫仍炽,20 日疫死 13 名[⑦]。9 月 28 日(八月初七日)报道:四洮路沿线鼠疫仍甚猖獗,且有向外蔓延之势[⑧]。10 月 16 日(八月廿五日)报道:四洮线鼠疫仍炽,开鲁线亦发现,死者数十人[⑨]。10 月 26 日(九月初五日)报道:四洮路线疫势仍烈,近日疫死 80 余人[⑩]。11 月 14 日(九月廿四日)报道:统计前后死亡约 100 人左右,现查近半月来,迄无一人死亡,交通亦经恢复,疫势已完全扑灭矣[⑪]。1931 年 1 月(十二月)富拉尔基乡市政公所通告:因辽源、洮南一带发生鼠疫,势甚猛烈,仰尔商民,对于衣食住等项,须力求清洁,以适卫生,藉资预防[⑫]。按:四洮铁路自梨树县南四平街(今四平市)起,至洮安县(今洮南市)止,长 312 公里。1917 年 4 月开工,1923 年 10

---

① “四洮沿线鼠疫已扑灭”,《申报》1930 年 11 月 14 日,第 7 版。
② 《通榆县志》,吉林人民出版社 1994 年版。
③ 《大安县志》,辽宁人民出版社 1990 年版。
④ “四洮路沿线鼠疫日烈”,《申报》1930 年 9 月 15 日,第 7 版。
⑤ “四洮鼠疫”,《中央日报》1930 年 9 月 16 日,第 3 版。
⑥ “四洮路发现鼠疫”,《申报》1930 年 9 月 20 日,第 10 版。
⑦ “四洮路鼠疫仍炽”,《申报》1930 年 9 月 24 日,第 7 版。
⑧ “东北鼠疫猖獗近情”,《中央日报》1930 年 9 月 28 日,第 5 版。
⑨ “东北近闻”,《申报》1930 年 10 月 16 日,第 7 版。
⑩ “东北近闻”,《申报》1930 年 10 月 26 日,第 6 版。
⑪ “四洮沿线鼠疫已扑灭”,《申报》1930 年 11 月 14 日,第 7 版。
⑫ “令富拉尔基乡市政公所”,《东省特别区市政月刊》1931 年第 1 期。

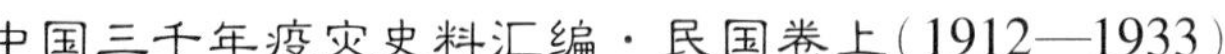

月竣工。

洮南县(今洮南市)　夏,痢疾流行。7月29日(闰六月初四日)报道:自春徂夏,亢旱异常,近来各处患痢泻等症者甚夥[①]。秋,鼠疫流行。9月15日(七月廿三日)报道:洮西突泉界水泉村于本月4、5日发现一种快病(肺百斯笃),头疼吐血,快者四点钟,慢者十几小时,即行死去,已死8名[②]。9月18日(七月廿六日)报道:距洮南80公里之某地方,最近两日中患百斯笃死去者12人;又某屯昨亦发见疑似百斯笃者数人,四平街铁路沿线距南满铁路不远地方死去5人[③]。

辽源县(今双辽市)　春,天花猖獗。4月17(三月十九日)报道:最近以郑家屯为中心之一带地域,天花盛行[④]。

怀德县(今公主岭市)　春,猩红热流行。4月16日(三月十八日)报道:自初发现10名患者,就中2名死亡,现有患者6名,均属恶性[⑤]。

延吉县(今延吉市)　冬,时疫流行。12月19日(十月三十日)报道:本县近来天气失常,寒暑不均,是以发现一种时疫。乍患者,头晕目眩,口干舌燥,重者呕吐频藉,生命危险[⑥]。

扶余县(今扶余市)　秋,鼠疫流行。12月9日(十月二十日)报道:发现一种急性时疫(百斯笃),罹病者不过十数小时即死,数日来死者达十数[⑦]。

辉南县　霍乱流行[⑧]。

海龙县(今梅河口市)　夏,霍乱流行。6月间,头八旦石村管界烟筒壳子及东西太平沟地方突发时疫,当时患者20余户,罹病者40余名,死者10余名[⑨]。

辽宁省

沈阳县(省会,今沈阳市)　春,猩红热流行。2月18日(正月二十日)报道:最近本埠华街猩红热疫极甚猖獗,儿童因疫毙命者,一日平均约五六名[⑩]。夏,痢疾流行。7月7日(六月十二日)报道:近来城内外瘟疫病之急性症接二连三发现,医生束手[⑪]。

---

① “洮南发现时疫”,《盛京时报》1930年7月29日,第4版。

② “洮南发现肺百斯笃”,《盛京时报》1930年9月15日,第5版。

③ “四洮沿线鼠疫颇烈,东铁医务处派员前往调查”,《大公报》1930年9月18日,第3版。

④ “辽源天花猖獗”,《盛京时报》1930年4月17日,第4版。

⑤ “公主岭小心猩红热”,《盛京时报》1930年4月16日,第5版。

⑥ “延吉时疫流行”,《盛京时报》1930年12月19日,第5版。

⑦ “扶余时疫流行声中,筹办防疫调剂药品”,《盛京时报》1930年12月9日,第5版。

⑧ 《辉南县志》,深圳海天出版公司1989年版。

⑨ 民国《海龙县志》卷二〇《灾异·时疫》。

⑩ “沈阳流行恶性猩红热”,《盛京时报》1930年2月18日,第4版。

⑪ “沈阳时疫接二连三,当局可加以预防”,《盛京时报》1930年7月7日,第2版。

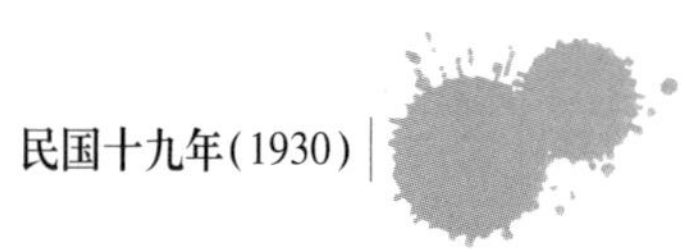

7月13日(六月十八日)报道:皇姑屯工厂近发现阿米巴赤痢患者8名,疟疾患者4名①。秋,鼠疫流行。9月12日(七月二十日)报道:沈阳、四洮一带及农安县发生百斯笃,当局正筹遏止办法②。

彰武县　夏,时疫流行。7月13日(六月十八日)报道:本县東南乡石头人、喇嘛花一带时疫流行,死者甚众③。秋,鼠疫流行。发病16例,全部死亡④。

台安县　秋,疟疾流行。9月28日(八月初七日)报道:水灾后霉气流行,人民多感受疟疾⑤。冬,流感流行。1931年1月29日(十二月十一日)报道:近因天时不正,寒暖不匀,患头痛咳嗽者,甚属流行⑥。

西丰县　冬,鼠疫流行。12月17日(十月廿八日)报道:发现一种急性时疫,罹病者不过三二日即死,数日来死者已达十数人,研究结果认为系百斯笃之一种⑦。

桓仁县　冬,流感流行。1931年1月30日(十二月十二日)报道:入冬以来,降雪甚少,城乡各处,冬瘟流行,患头痛身酸者,所在皆是⑧。

辽阳县　夏,霍乱流行。8月3日(闰六月初九日)报道:近来天气酷热,本邑染患绞肠痧者为数甚众⑨。

铁岭县(今铁岭市)　夏,痢疾流行。7月8日(六月十三日)报道:入夏以来,天旱,少雨,杂疫流行,其中患泻痢者尤多⑩。

抚顺县　夏,赤痢猖獗。7月25日(六月三十日)报道:赤痢流行,患者将近100名之多⑪。冬,百日咳流行。12月22日(十一月初三日)报道:近竟流行一种百日咳症,患者多系数龄之小孩。近日已有数名婴儿死去⑫。

安东县(今丹东市)　秋,痢疾流行。9月5日(七月十三日)报道:孤山地方虽得透雨,因日前亢旱,以致时疫蔓延,现在患痢泻者甚多⑬。冬,瘟疫流行。1931年2月

---

① "沈阳北宁路皇姑屯工厂发现时疫",《盛京时报》1930年7月13日,第7版。
② "东北当局防遏疫病",《申报》1930年9月12日,第6版。
③ "彰武派员查疫",《盛京时报》1930年7月13日,第3版。
④ 李文波《中国传染病史料》,化学工业出版社2004年版,第167页。
⑤ "台安水灾后疟疾流行",《盛京时报》1930年9月28日,第7版。
⑥ "天时不正时,时疫流行",《盛京时报》1931年1月29日,第5版。
⑦ "西丰时疫盛行,筹办防疫",《盛京时报》1930年12月17日,第5版。
⑧ "冬瘟流行",《盛京时报》1931年1月30日,第5版。
⑨ "辽阳绞肠痧盛行",《盛京时报》1930年8月3日,第7版。
⑩ "铁岭治痢良方",《盛京时报》1930年7月8日,第7版。
⑪ "抚顺赤痢猖獗,患者将超过百名",《盛京时报》1930年7月25日,第7版。
⑫ "抚顺市上流行百日咳",《盛京时报》1930年12月22日,第5版。
⑬ "大孤山痢疫流行",《盛京时报》1930年9月5日,第5版。

4日(十二月十七日)报道:孤埠自入冬以来,降雪甚少,空气干燥,以故城郭冬瘟流行,所在皆[①]是。

凤城县(今凤城市) 冬,白喉、猩红热流行。11月25日(十月初六日)报道:近日天气不正,时疫流行,小儿多患白喉痧及猩红热之症,且传染极速[②]。

金 县(今大连市金州区) 夏秋,肠伤寒流行。9月4日(七月十二日)报道:夏末初秋,肠窒夫斯渐为流行,患此疫者71名[③]。冬,流感流行。1931年1月28日(十二月初十日)报道:今岁严寒,为十数年所未有,因之本市发生一种流行感冒症,几无家无之,其流行力非常猖獗,各中小学校生徒罹是疾者尤夥。兹调查大连民政署辖境内各小学校共14所,在籍学童12554名,计8日罹病者606人,10日即增至915人,至23日一跃增至1120人[④]。

阜新县 伤寒、天花、霍乱流行。今《阜新市志》载:统计1—11月份,全县各种传染病患者3470人,其中伤寒2030人,天花1108人,霍乱181人,死亡966人[⑤]。

庄河县(今庄河市) 夏,八区霍乱流行[⑥]。

内蒙古自治区

秋,鼠疫流行。9月17日(七月廿五日)报道:在8月中旬间,于蒙古之某村落中国工人中有一人骤患此症,至8月14日止,已载纪录者,鼠疫一症共为30起,大约今年中鼠疫之发生,当在60起左右[⑦]。9月27日(八月初六日)报道:当8月初,有蒙古人数名患腺百斯笃(即腺鼠疫)之病症,竟因而致死。其后,通辽之中国骑兵亦有45人患同样之病症而死,其后东省检疫处即派人四出调查,得以下之结果:(一)新乃里屯患此病死者11人;(二)突泉患此症死者12人;(三)开通(今属吉林省)某小村患此病死者6人;(四)孔家屯患者计30人;(五)内蒙古之高罗斯患者30人;(六)通辽附近小村患者1人,其余各地或亦有同样病症之发生,但因近来水患,不易遍往调查[⑧]。通辽县(时属辽宁)、阿鲁科尔沁旗、苏尼特右翼旗、察哈尔、鄂尔多斯旗(时属绥远)5县旗鼠疫,9个点发病240例,死亡138人[⑨]。

---

① "冬瘟流行",《盛京时报》1931年2月4日,第5版。

② "凤城时疫流行",《盛京时报》1930年11月25日,第5版。

③ "大连肠窒夫斯患者减少",《盛京时报》1930年9月4日,第5版。

④ "大连感冒症猖獗",《盛京时报》1931年1月28日,第5版。

⑤ 《阜新市志》,中国统计出版社1993年版。

⑥ 民国《庄河县志·地理志·祥异》。《庄河县志》,新华出版社1996年版。

⑦ "本埠新闻今年虎疫鼠疫",《申报》1930年9月17日,第13版。

⑧ "检疫处第二次疫病报告",《申报》1930年9月27日,第13版。

⑨ 李文波《中国传染病史料》,化学工业出版社2004年版,第167页。

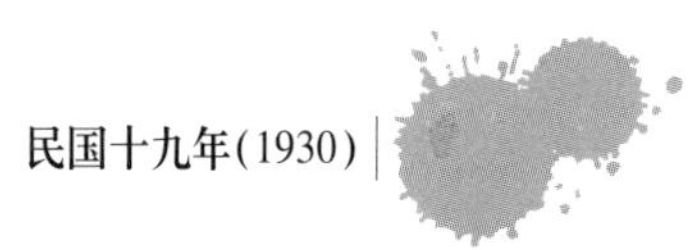

鄂尔多斯左翼前旗(今准格尔旗)、鄂尔多斯左翼中旗(今属伊金霍洛旗)、鄂尔多斯左翼后旗(今达拉特旗)、鄂尔多斯右翼前旗(今乌审旗)、鄂尔多斯右翼前末旗(今扎萨克旗)、鄂尔多斯右翼后旗(今杭锦旗)、鄂尔多斯右翼中旗(今鄂托克旗)　秋,鼠疫流行①。

包头县(今属包头市)　夏,霍乱流行。今《包头市志》载:瘟疫流行,死人无算。虎列拉症自是年7月起,至8月始行消灭②。

归绥县(今属呼和浩特市)　天花流行③。

通辽县(今通辽市科尔沁区)　秋,鼠疫流行。9月13日(七月廿一日)报道:发现鼠疫,已死50余人④。9月14日(七月廿二日)报道:鼠疫,日人已派防疫团从事布置,开通路与南满将实行隔离检查⑤。9月15日(七月廿三日)报道:通辽鼠疫系腺百斯笃,天寒时变肺百斯笃⑥。9月17日(七月廿五日)报道:驻扎通辽之马队中发现有鼠疫流行,逐日因患此疫死者必有四五人⑦。9月18日(七月廿六日)报道:四洮线通辽、钱家店、太平川、开通等地附近蒙古屯均发现鼠疫,所幸皆系腺百斯笃,当不致似肺疫之猛烈,唯统计共已死去20余人⑧。9月27日(八月初六日)报道:当8月初,有蒙古人数名患腺百斯笃(即腺鼠疫)之病症,竟因而致死。其后,通辽之中国骑兵亦有45人患同样之病症而死⑨。9月28日(八月初七日)报道:德营子东北方,陈帮统真方面,鼠疫猖獗极猛,数日间,死者竟三四百名⑩。10月16日(八月廿五日)报道:距四洮线大林站二里地点,近又发生百斯笃病,已死亡9名⑪。

科尔沁右翼前旗　春,伤寒流行。1—5月,乌兰毛都满族屯地区发生"窝子病"350人,死亡60人,仅朱林一家就死亡16人⑫。

突泉县　秋,鼠疫流行。9月16日(七月廿四日)报道:突泉鼠疫患者4名,均吐

---

① 李文波《中国传染病史料》,化学工业出版社2004年版,第166~167页。
② 《包头市志》,远方出版社2009年版。
③ 《呼和浩特市志》,内蒙古人民出版社1999年版。
④ "通辽县发现鼠疫",《申报》1930年9月13日,第9版。
⑤ "内蒙地方发现鼠疫",《申报》1930年9月14日,第8版。
⑥ "四洮路沿线鼠疫日烈",《申报》1930年9月15日,第7版。
⑦ "[本埠新闻]今年虎疫鼠疫",《申报》1930年9月17日,第13版。
⑧ "四洮沿线鼠疫颇烈,东铁医务处派员前往调查",《大公报》1930年9月18日,第3版。
⑨ "检疫处第二次疫病报告",《申报》1930年9月27日,第13版。
⑩ "东北鼠疫猖獗近情",《中央日报》1930年9月28日,第5版。
⑪ "四洮线再度发生百斯笃",《盛京时报》1930年10月16日,第4版。
⑫ 《科尔沁右翼前旗志》,内蒙古人民出版社1991年版。

血而亡[①]。9月17日(七月廿五日)报道:城东水泉子地方百斯笃,剧烈异常[②]。9月23日(八月初二日)报道:突泉县水泉地方(鼠疫)死30余名。患者先头痛,继则昏迷,终则吐血,遂不可救。死时甚速,得病约四句钟后即可毙命[③]。9月25日(八月初四日)报道:突泉县水泉子地方,日前发生百斯笃甚烈,经隔断交通,幸未蔓延他处[④]。9月27日(八月初六日)报道:突泉患此症死者12人[⑤]。9月28日(八月初七日)报道:距突泉160里水泉子地方,自上月鼠疫发生来,有相当之蔓延[⑥]。水泉地方,鼠疫猖獗,死有30余名[⑦]。

开鲁县　秋,鼠疫流行。10月25日(九月初四日)报道:近日以来,忽发生百斯笃,商号染病最重者,如中大街德增庆杂货商、万和永烧锅、广生德茶食铺等家,相继罹症,而死者已达17名之多[⑧]。

赤峰县(今属赤峰市)　秋,鼠疫流行。阿旗拉民查布村发生腺鼠疫16人,死亡14人[⑨]。

阿鲁科尔沁旗　秋,鼠疫流行。7—8月,郎地铺村发生腺鼠疫,发病30人,全部死亡[⑩]。

苏尼特右翼旗(今苏尼特右旗)　秋,鼠疫流行。朱尧、哈尔其素、老沟尔山布特格鼠疫发病100余人,死亡48人[⑪]。

大佘太设治局(今并入乌拉特前旗)　秋,鼠疫流行。9月下旬,安北县粉房圪旦发生鼠疫,蔓延至五原县[⑫]。按:安北县,1925年7月析五原、固阳县及包头设治局置大佘太设治局。1931年6月改名为安北设治局。1942年4月将安北设治局未沦陷区域改置为县。

五原县　秋,鼠疫流行。至10月中旬,苗红太村有6人死于肺鼠疫,郝进桥、齐

---

① "北满鼠疫流行",《中央日报》1930年9月16日,第3版。

② "突泉预防百斯笃",《盛京时报》1930年9月17日,第5版。

③ 《民国日报》1930年9月23日。

④ "突泉鼠疫消灭,交通恢复",《盛京时报》1930年9月25日,第5版。

⑤ "检疫处第二次疫病报告",《申报》1930年9月27日,第13版。

⑥ "东北鼠疫猖獗近情",《中央日报》1930年9月28日,第5版。

⑦ "内蒙鼠疫发生之原因及东北各方防疫情形",《中央日报》1930年9月28日,第5版。

⑧ "开鲁鼠疫已死十七名",《盛京时报》1930年10月25日,第5版。

⑨ 《赤峰市志》,内蒙古人民出版社1996年版。

⑩ 《赤峰八千年大事记》,方志出版社1999年版。

⑪ 《苏尼特右旗志》,内蒙古文化出版社2002年版。

⑫ 《五原县志》,内蒙古人民出版社1996年版。

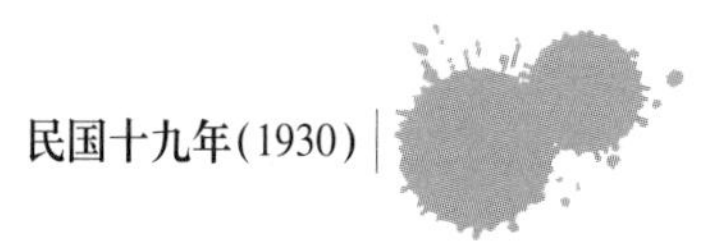

五圪旦村也相继死亡24人[1]。

北京市

北平特别市(今北京市)　春,脑膜炎、猩红热流行。2月28日(二月初一日)报道:北平有脑膜炎患者[2]。4月27日(三月廿九日)报道:北平猩红热颇盛[3]。北京一区发现脑膜炎31例,猩红热133例,痢疾154例[4]。

天津市

天津县(今属天津市)　春,白喉流行。2月11日(正月十三日)报道:本市英租界日前忽发现白喉传染症,患者已有数家之多[5]。冬,伤寒流行。11月21日(十月初二日)报道:自入冬以来,日租界方面最近发现患肠病者为数甚多,统计病人,患肠窒扶斯症者达26人,而因此死亡者已有3人[6]。

宝坻县(今宝坻区)　春,瘟疫流行。2月22日(正月廿四日)报道:宝坻自入春以来,发现瘟疫者颇多。近日城西南一带各村尤夥,有初得病头痛畏寒发烧不思饮食者,有周身发红斑红疹者,有得病日夜喘嗽者,有呕吐血沫二三日即死者,有大头瘟头肿如斗者,居间尤以大头病为最多,村村传染,城关住户近亦发现不少[7]。秋,痢疾流行。10月27日(九月初六日)报道:本县自入春以来,城乡居民患痢疾病者甚夥,时医皆束手无策,目下尤以七区各村,染者为最多[8]。

静海县　霍乱流行,患者375人,死亡48人[9]。

河北省

卢龙县　夏,霍乱流行,雷店子一带,一天就死亡16人[10]。

昌黎县　霍乱、天花流行。椹子庄、施各庄、后所营3村霍乱死亡213人,裴家堡村天花死亡7人[11]。秋,痢疾、疹症流行。10月20日(八月廿九日)报道:本县自秋收以后时疫流行,痢疾、疹症患者日多,幼童因出疹丧命者日有所闻,此症于乡村中现更

---

① 《五原县志》,内蒙古人民出版社1996年版。
② “北平要讯”,《申报》1930年2月28日,第8版。
③ “平津要讯”,《申报》1930年4月27日,第8版。
④ 李文波《中国传染病史料》,化学工业出版社2004年版,第168页。
⑤ “白喉英租界发现多起”,《大公报》1930年2月11日,第12版。
⑥ “伤寒日租界患者二十六人”,《大公报》1930年11月21日,第7版。
⑦ “各县零缣”,《大公报》1930年2月22日,第8版。
⑧ “宝坻痢症流行”,《大公报》1930年10月27日,第5版。
⑨ 《静海县志》,天津社会科学院出版社1995版。
⑩ 《秦皇岛市志》,天津人民出版社1993年版。
⑪ 《秦皇岛市志》,天津人民出版社1993年版。

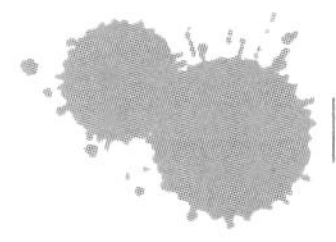

畅盛①。

肃宁县　伤寒流行,患者412人,死亡12人②。

永清县　霍乱流行。韩村镇8个村庄,10天内死亡99人,竟有为人送葬,途中发病,顷刻死去者,最多一日死14人③。

大城县　霍乱流行,染疫死亡者甚多④。

滦　县　春,流感流行。2月8日(正月初十日)报道:滦县近因天气不正,忽暖忽寒,远近乡村发现瘟疫,县属第二区所辖300余村,患是症者几无家无之。是症传染性极重,但死伤较少⑤。夏秋,霍乱流行。6月9日(五月十三日)报道:日来市内染患疠疫者几及十之三四,但得此疠疫,即腹内绞疼,类如霍乱症之绞肠痧,且传染甚速⑥。7月13日(六月十八日)报道:滦县发生虎列拉,饭店旅客多有染是疫者⑦。7月18日(六月廿三日)报道:本县近来时疫丛生,尤以虎列拉为最,一二日间城内外各旅店中客人,患此症者颇多,三日之间已死去13人⑧。9月14日(七月廿二日)报道:近来居民十户之七八均染秋疫瘟症,此外尚间有得虎烈拉之症者,日内以此两宗病症以致毙命者,实属不少⑨。

故城县　夏,时疫流行。6月29日(六月初四日)报道:近数日来,天气骤冷骤热,致时疫流行,澹村迤西各村,死亡甚众⑩。

元氏县　夏,白喉、痢疾、霍乱流行。7月3日(六月初八日)报道:本县最近白喉、痢疾等相继发现,传染甚速⑪。8月6日(闰六月十二日)报道:近又发现虎列拉,最初发现于县属第二区境内,如南因、褚固、孟村等处患者最多,且死亡亦重,闻该数村内罹斯病而死者,每日不下三四人,今又传染至第一区境内,同日围城附近发现斯病者甚多⑫。

固安县　秋,时疫流行。9月29日(八月初八日)报道:南黄堡村及附近各庄发

---

① “昌黎时疫流行”,《大公报》1930年10月20日,第5版。
② 《肃宁县志》,方志出版社1999年版。
③ 《永清县志》,河北人民出版社2000年版。
④ 《大城县志》,华夏出版社1995年版。
⑤ “滦县鸡瘟人疫”,《大公报》1930年2月8日,第8版。
⑥ “疠疫唐山极流行”,《大公报》1930年6月9日,第5版。
⑦ “滦县发生虎列拉”,《大公报》1930年7月13日,第5版。
⑧ “大兵之后鲁时疫流行”,《大公报》1930年7月18日,第5版。
⑨ “唐山秋瘟时疫”,《大公报》1930年9月14日,第5版。
⑩ “时疫故城颇流行”,《大公报》1930年6月29日,第5版。
⑪ “时疫流行注意公共卫生”,《大公报》1930年7月3日,第5版。
⑫ “元氏虎列拉流行”,《大公报》1930年8月6日,第5版。

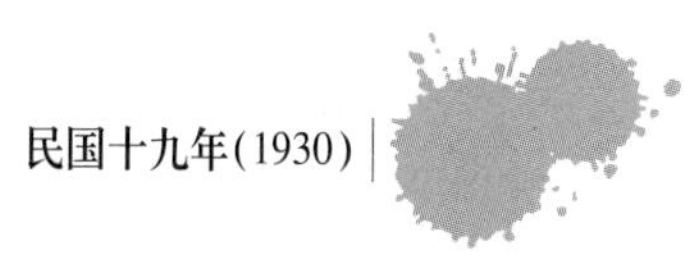

现一种流行病,人称秋瘟[①]。

广平县　白喉流行,全县发病290人,死亡15人[②]。

深　县(今深州市)　伤寒流行,患者676人,死亡38人[③]。

获鹿县(今鹿泉市)　鼠疫流行,石门发病22人,全部死亡[④]。

涿鹿县　鼠疫流行。今《涿鹿县卫生志》载:辛庄、董家房等村发生传染病流行,病症与炭疽相似[⑤]。按:这种烈性传染病怀疑是鼠疫。

怀安县　鼠疫流行。疫瘰横道[⑥]。按:"疫瘰"当即"瘰疫",可能是指以淋巴肿大为特征的腺鼠疫。

山西省

天镇县　鼠疫流行。秋,瘟疫[⑦]。按:天镇县与怀安县接壤,其瘟疫可能也是鼠疫。

兴　县　冬,鼠疫流行。1931年1月19日(十二月初一日)报道:兴县鼠疫猖獗,先后死2000余人[⑧]。今《兴县志》载:越家坪一带瘟疫流行,发病后吐黄汤,两三日即死,前坪村30户死亡49人[⑨]。

临　县　冬,鼠疫流行。1931年1月19日(十二月初一日)报道:临县鼠疫猖獗,死数百人[⑩]。是年,临县与兴县共22个点,发病402例,死亡392人[⑪]。

阳曲县　天花大流行[⑫]。

太原县　霍乱流行[⑬]。

沁源县　麻疹流行,东南部各乡小儿死亡无数[⑭]。

晋南地区　晋南自新年降雪后,气候骤变,患风寒症者颇不乏人,而以小孩为独

---

① "固安传染病亟宜设法预防",《大公报》1930年9月29日,第5版。

② 《广平县志》,文化艺术出版社1995年版。

③ 《深县志》,中国对外翻译出版公司1999年版。

④ 《石家庄市卫生志》,河北科学技术出版社1993年版。

⑤ 《涿鹿县卫生志》,1994年。

⑥ 《河北省志》,方志出版社2009年版。

⑦ 《天镇县志》,山西教育出版社1997年版。

⑧ "晋西鼠疫",《中央日报》1931年1月19日,第3版。

⑨ 《兴县志》,中国大百科全书出版社1993年版。

⑩ "晋西鼠疫",《中央日报》1931年1月19日,第3版。

⑪ 李文波《中国传染病史料》,化学工业出版社2004年版,第167页。

⑫ 《太原卫生志》,2001年。《太原市志》,三晋出版社2011年版。

⑬ 《太原卫生志》,2001年。

⑭ 《沁源县志》,海潮出版社1996年版。

多,病初来时先发烧,后出疹子,间有带喉症者,其势甚凶,于是一般做父母均求佛拜神,一般女巫,皆终日忙碌,应接不暇。闻某村医言,每日来诊者犹有二三十人之多①。

闻喜县　霍乱流行,发病者难以计数②。

解　县(今属运城市)　霍乱猖獗,死者甚多③。

安邑县(今属运城市)　霍乱流行,死亡率高达千分之三④。

永济县　春夏,斑疹伤寒流行。在永济办赈的洋人卫时德于6月4日(五月初八日)染疫病故⑤。7月2日(六月初七日)报载:西北灾区斑疹疫盛,永济办赈洋员卫时德亦染疫病故,潼关一带疠疫延蔓57县,该疫由白虱传染,现义赈会着手除虱⑥。

陕西省

陕西省　春大疫,斑疹伤寒流行。2月5日(正月初七日)报道:陕西疫疠害人比饥饿死亡更多⑦。自春二月以来,关中、榆林两区,及汉中区之北部,春瘟流行。患者头晕发烧,辨证不清,即成狂症,或竟立时致命,且传染甚速,至有全家皆病,无一幸免者。西安患此种春瘟症者,可达三分之一以上。传染所及,各县计自三、四月来,饿毙者十之三四,病死者十之五六,一日死亡之数,竟有超千者。掩埋队挖坑不及,乃辟"万人坑"数处,不分男女老幼,一律叠床架屋,累而葬之,成为肉丘。总计潼关一带罹疫者,竟至57县之多⑧。西北灾区斑疹疫盛,永济办赈洋员卫时德亦染疫病故。潼关一带疠疫延蔓57县,该疫由白虱传染⑨。夏秋,继续大疫。7月3日(六月初八日)报道:城固近更发生瘟疫,死亡甚众,其余安康、平利、紫阳、岚皋、汉阴、石泉诸县,每日每县平均死人均在一千有余⑩。7月10日(六月十五日)报道:秦中旱亢,饥馑累年。近以天热,饿殍腐尸,臭气蒸发,疫疠流行,蔓延十余县,至甘肃边境,日死千人,死后复无人掩埋,传染益烈⑪。8月14日(闰六月二十日)报道:入夏以来,恒旸不雨,旱灾

---

① "憔悴之晋南,征发浩繁,民生奇苦,疫疠盛行",《大公报》1931年2月3日,第3版。

② 《闻喜县志》,中国地图出版社1993年版。

③ 《运城市志》,生活·读书·新知三联书店1994年版。

④ 《运城市卫生志》,2008年。

⑤ "为赈务牺牲者(1930年6月)",《救灾会刊》1930年第5期。

⑥ "西北灾区疫疠盛行",《兴华》1930年第24期。

⑦ "济生会最近陕灾记实",《申报》1930年2月5日,第14版。

⑧ 《时事月报》第3卷第1期,1930年7月。《时事月报》第3卷第2期,1930年8月。李文海等《近代中国灾荒纪年续编》,湖南教育出版社1993年版,第267页。

⑨ "西北灾区疫疠盛行",《兴华》1930年第24期。

⑩ "陕西汉中灾情严重",《申报》1930年7月3日,第8版。

⑪ "秦陇疫疠流行,边境日死千人,不死于灾,亦死于疫矣!",《大公报》1930年7月10日,第3版。

已遍,全省疫疠流行,死亡甚众,竟鲜无病之家[①]。8 月 21 日(闰六月廿七日)报道:陕省目前之灾情,愈趋惨重,瘟疫以陕南及渭北各县为甚,死亡日有所闻,最近如南郑、城固、西乡、褒城、沔县、宁羌、略阳等县瘟疫流行,比户传染,人民相继死亡甚众。推其原因,多由一般贫民始而得病无力医治,继而身死无资棺殓,往往委死路旁。渭北各县忽流行一种赤斑症,每至一家,轮流卧倒。今某村之流行赤斑,竟乏医诊治,而蔓延不已,由此家转入彼家,今已半月之久,该村共 30 余家,现已病过 28 家矣。其中唯某家患疫最剧,大小 7 口,已亡去 3 口。又闻人说,该项疫症,每至一来,几有全行病倒之势[②]。8 月 29 日(七月初六日)报道:南郑、城固、西乡、褒城、沔、宁羌、略阳等县瘟疫流行,比户传染,人民相继死亡甚众[③]。是年,横山、米脂、葭县(今佳县)、绥德、定边、安定、靖边、榆林(今榆阳区)、安塞等 9 县鼠疫流行,250 个点发病 3419 例,死亡 109 人[④]。

长安县(省会,今属西安市)　春,春瘟流行。据 5 月 10 日(四月十二日)西安通讯:自旧历二月以来,关中、榆林两区,及汉中中区之北部,发现极普遍之热病,即俗名春瘟者,就西安一隅论,患此种春瘟症者,可达三分之一以上,尤以各收容所之灾民患者最多,平均每所每日死亡都达数十人之多[⑤]。又据 5 月 12 日(四月十四日)西安通讯:关中春瘟流行,传染益剧,递至现在。此种恶疫之传染,几至无县无之,号为全省首善之区西安,每日因此而死者不下数十人,其穷乡僻壤更可想而知矣[⑥]。

安定县　夏秋,鼠疫流行。今《子长县志》载:鼠疫流行。全县疫村 78 个,发病 1506 人,死亡 1368 人[⑦]。

定边县　夏秋,鼠疫流行。今《定边县志》载:6—11 月,两个村 78 人感染鼠疫,74 人死亡[⑧]。

横山县　自春至秋,鼠疫流行。10 月 7 日(八月十六日)报道:入春以来,鼠患为灾,田禾多为鼠食,故此次瘟疫似属鼠疫。是疫于本年春季,即行发现,而刻下于横山

---

① “陕西灾情益酷”,《申报》1930 年 8 月 14 日,第 16 版。

② “陕灾愈惨重,二次亢旱,秋收望绝,瘟疫流行,狼鼠肆虐”,《大公报》1930 年 8 月 21 日,第 3 版。

③ “陕灾愈趋惨重”,《中央日报》1930 年 8 月 29 日,第 5 版。

④ 李文波《中国传染病史料》,化学工业出版社 2004 年版,第 167 页。

⑤ “陕人又厄于疫,饥馑未已,瘟疫流行,死于疫者较饿尤众”,《大公报》1930 年 5 月 26 日,第 4 版。

⑥ “陕人又厄于疫,饥馑未已,瘟疫流行,死于疫者较饿尤众”,《大公报》1930 年 5 月 26 日,第 4 版。

⑦ 《子长县志》,陕西人民出版社 1993 年版。

⑧ 《定边县志》,方志出版社 2003 年版。

一带最为剧烈。近两月来,该县人因死于疫灾者将近千人。盖是疫为祸最烈,蔓延甚速,且一经传染,家绝户断①。今《横山县志》载:3—10月,全县89村鼠疫流行,病1888人,死1566人。病源来自黄大梁,经牛皮窑子、喇嘛畔传至横山县城而后扩散②。所属石湾镇死百余人,其中施阳台、宫山、刘兴庄死30多人③。

葭　县(今佳县)　秋,鼠疫流行。发病92人,死亡83人④。

靖边县　秋,鼠疫流行。青杨岔、龙州、高家沟、黄蒿涧、海子滩、畔沟、杨桥畔、柠条梁等地鼠疫流行,678人发病,592人死亡⑤。

米脂县　春,鼠疫流行。3月初(二月)报载:查米脂县瘟疫发生地方,仅四合卯一村,该距县城200余里,共8家,合计81人,死者29名。凡染此病者,头痛、发热、发冷,胸内苦闷,咳嗽吐血,又有吐黄水者,一二日即死,至迟不过三日。附近该村之安阳亦死6人,系四合卯之亲戚,因来探病而死于该村,即所蓄之猫食鼠亦有吐黄水而死者。细心审察,确系鼠疫。及究其发生原因,据称该村人由肤施高桥川买羊一群,内有病羊,羊死,人食其肉即生此症。查首先患病之人,确因食死羊肉而死,初死6人,后因埋此6人继续死亡不止,从此以后,所死之人不敢埋,亦不敢殓,未患病之人,又不敢在家居,均逃避外方,迄2月下旬,差穷人往其村探视,未见传染,始知停止,方敢归家⑥。4月初,沙家店乡李家沟村20人染病,全部死亡。疫情由榆林县上盐湾传入,以腺型为主,9月底终息。是年,5乡7村发病75例,死67人⑦。

榆林县(今榆阳区)　夏,鼠疫流行。今《榆林市志》载:6月,清泉乡张家城村首发鼠疫病例,随即蔓延附近乡村,石窑坪、苏石畔、王峁、史家沟、大王庄、崔家坪、付家畔8村,发病106人,死亡96人,疫情系由骆驼夫从绥远带菌而来⑧。

绥德县　冬,鼠疫流行。今《绥德县志》载:义合、石家湾、张家砭、田庄等乡450个村庄流行鼠疫,死亡2000余人⑨。

清涧县　冬,鼠疫流行。今《子洲县志》载:21乡139村发现鼠疫,患病2370人,

---

① “陕北鼠疫,横山县最为剧烈”,《大公报》1930年10月7日,第4版。
② 《横山县志》,陕西人民出版社1993年版。
③ 《石湾镇志》,1997年。
④ 《佳县志》,陕西旅游出版社2008年版。
⑤ 《靖边县志》,陕西人民出版社1993年版。
⑥ “陕北发现鼠疫”,《上海医报》1930年第16期。
⑦ 《米脂县志》,陕西人民出版社1993年版。
⑧ 《榆林市志》,三秦出版社1996年版。
⑨ 《绥德县志》,三秦出版社2003年版。

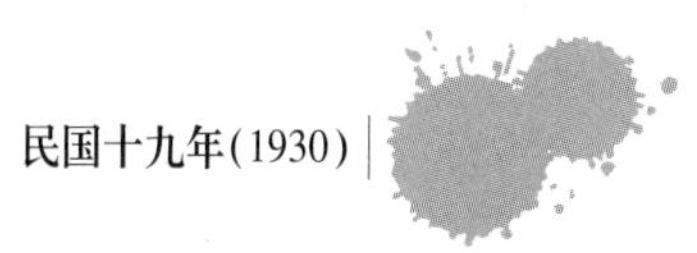

死亡2120人,有的村庄人口死亡过半①。

华　县　春夏,斑疹伤寒流行。4月20日(三月廿二日)报道:华县入春以来,时疫流行,奄奄一息,朝不保暮之灾民,一染时疫,死亡更速,日来死亡之数,实骇人听闻②。

醴泉县(今礼泉县)、乾县、永寿县　春夏,斑疹伤寒流行。6月17日(五月廿一日)报道:自咸阳县城以西,经醴泉、乾县直至永寿县界,约宽200余里,未见麦苗,拯救该灾区宜以急赈、籽种、耕牛三者同时散放。且各灾区时疫流行,灾民非死于饿即死于疫,曾见醴泉乡间某户其家人共49口,除36口已饿毙外,现存13口有病者9人,皆系疫症③。

岐山县　春,斑疹伤寒流行。2月10日(正月十二日)报道:岐山县大饥,瘟疫流行。有全家人饿死,房中骨干,无人掩埋者,有一村死亡将尽,只一二家出走在外者,更有垂毙道上,尸骸狼藉,行人视之,目如无睹者,种种惨状,罄竹难书④。

乾　县　春夏,斑疹伤寒流行。6月2日(五月初六日)报道:乾县春大饥,灾民挖野草以苟延生命者,复多发肿而死,掩埋无人,以致时疫流行,饥疫交迫,死亡日多⑤。

三原县　春夏,斑疹伤寒流行。6月16日(五月二十日)报道:入今年春以后,一片赤地,无数饿鬼。现在青黄不接,死人更烈,继以瘟疫,传染至速⑥。

潼关县　夏秋,斑疹伤寒流行。6月28日(六月初三日)报道:西北灾区疫疠流行,该疫由白虱传染,现义赈会着手除虱⑦。8月29日(七月初六日)报道:渭北各县忽流行一种赤斑症,每至一家,轮流卧倒,此起彼病,势甚狂烈⑧。8月,《时事月刊》载:潼关一带疠疫,蔓延57县⑨。

武功县　秋,斑疹伤寒流行。今《武功县志》载:秋,伤寒(俗称出水病)流行全县,毙命很多⑩。

---

① 《子洲县志》,陕西人民教育出版社1993年版。
② "陕省各县灾情之调查",《申报》1930年4月20日,第14版。
③ "朱庆澜勘查陕灾近况",《申报》1930年6月17日,第14版。
④ "济生会所得岐山县最近灾劫惨状",《申报》1930年2月10日,第14版。
⑤ "陕西灾况与救灾近讯",《申报》1930年6月2日,第11版。
⑥ "三原乞赈电",《申报》1930年6月16日,第8版。
⑦ "西北灾区疫疠流行",《申报》1930年6月28日,第8版。
⑧ "陕灾愈趋惨重",《中央日报》1930年8月29日,第5版。
⑨ 《时事月报》第3卷第2期,1930年8月。
⑩ 《武功县志》,陕西人民出版社2001年版。

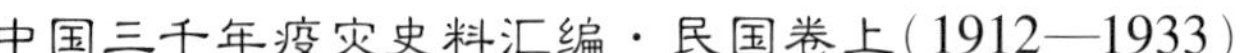

略阳县　鼠疫、伤寒、痢疾大流行,县西北尤烈,死状罕见。吴家营、白石沟一带100余户人家,绝户者达80户之多。青泥河梯子岩沟有人口近百,疫后仅存数人,村庄断烟,田园荒芜①。

南郑县　霍乱流行②。

宁陕县　瘟疫流行③。按:如镇坪县,可能是流感流行。

洵阳县(今旬阳县)　天花流行。今《旬阳县志》载:县城附近及小河、甘溪等地天花流行④。

白河县　天花流行。今《白河县志》载:大旱,水、风、霜、鼠、疫,诸灾交织,民众生活极为困难⑤。

镇坪县　流感大流行⑥。本县发生一次流行性感冒大流行,此次死于并发病者不少,老百姓呼之为"瘟疫"⑦。

岚皋县　天花流行,铁佛区小儿病死者多⑧。

山东省

历城县(省会,今济南市)　夏,痢疾流行。7月18日(六月廿三日)报道:本埠近几日来,天气异常酷热,以致时疫发生,传染甚速,以瘟疫及痢症为多,而患痢症者尤众⑨。

恩　县(今平原县恩城镇)　秋冬,天花流行。民国《恩县志》载:秋冬间,痘症流行,民间小孩染痘死亡者甚多⑩。

金乡县、滕县(今滕州市)、邹县(今邹城市)　秋,疟疾流行。今《济宁市卫生志》载:金乡县、微山县村村都有疟疾患者⑪。

宁阳县　夏,霍乱流行。今《宁阳县志》载:夏,霍乱流行,陈家院患者100余人,死亡40多人⑫。

---

①《略阳县志》,陕西人民出版社1992年版。
②《汉中地区志》,三秦出版社2005年版。
③《安康市卫生防疫志》,2006年。
④《旬阳县志》,中国和平出版社1996年版。
⑤《白河县志》,陕西人民出版社1996年版。
⑥《安康市卫生防疫志》,2006年。
⑦《镇坪县志》,陕西人民出版社2004年版。
⑧《安康市卫生防疫志》,2006年。
⑨"大兵之后鲁时疫流行",《大公报》1930年7月18日,第5版。
⑩民国《恩县志》第八编《灾异》。
⑪《济宁市卫生志》,山东科学技术出版社1992年版。
⑫《宁阳县志》,中国书籍出版社1994年版。

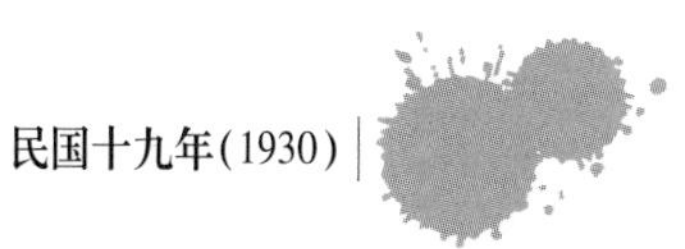

曲阜县(今曲阜市)　夏,霍乱流行。今《济宁市卫生志》载:7月,晋军攻打曲阜城,激战后疾病流行①。

莒　县　天花流行。杨家岳河村不到100户,60多名儿童死于天花②。

福山县(今烟台市福山区)　夏,霍乱流行。7—9月,烟台霍乱流行③。

鱼台县　夏,霍乱流行。患者1.1万人,死亡3000余人④。

章邱县(今章丘市)　夏,霍乱流行。800余人的潘家村死亡100人左右⑤。

牟平县(今烟台市牟平区和莱山区)　夏四月,霍乱流行,死人甚多⑥。

高密县(今高密市)　春,猩红热流行。2月12日(正月十四日)报道:高密县发现猩红热,各学校因防疫未开学⑦。

潍　县(今潍坊市寒亭区)　泊子、淤河、南村等地发生人畜炭疽流行⑧。

青岛市　夏,猩红热、痢疾流行。6月3日(五月初七日)报道:青岛发现猩红热⑨。全年菌痢发病2249例,白喉发病100例以内⑩。

河南省

河南省　夏,斑疹伤寒大流行。7月4日(六月初九日)报道:豫、陕两省发生斑疹伤寒疫症,传染极速⑪。冬,大疫。1931年1月19日(十二月初一日)报道:豫省疫疠流行普遍⑫。

开封县(省会,今开封市祥符区)　夏,斑疹伤寒流行。六月,《通问报》载:汴州近时疫流行,死亡枕藉⑬。7月8日(六月十三日)报道:此间特热,大疫发作⑭。7月22日(六月廿七日)报道:该处发生时疫⑮。

---

① 《济宁市卫生志》,山东科学技术出版社1992年版。

② 《莒南县卫生志》,深圳特区出版社2001年版。

③ 《山东省卫生志》,山东人民出版社1992年版。

④ 《山东省卫生志》,山东人民出版社1992年版。《鱼台县志》,山东人民出版社1997年版。《济宁市卫生志》,山东科学技术出版社1992年版。《鱼台县卫生志》,1996年。

⑤ 《章丘县志》,济南出版社1992年版。

⑥ 《牟平县志》,科学普及出版社1991年版。

⑦ "青济杂讯",《申报》1930年2月12日,第9版。

⑧ 《山东省卫生志》,山东人民出版社1992年版。

⑨ "青岛发现猩红热",《申报》1930年6月3日,第8版。

⑩ 《青岛市卫生志》,青岛海洋大学出版社1993年版。

⑪ "豫陕发生斑疹伤寒",《申报》1930年7月4日,第6版。

⑫ "豫疫疠流行",《中央日报》1931年1月19日,第3版。

⑬ "天灾人祸之世界:开封时疫水灾并至",《通问报:耶稣教家庭新闻》第1409期,1930年。

⑭ "开封大疫发作",《申报》1930年7月8日,第6版。

⑮ "开封时疫起",《大公报》1930年7月22日,第4版。

浚　县　秋,霍乱流行。今《浚县志》载:秋初,卫河决口,水灾严重。霍乱流行,人口死亡率高达30‰[①]。

滑　县　夏,斑疹伤寒流行。今《滑县志》载:夏,瘟疫流行,全县患者达10万人之多[②]。

封邱县(今封丘县)　秋,霍乱流行,陈固村周围发病7%[③]。

宜阳县　秋,霍乱大流行[④]。

登封县(今登封市)　夏,霍乱流行。6月,霍乱流行,俗称"大家病",中旬最严重,24日大雨过后渐复。当时死人甚多[⑤]。

嵩　县　秋,霍乱流行。桥北村2400人,患病1900人,死亡500余人[⑥]。

渑池县　春,瘟疫流行。11月26日(十月初七日)报道:去夏瘟疫流行,死亡700余名,今春瘟疫复发,死亡又达1000余名。全渑800余村,无一家幸免,近虽渐愈,而余灾尚未遏止[⑦]。

洛阳县、灵宝县　春,饥疫。3月9日(二月初十日),洛阳红十字会电称:现灾民愈聚愈多,街巷几满,虽有省振会收容,人多粥少,近患暖疫,医院治疗,无款维持,洛、灵两县代表到会称,该处难民三千余人,无衣无食坐以待毙[⑧]。

卢氏县(含今栾川县)　秋,霍乱流行。今《栾川县志》载:8月,霍乱流行。合峪染疾200余人,死者过半;庙子染疾107人,死54人[⑨]。

杞县、兰封县(今属兰考县)、考城县(今属兰考县)、民权县　秋,霍乱流行。10月,战沟纵横,尸骨遍野,秋禾未收,房屋倒塌,十室十空,秋疫流行,满目凄凉[⑩]。

民权县　秋,霍乱流行,死人甚多,仅花牛羊一村,就死亡30余人[⑪]。

中牟县　秋,霍乱流行。今《中牟县卫生志》载:因旱灾、蝗灾和兵火,时疫迭逞,

---

① 《浚县志》,中州古籍出版社1990年版。

② 《滑县志》,中州古籍出版社1997年版。

③ 《封丘县卫生志》,1986年。

④ 《宜阳县志》,生活·读书·新知三联书店1996年版。

⑤ 《河南登封县告成乡志》,1985年。

⑥ 《嵩县志》,河南人民出版社1990年版。

⑦ "渑池六灾迭乘:兵匪旱蝗雹疫",《大公报》1930年11月26日,第4版。

⑧ "代电李委员子中为准洛阳红十字会佳电:豫西灾民愈多复患暖疫洛灵二县难民无衣无食等情到会请查照酌办",《振务月刊》1930年第2期。

⑨ 《栾川县志》,生活·读书·新知三联书店1994年版。

⑩ 《中华民国史事日志》,1930年,第631页。

⑪ 《民权县志》,中州古籍出版社1995年版。

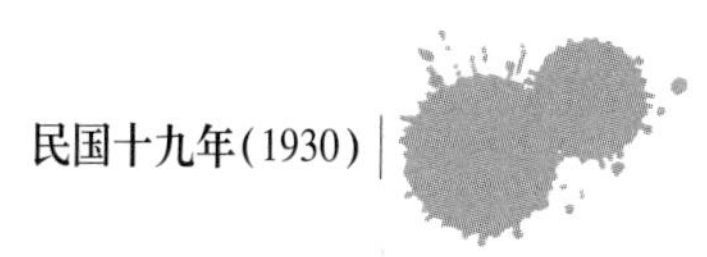

饿殍载道①。

新郑县　天花流行②。

虞城县　秋,霍乱、副霍乱流行,杨集一带发生数百人,病亡80多人③。

太康县　秋,霍乱流行,常营集1500多居民,死亡300多人。秋,又疟疾大流行,发病率80%～90%,持续时间长达3个月④。

扶沟县　秋,霍乱流行,死亡甚众,报丧时人不单行⑤。

舞阳县　秋,大雨成灾,疟疾、霍乱流行⑥。

西平县　秋,环城乡疟疾大流行⑦。

镇平县　秋,霍乱流行,城东范营和城西南夹河里、黑龙集一带,患病十分之八,病死十分之三,许多尸体无人掩埋⑧。

遂平县　秋,霍乱流行⑨。

光山县　秋,霍乱流行。11月10日(九月二十日)报道:豫中战地,疫疠流行,汝南光山各属,瘟痢尤炽⑩。

汝南县　秋,霍乱流行。11月10日(九月二十日)报道:豫中战地,疫疠流行,汝南光山各属,瘟痢尤炽⑪。今《汝南县志》载:秋,瘟疫(霍乱)流行,病势凶猛,朝发夕死,家家有僵尸之痛⑫。

新野县　秋,霍乱流行。今《新野县卫生志》载:8月,暴雨连月,继而全县瘟疫(霍乱)大流行,死者甚多⑬。

息　县　秋,霍乱流行。今《息县志》载:秋,瘟疫(霍乱)流行,死者甚多⑭。

---

① 《中牟县卫生志》,1986年。
② 《新郑县卫生志》,1986年。
③ 《虞城县志》,生活·读书·新知三联书店1991年版。
④ 《太康县志》,中州古籍出版社1991年版。
⑤ 《扶沟县志》,河南人民出版社1986年版。
⑥ 《舞阳县志》,中州古籍出版社1993年版。《舞钢市志》,中州古籍出版社1993年版。
⑦ 《环城乡志》,1991年。
⑧ 《镇平县卫生志》,1986年。
⑨ 《遂平县卫生志》,1986年。
⑩ “中原灾重,疠疫尤炽”,《大公报》1930年11月10日,第4版。
⑪ “中原灾重,疠疫尤炽”,《大公报》1930年11月10日,第4版。
⑫ 《汝南县志》,中州古籍出版社1997年版。
⑬ 《新野县卫生志》,1986年。
⑭ 《息县志》,河南人民出版社1989年版。

宁夏回族自治区

灵武县(今灵武市)　鼠疫流行[①]。

海原县　春二月,县城天花大流行[②]。

甘肃省

甘肃省　春,喉痧、痢疾、猩红热流行。3月16日(二月十七日)报道:人民惨遭年荒,道馑相望,臭味薰蒸,空气不洁,遂至疫疠大作,传染极速。多系喉痧、痢疾、腥红热等传染病,死者五六十万人[③]。秋,斑疹伤寒流行。《时事月报》载:甘肃年来旱魃为虐,民不聊生,老弱转沟壑,壮者散四方。今年陇东陇西又遭大旱,农稼未收,禾麦死尽。夏田正赏开花,而无雨水,秋田更雏下种,边境复有疫疠流行,蔓延十余县,日死千人,死后无人掩埋,传染益烈,既无饮食,且无医药,倘不救济,行见无噍类矣[④]。冬,瘟疫流行。11月21日(十月初二日)报道:甘肃发现瘟疫,被灾人民因疾致命者,难以数计,即驻甘外侨80人中,亦有14人因疾致命[⑤]。

临夏县、宁定县(今广河县)、和政县、永靖县、天水县(今天水市区)　时疫流行[⑥]。

夏河县、临潭县、永靖县　鼠疫流行。3个县点发病60例,死亡56人[⑦]。按:《中国传染病史料》误为“永清”。

徽　县　夏,斑疹伤寒流行。赈务人员贾素珍女士5月3日(四月初五日)在徽县染疫身亡[⑧]。

成　县　春,大疫[⑨]。

民勤县　双茨科、红柳园伤寒流行[⑩]。

皋兰县　秋,霍乱流行,死者甚多[⑪]。白喉流行,石洞镇、彬草沟死亡人数较多[⑫]。

---

① 李文波《中国传染病史料》,化学工业出版社2004年版,第167页。

② 《海原县志》,宁夏人民出版社1999年版。

③ 转引自李文海等《近代中国灾荒纪年续编》,湖南教育出版社1993年版,第272页。

④ “甘肃旱灾疫疠盛行”,《时事月报》1930年第3期。

⑤ “甘肃灾况谈:因饿爬行,十指无存”,《大公报》1930年11月21日,第4版。

⑥ 《甘肃赈务汇刊》第1期,1930年。《甘肃赈务汇刊》第2期,1931年。袁林《西北灾荒史》,甘肃人民出版社1994年版,第1524页。

⑦ 李文波《中国传染病史料》,化学工业出版社2004年版,第167页。

⑧ “为赈务牺牲者(1930年6月)”,《救灾会刊》1930年第5期。

⑨ 《成县志》,西北大学出版社1994年版。

⑩ 《民勤县志》,兰州大学出版社1994年版。《民勤县卫生志》,2010年。

⑪ 《甘肃省医药卫生简志》,1987年。

⑫ 《皋兰县志》,甘肃人民出版社1999年版。

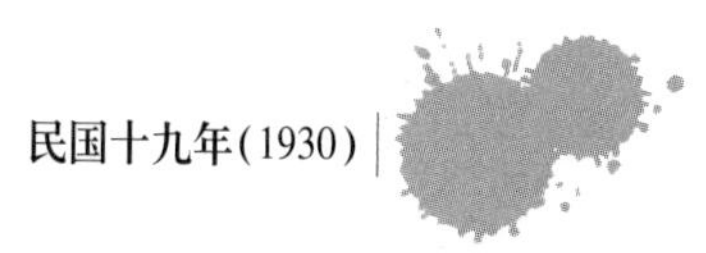

临泽县　白喉、猩红热、霍乱、伤寒在河西各县流行,死亡者数以千计①。

临夏县　鼠疫流行。莲花乡尹鲁家村因挖取鼠粮,导致鼠疫流行,患病17人,全部死亡。疫情波及银川沟的王家嘴村②。

永靖县　鼠疫流行。白塔红庄湾等村鼠疫两次流行,发病37人,死亡37人③。

临潭县(今碌曲县)　天花大流行,仅尕地一个村在染上天花的62人中,死亡41人④。

两当县　秋,斑疹伤寒流行。今《两当县志》载:伏旱,秋禾晒死,粮价暴涨,瘟疫流行⑤。

靖远县　冬,斑疹伤寒流行。民国《靖远县志》载:本年大疫,死亡甚众⑥。(按:查民国三十五年刊《靖远县志》之《民国大事表》,未见此记载。)1931年1月29日(十二月十一日)《民国日报》报道:靖远县人民惨遭年荒,死者已矣,幸而生存,又因食料太坏,肠胃受病,加之道殣相望,臭味薰蒸,空气不洁,遂至疫疠大作,传染极速⑦。

青海省

贵德县　夏,鼠疫流行。吾龙、切扎与尖扎交界处发生鼠疫,死亡多人⑧。

乐都县　旱,大饥,饿殍遍地,霍乱、伤寒瘟疫流行,人人自危⑨。

安徽省

怀宁县(今属安庆市)　春二月,脑膜炎流行。3月3日(二月初四日)报道,皖垣发现脑膜炎症⑩。安庆近千人染(脑膜炎)病,死亡率为40%⑪。

六安县(今属六安市)　霍乱大流行⑫。

泾　县　春三月,脑膜炎流行。4月11日(三月十三日),卫生部回复泾县防疫

---

① 《临泽县志》,甘肃人民出版社2001年版。

② 《临夏回族自治州志》,甘肃人民出版社1993年版。

③ 《永靖县卫生志》,甘肃人民出版社2006年版。

④ 《甘南藏族自治州卫生志》,1990年。

⑤ 《两当县志》,甘肃文化出版社2005年版。

⑥ 民国《靖远县志》,转引自袁林《西北灾荒史》,甘肃人民出版社1994年版,第1523页。

⑦ 《民国日报》1931年1月29日,转引自李文海等《近代中国灾荒纪年续编》,湖南教育出版社1993年版,第272页。

⑧ 《贵德县志》,陕西人民出版社1995年版。《尖扎县志》,甘肃人民出版社2003年版。

⑨ 《高庙村志》,2004年。

⑩ "皖垣发现脑膜炎症",《中央日报》1930年3月3日,第5版。

⑪ 《安庆地区志》,黄山书社1995年版。

⑫ 《六安县志》,黄山书社1993年版。

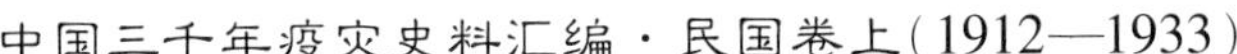

局,泾县发生的时疫为脑膜炎症,与安庆、芜湖等地发生的脑膜炎病状同①。

芜湖县　春正月,脑膜炎流行。2月7日(正月初九日)报道:林头镇日来此症(脑膜炎)盛行,死亡已达数十人之多②。2月17日(正月十九日)报道:脑膜炎症流行,在弋矶山医院医诊治者已有多人③。夏五月,霍乱流行。6月3日(五月初七日),卫生部电安徽民政厅曰:顷据安徽(芜湖)张家滩邮务经理叶凌云呈称,张家滩发生一种时疫,半日即死,现下死人无数④。

宁国县　春三月,脑膜炎流行。今《宁国县志》称:瘟疫大流行⑤。按:其地与泾县相邻,疫亦当类似。

石埭县(今石台县)　血吸虫病流行。占大镇东山村死于"大肚子病"者120人⑥。

休宁县　血吸虫病流行。自此年至1949年,某村死绝46户⑦。

滁　县(今属滁州市)　霍乱大流行,死者甚众⑧,仅城内一家全私人医院住进500多名病人⑨。

宿　县(今属宿州市)　夏,霍乱大流行。县城人口十病其八,病者十死四五,道路尸骸枕藉,亡者无人埋葬,全家死绝者不少。人群恐惧,不敢出门⑩。所辖符离镇大水,陆路行舟,死亡数千人,外逃四千人。灾后,霍乱大流行,曹闸村三天死亡百余人⑪。

亳　县(今亳州市)　夏,疫疠蔓延。8月3日(闰六月初九日)报道:亳州在围城80日中,四乡死尸暴露在野者甚多,疫疠蔓延甚速⑫。

四川省

康定县(今康定市)　夏,霍乱流行。五月,《蒙藏周报》载:此间城内本年疫疾流行,日甚一日,棺木大有供不应求之势,闻有以一棺而装两尸者,日内南门外法国修道

---

① "卫生部指令第四二二号(1930年4月11日)",《卫生公报》1930年第5期,第94~95页。
② "本埠发现脑膜炎症",《中央日报》1931年2月7日,第7版。
③ "芜湖快信",《申报》1930年2月17日,第9版。
④ "代电安徽民政厅",《卫生公报》1930年第6期,第126页。
⑤ 《宁国县志》,生活·读书·新知三联书店1997年版。
⑥ 《池州地区卫生志》,黄山书社1997年版。
⑦ 《休宁县志》,安徽教育出版社1990年版。
⑧ 《滁州市志》,方志出版社1998年版。
⑨ 《滁县地区志》,方志出版社1998年版。
⑩ 《宿县地区志》,中国人民大学出版社1995年版。
⑪ 《符离镇志》,黄山书社1997年版。
⑫ "战后之亳州:人民死伤五千余名,亢旱三月,疫疠蔓延",《大公报》1930年8月3日,第3版。

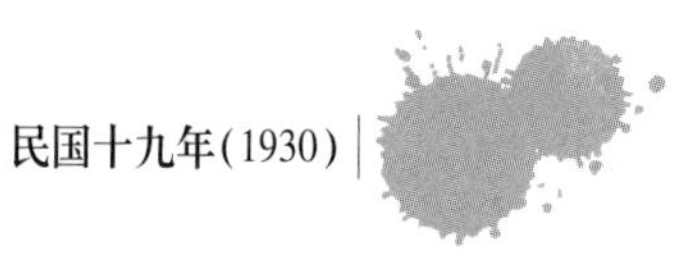

医院中,计一日之间共死去三十人之多,其他死去者尚不知凡几①。

懋功县(今小金县)　痢疾流行,死亡200余人②。

简阳县(今简阳市)　天花流行,简阳贾家、龙云一带为甚③。

西充县　麻疹流行,发病644人,死亡27人④。

中江县　霍乱流行。死亡300余人⑤。

富顺县　霍乱流行。盛时每日四道城门出丧七八十具,棺材销售一空⑥。

南充县(今属南充市)　天花流行。大兴乡冯家坡太平垭杨全信家不到10天,死3个孩子⑦。

达　县(今达州市达川区)　夏,霍乱流行,死亡枕藉,棺材售罄⑧。

开江县　夏,霍乱流行。今《开江县志》载:夏,瘟疫大流行,永兴乡廖家玉家29人,死亡25人⑨。

重庆市

涪陵县(时含武隆县)　武隆县江口镇天花流行⑩。

云南省

思茅县(今属普洱市)　疟疾盛行⑪。

靖边行政区　痢疾流行,今新现乡大老白、邑打乌、湾塘乡牛碑等地先后患痢疾,半月之内几乎全村死光⑫。

建水县、个旧县、蒙自县　痢疾流行,太和乡烂板凳村全村死亡80余人⑬。

贵州省

镇宁县　疟疾流行,坝草乡坝平寨16户死70余人⑭。

---

① "康定短讯一束",《蒙藏周报》1930年第42期,第14~15页。
② 《阿坝州卫生志》,民族出版社1995年版。
③ 《内江地区卫生志》,四川辞书出版社1995年版。
④ 《西充县志》,重庆出版社1993年版。
⑤ 《中江县志》,四川人民出版社1994年版。
⑥ 《富顺县志》,四川大学出版社1993年版。
⑦ 《南充县志》,四川人民出版社1993年版。
⑧ 《达县卫生志》,1986年。
⑨ 《开江县志》,四川人民出版社1989年版。
⑩ 《武隆县卫生志》,1986年。
⑪ 《思茅县志》,生活·读书·新知三联书店1993年版。
⑫ 《屏边苗族自治县志》,新华出版社1999年版。
⑬ 《元阳县志》,贵州民族出版社1990年版。《元阳县卫生志》,云南民族出版社1993年版。
⑭ 《镇宁布依族苗族自治县卫生志》,贵州人民出版社2002年版。

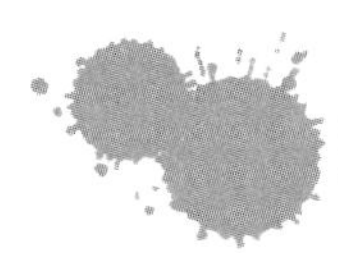

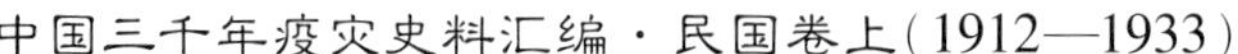

罗甸县　疟疾流行,城区、罗悃、八茂、罗妥等乡患疟疾者10856人,死亡182人①。

修文县　夏,霍乱流行。今《修文县志》载:夏,久晴不雨,后又遭雹灾,瘟疫流行,受灾县民达1.5万人②。

湖北省

宜都县(今宜都市)　天花流行,死人很多③。

汉口市　回归热流行④。

随　县(今属随州市)　天花流行。淅河一带小儿腹泻、呕吐流行,仅余家畈一带就有300余儿童死亡⑤。

黄安县(今红安县)　夏,霍乱流行。7月,"烂肠瘟"大流行,死亡200余人。患者上吐下泻,起病1~2天昏迷,3~5天死亡,仅聚居于陈芝南家的人,在一个月内死64人,有全家死绝者⑥。

广济县(今武穴市)　回归热流行⑦。

英山县　天花流行,仅雷家店一带近600人死亡⑧。

蒲圻县(今赤壁市)　天花流行,新店观山坳土墩湾死亡儿童60余人⑨。

黄冈县(今属黄冈市)　夏,霍乱大流行,贾庙一带患者数千,死亡数百,有全家七口一夜死尽者⑩。

湖南省

岳阳县(今包括岳阳市市区、岳阳县)　菌痢流行。筻口熊家阜十人九病,死亡无数⑪。

平江县　疟疾流行。1930—1932年在南江、虹桥、长寿、嘉义等区暴发流行,全县患病近30万人。虹桥、长庆、天岳部分村庄出现死人未埋,活人待毙而同睡一床的惨

---

① 《贵州省罗甸县志》,贵州人民出版社1994年版。
② 《修文县志》,方志出版社1998年版。
③ 《宜都县志》,湖北人民出版社1990年版。
④ 李文波《中国传染病史料》,化学工业出版社2004年版,第168页。
⑤ 《随州志》,中国城市经济社会出版社1988年版。
⑥ 《红安县志》,上海人民出版社1992年版。
⑦ 李文波《中国传染病史料》,化学工业出版社2004年版,第168页。
⑧ 《英山县志》,中华书局1998年版。
⑨ 《蒲圻志》,海天出版社1995年版。
⑩ 《黄冈县志》,武汉大学出版社1990年版。
⑪ 《岳阳县志》,湖南人民出版社1997年版。

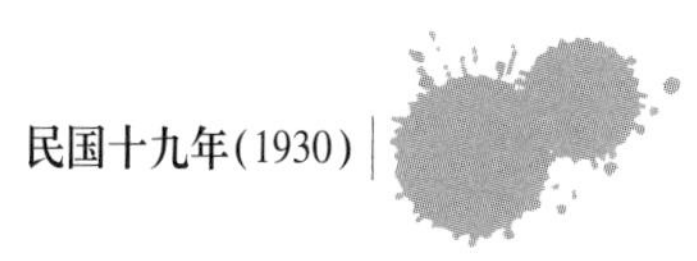

状[①]。

保靖县　天花流行。县城死亡小孩甚众[②]。

凤凰县　天花流行。沱江镇死亡200多人,夯柳村、瓦场村20多个小孩患天花,只有1人幸存[③]。

醴陵县(今醴陵市)　天花流行。杉仙乡十一保儒塘左家山大屋杨恩一家10口死8人,杨玉清家8口死6人[④]。

茶陵县　天花流行。今《株洲市卫生志》载:瘟疫流行,沿门阖户,多有病者[⑤]。

湘乡县(包括今湘乡市、双峰县)　秋,麻疹、痢疾流行。今《湘乡县志》载:8月,麻疹流行。10月,发现天花。11月,发现白喉,下东区丁鉴堂家一日死4口[⑥]。今《双峰县志》载:痢疾流行,永丰、梓门一带罹患千余家[⑦]。

蓝山县　秋,疟痢为灾。窃属县夏秋之际,阴雨兼旬,寒冷异常,已有病因。入秋后旱魃肆虐,燥热无比,病症发生。初起为疟,变而为痢,传染所及,人难幸免,轻者重,重者死,药石无效,医术不灵。现据舜郑中和团报称,人口因疾疫而亡故者已达二百三十人,八和团已达三百十五人,协羲团死亡亦有五六十人,南平乡后义团亦报死亡者三百四十六人,凰威、镇元此两团亦报死亡有二三百不等,其余未来报之镇鲜,不知其数,即幸不死之人,亦皆憔悴不堪。嗟嗟!匪患之后,旱病相乘[⑧]。

临武县　霍乱大流行[⑨]。

江西省

丰城县(今丰城市)　秋,霍乱、天花流行。今《丰城县志》载:8月,铁路头向阳巷下、坑头、王家、宋家、沈家、榨下、下屋等7个村庄因出天花,死亡70余人[⑩]。今《丰城县卫生志》载:秋,霍乱流行,铁路头江上村发生一天死亡24人[⑪]。

吉水县　秋,霍乱流行[⑫]。

---

① 《平江县卫生志》,1990年。

② 《株洲市卫生志》,湖南出版社1993年版。

③ 《凤凰县志》,湖南人民出版社1988年版。

④ 《醴陵县志》,湖南人民出版社2009年版。

⑤ 《株洲市卫生志》,湖南出版社1993年版。

⑥ 《湘乡县志》,湖南出版社1993年版。

⑦ 《双峰县志》,中国文史出版社1993年版。

⑧ “蓝山疫后奇荒”,《湖南赈务汇刊》1930年第8期。

⑨ 《郴州地区卫生志》,1992年。

⑩ 《丰城县志》,上海人民出版社1989年版。

⑪ 《丰城县卫生志》,上海人民出版社1991年版。

⑫ 《吉水县志》,新华出版社1989年版。

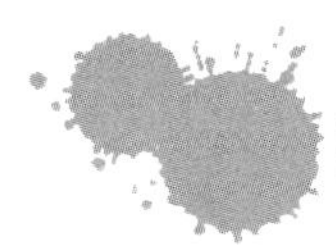

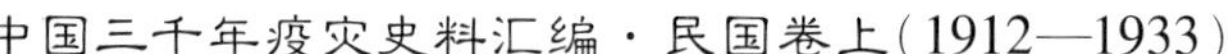

峡江县　秋,霍乱流行,水边郭家村死亡60余人①。

清江县(今樟树市)　秋,痢疾流行。今《宜春地区卫生志》载:10月,红三军团驻清江临江镇,痢疾流行②。按:这里的"痢疾"实际可能是霍乱。

宜春县(今属宜春市)　秋,霍乱、疟疾流行。西村乡张坊村霍乱死亡100余人,泽溪10户人家全死于疟疾③。

兴国县　秋,霍乱流行。六七月间,一次瘟疫,死40余人④。

寻邬县(今寻乌县)　天花流行,死人甚众⑤。

都昌县　夏,霍乱流行。徐埠乡袁赛村300余口,死80多人,刘轰里死200余人⑥。

浮梁县(包括今景德镇市市区、浮梁县)　夏,霍乱流行。今《浮梁县志》载:县境(含景德镇)发生疫灾⑦。

铜鼓县　脑膜炎流行,棋坪乡一带谓之发"人瘟"⑧。

江苏省

江苏省　嘉兴、嘉善、青浦、吴江、吴县、昆山、常熟、太仓等17个县血吸虫病严重流行⑨。

南京市　夏,霍乱、回归热流行。7月11日(六月十六日)报道:本市已发生两种传染病,一为虎列拉一为回归热,均系初起⑩。

丹阳县(今丹阳市)　春,脑膜炎流行。3月6日(二月初七日)报道:近来天时不正,本邑城乡已有脑膜炎症发生,流行之速,令人可畏,最近东乡胡家桥等处,已传染毙命者十余人。城内亦有发现,日有死亡,以小孩为最多⑪。

吴　县(今属苏州市)　冬,痢疾流行。11月中旬,第三监狱流行痢疾,加上监狱克扣口粮、气候骤寒,有20多名犯人病死⑫。

---

① 《峡江县志》,中共中央党校出版社1995年版。

② 《宜春地区卫生志》,新华出版社1993年版。

③ 《宜春市志》,南海出版公司1990年版。《宜春市志》,方志出版社2010年版。

④ 《兴国县志》,1988年。

⑤ 《寻乌县志》,新华出版社1996年版。《赣州地区卫生防疫志》,1988年。

⑥ 《都昌县志》,新华出版社1993年版。

⑦ 《浮梁县志》,方志出版社1999年版。

⑧ 《宜春地区卫生志》,1993年。

⑨ 《吴江市血防志》,今日出版社2001年版。

⑩ "京市有传染病",《中央日报》1930年7月11日,第7版。

⑪ "丹阳城乡发现脑膜炎",《申报》1930年3月6日,第10版。

⑫ 《吴县大事记》,古吴轩出版社1994年版。

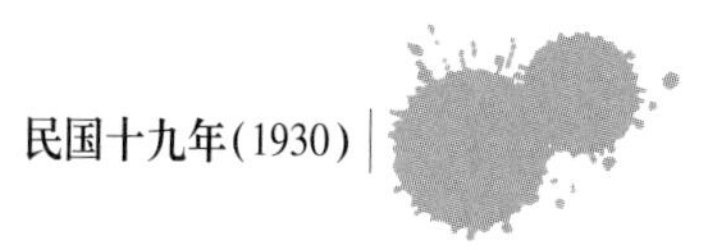

太仓县(今太仓市)　春,沙溪天花流行①。

常熟县(今常熟市)　猩红热流行②。

武进县(今常州市武进区)　春,脑膜炎流行。3—4月,脑膜炎流行③。夏,霍乱流行。7月,沟西巷有8户20多人,死亡8人④。唐夏、黄家村三天死去28人,人心惶惶,死者无人抬棺⑤。冬,脑膜炎流行。1931年2月9日(十二月廿二日)报道:武进县发生流行性脑脊髓膜炎疫症⑥。

无锡县(今属无锡市)　春,脑膜炎流行。2月15日(正月十七日)报道:境内有流行脑脊髓膜炎疫病发现,各医院总计患者约有六七十人,死者十余人,惟以小孩为多⑦。4月18日(三月二十日)报道:周来连朝阴雨,气候不正,杀人如虎之脑膜炎,又见蔓延城区,居民患是病者,颇为众多,尤以儿童占多数⑧。夏,霍乱流行。7月17日(六月廿二日)报道:日来气候不正,忽寒忽热,致杀人如虎之时疫,蔓延甚速,症势凶猛,医治稍迟,即致不救,城区各医院诊治是项病症,至为忙碌⑨。是年,胡埭镇霍乱流行⑩。

宜兴县(今宜兴市)　血吸虫病流行。周铁桥小夏村原住6户人家,血吸虫病死亡23人,村庄成为废墟⑪。

江阴县(今江阴市)　春,脑膜炎、天花流行。3月14日(二月十五日)报道:入春以来,天时不正,以致时疫流行,第十二区顾山一带,都有脑膜炎与天花发现,死亡颇多。顾北乡沈家圩,已殇小孩五六人⑫。3月25日(二月廿六日)报道:近因天时不正,南外浪船帮一带,忽发现真性脑膜炎,传染极速⑬。是年,还有白喉流行⑭。

如皋县(今如皋市)　天花大流行⑮。

---

① 《太仓市卫生志》,1998年。
② 《常熟市卫生志》,1990年。
③ 《常州市卫生志》,1989年。
④ 《雪堰乡志》,1985年。
⑤ 《邹坛乡志》,1985年。
⑥ "各县防止脑膜炎疫",《江苏省政府公报》第667期,1931年,第4页。
⑦ "无锡脑膜炎蔓延可怖",《申报》1930年2月15日,第15版。
⑧ "无锡脑膜炎蔓延城乡",《申报》1930年4月18日,第9版。
⑨ "无锡城乡时疫蔓延之可怖",《申报》1930年7月17日,第8版。
⑩ 《胡埭镇志》,方志出版社2010年版。
⑪ 《周铁镇志》,凤凰出版社2008年版。
⑫ "江阴脑膜炎流行极速",《申报》1930年3月14日,第12版。
⑬ "江阴",《申报》1930年3月25日,第9版。
⑭ 《江阴市志》,上海人民出版社1992年版。
⑮ 盛立等《江苏省预防医学历史经验》,江苏科学技术出版社1989年版。

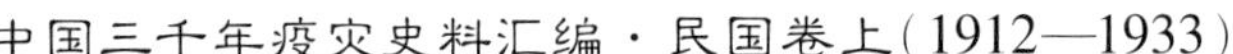

启东县(今启东市)　霍乱大流行。垦牧乡(今石堤乡)部分地区 10 天就有 100 多人病死①。

江都县(今属扬州市)　春,天花、麻疹流行。邵伯区几乎村村都有死于天花的孩子,有的一家死去三四个患过天花的人,不死也是麻脸。吴堡乡的龙同墩子和汉北大窑墩子,每年都堆满死于天花、麻疹的婴儿,该乡五顷村陶树森家的 5 个婴幼儿,都因患麻疹而死,当时顺口溜说:天花天花,实在可怕;不是送命,就是脸麻②。秋,霍乱流行。9 月间,公道镇霍乱流行,死者甚多,仅埝桥张庄在一星期内就死亡 8 人,张庆候家五日内就死去 3 人,吓得群众不敢入室收尸③。9 月 8 日(七月十六日)报道:入秋以来,天时凉暖不一,日来扬城因患痢疾而死者甚伙④。

泰　县(今属泰州市)　天花流行⑤。

睢宁县　秋,霍乱流行。古邳区庆安集仅 500 多人的小村庄,两个月内就病死 76 人,农民顾景芝一家 8 口人死去 5 口,有的外地亲戚来该村悼丧,便染病身亡,致使当地群众几个月不敢从庆安集路过⑥。

东海县　新浦、海州黑热病流行⑦。天花流行,连云港发病 12 例⑧。

灌云县　霍乱流行⑨。

上海市

上海特别市　春正二月,脑膜炎、天花流行。2 月 8 日(正月初十日)报道:沪西莘庄镇附近各乡村,一月以来,流行脑膜炎传染症,患者体温极高,头痛剧烈,既而全身疼痛,时发谵语,且呕吐频作,数小时后即气绝毙命⑩。2 月 18 日(正月二十日)报道:浦东沿浦一带,忽然天花盛行,小孩患者甚伙,警局路浦东医院到门求治者接踵而至,间有不治者,亦不在少数。浦东医院门首之小孩尸棺,日有七八具之多⑪。2 月 23 日(正月廿五日)报道:最近一周间,租界内发生传染病死亡病人中,以脑膜炎症为数

---

① 《启东县志》,中华书局 1993 年版。

② 《江都县志》,江苏人民出版社 1996 年版。《江都县卫生志》,江苏科学技术出版社 1992 年版。《扬州卫生志》,中国工商出版社 2006 年版。

③ 《公道镇志》,方志出版社 2002 年版。

④ "扬州患痢疾而死者甚多",《申报》1930 年 9 月 8 日,第 9 版。

⑤ 盛立等《江苏省预防医学历史经验》,江苏科学技术出版社 1989 年版。

⑥ 《睢宁县卫生防疫站志》,1997 年。

⑦ 《连云港市卫生志》,方志出版社 1998 年版。

⑧ 《连云港市卫生志》,方志出版社 1998 年版。

⑨ 《李集乡志》,1992 年。

⑩ "沪西脑膜炎症之流行",《申报》1930 年 2 月 8 日,第 15 版。

⑪ "浦东天花盛行",《申报》1930 年 2 月 18 日,第 15 版。

最多,且天气转暖后,恐将更形猖獗,统计上周间中西市民因犯脑膜炎等各种传染病死亡者,合计356人①。3月6日(二月初七日)报道:沪西法华镇一带,近发现脑膜炎症,势甚剧烈,每遇患者,均不及救治而死,日有十数人,惟多系十岁内之孩童,且易传染,近更蔓延各乡村②。3月20日(二月廿一日)报道:目下上海地方流行脑脊髓膜炎,患者已达40名,传染颇速,每日约加10余名③。3月21日(二月廿二日)报道:塘湾乡近竟发现脑膜炎症,闻因此病而毙命者已有数人④。同日又报道:今春天气不正,上海方面发生流行病甚多,其最烈者为脑脊髓膜炎⑤。夏,痢疾流行。7月26日(闰六月初一日)报道:红会时疫医院自7月东(1日)起,计收容时症1894人,内痢疾60%,真霍乱1%,吐泻9%,肠病30%⑥。秋七八月,霍乱、痢疾流行。8月25日(七月初二日)报道:入秋以来,时疫复又流行,尤以小儿首当其冲,朝发夕毙,其病大都腹泻气喘,四肢厥冷⑦。8月31日(七月初八日)报道:本埠各处又有疫症发现,大都系患痢疾者,又闻有一种如霍乱急痧,经三四小时,即不及救治而毙命⑧。9月6日(七月十四日)报道:因秋季气候不正,本埠卫生状态又形不良,租界内时症又盛,统计本星期内市民患时症死亡者,华人计有396人,西人7人,其中患真性霍乱者虽属不多,然多数则为痢疾致死云⑨。9月7日(七月十五日)报道:入秋以来,见发生可畏之虎烈拉⑩。9月13日(七月廿一日)报道:8月28日至9月4日,发现虎疫患者13名⑪。9月21日(七月廿九日)报道:8月28日起至9月18日止3星期中,5医院总计患真霍乱者住院者57人,出院5人,死者5人,现尚留院者42人⑫。9月22日(八月初一日)报道:本埠入秋以来,天气时而燥热,因之疫疠仍然盛行,尤以痢疾为猖獗⑬。同日又报道:8月28日至9月18日3周中染虎疫者,计57人⑭。9月27日(八月初六

① “脑膜炎猖獗”,《申报》1930年2月23日,第15版。
② “沪西发现脑膜炎”,《申报》1930年3月6日,第15版。
③ “大连对沪时疫严重警戒”,《盛京时报》1930年3月20日,第7版。
④ “塘湾乡发现脑膜炎”,《申报》1930年3月21日,第15版。
⑤ “海关检验脑膜炎,特一区发现黑疫病”,《大公报》1930年3月21日,第11版。
⑥ “沪时疫,痢疾占多数,红会时疫医院之统计”,《大公报》1930年7月26日,第3版。
⑦ “入秋后时疫流行”,《申报》1930年8月25日,第15版。
⑧ “新秋时疫流行”,《申报》1930年8月31日,第19版。
⑨ “本埠时症又盛”,《申报》1930年9月6日,第15版。
⑩ “本埠发现真性霍乱”,《申报》1930年9月7日,第17版。
⑪ “沪上虎疫发生阳性十三名”,《盛京时报》1930年9月13日,第5版。
⑫ “过去三星期虎疫统计”,《申报》1930年9月21日,第14版。
⑬ “上海市场”,《申报》1930年9月22日,第18版。
⑭ “虎疫上海三周报告”,《大公报》1930年9月22日,第4版。

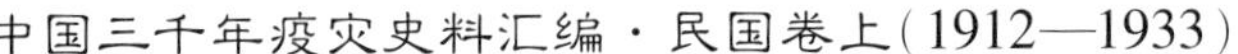

日)报道:现在上海每天尚有数人发生虎烈拉病,当第一次报告之49人中死去4人,其后又有42人发生此病,其中死去6人,计自8月28日起,共计有87人,患虎烈拉而死去者为11人①。10月10日(八月十九日)报道:上海天花流行甚盛②。冬十二月,脑膜炎流行。1931年1月31日(十二月十三日)报道:浙沪间发生流行性脑脊髓炎疫症③。1931年2月7日(十二月二十日)报道:沪市染有脑脊髓膜炎者共12人,已死4人④。

统计上海市是年传染病病死情况:

1月份,计伤寒及类伤寒13人;斑疹伤寒1人;白喉37人,死4人;天花11人,死3人;赤痢8人;流行性脑脊髓膜炎15人,死4人;猩红热19人,死2人⑤。

2月份,计伤寒或类伤寒18人;赤痢3人;天花15人,死4人;白喉33人,死4人;流行性脑膜炎30人,死7人;猩红热21人,死1人;总计患者126人,死亡共16人⑥。

3月份,计上海特别市患伤寒者1人;斑疹伤寒2人;赤痢4人;天花8人;白喉20人,死2人;流行性脑脊髓膜炎59人,死15人;猩红热20人,死1人;总共患病者114人,死18人。又悉,特区方面患伤寒及类于伤寒者6人;斑疹伤寒2人;白喉36人,死3人;天花15人;赤痢9人;流行性脑脊髓膜炎97人,死24人;猩红热33人,死4人;总计患病者198人,死31人⑦。

4月份,计患伤寒或类伤寒者9人;赤痢3人;天花18人,死5人;白喉23人,死2人;流行性脑脊髓膜炎46人,死17人;猩红热13人,死3人;总共患病者112人,死27人。又悉,特区方面患伤寒或类伤寒者5人;白喉30人,死2人;天花5人;赤痢1人;流行性脑脊髓膜炎19人,死4人;猩红热11人,死1人;总计患病者183人,死34人⑧。

6月份,患伤寒或类伤寒者34人,死1人;白喉10人;天花8人;赤痢8人;流行性脑脊髓膜炎4人,死1人;猩红热11人,死1人;共计患病者75人,死3人。

7月份,患伤寒或类伤寒者29人,死5人;斑疹伤寒1人;白喉14人;天花3人;

---

① “检疫处第二次疫病报告”,《申报》1930年9月27日,第13版。

② “天花上海流行甚盛,海关将验船舶”,《大公报》1930年10月10日,第7版。

③ “脑脊髓炎,浙沪间发生流行性疫症,卫生署派员往防范”,《大公报》1931年1月31日,第3版。

④ “沪市发生脑膜炎实况”,《申报》1931年2月7日,第14版。

⑤ “一月份传染病统计”,《申报》1930年2月21日,第15版。

⑥ “二月份传染病统计”,《申报》1930年4月5日,第15版。

⑦ “三月份传染病人数及死亡数”,《申报》1930年4月11日,第16版。

⑧ “四月份传染病人数及死亡数”,《申报》1930年5月14日,第15版。

赤痢49人,死4人;流行性脑脊髓膜炎3人,死1人;猩红热5人,死1人;共计患病者104人,死11人。两月总计患病者179人,死14人①。

上海8月28日—10月19日,霍乱发病128例,死亡16例。伤寒中国人死355人,外国人发生113例②。

松江县(今松江区) 春,脑膜炎流行。2月19日(正月廿一日)报道:莘庄一带发生疫症③。3月初报载:此间自旬日以来,所谓急性脑膜炎之传染,其风益甚,县属各乡以浦南为最,亭林等处之死亡数与日俱增,大概以十龄左右之儿童染者居多。2月30日下午,县府为预防传染起见,特召集中西医筹议防维之策④。3月2日(二月初三日)报道:沪西莘庄附近乡间脑膜炎症传染甚烈⑤。3月25日(二月廿六日)报道:莘庄镇上月发现脑膜炎,日来势已稍灭,惟城区日来迭有发现,民众甚为惊惶⑥。

南汇县(今属浦东新区) 冬,白喉流行,在新场西首东蒋家宅病发20余人,死亡17人⑦。

青浦县(今属浦东新区) 春,脑膜炎流行。2月18日(正月二十日)报道:青属珠街阁镇入春以来,流行脑膜炎甚盛,死者已有三人,患者以幼童为多,往往三四小时即行毕命⑧。青浦县此次脑膜炎疫系由外输入,此次流行性脑脊髓膜炎疫发生于浙省温、台州属,渐次蔓延,由沪杭铁路区域转至沪宁铁路区域,县境陈广辰乡毗连松江,关系密迩,遂被波及。查得该乡东畲山前农民沈凤高之女引宝于3月11日首先染病,翌日即死,继起者有朱姓二男桂松、桂金,卫姓一男益令,一妻钱氏,及钱姓一男同日染疫发病,均头痛高热,颈项强直,神识昏迷,并均历一昼夜而死亡。嗣后附近农民传染日众,更蔓延至北凤天方铁乡,大都来势沉重,经一二日即已毙命⑨。

奉贤县(今奉贤区) 春,脑膜炎流行。3月3日(二月初四日)报道:本邑于数日来各乡脑膜炎症流行更甚,患者竟于三四小时内即行毕命⑩。

---

① “传染病及死亡数统计”,《申报》1930年8月14日,第15版。

② Wu Lien-Teh, et al. *Cholera*. Shanghai,1934.《十九年上海霍乱流行之报告》,《中华医学杂志》1931年第1期。

③ “市卫生局协助莘庄防疫”,《申报》1930年2月19日,第15版。

④ “松江疫势蔓延之防维”,《上海医报》1930年第16期,第160页。

⑤ “地方通信松江”,《申报》1930年3月2日,第11版。

⑥ “松江城区发现脑膜炎”,《申报》1930年3月25日,第9版。

⑦ 《上海市南汇县卫生志》,1987年。

⑧ “青浦珠街阁发现脑膜炎”,《申报》1930年2月18日,第9版。

⑨ “防治青浦县陈广辰乡北凤天方铁乡流行性脑脊髓膜炎疫经过情形”,《同德年刊》,1930年,第207~212页。

⑩ “奉贤脑膜炎流行”,《申报》1930年3月3日,第10版。

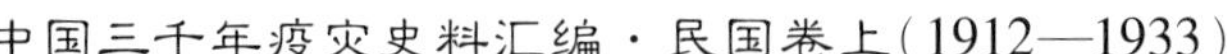

川沙县(今属浦东新区)　春,天花流行。2月,浦东沿黄浦江一带小孩患者甚众,浦东医院应诊不暇,患者每日死亡七八人①。脑膜炎大流行,死亡200人以上②。

嘉定县(今嘉定区)　春,脑膜炎流行。3月,徐行及嘉定北门外地区发生流行性脑膜炎③。

宝山县(今宝山区)　春,脑膜炎流行。2月15日(正月十七日)报道:最近旬日之内,省会地方及宝山县均有发生流行脑脊髓膜炎,死亡人口甚多④。3月3日(二月初四日)报道:西北杨行镇自前日起,突然发现脑膜炎流行症,患者均在二十岁以下,幼孩较多,蔓延之势,颇为迅速,至昨日止,传染该病者有四五十起,因此死亡者已有七人。该镇四乡,尚不在此数⑤。3月12日(二月十三日)报道:杨行乡近日忽发现脑膜炎,传染颇速,患者死亡相继,昨据宝山县长吴稼农云,前昨两日,染是疫而死者有六七人⑥。3月16日(二月十七日)报道:近数日来宝山城市,亦有该疫发现,其势尚不及杨行猛烈⑦。3月26日(二月廿七日)报道:吴淞西市于前日起突然发现脑膜炎疫症,据当地医生之报告,患者已有六起之多,疑似者亦有数起⑧。4月5日(三月初七日)报道:吴淞近日传染脑膜炎者,日见其多⑨。

浙江省

浙江省　春,脑膜炎大流行。3月初(二月),《上海医报》载:浙省本年入春后,天时尚正,讵嘉属之海盐县竟发生时疫,自2月下旬起,迄今已蔓延多县。首先发现在海盐通元,至今已毙二百人,次即蔓延邻区,次波及邻县,现有是疫者,计为海盐、海宁、嘉兴、杭县、汤溪、东阳、定海、上虞、平湖、崇德、奉化等县,其他各县尚无报告⑩。秋冬,脑膜炎再度流行。10月初(八月中旬),海宁诸桥镇先发现脑膜炎,12月至1931年1月中死亡600人,疫情波及嘉兴、余杭、吴兴、杭县、诸暨、富阳、兰溪、寿昌、汤溪、新登、长兴等19个县及杭州市⑪。12月(十月),《浙江省政府行政报告》载:查本年2、3月间,海盐、吴兴、余杭、海宁、义乌等县及杭州市先后呈报发现流行性脑脊

① 《严桥镇志》,上海辞书出版社2008年版。
② 《东亭镇志》,江苏人民出版社2003年版。
③ 《徐行乡志》,上海科学普及出版社1994年版。
④ “无锡脑膜炎蔓延可怖”,《申报》1930年2月15日,第15版。
⑤ “本埠新闻二”,《申报》1930年3月3日,第15版。
⑥ “杨行乡脑膜炎颇剧”,《申报》1930年3月12日,第15版。
⑦ “江苏省立医院派医师到宝防疫”,《申报》1930年3月16日,第20版。
⑧ “吴淞发现脑膜炎”,《申报》1930年3月26日,第15版。
⑨ “吴淞脑膜炎重炽”,《申报》1930年4月5日,第15版。
⑩ “浙省各县时疫蔓延之危险”,《上海医报》1930年第16期。
⑪ “医界消息:浙江脑膜炎流行之概况”,《中华医学杂志》1931年第2期。

髓膜炎,幸防治得力,均于短时间将疫势扑灭。不料到10月中旬,海宁县诸桥一带又时疫流行,死亡相继,传染者什之八九必归死亡,缓则三数日,急则二三小时,即陷于不救①。1931年1月(十一月中至十二月中),浙江省一月份行政报告称:查流行性脑脊髓膜炎疫症,自(12月)据海宁、余杭、杭县、武康、新登等县及杭州市先后呈报发生,本月(1月)间接续据报发现疫症者计有崇德、桐乡、平湖、海盐、嘉兴、嘉善、德清、吴兴、长兴、安吉、孝丰、富阳、桐庐、萧山、诸暨、兰溪、汤溪、寿昌、平阳等十九县②。1931年1月27日(十二月初九日)报道:脑膜炎延及杭垣,已有死亡,患者多不救。平湖、海盐、崇德、德清多波及,武康尤烈,救济人员不敷分配,遏止为难。余杭发现已久,因无防疫组织,死亡数不明③。1931年2月7日(十二月二十日),富阳县政府布告曰:照得流行性脑脊髓膜炎系一种急性传染病,毒力甚猛,流传至速,发生于海宁,蔓延于杭、余、新、登各县,死亡相继,险恶万分。本县交通便利,波及堪虞④。1931年2月9日(十二月廿二日)报道:脑膜炎波及沪杭线长安、硖石、许村等站,富阳、兰溪亦发现,桐乡势尤烈⑤。

杭　县(省会,今属杭州市)　春,脑膜炎流行。3月4日(二月初五日),浙江省民政厅称:杭州市脑脊髓膜炎、白喉等急性传染病已在流行⑥。冬,脑膜炎再度流行。1931年1月27日(十二月初九日)报道:脑膜炎延及杭垣,已有死亡,患者多不救⑦。1931年1月28日(十二月初十日)报道:杭州发现脑膜炎症⑧。1931年1月31日(十二月十三日)报道:脑膜炎杭市内陆续发现⑨。1931年2月10日(十二月廿三日)富阳县政府布告:脑脊髓膜炎一症,杭市日形猖獗,本邑交通便利,波及堪虞,呼吁大家

---

① “办理海宁县防治疫症之经过”,《浙江省政府行政报告》1930年第12期,第42页。

② “浙江省政府一月份行政报告:办理防治疫症之经过”,《浙江省政府行政报告》1931年第2期,第33~34页。

③ “脑膜炎延及杭州,患者多不救,已有死亡,将波及沪杭线”,《大公报》1931年1月27日,第3版。

④ “富阳县政府布告民字第三二〇号”,《民众教育》1931年第40期。

⑤ “京沪路一带脑膜炎蔓延甚烈,刘瑞恒将视察”,《大公报》1931年2月9日,第3版。

⑥ “呈复预防时疫及经过情形祈鉴核由(1930年3月11日)”,《市政月刊》1930年第4期,第24~25页。

⑦ “脑膜炎延及杭州,患者多不救,已有死亡,将波及沪杭线”,《大公报》1931年1月27日,第3版。

⑧ “浙省脑膜炎疫症”,《中央日报》1931年1月28日,第4版。

⑨ “脑脊髓炎:浙沪间发生流行性疫症,卫生署派员往防范”,《大公报》1931年1月31日,第3版。

免费去打防疫针[①]。冬,流脑大流行,染病12例,死亡11例[②]。

余杭县(今杭州市余杭区)　冬十二月,脑膜炎流行。1931年1月28日(十二月初十日)《中央日报》和1931年2月3日(十二月十六日)《申报》均载余杭县发现脑膜炎[③]。冬,流脑流行,染病46例,死亡5例[④]。

富阳县(今富阳市)　冬十二月,脑膜炎流行。1931年2月11日(十二月廿四日),富阳县长尹征尧报告,属县城区于2月7日(十二月二十日)已有脑脊髓膜炎疫症发现[⑤]。1931年2月15日(十二月廿八日)报道:脑脊髓膜炎一症,杭市日形猖獗,本县亦有发现,县府令凡患有疫病或类似染疫之人概不得容留寓宿[⑥]。冬,流脑流行,迎薰镇死亡30余人[⑦]。

吴兴县(今属湖州市)　春,流脑流行,病势凶猛,县政府在青铜门外永福寺建传染病院,自2月开始至5月10日止,门诊44人,收治23人,其中死亡3人。菱湖镇于2月发现流脑流行,患者未经数小时立即毙命,镇郊双骏村最盛,死50人。袁家汇发现流脑,死者甚众[⑧]。

武康县(今属德清县)　冬,脑膜炎流行。1931年1月28日(十二月初十日)和2月3日(十二月十六日)均报道:武康县发生脑膜炎疫症[⑨]。

德清县、崇德县(今属桐乡市)　冬,脑膜炎流行。1931年1月28日(十二月初十日)报道:崇德县发生脑膜炎疫症[⑩]。

桐乡县(今桐乡市)　夏,霍乱流行。6月,洲泉地区霍乱传染甚剧,死亡150人[⑪]。

---

① “布告定期施打免费防疫针由(富阳县政府布告民字第三一八号)”,《民众教育》1931年第40期。

② 《龙泉县志》,汉语大词典出版社1994年版。《杭州市卫生防疫站志》,1988年。

③ “浙省脑膜炎疫症”,《中央日报》1931年1月28日,第4版。“卫生署调查浙时疫”,《申报》1931年2月3日,第6版。

④ 《余杭县志》,浙江人民出版社1990年版。

⑤ “民政厅陈报富邑发现疫症聘定医生施打免费防疫针由”,《富阳县政府公报》1931年第12期,第3页。

⑥ “春江、富春、泰安旅馆如有已患疫病或类似染疫各旅客一概不得容留由”,《富阳县政府公报》1931年第13期,第9页。

⑦ 《富阳县志》,浙江人民出版社1993年版。《富阳县卫生志》,中国医药科技出版社1991年版。

⑧ 《湖州市卫生志》,香港大时代出版社1993年版。《湖州市志》,昆仑出版社1999年版。

⑨ “浙省脑膜炎疫症”,《中央日报》1931年1月28日,第4版。“卫生署调查浙时疫”,《申报》1931年2月3日,第6版。

⑩ “浙省脑膜炎疫症”,《中央日报》1931年1月28日,第4版。

⑪ 《桐乡县志》,上海书店出版社1996年版。朱德明《浙江医药史》,人民军医出版社1999年版。

海宁县(今海宁市)　冬,脑膜炎大流行,全县死500余人,棺材售罄[1]。十月中旬,海宁县诸桥一带时疫流行,死亡相继,传染者什之八九必归死亡,缓则三数日,急则二三小时,即陷于不救[2]。1931年1月22日(十二月初四日)报道:海宁脑膜炎疫蔓延,死者已逾千,传至距沪杭路三十里之许村[3]。1931年1月27日(十二月初九日)《大公报》报道:诸桥镇自去腊即发现流行性脑膜炎,后流行各乡镇,死者已逾千,有全家死绝者[4]。

海盐县　春正月,脑膜炎流行。2月16日(正月十八日)报道:常泾等处发现脑膜炎症,朝染夕毙[5]。2月24日(正月廿六日)报道:沈荡镇又发现脑膜炎疫症,势甚剧烈[6]。

平湖县(今平湖市)　去冬今春,脑膜炎流行,发病731人,死亡171人[7]。2月16日(正月十八日)报道:距平湖12里之嘉属钟埭镇,自上年7月初发生脑膜炎病后,迄今未见中断,至本月初又复大盛,势极猖獗,先后患是疫而死者,共计不下400余人。本月3日,某棺材店竟售去25具之多,可谓惨矣[8]。2月25日(正月廿七日)报道:近该镇染斯疾者已有二三十家之多[9]。3月4日(二月初五日)报道:本县四乡自发现脑膜炎症后,近来疫势蔓延日盛。近有人从芦墟镇返,述及该镇亦有此疾[10]。

嘉兴县(今属嘉兴市)　春,脑膜炎流行。2月4日(正月初六日)电称:嘉兴、硖石一带有流行性脑脊髓膜炎发现[11]。3月11日(二月十二日)报道:城厢内外脑膜炎蔓延已甚[12]。

寿昌县(今属建德市)　冬,天花流行,寿昌城发病187人[13]。

建德县(今建德市)　冬,天花、脑膜炎大流行。长宁乡天花发病26人,死亡21

---

① 《海宁市志》,汉语大词典出版社1995年版。"浙省脑膜炎疫症",《中央日报》1931年1月28日,第4版。

② "办理海宁县防治疫症之经过",《浙江省政府行政报告》1930年第12期,第42页。

③ "脑膜炎疫蔓延,海宁死人逾千,已传至铁路线外三十里",《大公报》1931年1月22日,第3版。

④ 转引自李文海等《近代中国灾荒纪年续编》,湖南教育出版社1993年版,第315页。

⑤ "杭州快信",《申报》1930年2月16日,第10版。

⑥ "杭州快信",《申报》1930年2月24日,第10版。

⑦ 《平湖县志》,上海人民出版社1993年版。

⑧ "平湖钟埭镇疫势猖獗",《申报》1930年2月16日,第11版。

⑨ "平湖新仓镇发生脑膜炎",《申报》1930年2月25日,第9版。

⑩ "平湖治脑膜炎之异法",《申报》1930年3月4日,第10版。

⑪ "呈复预防时疫及经过情形祈鉴核由",《市政月刊》1930年第4期,第24~25页。

⑫ "嘉兴疫症流行注意预防",《申报》1930年3月11日,第10版。

⑬ 《杭州市卫生防疫站志》,1988年。

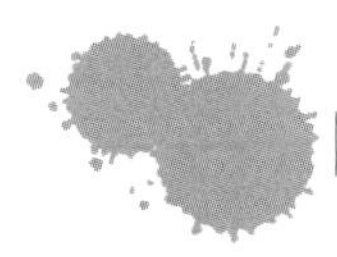

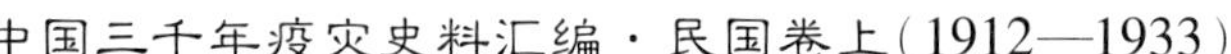

人。梅城镇脑膜炎发病100余人,死亡40余人。马目朱家天花流行,病者15人,死12人,延续到翌年春。上梓州天花、脑膜炎流行,死亡120余人[①]。

东阳县(今东阳市)、金华县(今金华市金东区) 春,脑膜炎流行。2月20日(正月廿二日)报道:东阳县王村等地方发现类似脑炎时疫,死亡30余人;金华县南金乡、白沙乡发现脑膜炎疫症[②]。

鄞 县(今包括宁波市北仑区、鄞州区) 霍乱流行。仅仁济临时时疫医院就收治霍乱病人1265人,死亡2人[③]。

余姚县(今余姚市) 霍乱流行,发病370人,死亡145人[④]。

萧山县(今杭州市萧山区) 春,脑膜炎流行。3月23日(二月廿四日)报道:西乡堰四里许王家庄地方,近来时疫(脑膜炎)大作[⑤]。

诸暨县(今诸暨市) 霍乱流行,患者12069例,死亡2203人[⑥]。

奉化县(今奉化市) 春,脑膜炎流行[⑦]。

三门县 霍乱流行[⑧]。按:1912年以南田全境及宁海、临海县部地置三门县。

庆元县 天花流行。和山乡上庄村夭折儿童30余名,占总人口的11.4%。张天、张地村发病59例,死亡47例[⑨]。鼠疫流行,发病8人,死亡6人[⑩]。

龙泉县(今龙泉市) 鼠疫流行[⑪]。

福建省

福建省 福州市、思明、龙溪县、海澄县、同安、南安、惠安、莆田、南靖、漳平、晋江、仙游、漳浦、永春、福清、安溪、华安(入龙溪县)、平潭、闽侯、平和、龙岩、永定、南平、诏安、云霄、古田、建瓯、建阳、政和、松溪30个县市鼠疫流行,417个疫点,发病8339人,死亡7370人[⑫]。

---

① 《建德县志》,浙江人民出版社1986年版。李文波《中国传染病史料》,化学工业出版社2004年版,第167页。《建德县医药卫生志》,1985年。

② "杭州快信",《申报》1930年2月20日,第9版。

③ 《鄞县志》,中华书局1996年版。

④ 《余姚市志》,浙江人民出版社1993年版。

⑤ "萧山一家三口染疫惨毙",《申报》1930年3月23日,第11版。

⑥ 朱德明《浙江医药史》,人民军医出版社1999年版,第239页。

⑦ 《奉化市志》,中华书局1994年版。

⑧ 朱德明《浙江医药史》,人民军医出版社1999年版,第236页。

⑨ 《庆元县志》,浙江人民出版社1996年版。

⑩ 李文波《中国传染病史料》,化学工业出版社2004年版,第167页。

⑪ 《龙泉县志》,汉语大词典出版社1994年版。

⑫ 李文波《中国传染病史料》,化学工业出版社2004年版,第167页。

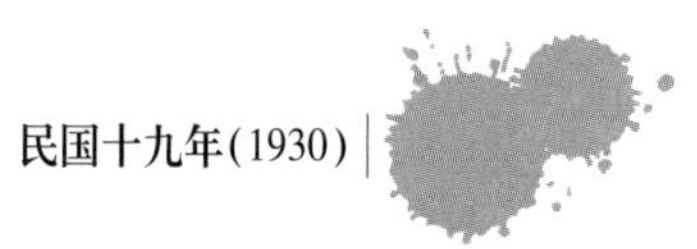

闽侯县(省会,今包括福州市区、闽侯县)　夏,鼠疫流行。5 月 9 日(四月十一日)报道:日来南台桥南十八间排地方居民,染鼠疫死者初仅一家,继则传染比邻各家,三日内罹此症死者十余人①。冬,天花流行。12 月 27 日(十一月初八日)报道:福州各乡发生疫病,每乡死亡多者百余人,少者数十人②。所辖青口镇青圃村死儿童 30 多人③。

闽清县　疟疾流行,治疗疟疾 100 例④。

平潭县　霍乱流行,县城死 130 多人⑤。

广东省

广东省　合浦(今属广西)、廉江(今廉江市)、遂溪、海康(今雷州市)、湛江、茂名(今属茂名市)、郁南、罗定(今罗定市)、恩平(今恩平市)、台山(今台山市)、兴宁(今兴宁市)、澄迈、琼山、定安(上三县今属海南)14 个县市鼠疫流行,发病 848 人,死亡 838 人⑥。

广州市、汕头市　夏,霍乱流行。6 月 23 日(五月廿七日)报道:比来天时不正,时雨时晴,冷热无常,市内经已发生一种流行病症,患者多至陨命⑦。汕头报告霍乱发病 18 例⑧。

紫金县　天花流行,义容石下村死亡多人⑨。

从化县(今从化市)　天花大流行,太平地区死亡人数甚多⑩。

化　县(今化州市)　鼠疫流行,米能、犀湾、长岐、南岭、双牌、新屋 6 个乡疫死 798 人,犀湾尤重,当年全村 1000 人,死 300 人⑪。

郁南县　鼠疫流行,西坝、望天等 4 个村寨染病死亡 2000 余人⑫。

香港特别行政区

香　港　夏,霍乱流行⑬。

---

① “闽垣鼠疫蔓延,市公安局严加取缔”,《大公报》1930 年 5 月 9 日,第 7 版。

② “戒严后之福州”,《中央日报》1930 年 12 月 27 日,第 7 版。

③ 《闽侯县志》,方志出版社 2001 年版。

④ 《福州市卫生志》,1999 年。陈国忠《福建之疟疾》,《中华医学杂志》1940 年第 12 期。

⑤ 《平潭县志》,方志出版社 2000 年版。

⑥ 李文波《中国传染病史料》,化学工业出版社 2004 年版,第 166 ~ 167 页。

⑦ “粤市举行防疫运动”,《中央日报》1930 年 6 月 23 日,第 5 版。

⑧ 《汕头卫生志》,1990 年。

⑨ 《紫金县志》,广东人民出版社 1994 年版。

⑩ 《从化县志》,广东人民出版社 1994 年版。

⑪ 《化州县志》,广东人民出版社 1996 年版。

⑫ 《郁南县志》,广东人民出版社 1995 年版。

⑬ “粤市举行防疫运动”,《中央日报》1930 年 6 月 23 日,第 5 版。

广西壮族自治区

北流县(今北流市)　天花流行,儿童死者甚多,民乐一带尤为严重,有一家死6个小孩者①。鼠疫流行②。

思恩县(今环江毛南族自治县)　秋冬间,痘症(天花)流行,小孩染痘死亡者甚多,当痘灾发现时有欲借种痘以求免者,然天灾已成,反因此为导线而暴发,卒不可救,实为小孩之一度浩劫也③。

柳州县(今属柳州市)　霍乱流行,城乡死亡130余人④。是年,马平县改为柳州县。

容县、苍梧县(今属梧州市)、陆川县、崇善县(今属崇左市)、左县(今属崇左市)、百色县(今属百色市)、郁林县(今属玉林市)　鼠疫流行⑤。

博白县、合浦县　鼠疫流行⑥。

雷平县(今大新县)　秋,天花流行,老幼传染,死亡甚众⑦。

灵山县　秋冬,鼠疫流行。10月16日(八月廿五日)至次年1月5日(十一月十七日),武利镇街道发生鼠疫大流行,死亡80人⑧。

---

① 《北流县志》,广西人民出版社1993年版。

② 《广西通志·医疗卫生志》,广西人民出版社1999年版。

③ 民国《思恩县志》第八编《杂记·灾异》。《环江毛南族自治县志》,广西人民出版社2002年版。

④ 《柳州市志》,广西人民出版社2003年版。

⑤ 《广西通志·医疗卫生志》,广西人民出版社1999年版。

⑥ 李文波《中国传染病史料》,化学工业出版社2004年版,第166页。

⑦ 民国《雷平县志》第七编《前事·灾异》。

⑧ 《灵山县志》,广西人民出版社2000年版。

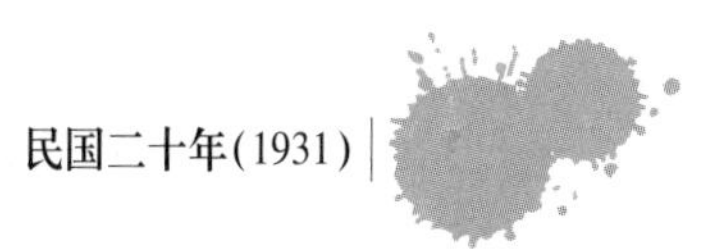

民国二十年(1931)

全 国

秋七月,长江中下游各省水灾之后霍乱流行。比者,苏、皖、湘、鄂等处,秋潦成灾,哀鸿待哺,疫疠纷起,人不聊生,北京大学为此发起募捐活动①。

是年,全国鼠疫发生区域:云南1县,发病30人,死亡6人。广西3县,发病24人,全部死亡(2县病人数不详)。广东10县,发病417人,死亡415人(4县病人数不详)。福建29县市,发病6243人,死亡5142人。浙江1县,发病1人,死亡1人。吉林5县,发病577人,死亡573人。内蒙古5县,发病287人,死亡277人。陕西13县,发病10232人,死亡9648人。山西3县,发病2311人,死亡2205人。宁夏2县,病数不详。甘肃5县,发病267人,死亡263人。青海2县,发病10人,全部死亡②。

黑龙江省

龙江县(今齐齐哈尔市龙沙区、富拉尔基区、龙江县) 流感大流行,收治的200多名病人中,病死率2.5%,肠伤寒在劳工和居民中广泛流行③。有散在白喉传染病发生④。秋,鼠疫流行。10月,富拉尔基发生一次鼠疫,死亡300余人⑤。

安达县(今安达市) 克山病流行。万宝山地区108人患病,102人死亡,死亡率高达94.4%⑥。

望奎县 春,麻疹流行,婴儿尸体到处可见⑦。

滨江县(今属哈尔滨市) 春,天花流行⑧。

---

① 《北京大学日刊》第2679期,1931年,第1页。

② 李文波《中国传染病史料》,化学工业出版社2004年版,第168~169页。

③ 《齐齐哈尔市卫生志》,1990年。

④ 《龙沙区志》,黑龙江人民出版社2000年版。

⑤ 《龙江县志》,中国城市经济社会出版社1991年版。

⑥ 《安达县志》,黑龙江人民出版社1992年版。《绥化地区志》,黑龙江人民出版社1995年版。

⑦ 《绥化地区志》,黑龙江人民出版社1995年版。

⑧ “哈埠近闻”,《申报》1931年3月29日,第8版。

五常县(今五常市)　冬,流感流行。2月20日(正月初四日)报道:入冬以来,寒暖倒置,人多时疫,初患头痛无力,鼻塞而热,间有咳嗽,少壮者虽不延医,亦不过稍受三五之痛苦,自然痊愈。凡年迈翁媪,一患此病,医治亦不易愈,死亡时有所闻①。

依兰县　夏,痢疾流行。7月14日(五月廿九日)报道:天气寒暖靡常,牡丹江水污染,近来患泻肚暨痢疾者甚众,而小儿为尤甚②。秋,斑疹伤寒流行。10月31日(九月廿一日)报道:本邑近来天气寒暖无常,以致一般小儿多有因之染病者,其类不一,有出斑疹者,稍不注意,即有性命之虞③。

绥化县(今绥化市)　夏,痢疾流行。8月12日(六月廿九日)报道:近日骤患泄泻,变成红白痢疾者,比比皆是④。

青冈县　秋,痢疾流行。9月1日(七月十九日)报道:旬日以来,无论男妇老幼,多患痢疾,轻者可愈,重者丧生⑤。

吉林省

郭尔罗斯前旗(今前郭尔罗斯县)　秋,鼠疫流行。1931—1946年连年发生,累计患病2686人,死亡2506人,死亡率达93.3%⑥。

延吉县(今延吉市)　自秋徂冬,流感流行。10月17日(九月初七日)报道:大肚川一带近日发现疫疠,沿村蔓延,死者甚多⑦。11月11日(十月初二日)报道:近日天气骤寒,时疫流行,秀岩镇一带,大行传染时疾,一二日内,死者已达五六人⑧。12月2日(十月廿三日)报道:光霁峪一带,感冒病流行颇甚。自月初起,每日罹病者不可计数,最近尤甚,病状头痛、身冷、面热⑨。1932年1月27日(十二月二十日)报道:入冬以来,市内发生流行感冒,势颇猖獗,蔓延极速⑩。

长春县(今属长春市)　秋,鼠疫流行⑪。冬,猩红热、鼠疫流行。12月26日(十一月十八日)报道:时令症异常猖獗,就中以猩红热为最夥⑫。1932年1月6日(十一

① “五常流行感冒病”,《盛京时报》1931年2月20日,第3版。
② “依兰时疫流行”,《盛京时报》1931年7月14日,第5版。
③ “依兰有小儿家注意时疫流行”,《盛京时报》1931年10月31日,第5版。
④ “绥化痢疾流行”,《盛京时报》1931年8月12日,第4版。
⑤ “青冈痢疾流行”,《盛京时报》1931年9月1日,第5版。
⑥ 《前郭尔罗斯蒙古族自治县志》,辽宁民族出版社1993年版。
⑦ “延吉疫疠蔓延,死者愈多”,《盛京时报》1931年10月17日,第5版。
⑧ “延吉传染病盛行”,《盛京时报》1931年11月11日,第6版。
⑨ “延吉感冒流行”,《盛京时报》1931年12月2日,第5版。
⑩ “感冒流行”,《盛京时报》1932年1月27日,第5版。
⑪ “海港检疫处防疫报告”,《申报》1931年10月10日,第20版。
⑫ “长春猩红热极为猖獗”,《盛京时报》1931年12月26日,第5版。

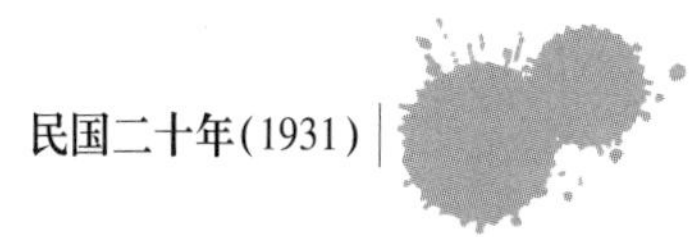

月廿九日)报道:吉敦沿线威虎岭一带等站发现鼠疫,传播极为迅速。威虎岭站一日死有28名。据调查,约二周以前,小孤家子站北方汤米河孤有五六十名死者,又北林亦死三四十名①。

西安县　春正月,监狱大疫。《法律评论》载:辽省第十一监狱驻该省西安县,月前急发现传染病犯人,每日均有死者,近日死亡尤多。自国历新年至现在,已死亡犯人至60余名之谱,尚有已决及未决犯共计280余名,现在得传染病者竟达100余名,情势极为严重②。

安广县(今属大安市)　秋,鼠疫流行。文昌窝棚发生鼠疫③。

开通县(今属通榆县)　天花流行。今《通榆县志》载:天花流行,死40人④。秋,鼠疫流行。10月10日(八月廿九日)报道:开通县有鼠疫⑤。

额穆县　冬,鼠疫流行。1932年1月17日(十二月初十日)报道:吉敦路线老爷岭发现鼠疫,已死10余人⑥。

辽宁省

黑山县　是年疫,霍乱、天花、伤寒流行。今《黑山县志》载:是年霍乱发病113人,死亡77人;天花发病6人,死亡2人;伤寒发病68人,死亡37人⑦。

辽阳县　夏,猩红热流行。6月24日(五月初九日)报道:本邑忽发现极危险之猩红热传染病,小儿患者甚众⑧。是年疫,流感、疟疾、麻疹、黑热病流行。今《鞍山市卫生志》载:是年辽阳县感冒患者664人,疟疾患者121人,麻疹患者44人;刘二堡镇地区暴发黑热病,发病200余人,死亡近半⑨。

农安县　秋,鼠疫蔓延。10月8日(八月廿七日)报道:第四区管界杨枫岭、牛尾把山等屯,地接蒙古,谓之界外,近三四年来,每年发生鼠疫,逐渐传染,死亡相继。今者时局不靖,该处又发生鼠疾,日必死若干,官府无暇顾及,现有蔓延难遏之势⑩。

开原县(今开原市)　秋冬,猩红热流行。9月19日(八月初八日)报道:近闻乡

---

① “疑似百斯笃发现于吉敦沿线,路局自三日开始防疫”,《盛京时报》1932年1月6日,第5版。
② “辽宁第十一监狱时疫猖獗”,《法律评论》1931年第23期。
③ 《大安县志》,辽宁人民出版社1990年版。
④ 《通榆县志》,吉林人民出版社1994年版。
⑤ “海港检疫处防疫报告”,《申报》1931年10月10日,第20版。
⑥ “吉敦路线发现鼠疫”,《申报》1932年1月17日,第15版。
⑦ 《黑山县志》,辽宁大学出版社1992年版。
⑧ “辽阳流行猩红热小儿死多”,《盛京时报》1931年6月24日,第5版。
⑨ 《鞍山市卫生志》,1990年。
⑩ “农安鼠疫发现有蔓延难遏之势”,《盛京时报》1931年10月8日,第5版。

间发现猩红热,患者均系儿童[①]。1932 年 1 月 20 日(十二月十三日)报道:冬行春令,迩来城乡发生时疫,瘟疹猖獗,孩童尤夥[②]。

铁岭县(今铁岭市) 夏,疟疾流行。7 月 17 日(六月初三日)报道:气候不调,瘟疫相继发生,各种传染症中,以疟疾最多,城乡到处皆然,甚至三岁婴儿亦患此疾[③]。

锦 县(今凌海市) 夏,霍乱流行。今《锦县卫生志》载:7 月,霍乱大流行,死 430 人[④]。

康平县 夏秋之际,霍乱流行。今《康平县志》载:8 月,霍乱流行,四区发病 51 人,死亡 12 人[⑤]。

抚顺县 秋,霍乱、疟疾流行。今《抚顺市卫生志》载:霍乱、副霍乱发生 5 人,无死亡。疟疾流行,患者 1786 人[⑥]。

桓仁县 瘟疫[⑦]。

本溪县(今本溪满族自治县) 秋,霍乱盛行。8 月 21 日(七月初八日)报道:数日来,村民罹病者续出,现已有 20 余人之多,均吐泻异常,当局以为疑似虎列剌[⑧]。冬,时疫流行。1932 年 1 月 8 日(十二月初一日)报道:本邑近来一般小儿,发现一种时疫,轻者医药即好,重者已死不少[⑨]。霍乱流行,患病 189 人,死亡 45 人[⑩]。鼠疫流行,患病 350 人,死亡 3 人[⑪]。

朝阳县(今属朝阳市) 夏,霍乱流行。6 月 29 日(五月十四日)报道:朝阳疫疠发生,随处皆是[⑫]。

营口县(今大石桥市) 自夏徂秋,痢疾流行。7 月 20 日(六月初六日)报道:本月以来,天雨不时,以致发生流行疾,埠内外多数患吐泻者,近日又染赤痢[⑬]。9 月 15 日(八月初四日)报道:营埠当夏令时,尚无时疫发生。自入秋后,未悉何因,患痢症者

---

① “开原猩红热流行”,《盛京时报》1931 年 9 月 19 日,第 4 版。
② “瘟疹猖獗孩童危险”,《盛京时报》1932 年 1 月 20 日,第 5 版。
③ “铁岭疟疾流行”,《盛京时报》1931 年 7 月 17 日,第 5 版。
④ 《锦县卫生志》,1987 年。
⑤ 《康平县志》,东北大学出版社 1995 年版。
⑥ 《抚顺市卫生志》,1989 年。
⑦ 《桓仁县志》,方志出版社 1996 年版。
⑧ “本溪虎疫? 桥头有二小时而毙,贾家堡未几患廿名”,《盛京时报》1931 年 8 月 21 日,第 5 版。
⑨ “时疫盛行”,《盛京时报》1932 年 1 月 8 日,第 5 版。
⑩ 《本溪卫生志》,1990 年。
⑪ 《本溪满族自治县志》,辽宁民族出版社 2009 年版。
⑫ “济生会良药济世”,《申报》1931 年 6 月 29 日,第 16 版。
⑬ “营口流行病何多”,《盛京时报》1931 年 7 月 20 日,第 2 版。

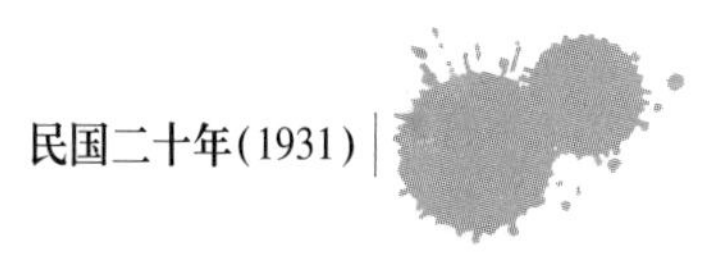

不少[①]。

凤城县(凤城市)　秋,流感流行。11 月 1 日(九月廿二日)报道:近因天气骤寒,时疫流行,患者多头昏眼晕,面红体热,四肢无力,惟无生命危险耳[②]。

金　县(今大连市金州区)　冬,流感、猩红热流行。1932 年 1 月 18 日(十二月十一日)报道:入冬以来,市中突发生流行感冒症,势颇猖獗,蔓延极速[③]。1932 年 1 月 28 日(十二月廿一日)报道:管内六会地方,近来气候失常,寒热不匀,现在各村男女小孩,多患疹痘之疾(又名猩红热),性带传染[④]。

内蒙古自治区

五原县　鼠疫流行,发病 72 人,死亡 71 人[⑤]。

归绥县(今属呼和浩特市)　秋,猩红热流行,察素齐、毕克齐镇小儿死者 2000 余人,入冬始渐消灭[⑥]。霍乱流行,回民区死者不计其数[⑦]。

萨拉齐县(今大部属土默特右旗)　秋,霍乱流行。今《土默特右旗志》载:7 月,突击开挖民生渠的阎锡山部七十师和七十三师官兵因受暑而发生急性锁口痢疾,死者近 100 人[⑧]。按:"锁口痢疾"亦称"噤口痢",即霍乱。

开鲁县　夏,百日咳猖獗。8 月 6 日(六月廿三日)报道:本邑系属沙漠,冷热无常,入夏更甚。现在城乡十岁以下二三岁以上之婴儿,忽罹一种咳嗽,初得每日夜不过一二次,继则日夜不安,继则呕吐饮食,并少许鲜血[⑨]。

鄂尔多斯左翼前旗(今准格尔旗)、鄂尔多斯左翼中旗(今属伊金霍洛旗)、鄂尔多斯左翼后旗(今达拉特旗)、鄂尔多斯右翼前旗(今乌审旗)、鄂尔多斯右翼前末旗(今扎萨克旗)、鄂尔多斯右翼后旗(今杭锦旗)、鄂尔多斯右翼中旗(今鄂托克旗)　鼠疫流行,纳林河谷家湾、河南点兵库、尔林川发病 70 人,死 61 人[⑩]。

哲里木盟　鼠疫流行。1931—1945 年日伪统治时期,共发生鼠疫 500 多次,感染

---

① "营口痢症流行",《盛京时报》1931 年 9 月 15 日,第 5 版。

② "凤城发现时疫",《盛京时报》1931 年 11 月 1 日,第 5 版。

③ "流行感冒猖獗宜防",《盛京时报》1932 年 1 月 18 日,第 2 版。

④ "痘症流行",《盛京时报》1932 年 1 月 28 日,第 5 版。

⑤ 《五原县志》,内蒙古人民出版社 1996 年版。

⑥ 《呼和浩特市志》,内蒙古人民出版社 1999 年版。《土默特志》,内蒙古人民出版社 1997 年版。《内蒙古大事记》,内蒙古人民出版社 1997 年版。

⑦ 《呼和浩特市回民区志》,1996 年。

⑧ 《土默特右旗志》,内蒙古人民出版社 1994 年版。

⑨ "开鲁百日咳猖獗",《盛京时报》1931 年 8 月 6 日,第 4 版。

⑩ 《乌审旗志》,内蒙古人民出版社 2001 年版。

16263人,死亡13101人[①]。

科尔沁左翼中旗　鼠疫流行。1931—1945年,除1936年外,其余各年均有鼠疫流行[②]。

北京市

北平特别市(今北京市)　春夏,猩红热流行,至冬,猩红热又起。5月29日(四月十三日)报道:平市发现时疫,小孩染者甚多[③]。6月1日(四月十六日)报道:猩红热流行,由2月至5月,共收容174人,其中不及救治而死者达十七八[④]。12月11日(十一月初三日)报道:平市入冬以来,气候干燥,冷暖不时。日前发现猩红热症,现传染病医院收容感染猩红热症者已20余人,患者多幼年,二十岁以上者则甚少,其他各处医院尚有,惟尚未知其概数[⑤]。12月27日(十一月十九日)报道:平市猩红热患者甚多,传染病医院难以收容,拟设立临时隔离疗养院一处[⑥]。同日又报道:平市患猩红热者甚多[⑦]。

良乡县(今属房山区)　霍乱流行,娄子水村一月内死亡90余人[⑧]。

通　县(今通州区)　冬,流感流行。1932年1月10日(十二月初三日)报道:第六女师突发现类似猩红热之急性传染病,经检查系一种流行性感冒,染者30余人,全校大起恐慌[⑨]。

天津市

天津市　夏,猩红热流行。5月17日(四月初一日)《申报》报道:本市特一区发现猩红热[⑩]。5月25日(四月初九日)《大公报》报道:发现白喉、猩红热等症,昨日南开中学一人染猩红热症,转瞬传染同学四五人[⑪]。5月26日(四月初十日)《大公报》报道:南开中学校连日发现猩红热症,延至昨晚,患者已达11人之多[⑫]。同日《中央

① 《通辽市卫生志》,2005年。

② 《科尔沁左翼中旗志》,内蒙古文化出版社2003年版。

③ "北平要讯",《申报》1931年5月29日,第6版。

④ "北平猩红热流行",《申报》1931年6月1日,第9版。

⑤ "平市猩红热",《大公报》1931年12月11日,第4版。

⑥ "北平猩红热将设隔离疗养院",《大公报》1931年12月27日,第4版。

⑦ "北平公安局防范猩红热",《申报》1931年12月27日,第8版。

⑧ 《北京市房山区志》,北京出版社1999年。

⑨ "通县发现急症",《大公报》1932年1月10日,第5版。

⑩ "津特市发现猩红热",《申报》1931年5月17日,第9版。

⑪ "猩红热南开中学发现",《大公报》1931年5月25日,第7版。

⑫ "猩红热已一发不遏,南开中学停课两星期,已有一人病故,患者昨晚已达十一人,学校限全体学生即日离校以避毒锋",《大公报》1931年5月26日,第7版。

日报》报道:南开中学发现猩红热病,当日传染五六人,学生中已死二人,晚间传染至十一人①。6月7日(四月廿二日)《大公报》报道:南开中学发现猩红热后,颇引起社会之注意,兹悉河北中学亦发现此症②。秋,霍乱流行。8月23日(七月初十日)报道:法租界发现疫症,公安局通告市民,预防传染③。10月21日(九月十一日)报道:占据巨流河之日军,因附近村庄发现瘟疫,恐传染,均移驻车站④。冬,猩红热流行。12月1日(十月廿二日)报道:本市日前又发现猩红热患者,租界内外人所设学校,昨日起皆暂停授课⑤。12月12日(十一月初四日)报道:12月,日界发生猩红热,患者多系幼童,昨今发现20人⑥。12月31日(十一月廿三日)报道:时值冬令,杂疫流行,瘟疫喉症,势颇猛烈,蔓延甚速,稚子幼童因染斯症而殒命者,日有所闻⑦。

静海县　赤痢流行,患者298人,死亡39人⑧。

宁河县　春,天花流行。4月29日(三月十二日)报道:近三二日来,已发现天花,全城婴孩患此疾者已占十分之三四⑨。夏,霍乱流行。今《汉沽区志》载:夏,寨上发生霍乱⑩。

蓟　县(今蓟州区)　夏,霍乱流行。6月26日(五月十一日)报道:蓟县自入夏以来,气候反常,恶疫暴发,患者头昏目眩,上吐下泻,重者二三小时即可毙命,医治奏效者甚属寥寥。近数日来,因染患是疾而亡者,时有所闻,传染愈速而患者愈众⑪。

河北省

滦　县　夏,霍乱流行。6月18日(五月初三日)报道:唐山附近各庄屯于本月9日起至14日止,在此四五日间,各庄染时令病者甚众,甚至一家四五口人先后染病。初得之势有似霍乱症状,虽吐泻而肚腹不疼,嗣则由泻而变为痢,染者甚多,医生均十分忙碌⑫。今《滦县卫生志》载:县城北15华里沈官营村,瘟疫流行,患者水泻不止,

---

① “南开中学发现猩红热症”,《中央日报》1931年5月26日,第3版。
② “猩红热又在河北中学发现”,《大公报》1931年6月7日,第7版。
③ “津发现疫症”,《中央日报》1931年8月23日,第3版。
④ “日军官到巨流河开会北宁路交通临时断绝”,《申报》1931年10月21日,第8版。
⑤ “本市又发现猩红热,租界内外国学校多停课”,《大公报》1931年12月1日,第6版。
⑥ “津日租界发生猩红热”,《申报》1931年12月12日,第9版。
⑦ “杨柳青疠疫流行”,《大公报》1931年12月31日,第5版。
⑧ 《静海县志》,天津社会科学院出版社1995年版。
⑨ “发现天花”,《大公报》1931年4月29日,第5版。
⑩ 《汉沽区志》,天津社会科学院出版社1995年版。
⑪ “时疫流行”,《大公报》1931年6月26日,第5版。
⑫ “时疫泻痢之疾传染甚广”,《大公报》1931年6月18日,第5版。

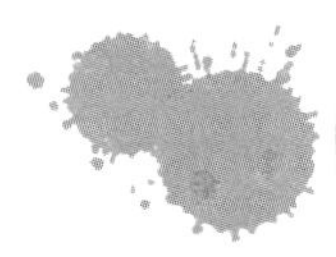

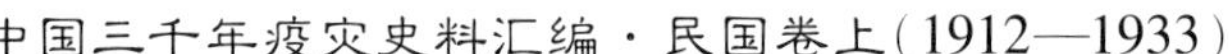

发病200余人,死亡30人①。冬,流感流行。1932年1月12日(十二月初五日)报道:迩来县城附近居民多患流行性感冒,各校学生患者尤多,重者约半月始愈②。

青　县　夏,霍乱流行,仅大许庄一村死亡数十人③。

肃宁县　伤寒流行。发生伤寒传染病546人④。

大城县　霍乱流行,染疫死亡者甚多⑤。

容城县　夏,霍乱流行,马庄等村死人甚多⑥。

行唐县　春,瘟疫流行。4月5日(二月十八日)报道:本县自入春以来,滴雨未见,天气冷热不调,因此而感瘟疫者日有所闻⑦。猩红热流行,患者590人,死亡319人⑧。

广平县　猩红热流行,全县发病120人,死亡19人⑨。

任　县　秋,疟疾流行。今《任县志》载:10月,疟疾流行,患者甚多⑩。

大名县　春,脑膜炎流行。3月25日(二月初七日)报道:大名县脑膜炎猖獗,3天内死16人⑪。

深　县(今深州市)　夏,霍乱流行,患者145人,死亡16人⑫。

阳原县　冬,猩红热流行。今《阳原县卫生志》载:大风,有十余村被霜灾者,而遍村患小儿瘟灾者尤甚,死亡至多。但经传染,医药罔效。七马坊一村,未匝月,竟死男女童八十余。统计全县,则死亡率当有惊人之数矣⑬。按:根据天津冬疫及死亡者多为儿童推测为猩红热流行。

临榆县(今属秦皇岛市)　春,天花流行。3月9日(正月廿一日)报道:本埠距城十二里刘营庄,近来幼童患天花者甚多,附近各村虽亦有患者,然不甚蔓延⑭。

---

① 《滦县卫生志》,天津人民出版社1999年版。
② "鸡瘟流行",《大公报》1932年1月12日,第5版。
③ 《沧州市卫生志》,中医古籍出版社1997年版。
④ 《肃宁县志》,方志出版社1999年版。
⑤ 《大城县志》,华夏出版社1995年版。
⑥ 《容城县志》,方志出版社1999年版。
⑦ "施种牛痘",《大公报》1931年4月5日,第5版。
⑧ 《行唐县志》,中国对外翻译出版公司1998年版。
⑨ 《广平县志》,文化艺术出版社1995年版。
⑩ 《任县志》,中华书局2000年版。
⑪ "平津要讯",《申报》1931年3月25日,第7版。
⑫ 《深县志》,中国对外翻译出版公司1999年版。
⑬ 《阳原县卫生志》,1988年。
⑭ "天花流行",《大公报》1931年3月9日,第5版。

丰润县(今唐山市丰润区)　春,斑疹伤寒流行。5月3日(三月十六日)报道:迩来本县天气不常,时冷时热,全县各村镇居民,壮年多得花斑症,尤以该县境南老庄子镇、新庄子一带为甚。近二三日内,该村染此症而死者竟有六七人①。秋,时疫流行。10月24日(九月十四日)报道:时疫流行,儿童多患咳嗽,面红耳赤,较重者则上吐下泻,成年多患头痛,全县各村镇均有同样情形②。冬,疫病流行。1932年1月26日(十二月十九日)报道:入冬以来,人民之染疾者十有七八,重者颇有性命之忧③。1932年2月5日(十二月廿九日)报道:境内疫疠流行已数月之久,近数日间患者益众,不治者已数人④。

井陉县　夏,白喉流行。5月25日(四月初九日)报道:井陉、平山两县交界,入春以来,气候干燥,白喉症流行甚烈。最近不满两月,患此病之儿童因而致命者,单就井陉县东焦一村计算,竟达50余人⑤。

清苑县(今保定市)　冬,时疫流行。十二月廿四日(1932年1月31日)报道:保定天气干旱,时疫流行,患者綦多,性易传染,因此症而死之幼童,为数甚夥⑥。

高邑县　冬,流感流行。十一月廿九日(1932年1月6日)报道:入冬以来,气候干燥,居民忽染一种时疫,患者身发冷热,体生白色水痘,病势甚危。普及各乡,传染极易,饮食稍一不慎,辄受其灾。成人染者较少,幼儿患者极多⑦。十二月廿一日(1932年1月28日)报道:近突发现流行症,患者身发极度冷热,头部昏痛呕吐、咳嗽,病势甚危,传遍各乡,西医谓为痒热症(感冒)⑧。

玉田县　夏,疟疾流行。8月2日(六月十九日)报道:本县自入夏来,天久不雨,迩来炎暑异常,县属庐甲岫、钱家沟、鸦鸿桥等村镇,居民老少多患疟疾一症⑨。

南和县　秋,疟疾流行。10月16日(九月初六日)报道:南和境内,自入秋以来,患疟疾者甚夥,且又传染,故有一家中,往往均难幸免此病⑩。冬,冬瘟流行。十二月十一日(1932年1月18日)报道:入冬以来,天气和暖,时疫流行⑪。

---

① "时疫流行",《大公报》1931年5月3日,第5版。
② "时疫流行",《大公报》1931年10月24日,第5版。
③ "疾病流行",《大公报》1932年1月26日,第5版。
④ "疫疠仍炽",《大公报》1932年2月5日,第5版。
⑤ "喉痧流行",《大公报》1931年5月25日,第5版。
⑥ "瘟疫流行",《大公报》1932年1月31日,第5版。
⑦ "高邑时疫流行",《大公报》1932年1月6日,第5版。
⑧ "疫疠甚炽",《大公报》1932年1月28日,第5版。
⑨ "疟疾流行",《大公报》1931年8月2日,第5版。
⑩ "疟疾流行",《大公报》1931年10月16日,第5版。
⑪ "冬瘟流行",《大公报》1932年1月18日,第5版。

香河县　冬,痧疫流行。12月22日(十一月十四日)报道:气候失常,痧疫丛生,10日以来,风雪交侵,气候奇寒,杂灾较前尤为猖獗,小儿染病为更多,成年男女之染咳嗽、头痛、时疫、瘟疫病者,十之七八,惟死亡殊少①。十二月初四(1932年1月11日)报道:香境冬季气候寒暖无常,故痧疫丛生②。

山西省

山西省　自秋迄冬,鼠疫流行。10月31日(九月廿一日)《民国日报》载:入秋以后,鼠疫从陕西由横山、安定蔓延兴县、临县、保德诸县③。10月,国民政府会议派员赴晋、陕除防鼠疫④,《时事月报》载:晋省兴县、临县、保德、河曲等县近亦发生鼠疫,蔓延甚广,死亡甚多,省府正在设立防疫处消防云⑤。12月17日(十一月初九日)《大公报》报道:临县、兴县、保德一带患疫死者约近一万人,亦系肺鼠疫流行⑥。1932年1月17日(十二月初十日)卫生署接山西省电称:兴、临、保德等县鼠疫发生,传染至速,死亡极多。此次所发生之鼠疫,计黄河东属于山西者三县,又河西属于陕西者七县,约有四五百村,均感受鼠疫。在夏秋两季中,患疫而死者,至少约有两万人⑦。

临县、兴县、保德县　秋冬,鼠疫流行。9月15日(八月初四日)报道:临县第四区兔坂镇一带发现鼠疫,已死近百人,势颇凶猛⑧。10月4日(八月廿三日)和13日(九月初三日)报道:临县、兴县、保德县鼠疫自9月下旬发生以来,蔓延益甚,死亡颇众⑨。11月25日(十月十六日)报道:晋西、陕北鼠疫村庄,临县76,兴县93。死亡人数,临县736,兴县未详。未平村数,临县11,兴县6⑩。12月22日(十一月十四日)报道:临县、兴县鼠疫已告肃清⑪。是年临县疫村92个,疫死1700余人⑫。

河曲县　春,鼠疫流行。今《河曲县志》载:2月,巡镇一带鼠疫流行⑬。冬,鼠疫

---

① “香时疫猖獗”,《大公报》1931年12月22日,第5版。

② “寒暖无常”,《大公报》1932年1月11日,第5版。

③ 《民国日报》1931年10月31日。

④ 《中华民国史事日志》,1931年10月,第93页。

⑤ “各省疫痧丛生”,《时事月报》1931年第5期。

⑥ 转引自李文海等《近代中国灾荒纪年续编》,湖南教育出版社1993年版,第342页。

⑦ “晋陕鼠疫防灭之经过”,《中央日报》1932年1月17日,第8版。

⑧ “临县发现鼠疫”,《申报》1931年9月15日,第9版。“鼠疫山西临县死近百人”,《大公报》1931年9月15日,第3版。

⑨ “晋省各县发生鼠疫”,《中央日报》1931年10月4日,第7版。“晋西鼠疫猖獗”,《申报》1931年10月13日,第8版。

⑩ “陕北鼠疫延及晋西,疫区日广,死亡累累”,《大公报》1931年11月25日,第4版。

⑪ “晋西鼠疫业已肃清”,《中央日报》1931年12月22日,第3版。

⑫ 《吕梁地区志》,山西人民出版社1989年版。

⑬ 《河曲县志》,山西人民出版社1989年版。

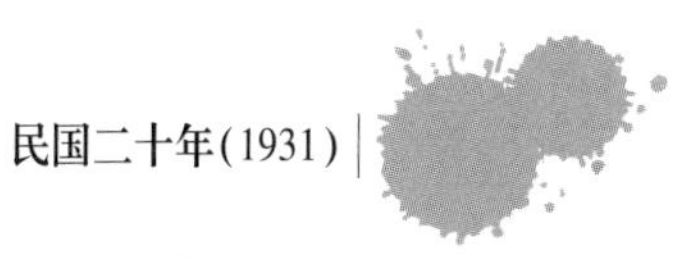

又起。10月4日(八月廿三日)报道:河曲鼠疫猖獗,死亡甚众[①]。

岢岚县　秋,鼠疫流行。10月13日(九月初三日)和18日(九月初八日)报道:岢岚及附近各县,鼠疫蔓延,其势之危,殊不堪设想[②]。

宁武县　伤寒流行[③]。

阳曲县(今太原市)　春,白喉流行。3月27日(二月初九日)报道:并市发现白喉症,成中已死学生数人[④]。

孝义县(今孝义市)　伤寒大流行。驻扎县城客军冯玉祥、张仁杰师团中,整营整连官兵身染伤寒,死人无数。由于没有严格控制疫区,致伤寒殃及兑镇地区,形成伤寒大流行[⑤]。

蒲　县　麻疹流行,刁口编村南曜、东沟等地发病45人,死亡19人[⑥]。

陕西省

陕西省　夏秋迄冬,鼠疫大流行。10月12日(九月初二日)报道:陕北自(民国)十三年起,连年歉收,且于十七年间各县境内突然发现鼠疫,山野间锄犁起处,每有鼠数十或数百出没,半被晒干之禾苗,几被咬完,住宅中鼠群等于羊群,白昼与人偕行,夜晚相聚叫嚣,真是家家无完全之器皿,饮食率皆为鼠之剩余。惟人民惑于迷信,只从事求神祈祐,一任其自然。十七年秋,横山县属石湾镇小村发现奇病,全家11口,除儿媳因归宁未受祸害外,三日内全家尽死,连带死去医士1人,抬葬尸身者4人。自此以后,石湾左右时以奇病死人。传闻各地迄十八年春,安定隶属之北区榆树坪、南沟岔附近30余村,清涧北区老君店川20余村,及横山西南区40余村,先后又死去青年农夫不下700余人,且死于野外者居多。盖彼辈在外耕作之时忽觉头昏目眩,心头作呕,及连呕数次,吐黄水后,遂抱犁而死。此种病症得来不过三二日即死,且某村若死1个,该村则难有幸免者。职是之故,哭声震动山野,甚至半月数十日间,农停其业,工怠其艺,商闭其门,学校无形解散。昨今两年,实较昔尤甚,病区日亦渐广,所死人口之数目,尤令人可惊,得来病状亦与昔异。在延安、定、靖边一带者,系头晕腹痛,而吐黑水。在安定、横山一带者,则于项颈或腿腋间突起疔核,晨如米粒,晚即大如拳

① "晋省各县发生鼠疫",《中央日报》1931年10月4日,第7版。

② "晋西鼠疫猖獗",《申报》1931年10月13日,第8版。"晋西鼠疫势极披猖",《中央日报》1931年10月18日,第7版。

③ 《宁武县志》,红旗出版社2001年版。

④ "太原发现白喉症",《申报》1931年3月27日,第6版。

⑤ 《孝义县志》,海潮出版社1992年版。《兑镇镇志》,山西人民出版社2010年版。

⑥ 《蒲县志》,中国科学技术出版社1992年版。

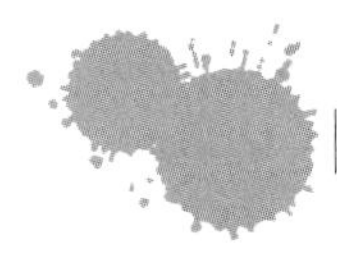

头,三五日内即溃烂而蔓延周身,诊治不速,立即丧命。亦有于前胸起无数小红粒,经一二日后蔓延而致丧命。在绥、米、榆、葭、吴各县者,以头晕四肢冷厥,及吐黄水或白痰后亡命者居多。今年延安城内之驻军在三四月每日抬埋死亡之兵士,至少有三四人,甚至一日之内死去数十名之多,附近20余村亦被延及。安定境内则更数倍于昔,东区吴家寨起至交界堡中间,242村无一幸免,尤以丹州、阎家坪、杨家园子等村,几无噍类;北区自榆树坪至南沟岔之160村外,近复延及县城,全县虽有开学之名,而无上课之实,在乡镇第三高校因附近疫势较烈,迄今犹未开学。境内各市镇商民停业,工人休工。延川之西区永平镇16村亦被传染。横山则由南及东蔓延至绥德西部与米脂西南部,西更延至安边堡左右,定、靖边、米脂除四乡瘟疫颇烈外,近复延至县城,北大学生暑期返里之杜鸿勋,亦死于疫。陕北交通因而断绝,且由西部传来,经县城直抵葭县东北,往东复经吴堡县西北而至绥东南之枣林坪、定仙玛。绥德西区为人工盐及煤炭之产量最富区域,人口密度为陕北数倍,疫疠传来,死亡之数,倍于他地。榆林南部之各村落与横山米脂交界处,亦受其传染。综计陕北肤、延、绥、米、葭、榆、横、靖、定、清、安定十余县境内,东西千余里,南北八百余里之地面,几无不受其毒害,所死之数,每县平均至少有六百多人①。10月(九月),内政部卫生署接山西省府电告:山陕两省7县四五百个村庄感受鼠疫,在夏秋两季中,疫死至少两万人。至秋末之时,陕北如米脂县及绥德县之义合镇等处又发生肺鼠疫,死47人。据医官报告,陕西有疫之县为米脂、葭县、绥德、榆林、横山、吴堡、清涧、安定等8县②。10月31日(九月廿一日)《民国日报》载:陕北发现鼠疫,已达8年之久。至一个月以前,蔓延愈广,势若燎原,由安定、横山两县扩展至米脂等地,达10县左右,于是当局遂先后派省立医院及平民医院派人前往防治,不料所委之医士均因闻是疫传染甚烈,望而却步,竟致先后辞职,根本上既始终未加以彻底的防治,何怪其愈延愈广,势难遏止也。政府之轻视民命,能不令人浩叹。现在闻不特陕北各县,已遍地发现鼠疫,即关中之韩城等县,刻亦渐渐传染而来③。冬十月,鼠疫更烈。《时事月报》载:陕西横山、安定、靖边、米脂、三边、延安、葭县等县,迩来鼠疫蔓延,传染之速,死亡之多,无异猛兽食人,人民多焚毁房屋,以杜疫势云④。11月25日(十月十六日)报道:陕北鼠疫,自今夏以来,日益猖獗,范围扩大,截至现在,已蔓延绥德、米脂、安定、肤施、延长、清涧、吴堡、安塞、保安等十余县,其祸之烈,更大于民国十八年之旱灾。人民罹此病者,无一幸

① “陕北鼠疫可畏,杀人之速甚于洪水猛兽”,《大公报》1931年10月12日,第5版。

② “晋陕鼠疫防灭之经过”,《中央日报》1932年1月17日,第8版。

③ “陕北鼠疫蔓延益广”,《观海》1931年第5期。

④ “各省疫疠丛生”,《时事月报》1931年第5期。

免,全家死亡,甚至全村死亡者,在在皆是。人民虽无医学知识,但因一接触患者或死者,不久便发生同一病症,实难幸免,因此皆畏患者或病者如猛虎,远道相避。鼠疫日益猖獗,范围日益扩大,迭据报告,死亡已超过七八千人。人民因畏惧鼠疫之传染,农夫辍耕,商人闭市,社会完全陷于停顿状态,而平日以体力糊口者,不死于疫,又死于饥寒①。同日又报道:陕省府 23 日公布陕北鼠疫死亡人数,横山县各乡 30 余区死 2000 余;米脂西北上区及西南上区死 300 余;葭县死 100 余;绥德北部灾区死未详;安定全县死 3000 余②。1932 年 1 月 18 日(十二月十一日)《民国日报》报道:陕、晋两省有四五百个村感染鼠疫,夏秋两季中患疫而死者至少有两万人③。1932 年《新陕西月刊》第 2 期报道 1 月份之灾情:榆林区横山、安定、米脂、绥德、葭县等县前曾发现鼠疫,死伤人口甚众。查陕北横山、安定、米脂、葭县、绥德等县,鼠疫流行,迭经各方遴派医官前往防治,业已著有成效,最短期内,当能完全消灭,惟近接报告,韩城、郃阳等县亦陆续发现此等恶症,传染蔓延,殊堪为虑④。

府谷县　鼠疫流行,人口死亡严重⑤。

安定县(今子长县)　自夏徂秋,鼠疫流行。10 月 7 日(八月廿六日)报告:安定县第二区丹头村等处发现鼠疫⑥。至 10 月 12 日(九月初二日),安定县鼠疫死亡 3000 余人⑦。同日《大公报》报道:安定境内则更数倍于昔,东区吴家寨起至交界堡中间,242 村无一幸免,尤以丹州、阎家坪、杨家园子等村,几无噍类。北区自榆树坪至南沟岔之 160 村外,近复延及县城。在乡镇第三高校因附近疫势较烈,迄今犹未开学⑧。10 月 31 日(九月廿一日)《民国日报》报道:春夏之交,横山、安定两县瘟疫流行,延及秋后,经省医院判定确系鼠疫⑨。

定边县　自春徂秋,鼠疫流行。2 月 25 日(正月初九日)报道:定边、靖边、衡山鼠疫,一经传染,无不就毙,每日饿死病死,城里乡外,不下数百人⑩。4—8 月,堆子梁

---

① “陕北鼠疫,死近万人”,《盛京时报》1931 年 11 月 25 日,第 4 版。

② “陕北鼠疫延及晋西,疫区日广,死亡累累”,《大公报》1931 年 11 月 25 日,第 4 版。

③ 李文海等《近代中国灾荒纪年续编》,湖南教育出版社 1993 年版,第 340 ~ 341 页。

④ “一月来陕西之灾情与赈务:横山等五县疫灾之剧烈”,《新陕西月刊》1932 年第 2 期。

⑤ 《府谷县志》,陕西人民出版社 1994 年版。

⑥ “电陕西省振务会为准卫生署函复安定鼠疫一案已令陕民厅查防请查照文(1931 年 10 月 7 日)”,《振务月刊》1931 年第 10 期。

⑦ “陕鼠疫蔓延千余里”,《中央日报》1931 年 10 月 12 日,第 7 版。

⑧ “陕北鼠疫可畏,杀人之速甚于洪水猛兽”,《大公报》1931 年 10 月 12 日,第 5 版。

⑨ 李文海等《近代中国灾荒纪年续编》,湖南教育出版社 1993 年版,第 340 页。

⑩ “陕北定边靖边横山之灾况”,《申报》1931 年 2 月 25 日,第 7 版。

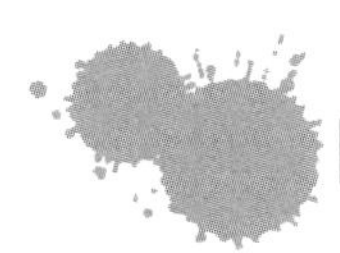

13个村庄206人受鼠疫感染,死亡200人[①]。7月25日(六月十一日)报道:现时又缘天气亢旱之故,时疫流行,死亡未免[②]。10月12日(九月初二日)报道:陕西鼠疫蔓延千余里,定边鼠疫仍未止息[③]。

肤施县(今宝塔区) 秋,鼠疫流行。9月,《新陕西月刊》第9期载:一月以来,陕北疫势,迄未稍衰。最近据肤施县报告,传染蔓延,仍甚猛烈,人民死亡枕藉,惨状不堪闻问[④]。7月25日(六月十一日)报道:延安一带近来因天气亢旱,染疫而死者甚众[⑤]。10月12日(九月初二日)报道:今年延安城内之驻军在三四月,每日抬埋死亡之兵士至少有三四人,甚至一日之内死去数十名之多,附近20余村亦被延及[⑥]。

韩城县(今韩城市) 秋冬,鼠疫流行。10月28日(九月十八日)报道:现在闻不特陕北各县已遍地发现鼠疫,即关中之韩城等县,刻亦渐渐传染而来[⑦]。10月31日(九月廿一日)《民国日报》报道:陕北发现鼠疫,已达8年之久。至一个月以前,蔓延愈广,势若燎原,由安定、横山两县扩展至米脂等地,达10县左右。现在闻不特陕北各县已遍地发现鼠疫,即关中之韩城等县,刻亦渐渐传染而来[⑧]。12月24日(十一月十六日)报道:韩、郃一带发现剧烈鼠疫[⑨]。1932年1月18日(十二月十一日)《民国日报》报道:鼠疫仍在蔓延,以致关中区各县人士谈鼠色变。[⑩]

横山县 自夏徂冬,鼠疫流行。7月25日(六月十一日)报道:陕北横山鼠疫流行甚盛,患者即死,刻已延及三边,行人过客均避道而行[⑪]。7月25日(六月十一日)报道:近来旱魃为虐,两月未雨,距城十余里之石墩墙及乌龙山两小庄,现时又闹起瘟疫,来势甚猛,患者吐一口血即亡,传染很快[⑫]。8月,横山县鼠疫死亡人数已达1000余人[⑬]。9月,如上所述,鼠疫由安定、横山两县扩展到陕北10县。至11月25日(十

① 《定边县志》,方志出版社2003年版。

② "陕北闹疫由于亢旱所致",《大公报》1931年7月25日,第3版。

③ "陕鼠疫蔓延千余里",《中央日报》1931年10月12日,第7版。

④ "陕北疫势近况",《新陕西月刊》1931年第9期。

⑤ "陕北闹疫由于亢旱所致",《大公报》1931年7月25日,第3版。

⑥ "陕北鼠疫可畏,杀人之速甚于洪水猛兽",《大公报》1931年10月12日,第5版。

⑦ "陕北鼠疫蔓延势若燎原,关中人士谈鼠色变,韩城已发现,省府急设防疫处",《大公报》1931年10月28日,第5版。

⑧ 《民国日报》1931年10月31日。

⑨ "陕境又发现剧烈鼠疫预料明春将更猛烈",《大公报》1931年12月24日,第4版。

⑩ 《民国日报》1932年1月18日。

⑪ "鼠疫陕西又一灾",《大公报》1931年7月25日,第3版。

⑫ "陕北闹疫由于亢旱所致",《大公报》1931年7月25日,第3版。

⑬ 《横山县志》,陕西人民出版社1993年版。"陕鼠疫蔓延千余里",《中央日报》1931年10月12日,第7版。

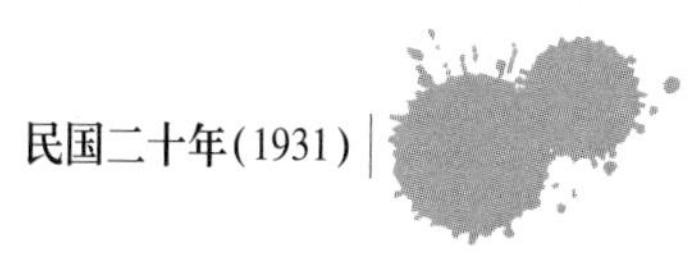

月十六日),《大公报》载:横山县鼠疫死者达2000余人①。

葭　县(今佳县)　自夏徂秋,鼠疫流行。南乡木头峪一带夏鼠疫大作,六月中旬起至八月中秋节止,两月之间,死伤男女老幼数百人②。9月27日(八月十六日)报道:近日葭县沿黄河一带的潭家坪、峪口、木头峪等处闹得非常凶猛。木头峪共有200家,不数日死了100多人,现时全村老少,逃亡一空③。10月2日(八月廿一日)报道:木头峪全村老少逃亡一空,且有在黄河岸旁搭棚帐而避者,此刻葭城内也波及了,得病而死者,时有所闻,令人惊骇④。10月9日(八月廿八日),陕西省振务会电称:葭县该县南区木头峪一带发生时疫,传染最速,该峪已伤人约一百余名。其症初起即头痛发晕,口吐黄水,或身上结核,多系鼠疫,一经传染,即不可救。西南、南北两区又患伤寒、疟疾、霍乱、呕泻,刻并洒传,一触即发,乡壤无力医治,请拯救⑤。至10月12日(九月初二日),葭县报告鼠疫死100余人⑥。10月14日(九月初四日)报道:南区木头峪一带并发生时疫,传染最速,死亡甚众。即木头峪伤人已达百余名,其症初起时即头痛发晕,口吐黄水,或身上发生结核,多系鼠疫,一经传染,大半无救。西南西北两区又有患伤寒、疟疾、霍乱、吐泻等病,刻并流传,一触即发。穷乡僻壤之区无力医治,为害更烈,各村人民竟致不相往来,诸事均行停滞,人心异常惶恐⑦。10月15日(九月初五日),陕西赈务委员会报告,葭县时疫已饬查防救⑧。今《佳县志》载:5—10月,木头峪、城关、峪口、官庄、店镇5乡镇34个村发生鼠疫,发病943人,死亡824人。木头峪村最为严重,死亡200余人⑨。

靖边县　春二月,鼠疫流行。3月15日(正月廿七日)报道:靖边县鼠灾之后,继以大疫⑩。这是鼠间鼠疫之后引发人间鼠疫大流行。秋,鼠疫又起。至10月12日(九月初二日),死于鼠疫者至少600多人⑪。

---

① 李文海等《近代中国灾荒纪年续编》,湖南教育出版社1993年版,第340页。

② 民国《葭县志》卷一《祥异》。

③ "陕北鼠疫益厉,辗转传染,死亡日烈,民多焚屋以绝祸根",《大公报》1931年9月27日,第5版。

④ "陕北鼠疫",《盛京时报》1931年10月2日,第1版。

⑤ "鼠疫请办理见复文(1931年10月9日)",《振务月刊》1931年第10期。

⑥ "陕鼠疫蔓延千余里",《中央日报》1931年10月12日,第7版。

⑦ "陕省鼠疫炽烈葭县亦在流传",《大公报》1931年10月14日,第5版。

⑧ "电复陕西省振务会为准卫生署函复葭县时疫已饬查防救电达查照文(1931年10月15日)",《振务月刊》1931年第10期。

⑨ 《佳县志》,陕西旅游出版社2008年版。

⑩ "陕赈务会电告灾情",《申报》1931年3月15日,第7版。

⑪ "陕鼠疫蔓延千余里",《中央日报》1931年10月12日,第7版。

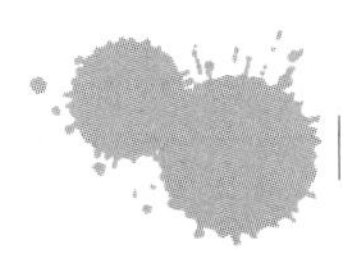

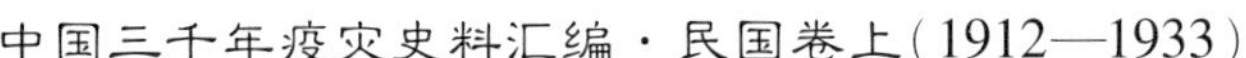

米脂县　夏秋,鼠疫流行。秋八月,米脂县长电称:该县亢旱,若再十日不雨,势必禾枯成灾,西地近又生瘟疫,染者头痛吐绿黄水,三日即死,传染甚速[①]。9月19日(八月初八日)报道:横山、绥德、三边以及延安一带,本年因天气亢旱,以致时疫流行。横山瘟疫现时不但未曾消灭,而且又传染到米脂河西各乡[②]。9月27日(八月十六日)报道:杜家沟来一奶妈,到城内城隍庙旁杜家乳娃,不日因疫而死,遂与雇主夫妇接续传染,相继而死,从此全城震动,日有死亡[③]。10月2日(八月廿一日)有类似报道[④]。11月6日(九月廿七日)报道:米脂死于鼠疫者,据调查,8月12日城内城隍庙湾死16人,15日西区石沟死50人,9月9日黄蒿死12人,西南上区高家沟8月12日死12人,西南下区乔子沟8月15日死12名,8月17日郭家畔死12人,8月11日前石灰子死85人,8月15日龙崖死20人,9月1日全家沟死17人,东南区徐家沟死11人,9月13日马家坪死30人,共计300多人[⑤]。11月25日(十月十六日)《大公报》载:米脂县鼠疫死亡300余人[⑥]。6月中旬,鼠疫从横山县秦湾传入,在五区卧羊寺乡(今杜家石沟乡)腾起,传入该区龙儿崖乡艾家坬等村,8—9月进入高峰,10个村206人患病,177人丧命,11月底终止[⑦]。

清涧县　秋,鼠疫蔓延迅速,势若燎原[⑧]。9月,《新陕西月刊》载:一月以来,陕北疫势,迄未稍衰。清涧县之西一、二、三各区,与绥德、米脂、安定等县,壤地相接,据报告云,该地鼠疫流行,迄今尤为更甚,死者无人葬埋,生者逃避山间,风餐露宿,为状极惨,一切公务,皆畏避不敢前进[⑨]。

吴堡县　秋,鼠疫流行,亲戚不相往来[⑩]。

绥德县　秋,鼠疫流行。10月12日(九月初二日)报道:绥德西区为人工盐及煤炭之产量最富区域,人口密度为陕北数倍,疫疠传来,死亡之数,倍于他地[⑪]。11月6

---

① “陕米脂县旱疫为灾”,《兴华》1931年第35期。

② “米脂患疫”,《大公报》1931年9月19日,第3版。

③ “陕北鼠疫益厉,辗转传染,死亡日烈,民多焚屋以绝祸根”,《大公报》1931年9月27日,第5版。

④ “陕北鼠疫”,《盛京时报》1931年10月2日,第1版。

⑤ “陕北鼠疫调查,绥德米脂两县死千余人”,《大公报》1931年11月6日,第5版。

⑥ 《大公报》1931年11月25日。

⑦ 《米脂县志》,陕西人民出版社1993年版。“陕米脂县疫疠猛烈”,《申报》1931年9月10日,第9版。

⑧ 《清涧县志》,陕西人民出版社2001年版。

⑨ “陕北疫势近况”,《新陕西月刊》1931年第9期。

⑩ 《吴堡县志》,陕西人民出版社1995年版。

⑪ “陕北鼠疫可畏,杀人之速,甚于洪水猛兽”,《大公报》1931年10月12日,第5版。

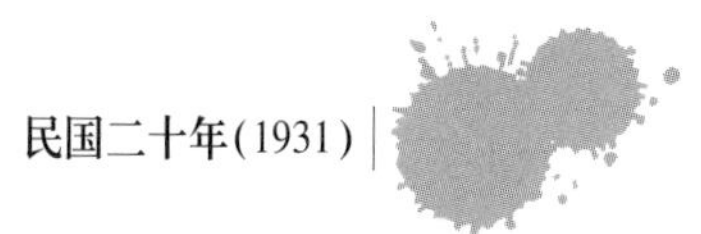

日(九月廿七日)报道:绥德西区石灰峪离城80里,全村住户150余人,患疫而死者一百二三十人;钟家岭离城60里,全村住户300余人,患疫而死者一百五六十人,内中有十多户全家均遭灭亡;童家孤离城40余里,全村200余人,死者已达半数;周家圪崂,周某一家30余人,尽死于疫。其他段家沟、寺前等村,染疫而死者约计100余人。城内近日也波及了,死亡时有所闻,各乡疫患仍然蔓延,截至现在,城乡死亡总在六七百人以上①。今《绥德县志》载:8月,鼠疫危害万人以上,死亡不少人②。

榆林县(今榆阳区)　夏秋,鼠疫流行。今《榆林市志》载:5月,巴拉素一带鼠疫蔓延,死人甚多。5月28日(四月十二日),余兴庄乡曹家坬村首发鼠疫,发病38人,死亡35人,后蔓延附近乡村,寨峁山、石畔、姜家沟3村发病82人,死亡69人。7月,巴拉素武培滩村10人染疫,全部死亡,疫情由靖边县红墩界传入。入冬,疫情蔓延本县及横山县农村,有全家死绝者③。又,霍乱流行。农村流行鼠疫的同时,全县城乡霍乱流行,榆林城和鱼河堡一带死300多人。比如石湾镇,鼠疫、霍乱蔓延遍境,丧生甚多④。

郃阳县(今合阳县)　冬,鼠疫流行。12月24日(十一月十六日)报道:韩、郃一带发现剧烈鼠疫⑤。

神木县　秋,霍乱流行。今《神木县志》载:神木县城关发生霍乱(虎列拉)瘟疫,死亡百余人⑥。

宜川县　秋,鼠疫流行。9月1日(七月十九日)报道:疫魔落井下石,乘机复发,来势很为凶猛,传染更行急速。不一月而丹州、冯家岔、史家畔、黄家川等10余村共死360多人,庐舍萧条,闾阎断炊,尸体横集⑦。

延川县　秋,鼠疫流行。10月12日(九月初二日)报道:延川之西区永平镇16村亦被传染⑧。

宝鸡县(今陈仓区)　秋,霍乱流行。今《宝鸡市卫生志》载:关中霍乱流行⑨。

麟游县　秋,霍乱流行。今《麟游县志》载:虎烈拉瘟疫流行,死人很多,至翌年六

---

① "陕北鼠疫调查,绥德米脂两县死千余人",《大公报》1931年11月6日,第5版。
② 《绥德县志》,三秦出版社2003年版。
③ 《榆林市志》,三秦出版社1996年版。
④ 《石湾镇志》,1997年。
⑤ "陕境又发现剧烈鼠疫预料明春将更猛烈",《大公报》1931年12月24日,第4版。
⑥ 《神木县志》,经济日报出版社1990年版。
⑦ "陕北鼠疫蔓延益甚,大灾之余复遭疫魔蹂躏",《大公报》1931年9月1日,第5版。
⑧ "陕北鼠疫可畏,杀人之速,甚于洪水猛兽",《大公报》1931年10月12日,第5版。
⑨ 《宝鸡市卫生志》,1995年。

七月始衰绝[①]。

长安县(今长安区)　秋,霍乱流行。今《北沙坡村志》载:是年蝗,霍乱大流行,提起虎列拉,人们谈虎色变[②]。

山东省

山东省　山东、河南两省水灾后疟疾大流行,山东省更是到次年春,疟疾仍未绝[③]。

济　南　猩红热流行,发病32例[④]。

阳信县　夏,河流一带霍乱流行,死亡近百人[⑤]。

齐河县　天花流行[⑥]。

长清县(今济南市长清区)　夏,霍乱流行,发病超1000人,死600多人[⑦]。

淄川县(今淄博市淄川区)　天花流行,周村死者甚众[⑧]。

章邱县(今章丘市)　夏,霍乱蔓延,不满200户的吕家寨即死亡20人[⑨]。

济宁县(今属济宁市)　夏,霍乱流行,韩庄死亡160余人[⑩]。

定陶县　秋,疟疾盛行,境内不少居民被感染,有的村患病率高达40%[⑪]。

金乡县　夏,霍乱大流行,死亡率占总人口的10%以上。胡集镇黄堆村,全村1000人,死亡150人。卜集乡孙桁村,全村750人,死亡106人[⑫]。秋,疟疾流行,约十之七八患此症,至次年春仍未绝[⑬]。

宁阳县　秋,疟疾大流行,几乎村村都有[⑭]。

峄　县(今属枣庄市)　秋,疟疾盛行,患者十之七八,致命者甚多,至翌年春未绝[⑮]。

---

① 《麟游县志》,陕西人民出版社1993年版。

② 《北沙坡村志》,陕西人民出版社2011年版。

③ 周祖杰《中国疟疾的防治与研究》,人民卫生出版社1991年版,第8页。

④ 樊培禄《济南猩红热309例分析研究》,《中华医学杂志》(英文版)1943年第6期。

⑤ 《惠民地区卫生志》,天津科学技术出版社1992年版。

⑥ 《德州地区卫生志》,天津科学技术出版社1991年版。

⑦ 《山东省卫生志》,山东人民出版社1992年版。

⑧ 《山东省卫生志》,山东人民出版社1992年版。《淄博市卫生志》,1997年。

⑨ 《章丘县志》,济南出版社1992年版。

⑩ 《济宁市卫生志》,山东科学技术出版社1992年版。

⑪ 《定陶县志》,齐鲁书社1999年版。

⑫ 《金乡县志》,生活·读书·新知三联书店1996年版。

⑬ 《金乡县志》,生活·读书·新知三联书店1996年版。

⑭ 《宁阳县志》,中国书籍出版社1994年版。

⑮ 《枣庄市志》,中华书局1993年版。

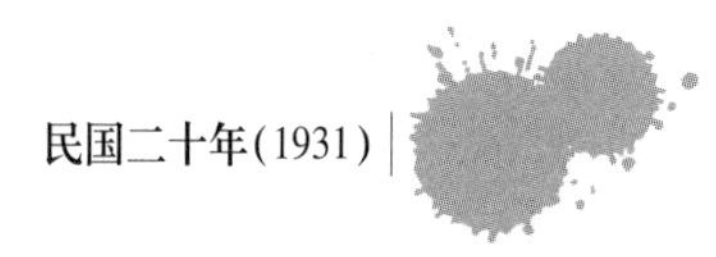

文登县(今文登市) 秋,霍乱大流行,前岛村10日内死亡53人①。威海卫行政区死于各种疫病者4653人,其中1~4岁婴幼儿为2014人②。

牟平县(今烟台市牟平区和莱山区) 霍乱流行,李格庄村许多人丧生③。

栖霞县(今栖霞市) 秋,麻疹盛行,患病儿童20000余,死约5000人④。

招远县(今招远市) 秋,麻疹流行⑤。

青岛市 夏,猩红热流行。6月10日(四月廿五日)报道:青岛东镇发现猩红热,已死数人⑥。冬,猩红热再次流行。1932年1月18日(十二月十一日)报道:青市发现猩红热,传染甚速⑦。

潍 县(今潍坊市寒亭区) 猩红热、白喉流行⑧。

安邱县(今安丘市) 伤寒流行,染者无救⑨,仅岐山乡胡峪村即亡72人,小官庄有一家7口死6人者⑩。

东明县 夏,蝗,疟疾流行⑪,每村患者达70%以上,至翌年春尚未断绝⑫。夏秋间,霍乱流行,死者甚众⑬。10月22日(九月十二日)报道:霍乱流行,乔立志师兵士多被传染,患病者已达千人,尚蔓延不已⑭。

河南省

河南省 春,豫西大疫,主要是猩红热、斑疹伤寒、霍乱流行,死者甚众。3月5日(正月十七日),豫赈务委员会主席电称:豫西疫疠盛行,民众染患喉痧、瘟疹、泄泻而死者日多⑮。3月8日(正月二十日)《申报》有同样的报道⑯。秋,大水之后,疟疾、痢

① 《文登市志》,中国城市出版社1996年版。

② 《烟台卫生志》,1989年。

③ 《牟平县志》,科学普及出版社1991年版。

④ 《栖霞县志》,山东人民出版社1990年版。

⑤ 《山东省卫生志》,山东人民出版社1992年版,第351~352页。《烟台卫生志》,1989年。

⑥ “青岛发现猩红热”,《申报》1931年6月10日,第7版。

⑦ “青岛发现猩红热症”,《申报》1932年1月18日,第7版。

⑧ 《潍坊市卫生志》,1989年。

⑨ 《安丘县志》,山东人民出版社1992年版。

⑩ 《潍坊市卫生志》,1989年。

⑪ 《中国气象灾害大典·山东卷》,气象出版社2006年版。

⑫ 民国《东明县新志》卷二〇《灾荒·疫疠》。《东明县志》,中华书局1992年版。

⑬ 《东明县志》,中华书局1992年版。民国《东明县新志》卷二〇《灾荒·疫疠》。

⑭ “乔立志师兵士多患时疫”,《中央日报》1931年10月22日,第3版。

⑮ “电本会驻沪办事处为设法广募豫省疫疠药品文(1931年3月5日)”,《振务月刊》1931年第3期。

⑯ “河南灾疫并告”,《申报》1931年3月8日,第14版。

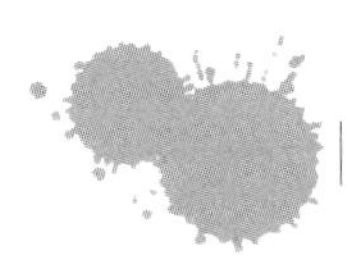

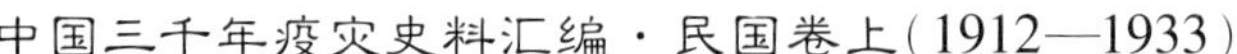

疾大流行,南阳盆地恶性疟疾流行,死者数万。10月16日(九月初六日),河南省振务会张钫电称:豫省南阳、唐河、泌阳、镇平、方城、邓县、新野、淅川、襄城、叶县一带水灾之后,传染时疫,无村能免[1]。10月9日(八月廿八日)《新闻报》报道:河南大水之后,疫疠盛行,计发生疫症者,已有开封、杞县、中牟、郑州、民权、商丘、宁陵、睢县、兰封、太康、鹿邑、柘城、郾城、临颍、许昌、鄢陵、西华、商水、淮阳、沈丘、项城、叶县、方城、西平、遂平、上蔡、汝南、虞城、封丘、偃师、南阳、唐河、新野、邓县、泌阳、桐柏、永城、长葛等五六十县。病症以瘟疟、痢疾最多。全省中殆已十人而九,记者全家八口,患疟者七人,仅小儿未染此症,市上金鸡纳霜均已售罄。患痢疾者十人而五六,商丘、宁陵、中牟、西华等县,因疟痢致命者甚多,大都发烧过甚,七窍流血或鼻孔流血即死,宁陵、民权则多气闷而死。西华、郾城发生一种急症,患者倏染得死,周身痛疼,发烧如火,不一小时即死,有以针刺鼻旁、口角、两手中指亦有愈者。唯南阳一带发生鼠疫,状至危险,殊为可怕,现已蔓延至南阳、新野、邓县、唐河等四县。先是两月前,第二十路第七十五师师长宋天才在临汝县境率队赴南阳,途忽遇大群老鼠结队向西南行,满坑满谷,不下数千万头,越岭渡水,毫无畏惧,宋之军队因不能进行者两日,间有死于路旁水边之鼠,其毛多直立,微带红色。说者谓有此大批鼠子,势必传染鼠疫,果尔南阳发生此症,患者大都头痛如裂,心腹胀满,不两日头部炸裂而死,其状至惨。有一种俗称猴瘟,患者手足挛曲,跳号叫如猴,三小时内必死。又有一种名蛇瘟,患者伏地昂首作蛇跃,瞬息即死。病状之奇,不可殚述。中西医多束手,南阳井中、河中时时发现死鼠,故居民多掏新井。据新自邓县回汴者言,近十五日内,邓县受鼠疫死者已达三四万人,棺木已售空,有一家全死者,有一村死去十之八九者,无论城乡,举目皆戴白帽着孝衣之人,南阳已死一万余人,新野已死六千余人,唐河死人尤多,但以地方稍欠安谧,不易得其确数[2]。10月30日(九月二十日)《大公报》对河南疟疾大流行有比较详细的报道:叶县——叶民不幸,重罹浩劫,瘟疠杂症传染甚速,全县人民几无幸免,此患彼愈,尚不为惨。近更愈演愈烈,全家人口同时病倒,看护无人,医士束手,市药告罄,朝夕病死者有之,抱疾卒亡者有之,灾情之重亘古未有。现虽天气渐寒,疠焰仍烈,人民苟延一息,奄奄垂毙,若再听其为疟,不惟村落为墟,抑且有关种族,目睹心伤,欲哭无泪。方城县——方城境内疾疫普遍,以疟疾为尤剧。新安县——现调查该乡疟疾占十之六,其他病症十之三。杞县——该县疫疠甚重,而疟疾尤为普遍。太

① “函国府救济委员会、上海筹募各省水灾急振会为据河南省振会鱼电陈报疫灾请查核救济文(1931年10月16日)”,《振务月刊》1931年第10期。

② “河南疫疠盛行(10月9日《新闻报》)”,《观海》1931年第5期。

康县——现该县病势日重,各民众来领药者接踵于门。洧川县——刻下疟疾蔓延,全县人口染者已占十之七八,防无可防,医不胜医。中牟县——现查时疫疟疾等症最多。睢县——迩来属县境内发现病症颇多。南阳县——南阳、邓县、新野等处报称,有谓境内发生鼠疫者,有谓发生炸头疫者,并有谓虎疫时疫同时齐发者,种种病症,不一而足,见者伤心,听之流泪。经查,南阳等处疫症实不得以鼠疫名之。不过现时传染之病情形不一,有若头如崩裂,双目不明,腹内疼痛,搅肠不止,上吐下泻,立即毙命等等情状①。冬十月,《时事月报》载:豫省自水灾后,东南各县疟痢流行,死亡枕藉,近则南阳、新野、邓县等五十余县又复发生鼠疫,南阳一县因鼠疫而死亡之人民已占十分之三四,邓县死者亦达三万人②。又载:豫省南阳、新野、邓县等县,前曾发生鼠疫,死人无算,嗣据卫生署派人调查,发现豫省时疫并非鼠疫,而系重性疟疾。患疟疾者,大冷大热,闷气而死,或口鼻流血,或变为痢疾而死。除重性疟疾外,豫省现在流行之疫疾,尚有:(一)炸头瘟。患者初患头痛,不及一日即裂一小口,向外流黄水,数时即毙。(二)猴番。患者上下跳跃,如猿猴舞蹈,七小时毙命。(三)蛇番。患者卧地乱滚,如蛇遭火,半日即死。(四)霍乱。吐泻而死。(五)痢疾。据闻,除豫西之登封、嵩县、灵宝、卢氏等县未及传染外,其他各县殆已传染普遍,其中南阳、邓县、鹿邑、新野、杞县、中牟、鄢陵、太康、开封、遂平、虞城、叶县、新安、方城、睢县、洧川等县,死亡枕藉,疫势大为严重,往往一县之中,无一人得免于疫者③。

原武县、阳武县(今合为原阳县) 秋,霍乱流行。今《原阳县卫生志》载:7 月,大雨,河水暴涨,泛溢四流,禾稼淹没,房屋倒塌,疫病流行,传染大甚④。

安阳县 夏秋,疟疾、霍乱流行。11 月 28 日(十月十九日)报载:今岁夏秋以来,疟疾盛行数月之久。近日稍减,而彰德数乡各处,忽然发现一种瘟疾,乍得病时,头晕眼黑,周身骨节疼痛,上吐下泻,神志不清,势甚危险,有不及医治者,五六小时即死,医治者即变为瘟疫,传染甚速,近更有全家皆病,一般医者极为忙碌云⑤。冬,流感流行。十一月廿三日(12 月 31 日)报道:入秋以来,境内瘟疫流行,现已数月之久。近数日间忽发现急症,染病者两三小时内,不及医治,即行毙命,截至今日不治者已八九人⑥。十二月初一日(1932 年 1 月 8 日)报道:彰德城厢内外,在元旦三日内,男女患

① “豫省灾疫迄未稍杀,各种流行病中以疟疾为最盛”,《大公报》1931 年 10 月 30 日,第 5 版。

② “各省疫疠丛生”,《时事月报》1931 年第 5 期。

③ “河南疫疠流行”,《时事月报》1931 年第 6 期。

④ 《原阳县卫生志》,1985 年。

⑤ “豫北瘟疫复兴(11 月 28 日)”,《观海》1931 年第 6 期。

⑥ “彰德属县疫疠仍炽,现正设法预防并谋救治”,《大公报》1931 年 12 月 31 日,第 5 版。

瘟疫病者,已达170余人之多。病者头晕目眩,骨节疼痛,目前发现之急症,共死十五六人,近日已消灭,惟瘟疫传染尤速,患者日多①。

封邱县(今封丘县) 秋,霍乱流行。今《封丘县卫生志》载:秋,瘟疫大流行,发病30% ~40%,病死率70%②。

孟　县(今孟州市) 秋,霍乱流行。今《孟县卫生志》载:七月,霍乱流行,死亡率达90%以上。西逯村一天死亡38人,传染很快,病人不敢护理,死亡不敢掩埋③。

巩　县(今巩义市) 夏,霍乱流行,死者甚众,仅仓西村发病70余人,死亡40余人④。

渑池县 春,猩红热、斑疹伤寒、痢疾流行。3月5日(正月十七日)豫赈务委员会主席电称:豫省大战之后疫疠流行。迭据渑池等县报称,近时民众染患喉痧、瘟疹、泄泻等疾而死者日见其多⑤。

偃师县 夏,霍乱流行。今《偃师县志》载:六月,水灾过后,霍乱流行,死者甚众,其中东寺庄死亡180人,经周寨死亡107人,东蔡庄死亡200余人⑥。

孟津县 夏,霍乱流行。今《孟津县志》载:7月,霍乱流行,白鹤村病死者甚多⑦。

考城县(今属兰考县) 秋,疟疾大流行,七、八两个月,西医日门诊疟疾患者达200多人⑧。

民权县 秋,霍乱流行。今《民权县志》载:秋,大水,淹死65人,牲畜80头,毁房31830间。之后,疾疫流行⑨。

开封县(今开封市祥符区) 秋冬,疟疾大流行。今《开封市卫生志》载:10—12月,疟疾大流行,由驻湖南军队传入汴城⑩。

密　县 霍乱流行,牛店死亡数百人⑪。

---

① "彰德瘟疫复炽",《大公报》1932年1月8日,第5版。

② 《封丘县卫生志》,1986年。

③ 《孟县卫生志》,1985年。

④ 《巩县卫生志》,1985年。

⑤ "电本会驻沪办事处为设法广募豫省疫疠药品文(1931年3月5日)",《振务月刊》1931年第3期。

⑥ 《偃师县志》,生活·读书·新知三联书店1992年版。

⑦ 《孟津县志》,河南人民出版社1991年版。

⑧ 《兰考县卫生志》,1984年。

⑨ 《民权县志》,中州古籍出版社1995年版。

⑩ 《开封市卫生志》,河南人民出版社1990年版。

⑪ 《密县牛店乡志》,档案出版社1990年版。

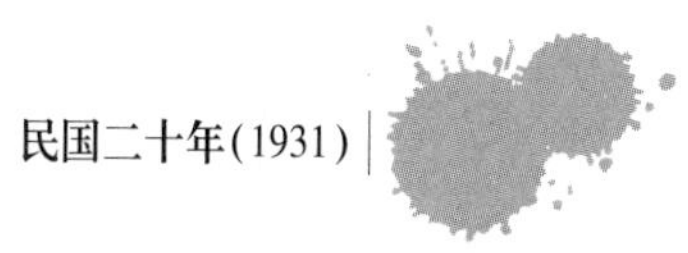

尉氏县　秋,疟疾流行①。

永城县(今永城市)　夏秋之交,霍乱流行。县南屈桥村约400人,一日内死亡27人。县西东霍楼村158人,7日内死亡83人②。

杞　县　秋,疟疾流行。9月25日(八月十四日)报道:杞县水后,瘟疫蔓延③。10月16日(九月初六日),杞县党部电称:该县疟疫流行,将近三月,请仁人义士广施灵丹,俾沾实惠④。11月4日(九月廿五日)报道:疫疠甚重,而疟疾尤普遍⑤。

扶沟县　秋,疟疾流行,经冬未已,疫死者甚众⑥。

鹿邑县　夏,霍乱蔓延,城乡死者甚众。8—10月,城内居民病死636人⑦。

舞阳县　夏秋,大水,霍乱、疟疾流行。今《舞钢市志》载:夏秋大雨,河溢,房毁,疫病大作,疟疾、霍乱流行⑧。今《舞阳县志》载:吴城镇霍乱流行,死70余人⑨。

西平县　夏大水,秋大疫,霍乱流行。民国《西平县志》载:夏大雨,六十日,洪河溃决,农田淹没,秋禾不登,岁饥,民多疠疫⑩。今《西平县志》载:城东霍乱流行,丁庄、敬庆死亡130多人⑪。又,疟疾流行。10月22日(九月十二日)报道:疟疫传染惊人,惟其如是,故各灾区无不有惊人之瘟疠,而以疟疾为最多,且为传染性之疟疾。自灾后数月来,此愈彼发,西平一县得疟疾者竟有百分之九十有奇,来此之戏班演员40人,抱病者20余人⑫。

方城县　秋,恶性疟疾流行。11月4日(九月廿五日)报道:方城境内,疾疫普遍,以疟疾为尤剧⑬。今《南阳地区卫生志》载:方城县阴坡、郝寨瘟疫甚重⑭。

---

① 《尉氏县志》,中州古籍出版社1993年版。

② 《永城县志》,新华出版社1991年版。

③ “杞县水后瘟疫蔓延”,《申报》1931年9月25日,第9版。

④ “函军需学校军医处为据杞县县党部代电称该县疟疫流行请张军医兼施疟敌药膏文(1931年10月16日)”,《振务月刊》1931年第10期。

⑤ “豫省灾疫仍未终熄,各种流行病中以疟疾为最盛”,《盛京时报》1931年11月4日,第2版。

⑥ “河南疫疠盛行”,《申报》1932年7月24日,第10版。《扶沟县志》,河南人民出版社1986年版。

⑦ 《河南省鹿邑县志》,中州古籍出版社1992年版。

⑧ 《舞钢市志》,中州古籍出版社1993年版。

⑨ 《舞阳县志》,中州古籍出版社1993年版。

⑩ 民国《西平县志》卷三四《故实·灾异》。

⑪ 《西平县志》,中国财政经济出版社1990年版。

⑫ “灾区旅行第六信:西平之水灾,洪水之后疫疠随之,全县民众无一不疟,河道堤防均远逊清时”,《大公报》1931年10月22日,第5版。

⑬ “豫省灾疫仍未终熄,各种流行病中以疟疾为最盛”,《盛京时报》1931年11月4日,第2版。

⑭ 《南阳地区卫生志》,1986年。

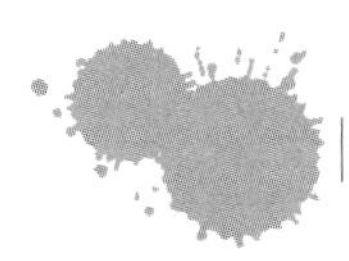

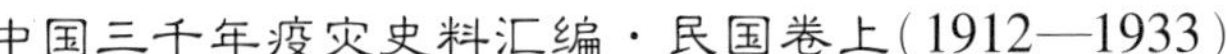

南阳县(今南阳市区)　秋,恶性疟疾大流行。10 月 6 日(八月廿五日)报道:该县(南阳县)近来发现鼠疫,如白河西之第九区,第四区老河一带,第三区瓦占一带,第七区新店石桥一带,患者极多,死亡枕藉,已占人口十之三四。此疫原发生在新野、邓县之间,继即蔓延至城西南一带,随鼠传染,势极神速①。10 月 8 日(八月廿七日)报道:豫水灾后鼠疫遍行,已报鼠疫者,达五十余县,尤以邓县、南阳、新野三县最为严重。据确实报告,十日之间,邓县死者约三万人,南阳万余人,其余如唐河等县死亡亦不少②。10 月 9 日(八月廿八日)报道:南阳、邓县一带发生鼠疫,两县死亡已有四五万人,尚有猴瘟蛇疫种种怪病③。10 月 10 日(八月廿九日)又报道:河南南阳及邓县两处,向无鼠疫发现,今据该处报告,染疫死亡者凡百人④。10 月 16 日(九月初六日)报告:南阳、邓县、唐河、新野等县疫势甚烈⑤。(按:后来证实非鼠疫,是恶性疟疾流行。今《南阳县志》载:秋七月,疟疾流行,死者甚多⑥。)秋又霍乱流行。10 月 30 日(九月二十日)报道:现时传染之病情形不一,有若头如崩裂,双目不明,腹内疼痛,搅肠不止,上吐下泻,立即毙命等等情状。南阳等县境内无村不有,无家不病,且无家不死,男女老幼,多成带面鬼,乡嗣城镇,全是服孝之人,伤心惨目,有如是者⑦。

邓　县(今邓州市)　秋八月,恶性疟疾大流行。10 月 30 日(九月二十日)报道:邓县恶性疟疾流行,死亡率甚高⑧。

唐河县　秋,恶性疟疾流行。今《唐河县志》载:秋七月,伤寒流行。城郊仝营村 356 人中患病 313 人,死亡 143 人,有一家死六七口者⑨。按:这里的伤寒是广义上指伤于寒的发烧的高热性疾病,实即如前所述的恶性疟疾。

新野县　春,瘟疫流行,死亡 3000 余人⑩。如前所述,主要是猩红热、斑疹伤寒的流行。秋,霍乱大流行,来势凶猛,起变于顷刻之间,患者不分男女老幼,多晨发午殒,昼发夕死,全县死亡 3021 人。沙堰东陈营村全村共 192 户,有 71 人丧命,死绝 20 户。

---

① “南阳鼠疫患者极多”,《观海》1931 年第 5 期。

② “豫发现鼠疫”,《中央日报》1931 年 10 月 8 日,第 4 版。

③ “河南疫疠盛行(10 月 9 日《新闻报》)”,《观海》1931 年第 5 期。

④ “海港检疫处防疫报告”,《申报》1931 年 10 月 10 日,第 20 版。

⑤ “电河南省振务会为准卫生署函复南邓等县疫灾已派医师二员前往防治电达查照文(1931 年 10 月 16 日)”,《振务月刊》1931 年第 10 期。

⑥ 《南阳县志》,河南人民出版社 1990 年版。

⑦ “豫省灾疫迄未稍杀,各种流行病中以疟疾为最盛”,《大公报》1931 年 10 月 30 日,第 5 版。

⑧ “豫省灾疫迄未稍杀,各种流行病中以疟疾为最盛”,《大公报》1931 年 10 月 30 日,第 5 版。

⑨ 《唐河县志》,中州古籍出版社 1993 年版。

⑩ 《新野县志》,中州古籍出版社 1991 年版。

家家有僵尸之痛,户户有号泣之哀[①]。11 月 4 日(九月廿五日)报道:南阳、邓县、新野等处报称,有谓境内发生鼠疫者,有谓发生炸头疫者,并有谓虎疫时疫同时齐发者,种种病症,不一而足,见者伤心,听之流泪[②]。又如上述,恶性疟疾流行。10 月 20 日(九月初十日),河南赈务会函称:新野发生疫疠[③]。

泌阳县　6—8 月,疟疾、瘟疫、霍乱流行[④]。

确山县　秋,疟疾、瘟疫流行[⑤]。11 月 6 日(九月廿七日)报道:驻马店西二三十里灾疫甚盛,死亡枕藉,系急性传染病,村野尸体暴露,无人掩埋,该地田亩,明年将呈无人耕种现象[⑥]。按:这里的"瘟疫"指伤寒。

遂平县　秋,水灾,疟疾流行,死亡颇多[⑦]。

汝南县　霍乱大流行,病急者顷刻毙命,慢者三五日亡,病死者不计其数[⑧]。

正阳县　秋六七月,大雨数十日,水涝成灾。水后,霍乱流行,天花、麻疹、脑炎、伤寒等相继流行,农民外逃过半,死亡 58000 余人[⑨]。

武陟县　冬,疟疾、痢疾、流感盛行。12 月 24 日(十一月十六日)报道:陟县界黄河、沁河之间,本年河水溃决,灾民感受湿气,发为疠疫。本境东北发生疟疾及痢疾,蔓延全境,又有新发生流行性感冒,及四肢疼痛,脊骨疼痛等症[⑩]。

叶　县　秋,瘟疫流行。11 月 4 日(九月廿五日)报道:瘟疠杂症,传染甚速,全县人民,几无幸免。全家人口同时病倒,看护无人,医士束手,市药告罄,朝夕病死者有之,抱疾卒亡者有之,灾情之重亘古未有[⑪]。

新安县　秋,疟疾流行。11 月 4 日(九月廿五日)报道:南、西两乡疟疫占十之六,其他病症十之三[⑫]。

太康县　秋,疟疾流行。11 月 4 日(九月廿五日)报道:病势日重,各民众来领药

---

① 《新野县卫生志》,1986 年。

② "豫省灾疫仍未终熄,各种流行病中以疟疾为最盛",《盛京时报》1931 年 11 月 4 日,第 2 版。

③ "函复河南省振务会为准呈新野发生疫疠已准卫生署函复并派医师二员前往疫区查明防治在案。函复查照文(1931 年 10 月 20 日)",《振务月刊》1931 年第 10 期。

④ 《沁阳县志》,1986 年。

⑤ 《确山县志》,生活·读书·新知三联书店 1993 年版。

⑥ "豫南疫重死亡枕藉尸体暴露",《大公报》1931 年 11 月 6 日,第 4 版。

⑦ 《遂平县卫生志》,1986 年。

⑧ 《汝南县志》,中州古籍出版社 1997 年版。

⑨ 《正阳县志》,方志出版社 1996 年版。

⑩ "武陟疫疠盛行",《大公报》1931 年 12 月 24 日,第 5 版。

⑪ "豫省灾疫仍未终熄,各种流行病中以疟疾为最盛",《盛京时报》1931 年 11 月 4 日,第 2 版。

⑫ "豫省灾疫仍未终熄,各种流行病中以疟疾为最盛",《盛京时报》1931 年 11 月 4 日,第 2 版。

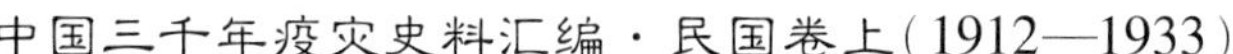

者,接踵于门[①]。

洧川县(今长葛县) 秋,疟疾流行。11 月 4 日(九月廿五日)报道:疟疾蔓延,全县人口染者已占十之七八,防无可防,医不胜医[②]。

中牟县 秋,疟疾流行。11 月 4 日(九月廿五日)报道:时疫疟疾等症最多[③]。

睢 县 秋,疟疾流行。11 月 4 日(九月廿五日)报道:迩来属县境内发现病症颇多[④]。

罗山县 秋,霍乱、天花、麻疹、疟疾流行,部分地区死亡率高达 80%。城关发生霍乱,不及 10 日,蔓延四乡。城关 3500 余人,病死 245 人,乡村死亡更多[⑤]。

光山县 夏,霍乱大流行,群众称之为“发人瘟”,发病之快,死人之多,前所未有。城乡棺木为之一空,不少用芦席裹埋[⑥]。

甘肃省

甘肃省 自民国九年(1920)大地震后,疮痍未复。十六年(1927)凉州所属重遭地震,人民死亡四五万人。年来(1930)旱既太甚,又加以种种异灾,如礼县、榆中等县之山洪,漳县、定西、临洮等县之冰雹,武山、甘谷等县之风灾,靖远、皋兰等处之黑霜,永登、永靖、陇西、定西之五色怪鼠,摧损田禾,为害颇巨。且兵荒之余,疫疠大作,多系喉痧、痢疾、猩红热等传染病,死亡者达五六十万人。综合以上各灾,人民死亡总数在二百万以上,财产损失不计其数,为甘肃从来未经之浩劫[⑦]。

环 县 夏秋,鼠疫流行。今《环县志》载:夏历五月二十八日,漫家塬发生鼠疫,后开始蔓延,数日内周围几个庄头均出现患者,并大量死亡,八月中旬基本停止[⑧]。

会宁县 秋,鼠疫流行。今《会宁县志》载:8 月,平头川冉坪村和河畔王家坪发生肺鼠疫。冉坪发病 24 人,全部死亡;王家坪发病 46 人,死亡 44 人[⑨]。

永靖县 夏,鼠疫流行。今《临夏回族自治州志》载:6 月,南原发生肺鼠疫,疫情波及谢家坡,患病 13 人皆死亡[⑩]。

---

① “豫省灾疫仍未终熄,各种流行病中以疟疾为最盛”,《盛京时报》1931 年 11 月 4 日,第 2 版。
② “豫省灾疫仍未终熄,各种流行病中以疟疾为最盛”,《盛京时报》1931 年 11 月 4 日,第 2 版。
③ “豫省灾疫仍未终熄,各种流行病中以疟疾为最盛”,《盛京时报》1931 年 11 月 4 日,第 2 版。
④ “豫省灾疫仍未终熄,各种流行病中以疟疾为最盛”,《盛京时报》1931 年 11 月 4 日,第 2 版。
⑤ 《罗山县志》,河南人民出版社 1987 年版。
⑥ 《光山县卫生志》,1986 年。
⑦ “甘肃灾情惨重”,《申报》1931 年 3 月 16 日,第 7 版。
⑧ 《环县志》,甘肃人民出版社 1993 年版。
⑨ 《会宁县志》,甘肃人民出版社 1994 年版。
⑩ 《临夏回族自治州志》,甘肃人民出版社 1993 年版。

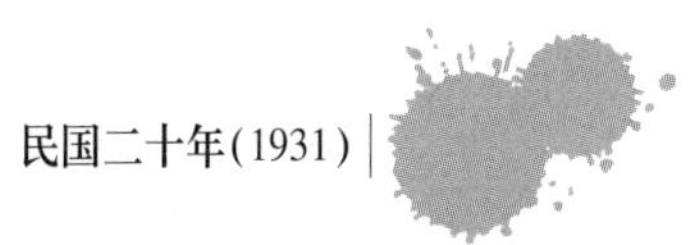

陇西县　秋冬，鼠疫流行。今《陇西县志》载：秋八月，北乡康家湾鼠疫流行，全村28户153人，死亡80人，绝户9户，并波及东西约60里、南北约40里地区的19个村庄，感染78人，死亡77人。康家湾村内外共死亡157人，死亡率达99.37%[①]。11月25日(十月十六日)报道：陇西县鼠疫流行，传染极速，几遍全县，患者三日即死[②]。

庆阳县(今庆城县)　秋，霍乱流行。今《庆阳县志》载：8月11日，庆阳瘟疫流行，多为霍乱、黑水泻等症。王九信剧团一夜死去20余人。到8月20日，城镇死亡100多人[③]。

天水县(今麦积区)　猩红热流行[④]。

宁夏回族自治区

海原县　夏，肺鼠疫流行。7月28日(六月十四日)至8月4日(六月廿一日)，兴隆地区发病8例，全部死亡[⑤]。

青海省

青海省　春夏之交，鼠疫大流行。5月(三月中旬至四月中旬)《时事月报》称：青海年来瘟疫流行，初惟牛羊传染，继则渐传及人，计蒙古29族，死亡7万余口；海南数族，死亡9万余口；玉树25族，死亡10万余口[⑥]。按："蒙古"位于青海湖西部及柴达木盆地，大体相当于海西蒙古藏族自治州的范围，有今德令哈、格尔木、天峻、都兰、乌兰、冷湖、大柴旦、茫崖等县级行政区。"海南"位于青海湖南部，大体相当于今海南藏族自治州的范围，有今共和、贵德、贵南、同德、兴海等县级政区。"玉树"位于青海西南，大体相当于今玉树藏族自治州的范围，有今玉树、称多、囊谦、杂多、治多、曲麻等县级政区。

贵德县　夏，鼠疫流行。今《贵德县志》载：夏，拉德牧民剥食旱獭，32人染病，23人死于肺鼠疫。8月，吾龙地区亦有肺鼠疫流行，死十余人[⑦]。

都兰县(含今乌兰县)　夏，鼠疫流行。5月，《时事月报》载：年来瘟疫流行，初惟牛羊传染，继则渐传及人[⑧]。今《乌兰县志》载：牧业区瘟疫流行，牧民死亡甚多[⑨]。

---

① 《陇西县志》，甘肃人民出版社1990年版。

② "陇西发生烈性鼠疫"，《申报》1931年11月25日，第9版。

③ 《庆阳县志》，甘肃人民出版社1993年版。

④ 《天水市北道区卫生志》，甘肃科学技术出版社1994年版。

⑤ 《海原县志》，宁夏人民出版社1999年版。

⑥ 转引自李文海等《近代中国灾荒纪年续编》，湖南教育出版社1993年版，第344页。

⑦ 《贵德县志》，陕西人民出版社1995年。

⑧ 转引自李文海等《近代中国灾荒纪年续编》，湖南教育出版社1993年版，第344页。

⑨ 《乌兰县志》，三秦出版社2003年版。

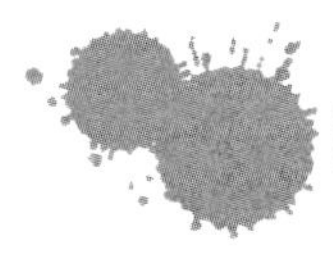

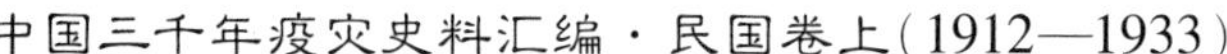

新疆维吾尔自治区

新疆省　疟疾流行。疏附县、喀什地区的其他县、和田的一些县、伊犁河流域各县病例占全省病例的64%,喀什葛尔、叶尔羌河、和田河流域呈散在分布①。

迪化县(今属乌鲁木齐市)　冬,猩红热、白喉流行。1932年1月23日(十二月十六日)报道:李景枞谈西北试航经过,新省自去年12月起,截至鄙人等飞回内地之日止,幼童之患猩红热及白喉症,因无适当药品足资医治,致殇亡者已达3000以上②。时疫流行③。

疏附县　鼠疫流行。喀什色满区阿力丽甫村鼠疫流行,危及回城④。

疏勒县　鼠疫流行。驻军封锁疫区以控制疫情⑤。

乌苏县(今乌苏市)　天花流行。古尔图一带死亡儿童23名⑥。

安徽省

安徽省　苏、皖、赣、鄂、湘、豫、浙、鲁八省大水,被灾290县,其中安徽灾情最重,144个县中有131县被灾。江淮水患被灾区域,多罹疫病⑦。

安庆市　冬,恶性疟流行⑧。

合肥县(今肥东县、肥西县)　春,脑膜炎流行。据4月18日(三月初一日)报道:安徽省合肥一带近曾发生时疫,相传为脑膜炎,以其来势甚猛,时间短促,即有生命之危,往往有不及延医诊治者,普通医家亦多相视束手⑨。夏秋之际,霍乱流行。今《合肥卫生志》载:7—8月间,县城发生霍乱流行⑩。

芜湖县(今芜湖市)　秋,痢疾流行。10月6日(八月廿五日)《大公报》报道:大灾之后,必有瘟疫,观芜湖二三十万人民,朝夕栖息于腥膻氧氲中,三成已有两成染了痢疾,无论中西医生莫不忙碌异常⑪。10月12日(九月初二日)《盛京时报》有类似报道⑫。

---

① 周祖杰《中国疟疾的防治与研究》,人民卫生出版社1991年版,第9页。

② "李景枞谈西北试航经过",《申报》1932年1月23日,第15版。

③ 《乌鲁木齐市志·总类》,新疆人民出版社1994年版。

④ 《喀什地区志》,新疆人民出版社2004年版。

⑤ 《疏勒县志》,新疆人民出版社2001年版。

⑥ 《乌苏县志》,新疆人民出版社1999年版。

⑦ 邓云特《中国救荒史》,商务印书馆1993年版,第45页。

⑧ 周祖杰《中国疟疾的防治与研究》,人民卫生出版社1991年版,第7页。

⑨ "时疫简易治法,服用虎标万金油",《大公报》1931年4月18日,第7版。

⑩ 《合肥卫生志》,黄山书社2001年版。

⑪ "水灾中之两大威胁:瘟疫流行,土匪蜂起",《大公报》1931年10月6日,第5版。

⑫ "芜湖水灾之中威胁",《盛京时报》1931年10月12日,第1版。

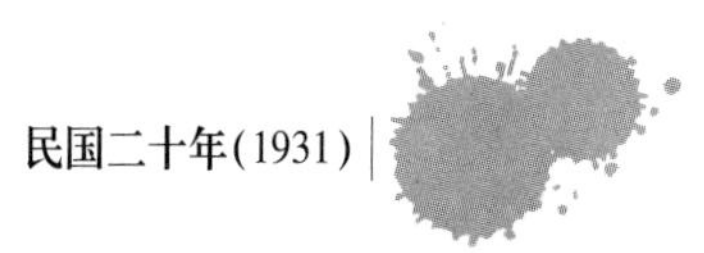

当涂县　霍乱、天花流行。今《当涂县志》载:1931—1945 年间,当涂天花发病 115130 人,死亡 22560 人,死亡率高达 18%。霍乱发病 111120 人,死亡 11112 人,死亡率达 10%①。

广德县　春,脑膜炎流行。今《广德县志》载:3 月,脑膜炎自浙江传入,主要流行于县城。至 4 月中旬,死者约百人②。

南陵县　霍乱流行,疫情甚烈③。

凤阳县　霍乱大流行,府城内外染病者达千人,全家死亡者有 60 户④。

定远县　定城及其周围疟疾大流行⑤。

全椒县　秋,霍乱流行。今《全椒县志》载:古河、官渡等地瘟疫流行⑥。8 月 19 日(七月初六日)报道:全椒县水灾后霍乱流行⑦。

五河县　特大洪水。是年秋,霍乱流行,各种疾病蔓延,城乡染病者众多,死亡惨重,个别地方死亡人数近半⑧。

宿　县(今属宿州市)　春,伤寒流行。所辖濉溪镇,春,瘟疫(伤寒)流行⑨。夏,霍乱流行。今《濉溪镇志》载:大水成灾后,造成伤寒病流行,死亡人数无统计。传说在本镇城内死绝的户有 32 家。有的曝尸多天,无人掩埋,景象凄惨不堪⑩。按:这里的"伤寒病"疑是民间对"霍乱"的俗称。如《四铺区志》称:六月,四铺地区霍乱流行,持续 60 天,遍及各村,死者甚众,发病率达 40%⑪。

凤台县　霍乱流行⑫。

颍上县　夏秋,霍乱流行。今《颍上县城关镇志》载:夏,霍乱(俗名虎里拉)流行,发病者很少得救,一人患病,传染全家,危及四邻,甚至连医生也难幸免,死亡率很高⑬。10 月 19 日(九月初九日)颍上县长报告:颍上惨遭水灾,近复流行时疫,请设法

---

① 《当涂县志》,中华书局 1996 年版。
② 《广德县志》,方志出版社 1996 年版。
③ 《南陵县志》,黄山书社 1994 年版。
④ 《凤阳县志》,方志出版社 1999 年版。
⑤ 《定远县志》,黄山书社 1995 年版。
⑥ 《全椒县志》,黄山书社 1988 年版。
⑦ "全椒水灾赈济委员会来函",《申报》1931 年 8 月 19 日,第 12 版。
⑧ 《五河县志》,浙江人民出版社 1992 年版。
⑨ 《濉溪镇志》,1986 年。
⑩ 《濉溪镇志》,1986 年。
⑪ 《四铺区志》,1985 年。
⑫ 《凤台县志》,黄山书社 1998 年版。
⑬ 《颍上县城关镇志》,1986 年。

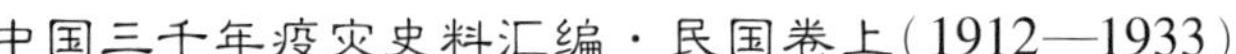

救济①。

嘉山县　夏,霍乱流行。今《嘉山县志》载:7 月,大水成灾,秋无收,人多疾病,死亡甚多②。按:嘉山县 1932 年析盱眙、滁县、来安、定远四县地置,应是霍乱流行。

六安县(今属六安市)　秋,霍乱、天花大流行③。

四川省

梓潼县　伤寒流行。城厢、重华、复兴、石牛等地患者 2000 余人,死亡 120 人④。

简阳县(今简阳市)　霍乱大流行。石桥至赤水铺 15 华里内,死亡 500 余人⑤。

犍为县　天花大流行⑥。

汉源县　麻疹大流行。仅皇木厂松坪一带,因患麻疹死亡人数在 70 人以上,该地患儿无一幸免⑦。

昭觉县(今包括昭觉县、美姑县、金阳县、布拖县)　疟疾流行。乐约乡则祖洛嗄村 20 户 80 余人,死于疟患者达 60 余人⑧。

仁寿县(今属彭山县)　夏秋,痢疾流行。府河乡民死亡率高,府河、黄龙两地棺木供不应求⑨。按:死亡率高,这里的痢疾很可能是霍乱,或者合并发生了霍乱。

泸　县　"鸡窝寒"(回归热)流行,染者全家半月内皆死⑩。

纳溪县(今泸州市纳溪区)　"鸡窝寒"(回归热)流行,打鼓乡(今打古镇)罗子清一家 6 口病死 4 人⑪。

叙永县　霍乱流行,全县死亡 2700 余人⑫。

高　县　秋,霍乱流行。今《高县志》载:8 月,淫雨成灾,灾后疫疾流行,陈村乡一月内死数十人⑬。

---

① "复颍上县政府及各机关为据东代电称颍上流行时疫除抄件函请卫生署查核救济外特代电复文(1931 年 10 月 19 日)",《振务月刊》1931 年第 10 期。

② 《嘉山县志》,黄山书社 1993 年版。

③ 《六安县志》,黄山书社 1993 年版。

④ 《梓潼县志》,方志出版社 1999 年版。

⑤ 《内江地区卫生志》,四川辞书出版社 1995 年版。

⑥ 《乐山市志》,巴蜀书社 2001 年版。

⑦ 《汉源县志》,四川科学技术出版社 1994 年版。

⑧ 《美姑县卫生志》,1992 年。

⑨ 《彭山县府河乡志》,1995 年。

⑩ 《泸州市卫生志》,方志出版社 2005 年版。

⑪ 《打鼓乡志》,1989 年。

⑫ 《泸州市卫生志》,方志出版社 2005 年版。《叙永县志》,方志出版社 1998 年版。

⑬ 《高县志》,方志出版社 1998 年版。

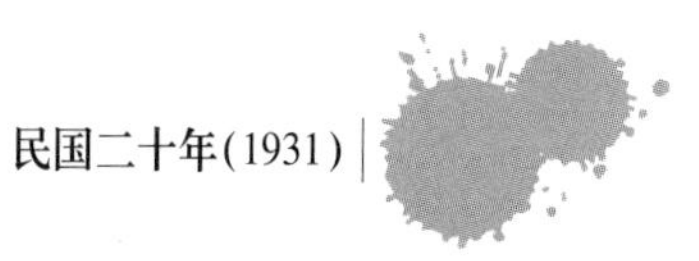

阆中县(今阆中市)　痢疾流行,千佛场死亡200余人①。

遂宁县(今属遂宁市)　伤寒流行,死亡甚众,以致掩埋所难于应付②。

安岳县　霍乱流行③。

南江县　春,麻疹、斑疹伤寒流行。今《达县地区卫生志》载:2—5月,小儿流行麻疹,大人流行斑疹伤寒,死亡率约30%,还有死绝户的④。

大竹县　天花流行,文星、高穴等地病死率为85%⑤。

宣汉县　霍乱大流行,仅南坝镇及附近农村死亡在1000人以上,东洋溪36户人家,即有108人死亡。驻军下令南坝、城守两镇烧火龙驱疫⑥。又,疟疾流行⑦。

万源县(今万源市)　霍乱流行,沿后河一带死亡400余人⑧。

重庆市

巫溪县　天花流行,县城死亡135人⑨。

云南省

新平县　秋冬,天花流行。民国《新平县志》载:九、十、冬月,瘟疫流行,城乡传遍,死亡人数约六千余人,为新平自古未有巨灾⑩。按:冬月即十一月,今《新平县志》载此瘟疫为天花。

江川县　冬,天花流行⑪。

文山县　霍乱流行。今《文山县志》载:瘟疫流行,症状如痧似痢,幼童、老年死者较多⑫。

蒙自县(今蒙自市)　伤寒流行,滇越铁路沿线的芷村一带发病14人⑬。

江城县　夏秋,霍乱流行。秋冬,天花流行。今《江城哈尼族彝族自治县志》称:

---

① 《阆中县志》,四川人民出版社1993年版。

② 《遂宁县志》,巴蜀书社1993年版。

③ 《安岳县志》,四川人民出版社1993年版。

④ 《达县地区卫生志》,四川文艺出版社1990年版。

⑤ 《大竹县志》,重庆出版社1992年版。

⑥ 《宣汉县志》,西南财经大学出版社1994年版。《达县地区卫生志》,四川文艺出版社1990年版。

⑦ 《宣汉县志》,西南财经大学出版社1994年版。

⑧ 《万源县志》,四川人民出版社1996年版。

⑨ 《巫溪县志》,四川辞书出版社1993年版。

⑩ 民国《新平县志》卷二《大事记》。《新平县志》,生活·读书·新知三联书店1993年版。

⑪ 《江川县志》,云南人民出版社1994年版。

⑫ 《文山县志》,云南人民出版社1999年版。

⑬ 《蒙自县志》,中华书局1995年版。

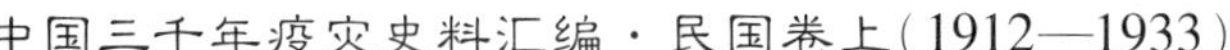

时症,病死千余人[①]。

贵州省

黄平县　夏秋,霍乱流行。秋冬,天花流行。今《黄平县志》载:全县霍乱流行,患者众,死者多。四屏天花流行[②]。

丹江县、八寨县(今丹寨县)　秋,疟疾流行。今《丹寨县志》载:8—9月,疟疾流行,兴仁、南皋、三弯等村寨大部分人病倒[③]。

湖北省

武昌市、汉口市、汉阳县(合称武汉三镇)　秋七八月,霍乱大流行,并伴痢疾、伤寒流行。8月19日(七月初六日)报道:汉口难民近日多患肠胃症及痢疾,并发生急性传染症。长江水势渐落,但武汉数百万人口及难民有遇灾荒及染时疫之恐慌,一种疹状伤寒疫症已开始蔓延[④]。8月22日(七月初九日)报道:武汉水灾奇重,瘟疫流行[⑤]。8月23日(七月初十日)报道:两市自变成泽国以来,死亡者至少达一万人,赤手无家可归者达四十万人,每日死于痢疾与伤寒者甚多[⑥]。8月25日(七月十二日)报道:霍乱、伤寒、窒扶斯等传染病,以非常速度蔓延于武汉区域,因时疫死者达数千人[⑦]。9月16日(八月初五日)报道:赫山一带发现霍乱、伤寒混合症,传染者达一万余人[⑧]。9月21日(八月初十日)报道:武汉真性霍乱渐蔓延,汉阳黑山日死百人,武昌城内亦发现[⑨];赫山一带地方,发现霍乱,最近三日内,每日死亡平均约六十人[⑩]。同日又报道:武汉三镇湿痢疟死者日以百计[⑪]。9月22日(八月十一日)报道:武昌疫势蔓延[⑫]。同日又报道:武汉虎疫经检查确定,黑山附近五日内死亡由20人增至90余[⑬]。9月26日(八月十五日)报道:急性虎列拉发现于武汉三镇各处,有一避居4000

① 《江城哈尼族彝族自治县志》,云南人民出版社1989年版。
② 《黄平县志》,贵州人民出版社1993年版。
③ 《丹寨县志》,方志出版社1999年版。
④ “汉口发生急性传染病,难民多患肠胃症及痢疾”,《大公报》1931年8月19日,第3版。
⑤ “各团体尽力救济武汉灾民”,《申报》1931年8月22日,第14版。
⑥ “武汉惨象愈演愈烈:死亡、饥饿、疾疫、无家可归”,《大公报》1931年8月23日,第3版。
⑦ “传染病蔓延武汉灾区”,《大公报》1931年8月25日,第3版。
⑧ “鄂省救灾工作近况”,《申报》1931年9月16日,第9版。
⑨ “汉市准备排水”,《申报》1931年9月21日,第10版。
⑩ “水灾之后继以疫疠”,《中央日报》1931年9月21日,第4版。
⑪ “湿痢疟汉灾民日死百人”,《大公报》1931年9月21日,第3版。
⑫ “武昌疫势蔓延”,《申报》1931年9月22日,第9版。
⑬ “汉口虎疫”,《大公报》1931年9月22日,第4版。

难民之帐篷,染病者2500人,每日死亡甚夥[①]。武汉水灾后痢疾最多[②]。10月5日(八月廿四日)报道:汉口灾民染疫,死亡日以百计[③]。10月7日(八月廿六日)报道:(汉口5日下午电)武昌时疫盛行,难民死者最高数每日百二三十人,现仍在七八十之间,小孩占十之六七[④]。汉口恶性疟大流行,恶性疟占69.4%[⑤]。冬十月,天花流行。是月,《时事月报》载:武昌灾后,疫疠横行,灾民因不信西医,死于疫疠者,日达百余人之多,以小孩为最多[⑥]。11月22日(十月十三日)报道:灾民盛染天花,死亡相继[⑦]。11月25日(十月十六日)报道:武、阳两县及汉市灾后情况,善团联会呈报水灾善后委员会,自8月歌(5日)至11月巧(18日)共收城内死尸3100余名,内8岁至10岁因病死者占半数,8岁以下痘痳死者五六百人[⑧]。1932年1月17日(十二月初十日)报道:灾民收容所天花、麻疹、痢疾等症仍在流行[⑨]。1932年2月10日(正月初五日)报道:此次湖北水灾,极为严重,武汉三镇,惨状尤甚。医药救济共设医院8所,病床750位,医师52人,及护士113人。疾病统计,以痢疾为最多,霍乱次之,疟疾及急性胃肠炎又次之,各医院3个月(9、10、11月)统计治疗病人2863人,死亡者为711人[⑩]。

汉川县(今汉川市)　夏秋,麻疹、霍乱流行。今《汉川县志》载:是年水灾后,虾子沟、杨叶等区人民数万迁移桃园、水口一带,露宿日曝,疫疠发生,死者颇众。小里潭何、李两个台子共63户,发病(瘟疫)84人,死亡31人。西江亭戴家嘴麻疹流行,戴某一家4个小孩均患麻疹,有两个同天死亡[⑪]。

沔阳县(今包括仙桃市、洪湖市)　夏,天花、霍乱相继流行,又遭水灾,全县有几十万人外出逃荒,十余万人行至汉阳赫山,霍乱暴发,日死千余人,积尸"万人坑"[⑫]。

---

① "武汉发现急性虎疫,江水大退现正加紧防疫",《大公报》1931年9月26日,第3版。

② 《湖北省卫生防疫工作之报告(11)》,《中华医学杂志》1932年第1期。

③ 《中华民国史事日志》,1931年,第89页。"武汉着手修复马路堤防",《申报》1931年10月15日,第9版。

④ "武昌死亡可惊,时疫猖獗难民日死百余",《观海》1931年第5期。

⑤ 周祖杰《中国疟疾的防治与研究》,人民卫生出版社1991年版,第7页。

⑥ "各省疫疠丛生",《时事月报》1931年第5期。

⑦ "武汉灾民多染天花",《申报》1931年11月22日,第11版。

⑧ "武汉死于疫者三千人(11月25日)",《观海》1931年第6期。

⑨ "武汉灾民近况一斑",《申报》1932年1月17日,第15版。

⑩ "湖北卫生防疫之工作报告",《大公报》1932年2月10日,第8版。

⑪ 《汉川县志》,中国城市出版社1992年版。

⑫ 《沔阳县志》,华中师范大学出版社1989年版。

监利县　脑膜炎大流行,仅县城就死亡300余人①。

嘉鱼县　夏,霍乱流行。苍梧岭村死亡100余人,游启全一家4口全部死亡;陆溪镇及杨树林、鸭儿湖、洪庙、官洲等村,两个月中死亡120余人。官洲村谢邦国一家8口死亡7人②。

蕲水县(今浠水县)　恶性疟疾流行,巴河地区死200多人③。

黄冈县(今属黄冈市)　夏秋,伤寒、疟疾、痢疾、天花流行。今《黄冈县志》载:大水。灾后,堵城、团风、方高坪、淋山河、路口、南湖等地伤寒、疟疾、痢疾流行,死亡近万人。县东北山区贾庙、但店、三里畈一带天花流行④。

鄂城县(今属鄂州市)　夏秋,伤寒、疟疾、痢疾、天花流行。今《鄂州市志》载:瘟疫流行,死者甚众⑤。

随　县(今属随州市)　夏秋,天花、霍乱流行。今《随州志》载:随西南天花、人瘟(霍乱)流行,庹家、长岗店一带死亡700余人⑥。按:"人瘟"一般特指脑膜炎,但这里指霍乱。

建始县　夏,伤寒流行。今《建始县志》载:6月,伤寒流行,茅田第七保27户80余人,死43人;廖永富1家12口死11人⑦。

郧西县　春,脑膜炎流行。今《郧西县志》载:二月初二,童袁周家坡发生瘟疫,老中医周正华家五子最先发病,头痛、高烧、周身困倦,一日内全家死亡3人。不到两月,全村48人死亡11人。瘟疫持续两月余,周围地区死人无计⑧。

湖南省

湖南省　秋,霍乱流行。9月12日(八月初一日)报道:滨湖各水灾县份,大水之后,蒸为疫疠,死亡相继⑨。按:滨洞庭湖之县有华容、安乡、南县、岳阳、汉寿、沅江、湘阴、常德、益阳等县。这些县应该都是疫灾县。

茶陵县　春,天花流行,死者数百人⑩。夏,霍乱流行,潞水乡死亡甚众⑪。

---

① 《监利县志》,湖北人民出版社1994年版。
② 《嘉鱼县志》,湖北科学技术出版社1993年版。
③ 《浠水县志》,中国文史出版社1992年版。
④ 《黄冈县志》,武汉大学出版社1990年版。
⑤ 《鄂州市志》,中华书局2000年版。
⑥ 《随州志》,中国城市经济社会出版社1988年版。
⑦ 《建始县志》,湖北辞书出版社1994年版。
⑧ 《郧西县志》,武汉测绘科技大学出版社1995年版。
⑨ "何健视察湘省水灾",《中央日报》1931年9月12日,第7版。
⑩ 《茶陵县志》,中国文史出版社1993年版。
⑪ 《茶陵县潞水乡志》,1990年。《株洲市卫生志》,湖南出版社1993年版。

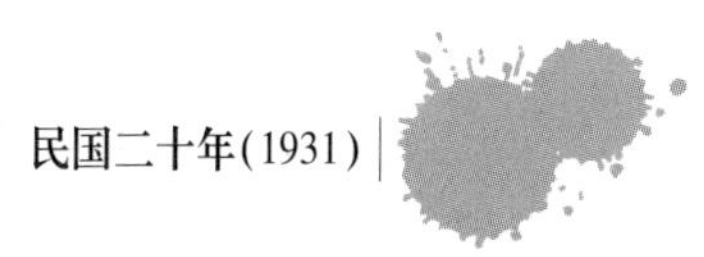

平江县　春,麻疹大流行。虹桥地区儿童发病率达80%,病死率达40%以上,仅虹桥洲上屋场10岁以内的儿童死亡52人,一家死3个小孩的有4户。秋,天花流行。谈胥、岑川、虹桥、南江相继出现,仅谈胥、岑川患者达2000余人①。

汉寿县　夏,霍乱流行。今《汉寿县卫生志》载:夏,洪水为灾,全县330余垸溃淹,溺毙4830余人(深夜漂流者无从稽查),灾后疾疫流行,死亡甚多,邑人曾云龙在城开设救生医院②。

晃　县(今新晃侗族自治县)　夏,霍乱流行。今《新晃侗族自治县卫生志》载:5月,霍乱、鼠疫流行,县城来势凶猛,日死亡18至20人,医生亦多死亡③。按:这里的"鼠疫"当系衍文,或是"虎疫"之讹。

南　县　秋,霍乱、疟疾、痢疾流行。9月12日(八月初一日)报道:南县水灾之后,疫疠流行,死亡相继,日以数百计④。今《南县志》载:水灾,全县死于疟疾、痢疾的儿童竟达1000余人⑤。

湘乡县(今包括湘乡市、双峰县)　秋,霍乱流行。今《湘乡县志》载:8月,霍乱自长沙传入,虞唐、青树坪(今属双峰县)一带患者1000余例,死亡600多人⑥。

沅江县(今沅江市)　秋,霍乱流行。今《沅江县志》载:水灾惨重,病疫尤盛,全县死于病患者5473人⑦。

浏阳县(今浏阳市)　秋,霍乱、疟疾流行。8月24日(七月十一日)报道:浏阳县灾疫流行,患者十居八九,死亡载道⑧。今《浏阳县志》载:1931—1936年,平江、浏阳两县患疟疾者达万人以上,浏阳死亡三千余人⑨。

会同县　疟疾流行⑩。

江西省

江西省　九江、湖口、沙河、南昌部分地区疟疾流行,发病率达60%,疫死多于淹饿死者⑪。

---

① 《平江县卫生志》,1990年。
② 《汉寿县卫生志》,1988年。
③ 《新晃侗族自治县卫生志》,1989年。
④ "何健视察湘省水灾",《中央日报》1931年9月12日,第7版。
⑤ 《南县志》,湖南人民出版社1988年版。
⑥ 《湘乡县志》,湖南出版社1993年版。
⑦ 《沅江县志》,中国文史出版社1991年版。
⑧ "(浏阳县)灾疫流行",《申报》1931年8月24日,第9版。
⑨ 《浏阳县志》,中国城市出版社1994年版。
⑩ 周祖杰《中国疟疾的防治与研究》,人民卫生出版社1991年版,第7页。
⑪ 周祖杰《中国疟疾的防治与研究》,人民卫生出版社1991年版,第7页。

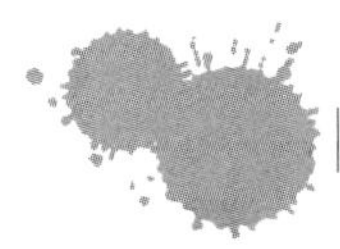

南昌县(今包括南昌市市区、南昌县)　霍乱、天花流行①。

南丰县　霍乱流行。今《南丰县志》载:疫疾流行,死亡相继,新堆黄冢,几遍青山②。

宁都县　秋,兵后大疫,霍乱、疟疾、痢疾流行,死六七千人。10月26日(九月初五日),据南昌通信,莲塘、东村、王陂、小浦以及龙岗诸役,战事之烈,死伤之多,为从来所未有,尸横遍野,掩埋未遑,发生疫疠,自属意中之事。宁都四乡难民仍麇集城中,劫后灾黎,餐风宿露,病死相望,而城内人口众多,卫生二字又谈不到,遗矢满地,垃圾如山,以致时疫盛行,此旬日内,死者已达六七千人,内以伤病兵及难民居多,刻已无棺可卖,多有弃置野外者③。

铜鼓县　秋,霍乱、疟疾流行。铜鼓旅省难民叶蔚等呈云:属县兵燹之后,田园荒芜,庐舍丘墟,人民掘穴而居(如土窖),采菜为粮(如苦菜及蕨根),状殊可悯,尤其是10月28日(九月十八日)以后,流离失所,哀鸿遍野,饿殍载道,自杀者日有所闻,兼以瘟疫流行,死亡枕藉。其嗣后无棺葬埋者,触目皆是。更有惨者,横尸遍野,无人掩埋,臭气冲天,过者掩鼻,伤心惨目④。

余江县　霍乱、疟疾、痢疾流行。今《余江县志》载:霍乱流行,患者无以数计,死亡达1200余人。加上疟疾、痢疾助纣为虐,许多农家人亡户倒,连棺材都供不应求,到处白幡哀号,满山黄土新坟⑤。

新淦县(今新干县)　城内发生霍乱、天花、痢疾、麻疹、伤寒等病,严重威胁着广大人民的身体健康和生命的安全⑥。

上高县　霍乱流行,南港铁匠街10多天内病死8人,苏姓一家6口有5人死亡⑦。

雩都县(今于都县)、兴国县、宁都县、会昌县　秋,霍乱流行。10月26日(九月十六日)报道:上列各县时疫盛行,旬日之内,死六七千人⑧。

九江县(今包括九江市市区、九江县)　秋,大水,霍乱流行。9月4日(七月廿二

---

① 《南昌简志》,方志出版社2004年版。

② 《南丰县志》,中共中央党校出版社1994年版。

③ "赣南区疫疠盛行,宁都旬日内死六七千人",《观海》1931年第5期。

④ "铜鼓县□疫",《江西赈务汇刊》,1931年,第49~50页。

⑤ 《余江县志》,江西人民出版社1993年版。

⑥ 《金川镇志》,1989年。

⑦ 《上高县志》,南海出版公司1990年版。

⑧ "赣□区疫疠盛行",《申报》1931年10月26日,第7版。

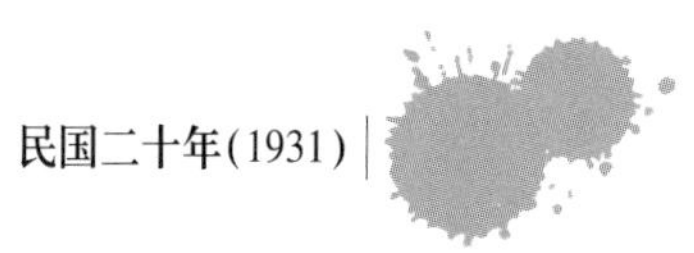

日)报道:九江积水回涨,疫疠盛行[①]。10月,《时事月报》载:赣省大水后,疫病盛行,九江各收容所感疫死者,日必数十人,城内外居民,亦多患时疫[②]。

余干县　秋,恶性疟疾流行。今《余干县志》载:山区疟疾流行(多数为恶性疟疾),患者约1万余人,500余人死亡[③]。

江苏省

江苏省　秋,大水,霍乱流行。9月17日(八月初六日)报道:徐、淮、海今岁洪水为灾,近月以来,水虽大退,而男女人民,半染疠疾,瘟疫颇重[④]。10月26日(九月十六日)报道:里下河一带,疫疠蔓延甚剧[⑤]。10月,《时事月报》载:苏省水灾之后,各处收容所,亦发现疫疠甚多,大半为吐泻与寒热等症[⑥]。秋,黑热病开始在苏北地区流行。10月22日(九月十二日)报道:该病初止发见于山东、河南各地,近年以来逐渐传染东海、沭阳、赣榆、灌云、涟水、泗阳、淮阴、淮安各县,患者甚多。只就清江浦美立仁慈医院而论,最近半年更增至四千余人,传染之速度至堪惊讶,闻骎骎有渡江而南之势[⑦]。1946年8月9日(七月十三日)《中央日报》报道:民国二十年(1931年)苏北水灾,淮阴、淮安、涟水、泗阳等四县毗连区发现黑热病。由这四县的边区,渐向四方蔓延,几年之后,南至扬州,北至郯城,西至皖北,普遍流行,引起当局注意,内政部卫生署组织黑热病研究队派驻苏北中心淮阴,一方面研究,一方面免费治疗。据该队民国二十五年(1936年)调查,那时患者在苏北一区已有12万人[⑧]。

南京市　秋,大水,疟疾流行。中华门内外染疟疾死亡者相枕于途[⑨]。8月3日(六月二十日)报道:市民因积水未退,患泻痢、疟病、伤寒者激增,一日发生虎列拉一人[⑩]。8月15日(七月初二日)报道:京市大雨之后,积水成渠,致生疫疠,如赤痢、疟疾、伤寒等症,久已流行全市,近来又发生一种水肿病,日来染受此症者,为数颇多[⑪]。10月30日(九月二十日)、31日(九月廿一日)报道:本京外来灾民,近忽发现霍乱一

① "九江积水回涨",《申报》1931年9月4日,第4版。
② "各省疫疠丛生",《时事月报》1931年第5期。
③ 《余干县志》,新华出版社1991年版。
④ "徐海属瘟疫",《中央日报》1931年9月17日,第4版。
⑤ "江北疫□并炽大水灾后之可怖现象",《申报》1931年10月26日,第7版。
⑥ "各省疫疠丛生",《时事月报》1931年第5期。
⑦ "江淮水后奇疫蔓延痞块病传染之可惊",《大公报》1931年10月22日,第5版。
⑧ "苏北的黑热病,肤黄血枯腹胀如鼓",《中央日报》1946年8月9日,第8版。
⑨ 《南京卫生志》,方志出版社1996年版。
⑩ "京市积水未退,时令病激,发生虎列拉者一人",《大公报》1931年8月3日,第3版。
⑪ "水肿病京市新发生之疫疠",《中央日报》1931年8月15日,第8版。

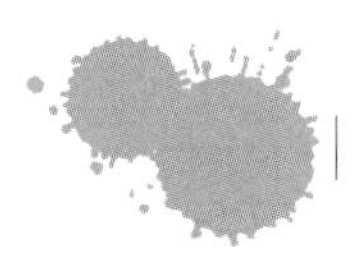

症,患有时疫者达20余人,内有4人已不及施救[1]。冬十二月,脑膜炎流行。1932年1月30日(十二月廿三日)报道:汤山附近乡村近忽发现流行性脑膜炎[2]。1932年1月31日(十二月廿四日)报道:本京汤山发现流行性脑脊髓膜炎,业志前报。昨据汤山乡村卫生实验区报告,该地传染此病者有增无减,其势甚烈,卫生署已加派医员前往努力防治[3]。1932年2月1日(十二月廿五日)报道:汤山附近乡村,乡民缺乏医药常识,将灾疫委诸天命,近忽发现流行性脑膜炎[4]。

溧水县 秋,大水,疫疠(霍乱)盛行,老百姓俗称"发人瘟"。病者无人抬,死者无人葬,露厝棺柩,举目皆是[5]。

江浦县(今南京市浦口区) 春,脑膜炎流行。4月17日(二月三十日)报道:江浦县属仙甸庙及桥林两镇近发现流行性脑膜炎症,传染甚速,每日患者有一二十人之多,并蔓延至江浦县城[6]。

吴 县(今属苏州市) 春,脑膜炎流行。4月17日(二月三十日),吴县报章登载:西山地方近日脑膜炎疫症流行甚剧[7]。

常熟县(今常熟市) 春,脑膜炎流行。元和区大谭荡一带蔓延极速[8]。夏,霍乱流行。7月初渐甚,常熟红十字分会于城区设时疫医院,至8月底收治霍乱患者126人,死28人[9]。周行镇桥西街霍乱流行[10]。

武进县(今常州市武进区) 春,脑膜炎流行。夏,白喉流行。秋,霍乱流行。所辖前黄乡3—4月,城乡各处盛行脑膜炎。5月,白喉患者亦颇多[11]。8月,谈巷村3户18人,人人罹疾,丧生者3人[12]。

无锡县(今属无锡市) 春,脑膜炎流行。3月7日(正月十九日)报道:无锡城乡

---

① "京市灾民发现霍乱",《申报》1931年10月30日,第9版。"本京灾民多染时疫",《中央日报》1931年10月31日,第8版。

② "苏农教馆,积极防疫",《中央日报》1932年1月30日,第8版。

③ "近畿脑膜炎流行甚烈,汤山病势有增无减,广东山庄桥出病菌",《中央日报》1932年1月31日,第8版。

④ "汤山附近发现脑膜炎苏农教馆宣传防疫",《大公报》1932年2月1日,第5版。

⑤ 《溧水县卫生志》,1990年。《南京卫生志》,方志出版社1996年版。

⑥ "江浦县发现脑膜炎",《中央日报》1931年4月17日,第8版。"电(第五〇四号)",《津浦日刊》1931年第17期。

⑦ "电令吴县防治脑膜炎疫症",《江苏省政府公报》第723期,1931年,第14页。

⑧ "常熟脑膜炎一家伤三命",《申报》1931年2月17日,第7版。

⑨ 《常熟市志》,上海人民出版社1990年版。

⑩ 《海虞镇志·周行志》,上海社会科学院出版社2005年版。

⑪ 《常州市卫生志》,1989年。

⑫ 《前黄乡志》,1985年。

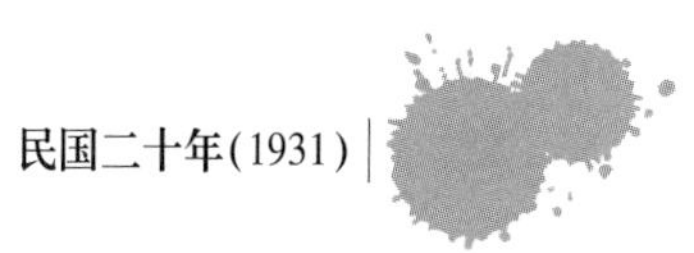

各处脑膜炎症,非常猖獗,且传染迅速,病势颇为猛烈[①]。夏,霍乱猖獗。洛社镇双庙、彭村 4 天内暴死 11 人[②]。

江阴县(今江阴市)　春,脑膜炎症,蔓延急速[③]。

南通县(今属南通市)　春,天花流行。4 月,金沙市四乡天花流行[④]。

淮阴县(今淮安市淮阴区)　黑热病流行。时疫(黑热病)大甚[⑤]。

淮安县(今属淮安市)　霍乱蔓延,老子山一天能抬出几十具尸体[⑥]。

铜山县(今徐州市区)　夏,急性传染症流行。8 月 15 日(七月初二日)报道:本埠附近发现急性传染症,已死十余人[⑦]。

泗阳县　夏,时疫(霍乱)大甚[⑧]。

盐城县(今属盐城市)　春,天花流行,死亡率甚高。夏,霍乱流行,乌港庄(今便仓乡)柏姓两户 6 人相继死亡[⑨]。

江都县(今属扬州市)　秋,痢疾流行,传染异常迅速[⑩]。

兴化县(今兴化市)　秋,大水,恶性疟疾、霍乱流行,连边远的刘庄、白驹难民收容所也发现时疫[⑪]。

高邮县(今高邮市)　秋,疟疾大流行。今《高邮县志》载:8 月 26 日(七月十三日),里运河大堤决口,淹死、饿死 7.7 万人。灾后,瘟疫(疟疾)流行,死亡数千人[⑫]。

宝应县　秋,疟疾大流行。今《宝应县志》载:水灾后,瘟疫流行,死亡上千人[⑬]。

东海县　霍乱流行。县城海州及其周围富安、张湾等地仅 7 月 6 日一天死亡 38

---

① "无锡城乡脑膜炎猖獗",《申报》1931 年 3 月 7 日,第 9 版。

② 《洛社镇志》,江苏科学技术出版社 1990 年版。

③ "江阴脑膜炎蔓延澄境",《申报》1931 年 3 月 10 日,第 8 版。

④ 《南通县志》,江苏人民出版社 1996 年版。

⑤ "济生会监执六组联席会议",《申报》1931 年 6 月 7 日,第 16 版。《淮阴县志》,上海社会科学院出版社 1996 年版。

⑥ 《洪泽湖志》,方志出版社 2003 年版。

⑦ "徐州传染症已死十余人",《大公报》1931 年 8 月 15 日,第 5 版。

⑧ "济生会监执六组联席会议",《申报》1931 年 6 月 7 日,第 16 版。

⑨ 《盐城县志》,江苏人民出版社 1993 年版。

⑩ "江北疫□并炽大水灾后之可怖现象",《申报》1931 年 10 月 26 日,第 7 版。

⑪ 《兴化卫生志》,方志出版社 2006 年版。《扬州卫生志》,中国工商出版社 2006 年版。

⑫ 《高邮县志》,江苏人民出版社 1990 年版。《高邮市卫生志》,中国工商出版社 2006 年版。《扬州卫生志》,中国工商出版社 2006 年版。

⑬ 《宝应县志》,江苏人民出版社 1994 年版。《扬州卫生志》,中国工商出版社 2006 年版。

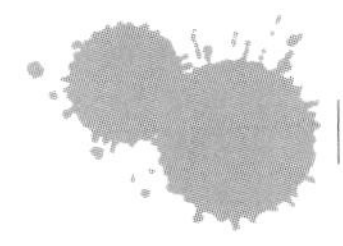

人[①]。新浦、海州霍乱流行,死百余人[②]。

沭阳县　夏,回归热流行,龙庙乡胡牌坊全庄80户346人,全部病倒在床,死亡83人,有一家五口死绝者[③]。

太仓县(今太仓市)　夏,香花桥一带霍乱流行[④]。

上海市

上海市　春二月,脑膜炎流行。3月22日(二月初四日)报道:脑膜炎重见流行,上海市12人患疫[⑤]。4月上旬报载:近来脑膜炎症大发,小孩死者颇多,人心惶惶,莫知所措,竟有绅士发起用猖洗街,乃于4月2日(二月十五日),令家家户户设香案,以无赖六人,一装闻太师,五人装五猖游行街市,进入人家,叫跳冲突,以为驱邪。尔来疫疠如故,劣绅腐董又设法令各闸烧香三天。呜呼!人民迷信,良可叹也[⑥]。上海全年脑膜炎华人371例,外侨24例[⑦]。夏六月至秋九月,霍乱、痢疾流行。8月9日(六月廿六日)报道:张华浜一带乡间及殷行等处霍乱蔓延迅速[⑧]。同日又报道:沪连日炎热,已发生时疫[⑨]。8月20日(七月初七日)报道:8月4日始发现真性霍乱1人,13日发现2人,以后每日陆续发现,现经证实者,已有7人之多[⑩]。8月22日(七月初九日)报道:上周沪市发现霍乱症者4人[⑪]。9月6日(七月廿四日)报道:境内霍乱突转恶,各医院中共53件,较上周增倍余[⑫]。9月12日(八月初一日)报道:秋凉以来,患痢者甚多[⑬]。同日又报道:30日至5日,本市霍乱患者增多至60人,但均易治,仅死1人[⑭]。9月25日(八月十四日)报道:上周9月12日至19日沪埠霍乱情形,较前无甚进退,计华界患者40人,无人死亡;但公共租界有患者30人(西人2名),死1人;法

---

① 《东海县志》,中华书局1994年版。

② 《连云港市卫生志》,方志出版社1998年版。

③ 《淮阴市卫生志》,中国矿业大学出版社1997年版。

④ 《太仓市卫生志》,1998年。

⑤ “浙省脑膜炎又猖獗,上海市亦有十二人患疫”,《申报》1931年3月22日,第14版。

⑥ “疫疠流行”,《兴华》1931年第14期。

⑦ 曹芳涛《脑膜炎之处置与治疗》,《中华医学杂志》1944年第4期。

⑧ “张华浜一带霍乱痢疾甚流行”,《申报》1931年8月9日,第16版。

⑨ “上海时疫已有死亡”,《大公报》1931年8月9日,第3版。

⑩ “本市已发现真性霍乱”,《申报》1931年8月20日,第13版。

⑪ “上海检疫发现抗霍乱食菌物十余种,汉灾民到沪正筹防传带疫病”,《大公报》1931年8月22日,第4版。

⑫ “沪霍乱盛行”,《中央日报》1931年9月6日,第4版。

⑬ “新秋痢疾流行”,《申报》1931年9月12日,第16版。

⑭ “上海霍乱病患者虽多但尚易治,检验到沪灾民预防传染”,《大公报》1931年9月12日,第3版。

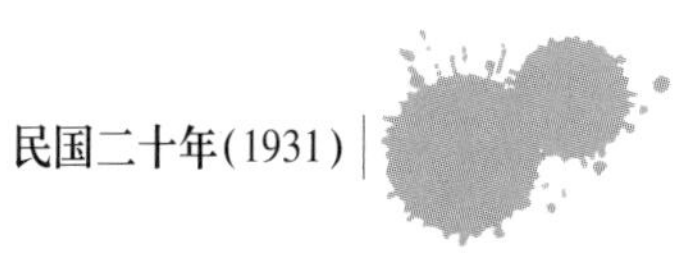

租界有患者6人,无人亡故;共计上周有患者76人,仅有一人死亡①。10月20日(九月初十日)报道:截至10月10日止之一周内,本埠霍乱病症已有显著消灭之势,兹据调查报告,华界有患者36人,死10人;公共租界患者10人,并无死亡;法租界患者7人,死3人;共计患者53人,死13人,较诸前周患死之人数已形减少②。11月1日(九月廿二日)报道,本年霍乱情形:初次确实发现日期为8月8日,末次发现日期为10月23日,历时凡76日,患者凡482人(外侨11人),其中所死者凡57人(外侨4人)③。

松江县(今松江区) 夏,脑膜炎流行。5月5日(三月十八日)报道:第一区白沃乡二十图山山桥地方,日来发现脑膜炎,闻2日内死亡者,已达21人之多④。

南汇县(今属浦东新区) 秋,霍乱流行,宣桥村4组20余人致病,7人死亡⑤。

奉贤县(今奉贤区) 夏(7月),霍乱流行⑥。

金山县(今金山区) 夏,霍乱流行。朱泾乡唐某一家死7人⑦。血吸虫病流行,兴塔乡胡家村死20多人,有一家死4口者⑧。

宝山县(今宝山区) 春,天花流行,宣桥地区200多名儿童发病,2人死亡⑨。秋七月,霍乱流行,陈家行村20来户,一周内死亡7人⑩。

崇明县 疟疾流行,仅向化阜康镇一带,患者即逾千人⑪。

浙江省

浙江省 春,脑膜炎大流行,由上年冬延续而来。脑膜炎从海宁县蔓延浙西十余县,余杭、德清、杭县、海盐、崇德、平湖、武康等属均被波及,杭州亦受影响,并传染于浙东之诸暨、兰溪、嵊县一带⑫。浙江省政府三月份行政报告称:本省自海宁县首先发生流行性脑脊髓膜炎后,其毗连各县络续发现是项疫症者至2月底(2月28日即正月十二日)止,总计被染区域已达24县1市之多,虽由各组派防疫队协助各当地防疫人

① "海港检疫处发表防止霍乱报告第九号",《申报》1931年9月25日,第6版。
② "海港检疫处发表防止霍乱报告第十二号",《申报》1931年10月20日,第12版。
③ "海港检疫处霍乱报告",《申报》1931年11月1日,第15版。
④ "松江白沃乡发现脑膜炎",《申报》1931年5月5日,第8版。
⑤ 《宣桥镇志》,方志出版社2004年版。
⑥ 《江海志》,1986年。
⑦ 《朱泾乡志》,1993年。
⑧ 《兴塔志》,上海科学普及出版社1993年版。
⑨ 《宣桥镇志》,方志出版社2004年版。
⑩ 《刘行志》,1987年。
⑪ 《崇明县志》,上海人民出版社1989年版。
⑫ 李文海等《近代中国灾荒纪年续编》,湖南教育出版社1993年版,第315页。

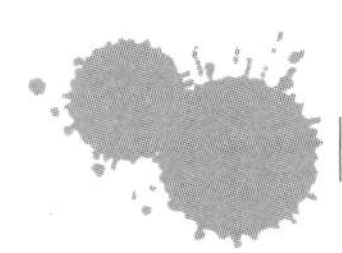

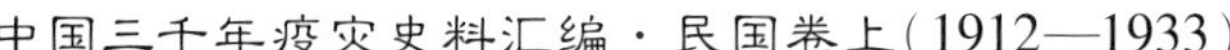

员分头救治,疫势并未轻减,且蔓延迅速,遽难遏止,本月间如建德、昌化、义务、嵊县、临海、永康、黄岩、临安、东阳、绍兴、金华、浦江、瑞安等13县亦复先后据报有疫症发现①。浙江省政府四月份行政报告称:查流行性脑脊髓膜炎疫势猛烈,虽经省派临时防疫队及各县自聘医师施行防治,终以疫区辽阔,迄未能扑灭净尽,本月间接续据报发现是项疫症者计有松阳、上虞、衢县、武义、分水、青田、缙云、丽水等8县,总计自民国十九年12月份起至本年今月止,其流行区域为46县及杭州市②。浙江省政府五月份行政报告称:浙省自民国十九年12月间海宁县发生流行性脑脊髓膜炎后,辗转蔓延,几遍全省,历经督促有疫县市成立防疫委员会,组设防疫所并饬省立传染病院组织临时防疫队,遣至各疫区协助尽力防治,至本月中始告肃清。自省立传染病院临时防疫队及各有疫县市防疫机关先后成立后,乃积极致力于宣传预防隔离病人救治患者,各种工作虽收相当效果,惟以是项疫症传染性猛烈而防疫设施因经费人才两感缺乏,殊不完备,未克及早扑灭,以致辗转蔓延达53县1市之多,且历时5月有余,至今方收肃清之效。就此次防疫经过,足征平时地方公共卫生设备甚属重要,业经令饬各县赶筹县立医院以利公众卫生,保持人民健康③。冬,天花、脑膜炎流行。1932年1月19日(十二月十二日)《民国日报》报道:杭州流行天花,各地男女孩传染夭殇者已达百余人之多。城站(杭州火车站)许衙巷、板儿巷一带,又有一种疫症发生,初起时身体发寒发热,手足抽缩,如惊风之状,若医治稍缓,即行殒命④。

建德县(今建德市) 天花大流行⑤。春二月,脑膜炎流行,死亡颇多⑥。

杭州市 春正月,脑膜炎流行。3月2日(正月十四日)《中央日报》报道:杭脑膜炎疫势仍盛,省立传染病院床位已不敷分配⑦。3月4日(正月十六日),公民姚昌浚函称,清泰门外由二堡至三堡塘里外一带,近数日来患脑脊髓膜炎死亡者已达数十人之多,甚至一日内一家死亡数口,生者嚎啕痛哭,惨状目不忍睹,若不迅速防救,疫势蔓延,危险万分,请速派员前往设法救治⑧。3月11日(正月廿三日),杭州市长报告:

---

① “浙江省政府三月份行政报告:办理防治疫症之经过”,浙江省政府行政报告1931年第3期,第28页。

② “浙江省政府四月份行政报告:办理防治疫症之经过”,《浙江省政府行政报告》1931年第4期,第29页。

③ “浙江省政府五月份行政报告:办理防治疫症之经过”,《浙江省政府行政报告》1931年第5期,第24~25页。

④ 李文海等《近代中国灾荒纪年续编》,湖南教育出版社1993年版,第369页。

⑤ 《杭州市卫生防疫站志》,1984年。

⑥ “浙省脑膜炎又猖獗,上海市亦有十二人患疫”,《申报》1931年3月22日,第14版。

⑦ “杭脑膜炎疫势仍盛”,《中央日报》1931年3月2日,第4版。

⑧ “杭州市政府训令秘字第二六九号”,《市政月刊》1931年第4期。

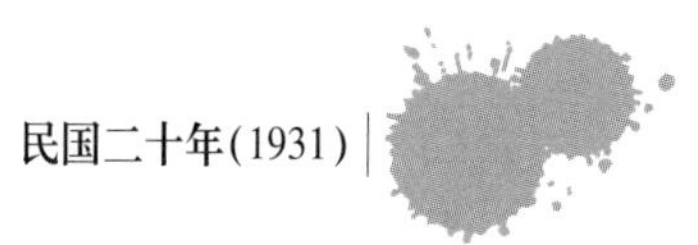

近来天气转恶,脑膜炎已有复炽之势,本市附郭一带,业经渐次发现,并有因染疫而死亡者,时有所闻①。冬十二月,天花流行。1932 年 1 月 19 日(十二月十二日)《大公报》载:杭州天花流行,夭殇者百余人。天花猖獗,1931—1935 年,杭城死亡 1020 人②。

余杭县(今杭州市余杭区)　春正月,脑膜炎流行。2 月 21 日(正月初五日)报道:脑膜炎疫势稍杀③。今《余杭县志》载:春,流脑蔓延,蔓延地区为杨家畈、白泥山村、城区、闲林、沙坞头④。

富阳县(今富阳市)　春,脑膜炎流行。2 月 15 日(十二月廿八日)报载:脑脊髓膜炎一症,杭市日形猖獗,本县亦有发现⑤。2 月 21 日(正月初五日)报道:脑膜炎疫势稍杀⑥。3 月 31 日(二月十三日),县府报告省民政厅:察看各村里情形,是项疫病尚少发现,初惟于里山一隅间或有之,近已渐趋蔓延,流行于醴泉、灵桥一带,虽患者无多,而死者已有数人。惟查属县疫势,近来散布各乡村,颇有复炽之象,如城区中埠及第三区商元洋涨场口等村均有发现,业经填表呈报在案。兹闻第二区青云桥及第三区小剡溪等村,亦有此疫流行,虽尚未十分扩大,但势极散漫,防治甚难,且属县正式医师无多,分布难周,而职府雇佣医生,仅有一人⑦。冬,天花流行。迎薰镇发病数百人,死亡 120 多人⑧。

新登县(今属富阳市)、德清县、武康县(今属德清县)、安吉县、孝丰县(今属安吉县)、海盐县　春正月,脑膜炎流行⑨。

吴兴县(今属湖州市)　春,脑膜炎流行,势极猖獗⑩。3 月 13 日(正月廿五日)报道:入春以来,脑膜炎疫症蔓延,异常迅速,因医治不及而毙者不知凡几⑪。3 月 22

---

① “杭州市政府训令秘字第二九二号”,《市政月刊》1931 年第 4 期。

② 《杭州市卫生防疫站志》,1988 年。

③ “浙省各县最近疫势”,《申报》1931 年 2 月 21 日,第 8 版。

④ 《余杭县志》,浙江人民出版社 1990 年版。

⑤ “春江、富春、泰安旅馆如有已患疫病或类似染疫各旅客一概不得容留由”,《富阳县政府公报》1931 年第 13 期,第 9 页。

⑥ “浙省各县最近疫势”,《申报》1931 年 2 月 21 日,第 8 版。

⑦ “呈民政厅具报疫势复炽原有医生未便兼顾请饬派医来富阳防治由”,《富阳县政府公报》1931 年第 15 期,第 3 页。

⑧ 《富阳县志》,浙江人民出版社 1993 年版。

⑨ “浙西脑膜炎流行”,《中央日报》1931 年 2 月 4 日,第 7 版。“浙省各县最近疫势”,《申报》1931 年 2 月 21 日,第 8 版。

⑩ 《湖州市卫生志》,香港大时代出版社 1993 年版。

⑪ “湖州脑膜炎症蔓延各村”,《申报》1931 年 3 月 13 日,第 8 版。

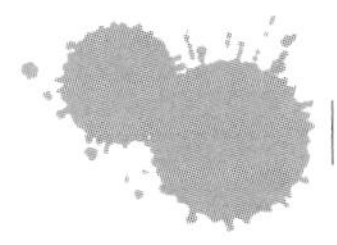

日(二月初四日)报道:脑膜炎病症又复流行,死亡者颇多[①]。吴兴脑膜炎101例[②]。

桐乡县(今桐乡市)　春,脑膜炎流行,死亡率较高[③]。

海宁县(今海宁市)　春,脑膜炎流行,全县死500余人[④]。

嘉善县　春,脑膜炎流行[⑤]。

嘉兴县(今属嘉兴市)　春,脑膜炎流行,死亡颇多[⑥]。

寿昌县(今属建德市)　春,脑膜炎流行[⑦]。

桐庐县　春,脑膜炎流行,疫势传播迅速[⑧]。

武义县　春,脑膜炎流行,嬴头、大应等村死30余人[⑨]。

汤溪县(今金华市婺城区汤溪镇)　春,脑膜炎流行。2月23日(正月初七日),县政府训令:近来发现一种急性传染病,朝发夕死,已死5人[⑩]。

鄞　县(今包括宁波市北仑区、鄞州区)　春,脑膜炎流行。2月25日(正月初九日)报道:东乡一带脑膜炎症,蔓延甚迅[⑪]。夏,霍乱流行。今《鄞县志》载:霍乱流行,仅仁济临时时疫医院,就收治霍乱病人2214人,死亡36人[⑫]。

镇海县(今宁波市镇海区)　秋,霍乱流行。8月1日(六月十八日)报道:镇海发现真性霍乱[⑬]。

定海县(今舟山市定海区)　春,脑膜炎流行。小沙发病数百例,死百余人[⑭]。

慈溪县(今慈溪市)　春,脑膜炎流行。今《慈溪县志》载:2月,坎墩地区脑膜炎流行[⑮]。

---

① "浙省脑膜炎又猖獗,上海市亦有十二人患疫",《申报》1931年3月22日,第14版。

② 翟培英《吴兴流行之脑脊髓膜炎》,《中华医学杂志》1944年第4期。

③ 《桐乡县志》,上海书店出版社1996年版。

④ 《海宁市志》,汉语大词典出版社1995年版。"卫生署调查浙时疫",《申报》1931年2月3日,第6版。

⑤ "嘉善预防脑脊髓膜炎",《申报》1931年2月9日,第8版。

⑥ "浙省各县最近疫势",《申报》1931年2月21日,第8版。"浙省脑膜炎又猖獗,上海市亦有十二人患疫",《申报》1931年3月22日,第14版。

⑦ 《建德县医药卫生志》,1985年。

⑧ "浙东疫势蔓延",《申报》1931年2月16日,第8版。

⑨ 朱德明《浙江医药史》,人民军医出版社1999年版,第240页。

⑩ 《金华县卫生志》,浙江人民出版社1995年版。

⑪ "鄞县发现脑膜炎",《申报》1931年2月25日,第8版。

⑫ 《鄞县志》,中华书局1996年版。

⑬ "检验甬船时疫",《申报》1931年8月1日,第13版。

⑭ 《舟山市卫生志》,中华书局2002年版。《定海县志》,浙江人民出版社1994年版。伍连德《海港检疫管理处略史》,《海港检疫管理处报告书》第2册,1932年。

⑮ 《慈溪县志》,浙江人民出版社1992年版。

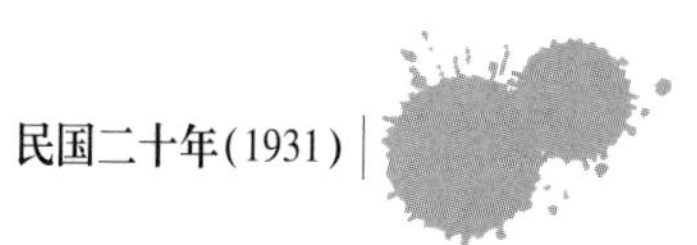

上虞县(今上虞市)　春,脑膜炎流行。4月28日(三月十一日)报道:南乡张村自本月初忽发现脑膜炎,近已弥漫东乡一带,患此症者以幼童居多,计四明江各村死20余人,永和20余人,横山村10余人①。

绍兴县(今属绍兴市)　春,脑膜炎流行。今《绍兴县卫生志》载:4月,汤浦发生脑膜炎,公安局长派员前往调查暨施行预防注射②。

萧山县(今杭州市萧山区)　春,脑膜炎盛行,东南两乡死亡数百人③。

诸暨县(今诸暨市)　春,脑膜炎疫势猖獗④。夏,霍乱流行,患者1.21万例,死2209例⑤。

嵊　县(今嵊州市)　春,脑膜炎流行,在民胜乡岭头山村死70余人⑥。4月9日(二月廿二日)《大公报》报道:浙境脑膜炎仍盛,嵊县疫区广数百里,已死百数十人⑦。

奉化县(今奉化市)　春,脑膜炎流行,剡源区此后连续两年流行脑膜炎⑧。

象山县　天花流行,爵溪镇发病死亡数十人⑨。

平阳县(今包括平阳县、苍南县)　春(2月),脑膜炎流行⑩。

青田县　春(4月),脑膜炎流行,死亡近200人⑪。

缙云县　春(2月),脑膜炎流行⑫。

松阳县　夏(5月),脑膜炎流行⑬。

龙泉县(今龙泉市)　天花流行,住龙乡发病70余人,死14人⑭。

福建省

闽清县　鼠疫流行,二都官庄死18人⑮。

---

① "上虞东南两乡脑膜炎甚剧",《申报》1931年4月28日,第8版。

② 《绍兴县卫生志》,浙江古籍出版社1997年版。

③ "萧山四乡疫疠盛行",《申报》1931年3月24日,第8版。"萧山一家二十四口死剩四人",《申报》1931年4月6日,第8版。

④ "浙省各县最近疫势",《申报》1931年2月21日,第8版。

⑤ 《诸暨县志》,浙江人民出版社1993年版。

⑥ 《嵊县卫生志》,1987年。

⑦ "脑膜炎浙嵊县蔓延甚广",《大公报》1931年4月9日,第4版。李文海等《近代中国灾荒纪年续编》,湖南教育出版社1993年版,第315页。

⑧ 《奉化市志》,中华书局1994年版。

⑨ 《爵溪镇志》,中国书籍出版社1997年版。

⑩ 《平阳县志》,汉语大词典出版社1993年版。

⑪ 《青田县志》,浙江人民出版社1990年版。

⑫ "浙省各县最近疫势",《申报》1931年2月21日,第8版。

⑬ 《松阳县志》,浙江人民出版社1996年版。

⑭ 《龙泉县志》,汉语大词典出版社1994年版。

⑮ 《闽清县志》,群众出版社1993年版。

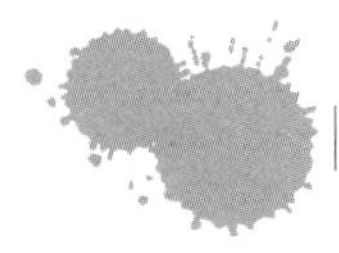

连江县　春,回归热流行。2—3 月,丹阳花园村林氏祠堂边人口不上 200 人,染回归热死亡达 30 人[①]。

寿宁县　天花流行,油湾村发病 100 余人,死亡 45 人[②]。

思明县(今属厦门市思明区)　夏六月,鼠疫流行。7 月 24 日(六月初十日)报道:所惨者常数百人相继死亡,竟无棺椁可购[③]。冬十一月,天花流行。12 月 25 日(十一月十七日)汕头市长称:近查厦门痘症盛行,死亡人数日见增加[④]。12 月 29 日(十一月廿一日),海港检疫处宣布厦门为有疫口岸[⑤]。1932 年 1 月 1 日(十一月廿四日)《民国日报》报道:厦门天花疫甚烈,30 日一天,竟死 86 人。天花延续至次年春,1931 年 12 月 28 日至 1932 年 4 月 11 日报告病例 678 人,死亡 296 人[⑥]。是年,厦门大疫。鼠疫死 104 例,脑膜炎死 52 例,白喉死亡 20 例,麻疹死 76 例,痢疾死 137 人[⑦]。

同安县(今同安区)　冬,天花流行[⑧]。

莆田县(今属莆田市)　夏,鼠疫流行,数百人相继死亡,竟无棺椁可购[⑨]。

仙游县　夏,霍乱流行。霍乱由枫亭港口和晋江石狮等地传入,以枫亭、城关为起点逐渐向大济、赖店、龙华、郊尾、社硎等地蔓延[⑩]。夏,鼠疫流行。东乡鼠疫死亡数百人,枫亭死者甚多[⑪]。

大田县　夏四月,鼠疫流行,城关死多人,蔓延快,死亡率高[⑫]。

龙溪县(今属漳州市)　夏,鼠疫流行,数百人相继死亡,竟无棺椁可购[⑬]。今夏时症如肺炎(按:这里指肺鼠疫)之时疫,蔓延于漳州,患斯症者,口吐鲜血,不数小时

---

① 《连江县卫生志》,1989 年。

② 《周宁县志》,中国科学技术出版社 1993 年版。

③ “永嘉医药师公会请设法预防闽疫传入温属”,《申报》1931 年 7 月 24 日,第 16 版。

④ “训令公安局准汕头海港检疫所函称业经宣布厦门为疫港所有由该处来汕轮船应停石炮台附近候验由”,《汕头市市政公报》第 76 ~ 80 期,1931 年,第 445 页。

⑤ “海港检疫处宣告厦门为天花疫埠”,《申报》1931 年 12 月 29 日,第 10 版。

⑥ 《厦门市卫生志(专业志)》,厦门大学出版社 1997 年版。

⑦ 苏子卿《厦门市卫生调查》,《中华医学杂志》1934 年第 10 期。

⑧ 《同安县志》,中华书局 2000 年版。《同安医药卫生志》,厦门大学出版社 1995 年版。

⑨ “永嘉医药师公会请设法预防闽疫传入温属”,《申报》1931 年 7 月 24 日,第 16 版。

⑩ 《仙游县志》,方志出版社 1995 年版。《郊尾镇志》,中国社会科学出版社 2000 年版。

⑪ “永嘉医药师公会请设法预防闽疫传入温属”,《申报》1931 年 7 月 24 日,第 16 版。《榜头镇志》,1989 年。《枫亭志》,方志出版社 1999 年版。

⑫ 《长汀县志》,生活·读书·新知三联书店 1993 年版。《大田县志》,中华书局 1996 年版。

⑬ “永嘉医药师公会请设法预防闽疫传入温属”,《申报》1931 年 7 月 24 日,第 16 版。

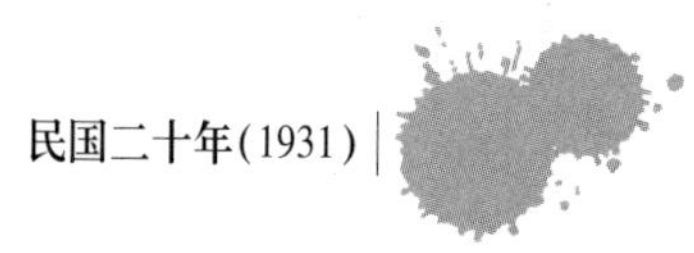

即死,且多不治,故连日来死亡者,不知其数,闻其传染之速,实骇人听闻①。

漳浦县　夏,鼠疫流行②。霍乱流行,古雷港口村死亡 371 人,绝 14 户③。

诏安县　夏(5 月),鼠疫流行,仅员林、许寮两村就死亡 200 多人④。

武平县　天花流行,城关地区死 1000 多人⑤。

归化县(今明溪县)　春夏间,城关天花流行严重⑥。

广东省

广州市　天花大流行,萝岗地区死百余人⑦。是年,广州大疫。天花发病 491 例,死亡 54 人;伤寒发病 763 例,死亡 608 例;脑膜炎发病 355 例,死亡 328 人;白喉发病 68 例,死亡 15 例;痢疾发病 496 例,死亡 308 人⑧。

汕头市　天花、霍乱流行。今《汕头卫生志》载:1—5 月,患天花死亡者 51 例,霍乱发病 17 例⑨。

化　县(今化州市)　天花流行⑩。

香港特别行政区

香　港　冬十一月,白喉流行。12 月 29 日(十一月廿一日)报道:香港因牛乳供给不洁,引发和传染白喉症百余起⑪。

海南省

琼山县(今海口市琼山区)　鼠疫流行,甲子乡患者 270 人,病亡 70 多人⑫。

定安县　鼠疫、天花流行⑬。

广西壮族自治区

广西省　夏四五月,大雨连朝,洪流盛涨,漓江、柳江、郁江、浔江诸流域冲毁田

---

① “骇人听闻之漳州疠疫”,《中国摄影学会画报》第 302 期,1931 年,第 6 页。

② “永嘉医药师公会请设法预防闽疫传入温属”,《申报》1931 年 7 月 24 日,第 16 版。

③ 《漳浦县志》,方志出版社 1998 年版。

④ 《漳州市卫生防疫站志》,2004 年。

⑤ 《武平县志》,中国大百科全书出版社 1993 年版。

⑥ 《明溪县志》,方志出版社 1997 年版。

⑦ 《广州市白云区萝岗镇志》,2001 年。

⑧ 伍连德《海港检疫管理处略史》,《海港检疫管理处报告书》第 2 册,1932 年。苏子卿《厦门市卫生调查》,《中华医学杂志》1934 年第 10 期。

⑨ 《汕头卫生志》,1990 年。

⑩ 《化州县志》,广东人民出版社 1996 年版。

⑪ “香港白喉症盛行”,《申报》1931 年 12 月 29 日,第 7 版。

⑫ 《琼山县志》,中华书局 1999 年版。

⑬ 《海南省志・卫生志》,方志出版社 2001 年版。

庐,漂没人畜。各地潦水退后,瘟疫剧烈传染①。

贵　县(今贵港市)　鼠疫流行,西山地区蔓延两年多,死150人②。

容县、博白县、陆川县、崇善县(今属崇左市)、左县(今属崇左市)、百色县(今属百色市)、苍梧县(今属梧州市)、郁林县(今属玉林市)、北流县(今北流市)　鼠疫流行③。

宁明县、明江县、思乐县(今宁明县)　天花流行④。

上思县　夏(7月),天花流行,死者数百人,小儿居多⑤。

天保县(今德保县)　多敬乡霍乱流行⑥。

雷平县(今大新县)　恶性疟疾流行。恩城乡獐村全村16户74人,死24人,绝7户,幸存者逃难,村成废墟⑦。

灵山县　武利镇街道发生鼠疫大流行⑧。

合浦县　北海西部地区鼠疫流行⑨。

---

① 《关于广西水灾呈文》,中国第二历史档案馆藏《苏皖赣湘豫陕等六省水灾资料抄件》附《广西水灾情形》,全宗号257,卷号421。

② 《贵港市志》,广西人民出版社1993年版。民国《贵县志》卷一八《杂记》。

③ 《广西通志·医疗卫生志》,广西人民出版社1999年版。

④ 《宁明县志》,中央民族学院出版社1988年版。

⑤ 《上思县志》,广西人民出版社2000年版。

⑥ 《德保县志》,广西人民出版社1998年版。

⑦ 李文波《中国传染病史料》,化学工业出版社2004年版,第170页。

⑧ 《灵山县志》,广西人民出版社2000年版。

⑨ 《北海市卫生志》,1998年。

民国二十一年(1932)

全　国

是年,全国霍乱大流行,流行之广,传染之速,为近来所未有。综合《大公报》7月24日(六月廿一日)、8月6日(七月初五日)、8月10日(七月初九日)有关报道:夏六月,著名都会上海、南京、江西(南昌)、潼关、西安、豫西(洛阳)、天津、包头、绥远,皆属霍乱疫区。至秋七月,全国死于虎疫者,以数十万计。计省份有江苏、安徽、浙江、江西、湖北、湖南、河北、山西、山东、河南、陕西、绥远、福建、察哈尔、甘肃、四川、黑龙江、广东18个,疫区共157县市①。8月29日(七月廿八日)报道:据卫生署所公布之染疫区域,已达15省,计江苏、浙江、安徽、江西、湖南、湖北、河北、山东、河南、陕西、绥远、福建、广东、察哈尔、四川等省,蔓延不可谓不广②。

6月(夏五月),《同仁医学》报道:6月13日(五月初十日),伍连德氏报告,上周上海患虎疫者90人;南京至4日止患者20人,死12人;曲阜有美侨由沪回曲,因疫毙命。海港检疫处已令厦门、汕头、青岛、天津、广州等处预防沪疫侵入,饮料最关重要,而沪至少有30万人不能享自来水利益云③。

7月21日(六月十八日),山东省政府民政厅厅长报告:去年各地水灾为患,人民颠沛流离,死亡载道,环境不良,疲疠纷起,当时扑灭霍乱等症已颇竭尽心力,不图入春以来,各地先后复发,迭据南京、上海、汉口、宜昌、安庆、芜湖及泰县等处报告,均已先后发现真性霍乱④。

7月24日(六月廿一日),《中央日报》报道:本年各地霍乱先后发现,北自北平、天津,南至福州、广州,东自上海,西迄潼关,而长江流域江浙、安徽、江西、湖北、湖南

---

① 李文海等《近代中国灾荒纪年续编》,湖南教育出版社1993年版,第348页。

② “内江虎疫之奇惨”,《申报》1932年8月29日,第12版。

③ “虎疫报告——饮料不洁为最大原因”,《同仁医学》1932年第7期。

④ “呈民政厅遵令重印内政部颁霍乱预防方法及其标语拟于本府临时检疫所成立后再散发张贴宣传请鉴核示遵由”,《济南市市政月刊》1932年第4期,第7~8页。

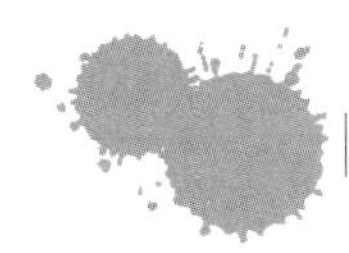

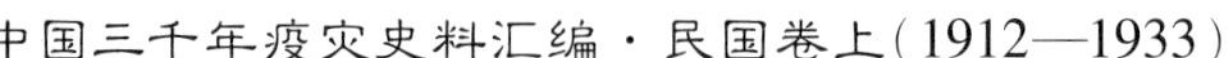

等省重要交通地方,流行尤为剧烈[①]。

8月1日(六月廿九日),《世界月报》报道:江北天气酷热,时疫甚猖獗,每天死人无数[②]。

8月4日(七月初三日),《世界月报》报道:晋南虎疫蔓延九县,势甚猖獗,晋北大同成立虎疫检验处,检验平绥旅客[③]。

8月,《时事月报》载:入夏以来,各处因气候加热,蚊蝇丛生,而疫痢大作,尤以虎疫为多。兹分述如下:京市日来患虎疫者颇多,其因虎疫毙命者,不下二三百人,虽经市府加以预防注射,而其势未全杀。沪市新为战区,故疫疠弥甚,淞沪各区,疫势蔓延,已有多人患虎疫而死。津市虎疫近颇猖獗,发生以来,罹病者多至千百,已死数百人,党政机关令全体居民注射防疫针。广州市虎疫流传,死亡不少,经卫生局加意防范,其势稍衰。汉口市发现虎疫,死数十人,我国当局及租界当局,虽努力防疫,而疫势尚未终熄。此外如宜昌、合肥、潼关、南昌、鄱阳、芜湖、江阴、东坎、高邮等处,亦流行虎疫,死亡不少云[④]。

8月7日(七月初六日),《中央日报》报道:本年霍乱,流行之广,传染之烈,为近年来所未有。查上海于4月26日(三月廿一日)即发现霍乱,南京则始于5月23日(四月十八日),长江一带各省先后报告发现,华北、华南及豫、陕、绥远各地,亦均告有疫,传染迅烈[⑤]。据所载,截至7月底止,卫生署报告霍乱发生地点如下:

江苏:上海、南京、昆山、嘉定、南翔、武进、江阴、泰县、东台、淮阴、淮安、阜宁、盐城、南通、兴化、浏河、吴县、高邮、宿迁、铜山、镇江、东海、萧县、松江、邳县、常熟、无锡、崇明、如皋、沭阳、奉贤。

浙江:杭县、绍兴、吴兴、永嘉、嘉善、定海、平湖。

安徽:安庆、芜湖、无为、宣城、亳县、怀远、蚌埠、当涂、蒙城、颍上、全椒、固镇。

江西:南昌、九江、鄱阳、东乡、高安、浮梁、临川、安福、余干。

湖北:武昌、汉口、汉阳、宜昌、沙市、樊城、蔡甸、咸宁、京山、武穴。

湖南:长沙、常德、益阳。

河北:天津、北平、塘沽、大沽、景县、武清。

山东:济南、高密、诸城、禹城、淄州、潍县。

---

① “刘瑞恒谈霍乱遍南北,江浙皖赣鄂湘更为剧烈”,《中央日报》1932年7月24日,第7版。

② “8月份社会大事日记:江北时疫猖獗(1日)”,《世界月报》1932年第2期。

③ “8月份社会大事日记:晋南虎疫蔓延(4日)”,《世界月报》1932年第2期。

④ “各处疫疠流行”,《时事月报》1932年第2期。

⑤ “虎疫猖獗遍全国,卫生团积极办理防治”,《中央日报》1932年8月7日,第7版。

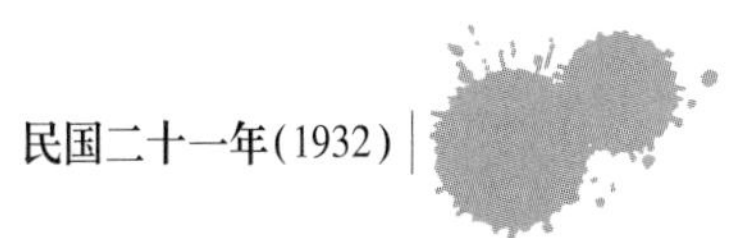

河南:洛阳、阌乡、宁陵、灵宝、桐柏、偃师、孟津、柘城、永城、广武。

陕西:潼关、华阴、华县、临潼、渭南、朝邑、大荔、西安、平民。

绥远:包头、丰镇、陶林、绥远。

福建:福州、厦门、晋江。

广东:广州。

察哈尔:万全。

霍乱大流行与水灾有关,内地(不包括东北、台湾和香港)患者10万人,死者3万人。1931年,江淮流域大水灾;1932年,黄河流域大水灾。1937年,有人回顾,1932年的霍乱流行达300余城市,综计5月至10月,患者10万余人,死者不下3万①。上海发现霍乱最早,在4月间即行发现,全国流行遍22省市,患者达10万人②。1947年,有人谈到霍乱,仍然不能不提到1932年的霍乱大流行③。关于是年霍乱患病和死亡人数的准确统计,国民政府救济委员会卫生防疫组工作报告称,是年霍乱发病100666人,死亡31974人④。《当代中国的卫生事业》一书称,是年霍乱,21省都有被疫之处,轻者数县,重者数十县不等。据7月24日(六月廿一日)和8月6日(七月初五日)《大公报》称,"本年虎疫之广,传染之烈,为近年所未有"。在大流行中,患者达10万人以上,死亡32000人⑤。陈邦贤《中国医学史》称:霍乱,前清以光绪十四年(1888)流行最盛;最近以民国二十一年(1932)流行最广,感染城市达306处,患者10万余人,死亡3万余人。感染地区以河北、江苏、河南、山西、山东、安徽、陕西、浙江、湖北等省最多;死亡率以北平(今北京)、绥远、福建、广西、湖北、安徽、江西、广东等省市为高⑥。《中华民国史》对是年霍乱也有描述:此次霍乱之灾,危及上海、南京等地,而以江西尤烈。陇海线沿路俱有疫病出现,以潼关最为严重,蔓延东西,西安一带同受传染,河南西部也被波及。天津长时间被疫灾扰攘,而平绥路之包头、绥远等都成了疫灾之区。陕西被疫多达14县市,潼关霍乱猖獗,每村皆死亡60多个小孩。华阴也因虎疫死亡千余人。同州、朝邑一带疫情更为严重,死亡人数更多。江西虎疫蔓延,几乎遍及全省。鄱阳一周内死千余人,临川四乡两周内染疫死亡者达数千人,而

---

① "今年之防疫问题",《申报》1937年6月22日,第6版。

② "天气秋凉真性霍乱稍杀",《申报》1937年10月5日,第8版。

③ "防止霍乱!",《申报》1947年7月18日,第7版。

④ Anti Cholera Work in Northwest in China,《中华医学杂志》(英文版)1945年第2期。

⑤ 《当代中国的卫生事业》,中国社会科学出版社1986年版,第315页。

⑥ 陈邦贤《中国医学史》,团结出版社2006年版,第339页。

南昌则棺木出售一空,大小木店概改制棺木[①]。是年霍乱在全国暴发流行,南自广州,北到三姓(依兰),东自福州,西到甘肃天水,流行于全国23个省312个城市(未含东北、台湾),是全国多年来最严重的流行。流行自4月26日(三月廿一日)起到10月22日(九月廿三日)终熄。6月18日(五月十五日)到10月16日(九月十七日),东北、台湾、香港发生霍乱,受疫者2000万人,其中死亡40万人。仅陕西丧失13万人[②]。1933年《河南民政月刊》第1期载:去年仅霍乱一症,在河南约杀人32万[③]。

1932年各省区和东北地区霍乱流行情况表

省区	发病数	死亡数	流行时间	县数	地区	发病数	死亡数
北京	493	391	6.19—9.5		沈阳	76	39
河北	14517	5036	6.11—9.5	64	彰武	37	21
山东	18513	2962		27	盖平	26	21
河南	10558	2362		30	开通	539	132
山西		6928		29	锦县	1519	697
江西	5918	1955	6.30—8.5	14	镇东		2
江苏	10430	1606		38	抚顺		29
安徽	3349	1214		19	盘山	146	132
陕西	12644	3468		17	通辽		2668
湖北	2832	1231		12	洮南	444	168
浙江	6423	657		13	铁岭	8	2
绥远	2000	1057		6	绥中	27	12
察哈尔	618	183		7	兴城	170	82
福建	1879	973	5.1—10.18	5	辽源		113
湖南	1553	338		4	黑山		128
广东	1084	358	3.11—10.8	2	双山		28
云南	54	9		3	沈阳	24	13
青海	121	12		3	安东	41	29
四川	1968	501		6	新民		260
广西	2	1			辽阳	150	150
南京	1588	373	5.6—9.15		锦西	17	
甘肃	222	78			庄河	213	46
上海	4260	317	4.26—10.22				
内地合计	101026	32010		299	东北合计	3437	4772

---

① 朱汉国、杨群《中华民国史》第5册,四川人民出版社2006年版,第519、520页。

② 李文波《中国传染病史料》,化学工业出版社2004年版,第44~45页。

③ 《河南省新蔡县卫生志》,1985年。

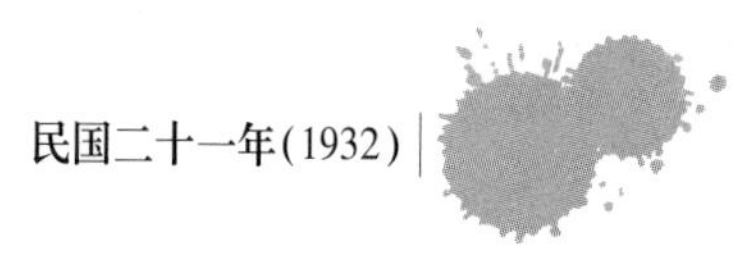

黑龙江省

龙江县(今齐齐哈尔市市区)　夏秋,霍乱流行。7月25日(六月廿二日)《大公报》载:龙江大水,霍乱流行①。8月25日(七月廿四日)报道:齐齐哈尔市发现霍乱99例②。黑龙江省霍乱由上海传入,发生376人,死亡163人③。其中,今梅里斯区哈拉村死20多人④。

德都设治局(今属五大连池市)　天花流行,婴儿夭折很多⑤。

肇东县(今肇东市)　夏,霍乱流行,满沟站死亡600余人,棺材被购一空⑥。

汤原县、桦川县　秋,大水,灾后伤寒、麻疹流行,死者甚多⑦。

木兰县　冬,克山病流行,福民屯3天内死去16名妇女⑧。

依兰县　秋,霍乱流行。8月23日(七月廿二日)报道:此次之水以依兰为最大,灾民遍地,并有虎疫流行甚盛,每日死人四五十之数⑨。

滨江县(今属哈尔滨市)　秋,霍乱大流行。8月,霍乱流行,由上海传入,患者415人,死亡162人⑩。8月2日(七月初一日)报道:虎列拉疫症蔓延于东三省各处,现已传至哈埠,发现数起⑪。8月6日(七月初五日)报道:哈尔滨大水后,兹复发生虎疫,死者累累⑫。8月14日(七月十三日)报道:水灾未退,疫症已起,蔓延颇速⑬。又,虎疫盛行,昨日罹虎疫者,竟有40余人⑭。8月16日(七月十五日)报道:虎疫甚烈,每日患者达80人,每日平均死者约25人⑮。8月18日(七月十七日)报道:哈尔

---

① 《大公报》1932年7月25日。

② "海港检疫处霍乱周报第十三期",《申报》1932年8月25日,第15版。

③ 《黑龙江省志》,黑龙江人民出版社1996年版。

④ 《梅里斯达斡尔族区志》,黄山书社1999年版。

⑤ 《德都县志》,黄山书社1994年版。

⑥ 《绥化地区志》,黑龙江人民出版社1995年版。

⑦ 《佳木斯市志》,中华书局1996年版。

⑧ 《木兰县志》,黑龙江人民出版社1989年版。

⑨ "长哈临时通车,依兰虎疫甚烈",《盛京时报》1932年8月23日,第5版。

⑩ 《黑龙江省志》,黑龙江人民出版社1996年版。

⑪ "虎疫蔓延东省各处",《申报》1932年8月2日,第8版。

⑫ "东省空前水灾",《申报》1932年8月6日,第3版。

⑬ "哈埠灾情严重",《申报》1932年8月14日,第4版。"中东路淹没后,哈埠铁路交通断绝,泊利斯丹区亦已全淹,新镇外露宿难民五万余虎疫炽",《中央日报》1932年8月14日,第3版。

⑭ "哈埠水灾声中虎疫情势愈严重",《大公报》1932年8月14日,第4版。

⑮ "哈尔滨虎疫甚烈",《申报》1932年8月16日,第8版。"哈埠洪水渐退,虎疫仍烈",《中央日报》1932年8月16日,第2版。

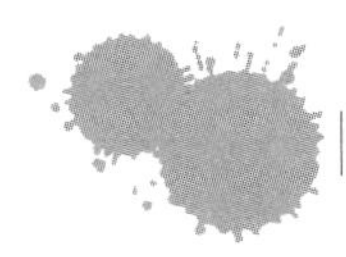

滨虎疫发生后,患者共500人,死者约占十分之七[①]。8月23日(七月廿二日)报道:水灾难民增多,虎列拉又乘机猖獗。据防疫委员会17日上午发表,统计收入人数为271人,本日死亡人数为11人,统计自收入患者以来,死亡者为79人,出院者5人,真性患者164人,现存人数187人[②]。8月26日(七月廿五日)报道:江水渐减退,虎疫尚猖獗,截至22日,患者达462人,22日新患者14人,死者7人[③]。8月28日(七月廿七日)报道:满洲方面,虎疫盛行[④]。9月2日(八月初二日)报道:气候转寒,灾民因受潮湿,染患虎疫者,日死百数十人[⑤]。9月3日(八月初三日)报道:该市虎疫现渐消减,31日现在之患者为543人,最近一星期内,每日平均新增患者为10人,平均死亡者为8人[⑥]。9月11日(八月十一日)报道:入夏以来,各地猖獗一时之虎列拉,已逐渐灭杀,至前五日止,竟无一名死亡者。计病愈退院者达20余名,新患者5名,死亡累计219名,收容累计584名,现在收容者为102名[⑦]。秋,道里区虎列拉、猩红热、麻疹等传染病流行,其势猖獗[⑧]。

吉林省

吉林省　霍乱由上海、天津侵入东北,及于吉林,患者过万[⑨]。

永吉县(省会,今吉林市)　春,猩红热流行。3月16日(二月初十日)报道:近两日来,一般人多患疫病,尤以小儿之猩红热为多[⑩]。夏秋,霍乱流行。今《吉林市志》载:7—10月间,市内发生霍乱120人[⑪]。

乾安县　秋,鼠疫流行。今《乾安县志》载:9月,鼠疫蔓延一镇两区,患者1056人,死亡746人,至有一家全殁,日盱无人启门者[⑫]。

长春县(今长春市)　夏,天花、霍乱流行。6月23日(五月二十日)报道:最近天然痘蔓延势甚猛烈,在宽城子有20人,在哈市有5人,在东铁东部线二仓甸子有10

---

① “哈防疫会被日军解散,患疫者已死三百余”,《中央日报》1932年8月18日,第3版。“哈埠水灾严重,内地河流继涨,嫩江区成泽国,虎疫仍甚猖獗”,《中央日报》1932年8月18日,第3版。

② “哈市虎疫猖獗”,《盛京时报》1932年8月23日,第5版。

③ “江水缓退疫猖獗”,《盛京时报》1932年8月26日,第5版。

④ 《中央日报》1932年8月28日,第3版。

⑤ “哈尔滨水灾之惨状”,《申报》1932年9月2日,第11版。

⑥ “江水减退,虎疫渐灭”,《盛京时报》1932年9月3日,第5版。

⑦ “虎疫渐消灭”,《盛京时报》1932年9月11日,第4版。

⑧ 《道里区志》,黑龙江人民出版社1993年版。

⑨ 《吉林省卫生志》,吉林人民出版社1992年版。

⑩ “有小儿家宜各注意天气转寒时疫多”,《盛京时报》1932年3月16日,第5版。

⑪ 《吉林市志》,吉林人民出版社2008年版。

⑫ 《乾安县志》,吉林人民出版社1999年版。

人,均罹痘病[①]。7月20日(六月十七日)报道:宽城子16日发现真性虎列拉[②]。7月23日(六月二十日)报道:至18日,附属地竟为虎疫所侵入,比及21日晚已有9人,其中4人死亡,有蔓延之兆[③]。7月26日(六月廿三日)报道:迩来患得虎疫者仍旧频出,22日患者4人,其中2名已死亡[④]。秋,霍乱流行。8月18日(七月十七日)报道:长春发现霍乱75例[⑤]。

德惠县(今德惠市)　秋,霍乱大流行[⑥]。

延吉县(今延吉市)　春,流感流行。4月28日(三月廿三日)报道:近来天气,冷热不均,以致时疫发生,头痛,周身懒惰,患者甚多,流行最速[⑦]。夏,痧疹流行。6月5日(五月初二日)报道:本埠近日以来痧疹流行,传染甚速,轻者三五日即愈,重者丧命[⑧]。秋,霍乱流行,发病68人,死亡50余人[⑨]。

洮南县(今洮南市)　春,流感、天花流行。2月13日(正月初八日)报道:入冬以来,天气不正,四民易生时疫,故近日大人患头痛、四肢无力者不少,小孩生痘疹者甚多[⑩]。3月28日(二月廿二日)报道:现在四民发生痘症者甚多[⑪]。夏,痢疾流行。7月16日(六月十三日)报道:现在发生时疫,四民患痢疾者有之,上吐下泻者有之,此均不正之气所传染[⑫]。秋,霍乱流行。8月25日(七月廿四日)报道:洮南发现霍乱145例[⑬]。今《洮南市志》载:9月,霍乱,发病数百人,死亡多人[⑭]。

通化县　麻疹、肺炎合并症流行,7至10岁儿童50%死于该症[⑮]。

西安县(今东辽县)　夏,瘟疹流行。5月12日(四月初七日)报道:县境自春徂夏,小儿多生瘟疹之病症[⑯]。

---

① "痘疮大流行,卫生司厉行种痘",《盛京时报》1932年6月23日,第4版。
② "首都又复发现真正虎疫",《盛京时报》1932年7月20日,第5版。
③ "首都虎列拉势如燎原,真正病者已九人",《盛京时报》1932年7月23日,第5版。
④ "新京虎疫蔓延益甚,一日患者有数起",《盛京时报》1932年7月26日,第5版。
⑤ "海港检疫处霍乱周报",《申报》1932年8月18日,第15版。
⑥ 《德惠县志》,长春出版社2001年版。
⑦ "时疫流行",《盛京时报》1932年4月28日,第5版。
⑧ "痧疹流行",《盛京时报》1932年6月5日,第6版。
⑨ 《龙井县卫生志》,1990年。《延吉市卫生志》,1987年。《延吉市志》,新华出版社1994年版。
⑩ "发生时疫",《盛京时报》1932年2月13日,第5版。
⑪ "发生时疫",《盛京时报》1932年3月28日,第2版。
⑫ "时疫流行",《盛京时报》1932年7月16日,第5版。
⑬ "海港检疫处霍乱周报第十三期",《申报》1932年8月25日,第15版。
⑭ 《洮南市志》,吉林文史出版社2000年版。
⑮ 《通化县志》,吉林人民出版社1996年版。
⑯ "小儿宜防瘟疹",《盛京时报》1932年5月12日,第6版。

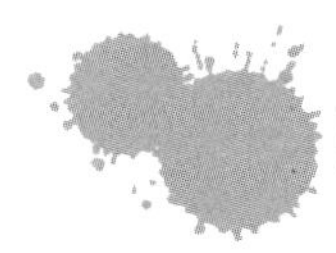

辽源县(今属双辽市)　秋,霍乱流行。8月3日(七月初二日)报道:郑家屯已出虎疫患者50人,其中死者达22人①。

农安县　秋,痘疹流行。8月18日(七月十七日)报道:自端节后发现痘疹,全城男女婴孩多半患者,死亡相继,直至现在,不但痘疹未退。且复发生一种时疫,传染最速,若调养医治得法,旬日霍然,倘经医不慎,即有性命之虞,故近日死于是疫者,亦层出迭见②。

辽宁省

夏,霍乱流行。奉天省警务厅致电民政部:奉天、盖平、锦县、营口、北镇各地先报告发生虎疫,后辽源、通辽、新民各县又报告发现虎疫,经复查情况属实③。

沈阳县(省会,今属沈阳市)　夏秋,霍乱流行。7月20日(六月十七日)《大公报》报道:辽西大雨,数百里一片汪洋,大连、营口霍乱盛行,并波及沈阳④。8月18日(七月十七日)报道:沈阳发现霍乱12例⑤。8月24日(七月廿三日)报道:沈阳县境城北距城西45里之蒲河村已发现真性虎疫,死亡者10余人⑥。8月25日(七月廿四日)报道:沈阳发现霍乱70例⑦。

铁岭县　夏秋,霍乱流行。民国《铁岭县续志》载:夏,时疫流行,死者不少,当局为预防起见,饬警沿户,令其清洁,或用药为之消毒,幸未猖獗而至蔓延⑧。今《铁岭县志》载:8月初发霍乱,9月17日(八月十七日)终息,发病8人,死亡2人⑨。

辽阳县　秋,霍乱流行。8月6日(七月初五日)报道:4日,辽阳城里三道街及小南门两处,发生虎疫患者两人,检验结果决定真虎疫。又在大兴街发生疑似虎疫一人。迄今日医师所诊察之真性虎疫,已达7人云⑩。

盖平县(今盖州市)　春,流感流行。3月4日(正月廿八日)报道:近日以来,气候不正,冷热不均,人人染病,轻重不一,有头痛、痢疾、泻肚等,轻者十余日,重者陨命⑪。夏,霍乱流行。7月12日(六月初九日)报道:盖平本县近日发现虎烈拉,于是

---

① “通辽虎势益张,已死七百人”,《盛京时报》1932年8月3日,第4版。

② “瘟疫宜预防”,《盛京时报》1932年8月18日,第5版。

③ “奉天省公署警务厅来电”,《民政部旬刊》1932年第5期。

④ 李文海等《近代中国灾荒纪年续编》,湖南教育出版社1993年版,第358页。

⑤ “海港检疫处霍乱周报”,《申报》1932年8月18日,第15版。

⑥ “县境虎疫猖獗,警局召集议防办法”,《盛京时报》1932年8月24日,第4版。

⑦ “海港检疫处霍乱周报第十三期”,《申报》1932年8月25日,第15版。

⑧ 民国《铁岭县续志》卷一〇《灾疫志·时疫》。

⑨ 《铁岭县志》,辽沈书社1993年版。

⑩ “辽阳城内发生真性虎疫患者”,《盛京时报》1932年8月6日,第5版。

⑪ “瘟疫流行”,《盛京时报》1932年3月4日,第5版。

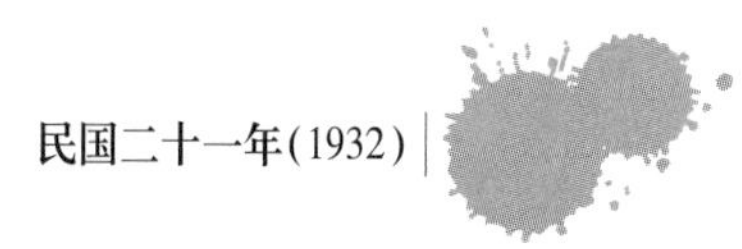

县公署公安局会议防疫[①]。

新民县(今新民市)　秋,霍乱流行。9月8日(八月初八日)报道:新民发现虎疫甚厉,每日平均死亡二三十人[②]。

黑山县　疫,主要是霍乱、天花、痢疾、白喉流行。黑山全县霍乱发病90人,死亡65人;天然痘32人,死亡14人;赤痢60人,死亡14人;染白喉44人,猩红热4人,水痘44人,疹疾40人[③]。

海城县(今海城市)　夏,流感流行。7月7日(六月初四日)报道:入夏以来,匝月无雨,天气亢旱,时疫流行,患者燥热无汗,头晕乾戚,精神颠倒,肢腿酸疼,传染迅速,势极猖獗[④]。秋,霍乱流行。8月3日(七月初二日)报道:南关杠房30日一日间秘密抬出因染虎列拉而死者12人,暗暗葬埋,无一操办者[⑤]。8月12日(七月十一日)报道:前报一日死12人云者,盖非真性虎列拉,是不过一普遍病症耳[⑥]。5—8月,霍乱流行,死亡12人[⑦]。

北镇县　秋七月,霍乱流行。8月27日(七月廿六日),奉天关东军军医部报告,24、25、26三日,北镇发生虎疫,患者70名,死亡者45名[⑧]。今《北镇县志》载:夏秋之交,霍乱流行,发病3055例,死亡2300人(一说835人),城内一天抬出灵柩72口[⑨]。又,鼠疫流行。发病1497人,死亡1115人,病死率74.5%[⑩]。

营口县(今大石桥市)　夏秋,霍乱流行。7月8日(六月初五日)报道:营口霍乱流行[⑪]。7月20日(六月十七日)报道:营口霍乱盛行[⑫]。8月6日(七月初五日)报道:迄7月29日夜,计市内患者177名(已愈者88,已死亡者77,治疗中者12),市外患者79名(已愈者27,死亡者43,治疗中者9),计共256名。现在营口迄29日防疫委员会已受预防注射者总额,市内241324名,市外6468名[⑬]。8月12日(七月十一

① “筹妥防疫”,《盛京时报》1932年7月12日。
② “国内要电”,《申报》1932年9月8日,第3版。
③ 《黑山县卫生志》,1987年。《黑山县志》,辽宁大学出版社1992年版。
④ “天旱苗槁,时疫流行”,《盛京时报》1932年7月7日,第5版。
⑤ “海城发现虎列拉?”,《盛京时报》1932年8月3日,第5版。
⑥ “秋风起兮虎疫去”,《盛京时报》1932年8月12日,第5版。
⑦ 《鞍山市卫生志》,1990年。
⑧ “民政部电奉天奉山铁路管理局”,《民政部旬刊》1932年第4期。
⑨ 《北镇县志》,辽宁人民出版社1990年版。
⑩ 《锦州市志·综合卷》,中国统计出版社1994年版。
⑪ “海港检疫处报告第六期霍乱状况”,《申报》1932年7月8日,第15版。
⑫ “虎疫可畏,各地流行甚烈”,《中央日报》1932年7月20日,第2版。
⑬ “通辽虎势汹涌,营口地方亦极其猖獗”,《盛京时报》1932年8月6日,第4版。

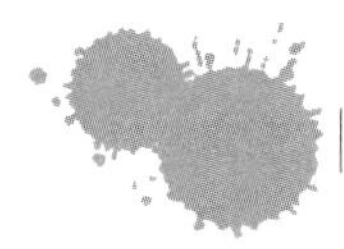

日)报道:虎列拉疫病之流行区域日渐扩大,当经指定上海、天津、大沽、塘沽、营口五处为虎列拉疫区[1]。8月18日(七月十七日)报道:营口霍乱仍在流行[2]。今《营口市卫生志》载:是年营口发生霍乱156人[3]。但另有记载表明:东北霍乱始发营口,6月8日(五月初五日)至9月23日(八月廿三日),营口死180人[4]。

锦　县(今属锦州市)　夏秋,鼠疫、霍乱流行。8月2日(七月初一日)报道:锦县本邑自闻检津虎疫发生后,地方当局先事预防,早已设立防疫所,专负检疫防疫之责。乃此症果然传染猖獗,近竟蔓延各地,总计本市共患虎疫者已达七十余名,而死于疫者亦将及半矣,几无处不被其延及[5]。8月9日(七月初八日)报道:松山镇东七八两区马道口、八千亩等村自发现虎疫以来,截至7月底调查,罹虎列拉而死之男女计128人,染疫治愈者65人,内有警士自卫团31人[6]。9月1日(八月初一日)报道:锦邑东乡硝盐锅村虎疫蔓延,历二周之久,染疫而死者共计男女134人[7]。今《锦县志》载:7—8月份,鼠疫患者778人,死亡396人;霍乱患者1231人,死亡697人[8]。今《锦州市志》载:鼠疫全年发病1497人,死亡1115人,病死率74.5%[9]。冬,瘟疹流行。11月18日(十月廿一日)报道:锦县近月以来,幼孩患瘟疹尤甚,传染迅速,骇人听闻。由三岁以上至十岁之间受此疫者,十之七八,甚至一家有孩三四个,尽数而亡[10]。12月13日(十一月十六日)报道:近二个星期以来,一般民众患白痧瘟疹者,日有所闻。此种厉疫,非常剧烈,治疗稍迟,性命不保,因受瘟疫而死者不少[11]。

安东县(今东港市)　秋,霍乱流行,发病41人,死亡29人[12]。

抚顺县　秋,霍乱流行。8月18日(七月十七日)报道:抚顺霍乱疫势亦甚恶劣[13]。8月23日(七月廿二日)报道:县属三区下章党村因处于沈海车站,遂致传来虎

---

① "指定疫区五处:上海、天津、大沽、塘沽、营口",《盛京时报》1932年8月12日,第4版。
② "海港检疫处霍乱周报",《申报》1932年8月18日,第15版。
③ 《营口市卫生志》,1987年。
④ 李文波《中国传染病史料》,化学工业出版社2004年版,第173页。
⑤ "各区虎疫猖獗",《盛京时报》1932年8月2日。
⑥ "疫死治愈调查概数:死一二八,治愈六五",《盛京时报》1932年8月9日,第5版。
⑦ "硝盐锅村疫毙者何多耶",《盛京时报》1932年9月1日,第5版。
⑧ 《锦县志》,沈阳出版社1990年版。
⑨ 《锦州市志》,中国统计出版社1994年版。
⑩ "瘟疫流行",《盛京时报》1932年11月18日,第5版。
⑪ "白痧瘟疹流行",《盛京时报》1932年12月13日,第5版。
⑫ 《东沟县志》,辽宁人民出版社1996年版。
⑬ "海港检疫处霍乱周报",《申报》1932年8月18日,第15版。

疫,本月12至14三日竟死亡18人之多[①]。今《抚顺市卫生志》报道:8月,霍乱、副霍乱流行,发生29人,全部死亡[②]。

复　县(今瓦房店市)　秋,霍乱流行。今《瓦房店市志》载:复县万家岭一带流行霍乱病[③]。

金　县(今大连市金州区)　夏六月,大连霍乱盛行[④]。7月12日(六月初九日)报道:大连本市因警察努力防疫,结果除香炉礁一区发现虎疫外,其他地方正自庆幸之际,忽小岗子署于华人密集之荣町,意外发现是疫,一时对该处非常注重。于月之7日午后6时顷,警署员到荣町番外埠,对居民施行检病,发现一名病者,当询明为山东人,名程义举,年51岁,症状类似虎疫,经检查结果真性虎疫,即时送往医院,对其家屋施行消毒。更对该附近居民检病,复查出一名刘春田者,年37岁,住于谈町九十二番地,其症状与程略同,亦送往医院治疗。于是小岗子署卫生系认为此种疫症既潜入于市内,应极力防其蔓延,因之对荣町一带之往来苦力行人等均施行强制注射。再福昌华工宿舍,前经当事者均施行预防注射,今更对其各人家族等,施行注射[⑤]。7月26日(六月廿三日)报道:大连顷因各地相继发生虎疫,中以大连、营口两地为甚,概人烟稠密,预防工作至难。各地方已竭力遏止[⑥]。7月29日(六月廿六日)报道:本埠之虎列拉大有愈演愈烈之势,各处均有病者死者,总计近几日来,收容于疗病院者约有60余名之多。虎疫正在严防之际,又有赤痢病之发生。23日之一日间已有7名患者,翌日即有31名之多数,并有死亡者8人[⑦]。秋,霍乱猖獗。8月3日(七月初二日)报道:本埠近顷连日阴雨,虎疫亦因势而愈猖獗,地方警察大有山阴道上应接不暇之态[⑧]。8月6日(七月初五日)报道:大连本市虎烈拉疫,经市当局与警察协力防御,似稍敛迹。近又因天气忽热,一般劳动者感染时疫,各警署市民之染虎疫人数,大连署发生31人,其中死者14人;小岗署发生53人,死者31人;沙警署发生14人,死者7人[⑨]。8月28日(七月廿七日)报道:本市虎列拉总计罹疫者161名,其中死亡者104

---

① "下章党发现虎疫",《盛京时报》1932年8月23日,第5版。

② 《抚顺市卫生志》,1989年。

③ 《瓦房店市志》,大连出版社1994年版。

④ "海港检疫处报告第六期霍乱状况",《申报》1932年7月8日,第15版。"虎疫可畏,各地流行甚烈",《中央日报》1932年7月20日,第2版。

⑤ "连市发现虎疫",《盛京时报》1932年7月12日。

⑥ "满铁沿线实行预防注射",《盛京时报》1932年7月26日。

⑦ "虎疫猖獗中赤痢复萌",《盛京时报》1932年7月29日,第5版。

⑧ "官民协力,遏止恶疫蔓延",《盛京时报》1932年8月3日,第6版。

⑨ "官商协力防虎疫",《盛京时报》1932年8月6日,第5版。

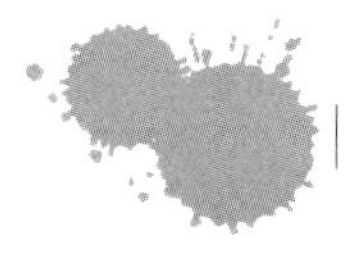

名,大连署界内患者52名,死亡35名;水上署界内患者9名,死亡者7名;小岗子署界内患者72名,死亡56名;沙河口署界内患者28名,死亡者16名①。霍乱由海路传入旅大,当年共登记287例②。

兴城县(今兴城市)　夏六月,霍乱流行③。秋,霍乱流行。9月3日(八月初三日)报道:本邑入秋以来,屡现瘟疫,近数日来,颇有剧烈,竟有全家死亡者,且病来时,均系头晕腹痛,喑哑难言,四五小时即亡,确系真性虎疫无疑④。

岫岩县(今岫岩满族自治县)　春,流感、天花流行。3月12日(二月初六日)报道:自春节后,时疫流行,时而喉喘,时而骨肉齐痛,为以孩童为最,刻下患此时疫者,各村十居六七。小孩患疹痘者,亦所在皆是⑤。

本溪县(今本溪市)　春,时疫流行。4月29日(三月廿四日)报道:本邑近日以来,发现一种时疫,小儿患者甚多⑥。

开原县(今开原市)　夏,天花流行。5月20日(四月十五日)报道:本邑自入春以来,即有小孩瘟疹病。县境二区天花流行,城内亦多患者⑦。

凤城县(今凤城市)　夏,痢疾流行。6月30日(五月廿七日)报道:酷日炎热,痢疾作矣,患斯症者比比皆是⑧。

盘山县　夏,霍乱流行。7月23日(六月二十日)报道:近因营口田庄台等处发现虎疫,本邑朝家窝铺前几日死亡十余人,类似此疫⑨。

北镇县　秋,霍乱流行。8月17日(七月十六日)报道:县城自7月15日发现虎疫流行病,每日死亡不少,约一个月之间共死男女七八十名⑩。

内蒙古自治区

夏六月,霍乱流行。绥远之包头、丰镇、陶林、萨拉齐等属霍乱日炽,防治乏术,每县辄死数十至数百人⑪。

包头县(今属包头市)　夏,霍乱、羊毛疔流行。7月4日(六月初一日)报道:包

---

① “虎疫猖獗声中可警之死亡率”,《盛京时报》1932年8月28日,第5版。

② 《大连市卫生志》,大连出版社1991年版。

③ 李文海等《近代中国灾荒纪年续编》,湖南教育出版社1993年版,第354页。

④ “发现虎疫会议预防办法”,《盛京时报》1932年9月3日,第5版。

⑤ “儿童时疫”,《盛京时报》1932年3月12日,第5版。

⑥ “时疫盛行”,《盛京时报》1932年4月29日,第5版。

⑦ “天花流行宜加注意”,《盛京时报》1932年5月20日,第5版。

⑧ “天气炎热痢疾多”,《盛京时报》1932年6月30日,第6版。

⑨ “虎疫堪虞”,《盛京时报》1932年7月23日,第4版。

⑩ “虎疫减少”,《盛京时报》1932年8月17日,第6版。

⑪ 李文海等《近代中国灾荒纪年续编》,湖南教育出版社1993年版,第354页。

头发现虎疫,昨死十五六人①。7 月 15 日(六月十二日)报道:包头虎疫日炽,日来已死数百人②。7 月 16 日(六月十三日)报道:包头虎疫剧烈,人民死亡相继,10 日一二两分局共死亡 90 余人,昨日一分局又死 4 人,二分局界内死亡 17 人③。7 月 21 日(六月十八日)报道:虎疫蔓延剧烈,昨日患病死者达 30 余人④。7 月 27 日(六月廿四日)报道:包头虎势稍杀后,复起土名所谓羊毛疔病一种,甚剧烈⑤。7 月 29 日(六月廿六日)报道:虎疫甚烈,包头今日死 50 余人⑥。

萨拉齐县(今土默特右旗)、归绥县(今呼和浩特市)　夏秋之间,霍乱盛行。西医名曰"虎力拉",传染亦烈。患者腹内疼痛,吐泻不止,顷刻之间,即可毙命⑦。7 月 19 日(六月十六日)报道:包头虎疫仍炽,萨县亦波及,绥市 17 日发现,死数人⑧。7 月 21 日(六月十八日)报道:包头虎疫蔓延,播及绥省、萨县等处⑨。7 月 25 日(六月廿二日)报道:包头虎疫势稍杀,萨县继起,颇猖獗,托县境内亦发现,死亡颇众⑩。7 月 27 日(六月廿四日)报道:萨县虎势正猖獗,日死数十人,乡村尤甚⑪。

通辽县(今通辽市科尔沁区)　夏,鼠疫流行。5 月 11 日(四月初六日)报道:通辽难民收容所内收容之难民约 300 名中,发生疑似腺百斯笃病者 70 名,就中 30 名先后死亡⑫。秋,霍乱流行。8 月 3 日(七月初二日)报道:通辽附近霍乱,极其猖獗,日出患者数十人,不知所止。迄本日已出死者 700 人,新患者亦达七八百人之多。"满洲国"防疫官与该地防疫机关协力防疫,郑通线为防止传播计,已停驶郑通间客车,仅开驶货车,每日来往一次。在郑家屯已出虎疫患者 50 人,其中死者达 22 人⑬。8 月 6 日(七月初五日)报道:最近通辽方面虎疫愈形猖獗,自 7 月杪止,计亡于虎疫者 500 余名,由 7 月 30 日至 8 月 3 日计,死亡者共 300 名,平均每日竟达 60 名之多⑭。8 月

---

① "西北虎疫蔓延潼关包头死者甚众西安绥远着手预防",《大公报》1932 年 7 月 4 日,第 3 版。
② "包头虎疫日炽",《大公报》1932 年 7 月 15 日,第 3 版。
③ "包头虎疫猖獗鸿德医院施诊注射",《大公报》1932 年 7 月 16 日,第 5 版。
④ "各地通信",《大公报》1932 年 7 月 21 日,第 5 版。
⑤ "虎羊包头均剧烈乡村较城市尤盛全村有断绝人烟者",《大公报》1932 年 7 月 27 日,第 3 版。
⑥ "虎疫蔓延仍剧烈",《大公报》1932 年 7 月 29 日,第 4 版。
⑦ 《萨拉齐县志》,远方出版社 2009 年版。
⑧ "西北虎疫蔓延益甚",《大公报》1932 年 7 月 19 日,第 3 版。
⑨ "各地通信",《大公报》1932 年 7 月 21 日,第 5 版。
⑩ "西北虎疫萨托势猖獗关中蔓延愈广",《大公报》1932 年 7 月 25 日,第 3 版。
⑪ "虎羊包头均剧烈乡村较城市尤盛全村有断绝人烟者",《大公报》1932 年 7 月 27 日,第 3 版。
⑫ "通辽红十字会发生疑似百斯笃",《盛京时报》1932 年 5 月 11 日,第 4 版。
⑬ "通辽虎疫益张,已死七百人",《盛京时报》1932 年 8 月 3 日,第 4 版。
⑭ "通辽虎势汹涌,营口地方亦极其猖獗",《盛京时报》1932 年 8 月 6 日,第 4 版。

25日(七月廿四日)报道:霍乱盛行,发现霍乱1483例[①]。今《通辽市志》载:7月16日(六月十三日),霍乱始发于县城鸿宾旅馆,至10月16日(九月十七日)霍乱流行结束,全城共死亡2668人[②]。

五原县　夏,霍乱流行。7月29日(六月廿六日)报道:五原发现虎疫甚剧烈[③]。

武川县　春,鼠疫流行。2月9日(正月初四日)报道:本境近日复发现疫症,甚形剧烈,传染而死者,日有所闻[④]。

开鲁县　夏秋,霍乱流行。7月23日(六月二十日)报告,道德营子发生"霍痢拉",死亡200余人[⑤]。

林西县　夏六月,霍乱流行,初十至十二日,暴死340人[⑥]。

赤峰县(今赤峰市)　秋冬,鼠疫流行。7—9月,鼠疫发病132人,死亡114人[⑦]。11月,鼠疫发病200余人,死亡70余人[⑧]。

北京市

北平市(今北京市)　春,猩红热流行。3月18日(二月十二日)报道:据北平天坛隔离疗养院报告,自本月9日至14日,有44人前往该院就诊,其均患猩红热症[⑨]。夏,猩红热流行。5月14日(四月初九日)报道:上月民众患法定传染病410人,死亡58人,其中,以猩红热最猖獗,患者401人,死亡49人,其次为流行性脑脊髓膜炎,患者7人,死亡7人[⑩]。

通　县(今通州区)　春,猩红热、赤痢流行。3月30日(二月廿四日)报道:通县猩红热流行,乡村师范学生20余人(占全数四分之一)患猩红热[⑪]。4月27日(三月廿二日)报道:赤痢流行,省立第十师范罹此病者70余人[⑫]。夏,虎疫流行。7月15日(六月十二日)报道:日来本县发现虎疫,患者颇多,闻有死亡者[⑬]。冬,冬瘟流行。

---

① "海港检疫处霍乱周报第十三期",《申报》1932年8月25日,第15版。

② 《通辽市志》,方志出版社2002年。

③ "虎疫蔓延仍剧烈",《大公报》1932年7月29日,第4版。

④ "武川疫疠盛行",《大公报》1932年2月9日,第5版。

⑤ 《通辽市志》,方志出版社2002年。《开鲁县志》,内蒙古文化出版社2001年版。

⑥ 李文海等《近代中国灾荒纪年续编》,湖南教育出版社1993年版,第358页。

⑦ 《赤峰八千年大事记》,方志出版社1999年版。《赤峰市志》,内蒙古人民出版社1996年版。

⑧ 《赤峰市元宝山区志》,内蒙古人民出版社1997年版。

⑨ "猩红热亟应注意预防",《大公报》1932年3月18日,第7版。

⑩ "平市传染病上月死亡统计",《大公报》1932年5月14日,第5版。

⑪ "通县猩红热症",《大公报》1932年3月30日,第5版。

⑫ "通县赤痢流行",《大公报》1932年4月27日,第5版。

⑬ "通县",《大公报》1932年7月15日,第5版。

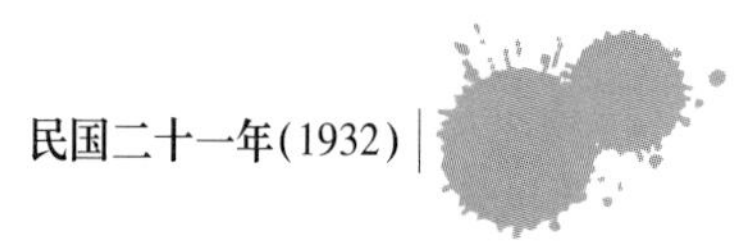

1933 年 1 月 1 日(十二月初六日)报道:雨雪延期,气候奇暖,致时疫又复流行,儿童多患咳嗽喉痛,成年则感染腹泻,辗转传染,势颇猖獗①。

宛平县(今北京市区) 夏,霍乱流行,丰台站设检疫处②。

良乡县、房山县(合今房山区) 黄山店鼠疫流行。是年,长沟峪大石塘煤窑发生疫病,一日内死亡 10 余人。并很快蔓延至附近煤窑,三个月内,长沟峪一带煤窑约 300 名窑丁染病身亡③。

天津市

夏六月至秋七月,大雨连绵,河流漫溢,静海、霸县、兴城、沧县、定兴、滦县、青县、景县、武清、天津、塘沽、大沽等地霍乱流行④。

天津市 春三月,猩红热流行。4 月 21 日(三月十六日),据报告:天津时疫流行,尤以猩红热为最⑤。北洋学堂学生也有患者:入春以来,天气欠佳,寒热不定,且时刮大风,干燥异常,故津市时疫流行,我校亦有染患者,身现红点,颇似猩红热,情形殊严重⑥。津浦铁路布置防疫:铁道部因现在天津时疫流行,尤以猩红热为最,猩红热为法定传染病之一,铁道为交通利器,疫症往往藉铁道而传播,防范不可不早,因令天津附近各站做好防疫准备⑦。春,麻疹大流行,苏家坟、思家坨等村两岁以下儿童均染病而亡⑧。夏四月至秋七月,霍乱流行。5 月 23 日(四月十八日),津浦铁路局报告:天津霍乱流行甚盛⑨。6 月 16 日(五月十三日)报道:虎疫愈盛,14 日华租两界约死 10 余人,市立医院现患人满,15 日华界患者共 13 人,午前已死 2 人⑩。6 月 9 日(五月初六日)报道:塘沽一带发生虎疫,自 5 日以来已死亡 15 名⑪。6 月 15 日(五月十二日)报道:津猩红热流行,虎疫又盛⑫。6 月 19 日(五月十六日)报道:17 日南关及大舞台

---

① “冬瘟到通县”,《大公报》1933 年 1 月 1 日,第 5 版。

② 《北京市丰台区志》,北京出版社 2001 年版。

③ 《北京市房山区志》,北京出版社 1999 年版。

④ 李文海等《近代中国灾荒纪年续编》,湖南教育出版社 1993 年版,第 359 页。

⑤ “铁道部训令第五五七号:令北宁、津浦铁路管理局(委员会)”,《铁道公报》第 257 期,1932 年,第 4 页。

⑥ “时疫流行”,《北洋周刊》1932 年第 41 期。

⑦ “防范时疫”,《铁路月刊津浦线》1932 年第 4 ~ 5 期。

⑧ 《汉沽区志》,天津社会科学院出版社 1995 年版。

⑨ “铁道部训令第一〇五六号:令北宁津浦铁路管理局(委员会)”,《铁道公报》第 279 期,1932 年,第 1 页。

⑩ “津虎疫益烈,一日死十余人,医院有人满患”,《中央日报》1932 年 6 月 16 日,第 2 版。

⑪ “塘沽一带发生虎疫”,《申报》1932 年 6 月 9 日,第 7 版。

⑫ “津猩红热,虎疫亦盛行”,《中央日报》1932 年 6 月 15 日,第 3 版。

等处死10人,同时猩红热亦有发现,17日死一人,现车舟检查严,市民多自动注射防疫针[①]。6月20日(五月十七日)报道:津虎疫仍烈,19日死2人[②]。6月21日(五月十八日)报道:近5日来,全市因虎疫致死者有50余人[③]。天津虎疫仍在蔓延中,南市一带,20日患者19人,不及医治而死者9人,谦德庄患者30余人[④]。6月23日(五月二十日)报道:塘沽虎疫猖獗,昨今患者达400人,22日死10人[⑤]。6月24日(五月廿一日)南京电:津虎势仍烈,英租界华捕总动员,大捕冷食小贩防虎疫[⑥]。6月26日(五月廿三日)报道:津虎疫仍流行,市立医院报告虎疫就诊者,最近6日内达261人[⑦]。6月27日(五月廿四日)报道:津虎疫愈盛,死亡不减,据统计,自18日迄今,共死260余人[⑧]。6月28日(五月廿五日)报道:天津霍乱盛行,患者大约1000例[⑨]。7月(六月),《同仁医学》报道:津市虎列拉传染甚速,市立第一、第二医院已患人满,14日又成立临时收容所,市府除合公安局施行全市清洁检查取缔冷食外,并呈请省府在塘沽设检疫所,令津浦、北宁两路火车,施行消毒。日医署禁止食鱼,并令日侨注射防疫针云[⑩]。8月24日(七月廿三日)南京电:津虎势仍烈,英租界华捕总动员,大捕冷食小贩防虎疫[⑪]。《时事月报》载:津市虎疫近颇猖獗,发生以来,罹病者多至千百,已死数百人,党政机关令全体居注射防疫针[⑫]。秋八月,斑疹伤寒流行。《广济医刊》载:天津三不管一带近来发生奇病,谓之"羊毛病",已罹病致死者19人,在医院疗养者20余人。此病发生于健康者,罹病后全身生出二寸余长毛,该毛形状如像羊毛,因此谓之"羊毛病"云[⑬]。6月18日(五月十五日)至8月15日(七月十四日),塘沽区霍乱发病71例,死亡45人[⑭]。

春,猩红热、麻疹流行。夏,霍乱流行。冬,猩红热、白喉流行。《大公报》和《盛

---

① "津虎疫仍炽并发现猩红热",《中央日报》1932年6月19日,第3版。
② "津虎疫仍盛",《中央日报》1932年6月20日,第3版。
③ "津虎疫仍烈,死者已有五十余人",《中央日报》1932年6月21日,第3版。
④ "天津广州虎疫蔓延",《申报》1932年6月21日,第7版。
⑤ "天津塘沽虎疫猖獗",《申报》1932年6月23日,第6版。
⑥ "各地时疫",《广济医刊》1932年第7期。
⑦ "津虎疫正炽,就诊者踵相接",《中央日报》1932年6月26日,第3版。
⑧ "津虎疫益烈,死亡甚多",《中央日报》1932年6月27日,第3版。
⑨ "海港检疫处第五期霍乱报告",《申报》1932年6月28日,第16版。
⑩ "津市虎列拉疫盛行",《同仁医学》1932年第7期。
⑪ "各地时疫",《广济医刊》1932年第7期。
⑫ "各处疫疠流行",《时事月报》1932年第2期。
⑬ "天津奇疫",《广济医刊》1932年第7期。
⑭ 《塘沽区志》,天津社会科学院出版社1996年版。

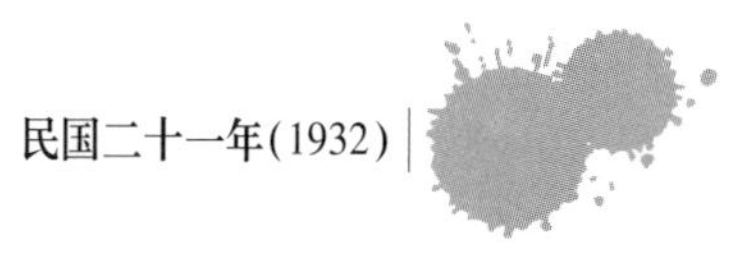

京时报》对此报道甚多。

3月13日(二月初七日)报道:入春以来,法租界发现猩红热,传染甚速①。

4月7日(三月初二日)报道:疫气流行,死亡相继,其中以猩红热传染为最甚②。

4月8日(三月初三日)报道:时届春令,气候不正,瘟疫蔓延,津市传染最烈者为猩红热、麻疹等时令病③。

5月2日(三月廿七日)报道:杨柳村镇客冬以来,疫疠丛生,白喉症、猩红热、白沙疹等症流行,死亡达600余口,殇亡者日有所闻④。

5月23日(四月十八日)报道:据统计,自4月份起,传染病之最烈者为猩红热,其次则为伤寒。本市4月份患猩红热者57人,死亡10人;患伤寒者为31人,死亡3人;天花患者9人,死亡1人;麻疹患者2人,赤痢患者1人,均未死亡。总计患者为117人,死亡25人⑤。

6月21日(五月十八日)报道:本市虎疫流行,乡区小刘庄谦德庄一带,每日死亡竟达10余人之多,统计最近5日来,全市平均每日因患时疫而死者,约在三四十人左右⑥。

6月24日(五月廿一日)报道:市区虎疫流行半月,日来猖獗更甚,死亡率亦复增加。昨日霍乱患者报告,市立医院收容34人⑦。

6月27日(五月廿四日)报道:本市发生虎疫,蔓延乡间,距津城八里之宜兴埠村(今属北辰区)日死二十余人,且尚在蔓延中⑧。

6月30日(五月廿七日)报道:自6月20日至6月26日,本市共发现疑似霍乱者300名,死12名,治愈5名。27日共发现霍乱病者32人,死亡1人,发病地点在河东、河北、英法租界、万德庄、杨庄子等处。28日,共发现霍乱病者18人,死亡1人,发病地在金家窑、南关下头、小刘庄等处。29日,霍乱病者发现人数尚无确计,仅有2名已送传染病院。此9日来之患者,约以劳动者阶级居多,商人次之⑨。

---

① “猩红热本市近又发现公安局通令商民预防”,《大公报》1932年3月13日,第7版。

② “预防猩红热麻疹传染亦烈公安局令预防”,《大公报》1932年4月7日,第7版。

③ “努力防疫猩红热麻疹患者多市府急筹彻底防治”,《大公报》1932年4月8日,第7版。

④ “杨柳青疫疠转剧”,《大公报》1932年5月2日,第5版。

⑤ “津市上月度疫疠统计患者一一七人,死亡者二五人”,《大公报》1932年5月23日,第7版。

⑥ “疫疠盛行中之津市谈虎色变平均传染虎疫死者每日必在卅人以上”,《大公报》1932年6月21日,第7版。

⑦ “虎讯”,《大公报》1932年6月24日,第7版。

⑧ “要命的猛虎防患于未然第一要紧”,《大公报》1932年6月27日,第7版。

⑨ “预防虎疫忙公安局布告戒严通融办法法租界工部局为贫民注射”,《大公报》1932年6月30日,第5版。

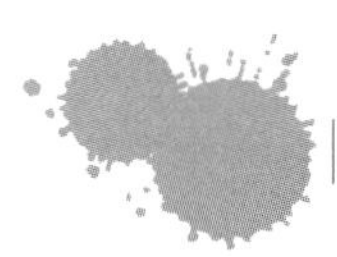

7月1日(五月廿八日)报告:染虎疫者共计31人之多,死亡4人,多由下级社会不知预防之故,故传染甚多。市立医院昨又收容霍乱者21人①。

7月10日(六月初七日)报道:杨柳青本镇近日虎疫蔓延甚烈,死者30余人,染者仍属不鲜②。

7月12日(六月初九日)报道:迩来本市虎疫情势虽稍杀,惟连日仍有死亡之人。市府卫生事务室报告,本周之内,发生霍乱病者,共为123名,自发现之日起,患病者共为520名③。

7月19日(六月十六日)报道:上周发现患霍乱病者77人,自发现之日起,共计367人④。

8月12日(七月十一日)报道:虎列拉疫病之流行区域日渐扩大,上海、天津、大沽、塘沽、营口五处被指定为虎列拉疫区⑤。

12月29日(十二月初三日)报道:最近气候不齐,本市业者有数处发现猩红热、白喉等症⑥。

1933年1月18日(十二月廿三日)报道:本市自入冬以来,惟未下雪,前十数日天气干燥,致市上复有猩红热与白喉等症流行⑦。

静海县、武清县(今武清区)　夏六月,大水,霍乱流行⑧。

宁河县　春,白喉流行。5月22日(四月十七日)报道:芦台镇自今年入春以来,白喉盛行,男女多染之⑨。夏,霍乱、猩红热、白喉流行。6月9日(五月初六日)报道:塘沽自入夏以来,虎烈拉症势甚猖獗,该处两三日来患此而不及救治者,死亡者已达10余人⑩。6月14日(五月十一日)报道:日来塘沽及天津市,发现猩红热、霍乱、白喉等传染病症,势极蔓延⑪。按:塘沽北部属天津县,南部属宁河县,此仅系于宁河县。

静海县　夏,霍乱流行。7月3日(五月三十日)报道:霍乱传染极速,病者时有

---

① "虎疫势仍猛昨患者三十一人日死亡男女四人",《大公报》1932年7月1日,第7版。

② "虎疫蔓延",《大公报》1932年7月10日,第5版。

③ "虎疫呼声渐低后虎疫暗中依旧蔓延本周患者一百二十三人省境亦有十余县传染虎患",《大公报》1932年7月12日,第5版。

④ "霍乱患者上周发现七十七人",《大公报》1932年7月19日,第7版。

⑤ "指定疫区五处:上海、天津、大沽、塘沽、营口",《盛京时报》1932年8月12日,第4版。

⑥ "猩红热本市又发现市府通令预防",《大公报》1932年12月29日,第7版。

⑦ "猩红热:近有患者四人入院",《大公报》1933年1月18日,第7版。

⑧ 李文海等《近代中国灾荒纪年续编》,湖南教育出版社1993年版,第359页。

⑨ "芦台流疫渐息",《大公报》1932年5月22日,第7版。

⑩ "危哉虎烈拉塘沽方面已死十余人津市防疫应格外认真",《大公报》1932年6月9日,第7版。

⑪ "防疫市政府非常注意派员塘沽调查",《大公报》1932年6月14日,第7版。

性命危险,居民极慌恐[①]。7 月 21 日(六月十八日)报道:本县时疫流行,日有死亡[②]。

宝坻县(今宝坻区) 春,白喉流行。4 月 7 日(三月初二日)报道:县境亢旱,气候反常,城乡居民多患瘟病,有肿项大头者,有冷烧瘢疹者,尤以咽喉肿烂、白痧症喉为最多,医生药肆颇形忙碌[③]。夏,霍乱流行。7 月 15 日(六月十二日)报道:县境自入夏迄今,天气亢旱,在近复发现虎疫,传染奇速。始而城南九区郝各庄、刘各庄一带,死约50 余名。近日三区黄辛庄5 日内死20 余名。十区西李庄2 日内死5 名。城东一区高家口庄3 日内死7 名,目下传染正烈[④]。

河北省

夏,霍乱流行。7 月 12 日(六月初九日)报道:省境各县,虎疫流行。青县境内,最为严重,半月来死人甚多,而最近发现者,复有赵县、大名、邢台、滦县、高邑等十余县[⑤]。

临榆县(今大部属抚宁县) 夏,霍乱流行。6 月 13 日(五月初十日)报道:山海关数日以来,此间华人间发生虎疫及窒扶斯,势将渐形猖獗,罹患病死者,每日达十三四人之多,居民甚惧,闭门不出[⑥]。7 月 25 日(六月廿二日)报道:榆关虎疫极盛,日死十余人[⑦]。北戴河海滨发现 1 名霍乱患者[⑧]。

昌黎县 夏六月,霍乱流行,椹子庄死于霍乱者达 83 人[⑨]。

滦 县 春,天花、白喉、猩红热流行。3 月 30 日(二月廿四日)报道:时逢春季,天花及时发现[⑩]。4 月 19 日(三月十四日)报道:唐市前发现白喉,现又发现瘟疹,昨日已死小孩十余名[⑪]。4 月 24 日(三月十九日)报道:县城附近天花流行,幼童染者颇多,病者十九丧命[⑫]。5 月 10 日(四月初五日)报道:唐山市居民十万余众,于日前曾

---

① “静海时疫流行”,《大公报》1932 年 7 月 3 日,第 5 版。

② “各地通信”,《大公报》1932 年 7 月 21 日,第 5 版。

③ “宝坻瘟病流行”,《大公报》1932 年 4 月 7 日,第 5 版。

④ “虎疫仍烈各地多在防范中”,《大公报》1932 年 7 月 15 日,第 5 版。

⑤ “虎疫呼声渐低后虎疫暗中依旧蔓延本周患者一百二十三人省境亦有十余县传染虎患”,《大公报》1932 年 7 月 12 日,第 5 版。

⑥ “山海关疫疠猖獗,每日死者十三四人之众”,《盛京时报》1932 年 6 月 13 日,第 2 版。

⑦ “虎疫猖獗,平榆死多人”,《中央日报》1932 年 7 月 25 日,第 2 版。

⑧ 《秦皇岛市志》,天津人民出版社 1993 年版。

⑨ 《昌黎县志》,中国国际广播出版社 1992 年版。

⑩ “预防天花”,《大公报》1932 年 3 月 30 日,第 5 版。

⑪ “瘟疹蔓延”,《大公报》1932 年 4 月 19 日,第 5 版。

⑫ “天花流行”,《大公报》1932 年 4 月 24 日,第 5 版。

一度传染瘟疫痘疹、猩红热及喉间一切危险等症,日死多人[①]。夏六月,霍乱流行,平均每日死亡约20余人[②]。开滦、林西矿五万杂处,人烟稠密,又以劳工居多数,当此虎疫流行之际,日有死亡[③]。6月29日(五月廿六日)报道:沪战以后,沪上虎烈拉一时流行甚厉,津市为华北之门户,防范似嫌忽疏,渐至蔓延各地,津市自发现之后且有死亡,不旬日间传及唐山市及保定等地,截至最近10日间,唐山已死500余人,而渐流行于乡里[④]。7月16日(六月十三日)报道:本市虎疫流行,近来更加猖獗,日有染疫死者,平均每日死亡二三人,12日染虎疫死亡者共28人,昨已稍减,闻仍日亡十余人[⑤]。霍乱流行,仅前常峪村发病250人,死亡27人[⑥]。冬,白喉、猩红热流行。12月12日(十一月十五日)报道:开平镇瘟疫忽又猖狂,其中以白喉最烈,本镇东门外一带死者十余名,更有瘟毒一种,初则周身发现紫斑,历一二日病势则转至喉部,即致命。15日本镇北马家沟开滦女学校忽又发现猩红热[⑦]。

武强县　夏六月,霍乱流行。今《武强县志》载:瘟灾横行,全县暴死者不计其数[⑧]。

青县、沧县、景县　夏六月,霍乱流行[⑨]。

青　县　夏,猩红热、霍乱流行。6月28日(五月廿五日)报道:时疫流行,染者颇夥,儿童最甚,病态多系身体发烧,皮肤上起一种红斑点,病重者则喉部痛痒,药治较难[⑩]。7月11日(六月初八日)报道:本县发现虎疫后,流河镇对河静属之李振集屯连日皆有死亡[⑪]。7月15日(六月十二日)报道:本县日来虎疫蔓延,传染颇为迅速,因疫致死者,已数十人,近日尤剧[⑫]。7月18日(六月十五日)报道:本县日前发现虎疫,近日北区益见猖獗,日有死亡,该区马厂于日昨全镇举行过年仪式,以避瘟疫[⑬]。

---

① “杂灾消灭”,《大公报》1932年5月10日,第5版。

② 李文海等《近代中国灾荒纪年续编》,湖南教育出版社1993年版,第359页。

③ “开滦医生之防制时疫”,《矿业周报》第201期,1932年。

④ “华北虎疫披猖,死耗频传人心恐慌,津当局竟无钱防疫”,《中央日报》1932年6月29日,第6版。

⑤ “虎疫剧烈”,《大公报》1932年7月16日,第5版。

⑥ 《滦县卫生志》,天津人民出版社1999年版。

⑦ “冬疫又流行”,《大公报》1932年12月12日,第5版。

⑧ 《武强县志》,方志出版社1996年版。

⑨ 李文海等《近代中国灾荒纪年续编》,湖南教育出版社1993年版,第359页。

⑩ “时疫流行”,《大公报》1932年6月28日,第5版。

⑪ “虎疫续报各地多有死亡”,《大公报》1932年7月11日,第5版。

⑫ “虎疫仍烈各地多在防范中”,《大公报》1932年7月15日,第5版。

⑬ “虎疫猖獗”,《大公报》1932年7月18日,第5版。

沧　县(今沧州市)　春,猩红热流行。3月29日(二月廿三日)报道:入春以来,疹疫流行,前由青属杜林镇发生颇厉,今则遍及沧西。迩来各村儿童,因疫致死者颇多①。

唐　县　夏,白喉流行。6月8日(五月初五日)报道:本县长店村发现白喉厉症,传染极速,因而毙命者已有数人②。

盐山县　夏秋,霍乱流行。7月31日(六月廿八日)报道:本县近忽发现虎疫,传染甚速,城乡每日死亡相继③。今《盐山县志》载:夏秋之间,瘟疫流行,死人甚多④。

阜城县　秋,霍乱流行,建桥集一天死亡40人⑤。

涿　县(今涿州市)　夏,霍乱流行。7月14日(六月十一日)报道:平汉线涿县、永乐一带发现虎疫,死者百余人⑥。7月18日(六月十五日)报道:涿县发现虎疫甚烈,人民死亡极多⑦。7月25日(六月廿二日)报道:涿县虎势猖獗⑧。

霸　县(今霸州市)　夏六月,大水,霍乱流行⑨。7月21日(六月十八日)报道:本县虎疫猖獗⑩。麻疹、天花流行,褚河港附近村庄婴幼儿死亡很多⑪。

定兴县　夏六月,大水,霍乱流行,三四日间即死亡20余人⑫。

满城县　夏末初秋,石井一带霍乱流行⑬。

完　县(今顺平县)　夏秋,霍乱流行,死亡颇多,西北乡、宁家庄及坛山村一带尤甚⑭。

清苑县(今属保定市)　夏,霍乱流行。5月22日(四月十七日)报道:气候寒暖无常,儿童患斑疹者颇多。南乡百家大庄、张登村等,虎疫传染病尤烈,医治罔效,毙

---

① “疹疫流行”,《大公报》1932年3月29日,第5版。
② “白喉厉症”,《大公报》1932年6月8日,第5版。
③ “虎疫流行”,《大公报》1932年7月31日,第5版。
④ 《盐山县志》,南开大学出版社1991年版。
⑤ 《阜城县志》,中国文联出版公司1998年版。
⑥ “平汉线发现虎疫”,《申报》1932年7月14日,第8版。
⑦ “涿县虎疫烈,路局设立检验所”,《中央日报》1932年7月18日,第3版。
⑧ “时评:疫”,《申报》1932年7月25日,第3版。
⑨ 李文海等《近代中国灾荒纪年续编》,湖南教育出版社1993年版,第359页。
⑩ “各地通信”,《大公报》1932年7月21日,第5版。
⑪ 《霸州市志》,中国文史出版社2006年版。
⑫ 李文海等《近代中国灾荒纪年续编》,湖南教育出版社1993年版,第359页。
⑬ 《满城县志》,中国建材工业出版社1997年版。
⑭ 《河北省志·自然灾害志》,方志出版社2009年版。《顺平县志》,中华书局1999年版。

命者亦属不少[1]。6月29日(五月廿六日)报道:保定虎疫披猖[2]。7月25日(六月廿二日)报道:保定虎势猖獗[3]。

蠡　县　夏秋,霍乱流行。今《蠡县志》载:霍乱流行,随东、刘村、东平等村100余人罹病,死亡30余人[4]。

南皮县　夏秋,霍乱流行。今《南皮县志》载:夏秋间,瘟疫盛行[5]。

承德县　夏,霍乱流行。承德一带就医患者321人,治愈150人,病死171人[6]。

龙关县(今赤城县)　夏秋,霍乱流行。民国《龙关县新志》载:夏秋之交,山洪暴发,又虎疫盛行,全县死人千余,雕鹗一区占多数[7]。今《赤城县民政志》引作"秋,山洪暴发,又虎疫盛行,全县死人千余"[8]。

张北县　秋七月,霍乱流行。民国《张北县志》载:秋七月,虎列拉疫传染甚速,各村均有染此症者[9]。

怀安县　秋七月,霍乱流行,左卫一带死亡甚重[10]。

香河县　春,白喉流行。4月22日(三月十七日)报道:小儿染白喉痧症,死亡甚众[11]。6月10日(五月初七日)报道:庙节之后,肿嗓者每村平均二三十人,其中以小儿为多,城北小尹庄、程辛庄等村,死于疫者累累[12]。夏,霍乱流行。6月28日(五月廿五日)报道:香河今岁喉疾蔓延尤烈,死者甚夥。近又发生虎烈拉,城西安平附近村庄虎疫死者亦多,人人恐惶云[13]。7月4日(六月初一日)报道:香境虎疫猖獗,日见扩大[14]。7月12日(六月初九日)报道:迩来虎疫传到香境,剧烈异常,城北骆驼港虎疫猖獗,居民多罹此劫,现在又疫死2人,双营、打青鹌亦有疫死者[15]。

---

① "瘟疫流行",《大公报》1932年5月22日,第5版。

② "华北虎疫披猖,死耗频传人心恐慌,津当局竟无钱防疫",《中央日报》1932年6月29日,第6版。

③ "时评:疫",《申报》1932年7月25日,第3版。

④ 《蠡县志》,中华书局1999年版。

⑤ 《南皮县志》,河北人民出版社1992年版。民国《南皮县志》卷一四《故实志下·祥异》。

⑥ 《承德市志》第4卷,新华出版社2009年版。

⑦ 民国《龙关县新志》卷一九《灾祥志》。

⑧ 《赤城县民政志》,1991年。

⑨ 民国《张北县志》卷八《艺文志·灾异》。

⑩ 《怀安县志》,中国社会出版社1994年版。民国《怀安县志》卷一〇《志余·大事记》。

⑪ "小儿劫运",《大公报》1932年4月22日,第5版。

⑫ "时疫日烈",《大公报》1932年6月10日,第5版。

⑬ "发生虎疫",《大公报》1932年6月28日,第5版。

⑭ "香虎疫猛烈",《大公报》1932年7月4日,第5版。

⑮ "虎疫猖獗",《大公报》1932年7月12日,第5版。

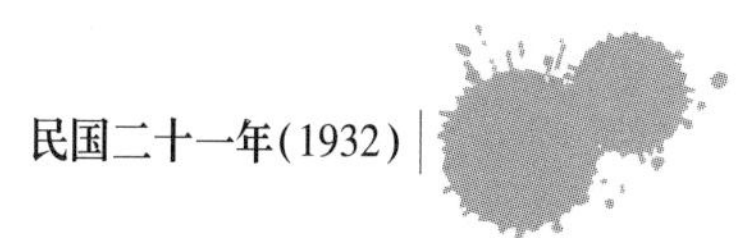

故城县　春，流感流行。2月24日（正月十九日）日报道：故城自旧年关后，寒暖无常，致瘟疫流行，患者约占十分之四五，但一经医药，即行就痊，并无性命危险[①]。

安次县（今廊坊市安次区）　春，猩红热、天花流行。4月10日（三月初五日）报道：县境春瘟猩红热、痘疹各症蔓延，因疫死亡者共108人[②]。夏，痘疹、霍乱、痢疾流行。6月13日（五月初十日）报道：本县春尾，各村幼童因痘疹而死者颇众。县北尖塔村近因霍乱、痢疾致死者，迄今已有30余人之多[③]。冬，流感、白喉、羊毛疔、天花流行。1933年1月4日（十二月初九日）报道：今年冬季，气候不正，县属各村杂灾流行，感冒、头疼、白喉、羊毛疔等症，患者甚多。近日来各村又复发生天花毒疹，其势颇烈[④]。

宁晋县　春，白喉、猩红热流行。4月14日（三月初九日）报道：本县近日发现白喉、猩红热等症，传染甚为猖獗，尤以幼童最多，遭死亡者，时有所闻[⑤]。

定　县（今定州市）　冬，冬瘟流行。1933年1月7日（十二月十二日）报道：近来发生冬瘟，大人则咳嗽喘痰，头晕目眩，小儿则多发瘟疹，并上吐下泻[⑥]。

行唐县　春，瘟疫流行。5月3日（三月廿八日）报道：本县瘟疫流行，死亡相继[⑦]。夏，霍乱流行。7月12日（六月初九日）报道：本县时疫流行，县府特召集各界在县府开防疫会议[⑧]。

宣化县　夏，时疫流行。5月14日（四月初九日）报道：入春以来，天气乍暖乍寒，市民日来患时疫者颇众[⑨]。冬，白喉猖獗。1933年1月3日（十二月初八日）报道：宣化入冬以来，气候温暖，未见雨雪，因是冬瘟猖獗，似白喉[⑩]。

丰润县（今唐山市丰润区）　夏，猩红热、天花蔓延。5月16日（四月十一日）报道：本县气候失调，发现羊毛疔一症，该县南关一处患者已达数人，并有因此致命者。又境内儿童患天花者，亦极为蔓延，传染甚烈[⑪]。秋，时疫流行。10月24日（九月廿

---

① “故时疫流行”，《大公报》1932年2月24日，第5版。
② “瘟症可畏”，《大公报》1932年4月10日，第5版。
③ “发生瘟疫”，《大公报》1932年6月13日，第5版。
④ “毒疹流行”，《大公报》1933年1月4日，第5版。
⑤ “时疫流行”，《大公报》1932年4月14日，第5版。
⑥ “天干多疫疠”，《大公报》1933年1月7日，第5版。
⑦ “病人福音”，《大公报》1932年5月3日，第5版。
⑧ “防疫运动”，《大公报》1932年7月12日，第5版。
⑨ “气候失调”，《大公报》1932年5月14日，第5版。
⑩ “发现冬瘟”，《大公报》1933年1月3日，第5版。
⑪ “瘟疫流行”，《大公报》1932年5月16日，第5版。

五日)报道:时疫流行,儿童多患咳嗽,面红耳赤,较重者则上吐下泻,成年多患头痛①。冬,冬瘟流行。12月12日(十一月十五日)报道:入冬以来,人民患病颇夥,病情初患则头晕目眩,咳嗽喘气。迩来又突起一种异病,病情初患,或心部或背部,发现红斑点数枚,续则头疼体热,不省人事②。

高邑县　夏,白喉、猩红热盛行。6月14日(五月十一日)报道:入夏缺雨,时疫流行,各村近忽发现白喉、红疹等病症,传染迅速,幼童尤甚,中西医士,忙于诊视,一般医院药房,均利市三倍③。自夏徂秋,霍乱流行。7月11日(六月初八日)报道:入夏以来,虎疫盛行,大有逐渐普遍之势,居民乃渐有恐慌之象④。8月9日(七月初八日)报道:本县车站北大马路忽发现最剧烈之虎烈拉症,数日来,病者数十人,死亡相继⑤。

赵　县　夏,猩红热流行。6月15日(五月十二日)报道:入春以来,患者多咽喉肿胀,周身发烧,头昏目眩⑥。夏,霍乱流行。7月11日(六月初八日)报道:入夏以来,迄今未落滴雨,以致瘟疫流行,蔓延颇为迅速⑦。

新城县(今高碑店市)　夏,霍乱流行。7月10日(六月初七日)报道:县属下韩庄村时疫蔓延甚烈,患者鼻青面肿,目框塌陷,继而吐泻不止,两旬以来,全村死亡竟达百数十名之多,目前该村相约除邪送祟,悬灯放炮,然迄今死亡不减⑧。

大名县　夏,疟疾、霍乱流行。7月11日(六月初八日)报道:近日天时不正,疟疾及虎疫盛行,乡中尤甚,城西代固、柏庄、大寨等村十有五六均患此病,疫势较去岁尤甚⑨。

雄　县　夏,霍乱蔓延。7月12日(六月初九日)报道:县虎疫甚炽,近则疫势蔓延无已,南关小东关新立庄大阴村赵村等处患者尤夥⑩。

曲阳县　夏,霍乱流行。7月15日(六月十二日)报道:本县自入夏以来,气候亢旱,发生传染性之时疫。惟乡间居民以不讲卫生,复多迷信,视时疫为奇灾,传染甚烈

① “时疫流行”,《大公报》1932年10月24日,第5版。
② “冬疫又流行”,《大公报》1932年12月12日,第5版。
③ “喉疹流行”,《大公报》1932年6月14日,第5版。
④ “虎疫续报各地多有死亡”,《大公报》1932年7月11日,第5版。
⑤ “水虎肆虐”,《大公报》1932年8月9日,第5版。
⑥ “瘟疫流行”,《大公报》1932年6月15日,第5版。
⑦ “虎疫续报各地多有死亡”,《大公报》1932年7月11日,第5版。
⑧ “虎疫蔓延”,《大公报》1932年7月10日,第6版。
⑨ “虎疫续报各地多有死亡”,《大公报》1932年7月11日,第5版。
⑩ “虎疫蔓延”,《大公报》1932年7月12日,第5版。

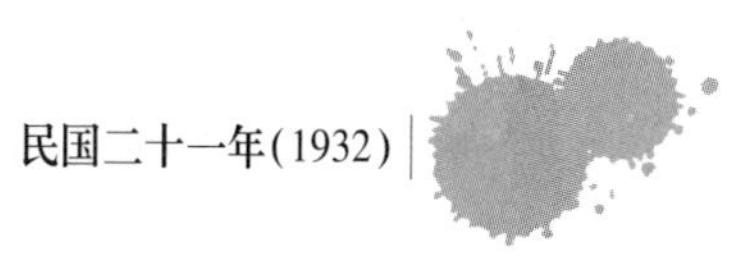

云①。

饶阳县　秋,霍乱流行。8 月 5 日(七月初四日)报道:饶阳西关前发现虎疫,渐次蔓延于西门内大街及翟街刘街一带,一周内患者 50 余人,死伤 20 余人②。

晋　县(今晋州市)　秋,霍乱流行。8 月 22 日(七月廿一日)报道:本县虎疫流行已半月有余,近韩庄一带病势渐杀,但城东涅槃村则颇剧烈③。

南和县　秋,疟疾流行。10 月 16 日(九月十七日)报道:南和境内,天变不常,忽寒忽热,加之一般居民多不留心卫生,故患疟疾者甚夥④。

博野县　秋,霍乱盛行。11 月 6 日(十月初九日)报道:入秋后虎疫盛行,死亡枕藉⑤。

山西省

山西省　夏六月至秋九月,霍乱大流行,死亡两万人。7 月 27、28 日(六月廿四日、廿五日)报道:潼关一带虎疫延入晋境永济、猗氏、平陆、临晋等县,日来死人甚多⑥。8 月 3 日(七月初二日)太原电:晋南疫区扩大,共达九县,省防疫处派大批委员前往从事防疫。太原附近榆次等县亦发现,由省会公安局成立防疫局严事预防。晋北大同成立检查所检查平绥路往来旅客⑦。8 月 4 日(七月初三日)报载:晋南虎疫蔓延 9 县,势甚猖獗,晋北大同成立虎疫检验处,检验平绥旅客⑧。8 月 5 日(七月初四日)报道:晋南虎疫蔓延九县,势甚猖獗⑨。晋南虎疫疫区扩大,共达九县,省防疫处派大批委员前往从事防疫⑩。8 月 16 日(七月十五日)报道:虎疫仍极猖獗,已死七八百人⑪。8 月 26 日(七月廿五日)报道:晋省虎疫猖獗,死亡枕藉,疫区内棺木供不应求,死者露尸横陈,以致传染更易。全省疫区,最甚者 35 县,罹疫而死者约 8000 人。

---

① “曲阳”,《大公报》1932 年 7 月 15 日,第 5 版。

② “积极防虎”,《大公报》1932 年 8 月 5 日,第 5 版。

③ “晋布告防虎”,《大公报》1932 年 8 月 22 日,第 5 版。

④ “南疟疾流行”,《大公报》1932 年 10 月 16 日,第 5 版。

⑤ “博天灾人祸”,《大公报》1932 年 11 月 6 日,第 3 版。

⑥ “虎疫延入晋,日来死人甚多”,《中央日报》1932 年 7 月 27 日,第 3 版。“晋省患虎与鼠,晋南晋北虎疫炽,晋西有鼠疫,鄂陕虎疫相继,连日死亡甚多”,《中央日报》1932 年 7 月 28 日,第 3 版。“晋南疫盛,民厅已设防疫处”,《大公报》1932 年 7 月 27 日,第 5 版。

⑦ “虎疫猖獗,豫晋徐蔓延甚广”,《广济医刊》1932 年第 9 期。

⑧ “晋南虎疫蔓延(8 月 4 日)”,《世界月报》1932 年第 2 期。

⑨ “晋南虎疫蔓延”,《申报》1932 年 8 月 5 日,第 8 版。

⑩ “虎疫猖獗,豫晋徐蔓延甚广”,《中央日报》1932 年 8 月 5 日,第 2 版。

⑪ “晋省水疫两灾”,《申报》1932 年 8 月 16 日,第 8 版。

雁北虎疫南袭,已过雁门关、代县一带,每日死亡甚众[①]。8月29日(七月廿八日)报道:虎疫盛行,已死2000余人[②]。晋省虎疫,日来愈演愈烈。晋南、河东一带36县,几已全部染及[③]。9月8日(八月初八日)报道:晋省本年水灾共61县,灾重者计阳曲、太原等34县。水后又遭虎疫,计3旬中,共死万余人[④]。10月15日(九月十六日)《申报》报道:山西霍乱广为流行,全省每日死亡数十人。据国民政府卫生署6月底统计,山西霍乱疫区达25县,仅次于江苏,占全国各省之第二位。这25县是:临晋、永济、猗氏、代县、保德、平陆、夏县、芮城、安邑、解县、阳高、闻喜、荣河、河曲、大同、万泉、河津、新绛、稷山、曲沃、太原、兴县、临县、陵川、平鲁等[⑤]。11月3日(十月初六日)报道:省防疫处已裁撤,总报告本年死于虎、鼠二疫者,共19973人[⑥]。

天镇县　夏(7月),霍乱蔓延,马圈庠死13人,水桶寺死5人,沙屯堡死4人,安家皂死97人[⑦]。

阳高县　夏,霍乱流行。安家皂村7月一个月内,死人百余[⑧]。

大同县　夏,霍乱流行。7月28日(六月廿五日)报道:晋北大同一带亦发现虎疫[⑨]。

代县、崞县(今属原平市)　秋,霍乱流行。8月23日(七月廿二日)报道:晋虎疫益形扩大,晋北疫亦传至代县、崞县一带,死亡多人[⑩]。

平鲁县(今朔州市平鲁区)　夏,鼠疫流行。8月13日(七月十二日)报道:平鲁县发现鼠疫[⑪]。

河曲县　夏,鼠疫流行。今《河曲县志》载:7月,西山村发生疫症,有村民两家7人疫毙[⑫]。

---

① "晋省虎疫,最甚者三十五县,罹疫而死者八千人",《中央日报》1932年8月26日,第3版。

② "三晋虎疫弥漫",《申报》1932年8月29日,第10版。

③ "三晋虎疫弥漫",《申报》1932年8月29日,第10版。

④ "晋省灾情惨重,受水灾者六十一县,死于虎疫者万余人",《中央日报》1932年9月8日,第3版。

⑤ 按:该统计分列有县名及各县灾民数目,因大部分与前引文重复,故从略。

⑥ "晋之疫疠,本年死万九千",《中央日报》1932年11月3日,第2版。

⑦ 《天镇县村镇简志》,内蒙古人民出版社2005年版。

⑧ 《阳高县志》,中国工人出版社1993年版。

⑨ "晋省患虎与鼠,晋南晋北虎疫炽,晋西有鼠疫,鄂陕虎疫相继,连日死亡甚多",《中央日报》1932年7月28日,第3版。

⑩ "晋陕虎疫益形严重,晋南三县已死四千余人,陕渭南县绝户者数百家",《中央日报》1932年8月23日,第3版。

⑪ "晋省水疫两灾",《申报》1932年8月13日,第4版。

⑫ 《河曲县志》,山西人民出版社1989年版。

保德县　秋,鼠疫流行。9月2日(八月初二日)报道:现发生鼠疫,蔓延甚速,死亡亦众①。

兴县、临县　夏六月至秋七月,鼠疫流行。7月28日(六月廿五日)报道:兴县、临县发现鼠疫②。8月13日(七月十二日)、14日(七月十三日)报道:兴县鼠疫仍炽③。8月15日(七月十四日)报道:临县鼠疫仍极严重④。今《临县志》载:鼠疫甚烈,死亡650人⑤。

临　县　夏,霍乱流行。7月14日(六月十一日)报道:本县时疫流行,乡市日死数十人。近年县境驻军过众,马匹亦夥,而多倒毙,乡民购死马烹之,充牛肉出售,而马粪堆积,有碍卫生,加以连日阴雨秽气上升,致演成数十年来未演过之虎疫惨剧。县境偏僻,医院医药全无,疫民只有束手待毙⑥。秋,鼠疫流行。9月15日(八月十五日)报道:临县第四区兔坂镇一带发现鼠疫,已死近百人,势颇凶猛⑦。10月23日(九月廿四日)报道:晋西兴、临等镇与陕北鼠疫,闻已势为肺疫,蔓延甚速,死亡已逾6000人⑧。

榆次县(今晋中市榆次区)　秋,霍乱流行。8月5日(七月初四日)报道:榆次县虎疫猖獗⑨。

太原市　夏秋,霍乱流行。7月6日(六月初三日)报道:此间虎疫渐烈,4日、5日死亡达20人⑩。8月5日(七月初四日)、7日(七月初六日)报道:虎疫蔓延⑪。9月10日(八月初十日)报道:9日发现虎疫,已死2人。虎疫又起,连日已有死亡⑫。9

---

① “晋保德发现鼠疫,蔓延速,死亡众”,《中央日报》1932年9月2日,第2版。

② “晋省霍乱鼠疫流行”,《申报》1932年7月28日,第8版。“晋省患虎与鼠,晋南晋北虎疫炽,晋西有鼠疫,鄂陕虎疫相继,连日死亡甚多”,《中央日报》1932年7月28日,第3版。

③ “晋省水疫两灾”,《申报》1932年8月13日,第4版。“华北水灾严重,山西兴县鼠疫仍猖獗”,《中央日报》1932年8月14日,第2版。

④ “晋省虎祸与水灾,虎疫蔓延达十六县”,《申报》1932年8月15日,第10版。

⑤ 《临县志》,海潮出版社1994年版。

⑥ “临水虎疫情势颇严重”,《大公报》1932年7月14日,第5版。

⑦ “鼠疫山西临县死近百人”,《大公报》1932年9月15日,第3版。

⑧ “鼠疫蔓延晋省拟封锁黄河渡口”,《大公报》1932年10月23日,第3版。

⑨ “晋南虎疫蔓延”,《申报》1932年8月5日,第8版。“虎疫猖獗,豫晋徐蔓延甚广”,《中央日报》1932年8月5日,第2版。

⑩ “太原虎疫,两日死二十人”,《中央日报》1932年7月6日,第2版。

⑪ “晋南虎疫蔓延”,《申报》1932年8月5日,第8版。“晋虎疫炽,公安局检查行人”,《中央日报》1932年8月7日,第2版。

⑫ “太原已发现虎疫”,《申报》1932年9月10日,第10版。“陕晋鼠疫两省府合力扑灭”,《中央日报》1932年9月10日,第3版。

月14日(八月十四日)报道:此间虎疫渐有扩大之势,防疫处特在各城门设防疫留验所,检查行人①。

武乡县　麻疹暴发流行,蟠龙一带患儿死亡不少②。

汾阳县　鼠疫流行,每村死者数十人③。

陵川县　秋,白喉流行。8月15日(七月十四日)报道:陵川一带发现喉症,传播甚烈。晋省虎祸与水灾,虎疫蔓延达十六县④。

新绛县、曲沃县　秋,霍乱流行。8月29日(七月廿八日)报道:虎疫流行,每日均有死亡⑤。

闻喜县　秋,霍乱流行。8月15日(七月十四日)报道:闻喜县虎疫盛行,死亡人数甚伙⑥。

夏　县　秋,霍乱流行。今《夏县志》载:霍乱流行,死亡2000余人,仅尉郭村就死亡200余人⑦。

荣河县(今属万荣县)　秋,霍乱流行。8月15日(七月十四日)、29日(七月廿八日)报道:荣河县虎疫盛行,死亡人数甚伙⑧。民国《荣河县志》载:大饥,疫盛行,东南乡最甚⑨。

猗氏县(今属临猗县)　夏秋,霍乱盛行。今《临猗县志》载:夏末秋初,霍乱盛行。潼关瘟疫流传到猗氏,其势甚猛,得病者数日即死。短短三个月,死亡人数约达三四千人⑩。这里所说的死亡人数还包括附近地区,猗氏一县,死于疫者达八百余人⑪。

临晋县(今属临猗县)　秋,霍乱流行。8月7日(七月初六日)报道:晋虎疫仍炽,临晋平均每日死50人以上⑫。8月23日(七月廿二日)报道:晋虎疫益形扩大,临

---

① “晋虎疫蔓延”,《中央日报》1932年9月14日,第2版。

② 《武乡县志》,山西人民出版社1986年版。

③ 《汾阳县志》,海潮出版社1998年版。

④ “晋省虎祸与水灾,虎疫蔓延达十六县”,《申报》1932年8月15日,第10版。

⑤ “三晋虎疫弥漫”,《申报》1932年8月29日,第10版。

⑥ “晋省虎祸与水灾,虎疫蔓延达十六县”,《申报》1932年8月15日,第10版。

⑦ 《夏县志》,人民出版社1998年版。

⑧ “晋省虎祸与水灾,虎疫蔓延达十六县”,《申报》1932年8月15日,第10版。“三晋虎疫弥漫”,《申报》1932年8月29日,第10版。

⑨ 民国《荣河县志》卷一四《记三·祥异》。《万荣县志》,海潮出版社1995年版。

⑩ 《临猗县志》,海潮出版社1993年版。

⑪ 陈翰笙等《解放前的中国农村》第2辑,中国展望出版社1987年版,第402页。

⑫ “晋虎疫炽,公安局检查行人”,《中央日报》1932年8月7日,第2版。

晋、猗氏、永济三县22日电省防疫处,死人已达4000余[①]。8月29日(七月廿八日)报道:晋南虎疫系由潼关传播而来,猗氏县附近地方因染此疫而死者已有二三千人[②]。

解　县(今属运城市)　秋,霍乱流行。8月29日(七月廿八日)报道:解县虎疫流行,每日亦均有死亡[③]。

安邑县(今属运城市)　秋,霍乱流行。虎疫由陕西首先传入永济、临晋、虞乡、芮城,逐渐波及开来。时人称"虎烈拉",运城、永济等县患者急剧上升,死者甚多,城镇罢市,道路不通,流行一月余[④]。

平陆县　秋,霍乱流行。今《平陆县志》载:霍乱流行,死亡相继,日达数十,全县4区96村波及,两个月死亡873人,死亡率高达48%,治愈941人[⑤]。9月8日(八月初八日)报道:平陆县虎疫正烈,又发生喉症,死亡更重[⑥]。

芮城县　秋,霍乱流行。霍乱由陕西传入[⑦]。

虞乡县　夏,鼠疫流行。7月28日(六月廿五日)报道:鼠疫盛行,日死四五十人[⑧]。

蒲　县(今属永济县)　夏秋,霍乱流行。今《永济县志》载:夏,霍乱从陕西省传入,晨发午死,昼发夜亡,死亡甚众,一月后始止[⑨]。7月28日(六月廿五日)报道:蒲县鼠疫盛行,日死四五十人[⑩]。8月19日(七月十八日)报道:蒲州境内发生虎疫,死2500余人,染疫者逾160村,疫势现犹在蔓延中[⑪]。

陕西省

陕西省　夏秋,霍乱大流行。7月29日(六月廿六日)报道:渭北各县乡村均发现虎疫甚烈[⑫]。7月30日(六月廿七日)报道:陕全省虎疫益猖獗,平均有三分之二县

---

① "晋陕虎疫益形严重,晋南三县已死四千余人,陕渭南县绝户者数百家",《中央日报》1932年8月23日,第3版。

② "王用宾由晋返京谈晋省虎疫情状",《中央日报》1932年8月29日,第7版。

③ "三晋虎疫弥漫",《申报》1932年8月29日,第10版。

④ 《运城市卫生志》,2008年。《安邑县志》,山西人民出版社1991年版。

⑤ 《平陆县志》,中国地图出版社1992年版。

⑥ "晋省灾情惨重,受水灾者六十一县,死于虎疫者万余人",《中央日报》1932年9月8日,第3版。

⑦ 《运城市卫生志》,2008年。

⑧ "晋省霍乱鼠疫流行",《申报》1932年7月28日,第8版。

⑨ 《永济县志》,山西人民出版社1991年版。

⑩ "晋省霍乱鼠疫流行",《申报》1932年7月28日,第8版。

⑪ "蒲州境内发生虎疫",《申报》1932年8月19日,第8版。

⑫ "虎疫蔓延仍剧烈",《大公报》1932年7月29日,第5版。

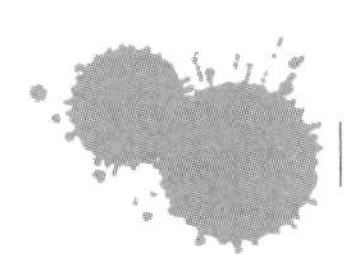

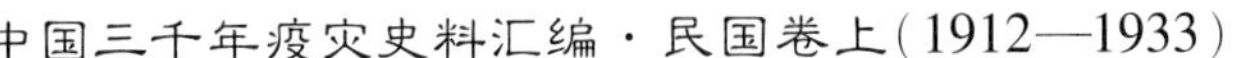

罹此,死亡已达数千人,较潼关传染尤烈。昨夜省府特务团兵士有数人,身患虎疫,发作甚猛,顷刻染20余人,经送防疫医院,中途死3人。市民患此,每日平均有30人,医院收容不下①。8月1日(六月廿九日)报道:陕西虎疫日渐剧烈,华阴、渭南、朝邑、大荔等处,每日死亡达五六十人,甚或多至百余人。潼关居民已逃避一空,除公务人员及少数商家之外,市面几无一人。现城关已遍撒石灰,骤入其中,俨然如石膏世界。十余日来,该处居民每日之生活状况,除送瘟神、成殓、埋人、吊丧外,几再无他事表现。刻下交通仍封锁,陇海车前在阌乡停车,现已阌乡亦有发现,闻将再缩短行车路线,决以灵宝为止。西安方面之虎疫患者,亦日益增多,民众死亡,日必数人,现更传至军队,特务团已有一连兵士中疫,死者五六人。昨今以来,全市恐惶万分,一饮一啄,咸具戒心②。8月16日(七月十五日)报道:陕西虎疫蔓延40余县,报告死者达22000名③。卫生署6月底统计,阖境被虎疫多达14县市(潼关、华阴、华县、临潼、渭南、朝邑、大荔、西安、平民、三原、蒲城、安定、葭县、米脂),其中安定、葭县、米脂还是鼠疫酷烈流行者④。8月11日(七月初十日)西安电:西安、大荔、韩城、临潼虎益猖獗,逐日死二三百人,防疫院正加紧防治,卫生署运来疫苗共达六百瓶,不敷应用,现正赶运。监察院长于右任故乡三原近发现急性虎疫,死亡枕藉⑤。8月16日(七月十五日)报道:陕西省虎疫蔓延40余县,至今日止,报告已死者达22000名⑥。8月17日(七月十六日)报道:永寿、盩厔、扶风、兴平、凤翔、蒲城各县,续罹虎疫,势极猛烈,每县每日平均死20余人⑦。8月19日(七月十八日)报道:虎疫袭入陕境,尚属创见,最初系在陇海终点之潼关,当时该处虎疫势极剧烈,死者约达千人,嗣因西安至潼关间之交通恢复,不数日间,复由华岳庙而华阴,而渭南,而临潼,直至西安,疫势日益猖獗,每至一处,死亡均在数百人以上,凡沿汽车公路之处,无一幸免。始而城市,继而乡村,未及一月,弥漫关中四十余县,且蔓延至甘肃之平凉、泾川、秦州等处⑧。9月4日(八月初四日)报道:华州、渭南、临潼、长安、泾阳、三原、咸阳、兴平、高陵、鄠县、蓝

① “陕北虎疫猖獗,死亡已达数千”,《中央日报》1932年7月30日,第3版。

② “陕西虎疫日死百余人陇海路将再缩短行车”,《大公报》1932年8月1日,第5版。

③ “西安疫疠盛行”,《申报》1932年8月16日,第10版。

④ 李文海等《近代中国灾荒纪年续编》,湖南教育出版社1993年版,第350页。

⑤ “陕西虎疫益猖獗,逐日死亡二三百人,于院长故乡发现急性症”,《广济医刊》1932年第9期。

⑥ “西安疫疠盛行”,《申报》1932年8月16日,第10版。

⑦ “陕西虎疫极披猖,棺木售罄赶造不及,当局因疫烈禁止外人入境”,《中央日报》1932年8月17日,第3版。

⑧ “陕甘虎威甚盛防治难普及死亡众多医药投机均利市三倍”,《大公报》1932年8月19日,第5版。

田、蒲城、扶风、汧阳、陇州、栒邑、武功、盩厔、朝邑、洛南、商县、岐山、凤翔、耀县、富平等30余县发生虎疫,各县每日合计死亡在数千以上,为状之惨,不寒而栗①。今人总结1932年关中霍乱传染57个县,患病达六七十万人,死亡约计十余万,流行4个月。首例在潼关,潼水两岸居民户户染疫。7月20日(六月十七日)侵入西安,月余死亡800人。报告35个县,发病254857例,死亡102243人②。1933年3月6日(二月十一日)报告:陕省连年以来,天灾人祸,层出不穷,以致各县哀鸿遍野,满目疮痍,惨不忍睹。计全省92县,自民国十七年至十九年,三年大旱,无县无灾。现全省待赈灾民,竟达3345000余名之多,灾情之重,可想而知。统计1932年陕西各县灾情:长武、柞水、汧阳、麟游、永寿、栒邑、淳化、耀县,自十七年来旱蝗为灾,二十年虽有薄收,仍多亢旱,二十一年又遭风、霜、疫、水,夏秋歉收,尤以耀县村落丘墟,惨不忍睹。南郑、安康、城固、西乡、沔县、洋县、褒城、宁羌、镇巴、白河、汉阴、镇坪、洵阳、紫阳、镇安、平利、略阳、留坝、凤县、佛坪、宁陕、石泉各县,亦均旱灾,幸无蝗虫,二十年尚有薄收,仍偏灾迭见,二十一年亦各有旱、疫、雹、水等灾,皆系夏秋歉收。鄜、神木、府谷等县。十七年至十九年旱荒亦重,幸无蝗灾,二十年方望有收,后经霜、雹、虫、旱为灾,以致收成歉薄,二十一年又遭霜、旱、疫、水等灾,夏秋歉收,而以府谷被雹九次,六区特重。宜川、横山、安塞、甘泉、保安、靖边、中部、宜君、延长、延川、清涧、吴堡、同官各县,自十七年至十九年,均有荒旱,复经雹、风、霜、虫等偏灾,最近又遭水、雹、匪、疫、旱等灾,禾稼欠收,地方淹没③。

秋,陕北地区鼠疫蔓延。9月1日(八月初一日)报道:横山、绥德、三边(定边、安边、靖边)以及延安一带,本年因天气旱亢,以致时疫流行,横山瘟疫现时不但未曾消灭,而且又传染到米脂河西各乡④。9月8日(八月初八日)报道:今夏陕北因天旱而闹疫的地方,以横山为最烈。横山各乡及横山、绥德交界地的石灰峪许家沟一带,米脂西川一带,鼠疫流行,无医药防治,又少有人预防,故蔓延剧烈⑤。9月19日(八月十九日)报道:陕北鼠疫,近日蔓延益甚,为祸之烈,无异于猛兽食人⑥。

绥德县 夏秋,鼠疫、霍乱流行。今《绥德县志》载:霍乱流行,死亡450人。鼠疫

---

① “秦省虎疫盛行”,《申报》1932年9月4日,第15版。

② 辛智科《陕西防疫处的创立及其主要贡献》,《中华医史杂志》1990年第4期。袁林《西北灾荒史》,甘肃人民出版社1994年版,第268页。

③ “陕省各县灾情调查”,《申报》1933年3月6日,第8版。

④ “米脂患疫”,《大公报》1932年9月1日,第5版。

⑤ “陕北最近之苦况鼠疫蔓延旱潦不时罂粟不登仍然要钱”,《大公报》1932年9月8日,第5版。

⑥ “陕北鼠疫蔓延益甚大灾之余复遭疫魔蹂躏”,《大公报》1932年9月19日,第5版。

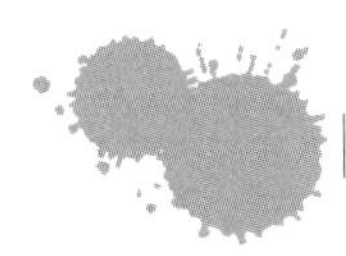

盛行,全县死1000余人,义合一带较为严重①。

葭　县(今佳县)　夏秋,鼠疫流行。今《佳县志》载:7—8月,鼠疫流行,乌镇、通镇、坑镇、刘家山4乡镇5村发病96人,死亡85人②。秋,又有鼠疫、伤寒、疟疾、霍乱流行。10月14日(九月十五日)报道:该县发生鼠疫,又染伤寒、疟疾、吐泻、霍乱等症,传染甚速。南区木头乡一带,并发生时疫,传染最速,死亡甚众,即木头峪伤人已达百余名,系鼠疫。西南西北两区又有患伤寒、疟疾、霍乱、吐泻等病,穷乡僻壤之区,无力医治,为害更烈③。

安定县(今子长县)　夏秋,鼠疫流行。7月19日(六月十六日)报道:本年旱魃为害,秋收绝望,弃儿鬻女,流离失所,加以鼠疫流行,东乡北区村庄,死亡殆尽。望瑶堡附近及北区小儿多感疫病,传染甚速,死者颇众。望瑶堡县立第二高小一日间患者达十数人,学校当局当即提前放假④。9月19日(八月十九日)报道:陕北鼠疫,蔓延益甚,有安定人写信给《大公报》曰:吾陕不幸,连年天灾人祸迭兴,生民涂炭,为古今所罕有,尤以今岁无灾不备,更以陕北之安定较各县为烈。去年北乡榆树坪、南沟岔发生鼠疫,蔓延临近各村,死亡枕藉,掩埋无方,争相逃避,席不暇暖。后因时近秋凉,疫疠敛迹,人心稍安……孰料疫魔落井下石,乘机复发,来势很为凶猛,传染更形急速,不一月而丹州、冯家岔、史家畔、黄家川等十余村,共死三百六十多人。芦台萧条而闾阎断炊,尸体横集而臭气飞扬,道途阻断而人心恐慌,有逃避戚族而戚族屏绝在外饿毙者,有哭哭啼啼、栖身无地、被猛兽食者,有在山间掘土为穴、架木为屋、不避难险、暂先苟安者,更有四无出路、彼此相抱痛哭流涕就地待毙者,号呼求救之哀声震动山林,凄惨荒凉之悲景弥望皆是⑤。秋,霍乱大流行。今《子长县志》载:9月,霍乱流行,11月中旬停止蔓延⑥。

米脂县　夏秋,鼠疫、霍乱大流行。今《米脂县志》载:7月,鼠疫流行,疫情由定边、横山传来,6个村发病123例,死105人,以五区张家湾、胡塌,二区王家坪等村最严重,9月底终息。又,部分村庄霍乱流行,死亡301人⑦。

安康县　夏,霍乱大流行。今《安康市卫生防疫志》载:6月,霍乱流行,并传入旬

---

① 《绥德县志》,三秦出版社2003年版。

② 《佳县志》,陕西旅游出版社2008年版。

③ "陕省鼠疫炽烈葭县亦在流传",《大公报》1932年10月14日,第5版。

④ "安定县雹灾与瘟疫",《大公报》1932年7月19日,第5版。

⑤ "陕北鼠疫蔓延益甚大灾之余复遭疫魔蹂躏",《大公报》1932年9月19日,第5版。

⑥ 《子长县志》,陕西人民出版社1993年版。

⑦ 《米脂县志》,陕西人民出版社1993年版。

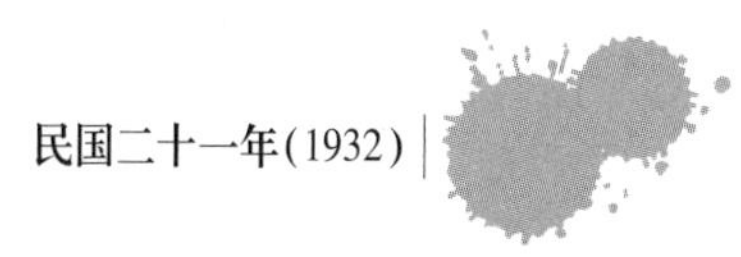

阳县境内[①]。

白水县　夏,霍乱大流行。今《白水县志》载:6月,霍乱流行,蔓延全县,每日死亡10人至100余人,死亡不计其数,倾家殒命者不少,尸体无人掩埋[②]。二十年夏多亢旱,秋尚有收,二十一年又遭风、霜、疫、鼠、旱为灾,以致夏麦未收,秋被鼠食[③]。

宝鸡县(今陈仓区)　夏,霍乱大流行。7月,霍乱流行,虢镇日死半百[④],联盟村持续15天,死亡上百人,77户死绝[⑤],范家崖村死10余人[⑥]。宝鸡县历年亢旱不雨,六料未收,二十一年风、霜、旱、疫,元气早竭[⑦]。

邠　县(今彬县)　夏秋,霍乱大流行。8月15日(七月十四日)报道:虎疫益猖獗,邠县亦延及,死亡枕藉,哭声相闻[⑧]。今《彬县志》载:夏秋之交,霍乱流行,死亡1500余人,高峰期一天死400余人,县城尤甚[⑨]。民十七至十九年,大旱,蝗虫为灾,二十一年复患风、霜、水、疫、雹、旱,相继不已,以致家家断炊[⑩]。

朝邑县(今大荔县朝邑镇)　夏,霍乱大流行。7月,《大公报》连续报道,同州、朝邑一带,虎疫猖獗,死亡甚众[⑪]。7月30日(六月廿七日)报道:虎疫传染甚速,每日平均死亡三四十人[⑫]。8月1日(六月廿九日)报道:虎疫益猖獗,朝邑县全县一周间死亡172人[⑬]。

城固县、洋县　夏,霍乱大流行。今《汉中地区志》载:夏,霍乱流行,城固、洋县发病万余人[⑭]。

澄城县　夏,霍乱大流行。今《渭南市志》载:六月,霍乱流行,民众死亡不计其数[⑮]。今《澄城县志》载:霍乱流行,河以西不少家庭人亡户绝[⑯]。

---

① 《安康市卫生防疫志》,2006年。

② 《白水县志》,西安地图出版社1989年版。《渭南市志》第1卷,三秦出版社2008年版。

③ "陕省各县灾情调查",《申报》1933年3月6日,第8版。

④ 《宝鸡市卫生志》,1995年。

⑤ 《联盟村志》,华夏文化出版社1999年版。

⑥ 《范家崖村志》,2006年。

⑦ "陕省各县灾情调查",《申报》1933年3月6日,第8版。

⑧ "陕省虎疫猖獗,西安一周间患者七百余人",《中央日报》1932年8月15日,第3版。

⑨ 《彬县志》,陕西人民出版社2000年版。

⑩ "陕省各县灾情调查",《申报》1933年3月6日,第8版。

⑪ 《大公报》1932年7月19日,1932年7月24日,1932年7月25日。

⑫ "陕北虎疫猖獗,死亡已达数千",《中央日报》1932年7月30日,第3版。

⑬ "虎疫杀人多,阌乡日死千余人,各处死亡均极伙",《中央日报》1932年8月1日,第2版。

⑭ 《汉中地区志》,三秦出版社2005年版。

⑮ 《渭南市志》第1卷,三秦出版社2008年版。

⑯ 《澄城县志》,陕西人民出版社1991年版。

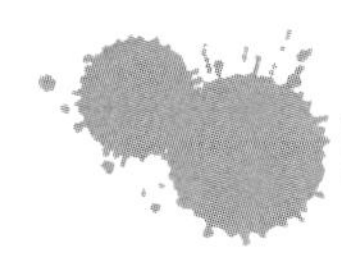

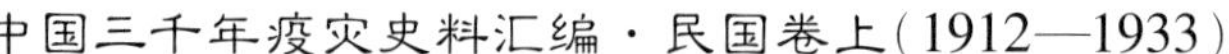

大荔县　夏秋,霍乱大流行。8 月 12 日(七月十一日)报道:陕西虎疫益猖獗,逐日死亡二三百人,于院长(于右任)故乡发现急性症①。民国《大荔县志》载:六月,霍乱流行,民众死亡不计其数②。

凤　县　夏秋,霍乱大流行。今《凤县志》载:6—8 月,霍乱流行,人畜患者立毙,甚者绝户③。

凤翔县　夏,霍乱大流行,患者 9000 余人,死亡 6740 余人④。

鄜　县(今富县)　夏,霍乱大疫,全县发病 3258 人,死亡 258 人,在陕北属重发病区⑤。

扶风县　夏秋,霍乱流行。蔓延 3 月之久,传染最重的是铁路、公路沿线的城关、杏林、新店和绛帐等地区,县城死于此疫者 150 余人⑥。风霜旱疫,各灾交加,拆屋鬻子,村落丘墟⑦。

府谷县　夏,霍乱大流行,死亡甚众⑧。

富平县　秋,霍乱流行。今《富平县志》载:9 月,霍乱流行,来势迅猛,数日内蔓延全县,患者达 42291 人,死亡 14097 人⑨。自民十七年春至十九年秋大旱,加以蝗虫,六料未收,又兼风、霜、水、疫,均无收获⑩。

韩城县(今韩城市)　夏秋,霍乱流行。今《韩城市志》载:7—8 月,霍乱流行。农历六月十九日县南三甲村始发,流行一个月,蔓延甚广,患者 8000 多,死亡 1210 人。上官庄死亡 100 余人;石佛村百余户,死亡 60 余人;高家坡 40 余户,死亡 50 余人⑪。

鄠　县(今户县)　秋,霍乱流行。今《户县志》载:8 月,霍乱流行,自秦渡镇向周围传染蔓延,不到 10 天,遍及全县,死亡 4000 余人。又,8 月初,虎疫流行,自秦渡始,旬日之内,一村之中,往往死十数人以至数十人。觅棺不得,席卷以埋者多矣。就中

---

① “陕西虎疫益猖獗,逐日死亡二三百人,于院长故乡发现急性症”,《中央日报》1932 年 8 月 12 日,第 3 版。

② 民国《大荔县志》卷一《事征》。《渭南市志》第 1 卷,三秦出版社 2008 年版。

③ 《凤县志》,陕西人民出版社 1994 年版。

④ 《宝鸡市志》,三秦出版社 1998 年版。《凤翔县志》,陕西人民出版社 1991 年版。

⑤ 《富县志》,陕西人民出版社 1994 年版。

⑥ 《扶风县志》,陕西人民出版社 1993 年版。《宝鸡市卫生志》,1995 年。

⑦ “陕省各县灾情调查”,《申报》1933 年 3 月 6 日,第 8 版。

⑧ 《府谷县志》,陕西人民出版社 1994 年版。

⑨ 《富平县志》,三秦出版社 1994 年版。

⑩ “陕省各县灾情调查”,《申报》1933 年 3 月 6 日,第 8 版。

⑪ 《韩城市志》,三秦出版社 1991 年版。

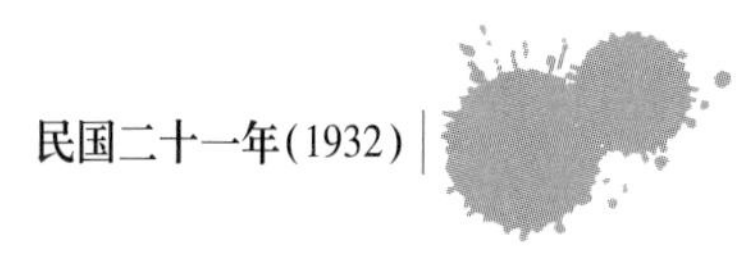

秦渡、水寨、县城、大王镇等处为最甚,绝户亦复不少①。

华　县　夏秋(6—8 月),霍乱大流行,死亡 6422 人②。

华阴县　夏秋,霍乱大流行。今《华阴县志》载:农历六月中旬至七月中旬,霍乱流行,全县统计死 18000 余人,尸横于野无人收③。

泾阳县　夏秋,霍乱大流行。风、霜、疫、旱,夏秋未收④。今《泾阳县志》载:6—10 月,霍乱流行,一人患病,殃及全家,全县死亡 2210 人⑤。

蓝田县　夏,霍乱大流行。今《蓝田县志》载:7 月,霍乱流行,死亡 5700 余人,北侯村、白家坪死人过半,断炊绝户者不在少数⑥。

醴泉县(今礼泉县)　秋,霍乱大流行。民国《续修醴泉县志稿》载:农历七月初旬,时疫霍乱盛行,得病者吐泻兼作,顷刻即死,计全县死者逾五千人⑦。8 月 15 日(七月十四日)报道:陕虎疫益猖獗普遍,西安一周间,患者达 700 余人,醴泉亦延及,死亡枕藉,哭声相闻⑧。

临潼县　秋(9 月),霍乱流行,死 6800 多人⑨。二十年秋间遭水灾,近又霜、雹、疫、旱,逃亡甚多⑩。

麟游县　夏秋,霍乱大流行,登记患病 229 人,死亡 89 人,但实际病死人数远不止此⑪。

陇　县　夏,霍乱大流行。今《陇县志》载:6 月 20 日至 8 月中旬,霍乱流行,全县死亡 2 万余人,县城南门外沙岗子 700 多人,死亡 348 人⑫。今《宝鸡市卫生志》载:城内连日暴死 1200 多人,最多一日死 90 余人,全城关门抵户,万户萧疏⑬。民十七至十九年,大旱,蝗虫为灾,二十一年复患风、霜、水、疫、雹、旱,相继不已,以致家家断

---

① 《户县志》,西安地图出版社 1987 年版。
② 《渭南市志》第 1 卷,三秦出版社 2008 年版。《华县志》,陕西人民出版社 1992 年版。
③ 《华阴县志》,作家出版社 1995 年版。
④ “陕省各县灾情调查”,《申报》1933 年 3 月 6 日,第 8 版。
⑤ 《泾阳县志》,陕西人民出版社 2001 年版。
⑥ 《蓝田县志》,陕西人民出版社 1994 年版。
⑦ 民国《续修醴泉县志稿》卷一四《祥异》。
⑧ “陕省虎疫猖獗,西安一周间患者七百余人”,《中央日报》1932 年 8 月 15 日,第 3 版。
⑨ 《临潼县志》,上海人民出版社 1991 年版。
⑩ “陕省各县灾情调查”,《申报》1933 年 3 月 6 日,第 8 版。
⑪ 《麟游县志》,陕西人民出版社 1993 年版。
⑫ 《陇县志》,陕西人民出版社 1993 年版。
⑬ 《宝鸡市卫生志》,1995 年。

炊,而以陇县四区为尤重[①]。

洛川县　夏(6月),霍乱蔓延,患者百余人,死亡率达63%[②]。

洛南县　夏秋,霍乱大流行。今《洛南县卫生志》载:7月,霍乱流行,景村不到半月,死者达数百人。7月下旬,气候转凉,疫情逐渐减缓,8月初才停止[③]。

郿　县(今眉县)　夏秋,霍乱流行[④]。今《眉县志》载:3月17日(二月十一日)夜连降黑霜,厚如铜钱,新发麦苗变枯干。后降冰雹,加之瘟疫流行,兵匪连绵,强征苛捐,农民苦不堪言。秋,霍乱流行,患者2719人,死亡1189人,绝户者达半,乡村出现人狗相食[⑤]。十七年至十九年间,各地农田多未安种,近又虫、雹、旱、疫、风、霜相继,户户无食,家家待毙[⑥]。

南郑县　夏秋,霍乱流行,南海里八沟703户,死300多人[⑦]。

蒲城县　夏,霍乱流行,全县死万余人[⑧]。四年来亢旱交加,六料未收,近又霜、风、疫、旱,夏时无收,民多逃亡[⑨]。

岐山县　秋,霍乱大流行。民国《岐山县志》称:七月大疫,伤人甚多[⑩]。今《宝鸡市卫生志》称:岐山虎疫首发于蔡家坡,不到一月,沿街死亡60余人。迅即流行至周公庙一带,北郭乡堰河西村54户人家,死亡72人[⑪]。二十一年上半年风、霜、旱,下半年匪、疫相继,人民分途逃亡,村舍一空[⑫]。

汧阳县(今千阳县)　秋七月,霍乱流行,早病晚死,十有一二,死者不计其数[⑬]。

乾　县　夏六月,霍乱病传染,四境死者以万计[⑭]。上半年风霜雹旱,下半年旱疫,夏秋歉收,逃亡殆尽[⑮]。

清涧县　秋,霍乱流行。今《清涧县志》载:8—9月,霍乱流行,至10月方止,77

---

① "陕省各县灾情调查",《申报》1933年3月6日,第8版。

② 《洛川县志》,陕西人民出版社1994年版。

③ 《洛南县卫生志》,1989年。

④ 《宝鸡市卫生志》,1995年。

⑤ 《眉县志》,陕西人民出版社2000年版。

⑥ "陕省各县灾情调查",《申报》1933年3月6日,第8版。

⑦ 《汉中地区志》,三秦出版社2005年版。

⑧ 《蒲城县志》,中国人事出版社1993年版。

⑨ "陕省各县灾情调查",《申报》1933年3月6日,第8版。

⑩ 民国《岐山县志》卷一〇《灾祥》。

⑪ 《宝鸡市卫生志》,1995年。

⑫ "陕省各县灾情调查",《申报》1933年3月6日,第8版。

⑬ 《千阳县志》,陕西人民教育出版社1991年版。《宝鸡市卫生志》,1995年。

⑭ 民国《乾县新志》卷八《事类志·灾祲》。

⑮ "陕省各县灾情调查",《申报》1933年3月6日,第8版。

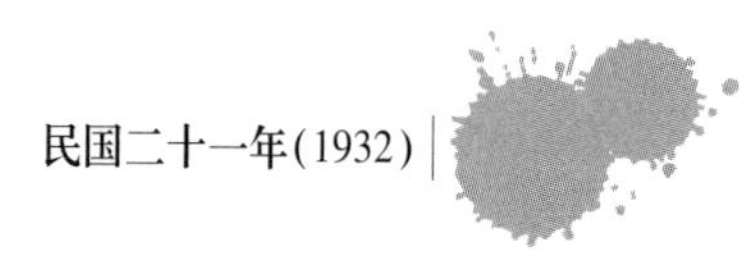

名患者,55 名丧生[①]。

三原县　秋,霍乱流行。8 月 12 日(七月十一日)报道:三原近发现急性虎疫,死亡枕藉[②]。今《三原县志》载:七月,霍乱流行,全县发病 1547 人,死亡 508 人[③]。数年亢旱,粒颗未收,近复患雹、疫、匪、旱,人多逃亡[④]。

商　县(今商州区、丹凤县)　夏秋,霍乱流行。8 月 1 日(六月廿九日)报道:虎疫益猖獗,商县三日内发现烈性虎疫,已死数十人[⑤]。8 月 15 日(七月十四日)报道:陕虎疫益猖獗普遍,西安一周间,患者达 700 余人,商县亦延及,死亡枕藉,哭声相闻[⑥]。今《商洛地区卫生志》《商州市志》载:夏秋大旱,民大饥,霍乱流行,持续三个月,发病数万人,死亡 8700 多人,绝户者众[⑦]。今《丹凤县志》载:7 月,龙驹寨大兵之后,河南流行之虎烈拉传入商县,龙驹寨一带最甚,流行 3 月有余,死者千计[⑧]。

同官县(含今宜君县)　夏,瘟疫虎烈拉自关中传入宜君,死人很多[⑨]。

长安县(省会,今属西安市)　夏,霍乱流行。7 月,西安虎疫亦渐形扩大,下旬两日死亡十余人,罹此疫者多系兵士与苦力[⑩],死者数万人[⑪]。7 月 11 日(六月初八日)报道:虎疫由潼关蔓延至临、渭,西安亦发现[⑫]。7 月 25 日(六月廿二日)报道:西安虎势猖獗[⑬]。8 月 1 日(六月廿九日)报道:虎疫益猖獗,7 月 30 日晚,全市计发 30 余起,死 20 余人,余均有性命危险[⑭]。8 月 11 日(七月初十日)报道:西安虎疫愈烈,死亡日增[⑮]。8 月 15 日(七月十四日)报道:陕省虎疫猖獗,西安一周间患者 700 余人[⑯]。8

---

① 《清涧县志》,陕西人民出版社 2001 年版。

② “陕西虎疫益猖獗,逐日死亡二三百人,于院长故乡发现急性症”,《中央日报》1932 年 8 月 12 日,第 3 版。

③ 《三原县志》,陕西人民出版社 2000 年版。

④ “陕省各县灾情调查”,《申报》1933 年 3 月 6 日,第 8 版。

⑤ “虎疫杀人多,阌乡日死千余人,各处死亡均极伙”,《中央日报》1932 年 8 月 1 日,第 2 版。

⑥ “陕省虎疫猖獗,西安一周间患者七百余人”,《中央日报》1932 年 8 月 15 日,第 3 版。

⑦ 《商洛地区卫生志》,陕西人民出版社 1999 年版。《商州市志》,中华书局 1998 年版。

⑧ 《丹凤县志》,陕西人民出版社 1994 年版。

⑨ 《铜川市志》,陕西师范大学出版社 1997 年版。

⑩ 《大公报》1932 年 7 月 19 日,1932 年 7 月 24 日,1932 年 7 月 25 日。

⑪ 《长安县志》,陕西人民教育出版社 1999 年版。《草滩镇志》,1996 年。

⑫ “关中防虎西潼交通断绝风陵渡亦封锁派员赴沪购防疫药品”,《大公报》1932 年 7 月 11 日,第 3 版。

⑬ “时评:疫”,《申报》1932 年 7 月 25 日,第 3 版。

⑭ “虎疫杀人多,阌乡日死千余人,各处死亡均极伙”,《中央日报》1932 年 8 月 1 日,第 2 版。

⑮ “宋伯鲁突染疫逝世关中虎疫愈烈已蔓延至甘肃”,《大公报》1932 年 8 月 11 日,第 3 版。

⑯ “陕省虎疫猖獗,西安一周间患者七百余人”,《中央日报》1932 年 8 月 15 日,第 3 版。

月16日(七月十五日)报道:虎疫流行,西安每日约死100人[①]。8月23日(七月廿二日)报道:省市入秋以来,苍蝇特多,虎疫流行,益增剧烈,每日死亡人数在四五十人[②]。郑家村某家一次埋葬7人,人们纷纷外逃,以避死神[③]。北党村因祈雨唱戏,饮食摊贩赶会,引起霍乱暴发流行,迅速波及周围各村,短时间内死者数百,邻村相望,亲朋不敢往来[④]。三桥村死100多人[⑤]。今《西安市卫生志》载:6月,关中霍乱大流行,起始潼关,7月20日波及西安,月余之间全市发病1311人,死亡937人[⑥]。蝗旱交加,六料未收。二十年虽有薄收,多系人力灌溉水田,且有雹水偏灾。二十一年风、霜、旱、疫,夏秋未收,人间乏食[⑦]。

临潼县(今阎良区) 夏秋,霍乱流行。今《阎良区志》载:霍乱大流行,9月波及阎良,死亡千余人。关山镇青寺堡有108人,死于虎烈拉者28人,许多人全家死绝,尸骨无人掩埋[⑧]。霜、雹、疫、旱,逃亡甚多[⑨]。

潼关县 夏,霍乱盛行。7月3日(五月三十日)报道:潼关发生虎烈拉,势甚猖獗,死亡相继[⑩]。7月4日(六月初一日)报道:潼关虎疫蔓延,死者甚众[⑪]。7月6日(六月初三日)报道:潼关疫势未稍杀,日死二三十人[⑫]。7月9日(六月初六日)报道:潼关疫势益盛,传入乡村流行,日死百人,有力者多避他出[⑬]。同日又报:潼关虎疫盛行,日有死亡,已播及华阴庙阌底镇一带[⑭]。7月11日(六月初八日)报道:虎疫由潼关蔓延至临、渭,西安亦发现[⑮]。7月12日(六月初九日)报道:潼关虎疫盛,日死七八十人,或三四十不等,居民纷纷避他处[⑯]。7月13日(六月初十日)报道:豫西与陕

---

① "西安疫疠盛行",《申报》1932年8月16日,第10版。

② "晋陕虎疫益形严重,晋南三县已死四千余人,陕渭南县绝户者数百家",《中央日报》1932年8月23日,第3版。

③ 《六村堡乡志》,1996年。

④ 《未央区志》,陕西人民出版社2004年版。

⑤ 《三桥村志》,2009年。

⑥ 《西安市卫生志》,西安出版社1994年版。《莲湖区志》,三秦出版社2001年版。

⑦ "陕省各县灾情调查",《申报》1933年3月6日,第8版。

⑧ 《阎良区志》,三秦出版社2002年版。

⑨ "陕省各县灾情调查",《申报》1933年3月6日,第8版。

⑩ "虎疫到处蔓延",《大公报》1932年7月3日,第4版。

⑪ "西北虎疫蔓延潼关包头死者甚众西安绥远着手预防",《大公报》1932年7月4日,第3版。

⑫ "虎鼠为患",《大公报》1932年7月6日,第3版。

⑬ "虎讯",《大公报》1932年7月9日,第3版。

⑭ "潼关虎疫日有死亡陇海暂通至阌乡",《大公报》1932年7月9日,第3版。

⑮ "关中防虎西潼交通断绝风陵渡亦封锁派员赴沪购防疫药品",《大公报》1932年7月11日,第3版。

⑯ "潼关虎疫盛,日死七八十人,居民纷纷避他处",《中央日报》1932年7月12日,第3版。

境虎疫极猛,潼关一地每日平均死四五十人①。7 月 19 日(六月十六日)报道:潼关虎疫蔓延至同州、朝邑一带,势甚猖獗,死亡甚众②。7 月 24 日(六月廿一日)《大公报》报道:潼关霍乱流行,每村死 60 余小儿,且东延豫西,西染关中③。7 月 25 日(六月廿二日)报道:潼关虎疫向西蔓延,华阴因虎疫死亡千余人,西安虎疫亦渐行扩大,昨今两日死亡十余人,患者四十余④。8 月 27 日(七月廿六日)报道:此次虎疫发生,势甚凶猛,潼关县虎疫从上月 19 日至今日止,统计此次县属染疫者 2148 人,治愈人数 1446 人,死亡者约 702 人⑤。因为潼关虎疫有西渐势,省府于潼、西间设检查处三道,各门亦严检验,复集公私医院及军警机关合组委员会负责防疫,厉行预防注射,所备药品可供十六万人用,并已电请行政院助济⑥。

渭南县　夏秋,霍乱流行。今《渭南县志》载:农历六至八月,霍乱大流行,早病晚死,人不敢出,村户萧疏,尸骨遍地。全县病死 5 万余人,特别是县城,严重时每天死 1000 余人。有的绝户,尸骨无人掩埋⑦。数年间颗粒未收,二十一年霜、旱、水、疫,相继不已,而以河北尤重⑧。按:“河北”这里是指渭河以北地区。

吴堡县　初秋至冬尽,霍乱流行,发病 418 人,死 54 人⑨。

武功县　夏秋之交,霍乱大流行,发病五六小时即死⑩。8 月 18 日(七月十七日)报道:武功县入夏以来,疫疠日甚,死亡无算⑪。迭遭黑霜狂风,麦苗多死,夏秋亢旱,加以冰雹为灾,秋禾枯萎。又有虎疫,死伤既多,逃亡亦众,村多绝户⑫。

郃阳县(今合阳县)　夏,霍乱流行。今《合阳县志》载:6 月,霍乱流行,蔓及各乡,全县共死亡 2129 人⑬。数年来蝗旱交加,复遭水灾,廿一年又遭风、雹、疫、旱,夏秋未收⑭。

---

① “虎讯:潼关日有死亡南昌传染亦烈”,《大公报》1932 年 7 月 13 日,第 3 版。
② “西北虎疫蔓延益甚”,《大公报》1932 年 7 月 19 日,第 3 版。
③ 《大公报》1932 年 7 月 24 日。《渭南市志》第 1 卷,三秦出版社 2008 年版。
④ “西北虎疫萨托势猖獗关中蔓延愈广”,《大公报》1932 年 7 月 25 日,第 3 版。
⑤ “潼关虎势稍杀罗传甲呈报防疫经过”,《大公报》1932 年 8 月 27 日,第 5 版。
⑥ “南北时疫:陕西潼关之虎疫”,《兴华》1932 年第 27 期。
⑦ 《渭南县志》,三秦出版社 1987 年版。《渭南市志》第 1 卷,三秦出版社 2008 年版。
⑧ “陕省各县灾情调查”,《申报》1933 年 3 月 6 日,第 8 版。
⑨ 《吴堡县志》,陕西人民出版社 1995 年版。
⑩ 《武功县志》,陕西人民出版社 2001 年版。
⑪ “振济武功惨灾近状”,《申报》1932 年 8 月 18 日,第 15 版。
⑫ “陕省各县灾情调查”,《申报》1933 年 3 月 6 日,第 8 版。
⑬ 《合阳县志》,陕西人民出版社 1996 年版。《渭南市志》第 1 卷,三秦出版社 2008 年版。
⑭ “陕省各县灾情调查”,《申报》1933 年 3 月 6 日,第 8 版。

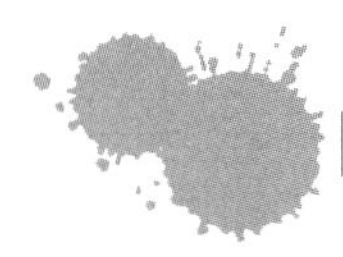

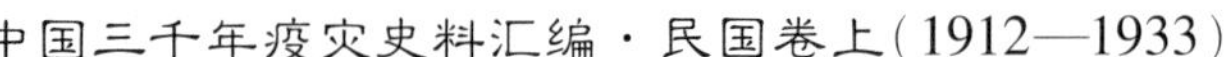

咸阳县(今秦都区)　夏,霍乱流行,死亡甚众①。6 月 19 日(五月十六日),急性霍乱从潼关流入咸阳,持续 3 月,各村死人不计其数,有的绝户②。

兴平县　夏(7 月),霍乱漫延全县,民众死亡甚众③。

洵阳县(今旬阳县)　夏秋,霍乱大流行。今《安康市卫生防疫志》载:6 月,霍乱从安康传入甘溪,发病 150 余人,死亡 60 余人④。今《旬阳县志》载:9 月,旬阳县再次发生霍乱 175 人,死亡 115 人。民间流传:"虎烈拉、虎烈拉,瘟疫流行真可怕;院院死人真稀少,户户无人把药抓。"⑤

栒邑县(今旬邑县)　夏,霍乱流行,十病三四,死者甚众⑥。

耀　县(今耀州区)　夏(6 月),霍乱流行,城乡死亡数百人⑦。

宜川县　霍乱大流行,死者甚众,有户绝村灭者⑧。

永寿县　霍乱流行,死者甚众,绝户甚多⑨。

柞水县　夏秋,霍乱流行。今《柞水县志》载:7 月,大旱后,霍乱流行,窑镇地区月余死亡 50 多人。8 月,霍乱蔓延至石镇、李家砭及社川河沿线,死人甚多⑩。

长武县　秋,霍乱流行。今《长武县志》载:9 月,旱饥,民以草根树皮为食。霍乱蔓延,长武尤重,全县死亡 800 多人⑪。

镇安县　天花流行,仅柴坪纸房沟就死亡 40 余人⑫。

中部县(今黄陵县)　霍乱流行,蔓延数十里,仅城关西坬、店头镇的一条巷,康崖底一个小村数月内死亡即达 300 余人,城关在 4 天内死牛 20 多头⑬。

盩厔县(今周至县)　霍乱流行,死者甚多⑭。

高陵县　疫。数年来旱蝗相继,二十年又遭虫雾,以致收成全无,去年继以雹、

---

① 《咸阳市卫生志》,1998 年。
② 《咸阳市秦都区志》,陕西人民出版社 1995 年版。
③ 《兴平县志》,陕西人民出版社 1994 年版。
④ 《安康市卫生防疫志》,2006 年。
⑤ 《旬阳县志》,中国和平出版社 1996 年版。
⑥ 《旬邑县志》,三秦出版社 2000 年版。
⑦ 《耀县志》,中国社会出版社 1997 年版。
⑧ 《宜川县志》,陕西人民出版社 2000 年版。
⑨ 《永寿县志》,三秦出版社 1991 年版。
⑩ 《柞水县志》,陕西人民出版社 1998 年版。
⑪ 《长武县志》,陕西人民出版社 2000 年版。
⑫ 《镇安县志》,陕西人民出版社 1995 年版。
⑬ 《黄陵县志》,西安地图出版社 1995 年版。
⑭ 《周至县志》,三秦出版社 1993 年版。

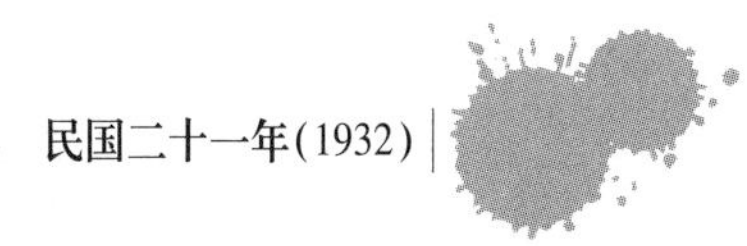

霜、旱、疫各灾[1]。按:"去年"指民国二十一年,1932年。

平民县　疫。水灾甚重,而历年又以旱、蝗交加,二十一年又风、霜、疫、旱,夏秋未收,民多逃亡[2]。

山东省

秋七月,霍乱流行。8月6日(七月初五日)《大公报》报道:霍乱蔓延区域已经包括济南、济宁、诸城、禹城、淄川、高密、利津、潍县等县[3]。

济南市　春夏,猩红热、伤寒流行。3—6月,济南市报告猩红热164例,死亡54例;伤寒112例,死亡42例[4]。秋,霍乱流行。8月14日(七月十三日)报道:虎疫猖獗,已死千余[5]。8月20日(七月十九日)报道:本市已有虎疫[6]。冬,猩红热、白喉流行。12月22日(十一月廿五日)报道:济南入冬后,迄无雨雪,猩红热、白喉、冬瘟感冒,传染甚速,全家染患者甚多,公安局正防范救治中[7]。

东阿县、东明县、巨野县　疟疾大流行[8]。

沾化县　秋,霍乱流行。8月16日(七月十五日)报道:自8月初间发生虎疫,各地死亡甚众[9]。太平乡疫死甚众[10],仅费家村即死亡30余人[11]。

利津县　秋七月,霍乱疫行。8月6日(七月初五日)《大公报》报道:利津一带霍乱流行,截至7月12日止,死者达千人。8月8日(七月初七日)报道:虎疫盛行[12]。8月13日(七月十二日)专电:虎疫猖獗,利津最甚,已死千余人,哭声遍野,吊幡飘飘。患者腹痛、抽筋二小时即死,棺木售空,因惧传染,无人敢任葬埋[13]。民国《利津县续志》称:霍乱流行,传染全县,城里北街一日死者数十人,全城总计死500余人[14]。

---

① "陕省各县灾情调查",《申报》1933年3月6日,第8版。

② "陕省各县灾情调查",《申报》1933年3月6日,第8版。

③ 《大公报》1932年8月6日。陈翰笙等《解放前的中国农村》第2辑,中国展望出版社1987年版,第402页。

④ 《山东省卫生志》,山东人民出版社1992年版。

⑤ "济南虎疫猖獗",《申报》1932年8月14日,第8版。

⑥ "济南发生虎列拉疫",《申报》1932年8月20日,第10版。

⑦ "济南缺雪,麦苗多死,疾疫盛行",《中央日报》1932年12月22日,第3版。

⑧ 何斌《我国疟疾流行简史》,《中华医史杂志》1988年第1期。

⑨ "鲁省虎疫猖獗,疫区死亡相继,尸首无人抬埋",《申报》1932年8月16日,第11版。

⑩ 《太平乡志》,山东省地图出版社2011年版。

⑪ 《沾化县志》,齐鲁书社1995版。

⑫ "黄河各游均落水",《申报》1932年8月8日,第8版。

⑬ "济南虎疫猖獗",《广济医刊》1932年第9期。

⑭ 民国《利津县续志》卷九《灾疫》。

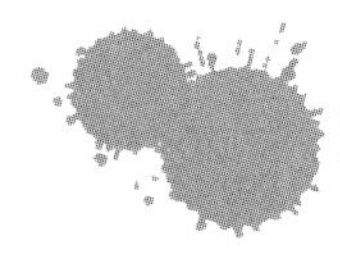

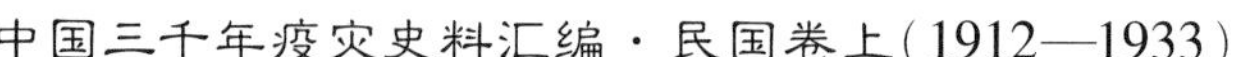

阳信县　夏秋,霍乱大流行,人死无数,重病村出现无人厝葬惨景①。

商河县　秋,霍乱流行。即民国《重修商河县志》所谓"秋疫"②。

禹城县(今禹城市)　秋,霍乱流行③。

青城县(今属高青县)、蒲台县(今属高青县)　秋,霍乱流行。今《高青县志》载:秋,青城田镇、蒲台旧镇一带,方圆几十里,霍乱暴发流行。田家楼、高官寨、举门等村死亡惨重④。

博兴县　夏秋,霍乱流行。民国《重修博兴县志》载:夏秋之际,时疫流行,伤人甚众⑤。

长清县(今济南市长清区)　秋,霍乱流行。8月16日(七月十五日)报道:长清县东南乡发现霍乱,死亡颇多⑥。

肥城县(今肥城市)　秋,霍乱流行,王瓜店镇死者达100人⑦。

博山县(今淄博市博山区)　瘟疫。白喉诸症甚烈,南博山一村小儿死者百余人⑧。

淄川县(今淄博市淄川区)、禹城县(今禹城市)　夏秋,霍乱流行⑨。

夏津县　天花流行⑩。

朝城县(今莘县朝城镇)　秋,霍乱流行。民国《朝城县志续志》载:时疫流行,秋大熟⑪。

济宁县(今属济宁市)　秋,霍乱流行。8月20日(七月十九日)报道:济宁一带之虎疫,日渐剧烈,传染极速,每日死亡达五六十人。芦家楼一村于数日间死去38人,兴隆集司马庄一带尤烈,因是城乡谣言纷起⑫。8月27日(七月廿六日)报道:济

---

① 《惠民地区卫生志》,天津科学技术出版社1992年版。

② 民国《重修商河县志》卷首《大事记》。

③ 《大公报》1932年8月6日。陈翰笙等《解放前的中国农村》第2辑,中国展望出版社1987年版,第402页。

④ 《高青县志》,中国社会出版社1991年版。《高青县卫生志》,2009年。《惠民地区卫生志》,天津科学技术出版社1992年版。

⑤ 民国《重修博兴县志》卷一五《祥异志》。《惠民地区卫生志》,天津科学技术出版社1992年版。

⑥ "鲁省虎疫猖獗,疫区死亡相继,尸首无人抬埋",《申报》1932年8月16日,第11版。

⑦ 《王瓜店镇志》,山东省地图出版社2005年版。

⑧ 民国《续修博山县志》卷一《大事记·祥异》。《淄博市卫生志》,1997年。

⑨ 《大公报》1932年8月6日。陈翰笙等《解放前的中国农村》第2辑,中国展望出版社1987年版,第402页。

⑩ 《夏津县志》,山东人民出版社1991年版。

⑪ 民国《朝城县志续志》卷一四《大事记》。

⑫ "鲁西之蝗与虎蝗虫尽四县田禾虎疫流行居民佞神",《大公报》1932年8月20日,第5版。

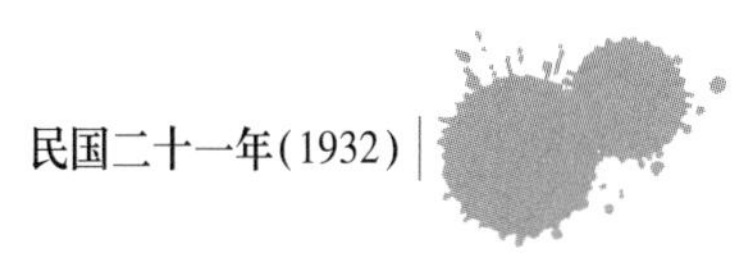

宁虎疫猖獗,日死数百人①。

宁阳县　春,时疫发生。4 月 21 日(三月十六日)报道:入春以来,乡间多染时疫,县属大庙临邑村,数日间竟死丧 20 余人②。

德　县(今德州市)　夏,疟疾、霍乱流行。7 月 11 日(六月初八日)报道:本县杂疫流行,疟疾猖獗,患霍乱者亦颇多③。

郓城县　秋,霍乱流行。今《郓城县志》载:霍乱大流行,发病不计其数,全县死亡 600 余人④。

嘉祥县　秋,虎疫猖獗,日死数百人⑤。今《嘉祥县志》载:县城南燕屯村首发霍乱,发病率达 70% 以上,死亡 160 余人。月余时间,蔓延全县,无村不戴孝,家家有哭声⑥。

巨野县　秋,虎疫猖獗,日死数百人⑦。

定陶县　夏秋之交,霍乱流行,死者甚众⑧。

曹　县　夏秋,霍乱流行,人口大量死亡,有的全家无一幸免⑨。

沂水县　天花大流行,塔坡村死亡 18 人⑩。

福山县(今烟台市福山区)　夏秋,霍乱流行。6 月 28 日(五月廿五日)报道:烟台发现霍乱⑪。今《烟台卫生志》载:6 月,烟台疫病流行,平均每日病死 30 ~ 40 人⑫。今《黄岛简志》载:8 月下旬,烟台前村霍乱流行,死 23 人⑬。

海阳县(今海阳市)　秋,霍乱流行,全县死亡 4 万余人⑭。

莱阳县(今莱阳市)　春夏大旱,大饥,秋,霍乱流行,死者甚众⑮。

即墨县(今属即墨市)　秋,霍乱流行,岛里一带 48 个村死亡 300 多人,其中仅山

---

① “济宁等处虎疫猖獗”,《申报》1932 年 8 月 27 日,第 8 版。

② “宁时疫流行”,《大公报》1932 年 4 月 21 日,第 5 版。

③ “虎疫续报各地多有死亡”,《大公报》1932 年 7 月 11 日,第 5 版。

④ 《郓城县志》,齐鲁书社 1992 年版。

⑤ “济宁等处虎疫猖獗”,《申报》1932 年 8 月 27 日,第 8 版。

⑥ 《嘉祥县志》,山东人民出版社 1997 年版。

⑦ “济宁等处虎疫猖獗”,《申报》1932 年 8 月 27 日,第 8 版。

⑧ 《定陶县志》,齐鲁书社 1999 年版。

⑨ 《曹县志》,中华书局 2000 年版。

⑩ 《沂水县志》,齐鲁书社 1997 年版。

⑪ “海港检疫处第五期霍乱报告”,《申报》1932 年 6 月 28 日,第 16 版。

⑫ 《烟台卫生志》,1987 年。

⑬ 《黄岛简志》,五洲传播出版社 2002 年版。

⑭ 《海阳县志》,1988 年。

⑮ 《咸家屯村志》,2004 年。《莱西市卫生志》,2005 年。

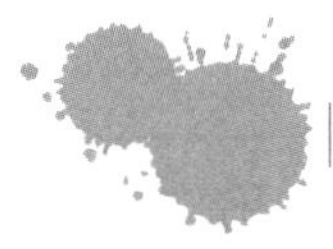

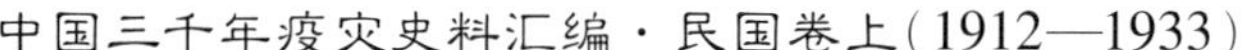

东头村即死亡100人①。

平度县(今平度市) 秋,霍乱流行。民国《平度县续志》载:秋,西乡疫②。

高密县(今高密市)、诸城县(今诸城市) 夏秋,霍乱流行③。

日照县(今属日照市) 冬,天花流行,延及次年春,奎山、高兴一带2000余人发病,死亡近300人。车疃村全村359人,发病134人,死10人④。

潍 县(今潍坊市寒亭区) 夏,霍乱流行,公立医院在城区和农村普遍施行预防注射疫苗,计15000人⑤。

临朐县 麻疹流行,殃及40余村,柳山、白塔一带染病者死亡过半⑥。

益都县(今青州市) 秋,霍乱流行。8月16日(七月十五日)报道:青州发现虎疫,尤以城区为最,城内死于虎疫者已有170余人⑦。

广饶县 秋,霍乱流行。城北至万家、芦家、袁家、李佛诸乡并患虎疫、蝗灾⑧。

青岛市 夏五月,霍乱流行。6月28日(五月廿五日)报道:青岛近来霍乱病发生较多⑨。

河南省

河南省 夏秋,霍乱大流行。30个县流行,发病10000余人,死亡2000余人。郑州私立仁民医院,每天抢救病人四五十人之多⑩。6月5日(五月初二日)报道:豫入夏天气亢热,疫疠流行⑪。7月15日(六月十二日)报道:河南省西部及山西省虎疫流行猖獗,潼关地方每日罹虎疫死者达九十名乃至百名,对于罹病者之调理等,殆无所措手,惟有任病势转移,故死亡率达罹病者百分之九十以上,住民非常恐慌⑫。7月24日(六月廿一日)报道:豫省入夏以来,天气炎热,各县时疫流行,日有死亡⑬。7月25

---

① 《即墨县志》,新华出版社1991年版。

② 民国《平度县续志》卷首《纪要》。

③ 《大公报》1932年8月6日。陈翰笙等《解放前的中国农村》第2辑,中国展望出版社1987年版,第402页。

④ 《日照市志》,齐鲁书社1994年版。

⑤ 《潍坊市志》,中央文献出版社1995年版。

⑥ 《临朐县志》,山东人民出版社1991年版。

⑦ “鲁省虎疫猖獗,疫区死亡相继,尸首无人抬埋”,《申报》1932年8月16日,第11版。

⑧ 《中国气象灾害大典·山东卷》,气象出版社2006年版,第633页。

⑨ “海港检疫处第五期霍乱报告”,《申报》1932年6月28日,第16版。“青岛临时防疫处成立”,《申报》1932年6月28日,第16版。

⑩ 《金水卫生志》,1985年。

⑪ “灾难之民到处流离,石庄车站灾民千余卧病三百”,《大公报》1932年6月5日,第4版。

⑫ “晋豫虎疫亦极猖獗,潼关地方日毙百名”,《盛京时报》1932年7月15日,第2版。

⑬ “豫省炎热时疫流行各县电省请药”,《大公报》1932年7月24日,第3版。

日(六月廿二日)报道:虎疫自陕传入豫西各县后,现豫东、南、北等县亦发现此症,呈报疫灾者已达30余县,患者十之八九,人心恐慌[①]。8月2日(七月初一日),河南赈务会公布,当时呈报疫灾者已30余县,包括中牟、西平、原武、商丘、阌乡、涉县、杞县、郑州、洛阳、偃师、巩县、许昌、宁陵、灵宝、桐柏、孟津、柘城、永城、临汝等[②]。8月5日(七月初四日)报道:豫省虎疫,初蔓延于铁路沿线各县,最近距平汉路稍远之正阳、襄城、修武等县,及汴垣车站附近亦渐传染。省振会、民厅及公安局现已组临防疫处,努力防救[③]。8月8日(七月初七日)报道:豫南亢旱,秋收绝望,灾民多死于疫[④]。9月1日(八月初一日),河南赈务会电称:豫省历劫之余,本年夏令,发现时疫,几遍全省,经电恳中央振务委员会卫生局及南北各善团捐助各种药品,全活甚多。惟入秋后各县疫气仍烈,现又发生痢疾等症,蔓延尤速,请药者源源不断,即已领县分疫情重者再派员前来请领,本会存药业经告罄,而各县报告尤日有死亡,情殊可惨,用特电恳务盼轸念病黎,续施大宗药品以资救济,俾两河民众如庆更生[⑤]。11月7日(十月初十日)报道:河南各地水旱相乘,夏秋复遍处瘟疫,人民死亡枕藉[⑥]。

获嘉县　天花流行,仅程遇村就有十几人染病[⑦]。

汤阴县　秋,霍乱流行。今《汤阴县志》载:阴雨洪水,麦歉收,秋禾多淹毁,未淹者复毁于蝗。灾后流行霍乱,人多死亡[⑧]。

博爱县　夏六月,霍乱流行。今《博爱县志》载:7月,雨涝,丹河、沁河俱涨,加之时疫流行,群众死亡甚多[⑨]。

沁阳县(今沁阳市)　霍乱流行,几遍全境[⑩]。

济源县(今济源市)　夏六月,霍乱流行。今《济源县卫生志》载:7月,霍乱流行,

---

① “豫省虎疫,流行达三十余县,患者死十之八九”,《中央日报》1932年7月25日,第2版。

② “豫疫蔓延可虞”,《申报》1932年8月2日,第9版。李文海等《近代中国灾荒纪年续编》,湖南教育出版社1993年版,第361页。

③ “虎疫猖獗,豫晋徐蔓延甚广”,《中央日报》1932年8月5日,第2版。“虎疫猖獗,豫晋徐蔓延甚广”,《广济医刊》1932年第9期。

④ “豫南亢旱,秋收绝望,灾民多死于疫”,《大公报》1932年8月8日,第3版。

⑤ “代电济生会红十字会红卍字会为据河南省振会东电入秋各县疫重请续施药品救济文”,《振务月刊》第910期,1932年。

⑥ “豫省灾情极形严重旱虫雹各灾皆备灾区共七十一县”,《申报》1936年11月7日,第9版。

⑦ 《获嘉县卫生志》,1986年。

⑧ 《汤阴县志》,河南人民出版社1987年版。

⑨ 《博爱县志》,中国国际广播出版社1994年版。

⑩ “河南疫疠盛行”,《申报》1932年7月24日,第10版。

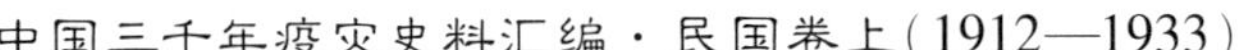

西留养村半月内死50余人①。

原武县(今属原阳县) 夏六月,霍乱流行,由西南始,传遍全境,死者甚多②。8月2日(七月初一日)报道:现原武发现赤痢、伤寒、虎疫诸症,传染极烈,每日死亡五六十人③。

封邱县(今封丘县) 天花在黄陵、章鹿市周围村庄散发④。按:"散发"不成灾,录以俟考。

孟　县(今孟州市) 夏六月,霍乱流行。今《孟县志》载:7月,霍乱流行,死者十九,西逯村一天死38人⑤。

温　县 伤寒、疟疾流行,蔓延全县,一村之中,日必数起,全县死亡数千人,仅滩张王庄一村死亡106人⑥。

巩　县(今巩义市) 夏秋,霍乱流行。7月24日(六月廿一日)报道:巩县霍乱大炽,日死数百人⑦。8月(秋七月),巩县虎疫猖獗,全境苦旱,据巩县通讯:本县发现虎疫以来,近更猖獗,东站街及柏坡、井沟、南河渡(第六区)、夹津口、涉沟、白治河等乡(第三区)及其他各乡均先后发现,日有死亡,人人闻风丧胆,谈虎色变⑧。

偃师县 夏秋,霍乱大炽。7月24日(六月廿一日)报道:入夏以来,天气亢旱,时疫流行。近城关一带发生虎疫,死亡相继⑨。

孟津县 夏,霍乱流行。7月30日(六月廿七日)报道:虎疫益烈,日死数百人⑩。

新安县 夏,霍乱流行。7月6日(六月初三日)报道:新安城内近来虎烈拉传染甚烈,每日总有死亡人民,该病自6月25号发现以来,死者已达30余人⑪。7月30日(六月廿七日)报道:夏日亢旱,炎热异常,以致瘟疫霍乱,到处发生,各乡村染病者,十有七八,一染此病,日内即死⑫。8月,铁门镇自虎疫发现后,兼旬之间死亡50余名,

---

① 《济源县卫生志》,1985年。
② 《原阳县卫生志》,1985年。
③ "豫疫蔓延可虞",《申报》1932年8月2日,第9版。
④ 《封丘县卫生志》,1986年。
⑤ 《孟县志》,陕西人民出版社1991年版。
⑥ 《温县志》,光明日报出版社1991年版。
⑦ "河南疫疠盛行",《申报》1932年7月24日,第10版。
⑧ "巩县虎疫",《广济医刊》1932年第10期。
⑨ "河南疫疠盛行",《申报》1932年7月24日,第10版。《大公报》1932年8月2日。
⑩ "河南虎疫几遍全省,各处请药者络绎不绝",《申报》1932年7月30日,第10版。
⑪ "虎疫剧烈",《大公报》1932年7月6日,第5版。
⑫ "河南虎疫几遍全省,各处请药者络绎不绝",《申报》1932年7月30日,第10版。

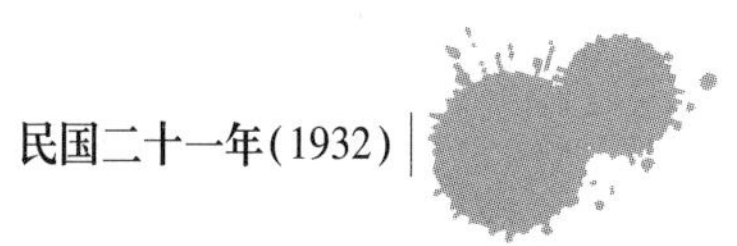

家家慌惶,人人自危。经开封西医周绳轩医治十余日后,虎疫日渐消没①。

灵宝县(今灵宝市)　夏,霍乱流行。7月24日(六月廿一日)报道:瘟病大作②。

洛阳县(今属洛阳市)　春,麻疹流行。5月4日(三月廿九日)报道:行都入春乏雨,一般小儿多患麻疹、天花等症③。夏秋,霍乱流行。7月20日(六月十七日)报道:洛阳虎疫猖獗,死20余人④。同日又报道:洛阳近来虎疫甚烈,初在城内发现,死十余人,渐蔓延各区。据调查,第五区郭家岭、新庄等处已死二十余人,四区石人村、七区龙门、八区辛店、柳行均先后发现,死二三十人不等。龙门较轻,以六区最烈,死八九十人⑤。7月31日(六月廿八日)报道:虎列拉疫极为猖獗,乡间每日死亡人数甚众,城内因而毙命者亦复日有所闻⑥。8月4日(七月初三日)洛阳电:洛7月15日至8月4日止,得虎疫死者根据统计城关500人,四、五、七、八4区共2000人,六区2561人,现正病者7865人。又南京电:洛虎疫极烈,龙门一带有全家数口罹疫同日死亡者,每天死亡平均数十人,已死两千以上⑦。8月7日(七月初六日)报道:虎疫猖獗遍全国,卫生团积极办理防治,其中就有洛阳⑧。8月10日(七月初九日)报道:洛阳虎疫转剧,死者逾万,病者达五万余⑨。《兴华》载:洛阳发生虎疫以来,据调查已死者达千人以上,全县尸气冲天,棺材大缺,虎疫药品市利三倍⑩。《海外月刊》载:洛阳虎疫转剧,死者逾万,病者达五万余⑪。今《洛阳市志》载:霍乱大流行,死万余人,郊区高坡一带尤为严重⑫。

登封县(今登封市)　霍乱大流行,朝发夕亡⑬。

临汝县(今汝州市)　秋,霍乱流行。8月2日(七月初一日)报道:时疫流行,死

---

① “新安疫敛迹”,《广济医刊》1932年第10期。

② “河南疫疠盛行”,《申报》1932年7月24日,第10版。

③ “行都麻疹流行民众迷信祈神求免”,《大公报》1932年5月4日,第5版。

④ “洛阳虎疫势极猖獗”,《申报》1932年7月20日,第8版。“虎疫可畏,各地流行甚烈”,《中央日报》1932年7月20日,第2版。

⑤ “虎疫蔓延行都正积极预防大连沈阳亦发现”,《大公报》1932年7月20日,第4版。

⑥ “洛阳虎疫猖獗”,《申报》1932年7月31日,第4版。“洛阳行都虎疫盛行,武汉添设霍乱病院,海州发现急性虎疫”,《中央日报》1932年7月31日,第3版。

⑦ “洛阳疫势惊人,已死亡五千余名,患病者达七千人”,《广济医刊》1932年第9期。

⑧ “虎疫猖獗遍全国,卫生团积极办理防治”,《中央日报》1932年8月7日,第7版。

⑨ “洛阳疫炽死逾万人病者达五万”,《大公报》1932年8月10日,第3版。

⑩ “各地疫势大炽”,《兴华》1932年第27期。

⑪ “洛阳疫炽死者逾万”,《海外月刊》,1932年创刊号。

⑫ 《洛阳市志》,中州古籍出版社1998年。

⑬ 《河南省登封县告成乡志》,1985年。

亡相继,近复发现虎疫,症尤剧烈,形势极为严重①。

伊阳县(今汝阳县) 夏秋,霍乱流行。今《汝阳县卫生志》《汝阳县志》载:夏秋,霍乱大流行,城关、大安、内埠、三屯、汝南等地尤重。患者上吐下泻,腿转筋发麻,走路间有突然倒地骤死者。城关发病1500余人,死亡470人;内埠发病2400人,死40余人;大安发病2200人,死200多人;三屯死100多人;汝南死70余人;大安村窦成堆家半月内死亡5人。农历六、七月死人最多②。

嵩 县 秋七月,霍乱流行,遍及伊河南北,尤以桥北、高村、纸房、城关、北店街、古城、田湖、樊店为烈,死者甚众③。

自由县、平等县(今伊川县) 夏,霍乱流行。今《伊川县志》载:6月15日(五月十二日)至7月15日(六月十二日),霍乱流行,全县死人甚多④。按:是时伊川县为自由、平等二县地。

阌乡县(今灵宝市) 夏秋,霍乱流行。民国《新修阌乡县志》载:夏大旱,棉花、秋禾枯槁,瘟疫流行,极为猛烈。初自潼关发生,既传染,于是各乡被其毒者吐泻转筋,不终日即死,每村不下数十人,延及秋凉稍安⑤。今《灵宝县卫生志》载:七八月间,霍乱流行,死亡无算⑥。8月1日(六月廿九日)报道:虎疫较前尤烈,日死千余人,有李某全家二十口相继染疫病亡,该处类此惨事甚多,更有热尸停堂,竟无人敢登门一望。今年虎疫之剧,较民九更烈数倍⑦。8月2日(七月初一日)报道:疫灾奇重⑧。

鲁山县 伤寒大流行⑨。按:怀疑这里的“伤寒”乃民间对“霍乱”的俗称。

开封县(今开封市祥符区) 麻疹大流行,仅周里岗村发生20人,死亡5人⑩。疟疾大流行⑪。

荥阳县(今属荥阳市) 夏间,霍乱传染,为害尤烈⑫。

汜水县(今属荥阳市) 夏,霍乱流行。7月24日(六月廿一日)报道:入夏以来,

---

① “豫疫蔓延可虞”,《申报》1932年8月2日,第9版。

② 《汝阳县卫生志》,1985年。《汝阳县志》,生活·读书·新知三联书店1995年版。

③ 《嵩县志》,河南人民出版社1990年版。

④ 《伊川县志》,河南人民出版社1991年版。

⑤ 民国《新修阌乡县志》卷一《通记》。

⑥ 《灵宝县卫生志》,1986年。

⑦ “虎疫杀人多,阌乡日死千余人,各处死亡均极伙”,《中央日报》1932年8月1日,第2版。

⑧ “豫疫蔓延可虞”,《申报》1932年8月2日,第9版。

⑨ 《鲁山县卫生志》,1985年。

⑩ 《开封县卫生志》,1985年。

⑪ 何斌《我国疟疾流行简史》,《中华医史杂志》1988年第1期。

⑫ 《荥阳县卫生志》,1986年。

天气干旱,时疫流行。近更盛行一种霍乱瘟疫等症,为害尤烈①。

尉氏县　秋,虎疫(霍乱)流行②。

宁陵县　夏秋,霍乱流行。今《宁陵县卫生志》载:农历六七月,疫疠流行,传染剧甚③。

商邱县(今属商丘市)　夏秋,霍乱流行。今《商丘县志》载:夏大旱,麦秋歉收,瘟疫流行④。8月2日(七月初一日)报道:时疫流行⑤。

虞城县　秋,霍乱流行。今《虞城县志》载:秋,蝗蝻遍野,秋禾遭灾,瘟疫流行,人死甚众⑥。

夏邑县　秋,伤寒、麻疹流行。今《夏邑县志》载:秋,本县80%以上村庄伤寒流行,死人无数。又,麻疹流行,罗庄一带发病1500余人,死亡350多人,病死率23%⑦。按:这里的“伤寒”可能是民间对“霍乱”的俗称。

永城县(今永城市)　夏,全县霍乱流行,死者甚众,两三个月内,县城东关崇法寺至关帝庙一段死近100人⑧。

柘城县　春,时疫流行。4月27日(三月廿二日)报道:时疫流行⑨。夏,霍乱流行。7月24日(六月廿一日)报道:节届夏令,天气炎热,各种病疫随地蔓延⑩。

鹿邑县　夏六月,疟疾流行⑪。同时,霍乱流行,日死二三十人⑫。

许昌县(今许昌市)　夏六月,霍乱流行。7月11日(六月初八日)报道:霍乱蔓延,许昌最盛,死者极众⑬。许昌虎疫流行尤烈,死亡相继⑭。7月30日(六月廿七日)报道:时疫流行,城乡居民,霍乱极多,旬日以来,死者以数百计⑮。

---

① “河南疫疠盛行”,《申报》1932年7月24日,第10版。

② 《尉氏县卫生志》,1985年。

③ 《宁陵县卫生志》,1985年。

④ 《商丘县志》,生活·读书·新知三联书店1991年版。

⑤ “豫疫蔓延可虞”,《申报》1932年8月2日,第9版。

⑥ 《虞城县志》,生活·读书·新知三联书店1991年版。

⑦ 《夏邑县志》,河南人民出版社1989年版。

⑧ 《永城县志》,新华出版社1991年版。

⑨ “豫东灾况之查报”,《申报》1932年4月27日,第7版。

⑩ “河南疫疠盛行”,《申报》1932年7月24日,第10版。

⑪ “河南疫疠盛行”,《申报》1932年7月24日,第10版。

⑫ “河南虎疫几遍全省,各处请药者络绎不绝”,《申报》1932年7月30日,第10版。

⑬ “许昌虎疫”,《中央日报》1932年7月11日,第2版。

⑭ “今大部为郑州市”,《大公报》1932年7月10日,第3版。

⑮ “河南虎疫几遍全省,各处请药者络绎不绝”,《申报》1932年7月30日,第10版。

鄢陵县　夏五月,瘟疫流行①。按:这可能也是霍乱流行。

襄城县　霍乱流行,死人甚多②。

郾城县(今漯河市郾城区)　霍乱流行,死3000余人③。

西华县　秋,霍乱流行。民国《西华县续志》载:秋八月,大疫④。

叶　县　秋,霍乱流行。今《叶县志》载:秋,虎疫流行⑤。

西平县　秋,霍乱、疟疾、痢疾流行。8月2日(七月初一日)报道:近来发现霍乱转筋、疟、痢等症,不及医治,即致毙命⑥。

上蔡县　夏秋,霍乱流行。今《上蔡县志》:春,大饥。夏,虎疫流行,死者甚多⑦。8月24日(七月廿三日)报道:上蔡因虎疫流行,日死数十人,一般无知乡妇,十五日忽结队数百,鼓乐喧天,作送瘟游行⑧。

内乡县(含西峡县)　霍乱流行。西峡县瘟疫大流行⑨。

确山县　夏,霍乱、疟疾、痢疾流行。今《确山县志》载:夏六月,城乡霍乱流行,朱古洞、古城、刘店、任店等地相继发生,3日内死亡100余人。古城乡李楼村400余人,染疫100余人,死亡30余人,有全家死绝者⑩。7月30日(六月廿七日)报道:虎疫猛烈,城间每日死亡二三十人。本镇(驻马店)夏日亢旱,时疫渐行,疟痢暑瘟,所在皆是,近复发生虎疫,日死数十人,往往染及全家,相继死亡⑪。

汝南县　霍乱流行,患病者万余人,病死率80%以上⑫。

新蔡县　秋七月,霍乱大流行。时天气酷热,苍蝇四起,霍乱、痢疾、伤寒等病合并流行。县城北大郑庄村200余人,40%发病,死30多人。县城内伤人更多,东、南、北三城门出棺络绎不断,啼哭之声不绝于耳,户绝之家不罕见。次年1月《河南民政月刊》第一期曰:苍蝇之为害,甚于猛虎,人尽知之,其实较强盗土匪为尤烈,去年仅霍

---

① 《鄢陵县志》,南开大学出版社1989年版。

② 《襄城县志》,1993年。

③ 《郾城县卫生志》,1986年。

④ 民国《西华县续志》卷一《大事记》。《西华县志》,中州古籍出版社1993年版。

⑤ 《叶县志》,中州古籍出版社1995年版。

⑥ "豫疫蔓延可虞",《申报》1932年8月2日,第9版。

⑦ 《上蔡县志》,生活·读书·新知三联书店1995年版。

⑧ "上蔡送瘟神病魔",《大公报》1932年8月24日,第5版。

⑨ 《西峡县卫生志》,1986年。

⑩ 《确山县志》,生活·读书·新知三联书店1993年版。

⑪ "河南虎疫几遍全省,各处请药者络绎不绝",《申报》1932年7月30日,第10版。

⑫ 《汝南县志》,中州古籍出版社1997年版。

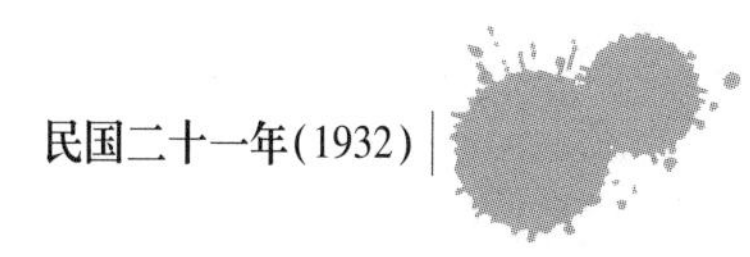

乱一症,在河南约杀人32万①。

正阳县　秋,霍乱流行。民国《正阳县志》载:8月,瘟疫流行,传染甚速。得病者上吐下泻,半日或一日即死。县城月余死亡数百②。是年,还发生过流脑大流行③。

新野县　伤寒大流行。一人患病,全家相染,一旦染身,九死一生,病状令人目不忍视④。按:这里的"伤寒"应是中医对"霍乱"的称谓。

南阳县(今南阳市)　秋,发现鼠疫。9月29日(八月廿九日)报道:南阳、邓县等县发现鼠疫⑤。10月5日(九月初六日)报道:该县近来发现鼠疫,死亡枕藉,已占人口十之三四⑥。

郑县(今郑州市)、许昌县　夏,霍乱流行。7月10日(六月初七日)报道:郑州已发现虎疫,势将蔓延⑦。7月21日(六月十八日)报道:郑州虎疫流行,日有死亡⑧。

邓　县(今邓州市)　夏,霍乱流行,每日均有死亡⑨。6月6日(五月初三日)报道:疫疠又起,死亡益多⑩。6月12日(五月初九日)报道:本县僻处豫省,兵匪相继,疫疠盛行,计自去年迄今,人口死亡确达十四万六千有奇⑪。7月24日(六月廿一日)报道:时疫流行,疟痢暑瘟等症,到处甚多⑫。秋,鼠疫流行。9月29日(八月廿九日)报道:邓县发现鼠疫⑬。

息　县　夏六月,痢疾、疟疾、霍乱流行。7月30日(六月廿七日)报道:疫痢、疟疾、霍乱、头痛、发热等症,所在多有⑭。

濮　县(今范县濮城镇)　夏秋之交,霍乱流行,蔓延全县,死人甚多,仅城内西街就死亡40余人,更有全家无人者⑮。

---

① 《河南省新蔡县卫生志》,1985年。
② 民国《正阳县志》卷三《大事记》。《正阳县志》,方志出版社1996年版。
③ 《正阳县卫生志》,1985年。
④ 《新野县卫生志》,1986年。
⑤ "豫省鼠疫急赈会正筹设救",《大公报》1932年9月29日,第3版。
⑥ "南阳鼠疫患者极多死亡枕藉",《大公报》1932年10月5日,第4版。
⑦ "今大部为郑州市",《大公报》1932年7月10日,第3版。
⑧ "郑州防疫",《大公报》1932年7月21日,第3版。
⑨ 《邓州市志》,中州古籍出版社1996年版。
⑩ "济生会所得邓县灾民惨状",《申报》1932年6月6日,第16版。
⑪ "灾情奇重",《大公报》1932年6月12日,第5版。
⑫ "河南疫疠盛行",《申报》1932年7月24日,第10版。
⑬ "豫省鼠疫急赈会正筹设救",《大公报》1932年9月29日,第3版。
⑭ "河南虎疫几遍全省,各处请药者络绎不绝",《申报》1932年7月30日,第10版。
⑮ 《鄄城县志》,齐鲁书社1996年版。

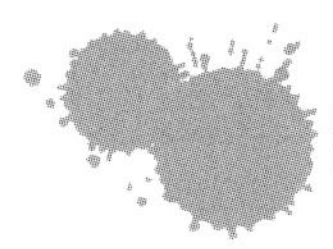

固始县　夏,霍乱大流行①。

甘肃省

甘肃省　秋,霍乱大流行。9月7日(八月初七日),兰州附近及泾川、崇信、华亭、平凉、天水、清水、秦安等县发生霍乱,死亡甚多②。华亭死亡3000余人,灵台死亡600余人,天水死亡230人,庆阳县死100多人,平凉死亡人数不详③。

崇信县　秋(9月),霍乱流行,死亡惨重④。

定西县　秋冬,霍乱流行。8月12日(七月十一日)报道:虎疫益猖獗,逐日死二三百人⑤。11月9日(十月十二日)报道:虎疫盛行,人民死亡率加增⑥。民国《重修定西县志》载:七月,瘟疫流行(医名虎列拉,俗呼虎疫),伤亡甚众⑦。今《定西县志》载:秋七月,霍乱流行,死亡甚众⑧。另,伤寒、鼠疫流行。今《定西县志》又载:伤寒流行,死者甚众;断集乡下瓦岔及其附迟一带鼠疫,死100余人⑨。

敦煌县(今敦煌市)、酒泉县(今肃州区)、玉门县(今玉门市)　冬十月,霍乱流行。11月9日(十月十二日)报道:虎疫盛行,人民死亡率加增⑩。

皋兰县　秋,霍乱流行。今《皋兰县志》载:9月,皋兰及邻县发生霍乱,死者甚多⑪。

古浪县　冬,白喉流行。1933年1月19日(十二月廿四日)报道:古浪白喉剧烈,民众死亡颇众⑫。

镇原县　冬,鼠疫流行。1933年1月19日(十二月廿四日)报道:镇原鼠疫复炽,传染迅速,缺乏药品,民众死亡颇众⑬。

---

① 《固始县卫生志》,1985年。

② 《甘肃省志》,甘肃人民出版社1989年版。

③ 辛智科《陕西防疫处的创立及其主要贡献》,《中华医史杂志》1990年第4期。袁林《西北灾荒史》,甘肃人民出版社1994年版,第268页。

④ 《崇信县志》,甘肃人民出版社1997年版。

⑤ “陕西虎疫益猖獗,逐日死亡二三百人,于院长故乡发现急性症”,《中央日报》1932年8月12日,第3版。

⑥ “酒泉虎疫延及邻县”,《申报》1932年11月9日,第3版。

⑦ 民国《重修定西县志》卷三七《灾异》。

⑧ 《定西县志》,甘肃人民出版社1990年版。

⑨ 《定西县志》,甘肃人民出版社1990年版。

⑩ “酒泉虎疫延及邻县”,《申报》1932年11月9日,第3版。

⑪ 《皋兰县志》,甘肃人民出版社1999年版。

⑫ “古浪镇原疫症流行”,《申报》1933年1月19日,第8版。

⑬ “古浪镇原疫症流行”,《申报》1933年1月19日,第8版。

华亭县　夏秋,霍乱流行,死3000余人①。民国《增修华亭县志》载:6月26日(五月廿三日),瘟疫大作,多转腿霍乱、吐泻黑水等病症。有谓系日本倭寇贿买汉奸置毒所致,谣传井中俱下毒药,相戒不敢汲水,瓜果食物皆不敢买用,为数十年来至大骇异事。至8月30日(七月廿九日),城镇疫死之人已逾3000余名,虽然客多于土,实为古今罕见之浩劫②。

泾川县　夏秋,霍乱流行。8月11日(七月初十日)报道:西安虎疫愈烈,死亡日增。刻疫势已蔓延关中三原、蒲城等县,市乡村死亡尤烈,沿汽车道已蔓延至甘肃平凉、天水、泾川等县③。今《泾川县志》载:7月,霍乱大流行,一个多月,全县死亡1500余人④。

静宁县　夏四月,猩红热流行。5月13日(四月初八日)报道:静宁县发现猩红热,孩童死亡千人⑤。秋,霍乱猖獗,死者日以百计⑥。

灵台县　夏,霍乱流行。民国《重修灵台县志》载:7月初,闻由东省传来一股疫症,初染时,腿肚转筋,两目塌陷,恶泻大作,不日而死,名曰"虎疫",西医名为"虎列拉"。7月下旬至8月初间发现最盛,附城极烈,乡间稍轻⑦。

民勤县　白喉流行,蔡旗、收成、三雷、新河等地尤甚⑧。

平凉县　夏,霍乱流行。民国《平凉县志》载:7月大疫,传染甚速,患者辄死,状似痧症,西医名曰虎烈拉⑨。8月30日(七月廿九日)报道:虎疫益烈,死亡率日增⑩。今《平凉市志》载:9月,霍乱流行,死亡惨重,棺木、芦席罄尽⑪。

秦安县　霍乱流行,死500余人⑫,或曰死亡无数⑬。

清水县　夏六月,霍乱流行,病死者甚多,百姓极为恐慌⑭。

---

① 《华亭县志》,甘肃人民出版社1996年版。

② 民国《增修华亭县志》卷三《灾异志》。

③ "宋伯鲁突染疫逝世关中虎疫愈烈已蔓延至甘肃",《大公报》1932年8月11日,第3版。

④ 《泾川县志》,甘肃人民出版社1996年版。

⑤ "静宁县发现猩红热",《申报》1932年5月13日,第6版。

⑥ "静宁虎疫流行",《申报》1932年11月2日,第15版。

⑦ 民国《重修灵台县志》卷三《恤政·灾异附》。

⑧ 《民勤县志》,兰州大学出版社1994年版。《民勤县卫生志》,2010年。

⑨ 民国《平凉县志》卷三《烈女·祥异》。

⑩ "马鸿宾约晤邓宝珊",《申报》1932年8月30日,第8版。

⑪ 《平凉市志》,中华书局1996年版。

⑫ 《天水市志》,方志出版社2004年版。

⑬ 《天水市医药卫生志》,甘肃教育出版社1994年版。

⑭ 《清水县志》,陕西人民出版社2001年版。《天水市志 》,方志出版社2004年版。

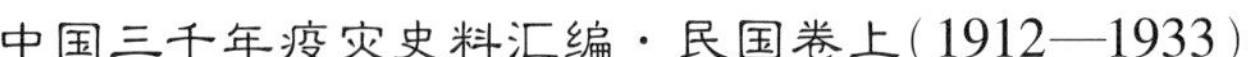

庆阳县　霍乱流行,县城死亡 100 多人①。

天水县(今秦州区、麦积区)　霍乱流行,死 300 余人②。或曰:虎疫,城乡伤 230 余人③。

永昌县　冬末春初,县城天花流行,未发生死亡④。

庄浪县　秋,霍乱流行。今《庄浪县志》载:秋,霍乱由固原传入水洛,一月之内死亡近 100 人⑤。

永靖县　夏,鼠疫流行。今《临夏回族自治州志》载:6—7 月,白塔乡发生肺鼠疫,患病 20 人,皆死亡,疫情波及寨子、潘徐等村⑥。

会宁县　鼠疫流行。1931 年、1932 年、1946 年会宁曾发生过 9 次人间鼠疫,共发病 126 人,死亡 118 人,死亡率达 93.7%⑦。

宁夏回族自治区

化平县(今属泾源县)　夏秋,霍乱流行。今《泾源县志》载:7 月,瘟疫大作,多霍乱,吐泻黑水,至 9 月,城乡疫死者甚多⑧。

固原县　夏秋,霍乱流行。今《固原县志》载:霍乱从平凉、泾川等地传入城区,民间仅以“十滴水”急救,得救者十之一二⑨。

安徽省

安徽省　夏秋,水灾之后,霍乱大流行,波及 19 个县市,患者达 3349 人,死亡 1214 人⑩。《赈灾辑要》称:安徽疫疠以皖北最重,因为上年尸骸遍野,无人掩埋,加以天气亢旱,以致时疫流行。穷乡僻野之所,卫生毫不设备,一旦染疫,速于瓜蔓,一人得病,传染一家,死者无棺盛殓,往往弃尸田野。安庆、芜湖、大通、无为、宣城、亳县、怀远、蚌埠、当涂、蒙城、颍上、全椒、阜阳、霍邱、寿县、凤阳、临淮、泗县、盱眙、宿县、凤台、五河、固镇等县市为霍乱疫区⑪。4 月 17 日(三月十二日)报道:皖北水灾严重,居民缺乏食盐,面皮浮肿。灾区既广,死亡相继,尸体横野,无人掩埋,嗣后天气渐暖,难

---

① 《庆阳地区志》第 3 卷,兰州大学出版社 1998 年版。
② 《天水市志》,方志出版社 2004 年版。
③ 民国《天水县志》卷一四《灾祥志》。
④ 《永昌县志》,甘肃人民出版社 1993 年版。
⑤ 《庄浪县志》,中华书局 1998 年版。
⑥ 《临夏回族自治州志》,甘肃人民出版社 1993 年版。
⑦ 《会宁县志》,甘肃人民出版社 1994 年版。
⑧ 《泾源县志》,人民出版社 1995 年版。
⑨ 《固原县志》,宁夏人民出版社 1993 年版。
⑩ 《安徽卫生志》,黄山书社 1993 年版。
⑪ 忏盦《赈灾辑要》,广益书局 1936 年版,第 114 页。

保无瘟疫发生[①]。果不其然,7 月 30 日(六月廿七日)报道:亢旱无雨之际,而疾疫复乘机大作,染虎疫而死者,时有所闻[②]。8 月 4 日(七月初三日)报道:淮河流域怀远、洛河、凤台、五河一带,亦发现虎烈拉,甚为猛烈[③]。(按:大通、洛河为县时间不长,可能二县即是一地,今淮南市有大通区,大通区辖有洛河镇。)8 月 8 日(七月初七日)报道:皖北如阜阳、霍邱、亳县、宿县、蒙城、寿县、凤台、怀远、凤阳、五河、盱眙一带,虎疫蔓延甚广,死亡相继,甚至有棺材售罄,后死者无棺成殓,而全家死亡不余一口者,犹时有所闻。虎疫之烈,为数年来所未有[④]。8 月 9 日(七月初八日)报道:阜阳、霍邱、宿县、蒙城、寿县、凤阳、五河、盱眙一带虎疫盛行,蔓延甚广,死亡相继[⑤]。8 月,《民众旬刊》载:安庆自 18 日起至 24 日止,夏令防疫会计查悉患霍乱症者有男女九名;外县如盱眙、亳县、当涂皆有发现虎列拉的消息[⑥]。《广济医刊》载:皖北去年水灾之后,继以匪灾,近又天气亢旱,又将成灾。蚌埠一隅为人民逃难集中之处,衣食不周,遑言卫生,是以今夏患霍乱者,日数十人,重者三数小时即亡,近以贫苦小民为多。蚌埠刊江公所义材已施完,登报征募善捐。怀远一邑为祸尤烈,棺材已无购处,临时砍伐树木,造具成殓,可想见其惨状。全椒一带,亦甚猖獗,均需要防疫药品救济。寿县遭旱,饮料不洁,疫症遍行[⑦]。又载:近月天气酷热,皖北虎疫流行,死亡相继,愈演愈烈。蚌埠自上月(7 月)发现以来被传染而患疫疾者计约三百余人,以贫民及苦力居多,地区多在西游戏场及蚌山附近一带。最近(8 月 1 日)虎疫仍盛行各区,迄未稍减,故皖北巡回医队加紧预防工作,不遗余力。该队近以淮河凤台、五河一带亦发现虎列拉,甚为猛烈,分别派员前往施行防疫注射工作。又阜阳、霍邱两县疫疠大作,两县县政府特致函皖北巡回医队请派员前往实施防疫注射[⑧]。

怀宁县(今属安庆市)　秋七月,霍乱流行。《民众旬刊》载:本市(安庆)自 8 月 18 日起至 24 日止,夏令防疫会计查悉,患霍乱症者有男女九名[⑨]。

合肥县(含今肥东县、肥西县)　秋七月,霍乱流行。8 月 5 日(七月初四日)报

---

① “皖北春荒严重灾民争食水藻麦苗死亡相继春荒堪虞",《大公报》1932 年 4 月 17 日,第 5 版。

② “皖北防虎各善团积极工作”,《大公报》1932 年 7 月 30 日,第 5 版。

③ “皖北虎疫盛行,死亡相继,愈演愈烈,巡回医队加紧预防”,《中央日报》1932 年 8 月 4 日,第 6 版。

④ “皖北之天灾人祸,大旱成灾,蝗虫为患,虎疫盛行”,《中央日报》1932 年 8 月 8 日,第 6 版。

⑤ “皖北天灾人祸”,《申报》1932 年 8 月 9 日,第 11 版。

⑥ “当心时疫”,《民众旬刊》1932 年第 31 期。

⑦ “各地虎疫可怖:南昌等处棺木售空,皖北各县疫势剧烈,宝山虎疫传染迅速”,《广济医刊》1932 年第 9 期。

⑧ “皖北虎疫盛行,死亡相继愈烈,巡回医队加紧预防”,《广济医刊》1932 年第 9 期。

⑨ “当心时疫”,《民众旬刊》1932 年第 31 期。

道:天气奇热,虎疫猖獗,蔓延日烈①。

含山县　秋,霍乱流行,陶厂、关镇一带尤甚,有一家死四五人者②。

芜湖县　夏六月,霍乱流行。7月,《兴华》报载:芜埠天气奇热,室内寒暑表升至103度,为数十年所未有,虎疫依然猖獗。6月22日又死2人,国府驻芜防疫组定25日起向内埠商店挨次注射防疫针,以免蔓延③。今《芜湖县志》载:霍乱流行,芜湖医院在院外设立临时医院,收治262人,死亡34人④。

繁昌县　春,天花流行,患者多数死亡。又,麻疹流行,黄浒街死于麻疹儿童达百人⑤。

休宁县　屯溪镇霍乱流行⑥。

凤阳县(含今蚌埠市市区)　夏秋,大旱,霍乱流行⑦,农村为多,有死无人埋者,有全家灭门者⑧。7月24日(六月廿一日)报道:蚌埠酷热异常,四乡大旱,虎疫流行,死亡相继⑨。7月28日(六月廿五日)报道:蚌埠自入夏以来,终亢旱无雨之际,而疫疾复飞速大作,染虎疫而死者,触目皆是,街上时见抬棺出殡,丧家号哭⑩。8月1日(六月廿九日)报道:蚌埠死于疫者近千,以贫民与小孩为最多⑪。8月4日(七月初三日)报道:近日天气酷热,皖北虎疫流行,死亡相继,愈演愈烈。蚌埠自上月发现以来,被传染而患疫疾者计约300余人,以贫民及苦力居多⑫。8月8日(七月初七日)报道:蚌埠自上月发现以来,患者将近2000人,死去900余名,以贫民及小儿为最多,现在虎疫传染甚速⑬。8月23日(七月廿二日)报道:蚌埠一隅,死亡相继,自上月迄今,经红十字会、红卍字会函慈善团体之调查,统计病死1000余人。蚌埠当虎疫猛烈之

---

① “天气亢旱虎疫猖獗”,《申报》1932年8月5日,第10版。

② 《含山县志》,黄山书社1995年版。

③ “芜湖多疫”,《兴华》1932年第27期。

④ 《芜湖县志》,社会科学文献出版社1993年版。《芜湖市马塘区志》,黄山书社2009年版。

⑤ 《繁昌县志》,南京大学出版社1993年版。

⑥ 《休宁县志》,安徽教育出版社1990年版。

⑦ 《凤阳县志》,方志出版社1999年版。

⑧ 《蚌埠市志》,方志出版社1995年版。

⑨ “蚌埠大旱虎疫流行”,《申报》1932年7月24日,第8版。

⑩ “皖北大旱虎疫盛行,蚌埠染疫者死三十余人,现正组织防疫委员会”,《中央日报》1932年7月28日,第6版。

⑪ 陈翰笙等《解放前的中国农村》第2辑,中国展望出版社1987年版,第402页。“皖北大旱虎疫猖獗”,《申报》1932年8月1日,第12版。

⑫ “皖北虎疫盛行,死亡相继,愈演愈烈,巡回医队加紧预防”,《中央日报》1932年8月4日,第6版。

⑬ “皖北之天灾人祸,大旱成灾,蝗虫为患,虎疫盛行”,《中央日报》1932年8月8日,第6版。

时,每日竟死三四十人之多。近届初秋,暑气全消,新雨之后,天气渐凉,而虎疫大为减杀,市民染罹斯疫者,逐渐减少。惟新秋乍凉,人多转得痢疾,幸医治较易,不似霍乱之猛烈①。8月24日(七月廿三日)报道:今夏天气,酷热异常,虎疫流行,亦较往年为烈,蚌埠一隅,统计病死千余人。蚌埠当虎疫猛烈之时,每日竟死三四十人之多②。

泗　县　夏秋,霍乱流行。今《泗县志》载:7—8月间,连刮18天西南风,全县霍乱流行,死亡逾万人。仅泗城内就死370多人,死绝11户③。

灵璧县　夏,霍乱大流行,死人不计其数④。

怀远县　夏,霍乱流行。7月24日(六月廿一日)、28日(六月廿五日)报道:怀远虎疫流行,已死数百人⑤。今《怀远县志》载:夏,连刮18天西南风,一月未雨,大旱,霍乱流行,病死者无计⑥。半月之内,城厢死者100余名,四乡病死者尤多⑦。

凤台县　夏,霍乱流行。今《凤台县志》载:夏大旱,连续40天西南热风,霍乱流行,死亡惨重⑧。

寿　县　夏,霍乱流行。《赈灾辑要》载:夏,疫氛亦甚,病者如栉比鳞集,救治稍迟,立即死亡⑨。

颍上县　霍乱流行,死亡甚众⑩。

阜阳县(今属阜阳市)　白喉症流行,城西孙庄102人,死去54人⑪。夏,连刮18天西南风,霍乱流行,民穿衣待毙,死者无数⑫。8月4日(七月初三日)报道:阜阳县虎疫大作⑬。冬,痘疹流行。12月12日(十一月十五日)报道:天气干燥,致痘疹流行

---

① "蚌埠虎疫已大减,皖北巡回警队停止注射,蚌各界防疫会赓续工作",《中央日报》1932年8月23日,第6版。

② "蚌埠虎疫渐弱防疫组停止注射各界防疫会仍续办",《大公报》1932年8月24日,第5版。

③ 《泗县志》,浙江人民出版社1990年版。

④ 《灵璧县志》,浙江人民出版社1991年版。

⑤ "蚌埠大旱虎疫流行",《申报》1932年7月24日,第8版。"皖北大旱虎疫盛行,蚌埠染疫者死三十余人,现正组织防疫委员会",《中央日报》1932年7月28日,第6版。

⑥ 《怀远县志》,上海社会科学院出版社1990年版。

⑦ 陈翰笙等《解放前的中国农村》第2辑,中国展望出版社1987年版,第402页。"皖北大旱虎疫猖獗",《申报》1932年8月1日,第12版。

⑧ 《凤台县志》,黄山书社1998年版。《凤台县城关镇志》,2010年。

⑨ 忏盦《赈灾辑要》,广益书局1936年版,第114页。

⑩ 《颍上县城关镇志》,1986年。

⑪ 《阜阳县志》,黄山书社1994年版。

⑫ 《临泉县志》,黄山书社1994年版。《阜阳地区志》,方志出版社1996年版。

⑬ "皖北虎疫盛行,死亡相继,愈演愈烈,巡回医队加紧预防",《中央日报》1932年8月4日,第6版。

甚烈,东三官庙初级小学患痘疹者竟有17人之多①。

滁　县(今滁州市)　秋,霍乱流行。8月23日(七月廿二日)报道:气候亢燥,虎疫乘机盛行,城乡附近因患虎疫而死者,每日当在百余人以上②。

太和县(含今界首县)　夏秋,霍乱流行。今《太和县志》载:夏秋之交,霍乱大流行,患者达30万人,死亡逾万人③。今《界首县志》载:夏,连刮18天西南风,后县境霍乱病流行,民穿衣待毙,死者无数④。

亳　县(今属亳州市)　夏秋,霍乱流行。今《亳州市志》载:7月4日(六月初一日)至9月29日(八月廿九日),霍乱流行,2000多人丧生⑤。

涡阳县　夏,霍乱流行,人死甚多⑥。

蒙城县　夏,霍乱流行,人死甚多⑦。

嘉山县　夏,旧县一带霍乱流行⑧。按:是年,析盱眙、滁、来安、定远四县地置嘉山县。

六安县(今属六安市)　秋,霍乱流行。8月14日(七月十三日)报道:六安疫瘟蔓延⑨。

霍邱县　夏,霍乱流行,死者日以百数十计⑩。8月4日(七月初三日)报道:霍邱县疫疠大作⑪。

萧　县　秋,霍乱流行。8月5日(七月初四日)报道:亢旱天热,虎疫猖獗⑫。

四川省

成都市　回归热大流行⑬。

双流县　霍乱流行⑭。

---

① “痘疹流行阜阳一小学患者十七人”,《大公报》1932年12月12日,第5版。

② “虎疫盛行”,《大公报》1932年8月23日,第5版。

③ 《太和县志》,黄山书社1993年版。

④ 《界首县志》,黄山书社1995年版。

⑤ 《亳州市志》,黄山书社1996年版。

⑥ 《阜阳地区志》,方志出版社1996年版。《涡阳县志》,黄山书社1989年版。

⑦ 《阜阳地区志》,方志出版社1996年版。《蒙城县志》,黄山书社1994年版。

⑧ 《嘉山县志》,黄山书社1993年版。

⑨ “济生会所得六霍正阳等处灾状”,《申报》1932年8月14日,第14版。

⑩ 忏盦《赈灾辑要》,广益书局1936年版,第114页。

⑪ “皖北虎疫盛行,死亡相继,愈演愈烈,巡回医队加紧预防”,《中央日报》1932年8月4日,第6版。

⑫ “虎疫猖獗,豫晋徐蔓延甚广”,《中央日报》1932年8月5日,第2版。

⑬ 郁维《上海市旧法租界战前与战时传染病流行之比较》,《中华医学杂志》1949年第2期。

⑭ 《双流县志》,四川人民出版社1992年版。

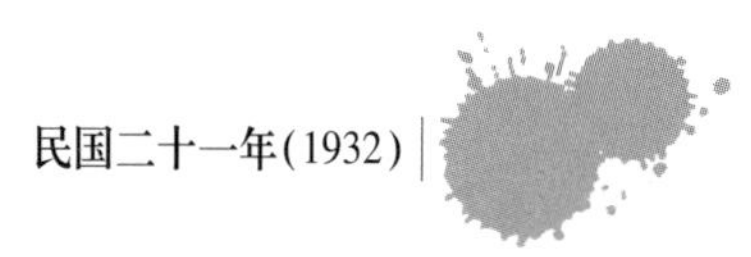

绵竹县(今德阳市绵竹市)　夏,霍乱流行,死300余人①。

德阳县(今属德阳市)　夏(6月),霍乱流行,死者甚多,棺木一空②。

温江县(今成都市温江区)　霍乱流行③。

巴中县(今属巴中市)　霍乱流行。今《巴中县卫生志》载:三汇场(今属恩阳区)约800人染"湿瘟症"(中医病名),死约700人④。按:"湿温症"即霍乱。

通江县　板桥口乡境内天花、麻疹、伤寒流行,病死的很多⑤。

广元县(今属广元市)　流感流行。流感又叫"窝儿寒",一人得病,甚至全家全乡传染,有一家8口死5口者⑥。按:有的地方称伤寒为"窝儿寒",也有的地方称回归热为"窝儿寒"。

蓬安县　夏,天花流行,杨家乡华家上半沟病死小儿90余人⑦。

剑阁县　伤寒流行。城关、汉阳、武连,开封、金仙、白龙、江口等地区感病者3万多人,占流行地区总人口的30%,死亡300余人⑧。

石渠县　流脑流行。阿日扎仓死亡75人⑨。

邛崃县(今邛崃市)　夏秋,霍乱大流行。今《邛崃县志》载:城厢霍乱大流行。夏五月发病,持续三个月,四门出丧,络绎不绝,棺木售尽,草席裹埋。当时传说霍乱仙姑下凡,要过新年才走。于是人们于七月提早过年,城内家家户户挂红灯,放鞭炮,以期禳解⑩。

青神县　夏秋,霍乱流行,仅县城内就死亡数百人⑪,至有阖门而殁,或覆族而丧者⑫。

彭山县　天花流行,沿河两岸死亡众多。夏,霍乱流行。川军混战,双江街上各药铺里外躺满染霍乱病的士兵⑬。

---

① 《绵竹县志》,四川科学技术出版社1992年版。
② 《德阳县志》,四川人民出版社1994年版。
③ 《温江县志》,四川人民出版社1990年版。
④ 《巴中县卫生志》,1987年。
⑤ 《板桥口乡志》,香港文学报社出版公司1993年版。
⑥ 《下西乡志》,1985年。
⑦ 《蓬安县志》,四川辞书出版社1994年版。
⑧ 《剑阁县志》,巴蜀书社1992年版。
⑨ 《西藏自治区志·卫生志》,中国藏学出版社2011年版。
⑩ 《邛崃县志》,四川人民出版社1993年版。
⑪ 《乐山市志》,巴蜀书社2001年版。
⑫ 《青神县志》,成都科技大学出版社1994年版。
⑬ 《彭山县志》,巴蜀书社1991年版。

眉山县(今属眉山市) 夏秋,霍乱流行①。

汉源县 秋,霍乱流行。疫情由汉源场迅速蔓延到富林各乡村,巡诊医生虽然身揣防疫丹,亦难免染疫死亡②。

盐源县 流感、伤寒、回归热流行,仅卫城就死亡数百人,男性居多,出现了妇女抬棺送葬的奇闻③。

泸 县 秋,城内霍乱流行,死亡高峰时,西门日出丧83起④。

内江县(今内江市东兴区) 秋,霍乱流行⑤。8月29日(七月廿八日)报道:虎疫流行,20日中,死去者3000余人⑥。

资中县 秋,霍乱流行,死亡甚众⑦。

庆符县(今属高县) 麻疹大流行,仅沙河驿(今沙河镇)一地死幼童100余人⑧。

珙 县 斑疹伤寒流行,王家乡死亡500多人,其中梳头沟死亡200余人⑨。

万源县(今达州市万源市) 流感大流行。寒症"窝窝寒"(现称流行性感冒)流行,人民不堪其苦,死亡不可确数,有一家6人全死者,有一个院子同时停放18具死尸者,有因看望病友致死亡者,医生也未能幸免⑩。

宣汉县 夏,霍乱流行,县城、南坝尤为严重⑪。又,伤寒流行,柏树乡万余人中病者三分之一,死亡甚多,尸骨遍野,惨不忍睹⑫。按:这里的"伤寒"疑即流感,亦即在万源县流行的"窝窝寒"。

渠 县 夏,霍乱流行,临巴一地死亡逾千人。麻疹流行,涌兴场一带发病率占小儿总数84%,死者占发病人数70%⑬。

重庆市

巴 县(今巴南区) 夏,霍乱流行。8月7日(七月初六日)报道:渝埠时疫盛

---

① 《眉山县志》,四川人民出版社1992年版。
② 《汉源县志》,四川科学技术出版社1994年版。
③ 《盐源县志》,四川民族出版社2000年版。
④ 《泸县志》,四川科学技术出版社1993年版。
⑤ 《内江地区卫生志》,四川辞书出版社1995年版。
⑥ "内江虎疫之奇惨",《申报》1932年8月29日,第12版。
⑦ 《资中县志》,巴蜀书社1997年版。
⑧ 《高县志》,方志出版社1998年版。
⑨ 《珙县志》,四川人民出版社1995年版。
⑩ 《万源县石窝乡志》,1984年。
⑪ 《宣汉县志》,西南财经大学出版社1994年版。
⑫ 《达县地区卫生志》,四川文艺出版社1990年版。
⑬ 《渠县志》,四川科学技术出版社1991年版。

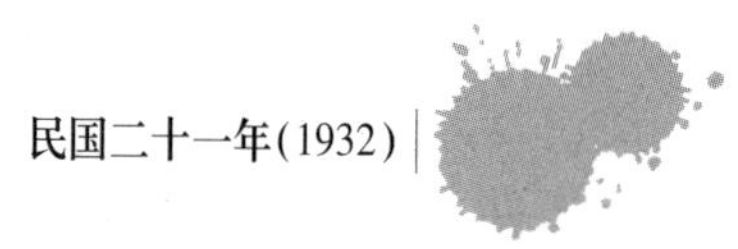

行,日毙数十百人①。

万　县(今万州区)　夏,霍乱流行,始设临时机构"万县防疫委员会"②。疟疾流行,走马乡发病800余人,死亡40余人③。

彭水县　麻疹大流行,普子沙地坪(今砂石乡)等地发病1000余人,死亡700余人④。

江北县(今渝北区)　霍乱、痢疾、伤寒流行⑤。

云南省

江川县　天花流行⑥。又,伤寒流行。安化乡流行"吃水病"(伤寒),死亡甚多⑦。

云　县　疟疾大流行⑧。

贵州省

安顺县(今属安顺市)　疟疾流行⑨。

锦屏县　麻疹大流行,死亡甚多⑩。

黎平县　春(4月),麻疹大流行,遍及城乡,死亡甚众⑪。

都江县(今属三都县)　夏(5月),天花流行,27人患病,4人死亡⑫。

兴义县(今兴义市)　夏(5月),天花流行,发病率高⑬。

湖北省

湖北省　夏秋,霍乱大流行。8月1日(六月廿九日)报道:武汉久不雨,热度增高,霍乱流行,武昌等十二县同时发现鼠疫⑭。(按:此处"鼠疫"当为"虎疫"之误。)武昌、汉口、汉阳、宜昌、沙市、樊城、蔡甸、咸宁、京山、武穴等县市为霍乱疫区⑮。

---

① "重庆时疫盛行",《申报》1932年8月7日,第8版。
② 《万县市志》,重庆出版社2001年版。
③ 《万县志》,四川辞书出版社1995年版。
④ 《彭水县志》,四川人民出版社1998年版。
⑤ 《江北县志》,重庆出版社1996年版。
⑥ 《江川县志》,云南人民出版社1994年版。
⑦ 《安化乡志》,1996年。
⑧ 何斌《我国疟疾流行简史》,《中华医史杂志》1988年第1期。
⑨ 《宋旗镇志》,贵州人民出版社2001年版。
⑩ 《锦屏县志》,贵州人民出版社1995年版。
⑪ 《黎平县志》,巴蜀书社1989年版。
⑫ 《三都水族自治县志》,贵州人民出版社1992年版。
⑬ 《兴义县志》,贵州人民出版社1988年版。
⑭ "武汉亢热时疫流行",《申报》1932年8月1日,第8版。
⑮ 李文海等《近代中国灾荒纪年续编》,湖南教育出版社1993年版,第366页。

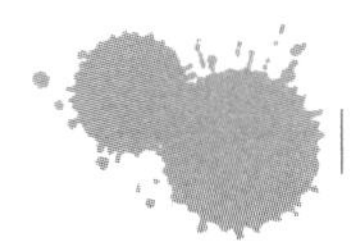

武昌市、汉阳县、汉口市(今武汉市区) 夏秋,霍乱流行。5月31日(四月廿六日)报道:据汉检疫官报告,汉口自上月23日虎疫发现,至本月14日共42起,55人①。6月4日(五月初一日)报道:民政厅以武汉霍乱流行可怖,3日邀各机关组防疗委员会②。6月18日(五月十五日)报道:汉市发现虎列拉,十三署巡警已死亡四五人,武汉稽查处亦死亡稽查兵三四人,公安局长刘德裕已令卫生股随时前往各地,注射消毒③。6月23日(五月二十日)报道:天气亢阳,霍乱症逐渐发现,市民日有死亡④。7月21日(六月十八日)报道:汉口虎疫异常猖獗,迄至本月15日,罹虎烈拉病死亡人数400名,每日平均死亡者达30名,现在入院患者620名。此外未调查者,公计恐突破1200名⑤。7月23日(六月二十日)报道:连日汉上奇热,火伞高张,时疫流行亦猛⑥。7月28日(六月廿五日)报道:武昌、汉阳霍乱防疗所报告上周间发现霍乱者71名,死亡者50名⑦。7月30日(六月廿七日)报道:武汉霍乱流行,省府拨二千五百元,令增设病院一所,便随时收容⑧。8月,《时事月报》载:入夏以来,各处因气候加热,蚊蝇丛生,而疫痢大作,尤以虎疫为多。汉口市发现虎疫,死数十人,我国当局及租界当局虽努力防疫,而疫势尚未终熄⑨。9月21日(八月廿一日)报道:江水退甚慢,三镇湿痢疟死者日以百计⑩。9月22日(八月廿二日)报道:武汉虎疫经检查确定,黑山附近5日内死亡由20人增至90余⑪。9月27日(八月廿七日)报道:急性虎烈拉发现于武汉三镇各处,染病者2500人⑫。

随 县(今属随州市) 夏,霍乱流行⑬。

通城县 夏,霍乱流行。痢疾流行,患者大量死亡,有的一家数口无一幸免,北港

---

① “检疫处霍乱报告传染主因由于不洁沪市民已开始预防注射”,《大公报》1932年5月31日,第3版。

② “汉霍乱流行”,《中央日报》1932年6月4日,第2版。

③ “虎疫蔓延汉市亦发生”,《中央日报》1932年6月18日,第2版。

④ “霍乱盛行可畏,汉津严防蔓,普遍注射”,《中央日报》1932年6月23日,第3版。

⑤ “汉口虎疫异常猖獗”,《盛京时报》1932年7月21日,第2版。

⑥ “火伞高张,杭汉时疫炽”,《中央日报》1932年7月23日,第3版。

⑦ “晋省患虎与鼠,晋南晋北虎疫炽,晋西有鼠疫,鄂陕虎疫相继,连日死亡甚多”,《中央日报》1932年7月28日,第3版。

⑧ “陕北虎疫猖獗,死亡已达数千”,《中央日报》1932年7月30日,第3版。

⑨ “各处疫疠流行”,《时事月报》1932年第2期。

⑩ “湿痢疟汉灾民日死百人”,《大公报》1932年9月21日,第3版。

⑪ “汉口虎疫”,《大公报》1932年9月22日,第4版。

⑫ “武汉发现急性虎疫江水大退现正加紧防疫”,《大公报》1932年9月27日,第3版。

⑬ 《随州志》,中国城市经济社会出版社1988年版。

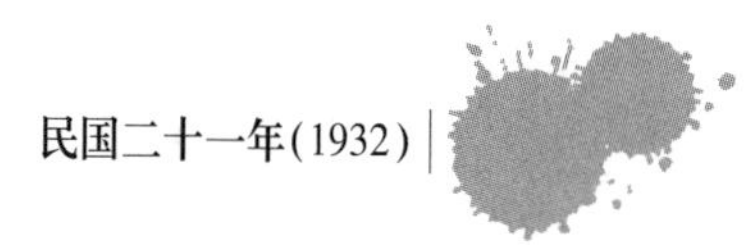

畈上屋此次灭烟的有10多户①。按:这里的“痢疾”应是民间称谓,当为霍乱流行。

崇阳县　夏(7月),霍乱流行,县城半月内仅西街死亡达130余人②。

黄陂县(今武汉市黄陂区)　疟疾流行③。

安陆县(今安陆市)　霍乱流行,沿府河一带20余人染病,死亡数人④。

鄂城县(今属鄂州市)　秋,霍乱流行。民国《鄂县志》载:秋七、八、九月,有疠疫自东而来,传染甚速,初至秦渡镇,后至县,后遍四乡,名曰虎列拉疫⑤。

麻城县(今麻城市)　霍乱流行,由城关、宋埠、中馆驿等地延及驻军冯玉祥部,军民病亡数千人⑥。

汉川县(今汉川市)　夏,霍乱流行,西江高桥病故150余人,有一家8口死绝者⑦。

咸宁县(今咸宁市)　秋,县城霍乱流行⑧。

襄阳县(今属襄阳市)　樊城霍乱流行⑨。

枣阳县(今枣阳市)　春,天花流行⑩。夏秋,霍乱流行。5月11日(四月初六日)报道:枣阳瘟疫流行,家到户至,死者甚多⑪。今《枣阳志》载:7月,县城周围霍乱流行,月余死数百人⑫。

潜江县(今潜江市)　春,脑膜炎流行,联新村5日内死27人⑬。秋,霍乱流行。8月3日(七月初二日)报道:潜江时疫流行⑭。

钟祥县(今钟祥市)　夏,霍乱流行,旬日间死1000余人⑮。8月1日(六月廿九日)报道:(汉口30日电)钟祥县霍乱流行甚烈,人民死亡已达千人,该县政府商会,急

---

① 《通城县志》,1985年。

② 《崇阳县志》,武汉大学出版社1991年版。

③ 《黄陂县志》,武汉出版社1992年版。

④ 《安陆县志》,武汉出版社1993年版。

⑤ 民国《鄂县志》卷一〇《杂记》。

⑥ 《麻城县志》,红旗出版社1993年版。

⑦ 《汉川县志》,中国城市出版社1992年版。

⑧ 《咸宁市志》,中国城市出版社1992年版。

⑨ 《襄阳县志》,湖北人民出版社1989年版。

⑩ 《红安县志》,上海人民出版社1992年版。

⑪ “湖北苍苔灾重”,《申报》1932年5月11日,第8版。

⑫ 《枣阳志》,中国城市经济社会出版社1990年版。

⑬ 《潜江县志》,中国文史出版社1990年版。

⑭ “鄂省府拨款犒将士”,《申报》1932年8月3日,第3版。

⑮ 《钟祥县志》,湖北人民出版社1990年版。

电汉请速饬红十字会及善团派医携药前往施救①。

京山县　春,天花流行,台岭一带发病60余人,死亡数人②。秋,霍乱流行。8月3日(七月初二日)报道:京山时疫流行③。

天门县(今天门市)　秋,霍乱流行④。

宜昌县(今宜昌市夷陵区)　夏,霍乱流行⑤。

荆门县(今荆门市)　夏,霍乱流行。今《荆门卫生志》载:夏,瘟疫,团林铺老街4户死绝,共17人⑥。

公安县　夏,霍乱流行。今《公安县志》载:大水,灾后瘟疫流行,死者不可数计,生者四散⑦。

监利县　夏,霍乱流行。今《监利县志》载:瘟疫流行,朱河杨家墩137人,发病46人,死亡45人⑧。

湖南省

湖南省　夏四月至秋七月,霍乱大流行。四月,南京及长江一带霍乱流行,蔓延甚广,长沙市近亦发生疫痢,时有死亡⑨。7月22日(六月十九日)报道:湘省各县时疫流行,国府水灾会派医救济⑩。8月23日(七月廿二日)报道:天气异常酷热,雨量较少,疫疠流行,遍及全省,其严重而死亡率最多者,为衡阳、湘阴、茶陵、攸县、酃县、大庸等地。衡阳疫症,在两旬以前盛行,现闻稍减。大庸近日最重,该县城区一带发生两种瘟疫:一为痧症,一为虎烈拉。染痧症者,十可救二三;染虎烈拉者,十难救一。旬日之间,总计死亡人数百人。县署狱囚,亦多疫亡。益阳、常德,虎疫虽曾发现,但不甚烈。长沙为省会之地,疫亦盛行,以北城湘春路一带为最厉害,数日之内,死亡以七八十人相闻,于是市民有迎正神驱等瘟鬼迷信之举。城南、城东、城西各地,殊鲜发现,将来能否蔓延全城,尚不可知。在半月以前,四路军总指挥部军医处,据报湘省东南各县疫症流播,组织防疫队三组,饬派军医携带药品,驰往疫地救济。第一组赶赴

---

① “虎疫杀人多,阌乡日死千余人,各处死亡均极伙”,《中央日报》1932年8月1日,第2版。

② 《京山县志》,湖北人民出版社1990年版。

③ “鄂省府拨款犒将士”,《申报》1932年8月3日,第3版。

④ “鄂省府拨款犒将士”,《申报》1932年8月3日,第3版。

⑤ “昨日报界参观战区防疫工作”,《申报》1932年7月31日,第14版。

⑥ 《荆门卫生志》,中国文史出版社1990年版。

⑦ 《公安县志》,汉语大词典出版社1990年版。

⑧ 《监利县志》,湖北人民出版社1994年版。

⑨ “各署所饬属收苍蝇老鼠并注意饮食卫生事项由”,《公安月刊》1932年第4期。

⑩ “湘省各县时疫流行”,《申报》1932年7月22日,第8版。

桂东、鄙县，第二组赴浏阳、平江，第三组赴茶陵、攸县。同时，国府水灾会卫生防疫组，派徐医师来湘，组织巡回队，出发滨湖各县救治疫民，日前又转赴衡阳一带工作，昨又由衡阳转赴湘乡、湘潭、宝庆各县诊治。又据湘水灾善后委员会之请，特加派医师连同看护多人，于前日抵省，寓湘水灾善后会，昨日出发郴州、耒阳、永兴、宜章等处巡回诊治，此为各县疫疠发生后之防治情形①。综计是年霍乱疫区，有长沙、常德、益阳、衡阳、邵阳、茶陵、攸县、鄙县、大庸、湘乡、平江、浏阳、安仁、石门等县②。

晃　县(今新晃侗族自治县)　夏，霍乱流行，县城每日死18~20人③。

保靖县　夏，霍乱、痢疾流行，县成立临时防疫委员会，印发《时疫急救方法》④。

大庸县(今属张家界市)　夏，霍乱流行。今《大庸县志》载:6月，瘟疫流行，县城每天死百余人⑤。

溆浦县　春，天花、麻疹流行。统溪河凼溪村约500人中，有80多人死于天花，200多人死于麻疹⑥。

茶陵县　夏，霍乱流行。7月，气候变化无常，城区霍乱流行，一星期内死亡400余人⑦。

浏阳县(今浏阳市)　夏(5月)，大水，疟疾流行，大围山镇、淳口镇民众深受其苦⑧。

常德县(今属常德市)　夏(7月)，霍乱流行，草坪官陂堰船民首先感染死亡，几日内附近相继死亡36人⑨。

平江县　秋，霍乱、疟疾、痢疾大流行。10月16日(九月十七日)报道:平江东、北两乡瘟疫流行，日死七八人，县政府正设法施药救济⑩。今《平江县卫生志》载:疟疾大流行，30万人患病。9月，献钟田岩村鱼形屋场痢疾暴发流行，全屋场140余人

---

① “湘省虎疫仍盛行，蔓延各县，国府水灾会派员查视，长沙市成立防疫委会积极救济”，《中央日报》1932年8月23日，第6版。“湘省虎威亦流行，长沙市设立防疫委员会，水灾防疫组亦派员协助诊治”，《大公报》1932年8月23日，第5版。

② 李文海等《近代中国灾荒纪年续编》，湖南教育出版社1993年版，第367页。

③ 《怀化千年自然灾害》，气象出版社2000年版，第45页。

④ 《保靖县志》，中国文史出版社1990年版。

⑤ 《大庸县志》，生活·读书·新知三联书店1995年版。

⑥ 《溆浦县志》，社会科学文献出版社1993年版。

⑦ 《茶陵县城关镇志》，1994年。

⑧ 《浏阳县志》，中国城市出版社1994年版。《湖南省浏阳市大围山镇志》，2003年。《湖南省浏阳市淳口镇志》，2004年。

⑨ 《常德县志》，中国文史出版社1992年版。

⑩ “平江东北两乡瘟疫流行”，《中央日报》1932年10月16日，第2版。

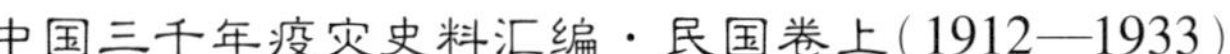

患病,死亡56人。10月,虹桥、浆市、献钟等地疟疾流行[①]。

湘乡县(今包括湘乡市、双峰县)　秋,霍乱、痢疾大流行。今《湘乡县志》载:8月,霍乱流行,风音上乡黄田册上五牌一带(今沙田乡)旬日间死亡60余人。10月,全县各乡疫痢流行,患者多全家无存[②]。

永兴县　春(2月),天花流行,永兴县城关水南村全村134人,患病87人,死32人[③]。

衡山县　夏,霍乱流行。今《衡阳市卫生志》载:衡山县6月,水灾之后,虎疫流行,死者无数[④]。按:今《衡山县志》记为"6月,水灾之后,鼠疫流行,死者无数",误。

耒阳县(今耒阳市)　夏,霍乱流行。今《衡阳市卫生志》载:耒阳县6月,水灾之后,虎疫流行,死者无数[⑤]。

安仁县　夏,霍乱流行。今《安仁县志》载:夏,县城猝发霍乱病,卧床不起者甚多,县救婴局出资为患者施送时疫药末,疫情得到缓解,死亡17人[⑥]。

嘉禾县　疟疾流行,晋屏乡龙里村全村人丁非死即病,数年内该村无人居住[⑦]。

临武县　秋,霍乱流行。9月4日(八月初四日)报道:临武近因气候不和,昼夜温度相差甚远,以致疫病流行,城区死者甚众,龙家荣全家六口死亡五口[⑧]。

宁远县　麻疹流行,排山坳村病死12人[⑨]。

江西省

江西省　夏,淫雨连日,赣、抚两河与鄱阳湖水皆涨,南昌、九江、鄱阳、东乡、高安、浮梁、临川、安福、余干、景德镇、鄱阳、乐平、吉安、南雄(属广东)、赣州等20余县被淹。7—8月,虎疫蔓延,几遍全省。如吉安县3日之中死者70余人。鄱阳县一周死1000余人。临川县两周疫亡数千人。景德镇两旬来染疫死亡者日数十至百人。南昌霍乱益烈,棺木出售一空,大小木店概改制棺木[⑩]。7月8日(六月初五日)报道:南昌、临城及赣北一带霍乱流行[⑪]。8月17日(七月十六日)报道:鄱阳、宜春、乐平、

---

① 《平江县卫生志》,1990年。
② 《湘乡县志》,湖南出版社1993年。
③ 《郴州地区卫生志》,1992年。
④ 《衡阳市卫生志》,1995年。《衡山县志》,岳麓书社1991年版。
⑤ 《衡阳市卫生志》,1995年。《衡山县志》,岳麓书社1991年版。
⑥ 《安仁县志》,中国社会出版社1996年版。
⑦ 《嘉禾县志》,黄山书社1993年版。
⑧ 《临武县志》,中南工业大学出版社1989年版。
⑨ 《宁远县志》,社会科学文献出版社1993年版。
⑩ 李文海等《近代中国灾荒纪年续编》,湖南教育出版社1993年版,第369页。
⑪ "海港检疫处报告第六期霍乱状况",《申报》1932年7月8日,第15版。

清江(今樟树市)、高安等地过去一月中,虎疫流行,疫死之人均以千计。临川、余干、浮梁等地近来虎疫疫势仍有加无已,并由城市及于乡村[①]。9月,《广济医刊》载:赣省自入夏后,南昌、饶州、乐平、余江、赣榆先后发现虎疫,患者上吐下泻,数小时即暴命,往往施救不及,故6、7两月中,鄱阳、景镇、乐平等处死亡人数动辄千计,薄皮棺材均供不应求,诚惨事也。本市(南昌)在上一个月中虎势披猖,全市日死十人或数十人不等,内以偏僻处所苦力为最多,截至现在止,死去人数闻在2000人上下。乃事有骇人闻者,南昌地方法院看守所,因虎疫传入,虎势咆哮,本月5日毙24人,6日毙18人,奄奄待毙者尚不知凡几。虎疫之发生以城市居多,因人口稠密,空气恶浊,易于传染也。乃近来因亢旱不雨,空气干燥热度之太高故,蔓延及于乡村,尤以汽车路为传染之导火线,新建附近之西山一带近亦发生虎疫,璜溪等处日有死亡,且农村既无医院,又无药品,除将生命委托菩萨、巫人及专讲金木水火土、八卦、五行之中医外,坐以待死耳。故竹园程姓全村不过50余户,旬日竟死三四十人,全村人人自危,如入恐怖世界矣。又据临川来客谈,该县自入夏后,虎疫蔓延,尤以县西死亡最多,如某裁缝店某米店均全家同归于尽,县党部五委员两日死去其二,并死干事工友各一,县法院之院长首席检察庭丁均于数小时内一命呜呼,全院人员星散,闻该县至现在止共死1000以上,全县棺木为之一空,真惨事也。此外如余江、景镇等处,疫势迄未稍灭,向民厅请领注射药者,纷至沓来,疫苗供不应求云[②]。

夏,霍乱流行,个别地方并伴有鼠疫发生。《大公报》对此多所报道。7月3日(五月三十日)报道:赣省虎疫流行,除省垣外,临川亦死数百人,鄱阳一周死千余人,现气候复常,虎势稍杀[③]。7月6日(六月初三日)报道:南昌虎疫未息,又继九江发生鼠疫,昨患鼠疫亡者3人[④]。7月10日(六月初七日)报道:赣省时疫仍在继续蔓延中,如临川四乡两周来染疫亡者数千人[⑤]。7月12日(六月初九日)报道:赣匪患连年,元气已伤,今岁又罹水灾,民不堪命。现水虽已退落,灾情不至扩大,而无情时疫,又继水灾之后,而蔓延剧烈,外属如临川县城,则更流行甚烈,染者以数百计。鄱阳县在一星期前,一周内死于虎疫者传在北门某街一千余人,如爆竹店全家十四人已毙十三人,全县寿材为之一空。现虽疫势稍杀,然仍日有死亡。又,九江市发生鼠疫,死亡

① “赣省亢旱成灾虎疫到处蔓延死者甚众”,《申报》1932年8月17日,第11版。

② “虎入江西噬人,南昌看守所两日死四十余人,由城市蔓延至乡村,死亡相继”,《广济医刊》1932年第9期。

③ “虎疫到处蔓延”,《大公报》1932年7月3日,第4版。

④ “虎鼠为患”,《大公报》1932年7月6日,第3版。

⑤ “赣疫愈盛郑州亦发现虎疫”,《大公报》1932年7月10日,第3版。

甚众,民厅恐其蔓延,特饬省会公安局及各县市清查,并饬收买死鼠。查疫之急而烈,当以本年为最[①]。7月20日(六月十七日)报道:南昌19日电:虎疫不但难息,且益加剧,各医院增加霍乱病室仍不敷用,近又蔓延丰城、高安一带[②]。7月23日(六月二十日)报道:南昌22日下午7时电,赣省虎疫势未杀,共死2200余名[③]。

南昌县(今包括南昌市市区、南昌县)　夏秋,霍乱流行。7月8日(六月初五日)报道:本市发生霍乱症,公安局正注意卫生设施。统计6月份犯此病者166人,死亡者76人[④]。7月19日(六月十六日)报道:据调查,半月内染时疫者318人,死者97人[⑤]。7月25日(六月廿二日)报道:南昌虎势猖獗[⑥]。7月26日(六月廿三日)报道:南昌月来虎疫死千人[⑦]。8月1日(六月廿九日)南昌电:南昌霍乱益烈,今日禁屠,并鸣锣高呼"快打防疫针""井水消毒",现棺木一空,小大木店概改制棺木[⑧]。8月4日(七月初三日)报道:本市霍乱病症犹盛,公安局举行水井消毒,以洁饮料[⑨]。8月11日(七月初十日)报道:南昌虎疫仍烈,南昌看守所5日毙24人,6日毙18人[⑩]。是年,南昌霍乱发病率高达2703.5/10万,病死率为41.5%[⑪]。

新建县　夏秋,霍乱流行。8月11日(七月初十日)报道:新建县虎疫流行,竹园程村只50户,旬日死40余,全村逃避[⑫]。

丰城县(今丰城市)　夏秋,霍乱流行[⑬]。

临川县(今抚州市临川区)　夏秋,霍乱流行。7月19日(六月十六日)报道:临川虎疫亦烈,县委张道门、聂克成相继死[⑭]。8月8日(七月初七日)报道:临川虎疫仍

---

① "赣省虎疫蔓延剧烈省垣防疫无微不至外属时疫流行益广",《大公报》1932年7月12日,第5版。

② "虎疫蔓延行都正积极预防大连沈阳亦发现",《大公报》1932年7月20日,第4版。

③ "赣省亢热虎势未衰",《大公报》1932年7月23日,第3版。

④ "赣虎疫蔓延,南昌死亡者多",《中央日报》1932年7月8日,第3版。

⑤ "赣民厅派员视察防疫,临川虎疫甚烈",《中央日报》1932年7月19日,第2版。

⑥ "时评:疫",《申报》1932年7月25日,第3版。

⑦ "南昌市虎疫盛行",《申报》1932年7月26日,第8版。

⑧ "各地虎疫可怖:南昌等处棺木售空,皖北各县疫势剧烈,宝山虎疫传染迅速",《广济医刊》1932年第9期。

⑨ "赣垣疫仍炽",《中央日报》1932年8月4日,第3版。

⑩ "南昌疫势猖獗",《申报》1932年8月11日,第8版。

⑪ 《南昌简志》,方志出版社2004年版。

⑫ "南昌疫势猖獗",《申报》1932年8月11日,第8版。

⑬ 《丰城县志》,上海人民出版社1989年版。

⑭ "赣民厅派员视察防疫,临川虎疫甚烈",《中央日报》1932年7月19日,第2版。

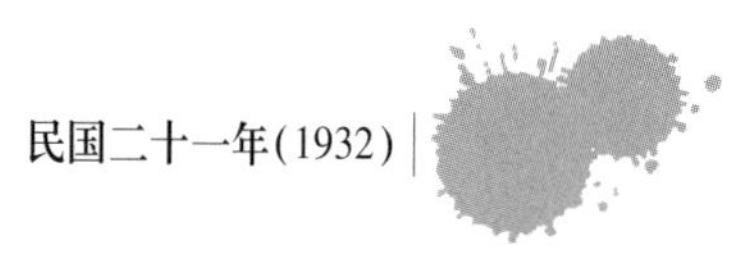

甚[①]。

南城县　夏秋,霍乱流行,死500余人[②]。

贵溪县(今贵溪市)　夏秋,霍乱流行,雄石镇染病1000余人,死500余人,有一天中就死去40余人[③]。

余江县　夏秋,霍乱流行。6月患者166人,死亡76人;7月患者840人,死亡364人。又,天花流行,死亡1000余人[④]。

铅山县　夏秋,霍乱流行,河口镇染病者很少得救[⑤]。

上饶县(今包括上饶市市区、上饶县)　疟疾流行,煌固等地死800余人,八都村发病率达80%,死亡500余人。夏秋,霍乱流行,上泸乡泉洋村死140余人[⑥]。

吉安县(今包括吉安市市区、吉安县)　秋七月,霍乱流行。8月15日(七月十四日)报道:吉安虎疫蔓延,流行尤烈[⑦]。

新淦县(今新干县)　秋七月,霍乱流行,死者甚多[⑧]。

新喻县(今新余市)　夏,霍乱大流行[⑨]。

高安县(今高安市)　疫。今《宜春地区卫生志》载:是年,鼠疫、伤寒、霍乱、麻疹、痢疾、疟疾、天花、猩红热等8种传染病流行,患者2300余人[⑩]。

分宜县　夏,霍乱流行,杨桥建陂、楼下、庙上村死亡70余人[⑪]。

赣　县(今包括赣州市市区、赣县)　秋七月,霍乱流行。8月15日(七月十四日)报道:赣州虎疫蔓延,流行尤烈[⑫]。

宁都县　秋,霍乱大流行。10月18日(九月十九日)报道:无论城乡病者死者,难以数计,只就县城而论,病者十之八九,死者无从稽考,就现在约已死去三四千人以上,占数量十分之四五。命悬一线,触目皆是,街衢巷内,充满秽气,盖粪臭与死人之

---

① “临川虎疫盛”,《中央日报》1932年8月8日,第3版。

② 《南城县志》,新华出版社1991年版。

③ 《贵溪县志》,中国科学技术出版社1996年版。

④ 《余江县志》,江西人民出版社1993年版。

⑤ 《铅山县志》,南海出版公司1990年版。

⑥ 《上饶地区卫生志》,黄山书社1994年版。

⑦ “赣州吉安虎疫流行”,《申报》1932年8月15日,第4版。

⑧ 《新干县志》,中国世界语出版社1990年版。《新干县医药卫生志》,中国世界语出版社1993年版。

⑨ 《新余市卫生志》,江西科学技术出版社1989年版。

⑩ 《宜春地区卫生志》,新华出版社1993年版。

⑪ 《分宜县志》,黄山书社2007年版。

⑫ “赣州吉安虎疫流行”,《申报》1932年8月15日,第4版。

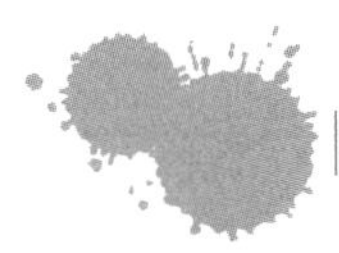

气相杂,无怪其传染之速。目今虽有一二无病之人,亦朝不保夕,死人之惨状,一家中有其半者,有全死者,甚有蔡某一家共3人而竟死去4人者,盖所请之看护妇亦波及身死也。全城医药皆绝,病者待毙,遍处日夜只闻啼哭之声①。

鄱阳县　夏,霍乱流行。7月3日(五月三十日)报道:鄱阳虎疫盛行,已毙千余人②。《同仁医学》载:鄱阳虎疫盛行,已毙千余人,全县棺材一空,南昌市设防疫会③。

余干县　脑脊髓膜炎流行,县城、黄金埠、大溪等地死亡900余人④。

乐平县(今乐平市)　秋(8月),霍乱流行,南港、鸬鹚两村各死亡100余人⑤。冬末,天花流行,延及翌年春,官庄、戴村、洺口、湾头、流芳等地死500多小孩⑥。

浮梁县(今包括景德镇市市区、浮梁县)　夏,霍乱、鼠疫流行。7月27日(六月廿四日)报道:本市自入夏后发生虎疫,其中半数又类鼠疫病征,初势和缓,蔓延猛烈,至近日而益盛,两旬来染疫死亡者日数十人至百人⑦。霍乱流行,死者无数,境内人口因此减少11万⑧。

江苏省

江苏省　秋,霍乱大流行。七月,南京及长江一带霍乱流行蔓延甚广⑨。8月1日(六月廿九日)报道:江北天气酷热,时疫甚猖獗,每天死人无数⑩。8月6日(七月初五日)《大公报》报道:上海、南京、昆山、嘉定、南翔、武进、江阴、泰县、东台、淮阴、淮安、阜宁、盐城、南通、吴县、高邮、邵伯、泰兴、宿迁、铜山、镇江、东海、萧县、松江、邳县、常熟、无锡、崇明、如皋、沭阳、奉贤等30余县霍乱猖獗,被疫县数,居全国各省之首。高邮、邵伯、泰县、东台、泰兴等处水灾之后,霍乱流行,尤以高邮、邵伯为最惨,有全家毙命者。此外,南京下关、徐州也有虎疫流行,患之者数小时即行毙命⑪。宝山、嘉定、昆山、太仓四县夏季虎疫甚剧,发现真性霍乱212人,死亡94人,嘉定、南翔、宝

---

① “宁都灾情惨重”,《大公报》1932年10月18日,第5版。

② “鄱阳虎疫盛行”,《申报》1932年7月3日,第4版。

③ “鄱阳虎疫盛行”,《同仁医学》1932年第8期。

④ 《余干县志》,新华出版社1991年版。

⑤ 《乐平县志》,上海古籍出版社1987年版。

⑥ 《乐平县志》,上海古籍出版社1987年版。

⑦ “景德镇之虎鼠溽暑如蒸势益猖獗棺木搜罗一空忙煞木匠十滴药水涨至三角一瓶”,《大公报》1932年7月27日,第4版。

⑧ 《浮梁县志》,方志出版社1999年版。

⑨ “各署所饬属收苍蝇老鼠并注意饮食卫生事项由”,《公安月刊》1932年第4期。

⑩ “长江以北时疫猖獗(8月1日)”,《世界月报》1932年第2期。

⑪ 忏盦《赈灾辑要》,广益书局1936年版,第114页。

山、太仓、浏河等地设临时医院收治病人①。长江一带发生水灾,随后霍乱大流行,兴化、高邮、宝应、泰兴、靖江等县疫情严重②。8 月 4 日(七月初三日),中央社徐州电:徐海间沐阳、灌云、萧县、宿迁各县最近因亢旱天热,虎疫猖獗,各县均缺乏救济药品,民命危殆万分③。全省波及 38 个县市,发病 10430 人,死亡 1606 人④。

苏北地区　夏,苏北地区霍乱流行。7 月 2 日(五月廿九日)报道:江北时疫流行,幼龄儿童先患痧疹,近日淮阴突发现急性霍乱,继而涟水、泗阳、浦阳、宿迁等县辗转传播⑤。秋,苏北地区痞病蔓延。10 月 22 日(九月廿三日)报道:江淮流域中,痞病蔓延。近年以来,逐渐传染,东海、浦阳、赣榆、灌云、涟水、泗阳、淮阴、淮安各县,患者甚多。只就清江浦美立仁慈医院而论,民国十八年开始受治者,只 15 人,十九年 1 月至 11 月间,已有 2539 人,最近半年,更增至 4000 余人。闻骎骎有渡江而南之势,镇江方面,闻有发现⑥。

南京市　春三月,脑膜炎流行。4 月 28 日(三月廿三日)报道:近畿汤山一带,发现脑膜炎症,势甚烈⑦。夏四月至秋八月,霍乱流行,死亡近四百人。5 月 21 日(四月十六日)报道:首都发现真性霍乱⑧。5 月 25 日(四月二十日)报道,南京真性霍乱时有发现⑨。5 月 28 日(四月廿三日)报道:本京真性霍乱发生后,连日有传染流播之势,昨日又发现三处,死二人⑩。6 月 10 日(五月初七日)报道:本京自入夏以来,霍乱流行甚烈,日必发生数起,自 5 月 18 日至 6 月 9 日止,发生霍乱 42 人,死亡 14 人,9 日又有 4 人发生霍乱⑪。此后数日每日都有新增⑫。6 月 15 日(五月十二日)报道:霍

---

① 《太仓市卫生志》,1998 年。

② 《扬州卫生志》,中国工商出版社 2006 年版。

③ “虎疫猖獗,豫晋徐蔓延甚广”,《广济医刊》1932 年第 9 期。

④ 《丹徒县卫生志》,江苏古籍出版社 2001 年版。

⑤ “江北虎疫蔓延极速现正谋扑灭”,《大公报》1932 年 7 月 2 日,第 7 版。

⑥ “江淮水灾后奇疫蔓延痞块病传染之可警”,《大公报》1932 年 10 月 22 日,第 5 版。

⑦ “汤山发现脑膜炎症”,《申报》1932 年 4 月 28 日,第 5 版。“汤山发现脑膜炎,势甚猖獗”,《中央日报》1932 年 4 月 28 日,第 3 版。

⑧ “首都发现真性霍乱”,《申报》1932 年 5 月 21 日,第 8 版。

⑨ “真性霍乱时有发现,防疫联合办事处分区注射预防针”,《中央日报》1932 年 5 月 25 日,第 7 版。

⑩ “霍乱昨杀两人”,《中央日报》1932 年 5 月 28 日,第 7 版。

⑪ “本市最近二十天,霍乱流行颇烈,已死亡者达十四人之多,尚有廿八人仍在医治中”,《中央日报》1932 年 6 月 10 日,第 7 版。

⑫ “霍乱蔓延之可怖,昨患此疫有八人之多,已死去二人,余亦危险”,《中央日报》1932 年 6 月 12 日,第 7 版。“时疫医院下关商会精医公会,昨已发起创办”,《中央日报》1932 年 6 月 13 日,第 7 版。“今日飞机盘旋,散预防霍乱传单,唤起市民注意以杜疫症蔓延”,《中央日报》1932 年 6 月 14 日,第 7 版。

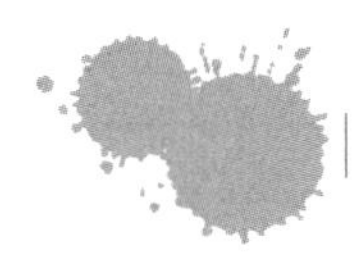

乱疫势蔓延,布满全城,卫生署散发防疫传单,警察厅拟订预防方法[①]。6月20日(五月十七日),天津车站设立检疫所[②]。6月21日(五月十八日)报告,南京全市霍乱患者累计197人,死亡36人[③]。6月24日(五月廿一日)南京电:京霍乱病,计其发现247人,已死63人。现在中央医院治101人,传染院治者8人,其他医院者75人,一昼夜间即发现霍乱患者40余人[④]。6月25日(五月廿二日)报告,一个月来霍乱患者累计247人[⑤]。6月27日(五月廿四日)、30日(五月廿七日)报告:南京霍乱患者突破300人,死者77人。6月18日至6月28日,计患霍乱者349人,其中死亡男性45人,女性27人,小孩6人,共计死亡78人[⑥]。7月2日(五月廿九日)报告:南京自6月18日至7月2日止,患霍乱共400人,死95人[⑦]。7月9日(六月初六日)报道:南京天气炎热,霍乱蔓延益炽,最近6日内患者86人[⑧]。7月12日(六月初九日)报道:自5月18日至7月10日止,南京全市霍乱患者共为539人,死亡数为113人。八卦洲离城数十里,7月7日至8日死亡30余人[⑨]。7月14日(六月十一日)报道:京市大热,室内达九十八度,虎势愈厉[⑩]。7月18日(六月十五日)报告:自5月15日起至7月15日止,霍乱患者共有589人,内共死去118人[⑪]。7月22日(六月十九日)报道:南京虎疫又见猖獗[⑫]。7月25日(六月廿二日)报道:7月1日至22日,统计(霍乱)

---

① “卫生署散发防疫传单”,《申报》1932年6月15日,第7版。“霍乱猖獗,疫势蔓延布满全城”,《中央日报》1932年6月15日,第7版。“警厅拟订预防方法”,《中央日报》1932年6月15日,第7版。

② “铁部注意预防疫疠,令各路切实举办车辆消毒,并令天津车站设立检疫所”,《中央日报》1932年6月20日,第7版。

③ “速起防疫死于霍乱者已有三十余人,井中发现疫菌”,《中央日报》1932年6月21日,第7版。

④ “昼夜间霍乱发现四十余人”,《中央日报》1932年6月24日,第7版。“各地时疫”,《广济医刊》1932年第7期。

⑤ “患霍乱者,一月来共二四七人”,《中央日报》1932年6月25日,第7版。

⑥ “一月来患霍乱者三百余,不治者达七十七人,多半饮食生冷所致”,《中央日报》1932年6月27日,第7版。“霍乱仍蔓延,预防处增派医生任预防工作,实行检查车站码头上下旅客”,《中央日报》1932年6月30日,第7版。

⑦ “本京霍乱可畏,被杀者九十五人”,《中央日报》1932年7月2日,第7版。

⑧ “天气炎热,霍乱蔓延益炽,最近六日内患者八十六人,下关防疫医院明日可成立”,《中央日报》1932年7月9日,第7版。

⑨ “霍乱已延及八卦洲,两日之内死亡三十余人,业已施行注射防止蔓延,全市患者已达五百余人”,《中央日报》1932年7月12日,第7版。

⑩ “京沪虎疫霍乱愈厉市内温度九十八度”,《大公报》1932年7月14日,第3版。

⑪ “两月来防疫工作,检查井水一千零二十四口,注射防疫针者十一万余人,患者五八九人,死一一八人”,《中央日报》1932年7月18日,第7版。

⑫ “酷暑烈日之下昨达百二十度,虎疫又见猖獗”,《中央日报》1932年7月22日,第7版。

患者307人,死亡53人[①]。7月26日(六月廿三日)报道:禁止挑痧和用所谓的“仙方”治疗霍乱[②]。7月30日(六月廿七日)报道:7月26日新增霍乱患者20人,27日新增17人,28日新增19人,三天中新增56人,死亡10人[③]。8月9日(七月初八日)报告:8月1日至7日一星期间,患疫者共109人,死28人,其中,8月1日15人,内死4人;2日20人,内死8人;3日20人,内死6人;4日13人,内死2人;5日18人,内死3人;6日12人,内死3人;7日11人,内死2人。一星期间患疫送中央医院者43人,下关防疫医院23人,光中医院2人,其他39人,累计从5月23日起至8月7日,染有霍乱者共993人[④]。8月18日(七月十七日)报道:南京自5月间发生霍乱后,势成燎原,染者甚速,死者亦多,成为十余年来所仅见。据预防霍乱事务处报告,自5月18日开始预防工作以来,至8月16日止,全市患霍乱者1168人,死亡男305人,其中8月1日至16日最为猖獗,患者有396人,死亡55人。天气转凉之后,市民染患痢症者,亦复不少[⑤]。8月22日(七月廿一日)报告:入秋以来,霍乱时疫乘隙而入,其势甚凶,患疫者较夏季至未减少,幸疫势虽凶,病源尚轻,故死亡者大为减少。统计8月14至20日一周共染疫者169人,死17人[⑥]。送入中央医者123人,防疫医院15人,传染医院4人,光中医院6人,鼓楼医院6人,其他15人[⑦]。9月4日(八月初四日)报道:8月28日至9月3日一周,患疫者共104人,死14人。累计自5月23日起至9月3日止,患疫者共有1486人,死亡368人[⑧]。8月,《时事月报》载:京市(南京)日来患虎疫者颇多,其因虎疫毙命者,不下二三百人,虽经市府加以预防注射,而其势未全杀[⑨]。9月初,《广济医刊》报道:南京自5月间,在龙王庙西方庵一带,突然发现真性

---

① “天气炎热疫势益炽,本月患者三零七人死五十三人”,《中央日报》1932年7月25日,第7版。

② “霍乱大忌刺挑,仙方决不效验,防疫医院请警局取缔”,《中央日报》1932年7月26日,第7版。

③ “加紧防疫,联合办事处将行大检查,三日来患者五十六人”,《中央日报》1932年7月30日,第7版。

④ “最近一周虎列拉之可怖:患此疫者一百零九人,天天有人送命,竟达到二十八人之多”,《广济医刊》1932年第9期。“本京最近一周,虎列拉之可怖,患此疫者一百零九人,天天有人送命,竟达到二十八人之多”,《中央日报》1932年8月9日,第7版。

⑤ “霍乱之调查,自5月18日到现在患者一千一百余人死亡者达三百零五”,《中央日报》1932年8月18日,第7版。

⑥ “秋凉后疫势未减,所幸病源尚轻故死亡较少,计患者一六九死者十七人”,《中央日报》1932年8月22日,第7版。

⑦ “秋凉后疫势未减”,《广济医刊》1932年第9期。

⑧ “入秋后疫势尚盛,患者一百零四人,比上周仅减九名,秋痢尤为危险”,《中央日报》1932年9月4日,第7版。

⑨ “各处疫疠流行”,《时事月报》1932年第2期。

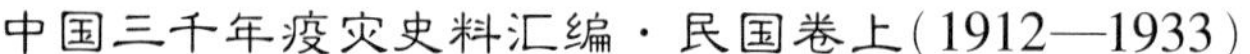

霍乱后,幸发觉甚早,故市政府、卫生署两机关合组成南京市预防霍乱联合办事处,专门施以消毒及注射防疫针等工作后,成绩斐然。至入秋以来,气候渐凉,故疫势渐告绝迹,而秋痢则尤为危险。不料上月(8月)24日大雨,疫势突转猖獗,幸防范得法,旋即告平①。9月11日(八月十一日)报道:疫势有所减弱,一周新增病例59人,死亡9人,自5月23日起至9月9日止,患疫者共有1540人,死383人②。后据统计,5月6日(四月初一日)至9月15日(八月十五日),南京霍乱总计发病1558例,死亡386人③。冬,白喉、天花流行。11月11日(十月十四日)报道:京市又白喉流行,幼龄儿童罹此症者甚多④。11月14日(十月十七日)报道:仅鼓楼医院一处就发现白喉患者有15人之多⑤。11月17日(十月二十日)报道:自10月8日白喉发生以来,到11月16日止,患者共24人,死者10余人⑥。11月23日(十月廿六日)报道:京市白喉盛行⑦。11月24日(十月廿七日)报道:白喉蔓延南京全市⑧。到12月1日(十一月初四日),白喉患者达到114人⑨;到12月22日(十一月廿五日),报告白喉患者共计245人⑩。12月30日(十二月初四日)报道:截至12月24日,白喉不再新增,总计是冬染有白喉症者271人。白喉之外,又有天花流行,始发于11月7日,至12月28日止,全市报告患者60余人,其余未报告者为数当在二倍以上⑪。有人统计是年南京天花发生601例,从是年7月至次年6月,死于天花者1510人⑫。1933年1月12日(十二月十七日)报道:新岁以来,天花发现尤多,现疫势已波及全市,患者人数,不下数百人,惟该症较白喉危险尤甚,故死亡率竟达百分之八十,患而不治者,为数亦已数百

---

① “一月来霍乱蔓延之状况:入秋后疫势尚盛,患者一百零四人,比上周仅减九名,秋痢尤为危险”,《广济医刊》1932年第10期。

② “霍乱渐减少,防疫处即结束”,《中央日报》1932年9月11日,第7版。

③ “首都防治霍乱之经过”,《中华医学杂志》1932年第6期。

④ “京市白喉颇流行,得此症者多为幼龄儿童”,《中央日报》1932年11月11日,第7版。

⑤ “防止白喉检查,卫生所即将举行”,《中央日报》1932年11月14日,第7版。

⑥ “卫生所预防,白喉症蔓延,派员检验患者家属,分区施行免费注射”,《中央日报》1932年11月17日,第7版。

⑦ “京市白喉盛行”,《申报》1932年11月23日,第8版。

⑧ “白喉蔓延全市,市民应注意预防,北至海部南至市府东至西华门西至五台山均已发现,极易传染”,《中央日报》1932年11月24日,第7版。

⑨ “京市白喉蔓延患者达一百十四人”,《申报》1932年12月2日,第8版。“白喉症有蔓延势,卫生所免费注射防疫针,印就大批预防传单分发”,《中央日报》1932年12月2日,第7版。

⑩ “卫生事务所预防白喉,派医生游行宣传”,《中央日报》1932年12月22日,第7版。

⑪ “白喉已灭,天花势甚猖獗,传染迅速,较白喉危险”,《中央日报》1932年12月30日,第7版。

⑫ 杨上池《厦门海关检疫的创始与曼逊博士》,《中华医史杂志》1992年第1期。

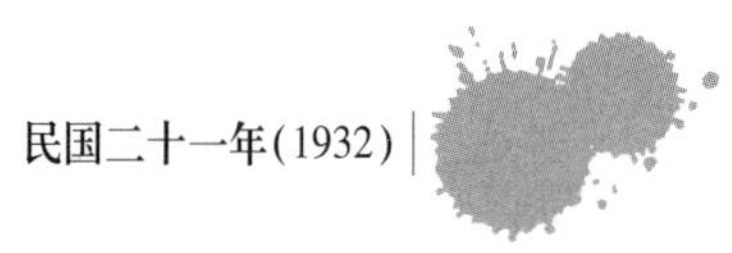

人①。

溧水县(今南京市溧水区)　秋,霍乱流行②,凤栖乡孙家巷南堡村死亡20余人③。又,疟疾流行④。

高淳县　秋,霍乱流行,仅沧溪乡夹埂村不到20天就死亡40余人⑤。

江浦县(今南京市浦口区)　秋,疟疾流行,公子乡发病1200多例,占全乡人口40%,当时苦于无药治疗,有的人连续三四个月不愈⑥。秋,霍乱流行,沿江一带尤甚,桥林镇北街3天内死亡19人⑦。

镇江县(今属镇江市)　夏秋,霍乱流行,上会乡合偶村死100余人⑧。7月5日(六月初二日)报道:镇江霍乱流行,入院治疗者24人⑨。7月24日(六月廿一日)报道:镇江天气炎热,时疫盛行⑩。8月16日(七月十五日)报道:入秋以后,暑热未减,疫势依然猖獗,镇地居民仍未脱往年遗风,迷信甚深,以为瘟疫有瘟神司其事,故目前各街巷均有太平香供之举,设坛焚香⑪。今《丹徒县志》载:城郊乔家门、戴家门100余户居民,在20天内就因霍乱死亡120余人⑫。

丹阳县(今丹阳市)　夏六月,霍乱流行⑬。7月2日(五月廿九日)报道:丹阳城内发现真性霍乱,来势极猛,不及救治而死亡者10余人⑭。7月28日(六月廿五日)报道:城内时疫盛行,先后死亡已有100余人⑮。

吴　县(今属苏州市)　夏,霍乱流行。6月27日(五月廿四日)报道:近日发现真性霍乱症,每日染疾者平均约30余人,四乡如唯亭、湘城、横泾浦、庄斜塘等处,连

---

① "种痘防天花卫生当局普遍施种以期扑灭疫势蔓延",《中央日报》1933年1月12日,第7版。
② 《南京卫生志》,方志出版社1996年版。
③ 《溧水县卫生志》,1990年。
④ 《溧阳县志》,江苏人民出版社1992年版。
⑤ 《高淳县志》,江苏古籍出版社1988年版。《南京卫生志》,方志出版社1996年版。
⑥ 《江浦县志》,河海大学出版社1995年版。《江浦县卫生志》,1990年。
⑦ 《江浦县志》,河海大学出版社1995年版。《南京卫生志》,方志出版社1996年版。
⑧ 《丹徒县卫生志》,江苏古籍出版社2001年版。
⑨ "镇霍乱流行,染霍乱病而入院者二十四人",《中央日报》1932年7月5日,第6版。
⑩ "镇江天热疫病流行",《申报》1932年7月24日,第11版。
⑪ "苏省会防疫奏效惜乡民迷信太深虚掷金钱",《大公报》1932年8月16日,第5版。
⑫ 《丹徒县志》,江苏科学技术出版社1993年版。《丹徒县卫生志》,江苏古籍出版社2001年版。
⑬ 《丹阳市卫生志》,南京出版社2004年版。《横泾镇志》,古吴轩出版社2007年版。
⑭ "丹阳城内时疫盛行",《申报》1932年7月2日,第13版。
⑮ "丹阳城乡时疫盛行",《申报》1932年7月28日,第10版。

日已死100余人[①]。6月28日(五月廿五日)报道:苏州发现霍乱[②]。7月10日(六月初七日)报道:苏城近日疫势猖獗,死亡者达五六十人之多[③]。今《吴县大事记》载:7月中下旬,城乡时疫猖獗,城区每日死亡一二十人。乡间疫情尤剧,光福小田庄全村11户,无一户幸免,死13人,唯亭,香山,金墅也颇多发病[④]。按:《东渚镇志》和《光福镇志》载小田庄霍乱事在1931年[⑤],均误。据《苏州明报》报道:9月份后,苏州城区伤寒流行,公安局呈报县府之死亡统计,以殁于伤寒者居多[⑥]。这里的"伤寒"应该也是指霍乱。

常熟县(今常熟市)　夏秋,霍乱流行[⑦]。今《常熟市卫生志》载:6月28日起,城厢内外渐有霍乱发现。7月初,疫势日甚。7月12日,中国红十字会常熟分会于西弄孝友小学办时疫医院,同时组派医务人员分赴城乡各地注射霍乱预防针[⑧]。7月18日(六月十五日)报道:近一星期来,天气奇热,因之时疫盛行,大有朝不保暮之慨[⑨]。8月7日(七月初六日)报道:今岁入夏以来,天气炎热,时疫盛行,截至7月底,疫病死亡者不下500余人[⑩]。常熟红十字分会时疫医院至8月底收治霍乱患者126人,死28人[⑪]。7—8月霍乱流行期间,常熟红十字分会派员赴城乡各地注射霍乱预防针6106人[⑫]。

昆山县(今昆山市)　夏六月,霍乱流行。7月13日(六月初十日)报道:昆邑近日虎疫流行,患者早发夕死,殊堪惊人,其蔓延之速,有不可收拾之势[⑬]。

武进县(今常州市武进区)　夏秋,霍乱流行。7月10日(六月初七日)报道:武邑近日霍乱流行,势甚猖獗[⑭]。7月25日(六月廿二日)报道:武进县虎势猖獗[⑮]。至

---

① "苏州发现真性霍乱",《申报》1932年6月27日,第6版。
② "海港检疫处第五期霍乱报告",《申报》1932年6月28日,第16版。
③ "苏垣疫势猖獗",《申报》1932年7月10日,第12版。
④ 《吴县大事记》,古吴轩出版社1994年版。
⑤ 《东渚镇志》,上海辞书出版社2007年版。《光福镇志》,苏州大学出版社2005年版。
⑥ 李玉尚《环境与人:江南传染病史研究》,复旦大学博士学位论文,2006年,第69页。
⑦ 《梅李镇志·梅李卷》,上海辞书出版社2006年版。
⑧ 《常熟市卫生志》,1990年。
⑨ "常熟天气奇热时疫盛行",《申报》1932年7月18日,第8版。
⑩ "常熟南门外赛龙船肇祸",《申报》1932年8月7日,第12版。
⑪ 《常熟市卫生志》,1990年。
⑫ 《常熟市志》,上海人民出版社1990年版。
⑬ "昆山虎疫猛烈之可虑",《申报》1932年7月13日,第11版。
⑭ "常州虎列拉异常猖獗",《申报》1932年7月10日,第12版。
⑮ "时评:疫",《申报》1932年7月25日,第3版。

8 月,霍乱仍然流行①。

无锡县(今属无锡市)　夏六月,霍乱流行。7 月 16 日(六月十三日)报道:锡邑近三日来,气候骤热,华氏寒暑表升为 102 度,城乡虎疫因之益炽,其传染之迅速,实堪惊人,而尤以妇女及劳动界居多数②。7 月 20 日(六月十七日)报道:无锡半月中染虎疫者一千八百余人,死者约六七百人③。所属胡埭镇脑脊髓膜炎流行,死 50 人④。

宜兴县(今宜兴市)　夏六月,霍乱流行。7 月 25 日(六月廿二日)报道:宜兴县虎势猖獗⑤。所辖张渚镇瘟疫流行,死亡极众⑥,善卷镇瘟疫流行⑦。按:这里的"瘟疫"均指霍乱。

江阴县(今江阴市)　秋七月,霍乱流行。8 月 14 日(七月十三日)报道:江阴天旱,时疫流行⑧。云亭镇之大庄上、堵家村等瘟疫(霍乱)流行,死 30 余人⑨。

靖江县(今靖江市)　春,痧症(麻疹)流行,因出痧子夭亡者,日有所闻。夏秋,霍乱、痢疾流行。今《靖江县志》载:7 月,新港镇数十人发生霍乱,渐向全县蔓延。8 月,城区 11 天内病死 12 人⑩。今《靖江卫生志》载:10 月,羊巷乡陈家场发生赤痢,传染十数人⑪。

南通县(今属南通市)　夏六月,霍乱流行。7 月 21 日(六月十八日)报道:通邑城乡各区日来虎疫流行愈烈,城内外染疫死者日必三四十人⑫。今《南通县志》载:7 月,金沙霍乱流行,数日内死 40 余人⑬。冬,天花流行。1933 年 1 月 8 日(十二月十三日)报道:南通县近日天花流行甚盛,男女幼童死者极多,即成人亦多患者⑭。

如皋县(今如皋市)　秋七月,霍乱流行。8 月 5 日(七月初四日)报道:如皋县虎

---

① 《常州市卫生志》,1989 年。

② "无锡气候酷热虎疫猖獗",《申报》1932 年 7 月 16 日,第 12 版。"南北时疫:江苏无锡防疫工作",《兴华》1932 年第 27 期。

③ 《大公报》1932 年 7 月 20 日,转引自李文海等《近代中国灾荒纪年续编》,湖南教育出版社 1993 年版,第 364 页。

④ 《胡埭镇志》,方志出版社 2010 年版。

⑤ "时评:疫",《申报》1932 年 7 月 25 日,第 3 版。

⑥ 《张渚镇志》,1991 年。

⑦ 《善卷镇志》,江苏人民出版社 1999 年版。

⑧ "江阴八区乡民驱逐区长",《申报》1932 年 8 月 14 日,第 12 版。

⑨ 《云亭镇志》,苏州大学出版社 1998 年版。

⑩ 《靖江县志》,江苏人民出版社 1992 年版。《靖江卫生志》,江苏人民出版社 1995 年版。

⑪ 《靖江卫生志》,江苏人民出版社 1995 年版。

⑫ "南通城乡虎疫愈形猖獗",《申报》1932 年 7 月 21 日,第 9 版。

⑬ 《南通县志》,江苏人民出版社 1996 年版。

⑭ "江北各县天花流行",《申报》1933 年 1 月 8 日,第 11 版。

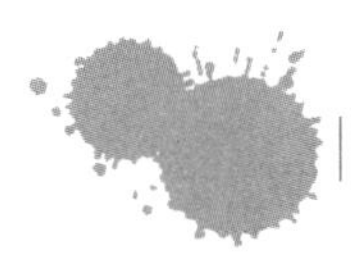

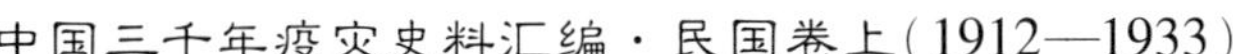

列拉疫流行甚烈[①]。冬,天花流行。1933 年 1 月 8 日(十二月十三日)报道:如皋县近日天花流行甚盛,男女幼童死者极多,即成人亦多患者[②]。

东台县(今东台市) 冬,天花流行。1933 年 1 月 8 日(十二月十三日)报道:东台县近日天花流行甚盛,男女幼童死者极多,即成人亦多患者[③]。

泰兴县(今泰兴市) 秋,霍乱流行,高峰时每日死亡百人以上[④]。

启东县(今启东市) 夏七月,霍乱流行。8 月 5 日(七月初四日)报道:启东县虎列拉疫流行甚烈[⑤]。

海门县(今海门市) 夏六月,霍乱流行。7 月 28 日(六月廿五日)报道:近数日来,海门县市时疫流行,死亡者日有数起[⑥]。冬,天花流行。1933 年 1 月 8 日(十二月十三日)报道:海门近日天花流行甚盛,男女幼童死者极多,即成人亦多患者[⑦]。

淮阴县(今淮安市淮阴区) 春三月,脑膜炎流行。5 月 1 日(三月廿六日)报道:清江浦脑膜炎甚猖獗[⑧]。夏六月至秋七月,霍乱流行。8 月 1 日(六月廿九日)报道:淮阴时疫猖獗,每日死人无数[⑨]。8 月 19 日(七月十八日)报道:淮阴虎疫流行[⑩]。又,黑热病流行,患者达几十万人,死者不计其数[⑪]。

淮安县(今属淮安市) 夏六月,霍乱流行。7 月 13 日(六月初十日)报道:淮安虎疫猖獗,仅附马巷内已死 50 余人[⑫]。

盱眙县 夏,盱城霍乱流行,死亡 300 余人[⑬]。

泗阳县 夏,霍乱大流行,县城内 20 天中就死亡 100 多人[⑭]。8 月 12 日(七月十一日)报道:泗阳县虎疫猖獗[⑮]。8 月 19 日(七月十八日)报道:泗阳、洋河虎疫奇

---

① "南通江北疫势渐消",《申报》1932 年 8 月 5 日,第 10 版。
② "江北各县天花流行",《申报》1933 年 1 月 8 日,第 11 版。
③ "江北各县天花流行",《申报》1933 年 1 月 8 日,第 11 版。
④ 《泰兴卫生志》,方志出版社 2005 年版。
⑤ "南通江北疫势渐消",《申报》1932 年 8 月 5 日,第 10 版。
⑥ "海门时疫流行死亡日众",《申报》1932 年 7 月 28 日,第 10 版。
⑦ "江北各县天花流行",《申报》1933 年 1 月 8 日,第 11 版。
⑧ "清江浦脑膜炎猖獗",《申报》1932 年 5 月 1 日,第 11 版。
⑨ "江北时疫猖獗",《申报》1932 年 8 月 1 日,第 8 版。
⑩ "泗阳洋河虎疫甚烈",《申报》1932 年 8 月 19 日,第 2 版。
⑪ 《淮阴市卫生志》,中国矿业大学出版社 1997 年版。
⑫ "淮安虎疫猖獗",《申报》1932 年 7 月 13 日,第 8 版。
⑬ 《盱眙县志》,江苏科学技术出版社 1993 年版。
⑭ 《泗阳县志》,江苏人民出版社 1995 年版。
⑮ "宿泗等县虎疫猖獗",《申报》1932 年 8 月 12 日,第 8 版。

烈[①]。

涟水县　夏，霍乱大流行，高沟镇染者1000多人，甚时每日死亡20余人，街上棺材购买一空，闭市月余，居民纷纷外逃躲灾[②]。回归热流行，岔庙街东百子村30余户100余人，户户发病，发病率占90%以上[③]。

阜宁县　夏秋，霍乱流行。7月2日（五月廿九日）报道：东坎发现瘟疫，异常剧烈，日染数百人，死亡甚多，蔓延迅速[④]。8月13日（七月十二日）报道：时疫流行，死亡之众，为前此所未有[⑤]。今《阜宁县志》载：东坎发现霍乱未久，八滩、硕集、沟墩、永兴、阜城等地相继发生，永兴镇死亡60多人，江庄一天死亡82人[⑥]。

盐城县（今属盐城市）　县境疫病流行[⑦]。按：这主要是霍乱流行。

江都县（今属扬州市）　夏六月，霍乱流行。7月27日（六月廿四日）报道：连日天气酷热，扬州城厢一带，发现虎列拉疫，或类似该疫之各种痧症而死者，日必十数人[⑧]。7月30日（六月廿七日）报道：江都县虎疫横行[⑨]。

泰　县（今属泰州市）　夏（6—7月），痢疾、霍乱流行，溱潼地区死者不计其数，周围村庄一般都有七八十人死亡[⑩]。

高邮县（今高邮市）　夏秋，霍乱流行，县城数百人死亡[⑪]。7月中下旬，横泾镇时疫（霍乱）猖獗，乡间疫情尤甚，村上每日有人死亡[⑫]。7月27日（六月廿四日）报道：日来因天气亢旱，虎疫复又猖獗，每日染斯疫而亡者约20余人[⑬]。8月7日（七月初六日）报道：高邮虎疫死亡甚众。本县今夏虎疫流行，死亡极众，连日尤为猖獗，染疫死亡者几达数十人，小孩亦有。染疫而死者，县属东汇附近农民张福田家二子一女及佣工二名，均死于虎疫。又甸垛、佛塔庄、仲家庄等地现亦发现虎疫，死亡者已近20

---

① “泗阳洋河虎疫甚烈”，《申报》1932年8月19日，第2版。

② 《涟水县志》，江苏古籍出版社1997年版。《涟水县卫生志》，江苏科学技术出版社1995年版。《淮阴市卫生志》，中国矿业大学出版社1997年版。

③ 《涟水县卫生志》，江苏科学技术出版社1995年版。《涟水县志》，江苏古籍出版社1997年版。

④ “东坎发现烈性疫症”，《申报》1932年7月2日，第11版。

⑤ “阜宁时疫蔓延可虞”，《申报》1932年8月13日，第11版。

⑥ 《阜宁县志》，江西科学技术出版社1992年版。民国《阜宁县新志》卷自《大事记》。

⑦ 《盐城县志》，江苏人民出版社1993年版。

⑧ “扬州时疫蔓延可怖”，《申报》1932年7月27日，第10版。

⑨ “扬州水灾振济会结束”，《申报》1932年7月30日，第11版。

⑩ 《泰县志》，江苏古籍出版社1993年版。

⑪ 《扬州卫生志》，中国工商出版社2006年版。

⑫ 《横泾镇志》，古吴轩出版社2007年版。

⑬ “高邮虎疫现又猖獗”，《申报》1932年7月27日，第10版。

余人[①]。秋,霍乱流行。10月20日(九月廿一日)报道:至高邮邵伯,水已完全退去,疫病业已发生,且难挽救,三五日即行毙命,医生终日奔走诊病,大有应接不暇之势[②]。

宝应县　春,天花流行,县城死200余人[③]。夏,霍乱大流行[④]。

兴化县　夏,霍乱大流行[⑤]。

徐　州(铜山县)　夏秋,霍乱流行,城乡死亡枕藉[⑥]。7月7日(六月初四日)报道:徐埠东关近日发现虎疫[⑦]。7月22日(六月十九日)、25日(六月廿二日)报道:徐州虎势猖獗[⑧]。7月30日(六月廿七日)报道:徐州自井水消毒后,疫势大减[⑨]。8月4日(七月初三日)徐州电:本埠奇热,寒暑表室外达百二十度,致虎疫仍炽,人人自危[⑩]。8月5日(七月初四日)报道:徐埠大热,虎疫势转盛[⑪]。8月10日(七月初九日)报道:虎疫发现后,势渐剧烈,数日来死亡之数,每日约在三四十人左右[⑫]。8月14日(七月十三日)报道:铜、萧连境之杨庄房上数十村,近日发现急性虎疫,每日死亡极多,连日罹疫不治者,已达二百人[⑬]。七月中旬,徐州虎疫大炽,连日死亡甚众[⑭]。冬,白喉、猩红热流行。12月26日(十一月廿九日)报道:徐东邳县等各县,最近发现猩红热,及白喉症颇炽,徐埠连日亦在发现中,患者初觉体热,继则红斑满身,或喉间白烂,诸医束手[⑮]。

宿迁县(今属宿迁市)　秋,霍乱流行。8月2日(七月初一日)报道:最近发生虎疫甚烈,皂河一带,数日已死1000余人[⑯]。8月5日(七月初四日)报道:亢旱天热,霍

---

① “最近一周虎列拉之可怖:患此疫者一百零九人,天天有人送命,竟达到二十八人之多”,《广济医刊》1932年第9期。

② “苏省瓦砾荒墟”,《大公报》1932年10月20日,第5版。

③ 《宝应县志》,江苏人民出版社1994年版。

④ 《扬州卫生志》,中国工商出版社2006年版。

⑤ 《扬州卫生志》,中国工商出版社2006年版。

⑥ 《徐州市卫生志》,1991年。

⑦ “虎疫可畏,徐埠亦发现”,《中央日报》1932年7月7日,第3版。

⑧ “徐州防疫,赵光涛请领疫苗,李延年派医注射”,《中央日报》1932年7月22日,第3版。“时评:疫”,《申报》1932年7月25日,第3版。

⑨ “海州虎疫蔓延徐州疫势已减”,《大公报》1932年7月30日,第4版。

⑩ “洛阳疫势惊人,已死亡五千余名,患病者达七千人”,《广济医刊》1932年第9期。

⑪ “徐埠酷热疫势转盛”,《申报》1932年8月5日,第8版。

⑫ “窑湾虎杀多人”,《大公报》1932年8月10日,第5版。

⑬ “徐南发现急性虎疫,已死二百人”,《中央日报》1932年8月14日,第2版。

⑭ “各地疫闻”,《医事汇刊》1932年第12期。

⑮ “徐东各县发现猩红热”,《中央日报》1932年12月26日,第2版。

⑯ “宿迁虎疫甚烈”,《中央日报》1932年8月2日,第2版。

乱流行,蔓延甚广[①]。今《宿迁市志》载:境内埠子、洋河、仰化集一带死两三千人[②]。

睢宁县　霍乱流行,蔓延全县,死人甚多[③],仅睢城镇就发病15000余人,死亡300余人[④]。

东海县　夏,霍乱流行。7月30日(六月廿七日)报道:海州虎疫甚盛,日死20余人。徐州自井水消毒后,疫势大减[⑤]。冬,海州天花流行[⑥]。

灌云县　秋,霍乱流行。8月5日(七月初四日)报道:灌云亢旱天热,霍乱流行,蔓延甚广[⑦]。所辖李集乡霍乱流行持续58天,哭声四起,昼夜不息[⑧]。

沭阳县　秋七月,亢旱天热,霍乱流行[⑨]。黑热病流行[⑩]。天花流行,河边村王老庄短时间内即有50户人家户户出天花,就连76岁的老奶奶也出天花,2天内死亡8人[⑪]。

赣榆县　伤寒流行[⑫]。按:这里的"伤寒"可能是民间对霍乱的俗称。

太仓县(今太仓市)　夏六月,霍乱流行,死者千人。7月10日(六月初七日)报道:太仓城厢内外,于一星期来发现虎列拉症,患者上吐下泻,不及医治而死亡者已十余人。近数日来,西门外疫势加剧,且传染极速[⑬]。7月31日(六月廿八日)报道:太仓城厢四乡疫势更为猖獗,日必死亡十余人,最速者不及一小时即毙命,且传染极速[⑭]。今《太仓市卫生志》载:7月,霍乱大流行,太仓、浏河成立时疫医院诊治病人[⑮]。

上海市

上海市　春,天花流行。4月11日(三月初六日)报道:因天时不正,天花及麻疹

---

① "虎疫猖獗,豫晋徐蔓延甚广",《中央日报》1932年8月5日,第2版。

② 《宿迁市志》,江苏人民出版社1996年版。

③ 《睢宁县志》,中国社会科学出版社1994年版。《姚集乡志》,新华出版社1997年版。《高作镇志》,1997年。

④ 《徐州市卫生志》,1991年。

⑤ "海州虎疫蔓延徐州疫势已减",《大公报》1932年7月30日,第4版。

⑥ 《连云港市卫生志》,方志出版社1998年版。

⑦ "虎疫猖獗,豫晋徐蔓延甚广",《中央日报》1932年8月5日,第2版。

⑧ 《李集乡志》,1992年。

⑨ "虎疫猖獗,豫晋徐蔓延甚广",《中央日报》1932年8月5日,第2版。"宿泗等县虎疫猖獗",《申报》1932年8月12日,第8版。

⑩ 《沭阳县卫生志》,中国矿业大学出版社1996年版。

⑪ 《沭阳县卫生志》,中国矿业大学出版社1996年版。

⑫ 《赣榆县志》,中华书局1997年版。

⑬ "太仓西门外疫势加剧",《申报》1932年7月10日,第12版。

⑭ "太仓时疫猖獗死亡相继",《申报》1932年7月31日,第10版。

⑮ 《太仓市卫生志》,1998年。

者,实繁有徒,且传染甚速,死亡相继[①]。上海被宣布为天花流行港口[②]。自夏三月下旬至秋九月下旬,霍乱流行。5月5日(三月三十日)报道:上海发现真性霍乱[③]。5月13日(四月初八日)报道:自4月26日起,查明有患真性霍乱者多人,为数年以来所未有的现象[④]。5月29日(四月廿四日)报道:自4月26日(三月廿一日)发现第一个霍乱病人之后,至5月26日(四月廿一日)止,此一个月之中,共有患霍乱者65人[⑤]。《同仁医学》载:市卫生局因本年4月26日即已有病人发现,为数年以来未有如此之早,可见今年因日军犯境之后,将有猛烈疫疠流行之预兆,故调资防范,不遗余力。据调查所得,自4月26日发现第一个霍乱病人之后,至5月26日止,此一个月之中共有患霍乱者65人,住公共租界中者30人,住法租界者7人,住上海市直辖境内者28人,病者多半系从北新泾、漕家渡、小沙渡、苏州河两岸及浦东沿浦等地而来,各该处均未设有自来水,推定由于饮用苏州河及黄浦生水,为发生霍乱病之最大原因[⑥]。6月20日(五月十七日)、21日(五月十八日)报道:上周内至6月18日止,上海霍乱患者骤增至240人,死8人,故本年患者总数迄今已有500余人,死者凡30人[⑦]。7月8日(六月初五日)报道:上周末截至7月2日止,计复发现霍乱新例314起(内有死亡20例),回溯4月26日起至上周末止,共见霍乱1020起[⑧]。7月14日(六月十一日)报道:7月2日至9日一周,共发现霍乱患者317例,死亡21例[⑨]。7月中旬,《医事汇刊》载:本埠西南乡漕河泾、虹桥、沿沪闵路各乡镇一带,因日来天气酷热,农民冒烈日耕作,致发生时疫,患者吐泻交作,腹痛如绞,且传染极速,不及医治,片刻即死者有之,前昨两日,计患虎疫死亡者男女已有数十人之多[⑩]。7月20日(六月十七日)报道:近数日来,淞镇附近及各乡村发生之时疫颇盛,故患疫而死者亦复不少[⑪]。7月27日(六月廿四日)报道:上海西南乡漕河泾、虹桥、沿沪闵路各乡镇一带,因日来天气酷

① "本埠天花流行",《申报》1932年4月11日,第7版。

② 《上海卫生志》,上海社会科学院出版社1998年版。

③ "上海发现真性霍乱",《申报》1932年5月5日,第9版。

④ "免费注射防疫针",《申报》1932年5月13日,第9版。

⑤ "市卫生局发表查疫防疫近况",《申报》1932年5月29日,第11版。

⑥ "上海市卫生局发表查疫防疫近况",《同仁医学》1932年第9期。

⑦ "铁部注意预防疫疠,令各路切实举办车辆消毒,并令天津车站设立检疫所",《中央日报》1932年6月20日,第7版。"海港检疫处第二期霍乱周报",《申报》1932年6月21日,第12版。

⑧ "海港检疫处报告第六期霍乱状况",《申报》1932年7月8日,第15版。

⑨ "海港检疫处霍乱周报",《申报》1932年7月14日,第16版。

⑩ "西南乡发生虎疫两日内死亡数十当局者设法防止",《医事汇刊》1932年第12期。

⑪ "吴淞时疫盛行",《申报》1932年7月20日,第15版。

热,虎疫流行[①]。7月28日(六月廿五日)报道:上海时疫盛行,县府筹设时疫医院[②]。7月29日(六月廿六日)报道:上海霍乱达乎极点。7月23日周末止,在上周一周内,共发现新例411例,死亡36例[③]。8月5日(七月初四日)报道:截至7月30日上周末止,总计霍乱例数为504例,较前周增多93例[④]。8月11日(七月初十日)报道:本年上海霍乱流行迄今已届第十五周,上周末(8月6日止)计有霍乱新例454例,较前周减少50例[⑤]。8月17日(七月十六日)报道:淞镇自时疫发生以来,迄今已将一月,陆续死者已逾百人,其势猖獗,仍未稍减[⑥]。8月18日(七月十七日)报道:上周(8月13日)止,一周内共有343例,较前周之454例,疫势已见轻减[⑦]。《时事月报》载:沪市新为战区,故疫疠弥甚,淞沪各区,疫势蔓延,已有多人患虎疫而死[⑧]。9月1日(八月初一日)报道:上周末(8月27日)一周内霍乱258例,较前周347例,显已减少,是霍乱疫氛,已大见减轻[⑨]。9月8日(八月初八日)报道:本周至9月3日止,霍乱疫势衰弱,与上周纪录相同[⑩]。9月22日(八月廿二日)报道:近来上海一带之霍乱疫氛,几将肃清。按9月17日周末之一周内,仅见霍乱47例(死亡6例),比较上周之10例(死亡10例)及7月30日最盛时之504例(死亡41例)大有差别[⑪]。9月29日(八月廿九日)报道:本年上海发现霍乱后流行迄今,幸已告一段落。查本月24日周末,不过21例,仅见死亡1名而已[⑫]。次年,《中华医学杂志》载:上海自4月26日起至10月22日止,报告霍乱病人4296例,死亡318人,其中外侨发病75例,死亡20人[⑬]。《新医药刊》载:上海霍乱流行最盛之区域为:1. 极司斐而区(曹家渡及周家桥);2. 公共租界西北角(内外棉纱厂四周提篮桥及小沙渡一带);3. 闸北(潭子口胡家桥香烟桥虹镇乌镇桥);4. 浦东(烂泥渡杨家宅);5. 南市(斜桥局门路斜土路董家渡)[⑭]。所

---

① "本市西南乡发生虎疫",《申报》1932年7月27日,第16版。
② "县府筹设时疫医院",《申报》1932年7月28日,第14版。
③ "海港检疫处霍乱报告",《申报》1932年7月29日,第11版。
④ "海港检疫处霍乱周报",《申报》1932年8月5日,第14版。
⑤ "海港检疫处霍乱报告",《申报》1932年8月11日,第14版。
⑥ "各处瘟疫猖獗",《申报》1932年8月17日,第5版。
⑦ "海港检疫处霍乱周报",《申报》1932年8月18日,第15版。
⑧ "各处疫疠流行",《时事月报》1932第2期。
⑨ "上周疫势大减伍连德之报告",《申报》1932年9月1日,第15版。
⑩ "海港检疫处霍乱报告患疫人数仍不在少",《申报》1932年9月8日,第14版。
⑪ "秋凉后疫氛将肃清患者死亡渐少",《申报》1932年9月22日,第15版。
⑫ "霍乱告一段落上周仅死一人",《申报》1932年9月29日,第13版。
⑬ "民国二十一年之霍乱(评论)",《中华医学杂志》1933年第1期。
⑭ "上海霍乱流行最盛之区域",《新医药刊》1932年第1期。

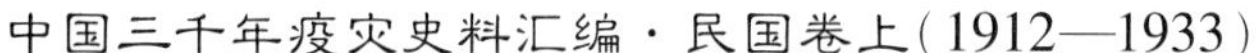

属颛桥有多人死亡[①]。1942年7月18日(六月初六日)报道:本埠(上海)真性霍乱,以民国二十一年(1932)流行最为剧烈[②]。按:此外,是年上海还有伤寒、副伤寒流行,华人伤寒发病384例,死亡283人;副伤寒发病20例,死10人;外国人伤寒发病61例,死亡11例,副伤寒发病25例,死1例[③]。

《大公报》和《盛京时报》对是年夏秋上海的霍乱大流行也多所报道。5月31日(四月廿六日)报道,海港检疫处第一次霍乱报告:本年霍乱发现较早,沪上月26日发现,迄本月28日已98起,死3人[④]。6月1日(四月廿七日)报道:亘28、29两日,上海发生虎列拉疫者达11名,租界内罹病者达10名,并有疑似虎疫患者之日本人死亡1名[⑤]。6月7日(五月初四日)报道,第二次霍乱报告:上周沪市连租界染霍乱者共92起,死10人,连前已发现190起[⑥]。6月14日(五月十一日)报道:上周上海患虎疫者90人,死9人[⑦]。6月21日(五月十八日)报道:上周沪霍乱者240人中死8人,本年患者共520人,死30人,死亡率不高[⑧]。6月28日(五月廿五日)报道:沪上周霍乱患者186人,死11人。霍乱流行区域为沪西曹家渡义袋角工厂区域及闸北浦东南市[⑨]。6月29日(五月廿六)报道:上海发现虎疫甚厉,死亡人数甚多,近又传染于天津、塘沽各埠,而旅大已设立防疫检查所[⑩]。7月7日(六月初四日)报道:上海上周霍乱患者34起,死20人,死亡比例率尚较粤、汉、京等处为低[⑪]。7月14日(六月十一日)报道:7月2日至9日,发现霍乱者317人,死亡21名。上海霍乱死亡率尚低,仅6.1%。宝山尚未发现霍乱,大场、昆山、嘉定等处已发现患者40人,死30人[⑫]。7月19日(六月十六日)报道:上周发现患霍乱病者77人,自发现之日起,共计637人。又本周内巡回诊疗车施治病人数目为145人,连前共计1625人[⑬]。7月21日(六月十八日)

---

① 《颛桥志》,1988年。

② “真性霍乱蔓延,着手紧急防治,流行程度相当剧烈”,《申报》1942年7月18日,第5版。

③ *Annual Epidemiological Report for* 1934. Geneve,1936. p. 62.

④ “检疫处霍乱报告传染主因由于不洁沪市民已开始预防注射”,《大公报》1932年5月31日,第3版。

⑤ “上海发生虎疫患者”,《盛京时报》1932年6月1日,第2版。

⑥ “第二次霍乱报告伍连德发表”,《大公报》1932年6月7日,第5版。

⑦ “虎疫报告上海上周死九人饮料不洁为最大原因”,《大公报》1932年6月14日,第3版。

⑧ “上海霍乱上周死八人”,《大公报》1932年6月21日,第3版。

⑨ “沪霍乱报告上周死者十一人”,《大公报》1932年6月28日,第3版。

⑩ “民部电令警局防虎疫”,《盛京时报》1932年6月29日,第5版。

⑪ “上海霍乱症传染势将益烈”,《大公报》1932年7月7日,第3版。

⑫ “京沪虎疫霍乱愈厉市内温度九十八度”,《大公报》1932年7月14日,第3版。

⑬ “霍乱患者上周发现七十七人”,《大公报》1932年7月19日,第7版。

报道:因气候太热,霍乱死亡率亦稍增。上周统计发现328个,死16人①。7月28日(六月廿五日)报道:沪霍乱已达最高峰,上周发现411起,死36人,公共租界为最多,但死亡率仍低,仅6.4%②。8月4日(七月初三日)报道:上周霍乱患者增加,惟死亡率减少,占6.9%③。8月10日(七月初九日)报道:自8月1日至7日,本市共发现霍乱病者23名,计男20名,女3名,传染病医院方面,共收容疑似霍乱病者4名④。9月12日(八月十二日)报道:30日至5日,本市霍乱患者增多至60人,但均易治,仅死1人⑤。

松江县(今松江区)　夏秋,霍乱流行。7月18日(六月十五日)报道:松江入夏以来,天时郁热,患疫者城厢内外时有所闻⑥。8月6日(七月初五日)报道:松江自入夏以来,久晴不雨,致气候亢燥,疫疠横行⑦。

南汇县(今属浦东新区)　夏,霍乱流行。8月5日(七月初四日)报道:入夏以来,疫氛猖獗,死亡在千人以上⑧。今《上海市南汇县卫生志》载:疫疠流行,死者不计其数,今惠南公社红光大队村宅一周内死亡26人⑨。所辖六灶镇霍乱盛行,北俞家宅11户有9户发生,死11人;南俞家宅死亡12人,其中3户人家全死⑩。

川沙县　秋七月,霍乱流行。《医事汇刊》载:川沙日来天气闷热,时疫流行趋势极猖獗。西门外□宅一日之中死亡四人,城区内日见蔓延,中路毙命者有住福寿桥十一号之人力车夫韩杏生毙于红门局附近,住华光巷五十三号周春泉毙于大庆里,又官巷口发现人力车乘客毙命车上,东清巷内大经堂门前亦有行人倒毙。财政厅书记室工役顾鸿生,昨晚觉头昏腹痛,延至今晨五时即殒命,死后全身发黑⑪。

奉贤县(今奉贤区)　夏六月,霍乱流行。7月10日(六月初七日)报道:本邑疫势,日见獗猖⑫。《奉贤县政概况》记载:6月全县主要传染病1087例,其中天花80

---

① "沪霍乱报告",《大公报》1932年7月21日,第3版。

② "上海霍乱已达最高峰幸死亡尚不多",《大公报》1932年7月28日,第3版。

③ "上海虎疫患者增加死亡减少",《大公报》1932年8月4日,第3版。

④ "霍乱报告本周病者二十三名",《大公报》1932年8月10日,第7版。

⑤ "上海霍乱病患者虽多但尚易治检验到沪灾民预防传染",《大公报》1932年9月12日,第3版。

⑥ "松江时疫盛行之可畏",《申报》1932年7月18日,第8版。

⑦ "松江久旱不雨疫疠增盛",《申报》1932年8月6日,第9版。

⑧ "南汇时疫医院近讯",《申报》1932年8月5日,第14版。

⑨ 《上海市南汇县卫生志》,1987年。

⑩ 《六灶镇志》,方志出版社2003年版。

⑪ "各地疫闻",《医事汇刊》1932年第12期。

⑫ "奉贤时疫急救筹款开办",《申报》1932年7月10日,第12版。

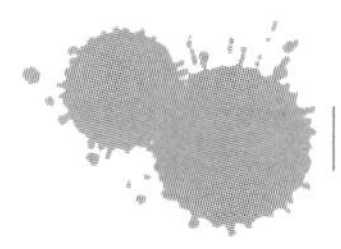

例,狂犬病20例,流行性腮腺炎70例,流行性脑膜炎43例;白喉99例,伤寒84例,疟疾148例,麻疹113例,猩红热58例,百日咳98例,痢疾104例,肺结核82例,梅毒88例①。

嘉定县(今嘉定区)　夏六月,霍乱流行,死者甚众。8月1日(六月廿九日)报道:东北两乡徐行、唐行、娄唐、陆渡桥、朱家桥等处,霍乱势益猖獗②。霍乱流行,死者甚多,各铺棺木,出售一空,赶制不及③。

宝山县(今宝山区)　夏六月,霍乱流行。7月25日(六月廿二日)报道:罗店镇最近一星期内忽然发生疫疠,患者仅二三小时即毙,目下已死二十余人④。8月2日(七月初一日)报道:宝山城厢发生虎疫,传染颇速,该县城市公团绅等鉴于罗店疫势之猖獗,故即协商举办临时时疫医院,所需经费由救会与地方各界分头筹集,择定西门文昌关旧屋为院址,兹已筹备就绪,于昨日(1日)下午二时举行开幕礼,来宾到者颇众。闻县长孙熙文以所属辖境均有疫疠发生,实于地方卫生攸关,特派员前往各区视察云⑤。8月17日(七月十六日)报道:时疫蔓延无已⑥。

崇明县　秋,霍乱流行。8月,霍乱在协隆镇、浜镇和城桥地区肆虐,城内设临时防疫医院应急⑦。霍乱流行,收治病人3773例,治愈3314人,死亡459人⑧。

浙江省

浙江省　春,脑膜炎流行。4月6日(三月初一日)报道:浙东西二十余县近发现脑膜炎,势甚猖獗,尤以遂安、武康、永康数县为最烈,死亡迭出⑨。秋,霍乱流行。8月6日(七月初五日)报道:杭州、杭县、绍兴、吴兴、永嘉、嘉善、定海、平湖等浙东与浙东北一带,霍乱流行,病势猛烈⑩。是年,浙江各县霍乱发病20350例,死亡1753人⑪;

---

① 《奉贤县卫生志》,1985年。

② "嘉定东北乡虎疫猖獗",《申报》1932年8月1日,第12版。

③ 《徐行乡志》,上海科学普及出版社1994年版。《嘉定镇志》,上海人民出版社1994年版。

④ "罗店发生疫疠",《申报》1932年7月25日,第11版。

⑤ "各地虎疫可怖:南昌等处棺木售空,皖北各县疫势剧烈,宝山虎疫传染迅速",《广济医刊》1932年第9期。

⑥ "各处瘟疫猖獗",《申报》1932年8月17日,第5版。

⑦ 《崇明县志》,上海人民出版社1989年版。

⑧ Wu Lien-Teh, et al. *Cholera*. Shanghai, 1934.

⑨ "浙省发现脑膜炎甚烈",《中央日报》1932年4月6日,第3版。

⑩ 《大公报》1932年8月6日,转引自李文海等《近代中国灾荒纪年续编》,湖南教育出版社1993年版,第370页。

⑪ *Annual Epidemiological Report for* 1934. Geneve, 1936. p. 62.

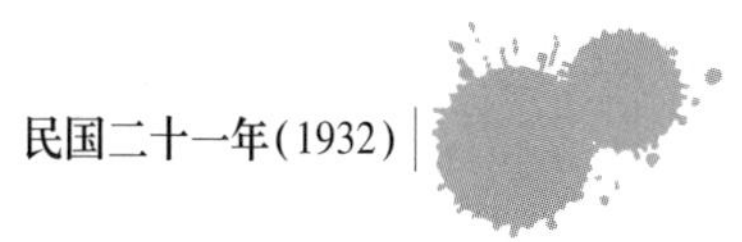

天花发病7451例,死亡1233例[①]。浙西之疫,宣传已久,几乎杀人如麻矣[②]。

杭州市　春,天花流行。3月25日(二月十九日)报道:杭地近日天花流行,花牌楼一带,已有数孩死亡[③]。4月16日(三月十一日)报道:杭市脑膜炎、天花,均未杀灭[④]。夏秋,霍乱盛行。5月20日(四月十五日)报道:近日本市时疫流行,势甚猖獗,市立第四民众教馆所在地湖墅,亦有死亡[⑤]。7月(六月)中旬,《医事汇刊》报道:杭垣附近之临平、塘栖、笕桥各地均有时疫发生[⑥]。7月23日(六月二十日)报道:杭日来为多年未有之酷热,虎疫亦炽盛,城区及某桥数日来已死二十余人[⑦]。7月份,杭州市急性传染病统计如下:患伤寒或类伤寒者35人,死亡6人;患斑疹伤寒者1人;患赤痢者33人,死亡2人;患天花者4人,死亡2人;患霍乱者65人,死亡21人;患白喉者1人;患流行性脑膜炎2人,死亡2人;患猩红热者3人,死亡1人;共计患急性传染病者144人,死亡14人[⑧]。8月8日(七月初七日)报道:各县虎疫蔓延甚盛,杭市延势更炽,城战鼓楼一带,一二日来已死二三十人,街头街尾,均成畏途[⑨]。8月13日(七月十二日)报道:杭虎疫益盛,死亡相继,记者寓处近邻,昨今两日死十人,有斯姓一家死四人,全市医院,星期不停诊,市立病院暂改时疫医院,市民皆谈虎色变,不知命在旦夕[⑩]。秋七月,《医事汇刊》载:杭垣附近之临平、塘栖、笕桥各地均有时疫发生。临平镇之北庙弄元升油坊内有工人四人昨同时起病,经理史寿臣当即将四人送绍兴原籍,内有一人名阿潮者,未及出门即气绝身亡。该坊对面纸店内之汤某亦被疫。塘栖于昨一日之间在二小时内,连死计姓、陈姓及俞姓小孩三人。笕桥已发现患时疫者七人。留下汽车站对面茶店主人沈阿茂染疫而死,周身亦黑云[⑪]。《市政月刊》载:杭州庆春门一带虎疫流行,市府卫生科为防止其蔓延起见,派医师在疫区施打防疫注射,连日受注射者甚踊跃[⑫]。又载:杭州本市虎疫蔓延剧烈,死亡相继,市府卫生科虽竭力防治,每日派救护车出发各疫区注射防疫针,实施救护工作,而市立病院

① 王祖祥《南京事务所工作概况》,《中华医学杂志》1934年第1期。
② “浙西之疫”,《社会医报》第163期,1932年,第17页。
③ “杭州天花流行”,《中央日报》1932年3月25日,第3版。
④ “杭市脑膜炎流行”,《中央日报》1932年4月16日,第2版。
⑤ “第四民教馆举行防疫运动”,《市政月刊》1932年第8期。
⑥ “各地疫闻”,《医事汇刊》1932年第12期。
⑦ “火伞高张,杭汉时疫炽”,《中央日报》1932年7月23日,第3版。
⑧ “七月份法定传染病统计(杭州市)”,《市政月刊》1932年第8期。
⑨ “浙虎疫甚炽,杭市已死二三十人”,《中央日报》1932年8月8日,第2版。
⑩ “杭虎疫炽死亡相继”,《中央日报》1932年8月13日,第3版。
⑪ “各地疫闻”,《医事汇刊》1932年第12期。
⑫ “派员巡视疫区消毒”,《市政月刊》1932年第8期。

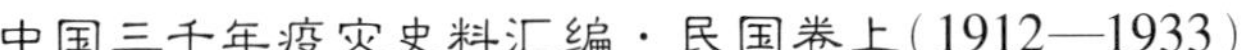

及各分诊所施诊患病疫人仍有百余人之多,现虽天气渐凉,疫势并未消减也。本市疫死之众殊足惊人,兹悉羊坝头巷一带近又发生剧烈虎疫,前日比胜庙巷口某酒店死二人,某剃头店死三人,又居户某姓等续死者共有四人,两日间染疫毙命者,竟达九人,并为时均不过三四小时,附近居民有已迁居他处以避疫氛[①]。又载:本年天气炎热过甚,且以沪战之后,死亡枕藉,尸体弃置,嗣虽陆续收殓清理完竣,疫痢不免因之而生,且其势异常猖獗。沪杭密迩,蔓延颇速,初发现于杭县之塘栖等镇,概沿铁路线而达笕桥及城站梅花牌、板儿巷、花寺新市场各处。笕桥地方患疫最烈,一日间死亡竟达九人之多[②]。再载:本市自入夏以来,虎疫流行,而以第十一区境内为尤甚,死亡相继[③]。《海外月刊》载:杭市虎疫蔓延,势甚猛烈,死亡相继,以上城为最[④]。冬,猩红热、白喉流行。11月6日(十月初九日)报道:杭州师范学校发现白喉症,学生被传染者已20余人[⑤]。1933年1月11日(十二月十六日)报道:杭州日来猩红热、白喉流行,患者以小孩为多[⑥]。1月12日(十二月十七日)报道:近日各疫疠流行[⑦]。1933年《杭州市政季刊》回顾:查本市最初发现白喉系于(民国)二十一年8月9日,为七岁男孩单又藩,住白井儿头。迄11月间,杭州师范学校该症曾一度流行。计自8月9日起迄本年1月16日止,共患白喉症者97人,治愈者94人,死亡3人。该症于1月16日后即不复见,转归佳良,故死亡率甚低。又查猩红热疫症,最初发现系于二十一年9月20日,为七岁女孩余施宣,住仙林桥小学,当由本府派员赴该校查勘,并无第二人发现。此后慈幼路、桃花巷等处亦有继续发现,幸均系散在性,发觉送院较早,未致蔓延。迄1月8日止疫氛消灭,计患猩红热症者16人,治愈者14人,死亡2人[⑧]。又,疟疾大流行,杭州在校学生血液带虫率高达39.58%[⑨]。

吴兴县(今属湖州市) 秋,霍乱流行,患者3000余人,死亡半数[⑩]。吴兴医院诊

---

① "市区虎疫势仍未衰",《市政月刊》1932年第8期。

② "虎疫发现于杭市,市府在积极防治中",《市政月刊》1932年第8期。

③ "杭州市令迅速消灭十一区虎疫",《市政月刊》1932年第8期。

④ "杭州虎疫蔓延",《海外月刊》1932年创刊号。

⑤ "杭州发现白喉症师范学校停课消毒",《大公报》1932年11月6日,第3版。

⑥ "杭发现猩红热",《中央日报》1933年1月11日,第2版。

⑦ "杭入冬未雪疫疠流行",《中央日报》1933年1月12日,第3版。

⑧ "杭州市政府公函卫字第二一六号:函复本市发现白喉猩红热疫症情形希查照由",《杭州市政季刊》1933年第2期。

⑨ 《杭州市卫生防疫站志》,1988年。

⑩ 《湖州市志》,昆仑出版社1999年版。《湖州市卫生志》,香港大时代出版社1993年版。

治霍乱154例[①]。埭溪镇霍乱流行,死者甚多[②]。7月23日(六月二十日)报道:湖州虎疫亦甚猖獗[③]。

平湖县(今平湖市)　夏,霍乱流行。7月27日(六月廿四日)报道:平湖疫症流行,城厢内外,每日平均死亡六七人[④]。

嘉兴县(今属嘉兴市)　夏,霍乱流行。6月22日(五月十九日)报道:嘉兴城厢内外发现虎列拉,传染迅速,患者十有九死[⑤]。6月28日(五月廿五日)报道:嘉兴发现霍乱[⑥]。8月3日(七月初二日)报道:酷暑中人,死率突增,3月间死40余人,病名不清,与热有关。热传霍乱,又蔓极速,其他痢疾、麻疹亦相继发生,而状况殊坏,每起即见危象,死亡至速[⑦]。8月28日(七月廿七日)报道:嘉兴平均每日患真性霍乱而死者不下十余,近半月来统计城区及各乡患疫死者已达数百人。据医士言,是疫来势甚猛,患者十人中不能医愈一二人,而天尚大旱,秋收可虑,故人心颇呈不安。又日来天气奇热,疫势未减,各医院之隔离病室仍告人满,红十字会开办之临时施医院昨日就诊者竟达四百余人[⑧]。6月,新塍镇死于疫疠者40人,包括儿童8人[⑨]。

衢　县(今衢州市衢江区、柯城区)　春,流脑流行。夏秋,霍乱流行[⑩]。

江山县(今江山市)　夏秋,霍乱流行[⑪]。

淳安县、遂安县(二县今合并为淳安县)　春,脑膜炎流行[⑫]。夏,痢疾大流行,发生6921例,死亡529人[⑬]。

武康县(今属德清县)、永康县(今永康市)　春,脑膜炎流行,势甚猖獗,尤以遂安、武康、永康数县为最烈,死亡迭出[⑭]。

---

① 翟培英《吴兴之霍乱》,《中华医学杂志》1944年第4期。

② 《埭溪镇志》,方志出版社2004年版。

③ "火伞高张,杭汉时疫炽",《中央日报》1932年7月23日,第3版。

④ "平湖疫疠流行死亡相继",《申报》1932年7月27日,第10版。

⑤ "嘉兴城厢内外发现虎列拉",《申报》1932年6月22日,第8版。

⑥ "海港检疫处第五期霍乱报告",《申报》1932年6月28日,第16版。

⑦ 《嘉兴市志》,中国书籍出版社1997年版。

⑧ "各地疫势大炽",《兴华》1932年第27期。

⑨ 《新塍镇志》,上海社会科学院出版社1998年版。

⑩ 《衢州市卫生志》,上海交通大学出版社1997年版。

⑪ 《衢州市卫生志》,上海交通大学出版社1997年版。

⑫ "浙省发现脑膜炎甚烈",《中央日报》1932年4月6日,第3版。

⑬ 《淳安县卫生志》,1998年。《淳安县志》,汉语大词典出版社1990年版。朱德明《浙江医药史》,人民军医出版社1999年版,第236页。

⑭ "浙省发现脑膜炎甚烈",《中央日报》1932年4月6日,第3版。

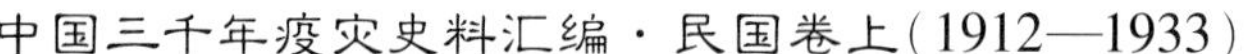

建德县(今建德市) 天花流行,洋尾乡里童村发病61人,死27人[①]。

东阳县(今东阳市) 疹疫流行,儿童夭亡众多[②]。

龙游县 春,流脑流行。夏秋,霍乱流行,死者近百[③]。

鄞县(今宁波市北仑区、鄞州区) 夏秋,霍乱流行。今《鄞县志》载:7月5日至10月,仁济医院和红十字会医师公会合办的时疫医院、南郊临时时疫医院、县立临时时疫医院及国医临时时疫施诊所,共收治霍乱患者10679例,其中治愈7790例,死亡225人[④]。

余姚县(今余姚市)、上虞县(今上虞市) 秋,霍乱流行。9月8日(八月初八日)报道:余姚、上虞亢旱之后,时疫流行[⑤]。

绍兴县(今属绍兴市) 夏秋,霍乱流行[⑥]。9月8日(八月初八日)报道:绍兴亢旱之后,时疫流行[⑦]。

萧山县(今杭州市萧山区) 春正月,流脑流行[⑧]。夏秋,霍乱流行。7月21日(六月十八日)报道:近以天气炎热,虎疫盛行,城厢附郭,自11日起至18日止,大小染疫毙命者不下七八十人[⑨]。8月11日(七月初十日)报道:迩来天气酷暑,疫疠盛行[⑩]。所辖瓜沥镇恶性疟疾大流行,倪门10户人家死6人。此外,流脑流行,死者甚多[⑪]。

慈溪县 夏,霍乱流行。入夏以来已两月无雨,天气干燥,热度每日在寒暑表百度以上,虎疫随处发生,城区尤烈,医院及临时时疫医院应接不暇[⑫]。

嵊县(今嵊州市) 夏,时疫(霍乱)流行。天花流行[⑬]。

仙居县 麻疹流行,患者582人,死亡72人[⑭]。

---

① 《建德县医药卫生志》,1985年。

② 《东阳市志》,汉语大词典出版社1993年版。《东阳市卫生志》,1992年。

③ 《衢州市卫生志》,上海交通大学出版社1997年版。《龙游县志》,中华书局1991年版。

④ 《鄞县志》,中华书局1996年版。

⑤ "绍兴同乡会关心梓乡疫疠",《申报》1932年9月8日,第16版。

⑥ 《绍兴县志》,中华书局1999年版。《绍兴县卫生志》,浙江古籍出版社1997年版。

⑦ "绍兴同乡会关心梓乡疫疠",《申报》1932年9月8日,第16版。

⑧ 《萧山卫生志》,浙江大学出版社1989年版。

⑨ "萧山天气酷暑疫疠可畏",《申报》1932年7月21日,第9版。

⑩ "萧山全家染疫毙命之惨闻",《申报》1932年8月11日,第12版。

⑪ 《瓜沥镇志》,1986年。

⑫ "各地疫势大炽",《兴华》1932年第27期。

⑬ 《嵊县卫生志》,1987年。

⑭ 《仙居县志》,浙江人民出版社1987年版。

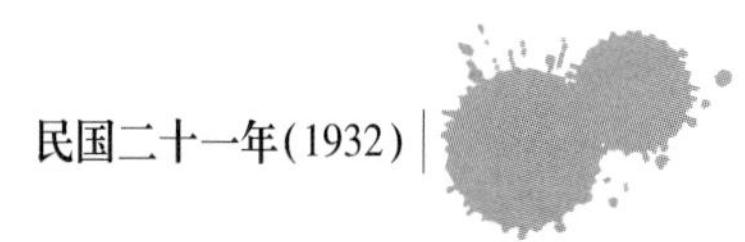

温岭县(今温岭市)　夏,霍乱流行,死亡甚众①。

永嘉县(包括今温州市市区、永嘉县)　夏,霍乱流行②。7 月 28 日(六月廿五日)“温州通讯”云:本埠虎疫猖獗,死亡相继③。

平阳县(包括今平阳县、苍南县)　夏,霍乱流行。今《平阳县志》载:夏,时疫流行,较前为盛,里民至有建醮祈祷者④。

龙泉县(今龙泉市)　夏,霍乱流行,发病 19 人,死 11 人⑤。麻疹流行,童稚多夭亡⑥。

福建省

福建省　夏,福州、厦门、连江等地霍乱流行⑦。

闽侯县(包括今福州市市区、闽侯县)、连江县　夏,淫雨,霍乱流行⑧。

福清县(今福清市)　天花流行⑨。

思明县(今属厦门市思明区)　夏,淫雨,霍乱流行。7 月 22 日(六月十九日)报道:7 月 5 日至 8 日,厦门虎疫死 36 人⑩。7 月 29 日(六月廿六日)《大公报》报道:厦门近两旬间,患虎疫死者 400 余人,每日死 20 人以上⑪。

同安县(今厦门市同安区)　夏末秋初,霍乱流行。十九路军驻扎部队染患,死者甚众⑫。同年,天花流行⑬。

南安县(今南安市)　夏末秋初,霍乱流行。官兵中首先发现霍乱病例,继而疫情迅速蔓延,流行甚剧,南安县被波及,死亡惨重⑭。

晋江县(含今泉州市、晋江市、石狮市)　夏末秋初,霍乱流行,染疫者一两千人,死亡惨重⑮。

---

① 《温岭县志》,浙江人民出版社 1992 年版。《泽国镇志》,中华书局 1999 年版。
② 《永嘉县卫生志》,1998 年。
③ “各地疫势大炽”,《兴华》1932 年第 27 期。
④ 《平阳县志》,汉语大词典出版社 1993 年版。
⑤ 《龙泉县志》,汉语大词典出版社 1994 年版。
⑥ 《磐安县志》,浙江人民出版社 1993 年版。
⑦ 李文海等《近代中国灾荒纪年续编》,湖南教育出版社 1993 年版,第 370 页。
⑧ 李文海等《近代中国灾荒纪年续编》,湖南教育出版社 1993 年版,第 370 页。
⑨ 《福清市志》,厦门大学出版社 1994 年版。
⑩ “厦门虎疫盛”,《中央日报》1932 年 7 月 22 日,第 3 版。
⑪ “虎疫蔓延仍剧烈”,《大公报》1932 年 7 月 29 日,第 4 版。
⑫ 《同安医药卫生志》,厦门大学出版社 1995 年版。
⑬ 《厦门市卫生志(专业志)》,厦门大学出版社 1997 年版。
⑭ 《泉州市卫生志》,福建人民出版社 2000 年版。
⑮ 《泉州市志》,中国社会科学出版社 2000 年版。《泉州市卫生志》,福建人民出版社 2000 年版。

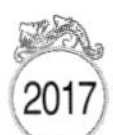

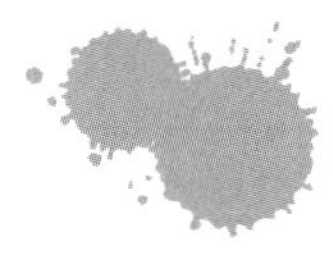

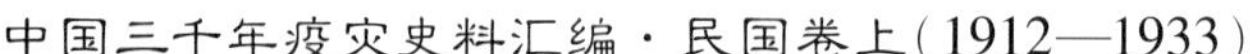

惠安县　夏末秋初,霍乱流行,惠北奎壁最烈[①]。

永春县　夏(6 月),霍乱流行,首次在仙夹发现,数日内死亡 3 人[②]。

云霄县　夏,霍乱流行,城关和沿海一带患者 500 多人,死亡 325 人[③]。

连城县　麻疹流行,四堡死亡 100 余人[④]。

龙溪县(今龙海市)　夏,鼠疫流行,漳州死 5800 多人[⑤]。

诏安县　夏,鼠疫流行,仅走马塘一村死 100 多人。霍乱流行,古雷港口村死亡 371 人[⑥]。

广东省

广州市　春,脑膜炎流行。4 月 5 日(二月三十日)报道:广州以往数日间,发生脑膜炎数起[⑦]。4 月 16 日(三月十一日)报道:广州脑膜炎症流行[⑧]。夏,大水,霍乱流行,死亡 600 余人[⑨]。5 月(四月),《新医》报道:广州市面,近有发现霍乱流行疫症,刻仍四处蔓延,死亡率日有增加[⑩]。6 月 17 日(五月十四日)报道:广东地方之虎列刺疫异常猖獗,病院中收容之患者及死亡人数如左:10 日至 12 日三日间,收容患者人数 180 名,死亡 153 名[⑪]。6 月 21 日(五月十八日)报道:霍乱症日盛,且有蔓延各县势[⑫]。同日又报道:广州市虎疫极猖獗,每日死亡五六十名以上,由本月 10 日迄今至 20 日止,患者达 1600 余名,死亡 600 余名[⑬]。6 月 27 日(五月廿四日)报道:广州市两周内染霍乱者 844 人,死 365 人[⑭]。6 月 28 日(五月廿五日)报道:四月初间,流行性膜脊髓炎即应时而起,流毒所至,死亡枕藉。一月之间,染是症而死者,不下四五百人。继脑膜炎而发生者,又有虎烈拉症,其传染之迅速,死亡之众多,较脑膜炎尤甚。自 6 月初旬以迄今,其进行状况,毫不稍减,虽死亡数目,现刻尚无明确之统计,

---

① 《惠安县志》,方志出版社 1998 年版。《惠安县卫生防疫志》,1987 年。

② 《永春县志》,语文出版社 1990 年版。

③ 《云霄县志》,方志出版社 1999 年版。

④ 《连城县志》,群众出版社 1993 年版。

⑤ 《漳州市志》第 4 卷,中国社会科学出版社 1999 年版。

⑥ 《漳州市卫生防疫站志》,2004 年。《漳州市志》第 1 卷,中国社会科学出版社 1999 年版。

⑦ "脑膜炎流行广州已设法防止",《大公报》1932 年 4 月 5 日,第 4 版。

⑧ "广州脑膜炎症流行",《申报》1932 年 4 月 16 日,第 9 版。

⑨ 《广州市志》第 15 卷,广州出版社 1997 年版。

⑩ "检疫所宣布沪为疫埠",《新医》1932 年第 9 期。

⑪ "广东地方虎疫猖獗",《盛京时报》1932 年 6 月 17 日,第 2 版。

⑫ "天津广州虎疫蔓延",《申报》1932 年 6 月 21 日,第 7 版。

⑬ "虎广州亦猖獗死亡六百余",《大公报》1932 年 6 月 21 日,第 7 版。

⑭ "广州虎疫盛两周内死三六五人",《大公报》1932 年 6 月 27 日,第 4 版。

惟高岗一带(通官山)扛棺者络绎不绝,各棺材店已无现货可卖,当可想见其梗概也。至其发生地点,以上西关为最多,下西关、小北及河南次之,东山及大北一带较少。此盖与人烟之众寡、街道之污洁,及空气之清浊有密切之关系也。其他机关学校感染此症者,所在多有,尤以中下社会中人染之尤多。现闻此症已渐向四乡传播,各处均有发现①。7月3日(五月三十日)报道:广州虎疫势已稍衰,据华方调查,由6月19日至25日之一星期间,罹此疫者计298人,其中死亡90人,较上星期死亡减少60名②。8月,《时事月报》载:入夏以来,各处因气候加热,蚊蝇丛生,而疫痢大作,尤以虎疫为多。广州市虎疫流传,死亡不少,经卫生局加意防范,其势稍衰③。

番禺县、南海县、新会县　春夏,脑膜炎流行。据《香港时报晚刊》报道:脑膜炎自澳门传至后,番禺之新造三元里、南海之佛山九江一带发现脑膜炎。江门(属新会县)一日死亡十余人④。

南海县　春,天花、脑膜炎流行。据《愚公报(广州)》报道:入春后,佛山除天花瘟症未见减少外,又发生一种流行病,起初恶寒发热,骨痛胸痞,两腿肿痛,虽无性命危险,但非十日以上不愈。夏,脑膜炎、霍乱流行。冬,天花流行。据《超然报(香港)》报道:十一月下旬,佛山痘症流行,死亡至速,每天平均丧生30人以上,比较春夏间之脑膜炎及霍乱更为厉害⑤。

博罗县　春,天花流行。据《愚公报(广州)》报道:二月下旬,博罗附近发生麻痘症甚多,以幼儿为最,死者多起⑥。

龙川县　春,天花流行。据《广东晨报》报道:春间,天花症死人颇多。夏,痢疾流行。据《广东晨报》报道:四月下旬,大安、长盛、南隆等乡发生流行性痢症,患者极众⑦。

惠阳县　夏,脑膜炎流行。据《广东晨报》报道:四月下旬,惠州城疫疾丛生,小孩流行一种病,遍体发热,烦躁大渴兼腹泻,间有面部及体上发红小斑点,中医断为热毒症,多不治,数日毙命,西医谓为脑膜炎,已死20余人⑧。

台山县　秋,霍乱流行。据《广州民国日报》报道:七月下旬,台山水口附近有数

---

① “广州虎疫亦流行,流毒所至死亡枕藉”,《中央日报》1932年6月28日,第6版。
② “虎疫到处蔓延”,《大公报》1932年7月3日,第4版。
③ “各处疫疠流行”,《时事月报》1932年第2期。
④ 《广东省自然灾害史料》,广东科技出版社1999年版,第650页。
⑤ 《广东省自然灾害史料》,广东科技出版社1999年版,第650~651页。
⑥ 《广东省自然灾害史料》,广东科技出版社1999年版,第650页。
⑦ 《广东省自然灾害史料》,广东科技出版社1999年版,第650页。
⑧ 《广东省自然灾害史料》,广东科技出版社1999年版,第650页。

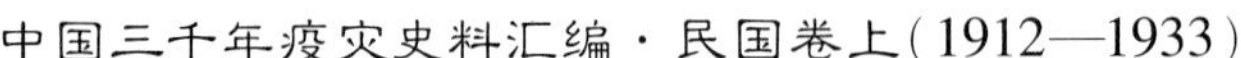

处村落发生霍乱症,死者已有数宗①。

中山县　夏,霍乱流行。9月2日(八月初二日),中山县公安局称:查霍乱流行病本年四五月间发现于广州市,本局为预防起见,当即印散霍乱之传染病因及预防方法传单,并采购疫苗通饬所属具领施行注射复饬医制赠救急药品,以便人民临时取用。虽第一区石岐镇地方人烟稠密,发生六七十宗,差幸不致蔓延,各区均寥寥无几。至其他疫症,则本年1、2月间第五区毗连之澳门发生脑脊髓膜炎症甚剧,本局亦于前山附近设立临时检查所及隔离病院,尚幸传染不过二三宗,此外并无所闻②。

汕头市　夏,霍乱流行,患者590例,死亡80人③。6月26日(五月廿三日)、28日(五月廿五日)报道:汕头霍乱吐泻病盛行④。到7月29日(六月廿六日),汕头市霍乱疫症仍未稍减⑤。冬,天花流行。汕头市发病17例⑥。

澄海县　天花流行。莲阳患者360余人,死者过半⑦;苏南区发病300多人,死亡一半⑧。

陆丰县(陆丰市)　夏(7月),鼠疫流行。营下乡锡上村死亡7人⑨。

化　县(今化州市)　天花流行⑩。

连山县　加田一带流行天花,加洞村患病32人,死亡17人⑪。

海南省

琼山县(今海口市琼山区)　夏,谭文、甲子乡鼠疫流行⑫。

定安县　鼠疫流行⑬。

---

① 《广东省自然灾害史料》,广东科技出版社1999年版,第651页。

② "呈报防治霍乱及其他疫症情形及饬各区查明具报以凭防治由",《中山县县政季刊》1932年第2期,第454~455页。

③ 《汕头卫生志》,1990年。

④ "汕头霍乱症盛行",《申报》1932年6月26日,第7版。"海港检疫处第五期霍乱报告",《申报》1932年6月28日,第16版。

⑤ "公安局遵照前令转饬所属严厉执行取缔贩卖无皮生果切开西瓜等由",《汕头市市政公报》第83期,1932年,第2页。

⑥ 《汕头卫生志》,1990年。

⑦ 《汕头卫生志》,1990年。

⑧ 《澄海县志》,广东人民出版社1992年版。

⑨ 《陆丰县志》,广东人民出版社2007年版。

⑩ 《化州县志》,广东人民出版社1996年版。

⑪ 《连山壮族瑶族自治县壮族瑶族志》,中国文联出版社2002年版。

⑫ 《琼山县志》,中华书局1999年版。

⑬ 《海南省志·卫生志》,方志出版社2001年版。

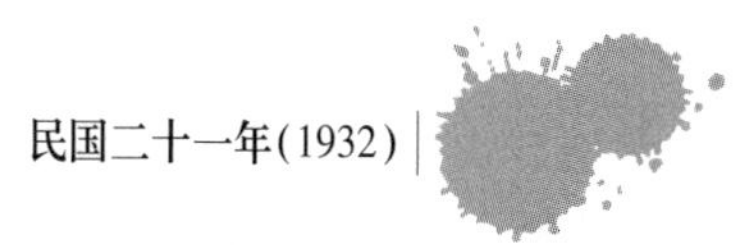

香港特别行政区

香　港　春,脑膜炎流行。4 月 16 日(三月十一日)报道:此间脑膜炎症,一周间死亡 20 人①。夏,霍乱流行。6 月 30 日(五月廿七日)报道:港霍乱症渐多,28 日发生 16 起②。《同仁医学》载:中国之虎疫渐次蔓延南方,目下在香港约有 80 余名之罹患。此后想有一番猖獗之势,故于日本内务省已于上月(7 月)15 日指定同地为流行地矣③。

澳门特别行政区

澳　门　春,脑膜炎流行。4 月 16 日(三月十一日)报道:此间(香港)脑膜炎症,一周间死亡 20 人,澳门更厉害④。

广西壮族自治区

邕宁县(今属南宁市)、崇善县、左县(今合为崇左市)、百色县(今属百色市)、郁林县(今属玉林市)、苍梧县(今梧州市)、陆川县、北流县(今北流市)、博白县　鼠疫流行⑤。

邕宁县(今属南宁市)　天花流行⑥。

武鸣县(今南宁市武鸣区)　天花流行。宁武、梁新、赖雷、苛宏、皇后等地尤甚⑦。

上思县　秋七月,天花流行,死者数百人,小儿居多⑧。

苍梧县(梧州)　春夏,脑膜炎流行⑨。夏秋,霍乱流行,患者 198 例⑩。

贵　县(今贵港市)　鼠疫流行,西山乡大成村和大兴村死 100 余人⑪。

容　县　鼠疫流行⑫。

桂林县(今属桂林市)　春三月,天花流行,死四五百人,以小孩为多⑬。

---

① “港脑膜炎盛行”,《中央日报》1932 年 4 月 16 日,第 2 版。

② “香港霍乱症渐多”,《申报》1932 年 6 月 30 日,第 8 版。

③ “香港指定为虎疫流行地”,《同仁医学》1932 年第 8 期。

④ “港脑膜炎盛行”,《中央日报》1932 年 4 月 16 日,第 2 版。

⑤ 《广西通志・医疗卫生志》,广西人民出版社 1999 年版。

⑥ 《南宁市卫生志》,1996 年。

⑦ 《武鸣县志》,广西人民出版社 1998 版。

⑧ 《上思县志》,广西人民出版社 2000 版。

⑨ 《广西通志・医疗卫生志》,广西人民出版社 1999 年版。

⑩ 《梧州市卫生志》,1991 年。

⑪ 民国《贵县志》卷一八《杂记》。《贵港市志》,广西人民出版社 1993 年版。

⑫ 《广西通志・医疗卫生志》,广西人民出版社 1999 年版。

⑬ 《临桂县志》,方志出版社 1996 年版。

永福县、百寿县(今永福县)　秋七月,霍乱流行。永福县城及鸡石街死50余人。百寿县乌石、桐木共死20多人①。

灌阳县　秋,霍乱流行。患者无数,死者甚多,病源从湖南方面传入②。

平乐县　秋七月,霍乱流行。日染病最多时数百人,死亡率在5%以上,沙子尤甚。县成立防疫委员会,施赠医药,10月方告平息③。

博白县　秋,霍乱流行。今《博白县志》载:7、8月,城厢、合江乡中樟村发生霍乱④。

柳州县(今属柳州市)　秋,霍乱流行。今《柳州市志》载:8月,城区霍乱流行,至9月17日,共发现176例,死73人⑤。

兴业县　天花流行⑥。

三江县　痢疾流行,从洋溪传入同乐各寨,死人很多⑦。

① 《永福县志》,新华出版社1996年版。

② 《灌阳县志》,新华出版社1995年版。

③ 《平乐县志》,方志出版社1995年版。

④ 《博白县志》,广西人民出版社1994年版。

⑤ 《柳州市志》第7卷,广西人民出版社2003年版。

⑥ 《兴业县志》,1996年。

⑦ 《三江侗族自治县志》,中央民族学院出版社1992年版。

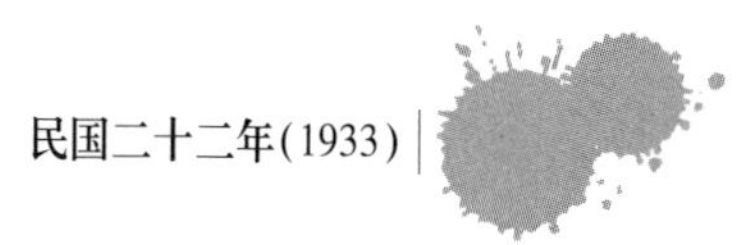

民国二十二年(1933)

全　国

夏,东三省霍乱流行。6 月 24 日(闰五月初二日)报道:市卫生课于 21 日正接到各地之报告谓,刻间虎疫最猖獗者为奉天,已有患者 54 名,次为新京 46 名,鞍山 8 名,本溪湖 7 名,大石桥 5 名,铁岭 5 名,安东、四平街、抚顺各 4 名,营口 3 名,辽阳 2 名,公主岭、瓦房店各 1 名,总计各地已患染 144 人之多①。秋冬之交,东三省鼠疫蔓延。9 月 25 日(八月廿五日)电:南满铁路今日接得消息,满洲内地之疫患益见恶化,虽经竭力扑治,而蔓延殊可骇人,卫生队与医务队均被召集服务,而已开始实行极严密与极广大之防疫针计划②。10 月,南满铁路卫生局报告:吉林农安县已死 200 余人;黑龙江青冈县恒升堡死 40 人;辽宁通辽区约死 130 人,疫氛现已蔓延至辽河对面;辽宁四平街、洮南区疫患最甚,已死 400 ~ 500 人。自 8 月下旬起,北满患疫而死者,共达 700 人。至 11 月中上旬,黑龙江之克山县、泰安镇等地仍有鼠疫蔓延③。

是年,全国鼠疫发生区域:云南 1 县;广西 4 县;广东 13 县,发病 1319 例,死亡 1313 例;福建 28 个县,发病 4755 例,死亡 4000 例;吉林 10 县,发病 1807 例,死亡 1688 例;内蒙古 7 县,发病 2374 例,死亡 2113 例;山西 2 县,发病 221 例,死亡 182 例;陕西 1 县;青海 1 县,发病 16 例,全部死亡④。

黑龙江省

龙江县(今齐齐哈尔市市区)　猩红热流行。广济、达生医院发现猩红热患者 9 人,死亡 5 人⑤。夏,天花流行。7 月 9 日(闰五月十七日)报道:齐齐哈尔发生天花疫

① “各地虎疫猖獗,满铁急谋预防”,《盛京时报》1933 年 6 月 24 日,第 7 版。

② “满洲疫氛益见恶化”,《初级中华英文周报》第 607 期,1933 年。

③ 李文海等《近代中国灾荒纪年续编》,湖南教育出版社 1993 年版,第 392 页。

④ 李文波《中国传染病史料》,化学工业出版社 2004 年版,第 176 页。

⑤ 《齐齐哈尔市卫生志》,1990 年。

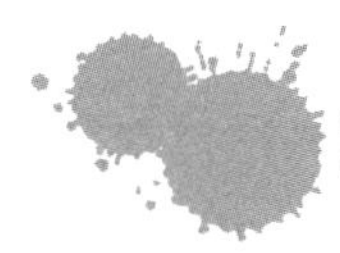

症甚炽,中俄人患者甚多[①]。

绥化县(今绥化市北林区)　夏,时疫流行。6月22日(五月三十日)报道:近日天气乍寒乍热,变幻无常,一般市民感受时疫者颇多,其症身体疼痛,或吐泻交作,间有变为赤痢,酿成危险重病者[②]。

滨江县(今属哈尔滨市)　夏,痢疾流行。7月1日(闰五月初九日)报道:痢疾近来已成为一种流行病,而传染之迅速,尤以道外十八、十九两道街之贫民窟中为甚[③]。7月15日(闰五月廿三日)报道:旬日以来,气温陡然升高,连日市内发现一种疠疫,势若虎列拉,而非虎列拉,初患干呕,或呕吐下泻。近日此症颇多,因而死亡者亦不在少数[④]。

克山县　秋,鼠疫流行。9月中下旬,泰安镇等地仍有鼠疫蔓延[⑤]。12月上旬,民政部电热河、黑龙江省公署曰:该省建平、克山县发生鼠疫[⑥]。

青冈县　秋,鼠疫流行。至8月中旬,北满患疫而死者,达700人,恒升堡死40人[⑦]。

肇州县　麻疹流行,丰乐一带患病1000余人,病死120多人,死亡率达12%。伤寒流行,汪家屯20户居民近100人患病,发病率达100%[⑧]。

瑷珲县(今黑河市)　夏五月,霍乱流行。5月31日(五月初八日),黑龙江省警务厅报告:黑河市发现虎疫患者二名,业已死亡。经查实,黑河一区住民李万祥系染患虎疫身死,同居王氏被传染治愈,又一区安玉竹、二区史莲德吐泻身死,类似虎疫,均消毒掩埋,传染经路因去岁市民多以发酵豆饼苓铛麦面果腹[⑨]。

海伦县(今海伦市)　天花流行。仅县城西六大家子屯就有30余名儿童死于此病,6名幸存者有5人落了麻子,1人双目失明[⑩]。冬,霍乱流行。12月9日(十月廿二日)报道:海伦警务局拘留所内由半月以前发生虎列拉传染病,迄至本地病死者已

---

① “齐齐哈尔发生天花疫症”,《中央日报》1933年7月9日,第2版。

② “时疾颇多”,《盛京时报》1933年6月22日,第8版。

③ “痢疾流行当局已预防”,《盛京时报》1933年7月1日,第7版。

④ “滨江发现流行疠疫”,《盛京时报》1933年7月15日,第7版。

⑤ 《黑龙江大事记》,1978年。

⑥ “制定百斯笃患者发生报告表示随电办法仰转饬发疫各地遵照填报由”,《民政部旬刊》1933年第34期,第40页。

⑦ 《黑龙江大事记》,1978年。

⑧ 《肇州县志》,黑龙江人民出版社1987年版。

⑨ “黑龙江省公署警务厅来电”,《民政部旬刊》1933年第18期,第19~20页。

⑩ 《绥化地区志》,黑龙江人民出版社1995年版。《海伦县志》,黑龙江人民出版社1988年版。

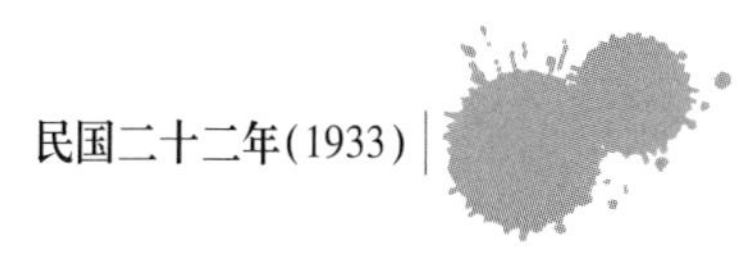

有3名,罹病者达15名[①]。

巴彦县　是年疫,自是连续三年疫。伤寒、瘟疹、白喉、猩红热、流行脑炎、麻疹、水痘、流感、痢疾、风疹等传染病流行,其势如火燎原,不可遏止。全县患病8709人,死亡135人。其中伤寒、麻疹、猩红热等发病5231人,死亡74人[②]。

吉林省

秋,鼠疫流行。9月21日(八月初二日),伪满洲国民政部称:吉林省辖农安、奉天省辖通辽等县,并四洮线鸿兴驿及其附近村落发生鼠疫及疑似鼠疫病症,势颇蔓延[③]。因令自9月18日(七月廿九日)起,指定农安县为鼠疫疫区[④]。自9月19日(七月三十日)起,开通、通辽县为鼠疫疫区[⑤]。10月,奉天省警务厅报告洮南、瞻榆两县发生百斯笃疫病,于10月11日经细菌检查决定为真性。吉林省警务厅报告长岭县发生百斯笃疫病,已判明系属真性。据此,民政部决定自10月11日(八月廿二日)起,将洮南、瞻榆、长岭三县追加为百斯笃疫区地,俾便妨遏[⑥]。11月,伪满洲国吉林省长称长岭、农安、乾安、扶余四县为鼠疫疫区县[⑦]。12月18日(十一月初二日),伪满洲国民政部令:除通辽县因于本月5日忽又续发疫症仍应严防外,所有农安、开通、长岭、洮南、瞻榆等五县疫区地自本年12月11日(十月廿四日)起,一律解禁,以利交通[⑧]。

长岭县　秋,鼠疫流行。东门外五家户发生百斯笃,死者甚多,计罹疫死亡者40

---

① “海伦警务局发现虎疫”,《盛京时报》1933年12月9日,第4版。

② 《巴彦县志》,黑龙江人民出版社1987年版。

③ “民政部咨第一七六号(卫字三一一五号):为通辽农安等处发生鼠疫势颇蔓延咨请转饬各铁路局各分省嗣后如有鼠疫随时报部由”,《民政部旬刊》1933年第29期,第26页。

④ “民政部咨第一七七号(卫字三一一六号):为农安县发生鼠疫经调查员检查确定为真性指定农安县为鼠疫疫区请转饬一体知照由”,《民政部旬刊》1933年第29期,第26页。

⑤ “民政部呈第一五二号(卫字三二〇一号):为呈报农安、通辽、开通三县发生百斯笃经派员检查决定真性已通令指定为疫区地各情形请鉴核由”,《民政部旬刊》1933年第29期,第25页。

⑥ “吉林省公署训令警卫生字第八六二号:令各县公署警察厅、水上警察局、警务局、商埠警务局”,《吉林省公署公报》第513期,1933年,第4页。“民政部训令第七二六号(卫字三六七五号):令奉吉黑热各省公署、新京哈尔滨特别市公署、北满满洲里防疫处、大黑河国境检疫所、山海关、北满特别区公署、首都哈尔滨警察厅、营口安东海港检疫所,为自10月11日起追加洮南、瞻榆、长岭三县为疫区地通令知照由”,《民政部旬刊》1933年第31期,第8页。

⑦ “吉林省公署训令警字第八二八号:令疫区各县公署长岭、农安、乾安、扶余”,《吉林省公署公报》第496期,1933年,第1~2页。

⑧ “民政部训令第九五六号(卫字四七〇九号):为自本年12月11日起将农安、开通、长岭、洮南、瞻榆等五县疫区解禁后,应酌留人员调查疫情分别令饬知照由”,《民政部半月刊》1934年第1期,第22页。

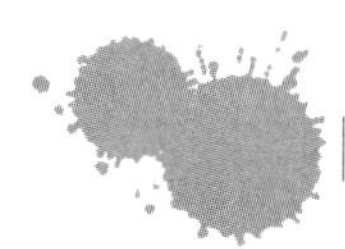

余名[①]。10月8日(八月十九日)报道:有由农安到境之男妇各一人患鼠疫死后,旋有15人染疫,今已死12人,疫患恐将续蔓延[②]。10月12日(八月廿三)报道:由农安赴长岭县之男女各1名,到长岭县东门外突发生病状。当时患头疼呕吐,其后感冷,并发热四十度,各淋巴肿胀,四五日后死亡。据医师诊断,决定为腺百斯笃。又于午后发生12名之患者,其内即死者,现在3名正在治疗中,颇有蔓延情形[③]。11月1日(九月十四日)报道:因长岭发生疫患,遮断长岭、扶余二县交通[④]。

扶余县　秋,鼠疫流行。10月2日(八月十三日),吉林警务厅电:扶余发生真性百斯笃[⑤]。

乾安县　秋,鼠疫流行,愈染愈烈,发病149人,无一治愈者[⑥]。12月8日(十月廿一日),乾安县警务局报告:乾安县城发生传染病确系百斯笃,组织临时防疫会并由该署派员前往实地调查[⑦]。

开通县　秋,鼠疫流行。9月14日(七月廿五日)报告,开通县四洮线鸿兴驿发生疑似百斯笃,附近死亡10余名。9月18日(七月廿九日)正式确定开通之疫为真性鼠疫[⑧]。

农安县　自夏徂秋,鼠疫流行。8月18日(六月廿七日),农安县三区界内花园双庙子等村发生鼠疫。9月10日(七月廿一日)报道:农安县西南方上月末突然发生百斯笃之传染病,因此病死亡者已达数十名,现更猖獗[⑨]。9月12日(七月廿三日),民政部派卫生司股长赵恩琛并得关东军医部满铁本社之援助,组织共同调查前往疫区实地检查。调查组于15日到达疫地,18日检查三个尸体,一个系肺百斯笃,其余系腺百斯笃,现蔓延20余村,死亡人数达240余名[⑩]。9月21日(八月初二日)报道:据

---

① 《长岭县志》,中华书局1993年版。

② “东北鼠疫蔓延”,《申报》1933年10月8日,第9版。

③ “长岭县城外发现鼠疫”,《盛京时报》1933年10月12日,第9版。

④ “代电长岭县长、扶余县长”,《吉林省公署公报》第493期,1933年,第1页。

⑤ “为据报吉林警务厅冬日电报扶余发生真性百斯笃等情关于松嫩两江航行船舶应先执行检疫由”,《民政部旬刊》1933年第31期,第24页。

⑥ 《乾安县志》,吉林人民出版社1999年版。

⑦ “为据佳代电称乾安县发生传染病确系百斯笃等情仰将调查所得详情迅报由”,《民政部旬刊》1933年第34期,第35页。

⑧ “民政部呈第一五二号(卫字三二〇一号):为呈报农安、通辽、开通三县发生百斯笃经派员检查决定真性已通令指定为疫区地各情形请鉴核由”,《民政部旬刊》1933年第29期,第25页。

⑨ “农安县境发现百斯笃,防疫班急遽出动”,《盛京时报》1933年9月10日,第4版。

⑩ “民政部呈第一五二号(卫字三二〇一号):为呈报农安、通辽、开通三县发生百斯笃经派员检查决定真性已通令指定为疫区地各情形请鉴核由”,《民政部旬刊》1933年第29期,第25页。

百斯笃调查班调查,目下农安县所属罹染之村屯已有23处,死者200余名[①]。10月3日(八月十四日)报道:农安方面所发生之百斯笃,自发生以来至9月30日间之死亡,总计达405名[②]。至10月3日(八月十四日),北满患疫而死者达700人,其中农安县死200余人[③]。10月13日(八月廿四日)报道:自百斯笃发生以来,已达418名之死亡者[④]。10月26日(九月初八日)报道:北满各地发生之百斯笃,近来益见猖獗。农安地方在8月中共患染295名,9月中128名,至10月20日又有37名,总计已达460名[⑤]。11月2日(九月十五日),伪满洲国吉林省称:农安县百斯笃疫病流行,迄今未减退[⑥]。11月17日(九月三十日),农安县长报告:疫区共12村,16日生子屯死4名,程家窝堡以前新患死1名,共计5名。11月18日(十月初一日),农安县长报告:17日三区谭家堡子新死1名,土门子死1名,共2名;又太桥旧患1名,土门子新患1名,均在疫区以内[⑦]。

长春县(今属长春市)　伤寒症流行[⑧]。

延吉县(今延吉市)　夏,流感、赤痢流行。6月20日(五月廿八日)报道:本埠近来忽发现时疫,传染甚速,患病者初则头疼,继而周身疼痛及冷,如得发汗则轻,如不发汗则重[⑨]。6月29日(闰五月初七日)报道:近日以来,各种传染病发生,惟赤痢一症,患者尤甚,现在患者全市几占三分之一[⑩]。霍乱、天花流行。霍乱发生340余人,死者甚多;天花发生83人,80%死亡;百日咳发生84人[⑪]。

汪清县　霍乱流行。是年是初次流行,此后6年发生数十次[⑫]。

瞻榆县　秋,鼠疫流行。9月,奉天省警务厅电称:瞻榆县西方发生疑似百斯笃,

---

① “百斯笃将袭新京,当局会商防预办法”,《盛京时报》1933年9月21日,第3版。

② “农安方面百斯笃渐趋弱灭”,《盛京时报》1933年10月3日,第4版。

③ 《黑龙江大事记》,1978年。

④ “农安县百斯笃仍未已,又有一名死亡”,《盛京时报》1933年10月13日,第4版。

⑤ “统计各地患疫数计千八百余名,鼠疫流行后日见猖獗”,《盛京时报》1933年10月26日,第9版。

⑥ “吉林省公署训令警字第八二八号:令疫区各县公署长岭、农安、乾安、扶余”,《吉林省公署公报》第496期,1933年,第1~2页。

⑦ “农安县长筱电”“农安县长巧电”,《民政部旬刊》1933年第32期,第36页。

⑧ “东北同胞之疾苦”,《申报》1933年10月28日,第7版。

⑨ “时疫流行”,《盛京时报》1933年6月20日,第7版。

⑩ “赤痢流行”,《盛京时报》1933年6月29日,第8版。

⑪ 《龙井县卫生志》,1990年。

⑫ 《汪清县卫生志》,1988年。

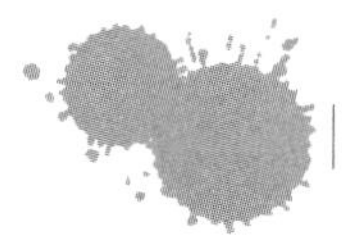

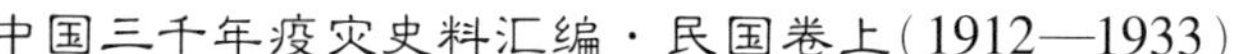

死亡者 20 名①。

大赉县(今属大安市)　秋,鼠疫流行。今《大安县志》载:秋,好来宝屯发生鼠疫②。

梨树县　秋,鼠疫流行。9 月 21 日(八月初二日)、10 月 3 日(八月十四日)有关鼠疫的报道,均涉及该县③。

辽源县(今属双辽市)　秋,鼠疫流行。10 月 26 日(九月初八日)报道:北满各地发生之百斯笃,近来益见猖獗,四洮沿线郑家屯有染患者④。

安广县(今属大安市)　夏,疟疾、痢疾盛行。7 月 14 日(闰五月廿二日)报道:平安入夏以来,瘟疫畅行,城关患疟疾、痢疾者七十余⑤。

桦甸县(今桦甸市)　夏,疹疫流行。4 月 29 日(四月初五日)报道:入春以来,春瘟流行,医不识症,至于小儿患疹,尤难治愈。计自本年正月以迄现在,小儿患疹肿致死者不下千余名⑥。

磐石县(今磐石市)　秋,痢疾流行。9 月 8 日(七月十九日)报道:本县自入夏以来,时疫甚盛,每日死者不下十数名,其中尤以小孩为最甚,此病先痢疾而后便血,三日之此危险期,过此三日则遍身疼痛,饮食不进,虽不死亦得月余方痊愈,至立秋之后,疫事稍灭⑦。冬,天花流行。1934 年 2 月 8 日(十二月廿五日)报道:本县现因天气不定,寒暖无常,以致城厢内外居民,时有天然痘之发现,常年生痘多在小儿,此次即中年男子亦有生者⑧。

西安县(今东辽县)　冬,天花流行。12 月 24 日(十一月初八日)报道:本县人民迩来竟有身患天花者,无论老幼男女均染有患,因此种天花身死者亦不无其人⑨。

辑安县(今集安市)　冬,天花流行。1934 年 2 月 10 日(十二月廿七日)报道:外

① “为据该省警务厅称瞻榆县发生疑似百斯笃等情仰转饬该厅设法严防并将疫情续报由”,《民政部旬刊》1933 年第 30 期,第 15 页。

② 《大安县志》,辽宁人民出版社 1990 年版。

③ “东北疫势猖獗”,《申报》1933 年 9 月 21 日,第 7 版。“北满鼠疫蔓延”,《申报》1933 年 10 月 3 日,第 9 版。

④ “统计各地患疫数计千八百余名,鼠疫流行后日见猖獗”,《盛京时报》1933 年 10 月 26 日,第 9 版。

⑤ “时疫猖獗”,《大公报》1933 年 7 月 14 日,第 6 版。

⑥ “胡先施药灵效如神?”,《盛京时报》1933 年 4 月 29 日,第 7 版。

⑦ “传染病减少”,《盛京时报》1933 年 9 月 8 日,第 8 版。

⑧ “天然痘发现”,《盛京时报》1934 年 2 月 8 日,第 9 版。

⑨ “成立临时防疫会”,《盛京时报》1933 年 12 月 24 日,第 9 版。

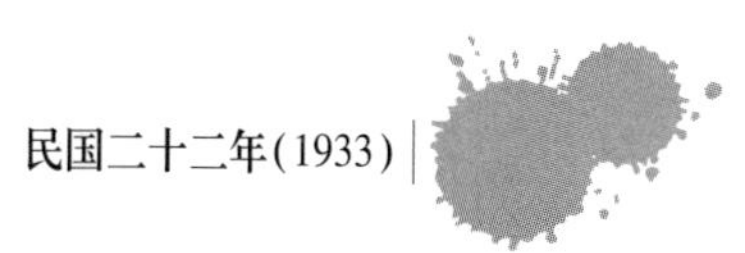

岔沟商民辐辏之处,自入冬以来,天气异常温暖,一般市民儿童,患痘疹者不乏其人①。

东丰县　是年疫。今《辽源市志》载:东丰县是年传染病发病263例,死亡111人,死亡率为42.2%②。冬,黄病流行。12月6日(十月十九日)报道:近日来,忽有黄病流行,一经传染,即难治愈,染症之后,全身皆黄,不及数日即致死命,据7日内调查,已死亡者达20余人之多③。按:"黄病"应是黄疸性肝炎,即急性甲型肝炎。

洮南县(今洮南市)　秋,鼠疫流行。9月8日(七月十九日),城南西好力堡发生鼠疫,8人发病,全部死亡④。9月21日(八月初二日)报道:通辽及四平街与洮南发生鼠疫与肺疫,现染疫垂毙者达数百人⑤。10月3日(八月十四日)报道:四平街、洮南区鼠疫疫患最甚,已死四五百人⑥。10月26日(九月初八日)报道:北满各地发生之百斯笃,近来益见猖獗。四洮沿线如郑家屯(按:时属辽源县)及洮南各地已染患者,在9月中135名,10月至20日止23名,计共158名,比之始初虽已渐减,但10月以后,各地调查不明及遗漏亦有多数⑦。

通化县　春,鼠疫流行。2月2日(正月初八日)报道:入冬以来,雨水较少,以致流行疫病,层出蔓延。现该县境内近发现鼠疫(即百斯笃),该地患染者已十余名⑧。天花流行。今《通化县志》载:疫病流行,7~10岁儿童50%死于痘疹合并症⑨。

海龙县(今梅河口市)　夏六月,流感流行。民国《海龙县志》载:7月,县城突发时疫,阖城患者300余户,男女计2000余名。其罹病者均头痛晕眩,当时疫势猖獗,大有不可遏止之势,其罹病较重而死亡者达200余名。山城镇街亦于7月发生时疫,罹病者300余人,均系类似伤寒之传染病,患之者病状虽云剧烈,但一经治疗,尚易收效,死亡者仅5名⑩。按:其疫肯定不是霍乱和鼠疫,该《志》称未发现虎烈拉和百斯笃。根据发病症状和死亡率,怀疑是流感流行。

辽宁省

沈阳县(省会,今属沈阳市)　夏,霍乱、赤痢流行。6月24日(闰五月初二日)报

---

① "气候不正天花流行",《盛京时报》1934年2月10日,第8版。

② 《辽源市志》,吉林人民出版社1995年版。

③ "气象不常流行黄病",《盛京时报》1933年12月6日,第9版。

④ 《洮南市志》,吉林文史出版社2000年版。

⑤ "东北疫势猖獗",《申报》1933年9月21日,第7版。

⑥ "北满鼠疫蔓延",《申报》1933年10月3日,第9版。

⑦ "统计各地患疫数计千八百余名,鼠疫流行后日见猖獗",《盛京时报》1933年10月26日,第9版。

⑧ "通化县发现百斯笃",《盛京时报》1933年2月2日,第4版。

⑨ 《通化县志》,吉林人民出版社1996年版。

⑩ 民国《海龙县志》卷二〇《灾异·时疫》。

道:刻间虎疫之最猖獗者为奉天,已有患者54名①。7月5日(闰五月十三日)报道:入夏以来,省垣发现疫病,首为赤痢,致患该症者颇为众多;不意当此赤痢防不胜防期间,而猩红热又复发现矣,患者系奉天省公署印刷所工人②。秋,伤寒流行③。冬,天花流行。1934年1月18日(十二月初四日)报道:苏家屯昨日有18名之天然痘患者发生,甚为恐慌④。1934年1月20日(十二月初六日)报道:沈阳警察厅以市内天然痘患者极为众多,特印制传单及防范标语⑤。1934年2月11日(十二月廿八日)报道:日来天花患者频传,极度危险⑥。

铁岭县 冬,天花流行。民国《铁岭县续志》载:冬,突由省城传来天花,无论男女老幼,染者立死⑦。

营口县(今大石桥市) 春,猩红热流行。3月28日(三月初三日)报道:入春以来,发生春瘟,轻者清解可愈,重者如猩红热,治不得法,竟而丧生。近来较前虽然减轻,而竟继续发现天花患者⑧。4月22日(三月廿八日)报道:市内近来发现小儿瘟疹传染病,罹之者初则周身高热、咳嗽,继而发现瘟疹,治之不当,每有致命者⑨。今《营口市志》载:自春以来,伤寒、斑疹伤寒和鼠疫陆续流行,并蔓延到奉天、吉林、黑龙江、热河四省。1—9月以上各类传染病发生78人⑩。

建平县 冬,鼠疫流行。12月上旬,民政部电热河、黑龙江省公署曰:该省建平、克山县发生鼠疫⑪。

盖平县(今盖州市) 春,天花流行。4月2日(三月初八日)报道:入春以来,瘟疫蔓延,天花以起,四乡小孩患天花痘疹者,颇不乏人⑫。夏,痢疾流行。6月29日(闰五月初七日)报道:入夏以来,时疫流行,刻下四乡患病者颇多⑬。7月11日(闰五

---

① “各地虎疫猖獗,满铁急谋预防”,《盛京时报》1933年6月24日,第7版。

② “赤痢病迄未禁绝期中,猩红热又复发现”,《盛京时报》1933年7月5日,第2版。

③ “东北同胞之疾苦”,《申报》1933年10月28日,第7版。

④ “苏家屯天然痘患者十有八名”,《盛京时报》1934年1月18日,第4版。

⑤ “预防天花警厅开始宣传”,《盛京时报》1934年1月20日,第4版。

⑥ “大家对于天花慎勿大意,连日来屡有发现”,《盛京时报》1934年2月11日,第4版。

⑦ 民国《铁岭县续志》卷一〇《灾疫志》。

⑧ “天花流行”,《盛京时报》1933年3月28日,第7版。

⑨ “小儿瘟疹流行”,《盛京时报》1933年4月22日,第7版。

⑩ 《营口市志》,中国书籍出版社1992年版。

⑪ “制定百斯笃患者发生报告表示随电办法仰转饬发疫各地遵照填报由”,《民政部旬刊》1933年第34期,第40页。

⑫ “天花流行”,《盛京时报》1933年4月2日,第7版。

⑬ “时疫流行”,《盛京时报》1933年6月29日,第7版。

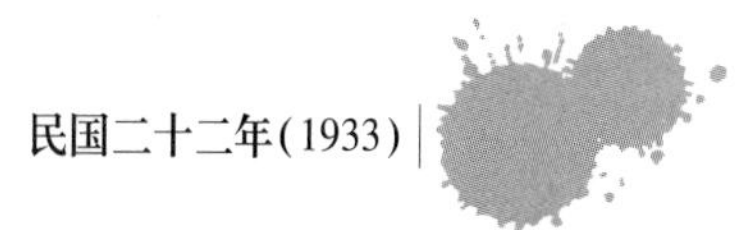

月十九日)报道:近日因天时不正,杂疫流行,就中以赤痢甚形蔓延,各学校患者尤多①。今《营口市志》载:1—9 月,共发生伤寒、斑疹伤寒、天花、赤痢、白喉、猩红热等患者 654 人②。

彰武县　秋,鼠疫流行。10 月,彰武县发生疑似百斯笃③。

昌图县　冬,鼠疫流行。12 月中旬,三江口三马村杨亮子屯发生肺鼠疫,全屯幸存一人④。

兴城县　春,流感、猩红热流行。1 月 28 日(正月初三日)报道:去冬雨雪稀少,春来天气寒暖无常,一般人患病者甚多。小儿多患瘟毒疹、猩红热等症,少壮青年患咳嗽、喉哑、失音,医家断为春瘟⑤。4 月 10 日(三月十六日)报道:小儿多患瘟毒疹、猩红热等症,少壮青年患咳嗽喉哑失音,势缠绵,迄难就愈,且传染极烈⑥。

海城县(今海城市)　春,春瘟流行。2 月 10 日(正月十六日)报道:苗官屯左近之于官屯、孟官屯、杨官屯,近三五日来,成人童子,竟染时疫(即所谓春瘟流行也)者甚多,得病即昏,不进茶饭,且病而夭者凡十余名⑦。夏秋,痢疾流行。6 月 4 日(五月十二日)报道:时疫蔓延,患头疼、痢疾者大有其人,尚有类似猩红热病者⑧。7 月 7 日(闰五月十五日)报道:近来染患赤白痢疾者很多,轻者服药可愈,重者医药无灵,多致殒命⑨。9 月 1 日(七月十二日)报道:时疫应时而生,连日间城防赤白痢疾症流行,患此痢疾毙命者,时有所闻⑩。

锦　县(今锦州市)　春,猩红热流行。2 月 18 日(正月廿四日)报道:近来天气失和,时冷时热,一般市民失于调养,致多罹患春瘟,而壮年之人尚能营养,用药数剂即可痊愈,最不幸者为不满十龄之儿童,一经传染,即有性命之虞,治疗不周,因而殒命,日有数起⑪。2 月 28 日(二月初五日)报道:春瘟流行,染之难除,因而殒命者,为

---

① “赤痢流行”,《盛京时报》1933 年 7 月 11 日,第 2 版。

② 《营口市志》,中国书籍出版社 1992 年版。

③ “为据卫生司案呈该署警务厅电称彰武县发生疑似百斯笃等情,对于防疫药品等,仰充分协助由”,《民政部旬刊》1933 年第 31 期,第 23 ~ 24 页。

④ 《昌图县三江口镇志》,1998 年。

⑤ “兴城春瘟流行”,《大公报》1933 年 1 月 28 日,第 6 版。

⑥ “兴春瘟流行”,《大公报》1933 年 4 月 10 日,第 6 版。

⑦ “苗官屯近村春瘟盛行”,《盛京时报》1933 年 2 月 10 日,第 5 版。

⑧ “天时不正时疫生,警局严禁售冰糕”,《盛京时报》1933 年 6 月 4 日,第 4 版。

⑨ “赤白痢疾多”,《盛京时报》1933 年 7 月 7 日,第 8 版。

⑩ “天时不正,赤白痢疾多”,《盛京时报》1933 年 9 月 1 日,第 9 版。

⑪ “春瘟流行”,《盛京时报》1933 年 2 月 18 日,第 5 版。

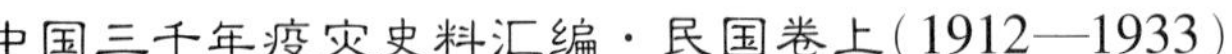

数不少①。4 月 11 日(三月十七日)报道:邑东水泉小叶堡村疹毒传染极甚,夭殒小儿 70 余名之多②。4 月 21 日(三月廿七日)报道:市内近日瘟症流行,死伤殊夥,而尤以猩红热为最危险③。

锦西县(今属葫芦岛市) 夏,痢疾流行。8 月 11 日(六月二十日)报道:人民多染赤痢,因而夭伤者亦复不少④。秋,疟疾、白喉流行。9 月 13 日(七月廿四日)报道:入夏以来,民间多疫,先染赤痢,继又多染疟疾,现在又有多数男女染白喉症,传染力甚速⑤。

凤城县(今凤城市) 春,瘟疫流行。3 月 17 日(二月廿二日)报道:入春以来,瘟疫流行,传染病殊甚。初得之病状,头疼身痛,甚而项肿,轻则三二日而愈,重则转瞬即毙。染病身亡者,已有数起⑥。

桓仁县 春,天花流行。3 月 29 日(三月初四日)报道:入春以来,春瘟流行,天花最多⑦。秋,瘟疫流行。8 月 29 日(七月初九日)报道:入夏以来,瘟疫流行,患者头晕目眩,上吐下泻,与霍乱无异,以一般小儿为尤甚,染是症者多不治,近十余日中,死亡相继。据警务局调查,死者已达百余人,其中多为老人与小儿⑧。

台安县 夏,赤痢流行。7 月 18 日(闰五月廿六日)报道:近因天气炎热异常,人民对于饮食稍不注意,即患时疫,又曰赤痢症也。刻下患此病者日见增加,治法稍不适当,即有殒命之虞⑨。

岫岩县 秋,痢疾流行。8 月 25 日(七月初五日)报道:时候寒暖不调,人民多生杂症,患腹痛者有之,上吐下泻者有之,红白痢疾者有之,就中以小孩为最,已死 40 余名之多⑩。

盘山县 秋,痢疾流行。9 月 22 日(八月初三日)报道:入秋以后,患赤痢者颇不乏人,初患者视为寻常病症,不以为忧,不意竟有愈患愈剧,继则全身发热,饮食减少,因而一病不起者,往往有之⑪。

---

① “春季检查卫生三月初实行”,《盛京时报》1933 年 2 月 28 日,第 4 版。
② “小叶堡村殒儿七十余,疹毒传染猖獗可畏”,《盛京时报》1933 年 4 月 11 日,第 7 版。
③ “猩红热流行”,《盛京时报》1933 年 4 月 21 日,第 7 版。
④ “天时寒热不均,人民多染赤痢”,《盛京时报》1933 年 8 月 11 日,第 9 版。
⑤ “白喉症传染甚速”,《盛京时报》1933 年 9 月 13 日,第 9 版。
⑥ “时令不正春瘟多”,《盛京时报》1933 年 3 月 17 日,第 7 版。
⑦ “春瘟流行天花多”,《盛京时报》1933 年 3 月 29 日,第 7 版。
⑧ “瘟疫流行”,《盛京时报》1933 年 8 月 29 日,第 9 版。
⑨ “赤痢流行”,《盛京时报》1933 年 7 月 18 日,第 7 版。
⑩ “时疫流行”,《盛京时报》1933 年 8 月 25 日,第 8 版。
⑪ “赤痢流行”,《盛京时报》1933 年 9 月 22 日,第 4 版。

开原县(今开原市)　冬,天花流行。1934年1月12日(十一月廿七日)报道:县城北街有患天花痘疹传染死亡者①。

安东县(今东港市)　伤寒症流行②。

抚顺县　疟疾流行,发生1070人③。

本溪县(今本溪满族自治县)　斑疹伤寒流行④。

庄河县(今庄河市)　夏秋,痢疾流行⑤。

金　县(今大连市金州区)　春夏,猩红热、脑膜炎、天花流行。3月4日(二月初九日)报道:名称国际都市之大连,前在严冬之际,在防痘症中有猩红热疫之发生。2月末以来,二症又示其猛威,先后患染者计达数十名。据调查,自入本年以来,共发现患猩红热者47名⑥。3月21日(二月廿六日)报道:日来天然痘大有猖獗之势,且本年之流行期比诸往年约早一月之余⑦。5月18日(四月廿四日)报道:大连猩红热流行,4月中共患49名,比去年4月增至二倍,更比昭和六年增六倍,再比昭和五年增十倍,竟有逐年递增之势⑧。5月27日(五月初四日)报道:脑脊髓膜炎病猖行于市内,总计已患染者约10余名,蔓延神速⑨。6月25日(闰五月初三日)报道:天花流行,共有患染天然痘者26名,就中日人21名⑩。7月8日(闰五月十六日)报道:大连署卫生系之调查,本年6月中管内杂疫流行之状况:猩红热20名、天花10名、肠窒扶斯8名、赤痢4名、窒扶得利亚6名、流行性脑髓膜炎1名、其他共计50名⑪。秋,赤痢、天花流行。7月15日(闰五月廿三日)报道:至11日,竟有数名患染赤痢症者⑫。9月15日(七月廿六日)报道:各病院诊疗之病人中以赤痢占多数。自月初以来,患赤痢一症竟达40余名,而9月11日之一日间达六七名⑬。10月25日(九月初七日)报

---

① “县署防疫施种牛痘”,《盛京时报》1934年1月12日,第9版。

② “东北同胞之疾苦”,《申报》1933年10月28日,第7版。

③ 《抚顺市卫生志》,1989年。

④ 《本溪满族自治县志》,辽宁民族出版社2009年版。

⑤ 《庄河县志》,新华出版社1996版。民国《庄河县志》卷一《地理志·祥异》。

⑥ “各警察署防疫中发生传染病,全市商民将行防疫注射”,《盛京时报》1933年3月4日,第7版。

⑦ “天花流行猖獗,沿户警告预防”,《盛京时报》1933年3月21日,第4版。

⑧ “猩红热蔓延全市,染病死亡日增”,《盛京时报》1933年5月18日,第7版。

⑨ “脑脊髓膜炎警署布告预防”,《盛京时报》1933年5月27日,第4版。

⑩ “天花赤痢流行,官厅急施预防”,《盛京时报》1933年6月25日,第4版。

⑪ “传染病流行后六月中患染数”,《盛京时报》1933年7月8日,第7版。

⑫ “赤痢猖獗,瓜果全行消毒”,《盛京时报》1933年7月15日,第7版。

⑬ “秋后天气不均,幼儿多患赤痢”,《盛京时报》1933年9月15日,第13版。

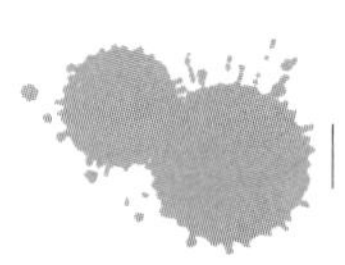

道:自春至秋,各种传染病未时或息。据调查,最流行者,首为猩红热,次为痘疮,患染者频出不穷,尤以痘疮一症,日来竟复猖獗,尤莫甚于东部大连市之寺儿沟方面之满族部落中,幼儿患痘,不知医疗,致蔓延日广[①]。冬,天花、猩红热流行。12 月 3 日(十月十六日)报道:本年中市内流行之传染病以天花最猖獗,今虽值隆冬,尚有不息之势。据调查,11 月以来,管内共染 25 名之多[②]。1934 年 1 月 9 日(十一月廿四日)报道:天然痘自去年秋以来逐日猖獗,虽至严寒之年末,未曾息灭。查自元旦至 3 日间,市内患染者日人 1 名,中国人 5 名,至 4 日又有 5 名日人被染者,如此猖獗,莫不恐惧[③]。1934 年 1 月 12 日(十一月廿七日)报道:据调查,在 6 日以前,共染痘 11 名,8 日又有 11 名之多[④]。1934 年 1 月 14 日(十一月廿九日)报道,元旦后至 10 日间染各种传染病人数:天然痘 28 名,猩红热 10 名,肠窒扶斯 5 名,窒扶得利、脑脊髓膜炎各 1 名,总计发生 48 名[⑤]。1934 年 1 月 18 日(十二月初四日)报道:自新正以来之半月间,市内外共发生痘疮者 37 名。刻间痘疮未息,又有猩红热之发生,14 日患者 3 名。自元旦至 15 日间,全市患猩红热症者 15 名之多[⑥]。霍乱散在发生[⑦]。

内蒙古自治区

包头县(今属包头市) 冬,天花流行。1934 年 2 月 13 日(十二月三十日)报道:天花蔓延,百灵庙蒙人死者颇多[⑧]。

翁牛特左旗 秋,鼠疫流行。9 月 14 日(七月廿五日),鼠疫,桥头死 70 余人,乌敦套海镇一带死 200 余人[⑨]。

阿鲁科尔沁旗、敖汉旗 夏秋,鼠疫流行。6—9 月,阿鲁科尔沁旗和敖汉旗有 3 个村发生腺鼠疫,发病 237 人,死亡 198 人[⑩]。

通辽县(今通辽市科尔沁区) 春,天花流行。4 月 8 日(三月十四日)报道:县境

---

① “天花猖行不息”,《盛京时报》1933 年 10 月 25 日,第 4 版。

② “期灭天花来源再行种痘”,《盛京时报》1933 年 12 月 3 日,第 9 版。

③ “新正以来患痘者十五名,大连署再行彻底种痘”,《盛京时报》1934 年 1 月 9 日,第 9 版。

④ “天花猖獗不息,连市普及蔓延,新正以来患染者日增”,《盛京时报》1934 年 1 月 12 日,第 9 版。

⑤ “诸传染病猖獗,西署管内种痘,新正后患染四十八名”,《盛京时报》1934 年 1 月 14 日,第 9 版。

⑥ “预防天花声中猩红热复猖獗”,《盛京时报》1934 年 1 月 18 日,第 9 版。

⑦ 《大连市卫生志》,大连出版社 1991 年版。

⑧ “百灵庙天花蔓延”,《申报》1934 年 2 月 13 日,第 2 版。

⑨ 《翁牛特旗志》,内蒙古人民出版社 1993 年版。

⑩ 《赤峰市志》,内蒙古人民出版社 1996 年版。《建昌营镇志》,内蒙古人民出版社 1995 年版。

内突然发现天然痘疫,传染甚速,因病死者颇多[①]。夏秋迄冬,鼠疫流行。5—11月,鼠疫传播全县21个村屯,发病1485人,死亡1378人,病死率达92.7%[②]。9月12日(七月廿三日)报道:据通辽11日电,离通辽北方约30华里地方发现黑死病患者,死亡已达9名[③]。9月17日(七月廿八日)报道:通辽县境发现百斯笃传染疫病,迄本月11日止,计该县境各地死亡者,马力营子34名,关家窝棚20名,七家子47名,其他地方8名[④]。通辽茂林庙、马力营子等村落发生奇异病,死亡60余人,9月19日(七月三十日)确定均为真性鼠疫[⑤]。9月21日(八月初二日)报道:通辽发生鼠疫与肺疫[⑥]。10月3日(八月十四日)报道:鼠疫流行,通辽区约死130人[⑦]。10月4日(八月十五日)报道:通辽一带于日前发现百斯笃传染病,势颇猖獗[⑧]。通辽县境自上月发现百斯笃疫患者以来,当经检验,该疫之真性患者计160余名[⑨]。10月19日(九月初一日)报道:北宁路通辽方面发生鼠疫,势甚蔓延[⑩]。10月26日(九月初八日)报道:北满各地发生之百斯笃,近来益见猖獗。通辽地方至9月15日共202名,至9月30日又247名,10月至20日又118名,总计567名[⑪]。12月12日(十月廿五日)报道:省内通辽县境于近日间发现真性百斯笃疫病,死亡者据报达10名[⑫]。

科尔沁右翼前旗　鼠疫流行。今《兴安盟志》载:乌兰浩特市鼠疫流行,是年至1941年共发现鼠疫病人1363人,死亡1257人[⑬]。

苏尼特右翼旗(今苏尼特右旗)　天花流行,发病110人,死亡70人[⑭]。

鄂尔多斯右翼中旗(今乌海市海勃湾区)　秋,鼠疫流行。9月20日(八月初一

---

① "通辽发现天然痘疫,防疫班即前往",《盛京时报》1933年4月8日,第4版。

② 《通辽市志》,方志出版社2002年版。

③ "通辽地方发现疑似鼠疫",《盛京时报》1933年9月12日,第2版。

④ "百斯笃省垣防疫网正由警务厅筹备中",《盛京时报》1933年9月17日,第4版。

⑤ "民政部呈第一五二号(卫字三二〇一号):为呈报农安、通辽、开通三县发生百斯笃经派员检查决定真性已通令指定为疫区地各情形请鉴核由",《民政部旬刊》1933年第29期,第25页。

⑥ "东北疫势猖獗",《申报》1933年9月21日,第7版。

⑦ "北满鼠疫蔓延",《申报》1933年10月3日,第9版。

⑧ "关外发生鼠疫大交通支线客货车已停开北甯路在榆关检验旅客",《大公报》1933年10月4日,第2版。

⑨ "通辽防疫工作极为周密,百斯笃可期灭迹",《盛京时报》1933年10月4日,第4版。

⑩ "北宁路发生鼠疫铁部令设检疫所",《中央日报》1933年10月19日,第3版。"北宁路发生鼠疫铁部令设检疫所",《广济医刊》1933年第11期。

⑪ "统计各地患疫数计千八百余名,鼠疫流行后日见猖獗",《盛京时报》1933年10月26日,第9版。

⑫ "通辽续现鼠疫,疫委会三次会议",《盛京时报》1933年12月12日,第4版。

⑬ 《兴安盟志》,内蒙古人民出版社1997年版。

⑭ 《二连浩特市志》,内蒙古文化出版社2003年版。

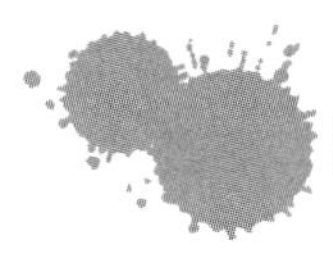

日)报道:北铁南部沿线乌海之南方约30俄里地点方面百斯笃病症异常猖獗,据报告,染此病死亡者已达200余人①。

赤峰县(今属赤峰市) 秋,鼠疫流行。11月11日(九月廿四日)报道:赤峰北方约15日里附近发生疑似百斯笃患者,同地赤峰街道死亡者70多人,又于同地附近有相等之罹病者模样②。

北京市

北平特别市(今北京市) 脑膜炎、霍乱、痢疾流行。是年,北平报告痢疾430例,死160人③,报告脑膜炎44例,死34人④。北平发生真性虎疫⑤。

通 县(今通州区) 春,白喉、天花流行。3月11日(二月十六日)报道:时令不正,疫疠流行,县城患白喉者以家计,城西长营村染天花之幼童竟有百余名之多⑥。冬,冬瘟流行。12月10日(十月廿三日)报道:近来气候失常,以致疫疠流行,其较普通者则有伤寒、痧疹等,而白喉昨日为东门外住宅之一幼儿及一青年女子,均已因病致死⑦。

昌平县(今昌平区) 夏,天花流行。7月14日(闰五月廿二日)报道:迩来时令不正,各种传染病流行甚烈,县属八区阳坊贯市等村近日天花流行,儿童死亡甚众⑧。秋,白喉、痢疾流行。11月2日(九月十五日)报道:入秋以来,气候失常,各种流行疾病皆先后发生,中以白喉、痢疾二症流行最厉。居民患痢者虽多,但尚鲜有死亡者。至白喉则不然,几乎患者必死(患者多为小儿),故近日小儿死亡者颇多⑨。

天津市

天津市 春,流感、猩红热、白喉流行。2月4日(正月初十日)报道:新春的天气,乍暖乍寒,时令病乘时大作,流行性感冒比比皆是⑩。2月15日(正月廿一日)报道:本市近又发生猩红热传染症⑪。3月16日(二月廿一日)报道:春来气候不正,寒

---

① “北铁南部线亦疫势猖獗”,《盛京时报》1933年9月20日,第4版。

② “赤峰疑似百斯笃,疫势猖獗尸载途”,《盛京时报》1933年11月11日,第4版。

③ 李维镕《城市与乡村死亡率与疾病率的比较》,《中华医学杂志》1942年第11期。

④ 王祖祥《南京事务所工作概况》,《中华医学杂志》1934年第1期。

⑤ “民政部训令第五三七号(卫字二五七四号)”,《民政部旬刊》1933年第25期,第6~7页。

⑥ “白喉与天花通县患者独多”,《大公报》1933年3月11日,第6版。

⑦ “通县疫疠流行东门外发现白喉”,《大公报》1933年12月10日,第9版。

⑧ “时疫猖獗”,《大公报》1933年7月14日,第6版。

⑨ “昌平瘟疫流行白喉痢疾蔓延甚烈”,《大公报》1933年11月2日,第9版。

⑩ “时令病随春气俱来宜慎为防范”,《大公报》1933年2月4日,第7版。

⑪ “传染病猩红热已有二童病死”,《大公报》1933年2月15日,第9版。

逾严冬,间阎间复发现白喉等症,蔓延不甚剧烈,死亡尚鲜①。夏,霍乱流行。6月6日(五月十四日)报道:入夏以来,时令不正,本市小儿多患百日咳,传染甚烈,医药鲜效②。6月8日(五月十六日)报道:唐家口昨日发现时疫,患者百余人。东局子收容所难民亦发现时疫,诊治84人中,患疫者居50余人③。6月11日(五月十九日)报道:津东局子难民患瘟疫者日多,已达400余名④。冬,猩红热流行。十二月廿五日(1934年2月8日)报道:近日时令不正,本市各处已发现猩红热病多起,传染病医院刻已收容十余人,传染极速⑤。

河北省

清苑县(今保定市) 春,脑膜炎、白喉流行。4月14日(三月二十日)报道:保定迩来天气乍冷乍热,患病者颇不乏人,脑膜炎与白喉等危险症,乘机肆虐⑥。夏,霍乱流行。6月29日(闰五月初七日)报道:城乡近忽发现虎疫,死者颇不乏人⑦。7月22日(闰五月三十日)报道:虎疫传染甚烈,城关已死男女百名之多,乡村间虎疫尤为猖獗⑧。7月27日(六月初五日)报道:虎疫猖獗,死者已达百人⑨。

宣化县 春,瘟疫流行。1月28日(正月初三日)报道:宣化县内入冬迄今,气候失调,瘟疫流行,最近居民发现一种病症,即头部初则痛痒,继乃生疮,蔓延面部,虽竭力医治,亦难奏效,而斯症传染亦至神速⑩。4月16日(三月廿二日)报道:宣化近来天气冷热无常,因而时疫蔓延,居民频患喉痛,幼童患者尤夥。初则喉间微痒,继乃颈项生红色小粒,疼痛难当⑪。

阳原县 春,流感流行。2月8日(正月十四日)报道:阳原咳嗽流行,自废年后,患咳嗽者甚多⑫。

沧 县(今沧州市) 春,流感流行。2月9日(正月十五日)报道:沧县春瘟发

---

① "杨柳青时疫发现白喉但不甚烈",《大公报》1933年3月16日,第6版。
② "咳疫流行虽无性命危险小儿痛苦难堪",《大公报》1933年6月6日,第9版。
③ "发现时疫唐家口之难民患者有百余人",《大公报》1933年6月8日,第9版。
④ "津东难民患瘟疫者日多",《中央日报》1933年6月11日,第2版。
⑤ "本市发现猩红热市府将发布告取缔隐匿",《大公报》1934年2月8日,第10版。
⑥ "脑膜炎保定有二校发现",《大公报》1933年4月14日,第6版。
⑦ "虎疫保定发现",《大公报》1933年6月29日,第6版。
⑧ "保定患虎一日死数十人",《大公报》1933年7月22日,第6版。
⑨ "保定防疫",《大公报》1933年7月27日,第6版。
⑩ "人灾鸡瘟猖獗",《大公报》1933年1月28日,第6版。
⑪ "宣化时疫喉症之外又有鸡瘟",《大公报》1933年4月16日,第6版。
⑫ "咳嗽流行",《大公报》1933年2月8日,第5版。

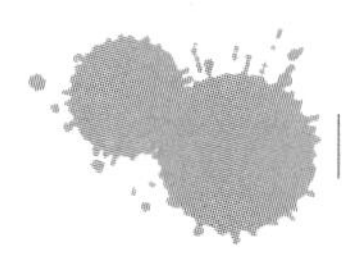

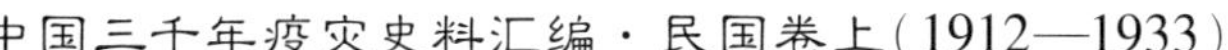

生,刻下患者即觉头昏目晕,沉迷不醒,饮食不进,死者尚少①。

元氏县　春,流感流行。2 月 11 日(正月十七日)报道:县境自入春后,气候无常,春瘟乘机流行,病状初发时,脑部起剧烈之疼痛,遍体流汗,胃部肿胀,消化不灵,体温常高至百余度,昏不知人,危险异常②。

大名县　春,流感流行。3 月 22 日(二月廿七日)报道:入春以来,时瘟流行,城内居民十之三四均患头晕目眩,鼻口干燥,咳嗽不止③。

隆平县(今并入隆尧县)、南宫县(今南宫市)、钜鹿县(今巨鹿县)　夏,霍乱流行。6 月 30 日(闰五月初八日)报道:南宫县西境发现一种时疫,遭疫而死者甚夥,传染甚速,转瞬蜒及钜鹿,而至隆平。病状略似中风,初得时,腹中奇痛,渐不能言语,一天后即死,诸医束手,染疫死者有 19 人之多④。按:这是被称为"噤口痢"的干霍乱。

安次县(今廊坊市安次区)　夏,痢疾、疟疾流行。7 月 5 日(闰五月十三日)报道:近数日来廊坊左近时疫流行,各处村民多患头疼、疟疾,尤以痢疾为烈⑤。

玉田县　夏,痢疾、霍乱流行。7 月 14 日(闰五月廿二日)报道:近来天气炎热,三区鸦鸿桥镇附近各村患头痛、痢疾者颇多,患霍乱者凡 7 人,亡者 3 人⑥。

高邑县　夏,痢疾、疟疾流行。7 月 17 日(闰五月廿五日)报道:旬日以来,天气酷热,肠炎、疟疾之症相继而起,传染甚速,潜伏之虎烈拉已发现⑦。

吴桥县　夏,霍乱流行。7 月 19 日(闰五月廿七日)报道:天气酷热异常,痧症霍乱时疫流行⑧。

安平县　夏,疟疾、痢疾流行。7 月 14 日(闰五月廿二日)报道:入夏以来,瘟疫畅行,城关患疟疾、痢疾者 70 余人⑨。7 月 21 日(闰五月廿九日)报道:近日各村庄时发现瘟疫、疟疾各症,县属马店村一日得病者 4 人⑩。秋,伤寒流行。11 月 15 日(九月廿八日)报道:夏令多雨,奇热如蒸,入秋亢旱,天气骤冷,温寒失时,以致疫疠丛生。10 月份本城除曾患瘟疫已愈者不计外,迄今未愈者尚有 32 人,死亡 4 人。近时乡间

---

① "慎防春瘟沧县又发生",《大公报》1933 年 2 月 9 日,第 5 版。
② "春瘟流行",《大公报》1933 年 2 月 11 日,第 5 版。
③ "大时疫流行",《大公报》1933 年 3 月 22 日,第 6 版。
④ "隆平时疫流行南宫钜鹿各县亦烈",《大公报》1933 年 6 月 30 日,第 6 版。
⑤ "廊坊时疫流行疟痢等症患者颇众",《大公报》1933 年 7 月 5 日,第 6 版。
⑥ "时疫猖獗",《大公报》1933 年 7 月 14 日,第 6 版。
⑦ "高邑",《大公报》1933 年 7 月 17 日,第 6 版。
⑧ "吴桥",《大公报》1933 年 7 月 19 日,第 6 版。
⑨ "时疫猖獗",《大公报》1933 年 7 月 14 日,第 6 版。
⑩ "安平时疫患者时有所闻",《大公报》1933 年 7 月 21 日,第 6 版。

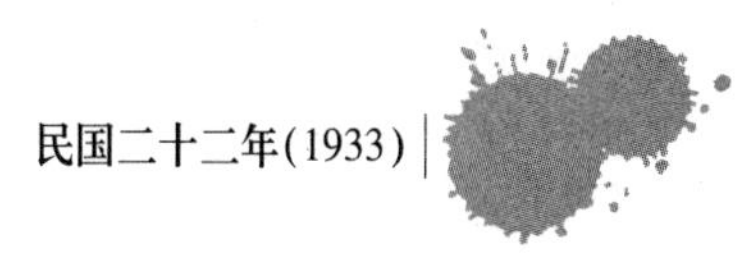

发现一种类似伤寒之流行症[1]。

晋　县(今晋州市)　夏,瘟疫流行。7月27日(六月初五日)报道:入夏以来,雨量过多,各村庄发现瘟疫。县属河头村一二日内死亡十数人,赵阑庄村一日死亡3人,周头村热死长工1人,最烈者为县属西南与藁城交界处,患者大半死亡,而尤以产妇为多[2]。

蠡　县　夏,霍乱、脑膜炎流行。8月2日(六月十一日)报道:蠡县南北两部传染病盛行,死者时有所闻,以虎烈拉及脑膜炎二病为多[3]。

丰润县(今唐山市丰润区)　夏,痢疾、霍乱、猩红热流行。8月17日(六月廿六日)报道:丰润时疫流行,患时疫者颇多,计有痢疾、霍乱、羊毛疔等[4]。

香河县　冬,天花流行。十二月十二日(1934年1月26日)报道:小儿痘疹传染,城北乡村村传染甚烈[5]。

青　县　秋,霍乱流行[6]。

大城县　天花流行[7]。

平山县　布氏杆菌病流行。东苇园村45户人家,患病60余人,死亡17人[8]。

深泽县　秋,霍乱流行。今《深泽县志》载:秋,霍乱流行,死人甚多,仅北袁庄死者达17人[9]。

安国县　秋,霍乱流行。今《安国县志》载:霍乱流行,大五女、大李庄、郑章一带尤甚,因疫灭门者众[10]。

南和县　秋,疟疾流行。今《南和县志》载:秋,天气干燥异常,患疟疾者遍及全县[11]。

赞皇县　疫。今《赞皇县志》载:报告传染病患者178例,死亡44例,其中,霍乱35例死10例;赤痢35例死6例;伤寒25例死8例;痘疮32例死11例;疹热症33例

---

① "安平疫疠丛生疾病流行类似伤寒",《大公报》1933年11月15日,第9版。
② "晋县时疫患者多数死亡",《大公报》1933年7月27日,第6版。
③ "蠡县时疫多虎疫脑膜炎",《大公报》1933年8月2日,第6版。
④ "丰润时疫流行乡民漠视卫生",《大公报》1933年8月17日,第6版。
⑤ "香河痘症披猖西风大作天气奇寒",《大公报》1934年1月26日,第9版。
⑥ 《马厂镇志》,2004年。
⑦ 《大城县志》,华夏出版社1995年版。
⑧ 《平山县志》,中国书籍出版社1996年版。
⑨ 《深泽县志》,方志出版社1997年版。
⑩ 《安国县志》,方志出版社1996年版。
⑪ 《南和县志》,方志出版社1996年版。

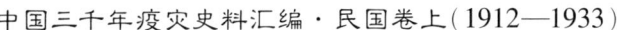

死5例;白喉18例死4例。死亡率约25%①。

山西省

山西省　是年,晋西、中一带,疫病几遍全省②。

太原市　春,白喉流行③。

繁峙县　伤寒流行。今《繁峙县志》载:疫病流行,东部地区较为严重,仅大营镇染疫而死者60余人④。

临县、兴县　夏,鼠疫、霍乱流行。7月11日(闰五月十九日)报道:临县、兴县发现虎疫及鼠疫,死亡甚多⑤。

交城县　瘟疫流行⑥。按:当为伤寒流行。

清源县(今清徐县)　伤寒流行,柳杜一带死亡30多人⑦。

榆次县(今晋中市榆次区)　伤寒流行,西长凝村死30余人,有一家5人死3人者⑧。

安邑县、解县(今并属运城市)　运城县伤寒流行,死亡惊人⑨。

阳高县　夏,发现虎疫。6月13日(五月廿一日)报道:阳高县第三区庞窑村暨附近各村近发现虎疫⑩。

陕西省

凤　县　夏秋,白喉流行。蔓延全县,死者甚多⑪。

麟游县　春,霍乱流行。4月8日(三月十四日)报道:为虎疫而死者,比比皆是⑫。

栒邑县(今旬邑县)　春,霍乱流行。今《旬邑县志》载:春,霍乱殃及全县,死亡3000余人⑬。

---

① 《赞皇县志》,方志出版社1998年版。
② 邓云特《中国救荒史》,商务印书馆1993年版,第46页。
③ “太原发现白喉”,《申报》1933年2月8日,第13版。
④ 《繁峙县志》,今日中国出版社1995年版。
⑤ “晋西发现虎疫鼠疫”,《申报》1933年7月11日,第10版。
⑥ 《交城县志》,山西古籍出版社1994年版。
⑦ 《清徐县志》,山西古籍出版社1999年版。
⑧ 《榆次市志》,中华书局1996年版。
⑨ 《运城市卫生志》,2008年。
⑩ “虎疫阳高已发现”,《大公报》1933年6月13日,第6版。
⑪ 《凤县志》,陕西人民出版社1994年版。
⑫ “麟游寸草不生”,《申报》1933年4月8日,第18版。
⑬ 《旬邑县志》,三秦出版社2000年版。

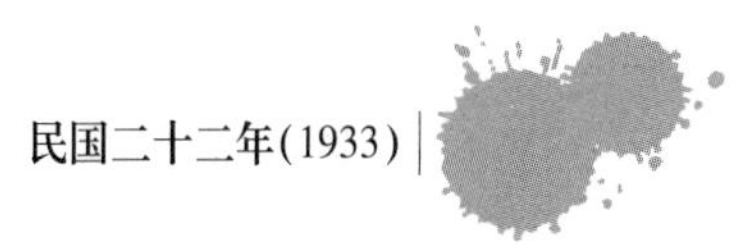

略阳县　霍乱流行。郭镇小学7人染病,5人死亡;坪沟乡有一家9人在一周内死5人者①。

郿　县(今眉县)　夏秋之交,痢疾流行。今《眉县志》载:7—8月,赤痢流行,全县患者812人②。

南郑县　霍乱流行。今《南郑县卫生志》载:麻脚瘟流行,丁家庄7天内死亡70余人③。

葭　县(今佳县)　春,鼠疫、喉症流行。3月31日(三月初六日)报道:前年由临县传进鼠疫,两年来时起时伏,迄未绝灭。近日葭县气候不和,喉症流行,沿河一带时有死亡。西南乡河川村鼠疫复炽④。

绥德县　霍乱流行。所辖吉镇村霍乱再发,死人无数⑤。

吴堡县　自夏徂冬,鼠疫、霍乱流行。今《吴堡县志》载:6—12月,鼠疫流行,黄河停渡。同时霍乱蔓延全县,患者418人,死亡54人⑥。

洋　县　天花流行,死亡43人⑦。

耀　县(今耀州区)　夏秋之交,霍乱流行。今《耀县志》载:7—8月间,虎列拉四处流行,全县染病7600余人,死亡3100人⑧。

长安县(今长安区)　夏,霍乱流行。7月18日(闰五月廿六日)报道:虎烈拉时有发现⑨。连日奇热,虎列拉亦时有发现⑩。

潼关县　夏,流感流行。7月14日(闰五月廿二日)报道:潼关气候不调,阴雨不时,时疫猖獗,患者有时遍体奇热,有时四肢疼痛,似伤寒而类感冒⑪。冬,流感再次流行。12月18日(十一月初二日)报道:连日城内时疫流行,患者头疼目眩,身体乍寒乍热,四肢麻困,似乎感冒,又类伤寒⑫。

武功县　是年夏秋疫灾。11月8日(九月廿一日)报道:六省灾情报告极为详

---

① 《略阳县志》,陕西人民出版社1992年版。《汉中地区志》,三秦出版社2005年版。

② 《眉县志》,陕西人民出版社2000年版。

③ 《南郑县卫生志》,1987年。

④ "陕北鼠疫再现葭县河川村传染甚烈",《大公报》1933年3月31日,第6版。

⑤ 《吉镇村志》,2006年。

⑥ 《吴堡县志》,陕西人民出版社1995年版。

⑦ 《汉中地区志》,三秦出版社2005年版。

⑧ 《耀县志》,中国社会出版社1997年版。

⑨ "皖陕鄂气候奇热时疫流行道上时有昏倒者",《中央日报》1933年7月18日,第3版。

⑩ "西安奇热生疫",《申报》1933年7月18日,第9版。

⑪ "时疫猖獗",《大公报》1933年7月14日,第6版。

⑫ "潼关忽现冬瘟似乎感冒又类伤寒",《大公报》1933年12月18日,第9版。

尽,陕西疫灾有武功一县①。

镇巴县　天花大流行,仅县城水井街一天就死亡20多人②。

山东省

济南市　春,猩红热、白喉流行。2月11日(正月十七日)报道:济南猩红热猖獗,死亡日多③。2月17日(正月廿三日)报道:济南猩红热、白喉愈猖獗,死亡日多④。夏,霍乱流行。7月20日(闰五月廿八日)报道:连日济市热度迄未稍减,室外每日仍在百度以上,患霍乱者颇多⑤。

德平县(今临邑县德平镇)　夏,霍乱流行,人死甚多。大小王村60户240口人,发病30户90人,死50人,最多一天死亡11人,尸骨无人抬,哭泣遍村庄⑥。

德　县(今属德州市)　夏,霍乱流行⑦。

曹　县　秋,霍乱流行。9月1日(七月十二日)报道:时疫发生,死亡相继⑧。

宁阳县　猩红热和麻疹流行,南关患病率10%,病死率20%⑨。

莱阳县(今莱阳市)　春,伤寒、黑热病流行,水集一、二、三村及周边村庄2500余人染病,死近800人。秋,霍乱流行,果佳圈村东北关20余户人几乎死光⑩。

昌邑县(今昌邑市)　秋,疟疾流行⑪。

诸城县(今诸城市)　夏,霍乱流行。昌城、辛兴一带,死亡甚众⑫。范家朱庙死亡60余人;殷家朱庙死亡40余人;杨庄、宅科、官台一带有300多人死亡⑬。

日照县(今属日照市)　夏,霍乱流行。巨峰街196人患病,死178人⑭。

安邱县(今安丘市)　霍乱流行。今《安丘县志》载:伤寒流行,染者多无救⑮。

---

① “灾情”,《大公报》1933年11月8日,第4版。

② 《镇巴县志》,陕西人民出版社1996年版。《汉中地区志》,三秦出版社2005年版。

③ “济南猩红热猖獗”,《申报》1933年2月11日,第9版。

④ “济南猩红热症猖獗”,《申报》1933年2月17日,第7版。

⑤ “济热度未减患霍乱者颇多”,《中央日报》1933年7月20日,第2版。

⑥ 《德州地区卫生志》,天津科学技术出版社1991年版。《临邑县志》,齐鲁书社1993年版。《临邑县卫生志》,2005年。

⑦ 《德州地区卫生志》,天津科学技术出版社1991年版。

⑧ “曹州德教士报告鲁西灾情惨烈为六十年来所未有”,《申报》1933年9月1日,第4版。

⑨ 《宁阳县志》,中国书籍出版社1994年版。

⑩ 《莱西市卫生志》,2005年。

⑪ 《昌邑县卫生志》,1985年。

⑫ 《诸城市志》,山东人民出版社1992年版。

⑬ 《潍坊市卫生志》,1989年。

⑭ 《日照市志》,齐鲁书社1994年版。

⑮ 《安丘县志》,山东人民出版社1992年版。

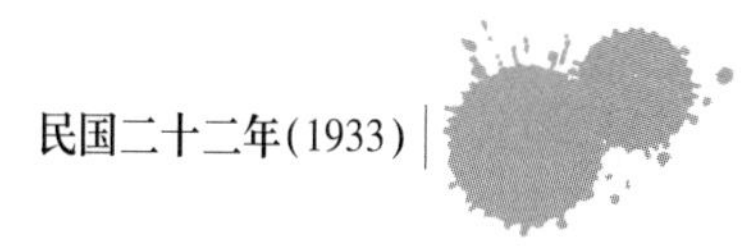

按:根据周边各县疫灾情况,这里的“伤寒”应是民间对“霍乱”的俗称。

寿光县(今寿光市) 夏,霍乱流行。上口、南河、杨庄、宅科、官台一带300多人丧生,有的甚至全家死绝[①]。

东明县 秋,霍乱流行。10月28日(九月初十日)报道:发现疫症,灾民罹疫者颇众[②]。

宁津县 秋,霍乱大流行。仅常洼一村发病36人,死亡24人[③]。

鱼台县 春,白喉、大花、猩红热流行。4月8日(三月十四日)报道:春来时令失调,疫疠丛生,势甚普遍,白喉、天花、瘟毒疹等症先后发现,男女伤亡者,仅城厢附近已十数人[④]。

河南省

滑 县 秋,霍乱流行。9月28日(八月初九日)报道:大水淹没村庄600余处,溺毙20000人,近又发生疫疠,情形极惨[⑤]。今《滑县志》载:秋,瘟疫流行,全县患者逾12万人[⑥]。

新乡县 夏,霍乱流行[⑦]。

博爱县(今属焦作市) 夏,霍乱流行。7月19日(闰五月廿七日)报道:入夏以来,气候炎热,患痧症而死者,日有所闻[⑧]。

封邱县(今封丘县) 秋,霍乱流行。10月6日(八月十七日)报道:时疫复起,民不聊生[⑨]。今《封丘县卫生志》载:天花、麻疹局部小流行[⑩]。

陕 县 霍乱流行。今《陕县卫生志》载:发现急性传染病,俗称“大家病”“窝病”,沿铁路线流传很快,死亡甚多[⑪]。

洛阳县(今属洛阳市) 夏,霍乱流行。6月30日(闰五月初八日)报道:洛阳虎疫流行[⑫]。

---

① 《寿光县志》,中国大百科全书出版社1992年版。

② “鲁水灾区发现疫症”,《申报》1933年10月28日,第9版。

③ 《宁津县志》,齐鲁书社1992年版。

④ “鱼台时疫盛”,《大公报》1933年4月8日,第6版。

⑤ “黄灾急赈会昨开三次常会”,《申报》1933年9月28日,第8版。

⑥ 《滑县志》,中州古籍出版社1997年版。

⑦ 《新乡市卫生志》,1988年。

⑧ “焦作”,《大公报》1933年7月19日,第6版。

⑨ “豫省封丘陈留请赈两县灾情”,《申报》1933年10月6日,第9版。

⑩ 《封丘县卫生志》,1986年。

⑪ 《陕县卫生志》,1985年。

⑫ “豫省郑洛发现虎疫,陕渭亦有发现说”,《中央日报》1933年6月30日,第2版。

登封县(今登封市)　夏,霍乱流行。所辖君召乡霍乱流行,当时群众称"大家病",死亡者甚多①。

嵩　县　夏,霍乱流行。今《嵩县卫生志》载:夏末,霍乱流行(俗称"大家病")。患者呕吐腹泻,高烧不止,数小时或一日左右即死。伊河两岸的纸房、高村、桥北、万安等村更惨,死人极多,甚至全家死绝。城关每天抬出灵柩 10 余具,后无棺木,多用席卷,街上几无行人②。

陈留县　秋,霍乱流行。10 月 6 日(八月十七日)报道:时疫复起,民不聊生③。

郑　县(今大部属郑州市)　夏,霍乱流行。6 月 9 日(五月十七日)报道:郑市近日发现虎烈拉,患者上吐下泻,腿肌筋挛,两日来已死亡数人④。

临颍县　夏,蝗,霍乱流行,死亡惨重,城东薛陈村一天死 30 余口⑤。

郾城县(今漯河市郾城区)　麻疹流行⑥。

确山县　秋,疟疾流行,多有死者⑦。

新野县　伤寒流行,一人患病,传染全家,一旦染病,九死一生⑧。

柘城县　秋,疟疾暴发流行⑨。

长垣县、濮阳县　秋,霍乱流行。10 月 28 日(九月初十日)报道:发现疫症,灾民罹疫者颇众⑩。

甘肃省

甘肃省　甘省暴风雨,地震,瘟疫流行。疫者 50 余县,人民损失甚大⑪。

定西县　伤寒、麻疹、白喉流行。今《定西县志》载:内官地区曾发生伤寒、麻疹、白喉等传染病,死亡 10 余人⑫。

---

① 《君召乡志》,2007 年。
② 《嵩县卫生志》,1985 年。
③ "豫省封丘陈留请赈两县灾情",《申报》1933 年 10 月 6 日,第 9 版。
④ "郑发现时疫",《中央日报》1933 年 6 月 9 日,第 3 版。
⑤ 《临颍县志》,中州古籍出版社 1996 年版。
⑥ 《郾城县卫生志》,1986 年。
⑦ 《确山县志》,生活·读书·新知三联书店 1993 年版。
⑧ 《新野县志》,中州古籍出版社 1991 年版。
⑨ 《柘城县卫生志》,1985 年。
⑩ "鲁水灾区发现疫症",《申报》1933 年 10 月 28 日,第 9 版。
⑪ 邓云特《中国救荒史》,商务印书馆 1993 年版,第 46 页。
⑫ 《定西县志》,甘肃人民出版社 1990 年版。

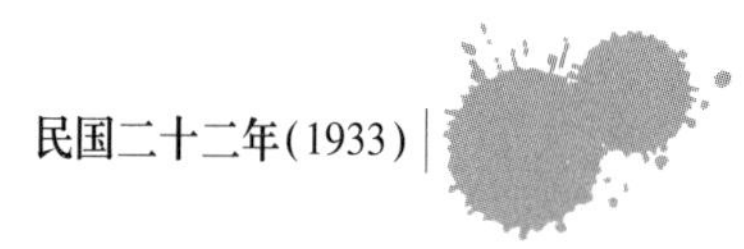

皋兰县　7月(夏闰五月),霍乱流行,死者甚多①。

静宁县　疫。今《静宁县志》载:冰雹、暴雨、洪水、瘟疫成灾,民饥②。

古浪县　鼠疫流行。发病8例,死亡4人③。

民勤县　白喉、天花流行。今《民勤县志》载:收成乡白喉流行,三雷乡天花流行④。

华亭县　夏,白喉、麻疹流行。秋,霍乱、白喉流行。民国《增修华亭县志》载:夏,人多喉痹、麻疹。六月念、秋七月朔,发现慢性霍乱症、喉症⑤。

秦安县　霍乱流行,全县死亡400余人⑥。

平凉县　春,猩红热蔓延。3月27日(三月初二日)报道:平凉近数日来突发现猩红热,传染甚烈,一般民众不明病症,均以天花治之,致死者甚夥。五日之间死亡约达二十六七名,病者尚有百余人⑦。

灵台县　疫。11月8日(九月廿一日)报道:据南京赈务会材料,是年前10个月甘肃合境有震灾7县,水灾31县,旱灾13县,疫灾灵台1县⑧。

宁夏回族自治区

海原县　夏,霍乱流行。时疫流行,死亡相继⑨。

固原县(今西吉县)　夏,霍乱流行。今《西吉县卫生志》载:7—8月,霍乱(转筋病)大流行,死者甚多⑩。

青海省

西宁县(今西宁市城区)　冬,白喉流行。1934年1月13日(十一月廿八日)报道:入冬以来,未降雨雪,气候干燥,以致近日白喉流行⑪。

乐都县　秋,痢疾流行。9月1日(七月十二日)报载:乐都本县近因阴雨过久,

---

① 《甘肃省志》,甘肃人民出版社1989年版。《皋兰县志》,甘肃人民出版社1999年版。《兰州市安宁区吊场乡志》,2003年。

② 《静宁县志》,甘肃人民出版社1993年版。

③ 《古浪县志》,甘肃文化出版社1996年版。

④ 《民勤县志》,兰州大学出版社1994年版。《民勤县卫生志》,2010年。

⑤ 民国《增修华亭县志》卷三《灾异志》。

⑥ 《天水市医药卫生志》,甘肃教育出版社1994年版。

⑦ "平凉猩红热患者百余人",《大公报》1933年3月27日,第6版。

⑧ "灾情",《大公报》1933年11月8日,第4版。

⑨ 袁林《西北灾荒史》,甘肃人民出版社1994年版,第268页。

⑩ 《西吉县卫生志》,宁夏人民出版社1990年版。

⑪ "西宁白喉流行",《中央日报》1934年1月13日,第2版。

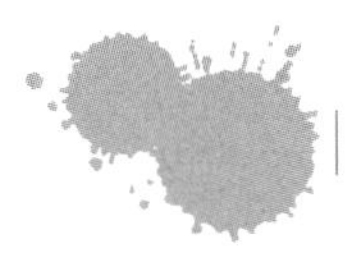

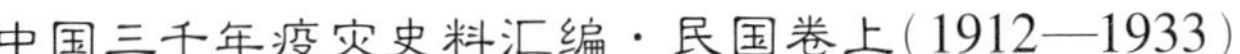

气候不正,人民患痢疾者颇多,小孩尤甚,因之瓜果销路,顿形迟滞[①]。

新疆维吾尔自治区

奇台县　城乡麻疹、天花、伤寒流行,加之兵燹,死亡甚众[②]。

布尔津县　伤寒大流行,发病众多,约平均5户死亡1人[③]。

安徽省

怀宁县(今属安庆市)　夏,霍乱流行。夏令防疫会设法预防[④]。

繁昌县　夏,霍乱流行。高安河边村患者50例,死亡31例[⑤]。

芜湖县(今芜湖市)　夏,霍乱流行。7月29日(六月初七日)报道:皖南各县,久旱不雨,天气酷热异常,疫疠丛生。芜屯、宣长等路路工日有死亡,芜埠各医院为霍乱病人住满[⑥]。

歙县、绩溪县、休宁县　秋,痢疾流行。8月27日(七月初七日)报道:徽属各县,月来久旱不雨,溽暑如蒸,疫疠遂作。歙县:该邑南五区桂溪、隐坑、岑口、绍濂,六区长陔、昌源、长山,邑西岩寺、堨田、西溪,邑北许村、上丰各村,最近发生疫症甚烈,患者多为红白痢症,其中以小孩染疫而殇者为多。富有之家,为预防传染,多请西医打防疫针。深渡以下至街口数十里村落,本年水灾甚重,疫势尤猖獗,故连日各村请僧道设坛禳星,颇形忙碌。绩溪:邑属岭北一带近日发现时疫,染者幼壮俱有,病征先发热,头目眩晕,胸闷欲呕,继则吐泻交作,而至于神脱,患者不慎医治,即有生命之虞。休宁:休城及五区余村等处,因天气亢旱,近亦发现疫症,死亡颇多[⑦]。

绩溪县　秋,霍乱流行。8月25日(七月初五日)报道:邑属岑北一带,近日发现时疫,染者幼壮俱有,病征先发热,头目晕眩,胸闷欲呕,继则吐泻交作,而致于虚脱。患此症者,偶不慎医治,即有生命之虞[⑧]。

歙　县　秋,霍乱、痢疾流行。8月25日(七月初五日)报道:该邑南五区桂溪等村,邑北许村、上兴各村,最近发生疫症,患者多为红白痢症,其中以小孩染疫而殇者为多[⑨]。

---

① “一月来之青海:灾情、时疫流行”,《新青海》1934年第10期。

② 《奇台县志》,新疆生产建设兵团出版社2009年版。

③ 《布尔津县志》,新疆人民出版社2002年版。

④ “皖陕鄂气候奇热时疫流行道上时有昏倒者”,《中央日报》1933年7月18日,第3版。

⑤ 《繁昌县志》,南京大学出版社1993年版。

⑥ “芜湖防疫县府召开会议”,《大公报》1933年7月29日,第6版。

⑦ “皖南疾疫流行徽州各县每有发现”,《大公报》1933年8月27日,第6版。

⑧ “皖徽属各县疫疠流行”,《中央日报》1933年8月25日,第6版。

⑨ “皖徽属各县疫疠流行”,《中央日报》1933年8月25日,第6版。

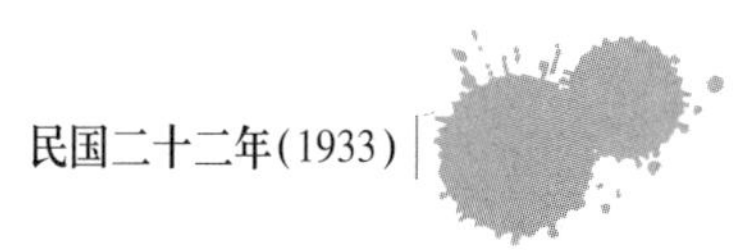

休宁县　秋,霍乱流行。8月25日(七月初五日)报道:休城及五区余村等处,因天气亢旱,近日亦发生疫症,死亡颇夥①。

东流县(今东至县)　夏,霍乱流行。7月21日(闰五月廿九日)报道:大水溃堤,灾民3万余人露宿水中,疫疠流行,尤为可惨②。

定远县　界牌一带疟疾大流行③。

怀远县　是年,黑热病流行。怀远民望医院共治疗黑热病人达350例④。

立煌县　秋七月,霍乱、伤寒、痢疾流行。立煌县霍乱、伤寒、痢疾流行,日有死亡,病者日增,险象横生⑤。

阜阳县(今属阜阳市)　春,白喉、伤寒流行。今《阜阳地区志》载:春,荒,白喉和瘟疫流行,病者占总人口的70%⑥。夏,麻疹、霍乱流行。6月3日(五月十一日)报道:时令不正,小儿患麻疹者甚多,惟乡民不知隔离患者,故六七岁以下之儿童多被传染⑦。7月1日(闰五月初九日)报道:刻时已入夏,前昨两日,东门外有住民十余人突然上吐下泻,症似虎疫,但均经注射治愈⑧。

六安县(今六安市)　麻疹流行,大湾乡肖家湾不足100人,死12人⑨。

嘉山县(今明光市)　夏,霍乱流行。8月10日(六月十九日)报道:自入夏以来,雨水稀少,迩来天气暴躁,近并发现厉疫,俗谓"哑叭翻",病者即不能言语,数小时内即行毙命⑩。按:嘉山县因山得名,1932年析盱眙、滁、来安、定远四县交界地置。"哑叭翻",亦有称"噤口痢"者,即干霍乱。

四川省

四川省　秋,大疫。9月9日(七月二十日)报道:汶川西北各县,无处不有灾民,值此盛暑,各地灾民,多为数十百人群居一处,暑热熏蒸,饥病交迫,其因时疫传染而死者,不可以数计,甚至全家死绝者⑪。

---

① "皖徽属各县疫疠流行",《中央日报》1933年8月25日,第6版。

② "灾区时疫流行",《申报》1933年7月21日,第12版。

③ 《定远县志》,黄山书社1995年版。

④ 《安徽卫生志》,黄山书社1993年版。

⑤ "主席提议据财政厅呈为奉令饬汇立煌县救护疫疠补助费三百元除已先行拨汇外应否在本年度总预备费或救灾准备金项下造销请示遵案",《安徽财政公报》1933年第22期,第20~21页。

⑥ 《阜阳地区志》,方志出版社1996年版。

⑦ "阜阳麻疹流行小儿多患但少死亡",《大公报》1933年6月3日,第6版。

⑧ "阜阳发现虎疫地方当局决购预防药",《大公报》1933年7月1日,第6版。

⑨ 《金寨县志》,上海人民出版社1992年版。

⑩ "明光发现厉疫病者变哑医治极难",《大公报》1933年8月10日,第6版。

⑪ 《申报》1933年9月9日,第16版。

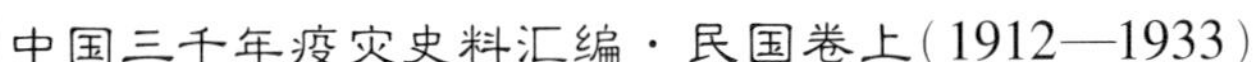

石渠县　脑膜炎流行。阿日扎仓流脑流行,死亡15人①。

懋功县(今小金县)　小金天花流行②。

平武县　春,流感大流行。百姓称为"窝窝寒",土城、水晶、大桥等地尤甚,一人染病,全家遭难,有一家8口死绝者,致使农事荒芜,粮价猛涨。夏,霍乱流行。群众称之"麻脚瘟",南坝、古城、枕流,城关等地死者甚多,棺材售尽,裹尸软埋,新坟满目,哀鸿遍野③。

广元县(今属广元市)　流感、痢疾流行。流感又称"窝儿寒",一人得病,甚至全家全乡传染④。

中江县　痢疾、伤寒病流行,广福场死亡壮丁100余人⑤。

苍溪县　部分地方痢疾流行⑥。

剑阁县　伤寒大流行,染病30000余人,死亡3000余人⑦。

仪陇县　麻疹流行,日兴乡20多人患病⑧。

芦山县　夏秋,霍乱流行。飞仙乡上关、下关尤甚⑨。

蒲江县　秋,霍乱流行。今《蒲江县志》载:农历七八月份,成佳乡疟疾流行,患者5000余人次,死50人⑩。

泸　县　霍乱流行,泸城死亡惨重⑪。

叙永县　"鸡窝寒"(回归热)流行⑫。

宣汉县、开江县　秋,霍乱流行。今《达县地区卫生志》载:秋,开县、宣汉、开江等县瘟疫大流行⑬。

达　县(今达州市达川区)　秋,霍乱流行,死亡甚多⑭。

---

① 《西藏自治区志》,中国藏学出版社2011年版。

② 《小金县志》,四川辞书出版社1995年版。

③ 《平武县志》,四川科学技术出版社1997年版。

④ 《下西乡志》,1985年。

⑤ 《中江县志》,四川人民出版社1994年版。

⑥ 《苍溪县卫生志》,1988年。

⑦ 《剑阁县志》,巴蜀书社1992年版。

⑧ 《仪陇县志》,四川科学技术出版社1994年版。

⑨ 《芦山县志》,方志出版社2000年版。

⑩ 《蒲江县志》,四川人民出版社1992年版。

⑪ 《泸州市卫生志》,方志出版社2005年版。

⑫ 《泸州市卫生志》,方志出版社2005年版。《叙永县志》,方志出版社1998年版。

⑬ 《达县地区卫生志》,四川文艺出版社1990年版。

⑭ 《达县地区卫生志》,四川文艺出版社1990年版。

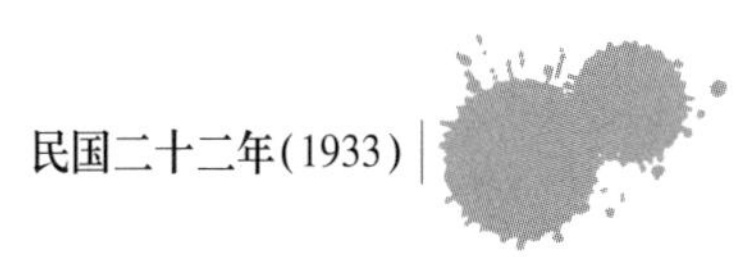

重庆市

涪陵县(含今武隆县)　秋,霍乱流行。今《武隆县卫生志》载:霍乱流行,江口镇发病众多,死亡50余人①。

大足县　秋,霍乱流行。今《大足县志》载:7月,天气酷热,霍乱抽筋症流行,十染九死②。

江北县(今渝北区)　疟疾、流脑、回归热、斑疹伤寒等流行③。

万　县(今万州区)　秋,霍乱流行。今《万县志》载:8月,大旱,酷热,时疫蔓延④。

巫溪县　秋,痢疾流行。通城乡、白果乡一带患者1000余人,死亡320余人⑤。

开　县　秋,霍乱流行。今《达县地区卫生志》载:秋,开县、宣汉、开江等县瘟疫大流行。开县发病率达70%以上⑥。

云南省

弥渡县　天花流行⑦。

建水县　伤寒流行,白显村病死全村三分之二的人口⑧。

鹤庆县　鼠疫流行。朵美地区发生痒子病,死亡一二百人⑨。

华坪县　时疫流行,十室九病,大兴街数日殁者20余人⑩。

云　县　疟疾大流行,死亡3万多人⑪。

贵州省

凤冈县　霍乱流行,土溪乡最多一天死亡8人⑫。

黄平县　疟疾流行,重安镇井都等地约有5%的患者死亡⑬。

---

① 《武隆县卫生志》,1986年。
② 《大足县志》,方志出版社1996年版。
③ 《江北县志》,重庆出版社1996年版。
④ 《万县志》,四川辞书出版社1995年版。
⑤ 《巫溪县志》,四川辞书出版社1993年版。
⑥ 《达县地区卫生志》,四川文艺出版社1990年版。
⑦ 《弥渡县卫生志》,云南民族出版社2007年版。
⑧ 《建水县志》,中华书局1994年版。
⑨ 《鹤庆县志》,云南人民出版社1991年版。
⑩ 《华坪县志》,云南民族出版社1997年版。
⑪ 《当代中国的卫生事业》,中国社会科学出版社1986年版。
⑫ 《凤冈县志》,贵州人民出版社1994年版。
⑬ 《黄平县志》,贵州人民出版社1993年版。

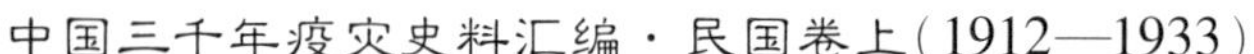

台拱县(今台江县)　秋,霍乱流行,排羊寨死亡30余人①。

湖北省

秋,疫疠流行。9月21日(八月初二日)报道:长江泛滥,武汉大水,灾区发生疫疠,流行可畏②。

武昌市、汉口市、汉阳县　春,麻疹流行,龙泉乡新胡村死亡70余人③。夏,痢疾流行。7月17日(闰五月廿五日)报道:气候酷热,痢疫流行颇广④。

通山县　夏,痢疾流行。黄沙阮家墩村30余户200余人中,家家有病人,有的全家发病,全村病死70余人,其中有17人在同一天死亡;杨芳河北岸5个自然湾100余户人家,病死100余人,其中11户死绝⑤。

蒲圻县(今赤壁市)　天花流行,官塘驿泉洪岭一带死亡6人⑥。

黄安县(今红安县)　秋,瘟疫流行⑦。按:当为"痢疫",也可能是疟疾。

湖南省

长沙市　夏疫。5月12日(四月十八日)报道:气候寒暖不调,春瘟突发,省立一中学生染患时疫者,达100余人⑧。6月26日(闰五月初四日)报道:天气奇热,雨后秽气蒸腾,发生时疫,各医院收容甚多,总共染疫者,已达数百人⑨。

溆浦县　天花流行⑩。

古丈县　天花流行,死20多人⑪。

麻阳县、凤凰县　夏大疫。今《凤凰县志》载:夏,麻阳县发生瘟疫,并蔓延到凤凰县。凤凰县城内每天死亡三四十人,棺木销售一空,农村死亡更多⑫。

平江县　秋,疟疾流行。9月27日(八月初八日)报道:平江浩劫之后,继以瘟

---

① 《台江县志》,贵州人民出版社1994年版。

② "刘瑞恒一度抵长垣办理疫疠预防事宜灾区代表乞刘请款赈济",《大公报》1933年9月21日,第9版。

③ 《武昌县志》,武汉大学出版社1989年版。

④ "武汉酷热",《申报》1933年7月17日,第7版。

⑤ 《通山县志》,中国文史出版社1991年版。

⑥ 《蒲圻志》,海天出版社1995年版。

⑦ "赣鄂湘皖视察记",《申报》1933年11月15日,第9版。

⑧ "湘时疫突发因气候寒暖不调",《中央日报》1933年5月12日,第2版。

⑨ "湘发生时疫患者已达数百人",《中央日报》1933年6月26日,第3版。

⑩ 《溆浦县志》,社会科学文献出版社1993年版。

⑪ 《古丈县志》,巴蜀书社1989年版。

⑫ 《凤凰县志》,湖南人民出版社1988年版。

疫,疟疾流行,传播甚速,遍及东、南、北三乡,居民染病者十之八九①。10月,《湘福旬刊》载:近来平江人民竟发生疟疾,蔓延几及全邑,实属可怜②。《广济医刊》载:湖南平江距长沙省会二百余里,住居苏鄂赣三省交界之地。本年入夏以来,该县长寿地方忽发生疟蚊为害,初起于某村,继遍全境三十余里,近且蔓延东南二乡。患者起初为一寒一热,继十日至半月之久,变为伤寒或痢疾,即告死亡。据医生调查,患此病者,已到一百分之九十五以上,死亡者达五万余人(死时多无人抬埋,收割更雇不到人工),刻下疫势推进,已及县城及西北二乡,倘再进则延及长沙各地③。今《平江县卫生志》载:夏秋,疟疾、痢疾流行。长寿地区6万多人口中,疟疾患者5万余人,死亡万余人。稻熟无人收割,尸体无人掩埋④。

浏阳县(今浏阳市) 秋旱,疟疾流行,死3000余人⑤。9月27日(八月初八日)报道:平江、浏阳,疟疫蔓延⑥。

湘阴县(今包括湘阴县、汨罗市) 天花流行。民新垸(今湘阴县民新乡)乳童300余人死于突发天花,死者甚众⑦。

沅江县(今沅江市) 天花流行。焦山嘴坳里居民23户,34人患天花,死17人⑧。

攸 县 秋,疟疾、痢疾流行,东、北、南乡患者10000余人,死亡1000余人⑨。

邵阳县(今属邵阳市) 县城发生天花大流行⑩。

祁阳县 夏,县城霍乱大流行,群众叫“倒堤头”。关城门、禁屠宰、吃斋打醮,寄希望于迷信。是年,麻疹流行,大忠桥死亡特多,蒙山村80多人出麻,死亡近50人⑪。

道 县 秋,霍乱流行。社尾村死138人,绝51户。桐子坪村发病数百例,死100余人。下石塘村100多户500多人,半月内死40多人。当时流传“今日我抬人,

---

① “平江浏阳疟疫蔓延”,《申报》1933年9月27日,第9版。

② “师生捐款帮助防救平江疟疫”,《福湘旬刊》1933年第33期。

③ “疟蚊可畏湖南平江杀人五万,倘疫势再进将延及长沙各地,现正分途劝募药资派医救治”,《广济医刊》1933年第11期。

④ 《平江县卫生志》,1990年。

⑤ 《浏阳县志》,中国城市出版社1994年版。

⑥ “平江浏阳疟疫蔓延”,《申报》1933年9月27日,第9版。

⑦ 《湘阴县志》,生活·读书·新知三联书店1995年版。

⑧ 《沅江县志》,中国文史出版社1991年版。

⑨ 《株洲市卫生志》,湖南出版社1993年版。

⑩ 《邵阳市卫生志》,1988年。

⑪ 《祁阳县卫生防疫志》,2006年。

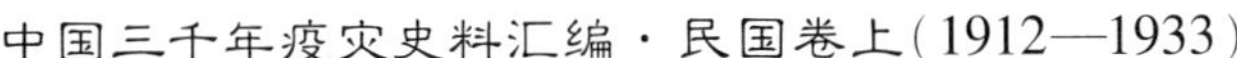

明日人埋我"[①]。

零陵县(今永州市零陵区) 夏(6月),霍乱流行,死1300余人[②]。

耒阳县(今耒阳市) 夏,霍乱流行,南京乡城上铺死亡过半,甚至无人出柩[③]。

宜章县 春,流脑流行。镇东乡腊园村两天死亡小孩10余人。夏,霍乱流行。南平乡洛阁村1933年、1939年两次流行,病死100余人[④]。

江西省

南昌县(今包括南昌市市区、南昌县) 天花流行,发病率为43.8/10万,病死率66.6%[⑤]。

丰城县(今丰城市) 天花流行,罗山乡左中湾死亡23人[⑥]。

上饶县(今包括上饶市市区、上饶县) 夏(7月),霍乱、痢疾流行,詹家村全村6600余人,死200余人[⑦]。

新喻县(今新余市) 霍乱流行[⑧]。

高安县(今高安市) 秋七八月,大疫,除鼠疫之外的8种传染病流行,患病人数达2300余人[⑨]。

分宜县 夏,霍乱流行[⑩]。

萍乡县(今萍乡市湘东区、上栗县、芦溪县) 夏,痢疾流行,安源一带,家有病人者十有五六[⑪]。

瑞金县(今瑞金市) 秋,恶性疟疾流行,仅壬田乡3个月内死亡80多人[⑫]。

寻邬县(今寻乌县) 夏,霍乱流行,汝口一带死40人[⑬]。

定南县 夏秋,痢疾、霍乱流行,死数千人,有的一家死二三人,甚至绝户[⑭]。

---

① 《道县卫生志》,黄山书社1992年版。
② 《零陵县志》,中国社会出版社1992年版。
③ 《耒阳市志》,中国社会出版社1993年版。
④ 《宜章县志》,黄山书社1995年版。
⑤ 《南昌简志》,方志出版社2004年版。
⑥ 《罗山乡乡志》,1985年。
⑦ 《上饶地区卫生志》,黄山书社1994年版。
⑧ 《宜春地区卫生志》,新华出版社1993年版。
⑨ 《高安县志》,江西人民出版社1988年版。
⑩ 《宜春地区卫生志》,新华出版社1993年版。
⑪ 《萍乡市志》,方志出版社1996年版。
⑫ 《瑞金县志》,中央文献出版社1993年版。
⑬ 《赣州地区卫生防疫志》,1988年。
⑭ 《定南县志》,1990年。

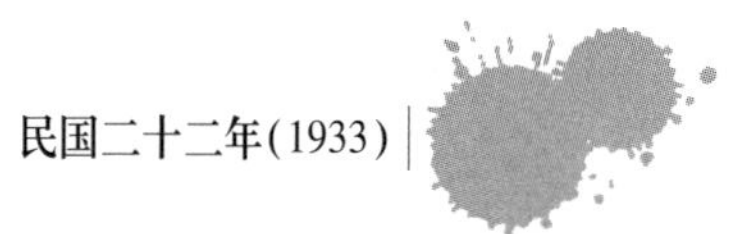

乐平县(今乐平市)　霍乱、脑膜炎、天花流行,官庄、戴村、洺口、湾头、流芳等地死亡500余人①。

江苏省

江苏省　春,脑膜炎、猩红热、血吸虫病流行。4月16日(三月廿二日)《大公报》报道:江北天气亢旱,入春以来,冷暖不均,时疫应运而生,脑膜炎、猩红热等急症外,近又发生一种"血虫病",遍及淮阴、淮安、涟水、泗阳、沭阳、宿迁等各县,死男子不下三四百人②。

南京市　春,天花、脑膜炎流行。3月10日(二月十五日),南京卫生事务所称:本市自去岁11月间发现天花以来,本所即派员出发检查,一面即劝告市民从速种痘,但因天时寒冷,种者甚少。新岁以来,发现尤多。现疫势已波及全市,患者人数不下数百人,惟该症较白喉危险尤甚,故死亡率竟达百分之八十,患而不治者,为数亦已数百人③。3月11日(二月十六日)报道:本市发现脑膜炎症④。夏,霍乱流行。5月9日(四月十五日)报道:京市发现霍乱8起,5活3死⑤。冬,白喉流行。11月9日(九月廿二日)报道:本市白喉流行⑥。是年,南京报告斑疹伤寒死340人,白喉261例死13人,脑膜炎39例死4人⑦。

句容县(今句容市)　秋八月,霍乱流行。10月5日(八月十六日)报道:句容二区时疫流行⑧。今《句容县志》《句容市卫生志》载:秋八月,城区发生时疫,流行甚厉⑨。秋九月,恶性疟疾流行。10月26日(九月初八日)报道:句容及镇江两县边界各村,如南青山村、上元庄村、贺家村、达巷村、东昌街村及竺庄村,一月前忽发生疟疾,以恶性型为多,本月闻该症日益增加,居民因病疟而死亡者累累⑩。11月2日(九月十五日)报道:第二区东昌街附近20余里,于10月发生恶性疟疾,患者约六七千人,死亡约百余人,尤以小孩死亡较多⑪。

---

① 《乐平县志》,上海古籍出版社1987年版。

② 李文海等《近代中国灾荒纪年续编》,湖南教育出版社1993年版,第392页。

③ "南京市呼吁种痘防天花",《广济医刊》1933年第2期。

④ "京市发现脑膜炎症",《申报》1933年3月11日,第7版。

⑤ "京市发现霍乱八起",《申报》1933年5月9日,第6版。

⑥ "京市白喉流行",《申报》1933年11月9日,第8版。

⑦ 王祖祥《南京事务所工作概况》,《中华医学杂志》1934年第1期。

⑧ "句容二区时疫流行",《申报》1936年10月5日,第8版。

⑨ 《句容县志》,江苏人民出版社1994年版。《句容市卫生志》,江苏人民出版社2009年版。

⑩ "镇江句容间恶性疟疾",《中央日报》1933年10月26日,第7版。

⑪ "句容恶性疟疾盛行",《申报》1933年11月2日,第8版。

镇江县(今属镇江市)　秋九月,恶性疟疾流行,死者累累[①]。

丹阳县(今丹阳市)　夏,伤寒流行[②]。

吴　县(今属苏州市)　春,伤寒流行。2月,传染病死亡208人,死于伤寒者133人。5月,传染病猖獗,患者582人,死亡182人[③]。夏,霍乱流行。7月,发生霍乱[④],北桥镇姚浜村8户人家染病,死12人[⑤]。又,血吸虫病流行,北桥镇百家盛埂村24户人家100多人,全村受血吸虫严重侵害,除一人因外出过继给人家幸免外,其余全部死亡。灵岩、谈埂、姚浜、樊店、楼巷、黄泾、百家、西钱、丰泾、张华、西庄等11个村为血吸虫病流行村[⑥]。全年各种传染病患者8707人,死亡1988人[⑦]。

常熟县(今常熟市)　秋,霍乱流行,古里湖田里死12人[⑧]。

武进县(今常州市武进区)　春(3月),脑膜炎流行,小孩死者甚多,孟城乡背阴庙一带100余户居民中,死70余人[⑨]。夏(7月),霍乱盛行,雪堰乡死300多人[⑩]。秋(10月),恶性疟疾流行[⑪]。

无锡县(今属无锡市)　春,脑膜炎流行。2月28日(二月初五日)报道:入春以来,气候不正,城厢内外,发现脑膜炎症者,时有所闻,而以南乡为尤甚[⑫]。夏,霍乱流行,各村死者都在200人以上[⑬]。

江阴县(今江阴市)　夏,霍乱及疟疾流行[⑭]。4月26日(四月初二日)报道:江阴发现流行性之霍乱[⑮]。尤其是恶性疟疾,全县蔓延过半,死者3000余人[⑯]。

泰兴县(今泰兴市)　夏,霍乱流行,高峰期间,每日死100人以上[⑰]。

---

① “镇江句容间恶性疟疾”,《中央日报》1933年10月26日,第7版。

② 《丹阳市卫生志》,南京出版社2004年版。

③ 《吴县大事记》,古吴轩出版社1994年版。

④ “苏州发生霍乱”,《申报》1933年7月23日,第11版。

⑤ 《北桥镇志》,苏州大学出版社2007年版。

⑥ 《北桥镇志》,苏州大学出版社2007年版。

⑦ 《吴县大事记》,古吴轩出版社1994年版。

⑧ 《常熟市卫生志》,1990年。

⑨ 《武进县志》,上海人民出版社1988年版。

⑩ 《常州市卫生志》,1989年。《武进县志》,上海人民出版社1988年版。《雪堰乡志》,1985年。

⑪ “恶性疟疾蔓延城北”,《申报》1933年10月20日,第8版。

⑫ “南乡脑膜炎猖獗”,《申报》1933年2月28日,第8版。

⑬ 《梅村志》,江苏科学技术出版社1991年版。

⑭ 《青阳镇志》,苏州大学出版社1999年版。《长泾镇志》,上海三联书店1991年版。

⑮ “寒暖不匀时疫流行”,《申报》1933年4月26日,第6版。

⑯ 《江阴市志》,上海人民出版社1992年版。

⑰ 《泰兴卫生志》,方志出版社2005年版。《扬州卫生志》,中国工商出版社2006年版。《泰兴县志》,江苏人民出版社1993年版。

淮阴县(今淮安市淮阴区)　春,脑膜炎流行。3 月 24 日(二月廿九日)报道:淮阴发现脑膜炎症,流行甚盛①。4 月 20 日(三月廿六日)报道:自发现流行疫脑膜炎症后,患者甚多,现虽时隔月余,仍极猖獗②。是年,黑热病流行③。

涟水县　涟城镇霍乱大流行,居民其时以"烧筷子,烧篮子,病家周围拉绳子",祈求快快阻拦霍乱病流行④。黑热病特大流行,波及全县各地,全县 50 多万人口,发病达 15 万多人,黄营、大东、南集尤剧,死亡亦多。黄营乡羊旗杆村西梅湾一村庄七八十户人家,计 300 多口人,5 年内死于该病的就有 100 多人⑤。

仪征县(今仪征市)　春,脑膜炎流行⑥。

泰　县(今属泰州市)　夏,霍乱流行,有的村庄每天死达百人以上⑦。

宝应县　春,脑膜炎流行。夏,霍乱流行⑧。

铜山县(今徐州市铜山区)　春,白喉、麻疹流行。1 月 31 日(正月初六日)报道:徐埠白喉、瘟疹患者极多,小儿死殇不少⑨。2 月 27 日(二月初四日)报道:本埠入春以来,雨量稀少,小儿患白喉、瘟疹夭亡者,日达数十⑩。夏,猩红热、脑膜炎流行。5 月 13 日(四月十九日)报道:徐埠城乡最近发现猩红热,中年与小儿患者为多,日有死亡,以徐南为特甚⑪。6 月 15 日(五月廿三日)报道:徐东发现脑膜炎,患者吐泻不及诊治,连日已死多人⑫。6 月 19 日(五月廿七日)报道:三区房村发现时疫,多为孩童,患者 24 小时即死。徐东近来发现奇症,房村、胡寨各乡村,患者多为小孩,病时不食不语,遍身斑点,24 小时即殒命,现已死 50 余名,患者尚达 200 名,因无良医诊治,听其伤亡⑬。秋,霍乱流行。8 月 7 日(六月十六日)报道:徐海各县,日来发现变性霍乱

---

① "淮阴发现脑膜炎症",《申报》1933 年 3 月 24 日,第 6 版。

② "脑膜炎症猖獗",《申报》1933 年 4 月 20 日,第 8 版。

③ 《淮阴市卫生志》,中国矿业大学出版社 1997 年版。

④ 《涟水县卫生志》,江苏科学技术出版社 1995 年版。

⑤ 《涟水县志》,江苏古籍出版社 1997 年版。《涟水县卫生志》,江苏科学技术出版社 1995 年版。《淮阴市卫生志》,中国矿业大学出版社 1997 年版。

⑥ 《扬州市卫生防疫志》,南京大学出版社 1993 年版。

⑦ 《扬州卫生志》,中国工商出版社 2006 年版。

⑧ 《扬州市卫生防疫志》,南京大学出版社 1993 年版。

⑨ "徐埠发生白喉瘟疹",《申报》1933 年 1 月 31 日,第 8 版。"徐白喉流行,小儿夭亡甚多",《中央日报》1933 年 1 月 31 日,第 3 版。

⑩ "徐白喉流行,小儿患者日达数十",《中央日报》1933 年 2 月 27 日,第 3 版。

⑪ "徐州城乡发现猩红热",《中央日报》1933 年 5 月 13 日,第 3 版。

⑫ "徐东时疫",《中央日报》1933 年 6 月 15 日,第 3 版。

⑬ "徐属房村孩儿发现时疫",《中央日报》1933 年 6 月 19 日,第 2 版。

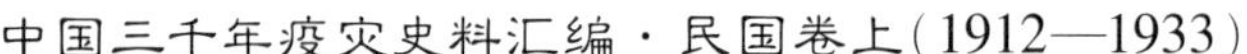

症者颇多[①]。秋冬,又白喉流行。11 月 12 日(九月廿五日)报道:城北王庄发现白喉,小儿夭殇颇众[②]。1934 年 1 月 29 日(十二月十五日)报道:入冬后,徐埠气候亢旱,白喉流行症者甚多,均系慢性扁桃炎[③]。

灌云县　夏,霍乱流行,盐河两岸尤烈,伊山镇 3000 余人中,发病者 600 多人,死亡 180 多人[④]。

沭阳县　回归热流行,安峰山以南地区患病者无数[⑤]。

赣榆县　天花大流行[⑥]。

盱眙县　夏,霍乱大流行。马坝、仇集一带有的人家死绝,有的村人死去一半[⑦]。

上海市

上海市　春,麻疹流行。4 月 8 日(三月十四日)报道:小儿麻疹盛行[⑧]。夏,霍乱流行。7 月 3 日(闰五月十一日)、24 日(六月初二日)报道:沪西曹家渡一带发生疫症者颇多[⑨]。秋,痢疾流行。8 月 4 日(六月十三日)报道:上海赤痢症极为流行[⑩]。是年,上海报告脑膜炎 173 例[⑪],伤寒 819 例死亡 582 人,副伤寒 52 例死 5 人[⑫]。冬,天花流行,并蔓延到次年春。1934 年 2 月 1 日(十二月十八日)报道:市区内天花流行甚炽[⑬]。

川沙县(今属浦东新区)　夏秋之交,霍乱流行,曹路镇顾家路东柴场 9 天内死亡 25 人,危及 20 户,最多 1 户死亡 3 人,死亡 2 人的有 3 户[⑭]。

浙江省

杭州市　春正月,天花、猩红热、喉症均盛行[⑮]。秋,伤寒流行。8 月 5 日(六月十

---

① “徐海各县发现变性霍乱”,《中央日报》1933 年 8 月 7 日,第 3 版。

② “徐州发现白喉”,《大公报》1933 年 11 月 12 日,第 3 版。

③ “徐埠白喉流行”,《中央日报》1934 年 1 月 29 日,第 2 版。

④ 《灌云县志》,方志出版社 1999 年版。《灌云县卫生志》,江苏科学技术出版社 1990 年版。

⑤ 《沭阳县卫生志》,中国矿业大学出版社 1996 年版。

⑥ 《赣榆县志》,中华书局 1997 年版。

⑦ 《盱眙县志》,江苏科学技术出版社 1993 年版。

⑧ “本埠麻疹盛行”,《申报》1933 年 4 月 8 日,第 12 版。

⑨ “江汉关检查船舶时疫”,《中央日报》1933 年 7 月 3 日,第 2 版。“江汉关布告检疫”,《申报》1933 年 7 月 3 日,第 6 版。“沪西疫毙之数”,《申报》1933 年 7 月 24 日,第 12 版。

⑩ “本市赤痢流行”,《申报》1933 年 8 月 4 日,第 14 版。

⑪ 王祖祥《南京事务所工作概况》,《中华医学杂志》1934 年第 1 期。

⑫ *Annual Epidemiological Report for* 1934. Geneve,1936. p. 62.

⑬ “本市天花流行市卫生局免费布种牛痘”,《申报》1934 年 2 月 1 日,第 13 版。

⑭ 《曹路镇志》,上海辞书出版社 2007 年版。

⑮ “杭时疫流行”,《中央日报》1933 年 2 月 25 日,第 3 版。

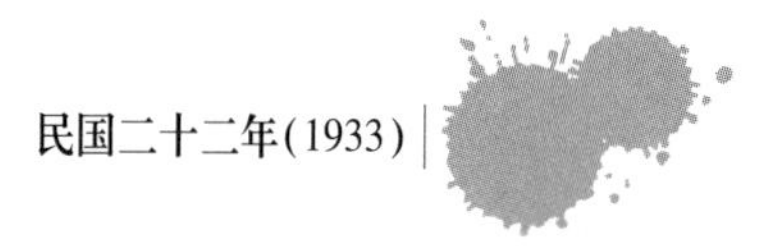

四日)报道:杭州日来伤寒症流行,死者时闻①。8 月 8 日(六月十七日)报道:杭州伤寒、痢疾流行更盛②。流脑大流行③。

吴兴县(今属湖州市)　春(3 月),斑疹伤寒流行,吴兴县监狱死亡累累④。

嘉善县　血吸虫病大流行。窑浜兜沿水浜有 33 户 161 人患病⑤。1933—1944 年,有 1342 人患血吸虫病死亡,死绝 209 户⑥。

衢　县(今衢州市衢江区、柯城区)　天花流行,患者 600 余人,死 80 余人⑦。

建德县(今建德市)　秋,脑膜炎流行⑧。

分水县(今属桐庐县)　夏阴凉,日光可爱,秋多疫病⑨。

镇海县(今宁波市镇海区)　夏秋(5—8 月),霍乱大流行⑩。

慈溪县(今慈溪市)　春,脑膜炎流行。2 月 2 日(正月初八日)报道:西乡丈亭一带,前日起忽发生脑膜炎症,患者以幼童居多,传染甚速,一日之间已死数人⑪。夏,霍乱盛行⑫。

余姚县(今余姚市)　夏,霍乱流行,发病数 863 人,死亡 69 人⑬。

萧山县(今杭州市萧山区)　春,白喉流行。2 月 6 日(正月十二日)报道:东南门外一带,近日发现一种白喉症,传染甚速,死亡者时有所闻⑭。秋,霍乱流行。8 月 1 日(六月初十日)报道:天气酷暑,时疫盛行⑮。冬,坎山、瓜沥,靖江一带流脑大流行⑯。1934 年 2 月 8 日(十二月廿五日)报道:大雪之后,燥烈异常,以致喉症、天花盛行。旬日间,城厢死亡人数已 2000 余名⑰。1934 年 2 月 9 日(十二月廿六日)报道:

---

① “杭州伤寒症流行”,《中央日报》1933 年 8 月 5 日,第 3 版。

② “杭时疫流行因天气过热”,《中央日报》1933 年 8 月 8 日,第 2 版。

③ 《杭州市卫生防疫站志》,1988 年。

④ 《湖州市卫生志》,香港大时代出版社 1993 年版。

⑤ 《嘉善县乡镇志 · 姚庄乡》,生活 · 读书 · 新知三联书店 1992 年版。

⑥ 《嘉善县乡镇志 · 天凝镇》,生活 · 读书 · 新知三联书店 1992 年版。

⑦ 《衢州市卫生志》,上海交通大学出版社 1997 年版。

⑧ 《建德县医药卫生志》,1985 年。

⑨ 民国《分水县志》卷一四《杂志 · 祥祲》。

⑩ 《镇海县志》,中国大百科全书出版社 1994 年版。《宁波市北仑区卫生志》,上海辞书出版社 2007 年版。《小港镇志》,上海科学技术文献出版社 2000 年版。

⑪ “慈西发生脑膜炎”,《申报》1933 年 2 月 2 日,第 12 版。

⑫ 《慈溪卫生志》,宁波出版社 1993 年版。

⑬ 《余姚市志》,浙江人民出版社 1993 年版。

⑭ “四乡白喉症蔓延”,《申报》1933 年 2 月 6 日,第 10 版。

⑮ “萧山一家染疫连毙三命”,《申报》1933 年 8 月 1 日,第 15 版。

⑯ 《萧山卫生志》,浙江大学出版社 1989 年版。

⑰ “萧山时疫盛行死亡相继”,《申报》1934 年 2 月 8 日,第 10 版。

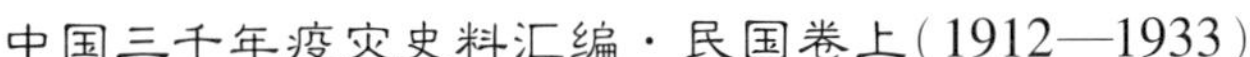

城区近日脑膜炎蔓延甚烈[①]。

嵊　县(今嵊州市)　天花大流行[②]。

象山县　霍乱流行,爵溪死200余人,无人抬尸[③]。

福建省

闽侯县(今属福州市)　春,天花流行。正月,《公教周刊》载:闽垣疹疫流行,自客岁迄今,凡孩提沾染斯症者,九死无生,其夭殇总数,教内外计之已达百余之谱[④]。今《福州市卫生志》载:春,天花流行,尚干区死亡600人[⑤]。夏,霍乱流行。福州城区发病57例,死亡16例[⑥]。

连江县　天花流行,蓼沿乡岐山村小孩死亡20余人。丹阳村发生鼠疫,死亡四五十人[⑦]。

同安县(今厦门市同安区)　天花流行[⑧]。

龙溪县(含今华安县)　夏,鼠疫流行。今《华安县志》载:大旱,疫病流行严重[⑨]。

诏安县　春夏间,天花、鼠疫流行。梅洲、四都、大梧一带患天花死亡600多人,景坑患鼠疫死亡180多人[⑩]。

建阳县(今建阳市)　春夏,鼠疫流行。水吉、小湖一带延续二三个月,死者二三百人。小湖马坑村除少数居民逃脱外,皆死于疫[⑪]。

泰宁县　夏,鼠疫流行。今《泰宁县志》载:6月,大田垒磜村竹山下村发生瘟疫,死25人,绝9户[⑫]。

广东省

广州市　春正月,天花流行,军事当局饬各处军医施种牛痘[⑬]。夏,霍乱流行,黄

---

① "萧山城区发现脑膜炎多毙命",《申报》1934年2月9日,第10版。

② 《嵊县卫生志》,1987年。

③ 《爵溪镇志》,中国书籍出版社1997年版。

④ "福州疫势",《公教周刊》第258期,1934年。

⑤ 《福州市卫生志》,1999年。

⑥ 《福州市志》第7册,方志出版社1998年版。《福州市卫生志》,1999年。

⑦ 《连江县卫生志》,1989年。

⑧ 《同安县志》,中华书局2000年版。《同安医药卫生志》,厦门大学出版社1995年版。

⑨ 《华安县志》,厦门大学出版社1996年版。

⑩ 《漳州市志》第1卷,中国社会科学出版社1999年版。《漳州市卫生防疫站志》,2004年。

⑪ 《建阳县志》,群众出版社1994年版。

⑫ 《泰宁县志》,群众出版社1993年版。

⑬ "粤天花流行",《中央日报》1933年2月18日,第3版。

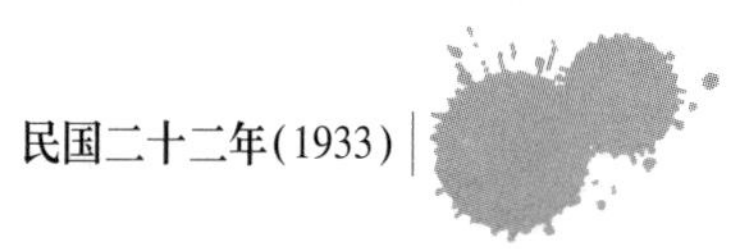

埔、东圃地区死亡100余人①。

南海县(佛山市南海区)　春,天花流行。佛山、叠滘、张槎、街边、俊云溪、大沥、横江、沙溪等地天花流行②。夏,霍乱流行。据《广州民国日报》报道:四月中,南海县属四区死霍乱症者40余人③。

增城县(今增城市)　夏,霍乱流行,死亡惨重④。

鹤山县(今鹤山市)　夏,霍乱流行,死亡不少⑤。

恩平县(今恩平市)　夏,霍乱流行。沙湖一带死近100人,君堂一带人们纷纷走避他乡⑥。

南雄县(今南雄市)　夏,霍乱流行⑦。

翁源县　春,天花流行,全县报告385例⑧。

汕头市　春夏(1—6月),天花流行,报告发病112例,死亡40例⑨。

陆丰县(今陆丰市)　夏,大旱带来大饥荒,霍乱大流行,持续数月,碣石、甲子、南塘、湖东、陂洋、大安、博美等地发病10余万众,死者逾万,城乡到处尸横遍野,惨不忍睹⑩。

潮阳县(今汕头市潮阳区、潮南区)　春,天花流行,夏,脑膜炎流行。5月28日(五月初五日)报道:潮汕今春因天气亢旱,二月曾一度发生天花痘症,流行极速。现又发生脑脊髓膜炎,流行亦烈⑪。秋,痢疾流行。9月10日(七月廿一日)报道:小孩因痢疾死亡者至众⑫。

饶平县　春(2—3月),水尾乡鼠疫流行⑬。

清远县(今属清远市)　秋(8月),白喉流行,禾云乡东溪一带患者约1000余人,

---

① 《棠下村志》,中华书局2003年版。《石牌村志》,广东人民出版社2003年版。《车陂村志》,中华书局2003年版。

② 《南海县志》,中华书局2000年版。

③ 《广东省自然灾害史料》,广东科技出版社1999年版,第651页。

④ 《增城县志》,广东人民出版社1995年版。

⑤ 《鹤山县志》,广东人民出版社2001年版。

⑥ 《恩平县志》,方志出版社2004年版。

⑦ 《南雄县志》,广东人民出版社1991年版。

⑧ 《翁源县志》,广东人民出版社1997年版。

⑨ 《汕头卫生志》,1990年。

⑩ 《陆丰县志》,广东人民出版社2007年版。

⑪ "潮汕春旱灾象已见",《申报》1933年5月28日,第8版。

⑫ "潮梅秋旱惨象",《申报》1933年9月10日,第14版。

⑬ 《汕头卫生志》,1990年。

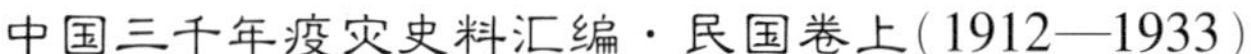

多为儿童[①]。

蕉岭县　恶性疟疾流行[②]。

化　县(今化州市)　天花流行[③]。

开平县(今开平市)　春,天花流行。据载:2月,本县发生天花痘症[④]。一些无知的乡民到庙宇迎神进村驱病,有的村里以7个不同姓氏的妇女扮瘟神,十余妇女驱瘟神,逐巷追逐,赶出闸门。7名扮瘟神的在闸门外脱去衣服,用火焚烧,作为驱逐天花,烧死瘟神之举,然后穿回备在闸门外的衣服,睡在闸外,天亮方回家。这场天花病流行至5月,单是本县四九乡已被天花夺去数人性命,不少人成了麻子面[⑤]。

阳江县(今属阳江市)　疟疾流行。1933—1949年,阳江每年都疟疾流行[⑥]。

海南省

琼山县(今海口市琼山区)　霍乱大流行,死者数以百计[⑦]。

定安县　鼠疫流行[⑧]。

香港特别行政区

香　港　春,天花流行。3月6日(二月十一日)报道:迩来发现天花流行病症[⑨]。这是1938年前第三次天花大流行,染者566人,死亡435人[⑩]。是年报告伤寒207例,副伤寒641例[⑪]。

广西壮族自治区

容县、博白县、崇善县(今属崇左市)、左县(今属崇左市)、百色县(今属百色市)、郁林县(今属玉林市)、北流县(今北流市)　鼠疫流行[⑫]。

邕宁县(今属南宁市)　鼠疫、痢疾、流脑流行[⑬]。

---

① 《清远县志》,1995年。

② 《蕉岭县志》,广东人民出版社1992年版。

③ 《化州县志》,广东人民出版社1996年版。

④ 《开平大事记》,中共开平市委市人民政府网:http://www.kaiping.gov.cn/publicfiles/business/htmlfiles/kpgov2/kpds/201504/144141.html.

⑤ "最烈的一次天花症流行",开平侨网:http://wqj.kaiping.gov.cn/qxcq/wsty.html.

⑥ 《阳江县志》,广东人民出版社2000年版。

⑦ 《琼山县志》,中华书局1999年版。

⑧ 《海南省志·卫生志》,方志出版社2001年版。

⑨ "香港来船须检验",《申报》1933年3月6日,第11版。

⑩ "立法局会议将通过种痘新则例,政府有权派员为居民种痘",《申报》1938年4月20日,第4版。

⑪ James Stevens Simmons. *Grobal Epidemiology*. London,1994. p.53.

⑫ 《广西通志·医疗卫生志》,广西人民出版社1999年版。

⑬ 《南宁市卫生志》,1996年。

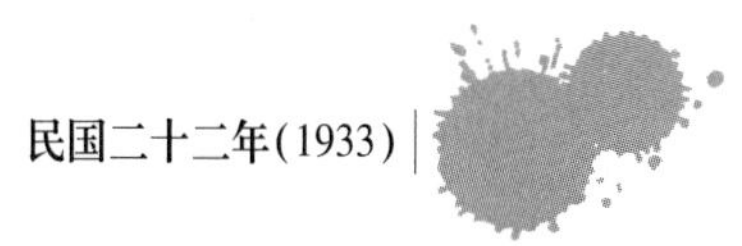

蒙山县　霍乱流行①。

贵　县(今贵港市)　鼠疫流行,西山大村、新村,五里大成村、大兴村死 50 余人②。

桂平县(今桂平市)　春,天花流行。3 月 25 日(二月三十日)报道:县属南区罗播罗秀等处去年 10 月间,因天花流行,迄今尤为盛行,男女老幼因天花而殉命者,先后不下百人③。

向都县(今天等县)　夏(5 月),伤寒流行,巴兰屯全屯 80 多人,死亡过半④。

桂林县(今属桂林市)　秋,瘟疫(霍乱)蔓延,疫死者甚多⑤。

苍梧县(今属梧州市)　霍乱流行⑥。鼠疫流行⑦。

兴业县　天花流行⑧。

陆川县　鼠疫流行⑨。

武宣县　疫。今《武宣县志》载:7 月至 12 月全县患传染病人数共 110 人,其中伤寒及类伤寒 25 人,痢疾 11 人,霍乱 1 人,流行性感冒 19 人,疟疾 4 人,其他 50 人⑩。

---

① 《蒙山县志》,广西人民出版社 1993 年版。

② 民国《贵县志》卷一八《杂记》。《贵港市志》,广西人民出版社 1993 年版。

③ "桂林天花蔓延数十月迄今未稍杀先后死亡已达百人",《大公报》1933 年 3 月 25 日,第 6 版。

④ 《天等县志》,广西人民出版社 1991 年版。

⑤ 《桂林市志》,中华书局 1997 年版。

⑥ 《苍梧县志》,广西人民出版社 1997 年版。

⑦ 《广西通志 · 医疗卫生志》,广西人民出版社 1999 年版。

⑧ 《兴业县志》,1996 年。

⑨ 《广西通志 · 医疗卫生志》,广西人民出版社 1999 年版。

⑩ 《武宣县志》,广西人民出版社 1995 年版。

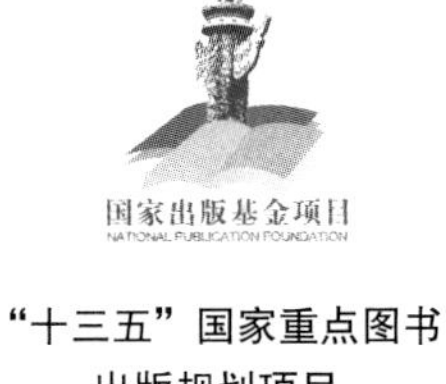

“十三五”国家重点图书
出版规划项目

本书为国家社会科学基金重大项目“《中国疫灾历史地图集》研究与编制”（批准号：12&ZD145）的基础性和阶段性成果

中国三千年疫灾史料汇编

民国卷（下）

龚胜生 编著

齊鲁書社

目 录

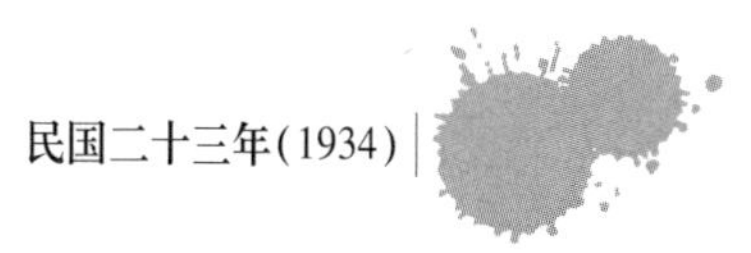

民国二十三年(1934)

全　国

夏,北满鼠疫流行。8月1日(六月廿一日)报道:入夏,吉、黑两省鼠疫流行,统计死亡560人,伪奉天省设鼠疫检验所①。北满吉、黑两省各县自入夏发生水灾后,鼠疫继之流行②。是年,鼠疫流行区域:云南1县,广西2县,广东11县市,发病480例,死亡467人;福建29县市,发病4427例,死亡3686人;吉林8县市,发病684例,死亡672人;辽宁1县,发病51例,死亡51人;内蒙古6县旗,发病370例,死亡370人;山西1县,发病34例,死亡33人;青海1县,发病1例,死亡1人③。

黑龙江省

黑龙江省　秋,鼠疫流行。9月5日(七月廿七日)报道:关于全满百斯笃状况:7月1日,以农安县发生疑似百斯笃为最初到现在,榆树县真性患者死亡40,污染区域1;扶余县死亡30,污染区域4;通辽县死亡40,污染区域1;辽源县死亡32,污染区域1。合计因百斯笃死亡者149名之多数④。9月23日(八月十五日)报道:至今日各地竟更蔓延,农安县共患209名,通辽128名⑤。10月2日(八月廿四日)报道:据卫生司调查,至9月中旬之死亡者,计通辽县地方58名,凌源县地方30名,双山县地方9名,农安县地方118名,乾安县地方17名,长岭县地方15名,扶余县地方56名,泰来县地方17名,开鲁县地方12名,合计332名⑥。

滨江县(今属哈尔滨市)　秋,鼠疫流行。8月31日(七月廿二日)报道:距哈尔

① “东北鼠疫流行”,《中央日报》1934年8月1日,第2版。

② “北满发生鼠疫”,《申报》1934年8月1日,第11版。

③ 李文波《中国传染病史料》,化学工业出版社2004年版,第178~179页。

④ “今夏鼠疫共夺去百四十九人生命”,《盛京时报》1934年9月5日,第4版。

⑤ “秋后鼠疫重萌,各地蔓延不休,满铁与我政府谋预防”,《盛京时报》1934年9月23日,第9版。

⑥ “本年鼠疫牺牲三百三十二人,比较昨年成绩良好”,《盛京时报》1934年10月2日,第4版。

滨西南80英里松花江滨之博德莱镇(译音)某高屋今日升一黑旗,表示该镇现有鼠疫及肺炎症,戒旅客勿入境。闻已有50人患肺炎症毙命①。10月2日(八月廿四日)报道:哈尔滨西南数区之鼠疫,迄无减退之象。闻当道已决议在哈尔滨与齐齐哈尔间数镇设立检疫处与隔离所。中东铁路区域内未有死者,惟离南段30~50哩之各村镇死者颇多②。

龙江县(省会,今齐齐哈尔市)　冬,天花流行。11月22日(十月十六日)报道:近月以来,本市幼年之人发生天花者不少③。是年,龙江(包括齐齐哈尔)梅毒患者2095人,淋病1306人,已成公害④。按:梅毒是性病,虽是流行病,但难以导致疫灾,录以备考。

呼兰县(今哈尔滨市呼兰区)　夏,霍乱流行。6月30日(五月十九日)报道:市面发生时疫,传染迅速。据医界谈,此种疫症,多属虎列拉流行性病⑤。

桦川县　春,天花流行。3月2日(正月十七日)报道:松花江下流桦川县天花猖獗,死亡续出,住民呈大恐慌⑥。

德都县(今属五大连池市)　疫。是年,德都县内因患疟疾、产褥热、破伤风、麻疹、梅毒、回归热、伤寒而死亡的百姓达200余人⑦。

依安县　疫。麻疹、风疹、水痘、疟疾、梅毒、淋毒、脓毒、败血症、恐水病等患者452人⑧。

宝清县　夏(6月),麻疹、流感流行,死亡137人⑨。

木兰县　冬,克山病流行。今《木兰县志》载:12月,民胜村六面井屯因急性克山病发作有7名妇女死亡⑩。

虎林县(今虎林市)　冬,伤寒流行。1935年1月31日(十二月廿七日)报道:自

---

① “哈尔滨西南鼠疫肺炎症猖獗博德莱镇俨如墟墓”,《申报》1934年8月31日,第9版。

② “吉省鼠疫蔓延吉地一月中死二十余人”,《申报》1934年10月2日,第3版。“哈埠鼠疫,迄无减退之象”,《中央日报》1934年10月2日,第3版。“哈埠鼠疫仍无减退希望”,《大公报》1934年10月2日,第4版。

③ “警厅预防天花传染派员巡种牛痘”,《盛京时报》1934年11月22日,第9版。

④ 《龙江县志》,中国城市经济社会出版社1991年版。

⑤ “时疫宜防”,《盛京时报》1934年6月30日,第9版。

⑥ “桦川移民村天花猖獗”,《盛京时报》1934年3月2日,第2版。

⑦ 《德都县志》,黄山书社1994年版。

⑧ 《依安县志》,中国青年出版社1989年版。

⑨ 《宝清县志》,1993年。

⑩ 《木兰县志》,黑龙江人民出版社1989年版。

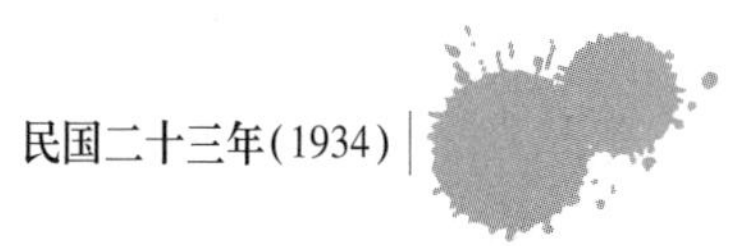

10月以来,伤寒病流行,虎林一带死300余名,刻下仍有延蔓之势①。天花流行,有一家死5口者②。

吉林省

吉林省　自秋徂冬,鼠疫盛行。8月11日(七月初二日)报道:农安、通辽等县发生鼠疫后,疫区遂逐渐扩大,现吉林省城亦发现鼠疫③。8月30日(七月廿一日)报道:北满各地鼠疫为线脉百斯笃,吉东各县每县死者日达五六百名④。10月2日(八月廿四日)报道:农安、通辽等县发生鼠疫后,疫区遂逐渐扩大,现吉林省城亦发现鼠疫,9月一月中竟死120余人⑤。10月16日(九月初九日)报道:扶余、农安、通辽等地鼠疫日渐猖獗⑥。11月3日(九月廿七日)报道:东北各地水灾后,继以鼠疫,除吉林东部农安及辽北通辽等地死人最多外,长春、哈尔滨亦发现鼠疫,死者日众,居民大恐⑦。11月20日(十月十四日)报道:农安、北满鼠疫,近又猖獗,农安一县死者截至11月15日,已达800余名。郑家屯及通辽等地,死者亦众⑧。

永吉县(省会,今属吉林市)　秋,鼠疫流行。10月2日(八月廿四日)报道:现吉林省城亦发现鼠疫⑨。是年,吉林市报告发生肠伤寒62人,天花5人,流脑5人⑩。又,时疫流行。10月30日(九月廿三日)报道:吉垣近来天气忽寒忽暖,于是流行病症丛生,已发见者为猩红热、白喉及流行疫等,喉肿感冒者不可数计⑪。按:1929年吉林县复名永吉县。

长春县　秋,鼠疫流行。10月16日(九月初九日)报道:本月10日起,长春发现鼠疫,12日止,长春死者已20余人,患者极多,居民均恐慌⑫。11月3日(九月廿七日)报道:长春鼠疫,死者日众,居民大恐⑬。

大赉县(今属大安市)　秋,鼠疫流行。今《大安县志》载:县城、吉拉吐屯、张家

---

① "虎林伤寒病死亡三百名",《盛京时报》1935年1月31日,第9版。
② 《虎林县志》,中国人事出版社1992年版。
③ "关外虎疫猖獗",《申报》1934年8月11日,第3版。
④ "北满发生鼠疫",《申报》1934年8月30日,第10版。
⑤ "吉省鼠疫蔓延吉地一月中死二十余人",《申报》1934年10月2日,第3版。
⑥ "关外鼠疫猖獗",《申报》1934年10月16日,第9版。
⑦ "长春哈埠发现鼠疫",《申报》1934年11月3日,第7版。
⑧ "北满鼠疫近又猖獗",《申报》1934年11月20日,第7版。
⑨ "吉省鼠疫蔓延吉地一月中死二十余人",《申报》1934年10月2日,第3版。
⑩ 《吉林市志》,吉林人民出版社2008年版。
⑪ "吉林气候失常流行疫多",《盛京时报》1934年10月30日,第7版。
⑫ "关外鼠疫猖獗",《申报》1934年10月16日,第9版。
⑬ "长春哈埠发现鼠疫",《申报》1934年11月3日,第7版。

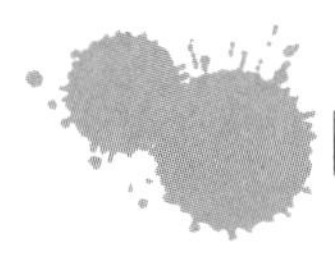

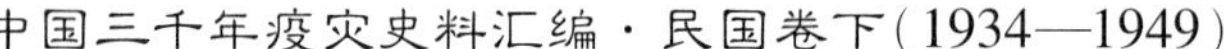

围子、老牛圈屯、小薛家围子、贾家窝棚、后太平屯、王大院屯、张家围子和苏家围子发生鼠疫①。

珲春县(今珲春市)　今《珲春市志》载:鼠疫、霍乱、天花、伤寒、瘫疹伤寒、白喉、猩红热、赤痢等8种急性传染病流行,发病人数367人,死亡36人②。

长岭县　秋冬,鼠疫流行,死亡31人。北正镇华昌屯本年至次年连续发生鼠疫,250多口人的小屯,染病249人,死亡178人③。

洮安县(今白城市)　霍乱流行,死亡人数较多④。

延吉县(今延吉市)　春,猩红热流行。4月20日(三月初七日)报道:近数日忽然发现猩红热极其猛烈,患者甚众,三日间死亡七八人⑤。夏,斑疹伤寒流行。6月29日(五月十八日)报道:入夏以来,时气不正,时疫随之发生,其中以斑疹最为厉害,夭伤小孩已有数人⑥。冬,气膜炎流行。1935年1月17日(十二月十三日)报道:入冬以来,雨雪稀少,天干地燥,以致患气膜炎者甚夥,近旬日来,死于是症者十余人⑦。今《龙井县卫生志》载:是年,发生肠伤寒、麻疹等6种传染病计358人,死亡98人。其中,发生天花107人,死亡大半;麻疹200余人,死亡近半;猩红热78人,死亡23人;流脑212人,死亡甚多⑧。

辽源县(今属双辽市)　夏秋,鼠疫流行。8月19日(七月初十日)报道:辽源县卧虎屯东方六家子地方16日发生类似真性鼠疫7名,内中竟死亡6名⑨。8月22日(七月十三日)报道:卧虎屯东北八里许,至18日因病死亡者12名,自18日至目下患染者5名,势甚猖獗⑩。9月5日(七月廿七日)报道:辽源县百斯笃死亡32人⑪。冬,鼠疫流行。11月20日(十月十四日)报道:郑家屯(辽源县驻地)及通辽等地鼠疫流行,死者亦众⑫。

柳河县　疫。今《柳河县志》载:天花、麻疹、伤寒、疟疾、回归热等疫病交替发生

① 《大安县志》,辽宁人民出版社1990年版。
② 《珲春市志》,吉林人民出版社2000年版。
③ 《长岭县志》,中华书局1993年版。
④ 《白城市志》,中国广播电视出版社1993年版。
⑤ "猩红热可畏",《盛京时报》1934年4月20日,第10版。
⑥ "斑疹疫猖獗",《盛京时报》1934年6月29日,第4版。
⑦ "发现烈性气膜炎",《盛京时报》1935年1月17日,第9版。
⑧ 《龙井县卫生志》,1990年。
⑨ "辽源鼠疫日扩大类似真性又七人",《盛京时报》1934年8月19日,第4版。
⑩ 《盛京时报》1934年8月22日,第9版。
⑪ "今夏鼠疫共夺去百四十九人生命",《盛京时报》1934年9月5日,第4版。
⑫ "北满鼠疫近又猖獗",《申报》1934年11月20日,第7版。

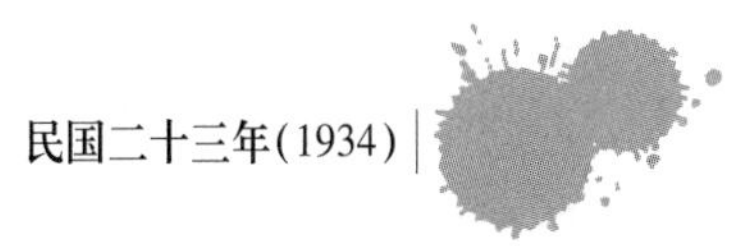

蔓延,患者146名,大部死亡[1]。

通化县　夏,天花、痢疾流行。6月14日(五月初三日)报道:近日人多患病,老者与中年人多于幼年人,男多于女,小儿之患(痘)疹者又多于痢疾,近处之染此症者已有数十人之多[2]。秋(10月),斑疹伤寒("窝子病")流行,死亡者甚多,暴尸路旁,无人掩埋[3]。

磐石县(今磐石市)　春,猩红热、流感流行。3月17日(二月初三日)报道:入春以来,城乡各户多有患羊毛疔与伤寒症者[4]。夏,痢疾流行。5月20日(四月初八日)报道:城北仙人屯住户此数日内死亡十余人,病而未死者甚多[5]。6月5日(四月廿四日)报道:近日以来,县城各住户等染时疫者转行增多,较之往日尤为普遍[6]。6月16日(五月初五日)报道:本县头脑昏迷之传染病,甫经过渡,而腹泻与痢疾之症,又值盛行。现在各家均有病人,有一医院一日诊治30余人,尽是痢疾。染此症者,大都先泻而后痢[7]。

桦甸县(今桦甸市)　夏,痢疾流行。6月25日(五月十四日)报道:入夏以来,天道失常,时暖时寒,人多患痢[8]。

怀德县(今公主岭市)　夏,天花、痢疾流行。7月13日(六月初二日)报道:入夏以来,小儿患痘疹而死亡者,不可胜数,近来患痢疾者又见猖獗,大人小儿患者甚多[9]。

农安县　夏秋,鼠疫流行。8月9日(六月廿九日)报道:农安方面,杨树林至31日死亡者6名,现患2名;高家店北方20满里三合永发生疑似百斯笃者,由27日至30日,死亡者男5名,女2名[10]。9月15日(八月初七日)报道:农安县内之百斯笃虽在当局严重防制下仍行猖獗,现在患者已达90余名,至11日,遂侵入农安城内,城内居民甚为恐怖[11]。9月23日(八月十五日)报道:至今日各地竟更蔓延,农安县共患

---

① 《柳河县志》,吉林文史出版社1991年版。
② "小儿炎大肆猖獗",《盛京时报》1934年6月14日,第10版。
③ 《通化县志》,吉林人民出版社1996年版。
④ "入春后患者何多",《盛京时报》1934年3月17日,第8版。
⑤ "传染病又复发生",《盛京时报》1934年5月20日,第10版。
⑥ "时疫发现可畏",《盛京时报》1934年6月5日,第10版。
⑦ "肠泻盛行",《盛京时报》1934年6月16日,第1版。
⑧ "痢疾流行",《盛京时报》1934年6月25日,第4版。
⑨ "发现赤痢禁售冰糕",《盛京时报》1934年7月13日,第10版。
⑩ "通辽、农安一带百斯笃之近况",《盛京时报》1934年8月9日,第4版。
⑪ "农安百斯笃现竟侵入城内",《盛京时报》1934年9月15日,第4版。

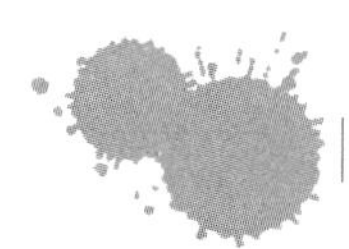

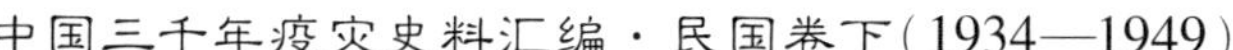

209名[①]。10月2日(八月廿四日)报道:鼠疫至9月中旬之死亡者,农安县地方118名[②]。1935年8月1日(七月初三日)报道:去岁在农安县下百斯笃发生记录:6月,3名;7月,18名;8月,64名;9月,78名;10月,5名;总计168名[③]。

扶余县　夏秋,鼠疫流行。9月5日(七月廿七日)报道:扶余县鼠疫死亡30人,污染区域4个[④]。10月2日(八月廿四日)报道:至9月中旬,扶余县地方鼠疫死亡56名[⑤]。10月26日(九月十九日)报道:陶赖昭西南方高家店之东北方一二满里之大王家屯地方,本月中旬间发生百斯笃患者,中国人死亡10名。又该地之东北方潘家屯亦死亡5名[⑥]。

郭尔罗斯前旗(今前郭尔罗斯县)　秋,鼠疫流行。11月1日(九月廿五日)报道:据30日电,距前郭旗满铁工事区北方400米之日人村落、160米之国际运输出张所内发生百斯笃患者之死亡,更在附近死亡1名[⑦]。

辽宁省

沈阳县(省会,今沈阳市)　夏,赤痢、天花、猩红热流行。6月27日(五月十六日)报道:据奉天警察署调查,在管内本年1月以降到现在之赤痢患者为121名,窒布斯32名,猩红热139名[⑧]。7月7日(五月廿六日)报道:查奉天市内,最近所发生之传染病,计天然痘56名,猩红热20名,赤痢10名,及其他传染病7名。是项传染病之发生,共死亡16名[⑨]。

辽阳县　春夏,天花流行。4月10日(二月廿七日)报道:近来天气失常,时疫流行,天花为甚[⑩]。6月15日(五月初四日)报道:痘疹流行,昔独婴儿患之,青春壮年而痘疹未之闻也,今乃流行于一般青年,见菌毒之甚也[⑪]。今《鞍山市卫生志》载,是年

---

① “秋后鼠疫重萌,各地蔓延不休,满铁与我政府谋预防”,《盛京时报》1934年9月23日,第9版。

② “本年鼠疫牺牲三百三十二人,比较昨年成绩良好”,《盛京时报》1934年10月2日,第4版。

③ “扶余农安鼠疫告警,去岁农安患者记录”,《盛京时报》1935年8月1日,第12版。

④ “今夏鼠疫共夺去百四十九人生命”,《盛京时报》1934年9月5日,第4版。

⑤ “本年鼠疫牺牲三百三十二人,比较昨年成绩良好”,《盛京时报》1934年10月2日,第4版。

⑥ “陶赖昭附近又闹鼠疫”,《盛京时报》1934年10月26日,第4版。

⑦ “京北农安附近鼠疫益行猖獗”,《盛京时报》1934年11月1日,第4版。

⑧ “请大家慎卫生,疫势顿炽,防御正急”,《盛京时报》1934年6月27日,第4版。

⑨ “夏季卫生宣传大会十日在各处举行,最近传染病死亡十六名”,《盛京时报》1934年7月7日,第4版。

⑩ “各校施行种痘”,《盛京时报》1934年4月10日,第9版。

⑪ “痘疹疫流行甚烈”,《盛京时报》1934年6月15日,第9版。

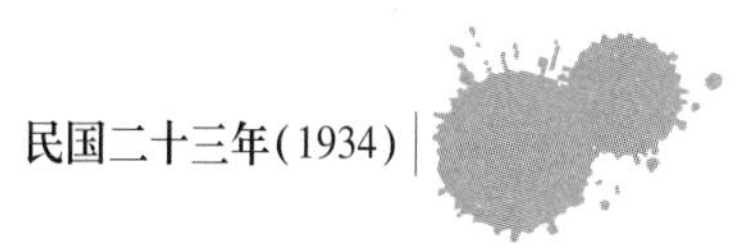

辽阳县天花患者75人,死亡3人;伤寒患者37人,死亡8人;脑膜炎患者4人,死亡4人①。

营口县(今大石桥市)　夏,时疫流行。6月28日(五月十七日)报道:最近一周内之营口、大石桥两地,日本警察署管内之传染病达73名之多,其中赤痢33名、肠膜炎3名、马脾风6名、猩红热10名、天花20名、流行性脑膜炎1名②。秋,天花流行,死63人③。

康平县　冬,鼠疫流行。11月20日(十月十四日),肺鼠疫从内蒙古科左后旗传入,蔓延境内10个村屯,至12月16日(十一月初十日)止息,共发病82人,死亡78人④。是年12月25日至次年1月,漫山屯鼠疫发病82人,死亡78人,波及前辛屯,任家窝堡、大黄家窝堡、前朝阳堡、提海窝堡等10个自然屯⑤。1935年1月5日(十二月初一日)报道:日来因天气寒冷,县内住民突而染患时疫,因而急病身死者极多。检尸结果,就中死尸7具为百斯笃疫病传染所致⑥。1935年1月8日(十二月初四日)报道:康平县真性百斯笃死亡者已达36人,尚有8名待医中⑦。1935年1月9日(十二月初五日)报道:疫区康平县境内,截至7日,染患及死亡人数已达48名,除5人正在患中外,余43名均已亡故⑧。1935年1月11日(十二月初七日)报道:截至7日,鼠疫死者已达83名。该县疫区最重者为慢山屯,5日内死者竟达30余⑨。1935年1月29日(十二月廿五日)报道:康平县下之百斯笃自初发生以来,已有74名,而其后殆为终息之形势。但自14日到27日,发生4名之新患者,合计为79名,其中死亡者为78名,目下只有1名之生存者⑩。

桓仁县　水,饥,疫。今《桓仁县志》载:洪灾,人民饥寒交迫,天花、霍乱、伤寒、副伤寒、痢疾等传染病流行猖獗⑪。

本溪县(今本溪满族自治县)　夏,痢疾流行。7月6日(五月廿五日)报道:入夏

---

① 《鞍山市卫生志》,1990年。

② "营口大石桥一带疫势异常猖獗",《盛京时报》1936年6月28日,第4版。

③ 《营口市卫生志》,1987年。

④ 乔士应《人间鼠疫在我县流行情况》,《康平文史资料》第7辑,1993年,第67~72页。

⑤ 《康平县志》,东北大学出版社1995年版。

⑥ "康平县境发现疑似百斯笃,传染死亡极多",《盛京时报》1935年1月5日,第2版。

⑦ "康平县百斯笃确为真性,省方通饬邻县实行防疫,市内第一期防疫已经实施",《盛京时报》1935年1月8日,第4版。

⑧ "疫区中心曼山屯三段防阵已布,死者已达四十三人",《盛京时报》1935年1月9日,第4版。

⑨ "辽宁发现鼠疫",《申报》1935年1月11日,第3版。

⑩ "康平鼠疫统计刻已终息",《盛京时报》1935年1月29日,第4版。

⑪ 《桓仁县志》,方志出版社1996年版。

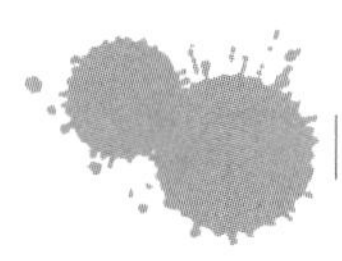

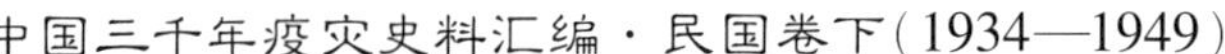

以来,时气不正,时疫随之发生,其中以痢疾为最猖獗,因而小儿患者,往往殒命,十分危险,成人次之,现在仍蔓延中[①]。伤寒大流行[②]。

金　县(今大连市金州区)　春,天花、伤寒、猩红热流行。3月12日(正月廿七日)报道:据大连署调查,大连管内自本年元旦以来,患天然痘者,日本人115名,中国人77名,就中死亡者日人17名,中国人42名,为空前之纪录[③]。3月12日(正月廿七日)报道:本年1月以来,除天然痘流行不息,最近如猩红热、肠窒扶斯等症亦相继,现势颇狂烈。闻1月以来,日人患猩红热者70名,死亡5名;肠窒扶斯者30名,中国人2名[④]。3月29日(二月十五日)报道:一时蔓延于全市之天然痘略见终息,猩红热症竟又乘机而起,其传染之速,流行之广,更甚于痘疫。23日之一日间,沙河口管内连染4名[⑤]。4月5日(二月廿二日)报道:大连署卫生系统计新正至3月末日,全管内共染传染病者436名[⑥]。夏,赤痢流行。6月1日(四月二十日)报道:自1月以至5月28日间,管内共传染病者达676名[⑦]。7月18日(六月初七日)报道:7月1日以来至15日间,共患赤痢者计84名,死亡12名,比之去年同期有增无减,自16日后,突又增加18名[⑧]。8月2日(六月廿二日)报道:刻间市内最流行者则为赤痢,26日至30日,大连署管内患染者28名[⑨]。黑热病流行,多分布于周水子、南关岭地区[⑩]。

锦西县(今属葫芦岛市)　春,天花流行。3月12日(正月廿七日)报道:县界新正以来,各村小儿多有出天花者,三、八两区村流行尤甚[⑪]。霍乱流行,死亡500多人[⑫]。

凌源县　夏,大水,大疫。7月29日(六月十八日)报道:热省各地自6月上旬起现在止,霪雨已达一月,现仍未止。凌源(今属辽宁省)、平泉(今属河北省)、赤峰(今属内蒙古)、承德(今属河北省)、滦平(今属河北省)等县均被水,房屋人民牲畜及农作品多被冲,交通断绝,粮食尽绝,农民饿死无算,瘟疫流行,盗匪蜂起,演成十余年来

---

① “痢疫猖獗,小儿患者多殇”,《盛京时报》1934年7月6日,第9版。
② 《本溪卫生志》,1990年。
③ “天然痘复猖獗,正月后患染达二百名”,《盛京时报》1934年3月12日,第2版。
④ “传染病又发生,患者日多,卫生系通告市民预防”,《盛京时报》1934年3月12日,第9版。
⑤ “猩红热益猖獗”,《盛京时报》1934年3月29日,第4版。
⑥ “大连署管内患病四百名”,《盛京时报》1934年4月5日,第9版。
⑦ “大连署卫生系布置防疫阵”,《盛京时报》1934年6月1日,第9版。
⑧ “注射防疫药针,气候不均,赤痢亦猖獗”,《盛京时报》1934年7月18日,第9版。
⑨ “患赤痢日渐增加”,《盛京时报》1934年8月2日,第9版。
⑩ 《大连市卫生志》,大连出版社1991年版。
⑪ “天花流行慎防传染”,《盛京时报》1934年3月12日,第9版。
⑫ 《锦西市志》,1988年。

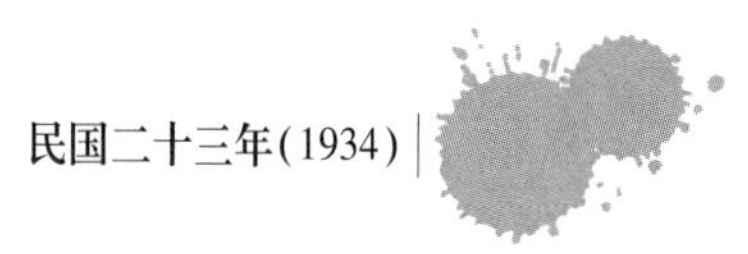

未有奇灾①。

铁岭县　春,瘟疫流行。3 月 6 日(正月廿一日)报道:近日天气失和,时冷时热,而一般市民失于调养,致多罹患春瘟,未满十龄幼儿一经传染即有性命之忧,殒命者时有所闻②。夏,时疫流行。6 月 9 日(四月廿八日)报道:本市日来患时疫者层出,尤以中年人及小孩最多③。秋,天花流行。11 月 2 日(九月廿六日)报道:时值秋末冬初之际,天气冷热不均,故小儿患痘疹者日渐颇多④。

新民县(今新民市)　春,天花流行。4 月 4 日(二月廿一日)报道:本邑近来城内外天然痘流行,染者大有性命之虞⑤。

盖平县(今盖州市)　夏,时疫流行。5 月 13 日(四月初一日)报道:近日以来,冷热失常,时疫频传,患者颇多,轻者数日始愈,重者月余不痊,甚有性命危险⑥。

西丰县　夏,痢疾流行。7 月 3 日(五月廿二日)报道:入夏以来,时气不正,时疫随之发生,其中以痢疾为最猖獗,因而小儿夭殇者,十居八九,成人次之,现在仍正蔓延中⑦。

彰武县　夏,痢疾流行。7 月 26 日(六月十五日)报道:今夏以来,阴晴无常,乍凉乍暖,杂灾时疫,相继起伏。近日患腹疾及痢疾者,尤居多数⑧。

凤城县(今凤城市)　秋,瘟疫流行。9 月 15 日(八月初七日)报道:市内近日来发生秋瘟患者极多,传染颇速,头疼身痛,咳嗽腹鸣,就中以小儿为甚,然无死亡者⑨。

双山县(今属双辽市)　秋,鼠疫流行。9 月 23 日(八月十五日)报道:值此凉秋,百斯笃竟又重起。19 日临近四平街驿之双山县连染 10 名⑩。

内蒙古自治区

科尔沁左翼后旗　冬,鼠疫猖獗,延及次年,吉尔嘎朗、大官营子、浩坦、布敦哈拉根 4 个努图克的 12 个自然屯发病 138 人,死亡 133 人⑪。

---

① “热河水灾奇重锦朝路交通全阻”,《申报》1934 年 7 月 29 日,第 3 版。

② “天气失和,市民多患春瘟”,《盛京时报》1934 年 3 月 6 日,第 8 版。

③ “发现时疫”,《盛京时报》1934 年 6 月 9 日,第 9 版。

④ “小儿多患痘疹”,《盛京时报》1934 年 11 月 2 日,第 4 版。

⑤ “天然痘蔓延传谕严防”,《盛京时报》1934 年 4 月 4 日,第 9 版。

⑥ “时疫流行市民宜防”,《盛京时报》1934 年 5 月 13 日,第 9 版。

⑦ “痧疫猖獗”,《盛京时报》1934 年 7 月 3 日,第 9 版。

⑧ “瘟疫流行可怕”,《盛京时报》1934 年 7 月 26 日,第 10 版。

⑨ “秋瘟流行”,《盛京时报》1934 年 9 月 15 日,第 10 版。

⑩ “秋后鼠疫重萌,各地蔓延不休,满铁与我政府谋预防”,《盛京时报》1934 年 9 月 23 日,第 9 版。

⑪ 《科尔沁左翼后旗志》,内蒙古人民出版社 1993 年版。

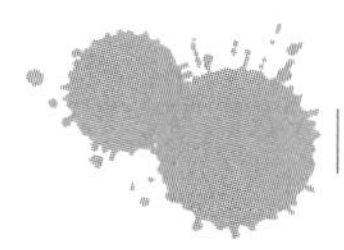

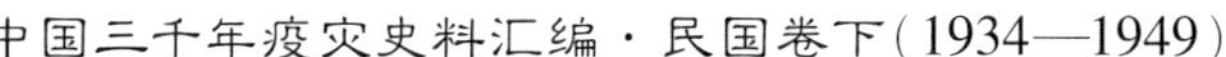

科尔沁左翼前旗　冬,鼠疫流行。1935年1月15日(十二月十一日)专电:兴安屯县区发现鼠疫,博王旗五棵树村患者最多,已死20余名[①]。

敖汉旗　腺鼠疫流行,各各召区缶首村发生58人,死亡56人[②]。

通辽县(今通辽市科尔沁区)　夏秋,虎疫、鼠疫猖獗。7月15日(六月初四日)报道:通辽县境二区于上月26日发现真性百斯笃。该地带户数共计17户,人口87名,患者先24名,于12日又增加3名,共计27名,内中死亡者25名,仅生存2名[③]。7月30日(六月十九日)报道:通辽方面之百斯笃疫病,患者继续发生,范围日益扩大。于27日又发生类似百斯笃疫病3名,就中死亡1名。查该县之疫病,共37名,仅生存2名[④]。8月9日(六月廿九日)报道:通辽方面,27日,腰成兴隆窝堡发生患者1名;28日,通辽东北一百满里之地点数日来疑似百斯笃死亡者10名,现在患者有17名;30日,27日腰成兴隆窝堡发生之患者死亡,累计死者33名;31日,钱家店东北四十满里之部落由上旬继续死亡者11名[⑤]。8月11日(七月初二日)报道:辽北通辽一带,吉林东边等地所患虎疫,迄今愈烈。据日方公布之死亡人数,辽北蒙边一带,上月27日死亡37名,患者10人;28日通辽一县死25人,患者12人;30日通辽城内死28名[⑥]。10月16日(九月初九日)报道:通辽鼠疫日渐猖獗[⑦]。9月5日(七月廿七日)报道:到现在,通辽县鼠疫死亡40人,污染区域1个[⑧]。9月23日(八月十五日)报道:至今日通辽鼠疫患者128名[⑨]。10月2日(八月廿四日)报道:至9月中旬之鼠疫死亡者,计通辽县地方58名[⑩]。11月20日(十月十四日)报道:郑家屯及通辽等地鼠疫流行,死者亦众[⑪]。

东胜县(今鄂尔多斯市东胜区)　鼠疫流行[⑫]。

---

① “辽宁患鼠疫者多人”,《申报》1935年1月16日,第8版。

② 《赤峰市志》,内蒙古人民出版社1996年版。

③ “通辽百斯笃炽烈,二十七名中生存二名,患者住宅完全烧毁”,《盛京时报》1934年7月15日,第4版。

④ “通辽百斯笃日益猖獗,又三名疑似病者”,《盛京时报》1934年7月30日,第2版。

⑤ “通辽、农安一带百斯笃之近况”,《盛京时报》1934年8月9日,第4版。

⑥ “关外虎疫猖獗”,《申报》1934年8月11日,第3版。

⑦ “关外鼠疫猖獗”,《申报》1934年10月16日,第9版。

⑧ “今夏鼠疫共夺去百四十九人生命”,《盛京时报》1934年9月5日,第4版。

⑨ “秋后鼠疫重萌,各地蔓延不休,满铁与我政府谋预防”,《盛京时报》1934年9月23日,第9版。

⑩ “本年鼠疫牺牲三百三十二人,比较昨年成绩良好”,《盛京时报》1934年10月2日,第4版。

⑪ “北满鼠疫近又猖獗”,《申报》1934年11月20日,第7版。

⑫ 《东胜大事记》,1993年。

开鲁县　秋,鼠疫流行。9月26日(八月十八日)报道:开鲁县下第一区巴什哈地方,5户21名,自8月21日至31日之间,悉为全灭①。10月2日(八月廿四日)报道:据卫生司调查,至9月中旬之鼠疫死亡者,开鲁县地方12名②。张家村8月20日死亡12人,巴什哈李三营子5户死23口③。

赤峰县　春,鼠疫流行。4月14日(三月初一日)报道:在赤峰西南方发生病名不详之传染病,惟病者70名中,已死亡20名。该传染病在中国人间一般称为"力砂病",但患者吐血、吐黄脓,大部分为即日死亡之可怕奇病④。夏,大水,瘟疫流行。7月29日(六月十八日)报道:热省各地自6月上旬起现在止,霪雨已达一月,现仍未止。凌源(今属辽宁省)、平泉(今属辽宁省)、赤峰(今属内蒙古)、承德(今属河北省)、滦平等县均被水,房屋人民牲畜及农作品多被冲,交通断绝,粮食尽绝,农民饿死无算,瘟疫流行,盗匪蜂起,演成十余年来未有奇灾⑤。

集宁县(今集宁市)　春,流感流行。3月17日(二月初三日)报道:此间地势居高,因气候不调和,故伤风症流行颇甚⑥。

呼伦县(今海拉尔市)　夏,鼠疫流行。7月19日(六月初八日)报道:北满海拉尔东北三十华里之东花园一带,自最近二日来患百斯笃者不下数十名,而其中因病死亡者亦达四五名⑦。

北京市

北平市(今北京市)　春,白喉流行,传染甚速⑧。

昌平县(今昌平区)　春,流感、喉症流行。4月14日(三月初一日)报道:时令不正,气候失调,发现各种时疫,成年人十九皆患伤风咳嗽,儿童则染喉症者居多⑨。

宛平县(今北京市区)　春,天花流行。4月20日(三月初七日)报道:入春以来,时疫流行,天花蔓延甚烈,小儿死亡日必数起,成年男女亦有患者⑩。

天津市

天津市　冬,白喉、猩红热流行。12月17日(十一月十一日)报道:连日市内流

---

① "开鲁巴什哈人口为鼠疫全灭",《盛京时报》1934年9月26日,第4版。
② "本年鼠疫牺牲三百三十二人,比较昨年成绩良好",《盛京时报》1934年10月2日,第4版。
③ 《开鲁县志》,内蒙古文化出版社2001年版。
④ "赤峰西南地方发生传染病",《盛京时报》1934年4月14日,第4版。
⑤ "热河水灾奇重锦朝路交通全阻",《申报》1934年7月29日,第3版。
⑥ "时令不正,各地时疫流行",《大公报》1934年3月17日,第9版。
⑦ "海拉尔鼠疫猖獗,乡民避危他逃",《盛京时报》1934年7月19日,第9版。
⑧ 《北京历史灾荒灾害纪年》,学苑出版社2004年版,第208页。
⑨ "昌平",《大公报》1934年4月14日,第9版。
⑩ "长辛店",《大公报》1934年4月20日,第9版。

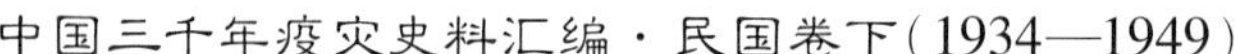

行白喉症传染病,患者甚多①。1935年1月7日(十二月初三日)报道:猩红热及白喉传染病流行②。1935年1月9日(十二月初五日)报道:入冬以来,气候和煦,疫疠丛生,小儿痧疹,蔓延尤烈③。5月8日(三月廿五日)报道:津市近日发现白毛疹,患者多系老年及幼童,传染甚速④。

河北省

临榆县(今大部属抚宁县)　春三月,秦皇岛港区回归热流行⑤。冬,猩红热、天花、麻疹流行。1935年1月6日(十二月初二日)报道:榆关入冬以来,气候甚暖,近发生猩红热、天花、麻疹三种急性传染病⑥。

玉田县　冬,脑膜炎流行。11月24日(十月十八日)报道:冀北玉田县附近及田邢庄发现时疫,传染极速,患者头痛发烧,通体拘挛,二三小时即倒毙,一周之内因是致命者,不下百人,而以幼童、妇女居多⑦。

滦　县　夏,白喉流行。7月10日(五月廿九日)报道:(开平镇,今唐山市开平区)近来天气炎热,各村白喉流行,死亡达20人⑧。秋,霍乱、白喉流行。8月10日(七月初一日)报道:赵各庄煤矿区发现真性虎烈拉,工人疫死者已有多名⑨。10月27日(九月二十日)报道:因气候骤变,时疫忽生,患白喉及感冒者极多⑩。冬,猩红热、白喉流行。1935年1月11日(十二月初七日)报道:时疫流行,发现猩红热及白喉症,患者甚多,不易医愈,小儿染者尤众,因不治以死者已达百余人⑪。同日又报道:本市自立冬后,雨雪稀少,气候反常,先后发现猩红热、白喉、痢疾等症,传染颇速,猩红热及痢疾患者尤多,连日死者达五六十人,患者在数百人以上。白喉以幼童患者较多,医院每日就诊幼童十分之八为白喉,死者约达百人⑫。1935年2月2日(十二月廿九日)报道:津东各县,因气候不调,致时疫丛生,前曾发现白喉、猩红热等,小孩及大人因而致死者甚多。近津东各县(内以唐山及东四矿最甚)复发现时疫一种,初起

---

① "平津昨晨大雪",《申报》1934年12月17日,第3版。
② "猩红热患者速送市立医院,市政府布告市民周知",《大公报》1935年1月7日,第6版。
③ "天气和暖",《大公报》1935年1月9日,第10版。
④ "津发现白疹",《盛京时报》1934年5月8日,第2版。
⑤ 《秦皇岛市地方志》,河北人民出版社1990年版。
⑥ "榆关发现急性传染病",《申报》1935年1月6日,第9版。
⑦ "玉田恶疫,一周内死百人",《中央日报》1934年11月24日,第2版。
⑧ "开平",《大公报》1934年7月10日,第9版。
⑨ "赵各庄发现虎疫",《申报》1934年8月10日,第10版。
⑩ "唐哈风雪严寒",《申报》1934年10月27日,第6版。
⑪ "唐山时疫流行",《申报》1935年1月11日,第3版。
⑫ "白喉流行",《大公报》1935年1月11日,第10版。

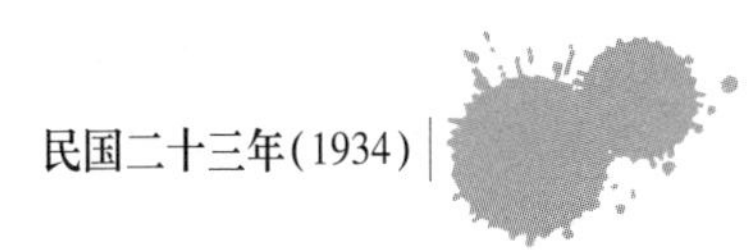

时全身作痛,咳嗽呕吐,患者以大人为多,幼童亦有患者,且喉间发红,并熟睡呓语,重者三日即死,轻者六七日不治,亦有性命危险,唐市及东四矿死者已达数十人[①]。

昌黎县　春,天花流行。4 月 15 日(三月初二日)报道:入春以来,天时不正,昌黎人民感患时疫及小孩出天花者甚多[②]。

丰润县(今唐山市丰润区)　春,喉症流行。4 月 9 日(二月廿六日)报道:入春以来,气候失调,儿童患喉病最多[③]。夏,天花流行。6 月 21 日(五月初十日)报道:瘟疫盛行,居民死亡率遽增,情况严重。近五日来,县城南关乡儿童在十岁以上染症死亡者 4 人,三岁以上之孩提 5 人,其他各村镇亦有同样情形。又,开平镇附近后屯一带,幼童染天花症,十九毙命[④]。

遵化县　夏,时疫发生。6 月 21 日(五月初十日)报道:近日县属平安城、龙虎(、贾家庄一带发现时疫,初起时头疼身热,通体拘犟,继则咽喉肿痛,饮食不进,治法稍有不当,立即死亡[⑤]。

赵　县　春,流感流行。4 月 18 日(三月初五日)报道:气候失和,骤冷乍热,罹是疾者,嗓子红肿,声音粗哑,头晕身热,不思饮食,服药偶一不慎,动辄死亡,日来传染颇烈云[⑥]。

高邑县　春,天花流行。4 月 19 日(三月初六日)报道:气候不正,杂疫流行,天花蔓延尤盛,患者颇众[⑦]。

安次县(今廊坊市安次区)　春,天花、流感流行。4 月 21 日(三月初八日)报道:寒暖不时,百病丛生,廊坊村附近各村小孩多患痘疹,成人多患头疼、咳嗽、感冒等症[⑧]。秋,天花流行。8 月 10 日(七月初一日)报道:本县近忽发生天花,患此症者多系二三十岁以上之壮年,尤不易治[⑨]。冬,白喉流行。1935 年 1 月 23 日(十二月十九日)报道:此间头疼、咳嗽、流行感冒等冬瘟流行,大小马坊、庄头、沙锅店等村忽发现白喉,患者多为十岁左右之幼童,死亡已十余名[⑩]。

---

① “津东时疫,死亡渐多”,《大公报》1935 年 2 月 2 日,第 10 版。
② “昌黎”,《大公报》1934 年 4 月 15 日,第 9 版。
③ “丰润”,《大公报》1934 年 4 月 9 日,第 9 版。
④ “丰润天灾频起蝗蝻发现瘟疫盛行”,《大公报》1934 年 6 月 21 日,第 9 版。
⑤ “遵化发现时疫,死亡已达二十余人”,《大公报》1934 年 6 月 21 日,第 9 版。
⑥ “赵县”,《大公报》1934 年 4 月 18 日,第 9 版。
⑦ “高邑”,《大公报》1934 年 4 月 19 日,第 9 版。
⑧ “廊坊”,《大公报》1934 年 4 月 21 日,第 9 版。
⑨ “壮年多患天花”,《大公报》1934 年 8 月 10 日,第 9 版。
⑩ “安次发现白喉”,《大公报》1935 年 1 月 23 日,第 10 版。

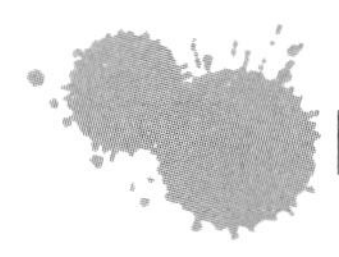

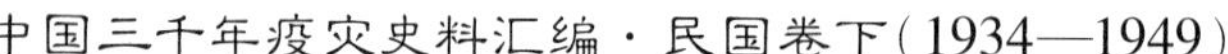

沧　县(今沧州市)　春,天花流行。3月17日(二月初三日)报道:沧县近来,时令不正,婴儿多患天花,乡间尤甚,颇多夭亡①。

青　县　秋,疟疾、痢疾流行。9月21日(八月十三日)报道:本县自两次降雹后,天气寒热不定,患疟疾者颇多,一般幼童多染痘疹,稍一不慎,随即变为痢疾,因而死亡者屡有所闻②。10月3日(八月廿五日)报道:日来瘟疫流行甚剧,患此症者为十岁上下之幼童,初则身体发烧,不省人事,时发谵语,体温最低亦在四十度左右,渐则变聋变哑,昏睡如痴,舌苔由黄变黑,刻下死亡虽少,医治颇需时日③。

景　县　春,流感流行。5月2日(三月十九日)报道:时届三月,天犹奇寒,各村伤风感冒者甚多④。夏,疟疾流行。6月22日(五月十一日)报道:村民多食新麦,而致发生杂疾,疟疾最炽,各村患者不少⑤。

香河县　春,天花、白喉流行。5月2日(三月十九日)报道:现当春暖,小儿天花痘疹流行,近又发现白喉等疫,更为危险⑥。秋,发现痘疹。11月3日(九月廿七日)报道:香境近来气候异常寒冷,小儿传染痘疹,竟于天气冷冽时发现,城北双营、打下户、骆驼港等村传染甚烈⑦。冬,发现白喉。12月27日(十一月廿一日)报道:香境今冬因气候过暖,杂疫极为猖獗,讵意近来竟变本加厉,又发现白喉症,患者多不治,险恶万分,流行极广⑧。

宣化县　春,时疫流行。5月10日(三月廿七日)报道:天色寒暖无常,民间罹病者颇多⑨。夏秋,痢疾流行。8月3日(六月廿三日)报道:入伏以来,气候酷热,时疫丛生,居民饮食稍有不慎即罹病。日来患霍乱、伤风、赤白痢者甚夥,尤以赤白痢流行为最烈⑩。9月10日(八月初二日)报道:此间气候,冷热无定,患痢疾甚多。据查,城内婴孩患者十有二三,尤以北街为甚,庙底街连死三四人,正在危险者尚甚多⑪。

怀来县　秋,天花流行。9月17日(八月初九日)报道:本县数月以来天花流行,

---

① “时令不正,各地时疫流行”,《大公报》1934年3月17日,第9版。
② “疹痢流行”,《大公报》1934年9月21日,第9版。
③ “青发生秋瘟”,《大公报》1934年9月29日,第9版。
④ “景县”,《大公报》1934年5月2日,第9版。
⑤ “景县疟疾流行”,《大公报》1934年6月22日,第9版。
⑥ “香河”,《大公报》1934年5月2日,第9版。
⑦ “香河痘症披猖西风大作天气奇寒”,《大公报》1934年11月3日,第10版。
⑧ “发现白喉”,《大公报》1934年12月27日,第9版。
⑨ “宣化”,《大公报》1934年5月10日,第9版。
⑩ “宣化发生时疫,赤白痢疾流行最烈”,《大公报》1934年8月3日,第9版。
⑪ “痢疾流行”,《大公报》1934年9月10日,第10版。

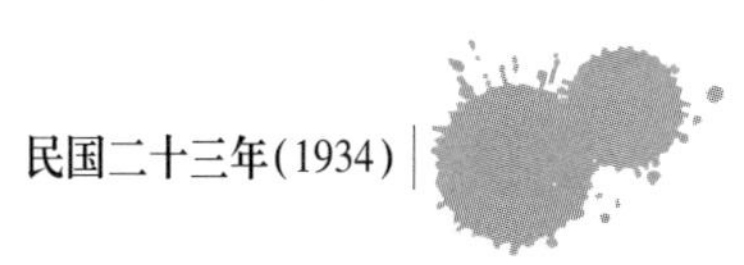

几遍全县[1]。冬,痧疹流行。12 月 30 日(十一月廿四日)报道:县属新保安及曹家窑等村镇瘟疫流行,近发现一种痧疹,传染甚速,因而损却生命者颇不乏人[2]。

怀安县　冬,痧疹盛行。12 月 11 日(十一月初五日)报道:县属新保安及曹家窑等村镇,近以气候寒暖不定,瘟疫流行,近发现一种痧疹,传染甚速,一般农民染患斯症者极多,其最烈者昼夜呻吟呼痛,因而损却生命者颇不乏人[3]。

万全县　秋,喉症流行。10 月 17 日(九月初十日)报道:县自入秋以来,时冷时热,最近发现红喉、白喉两种,连日感患此症者颇多,传染极速,感患红喉者三五日即愈,惟患白喉者危险难医,因而抛命者颇不乏人[4]。

宁晋县　夏,暑疫流行。7 月 3 日(五月廿二日)报道:酷热逼人,暑疫流行[5]。7 月 21 日(六月初十日)报道:天气酷热,暑热流行,连日以来,死伤甚众,一乡之内,往往一日死伤数人[6]。

隆平县(今并入隆尧县)　夏,时疫流行。8 月 1 日(六月廿一日)报道:入夏以来,天气酷热,时疫流行,以致本县人民染疫而死者为数颇多[7]。

晋　县(今晋州市)　夏,时疫流行。8 月 11 日(七月初二日)报道:入夏天气酷热,时疫流行,县民染疫而死者为数颇多[8]。

邯郸县　秋,霍乱流行。9 月 29 日(八月廿一日)报道:冷热失常,时疫流行,迩来患痧症者颇多,症传染力最烈。初发时,肚疼不已,周身冰凉,日久上吐下泻,虽请医诊,亦弗能治止[9]。冬,疫症流行。12 月 21 日(十一月十五日)报道:本县近来忽然发现一种晕血急症,素来无病之人,行走间即栽倒不省人事,延数分钟,口鼻溢血,即行毙命,医人多束手,连日死者已达 13 人[10]。按:此症疑为肺鼠疫。

曲周县　秋,喉症流行。11 月 6 日(九月三十日)报道:本县自立秋以来,气候干燥,寒暖不匀,致诸疫流行,传染甚速,尤以喉症为最烈,患者多属小儿,小儿死者不下二十余人[11]。冬,天花流行。11 月 29 日(十月廿三日)报道:久旱未雨,天气干燥,寒

---

① “怀天花流行”,《大公报》1934 年 9 月 17 日,第 9 版。

② “怀发现痧疹”,《大公报》1934 年 12 月 30 日,第 10 版。

③ “怀安瑞雪杀疫”,《大公报》1934 年 12 月 11 日,第 10 版。

④ “喉症流行”,《大公报》1934 年 11 月 6 日,第 10 版。

⑤ “暑疫流行”,《大公报》1934 年 7 月 3 日,第 9 版。

⑥ “宁晋”,《大公报》1934 年 7 月 21 日,第 9 版。

⑦ “隆平亢旱不雨,民众赛神禁屠祈雨”,《大公报》1934 年 8 月 1 日,第 9 版。

⑧ “晋县苦旱”,《大公报》1934 年 8 月 11 日,第 9 版。

⑨ “邯痧症流行”,《大公报》1934 年 9 月 29 日,第 9 版。

⑩ “疫邯郸已死数人”,《大公报》1934 年 12 月 21 日,第 10 版。

⑪ “曲周发现白喉”,《大公报》1934 年 10 月 17 日,第 10 版。

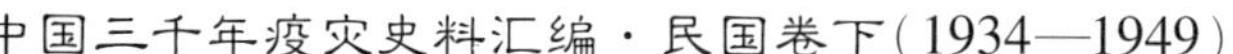

暖不均,诸疫流行,白喉之后,继以天花,较前尤甚,几遍全境,为患颇烈,五六十岁之老者染者尤多①。

献　县　冬,白喉流行。1935年1月30日(十二月廿六日)报道:本县今冬因气候过暖,疾疫猖獗,近又发现白喉,患者多不治②。

霸　县(今霸州市)　冬,流感流行。11月18日(十月十二日)报道:本县自立冬起,天气骤变,寒热不均,发生冬瘟,十九人病,初患者头疼目眩,不思饮食,似受感冒,以发汗剂治之不愈③。

获鹿县(今鹿泉市)　春,麻疹流行。4月22日(三月初九日)报道:迩来因时令不正,寒暖无常,小儿患麻疹病者甚多,传染甚速④。

清苑县(今保定市)　冬,白喉流行。1935年1月27日(十二月廿三日)报道:保定发现白喉症已经有日,近流行愈厉,十余龄以下之儿童死亡颇多⑤。

柏乡县　冬,猩红热流行。1935年1月28日(十二月廿四日)报道:本邑城北上京、龙华等村近日发现猩红热,小儿染患甚多,死亡相继⑥。

平泉县、承德县、滦平县　夏,大水,大疫。7月29日(六月十八日)报道:热省各地自6月上旬起现在止,霪雨已达一月,现仍未止。凌源(今属辽宁省)、平泉、赤峰(今属内蒙古)、承德、滦平等县均被水,房屋人民牲畜及农作物多被冲,交通断绝,粮食尽绝,农民饿死无算,瘟疫流行,盗匪蜂起,演成十余年来未有奇灾⑦。

山西省

山西省　夏六月,霍乱流行,几遍全省。西安23日电:晋省南部之运城、永济,发生急性虎列拉之死亡达数千人,陕境潼关、平民、朝邑等县壤接晋南,甚为恐慌⑧。太原24日电:省府昨接河东解县、平陆等县电告,谓因久旱天热,瘟疫盛行,中以虎疫蔓延甚速,疫区亦广,患者立时晕倒,口吐黄水,死者极众⑨。7月24日(六月十三日)报道:晋南各县灾疫盛行,尤以永济、运城等处瘟疫为最⑩。7月25日(六月十四日)报

① “天花流行”,《大公报》1934年11月29日,第10版。
② “献县简讯”,《大公报》1935年1月30日,第10版。
③ “霸县发生冬瘟”,《大公报》1934年11月18日,第10版。
④ “石门”,《大公报》1934年4月22日,第9版。
⑤ “白喉:保定又发现”,《大公报》1935年1月27日,第10版。
⑥ “猩红热:柏乡已发现”,《大公报》1935年1月28日,第10版。
⑦ “热河水灾奇重锦朝路交通全阻”,《申报》1934年7月29日,第3版。
⑧ “晋南发现虎列拉”,《盛京时报》1934年7月25日,第2版。
⑨ “虎疫:上海已发现,山西蔓延甚广”,《大公报》1934年7月25日,第3版。
⑩ “晋南瘟疫盛行”,《申报》1934年7月24日,第8版。

道:晋南运城附近之永济、解县、夏县、芮城、河津等县虎疫蔓延,势颇猖獗。据疫区来人谈,传染甚速,患者晕倒,口吐黄水即死,现死者已无法统计①。解县、平陆等县因久旱天热,瘟疫盛行,其中以虎疫蔓延甚速,疫区亦广,患者立时晕倒,口吐黄水,死者甚众②。7月31日(六月二十日)报道:入夏以来,天时不和,晋西、中路一带瘟疫流行,人民遭灾几遍全省。中路各县及上党各县灾况,计有太原、榆次、文水、汾阳、平遥、临县、离石、方山、长治、黎城、壶关、晋城、阳城、陵川、平定、盂县、岢岚等县③。8月3日(六月廿三日)报道:晋南、北各县多已普降甘霖,晋南虎疫已扑灭④。8月12日(七月初三日)报道:……据民厅统计,本省被水灾者有代县、定襄等十七县,被旱灾者有峰县、阳城等三十余县,被风雹霜灾者有榆次、盂县等十四县,发生瘟疫者有永济、文水等十二县。全省百零五县,被灾者竟达七十三县,灾民达五十余万……(省赈务会电呈中央赈务会)其原电略谓:本省连年水旱,灾情奇重,民困已极,已迭电呈报在案。本年入夏以来,晋南荒旱,兼以疫疠流行;晋北雹雨,山洪暴发,河堤决口,一片汪洋;中路则狂风肆虐,巨雹成灾。报灾者已达七十余县,田禾储粮及房舍,淹没无募,罹灾难民,约在五十余万以上,而灾情继续扩大,各县仍在陆续呈报中……⑤。

石楼县　斑疹伤寒流行。曹家垣村患者300余人,死亡30人⑥。

孝义县(今孝义市)　西歧沟、夹道、韩家滩一带天花流行⑦。

稷山县　春二月,麻疹流行。4月1日(二月十八日)《大公报》报道:稷山县西北乡村"谷疹"流行,患者均为十龄以下之小孩,死者逾千。因死后皆用芦席包卷弃之村外,以致传染区域日益扩大,蔓延甚烈。同日,《中央日报》报道:稷山、河津一带鼠疫流行,儿童死者一千余名⑧。按:《大公报》所记为"谷疹",《中央日报》所记为"鼠疫",疫死者多为儿童,应是麻疹流行,即"谷疹"。

河津县(今河津市)　春二月,麻疹流行。4月1日(二月十八日)报道:稷山、河津一带鼠疫(实为"谷疹")流行,儿童死者1000余名⑨。夏六月,霍乱流行。7月25

---

① "晋南虎疫蔓延",《申报》1934年7月25日,第3版。

② "晋虎疫蔓延,省府筹拟防救办法",《中央日报》1934年7月25日,第2版。

③ "晋省各县灾情:水旱冰雹瘟疫杂呈",《申报》1934年7月31日,第8版。

④ "晋省各县得雨",《申报》1934年8月3日,第3版。

⑤ "晋省七十余县被灾,请中央拨款赈济水旱风雹疫疠无灾不备,难民五十余万嗷嗷待哺",《大公报》1934年8月12日,第9版。

⑥ 《吕梁地区志》,山西人民出版社1989年版。

⑦ 《西辛庄镇志》,2005年。

⑧ "晋省发现鼠疫死亡已达千余名",《中央日报》1934年4月1日,第3版。

⑨ "晋省发现鼠疫死亡已达千余名",《中央日报》1934年4月1日,第3版。

日(六月十四日)报道:河津县虎疫蔓延,势甚猖獗①。

永济县、解县(今属运城市)、夏县、芮城县　夏六月,霍乱流行。7 月 25 日(六月十四日)报道:晋南运城附近之永济、解县、夏县、芮城、河津等县虎疫蔓延,势甚猖獗。据疫区人来谈,传染甚速,患者晕倒,口吐黄水即死②。

平陆县　夏六月,霍乱流行。7 月 25 日(六月十四日)报道:平陆县虎疫蔓延甚速,死者甚众③。

陕西省

陕西省　春,流感流行。2 月 17 日(正月初四日)报道:该省河北一带暨省内外县近日发生喉症及咳嗽、骨节疼痛、寒热交作等症,传染甚速。而西路各县,亦有时疫流行④。

潼关县　夏,霍乱流行。7 月 24 日(六月十三日)报道:本县久旱成灾,疫疠横生⑤。7 月 29 日(六月十八日)报道:本县久旱不雨,疫疠发生⑥。

郿　县(今眉县)　夏秋之际,天花流行。今《眉县志》载:7—8 月,天花流行,全县患者 453 人⑦。

宝鸡县(今陈仓区)　夏秋之际,天花流行。今《宝鸡市卫生志》载:7—8 月,天花流行⑧。

平利县　天花、麻疹流行,瘴疫(恶性疟疾)死亡逾 2 万人⑨。

岚皋县　天花流行,岚皋小镇死亡 50 多人⑩。

商　县(含今丹凤县)　春,天花流行⑪。

山东省

济南市　痢疾、伤寒、麻疹、霍乱等流行⑫。

---

① “晋南虎疫蔓延”,《申报》1934 年 7 月 25 日,第 3 版。
② “晋南虎疫蔓延”,《申报》1934 年 7 月 25 日,第 3 版。
③ “晋虎疫蔓延,省府筹拟防救办法”,《中央日报》1934 年 7 月 25 日,第 2 版。
④ “陕省电辛未会请药”,《申报》1934 年 2 月 17 日,第 15 版。
⑤ “潼关”,《大公报》1934 年 7 月 24 日,第 9 版。
⑥ “潼关”,《大公报》1934 年 7 月 29 日,第 9 版。
⑦ 《眉县志》,陕西人民出版社 2000 年版。《宝鸡市卫生志》,1995 年。
⑧ 《宝鸡市卫生志》,1995 年。
⑨ 《安康市卫生防疫志》,2006 年。
⑩ 《安康市卫生防疫志》,2006 年。
⑪ 《丹凤县志》,陕西人民出版社 1994 年版。
⑫ 《山东省卫生志》,山东人民出版社 1992 年版。

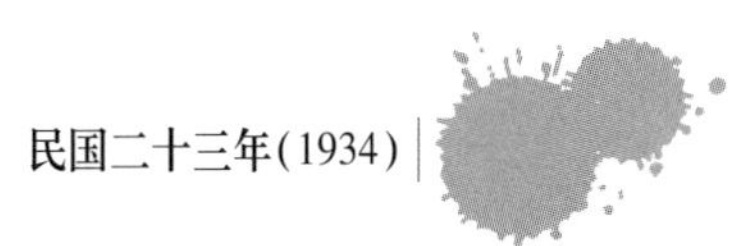

滨　县(今滨州市滨城区)　夏,霍乱盛行。今《滨州市志》载:夏,瘟疫流行①。

博兴县　夏,霍乱流行,人亡甚多②。

邹平县　夏,霍乱盛行,龙桑树乡(今属邹平县)、花沟乡(今属高青县)一带,死者无计③。

德　县(今属德州市)　天花流行④。

菏泽县(今菏泽市牡丹区)　秋,疟疾流行,出现"家家病床满,无人熬汤药"的可怕局面⑤。

文登县(今文登市)　麻疹流行,死135人,其中1~4岁儿童106人⑥。

莱阳县(今莱阳市)　天花、麻疹流行,三甲夼村死40余人⑦。

青岛市　冬,天花流行。1935年1月24日(十二月二十日)报道:青岛方面有天然痘之发生,蔓延境域日广,渐又累及大连。现在该市天花竟猖獗不可防止,日人患染者已达20余名,不分长幼,凡近病者,莫不被染,一般贫苦之中国人,因感染无力医治,多有死于街头或空野者,为状极惨,为势堪惧⑧。

胶　县(今胶州市)　春(4月),天花流行。高家莹村全村34户,患者34人,5天内死13人⑨。

肥城县　夏,霍乱流行。7月18日(六月初七日),肥城县长报告:该县近因天热无雨,时疫流行,城乡多有死亡⑩。

广饶县　秋,麻疹流行。今《广饶县志》载:秋,黄河由利津县的寿光围子决口,流入广饶境。大水之后继有疹疫,百姓死亡甚多⑪。

宁津县　天花大流行,未接种牛痘者无一幸免,死亡惨重⑫。

河南省

开封县(省会,今开封市祥符区)　夏,痢疾、霍乱流行。7月1日(五月二十日)

---

① 《滨州市志》,齐鲁书社1993年版。

② 《博兴县志》,齐鲁书社1993年版。

③ 《惠民地区卫生志》,天津科学技术出版社1992年版。《高青县卫生志》,2009年。

④ 《德州地区卫生志》,天津科学技术出版社1991年版。

⑤ 《菏泽市志》,齐鲁书社1993年版。

⑥ 《山东省卫生志》,山东人民出版社1992年版。《烟台卫生志》,1987年。

⑦ 《莱西市卫生志》,2005年。

⑧ "青岛痘祸猖獗,连滨严施预防",《盛京时报》1935年1月24日,第9版。

⑨ 《胶州市卫生志》,1990年。

⑩ "代电第四五八号电复肥城县县长",《山东民政公报》第200期,1934年,第5页。

⑪ 《广饶县志》,中华书局1995年版。

⑫ 《宁津县志》,齐鲁书社1992年版。《德州地区卫生志》,天津科学技术出版社1991年版。

报道:汴垣痢疾、霍乱时疫流行甚厉①。7月20日(六月初九日)报道:汴因奇热病疠疫,汗疹甚夥,省立医院每晨施诊票恒不敷用②。冬,猩红热流行。11月23日(十月十七日)报道:汴发现猩红热,卫生教委会派员分赴各校,施行预防③。同日又报道:汴垣近发现猩红热④。

安阳县　春,猩红热流行。2月28日(正月十五日)报道:本县东乡新村一带数十村庄,近日突发现猩红热,传染甚速。该一带患者达六七百人之多,新村及附近某村内前昨两日因患斯疾死亡男女二十余人⑤。3月2日(正月十七日)报道:安阳、汤阴、内黄交界之辛村一带,猩红热流行,传染甚速,数日内,患者达600人以上,渐有死亡⑥。冬,天花流行。1935年1月29日(十二月廿五日)报道:入冬以来,天气暖和,天花流行,间有死亡⑦。

汤阴县　天花流行,患者2000余人,死150余人⑧。

沁阳县(今沁阳市)　夏秋,黑热病流行,沿沁河流域一带尤甚⑨。

孟　县(今孟州市)　秋,霍乱流行,死亡严重,百姓提前八月初一过年,但疫情直至十月始减⑩。

登封县(今登封市)　霍乱大流行⑪。

宝丰县　秋,霍乱流行,省赈务会及上海灵学会发放济生水5300瓶⑫。

虞城县　秋,霍乱流行,县城曾一天死数十人⑬。

淮阳县　秋,霍乱流行,城西郑集村800余人,患病74人,死亡46人⑭。

西平县　秋,霍乱流行,有一家一天死3口者⑮。

濮阳县　春,疫疠流行。2月26日(正月十三日)报道:迩来时令不正,疫疠流

---

① “汴垣时疫流行”,《申报》1934年7月1日,第12版。
② “开封电”,《大公报》1934年7月20日,第3版。
③ “汴市发现猩红热”,《申报》1934年11月23日,第6版。
④ “猩红热:汴垣发现正谋预防”,《大公报》1932年11月23日,第3版。
⑤ “彰德发现猩红热,死亡男女二十余人”,《大公报》1934年2月28日,第9版。
⑥ “豫猩红热,数日内患者六百人”,《中央日报》1934年3月2日,第3版。
⑦ “彰德简讯”,《大公报》1935年1月29日,第10版。
⑧ 《汤阴县志》,河南人民出版社1987年版。《汤阴县卫生志》,1984年。
⑨ 《沁阳县卫生防疫站志》,1986年。
⑩ 《缑村志》,1988年。
⑪ 《河南省登封县告成乡志》,1985年。
⑫ 《宝丰县志》,方志出版社1996年版。
⑬ 《虞城县志》,生活·读书·新知三联书店1991年版。
⑭ 《淮阳县志》,河南人民出版社1991年版。
⑮ 《环城乡志》,1991年。

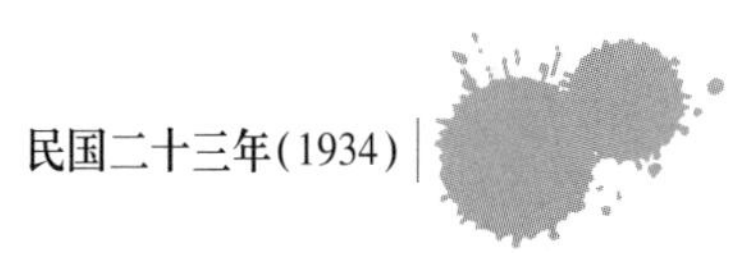

行,灾民多有患染①。夏,猩红热、霍乱、天花流行。5月19日(四月初七日)报道:春,天气寒暖不定,杂病百出,尤以肿腿害眼为最普遍,近复发现喉痧、瘟疫、天花等症,死亡甚夥②。

博爱县(今属焦作市) 冬,白喉、痘疹、湿热流行。1935年1月5日(十二月初一日)报道:(焦作)气候奇暖,冬瘟甚炽,患白喉、痘疹、湿热等症者颇众,传染迅速③。

潢川县 夏,暑疹流行。7月23日(六月十二日)报道:酷暑逼人,疫症流行,名曰暑疹,又名发痧,染之死亡颇速,五日之内,为其而牺牲者已逾六十口④。

上蔡县 冬,喉症流行。12月14日(十一月初八日)报道:近数日来,天气干燥,喉症已发生,赴县立医院求诊治者,日有数人⑤。

叶 县 冬疫。今《叶县志》载:1935年1月,县境流行霍乱、伤寒、鼠疫、天花、赤痢、白喉等多种传染病⑥。

南召县 冬疫。今《南召县志》载:1935年1月,县境传染病流行肆虐,死于霍乱39人,鼠疫30人,天花20人,伤寒41人,赤痢5人⑦。

宁夏回族自治区

宁夏省 夏大疫。5月20日(四月初八日)报道:惨遭大战,民间损失殆尽,春种未成,秋收无望,此后生活,更难维持,天气渐热,疫病流行。全省民众,均蒙不利,恳予救济,以拯灾黎⑧。

安徽省

安徽省 春正月,黑热病流行。2月26日(正月十三日)报道:皖西麻埠等处难民麇集,时疫流行⑨。3月4日(正月十九日)报道:皖北地区黑热病流行,其流行区域多在淮河以北,但淮南凤阳县亦有此病⑩。秋七月,霍乱流行。8月11日(七月初二日)报道:宁国、全椒、望江、霍邱等县报灾,大率以亢旱已久,生物枯萎,农村崩溃,粮

① “黄河灾区疫疠流行濮阳电省急筹预防解决灾民安押问题须俟天暖遣散谋生”,《大公报》1934年2月26日,第10版。

② “冀南濮阳疫疠盛行”,《申报》1934年5月19日,第10版。

③ “冬瘟流行”,《大公报》1935年1月5日,第10版。

④ “潢川暑疹肆虐,五日内死逾六十人”,《大公报》1934年7月23日,第9版。

⑤ “上蔡喉症流行”,《大公报》1934年12月14日,第10版。

⑥ 《叶县志》,中州古籍出版社1995年版。

⑦ 《南召县志》,中州古籍出版社1995年版。

⑧ “宁夏民众请愿救济”,《申报》1934年5月20日,第8版。

⑨ “灵学会捐药救皖灾”,《申报》1934年2月26日,第11版。

⑩ “江北皖北黑热病初步调查报告”,《中央日报》1934年3月4日,第8版。

价飞涨,疫疠流行[①]。8月22日(七月十三日)报道:徽属[包括歙县、休宁、婺源(今属江西)、祁门、黟县、绩溪]自黄梅至新秋大旱,山田尽成陆地,塘池水竭,以致各县蝗蝻疫疠,随之而生,灾情之重,为洪秀全、杨秀清以来70余年所未见[②]。

怀宁县(今属安庆市) 夏五、六月,大热,瘟疫流行。7月7日(五月廿六日)报道:酷热,苦力贫民中暑罹疫者颇多[③]。7月23日(六月十二日)《大公报》报道:晴亢四十余日,且亦酷暑奇热,以致禾苗枯萎,瘟疫流行。

含山县 大疫。今《含山县志》载:全县发生霍乱248人,死亡110人;天花1250人,死亡551人;流脑21人,死亡5人;赤痢1059人,死亡519人;伤寒1219人,死亡829人;猩红热61人,死亡41人[④]。

无为县 大疫。今《无为县志》载:全县因患霍乱、天花、流脑、白喉、赤痢等传染病而亡的共有5011人[⑤]。

霍山县 大疫。今《霍山县志》载:全县传染病发病1619人,死亡510人,其中霍乱275人,死88人;赤痢394人,死117人;伤寒540人,死150人;斑疹伤寒330人,死140人;天花80人,死15人[⑥]。

芜湖县 霍乱流行,发病226人,死亡105人[⑦]。

宣城县(今宣城市宣城区) 大疫。今《宣城县志》载:全县鼠疫患者174人,死亡100人;霍乱患者393人,死亡297人;天花患者321人,死亡256人;赤痢(痢疾)患者1613人,死亡119人;白喉患者8人,死亡8人;伤寒314人,死亡119人[⑧]。

石埭县(今石台县) 大疫。今《石台县志》载:是年,发生霍乱24例,死亡2人;流脑35例,死亡3人;赤痢28人,死亡6人;伤寒、斑疹伤寒54人,死亡9人;天花20人,死亡5人[⑨]。

绩溪县 秋,霍乱流行。8月22日(七月十三日)报道:绩溪县旱荒,学川一带疫疠流行,传染甚速[⑩]。

---

① "红卍会筹救东南旱灾",《申报》1934年8月11日,第12版。

② 李文海等《近代中国灾荒纪年续编》,湖南教育出版社1993年版,第411页。

③ "皖建厅筹划防旱",《申报》1934年7月7日,第10版。

④ 《含山县志》,黄山书社1995年版。

⑤ 《无为县志》,社会科学文献出版社1993年版。

⑥ 《霍山县志》,黄山书社1993年版。

⑦ 《芜湖县志》,社会科学文献出版社1993年版。

⑧ 《宣城县志》,方志出版社1996年版。

⑨ 《石台县志》,黄山书社1991年版。《池州地区卫生志》,黄山书社1997年版。

⑩ "皖南旱灾奇重",《申报》1934年8月22日,第11版。"皖南徽属旱灾严重,天久不雨蝗蝻疫疠丛生,米价腾贵民食发生恐慌",《中央日报》1934年8月22日,第6版。

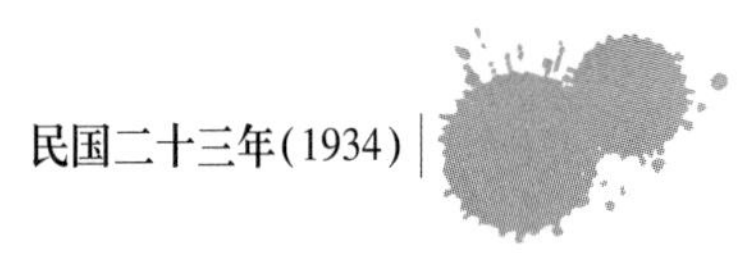

黟　县　秋,霍乱流行。8 月 22 日(七月十三日)报道:城厢一带真性霍乱流行,死亡相继①。

太平县　甘棠镇霍乱、麻疹流行②。

五河县　秋,霍乱流行。今《五河县志》载:秋,瘟疫流行,死者不计其数,仅浍南高王庄一村就病死 130 余人③。

霍邱县　春,霍乱、天花流行④。

青海省

乐都县　秋,痢疾流行。9 月 1 日(七月廿三日)报道:本县近因阴雨过久,气候不正,人民患痢疾者颇多,小孩犹甚,因之瓜果销路,顿形迟滞⑤。

四川省

四川省　春夏,天花流行。6 月 29 日(五月十八日),《隆昌通讯》载:今年以来,资中、内江、富顺、井研、隆昌、荣昌一带发生天花,夭亡千余人,到处可闻哭子之声⑥。

灌　县(今都江堰市)　秋,白喉流行。今《灌县志》载:秋,新民、志城两镇白喉流行⑦。

安　县　秋,霍乱流行。今《安县志》载:9 月,安昌一带霍乱流行,驻金霞仙院内的二十九军的两连士兵患者百余人,死亡 12 人,蔓延至永安一带,不少农户全家死绝⑧。

广元县(今属广元市)　流感流行。俗称"窝儿寒",一人得病,染及全家⑨。

通江县　春,痢疾流行,军民感染率极高⑩。

苍溪县　天花流行,发病万余人,死者甚多。伤寒流行,有一家 7 口不到一月死去 6 口者⑪。

---

① "皖南徽属旱灾严重,天久不雨蝗蝻疫疠丛生,米价腾贵民食发生恐慌",《中央日报》1934 年 8 月 22 日,第 6 版。

② 《甘棠镇志》,2007 年。

③ 《五河县志》,浙江人民出版社 1992 年版。

④ 《霍邱县志》,中国广播电视出版社 1992 年版。

⑤ "一月来之青海:灾情·时疫流行",《新青海》1934 年第 10 期。

⑥ 《富顺县卫生志》,1988 年。

⑦ 《灌县志》,四川人民出版社 1991 年版。

⑧ 《安县志》,巴蜀书社 1991 年版。

⑨ 《下西乡志》,1985 年。

⑩ 《通江卫生志》,1987 年。

⑪ 《苍溪县卫生志》,1988 年。

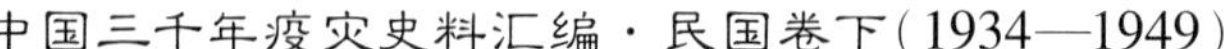

南江县　春,疫症流行,死300余人①。

荥经县　春,痢疾流行。“湿温病”又在全县流行,从县城西门一带为烈,有全家死者②。

西昌县(今西昌市)　天花流行,西昌城区下大水沟一带半月内死亡儿童60余名③。

盐源县　天花流行,儿童十之八九被感染,仅梅雨一地就死亡200余人,民族地区则更为严重④。

眉山县(今眉山市东坡区)　春,天花、麻疹流行,死亡甚众⑤。

富顺县　春,天花、麻疹流行,小孩夭亡甚多⑥。

内江县(今内江市东兴区)　霍乱大流行⑦。

隆昌县　夏,天花流行。6月,《新蜀报》载:隆昌一隅,旬日夭亡40余人,市场道途,四处可闻哭子之声⑧。

庆符县(今属高县)　痢疾、疟疾流行,福溪乡马柘角一大院49人死亡46人⑨。

宣汉县　春夏,伤寒、流感流行。5月23日(四月十一日)报道:现在宣境各场瘟疫流行,西、北两区尤甚。每场病者以百计,十之八九医治无效,大抵八九日间,即行死亡。诊查结果,肠窒扶斯(伤寒)占十之八九,流行性感冒占十之二三⑩。今《达县地区卫生志》载:春夏大疫,无一家不害病,无一家不死人,总计全县一月内死于瘟疫者不下万人⑪。

万源县(今达州市万源市)　自春徂秋,伤寒、流感流行。8月14日(七月初五日)报道:入春以来,遂致时疫大发,医药两缺,一经染病,只好坐以待毙,因之死亡枕藉,蔓延难已。死亡之数,每户平均在二人以上,而全家十数口之死绝者亦有所闻⑫。

渠　县　自春徂秋,流感流行。今《渠县志》载:3—8月,流感大流行,琅琊场死

① 《达县地区卫生志》,四川文艺出版社1990年版。

② 《荥经县志》,西南师范大学出版社1998年版。

③ 《西昌市志》,四川人民出版社1996年版。

④ 《盐源县志》,四川民族出版社2000年版。

⑤ 《眉山县志》,四川人民出版社1992年版。

⑥ 《富顺县志》,四川大学出版社1993年版。

⑦ 《内江县志》,巴蜀书社1994年版。

⑧ 《隆昌县志》,巴蜀书社1995年版。《内江地区卫生志》,四川辞书出版社1995年版。

⑨ 《高县志》,方志出版社1998年版。

⑩ “川北劫后惨象”,《申报》1934年5月23日,第7版。

⑪ 《达县地区卫生志》,四川文艺出版社1990年版。

⑫ “时疫流行”,《申报》1934年8月14日,第10版。

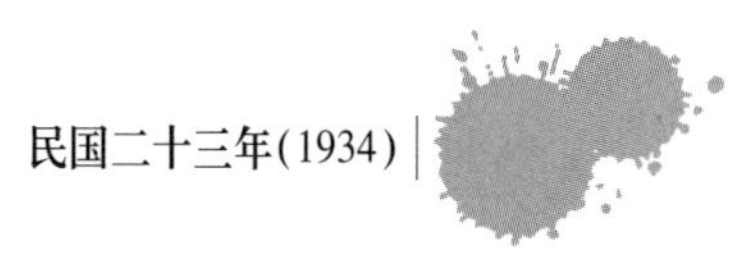

者800余人[①]。

大竹县　霍乱流行[②]。

重庆市

巴　县(今重庆市)　春,天花流行,小儿一患此症即多不治。时不出两月,地不出百步,所死小儿竟达10余人[③]。夏,霍乱流行。5月23日(四月十一日)报道:最近重庆市内发生极形猖獗之霍乱传染症,截至今日,病死者已达500人,且市内到处均有传染之势[④]。

江北县(今渝北区)　疟疾、流脑、回归热、斑疹伤寒流行[⑤]。

城口县　春夏,大饥荒,瘟疫流行,死7000余人[⑥]。

永川县(今永川区)　夏,麻疹流行。今《永川县志》载:夏,疫病流行,死亡小孩3600余人[⑦]。

璧山县　春夏,麻疹流行。6月19日(五月初八日)《新蜀报》报道:今年入春以来,天候不正,麻疹流行,璧山等22县入春至夏初,夭亡小孩3960余名[⑧]。

涪陵县(含今武隆县)　春夏,天花流行,桐梓乡死亡小孩80余人,共和乡死亡儿童70余人。又,痢疾流行,白云乡死亡100余人,长坝乡死亡300余人,桐梓、后坪、鱼子三乡死亡300余人[⑨]。

云南省

昆明市　霍乱流行,福海船房死亡100余人,有的尸体无人掩埋[⑩]。

呈贡县　夏,伤寒流行。7月20日(六月初九日)《云南新商报》载:该县南门外距城约十里许之下庄子地方,近日发生一种流行时疫,患者胃温亢进,烦渴异常,竟日饮冷水不止。一般人名之为"吃水病"。一居民七八百人之村落,数日间传染五六百人之多,而死亡者已达二百余人[⑪]。

---

① 《渠县志》,四川科学技术出版社1991年版。

② 《大竹县志》,重庆出版社1992年版。

③ 《重庆市市中区志》,重庆出版社1997年版。

④ "重庆霍乱症猖獗",《申报》1934年5月23日,第6版。

⑤ 《江北县志》,重庆出版社1996年版。

⑥ 《城口县志》,四川人民出版社1995年版。

⑦ 《永川县志》,四川人民出版社1997年版。

⑧ 《璧山县志》,四川人民出版社1996年版。

⑨ 《武隆县卫生志》,1986年。

⑩ 《官渡区卫生志》,1990年。

⑪ "省政府呈报呈贡县属下庄子发生时疫经过情形请备案由",《云南民政月刊》1934年第9期,第70～71页。

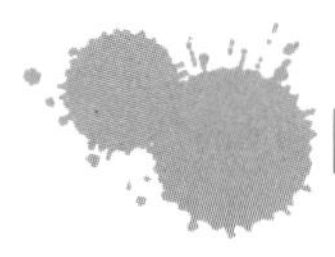

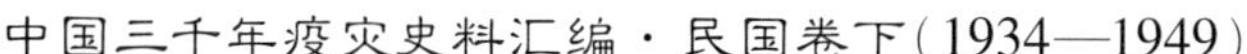

江川县　夏,伤寒流行。所辖安化乡"吃水病"(伤寒)流行,围埂村死者甚多①。

景谷县　自春徂冬,鼠疫、疟疾流行。今《景谷傣族彝族自治县志》载:4—12 月,水平乡芒沃等寨流行鼠疫、钩体病、疟疾,死 200 多人,仅迁东寨病死 80 多人②。

会泽县　夏,县城和部分农村霍乱、鼠疫流行,死者较多③。

晋宁县　天花流行,尤以六街、化乐一带为甚④。

宜良县　冬,霍乱流行。12 月 14 日(十一月初八日)报道:该县忽发生一种激烈时疫传染症,遍延县属南东区、南西区,有八九村村民染此时症,先后死亡男妇老幼 100 余人。此次时症分为二种:一系麻脚瘟。初起之时,头痛、腹痛、脚麻、小腿涨肿,若无救法,一二日必死;一系漏底麻脚瘟,除上述症状外,更加上吐下泻,只须几点钟即无救而毙。首先患病者为县城住人王鸿业,后不断蔓延,县城相继死去六七人,继后,黄瓜村、红石崖又死六七人,牛马亦有此病,倒毙甚多,遂渐渐蔓延至南东区所属化鱼村、罗家营、沈家营、陈家营、南大营,每村均死亡 10 名左右,更有扶虎寺内设立之学校,死去学生 20 余人,南西区干沟麻牌亦有死亡,最重者为索珠村,全村 40 余户,死去 30 余人。统计县城及各村等,大约死去 100 余人之谱⑤。

威信设治局(今威信县)　秋,疟疾、肝炎流行。12 月 14 日(十一月初八日)报道:所属第六区麻窝边卫靖司一带,入秋以来,疟疾、时疫同时大作,其病状系头脚黄肿,周身均现微黄色,四肢无力,饮食不减,病者多死,计全家死尽者 30 余户,零星死亡者数十人,病而未痊者 20 余户⑥。按:其所谓"时疫"从症状看,应是急性黄疸型肝炎,在陕西、甘肃即称为"黄病"。

贵州省

江口县　春,伤寒大流行,红军战士被传染,卧床不起⑦。

玉屏县　夏,县城北街霍乱流行⑧。

凤冈县　夏,霍乱流行,全县报告 208 例,幸存 91 例⑨。

---

① 《安化乡志》,1996 年。

② 《景谷傣族彝族自治县志》,四川辞书出版社 1993 年。

③ 《会泽卫生志》,云南民族出版社 2006 年版。

④ 《晋宁县卫生志》,1992 年。

⑤ "滇边疫疠盛行,宜良、威信死亡相继,漏底、麻脚瘟数小时即死,省方从事预防,藉免传染",《中央日报》1934 年 12 月 14 日,第 6 版。

⑥ "滇边疫疠盛行,宜良、威信死亡相继,漏底、麻脚瘟数小时即死,省方从事预防,藉免传染",《中央日报》1934 年 12 月 14 日,第 6 版。

⑦ 《平昌县卫生志》,1986 年。

⑧ 《玉屏侗族自治县志》,贵州人民出版社 1993 年版。

⑨ 《凤冈县志》,贵州人民出版社 1994 年版。

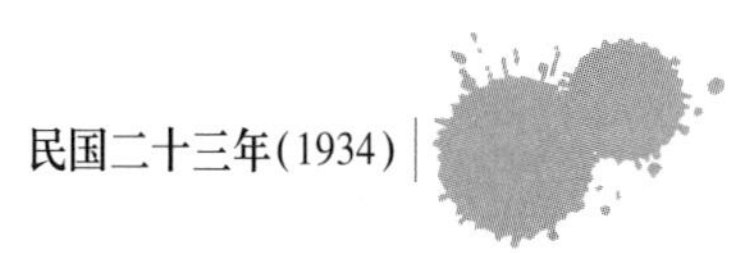

黄平县　夏,四屏、重安镇霍乱流行①。

石阡县　夏秋之际,霍乱流行。7—8 月,瘟疫②。

湖北省

湖北省　7 月 26 日(六月十五日)报道:民政厅查勘各县灾情,以沔阳、汉川、天门、钟祥、潜江、江陵、通城、礼山(今大悟县)、崇阳、广济、黄安、黄梅、蒲圻、襄阳、郧县、圻水(今浠水县)、咸宁、黄冈、麻城、公安、宜城、武昌、云梦、阳新、罗田最重。光化、公安又报瘟疫,建始报旱灾,难民众多③。

汉口市　夏,霍乱、痢疾流行。7 月 4 日(五月廿三日)报道:连日酷暑,温度达百度以上,瘟疫时行④。7 月 6 日(五月廿五日)报道:汉市又发现霍乱、赤痢流行,病人日增⑤。

随　县(今属随州市)　天花流行⑥。

嘉鱼县　夏,霍乱流行。鱼岳镇西正街“涂鸿发”斋铺老板夫妇暴患霍乱,数小时死亡,其亲友为其安葬,有 6 人感染死亡;“仁兴堂”药店店主叶仁山为人治病受感染,当晚突发死亡。数月间,全镇死亡 100 余人⑦。

汉川县(今汉川市)　天花流行。系马口人们为求免灾,筹集银元 40 块,购买乞丐的子女各 1 名,让其坐在高 8 尺竹竿顶端的椅子里,举着游行,谓之“出管星”,结果女孩被吓死,天花仍然流行⑧。

黄冈县(今属黄冈市)　秋,霍乱大流行。但店、三里畈、溢流河等地患者数万人,死亡万余人。河东石槽塆 140 多人,死亡过半⑨。

潜江县(今潜江市)　春,天花流行。刘市死亡 70 余人,3 至 12 岁儿童所剩无几⑩

京山县　秋,霍乱流行。8 月,白虎村 20 多人发病,死 16 人,有一家 13 人不到一月死 10 人⑪。

---

① 《黄平县志》,贵州人民出版社 1993 年版。

② 张肖梅《贵州经济》,1993 年,第 9 页。

③ “鄂民厅查勘各县灾情”,《申报》1934 年 7 月 26 日,第 4 版。

④ “汉口酷暑旱象已成”,《申报》1934 年 7 月 4 日,第 8 版。

⑤ “鄂境亢旱”,《申报》1934 年 7 月 6 日,第 9 版。

⑥ 《随州志》,中国城市经济社会出版社 1988 年版。

⑦ 《嘉鱼县志》,湖北科学技术出版社 1993 年版。

⑧ 《汉川县志》,中国城市出版社 1992 年版。

⑨ 《黄冈县志》,武汉大学出版社 1990 年版。

⑩ 《潜江县志》,中国文史出版社 1990 年版。

⑪ 《京山县志》,湖北人民出版社 1990 年版。

竹山县　春,荒,天花流行①。

宜都县(今宜都市)　秋,霍乱流行。县境沿江一带霍乱流行②。

石首县(今石首市)　秋(8月),大旱,县城鼠疫、霍乱流行③。

光化县(今老河口市)、公安县　夏,瘟疫流行④。主要是霍乱流行。

湖南省

湖南省　夏秋大疫。5月24日(四月十二日)报道:酃县、浏阳、湘东各县疫疠,耒阳县人民之死于疫者7000余名⑤。11月7日(十月初一日)报道:湘省60余县空前之旱灾,不独偏僻山邑秋收绝望,即素称较腴县分亦各颗粒无收,老弱沟壑,疫疠蔓延,啼号达千数百里以外,惨酷如入十八重地狱⑥。酃县、茶陵、攸县、醴陵、长沙等县疫病流行⑦。

芷江县(今芷江侗族自治县)　春,肝炎、疟疾流行。今《怀化市志》载:春,黄金坳乡的沙溪、汪家,盈口乡的潭口、朱溪,鸭嘴岩乡的房溪等村肝病、疟疾流行,许多农户全家死亡,田土荒芜⑧。

石门县　泥沙一带天花、麻疹相继流行⑨。

溆浦县　天花、麻疹流行。统溪河凼溪村约500人中,有80多人死于天花,200多人死于麻疹⑩。

通道县(今通道侗族自治县)　疟疾、痢疾流行⑪。

安化县　麻疹、霍乱流行。今《安化县志》载:瘟疫流行,死者甚众。常安区暴发小儿麻疹,死亡八九百人;常丰区瘟疫死千余人;归化区死数百人,其中龚姓一家九口全部死亡⑫。

平江县　秋,疟疾流行。据报道:民廿三年,秋获成熟之后,疾疫流行,人民死亡,

---

① 《竹山县志》,方志出版社2002年版。

② 《宜都县志》,湖北人民出版社1990年版。

③ 《石首县志》,红旗出版社1990年版。

④ “鄂民厅查勘各县灾情”,《申报》1934年7月26日,第4版。

⑤ “湘省发生春灾浩劫,水灾、旱灾、火灾均极惨重,疫疠横行,牛瘟蔓延各处”,《中央日报》1934年5月24日,第7版。

⑥ “湖南同乡会乞赈函”,《申报》1934年11月7日,第10版。

⑦ 《株洲市卫生志》,湖南出版社1993年版。

⑧ 《怀化市志》,生活・读书・新知三联书店1994年版。

⑨ 《石门县卫生志》,黄山书社1993年版。

⑩ 《溆浦县志》,社会科学文献出版社1993年版。

⑪ 《通道县志》,民族出版社1999年版。

⑫ 《安化县志》,中国社会科学文献出版社1993年版。

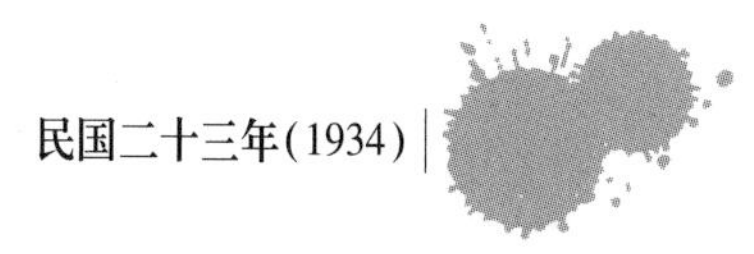

共计八百余名[1]。这是疟疾大流行[2]。

浏阳县(今浏阳市) 疟疾流行,淳口镇死上百人[3]。

湘潭县(含今湘潭市区、湘潭县) 夏,霍乱流行。今《湘潭县卫生志》载:大旱,大疫继至。县内杨嘉桥(今属湘潭县)陈福中一家23人,因霍乱死亡12人[4]。

湘乡县(今包括湘乡市、双峰县) 春(4月),脑膜炎流行,小学停课[5]。冬(11月),天花流行,梓田(今属双峰县)塘藩冲上下两家死亡16人[6]。

沅江县(今沅江市) 夏,霍乱流行。9月1日(七月廿三日)报道:沅江夏大旱,田稼枯槁,秋收失望,疾疫流行,死亡相继[7]。

酃 县(今炎陵县) 春,脑膜炎流行。秋,痢疾、疟疾流行。今《炎陵县卫生志》载:春疫流行,省赈务会批发药账400元在省城购备中西药品。8月,疫痢、疟疾流行,死亡枕藉,长沙仁术医院组织医疗队来县,历时一月,治愈病人604例[8]。

宜章县 春,脑膜炎流行。今《郴州地区卫生志》载:宜章县流脑流行,腊园村两天死10余人[9]。

耒阳县(今耒阳市) 春,脑膜炎流行。今《衡阳市卫生志》载:春,大疫。起于北乡,蔓延西南,发病数小时即毙命,每日死亡数十人[10]。5月24日(四月十二日)报道:耒阳死于疫者7000余名[11]。

道 县 瘟疫流行,死者甚众。老岩口与新岩口村600余人,10天内死63人;海龙村病80余人,死30余人;杨家村50多人,死25人[12]。

江西省

江西省 春疫。2月11日(十二月廿八日)报道:蒋介石令内务部速派医生赴江

---

① “平江瘟疫流行,病症极为复杂死亡相继,芷江各属疫势蔓延颇广”,《中央日报》1936年9月30日,第6版。

② 《平江县卫生志》,1990年。

③ 《湖南省浏阳市淳口镇志》,2004年。

④ 《湘潭县卫生志》,1991年。

⑤ 《湘乡县志》,湖南出版社1993年版。

⑥ 《湘乡县志》,湖南出版社1993年版。《双峰县志》,中国文史出版社1993年版。

⑦ “华洋义振会”,《申报》1934年9月1日,第16版。

⑧ 《炎陵县卫生志》,1999年。

⑨ 《郴州地区卫生志》,1992年。

⑩ 《衡阳市卫生志》,1995年。

⑪ “湘省发生春灾浩劫,水灾、旱灾、火灾均极惨重,疫疠横行,牛瘟蔓延各处”,《中央日报》1934年5月24日,第7版。

⑫ 《道县卫生志》,黄山书社1992年版。

西救济春疫①。秋冬,大兵之后,疫气蔓延,霍乱、伤寒、疟疾、痢疾流行。12 月 15 日(十一月初九日)报道:赣东如弋阳、上饶、横峰、浮梁、德兴、乐平、铅山、贵溪,灾情甚重。赣西、赣南,有慈化、沿溪、藤田、永丰数县划为政治特别区,灾情亦重。赣南新克复之灾区,如宁都、兴国、虞都、会昌、瑞金、石城、广昌等县,灾情尤为惨烈。灾民无衣无食,饥寒交迫,不忍卒睹。各地尸横遍野,纵过掩埋,亦仅略盖浮土。日炙雨淋,血水渗入沟渠,以致疫气蔓延,不可收拾。灾民多染腹胀不泄,或不能言语,或急性伤寒,或痢疟等症,呻吟道路,无人治疗,坐以待毙。哀我同胞不死于灾,即死于疫,真浩劫也②。

南昌县(今属南昌市) 春三月,天花流行。5 月 7 日(三月廿四日)《大公报》报道:南昌迩来气候不正,病者颇多,小孩患天花而亡者甚众,附城一带春瘟尤炽,人畜罹斯疾而死亡者殆近半数③。

丰城县(今属丰城市) 疟疾流行,罗山乡在一个月内死亡 7 人④。

清江县(今樟树市) 天花流行,死者过半⑤。

上饶县(今属上饶市) 夏,疟疾、痢疾流行。今《上饶县志》载:6—7 月,茶亭墩头、湖墩、应坊、南岩、梅潭、高坂、前坊等村疟、痢流行,死 1000 余人⑥。

铅山县 秋,霍乱流行。九月,铅山县紫溪地方灾民多患疾病,又河口镇灾民,近日发生时疫⑦。

虔南县(今全南县) 秋冬,天花流行,城郊上山村死 100 余人,有一家 6 口死绝者⑧。

新淦县(今新干县) 瘟疫流行,金川镇小南门、北门青少年死亡甚众⑨。应是天花流行。

余江县 霍乱流行,全县罹病 1006 人,死亡 440 人⑩。

九江县(今属九江市) 天花流行,城区发病 28809 人⑪。

---

① “卫生署将派医师入赣救疫”,《申报》1934 年 2 月 11 日,第 2 版。

② “红卍字会调查赣省灾情报告”,《申报》1934 年 12 月 15 日,第 12 版。

③ “赣省之天灾疫疠,省垣气候不正,春瘟蔓延”,《大公报》1934 年 5 月 7 日,第 3 版。

④ 《罗山乡乡志》,1985 年。

⑤ 《清江县志》,上海古籍出版社 1989 年版。

⑥ 《上饶县志》,中共中央党校出版社 1993 年版。《上饶地区卫生志》,黄山书社 1994 年版。

⑦ “医治疾疫”,《中国国民党指导下之政治成绩统计》1934 年第 10 期,第 238 ~ 239 页。

⑧ 《全南县志》,江西人民出版社 1995 年版。

⑨ 《金川镇志》,1989 年。

⑩ 《余江县志》,江西人民出版社 1993 年版。

⑪ 《九江县志》,新华出版社 1996 年版。

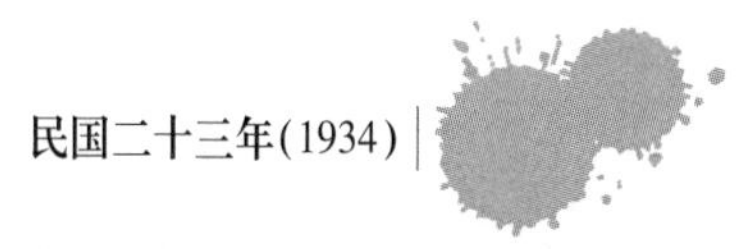

宜丰县　县城天花流行①。

广昌县　秋九月,疾疫流行。10月17日(九月初十日),民政厅长吕咸从广昌来电:职铣(16日)晨赴新安、白水、贯桥、驿前等处视察,灾民麇集,疾疫流行。前数日气候亢燥,忽变奇寒,死亡益多,医药救治实为最急之务②。10月30日(九月廿三日)报道:新安、白水、贯桥、驿前等灾民广集,疾疫流行③。10月31日(九月廿四日)报道:灾民麇集,疫疠流行。天气陡寒,因悉无衣,死亡日多④。冬十二月,疫疠流行。1935年1月26日(十二月廿二日)报道:广昌县疫疠横行,死亡相继⑤。今《广昌县志》载:贯桥地区疫病流行,死1300余人⑥。

分宜县　脑膜炎流行,钤阳镇西岗村3个月死110多人⑦。

萍乡县(今萍乡市)　安源痢疾流行,病者十五六⑧。

兴国县　恶性疟疾、伤寒、乙型脑炎流行⑨。

上犹县　天花流行,染者十四⑩。

婺源县(时属安徽省)　夏大旱,秋,蝗,大疫。8月22日(七月十三日)《申报》报道:徽州府属自黄梅至新秋大旱,山田尽成陆地,塘池水竭,以致各县蝗蝻疫疠,随之而生,灾情之重,为洪秀全、杨秀清以来七十余年所未见⑪。

江苏省

江苏省　自春徂冬,黑热病流行。3月4日(正月十九日)报道:江北地区连续多年"痞块病"(即黑热症)流行,蔓延甚广,死人甚众。据调查,黑热病流行区域有阜宁、涟水、淮安、灌云、淮阴(即清江浦)、沭阳、东海、泗阳、宿迁、睢宁、邳县、铜山(即徐州)、萧县、沛县、丰县、砀山等县。其中徐州狮子山黑热病之传染率为10%,骆驼

---

① 《宜春地区卫生志》,新华出版社1993年版。

② "据吕厅长电告新安等处疾疫流行灾民无衣及秋稻无人收割等情一案分令遵照",《江西省政府公报》1934年第24期,第4~5页。

③ "赣省府救济灾民",《申报》1934年10月30日,第6版。

④ "广昌灾民无衣",《申报》1934年10月31日,第8版。

⑤ "红卍字会赈济队在广昌工作",《申报》1935年1月26日,第11版。

⑥ 《广昌县志》,上海社会科学院出版社1994年版。

⑦ 《分宜县志》,黄山书社2007年版。

⑧ 《萍乡市志》,方志出版社1996年版。

⑨ 《兴国县志》,1988年。

⑩ 《上犹县志》,1992年。

⑪ 李文海等《近代中国灾荒纪年续编》,湖南教育出版社1993年版,第411页。

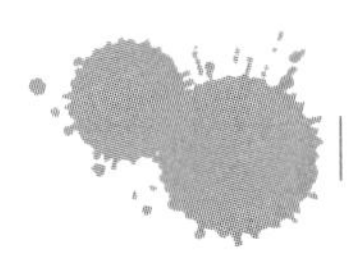

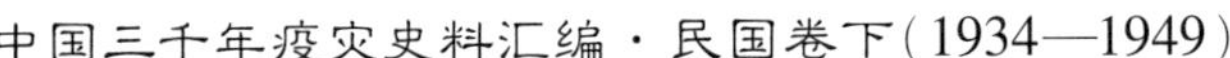

山为5%[①]。4月20日(三月初七日)报道:苏省黑热病蔓延甚烈[②]。8月11日(七月初二日)报道:常州、江阴、江都、江浦、高淳等县报灾,大率以亢旱已久,生物枯萎,农村崩溃,粮价飞涨,疫疠流行[③]。10月9日(九月初二日)报道:苏省江北一带,黑热病流行,患者颇多[④]。12月5日(十月廿九日)报道:淮阴、涟水、泗阳、宿迁各县,自黑热病流行以来,死人无算。其病始发于淮阴、涟水,逐渐蔓延各县,区域愈广,尤以农村多于城市,男子多于女子。传染之速,较他病为快,一人染患,全家必遭波及;一家染患,势必蔓及全村[⑤]。1935年1月1日(十一月廿六日)报道:江北地区黑热病蔓延[⑥]。1935年1月15日(十二月十一日)报道:苏北淮阴、涟水、泗阳、宿迁等县黑热病蔓延,患者达十余万人,并有向南遽增之势[⑦]。1935年1月18日(十二月十四日)报道:江北淮阴、涟水、泗阳、宿迁等县黑热病蔓延[⑧]。1935年1月19日(十二月十五日)报道:苏省江北一带,突发现黑热症疾病,患者颇多[⑨]。

南京市　春,天花、脑膜炎流行。3月4日(正月十九日)报道:一周之内,患天花之婴孩多达60余人,较之前周,突增数倍[⑩]。4月1日(二月十八日)报道:京市发现脑膜炎,患者已有10余人[⑪]。夏,麻疹流行。6月10日(四月廿九日)报道:京市生命统计处一日成立以来,连日调查死亡者,以麻疹死亡竟占二分之一,以8日一天统计,共死亡30余人,而患麻疹者几达2000人,平均每日必有10余人死亡,以小儿为多[⑫]。秋,伤寒、痢疾流行。8月23日(七月十四日)报道:京入秋后,因天气炎热,病者甚众,尤以患伤寒及痢疾者为多,中央医院有人满之患[⑬]。8月25日(七月十六日)报道:入秋以来,南京气候仍极酷热,旱象已成,炎疫丛生[⑭]。冬,白喉流行。11月28日(十月廿二日)报道:京白喉流行,卫生事务所派员分赴各方实施注射,贫儿院生有白

---

① “江北皖北黑热病初步调查报告”,《中央日报》1934年3月4日,第8版。

② “卫生署派员防疫”,《申报》1934年4月20日,第9版。

③ “红卍会筹救东南旱灾”,《申报》1934年8月11日,第12版。

④ “江北发现黑热症”,《申报》1934年10月9日,第14版。

⑤ “江北各县黑热病流行”,《中央日报》1934年12月5日,第6版。

⑥ “江北医界请拨款扑灭黑热病”,《申报》1935年1月1日,第20版。

⑦ “苏北黑热病蔓延,陈果夫派员实地调查”,《中央日报》1935年1月15日,第2版。

⑧ “江北黑热病,苏省派员前往调查”,《大公报》1935年1月18日,第10版。

⑨ “江北发现黑热症”,《申报》1935年1月19日,第14版。

⑩ “天花危险,六十余婴孩已患此症,卫生事务所免费种痘”,《中央日报》1934年3月4日,第7版。

⑪ “京市发现脑膜炎症”,《申报》1934年4月1日,第10版。

⑫ “京市患麻疹死亡者多”,《申报》1934年6月10日,第6版。

⑬ “南京二十二日下午九时发专电”,《大公报》1934年8月23日,第3版。

⑭ “卫生所加紧防疫,本年病人打破历年纪录”,《中央日报》1934年8月25日,第7版。

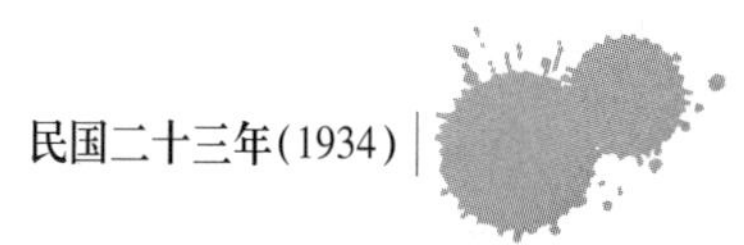

喉不治身死者①。12 月 29 日(十一月廿三日),上海、南京一带发现极烈性脑膜炎及白喉症②。是年,南京登记天花发病 1215 例,痢疾病死率 22.31%,斑疹伤寒病死率 20%③。

溧水县(今南京市溧水区) 霍乱流行,死亡甚众,姜妃巷 30 多户居民几天内死亡 10 多人,三圣庙贫民区病死数十人④。

镇江县(今属镇江市) 春二月,脑膜炎流行。3 月 29 日(二月十五日)报道:镇江时疫盛行,尤以脑膜炎者为最多⑤。丹徒县驻军大批士兵突发血吸虫病,感染率为 6.9%⑥。

金坛县(今金坛市) 旱,霍乱流行,建昌、西旸、朱林、社头、儒林一带乡村尤烈⑦。

吴 县(今属苏州市) 夏,霍乱流行⑧。7 月 4 日(五月廿三日)报道:2 日,胥盘区一带时疫盛行,死亡相继,先后已达 10 余人,东中市大街亦有发现者⑨。

常熟县(今常熟市) 夏(7 月),霍乱流行,西徐市死 7 人⑩。

吴江县(今吴江市) 夏,霍乱流行。6 月,芦墟突发虎疫,没几日就死亡 100 余人⑪。7 月 9 日(五月廿八日)报道:入夏以来,天气亢旱,疫病流行,朝发夕死,大都以小孩最多。旬日内本城小孩病死者已 40 余名,初起发热,继即昏迷不省人事,隔三四小时,即昏厥殒命⑫。

武进县(今常州市武进区) 春,脑膜炎流行。3 月 18 日(二月初四日)报道:武邑近以雨量稀少,河水浅涸,致城乡各地发生脑炎症,尤以戚墅堰一带为尤甚⑬。

无锡县(今属无锡市) 春疫。2 月 28 日(正月十五日)报道:本星期内患流行病

---

① “京市白喉症流行”,《申报》1934 年 11 月 28 日,第 9 版。

② 《大公报》1934 年 12 月 29 日,转引自李文海等《近代中国灾荒纪年续编》,湖南教育出版社 1993 年版,第 410 页。

③ 《南京卫生志》,方志出版社 1996 年版。

④ 《溧水县卫生志》,1990 年。

⑤ “各地春寒降雪,镇时疫盛行”,《中央日报》1934 年 3 月 29 日,第 3 版。

⑥ 《丹徒县卫生志》,江苏古籍出版社 2001 年版。

⑦ 《金坛县志》,江苏人民出版社 1993 年版。

⑧ 《横泾镇志》,古吴轩出版社 2007 年版。

⑨ “苏州天气酷热时疫流行”,《申报》1934 年 7 月 4 日,第 12 版。

⑩ 《常熟市卫生志》,1990 年。

⑪ 《芦墟镇志》,上海社会科学院出版社 2004 年版。

⑫ “吴江邑境时疫盛行”,《申报》1934 年 7 月 9 日,第 10 版。

⑬ “常州脑膜炎症蔓延城乡”,《申报》1934 年 3 月 18 日,第 9 版。

者,以腮腺炎为最盛,次为百日咳、白喉,再次为猩红热、脑膜炎、天花,而腮腺炎、百日咳则以小孩最易传染,患者亦多①。3月5日(正月二十日)报道:迩来邑中时雨时晴,寒暖不常,本星期内患者以流行性腮腺炎居列首位,次为百日咳、白喉,再次为猩红热、脑脊髓膜炎、天花等,而腮腺炎、白喉、百日咳小儿传染最易,故患者亦以孩童为多,其因不治而死者,更时有所闻②。夏仍疫。7月4日(五月廿三日)报道:城乡疫疠甚盛,尤以乡间为最苦,无医无药,颇为可怜③。冬,白喉流行。12月23日(十一月十七日)报道:邑中近月以来,天时奇暖,雨雪稀少,是以时症流行,尤以白喉为最危险④。

江阴县(今江阴市)　春,白喉、脑膜炎流行。3月28日(二月十四日)报道:近因天时不正,城乡时疫流行,最猛者为白喉,小孩成人均有,传染甚速。西乡各乡村脑膜炎盛行,患者朝发夕死⑤。4月18日(三月初五日)报道:近来白喉、脑膜炎等症蔓延甚速,该处西石桥一带已死100余人,两外马家村二日间死去5人⑥。秋,霍乱流行,高家丹村数天死亡10多人,岸桥村死13人⑦。

靖江县(今靖江市)　大江南北,恶性疟疾流行⑧。

南通县(今属南通市)　春,脑膜炎流行。3月19日(二月初五日)报道:城厢内外,发生脑膜炎时疫,患者在两小时内即毙命,致死亡相继⑨。

如皋县(今如皋市)　霍乱流行⑩。

淮阴县(今淮安市淮阴区)　冬,白喉、黑热病流行。1935年1月12日(十二月初八日)报道:浦亘日来白喉症流行甚剧,患者以壮年及幼童为多,综计淮阴一地,日来死亡已达70余人⑪。1935年1月15日(十二月十一日)报道:苏北淮阴、涟水、泗阳、宿迁等县黑热病蔓延,患者达十余万人,并有向南遽增之势⑫。

泗阳县　冬,黑热病流行。12月26日(十一月二十日)《大公报》报道:泗阳县以

---

① “无锡流行性病猖獗”,《申报》1934年2月28日,第12版。

② “无锡时症猖獗,腮腺炎、百日咳孩童患者特多”,《大公报》1934年3月5日,第9版。

③ “无锡农民苦旱,群起祈雨”,《申报》1934年7月4日,第12版。

④ “无锡天时奇暖,雨雪稀少”,《申报》1934年12月23日,第10版。

⑤ “城乡时疫流行”,《申报》1934年3月28日,第9版。

⑥ “江阴脑膜炎蔓延甚速”,《申报》1934年4月18日,第9版。

⑦ 《利港镇志》,苏州大学出版社1997年版。《周庄镇志》,南京大学出版社1999年版。

⑧ 《扬州市卫生防疫志》,南京大学出版社1993年版。

⑨ “南通城乡脑膜炎流行”,《申报》1934年3月19日,第9版。

⑩ 《如皋县卫生志》,1996年。

⑪ “白喉:淮阴死亡甚众”,《大公报》1935年1月12日,第10版。

⑫ “苏北黑热病蔓延,陈果夫派员实地调查”,《中央日报》1935年1月15日,第2版。

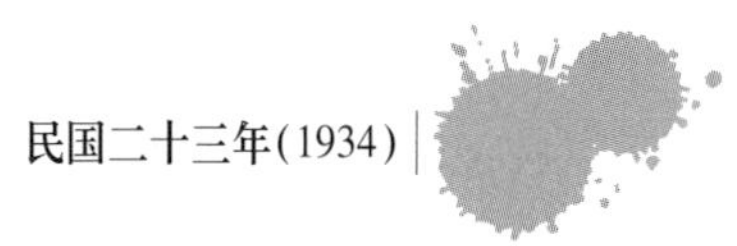

12 村为例,每 172 户患痞块病者有 116 户,合 67%;每 964 人患痞块病者有 244 人,合 25%①。

涟水县　霍乱流行,佃湖街(今石湖街)和梁岔乡死亡 100 多人②。冬,黑热病蔓延,死者无算③。

阜宁县　冬腊月,黑热病流行。1935 年 1 月 19 日(十二月十五日)报道:淮阴区署涟水等县,近年发生黑热病,蔓延猛烈,总数已达十万余人。本县西陲各地,与涟水毗连,以故乡民传染此症者甚夥,近且日益增加,尤以壮丁患者为多④。

江都县(今属扬州市江都区)　夏六月,霍乱流行。7 月 15 日(六月初四日)《中央日报》报道:扬城天气,异常亢热,急性传染病随之而起。三日之内,城厢一隅因霍乱流行,未及两三小时而毙命者已有 40 余人,多半属于苦力⑤。7 月 16 日(六月初五日)《申报》报道:扬州大疫,城厢两日死 270 人⑥。

铜山县(今属徐州市)　春,猩红热流行。3 月 12 日(正月廿七日)报道:徐埠城厢猩红热流行,患者多小儿⑦。夏六月至秋七月,霍乱流行。7 月 10 日(五月廿九日)报道:气候酷热,小儿患急痧虎疫死亡者达百余⑧。7 月 14 日(六月初三日)报道:连日气候酷热,疫症流行⑨。7 月 19 日(六月初八日)报道:徐埠时疫流行,患病者每有不治之危⑩。8 月 15 日(七月初六日)报道:徐埠盛暑后,疫疠流行⑪。秋九月,白喉流行。10 月 31 日(九月廿四日)报道:徐埠白喉流行,患者颇多⑫。冬,回归热、黑热病流行。1935 年 1 月 12 日(十二月初八日)报道:铜山监狱署押犯 700 余人,最近发生疫症,患者达 80 人,已死 4 人,当即商由卫生署即派姜渭纶医师前往检验防治,经

---

① 李文海等《近代中国灾荒纪年续编》,湖南教育出版社 1993 年版,第 410 页。

② 《涟水县志》,江苏古籍出版社 1997 年版。《涟水县卫生志》,江苏科学技术出版社 1995 年版。

③ “苏北黑热病蔓延,陈果夫派员实地调查”,《中央日报》1935 年 1 月 15 日,第 2 版。

④ “阜宁黑热病症蔓延猛烈,公安侦缉队将成立”,《中央日报》1935 年 1 月 19 日,第 6 版。

⑤ “各地亢旱灾象已成,气温均逾百度,疫疠流行,田亩龟裂,农民蹙额浩叹”,《中央日报》1934 年 7 月 15 日,第 7 版。

⑥ 李文海等《近代中国灾荒纪年续编》,湖南教育出版社 1993 年版。

⑦ “徐发现猩红热”,《中央日报》1934 年 3 月 12 日,第 2 版。

⑧ “沪暑病流行时疫医院有人满之患”,《大公报》1934 年 7 月 10 日,第 3 版。

⑨ “沪”,《大公报》1934 年 7 月 14 日,第 3 版。

⑩ “徐埠各界,防范酷暑后时疫,成立夏令卫生委员会,电京卫生署请领暑药”,《中央日报》1934 年 7 月 19 日,第 2 版。

⑪ “徐防疫会工作紧张”,《申报》1934 年 8 月 15 日,第 10 版。“徐埠疫疠流行,防疫会工作紧张”,《中央日报》1934 年 8 月 15 日,第 2 版。

⑫ “徐白喉症流行”,《中央日报》1934 年 10 月 31 日,第 2 版。

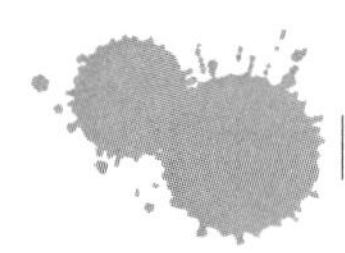

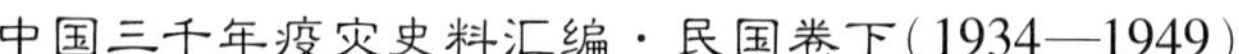

姜医师检验病状,系回归热[①]。1935年1月16日(十二月十二日)报道:徐属各县年来黑热病流行,至为普遍,尤以乡村为盛。据徐埠各医院概况统计,一年中患此病者,以徐属论,当在8万人之谱,教会所办之基督医院,每日治疗该病,恒在百数十人[②]。

沛　县　黑热病大流行,沛县发病4000多人,死亡甚多[③]。

邳　县　天花、麻疹流行,倚宿村患者300人,死亡三分之二[④]。

宿迁县(今属宿迁市)　春,天花流行,新安镇发病2000多例[⑤]。冬,黑热病流行[⑥]。

睢宁县　霍乱、伤寒、黑热病流行。仅睢城镇发生霍乱1500多人,死亡300余人[⑦]。

上海市

上海市　春,天花流行。2月14日(正月初一日)报道:近来天气转暖,南市方面忽发生天花,在南火车站近处,有因天花致死者[⑧]。2月21日(正月初八日)报道:天花及流行性感冒在外侨中均见增加,华人中天花有报告者63件,死者有42人,其中30人曾经送入华人隔离医院。猩红热症有节季的增加,但非剧烈。至于流行性感冒,则华人死于此者竟有10名之多。此外,疹症亦见剧增[⑨]。5月9日(三月廿六日)报道:公共租界内天花之流行,已大见减少。查上星期内,患此症经报告卫生处者只有9人,内死亡者4人,皆系华籍居民[⑩]。夏,痢疾、霍乱流行。6月26日(五月十五日)报道:患时疫及中暑者甚多,据西藏路口25号上海时疫医院统计,自晨至晚,因时疫投院者162名,内有4名已不及救治而死,中暑16名,痢疾8名[⑪]。7月1日(五月二十日)报道:连日酷热达极度,致肠胃炎、疟疾、中暑等夏令流行病猝发,西藏路上海时疫

① "铜山监狱署发生疫症司法部商同卫生署派员前往实施诊疗",《中央日报》1935年1月12日,第3版。

② "徐属各县黑热病流行,一年中患者达八万人",《中央日报》1935年1月16日,第3版。

③ 《徐州市卫生志》,1991年。《沛县卫生志》,1985年。

④ 《邳县志》,中华书局1995年版。

⑤ 《新安乡志》,2000年。《徐州市卫生志》,1991年。

⑥ "苏北黑热病蔓延,陈果夫派员实地调查",《中央日报》1935年1月15日,第2版。

⑦ 《睢宁县卫生防疫站志》,1997年。

⑧ "本市发生天花",《申报》1934年2月14日,第4版。

⑨ "传染病症",《申报》1934年2月21日,第11版。

⑩ "天花症流行渐减",《申报》1934年5月9日,第11版。

⑪ "本市昨日酷热时疫甚多并有死者",《申报》1934年6月26日,第12版。

医院自本月26日起,迄昨午止,收容病人已逾800名①。7月10日(五月廿九日)报道:气候大热,中暑、痢疾及急性胃肠炎均流行,闸北及租界各时疫医院,每日每处诊200余号,幸无真性虎疫发现,今日死者四人②。7月13日(六月初二日)报道:医院因患暑病求诊者众③。7月14日(六月初三日)报道:沪时疫医院4处,13日诊1200余人,其中死亡7人④。7月24日(六月十三日)报道:近来发现赤痢甚多,皆因冷热不调所致,惟真性霍乱尚无发现⑤。7月25日(六月十四日)报道:虹口发现真性虎疫病一起⑥。7月28日(六月十七日)报道:天时不正,疫疠流行⑦。7月29日(六月十八日)报道:沪上疫疠流行,疾病丛生,不善摄养者多至死亡⑧。8月2日(六月廿二日)报道:昨日下午3时许,本城三角街发现真性霍乱⑨。秋七月,痢疾继续流行。八月,白喉流行。8月14日(七月初五日)报道:上周以来,突然发现大批赤痢,前往西藏路红十字会时疫医院医治者,日有30余人,至前日始见减少,每日仅四五人往该院诊治⑩。8月23日(七月十四日)报道:入秋以来,时疫流行,上周统计患赤痢者25人,患白喉者7人,患伤寒者8人,患猩红热者2人,尚有患其他病症者2人,合计44人⑪。8月25日(七月十六日)报道:入秋后暑气不解,患流行病者极多⑫。8月26日(七月十七日)报道:日来天气炎热,各时疫医院诊务又较繁忙。西藏路上海时疫医院每日门诊近200号,病症以吐泻为多,其次则痢疾、疟疾,中暑者已稀,前日仍有4人死亡,昨日则未有。开封路急救时疫医院每日门诊约60~70号,病症以痢疾与胃肠炎即吐泻为多,昨曾有2例为中暑,死亡例已较少。虹口时疫医院每日尚有门诊300号,以痢疾为多⑬。8月28日(七月十九日)报道:吴淞自立秋以来,发生一种时邪热病,医家谓"湿瘟漏底",即热症而兼痢疾者,乃急性时疫之一。患者系年强力壮者居

---

① "酷热五日结果:病人逾八百名",《申报》1934年7月1日,第16版。"沪连日酷热,疫病盛行,患者多系劳力者",《中央日报》1934年7月1日,第3版。

② "沪暑病流行时疫医院有人满之患",《大公报》1934年7月10日,第3版。

③ "沪热度又增医院中挤死一人",《大公报》1934年7月13日,第3版。

④ "沪",《大公报》1934年7月14日,第3版。

⑤ "天气不正赤痢流行卫生局每日派员出发强制棚户注射防疫针",《申报》1934年7月24日,第11版。

⑥ "虎疫:上海已发现,山西蔓延甚广",《大公报》1934年7月25日,第3版。

⑦ "防疫伍连德昨入京与刘瑞恒商讨",《大公报》1934年7月28日,第4版。

⑧ "疫疠流行死亡滋多上海殡仪馆业务大忙",《申报》1934年7月29日,第13版。

⑨ "青浦城厢发现真性霍乱",《申报》1934年8月2日,第10版。

⑩ "本市赤痢流行市民幸勿贪凉",《申报》1934年8月14日,第13版。

⑪ "秋后时疫减少未有危及生命者",《申报》1934年8月23日,第13版。

⑫ "沪仍酷热,昨日达一百度",《大公报》1934年8月25日,第10版。

⑬ "本市新闻",《申报》1934年8月26日,第12版。

多数,此症来势凶险,凡医治稍不留意,即成不治之象。因此日来死亡者,日有所见,其他如蕴藻浜迤南张华浜一带,患痢疾而死者更甚①。9月9日(八月初一日)报道:入秋后,白喉流行,势甚猖獗。数星期来,收治病人几全属白喉患者,中以儿童为最多②。冬十月,白喉继续流行,十一月脑膜炎流行。11月29日(十月廿三日)报道:过去一周已有白喉发现,蔓延甚速③。12月29日(十一月廿三日),上海、南京一带发现极烈性脑膜炎及白喉症④。是年,上海报告伤寒华人发病805例,死亡622人,外国人发病149例,死亡26人;副伤寒发病华人843例,死亡33人,外国人发病206例,死亡29人⑤。

浙江省

杭州市　春,脑膜炎、天花流行。3月31日(二月十七日)报道:天时寒暖失常,脑膜炎盛行⑥。4月13日(二月三十日)报道:天花流行⑦。夏,天花、麻疹、霍乱流行。5月13日(四月初一日)报道:近来天花、瘄痘流行,幼孩患此者颇多。天花盛行于下城,而上城一隅瘄痘流行尤烈,几至各户蔓延⑧。6月30日(五月十九日)报道:杭时疫日盛⑨。7月1日(五月二十日)报道:今日酷热更甚,时疫猖獗,患此毙命者日有所闻⑩。

富阳县(今富阳市)　麻疹流行,迎薰镇死亡50余人⑪。

吴兴县(今属湖州市)　春(3月),菱湖脑膜炎流行,县政府分饬卫生人员前往防治⑫。

桐乡县(今桐乡市)　夏,霍乱流行。今《桐乡县志》载:夏,霍乱流行,石门镇死数十人。镇民求神拜佛,迷信活动盛行⑬。秋,赤痢流行。9月1日(七月廿三日)报

① “吴淞时疫突发”,《申报》1934年8月28日,第13版。

② “秋后白喉流行市民幸各注意”,《申报》1934年9月9日,第15版。

③ “本市发现白喉病势不重但蔓甚速”,《申报》1934年11月29日,第11版。

④ 《大公报》1934年12月29日,转引自李文海等《近代中国灾荒纪年续编》,湖南教育出版社1993年版,第410页。

⑤ *Annual Epidemiological Report for* 1934. Geneve,1936. p. 62.

⑥ “杭患脑膜炎”,《中央日报》1934年3月31日,第3版。

⑦ “杭市天花流行”,《中央日报》1934年4月13日,第3版。

⑧ “天花瘄痘流行甚烈”,《申报》1934年5月13日,第10版。

⑨ “杭垣苦热忧旱”,《申报》1934年6月30日,第10版。

⑩ “杭市酷热”,《申报》1934年7月1日,第12版。

⑪ 《富阳县卫生志》,中国医药科技出版社1991年版。

⑫ 《湖州市卫生志》,香港大时代出版社1993年版。

⑬ 《桐乡县志》,上海书店出版社1996年版。

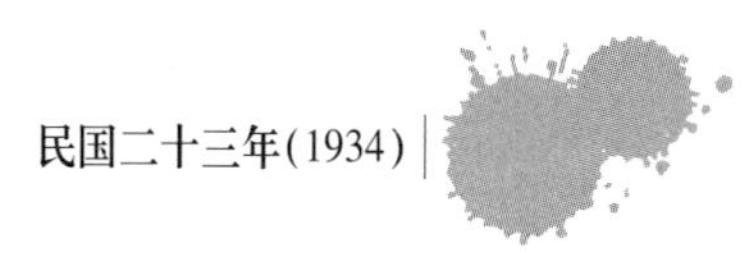

道:大热,疠疫盛行,染疫死亡者,日有数闻①。

海宁县(今海宁市) 秋,赤痢流行。11月5日(九月廿九日)报道:秋令以后,赤痢盛行,死亡相继,新寡乡妇,触处皆是②。

嘉兴县(今嘉兴市) 夏,霍乱、痢疾、疟疾流行。7月1日(五月二十日)报道:天气炎热,中暑者日有数起,并有痢、疟等症相继发生③。8月8日(六月廿八日)报道:入夏以来,天气亢热,而真性霍乱仅福音医院于10日前诊过4例,28晚又一例,均经治愈。其余中暑与胃肠炎症,各院均有④。

衢 县(今衢州市衢江区、柯城区) 夏秋,痢疾流行。今《衢州市卫生志》载:夏,樟潭、板桥、枧头一带发生伤寒、痢疾流行。5月,首见赤痢病人。8月,赤痢流行,县医院门诊病人达420人。9月15日(八月初七日),县立医院报告云:樟潭、板桥、枧头等处先后发生赤痢流行,势甚猖獗,治疗失时,难免一死,仅十日以内,死于赤痢者,已达四五十人⑤。

淳安县 夏,痢疾流行。今《淳安县卫生志》载:7月,淳安桥西乡山峡、杨岸两村时疫发生,3天病死6人⑥。

寿昌县(今属建德市) 夏,大旱,菌痢大流行,大同镇死30余人,航川乡航头村死30余人⑦。

建德县(今建德市) 痢疾大流行,死于疫疠者无算⑧。

上虞县(今上虞市) 夏秋,痢疾流行。8月11日(七月初二日)报道:大旱,生物枯萎,疫疠流行⑨。

绍兴县(今属绍兴市) 全县霍乱流行⑩。

萧山县(今杭州市萧山区) 春,脑膜炎流行。3月22日(二月初八日)报道:城乡近以天气寒暖不匀,且雨量稀少,致各地发生脑膜炎。东门外转坝、新林周及西兴、长河、闻堰等地,连日传染毙命者,已有20余人之多⑪。夏,霍乱流行。7月8日(五

---

① “浙省桐乡旱灾严重”,《申报》1934年9月1日,第15版。

② “海宁灾重增拨赈款”,《申报》1934年11月15日,第11版。

③ “嘉兴田禾多因天旱枯萎”,《申报》1934年7月1日,第13版。

④ “嘉兴时疫”,《大公报》1934年8月8日,第4版。

⑤ 《衢州市卫生志》,上海交通大学出版社1997年版。

⑥ 《淳安县卫生志》,1998年。

⑦ 《建德县志》,浙江人民出版社1986年版。

⑧ 《杭州市卫生防疫站志》,1988年。《建德县医药卫生志》,1985年。

⑨ “红卍会筹救东南旱灾”,《申报》1934年8月11日,第12版。

⑩ 《绍兴县志》,中华书局1999年版。《绍兴县卫生志》,浙江古籍出版社1997年版。

⑪ “萧山脑膜炎蔓延城乡”,《申报》1934年3月22日,第9版。

月廿七日)报道:城乡因天气亢旱酷热,河水干涸,居民饮料发生问题。近日因饮料不洁,时疫盛行,死亡相继。自2日起至6日止,东西两市死亡有70余人之多①。8月2日(六月廿二日)报道:近日天气亢旱,四乡时疫盛行②。

仙居县　天花流行,上村、抱弄死亡58人,死亡率为30%③。

福建省

福建省　秋,疟疾流行。1935年3月6日(二月初二日)回顾是年福建灾情称:7—10月,闽西一带疟疾猖獗,患者最多时竟占90%以上④。

永泰县　夏,麻疹流行,县城一带死亡率高,有一家同时死两个儿童,到处可闻哭声⑤。

宁德县(今包括宁德市、周宁县)　夏,6月,八都镇畲村南岗发生瘟疫⑥。

思明县(今属厦门市思明区)　春,天花流行,发病74人,死亡39人。厦门被宣布为天花疫港⑦。

同安县(今厦门市同安区)　春,天花流行⑧。

德化县　鼠疫流行⑨。

华安县　鼠疫流行,城区、仙都等处蔓延迅速,死者不计其数,县组织防疫队控制传染⑩。

诏安县　春夏,天花、鼠疫流行。今《漳州市志》载:春,天花流行,自沿海的四都、梅洲向山区陈龙、东径流行,后蔓延全县大部分乡村,全县死600多人。4月,景坑、江亩坑等乡村鼠疫流行,死270余人⑪。今《诏安县志》载:5月,景坑发生鼠疫,死亡180多人⑫。

云霄县　春,天花流行。城关、陈岱、蓟屿一带尤甚,死120多人⑬。

---

① "萧山时疫盛行死亡相继",《申报》1934年7月8日,第10版。
② "萧山四乡时疫流行",《申报》1934年8月2日,第10版。
③ 《仙居县志》,浙江人民出版社1987年版。
④ "闽西疟疾猖獗并发现鼠疫",《中央日报》1935年3月6日,第3版。
⑤ 《永泰县志》,新华出版社1992年版。
⑥ 《宁德市志》,中华书局1995年版。
⑦ 《厦门市卫生志(专业志)》,厦门大学出版社1997年版。
⑧ 《同安县志》,中华书局2000年版。
⑨ 《德化县志》,新华出版社1992年版。
⑩ 《华安县志》,厦门大学出版社1996年版。
⑪ 《漳州市志》,中国社会科学出版社1999年版。
⑫ 《诏安县志》,方志出版社1999年版。
⑬ 《云霄县志》,方志出版社1999年版。《漳州市志》第1卷,中国社会科学出版社1999年版。

龙岩县(今属龙岩市)　夏,鼠疫流行。6月26日(五月十五日)报道:发生鼠疫,势甚蔓延①。7月1日(五月二十日)报道:龙岩附近发生鼠疫,当饬厦门海港检疫所赴龙施救,发现患者16人,死12人②。7月5日(五月廿四日)报道:龙岩苏溪头、船岑厝鼠疫,总部及各机关防治,死22人,疫氛已戢。近铁石、洋平等乡又发现,总部电内政军政两部派员来岩,协助扑灭③。

连城县　冬,疟疾流行。12月30日(十一月廿四日)报道:疟疾等疫传播甚烈④。1935年1月10日(十二月初六日)报道:连城等地疫病仍炽⑤。

长汀县　夏,邻县鼠疫、霍乱向汀蔓延,进行免疫注射预防⑥。冬,疟疾流行。12月30日(十一月廿四日)报道:长汀县疟疾等疫传播甚烈⑦。1935年1月10日(十二月初六日)报道:长汀县疫病仍炽⑧。1月25日(十二月廿一日)报道:长汀疫疠流行,民疗队日诊2000余人⑨。

明溪县　冬,疟疾流行。12月30日(十一月廿四日)报道:疟疾等疫传播甚烈⑩。

南平县(今属南平市)　春,鼠疫流行,伤亡100余人⑪。冬,鼠疫又流行。1935年1月25日(十二月廿一日)报道:现又发生哑口喷血一种疫症,已死数十人⑫。

政和县、松溪县　冬,鼠疫流行。1935年1月9日(十二月初五日)报道:松溪、政和两县鼠疫盛行,日死数十人⑬。

建阳县(今建阳市)　春,天花流行,麻沙街死亡20多人⑭。

泰宁县　痢疾、麻疹暴发流行,国民党军士兵、百姓病死者不下千人。驻军走后

---

① "龙岩发生鼠疫真相:发见双极柏巴杆菌",《申报》1934年6月26日,第12版。"龙岩发现鼠疫,防救得力,即将扑灭",《大公报》1934年7月1日,第4版。

② "龙岩附近鼠疫扑灭",《申报》1934年7月1日,第12版。"龙岩发现鼠疫,防救得力,即将扑灭",《大公报》1934年7月1日,第4版。

③ "龙岩乡间又发现鼠疫",《申报》1934年7月5日,第9版。

④ "卫生署派员赴闽,调查并防治疟疾等疫病",《中央日报》1934年12月30日,第7版。

⑤ "长汀附近□□即将肃清",《申报》1935年1月10日,第3版。

⑥ 《长汀县志》,生活·读书·新知三联书店1993年版。

⑦ "卫生署派员赴闽,调查并防治疟疾等疫病",《中央日报》1934年12月30日,第7版。

⑧ "长汀附近□□即将肃清",《申报》1935年1月10日,第3版。

⑨ "长汀疫疠流行",《申报》1935年1月25日,第8版。

⑩ "卫生署派员赴闽,调查并防治疟疾等疫病",《中央日报》1934年12月30日,第7版。

⑪ "闽西疟疾猖獗并发现鼠疫",《中央日报》1935年3月6日,第3版。

⑫ "延平鼠疫日炽",《申报》1935年1月25日,第8版。

⑬ "松溪政和发生鼠疫",《申报》1935年1月9日,第7版。"闽北鼠疫盛行",《大公报》1935年1月9日,第3版。

⑭ 《建阳县志》,群众出版社1994年版。

月余,病势始渐停止[①]。

建宁县　夏秋,恶性疟疾大流行,死亡400余人。双亭街死亡大半,30多户120多人的圩场变成废墟[②]。

广东省

佛冈县　春,天花流行,吉河尤甚,死者甚众[③]。

南雄县(今南雄市)　夏(6月),霍乱流行,县城死亡100余人[④]。

普宁县(今普宁市)　鼠疫流行,仅龙门村死亡就达1073人[⑤]。

中山县(今属中山市)　天花、霍乱流行[⑥]。

电白县　霍乱流行,水东数十人死亡[⑦]。

澄海县　夏,疫,各乡间有流行疾病发生[⑧]。

汕头市　春夏,天花流行,发病22例,死亡14例[⑨]。

信宜县(今信宜市)　春夏,天花流行,仅甘塘一村,患者80人,死10余人[⑩]。

乳源县　必背7个瑶族村霍乱流行,死亡100多人[⑪]。

海南省

昌江县(今昌江黎族自治县)　自夏至冬,天花流行。自5月起,持续9个月,死亡率高达80%[⑫]。

感恩县(今东方市)　天花大流行,且时间较长[⑬]。

儋　县(今儋州市)　夏,霍乱流行。今《儋县志》载:6—7月,海头镇那历村霍乱流行,死亡60多人[⑭]。

万宁县(时含保亭县)　天花流行,死亡甚多,草办村(今属万宁县)全村60余

---

① 《泰宁县志》,群众出版社1993年版。
② 《建宁县志》,新华出版社1995年版。
③ 《佛冈县志》,中华书局2003年版。
④ 《南雄县志》,广东人民出版社1991年版。
⑤ 《普宁县志》,广东人民出版社1995年版。《汕头卫生志》,1990年。
⑥ 《中山市志》,广东人民出版社1997年版。
⑦ 《电白县志》,中华书局2000年版。
⑧ “澄海县布告防范时疫发生举行清洁运动文”,《澄海县政汇刊》1934年创刊号。
⑨ 《汕头卫生志》,1990年。
⑩ 《信宜县志》,广东人民出版社1993年版。
⑪ 《乳源瑶族自治县志》,广东人民出版社1997年版。
⑫ 《昌江县志》,新华出版社1998年版。
⑬ 《东方县志》,新华出版社2011年版。
⑭ 《儋县志》,新华出版社1994年版。

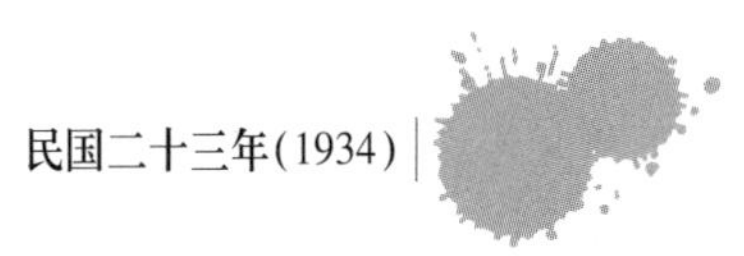

人,死亡25人[①]。

定安县(时含琼中县)　天花流行[②]。琼中县什密峒6个村天花流行,死464人[③]。

琼山县(今属海口市)　鼠疫流行,主要在得胜沙、中山路、人和坊、义兴街等街道,为海口最后一次鼠疫流行[④]。

崖　县(今属三亚市)　天花流行,藤桥、林旺一带持续10个月,死亡807人[⑤]。

香港特别行政区

香　港　伤寒、副伤寒流行,发病212例,死亡65例[⑥]。

广西壮族自治区

博白县、百色县(今属百色市)、苍梧县(今属梧州市)、崇善县、左县(今属崇左市)、郁林县(今属玉林市)、北流县(今北流市)　鼠疫流行[⑦]。

邕宁县(今属南宁市)　痢疾、流脑流行[⑧]。

全　县(今全州县)　春二月,大饥,万全乡疫[⑨]。

容　县　鼠疫流行,黎村珊萃、歌塘死亡10人[⑩]。

三江县(今三江侗族自治县)　秋冬,疟疾流行。10月,丹阳、浔江疟疾流行,直到12月才息灭[⑪]。

贵　县(今贵港市)　秋,麻疹、疟疾流行。龙山、中兴、东山、武乐、钟村等地麻疹、疟疾频频发生,死117人[⑫]。

陆川县　春(3月),麻风、天花、鼠疫流行[⑬]。

凌云县(今田林县)　春,天花流行,死100多人,鸡鸭同瘟[⑭]。百乐乡渭路屯和

---

① 《保亭县志》,南海出版公司1999年版。

② 《海南省志·卫生志》,方志出版社2001年版。

③ 《琼中县志》,1995年。

④ 《海口市志》,方志出版社2004年版。

⑤ 《三亚市志》,中华书局2001年版。

⑥ James Stevens Simmons. *Grobal Epidemiology*. London,1994. p. 53.

⑦ 《广西通志·医疗卫生志》,广西人民出版社1999年版。

⑧ 《南宁市卫生志》,1996年。

⑨ 民国《全县志》第九编《前事·事纪·附灾异》。

⑩ 《容县志》,广西人民出版社1993年版。

⑪ 《三江侗族自治县志》,中央民族学院出版社1992年版。

⑫ 《贵港市志》,广西人民出版社1993年版。

⑬ 《陆川县志》,广西人民出版社1993年版。

⑭ 《乐业县志》,广西人民出版社2002年版。

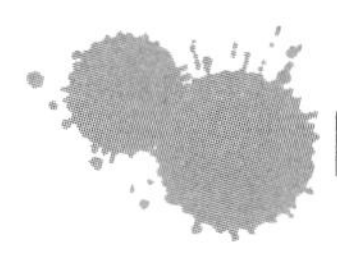

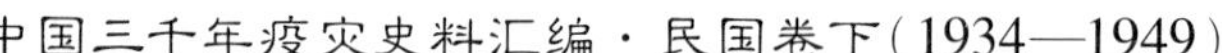

渭丈屯发生上吐下泻疾病(疑为霍乱),渭路屯的人差不多死光;渭丈屯6户30多人,一天就死7人,幸存的人迁往别处。后人称渭丈旧址为"七殆"(壮语谐音,意为一天死7个人的地方)[①]。按:乐业县1935年从凌云县分置。时无田林县,1935年析凌云、西林、西隆3县地置田西县,1951年改田林县。

柳州县(今柳州市)　春,天花流行。夏,伤寒、赤痢流行,死19人[②]。

乐业县　春,天花流行。男女孩子染痘疹症,死者100多人[③]。

武宣县　天花流行[④]。

苍梧县(今属梧州市)　霍乱流行[⑤]。

灵川县　霍乱流行[⑥]。

绥渌县、扶南县、同正县(今扶绥县)　夏,痢疾流行[⑦]。

藤　县、龙胜县、桂林县(今属桂林市)　霍乱流行[⑧]。

钦　县(今属钦州市)　霍乱大流行,死者无数,棺材无处买[⑨]。

---

① 《田林县志》,广西人民出版社1996年版。

② 《柳州市志》,广西人民出版社2003年版。

③ 《乐业县志》,广西人民出版社2002年版。

④ 《武宣县志》,广西人民出版社1995年版。

⑤ 《苍梧县志》,广西人民出版社1997年版。

⑥ 《灵川县志》,广西人民出版社1997年版。

⑦ 《扶绥县志》,广西人民出版社1989年版。

⑧ 《广西通志·医疗卫生志》,广西人民出版社1999年版。

⑨ 《钦州市志》,广西人民出版社2000年版。

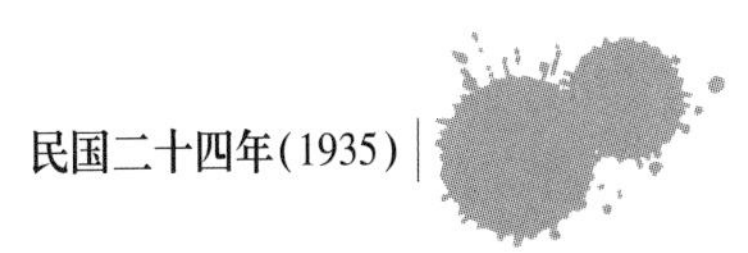

民国二十四年(1935)

全　国

是年,鼠疫流行。流行区域计:云南1县;广东12县市,发病1477例,死亡1476人;福建34县市,发病6380例,死亡5322人;浙江1县,发病66例,死亡65人;吉林8县市,发病359例,死亡339人;辽宁1县,发病31例,死亡27人;内蒙古6县旗,发病433例,死亡385人;山西1县,发病3例,死亡3人;甘肃1县,发病10例,死亡10人;新疆4县,发病123例,死亡123人①。

鼠疫之外,还有天花、白喉、麻疹、脑膜炎、黑热病等流行。《新医药杂志》载:岁初,南北各处流行时疫,已志前期本刊,但警讯频传,疫势至今猖獗未息。据最近消息,福建南平一带鼠疫原属腺炎性(俗称核子瘟),现竟有染为肺炎性者,高热咳嗽,口吐鲜红,二十四小时内即毙命,地方居民,惴惴不安,虽有防疫会之组织,但限于人力财力,收效甚微。省政府对之亦觉束手云。他如南满路线铁岭以西之满山屯亦有鼠疫,每日死数十人,可谓南北辉映。又汉口亦恼时疫,闻系天花,蔓延颇广,西人侨寓中亦有染及者。至于上海方面,白喉病人仍属不少,并不因当局之努力隔离而稍制止,加以幼儿之麻疹又乘时而发,各方对之甚觉应接不暇,市民有询究蔓延之原因者,则惟诿之天时不正而已。最近闻长沙及江浙交界地之嘉善,突发流行性脑脊髓膜炎,传染之众,死亡之速,视沪汉各症为尤甚,洵不可轻视也。又闻苏北亦有凶恶之传染病发现,尤以邳、宿一带死亡相继,人民只知求神祈佛,甚至传染者为何病亦无人能详,其愚真不可及,不知负有卫生行政之责者,将何以开导之也②。

黑龙江省

克山县　冬,鼠疫流行。11月23日(十月廿八日)报道:克山县境发现疑似百斯

---

① 李文波《中国传染病史料》,化学工业出版社2004年版,第181页。

② "各地疫势猖獗未息",《新医药杂志》1935年第3卷第3期,第83页。

笃,现已死亡19人,军医出动调查防疫,殆为最可怕之肺百斯笃[1]。11月27日(十一月初二日)报道:克山县发生之百斯笃到22日达25名。21日在克山县城有3名之患百斯笃死亡者,且有蔓延之兆[2]。冬,克山病流行。12月3日(十一月初八日)报道:黑省克山一带现发生一种奇疫,自11月21日起,已知死40人,但实际尚不止此,初以为此系白疫,然就死者遗体加以解剖,则杳无白疫表征,此症较白疫尤猛,染者四日内辄死,女子尤易感受,该处向无瘟疫,故此症发生后,医生多人现已赶赴黑省,俾研究此疫之原因,并采行迅速防疫之办法,惟居民既恐疫气之传染,又恐官场之检查,相率逃匿,故医生防疫工作,颇不易施[3]。1936年《中华医学杂志》载:黑省克山一带于去年十一二月间发生一种奇疫,疫者四日内就死,女子尤易感受,居民既恐受疫病传染,又恐受官场检查,相率逃匿,故医生防疫工作颇不易施[4]。今《克山县志》载:克山病流行,张云圃屯43户286人,死亡73人,仅11、12两个月就死亡57人,占全村人口的26%[5]。

绥棱县　冬,克山病流行,双泉镇100余人患病,幸存者无几[6]。

哈尔滨市　夏,疫病流行。5月21日(四月十九日)报道:道外十四道街吉林第三监狱收容囚犯100余名,突于月之10日发生传染病者9名,第二日26名,至昨日患病者总数计43名,几超过半数[7]。斑疹伤寒流行,发病131例[8]。

虎林县(今虎林市)　出血热流行,日本人称之"虎林热"[9]。

双城县(今哈尔滨市双城区)　夏,霍乱流行。7月26日(六月廿六日)报道:21日,城西北正黄旗头屯住民白福来城,言及现下该处头屯以及二、三屯等处发现一种时疫,勿论大人小孩,咸皆难逃性命,死者无数,现下得此症而死者共有40余名。按此症俗云霍乱[10]。

龙江县(今齐齐哈尔市)　夏,疫病流行。6月15日(五月十五日)报道:龙江监狱因犯人羁押之多,加以时令不正关系,竟发生传染病。该监犯人染者甚夥,在上5

---

① "龙江省克山县境发现疑似百斯笃",《盛京时报》1935年11月23日,第4版。

② "克山鼠疫猖獗,满铁派员出动",《盛京时报》1935年11月27日,第4版。

③ "黑龙江克山一带发现奇疫已死四十人",《神州国医学报》1935年第4卷第4期,第30~31页。《康健世界》1935年第2期,第121~122页。

④ "黑龙江克山一带发现奇疫",《中华医学杂志》1936年第6期,第502页。

⑤ 《克山县志》,中国经济出版社1991年版。《吉林市志·卫生志》,吉林人民出版社2008年版。

⑥ 《绥棱县志》,黑龙江人民出版社1988年版。《绥化地区志》,黑龙江人民出版社1995年版。

⑦ "吉林第三监狱发生传染病讯患者超过犯人半数",《盛京时报》1935年5月21日,第11版。

⑧ 《黑龙江省志·卫生志》,黑龙江人民出版社1996年版。

⑨ 《虎林县志》,中国人事出版社1992年版。

⑩ "乡村发现时疫",《盛京时报》1935年7月26日,第12版。

月份内,犯人病毙者至达30余名之多,是月内又病毙犯人数名①。冬,瘟疹流行。11月19日(十月廿四日)报道:龙江近月以来瘟疹流行,小儿染患者为数甚夥,医愈者有之,病亡者有之,甚至一家小儿数口均因是疾夭殇者②。

延寿县　冬,流感流行。11月17日(十月廿二日)报道:县城内外自入冬以来死亡相继,无日不闻哭声。盖因天气寒暖失常,冷热不均,发现冬瘟之所致③。12月25日(十一月三十日)报道:县东第五区中和镇接近山林地带之民户富于烧柴,值此隆冬严寒之际,未免烟火严重,外寒内暖,冷热不均,以致发现感冒传染恶疫,死亡相继④。

通北县(今北安市)　冬,鼠疫流行。12月1日(十一月初六日)报道:龙江省内百斯笃疫势不独不衰退,且呈蔓延,通北县境死亡10名⑤。

富裕县、克东县　冬,鼠疫流行。12月1日(十一月初六日)报道:龙江省内百斯笃疫势不独不衰退,且呈蔓延,克东、富裕两县均发现疑似百斯笃,计十五六名⑥。

宝清县　疫。今《宝清县志》载:天花发生25例,死亡15例;霍乱发生13例,死亡3例;伤寒、副伤寒发生65例,死亡23例;斑疹伤寒发生16例,死亡7例;麻疹发生50人,死亡19人⑦。

吉林省

长岭县、双山县、安广县、农安县　秋八月,鼠疫流行。9月23日(八月廿六日),吉林省长李铭书令称:长岭县三合堡发生百斯笃,患者12名,东个鲁嘎发生患者9名;双山县谢家窑屯发生患者21名;安广县东老牛屯发生患者55名;农安县东花园屯发生患者2名。以上患者皆已死亡,经采取材料检视结果,先后决定为真性(鼠疫)……由9月10日起,指定长岭、双山、安广、农安等四县为百斯笃疫区地,以便严重防遏⑧。

郭尔罗斯前旗(前郭尔罗斯蒙古族自治县)　夏六月,鼠疫流行。7月22日(六月廿二日),吉林省郭尔罗斯前旗管内前郭旗驿西南方约20满里之韩家店,发生百斯笃患者3名。7月25日(六月廿五日),前郭旗驿南方6满里之葛先生窝棚,发生百斯

---

① “龙江监狱内发现传染病犯人,病毙者甚夥”,《盛京时报》1935年6月15日,第11版。

② “龙江省垣发现时疫”,《盛京时报》1935年11月19日,第4版。

③ “冬瘟宜防”,《盛京时报》1935年11月17日,第12版。

④ “发现感冒传染病”,《盛京时报》1935年12月25日,第12版。

⑤ “龙江省百斯笃势行炽烈”,《盛京时报》1935年12月1日,第11版。

⑥ “龙江省百斯笃势行炽烈”,《盛京时报》1935年12月1日,第11版。

⑦ 《宝清县志》,1993年。

⑧ “吉林省公署调令吉总第四二七八号之二(卫字第二五八九号之二)”,《吉林省公署公报周刊》1935年第1卷第36期,第7~8页。

笃患者5名[①]。

永吉县 春,猩红热、白喉、伤寒流行。4月16日(三月十四日)报道:吉垣近来流行症迭次发生,岭南饭店之白喉,北大街奇药商行之猩红热,顷又在吉林永吉地方检察厅看守所内发生巨烈之猩红热症、肠窒扶斯流行传染症,患者百十余名,死者15名,监狱死者3名,殆传全看守所之犯人[②]。4月25日(三月廿三日)报道:今岁开春以来,气候忽暖忽寒,致使各种疾病传染病屡次发生,白喉、猩红热症屡屡发生,国产医院近二日已死数名,英国医院染猩红热者亦甚多[③]。夏,赤痢流行。6月19日(五月十九日)报道:近来灾病丛生,小儿之猩红热、感冒、泻吐、腹痛,及成人之头晕、赤痢大流行,东洋病院已有10余名赤痢患者收容,小儿之因病而死者,日有所闻[④]。6月23日(五月廿三日)报道:入6月以来,因连日降雨,赤痢患者遽然增加,仅日侨新患者之发生,于19日3人,20日4人,本月中合计19人之多数[⑤]。6月25日(五月廿五日)报道:吉垣于豪雨之后,天气大热,冷暖不均之气候,人民多受流行之时疫症,白红痢病大兴,药局大为忙碌,小儿之出天花者,亦时有所闻[⑥]。7月13日(六月十三日)报道:吉垣近来气候异常干燥,致有一般身体不健者患赤痢之症。日本人据东洋病院消息,由7月1日以来,迄至现在,已有9人发现在东洋病院中收诊,8日又有1名患者且已身亡[⑦]。冬,时疫流行。1936年1月23日(十二月廿九日)报道:吉垣去岁入冬以来,气候即失常态,及至深冬,数度之酷寒,致时疫流行。近日在吉林监狱中犯人2名发现猩红热,急于死去,传染甚速[⑧]。冬,又急性克山病暴发,死亡上千人[⑨]。发生天花8人,狂犬病17人[⑩]。

桦甸县(今桦甸市) 冬,克山病、天花、脑膜炎流行。今《桦甸县志》载:红石砬子龙王庙屯曾发生一次发病急、吐黄水、心难受、死亡多的“窝子病”。全屯103口人,

---

① “吉林省公署训令吉总第四零一六号之三(卫字第二四二三号)”,《吉林省公署公报周刊》1935年第1卷第33期,第18~19页。

② “吉林监狱发生巨烈疫病全部患者百余已死十八人矣”,《盛京时报》1935年4月16日,第11版。

③ “吉垣春干物燥,疫症丛生,耕种堪虞”,《盛京时报》1935年4月25日,第11版。

④ “吉林气候不正时疫流行”,《盛京时报》1935年6月19日,第11版。

⑤ “吉林赤痢盛行”,《盛京时报》1935年6月23日,第11版。

⑥ “时疫流行之下警察国医注意”,《盛京时报》1935年6月25日,第11版。

⑦ “吉垣赤痢流行患者发现十人”,《盛京时报》1935年7月13日,第11版。

⑧ “吉垣监狱中突发生猩红热症”,《盛京时报》1936年1月23日,第11版。

⑨ 《吉林市简志》,吉林人民出版社2011年版。

⑩ 《吉林市志·卫生志》,吉林人民出版社2008年版。

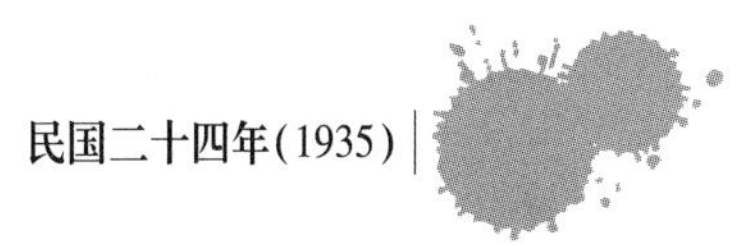

发病46人,死亡40人,有50人背井离乡,迁居他处,最后只剩13人①。今《吉林市志》载:1936年1月17日(十二月廿三日),桦甸县发生天花13名,脑膜炎17名,死亡13名②。

大赉县　鼠疫流行。长发屯、胜利屯、三门李家屯、山弯屯、李焕屯和老牛圈屯发生鼠疫③。

梨树县　冬,鼠疫流行。疫病12月初由通辽传入,流行约1个月,死亡16人④。

洮安县(今白城市)　秋,鼠疫流行。8月30日(八月初二日)报道:中部4县现有鼠疫,为患荼烈。闻哈尔滨西之洮安县,至8月27日止,已死78人⑤。

延吉县(今延吉市、龙井市)　是年疫。今《延吉市卫生志》载:发生霍乱340余人,死亡很多⑥。今《龙井县卫生志》载:发生麻疹194人,死亡63人;发生猩红热41人,死亡5人;发生斑疹伤寒148人,死亡78人;发生痢疾353人;伤寒大流行,发生452人,死亡55人⑦。

东丰县　流感流行,发病446例,死亡67人⑧。伤寒、副伤寒流行,发病263人,死亡111人;天花流行,发病21例,死亡3人⑨。

柳河县　霍乱流行,城乡共有患者1718名,其中治愈1552名,治愈率为90.3%;死亡166名,死亡率为9.7%⑩。

通化县　春,疫疠流行。4月10日(三月初八日)报道:本埠近来各种疫疠盛行,小儿染患痘疹、喘咳、肿项者甚夥,因病死伤者不少⑪。

海龙县(今梅河口市)　夏,时疫流行。7月23日(六月廿三日)报道:近日忽发现时疫一种,无论男女老幼,患者颇多,初则头目晕迷,继则泻吐不止,兼有恶痢不休,重者毙命⑫。

长岭县　秋,鼠疫流行。8月20日(七月廿二日)报道:吉林省长岭县境之百斯

---

① 《桦甸县志》,吉林人民出版社1995年版。
② 《吉林市志·卫生志》,吉林人民出版社2008年版。
③ 《大安县志》,辽宁人民出版社1990年版。
④ 《梨树县志》,辽宁教育出版社1992年版。
⑤ "伪满中部鼠疫为患",《申报》1935年8月30日,第9版。
⑥ 《延吉市卫生志》,1987年。
⑦ 《龙井县卫生志》,1990年。
⑧ 《辽源市志》,吉林人民出版社1995年版。
⑨ 《东丰县志》,中国广播电视出版社1994年版。
⑩ 《柳河县志》,吉林文史出版社1991年版。
⑪ "通化境内杂疫丛生",《盛京时报》1935年4月10日,第12版。
⑫ "时疫流行",《盛京时报》1935年7月23日,第11版。

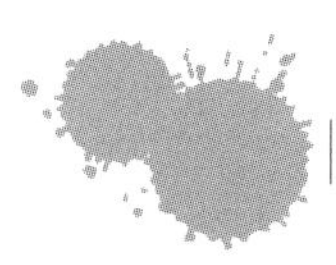

笃疫日来逐形蔓延,洮大线舍利站南方5里老园子村屯突然发现类似百斯笃患者20名。三合堡前次发现之疑似者5名,现有3名已经死亡,患者2名待医中。县城北方20里许之个鲁街,又有新患者2名发现。县城东北方22里东个鲁街疑似者3名,已死1名①。8月27日(七月廿九日)报道:据调查,三合堡等地百斯笃患者先后死亡者已达17名之多②。

双山县(今属双辽市)　秋,鼠疫流行。8月20日(七月廿二日)报道:双山县第四区舍家窝屯村有住民2户共有人口24名,7月末至8月5日间百斯笃相继死亡5名③。8月25日(七月廿七日)报道:双山县谢家窑屯隔离中之疑似鼠疫患者6名,其中3名22日死亡,其余3名已判明真性④。10月2日(九月初五日)报道:双山县谢家窑屯发生患者21名,皆已死亡⑤。

安广县(今属大安市)　秋,鼠疫流行。10月2日(九月初五日)报道:长岭县三合堡发生百斯笃患者12名,东个鲁嘎发生患者9名,安广县发生患者55名,农安县东花园发现患者2名,以上患者皆已死亡⑥。

辽源县(今属双辽市)　春,鼠疫流行。3月10日(二月初六日)报道:在郑家屯西方门达沾东科长旗达尔汉王府部落前,日来发生百斯笃患者,有蒙古人5名即时死亡矣⑦。

乾安县　秋冬,鼠疫流行。10月10日(九月十三日)报道:县城东南宾字井村距县街十余里路,于上月下旬遽然发现腺百斯笃之疫症,数日期间,竟致病毙者20余名⑧。11月1日(十月初六日)报道:乾安县城至10月19日止,百斯笃死亡21人⑨。

辽宁省

沈阳县(今沈阳市)　夏,天花、猩红热、痢疾流行。5月26日(四月廿四日)报道:沈阳县皇姑屯警察署柳条湖警察所界内东窑坑村自22日以来,村民等突然染患猩红热传染病,相继死亡之男女人业已达8名,现在病中待医者6人⑩。5月29日

① "长岭双山一带鼠疫警报频至",《盛京时报》1935年8月20日,第4版。
② "长岭县境鼠疫猖獗",《盛京时报》1935年8月27日,第11版。
③ "长岭双山一带鼠疫警报频至",《盛京时报》1935年8月20日,第4版。
④ "双山县百斯笃确系真性",《盛京时报》1935年8月25日,第4版。
⑤ "指定长岭等县为百斯笃疫区",《盛京时报》1935年10月2日,第4版。
⑥ "指定长岭等县为百斯笃疫区",《盛京时报》1935年10月2日,第4版。
⑦ "郑家屯西方鼠疫告警",《盛京时报》1935年3月10日,第4版。
⑧ "乾安县城发现腺性鼠疫,死者二十余名",《盛京时报》1935年10月10日,第11版。
⑨ "乾安县百斯笃为状极其凄惨",《盛京时报》1935年11月1日,第4版。
⑩ "柳条湖村猩红热死亡已达八人",《盛京时报》1935年5月26日,第4版。

(四月廿七日)报道:日前本京附属地突发天花患者,数日间传染蔓延,来势凶狂。刻据调查,附属地罹该症者陆续发现达十五六人①。6月27日(五月廿七日)报道:在满铁沿线各地猖獗中之赤痢症,据查至月之24日,奉天患者30名,鞍山98名,新京60名,抚顺40名,奉天医科大学因疫之流行猖獗,卒至停校②。7月8日(六月初八日)报道:奉天市内传染病患者自6月以来,迄于本月6日止,市民之患者共为32名,就中伤寒3名、斑疹伤寒4名、赤痢13名、天花1名、流行性脑脊膜炎1名、猩红热10名,均皆收容治疗中③。秋,赤痢流行。8月7日(七月初九日)报道:小南城门里奉天第一监狱在收容所内未判决之囚犯约500名,迄至5日止,患赤痢者计96名,及其他传染病患者共计160名④。12月12日(十一月十七日)报道:本年1月1日起,迄于本年11月底止,据沈阳警厅调查结果,共有患病男女合计27473人,就中因病重而逝世者73人,其中主要病者为流行性感冒,达10100余人⑤。

新宾县(今新宾满族自治县)　(夏)7月,水灾,田禾歉收,伤寒流行,病死者十有六七⑥。

抚顺县　春,疫病流行。2月16日(正月十三日)报道:近日以来,市面突然发现一种流行急性病症,罹难者多人⑦。夏,赤痢、猩红热流行。6月26日(五月廿六日)报道:本市患传染病者,连出不断,蔓延之势,不可遏止。4—6月共有166名患者,其最多者为赤痢,患者80名,次为猩红热,患者40名,天然痘患者15名⑧。6月27日(五月廿七日)报道:在满铁沿线各地猖獗中之赤痢症,据查至月之24日,抚顺患者40名⑨。7月16日(六月十六日)报道:本市自入夏以来,气候失常,乍寒乍热,以致近来发现传染性赤痢,颇形猖獗。兹据日警署调查,该管界内由7月1日至9日竟发生患者44名⑩。流感流行。1935—1942年连续8年呈大流行,最少发生1200多人,最多达7900余人⑪。

---

① “天花蔓延当局急施防御”,《盛京时报》1935年5月29日,第7版。

② “沿线赤痢猖獗,满铁预防”,《盛京时报》1935年6月27日,第11版。

③ “预防赤痢传染市署添购药锭”,《盛京时报》1935年7月8日,第2版。

④ “监狱传染病者日渐增加,共计一百六十名”,《盛京时报》1935年8月7日,第4版。

⑤ “市民健康失调,统计二万七千余名,就中流行性感冒一万余人”,《盛京时报》1935年12月12日,第4版。

⑥ 《新宾满族自治县志》,辽宁古籍出版社1993年版。

⑦ “流行急性病发现”,《盛京时报》1935年2月16日,第11版。

⑧ “抚顺传染病猖獗患者调查”,《盛京时报》1935年6月26日,第11版。

⑨ “沿线赤痢猖獗,满铁预防”,《盛京时报》1935年6月27日,第11版。

⑩ “发现赤痢日警署宣传预防”,《盛京时报》1935年7月16日,第12版。

⑪ 《抚顺市卫生志》,1989年。

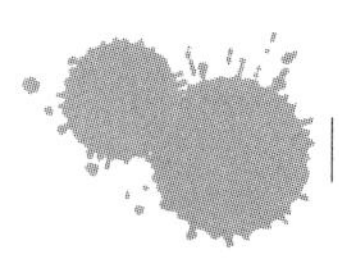

铁岭县　春,疫病流行。3月31日(二月廿七日)报道:辽西一带忽发生春疫杂症,治疗失宜,即告无效,尤以儿童为最多,以故村民因无防护常识,往往乞灵仙佛,遂致失救者多①。4月23日(三月廿一日)报道:最近西乡大青堆子西一带村庄,忽因时发生有流行性而易感染之痢疾,红白相间者甚多②。冬,鼠疫流行。南满路线铁岭以西之满山屯亦有鼠疫,每日死数十人③。

本溪县　春夏,天花流行。4月13日(三月十一日)报道:时届春季,气候干燥,疫疠丛生,就中以小儿为尤甚,多数发现痘疹,非常危险④。6月7日(五月初七)报道:于未降雨前,天气不正,杂疫流行,就中尤以小儿之患痘疹为多,甚至医治不效而殒命者,时有所闻,势极危险。及降雨后,仍时见不鲜⑤。斑疹伤寒流行⑥。

复　县(今瓦房店市)　霍乱流行,复州湾地区1个月死100人⑦。

岫岩县　天花流行⑧。

建平县　秋,鼠疫流行,死亡200余名⑨。冬,鼠疫流行。10月27日(十月初一日)报道:据开鲁百斯笃监视所报告,热河省建平迤北地方计死86名以上⑩。11月1日(十月初六日)报道:建平县防疫班报告,谓该地方已有286名百斯笃死亡者,又未判明病名之死亡者40余名⑪。

桓仁县　春,疫病流行。2月23日(正月二十日)报道:最近该县寒暖失调,天气反常,冬行春令,以致发现一种流行病,势甚猖獗。据官厅调查,由本月1日起截至15日,发现染患此类病症者已达63名,因治疗失当,以致死亡者计有32名⑫。

清原县　秋,时疫流行。10月1日(九月初四日)报道:本埠入秋以来,天道失常,时冷时热,时疫亦因之流行,其患伤风者,冷热不均者,赤白痢疾、疹疫诸症者颇多,日来每有死亡者⑬。

---

① “辽西一带,春疫渐发生且强烈”,《盛京时报》1935年3月31日,第11版。
② “西乡发现春痢流行”,《盛京时报》1935年4月23日,第7版。
③ “各地疫势猖獗未息”,《新医药杂志》1935年第3卷第3期,第83页。
④ “小儿疫疠丛生”,《盛京时报》1935年4月13日,第12版。
⑤ “小儿患痘疹多”,《盛京时报》1935年6月7日,第12版。
⑥ 《本溪满族自治县志》,辽宁民族出版社2009年版。
⑦ 《瓦房店市志》,大连出版社1994年版。
⑧ 《岫岩县志》,辽宁大学出版社1989年版。
⑨ “热河境内发生鼠疫”,《申报》1936年9月4日,第8版。
⑩ “奈曼、建平一带鼠疫现状”,《盛京时报》1935年10月27日,第4版。
⑪ “乾安县百斯笃为状极其凄惨”,《盛京时报》1935年11月1日,第4版。
⑫ “桓仁流行病猖獗”,《盛京时报》1935年2月23日,第11版。
⑬ “天气不正时疫行”,《盛京时报》1935年10月1日,第12版。

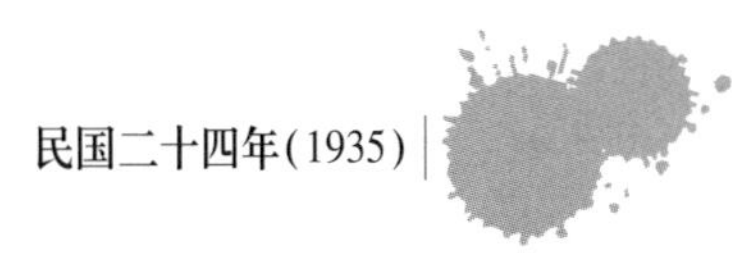

辽阳县　夏,赤痢流行。6月27日(五月廿七日)报道:赤痢猖獗,至24日,鞍山(时属辽阳县)患者98名①。

开原县(今开原市)　春,麻疹流行。4月19日(三月十七日)报道:本邑城内,人烟稠密,最近邑内小儿多发麻疹等症,殊属危险②。

台安县　春,麻疹流行。4月27日(三月廿五日)报道:近日小孩患疹热症甚为流行,稍治不当,即有殒命之忧③。夏,瘟疹流行。6月13日(五月十三日)报道:县境因久不落雨,阴阳气不和,灾气甚重,现下小儿患瘟疹者,各村流行,势甚猛烈,稍治不慎,即遭殒命④。冬,时疫流行。1936年1月5日(十二月十一日)报道:县境入冬以来,气候严寒,人民多感受头痛、咳嗽等症,本县师中校学生,染受此疫者已达30余人⑤。

锦　县(今凌海市)　夏,麻疹、痢疾流行。7月6日(六月初六日)报道:本埠自入夏以来,各种疾疫渐次流行,而尤以小孩麻疹传染病最为激烈。据最近调查,市内城关住户小孩染斯症者十之六七,经医治愈者固多,而因之殇命者亦复不少⑥。7月20日(六月二十日)报道:近旬日来,一般市民不论老幼,多患赤白痢疾之症,势颇剧烈⑦。7月28日(六月廿八日)报道:自入夏以来,痢疫流行,近日城关住民染斯疫者,时有所闻,传染性发,势甚猖獗,而尤以老弱者为甚⑧。秋,痢疾流行。10月9日(九月十二日)报道:近日以来,市内民众染痢疾者颇多,轻则三五日霍然,重则月余不起,因之殒命者,亦大有人在⑨。冬,伤寒流行。11月16日(十月廿一日)报道:时当孟冬,天时不正,以致杂疫流行,现流行中之肠窒扶斯症,势颇猖獗,被其传染死亡者,屡生不穷⑩。

安东县(今东港市)　夏,赤痢流行。7月7日(六月初七日)报道:安东羁押之囚犯,自6月24日起,迄至是日,发现赤痢病患者27名,现设法扑灭⑪。

营口县(今大石桥市)　春,流感流行。2月13日(正月初十日)报道:营口地方

---

① "沿线赤痢猖獗,满铁预防",《盛京时报》1935年6月27日,第11版。
② "城厢发现疫病",《盛京时报》1935年4月19日,第4版。
③ "疹毒流行",《盛京时报》1935年4月27日,第15版。
④ "瘟疹流行",《盛京时报》1935年6月14日,第12版。
⑤ "台安时疫流行",《盛京时报》1936年1月5日,第12版。
⑥ "小儿染麻疹何多",《盛京时报》1935年7月6日,第11版。
⑦ "红白痢疾流行烈",《盛京时报》1935年7月20日,第12版。
⑧ "痢疾病流行猖獗",《盛京时报》1935年7月28日,第12版。
⑨ "秋季痢疫流行",《盛京时报》1935年10月9日,第11版。
⑩ "窒扶斯预防注射",《盛京时报》1935年11月16日,第11版。
⑪ "安东省囚犯发现赤痢病患者达二十七名",《盛京时报》1935年7月7日,第11版。

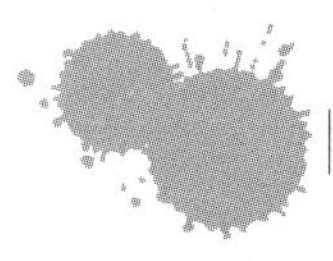

最近流行恶性感冒,极其猖獗,死亡率30%,而患者幼儿特多,营口小学校全学生562名中,约有54名之患者①。

金　县(今大连市金州区)　春,流感流行。2月16日(正月十三日)报道:流行性之感冒病近已到处流行,普及全满,平均每户患染者十占八九……一般民众多轻视而不医治,以致深重后难于医治,卒至生命之危②。夏,天花、猩红热、赤痢流行。5月18日(四月十六日)报道:近日来天花流行,大连署虽颁布种花之命,奈中国人间多置之不顾,致蔓延益广,最为猖獗区莫若寺儿沟方面贫民窝,且患染者多系幼稚子女,为父母者失于营养,既患染时又疏于医治,拒官检验,致传染益多③。5月24日(四月廿二日)报道:查自16日以来,先后患染天然痘者达十数名,即以疗病中目下收容中真性患者,亦不下12名之多,而西部方面流行尤盛④。6月29日(五月廿九日)报道:截止26日,管内患疫者69名中,染猩红热24名,为诸疫之最多数;次为赤痢,22名;再次为巴拉窒扶斯,5名;窒扶得利,5名;痘疮,7名;流行性脑脊髓膜炎,3名;再归热,2名⑤。7月27日(六月廿七日)报道:连日来,大连市内新患染者日达10余名,再统计本年1月以来,截至7月23日,其间患痢者169名,就中得活医治者97名,医之不效而死者23名,现在治疗中者49名⑥。7月31日(七月初二日)报道:据满铁沿线各附属地方面调查之报告,至本月26日间,各地患赤痢者竟达600余名,就中日人居多数,中国人颇少⑦。冬,伤寒流行。11月1日(十月初六日)报道:传染病中之肠窒扶斯症自年始以来不时发生,据大连疗病院调查,本年截至本月25日,该院共收容各症患者总计133名,就中肠窒扶斯达70余名,同时大连病院收容之传染病者55名中,肠窒扶斯占23名⑧。

内蒙古自治区

绥远省　夏,旱疫。5月29日(四月廿七日)《大公报》报道:近来察南苦旱,禾苗

---

① “营口地方发生流行恶性感冒”,《盛京时报》1935年2月13日,第11版。

② “感冒流行”,《盛京时报》1935年2月16日,第12版。

③ “饬警沿户检验,患痘者速报官,病院不得为病者掩藏”,《盛京时报》1935年5月18日,第11版。

④ “市民患天花者多,卫生当局全般种痘”,《盛京时报》1935年5月24日,第11版。

⑤ “大连署管内患疫统计共计六十九名”,《盛京时报》1935年6月29日,第11版。

⑥ “本年时疫流行较之往年尤甚,总计患痢者百七十名”,《盛京时报》1935年7月27日,第11版。

⑦ “满铁沿线防赤痢”,《盛京时报》1935年8月1日,第11版。

⑧ “窒扶斯流行不良”,《盛京时报》1935年11月1日,第12版。

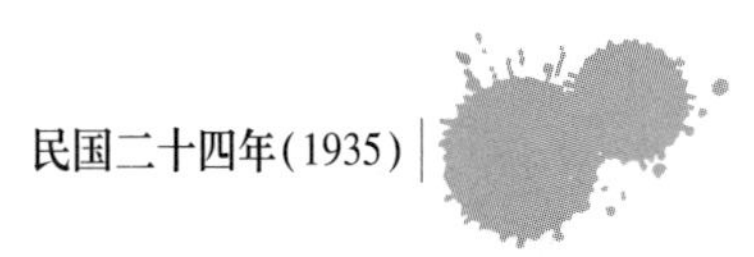

不能下种,疫瘟猖獗[①]。6 月 26 日(五月廿六日)《大公报》载:绥远全境酷旱,时疫流行[②]。

磴口县　是年疫,各类传染病发病 662 例,死者甚多[③]。

科尔沁左翼后旗　自夏至冬,鼠疫流行。今《科尔沁左翼后旗志》载:6—12 月间,13 个自然屯发现患肺鼠疫者 34 人,死亡 32 人[④]。

敖汉旗、赤峰县(今赤峰市)　秋,鼠疫流行。今《赤峰市志》载:7—10 月,敖汉旗前敖包呆、后敖包呆、康家营子、广德龙、东他拉、三棵树等村发生鼠疫,死亡 219 人[⑤]。

集宁县(今乌兰察布市集宁区)　秋,霍乱、赤痢、伤寒流行。8 月 29 日(八月初一日)报道:近因天旱气燥,本埠霍乱、赤痢、伤寒等恶疫流行甚为猖獗,平均每日死亡 10 余人[⑥]。

通辽县(今通辽市科尔沁区)　秋,鼠疫流行。9 月 8 日(八月十一日)报道:通辽县西南二十里之部落疬疫流行,已死 8 人,刻经检验结果,确为真性百斯笃[⑦]。

奈曼旗　秋,鼠疫流行。10 月 27 日(十月初一日)报道:据开鲁百斯笃监视所报告,兴安南省奈曼旗第五区波珠谢地方鼠疫情形,除 10 月 20 日以前已死患者计 20 名外,现在尚有患者 6 名;巴伊沃波斯地方,则已死患者计 250 名[⑧]。

北京市

北平市(今北京市)　(春)4—5 月间,回归热及斑疹伤寒流行甚凶[⑨]。全年痢疾发病 1038 例,死亡 45 人;白喉发病 267 例,死亡 99 人;斑疹伤寒发病 81 例,死亡 15 人;伤寒发病 171 例,死亡 81 人;脑膜炎发病 53 例,死亡 32 人;猩红热发病 462 例,死亡 152 人[⑩]。

通　县(今通州区)　春,流感流行。3 月 5 日(二月初一日)报道:近来感染流行性感冒者颇为众多[⑪]。夏,腮腺炎流行。5 月 9 日(四月初七日)报道:此间近日瘟疫流行,传染甚速,以耳下腺炎及急性肠加答儿为尤甚,患者多为小儿,罹前疾者二三日

① “察南风灾,二麦被摧毁”,《大公报》1935 年 5 月 29 日,第 10 版。
② “绥旱”,《大公报》1935 年 6 月 26 日,第 3 版。
③ 《磴口县志》,内蒙古人民出版社 1998 年版。
④ 《科尔沁左翼后旗志》,内蒙古人民出版社 1993 年版。
⑤ 《赤峰市志》,内蒙古人民出版社 1996 年版。
⑥ “平地泉通信”,《大公报》1935 年 8 月 29 日,第 10 版。
⑦ “疫势南渐犯通辽真性百斯笃告警”,《盛京时报》1935 年 9 月 8 日,第 4 版。
⑧ “奈曼、建平一带鼠疫现状”,《盛京时报》1935 年 10 月 27 日,第 4 版。
⑨ 于德源《北京历史灾荒灾害纪年》,学苑出版社 2004 年版,第 209 页。
⑩ 许世瑾等《19 种传染性疾病及寄生虫性疾病调查》,《中华医学杂志》1937 年第 23 卷第 8 期。
⑪ “通县通信”,《大公报》1935 年 3 月 5 日,第 10 版。

即愈,尚无大碍,后者则较为危险,因而死亡颇多[①]。秋,伤寒流行。9月19日(八月廿二日)报道:县属一区张家湾镇附近各村近发现伤寒,辗转传染,蔓延甚广[②]。

昌平县(今昌平区) 秋冬,杂疫流行。8月19日(七月廿一日)报道:迩来城厢患感冒、瘟疫、霍乱及喉症甚多[③]。12月27日(十二月初二日)报道:迩来气候失调,故感染伤风、咳嗽、喉症等各种疫病者甚多,尤以喉症为最剧烈,因而致死者已有五六人[④]。

天津市

天津市 春,白喉、天花、猩红热流行。自新岁以来,气候和暖,异于曩昔,各地居民正喜冬行春令,生活方面较为舒适,讵消息传来,南北均盛行时疫……天津与上海均以白喉与猩红热为患。据天津讯,唐山一带因医药不便,死者已六七十人,惟天津本市尚不致过于恐怖[⑤]。2月19日(正月十六日)报道:津市发现时疫,男女老幼患者甚众。18日,南市已疫死5人,路毙2名。经检验证明,系患白喉及猩红热而死[⑥]。3月3日(正月廿八日)报道:津市去冬雨雪稀少,入春又温暖异常,各种白喉、天花等传染病,均相继发现[⑦]。第一分局境内已有白喉症发现,而法租界亦发生天花病症[⑧]。夏,白喉、瘟痧、痢疾流行。4月24日(三月廿二日)报道:气候异常寒冷,瘟痧流行甚速,患者愈多,各医院求诊者拥挤异常。钱家庄村民390余口,疫死者2/3,现只余老幼80余人[⑨]。4月30日(三月廿八日)报道:发现时疫,今晨(29日)市内统计,死者11名。28日亦曾有贫民疫死者7人,经证明所患者即时疫[⑩]。夏,霍乱、白喉、痢疾流行。5月16日(四月十四日)报道:15日,发现时疫感冒死者7名[⑪]。6月4日(五月初四日)报道:津东天时不正,发现虎疫并且患者甚多[⑫]。6月10日(五月初十日)报道:连日来津市天气炎热,空气异常干燥,市面发现流行病者颇多,尤

---

① “通县瘟疫流行,患者多为小儿”,《大公报》1935年5月9日,第10版。

② “伤寒流行”,《大公报》1935年9月19日,第10版。

③ “昌平”,《大公报》1935年8月19日,第10版。

④ “疫病流行”,《大公报》1935年12月27日,第8版。

⑤ “岁初各地流行时疫”,《康健杂志》1935年第3卷第9期,第50~51页。

⑥ “津市发现时疫”,《申报》1935年2月19日,第11版。

⑦ “津市发现白喉天花”,《申报》1935年3月3日,第6版。

⑧ “传染病时届春令最易蔓延,市府饬属妥为预防”,《大公报》1935年3月3日,第6版。

⑨ “津东寒冷瘟痧流行”,《申报》1935年4月24日,第3版。

⑩ “津市发现时疫”,《申报》1935年4月30日,第8版。“天津市发现时疫”,《康健杂志》1935年第3卷第5期,第56页。

⑪ “津市发现时疫”,《申报》1935年5月16日,第9版。

⑫ “津东发现时症”,《申报》1935年6月4日,第3版。

以患白喉、瘟痧及痢疾者为最①。冬,盲肠炎流行。11 月 13 日(十月十八日)报道:日租界自上月中旬起,界内日侨先后发现盲肠炎病,传染甚速,上月半月间,共发生 31 人,本月旬日以来,亦有发现 7 名②。所辖南河镇陈台子村麻疹流行,5 至 13 岁的儿童死亡 30 人③。

宝坻县(今宝坻区) 秋,痢疾流行。8 月 23 日(七月廿五日)报道:日酷热,瘟疫丛生,痢疾、呕吐、头痛等症传染甚速④。

静海县(今静海区) 秋,痢疾流行。9 月 28 日(九月初一日)报道:县近以时令不正,冷热无常,患赤痢者比比皆是,幸尚无死亡⑤。

河北省

临榆县(今大部属抚宁县) 春夏,斑疹伤寒流行。2—6 月,港口工人宿舍中发生斑疹伤寒 100 余例⑥。夏,流感、痢疾流行。5 月 9 日(四月初七日)报道:连日狂风肆虐,黄沙蔽天,气候乍暖乍寒,十岁以下之幼童多患伤风咳嗽,传染颇烈⑦。6 月 12 日(五月十二日)报道:榆关迩来气候酷热,干燥异常,疫疠丛生,蔓延甚烈,尤以霍乱、瘟痧、痢疾等症为最,患者多系幼童⑧。秋,秋瘟流行。9 月 28 日(九月初一日)报道:榆关城郊,近日发现秋瘟⑨。

滦　县 春,猩红热、白喉、流感流行。2 月 13 日(正月初十日)报道:发现蛤蟆瘟疫病。初起时,周身起红,冷,发痒,发烧,食水果则变白喉而死,患者极多⑩。3 月 15 日(二月十一日)报道:本年时疫流行,猩红热、白喉、蛤蟆瘟均相继发现,且传染极速。过去一二月内,死者达 200 余人,以幼童占三分之二。近因略降春雪,疫势稍杀⑪。3 月 16 日(二月十二日)报道:发现急性白喉症,患者极多。初起时头晕咽喉痒,未数小时,即肿大不能言语,半日内救治不愈即死⑫;唐山市自 13 日起忽发现急性

---

① “津市燥热,发现流行病”,《大公报》1935 年 6 月 10 日,第 6 版。

② “日租界发现盲肠炎”,《大公报》1935 年 11 月 13 日,第 6 版。

③ 《南河镇志》,天津社会科学院出版社 2005 年版。

④ “宝坻”,《大公报》1935 年 8 月 26 日,第 10 版。

⑤ “时疫,冀境各县均发生”,《大公报》1935 年 9 月 28 日,第 10 版。

⑥ 《秦皇岛市卫生志》,河北人民出版社 1990 年版。

⑦ “榆关通信”,《大公报》1935 年 5 月 9 日,第 10 版。

⑧ “榆关通信”,《大公报》1935 年 6 月 12 日,第 10 版。

⑨ “时疫,冀境各县均发生”,《大公报》1935 年 9 月 28 日,第 10 版。

⑩ “唐山发现蛤蟆瘟”,《申报》1935 年 2 月 13 日,第 4 版。

⑪ “唐山时疫流行”,《申报》1935 年 3 月 15 日,第 9 版。“唐山时疫流行”,《中央日报》1935 年 3 月 15 日,第 3 版。

⑫ “唐山发现急性白喉”,《申报》1935 年 3 月 16 日,第 11 版。

白喉,传染特速,2日来统计患者10余人[①]。5月3日(四月初一日)报道:津东各县自立春以还,猩红热、白喉到处横行,医生束手,死亡甚多。最近唐市又发现天花。又,津东各县近发现一种奇病,初患者即不能言,在三小时后周身起红斑,三日即可毙命[②]。夏,霍乱流行。6月19日(五月十九日)报道:唐山及津东各县时疫流行,唐山一带虎疫仍炽,死者连日已达100余人[③]。秋,痢疾流行。9月10日(八月十三日)报道:近因天气冷热无常,本市居民,多染时疫,患者多上吐下泻,类似霍乱,幸死亡尚少[④]。9月11日(八月十四日)报道:本市入秋以来,气候不正,近来患红白痢疾者颇多。各乡近来患白喉病者颇多,尤以小孩为甚,初染时吐泻交加,继则变为白喉,医治颇为棘手,故每日均有死亡[⑤]。

昌黎县　秋,痢疾流行。七月,报载:入夏以来,气候颇感不均,寒暖失宜,加以苦旱连春,继之以雨水过剩,百病丛生,时疫流行,至立秋后,烈热熏蒸,痢疾畅行,蔓延甚厉,本区各乡病亡人数,十之七八俱系痢疾害命,以致人心忧惧,防不胜防[⑥]。

遵化县　夏,霍乱流行,各村死者已达50余人[⑦]。秋,羊毛痧流行。8月23日(七月廿五日)报道:城南50里党峪镇附近各村时疫流行,俗名羊毛痧,传染甚速。该镇北5里上店庄,3日内已死青年5人[⑧]。

安次县(今属廊坊市安次区)、兴济县(今属沧县)　春,羊毛疹流行。2月21日(正月十八日)报道:(安次)此间各村因气候温燥,致患咳嗽病者极多,现县西北马坊、寺垡、北市等村忽发现类似痘疹之羊毛疹,小儿成年皆有患者,幸少死亡[⑨]。夏,猩红热流行。4月22日(三月二十日)报道:安次、兴济两县发现猩红热,男女老幼患者极多,传染亦甚速,疫死者安次达70余名,兴济100余名。又冀北台头营亦发现此项传染病,死小儿20余,各地小学为预防均辍课[⑩]。冬,流感流行。12月29日(十二月初四日)报道:近来冬瘟流行,患咳嗽、嗓子失音、感冒等症者比比皆是,至(安次)县城迤西北各村成人则多患浑身发烧出红色小粒等怪症[⑪]。

---

① “白喉唐山已发现,传染性极烈”,《大公报》1935年3月16日,第10版。
② “津东各县时疫流行,小儿死亡者甚多”,《大公报》1935年5月3日,第10版。
③ “唐山时疫流行”,《申报》1935年6月19日,第7版。
④ “唐山通信”,《大公报》1935年9月10日,第10版。
⑤ “天气不正疫流行”,《盛京时报》1935年9月11日,第11版。
⑥ “时疫流行蔓延甚厉”,《昌黎周报》1935年第196期,第25页。
⑦ “遵化流行霍乱症”,《申报》1935年8月22日,第8版。
⑧ “遵化”,《大公报》1935年8月23日,第10版。
⑨ “安次通信”,《大公报》1935年2月18日,第10版。
⑩ “冀省两县发现传染病”,《申报》1935年4月22日,第3版。
⑪ “廊坊冬瘟流行”,《大公报》1935年12月29日,第8版。

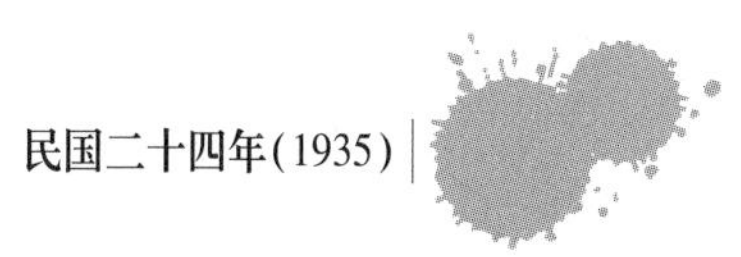

宁津县　夏,霍乱流行,仅仲楼张一村死亡27人[①]。

永清县　麻疹流行,498名儿童染病,死亡171人[②]。

安平县　秋,疟疾、痢疾流行。8月17日(七月十九日)报道:近来气候不正,西南各乡时疫流行,以疟疾、痢疫、腹泻、霍乱等症为多,小儿因痢死亡者已数百人[③]。

赵　县　春,猩红热流行。4月20日(三月十八日)报道:迩来城乡各处疹疾流行,近各村小儿之死于疹疾者,一村恒至十数人[④]。5月1日(三月廿九日)报道:本县入春以来,干燥异常,近突有猩红热病发现,东大章村死去儿童数人,其他各村罹是疾而死亡者亦复不少[⑤]。5月10日(四月初八日)报道:本县入春以来,迄未落雨,天气干燥异常,致春瘟流行颇盛[⑥]。秋,霍乱流行。8月26日(七月廿八日)报道:迩来因天气炎热,东区一带霍乱流行,尤以李家、杨扈等十余村为甚,闻每村罹是疾死亡者有六七人,被传染者二三十人[⑦]。8月29日(八月初一日)报道:肖庄一带近忽发现时疫,传染颇烈,甚至全家患病,因医治不慎死亡者,亦时有所闻[⑧]。

献　县　春三月,猩红热流行。献县东三区一带发现猩红热症,轻者数日可愈,重者三四日毙命,流行甚广,十五岁以下小儿患者颇多[⑨]。4月21日(三月十九日)报道:本县东三区一带发现猩红热症,流行甚广,十五岁以下小儿患者颇多[⑩]。夏,麻疹、天花、霍乱流行。5月12日(四月初十日)报道:本县城内及附近村庄近发现疹疫,传染甚速,儿童患者甚多,死亡达十数人[⑪]。6月24日(五月廿四日)报道:县天时不正,时疫流行,旧三、四两区天花流行颇炽,小儿死亡甚多。近又发现虎疫,传染甚速,闻贾家已死亡三人[⑫]。秋,霍乱流行。8月31日(八月初三日)报道:城内近突发现虎疫,今日下午四时患者已达20余人,传染极速,幸尚未有死亡[⑬]。

---

① 《宁津县志》,齐鲁书社1992年版。

② 《永清县志》,河北人民出版社2000年版。

③ “冀安平时疫流行”,《昆虫与植病》1935年第3卷第25期,第520页。“安平”,《大公报》1935年8月17日,第10版。

④ “赵县通信”,《大公报》1935年4月20日,第10版。

⑤ “赵县发现猩红热,各村均有死亡”,《大公报》1935年5月1日,第10版。

⑥ “赵县通信”,《大公报》1935年5月10日,第10版。

⑦ “赵县”,《大公报》1935年8月26日,第10版。

⑧ “赵县通信”,《大公报》1935年8月29日,第10版。

⑨ “河北赵县发现猩红热”,《康健杂志》1935年第3卷第5期,第56页。

⑩ “献县发现猩红热,小儿患者颇众”,《大公报》1935年4月21日,第10版。

⑪ “献县通信”,《大公报》1935年5月12日,第10版。

⑫ “献县虎疫,贾家村死亡三人”,《大公报》1935年6月24日,第10版。

⑬ “献县”,《大公报》1935年8月31日,第10版。

束鹿县　春,疹疫流行。2月18日(正月十五日)报道:县署赵马车城一带,近发现小儿疹疫,甚为厉害,传染亦甚迅速,幸死亡尚不多①。夏,腮腺炎、痢疾、霍乱、猩红热流行。6月9日(五月初九日)报道:本县亢旱至今,大风时作,气候干燥异常,致痄腮病流行,儿童患者甚多②。6月23日(五月廿三日)报道:县气候枯燥,近更发现泻肚症,流行甚烈,患者颇多③。7月4日(六月初四日)报道:本县近来气温多变,痢疾、泻肚等症愈剧④。7月6日(六月初六日)报道:本县虎疫突烈,各村病者竟达20余人,枣营一带村庄每日死者三四人⑤。7月12日(六月十二日)报道:本县南部一带突发现猩红热,传染甚速,儿童患者颇多⑥。秋,霍乱、痢疾、疟疾流行。8月7日(七月初九日)报道:近来气候不正,各地霍乱、痢疾、泻肚、疟疾等疫病甚为流行,幸死亡无多⑦。8月19日(七月廿一日)报道:时疫剧烈,时有死亡⑧。秋,又白喉流行。8月(七月),《康健杂志》载:河北束鹿县喉肿症流行甚烈,各村死亡者均有四五人之多⑨。

怀来县　春,天花、白喉流行。3月9日(二月初五日)报道:县署四区各乡村发现天花,非仅小孩患染,年老感患斯症者颇不乏人⑩。4月13日(三月十一日)报道:怀来县属南山一带各乡村,最近发现白喉症,流行甚烈,染患者多属青年,轻者经旬不愈,重者因而死亡⑪。5月1日(三月廿九日)报道:县属南山一带各乡村最近发现白喉症,流行甚烈,染患者多属青年⑫。

宣化县　春,麻疹、天花流行。4月20日(三月十八日)报道:入春以来,气候干燥,雨雪鲜少,因是疫疠丛生,迩来罹霍乱、麻疹、天花者颇众,但无死亡⑬。夏,麻疹流行。6月14日(五月十四日)报道:迩来气候不正,疫疠蔓延,县属鸡鸣驿区麻疹盛行,连日均有死亡⑭。秋,白喉流行。8月9日(七月十一日)报道:迩来气候失调,冷

---

① “束鹿通信”,《大公报》1935年2月18日,第10版。
② “束鹿通信”,《大公报》1935年6月9日,第10版。
③ “束鹿通信”,《大公报》1935年6月23日,第10版。
④ “束鹿通信”,《大公报》1935年7月4日,第10版。
⑤ “束鹿通信”,《大公报》1935年7月6日,第10版。
⑥ “束鹿通信”,《大公报》1935年7月12日,第10版。
⑦ “束鹿”,《大公报》1935年8月7日,第10版。
⑧ “束鹿”,《大公报》1935年8月19日,第10版。
⑨ “各地时疫流行”,《康健杂志》1935年第3卷第8期,第52页。
⑩ “怀来通信”,《大公报》1935年3月9日,第10版。
⑪ “察省怀来境内发现白喉”,《康健杂志》1935年第3卷第5期,第56页。
⑫ “怀来境内发现白喉,染患者多为青年人”,《大公报》1935年5月1日,第10版。
⑬ “宣化通信”,《大公报》1935年4月20日,第10版。
⑭ “宣化麻疹流行,连日均有死亡”,《大公报》1935年6月14日,第10版。

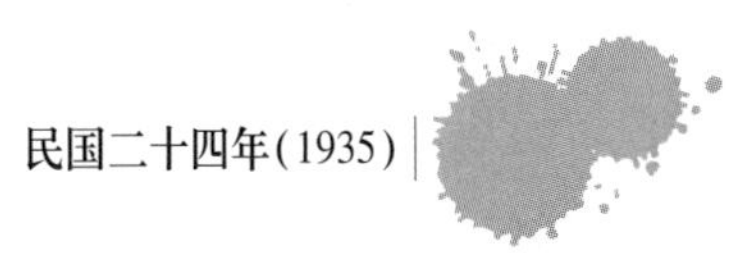

热不定，雨量缺乏，杂疫蔓延，尤以白喉流行最炽，连日颇有死亡[①]。8月，《康健杂志》载：察省宣化，迩来气候不正，疫疠蔓延[②]。

涿鹿县　天花流行[③]。

张家口市　春，春瘟流行。2月9日（正月初六日）报道：本市自入冬以来，殊少雨雪，杂疫盛行，一般市民患痰喘、头牙疼痛者颇多，全市中医及各药铺，无不较前利市三倍[④]。

万全县　夏，猩红热、天花流行。5月8日（四月初六日）报道：县属逯家湾村近来发现猩红热，传染极速，患者多系青年，又二区所属张杰庄一带天花流行甚速[⑤]。

霸　县（今霸州市）　春，天花流行。2月13日（正月初十日）报道：本县近日幼孩发生疫疠痧症等症，传染甚速，东关住户孙福珍家男女孩童10名均患时疫，伤亡3名，城内北街侯姓、朱姓子均患时疫殒命，现城乡凡有幼孩者，非常恐慌[⑥]。3月2日（正月廿七日）报道：本县近日发生天花，患者多成年男女，沿河一带尤为剧烈[⑦]。秋，秋瘟流行。9月28日（九月初一日）报道：本县自末伏至今，发现秋瘟，患者甚多，城关患是症而亡者，时有所闻，乡间蔓延亦甚[⑧]。

清苑县（今保定市）　春，白喉、猩红热流行。2月13日（正月初十日）报道：保定白喉症传染甚厉，死亡男女儿童颇多，近已稍杀，复发现猩红热，日来因而致死者亦多[⑨]。秋，伤寒流行。10月9日（九月十二日）报道：入秋以来，气候寒暖不定，各地疫病流行，本市近亦发现肠热病（俗名伤寒），传染颇广，市民及其他各校亦多有患者，统计保定思罗、思侯、医学院、公教、保阳等医院收容之伤寒病人已达80人[⑩]。

邢台县（今邢台市）　春，时疫流行。3月1日（正月廿六日）报道：近因天气忽暖忽寒，发生时疫，中年人患感冒头晕者十有八九，儿童得喉症及疹子者更多，传染颇速[⑪]。夏，猩红热、白喉、霍乱、痢疾流行。5月6日（四月初四日）报道：本市及附近各

---

① “宣化”，《大公报》1935年8月9日，第10版。

② “各地时疫流行”，《康健杂志》1935年第3卷第8期，第52页。

③ 《矾山志》，2010年。

④ “张垣通信”，《大公报》1935年2月9日，第10版。

⑤ “万全瘟疫流行，发现猩红热、天花等症”，《大公报》1935年5月8日，第10版。

⑥ “霸县通信”，《大公报》1935年2月13日，第10版。

⑦ “霸县通信”，《大公报》1935年3月2日，第10版。

⑧ “时疫，冀境各县均发生”，《大公报》1935年9月28日，第10版。

⑨ “保定通信”，《大公报》1935年2月13日，第10版。

⑩ “伤寒流行”，《大公报》1935年10月9日，第10版。

⑪ “邢台通信”，《大公报》1935年2月28日，第10版。

乡镇现忽发生痧疫,流行甚速,患者均系儿童,死亡已数十人①。5月12日(四月初十日)报道:邢台城东各乡突发生白喉症,流行颇速,各村每日均有死亡②。5月23日(四月廿一日)报道:邢台一带久旱,迄未落雨,旬日来狂风大作,天气干燥,城南良村一带突发现猩红热症,流行甚速,各村均有死亡③。6月6日(五月初六日)报道:邢台城乡瘟病流行,患者甚多④。6月28日(五月廿八日)报道:邢台城西良士村及西沿庄一带现发生霍乱症,流行甚烈,各村日有死亡⑤。7月29日(六月廿九日)报道:近日天气不正,时疫流行,城乡居民患吐泻痢疾者最多⑥。冬,时疫流行。11月8日(十月十三日)报道:近时令不正,忽寒忽热,疫病丛生,蔓延颇炽,城东张庄、孙採、大树一带流行尤烈,各村日见死亡⑦。

邯郸县　春,杂疫流行。3月7日(二月初三日)报道:本县入春后,冷暖不均,杂疫流行,患杂症者颇多,最重者为骨节疼痛症,日久不治,即转为寒症⑧。秋,霍乱流行。9月3日(八月初六日)报道:本县近发现时疫,类似霍乱,传染甚烈,各村几已普遍,医治稍慢,三日即行毙命,现水灾区内染疫死亡者已23人⑨。9月20日(八月廿三日)报道:时疫流行日烈,尤以腹痛、肚泻、发烧等三症为最普通,连日死亡极多⑩。冬,杂疫流行。10月31日(十月初五日)报道:近日本地气候寒暖无常,因之杂疫流行,传染甚速,如感冒、呕吐、泻肚、头晕、周身疼痛等症,患者不可胜数,连日死亡颇多⑪。

清河县　春,天花流行。3月11日(二月初七日)报道:春瘟流行,现本县成人多患感冒咳嗽等症,儿童多患疹痘天花⑫。夏,霍乱、痢疾、小儿麻痹流行。5月24日(四月廿二日)报道:本县自春徂夏,滴雨未落,天气干燥,狂风时作,致时疫流行甚烈,近日乡间发现霍乱症⑬。7月17日(六月十七日)报道:因时令不正,城乡居民患痢疾

---

① “邢台通信”,《大公报》1935年5月6日,第10版。
② “邢台近乡发现白喉,每日均有死亡”,《大公报》1935年5月12日,第10版。
③ “猩红热发现于邢台附近”,《大公报》1935年5月23日,第10版。
④ “邢台通信”,《大公报》1935年6月6日,第10版。
⑤ “邢台城西霍乱症流行,乡农多穷困无力治疗”,《大公报》1935年6月28日,第10版。
⑥ “邢台”,《大公报》1935年7月29日,第10版。
⑦ “邢台时疫流行”,《大公报》1935年11月8日,第10版。
⑧ “邯郸通信”,《大公报》1935年3月7日,第10版。
⑨ “邯郸通信”,《大公报》1935年9月3日,第10版。
⑩ “邯郸时疫流行”,《大公报》1935年9月20日,第10版。
⑪ “邯郸杂疫流行”,《大公报》1935年10月31日,第10版。
⑫ “清河通信”,《大公报》1935年3月11日,第10版。
⑬ “清河通信”,《大公报》1935年5月24日,第10版。

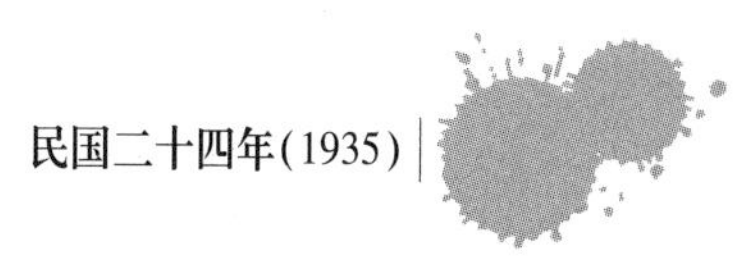

泻肚者甚多,小儿麻痹流行亦炽,各村多有伤亡①。

固安县　春,猩红热流行。3 月 12 日(二月初八日)报道:近日县南发现疹性流行病,患者悉为男女幼童,初即周身烫热,昏迷不醒,口鼻干燥,一二日后身部头体呈现红紫斑点,现牛驼、孟江、桃园等村一带,蔓延最烈,但死亡尚少②。冬,流感流行。11 月 19 日(十月廿四日)报道:入冬以来,天气和暖异常,乃 13 日晚北风大起,气候陡寒,田土封冻,坑水结冰,一般多患鼻加答儿,患者不分老幼,鼻孔闭塞,流涕不止,饮食无味③。

玉田县　春,杂疫流行。3 月 12 日(二月初八日)报道:本县春来雨雪甚少,气候不正,杂疫时生④。

曲周县　春,白喉流行。3 月 12 日(二月初八日)报道:本县城关等村发现春瘟,传染甚广⑤。4 月 6 日(三月初四日)报道:入春以来,雨雪稀少,骤寒骤暖,诸疫流行,近又发现白喉,流行颇速,城关死亡者不下十余人⑥。夏秋,霍乱流行。7 月 18 日(六月十八日)报道:时疫流行,先后发现瘟疹、痢、痘、白喉诸症,近来城关附近忽又发现虎疫,日有死亡⑦。8 月 29 日(八月初一日)报道:时疫流行,患霍乱者为数尤多⑧。9 月 10 日(八月十三日)报道:近城数十村,时疫流行,染者甚多⑨。

行唐县　夏,麻疹流行。5 月 8 日(四月初六日)报道:本县天气亢旱,冷暖失常,杂疫丛生,小儿患麻疹者尤多,旬日来因而丧生者只城内已达十数人,乡间尤多⑩。6 月 29 日(五月廿九日)报道:县久旱不雨,天时不正,致麻疹流行,儿童死于疹症者已近 200 人⑪。

晋　县(今晋州市)　夏,麻疹、白喉流行。5 月 12 日(四月初十日)报道:县境东南一带近忽发生疹疫,死亡甚多,患者多系儿童,一经传染,鲜能幸免,赵兰庄一村竟死亡十余人⑫。6 月 12 日(五月十二日)报道:自春迄今,滴雨未降,气候失调,近发生

---

① “清河”,《大公报》1935 年 7 月 17 日,第 10 版。
② “固安通信”,《大公报》1935 年 3 月 12 日,第 10 版。
③ “固安鼻病流行”,《大公报》1935 年 11 月 19 日,第 10 版。
④ “玉田通信”,《大公报》1935 年 3 月 12 日,第 10 版。
⑤ “曲周通信”,《大公报》1935 年 3 月 12 日,第 10 版。
⑥ “曲周发现白喉,死亡十余人”,《大公报》1935 年 4 月 6 日,第 13 版。
⑦ “曲周”,《大公报》1935 年 7 月 18 日,第 10 版。
⑧ “曲周通信”,《大公报》1935 年 8 月 29 日,第 10 版。
⑨ “曲周通信”,《大公报》1935 年 9 月 10 日,第 10 版。
⑩ “行唐通信”,《大公报》1935 年 5 月 8 日,第 10 版。
⑪ “行唐通信”,《大公报》1935 年 6 月 29 日,第 10 版。
⑫ “晋县通信”,《大公报》1935 年 5 月 12 日,第 10 版。

疹疾、白喉等症,流行甚烈,死亡者甚多,各村小学多因此放假[①]。

丰润县(今属唐山市丰润区) 夏,猩红热流行。5月24日(四月廿二日)报道:本县发现瘟疹、肿喉各症,迩来瘟疹更行猖獗,儿童患者十有七八,青年人患者亦极多,死亡屡闻[②]。秋,痢疾、霍乱流行。9月28日(九月初一日)报道:近来气候凉暖不均,致时疫大起,城乡一带患痢疾、霍乱等症者殊多,病情均甚剧烈,蔓延尤为迅速[③]。10月27日(十月初一日)报道:丰润近来时令不正,瘟疫蔓延,城内传染尤烈。县署看守所因设备不良,所中污秽,易为传染,昨23日已有多人患疫并死亡5人之多[④]。

大名县 夏,猩红热流行。6月3日(五月初三日)报道:近日猩红热症流行,据调查,城内患者已有十六七人[⑤]。秋,霍乱流行。9月28日(九月初一日)报道:入秋以来,冷热无常,因之时疫流行,尤以边马集一带为甚,患者上吐下泻,势甚剧烈,迟延不治,即行毙命,四乡死亡者,时有所闻[⑥]。

景 县 春,流感、白喉流行。2月24日(正月廿一日)报道:去冬时令不正,人多受时疫,立春天暖,成年人多伤风、伤寒,小儿多白喉、瘟疹等症,传染甚炽,各村均有伤亡[⑦]。夏,白喉流行。5月28日(四月廿六日)报道:入春无雨,狂风日作,旱象已成,五谷难播,时疫流行,近瘟疫白喉等症传染甚炽[⑧]。秋,霍乱流行。8月29日(八月初一日)报道:日来秋风多厉,天气渐凉,霍乱盛行[⑨]。9月17日(八月二十日)报道:立秋以后,时疫盛行,近更发现虎疫,传染甚炽,尤以少年壮丁患者最多[⑩]。

青 县 春,天花流行。2月13日(正月初十日)报道:客冬少雪,天气乍寒乍暖,疾疫大作,多患感冒咳嗽咯血,孩童染疹痘者亦多,率皆昨患今亡,医士束手[⑪]。4月12日(三月初十日)报道:入春以来,疹痘流行,本县患者极多,因而死亡者(据记者访询所及)南北孙庄共死80余人,司马庄30余人,河东镇20余人,约计近140人[⑫]。

---

① “晋县通信”,《大公报》1935年6月12日,第10版。
② “丰润瘟疹愈炽,儿童患者极众”,《大公报》1935年5月24日,第10版。
③ “时疫,冀境各县均发生”,《大公报》1935年9月28日,第10版。
④ “丰润瘟疫大肆虐”,《盛京时报》1935年10月27日,第12版。
⑤ “大名通信”,《大公报》1935年6月3日,第10版。
⑥ “时疫,冀境各县均发生”,《大公报》1935年9月28日,第10版。
⑦ “景县通信”,《大公报》1935年2月24日,第10版。
⑧ “景县通信”,《大公报》1935年5月28日,第10版。
⑨ “气候骤变,疫疠流行,冀南各县多有发生”,《大公报》1935年8月29日,第10版。
⑩ “景县发现虎疫”,《大公报》1935年9月17日,第10版。
⑪ “青县通信”,《大公报》1935年2月13日,第10版。
⑫ “青县通信”,《大公报》1935年4月12日,第10版。

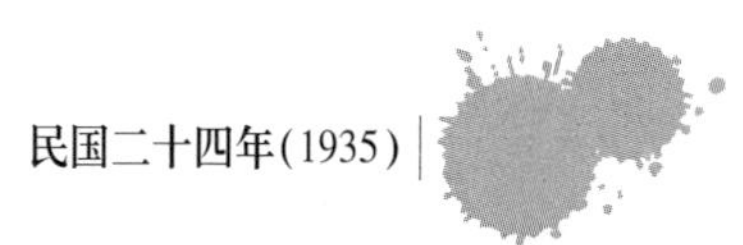

夏,猩红热流行。6月18日(五月十八日)报道:入春以来,本县瘟疹流行,伤亡幼童甚多,半月前瘟疫稍杀,日来气候干燥,狂风肆虐,瘟疹又炽,患咽喉、风瘤、心跳等症者颇多①。

河间县(今河间市)　夏,霍乱流行。7月7日(六月初七日)报道:本县瘟疫流行,城西传染尤甚,白洋村只43家,近十数日内患传染病而死者竟达60余人②。冬,流感、白喉流行。1936年1月7日(十二月十三日)报道:本县近来时令不正,以致时疫丛生,近日如感冒、咳嗽、身热、头痛、鼻塞、白喉等症,患者甚众,白喉症传染甚速③。

沧　县(今沧州市)　夏,肺瘟流行。6月13日(五月十三日)报道:县自去冬至今,未降雨雪,干旱成灾,疫疠流行,最近寨里铺、姜家桥、李龙屯等村,时疫流行,传染迅速,死亡甚多。该疫初染之际,仅系发喘,旋即吐血毙命④。

深　县(今深州市)　夏,白喉流行。6月13日(五月十三日)报道:街关患白喉者甚多,且流行极速⑤。秋,痢疾、霍乱、白喉流行。8月18日(七月二十日)报道:近日附近各村,疫疠流行颇广,因患赤痢、霍乱、腹泻、白喉而致死者达500余人,其中以小儿为最多⑥。冬,流感流行。11月23日(十月廿八日)报道:天气骤寒,致伤寒症颇多⑦。

衡水县(今衡水市)　夏,喉肿症流行。6月14日(五月十四日)报道:该县喉肿症流行甚烈,各村死亡者均有四五十人之多⑧。

南和县　夏,痰症流行。6月14日(五月十四日)报道:气候酷热,时疫丛生,附近各村患痰症者日有所闻,且传染迅速,死于是疫者甚多⑨。秋,时疫流行。11月4日(十月初九日)报道:自秋节以后,时疫流行。患者午后发烧,四肢无力,不思饮食,头晕耳鸣,甚或耳聋,轻则十余日可愈,重则月余难起,或医治不慎,辄致丧命,患者儿童较成人为尤重⑩。

柏乡县　夏秋,霍乱流行。7月5日(六月初五日)报道:本县亢旱成灾,气候失

---

① “青县通信”,《大公报》1935年6月18日,第10版。
② “河间通信”,《大公报》1935年7月7日,第10版。
③ “河间时疫流行”,《大公报》1936年1月7日,第3版。
④ “沧县时疫流行,初仅发喘,旋即吐血毙命”,《大公报》1935年6月13日,第10版。
⑤ “深县通信”,《大公报》1935年6月13日,第10版。
⑥ “深县”,《大公报》1935年8月18日,第10版。
⑦ “深县伤寒流行”,《大公报》1935年11月23日,第10版。
⑧ “束鹿通信”,《大公报》1935年6月14日,第10版。
⑨ “南和通信”,《大公报》1935年6月14日,第10版。
⑩ “南和时疫流行”,《大公报》1935年11月4日,第10版。

调,各村疠疫丛生,尤以虎列拉为剧烈,现城北白营村、固城店一带患者颇多,日有死亡[1]。8月26日(七月廿八日)报道:入秋以来,寒暑失调,以致虎疫盛行,以城北一带染者最多,全县总计每日死十数人之多[2]。

高邑县　夏秋,霍乱流行。7月7日(六月初七日)报道:冀南各县旱魃为虐,秋苗枯萎,近数日内又发现虎列拉,高邑车站发现较轻,亦毙数人[3]。8月26日(七月廿八日)报道:迩来气候不调,乍寒乍热,以致杂病丛生,尤以虎列拉为最剧,蔓延冀南各县,日有死亡[4]。

深泽县　夏,痢疾流行。7月21日(六月廿一日)报道:近因时令不正,病疫丛生,尤以赤白痢者为最多,他如伤风头痛,亦有染者。秋,霍乱流行。8月21日(七月廿三日)报道:近来时疫丛生,城东各乡虎疫流行甚烈,每乡患者日有十余人,幸伤亡尚少[5]。

隆平县(今隆尧县)　夏,霍乱、白喉流行。7月7日(六月初七日)报道:冀南各县旱魃为虐,虎列拉流行,隆平城厢附近,十六岁以下儿童死亡相继,平均每日在15名左右[6]。7月29日(六月廿九日)报道:本县东北各村近忽发现急性白喉,传染甚速,死者甚众[7]。

故城县　秋,霍乱、天花、痢疾、白喉流行。8月3日(七月初五日)报道:近来天气不正,时疫流行,如虎列拉、天花、痢疾、白喉、长期泻等症,极为剧烈,每日必有死亡,尤以儿童为多[8]。

巨鹿县　秋,痢疾、疟疾流行。8月6日(七月初八日)报道:入夏以来,杂疫流行,近又发现泻痢,县属东北二区儿童患者无一幸免,成年人患疟疾者甚众,幸尚未有死亡[9]。

涿　县(今涿州市)　秋,痢疾、霍乱流行。8月10日(七月十二日)报道:迩来本县城乡杂疫流行,尤以红白痢疾患者最众,传染极速[10]。9月10日(八月十三日)报

① “柏乡通信”,《大公报》1935年7月5日,第10版。
② “柏乡”,《大公报》1935年8月26日,第10版。
③ “高邑通信”,《大公报》1935年7月7日,第10版。
④ “高邑”,《大公报》1935年8月26日,第3版。
⑤ “深泽”,《大公报》1935年7月21日,第10版。
⑥ “高邑通信”,《大公报》1935年7月7日,第10版。
⑦ “隆平”,《大公报》1935年7月29日,第10版。
⑧ “故城”,《大公报》1935年8月3日,第10版。
⑨ “巨鹿”,《大公报》1935年8月6日,第10版。
⑩ “涿县”,《大公报》1935年8月10日,第10版。

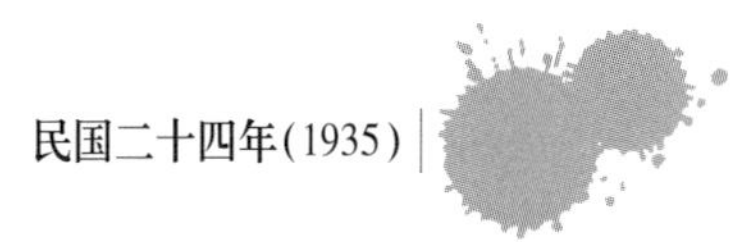

道:迩来气候失调,杂疫蔓延,患病者极多,近突又发现类似霍乱之传染病,俗名子午痧,数小时内即行毙命,医治极感不易,患者多难幸痊,城乡均有死亡①。9月24日(八月廿七日)报道:近日本县气候乍寒乍暖,染病者突增,尤以患痢疾者为多,其余患感冒伤风者亦在不少,霍乱亦间有发现②。冬,流感流行。11月16日(十月廿一日)报道:迩日疫疠转炽,感冒、呕吐、泻肚、腹痛、头痛及周身疼痛等症,患者甚多,因而死亡者,亦颇不少③。1936年1月1日(十二月初七日)报道:迩来气候失常,疫疠突炽,举凡痢疾、腹疼、头疼、泻肚、周身痛等症,均有患者④。

石门市(今石家庄市) 夏,猩红热流行。6月18日(五月十八日)报道:石门入夏以来滴雨未降,气候干燥,瘟疫流行,日来患头痛、喉痛、痢疾、咳嗽等症者甚多⑤。6月23日(五月廿三日)报道:石门最近发现猩红热病,流行甚盛⑥。秋,痢疾流行。9月3日(八月初六日)报道:入秋以来,气候乍冷乍热,且值瓜果上市,以致患赤痢及伤寒等症者甚多⑦。

宁晋县 秋,霍乱流行。9月3日(八月初六日)报道:迩来气候不调,杂病丛生,虎疫尤剧,蔓延各乡,死亡甚多⑧。

平泉县(今平泉市) 夏,天花流行。5月14日(四月十二日)报道:第五区五家地方农民发现天然痘病灾,患者35名⑨。

山西省

山西省 夏,疫。6月19日(五月十九日)报道:晋省南北各县均遭苦旱,疫疠杂呈⑩。同日又报道:晋全省灾重,除光绪三年及二十六年后,以本年为最重。临晋、新绛、赵城等十八县,风霜雪雹时降,禾苗被毁,人畜死伤甚多,疫疠蔓延,流行甚速⑪。

阳曲县 夏,疫,流感流行。5月(四月),阳曲县电称该县南峪村发生疫症,患者

① “涿县通信”,《大公报》1935年9月10日,第10版。
② “涿县时疫流行”,《大公报》1935年9月24日,第10版。
③ “涿县疫疠转炽”,《大公报》1935年11月16日,第10版。
④ “涿县疫疠突炽”,《大公报》1936年1月1日,第10版。
⑤ “石门通信”,《大公报》1935年6月18日,第10版。
⑥ “石门通信”,《大公报》1935年6月23日,第10版。
⑦ “宁晋通信”,《大公报》1935年9月3日,第3版。
⑧ “石家庄通信”,《大公报》1935年9月3日,第3版。
⑨ “平泉方面天然痘发现”,《盛京时报》1935年5月14日,第12版。
⑩ “晋省南北各县报灾”,《申报》1935年6月19日,第7版。
⑪ “晋灾严重,风霜雪雹时降,雨量稀少,夏麦秋禾枯萎,疫疠流行”,《大公报》1935年6月19日,第3版。

始则头部发热,继即全体出汗,口苦喉干,时时发渴,其身无红斑者汗后多愈,有红斑者汗后多毙,患此疫者共有十余人,死者已三四人,后又报告患者渐归平复,疫势较前减轻,且该南峪村地势颇高,附近村庄亦少,当不至有传染扩大之虑①。

古　县　夏秋,伤寒、疟疾、痢疾同时流行,十家之中,病者七八家,死亡2000余人②。

浑源县　冬,天花流行,先发于北坡,后蔓延全县③。

平定县　夏,旱疫,痢疾、白喉流行。6月12日(五月十二日)《大公报》报道:天旱不雨,时疫流行,以痢疾及喉症蔓延最烈。近半月来忽又发现昏晕症……县属三区松塔地方死于是疫者竟达60余人。《康健杂志》载:晋东平定县,时疫流行,以疟疾及喉症蔓延最烈,惟稍加医治,即可痊愈。不料近半月来,忽发现昏晕症,患者不思饮食,三四日即行毙命,县属三区松塔地方死于是疫者竟达60余人④。

蒲　县　麻疹流行,山中乡、古县乡、薛关镇一带发病247人,半月内死亡26人⑤。

太原市　夏四月疫,猩红热、白喉、麻疹流行。5月14日(四月十二日)报道:天时干燥,疫疠盛行,如猩红热、白喉、麻疹等症,太原及各县均相继发现,成人小儿,死亡者颇众⑥。

闻喜县　天花大流行⑦。

忻　县　夏五月疫,猩红热、白喉、麻疹流行。6月24日(五月廿四日)报道:疫疠流行,传染甚速,死亡踵接⑧。

猗氏县(今临猗县)　夏,霍乱流行,祁任村有190余户人家,55家死绝,病死者达178人⑨。

应　县　斑疹伤寒大流行,城内仅第一高小就有38名学生同时发病⑩。

---

① “防治阳曲县南峪村发生疫症”,《山西省政府行政报告》,1935年,第22页。

② 《古县志》,陕西人民出版社2001年版。

③ 《浑源县卫生志》,1988年。

④ “各地时疫流行”,《康健杂志》1935年第3卷第8期,第52页。

⑤ 《蒲县志》,中国科学技术出版社1992年版。

⑥ “太原附近各县疫疠流行”,《中央日报》1935年5月14日,第6版。

⑦ 《闻喜县志》,中国地图出版社1993年版。

⑧ “霜雪风旱兼以疫疠,晋省灾明已成,各县近难见雨仍无补于事”,《中央日报》1935年6月24日,第6版。

⑨ 《运城市卫生志》,2008年。

⑩ 《应县志》,山西人民出版社1992年版。

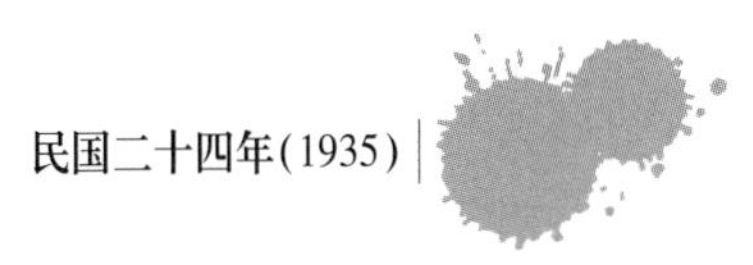

陕西省

陕西省　夏六月,霍乱流行。7月17日(六月十七日)《申报》报道:潼关至西安一带虎列拉流行,其势甚猛,死亡日有所闻。按:疫区范围大致包括潼关、华阴、华县、渭南、临潼等县。1935—1945年间,佛坪、西乡、南郑、城固、洋县每年局部仍有霍乱流行①。

西　安(长安县)　夏六月,霍乱流行。7月17日(六月十七日)《申报》报道:潼关至西安一带虎列拉流行。秋七月,痢疾流行。8月17日(七月十九日)《中央日报》报道:陕省入秋以来,热逾炎暑,痢疾流行,省垣各医院终日人满,城南更烈,小儿因痢致死者数百②。《昆虫与植病》杂志载:陕省入秋以来,冷暖无常,近日热如炎暑,致痢疾流行,小儿因痢死亡者已数百人③。所述为同一件事。

华　县　秋,流感、痢疾流行。9月23日(八月廿六日)报道:陕省近来天时不正,时疫流行,华县发生流行性感冒,死100余人,现已扑灭。西荆路工地工人近又发生感冒、泻症甚剧,工程均被影响④。

郿　县(今眉县)　夏秋之际,霍乱、赤痢流行。今《眉县志》载:7—8月,霍乱流行,患者61人。8—9月,赤痢流行,患者648人⑤。

宝鸡县(今陈仓区)　夏秋之际,霍乱、赤痢流行。今《宝鸡市卫生志》载:7—8月,霍乱、赤痢流行⑥。

宁陕县　秋,天花、霍乱流行,小孩死亡最多;瘴疫、疥疠尤烈⑦。

平利县　天花、麻疹流行,死者以万计,有一家六口10天死绝者⑧。

山东省

山东省　自春徂秋,时疫流行。6月19日(五月十九日)报道:鲁省自春迄夏,雪雨均稀,气候亢燥,时疫流行⑨。8月6日(七月初八日),山东省政府主席韩复榘令民政厅及各县政府称:查此次黄河决口,鲁西一带,疠气蒸腾,疫病杂作,所有孑遗,或拘守灾区,或运往他县,类皆负病成行,以致死亡载道,各该县长负责收容灾民,办理赈

---

① 《汉中地区志》,三秦出版社2005年版。

② “西安痢疾流行,小孩已死数百”,《中央日报》1935年8月17日,第3版。

③ “西安小儿因痢死亡数百”,《昆虫与植病》1935年第3卷第25期,第520页。

④ “陕省时疫流行”,《申报》1935年9月23日,第3版。

⑤ 《眉县志》,陕西人民出版社2000年版。

⑥ 《宝鸡市卫生志》,1995年。

⑦ 《安康市卫生防疫志》,2006年。

⑧ 《安康市卫生防疫志》,2006年。

⑨ “鲁省久旱中之甘雨,鲁东鲁南雨势较大,但仍未能补救旱灾”,《申报》1935年6月19日,第8版。

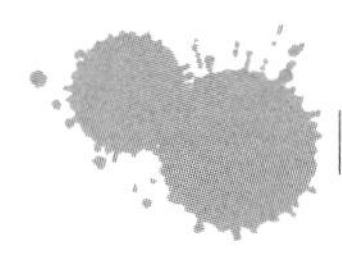

济,对于医诊一项,自应特别注意,惟是病源不一,救济维艰,尤须考察详情,统筹办法,嗣后关于各县医诊灾民疾病,应即呈报本府,俾斟酌情形,随时指示,以求生命之安全,藉防疾疫之传染①。按:所令县份包括鄄城、齐河、长清、临淄、禹城、郓城、峄县、高密、淄川、平原、寿张、阳谷、滨县、即墨、邹平、聊城、钜野、蒲台、泗水、昌乐、恩县、嘉祥、高苑、宁阳、历城、陵县、济宁、安邱、桓台、泰安、商河、汶上、昌邑、潍县、曲阜、高唐、东平、临朐、益都、邹县、德平、临邑、菏泽、长山、滕县、夏津等46县,这些县可能都是有疫之县。冬,时疫流行。1936年1月21日(十二月廿七日)报道:鲁西130余万灾民中患麻疹、天花、皮肤病、传染病者极多。义赈会在济南、济宁、兖州、龙山、滕县、峄县、汶上、泰安、费县、曹县设立之临时灾民医院,已有10余处之多,每日各处诊断人数由三四十人至百余人不等②。

济南市　春,春瘟流行。2月10日(正月初七日)报道:济南春瘟流行,一人患病,必传全家,惟不剧烈,死亡极少③。

邹平县　春,台子镇一带天花流行④。

肥城县(今肥城市)　夏,霍乱流行。所辖王瓜店镇,夏瘟疫流行,死者达120余人⑤。

德　县(今德州市)　夏,霍乱流行⑥。

夏津县　夏,痢疾流行。儿童死亡很多,莱村200多名儿童,死于痢疾者60名⑦。

武城县　春,天花流行。李家户、刘官屯等村很多患儿夭折⑧。

临清县(今临清市)　夏五月疫,霍乱流行。6月29日(五月廿九日)报道:半年无雨,掘地三尺不见湿土,疠疫丛生⑨。

济宁县(今济宁市)　秋,霍乱、伤寒流行⑩。

金乡县　秋,疟疾、痢疾流行。8月26日(七月廿八日)报道:天气炎热,日来灾

---

① “山东省政府训令(民字第一八二一号)1935年8月6日”,《山东省政府公报》1935年第353期,第46~47页。

② “鲁西灾重,灾民百余万饥寒交迫,义赈会办赈近况一斑”,《大公报》1936年1月21日,第8版。

③ “济南春瘟流行”,《大公报》1935年2月10日,第3版。

④ 《邹平县志》,中华书局1992年版。

⑤ 《王瓜店镇志》,山东省地图出版社2005年版。

⑥ 《德州地区卫生志》,天津科学技术出版社1991年版。

⑦ 《山东省卫生志》,山东人民出版社1992年版。

⑧ 《德州地区卫生志》,天津科学技术出版社1991年版。

⑨ “临清旱象已成”,《申报》1935年6月29日,第8版。

⑩ 《济宁市市中区卫生志》,山东科学技术出版社1994年版。

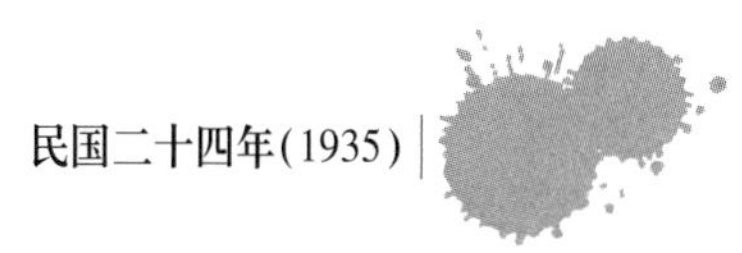

民多染患疟痢及其他时疫者甚多①。秋,黄河决口,城内行舟,疟疾大流行,发病率达80%以上②。

鱼台县　秋,洪水后,黑热病流行,蔓延全县③。

鄄城县(今范县濮城镇)　秋,痢疾流行。小儿患痢疾者很多,尹楼一个荒岗上竟抛有十几具幼尸④。

莒　县　春,天花大流行⑤。

蒙阴县　春,流行天花,张庄一带病死惨重⑥。

胶　县(今胶州市)　秋,伤寒流行,西南乡临洋村全村200多户,死于伤寒病者不下100人⑦。

青岛市　春,天花流行。3月1日(正月廿六日)报道:发现天花,蔓延甚剧,各医院种痘消毒极忙⑧。

河南省

河南省　春,天花流行。三月,豫境发现天花及白喉。本年天花流行,各地均有报告,近据通信,系豫西伊川、偃师各县亦已波及,即洛阳居民染及斯症者亦不少⑨。夏四月,麻疹流行。5月6日(四月初四日)《大公报》报道:入春以来,冷热不调,最近汝南、上蔡、西平等地发现疹疫,十岁以下幼童患者颇众,死亡颇多⑩。秋八月,霍乱流行。9月17日(八月二十日)报道:新野、方城、襄城等县,时疫流行,死亡甚夥⑪。

洛阳县(今洛阳市)　春,天花、白喉流行。4月(三月),《新医药杂志》载:本年天花流行……洛阳居民染及斯症者亦不少。现当局正着手施种牛痘,而洛阳地方,闻更有白喉发生⑫。

---

① "金乡灾民多染疟痢,县收容所人满为患,将在各乡成立分所",《大公报》1935年8月26日,第10版。

② 《金乡县志》,生活·读书·新知三联书店1996年版。

③ 《鱼台县卫生志》,1996年。

④ 《鄄城县志》,齐鲁书社1996年版。

⑤ 《城阳镇志》,山东省地图出版社2006年版。

⑥ 《沂源县卫生志》,1991年。

⑦ 《胶州市志》,新华出版社1992年版。

⑧ "青市发现天花",《申报》1935年3月1日,第8版。

⑨ "豫境发现天花及白喉",《新医药杂志》1935年第3卷第4期,第81~82页。

⑩ 李文海等《近代中国灾荒纪年续编》,湖南教育出版社1993年版,第459页。

⑪ "豫新野等县时疫流行",《申报》1935年9月17日第8版。"各地疫讯",《康健杂志》1935年第3卷第10期,第56页。

⑫ "豫境发现天花及白喉",《新医药杂志》1935年第3卷第4期,第81~82页。

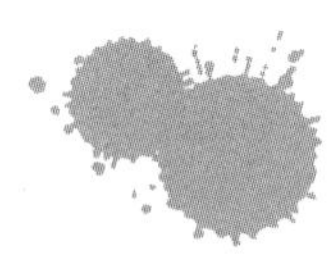

安阳县　秋,鼠疫流行。8 月 27 日(七月廿九日)报道:近日时令不正,气候失常,城乡各处瘟疫流行[①]。9 月 15 日(八月十八日)报道:安阳鼠疫(按:疑为虎疫之讹)流行,省立高中初中等校生及市民罹斯症亡者甚众[②]。9 月 15 日(八月十八日)报道:彰德鼠疫流行,各校学生及市民亡者甚众[③]。今《安阳县志》载:9 种传染病流行,死亡 51 人[④]。

汤阴县　霍乱流行,遍及全县[⑤]。天花大流行,遍及全县,患者 2000 余人,死亡 150 多人[⑥]。

滑　县　春,天花盛行,死亡日达数千人之多,惨状令人耳不忍闻[⑦]。

新乡县　春大疫。今《新乡县志》载:3 月,全县发生霍乱 53 例,流脑 93 例,伤寒 14 例,痢疾 55 例,白喉 56 例,天花 94 例。其中霍乱流行遍及全县[⑧]。

修武县　疫。今《修武县志》载:鼠疫、天花、麻疹、白喉等 9 种传染病,全县患者 3595 人,死亡 775 人[⑨]。其中,流感发生 266 人,死亡 33 人;伤寒发病 537 人,死亡 148 人;斑疹伤寒发病 345 例,死亡 69 例;猩红热发病 334 人,死亡 37 人[⑩]。

原武县、阳武县(今合为原阳县)　疫。今《原阳县卫生志》载:是年,原武县、阳武县发生天花 112 例,死亡 72 人;伤寒及副伤寒发病 297 例,死亡 147 人;白喉发病 69 例,死亡 38 人;猩红热发病 43 例,死亡 22 人[⑪]。

封邱县(今封丘县)　疫。今《封丘县卫生志》载:是年,报告霍乱、副霍乱 11 例;天花 30 例,死亡 12 例;白喉 33 例,死亡 5 例;斑疹伤寒 147 例[⑫]。

温　县　夏秋之间,霍乱流行,邻户相传,死者甚多[⑬]。

偃师县　疫。今《偃师县志》载:疫病流行,主要有鼠疫、霍乱、天花、伤寒、赤痢、

---

① “彰德”,《大公报》1935 年 8 月 27 日,第 10 版。
② “开封电”,《大公报》1935 年 9 月 15 日,第 3 版。
③ “彰德发生鼠疫”,《申报》1935 年 9 月 15 日,第 4 版。
④ 《安阳县志》,中国青年出版社 1990 年版。
⑤ 《汤阴县志》,河南人民出版社 1987 年版。
⑥ 《汤阴县卫生志》,1984 年。
⑦ “豫滑县大水后继以疾疫”,《中央日报》1935 年 3 月 30 日,第 2 版。
⑧ 《新乡县志》,生活·读书·新知三联书店 1991 年版。
⑨ 《修武县志》,河南人民出版社 1986 年版。
⑩ 《河南省修武县卫生志》,1984 年。
⑪ 《原阳县卫生志》,1985 年。
⑫ 《封丘县卫生志》,1986 年。
⑬ 《仓头乡志》,2004 年。

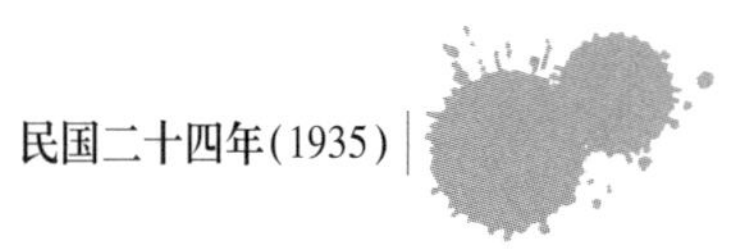

白喉、猩红热、流行性脊髓炎等。全县发病1.05万人,死亡4592人[①]。

孟津县　夏秋之间,霍乱流行,遍及全县,死者很多[②]。

新安县　夏秋之间,霍乱流行,一人传全家,一家传全村,一村传数村,死者不计其数[③]。

洛宁县　夏秋之间,霍乱流行。今《洛宁县志》载:底张一带,仅有400多口人的磨头村霍乱患病35人,死32人[④]。

考城县、兰封县(今合为兰考县)　疟疾大流行,70%的人染病[⑤]。

开封县(今开封市祥符区)　夏大疫,猩红热、痢疾流行。6月11日(五月十一日)报道:汴猩红热、痢疾流行,患痢病者尤夥。现代中学200余人中,患者40人,已死1人[⑥]。

郑　县(今大部为郑州市)　天花流行,全年发现患者1389例,死亡110人[⑦]。

宁陵县　疫。今《宁陵县卫生志》载:1—6月份发生天花60人,死亡7人;伤寒86人,死亡10人;白喉59人,死亡4人;猩红热61人;流脑101人,死亡2人;霍乱84人,死亡10人[⑧]。

夏邑县　大疫。今《夏邑县志》载:疫病流行,患者十数万,十人九病,死亡枕藉,病人死亡率为75.2%。全年到县卫生院就诊患者计2127人,发现法定传染病9种,治愈1589人,死亡538人。其中,霍乱病患者834人,死亡222人;伤寒患者362人,死亡116人[⑨]。

虞城县　春,天花流行,遍及全县。夏秋,霍乱流行,死者甚多[⑩]。

许昌县　秋,霍乱流行。《赈灾辑要》载:许昌一县,虎疫流行尤甚,匝月之间,死亡达2000余人[⑪]。

禹　县(今禹州市)　疫。今《禹县卫生防疫志》载:1—10月,统计发生传染病8

---

① 《偃师县志》,生活·读书·新知三联书店1992年版。

② 《孟津县志》,河南人民出版社1991年版。

③ 《新安县志》,河南人民出版社1989年版。

④ 《洛宁县志》,生活·读书·新知三联书店1991年版。

⑤ 《兰考县志》,中州古籍出版社1999年版。

⑥ "汴时疫流行",《申报》1935年6月11日,第7版。"汴垣时疫流行",《大公报》1935年6月11日,第4版。

⑦ 《郑州市志》,中州古籍出版社1999年版。

⑧ 《宁陵县卫生志》,1986年。

⑨ 《夏邑县志》,河南人民出版社1989年版。

⑩ 《虞城县志》,生活·读书·新知三联书店1991年版。

⑪ 忏盦《赈灾辑要》,广益书局1936年版,第115页。

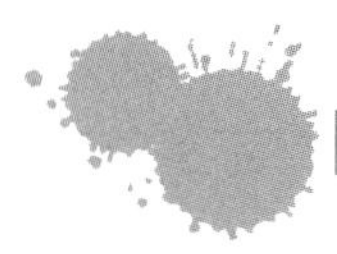

种516例,死亡33例,其中霍乱33例,死3例;天花54例;伤寒125例,死亡19例①。

临颍县　疟疾大流行,全县发病人数占总人口的50%以上②。

淮阳县　夏疫。今《淮阳县志》载:7月,霍乱、天花、伤寒、恶痢、白喉、斑疹、猩红热、热背等疾病流行,患者2400余人,死亡198人③。

项城县(今项城市)　夏,霍乱流行。6月16日(五月十六日)报道:虎疫流行,死人甚多④。

南召县　春疫。今《南召县志》载:1月,县境传染病流行肆虐,死于霍乱39人、鼠疫30人、天花20人、伤寒41人、赤痢5人。2月,死于上述疾病者169人⑤。

方城县　秋,霍乱流行。9月17日(八月二十日)报道:方城……时疫流行,死亡甚夥⑥。伤寒流行,发病378例,死亡142人⑦。全县发生白喉80人⑧。

襄城县　秋,霍乱流行。9月17日(八月二十日)报道:襄城县等县时疫流行,死亡甚夥⑨。

淅川县、郾城县　冬十月,黑热病流行。11月22日(十月廿七日)报道:淅川、郾城发现黑热病,患者十九有性命之虞⑩。1936年《中华医学杂志》载:淅川、郾城于去年11月间发现黑热病,患者十九有性命之忧⑪。

南阳县(今南阳市宛城区和卧龙区)　疫。今《南阳县志》载:是年,法定传染病共发病2334人,死亡455人。其中,全县发生伤寒470例,死亡107例;鼠疫63例,死亡40例⑫。

桐柏县　秋,霍乱流行,月河、吴城一带死人甚众⑬。

---

① 《禹县卫生防疫站志》,1985年。

② 《临颍县志》,中州古籍出版社1996年版。

③ 《淮阳县志》,河南人民出版社1991年版。

④ “豫各县天灾流行,虎疫四处猖獗”,《中央日报》1935年6月16日,第3版。

⑤ 《南召县志》,中州古籍出版社1995年版。

⑥ “豫新野等县时疫流行”,《申报》1935年9月17日,第8版。“各地疫讯”,《康健杂志》1935年第3卷第10期,第56页。

⑦ 《方城县志》,中州古籍出版社1992年版。

⑧ 《河南省方城县卫生志》,1985年。

⑨ “豫新野等县时疫流行”,《申报》1935年9月17日,第8版。“各地疫讯”,《康健杂志》1935年第3卷第10期,第56页。

⑩ “豫发现黑热病”,《大公报》1935年11月22日,第4版。

⑪ “淅川、郾城发现黑热病”,《中华医学杂志》1936年第22卷第6期,第502页。

⑫ 《南阳县志》,河南人民出版社1990年版。《南阳县卫生志》,1986年。

⑬ 《桐柏县志》,中州古籍出版社1995年版。

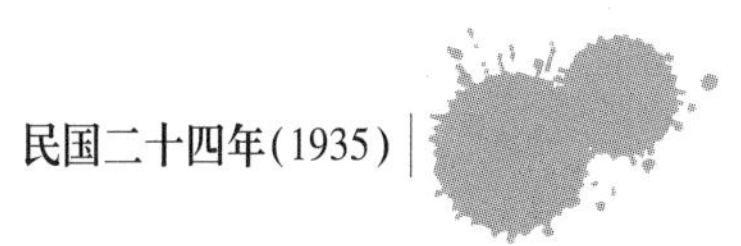

新野县　秋,大水之后,霍乱流行[①]。9月17日(八月二十日)报道:新野、方城、襄城县等县,时疫流行,死亡甚夥[②]。

新蔡县　疫。是年,全县鼠疫、霍乱、天花、伤寒、白喉、猩红热等发病2694人,死亡55人[③]。

汝南县、上蔡县、西平县　夏四月,麻疹流行。5月6日(四月初四日)报道:汝南、上蔡、西平等县疹疫,十岁以下幼童患者颇众,死亡颇多[④]。

上蔡县　夏四月,天花流行,高潮时每村皆发天花,出花者十死五六[⑤]。又,麻疹流行。5月6日(四月初四日)报道:上蔡县等地疹疫,10岁以下幼童患者颇众,死亡颇多[⑥]。

信阳县(今信阳市平桥区)　疫。今《信阳县卫生志》载:是年,发生白喉35人;伤寒29人,死亡7人;猩红热16人,死亡2人[⑦]。

光山县　秋,疟疾大流行[⑧]。

息　县　疫。今《息县志》载:天花、伤寒、霍乱等8种传染病在全县流行,患者1267人,病亡428人。此疫以赤痢为最,病亡以霍乱为首[⑨]。

长垣县　春三月夏四月,时疫流行,主要是天花、麻疹流行。4月19日(三月十七日)报道:蒸潮气过重,蚊蚋丛生,春瘟发现。16日女师发生疫死2名,各村庄水退后疫死者甚多[⑩]。4月22日(三月二十日)报道:长垣城内外疫势转炽[⑪]。4月27日(三月廿五日)报道:长垣县长电称,贯台口门合龙后,因天气干燥,致春瘟流行,传染极速[⑫]。5月5日(四月初三日)报道:长垣疫疠蔓延颇烈[⑬]。

方城县、襄城县、郏县、新野县　秋,时疫流行。9月17日(八月二十日)报道:方

---

① 《新野县志》,中州古籍出版社1991年版。

② "豫新野等县时疫流行",《申报》1935年9月17日,第8版。"各地疫讯",《康健杂志》1935年第3卷第10期,第56页。

③ 《河南省新蔡县卫生志》,1985年,第80页。

④ "豫南各县疹疾流行,幼童夭亡者甚众",《大公报》1935年5月6日,第10版。

⑤ 《上蔡县卫生志》,1986年。

⑥ "豫南各县疹疾流行,幼童夭亡者甚众",《大公报》1935年5月6日,第10版。

⑦ 《信阳县卫生志》,1986年。

⑧ 《光山县卫生志》,1986年。

⑨ 《息县志》,河南人民出版社1989年版。

⑩ "长垣发生瘟疫",《申报》1935年4月19日,第3版。"长垣县境春瘟流行",《大公报》1935年4月19日,第4版。

⑪ "长垣疫势转炽县府电省请拨药品",《申报》1935年4月22日,第3版。

⑫ "黄灾会今日开会,讨论救济冀南灾区办法",《大公报》1935年4月27日,第4版。

⑬ "长垣疫疠蔓延",《申报》1935年5月5日,第3版。

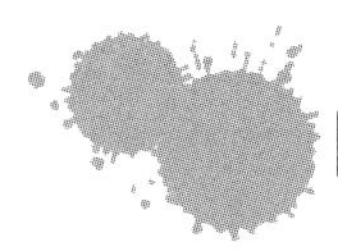

城、襄城、郏县、新野等处,时疫流行,死亡甚多①。

博爱县(今焦作市) 春夏,白喉、猩红热流行。3月12日(二月初八日)报道:焦作入春以来,气候奇暖,瘟疫盛行,患白喉暨羊毛疔者甚多②。4月4日(三月初二日)报道:焦作自入春以来,疫疠颇炽,现患白喉症者甚多,大半为幼童③。4月8日(三月初六日)报道:焦作近日春瘟盛行,发现白喉、猩红热等症④。5月3日(四月初一日)报道:近日春瘟盛行,喉症日炽,于村李姓一家十口,数日之内因患喉症而死八人⑤。

郏 县 秋,黑热病流行。8月3日(七月初五日)报道:黑死病(按:黑死病是鼠疫的别称,此处当为黑热病)往常苏省北部多患此症,经中央卫生署派员施诊救活无数,豫西郏县近亦发现此症,患者日众,已死数人⑥。

濬 县(今浚县) 秋,霍乱流行。8月27日(七月廿九日)报道:濬县人民患虎列拉、大头瘟、麻疹、瘟疫等症者亦多⑦。

宁夏回族自治区

宁朔县(今永宁县) 麻疹大流行,渠沟荒滩,随处可见病死儿童尸体⑧。

中宁县 霍乱、伤寒、白喉流行⑨。还有回归热流行,全县死于回归热者1776人,死于白喉者621人⑩。

平罗县 (秋)8—9月间,白喉流行,全县发病496例。是年,全县伤寒发病1131例⑪。

甘肃省

皋兰县(今兰州市) 天花流行。1935—1936年,石洞、黑石川一带严重流行,50岁仍有患者⑫。冬,流感、猩红热流行。1936年1月2日(十二月初八日)报道:兰市因气候酷寒,空气枯燥,流行性时疫大作,多伤寒、伤风、猩红热等症,患者几占人口

---

① “豫时疫流行”,《大公报》1935年9月17日,第3版。

② “焦作通信,《大公报》1935年3月12日,第10版。

③ “焦作通信,《大公报》1935年4月4日,第10版。

④ “焦作通信,《大公报》1935年4月8日,第10版。

⑤ “焦作通信”,《大公报》1935年5月03日,第10版。

⑥ “黑死病郏县亦发生此症”,《大公报》1935年8月3日,第3版。

⑦ “彰德”,《大公报》1935年8月27日,第10版。

⑧ 《青铜峡市卫生志》,2001年。

⑨ 《中宁县卫生志》,1995年。

⑩ 《中宁县志》,宁夏人民出版社1994年版。

⑪ 《平罗县志》,宁夏人民出版社1996年版。

⑫ 《皋兰县志》,甘肃人民出版社1999年版。

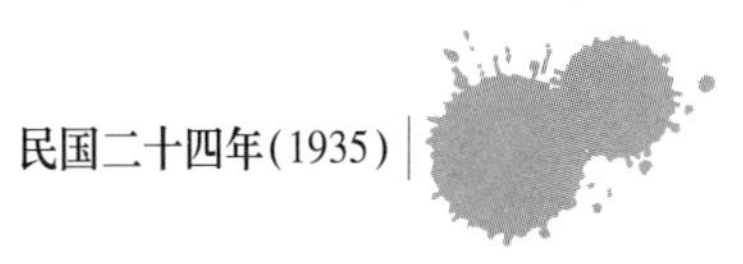

半数①。

民勤县　柳林湖、上东、收成、黄岭、中兴一带白喉流行②。

敦煌县(今敦煌市)　白喉流行,1935—1940 年连续发生③。

镇原县　(春)3 月,马渠、石佛等地伤寒流行④。

静宁县　疫。今《静宁卫生志》载:是年,发生传染病 4 种,181 例,死亡 45 例。其中霍乱 15 例,死亡 4 例⑤。

青海省

西宁县　春,旱疫,流感、天花流行。时薄暮春,点雨不滴,草木畏寒,不见萌芽,农田土壤干燥,春耕甚受影响,各种时疫亦乘机发作,以伤风、天花最多⑥。

贵德县　夏六月,鼠疫流行。今《贵德县志》载:夏,瘟疫流行甚烈,死者众。这是鼠疫流行。7 月,上岗查与尖扎贡尕地区交界处,因小孩剥食旱獭引起鼠疫流行,发病 15 人,死 5 人⑦。

新疆维吾尔自治区

新疆省　秋,鼠疫流行。10 月 22 日(九月廿五日)报道:新疆半年来疠疫甚盛,近鼠疫猖獗⑧。《边事研究》载:新疆半年来疫疠甚盛,鼠疫近更猖獗,盛世才电京请饬卫生署速派卫生队前往救护,惟交通不便,路途遥远,恐时间迟缓,请与驻华俄大使商议,在吾卫生队未到新以前,先请俄国就近派卫生技术人员赴新治疗。此事已由俄大使转致俄方,并已电复我外交部,尤予即刻派员前往矣⑨。

和阗县(今和田县)　秋,鼠疫流行⑩。10 月 19 日(九月廿二日)报道,和阗鼠疫流行,罹疫死亡者达数千人⑪。10 月 24 日(九月廿七日)报道:新疆省和阗鼠疫流行,

---

① “兰州气候恶劣,疠疫横行,各种时疫患者几占人口半数”,《中央日报》1936 年 1 月 12 日,第 2 版。

② 《民勤县志》,兰州大学出版社 1994 年版。《民勤县卫生志》,2010 年。

③ 《敦煌市志》,新华出版社 1994 年版。

④ 《庆阳地区卫生志》,1998 年。

⑤ 《静宁卫生志》,甘肃文化出版社 2005 年版。

⑥ “西宁气候失调农事受影响时疫亦发作”,《新青海》1935 年第 3 卷第 6 期,第 77 页。

⑦ 《贵德县志》,陕西人民出版社 1995 年版。

⑧ “新疆鼠疫猖獗”,《申报》1935 年 10 月 22 日,第 5 版。

⑨ “新疆疫疠猖獗”,《边事研究》1935 年第 3 卷第 1 期,第 124 页。

⑩ “卫生署拟组织医队赴新疆防止鼠疫经费已定一万元”,《中央日报》1935 年 11 月 1 日,第 1 版。

⑪ 中国社会科学院近代史研究所中华民国史研究室《中华民国史资料丛稿·大事记》(第二十一辑),中华书局 1981 年版,第 154 页。

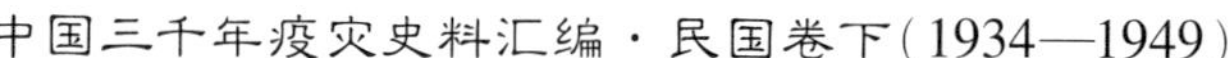

死数千人[1]。12月7日(十一月十二日)报道:入冬后,鼠疫止息[2]。

疏附县　秋,鼠疫流行,色满乡里力瓦甫村发生,一天死亡30余人[3]。

乌鲁克恰提设治局(今乌鲁克恰提县)　夏,鼠疫流行。7月,乌恰地区瘟疫流行,萨哈勒草原等地几天之内死亡100余人[4]。

安徽省

芜湖县　春,白喉流行,致命者甚多,患者多为贫病儿童[5]。夏,时疫流行。7月19日(六月十九日)报道:日来天气亢热,时疫渐有发现[6]。

太平县(今黄山市黄山区)　新丰乡境内霍乱、麻疹流行[7]。

歙　县　春,脑膜炎流行,溪头镇石门村死亡39人[8]。

休宁县　天花流行[9]。屯溪镇霍乱流行。血吸虫病流行,一个月内就有13人死亡[10]。

凤阳县　秋,霍乱流行。8月28日(七月三十日)报道:皖北苦旱,黄豆多枯萎,蚌埠发现虎疫[11]。8月29日(八月初一日)报道:皖北天地仍苦旱,黄豆多枯干,本埠并发生霍乱[12]。

定远县　秋,霍乱流行,死者甚众[13]。

泗　县　春,脑膜炎流行,死800人[14]。

寿　县　夏,杂疫流行。5月21日(四月十九日)报道:自春徂夏,气候炎热非常,时令不正,杂疫丛生[15]。

---

① “和阗鼠疫已死数千人,卫生署组防疫队前往”,《大公报》1935年10月24日,第3版。

② “中央防疫队停止入新,因新疆鼠疫已消灭”,《中央日报》1935年12月7日,第7版。

③ 《疏附县志》,新疆人民出版社1999年版。

④ 蔡锦松《新疆近代史事记》,《新疆烈士传通讯》1992年第4期,第35页。

⑤ “芜湖发现白喉症,患此病者多为贫穷儿童,就医过迟死亡已非少数”,《中央日报》1935年2月20日,第6版。

⑥ “水患与时疫,芜湖检查入境旅客,皖南乡农组护堤队”,《大公报》1935年7月19日,第10版。

⑦ 《新丰乡志》,2006年。

⑧ 《溪头志》,合肥工业大学出版社2003年版。

⑨ 《休宁县大事记》,1995年。

⑩ 《休宁县志》,安徽教育出版社1990年版。

⑪ “蚌埠发现虎疫”,《申报》1935年8月28日,第4版。

⑫ “蚌埠发生霍乱”,《盛京时报》1935年8月29日,第2版。

⑬ 《定远县志》,黄山书社1995年版。

⑭ 《泗县志》,浙江人民出版社1990年版。

⑮ “正阳关通信”,《大公报》1935年5月21日,第10版。

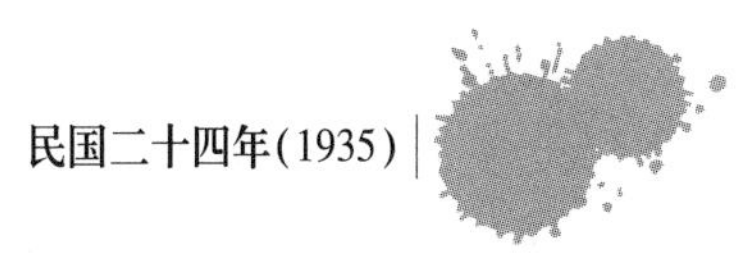

四川省

平武县(含今平武县、青川县)　伤寒、麻疹、霍乱、疟疾、痢疾流行。今《平武县志》载:伤寒、麻疹、痢疾流行。平武县城东郊桂香楼一带死亡40余人,藏族聚居区白马路祥述家寨全寨40余户,死剩6户①。今《青川县卫生志》载:秋,青川县霍乱、疟疾接踵而来,从青溪蔓延至桥楼、三锅、薅溪一带,方圆百余华里,持续半年之久,疫区内沿门阖户,反复犯病。家家有僵尸之痛,室室有嚎啕之哀。仅青溪一隅,半年内死亡100余人②。今《青川县大事记》载:9月,疟痢流行,仅青溪、桥楼两地即死亡200余人③。按:四川许多地方霍乱和痢疾不分,许多称痢疾流行的,实际上是霍乱流行。此处《青川县卫生志》载为"霍乱",《青川县大事记》载为"痢疾",就是明证。

松潘县　黑水流脑、痢疾流行,死亡2000余人④。

茂　县(今茂汶县)　伤寒流行,死亡近5000人⑤。太平乡牛尾村48户,有28户患病,死亡45人。城关南庄上下村33户,165人患病,死亡56人,死绝9户35人。富顺乡沙坝村死亡90余人。此疫流行,历时年余⑥。

丹巴县　伤寒流行,遍及全县大小村寨,死者不计其数,掩埋无人,抛尸荒野。聂呷乡抛乌村有13户人,每户都有死亡,伤寒过后,全村仅剩20来人⑦。按:丹巴县时属西康省。

新都县(今成都市新都区、青白江区)　霍乱流行,门坎坡发病达878人。仅永兴场至白云庵的10华里路旁,半月内倒毙20余人⑧。

简阳县(今资阳市简阳市)　霍乱大流行⑨。

江油县(今江油市)　冬,霍乱流行。今《江油县志》载:冬,久旱无雨,井塘干涸,人畜多饮用脏水,霍乱等疾病流行,大堰、东兴一带发病甚多⑩。

北川县　夏秋,霍乱、痢疾流行。青片茅草岭寨12户50人,患红白痢疾死亡13人;陈家坝、桂溪一带疫情亦重,尸横遍地,收葬无人,县府捐资造"万人坑"二处,共掩

---

① 《平武县志》,四川科学技术出版社1997年版。

② 《青川县卫生志》,1988年。

③ 《青川县大事记》,1988年。

④ 《阿坝州卫生志》,民族出版社1995年版。

⑤ 《茂汶羌族自治县志》,四川辞书出版社1997年版。

⑥ 《阿坝州卫生志》,民族出版社1995年版。

⑦ 《丹巴县志》,民族出版社1996年版。

⑧ 《新都县志》,四川人民出版社1994年版。《新都卫生志》,1983年。

⑨ 《内江地区卫生志》,四川辞书出版社1995年版。

⑩ 《江油县志》,四川人民出版社2000年版。

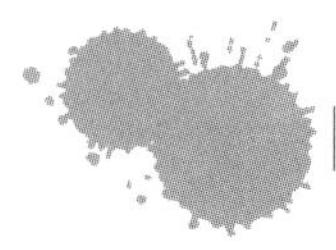

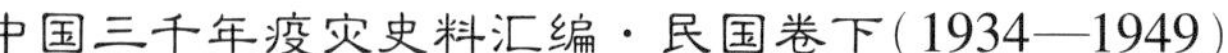

埋城周围骸骨300余具①。今《北川县志》载:大兵,继之饥荒、瘟疫,全县人口大减②。

仪陇县　流感流行。保平三新桥发生230例,经用中药治疗,仍死50多人③。

雅安县(今雅安市)、汉源县、名山县　夏,霍乱流行。今《名山县志》载:5月,急性霍乱流行。此次疫病由凉山经汉源、雅安,于下旬传入县境之新店、百丈等地,一日之内死亡80余人④。

天全县　春,天花流行,大河乡小沟头患病40余人,死亡30人⑤。

乐山县(今乐山市)　春,天花流行⑥。

犍为县　伤寒流行。五通桥发生伤寒151人⑦。按:今犍为县属乐山市,《乐山市志》记述犍为县疫情。

西昌县(今西昌市)　秋,疟疾流行。今《布拖县志》载:8月,交际河中疟疾大流行,河坝死亡90人⑧。

巴中县(今巴中市巴州区)　春,天花流行。今《巴中县卫生志》载:春,大饥馑。2月至于4月,巴中城厢每日饿死三四十人,其余该县大小百余场,平均每场每日饿死饥民在十人以上。大荒之后必有大疫,是年天花流行⑨。

通江县(含今通江县、平昌县)、南江县、巴中县(今巴中市巴州区)　春大饥,夏大疫。5月,中国济生会特派员报告:通、南、巴三县连遭三年旱荒,颗粒无收,饥饿死者十数万,食树皮、草根、白泥伤肠胃成疾者约20万,易子而食、割尸舂食者,不能胜数。刻下疫疠太甚,每县日毙数百人,多停放棺木在室,无人无力抬扛者,甚至将死尸聚集,挖万人坑葬之⑩。

苍溪县　冬,天花流行。元山乡单庙村赵家湾挨家挨户出烂痘子,赵思田全家7口死绝,白苗氏的5个儿子都殒命⑪。

剑阁县、昭化县(今属广元市)、广元县(今广元市)　冬大疫。1936年1月19日

---

① 《北川县志》,方志出版社1996年版。李文波《中国传染病史料》,化学工业出版社2004年版,第181页。

② 《北川县志》,方志出版社1996年版。

③ 《仪陇县志》,四川科学技术出版社1994年版。

④ 《名山县志》,四川科学技术出版社1992年版。

⑤ 《天全县志》,四川科学技术出版社1997年版。

⑥ 《乐山市志》,巴蜀书社2001年版。

⑦ 《乐山市志》,巴蜀书社2001年版。

⑧ 《布拖县志》,电子科技大学出版社2009年版。

⑨ 《巴中县卫生志》,1989年。

⑩ 《巴中县卫生志》,1989年。

⑪ 《苍溪县卫生志》,1988年。

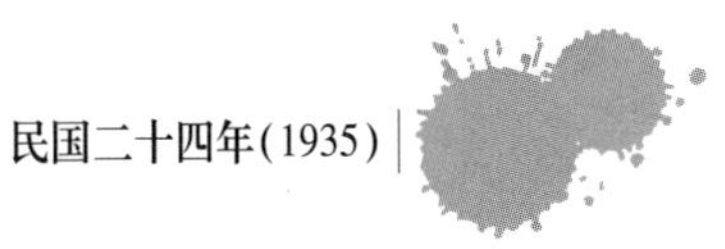

(十二月廿五日)报道:剑、昭、广三县,大兵之后,瘟疫流行[①]。

中江县 夏,痢疾流行,城厢一个月内死300余人[②]。

三台县 天花流行。辉萍乡死小儿150人,当年流传:只见娘娘肚怀胎,却无小儿地上走[③]。

乐至县 夏秋,伤寒、天花流行。今《乐至县志》载:夏秋,县城“鸡窝寒”蔓延,发病快,死亡多。农村“烂痘子”流行,15岁以下儿童感染死亡者多[④]。

营山县 春,天花流行,西桥乡持续5个多月,患者500余人,死亡200余人[⑤]。

遂宁县(今遂宁市) 疫。今《遂宁县志》载:是年,鼠疫发病200人,死亡17人;霍乱发病476人,死亡19人;斑疹伤寒发病483人,死亡26人;猩红热发病126人,死亡4人;天花发病319人,死亡13人;流脑发病190人,死亡10人;白喉发病162人,死亡4人;痢疾发病2003人,死亡64人;伤寒发病1649人,死亡16人;流感发病1277人,死亡29人;疟疾发病1636人,死亡107人。以上11种传染病发病共8521人,死亡309人[⑥]。

南充县(今南充市) 秋,痢疾流行。金宝乡李家垭大院85人,患痢疾者73人,死亡23人,有一家13口死12人者[⑦]。

泸 县(今泸州市) 是年,城区霍乱流行,仅枇杷沟即死亡100余人[⑧]。

叙永县 霍乱流行,死亡近千人[⑨]。一说是痢疾流行[⑩]。

宣汉县 伤寒、霍乱流行。今《宣汉县志》载:疫病流行,患伤寒、霍乱等病而死亡的随处可见。七里乡至双河乡交通沿线,路尸特多,城区及其周围收埋路尸用的火匣一次就备置了500具[⑪]。

重庆市

重庆市 疫。今《重庆市市中区志》载:是年4月至次年3月,重庆市公安局统计

---

① 《中央日报》1936年1月19日,第6版。

② 《中江县志》,四川人民出版社1994年版。

③ 《辉萍乡志》,1985年。《三台县志》,四川人民出版社1992年版。

④ 《乐至县志》,四川人民出版社1995年版。

⑤ 《营山县志》,四川辞书出版社1989年版。

⑥ 《遂宁县志》,巴蜀书社1993年版。

⑦ 《南充县志》,四川人民出版社1993年版。

⑧ 《泸县志》,四川科学技术出版社1993年版。

⑨ 《泸州市卫生志》,方志出版社2005年版。

⑩ 《叙永县志》,方志出版社1998年版。

⑪ 《达县地区卫生志》,四川文艺出版社1990年版。《宣汉县志》,西南财经大学出版社1994年版。

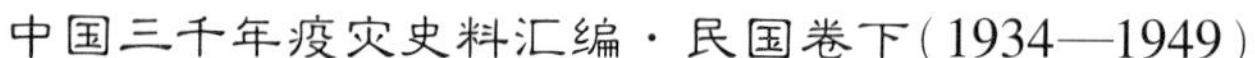

天花死亡 703 人,伤寒死亡 445 人,赤痢死亡 73 人[①]。

江北县(今渝北区) 霍乱、痢疾、伤寒等流行[②]。

巫溪县 麻疹流行,涂尤坝今和平乡杉树村患者 50 余人,死亡 20 余人[③]。

南川县(今南川区) 麻疹大流行,元村场上居民一次死亡 40 余人[④]。

璧山县 疫。今《璧山县志》载:是年,霍乱、天花等 10 种传染病,患者达 1072 人[⑤]。

涪陵县(时含今武隆县) 痢疾流行,武隆县共和乡死亡 50 余人,赵家乡向家坝死亡近 100 人。江口镇回归热流行[⑥]。

云南省

西畴县 天花流行,病死不少[⑦]。

嵩明县 秋八月,伤寒、赤痢等症流行,死亡枕藉,死亡数已达 71 名[⑧]。

宁洱县 秋九月,疫症流行,死亡甚众。11 月 16 日(十月廿一日),省府指示成立临时防疫救济会,并筹设宁洱医院[⑨]。

福贡设治局(今福贡县) 伤寒流行,沿江一带发病千余人,死亡惨重[⑩]。按:这里的“伤寒”可能是民间对“霍乱”的俗称,因为霍乱是介水传染的疾病,所以多沿河流分布。

碧江设治局(今碧江县) 春,天花流行,遍及全县,人死如麻,惨不忍睹[⑪]。

南峤县(今属勐海县) 春,天花流行,老曼娥死 160 多人[⑫]。

大姚县 天花、霍乱、伤寒交加,死者数万人[⑬]。

---

① 《重庆市市中区志》,重庆出版社 1997 年版。

② 《江北县志》,重庆出版社 1996 年版。

③ 《巫溪县志》,四川辞书出版社 1993 年版。

④ 《南川县志》,四川人民出版社 1991 年版。

⑤ 《璧山县志》,四川人民出版社 1996 年版。

⑥ 《武隆县卫生防疫志》,1986 年。

⑦ 《西畴县卫生志》,1999 年。

⑧ “指令嵩明县长呈报该县发生疫症情形核饬遵照由”,《云南民政月刊》1935 年第 21 期,第 29 页。

⑨ “指令第二殖边督办呈报宁洱时疫流行办理临时救济及筹备医院各情核饬遵照”,《云南民政月刊》1935 年第 24 期,第 33 页。

⑩ 《福贡县志》,云南民族出版社 1999 年版。《福贡县卫生志》,1990 年。

⑪ 《碧江县志》,云南民族出版社 1994 年版。《怒江傈僳族自治州卫生志》,云南民族出版社 1997 年版。

⑫ 《勐海县卫生志》,2000 年。

⑬ 《大姚县志》,云南大学出版社 1999 年版。

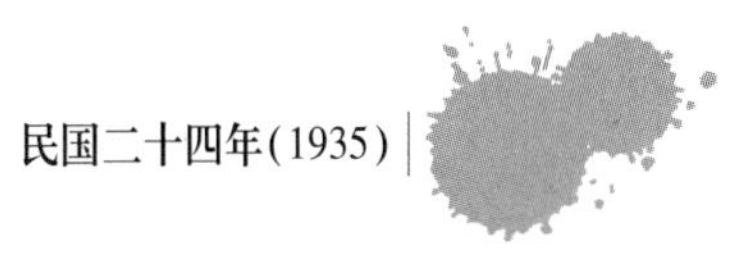

泸西县　冬,流脑流行。1935 年 10 月至 1936 年 3 月的 5 个月中,流脑发病 496 例,死 84 人。冬,10—12 月,诸种传染病共发病 2159 例,死 454 人①。

贵州省

炉山县(今凯里市)　秋,鼠疫流行。挂丁对门寨死 50 人②。

赤水县(今赤水市)　夏,天花流行。今《赤水县志》载:5 月,瘟疫流行,灾荒多处,每日饿死病死数十人。县城天花流行,染病儿童死亡甚多③。

湖北省

湖北省　夏五月,淫雨连旬,江汉并涨,53 县市被淹,灾民 700 余万。秋七月,鄂城、黄冈、麻城、浠水、广水、恩施、鹤峰、宜都、秭归 10 余县,亢旱成灾,均(今丹江口市)、郧(今郧阳区)、远安等 10 余县瘟疫流行,灾区已遍全省,灾民死亡众多④。1936 年 1 月 9 日(十二月十五日)报载:鄂水灾后痢疫盛行,患者近 10 万人,一月内除卫生署巡回诊治外,经鄂救灾会巡回诊治者 5 万人⑤。

汉口市　春,天花流行。2 月 9 日(正月初六日)报道:汉口天气严寒,天花盛行⑥。3 月,汉口亦闹时疫,闻系天花,蔓延颇广,西人侨寓中亦有染及者⑦。

通城县　春,麻疹流行,何婆桥、玻璃坳一带小儿死亡甚多⑧。

广济县(今武穴市)　春,麻疹流行,武穴镇死 50 余人⑨。

黄冈县(今黄冈市)　痢疾流行,贾庙一带每村有人病倒,华家土门村半月内死亡 7 人⑩。

汉川县(今汉川市)　夏,大水,霍乱流行。7 月 28 日(六月廿八日)报道:汉川全县人口 39 万,灾民共 32 万,死者以县北曹湖沿岸为最多,县东溢港湖一乡淹毙三四百人,斗埠乡、虾子乡、黑潭乡,地势尤低,死亡数约三四千人。未死灾民,拥集堤上,

---

① 《泸西县志》,云南人民出版社 1992 年版。

② 《凯里市志》,方志出版社 1998 年版。

③ 《赤水县志》,贵州人民出版社 1990 年版。

④ “水灾之外鄂省又遭旱疫”,《申报》1935 年 8 月 29 日,第 3 版。《湖北年鉴(1931—1935 年)》,1937 年,第 99 页。

⑤ “鄂省疫病盛行”,《康健杂志》1936 年第 4 卷第 1 期,第 55 页。

⑥ “徐汉昨大雪汉有天花流行”,《中央日报》1935 年 2 月 9 日,第 2 版。“京市武汉大雪”,《申报》1935 年 2 月 9 日,第 3 版。

⑦ “各地疫势猖獗未息”,《新医药杂志》1935 年第 3 卷第 3 期,第 83 页。

⑧ 《通城县志》,1985 年。

⑨ 《广济县志》,汉语大词典出版社 1994 年版。

⑩ 《黄冈县志》,武汉大学出版社 1990 年版。

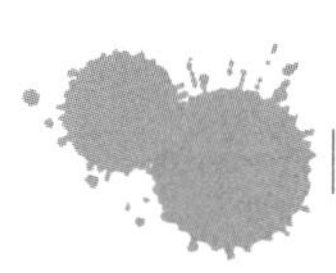

日晒水蒸,风餐露宿,疫疠蔓延,罹霍乱、暑痧死者,约5000人[①]。如小里潭萧家台仅17户,霍乱发病57人,死亡13人,死绝2户[②]。

襄阳县(今襄阳市襄州区)　夏,大水,痢疾、疟疾、霍乱流行。今《襄阳县志》载:夏六月,大雨,汉水暴涨,水退后,痢、疟流行。石桥一带霍乱流行,死无人埋,田无人耕。张庄、廖寨、孟庄、胡家巷、汪营、贺家沟、张家湖、卓营、马棚等地,有940人患黑热病[③]。

郧　县(含今十堰市区及郧阳区)　秋八月,水灾后,赤痢、霍乱种种病菌,到处传染,遍于全境[④]。

利川县(今利川市)　天花流行,黄泥塘堰水一带死亡300余人[⑤]。

建始县　(秋)8月,痢疾流行,死亡无数[⑥]。

宜都县(今宜都市)　疟疾流行,枝城李家湾一带,每户都有疟疾病人,一家甚至病倒几口[⑦]。

荆门县(今荆门市)　春,麻疹流行,团林、五里死25人[⑧]。

远安县　秋,霍乱流行。据报道:远安县水灾之后,人民染疫死者达三四百人[⑨]。

石首县(今石首市)　夏,痢疾流行,调关、小河染病千人,死亡近百。又,天花流行,南堤发生300多人,死亡30余[⑩]。

湖南省

长沙市　春二月,脑膜炎疫流行[⑪],患者114人[⑫]。长沙流行性乙型脑炎流行,闹得人心惶惶[⑬]。长沙突发流行性脑脊髓膜炎,传染之众,死亡之速,视沪、汉各症为尤

---

① “汉川水灾惨况”,《申报》1935年7月28日,第9版。

② 《汉川县志》,中国城市出版社1992年版。

③ 《襄阳县志》,湖北人民出版社1989年版。

④ “鄂郧县水灾惨重,城垣被淹人畜漂没哀鸿遍野疫疠盛行”,《中央日报》1935年9月18日,第2版。“水灾之外鄂省又遭旱疫”,《申报》1935年8月29日,第3版。《湖北年鉴(1931—1935年)》,1937年,第99页。

⑤ 《利川市志》,湖北科学技术出版社1993年版。

⑥ 《建始县志》,湖北辞书出版社1994年版。

⑦ 《宜都县志》,湖北人民出版社1990年版。

⑧ 《荆门卫生志》,中国文史出版社1990年版。

⑨ “鄂远安县发现瘟疫”,《申报》1936年2月21日,第9版。

⑩ 《石首县志》,红旗出版社1990年版。

⑪ “湘脑膜炎流行”,《中央日报》1935年3月7日,第2版。

⑫ 《长沙县志》,生活·读书·新知三联书店1995年版。

⑬ 《湘阴县志》,生活·读书·新知三联书店1995年版。

甚,洵不可轻视也[①]。3月7日(二月初三日)报道:长沙脑膜炎疫甚流行[②]。

安化县　春,脑膜炎流行[③]。

常德县(今常德市)　春,脑膜炎流行,蔓延至汉寿[④]。疟疾、痢疾、流感流行,患者3935人次[⑤]。

汉寿县　春,脑膜炎流行。秋,疟疾、痢疾流行。今《汉寿县卫生志》载:春,脑膜炎流行。夏,大水,淹毙12700余人,灾后,疫病丛生,湖南省卫生实验处组织工作队来汉寿,自7月21日至8月20日,共计治疗2521人(疟疾98,痢疾410,外伤312,其他1279)。自8月20日起,由行政院卫生署所组织的巡回医疗队来县继续诊治两月,其治疗人数总计1081人(疟疾296,痢疾274,流感220,其他291)[⑥]。

澧　县(含今澧县、津市市)　夏,大水,秋大疫。今《澧县志》载:夏大水,大围垸溃决,死于霍乱、伤寒、痢疾、疟疾、肠炎病者,一月内竟达1670人[⑦]。

浏阳县(今浏阳市)　秋,疟疾流行,死3000多人[⑧]。

平江县　秋,疟疾流行,患者甚众,驻县军队患病率达82%[⑨]。据报道:民廿四年春,疾病渐减,死亡亦少,迄秋收之际复作。是年死亡人民,计达七百有奇[⑩]。

湘潭县(今包括湘潭市、湘潭县、韶山市、株洲市、株洲县)　麻疹大流行,死亡枕藉。河口白米村(今属湘潭县)两个屋场36个小孩,因患麻疹死亡28例。又,天花、霍乱流行[⑪]。

湘乡县(今包括湘乡市、双峰县)　春,脑膜炎流行。3月,八区旬日内死亡60余人[⑫]。

湘阴县(今含湘阴县、汨罗市)　秋,疟疾、痢疾流行。今《湘阴县志》载:夏,大水,水灾之后,疠疫流行,计患疟疾者990余人、痢疾727人、流行性感冒450人,其他

---

① “各地疫势猖獗未息”,《新医药杂志》1935年第3卷第3期,第83页。

② “长沙发生脑膜炎疫,学校停止上课,飞机运送血清”,《大公报》1935年3月7日,第3版。

③ 《安化县志》,中国社会科学文献出版社1993年版。

④ 《汉寿县卫生志》,1988年。

⑤ 《常德市卫生志》,1989年。

⑥ 《汉寿县卫生志》,1988年。

⑦ 《澧县志》,社会科学文献出版社1993年版。

⑧ 《湖南省浏阳市大围山镇志》,2002年。

⑨ 《平江县卫生志》,1990年。

⑩ “平江瘟疫流行,病症极为复杂死亡相继,芷江各属疫势蔓延颇广”,《中央日报》1936年9月30日,第6版。

⑪ 《湘潭县卫生志》,1991年。

⑫ 《湘乡县志》,湖南人民出版社1993年版。

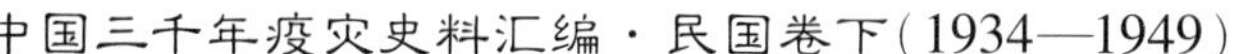

疾病1655人[1]。

安仁县　春,脑膜炎流行,死亡率高达85%以上[2]。

郴　县(今郴州市)　夏秋,霍乱大流行,死亡惨重[3]。

衡山县　春,脑膜炎大流行[4]。

耒阳县(今耒阳市)　天花流行[5]。

零陵县(今永州市)　春,脑膜炎流行。二月报载:本县第八区近来时疫流行,有患头痛者,有患痧症者,有患呕吐者,死亡日以数十计,全区惊惶万状[6]。今《零陵县志》载:去冬迄今春,脑膜炎病蔓延甚广,死亡甚众[7]。

酃　县(今炎陵县)　痢疾暴发流行,龙渣村死亡70余人[8]。

宜章县　(春)4月,天花流行,才口村全村80人,死13人[9]。

芷江县　秋,恶性疟疾流行,县公坪一带死亡600余人。是年,报告伤寒患者300余例[10]。1936年9月30日(八月十五日)报道:公坪乡人少山多,森林蔽日,去年曾一度发生大疫,死600余人[11]。

石门县　夏秋,痢疾流行。今《石门县卫生志》载:夏,大水,疫病流行,县城周围发生流感369例,痢疾906例。8月,花薮乡八保龙家山边仅100余人的村庄,发生痢疾37人,病死21人[12]。

龙山县　霍乱大流行,红岩溪田家沟患病40余人,有的全家病倒,死后无人殓尸[13]。

慈利县　夏秋,天花流行。今《慈利县卫生志》载:夏,大水,县城水深八九尺,灾后疫病流行,惨不忍睹。国太桥乡天花流行,墟场及其附近1808人中,333人患天花,

---

① 《湘阴县志》,生活·读书·新知三联书店1995年版。

② 《安仁县志》,中国社会出版社1996年版。

③ 《郴州地区卫生志》,1992年。

④ 《衡山县志》,岳麓书社1994年版。《衡阳市卫生志》,1995年。

⑤ 《耒阳市志》,中国社会出版社1993年版。

⑥ "零陵时疫流行",《中山周报》1935年第31期,第35页。

⑦ 《零陵县志》,中国社会出版社1992年版。

⑧ 《炎陵县卫生志》,1999年。

⑨ 《宜章县志》,黄山书社1995年版。

⑩ 《芷江县志》,生活·新书·新知三联书店1993年版。

⑪ "平江瘟疫流行,病症极为复杂死亡相继,芷江各属疫势蔓延颇广",《中央日报》1936年9月30日,第6版。

⑫ 《石门县卫生志》,黄山书社1993年版。

⑬ 《龙山县志》,1985年。

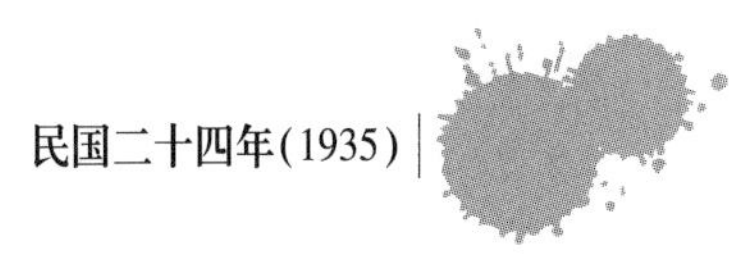

死亡116人①。

会同县　麻疹流行,洪江死亡400余人②。

江西省

南昌县(今属南昌市)　春,脑膜炎流行。3月22日(二月十八日)报道:南昌脑膜炎近颇猖獗,蔓延极远③。3月26日(二月廿二日)报道:南昌脑膜炎流行,患者以小儿居多,流行极速,市民谈虎色变,大有满城风雨之概④。3月30日(二月廿六日)报道:南昌脑膜炎流行甚炽,染者霎时毙命,各学校全部宣布停课,全城哄动,当局正施行预防与救济,然日来死亡极众⑤。4月(三月),《新医药杂志》载:江西脑膜炎疫盛行,死亡甚众……上月下旬疫势最炽,尤以南昌城厢为甚,染者霎时毙命,民众之恐怖心理,不可名状。因此各级学校于25日起宣布停课,纷纷令学生回家以避传染⑥。

丰城县(今丰城市)　天花流行。希望乡井头村死40余人。焦坑乡曲源村一夜死18人。张巷乡丁堡村几天内死亡儿童10余人⑦。

进贤县　血吸虫病流行,有全家死绝者⑧。

横峰县　秋九月,恶性疟疾流行。10月,浙赣铁路玉市段横峰、弋阳间……(战后)山野溃尸,无法掩埋。故秋后忽发现恶性疟疾一种,流行甚烈,该段路工500余人,染疾者达400人以上,死亡甚众。连日该地居民,死亡数约百人,致工程进行顿行阻滞⑨。今《横峰县志》载:夏,水灾,灾后疫病流行⑩。

弋阳县　秋九月,恶性疟疾流行⑪。浙赣铁路南玉段沿线发生恶性疟疾,流行区域约一百里,以横峰、弋阳一带流行最烈,玉山及贵溪等处则发现尚少⑫。

上饶县(今属上饶市)　夏,霍乱流行。秋,疟疾流行。今《上饶县志》载:6—7月

---

① 《慈利县卫生志》,1989年。

② 《会同县卫生志》,1993年。

③ “各地气候剧变”,《申报》1935年3月22日,第8版。

④ “赣垣脑膜炎流行,小学生次第传染举市骚动,卫生处从事救治广施预防”,《中央日报》1935年3月26日,第6版。

⑤ “南昌脑膜炎流行死亡极众”,《盛京时报》1935年3月30日,第2版。

⑥ “各地杂讯一束:南昌各学校因避疫停课”,《新医药杂志》1935年第3卷第4期,第81~82页。

⑦ 《丰城县志》,上海人民出版社1989年版。《焦坑乡志》,1987年。《张巷乡志》,1986年。

⑧ 《进贤县志》,江西人民出版社1989年版。

⑨ “南玉段沿线疟疾流行”,《康健杂志》1935年第3卷第11期,第49页。

⑩ 《横峰县志》,浙江人民出版社1992年版。

⑪ “南玉段沿线疟疾流行”,《康健杂志》1935年第3卷第11期,第49页。

⑫ “浙赣横弋段疫势渐减”,《昆虫与植病》1935年第3卷第32期,第654页。

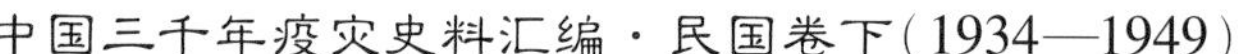

间,高泉、东山村一带死164人。秋,疟疾流行,死900余人。大山村全村94人,患病85人,死61人;大济村557人,死155人,11户死绝①。

玉山县　鼠疫流行。枫林一带死者占当地人口四分之一,五分之一住户全家死光,枫林街出现过一天抬出18副棺木的情况②。

上高县　春,天花流行。今《上高县志》载:3月,浏阳苗师在一区乡村设立神坛,敬祀天花娘娘,用旧法种痘,造成天花流行,死亡儿童100多人③。

宜春县(今宜春市)　麻疹大流行,患者并发肺炎、痢疾,南庙死者占20%以上④。

兴国县　夏,霍乱流行⑤。

虔南县(今全南县)　天花流行,城郊上山村死亡100余人,有一家6口死绝者⑥。

九江县(今包括九江市、九江县)　天花流行,发病18775人⑦。

乐平县(今乐平市)　夏,霍乱流行。7月,里汪、港口两村死100余人⑧。

江苏省

江苏省　春,苏北地区白喉流行。又闻苏北亦有凶恶之传染病发现,尤以邳、宿一带死亡相继⑨。3月10日(二月初六日)报道:江北白喉猖獗,以淮阴、泗、涟为最⑩。夏,苏北地区黑热病蔓延。6月3日(五月初三日)报道:年来江北黑热病(即旧时所谓痞块病)流行甚烈,于民二十(年)大水以前,仅流行于涟水县麻垛、古寨集一带,迄今未足五年,北起海州,南止扬州,均为流行之区,患者多为少壮男子。病态为面黄枯瘦,腹部高肿,两侧皆有硬块,全身皮肤呈土黑色,胸腹疼痛,轻者饮食少进,重者滴水不入,故重者旬日即可死去。卫生署对之颇为注意,去春曾请苏省府令江北各县调查,计患者约11万人,卫生署特设黑热病研究院于清江浦,内有研究队一队……该队因经费有限,不能普遍治疗,故由去夏至今,医好者仅3200人,据调查,现患者已

---

① 《上饶县志》,中共中央党校出版社1993年版。《上饶地区卫生志》,黄山书社1994年版。
② 《玉山县志》,江西人民出版社1985年版。
③ 《上高县志》,南海出版公司1990年版。
④ 《宜春市志》,南海出版公司1990年版。
⑤ 《兴国县志》,1988年。
⑥ 《全南县志》,江西人民出版社1995年版。
⑦ 《九江县志》,新华出版社1996年版。
⑧ 《乐平县志》,上海古籍出版社1987年版。
⑨ “各地疫势猖獗未息”,《新医药杂志》1935年第3卷第3期,第83页。
⑩ “江北一带白喉流行”,《申报》1935年3月10日,第8版。

达18万人,一年间竟增加7万人[①]。6月8日(五月初八日)报道:月来气候失调,徐属各县患黑死病者(按:"黑死病"是鼠疫,这里应该是"黑热病"之误),据专署调查,铜山500人,邳县1000余人,睢县600余人,丰县400人,萧县30人,沛县1人[②]。6月22日(五月廿二日)报道:江北淮、海、扬一带黑热病流行甚烈,患者达18万人,现又由海州西延至徐属各县[③]。秋,苏北地区大水,大疫,天花、痧疹、疟疾、痢疾、黑热病等流行。秋,苏北水灾,邳县、宿迁、沐阳、东海、灌云诸县灾民,或南下京沪一带谋生,或携男抱女,远方乞食,为状甚惨[④]。9月10日(八月十三日)《大公报》载:淮海各县入秋以后,乍寒乍热,疫势遂更行猖獗,就中以天花、痧疹最为盛行,而疟痢、伤寒亦有不可向迩之势[⑤]。9月29日(九月初二日)《中央日报》报道:苏北淮阴等县黑热病蔓延甚烈,现据调查,黑热病蔓延区域,有渐向南移侵袭江南趋势[⑥]。10月19日(九月廿二日)《大公报》报道:鲁西黄河溃决,害及苏北各县,除田舍什物冲毁外,人畜死伤甚多,实为传染疫病之根源。加以淮海各县入秋以后,乍寒乍热,一日之间温度常相差十数度,疫势遂更形猖獗,就中尤以天花、痧疹最为盛行,而疟痢、伤寒亦有不可向迩之势[⑦]。10月23日(九月廿六日)《申报》报道:铜山、沛县一带,微湖西岸300余村,仍处泽国,灾民饮食,胥取浊流,现当秋令,疫疠大作,无法诊治,坐毙待命,惨状不堪入目[⑧]。《神州国医学报》载:日来气候不正,各种传染疾病最易萌发,最近苏省江北一带,突发现黑热症疾病,患者颇多……江北一带多属农村,故黑热病之传染者,大半均为农民[⑨]。苏北黑热病蔓延,患此症者为数甚众,自徐州以东,以宿迁、淮阴、涟水等属为最烈……黑热病流入中国,恐不足二十年,当时有一曾在印度驻防之英国兵士,在北平病死,后经协和医院解剖研究,发现为黑热病,此为在中国境内之第一患者,从此南下,蔓延至河北、山东、河南、安徽、江苏等省,北平虽为中国黑热病之发源地,但患者尚不为多,协和医院每年诊治黑热病,患者不过四五十人,为害之烈,以沿

---

① "可怕的黑热病,江北患者十八万人,传染极烈,一年增加七万人,研究队请款二十万谋防治",《大公报》1935年6月3日,第10版。

② "简报",《大公报》1935年6月8日,第3版。

③ "防止黑热病,苏省府无款协助,沪红会散放诊费",《大公报》1935年6月22日,第10版。

④ 李文海等《近代中国灾荒纪年续编》,湖南教育出版社1993年版,第465页。

⑤ "苏北疫炽,灾后余生复罹疾疫,各县当局正谋防救",《大公报》1935年10月19日,第10版。

⑥ "苏北黑热病有侵袭江南趋势",《中央日报》1935年9月29日,第6版。

⑦ "苏北疫炽,灾后余生复罹疾疫,各县当局正谋防救",《大公报》1935年10月19日,第10版。

⑧ "铜沛灾民又患疫疠",《申报》1935年10月23日,第7版。

⑨ "江北发现黑热症,海港检疫处防止蔓延,卫生署派员前往诊治",《神州国医学报》1935年第3卷第6期,第18~19页。

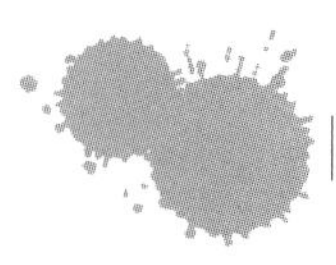

旧黄河道各地为最[①]。冬,黑热病继续大流行。11月6日(十月十一日)报道:苏北淮、徐、海一带,自去春流行黑热病以来,患者日增,近且蔓延至扬州、镇江一带,盖已由江北侵至江南,流行之速与传染之广,殊堪忧虑[②]。11月25日(十月三十日)报道:苏北黑热病流行甚剧,徐、海、淮阳一带,患者已逾20万人,近镇江一带亦有患者,毒焰已侵入江南[③]。11月25日(十月三十日)报道:苏北黑热病流行甚剧,徐、海、淮、扬一带,患者已逾20万人。近镇江一带,亦有患者,毒焰已侵入江南[④]。11月26日(十一月初一日)报道:势如猛虎之黑热病,今春蔓延苏北一带,达数十万人之消息,曾喧腾各报。近闻苏北一带,如淮扬、清江浦、徐州等处,又发现20万人传染此疾[⑤]。12月27日(十二月初二日)报道:苏北黑热病流行甚剧[⑥]。12月29日(十二月初四日)报道:黑热病流行甚剧,患者求治日众,此间黑热病研究队已治愈3000余人[⑦]。1936年1月17日(十二月廿三日)报道:苏北黑热病以淮属涟、泗各县为最猖獗之区,患者极众。初系发热,形同疟疾,至紧要时期,辄黄瘦肌弱,腹生皮块[⑧]。

南京市　夏,脑膜炎、麻疹流行。5月29日(四月廿七日)报道:5月16日至22日一周内,患病死亡人数,共达38名之多[⑨]。6月(五月),南京市麻疹流行,小儿患者死亡极多[⑩]。卫生事务所调查,(京市)所患麻疹而死亡之人口为数甚多,最近半月统计,死亡人数占其他病症十分之一[⑪]。秋冬,天花、白喉流行。10月30日(十月初四日)报道:南京发现天花患者4人,3人死亡[⑫]。11月18日(十月廿三日)报道:八卦洲白喉流行,自11月15日起,2日间患者达60余人,形势极为严重[⑬]。11月19日

---

① "苏北黑热病之调查(病区极广患者前后达十万,研究队设事务所每日施诊)",《神州国医学报》1935年第3卷第6期,第18~19页。

② "苏北黑热病侵入江南,患者已逾二十万人,苏民厅正力筹防治",《大公报》1935年11月6日,第10版。

③ "黑热病侵入江南",《大公报》1935年11月25日,第3版。

④ "黑热病流行苏北,患者逾二十万并已侵入江南……",《中央日报》1935年11月25日,第2版。

⑤ "苏北黑热病,省府及卫生署派员前往救治",《中央日报》1935年11月26日,第6版。

⑥ "黑热病苏北流行甚剧",《大公报》1935年12月29日,第3版。

⑦ "苏北黑热病,流行甚剧,已治愈三千余人",《中央日报》1935年12月29日,第3版。

⑧ "扑灭黑热病,苏省正统筹的款,冷御秋会赴沪向银界募款,拟在猖獗区域普设诊疗院",《中央日报》1936年1月17日,第6版。

⑨ "天时不正,疾疫流行,一周间二区死卅八名,卫生机关已注射预防",《中央日报》1935年5月29日,第7版。

⑩ "京市麻疹流行",《康健杂志》1935年第3卷第7期,第55页。

⑪ "病症与死亡",《医药评论》1935年第127期,第76页。

⑫ "本京发现天花卫生所定期举行全市种痘大运动",《中央日报》1935年10月30日,第7版。

⑬ "八卦洲发现白喉症,两日间患者已达六十余人",《中央日报》1935年11月18日,第7版。

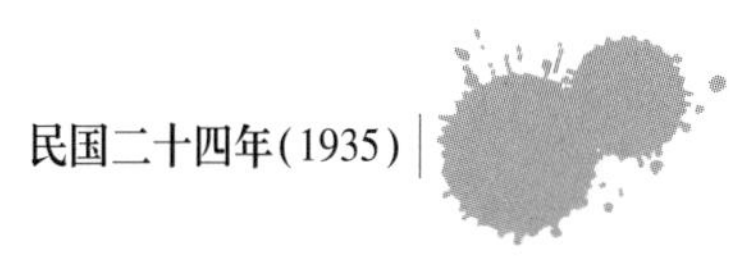

(十月廿四日)报道:金川门外四所村棚户区发现天花患者7人①。

溧水县(今南京市溧水区) 霍乱流行,全县死亡甚众②。

镇江县(今镇江市) 冬,黑热病流行。1936年1月17日(十二月廿三日)报道:镇江发现黑热病,不过为数不多③。

吴 县(今苏州市) 春,白喉流行。2月19日(正月十六日)《苏州明报》报道:天时寒暖无常,市上发现真性白喉,流行甚速④。夏,霍乱大流行,车渡毛家浜村最为严重,死亡30多人,最多一天死亡6人⑤。

常熟县(今常熟市) 秋,霍乱流行,唐市杨家坟死8人⑥。冬,疟疾流行。11月,乡间疟疾流行,常熟县立医院组织临时巡回防疟队下乡防疟⑦。

武进县(今常州市武进区) 冬,猩红热、疟疾流行。11月,马杭桥小学猩红热和疟疾流行⑧。

无锡县(今无锡市) 春,猩红热、脑膜炎流行。3月22日(二月十八日)报道:市上之患腥红热、脑膜炎者颇多⑨。夏,霍乱流行。6月26日(五月廿六日)报道:本县(无锡)疫疠流行,且传染甚速,第三区新安乡一带,近又发现一种怪病,患者脑胀面黑,四肢发抖,在四小时内,即不救而死。又发现真性霍乱及虎烈拉等时疫⑩。6月28日(五月廿八日)报道:入夏以来,天时寒暖无常,以致疫疠流行,且传甚速⑪。7月20日(六月二十日)报道:气候酷热,以致中暑路毙者日有所闻,而患时疫死亡者亦属不少⑫。梅村霍乱暴死200人以上⑬。同日又报道:迩来气候酷热,时疫发生,以霍乱、赤痢等症为尤剧,传染甚速⑭。

---

① “四所村发现天花卫生所挨户种痘”,《中央日报》1935年11月19日,第3版。

② 《南京卫生志》,方志出版社1996年版。

③ “扑灭黑热病,苏省正统筹的款,冷御秋会赴沪向银界募款,拟在猖獗区域普设诊疗院”,《中央日报》1936年1月17日,第6版。

④ 《苏州明报》1935年2月19日。

⑤ 《阳澄湖镇志》,上海社会科学院出版社2004年版。

⑥ 《常熟市卫生志》,1990年。

⑦ 《常熟市卫生志》,1990年。《常熟市志》,上海人民出版社1990年版。《辛庄镇志》,上海社会科学院出版社2003年版。

⑧ 《常州市卫生志》,1989年。

⑨ “无锡气候失常春雪纷飞”,《申报》1935年3月22日,第8版。

⑩ “病症与死亡”,《医药评论》1935年第127期,第76页。

⑪ “城乡疫疠流行”,《申报》1935年6月28日,第8版。

⑫ “无锡”,《申报》1935年7月20日,第9版。

⑬ 《梅村志》,江苏科学技术出版社1991年版。

⑭ “无锡”,《大公报》1935年7月20日,第10版。

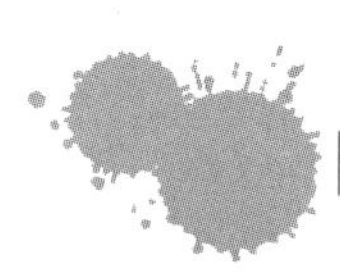

南通县(今南通市) 夏四月,监狱疫。5月27日(四月廿五日)报道:南通县府押所,收容男女人数达400余,近日因人犯拥挤,发生时疫,死亡相继①。6月4日(五月初四日)又报道:通邑最近查缉烟民甚严,致押所男女烟犯,拥挤不堪,所内发生时疫,死亡相继②。

如皋县(今如皋市) 秋,恶性疟疾流行。今《如皋县志》载:9—10月,全县恶性疟疾流行,染及5万余人,死亡3000余人③。

太仓县(今太仓市) (春)白喉流行,因无预防药物,相继传开,九曲镇死亡4个孩子④。秋,疟疾流行。太仓人孙韬曰:本年入夏以来,天气异常酷热,且又旱魃助着肆虐。本年度太仓的"稻头黄"病症,更是风行一时,大肆猖獗。太仓本年度的"稻头黄"病,以疫疟占最多数,疫疟的开始蠕动期,为8月中旬,至9月初旬,日渐猖獗,邑东中北各区几至沿门阖户,十分之七受到这病魔的蹂躏,至11月下旬,渐渐地消灭。统计本年度牺牲于疫疟病魔下者,所新产妇及六龄以下之孩子为最多数⑤。

淮阴县(今淮安市淮阴区) 春,亢旱,白喉流行⑥,天花流行。自新岁以来,气候和暖,异于曩昔,各地居民正喜冬行春令,生活方面较为舒适,讵消息传来,南北均盛行时疫。其中最剧烈者为福建之鼠疫……次之为江北淮阴一带之天花,发病急剧,患者以襁褓中之婴孩及四十岁左右之壮年为多,而往往母子之间互相传染,终致不起者,闻死亡之数已达400余人,亦一浩劫也⑦。夏,亢旱,斑疹伤寒流行⑧。又,黑热病流行。82%的村庄都有黑热病,户口感染率高达83%,民国政府卫生部黑热病防治处把淮阴列为全国流行最严重的5个地区之一⑨。

淮安县(今淮安市) 黑热病流行,苏嘴、顺河一带为主要流行区⑩。

泗阳县 冬,天花流行,县府购痘苗预防。黑热病流行,来安集仅有100余口人,患者30多人,死亡率高达90%以上⑪。

---

① "押所发生时疫救济",《申报》1935年5月27日,第7版。

② "南通烟犯押所发生时疫",《申报》1935年6月4日,第7版。

③ 《如皋县志》,香港新亚洲出版社1995年版。

④ 《太仓县志》,江苏人民出版社1991年版。《太仓市卫生志》,1998年。

⑤ "民国二十三年太仓流行性疫疟之可怖",《光华医药杂志》1935年第2卷第4期,第20~23页。

⑥ "淮阴白喉症流行",《申报》1935年3月17日,第9版。

⑦ "岁初各地流行时疫",《康健杂志》1935年第3卷第9期,第50~51页。

⑧ "淮阴久旱发生时疫",《申报》1935年6月10日,第7版。

⑨ 《淮阴市卫生志》,中国矿业大学出版社1997年版。

⑩ 《淮安市志》,江苏人民出版社1998年版。

⑪ 《泗阳县志》,江苏人民出版社1995年版。

涟水县　春,白喉流行。2 月 20 日(正月十七日)报道:涟邑天气反常,时热时寒,白喉流行,乡区为甚。乡间儿童因此致死者 30 余人,而传染仍甚猛烈①。

铜山县(今徐州市铜山区)　春,脑膜炎、猩红热、黑热病流行。4 月 24 日(三月廿二日)报道:徐属五区张庄近发现黑死病,患者身疼颈硬,现黑斑,死亡十之四五②。4 月 26 日(三月廿四日)报道:入春以来,江北亢旱,冷暖不均,时疫流行,除脑膜炎、猩红热等症外,近又发生一种黑死病,传染极速,此症初发生于张井庄地方,渐及于天然乡一带,乡村医生治疗乏术,全庄死亡甚众③。夏四月,监狱疫,回归热流行。5 月 10 日(四月初八日)报道:铜山县监狱押犯七百余人,近发生回归热疫症④。铜山县监狱署押犯 700 余人,最近发生疫症,患者达 80 人,已死 4 人⑤。夏六月,痢疾流行。7 月 18 日(六月十八日)报道:连日奇热,小儿多患痢疾夭殇⑥。秋九月,灾民大疫,霍乱流行。10 月 23 日(九月廿六日)报道:水灾之后,灾民疫疠大作⑦。

沛　县　秋,灾民大疫,霍乱流行。10 月 23 日(九月廿六日)报道:徐北铜、沛一带,微湖西岸 300 余村,仍处泽国。灾民饭食,胥取浊流,现当秋令,疫疠大作,无法诊治,坐待毙命,惨状不堪入目⑧。

东海县　春,流感流行。2 月 28 日(正月廿五日)报道:春来因气候失常,新浦盛行流行性感冒,传染极广⑨。夏,霍乱流行。6 月 17 日(五月十七日)报道:新浦(属东海县)入夏亢旱,饮料缺乏,贫民多挖取路旁宿水为饮料,故日来疫疠流行,病状为上吐下泻,腹痛头晕,三小时内可毙命,城厢患是病者日必数起⑩。冬,伤寒流行。11 月 21 日(十月廿六日)报道:近来气候失常,人民多染伤寒症,死亡颇多⑪。

宿迁县(今宿迁市)　霍乱流行⑫。

---

① “芜湖发现白喉症,患此病者多为贫穷儿童,就医过迟死亡已非少数”,《中央日报》1935 年 2 月 20 日,第 6 版。

② “徐属发现黑死病,当局派医救治”,《大公报》1935 年 4 月 24 日,第 3 版。

③ “徐州附近发现黑死病,传染迅速,死亡甚众”,《大公报》1935 年 4 月 26 日,第 10 版。

④ “铜山县狱发生回归热”,《申报》1935 年 5 月 10 日,第 6 版。“铜山县狱发生回归热”,《康健杂志》1935 年第 3 卷第 5 期,第 56 页。

⑤ “司法行政部商同卫生署派员赴徐防治监狱疫症”,《卫生半月刊》1935 年第 2 卷第 9 期,第 51 页。

⑥ “上海发现霍乱症,徐州患痢疾者多”,《大公报》1935 年 7 月 18 日,第 3 版。

⑦ “铜沛灾民又患疫疠”,《申报》1935 年 10 月 23 日,第 7 版。

⑧ “铜沛灾民又患疫疠”,《申报》1935 年 10 月 23 日,第 7 版。

⑨ “海州通信”,《大公报》1935 年 2 月 28 日,第 10 版。

⑩ “新浦疫疠流行,为饮料不洁所致”,《大公报》1935 年 6 月 17 日,第 10 版。

⑪ “东海伤寒流行”,《大公报》1935 年 11 月 21 日,第 10 版。

⑫ 《宿迁市志》,江苏人民出版社 1996 年版。

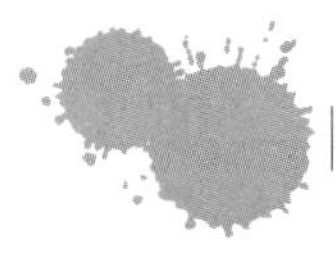

灌云县　(夏)5月,天花流行,仅板浦一地发病350余人,死亡20余人①。

沭阳县　春,安峰山以南天花流行②。

上海市

上海市　春,天花、脑膜炎流行。4月12日(三月初十日)报道:沪连日天气转热,痘症、脑膜炎症盛行③。夏,霍乱流行。上海市自入夏以来,天时不正,乍暖乍寒,致各项夏季时症,相继而生,7月9日(六月初九日)二十四小时中,租界紧急救护车竟发出二十五次之多,所载病客,均患时症④。7月12日(六月十二日)报道:西藏路上海时疫医院7月1—11日,计门诊1101人,住院者172人,中以胃肠炎为最多,痢疾、疟疾次之,回归热、伤寒更次之,较之去年略增⑤。7月15日(六月十五日)报道:西藏路上海时疫医院昨日门诊达200余号;北西藏路急救时疫医院昨日时疫病人130余号;虹口华德路平民产科医院附设之时疫医院昨日门诊526号,住院者200余人。上海市钱业同业公会时疫医院昨日诊治100余号⑥。7月18日(六月十八日)报道:虹口时疫医院受验人数425人,且有真性霍乱2人;西藏路上海时疫医院4人因中暑毙命;北西藏路急救时疫医院挂号人数204人⑦。秋,疟疾流行。9月29日(九月初二日)报道:沪南闵行区最近发现危险性疟疾,形势颇为严重⑧。冬,白喉流行。《康健杂志》载:上海在上月(10月)中旬每日发见患此等传染病(白喉与猩红热)者不下二三十人,幸血清存货充足,大多数均赖以转危为安⑨。至于上海方面,白喉病人仍属不少,并不因当局之努力隔离而稍制止,加以幼儿之麻疹又乘时而发,各方对之甚觉应接不暇,市民有询究蔓延之原因者,则惟诿之天时不正而已⑩。

松江县(今上海市松江区)　霍乱流行,白墙头村有一家3天亡4人⑪。沈家埭

---

① 《灌云县卫生志》,江苏科学技术出版社1990年版。

② 《沭阳县卫生志》,中国矿业大学出版社1996年版。

③ “沪天气转热,痘症、脑膜炎症盛行”,《大公报》1935年4月12日,第3版。

④ “气候不正发现时疫”,《康健杂志》1935年第3卷第7期,第54~55页。

⑤ “气候不正疾病丛生各医院应接不暇胃肠炎最多痢疾次之”,《申报》1935年7月12日,第11版。

⑥ “天气酷热各医院时疫病人剧增”,《申报》1935年7月15日,第11版。

⑦ “本市发现真性霍乱各医院有人满之患昨日中暑死者多人”,《申报》1935年7月18日,第10版。

⑧ “工部局警告闵行疟疾盛行”,《申报》1935年9月29日,第12版。

⑨ “岁初各地流行时疫”,《康健杂志》1935年第3卷第9期,第50~51页。

⑩ “各地疫势猖獗未息”,《新医药杂志》1935年第3卷第3期,第83页。

⑪ 《叶榭志》,上海辞书出版社2003年版。

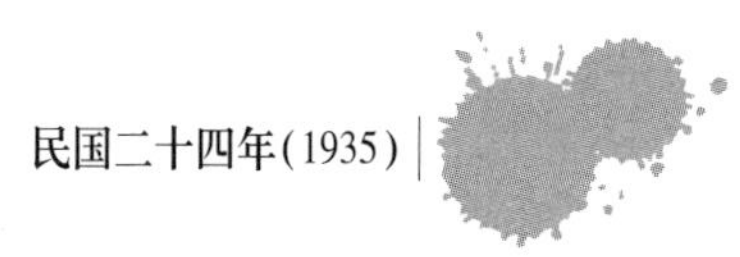

村患霍乱传染病13户,死亡13人①。

金山县(今上海市金山区) 霍乱流行,有全村遭殃,有合门丧命者②。

浙江省

杭州市 秋,猩红热流行。8月30日(八月初二日)报道:杭州疫疠流行,市立病院人满为患,猩红热、伤寒、白喉等均有患者,以喉症为最多③。9月11日(八月十四日)报道:气候酷热,不亚盛夏,时疫流行甚烈④。

安吉县 春,脑膜炎流行。今《安吉县志》载:部分乡镇发生流行性脑脊髓膜炎⑤。

桐乡县(今桐乡市) 霍乱流行,石门镇短期内死亡数十人⑥。

嘉善县 春,脑膜炎流行。3月1日(正月廿六日)报道:北乡西徐浜地方发生脑膜炎症,近竟蔓延至武殿浜、莲花泾等处,势甚猖獗,因此毙命者日有四五十起,患者以儿童居多⑦。《新医药杂志》载:嘉善突发流行性脑脊髓膜炎,传染之众,死亡之速,视沪、汉各症为尤甚,洵不可轻视也⑧。秋,痢疾流行。8月17日(七月十九日)报道:西北乡赤白疫痢流行颇广,日甚凶猛,殆者踵接,棺构为之一空。城厢一带,亦闻有传染,幸为势尚缓⑨。魏塘镇赤白痢疾来势凶猛,有些笃信鬼神、不知求医者死于非命⑩。

淳安县 麻疹流行,遍及鸠坑一带各村,避暑湖村27名儿童染上麻疹,26人死亡⑪。

建德县(今建德市) 麻疹流行,洋尾乡外蔡村患者57人,死24人⑫。

定海县(今舟山市定海区) 秋,疟疾流行,定海小沙乡2—9岁儿童死亡160余人⑬。

---

① 《新浜镇志》,上海辞书出版社2011年版。

② 《金山县志》,上海人民出版社1990年版。

③ "杭市疫疠流行喉症最盛",《中央日报》1935年8月30日,第3版。

④ "各地连日秋热",《申报》1935年9月11日,第7版。

⑤ 《安吉县志》,浙江人民出版社1994年版。

⑥ 《石门镇志》,方志出版社2002年版。

⑦ "嘉善北乡脑膜炎盛行",《申报》1935年3月1日,第11版。

⑧ "各地疫势猖獗未息",《新医药杂志》1935年第3卷第3期,第83页。

⑨ "嘉善疫痢蔓延势甚猛烈",《申报》1935年8月17日,第11版。

⑩ 《魏塘镇志》,上海社会科学院出版社1996年版。

⑪ 《鸠坑乡志》,浙江大学出版社2003年版。

⑫ 《建德县医药卫生志》,1985年。

⑬ 《舟山市卫生志》,中华书局2002年版。

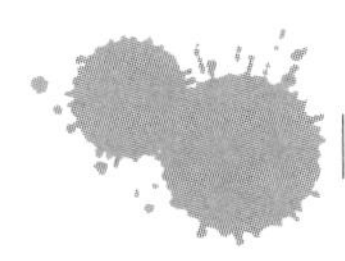

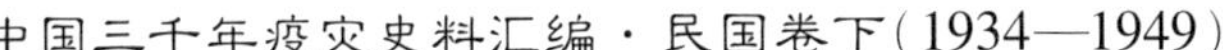

萧山县(今杭州市萧山区)　春,白喉、天花流行。2月11日(正月初八日)报道:城乡居民时疫盛行。最近以来,白喉痧传染甚烈。萧城因罹是症小孩之毙命者,共有40家之多,其死亡大小约40余人,尤以五六岁之年龄传染为尤多[①]。3月17日(二月十三日)报道:天花、白喉盛行,壮年喉痧,小孩天花,传染甚烈。12日起,城厢内外,死亡共计20余人[②]。夏,伤寒、脑膜炎流行。5月9日(四月初七日)报道:白喉、伤寒等症盛行,其强者感受尚可抵御,弱者身染骨岌可危。现在南门外城区同胞三俊地方一带毙命者,共有20余人之多[③]。6月2日(五月初二日)报道:西乡长河浦沿一带地方,近发生一种流行性时疫脑膜炎,现在蔓延乡镇[④]。

宁海县　(秋)9月,脑膜炎流行[⑤]。

景宁县(今景宁畲族自治县)　夏,鼠疫流行。今《景宁畲族自治县卫生志》载:7月,小地、莲川、黄水坑村发生鼠疫,次年终息,患96例,死95例[⑥]。

江山县、金华县　春,流感流行。《医药学》杂志载:本年春季,浙江江山、金华两县监狱及看守所先后发生疫症,死亡相继。该两县法院之法医亦俱染疫症,一死一病。两法院呈报高等法院,谓疫症系流行性感冒,兼有伤寒[⑦]。

龙泉县(今龙泉市)　回归热、恶性疟疾、斑疹伤寒流行,发病287人,死52人[⑧]。

福建省

福建省　自春徂秋,鼠疫流行。正月,自新岁以来,气候和暖,异于曩昔,各地居民正喜冬行春令,生活方面较为舒适,讵消息传来,南北均盛行时疫。其中最剧烈者为福建之鼠疫,以松溪、政和二地猖獗最甚,死亡相继,医药又感缺乏,以致省县当局无法善后。迭电卫生署派员救助,然因事起仓卒,中央亦觉无从措手[⑨]。二月,岁初南北各处流行时疫……疫势至今猖獗未息。据最近消息,南、建、福、平一带鼠疫原属腺炎性(俗称核子瘟),现竟有染为肺炎性者,高热咳嗽,口吐鲜红,24小时内即毙命,地方居民,惴惴不安,虽有防疫会之组织,但限于人力财力,收效甚微[⑩]。6月13日(五

① “白喉盛行死亡枕藉”,《申报》1935年2月11日,第10版。
② “萧山天时不正喉痧盛行”,《申报》1935年3月17日,第10版。
③ “天时不正时疫盛行”,《申报》1935年5月9日,第8版。
④ “萧山脑膜炎症蔓延西乡”,《申报》1935年6月2日,第10版。
⑤ 《宁海城关镇志》,浙江人民出版社1989年版。
⑥ 《景宁畲族自治县卫生志》,1994年。
⑦ “浙江江山金华两县监狱看守所疫症”,《医药学》1935年第12卷第9期,第20页。
⑧ 《龙泉县志》,汉语大词典出版社1994年版。
⑨ “岁初各地流行时疫”,《康健杂志》1935年第3卷第9期,第50~51页。
⑩ “各地疫势猖獗未息”,《新医药杂志》1935年第3卷第3期,第83页。

月十三日)报道:闽南各县疫症流行①。同日又有报道:华南福建省内发生恶疫,又有百斯笃相杂流行,南平、阳峡、连城、长汀、龙岩一带,惨遭其患,竟陷于惨状地狱②。6月16日(五月十六日)报道:闽垣5月初旬大水为灾,被水最深之西南区、坡尾、长汀三县,南涧山边各乡,至闽江上游之闽北南平、建瓯、松溪、政和各县,亦因连日大雨不已,江水暴涨丈余,沿溪田园产物均漂没无存,房屋亦倒塌无算。水退后,因污秽堆积,天气炎热,又发生时疫,蔓延日广,死亡相继。最可惨者为政和县,大水后继以鼠疫,人民已在水火之中③。6月20日(五月二十日)报道:入春以来,上游之南平、峡阳及(福州)城内一带,下游之惠安县属各乡,相继发生鼠疫,死亡达数百人。乡人迷信心深,不肯注射豫防,故成蔓延之势,迄未扑灭。迩者天气日热,疫氛益盛,上游之建瓯、松溪、政和各县,下游之莆田、龙岩、晋江、仙游各县,亦发生鼠疫④。8月16日(七月十八日)报道:闽南莆田、仙游、惠安、晋江、南安、永春、同安、安溪、龙溪,及闽东连江、南日(今入莆田县)各县,至闽北延平(今入南平县)、闽西龙岩各县,月前均曾发生鼠疫⑤。9月22日(八月廿五日)报道:本省南平、松溪、政和、永春、诏安、龙岩等县均有鼠疫发生,龙岩尤甚,死亡甚多⑥。9月,福建之南平、松溪、政和、永春、诏安、龙岩等县之鼠疫,经卫生署派技正杨永年来闽,以龙岩为防疫实验区,筹措经费,集合人材,设防疫机关⑦。

闽侯县(今包括福州市、闽侯县)　夏,脑膜炎流行。5月12日(四月初十日)报道:福州天气寒暖不常,居民疾病甚多,并发现急性脑膜炎⑧。福州基督教协和医院收治疟疾患者107例,其中,恶性疟59例,间日疟48例,死亡4例⑨。

永春县　夏六月,鼠疫流行。7月,福建永春县垣发生鼠疫,日死多人,蔓延极速⑩。

---

① “闽南疫症流行”,《申报》1935年6月13日,第7版。

② “福建恶疫猖獗,船舶消毒检疫”,《盛京时报》1935年6月13日,第11版。

③ “闽北水灾疫疠交侵”,《申报》1935年6月16日,第10版。

④ “鼠疫蔓延闽南各县,省府令各县聘专家施救,制定清洁检查办法大纲”,《大公报》1935年6月20日,第10版。

⑤ “闽省府救济水灾鼠疫”,《申报》1935年8月16日,第10版。

⑥ “闽筹肃清鼠疫,电请中央拨款五万元设立龙岩防疫实验区”,《大公报》1935年9月22日,第10版。

⑦ “各地疫讯”,《康健杂志》1935年第3卷第10期,第56页。

⑧ “福州发现脑膜炎”,《中央日报》1935年5月12日,第2版。“福州发现脑膜炎”,《申报》1935年5月12日,第6版。

⑨ 《福州市卫生志》,1999年。

⑩ “永春发现鼠疫”,《康健杂志》1935年第3卷第7期,第55页。

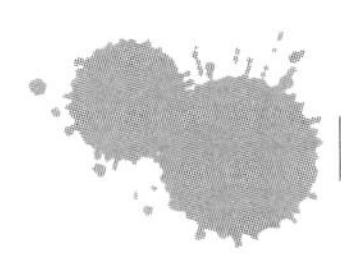

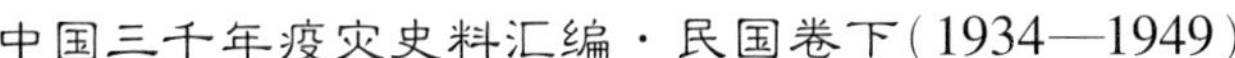

永泰县　自春徂秋,鼠疫流行。今《永泰县志》载:4—10 月,鼠疫流行,埔埕死亡 140 余人,最多一日死 18 人①。

闽清县　县内发生天花 9 例②。按:疫不为灾。

连江县　春,鼠疫流行。今《连江县卫生志》载:3 月,连江城关及郊区流行鼠疫③。

宁德县(今包括宁德市、周宁县)　大旱,瘟疫流行,死亡多人④。

寿宁县　夏秋之际,鼠疫流行,日死数十人⑤。

厦门市　夏四月,鼠疫流行,厦市当局设法预防⑥,厦市发现鼠疫⑦。秋九月,厦门鼠疫流行⑧。

同安县(今厦门市同安区)、南安县(今南安市)　秋七月,鼠疫流行⑨。

安溪县　秋七月,鼠疫流行⑩。今《安溪县志》载:9 月,时疫流行,县城创办平民医院诊治病人⑪。

晋江县(今包括泉州市、晋江市、石狮市)　夏,鼠疫流行。6 月 16 日(五月十六日)报道:12—14 日,死 22 人。城区有防所 30 处,但注射者仅 7000 人,占十之一,故疫势不戢。漳属亦盛,石码一月中死 80 人⑫。6 月 17 日(五月十七日)报道:泉州鼠疫甚猛,3 日内已死 20 余人⑬。又,霍乱流行,染疫者一二千人⑭。

惠安县　春夏,鼠疫流行。4 月 21 日(三月十九日)报道:东园、后港乡间发生鼠

---

① 《永泰县志》,新华出版社 1992 年版。

② 《闽清县志》,群众出版社 1993 年版。

③ 《连江县卫生志》,1989 年。

④ 《宁德市志》,中华书局 1995 年版。

⑤ “寿宁疫疠盛行闽省府派民疗队前往”,《中央日报》1935 年 7 月 30 日,第 2 版。“闽民疗队赴寿宁防疫”,《申报》1935 年 8 月 16 日,第 10 版。“闽寿宁疫疠盛行”,《申报》1935 年 8 月 23 日,第 10 版。

⑥ “厦门发现鼠疫患者”,《申报》1935 年 4 月 29 日,第 6 版。

⑦ 《中央日报》1935 年 5 月 5 日,第 2 版。

⑧ “厦门燠热时疫流行”,《中央日报》1935 年 10 月 6 日,第 2 版。

⑨ “闽省府救济水灾鼠疫”,《申报》1935 年 8 月 16 日,第 10 版。

⑩ “闽省府救济水灾鼠疫”,《申报》1935 年 8 月 16 日,第 10 版。

⑪ 《安溪县志》,新华出版社 1994 年版。

⑫ “泉漳发生鼠疫”,《申报》1935 年 6 月 16 日,第 9 版。“漳泉一带鼠疫盛行”,《中央日报》1935 年 6 月 16 日,第 3 版。

⑬ “简报”,《大公报》1935 年 6 月 17 日,第 3 版。

⑭ 《泉州市志》,中国社会科学出版社 2000 年版。

疫,已死100余人[①]。4月29日(三月廿七日)报道:入春以来,惠安县属各乡相继发生鼠疫,死亡达数百人[②]。6月26日(五月廿六日)报道:鼠疫益烈,最近调查两月来惠北死亡达800余人,惠东死亡三四百人[③]。冬,恶性疟疾流行。1936年《中华医学杂志》载:据去年12月及本年1月间福州及厦门电讯,惠安恶性疟疾盛行,患者达20000人,为数十年来所未有[④]。

莆田县(今莆田市) 天花流行,忠门镇儿童死亡100余人,梧塘镇儿童死亡也不少[⑤]。秋七月,鼠疫流行[⑥]。

仙游县、龙溪县 秋七月,鼠疫流行[⑦]。

永春县 夏,鼠疫流行。5月13日(四月十一日)报道:永春发生鼠疫,日死多人,蔓延极速[⑧]。

德化县 夏,鼠疫流行[⑨]。

漳浦县 天花流行,6名成人和33名儿童发病,死亡4人[⑩]。

东山县 恶性疟疾流行,康美连续三年发作,死亡508人[⑪]。

诏安县 夏,鼠疫流行,景坑乡死100多人[⑫]。

永定县 秋,鼠疫流行[⑬]。8月22日(七月廿四日)报道:永定邻岩丰田里近亦流染鼠疫[⑭]。10月18日(九月廿一日)报道:永定等县疫氛仍炽[⑮]。

龙岩县(今龙岩市) 自春徂秋,鼠疫流行,死亡300多人[⑯]。3月6日(二月初二

---

① "惠安乡间发现鼠疫",《申报》1935年4月21日,第8版。"粤惠安发生鼠疫",《中央日报》1935年4月21日,第3版。

② "厦门发现鼠疫患者",《申报》1935年4月29日,第6版。

③ "惠安鼠疫益烈",《申报》1935年6月26日,第8版。"病症与死亡",《医药评论》1935年第127期,第76页。

④ "福建惠安疟疾流行",《中华医学杂志》1936年第22卷第6期,第502页。

⑤ 《忠门镇志》,方志出版社1997年版。《梧塘镇志》,方志出版社1997年版。

⑥ "闽省府救济水灾鼠疫",《申报》1935年8月16日,第10版。

⑦ "闽省府救济水灾鼠疫",《申报》1935年8月16日,第10版。

⑧ "永春发现鼠疫",《申报》1935年5月13日,第6版。

⑨ 《德化县志》,新华出版社1992年版。

⑩ 《漳浦县志》,方志出版社1998年版。

⑪ 《东山县志》,中华书局1994年版。

⑫ 《漳州市卫生防疫站志》,2004年。《漳州市志》(第一册),中国社会科学出版社1999年版。

⑬ "闽永定县发生鼠疫",《申报》1935年9月14日,第11版。

⑭ "龙岩鼠疫稍杀",《申报》1935年8月22日,第4版。

⑮ "闽省府请再拨款防疫",《申报》1935年10月18日,第8版。

⑯ 《龙岩市志》,中国科学技术出版社1993年版。

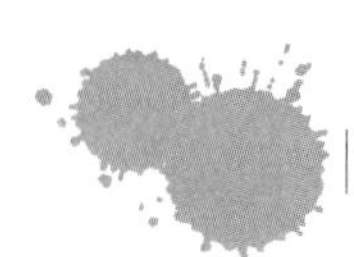

日)报道:龙岩发现腺鼠疫[①]。5月5日(四月初三日)报道:龙岩发生鼠疫,已死100余人[②]。7月7日(六月初七日)报道:百斯笃症流行,城区西门一带,平均日死10余人[③]。7月28日(六月廿八日)报道:龙岩鼠疫蔓延[④]。8月8日(七月初十日)报道:龙岩发生腺性鼠疫,势甚猖獗,日死数十人[⑤]。8月19日(七月廿一日)报道:龙岩鼠疫猖獗,防疫会统计今夏发生迄本月10日,仅城厢死214人[⑥]。8月31日(八月初三日)报道:鼠疫原系腺性,已稍杀,27日忽发现肺性鼠疫病者2人,均死亡,仅数小时即气绝[⑦]。9月11日(八月十四日)报道:龙岩鼠疫乡村较城市为重,死亡共400—500人,现平息[⑧]。9月27日(八月三十日)报道:龙岩所发生之鼠疫均系腺鼠疫,凡有病人之家,皆有死鼠发见[⑨]。10月9日(九月十二日)报道:龙岩等县发生鼠疫,死亡甚多[⑩]。小池乡曾发生鼠疫,死亡率高[⑪]。

漳平县(今漳平市)　夏秋,鼠疫流行,死者甚众[⑫]。

连城县、长汀县　夏四月,疟疾盛行,多有不治[⑬]。

南平县(今南平市)　夏,鼠疫流行。5月2日(三月三十日)报道:峡阳、洋口两区发生鼠疫,死亡相继,势极剧烈,每区死者均达五六百人[⑭]。5月8日(四月初六日)报道:发生鼠疫菌传播蔓延[⑮]。

政和县　秋七月,鼠疫盛行[⑯]。

---

① “闽西疟疾猖獗并发现鼠疫”,《中央日报》1935年3月6日,第3版。

② “龙岩鼠疫死百余人”,《申报》1935年5月5日,第10版。“闽省府预防鼠疫”,《申报》1935年5月8日,第8版。

③ “闽省龙岩发现百斯笃症,平均日死十余人”,《中央日报》1935年7月7日,第3版。

④ “龙岩鼠疫蔓延李默庵已派医官并防疫药品往救”,《中央日报》1935年7月28日,第3版。

⑤ “龙岩腺性鼠疫猖獗”,《申报》1935年8月8日,第6版。“龙岩鼠疫猖獗日死数十人蒋鼎文电卫生署请加派医师赴闽”,《中央日报》1935年8月8日,第3版。“简报”,《大公报》1935年8月8日,第3版。

⑥ “卫生署派员防治龙岩鼠疫”,《申报》1935年8月19日,第3版。

⑦ “龙岩鼠疫转烈”,《申报》1935年8月31日,第6版。

⑧ “龙岩鼠疫平息”,《申报》1935年9月11日,第7版。

⑨ “杨永年返京谈福建鼠疫严重,以龙岩一带为最剧烈”,《中央日报》1935年9月27日,第6版。

⑩ “闽省请拨款防治鼠疫”,《申报》1935年10月9日,第9版。

⑪ 《小池乡志》,1993年。

⑫ 《漳平县志》,生活·读书·新知三联书店1995年版。

⑬ “长汀连城疟疾盛行,卫生署派员医治……”,《中央日报》1935年5月12日,第2版。

⑭ “闽北天灾人祸相逼而来,峡阳洋口鼠疫流行,死亡相继愚民不信打针”,《中央日报》1935年5月2日,第2版。

⑮ “闽省府预防鼠疫”,《申报》1935年5月8日,第8版。

⑯ “杨永年赴厦转龙岩俟扑灭鼠疫后即赴松溪视察”,《中央日报》1935年8月16日,第3版。

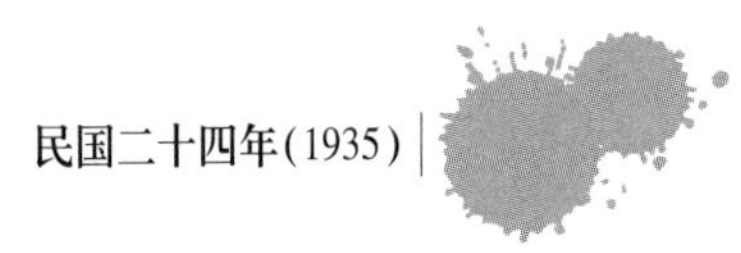

松溪县　秋七月,鼠疫流行[①]。今《松溪县志》载:全县1928—1950年,鼠疫流行23年,54个村庄,共发病4052人,死亡3411人,死亡率84.1%[②]。

延平县(今南平市延平区)　春夏,鼠疫流行。6月20日(五月二十日)报道:入春以来,峡阳及城内一带,相继发生鼠疫,死亡达数百人[③]。

顺昌县　夏四月,发生鼠疫菌传播蔓延[④]。

广东省

广州市　夏四月,霍乱流行。5月28日(四月廿六日)报道:粤省地近热带,气候较热,虎疫最易发生。广州、汕头两地,已有真性虎疫发现[⑤]。

汕头市　夏四月,霍乱流行。5月28日(四月廿六日)报道:汕头已有真性虎疫发现[⑥]。是年,汕头市天花患12例,死亡4例[⑦]。

顺德县(今佛山市顺德区)　夏四月,霍乱、白喉流行。今《顺德县志》载:5月,霍乱蔓延容桂、大良等地;容桂乡发生白喉症,患者多为乳婴,死30余人[⑧]。

陆丰县(今陆丰市)　鼠疫流行。河口、营下、新田等地发生烈性鼠疫[⑨]。

从化县(今从化市)　霍乱大流行,石坑地区死亡人数甚多[⑩]。

恩平县(今恩平市)　霍乱流行,大田、朗底、恩城死者达1371人。又,天花流行,那吉、沙湖、朗底死数百人[⑪]。

化　县(今化州市)　天花流行[⑫]。

香港特别行政区

香　港　春三月,天花、脑膜炎症盛行[⑬]。

---

① “杨永年赴厦转龙岩俟扑灭鼠疫后即赴松溪视察”,《中央日报》1935年8月16日,第3版。《松溪县志》,中国统计出版社1994年版。

② 《松溪县志》,中国统计出版社1994年版。

③ 《大公报》1935年6月20日。

④ “闽省府预防鼠疫”,《申报》1935年5月8日,第8版。

⑤ “广州汕头发现虎疫”,《申报》1935年5月28日,第11版。“全国海港验疫管理处谋扑灭广州汕头虎疫”,《医药评论》1935年第126期,第76页。

⑥ “广州汕头发现虎疫”,《申报》1935年5月28日,第11版。“全国海港验疫管理处谋扑灭广州汕头虎疫”,《医药评论》1935年第126期,第76页。

⑦ 《汕头卫生志》,1990年。

⑧ 《顺德县志》,中华书局1996年版。

⑨ 《陆丰县志》,广东人民出版社2007年版。

⑩ 《从化县志》,广东人民出版社1994年版。

⑪ 《恩平县志》,方志出版社2004年版。

⑫ 《化州县志》,广东人民出版社1996年版。

⑬ “香港气候转热”,《申报》1935年4月11日,第11版。

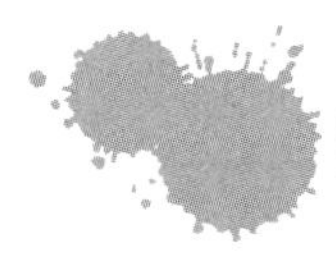

广西壮族自治区

陆川县、崇善县、左县(今崇左市)、苍梧县(今梧州市)、郁林县(今玉林市)、百色县(今百色市)、北流县(今北流市)　鼠疫流行①。

邕宁县(今南宁市)　痢疾、流脑流行②。

容　县　春,鼠疫流行。黎村珊萃、歌塘鼠疫复发流行③。

博白县　春,鼠疫流行。4月,凤山区上垌乡发生鼠疫④。

桂林县(今桂林市)　春,脑膜炎流行。3月2日(正月廿七日),桂林脑膜炎流行,死亡20人,至4月17日(三月十五日),流行停止⑤。又,天花流行⑥。疟疾流行⑦。

灵川县　夏,霍乱流行。今《灵川县志》载:5—6月,霍乱流行,大圩、秦岸、上桥等10余村死370余人⑧。

义宁县(今桂林市临桂区)　春,天花流行。3月2日(正月廿七日)至4月17日(三月十五日),桂林县及义宁县惠元乡死60多人⑨。

贺　县(今贺州市)　天花流行,铺门镇患者达数百人⑩。

龙胜县　疟疾流行。今《龙胜县志》载:泗水、马堤、广南、石盂等地疟疾流行,据不完全统计发病47人,死亡3人⑪。

柳州县(今柳州市)　春,脑膜炎流行。2月下旬至3月,城区发现60余例,死亡30人。冬,12月初,脑膜炎再次流行⑫。

雒容县、榴江县、中渡县(三县合属今鹿寨县)　疫。今《鹿寨县志》载:是年天花发病56人,死亡6人。霍乱发病14人。痢疾流行,发病51人,县境有"枇杷黄,病在床"之说。流脑流行,雒容、中渡、榴江三县发病62例,死亡13人⑬。

---

① 《广西通志·医疗卫生志》,广西人民出版社1999年版。
② 《南宁市卫生志》,1996年。
③ 《容县志》,广西人民出版社1993年版。
④ 《博白县志》,广西人民出版社1994年版。
⑤ 《桂林市志》,中华书局1997年版。
⑥ 《临桂县志》,方志出版社1996年版。
⑦ 《桂林市志》,中华书局1997年版。
⑧ 《灵川县志》,广西人民出版社1997年版。
⑨ 《临桂县志》,方志出版社1996年版。
⑩ 《铺门镇志》,广西人民出版社1992年版。
⑪ 《龙胜县志》,汉语大词典出版社1992年版。
⑫ 《柳州市志》(第七卷),广西人民出版社2003年版。
⑬ 《鹿寨县志》,广西人民出版社1996年版。

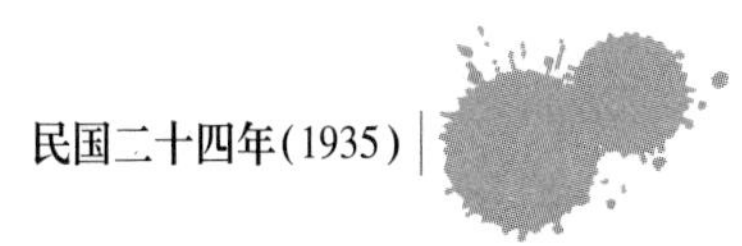

百色县(今百色市)、罗城县(罗城仫佬族自治县)、天峨县　霍乱流行①。

苍梧县(今梧州市)　霍乱流行②。

奉议县(今田阳县)　疟疾流行,田州患者2550人,四厢乡死100人,秣马村死19人③。

---

① 《广西通志·医疗卫生志》,广西人民出版社1999年版。

② 《苍梧县志》,广西人民出版社1997年版。

③ 《田阳县志》,广西人民出版社1999年版。

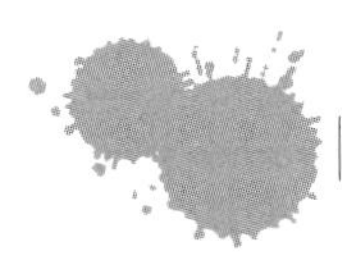

民国二十五年(1936)

全　国

7月,《卫生月刊》称:今年1936年是大战爆发年,又是虎疫流行年。现在半年已过了,还有半年来。大战正在密云不雨中,虎疫也正是不雨的密云。霍乱恶菌,野心勃勃,勾结苍蝇,挑拨粪污,串通冷水,利用人奸,不断地调动军队到我们的厨房饭馆[①]。

是年,鼠疫流行区域:云南2县,几年中死亡100例;广西19个县市,发病239例,死亡2人;广东11县市,发病575例,死亡565人;福建28县市,发病5208例,死亡439人;浙江1县市,发病30例,死亡30人;吉林6县市,发病252例,死亡240人;内蒙古5县旗,发病150例,死亡144人;山西1县,发病3例,死亡2人;甘肃2县市,发病26例,死亡16人;青海2县市,发病60例,死亡60人[②]。

黑龙江省

龙江县　夏,瘟疹流行。5月2日(闰三月十二日)报道:近数日间发现小儿瘟疹,传染性颇称剧烈[③]。克山病流行。今《龙江县志》载:克山病首次流行,并以极快速度蔓延于6个村,38个自然屯。1936—1946年10年间,仅十八里、西兴山就死去妇女180多人[④]。

滨江县(今哈尔滨市)　夏,痢疾流行。6月6日(四月十七日)报道:本埠于古历四月以来,天气寒暖不均,阴雨连绵,故一般患痢疾病症者及流行之感冒,大有人在[⑤]。7月10日(五月廿二日)报道:市内5月份发生传染病者,计发疹伤寒6人,天花2人,

① "虎疫流行",《卫生月刊》1936年第6卷第7期,第4、48页。

② 李文波《中国传染病史料》,化学工业出版社2004年版,第181页。

③ "气候失常关系龙江发现儿疹",《盛京时报》1936年5月2日,第12版。

④ 《龙江县志》,中国城市经济社会出版社1991年版。

⑤ "时疫流行中,关系当局研究对策",《盛京时报》1936年6月6日,第11版。

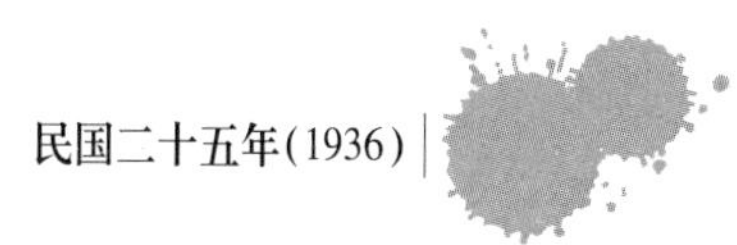

患赤痢1人,猩红热1人,共为10人。6月发生病症者为64人,远在5月6倍以上①。冬,流感流行。1937年2月2日(十二月廿一日)报道:市内近患感冒病者颇多,道里花园日本小学校,患感冒者竟至108名,占全校学生数1/2以上②。

佳木斯市　夏,赤痢流行。7月15日(五月廿七日)报道:市内人民患赤痢者,为数甚夥③。8月1日(六月十五日)报道:市因豪雨浸水,有传染病频出,赤痢患者之数达1500名④。按:1934年12月1日,伪满洲国将东北地区分割为14个省,三江省公署驻佳木斯,辖1市(佳木斯市)14县(依兰、桦川、富锦、方正、抚远、宝清、通河、萝北、汤原、同江、勃利、饶河、凤山、绥滨)。

讷河县　夏,疫疠流行。5月27日(四月初七日)报道:讷河线江湾站东部一部落发生一种奇病,患者4人中死亡3人,较去年类似百斯笃之传染性,尤为猛烈⑤。

富裕县、克山县、安达县　冬,克山病流行。11月26日(十月十三日)报道:富裕县内又发生奇病,患者3名因而死亡。合算龙江省内之各县,共计28,其中克山县5名复活,残余已死亡,更23日于滨江省安达县亦有6名发生,2名死亡⑥。按:可能是克山病流行。

克东县　秋,克山病流行。11月7日(九月廿四日)报道:克山方面奇病,今年又死灰复燃,克东县北保刘凤村屯共有4名少女罹此奇疾,一两日即行死亡⑦。按:1929年析克山县东境置克东设治局,1933年7月成立克东县。

宁安县(今宁安市)　疫。今《牡丹江市志》载:是年,安宁市区共发生赤痢、天花、猩红热、脑膜炎、回归热、麻疹等传染病206例,死亡16人⑧。

方正县　克山病流行。今《方正县志》载:克山病首次流行,以后每年时有发生,并造成死亡⑨。

密山县(今密山市)　春,伤寒流行。今《密山县志》载:3月17日(二月廿四日),伤寒流行,白泡子乡发病120人,死亡35人⑩。

---

① “传染病恶化,亟谋防止策,六月远在五月六倍以上”,《盛京时报》1936年7月10日,第11版。

② “气候不正感冒多”,《盛京时报》1937年2月2日,第11版。

③ “警察厅杜防赤痢”,《盛京时报》1936年7月15日,第11版。

④ “三江省垣发生流行传染病”,《盛京时报》1936年8月1日,第11版。

⑤ “北满疠疫告警,较疑似百斯笃更为猛烈”,《盛京时报》1936年5月27日,第4版。

⑥ “龙江北部各县患奇病者续现,二十八名已死亡二十三名”,《盛京时报》1936年11月26日,第11版。

⑦ “克山方面奇病患者重现”,《盛京时报》1936年11月7日,第11版。

⑧ 《牡丹江市志》,黑龙江人民出版社1993年版。

⑨ 《方正县志》,中国展望出版社1990年版。

⑩ 《密山县志》,中国标准出版社1993年版。

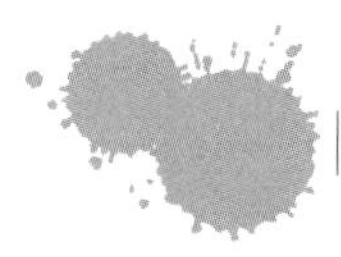

宾　县　全县天花发病9例,死亡2例[①]。按:疫不为灾。

吉林省

永吉县(今吉林市)　春,伤寒、斑疹伤寒流行。1月30日(正月初七日)报道:吉林监狱又突发生肠窒扶斯症患者19名之多,死亡者甚夥[②]。2月8日(正月十六日)报道:吉垣天气自去岁入冬以来,即感异常之不正,病症因而猖獗,于1月内中发现天花患者2名[③]。4月16日(三月廿五日)报道:吉林发生疹窒扶斯以来,患者之牺牲在30余名,传染者在300人以上[④]。

洮南县(今洮南市)　春,流感、天花流行。3月16日(二月廿三日)报道:本县地居边陲,寒暖不时,四民感受不正之气,易生疾病,刻患四肢无力头痛者有之,发生痘疹者有之[⑤]。

辑安县(今集安市)　夏,天花流行。6月11日(四月廿二日)报道:外岔沟人烟极盛,近夏以来,天气失常,一般市民男女染患痘疹者颇多[⑥]。冬,瘟疫流行。1937年2月3日(十二月廿二日)报道:外岔沟人烟稠密,近月以来,市民沾染瘟病者大有人在[⑦]。

长春县(今长春市)　秋,鼠疫流行。8月18日(七月初二日)报道:京白线沿线一部落发现百斯笃患者,最近共有9名死亡者[⑧]。

辽源县(今属双辽市)　秋,鼠疫流行。10月30日(九月十六日)报道:郑家屯(属辽源县)城内于22日已发生真性百斯笃患者8人,现已有6人死去[⑨]。

通化县　冬,斑疹伤寒流行。12月9日(十月廿六日)报道:通化县热水河子一带最近发疹窒扶斯,极为猖獗,罹病者达700余名之多数,死亡者似达30%[⑩]。12月12日(十月廿九日)报道:通化县境四道江部落地带之农民,本月以来突然患疹窒扶斯之传染病,发现患者迄今已达500余名[⑪]。

---

① 《宾县志》,黑龙江人民出版社1991年版。

② "吉垣监狱中严行防疫,肠窒扶斯症横行",《盛京时报》1936年1月30日,第11版。

③ "吉垣一月末发生天花",《盛京时报》1936年2月7日,第7版。

④ "疹窒扶斯又牺牲一医师",《盛京时报》1936年4月16日,第12版。

⑤ "洮南发生时疫",《盛京时报》1936年3月16日,第2版。

⑥ "痘疹流行",《盛京时报》1936年6月11日,第11版。

⑦ "警察署严查卫生",《盛京时报》1937年2月3日,第12版。

⑧ "京白线疫症蔓延",《盛京时报》1936年8月18日,第12版。

⑨ "郑家屯发生真性百斯笃,患者八人,死去七人",《盛京时报》1936年10月30日,第11版。

⑩ "通化县热水河子一带发生疹窒扶斯极为猖獗,死者达二百余名",《盛京时报》1936年12月9日,第11版。

⑪ "通化疹窒扶斯疫病,军区施疗班急往处理",《盛京时报》1936年12月12日,第4版。

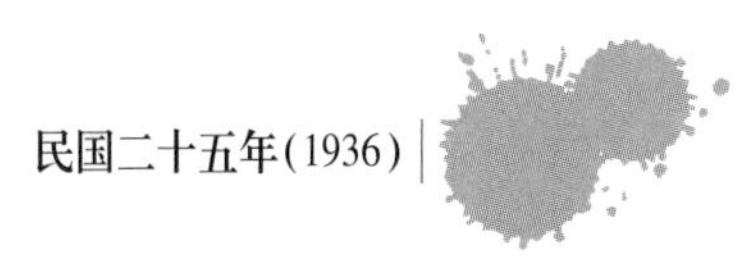

桦甸县(今桦甸市)　冬,天花、脑膜炎流行。1937年1月16日(十二月初四日)报道:该县辖下五区发现真性天然痘,因地处偏僻,医疗机构极不完备,致使患者逐日增加,势甚猖獗,蔓延结果,患者达到13名。桦甸七区发生流行性脑脊髓膜炎患者17名,亦死13名①。

乾安设治局(今乾安县)　伤寒、天花流行。今《乾安县志》载:属境发现天花患者23人,死亡7人。脑膜炎患者2人。伤寒发病57人,死亡21人,发病和死亡人数均为本年传染病之最②。

伊通县　伤寒流行③。

延吉县(含今延吉市和龙井县)　夏,天花、痢疾流行。7月9日(五月廿一日)报道:县属长山屯方面发现赤痢及天然痘流行,患者颇众,急派医士趋赴现场诊治,共治赤痢14名,天然痘5名④。7月15日(五月廿七日)报道:近日本垣之时疫及赤痢症,无论男妇老幼,患者甚众,大有续行蔓延之概⑤。

今《延吉市志》载:天花、白喉、赤痢、伤寒流行,死亡数人⑥。今《龙井县卫生志》载:发生霍乱120余人,死亡40余人。发生天花56人,死亡20人。发生伤寒99人,死亡27人。发生斑疹伤寒病39人,死亡17人。发生麻疹39人,死亡17人。发生痢疾1408人,死亡133人。发生猩红热11人,死亡8人。发生百日咳128人,死亡32人⑦。

抚松县　春,克山病大流行,仅万良村就有50余人死亡⑧。

大赉县(今大安县)　鼠疫流行。头段屯、西太平岭屯发生鼠疫⑨。

长白县(今长白朝鲜族自治县)　伤寒流行,危及全县。先是牛瘟,接着人病,园园部落和十九道沟双山头两村人口几乎死光⑩。

辉南县　克山病流行。今《辉南县志》载:抚民屯、石道河、小金川、大椅山等地发生急型克山病流行⑪。

---

① “桦甸境内奇病,种痘预防蔓延”,《盛京时报》1937年1月16日,第11版。
② 《乾安县志》,吉林人民出版社1999年版。
③ 《伊通县志》,吉林文史出版社1991年版。
④ “长山屯赤痢流行”,《盛京时报》1936年7月9日,第7版。
⑤ “赤痢时疫颇行蔓延”,《盛京时报》1936年7月15日,第4版。
⑥ 《延吉市志》,新华出版社1994年版。
⑦ 《龙井县卫生志》,1990年。
⑧ 《抚松县志》,中华书局1994年版。
⑨ 《大安县志》,辽宁人民出版社1990年版。
⑩ 《长白朝鲜族自治县志》,中华书局1993年版。
⑪ 《辉南县志》,1989年。

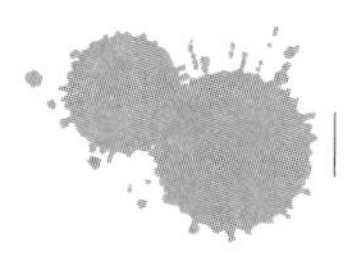

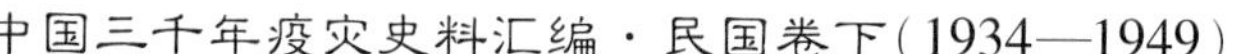

柳河县　克山病流行。今《柳河县志》载:瘟疫蔓延,全县患传染病4385人,死亡305人。大甸子村克山病流行,100多户人家死亡200余人①。

辽宁省

沈阳县(今沈阳市)　春,猩红热、斑疹伤寒流行。3月19日(二月廿六日)报道:沈阳市内住民患猩红热之传染病者极为众多,且以儿童为甚②。5月3日(闰三月十三日)报道:日来天气寒暖不定,致市民多患流行传染病,就中以男女幼童所患之猩红热为数尤多,且因医治之不当相继死亡者,当亦不少③。5月15日(闰三月廿五日)报道:市内及同善堂内,13日以来相继发生天花患者4起④。5月20日(三月三十日)报道:本月9日以来,续行发现流行性发疹伤寒传染病,迄今患者已达25名,且有续行蔓延之势⑤。秋,伤寒流行。10月29日(九月十五日)报道:沈阳县五区界下则官屯近发现传染病,竟死亡4名之多。据汉医诊断,谓系秋瘟,后经西医诊断,确系肠窒扶斯传染病⑥。

长白县　夏,赤痢流行。8月13日(六月廿七日)报道:自上月中旬长白县城发生赤痢,当即蔓延附近一带,最多一日平均二三十人,最少一日平均有七八人死之者⑦。

宽甸县　冬,伤寒流行。1937年1月22日(十二月初十日)报道:宽甸县下一带发现肠窒扶斯,流行甚盛⑧。

铁岭县　春,猩红热流行。2月27日(二月初五日)报道:时当初春,往往有发生各种疾病而死者,尤以幼孩为甚,兹中央街管界住户4名忽染患猩红热症,现正隔离治疗中⑨。

辽中县　春,天花流行。4月7日(三月十六日)报道:入春以来,春瘟流行,童年儿女每患天花瘟疹等症,诊治稍有差缓,即有死亡之患⑩。夏,痢疾、疟疾流行。7月

---

① 《柳河县志》,吉林文史出版社1991年版。

② “注意卫生,猩红热太危险”,《盛京时报》1936年3月19日,第4版。

③ “迩来天气乍冷乍暖,猩红热大流行,警市联合实施预防注射”,《盛京时报》1931年5月3日,第4版。

④ “种痘将结束天花乍炽”,《盛京时报》1936年5月15日,第4版。

⑤ “教导队流行病原因:新兵带菌入队”,《盛京时报》1936年5月20日,第4版。

⑥ “沈阳县五区发生疫病”,《盛京时报》1936年10月29日,第4版。

⑦ “长白发生赤痢,防止鸭绿江投掷秽物”,《盛京时报》1936年8月13日,第11版。

⑧ “宽甸县流行肠窒扶斯”,《盛京时报》1937年1月22日,第11版。

⑨ “猩红热发生患者四名”,《盛京时报》1936年2月27日,第11版。

⑩ “辽中县邑春瘟流行”,《盛京时报》1936年4月7日,第12版。

31日(六月十四日)报道:气候炎热较常年尤甚,一般患痢患疟者比比皆是[①]。

凤城县(今凤城市) 夏,疫病流行。7月17日(五月廿九日)报道:市内近日发现二三岁男女小孩,身热如燎,遍身生疹,闭目昏睡,不哭不叫,继则下痢不止,痢疾始止,而昏睡发热,益为加剧,但势虽危险,绝少死亡者,亦不幸中之大幸也。时下汉西医士,每日诊治是疾者,忙碌异常[②]。

金 县(今大连市金州区) 春,猩红热、天花流行。3月12日(二月十九日)报道:大连海务局于26日发现猩红热患者[③]。5月6日(三月十六日)报道:大连水上署管内寺儿沟一带,近日来患痘者大有人在,而患染者殆系东部之贫民窟间,尤以中国人幼儿居多数[④]。夏秋,痢疾、伤寒流行。8月2日(六月十六日)报道:自本月中旬后,患痢者逐日增加,最近数日间,每日患者平均六七名,至29日,竟有15名之多[⑤]。8月14日(六月廿八日)报道:大连署管内6月中患染者计28名,计7月中增至139名之多,因而死亡者12名。入8月后至10日间,患者85名,死亡者8名[⑥]。9月4日(七月十九日)报道:大连警察署卫生系调查统计,仅在两日之间,发现患赤痢者6名,窒扶铁痢者3名,此外虽已发病而不报官者,更在不可知之数[⑦]。9月27日(八月十二日)报道:市内南山麓一带,近数日来曾有窒扶得利亚疫流行一时,南山麓小学校四年生之养护级中,时有患者之发生,现在蔓延日甚。一方初音町方面,亦有窒扶斯疫相继流行[⑧]。11月13日(九月三十日)报道:入冬以来,窒扶得利亚流行不息,截止本月10日,管内先后患染者有138名之多[⑨]。12月18日(十一月初五日)报道:大连署管内,自本年1月至12月15日,总计市民间患染传染病者共1278名,其中痊愈者1010名,死亡139名[⑩]。按:原文如此,其余当尚在治疗中。

辽阳县 秋,天花流行。11月3日(九月二十日)报道:我邑近时气候冷暖不均,

---

① "天气暑热,杂病流行",《盛京时报》1936年7月31日,第4版。

② "发现小儿疹后痢",《盛京时报》1936年7月17日,第12版。

③ "船客患染猩红热",《盛京时报》1936年3月3日,第12版。

④ "凑丸水夫患痘后,贫民窟患者不绝,警署当乘机强制种痘",《盛京时报》1936年5月6日,第12版。

⑤ "截止本月二十九日患痢者十五名,大连警署告注重寝食",《盛京时报》1936年8月2日,第12版。

⑥ "八月患痢者一日平均八名",《盛京时报》1936年8月14日,第12版。

⑦ "夏末秋初气候失常,赤痢病渐猖狂",《盛京时报》1936年9月4日,第7版。

⑧ "传染病极猖獗,南山小学停课,警署当局亦随时预防",《盛京时报》1936年9月27日,第11版。

⑨ "大连署预防窒扶得利亚",《盛京时报》1936年11月13日,第11版。

⑩ "猩红热当局谋预防",《盛京时报》1936年12月18日,第11版。

小儿诸多发生天花等症①。今《鞍山市卫生志》载:是年辽阳发生脑膜炎4人,死亡3人。发生猩红热271人,死亡16人。发生伤寒30人,死亡11人②。

法库县 疫。今《法库县志》载:全县共发生各种传染病3363例,死亡1120人③。

抚顺县 疟疾流行。抚顺煤矿发病8382例,占全部工人的15%④。冬,疫病流行。1937年1月10日(十一月廿八日)报道:近日以来,县街之民户受天时寒暖之侵袭,流行杂疫冬瘟,居民被灾死伤者,颇不乏其人⑤。

本溪县(今本溪满族自治县) 斑疹伤寒流行⑥。

锦 县(今凌海市) 春夏,天花、猩红热流行。3月29日(三月初七日)报道:前于旧正月间,流行无名时瘟,死人无数,后因降雪数次,疫蔓始灭。近者,痘疫、猩红热等症,又因气候不调,乃及时而起,一般小儿染患斯症者颇多⑦。4月2日(三月十一日)报道:市内居民近来染天然痘者大有人在,传染流行,愈益扩大⑧。4月8日(三月十七日)报道:本年入春以来,气候寒暖不匀,以故人畜多杂疫,近如肿喉、痢疾等杂疫,势颇剧烈,染患甚多,因而死亡者亦有所闻⑨。5月13日(闰三月廿三日)报道:王屯部落住民约400名,现在罹疹疫者34名,已有5名死亡⑩。6月27日(五月初九日)报道:省垣西葫芦岛望海寺村由夏以来猩红热疫猖獗流行,被传染罹病者71名,死亡者11名⑪。天花流行。发生151人,死亡81人⑫。按:1934年伪满洲国设置锦州省,锦州为省会。

朝阳县(今朝阳市) 鼠疫流行。喀左旗发病15人,全部死亡⑬。

凌源县 疫。今《凌源县志》载:疫病流行,患者425人,死亡12人⑭。

建平县 秋,鼠疫流行。9月4日(七月十九日)报道:鼠疫,死亡十数名⑮。9月

---

① “天花流行”,《盛京时报》1936年11月3日,第12版。
② 《鞍山市卫生志》,1990年。
③ 《法库县志》,沈阳出版社1990年版。
④ 《东北历年卫生工作要览》(上册),1950年,第49~50页。
⑤ “冬疫流行甚炽,被灾死伤者颇不乏人”,《盛京时报》1937年1月10日,第13版。
⑥ 《本溪满族自治县志》,辽宁民族出版社2009年版。
⑦ “发现痘疫亟应预防”《盛京时报》1936年3月29日,第1版。
⑧ “痘疫传染性烈”,《盛京时报》1936年4月2日,第12版。
⑨ “因于气候失常,以故杂疫丛生,肿喉、痢疾势颇剧烈”,《盛京时报》1936年4月8日,第11版。
⑩ “锦县八区疹疫猖獗”,《盛京时报》1936年5月13日,第11版。
⑪ “锦省猩红热猖獗,罹灾死者二名”,《盛京时报》1936年6月27日,第11版。
⑫ 《锦州市志》,中国统计出版社1994年版。
⑬ 《朝阳市少数民族志》,辽宁民族出版社2004年版。
⑭ 《凌源县志》,辽宁古籍出版社1995年版。
⑮ “热河境内发生鼠疫”,《申报》1936年9月4日,第8版。

10 日(七月廿五日)报道:建平县二道沟发生真性百斯笃,患者 5 名中 2 名死亡①。

内蒙古自治区

丰镇县(今丰镇市)　鼠疫流行,患者达 21000 余人②。

敖汉旗　秋冬,鼠疫流行。7 月 18 日(六月初一日)—10 月 12 日(八月廿七日),乌兰章沟、大白音蒿、两间房、小帮差地发病 69 人,死亡 66 人③。

赤峰县(今属赤峰市)　秋,鼠疫流行。8 月,阿鲁科尔沁旗德博勒庙区东二组村和敖汉旗乌兰章沟等 5 个村发生腺鼠疫,发病 95 人,死亡 89 人④。

呼伦县(今海拉尔市)　秋,鼠疫流行。11 月 4 日(九月廿一日)报道:亚尔祥西方二里之中国人部落发生百斯笃,刻下中国人已有 10 人死亡者⑤。

北京市

北平市(今北京市)　是年疫。冬,天花流行。2 月 17 日(正月廿五日)报道:入冬以来,天气亢燥,时有天花传染病发现⑥。天花发病 1040 例,死亡 874 人。伤寒发病 144 例,死亡 77 人。斑疹伤寒发病 37 例,死亡 7 人。猩红热发病 3158 例,死亡 1506 人。脑膜炎发病 15 例,死亡 9 人。白喉发病 372 例,死亡 140 人。痢疾发病 1194 例,死亡 508 人⑦。

昌平县(今昌平区)　春,流感、瘟疹流行。2 月 20 日(正月廿八日)报道:迩来城乡患感冒咳嗽者比比皆是,儿童患瘟疹者亦甚多⑧。冬,瘟疫流行。12 月 18 日(十一月初五日)报道:本县自秋迄今,天时亢旱异常,每日狂风大作,沙土飞扬,以致麦苗枯萎,瘟疫流行⑨。

通　县(今通州区)　冬,瘟疫流行。12 月 18 日(十一月初五日)报道:此间自入冬以来,雨泽延期,气候干燥,以致瘟疫流行,疾病丛生⑩。

天津市

天津市　春,瘟疫流行。1 月 31 日(正月初八日)报道:津市入冬以来,雨雪稀

---

① “建平县发生真性疫症”,《盛京时报》1936 年 9 月 10 日,第 11 版。

② 《丰镇市志》,内蒙古文化出版社 2005 年版。

③ 《敖汉旗志》,内蒙古人民出版社 1991 年版。

④ 《赤峰市志》,内蒙古人民出版社 1996 年版。

⑤ “海拉尔附近发生疫症”,《盛京时报》1936 年 11 月 4 日,第 11 版。

⑥ “扩大种痘运动,平市四郊设种痘处,办理强迫婴儿种痘”,《大公报》1937 年 2 月 17 日,第 6 版。

⑦ 樊培禄《济南猩红热 309 例分析研究》,《中华医学杂志》(英文版)1943 年第 62 卷第 6 期。

⑧ “昌平瘟疫流行”,《大公报》1936 年 2 月 20 日,第 7 版。

⑨ “各地降雪,厚均五寸许”,《大公报》1936 年 12 月 18 日,第 10 版。

⑩ “各地降雪,厚均五寸许”,《大公报》1936 年 12 月 18 日,第 10 版。

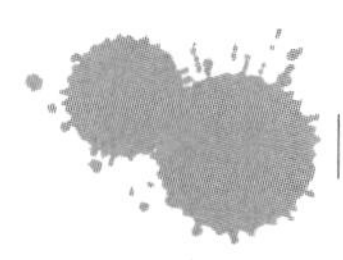

少,气候干燥,瘟疫流行,市民患病者颇多[①]。夏,痢疾流行。6月23日(五月初五日)报道:日来气候寒暑不均,市民多染痢疾肚泻[②]。秋,天花、猩红热、伤寒流行。8月21日(七月初五日):津市发现猩红热病[③]。9月3日(七月十八日)报道:津市7月传染病统计以天花为最多,患者57人,死者56人,伤寒次之,患者37人,死者34人[④]。9月27日(八月十二日)报道:法租界境内最近又发现猩红热病症数起[⑤]。10月24日(九月初十日)报道:伤寒病、猩红热等症时有发现,流行渐广[⑥]。冬,疫疾流行。1937年1月28日(十二月十六日)报道:入冬以来,气候干燥,致杂疫流行[⑦]。

河北省

河北省　冬,白喉流行。1937年1月18日(十二月初六日)报道:冀各县入冬以来,雨雪两缺,寒燠失常,遂致疫疠萌生,势颇猖獗。据各县呈报,以患白喉、瘟疹者最多,感冒、伤寒者次之。因其流行甚广,以致死亡率激增,尤以小儿罹症未及诊断死亡者,总估十之八九[⑧]。

沧　县(今沧州市)　春,疫疠流行。2月9日(正月十七日)报道:沧县入春以来,因时令不正,疫疠丛生[⑨]。

景　县　春,白喉、流感流行。2月17日(正月廿五日)报道:春以后,天时不正,寒暖不调,致发生杂疫传染,一时如白喉、伤风、感冒等症,各村患者甚多,闻因白喉致命者已有不少[⑩]。夏,霍乱、白喉流行。7月6日(五月十八日)报道:本县近旬以来,发现时疫流行,各村虎列拉、白喉等症患者甚多[⑪]。

献　县　春,时疫流行。2月17日(正月廿五日)报道:自去岁入冬以来,天气奇寒,未曾降雪,时疫流行,数日即毙,幸昨晚六时许,天降瑞雪,一夜之内积雪寸许,全

---

① “昨晨瑞雪”,《大公报》1936年1月31日,第5版。

② “济安公司自来水日内可回复原来质味”,《大公报》1936年6月23日,第6版。

③ “津市发现猩红热病”,《申报》1936年8月21日,第9版。

④ “传染病流行,死亡数字较前增加,天花最多,伤寒次之”,《大公报》1936年9月3日,第6版。

⑤ “津市发现猩红热”,《申报》1936年9月27日,第9版。“市区及法租界发现猩红热,官方预防蔓延”,《大公报》1936年9月27日,第6版。“津市发现猩红热”,《昆虫与植病》1936年第4卷第30期,第609页。

⑥ “伤寒猩红热流行,市政府免费注射”,《大公报》1936年10月24日,第6版。

⑦ “本市消息”,《大公报》1937年1月28日,第3版。

⑧ “冀省各县疫疠猖獗,施治困难,死亡率激增,省府正急筹预防方法”,《大公报》1937年1月18日,第10版。

⑨ “沧县”,《大公报》1936年2月9日,第7版。

⑩ “春瘟甚炽”,《大公报》1936年2月17日,第7版。

⑪ “景县时疫,儿童多患白喉”,《大公报》1936年7月6日,第10版。

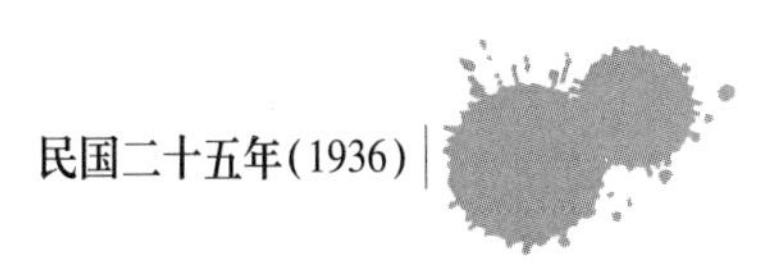

境皆然,此雪对于麦苗不无小补,时疫传染谅可稍杀①。5 月 7 日(闰三月十七日)报道:本县自入春以来气候不正,寒暖失常,以致瘟疫丛生,流行甚广。患者初则忽热忽冷,继之头目眩晕,为状甚烈。近日来又有疹疫流行,十龄以下孩童无幸免,故城关各地沿街求医者接踵,医生甚为忙碌②。

清河县　春,流感流行。2 月 18 日(正月廿六日)报道:入春以来,时疫流行,病者甚多,现在传染最炽者为感冒及喉症③。

高邑县　春,流感流行。2 月 19 日(正月廿七日)报道:迩来冀南一带因天气不正发生流行性感冒病,如咳嗽、头痛,各县患者十有六七④。夏,霍乱、百日咳流行。7 月 20 日(六月初三日)报道:本地迩来虎列拉、百日咳及瘟疫杂症流行甚烈⑤。

晋　县(今晋州市)　春,时疫流行。2 月 23 日(二月初一日)报道:本县自冬至至今,片雪未降,天气干燥,气候失调,致时疫流行,蔓延颇广,县境南部传染尤烈⑥。

宣化县(今张家口市宣化区)　春,疫疠流行。2 月 24 日(二月初二日)报道:迩来气候失调,冷热不定,疫疠蔓延,死亡已达二三十人⑦。

曲周县　秋,霍乱、痢疾流行。8 月 20 日(七月初四日)报道:近来疫疠盛行,城关一带近发现虎列拉及痢疾等症,几无人不染,且传染尤速⑧。

邢台县　秋,时疫流行。10 月 19 日(九月初五日)报道:目下本城时疫流行甚烈,传染亦极快,患者多系孩童及壮年,因而死亡者闻在最近旬日内已有 20 余人⑨。

石门市(今石家庄市)　冬,流感流行。12 月 18 日(十一月初五日)报道:本市入冬以来,雪雨未降,以致气候干燥,时疫流行,患感冒咳嗽等病者颇不乏人⑩。

香河县　冬,时疫流行。1937 年 1 月 15 日(十二月初三日)报道:本县自入冬以来,寒暖失调,时疫流行甚炽。城南圣延寺村某姓全家 9 口,数日内相继罹疾而亡⑪。

遵化县　(春)2 月,奇寒,时疫流行,死亡相继⑫。春,眼疾流行。3 月 22 日(二

① “天降瑞雪”,《大公报》1936 年 2 月 17 日,第 7 版。
② “瘟疫流行”,《大公报》1936 年 5 月 7 日,第 10 版。
③ “时疫流行”,《大公报》1936 年 2 月 18 日,第 7 版。
④ “时疫流行”,《大公报》1936 年 2 月 19 日,第 7 版。
⑤ “时疫流行”,《大公报》1936 年 7 月 20 日,第 10 版。
⑥ “时疫流行”,《大公报》1936 年 2 月 23 日,第 7 版。
⑦ “施种牛痘”,《大公报》1936 年 2 月 24 日,第 7 版。
⑧ “疫疠盛行”,《大公报》1936 年 8 月 20 日,第 10 版。
⑨ “时疫流行”,《大公报》1936 年 10 月 19 日,第 10 版。
⑩ “各地降雪,厚均五寸许”,《大公报》1936 年 12 月 18 日,第 10 版。
⑪ “时疫流行甚炽”,《大公报》1937 年 1 月 15 日,第 10 版。
⑫ “津唐一带奇寒”,《申报》1936 年 2 月 1 日,第 3 版。

月廿九日)报道:本县入春后,因时令不正,寒暖失常,致一切灾疫丛生,近数日来,又忽发现眼疾,流行甚烈,以红肿及眼疮者为多,患者全家无一幸免,每村约不下四五十人①。夏,疫疠流行。6月17日(四月廿八日)报道:迩来此间暴热异常,疫疠亦随而滋蔓,罹病者日众②。7月13日(五月廿五日)报道:本县近数日来,各乡村忽发现一种怪症,即头部肿胀,其大如斗,皮色不变,痛痒异常,以成人及妇女为最,患斯症者,几于无村无有,所幸死亡尚不甚多③。7月15日(五月廿七日)报道:杂疫蔓延甚烈,现各村幼儿多患百日咳,各村患者平均不下六七十人④。

无极县 (春)2月,瘟疫盛行。当局曾组织医生研究方剂,解救病危⑤。

三河县(今三河市) 冬,天花、猩红热、白喉流行。今《三河县志》载:12月,杨各庄、大朱庄、钳公庄一带痘疹、红痧、白喉,流行极广,十几岁以下儿童无一幸免,死殇相继⑥。

山西省

太原市 秋,猩红热流行⑦。冬,白喉、伤寒、副伤寒流行⑧。冬,又天花流行。1937年1月14日(十二月初二日)报道:太原入冬后从未降雪,致天气干燥,各地近发瘟疫,成年人以急性气管支炎,孩童以痘疹为最多⑨。

榆次县(今晋中市榆次区)、汾阳县、离石县 冬,白喉、天花流行。1937年1月21日(十二月初九日)报道:本省自入冬以来,雨雪缺乏,气候干燥异常,兼以寒暖失调,各地时疫流行甚炽。榆次、汾阳、离石等县患白喉、天花等症为最,壮年毙命尤多⑩。

离石县 冬,伤寒、斑疹伤寒大流行⑪。

灵石县 冬,天花大流行。水峪、马和、静升一带村庄幼童死亡甚多⑫。

---

① “遵化眼疾流行”,《大公报》1936年3月22日,第10版。

② “宣化酷热,田间旱象已成”,《大公报》1936年6月17日,第10版。

③ “发现时疫”,《大公报》1936年7月13日,第10版。

④ “时疫流行”,《大公报》1936年7月15日,第10版。

⑤ 《无极县志》,人民出版社1993年版。

⑥ 《三河县志》,学苑出版社1988年版。

⑦ 《太原卫生志》,2001年。

⑧ 《太原市志》,三晋出版社2011年版。

⑨ “简报”,《大公报》1937年1月14日,第4版。

⑩ “寒暖失调晋省与苏北,时疫甚流行”,《中央日报》1937年1月21日,第4版。

⑪ 《吕梁地区志》,山西人民出版社1989年版。

⑫ 《灵石县志》,中国社会出版社1992年版。《灵石县卫生志》,1987年。

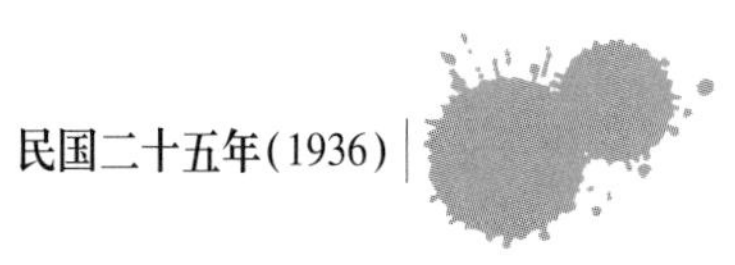

永济县　伤寒流行。孙李村几乎家家有病人。医生出诊,自备食物,以防感染①。

寿阳县、昔阳县　猩红热流行②。

浑源县　伤寒流行,死亡 20 余人③。

宁武县　(秋)8 月,斑疹伤寒流行④。

平顺县　伤寒流行。石城、车当、阳高、赤壁等村最为严重,赤壁村 600 余口人全部染疾,死亡 140 余人⑤。

陕西省

长安县(今长安区)　春,猩红热流行。3 月 8 日(二月十五日)报道:入春气候不正,近二三日来发现猩红热病,患者以小孩及学生占多数,现各校已加防范⑥。

榆林县(今榆林市榆阳区)　夏,霍乱流行⑦。

白河县　天花流行⑧。

镇安县　县城天花流行,多数患者发生恶变,小儿死亡甚多⑨。

南郑县　红庙塘一带天花流行⑩。

商南县　春,天花流行,死者甚多⑪。

安定县(今子长县)、清涧县　秋,疫病流行。9 月 29 日(八月十四日)报道:瓦窑堡、清涧等处,大兵之后,无家可归之灾民,多露宿山岗沟谷中,寒温不均,死亡甚多,已酿成流行疫病⑫。

山东省

山东省　秋,黑热病流行。10 月 23 日(九月初九日)报道:苏北、鲁东、豫西一带黑热病蔓延甚烈,死亡人数年在十万以上⑬。从 1880 年到 1936 年,莱阳、烟台、威海、

---

① 《永济县志》,山西人民出版社 1991 年版。

② 《晋中市志》,中华书局 2010 年版。

③ 《浑源县卫生志》,1988 年。

④ 《宁武县志》,红旗出版社 2001 年版。

⑤ 《平顺县志》,海潮出版社 1997 年版。

⑥ “西安发现猩红热病,患者以小孩最多”,《中央日报》1936 年 3 月 8 日,第 2 版。

⑦ 《榆林市志》,三秦出版社 1996 年版。

⑧ 《安康市卫生防疫志》,2006 年。

⑨ 《镇安县志》,陕西人民出版社 1995 年版。

⑩ 《南郑县卫生志》,1987 年。

⑪ 《商南县志》,作家出版社 1993 年版。

⑫ “陕北清乡善后会,积极办理救济事宜,灾黎多染时疫进行医药治疗”,《中央日报》1936 年 9 月 29 日,第 6 版。

⑬ “苏鲁豫边区黑热病蔓延卫生署派员考察”,《中央日报》1936 年 10 月 23 日,第 4 版。

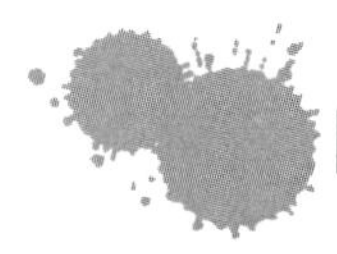
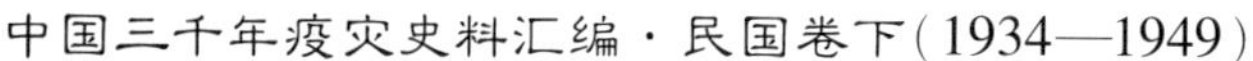

蓬莱、长岛等地,先后发生过8次鼠疫流行①。

济南市　春,脑膜炎流行。2月3日(正月十一日)报道:鲁省发现脑膜炎②。济南发生猩红热40例③。

青城县(今属高青县)　春,天花盛行,以田镇为中心,儿童死亡惨重④。

肥城县(今肥城市)　春,脑膜炎流行,湖屯镇仅钱庄在一天内就有8人死亡⑤,砖舍村20多天内死亡50多人⑥。

夏津县　(春)天花流行⑦。

平阴县　春,猩红热流行⑧。

泗水县　夏,霍乱流行⑨。

峄　县(今枣庄市)　夏,霍乱流行。台儿庄一带死亡不少⑩,涧头集镇旺庄死亡50多人⑪。

莒　县　赤痢流行⑫。

临沂县(今临沂市)　斑疹伤寒、猩红热病流行⑬。

沂水县、蒙阴县、临朐县(今并为沂源县)　白喉大流行,死亡人数甚多⑭。

莱阳县(今莱阳市)　鼠疫流行,湾头村死亡20余人⑮。

沂水县　冬,鼠疫流行。12月报载:山东沂水县近来发生一种疫症,发热泄泻,口渴而喘,言语错乱,数日即殁,医治之活者十无一二⑯。

胶　县(今胶州市)　张家屯一带天花流行⑰。

---

① 《烟台卫生志》,1987年。

② "鲁省发现脑膜炎症",《申报》1936年2月3日,第9版。

③ 樊培禄《济南猩红热309例分析研究》,《中华医学杂志》(英文版)1943年第62卷第6期。

④ 《高青县卫生志》,2009年。《惠民地区卫生志》,天津科学技术出版社1992年版。

⑤ 《湖屯镇志》,山东省地图出版社2006年版。

⑥ 《肥城县志》,齐鲁书社1992年版。

⑦ 《德州地区卫生志》,天津科学技术出版社1991年版。

⑧ 《平阴县志》,济南出版社1991年版。

⑨ 《山东省卫生志》,山东人民出版社1992年版。

⑩ 《枣庄市志》,中华书局1993年版。

⑪ 《枣庄市卫生志》,1988年。

⑫ 《临沂百年大事记》,山东人民出版社1989年版。

⑬ 《临沂百年大事记》,山东人民出版社1989年版。

⑭ 《沂源县卫生志》,1991年。

⑮ 《山东省卫生志》,山东人民出版社1992年版。

⑯ "沂水县发生特殊疫症",《光华医药杂志》1936年第3卷第3期,第67页。

⑰ 《胶州市卫生志》,1990年。

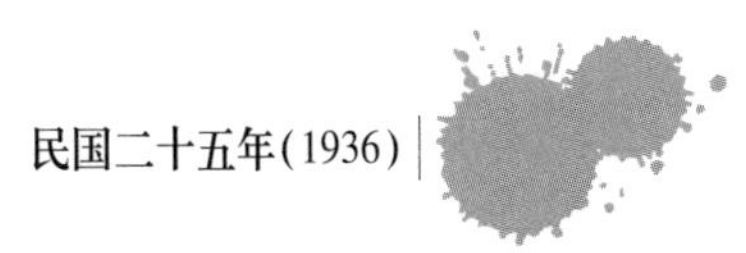

寿光县(今寿光市) 夏,霍乱流行,田柳乡东头村发病300余人,死亡81人,邢耀村死亡200余人①。

广饶县 麻疹大流行②。

河南省

河南省 秋,黑热病流行。10月23日(九月初九日)报道:豫西一带黑热病蔓延甚烈③。

开封县(今开封市祥符区) 秋七月,霍乱、痢疾流行。9月7日(七月廿二日)报道:汴垣夏旱,一届秋令,病菌乃大肆活动,病者占十之七,小孩多患肚痛,成人则患痢疾、霍乱两种④。秋八月,猩红热、白喉流行。9月26日(八月十一日)报道:汴市发生猩红热、白喉等流行病⑤。

信阳县(今信阳市平桥区) 秋,疟疾大流行,农村几乎家家有病人,稻熟无人收⑥。

虞城县 秋,白喉、猩红热、霍乱流行。今《虞城县志》载:夏秋,水灾,民众流离失所,之后白喉、红痧(猩红热)、霍乱流行,死者甚众⑦。

武陟县 霍乱、白喉、伤寒流行严重⑧。

新乡县 疫。发生传染病1236人,其中霍乱145人,天花94人,伤寒77人、赤痢361人,白喉80人,斑疹伤寒16人、脑膜炎356人,猩红热2人⑨。

封邱县(今封丘县) 白喉流行,柳园村发病20人,死亡14人⑩。

宁夏回族自治区

中宁县 白喉、伤寒、麻疹、猩红热流行⑪。

平罗县 白喉、伤寒流行。全县白喉发病671例,伤寒发病975例⑫。

---

① 《潍坊市卫生志》,1989年。

② 《广饶县志》,中华书局1995年版。

③ “苏鲁豫边区黑热病蔓延卫生署派员考察”,《中央日报》1936年10月23日,第4版。

④ “开封疾疫流行,医院免费打血清针”,《中央日报》1936年9月7日,第6版。

⑤ “汴市发生流行病”,《申报》1936年9月26日,第7版。

⑥ 《信阳县志》,河南人民出版社1990年版。

⑦ 《虞城县志》,生活·读书·新知三联书店1991年版。

⑧ 《武陟县卫生志》,1987年。

⑨ 《新乡市卫生志》,1988年。

⑩ 《封丘县卫生志》,1987年。

⑪ 《中宁县卫生志》,1995年。

⑫ 《平罗县志》,宁夏人民出版社1996年版。

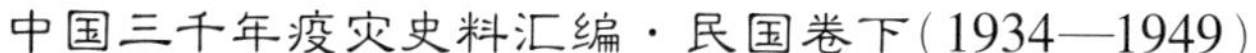

紫湖设治局　白喉病流行,阿拉善地区死亡600余人,占全旗人口总数的3%左右①。

甘肃省

甘肃省　春,旱疫。4月23日(闰三月初三日)报道:甘省甘凉、玉门、安西、民乐等县近复瘟疫大作,人民每日因瘟疫饥饿死者,每县自九百人至千人不等,尸骸狼藉,鬼哭神号,非复人间世界,存者大半向阿拉善、额济拉两旗边境草地逃亡②。5月2日(闰三月十二日)《大公报》载:此次瘟疫饥馑灾情,尤以酒泉为甚,灾民死者皆日以百计。其他如永登、古浪、武威、永昌、山丹、张掖等县灾情亦重③。5月13日(闰三月廿三日)报道:兰州、甘凉、玉门等县瘟疫大作,每日因此死者,每县数百不等④。按:"甘凉"非县名,为道名,甘凉道驻武威县,故此处甘凉即武威县。

皋兰县(今兰州市城区)　春,猩红热、流感流行。3月31日(三月初九日)报道:兰垣春疫流行,半月中小儿死亡达600以上,多因红疹、肺炎致死⑤。4月12日(三月廿一日)报道:兰垣各县春旱,病疫流行⑥。4月17日(三月廿六日)报道:兰州时疫猖獗,近一月来国医馆、中山等医院诊疗人数逾15000人,占人口总数15%,死亡不下1000人⑦。

安西县　春,猩红热、流感流行。今《安西县志》载:4月,发生瘟疫,死亡1000余人⑧。

民勤县　伤寒、白喉流行。今《民勤县志》载:外渠、双茨科、红柳园等地伤寒流行,三沟、昌宁一带白喉流行⑨。

民乐县　夏,白喉大流行,四家村、鹁鸽堂村死亡100人以上,八卦营村死亡3人,群众设堂打醮,求神收疫⑩。

静宁县　春夏疫。今《静宁县卫生志》载:1—6月发生传染病109例,死亡30例,

---

① 《阿拉善左旗志》,内蒙古教育出版社2000年版。《阿拉善盟志》,方志出版社1998年版。《内蒙古大事记》,内蒙古人民出版社1997年版。

② "甘各县灾情惨重,甘凉等县近复瘟疫大作,灾民相继死亡,惨不忍睹",《申报》1936年4月23日,第3版。"甘凉等县瘟疫大作",《康健杂志》1936年第4卷第5期,第84页。

③ 李文海等《近代中国灾荒纪年续编》,湖南教育出版社1993年版。

④ "甘西灾重并瘟疫",《申报》1936年5月13日,第6版。

⑤ "兰垣春疫流行",《申报》1936年3月31日,第7版。

⑥ "兰垣春旱喜得甘霖",《申报》1936年4月12日,第8版。

⑦ "兰州时疫猖獗",《申报》1936年4月17日,第8版。

⑧ 《安西县志》,知识出版社1992年版。

⑨ 《民勤县志》,兰州大学出版社1994年版。《民勤县卫生志》,2010年。

⑩ 《民乐县志》,甘肃人民出版社1996年版。《八卦营村志》,甘肃文化出版社2007年版。

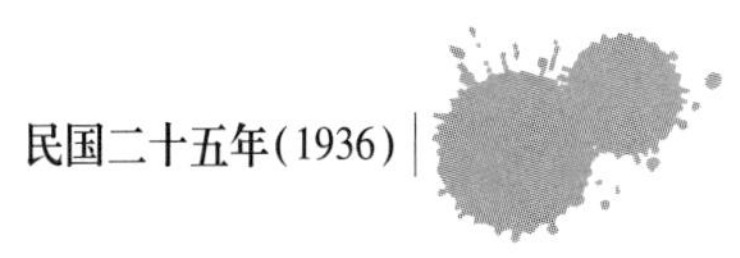

其中烈性传染病有天花、霍乱[1]。

永昌县　(夏)6月,全县白喉流行,河西堡尤重,患病率在20%以上,病死率高达70%[2]。

永登县　伤寒流行,赖家坡村78户390人中,户户患病,死亡150多人[3]。

青海省

青海省　秋,时疫流行。10月21日(九月初七日)报道:青海因天气时疫,电京请振恤。经行政院交财部办理,已由部拨五万元,交振委会放振。至防疫一节,由院令卫生署速拟实行防疫计划[4]。

大通县　白喉流行,范围甚广,发病人数多,病死率高[5]。

新疆维吾尔自治区

哈密县(今哈密市)　天花流行,患者死亡众多[6]。

伊宁县　瘟疫流行,患者死亡达十之二三[7]。

安徽省

安徽省　夏四月,皖西疫疠流行。5月30日(四月初十日)报道:皖西霍邱、六安、合肥等县数十万灾黎。现有多数灾区难民,因饥不择食,死亡相继,疫疠流行极广,惨状目不忍睹,已成人间地狱[8]。秋七八月,皖中南痢疾、疟疾流行。9月5日(七月二十日)报道:皖中南疫疠流行,范围渐广,巢县、南陵不治而死已有多人。兹当涂护驾厂一带,疫势亦甚猖獗,一家数口同时毙命,无人殓埋,附近棺木出售一空[9]。9月9日(七月廿四日)报道:近因天时不正,疫势更加猖獗,且已发生地方,计为中南部之巢县、当涂、南陵、贵池等县,而以巢县流行区域最广,蔓延尤速。该县第四区内各村镇,十日来染疫而死者,已达200余人之多。第三区辖境,不但人类未已,而猪牛等六畜亦均染患桑黄痢疾,发生瘟症,贵池之观前镇,患疟疾伤寒者比户皆是,死亡日有所闻[10]。9月中旬,本省无为、巢县、乌溪、广德等县,入秋以来,发现恶性疟疾,蔓延甚

---

① 《静宁卫生志》,甘肃文化出版社2005年版。

② 《永昌县志》,甘肃人民出版社1993年版。

③ 《永登县志》,甘肃民族出版社1997年版。

④ "青海患疫",《申报》1936年10月21日,第4版。

⑤ 《大通卫生志》,陕西人民出版社1993年版。

⑥ 贾秀慧《试析新疆民国时期疫病的流行与防治》,《昌吉学院学报》2010年第2期。

⑦ 《伊宁县志》,新疆人民出版社2003年版。

⑧ "皖西灾区疫疠流行灾民饥不择食以致死亡相继",《申报》1936年5月30日,第10版。

⑨ "皖疫疠流行,病死者甚多",《中央日报》1936年9月5日,第4版。

⑩ "皖中南疫疠流行,巢县蔓延最广,人畜相继死亡,卫生署派医师抵皖施救",《中央日报》1936年9月9日,第6版。"皖省疫病流行",《中华医学杂志》1936年第22卷第10期,第995页。

广,驰赴各县救治。普治不易,而无为、郎溪二县,疫势蔓延,有加无已[①]。秋八九月,皖北黑热病流行。10月9日(八月廿四日)报道:苏皖北部黑热病流行,为患人民,死亡甚重[②]。10月26日(九月十二日)报道:此两月以来,不但天无滴雨,而江潮亦复暴落……以是疫疠丛生,如恶性疟疾、痢疾暨喉眼等症,传染滋烈。据最近可靠统计,各县时症死亡已达2000余人,四乡病人抬城就医者络绎于途[③]。是年,疟疾在全省大流行[④]。

合肥县(今肥东县、肥西县) 秋,恶疟疾流行。9月27日(八月十二日)报道:合肥恶疟甚烈[⑤]。11月,合肥时疫流行[⑥]。

巢 县(今巢湖市) 夏秋,霍乱、疟疾流行。7月30日(六月十三日)报载:巢县城乡近日时疫流行,传染急速。第四区十日来死200余人,第二区人畜毙死者尤多,当地缺乏医药设施,无法防止[⑦]。9月4日(七月十九日)报道:时疫流行,性极猛烈,四区境内,十日死亡近二百人[⑧]。9月6日(七月廿一日)报道:本县发生伤寒、霍乱等传染病,每日死亡以数十计[⑨]。9月19日(八月初四日)报道:恶性疟疾流行,死亡甚多……此次巢县恶性疟疾传染之迅速,颇为骇异,前后三星期,蔓延至县[⑩]。

和 县 夏,霍乱流行,和城城隍街发病27人,死亡24人[⑪]。

无为县 夏,霍乱流行。严桥张家嘴一带病者300余人,10天内死86人[⑫]。秋,疟疾流行。9月19日(八月初四日)报道:江北仪征县及皖之无为县,亦均有类似疫症流行[⑬]。9月27日(八月十二日)报道:无为恶疟甚烈[⑭]。

---

① "施救无、巢、郎、广等县时疫",《安徽政务月刊》1936年第26期,第48页。

② "苏皖北部黑热病流行,财孔允拨款救治",《中央日报》1936年10月9日,第4版。

③ "皖省亢旱之恐慌,粮价飞涨,疫疠盛行",《申报》1936年10月26日,第8版。

④ 《安徽卫生志》,黄山书社1993年版。

⑤ "卫署防治恶疟疾",《申报》1936年9月27日,第9版。

⑥ "皖省各县社会新闻摘要(1936年10月28日至11月17日)",《皖事汇报》1936年第30/31期,第7页。

⑦ "皖南时疫流行",《大生报》1936年第3期,第15页。

⑧ "巢县时疫流行",《申报》1936年9月4日,第8版。

⑨ "卫生署派员赴皖巢县防疫",《申报》1936年9月6日,第12版。

⑩ "巢县、当涂、仪征、无为,均有疫症流行,卫生署派员前往防治",《中央日报》1936年9月19日,第7版。

⑪ 《和县志》,黄山书社1995年版。

⑫ 《无为县志》,社会科学文献出版社1993年版。

⑬ "巢县当涂仪征无为,均有疫症流行,卫生署派员前往防治",《中央日报》1936年9月19日,第7版。

⑭ "卫署防治恶性疟疾",《申报》1936年9月27日,第9版。"卫生署防治恶性疟疾",《昆虫与植病》1936年第4卷第30期,第609页。

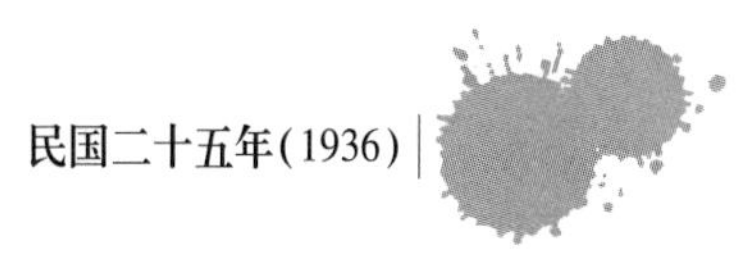

霍山县　天花流行,患者5000余人,死亡300多人①。

芜湖县　春正月,天花流行。2月10日(正月十八日)报道:芜埠气候不正,天花流行,婴孩传染夭亡者,日有所闻②。冬十月,白喉流行。11月18日(十月初五日)报道:初冬干燥,白喉症已有发现③。

宣城县(今宣城市宣城区)　春二月,脑膜炎流行。3月19日(二月廿六日)报道:湾沚为宣城之首镇,近发现脑膜炎症。患者均为四、五岁至十四岁之儿童,病状初起时,头痛、呕吐、发热以至抽筋,急性者之多十小时即亡,不救者亦有五六人④。秋八月,恶性疟疾流行。10月5日(八月二十日)报载:皖南各县因久旱不雨,疫病滋生,死亡相继,近如宣城县大贡村规期小学校传染时疫,学生患病者死亡过半,其余学生,互相警惕,不到校上课⑤。10月8日(八月廿三日)报道:恶性疟疾流行,城区患者颇少,四乡则疫势甚炽,惟死亡者不多⑥。北乡慈溪一带农民普遍染患疟疾、伤寒,金黄稻谷累累满田,无劳力收割⑦。

广德县　秋,恶性疟疾流行。皖南各县因久旱不雨,疫病滋生,死亡相继……广德县五区砖桥、伏界等处,经秋至今,十家九病,死亡之户,日必数起⑧。

郎溪县　秋,恶性疟疾流行。10月8日(八月廿三日)报道:秋收丰稔,疫疠流行,地方各界,均畏疫如虎⑨。

宁国县(今宁国市)　霍乱、疟疾流行。今《宁国县志》载:夏末秋初,瘟疫大流行⑩。

贵池县(今池州市贵池区)　秋,霍乱、疟疾、伤寒流行。9月9日(七月廿四日)报道:贵池染疫地方在第二区观音镇,全镇患疟疾、霍乱、伤寒等症者,比户皆是,因疫

---

① 《霍山县志》,黄山书社1993年版。

② "芜湖天花流行,婴孩夭亡日有所闻",《中央日报》1936年2月10日,第3版。

③ "芜湖发现白喉症",《申报》1936年11月18日,第4版。

④ "皖南发现脑膜炎,湾沚与三溪两镇已死亡多人,医院派员抵芜购备注射苗浆",《中央日报》1936年3月19日,第6版。

⑤ "皖南时疫仍猖獗",《康健杂志》1936年第12期,第48页。

⑥ "苏省各县疟疾流行,杨树信谈系疟蚊媒介,防疫须先灭杀疟蚊,京市可望不致发生",《中央日报》1936年10月8日,第7版。

⑦ 《宣城县志》,方志出版社1996年版。

⑧ "皖南时疫仍猖獗",《康健杂志》1936年第12期,第48页。

⑨ "皖郎溪疫病猖獗,县府召开防疫运动会,通属组织临时防疫会",《中央日报》1936年10月8日,第6版。

⑩ 《宁国县志》,生活·读书·新知三联书店1997年版。

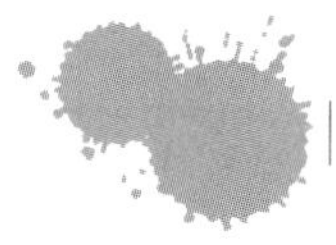

症而死者,亦时有所闻。目前传染仍烈,儿童死亡较多[①]。

太平县(今黄山市黄山区) 秋,霍乱、疟疾流行。秋后亢旱,时疫流行,居民患病太多[②]。新华乡霍乱、麻疹流行[③]。

歙 县 秋,霍乱流行。本邑西乡岩寺,近月以来,时疫流行,以全镇统计,死亡不下五六十人,大多死者以霍乱虎烈拉一类症候为最多,一经传染,非常危险,二三日即死[④]。

旌德县 春,脑膜炎流行。3月19日(二月廿六日)报道:三溪为旌德之首镇,近发现脑膜炎症,一日内共死去14人[⑤]。

绩溪县 春,天花流行,十三都一个月中夭折之病孩不下10人[⑥]。

休宁县 春,天花流行,璜源一带一月之间死亡40余人[⑦]。

当涂县、南陵县 秋,霍乱流行。9月,皖南当涂、南陵等县疫症流行,死亡相继[⑧]。

明光县 春,猩红热流行。4月,明光发生瘟疹,传染甚剧,患者均系十岁以下儿童,受病者,遍身红点,体温极高,数日间即可致命,死殇竟达百余人[⑨]。

泗 县 天花流行,仅黄圩区顺河一庄就有800人染病,死20人[⑩]。

四川省

成都市 春,脑膜炎流行。3月17日(二月廿四日)报道:脑膜炎症势极猖獗,蓉市已有数人染疾致死[⑪]。

理番县(今理县) 天花流行,红原安曲地区病死约三分之一[⑫]。

懋功县(今小金县) 夏,流感、脑膜炎、伤寒流行。今《小金县志》载:夏,伤寒流

---

① “皖中南疫疠流行,巢县蔓延最广,人畜相继死亡,卫生署派医师抵皖施救”,《中央日报》1936年9月9日,第6版。“皖省疫病流行”,《中华医学杂志》1936年第22卷第10期,第995页。

② “太平县时疫流行”,《皖事汇报》1936年第32/33期,第4页。

③ 《新华乡志》,2007年。

④ “歙县时疫流行”,《皖事汇报》1936年第26/27期,第10页。

⑤ “皖南发现脑膜炎,湾沚与三溪两镇已死亡多人,医院派员抵芜购备注射苗浆”,《中央日报》1936年3月19日,第6版。

⑥ 《绩溪县卫生志》,1987年。

⑦ 《休宁县志》,安徽教育出版社1990年版。

⑧ “皖南时疫流行”,《大生报》1936年第3期,第15页。

⑨ “明光发生瘟疫”,《康健杂志》1936年第4卷第5期,第84页。

⑩ 《泗县志》,浙江人民出版社1990年版。

⑪ “成都发现脑膜炎”,《申报》1936年3月17日,第7版。“蓉市发现脑膜炎症,已有数人致死”,《中央日报》1936年3月17日,第2版。

⑫ 《阿坝州卫生志》,民族出版社1995年版。

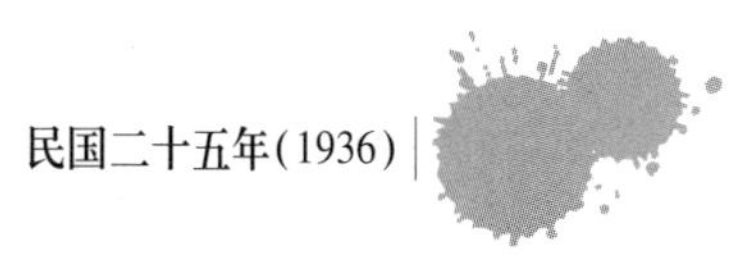

行,遍及全县。6 月 3 日(四月十四日)《新新新闻》载:懋功县疫病流行,患者甚多。6 月 13 日(四月廿四日)《新新新闻》又载:流感、流脑大流行,死亡人数众多①。

茂　县　夏,流感、脑膜炎、伤寒流行。6 月 13 日《新新新闻》载:茂县时疫流行,已有 100 余人死亡②。

巴安县(今巴塘县)　夏大疫,冬又大疫。1937 年 1 月 14 日(十二月初二日)报道:夏五月,大兵之后,粮食被劫一空,人民饥不能择食,将已死牛马作为食料,以致疫疠流行,人民死亡甚多。距巴安 30 余里之鱼卡通村、茶马公村、耿巴公村等处,人民因疫疠而死亡者达四分之三以上,以至尸体遍野,任其腐烂,臭闻数里。最近复流行于城中,死亡已达 300 余人③。

康定县　冬疫。1937 年 1 月 6 日(十一月廿四日)刊《禹贡》载:西康疫病流行④。约略同时,《蒙藏月报》载:西康各县近忽发生病疫,情势严重,医药缺乏,当地民众殷望拯救甚切⑤。按:北洋政府时期设川边特别区,国民政府时期称西康省。这里所谓的“西康”,应是指其省会,1936 年 11 月西康省会从雅安迁康定。

绵竹县(今德阳市绵竹市)　疟疾流行,染病者上万人⑥。

威远县　脑膜炎流行,10 日内死 700 余人⑦。

荣　县　霍乱流行。今《荣县志》载:霍乱从自贡传入,驻成佳镇桂系军一个团,因霍乱死亡几十人,传入县城,染病者不计其数,流行高峰期四道城门都有出丧者⑧。

阆中县(今阆中市)　大旱,大饥,大疫。所辖木兰乡大旱持续 234 天,溪河断流,人畜无水,田土荒芜,有种无收,瘟疫四起,民不聊生,木兰乡饥死 219 人,疫死 127 人⑨。

仪陇县　伤寒、痢疾流行,高坡染疫 2000 多人,死 500 多人;县城西街染疫致死 49 人⑩。

巴中县(今巴中市巴州区)　春旱夏旱连年旱,民不聊生,饿殍遍野,天花、麻疹、

---

① 《小金县志》,四川辞书出版社 1995 年版。

② 《阿坝州卫生志》,民族出版社 1995 年版。

③ “巴安疫疠流行,人民死亡甚多”,《中央日报》1937 年 1 月 14 日,第 4 版。“巴安疫病流行,人民死亡甚多”,《康藏前锋》1936 年第 4 卷第 4 期,第 62 页。

④ “西康疫病流行”,《禹贡》1937 年第 6 卷第 12 期,第 137 页。

⑤ “防治西康疫病”,《蒙藏月报》1937 年第 7 卷第 1 期,第 9 页。

⑥ 《绵竹县志》,四川科学技术出版社 1992 年版。

⑦ 《威远县志》,巴蜀书社 1994 年版。《内江地区卫生志》,四川辞书出版社 1995 年版。

⑧ 《荣县志》,四川大学出版社 1993 年版。

⑨ 《木兰乡志》,1998 年。

⑩ 《仪陇县志》,四川科学技术出版社 1994 年版。

疟疾、痢疾大流行,死者甚众①。

遂宁县(今遂宁市安居区)　(夏)6月,麻疹流行,横山乡林家沟9天内麻疹死亡27人②。

通江县　秋,天花流行。所辖草池乡上年特大干旱,是年秋,瘟疫流行,全乡病死220余人。其疫为天花流行,儿童死亡率达70%左右,故乡人称小儿出痘麻曰"翻铁门坎""过鬼门关"③。

西充县　痢疾流行,仁和乡病者十六七,死亡率高达10%—20%④。

南江县　疫症流行⑤。

广安县(今广安市广安区)　秋,霍乱流行,石河乡死亡20余人⑥。

泸　县　春,麻疹流行⑦。

内江县(今内江市市中区)　大旱,痢疾流行。今《内江县志》载:大旱之后,痢疾流行,靖民乡场上村仅300余人,发病200多人,死亡10人⑧。

叙永县　霍乱流行,区乡两河口、江门等地死亡数百人⑨。天花流行,打鼓乡王贵发一家无钱治病,死亡2人⑩。

庆符县(今属高县)　大旱,饥,疫。今《高县志》载:酷旱连月,人食白土、草根、树皮,庆符县疾饿死者2000余人⑪。

富顺县　大旱饥,痢疾流行。今《富顺县志》载:大旱,吃仙米(白粘土),痢疾流行,死亡甚众⑫。

大竹县　(夏)7月,霍乱大流行⑬。

重庆市

巴　县(今巴南区)　(春)3月,天花流行,死者众多⑭。

---

① 《巴中县卫生志》,1989年。

② 《遂宁县志》,巴蜀书社1993年版。

③ 《草池乡志》,1987年。

④ 《西充县志》,重庆出版社1993年版。

⑤ 《达县地区卫生志》,四川文艺出版社1990年版。

⑥ 《广安县志》,四川人民出版社1994年版。

⑦ 《泸县志》,四川科学技术出版社1993年版。

⑧ 《内江县志》,巴蜀书社1994年版。

⑨ 《叙永县志》,方志出版社1998年版。

⑩ 《打鼓乡志》,1989年。

⑪ 《高县志》,方志出版社1998年版。

⑫ 《富顺县志》,四川大学出版社1993年版。

⑬ 《达县地区卫生志》,四川文艺出版社1990年版。《大竹县志》,重庆出版社1992年版。

⑭ 《巴县志》,重庆出版社1994年版。

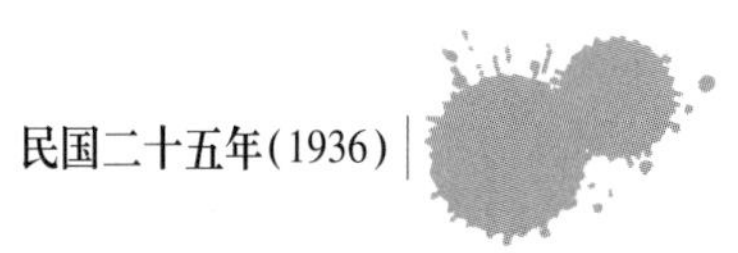

江北县(今渝北区)　霍乱、痢疾、伤寒流行①。

巫山县　伤寒大流行,河梁、骡坪等乡民十病八九,死亡者众②。

石柱县　春,天花流行,悦来乡六保27户,染病24人,死亡19人③。

涪陵县(时含武隆县)　春,流感流行。武隆县凤来乡第一保七甲旧屋基18户100余人,死亡30余人,有一家四口死绝者。又,天花流行。土地乡、平桥地区75%的儿童患病死亡,有姐弟13人死亡10人者,有一家16小孩全死者,有一家12个子女幸存1人者④。

云南省

昆明市　冬,脑膜炎流行,延及次年春,仅昆明第一卫生所就收治696人⑤。

武定县　(夏)6月,伤寒流行,有全家死亡者⑥。

大关县　夏,痢疾流行。9月12日(七月廿七日)报道:夏季暴热,异于往岁,农忙时,时疫痢疾流行,青年死亡甚多,乡居有七八口之家只存一二人者⑦。

江川县　天花大流行,仅光山村患者就有30多人,死亡18人⑧。

华宁县　盘溪一带天花大流行⑨。

思茅县(今普洱市)　春二月,恶性疟疾流行。3月4日(二月十一日)报道:瘴气流行,患者染疾极多⑩。疟疾一般在秋季流行,是年在春季即有流行,不同寻常。思普一带,素号称烟瘴雨之乡,而思茅以下之普藤坝、小勐养、车里(九龙江)、佛海(猛海)等,以及各猛地皆系烟瘴毒烈之区,以故户口凋零,土地荒芜,荆榛遍野⑪。

丽江县(今丽江市)　麻疹流行,丽江坝、七河坝尤严重,病人死亡50%⑫。

---

① 《江北县志》,重庆出版社1996年版。

② 《巫山县志》,四川人民出版社1991年版。

③ 《石柱县志》,四川辞书出版社1994年版。

④ 《武隆县卫生防疫志》,1986年。

⑤ 《昆明卫生志》,云南人民出版社1998年版。

⑥ 《武定县志》,天津人民出版社1990年版。

⑦ “滇各县水灾频仍,元江、新平等县发生地震,大、关疾疫流行死亡”,《中央日报》1936年9月12日,第6版。

⑧ 《安化乡志》,1996年。

⑨ 《华宁县卫生志》,1992年。

⑩ “瘴气系恶性疟疾,卫生署研究之结果,决定疗治预防办法”,《中央日报》1936年3月4日,第7版。

⑪ “云南思普各地瘴疫”,《云南民政月刊》1936年第28期,第13页。

⑫ 《丽江纳西族自治县志》,云南人民出版社2001年版,第15页。

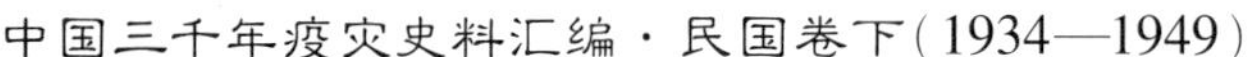

兰坪县　夏五月,天花流行,病者九死一生,死亡甚众[1]。

云　县　疟疾流行,从新城坝蔓延城乡各地[2]。

宁洱县　恶性疟疾流行。3月4日(二月十一日)报道:瘴气流行,宁洱县为云南最重之地,患者染疾极多[3]。

碧江设治局(今碧江县)　春夏,天花盛行。5月,有一村41户,死亡45人,并有全家死绝者。7月,天花遍及全乡,人心惶惶,100余户农家,为躲避瘟疫,迁入缅甸居住[4]。

潞西设治局(今芒市)　秋,鼠疫流行[5]。9月29日(八月十四日)报道:潞西县近月来发现时疫,传染最烈,初起时发热不退,居民3000余户均传染,死亡者已达数百人,民心恐慌,滇省府已令民政厅及卫生实验处设法救济[6]。

泸西县　(春)3月,天花流行,发病143例,死亡54人。夏秋,城区伤寒、痢疾、疟疾流行,发病2500余例,死200余人[7]。

贵州省

锦屏县　霍乱、疟疾流行,锦屏部分村寨村民死亡甚多[8]。

黎平县　麻疹流行,罗里一寨死30多人[9]。

普定县　(夏)7月,定南镇霍乱流行[10]。

永从县(今从江县)　天花流行,朝利病孩80%死亡[11]。

岑巩县　痢疾流行,发病1179人,死亡28人[12]。

---

① 《兰坪白族普米族自治县志》,云南民族出版社2003年版,第14页。《云南省兰坪白族普米族自治县营盘镇志》,2008年,第1～2页。《怒江傈僳族自治州卫生志》,云南民族出版社1997年版,第141～142页。

② 《云县志》,云南人民出版社1994年版。

③ "瘴气系恶性疟疾,卫生署研究之结果,决定疗治预防办法",《中央日报》1936年3月4日,第7版。

④ 《碧江县志》,云南民族出版社1994年版。《怒江傈僳族自治州卫生志》,云南民族出版社1997年版。

⑤ 《潞西县志》,云南教育出版社1993年版。

⑥ "滇省路西发现时疫,死亡已达数百人",《中央日报》1936年9月29日,第4版。

⑦ 《泸西县志》,云南人民出版社1992年版。

⑧ 《锦屏县志》,贵州人民出版社1995年版。

⑨ 《黎平县志》,巴蜀书社1989年版。

⑩ 《普定县志》,贵州人民出版社1999年版。

⑪ 《从江县志》,贵州人民出版社1999年版。

⑫ 《岑巩县志》,贵州人民出版社1993年版。

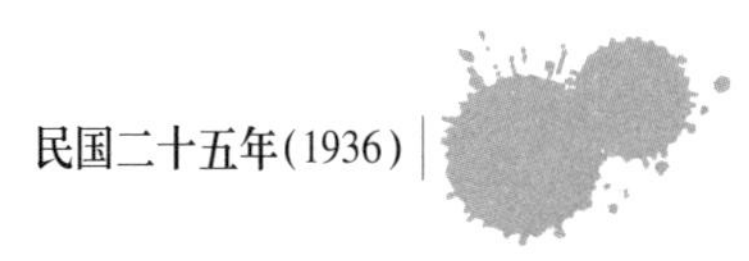

湖北省

湖北省　秋旱,疟疾流行。10 月 23 日(九月初九日)报道:鄂省近月来天气亢旱,宜都、当阳、荆门等县,已向民政厅报灾,请求赈济。并闻鄂西各地,因雨水稀少,疫病流行,颇为可虑[①]。10 月 25 日(九月十一日)报道:鄂省两月不雨,秋旱严重,受灾达 47 县,现气候湿燥如夏,疫疟流行甚广[②]。

郧西县　秋,霍乱流行。县城及周围乡村流行 10 余日,每日死亡 20 余人[③]。

郧　县(含今十堰市、郧阳区)　秋,霍乱流行,延及 1939 年,蔓延全县,死亡万余人,其中黄龙、城关最多。城关镇死亡 5000 余人,木材告罄,只得秸卷裹尸或裹席安葬[④]。

宣恩县　天花流行,李家河镇染疫者 102 人,死亡 98 人[⑤]。

宜昌县(今宜昌市夷陵区)　是年疫。今《宜昌县志》载:宜昌城区死亡 1381 人,其中死于伤寒、天花、痢疾、麻疹等传染病者 685 人,约占一半[⑥]。

宜都县(今宜都市)　秋,疟疾流行[⑦]。

远安县　春,天花流行。2 月 21 日(正月廿九日)报道:远安县瘟疫流行,蔓延益广,死亡甚多[⑧]。

巴东县　天花流行,信陵镇、火峰和野三关等地为甚。又,信陵镇痢疾大流行[⑨]。

汉川县(今汉川市)　春,天花流行。今《汉川县志》载:瘟疫流行,打雁湖段家台约 30 户,死 30 多人,最多一天死 8 人,有一家一天死 3 个小孩[⑩]。

广济县(今武穴市)　夏,麻疹流行。秋,霍乱流行。今《广济县志》载:夏,麻疹大流行,几乎天天有儿童死亡。8 月,梅川镇沿河一带,发生一种难于诊断的疾病,其症状是口吐紫血,三四小时即气绝身亡,魏从政、张家咀两垸,5 天内各死亡 10 多人。梅川镇西门附近的 3 个垸霍乱流行中,死亡 123 人[⑪]。按:这是干霍乱。

---

① "鄂宜都当阳吁请赈济鄂西疫病流行",《中央日报》1936 年 10 月 23 日,第 4 版。"鄂西各县旱灾请赈",《申报》1936 年 10 月 23 日,第 4 版。

② "鄂省两月不雨秋旱严重",《申报》1936 年 10 月 25 日,第 4 版。

③ 《郧西县志》,武汉测绘科技大学出版社 1995 年版。

④ 《郧县志》,湖北人民出版社 2001 年版。

⑤ 《宣恩县志》,武汉工业大学出版社 1995 年版。

⑥ 《宜昌县志》,冶金工业出版社 1993 年版。

⑦ 《宜都县志》,湖北人民出版社 1990 年版。

⑧ "鄂远安县发现瘟疫",《申报》1936 年 2 月 21 日,第 9 版。

⑨ 《巴东县志》,湖北科学技术出版社 1993 年版。

⑩ 《汉川县志》,中国城市出版社 1992 年版。

⑪ 《广济县志》,汉语大词典出版社 1994 年版。

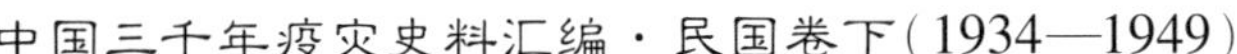

通城县　麻疹、天花流行,在境内由南至北蔓延,持续2年,死亡数以千计[①]。

湖南省

芷江县(今芷江侗族自治县)　秋,瘟疫流行甚惨,死亡相继[②]。

石门县　泥沙一带天花、麻疹相继流行[③]。

通道县(今通道侗族自治县)　疟、痢流行,交相发生,山居独户,病死无人殓埋[④]。

晃　县(今新晃侗族自治县)　秋,痢疾、疟疾流行,波洲乡柳寨等村死亡60余人[⑤]。

永绥县(今花垣县)　秋,鼠疫流行。今《花垣县志》载:9月,茶洞地区发生鼠疫,死亡90余人,隘门口周老丑一家7口死6人[⑥]。按:历史上湘西地区极少发生鼠疫,这里的"鼠疫"可能有误。

沅陵县　天花流行,敬德乡死亡数百人[⑦]。

平江县　夏秋,霍乱、痢疾、疟疾流行。今《平江县卫生志》载:夏秋,霍乱、痢疾流行,安定、爽口、思村、芦洞、献钟、嘉义等地发病3500余人,病死率达25%。是年,全县疟疾流行,钟洞、三墩7000村民中,患者5000有余[⑧]。9月30日(八月十五日)报道:平江入秋以来,瘟疫流行甚惨,较前去两年尤甚,瘟疫大作,病势繁杂,如伤寒、哑伤寒、疟疾、痢疾、头痛、发烧等症及无名急症,每一人兼患数种病症[⑨]。

常德县(今常德市)　霍乱流行[⑩]。

绥宁县　秋,痢疾、疟疾流行。今《绥宁县志》载:秋,全县暴发痢疾和疟疾,病死者众,许多成熟谷物无人收割[⑪]。

邵阳县(今属邵阳市)　夏,麻疹流行。6月26日(五月初八日),陈家村死46

---

① 《通城县志》,1985年。

② "平江瘟疫流行,病症极为复杂死亡相继,芷江各属疫势蔓延颇广",《中央日报》1936年9月30日,第6版。

③ 《石门县卫生志》,黄山书社1993年版。

④ 《通道县志》,民族出版社1999年版。

⑤ 《新晃侗族自治县卫生志》,1989年。

⑥ 《花垣县志》,生活·读书·新知三联书店1993年版。

⑦ 《沅陵县卫生志》,1989年。

⑧ 《平江县卫生志》,1990年。

⑨ "平江瘟疫流行,病症极为复杂死亡相继,芷江各属疫势蔓延颇广",《中央日报》1936年9月30日,第6版。

⑩ 《常德市武陵区南坪岗乡志》,2005年。

⑪ 《绥宁县志》,方志出版社1997年版。

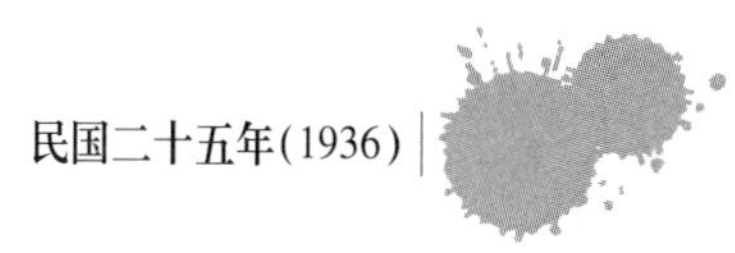

人,其中5户绝口①。

攸　县　痢疾流行。民间称为"红死(屎)病"。发病人数逾万,死亡数百人②。

安化县　疫。今《安化县志》载:灾疫连绵,1934—1936年,全县净减5.5万人③。

蓝山县　夏秋,霍乱、痢疾流行,全县死亡312人④。

永兴县　(春)2月,天花流行,死人甚多⑤。

郴　县(今郴州市)　(春)2月,瘟疫(天花)流行,县民死亡甚众⑥。

道　县　秋,痢疾、疟疾流行。今《道县卫生志》载:秋,疫病流行,龙角岭110多户,死80余人,绝10余户⑦。

嘉禾县　春,脑膜炎流行。广发乡大村全村110户中,106户患病,死亡40余人⑧。

江西省

南昌县(今包括南昌市、南昌县)　夏,霍乱流行。6月,南昌各县相继发生霍乱,蔓延到小港⑨。

丰城县(今丰城市)　春,天花流行。拖船乡道塘村因"吹苗"诱发,100户的村庄病死小儿30余人⑩。夏,霍乱流行⑪。

乐安县　麻疹流行,较大的圩镇村庄每天都有几名患儿死亡⑫。

上饶县(今包括上饶市、上饶县)　(秋)9月,疟疾流行,枫岭头死100余人⑬。

万安县　春,天花流行,死亡多人⑭。

余干县　夏,霍乱流行,黄埠、大溪、江埠、枫港、瑞洪等沿河地区短时间内夺去1500余人的生命⑮。

---

① 《邵阳市卫生志》,1998年。《邵阳县志》,社会科学文献出版社1993年版。

② 《攸县志》,2002年。

③ 《安化县志》,中国社会科学文献出版社1993年版。

④ 《毛俊村志》,2008年。

⑤ 《永兴县志》,中国城市出版社1994年版。

⑥ 《郴县志》,中国社会出版社1995年版。

⑦ 《道县卫生志》,黄山书社1992年版。

⑧ 《嘉禾县志》,黄山书社1993年版。

⑨ 《小港镇志》,1986年。

⑩ 《丰城县卫生志》,上海人民出版社1991年版。

⑪ 《小港镇志》,1986年。

⑫ 《乐安县志》,江西人民出版社1989年版。

⑬ 《上饶县志》,中共中央党校出版社1993年版。

⑭ 《万安县志》,黄山书社1996年版。

⑮ 《余干县志》,新华出版社1991年版。

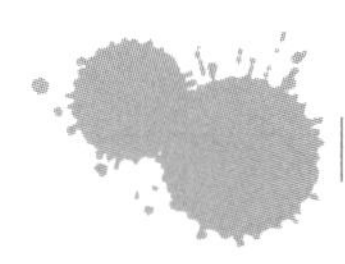

江苏省

江苏省　春,时疫流行。2月19日(正月廿七日)报道:江北入春寒暖不均,小儿患疹疾夭折,徐、海各县日有多起①。自夏徂秋,黑热病流行。5月24日(四月初四日)《大公报》报道:苏北地区春荒夏涝,春夏之间,黑热病流行,势甚猖獗,蔓延于涟水、泗阳、睢宁、铜山、海州、灌云、淮阴、宝应、宿迁、淮安、阜宁、沭阳、邳县、沛县、萧县、丰县、砀山等县②。10月8日(八月廿三日)报道:苏北徐、淮各县,黑热病蔓延甚速③。是年,苏北、淮阴、泗阳等县瘟疫流行,黑热病达2000余万人④。10月23日(九月初九日)报道:苏北一带黑热病蔓延甚烈⑤。10月24日(九月初十日)报道:江北各县疫疠盛行,传染甚众,类如疟疾之变本加厉,黑热症之遍地流传,死亡之率实堪惊人⑥。11月2日(九月十九日)报道:本年江北天气,自春迄秋,气候失常,以致时疫特多,如黑热病、恶性疟疾、白喉等症⑦。秋,恶性疟疾流行。苏省入秋以来,阴雨连绵,气候潮湿,苍蝇滋生,因此患疟疾者时有所闻,传染甚速,近日已蔓延镇江、丹阳、句容、南通、常熟、嘉定、常州、如皋、南京、上海、川沙等处⑧。10月7日(八月廿二日)报道:苏省第四区通属各县发生恶性疟疾⑨。10月9日(八月廿四日)报道:苏省第四区通属各县(按:江苏省第四区行政公署治南通城,下辖南通、如皋、海门、启东、崇明5县)近日发生恶性疟疾,刻疫势蔓延,以如皋情形最烈,该县患此项病症者,总计约有5万人,死亡者已达5000人有余⑩。10月10日(八月廿五日)报道:苏省江南北各县,入秋以来,发生恶性疟疾,流行甚剧。江南方面如镇江、句容、仪征、金坛、丹阳、高淳、武进等县,江北如通、如、高、宝各县,疫氛极炽,乡区尤甚。每县罹疫人数平均在五六万以上,死亡率亦极可畏,估计各该县受疫人口总数将达百万人左右。其他各县现亦

---

① “简报”,《大公报》1936年2月19日,第3版。

② 苏北一巨患,黑热病猖獗,蔓延于淮海十数县,省府组织防治队扑灭”,《大公报》1936年5月24日,第3版。

③ “皖郎溪疫病猖獗,县府召开防疫运动会,通属组织临时防疫会”,《中央日报》1936年10月8日,第6版。

④ 邓云特《中国救荒史》,河南大学出版社2010年版,第47页。

⑤ “苏鲁豫边区黑热病蔓延卫生署派员考察”,《中央日报》1936年10月23日,第4版。

⑥ “江北时疫盛行”,《申报》1936年10月24日,第11版。

⑦ “扬州江北时疫流行”,《申报》1936年11月2日,第7版。

⑧ “苏省流行恶性疟疾”,《昆虫与植病》1936年第30期,第609页。

⑨ “苏省各县疾疫流行,蔓延区域甚广亟待医药救济,如皋疫势披猖死亡已达五千”,《中央日报》1936年10月7日,第6版。

⑩ “各县疫势猖獗,多系恶性疟疾,正在施救中”,《大公报》1936年10月9日,第10版。

逐渐发现[①]。10 月 18 日(九月初四日)报道:大江南北如镇江、句容、仪征、金坛、丹阳、高淳、武进、南通、如皋、高邮、宝应各县,恶性疟疾传染甚速,死亡率亦极可畏。每县罹疫平均在五六万以上,总数将达百万人左右[②]。10 月 22 日(九月初八日)报道:江淮运河淮扬一带之人民,最近传染大疫,死亡者日数百人,其疫症之现状,悉为一种最高热性疟疾病[③]。同日又报道:苏省恶性疟疾流行,已遍及大江南北,蔓延之广,为害之烈,深为社会人士所注意……苏省恶性疟疾之流行已有两月之久,最初认为疟疾之一种普通病症,并无若何重要,讵一时忽视,致蔓延十数县,死亡人数统计已达数万人之多,而句容、丹阳等县纷纷报灾[④]。

南京市　春,天花流行。2 月 4 日(正月十二日)报道:本京鼓楼等处,近传发现天花甚剧,兹据卫生事务所探悉,谓并未如所传之甚,惟仅在棚户区内,略有发现[⑤]。2 月 18 日(正月廿六日)报道:京市卫生事务所,最近发现外来客民中,染有天花者数人[⑥]。4 月 29 日(闰三月初九日)报道:本市近日天花发现甚多,上星期日 20 日起至 26 日止,共发现 39 人之多,死亡者 11 人,为本年最多之一周[⑦]。5 月 6 日(闰三月十六日)报道:京市 4 月份传染病人数以天花为最多[⑧]。是年,天花发病 348 人,死亡 143 人[⑨]。秋,痢疾、伤寒、疟疾等流行。9 月 11 日(七月廿六日)报道:上月份本京传染病发现人数,以赤痢为最多,伤寒次之。总数如下:赤痢 73 人,伤寒及副伤寒 55 人,猩红热 7 人,流行性脑脊髓膜炎 6 人,白喉 4 人,共 145 人[⑩]。9 月 14 日(七月廿九日)报道:自入秋以来,伤寒、痢疾、疟疾三种时疫,日来极为流行,尤以痢疾为最普遍,儿童染患伤寒症者较多[⑪]。9 月 29 日(八月十四日)报道:时届秋令,天时不正,省会近郊一带,现发现恶性疟病,尤以东码头为最烈[⑫]。11 月 2 日(九月十九日)报道:京

① “苏省恶性疟疾蔓延已遍及大江南北”,《申报》1936 年 10 月 10 日,第 9 版。

② “施送疟疾阴阳膏”,《申报》1936 年 10 月 18 日,第 13 版。

③ “热性疟疫蔓延”,《光华医药杂志》1936 年第 4 卷第 1 期,第 95 页。

④ “苏省恶性疟疾为患,已死数万人,民政厅购办治疟药品,黑热病防治队开淮阴施治”,《大公报》1936 年 10 月 22 日,第 10 版。

⑤ “卫生事务所防止天花,春季种痘下月开始”,《中央日报》1936 年 2 月 4 日,第 7 版。

⑥ “预防天花,卫生所函各家长”,《中央日报》1936 年 2 月 18 日,第 7 版。

⑦ “天花流行上周死十一人,速种痘免传染”,《中央日报》1936 年 4 月 29 日,第 7 版。

⑧ “京市四月份传染病人数,以天花为最多”,《中央日报》1936 年 5 月 6 日,第 7 版。

⑨ 《南京卫生志》,方志出版社 1996 年版。

⑩ “上月份传染病统计,共一四五人赤痢最多”,《中央日报》1936 年 9 月 11 日,第 7 版。

⑪ “预防时疫流行,警厅劝用自来水,河水塘水洗涤锅碗能传染疾病,烂梨香蕉苍蝇群集切不可购食”,《中央日报》1936 年 9 月 14 日,第 7 版。

⑫ “苏省会近郊,发现恶性疟疾,东码头一带蔓延最烈,省府拨款五百元为防治费”,《中央日报》1936 年 9 月 29 日,第 6 版。

市入秋以来,气候亢旱,尘土飞扬,时疫流行[①]。

六合县(今南京市六合区) 秋,霍乱、痢疾流行。本埠自入秋以来,气候不一,忽冷忽热,近来早晚气温相差过大,疫病因之发生,如痢疾、霍乱等症,散布全城,一般医士,无法应付,所幸者并无死亡[②]。

句容县(今句容市) 夏秋,疟疾流行。10月4日(八月十九日)报道:句容时疫狂炽,患者达50000人,死亡累累,甚有一家死数口,无法殓埋,惨不忍睹[③]。10月5日(八月二十日)报道:二区时疫流行。今年入夏以来,病菌复又蕃殖,现全区罹疫者已有50000余人,亡故的有500余人[④]。10月7日(八月二十二日)报道:句容发生疫疾,患者数万人,系恶性疟疾,发生在上月间[⑤]。10月9日(八月廿四日)报道:句容发生疫疾,患者数万人,系恶性疟疾[⑥]。今《句容县志》载:秋,全县农村疟疾大流行,有75%的人发病,出现了稻谷成熟无人收割的凄惨景象[⑦]。

高淳县 夏秋,霍乱、疟疾流行。今《高淳县志》载:6—8月,东坝乡霍乱、伤寒交叉流行,患病就诊达26000余人次[⑧]。10月7日(八月二十二日)报道:高淳县恶疟疫势甚为猖獗[⑨]。

江浦县(今南京市浦口区) 天花流行,珠江、桥林、乌江一线疫情尤重[⑩]。

镇江县(今镇江市) 夏,霍乱流行。上会合偶村霍乱流行,死亡100余人[⑪]。秋,疟疾大流行。10月7日(八月廿二日)报道:镇江县各区发现恶性疟疾,蔓延甚剧,死亡甚众[⑫]。10月9日(八月廿四日)报道:镇江县各区发现恶性疟疾,蔓延甚剧,

---

① “各地喜雨,但粮价仍上涨,绥禁粮出境,待传回再定”,《大公报》1936年11月2日,第3版。

② “六合气候疫病生”,《昆虫与植病》1936年第4卷第30期,第609页。

③ “句容疫炽患者达五万人”,《中央日报》1936年10月4日,第4版。

④ “句容二区时疫流行”,《申报》1936年10月5日,第8版。

⑤ “苏省各县疾疫流行,蔓延区域甚广亟待医药救济,如皋疫势披猖死亡已达五千”,《中央日报》1936年10月7日,第6版。

⑥ “各县疫势猖獗,多系恶性疟疾,正在施救中”,《大公报》1936年10月9日,第10版。

⑦ 《句容县志》,江苏人民出版社1994年版。《句容市卫生志》,江苏人民出版社2009年版。

⑧ 《高淳县志》,江苏古籍出版社1988年版。

⑨ “苏省各县疾疫流行,蔓延区域甚广亟待医药救济,如皋疫势披猖死亡已达五千”,《中央日报》1936年10月7日,第6版。

⑩ 《江浦县志》,河海大学出版社1995年版。

⑪ 《丹徒县卫生志》,江苏古籍出版社2001年版。

⑫ “苏省各县疾疫流行,蔓延区域甚广亟待医药救济,如皋疫势披猖死亡已达五千”,《中央日报》1936年10月7日,第6版。

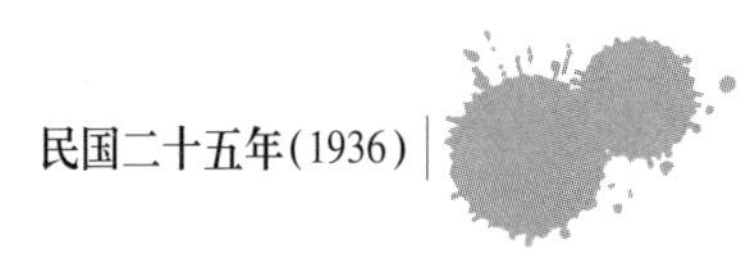

死亡甚众[①]。镇江南郊一带,恶疟流行猖獗[②]。

丹阳县(今丹阳市)　秋,疟疾流行。9月6日(七月廿一日)报道:本邑南门外自近郊至珥陵一带数十里内,日来发生疫症,蔓延甚广,势极凶险。其村数十家居户,竟挨户传染,甚至一家数人有死去过半者[③]。10月2日(八月十七日)报道:本邑西南两乡恶性疟疾势极猖獗,兹已蔓延至东乡珥陵一带。每遇传染恶疟者,多数死亡[④]。10月7日(八月二十二日)报道:丹阳恶疟流行,以第一、二、三区为最盛[⑤]。10月26日(九月十二日)报道:日来天久未雨,气候干燥异常,非惟农田耕种为难,而四乡恶性疟疾复有转炽之势[⑥]。

吴　县(今苏州市)　伤寒、痢疾流行。所辖浦庄镇疫病流行,以伤寒或类伤寒发病率和死亡率最高,痢疾次之,天花、白喉较少[⑦]。

常熟县(今常熟市)　夏,霍乱流行[⑧]。四月,常熟发现疫症,第六区老吴市一带,发现疫症,死者已有三十余人,患者初觉胸腹饱闷,时思呕吐,五小时后,知觉渐失,即行毙命[⑨]。7月11日(五月廿三日)报道:虎疫已有发现,有保安大队队士杨某于9日上午10时,身体稍觉不舒,头目昏花,讵未及三小时,忽然昏厥,四肢发冷,经送县立医院,断系真性虎列拉,不久即不治而死。同时小东门一带亦有发现,刻当局在预防中[⑩]。8月3日(六月十七日)报道:近来此间天气虽转凉,但时疫仍有发现,尤以瘪螺痧症为最多[⑪]。秋,恶性疟疾流行。10月7日(八月二十二日)报道:入秋以来,本邑各乡均流行一种恶性疟疾,东乡一带蔓延更甚。据中医诊视,则系伤寒症,此间第六区各乡镇,患此者遍地皆是,且势颇猛烈,患者竟多不救而亡,其绵延时期多至五六天,少竟二三日即亡[⑫]。10月15日(九月初一日)报道:匝月以来,天未下雨,且气候

---

① “各县疫势猖獗,多系恶性疟疾,正在施救中”,《大公报》1936年10月9日,第10版。

② “省会近郊恶疟流行未已”,《光华医药杂志》1936年第4卷第1期,第96页。

③ “丹阳南乡疫疠盛行”,《申报》1936年9月6日,第13版。

④ “丹阳珥陵疫疠流行”,《申报》1936年10月2日,第8版。

⑤ “苏省各县疾疫流行,蔓延区域甚广亟待医药救济,如皋疫势披猖死亡已达五千”,《中央日报》1936年10月7日,第6版。

⑥ “丹阳四乡疫疠流行”,《申报》1936年10月26日,第8版。

⑦ 《浦庄镇志》,苏州大学出版社2005年版。

⑧ 《梅李镇志·梅李卷》,上海辞书出版社2006年版。

⑨ “常熟疫症”,《康健杂志》1936年第4卷第5期,第48页。

⑩ “城区发现时疫”,《申报》1936年7月11日,第11版。

⑪ “常熟时疫流行未已”,《申报》1936年8月3日,第9版。

⑫ “常熟各乡盛行恶性疟疾”,《申报》1936年10月7日,第7版。

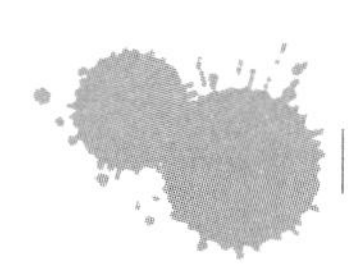

干燥异常,而社会发生之喉病、疟疾者甚众[①]。10月25日(九月十一日)报道:此间五、六两区,最近盛行恶性疟疾,死亡相继[②]。11月3日(九月二十日)报道:东乡五、六两区,今秋发生恶性疟疾,蔓延极广,死亡相继。刻据第六区公所9份户口异动统计,各乡镇所报死亡者,总额竟达1000余人,其中虽尚有年老及其他病症者,但为疟疾而死者统计,实在百分之九十以上[③]。《光华医药杂志》亦载:东乡五、六两区,今秋发生恶性疟疾,蔓延极广,死亡相继,红十字会虽已两度会同医师,出发实施扑疟工作,但势头仍甚猛烈,较夏令发现之虎烈拉,实有过之[④]。11月11日(九月廿八日)报道:今秋此间盛行疟疾,初起仅东乡之五、六两区之一隅,死亡相继,总计一月之内死亡达千人以上,为数至可惊。兹查形势仍甚猛烈,刻并蔓延至西北乡一带,死亡亦众[⑤]。冬,天花、脑膜炎流行。1937年1月26日(十二月十四日)报道:常熟天花、脑膜炎盛行,小儿之患此症死亡者已有数十人,且流行极速[⑥]。

昆山县(今昆山市)　秋,恶性疟疾流行。10月22日(九月初八日)报道:此间自入秋以来,气候不正,致恶性疟疾,易滋流行。城区虽有发现,为数尚少。惟乡区如正仪、巴城、蓬阆、杨湘泾等处附近乡村,蔓延甚烈,不易防范,因此而毙命者,时有所闻,情势严重[⑦]。

武进县(今常州市武进区)　秋,疟疾流行[⑧]。9月7日(七月廿二日)报道:武邑各医院消息,入秋以来,气候转热,城乡一带均有恶性疟疾发现。连日前往各医院及施诊所求治者每日竟有数十人之多[⑨]。10月7日(八月廿二日)报道:本邑城乡恶性疟疾流行,死亡相继,尤以小河等处为甚[⑩]。

无锡县(今无锡市)　春,脑膜炎流行。3月9日(二月十六日)报道:省立无锡师范本学期开学已达5周,不意上星期内,忽有初中一年级学生3人,相继患脑炎症,医

---

① “常熟久旱损及晚稻”,《申报》1936年10月15日,第7版。

② “常熟红会扑疟队出发”,《申报》1936年10月25日,第10版。

③ “常熟东乡疟病死千人”,《申报》1936年11月3日,第8版。

④ “常熟东乡疟病死千人”,《光华医药杂志》1936年第4卷第1期,第95页。

⑤ “常熟流行疟病遍全邑”,《申报》1936年11月11日,第8版。

⑥ “常熟天花脑膜炎盛行”,《申报》1937年1月26日,第9版。

⑦ “昆山恶性疟疾流行”,《申报》1936年10月22日,第9版。“昆山恶性疟疾流行”,《光华医药杂志》1936年第4卷第1期,第95页。《昆山县志》,上海人民出版社1990年版。

⑧ 《常州市志》(第三册),中国社会科学出版社1995年版。

⑨ “恶性疟疾颇流行”,《申报》1936年9月7日,第10版。

⑩ “苏省各县疾疫流行,蔓延区域甚广亟待医药救济,如皋疫势披猖死亡已达五千”,《中央日报》1936年10月7日,第6版。《常州市卫生志》,1989年。

生治疗无效,已病殁医院[①]。又白喉、痧疹流行。3 月 12 日(二月十九日)报道:近日忽有学生 3 人相继患脑膜炎症,又本邑城区白喉及痧疹近月流行颇速,因不治而死者亦日有所闻[②]。秋,疟疾流行。10 月 23 日(九月初九日)报道:交秋以来,天时久旱,将近二月,迄未下雨。恶性疟疾等症亦有发现,人心恐慌[③]。冬,霍乱流行。1937 年 1 月 27 日(十二月十五日)报道:入冬以来,天时不正,忽寒忽热,兼之雨雪稀少,以至城乡流行性病时有发现。第九区七宝乡浮舟村一带近更发现时疫,来势非常凶猛。初时头痛,继而霍乱吐泻,历一刻钟即行毙命,在半月之内已死去十余人之多[④]。

宜兴县(今宜兴市)　(春)全县脑膜炎大流行[⑤]。3—4 月,县城脑膜炎流行,宜兴精一中学停课一周[⑥]。

南通县(今南通市)　秋,恶性疟疾大流行[⑦]。9 月 27 日(八月十二日)报道:南通、如皋各县乡区最近发现恶性疟疾,流行甚烈,死亡相继[⑧]。10 月 4 日(八月十九日)报道:通、如交界区域,近日恶性疟疾流行[⑨]。10 月 13 日(八月廿八日)报道:通邑石港刘桥等区近日恶性疟疾由如(皋)境蔓延,遍及东北各乡镇[⑩]。10 月 17 日(九月初三日)报道:通邑恶性疟疾日来流行愈烈,死亡益众[⑪]。10 月 22 日(九月初八日)报道:通邑时疫,近日蔓延区域更广[⑫]。10 月 25 日(九月十一日)报道:南通、如皋两县恶性疟疾,蔓延区域甚广,经防疫队诊治,近已呈平靖状态,死亡已少[⑬]。9、10 月间,如皋双甸、马塘、岔河及南通县三圩镇等处恶性疟疾流行极烈,经救治后,至 11 月 2 号(九月十九日),通、如两邑恶性疟疫,渐渐平靖[⑭]。通、如恶性疟疾发生后,传染蔓

---

① “省锡师范发现脑膜炎”,《申报》1936 年 3 月 9 日,第 7 版。

② “无锡时疫流行,发现脑膜炎、白喉等症,省立师范已暂行停课”,《大公报》1936 年 3 月 12 日,第 10 版。

③ “久旱将成灾象”,《申报》1936 年 10 月 23 日,第 7 版。

④ “无锡发现烈性时疫”,《申报》1937 年 1 月 27 日,第 9 版。“无锡发现烈性时疫”,《北平医刊》1937 年第 5 卷第 2 期,第 50 页。

⑤ 《宜兴县志》,上海人民出版社 1990 年版。

⑥ 《宜城镇志》,上海人民出版社 1991 年版。《宜兴县卫生志》,1987 年。

⑦ 《南通县志》,江苏人民出版社 1996 年版。

⑧ “南通恶性疟疾流行”,《申报》1936 年 9 月 27 日,第 13 版。

⑨ “南通恶性疟疾蔓延”,《申报》1936 年 10 月 4 日,第 8 版。

⑩ “南通防疫会疗疫”,《申报》1936 年 10 月 13 日,第 8 版。

⑪ “南通恶性疟疾势猖獗”,《申报》1936 年 10 月 17 日,第 8 版。

⑫ “南通征调医生治疫”,《申报》1936 年 10 月 22 日,第 9 版。

⑬ “通如疫势渐消”,《申报》1936 年 10 月 25 日,第 10 版。

⑭ “积极防治通如恶性疟疫”,《民教通讯》1936 年第 2 卷第 11 期,第 27 页。

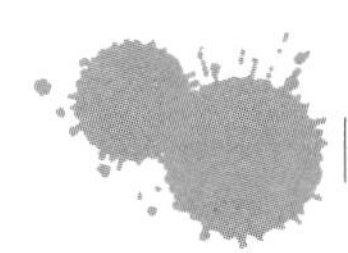

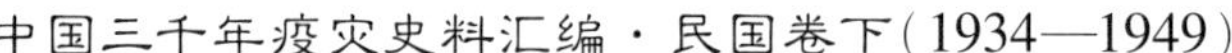

延,死亡甚多[①]。南通、如皋两县自发现大流疫以来,患者众多,死亡相继,形势严重[②]。冬,脑膜炎流行。1937年2月4日(十二月廿三日)报道:通属各地脑膜炎流行[③]。

如皋县(今如皋市) 秋,恶性疟疾大流行。如皋东乡,今秋自白露节(9月8日,七月廿三日)后,疫症发生,不数旬间,蔓延日甚[④]。9月27日(八月十二日)报道:如皋各县乡区最近发现恶性疟疾,流行甚烈,死亡相继[⑤]。10月4日(八月十九日)报道:近日恶性疟疾流行,县境之岔河、双甸传染最烈,不减虎疫,全县病者已达50000余人,死亡人数总在3000以上[⑥]。10月7日(八月廿二日)报道:苏省南北各县,恶性疟疾流行,蔓延区域极广,几于无一县能幸免,死亡率已不在少数。如皋患是疾者达50000人,死者已5000,最为剧烈[⑦]。10月25日(九月十一日)报道:如皋县恶性疟疾蔓延区域甚广,死亡已少[⑧]。10月29日(九月十五日)报道:通、如、崇、海旅沪同乡会,以如皋县东乡发生恶性疟疫,流行蔓延,浸及邻县南通、海门,灾状之惨,亘古未闻[⑨]。《民教通讯》载:本年9、10月间,本馆辅导区属如皋甸马塘、岔河及南通县三圩镇等处恶性疟疾流行极烈……至11月2号,通、如两邑恶性疟疫,渐渐平靖[⑩]。11月12日(九月廿九日)报道:本市南通、如皋、崇明、海门、启东五县同乡会,以如皋今秋疫疠流行,死亡不下5000余人……查全县共150万人,被传染的10万余人。传染最烈者为恶性疟疾,因该地死水塘过多,死水生蚊,传染最速[⑪]。12月1日(十月十八日)刊《中医科学》载:迩者吾皋第四、五、六区发生疫症,蔓延甚广,患疫者几不问户,甚或一家数人,死亡甚众,闻者酸鼻,诚为百年来罕有之浩劫[⑫]。《中国医药研究月报》载:江北通属各县,入秋以来,发生时疫,流行极广。最近如如皋等处疫氛尤炽,且

---

① "通如疟疾急待扑灭",《光华医药杂志》1936年第4卷第1期,第96页。

② "通如两县疫势可平息",《康健杂志》1936年第4卷第12期,第48页。

③ "南通脑膜炎症渐次消灭",《中央日报》1937年2月4日,第6版。

④ "如皋疫症",《中医科学》1936年第1卷第6期,第427页。

⑤ "南通恶性疟疾流行",《申报》1936年9月27日,第13版。

⑥ "南通恶性疟疾蔓延",《申报》1936年10月4日,第8版。

⑦ "苏省各县疾疫流行,蔓延区域甚广亟待医药救济,如皋疫势披猖死亡已达五千",《中央日报》1936年10月7日,第6版。

⑧ "通如疫势渐消",《申报》1936年10月25日,第10版。

⑨ "如县东乡疟疫为灾",《申报》1936年10月29日,第13版。"如皋疟疫已流行邻县",《光华医药杂志》1936年第4卷第1期,第96页。

⑩ "积极防治通如恶性疟疫",《民教通讯》1936年第2卷第11期,第27页。

⑪ "苏北疟疾救护队返沪传染者十万人治愈二千余人",《申报》1936年11月22日,第13版。

⑫ "时疫流行甚广,民皆疾也",《中医科学》1936年第1卷第6期,第388页。

各乡尤为剧烈,已成江北空前浩劫,单就如皋一县,岔河、马塘、掘港、双甸、白蒲各乡镇计之,患者已达五万余人,死亡者竟有五千人①。《光华医药杂志》载:通、如、崇、海、沪同乡会前以如皋恶疟流行曾组织救护队,携带药品,指派医师前往救护,兹以疟疫蔓延甚广,已由如皋流行至南通、海门一带②。《民教通报》载:此次恶性疟疾实发现于马塘,只以当时未即注意,致渐蔓延他处,星星之火,可以燎原,洵不诬也!常防疫队驰往扑治时,已如狂澜既倒,流行成灾疫,沿门阖境,皆染此疫。田间农作物,或无人收割,或带病耕耘,或既种而无力除草,或既收而无力剥磨,农产物之损失,不可以数计。其染疫身亡者,或无棺可埋,或有棺而无人代葬,致停尸于家,或浮尸于野者,比比皆是。镇市交易,不离病人死人所用,每一药店,每日配方平均各在200以上,寿衣寿器亦皆供不应求,利市十倍,就连夜雇工赶造,亦感不敷;医生僧道等莫不日夜奔忙,且有过劳染疫图利亡身者。据区公所调查报告,该区人口本有13000余户,70000余人,此次死于疟疫者竟有2146人,病者则占全人口80%,疫疠之盛,可以想见,马塘一镇,原为如皋东乡一大市集,书局旅社,电话电灯,无不具备,每届秋冬,棉花上市,各处客商,相率到马采购,故热闹情形,倍于平时,讵经此疟疫,致偌大闹市,顿成萧条景象。伤心惨目,有如是耶!③ 今《如东县志》载:夏秋,全县恶性疟大流行,患者达20万人,农家十之九病,死亡载道,病死逾万,目不忍睹④。今《如皋县卫生志》载:秋,东乡丰利、马塘等区恶性疟疾大流行,染者60000余人,死者5000余人⑤。秋,潮桥镇恶性疟、伤寒、真性霍乱等交叉流行,每甲八九户有病人,三四家有死人⑥。掘港镇恶性疟疾大流行,居民中染病者过半,死亡者十余人⑦。

太仓县(今太仓市)　夏,霍乱流行,南郊、湖川桥、毛市一带尤甚⑧。

淮阴县(今淮安市淮阴区)　春三月,斑疹伤寒流行。4月10日(三月十九日)报道:淮埠乍冷乍热,瘟疫斑疹流行⑨。秋九月,黑热病流行。10月8日(八月廿三日)报道:苏北徐、淮各县,黑热病蔓延甚速⑩。冬十二月,天花流行。1937年1月24日

---

① “苏省如皋等处发生时疫”,《中国医药研究月报》1936年第1卷第1期,第18页。

② “如皋疟疫已流行邻县”,《光华医药杂志》1936年第4卷第1期,第96页。

③ “防治恶性疟疾报告”,《民教通报》1936年第2卷第11期,第18~21页。

④ 《如东县志》,江苏古籍出版社1985年版。

⑤ 《如皋县卫生志》,1996年。

⑥ 《潮桥志》,1982年。

⑦ 《掘港镇志》,1981年。

⑧ 《太仓市卫生志》,1998年。

⑨ “淮阴瘟疫流行”,《中央日报》1936年4月10日,第2版。

⑩ “皖郎溪疫病猖獗,县府召开防疫运动会,通属组织临时防疫会”,《中央日报》1936年10月8日,第6版。

(十二月十二日)报道:淮埠天花流行甚烈,死亡甚众①。1937 年 1 月 25 日(十二月十三日)报道:淮阴北乡有烈性传染之天花流行,幼儿患者十九不治②。

淮安县(今淮安市) 夏,霍乱流行。钦工周围 20 余里,霍乱发病率占总人口的 50% 左右,平均每天发病近 50 人,死亡 18 人③。冬,天花流行。1937 年 1 月 25 日(十二月十三日)报道:天花流行,幼儿患者十九不治④。

涟水县 黑热病大流行,江苏省政府派 30 多人的黑热病防治队来治疗⑤。冬,天花流行。1937 年 1 月 25 日(十二月十三日)报道:天花流行,涟水西南乡幼儿患者十九不治⑥。

赣榆县 冬,白喉流行。2 月 8 日(十二月廿七日)报道:本县城内青口等处近来喉疫流行,患者喉部红肿疼痛,饮食难以下咽,若诊治稍缓,即有生命之虑,闻患者多为小儿,成年患者亦复不少⑦。

阜宁县 春,脑膜炎大流行,陈集先后感染 400 多人,十死八九⑧。

盐城县(今盐城市) 夏,霍乱流行,孙英庄一天死 16 人⑨。

江都县(今江都市) 秋,恶性疟疾流行。10 月 19 日(九月初五日)报道:入秋以后,时疫流行,受传染者十居四五,现又变本加厉,其病情为初发时,四肢战栗,过后壮热,头痛如破,不能言语,约一刻钟即毙⑩。

仪征县(今仪征市) 秋,恶性疟疾流行⑪。

东台县(今东台市) 夏秋,雨涝成灾,全境疟疾流行⑫。

铜山县(今徐州市铜山区) 春,脑膜炎流行。2 月 2 日(正月初十日)报道:徐埠最近发现急性类似脑膜炎症,连日患此病而死者,已有六七人⑬。夏,疫疠流行。8 月

---

① “寒暖失调晋省与苏北,时疫甚流行”,《中央日报》1937 年 1 月 21 日,第 4 版。

② “清江各地天花流行”,《申报》1937 年 1 月 25 日,第 9 版。

③ 《淮安市志》,江苏人民出版社 1998 年版。

④ “清江各地天花流行”,《申报》1937 年 1 月 25 日,第 9 版。

⑤ 《涟水县卫生志》,江苏科学技术出版社 1995 年版。

⑥ “清江各地天花流行”,《申报》1937 年 1 月 25 日,第 9 版。

⑦ “赣榆青口等处喉疫流行”,《中央日报》1937 年 2 月 8 日,第 6 版。

⑧ 《阜宁县志》,江西科学技术出版社 1992 年版。

⑨ 《盐城县志》,江苏人民出版社 1993 年版。

⑩ “扬州又发现传染急症”,《申报》1936 年 10 月 19 日,第 7 版。

⑪ “巢县当涂仪征无为,均有疫症流行,卫生署派员前往防治”,《中央日报》1936 年 9 月 19 日,第 7 版。

⑫ 《东台市志》,江苏科学技术出版社 1994 年版。

⑬ “徐埠发现急性脑膜炎,患此病死者已有六七人”,《中央日报》1936 年 2 月 2 日,第 2 版。“徐埠流行脑膜炎症”,《申报》1936 年 2 月 2 日,第 11 版。

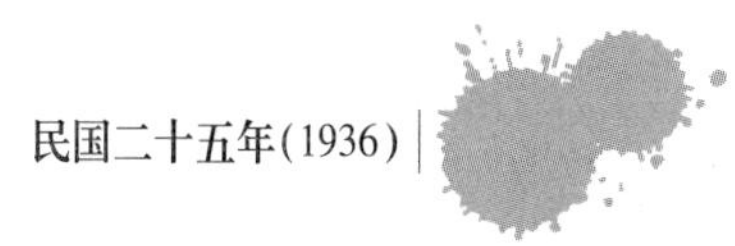

11 日(六月廿五日)报道:此间酷热,疫疠发生①。

宿迁县(今宿迁市)　夏,霍乱流行②。

睢宁县　天花、霍乱、回归热、疥疮先后流行,病死约万人。睢城镇 10 天中患霍乱死亡 200 余人;岚山乡五庙村患天花 47 例,死亡 17 人③。古邳区回归热流行,有一家 5 口死 4 人者④。

灌云县　春,脑膜炎流行。4 月 1 日(三月初十日)报道:灌云盐河东岸近发现春疫,初一起遍身红肿,口垂涎沫,半日即死。近 3 日已死 90 余人,中西医均束手⑤。5 月刊《康健杂志》载:江苏春疫流行。染病者全身红肿,口吐白沫,不数时毙命,灌云三日间死男女百余⑥。

上海市

上海市　春,天花、白喉、麻疹流行。4 月 7 日(三月十六日)报道:迩来天气渐暖,天花最易发生,县属吴泾塘湾北桥等处颇多发现。患者全身现红痧小点,寒热交作,饮食均呆,传染颇为迅速,惟尚无死亡者⑦。4 月上旬一周之内,海港检疫处报告患白喉者有 30 人;公共租界工部局卫生处报告患白喉者有 13 人,死 2 人;法工部卫生处报告患白喉者有 4 人,患麻疹者共有 35 人,死 9 人⑧。秋,霍乱、疟疾、痢疾、伤寒等流行。8 月 22 日(七月初六日)报道:7 月份,租界传染病较前月增加者共有 4 种,而伤寒、疟疾居首,次为猩红热(是月共发生 31 次),再次为痢疾。7 月份患疟较之前月骤增 64 件,计共 96 件。其中发生于东区者适占半数,并有 20 人患疟之根源已经查明,适在界外某一地。再则以上数目,华人占其 8 人,死者 7 人。统计 7 月份中,伤寒报告 97 起,死 72 人,但确实数决不止于报告之数⑨。8 月,塘湾乡霍乱流行,几乎村村有病人⑩。9 月 19 日(八月初四日)报道:一星期来,闵行、马桥、北桥及赵家塘、浦东、三林、杨思、陈行一带,颇多疟症发生⑪。10 月 15 日(九月初一日)报道:上月初

---

① “各地秋热”,《大公报》1936 年 8 月 11 日,第 3 版。

② 《宿迁市志》,江苏人民出版社 1996 年版。

③ 《睢宁县志》,中国社会科学出版社 1994 年版。

④ 《睢宁县卫生防疫站志》,1997 年。

⑤ “灌云等处发现春疫”,《申报》1936 年 4 月 1 日,第 11 版。

⑥ “江苏春疫流行”,《康健杂志》1936 年第 4 卷第 5 期,第 84 页。

⑦ “县境发现天花”,《申报》1936 年 4 月 7 日,第 12 版。“上海县发现天花”,《康健杂志》1936 年第 4 卷第 5 期,第 84 页。

⑧ “上海市发现白喉症”,《康健杂志》1936 年第 4 卷第 5 期,第 84 页。

⑨ “上月公共租界疟疾伤寒极为猖獗伤寒死者七十余人”,《申报》1936 年 8 月 22 日,第 13 版。

⑩ 《上海县卫生志》,1986 年。

⑪ “乡间疟疾盛行卫生所设法施治”,《申报》1936 年 9 月 19 日,第 13 版。

沪市即发疟疾,继之则为伤寒、痢疾等症。讵日来又有赤痢病症发现,势甚猖獗。最近一周间之赤痢病而死者,为数极堪惊人,共计患者115人,死亡者16人[①]。10月24日(九月初十日)报道:上一周上海港内患白喉者计有华人34人,死亡3人;患天花者计有华人3人,外侨1人,华人死亡2人;患流行性脑脊髓膜炎者计有华人3人;患伤寒者计有华人20人,外侨15人,华人死亡13人,外侨3人;患细菌赤痢者计有华人31人,外侨8人,华人死亡11人;患阿米巴赤痢者计有外侨4人,患猩红热者计有华人7人,外侨1人[②]。10月25日(九月十一日)报道:本埠疟症现已益见猖獗,实为可惊之现象。查本年6月份报告所载,界内病疟人数,不过32人。至7月份,增至96人。8月份,复增至157人。而9月份疟症之经报告者,竟达206人[③]。11月4日(九月廿一日)报道:日来除赤痢、白喉、猩红热等传染等症,仍极猖獗外,近复发现一种斑疹伤寒[④]。秋九月某周,时届深秋,气候骤冷,各种疫症,蔓延甚速。昨据海港检疫处,暨公共租界工部局卫生处、法租界公董局卫生处发表上周传染病死亡报告如下:患伤寒及副伤寒者57人,死者32人,患赤痢者173人,死亡21人,患白喉者20人,死者4人,患猩红热者9人,疟疾82人,但无死亡[⑤]。冬,天花又流行。12月15日(十一月初二日)报道:上周传染病统计,患天花者29人,死17人;猩红热29人,死4人;白喉39人,死1人;伤寒及副伤寒34人,死18人;赤痢29人,死9人;脑脊髓膜炎2人,死2人;肺痨21人,死11人;脚气4人,死4人;瘈咬病1人,死1人;疟疾4人,死1人;流行性感冒1人,死1人;麻疹3人;丹毒1人;共计患病者为197人,死者为68人[⑥]。12月30日(十一月十七日)报道:本市10月及11月份,天花患者尚少发现,10月为1人,11月为2人。惟本月份猖獗特甚,据上海市之传染病医院统计,日前收容患者已有33人之多[⑦]。1937年1月10日(十一月廿八日)报道:本埠自上月初起,天花突然流行,在最近一个月中,死于此症者已有36人[⑧]。1937年1月11日(十一月廿九日)报道:全年度上海港内患各种传染病之华人,连同外侨总数共计8164人,患传染死亡

① “平均死亡占十分之一有奇”,《申报》1936年10月15日,第13版。

② “上海久晴少雨白喉猖獗”,《申报》1936年10月24日,第11版。

③ “公共租界上月卫生状况种痘工作积极进行疟疾增加为数可惊”,《申报》1936年10月25日,第14版。

④ “本市发现斑疹伤寒患者三人均已获治”,《申报》1936年11月4日,第12版。

⑤ “时疫蔓延,上周死亡率,三百九十二人,死亡八十三人”,《光华医药杂志》1936年第3卷第12期,第60页。

⑥ “气候正常死亡率已减低较上两周减少百分之三十”,《申报》1936年12月15日,第12版。

⑦ “天花猖獗宜速种痘”,《申报》1936年12月30日,第12版。

⑧ “海港检疫处宣告上海为天花疫港”,《申报》1937年1月10日,第15版。《上海卫生志》,上海社会科学院出版社1998年版。

人数达 2751 人,数字殊足惊人。至以上传染病者区域分别,华界 982 人,公共租界 5934 人,法租界 1248 人。至死亡总数之区域分别为:华界 112 人,公共租界 2284 人,法租界 355 人。各病病、死数如下:痈 1 人,脚气 221 人,死 86 人;脑脊髓膜炎 182 人,死 71 人;炭疽 1 人;水痘 4 人;似霍乱腹泻 6 人,死 1 人;白喉 916 人,死 113 人;赤痢 1084 人,死 184 人;昏睡性脑炎 2 人;丹毒 3 人;流行性感冒 241 人,死 53 人;麻风 4 人,死 1 人;疟 829 人,死 49 人;麻疹 802 人,死 271 人;流行性腮腺炎 1 人;肺炎 115 人,死 79 人;脊髓灰白质炎 1 人,死 1 人;狂犬病 8 人,死 7 人;回归性病 187 人,死 13 人;猩红热 568 人,死 42 人;血吸虫病 30 人;败血病 6 人,死 6 人;天花 329 人,死 87 人;沙眼 2 人,死 1 人;结核病 1507 人,死 1091 人;伤寒及副伤寒 1097 人,死 574 人;斑疹伤寒 15 人,死 1 人;百日咳 1 人。以上为华租合计数字①。1937 年 1 月 12 日(十一月三十日)报道:昨据海港检疫处,公共租界卫生处、法租界卫生处等联合发表上周传染病死亡统计云:患天花者 50 人,死 8 人;猩红热 39 人;赤痢 10 人,死 5 人;脑膜炎 4 人,死 4 人;白喉 29 人,死 5 人;伤寒 33 人,死 30 人;麻疹 2 人,死 2 人;疟病 1 人;肺痨 18 人,死 14 人;肺炎 3 人,死 1 人;脚气 2 人,死 1 人;流行性感冒 3 人,死 3 人;丹毒 1 人,共计患病者 195 人,死者 73 人,较之上周增加 10 余人,系日来气候恶劣之故②。1937 年 1 月 19 日(十二月初七日)报道:上周传染病死亡统计云:天花死 9 人,猩红热 3 人,赤痢 2 人,脑膜炎及脑脊髓膜炎 2 人,白喉 3 人,伤寒及副伤寒 16 人,麻疹 4 人,脚气 3 人,流行性感冒 1 人,肺痨 6 人,肺炎 2 人,共计 51 人,较之前周减少 15%。又闻近来流行性感冒传染最烈者,厥为日侨区域③。1937 年 1 月 24 日(十二月十二日)报道:本埠自天花流行后,迄不稍杀,降至最近,蔓延愈烈。据该所调查,上一星期中,即 16 日午夜前一周,上海被天花传染之人数竟达 57 人(其中 4 名属外侨),死于天花者 20 人之多。又悉上周发现天花患者之区域,计第一特区 28 人,死 16 人,第二特区 12 人(无死亡),市区 18 人,死 4 人。照上列发现区域及其数字而言,上海天花蔓延,遍布于全市,诚足注意④。1937 年 1 月 31 日(十二月十九日)报道:上海方面忽有天然痘流行,每日患者平均八名,未几,芝罘、龙口、青岛各市亦有天然痘相

① “因港检疫处发表去年传染病况:患者八一六四人,死亡二七五一人”,《申报》1937 年 1 月 11 日,第 11 版。

② “气候恶劣,死亡人数较增一百九十五人中死七十三人之多”,《申报》1937 年 1 月 12 日,第 11 版。

③ “气候渐转良好市民死亡锐减”,《申报》1937 年 1 月 19 日,第 15 版。

④ “本埠天花蔓延”,《申报》1937 年 1 月 24 日,第 15 版。

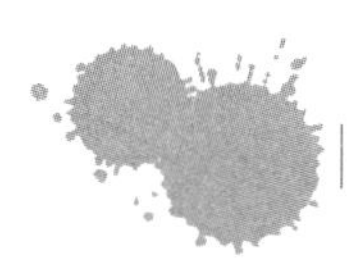

继发生,蔓延范围愈见扩大①。1937年2月4日(十二月廿三日)报道:据本埠海港验疫处统计,一星期内每日患天花者平均有3人之多,故应认为流行性病症②。1937年2月7日(十二月廿六日)工部局卫生处报告:是年伤寒及副伤寒流行,患者共700余人,其中约600人不治而死。天花及疟疾两种病症亦蔓延甚速,在9月26日以前之一星期内,患疟疾者竟有72人之多,殊堪惊诧③。

青浦县(今青浦区) 春,脑膜炎流行。今《青浦卫生志》载:春,城厢、朱家角、练塘等地脑膜炎流行④。夏秋,霍乱流行。今《青浦县志》载:夏,重固、新王等乡镇霍乱蔓延,重固地区死亡近100人⑤。秋,蒸淀乡间霍乱盛行⑥。

金山县(今金山区) 夏秋,霍乱流行。夏,霍乱盛行,死亡较多⑦,秋,干巷及角巷等地又发生虎疫,数日死10余人⑧。

嘉定县(今嘉定区) 秋,恶性疟疾流行。10月6日(八月廿一日)报道:一月以来,各乡流行恶性疟疾,患者居全人口十之二三,且死亡者亦不少⑨。

浙江省

浙江省 秋,大疫。10月28日(九月十四日)报道:浙省自入秋以来,两月未雨,亢旱特甚。浙西各县因地处平阳,河流甚多,晚稻灌溉,尚不致发生影响。下月初当可收割,收成未稔。浙东各县以山岭较多,水源有限,绍属各县之河道均渐告干涸,航重已告阻碍,山田缺水,渐呈龟裂之状,晚稻所受损害甚巨,且小麦无法上种,农间旱荒严重。又各县饮料缺乏,混浊不洁,时疫流行,尤为猖獗⑩。

杭州市 夏,霍乱流行。8月11日(六月廿五日)报道:杭今昨天气奇热,市内温度达九十七度,市内已发现疫疠⑪。8月12日(六月廿六日)报道:气候酷热,疫疠横行,各医院病人激增⑫。秋,白喉流行。10月27日(九月十三日)报道:浙省久不雨,

---

① “华南痘疫猖獗,连港严布预防,水署派员赴现地调查”,《盛京时报》1937年1月31日,第11版。

② “工部局报告本埠天花盛行”,《申报》1937年2月4日,第15版。

③ “上年本市传染病流行概况”,《申报》1937年2月7日,第21版。

④ 《青浦卫生志》,上海科学技术出版社1989年版。

⑤ 《青浦县志》,上海人民出版社1990年版。《重固镇志》,上海社会科学院出版社2007年版。

⑥ 《蒸淀志》,2006年。

⑦ 《朱行乡志》,上海科学普及出版社1993年版。

⑧ 《干巷乡志》,上海科学普及出版社1993年版。

⑨ “嘉定恶性疟疾盛行”,《申报》1936年10月6日,第7版。

⑩ “各县旱荒已严重”,《申报》1936年10月28日,第7版。

⑪ “各地秋热”,《大公报》1936年8月11日,第3版。

⑫ “各地气候炎热”,《申报》1936年8月12日,第9版。

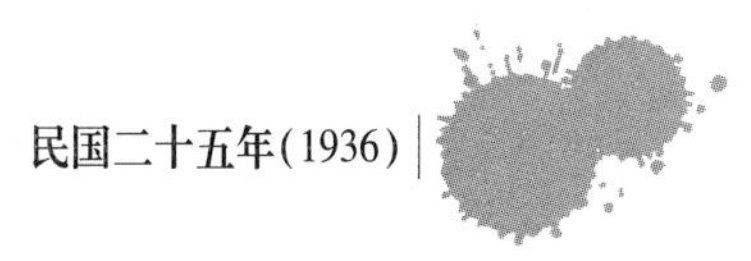

喉疫流行①。

衢　县(今衢州市)、江山县(今江山市)、淳安县、遂安县(今属淳安县)、开化县、常山县、龙游县、寿昌县(今属建德市)　秋,痢疾流行。今《衢州市卫生志》载:9月,衢州各县痢疾流行②。按:衢州市辖衢县、江山、淳安、遂安、开化、常山、龙游、寿昌。

金华县(今金华市金东区)、汤溪县(今金华市婺城区汤溪镇)　是年疫③。

鄞　县(今宁波市北仑区、鄞州区)　夏,霍乱流行。7月16日(五月廿八日)报道:天气闷热,发现真性霍乱④。

定海县(今舟山市定海区)　夏,霍乱流行。今《定海县志》载:霍乱发病100余例,死30余人⑤。

昌化县(今临安市西部)　天花流行⑥。

慈溪县(今慈溪市)　夏,霍乱流行。7月2日(五月十四日)报道:慈溪县各处,近因天气炎热,虎疫已应时发生,连日传染死亡者已有10余人⑦。秋,恶性疟疾、伤寒、白喉流行。10月2日(八月十七日)报道:本县城乡一带,近半月来,各种流行性之恶疟、伤寒乘时而起,最猖獗者为白喉一症,来势甚猛,传染者十岁以下之小儿为多,蔓延甚广,医治不及而死亡者,已有多人⑧。是年,伤寒患者4448人,死亡13人⑨。

上虞县(今上虞市)　秋,恶性疟疾流行。今《上虞县志》载:10月,章镇区沿江各乡恶性疟疾流行,居民患者十有八九⑩。

萧山县(今杭州市萧山区)　春夏,脑膜炎流行。3月6日(二月十三日)报道:潘右乡之金西桥彭家里地方,近因天气寒冷逾常,发现春瘟。患是疫者,先发热,嗣即昏晕,历十余小时而死,迄今死亡者,已达30余人⑪。4月,临浦附近峙后孔地方,近日发现一种类似脑膜炎病症,势甚猖獗,起时头痛发热,二日即告毙命,近一周间死亡

---

① “川各县水旱洊臻,入秋苦旱,灾情严重,浙省亦久不雨,喉疫流行”,《中央日报》1936年10月27日,第4版。

② 《衢州市卫生志》,上海交通大学出版社1997年版。

③ 《金华县卫生志》,浙江人民出版社1995年版。

④ “发现真性霍乱”,《申报》1936年7月16日,第10版。

⑤ 《定海县志》,浙江人民出版社1994年版。

⑥ 樊培禄《济南猩红热309例分析研究》,《中华医学杂志》(英文版)1943年第62卷第6期。

⑦ “慈溪发现虎疫”,《申报》1936年7月2日,第11版。

⑧ “慈溪白喉症猖獗”,《申报》1936年7月2日,第11版。

⑨ 《慈溪卫生志》,宁波出版社1994年版。

⑩ 《上虞县志》,浙江人民出版社1990年版。

⑪ “发现春瘟死亡枕藉”,《申报》1936年3月6日,第7版。

者,已达三四十人,其中以小孩为多①。7月3日(五月十五日)报道:近数日内,天气炎热,一般苦力之中暑毙命者,时有所闻。而城厢一带,时疫盛行,其初头痛身热,不一小时手足紧缩,神志昏迷,不能言语,一周时即毙命。城中及东南门外,尤蔓延不可收拾。自上月29日起,染疫而毙命者,不下数十人,而小孩尤居多数②。秋,白喉流行。10月12日(八月廿七日)报道:自上月中旬以来,未有下雨,空气极为干燥,致白喉症乘机而起。日来城厢内外已发现多起,患者性命堪危③。10月23日(九月初九日)报道:城中饮水污浊,疫疠蔓延④。

嵊　县(今嵊州市)　全县麻疹流行⑤。秋,痢疾、疟疾流行。《光华医药杂志》载:入秋以来,寒热无定,天时不正,时疫因以发生,痢疾、疟疾等症蔓延各村,无处不至,嵊东高山村地方位处偏僻,时疫尤多⑥。

象山县　秋,霍乱流行。9月23日(八月初八日)报道:象山东乡一带,近发现霍乱症甚烈,尤以五境、西汉、林官等乡为甚,且蔓延极速,患者一发即死,仅马岙村、盛家村两处,死亡已达三四十人⑦。

平阳县　秋,霍乱流行。8月29日(七月十三日)报道:平阳余乡因天气亢旱,饮料发生恐慌,近忽发现霍乱病,死亡者已达七八人⑧。

福建省

福建省　鼠疫流行。全省28县市鼠疫发病5208例,死亡439人。恶性疟疾流行。今《泉州市志》载:秋,泉属各县恶性疟疾流行,死亡甚多⑨。按:其时泉州辖永春、德化、惠安、晋江、南安、安溪、同安、金门等县。

漳浦县、诏安县、东山县、海澄县(今龙海市)、南靖县、平和县　霍乱流行,染病451例,死亡95例⑩。

闽侯县(今属福州市)　春,猩红热流行。5月刊《康健杂志》载:闽垣春疫盛行,半月中小儿死亡达600以上,多因红疹肺炎致死⑪。今《福州市卫生志》载:5月中旬,

---

① "萧山发现脑膜炎症",《康健杂志》1936年第4卷第5期,第84页。
② "萧山城厢时疫盛行",《申报》1936年7月3日,第11版。
③ "萧山久旱断水成疫疠",《申报》1936年10月12日,第8版。
④ "萧山城区水涸之影响",《申报》1936年10月23日,第7版。
⑤ 《嵊县卫生志》,1987年。《长乐镇志》,浙江人民出版社1999年版。
⑥ "嵊东时疫猖獗",《光华医药杂志》1936年第4卷第1期,第96页。
⑦ "宁波象东霍乱猖獗",《申报》1936年9月23日,第9版。
⑧ "温州亢旱时疫猖獗",《申报》1936年8月29日,第10版。
⑨ 《泉州市志》,中国社会科学出版社2000年版。
⑩ 《漳州市志》,中国社会科学出版社1999年版。
⑪ "闽垣春疫流行",《康健杂志》1936年第4卷第5期,第84页。

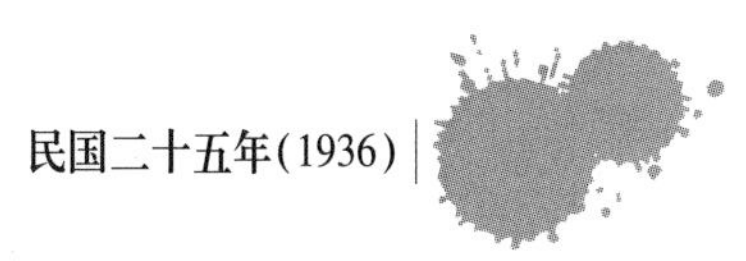

福州猩红热流行,儿童发病居多①。又,脑膜炎、流感流行。4月3日(三月十二日)报道:本市入春后寒暖无常,流行感冒病盛行,儿童出疹与脑膜炎尤甚②。

长乐县(今长乐市)　鼠疫流行,延及次年,全县发病37例,死亡2例③。

平潭县　疫。今《平潭县志》载:瘟疫流行,全县患鼠疫、霍乱、伤寒、天花、赤痢、白喉、斑疹伤寒、猩红热等疾病150多人,死亡数十人④。

闽清县　疫。今《闽清县志》载:霍乱发生8例,死亡8人;发生赤痢56例,死1人;发生伤寒193例,死亡12人⑤。

连江县　天花流行,长龙死亡近70人⑥。

福鼎县(今福鼎市)　天花流行,浮柳兰厝33户人家,死亡18人⑦。

惠安县　秋,恶性疟疾流行。10月22日(九月初八日)报道:惠安恶性疟疾流行,尤以惠北为烈,五、四、八、九等联保区最甚,患者达20000人,为数十年来所未有⑧。

仙游县　秋,鼠疫流行。枫亭、榜头地区鼠疫肆虐⑨。今《仙游县志》载:流脑发病4例,死亡2人;白喉发病14例,死亡8例⑩。

德化县　秋,鼠疫流行⑪。9月7日(七月廿二日)报道:5日接德化电,该县鼠疫业已全部扑灭⑫。说明之前有鼠疫流行。

龙溪县(今属漳州市)　天花流行,漳州发病373例,死亡68人⑬。

长泰县　白喉流行⑭。

诏安县　夏,鼠疫流行。宁仔街和网仔寮一带死者甚多,顶安、新径两村死180

---

① 《福州市卫生志》,1999年。

② "简报",《大公报》1936年4月3日,第4版。

③ 《长乐市志》,福建人民出版社2001年版。

④ 《平潭县志》,方志出版社2000年版。

⑤ 《闽清县志》,群众出版社1993年版。

⑥ 《连江县卫生志》,1989年。

⑦ 《福鼎畲族志》,2000年。

⑧ "闽南惠安县恶性疟疾盛行,惠北传染最烈,患者二万余人",《申报》1935年10月22日,第5版。"福建惠安疟疾流行",《中华医学杂志》1936年第22卷第6期,第502页。

⑨ 《枫亭志》,方志出版社1999年版。《榜头镇志》,1989年。

⑩ 《仙游县志》,方志出版社1995年版。

⑪ 《德化县志》,新华出版社1992年版。

⑫ "闽德化县鼠疫扑灭",《申报》1936年9月7日,第9版。"皖中皖南疫疠流行,卫生署已派员施救,闽德化县鼠疫扑灭",《中央日报》1936年9月7日,第4版。

⑬ 《漳州市卫生防疫站志》,2004年。

⑭ 《长泰县志》,方志出版社2005年版。

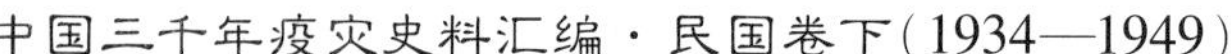

多人,全县300多人丧生。秋,霍乱流行。西张、港口、上陈等地死30多人①。

漳平县(今漳平市) 秋,鼠疫流行。8月27日(七月十一日)报道:漳平永福区日来因气候不良,发生鼠疫,日有死亡,三日之间已丧男女数百人,且缺乏良医,坐以待毙②。

上杭县 是年疫。今《上杭县志》载:全县发生天花911例,死亡47人;发生白喉18例,死亡1人;发生痢疾119例,死亡10人③。

宁化县 是年疫。今《宁化县志》载:1936—1949年,全县各地传染病、流行病十分猖獗,病死率高,总人数徘徊在13万上下④。

清流县 痢疾流行,患病859例,死亡25例⑤。

南平县(今南平市) 是年疫。今《南平市志》载:发生天花、霍乱、伤寒、白喉、痢疾157例,死7人⑥。

沙 县 霍乱流行⑦。

松溪县 天花大流行⑧。

邵武县(今邵武市) 霍乱流行⑨。

广东省

中山县 春,天花流行。据《群声报(广州)》报道:三月初,久旱后发生时症,多染天花及春瘟症⑩。

汕头市 天花流行。今《汕头卫生志》载:汕头市报告天花患7例,死亡4例⑪。按:从报告数字看,疫不成灾,但应该还有很多病例并没有纳入报告。

廉江县(今廉江市) 秋,霍乱流行,安铺镇病死不少居民⑫。

翁源县 脑膜炎流行,全县患病2318人,死亡87人⑬。

---

① 《漳州市卫生防疫站志》,2004年。《诏安县志》,方志出版社1999年版。

② "闽漳平永福区发生鼠疫,三日间死数百人",《中央日报》1936年8月27日,第4版。

③ 《上杭县志》,福建人民出版社1993年版。

④ 《宁化县志》,福建人民出版社1989年版。

⑤ 《清流县志》,中华书局1994年版。

⑥ 《南平市志》,中华书局1994年版。

⑦ 《沙县志》,中国科学技术出版社1992年版。

⑧ 《松溪县志》,中国统计出版社1994年版。

⑨ 《邵武市志》,群众出版社1993年版。

⑩ 《广东省自然灾害史料》,广东科技出版社1999年版,第651页。

⑪ 《汕头卫生志》,1990年。

⑫ 《廉江市卫生志》,中国社会出版社2000年版。

⑬ 《翁源县志》,广东人民出版社1997年版。

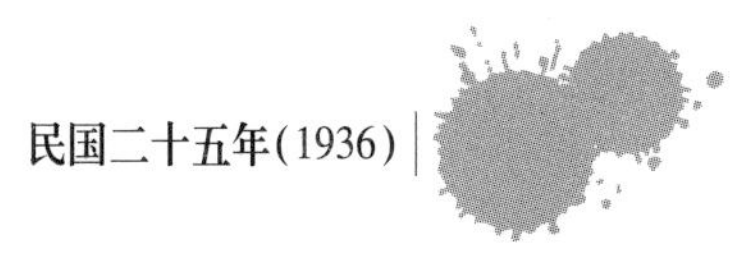

佛冈县　疟疾流行,死亡 53 人,赤痢死亡 1 人①。

连山县(今连山壮族瑶族自治县)　脑膜炎流行。今《连山壮族瑶族自治县壮族瑶族志》载:小三江大疫,俗称“人瘟”,赵屋先后死亡 52 人②。

龙川县　霍乱流行,瑶砾乡死亡 80 余人③。

南海县(今佛山市南海区)　春,伤寒流行。据《群声报(广州)》报道:三月初,连日发现伤寒症多起,患者神志昏迷,连发高烧,便秘,甚且小肠发炎溃烂④。白喉流行⑤。

陆丰县(今陆丰市)　霍乱流行,甲子、新湖、望溪、东湖、东溪 5 个村发病 500 余人⑥。

饶平县　三饶地区天花流行⑦。

怀集县　春,脑膜炎流行。2 月,附城、横洞、柑洞等乡,数日内死亡 40 多人⑧。夏,疟疾流行。全县发病达 8500 人之多⑨。

海南省

澄迈县　霍乱大流行,从海口市传入,发病 370 多例,死 67 人⑩。

文昌县(今文昌市)　天花、鼠疫流行。今《文昌县志》载:抱罗墟一带天花流行,其势甚凶,波及抱罗墟五潮水村、地宁村、三洋村等 20 多个村庄,发病 400 余例。据上述三村统计,死亡近 100 人,使抱罗墟市景萧条,停集达 2 个多月。同年,文城地区鼠疫流行⑪。

琼山县(今海口市)　霍乱流行,并传入澄迈县⑫。

定安县　夏,鼠疫流行。今《屯昌县志》载:夏,乌坡镇的牛屎寮、牛班坡、山塘坡、瓦灶坡、美华、大通坡、铁炉发生鼠疫,死亡 395 人。山塘坡村 12 户无人幸存,牛屎寮

---

① 《佛冈县志》,中华书局 2003 年版。

② 《连山壮族瑶族自治县壮族瑶族志》,中国文联出版社 2002 年版。

③ 《龙川县志》,广东人民出版社 1994 年版。

④ 《广东省自然灾害史料》,广东科技出版社 1999 年版,第 651 页。

⑤ 《南海县志》,中华书局 2000 年版。

⑥ 《陆丰县志》,广东人民出版社 2007 年版。

⑦ 《饶平县志》,广东人民出版社 1994 年版。

⑧ 《怀集县志》,广东人民出版社 1993 年版。按:《怀集县志》第 679 ~681 页误作 1938 年。

⑨ 《怀集县志》,广东人民出版社 1993 年版。

⑩ 《澄迈县志》,海南出版社 2008 年版。

⑪ 《文昌县志》,方志出版社 2000 年版。

⑫ 《澄迈县志》,海南出版社 2008 年版。

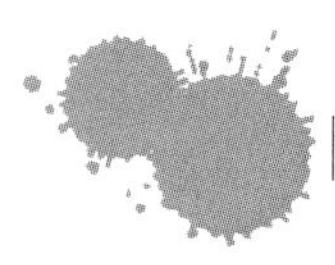

村9户32人,仅存1户4人①。

广西壮族自治区

广西省　是年,龙州、上林、陆川、岑溪、崇善(今崇左市)、左县(今崇左市)、郁林(今玉林市)、北流(今北流市)、龙茗、镇结、向都(今天等县)、河池(今河池市)、罗城、田阳、靖西、宁明、桂林、贵县、博白、容县、百色、苍梧诸县鼠疫流行②。全省19个县市发生鼠疫,发病239例,死亡2人③。按:鼠疫死亡人数肯定有误。

上思县　天花流行,华兰一带死者甚众,仅枯笃村即死亡14人④。

邕宁县(今南宁市)　春,脑膜炎流行。3月25日(三月初三日)报道:发生脑膜炎症,据今日所得南宁消息,死于此症者已达50余人,染者日多,蔓延极速,殊可骇人⑤。

桂林县(今桂林市)　春,脑膜炎流行。3月17日(二月廿四日),两江区发病32人,死27人⑥。3月25日(三月初三日)报道:桂林发生脑膜炎症⑦。

全　县(今全州县)　春,脑膜炎流行。今《全州县志》载:5月(闰三月),永宁乡厚桂村发生瘟疫(脑膜炎),发病43人,死亡35人⑧。

龙胜县(今龙胜各族自治县)　恶性疟疾流行。金车村44户,130余人发病;全村9个姓氏,5姓死绝⑨。

柳州县(今柳州市)　夏秋,天花、疟疾、霍乱、麻疹流行。今《柳城县卫生志》载:夏秋之交,龙头发生天花、疟疾大流行。瓦窑一带发生霍乱,患病者数十人,麻疹患者百余人⑩。

柳城县　(春)3月,天花流行⑪。

三江县(今三江侗族自治县)　林溪各村天花流行⑫。

南丹县　天花流行,六寨、巴定、雅陇等乡传染颇速,死亡甚多⑬。

---

① 《屯昌县志》,方志出版社2007年版。
② 《广西通志·医疗卫生志》,广西人民出版社1999年版。
③ 李文波《中国传染病史料》,化学工业出版社2004年版,第183页。
④ 《上思县志》,广西人民出版社2000年版。
⑤ "桂林发生脑膜炎症",《申报》1936年3月25日,第8版。
⑥ 《临桂县志》,方志出版社1996年版。《桂林市志》,中华书局1997年版。
⑦ "桂林发生脑膜炎症",《申报》1936年3月25日,第8版。
⑧ 《全州县志》,广西人民出版社1998年版。
⑨ 《龙胜县志》,汉语大词典出版社1992年版。
⑩ 《柳城县卫生志》,1995年。
⑪ 《柳城县志》,广州出版社1992年版。
⑫ 《三江侗族自治县志》,中央民族学院出版社1992年版。
⑬ 《南丹县志》,广西人民出版社1994年版。

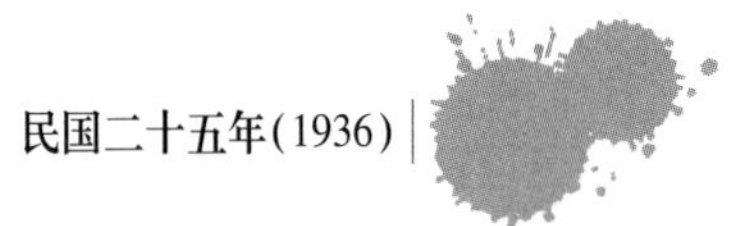

百色县(今百色市)　霍乱流行[①]。

苍梧县(今梧州市)　霍乱流行[②]。

修仁县(今属荔浦县)　麻疹流行,发现麻疹患者43人[③]。

合浦县　鼠疫流行,寨圩仁旺乡天堂坡死10余人[④]。

---

① 《百色市志》,广西人民出版社1993年版。

② 《苍梧县志》,广西人民出版社1997年版。

③ 《荔浦县志》,生活·读书·新知三联书店1996年版。

④ 《浦北县卫生志》,1998年。

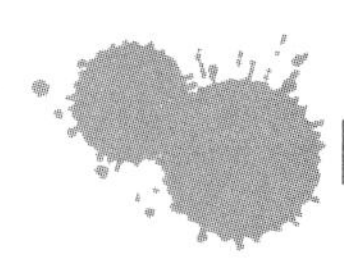

民国二十六年(1937)

全　国

是年,全国鼠疫发生区域:云南 2 县死 6 人,1 个县不详;广西 8 县发病 83 例,死亡 1 人;广东 10 县发病 482 例,死亡 458 人;福建 34 县市发病 6967 例,死亡 6024 人;吉林 9 县发病 277 例,死亡 253 人;内蒙古 6 县旗发病 812 例,死亡 594 人;青海 3 县旗发病 44 例,死亡 44 人①。

豫、闽、冀等省瘟疫流行。粤定安县鼠疫,死者不计其数。闽泉州、福清、莆田、惠安、晋江等县瘟疫流行②。

10 月 5 日(九月初二日)《申报》报道:今年发生霍乱比较剧烈者,首推香港及上海,次为广州。闻宁波、芜湖、河南各地,亦均有霍乱发现。惟就大体言之,其流行程度及患者人数,均不逮民国二十一年之烈③。

黑龙江省

龙江县(今齐齐哈尔市)　克山病流行,东三里岗子(今后海格)妇女吐黄水死亡 70 多人。龙沙市区白喉流行,死亡率高④。

穆棱县　天花流行,全县 1870 余人发病,死亡 350 多人⑤。

滨江县(今哈尔滨市)　自春徂秋,斑疹伤寒、痢疾流行。3 月 5 日(正月廿三日)报道:迩来发疹病颇为猖獗,26 日刑事科内突然发生此种病症,羁押人犯 5 名及看守 2 名同时发犯⑥。3 月 30 日(二月十八日)报道:近日以来,寒暖失常,杂灾流行,瘟

① 李文波《中国传染病史料》,化学工业出版社 2004 年版,第 185 页。
② 邓云特《中国救荒史》,河南大学出版社 2010 年版,第 47 页。
③ "天气秋凉真性霍乱稍杀",《申报》1937 年 10 月 5 日,第 8 版。
④ 《齐齐哈尔市卫生志》,1990 年。《龙沙区志》,黑龙江人民出版社 2000 年版。
⑤ 《穆棱县志》,中国文史出版社 1990 年版。
⑥ "疹病猖獗",《盛京时报》1937 年 3 月 5 日,第 11 版。

疹、伤寒、痢疾,蔓延猖獗[①]。6月10日(五月初二日)报道:哈尔滨市之人口死亡率占全世界各大都市之首位,截至本年6月1日,罹病者总数达361名之多,内中经治疗而愈者207名,其中发疹患者为数最多,达182名[②]。7月8日(六月初一日)报道:入夏以来,天气冷热不均,各种时令病症渐次猖獗。现下一般市民患染感冒及痢疾者,大有蔓延之势[③]。10月16日(九月十三日)报道:据哈尔滨市公署卫生科统计,9月份市内发生之各种传染病患者,计患赤痢20名,死亡1名;患肠窒扶斯11名,死亡1名;患发疹伤寒11名;患猩红热17名,死亡1名;其他4名。共计患者64名。由本年春季迄至9月份,按传染病性发生最多者,惟发疹伤寒234名,死亡10名;赤痢224名,死亡13名[④]。10月21日(九月十八日)报道:近来市内突然发生猩红热病,患者颇多[⑤]。

牡丹江市　春,流感流行。3月13日(二月初一日)报道:牡丹江方面由2月初旬以来,一般市民患流行感冒250余名,日渐猖獗[⑥]。按:1937年7月1日,成立伪牡丹江省公署,辖宁安、穆棱、东宁、密山、虎林5县。12月1日,成立伪牡丹江市公署,时牡丹江省辖5县1市,省会设在牡丹江市。

延寿县　夏,霍乱流行。6月20日(五月十二日)报道:滨江省延寿县管内两部落于14日顷,突然发生原因不明之奇病,传染性颇为迅速,23户中罹病者达24名,其中2名已经死亡,大有蔓延之势。该病吾人以"哑巴瘟"呼之,罹病之后,舌根青黑,不能言语,三四日后,即行死亡[⑦]。按:"哑巴瘟"应是干霍乱。

桦川县　夏,痢疾、伤寒、霍乱流行。7月22日(六月十五日)报道:气候失平,卫生难摄,加以冷雨,饮食不慎,遂致时疫盛行,有染赤白痢疾者,有罹肠窒扶斯者,亦有吐泻、头痛、腿麻者,几乎无家不罹者[⑧]。

依兰县　冬,天花流行。1938年1月19日(十二月十八日)报道:依兰县东南道台桥团山地方有天然痘之发现,数日之间,患者18名,蔓延甚速[⑨]。

---

① "预防传染病药品无费配布",《盛京时报》1937年3月30日,第12版。

② "哈市性质复杂传染病防不胜防",《盛京时报》1937年6月10日,第11版。

③ "痢疾势甚猖獗,当局将设法防止",《盛京时报》1937年7月8日,第11版。

④ "传染病患者九月份共计六十四名,市公署卫生科所统计",《盛京时报》1937年10月16日,第6版。

⑤ "猩红热猖獗,当局亟谋对策",《盛京时报》1937年10月21日,第9版。

⑥ "牡丹江发生流行性感冒病,省卫生科急起捕救",《盛京时报》1937年3月13日,第11版。

⑦ "舌根青黑,数日绝命,延寿县发生哑巴瘟,大有日趋蔓延之形势",《盛京时报》1937年6月20日,第11版。

⑧ "三江冷热失平,时疫流行",《盛京时报》1937年7月22日,第9版。

⑨ "依兰发现天然痘",《盛京时报》1938年1月19日,第5版。

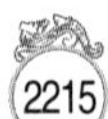

吉林省

永吉县　夏,赤痢流行。8月1日(六月廿五日)报道:近日以来,染患时令病者时有所闻,尤以赤痢最为猖獗。据调查,7月份中,本市日本人患赤痢者为32名,中国人80余名①。今《吉林市志》载:1937—1944年8年间,市区共发生伤寒病人563人,死亡84人;副伤寒发病数219人,死亡14人②。

伊通县　冬,克山病流行。今《伊通县志》载:12月,地局子苇塘沟屯发生克山病,32名妇女死亡③。

延吉县(今延吉市)　秋,天花大流行。10月,发生2000余人,死亡近1000人④。冬,流感流行。1938年1月26日(十二月廿五日)报道:入冬以来,时令不正,现间岛省内各地盛行伤寒及感冒等症,蔓延甚烈⑤。按:1934年12月1日,吉林省延吉县、汪清县、珲春县、和龙县及奉天省安图县组合成伪间岛省,治延吉县,1943年更名为间岛市。

大赉县(今并入大安市)　秋,鼠疫流行。9月2日(七月廿八日)报道:大赉方面近日来突然发现百斯笃,似有蔓延之形势⑥;大赉县有7名之患者发生,合计13,中死亡3名⑦。9月7日(八月初三日)报道:大赉县城附近到8月19日,百斯笃死亡者10名⑧。9月28日(八月廿四日)报道:顷据大赉、热河各方电报,现在各地流行中之百斯笃,依然猖獗不熄,24日计,自始发以来,患者186人,其中死亡者179人⑨。今《大安县志》载:乃音昭屯、前地局子、张家围子、好来宝屯、东太平岭屯、西太平岭屯、荆家岗子屯发生鼠疫⑩。

辉南县　冬,克山病流行。今《辉南县志》载:急型克山病集中多发,以抚民屯、石道河、金川、大椅山等地为重,其发病千余例,死亡数百人,多是中年妇女。抚民大北岔屯仅二十几户,一冬就死亡30多人⑪。

---

① “吉垣盛行时疫”,《盛京时报》1937年8月1日,第9版。

② 《吉林市志·卫生志》,吉林人民出版社2008年版。

③ 《伊通县志》,吉林文史出版社1991年版。

④ 《龙井县卫生志》,1990年。

⑤ “间岛时令不正,伤寒病大流行”,《盛京时报》1938年1月26日,第9版。

⑥ “大赉防疫检验所发现百斯笃,哈市溯航一律断绝”,《盛京时报》1937年9月2日,第9版。

⑦ “全满百斯笃患者竟达一百十五名”,《盛京时报》1937年9月2日,号外刊。

⑧ “热河、兴安南省百斯笃猖獗”,《盛京时报》1937年9月7日,第2版。

⑨ “各地鼠疫猖獗不熄,谋国都安全,满铁在京布防疫阵”,《盛京时报》1937年9月28日,第9版。

⑩ 《大安县志》,辽宁人民出版社1990年版。

⑪ 《辉南县志》,1989年。

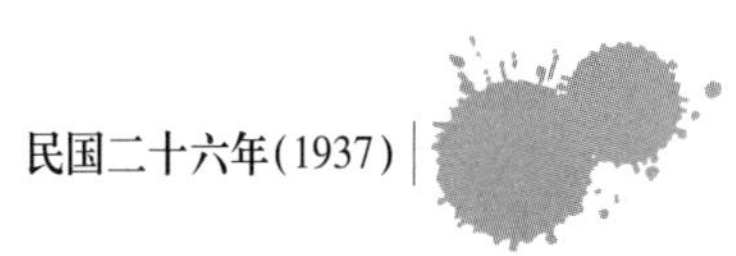

通化县　春疫。今《通化县志》载:2 月,境内天花、麻疹、伤寒、疟疾等传染病蔓延,丧命者不计其数①。夏,伤寒、斑疹伤寒流行。6 月 24 日(五月十六日)报道:本邑气候不正,寒暖靡常,以致时疫流行,有肠窒扶斯、发疹等症患者甚众②。

长春县(今长春市)　夏,猩红热流行。5 月 31 日(四月廿二日)报道:27 日以来,于满铁敷岛寮发现 28 名猩红热患者,29 日又有 1 名患者发现③。

敦化县(今敦化市)　春,疫病流行。2 月 14 日(正月初四日)报道:自去秋以来,迄今数月,本县城乡即发现一种感冒病症,不论男女老幼,多染有麻疹,或周身疼痛,忽冷忽热,辗转床榻,近日来似有猖獗趋势④。

临江县(今临江市)　夏,赤痢流行。6 月 23 日(五月十五日)报道:临江县塔哈屯前 14 日以来,赤痢发生,罹病者 9 名,之中死亡 3 名⑤。

安广县(今并入大安市)　秋,鼠疫猖獗。8 月 18 日(七月十三日)报道:京白线安广县榆树堡乃隐召部落,自 8 月 5 日以来,在发生百斯笃病者内已死亡 6 人⑥。

乾安县　秋,鼠疫猖獗。9 月 2 日(七月廿八日)报道:吉林乾安县更有 3 名之患者发生,合计 21 名,中死亡 2 名⑦。9 月 7 日(八月初三日)报道:乾安县方面于 7 月 26、27 两日,判明死亡者 6 名,现患 3 名⑧。9 月 9 日(八月初五日)报道:县城东南第三区管境后鞠字井村于 8 月下旬遽然发现腺百斯笃疫症,不数日间,染疫死者 12 名⑨。

农安县　秋,鼠疫流行。9 月 21 日(八月十七日)报道:京白沿线之百斯笃近更蔓延,农安县第五区二青山附近至 19 日止,发生百斯笃病者已死亡 10 名,现在患者 1 名⑩。

安图县　冬,流感流行。12 月 10 日(十一月初八日)报道:安图县自入冬以来,寒暖不均,以致居民多染时疫,病状即有头晕目眩者,有呕吐者,发觉后数小时内即现

---

① 《通化县志》,吉林人民出版社 1996 年版。

② “友邦施疗防时疫,市民感激惠及患者”,《盛京时报》1937 年 6 月 24 日,第 11 版。

③ “又一猩红热在新京发生”,《盛京时报》1937 年 5 月 31 日,第 2 版。

④ “敦化县发现冬瘟”,《盛京时报》1937 年 2 月 14 日,第 12 版。

⑤ “临江县塔哈屯发生赤痢”,《盛京时报》1937 年 6 月 23 日,第 11 版。

⑥ “京白线百斯笃症,竟尔各地猖獗,榆树堡患者死六人”,《盛京时报》1937 年 8 月 18 日,第 9 版。

⑦ “全满百斯笃患者竟达一百十五名”,《盛京时报》1937 年 9 月 2 日,号外刊。

⑧ “热河、兴安南省百斯笃猖獗”,《盛京时报》1937 年 9 月 7 日,第 2 版。

⑨ “乾安县鞠字井村鼠疫死者十二名”,《盛京时报》1937 年 9 月 9 日,第 9 版。

⑩ “京白沿线百斯笃蔓延,农安至小合隆旅客暂停止”,《盛京时报》1937 年 9 月 21 日,号外刊。

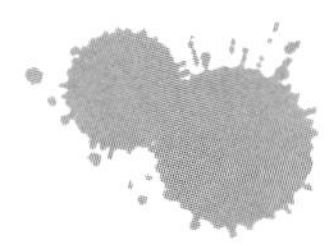

危险,每日竟有一二名死亡者[①]。

柳河县　霍乱流行[②]。

辽宁省

桓仁县　瘟疫流行,蔓延全县,死亡惨重,有的全家死光,仅1年,病死7万余人[③]。

本溪县　冬,天花流行。1938年1月23日(十二月廿二日)报道:碱厂于21日突然发生天然痘,患者30名,其中2名业已死亡[④]。霍乱、痢疾、斑疹伤寒流行。今《本溪卫生志》载:1937年至1938年(民国二十六至二十七年),全县霍乱流行,两年发生522人,死亡426人。患病398例,死亡20人,全年31068例,死亡5126人,农民70%患病。今《本溪满族自治县志》载:斑疹伤寒全年患病31068例,死亡5126人,居民70%患病[⑤]。

宽甸县　春,瘟疫流行,全县死7629人[⑥]。

锦　县(今凌海市)　春,猩红热流行。3月12日(正月三十日)报道:锦市近日以来,大人染感冒伤寒、小儿染疹疫者,颇不乏人[⑦]。鼠疫流行,大薛乡一带死亡200余人[⑧]。

兴城县(今兴城市)　春,天花流行。3月19日(二月初七日)报道:锦铁路局管内兴城爱护村附近发生天然痘,势甚猖獗,罹灾者56名,痊愈36名,死亡6名[⑨]。

清原县　夏,时疫流行。6月16日(五月初八日)报道:近几日来,一早一晚,极端寒冷,以致染疫患病之人层出不穷,医士诊断咸云时疫[⑩]。

彰武县　夏,赤痢流行。7月31日(六月廿四日)报道:本邑二区赏屯镇发现赤痢患者100余人,死伤30余人[⑪]。

铁岭县　秋,霍乱流行。9月22日(八月十八日)报道:本邑自入秋以来,时疫流行甚为剧烈,医士亦感束手无策,如霍乱染之者,吐泻不止。又脑溢血症亦甚流行,患

---

① “冬际时疫发生,死亡者大有人在”,《盛京时报》1937年12月10日,第9版。

② 《柳河县志》,吉林文史出版社1991年版。

③ 《桓仁县志》,方志出版社1996年版。

④ “本溪碱厂发生天花患者,三十名中已死亡二名”,《盛京时报》1938年1月23日,号外刊。

⑤ 《本溪卫生志》,1990年。《本溪满族自治县志》,辽宁民族出版社2009年版。

⑥ 《宽甸县志》,辽宁科学技术出版社1993年版。《丹东市志》,辽宁科学技术出版社1993年版。

⑦ “春暖冰融,杂疫流行”,《盛京时报》1937年3月12日,第11版。

⑧ 《太和区志》,1993年。

⑨ “兴城天然痘猖獗,罹灾者五六名”,《盛京时报》1937年3月19日,第11版。

⑩ “清原县时疫频发”,《盛京时报》1937年6月16日,第11版。

⑪ “赤痢流行派公医”,《盛京时报》1937年7月31日,第9版。

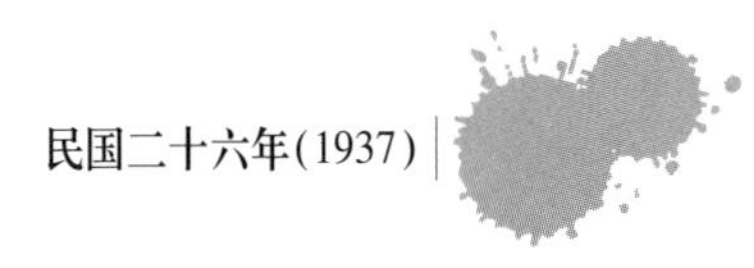

者不能言语,五六日即告死亡①。

建昌县　秋,鼠疫流行。9月25日(八月廿一日)报道:建昌县于本月上旬发生患热病者达40人,其中已有12人因疫身亡,16人目下尚在与疫为伍。又称该县发生罹百斯笃者甚多②。

金　县(今大连市金州区)　春,流感流行。3月7日(正月廿五日)报道:市内当下发现时疫感冒病流行,传染甚速③。4月6日(二月廿五日)报道:管内六会地方一般市民发现伤寒感冒瘟疫流行④。夏,天花流行。5月25日(四月十六日)报道:管内地方自初夏以来,天气不良,冷热不均,疹痘乃流行⑤。秋,赤痢、猩红热、伤寒流行。8月8日(七月初三日)报道:据沙河口、西岗二警署之调查,7月中赤痢、猩红热、肠窒扶斯等传染病发生共104件,就中沙署管内71件,西岗管内33件。8月1日以来,连日细雨绵绵,气温急变,因故患病者益多,计5日间共发生13件,尚有蔓延之势⑥。8月10日(七月初五日)报道:计最近5日间,西岗市内患疫者达30余人⑦。8月26日(七月廿一日)报道:查8月1日以来,大连医院中收容之传染病患者66名,就中赤痢51名,疫痢8名,窒扶斯4名,窒扶得利3名。此外,疗病院中亦收容多数,计现在101名⑧。冬,窒扶得利亚流行。11月10日(十月初八日)报道:西部大连市10月1日以来至30日间,西岗管内患者窒扶得利亚8名,沙河口管内60名,计68名⑨。11月11日(十月初九日)报道:虎疫终息后,继而流行之窒扶得利亚疫,伴同气候之遽变,大事蔓延,10月1日至11月7日间,大连署管内患染者总计75名,其中死亡者8名⑩。

内蒙古自治区

夏四月,内蒙古锡、乌两盟各旗,近一周来时疫流行,尤以百林庙一地为更甚,传染时疫之物为一种形似苍蝇之有翅昆虫,蒙名“乌特”,此虫专扑人类或牲畜之眼,细

① “秋瘟猖獗,医士束手,死亡多”,《盛京时报》1937年9月22日,第9版。

② “锦热省境地方发生流行病”,《盛京时报》1937年9月25日,第9版。

③ “时疫流行传染速”,《盛京时报》1937年3月7日,第11版。

④ “旅顺市瘟疫流行”,《盛京时报》1937年4月6日,第11版。

⑤ “发现痘疹流行”,《盛京时报》1937年5月25日,第12版。

⑥ “连日气温遽变,传染病愈猖獗,各警署急起协同预防”,《盛京时报》1937年8月8日,第9版。

⑦ “西岗署积极防疫,防疫吏分三班”,《盛京时报》1937年8月10日,第9版。

⑧ “秋后余暑未减,恶疫猖獗日甚”,《盛京时报》1937年8月26日,第9版。

⑨ “虎疫终熄未几,又有恶疫猖獗,患染者多系幼年子女”,《盛京时报》1937年11月10日,第6版。

⑩ “窒扶得利亚猖獗,患者应时而增,各小学校将协力预防”,《盛京时报》1937年11月11日,第6版。

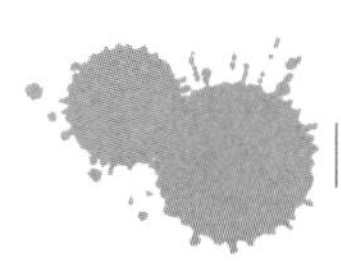

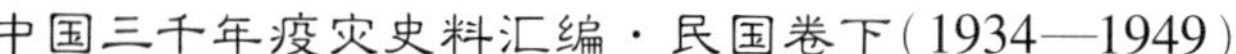

菌传入眼球内即分泌一种白色浓液,经过四个小时必死。百林庙一地,已死数十人①。6月18日(五月初十日)报道:内蒙古时疫流行,张北城内设防疫处,所长为日人②。

敖汉旗　腺鼠疫流行,大白音蒿发生24人,死亡24人③。

赤峰县　春正月,天花流行。赤峰大庙附近数十里内,近突然发现天花及其他传染病,传染甚为剧烈,甚至有被传染数小时内即行毙命者④。

奈曼旗　秋,鼠疫流行。8月14日(七月初九日)报道:热河那曼旗第六区白音好部落发现18名疑似百斯笃患者⑤。9月7日(八月初三日)报道:兴安南省奈曼旗方面,白音好自7月26日发生以来,迄至现在,死亡者累计29名,现在隔离中者19名,逃亡者28名,经检验均为真性百斯笃⑥。

河北省

宣化县　春,天花流行。3月24日(二月十二日)报道:入春以还,天色寒暖不定,杂疫因而发生,尤以天花为最。县属沙岭镇区各村流行更烈⑦。夏,时疫流行。5月13日(四月初四日)报道:近一二日来,此间各地气候突转酷热,罹时疫者尤众,医院病人激增⑧。伤寒流行。郝家梁村全村死亡80余人⑨。

永清县　夏,伤寒流行。大青垡村50人患病,十天内死亡7人,并蔓延到小青垡、前店、后店、石九垡、罗家营,一个月内死去45人⑩。

雄　县　霍乱流行⑪。

元氏县　夏,伤寒疫病大发,民众死伤无计,竟有一户一日出棺4口者⑫。

承德县(今承德市区)　秋,鼠疫猖獗。9月2日(七月廿八日)报道:热河省又有6名之患者发生,全部死亡,因此,前后有24名之发生⑬。9月28日(八月廿四日)报道:顷据大赉、热河各方电报,现在各现地流行中百斯笃,依然猖獗不熄,24日计,自始

---

① “百林庙时疫流行‘鸟特’扑人即死”,《边疆》1937年第2卷第12期,第64页。
② “张北城内设防疫处”,《申报》1937年6月18日,第4版。
③ 《赤峰市志》,内蒙古人民出版社1996年版。《赤峰八千年大事记》,方志出版社1999年版。
④ “大庙附近疾疫流行”,《蒙藏月报》1937年第6卷第5期,第147页。
⑤ “热河白音好部落发现百斯笃患者”,《盛京时报》1937年8月14日,第9版。
⑥ “热河、兴安南省百斯笃猖獗”,《盛京时报》1937年9月7日,第2版。
⑦ “天花流行”,《大公报》1937年3月24日,第10版。
⑧ “宣化通信”,《大公报》1937年5月13日,第10版。
⑨ 《宣化县志》,河北人民出版社1993年版。
⑩ 《永清县志》,河北人民出版社2000年版。
⑪ 《雄县志》,中国社会科学出版社1992年版。
⑫ 《元氏县志》,中国和平出版社1995年版。
⑬ “全满百斯笃患者竟达一百十五名”,《盛京时报》1937年9月2日,号外刊。

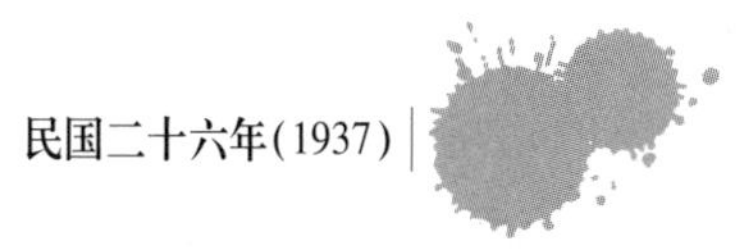

发以来,患者186人,其中死亡者179人①。

围场县　冬,疫。1938年1月18日(十二月十七日)报道:热河省围场县第五区队警察署管内突发生病名不明之奇病,该病于罹病同时发热、呕吐,特尤以十七岁至三十岁妇女居多,现在死亡男1名,女7名,尚有蔓延之兆②。

青　县　春,猩红热流行。2月21日(正月十一日)报道:入冬以来,气候反常,寒暖不定,兼之雨雪鲜少,是以此间春瘟丛生,老幼患病者为数极多,刻下并发生猩红热症,多为幼童,屡有死亡③。

霸　县(今霸州市)　春,天花流行。2月25日(正月十五日)报道:本县自入春以来,气候失调,寒暖无定,以致发生春瘟,甚为剧烈。近日染受斯症者颇多,初起时肚腹绞痛,呕吐恶心,即成痧症,多不能治,街市药铺,甚为忙碌④。5月4日(三月廿四日)报道:本县各乡儿童,近日发生痘疹,传染性异常迅速,城乡各户十龄以下之儿童,均难幸免⑤。

邢台县　春,白喉、天花流行。3月8日(正月廿六日)报道:本县自入春以来,未曾降雨,气候干燥,瘟疫丛生⑥。3月16日(二月初四日)报道:本县城关各街,最近发现喉症及天花症,传染颇为剧烈。此症死亡者,已有多人⑦。

晋　县(今晋州市)　春,猩红热、天花流行。3月8日(正月廿六日)报道:本县自去冬迄今,天气干旱,疫疠流行⑧。3月24日(二月十二日)报道:本县近因气候失调,各村镇男女幼童患猩红热及天花、白喉等症者甚多⑨。

威　县　春,时疫流行。3月13日(二月初一日)报道:入春以来,气候干燥,时疫流行⑩。

遵化县(今遵化市)　春,天花流行。3月14日(二月初二日)报道:各镇各村男女幼童染患天花者,随处皆是。日来西南各乡因天花而死者,日有所闻⑪。夏,霍乱流

① “各地鼠疫猖獗不熄,谋国都安全,满铁在京布防疫阵”,《盛京时报》1937年9月28日,第9版。

② “热河省内奇病发生”,《盛京时报》1938年1月18日,第9版。

③ “最近发生春瘟”,《大公报》1937年2月21日,第10版。

④ “各村瘟灾流行”,《大公报》1937年2月25日,第10版。

⑤ “疹疫流行”,《大公报》1937年5月4日,第10版。

⑥ “邢台通信”,《大公报》1937年3月8日,第10版。

⑦ “发现天花喉症”,《大公报》1937年3月16日,第10版。

⑧ “晋县通信”,《大公报》1937年3月8日,第10版。

⑨ “晋县猩红热症流行”,《大公报》1937年3月24日,第10版。

⑩ “威县通信”,《大公报》1937年3月13日,第10版。

⑪ “遵化天花流行甚烈”,《大公报》1937年3月14日,第10版。

行。6月5日(四月廿七日)报道:本县西南各乡近忽发现恶性虎疫,蔓延极广,传染迅速。日来因是疫而死者不下百余人。患者且多中年体壮之人,老幼占极少数①。

安国县(今安国市)　春,瘟疫流行。3月26日(二月十四日)报道:今春气候不正,瘟疫流行,小儿死亡甚多②。

丰润县(今属唐山市丰润区)　春,春瘟流行。4月12日(三月初二日)报道:本县自入春以来,气候失调,乍寒乍暖,致以春瘟蔓延,现各乡居民,患者甚多③。

平乡县　夏,白喉流行。5月12日(四月初三日)报道:迩来时令不正,忽冷忽热,致本县疫疠流行,近日更发现白喉症,蔓延甚速,因之死亡者,时有所闻④。

曲周县　夏,白喉、猩红热流行。5月29日(四月二十日)报道:本县近来气候失调,忽寒忽暖,变换无常,致瘟疫流行甚炽。最近又发现白喉及类似猩红热等症,患者尤多。据调查城关一带,患斯症而死亡者,已有10余人之多⑤。

隆平县(今隆尧县)　春,时疫流行。4月3日(二月廿二日)报道:近日此间天气寒暖无定,昼夜温度悬殊,因而时疫流行,传染甚速,轻者三数日即愈,重者死亡,现城北各村人民多染病疫⑥。

北京市

北京市　春,大疫,猩红热流行。3月24日(二月十二日)报道:去冬少雪,致今春瘟疫甚炽⑦。4月20日(三月初十日)报道:日来气候冷暖无定,时疫流行,尤以猩红热为盛。患者最初发寒热,与感冒相同,渐即身发红点,诊治不慎,即有危险。昨据调查,猩红热在平市蔓延,因而死亡者,以东北城为多⑧。是年,天花发病53例,死亡40例;伤寒发病250例,死亡62人;猩红热发病379例,死亡139人;脑膜炎发病13例,死亡8人;白喉发病410例,死亡103人;痢疾发病1395例,死亡721人;麻疹死亡131人。全年因病死亡78085人⑨。

天津市

天津市　春,猩红热流行。3月5日(正月廿三日)报道:津市近日猩红热等时疫

---

① "遵化虎疫盛行",《大公报》1937年6月5日,第10版。
② "安国通信",《大公报》1937年3月26日,第10版。
③ "春瘟流行甚烈",《大公报》1937年4月12日,第10版。
④ "白喉游行",《大公报》1937年5月12日,第10版。
⑤ "白喉甚炽",《大公报》1937年5月29日,第10版。
⑥ "城北瘟疫流行",《大公报》1937年4月3日,第10版。
⑦ "平津降雪",《申报》1937年3月24日,第3版。
⑧ "平市发现猩红热,东北城传染最烈",《大公报》1937年4月20日,第6版。
⑨ 于德源《北京历史灾荒灾害纪年》,学苑出版社2004年版,第210页。

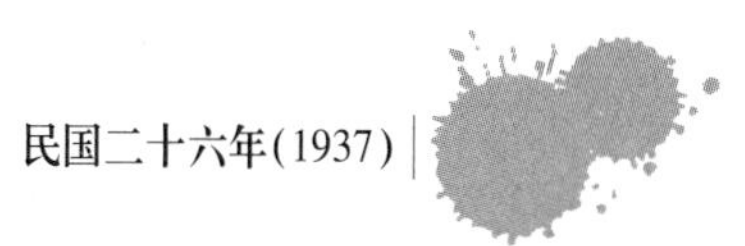

发生不少[①]。3月6日(正月廿四日)报道:入春以来,因雨量稀少,气候暴燥,致瘟疫流行[②]。3月10日(正月廿八日)报道:日租界内现已发现真性天花患者2名,猩红热患者31名之多[③]。3月13日(二月初一日)报道:本市日租界日前发现天花患者,日鲜人数名。华界地方,一月来猩红热及白喉症病人,已有数十名之多。最近经各医院诊断,患传染病者,已有20余人。现所收容者,大部分系猩红热患者,其次白喉、伤寒等病人[④]。秋,霍乱流行。9月28日(八月廿四日)报道:塘沽流行虎疫,已见猖獗[⑤]。9月29日(八月廿五日)报道:22日塘沽发生猛烈吐泻患者,有4名之死亡者,军医解剖死体之结果,已决定为真性虎列拉,现在尚有12名之患者[⑥]。咸水沽一带遭水灾后,痢疾流行[⑦]。

山西省

孝义县(今孝义市)　春夏,大疫,主要是白喉流行。5月7日(三月廿七日)报道:该县自本年1月间,时疫即已猖獗,至今蔓延日广,死亡实堪惊人。患者病状,颇不一致,起初多为肚痛、乳痛,数日即死。近又转为白喉,因在乡间,注射血清困难,虽有中医治疗,染稍一迟缓,即行死亡。此病起源于该县西南乡兑九峪、偏店、土京一带,因其传染迅速,现下已由西南乡传染至南乡小王营、岭壁沟、下栅、梧桐等村,至城关及东南乡之大孝堡、东西盘粮、长兴村等村。两月以来,先后传染不下三四十村,死亡人数在1000人上下。仅就梧桐村一村而言,死亡者竟然达256人之多[⑧]。

黎城县　是年疫。今《黎城县志》载:1937—1945年,疥疮、水痘、疟疾、麻疹等传染病一度猖獗[⑨]。

浑源县　鼠疫流行。鼠疫发病几百人,城北有一家就死亡30多口,连做丧衣的裁缝、念经的和尚、送葬的吹鼓手全部传染死亡,推入破瓦窑内合葬[⑩]。

---

① “津市春雨”,《大公报》1937年3月5日,第6版。

② “津沽春雪”,《大公报》1937年3月6日,第6版。

③ “日租界传染病流行,患真性天花者二名,患猩红热者卅余人”,《大公报》1937年3月10日,第6版。

④ “津市猩红热流行,传染病医院收容廿余人,华界尚未发现天花患者”,《大公报》1937年3月13日,第6版。

⑤ “大连港严防虎疫,未注射者禁入”,《盛京时报》1937年9月28日,第9版。

⑥ “因塘沽虎疫蔓延,锦州防疫紧张”,《盛京时报》1937年9月29日,第9版。

⑦ 《津南区卫生志》,1993年。

⑧ “晋西疫疠流行孝义一县死亡千余人,稍有资产者迁省暂避”,《中央日报》1937年5月7日,第6版。

⑨ 《黎城县志》,中华书局1994年版。

⑩ 《浑源县卫生志》,1988年。

陕西省

定边县　夏,白喉流行。今《定边县志》载:6 月,久旱不雨,白喉流行,传染颇烈,日有多人死亡①。

吴堡县　1937—1939 年,天花流行,死亡甚众,仅上张家山一村就死亡 10 多人②。

榆林县(今榆林市榆阳区)　春,鼠疫、天花流行。3 月 28 日(二月十六日)报道:陕北榆林以北之长乐乡(按:同日《大公报》报道称"常乐乡")地方,发现鼠疫,蔓延甚速,罹者十之八九,立即毙命,乡民异常恐慌③。3 月 30 日(二月十八日)报道:常乐乡日前发生恶性天花,患者死亡甚多④。

长安县(今西安市长安区)　夏,痢疾流行。7 月 7 日,日寇发动侵华战争,山西、河南相继沦陷。西安接临战区,伤员和难民大量涌来,露宿街头,衣食无着,痢疾流行,死伤无数⑤。

咸阳县(今咸阳市秦都区)　冬,疥疮流行。今《咸阳市秦都区志》载:冬,驻扎于本境渭河南北的国民党 3 个团,因住地阴湿,官长虐待,疥疮流行,新兵大批死亡⑥。按:疥疮为一般的皮肤病,虽然有传染,但死亡率不高,"新兵大批死亡"可能是号称"战争瘟疫"的伤寒引起的。

潼关县　春,白喉、斑疹伤寒流行。4 月 7 日(二月廿六日)报道:本县城内及四乡之男女老幼,近时有患白喉、斑疹症者,患者身体忽寒忽热,甚成头疼泻泄,中医均称难治⑦。

南郑县　夏,霍乱流行。周家坪一带流行"麻脚瘟"⑧。

山东省

淄川县(今淄博市淄川区)　春,猩红热流行。2 月 21 日(正月十一日)报道:本县城乡各地,近因气候寒暖不时,发现猩红热症⑨。

---

① 《定边县志》,方志出版社 2003 年版。

② 《吴堡县志》,陕西人民出版社 1995 年版。

③ "榆林鼠疫猖獗,当局电卫生署,请速派员施救",《中央日报》1937 年 3 月 28 日,第 4 版。

④ "榆林发生恶性天花死亡甚多但非鼠疫",《申报》1937 年 3 月 30 日,第 4 版。

⑤ 《西安市红十字会医院志》,2011 年。

⑥ 《咸阳市秦都区志》,陕西人民出版社 1995 年版。

⑦ "发现白喉斑疹",《大公报》1937 年 4 月 7 日,第 10 版。

⑧ 《南郑县卫生志》,1987 年。

⑨ "发现猩红热症",《大公报》1937 年 2 月 21 日,第 10 版。

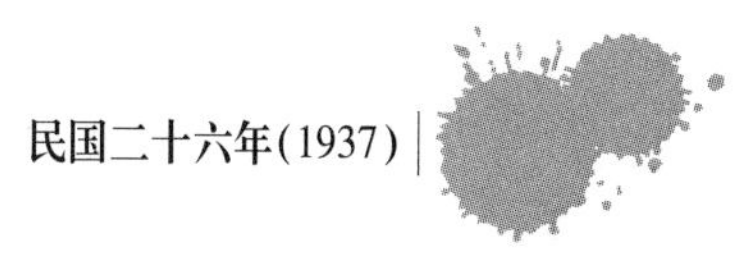

高苑县(今属高青县) 春,西关脑膜炎暴发流行①。

肥城县(今肥城市) 霍乱流行,石横死亡30余人②。

聊城县(今聊城市东昌府区) 霍乱、天花流行。城西北大成集村霍乱发病60多人,死亡16人;庞庄村天花发病26人,死亡12人③。

临邑县 孟寺乡麻疹流行,死亡很多少儿④。

临清县(今临清市) 冬,天花、麻疹、瘟疫于城东一带流行⑤。

寿张县(今阳谷县寿张镇) 秋,霍乱、痢疾、麻疹流行。今《濮阳市志》载:8月,黄河决口范县大王庄和寿张县王集、陈楼,金堤南尽淹,房塌过半,后霍乱、麻疹、痢疾等传染病流行,死2000余人⑥。

成武县 脑膜炎流行,城西周庄村一月内死少年儿童23人⑦。

邹 县(今邹城市) 黑热病流行,发病3000余人⑧。

曲阜县(今曲阜市) 白喉流行,城南姜家村发病120余人,死亡68人⑨。

郯城县 霍乱流行,汪崖村死40余人⑩。

莒 县(含今莒南县) 春,黑热病流行。4月21日(三月十一日)报道:诸城、日照、莒县交界之膏泽地方,亦已发现黑热病⑪。莒南县黑热病延续到1940年,仅多居官庄一个村就有186人患黑热病,死75人⑫。夏,伤寒流行。十里沟村不足100户人家,死47人⑬。

沂水县 斑疹伤寒、猩红热流行⑭。麻疹广泛流行,张家坡、王庄、林前村一带发病尤众⑮。

---

① 《高青县卫生志》,2009年。《惠民地区卫生志》,天津科学技术出版社1992年版。

② 《石横镇志》,方志出版社1997年版。

③ 《聊城市卫生志》,1991年。

④ 《临邑县志》,齐鲁书社1993年版。

⑤ 《临清市志》,齐鲁书社1997年版。

⑥ 《濮阳市志》,中州古籍出版社2005年版。

⑦ 《成武县志》,齐鲁书社1992年版。《成武县卫生志》,1989年。

⑧ 《济宁市卫生志》,山东科学技术出版社1992年版。

⑨ 《济宁市卫生志》,山东科学技术出版社1992年版。

⑩ 《郯城县志》,深圳特区出版社2001年版。

⑪ “鲁省膏泽地方发现黑热病,省府派员前往防止”,《中央日报》1937年4月21日,第4版。

⑫ 《莒南县卫生志》,深圳特区出版社2001年版。

⑬ 《碁山镇志》,山东省地图出版社2003年版。

⑭ 《沂水县志》,齐鲁书社1997年版。

⑮ 《沂源县卫生志》,1991年。

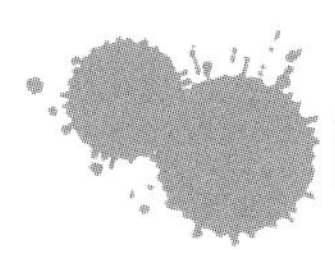

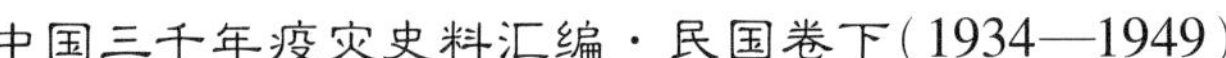

莱阳县（今莱阳市） 天花流行，解家泽口村儿童死亡甚多①。

诸城县、日照县（今日照市） 春，黑热病流行。4 月 21 日（三月十一日）报道：诸城、日照、莒县交界之胥泽地方，亦已发现黑热病②。

寿光县（今寿光市） 霍乱流行，田柳乡东头村发病 300 余人，死 81 人；邢耀村死 200 余人③。

河南省

汲 县（今卫辉市） 霍乱流行，柳庄乡死 594 人④。

延津县 暴雨成灾，疟疾大流行，全县 13.7 万人，患者达 6.8 万人⑤。

新乡县 伤寒流行。俗称"汗病"，八里营村病倒许多，有一家 7 口人 6 人患病者⑥。

博爱县 夏秋，霍乱流行。市区吕家胡同、焦作工学院、凭心煤矿都有发生和死亡。冬，北厂（现花园街）一带猩红热流行，延及次年⑦。

封邱县（今封丘县） 夏秋，霍乱大流行，全县发病 20%—30%。同年，天花、麻疹局部小流行⑧。

洛阳县（今洛阳市） 春，白喉、猩红热流行。春，猩红热流行。2 月 26 日（正月十六日）报道：洛阳自冬徂春，雨雪稀少，气候恶劣，白喉、猩红热等症相继流行，患者甚多，且极猛烈⑨。3 月 4 日（正月廿二日）报道：洛市近日气候燥温，白喉流行甚烈，死亡日有所闻⑩。

开封县（今开封市祥符区） 夏，痢疾流行。7 月 5 日（五月廿七日）报道：汴日来天气闷热异常，气候突变，瘟疫蔓延甚烈，患者多小儿⑪。7 月 28 日（六月廿一日）报道：汴垣自入夏以来，阴雨连绵，忽寒忽热，以致气候不正，痢疾盛行，且传染甚速，医

---

① 《解家泽口村志》，2003 年。

② "鲁省胥泽地方发现黑热病，省府派员前往防止"，《中央日报》1937 年 4 月 21 日，第 4 版。

③ 《潍坊市卫生志》，1989 年。

④ 《卫辉市志》，生活・读书・新知三联书店 1993 年版。

⑤ 《延津县志》，生活・读书・新知三联书店 1991 年版。

⑥ 《新乡市卫生志》，1988 年。

⑦ 《焦作市卫生志》，1987 年。

⑧ 《封丘县卫生志》，1987 年。

⑨ "猩红热症流行"，《大公报》1937 年 2 月 26 日，第 10 版。

⑩ "洛市白喉症流行"，《申报》1937 年 3 月 4 日，第 4 版。

⑪ "汴瘟疫盛行"，《申报》1937 年 7 月 5 日，第 3 版。

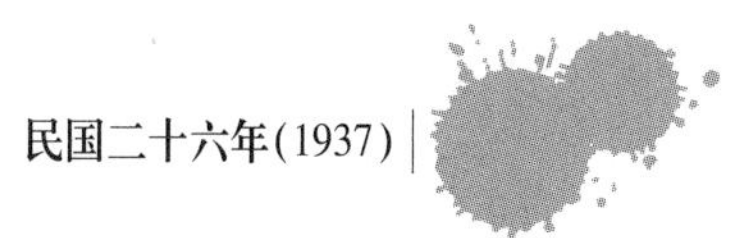

治维艰,各医院近日门诊,均以此项病症为多,尤以儿童为最甚①。秋,霍乱流行。10月5日(九月初二日)报道:汴南关发生霍乱,已死四五十名,当局派员赴病家消毒,以防传染②。

新郑县　回归热、斑疹伤寒流行。今《新郑县卫生志》载:境内驻军流行回归热、斑疹伤寒,农村亦有散发③。

宁陵县　秋,霍乱大流行,死者甚多,县南黄岗青岗寺一次就死绝5户④。

柘城县　麻疹大流行,波及全县每个村户,医生家门庭若市,各处乱坟岗病死者举目可见⑤。

禹　县(今禹州市)　伤寒流行⑥。

商水县　疟疾大流行,县城西邓城、汤庄、巴村为流行地,多有死亡⑦。

唐河县　夏,霍乱流行,仅700多人的郭滩街患者即达100人以上,病死率达31%⑧。

邓　县(今邓州市)　夏,霍乱流行。6月,城关花园街居民有一家4口死绝者⑨。

信阳县(今信阳市平桥区)　夏,霍乱流行。仅王家岗一地死亡300余人,死绝户甚多。同时,天花流行,柳林、董家河地区发病人数占总人口的五分之一,死亡人数占发病人数的二分之一⑩。

范　县　秋,霍乱、麻疹、痢疾流行。今《濮阳市志》载:8月,黄河决口范县大王庄和寿张县王集、陈楼,金堤南尽淹,房塌过半,后霍乱、麻疹、痢疾等传染病流行,死2000余人⑪。

濮阳县　秋,霍乱、伤寒、麻疹、痢疾流行。今《濮阳市卫生志》载:秋,淫雨40余

---

① “开封时疫流行,患者以儿童为最多”,《中央日报》1937年7月28日,第6版。“各地简讯”,《大公报》1937年7月5日,第3版。

② “汴南关发生霍乱”,《申报》1937年10月5日,第4版。“开封时疫流行”,《大公报》1937年10月5日,第3版。

③ 《新郑县卫生志》,1986年。

④ 《宁陵县卫生志》,1986年。

⑤ 《柘城县卫生志》,1985年。

⑥ 《禹州市志》,中州古籍出版社1989年版。

⑦ 《商水县志》,河南人民出版社1990年版。

⑧ 《唐河县志》,中州古籍出版社1993年版。

⑨ 《邓州市志》,中州古籍出版社1996年版。

⑩ 《信阳县卫生志》,河南人民出版社1990年版。

⑪ 《濮阳市志》,中州古籍出版社2005年版。

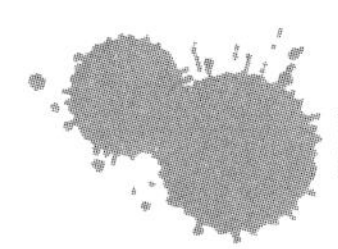

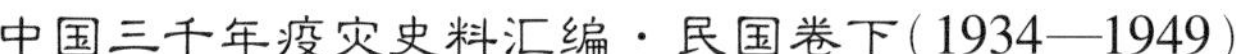

日,黄河水溢,平地积水数尺,霍乱、伤寒、麻疹、痢疾等流行,死亡数千人①。

甘肃省

高台县　夏,白喉流行。5月6日(三月廿六日)报道:天气亢旱,白喉盛行,死亡日多②。今《高台县志》载:白喉大流行,延及次年,患者十死六七,有全家6口死5口者③。

通渭县　鼠疫流行。什川乡李家沟发病37人,死亡17人④。

庄浪县　菌痢流行,水洛和南湖多人丧生⑤。

民勤县　夏,上东、三沟白喉流行⑥。

玉门县(今玉门市)　夏,白喉大流行。今《玉门市志》载:夏,白喉暴虐,遍及全境,花海乡、赤金乡、昌马乡尤重,1937—1942年,连续6年白喉暴虐,花海乡原有乡民2000余口,流行年余,死亡500余人,尸曝荒野,狗噬虫咬,无人掩埋⑦。

酒泉县(今肃州区)　白喉、天花流行⑧。

山丹县　夏,全县白喉流行,传染迅猛,旬月之间,竟有一家死三五口者⑨。

张掖县(今甘州区)　鼠疫流行。今《肃南裕固族自治县志》载:1937—1939年,扎科、赛鼎、红石窝、西水等地瘟疫,患者高热、头痛、谵语、口渴、腹胀、腹泻、颜面浮肿、口鼻流血、吐黄水,得病3至4天死亡。同时有大批旱獭死亡⑩。

新疆维吾尔自治区

呼图壁县　赤痢流行⑪。

霍尔果斯县(今霍城县)　夏秋之交,大批回国华侨聚集于惠远城,伤寒流行,患者甚多,病死10余人⑫。

西藏自治区

太昭县(今工布江达县)　霍乱大流行,死亡170余人⑬。

---

① 《濮阳市卫生志》,方志出版社1998年版。
② “朱庆澜电告陇西白喉盛行”,《申报》1937年5月6日,第11版。
③ 《高台县志》,兰州大学出版社1993年版。
④ 《通渭县志》,兰州大学出版社1990年版。
⑤ 《庄浪县志》,中华书局1998年版。
⑥ 《民勤县志》,兰州大学出版社1994年版。
⑦ 《玉门市志》,新华出版社1991年版。
⑧ 《酒泉市医药卫生志》,1987年。
⑨ 《山丹县志》,甘肃人民出版社1993年版。
⑩ 《肃南裕固族自治县志》,甘肃民族出版社1994年版。
⑪ 《呼图壁县志》,新疆人民出版社1992年版。
⑫ 《霍城县志》,新疆人民出版社1998年版。
⑬ 《工布江达县志》,中国藏学出版社2008年版。

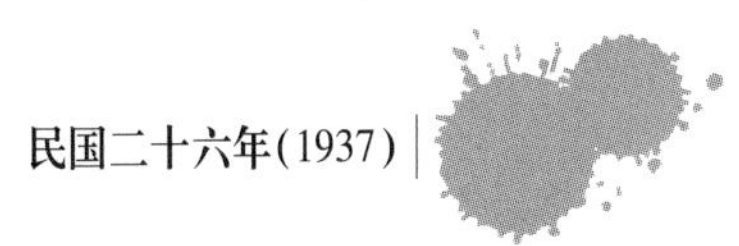

拉　萨　1934年、1937年伤寒流行,死5000余人[①]。

安徽省

安徽省　春夏,皖北黑热病流行。2月28日(正月十八日)报道:皖北各县,近年来黑热症猖獗,传染奇速,加以交通阻塞,无大医院之设立,患者多来怀(远)求医。兹由民望等医院调查,斯病区域,以怀远、涡阳、蒙城、亳县、寿县、霍邱、泗县、凤阳、凤台、五河、定远、蚌埠、正阳关等为盛,尤以颍上、阜阳、太和、泗县数地最烈,一经传染,腹部膨胀,牙孔流血,热度奇高,面黄齿臭,死亡相继[②]。4月5日(二月廿四日)报道:黑热病,俗名痞病,初流行于江北,自民二十年洪水后,蔓延于皖北太和、蒙城、涡阳、颍上等县,医治不慎,即行毙命。近复蔓至阜阳、凤台、寿县、凤阳、怀远各县及沿淮上游一带,传染甚速。怀远民望医院今年自元月迄今,计诊痞人数达二千七八百人,死亡人数仅一百四五十人[③]。5月18日(四月初九日)报道:皖北阜阳、颍上、太和、凤台、寿县、怀远、宿县,发现黑热病,迄今已有十载。怀远民望医院患黑热病者,竟占十分之五[④]。

凤台县　夏,鼠疫流行。5月11日(四月初二日)报道:合肥来人谈,该县北乡与寿县毗连下塘集镇(今属长丰县)近发生鼠疫,蔓延甚速,罹疫死亡者已达数百人,儿童占十分之七[⑤]。5月13日(四月初四日)报道:凤台县属下塘集为淮南铁路第六车站,该集近发生鼠疫,致传染日众,每日死亡相继[⑥]。

凤阳县　夏,痢疾流行。7月9日(六月初二日)报道:本埠交夏后,时令不正,疾病流行。日前赤白痢疾,市民患者甚众。近日假性霍乱相继发生,幸病状尚不十分猛烈,死亡较少[⑦]。

合肥县(含今肥东县、肥西县)　夏,鼠疫流行。5月12日(四月初三日)报道:合肥县属下塘集镇,疫疠蔓延,死亡甚众[⑧],合肥北乡与寿县毗连之下塘集镇,近日忽发生鼠疫,蔓延极速,死亡甚多,不数日中,染斯疫而死亡者达数百人之多,尤以髫龄儿

---

① 《西藏自治区志·卫生志》,中国藏学出版社2011年版。

② "皖北黑热病流行",《中央日报》1937年2月28日,第6版。

③ "皖北黑热病猖獗,贫民无力就医日有死亡,蔓延二十余县传染极速",《大公报》1937年4月5日,第10版。

④ "皖北黑热病蔓延甚广,卫生署派员调查"《大公报》1937年5月18日,第10版。

⑤ "合肥发现鼠疫,死亡达数百",《大公报》1937年5月11日,第3版。

⑥ "鼠疫:淮南铁路下塘集,居民向邻县逃避",《大公报》1937年5月13日,第10版。

⑦ "疫病流行",《大公报》1937年7月9日,第10版。

⑧ "卫生署派员赴合肥治疫,淮南铁路恢复联运",《中央日报》1937年5月12日,第4版。

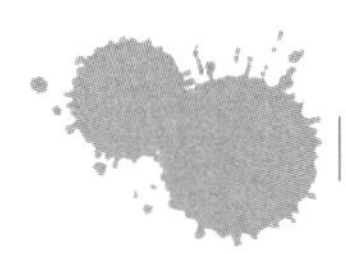

童占最多数[①]。5 月 13 日(四月初四日)报道:下塘集镇突发生鼠疫,数日之间已毙百余人,以小儿为多,染疫者至多六小时即死,死后遍身乌黑,如服毒然[②]。5 月 16 日(四月初七日)报道:皖北淮南路下塘集站一带发生鼠疫,卫生署据报后,证明患者为斑疹伤寒,而绝对非鼠疫无疑[③]。5 月 18 日(四月初九日)报道:日前传北乡下塘集发生鼠疫,兹查实系误传[④]。按:斑疹伤寒死后不会"遍身乌黑",只有鼠疫才有这症状,故又称"黑死病"。故今日仍有人定为鼠疫,并谓儿童几占什之七[⑤]。

寿　县　夏,鼠疫流行。今《安徽卫生志》称:1937—1947 年,寿县共发生鼠疫 3943 例,死亡 2940 例,病死率 74.6%[⑥]。按:据此,是年寿县也有鼠疫发生。

芜湖县　秋,霍乱流行。9 月 13 日(八月初九日)报道:此间发现真性霍乱,有数十人不及医治而死,过境难民,患者尤多[⑦]。

滁　县(今滁州市)　霍乱流行[⑧]。

宿　县(今宿州市)　春,黑热病流行。1937—1947 年,宿县民爱医院治疗的病人多数为黑热病,最多时每天达 180 余例[⑨]。夏,霍乱流行。蕲县镇王楼庄 131 户 1438 人,中有 204 人得病,死亡 71 人[⑩]。

阜阳县　霍乱流行。城南李杨庄 125 人,死去 83 人[⑪]。

四川省

四川省　春,大饥,大疫。4 月 27 日(三月十七日)报道:四川自罹旱灾以来,一般贫民无法维生,群掘白泥草根以果腹,因而发生不能排泄、脚肿等症而毙命者甚多,兼之春瘟流行,无法医治而毙命者,更复不计其数。凡此惨象,以川东、川北为最甚。据调查所得,重灾县份每日死亡二百人左右,轻灾县份亦日死百余人。即以重庆市而

---

① "合肥寿县间鼠疫流行死亡已达数百人",《中央日报》1937 年 5 月 12 日,第 6 版。

② "合肥下塘集鼠疫极烈",《申报》1937 年 5 月 13 日,第 9 版。

③ "皖北下塘集流行病查明并非鼠疫,卫生署派员调查断系斑疹伤寒症",《中央日报》1937 年 5 月 16 日,第 6 版。

④ "合肥误传鼠疫原因",《申报》1937 年 5 月 18 日,第 8 版。

⑤ 《安徽卫生志》,黄山书社 1993 年版。

⑥ 《安徽卫生志》,黄山书社 1993 年版。

⑦ "芜湖发现霍乱,过境难民患者尤多",《中央日报》1937 年 9 月 13 日,第 3 版。

⑧ 《滁州市志》,方志出版社 1998 年版。

⑨ 《安徽卫生志》,黄山书社 1993 年版。

⑩ 《蕲县镇志》,黄山书社 2009 年版。

⑪ 《阜阳县志》,黄山书社 1994 年版。

论,每日死亡在三十人左右。灾象奇重,可谓历年所未有[①]。5 月 9 日(三月廿九日)报道:旱灾惨重,空前未有,瘟疫流行,死亡枕藉[②]。秋,痢疾、霍乱大流行。九月报载:荣县、威远、简阳、资中、内江、荣昌、隆昌各县,近来秋疫盛行,其中红白痢、噤口痢为多,虎烈拉症次之,传染性均即迅速。上述各县人民患者甚多,医药稍有不慎,二三日即行毙命。故各乡民众罹是疾而死亡者,为数不少。单以内江一县而论,据调查,近一月来人民死亡,约在万人左右,计西区白马庙、张家寺、林家场、龙门镇等场,近一月内民众死亡有 3000 余人[③]。

灌　县(今都江堰市)　春,猩红热流行[④]。

广汉县(今德阳市广汉市)　麻疹大流行,1937 年和 1942 年两次城关死 700 多人[⑤]。

金堂县　天花流行猖獗,不仅婴幼遭殃,成年男女染病身亡者为数甚多[⑥]。

懋功县(今小金县)、靖化县(今金川县)　夏,霍乱流行。7 月 2 日(五月廿四日)报道:凶荒之后,疫疠渐滋[⑦]。按:这是霍乱流行。靖化县 1936 年置,1953 年更名大金川县,1959 年将大金川与绰斯甲县的观音桥、周山两区合并,更名为金川县。

梓潼县、剑阁县　夏,霍乱流行。霍乱由剑阁县传入梓潼县,梓潼县患者 800 余人,死 300 余人[⑧]。

阆中县(今阆中市)　夏,霍乱流行。所辖飞凤镇去年大旱,溪河干涸,草木枯死,田园荒芜,农民靠野草树皮充饥。第二年(即本年)又遭"麻脚瘟",死人无数,人们形容患病死亡者如"倒麻杆"[⑨]。又,麻疹流行。所辖木兰乡小儿麻疹流行,发病儿童 239 人,死亡 134 人[⑩]。

三台县　伤寒流行。所辖辉萍乡"寒凉病"(即伤寒)流行,发病 680 人,死亡 63 人[⑪]。又,霍乱流行。所辖三元乡(今东风乡)六、十八、二十一、三十三保霍乱流行,

---

① "川省祸不单行疫氛伴旱灾而与",《申报》1937 年 4 月 27 日,第 3 版。"川省疫氛伴旱灾而兴",《光华医药杂志》1937 年第 4 卷第 7 期,第 51 页。

② "四川旅沪同学昨为灾民请命",《申报》1937 年 5 月 9 日,第 14 版。

③ "荣威简资内隆等县秋疫盛行",《四川月报》1937 年第 11 卷第 4 期,第 180 页。

④ 《灌县志》,四川人民出版社 1991 年版。

⑤ 《广汉县志》,四川人民出版社 1992 年版。

⑥ 《金堂县志》,四川人民出版社 1994 年版。

⑦ "川省灾后疫疠流行,省赈会电京,请派员防疫",《中央日报》1937 年 7 月 2 日,第 3 版。

⑧ 《梓潼县志》,方志出版社 1999 年版。

⑨ 《飞凤镇志》,成都科技大学出版社 1997 年版。

⑩ 《木兰乡志》,1998 年。

⑪ 《辉萍乡志》,1985 年。

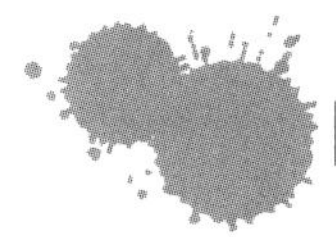

死亡100余人①。

通江县　夏,霍乱流行。今《通江卫生志》载:县内持续大旱,十口九饥,疫病流行,全家逃亡不绝于途②。

巴中县(含今平昌县)　夏,霍乱流行。今《巴中县卫生志》载:夏四五月,伤寒病(霍乱)大流行。今《平昌县卫生志》载:春大饥,民食树皮、草根、白泥,疫疠猖獗,死者甚众③。7月2日(五月廿四日)报道:凶荒之后,疫疠渐滋,巴中县3日(按:当为"月"之误)死亡5万余人④。

广元县(今广元市)　天花、麻疹流行。下西乡痘麻症流行,210多儿童,染病170多人,死亡96人⑤。伤寒流行。东坝乡瘟疫流行,穷人死亡很多⑥。

蒲江县　麻疹流行。松华乡患儿432人,死257人⑦。

邛崃县(今邛崃市)　麻疹流行。桑园乡263名儿童,发病239人,死12人⑧。

芦山县　麻疹流行。始发于飞仙乡,蔓延全县,染病2000余人⑨。

越嶲县(今越西县)　天花流行。仅福国乡(今新民)吴家堡子发病20例,死亡19人⑩。

昭觉县　天花流行。发病60余例,死亡20多人⑪。

泸　县　天花流行。城区儿童多罹于病,日有死亡⑫。

仁寿县　(秋)8月,霍乱、天花、痢疾流行。据不完全统计,全县死者达1200人⑬。

宜宾县　夏,大旱,痢疾流行,蔓延全县各地⑭。

隆昌县　麻疹流行⑮。

---

① 《三台县志》,四川人民出版社1992年版。

② 《通江卫生志》,1987年。

③ 《巴中县卫生志》,1987年。《平昌县卫生志》,1986年。

④ "川省灾后疫疠流行,省赈会电京,请派员防疫",《中央日报》1937年7月2日,第3版。

⑤ 《下西乡志》,1985年。

⑥ 《东坝乡志》,1989年。

⑦ 《蒲江县志》,四川人民出版社1992年版。

⑧ 《桑园乡志》,1982年。

⑨ 《芦山县志》,方志出版社2000年版。

⑩ 《越西县志》,四川辞书出版社1994年版。

⑪ 《昭觉县志》,四川辞书出版社1999年版。

⑫ 《泸县志》,四川科学技术出版社1993年版。

⑬ 《仁寿县志》,四川人民出版社1990年版。《乐山市志》,巴蜀书社2001年版。

⑭ 《宜宾县志》,巴蜀书社1991年版。

⑮ 《内江地区卫生志》,四川辞书出版社1995年版。《隆昌县志》,巴蜀书社1995年版。

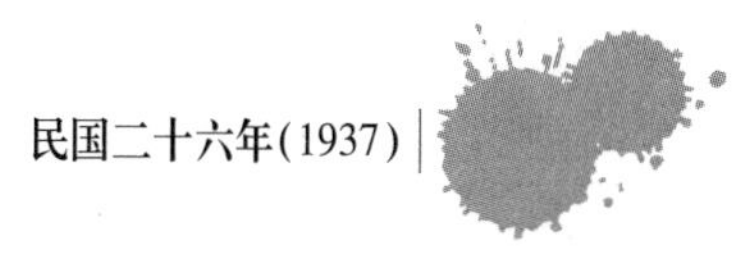

筠连县　麻疹流行,伴有天花,死亡率高①。

中江县　痢疾、流感流行,城隍庙驻军每天病死数十人②。

内江县(今内江市市中区)　霍乱、天花大流行。靖民、万家、凌家等乡痢疾流行,靖民场上仅300余人,发病200多人,死亡10人③。

达　县(今达州市达川区)　夏,疫病流行④。冬,伤寒流行。今《达县市志》载:12月,患伤寒病137人,死亡4人⑤。

大竹县　天花流行,并传至梁山县,七星、城北、云龙等乡尤为严重,沙石坝仅743人,天花死者200余人⑥。

重庆市

重庆市　春,大旱,大饥,大疫,死者甚多。4月27日(三月十七日)报道:大旱,大饥,兼之瘟疫流行,死者更复不计其数,每日死亡30人左右⑦。

梁山县(今重庆市梁平县)　天花流行,由大竹县观音乡传来⑧。

酆都县(今重庆市丰都县)　霍乱流行,城内一天死30多人⑨。

江津县(今重庆市江津区)　天花流行,死者甚众⑩。

忠　县(今属重庆市)　夏,痢疾流行,拔山一处4000余人染病,死亡300余人。伤寒病流行,凌云、拔山、花桥2000多人染病,死500多人,黄金乡死269人⑪。

涪陵县(时含武隆县)　痢疾流行,武隆县石桥乡香龙村死亡二三十人⑫。

江北县(今重庆渝北区)　是年疫,尤以霍乱、痢疾、伤寒为重⑬。

城口县(今属重庆市)　痢疾、天花流行,死亡662人⑭。

---

① 《筠连县志》,四川科学技术出版社1998年版。

② 《中江县志》,四川人民出版社1994年版。

③ 《内江县志》,巴蜀书社1994年版。

④ 《达县地区卫生志》,四川文艺出版社1990年版。

⑤ 《达县市志》,四川人民出版社1994年版。

⑥ 《达县地区卫生志》,四川文艺出版社1990年版。

⑦ "川省祸不单行疫氛伴旱灾而兴",《申报》1937年4月27日,第3版。

⑧ 《达县地区卫生志》,四川文艺出版社1990年版。

⑨ 《丰都县志》,四川科学技术出版社1991年版。

⑩ 《江津县志》,四川科学技术出版社1995年版。

⑪ 《忠县志》,四川辞书出版社1994年版。

⑫ 《武隆县卫生志》,1986年。

⑬ 《江北县志》,重庆出版社1996年版。

⑭ 《城口县志》,四川人民出版社1995年版。

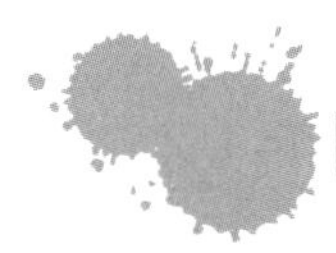

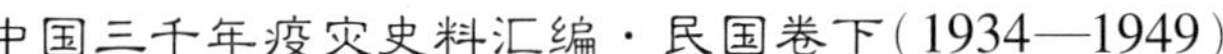

云南省

昆明市　春,脑膜炎、天花流行①。

寻甸县　天花流行,新哨村20户发病,死23人②。

楚雄县(今楚雄市)、镇南县(今南华县)、广通县(今禄丰县)　春,脑膜炎流行。4月22日(三月十二日)报道:广通、楚雄、镇南等县,发生脑膜炎,多有死亡③。

姚安县　春,脑膜炎流行。4月22日(三月十二日)报道:姚安县自入春来,久旱不雨,杂病流行,最先死于脑膜炎者达200余人,以儿童占十分之八④。

思茅县(今普洱市)　春夏,鼠疫流行,死人甚众⑤。5月22日(四月十三日)报道:今年因久旱,思普疫疠,进春即炽,无家不病。病之最险恶者,为"急急痧",数小时内,即可殒命⑥。

宁洱县　春夏,鼠疫流行。5月22日(四月十三日)报道:今年因久旱,思普疫疠,进春即炽,无家不病,病之最险恶者,为急急痧,数小时内,即可殒命⑦。

澜沧县　上允一带疟疾流行严重⑧。

大理县(今大理市)　春,脑膜炎流行,省卫生署派医生带药治病,很多人治愈⑨。

云龙县　天花流行⑩。

腾冲县　天花流行,明光东营一带发病300余人⑪。

富宁县　天花流行⑫。

会泽县　春夏,天花流行。5月22日(四月十三日)报道:本邑第六区内天花流行,自正月尾直至本月,因患天花而夭殇之小孩,约计百数。家家传染,里巷时闻哭儿之声⑬。

---

① 《昆明卫生志》,云南人民出版社1998年版。

② 《寻甸回族彝族自治县志》,云南人民出版社1999年版。

③ "滇脑膜炎猖獗,姚安县死儿童甚多",《中央日报》1937年4月22日,第4版。

④ "滇脑膜炎猖獗,姚安县死儿童甚多",《中央日报》1937年4月22日,第4版。《姚安县志》,云南人民出版社1996年版,第715页。

⑤ 《思茅县志》,生活·读书·新知三联书店1993年版。

⑥ "云南思普疫疠流行,会泽天花猖獗",《中央日报》1937年5月22日,第6版。

⑦ "云南思普疫疠流行,会泽天花猖獗",《中央日报》1937年5月22日,第6版。

⑧ 《澜沧拉祜族自治县志》,云南人民出版社1996年版。

⑨ 《大理市志》,中华书局1998年版。

⑩ 《云龙县志》,农业出版社1992年版。

⑪ 《腾冲县卫生志》,1987年。

⑫ 《富宁县志》,云南民族出版社1997年版。

⑬ "云南思普疫疠流行,会泽天花猖獗",《中央日报》1937年5月22日,第6版。

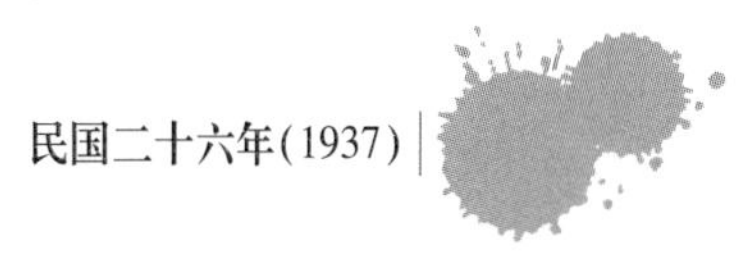

贵州省

炉山县(今凯里市)　翁项火烧寨、旧寨鼠疫流行①。

安南县(今晴隆县)　鼠疫流行。今《晴隆县志》载:夏四月,大旱,瘟疫遍及各区,成寨、江满寨死亡甚大,几乎十屋九空②。

湖北省

武汉市　秋,霍乱流行。10月4日(九月初一日)报道:自本市发现虎烈拉症后,其情势乃日趋严重,死者及患者每续有增加。据武汉检疫所调查,自发现此症迄今,因此症而致死者已有8人,患者在90人左右。各医院收容此项病患者亦多③。

郧西县　(春)3月,脑膜炎流行。羊尾镇及附近村庄死亡300余人④。

房　县　自春徂秋,急性肝炎流行。今《房县志》载:下坝小虎垭一黄姓人家,全家60余口人,是年2月家中人陆续患病,始发高热,继而身黄目黄、腹胀痛、呕吐,至8月死去30余人,幸存者在一天夜晚封闭大门,撬椽揭瓦逃瘟而去⑤。

郧　县(今十堰市及郧阳区)　霍乱流行,黄龙死亡巨大,致无人埋葬,不少农户死绝⑥。

天门县(今天门市)　脑膜炎流行,县南粑子垱、侯家台死20余人⑦。

崇阳县　夏,霍乱流行,白霓乡老鸦坑甘家死亡20余人⑧。

蕲春县　麻疹流行,孙家冲患者甚众,死亡80余人⑨。

黄陂县(今武汉市黄陂区)　霍乱流行⑩。

湖南省

湖南省　秋大疫。8月,水灾之后继以酷暑,气候恶劣,农村男妇老幼,有患伤寒者,有患瘟疟水肿者,有患脑膜炎者,有患泻痢及肺炎者,疾疫流行,几沿村皆有⑪。

---

① 《凯里市志》,方志出版社1998年版。

② 《晴隆县志》,贵州人民出版社1993年版。

③ “三镇虎疫趋严重,已死八人患者达九十人,检疫工作正积极进行中”,《大公报》1937年10月4日,第4版。

④ 《郧西县志》,武汉测绘科技大学出版社1995年版。

⑤ 《房县志》,中国文史出版社1991年版。

⑥ 《郧县志》,湖北人民出版社2001年版。

⑦ 《天门县志》,湖北人民出版社1989年版。

⑧ 《崇阳县志》,武汉大学出版社1991年版。

⑨ 《蕲春县志》,湖北科学技术出版社1997年版。

⑩ 《黄陂县志》,武汉出版社1992年版。

⑪ “医治农民疾疫”,《湖南农讯》1937年第47期,第2页。

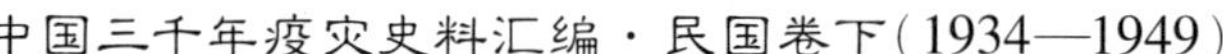

长沙县(今长沙市)　春,天花流行,长浏地方收治685人,死亡413人①。

浏阳县(今浏阳市)　春,天花流行。天花从长沙传入,淳口镇死数人②。又,霍乱流行。4月5日(二月廿四日),霍乱由常德传入③。

常德县(今常德市)　春,霍乱流行。3月,发生霍乱;4月,蔓延至浏阳县④。

益阳县(今益阳市、桃江县)　春,霍乱流行,死者甚众⑤。

茶陵县　夏,霍乱流行,死者难以数计⑥。秋,脑膜炎流行。7月,八团乡江东村上冲山16户40人,突发"大脑瘟"(脑膜炎),3天内死亡12人⑦。

湘潭县(今包括湘潭市、湘潭县、韶山市、株洲市、株洲县)　全县痢疾流行⑧。

绥宁县　霍乱流行,势甚猖獗,持续4年之久⑨。

城步县(今城步苗族自治县)　春,流感流行,遍及各地,发病率高达70%⑩。

芷江县(今芷江侗族自治县)　(秋)8月,恶性疟疾流行,罗旧镇死亡数百人⑪。县卫生院院长项颉带领医务人员赴东乡巡诊瘟疫,诊治437名病人,其中恶性疟疾206例⑫。

凤凰县　痢疾流行。沱江镇、黄丝桥死亡50多人,有3户17人全部死亡。恶性疟疾流行。铜岩村患者十之八,全村180人,死44人,3户死绝;老寨村死绝15户,其余39户大部分卧床不起,无人秋收⑬。

石门县　夏,瘟疫流行,易市乡发病无数,死亡几十人⑭。

会同县　麻疹流行,洪江有一家5个孩子全部病死⑮。

祁阳县　脑膜炎流行。下马渡等地称之为"晕脑症",羊角塘一带叫"挑盐病",

---

① 《浏阳县志》,中国城市出版社1994年版。
② 《湖南省浏阳市淳口镇志》,2004年。
③ 《浏阳县志》,中国城市出版社1994年版。
④ 《浏阳县志》,中国城市出版社1994年版。
⑤ 《益阳市卫生志》,1988年。
⑥ 《茶陵县志》,中国文史出版社1993年版。
⑦ 《茶陵县八团乡志》,1991年。
⑧ 《湘潭县卫生志》,1992年。
⑨ 《绥宁县志》,方志出版社1997年版。
⑩ 《城步县志》,湖南出版社1996年版。
⑪ 《芷江县志》,生活·读书·新知三联书店1993年版。
⑫ 《怀化市志》,生活·读书·新知三联书店1994年版。《怀化市卫生志》,1992年。
⑬ 《凤凰县志》,湖南人民出版社1988年版。
⑭ 《石门县卫生志》,黄山书社1993年版。
⑮ 《会同县卫生志》,1993年。

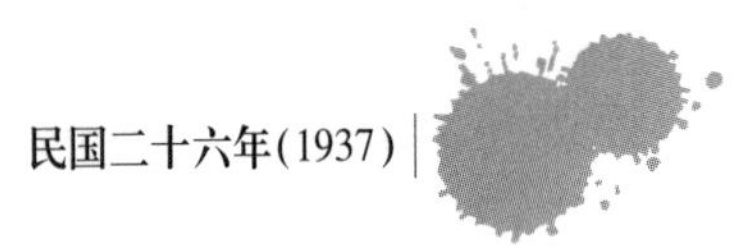

病死极多。霍乱流行。大村甸、新铺子一带尤甚,庆阳桥村死数十人①。

郴　县(今郴州市)　天花流行,病者数以千计,十死其六②。

衡山县　天花流行,患者八九百人,死者三四百人③。

临武县　天花流行,死119人④。

资兴县(今资兴市)　秋,疟疾流行。9月17日(八月十三日)报道:四区人民十之八九感染疟疾,死者颇多⑤。

安仁县　丝虫病流行,患者达万余人⑥。按:丝虫病属于感染性疾病,非烈性传染病,但感染上万人,已成疫灾,故录以备考。

江西省

江西省　春二月,脑膜炎大流行。3月22日(二月初十日)报道:修水、上高、万载、新喻、鄱阳、乐平、雩都、清江、南昌等13县发现脑膜炎症⑦。4月10日(二月廿九日)报道:本省近发生急性脑膜炎,先则流行于修水、新淦、永修、星子等县,继则上高、分宜、万载、新喻、鄱阳、乐平、雩都、清江、南昌、峡江、宜丰、余江等县市,均告发生,极为猖獗。本市各中学校学生迭有死亡,惟死亡人数则均讳莫如深⑧。今《吉安地区志》载:新淦、泰和、吉安等县发现流脑⑨。

南昌县(今属南昌市)　秋,发现霍乱。9月27日(八月廿三日)报道:难民多人发现霍乱病,26日死2人⑩。

丰城县(今丰城市)　麻疹、天花流行。所辖淘沙乡天花、麻疹流行,石门桥上村死儿童30多人⑪。所辖袁渡乡麻疹大流行,刘村46户人家,死47小孩,群众误认"发人瘟",求神点药,误死不少⑫。

---

① 《祁阳县卫生防疫志》,2006年。

② 《郴州地区卫生志》,1992年。

③ 《衡阳市卫生志》,1995年。

④ 《临武县志》,中南工业大学出版社1989年版。

⑤ 《资兴市志》,湖南人民出版社1999年版。

⑥ 《安仁县志》,中国社会出版社1996年版。

⑦ "赣修水等十三县,发现脑膜炎症,省卫生处派员防治",《中央日报》1937年3月22日,第4版。

⑧ "赣省脑膜炎流行蔓延南昌等十六县防疫队赴各县救治",《申报》1937年4月10日,第7版。

⑨ 《吉安地区志》,复旦大学出版社2010年版。

⑩ "南昌发现霍乱",《大公报》1937年9月27日,第3版。

⑪ 《淘沙乡志》,1986年。

⑫ 《袁渡乡志》,1985年。

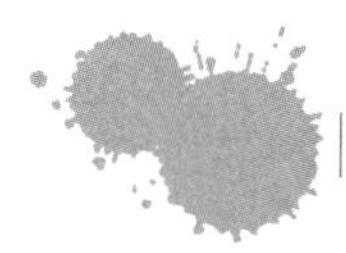

南城县　霍乱流行,死200余人①。

弋阳县、玉山县　霍乱流行。弋阳县患病109例,死亡5人。玉山县患病6例,死亡1人②。

分宜县　春,脑膜炎流行。流脑肆虐,介桥村10天内死亡9人③。

莲花县　霍乱、天花流行,死亡惨重④。

湖口县　鼠疫流行。今《湖口县志》称:沈仲村(现张青乡程山村)发生鼠疫,两个月内死亡30余人⑤。按:这里的"鼠疫"疑是"虎疫"之误。

浮梁县(今包括景德镇市、浮梁县)　霍乱流行。今《浮梁县志》载:水灾之后,发生疫灾,人口一年减少5万多⑥。

江苏省

江苏省　春,黑热病流行。3月9日(正月廿七日)报道:苏北各县流行黑热病,猖獗异常,为该地人民切身之大患,省府当局有念及此,曾于去年秋,成立黑热病防治总队,出发病区,实地施行巡回治疗、调查、宣传等工作,数月以来,颇有显著成绩,疫势已见稍杀。此病在淮区以涟水、淮阴、泗阳、宿迁为蔓延最盛之区域,宝应亦间有发现。患此病者,就最近之调查,在淮区有20余万人,其中淮阴有10万余人,涟水、泗阳等县平均每百余人患此病者有三四人⑦。夏,时疫流行。5月21日(四月十二日)报道:苏北连日大热,中午几达百度,时疫流行,各县济生会正筹组施医局,定六月起开始施诊施药,救济贫病⑧。秋,霍乱流行。泰县、宝应、仪征等县流行霍乱,各地积极治疗,并注射防疫针⑨。10月1日(八月廿七日)报道:卫生署以京沪沿线各地发现霍乱,分电沿路各地方政府,就铁路轮船交通处所办理检疫及预防注射⑩。

南京市　春,脑膜炎流行。3月21日(二月初九日)报道:本京发现脑脊髓膜炎,势甚猖獗,计本月份罹此病症者,共计20人⑪。3月23日(二月十一日)报道:京市发

---

① 《南城县志》,新华出版社1991年版。

② 《上饶地区卫生志》,黄山书社1994年版。

③ 《分宜县志》,黄山书社2007年版。

④ 《莲花县志》,江西人民出版社1989年版。

⑤ 《湖口县志》,江西人民出版社1992年版。

⑥ 《浮梁县志》,方志出版社1999年版。

⑦ "苏北黑热病患者已较前减少",《中央日报》1937年3月9日,第6版。

⑧ "江淮丰收有望,惟各县时疫流行",《中央日报》1937年5月21日,第4版。

⑨ 《扬州市卫生防疫志》,南京大学出版社1993年版。

⑩ "京沪线发现霍乱",《申报》1937年10月1日,第4版。

⑪ "患脑膜炎者本月有二十人,与各月相仿佛,打预防针可避免",《中央日报》1937年3月21日,第7版。

现脑膜炎,卫生事务所已加紧并备预防剂,为市民免费注射①。夏,伤寒及白喉流行。6月26日(五月十八日)报道:京市入夏以来,以寒暖不均,已发现伤寒症,而以中年男子为最多,并发现白喉症。以上两症,患者多半系苦力工友及棚户居民,希望当局加以注意,以防蔓延②。秋,霍乱流行。9月20日(八月十六日)报道:南京所发现之真性虎烈拉症,蔓延甚速,有传染至长江中上游各口岸之可能③。今《南京卫生志》载:是年伤寒副伤寒发病29人,死亡27人④。

镇江县(今镇江市)　秋,霍乱流行。9月27日(八月廿三日)报道:镇江日来发现真性霍乱,患者五六小时即死,卫生当局除积极防治外,并实施车轮埠检疫⑤。麻疹流行。所辖上党镇痧子(麻疹)流行颇剧⑥。

丹阳县(今丹阳市)　春,流感流行。3月18日(二月初六日)报道:入春以来,天气乍寒乍热,一区西门外滨湖为东岗村一带最近忽发生疫疠,死亡业有10余人。起病之初,头晕,喉间多痰,如医治稍迟一二日,即行身死⑦。

金坛县(今金坛市)　夏,霍乱肆虐,茅麓乡西下杖村11天中死亡37人。夏秋,大涝,疟疾流行,患者近半⑧。

吴　县(今苏州市)　夏,霍乱流行。7月20日(六月十三日)报道:苏地迩日因天气炎热,疫疠丛生,且已发现真性虎烈拉⑨。12月,全县因战争而疫病流行,盘门内原女子师范学校设立隔离病院⑩。

常熟县(今常熟市)　春,脑膜炎流行。3月19日(二月初七日)报道:天花及脑膜炎症盛行。去冬天气不甚严寒,春来气候又未趋正常,锡、澄各县因而发生时疫,刻是疫竟延及本县。南门外日前有某姓妇猝毙,据医生诊断确系脑膜炎,流传极速,传染而亡者,东南门一带已有多人⑪。秋,霍乱流行,赵市、莫城、任阳死30余人⑫。

---

① “京市发现脑膜炎”,《申报》1937年3月23日,第4版。

② “天气多变发现伤寒白喉”,《中央日报》1937年6月26日,第7版。

③ “虎烈拉有传染汉市可能,江汉关开始预防”,《大公报》1937年9月20日,第4版。

④ 《南京卫生志》,方志出版社1996年版。

⑤ “镇江发现霍乱”,《中央日报》1937年9月27日,第1版。

⑥ 《丹徒县卫生志》,江苏古籍出版社2001年版。

⑦ “丹阳东岗村发生疫疠”,《申报》1937年3月18日,第10版。

⑧ 《金坛县志》,江苏人民出版社1993年版。

⑨ “苏州夏令防疫工作”,《申报》1937年7月20日,第10版。

⑩ 《吴县大事记》,古吴轩出版社1994年版。

⑪ “常熟城厢发现脑膜炎”,《申报》1937年3月19日,第10版。

⑫ 《常熟市卫生志》,1990年。

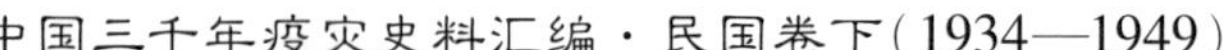

昆山县(今昆山市)　夏,霍乱流行,各村皆有死亡,乡民谈虎色变,亡人无人收殓①。

吴江县(今吴江市)　秋,松陵、越溪、莘塔等地霍乱流行②。9月24日(八月二十日),第六区警察分驻所巡官陈根学呈文县政府:芦墟、莘塔忽染霍乱,张锦奎等10多人死亡③。

武进县(今常州市武进区)　夏,霍乱盛行④。

无锡县(今无锡市)　春,脑膜炎流行。2月27日(正月十七日)报道:入春以来,天时不正,市上嗽咳等症十有八九。第四区新渎桥一带更发现脑膜炎症,患者4人,初时征感不适,继而头昏目眩,颈部攀强,其中2人不治而死⑤。3月5日(正月廿三日)报道:脑膜炎症流行,传染至广城乡各处居民⑥。3月8日(正月廿六日)报道:迩来市上发现脑膜炎甚炽,并蔓延火军站、广勤区及第四区新渎桥、梅园一带,经饬派医师注射预防针,已有1200百余人。惟该项疫疠,未见稍杀,依然猖獗。第四区前桥头一带又发现脑膜炎症,患者甚多⑦。3月13日(二月初一日)报道:第四区发现脑膜炎,经卫生事务所极力宣传,防止蔓延,奈因天时忽寒忽热关系,终未能扑灭⑧。秋,霍乱流行。10月1日(八月廿七日)报道:入秋以后,天时不正,以致时疫流行。昨日一日间,城厢内外之患疫者多至30余人,分送各医院施打盐水诊治,而四乡传染尤多。第九区之邬家宕于日前发现真性霍乱后,死亡者已有10余人。而北七房玉祁等处亦发生甚多,势甚猖獗,乡间缺少医院,故死亡者相继不绝⑨。

宜兴县(今宜兴市)　恶性疟流行,太华山区一带死亡多人⑩。

江阴县(今江阴市)　春,脑膜炎流行。3月12日(正月三十日)报道:近日春雨连绵,天时不正,乡间已发生脑膜炎症,蔓延颇速⑪。3月26日(二月十四日)报道:入春以来,雨多晴少,更兼天时不正,时疫流行,如脑膜炎与白喉、天花最甚⑫。夏秋,霍

---

① 《石浦镇志》,中国华侨出版社2003年版。《同心村志》,四川人民出版社2002年版。
② 《吴江卫生志》,苏州大学出版社2009年版。
③ 《芦墟镇志》,上海社会科学院出版社2004年版。
④ 《常州市卫生志》,1989年。
⑤ “无锡发现脑膜炎症”,《申报》1937年2月27日,第9版。
⑥ “无锡脑膜炎流行可怖”,《申报》1937年3月5日,第8版。
⑦ “无锡脑膜炎仍猖獗”,《申报》1937年3月8日,第7版。
⑧ “无锡防止脑膜炎蔓延”,《申报》1937年3月13日,第10版。
⑨ “无锡城乡虎疫猖獗”,《申报》1937年10月1日,第8版。
⑩ 《宜兴县卫生志》,1987年。
⑪ “江阴脑膜炎蔓延颇速”,《申报》1937年3月12日,第8版。
⑫ “江阴天时反常春雪飞”,《申报》1937年3月26日,第7版。

乱流行。6月17日(五月初九日)报道:近日天气不时,疾病丛生,北外天纶布厂15日有工人四五名忽患霍乱,极为危险,均送中和医院治疗。又君山巷亦有数人获染此症,卫生会正设法预防①。7月26日(六月十九日)报道:二区周庄乡近日发生真性霍乱,各村庄蔓延颇速,先以小孩居多,死去20余名,现又延及少壮。该乡卫生支会正设法扑灭,惟疫势甚盛,一日间死亡有数十人之多②。1937—1947年间,霍乱曾流行5次,据不完全统计:后堰里村的马家头,南湫村的任家头、西贯、大岸、立埭自然村,和璜土、篁村两集镇,共死于霍乱病127人,其中大岸村46人,霍乱流行期间,疫病流行村庄行人绕道,街市萧条冷落③。

如皋县(今如皋市)　夏,登革热流行。暑瘟(西医名“登革症”)流行,有的全家染病,连医生都相继病倒,暑瘟流行长达50多天,婴儿死亡率高达100‰,居民平均寿命只有36岁左右④。

启东县(今启东市)　秋,疟疾蔓延,下和合镇东北一带发病率高达90%以上⑤。

淮阴县(今淮安市淮阴区)　春,白喉流行。2月22日(正月十二日)报道:江北气候失常,春瘟白喉流行,医院多患人满⑥。夏,黑热病流行。5月28日(四月十九日)报道:黑热病流行苏北各县,势极猖獗,淮阴、涟水两县已达十万人,现阜宁及沿海一带,亦均有该项病症发现⑦。

江都县(今江都市)　春,天花流行。4月,境内天花流行,各县教育等部门派人免费种痘,以防传染⑧。夏,霍乱流行。7月,滨湖牌楼庄霍乱瘟疫,几天内死亡10多人⑨。

东台县(今东台市)　霍乱流行,台城设临时时疫医院,限制过境难民登岸,对已发病者进行隔离⑩。

泰　县(今泰州市)　1937年和1946年霍乱流行,两次计有患者1200多人,死亡近200人。曹埭庄100多人,几天中死去40多人⑪。

---

① “江阴北外发生霍乱”,《申报》1937年6月17日,第10版。
② “江阴周庄疫疠猖獗”,《申报》1937年7月26日,第10版。
③ 《璜土镇志》,苏州大学出版社1996年版。
④ 《掘港镇志》,1981年。
⑤ 《启东县志》,中华书局1993年版。
⑥ “淮阴一带春瘟白喉流行,各县正竭力扑灭”,《中央日报》1937年2月22日,第4版。
⑦ “苏北黑热病蔓延猖獗,仅淮涟两县逾十万人”,《大公报》1937年5月28日,第10版。
⑧ 《扬州卫生志》,中国工商出版社2006年版。
⑨ 《真武镇志》,方志出版社2005年版。
⑩ 《东台市志》,江苏科学技术出版社1994年版。
⑪ 《泰县志》,江苏古籍出版社1993年版。

高邮县(今高邮市)　春,天花流行。4月24日(三月十四日)报道:近来气候乍冷乍热,以致天花流行①。夏,霍乱流行。5月22日(四月十三日)报道:本县七区境内近因气候冷暖失常,以致痧疫流行且传染极速,甚至因而死亡者已有数起②。6月22日(五月十四日)报道:入夏以来,痧疫流行,蔓延极广。高李乡桂家庄一带尤为猖獗,疫死者日有所闻③。

宝应县　春,天花流行。4月,县城天花流行④。夏,霍乱流行。1937—1938年,严家荡、刘家堡和县城霍乱流行,县立医院与开业医生成立"霍乱治疗部",收治霍乱患者近1000人⑤。

灌云县　夏,黑热病流行。6月15日(五月初七日)报道:灌云县近发现黑热病,患者以赤贫之幼童为最多,蔓延地区为大伊山、中正等处⑥。天花大流行,蔓延全县,死人无数,仅板浦一地就发病350多例,死亡20余人⑦。

沭阳县　黑热病流行⑧。

东海县　夏,黑热病流行。6月15日(五月初七日)报道:东海县近发现黑热病,患者以赤贫之幼童为最多,蔓延地区为新壩杨庄⑨。

涟水县　夏,黑热病流行。5月28日(四月十九日)报道:黑热病流行苏北各县,势极猖獗,淮阴、涟水两县已达十万人⑩。

阜宁县　夏,黑热病流行。5月28日(四月十九日)报道:黑热病流行苏北各县,势极猖獗,现阜宁及沿海一带,亦均有该项病症发现⑪。

盱眙县　夏,霍乱大流行。马坝、仇集一带有的人家死绝,有的村人死去一半⑫。

上海市

上海市　春,天花、脑膜炎、猩红热流行。2月25日(正月十五日)报道:最近半月来,除天花、白喉仍多外,猩红热亦有发见。兹据卫生署海港检疫处发表,最近一周

---

① "高邮天花流行可怖",《申报》1937年4月24日,第8版。

② "高邮七区痧疫流行",《申报》1937年5月22日,第9版。

③ "高邮痧疫猖獗死亡多",《申报》1937年6月22日,第8版。

④ 《宝应城镇志》,1999年。

⑤ 《宝应县志》,江苏人民出版社1994年版。

⑥ "东海:疫病流行",《大公报》1937年6月15日,第10版。

⑦ 《李集乡志》,1992年。《灌云县志》,方志出版社1999年版。

⑧ 《沭阳县卫生志》,中国矿业大学出版社1996年版。

⑨ "东海:疫病流行",《大公报》1937年6月15日,第10版。

⑩ "苏北黑热病蔓延猖獗,仅淮涟两县逾十万人",《大公报》1937年5月28日,第10版。

⑪ "苏北黑热病蔓延猖獗,仅淮涟两县逾十万人",《大公报》1937年5月28日,第10版。

⑫ 《盱眙县志》,江苏科学技术出版社1993年版。

至20日止,上海港传染病报告:天花患病者外人4人,华人36人,死亡华人16人。流行性脑脊髓膜炎患病者华人13人,死亡者华人4人。伤寒患病者华人16人,死亡者外人1人,华人15人。细菌赤痢阿米巴赤痢患病者华人6人,死亡者华人4人。白喉患病者外人1人,华人19人,死亡者华人3人。猩红热患病者外人7人,华人22人,死亡者华人1人。总计一周间患病者,外人12人,华人112人,死亡者外人1人,华人43人。上海人口估计为3808764人①。3月报载:上海五方杂处,传染之病,此起彼伏,四季不绝,往往因此流行成疫,自属司空见惯。今春则天花盛行,死亡率极高,几达40%,且有不少新纪录。此外,脑膜炎、白喉、猩红热等亦有发生。但为散发性,死亡率远不及天花之高云②。5月(四月)报载:据海港检疫处发表,前星期上海港内传染病状况如下:天花病例16人,死4人,流行性脑膜炎病例25人,死8人,伤寒病例16人,阿米巴赤痢病例2人,猩红热病例57人,死4人,总计上海各种传染病例148人,死30人③。夏秋,霍乱、伤寒、痢疾流行。5月28日(四月十九日)报道:据海港检疫处发表,上星期上海港内传染病状况如下:天花病例18人,死4人;流行性脑膜炎病例25人,死8人;伤寒病例16人,死11人;细菌赤痢病例3人,死2人;阿米巴亦(赤)痢病例2人;猩红热病例57人,死4人,总计上周各种传染病例148人,死30人④。7月17日(六月初十日)报道:海港检疫处发表上星期上海港内之传染病状况,计有天花病例8起,死1人;伤寒例30起,死21人;细菌赤痢16起,死2人;白喉病例14起,死2人;猩红热病例25起,死3人。总计上周有各种传染病例96起,死30人⑤。7月下旬,陈行乡发现霍乱,传染极快,塘口镇北面曹家宅有20多人感染,16人死亡;苏民镇西面的槿树园也有多人死亡⑥。8月8日(七月初三日)报道:本埠近来以伤寒及痢疾两种症候最为猖獗,死亡率尤以伤寒为烈。上星期患伤寒者达35人,不救者有23人。至赤痢,上星期患者共有46人,死者亦有4人。同时天花迄未绝迹,上周有8人患此⑦。9月8日(八月初四日)报道:据海港检疫处消息,本埠上一周已发现真性霍乱患者8人,且有一人因患霍乱而毕命。是项真性霍乱者,均属于法租界。惟照上面患者之数,尚未达流行之程度,第已极足引起注意矣。同时在上周中痢

① “海港检疫处发表本市猩红热症猖獗天花白喉患者亦多”,《申报》1937年2月25日,第15版。

② “上海之天花”,《新医药杂志》1937年第5卷第3期,第102页。

③ “上海猩红热症加烈”,《中医科学》1937年第2卷第1期,第11页。

④ “上海港猩红热症加烈上周有五十七人患此症”,《申报》1937年5月28日,第11版。

⑤ “天气回凉疫病稍减”,《申报》1937年7月17日,第15版。

⑥ 《陈行志》,1985年。

⑦ “伤寒亦痢流行猛烈伤寒死亡率堪惊”,《申报》1937年8月8日,第12版。

疾亦殊猖獗,计华人患者有24人,外侨亦有27人,总计达61人,且有华人8名死于痢疾。此外,如伤寒上周患者有18人,内有外侨2人,死者8人,外侨亦占其2①。9月13日(八月初九日)报道:沪市在一星期前发现真性霍乱疾,日来疫势未减。据公共租界工部局卫生处及法工部局卫生处调查,两租界内患霍乱症者数达235人,其中多数系难民②。9月15日(八月十一日)报道:沪上霍乱症患者迄13日止,据法工部局卫生处及公共租界卫生处第二次报告,人数已达529人。其中法租界占450人,公共租界占79人,较之日前所报告之235人,其百分数竟增至100%强,闻多数仍为难民③。9月17日(八月十三日)报道:日来沪上疫势猖獗。据15日公共租界工部局卫生处及法工部局卫生处第三次报告,两租界内患霍乱症者人数续增至649人,法租界估384人,公共租界估258人。外人罹此症者迄14日止,亦增至14人,较之13日所报告之529人,又增加100余人④。本市难民众多,疫疠丛生,死亡率日见增加,其中更以儿童为尤甚。仅就普善山庄一处掩埋统计,每日收殓童尸达300左右,成年者亦数逾100名,其他如同仁辅元堂及红十字会等掩埋团体,尚不在内⑤。9月19日(八月十五日)报道:据工部局卫生处报告,截至本月17日,公共租界内各医院中之霍乱病人已增至307名,其中171名为公共租界内之住户,53名为法租界之住户,33名为华界之住户,52名无一定住所,似系难民。惟死亡人数仍为35名,与前日所报告者相同。至于未经用霉菌检验法证实,但从诊断结果,可疑为患霍乱者有655名之多。上开数目未包括公共租界各医院以外之病人⑥。9月21日(八月十七日)报道:此间霍乱病疫经一星期略见减少之后,兹复形猖獗,在过去48小时中,患霍乱症之经报告者复有21起,外人占其2⑦。自入秋以来,厉疫横行,患霍乱痢疾而死者不下数百人之多。仅就第一特区法院检察处接到工部局隔离医院所报告之死亡人数,计10号22人,11号14人,12号15人,13号29人,14号30人,15号23人,16号16人,17号51人,18号40人,19号37人,合计共277人。其死亡之病因均属真性霍乱及痢疾⑧。9月23日(八月十九日)报道:近日沪西曹家渡一带患真性霍乱者日有数十起,不治而死者3日内共有40余人。该处附近之康家桥街最为猖獗,2日间死亡男女38人之

① “上海发现真性霍乱”,《申报》1937年9月8日,第6版。
② “患霍乱者二百余人多数系属难民”,《申报》1937年9月13日,第7版。
③ “两租界霍乱猖獗”,《申报》1937年9月15日,第6版。
④ “两租界霍乱猖獗死亡率总续增高”,《申报》1937年9月17日,第6版。
⑤ “连日秋凉难民死亡”,《申报》1937年9月17日,第6版。
⑥ “霍乱症依然猖獗”,《申报》1937年9月19日,第6版。
⑦ “香港虎疫猖獗”,《申报》1937年9月21日,第5版。
⑧ “时疫杀人”,《申报》1937年9月21日,第8版。

多,故该处卫生当局正设法预防。又徐家汇附近及漕河泾西北一带村庄疫势流行猛烈,在最近2日中,突患吐泻及绞肠等痧症致死者已有10余人,如金家弄王姓老幼4口均于一昼夜间先后染疫死亡。该处各收容所中之难民,染患疫症数亦不鲜①。9月25日(八月廿一日)报道:自8月30日起至本月23日止,公共租界内各时院所容病人,经用霉菌检验法断定为患霍乱者之总数为585人,已死亡者为84人。较前日总数,计病弱增22人,死者增7人,此外尚有1107人有患此症之疑,较前日亦增32人②。9月30日(八月廿六日)报道:自8月30日起至本月28日止,公共租界内各医院中病人经验明确患霍乱者,共月791人,已死亡者148,较27日总数计病者增50人,死者增26人。此外尚有患霍乱症之疑者128人,近4日来未见增加③。冬,白喉流行。11月27日(十月廿五日)报道:入冬后,气候和暖燥烈异常,故半月之前,染患白喉症者甚众。讵于前日起,天气突然转变,恶冷难熬,致徐家汇一带近又发现霍乱疫症,患者先觉头重腹痛,继即吐泻交作,稍一大意,医治不及,尤以贫民麇集处所之儿童病死更较众多,尤宜注意④。是年,上海伤寒发病996例,死亡624人;副伤寒发病31例,死亡8人⑤;猩红热发病112例⑥;脑膜炎发病170例,死亡54人⑦;斑疹伤寒发病11例⑧;霍乱流行,患者达5000例,死亡1000人⑨。

松江县(今松江区)　春,脑膜炎流行。3月18日(二月初六日)报道:邑南外打铁桥一带脑膜炎症蔓延甚烈,日有数起⑩。夏,霍乱流行。泗泾镇有一家同死3口者⑪,九亭乡死60多人⑫,小昆山镇东厍村一夜死4人,东南乡何家村染疫死者100余人⑬。秋,疟疾流行,车墩镇发病率25%⑭。

南汇县(今浦东新区)　麻疹流行,如在城东北,行埭宅上,4家11个小孩被夺去

---

① “租界及沪西霍乱流行”,《申报》1937年9月23日,第6版。

② “租界内霍乱蔓延病人时增十三人”,《申报》1937年9月25日,第6版。

③ “患霍乱者有增无减”,《申报》1937年9月30日,第8版。

④ “气候陡寒市民预防疾病”,《申报》1937年11月27日,第5版。

⑤ James Stevens Simmons. *Global Epidemiology*. London,1994. p.53.

⑥ 郁维《上海市旧法租界战前与战时传染病流行之比较》,《中华医学杂志》1949年第35卷第2期。

⑦ 曹芳涛《脑膜炎之处置与治疗》,《中华医学杂志》1994年第30卷第4期。

⑧ 雷乐尔等《上海斑疹伤寒流行学之研究》,《中华医学杂志》1943年第29卷第1期。

⑨ 巴吕德《上海霍乱流行之研究》,《中华医学杂志》1944年第30卷第4期。

⑩ “松江脑膜炎蔓延甚烈”,《申报》1937年3月18日,第10版。

⑪ 《松江县志》,上海人民出版社1991年版。

⑫ 《九亭志》,上海社会科学院出版社1993年版。

⑬ 《小昆山镇志》,上海辞书出版社2011年版。

⑭ 《车墩镇志》,上海辞书出版社2011年版。

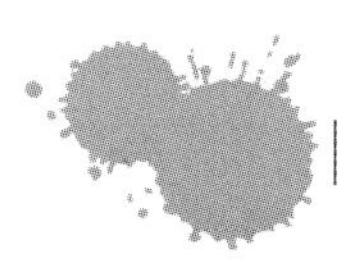

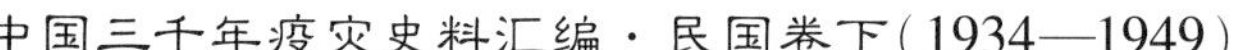

生命者达45.5%左右,亲属痛哭流涕,惨状难言①。秋,霍乱流行。惠南镇发生霍乱,据目睹者说:当时,从老河塘摇荡湾至六灶湾,路上两侧放满棺材,盐仓郁家宅罹病45人,死亡40人②。

青浦县(今青浦区) 春,脑膜炎、麻疹、天花流行。4月,二区(朱家角区)脑膜炎、痧子流行③。商榻、练塘、西岑、城厢流行天花,死亡甚多,练塘地区有幼儿之家,染者十之八九④。秋,霍乱流行。9月9日(八月初五日),珠湘泾两天死5人⑤。10月5日(九月初二日)报道:青浦朱家角、章练塘、金泽三处难民收容所,每日收容战区被难同胞三四百人以上。最近发现急性霍乱患者,吐泻交作,仅三小时即行毙命,甚至蔓延当地住民,势甚猖獗。仅金泽一处,每日死已达40人以上⑥。

金山县(今金山区) 夏,霍乱盛行,死亡较多⑦。

宝山县(今宝山区) 秋,霍乱流行。9月28日(八月廿四日),日军发言人称宝山县一带日军患霍乱而死亡者已有200人,目下尚有300人患此症。过去3星期间,上海附近一带日军患霍乱而死亡者约达800人⑧。

崇明县 (春)3月,麻疹流行,大展乡吴榭死儿童数百人。(夏)7月,大展乡天花流行,患者大半为3—4岁儿童,殇者有二三十人。嵊泗马关、五龙亦然⑨。

浙江省

浙江省 昌化、衢县、江山县天花流行,发病400例,死亡80人⑩。

余杭县(今杭州市余杭区) 夏,霍乱流行。今《余杭镇志》载:1937—1938年,余杭多次霍乱大流行,死亡枕藉⑪。

昌化县(今临安市西部) 天花流行,昌北区邵家村死43人,桃花溪畔16户小村死20人⑫。

---

① 《上海市南汇县卫生志》,1987年。

② 《南汇县志》,上海人民出版社1992年版。《上海市南汇县卫生志》,1987年。

③ 《朱家角镇志》,上海辞书出版社2006年版。

④ 《青浦卫生志》,上海科学技术出版社1989年版。

⑤ 《环城志》,方志出版社2004年版。

⑥ "嘉善简讯",《申报》1937年10月5日,第8版。

⑦ 《新农志》,1987年。

⑧ "敌患霍乱病死亡数",《申报》1937年9月26日,第1版。"京沪线发现霍乱",《申报》1937年10月1日,第4版。

⑨ 《舟山市卫生志》,中华书局2002年版。《嵊泗县志》,浙江人民出版社1989年版。

⑩ 李文波《中国传染病史料》,化学工业出版社2004年版,第185页。

⑪ 《余杭镇志》,浙江人民出版社1992年版。

⑫ 《临安县志》,汉语大词典出版社1992年版。

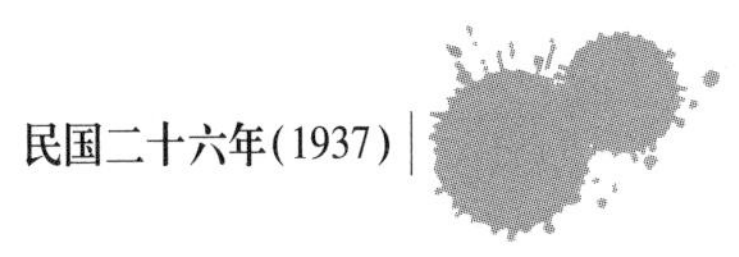

吴兴县(今湖州市)　春,脑膜炎流行[①]。4月,脑膜炎者蔓延甚广,虽经种种扑灭与预防,率以其来势迅速,症状甚凶恶,仍不能减低其死亡与传染率[②]。

江山县(今江山市)　春,脑膜炎流行。3月24日(二月十二日)报道:江山县脑膜炎症流行甚炽,民政厅组防疫队驰往防治[③]。天花流行,江山廿八都镇发病400余人,死80余人[④]。

嘉善县　夏,霍乱流行,延续数载,尤以洪溪、天凝、俞汇、下甸庙为厉[⑤]。

嘉兴县(今嘉兴市)　春,脑膜炎流行。3月4日(正月廿二日)报道:南乡之余贤主店等处发现脑膜炎,颇为剧烈[⑥]。3月11日(正月廿九日)报道:南乡等处发生脑膜炎,经县府及民厅派员前往调查并设法救治,现凤桥等处已成立防疫处专事防治脑膜炎。此项病症已蔓延至县城,十余岁之小儿患脑膜炎而死者,已有多人。其病症自起病以至死亡,不及一昼夜[⑦]。3月,余贤、凤桥、石佛寺、王店等处暴发脑膜炎。(夏)霍乱流行,死亡不计其数[⑧]。

衢　县(今衢州市衢江区、柯城区)　衢、江二县天花流行,发病2000余人,死700余人[⑨]。

镇海县(今宁波市镇海区)　(秋)8月起,霍乱流行,持续3个月,死亡900余人[⑩]。

奉化县(今奉化市)　夏,天花流行。7月15日(六月初八日)报道:奉化、忠义二乡近受天时不正影响,致发现天花恶症,势极猖獗,连日受传染死亡者已达数十人,全家遭难者计有7户之多。现疫势仍未过止,附近居民,咸惴惴不安[⑪]。

定海县(今舟山市定海区)　秋,霍乱流行。9月12日(八月初八日)《定海民报》称:勾山时疫流行,自9月7日至10日,3天内死亡20余人,现患者不下30至40

---

① “脑膜炎症流行于吴兴等县”,《中央日报》1937年3月24日,第4版。

② 《湖州市卫生志》,香港大时代出版社1993年版。

③ “脑膜炎症流行于吴兴等县”,《中央日报》1937年3月24日,第4版。

④ 《衢州市卫生志》,上海交通大学出版社1997年版。

⑤ 《嘉善县志》,生活·读书·新知三联书店1995年版。

⑥ “嘉兴防治脑膜炎”,《申报》1937年3月4日,第8版。

⑦ “嘉兴脑膜炎蔓延愈广”,《申报》1937年3月11日,第8版。

⑧ 《嘉兴市志》,中国书籍出版社1997年版。《王店镇志》,中国书籍出版社1996年版。

⑨ 《衢州市卫生志》,上海交通大学出版社1997年版。

⑩ 《镇海县志》,中国大百科全书出版社上海分社1994年版。《宁波市北仑区卫生志》,上海辞书出版社2007年版。

⑪ “宁波奉城天花猖獗”,《申报》1937年7月15日,第9版。

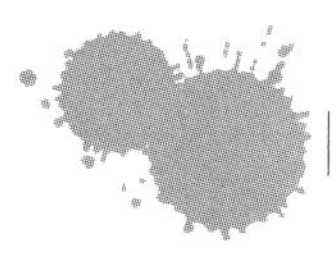

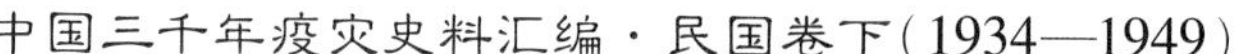

人[①]。

慈溪县(今慈溪市)　霍乱流行,观城城隍庙设立时疫医院[②]。

余姚县(今余姚市)　夏,脑膜炎流行。6 月 12 日(五月初四日)报道:开元乡方桥等一带村落最近发现急性脑膜炎症,蔓延甚速,死亡枕藉[③]。

萧山县(今杭州市萧山区)　春,天花、白喉流行。3 月 1 日(正月十九日)报道:开春以来,此间天时乍寒乍热,致天花发生,流行迅速。城厢内外,患者甚众[④]。4 月 6 日(二月廿五日)报道:近来天气不正,寒热不匀,以致四乡天花、白喉等症盛行,小孩染天花不起者有数十人之多。义桥、新坝、闻堰一带,蔓延尤盛[⑤]。夏,霍乱流行。7 月 24 日(六月十七日)报道:7 月 20 日发现虎列拉时疫[⑥]。秋,霍乱流行更炽,50 余户的陛下庙村,死者便达 30 余人[⑦],瓜沥地区亦然[⑧]。

象山县　夏秋之交,霍乱流行,爵溪死亡 200 余人,殡葬不及,棺材不敷,贫穷者用篾络抬尸埋葬[⑨]。

仙居县　麻疹流行,西暨村 10 周岁以下儿童共 19 人,除 2 人避离当地外,其余 17 人无一幸存[⑩]。

乐清县(今乐清市)　夏,霍乱流行,初在柳市地区流行,后蔓延到城区、虹桥一带,死者数以千计[⑪]。翁垟街、三屿、地团王等村疫势猖獗,死者甚众[⑫]。

玉环县　麻疹大流行,许多学校停课[⑬]。

福建省

福建省　春夏,全省大范围鼠疫流行。2—5 月,泉属各县(永春、德化、惠安、晋江、南安、安溪、同安、金门等县)鼠疫流行,势甚猖獗,死亡万人[⑭]。4 月 14 日(三月初

---

① 《舟山市卫生志》,中华书局 2002 年版。
② 《慈溪卫生志》,宁波出版社 1994 年版。
③ “余姚发现急性脑膜炎”,《申报》1937 年 6 月 12 日,第 8 版。
④ “萧山城厢天花流行”,《申报》1937 年 3 月 1 日,第 10 版。
⑤ “萧山天花白喉盛行”,《申报》1937 年 4 月 6 日,第 7 版。
⑥ “萧山发生虎列拉症”,《申报》1937 年 7 月 24 日,第 8 版。
⑦ 《萧山县志》,浙江人民出版社 1987 年版。
⑧ 《萧山市卫生防疫志》,1996 年。
⑨ 《爵溪镇志》,中国书籍出版社 1997 年版。
⑩ 《仙居县志》,浙江人民出版社 1987 年版。
⑪ 《乐清县志》,中华书局 2000 年版。
⑫ 《翁垟镇志》,当代中国出版社 2002 年版。
⑬ 《玉环县志》,汉语大词典出版社 1994 年版。
⑭ 《泉州市志》,中国社会科学出版社 2000 年版。

四日)报道:闽南各县鼠疫甚炽[①]。4 月 17 日(三月初七日)报道:闽南鼠疫病盛行,民政厅曾派卫生科防疫股主任曹守理,前往防治。顷回省报告,莆田、惠安、泉州经防治后,疫势渐杀,厦门、漳州、海澄等处,仍时有发生,卫生科已寄往大宗药品,防止蔓延[②]。4 月 20 日(三月初十日)报道:闽南鼠疫仍炽。省府今电厦市府及福清、惠安等 10 县,迅严密封锁疫区[③]。4 月 22 日(三月十二日)报道:福清、莆田、晋江、海澄、厦门、龙溪各县市,月来相继发生鼠疫,蔓延极速[④]。泉属疫仍炽。南安三区溪西等乡,鼠疫日死 50 余人。泉城再发,19 日死 1 人。晋江痘疹并发,小儿死甚众。漳属无发展,海澄据报发现死鼠,但现未闻患者[⑤]。4 月 24 日(三月十四日)报道:鼠疫延及永春附城太平各乡,近旬内死 10 人。泉州再发,迄 22 日已死 3 人。疫势蔓延益烈,自惠安及晋(江)、南(安)、永(春)已 4 县[⑥]。4 月 25 日(三月十五日)报道:闽南各县自发生鼠疫以来,死亡人数已达 1000 余[⑦]。5 月 3 日(三月廿三日)报道:惠鼠疫仍未戢,泉复发后,旬日中死 10 人。漳属漳浦二区,发现已死 50 余人[⑧]。闽南今春疫焰愈张,死亡枕藉,数百万之余生,朝不保夕。疫祸之惨,蔓延之广,无地无之,若不迅予扑灭,恐将同归于尽而后已[⑨]。5 月 4 日(三月廿四日)报道:闽南鼠疫以福清为最烈,死三四百人;惠安次之,死二百余人;泉州死数十人,但有增剧可能[⑩]。惠安讯:疫延一区辋川一带,旬日死 30 余人,泉州 1 日、2 日再死 4 人[⑪]。闽南一带,日来发现鼠疫地点已达 8 县。查疫势先到福清,该县匝兜、高山乡、龙田等处有少数患者,经积极救防兼施,即渐消灭。莆田县东门外之黄石、笏石以至平海、马口一带,曾有鼠疫流行,经该县卫生院调查结果,并非真性鼠疫,现正积极作防堵工作。惠安县第一、第三两区疫症蔓延最广,柳厝、郭厝、三川、沙格、峰尾等处死亡人数颇多,100 人左右。晋江县城东门外明伦镇亦有鼠疫发生,仅死 1 人。南安县第一区坑尾、半崎、玉叶、古头等处,

① "闽南鼠疫甚炽,海澄发现死鼠甚多",《大公报》1937 年 4 月 14 日,第 4 版。

② "闽南鼠疫,经防治后已稍灭",《中央日报》1937 年 4 月 17 日,第 4 版。

③ "闽南鼠疫仍炽",《申报》1937 年 4 月 20 日,第 4 版。

④ "闽南鼠疫蔓延甚广,以惠安一县死亡率最高,当局派员勘察设法扑来",《中央日报》1937 年 4 月 22 日,第 6 版。

⑤ "泉属疫势再燃南安已死五十余人卫署派员赴闽防疫",《申报》1937 年 4 月 22 日,第 4 版。

⑥ "闽鼠疫蔓延益广永春各乡旬内已死十人波及计有惠晋南永四县",《申报》1937 年 4 月 24 日,第 4 版。

⑦ "闽南鼠疫防救委会成立",《申报》1937 年 4 月 25 日,第 16 版。

⑧ "惠泉等地鼠疫仍炽",《申报》1937 年 5 月 3 日,第 4 版。

⑨ "闽同乡团体请救闽南鼠疫",《申报》1937 年 5 月 3 日,第 14 版。

⑩ "闽省鼠疫以福清最重,杨永年拟防治计划",《中央日报》1937 年 5 月 4 日,第 4 版。

⑪ "闽鼠疫仍未灭绝辋川一带又有死亡杨永年谈防疫计划",《申报》1937 年 5 月 4 日,第 4 版。

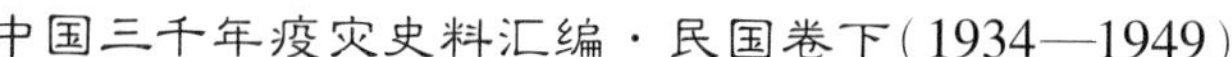

均有鼠疫发生。日前惠安患者1人,逃往厦门,经检疫所检出,扣留隔离医院,数日即死。该院看护因防范不慎,亦染鼠疫而死。查此次各地流行之鼠疫,均为腺鼠疫,并未发现肺鼠疫。省府据报后,即饬令各地防疫会开始免费鼠疫预防注射,一面派员在峡兜、澳头两处,开始严重检验来往旅客,惠安一段长途汽车停止收票①。5月9日(三月廿九日)报道:闽南沿海各县发生鼠疫,历时二三月,蔓延日烈。据3日惠安讯,该县鼠疫蔓延以来,城内近亦死亡数人,统计惠北死580人,惠南近200人,辋川30余人,全县疫死不下800人……泉州方面,3月10日发现鼠疫,仅死6人即止。4月19日,鼠疫再发,迄5月3日,又死15人,连前共死21人,获愈5人,在病中5人……据谈:视察疫区结果,以福清为最严重,已死300—400人。惠安次之,死200余人。晋江即泉州仅一小部,死数十人……现疫区有福清、莆田、仙游、惠安、晋江等8县……省防疫股长曹守理4日返省报告,谓截至现在,惠北疫死200余人,自断绝交通实施注射后,疫势已稍杀矣。又厦门海港检疫所4日布告,惠安及附近乡镇鼠疫流行,定5日起,凡自惠安、泉州、安海、东石来厦轮船帆船入口,须听候检验,始许入港。此外,漳属之漳浦县三区亦发现鼠疫,该区霞善社死30余人,百鹤林死20余人。又查诏安城内、汀洋埠、西潭各处近亦发现鼠疫,每日疫死平均在10余人,中以汀洋埠为最厉。该处许永铭住宅,一家6口3日间连亡4人,其余两人亦染疫垂危。县当局已计划防治②。5月12日(四月初三日)报道:闽南鼠疫,漳属诏安益烈。续讯全县死达400余人,龙溪三区杨厝死6人,泉仍未杀,并延及南门外。石狮、安海各死1人③。5月16日(四月初七日)报道:闽西永定二区龙潭乡发生鼠疫,两日福州福安县鼠疫炽,死亡达数百④。5月20日(四月十一日)报道:鼠疫延及闽西,永定抚市死十余人,龙岩铁石洋乡16日、17日再死3人,泉属惠安近周中又死60余人。惠北疫区黄昏后即无人行,泉州上月19日再发,迄今死70余人⑤。5月23日(四月十四日)报道:闽南地方,自本年3月顷起,发生鼠疫。目下罹患该病者已达300—400名⑥。闽南鼠疫,以惠安县为最烈。溯自3月初旬发现迄5月3日(按:原文5月误作9月),统计惠北死580

---

① “闽省各地鼠疫流行省府已派员赴各地预防扑灭”,《申报》1937年5月4日,第9版。“时疫流行剧烈各地严密注意防救”,《中医科学》1937年第1卷第12期,第837~838页。

② “闽南鼠疫猖獗惠安疫死达八百人卫生署专员拟具防疫计划漳涌诏安各县亦发现鼠疫”,《申报》1937年5月9日,第10版。“闽南鼠疫猖獗”,《光华医药杂志》1937年第4卷第8期,第66页。

③ “闽南鼠疫仍炽,漳属诏安益烈,全县死四百人”,《申报》1937年5月12日,第3版。

④ “闽省府派员赴福清防救鼠疫,挨户施行注射防疫,福安疫炽死亡数百”,《申报》1937年5月16日,第4版。

⑤ “鼠疫延及闽西永定龙岩均有死亡惠北疫区几绝行迹”,《申报》1937年5月20日,第4版。

⑥ “闽南鼠疫未戢”,《申报》1937年5月23日,第4版。

余人,惠南死200人,辋川死30余人,共死800余人。4月11日以后,民厅卫生科长陆涤寰、防疫股长曹守理率医队到惠医治,迄今月余,疫势仍未稍杀。5月4日迄12日,惠北前营、峰尾等乡再死80余人,惠南死10余人,共90余人。13日以后,近一周中,蔓延日广,峰尾又死15人,郭厝死20余人,宅内庄文生家死4人,洪厝死2人,照格联保死10余人,香厝死20余人,柳厝死4人,三川、土坑两联保死10余人,良兴死八九人,计近一周间,死亡又达110余人,连前共死已逾1000人。惠人迷信,认为瘟神过境,死者乃为王爷船带去,禳之无效,中西医治,又均无灵,遂益惶恐。惠北疫区,每近黄昏,即无行人,惧为王爷船带去。同时各乡庙宇香火乃陡盛,咸妄祈毋为王爷带去。此外,福清鼠疫亦烈,仅高头镇平日死10余人,泉州城内4月19日鼠疫复发后,迄今一月死50余人。且由泉属延及漳属,诏安已死400余人,漳浦死50余人,龙溪南乡死20余人。近又延及闽西、永定县之抚市,本月中旬死10余人,龙岩铁石洋16、17两日间连死2人①。5月28日(四月十九日)报道:莆田、惠安疫势蔓延,仙游亦发生鼠疫,一、二、三区统计已死百余人②。5月31日(四月廿二日)报道:闽省鼠疫猖獗,本年达十余县之多,死亡已三四千人,实际恐已近万人③。6月1日(四月廿三日)报道:闽鼠疫已有数十年历史,每年均有发生,本年达10余县之多,死亡已三四千人,实际恐已近万。本年鼠疫以近海边较烈,因居民均种山芋,鼠在田地亦能生活繁殖④。6月5日(四月廿七日)报道:闽南鼠疫日杀,惠安疫势渐减,泉州亦静止⑤。6月12日(五月初四日)报道:闽南鼠疫最烈之惠安县,前后死1000人以上,自5月10日后逐渐减杀将入静止。泉州城内,则4月19日复发死60余人,至5月半以后即静止未再发现。讵5月底……惠安北部鼠疫因又转炽,6月4日起3日中,峰尾乡刘姓一家死3人,山腰乡庄姓死5人,施厝死2人,共死10人。又泉州城内,本月5日,明伦镇杨颂华之女8岁、云梯镇庄国之孙9岁、王桶司之孙9岁,均染腺鼠疫死。6日,旧驿14岁女子彭芙蓉、新门街陈许氏31岁,亦染疫死。南门九巷死3人,共死8人,病危者2人⑥。7月7日(五月廿九日)报道:闽南沿海福清、莆田、仙游、惠安、晋江、永春各县,于今年春末夏初发现鼠疫,蔓延甚广,嗣经官民协同防治,始渐平息。乃近半月来,阴

---

① “闽南鼠疫蔓延益烈”,《申报》1937年5月23日,第8版。

② “各地简讯”,《大公报》1937年5月28日,第3版。

③ “闽鼠疫猖獗,死亡人数已近万”,《大公报》1937年5月31日,第4版。

④ “刘瑞恒谈闽省鼠疫”,《申报》1937年6月1日,第4版。

⑤ “闽省鼠疫势渐减杀”,《申报》1937年6月5日,第3版。

⑥ “泉惠鼠疫忽又转炽全省防疫总所将成立分三防区总所设泉州”,《申报》1937年6月12日,第8版。

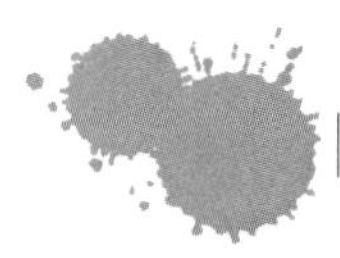

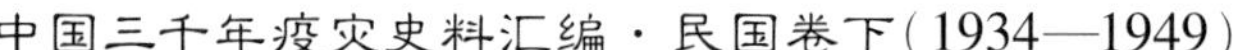

雨缠绵,天气闷热,疫氛遂又转炽,尤以莆田、仙游两县为最甚。只仙游一县,近日死亡已达400余人,其情势之严重可以想见[①]。夏秋,全省大范围霍乱流行。是年,全省霍乱发病2314例,死亡420例,分布在32个县,沿海、山区各占16个县。沿海县:闽侯,连江、罗源、宁德、福安、长乐、福清、莆田、平潭、惠安、晋江、南安、同安、海澄、云霄、东山等县。山区县:松溪、政和、古田、建阳、宁洋、永安、顺昌、上杭、宁化、清流、连城、长汀、长泰、闽清、华安、安溪等县[②]。此外,福州、福清、晋江、惠安、漳浦等县疟疾流行[③]。福州城区及闽侯、福清、长乐、连江、永泰、闽清、平潭等县天花流行,发病381例,死亡63例[④]。

闽侯县(今包括福州市、闽侯县)　霍乱、天花、伤寒流行。其中,福州城区霍乱发病220例,死亡185例,白喉发病138人,死亡7人[⑤]。闽侯县伤寒发病571例,死亡48人[⑥]。

长乐县(今长乐市)　天花流行,金峰凤洋等地发病22例[⑦]。又,霍乱流行。福清、长乐霍乱发病108例,死亡16例[⑧]。

福清县(今福清市)　春夏,鼠疫流行,全年死亡513人[⑨]。4月30日(三月二十日)报道:福清鼠疫疫氛仍炽,杨永年等今往防救[⑩]。4月中旬,闽南入春以来,流行鼠疫,渐次传染。至本月初,蔓延益广,尤以福清、惠安等县为最[⑪]。5月15日(四月初六日)报道:闽南鼠疫惠安可渐肃清。福清现仍猖獗,高山一区每日平均死10人[⑫]。

云霄县　春,鼠疫流行。4月30日(三月二十日)报道:云霄县电告发生奇疫,患者口吐鲜血,一日即死,已死八九人[⑬]。

闽清县　是年疫。今《闽清县志》载:发生天花3例;赤痢3例,死2人;伤寒16

---

① "闽南疫氛现又转炽仙游县死四百余人",《申报》1937年7月7日,第10版。
② 《福建省卫生志》,1989年。
③ 李文波《中国传染病史料》,化学工业出版社2004年版,第185页。
④ 《福州市志》(第七册),方志出版社1998年版。《福州市卫生志》,1999年。
⑤ 《福州市志》(第七册),方志出版社1998年版。《福州市卫生志》,1999年。
⑥ 《闽侯县志》,方志出版社2001年版。
⑦ 《长乐市志》,福建人民出版社2001年版。
⑧ 《福州市志》(第七册),方志出版社1998年版。《福州市卫生志》,1999年。
⑨ 《福清市志》,厦门大学出版社1994年版。
⑩ "闽云霄县发生奇疫",《申报》1937年4月30日,第4版。
⑪ "闽粤之鼠疫",《康健杂志》1937年第5卷第5期,第45页。
⑫ "福清鼠疫仍猖獗,高山区每日平均死十人",《申报》1937年5月15日,第4版。
⑬ "闽云霄县发生奇疫",《申报》1937年4月30日,第4版。

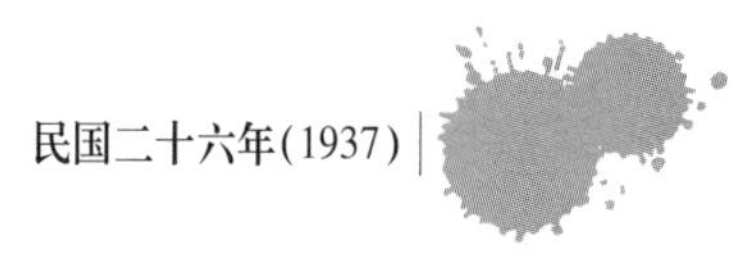

例,死5人[1]。

宁德县(今包括宁德市、周宁县)　春,天花流行,南埕村死30余人。夏,霍乱流行,南埕村死23人[2]。

福鼎县(今福鼎市)　霍乱流行[3]。

厦门市　春二月,鼠疫流行。4月7日(二月廿六日),厦门发现鼠疫。4月11日(三月初一日),厦门鼠疫流行[4]。4月12日(三月初二日)报道:闽南鼠疫蔓延,厦市二三日来罹疫死者已有数起[5]。

安溪县　斑疹伤寒流行[6]。

南安县(今南安市)　夏,霍乱流行[7]。

晋江县(今属泉州市)　春夏,鼠疫流行。3月26日(二月十四日)报道:泉州发现结核鼠疫,24日已死2人,危重1人[8]。4月9日(二月廿八日)报道:晋江鼠疫盛行[9]。6月8日(四月三十日)报道:泉州鼠疫忽又发,5、6两日之中,城内连死3人[10]。6月9日(五月初一日)报道:泉州鼠疫原已静止,5日复发后亦炽,已死8人,病危2人[11]。秋,疟疾猖獗。安海附近居民比户皆有患者,永绥联保所属37保草田乡,全乡600多人,染疾者竟达100多人,一个多月中死亡57人[12]。

惠安县　春夏,鼠疫大流行。惠安县为泉州各县鼠疫最猛者,仅2月份就死亡984人,4月份死者不下800人[13]。3月26日(二月十四日)报道:惠安乡间发现结核鼠疫[14]。4月3日(二月廿二日)报道:惠安三区鼠疫猖獗,已死130余人[15]。4月7日

---

① 《闽清县志》,群众出版社1993年版。

② 《宁德市志》,中华书局1995年版。《宁德地区医药卫生志》,福建人民出版社2005年版。

③ 《宁德地区医药卫生志》,福建人民出版社2005年版。

④ "厦门发现鼠疫惠安疫势益盛",《申报》1937年4月7日,第4版。"闽各地鼠疫流行",《申报》1937年4月11日,第4版。

⑤ "厦市进行防鼠疫,施行注射检查水陆交通,电请省府封锁惠安疫区",《申报》1937年4月12日,第3版。"厦市防鼠疫",《康健杂志》1937年第5卷第5期,第45页。"闽南鼠疫蔓延厦门",《大公报》1937年4月14日,第4版。

⑥ 《安溪县志》,新华出版社1994年版。《泉州市卫生志》,福建人民出版社2000年版。

⑦ 《南安县志》,江西人民出版社1993年版。

⑧ "泉州发现结核性鼠疫,惠安、永春乡间亦有",《申报》1937年3月26日,第4版。

⑨ "晋江鼠疫盛行",《申报》1937年4月9日,第4版。

⑩ "泉州鼠疫复发,两日中连死三人",《申报》1937年6月8日,第4版。

⑪ "惠安、泉州鼠疫又死十八人",《申报》1937年6月9日,第4版。

⑫ 《晋江市志》,上海三联书店1994年版。

⑬ 《泉州市志》,中国社会科学出版社2000年版。

⑭ "泉州发现结核性鼠疫惠安永春乡间亦有",《申报》1937年3月26日,第4版。

⑮ "惠安一带鼠疫猖獗",《申报》1937年4月3日,第4版。

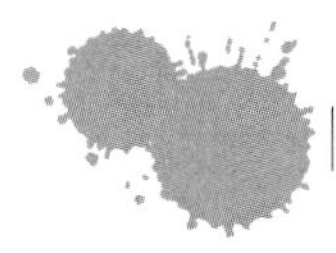

(二月廿六日)报道:惠安鼠疫日烈,已死200余人①。4月15日(三月初五日)报道:鼠疫仍烈,三区各乡续死60余人②。4月23日(三月十三日)报道:惠安鼠疫仍未杀,近周内又死100余人,并延及惠南二区后港、东园等乡③。2月间,全县鼠疫流行,死亡984人。统计4月份,惠北外厝、涂坑、峰尾一带鼠疫死亡500余人,惠南东园、后蔡一带鼠疫死亡200余人④。5月5日(三月廿五日)报道:惠安鼠疫共死300余人,现疫势已和缓⑤。5月21日(四月十二日)报道:惠安鼠疫日烈,近一周内又死110余,连前共达1000人⑥。5月28日(四月十九日)报道:本县鼠疫稍杀,最厉之惠北疫区近周中,除山腰尚烈外,其余各乡仅患者数人⑦,惠安鼠疫疫势蔓延⑧。6月9日(五月初一日)报道:惠安鼠疫势杀已半月,4日起又转剧,惠北峰尾、山腰等乡连死10人⑨。6月13日(五月初五日)报道:数月来,惠安疫死人数逾1000人⑩。冬,疟疾流行。11月22日(十月二十日)报道:惠安疟疾传染甚烈,全县人口40余万,患者达10万余人,一、三两区尤甚,死150余,防疫所诊救医药均远不敷。金门亦有疟病流行,一周内敌死10余人⑪。18乡天花流行,儿童死者甚多⑫。

仙游县　夏,鼠疫。5月28日报道:仙游发生鼠疫,一、二、三区已死亡100余人⑬。

莆田县(今莆田市)　夏,鼠疫流行。5月28日(四月十九日)报道:莆田鼠疫,疫势蔓延⑭。

永春县　春,鼠疫流行。3月26日(二月十四日)报道:近日永春乡间鼠疫流

① "闽南鼠疫蔓延,惠安已死二百余人",《中央日报》1937年4月7日,第4版。"厦门发现鼠疫惠安疫势益盛",《申报》1937年4月7日,第4版。"各地简讯",《大公报》1937年4月7日,第3版。

② "惠安鼠疫仍烈",《申报》1937年4月15日,第4版。

③ "惠安鼠疫势仍未杀",《申报》1937年4月23日,第4版。

④ 《惠安县志》,方志出版社1998年版。

⑤ "惠安一带鼠疫流行驶厦各船概须检疫",《申报》1937年5月5日,第4版。

⑥ "龙岩鼠疫仍炽刘瑞恒谈防救工作",《中央日报》1937年5月21日,第4版。

⑦ "惠安疫势稍杀",《申报》1937年5月28日,第4版。

⑧ "闽仙游县亦发现鼠疫,刘瑞恒离厦赴沪",《中央日报》1937年5月28日,第4版。

⑨ "惠安泉州鼠疫又死十八人",《申报》1937年6月9日,第4版。

⑩ "惠安鼠疫死逾千人",《申报》1937年6月13日,第4版。

⑪ "惠安疟疾流行",《申报》1937年11月22日,第2版。《惠安县志》,方志出版社1998年版。《泉州市志》,中国社会科学出版社2000年版。

⑫ 《惠安县志》,方志出版社1998年版。

⑬ "闽仙游县亦发现鼠疫,刘瑞恒离厦赴沪",《中央日报》1937年5月28日,第4版。

⑭ "闽仙游县亦发现鼠疫,刘瑞恒离厦赴沪",《中央日报》1937年5月28日,第4版。

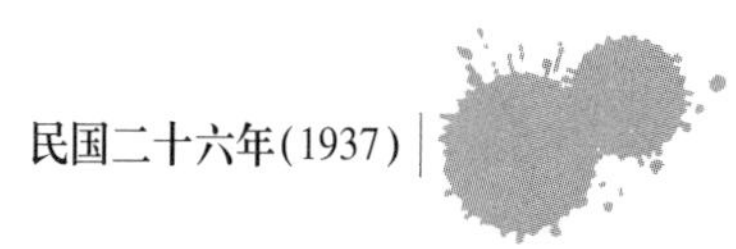

行[1]。今《永春县志》载:5 月,闽南各县鼠疫流行,死亡万人[2]。

大田县　疟疾流行。疟疾患者占县卫生院门诊总数的 16%—25%,以间日疟居多,恶性疟次之[3]。

龙溪县(今属漳州市)　春夏,鼠疫流行。4 月 11 日(三月初一日)报道:漳州龙溪第四区各乡发现腺鼠疫,患者 15 人,已死 13 人[4]。5 月 8 日(三月廿八日)报道:漳属南靖二区经仔尾等乡发生鼠疫,死 10 余人,病者数十人。又龙溪三区东美乡亦发生此病,死三四人[5]。5 月 26 日(四月十七日)报道:鼠疫延入漳州,23、24 日市内连死 2 人,民心惶恐[6]。7 月 15 日(六月初八日)报道:漳州发生鼠疫,11、12 两日连死 7 人[7]。今《华安县志》载:归德乡西洋村灯心墘发生鼠疫,在一个月内死亡 8 人[8]。

海澄县(今龙海市)　春,鼠疫蔓延。4 月 14 日(三月初四日)报道:海澄县报告,发现死鼠甚多[9]。

东山县　疟疾流行,发病 2000 余人,死亡 340 例[10]。

诏安县　夏,鼠疫流行。5 月 5 日(三月廿五日)报道:诏安鼠疫死 10 余人[11]。5 月 11 日(四月初二日)报道:漳属诏安鼠疫日炽,二区西潭湖洋尾等乡已死 100 人,近更延及县城[12]。

永定县　夏四月,鼠疫流行。5 月 20 日(四月十一日)报道:鼠疫延及闽西,永定抚市死 10 余人[13]。

龙岩县(今龙岩市)　夏四月,鼠疫流行。5 月 21 日(四月十二日)报道:龙岩鼠

---

① “泉州发现结核性鼠疫惠安永春乡间亦有”,《申报》1937 年 3 月 26 日,第 4 版。

② 《永春县志》,语文出版社 1990 年版。

③ 《大田县志》,中华书局 1996 年版。

④ “闽各地鼠疫流行”,《申报》1937 年 4 月 11 日,第 4 版。

⑤ “漳属各地发生鼠疫”,《申报》1937 年 5 月 8 日,第 4 版。

⑥ “漳州发现鼠疫”,《申报》1937 年 5 月 26 日,第 4 版。

⑦ “漳州发生鼠疫”,《申报》1937 年 7 月 15 日,第 8 版。

⑧ 《华安县志》,厦门大学出版社 1996 年版。

⑨ “卫生署派员赴闽协助防鼠疫蔓延,向美国订购杀鼠毒药,闽南各县现鼠疫仍炽”,《申报》1937 年 4 月 14 日,第 3 版。“闽南鼠疫甚炽,海澄发现死鼠甚多”,《大公报》1937 年 4 月 14 日,第 4 版。

⑩ 《漳州市卫生防疫站志》,2004 年。《漳州市志》,中国社会科学出版社 1999 年版。

⑪ “惠安一带鼠疫流行驶厦各船概须检疫”,《申报》1937 年 5 月 5 日,第 4 版。“厦门防止鼠疫,入港船只须受检查”,《中央日报》1937 年 5 月 5 日,第 4 版。

⑫ “诏安鼠疫猖獗”,《申报》1937 年 5 月 11 日,第 4 版。

⑬ “鼠疫延及闽西永定龙岩均有死亡惠北疫区几绝行迹”,《申报》1937 年 5 月 20 日,第 4 版。

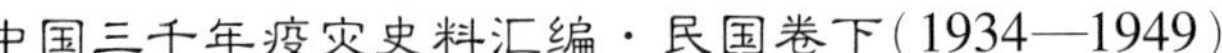

疫势炽,连日颇多死亡[①]。

明溪县　霍乱流行,患病 23 人[②]。

南平县(今南平市)　是年疫。今《南平市志》载:发生天花 11 例;霍乱 50 例,死亡 15 例;樟湖、峡阳麻疹、痢疾流行,死者甚多[③]。

松溪县　疫。今《松溪县志》载:县卫生院临床诊断报告,发生白喉 7 例[④]。实际发生的肯定不止这数。

邵武县(今邵武市)　霍乱流行[⑤]。

广东省

广州市　秋,霍乱流行。9 月 30 日(八月廿六日)报道:广州、上海等处霍乱流行甚烈[⑥]。

南海县(今佛山市南海区)　里水、河村、夏教、蠕岗、石南等乡天花流行[⑦]。

中山县(今中山市)　霍乱流行[⑧]。

新会县(今江门市新会区)　冬,江门、新会一带天花大流行,儿童几乎难以幸免,病死近半[⑨]。

高要县(今高要市)　水坑、九坑、院主一带霍乱流行[⑩]。

开平县(今开平市)　天花流行[⑪]。

鹤山县(今鹤山市)　霍乱流行,死亡人数不少[⑫]。

云浮县(今云浮市)　天花大流行,云城地区发病 140 多例,有 50 多人死亡[⑬]。

澄海县(今汕头市澄海区)　夏,霍乱大流行,发病数万人,死亡数千人[⑭]。

---

① “龙岩鼠疫仍炽刘瑞恒谈防救工作”,《中央日报》1937 年 5 月 21 日,第 4 版。“各地简讯”,《大公报》1937 年 5 月 21 日,第 4 版。

② 《明溪县志》,方志出版社 1997 年版。

③ 《南平市志》,中华书局 1994 年版。

④ 《松溪县志》,中国统计出版社 1994 年版。

⑤ 《邵武市志》,群众出版社 1993 年版。

⑥ “预防霍乱,武汉检疫所积极进行”,《大公报》1937 年 9 月 30 日,第 4 版。

⑦ 《南海县志》,中华书局 2000 年版。

⑧ 《中山市志》,广东人民出版社 1997 年版。

⑨ 《江门市卫生志》,1989 年。《江门市志》,广东人民出版社 1998 年版。

⑩ 《高要县卫生志》,1987 年。

⑪ 《开平县志》,中华书局 2002 年版。

⑫ 《鹤山县志》,广东人民出版社 2001 年版。

⑬ 《云浮县志》,广东人民出版社 1995 年版。

⑭ 《澄海县志》,广东人民出版社 1992 年版。《汕头卫生志》,1990 年。

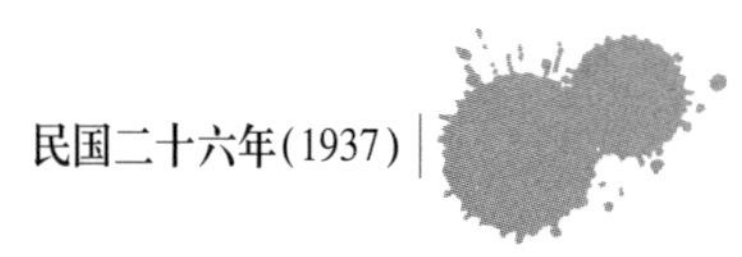

汕头市　秋,霍乱流行。9 月 26 日(八月廿二日)报道:汕头霍乱蔓延[①]。

顺德县(今佛山市顺德区)　春,天花流行。今《顺德县志》载:4 月,容奇、桂洲流行天花疫症[②]。

龙川县　鼠疫流行。佗城南门近 80 人患病,死亡 40 余人[③]。

河源县(今河源市)　夏,霍乱流行。据《粤报(广州)》报道:四月间,河源县发生霍乱抽筋症,毙命者二十余人[④]。鼠疫流行。县城附近死亡 200 余人[⑤]。

兴宁县(今兴宁市)　鼠疫流行。今《梅州卫生志》载:1901—1937 年间,发生过鼠疫的有河郑、河塘、大桥、神光、洋里、黄沙、万兴、凉伞、官亭、东升等 81 个乡村,龙田、水口 2 个圩镇及城镇 4 条街,死于鼠疫的有 20491 人[⑥]。

罗定县(今罗定市)　鼠疫流行。今《罗定县志》载:1897—1937 年,鼠疫在县内流行达 40 年之久,夺去了 1000 多人的生命[⑦]。

廉江县(今廉江市)　春,鼠疫流行。3 月 24 日(二月十二日)报道:廉江安铺市发现鼠疫[⑧]。夏,天花流行。据《粤报(广州)》报道:五月中旬,县城大街、东街一带天花盛行,死数人[⑨]。

阳江县(今阳江市)　春,鼠疫流行。秋,霍乱流行。今《阳江县志》载:8 月,东平、江城霍乱流行。闸坡鼠疫流行,死亡 100 多人[⑩]。

海南省

琼山县(今海口市琼山区)　春,鼠疫流行。3 月 23 日(二月十一日)报道:近以海南岛发现鼠疫,亟有调查防治必要,特派技正兼经委会卫生实验处寄生虫学系主任姚永政,偕专员关度雅及技术员二人前往[⑪]。夏秋,霍乱流行。7 月 29 日(六月廿二

---

① “汕霍乱蔓延”,《申报》1937 年 9 月 26 日,第 2 版。

② 《顺德县志》,中华书局 1996 年版。

③ 《龙川县志》,广东人民出版社 1994 年版。

④ 《广东省自然灾害史料》,广东科技出版社 1999 年版,第 651 页。

⑤ 《河源县志》,广东人民出版社 2000 年版。

⑥ 《梅州卫生志》,1989 年。

⑦ 《罗定县志》,广东人民出版社 1994 年版。

⑧ “廉江发现鼠疫”,《申报》1937 年 3 月 24 日,第 3 版。

⑨ 《广东省自然灾害史料》,广东科技出版社 1999 年版,第 651 页。

⑩ 《阳江县志》,广东人民出版社 2000 年版。

⑪ “海南岛发现鼠疫”,《申报》1937 年 3 月 23 日,第 4 版。“各地简讯”,《大公报》1937 年 3 月 23 日,第 3 版。

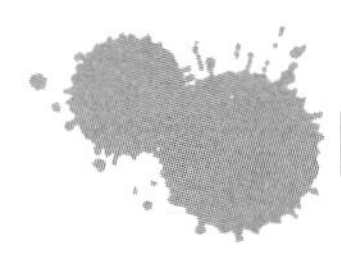

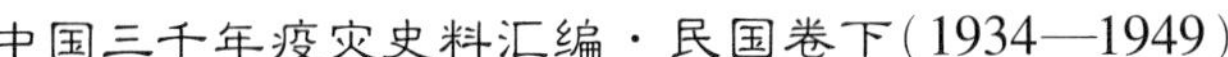

日)报道:海口发现霍乱①。7—8月间霍乱在海口发生一次大流行②。

澄迈县　霍乱流行,金江、瑞溪地方死者甚众③。

文昌县(今文昌市)　秋,霍乱流行。今《文昌县志》载:8、9月间,罗豆南溪一带发生霍乱流行,南溪、新安两村死亡100余例④。

琼东县(今琼海县)　天花流行。万泉、新市、阳江、九曲江一带的10岁以下儿童普遍发病,仅乌皮乡就死亡15人。仅益良一带村庄患者11人,就有9人死亡⑤。

香港特别行政区

香　港　秋,霍乱流行,死千余人。8月26日(七月廿一日)报道:香港霍乱蔓延,势极猖獗,上星期真性霍乱报告凡433起,其中不救者凡173起⑥。9月3日(七月廿九日)报道:香港虎列拉疫症依然猖獗,上星期中,共发见374起,内有219起为不治之症⑦。9月22日(八月十八日)报道:香港虎列拉疫症现更形猖獗⑧。1939年6月15日(四月廿八日)有人在演讲中谈到1937年香港患霍乱症者有1600余宗⑨,1938年4月9日(三月初九日)又有人谈到香港1937年染霍乱而死者统计1081人⑩。

广西壮族自治区

广西省　苍梧县(今梧州市)、百色县(今百色市)、郁林县(今玉林市)、北流县(今北流市)、河池县(今河池市)、罗城县(今罗城仫佬族自治县)、宁明县、贺县(今贺州市)、象县(今象州县)、陆川县、横县、崇善县、左县(今崇左市)、桂林县(今桂林市)、忻城县、容县鼠疫流行⑪。

邕宁县(今南宁市)　秋,霍乱流行。今《邕宁县志》载:邕江三次水涨,9月水退后,南宁霍乱病流行,死者数十人⑫。

---

① “广东海口发现霍乱”,《申报》1937年7月29日,第15版。

② 《琼海卫生志》,南海出版公司1996年版。

③ 《澄迈县志》,海南出版社2008年版。

④ 《文昌县志》,方志出版社2000年版。

⑤ 《琼海卫生志》,南海出版公司1996年版。

⑥ “香港虎疫猖獗”,《申报》1937年8月26日,第2版。

⑦ “香港虎列拉猖獗”,《申报》1937年9月3日,第2版。

⑧ “香港虎疫猖獗”,《申报》1937年9月22日,第3版。

⑨ “病从口入:何日棠播音演说霍乱预防及疗治”,《申报》1939年6月15日,第7版。

⑩ “市政卫生局筹划防止霍乱流行将采用去年防范步骤”,《申报》1938年4月9日,第4版。

⑪ 《广西通志·医疗卫生志》,广西人民出版社1999年版。

⑫ 《邕宁县志》,中国城市出版社1995年版。

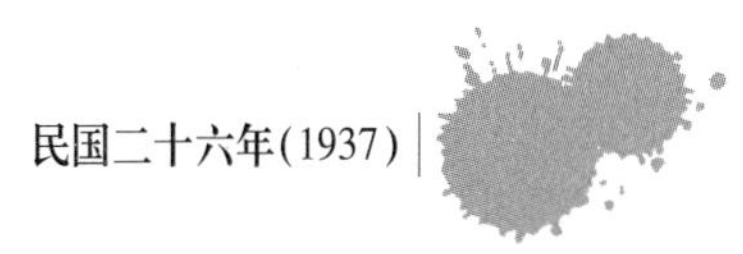

扶南县(今扶绥县)　秋,霍乱流行①。

容　县　夏,疫痢流行,以灵山一带尤甚②。

桂林县(今桂林市)　疟疾流行③。霍乱流行④。

灵川县　夏,霍乱流行。今《灵川县志》载:5 月,潭下、枣木、大义等地霍乱流行⑤。

龙胜县(今龙胜各族自治县)　秋,恶性疟疾流行⑥。

榴江县(今鹿寨县)　春,天花流行。龙江乡死亡 200 多人,寨敖村 1407 人中有 66 人发病⑦。

柳江县(今柳州市)　春,天花流行。2 月上旬,里高乡天花流行,至月底患者 80 余,死亡 10 人。冬,霍乱大流行。三都乡死亡 300 余人,百朋乡免达村 3 日内死亡 36 人⑧。

忻城县　(春)2 月,天花流行,死亡 22 人⑨。

同正县、绥渌县(合今扶绥县)　霍乱流行⑩。

靖西县　禄峒一带回归热流行⑪。

苍梧县(今梧州市)　霍乱流行⑫。

宜山县(今宜州市)　修洛寿渠的湖南石工 100 多人患瘟疫死去近 50 人⑬。

田西县(今田林县)　春,脑膜炎流行。夏,痢疾、麻疹流行。今《田林县志》载:3 月,八桂、供央两乡脑膜炎流行,一个多月时间,患者 100 多人,死者 30 多人。6 月,浪平乡痢疾流行,染病四五百人,死亡 100 多人。7 月,镇岭(今板桃)乡麻疹流行,染病七八十人,死亡数人⑭。

---

① 《扶绥县志》,广西人民出版社 1989 年版。
② 《容县志》,广西人民出版社 1993 年版。
③ 《临桂县志》,方志出版社 1996 年版。
④ 《广西通志·医疗卫生志》,广西人民出版社 1999 年版。
⑤ 《灵川县志》,广西人民出版社 1997 年版。
⑥ 《龙胜县志》,汉语大词典出版社 1992 年版。
⑦ 《鹿寨县志》,广西人民出版社 1996 年版。
⑧ 《柳州市志》(第七卷),广西人民出版社 2003 年版。
⑨ 《忻城县志》,广西人民出版社 1997 年版。
⑩ 《扶绥县志》,广西人民出版社 1989 年版。
⑪ 《靖西县志》,广西人民出版社 2000 年版。
⑫ 《苍梧县志》,广西人民出版社 1997 年版。
⑬ 《宜州市志》,广西人民出版社 1998 年版。
⑭ 民国《田西县志》卷七《灾异》。《田林县志》,广西人民出版社 1996 年版。

贺县(今贺州市)、隆安县　霍乱流行[1]。

合浦县(今广西合浦县)　夏,霍乱流行[2]。秋,鼠疫流行。8月,廉州死500多人[3]。

---

① 《广西通志·医疗卫生志》,广西人民出版社1999年版。

② 《北海市卫生志》,1998年。

③ 《合浦县志》,广西民族出版社1994年版。

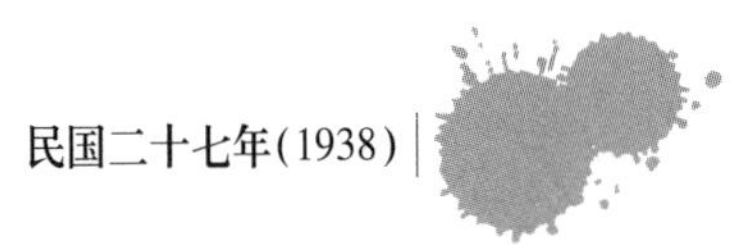

民国二十七年(1938)

全　国

秋,日占区瘟疫流行。秋七月,长江下游前因大雨连天发生水灾,现在水灾略见减退,又发生霍乱、疟疾等传染病,就是日兵染疫的也极多。据说九江方面,日兵生疫病的有五千人。在中国各地的日兵,因染霍乱、疟疾、痢疾、伤寒而进医院的总数已有两万人之多,可知瘟疫的厉害了①。秋八月,敌军在长江南北岸,因气候与敌军体质不适宜,致时疫流行,无法遏止,如霍乱、脑膜炎、伤寒等症传染颇速,闻每日死亡率甚高而尤以赤白痢及疟疾为最普遍。日来敌由长江方面运沪者除大部为伤兵外,其他病兵多染此种疫病,故本埠敌方各医院已人满为患,问题颇为严重②。8月17日(七月廿二日),中央社上海路透电:现长江下游水灾虽见减退,而霍乱病及疟疾又接踵蔓延矣,传染病猖獗,结果在华日军死伤极重。其受传染病侵染之准确数字虽未查确,惟据新自九江来之人谈,在九江一隅,日军得传染病者为数亦在5000人以上,其他可想而知。又另据一可靠方面之统计,中国各地日军因染霍乱、疟疾而入病院者其数已达90000人③。8月21日(七月廿六日)报道:陈诚顷对路透记者称,长江流域日军得霍乱、痢疾、疟疾者已达60%,因此日方之军事行动较华方困难10倍以上④。8月31日(闰七月初七日)报道:日本占领下之区域发生严重霍乱,日军极感惊慌⑤。据研究,是年陕西的西安、灞桥、麟游、略阳、宝鸡,甘肃的兰州、天水、临洮、陇西,河南的宜阳、新乡等10余个县发生霍乱,病人达7000余人,死亡1480人。湖南沅水流域流行,延及两岸,传给长沙、常德⑥。

---

① “敌兵染疫多”,《老百姓》1938年第8期,第16页。

② “敌军中时疫流行”,《冲锋》1938年第26期,第5页。

③ “敌染疫病达九万人”,《新南星》1938年第4卷第9期,第28页。

④ “陈诚语外记者长江□军染疫过半总攻武汉决难实现”,《申报》1938年8月21日,第2版。

⑤ “霍乱蔓延迅速日军大起恐慌”,《申报》1938年8月31日,第2版。

⑥ Pollitzer R. The Control of Cholera.《中华医学杂志》(英文版)1941年第60卷第5期。

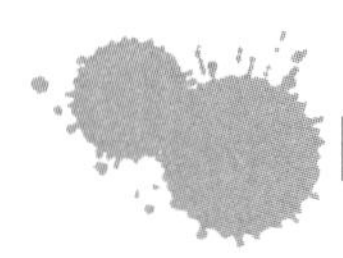

全国10省区73县市旗发生鼠疫,发病12259例,死亡10396人。云南3县发病50例;广西10县发病59例,死亡5人;广东6县发病383例,死亡355人;福建31县发病9155例,死亡7826人;浙江1县发病235例,死亡198人;吉林9县市发病1037例,死亡898人;辽宁1县发病8例,死亡8人;内蒙古7县旗发病1044例,死亡821人;青海4县发病208例,死亡205人;新疆1县发病80例,死亡80人①。

黑龙江省

龙江县(今齐齐哈尔市) 冬,伤寒流行。1939年1月29日(十二月初十日)报道:本市车站及东大营附近一带住民多有患肠窒扶斯者,且有蔓延势力,月之20日有患者3名,23日后有患者5名②。1939年2月14日(十二月廿六日)报道:齐齐哈尔之肠窒扶斯为势依然猖獗,患者数本年1月以来已突破40名③。

滨江县(今哈尔滨市) 春,肺结核流行。3月5日(二月初四日)报道:哈尔滨市素有"结核都市"之称。据调查,25日赤十字病院开院以来,受诊者实达941名,同日之入院患者216名④。夏,猩红热、赤痢猖獗。5月13日(四月十四日)报道:最近非常流行者为猩红热,患者达59名,内中死亡者4名⑤。6月10日(五月十三日)报道:5月份全市发生传染病数目:天然痘11名,猩红热31名,赤痢21名,肠窒扶斯3名,类似伤寒者1名,发疹伤寒9名,白喉3名,共计为79名⑥。7月3日(六月初六日)报道:入夏以来,气候颇为不顺,以致近来市内各种灾疫突然猖獗,罹灾者大有人在。由5月末至现在,患猩红热88名,内中死亡7名;患赤痢47名,疫痢2名,窒扶斯2名,天花4名,发疹11名,其他8名,计119名⑦。秋,伤寒、猩红热流行。11月9日(九月十八日)报道:市内10月份发生之各种传染病患者共为74名,其中死亡4名。肠窒扶斯35名,死亡4名;猩红热22名,死亡1名;赤痢11名,死亡2名;疹窒扶斯3名,死亡2名;普通窒扶斯3名⑧。

佳木斯市 春,伤寒流行。2月12日(正月十三日)报道:近来市内发现肠窒扶

---

① 李文波《中国传染病史料》,化学工业出版社2004年版,第186~187页。

② "防止肠窒扶斯将实施注射",《盛京时报》1939年1月29日,第5版。

③ "肠窒扶斯对策根本,树立市、警、军、省间协议,并于省署保健科设防疫本部",《盛京时报》1939年2月14日,第5版。

④ "哈市春瘟肆虐,赤字市立病院人满为患",《盛京时报》1938年3月5日,第9版。

⑤ "猩红热猖獗,促市民讲求卫生",《盛京时报》1938年5月13日,第9版。

⑥ "传染病发生数目",《盛京时报》1938年6月10日,第9版。

⑦ "灾疫势颇猖獗,当局积极防疫",《盛京时报》1938年7月3日,第9版。

⑧ "传染病患者数数及民族别",《盛京时报》1938年11月9日,第4版。

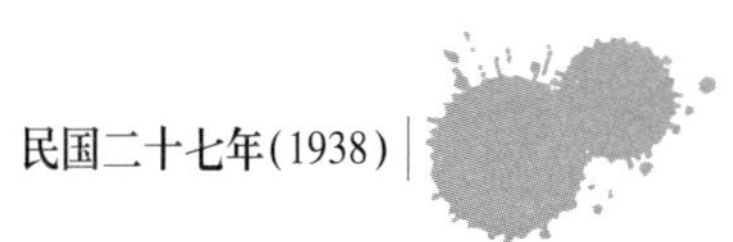

斯病及瘟疹之传染病,约有20余人,救治稍误,即有性命之危①。夏,赤痢流行。7月2日(六月初五日)报道:天气寒暖不均,以致时疫渐炽,最近调查发现,传染病者则有赤痢29名,肠窒扶斯3名,伤寒病3名,猩红热1名,天然痘2名,尚有蔓延之势②。

勃利县　夏,时疫流行。5月6日(四月初七日)报道:勃利县龙爪地方一带,近以春瘟炽烈,前者乡民曾有伤寒、猩红热之传染,且蔓及牲畜。又本市国民高等学校各级男女学生,甚有发现肠窒扶斯者,病况烈者已有3名③。

依兰县　冬,天花流行。1939年1月19日(十一月廿九日)报道:依兰县城内现在约有30名真性天花之发生,目下正有蔓延状态,为势猖獗④。

德都设治局　冬,克山病流行,向阳屯一个月内死42人⑤。

龙镇县(今北安县)　霍乱流行,经满铁北安医院住院治疗者达300余人⑥。按:该县1912—1917年称龙门镇设治局,1917—1939年称龙镇县,1939—1947年称北安县,1947—1949年称德都县。

宁安县(今宁安市)　市郊农村发生伤寒、鼠疫等瘟疫⑦。

安达县(今安达市)　伤寒、斑疹伤寒流行,老虎岗乡、任民镇、文化乡发病率20%,病死率达10%以上⑧。

吉林省

永吉县　夏,赤痢流行。今《永吉县志》载:5月,搜登站、一拉溪、岔路河等国道沿线赤痢流行,病死儿童39人⑨。

长岭县　秋,鼠疫流行。9月2日(闰七月初九日)报道:自5月1日至8月末中间,全满百斯笃患者发生数为286名,死亡228名,其中长岭县最多,患者72名,内死亡63名⑩。今《长岭县志》载:9月,长岭附近8县同时发病(鼠疫),长岭染病158人,死亡151人⑪。

---

① "佳市忽寒忽暖,肠窒扶斯症流行",《盛京时报》1938年2月12日,第9版。

② "佳市传染病渐炽",《盛京时报》1938年7月2日,第9版。

③ "三江省下春瘟炽烈,当局积极防止",《盛京时报》1938年5月6日,第9版。

④ "张布防疫网,捕灭天然痘",《盛京时报》1939年1月19日,第4版。

⑤ 《德都县志》,黄山书社1994年版。

⑥ 《北安县志》,1993年。

⑦ 《牡丹江市郊区志》,哈尔滨工业大学出版社1992年版。

⑧ 《安达县志》,黑龙江人民出版社1992年版。

⑨ 《永吉县志》,长春出版社1991年版。

⑩ "全满百斯笃患者共二百八十六名",《盛京时报》1938年9月2日,第2版。

⑪ 《长岭县志》,中华书局1993年版。

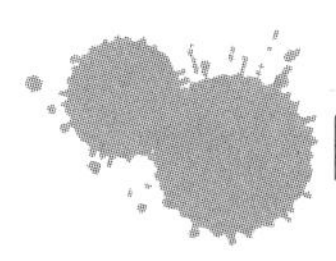

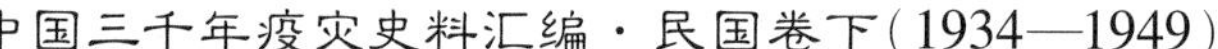

瞻榆县(今并入通榆县) 秋,鼠疫流行。二区三井子屯共发病164人,死亡145人①。9月7日(闰七月十四日)报道:本年8月中旬,百斯笃先由开通县境发生,继而瞻榆、安广、洮南各县亦被波及。瞻榆县8月13日于第四区发生至31日,发生14名,死亡10名②。

开通县(今并入通榆县) 秋,鼠疫流行。四区后胡家店屯、五区海金屯、七区后五道岗子屯、西五道岗子屯、西它吐海屯发生鼠疫③。8月25日(闰七月初一日)报道:开通县界五道沟子突然发现百斯笃患者,于本月13日至17日间死亡者5名,尚有患者6名。平齐路线边昭地区有患者儿童一名于16日死亡④。9月2日(闰七月初九日)报道:据保健司防疫科之调查,自5月1日至8月末中间,全满百斯笃患者发生数为286名,死亡228名,其中开通县患者46名,死亡24名⑤。9月7日(闰七月十四日)报道:本年8月中旬,百斯笃先由开通县境发生,继而瞻榆、安广、洮南各县亦被波及。开通县至31日止,患者发生数51名,死亡39名⑥。

安广县(今属大安市) 秋,鼠疫流行。县城、大黑榆屯、丁立千屯、两家子屯、西大榆树屯、西太平岭屯、山东王屯发生鼠疫⑦。9月7日(闰七月十四日)报道:安广县8月下旬发生百斯笃,死亡13名,现患3名⑧。

洮南县(今洮南市) 秋,鼠疫流行。8月1日(七月初六日)至9月2日(闰七月初九日),城东振兴村木头营子屯6人发病,全部死亡⑨。

长春县(今长春市) 夏,赤痢、猩红热流行。5月21日(四月廿二日)报道:四道街警察署管内发现赤痢传染患者11名。本月份全市内传染病统计赤痢6名,疫痢1名,伤寒21名,轻伤寒1名,天花7名,红疹10名,猩红热79名⑩。

延吉县(今延吉市) 夏,痢疾流行。7月9日(六月十二日)报道:八道沟于近日间突然发生疫痢及赤痢病,八道区及水南区内死亡者已达30余名,现在患者尚有多

---

① 《通榆县志》,吉林人民出版社1994年版。

② "龙省南部各县百斯笃疫未熄,开通县蔓延状况甚厉",《盛京时报》1938年9月7日,第5版。

③ 《通榆县志》,吉林人民出版社1994年版。

④ "百斯笃袭开通境,死五名,太平川边昭驿禁客乘降",《盛京时报》1938年8月25日,第5版。

⑤ "全满百斯笃患者共二百八十六名",《盛京时报》1938年9月2日,第2版。

⑥ "龙省南部各县百斯笃疫未熄,开通县蔓延状况甚厉",《盛京时报》1938年9月7日,第5版。

⑦ 《大安县志》,辽宁人民出版社1990年版。

⑧ "龙省南部各县百斯笃疫未熄,开通县蔓延状况甚厉",《盛京时报》1938年9月7日,第5版。

⑨ 《洮南市志》,吉林文史出版社2000年版。

⑩ "时届梅雨季节,赤痢恶疫发生,首警厅极力严布防疫阵,市民各宜清洁协助官方",《盛京时报》1938年5月21日,第6版。

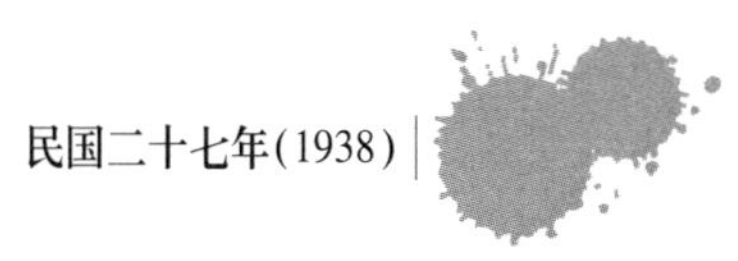

数[1]。

郭尔罗斯前旗(今前郭尔罗斯县)　秋,鼠疫流行。9 月 2 日(闰七月初九日)报道:自 5 月 1 日至 8 月末中间,全满百斯笃患者发生数为 286 名,死亡 228 名,其中郭尔罗斯前旗患者 52 名,死亡 42 名[2]。

农安县　秋,鼠疫流行。9 月 22 日(闰七月廿九日)报道:农安县的太平庄和刘家店屯自从 8 月 20 日到 9 月 15 日止,患百斯笃者竟达 15 人之多,其中已死 14 人,恐仍有蔓延之势[3]。

辽源县(今属双辽市)　秋,鼠疫流行。11 月 1 日(九月初十日)报道:本邑县公署西辕门外于日前发生真性百斯笃,2 名已经死去[4]。

乾安设治局(今乾安县)　霍乱流行[5]。

辉南县　境内霍乱流行[6]。

辽宁省

沈阳县(今沈阳市)　春,猩红热、天花流行。4 月 10 日(三月初十日)报道:奉天市 3 月份法定传染病患者,计发疹窒扶斯患者 3 人;猩红热患者 20 人;窒扶得利亚患者 8 人,死 1 人;赤痢患者 9 名,死 1 人;肠窒扶斯患者 3 人;痘疮患者 17 人,死 6 人;把拉窒扶斯患者 1 人[7]。秋,痢疾流行。8 月 24 日(七月廿九日)报道:奉天市内 8 月中旬发生之法定传染病患者,虎列拉患者 7 人,死亡 3 人;赤痢患者 43 人,死亡 5 人;肠窒扶斯患者 14 人,死亡 1 人;巴拉窒扶斯患者 1 人;痘疮患者 1 人;猩红热患者 5 人,合计患者 71 人,死亡 9 人[8]。

开原县(今开原市)　夏,猩红热猖獗。7 月 6 日(六月初九日)报道:迩来气候不正,杂疫丛生,而猩红热之传染尤为猖獗[9]。

锦　县(今凌海市)　秋,痢疾、疟疾流行。8 月 9 日(七月十四日)报道:锦县下第一区管界关家窝铺移住鲜民 200 余户,兹以暑期恶疫流行,就中患痢疾及疟疾者已

---

① “八道沟痢疫猖獗,死者达三十余名”,《盛京时报》1938 年 7 月 9 日,第 9 版。

② “全满百斯笃患者共二百八十六名”,《盛京时报》1938 年 9 月 2 日,第 2 版。

③ “农安百斯笃恐怖,当局妥筹对策”,《盛京时报》1938 年 9 月 22 日,第 5 版。

④ “辽源县城内发生鼠疫”,《盛京时报》1938 年 11 月 1 日,第 5 版。

⑤ 《乾安县志》,吉林人民出版社 1999 年版。

⑥ 《辉南县志》,1989 年。

⑦ “法定传染病患者,本市三月份统计”,《盛京时报》1938 年 4 月 10 日,第 2 版。

⑧ “奉市八月中旬内虎疫患者共七人”,《盛京时报》1938 年 8 月 24 日,第 2 版。

⑨ “预防猩红热无料注射药针”,《盛京时报》1938 年 7 月 6 日,第 9 版。

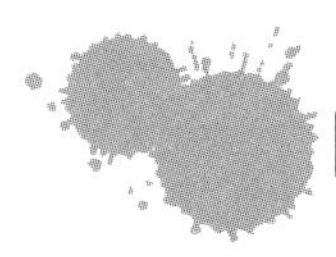

过45名[①]。

金　县(今大连市金州区)　自夏徂冬,伤寒流行。7月22日(六月廿五日)报道:大连署管内自时疫初发生以来,今日计患者150余人。自7月后业有50人之多,每日平均新患者七八名。大连病院入院者,日来每日平均十四五人,竟有满院之状。其中,大连署和西岗署管内,6月至7月18日间,肠窒扶斯14名,赤痢28名[②]。8月10日(七月十五日)报道:大连警察署调查所得,市内在最近以来,赤痢、肠窒扶斯、窒扶铁利等传染病日有蔓延之势,每天发生患者在七八名之多,性极危险[③]。10月14日(八月廿一日)报道:连市有肠窒扶斯流行,自10月2日至8日间,新患者达38名之多,同时更有赤痢猖獗,同星期中新患者计52名,目下猛威未熄[④]。10月18日(八月廿五日)报道:市断水期间,肠窒扶斯猖獗。据调查,本年1月至9月末,先后患者达312名,及至秋后,患者激增,至本月14日,患者一跃增至440名,100名中死亡者25名,死亡率等于虎疫,诚堪畏惧[⑤]。11月15日(九月廿四日)报道:大连市内自水饥馑以来,各种传染病相继而猖獗,尤以肠窒扶斯为甚,死亡率占多数。据西部、沙河口岗二署调查,至本月11日,肠窒扶斯203名,赤痢292名,猩红热130名,窒扶得利亚139名,再归热28名,巴拉窒扶斯19名,流行性脑脊髓膜炎8名,发疹窒扶斯6名,痘症1名[⑥]。12月27日(十一月初六日)报道:目下已入于传染病衰微期之12月,但窒扶斯等的患者入院人数已达180名之多,依然不见减少[⑦]。1939年2月9日(十二月廿一日)报道:昨年以来,猖獗之大连市之室扶斯入本年依然猛威,已有65名发生,死亡达22名,尤其大连署管内发生55名,死亡17名,竟突破去年度死亡率25%—35%[⑧]。

---

① “关家窝堡痢疟猖獗”,《盛京时报》1938年8月9日,第5版。

② “传染病流行猖獗,患者逐日增加,各警署发生预防警告”,《盛京时报》1938年7月22日,第5版。

③ “中国各地虎疫猖獗,大连显然被包围,各当局防疫步步紧,近日来赤痢大流行”,《盛京时报》1938年8月10日,第4版。

④ “大连市断水时期恶疫应时猖獗,州厅召开防疫委员会”,《盛京时报》1938年10月14日,第5版。

⑤ “大连市在断水期间,肠窒扶斯相继肆虐,九月份激增,先后达四百余人”,《盛京时报》1938年10月18日,第5版。

⑥ “西部两署管内恶疫猖獗日甚”,《盛京时报》1938年11月15日,第5版。

⑦ “传染病依然猖獗,疗病院大费周折,入院患者空前超满员,傅家庄新院临时使用”,《盛京时报》1938年12月27日,第4版。

⑧ “连埠疫势依然猖獗,死亡率达百分之三十五,当局现正在极力防疫工作中”,《盛京时报》1939年2月9日,第5版。

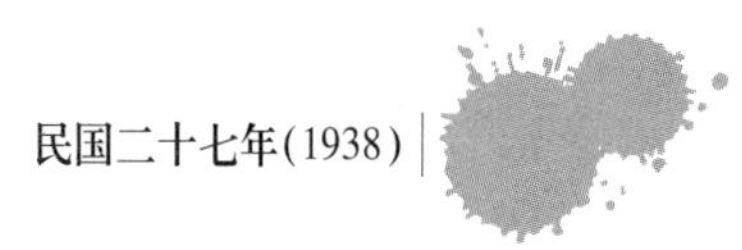

西丰县　麻疹流行,发病7人,死7人[①]。

昌图县　秋,鼠疫流行。8月,三江口街内发生肺鼠疫,传染8人,全部死亡[②]。

抚顺县　疟疾流行,发生2605人[③]。

内蒙古自治区

通辽县(今通辽市科尔沁区)　夏,鼠疫流行。6月15日(五月十八日)报道:通辽县下西方莫力庙发生百斯笃,罹病者4名并死亡,25日更有5名发生,而其中3名死亡,8日又发生5名之新患者,其中4名死亡[④]。

科尔沁左翼中旗　秋,鼠疫流行。8月12日(七月十七日)报道:兴安南省东科中旗第二区,7月28日至8月8日间,发生百斯笃症状患者17名[⑤]。

奈曼旗　夏,天花流行。7月2日(六月初五日)报道:奈曼旗第四区舍力虎及王殿臣营子地方发生天然痘,死者已达11人,现在尚罹是病者1人,至其原因,似为去年病菌复又发生[⑥]。

布西设治局　伤寒流行。诺敏河地区发生肠伤寒病,死亡98人,其中6户死绝。小二沟发生肠伤寒,死亡98人[⑦]。

赤峰县(今赤峰市)　秋,鼠疫流行。敖汉旗北三棵树等村发生腺鼠疫,发病59人,死亡50人[⑧]。

北京市

北平市(今北京市)　夏,霍乱流行。6月26日(五月廿九日)报道:北平城外发现虎列拉传染病症[⑨]。7月26日(六月廿九日)报道:北平霍乱时症流行甚盛,当地政府严禁探访未经注射防疫之人。近日天气反常,该症蔓延更速[⑩]。是年,北京市因病死亡28373人,其中伤寒发病182例,死55人;赤痢发病1585例,死473人;天花发病11例,死7人;白喉发病438例,死71人;猩红热发病200例,死73人;霍乱发病21例,死9人;脑脊髓膜炎死6人、麻疹死128人[⑪]。

---

① 《西丰县志》,沈阳出版社1995年版。

② 《昌图县三江口镇志》,1998年。

③ 《抚顺市卫生志》,1989年。

④ "通辽县又复发生百斯笃",《盛京时报》1938年6月15日,第9版。

⑤ "兴安南省发生百斯笃患者多人",《盛京时报》1938年8月12日,第2版。

⑥ "奈曼旗辖境发生多名天然痘患者",《盛京时报》1938年7月2日,号外刊。

⑦ 《鄂伦春自治旗志》,内蒙古人民出版社1991年版。

⑧ 《赤峰八千年大事记》,方志出版社1999年版。《赤峰市志》,内蒙古人民出版社1996年版。

⑨ "北平城外发现虎疫",《申报》1938年6月26日,第2版。

⑩ "平津一带霍乱盛行",《申报》1938年7月26日,第2版。

⑪ 于德源《北京历史灾荒灾害纪年》,学苑出版社2004年版,第210页。

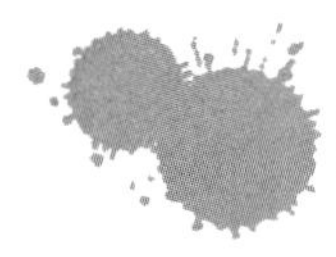

天津市

天津市　夏,霍乱流行。7 月 26 日(六月廿九日)报道:天津霍乱盛行,蔓延迅速[1]。8 月 31 日(闰七月初七日)报道:最近虎疫已延至天津[2]。疫源起于小刘庄、于庄子一带[3]。是年,霍乱发病 268 人,死亡 81 人[4]。

河北省

青　县　运西地区霍乱流行[5]。

山西省

长子县　斑疹伤寒流行。今《长子县卫生志》载:决死三纵队部分兵员在长子南漳村驻扎期间,突发瘟疫,战士多人卧床不起[6]。

偏关县　斑疹伤寒大流行,仅军队中就死亡数百人,群众中死者甚众[7]。

临汾县　赤痢流行[8]。

安邑县(今属运城市)　秋,斑疹伤寒流行。9 月 17 日(闰七月廿四日)报道:城内瘟疫蔓延甚速,官兵每日死亡 10 余,极恐慌[9]。

平鲁县　秋,斑疹伤寒流行。今《平鲁县志》载:伤寒蔓延,榆岭乡北水村全村 53 户人家,平均每户死亡 1 人,有全家死绝者[10]。

陕西省

长安县(今长安区)　夏,霍乱流行。7 月 3 日(六月初六日)报道:本市自前日发现虎疫后,续有蔓延[11]。又,本市虎疫蔓延[12]。7 月 13 日(六月十六日)报道:西安霍乱蔓延,该处外侨已全数受注射,国联防疫团现极力设法防止疫势扩大[13]。

宝鸡县(今陈仓区)　(春)4 月,猩红热、白喉流行。(夏)7—8 月,赤痢流行[14]。

---

① “平津一带霍乱盛行”,《申报》1938 年 7 月 26 日,第 2 版。

② “沦陷区虎疫蔓延,东京当局异焦虑,竟诬系我军散布病菌”,《中央日报》1938 年 8 月 31 日,第 2 版。

③ “天津卫生局将在疫源地设诊疗所”,《北京医药月刊》1938 年创刊号,第 85 页。

④ 《天津简志》,天津人民出版社 1991 年版。

⑤ 《沧州市卫生志》,中医古籍出版社 1997 年版。

⑥ 《长子县卫生志》,1998 年。

⑦ 《偏关县志》,山西经济出版社 1994 年版。

⑧ 《临汾市志》,海潮出版社 2002 年版。

⑨ “安邑闻喜瘟疫蔓延”,《申报》1938 年 9 月 17 日,第 2 版。

⑩ 《平鲁县志》,山西人民出版社 1992 年版。

⑪ “西安积极防疫行营召开防疫会议”,《中央日报》1938 年 7 月 3 日,第 3 版。

⑫ “西安虎疫蔓延”,《申报》1938 年 7 月 3 日,第 1 版。

⑬ “沪时疫盛行西安霍乱防止中”,《申报》1938 年 7 月 13 日,第 2 版。

⑭ 《宝鸡市卫生志》,1995 年。

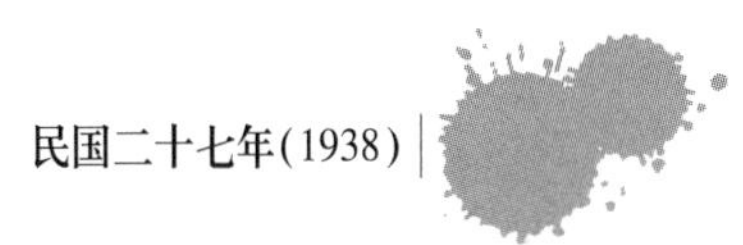

洛川县(今黄龙县)　夏,伤寒流行。今《黄龙县志》载:7 月,崾崄 47 人患流行性伤寒,死亡 26 人①。

郿　县(今眉县)　春,白喉、猩红热流行。4 月,长坳村一带儿童患病 90 余名,死亡过半②。

南郑县　疫,脑膜炎、流感、霍乱流行。今《南郑县卫生志》载:是年至 1941 年,全县"麻脚瘟"(霍乱)、"大头瘟"(脑膜炎)、"窝儿寒"(流行性感冒)等传染病大流行,死亡约 17000 人,牟秦乡里八沟 703 户人家,死亡 300 余口③。

商　县(今商州区)　疫,赤痢流行。今《商洛地区卫生志》载:是年至 1946 年,商县患赤痢者 2 万余人④。

山东省

沾化县　秋,霍乱流行⑤。

济阳县　(秋)8 月,霍乱流行⑥。

肥城县(今肥城市)　春,天花流行。4 月,石横镇流行黑疹(天花),儿童发病率高,仅西铺一村传染 100 余人,死亡 60 余人⑦。

临邑县　(秋)8 月,霍乱流行⑧。仅夏口镇刘双庙村,500 口人,患病者竟达 300 人,死 80 人⑨。

阳谷县　(秋)8 月,霍乱流行⑩。

郓城县　秋,霍乱大流行,全县死亡 500 余人⑪。

嘉祥县　天花流行,赵屯村 300 余人,发病 30 人,死亡 1 人⑫。

菏泽县(今菏泽市牡丹区)　秋,霍乱流行,蔓延全县,死者甚多,城四门出丧者,

---

① 《黄龙县志》,陕西人民出版社 1995 年版。

② 《眉县志》,陕西人民出版社 2000 年版。

③ 《南郑县卫生志》,1987 年。

④ 《商洛地区卫生志》,陕西人民出版社 1999 年版。

⑤ 《山东省卫生志》,山东人民出版社 1992 年版。

⑥ 《德州地区卫生志》,天津科学技术出版社 1991 年版。《山东省卫生志》,山东人民出版社 1992 年版。

⑦ 《石横镇志》,方志出版社 1997 年版。

⑧ 《德州地区卫生志》,天津科学技术出版社 1991 年版。

⑨ 《临邑县志》,齐鲁书社 1993 年版。《德州地区卫生志》,天津科学技术出版社 1991 年版。《临邑县卫生志》,2005 年。《山东省卫生志》,山东人民出版社 1992 年版。

⑩ 《阳谷县志》,中华书局 1991 年版。

⑪ 《郓城县志》,齐鲁书社 1992 年版。

⑫ 《嘉祥县卫生志》,1990 年。

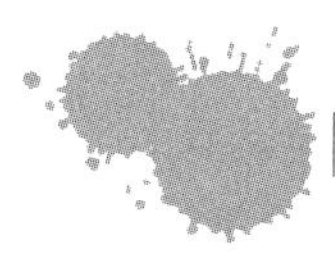

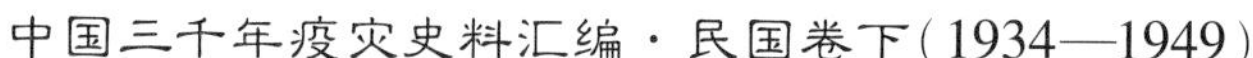

每日不下数十家①。

邹　县(今邹城市)　疟疾流行,村村皆有发生,仅太平一村就有千人患病,幸免者甚少,亲人不能相顾,粮田大片荒芜②。

费　县　黑热病大流行③。

峄　县(今枣庄市)　秋,霍乱流行。今《山东省卫生志》称:秋,台儿庄霍乱大流行,又有日军入侵,尸横遍野,底阁一带疫情甚重,疫情持续至1939年④。今《微山县卫生志》载:韩庄、昭阳霍乱流行,死亡人数众多⑤。

沂水县　冬,天花流行,南麻二村70余户,一天抬出7具尸体⑥。

福山县(今烟台市福山区)　夏五月,霍乱流行。6月21日(五月廿四日)报道:烟台因居民拥挤,气候不佳,致霍乱流行,平津医生及救护人员均纷纷南下赴烟台⑦。

文登县(今文登市)　夏,霍乱流行。回归热流行,发病4176例⑧。

即墨县(今属即墨市)　秋,霍乱流行,西店子村疫情尤为严重,人死无人埋⑨。棘洪滩域内暴发瘟疫,直到1942年春,绵延3年之久,其中古岛村疫死40多人,有灭门绝户者⑩。

寿光县(今寿光市)　秋,霍乱流行,北洛乡范家沟子病400余人⑪。

胶　县(今胶州市)　胶南县红石崖地区发生伤寒流行⑫。

临淄县(今淄博市临淄区)　伤寒流行。今《淄博市卫生志》称:路山一带瘟疫⑬。

东明县　伤寒流行。马军营、刘庄、任营、吕庄等村疫情最重,患病1753人,数日内病死421人,有全家死绝者⑭。

---

① 《菏泽市志》,齐鲁书社1993年版。

② 《邹县卫生志》,山东省出版总社济宁分社1989年版。

③ 《平邑县卫生志》,1991年。

④ 《枣庄市卫生志》,1988年。《山东省卫生志》,山东人民出版社1992年版。

⑤ 《微山县卫生志》,1987年。

⑥ 《沂源县卫生志》,1991年。

⑦ “烟台汕头霍乱流行,平津医生多南下”,《申报》1938年6月21日,第2版。“汕头烟台霍乱流行,汕头死亡甚多”,《中央日报》1938年6月21日,第3版。

⑧ 《山东省卫生志》,山东人民出版社1992年版。

⑨ 《即墨县卫生志》,1987年。

⑩ 《棘洪滩镇志》,黄河出版社2009年版。

⑪ 《潍坊市卫生志》,1989年。《山东省卫生志》,山东人民出版社1992年版。

⑫ 《山东省卫生志》,山东人民出版社1992年版。

⑬ 《淄博市卫生志》,1997年。

⑭ 《东明县志》,中华书局1992年版。

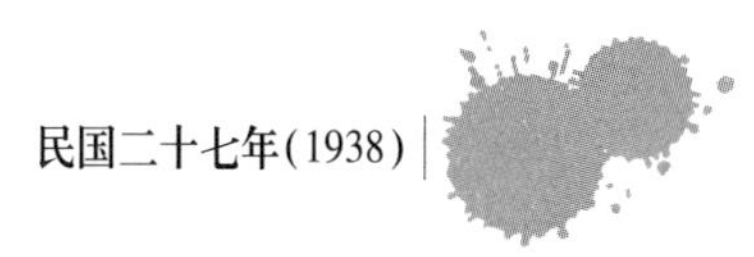

青岛市　秋,霍乱流行①。

河南省

安阳县　霍乱、脑膜炎流行。今《安阳县志》载:霍乱流行,发病2.5万人,占全县总人口的5%,病死1.75万人。霍乱流行之后,乙型脑炎又起(多见于2—10岁儿童),发病数为1万人,占全县总人口的2%,病死8000余人②。

林　县(今林州市)　伤寒流行。今《林县志》载:龙泉庄村420口人,患伤寒病270人,死亡36人③。所辖河顺镇天花、霍乱、伤寒、痢疾等流行④。

浚　县　霍乱大流行,死亡数千人。前嘴头发病54人,死亡21人。卫县集发病350人,死亡92人。新镇乡西郭村一天死亡18人。大年初一,县城死亡30人⑤。

辉　县　霍乱流行。今《辉县市志》称:瘟疫流行,占城一带死人甚多⑥。

汲　县(今卫辉市)　霍乱病流行全县⑦。

滑　县　霍乱大流行,全县患者10万余人,死亡2万余人⑧。

延津县　秋,霍乱流行,病亡甚多⑨。7月28日(七月初二日)报道:延津、新乡一带,敌军近患虎疫甚猖獗,每日死者恒达100余名,敌甚形恐慌⑩。今《延津县卫生志》载:据查,司寨公社李楼大队当时近1000口人,死于霍乱的40余人,有一家死5口者。位邱公社位邱大队发生霍乱118人,死40多人。阎家拐胡同发病20多人,仅一人救活,其余几天之内全部死亡。群众认为是"大家病,灾难年",人心惶惶。豆炸地里无人收割,有的甚至穿上新衣等死。迷信百出,家家户户门上用布做的黑狗白脖,意思是"黑狗白脖,光咬撒病老婆"⑪。

新乡县　夏六月,霍乱流行,朗公庙乡张庄村一家15口,病死13口⑫。是年,县城内又天花流行⑬。

---

① 《青岛市卫生志》,青岛海洋大学出版社1993年版。

② 《安阳县志》,中国青年出版社1990年版。

③ 《林县志》,河南人民出版社1989年版。

④ 《河顺镇志》,方志出版社2005年版。

⑤ 《浚县志》,中州古籍出版社1990年版。

⑥ 《辉县市志》,中州古籍出版社1992年版。

⑦ 《卫辉市志》,生活·读书·新知三联书店1993年版。

⑧ 《滑县志》,中州古籍出版社1997年版。

⑨ 《延津县志》,生活·读书·新知三联书店1991年版。

⑩ "新乡一带敌患虎疫",《申报》1938年7月28日,第1版。

⑪ 《延津县卫生志》,1985年。

⑫ 《新乡县志》,生活·读书·新知三联书店1991年版。

⑬ 《新乡市卫生志》,1988年。

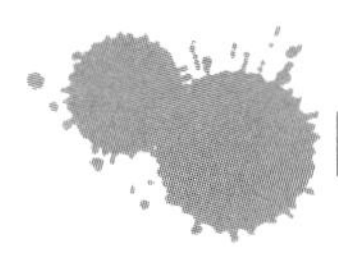

获嘉县　伤寒大流行,太山庙村死亡数百人,有一家死五六人者,甚有一家33人,几天之内死去11人。霍乱大流行,程遇村有50人丧生,史庄村有99人丧生,沙窝营有88人丧生①。

原武县、阳武县(今合为原阳县)　夏秋,霍乱流行,波及原、阳二县大部村庄。当时,阳武县川村700多口人病死100余,原武县河沟北沿村300多口人病死近60口②。

封邱县(今封丘县)　霍乱、天花流行③。

洛阳县(今洛阳市)　夏,霍乱流行。7月10日(六月十三日)报道:洛阳近发现虎烈拉,死亡者已达18人④。7月20日(六月廿三日)报道:洛阳近发现虎疫,蔓延日烈⑤。

临汝县(今汝州市)　夏,霍乱流行,死亡甚多,灭门绝户者屡闻不鲜,群众惊恐万状⑥。

鲁山县　天花大流行⑦。

考城县(今属兰考县)　霍乱流行,有全家死绝者⑧。

兰封县(今属兰考县)　(夏)6月,霍乱大流行,死人甚多⑨。

开封县(今开封市祥符区)　夏,霍乱流行。7月5日(六月初八日)报道:开封西北方难民中发生霍乱症,照外国传教士报告,死者数百人⑩。7月15日(六月十八日)报道:华北事务局报告,在陇海线开封发生患虎疫者6人,其中4人死亡。又说站北方24公里之部落亦发生虎疫,疫者10名,其中5名死亡,总计该事务局管下铁道沿线在7月9日以前患虎疫者共1387名,死亡者达191名⑪。今《开封市卫生志》载:夏五月,四方难民云集开封,城内发生霍乱流行⑫。

---

① 《获嘉县卫生志》,1986年。

② 《原阳县卫生志》,1985年。

③ 《封丘县卫生志》,1986年。

④ “洛阳发现虎疫”,《申报》1938年7月10日,第1版。

⑤ “洛阳发现虎疫”,《申报》1938年7月20日,第1版。“杨永年赴洛办理防疫工作”,《中央日报》1938年7月20日,第2版。

⑥ 《汝州市志》,中州古籍出版社1994年版。

⑦ 《鲁山县卫生志》,1985年。

⑧ 《兰考县志》,中州古籍出版社1999年版。

⑨ 《兰考县志》,中州古籍出版社1999年版。

⑩ “开封被灾区发生霍乱症”,《申报》1938年7月5日,第2版。

⑪ “华北虎疫盛行”,《盛京时报》1938年7月15日,第2版。

⑫ 《开封市卫生志》,河南人民出版社1990年版。

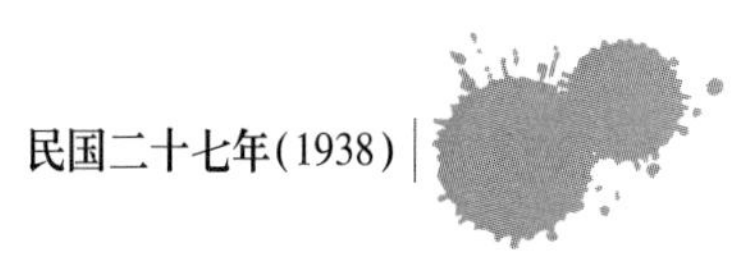

郑　县(今大部属郑州市)　霍乱大流行①。伤寒流行,七里河村有450人染病,缠绵不愈,9人丧命②。

密　县　(秋)8月,疟疾流行,县东关口最甚,旬内死亡8口③。

杞　县　秋,霍乱流行,事后调查城北堤外范庄、汪庄两个小村,一天即死亡8人,死者无人葬埋,请医不敢单行,户户有病人,村村有哭声④。

长葛县　秋,霍乱大流行,盛时,东百仓村每日出棺四五具,死者多达50多人⑤。

西平县　秋,霍乱大流行,患者朝发夕死⑥。

南阳县(今南阳市区)　伤寒大流行⑦。

确山县　天花流行⑧。

信阳县(今信阳市平桥区)　秋,霍乱大流行。日军入侵本县,人民四处逃难,阴历九月中,平昌关一带发生霍乱,平昌北陈油坊寨上避乱者800余人,一日发病219人,当天死去21人;马桥寨上500余人,一日发病197人,当天死去19人;龚家寨上214人,一日发病80余人,当天死去13人。同时,平桥地区天花大流行⑨。

罗山县　伤寒、疟疾流行,死人甚多⑩。

息　县　霍乱、伤寒、痢疾、麻疹大流行,俗称"发人瘟",患者35万余人,占全县总人口的80%,病亡10万余人⑪。

南乐县　秋,霍乱大流行。县城北街300户居民中,死亡120口,有一家7口死6口者⑫。

长垣县　秋,霍乱大流行,仅丁栾乡张三寨村1个月内就死亡300余口,王绍忠1家7口,3天内死去5口⑬。

---

① 《金水卫生志》,1986年。

② 《郑州市郊区卫生志》,1986年。

③ 《密县志》,中州古籍出版社1992年版。

④ 《杞县卫生志》,1985年。

⑤ 《东百仓村志》。

⑥ 《环城乡志》,1991年。

⑦ 《南阳县志》,河南人民出版社1990年版。

⑧ 《确山县志》,生活·读书·新知三联书店1993年版。

⑨ 《信阳县卫生志》,河南人民出版社1990年版。

⑩ 《罗山县志》,河南人民出版社1987年版。

⑪ 《息县志》,河南人民出版社1989年版。

⑫ 民国《南乐县志》卷七《志祥异》。《南乐县志》,中州古籍出版社1996年版。《濮阳市卫生志》,方志出版社1998年版。

⑬ 《长垣县志》,中州古籍出版社1991年版。《长垣县卫生志》,1987年。

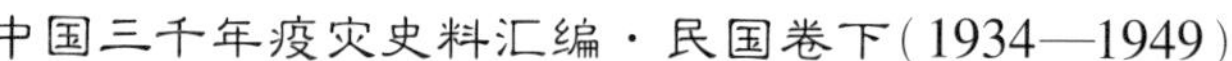

濮阳县　秋，霍乱大流行，持续两月之久，死者2万余人。大桑树村472户2005人，病死72人；谷马羡村385人，病死31人，严重时一天死亡8人①。

清丰县　夏秋，霍乱大流行，持续两月之久，死者2000余人②。

宁夏回族自治区

中卫县（今沙坡头区）　9月，全县白喉、猩红热大流行，死亡儿童甚巨③。冬，白喉大流行，蔓延3年之久④。

居延设治局　夏，疫。7月，哈格其米德家（今苏泊淖尔苏木策克嘎查）不足10天内，死亡5人，就连当时去他家诊病的喇嘛医生也染疾死在返回路途⑤。

甘肃省

定西县　霍乱流行，县城死亡3人⑥。

会宁县　白喉、猩红热、麻疹流行。今《会宁县志》载：瘟疫流行，城乡小儿患白喉症、单双乳蛾、猩红热、麻疹等病，死者无计⑦。

清水县（今张家川县）　猩红热流行，延至次年，仅恭门镇、阎家店病死200余人，丁映斗全家48人，病死11人⑧。

山丹县　伤寒流行，染者十之一二，死亡者不少⑨。

天水县（今秦州区、麦积区）　猩红热流行，病势剧烈，死亡率甚高⑩。

榆中县　金崖等乡霍乱流行，中共甘肃工委派人前往医治⑪。

玉门县（今玉门市）　花海乡白喉流行，病尸暴露荒野⑫。

青海省

亹源县（今门源县）　鼠疫流行，马场地区甘肃捕獭人员因食旱獭肉传染，4人死亡⑬。

---

① 《濮阳市卫生志》，方志出版社1998年版。《濮阳市志》，中州古籍出版社2005年版。

② 《濮阳市卫生志》，方志出版社1998年版。《清丰县志》，山东大学出版社1990年版。

③ 《中卫县志》，宁夏人民出版社1995年版。《中卫县卫生志》，1995年。

④ 《中卫县志》，宁夏人民出版社1995年版。

⑤ 《额济纳旗志》，方志出版社1998年版。

⑥ 《定西县志》，甘肃人民出版社1990年版。

⑦ 《会宁县志》，甘肃人民出版社1994年版。

⑧ 《张家川回族自治县志》，甘肃人民出版社1999年版。

⑨ 《山丹县志》，甘肃人民出版社1993年版。

⑩ 《秦城区志》，甘肃文化出版社2001年版。

⑪ 《榆中县志》，甘肃人民出版社2001年版。

⑫ 《玉门市志》，新华出版社1991年版。《甘肃省志》，甘肃人民出版社1989年版。

⑬ 《海北藏族自治州志》，甘肃人民出版社1999年版。《门源县志》，甘肃人民出版社1993年版。

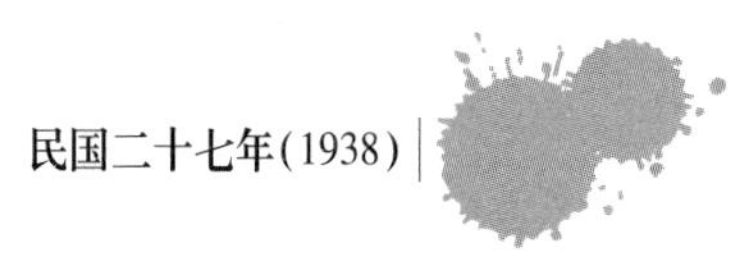

西宁县(今海东市平安区)　麻疹大流行,平安镇患儿死亡甚多,仅平安西村就达20余名,平戎堡南城壕沟内遍布童尸①。

新疆维吾尔自治区

绥来县(今玛纳斯县)　鼠疫流行。发于玛纳斯三道马场,蔓延至呼图壁南山地区,死亡75人②。

塔城县(今塔城市)　伤寒大流行,死亡惨重③。

安徽省

潜山县　(秋)9月,天花流行,仅罗汉乡万岭村林家老屋78个儿童中就有患者54人,死亡51人④。

桐城县(今桐城市)　霍乱、天花、麻疹流行。今《桐城县志》载:霍乱再起,兼战乱、灾荒,民不聊生。其他传染病如天花、麻疹等症,发病更为频繁⑤。

宣城县(今宣城市宣城区)　秋,霍乱流行。8月18日(七月廿三日)报道:宣城疫疠流行,敌军大部迁移东南门外空旷之地,避免传染,留居城内之数仅百余人⑥。

广德县　(秋)10月,全县疟疾流行⑦。

泾　县　秋,全县疟疾流行,发病人数高达5.8万,有间日疟、三日疟、恶性疟⑧。

贵池县(今池州市贵池区)　秋,三万圩地区天花流行⑨。

休宁县　秋,霍乱流行。今《休宁县大事记》载:9月,屯溪发现霍乱,1—4日,死4人⑩。

凤阳县　春,天花流行,天桥东难民区死者甚多⑪。4月16日(三月十六日)报道:凤阳城四敌多患天花,出城打粮者日渐减少⑫。

---

① 《平安县志》,陕西人民出版社1996年版。

② 《呼图壁县志》,新疆人民出版社1992年版。

③ 《塔城市志》,新疆人民出版社1995年版。《伊吾县志》,新疆大学出版社1994年版。

④ 《潜山县志》,社会科学文献出版社1993年版。

⑤ 《桐城县志》,黄山书社1995年版。

⑥ “长江下游各地传染病蔓延,敌军患者五千人,沪租界霍乱病势已稍杀”,《中央日报》1938年8月18日,第3版。

⑦ 《广德县志》,方志出版社1996年版。

⑧ 《泾县志》,方志出版社1996年版。

⑨ 《贵池县志》,黄山书社1994年版。《池州地区卫生志》,黄山书社1997年版。

⑩ 《休宁县大事记》,1995年。

⑪ 《蚌埠市志》,方志出版社1995年版。

⑫ “南段我军夜袭凤阳一度进迫县城东门”,《申报》1938年4月16日,第2版。

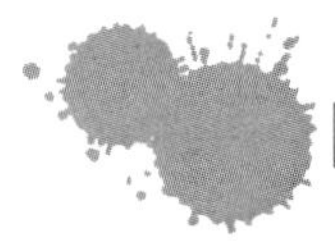

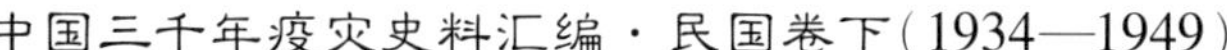

太和县、阜阳县　疟疾广为流行[①]。

涡阳县　疟疾流行[②]。

四川省

简阳县(今资阳市简阳市)　全县霍乱大流行[③]。

华阳县(今双流县)　痢疾流行,兴隆乡一家11人染病,半月内死亡10人[④]。

平武县(时含青川县)　霍乱流行,县城内一个新兵连130多名士兵,骤然发病,患者上吐下泻不止,腹痛如绞,声音嘶哑,两腿转筋,昏迷不省,几天内死亡30多人[⑤]。

梓潼县　霍乱流行,死亡400余人[⑥]。

洪雅县　(夏)7月,霍乱流行,洪川等地死者颇多[⑦]。

汉源县　(夏)7月,霍乱流行,九襄、富林等地死亡400余人[⑧]。

荣　县(今属自贡市)　秋,霍乱暴发流行,死人甚多,尤以半边街为最,贡井(时属荣县)鹅儿沟至田坝头,路不到半里,户不满30,即有17户人患霍乱病死亡[⑨]。

西昌县(今西昌市)　(夏)7月,霍乱流行,城区病死四五百人,其中涌泉街7天之内死180多人,6户死绝[⑩]。

邛崃县(今邛崃市)　(夏)6—7月,天花流行,桑园乡发病928人,死亡43人。麻疹流行,自上年至于本年10月,桑园乡263名儿童就有239人患麻疹,12人不治死亡[⑪]。

蒲江县　夏秋,天花流行,1677人患病,364人死亡[⑫]。

巴中县(今属巴中市)　脑膜炎流行,仅玉山天官场染病者就达480人,死亡190余人[⑬]。

---

① 《界首县卫生志》,1985年。
② 《涡阳县志》,黄山书社1989年版。
③ 《内江地区卫生志》,四川辞书出版社1995年版。
④ 《双流县志》,四川人民出版社1992年版。
⑤ 《青川县卫生志》,1988年。
⑥ 《梓潼县志》,方志出版社1999年版。
⑦ 《洪雅县志》,电子科技大学出版社1997年版。
⑧ 《汉源县志》,四川科学技术出版社1994年版。
⑨ 《自贡市卫生志》,四川辞书出版社1992年版。
⑩ 《西昌市志》,四川人民出版社1996年版。
⑪ 《桑园乡志》,1982年。
⑫ 《蒲江县志》,四川人民出版社1992年版。
⑬ 《巴中县卫生志》,1987年。

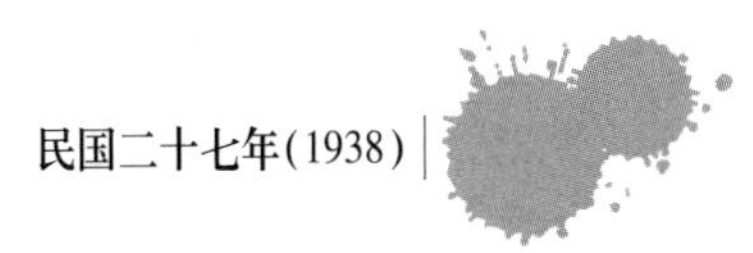

广元县(今广元市)　麻疹流行,仅下西乡即死亡278人[①]。

苍溪县　夏,霍乱流行。东青、八庙一带尤甚,红花村有2家8人死绝[②]。

邻水县　霍乱流行,至次年,全县死于霍乱、伤寒者近1万人[③]。

南充县(今南充市)　痢疾、麻疹流行。大通乡阎王沟54户352人,患痢疾24人,疟疾4人,麻疹26人[④]。

三台县　(夏秋之际)7—8月,天花流行,塞江乡发病30多人,死亡5人[⑤]。芦桥乡发病20人,死亡8人[⑥]。

遂宁县(今属遂宁市船山区)　麻疹流行。河沙乡伤寒流行,连医生都远遁避之[⑦]。

泸　县(今泸州市龙马潭区)　秋,霍乱流行,石洞镇死亡214人[⑧]。天花流行,儿童多罹病,日有死亡[⑨]。

资阳县(今资阳市雁江区)　秋,霍乱流行。仅县城死亡800余人,四道城门抬丧不止,棺材被抢购一空[⑩]。

资中县　秋,霍乱流行,死亡甚众[⑪]。

内江县(今内江市东兴区)　秋,霍乱流行。8月18日(七月廿三日)起,内江城内霍乱流行,持续半月[⑫]。

富顺县(今属自贡市)　秋,霍乱流行,死人甚多,尤以半边街为最,自流井(时属富顺县)每日出丧七八十具[⑬]。

隆昌县　麻疹流行[⑭]。

庆符县(今属高县)　天花流行,福溪乡、高县嘉乐乡、玉皇乡死亡1000多人[⑮]。

---

① 《下西乡志》,1985年。
② 《苍溪县卫生志》,1988年。
③ 《邻水县志》,四川科学技术出版社1991年版。
④ 《南充县志》,四川人民出版社1993年版。
⑤ 《塞江乡志》,1987年。
⑥ 《芦桥乡志》,1985年。
⑦ 《遂宁县志》,巴蜀书社1993年版。
⑧ 《泸县志》,四川科学技术出版社1993年版。
⑨ 《泸州市卫生志》,方志出版社2005年版。
⑩ 《资阳县志》,巴蜀书社1993年版。《内江地区卫生志》,四川辞书出版社1995年版。
⑪ 《资中县志》,巴蜀书社1997年版。
⑫ 《内江县志》,巴蜀书社1994年版。《内江地区卫生志》,四川辞书出版社1995年版。
⑬ 《自贡市卫生志》,四川辞书出版社1992年版。
⑭ 《内江地区卫生志》,四川辞书出版社1995年版。
⑮ 《高县志》,方志出版社1998年版。

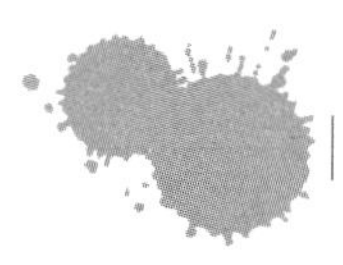

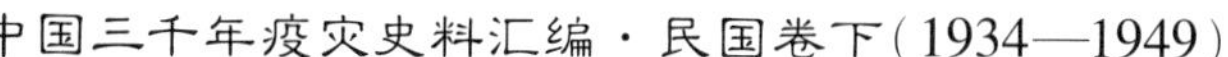

渠　县　秋,霍乱流行,县城河街及水上船民死亡200余人①。

重庆市

重庆市　秋,霍乱、伤寒流行。9月16日(闰七月廿三日)报道:振委会、中央国医馆、重庆市政府为救济本市贫苦民众及来渝难民疾病起见,特委托中医救护医院办理临时诊疗所7处,并组织巡回诊疗队5队,分往临江门、朝天门、通达门、千厮门、南岸等贫民区巡回诊疗,两周来已诊10000余人,闻所患病症,以霍乱、伤寒、流行性感冒等为多②。是年,痢疾大流行,死亡甚多,仅驻鸡房街之新兵团因痢疾死亡数十人③。

潼南县　秋,霍乱流行。今《潼南县志》载:秋,"麻脚瘟"大流行,死亡颇多,有全家死绝者④。

綦江县(今綦江区)　夏秋之际,霍乱流行。今《綦江县志》载:6、7两月,霍乱大流行,县城死亡高峰时日达五六十人,乡村死亡更多⑤。

涪陵县(时含武隆县)　痢疾、天花、流感流行。今《武隆县卫生志》载:白马乡痢疾流行,凉水乡、黄茵乡天花流行,凤来等乡流感流行⑥。

酉阳县　夏秋,霍乱大流行。龙潭六月的一天,竟埋死尸105具,蔓延3月之久,路断人稀⑦。

忠　县　秋,霍乱流行。双桂乡、仁和乡死人甚多,棺材供不应求⑧。

彭水县　疟疾流行。四川省政府派10余人去双龙考察,尽管他们对于疾病卫生非常注意,但疟蚊过多,终难防预,结果同行十余人均患疟疾,无一幸免⑨。

荣昌县　(夏)5月,脑膜炎流行。秋,霍乱流行⑩。

永川县(今永川区)　冬,天花流行,死亡200余人⑪。

云阳县　脑膜炎流行,患者多为小孩,患病20余例。是年,麻疹流行,白岩乡乡

---

① 《渠县志》,四川科学技术出版社1991年版。
② "渝时疫流行诊疗组巡回队两周来诊万余人",《中央日报》1938年9月16日,第3版。
③ 《重庆市市中区志》,重庆出版社1997年版。
④ 《潼南县志》,四川人民出版社1993年版。
⑤ 《綦江县志》,西南交通大学出版社1991年版。
⑥ 《武隆县卫生志》,1986年。
⑦ 《酉阳县志》,重庆出版社2002年版。
⑧ 《忠县志》,四川辞书出版社1994年版。
⑨ 《彭水县志》,四川人民出版社1998年版。
⑩ 《荣昌县志》,四川人民出版社2000年版。
⑪ 《陈食镇志》,四川人民出版社1999年版。

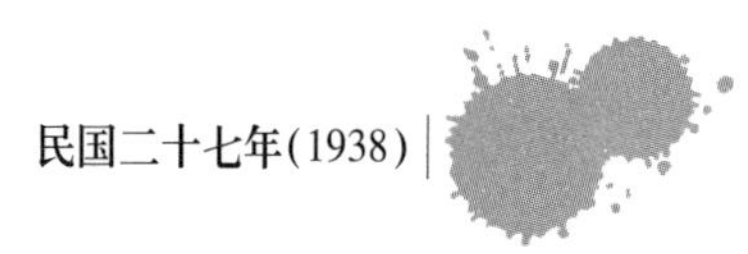

长于静侯组织全乡医务人员30人,分赴各处划片包干治疗,减少了死亡①。

云南省

昆明市　冬,伤寒流行,持续半年,死者十二三,双龙乡家到户至,死绝3户②。

路南县　秋,霍乱流行③。

牟定县　回归热病流行,仅南界囤子仓村71户408人中,就有29户163人发病,死亡72人④。

大姚县　伤寒流行。今《大姚县志》载:瘟疫流行,伤寒病尤为严重⑤。

镇南县　疟疾流行,马街区威车乡下法卡共6户30余人,一年内死于疟疾者18人,幸存者外逃他乡,以至田园荒芜,村落为墟⑥。

姚安县　猩红热流行,蔓延全境,死者甚多⑦。

蒙自县(今蒙自市)　秋,霍乱流行,发病19例,死亡16人⑧。

通海县　(秋)9月,霍乱流行,死亡严重⑨。

华宁县　秋,霍乱大流行,盘溪一带死亡200余人⑩。

文山县　天花流行,死亡约140人⑪。

师宗县　天花流行,死亡2000余人⑫。

镇康县　秋,疟疾大流行,死亡上千人⑬。

龙陵县　(夏)5月,天花流行⑭。

云　县　夏秋,恶性疟疾大流行。今《云县志》载:秋,疟疾流行,省派员前来救治,并成立防疫队⑮。当年《云南县政半月刊》载:云县自本年入夏以来,疫病流行,死亡惨重,人民多已流离失所。秋后疫病增剧,城区人口近万余人,每日死亡至十数。

---

① 《云阳县志》,四川人民出版社1999年版。
② 《官渡区卫生志》,1990年。
③ 《路南彝族自治县志》,云南民族出版社1996年版。
④ 《牟定县志》,云南人民出版社1993年版。
⑤ 《大姚县志》,云南大学出版社1999年版。
⑥ 《南华县志》,云南人民出版社1995年版。
⑦ 《姚安县志》,云南人民出版社1996年版。
⑧ 《蒙自县志》,中华书局1995年版。
⑨ 《通海县卫生志》,1991年。
⑩ 《华宁县卫生志》,1992年。
⑪ 《文山县志》,云南人民出版社1999年版。
⑫ 《师宗县志》,云南大学出版社1997年版。
⑬ 《镇康县志》,四川民族出版社1992年版。
⑭ 《龙陵县志》,中华书局2000年版。
⑮ 《云县志》,云南人民出版社1994年版。

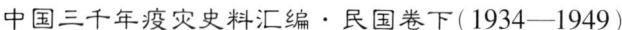

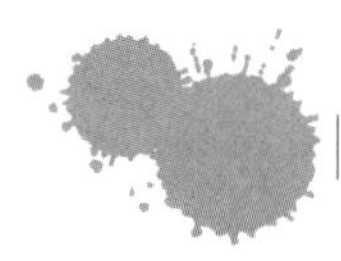

其病初起,系发烧或呕吐,投以痧症药剂时,稍有见效,倘数日不治即死,挨户感染疾病,无一幸免,甚有全家数口不数日而相继死亡。各区情形亦复如是①。

开远县(今开远市) 秋,霍乱流行,10 人患病,死亡 10 人②。

瑞丽设治局(今瑞丽市) 鼠疫流行。鼠疫在缅甸边境城镇南坎流行,波及瑞丽,在弄岛、姐相、勐卯等地的 45 个村流行③。

贵州省

贵州省 疟疾流行。贵州省 54 个卫生站和门诊部 14338 例病人中,疟疾占 14.58%,其中松桃县 583 例门诊病人,疟疾 333 例,占 64%;德江县 97 例门诊病人,疟疾 45 例,占 46.4%;册亨县 305 例门诊病人,疟疾 134 例,占 43.9%。恶性疟占 68%,间日疟占 19.56%,三日疟占 11.62%④。

贵阳县(今贵阳市) 秋,霍乱流行。8 月 26 日(闰七月初二日)报道:贵阳霍乱流行甚炽⑤。9 月 9 日(闰七月十六日)报道:本年真性霍乱最先发现于黄梅,其后武汉、贵阳相继发生⑥。今《贵阳市志》载:是年贵阳霍乱流行,发病 1498 人,死亡 395 人⑦。

修文县 霍乱流行⑧。

仁怀县(今仁怀市) 天花流行,儿童死亡达万人⑨。

都匀县(今都匀市) 霍乱流行。今《都匀市志》载:平浪河通寨发生瘟疫(霍乱),死 60 余人⑩。

炉山县(今凯里市) 翁项火烧寨、旧寨发生鼠疫流行⑪。

八寨县(今丹寨县) 霍乱流行,兴仁窑货厂寨病死 28 人⑫。

丹江县(今丹寨县) 秋,疟疾、痢疾流行。今《雷山县志》载:9 月,时疫盛行,患

---

① "云县时疫流行",《云南县政半月刊》1938 年第 3 卷第 5/6 期,第 32 页。

② 《开远市志》,云南人民出版社 1996 年版。

③ 《瑞丽市志》,四川辞书出版社 1996 年版。

④ Kan H C. Prevalence of maloria in Kweichou Province.《中华医学杂志》(英文版)1941 年第 59 卷第 1 期。

⑤ 《西南日报》1938 年 8 月 26 日,第 3 版。

⑥ 《西南日报》1938 年 9 月 9 日,第 3 版。

⑦ 《贵阳市志·卫生志》,贵州人民出版社 1997 年版。

⑧ 《修文县志》,方志出版社 1998 年版。

⑨ 《仁怀县志》,贵州人民出版社 1991 年版。

⑩ 《都匀市志》,贵州人民出版社 1999 年版。

⑪ 《凯里市志》,方志出版社 1998 年版。

⑫ 《丹寨县志》,方志出版社 1999 年版。

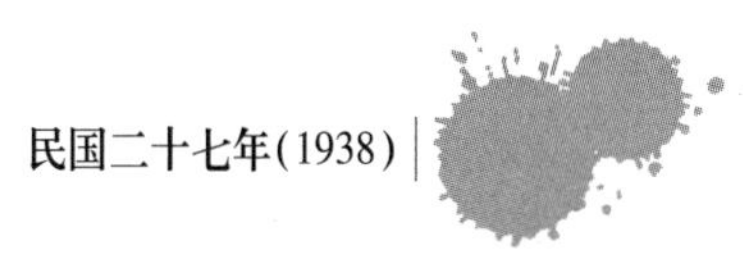

者多为恶性疟疾及红、白痢疾,每天平均死亡10余人①。按:雷山县1944年设,其地时属丹江县。

镇远县　霍乱流行,死者不可胜数。都坪镇疟疾流行②。

天柱县　霍乱流行,县城及周围村寨死者甚众,渡马一带人畜死亡无数③。

黄平县　全县天花、霍乱流行④。

玉屏县　田坪等处疟疾流行⑤。

松桃县　秋,霍乱流行。县城几天之内死亡20余人,平头司死亡300余人⑥。

安顺县(今安顺市)　秋,霍乱流行。宋旗镇打纸屯死亡20多人⑦。

平坝县　霍乱流行。县一区(羊昌河)死于霍乱者253人;一、三联保之洛阳惨遭疫症,死亡频仍,尸骨狼籍⑧。

兴仁县　霍乱流行,县城死亡数百人⑨。

关岭县　秋,霍乱流行。8月,花江、关索等地霍乱流行,传染迅速,十日之内,死亡200余人⑩。

威宁县　霍乱流行⑪。

织金县　霍乱大流行。县城死400多人,务卜一带地区,病者死后竟无人掩埋⑫。

安龙县　秋,霍乱流行。今《安龙县志》载:9月,第1区24保疫病流行,旬日之间传染数十家,死亡52人。病状均是口哑、腹泻,俗呼为"哑吧瘟"⑬。按:这也是霍乱的一种,有些地区称为"噤口痢"。

安南县(今晴隆县)　秋,霍乱流行。截止到9月11日(闰七月十八日),发病335例,死亡不可胜数⑭。

---

① 《雷山县志》,贵州人民出版社1992年版。
② 《镇远县志》,贵州人民出版社1992年版。
③ 《天柱县志》,贵州人民出版社1993年版。
④ 《黄平县志》,贵州人民出版社1993年版。
⑤ 《玉屏侗族自治县志》,贵州人民出版社1993年版。
⑥ 《松桃苗族自治县志》,贵州人民出版社1996年版。
⑦ 《安顺市宋旗镇志》,贵州人民出版社2001年版。
⑧ 《平坝县志》,贵州人民出版社2004年版。
⑨ 《兴仁县志》,贵州人民出版社1991年版。
⑩ 《关岭布依族苗族自治县志》,贵州人民出版社2002年版。
⑪ 《威宁彝族回族苗族自治县志》,贵州人民出版社1994年版。
⑫ 《织金县志》,方志出版社1997年版。
⑬ 《安龙县志》,贵州人民出版社1992年版。
⑭ 《晴隆县志》,贵州人民出版社1993年版。

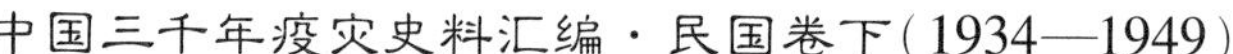

岑巩县　秋七月,天花大流行,天马死亡103人①。

湖北省

湖北省　春,猩红热流行。4月30日(四月初一日)报道:湖北省会卫生事务所近据各医院报告,军队中及难民收容所中,时有猩红热发生②。

武昌市、汉阳县、汉口市(合为今武汉市)　春,麻疹流行。2月24日(正月廿五日)报道:武昌城区各难民收容所近发现一种麻疹流行病,儿童染者甚众,旬日以来,颇多死亡③。山坡张玛瑙村脑膜炎流行,一日间死儿童4人④。夏秋,霍乱流行。6月10日(五月十三日)报道:自5月29日发现患霍乱者3人后,近10日来,(武汉)又陆续发现7人⑤。6月13日(五月十六日)报道:国联防疫团以最近市面发现霍乱流行,多由战区传染而来,现为防范霍乱蔓延起见,特在汉口怡和村美国学校内设立隔离医院⑥。7月10日(六月十三日)报道:近来武汉霍乱蔓延,每日发现四五起⑦。7月19日(六月廿二日)报道:汉口市酷热同时,虎疫又盛行蔓延。据汉口防疫局发表,自7月7日至17日间,送到汉口及武昌病院之患病者数达74名,更7月14日到16日间之汉阳虎疫患者数判明已达10名。如是,武汉三镇现于战祸、水灾、炎暑同战三时,又受病魔之威胁,市民战战兢兢⑧。11月10日(九月十九日)报道:汉水附近难民收容所中发生霍乱症数起,业经证实⑨。

黄安县(今黄冈市红安县)　全县流脑流行,县南尤甚⑩。

黄陂县(今武汉市黄陂区)　夏,霍乱流行。7月10日(六月十三日)报道:黄陂发现霍乱⑪。

黄冈县(今黄冈市)　秋,疟疾流行。今《黄冈县志》载:秋,县境中部、南部地区疟疾、疥疮大流行,患者数十万人,死亡近万人⑫。

汉川县(今汉川市)　秋七月,疟疾大流行,南河姜家岭人口近百,除两人外,均患

---

①《岑巩县志》,贵州人民出版社1993年版。
②“军队难民中发现猩红热”,《申报》1938年4月30日,第2版。
③“武昌发现麻疹流行病”,《申报》1938年2月24日,第2版。
④《武昌县志》,武汉大学出版社1989年版。
⑤“霍乱武汉继续发现七人”,《申报》1938年6月10日,第2版。
⑥“国联防疫团设隔离医院防止霍乱流行”,《申报》1938年6月13日,第2版。
⑦“武汉霍乱蔓延每日均发现四五起省府分令积极防治”,《申报》1938年7月10日,第2版。
⑧“武汉三镇虎疫蔓延”,《盛京时报》1938年7月19日,第1版。
⑨“汉水难民收容所发生霍乱”,《申报》1938年11月10日,第2版。
⑩《红安县志》,上海人民出版社1992年版。
⑪“武汉霍乱蔓延每日均发现四五起省府分令积极防治”,《申报》1938年7月10日,第2版。
⑫《黄冈县志》,武汉大学出版社1990年版。

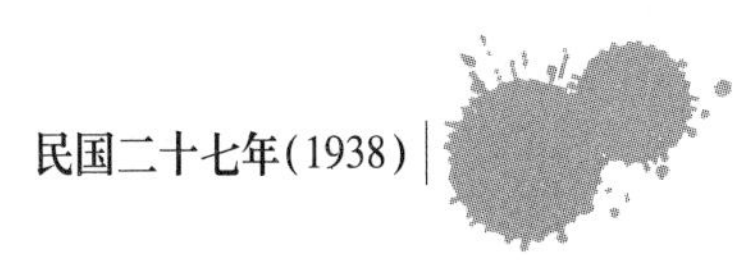

疟疾[①]。

沔阳县(今包括仙桃市、洪湖市)　春,天花流行。长埫口三合垸30多户,近80名小儿发病,死亡20名[②]。

蕲春县　秋,霍乱流行。日军侵占蕲州时,大批市民涌进天主教堂避乱,导致霍乱暴发,死亡1000余人[③]。

阳新县　秋,霍乱流行,城关、富池等地死亡数百人[④]。

广济县(今武穴市)　秋,霍乱大流行,阳城、武穴、梅川等地尤为严重,全县死亡17000余人[⑤]。

嘉鱼县　秋,霍乱流行。东湖麻雀岭村一带霍乱、天花交织流行,播及他地,麻雀岭易某一家7口死亡6人,临江大屋孙村两天死亡9人[⑥]。

京山县　秋七月,霍乱流行,县城每天死亡多达10余人[⑦]。

光化县(今老河口市)　流脑大流行[⑧]。

南漳县　霍乱流行,城关、武镇死600多人[⑨]。

天门县(今天门市)　天花流行,县境东南东号子湾全湾500人,死100余人[⑩]。

郧西县　夏,霍乱流行。今《郧西县志》载:夏,瘟疫流行,两个月内香口村死亡上百人[⑪]。

郧　县(今十堰市区)　霍乱流行。今《郧县志》载:1936—1939年间,霍乱在全县蔓延,死亡万余人,其中城关镇死亡5000余人[⑫]。

巴东县　天花、麻疹、痢疾流行。麻疹病死者30余人[⑬]。

宜都县(今宜都市)　春,天花流行。夏,痢疾猖獗,药铺治痢陈药抢购一空[⑭]。

---

① 《汉川县志》,中国城市出版社1992年版。

② 《沔阳县志》,华中师范大学出版社1989年版。

③ 《蕲春县志》,湖北科技出版社1997年版。

④ 《阳新县志》,新华出版社1993年版。

⑤ 《广济县志》,汉语大词典出版社1994年版。

⑥ 《嘉鱼县志》,湖北科学技术出版社1993年版。

⑦ 《京山县志》,湖北人民出版社1990年版。

⑧ 《老河口市志》,新华出版社1992年版。

⑨ 《南漳县志》,中国城市经济社会出版社1990年版。

⑩ 《天门县志》,湖北人民出版社1989年版。

⑪ 《郧西县志》,武汉测绘科技大学出版社1995年版。

⑫ 《郧县志》,湖北人民出版社2001年版。

⑬ 《巴东县志》,湖北科学技术出版社1993年版。

⑭ 《宜都县志》,湖北人民出版社1990年版。

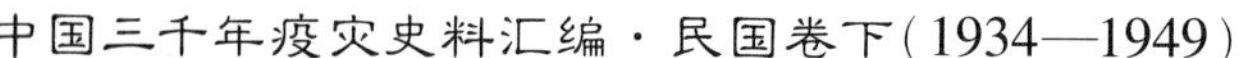

长阳县　春,天花流行,马坪一带死亡严重①。

大冶县(今大冶市)　春,天花流行。王少胡村患者25人,死亡20人。(秋)8月,霍乱流行,陈朝村死19人,黄世家村死70余人,八字门村死268人,其中3户16人死绝②。

湖南省

湖南省　春夏,霍乱大流行。5月2日(四月初三日)报道:自春初四发现真性霍乱至最近止,常德共发现70例,内死亡35名;沅陵46例,死亡24名;桃源5例,死4名;德山15例,死5人③。6月21日(五月廿四日)报道:湘各地近因人口密集及流动频繁,时有疫疠流行,兹悉省境霍乱患者,自去年12月起截至本月18日,总数达369人之多,内军人占56人,民众占313人,死亡者共116人(军人15人,民众101人)。其流行区域,为常德(患者123人,死亡43人)、沅陵(患者92人,死亡39人)、保靖(患者2人)、桃源(患者60人,死亡4人)、龙山(患者24人,死亡15人)、长沙(患者122人,死亡15人)④。

长沙市　夏,霍乱流行。5月16日(四月十七日)报道:长沙发现霍乱疫病⑤。

零陵县(今永州市)　夏,霍乱流行,死亡可怖⑥。

湘潭县(今属湘潭市)　夏,霍乱流行。6月26日(五月廿九日)报道:湘潭等四县发生霍乱⑦。痢疾流行,全县发病1878例,死930例,病死率高达49.5%⑧。

湘阴县(今湘阴县、汨罗市)　霍乱、痢疾流行⑨。

安乡县　夏,霍乱流行。6月26日(五月廿九日)报道:湘潭等四县发生霍乱⑩。

常德县(今常德市)　春,天花、霍乱流行。2月25日(正月廿六日)报道:湘西常德在上月发现天花及霍乱症各数人,嗣继续发现患者多人,计一月来,发现天花10余

---

① 《长阳县志》,中国城市出版社1992年版。

② 《大冶县志》,湖北科学技术出版社1990年版。

③ "湘西霍乱未灭死亡者已达六十余人",《申报》1938年5月2日,第2版。

④ "湘省各地霍乱流行,各卫生机关集会商扩大防疫办法",《中央日报》1938年6月21日,第4版。

⑤ "长沙发生霍乱",《申报》1938年5月16日,第2版。

⑥ 《零陵县志》,中国社会出版社1992年版。

⑦ "湘潭等四县发现霍乱,卫生处派员出发防治",《中央日报》1938年6月26日,第4版。

⑧ 《湘潭县卫生志》,1991年。

⑨ 《湘阴县志》,生活·读书·新知三联书店1995年版。

⑩ "湘潭等四县发现霍乱,卫生处派员出发防治",《中央日报》1938年6月26日,第4版。

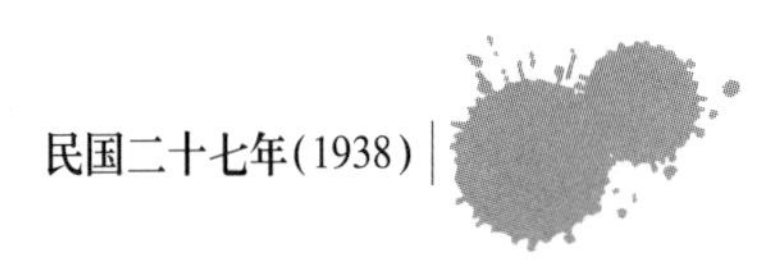

起,霍乱病人42人[①]。4月14日(三月十四日)报道:常德近又发现霍乱病人14人[②]。5月2日(四月初三日)报道:自春初四发现真性霍乱至最近止,常德共发现70例,内死亡35名;德山15例,死5人[③]。5月22日(四月廿三日)报道:常德发现霍乱疫病[④]。南坪岗乡境内发生霍乱,常德县政府曾派卫生人员到乡境内注射霍乱疫苗[⑤]。

茶陵县　难民云集县城,霍乱流行,死亡甚众[⑥]。

醴陵县(今醴陵市)　霍乱流行[⑦]。

南　县　霍乱流行,为时10余日,仅县城即死亡400余人[⑧]。

平江县　春,天花流行。4月4日(三月初四日)报道:平江县城及北乡一带天花流行,蔓延极速,一月已死亡68人,情势奇重[⑨]。

绥宁县　霍乱流行,从1937年起,连续4年势甚猖獗[⑩]。

武冈县(包括今武冈市、洞口县)　霍乱流行。1938—1942年,境内共发生天花4068例,死亡2011例;霍乱发病6650例,死亡5348例[⑪]。

邵阳县(今属邵阳市)　春,霍乱流行。4月9日(三月初九日)报道:该县近发现霍乱,传染堪虞[⑫]。伤寒流行,中和乡境内死30余人[⑬]。

芷江县(今芷江侗族自治县)　夏,霍乱流行。6月26日(五月廿九日)报道:芷江县修筑机场民工每日因霍乱死亡数十人。内政部卫生署派医疗防疫队来芷,每日在南门外、钟鼓楼、龙津桥等处为民工、百姓实施预防注射,疫情稍有好转[⑭]。

---

① "国联防疫团主任谈本年大疫难免常德沅陵天花霍乱流行当局正分别防治",《申报》1938年2月25日,第2版。

② "常德发现霍乱",《申报》1938年4月14日,第2版。

③ "湘西霍乱未灭死亡者已达六十余人",《申报》1938年5月2日,第2版。

④ "赣省防疫公务员施预防注射",《申报》1938年5月22日,第1版。

⑤ 《常德市武陵区南坪岗乡志》,2005年。

⑥ 《茶陵县城关镇志》,1994年。

⑦ 《株洲市卫生志》,湖南出版社1993年。《醴陵县卫生志》,1991年。《醴陵市志》,湖南出版社1995年版。

⑧ 《南县志》,湖南人民出版社1988年版。

⑨ "平江天花流行,一月来死亡六十八人,两机关派员前往救济",《中央日报》1938年4月4日,第4版。

⑩ 《绥宁县志》,方志出版社1997年版。

⑪ 《武冈县志》,中华书局1997年版。

⑫ "邵阳发现霍乱",《中央日报》1938年4月9日,第4版。

⑬ 《邵阳县志》,社会科学文献出版社1993年版。

⑭ 《芷江县志》,生活·读书·新知三联书店1993年版。"湘潭等四县发现霍乱,卫生处派员出发防治",《中央日报》1938年6月26日,第4版。

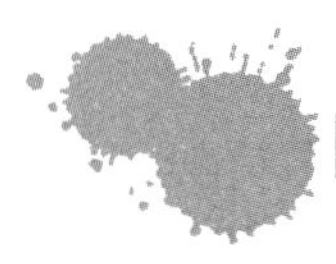

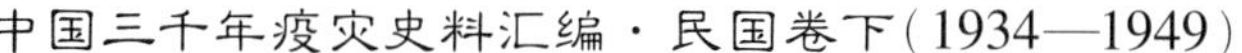

泸溪县、凤凰县　秋七月,霍乱流行,势极凶猛,死亡极众①。

会同县　霍乱流行,洪江死亡400余人。黔军过境,患此病死亡50余人②。

永绥县(今花垣县)　秋七月,霍乱流行,势极凶猛,死亡极众③。今《花垣县志》载:茶洞发生鼠疫,不到一月死亡900多人④。按:此处"鼠疫"值得怀疑,可能是"虎疫"之讹。该书第24页说是90多人,第525页说是900多人,此从后者。

沅陵县　夏,霍乱盛行,死亡颇多⑤。县卫生院组织消毒队、卫生宣传队进行防疫宣传⑥。5月2日(四月初三日)报道:自春初四发现真性霍乱至最近止,沅陵46例,死亡24名⑦。

桃源县　夏,霍乱流行。5月2日(四月初三日)报道:自春初四发现真性霍乱至最近止,发病5例,死4名⑧。

保靖县　夏,霍乱流行⑨。

辰溪县　夏,霍乱流行,板桥猫山村1个月内死90余人,绝6户⑩。

古丈县　夏,霍乱流行。今《古丈县志》载:7月,霍乱蔓延县城、罗依溪、野竹、河蓬等地,仅县城即死亡数十人⑪。

乾城县(今吉首市)　夏,霍乱流行。6月10日(五月十三日)报道:近来乾城附近伤寒症(按:其实即霍乱)流行⑫。7月25日(六月廿八日)报道:乾城近已发现霍乱病症,自7月3日至11日止,数日之中,感患发烧、吐泻而死者,已有6人之多,且传染极速,势甚猖獗⑬。

石门县　天花流行。花薮乡四保至九保发病260人,病死72人⑭。

---

① "湘西霍乱流行",《申报》1938年8月5日,第2版。"凤凰永绥等县霍乱猖獗",《中央日报》1938年8月4日,第4版。

② 《会同县卫生志》,1993年。

③ "湘西霍乱流行",《申报》1938年8月5日,第2版。"凤凰永绥等县霍乱猖獗",《中央日报》1938年8月4日,第4版。

④ 《花垣县志》,生活·读书·新知三联书店1993年版。

⑤ "本市实行检疫患霍乱者送隔离所",《中央日报》1938年5月19日,第4版。

⑥ 《沅陵县卫生志》,1989年。

⑦ "湘西霍乱未灭死亡者已达六十余人",《申报》1938年5月2日,第2版。

⑧ "湘西霍乱未灭死亡者已达六十余人",《申报》1938年5月2日,第2版。

⑨ "湘西霍乱未灭死亡者已达六十余人",《申报》1938年5月2日,第2版。

⑩ 《辰溪县志》,生活·读书·新知三联书店1994年版。

⑪ 《古丈县志》,巴蜀书社1989年版。

⑫ "国联疫队赴乾城防疫",《中央日报》1938年6月10日,第2版。

⑬ "乾城发现霍乱已设法防治中",《中央日报》1938年7月25日,第4版。

⑭ 《石门县卫生志》,黄山书社1993年版。

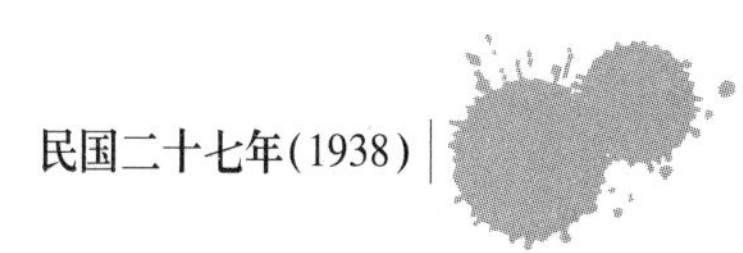

溆浦县　秋,霍乱、痢疾流行。低庄乡和首善镇(今卢峰镇)霍乱、痢疾流行,死200余人①。

道　县　秋,霍乱流行。今《道县志》载:秋,斯屋、社湾一带疫病流行,斯屋村死160余人②。

衡阳县(今属衡阳市)　夏,霍乱流行。6月26日(五月廿九日)报道:衡阳发现霍乱,四五日来已有死亡③。

桂阳县　霍乱、疟疾流行。今《桂阳县志》载:是年,嘉事乡(今荷叶乡)新塘村发生瘟疫,死200余人④。今《桂阳县卫生志》载:疟疾流行,和平肖家边全村1751人,发病623人⑤。

郴　县(今郴州市)　秋,霍乱流行,县民死亡甚众⑥。

宁远县　夏,霍乱流行。今《宁远县志》:夏大旱,瘟病暴发,仁和乡陈安村10日内死60余人⑦。

嘉禾县　秋,霍乱流行⑧。

临武县　(秋)8月,霍乱流行,高峰期县城日死20余人,汾市南福村共死308人。又,天花流行。是年,县内死于天花者92人⑨。

江西省

江西省　夏,全省霍乱流行,患者321人。奉新患者34人,为最多的县份之一,仅次于南昌、永丰、临川⑩。6月至11月,上高、清江、宜丰、丰城、奉新等县霍乱流行,发病321人⑪。

德安县　秋,霍乱流行。8月22日(七月廿七日)报道:庐山经护送陆续下山之难民已达一万余人,现山上仍有三分之一尚待撤退,食物颇感恐慌,且霍乱病疫流行,

---

① 《溆浦县志》,社会科学文献出版社1993年版。

② 《道县志》,中国社会出版社1994年版。

③ "天气晴雨不定霍乱猖獗衡阳已续有发现",《申报》1938年6月26日,第2版。"湘潭等四县发现霍乱,卫生处派员出发防治",《中央日报》1938年6月26日,第4版。

④ 《桂阳县志》,中国文史出版社1994年版。

⑤ 《桂阳县卫生志》,1994年。

⑥ 《郴县志》,中国社会出版社1995年版。

⑦ 《宁远县志》,社会科学文献出版社1993年版。

⑧ 《嘉禾县志》,黄山书社1993年版。

⑨ 《临武县志》,中南工业大学出版社1989年版。

⑩ 《奉新县志》,南海出版社1991年版。

⑪ 《宜春地区卫生志》,新华出版社1993年版。

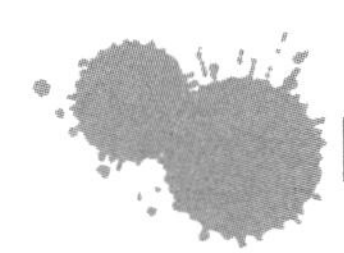

缺乏医药①。冬,瘟疫流行。12月9日(十月十八日)报道:张公渡、德安附近之日军近日瘟疫流行,患者极众,死率极多,日军颇感棘手。又海会寺附近之日军骑兵300余名,马100余匹,亦均患疫病,日军虽加紧治疗,但死亡数目仍不减②。

南昌县(今属南昌市) 夏,霍乱流行③。秋,霍乱、疟疾流行。8月17日(七月廿二日)报道:南昌霍乱流行,其中48%属九江方面移来之难民,31%属流动性之勤务士兵,21%系南昌本市所感染者④。8月18日(七月廿三日)报道:南昌霍乱蔓延,过去两周来,霍乱病院收到此类病症共100宗之多,不治者21人。南昌集中营华工7000人,染疟疾者占1/4⑤。8月22日(七月廿七日)报道:霍乱病传染日渐扩大,最近3日已有病人71名入院诊治⑥。

丰城县(今丰城市) (秋)9月,霍乱流行⑦。

临川县(今抚州市临川区) 夏,霍乱流行,发病75人,死亡35人⑧。

南丰县 天花流行,死亡相继⑨。

黎川县 夏秋,霍乱流行⑩。

弋阳县、铅山县、上饶县(今属上饶市)、玉山县 夏秋,霍乱流行。弋阳县发病8例,死亡2人。铅山县发病17例,死亡3人。上饶县发病6例,死亡4人。玉山县发病34例,死亡20人⑪。

吉安县(今吉安市) 秋,霍乱流行。8月15日(七月二十日)报道:发现真性霍乱,13、14日两日,本市死者已10余人⑫。吉安防疫医院收治霍乱患者857人,死亡146人⑬。

清江县(今樟树市) 夏秋,霍乱流行。江西全省有22个县先后发生,最早波及

---

① “牯岭难民撤退下山中,振会拨款救济”,《申报》1938年8月22日,第2版。

② “德安附近日军瘟疫流行”,《申报》1938年12月9日,第6版。“赣北沉寂”,《申报》1938年12月9日,第8版。

③ 《南昌县卫生志》,1988年。

④ “赣闽虎疫流行,建瓯发展鼠疫”,《中央日报》1938年8月17日,第3版。

⑤ “江南正面我军乘撤退搜索前进,沙河方面连日失利退守待援,江北主力结集舒城,伺机进犯”,《申报》1938年8月18日,第2版。

⑥ “南昌霍乱病蔓延日广”,《申报》1938年8月22日,第2版。

⑦ 《丰城县卫生志》,上海人民出版社1991年版。

⑧ 《临川县志》,新华出版社1993年版。

⑨ 《南丰县志》,中共中央党校出版社1994年版。

⑩ 《黎川县志》,黄山书社1992年版。

⑪ 《上饶地区卫生志》,黄山书社1994年版。

⑫ “南昌发现霍乱”,《申报》1938年8月15日,第2版。

⑬ 《吉安地区志》,复旦大学出版社2010年版。

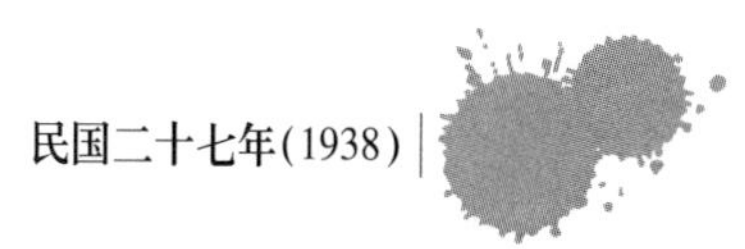

清江,发生日期为6月15日(五月十八日)至8月10日(七月十五日),全县发病64人,死亡19人①。

高安县(今高安市) 疫。伤寒、霍乱、赤痢流行②。

宜丰县 (夏)6月,霍乱流行,省卫生处派遣医疗防疫队进行防治,疫势得以平息,以后该病未在县城流行③。

宜春县(今宜春市) 西村乡白喉流行④。

分宜县 (秋)8—9月,霍乱流行,县城患者34人,死亡28人⑤。

莲花县 霍乱、天花流行,死亡惨重⑥。

兴国县 流行性脑炎、恶性疟疾、伤寒流行⑦。

九江县(今九江市) 天花流行,患者不计其数,死亡500余人⑧。秋,霍乱、疟疾、痢疾、伤寒流行。8月8日(七月十三日)报道:九江霍乱(虎烈拉)蔓延甚盛,市内每日毙命者有10人之多⑨。8月18日(七月廿三日)报道:长江下游水灾之后,霍乱、疟疾蔓延,九江日军染病者5000人,染有霍乱、疟疾、痢疾及伤寒症之日军,视在医院留医者,尚有20000人⑩。今《九江县志》载:8月,城区霍乱流行,日发病数十例,死1000余人⑪。

都昌县 天花流行,仅南峰余晃村死亡108人⑫。

星子县 天花流行。今《星子县志》载:东牯山之战,死者万计,战祸所及,细菌蔓延。星德公路一带,不少人发生烂苗瘟(天花)、生疮、烂脚⑬。

---

① 《清江县志》,上海古籍出版社1989年版。

② 《高安县志》,江西人民出版社1988年版。

③ 《新昌镇志》,1996年。

④ 《宜春地区卫生志》,新华出版社1993年版。

⑤ 《分宜县志》,黄山书社2007年版。

⑥ 《莲花县志》,江西人民出版社1989年版。

⑦ 《兴国县志》,1988年。

⑧ 《九江县志》,新华出版社1996年版。

⑨ "九江发生霍乱",《中央日报》1938年8月8日,第2版。"九江城内霍乱症盛行",《申报》1938年8月8日,第2版。

⑩ "长江下游各地传染病蔓延,敌军患者五千人,沪租界霍乱病势已稍杀",《中央日报》1938年8月18日,第3版。"江南正面我军乘撤退搜索前进沙河方面连日失利退守待援江北主力结集舒城伺机进犯",《申报》1938年8月18日,第2版。

⑪ 《九江县志》,新华出版社1996年版。

⑫ 《都昌县志》,新华出版社1993年版。

⑬ 《星子县志》,江西人民出版社1990年版。

余干县　白喉流行,三塘、大溪等地大批儿童死亡[①]。

浮梁县(包括今景德镇市、浮梁县)　1937—1938年疫灾,人口一年减少5万多[②]。

奉新县　夏,霍乱流行,患者34人,预防注射2856人[③]。

万年县　是年,霍乱发生2例,死亡1人[④]。按:疫不成灾,录以备考。

龙南县　县内发生霍乱(副霍乱),患者2人,死1人[⑤]。按:疫不成灾,录以备考。

江苏省

江苏省　夏,疫。7月19日(六月廿二日)报道:南京、武康、吴兴一带之敌(日军)多患头痛,自称发生瘟疫[⑥]。冬,黑热病流行。1939年1月7日(十一月十七日)报道:黑热病在江淮一带,蔓延甚广,去年12月11日(十月二十日),本报曾载阜宁黑热病猖獗情形,该县患者约4万余人,惟以西药昂贵,贫民无力购治,往往坐以待毙[⑦]。

江浦县(今南京市浦口区)　(秋)8月,霍乱流行,大桥、永宁、桥林等地较严重,桥林地庵一带,在13天内死亡41人[⑧]。

丹阳县(今丹阳市)　霍乱流行[⑨]。

金坛县(今金坛市)　(秋)8月,霍乱流行,王甲村(今属登冠乡)死亡106人[⑩]。

常熟县(今常熟市)　春,脑膜炎流行[⑪]。夏,霍乱流行,唐市库浜附近死40余人[⑫]。

武进县(今常州市武进区)　(秋)8月,霍乱流行。易家村6户人家,3天内就死亡7人;戴家坝14户人家50多人口,死亡7人;新安镇死亡20多人,后又蔓延至夏墪许家村,死亡10余人,该村人人自危,连抬棺材都无人敢去;张家弄发生一次瘟疫死7

---

① 《上饶地区卫生志》,黄山书社1994年版。

② 《浮梁县志》,方志出版社1999年版。

③ 《奉新县志》,南海出版社1991年版。

④ 《上饶地区卫生志》,黄山书社1994年版。《万年县志》,方志出版社2000年版。

⑤ 《龙南县志》,中共中央党校出版社1994年版。

⑥ "皖东我军展开英勇姿态宣芜线敌逐渐减少",《申报》1938年7月19日,第1版。

⑦ "黑热病国药治疗功效甚著",《申报》1939年1月7日,第10版。

⑧ 《江浦县卫生志》,1990年。《南京卫生志》,方志出版社1996年版。《江浦县志》,河海大学出版社1995年版。

⑨ 《丹阳市卫生志》,南京出版社2004年版。

⑩ 《金坛县志》,江苏人民出版社1993年版。

⑪ 《海虞镇志·福山志》,上海社会科学院出版社2005年版。

⑫ 《常熟市卫生志》,1990年。

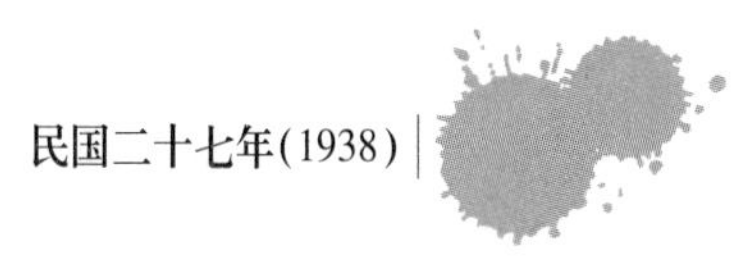

人;湟里镇一天死亡 20 多人;焦溪乡横沟上有一家 17 人,几天内死亡 9 人[①]。

无锡县(今无锡市)　霍乱流行,死亡 300 人以上[②]。

宜兴县(今宜兴市)　夏秋,霍乱流行。7 月 17 日(六月二十日)报道:至 7 月 8 日,宜兴虎疫患者 20 名[③]。9 月,霍乱流行,芳桥一带尤为严重[④],张渚镇、高塍镇亦然[⑤]。

吴　县(今苏州市)　夏,霍乱流行。7 月 17 日(六月二十日)报道:至 7 月 8 日,苏州虎疫患者 49 名[⑥]。

靖江县(今靖江市)　霍乱大流行,民心惶惶[⑦]。

太仓县(今太仓市)　夏,霍乱流行,毛市一带死 20 多人[⑧]。

淮安县(今淮安市)　麻疹大流行,湖区患者死亡率达 60% 以上[⑨]。

阜宁县　夏末秋初,霍乱大流行,持续 10 余天,死亡近 100 人,疫情严重,传播迅速,死亡率高[⑩]。冬,黑热病流行。12 月 11 日(十月二十日)报道:该县灾民非但衣食宿均皆缺乏,且多数患有黑热病。查此种病症为一种白蛉子传染,于民国二十年起在清江、淮安一带甚形猖獗,逐渐蔓延至盐城、阜宁。最近调查阜宁一县,患者约 4 万余人,每日死者有数十人之多[⑪]。今《阜宁县志》载:黑热病流行,叶王庄发病 130 多人,占全村人口 24%,有一家三口死绝者[⑫]。

江都县(今江都市)　秋,霍乱流行。所辖杨庙乡,8—11 月瘟疫大肆流行,染病故者无算,王庙一个庄子 15 户 102 人,染病故者 17 人[⑬]。

兴化县(今兴化市)　夏,旱,霍乱流行,仅陶庄乡就死 500 余人[⑭]。

---

① 《泰村乡志》,1984 年。《横山桥镇志》,南京大学出版社 2010 年版。《邹区镇志》,南京大学出版社 2010 年版。《鸣凰乡志》,1986 年。《武进县志》,上海人民出版社 1988 年版。

② 《东亭镇志》,江苏人民出版社 2003 年版。《无锡县志》,上海社会科学院出版社 1994 年版。

③ “华南北各方面虎疫患者统计”,《盛京时报》1938 年 7 月 17 日,第 8 版。

④ 《宜兴县卫生志》,1987 年。

⑤ 《张渚镇志》,1991 年。《高塍镇志》,方志出版社 2005 年版。

⑥ “华南北各方面虎疫患者统计”,《盛京时报》1938 年 7 月 17 日,第 8 版。

⑦ 《靖江县志》,江苏人民出版社 1992 年版。《靖江卫生志》,江苏人民出版社 1995 年版。

⑧ 《太仓市卫生志》,1998 年。

⑨ 《洪泽湖志》,方志出版社 2003 年版。

⑩ 《临海志》,1984 年。

⑪ “江北阜宁黑热病之猖獗,两善团在沪募捐”,《申报》1938 年 12 月 11 日,第 10 版。

⑫ 《阜宁县志》,江西科学技术出版社 1992 年版。

⑬ 《杨庙乡志》,香港天马图书有限公司 2003 年版。

⑭ 《陶庄乡志》,1999 年。

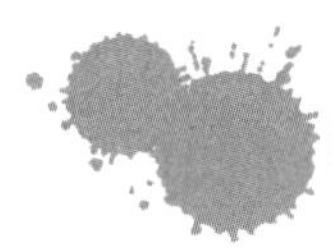

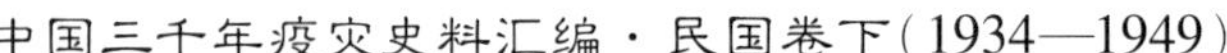

高邮县(今高邮市)　猩红热流行,死者甚众[1]。

铜山县　夏秋,大水,疟疾流行,病死者难以计数[2]。

沛　县　春,天花流行,数十人死亡,更多人落下麻脸[3]。

邳　县、睢宁县　夏秋,大水,疟疾流行,有死者[4]。

沭阳县　黑热病流行。县北安峰山一带严重,仅汤庄村 170 户人家,即有 50 人患此病[5]。

上海市

上海市　夏四月至秋八月,霍乱流行。本埠自入夏以来,疫病流行,势甚猖獗,往上海时疫医院每日就诊者异常众多,最多时全日门诊竟达 600 余人,其逐日收入患疫病人经工部局卫生处验明有真性霍乱菌者 500 余人,尚未证实及正在检查者均不在内[6]。

5 月 28 日(四月廿九日)报道:浦东虎烈拉病疫甚为猖獗,已死农民多名[7]。

6 月 2 日(五月初五日)报道:公共租界内霍乱症日益增加,已成时疫之象[8]。

6 月 16 日(五月十九日)报道:公共租界当局顷正式宣告,全沪各区,包含公共租界在内,虎烈拉已成时疫之象[9]。

6 月 29 日(六月初二日)报道:自 5 月以来,因染霍乱而死者,已有 84 人,外侨 9 人[10]。

7 月 1 日(六月初四日)报道:沪每日患染霍乱症者,平均有 70 人[11]。

7 月 12 日(六月十五日)报道:沪天气酷热,染斯疫者平均每日有 70 人,死者平均每日 8 人,其中在公共租界及法租界发现者,平均每日有 40 起,死而平均每日 4

---

① 《高邮县志》,江苏人民出版社 1990 年版。《高邮市卫生志》,中国工商出版社 2006 年版。《扬州市卫生防疫志》,南京大学出版社 1993 年版。

② 《徐州市卫生志》,1991 年。

③ 《龙固镇镇志》,2010 年。

④ 《睢宁县卫生防疫站志》,1997 年。

⑤ 《沭阳县卫生志》,中国矿业大学出版社 1996 年版。

⑥ “疫病猖獗可恶”,《保险界》1938 年第 4 卷第 15 期,第 2 页。

⑦ “上海浦东区虎烈拉猖獗,因敌兵禁止通行致无法给予救济”,《申报》1938 年 5 月 28 日,第 2 版。

⑧ “上海霍乱流行”,《申报》1938 年 6 月 2 日,第 2 版。

⑨ “沪虎疫流行”,《申报》1938 年 6 月 16 日,第 1 版。

⑩ “长江水位增高鄂防护区成立杭嘉湖一带将成泽国”,《申报》1938 年 6 月 29 日,第 2 版。

⑪ “沪虎疫炽盛”,《申报》1938 年 7 月 1 日,第 1 版。

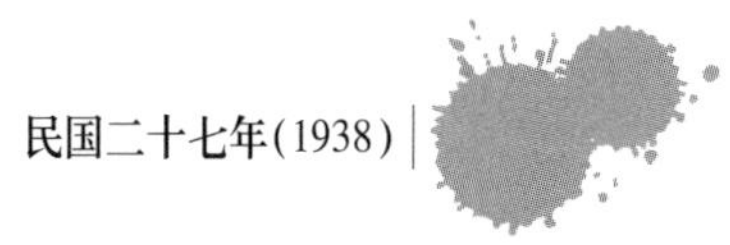

人。自5月中旬迄今,患染霍乱者共达1700人,死234人,难民患者尤多①。

7月13日(六月十六日)报道:沪霍乱死亡数目,已较前增多,上星期内患病死者共67人,与前星期之死亡32人之数目相较,竟增多一倍②。

7月14日(六月十七日)报道:昨日上海天气暴热至98度,今日仍热,患霍乱症之人数暴增,尤以难民区内为甚③。

7月27日(七月初一日)报道:日来霍乱盛行,上星期内因霍乱而死者174人,内有外桥1人,现各医院中患霍乱症者,尚有775人,内有外侨4人④。

7月28日(七月初二日)报道:霍乱仍甚流行。过去一星期来,共发生771宗,死人173名,欧人1名⑤。

7月份,上海时疫医院门诊每日约在700人以上。近半月来,霍乱病人每日恒逾100名。该院仅有100只病床,为救济病人起见,经增加至190余病床,然每日仅能收容40至50名,不能收容之病人为数尚巨⑥。

8月4日(七月初九日)报道:(沪地)霍乱时症传染更盛。公共租界在过去一周中,患病者竟达960宗,不治华人有213名⑦。

8月18日(七月廿三日)报道:据工部局宣称,上周公共租界内共发生霍乱症980起,较之上周1239起者,已见略减⑧。

8月22日(七月廿七日)报道:沪日侨居区内近发现时疫,最近一星期来,日人患霍乱者13人,内3人已死,患伤寒者11人,痢疾者9人,其中死者4人⑨。

8月25日(闰七月初一日)报道:沪市兵灾之后,本年时疫流行,尤以霍乱、伤寒最为猖獗,7月份仅公共租界死亡达4557人,8月份每周亦达1300余人⑩。

9月21日(闰七月廿八日)报道:近日气候较凉,沪租界内之患霍乱者已较前减

---

① “沪霍乱蔓延死二百余人”,《申报》1938年7月12日,第2版。

② “沪时疫盛行西安霍乱防止中”,《申报》1938年7月13日,第2版。

③ “沪市暴热患霍乱症者大增”,《申报》1938年7月14日,第1版。“沪市酷热霍乱患者暴增”,《中央日报》1938年7月15日,第3版。

④ “沪霍乱盛行患者近千余人”,《申报》1938年7月27日,第1版。

⑤ “沪霍乱猖獗”,《申报》1938年7月28日,第2版。

⑥ “上海时疫医院七月份报告”,《上海医事周刊》1938年第4卷第32期,第1页。

⑦ “沪市难民涌至霍乱症蔓延愈速”,《申报》1938年8月4日,第2版。

⑧ “日方扰乱租界治安沪工部局提抗议租界发现反英反华传单上周发生霍乱几达千宗”,《申报》1938年8月18日,第2版。

⑨ “沪日侨居留区发生时疫”,《申报》1938年8月22日,第2版。“沪敌侨区内时疫流行患霍乱者最多”,《中央日报》1938年8月22日,第2版。

⑩ “沪时疫流行死亡已逾六千”,《中央日报》1938年8月25日,第3版。

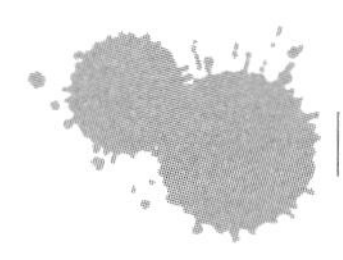

少,数星期后即可完全消灭。据工部局卫生处报告,自上星期一至星期六止,仅发生霍乱症128起,上星期发生203起,而再前一期则达311起①。

10月10日(八月十七日)报道:据法租界卫生处报告,法租界中近一星期来,每日霍乱症不满10起,此数仅约40%为真正霍乱症,死数约占10%左右,法租界疫患近始有终止之象。查已往4个半月中,华人患者共3007起,外人患者共14起,华人患霍乱症死者共353名,外人共6名,华人死数占患者11.7%,外人死数占42.8%。查上年较短之时期中,华人患者1744起,死330人,外人患者43起,死17人②。

1942年6月26日(五月十三日)报道:上海所发生之霍乱症,1902年、1907年、1912年及1916数年情形最为严重,1937年霍乱于8月底发见,至9月中旬而达于顶点,彼时发现霍乱症2880起,但难民往往隐匿病情,故实际患病人数决不止此,其传染范围至广,故1938年疫疠又作,此次患者达11233起,死亡者2110起③。

5月下旬已有26名霍乱患者,8月高峰,9月下降,发病11235例,死亡2052人④。7月,长征乡霍乱流行,死100多人⑤。8月,难民大量涌入上海,霍乱迅速蔓延,两周内发病700多例,不治者386人,当年登记霍乱11365例,死亡2246人⑥。秋,伤寒(按:应是霍乱)大流行,势甚于1928年,波及纪王地区大部分人家,棺材供不应求⑦。

秋九月至冬,天花流行。11月8日(九月十七日)报道:沪上日人住区发生天花症多宗,虽目下仅在北苏州河一带盛行,但恐有蔓延之势云⑧。

11月19日(九月廿八日)报道:日来天花盛行,日人受传染者已达42人,其中数人已死⑨。

11月28日(十月初七日)报道:上海方面,天花痘症极为流行,本港当局乃宣布上海(吴淞在内)为传染症埠,凡由上开来本港之船只,须一律驶入禁海施打检疫工作云⑩。

12月21日(十月三十日)报道:公共租界及法租界发生天花多起,恐将变成严重

① "沪霍乱症渐减",《申报》1938年9月21日,第3版。
② "法租界疫患有终止象防霍乱运动结束",《申报》1938年10月10日,第26版。
③ "法公董局卫生处主任广播法租界防疫情形",《申报》1942年6月26日,第5版。
④ 巴吕德《上海霍乱流行之研究》,《中华医学杂志》1944年第30卷第4期。
⑤ 《长征乡志》,1995年。
⑥ 《上海卫生志》,上海社会科学院出版社1998年版。
⑦ 《纪王镇志》,学林出版社2007年版。
⑧ "虹口日人区域天花症极流行",《申报》1938年11月8日,第2版。
⑨ "沪天花症大炽",《申报》1938年11月19日,第2版。
⑩ "由沪来船只须入禁海检疫",《申报》1938年11月28日,第4版。

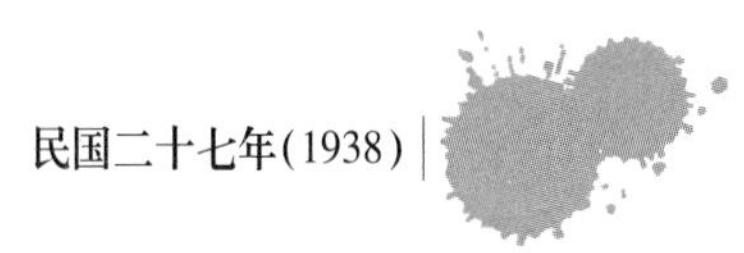

之时疫,虽已前早有预防及免费种痘,但上星期内仍有273宗天花发生,内有外侨12名,因患该疫致死者,计华人74人,外人4名①。

12月22日(十一月初一日)报道:入冬以来,亢旱异常,以致各项流行性病猖獗,更以小儿天花患者为尤甚②。

12月23日(十一月初二日)报道:上海之天花传染症已臻严重之比例,两租界卫生当局方竭全力,尽可能布种牛痘。据公共租界卫生处某员声称,是症大多由租界以外传入者,截至现时,上海天花症之已经报告者达1000起以上,外侨患者80余人,其中日侨占56人,余为欧籍外人,尤以英陆海军士兵患者为多。预料英海军士兵患者,多在威海卫染得此症,至今患此症而死亡者,公共租界计266人,法租界计62人③。

12月26日(十一月初五日)报道:沪地天花症仍蔓延甚广,虽工部局卫生处极力设法防范,计至最近止,染患人数已达1000名,华人毙命者逾300,外侨连同美联社远东经理患此症者约100名,至今外人不治之数有24名,内日人占多名④。

12月31日(十一月初十日)报道:据工部局卫生处长报告,本埠人口拥挤,各种传染病易于蔓延。霍乱甫告绝迹,天花已渐流行,若干患天花之病人在外埠染得此症将病菌带入租界,幸卫生处之种痘运动颇奏功效。上月间经种痘之居民已有17万余人,患斑疹伤寒者为数不多。华人死亡之经记录者比10月份为多,共有4023人。死亡之主要原因为天花、伤寒及痨病等⑤。

1939年1月份(十一月十一日至十二月十二日),据工部局卫生处报告,租界传染病之流行与上年12月间相差无几,天花虽尚流行,但患者人数减少,患白喉、猩红热及麻疹等症者为数较多。华人死亡之经记录者共有4881名,内有暴露之尸骸3583具,死亡之主要原因为天花、痨病、肺炎及伤寒等,死于天花之病人,有外侨3名及华人224名⑥。

据《盛京时报》报道,是年上海自春徂秋都有瘟疫流行。春,天花流行。夏,斑疹伤寒、霍乱流行。秋,霍乱流行。

3月25日(二月廿四日)报道:香港、上海方面,天花猖獗已极⑦。

---

① “沪天花症复炽”,《申报》1938年12月21日,第8版。

② “严防天花蔓延”,《申报》1938年12月22日,第14版。

③ “天花猖獗”,《申报》1938年12月23日,第9版。

④ “沪天花猖獗罹难者三百余”,《申报》1938年12月26日,第8版。

⑤ “十一月份天花流行”,《申报》1938年12月31日,第10版。

⑥ “一月份租界死亡率”,《保险界》1939年第5卷第5期,第13页。

⑦ “南方天花大流行,大连彻底警戒,福昌华工首先施种,官民一致定收实效”,《盛京时报》1938年3月25日,第6版。

5月25日(四月廿六日)报道:自入5月以来,上海方面发生发疹窒扶斯,势甚猛烈,蔓延日广,5月8日至14日之一星期间患者达94名,皆陷于重态,死亡率尚不明①。

6月5日(五月初八日)报道:自发疹窒扶斯流行以来,猖獗未熄,在蔓延中更有虎疫同时发生,流行日炽,调查虎疫患者先后已达14人②。

6月10日(五月十三日)报道:查至5月30日,判明患染虎疫者33名③。

6月26日(五月廿九日)报道:上海方面自虎疫发生以来,日益猖獗,6月5日至11日间,先后患染者84名。至18日,患者达487名,就中判明真性者170名,死亡者53名④。

7月17日(六月二十日)报道:至7月8日,上海方面虎疫患染者达1800人,就中判明真性者900人,死亡者230人⑤。

8月3日(七月初八日)报道:本月17日至23日一周间,上海共发生虎疫新患者505名,逐日蔓延甚广⑥。

8月9日(七月十四日)报道:上海虎疫流行状况逐渐猖獗,截止7月13日,总患者数3863名,就中断定真性1505名,死亡数637名⑦。

宝山县(今宝山区) 夏,霍乱流行。7月17日(六月二十日)报道:至7月8日,吴淞虎疫患者12名,目下仍有继续患染者⑧。

是年,上海伤寒发病3700例,死亡1400人;猩红热发病210例⑨。脑膜炎发病333例,死亡153人⑩。

南汇县(今浦东新区) 秋,霍乱流行。宣桥镇3个村20余人致病,10余人死

---

① “上海疹疫猖獗,连港急谋防策”,《盛京时报》1938年5月25日,第5版。

② “上海杂疫流行中,虎疫猖獗日甚,连港决施行虎疫注射”,《盛京时报》1938年6月5日,第9版。

③ “水陆联合防虎疫,全市民皆注射,无注射证船客禁登陆”,《盛京时报》1938年6月10日,第6版。

④ “州厅通令各方二次防疫计划,上海虎疫益猖獗”,《盛京时报》1938年6月26日,第9版。

⑤ “华南北各方面虎疫患者统计”,《盛京时报》1938年7月17日,第8版。

⑥ “上海虎疫猖獗,关东海务局接到详报”,《盛京时报》1938年8月3日,第5版。

⑦ “三十厅卫生课据报上海虎疫患者数三千八百六十三名”,《盛京时报》1938年8月9日,第4版。

⑧ “华南北各方面虎疫患者统计”,《盛京时报》1938年7月17日,第8版。

⑨ 郁维《上海市旧法租界战前与战时传染病流行之比较》,《中华医学杂志》1949年第35卷第2期。

⑩ 曹芳涛《脑膜炎之处置与治疗》,《中华医学杂志》1994年第30卷第4期。

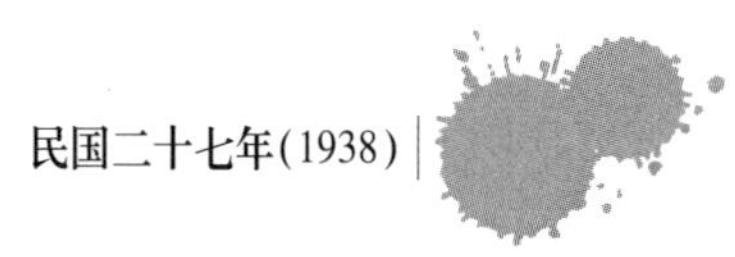

亡①。

川沙县(今浦东新区)　秋,疟疾流行,药店治疟药物一销而光,供不应求②。

青浦县(今青浦区)　秋,霍乱流行。今《青浦县志》载:秋,白鹤江陆家台、蔡家角两村瘟疫流行,死亡数十人③。

奉贤县(今奉贤区)　夏末秋初,霍乱流行。钱桥乡得病者甚众,有一家6口一周内发病5人死4人者④。

金山县(今金山区)　夏,霍乱流行。有全村遭殃者,有合门丧命者。丁家埭一夜之间就有27人染病,数日内死亡10余人⑤。

嘉定县(今嘉定区)　夏,霍乱流行。今《嘉定镇志》载:7月,疫疠(霍乱)流行,病死者一日数起⑥。

浙江省

余杭县(杭州市余杭区)　仲夏,霍乱流行,塘栖最高一天死亡90余人⑦。疟疾(俗称"卖柴病")流行,自此之后,时起时伏,持续6年之久⑧。

吴兴县(今湖州市)　秋,霍乱流行。今《湖州市卫生志》载:8月,县城时疫流行,很多霍乱病人处于死亡线上⑨。医院诊治霍乱患者276人⑩。又,脑膜炎流行。今《湖州市志》载:南浔镇流脑流行,患者300余人,死亡100余人⑪。

海盐县　(秋)8月,霍乱流行,疫势猖獗,起病不过3小时即死,仅县城死100余人⑫。

武义县　难民涌入,天花、痢疾流行⑬。

定海县(今舟山市定海区)　夏秋,霍乱流行。今《舟山市卫生志》载:7月,霍乱

---

① 《宣桥镇志》,方志出版社2004年版。

② 《北蔡镇志》,学林出版社1992年版。

③ 《青浦县志》,上海人民出版社1990年版。

④ 《钱桥志》,1987年。

⑤ 《金山县志》,上海人民出版社1990年版。《干巷乡志》,上海科学普及出版社1993年版。《新农志》,1986年。

⑥ 《嘉定镇志》,上海人民出版社1994年版。

⑦ 《余杭县志》,浙江人民出版社1990年版。

⑧ 《湾底村志》,1995年。

⑨ 《湖州市卫生志》,香港大时代出版社1993年版。

⑩ 翟培英《吴兴之霍乱》,《中华医学杂志》1944年第29卷第4期。

⑪ 《湖州市志》,昆仑出版社1999年版。

⑫ 《海盐县志》,浙江人民出版社1992年版。《武原镇志》,上海人民出版社1991年版。

⑬ 《武义县志》,浙江人民出版社1990年版。

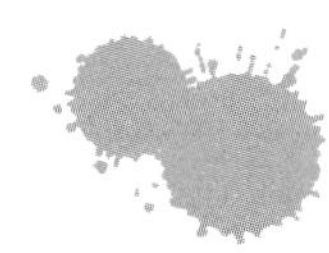

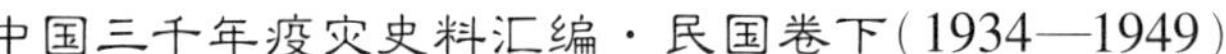

流行,至10月底,全县治疗霍乱1692人,接种霍乱疫苗11040人次①。

绍兴县(今绍兴市)　夏,霍乱流行②。脑膜炎流行,安昌镇前蒋自然村死3—4人③。

嵊　县(今嵊州市)　霍乱、赤痢流行,死亡相继,县第二难民收容所难民患者尤多④。

奉化县(今奉化市)　县城脑膜炎流行⑤。

象山县　夏,霍乱盛行,始于石浦,蔓延几及半县,患者1034人⑥。

温岭县(今温岭市)　(夏)7月,霍乱流行,蔓延迅速,仅坞根乡就有100余人丧生⑦。

乐清县(今乐清市)　秋,霍乱流行,县西沿海一带最为严重⑧。黄华村死80多人⑨。翁垟街、地团叶死者最多,八华堂、双炮周围停柩太多,臭气难闻,附近田垟,稻熟无人收割⑩。

瑞安县(今瑞安市)　(秋)8月,霍乱大流行⑪。

泰顺县、青田县　麻疹大流行⑫。

景宁县(今景宁畲族自治县)　春,天花流行。今《景宁畲族自治县卫生志》载:4月,县政府呈省政府报告称:景邑每年春多瘟疫,夏多痢疾,秋多疟疾,冬多伤寒。近发恶痘,十有九死。全县人口12万,统计患病者约8%,死亡约5%⑬。

庆元县　春,鼠疫流行。今《庆元县志》载:2月,鼠疫从福建松溪县传入大济村,引起全村流行。同年,鼠疫又从福建政和县传入,疫情很快蔓延全县大片地区,1938—1946年9年间流行43次,共发病1571例,死亡1221例,死亡率77.72%。村

---

① 《舟山市卫生志》,中华书局2002年版。

② 《绍兴县志》,中华书局1999年版。《绍兴县卫生志》,浙江古籍出版社1997年版。《南村志》,研究出版社2007年版。

③ 《安昌镇志》,中华书局2000年版。

④ 《嵊县卫生志》,1987年。

⑤ 《奉化市志》,中华书局1994年版。

⑥ 《象山县志》,浙江人民出版社1998年版。

⑦ 《温岭县志》,浙江人民出版社出版1992年版。

⑧ 《乐清县志》,中华书局2000年版。

⑨ 《黄华镇志》,海风出版社2005年版。

⑩ 《翁垟镇志》,当代中国出版社2002年版。

⑪ 《瑞安市卫生志》,华东师范大学出版社1999年版。

⑫ 《文成县卫生志》,黄河出版社2001年版。

⑬ 《景宁畲族自治县卫生志》,1994年。

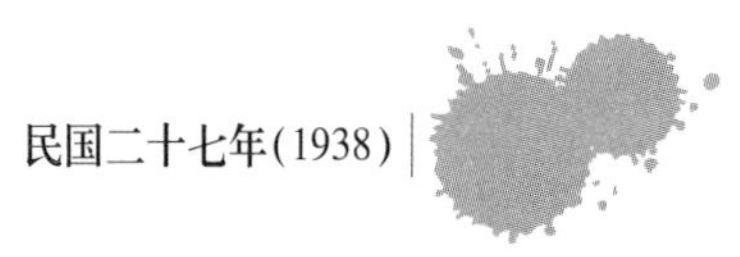

闾成墟,一片惨景①。

宣平县(今分属武义县和丽水市)、昌化县(今临安市西部)　天花流行②。

福建省

福建省　是年,福建省卫生试验所调查发现,福州、莆田、晋江、云霄、南靖和厦门等13个县市麻风病流行。有麻风病的县市有平潭等23个县市,分别在福州、莆田、宁德、福安、仙游、永泰、长乐、福清、建瓯、古田、建阳、闽清等县市设麻风病院,共收容病人848名③。秋冬,恶性疟疾流行。11月11日(九月二十日)报道:闽西山岭重迭,瘴气甚盛,疟蚊尤多,疟疾甚为流行。本年因沿海居民迁往者甚多,抵抗力较为薄弱,染疾者尤多④。1939年1月23日(十二月初四日)报道:闽省疫疠流行,去年自夏迄今冬,未稍遏止,尤以恶性疟疾为甚。据最近调查,闽东南各县患疟人数,竟占人口总数10%—30%以上。例如安溪县人口10万余,患者12000余;晋江患者达66000人;莆田患者56700余。死亡率亦甚高,蔓延之广,殊属可惊。各县卫生机关虽努力防疟,卒以闽省全境山深林密,瘴重蚊多,不易奏效,故一年全省患疟人数当达一百数十万人⑤。时人研究:福建全年至少发病400万人次,病死率3%。福州、延平、沙县、永安检查4134人,阳性1330人,阳性率32.17%,其中间日疟占55.7%,恶性疟占35.19%,三日疟占8.05%,混合型13例,占0.98%⑥。冬,脑膜炎流行。1939年2月14日(十二月廿六日)报道:闽北各地亢热,桃李盛开,如仲春景象,为向所未有,以此反常气候,致令疫疠流行,不可遏止,尤以脑膜炎症蔓延最烈,延平、水口、永泰、建瓯等处日死多人⑦。

闽侯县(今包括福州市、闽侯县)　秋,霍乱流行。8月17日(七月廿二日)报道:闽侯马尾市面发现霍乱,已死数人,民众多赴医院,自请注射,卫生署第八医疗防疫队赴闽工作,福州受防疫注射者已达一万数千人⑧。9月,霍乱仍严重流行⑨。是年,猩

---

① 《庆元县志》,浙江人民出版社1996年版。

② 李文波《中国传染病史料》,化学工业出版社2004年版,第187页。

③ 《福建省卫生志》,1989年。

④ "闽西各项建设跃进各重要机关逐渐西迁,闽西已成为后方重镇",《申报》1938年11月11日,第6版。

⑤ "闽疫疠流行,去年患疠者百余万人",《中央日报》1939年1月23日,第2版。

⑥ 陈国忠《福建之疟疾》,《中华医学杂志》1940年第26卷第12期。

⑦ "闽北气候反常疫疠流行",《申报》1939年2月14日,第4版。"闽北亢热,脑膜炎流行",《中央日报》1939年2月14日,第3版。"闽北亢热,疫病流行",《保险界》1939年第5卷第5期,第13页。

⑧ "赣闽虎疫流行,建瓯发展鼠疫",《中央日报》1938年8月17日,第3版。

⑨ 《福州市卫生志》,1999年。《闽侯县志》,方志出版社2001年版。

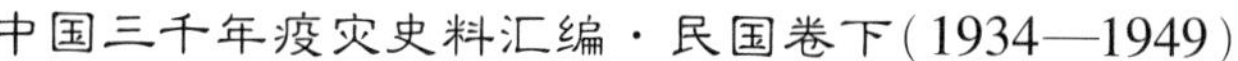

红热发病11人,死亡4人[①]。另有鼠疫发生。今《福州市卫生志》载:统计1938—1940年,霍乱发病1682例,其中城区411例,福清县807例,长乐县455例,罗源县9例[②]。

长乐县(今长乐市) 天花流行,发病37例,死亡4人[③]。

福清县(今福清市) 天花流行[④]。

闽清县 疫。今《闽清县志》载:发生天花9例;霍乱8例,死亡1人;赤痢56例,死1人;伤寒193例,死12人[⑤]。

屏南县 春,天花流行,官岭死者70余人[⑥]。

宁德县(包括今宁德市、周宁县) 春,痢疾流行。今《周宁县志》载:3月,七步、官洋、溪山等村(属周宁县)痢疾流行,溪山村患者100余人,死亡16人[⑦]。

福安县(今福安市) 疟疾流行,蔓延甚广,死者颇多[⑧]。

霞浦县 春,伤寒流行。4月,县卫生院疾病登记,有伤寒28人,痢疫2人,梅毒267人[⑨]。

晋江县(今泉州市、晋江市、石狮市) 夏,天花流行。5月,永宁4日间天花患者达100多人,死亡80多人[⑩]。

大田县 冬,鼠疫暴发,死亡91人[⑪]。

龙溪县(今属漳州市) 夏,脑膜炎流行。今《漳州市志》载:6—7月,林下乡一带乙型脑炎流行[⑫]。

海澄县(今龙海市) 夏,脑膜炎流行。所辖港尾镇,夏,瘟疫流行,港尾圩和象山社因瘟疫死亡20多人[⑬]。

---

① 《闽侯县志》,方志出版社2001年版。

② 《福州市卫生志》,1999年。

③ 《长乐市志》,福建人民出版社2001年版。

④ 《福清市志》,厦门大学出版社1994年版。

⑤ 《闽清县志》,群众出版社1993年版。

⑥ 《宁德地区医药卫生志》,福建人民出版社2005年版。

⑦ 《周宁县志》,中国科学技术出版社1993年版。

⑧ 《福安市卫生志》,1992年。

⑨ 《宁德地区医药卫生志》,福建人民出版社2005年版。《霞浦县卫生志》,1989年。

⑩ 《晋江市志》,上海三联书店1994年版。《泉州市卫生志》,福建人民出版社2000年版。

⑪ 《大田县志》,中华书局1996年版。

⑫ 《漳州市志》,中国社会科学出版社1999年版。

⑬ 《港尾镇志》,黄山书社1995年版。

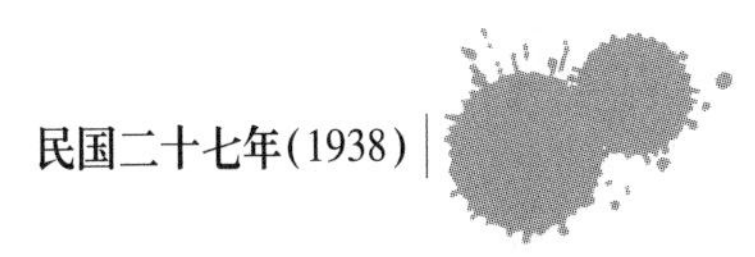

漳浦县　天花流行,死亡甚众①。

清流县　春夏,天花流行。1—7 月,天花发病 72 例。

沙　县　疟疾流行②。

建瓯县(今建瓯市)　秋,鼠疫、霍乱流行。8 月 17 日(七月廿二日)报道:本县发现鼠疫传染甚速,现五区又发生急性虎疫,罹者一二日即死③。

政和县　(春)2 月,天花流行。是年还有白喉、赤痢、伤寒、副伤寒病流行④。

顺昌县　鼠疫流行,死 28 人⑤。

建宁县　(秋)9 月,疟疾流行,医药两缺,死者不少⑥。

南平县(今南平市)、永安县　冬,脑膜炎流行。1939 年 2 月 4 日(十二月十六日)报道:此间(延平一带)脑膜炎势仍猖獗,死者日有所闻,水陆交通均实行检疫,以杜蔓延。惟医院缺乏注射药品,难以预防,福州、永安亦有发现,卫生机关努力扑灭中⑦。

广东省

广州市　霍乱流行,石牌村死者甚多⑧。

云浮县(今云浮市)　霍乱流行。今《云浮县志》载:1912—1938 年,云城、都骑、河口、宋桂等地流行霍乱病,共有近 10000 人染病,其中死亡 6500 余人⑨。

汕头市　夏,霍乱流行。6 月 21 日(五月廿四日)报道:汕头霍乱流行,每日死 15 至 20 人⑩。6 月 25 日(五月廿八日)报道:截至 6 月 18 日,汕头霍乱死者已有 200 人⑪。7 月 8 日(六月十一日)报道:汕头霍乱盛行,近数日间患者已达 600 余,200 人已不治毙命⑫。

开平县(今开平市)　春,天花流行。今《开平县志》载:3 月,一区、三区、七区、八

---

① 《漳浦县志》,方志出版社 1998 年版。

② 《沙县志》,中国科学技术出版社 1992 年版。

③ “赣闽虎疫流行,建瓯发展鼠疫”,《中央日报》1938 年 8 月 17 日,第 3 版。

④ 《政和县志》,中华书局 1994 年版。

⑤ 《顺昌县志》,中国统计出版社 1994 年版。

⑥ 《建宁县志》,新华出版社 1995 年版。

⑦ “延平一带脑膜炎猖獗”,《申报》1939 年 2 月 4 日,第 3 版。

⑧ 《石牌村志》,广东人民出版社 2003 年版。

⑨ 《云浮县志》,广东人民出版社 1995 年版。

⑩ “烟台汕头霍乱流行,平津医生多南下”,《申报》1938 年 6 月 21 日,第 2 版。“汕头烟台霍乱流行,汕头死亡甚多”,《中央日报》1938 年 6 月 21 日,第 3 版。

⑪ “汕头虎疫猖獗”,《申报》1938 年 6 月 25 日,第 2 版。

⑫ “汕头霍乱盛行患者达六百余人”,《申报》1938 年 7 月 8 日,第 1 版。

区均有天花流行,县政府购备大量疫苗分区赠种,以防蔓延①。

惠阳县(今惠州市惠阳区) 霍乱流行,沥林朱屋村死亡12人;天花流行,沥林君子营患者20多人②。

新丰县 天花大流行,死亡甚多③。

海丰县 夏,霍乱流行。7月4日(六月初七日)报道:霍乱以海丰为最,发现已达3000余宗,致死者已有2000余宗④。

陆丰县(今陆丰市) 夏,霍乱流行。7月4日(六月初七日)报道:陆丰县发生霍乱症⑤。

河源县(今河源市) 天花大流行⑥。

揭阳县(今揭阳市) 天花流行。锡场区有患者3000多人,死亡400多人。民谚说:生儿只算生一半,出了天花才算完⑦。(秋)8月,霍乱大流行,患者多不治,死者无数⑧。

普宁县(今普宁市) 夏,霍乱流行⑨。

南澳县 自夏徂秋,霍乱流行。7月10日(六月十三日)报道:南澳敌兵不服水土,加以霍乱横行,死亡100余,纷纷撤驻敌舰⑩。10月24日(九月初二日),因闹瘟疫,日寇撤出南澳岛⑪。

徐闻县 春,山狗吼村、三石村一带天花流行⑫。

海南省

澄迈县 夏,金江、罗驿等地霍乱流行⑬。

定安县 夏,霍乱流行。今《定安县志》载:全县瘟疫流行,定城附近最严重⑭。

---

① 《开平县志》,中华书局2002年版。
② 《惠阳县志》,广东人民出版社2003年版。
③ 《新丰县志》,广东人民出版社1998年版。
④ "海陆丰发生霍乱症",《申报》1938年7月4日,第3版。
⑤ "海陆丰发生霍乱症",《申报》1938年7月4日,第3版。
⑥ 《河源县志》,广东人民出版社2000年版。
⑦ 《汕头市志》(第四册),新华出版社1999年版。《汕头卫生志》,1990年。
⑧ 《汕头卫生志》,1990年。
⑨ 《普宁县志》,广东人民出版社1995年版。
⑩ "南澳敌兵死亡甚多",《申报》1938年7月10日,第1版。
⑪ 《南澳县志》,中华书局2000年版。
⑫ 《徐闻县志》,广东人民出版社2000年版。
⑬ 《澄迈县志》,海南出版社2008年版。
⑭ 《定安县志》,海南出版社2007年版。

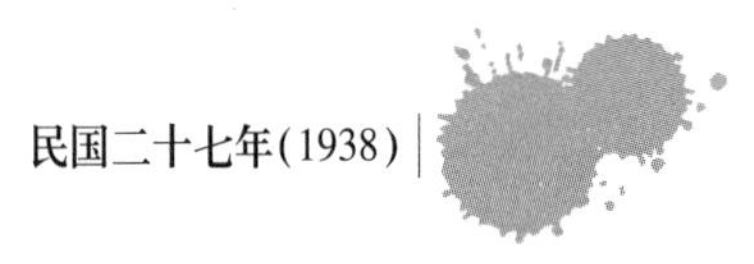

香港特别行政区

香　港　春,天花、肺痨大流行,截至5月4日,天花死亡1586人,肺痨死亡1644人。

3月1日(正月三十日)报道:据卫生局报告,前日24小时内,本港发生痘症共32宗,比较上日增加13宗。计维多利亚城19宗,九龙11宗,筲箕湾2宗。自痘症流行以来,共计894宗,死亡者共60宗,伤寒症2宗及麻疹2宗①。

3月4日(二月初三日)报道:昨午卫生局发出报告,痘症宗数忽又增加。数日来,每日统计都在15大宗之间,前日24小时内痘症忽增至33宗,为2月23日以来每日宗数之最高纪录。33宗痘症中,属于维多利亚城者23宗,九龙8宗,筲箕湾及香港仔谷1宗。自本年1月1日迄今,痘症发生已达999宗②。

3月8日(二月初七日)报道:连日吹西南风,本港天气奇温,痘症流行,势因稍杀。据昨午卫生局报告,截至前日深夜,48小时内只发生痘症20宗,今年痘症统计已达1048宗。其他病症发生,计有痢症3宗,喉症1宗,疹症9宗③。

3月10日(二月初九日)报道:据港当局统计,港天花死亡者,截至上星期六,已达188人④。

3月11日(二月初十日)报道:查本港痘症宗数迩来又告增加,据卫生局报告,前日24小时内本港又新增41宗,计维多利亚城34宗,九龙7宗。本年内统计共1177宗,死亡宗数逾800宗以上,数字之巨,至足惊人⑤。

3月12日(二月十一日)报道:据卫生局报告,前日24小时内本港新增痘症共33宗,计维多利亚城25宗,九龙7宗及筲箕湾1宗。本年内统计共1244宗,死亡者占全部70%以上。又同日发生白喉症2宗,伤寒症2宗,麻疹5宗,脑脊膜炎症4宗,痢症2宗⑥。

3月15日(二月十四日)报道:自本年1月1日迄今,痘症发生已达1305宗,患痘症致命者达800人⑦。

3月16日(二月十五日)报道:连日天气转冷,痘症流行,又突然加剧。据昨午卫生局报告,过去24小时内发生痘症共达61宗,为3月7日以来每日数目之最高者。

---

① “香港时症报告”,《申报》1938年3月1日,第4版。

② “香港痘症发生总数九百九十九宗”,《申报》1938年3月4日,第4版。“香港痘症超过千宗蔓延之势虽灭惟数字仍颇巨”,《申报》1938年3月5日,第4版。

③ “香港两日内痘症统计”,《申报》1938年3月8日,第4版。

④ “香港发现天花死百余人”,《申报》1938年3月10日,第2版。

⑤ “香港痘症流行中之肃清运动”,《申报》1938年3月11日,第4版。

⑥ “香港痘症又增卅三宗”,《申报》1938年3月12日,第4版。

⑦ “香港死于痘症八百人”,《申报》1938年3月15日,第4版。

61 宗痘症中,属于维多利亚者 34 宗,九龙 24 宗,筲箕湾 3 宗。自本年 1 月 1 日迄今,痘症统计已达 1366 宗,死 800 余人①。

3 月 20 日(二月十九日)报道:本港近月痘症蔓延。据卫生局报告,去周一周间,因痘症死亡人数共 120 余名,本月内共 400 余人,连前死亡人数已达 1000 余名。只维多利亚住区所占人数达 800 名,数甚惊人。洁净署为彻底肃清免使蔓延起见,对于患痘症而不向当局报告者严查重罚。昨日已在九龙城附近乡村发现未报之痘症 7 宗。去周查出者,有新填地街 4 宗,九龙 30 宗②。

3 月 29 日(二月廿八日)报道:本港卫生司报告,最近一星期内发生痘症 24 宗,计域多利中心区 9 宗,九龙区 14 宗,海面 1 宗,人数比前略减。除痘症外,尚有白喉症 2 宗,肠热症 2 宗,麻疹 1 宗,赤痢症 2 宗及脑膜炎 8 宗,均在本港及九龙发生。据卫生医官称痘症虽减,而脑膜炎反见突增,为本年来最高纪录③。

3 月 31 日(二月三十日)报道:痘症蔓延,最近较前稍杀,计少去 50%,但死于痘者,为数仍多。据卫生局报告,某一时期内共发生是症 132 宗,而同时死于是症者达 131 人。查截至前日,共发生痘症 1745 宗,死 1340 人,只 405 得免于死。由是观之,患痘症者生还之希望甚微,照平均数计,每 100 人患症,死者占 80%,生还者仅 20% 而已。又按照卫生当局之报告,最近一月内,九龙方面染是症者日见增加,香港则否。兹将最近之 10 星期内香港及九龙发生宗数比较一下:

一周间	九龙区	域多利城
1 月 22 日	5	33
29	15	97
2 月 5 日	12	83
12	12	144
19	42	171
26	40	12
3 月 5 日	39	139
12	47	156
19	94	134
26	5	68

① “香港天气奇寒痘症流行加剧”,《申报》1938 年 3 月 16 日,第 4 版。

② “香港痘症死亡已达千人”,《申报》1938 年 3 月 20 日,第 4 版。

③ “脑膜炎忽告突增”,《申报》1938 年 3 月 29 日,第 4 版。

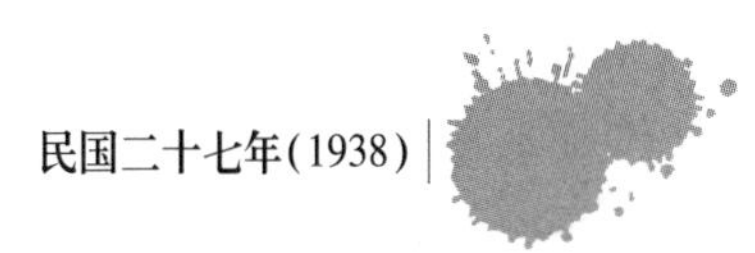

照上表看来,九龙方面由1月12日起,患症人数迭有增加,只截至26日之一周间,稍见低下而已。又据卫生局报告,去周死于肺痨病96人,由本年1月1日起计,患肺痨症死者111名①。

4月6日(三月初六日)报道:据昨星期一日卫生当局报告,九龙方面发生痘症,比港方为多。计九龙半岛共发生痘症16宗,香港只8宗,香港仔及新界亦占1宗,共26宗。由本年1月1日起计,痘症之发生者1852宗,死于是症者1400人。又近来天气日趋温和,日光猛烈,居居因之而染脑膜炎病者亦日见其多。昨星期一日共发生9宗之多,计开港方3宗,九龙5宗,新界1宗,此为本年来是症发生最多之一日矣。同时麻疹症发生5宗,内九龙占3宗,香港1宗,香港仔1宗,痢症2宗,香港、九龙各占1宗,又香港发生大肠热1宗②。

4月7日(三月初七日)报道:香港、九龙肺痨及天花痘症,已成香港目前最严重问题之一。据卫生局报告称,自本年1月1日起至本星期二日止,在本港有关之各地区中,计共发生天花痘症包括本星期二日发生之31宗,已达1883宗之多。而本星期二日之31宗痘症中,本港域多利亚城内已占21宗,九龙方面则占10宗,筲箕湾、香港仔及新界方面则未有发生。至于肺痨之发生,由1月1日起,死于肺痨病者达1214人,其中于上星期不治而死者占103人。前星期发生之162宗痘症中,因不治而致死者达112人。最近痘症之蔓延似已渐及于九龙,据闻前星期一162宗痘症,九龙区已占67宗,本港维多利亚城占86宗,筲箕湾及香港仔各占2宗,新界方面占1宗,水上艇户占1宗。又九龙方面,最近发现麻疹症3宗,白喉症4宗,脑膜炎症1宗。本港维多利亚区内,则发现脑膜炎症1宗,白喉症1宗,据前星期报告,共计发生脑膜症20宗,其中不治者有8宗③。

4月9日(三月初九日)报道:本港去年霍乱流行期间,染霍乱而死者统计1081人,此可怖之数字,使人难忘霍乱之危险④。

4月13日(三月十三日)报道:据卫生当局报告,上星期本港发生之痘症共128宗,不治者达107人。在128宗痘症中,域多利亚城及九龙方面各占55宗,筲箕湾及水上艇户各占3宗,新界5宗,香港仔1宗。就昨星期一日而言,染痘症者11人,其中九龙占6宗,域多利亚城占4宗,筲箕湾亦占1宗。至于其他传染症,如脑膜炎、白

① “痘症稍杀中九龙区染症人数仍增,统计患痘症死者千三百余人,本年死于肺痨者亦达千余人”,《申报》1938年3月31日,第4版。

② “继痘症而起脑膜炎症,其他时症亦有发现”,《申报》1938年4月6日,第4版。

③ “九龙方面痘症渐蔓延,肺痨传染亦极严重”,《申报》1938年4月7日,第4版。

④ “市政卫生局筹划防止霍乱流行,将采用去年防范步骤”,《申报》1938年4月9日,第4版。

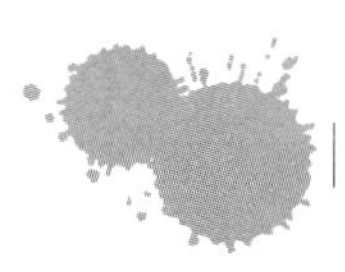

喉、痢疾、麻疹等亦常有发生。计上星期患脑膜炎症21人,不治者13人,患痢症者21人,麻疹22人,白喉症12人,惟无死亡。查因患脑膜炎致死者,以一星期之时间而达13人,实本港本年来最高之纪录。又查由本年1月1日起至上星期止,本港发生之天花痘症达1964宗,死于是症者1415宗。至于肺痨病之传染,亦殊惊人,总计由本年1月1日至上星期止,死于痨者共1323人,只去周一周间已死去109人矣①。

4月20日(三月二十日)报道:本港今年痘症流行剧烈,计由1月至本月16日止,在此短期内,已发生1988宗,其中有1558宗系属死亡不治。其流行之烈,远超20年中所发生剧烈天花痘症之三次。第一次在1923年,染此症者1320人,其中死亡1141人。第二次在1929年,染此症者977人,其中死亡854人。第三次在1933年,染此症566人,死伤435人②。

5月4日(四月初五日)报道:据卫生局报告,前星期本港各区共发生痘症55宗,内九龙28宗,域多利亚城14宗,香港仔1宗,新一界2宗,水上艇户10宗,不治致死者共40宗。惟照本年痘症流行纪录计算,则以上星期为最小纪录。至于本年内死于痘症者,截至上星期六日,共达1586人。此外上星期发生之流行症,尚有脑膜炎22宗,不治而死者12人;麻疹症25宗,死4人。而死率最为惊人殆为肺痨症,综计上星期死于肺痨病者达131人之多,为以往周期计算之最高纪录。查本年因死于肺病者,截至上星期六,共达1664宗之多,死亡率甚高③。

夏秋迄冬,霍乱流行。

6月29日(六月初二日)报道:卫生局昨日报告,截至本月27日24小时内,本港发生霍乱症7宗,为每日统计之最高省。霍乱症流行迄今已达33宗④。

7月5日(六月初八日)报道:据昨日卫生当局之报告,由去月27日起至30日止3日中,本港九龙及新界各地所发生之霍乱症仅有2宗,连同以前所报告,由本年至现在计共有54宗。然以目前情形而论,则霍乱症实已极少发生也,惟查最近大肠热症又复继霍乱症而发现,而且流行异常迅速。卫生当局现在所调查得之统计,由去月30

---

① “天花痘与肺痨本年来共死二千余人,上星期脑膜炎死十三人”,《申报》1938年4月13日,第4版。

② “立法局会议将通过种痘新则例,政府有权派员为居民种痘”,《申报》1938年4月20日,第4版。

③ “香港肺痨病死亡共一千六百余人”,《申报》1938年5月4日,第4版。

④ “霍乱可从海水传染,港海界内不宜游泳,德轮两船员海浴染病,本年霍乱已生三十三宗”,《申报》1938年6月29日,第4版。

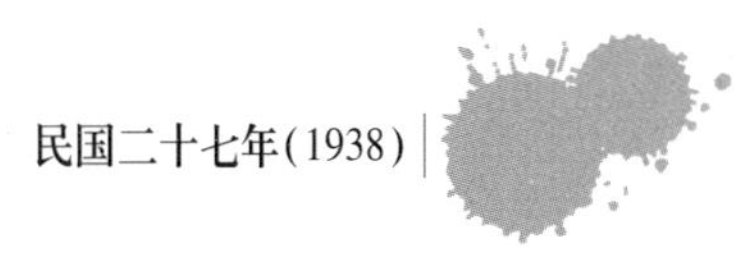

日至本月3日止,发现大肠热症共10宗,此种情形对于本港居民健康之影响至为严重[1]。

7月10日(六月十三日)报道:霍乱疫症发生以来,渐有蔓延之势。截至7月7日,本港业已发生89宗,死亡约达半数,计5人之中辄有3人丧命[2]。

7月14日(六月十七日)报道:据卫生局报告,霍乱疫症有逐渐蔓延之势。其发生地点以维多利亚城为最多,前日24小时内,新增霍乱症14宗,仅得2宗系发生于九龙,其余则发生于维多利亚。截至前日,本港发生霍乱症共133宗,其中在维多利亚发生者在100宗以上,维多利亚已成为霍乱疫症传染中心区。又前日24小时内,本港发生大肠热症1宗,麻疹2宗,脑脊膜炎症1宗,及痢症8宗[3]。

10月15日(八月廿二日)报道:霍乱症之蔓延,与天气有密切关系。过去两星期间,本港天气于每次飓风酝酿之后异常酷热,该症亦呈急剧流行之势。届10月以来,发生20宗,该症本年发生总数达480宗。前日全港发生5宗,其中域多利亚城及九龙各2宗,香港仔1宗。数星期来,未有发现痢症,此实为向所仅见。惟大肠热病竟发生6宗之多,白喉症亦发生2宗,时症又呈流行之势,想气候之使然耳[4]。

12月29日(十一月初八日)报道:本港于祝圣诞节期中,天气趋寒冷,但霍乱症仍有发现。昨据本港卫生当局宣布,过去4日间,全港发生霍乱症4宗,本年间该症发生总数达546宗。又同期间全港发生痘症5宗、脑膜炎症4宗、痢症3宗、麻疹症3宗、白喉及肠热症各2宗,及水痘症1宗云。又本年间痢症发生总数达1051宗云[5]。

12月31日(十一月初十日)报道:去周内本港发生痘症12宗,死者8人,白喉症11宗,死者2人,肠热症3宗,疹症4宗,脑膜炎8宗,死者1人,痢症18宗,死者7人,产后热5宗,患肺痨致命者达110人。星期三日新界发生霍乱症1宗,痘症及脑膜炎各1宗,白喉症2宗,产后热4宗,本年内计共发生霍乱症547宗[6]。

是年,香港伤寒发病404例,死亡152人。一说发病417例,死亡154人[7]。

广西壮族自治区

广西省　鼠疫流行,发生地有贵县(今贵港市)、容县、崇善县、左县(今崇左市)、

---

① “继霍乱症之后本港发现大肠热症,当局严密防范保护居民健康,轮船抵埠须入禁海施行注射”,《申报》1938年7月5日,第4版。

② “霍乱渐见蔓延,民众亟宜预防,当局提示预防办法”,《申报》1938年7月10日,第4版。

③ “香港霍乱逐渐延蔓”,《申报》1938年7月14日,第4版。

④ “本港气候反常,时症又趋蓬勃”,《申报》1938年10月15日,第4版。

⑤ “霍乱症仍有发现,本年达五百余宗”,《申报》1938年12月29日,第3版。

⑥ “肺病! 肺病! 肺病! 去周肺病死者百余人”,《申报》1938年12月31日,第3版。

⑦ 李文波《中国传染病史料》,化学工业出版社2004年版,第191页。

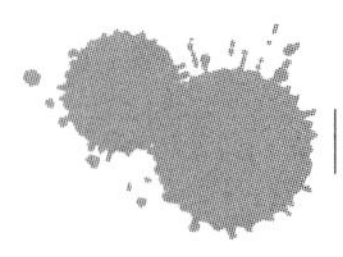

百色县(今百色市)、郁林县(今玉林市)、北流县(今北流市)、河池县(今河池市)、罗城县、三江县、宁明县、忻城县、思恩县、宜北县(今环江毛南族自治县)、贺县(今贺州市)、桂林县(今桂林市)、苍梧县。1938年,霍乱发病人数2953人,死亡356人,病死率12.06%①。

贵　县(今贵港市)　夏四月,霍乱流行。据县政府得各乡乡长报告者有北部之北山联乡(包括六凤江、凤屯村诸村)及东南之八塘、三塘等处。5月23日(四月廿四日),梧州防疫处主任率镇医疗队到贵县工作,对于流行最盛之六凤江与凤屯村诸村进行调查,发现两村相距约一里,六凤江食用取诸河水,凤屯村虽用井水,而井水亦殊不洁。二乡发生痾病始自2月以前,近据调查,患病人数共59人,已死者7人,患者以小孩(数月至六七岁不等)为多,次为老年人,至壮年则甚少见。上述数村,流行已盛,其附近诸村落,俟落乡实地调查,亦发现多宗。就此二村之病患数目,仍有若干隐蔽,不能调为确实,至死亡数目亦然②。

邕宁县(今南宁市)　南宁霍乱流行③。

宜山县(今宜州市)　霍乱大流行,死30余人④。

全　县(今全州县)　霍乱流行,县城死亡甚众⑤。恶性疟疾流行,车田、浔源、中峰、延东四乡尤为严重⑥。

灌阳县　霍乱、天花、鼠疫、疟疾流行。霍乱患者309人,死亡173人;7人患鼠疫,死亡2人;疟疾流行;天花患者62人,死亡28人⑦。

恭城县　霍乱流行,栗木锡矿死人甚多⑧。

贺　县(今贺州市)　霍乱流行,患者180例⑨。

桂林县(今桂林市)　秋,霍乱流行。8月7日(七月十二日)报道:省会文昌门一带霍乱流行,感染者竟达20余人,死亡已超半数⑩。今《桂林市志》载:8月,霍乱流行,秧塘机场及附近村庄尤甚,仅机场民工即死100余人⑪。

---

① 《广西通志·医疗卫生志》,广西人民出版社1999年版。
② "贵县检疫报告",《广西健社医学月刊》1938年第3卷第11期,第72~73页。
③ 《南宁市卫生志》,1996年。
④ 《广西通志·大事记》,广西人民出版社1998年版。
⑤ 《全州县志》,广西人民出版社1998年版。
⑥ 《资源县志》,广西人民出版社1998年版。
⑦ 《灌阳县志》,新华出版社1995年版。
⑧ 《恭城县志》,广西人民出版社1992年版。
⑨ 《贺州市志》,广西人民出版社2001年版。
⑩ 《桂林市志》,中华书局1997年版。
⑪ 《临桂县志》,方志出版社1996年版。

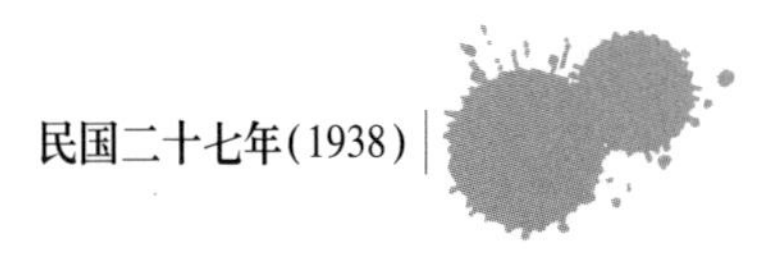

苍梧县　霍乱流行①。

柳江县(今柳州市)、阳朔县、桂平县(今桂平市)、宾阳县　霍乱流行②。

资源县　恶性疟疾流行。车田、浔源、中峰、延东四乡尤为严重③。

义宁县(今桂林市临桂区)　秋,疟疾暴发流行,瞬间发病数千人④。

龙胜县　全县恶性疟疾流行⑤。

富川县(今富川瑶族自治县)　春,脑膜炎流行。秋,疟疾流行。今《富川瑶族自治县志》载:富阳镇永兴街脑膜炎流行,患者43人,死亡13人。福利乡疟疾流行,患者255人,死亡8人⑥。

---

① 《苍梧县志》,广西人民出版社1997年版。
② 《广西通志·医疗卫生志》,广西人民出版社1999年版。
③ 《资源县志》,广西人民出版社1998年版。
④ 《临桂县志》,方志出版社1996年版。
⑤ 《龙胜县志》,汉语大词典出版社1992年版。
⑥ 《富川瑶族自治县志》,广西人民出版社1993年版。

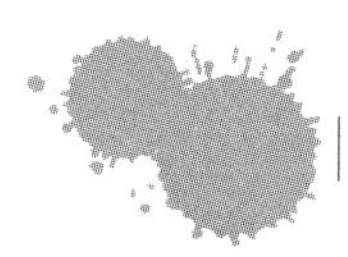

民国二十八年(1939)

全　国

是年,全国10省区78县市发生鼠疫,发病14068例,死亡7407人。云南3县发病100例;广西15县发病115例,死亡23人;广东5县发病294例,死亡279人;福建31县发病6844例,死亡5795人;浙江1县发病188例,死亡92人;吉林12县发病5611例,死亡485人;内蒙古6县旗发病675例,死亡532人;山西1县发病60例,死亡60人;甘肃1县发病60例,死亡40人;青海3县旗发病121例,死亡101人①。

是年,霍乱流行,陕西发病10030例,江西发病5020例,湖北发病4554例,四川发病4511例,云南发病3504例,贵州发病3554,湖南、广西也有发生②。

秋,伤寒流行。8月24日(七月初十日)报道:甘肃、陕西、河南、四川、湖北,伤寒疾疫,猖獗异常,华方已请国际红会顾问委员会迅拨款项及医药材料,从事应付③。

黑龙江省

齐齐哈尔市　春,伤寒流行。4月2日(二月十三日)报道:齐齐哈尔市猛烈之肠窒扶斯,除铁道局社宅街外殆已终熄④。秋,鼠疫流行。9月13日(八月初一日)报道:最近于齐齐哈尔铁道局管内沿线附近,自7月以来即发生有百斯笃流疫之袭来,至8月末日,竟发生61名患者,而其中业已有47名死亡者,均为真性死亡患者⑤。伤寒流行,报告肠伤寒发生41例⑥。

甘南设治局(今甘南县)　霍乱流行。“虎力拉”猖獗,死人无数⑦。

---

① 李文波《中国传染病史料》,化学工业出版社2004年版,第189页。

② 范日新《十种法定传染病流行史料汇编》,《中华医学杂志》(英文版)1941年第59卷第5期。

③ “甘陕等地伤寒猖獗”,《申报》1939年8月24日,第3版。

④ “北安肠窒扶斯猖獗益甚”,《盛京时报》1939年4月2日,第5版。

⑤ “百斯笃流行,七八两月死者达四十七名”,《盛京时报》1939年9月13日,第5版。

⑥ 《齐齐哈尔市卫生志》,1990年。

⑦ 《甘南县志》,黄山书社1992年版。

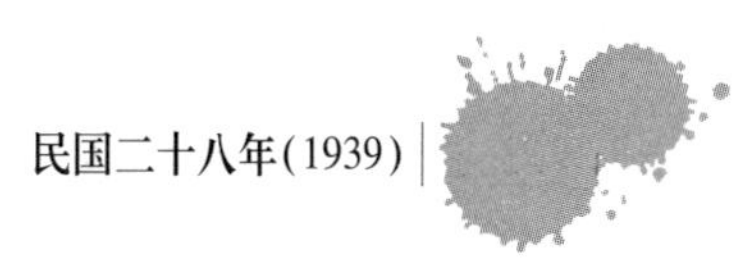

海伦县(今海伦市)　天花流行。海伦水师营区2700余人患病,630人死亡[①]。

奇克县(今属逊克县)　秋,疫。今《孙吴县志》载:10月,境内发生了病原不明的热性病,日军"731"细菌部队孙吴支队调查定为孙吴热[②]。

汤原县(今黑龙江鹤岗市)　春,麻疹流行。城区一日之内死亡26人[③]。伤寒蔓延流行[④]。

滨江县(今哈尔滨市)　春,伤寒流行,太平区患病死者10余人[⑤]。3月7日(正月十七日)报道:自二月上旬,袭染哈尔滨之肠窒扶斯以道里为中心蔓延,日人患者占多数,达48名[⑥]。夏,麻疹、赤痢流行。5月24日(四月初六日)报道:近来天气寒暖失常,所以各种流行灾疫极为猖獗,惟儿童患染麻疹者尤为激烈,大有蔓延不可遏止之状态,现在患染麻疹入各医院治疗者突破700余名[⑦]。6月25日(五月初九日)报道:近来市患赤痢者似有渐趋增加之势,惟儿童患疹病者极为猖獗[⑧]。8月9日(六月廿四日)报道:近来市内不时发生赤痢,为势猖獗,似有蔓延之势,调查结果,连日平均赤痢患者不下十数名[⑨]。

五常县(今五常市)　夏,麻疹、赤痢流行。7月9日(五月廿三日)报道:本县自入夏以来,淫雨时行,小儿多罹瘟疹,成人多患赤痢,迩来极为盛行,因而死亡者不计其数[⑩]。冬,克山病流行。冲河镇张家湾屯3年死掉1300余人,占全屯人口的三分之一[⑪]。日本侵略者为修建拉古哨水电站,从辽宁省宽甸县强制移民500户3700人来五常县冲河区张家湾定居。当时,正处于三九隆冬,多数住在寒冷的临时大棚里,加之水土不服,有一半人患克山病死亡[⑫]。

珠河县(今黑龙江尚志市)　冬,克山病流行。仅庆阳、亮河、新光、亚布力、石头

---

① 《海伦县志》,黑龙江人民出版社1988年版。《绥化地区志》,黑龙江人民出版社1995年版。《黑龙江省志·卫生志》,黑龙江人民出版社1996年版。

② 《孙吴县志》,黑龙江人民出版社1991年版。

③ 《汤原县志》,黑龙江人民出版社1992年版。

④ 《鹤岗市志》,黑龙江人民出版社1990年版。

⑤ 《哈尔滨市太平区志》,黑龙江人民出版社1992年版。

⑥ "哈尔滨肠窒扶斯蔓延省当局对此防疫根绝对策",《盛京时报》1939年3月7日,第5版。

⑦ "天气寒暖失常,儿童患疹猖獗",《盛京时报》1939年5月24日,第5版。

⑧ "麻疹赤痢猖獗,哈市警卫生设法扑灭",《盛京时报》1939年6月25日,第5版。

⑨ "赤痢患者又复猖獗,卫生科严厉防止",《盛京时报》1939年8月9日,第5版。

⑩ "发现瘟疹赤痢",《盛京时报》1939年7月9日,第5版。

⑪ 《五常县志》,黑龙江人民出版社1989年版。

⑫ 《五常公安志》,1999年。

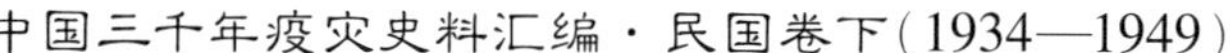

河子、苇河、元宝等地就死25400多人,全家死亡者达900多户①。

呼兰县(哈尔滨市呼兰区)　霍乱流行,县城染病死亡最多,在城西北黄土坑设焚尸坑,采取火焚防疫②。

北安县　春,伤寒流行。4月2日(二月十三日)报道:北安最近发生急性肠窒扶斯患者,自1月15日至3月28日,既已罹病者67名,死亡者4名③。

宁安县(今黑龙江宁安市)　春,伤寒流行。4月13日(二月廿四日)报道:近来天气渐暖,阳气上升,时疫亦随之流行。本市附近近几日死亡者亦有七八名之多,病状系得病即不能言语,类似哑巴瘟,越二日即行死去④。今《宁安县志》载:日军修甘井子机场时,从关内抓来劳工10000人,仅半年时间,大部分死于伤寒、鼠疫、猩红热等传染病,附近的于家窝堡、二道沟、小荒地、甘井子等村民也被传染,大量死亡⑤。

虎林县(今黑龙江虎林市)　伤寒流行。伟光乡永胜村患病30人,死10人⑥。

吉林省

吉林省　夏,赤痢、斑疹伤寒流行。6月13日(四月廿六日)报道:吉林省内5月中已发生79名之法定传染病患者,内中赤痢29名,发疹窒扶斯25名,天然痘9名,白喉8名,猩红热7名⑦。秋,鼠疫流行。8月27日(七月十三日)报道:吉省各地黑死病者极为猖獗⑧。

永吉县(今吉林市)　春,麻疹流行。3月21日(二月初一日)报道:小儿因患内热发瘟疹、水痘者甚多,乡中更多⑨。夏,疫病流行。6月7日(四月二十日)报道:5月下旬之时,气温变化剧烈,于是喉肿痛、痘疹、感冒流行疫发生甚烈。吉市多处医院住院者满员,每日求诊者平均在500人以上⑩。

长岭县　秋,鼠疫流行。8月16日(七月初二日)报道:长岭县大和镇警察署南方40满里地方之村落,前自7月31日以来,发生百斯笃患者18名,其中11名死亡,现患者7名,并有热患者3名⑪。8月27日(七月十三日)报道:长岭县发生百斯笃共

---

① 《尚志县志》,中国展望出版社1990年版。

② 《呼兰县志》,中华书局1994年版。

③ "北安肠窒扶斯猖獗益甚",《盛京时报》1939年4月2日,第5版。

④ "春阳上升类似哑巴瘟猖獗,近日来死亡多人",《盛京时报》1939年4月13日,第5版。

⑤ 《宁安县志》,黑龙江人民出版社1989年版。

⑥ 《虎林县志》,中国人事出版社1992年版。

⑦ "传染病季节到来吉林亟布防疫阵",《盛京时报》1939年6月13日,第5版。

⑧ "吉林长岭县等地黑死病极为猖獗",《盛京时报》1939年8月27日,第2版。

⑨ "小儿瘟疹痘流行",《盛京时报》1939年3月21日,第5版。

⑩ "瘟疫症流行甚烈,发现肿喉急死者",《盛京时报》1939年6月7日,第5版。

⑪ "吉林长岭县发生鼠疫死亡者达十一名",《盛京时报》1939年8月16日,第2版。

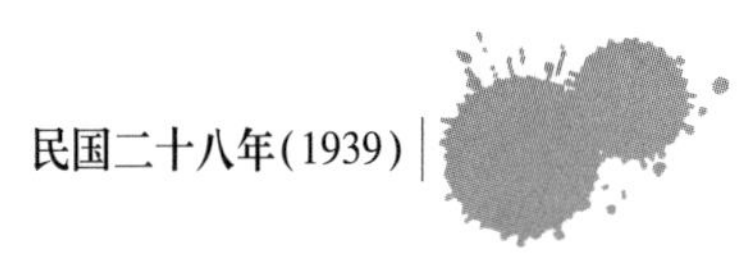

计21人,其中10人已然死去;郑家屯调查所管内亦发生百斯笃患者1人①。

郭尔罗斯前旗(今前郭尔罗斯县)　秋,鼠疫流行。8月16日(七月初二日)报道:迄15日,前郭旗百斯笃调查所管内死亡25名,现患者9名②。

辽源县(今属双辽市)　秋,鼠疫流行。8月16日(七月初二日)报道:郑家屯百斯笃调查所管内死亡15名,现患者3名③。8月27日(七月十三日)报道:郑家屯调查所管内亦发生百斯笃患者1人④。

开通县、瞻榆县(今合为通榆县)　秋,鼠疫流行。9月7日(七月廿四日)报道:开通县五道岗子有患百斯笃者死去1名,瞻榆县雀万金屯现亦发现百斯笃死者1名,患者3名,刻均无蔓延之势⑤。

乾安县　秋,鼠疫流行。9月19日(八月初七日)报道:县城东南齐字井村于上月下旬遽然发现腺百斯笃之疫病,数日间竟致病毙者五六名⑥。

长春县(今长春市)　春,白喉流行。4月28日(三月初九日)报道:长春在已往若干星期来,白喉症流行甚烈,隔离病院中有人满之患⑦。又,天花流行。5月4日(三月十五日)报道:(伪满洲)国都发生之天然痘,益有蔓延之预兆,入本年以来已达34名(内8名死亡)之多数,现在隔离中者9名⑧。是年赤痢流行。1940年5月18日(四月十二日)报道:新京特别市公署卫生处防疫科,查去年赤痢患者为936名,死者500名⑨。

延吉县(今延吉市)　伤寒流行。发生伤寒380余人,死亡124人;发生斑疹伤寒84人,死亡19人⑩。

大赉县(今大安市)　鼠疫流行。发生于后新荒屯、丁立千屯、二十里铺、四吊五屯、大赉县城、好来宝屯、马营子屯、后地窝棚、杨清屯、新华街、王生屯、张万祥屯、万家围子等地⑪。

---

① “吉林长岭县等地黑死病极为猖獗”,《盛京时报》1939年8月27日,第2版。

② “吉林长岭县发生鼠疫死亡者达十一名”,《盛京时报》1939年8月16日,第2版。

③ “吉林长岭县发生鼠疫死亡者达十一名”,《盛京时报》1939年8月16日,第2版。

④ “吉林长岭县等地黑死病极为猖獗”,《盛京时报》1939年8月27日,第2版。

⑤ “开通/瞻榆两县近发生百斯笃”,《盛京时报》1939年9月3日,第5版。

⑥ “齐字井村发现百斯笃”,《盛京时报》1939年9月19日,第5版。

⑦ “伪满境内白喉流行”,《申报》1939年4月28日,第3版。

⑧ “首都患天然痘者今春竟蔓延不已”,《盛京时报》1939年5月4日,第2版。

⑨ “严防时疫发生,注意饮食灭绝苍蝇”,《盛京时报》1940年5月18日,第5版。

⑩ 《龙井县卫生志》,1990年。

⑪ 《大安县志》,辽宁人民出版社1990年版。

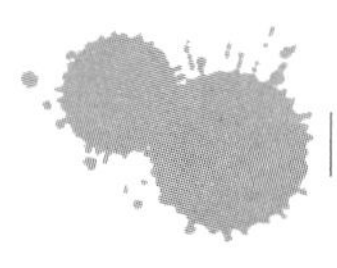

辽宁省

沈阳县(今沈阳市)　夏,赤痢流行。6月24日(五月初八日)报道:奉天市之传染病逐日猖獗已极,自6月1日至23日之传染病罹病患者达447人,成一日平均15人之惊人数字,患者中最多者为赤痢,共362人①。秋,赤痢、伤寒流行。9月7日(七月廿四日)报道:奉天市之法定传染病自8月20日至31日十日间,赤痢患者83人,疫痢患者1人,肠窒扶斯患者31人,把拉窒扶斯患者4人,痘疮患者2人,实布窒利亚患者4人,合计患者125人②。

铁岭县　夏,赤痢、伤寒流行。8月13日(六月廿八日)报道:市内法定传染病患者数如下:赤痢39人,疫痢1人,肠窒扶斯12人,把拉窒扶斯4人,痘疮1人,发疹窒扶斯1人,猩红热2人,实扶窒利亚3人,流行性脑脊髓膜炎1人,共70人③。

台安县　秋,疟疾流行。8月16日(七月初二日)报道:境内患疟疾者日见流行,县城诊所每日前往就医打针者,实有应接不暇之势④。

金　县(今大连市金州区)　秋,伤寒流行。9月13日(八月初一日)报道:8月以来,肠窒扶斯猖獗于连市,及至下旬,突然又呈猛威,如30日新患者发生32名,31日继又发生34名⑤。9月21日(八月初九日)报道:8月30日以来之窒扶斯患者,累计为727名,此外加赤痢等,传染病罹患数为962名之多⑥。9月26日(八月十四日)报道:23日之传染病患者发生数在33名,内肠窒扶斯27名。8月30日以降之传染病罹病者,累计1085名,内肠窒扶斯共833名⑦。10月11日(八月廿九日)报道:8月30日起至9月28日之一个月间,肠窒扶斯罹病者总数926名,就中死亡者87名。死亡者中,最多者为十六岁至三十几岁之青少年⑧。

辽中县　(秋)疟疾流行。当局防蚊灭蚊,并用"金鸡纳霜"等药治疗,疟疾得到控制⑨。

新宾县(今新宾满族自治县)　克山病大流行,火石地区发病80余人,死亡50余

① "传染病奉市内近日极猖獗,尤以赤痢最甚",《盛京时报》1939年6月24日,第2版。

② "全市传染病十日间,统计有一百余人",《盛京时报》1939年9月7日,第2版。

③ "市署预防伤寒病发传单规定十戒",《盛京时报》1939年8月13日,第5版。

④ "疟疾流行",《盛京时报》1939年8月16日,第5版。

⑤ "强制预防注射,新设临时收容所",《盛京时报》1939年9月13日,第4版。

⑥ "肠窒扶斯患者突破七百名",《盛京时报》1939年9月21日,第5版。

⑦ "大连市之传染病突破一千名",《盛京时报》1939年9月26日,第5版。

⑧ "窒扶斯死亡率青少年占其多数,近一个月患者九百余名",《盛京时报》1939年10月11日,第4版。

⑨ 《辽中县志》,辽宁人民出版社1993年版。

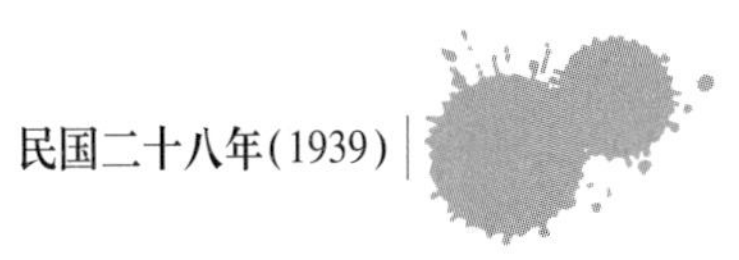

人[①]。

抚顺县　(秋)疟疾流行,发生9676人[②]。冬,克山病流行,发生80人,死亡50余人,有一家22口人,死去18口。

本溪县(今本溪满族自治县)　(春)2月,天花大流行,全县死亡1000人以上[③]。

岫岩县(今岫岩满族自治县)　秋,霍乱流行,磨盘沟西沟10家有9家染病,全沟死亡人口近半数[④]。

桓仁县　(春)2月,天花、霍乱、伤寒流行,全县死亡4000多人[⑤]。

北京市

北平市(今北京市)　秋,霍乱流行。因发现真性霍乱患者,为免传播,自9月28日(八月十六日)起始实施东直、朝阳、西直、阜成、永定、广安、左安、右安、东便、西便、安定、广渠、德胜等13处城门出入行人检疫及预防注射工作[⑥]。黑热病流行,市区发病30例,南郊农村发病不计其数[⑦]。北京本年因病死亡29472人,其中伤寒37人、赤痢484人、天花3人、白喉63人、脑脊髓膜炎2人、猩红热15人、麻疹242人[⑧]。

通　县(今北京市通州区)　秋,疟疾流行。8月7日(六月廿二日)报道:大水为灾,河北被淹之区域达60县,同时疠疫之发生,亦日见其多。在通州方面,难民2600名中,已有500名患疟疾,而食物亦极缺乏[⑨]。

房山县、大兴县(今大兴区)、宛平县(今丰台区)　天花、疟疾大流行,死人甚多[⑩]。

天津市

天津市　秋,大水,霍乱、疟疾流行。8月25日(七月十一日)报道:天津瘟疫威胁极大,血毒症业已开始流行[⑪]。8月28日(七月十四日)报道:天津已发生虎疫数

---

① 《新宾满族自治县志》,辽宁古籍出版社1993年版。

② 《抚顺市卫生志》,1989年。

③ 《本溪卫生志》,1990年。

④ 《岫岩县志》,辽宁大学出版社1989年版。

⑤ 《桓仁县志》,方志出版社1996年版。

⑥ "函警察局为实施各城门出入行人检疫及预防注射,函请届时派警二名协助工作维持秩序由",《市政公报》1939年第64期,第116页。

⑦ 《北京卫生志》,北京科学技术出版社2001年版。

⑧ 于德源《北京历史灾荒灾害纪年》,学苑出版社2004年版,第211页。

⑨ "华北大雨,灾象已成",《申报》1939年8月7日,第6版。

⑩ 《北京市丰台区志》,北京出版社2001年版。

⑪ "津水灾益严重,瘟疫流行物价飞涨",《中央日报》1939年8月25日,第2版。

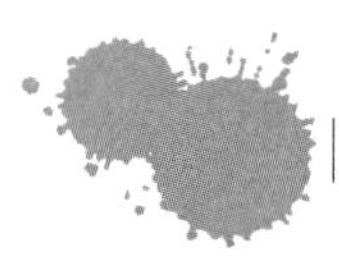

起[①]。8 月 31 日(七月十七日)报道:天津租界自遭封锁,居民生活极感痛苦,不料祸不单行,河水骤涨,津市顿成泽国,近郊各处人畜漂流,难以统计,数十万灾民正向北平、塘沽等处移动,扶老携幼,凄惨异常。且灾区因积水不退,发生疟疾者甚多,而虎烈拉尤为猖獗[②]。9 月 7 日(七月廿四日)《大公报》报道:天津水灾之结果,灾民近 200 万人……灾区左右之屋顶上难民极多,因积水生臭,故霍乱及其他时症盛行[③]。9 月 14 日(八月初二日)报道:天津水灾状况仍极严重,居民被难者不下 90%,无家可归者达 60 万人……现正流行极盛之疫疠也[④]。今《河北区志》载:秋,大水,市区水深 2 米,房屋倒塌,瘟疫流行,浮尸累累[⑤]。

内蒙古自治区

开鲁县　夏,鼠疫流行。8 月 9 日(六月廿四日)报道:开鲁县城外发生百斯笃,本家屯百斯笃调查所检查结果判明为真性,迄现在状况,死亡者 12 名,现患者 1 名[⑥]。

新惠县(今属敖汉旗)　秋,鼠疫流行。8 月 27 日(七月十三日)报道:新惠县百斯笃死亡者达 5 人,现有患者 1 人[⑦]。

河北省

青龙县　春,斑疹伤寒流行。3 月 12 日(正月廿二日)报道:青龙县老道河警察署管内最近发疹窒扶斯猖獗,现在患者达 100 余名,内 1 名死去,似尚有蔓延之势[⑧]。

井陉县、赞皇县　猩红热、伤寒流行。今《河北省志》载:秋,水灾过后,时疫流行,猩红热、伤寒,无孔不入,每家坟上都有枯骨[⑨]。

临漳县　霍乱流行[⑩]。

承德县　春,猩红热流行。4 月 5 日(二月十六日)报道:热河各地猩红热症猖獗,而以承德等地为最[⑪]。

---

① “天津发生霍乱”,《申报》1939 年 8 月 28 日,第 6 版。

② “华洋义振会发起振济津灾”,《申报》1939 年 8 月 31 日,第 9 版。

③ 李文海等《近代中国灾荒纪年续编》,湖南教育出版社 1993 年版。

④ “天津水灾严重,居民百之九十被难,六十万人无家可归”,《申报》1939 年 9 月 14 日,第 11 版。

⑤ 《河北区志》,天津社会科学院出版社 2003 年版。

⑥ “开鲁发现百斯笃,死亡者已十二名,省县大张防遏阵营”,《盛京时报》1939 年 8 月 9 日,第 2 版。

⑦ “吉林长岭县等地黑死病极为猖獗”,《盛京时报》1939 年 8 月 27 日,第 2 版。

⑧ “青龙县界内发生疹窒扶斯甚猖獗”,《盛京时报》1939 年 3 月 12 日,第 5 版。

⑨ 《河北省志·自然灾害志》,方志出版社 2009 年版。

⑩ 《临漳县志》,中华书局 1999 年版。

⑪ “热省各地猩症流行”,《申报》1939 年 4 月 5 日,第 4 版。

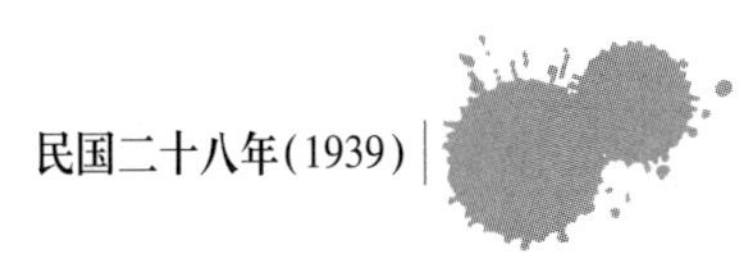

怀安县　秋,霍乱流行。怀安城一带发病严重,北瓦窑村死亡近80人①。

涿鹿县　炭疽病流行,下洪寺村死亡27人、350只羊②。

饶阳县　夏,伤寒、疟疾、痢疾等流行,军民患者甚众③。

山西省

武乡县　春,瘟疫流行,韩北村死20余人④。

沁水县　夏,伤寒流行,患者十之七⑤。

稷山县　是年,瘟疫流行⑥。

闻喜县　霍乱流行,死者甚众⑦。

清源县(今清徐县)　白喉流行,柳杜附近各村死亡50多人⑧。

静乐县　伤寒流行,四区驸马滩一带400余人染病,99人死亡⑨。

阳曲县　伤寒流行,西凌井、岔上地区死亡惨重。岔上乡南龙泉村312人,患者37人,死亡17人。土地荒芜无人种,蒙头盖身等要命⑩。

浑源县　夏,伤寒流行⑪。

陕西省

西安市(今西安市城区)　(秋)8月,霍乱流行,发病3652人,死亡1117人⑫。9月9日(七月廿六日)报道:华西学生贫病交迫,患疟疾、虎疫、伤寒者甚众⑬。

宝鸡县(今陈仓区)　(夏)6月,猩红热流行。陕西省政府主席熊斌指示卫生处速赴防治⑭。

蓝田县　(秋)8月,霍乱流行,汤峪地区发病2037人,死亡1006人⑮。

---

① 《怀安县志》,中国社会出版社1994年版。

② 《涿鹿县卫生志》,1994年。

③ 《饶阳县志》,方志出版社1998年版。

④ 《韩北村志》,2002年。

⑤ 《沁水县志逸稿》,山西人民出版社2010年版。

⑥ 《稷山县卫生志》,1999年。

⑦ 《闻喜县志》,中国地图出版社1993年版。

⑧ 《清徐县志》,山西古籍出版社1999年版。

⑨ 《静乐县志》,红旗出版社2000年版。

⑩ 《阳曲县志》,山西古籍出版社1999年版。

⑪ 《浑源县卫生志》,1988年。

⑫ 《西安市卫生志》,西安出版社1994年版。

⑬ "华西学生贫病交迫,精神异常亢进,患疟疾虎疫伤寒者甚众,希望上海各界予以捐助",《申报》1939年9月9日,第11版。

⑭ 《宝鸡市卫生志》,1995年。

⑮ 《西安市卫生志》,西安出版社1994年版。《蓝田县志》,陕西人民出版社1994年版。

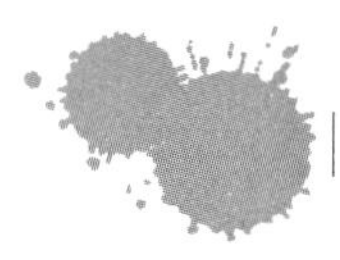

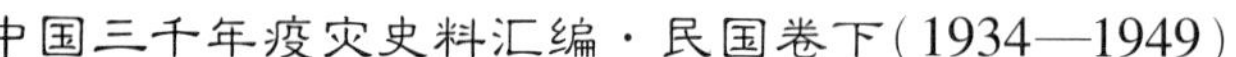

平利县　(夏)6月,县城暴发伤寒流行[①]。

安康县　春,城关流感流行,死亡147人[②]。夏,城乡霍乱流行,死亡3000多人[③],其中,城关发病614例,死亡575人,小北门一天最多抬出52具尸体,死人甚多,棺木售罄[④]。

洵阳县(今旬阳县)　春,流感流行。疫情波及县城及邻近村庄,数百人患病,数十人死亡,以壮丁队尤甚。夏,霍乱流行。6月,川军过境带来霍乱,致霍乱大流行,县城有三四成人殒命,川军尤惨,死人如麻,棺木无处购买,尸体无人掩埋,江中浮尸,随处可见。小磨沟、刘家湾、小河北、菜湾、鸭沟、半坡、马家梁、民和乡,以及吕河、蜀河、沿汉江各乡尤甚,全家死绝者不少[⑤]。

汉阴县　夏秋,霍乱流行,死者不少[⑥]。

白河县　春夏,霍乱流行。今《白河县志》载:入春后,久旱成灾,霍乱流行,县城至冷水汉江两岸人口大批死亡。入夏,霍乱更烈,死亡数千人[⑦]。

商　县(今商州区)　春,天花流行,死亡300余人。(夏)7月,伤寒大作,死亡300多人[⑧]。

城固县　秋,霍乱流行。俗称麻脚瘟、虎烈拉,得病快,死亡率高,有全家尽死者[⑨]。

商南县　回归热流行,由抗日前线伤员带入境内,城区流行最为严重,每天都有十几具尸体抬出[⑩]。

中部县(今黄陵县)　春,天花流行,遍及全县[⑪]。

山东省

山东省　夏,霍乱流行。7月6日(五月二十日)报道:鲁南作战之敌军,近来发生虎疫……患此病者已达2000余名,死者平均每日100余名[⑫]。

---

① 《安康市卫生防疫志》,2006年。《安康市卫生防疫志》,2006年。

② 《安康市卫生防疫志》,2006年。

③ 《安康县志》,陕西人民教育出版社1989年版。

④ 《安康市卫生防疫志》,2006年。

⑤ 《安康市卫生防疫志》,2006年。《旬阳县志》,中国和平出版社1996年版。

⑥ 《安康市卫生防疫志》,2006年。

⑦ 《白河县志》,陕西人民出版社1996年版。

⑧ 《丹凤县志》,陕西人民出版社1994年版。《商洛地区卫生志》,陕西人民出版社1999年版。

⑨ 《城固县志》,中国大百科全书出版社1994年版。

⑩ 《商南县志》,作家出版社1993年版。

⑪ 《黄陵县志》,西安地图出版社1995年版。

⑫ "鲁南敌军发生虎疫,每日死百余名",《中央日报》1939年7月6日,第2版。

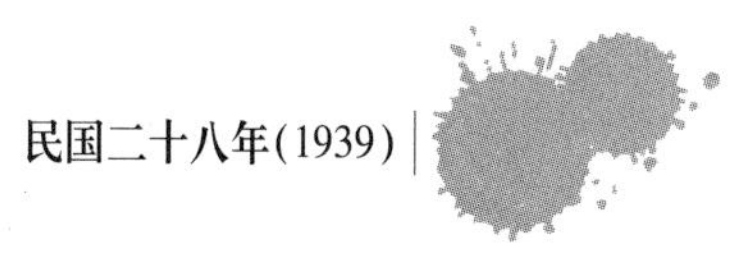

乐陵县(今乐陵市)　夏,霍乱流行。西段一带发生瘟疫(霍乱),仅张店村1天死亡40余人①。冬,回归热流行②。

郓城县　夏,霍乱流行。7月5日(五月十九日),中央防疫委员会称,郓城县灾情惨重,疫病传播堪虞③。

邹平县　夏,霍乱流行,南部山区蝗虫成灾,草木皆光④。

肥城县(今肥城市)　夏,霍乱流行,湖屯镇冯庄村一年内因腹泻死亡达30余人⑤。

德平县(今临邑县德平镇)　冬,回归热流行⑥。

嘉祥县　春,天花流行。县城北马村一带不论老幼皆相染⑦。

邹　县(今邹城市)　冬,伤寒流行。今《邹城市志》载:12月,田黄、栖驾峪一带伤寒病流行,死1000余人⑧。

莱阳县(今莱阳市)　春,伤寒流行,咸家屯、解家泽口村死亡多人⑨。

青岛市　秋,霍乱流行。8月7日(六月廿二日)至11月15日(十月初五日),青岛特别市卫生局在市立医院设置临时防疫事务所,专事霍乱预防,全市共注射霍乱预防针379399人。到10月24日(九月十二日),共发生真性患者131人,死亡97人,病死率为75%⑩。

胶　县(今胶州市)　霍乱流行,十分猖獗⑪。

河南省

浚　县　伤寒流行。新镇、卫贤、小河一带,患者众多。卫集患病480人,死亡71人⑫。

---

① 《乐陵县志》,齐鲁书社1991年版。

② 《德州地区卫生志》,天津科学技术出版社1991年版。

③ "中央防疫委员会公函会字第五九八号(1939年7月5日)",《政府公报》(北平)1939年第95期,第23页。

④ 《邹平县志》,中华书局1992年版。

⑤ 《湖屯镇志》,山东省地图出版社2006年版。

⑥ 《德州地区卫生志》,天津科学技术出版社1991年版。

⑦ 《嘉祥县志》,山东人民出版社1997年版。

⑧ 《邹城市志》,中国经济出版社1995年版。

⑨ 《咸家屯村志》,2004年。《解家泽口村志》,2003年。

⑩ 《青岛市志》,五洲传播出版社2000年版。《青岛市卫生志》,青岛海洋大学出版社1993年版。

⑪ 《胶州市卫生志》,1990年。

⑫ 《浚县志》,中州古籍出版社1990年版。

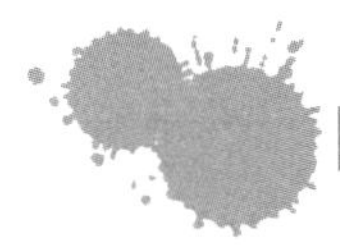

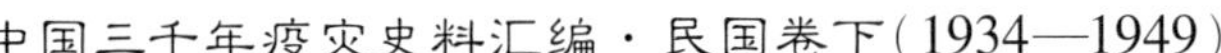

博爱县　天花流行①。

登封县(今登封市)　霍乱流行,仅城东景店村就死绝27家②。

民权县　(秋)10月,霍乱流行,孙六口区一带死亡甚重③。

郑　县(今大部属郑州市)　秋,疟疾流行,姚桥乡桑林村184人,112人患病,反复发作,缠绵一两个月④。

商邱县(今商丘市)　伤寒流行⑤。

永城县(今永城市)　秋,伤寒流行,波及全县35%的村庄,有8人之家死4人者⑥。

临颍县　夏,传染病流行,多系霍乱、赤痢、疟疾、回归热等症。王岗乡善庄滕村8天死亡69人,杜曲乡岗张村死亡300余人⑦。

确山县　伤寒流行,古城南余庄染病者有三分之二⑧。

舞阳县　秋,霍乱流行,澧河两岸各村均有人死亡⑨。

项城县　夏秋,疟疾流行。今《项城县卫生志》载:夏秋,阴雨连绵,积水遍野,蚊蝇猖獗,疫病大流行,发冷发烧者甚众,病死者很多。仅秣陵镇患病者1000余,死亡500,城西北角乱葬岗上尸体无人掩埋⑩。

信阳县(今信阳市平桥区)　天花大流行,仅母子河李寨村一处儿童死亡10余人⑪。

南乐县　秋,卫河溢,霍乱流行,死人众多⑫。

宁夏回族自治区

平罗县　白喉、伤寒流行。白喉发病296例,伤寒发病1681例⑬。

---

① 《焦作市卫生志》,1987年。

② 《登封县志》,河南人民出版社1990年版。

③ 《民权县志》,中州古籍出版社1995年版。

④ 《郑州市郊区卫生志》,1986年。

⑤ 《商丘县志》,生活·读书·新知三联书店1991年版。

⑥ 《永城县志》,新华出版社1991年版。

⑦ 《临颍县志》,中州古籍出版社1996年版。

⑧ 《确山县志》,生活·读书·新知三联书店1993年版。

⑨ 《舞阳县志》,中州古籍出版社1993年版。《舞钢市志》,中州古籍出版社1993年版。

⑩ 《项城县卫生志》,1985年。

⑪ 《信阳县志》,河南人民出版社1990年版。

⑫ 《南乐县志》,中州古籍出版社1996年版。

⑬ 《平罗县志》,宁夏人民出版社1996年版。

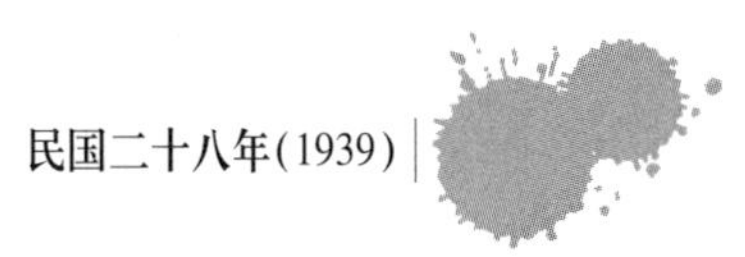

隆德县(今宁夏隆德县)　(秋)10月,伤寒、天花流行,死亡154人[①]。冬,天花流行。截至11月26日(十月十六日),天花患者637人,死亡74人。12月流行加重,全县7万人口,死于天花者2000余人[②]。

海原县(今宁夏海原县)　(春)4月,白喉流行,查治患者77人[③]。

固原县　白喉零散发生[④]。按:疫不为灾。

甘肃省

清水县　春,白喉、猩红热流行。4月,猩红热流行,恭门、阎家店、张良等地病者甚多,死300余人[⑤]。张良一带白喉流行,尤以袁河、李河等村庄发病、病死者较多[⑥]。

通渭县　春,时疫流行[⑦]。当为猩红热流行。

民勤县　白喉、麻疹、伤寒流行。今《民勤县志》载:三雷白喉流行,继之麻疹流行。柳湖区雨顺、什岔等地伤寒流行,东湖镇下吕一带尤为严重,死亡甚众[⑧]。

平凉县　黑热病流行。患者多为15岁以下儿童,医药昂贵,人称"穷病",不治则死,治则穷[⑨]。

天水县(今秦州区、麦积区)　(冬)12月,天花流行[⑩]。

敦煌县(今敦煌市)　赤痢流行,县二卫生院查治患者985人[⑪]。

临泽县　秋,白喉、霍乱流行,死300余人[⑫]。

民乐县　(夏)7月,鼠疫流行,患者29人,死亡14人[⑬]。

永靖县　秋,白喉流行。1939—1941年,永靖县白塔乡发病190例,死亡77例[⑭]。

庆阳县(今庆城县)　(秋)8月,白喉盛行,西峰10天内死200多人[⑮]。

酒泉县(今肃州区)　斑疹伤寒、赤痢流行。今《酒泉市医药卫生志》载:1939—

---

① 《隆德县志》,宁夏人民出版社1998年版。

② 《甘肃省医药卫生简志》,1987年。

③ 《甘肃省医药卫生简志》,1987年。

④ 《固原县志》,宁夏人民出版社1993年版。

⑤ 《天水市志》,方志出版社2004年版。《张家川回族自治县志》,甘肃人民出版社1999年版。

⑥ 《张家川回族自治县志》,甘肃人民出版社1999年版。

⑦ 《通渭县志》,兰州大学出版社1990年版。

⑧ 《民勤县志》,兰州大学出版社1994年版。《民勤县卫生志》,2010年。

⑨ 《平凉市志》,中华书局1996年版。

⑩ 《天水市医药卫生志》,甘肃教育出版社1994年版。

⑪ 《甘肃省医药卫生简志》,1987年。

⑫ 《甘肃省医药卫生简志》,1987年。

⑬ 《民乐县志》,甘肃人民出版社1996年版。

⑭ 《临夏回族自治州志》,甘肃人民出版社1993年版。

⑮ 《庆阳县志》,甘肃人民出版社1993年版。

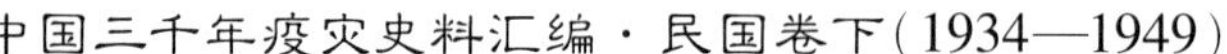

1940 年,发生斑疹伤寒 24 人,死亡 11 人;伤寒 1 人,赤痢 45 人,天花 3 人[①]。

临潭县　赤痢流行,仅县城周围死亡 70 余人[②]。

永登县　天花流行,哈溪一带发病 200 余人,死亡 80 余人[③]。

青海省

民和县　麻风病流行。是年,青海省政府下令处死麻疯病人,民和处死麻疯病人 30 余人[④]。

新疆维吾尔自治区

承化县(今阿勒泰市)　春,天花流行。今《阿勒泰地区志》载:2 月,贾尼木汗台吉游牧部落天花流行,死亡 120 余人[⑤]。

安徽省

安徽省　秋,大疫,霍乱、疟疾流行。8 月 26 日(七月十二日)报道:淮河南北以及淠、颍沿岸,水灾区日益扩大,被灾县份计有寿县、正阳关、凤台、怀远、霍邱、颍上、阜阳、太和等 10 余县……且疫疠盛行,就中以患疥疮及潮湿病、疟疾、肚疴水泻等症为数极多,传染既速,危险又大,而人民值酷劫当前,饮食已不足温饱,因病无钱购药,不治而夭亡者,不知凡几[⑥]。

泾　县　疟疾、天花、霍乱合并流行[⑦]。

贵池县(今池州市贵池区)　麻疹流行,不少患儿死于"麻后喘"(麻疹并发肺炎)[⑧]。

泗　县　秋,疥疮大流行,县城北、城东北地区特别严重[⑨]。

四川省

昭觉县　伤寒流行,患者约 400 人,死亡 200 余人。斑疹伤寒流行。小海子 36 人患斑疹伤寒,全部死亡[⑩]。

荥经县　夏,城区、花滩霍乱流行[⑪]。

---

① 《酒泉市医药卫生志》,1987 年。

② 《卓尼县志》,甘肃民族出版社 1994 年版。

③ 《天祝县志》,甘肃民族出版社 1994 年版。

④ 《民和县志》,陕西人民出版社 1993 年版。

⑤ 《阿勒泰地区志》,新疆人民出版社 2004 年版。

⑥ "皖北各县水灾与疫疠并臻",《申报》1939 年 8 月 26 日,第 7 版。

⑦ 《泾县志》,方志出版社 1996 年版。

⑧ 《池州地区卫生志》,黄山书社 1997 年版。

⑨ 《泗县志》,浙江人民出版社 1990 年版。

⑩ 《昭觉县志》,四川辞书出版社 1999 年版。

⑪ 《荥经县志》,西南师范大学出版社 1998 年版。

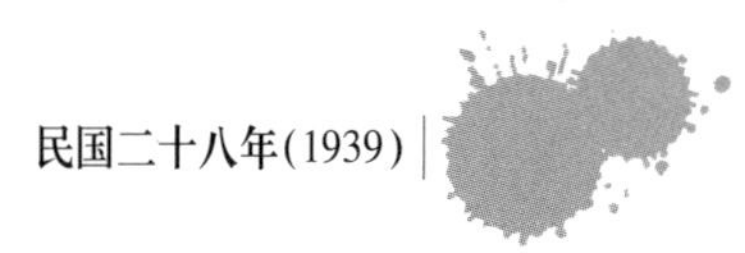

越嶲县(今越西县)　秋,霍乱流行。今《越西县志》载:农历八九月间,田坝一带虎疫甚为猖獗,100 多家死了 30—40 人,有的一家人都死光,没有病的人都吓跑了。计玉板普子几乎全村死完,其他各地亦颇流行,致有路断行人之况①。

西昌县(今西昌市)　夏秋,礼州(镇)霍乱流行②。

绵竹县(今德阳市绵竹市)　霍乱流行,死 300 多人。麻疹大流行,四季不息,遍及城乡,千余幼儿死亡③。

德阳县(今德阳市)　麻疹流行,死亡众多④。

郫　县　夏,霍乱流行。安靖乡当时总人口 7000 余,死于霍乱者 130 余人⑤。

新都县(今成都市新都区)　(夏)5 月,霍乱流行,竹友乡死于霍乱者 350 多人⑥。

崇庆县(今崇州市)　(夏)7 月,霍乱流行,死者甚多,有的全家无存⑦。

双流县　(夏)6 月下旬,霍乱流行,机投镇染病 100 余人,死 40 余人⑧。3 个月内,县城及第二区共霍乱发病 796 人,死亡 333 人⑨。

平武县(时含青川县)　天花大流行。青溪蒲家沟 10 户人家 23 个小孩,患天花 15 人,死去 11 人⑩。

靖化县(今金川县)　伤寒流行,靖化县河东地区一个 52 户的村寨伤寒浩劫后,仅存 12 户⑪。

梓潼县　夏秋,霍乱流行,死亡 400 余人⑫。

夹江县　(夏)5 月,霍乱流行⑬。

犍为县　(夏)7 月,霍乱大流行,清溪镇每天死亡二三十人,有一家 7 人死 6 人

---

① 《越西县志》,四川辞书出版社 1994 年版。
② 《西昌市志》,四川人民出版社 1996 年版。
③ 《绵竹县志》,四川科学技术出版社 1992 年版。
④ 《德阳县志》,四川人民出版社 1994 年版。
⑤ 《郫县志》,四川人民出版社 1989 年版。
⑥ 《新都县志》,四川人民出版社 1994 年版。《新都卫生志》,1983 年。
⑦ 《崇庆县志》,四川人民出版社 1991 年版。
⑧ 《机投镇志》,四川人民出版社 1999 年版。
⑨ 《双流县志》,四川人民出版社 1992 年版。
⑩ 《青川县卫生志》,1988 年。
⑪ 《阿坝州卫生志》,民族出版社 1995 年版。
⑫ 《梓潼县志》,方志出版社 1999 年版。
⑬ 《夹江县志》,四川人民出版社 1989 年版。

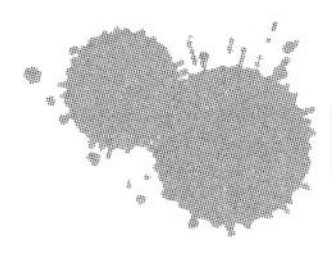

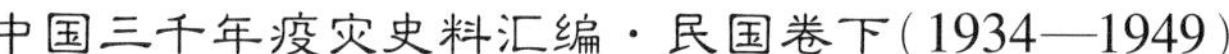

者①。

乐山县(今乐山市) 夏秋,霍乱流行②。

眉山县(今眉山市东坡区) (夏)7月,霍乱流行③。

邛崃县(今成都市邛崃市) 秋,霍乱流行,平落镇日死10人。痢疾流行,火井仅场上患者就有100人之众,死亡数十人之多④。

名山县 麻疹流行⑤。

彭山县 天花流行,谢家场感染135人,死23人,后遗症22人⑥。

荣 县(今属自贡市) 夏,霍乱流行。贡井鹅儿沟到田坝头不到30户人家,治丧之家就有17户⑦。

大邑县 (夏)7月,霍乱流行⑧。

威远县 夏,霍乱流行。6月,城北铺子湾发生霍乱,病源顺河而下,迅速蔓延,县城及沿河居民先后死亡数百人⑨。7月,铺子弯霍乱流行,死亡枕藉⑩。

阆中县(今阆中市) (夏秋)6—9月,霍乱流行,凤鸣、柏垭、兴隆等乡死亡上百人⑪,志平乡死亡390余人⑫。

蓬安县 春,流感流行,金溪场发病400余例,死120余人。徐家乡方广沟有全家5人均死者⑬。

南充县(今南充市) 夏秋,霍乱流行。县城和沿嘉陵江乡镇霍乱死亡300余人⑭。

南江县 夏秋,霍乱流行。关坝乡石羊、东风两地70户人家患霍乱,死20人⑮。

遂宁县(今遂宁市) 夏,霍乱流行。7月29日(六月十三日)报道:霍乱流行,连

---

① 《犍为县志》,四川人民出版社1991年版。
② 《乐山市志》,巴蜀书社2001年版。
③ 《眉山县志》,四川人民出版社1992年版。
④ 《邛崃县志》,四川人民出版社1993年版。
⑤ 《名山县志》,四川科学技术出版社1992年版。
⑥ 《彭山县志》,巴蜀书社1991年版。
⑦ 《自贡市卫生志》,四川辞书出版社1992年版。
⑧ 《大邑县志》,四川人民出版社1992年版。
⑨ 《威远县志》,巴蜀书社1994年版。
⑩ 《内江地区卫生志》,四川辞书出版社1995年版。
⑪ 《阆中县志》,四川人民出版社1993年版。
⑫ 《志平乡志》,1998年。
⑬ 《蓬安县志》,四川辞书出版社1994年版。
⑭ 《南充县志》,四川人民出版社1993年版。
⑮ 《南江县志》,成都出版社1992年版。

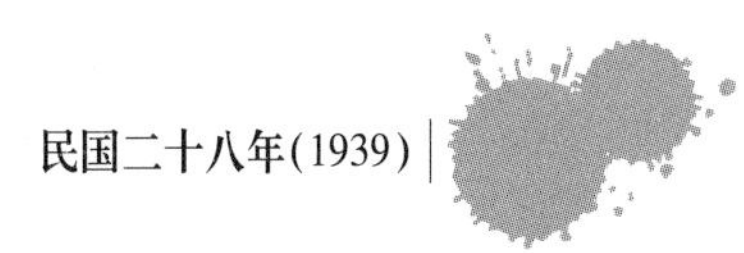

日来,遂宁已死100余人,太和镇(今属射洪县)死亡数十人,风声所播,人人自危①。又,麻疹流行②。

岳池县　夏秋,霍乱大流行③。

通江县　夏秋,霍乱、天花、疟疾流行,涪阳乡死亡率较大④。

三台县　夏秋,霍乱流行,死1200余人⑤。当年永江乡周家五房院子吐泻病流行之凶,至今令人恐怖⑥。

邻水县　夏秋,霍乱流行,全县死者近万人⑦。

内江县(今内江市东兴区)　夏秋,霍乱流行。6月,霍乱从重庆传入。7—8月,霍乱大流行,县城发病396人,死253人。又,天花大流行。不仅小孩病死者多,即五六十岁的老人亦有染天花而死者⑧。

隆昌县　麻疹流行⑨。

资中县　(夏)7月,霍乱流行⑩。

安岳县　(夏)7月,霍乱流行,死亡枕藉⑪。

富顺县　夏,霍乱流行⑫。

高　县、庆符县(今属高县)　夏秋,霍乱流行。民间俗名"巴足瘟",患者无数,死亡甚多⑬。

纳溪县(今泸州市纳溪区)　夏,霍乱流行。县府向省呈文告急:暑气蒸蒸,时疫流行,传染可怖。县属附城一带染此病者,日有死亡⑭。

达　县(今达州市达川区)　(夏)7月,霍乱流行,地方各界人士筹募药品以施防疫注射,并举行市民商店卫生检查⑮。

---

① 《射洪县志》,四川大学出版社1990年版。
② 《遂宁县志》,巴蜀书社1993年版。
③ 《岳池县卫生志》,1987年。
④ 《涪阳乡志》,世界图书出版公司1989年版。
⑤ 《三台县志》,四川人民出版社1992年版。
⑥ 《永江乡志》,1984年。
⑦ 《邻水县志》,四川科学技术出版社1991年版。
⑧ 《内江县志》,巴蜀书社1994年版。《内江地区卫生志》,四川辞书出版社1995年版。
⑨ 《内江地区卫生志》,四川辞书出版社1995年版。
⑩ 《资中县志》,巴蜀书社1997年版。
⑪ 《内江地区卫生志》,四川辞书出版社1995年版。
⑫ 《富顺县志》,四川大学出版社1993年版。
⑬ 《高县志》,方志出版社1998年版。
⑭ 《泸州市卫生志》,方志出版社2005年版。
⑮ 《达县地区卫生志》,四川文艺出版社1990年版。

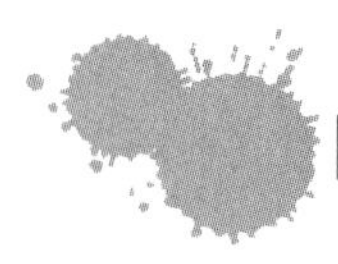

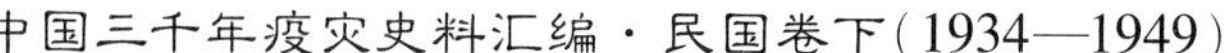

重庆市

重庆市　夏,霍乱流行。6 月 1 日(四月十四日)报道:重庆颇多虎疫[①]。6 月 18 日(五月初二日)报道:自 5 月 25 日至本月 13 日止,重庆发现真性霍乱 88 人[②]。7 月 14 日(五月廿八日)报道:重庆仍多虎疫[③]。

江北县(今渝北区)　霍乱、痢疾、伤寒流行[④]。

璧山县　夏,霍乱流行。7 月 3 日(五月十七日)报道:近来天候过热,时疫易作,6 月上旬,本县已发现真性霍乱,患是项传染病者,死亡日有所闻,大有蔓延之势[⑤]。

大足县　夏,霍乱流行。今《大足县志》载:6 月,县城霍乱流行,户焚柏丫,人带香囊,日出丧 10 余起,中小学校提前放假[⑥]。

荣昌县　(秋)9 月,霍乱流行,死者近 1000 人[⑦]。

南川县(今南川区)　夏秋,全县霍乱暴发性流行[⑧]。

万　县(今万州区)　脑膜炎流行,死人较多[⑨]。夏六月,霍乱流行[⑩]。

江津县、綦江县、合江县　夏,霍乱大流行。7 月,江津李维民问:我们这里的时疫正在流行,先是城内每天都要死几个人,现在已渐渐流行到乡村来了,邻近的各县如綦江、合江,甚至重庆、万县等地方,都是普遍地流行着,只要一得病,就上吐下泻,全身冷厥,不到一天就会死亡,很难治好的,究不知有其他特效药否,请予介绍。答:这是现时最流行的传染病,西医名叫虎烈拉,也就是霍乱。一经染得,就不可救药,最好的方法是事先预防……[⑪]

涪陵县(时含武隆县)　天花流行,中咀乡棉花村有一家 7 人染病死 2 人者,火炉乡第二保一甲大人、小孩均染病,成人死者十之一,儿童死者十之五。又,凉水乡痢疾

---

① “黔预防霍乱设立三检疫站”,《中央日报》1939 年 6 月 1 日,第 3 版。

② “渝霍乱医院成立,免费隔离治疗,卫生局普遍注射疫苗”,《中央日报》1939 年 6 月 18 日,第 3 版。

③ “国府努力推进康健程序,已设公路康健站廿五处,推行僻远可设至千余所”,《申报》1939 年 7 月 14 日,第 9 版。

④ 《江北县志》,重庆出版社 1996 年版。

⑤ “璧山发现真性霍乱”,《中央日报》1939 年 7 月 3 日,第 3 版。

⑥ 《大足县志》,方志出版社 1996 年版。

⑦ 《荣昌县志》,四川人民出版社 2000 年版。

⑧ 《南川县志》,四川人民出版社 1991 年版。

⑨ 《万县市志》,重庆出版社 2001 年版。《万县志》,四川辞书出版社 1995 年版。

⑩ “农民问答”,《现代农民》1939 年第 2 卷第 8 期。

⑪ “农民问答”,《现代农民》1939 年第 2 卷第 8 期。

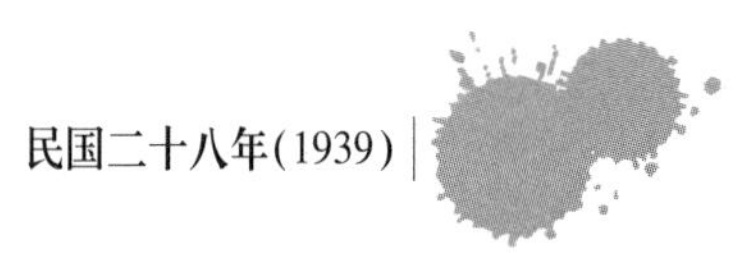

流行①。

忠　县　夏，县城霍乱流行，内政部卫生署驻万县第九队赠霍乱病苗300瓶。曹家乡白坪村发生瘟疫(霍乱)，波及周围10余华里，历时1年②。

垫江县　夏，全县霍乱流行，患者死亡甚众，仅大沙镇5—8月即死亡1000余人③。

酆都县(今丰都县)　(秋)9月，霍乱、疟疾流行，飞龙乡2000余户，户户有病人，死亡甚众④。

云南省

云南省　夏秋，霍乱大流行。7月15日(五月廿九日)，一司机从贵州来，在昆明发病，4天后，一名马夫和其妻子在宜良小渡口死亡，很快引起流行。8—9月流行达到高峰，11月平息，持续5个月，波及云南全省26个县市，病死2515人，病死率为73.17%⑤。或曰患者3487人，死亡2521人，病死率达72.2%⑥。或曰发病4700例，死亡3487例，死亡率74%⑦。秋，发现鼠疫，疟疾流行。9月16日(八月初四日)报道：此间现迭接滇缅边界发生黑死病之消息，往来旅客未备注射疫苗证者，不准经过该区，当局并请行驶该区之长途汽车业务采取必要预防⑧。九月，滇缅公司上之路工受瘴气蹂躏者达三分之一，故此路之交通业已感受感胁，亦蔓延日广，路工之因而丧生者亦达三分之一⑨。

1939年云南省各地霍乱发病统计死亡人数统计(根据各县县志霍乱统计整理)：

县名	宜良	昆明	华宁	建水	凤仪	宾川	河西	广通	昆明	易门	嵩明	弥勒	路南	路良	安宁	大力	昆阳	呈贡	寻甸	盐兴	蒙自	澄江	弥渡	曲靖	开源	墨江	马龙	合计
病例	531	431	422	415	197	162	156	150	124	119	115	98	68	80	32	64	67	61	40	30	19	17	18	10	10	4	2	3442
死亡	231	207	422	415	197	107	114	150	57	76	100	84	49	80	30	32	62	19	14	30	16	2	3	3	10	4	1	2515

① 《武隆县卫生志》，1986年。

② 《忠县志》，四川辞书出版社1994年版。

③ 《垫江县志》，四川人民出版社1993年版。

④ 《丰都县志》，四川科学技术出版社1991年版。

⑤ 《昆明卫生志》，云南人民出版社1998年版。

⑥ 《大理白族自治州卫生志》，云南民族出版社1996年版。《大理市志》，中华书局1998年版。

⑦ 《华宁县卫生志》，1992年。

⑧ “滇缅交界处发生黑死病”，《申报》1939年9月16日，第7版。

⑨ “云南疫病为灾”，《保险界》1939年第5卷第21期。

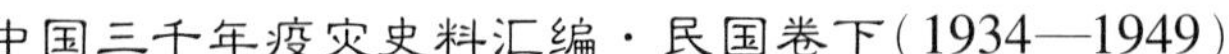

昆明市　夏秋,霍乱流行。144人患病,57人死亡①。8月20日报道:昆市发现真性霍乱,省卫生处联合各机关组防疫队22队,为市民作普遍之预防注射②。

富民县　秋,霍乱流行。沙锅村、大营、何官营、仓前等村染疫人数较多,死者不少③。

宜良县　秋,霍乱流行。以蓬莱小渡口村传染最为严重,全县患者531人,死亡231人④。

易门县　秋,霍乱流行。发病119人,死亡73人⑤。

嵩明县　秋,霍乱流行。发病115例,死亡100例⑥。

晋宁县　秋,霍乱流行。古城恢厂、晋城、化乐等地,死亡数百人⑦。

元谋县　天花流行,金河水村发病9人,死亡7人⑧。

沾益县　伤寒流行,洒凹马头村48户220人,户户患病,死人甚多⑨。

陆良县、泸西县　秋,霍乱流行。8月20日(七月初六日)报道:陆良、泸西等属霍乱流行⑩。

寻甸县　回归热流行,果马多合村钟贵家发病3人死2人⑪。

巧家县　春,全县天花流行,仅县城一地,病亡者有据可数140余人⑫。

鲁甸县　秋,霍乱、痢疾、回归热流行,江底200多户人家数十天内死亡200余人⑬。

路南县(今石林县)　秋,县城霍乱流行⑭。

姚安县　春,天花流行,竟有四五十岁尚出痘,村落儿童无一幸免者⑮。

---

① 《官渡区卫生志》,1990年。

② “昆明发现真性霍乱”,《中央日报》1939年8月20日,第3版。

③ 《富民县志》,云南人民出版社1999年版。

④ 《宜良县志》,中华书局1998年版。

⑤ 《易门县志》,中华书局2006年版,第13页。

⑥ 《嵩明县志》,云南人民出版社1995年版。

⑦ 《晋宁县卫生志》,1992年。

⑧ 《元谋县卫生志》,1994年。

⑨ 《沾益县志》,云南人民出版社2003年版。

⑩ “昆明发现真性霍乱”,《中央日报》1939年8月20日,第3版。

⑪ 《寻甸回族彝族自治县志》,云南人民出版社1999年版。

⑫ 《巧家县志》,云南人民出版社1997年版。

⑬ 《鲁甸县卫生志》,新疆科技卫生出版社1996年版。《鲁甸县志》,云南人民出版社1995年版。

⑭ 《路南彝族自治县医院志》,1996年。

⑮ 《姚安县志》,云南人民出版社1996年版。

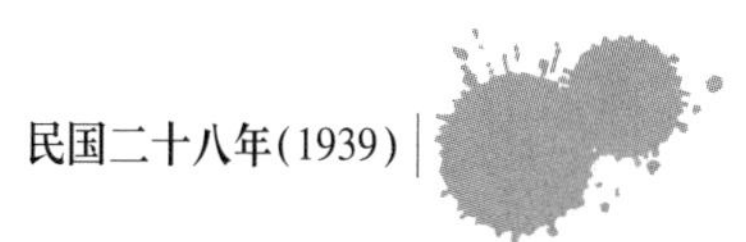

建水县　(秋)8 月,霍乱流行,死亡 415 人①。天花流行,永乐乡六蓬村全村 37 户,死亡 37 人②。

石屏县　秋,霍乱流行。今《石屏县志》载:二、四区发生急性传染病,死亡 130 人③。

华宁县　霍乱流行④。

弥勒县　(夏)6 月,霍乱流行,竹园地区死亡 200 余人⑤。

弥渡县　秋,霍乱流行。发现霍乱 18 例,死 3 人⑥。

宾川县　夏,霍乱流行。7 月,日军侵占缅甸,大批难民涌入云南,霍乱病随修筑滇缅公路传入滇西。宾川、弥渡、祥云流行不到半年,死亡约 3 万人。宾川发病 162 例,死亡 103 人⑦。

云龙县　斑疹伤寒流行,松坪村死亡 50 余人,流行区域上至兰坪县的兔峨,下至水井、桥街⑧。

凤仪县、大理县(今大理市)　秋,霍乱流行。弥渡、凤仪、宾川、大理等地也被波及⑨。

会泽县　伤寒流行,驾车区仅仓房大队就发病 150 余人,死亡 40 余人⑩。

泸水设治局(今泸水县)　伤寒、疟疾流行,七棵树村 34 户幸存 7 人⑪。

福贡设治局(今福贡县)　疥疮流行,患者无数⑫。

知子罗行政区(今碧江县)　天花大流行,死亡 800 余人⑬。

贵州省

贵阳县(今贵阳市)　霍乱流行,发病 1252 例,死亡 630 例⑭。

---

① 《建水县志》,中华书局 1994 年版。

② 《元阳县志》,贵州民族出版社 1990 年版。《元阳县卫生志》,云南民族出版社 1993 年版。

③ 《石屏县志》,云南人民出版社 1990 年。

④ 《华宁县卫生志》,1992 年。

⑤ 《弥勒县志》,云南人民出版社 1987 年版。

⑥ 《弥渡县卫生志》,云南民族出版社 2007 年版。

⑦ 《宾川县卫生志》,1999 年。

⑧ 《云龙县志》,农业出版社 1992 年版。

⑨ 《大理白族自治州卫生志》,云南民族出版社 1996 年版。《大理市志》,中华书局 1998 年版。

⑩ 《会泽卫生志》,云南民族出版社 2006 年版。

⑪ 《怒江傈僳族自治州卫生志》,云南民族出版社 1997 年版。

⑫ 《福贡县志》,云南民族出版社 1999 年版。

⑬ 《碧江县志》,云南民族出版社 1994 年版。

⑭ 《贵阳市志・卫生志》,贵州人民出版社 1997 年版。

修文县　冬,天花流行。今《修文县志》载:11 月,天花暴发,日死 30 余人,有的人家小孩无一幸免[①]。

湄潭县　秋,霍乱流行。今《湄潭县志》载:8 月,霍乱流行,仅县城、鱼泉沟、育高联保报称,共计死亡 151 人,未愈而后死者无计[②]。

桐梓县　(春)2 月,回归热流行,患者 5500 人,死亡 2350 人。戴家沟民工 292 人,半年内病死 103 人[③]。

兴义县(今兴义市)　麻风病流行。崇仁乡(今安章乡)纳具村 300 余人患麻风病,被困在寨内活活烧死[④]。

三合县、都江县(今合为三都县)　霍乱大流行[⑤]。

天柱县　夏,霍乱流行,县城及周围村寨死者甚众。秋,疟疾流行,蔓延四方,溪口乡金井村全村 200 余人,仅 5—6 人未染[⑥]。

黄平县　夏,霍乱流行,罗朗窝田村坛子窑寨 27 户,死绝 22 户[⑦]。

玉屏县　夏,霍乱流行,染病者众[⑧]。

思南县　夏,霍乱流行[⑨]。

德江县　夏,霍乱流行。今《德江县志》载:7 月 10 日,县城霍乱流行,数日死亡 100 余人[⑩]。

婺川县(今务川县)　夏,霍乱流行。6 月,县城"麻脚瘟"流行,死亡 70—80 人[⑪]。

盘　县　夏,霍乱流行,死者众。城中医药界人士募捐制汤药,免费送患者服用,疗效甚好[⑫]。

织金县　夏,霍乱流行。县城发生急性霍乱症,每日均有十数人死亡[⑬]。

---

① 《修文县志》,方志出版社 1998 年版。
② 《湄潭县志》,贵州人民出版社 1993 年版。
③ 《桐梓县志》,方志出版社 1997 年版。
④ 《兴义县志》,贵州人民出版社 1988 年版。
⑤ 《三都水族自治县志》,贵州人民出版社 1992 年版。
⑥ 《天柱县志》,贵州人民出版社 1993 年版。
⑦ 《黄平县志》,贵州人民出版社 1993 年版。
⑧ 《玉屏侗族自治县志》,贵州人民出版社 1993 年版。
⑨ 《思南县志》,贵州人民出版社 1992 年版。
⑩ 《德江县志》,贵州人民出版社 1994 年版。
⑪ 《务川仡佬族苗族自治县志》,贵州人民出版社 2001 年版。
⑫ 《六盘水市志・大事记》,贵州人民出版社 1992 年版。
⑬ 《织金县志》,方志出版社 1997 年版。

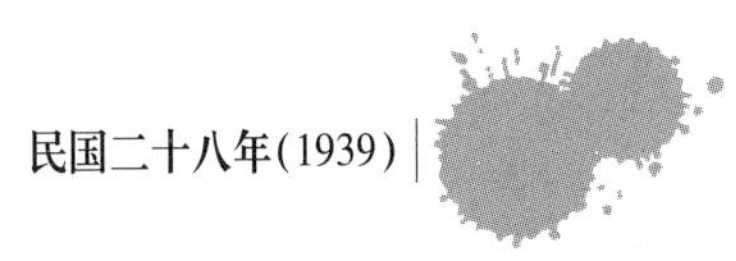

岑巩县　客楼、天马、思旸、羊桥等地疟疾大流行①。

湖北省

汉口市(今武汉市江岸区)　夏,霍乱流行。7月13日(五月廿七日)报道:近日当局拒绝以自来水供给难民区居民饮用,居民不得已,遂抽吸污浊之井水使用,以致患霍乱者极众。自本月1日以来,因患此疫而入医院治疗者,共有170人,其中47人已经毙命②。秋,疟疾流行。10月18日(九月初六日)报道:汉口疟疾蔓延堪虞③。

广济县(今武穴市)、麻城县(今麻城市)、黄安县(今红安县)、礼山县(今大悟县)　夏,霍乱流行。8月17日(七月初三日)报道:武穴以上及麻城、宋埠、黄安、吕王城等地,近日瘟疫益剧,敌军死亡日增,作战困难,为我鄂东活跃之游击队不断相继袭击,使呈寝食难安之状④。

汉川县(今汉川市)　夏,霍乱流行,有夫妻同时死者⑤。

嘉鱼县　夏,霍乱流行,簰洲镇有一家5口死尽,金家洲村有一家7口死绝⑥。

蕲春县　天花流行,彭思桥、管家窑一带死200多名儿童⑦。

阳新县　秋,霍乱流行。9月10日(七月廿七日)报道:鄂南日军发现时疫流行,仅阳新西大桥铺一处,3日之内日军佐山部队死亡100余人⑧。

光化县(今老河口市)　(夏)7月,霍乱流行。国军某部士兵患霍乱死于孟楼镇小黄营,尸体被送回纪洪镇,霍乱即在两地流行,死200余人。小黄营一个200余人的村庄因此死70余人,后又蔓延于赵岗、洪山咀、杨家堤、老河口、仙人渡、张集等地,前后流行月余⑨。

保康县　是年疫。保康县档案馆馆藏民国档案载:1939年,欧店、金包发生瘟疫,流行甚烈,仅史姓8户死亡33人,其中两户全家老少无一幸存⑩。

京山县　春,境内日军大疫。3月3日(正月十三日)报道:企图向西进展之日军,现正停滞于鄂中之应城、京山公路间。而其停顿之原因,则除遇有华军之巨大抵

---

①《岑巩县志》,贵州人民出版社1993年版。

②“汉敌作祟,断绝难民区水源,以至霍乱症流行”,《中央日报》1939年7月13日,第2版。《武汉市志·卫生志》,武汉大学出版社1993年版,第204页。

③“英国在华救济基金两年来工作报告”,《申报》1939年10月18日,第9版。

④“鄂东瘟疫,敌军死亡日增”,《中央日报》1939年8月17日,第2版。

⑤《汉川县志》,中国城市出版社1992年版。

⑥《嘉鱼县志》,湖北科学技术出版社1993年版。

⑦《蕲春县志》,湖北科学技术出版社1997年版。

⑧“鄂南日军时疫流行”,《申报》1939年9月10日,第5版。

⑨《老河口市志》,新华出版社1992年版。

⑩彭鲁《湖北历史上最惨烈的一次瘟疫竟发生在这个地方》,《楚天快讯》2016年12月16日。

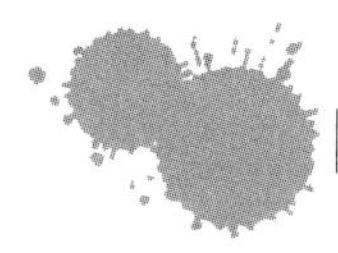

抗力以外,且因日军中疫病流行,每日平均须死亡250人之多①。夏,霍乱流行。罗店丁家冲所驻新四军指战员被感染,死亡数人②。

均　县(今丹江口市)　夏,霍乱流行。今《丹江口市志》载:7月,境内霍乱病大流行,患者手脚麻木,上吐下泻,死亡达2万多人,不少人户灭绝③。

郧　县(今包括十堰市、郧阳区)　秋,霍乱蔓延,死亡万余人,其中黄龙、城关最多。城关镇死亡5000余人,木材告罄,只得秸卷裹尸或裹席安葬④。

竹山县　秋,痢疾流行,时称"窝子病",城关镇几乎人人患病⑤。

竹溪县　春,又生瘟疫。群众初食树皮草根,继之以人相食,全县死亡2万余人⑥。

巴东县　痢疾流行。今《巴东县志》载:1939—1941年,连续三个夏秋,信陵镇及其邻近乡痢疾猖獗流行⑦。

石首县(今石首市)　秋,霍乱流行。今《石首县志》载:8月,县城发生霍乱(俗称"窝罗症"),死人难以数计⑧。

湖南省

湖南省　秋,霍乱流行。10月19日(九月初七日)报道:湘省府以湘北作战各地日军,死亡枕藉,溃退时不及掩埋。近据各县报告,遗尸因暴露日久,各县已发生疫疠,湘省府特组防疫大队,克日赶往各县防疫⑨。

芷江县(今芷江侗族自治县)　秋,霍乱流行⑩。

沅陵县　(夏)7月,霍乱流行,麻溪铺、乌宿、凉水井等地尤甚,凉水井的印家坝、官田垭、田家村等地日死10余人⑪。

保靖县　秋,霍乱流行,蔓延全县。水田乡最重,死300余人,有20多户死绝;夜咱村共200多人,霍乱死71人。全县死亡450多人,致使路人绕道过村,亲友不敢进

---

① "粤南鄂中战局均无甚变化",《申报》1939年3月3日,第4版。

② 《京山县志》,湖北人民出版社1990年版。

③ 《丹江口市志》,新华出版社1993年版。

④ 《郧县志》,湖北人民出版社2001年版。

⑤ 《竹山县志》,方志出版社2002年版。

⑥ 《竹溪县志》,1992年。

⑦ 《巴东县志》,湖北科学技术出版社1993年版。

⑧ 《石首县志》,红旗出版社1990年版。

⑨ "湘省府着手防疫",《申报》1939年10月19日,第3版。

⑩ 《芷江县志》,生活·读书·新知三联书店1993年版。

⑪ 《沅陵县卫生志》,1989年。"黔预防霍乱设立三检疫站",《中央日报》1939年6月1日,第3版。

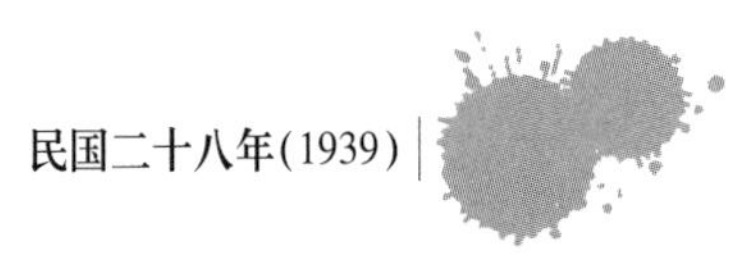

寨奔丧[①]。

辰溪县　秋，痢疾流行，新建乡坳头村发病200余例，死亡36人。又，恶性疟大流行，盈口乡朱溪村全村200余户无一幸免，病死率达90%[②]。

古丈县　秋，全县霍乱流行，仅县城即死亡数十人[③]。

凤凰县　麻疹流行。今《凤凰县志》载：1938—1943年，沱江镇、总兵营、木江坪等地麻疹大流行，死亡率仅次于天花[④]。

晃　县(今新晃侗族自治县)　伤寒、霍乱、赤痢流行。全县发生伤寒病43人，霍乱70人，赤痢284人，均全部治愈[⑤]。

靖　县(今靖州苗族侗族自治县)　春，霍乱流行。土医自制“霍乱救急丸”抢救，治愈甘棠一带霍乱患者多人[⑥]。

龙山县　秋，霍乱流行。隆头庆口300余人死亡达80余人，克洞一个村寨人口灭绝[⑦]。

乾城县(今吉首市)　(夏秋)7—9月，霍乱流行。县卫生院首次给303人注射霍乱菌苗[⑧]。

安化县　(夏)7月，霍乱流行，烟溪镇一日死25人[⑨]。

安乡县　夏秋，霍乱流行，死亡2058人[⑩]。

常德县(今常德市)　秋，疟疾流行，永安乡新陂桥21户87人，患疟疾者85人[⑪]。

茶陵县　秋，霍乱流行，死亡甚众[⑫]。

城步县(今城步苗族自治县)　秋，疟疾流行，一传百染，漫及各地[⑬]。

华容县　秋，霍乱流行，县城死200余人。整个西街，关门闭户，路绝行人。又，

---

① 《保靖县志》，中国文史出版社1990年版。

② 《怀化市卫生志》，1992年。

③ 《古丈县志》，巴蜀书社1989年版。

④ 《凤凰县志》，湖南人民出版社1988年版。

⑤ 《新晃侗族自治县卫生志》，1989年。

⑥ 《靖州县志》，生活·读书·新知三联书店1994年版。

⑦ 《龙山县志》，1985年。

⑧ 《吉首市志》，湖南出版社1996年版。

⑨ 《安化县志》，中国社会科学文献出版社1993年版。

⑩ 《安乡县志》，新华出版社1994年版。

⑪ 《常德县志》，中国文史出版社1992年版。

⑫ 《茶陵县城关镇志》，1994年。

⑬ 《城步县志》，湖南出版社1996年版。

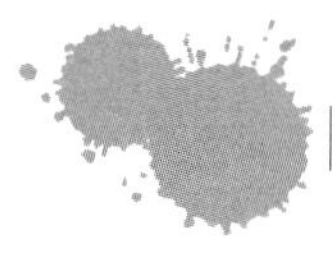
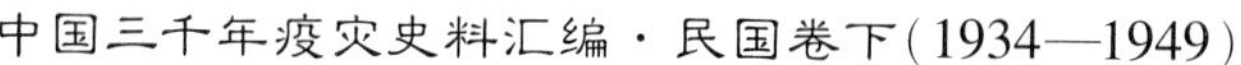

天花流行,东山乡关山口村死43人,麻脸者35人①。

澧　县(今包括澧县、津市市)　天花大流行②。

临澧县　血吸虫病流行。澧水北岸的新安、合口、团山等乡,在1939—1949年间,死于血吸虫病者1900人,410户绝户③。

醴陵县(今醴陵市)　霍乱流行④。

绥宁县　霍乱势甚猖獗⑤。

武冈县(今包括武冈市、洞口县)　天花、霍乱流行。今《武冈县志》载:1938—1942年,境内天花发病4068例,死亡2011例;霍乱发病6650例,死亡5348例⑥。

湘阴县(含今湘阴县、汨罗市)　霍乱、痢疾流行,持续到1943年⑦。

邵阳县(含今邵阳市、隆回县)　夏,霍乱大流行,从5月开始,一直延续到9月⑧。桃花坪(今属隆回县)在6月24日(五月初八日)一天之内,死亡100余人⑨。

攸　县　夏,霍乱流行。攸城驻军一个新兵连两日死亡100多人,幸存者仅30余人。邻近的东门居民因染上该病,死亡30多人。冬,麻疹流行。12月1日(十月廿一日)报道:本县近来麻疹流行,极为猛烈,幼童染此病而亡者实多⑩。

新宁县　(秋)8月,霍乱流行,县政府印制刘肇彝医师预防和治疗霍乱良方,分送各乡、镇、保,以资救治⑪。

东安县　秋,霍乱流行,全县发病2600余例,死亡2120例,死亡率为70%以上。白牙市镇丁字街有一天死亡30人,有一六口之家3日内全部死完,形成“日出我抬死人葬,日落他人将我埋”的惨象⑫。

衡山县　夏,霍乱流行⑬。

---

① 《华容县志》,湖南人民出版社1988年版。

② 《澧县志》,社会科学文献出版社1993年版。

③ 《临澧县灾害志》,中国社会出版社2009年版。

④ 《醴陵县卫生志》,1991年。《醴陵市志》,湖南出版社1995年版。

⑤ 《绥宁县志》,方志出版社1997年版。

⑥ 《武冈县志》,中华书局1997年版。

⑦ 《湘阴县志》,生活·读书·新知三联书店1995年版。

⑧ 《邵阳市卫生志》,1998年。

⑨ 《隆回县志》,中国城市出版社1994年版。

⑩ 《攸县志》,2002年。

⑪ 《湖南新宁县卫生志》,1995年。

⑫ 《东安县志》,湖南出版社1995年版。

⑬ 《衡阳市卫生志》,1995年。

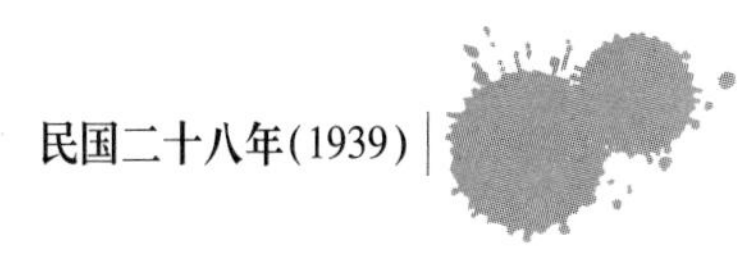

耒阳县(今耒阳市)　夏,霍乱流行①。

酃　县(今炎陵县)　夏,霍乱流行,患病94人,死亡22人②。

安仁县、郴　县(今郴州市)　夏,霍乱流行。霍乱经粤汉铁路由北向南传入安仁,导致流行,后蔓延至郴县③。

永兴县　夏,霍乱流行,霍乱源自安仁县④。

资兴县(今资兴市)、临武县　霍乱流行⑤。

嘉禾县　霍乱流行⑥。

宜章县　夏,霍乱流行,南平乡洛阁村死100余人⑦。

江西省

江西省　秋,霍乱流行。8月1日(六月十六日)报道:江西省内10县现已发现虎列拉疫症,江西省卫生当局欲极力设法遏阻疫病之蔓延,并迅速疗治已患者。据称,被灾区域包括浙赣铁路西段及江西中部赣江流域一带⑧。

南昌县(今包括南昌市、南昌县)　霍乱流行。随日军频繁轰炸及骚扰,村民纷纷向抚州、南城、吉安、泰和、峡江、赣州一带逃难,几乎十室九空,很多难民在流亡过程中死于鼠疫、霍乱等病,时传"发人瘟"⑨。

丰城县(今丰城市)　秋,霍乱流行,自7月中旬至8月中旬,发病57例。湖塘乡霍乱流行,湖塘村半月内死亡70多人。尚庄疟疾流行,发病人数1200余人,几乎家家有病人⑩。

南丰县　痢疾流行。今《南丰县志》载:大疫,五区鄱阳村因痢疾死亡30余人⑪。

吉安县(今吉安市)　春,天花流行。儿童患者为数颇多,死亡不少。夏,霍乱流行。难民涌入群居祠堂,霍乱死亡150余例。(秋)8月,疟疾盛行,患者甚多⑫。

---

① 《衡阳市卫生志》,1995年。
② 《炎陵县卫生志》,1999年。
③ 《郴州地区卫生志》,1992年。
④ 《郴州地区卫生志》,1992年。
⑤ 《郴州地区卫生志》,1992年。
⑥ 《嘉禾县志》,黄山书社1993年版。
⑦ 《宜章县志》,黄山书社1995年版。
⑧ "江西发现虎列拉症",《申报》1939年8月1日,第4版。
⑨ 《冈上镇志》,方志出版社2011年版。
⑩ 《丰城县卫生志》,上海人民出版社1991年版。《湖塘乡志》,1986年。《尚庄志》,1986年。
⑪ 《南丰县志》,中共中央党校出版社1994年版。
⑫ 《吉安地区志》,复旦大学出版社2010年版。

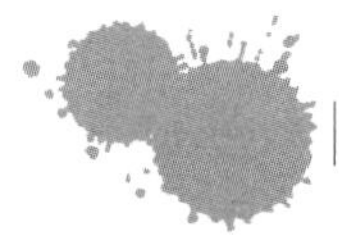
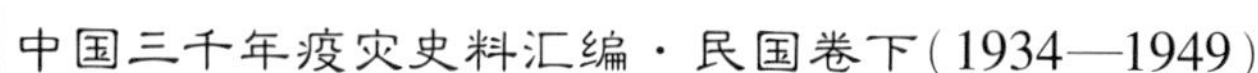

峡江县　(夏秋)7—9月,霍乱流行,全县30人染病,死亡16人①。

新淦县(今新干县)　(秋)8—10月,霍乱流行,县城染病100余人,死亡30余人②。

新喻县(今新余市)、分宜县　秋,霍乱大流行③,波及新余、分宜等18个县④。

宜春县(今宜春市)　秋,霍乱流行。今《宜春市志》载:9月,巉塘一带霍乱流行,数天内死了5人⑤。

萍乡县(今萍乡市)　天花流行,宣风盘田村有10余人同时发病,村人被迫丢下农活,四处躲避⑥。

永新县　夏秋,霍乱流行。今《永新县志》载:7月,霍乱流行,泮中村死48人。7—8月,霍乱流行,全县发病115人,死亡55人⑦。

宁冈县(今井冈山市)　夏,霍乱流行,预防注射2973人次⑧。

九江县(今九江市)　夏,霍乱流行。7月5日(五月十九日)报道:九江霍乱蔓延渐烈⑨。城区麻疹暴发流行,死亡800余人⑩。

鄱阳县　霍乱流行,患者58例⑪。

余干县　霍乱流行,患者160例⑫。

乐平县(今乐平市)　脑膜炎流行,陈家埠半月内死30多个青壮年⑬。

江苏省

句容县(今句容市)　痢疾暴发流行,袁巷周塥村死30多人⑭。

吴　县(今苏州市)　秋,霍乱流行。木渎乡首先发生霍乱吐泻,蔓延甚速⑮。

---

① 《峡江县志》,中共中央党校出版社1995年版。

② 《新干县志》,中国世界语出版社1990年版。《新干县医药卫生志》,中国世界语出版社1993年版。

③ 《新余市志》,汉语大词典出版社1993年版。

④ 《新余市卫生志》,江西科学技术出版社1989年版。

⑤ 《宜春市志》,南海出版公司1990年版。

⑥ 《萍乡市志》,方志出版社1996年版。

⑦ 《永新县志》,新华出版社1992年版。

⑧ 《宁冈县志》,中共中央党校出版社1995年版。

⑨ "本港霍乱症已达二百五十八宗,广州该症亦蔓延甚广",《申报》1939年7月5日,第7版。

⑩ 《九江县志》,新华出版社1996年版。

⑪ 《上饶地区卫生志》,黄山书社1994年版。

⑫ 《上饶地区卫生志》,黄山书社1994年版。

⑬ 《乐平县志》,上海古籍出版社1987年版。

⑭ 《句容市卫生志》,江苏人民出版社2009年版。

⑮ "苏州霍乱流行,日伪大起恐慌",《申报》1939年9月13日,第7版。

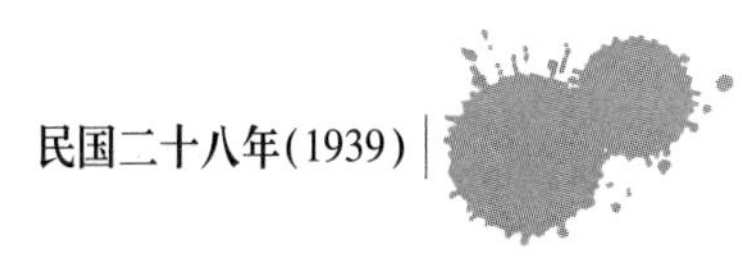

常熟县(今常熟市) 秋,霍乱流行。白茆姚家桥发生霍乱,死16人①。

昆山县(今昆山市) 夏,霍乱流行。秋,疟疾流行。11月13日(十月初三日)报道:昆山沦陷时,因地处要冲,死亡甚夥,以故今夏疫疠盛行,异常猖獗。入秋以来,又发一种恶性疟疾,十分危险。患者甚多,尤以小儿为最,然地方上毫无卫生设备,民间又不知防御之法,故此症流行甚速②。

吴江县(今吴江市) 夏,霍乱大流行③。

武进县(今常州市武进区) 夏秋之交,霍乱流行,陈家村二三天内死5人,中村王仁荣一家有4人相继死亡④。

太仓县(今太仓市) 夏,茜泾一带流行霍乱。(秋)毛市地区疟疾大流行⑤。

淮阴县(今淮安市淮阴区) 霍乱流行⑥。

淮安县(今淮安市) 雅司病流行。俗称"猴子疮",是年由日本侵略军传入,首先在淮安城区发生,继而在农村普遍流行⑦。

东台县(今东台市) 春夏之交,霍乱流行。大中集首发霍乱,迅即流行⑧。

盱眙县 夏,霍乱大流行,县城数百人丧生⑨。

宝应县 雅司病流行⑩。

睢宁县 秋,霍乱流行,岚山、胡集、高集等地死亡甚多⑪。9月1日(七月十八日)报道:霍乱开始在睢宁县岚山、胡集、荒山、高集等地流行,逐步扩散,为防疫情侵入徐州,即以睢宁、双沟间为检疫区域,设置检查所,实施检疫工作⑫。

东海县 夏,霍乱大流行,3万人发病,死亡1万多人⑬。新浦、海州白喉流行。又,黑热病流行。日本军队侵占连云港、新浦及海州后,为防止其士兵染上黑热病,于7月末至10月中对海州的黑热病流行情况进行了调查,确认71名黑热病患者,其中

---

① 《常熟市卫生志》,1990年。

② "昆山杂讯",《申报》1939年11月13日,第6版。

③ 《北厍镇志》,文汇出版社2003年版。

④ 《牛塘乡志》,1986年。

⑤ 《太仓市卫生志》,1998年。

⑥ 《淮阴市卫生志》,中国矿业大学出版社1997年版。

⑦ 《淮安市志》,江苏人民出版社1998年版。

⑧ 《大丰市大事记》,2000年。

⑨ 《盱眙县志》,江苏科学技术出版社1993年版。

⑩ 《扬州卫生志》,中国工商出版社2006年版。

⑪ 《睢宁县卫生防疫站志》,1997年。

⑫ 《徐州市卫生志》,1991年。

⑬ 《东海县志》,中华书局1994年版。

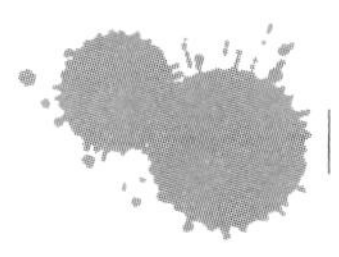

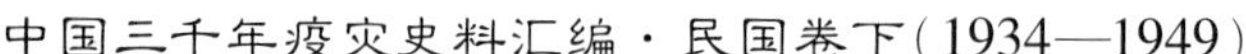

新浦19人,海州21人,连云1人,新浦及海州的近郊区31人[①]。

上海市

上海市　春,天花流行[②],并白喉猖獗。3月5日(正月十五日)报道:上海之传染病症,因时序及气候等种种关系,已有显著之转变。据公共租界工部局卫生处之统计,流行极端猛烈之天花症,自本月份起退居第二、三位,而因白喉症起而代替之。缘近日白喉症流行颇为猛烈,脚气病自秋而冬,自冬而春,始终未形绝迹,近日且有加厉之势[③]。3月25日(二月初五日)报道:天花痘症流行,蔓延可怖[④]。4月报载:上海天花流行渐戢。当剧烈时,每星期患者人数增至200余人,上月间每星期尚有100余人,唯降至近日,则每星期人数已只数十人,故仍虽依然披猖,惟流行程度已较前为减矣,此盖由气候一度趋冷,传染病菌非前之活动矣[⑤]。

夏,白喉、伤寒流行。7月9日(五月廿三日)报道:最近一星期,学生患传染病之统计,西童以腮腺炎极流行,华童患染白喉与伤寒为多[⑥]。

秋,霍乱、赤痢流行。8月24日(七月初十日)报道:迩来本市各地疫势渐趋猖獗,虞洽乡路上海时疫医院于近周日内连续发现真性霍乱患者5人……又前、昨两日本市发现疑似真性霍乱者多人[⑦]。9月3日(七月廿日)报道:反常气候,在卫生上所引起之影响甚大,真性霍乱已因散发性而呈流行性之概[⑧]。9月8日(七月廿五日)报道:迩来天时不正,乍寒乍热,以致时症颇为流行。近日市间赤痢流行,势极猖獗。据上海时疫医院探悉,自本月1日迄前日止,6日内该院已发现赤痢患者达513人之多,为数之众,实为近数年所罕见……本埠霍乱流行,势仍未戢[⑨]。9月12日(七月廿九日)报道:近月来,本埠真性霍乱之流行,为势益趋猖獗,最近3日内据工部局卫生处检定,先后共计发现27人之多。又据大通社记者向上海时疫医院探悉,今年本市赤痢流行之烈,实为近数年来所罕见,最近3日内该院收容赤痢患者共计243人,幸死

① 《连云港市卫生志》,方志出版社1998年版。

② 《上海卫生志》,上海社会科学院出版社1998年版。

③ “天花流行渐减白喉伤寒颇厉”,《申报》1939年3月5日,第12版。

④ “痘症蔓延可怖！医务总监劝居民速种痘,去年患痘症死者几二千”,《申报》1939年3月25日,第5版。

⑤ “天花流行渐戢”,《保险界》1939年第5卷第5期,第13页。

⑥ “工部局密切注意暑校饮料供给,华童患白喉伤寒极多”,《申报》1939年7月9日,第14版。

⑦ “疫势渐趋猖獗,真性霍乱续有发现”,《申报》1939年8月24日,第9版。

⑧ “霍乱盛行,四日间患者十七人”,《申报》1939年9月3日,第10版。

⑨ “气候乍寒乍热,赤痢霍乱流行”,《申报》1939年9月8日,第10版。

亡率不高,上述242人中,仅2人不治死亡[①]。9月14日(八月初二日)报道:今年本埠赤痢流行,势甚猖獗,实为近数年来所罕见。昨据上海时疫医院表,最近3日内该院门诊病人中,又发现赤痢患者达218人之多[②]。9月报载,沪西七宝镇一带乡村,最近一星期来发现秋瘟症,患者均不及救治,二三日即遭死亡,且内地亦乏良医,以致镇上大小棺材出售一空[③]。是年,上海报告霍乱发病433例,死亡93人,9月为高峰,10月终熄[④]。但1940年4月14日《申报》报道:是年上海霍乱患者3144人,死亡华籍376人,西籍15人[⑤]。

冬十二月,白喉、猩红热流行。1940年1月7日(十一月廿八日)报道:今冬雨水甚少,气候干燥,故感冒、白喉等时症极为流行[⑥]。1940年1月19日(十二月十一日)报道:因气候之不正,致传染病甚为流行,白喉、猩红热感染者颇多[⑦]。

松江县(今松江区)　夏秋,霍乱流行,死亡极多[⑧]。泗泾地区死亡60多人[⑨];得胜村钟家埭一天死去3人,有的一家几口相继死亡[⑩];新桥镇沙港诸家潭3天死8人,清政陆家堂5天死7人,姚泾4天死6人,庙浜陆家宅3天死6人[⑪]。秋,霍乱、赤痢流行。9月11日(七月廿八日)报道:松江霍乱、赤痢流行,民众死亡踵接[⑫]。10月2日(八月二十日)报道:松江疠疫猖獗,死亡踵接,日军死亡亦不少[⑬]。

南汇县(今上海市浦东新区)　夏秋,霍乱流行。6—7月间,霍乱流行于周浦镇镇郊农村,后祸及镇上,死亡甚众。新场严家仓地区约60户人家,死亡10人之后,民众大搞迷信,抬菩萨,唱太保,赶"瘟疫神",反使疫情传播猖獗,连住宅附近帮工吊丧者无一幸免,死亡达33人之多。三墩地区秧田里一周内死亡9人,二团张家宅3天

---

① "秋阳施威,赤痢流行,三日患者二百余,时疫医院发表应诊报告",《申报》1939年9月12日,第11版。"沪霍乱赤痢又流行",《中央日报》1939年9月12日,第2版。

② "赤痢猖獗为近年所未有",《申报》1939年9月14日,第11版。

③ "七宝镇秋瘟症盛行",《保险界》1939年第5卷第21期,第15页。

④ 巴吕德《上海霍乱流行之研究》,《中华医学杂志》1944年第30卷第4期。

⑤ "法租界预防霍乱,扩充注射队",《申报》1940年4月14日,第10版。

⑥ "高压形成,气候即将有剧变",《申报》1940年1月7日,第10版。

⑦ "本埠天气不正,传染病颇流行",《申报》1940年1月19日,第11版。

⑧ 《松江县志》,上海人民出版社1991年版。

⑨ 《泗泾镇志》,上海社会科学院出版社1989年版。

⑩ 《车墩镇志》,上海辞书出版社2011年版。

⑪ 《新桥镇志》,上海辞书出版社2011年版。

⑫ "松禾疫疠猖獗,日军死者甚多,嘉兴发生抢米",《申报》1939年9月11日,第6版。

⑬ "平湖嘉善毒氛弥漫,疫疠猖獗死亡甚众",《申报》1939年10月2日,第6版。

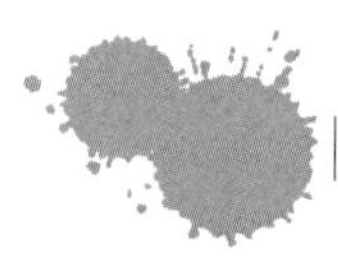

内死去7人[①]。风溪镇北葛一农家25人,自8月16日至29日,半月不到,死亡7人[②]。

青浦县(今上海市青浦区)　秋,霍乱流行。10月9日(八月廿七日)报道:天气炎热,城厢及首镇珠家阁人口较多之处,时疫蔓生[③]。

奉贤县(今奉贤区)　夏,霍乱流行。胡桥地区死亡500余人[④];北新桥死亡18人[⑤];新寺乡患者340余人,死亡135人[⑥]。

金山县(今金山区)　夏,霍乱流行,有全村遭殃,有合门丧命。枫围乡沈家浜死24人,人心惶惶,哭声遍野,死人无人抬,田地无人耕[⑦]。朱泾乡郁家浜、贺家埭、师娘浜、西泾村死亡惨重[⑧]。张堰乡死者甚众,棺材销售一空,丧家只得用衣橱代替[⑨]。亭林镇蔓延极速,一天死亡十多人,棺材店来不及供应[⑩]。枫围乡死亡惨重,白天关大门,妇女裸体抬棺材,惨不忍睹[⑪]。吕巷镇一周内死亡41人[⑫]。廊下乡万春桥村3天内死亡30余人[⑬]。

川沙县(今浦东新区)　霍乱流行,顾家宅、屯粮巷、太平桥、高沙路、王港等地死亡惨重,朝发夕亡,暮染晨死,有一户三代合家齐殪无人治丧者[⑭]。

宝山县(今宝山区)　夏,霍乱流行。所辖罗店镇瘟疫(霍乱)流行,死者甚多[⑮]。

浙江省

吴兴县(今湖州市)　秋,疟疾流行。11月18日(十月初八日)报道:吴兴县疫疠流行,尤以疟疾为甚,吴兴县立病院就诊人数惊人[⑯]。

嘉善县、嘉兴县　秋,霍乱、赤痢流行。9月11日(七月廿八日)报道:霍乱、赤痢

---

① 《上海市南汇县卫生志》,1987年。
② 《风溪镇志》,2008年。
③ “青浦通讯”,《申报》1939年10月9日,第6版。
④ 《奉贤县志》,上海人民出版社1987年版。《胡桥志》,1987年。
⑤ 《金汇志》,1989年。《奉贤县卫生志》,1985年。
⑥ 《新寺志》,上海三联书店1989年版。
⑦ 《金山县志》,上海人民出版社1990年版。
⑧ 《朱泾乡志》,1993年。
⑨ 《张堰乡志》,上海社会科学院出版社1994年版。
⑩ 《亭林镇志》,上海科学普及出版社1993年版。
⑪ 《枫围乡志》,上海科学普及出版社1993年版。
⑫ 《吕巷镇志》,上海科学普及出版社1992年版。
⑬ 《廊下志》,上海科学普及出版社1991年版。
⑭ 《高桥镇志》,上海辞书出版社2009年版。《王港志》,1989年。
⑮ 《罗店镇志》,上海大学出版社2005年版。
⑯ 《湖州市卫生志》,香港大时代出版社1993年版。

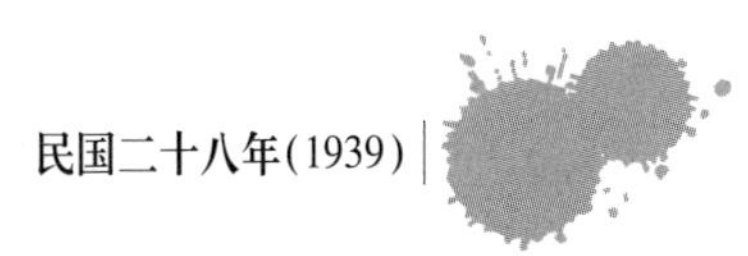

流行,民众死亡踵接①。10 月 2 日(八月二十日)报道:疠疫猖獗,死亡踵接,日军死亡亦不少②。今《嘉善县志》载:夏秋,霍乱流行③。

平湖县(今平湖市)　秋,霍乱流行。10 月 2 日(八月二十日)报道:平湖一带,疠疫猖獗,死亡踵接④。

东阳县(今东阳市)　疟疾、赤白痢、天花流行⑤。

武义县　秋,痢疫蔓延,岭下汤村死 50 余人。9 月,蔓延到少妃村,死 9 人⑥。

松阳县　秋,疟疾流行。今《松阳县志》载:秋,茶排乡一带时疫流行,第十七后方医院派员前往治疗⑦。

金华县(今金华市金东区)　秋,疟疾流行。今《金华县志》载:秋,久晴不雨,疫病横生,江山乡、安地乡疟疾流行⑧。

鄞　县(今包括宁波市北仑区、鄞州区)　(秋)疟疾暴发流行,县内几乎家家有患者⑨。

镇海县(今宁波市镇海区)　(秋)疟疾流行⑩。

定海县(今舟山市定海区)　春,麻疹暴发,并发肺炎,死亡儿童 100 余人⑪。夏,霍乱流行,死 100 余人⑫。秋,疟疾流行,村村是疟区⑬。

余姚县(今余姚市)　夏,霍乱流行,发病数 200 多人,死亡 108 人⑭。

绍兴县(今绍兴市)　天花、霍乱、疟疾流行⑮。夏秋两季,绍兴福康医院门诊病人约 80% 为疟疾⑯。

萧山县(今杭州市萧山区)　(夏)7 月,全县霍乱大流行,染此毙命者不少,有一

---

① “松禾疫疠猖獗,日军死者甚多,嘉兴发生抢米”,《申报》1939 年 9 月 11 日,第 6 版。
② “平湖嘉善毒氛弥漫,疫疠猖獗死亡甚众”,《申报》1939 年 10 月 2 日,第 6 版。
③ 《嘉善县志》,生活・读书・新知三联书店 1995 年版。
④ “平湖嘉善毒氛弥漫,疫疠猖獗死亡甚众”,《申报》1939 年 10 月 2 日,第 6 版。
⑤ 《东阳市志》,汉语大词典出版社 1993 年版。
⑥ 《武义县志》,浙江人民出版社 1990 年版。
⑦ 《松阳县志》,浙江人民出版社,1996 年版。
⑧ 《金华县卫生志》,浙江人民出版社 1995 年版。《金华县志》,浙江人民出版社 1992 年版。
⑨ 《鄞县志》,中华书局 1996 年版。
⑩ 《宁波市北仑区卫生志》,上海辞书出版社 2007 年版。
⑪ 《舟山市卫生志》,中华书局 2002 年版。
⑫ 《沈家门镇志》,浙江人民出版社 1996 年版。
⑬ 《定海县志》,浙江人民出版社 1994 年版。
⑭ 《余姚市志》,浙江人民出版社 1993 年版。
⑮ 《绍兴县志》,中华书局 1999 年版。
⑯ 《绍兴县卫生志》,浙江古籍出版社 1997 年版。

家死10口者[1]。天花流行,义桥镇附近死亡数人[2]。

嵊　县(今嵊州市)　(夏)7月,霍乱大流行。浦口乡下林村死44人,林永灿家6口死5人,林善定家5口死3人[3]。

三门县(今属象山县)　天花流行,死亡80多人[4]。

缙云县　普仙乡官店村一带,霍乱流行[5]。

福建省

福建省　春,全省脑膜炎大流行,先发于永泰县,渐蔓延闽侯、闽清等,共30个县,疫区之广为本省前所未有。省卫生处派防疫队积极防治,于5月中旬逐渐扑灭。疫情报告缺报甚多,数据无法统计。仅卫生处调查证实者,计有病人1345人,死亡931人,病死率为71.4%[6]。福州城区及永泰、闽侯、闽清等县流行性脑脊髓膜炎流行[7]。秋,疟疾、鼠疫流行。8月21日(七月初七日)报道:闽省自抗战后,沿海人民相率内迁,因而生活习惯突然变换,难免影响身体健康,各种疾疫遂乘机发生,其中尤以疟疾、脑膜炎、鼠疫三者最为流行。据省卫生处统计,疟疾流行区域遍于全省各县,患者不下400万人,达全人口1/3。每人如需奎宁丸五十粒始能根治,全部的需奎宁丸二万万粒,现时公私所存奎宁丸为数已无多,患者若欲求治,恐将无药可施。其次为闽南沿海及闽西内地20余县之鼠疫,因医疗机关与药品两皆缺乏,致疫势日趋猖獗,尤以永春、惠安、龙岩、连城、莆田、仙游等县,死亡枕藉,城乡棺木售尽,甚至因无法购得棺木,即草草掩埋。再次为脑膜炎,由去秋发生,至今春蔓延30县,占全省之半,疫区之广,开传染病未有先例[8]。冬,鼠疫流行。1940年1月17日(十二月初九日)报道:福建气候异常,鼠疫盛行[9]。

闽侯县(今属福州市)　春,脑膜炎流行。4月中旬,福州脑膜炎流行,并蔓延至闽侯尚干一带,乡村日死亡者10余人[10]。

平潭县　春,全县脑膜炎流行,患者2460例,死亡1790人[11]。

---

① 《萧山卫生志》,浙江大学出版社1989年版。
② 《义桥镇志》,方志出版社2005年版。
③ 《嵊县卫生志》,1987年。
④ 《三门县志》,浙江人民出版社1992年版。
⑤ 《缙云县志》,浙江人民出版社1996年版。
⑥ 《福建省卫生志》,1989年。
⑦ 《福州市卫生志》,1999年。
⑧ "闽省传染病之严重:疟疫遍布全省,鼠疫日趋猖獗",《申报》1939年8月21日,第7版。
⑨ "防治闽省疟疾鼠疫,行政院通过二年计划",《中央日报》1940年1月17日,第3版。
⑩ 《福州市志》(第一册),方志出版社1998年版。《闽侯县志》,方志出版社2001年版。
⑪ 《平潭县志》,方志出版社2000年版。

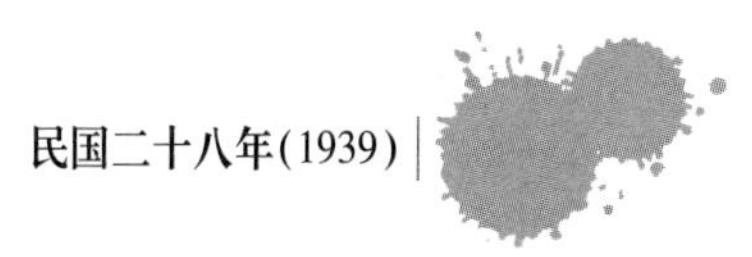

福安县(今福安市)　疟疾流行,全县死亡7000余人①。

福鼎县(今福鼎市)　天花流行,潘溪、黄岐日有死亡,哭声载道②。

同安县(今厦门市同安区)　春,脑膜炎大流行。夏,鼠疫流行。岳口、潘厝、欧厝、琼头鼠疫猖獗③。

安溪县　霍乱流行,湖头镇发病42人,死亡23人④。

惠安县　(秋)8月,惠北地区鼠疫流行,死亡400余人⑤。

仙游县　霍乱大流行,榜头镇染病1820人,绝大多数死亡⑥。

永春县　春,城郊区脑膜炎流行,死亡达100人⑦。(夏)5月,附城鼠疫流行,死亡200多人⑧。

德化县　春,脑膜炎流行。今《德化县志》载:2月,桂林乡发生脑膜炎,死亡30多人,疫情蔓延到岭脚村一带。3月,城区也发生脑膜炎,死亡多人⑨。

大田县　夏,霍乱流行。城区、京口一带发生,死亡13人⑩。

东山县　(秋冬)9—11月,全县恶性疟疾流行,染病2万多人,死亡近1000人⑪。

龙岩县(今龙岩市)　夏,鼠疫流行,东肖镇传染数村,死亡几十人⑫。

明溪县　春,天花、流脑流行,仅流脑死亡26人。夏秋,痢疾流行,死者甚众,疟疾发病589例⑬。

永安县(今永安市)　春,脑膜炎流行,县卫生院特设脑膜炎病疗室收治病人。(秋)10月,疟疾流行,全县发病435例⑭。

建瓯县(今建瓯市)　春,脑膜炎流行。3月7日(正月十七日)报道:近日闽北一带气候亢暖,疫疾蔓延,建瓯市连日来发现患脑膜炎者,已有10余人,死1人,当局已

---

① 《宁德地区医药卫生志》,福建人民出版社2005年版。

② 《宁德地区医药卫生志》,福建人民出版社2005年版。

③ 《同安医药卫生志》,厦门大学出版社1995年版。

④ 《安溪县志》,新华出版社1994年版。

⑤ 《惠安县志》,方志出版社1998年版。

⑥ 《榜头镇志》,1989年。

⑦ 《泉州市卫生志》,福建人民出版社2000年版。

⑧ 《永春县志》,语文出版社1990年版。

⑨ 《德化县志》,新华出版社1992年版。

⑩ 《大田县志》,中华书局1996年版。

⑪ 《东山县志》,中华书局1994年版。《漳州市志》(第一册),中国社会科学出版社1999年版。

⑫ 《东肖镇志》,鹭江出版社1995年版。

⑬ 《明溪县志》,方志出版社1997年版。

⑭ 《永安市志》,中华书局1994年版。

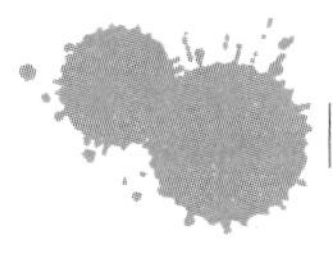

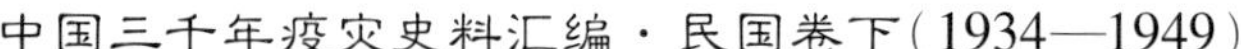

竭力防治①。

泰宁县　春,天花、麻疹流行,新桥乡死亡200余人②。

建宁县　秋,疟疾流行。今《建宁县志》载:将上、枫源等地的浙江难民居住点暴发疟疾,病者数百,死亡数十③。

广东省

广州市　春,鼠疫流行。3月12日(正月廿二日)报道:广州南约30英里之南社及茶山两地,鼠疫为患,日军每日病死三四十人④,广九路方面,鼠疫盛行⑤。夏,霍乱流行。5月17日(三月廿八日)报道:广州天气渐热、虎列剌疫患日炽。据悉,佛山患者共270人,至14日止,已死147人⑥。7月5日(五月十九日)报道:广州患霍乱症亦极流行,6月份患此丧命者,据卫生当局发表,已有70人,而未报告者尚多⑦。

南海县(今佛山市南海区)　(夏)5月,佛山霍乱大流行,死亡2700多人⑧。

东莞县(今东莞市)　夏,霍乱流行。6月8日(四月廿一日)报道:近来粤军中虎列拉流行甚剧,官兵死亡甚众⑨。

新会县　冬,天花流行。11月中旬,中和里流行疫症,小儿染而毙命者甚多,医生对此亦为之束手无策。该里人等乃求诸神,20日至庙延神入里,作驱邪大运动,每日黄昏时分必扛神出巡闾里一周,扛众沿途犹大声呼喝,盖藉神威以袚祟云⑩。

高要县(今肇庆市高要区)　流脑流行,白土、冷水一带死亡10多人⑪。

开平县(今开平市)　霍乱流行,二、三区蔓延最快,一周内死亡近300人⑫。

封川县、开建县(今封开县)　天花流行,不少人被夺去生命⑬。

曲江县(今韶关市曲江区)　夏,霍乱流行,患者23人,死9人⑭。

---

① "闽北疾疫流行,桂林已现脑膜炎",《中央日报》1939年3月7日,第2版。

② 《泰宁县志》,群众出版社1993年版。

③ 《建宁县志》,新华出版社1995年版。

④ "鄂中战事渐沉寂,钟祥北日军败退,粤北路形势稍紧,日军谋北犯龙门",《申报》1939年3月12日,第3版。

⑤ "粤境敌缺乏粮食不敢增兵,广九路鼠疫流行",《中央日报》1939年3月12日,第3版。

⑥ "广州霍乱猖獗",《申报》1939年5月17日,第3版。

⑦ "本港霍乱症已达二百五十八宗,广州该症亦蔓延甚广",《申报》1939年7月5日,第7版。

⑧ 《南海县志》,中华书局2000年版。

⑨ "虎疫流行,粤□死亡甚众,虎门守军力量单薄",《申报》1939年6月8日,第6版。

⑩ "疫症流行中和里,扛神出来祛邪气",《文楼月报》1939年复刊17/18,第15页。

⑪ 《高要县卫生志》,1987年。

⑫ 《开平县志》,中华书局2002年版。

⑬ 《封开县志》,广东人民出版社1998年版。

⑭ 《曲江县志》,中华书局1999年版。

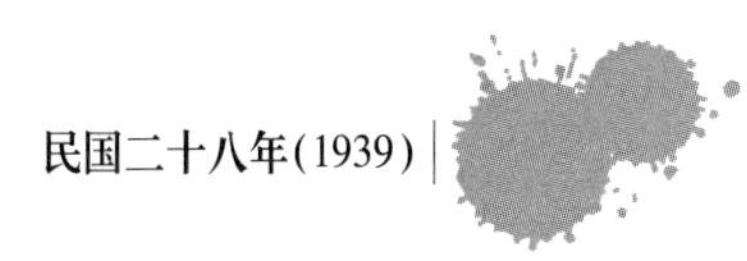

南雄县(今南雄市)　(夏)5 月,天花流行,县城发病 88 人,死亡 36 人①。

英德县　夏,大湾、九龙等地霍乱流行②。

澄海县(今汕头市澄海区)　夏,全县霍乱流行,病例无数,连续 5 年,死亡共 1 万多人③。

汕头市　春,天花流行。1—5 月报道天花 16 例④。

普宁县(今普宁市)、惠来县、潮阳县(今汕头市潮阳区)　天花流行。普宁县发病 71 例,惠来县发病 11 例,潮阳县发病 57 例⑤。

新丰县　春,天花、麻疹大流行,马头、城郊等地尤为严重,死亡人数甚多⑥。

陆丰县(今陆丰市)　上英的浮头等村霍乱流行,持续 30 余天⑦。

河源县(今河源市)　(夏)7 月,霍乱大流行⑧。

连平县　天花流行,隆街、惠化、上坪等地青少年死者不少⑨。

潮安县(今潮州市潮安区)　疟疾大流行⑩。今《潮州市志》载:潮安县疟疾流行,全县 50 万人口,发病者达 15 万多人⑪。

梅　县(今梅州市)　天花、脑膜炎流行,病死率高达 70%⑫。

五华县　(春)4 月,横陂天花流行⑬。

阳江县(今阳江市)　霍乱流行,发病 87 例,死亡 22 例⑭。

海南省

海南省　琼海、儋县、崖县、海口、琼山、五指山疟疾流行⑮。

定安县　夏,疟疾流行。今《琼中县志》载,大坡田村 40 多人,死于疟疾的就有 20 多人,尤春菊家 16 人,死了 11 人。红岛乡陈家凤家 12 个小孩,死于疟疾的 11 人。

---

① 《南雄县志》,广东人民出版社 1991 年版。
② 《英德县志》,广东人民出版社 2006 年版。
③ 《澄海县志》,广东人民出版社 1992 年版。
④ 《汕头卫生志》,1990 年。
⑤ 《汕头市志》,新华出版社 1999 年版。
⑥ 《新丰县志》,广东人民出版社 1998 年版。
⑦ 《陆丰县志》,广东人民出版社 2007 年版。
⑧ 《河源县志》,广东人民出版社 2000 年版。
⑨ 《连平县志》,中华书局 2002 年版。
⑩ 《汕头卫生志》,1990 年。
⑪ 《潮州市志》,广东人民出版社 1995 年版。
⑫ 《梅县志》,广东人民出版社 1994 年版。
⑬ 《五华县志》,广东人民出版社 1991 年版。
⑭ 《阳江县志》,广东人民出版社 2000 年版。
⑮ 林筱海、林清泉《海南岛医学史略》,《中华医史杂志》1988 年第 18 卷第 1 期。

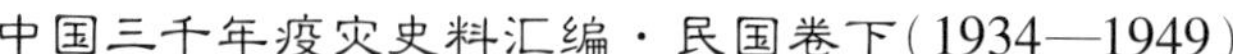

黎、苗族人民哀叹道:六月谷子黄,北寒鬼进村。十屋九有病,村村添新鬼①。

乐会县　痢疾流行。今《琼中县志》载:长征地区的潘那干和什作云村,16 户 50 人,全部死于痢疾②。

香港特别行政区

香　港　夏,霍乱流行。5 月 3 日(三月十四日)报道:远东之流行疫症“霍乱”再度侵袭香港③。5 月 25 日(四月初七日)报道:本星期一,本港发生时症报告如下:霍乱症、脑膜炎各 2 宗,肠热 4 宗,湿疹 12 宗,水痘 1 宗,外来痢症 6 宗,肺痨 41 宗。而上星期内统计结果,计发生霍乱症 12 宗,死 10 宗(3 宗外来);天花痘 5 宗,死 1 宗;白喉 8 宗,死 3 宗;肠热 20 宗,死 9 宗;麻疹 34 宗,死 17 宗;脑膜炎 11 宗,死 7 宗;痢症 27 宗,死 4 宗;产后热 1 宗;肺痨 181 宗,死 85 宗(2 宗外来)。今年霍乱症现计已有 21 宗,死 13 宗④。6 月 9 日(四月廿二日)报道:本港时症流行,尤以霍乱为最,入夏后已发生 50 余宗,染症死者逾半数⑤。7 月 5 日(五月十九日)报道:截至上星期日 13 日间,本港发生霍乱症 19 宗,肠热 11 宗,麻疹 6 宗,脑膜炎 2 宗,痢症 8 宗,肺痨 72 宗。本年内之霍乱症现已达 258 宗⑥。冬,天花流行。1940 年 1 月 23 日(十二月十五日)报道:香港天花流行⑦。

广西壮族自治区

广西省　容县、百色县(今百色市)、修仁县(今荔浦县)、北流县(今北流市)、郁林县(今玉林市)、苍梧县、崇善县、左县(今崇左市)、宁明县、忻城县、思恩县、宜北县(今环江毛南族自治县)、来宾县(今来宾市)、西林、西隆、凌云(今田林县)、都安县(今都安瑶族自治县)、天峨县、资源县、永福县、藤县、雒容、中渡、榴江(今鹿寨县)鼠疫流行⑧。

邕宁县(今南宁市)　南宁天花流行⑨。

武鸣县(今武鸣县)　疟疾流行,患者 1444 人,死者不计其数。流脑流行,患者

---

① 《琼中县志》,1995 年。

② 《琼中县志》,1995 年。

③ “居民注意!霍乱再袭港,免费注射防疫针”,《申报》1939 年 5 月 3 日,第 5 版。

④ “港疫甚盛,上周霍乱十三宗,肺病死八十五人”,《申报》1939 年 5 月 25 日,第 5 版。

⑤ “虎症猛于虎”,《申报》1939 年 6 月 9 日,第 5 版。

⑥ “本港霍乱症已达二百五十八宗,广州该症亦蔓延甚广”,《申报》1939 年 7 月 5 日,第 7 版。

⑦ “香港天花流行”,《中央日报》1940 年 1 月 23 日,第 2 版。

⑧ 《广西通志·医疗卫生志》,广西人民出版社 1999 年版。

⑨ 《南宁市卫生志》,1996 年。

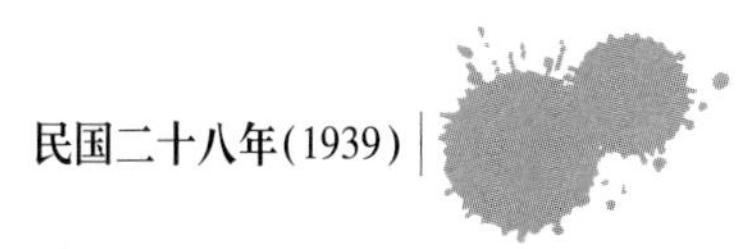

57人,死亡35人[①]。

容　县　灵山乡罗权、守善两村天花流行,全县开始接种牛痘预防天花,次年天花不复流行[②]。

桂林县(今桂林市)　春,脑膜炎流行。3月7日(正月十七日)报道:桂林已现脑膜炎[③]。夏,霍乱流行。今《临桂县志》载:夏,霍乱流行,当时从各县征集到桂林修筑飞机场的数千名民工,一夜之间逃亡一空。在桂林通往外地的每一条道路上,均发现遗尸,死亡数以千计[④]。

全　县(今全州县)　天花流行,石塘一带染及成年男女[⑤]。

灌阳县　天花、霍乱、白喉、疟疾流行。今《灌阳县志》载:患霍乱病8人,死亡4人;天花发病56人,死亡21人;疟疾流行;白喉全县发病11人,死亡3人[⑥]。

贺　县(今贺州市)　伤寒、斑疹伤寒流行。伤寒发病125例,斑疹伤寒发病127例[⑦]。

融　县(今融水县)　春,天花流行。今《融水苗族自治县志》载:4月,时疫大作[⑧]。

柳城县　霍乱流行,古砦乡下姚村死亡10多人[⑨]。

修仁县(今荔浦县)　天花流行。金秀镇长二村共有70余人,全村发病63人,死亡35人[⑩]。

郁林县(今玉林市)　天花、霍乱流行。天花患者279人,死35人。霍乱患者182人,死亡不计其数[⑪]。

苍梧县　霍乱流行[⑫]。

河池县(今河池市)　霍乱流行,大录死亡84人,拉显死亡30人,内结死亡20余

---

① 《武鸣县志》,广西人民出版社1998年版。

② 《容县志》,广西人民出版社1993年版。

③ “闽北疾疫流行,桂林已现脑膜炎”,《中央日报》1939年3月7日,第2版。

④ 《临桂县志》,方志出版社1996年版。《桂林市志》,中华书局1997年版。

⑤ 《全州县志》,广西人民出版社1998年版。

⑥ 《灌阳县志》,新华出版社1995年版。

⑦ 《贺州市志》,广西人民出版社2001年版。

⑧ 《融水苗族自治县志》,生活·读书·新知三联书店1998年版。

⑨ 《古砦乡志》,1999年。

⑩ 《金秀瑶族自治县志》,中央民族学院出版社1992年版。

⑪ 《玉林市志》,广西人民出版社1993年版。

⑫ 《苍梧县志》,广西人民出版社1997年版。

人[①]。鼠疫流行[②]。

田阳县　霍乱流行,患者上吐下泻,死者甚多[③]。

田西县(今田林县)　鼠疫流行,患病30人,死亡8人[④]。

凭祥县(今凭祥市)　冬疫,延及次年春。赤痢患者29人,伤寒患者34人,流行性脑脊髓炎患者69人[⑤]。

田东县　是年疫。今《田东县志》载:全县先后有霍乱、天花、伤寒、痢疾、斑疹伤寒、回归热、白喉、猩红热、流行性脑膜炎等传染病流行,发病571人,死亡141人[⑥]。

合浦县　春,霍乱流行。5月9日(三月二十日)报道:涠洲岛自被侵占后,疫症流行,敌官兵因染疫而死者,为数甚多。目前一日之内,死敌军官4名,士兵60余名,敌益大为恐慌,即派大批军医前往诊治,并设法防止[⑦]。

---

① 《河池市志》,广西人民出版社1996年版。

② 《广西通志·医疗卫生志》,广西人民出版社1999年版。

③ 《田阳县志》,广西人民出版社1999年版。

④ 《田林县志》,广西人民出版社1996年版。

⑤ 《凭祥市志》,中山大学出版社1993年版。

⑥ 《田东县志》,广西人民出版社1998年版。

⑦ "涠洲岛敌军瘟疫流行,敌官兵死伤甚多",《中央日报》1939年5月9日,第1版。

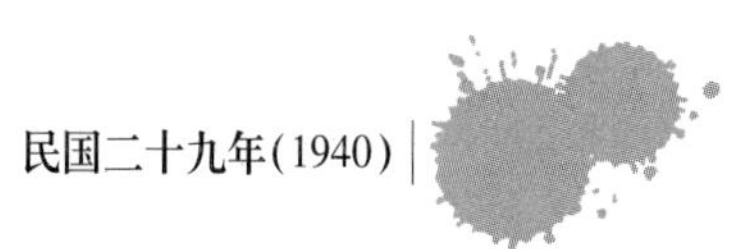

民国二十九年(1940)

全　国

春,疟疾流行。4月17日(三月初十日)报道:迩来中国各地疟疾流行,尤以湘、鄂、赣、粤、桂五省最为猖獗①。

秋,鼠疫流行。10月14日(九月十四日)报道:"满洲国公安部"本日发出布告,内称陆军秋操原定于本月内举行,兹因黑死病蔓延颇广,决定作罢②。

据统计,是年全国8省市72县旗鼠疫流行,发病13921例,死亡11650人。云南4县发病131例,死亡102人;广东5县发病731例,死亡719人;福建36县发病8269例,死亡6791人;浙江4县发病299例,死亡282人;吉林11县发病2742例,死亡2381人;内蒙古8县旗发病1652例,死亡1278人;甘肃2县发病66例,死亡66人;青海2县旗发病31例,死亡31人③。

黑龙江省

黑龙江省　是年,海伦、绥棱、安达、庆安、明水等县克山病流行④。

龙江县(今齐齐哈尔市)　痢疾、伤寒、猩红热流行。是年,痢疾发生139例,死亡17例,病死率12.23%;肠伤寒发生107例,死亡37例,病死率34.5%;猩红热发生54例,死亡5例,病死率9.25%⑤。

滨江县(今哈尔滨市)　夏,痢疾、伤寒流行。6月15日(五月初十日)报道:最近本市传染病患者如下:赤痢27、疫痢22、肠窒扶斯18、发疹窒扶斯20、猩红热10、流行性脑脊髓膜炎4、天然痘1。就中以赤痢、疫痢为最厉害,尤其死亡者十之八九,为五

① "中国红十字会在美募捐",《申报》1940年4月17日,第6版。

② "伪满国境黑死病蔓延,陆军秋操作罢",《申报》1940年10月14日,第6版。

③ 李文波《中国传染病史料》,化学工业出版社2004年版,第29~30页。

④ 《绥化地区志》,黑龙江人民出版社1995年版。

⑤ 《齐齐哈尔市卫生志》,1990年。

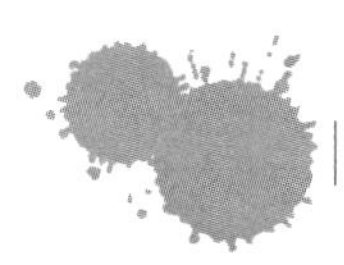

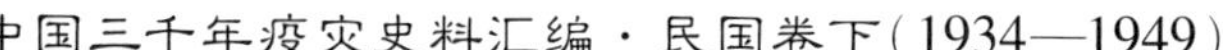

六岁之儿童①。6月25日(五月二十日)报道:据市防疫科统计,截至本月20日,发生赤痢65人,肠伤寒26人,猩红热15人,发疹伤寒6人,流行性脑脊髓膜炎51人,疫痢2人,天然痘1人,其他47人,计213人②。7月2日(五月廿七日)报道:哈尔滨高等女学校自日前寄宿舍发生恶疫以来,学生竟有一部患染赤痢、肠窒扶斯、伤寒等症,大有逐日增加之势,于上月26日患者竟达25名之多③。7月14日(六月初十日)报道:传染病发生于6月中旬至下旬,患病已达六百数十名,现下正在蔓延中之肠窒扶斯,据调查结果,罹患者多系青壮年女子,尤其是死亡率之高打破从来也④。7月31日(六月二十七日)报道:市内日前所发生之伤寒病势猖獗,其传播势头已行捕灭,迨至7月26日止,共计隔离市立病院42名,合计114名,总计患者已突破1000名,而死亡率约为一成⑤。

双城县(今哈尔滨市双城区)　秋,霍乱流行。8月15日(七月十二日)报道:双城县自7月29日以来,8月10日发生容疑者31名,死亡18名,现在患者达13名,经8月12日检查结果,判明为真性虎列拉⑥。

佳木斯市　夏,伤寒流行。7月11日(六月初七日)报道:自入六月中旬以后,因气候失调,冷热不均,以致传染病愈行猖獗,其最甚者,有类似伤寒、赤痢、疟疾等症,蔓延性颇为剧烈,患者几乎无家无之,死亡率亦骤见增加⑦。12月29日(十二月初一日)报道:今年度(至11月)三江省内发生之急性传染病状况,计伤寒441名,共计为数1014名,较之昨年同期之2100余名大为减少⑧。

青冈县　夏,天花、赤痢流行。5月24日(四月十八日)报道:本县市内于近日痘疹传染,旬日间死亡甚巨⑨。7月2日(五月廿七日)报道:县境近来发生杂疫多种,其

---

① “哈市本年度传染病患者各医院统计数”,《盛京时报》1940年6月15日,第4版。

② “慎饮食,传染病患者二百余,市防疫科最近统计”,《盛京时报》1940年6月25日,第4版。

③ “高等女校恶疫猖獗,学生患赤痢者激增,已于上月二十七日已行放假矣”,《盛京时报》1940年7月2日,第4版。

④ “肠窒扶斯发生原因,类似青菜中含有病菌,关系当局进行树立万全对策”,《盛京时报》1940年7月14日,第4版。

⑤ “伤寒病势捕灭,患者均已治愈,一般市民亦安然无忧矣”,《盛京时报》1940年7月31日,第4版。

⑥ “虎列拉真性患者续出平安驿及双城县”,《盛京时报》1940年8月15日,第4版。

⑦ “佳市传染病愈行猖獗,伤寒、赤痢、疟疾等症,希官民应一致协力彻底防疫”,《盛京时报》1940年7月11日,第4版。

⑧ “为期严防传染病之侵入,三江防疫阵强化”,《盛京时报》1940年12月29日,第4版。

⑨ “痘疹流行,当局跃起预防”,《盛京时报》1940年5月24日,第4版。

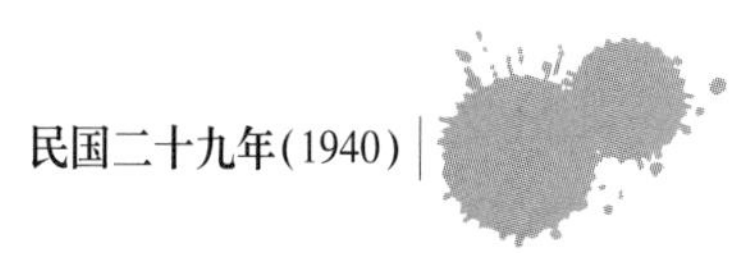

所流行之病症,高热或呕吐、猩红热、赤痢等①。7 月 16 日(六月十二日)报道:本市近来赤痢传染,为势猖獗,患者竟达 200 余名,死亡数目尚未判明②。

五常县(今五常市)　夏,天花流行。5 月 28 日(四月廿二日)报道:本县自入春以来,雨少风狂,物燥土干,以致气候不正,竟发现天然痘疹等之瘟疫,人畜死亡者不计其数③。

兰西县　夏,麻疹流行。5 月 29 日(四月廿三日)报道:兰西县发生奇病,死亡者已达相当之数,滨江省公署急派医官前往实地调查,发生之病症确系麻疹④。

依兰县　冬,麻疹流行。11 月 19 日(十月二十日)报道:本月 1 日马厂屯一幼女患麻疹,于数日内该屯内患斯病者竟至 11 名之多,又患流行性感冒及肠窒扶斯者 10 余名⑤。

讷河县(今讷河市)　克山病流行。永兴屯死者过半,共死亡 120 口,有一家 12 口死剩 1 口者⑥。

杜尔伯特旗(今杜尔伯特蒙古族自治县)　冬,全旗伤寒流行,仅胡吉吐莫就死亡 90 余人,占全屯人口的三分之一⑦。

庆城县(今庆安县)　克山病流行。宫大川、牛天成、七道岗等山区一带发生急性克山病⑧。

海伦县(今海伦市)　克山病流行,死亡 40 多人⑨。

绥棱县　麻疹大流行⑩。

瑷珲县(今黑河市爱辉区)　麻疹、伤寒、痢疾流行,患者 237 人,死亡 27 人⑪。

佛山县(今嘉荫县)　自春徂秋,大疫。2 月,乌拉嘎金矿工人大疫,到 8 月,共死亡 1000 余人⑫。

---

① “杂疫流行猖獗”,《盛京时报》1940 年 7 月 2 日,第 4 版。

② “赤痢传染猖獗,患者达二百名,死亡颇多,防疫当局严重扑灭中”,《盛京时报》1940 年 7 月 16 日,第 4 版。

③ “风狂物燥,瘟疫盛行”,《盛京时报》1940 年 5 月 28 日,第 4 版。

④ “兰西发生奇病,已判明为麻疹”,《盛京时报》1940 年 5 月 29 日,第 4 版。

⑤ “麻疹病发现于团山村北马厂屯”,《盛京时报》1940 年 11 月 19 日,第 4 版。

⑥ 《讷河县志》,黑龙江人民出版社 1989 年版。

⑦ 《杜尔伯特蒙古族自治县志》,黑龙江人民出版社 1996 年版。

⑧ 《庆安县志》,黑龙江人民出版社 1995 年版。

⑨ 《海伦县志》,黑龙江人民出版社 1988 年版。

⑩ 《绥化地区志》,黑龙江人民出版社 1995 年版。

⑪ 《黑河地区志》,生活 · 读书 · 新知三联书店 1996 年版。

⑫ 《嘉荫县志》,黑龙江人民出版社 1988 年版。《伊春市志》,黑龙江人民出版社 1995 年版。

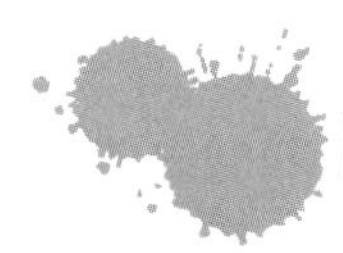

郭尔罗斯后旗(今肇源县)　冬,鼠疫流行。东大围子、三家子、二龙山等屯发生鼠疫,不到半个月,发病48人,死亡38人,死亡率79%①。

安达县(今安达市)　伤寒蔓延,柳家窝堡死亡惨重②。今《安达县志》载:1940—1942年,连续3年流行,伤寒患病总人数达17424人,死亡总人数为1795人,病死率为10.2%;斑疹伤寒发病2515人,死亡276人,病死率10.97%③。

巴彦县　(夏)7月,霍乱流行。新五屯大部分人染病,死30余人④。

吉林省

永吉县　秋冬,鼠疫流行。今《长春市宽城区志》载:9月23日—12月21日(八月廿二日~十一月廿三日),今宽城区鼠疫,死亡26人⑤。11月17日(十月十八日)报道:10月中病名及发生数如左:赤痢11人,肠窒扶斯21人,巴拉窒扶斯8人,发疹窒扶斯2人,猩红热5人,虐(疟)症4人,计51人⑥。

郭尔罗斯前旗(今前郭尔罗斯蒙古族自治县)　冬,鼠疫流行。42个村屯发病545人,死亡512人,死亡率为93.94%⑦。

农安县　自夏徂冬,鼠疫流行。7月,华家发生鼠疫,疫菌从前郭县传来,后传至农安县城⑧。7月20日(六月十六日)报道:农安县之百斯笃患者已发现8名,皆至于死亡状态⑨。8月2日(六月廿九日)报道:农安县城内之百斯笃时下猖獗日极,至上月29日,患此症死亡者已达35名之多,并且时下尚无终熄之期望⑩。8月29日(七月廿六日)报道:本年农安县发生百斯笃颇为猖獗,由发生百斯笃之疫日起,至8月22日,死亡者118名,隔离者共计1069名⑪。11月20日(十月廿一日)报道:闻最近东北长春附近农安地方曾发生鼠疫,死亡达200余人⑫。

长春县(今长春市)　春夏,猩红热、赤痢、白喉流行。3月14日(二月初六日)报

① 《肇源县志》,1985年。

② 《大同区志》,1987年。

③ 《绥化地区志》,黑龙江人民出版社1995年版。《安达县志》,黑龙江人民出版社1992年版。

④ 《平房区志》,黑龙江人民出版社1997年版。

⑤ 《长春市宽城区志》,吉林人民出版社1996年版。

⑥ "吉林省十月中传染病发生数",《盛京时报》1940年11月17日,第4版。

⑦ 《前郭尔罗斯蒙古族自治县志》,辽宁民族出版社1993年版。

⑧ 《农安县华家乡志》,1988年。

⑨ "防止百斯笃,市内结成防疫坚阵,郊外设三检疫所",《盛京时报》1940年7月20日,第5版。

⑩ "农安县城内百斯笃猖獗,死者已达三十五名之多",《盛京时报》1940年8月2日,第4版。

⑪ "农安县鼠疫猖獗,死亡一百一十八名,隔离一千〇六十九名",《盛京时报》1940年8月29日,第4版。

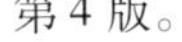

⑫ "工部局卫生处可代捕鼠类,甬疫势已和缓",《申报》1940年11月20日,第10版。

道:市内发生赤痢、白喉等症不下20余名,尤以猩红热症为甚,经市公署防疫科调查,至今之患者已达120余名,在院疗养者尚有近60名[①]。5月18日(四月十二日)报道:查去年(长春)赤痢患者为936名,死者500名,本年度至今,各种传染病者已有466名之多[②]。6月1日(四月廿六日)报道:本年自1月以后迄至现在止,已有279名之罹猩红热病者,现在尚有52名患者在本市立千早医院疗养中[③]。秋,鼠疫流行。10月10日(九月初十日)报道:29日最初发现百斯笃患者以来,已届11日间,刻下死亡13,疑似者6,容疑者3,计出22名患者[④]。10月21日(九月廿一日)报道:此间自发生黑死病以来,一时蔓延颇广,迄未能完全扑灭,全市因此顿成死城[⑤]。

桦甸县(今桦甸市)　克山病盛行,龙王庙屯死亡32人[⑥]。

大赉县(今并入大安市)　冬,鼠疫流行。十八家户屯、大赉县城、安广县城、陈家围子、长发屯、潘顺屯、前两棵榆屯、西太平岭屯、前梁家岗子屯、后梁家岗子屯发生鼠疫[⑦]。

开通县、瞻榆县(今合为通榆县)　冬,鼠疫大流行,共发病795人,死亡628人,有36个屯变成废墟[⑧]。

安广县(今并入大安市)　冬,鼠疫流行。十八家户屯、大赉县城、安广县城、陈家围子、长发屯、潘顺屯、前两棵榆屯、西太平岭屯、前梁家岗子屯、后梁家岗子屯发生鼠疫[⑨]。

镇东县(今镇赉县)　冬,鼠疫流行。重病区在英华和县城,造成全家乃至全屯人死亡。是年,利顺召屯、小拉斯嘎屯发生霍乱[⑩]。

桦甸县(今桦甸市)　夏,天花流行。7月9日(六月初五日)报道:本县入夏以来,瘟疫到处流行,尤以一区为甚,各屯小儿十有七八染患痘疹,因此死亡甚多[⑪]。

乾安县　秋,鼠疫流行。8月20日(七月十七日)报道:本邑近日以来,东南窑发

---

① “时疫流行可畏,市民严加预防”,《盛京时报》1940年3月14日,第6版。

② “严防时疫发生,注意饮食灭绝苍蝇”,《盛京时报》1940年5月18日,第5版。

③ “猩红热病猖獗,市民速行预防注射”,《盛京时报》1940年6月1日,第5版。

④ “谈鼠色变,国都百斯笃患者共计达二十二名,当局积极增强防疫阵容”,《盛京时报》1940年10月10日,第2版。

⑤ “黑死病蔓延,长春成死市”,《申报》1940年10月21日,第6版。

⑥ 《桦甸县志》,吉林人民出版社1995年版。《红石砬子镇志》,1986年。

⑦ 《大安县志》,辽宁人民出版社1990年版。

⑧ 《通榆县志》,吉林人民出版社1994年版。

⑨ 《大安县志》,辽宁人民出版社1990年版。

⑩ 《镇赉县志》,吉林人民出版社1995年版。

⑪ “痘症猖獗,死亡颇多”,《盛京时报》1940年7月9日,第4版。

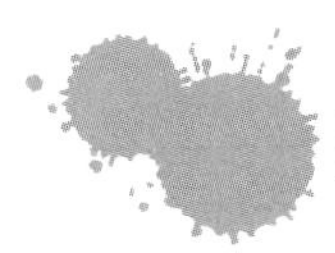

现百斯笃,死亡者3名,县城内东南区死亡者1名①。

舒兰县(今舒兰市) 秋,霍乱流行。8月16日(七月十三日)报道:舒兰县平安村自7月30日发生一名下痢患者8月1日死亡以来,至8月12日之间,有12名之发病,死亡达10名,14日判明为真性虎疫。并于水曲柳亦再发生5名患者,就中死亡者3名,现在尚有患者2名②。

辽宁省

奉天市(今沈阳市) 春,天花流行。2月14日(正月初七日)报道:日本人对于天然痘有意外之不关心,奉天市1月中55名之罹患者中,日人50名,2月仅经一旬,23名中,日人22名③。2月17日(正月初十日)报道:奉天市内天花流行,患者仅大和署管内现在已达106名之多,且益呈猖獗之势④。2月28日(正月廿一日)报道:自1月起至最近患者续行发现之数目如下:中国人痘疮患者17名,死2名;日人痘疮患者132名,死16名;鲜人患者5名,已入院治疗者65名⑤。3月26日(二月十八日)报道:迩来奉天市内痘疮颇形猖獗,自1月以来已达二百数十人。其猖獗之原因,盖由于国人习俗素尚迷信,种痘者十无一人⑥。

锦　县(今凌海市) 夏,疫病流行。7月5日(六月初一日)报道:本市由4月以来,恶疫逐见猖獗。4、5两月中,痘疮患者30人,死1人;发疹患者5人;猩红热患者20人,死3人;流行性脑脊髓膜炎患者2人,死2人;赤痢患者11人;疫痢患者1人,死1人;肠窒扶斯患者5人,死1人⑦。

抚顺县 春疫。5月14日(四月初八日)报道:1月份起至4月末止,市内患传染病者计共150名,因此而死亡者计达32名⑧。夏,疟疾流行。5月26日(四月二十日)报道:近日天气炎热,市内及县下疟子病又行发生,县内患者约有6000名之多⑨。斑疹伤寒、疟疾连年流行。1940—1943年,共报告斑疹伤寒发生4074人,疟疾发生

---

① “乾安县发生鼠疫,四门紧闭,遮断交通”,《盛京时报》1940年8月20日,第4版。

② “吉林省舒兰县平安村发生虎疫,断定为真性,对现场实施交通遮断,并预防警戒”,《盛京时报》1940年8月16日,第4版。

③ “天然痘猖獗,市内患者日人居多”,《盛京时报》1940年2月14日,第2版。

④ “警厅对旅馆等业者定期施行种痘”,《盛京时报》1940年2月17日,第2版。

⑤ “天花传染缓和,最近发生患者减少”,《盛京时报》1940年2月28日,第2版。

⑥ “奉市内天花仍猖獗,沈阳县亦大事预防中”,《盛京时报》1940年3月26日,第2版。

⑦ “恶疫逐见猖獗,市警当局防疫网大张”,《盛京时报》1940年7月5日,第4版。

⑧ “时疫流行,三月中患者百五十名,因而死亡者三十二名”,《盛京时报》1940年5月14日,第4版。

⑨ “疟疾丛生,久保博士预防法奏效”,《盛京时报》1940年5月26日,第4版。

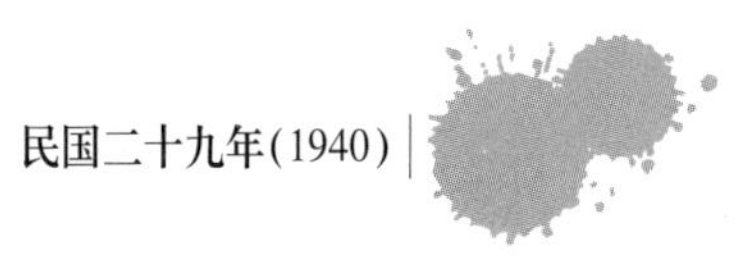

8241 人[①]。

本溪县(今本溪满族自治县)　斑疹伤寒流行[②]。

金　县(今大连市金州区)　春,回归热、斑疹伤寒流行。4 月 13 日(三月初六日)报道:连市东部以福昌华工宿舍为中心,自本年以来,恶疫流行,尤其再归热及发疹窒扶斯等猖獗尤甚。据调查,本年 1 月以来与 3 月 31 日间,同管内传染病发生状况:肠窒扶斯 32 名,赤痢 17 名,再归热患者现达 314 名,发疹窒扶斯 115 名,合计患者已达 400 余名[③]。夏,赤痢、伤寒、斑疹伤寒流行。7 月 16 日(六月十二日)报道:查自 25 日以来,患染赤痢者俄然增加,计 6 月中患染 57 名,7 月 1 日至 8 日患染 16 名,至 10 日计 73 名,疗病院中赤痢患者竟有人满之患[④]。7 月 25 日(六月廿一日)报道:查至本月 17 日,患赤痢 108 名,肠窒扶斯 23 名,巴拉窒扶斯 3 名,发疹窒扶斯 90 名,猩红热 8 名,窒扶得利亚 10 名,流脑 4 名,再归热 19 名,计 265 名[⑤]。冬,伤寒、猩红热、窒扶得利亚流行。12 月 6 日(十一月初八日)报道:本年 1 月以降,11 月杪以前,州内儿童生徒传染病患者计小学校 91 名,中学校 32 名,其中最多者厥为窒扶斯,小学校 43 名,中学校 24 名[⑥]。12 月 21 日(十一月廿三日)报道:查上月窒扶得利亚病发生 95 名,猩红热 44 名。入本月以来,患窒扶得利亚病 34 名,猩红热病 13 名[⑦]。1941 年 2 月 8 日(正月十三日)报道:查上年 10 月至 12 月三月间,窒扶得利亚 314 名,猩红热 105 名[⑧]。在大连港工人中发生斑疹伤寒流行[⑨]。

内蒙古自治区

科尔沁左翼中旗　冬,鼠疫流行。17 个自然屯发生鼠疫,721 名病者中,死亡 650 人[⑩]。

---

① 《抚顺市卫生志》,1989 年。

② 《本溪满族自治县志》,辽宁民族出版社 2009 年版。

③ 《盛京时报》1940 年 4 月 13 日,第 6 版。

④ “虎疫未熄,赤痢又猖獗,十日间患者七十三名”,《盛京时报》1940 年 7 月 16 日,第 4 版。

⑤ “时疫流行益猖獗,医院病室顿患人满,凡我市民务宜注重饮食”,《盛京时报》1940 年 7 月 25 日,第 5 版。

⑥ “州内学校儿童传染病以肠窒扶斯最多,研究预防方法并实施预防注射”,《盛京时报》1940 年 12 月 6 日,第 4 版。

⑦ “时疫猖獗,卫生当局设法中”,《盛京时报》1940 年 12 月 21 日,第 5 版。

⑧ “伤寒、疹痘虽略消减,天道失常,仍希注意,州厅卫生课发出警告”,《盛京时报》1941 年 2 月 8 日,第 4 版。

⑨ 《大连市卫生志》,大连出版社 1991 年版,第 182 页。

⑩ 《科尔沁左翼中旗志》,内蒙古文化出版社 2003 年版。

包头市　腺鼠疫流行[①]。

通辽县(今通辽市科尔沁区)　夏,鼠疫流行。6 月 29 日(五月廿四日)报道:县内隆兴当警察署管内雪力敖宝屯于本月 20 日发现 6 名疑似百斯笃患者,现场调查确认为腺百斯笃,至 26 日患者达 14 名,死者 7 名[②]。

敖汉旗　夏秋,鼠疫流行。7 月 15 日(六月十一日)—8 月 30 日(七月廿七日)新区的庙下、三姓美、海布日嘎、乌丹营子、西六节地等村发生腺鼠疫 47 人,死亡 44 人。8 月 12 日(七月初九日)—9 月 9 日(八月初八日),小河沿区的小官家地、各各召区的马头山、新立屯区的两间房发生腺鼠疫,发病 33 人,死亡 33 人[③]。

赤峰县(今赤峰市)　秋,鼠疫流行。阿鲁科尔沁旗德博勒区绍根和敖汉旗马头山等 4 个村发生腺鼠疫,发病 35 人,死亡 35 人[④]。

磴口县　春,瘟疫流行,全县发生各类传染病 620 例[⑤]。

北京市

北平市(今北京市)　是年疫。北京市因病死亡 28583 人,其中传染病有伤寒 70 人、赤痢 276 人、霍乱 1 人、白喉 49 人、脑脊髓膜炎 27 人、猩红热 16 人、麻疹 337 人[⑥]。

天津市

天津市　夏,霍乱流行。5 月,今西青区霍乱蔓延,布告居民均需注射疫苗,并在车站及各路口严格检查,无注射证明者严禁通行[⑦]。7 月 12 日(六月初八日)报道:入夏以来,全市霍乱蔓延,死亡人数日渐增多,天津日军防卫司令部决定封锁市区,严禁市民出入[⑧]。7 月 15 日(六月十一日),内务总署制定天津塘(沽)、大沽发生霍乱区域为霍乱疫区,自 7 月 12 日起施行[⑨]。

武清县　夏,6 月,王庆坨镇大旱,奇热,霍乱蔓延[⑩]。

河北省

卢龙县　天花、伤寒、斑疹伤寒、霍乱流行。伤寒发生 197 例,死亡 66 例;霍乱发

---

① 《包头市志》(卷五),远方出版社 2001 年版。

② “通辽又发生百斯笃,达十四名已死七名”,《盛京时报》1940 年 6 月 29 日,第 4 版。

③ 《敖汉旗志》,内蒙古人民出版社 1991 年版。

④ 《赤峰市志》,内蒙古人民出版社 1996 年版。《赤峰蒙古史》,内蒙古人民出版社 1999 年版。

⑤ 《磴口县志》,内蒙古人民出版社 1998 年版。

⑥ 于德源《北京历史灾荒灾害纪年》,学苑出版社 2004 年版,第 214 页。

⑦ 《西青区志》,天津社会科学院出版社 2003 年版。

⑧ 《和平区志》,中华书局 2004 年版。《河东区志》,天津社会科学院出版社 2001 年版。

⑨ “函天津特别市公署、天津县公署、塘大沽警察署第九十四号(1940 年 7 月 15 日)”,《华北防疫委员会工作季刊》1940 年第 7 期,第 25 ~ 26 页。

⑩ 《王庆坨镇志》,天津古籍出版社 1996 年版。

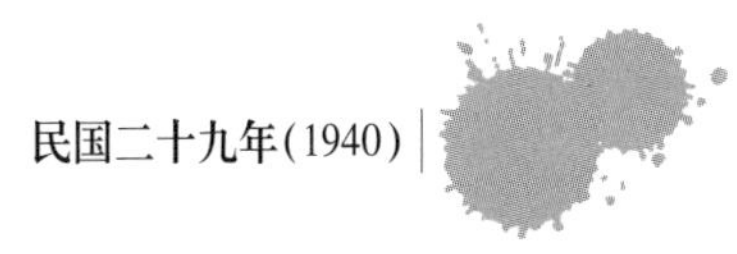

生45例,死亡9例;天花发生106例,死亡36例;斑疹伤寒66例,死亡20人①。

昌黎县　伤寒流行,发病21例②。

雄　县　夏,霍乱流行,张庄、韩庄一带较严重,全县死亡3180人③。

固安县　夏,霍乱流行④。

滦　县　(秋)9月,霍乱流行,榛子镇村240多人发病,死亡87人⑤。

怀安县　鼠疫、天花流行⑥。

安次县(今属廊坊市安次区)　夏,霍乱流行⑦。

大城县　夏,霍乱流行,遍及全县,每村死一二十人不等⑧。

灵寿县、石家庄、赞皇县　疟疾流行。山西、河北交界处疟疾流行,灵寿县间日疟流行,石家庄、赞皇驻八路军患疟人数很多⑨。

山西省

和顺县　春,伤寒、疟疾、疥疮流行,发病率高⑩。

岢岚县　伤寒流行,全县多数村庄发生⑪。

垣曲县　(夏)7月,瘟疫流行全县⑫。

武乡县　菌痢流行⑬。

交城县　春,平川伤寒、疥疮流行,死人无算⑭。

方山县　伤寒流行,有一家死三四口者⑮。

岚　县　伤寒流行。今《岚县志》载:翟家沟发生瘟疫,死亡12人⑯。

---

① 《秦皇岛市卫生志》,河北人民出版社1990年版。《秦皇岛市志》,天津人民出版社1993年版。《卢龙县志》,天津人民出版社1994年版。

② 《秦皇岛市卫生志》,河北人民出版社1990年版。

③ 《雄县志》,中国社会科学出版社1992年版。

④ 《固安县志》,中国人事出版社1998年版。

⑤ 《滦县卫生志》,天津人民出版社1999年版。

⑥ 《怀安县志》,中国社会出版社1994年版。

⑦ 《苑口村志》,香港天马图书有限公司2006年版。

⑧ 《大城县志》,华夏出版社1995年版。

⑨ 何斌《我国疟疾流行简史》,《中华医史杂志》1998年第18卷第1期。周祖杰《中国疟疾的防治与研究》,人民卫生出版社1991年版。

⑩ 《和顺县志》,海潮出版社1993年版。《晋中市志》,中华书局2010年版。

⑪ 《岢岚县志》,文化艺术出版社1990年版。

⑫ 《垣曲县志》,山西人民出版社1993年版。

⑬ 《武乡县志》,山西人民出版社1986年版。

⑭ 《交城县志》,山西古籍出版社1994年版。

⑮ 《方山县志》,山西人民出版社1993年版。

⑯ 《岚县志》,中国科学技术出版社1991年版。

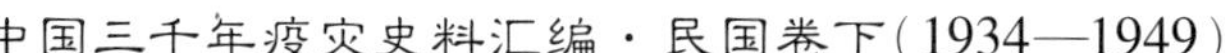

浑源县　春夏,伤寒流行。今《浑源县卫生志》载:春,大饥,民食树皮,疫病流行。6 月,伤寒流行,仅刁窝一村就病死 70 人①。

陕西省

榆林县(今榆阳区)　(秋)9 月,鼠疫流行,12 人染病,11 人死亡②。

绥德县　鼠疫流行。瘟疫(心症),吉镇村几天内死 200 多人,有的全家死绝,无人掩埋③。

汉阴县　伤寒、痢疾流行,患者 9523 人,死亡 2650 余人④。

白河县　夏秋,霍乱流行。自日军侵占武汉,大量难民沿江而上,加之军队调动频繁,过境军人往来甚多。国民党第 10 陆军医院住院部设在与白河县城仅一江之隔的郧西大王沟,大量伤病员输入时,即有霍乱病传入。仲夏,在小河口、县城河街及大王沟等处居民和船工中霍乱暴发流行。抗战紧迫、医药奇缺,当局束手无策,疫情肆意蔓延,秋后形成流行高峰。城关、前坡、麻虎、月儿、冷水及汉江北岸最为严重,居民、商旅、难民、伤兵死亡不计其数,日均死亡 25 人左右,灭门绝户,陈尸遍野,腐尸难闻,推入江中,其状甚惨,不忍目睹。死亡军人、难民和当地居民 6000 余人⑤。

石泉县　霍乱流行(一说是伤寒、痢疾流行),发病 2140 人,死亡 621 人⑥。

安定县(今子长县)　天花流行,仅瓦窑堡及郊区死亡 500 人,其中河东村患病 45 人,死亡 43 人,死亡率 96%⑦。

商南县　春,回归热流行,县城传染甚烈,每天都有患者死亡⑧。

山东省

济南市　霍乱流行⑨。

蒲台县(今属高青县)　秋,霍乱大流行,旧镇一带死亡 40 多人,以小刘村最严重⑩。

乐陵县(今乐陵市)　夏,霍乱流行。今《乐陵县志》载:5 月,王海水村发生瘟疫,

---

① 《浑源县卫生志》,1988 年。
② 《镇川志》,1999 年。
③ 《吉镇村志》,2006 年。
④ 《安康市卫生防疫志》,2006 年。
⑤ 《安康市卫生防疫志》,2006 年。
⑥ 《石泉县志》,陕西人民出版社 1991 年版。《安康市卫生防疫志》,2006 年。
⑦ 《子长县志》,陕西人民出版社 1993 年版。
⑧ 《商洛地区卫生志》,陕西人民出版社 1999 年版。
⑨ 《山东省卫生志》,山东人民出版社 1992 年版。
⑩ 《高青县志》,中国社会出版社 1991 年版。

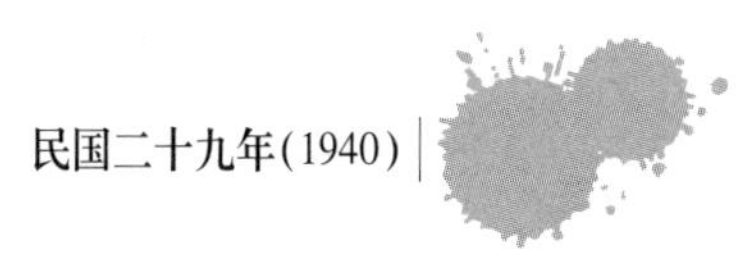

全村共170人,半月死亡40余人,有全家死者①。

商河县　霍乱流行②。

泰安县(今泰安市)　夏,霍乱流行。今《泰安市志》载:6月,徂徕山东北各村霍乱流行,死人众多③。

淄川县(今淄博市淄川区)　冬,太河、马鹿一带天花流行④。

成武县　猩红热流行,大批少儿发病,死者甚多⑤。

济宁县(今济宁市)　黑热病流行。1940年1月至1941年6月,济宁德门医院治疗黑热病患者就达685名⑥。

鱼台县　天花流行。沿湖一带发病3000余人,死亡600余人;谷亭、高庄、杨楼一带发病100余人,死亡20余人⑦。

曲阜县(今曲阜市)　天花流行。鲁源村发病60人,死亡12人⑧。

莒　县(含今莒南县)　夏,张家石河、崖子、东夹河、三界首村炭疽病流行⑨。

蒙阴县、沂水县(二县今属沂源县)　烧汗病流行。今《沂源县卫生志》载:南麻、悦庄、鲁村一带,"烧汗"病势蔓延(此后数年间流行不断),染病者备受熬煎摧残,病死不鲜⑩。按:"烧汗病"当时在山东是回归热、伤寒、疟疾等病的统称,但一般多指伤寒病。

荣成县(今荣成市)　黑热病大流行,北部尤甚,泊于区患病率高达60%,中医治疗无效,西药稀少而且昂贵,因此患病者不亡则荡产⑪。

黄　县(今龙口市)　(秋)10月,伤寒流行,死250余人⑫。

昌邑县(今昌邑市)　春,北部天花流行⑬。

---

① 《乐陵县志》,齐鲁书社1991年版。

② 《山东省卫生志》,山东人民出版社1992年版。

③ 《泰安市志》,齐鲁书社1996年版。

④ 《淄博市卫生志》,1997年。

⑤ 《成武县志》,齐鲁书社1992年版。《成武县卫生志》,1989年。

⑥ 《济宁市卫生志》,山东科学技术出版社1992年版。《济宁市市中区卫生志》,山东科学技术出版社1994年版。

⑦ 《济宁市志》,中华书局2002年版。《济宁市卫生志》,山东科学技术出版社1992年版。

⑧ 《济宁市卫生志》,山东科学技术出版社1992年版。

⑨ 《莒南县卫生志》,深圳特区出版社2001年版。

⑩ 《沂源县卫生志》,1991年。

⑪ 《荣成市志》,齐鲁书社1999年版。

⑫ 《龙口市志》,齐鲁书社1995年版。

⑬ 《昌邑县卫生志》,1985年。

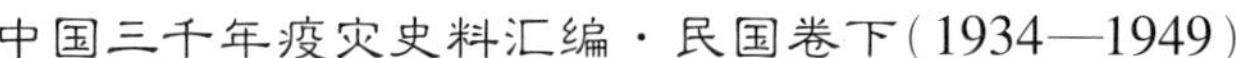

广饶县　秋,霍乱大流行。聂寨村全村 500 余人,死亡 49 人,有一家死五六口者,有全家死绝者①。

胶　县(今胶州市)　马店一带天花流行②。

河南省

汲　县(今卫辉市)　(秋)9 月,霍乱流行③。

封邱县(今封丘县)　天花在郑贾、岳寨、前大寺等村散发④。按:疫不为灾。

登封县(今登封市)　王村一带霍乱流行,由东向西蔓延,患病率 80%,死亡率 10%⑤。

商邱县(今商丘市睢阳区)　猩红热流行,宋南化庄染病儿童 40 人,死亡 20 人⑥。

卢氏县　霍乱猖獗,死亡惨重,目不忍睹⑦。

永城县(今永城市)　春,天花流行⑧。(夏)6 月,霍乱流行⑨。

罗山县　伤寒大流行,县城死 160 余人⑩。

信阳县(今信阳市平桥区)　天花流行,历时 3 月余,小儿和青壮年患者占 90%,病死率为 8% 左右,个别地区占 50%⑪。

镇平县　霍乱流行,城南黑龙集一带死人无数⑫。

南乐县　卫河溢,霍乱流行,死人众多⑬。

宁夏回族自治区

灵武县(今灵武市)　冬,白喉大流行,延及次年春,贫穷家庭治疗不起,患儿死亡率达 40% 以上⑭。

---

① 《广饶县志》,中华书局 1995 年版。
② 《胶州市卫生志》,1990 年。
③ 《卫辉市志》,生活·读书·新知三联书店 1993 年版。
④ 《封丘县卫生志》,1986 年。
⑤ 《登封县志》,河南人民出版社 1990 年版。
⑥ 《商丘县志》,生活·读书·新知三联书店 1991 年版。
⑦ 《河南省卢氏县卫生志》,1985 年。
⑧ 《永城县卫生志》,1985 年。
⑨ 《永城县志》,新华出版社 1991 年版。
⑩ 《罗山县志》,河南人民出版社 1987 年版。
⑪ 《信阳县志》,河南人民出版社 1990 年版。
⑫ 《镇平县志》,方志出版社 1998 年版。
⑬ 《濮阳市卫生志》,方志出版社 1998 年版。
⑭ 《吴忠市医药志》,1989 年。

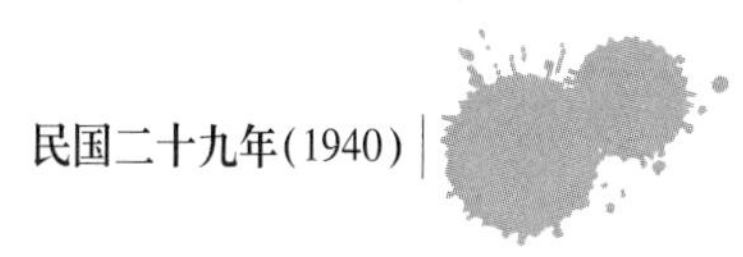

盐池县　白喉流行,苏老庄等地死亡20多人①。

平罗县　白喉、伤寒流行。白喉发病117例,伤寒发病1272例②。

中宁县　白喉、伤寒猖獗流行,全县死亡儿童700多名③。

甘肃省

环　县　猩红热、痢疾流行,死亡689人④。

民勤县　中兴、收成等地伤寒流行⑤。

平凉县　疟疾流行,患病93人⑥。

镇原县　春,天花流行。秋,痢疾流行⑦。

敦煌县(今敦煌市)　黄疸肝炎流行,蔓延迅速,有全家染病身亡者⑧。又,白喉流行⑨。

定西县　斑疹伤寒、回归热流行,国民党驻军死亡400余人⑩。

清水县　夏,猩红热流行。5月,乡间时疫流行,患者周身出现红斑,急治无效,三二日殒命⑪。

天水县(今天水市秦州区、麦积区)　夏,猩红热、白喉、赤痢、天花流行。6月,猩红热、白喉流行甚烈。7月,国立第五中学发生赤痢,北乡天花流行⑫。

秦安县　(夏)6—7月间,疟疾流行⑬。

张掖县(今张掖市甘州区)　秋,白喉、猩红热流行。8月,白喉流行,死亡相继。猩红热亦时有发生,乡间甚为猖獗⑭。

徽　县　(冬)12月,斑疹伤寒流行,麻沿、伏镇两地死亡20多人⑮。

---

① 《盐池县志》,宁夏人民出版社1986年版。

② 《平罗县志》,宁夏人民出版社1996年版。

③ 《中宁县志》,宁夏人民出版社1994年版。

④ 袁林《西北灾荒史》,甘肃人民出版社1994年版。

⑤ 《民勤县志》,兰州大学出版社1994年版。《民勤县卫生志》,2010年。

⑥ 《平凉市志》,中华书局1996年版。

⑦ 《镇原县志》,1987年。

⑧ 《阿克塞哈萨克族自治县志》,甘肃人民出版社1993年版。

⑨ 《敦煌志》,中华书局2007年版。

⑩ 《定西县志》,甘肃人民出版社1990年版。

⑪ 《天水市医药卫生志》,甘肃教育出版社1994年版。

⑫ 《天水市医药卫生志》,甘肃教育出版社1994年版。

⑬ 《天水市医药卫生志》,甘肃教育出版社1994年版。

⑭ 《甘肃省医药卫生简志》,1987年。

⑮ 《甘肃省医药卫生简志》,1987年。《天水市北道区卫生志》,甘肃科学技术出版社1994年版。

民乐县　白喉流行①。

金塔县　白喉流行,全家死绝者甚多②。

玉门县(今玉门市)　白喉流行甚烈,花海子村共1000多人口,死亡500余人③。

酒泉县(今酒泉市肃州区)　白喉流行,发生57例④。

青海省

贵德县　夏,霍乱、伤寒、白喉、猩红热流行。今《贵德县志》载:5月,霍乱、伤寒、白喉、猩红热等疫病大流行,死亡者众⑤。

乐都县　秋,霍乱流行。所辖高庙村春夏酷旱,秋淫雨二月。旱涝之后,霍乱流行,死亡甚众⑥。

西宁县(今湟中县)　秋,霍乱、伤寒、白喉流行。今《西宁市志》载:秋,伤寒、霍乱、白喉蔓延,死亡甚众,仅马步芳壮丁营3000人中一月内因伤寒死亡达800人⑦。今《湟中县志》载:春旱秋涝,瘟疫流行,湟中灾民达3700多人⑧。

湟源县　秋,伤寒、痢疾、流感、霍乱、白喉流行。今《湟源县志》载:伤寒、痢疾、流感、霍乱、白喉等疫病猖獗,一经传染,难以幸免,死亡1466人,死亡率占3%⑨。

同德县　秋,霍乱、伤寒流行。今《玛沁县志》载:秋,霍乱、伤寒等疫病流行猖獗,同德县境内人丁死亡甚重⑩。

共和县　秋,霍乱、伤寒、白喉、猩红热流行。今《共和县志》载:伤寒、霍乱、白喉、猩红热等疫病大流行,人丁死亡甚多⑪。

化隆县　秋大疫。今《化隆县志》载:春旱秋涝,灾荒相继,秋冬,时疫流行⑫。

大通县　秋大疫。今《大通县志》载:春夏,酷旱,秋,淫雨两月,谷物倒伏,发芽腐烂。灾后,时疫流行⑬。

---

① 《甘肃省医药卫生简志》,1987年。
② 《甘肃省医药卫生简志》,1987年。
③ 《甘肃省医药卫生简志》,1987年。
④ 《酒泉市医药卫生志》。
⑤ 《贵德县志》,陕西人民出版社1995年版。
⑥ 《高庙村志》,2004年。
⑦ 《西宁市志·大事记》,陕西人民出版社1998年版。《城北区志》,陕西人民出版社1996年版。
⑧ 《湟中县志》,青海人民出版社1990年版。
⑨ 《湟源县志》,陕西人民出版社1993年版。
⑩ 《玛沁县志》,青海人民出版社2005年版。
⑪ 《共和县志》,青海人民出版社1991年版。
⑫ 《化隆县志》,陕西人民出版社1994年版。
⑬ 《大通县志》,陕西人民出版社1993年版。

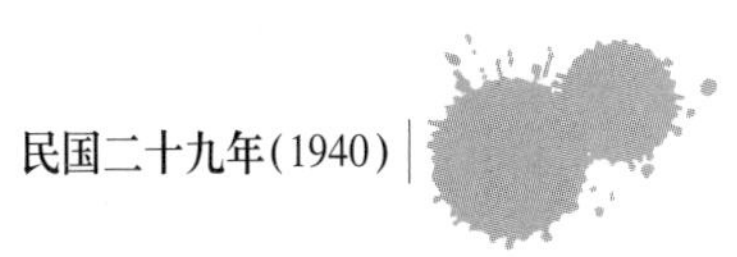

新疆维吾尔自治区

沙雅县　秋大疫。今《沙雅县志》载:9 月,疫病蔓延,交通中断①。

婼羌县(今若羌县)　春,天花蔓延,死亡 500 余人②。

乌什县　冬,麻疹流行。1941 年 1 月 15 日(十二月十八日),县立一校染病者 30 余人③。

安徽省

含山县　霍乱流行,铜庙孙庄村有一家死四五人者④。

霍山县　麻疹流行,患者 4 万余人,约半数死亡⑤。

桐城县(今桐城市)　霍乱流行,以县城疫情最重,在城乡绅联名聘请安庆健生医院方大中等 5 名医生来桐城扑灭疫情,历时 2 月余⑥。

石埭县(今石台县)　脑膜炎流行,发病 29 人⑦。

太平县(今黄山市黄山区)　大疫,死者甚众⑧。

绩溪县　春,麻疹流行,儿童夭折者多⑨。

凤阳县　(春)4 月,天花流行,死者甚多⑩。

嘉山县(今明光市)　恶性疟疾流行⑪。

来安县　日军入侵,霍乱流行,死者无数⑫。

萧　县　天花流行,死亡多人⑬。

四川省

江油县(今江油市)　夏,天花流行,雁门山区缺医少药,死者甚多⑭。

金堂县　(夏)6 月,霍乱大流行,死亡甚多⑮。

---

① 《沙雅县志》,新疆人民出版社 1995 年版。
② 《若羌县志》,新疆大学出版社 1992 年版。
③ 《乌什县志》,新疆人民出版社 2003 年版。
④ 《含山县志》,黄山书社 1995 年版。
⑤ 《霍山县志》,黄山书社 1993 年版。
⑥ 《桐城县志》,黄山书社 1995 年版。
⑦ 《池州地区卫生志》,黄山书社 1997 年版。
⑧ 《乌石乡志》,2007 年。
⑨ 《冯村志》,2007 年。
⑩ 《蚌埠市志》,方志出版社 1995 年版。
⑪ 《嘉山县志》,黄山书社 1993 年版。
⑫ 《来安县志》,中国城市经济社会出版社 1990 年版。
⑬ 《萧县志》,中国人民大学出版社 1989 年版。
⑭ 《江油县志》,四川人民出版社 2000 年版。
⑮ 《金堂县志》,四川人民出版社 1994 年版。

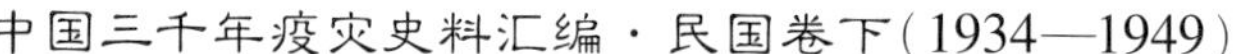

平武县　天花流行。土城、海河两地死者甚众,五里台某家9岁以下孩童全部病死①。

青川县　春,伤寒流行。古城乡康坝、沟坪等地死者甚众,有一家18口,月余死6人者②。

温江县(今成都市温江区)　夏,霍乱流行,县城关门闭户,大街小巷,行人稀疏③。

新都县(今成都市新都区)　(夏)5月,霍乱流行④。

阆中县(今阆中市)　夏秋,霍乱流行。5—8月,霍乱在凤鸣、柏垭、兴隆等乡流行,死亡上百人⑤。8月7日(七月初四日)报道:川北剑阁、阆中一带霍乱流行⑥。卫生署长金宝善称:川北阆中、剑阁一带,疫势颇为严重。绵阳公路卫生站电称,剑阁及附近地带霍乱病人死亡日逾两百,甚有举家十余口,尽行死亡⑦。又,疟疾流行,木兰乡发病1068人,一月时间就死亡98人⑧。

剑阁县　夏,霍乱流行。今《剑阁县志》载:4月25日(三月十八日)至9月,霍乱流行,统计全县17个乡镇染病4万余人,死亡2万余人,其中壮丁8323人⑨。8月7日(七月初四日)报道:川北剑阁、阆中一带霍乱流行⑩。8月20日(七月十七日)报道:川北剑阁等县虎疫流行⑪。

遂宁县(今遂宁市)　疟疾流行⑫。

营山县　天花流行,第三区感染596人,死亡281人⑬。

三台县　秋,霍乱流行。又,麻疹流行,转江乡贺家湾一个甲就有15个小孩患

---

① 《平武县志》,四川科学技术出版社1997年版。

② 《青川县卫生志》,1988年。

③ 《温江县志》,四川人民出版社1990年版。

④ 《新都县志》,四川人民出版社1994年版。

⑤ 《阆中县志》,四川人民出版社1993年版。

⑥ “川北霍乱流行,省卫生处已派员迅予扑灭,在河流冲要地点设检疫站”,《申报》1940年8月7日,第4版。

⑦ “奉委员长成都行辕代电抄发军用车船检疫暂行办法一案令仰知照由”,《西康省政府公报》1940年第44期。

⑧ 《木兰乡志》,1998年。

⑨ 《剑阁县志》,巴蜀书社1992年版。

⑩ “川北霍乱流行,省卫生处已派员迅予扑灭,在河流冲要地点设检疫站”,《申报》1940年8月7日,第4版。

⑪ “川北虎疫流行,卫生署派员防治”,《中央日报》1940年8月20日,第3版。

⑫ 《遂宁县志》,巴蜀书社1993年版。

⑬ 《营山县志》,四川辞书出版社1989年版。

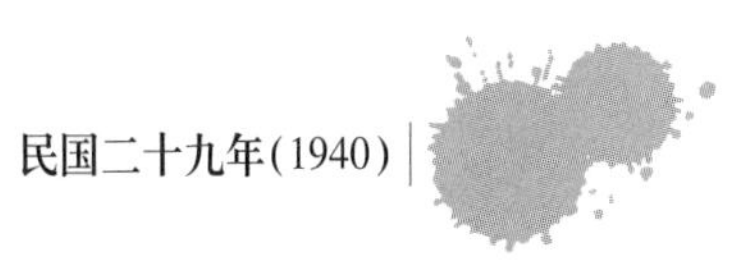

病,6 人死亡[①]。

南部县　(夏)7 月,霍乱流行,蔓延全县[②]。

盐亭县　秋,霍乱流行,2 个月之内,死亡 5863 人[③]。

岳池县　秋,霍乱流行[④]。

夹江县　细菌性痢疾流行,发病 43 人,死亡 1 人[⑤]。

犍为县　赤痢流行,县城国民党驻军,死亡甚多[⑥]。

荣　县(今属自贡市)　夏,霍乱流行,市政府召集机关团体组织防疫委员会,负责防疫和卫生检查等工作,并由商会筹集经费,组织时疫医院收治传染病人[⑦]。

富顺县　夏,城内霍乱大流行,死者不计其数[⑧]。

高　县　痢疾流行,县城死 100 多人[⑨]。

江安县　伤寒大流行,300 多名学生患病,死亡近 50 人[⑩]。

内江县(今内江市东兴区)　夏,县城霍乱流行[⑪]。

叙永县　"鸡窝寒"(回归热)流行,死亡 300 余人[⑫]。

隆昌县　(秋)9 月,城区疟疾流行[⑬]。又,麻疹流行[⑭]。

达　县(今达州市达川区)　秋,痢疾流行,达城发病 572 人,死亡 7 人[⑮]。

荥经县　天花流行,城乡老幼皆有发病,仅县城正南街 10 户 53 人,有 12 人发病,3 人病死[⑯]。

重庆市

江北县(今渝北区)　霍乱、疟疾、赤痢、天花、猩红热、斑疹伤寒、结核病疫病流

① 《三台县志》,四川人民出版社 1992 年版。
② 《南部县志》,四川人民出版社 1994 年版。
③ 《盐亭县志》,四川文艺出版社 1991 年版。
④ 《岳池县卫生志》,1987 年。
⑤ 《夹江县志》,四川人民出版社 1989 年版。
⑥ 《玉津镇志》,2000 年。《犍为县志》,四川人民出版社 1991 年版。
⑦ 《自贡市卫生志》,四川辞书出版社 1992 年版。
⑧ 《富顺县卫生志》,1988 年。
⑨ 《高县志》,方志出版社 1998 年版。
⑩ 《江安县志》,方志出版社 1998 年版。
⑪ 《内江地区卫生志》,四川辞书出版社 1995 年版。
⑫ 《泸州市卫生志》,方志出版社 2005 年版。
⑬ 《隆昌县志》,巴蜀书社 1995 年版。
⑭ 《内江地区卫生志》,四川辞书出版社 1995 年版。
⑮ 《达县市志》,四川人民出版社 1994 年版。
⑯ 《荥经县志》,西南师范大学出版社 1998 年版。

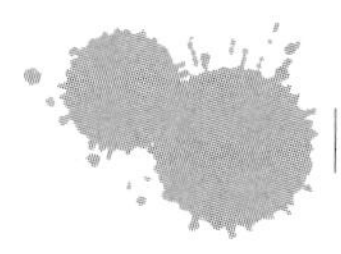

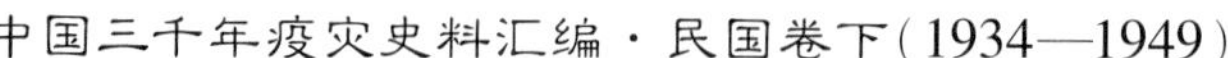

行,死亡甚多①。

巴　县(今巴南区)　秋,霍乱流行,殃及重庆市区②。

江津县(今江津区)　秋末,仁沱、油溪乡霍乱流行。仁沱乡长报告:近来我乡发现霍乱险症,蔓延市镇乡村,本乡医生束手无策,乡村缺医少药,以至无法救治,死亡之多,骇人听闻,几乎门接户连,无日无之。县政府令卫生院组成防疫队奔赴防治后,病势方减。此次仁沱乡发病400余人,死亡200余人③。

梁山县(今梁平县)　春,天花流行,医治病儿多达2000人次,治愈率95%以上④。

涪陵县(时含武隆县)　夏,霍乱流行,桐梓乡平均每保死亡60余人⑤。秋,疟疾流行⑥。

万　县(今万州区)　(夏)5—7月,县城霍乱流行⑦。

巫山县　痢疾、伤寒流行。今《巫山县志》载:是年,日军占领宜昌,大量难民及国民党军队涌入巫山,一时瘟疫大发。培石、青石、鸡冠、石碑等地痢疾、伤寒相继勃起,染病者5000人以上,死亡400有余。国民党驻青石炮兵二连,患痢疾者100余众,3个月内死亡40余人⑧。

彭水县　夏,霍乱流行,郁山镇后灶每天死亡四五人⑨。

忠　县　疟疾流行,其中驻扎在高家梁的国民党补训团一个连,有半数以上人染疟⑩。

秀山县　国民政府修秀山飞机场期间,痢疾流行⑪。

黔江县(今重庆市黔江区)　夏,伤寒流行,濯水、石家、金溪、两河等区死人甚多。其中太极乡柚溪村患病800人,死亡182人;蒲花乡龙潭村334人,患病268人,死亡132人⑫。

---

① 《江北县志》,重庆出版社1996年版。

② 《巴县志》,重庆出版社1994年版。

③ 《江津县志》,四川科学技术出版社1995年版。

④ 《梁平县志》,方志出版社1995年版。

⑤ 《武隆县卫生防疫志》,1986年。

⑥ "渝疟疾流行,市府函请振委会购备奎宁丸应急",《中央日报》1940年8月26日,第3版。

⑦ 《万县市志》,重庆出版社2001年版。《万县志》,四川辞书出版社1995年版。

⑧ 《巫山县志》,四川人民出版社1991年版。

⑨ 《彭水县志》,四川人民出版社1998年版。

⑩ 《忠县志》,四川辞书出版社1994年版。

⑪ 《秀山县志》,中华书局2001年版。

⑫ 《黔江县志》,中国社会出版社1994年版。

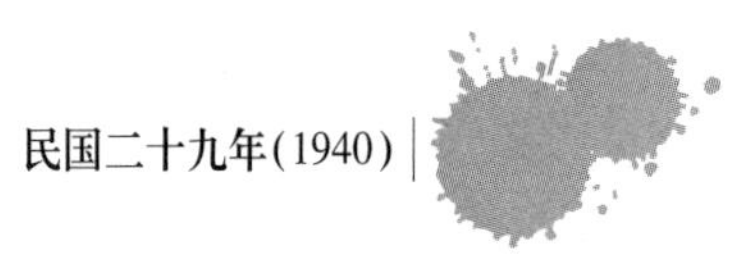

云南省

云南省　夏,疟疾流行。7 月 27 日(六月廿三日)报道:目下云南及邻近诸省疟疾盛行,延及学童,甚至大多数学校已被迫停课①。又,鼠疫流行。鼠疫从缅甸南坎传入瑞丽,并沿交通线蔓延,波及盈江、梁河、腾冲、保山一带②。

昆明市　夏,霍乱流行,矣六渔村死亡 150 余人③。

禄丰县　夏,伤寒流行,罗次地区死亡 30 余人④。

沾益县　伤寒病流行,洒凹马头村 48 户人家死剩 2 人⑤。

寻甸县　春,天花流行,夏,霍乱流行。今《寻甸回族彝族自治县志》载:3—6 月,霍乱流行,持续 3 年,发病 5000 余人,死亡 2800 余人,死绝 46 户。天花流行,海荞哨、石堂两村死亡 27 人;桂华乡、可郎大村,死亡 200 余人⑥。

澄江县　霍乱流行,吉花、高西、小西等地最甚⑦。

牟定县　回归热病流行,腊湾白沙河村 50 户发生,死亡 20 人,2 户死绝⑧。

大姚县　霍乱流行,龙吟乡(今新街乡)为重,死亡 1000 余人⑨。

石屏县　十老寨疟疾流行⑩。

宁洱县　恶性疟疾盛行,城区尤为严重,死者甚多,患者得病就不能言,称为“哑瘴”⑪。

思茅县(今普洱市)　恶性疟疾盛行,坝区尤为严重,县城死亡人数甚多,患者得疟就不能言,当地称“哑瘴”⑫。

景谷县　是年大疫。黄疸病、痢疾、黑死病、脑膜炎、恶性疟疾、痧症等六项,死亡 1000 多人⑬。

---

① “由美运华药品竟在越南被阻,西南疟疾因此大为猖獗”,《申报》1940 年 7 月 27 日,第 9 版。
② 《瑞丽市志》,四川辞书出版社 1996 年版。
③ 《官渡区卫生志》,1990 年。
④ 《禄丰县志》,云南人民出版社 1997 年版。
⑤ 《沾益县志》,云南人民出版社 2003 年版。
⑥ 《寻甸回族彝族自治县志》,云南人民出版社 1999 年版。
⑦ 《澄江县志》,云南人民出版社 2001 年版。
⑧ 《牟定县志》,云南人民出版社 1993 年版。
⑨ 《大姚县志》,云南大学出版社 1999 年版。
⑩ 《石屏县志》,云南人民出版社 1990 年版。
⑪ 《思茅镇志》,云南民族出版社 2008 年版。
⑫ 《思茅县志》,生活 · 读书 · 新知三联书店 1993 年版。
⑬ 《景谷傣族彝族自治县志》,四川辞书出版社 1993 年版。

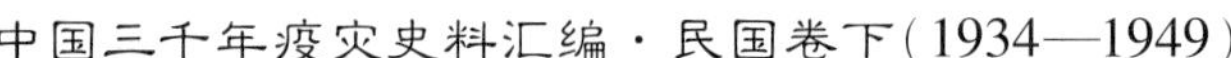

大理县(今大理市)　夏,霍乱流行。5 月,滇西瘟疫(霍乱)流行,福星村疫亡 21 人①。

弥渡县　(秋)8 月,天花、斑疹伤寒、脑膜炎流行②。河东村天花流行③。

兰坪县　夏,霍乱流行④。

丽江县(今丽江市)　夏,霍乱流行,大研、九河、石鼓、巨甸等地死亡众多⑤。

中甸县(今香格里拉县)　夏,霍乱流行,县城、三坝一带死亡严重⑥。

永平县　春,天花流行⑦。

蒙化县(今巍山县)　春,天花流行,死亡 10 余人⑧。

腾冲县　鼠疫流行⑨。

佛海县(今勐海县)　天花流行。景洪、勐罕、勐海死者甚众⑩。

泸水设治局(今泸水县)　秋,疟疾流行。上江七棵树村 34 户 133 人,其中 30 户 126 人死于疟疾,仅幸存 4 户 7 人⑪。

潞西设治局(今芒市)　(秋冬)8—12 月,疟疾流行⑫。回归热流行,茶叶阱发病率 43%—66%,病死率 30%—33%⑬。

瑞丽设治局(今瑞丽市)　鼠疫流行,由缅甸传入瑞丽,延及盈江、梁河、腾冲、保山一带⑭。

福贡设治局(今福贡县)　上帕疥疮流行,染者无数,在设治局兵差中造成恐怖,多数逃走不归⑮。

南峤县(今勐海县)　天花流行,景洪、勐罕、勐海死者甚众⑯。

---

① 《福星村志》。
② 《弥渡县志》,四川辞书出版社 1993 年版。
③ 《弥渡县卫生志》,云南民族出版社 2007 年版。
④ 《怒江傈僳族自治州卫生志》,云南民族出版社 1997 年版。
⑤ 《丽江纳西族自治县志》,云南人民出版社 2001 年版。
⑥ 《中甸县志》,云南民族出版社 1997 年版。
⑦ 《大理白族自治州卫生志》,云南民族出版社 1996 年版。
⑧ 《大理白族自治州卫生志》,云南民族出版社 1996 年版。
⑨ 《腾冲县卫生志》,1987 年。
⑩ 《勐海县卫生志》,2000 年。
⑪ 《泸水县志》,云南人民出版社 1995 年版。
⑫ 《潞西县志》,云南教育出版社 1993 年版。
⑬ 《当代中国的卫生事业》,中国社会科学出版社 1986 年版,第 340 页。
⑭ 《瑞丽市志》,四川辞书出版社 1996 年版。
⑮ 《福贡县志》,云南民族出版社 1999 年版。
⑯ 《勐海县卫生志》,2000 年。

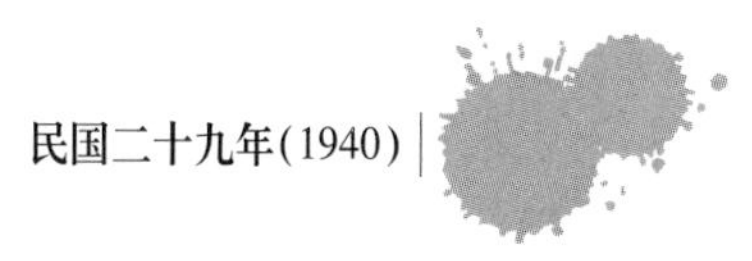

保山县(今保山市)　鼠疫流行①。

镇康县　南伞边境一带天花流行②。

双柏县　霍乱流行③。

镇越县(今勐腊县)　疟疾流行,人口锐减,勐满城子由10000人减少到不足5000④。

贵州省

贵州省　本省疟疾流行,经调查结果,颇形严重⑤。

贵阳市　霍乱相当猖獗⑥。

清镇县(今清镇市)　疟疾流行,所属芦荻哨甚剧⑦。霍乱流行,死亡万余人⑧。

桐梓县　春三月,回归热流行,患者数百人,情势严重⑨。

炉山县(今凯里市)　疟疾流行⑩。

普安县　夏秋之际,县北境龙吟霍乱流行⑪。

大定县(今大方县)　疫。今《大方县志》载:是年流脑发病35人,伤寒发病301人,斑疹伤寒发病139人,回归热发病542人⑫。

岑巩县　夏,天花、伤寒大流行。秋,疟疾大流行。今《岑巩县志》载:5月,客楼、龙田天花、伤寒大流行,死亡100余人。秋,客楼、天马、思旸、羊桥等地疟疾大流行⑬。

安顺县(今安顺市)　斑疹伤寒流行,收治496例,死亡36人,占6.85%⑭。

湖北省

湖北省　春,大饥,疫病流行。4月27日(三月二十日)报道:鄂中水灾区之600万无家可归之人民,迩来感染霍乱、疟疾及痢疾者日增,鄂境千百村庄仍被水淹,春耕

---

① 《保山市卫生志》,云南大学出版社1993年版。

② 《镇康县志》,四川民族出版社1992年版。

③ 《双柏县志》,云南人民出版社1996年版。

④ 《勐腊县志》,云南人民出版社1994年版。

⑤ 《贵州省临时参议会第四次大会记录》,第136页。

⑥ 《力报》1945年7月27日,第3版。

⑦ 《贵州省临时参议会第四次大会记录》,第115页。

⑧ 《清镇县志》,贵州人民出版社1991年版。

⑨ 《贵州省临时参议会第四次大会记录》,第136页。

⑩ 《凯里市志》,方志出版社1998年版。

⑪ 《普安县志》,贵州人民出版社1999年版。

⑫ 《大方县志》,方志出版社1996年版。

⑬ 《岑巩县志》,贵州人民出版社1993年版。

⑭ 朱师晦等《安顺所见五年半以来之斑疹伤寒》,《中华医学杂志》1946年第32卷第11、12期。

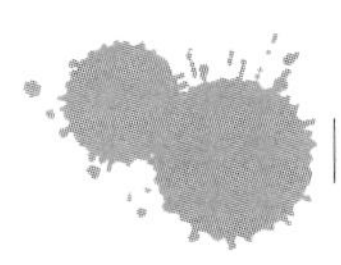

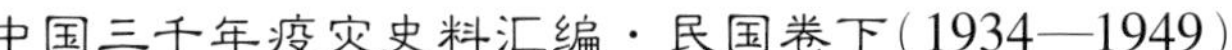

完全无望[①]。夏,霍乱流行。以江陵、沙市、武汉等地最为严重[②]。1941 年 5 月(四月),中国红十字会回顾:鄂省秭归、兴山、保康、谷城、南漳等县,自去秋以来,疫病流行,霍乱、伤寒、回归热等症,到处蔓延,死亡枕藉[③]。

保康县　秋,霍乱、疟疾、痢疾流行。9 月,县长张联璜赴老河口面见第五战区司令李宗仁,报告:本县今春天花流行,入夏天久无雨,大军过境,征雇频繁,夏多痢疾,秋后患者益多。如车峰沟纵横 10 里,死亡 40 余人;祈家沟不足 100 户,已死亡 100 余人。10 月 18 日,县长张联璜在给第三十一集团军总司令汤恩伯的呈文中称:亲赴各区巡视所见,疫之猖炽,仍如前状,疟疾、伤寒、时疫等症,随处皆是,9 月底前,全县业已死亡 1200 余人[④]。今《保康县志》载:夏大旱,秋,瘟疫流行,初为霍乱,继而疟、痢,十死一二[⑤]。冬,回归热大流行,无家不病,疫死者 2 万人,占全县人口的 20%[⑥]。

江陵县(含今荆州市区、江陵县)　夏秋,霍乱流行。荆州城内宾兴街 356 人染病,死亡 174 人。郝穴镇关庙子、吊脚楼、祠堂巷的 872 名居民中,643 人染病,304 人死亡[⑦]。

兴山县　秋,伤寒流行。普安乡棋盘垭一个甲死亡 100 余人[⑧]。冬,回归热大流行。一半居民染病,死亡 5 万余人[⑨]。

京山县、钟祥县(今钟祥市)　秋疫。8 月 20 日(七月十七日)报道:钟祥、京山一带疫疠流行,日(军)连日死亡甚众[⑩]。按:1941 年 8 月 17 日(闰六月廿五日)刊《全面抗战特辑》称"钟祥、京山一带日军区疫疠流行,日军连日死亡已在 2000 以上"[⑪]。所述应为同一事件。

南漳县　疫。今《南漳县志》载:疟疾、脑膜炎、霍乱、伤寒、天花、痢疾、回归热等多种传染病流行。每次瘟疫流行,使数以百千计的病人死亡。血吸虫病使 81 个村庄

---

① "鄂中疫疠日增",《申报》1940 年 4 月 27 日,第 4 版。"鄂中疫疠日增",《保险界》1940 年第 6 卷第 10 期,第 16 页。

② 朱汉国、杨群《中华民国史》(第五册),四川人民出版社 2006 年版,第 520、521 页。

③ "第三中队防治鄂西时疫",《中国红十字会会务通讯》1941 年第 5 期,第 9 ~ 10 页。

④ 彭鲁《湖北历史上最惨烈的一次瘟疫竟发生在这个地方》,《楚天快讯》2016 年 12 月 16 日。

⑤ 《保康县志》,中国世界语出版社 1991 年版。

⑥ 《湖北省志·大事记》,湖北人民出版社 1990 年版。

⑦ 《江陵县志》,湖北人民出版社 1990 年版。《湖北省志·大事记》,湖北人民出版社 1990 年版。

⑧ 《兴山县志》,中国三峡出版社 1997 年版。

⑨ 《湖北省志·大事记》,湖北人民出版社 1990 年版。

⑩ "钟祥京山一带疫疠流行",《申报》1940 年 8 月 20 日,第 4 版。

⑪ "钟祥日阵疫疠流行",《全面抗战特辑》1941 年第 5 期,第 77 页。

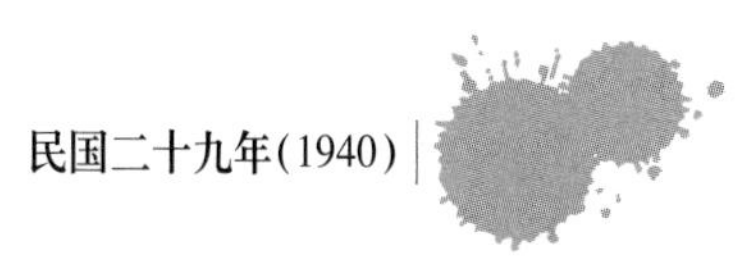

毁弃,2000 多人死亡[①]。

竹山县　秋,疟疾、痢疾蔓延,死人甚多[②]。

建始县　春疫。今《建始县志》载:3 月,县城东郊金银店驻军瘟疫暴发流行,死亡士兵数百名,周围百姓受到波及,死亡 100 余人[③]。

巴东县　夏秋,麻疹、痢疾流行。今《巴东县志》载:自夏交秋,麻疹流行。8 月,痢疾流行,十染其八,病死率 3%[④]。

宜都县(今宜都市)　天花流行[⑤]。

秭归县　天花流行,小太平一带 41 户人家,患者 80 人,死亡 31 人[⑥]。

嘉鱼县　夏,霍乱流行,鱼岳镇西正街数十人发病,日军警备队封锁西正街,病人得不到救治,全部死亡[⑦]。

蒲圻县(今赤壁市)　天花流行[⑧]。

浠水县　天花流行,朱家大湾 3 个月死亡 76 人[⑨]。

随　县(今随州市)　麻疹流行,新城一带儿童死亡最多[⑩]。

通城县、崇阳县　冬,伤寒、痢疾流行。11 月 24 日(十月廿五日)报道:通城、崇阳间瘟疫流行,以伤寒、痢疾最盛。仅铁柱港一处,日军日必死亡 10 余人[⑪]。

通山县　秋,痢疾流行。8 月 19 日(七月十六日)报道:通山时疫流行,尤以痢疾为甚[⑫]。

湖南省

长沙市　春,流脑流行。是年脑膜炎发病 324 人,死亡 29 人。1940—1942 年,累计发病 632 人,死亡 346 人[⑬]。秋,霍乱流行。九月,卫生署长金宝善呈称:湖南长沙、

---

① 《南漳县志》,中国城市经济社会出版社 1990 年版。

② 《竹山县志》,方志出版社 2002 年版。

③ 《建始县志》,湖北辞书出版社 1994 年版。

④ 《巴东县志》,湖北科学技术出版社 1993 年版。

⑤ 《宜都县志》,湖北人民出版社 1990 年版。

⑥ 《秭归县志》,中国大百科全书出版社 1991 年版。

⑦ 《嘉鱼县志》,湖北科学技术出版社 1993 年版。

⑧ 《蒲圻志》,海天出版社 1995 年版。

⑨ 《浠水县志》,中国文史出版社 1992 年版。

⑩ 《随州志》,中国城市经济社会出版社 1988 年版。

⑪ “通城崇阳间瘟疫流行”,《申报》1940 年 11 月 24 日,第 4 版。

⑫ “鄂南时疫流行,敌兵死亡甚多”,《中央日报》1940 年 8 月 19 日,第 2 版。

⑬ 《长沙县志》,生活·读书·新知三联书店 1995 年版。

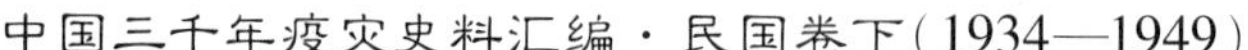

湘潭、耒阳等地,次第发现霍乱①。

安乡县　天花流行,患者1116人,死亡667人②。

茶陵县　全县霍乱暴发流行③。

常德县(今常德市)　疟疾流行,永安乡新陂桥21户87人,患者85人④。

华容县　天花流行,北河渡堤边一时新冢累累,"天花坟"地名由此流传⑤。

醴陵县(今醴陵市)　天花流行,死亡惨重,有一家10口死8口者,有一家8口死6口者⑥。又,霍乱流行⑦。

绥宁县　春,天花流行。夏,霍乱流行,势甚猖獗⑧。伤寒流行,患病57例,死51人,病死率为89.5%⑨。

武冈县(今包括武冈市、洞口县)　天花、霍乱流行。今《武冈县志》称:1938—1942年,境内共发生天花4068例,死亡2011例,病死率为49.4%;共发生霍乱6650例,死亡5348例,病死率达80%以上⑩。

湘潭县(含今湘潭市、株洲市等)　天花、霍乱流行。今《株洲市卫生志》载:夏,霍乱流行。汪家井30多户,一月死40多人,最多一天死17人。天花流行,朱亭镇(今株洲县)死120多人⑪。

湘阴县(今包括湘阴县、汨罗市)　霍乱、痢疾流行。8月22日(七月十九日),湖南省卫生实验处呈报:湘阴患霍乱、赤痢及恶性疟疾者达3600余人⑫。

攸　县　夏,霍乱流行,城关东门国民党新兵连两日内死亡100余人,附近居民也死亡30多人⑬。

耒阳县　秋,霍乱流行。11月15日(十月十六日),卫生署长金宝善呈称:湖南

---

① "奉委员长成都行辕代电抄发军用车船检疫暂行办法一案令仰知照由",《西康省政府公报》1940年第44期,第23~24页。

② 《安乡县志》,新华出版社1994年版。

③ 《株洲市卫生志》,湖南出版社1993年版。《茶陵县城关镇志》,1994年。

④ 《常德县志》,中国文史出版社1992年版。

⑤ 《华容县志》,湖南人民出版社1988年版。

⑥ 《醴陵市志》,湖南出版社1995年版。

⑦ 《醴陵县卫生志》,1991年。《醴陵市志》,湖南出版社1995年版。

⑧ 《绥宁县志》,方志出版社1997年版。

⑨ 《邵阳市卫生志》,1998年。

⑩ 《武冈县志》,中华书局1997年版。

⑪ 《株洲市卫生志》,湖南出版社1993年版。

⑫ 《湘阴县志》,生活·读书·新知三联书店1995年版。

⑬ 《攸县城关镇志》,中国文史出版社1991年版。

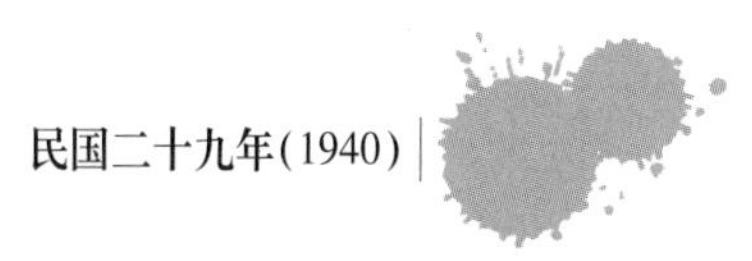

长沙、湘潭、耒阳等地,次第发现霍乱[1]。

邵阳县(今属邵阳市)　痢疾流行,县城患者901例,死亡率为5.33%。城西冯元秀一家6个儿女,5个死于痢疾。是年,天花流行[2]。

芷江县(今芷江侗族自治县)　伤寒流行,丁家罗卜湾全村115人死亡76人[3]。

靖　县(今靖州苗族侗族自治县)　赤痢、伤寒、天花流行。今《靖州县志》载:是年,伤寒45例,天花35例,赤痢134例,其中死亡95例[4]。

桑植县　春,霍乱流行。4月,霍乱自桑植至洞庭湖滨各县,经长沙传入境[5]。

石门县　泥沙一带麻疹流行[6]。

通道县(今通道侗族自治县)　疟疾、痢疾流行。省民政厅令通道县卫生事务所曰:人口流动,疾病滋多,疟痢传染人数竟达巨万,增拨抗疟药品费1000圆,以资防治[7]。

沅陵县　霍乱流行。今《沅陵县卫生志》载:鄂黔边境发生霍乱,沅陵为霍乱潜伏之地[8]。

凤凰县　麻疹大流行,沱江镇、总兵营、木江坪等地死者甚众[9]。

东安县　痢疾大流行,发病5200例,死亡2600例[10]。

桂阳县　伤寒流行,发病76人,病死56人[11]。痢疾流行,县卫生院收治124人,死亡61人[12]。

衡山县　(春)4月,霍乱流行,经长沙传入,果木乡胜利村9户死29人绝7户,为全省霍乱流行重疫区。夏,疟疾流行,患者152123人,草市、杨林、夏浦、莫井诸乡为多[13]。

---

① “奉委员长成都行辕代电抄发军用车船检疫暂行办法一案令仰知照由”,《西康省政府公报》1940年第44期,第23~24页。

② 《邵阳市卫生志》,1998年。

③ 《怀化市志》,生活·读书·新知三联书店1994年版。

④ 《靖州县志》,生活·读书·新知三联书店1994年版。

⑤ 《衡阳市卫生志》,1995年。

⑥ 《石门县卫生志》,黄山书社1993年版。

⑦ 《通道县志》,民族出版社1999年版。

⑧ 《沅陵县卫生志》,1989年。

⑨ 《凤凰县志》,湖南人民出版社1988年版。

⑩ 《东安县志》,湖南出版社1995年版。

⑪ 《桂阳县卫生志》,1994年。

⑫ 《桂阳县志》,中国文史出版社1994年版。

⑬ 《衡山县志》,岳麓书社1994年版。

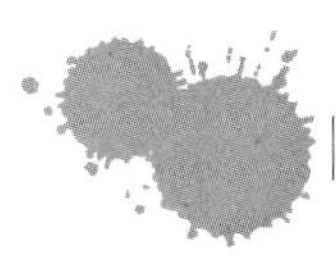

衡阳县(今属衡阳市)　夏,霍乱流行,当局于5月15日组织卫生院及铁路、驻军医疗卫生机构预防注射机关团体和军队人员,省卫生处责成卫生院于7月设置第十隔离病院和第二检疫所;各县亦先后在城关开展预防注射;年内共注射霍乱伤寒菌苗15.6948万人份,疫情被控制①。

安仁县、永兴县、郴县(今郴州市)、资兴县(今资兴市)、临武县、嘉禾县　夏,霍乱流行,经粤汉铁路由北向南传入安仁,后蔓延永兴、郴县、资兴、临武、嘉禾等县,以安仁、临武、嘉禾为最,就医霍乱病人169例,死57例②。

嘉禾县　夏,霍乱流行③。

临武县　夏,霍乱流行,以在城及东、南区为重④。

酃　县(今炎陵县)　县内发生天花3例,治愈2人,死亡1人⑤。按:疫不为灾。

祁阳县　疫。是年县卫生院开始报告疫情,霍乱5例,死亡3例;痢疾57例,死亡8例;白喉8例,死亡5例⑥。

新田县　春,鼠疫流行。今《新田县志》载:4月,枫木源村春瘟流行,病者高烧,皮肤上有突起硬块,一星期发展至50多人。陆锡光以麻杏石甘汤加减治疗,经数日控制蔓延,半月病者全部康复⑦。按:可能是腺鼠疫。

江西省

南昌县(今包括南昌市、南昌县)　春,天花流行,蒋巷、太子殿、罗家、谢埠一带为甚⑧。

丰城县(今丰城市)　春,天花流行,拖船乡40户的龙潭村因种人痘"翻坛"(接种失败,造成流行),有24个小儿出天花,病死19人⑨。又,脑膜炎流行,淘沙乡城坊村死40多人⑩。

南丰县　霍乱流行⑪。

---

① 《衡阳市卫生志》,1995年。
② 《郴州地区卫生志》,1992年。
③ 《嘉禾县志》,黄山书社1993年版。
④ 《临武县志》,中南工业大学出版社1989年版。
⑤ 《炎陵县卫生志》,1999年。
⑥ 《祁阳县卫生防疫志》,2006年。
⑦ 《新田县志》,新华出版社1995年版。
⑧ 《南昌县卫生志》,1988年。
⑨ 《丰城县卫生志》,上海人民出版社1991年版。
⑩ 《淘沙乡志》,1986年。
⑪ 《南丰县志》,中共中央党校出版社1994年版。

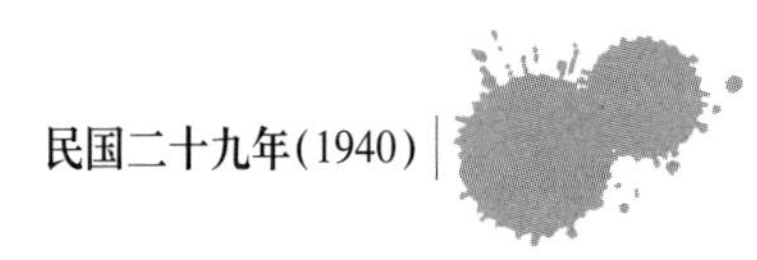

贵溪县(今贵溪市)　痢疾流行,发病366例①。

新淦县(今新干县)、泰和县、吉安县(今包括吉安市、吉安县)　春二三月,天花流行②。

高安县(今高安市)　脑膜炎流行③。

宜春县(今宜春市)　春,脑膜炎流行④,西村乡有一家数人死亡者⑤。

会昌县　脑膜炎流行,蔓及全县,死亡甚众⑥。

都昌县　霍乱流行,里江村死70余人,绝5户⑦。

江苏省

江苏省　夏,霍乱流行。7月3日(五月廿八日)报道:苏北苦旱,疫疠流行,物价之高,与沪上相等⑧。7月25日(六月廿一日)报道:京、沪、苏、嘉铁路沿线各县镇发生疫疠,苏州尤甚,太湖西南延及无锡,大都系真性虎烈拉,无锡检查严厉⑨。

溧水县　春,天花流行,白马乡官塘、上方和张家山3个自然村死亡6人。秋,霍乱流行,洪蓝乡山南村死亡17人⑩。

高淳县　秋,霍乱流行,兰港一村就死亡16人⑪。

丹阳县(今丹阳市)　秋,霍乱流行⑫。

吴　县(今苏州市)　秋八月,霍乱流行⑬。

常熟县(今常熟市)　秋,霍乱流行。8月中旬,小东门教场湾船民中霍乱渐炽,污染河水,疫势迅向陈家市及城中蔓延,老县场、北市心一带相继发生,8月下旬,东言子巷连续疫死3人,日伪当局将该巷封锁⑭。

吴江县(今吴江市)　夏,霍乱流行,庄田、柳湾2村死亡62人⑮。

---

① 《贵溪县志》,中国科学技术出版社1996年版。

② 《吉安地区志》,复旦大学出版社2010年版。

③ 《宜春地区卫生志》,新华出版社1993年版。

④ 《宜春地区卫生志》,新华出版社1993年版。

⑤ 《宜春市志》,南海出版公司1990年版。

⑥ 《会昌县志》,新华出版社1993年版。

⑦ 《都昌县志》,新华出版社1993年版。

⑧ “苏北降雨”,《申报》1940年7月3日,第4版。

⑨ “要讯汇志”,《申报》1940年7月25日,第7版。

⑩ 《溧水县卫生志》,1990年。

⑪ 《高淳县志》,江苏古籍版社1998年版。《南京卫生志》,方志出版社1996年版。

⑫ 《丹阳市卫生志》,南京出版社2004年版。

⑬ 《越溪镇志》,苏州大学出版社2003年版。《阳澄湖镇志》,上海社会科学院出版社2004年版。

⑭ 《常熟市志》,上海人民出版社1990年版。《常熟市卫生志》,1990年。

⑮ 《吴江县志》,江苏科学技术出版社1994年版。《吴江卫生志》,苏州大学出版社2009年版。

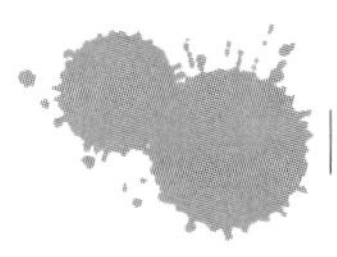

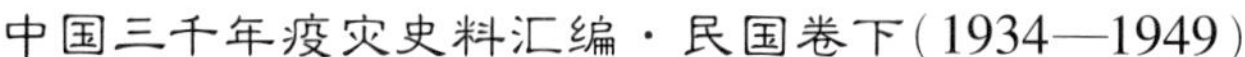

武进县(今常州市武进区) 夏,大旱,霍乱流行①。

无锡县(今无锡市) 春,脑膜炎流行,胡埭镇死亡40多人②。患者多为儿童,死亡率极高,人心惶恐③。

淮阴县(今淮安市淮阴区) 春,脑膜炎流行。今《淮阴市卫生志》载:盱眙西南山区发生流行性脑脊髓膜炎。新四军江北指挥部军医处组织古城社会医生与部队医护人员赶赴疫区积极救治,迅速扑灭了疫情④。

淮安县(今淮安市) 黑热病流行,王庄、苏嘴、顺河、钦工等地普遍蔓延,患者什之五⑤。

盱眙县 恶性疟疾流行⑥。

盐城县(今盐城市) 夏,霍乱流行,龙冈镇病死100多人⑦,大纵湖镇50多天死亡数百人,北宋庄一天就病死20多人⑧。

江都县(今江都市) 夏,霍乱流行,小管庄7天内死亡13人⑨。高汉乡蔡洼村3人染病,2人死亡⑩。

兴化县(今兴化市) 夏秋之际,霍乱流行。东汉村死亡50多人⑪,陶庄乡死亡甚众⑫。

泰 县(今泰州市) 霍乱流行,死者甚众⑬。

高邮县(今高邮市) 血吸虫病急性流行,新平滩钱家庄有11户52人,因血吸虫病死去44人,其中死绝8户37人⑭。

宝应县 麻疹大流行,泾河、张桥一带尤甚⑮。

---

① 《汤庄桥乡志》,1987年。
② 《胡埭镇志》,方志出版社2010年版。
③ 《前洲镇志》,江苏人民出版社2002年版。
④ 《淮阴市卫生志》,中国矿业大学出版社1997年版。
⑤ 《淮安市志》,江苏人民出版社1998年版。
⑥ 《嘉山县志》,黄山书社1993年版。
⑦ 《盐城县志》,江苏人民出版社1993年版。《龙冈镇志》,方志出版社2010年版。
⑧ 《大纵湖镇志》,1999年。《伍佑志》,1985年。
⑨ 《江都县志》,江苏人民出版社1996年版。
⑩ 《江都县卫生志》,江苏科学技术出版社1992年版。
⑪ 《东汉村志》,2001年。
⑫ 《陶庄乡志》,1999年。
⑬ 《曲塘镇志》,1990年。
⑭ 《高邮市卫生志》,中国工商出版社2006年版。《湖滨乡志》,1999年。
⑮ 《扬州卫生志》,中国工商出版社2006年版。《宝应县志》,江苏人民出版社1994年版。

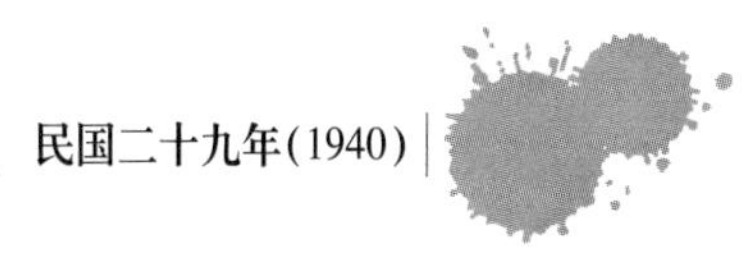

沛　县　疟疾、霍乱流行①。

邳　县　夏,洪水为灾,水后,天花、赤痢、伤寒流行甚烈②。

东海县　天花流行,新浦及海州发病300余例③。

沭阳县　夏,霍乱流行,湖东口、赵集等地尤为严重,竟至"先死有人抬,后死无人埋"之地步④。

赣榆县　伤寒大流行,波及吴山、墩尚、土城等12区⑤。

上海市

上海市　春,脑膜炎流行,系从杭州湾传来,死者众多⑥。夏,霍乱、痢疾流行。7月12日(六月初八日)报道:迩来炎暑已届,天气酷热,疫疠丛生,而近周时疫流行突呈猖獗。据记者向上海时疫医院探悉,该院自上月21日开始施诊以来,求医者络绎不绝,截至本月9日,总数已达8688人。其间痢疾、肠胃炎及霍乱等症最为猖獗,尤以昨日最多,一日间竟达652人,患肠胃炎症104人,痢疾40人。又本年度真性霍乱先后已发现9人,现留院者仅1人,余者均已痊愈出院……而近以时届溽暑,路毙者骤形激增,据大通社记者向普善山庄探悉,最近一周内发现尸体计有成人239具,及孩尸2800具⑦。7月20日(六月十六日)报道:近日来天气酷热,致传染病流行,而虎列拉患者计自本月以来,几乎每日1人,至17日一日之中,突染虎疫者有9人之多,均送入时疫医院救治。现已发现真性虎列拉者共计39人,其中虹口8人,法租界8人,公共租界23人⑧。7月27日(六月廿三日)报道:今年夏季时疫症远较去年为流行,真性霍乱照上海时疫医院统计,先后发现者已有49人,均经工部局卫生处检验属实。除真性霍乱外,赤痢亦殊流行,肠胃炎患者数字更多。又上海时疫医院近日门诊病人增至500余人,住院病人尤为满坑满谷⑨。秋,痢疾、伤寒、猩红热、登革热、疟疾流行。8月7日(七月初四日)报道:近因时届溽暑,各种时疫流行极呈猖獗。据工部局卫生处发表,上周内死亡人数,计华人865名,外侨9名,总计达884名之多,已突破

---

① 《沛县卫生志》,1985年。

② 《邳县志》,中华书局1995年版。《徐州市卫生志》,1991年。

③ 《连云港市卫生志》,方志出版社1998年版。

④ 《沭阳县卫生志》,中国矿业大学出版社1996年版。

⑤ 《赣榆县志》,中华书局1997年版。

⑥ 《杜行志》,1989年。

⑦ "时届溽暑,疫疠猖獗,两旬来患者八千余,真性霍乱已有九起",《申报》1940年7月12日,第10版。

⑧ "天气酷热虎疫流行,希望当局予以注意",《申报》1940年7月20日,第12版。

⑨ "气候炎热时症流行,霍乱患者甚众",《申报》1940年7月27日,第11版。

本年来死亡最高纪录。其中以猩红热、伤寒流行最烈,有华人36名及外侨6名死亡①。8月份因时届秋秩,气候异常,赤痢颇为猖獗②。9月1日(七月廿九日)报载:近日本埠流行肠胃炎症,势颇猖獗……此外虎列拉、杆菌伤寒、真性霍乱,亦仍续有发现。据法租界卫生处报告,自入夏以来,法租界内居民死亡率已较前增高,上月第二周内,共计死亡华人255名,外侨3人,其中多以伤寒症为最流行,总计达22人之多,虎列拉则居第2名,尚属少数。又工部局卫生处发表,公共租界内该周内死亡人数计外侨27名,华人972名,总计达999名,已超过以往各周记录,其原因厥为时届溽暑,天时不正,居民稠密,影响健康所致③。10月21日(九月廿一日)报道:惟近日因天时不正,致流行性感冒及另种发高热之一上海病极为流行④。10月25日(九月廿五日)报道:上海数年敛迹之登革热现颇为盛行,疟疾亦颇为猖獗,内中恶性者甚多⑤。9—10月,绝迹25年的登革热重又发生,当年患此病经报告者487例⑥。统计是年上海脑膜炎发病73例,死亡21人⑦;痢疾发病1030例,死亡572人⑧;霍乱发病570例,死亡98人⑨。

松江县(今松江区)　登革热流行,满城风雨,十室九病,医生应接不暇⑩。

南汇县(今浦东新区)　秋,霍乱大流行,死者不计其数⑪。航头镇许冯村80余人,发病者占半数,有一家6人全死者,地方豪绅大搞迷信活动⑫。三墩镇春涝,夏旱,霍乱大流行⑬。

奉贤县(今奉贤区)　夏,霍乱流行,有一家死4人者⑭。

---

① "溽暑酷热时症流行,死亡率突增高,上周内死亡884人,霍乱猩红热伤寒猖獗",《申报》1940年8月7日,第11版。

② "时疫医院报告",《保险界》1940年第6卷第19期,第17页。

③ "秋阳肆虐,疫疠仍甚流行",《保险界》1940年第6卷第17期,第22页。

④ "天时不正,高热病流行",《申报》1940年10月21日,第10版。

⑤ "仁济医院报告",《申报》1940年10月25日,第8版。

⑥ 《上海卫生志》,上海社会科学院出版社1998年版。

⑦ 曹芳涛《脑膜炎之处置与治疗》,《中华医学杂志》1994年第30卷第4期。

⑧ 范日新《十种法定传染病流行史料汇编》,《中华医学杂志》(英文版)1941年第59卷第5期。

⑨ 巴吕德《上海霍乱流行之研究》,《中华医学杂志》1944年第30卷第4期。

⑩ "登革热",《申报》1940年9月4日,第13版。

⑪ 《上海市南汇县卫生志》,1987年。

⑫ 《航头镇志》,方志出版社2003年版。

⑬ 《三墩镇志》,方志出版社2004年版。

⑭ 《齐贤志》,1986年。

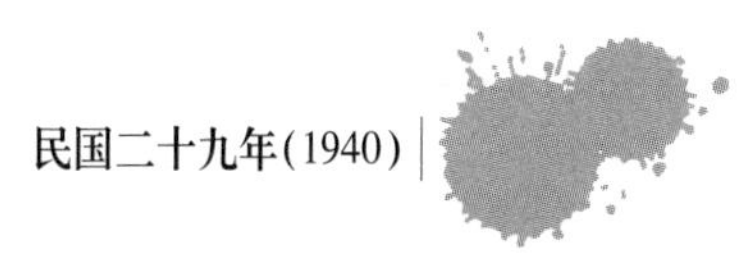

金山县(今金山区)　夏,霍乱流行,死者不计其数①。

川沙县(今浦东新区)　夏,霍乱流行,死亡惨重,王港朱家库有一家7口死绝者,曹路镇死亡多人②。

浙江省

浙江省　夏,霍乱流行。六月,浙西战区最近已发现时疫,最普遍的是虎烈拉,蔓延非常迅速,杭州、嘉兴、嘉善、平湖、崇德一带,尤其严重③。仅绍兴专区各县(绍兴、萧山、诸暨、余姚、嵊县、上虞、新昌)患病5184人,死亡109人④。秋,疟疾大流行。全省90个县疟疾发病24729例,江山县发生4962例,死亡1240人,衢县、常山、龙游、开化流行⑤。冬,鼠疫流行。日军10月22至27日先后两次向宁波、衢县空投大量染疫跳蚤,引起两地相继流行鼠疫,染疫死亡人数达6000人⑥。12月22日(十一月廿四日)报道:浙省鼠疫自在鄞县发现后,丽水、浦江、庆元等县亦有相继发现,疫区既逐渐扩大,浙西亦难免波及⑦。

吴兴县(今湖州市)　(秋)8月,伤寒流行,城区死亡72人⑧。

海宁县(今海宁市)　(秋)8月,霍乱流行,硖石镇尤甚⑨。

海盐县　夏,霍乱流行。今《海盐县志》载:5月下半月起,真性霍乱流行,日死多至数十,少至十余⑩。

衢　县(今衢州市衢江区、柯城区)　白喉流行,死者上百人。秋,疟疾流行。冬,鼠疫流行。10月,日军空投鼠疫杆菌,11月城区发病,次年蔓延农村,病死者数以百计⑪。11月(十月),衢县发生鼠疫,势颇严重⑫。12月11日(十一月十三日)报道:衢县鼠疫死亡者已有10余人⑬。

---

① 《新农志》,1986年。《廊下志》,上海科学普及出版社1991年版。《枫泾镇志》,汉语大词典出版社1993年版。

② 《川沙县志》,上海人民出版社1990年版。《王港志》,1989年。《曹路镇志》,上海辞书出版社2007年版。

③ “敌后疫疠蔓延”,《战地》1940年第5卷第11期,第20页。

④ 《绍兴市卫生志》,上海科学技术出版社1994年版。

⑤ 何斌《我国疟疾流行简史》,《中华医史杂志》1998年18卷1期。

⑥ 拂洋《伯力审判——12名前日本细菌战犯自供词》,吉林人民出版社1997年版。

⑦ “本市简讯”,《申报》1940年12月22日,第10版。

⑧ 《湖州市志》,昆仑出版社1999年版。《湖州市卫生志》,香港大时代出版社1993年版。

⑨ 《海宁市志》,汉语大词典出版社1995年版。《海宁硖石镇志》,浙江人民出版社1992年版。

⑩ 《海盐县志》,浙江人民出版社1992年版。

⑪ 《衢州市卫生志》,上海交通大学出版社1997年版。

⑫ “本路预防鼠疫经过”,《浙赣月刊》1940年第1卷第12期,第68~69页。

⑬ “衢县发现鼠疫”,《申报》1940年12月11日,第8版。

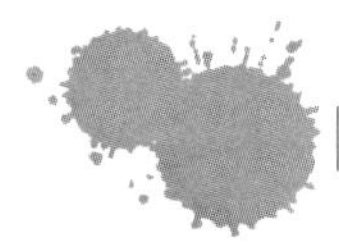

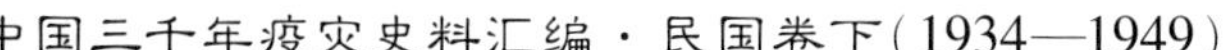

常山县　白喉流行,死者上百人[①]。

江山县(今江山市)　秋,疟疾大流行,发病4962人,死亡1240人[②]。

建德县(今建德市)　春,天花流行,仅长宁村发病15人,死12人[③]。

平湖县、嘉善县　夏,霍乱流行。《战地》载:浙西敌后交夏后,天时不正,疫疠又汎滥了起来,而且不断地扩大蔓延,然而没有良好的卫生设施扑灭这些疫灾。平湖首先发生真性霍乱,嘉兴新塍霍乱又起……敌人因为疫疠为灾,对据点实施封锁,不准无防疫证者进入。伪浙江省政府筹设伪防疫委员会,伪省长汪瑞闻为委员长,实行防疫宣传周,强迫民众注射防疫针,敌区民众被注射者达五十万人。敌伪化款万五千元,怀柔民众,企图着收买民心。而乡村间疫势甚猖獗,一般乡民罹患甚多,而我敌后战斗队伍也在这疫疠包围中。然而因医疗所的稀有,防疫所的无力组织,各处县政府尚不能注意这个工作,因此防疫工作尚未在乡村开展,而防疫宣传也未切实执行。这是浙西敌后现阶段有关民生的一个严重问题,如果不及早防治,夏末秋初,疫疠的灾害将会更猛烈的[④]。

桐庐县　春,天花流行。秋,霍乱流行。今《桐庐县志》载:4月,窄溪天花流行,发病73人,死10人。8月,城乡霍乱肆虐[⑤]。

浦江县　(秋)8月,霍乱流行,死亡相继[⑥]。冬,鼠疫流行。12月22日(十一月廿四日)报道:浦江鼠疫流行[⑦]。

东阳县(今东阳市)　(春)4月,天花流行,甘棠村死亡8人[⑧]。

永康县(今永康市)　春,天花、脑膜炎流行,病死者颇多[⑨]。

金华县(今金华市金东区)　(秋)8月,霍乱流行,城区5日内死29人[⑩]。冬,鼠疫流行。12月11日(十一月十三日)报道:金华已往两日遭日机猛炸,且鼠疫猖獗,已有数百人罹疫丧生[⑪]。

---

① 《衢州市卫生志》,上海交通大学出版社1997年版。

② 何斌《我国疟疾流行简史》,《中华医史杂志》1998年第18卷第1期。《江山市志》,浙江人民出版社1990年版。

③ 《建德县医药卫生志》,1985年。

④ “浙西敌后疫疠为灾”,《战地》1940年第5卷第10期,第17页。

⑤ 《桐庐县志》,浙江人民出版社1991年版。《杭州市卫生防疫站志》,1988年。

⑥ 《浦江县志》,浙江人民出版社1990年版。

⑦ “本市简讯”,《申报》1940年12月22日,第10版。

⑧ 《东阳市志》,汉语大词典出版社1993年版。《东阳市卫生志》,1992年。

⑨ 《永康县志》,浙江人民出版社1991年版。

⑩ 《金华县卫生志》,浙江人民出版社1995年版。《金华县志》,浙江人民出版社1992年版。

⑪ “金华有疫”,《申报》1940年12月11日,第7版。

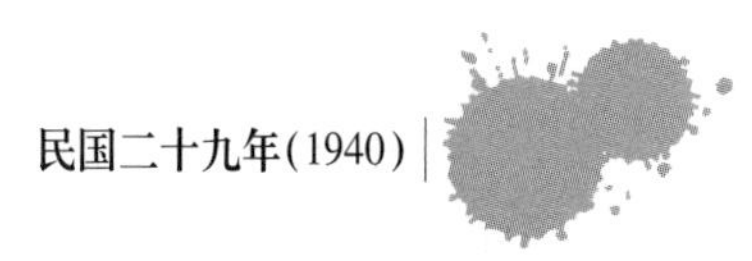

兰溪县(今兰溪市) 秋,霍乱流行[①]。

鄞 县(今宁波市北仑区、鄞州区) 冬,鼠疫流行。11月7日(十月初八日)报道:发现鼠疫,且蔓延甚烈,3日内不治而死者已近20人[②]。宁波开明街及中山东路一带区域,不幸于上月(11月)初旬发生鼠疫,防疫时焚毁房屋137间[③]。1941年1月16日(十二月十九日)报道:宁波发生鼠疫94起,死94人。鼠疫发生地点均经圈禁,然后加以焚毁,以防疫势蔓延[④]。

镇海县(今宁波市镇海区) 秋,霍乱大流行[⑤],小港镇尤甚[⑥]。冬,鼠疫流行,势甚猛烈[⑦]。

定海县(今舟山市定海区) 秋,霍乱大流行,患者达万余人,死亡超千人[⑧]。

慈溪县(今慈溪市) 秋,霍乱流行,患者149人,死亡36人[⑨]。冬,发现鼠疫,患者2例,均死亡[⑩]。

余姚县(今余姚市) 秋,霍乱流行,发病数244人,死亡133人[⑪]。

绍兴县(今绍兴市) 夏,霍乱大流行,报告病人5726例,死亡1221人[⑫]。另有一说:全县发病5184人,死亡1090人[⑬]。安昌镇朱家畈就因瘪螺痧(霍乱)死亡36人[⑭]。6月4日(四月廿九日)报道:去冬日军进攻绍兴时,如柯桥、安昌等一带地区多受荼毒,今甫交夏初,疫病已起,一般居民困于饥馑,本已摇摇欲倒,一经染疫,莫不倒

---

① 《兰溪市志》,浙江人民出版社1988年版。

② "宁波发现鼠疫,化验证实死亡逾二十人,沪甬一衣带水颇堪重视",《申报》1940年11月7日,第8版。

③ "宁波疫区房屋焚毁一百三十七间",《保险界》1940年第6卷第24期,第12页。

④ "浙东灾况极严重",《申报》1941年1月16日,第11版。

⑤ 《镇海县志》,中国大百科全书出版社1994年版。《宁波市北仑区卫生志》,上海辞书出版社2007年版。

⑥ 《小港镇志》,上海科学技术文献出版社2000年版。

⑦ "宁波发现鼠疫,化验证实死亡逾二十人,沪甬一衣带水颇堪重视",《申报》1940年11月7日,第8版。

⑧ 《舟山市卫生志》,中华书局2002年版。

⑨ 《慈溪县志》,浙江人民出版社1992年版。

⑩ 《慈溪卫生志》,宁波出版社1994年版。

⑪ 《余姚市志》,浙江人民出版社1993年版。

⑫ 《绍兴县卫生志》,浙江古籍出版社1997年版。《绍兴县志》,中华书局1999年版。

⑬ 《宁六村志》,浙江人民出版社2009年版。

⑭ 《安昌镇志》,中华书局2000年版。

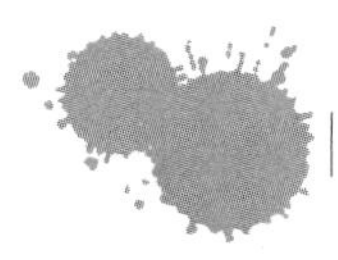

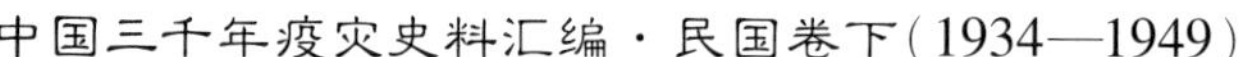

毙,势如破竹,常有一家先后灭亡者①。7 月 10 日(六月初六日)报道:绍地疫疠猖獗②。

萧山县(今杭州市萧山区) 夏,霍乱流行,死者不计其数,疫势以瓜沥为甚③。7 月 14 日(六月初十日)报道:绍、萧两地疫疠情况,霍乱、伤寒等患者,每星期多至 50 余人④。

嵊 县(今嵊州市) (秋)8 月,霍乱流行,疫情报告 75 名患者,死亡 42 人⑤。

新昌县 (秋)9 月,霍乱流行,岭外乡楼头等村(今属西岭乡)死 100 余人⑥。

宁海县 秋,霍乱流行,发病 32 人,死亡 10 人⑦。

临海县(今临海市) 秋,沿海一带霍乱流行,治疗数百人⑧。

永嘉县(今包括温州市、永嘉县) 夏秋,霍乱流行。冬至翌年春,监狱内回归热流行,犯人病死甚多⑨。

玉环县 (春)3 月,天花流行,鸡山、西台一带,病死过半。夏,霍乱流行,患者 70 名,死亡 17 名⑩。

瑞安县(今瑞安市) 夏,霍乱流行⑪。

缙云县 春,天花流行,蔓延迅速⑫。

丽水县(今丽水市莲都区) 冬,鼠疫流行⑬。

宣平县(今分属武义县和丽水市) 秋,疟疾流行,县卫生院门诊疟疾 195 例⑭。

景宁县(今景宁畲族自治县) (夏)5 月,天花流行,大顺乡东山、湖坑等村死 10 余人。秋,疟疾流行,是年始有疫情报告⑮。

---

① "绍兴米荒问题严重,全境呈悲惨状态,每石竟涨至一百元大关,兼以疫疠盛行路毙累累,吁请当局从速解除米禁以解倒悬",《申报》1940 年 6 月 4 日,第 9 版。

② "绍地疫疠盛行",《申报》1940 年 7 月 10 日,第 9 版。

③ 《萧山市卫生防疫志》,1996 年。

④ "绍萧救灾会今开劝募大会",《申报》1940 年 7 月 14 日,第 10 版。

⑤ 《嵊县卫生志》,1987 年。

⑥ 《新昌县卫生志》,同济大学出版社 1992 年版。

⑦ 《宁海县志》,浙江人民出版社 1993 年版。

⑧ 《临海县志》,浙江人民出版社 1989 年版。

⑨ 《永嘉县卫生志》,1998 年。

⑩ 《玉环县志》,汉语大词典出版社 1994 年版。

⑪ 《瑞安市卫生志》,华东师范大学出版社 1999 年版。

⑫ 《缙云县志》,浙江人民出版社 1996 年版。

⑬ "本市简讯",《申报》1940 年 12 月 22 日,第 10 版。

⑭ 《武义县志》,浙江人民出版社 1990 年版。

⑮ 《景宁畲族自治县卫生志》,1994 年。

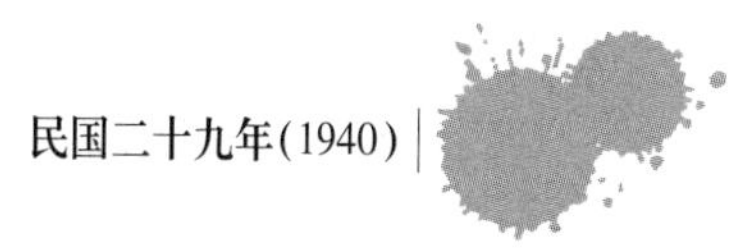

庆元县　冬,鼠疫流行[①]。

龙泉县(今龙泉市)　秋,鼠疫流行。今《龙泉县志》载:8月,小梅发生鼠疫,发病15人,死亡12人[②]。

福建省

福建省　秋,霍乱流行,全省发病3840例,死亡565例,分布在32个县,沿海县有:闽侯、连江,罗源,宁德,福安,长乐,福清,莆田,平潭,惠安,晋江,南安,同安,海澄,云霄,东山县;山区县有:松溪,政和,古田,建阳,宁洋,永安,顺昌,上杭,宁化,清流,连城,长汀、长泰、闽清,华安(入龙溪县),安溪县[③]。9月初,长乐、莆田、仙游、永春、福州等地相继发生霍乱传染病疫,情形至为严重,因救治得力,月底,各区疫病即告肃清[④]。9月17日(八月十六日)报道:沿海各县霍乱仍极猖獗,永春、仙游、莆田、福清、长乐以至福州,自上月以来,死亡当在5000名左右[⑤]。

闽侯县(今包括福州市、闽侯县)　秋,霍乱严重流行。冬,天花流行,至11月20日(十月廿一日),死者近40人[⑥]。琅岐虱姆瘟(伤寒),持续二年[⑦]。

福清县(今福清市)　疟疾流行[⑧]。

连江县　(秋)9月,霍乱流行,县城、浦口、琯头、黄岐相继发生,共死400余人[⑨]。

宁德县(今包括宁德市、周宁县)　(秋)10月,城关霍乱病流行,盛时一日得病50人[⑩]。

同安县(今厦门市同安区)　春,脑膜炎大流行。夏秋,吐泻(霍乱)、鼠疫、疟疾盛行,死者不少[⑪]。

南安县(今南安市)　夏秋之际,霍乱流行[⑫]。

惠安县　春,鼠疫流行。2月,惠北一带肺鼠疫蔓延[⑬]。

---

① "本市简讯",《申报》1940年12月22日,第10版。
② 《龙泉县志》,汉语大词典出版社1994年版。
③ 《福建省卫生志》,福建人民出版社1989年版。
④ "闽南疫患",《闽政月刊》1940年第7卷第3期。
⑤ "闽沿海各县霍乱仍极猖獗",《申报》1940年9月17日,第4版。
⑥ 《闽侯县志》,方志出版社2001年版。
⑦ 《东岐村志》,福建省地图出版社1998年版。
⑧ 《福清市志》,厦门大学出版社1994年版。
⑨ 《连江县志》,方志出版社2001年版。
⑩ 《宁德地区医药卫生志》,福建人民出版社2005年版。
⑪ 《同安医药卫生志》,厦门大学出版社1995年版。
⑫ 《南安县志》,江西人民出版社1993年版。
⑬ 《惠安县志》,方志出版社1998年版。

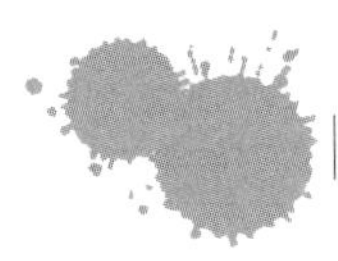

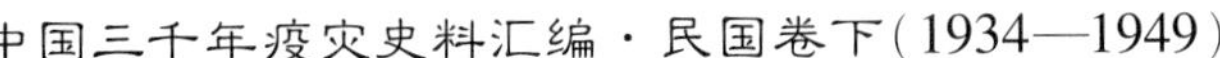

仙游县　(夏)7月,霍乱大流行,死亡甚速,死者众多,棺材售尽,多以草席裹尸。居民不敢上市,中山镇闭市。梧垄村全村53人,死50人①。榜头镇霍乱患者1820人,绝大多数死亡②;郊尾镇类此③。枫亭镇霞街新街蔡家一姑娘染上鼠疫死亡,全家搬迁。后来陈家搬进,连续传染7人死亡,该宅遂无人居住④。

永春县　(夏秋之际)7—8月,霍乱流行,全县死亡1000多人⑤。

德化县　(春)3月,脑膜炎流行,县城死者达100人⑥。

龙溪县(今属漳州市)、海澄县(今龙海市)、同安县　春正月,脑膜炎流行。龙溪、海澄、同安首先发生脑膜炎,以后延至36个县,病人约在2000人以上⑦。

长泰县　天花流行,夫坊、花洋、美里死亡250多人⑧。鼠疫流行,城关、坂里死亡200多人⑨。

龙岩县(今龙岩市)　疟疾流行⑩。

长汀县　天花流行⑪。

明溪县　天花、霍乱、流脑流行,死亡极多⑫。

顺昌县　鼠疫流行,死亡205人⑬。

邵武县(今邵武市)　秋,霍乱流行⑭。

建宁县　脑膜炎大流行,溪源桐荣乡死亡三四百人,县卫生院在城关一带强行注射流脑预防针⑮。

---

① 《仙游县志》,方志出版社1995年版。《鲤城镇志》,方志出版社2002年版。

② 《榜头镇志》,1989年。

③ 《郊尾镇志》,中国社会科学出版社2000年版。

④ 《枫亭志》,方志出版社1999年版。

⑤ 《永春县志》,语文出版社1990年版。《泉州市志》,中国社会科学出版社2000年版。《泉州市卫生志》,福建人民出版社2000年版。

⑥ 《德化县志》,新华出版社1992年版。

⑦ 《漳州市卫生防疫站志》,2004年。《福建省卫生志》,1989年。

⑧ 《长泰县志》,方志出版社2005年版。《漳州市志》,中国社会科学出版社1999年版。《漳州市卫生防疫站志》,2004年。

⑨ 《长泰县志》,方志出版社2005年版。

⑩ 《小池乡志》,1993年。

⑪ 《长汀县志》,生活·读书·新知三联书店1993年版。

⑫ 《明溪县志》,方志出版社1997年版。

⑬ 《顺昌县志》,中国统计出版社1994年版。

⑭ 《邵武市志》,群众出版社1993年版。

⑮ 《建宁县志》,新华出版社1995年版。

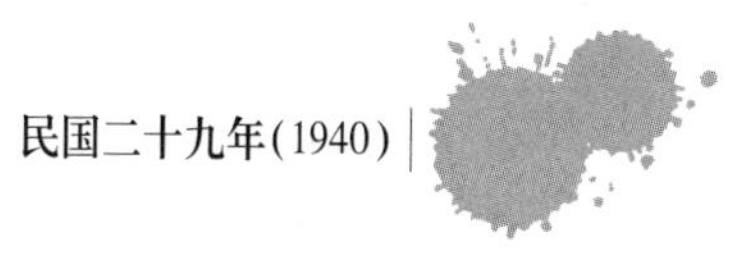

广东省

南海县(今佛山市南海区)　平洲霍乱大流行①。

从化县(今广州市从化区)　街口、神岗、太平天花大流行,死亡甚众②。

四会县(今四会市)　疫病流行。霍乱死亡44人,天花死亡112人,鼠疫死亡97人③。

开平县(今开平市)　春,脑膜炎流行。今《开平县志》载:3月间,三区儒良乡脑膜炎流行甚烈,患者多属小孩,死亡达80多人④。

曲江县(今韶关市曲江区)　疟疾流行,患者1723名。脑膜炎流行,发生147例,死亡20人⑤。

南雄县(今南雄市)　冬疫。11月,全县发生霍乱11例,天花12例⑥。

恩平县　秋,痢疫流行。恩平县雁鹅乡9月间发生赤痢,查得系炎暑时多喝染菌冷水所致,患者占10%,经注射赤痢疫苗并劝导灭蝇及井水消毒,同月18日痢疫已告消灭⑦。

始兴县　霍乱、天花流行。霍乱22例,天花45例,死亡8例⑧。

乐昌县(今乐昌市)　春,城乡流脑流行⑨。

翁源县　脑膜炎、天花及霍乱病流行,死亡171人⑩。

澄海县(今汕头市澄海区)　霍乱流行,并浸入汕头市⑪。

汕头市　霍乱流行,由澄海传入。日寇采取消极强制措施,封锁各出入口要道,晚上12点起进行戒严,禁止通行;对病人则强制划地隔离,对病死者毁物焚尸,使市民岌岌惶惶,家里有人得病不敢外扬,病死后即暗地里偷偷埋葬,因而疫情时隐时发,无法扑灭⑫。

新丰县　春,脑膜炎流行,病者421人,死亡214人。夏,霍乱流行,患者41例,死

---

① 《南海县志》,中华书局2000年版。
② 《从化县志》,广东人民出版社1994年版。
③ 《四会县志》,广东人民出版社1996年版。
④ 《开平县志》,中华书局2002年版。
⑤ 《曲江县志》,中华书局1999年版。
⑥ 《南雄县志》,广东人民出版社1991年版。
⑦ "防疫第二队三埠检疫工作",《广东卫生》1940年第18期,第11页。
⑧ 《始兴县志》,广东人民出版社1997年版。
⑨ 《乐昌县志》,广东人民出版社1994年版。
⑩ 《翁源县志》,广东人民出版社1997年版。
⑪ 《汕头卫生志》,1990年。
⑫ 《汕头卫生志》,1990年。

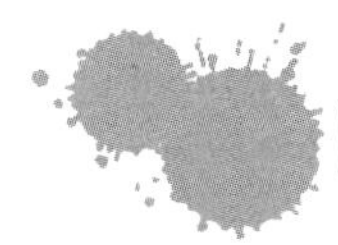

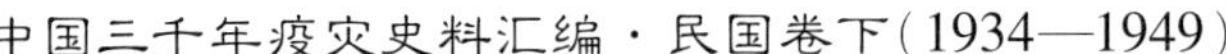

亡3人。天花大流行,死亡甚多①。

连平县　天花流行,隆街、惠化、上坪一带死亡甚众②。

连山县(今连山壮族瑶族自治县)　小三江、福堂一带痢疾流行,腹泻后抽搐,小三江赵屋村病死10多人,江济村病死7人③。

清远县(今清远市)　夏,霍乱流行。今《清远县志》载:5月,因战后掩埋尸体工作不彻底,天气骤转酷热,清城、港江口、龙潭等地发生霍乱④。

潮安县(今潮州市潮安区)　疟疾大流行⑤。

乳源县　天花流行,大寮坑瑶族村200人,死亡40多人⑥。

揭阳县(今揭阳市)　霍乱流行,报告发病94人,死亡12人⑦。

梅　县(今梅州市)　天花流行,有死者⑧。

五华县　天花、霍乱流行。天花发病171例,死48人;霍乱发病8例,死1人⑨。

兴宁县(今兴宁市)　春正月,天花流行,死30人⑩。是年,鼠疫流行。1901—1940年的39年间,坭陂、刁坊、新陂等地鼠疫大流行,患者1300多人,死亡1252人⑪。

廉江县(今廉江市)　鼠疫流行,波及安铺、横山、河堤、廉城、龙湾、雅塘、石岭、营仔镇等地。霍乱流行,发生83例,死亡14人⑫。

阳江县(今阳江市)　霍乱流行,发病31例,死亡1例。脑膜炎流行,发病11例,死亡1例⑬。

海南省

琼山县(今海口市琼山区)　秋,霍乱流行。9月12日(八月十一日)报道:海口近日发生瘟疫,本埠驶往南海各外轮均暂停兼湾该处⑭。

---

① 《新丰县志》,广东人民出版社1998年版。

② 《连平县志》,中华书局2002年版。

③ 《连山壮族瑶族自治县壮族瑶族志》,中国文联出版社2002年版。

④ 《清远县志》,1995年。

⑤ 《汕头卫生志》,1990年。

⑥ 《乳源瑶族自治县志》,广东人民出版社1997年版。

⑦ 《汕头卫生志》,1990年。

⑧ 《梅县丙村镇志》,1993年。

⑨ 《五华县志》,广东人民出版社1991年版。

⑩ 《梅州卫生志》,1989年。

⑪ 《兴宁县志》,广东人民出版社1992年版。

⑫ 《廉江市卫生志》,中国社会出版社2000年版。

⑬ 《阳江县志》,广东人民出版社2000年版。

⑭ "海口有疫",《申报》1940年9月12日,第9版。

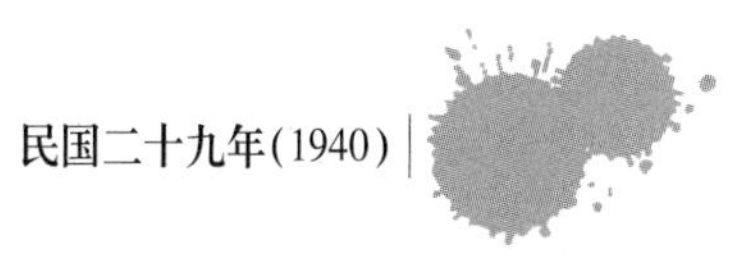

儋　县(今儋州市)　(夏)4—5 月,霍乱流行[1]。

乐东县(今乐东黎族自治县)　全县疟疾暴发,多建峒的陈考村百户黎胞死者过半[2]。

乐会县(今琼海市)、万宁县(今万宁市)、定安县　霍乱流行。今《琼中县志》载:是年至民国三十一年,霍乱、副霍乱流行,太平、红毛、营根、中平等地是主要疫区,死 2703 人[3]。

香港特别行政区

香　港　春,天花流行。4 月,以香港有天花症流行,对由港关来各轮船进行检疫[4]。

广西壮族自治区

南宁市　秋,疫痢流行。1948 年有人回顾:敌因受我不断攻击,兼之疫痢流行,士兵纵火哗变,敌于二十九年十月廿二日(按:1940 年 10 月 22 日,九月廿二日)起放弃邕龙路各据点,实行撤退,我军跟踪追击,卅日克复南宁,部队入城[5]。

隆安县、邕宁县(今南宁市)、养利、雷平、万承县(今大新县)、田东县、横县、上思县、东兰县、永福县、镇结、向都、龙茗(今天等县)、永福县、扶南、绥渌、同正县(今扶绥县)　霍乱流行[6]。

那马县(今马山县)　春正月,天花流行。患者 123 人,死 33 人[7]。

隆山县(今马山县)　(秋)9 月,霍乱流行,城区死者 200 余人[8]。

岑溪县(今岑溪市)　春,天花流行,死亡 101 人[9]。

桂林县(今桂林市)　天花流行[10]。秋,霍乱流行,高峰期一月之内死亡 500 多人[11],仅桂林城死亡 400 余人[12]。

平乐县　天花、伤寒流行。今《平乐县志》载:县内患伤寒、副伤寒 59 人,死亡 2

---

① 《儋县志》,新华出版社 1996 年版。
② 《乐东县志》,新华出版社 2002 年版。
③ 《琼中县志》,1995 年。
④ “香港海关通告检疫”,《保险界》1940 年第 6 卷第 4 期,第 14 页。
⑤ “南宁因战生疫”,《抗战建国大画史》,中国文化信托服务社 1948 年版,第 121 页。
⑥ 《广西通志·医疗卫生志》,广西人民出版社 1999 年版。
⑦ 《马山县志》,民族出版社 1997 年版。
⑧ 《马山县志》,民族出版社 1997 年版。
⑨ 《岑溪市志》,广西人民出版社 1996 年版。
⑩ 《临桂县志》,方志出版社 1996 年版。
⑪ 《临桂县志》,方志出版社 1996 年版。
⑫ 《桂林市志》,中华书局 1997 年版。

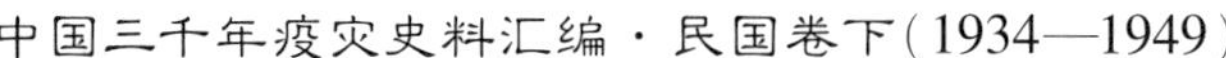

人。患天花病者212人,死亡46人①。

柳江县(今柳州市) (冬)12月上旬,城区天花流行②,龙头乡天花患者54人③。

天河县、罗城县(今罗城仫佬族自治县) 霍乱流行,天河一带死人颇多④。

三江县(今三江侗族自治县) 春,天花流行。秋,疟疾流行。3月,丹洲、板江天花流行;秋,县境疟疾大流行⑤。

百色县(今百色市) 那东村和永安乡疟疾、赤痢流行⑥。

苍梧县(今梧州市) 霍乱流行⑦。

乐业县 天花流行,全县死于天花病129人⑧。

扶绥县 霍乱流行。昌平乡岜细村死178人⑨。

凌云县 天花流行,利周乡患者227人,百色行政区专署派医生治疗,治愈99人,死亡128人⑩。

田阳县 春,脑膜炎流行,百育乡六联村死亡10余人⑪。

田西县(今田林县) 天花流行,镇岭乡那部村染病100多人,死亡40多人⑫。

灌阳县 天花流行,17人死亡。又,疟疾流行⑬。

凭祥县(今凭祥市) 春,瘟疫流行,赤痢、伤寒及脑膜炎流行⑭。

融 县(今融安县、融水苗族自治县) 春,天花流行。今《融安县志》载:春,镇东乡一带天花流行,治安太平村(今治安村洞兰屯)全屯6户20人,患天花死亡4人⑮。

合浦县(今广西合浦县) 鼠疫流行,病20人以上,死数人⑯。

---

① 《平乐县志》,方志出版社1995年版。
② 《柳州市志》,广西人民出版社2003年版。
③ 《柳城县卫生志》,1995年。
④ 《罗城仫佬族自治县志》,广西人民出版社1993年版。
⑤ 《三江侗族自治县志》,中央民族学院出版社1992年版。
⑥ 《百色市志》,广西人民出版社1993年版。
⑦ 《苍梧县志》,广西人民出版社1997年版。
⑧ 《乐业县志》,广西人民出版社2002年版。
⑨ 《昌平志》,1982年。
⑩ 《凌云县志》,广西人民出版社2007年版。《乐业县志》,广西人民出版社2002年版。
⑪ 《田阳县志》,广西人民出版社1999年版。
⑫ 《田林县志》,广西人民出版社1996年版。
⑬ 《灌阳县志》,新华出版社1995年版。
⑭ 《凭祥市志》,中山大学出版社1993年版。
⑮ 《融安县志》,广西人民出版社1996年版。
⑯ 《浦北县卫生志》,1998年。

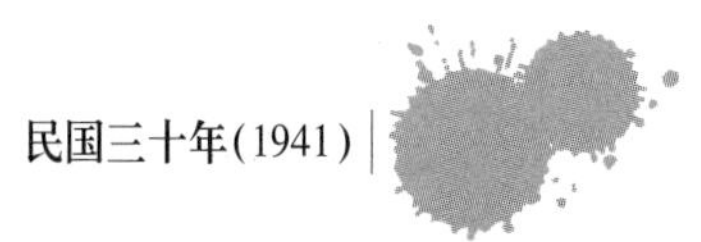

民国三十年(1941)

全　国

是年,全国 11 省市 82 县旗发生鼠疫,发病 11767 例,死亡 7951 人(含西藏)。其中,云南 3 县发病 110 例,死亡 106 人;广东 5 县发病 660 例,死亡 642 人;福建 38 县发病 6880 例,死亡 5425 人;浙江 5 县发病 822 例,死亡 765 人;湖南 1 县发病 8 例,死亡 8 人;吉林 11 县发病 1451 例,死亡 311 人;内蒙古 12 县旗发病 1762 例,死亡 611 人;陕西 1 县发病人数不详;甘肃 1 县发病 1 例,死亡 1 人;青海 3 县旗发病 73 例,死亡 65 人①。西藏 2 县,死亡 17 人②。

黑龙江省

滨江县(今哈尔滨市)　夏,斑疹伤寒、伤寒、赤痢流行。6 月 12 日(五月十八日)报道:近来市内突然发生发疹伤寒传染病,为势猖獗③。6 月 13 日(五月十九日)报道:哈尔滨入夏同时所发生且极为猖獗之发疹窒扶斯,5 月中新患者发现 87 名,10 日现在之传染病患者为发疹窒扶斯 54,肠窒扶斯 25,白喉 16,猩红热 14,流行性脑脊髓膜炎 3,痘疮 2,赤痢 1,合计 115④。6 月 25 日(六月初一日)报道:发疹窒扶斯罹患者 10 日时为 180 名,迄 21 日已达 207 名,并有死亡者 39 名。又肠窒扶斯患者以酷暑至,有渐次增加之倾向,已有 87 名患者发生,其中 5 名死亡⑤。8 月 15 日(闰六月廿三日)报道:哈市本年度累计,赤痢患者 123 名,现患者 36 名;自 8 月 1 日起至现在新患者 21 名⑥。

德都设治局(今五大连池市)　冬,克山病流行,延及次年春。五井子屯 150 多口

① 李文波《中国传染病史料》,化学工业出版社 2004 年版,第 195 页。

② 中国人民解放军西藏军区后勤部卫生处《西藏地区流行病学与医学动物》,1974 年。

③ “防止发疹伤寒蔓延亘于全市彻底消毒”,《盛京时报》1941 年 6 月 12 日,第 4 版。

④ “当局严布防疫阵,哈市发疹窒扶斯渐灭”,《盛京时报》1941 年 6 月 13 日,第 4 版。

⑤ “哈市之发疹肠窒扶斯罹患者已达二〇七名”,《盛京时报》1941 年 6 月 25 日,第 4 版。

⑥ “赤痢患者突见增加,对于生冷食品应特别注意”,《盛京时报》1941 年 8 月 15 日,第 6 版。

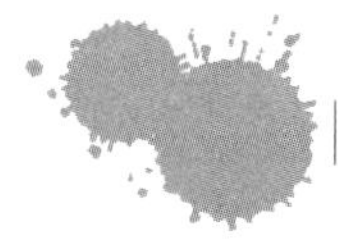

人,死亡46口,有全家死绝者,有举家外逃者,户口减半[①]。

克山县　冬,克山病流行,延及次年春。12个村屯死亡216人,今北联镇建设村有一家37人,死去11人[②]。

奇克县(今属逊克县)　冬,克山病流行。北振村(移民新建村)发病40余人,死亡率达75%左右[③]。

通河县　冬,克山病流行。当地称之为"快当行",凤山村死亡100余人[④]。

依安县　是年,疫病流行,县医院治疗传染病患者70人,死亡24人[⑤]。

汤原县　赤痢流行,转为肠伤寒者有139例[⑥]。

宁安县(今黑龙江宁安市)　伤寒流行,西园子染者十有二三,王纸坊有一家8口死6口者[⑦]。

安达县(今安达市)　斑疹伤寒流行,发病5549人,死亡495人[⑧]。

吉林省

长春县(今长春市)　春,天花流行。2月1日(正月初六日)报道:(伪满洲)国都之痘祸益行蔓延,于31日又有5名新患者发生,前后共计已64名[⑨]。2月13日(正月十八日)报道:(伪满洲)国都施展猛威之天然痘,11日时又发生新患者7名,终于突破100名,总计达105名之多数[⑩]。2月19日(正月廿四日)报道:一时猖獗之(伪满洲)国都痘祸,17日仅发生2名新患者,似渐趋平稳,总罹患者已达124名,死亡29名[⑪]。夏,猩红热流行。5月29日(五月初四日)报道:百斯笃预防注射实施未竣之际,(伪满洲)国都55万市民之中,忽又有遭受猩红热病魔所袭击者,本月内患者总计12名[⑫]。秋,疫病流行。9月6日(七月十五日)报道:八月中(伪满洲)国都之法定传染病,赤痢101,疫痢3,伤寒41,副伤寒22,痘疮1,发疹伤寒3,猩红热5,白喉9,共计

---

① 《德都县志》,黄山书社1994年版。

② 《克山县志》,中国经济出版社1991年版。

③ 《逊克县志》,黑龙江人民出版社1991年版。

④ 《通河县志》,中国展望出版社1990年版。

⑤ 《依安县志》,中国青年出版社1989年版。

⑥ 《汤原县志》,黑龙江人民出版社1992年版。

⑦ 《红城村志》,1997年。

⑧ 《安达县志》,黑龙江人民出版社1992年版。

⑨ "都门天花蔓延,又发生新患者五名",《盛京时报》1941年2月1日,第2版。

⑩ "国都痘疫,患者突破百名",《盛京时报》1941年2月13日,第2版。

⑪ "新京痘祸,总罹患者百二十四名",《盛京时报》1941年2月19日,第2版。

⑫ "首都猩红热患者本月已达十二名,首警唤起市民注意",《盛京时报》1941年5月29日,第2版。

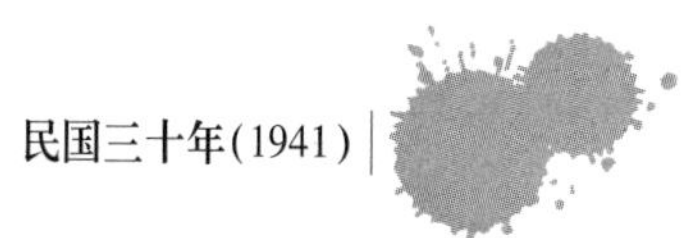

185 名,较前月之共计 427 名,赤痢 175 名,伤寒 87 名,堪呈惊异之减少①。1942 年 1 月 17 日(十二月初一日)报道:(伪满洲)国都去年中各种法定传染病之患者数(死亡者):1 月 118(26);2 月 142(29);3 月 83(15);4 月 132(10);5 月 146(17);6 月 175(13);7 月 437(15);8 月 192(11);9 月 128(14);10 月 149(13);11 月 84(15);12 月 93(15)②。

四平街市(今属四平市)　夏,斑疹伤寒流行。6 月 19 日(五月廿五日)报道:23 日前,本市突有发疹伤寒患者之出现,3 日间死亡竟达 11 名之多③。

通化县　秋,天花流行。11 月 1 日(九月十三日)报道:县属三区郝家街发现天然痘真性,患者 23 名,中有 1 名四岁男孩死亡④。

辉南县　秋,天花流行。11 月 9 日(九月廿一日)报道:最近辉南方面,小儿天花患者,颇不乏人,罹病者已达 80 余名⑤。

桦甸县(今桦甸市)　冬,克山病流行。二道甸子新发屯克山病暴发,死亡 44 人,有一家死 10 人者⑥。

抚松县　冬,克山病流行,延续到 1943 年春,城区死亡 150 余人,万良村死亡 400 余人⑦。

延吉县(今延吉市)　天花流行,发病 392 人,死亡 130 余人⑧。

辽宁省

奉天市(今沈阳市)　夏,伤寒、赤痢流行。6 月 25 日(六月初一日)报道:由于暑气之来也急激,消化器系之传染病竟以猛烈之势猖獗市内,20 日至 23 日 4 日间,有 96 名肠窒扶斯患者,目下传染病院患者已满,此等患者多为二十二三岁至三十岁左右之血气旺盛的男子⑨。1942 年 1 月 21 日(十二月初五日)报道:尘埃之都奉天,已被加上“非卫生都市”之污名。去年于奉天市发生之法定传染病(括号内为死亡数):赤

① “首都传染病八月中大见减少”,《盛京时报》1941 年 9 月 6 日,第 7 版。

② “国都一年中流行病统计,希市民彻底注意”,《盛京时报》1942 年 1 月 17 日,第 6 版。

③ “疹伤寒出现,患者续出,死亡十一名”,《盛京时报》1941 年 6 月 19 日,第 4 版。

④ “郝家街发现天然痘,调查男孩一名死亡,令当地人民实行一律种痘”,《盛京时报》1941 年 11 月 1 日,第 8 版。

⑤ “初冬气候寒暖不均,辉南小儿染患天花,希各家长对小儿衣食宜注意”,《盛京时报》1941 年 11 月 9 日,第 8 版。

⑥ 《桦甸县志》,吉林人民出版社 1995 年版。

⑦ 《抚松县志》,中华书局 1994 年版。

⑧ 《延吉市志》,新华出版社 1994 年版。《龙井县卫生志》,1985 年。

⑨ “气温骤升,疫疠猖獗,传染病患者叠出,当局树立对策,要望市民注意”,《盛京时报》1941 年 6 月 25 日,第 2 版。

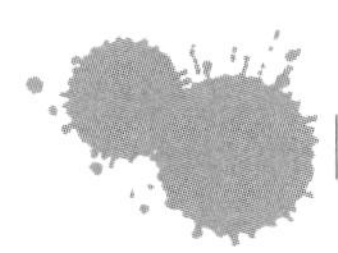

痢208(73),痢疾85(13),巴拉窒扶斯112(10),肠窒扶斯371(68),痘疹42(2),发疹窒扶斯187(3),再归热11,突布极利亚112(13),流行性脑脊髓膜炎52(3)[①]。1942年5月10日报道:奉天市昨年度累月之传染病计:1月111,2月83,3月117,4月107,5月122,6月494,7月629,8月298,9月263,10月231,11月185,12月96,计2736人,自5月而6月之间,示以激增之势,赤痢猖獗之时,以数字见之,6月373,7月523[②]。

昌图县　春,天花流行。2月21日(正月廿六日)报道:县管下双庙子村内近日发现患天然痘者满系男女20名,内1名死亡[③]。4月7日(三月十一日)报道:金家屯镇天然痘到处流行,为被传染天花而名等鬼箓者为数甚夥[④]。

锦　县(今凌海市)　夏,赤痢流行。7月20日(六月廿六日)报道:本月15、16之两日间赤痢又复发生,患者计为13名[⑤]。

辽中县　秋,瘟疫流行。10月29日(九月初十日)报道:入秋以来,天气不正,冷暖失常,一般疫症,乘时而入,裴家乡一带沾染秋瘟症甚多,有因而死亡者[⑥]。

盘山县　夏,霍乱流行[⑦]。

抚顺县　疟疾流行,患者1904人。回归热流行,患者478人[⑧]。

本溪县(今本溪满族自治县)　斑疹伤寒流行[⑨]。

金　县(今大连市金州区)　春,白喉、猩红热流行。2月8日(正月十三日)报道:本年正月以后,窒扶得利亚症患者55件,猩红热25件[⑩]。夏,回归热、天花、猩红热流行。5月11日(四月十六日)报道:4月中,州内各地传染病发生状况:总发生数158名,仍以回归热居多数,即76名;次为天然痘20名,猩红热17名[⑪]。6月21日(五月廿七日)报道:天然痘最近复于各处发生,5月中旬起,每日发现患者2名乃至3

① “去岁法定传染病统计,奉天市共达二千余名”,《盛京时报》1942年1月21日,第5版。

② “预防传染病发生,要望市民协力”,《盛京时报》1942年5月10日,第2版。

③ “双庙子发现天花二十名,中一名死亡”,《盛京时报》1941年2月21日,第4版。

④ “严防天花蔓延,实施引种牛痘”,《盛京时报》1941年4月7日,第5版。

⑤ “赤痢染患激烈,两日间发生十三名”,《盛京时报》1941年7月20日,第6版。

⑥ “深秋天气不正,秋瘟应加敬戒”,《盛京时报》1941年10月29日,第8版。

⑦ 《盘山县志》,沈阳出版社1996年版。《盘锦市简志》,方志出版社2005年版。

⑧ 《抚顺市卫生志》,1989年。

⑨ 《本溪满族自治县志》,辽宁民族出版社2009年版。

⑩ “伤寒、疹痘虽略消减,天道失常,仍希注意,州厅卫生课发出警告”,《盛京时报》1941年2月8日,第4版。

⑪ “四月中传染病统计,再归热患者仍甚多,卫生课转唤起日人注意”,《盛京时报》1941年5月11日,第4版。

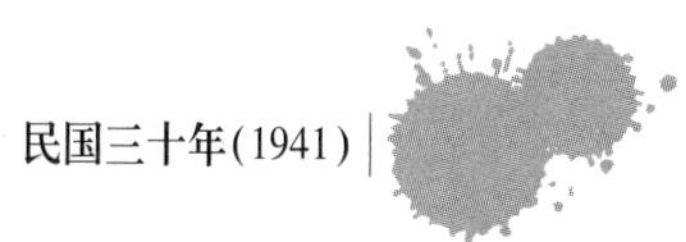

名,总计由今年1月以来至6月13日,患者发生数实达109名①。秋,白喉、猩红热流行。10月15日(八月廿五日)报道:查自本月来,小儿传染病如窒扶得利亚、猩红热等之病,触目皆是,如月之10日之一日间,患窒扶得利亚者8名②。11月1日(九月十三日)报道:查10月1日至28日之间,患窒扶得利亚者,旅顺13名,大连90名;猩红热旅顺3名,大连47名③。冬,白喉流行。12月19日(十一月初二日)报道:查自11月11日起,至30日间,以窒扶得利亚58名最多数,其他赤痢5名,肠窒扶斯21名,巴拉窒扶斯14名,猩红热25名,痘疮2名,流行性脑炎2名,发疹窒扶斯9名,再归热1名④。1942年1月13日(十一月廿七日)报道:自元旦以来,关系肠症之传染病亦猖行未熄,至7日累计:窒扶得利亚15名,赤痢3名,猩红热2名,巴拉窒扶斯2名,再归热2名,肠窒扶斯2名,发疹窒扶斯1名⑤。天花流行,发生152例,死亡51例⑥。

锦西县(今属葫芦岛市)　夏,霍乱流行,黑鱼沟矿工不到一个月死亡五六百人⑦。

内蒙古自治区

鄂尔多斯左翼前旗(今准格尔旗)　鼠疫流行,死亡2000余人⑧。

胪滨县(今内蒙古满洲里市)　伤寒流行,满洲里市扎赉诺尔煤矿“309”大房子住180名矿工,死亡170余人⑨。

科尔沁右翼前旗　天花流行,有一家死7人者⑩。

敖汉旗　夏秋,鼠疫流行。6月12日(五月十八日)—9月10日(七月十九日),新区的后庙、三间房,各各召区的渗金吐发生腺鼠疫31人,死亡30人⑪。

萨拉齐县(今大部属土默特右旗)　伤寒流行,死者十四,仅耳沁尧一带就死亡

---

① “大连天然痘又猖獗”,《盛京时报》1941年6月21日,第4版。

② “天候渐冷,时疫复生,患窒扶得利亚八名,有幼儿家庭宜注射预防”,《盛京时报》1941年10月15日,第6版。

③ “初冬天候寒暖不均,小孩多患传染病症,各病院室医治者常患人满”,《盛京时报》1941年11月1日,第6版。

④ “传染病仍甚流行,望市民时刻注意”,《盛京时报》1941年12月19日,第6版。

⑤ “传染病流行期,幼儿患者尤多,卫生当局应时预防”,《盛京时报》1942年1月13日,第6版。

⑥ 《大连市卫生志》,大连出版社1991年版。

⑦ 《锦西市志》,1988年。《锦州市志》(综合卷),中国统计出版社1994年版。

⑧ 《准格尔旗志》,内蒙古人民出版社1993年版。

⑨ 《满洲里市志》,内蒙古人民出版社1998年版。

⑩ 《科尔沁右翼前旗志》,内蒙古人民出版社1991年版。

⑪ 《敖汉旗志》,内蒙古人民出版社1991年版。《赤峰八千年大事记》,方志出版社1999年版。

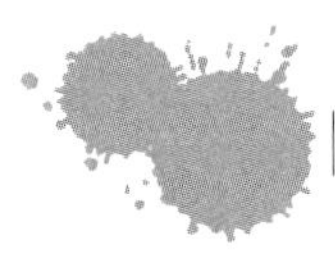

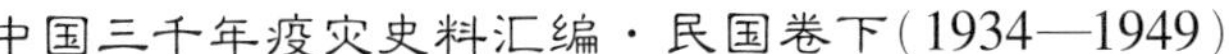

64人[①]。

兴和县　鼠疫流行,死亡500余人[②]。

开鲁县　(夏)7月,鼠疫大流行,波及14个村屯,发病955人,死亡937人[③]。

北京市

北平市(今北京市)　疫。本年因病死亡24028人,其中伤寒48人,赤痢183人,天花1人,白喉32人,脑脊髓膜炎36人,猩红热3人,麻疹32人[④]。

天津市

蓟　县　伤寒流行。青山岭全村500人,患者300例,死102例,死绝6户。后蔓延到小港、道古峪等7个村,发病1000余例,死304例[⑤]。

河北省

承德县(今承德市区)　自春徂夏,天花、伤寒、斑疹伤寒流行。8月19日(闰六月廿七日)报道:本街自春徂夏,传染病之流行颇示猖獗之形势,由1月迄6月,传染病患者数如次:天然痘218名,死亡38名;发疹窒扶斯182名,死亡37名;肠窒扶斯103名,死亡19名;猩红热20名,死亡4名;赤痢18名,死亡1名;流行性脑脊髓膜炎1名;窒扶斯9名[⑥]。

临榆县(今秦皇岛市)　春夏之交,天花流行。5月,北戴河发生天花14例,死亡2例[⑦]。

滦　县　霍乱流行,兴隆庄一村1000名农民吐泻不止,死亡120名[⑧]。

东光县　天花流行[⑨]。

获鹿县(今石家庄市鹿泉区)　霍乱流行,死亡432人[⑩]。

元氏县　疟疾大发,民众不堪其苦[⑪]。

阜平县　大疫。疟疾、流感、伤寒、痢疾、回归热等疫病流行,波及88个村,严重

① 《土默特右旗志》,内蒙古人民出版社1994年版。

② 《兴和县志》,内蒙古文化出版社2004年版。

③ 《开鲁县志》,内蒙古文化出版社2001年版。

④ 于德源《北京历史灾荒灾害纪年》,学苑出版社2004年版,第214页。

⑤ 《蓟县志》,天津社会科学院出版社、南开大学出版社1991年版。

⑥ "承德防疫成绩向上,传染病已逐渐减少,其中以患染天然痘者为最多",《盛京时报》1941年8月19日,第6版。

⑦ 《秦皇岛市卫生志》,河北人民出版社1990年版。

⑧ 《滦县卫生志》,天津市人民出版社1999年版。

⑨ 《沧州地区卫生志》,1991年。

⑩ 《石家庄市卫生志》,河北科学技术出版社1993年版。

⑪ 《元氏县志》,中国和平出版社1995年版。

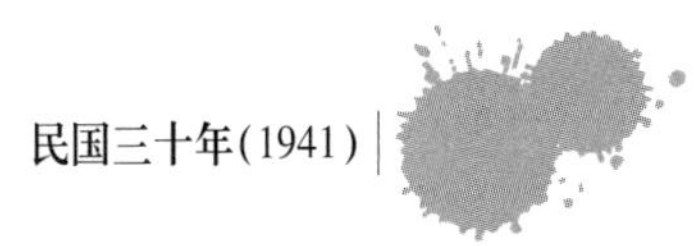

的3个村4个月内死亡262人①。

怀安县　鼠疫流行②。

万全县　烟筒山矿区痢疾、伤寒流行③。

青　县　天花流行④。

平山县　布氏杆菌病流行。今《平山县志》载:瘟疫流行,染者十之三,计9万余人,死亡14719人。其中,四道凹村暴发流行布氏杆菌病,150人的山村,发病死亡78人⑤。

饶阳县　夏秋,军队中疟疾、痢疾、急性胃炎、疥疮等疾病流行⑥。

山西省

乡宁县　伤寒流行,死亡140余人⑦。

安泽县　春,斑疹伤寒流行。4月9日(三月十三日)《太岳日报》报道:安泽瘟疫大流行,几乎家家有病人。兵连祸结,病难防治⑧。

阳城县　伤寒流行,死者甚多⑨。

孝义县(今孝义市)　伤寒、回归热流行⑩。阎锡山驻军染者十有八九,居民家户也有七成染病⑪。

昔阳县　疟疾流行⑫。

荣河县(今万荣县)　黑热病流行,荣河、宝井、坑西、北杨一带尤甚⑬。

灵石县　天花流行,幼童死亡甚多⑭。

太原市　斑疹伤寒流行⑮。

静乐县　夏,斑疹伤寒流行。今《娄烦县志》载:5—7月,瘟疫流行,米峪镇岔儿

---

① 白冰秋《华北军区卫生建设史料汇编》,华北军区后勤卫生部1949年。
② 《怀安县志》,中国社会出版社1994年版。
③ 《宣化区志》,三秦出版社1998年版。
④ 《沧州市卫生志》,中医古籍出版社1997年版。
⑤ 《平山县志》,中国书籍出版社1996年版。
⑥ 《饶阳县志》,方志出版社1998年版。
⑦ 《乡宁县志》,新华出版社1992年版。
⑧ 《安泽县志》,山西人民出版社1997年版。
⑨ 《阳城县志》,海潮出版社1994年版。
⑩ 《孝义县志》,海潮出版社1992年版。
⑪ 《孝义市兑镇镇志》,山西人民出版社2010年版。
⑫ 《昔阳县志》,中华书局1999年版。
⑬ 《万荣县志》,海潮出版社1995年版,第541页。
⑭ 《灵石县志》,中国社会出版社1992年版。
⑮ 《太原市志》(精编版),三晋出版社2011年版。《太原卫生志》,2001年。

沟一带感染者数千人①。

襄汾县 伤寒流行,死亡甚多②。

曲沃县 冬,大疫③。

朔 县(今朔州市朔城区) 伤寒流行,死者甚多④。

浑源县 秋,疟疾大流行,义兴寨、宋庄二村尤甚⑤。

榆次县(今晋中市榆次区) 斑疹伤寒流行。瘟疫流行,河底村死者甚众,有一家全殁者⑥。

陕西省

陕西省 (夏)7月,安康、白河、旬阳、平利、石泉等县暴发瘟疫流行。安康、白河、汉阴等县均有天花疫情报告⑦。

石泉县 伤寒流行,发病2000余例,死亡600余人⑧。

汉阴县 伤寒流行,发病9500多例,死亡260例⑨。

白河县 回归热流行,传染甚速,发病2000余人,死亡300余人⑩。

山阳县 天花流行,死者不可胜计⑪。

洋 县 霍乱流行,湑水乡疫情最重⑫。

栒邑县(今旬邑县) 猩红热流行,死亡儿童多名⑬。

延长县 天花、疟疾流行,影响学生入学,学校减少,学生人数下降⑭。

肤施县(今延安市) 伤寒流行⑮。

山东省

济南市 夏,霍乱流行,济南市区北坦、天桥一带马路上,尸骸载道,无人掩埋,市

---

① 《娄烦县志》,中华书局1999年版。
② 《襄汾县志》,天津古籍出版社1991年版。
③ 民国《新修曲沃县志》卷三〇《灾祥》。
④ 《朔县志》,山西古籍出版社1999年版。
⑤ 《浑源县卫生志》,1988年。
⑥ 《河底村志》,山西古籍出版社1996年版。
⑦ 《安康市卫生防疫志》,2006年。
⑧ 陕西省卫生厅等《陕西省预防医学简史》,陕西人民出版社1992年版。
⑨ 陕西省卫生厅等《陕西省预防医学简史》,陕西人民出版社1992年版。
⑩ 陕西省卫生厅等《陕西省预防医学简史》,陕西人民出版社1992年版。
⑪ 《山阳县志》,陕西人民出版社1991年版。
⑫ 《洋县志》,三秦出版社1996年版。
⑬ 《旬邑县志》,三秦出版社2000年版。
⑭ 《延长县志》,陕西人民出版社1991年版。
⑮ 孙淑珍《陕甘宁边区防疫工作成就》,《中华医史杂志》1991年第21卷第1期。

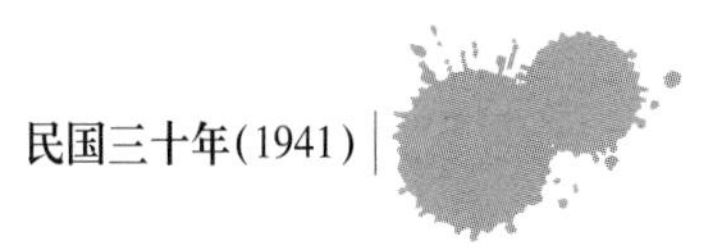

民惊恐不安①。

齐东县(今属高青县、邹平县)　夏,霍乱流行②。

章邱县(今章丘市)　胡山、阎家峪乡一带麻疹流行③。

德平县(今临邑县德平镇)　夏,霍乱流行,死者难以计数④。

茌平县　夏,霍乱流行⑤。

郓城县　天花大流行,病死者数以千计⑥。

滕　县(今滕州市)　春旱,秋蝗,伤寒流行⑦。

邹　县(今邹城市)　麻疹流行,香城、王村一带死亡小儿500余人⑧。

莒　县　天花流行,男女老幼皆有发病,王家庄子村480口人,患者300多人⑨。

栖霞县(今栖霞市)　夏,霍乱流行⑩。

即墨县(今属即墨市)　春,麻疹、伤寒、天花流行。泊子村麻疹死婴幼儿104人,段村、柳林村伤寒死33人,全县天花死伤者不计其数⑪。

平度县(今平度市)　伤寒肆虐,尚河头村有一家死至9口者⑫。

临朐县　回归热流行,死亡甚多⑬。

河南省

武陟县　回归热、伤寒流行,蔓延全县⑭。

考城县(今属兰考县)　秋,霍乱流行,花园、陈庄、康庄、袁坡楼等村病死甚众⑮。

开封县(今开封市祥符区)　天花流行,染病812人,死亡63人⑯。

---

① 《山东省卫生志》,山东人民出版社1992年版。《历下区志》,中国广播电视出版社1992年版。

② 《山东省卫生志》,山东人民出版社1992年版。

③ 《章丘县志》,济南出版社1992年版。《章丘卫生志》,山东省地图出版社2007年版。

④ 《临邑县卫生志》,2005年。

⑤ 《山东省卫生志》,山东人民出版社1992年版。

⑥ 《郓城县志》,齐鲁书社1992年版。

⑦ 《滕县志》,中华书局1990年版。

⑧ 《邹城市志》,中国经济出版社1995年版。《济宁市卫生志》,山东科学技术出版社1992年,1992年版。

⑨ 《莒南县卫生志》,深圳特区出版社2001年版。

⑩ 《山东省卫生志》,山东人民出版社1992年版。

⑪ 《即墨县志》,新华出版社1991年版。

⑫ 《尚河头村志》,2003年。

⑬ 《潍坊市卫生志》,1989年。

⑭ 《武陟县卫生志》,1987年。

⑮ 《民权县志》,中州古籍出版社1995年版。

⑯ 《开封市志》(第一册),中州古籍出版社1996年版。

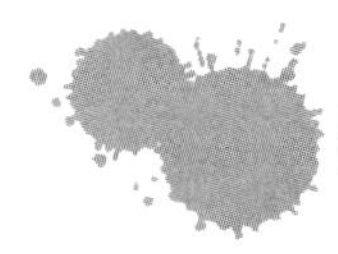

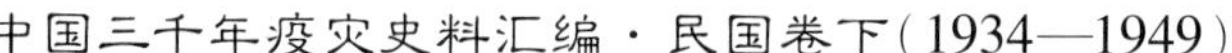

郑　县(今大部属郑州市)　黑热病流行,圃田乡大王庄村病死6人[①]。天花流行,徐庄发病12人,死8人,病愈者也留有一脸麻子[②]。

尉氏县　黄河泛滥成灾,灾后疟疾、痢疾、伤寒流行,患者不计其数[③]。

淮阳县　夏,霍乱流行,以城北为甚。杨桥村300多人,患病近100人,死亡30余人;西部集死亡50多人;黄路口村100多人,病死30人[④]。

沈邱县(今沈丘县)　夏,霍乱流行。今《沈丘县志》载:瘟疫流行,死亡甚重[⑤]。

舞阳县　斑疹伤寒流行,八台乡小韩庄村9户人家有6户发病,52口居民病死22人[⑥]。

汝南县　脑膜炎流行,死者不计其数[⑦]。

新野县　脑膜炎流行,死亡3000余人,患者多为儿童[⑧]。

南乐县　疟疾、霍乱大流行,患疟疾者占全县人口的三分之一[⑨]。

濮阳县　天花大流行,不少已种过牛痘者和成年人也患了天花[⑩]。

新疆维吾尔自治区

托克逊县　夏,斑疹伤寒流行。今《托克逊县志》载:7月,瘟疫,请省医院大夫巴拉诺夫及助手等4人来治疗6天[⑪]。

巴楚县　冬,疫。今《巴楚县志》载:11月,下五台各庄发生急性传染病[⑫]。

墨玉县　天花流行,扎瓦乡一带儿童死亡甚多[⑬]。

柯坪县　夏,霍乱流行,日死三四人[⑭]。

伊宁县　夏,斑疹伤寒流行。毛泽民派医生、专家前往灾区救治,很快扑灭了疫病[⑮]。

---

① 《郑州市郊区卫生志》,1986年。
② 《柳林镇志》,2005年。
③ 《尉氏县志》,中州古籍出版社1993年版。
④ 《淮阳县志》,河南人民出版社1991年版。
⑤ 《沈丘县志》,河南人民出版社1987年版。
⑥ 《舞阳县志》,中州古籍出版社1993年版。
⑦ 《汝南县志》,中州古籍出版社1997年版。
⑧ 《新野县志》,中州古籍出版社1991年版。
⑨ 《濮阳市卫生志》,方志出版社1998年版。
⑩ 《濮阳市卫生志》,方志出版社1998年版。
⑪ 《托克逊县志》,新疆人民出版社2005年版。
⑫ 《巴楚县志》,新疆大学出版社1998年版。
⑬ 《墨玉县志》,新疆人民出版社2008年版。
⑭ 《新疆通志·卫生志》,新疆人民出版社1996年版。
⑮ 《新民主主义革命时期中国共产党在新疆斗争纪事》,解放军出版社1985年版,第68页。

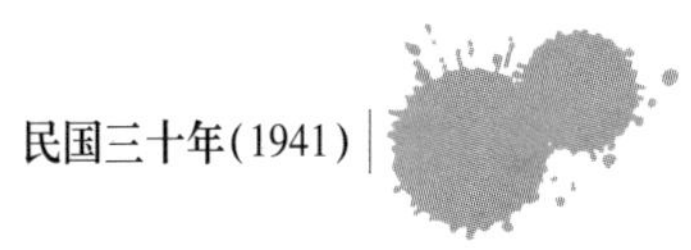

宁夏回族自治区

盐池县　夏,麻疹、伤寒、白喉流行。6月17日(五月廿三日),盐池县警察局局长电称:本县近日时疫甚烈,尤以疹子、伤寒、白喉等症居多,此处无医诊治,民命堪虞①。

中卫县(今沙坡头区)　白喉流行,新墩、蔡桥发病151人,死亡25人②。

紫湖设治局　鼠疫流行。阿拉善旗大旱,狼患成灾,疫病流行③。

固原县(今宁夏西吉县)　肺鼠疫流行,玉黄沟村死亡7人④。

海原县(今宁夏海原县)　春,白喉、猩红热大流行,死亡率极高⑤。

隆德县　春,天花流行⑥。

甘肃省

甘肃省　春,白喉流行。4月,金塔、海原、安西、玉门、临夏、皋兰等县白喉流行⑦。

民乐县　白喉流行,传染多人,小孩尤甚,有5户畏避此病而举家外迁⑧。

皋兰县　(冬)11月,伤寒流行⑨。

会宁县　(秋)8月,赤痢流行,死亡30余人⑩。

泾川县　天花流行,丰台镇患者17人⑪。

靖远县　夏,白喉流行。今《靖远县志》载:5月,白喉病传染甚烈,小学暂停上课,东湾、大芦死7人⑫。

临潭县　痢疾流行,仅城关儿童患者100余人,死亡70余人⑬。

临洮县　(春)4月,天花流行,死亡众多⑭。

---

① “令饬该队长遵即派员前往盐池县防治时疫由”,《宁夏省政府公报》1941年第133期,第87～88页。

② 《中卫县志》,宁夏人民出版社1995年版。《中卫县卫生志》,1995年。

③ 《阿拉善盟志》,方志出版社1998年版。《阿拉善左旗志》,内蒙古教育出版社2000年版。

④ 《西吉县卫生志》,宁夏人民出版社1990年版。

⑤ 《海原县志》,宁夏人民出版社1999年版。

⑥ 《甘肃省医药卫生简志》,1987年。

⑦ 《甘肃省医药卫生简志》,1987年。

⑧ 《八卦营村志》,甘肃文化出版社2007年版。

⑨ 《甘肃省医药卫生简志》,1987年。

⑩ 《甘肃省医药卫生简志》,1987年。

⑪ 《甘肃省医药卫生简志》,1987年。

⑫ 《靖远县志》,甘肃文化出版社1995年版。

⑬ 《甘肃省医药卫生简志》,1987年。

⑭ 《甘肃省医药卫生简志》,1987年。

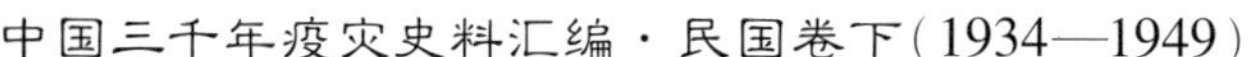

宁定县(今广河县)　(春)4月,天花流行,发病14人,死亡1人[①]。

秦安县　疟疾流行[②]。

天水县(今秦州区、麦积区)　夏大疫。6—7月间,猩红热、天花、赤痢、白喉等传染病流行,蔓延日广[③]。

通渭县　痢疾流行,死亡数十人[④]。

武山县　春,天花流行。今《武山县志》载:2月,天花流行,黑沟下村全村200多人,死亡50多人,面麻19人[⑤]。

西和县　春,天花流行[⑥]。

永登县　秋,伤寒、痢疾流行。窑街镇11月报告“虎力拉”死亡120余人,经调查为伤寒及痢疾流行[⑦]。

榆中县　痢疾流行,死亡数十人[⑧]。

玉门县(今玉门市)　白喉疫症流行[⑨]。

张掖县(今甘州区)　伤寒流行。今《肃南裕固族自治县志》载:瘟疫流行,杨哥家全部落108人,死42人,有一家10口死8人者[⑩]。

青海省

贵德县、同仁县(时含泽库县)　伤寒流行。今《黄南州志》载:贵德县发生过两次伤寒流行,今泽库和同仁两县一些地区也有流行,死亡甚众[⑪]。

大通县　伤寒大流行,死亡逾万,惨不忍闻,朔北茅儿茨坡有一家20口人死18口[⑫]。

化隆县　伤寒大流行。今《化隆县志》载:时疫流行,共计死亡335人,其中伤寒死亡249人,麻疹死亡54人,流感死亡18人,白喉死亡14人[⑬]。

---

① 《临夏回族自治州志》,甘肃人民出版社1993年版。

② 《甘肃省医药卫生简志》,1987年。

③ 《甘肃省医药卫生简志》,1987年。

④ 《甘肃省医药卫生简志》,1987年。

⑤ 《武山县志》,陕西人民出版社2002年版。

⑥ 《甘肃省医药卫生简志》,1987年。

⑦ 《甘肃省医药卫生简志》,1987年。

⑧ 《甘肃省医药卫生简志》,1987年。

⑨ 《甘肃省医药卫生简志》,1987年。

⑩ 《肃南裕固族自治县志》,甘肃民族出版社1994年版。

⑪ 《黄南州志》,甘肃人民出版社1999年版。

⑫ 《大通卫生志》,陕西人民出版社1993年版。

⑬ 《化隆县志》,陕西人民出版社1994年版。

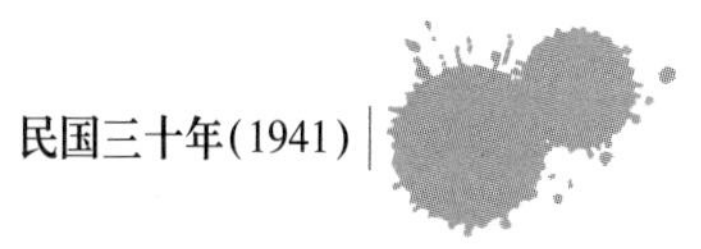

安徽省

霍山县　夏，痢疾流行。秋，疟疾流行。冬，天花流行。今《霍山县志》载：春夏之间，深沟铺一带痢疾流行，中医杜起鹤用中草药治愈130余人。9月，管驾渡乡发生类似疟疾之时疫，死10余人，横山保死人最多。12月，县城天花流行，死亡数起，黑石渡乡亦有发现①。

石埭县（今石台县）　脑膜炎流行，发病29人②。

绩溪县　天花（痘疹）流行③。

歙　县　夏秋，霍乱、伤寒、痢疾流行。今《歙县志》载：7—11月，县城、岩寺、王村、北岸诊治霍乱患者201人，死亡3人；伤寒患者1622人，死亡8人；痢疾患者8189人，死亡19人④。

休宁县　屯溪镇霍乱流行⑤。

来安县　麻疹流行，发病1万余例，死亡2200余人⑥。

四川省

荥经县　秋，霍乱流行，城区、鹿鹤、双江一带尤甚⑦。

昭觉县　秋，霍乱流行，从色底乡蔓延到特布洛、甘租、庆恒、竹核、城北、南坪、树坪、龙恩等地，被感染者少者二三天，多者七八天即死。病死率高达80%以上，其中龙恩红子发病112人，死亡105人；树坪发病11人，死亡9人⑧。

灌　县（今都江堰市）　秋，霍乱流行，太平乡死人甚多，有无人掩埋者⑨。

懋功县（今小金县）　天花流行⑩。

新都县（今成都市新都区）　秋，霍乱流行⑪。

邛崃县（今成都市邛崃市）　疟疾流行，桑园乡发病1086人，占全乡人口的16.3%⑫。

---

① 《霍山县志》，黄山书社1993年版。

② 《石台县志》，黄山书社1991年版。

③ 《冯村志》，2007年。

④ 《歙县志》，黄山书社2010年版。

⑤ 《休宁县志》，安徽教育出版社1990年版。

⑥ 《滁县地区志》，方志出版社1998年版。

⑦ 《荥经县志》，西南师范大学出版社1998年版。

⑧ 《昭觉县志》，四川辞书出版社1999年版。

⑨ 《灌县志》，四川人民出版社1991年版。

⑩ 《小金县志》，四川辞书出版社1995年版。

⑪ 《新都县志》，四川人民出版社1994年版。

⑫ 《桑园乡志》，1982年。

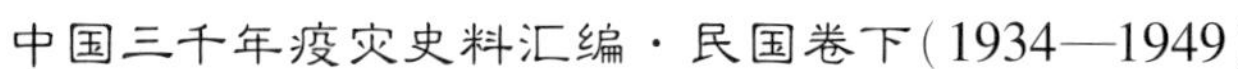

富顺县　秋,霍乱大流行,时达半月,死亡2000余人①。

隆昌县　麻疹流行②。

古蔺县　回归热流行,红沙乡村民80%患病,死者40%③。

剑阁县　夏,霍乱流行。今《剑阁县志》载:4月20日(三月廿四日),金仙镇高家沟、杨家坝等地又发生霍乱症。26日,县府召开紧急防疫会议,动员机关、绅士捐资防疫。5月初,省卫生实验处拨霍乱疫苗100瓶,派员来县协助工作④。

盐亭县　秋七八月间,霍乱流行,全县死亡5863人⑤。

遂宁县(今遂宁市)　疟疾流行⑥。

三台县　疟疾流行,塞江乡发病20余人⑦。

营山县　天花流行,安固乡患者200人,死亡57人⑧。

达　县(今达州市达川区)　春,痢疾流行。夏,霍乱流行。今《达县卫生志》载:4月,万名民工修建河市飞机场,痢疾流行。夏,霍乱大流行⑨。

重庆市

重庆市　脑膜炎流行。赤痢流行,死亡40余人⑩。

巴　县(今巴南区)　夏,霍乱流行,死者甚众⑪。

垫江县　伤寒、天花流行。今《垫江县志》载:县卫生院门诊伤寒发病315人,死亡41人。天花222人,死亡22人⑫。

奉节县　夏,霍乱流行,城区死亡500余人,棺材购空⑬。

涪陵县(含今武隆县)　痢疾流行,染者十之有四,烂田杨家6口皆病,死亡3人⑭。

---

① 《富顺县志》,四川大学出版社1993年版。

② 《内江地区卫生志》,四川辞书出版社1995年版。

③ 《古蔺县志》,四川科学技术出版社1993年版。

④ 《剑阁县志》,巴蜀书社1992年版。

⑤ 《盐亭县志》,四川文艺出版社1991年版。

⑥ 《遂宁县志》,巴蜀书社1993年版。

⑦ 《塞江乡志》,1987年。

⑧ 《营山县志》,四川辞书出版社1989年版。

⑨ 《达县卫生志》,1986年。

⑩ 《重庆市市中区志》,重庆出版社1997年版。

⑪ 《巴县志》,重庆出版社1994年版。

⑫ 《垫江县志》,四川人民出版社1993年版。

⑬ 《奉节县志》,方志出版社1995年版。

⑭ 《武隆县卫生志》,1986年。

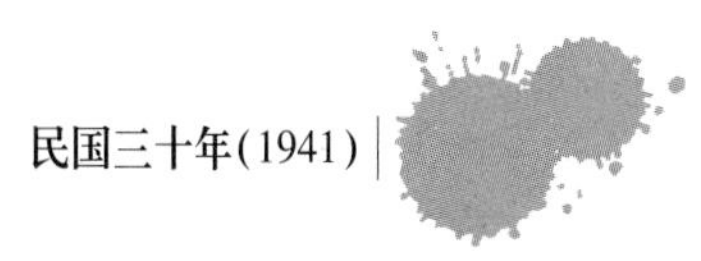

巫溪县　天花流行，谭家乡红岩村发病97人，死亡48人①。

酉阳县　春，疫。今《酉阳县志》载:4月，木叶岗、干沟、红石溪伤寒、霍乱、麻疹流行，患者逾百②。

忠　县　恶性疟疾流行，由驻军带来，祸及千家万户，拔山乡患者达2000余人，死亡50余人③。

江津县(今江津区)　春夏，天花流行，县城、白沙、油溪三地死亡120余人④。

云南省

陆良县　霍乱流行，大坝口、白岩两地较为严重⑤。

云　县　疟疾流行，发病率94.9%，原虫率49.1%⑥。

罗平县　霍乱流行，县城水井巷一天内死亡7人⑦。

巧家县　夏，霍乱流行，全县病亡者万余⑧。

保山县(今保山市)　鼠疫流行⑨。

江川县　伤寒流行⑩。

蒙自县(今蒙自市)　霍乱大流行，铁路沿线的鸡街、雨过铺、玉屏乡一带尤甚⑪。

石屏县　疟疾流行，死亡遍地，尤以上区六乡镇(今宝秀坝区)为甚⑫。

景谷县　(秋)8月，霍乱流行，20日内染病死亡40多人⑬。

弥渡县　天花流行⑭。

中甸县(今香格里拉县)　秋，霍乱流行，县城、三坝死亡严重⑮。

永平县　天花流行⑯。

---

① 《巫溪县志》，四川辞书出版社1993年版。
② 《酉阳县志》，重庆出版社2002年版。
③ 《忠县志》，四川辞书出版社1994年版。
④ 《江津县志》，四川科学技术出版社1995年版。
⑤ 《陆良县志》，上海科学普及出版社1991年版。
⑥ 周祖杰《中国疟疾的防治与研究》，人民卫生出版社1991年版。
⑦ 《罗平县志》，云南人民出版社1995年版。
⑧ 《巧家县志》，云南人民出版社1997年版。
⑨ 《保山市卫生志》，云南大学出版社1993年版。
⑩ 《江川县志》，云南人民出版社1994年版。
⑪ 《蒙自县志》，中华书局1995年版。
⑫ 《石屏县志》，云南人民出版社1990年版。
⑬ 《景谷傣族彝族自治县志》，四川辞书出版社1993年版。
⑭ 《弥渡县卫生志》，云南民族出版社2007年版。
⑮ 《中甸县志》，云南民族出版社1997年版。
⑯ 《大理白族自治州卫生志》，云南民族出版社1996年版。

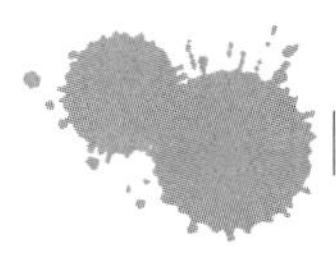

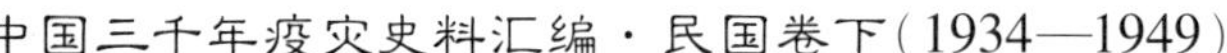

潞西设治局(今芒市)　(夏)6月,疟疾流行[①]。

福贡设治局(今福贡县)　天花流行,上帕达普洛、利沙底、尼吾底、马吉、木架甲发病150余例,死亡50余例[②]。

腾冲县　鼠疫流行。(夏)7月,天花流行,龙井山全村82户410人,患者150人,病死21人[③]。

碧江设治局(今碧江县)　夏,疫。今《碧江县志》载:5月,天花、痢疾和麻疹交织流行。色德村70余户300余人,发病260人,死亡200人[④]。

双柏县　天花、白喉等病流行,死亡甚多[⑤]。

贵州省

贵州省　疟疾流行。东南、东北及背部各地均流行甚剧,而尤以东南部为最,流行区域共达27县。该27县人口共计250万人,而传染者估计达30%,约75万人,其中有相当人数传染恶性疟疾,故死亡率颇高,十死其一[⑥]。

正安县　疟疾、痢疾流行。是年,报告赤痢118例,疟疾585例[⑦]。

三合县、都江县(今合为三都县)　疟疾流行,患者1011人,死亡15人[⑧]。

天柱县　疟疾流行,竹林乡新寨村90户360人,发病347人,死亡83人,其中5户共28人死绝[⑨]。

黎平县　痢疾流行,县城和茅贡区地门寨,龙额区滚董大小寨,双江区摆东村、岑浮寨,中潮区高孖村先后都有发现,其中地门寨一次就死亡200余人[⑩]。

鹜川县(今务川县)　霍乱流行,县城患者100余人,死亡52人[⑪]。

兴仁县　霍乱流行,县城死亡数百人[⑫]。

兴义县(今兴义市)　天花流行,捧鲊、仓更一带尤甚,发病获生者十仅一二[⑬]。

---

① 《潞西县志》,云南教育出版社1993年版。
② 《福贡县卫生志》,1990年。
③ 《腾冲县卫生志》,1987年。
④ 《碧江县志》,云南民族出版社1994年版。
⑤ 《双柏县志》,云南人民出版社1996年版。
⑥ 《贵州省临时参议会第六次大会记录》,1941年,第89页。
⑦ 《正安县卫生志》,2003年。
⑧ 《三都水族自治县志》,贵州人民出版社1992年版。
⑨ 《天柱县志》,贵州人民出版社1993年版。
⑩ 《黎平县志》,巴蜀书社1989年版。
⑪ 《务川仡佬族苗族自治县志》,贵州人民出版社2001年版。
⑫ 《兴仁县志》,贵州人民出版社1991年版。
⑬ 《兴义县志》,贵州人民出版社1988年版。

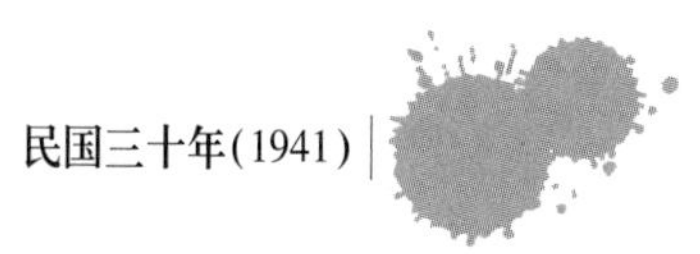

大定县(今大方县)　脑膜炎、伤寒、回归热流行。今《大方县志》载:是年流脑发病72人,伤寒发病497人,斑疹伤寒发病215人,回归热发病376人①。

黔西县　夏,霍乱流行。县城居民死亡甚多,林泉、大关次之②。

织金县　(秋)8月,第四区(珠场)疟疾、痢疾、伤寒流行③。

晴隆县　天花流行,发病500多例,死亡200余例④。

湖北省

汉川县(今汉川市)　麻疹流行,沉湖老塔死100余人⑤。

随　县(今随州市)　天花、脑膜炎、痢疾流行,尤以唐县镇、淅河、洛阳等地为重⑥。

黄冈县(今黄冈市)　春,脑膜炎流行。淋山河、眠龙、总路咀、马曹庙等地流脑流行,青少年死亡较多⑦。

麻城县(今麻城市)　疟疾流行⑧。

蒲圻县(今赤壁市)　夏秋之交,疟疾猖獗⑨。

崇阳县　自春徂秋,伤寒流行。今《崇阳县志》载:4—12月,伤寒病发168人,死亡21人,副伤寒发病243人,死亡2人⑩。

通城县　自春徂秋,伤寒流行。今《通城县志》载:全县瘟疫流行,初发锡山、五里牌,后传入县城、九岭、石南、沙堆、水兴等地,死亡近5000人,仅港下杨家一村就死去50多人⑪。

罗田县　痢疾、疟疾流行,大崎黄土岭地区死亡100余人⑫。

宜昌县(今宜昌市夷陵区)　夏,脑膜炎流行。6月,县长电告驻恩施省政府主席称:黄牛乡瘟疫流行,大多系脑膜炎,病者五日即死,请设法救济。省卫生处即调省驻

---

① 《大方县志》,方志出版社1996年版。
② 《黔西县志》,贵州人民出版社1990年版。
③ 《织金县志》,方志出版社1997年版。
④ 《晴隆县志》,贵州人民出版社1993年版。
⑤ 《汉川县志》,中国城市出版社1992年版。
⑥ 《随州志》,中国城市经济社会出版社1988年版。
⑦ 《黄冈县志》,武汉大学出版社1990年版。
⑧ 《麻城县志》,红旗出版社1993年版。
⑨ 《蒲圻志》,海天出版社1995年版。
⑩ 《崇阳县志》,武汉大学出版社1991年版。
⑪ 《通城县志》,1985年。
⑫ 《罗田县志》,中华书局1998年版。

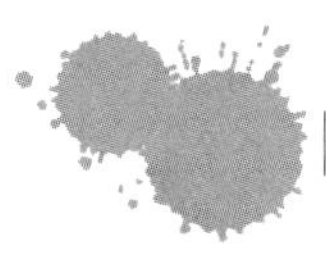
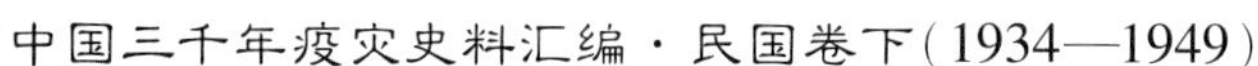

远安卫生防疫第三队赴疫区救治①。

监利县　天花大流行,持续两年,死亡4万余人②。

巴东县　痢疾流行③。

秭归县　夏,回归热流行。4月,秭归、兴山一带发现回归热④。

兴山县　春,回归热流行,自上年冬以来流行不止⑤。夏,回归热、斑疹伤寒流行。6月1日(五月初七日)报道:兴山正流行着回归热和斑疹伤寒,死了很多人。有一个保约30户人家,在一个月内死亡90多人,有一户大小9口,全部死于回归热。此疫使全县死亡4406人。又,伤寒大流行,仅三溪乡因病致死320人⑥。

远安县　疟疾、天花、脑膜炎流行⑦。

长阳县(今长阳土家族自治县)　夏,伤寒流行。今《长阳县志》载:7月,瘟疫流行,贺纪、椰茶、沙冷等乡为甚,沙冷野猪山一保死亡三分之二,多成绝户⑧。

宣恩县、咸丰县、利川县(今利川市)、建始县、恩施县(今恩施市)　春,脑膜炎、天花流行。今《恩施州志》载:春,州境各县暴发流行性脑脊髓炎。3月,宣恩、咸丰、利川、建始、恩施等地天花流行⑨。

来凤县　春,革旧乡天花流行⑩。

襄阳县(今襄阳市襄州区)　天花流行,五区卫生院即治疗此病891人,死6人⑪。

南漳县　疟疾、脑膜炎、霍乱、伤寒、天花、痢疾、回归热等多种传染病流行⑫。

光化县(今老河口市)　脑膜炎流行⑬。

谷城县　夏,赤痢、疟疾流行。谷城县参事给省卫生处的报告称:本年四五月,久旱不雨,霍乱、白喉、疟疾等症接连并起,本县医药缺乏,死人无数,曾电请行政院救

---

① 《宜昌县志》,冶金工业出版社1993年版。
② 《监利县志》,湖北人民出版社1994年版。
③ 《巴东县志》,湖北科学技术出版社1993年版。
④ “第三中队防治鄂西时疫”,《中国红十字会会务通讯》1941年第5期。
⑤ 《湖北省志》,湖北人民出版社1990年版。
⑥ 《兴山县志》,中国三峡出版社1997年版。
⑦ 《远安县志》,中国城市经济社会出版社1990年版。
⑧ 《长阳县志》,中国城市出版社1992年版。
⑨ 《恩施州志》,湖北人民出版社1998年版。
⑩ 《来凤县志》,湖北人民出版社1990年版。
⑪ 《襄阳县志》,湖北人民出版社1989年版。
⑫ 《南漳县志》,中国城市经济社会出版社1990年版。
⑬ 《老河口市志》,新华出版社1992年版。

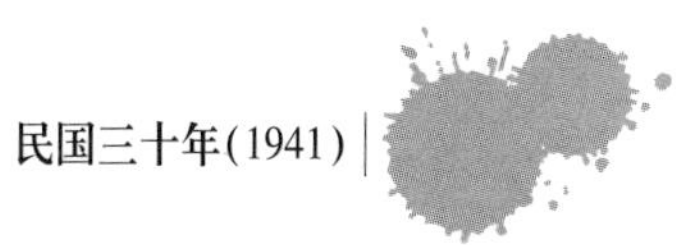

济,时间过去数月……疟疾、痢疾遍地流行,本队应需药械仍未寄来[①]。

竹山县　回归热、伤寒、脑膜炎、疟疾、天花流行[②]。

宜城县(今宜城市)　黑热病流行,郭家前头、大何家营等地发病率高达50%,死亡100%[③]。

枣阳县(今枣阳市)　天花流行,患病者多,死亡率高。年丰村时有72户432人,其中160人染病,死134人[④]。

保康县　春,回归热流行。夏,又霍乱、疟疾、赤痢流行[⑤]。《新湖北日报》(1941年6月8日第4版)报道:保康县瘟疫流行,死亡惨重,家道贫寒无力购棺者,多弃之郊野,臭气蒸熏,5月23日,各机关团体及当地慈善人士开会议决,就赈济款项下拨500元准备棺木,掩埋野尸30具。是年全县6种传染病流行,烈性传染病有天花、霍乱两种,发病总数不详,死亡15772人,仅三区(今马桥、金斗、寺坪一带)患病人数就达13500余人,死亡5673人[⑥]。

湖南省

湖南省　夏,疫。5月,长沙、湘潭等地回归热多有发现,疟疾及痢疾渐趋猖獗,霍乱亦有发现,长沙、湘潭、衡阳均已由本会促动组织防疫委员会[⑦]。

长沙市　天花、霍乱、痢疾流行。今《长沙县志》载:天花流行,患者907人,死亡393人。霍乱流行,发病632人,死亡346人。白喉患者73人,死亡44人。痢疾流行,战地民众染疫死者不可胜数,以路口、金井、脱甲、白沙一带为甚[⑧]。

绥宁县　天花流行,持续到1945年止,死者难以数计[⑨]。

永绥县(今花垣县)　夏,鼠疫流行。今《花垣县志》载:7月,茶洞再次发生鼠疫,死100多人,西门何健夫一家5口死于鼠疫[⑩]。

湘潭县(今包括湘潭市、湘潭县、韶山市、株洲市、株洲县)　霍乱、痢疾流行。今《湘潭县卫生志》载:霍乱流行,发病89例,死亡11例[⑪]。今《株洲市卫生志》载:10

---

① 《谷城县志》,新华出版社1991年版。

② 《竹山县志》,方志出版社2002年版。

③ 《宜城志》,新华出版社1998年版。

④ 《枣阳志》,中国城市经济社会出版社1990年版。

⑤ 《保康县志》,中国世界语出版社1991年版。

⑥ 彭鲁《湖北历史上最惨烈的一次瘟疫竟发生在这个地方》,《楚天快讯》2016年12月16日。

⑦ "第四中队工作报告",《中国红十字会会务通讯》1941年第5期,第9~10页。

⑧ 《长沙县志》,生活·读书·新知三联书店1995年版。

⑨ 《邵阳市卫生志》,1998年。

⑩ 《花垣县志》,生活·读书·新知三联书店1993年版。

⑪ 《湘潭县卫生志》,1991年。

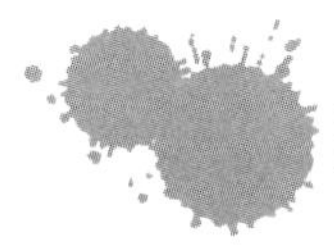

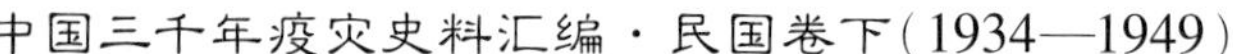

月,株洲罹兵灾,军营时疫流行,尤以痢疾为甚①。

湘阴县(今包括湘阴县、汨罗市) 霍乱、痢疾流行②。

益阳县(今益阳市、桃江县) 痢疾流行,泞湖乡(今属益阳市赫山区)前进村一个屋场几天内死于痢疾者6人③。

安化县 (夏)7月,霍乱流行,蓝田市(今涟源市)患者300余人,死60余人④。

安乡县 天花流行,儿童死亡甚多⑤。

常德县(今常德市) 秋冬之际,鼠疫流行。11月5日(九月十七日),日军在常德空投染有疫蚤的谷物、棉絮及纸张等物,坠落在城内一带,11月11—12日(九月廿三、廿四日)发生腺鼠疫8例,均死亡⑥。另有记载:11月4日清晨,日本飞机在常德城关庙街鸡鹅巷、五铺街及距城40华里的新德乡(今石公桥镇)投下大量藏有染疫跳蚤的谷麦、棉絮及其他不明之颗粒状物。7天后,关庙街12岁女孩蔡桃儿患鼠疫死亡;新德乡二保四甲12岁的女孩丁月兰染疫后于13日死亡,丁全一家10口在11天内死亡9人⑦。11月21日(十月初三日)报道:常德发生可怖之黑死病,闻已有多人殒命⑧。

汉寿县 秋冬之际,鼠疫流行。11月4日(九月十六日),日军用飞机在常德空投鼠疫杆菌,引起鼠疫流行⑨。

茶陵县 县城难民云集,霍乱流行,死亡甚众⑩。

临澧县 天花流行。是年,县卫生院治疗31例天花患者,治愈12人,死亡19人;治疗6例赤痢,全部治愈⑪。

醴陵县(今醴陵市) 霍乱流行⑫。

浏阳县(今浏阳市) 疟疾流行,死亡甚多⑬。

---

① 《株洲市卫生志》,湖南出版社1993年版。

② 《湘阴县志》,生活·读书·新知三联书店1995年版。

③ 《益阳县志》,湖南人民出版社1999年版。

④ 《安化县志》,中国社会科学文献出版社1993年版。

⑤ 《安乡县志》,新华出版社1994年版。

⑥ 拂洋《伯力审判——12名前日本细菌战犯自供词》,吉林人民出版社1997年版。

⑦ 《常德市武陵区南坪岗乡志》,2005年。

⑧ "常德发生黑死病多人殒命",《申报》1941年11月21日,第4版。

⑨ 《汉寿县卫生志》,1988年。

⑩ 《茶陵县城关镇志》,1994年。

⑪ 《临澧县志》,中国社会出版社1992年版。《临澧县灾害志》,中国社会出版社2009年版。

⑫ 《醴陵县卫生志》,1991年。《醴陵市志》,湖南出版社1995年版。

⑬ 《浏阳县志》,中国城市出版社1994年版。

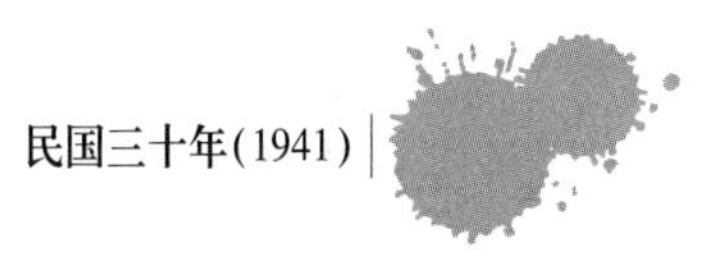

平江县　秋,霍乱流行[1]。

邵阳县(今属邵阳市)　麻疹流行,死亡达万人[2]。

武冈县(今包括武冈市、洞口县)　伤寒、白喉、霍乱流行。今《武冈县志》载:伤寒发病1072例,病亡620例;白喉发病73例,死亡41例[3]。今《邵阳市卫生志》载:武冈县霍乱流行[4]。1938—1942年,天花共发生4068例,死亡2011例,病死率为49.4%;霍乱共发生6650例,死亡5348例,病死率达80%以上[5]。

芷江县　痢疾流行,城区报告痢疾148例[6]。

沅陵县　天花流行,新平、南平两乡小儿死亡最多[7]。

会同县　夏,霍乱、伤寒、痢疾、天花、麻疹、白喉流行,仅连山乡死亡200余人[8]。

凤凰县　麻疹流行[9]。

麻阳县　春夏,霍乱流行,死亡者众[10]。

石门县　麻疹流行[11]。

桂阳县　伤寒流行。县卫生院收治32例病人,全部死亡[12]。

嘉禾县　秋,霍乱流行[13]。

临武县　秋,霍乱流行。又,天花流行,死亡数十人[14]。

江西省

江西省　霍乱流行。据1941—1942年江西省卫生处疫情统计:吉安、泰和、万安、吉水、安福、莲花、宁冈、遂川、峡江、新干、永新11个县共发生霍乱706例,死亡316例,全省以吉安、泰和为流行严重[15]。

---

① 《平江县卫生志》,1990年。
② 《邵阳市卫生志》,1998年。
③ 《武冈县志》,中华书局1997年版。
④ 《邵阳市卫生志》,1998年。
⑤ 《武冈县志》,中华书局1997年版。
⑥ 《芷江县志》,生活·读书·新知三联书店1993年版。
⑦ 《沅陵县卫生志》,1989年。
⑧ 《会同县卫生志》,1993年。
⑨ 《凤凰县志》,湖南人民出版社1988年版。
⑩ 熊健《怀化千年自然灾害》,气象出版社2000年版。
⑪ 《石门县卫生志》,黄山书社1993年版。
⑫ 《桂阳县卫生志》,1994年。
⑬ 《嘉禾县志》,黄山书社1993年版。
⑭ 《临武县志》,中南工业大学出版社1989年版。
⑮ 《吉安地区志》,复旦大学出版社2010年版。

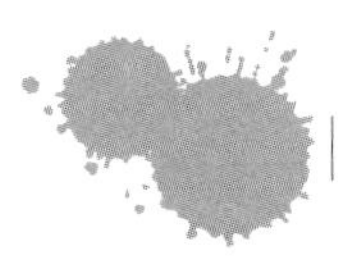

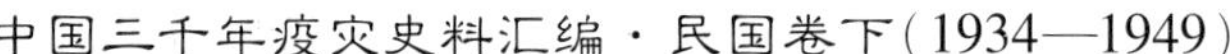

南昌县(今包括南昌市、南昌县)　春,天花流行。夏,霍乱流行[①]。6月13日(五月十九日)报道:本市(南昌)二山坪乡村附小原址(即工商俱乐部)曾被敌机滥炸,死亡遗体众多,经极大太阳之烈射,疫菌繁殖,瘟气咸结……5人昨晚均在工商电影院观剧,感觉瘟气腾绕,半小时之许,晕倒于地,幸被友人急送医院,验查3人得虎列拉症病,2人得脑膜炎症,病症最为严重[②]。

丰城县(今丰城市)　春,天花流行,荷湖乡陂下村20多个小孩染病,几天之内死10余个[③],白土乡隐溪村50多个儿童染病,死去12人[④]。

乐安县　夏秋之际,疟疾流行。今《乐安县志》载:7—8月间,疟疾流行,南村、谷岗一带山区居民十病其六,致使成熟的禾苗无法收割,群众生活濒于绝境[⑤]。

贵溪县(今贵溪市)　夏,霍乱流行。今《贵溪县志》载:8月19日(闰六月廿七日),鹰潭镇、高石乡报称境内霍乱流行[⑥]。

上饶县(今属上饶市)　夏,鼠疫流行。7月9日(六月十五日)报道:鼠疫由浙江衢县蔓延而来,幸经该地方当局迅速防治,未遭巨灾[⑦]。

玉山县　脑膜炎、鼠疫流行,江西省政府派遣卫生处防疫总队医疗防疫大队23人来玉,在县城作临时性的防治[⑧]。

永丰县　天花、霍乱时有发生,尤以天花为甚[⑨]。

新喻县(今新余市)　瘟疫流行,死者不少[⑩]。

莲花县　麻疹流行,下坊、南村等地死300余人[⑪]。

永新县　(秋)9月,天花流行,中正医学院派人下乡种痘[⑫]。

虔南县(今全南县)　伤寒流行,蔓延全县,死亡率甚高[⑬]。

---

① 《南昌县卫生志》,1988年。

② "本市发生虎列拉等疫症,王正明等患脑膜炎",《建国通讯稿》1941年第404期,第1页。

③ 《丰城县荷湖乡乡志》,1986年。

④ 《宜春地区卫生志》,新华出版社1993年版。

⑤ 《乐安县志》,江西人民出版社1989年版。

⑥ 《贵溪县志》,中国科学技术出版社1996年版。

⑦ "宁波鼠疫迄未扑灭",《申报》1941年7月9日,第7版。

⑧ 《玉山县志》,江西人民出版社1985年版。

⑨ 《永丰县志》,新华出版社1993年版。

⑩ 《新余市志》,汉语大词典出版社1993年版。《新余市卫生志》,江西科学技术出版社1989年版。

⑪ 《莲花县志》,江西人民出版社1989年版。

⑫ 《永新县志》,新华出版社1992年版。

⑬ 《全南县志》,江西人民出版社1995年。

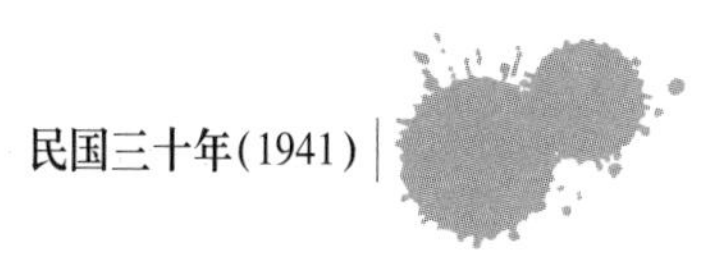

都昌县　秋,天花、疟疾、霍乱流行。今《都昌县志》载:秋,周溪乡石板、新屋、楼下3个村庄,天花、疟疾、霍乱同时发生,疫情蔓延快而凶,有的早晨发病过午就死,有的半夜染病天亮即亡,死者过半,其状甚惨,患者除了求神拜佛就是等死①。

浮梁县(今包括景德镇市、浮梁县)　(夏)5月,瘟疫流行,死亡率非常高②。

德兴县(今德兴市)　天花流行,黄柏塘300余人发病,死80余人③。

江苏省

高淳县(今南京市高淳区)　霍乱流行,漆桥乡死亡90余人,瓦宕村有一家5人,一次就病死4人④。

金坛县(今金坛市)　茅麓、指前一带天花流行⑤。

扬中县(今扬中市)　夏,霍乱流行。今《扬中县志》载:5月,沙家港一带霍乱流行,7日内死亡16人⑥。

吴　县(今苏州市)　秋,霍乱流行。截止到8月12日(闰六月二十日),城区已发现患者30余人⑦。所辖浦庄镇8月霍乱流行,民众死亡甚多⑧。

武进县(今常州市武进区)　秋,霍乱大流行,俗称瘪螺痧,蒋塘村10多户人家就死去10多人⑨。

无锡县(今无锡市)　秋,霍乱、副霍乱大流行,死亡率极高⑩。

江阴县(今江阴市)　(夏)7月,霍乱大流行,死者过百⑪。

如皋县(今如皋市)　天花大流行⑫。

泗阳县　黑热病流行,死者甚多⑬。

江都县(今江都市)　春,天花流行,杨庙乡大刘庄死小孩11人⑭。

---

① 《都昌县志》,新华出版社1993年版。

② 《浮梁县志》,方志出版社1999年版。

③ 《德兴县志》,光明日报出版社1993年版。

④ 《高淳县志》,江苏古籍出版社1988年版。

⑤ 《金坛县志》,江苏人民出版社1993年版。

⑥ 《扬中县志》,文物出版社1991年版。

⑦ 《吴县大事记》,古吴轩出版社1994年版。

⑧ 《浦庄镇志》,苏州大学出版社2005年版。

⑨ 《村前志》,1984年。

⑩ 《无锡县志》,上海社会科学院出版社1994年版。《无锡县卫生志》,江苏人民出版社2001年版。

⑪ 《璜土镇志》,苏州大学出版社1996年版。

⑫ 《掘港镇志》,1981年。

⑬ 《泗阳县志》,江苏人民出版社1995年版。

⑭ 《杨庙乡志》,香港天马图书有限公司2003年版。

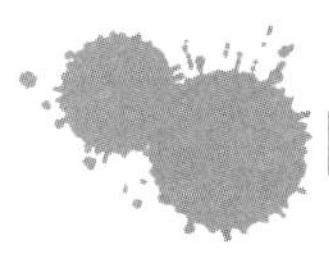

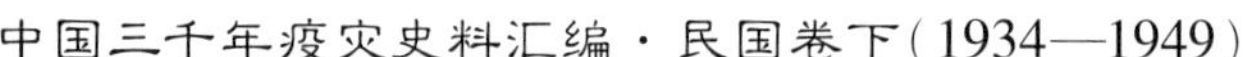

仪征县(今仪征市) 秋,痢疾、疟疾流行[①]。

高邮县(今高邮市) (秋)8月,霍乱流行,横泾镇古舍里陆阿毛家3天内连亡2人[②]。

邳 县 夏,天花流行。5月中旬,徐州车站警务段报称:邳县赵墩一带发生天然痘传染,已有多数人民死亡[③]。

沛 县 霍乱流行[④]。

灌云县 (夏)5月,回归热流行,膘头庄32户170人,病者十之九,死35人[⑤]。

嘉山县 夏秋之际,霍乱流行。今《嘉山县志》载:7—8月间,明光发生霍乱大流行,日发病200—300人,日死亡35人[⑥]。

上海市

上海市 夏大疫,霍乱、痢疾、疟疾、伤寒流行。7月2日(六月初八日)报道:已发现可骇之真性霍乱症连续已有3人[⑦]。7月4日(六月初十日)报道:法租界内最近亦发现真性霍乱2起[⑧]。7月11日(六月十七日)报道:本埠自发现真性霍乱以来,先后已有5人,渐已达到流行之程度[⑨]。7月16日(六月廿二日)报道:据公共租界工部局卫生处报告,上周患病及死亡人数,以伤寒最多,患者计98人,死亡达88人之多,赤白痢疾患者44人,死亡24人。此外,脚气、流行性感冒、疟疾、疹症、斑疹伤寒亦属猖獗,霍乱患者则仅1人[⑩]。7月19日(六月廿五日)报道:月之3日,上海方面曾有虎疫患者发生,及至8日,更蔓延不熄,发生2名,10日1名,11日2名,如此相继发生,且多是真性虎疫,颇堪注意[⑪]。7月22日(六月廿八日)报道:据公共租界工部局卫生处发表之传染病统计,于19日午夜前之一星期内,界内华人患伤寒症达111人,死亡95人之多;次为痢疾患33人,死亡12人;疟疾及复发热症患者各14人,死亡各1人;患霍乱性腹泻者17人;疹症患者7人死6人;副伤寒患者6人死2人;天花及斑疹伤寒患者各2人死各1人;猩红热白喉患者各2人;脑膜炎、霍乱、麻疯患者各1人。

---

① 《仪征卫生志》,1996年。

② 《横泾镇志》,古吴轩出版社2007年版。

③ "苏北行政专员公署训令(警字第一二三号)",《苏北公报》1941年第24期。

④ 《沛县卫生志》,1985年。

⑤ 《灌云县志》,方志出版社1999年版。《灌云县卫生志》,江苏科学技术出版社1990年版。

⑥ 《嘉山县志》,黄山书社1993年版。

⑦ "本市已发现真性霍乱",《申报》1941年7月2日,第7版。

⑧ "天热霍乱流行市民亟应注意法租界一女孩染疫殒命",《申报》1941年7月4日,第9版。

⑨ "又有两人患真性霍乱先后达五人",《申报》1941年7月11日,第9版。

⑩ "传染病殊见流行伤寒死亡率最高",《申报》1941年7月15日,第8版。

⑪ "上海虎疫愈炽,连港开始警戒",《盛京时报》1941年7月19日,第8版。

总计界内华人上周间患其它病症者共693人,死亡共878人。外侨方面以患痢疾者最多,共42人;其次为疟疾,共13人①。7月29日(闰六月初六日)报道:据上海时疫医院消息,该院自上月中旬发现真性霍乱后,迄昨日止,先后经发现者达36名之多,大部均经医愈,死之者仅12人,渐已步入流行程度②。8月7日(闰六月十五日)报道:虹口霍乱依然猖獗,兹据上海时疫医院方面消息,自6月份下半月以来,该院已收容患真性虎列拉者65人,除有12人不治死之外,已有27人痊愈出院,余尚在治疗中。以病者住区划分,则法租界24人,南市闸北7人,公共租界35人。截至本月5日,上海真性霍乱患者共79名③。8月11日(闰六月十九日)报道:入夏以来,时疫猖獗,顷据统计所得,截至现在,真性霍乱患者共有148名,内已死亡者有11名,计公共租界80名,法租界40名,其余虹口、南市、闸北等区共28名④。秋,伤寒、霍乱、痢疾流行。9月9日(七月十八日)报道:时届秋凉,疾病流行。据工部局卫生报告,上星期四公共租界境内居民患伤寒80人,死亡71人;赤白痢者43人,死亡31人;霍乱53人,死亡5人⑤。同日又报道:上海方面之虎疫患者,本年自初发以来,至8月24日,计达363名,依然尚有日增之倾向,死亡率55%以上⑥。9月25日(八月初五日)报道:霍乱性腹泻者41人,死亡5人,其它如流行性感冒及疟疾等,亦颇流行;浦东奉贤青春港发现流行性脑膜炎,蔓延甚为剧烈,曾有举家7口,2日之间,遽丧其六⑦。冬初,疟疾流行。11月26日(十月初八日)报道:昨据工部局报告,10月间霍乱之发见大为减少,但疟疾则增加至近乎最高纪录,其发见之次数比上年同时为多,但比前年同时为少⑧。是年,上海霍乱发病824例,死亡109人⑨。

松江县(今松江区)　(夏)6月,霍乱流行,叶榭镇跳板桥埭半月内死7人⑩。

奉贤县(今奉贤区)　天花流行,陈家宅15人发病,死亡3人⑪。

---

① “天时晴雨寒热不稳伤寒病症猖獗上周死亡竟达九十五人街头收掩露尸数亦惊人”,《申报》1941年7月22日,第7版。

② “真性霍乱最近迭有发现先后已达卅六名之多”,《申报》1941年7月29日,第8版。

③ “本埠疫痢流行”,《申报》1941年8月7日,第10版。

④ “患真性霍乱者已百余人”,《申报》1941年8月11日,第7版。

⑤ “秋凉时症流行”,《申报》1941年9月9日,第10版。

⑥ “外地虎疫严防侵入,州内慎防不使发生,检疫课长要望州民协力谈”,《盛京时报》1941年9月9日,第8版。

⑦ “患脑膜炎一家伤六人”,《申报》1941年9月25日,第10版。

⑧ “上月间霍乱减少疟疾增至高度”,《申报》1941年11月26日,第6版。

⑨ 巴吕德《上海霍乱流行之研究》,《中华医学杂志》1944年第30卷第4期。

⑩ 《叶榭志》,上海辞书出版社2003年版。

⑪ 《奉贤县卫生志》,1985年。

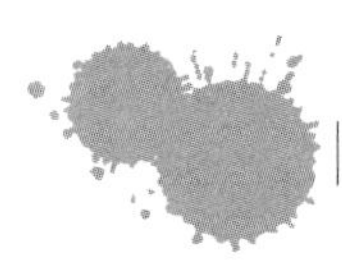

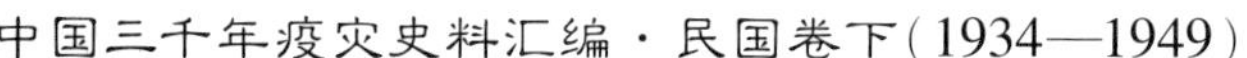

金山县(今金山区)　夏,霍乱流行,廊下乡牛绳浜有一家8人几天内死去5人①。亭林镇仅周家埭3天连死8人②。

川沙县(今浦东新区)　(秋)8月,霍乱流行,势颇猖獗,三桥附近6天内死亡10余人③。

浙江省

於潜县(今属临安市)　疫病流行,几乎家家有病人,少则二三人,多则全家④。

孝丰县(今属安吉县)　天花流行⑤。

桐乡县(今桐乡市)　霍乱流行⑥。

衢　县(今衢州市衢江区、柯城区)　春夏秋冬,鼠疫流行。2月8日(正月十三日)报道:宁波鼠疫扑灭后,现已蔓延至衢县、平阳等处⑦。4月17日(三月廿一日)报道:浙东各地鼠疫,现仅衢县续有死亡,自上月27日至31日,染疫而死者共为7人,另有4人被染,现正在救治中,恐无生望⑧。7月9日(六月十五日)报道:发现鼠疫,幸经该地方当局迅速防治,未遭巨灾⑨。今《衢县志》载:2月初,天皇巷一带发病,至5月中旬为高峰期,6月初始下降,10月复发,至12月上旬,城区共发病281例,死亡275人⑩。

开化县　恶性疟疾流行,古竹、大溪边疫势甚重,发病1000余人,死200余人⑪。

淳安县　秋,恶性疟疾流行。今《淳安县卫生志》载:10月,瑶山乡秋瘟流行,仅何家村385人中,有268人染病,死20余人⑫。

建德县(今建德市)　麻疹大流行⑬。

分水县(今属桐庐县)　春夏之交,天花大流行。秋,痢疾流行,分水县招贤乡死

---

① 《廊下志》,上学科学普及出版社1991年版。
② 《亭林镇志》,上海科学普及出版社1993年版。
③ 《金桥镇志》,上海辞书出版社2008年版。
④ 《临安县志》,汉语大词典出版社1992年版。
⑤ 《安吉县志》,浙江人民出版社1994年版。
⑥ 《石门镇志》,方志出版社2002年版。
⑦ "衢县平阳等处鼠疫蔓延",《申报》1941年2月8日,第10版。
⑧ "衢县仍有鼠疫",《申报》1941年4月17日,第7版。
⑨ "宁波鼠疫迄未扑灭",《申报》1941年7月9日,第7版。
⑩ 《衢县志》,浙江人民出版社1992年版。
⑪ 《衢州市卫生志》,上海交通大学出版社1997年版。
⑫ 《淳安县卫生志》,1998年。
⑬ 《建德县医药卫生志》,1985年。

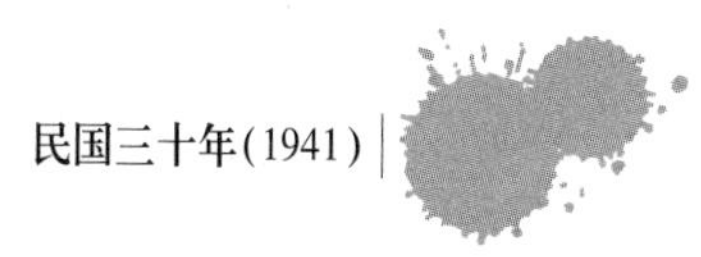

亡近百,妇女居多[1]。

桐庐县　春夏之交,天花大流行,分水、桐庐两县患病达257例[2]。

浦江县　秋,霍乱流行,发病60人,死亡29人[3]。

义乌县(今义乌市)　春,天花流行,潘村全村约200人,患者50余人,有一家13人,9人得病,2人死亡[4]。秋,鼠疫流行。9月2日(七月十一日),浙赣铁路员工郦冠明在衢县染上鼠疫,5日乘火车返回稠城镇家中,翌日死亡。数日后,蔓延至城内北门,传染迅速,波及稠城镇及今桥东、杨村、江湾、前店、楂林、平畴、廿三里、东河、徐村、苏溪等乡的33个自然村。全县累计发病689人,死亡632人,尤以江湾乡崇山村疫情最烈,全村发病133人[5]。

东阳县(今东阳市)　脑膜炎流行,至次年底,共计发病3392人,死亡1526人[6]。秋,鼠疫流行。10月,鼠疫从义乌传入,至次年3月,鼠疫波及八担头、蒋村桥、厦程里、后金、歌山、林头、郭宅、麦弄、夏楼、象塘、葛塘、应宅、堤莲湖、白鹤湾等村,发病117人,死亡113人[7]。

鄞　县(今包括宁波市北仑区、鄞州区)　夏,鼠疫流行。6月3日(五月初九日)报道:最近患鼠疫症者,先后计有10余名之多,其中不及医治死亡者计有6名[8]。6月16日(五月廿二日)报道:因卫生工作乏人管理,故自鼠疫发生以来,蔓延甚速,患者已达5000余人,死者共计10余人[9]。

慈溪县(今慈溪市)　夏,霍乱流行,仅上田央村死于霍乱病者就有70余人[10]。又,伤寒流行,发病44人,死亡5人[11]。

绍兴县(今绍兴市)　秋,霍乱流行,县政府在都泗门陶氏宗祠设隔离病舍。又,斑疹伤寒流行[12]。

萧山县(今杭州市萧山区)　(秋)8月,霍乱大流行,死人之多连棺材也买不到,

---

① 《桐庐县志》,浙江人民出版社1991年版。
② 《桐庐县志》,浙江人民出版社1991年版。
③ 《浦江县志》,浙江人民出版社1990年版。
④ 《义乌县志》,浙江人民出版社1987年版。
⑤ 《义乌县志》,浙江人民出版社1987年版。
⑥ 《东阳市卫生志》,1992年。
⑦ 《东阳市志》,汉语大词典出版社1993年版。
⑧ “宁波鼠疫又起”,《申报》1941年6月3日,第7版。
⑨ “宁波鼠疫流行”,《申报》1941年6月16日,第7版。
⑩ 《慈溪县志》,浙江人民出版社1992年版。
⑪ 《慈溪卫生志》,宁波出版社1994年版。
⑫ 《绍兴县卫生志》,浙江古籍出版社1997年版。

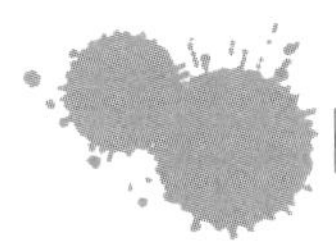

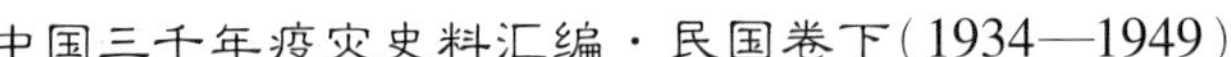

发病之急连医生也不及叫①。

宁海县　天花流行,患者8人,全部死亡②。

仙居县　天花流行,朱溪村死亡30人,井头洋死亡17人③。

黄岩县(今台州市黄岩区、椒江区)　(夏秋之际)7—8月,痢疾流行④。

永嘉县(今包括温州市、永嘉县)　夏,登革热流行。今《永嘉县卫生志》载:7月,城区登格热流行⑤。

青田县　脑膜炎流行,近200人死亡,高市乡雄溪村有一家7天死亡3人。天花流行,北山、白岩一带发病20余人,除1人外均死亡⑥。

景宁县(今景宁畲族自治县)　痢疾流行,白鹤乡吴山头等村死亡多人。疟疾流行,深蝉村死亡数十人⑦。

龙泉县(今龙泉市)　鼠疫流行,小梅、查田相继发生,死亡36人⑧。

遂昌县　春,天花流行,发病111例,死亡33例⑨。

福建省

福建省　鼠疫流行,波及38县,发病6880例,死亡5425人。

闽侯县(今包括福州市、闽侯县)　夏,琅岐腺鼠疫流行⑩。

平潭县　(夏)7月,霍乱流行,大练乡斗礁村40多户,染疫死亡20多人⑪。

厦门市　秋,霍乱流行。9月9日(七月十八日)报道:厦门方面,自初发生至8月1日间,发生虎疫患者649名之多,死亡者394名⑫。

罗源县　夏,鼠疫、疟疾流行。今《罗源县志》载:7月,鼠疫大发,继而恶性疟疾流行,死100余人。1941—1946年,县城、起步、兰田、长治、松山、北山、巽屿、大获等

---

① 《萧山县志》,浙江人民出版社1987年版。《萧山市卫生防疫志》,1996年。

② 《宁海县志》,浙江人民出版社1993年版。

③ 《仙居县志》,浙江人民出版社1987年版。

④ 《黄岩县卫生志》,上海人民出版社1990年版。

⑤ 《永嘉县卫生志》,1998年。

⑥ 《青田县志》,浙江人民出版社1990年版。

⑦ 《景宁畲族自治县卫生志》,1994年。

⑧ 《龙泉县志》,汉语大词典出版社1994年版。

⑨ 《遂昌县卫生志》,浙江古籍出版社1997年版。

⑩ 《东岐村志》,福建省地图出版社1998年版。

⑪ 《平潭县志》,方志出版社2000年版。

⑫ “外地虎疫严防侵入,州内慎防不使发生,检疫课长要望州民协力谈”,《盛京时报》1941年9月9日,第8版。

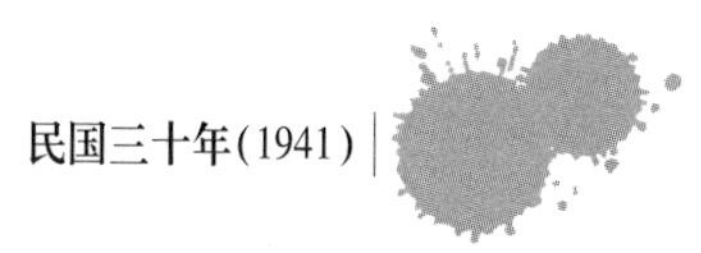

地相继发生鼠疫,县城死亡1200多人,巽屿、北山一带死亡920人①。

屏南县　春,天花流行,死70余人。柘荣特区脑膜炎、疟疾、赤痢流行,死100多人②。

寿宁县　(春)2月,天花流行,凤阳乡附近死数十人③。

福鼎县(今福鼎市)　春,天花流行,巽城镇及磻溪、黄岐等乡日有死亡,哭声载道。又,麻疹流行,安仁乡一周之内死亡儿童20余人④。

安溪县　(春)3月,天花流行,安溪城区及近郊死亡者众⑤。

南安县(今南安市)　鼠疫、天花流行。今《南安县志》载:莲塘、东田等地鼠疫蔓延,洪濑一带天花流行⑥。

莆田县(今莆田市)　天花流行,九峰村死亡30多人⑦。

仙游县　霍乱流行,郊尾镇死者很多⑧。

永春县　春夏之交,鼠疫流行⑨。

长泰县　鼠疫、天花流行。城关、坂里一带患鼠疫死者300多人;陈巷、夫坊、上楼、花洋、美里、下彭、城关一带患天花死者250多人⑩。

漳平县(今漳平市)　春,天花流行,溪南、杨美疫死几百人⑪。

宁化县　春,天花流行。所辖湖村乡3月中旬发生痘疫,下埠、岑坑、巫坊、湖村最为严重,夭折者151人⑫。

清流县　春,天花流行。患病58例,死亡4例⑬。

明溪县　春,鼠疫流行。秋,痢疾、霍乱流行。冬,脑膜炎、天花流行。今《明溪县志》载:3月,鼠疫在盖洋、常坪、白叶一带流行,患病68人。8月,痢疾、霍乱流行。痢疾先在常杨、湾内、白叶、温庄一带,继而向全县蔓延,发病82例,死亡38人。霍乱则

---

① 《罗源县志》,方志出版社1998年版。

② 《宁德地区医药卫生志》,福建人民出版社2005年版。

③ 《宁德地区医药卫生志》,福建人民出版社2005年版。

④ 《福鼎县卫生志》,1999年。

⑤ 《安溪县志》,新华出版社1994年版。《泉州市卫生志》,福建人民出版社2000年版。

⑥ 《南安县志》,江西人民出版社1993年版。

⑦ 《梧塘镇志》,方志出版社1997年版。

⑧ 《郊尾镇志》,中国社会科学出版社2000年版。

⑨ 《永春县志》,语文出版社1990年版。

⑩ 《长泰县志》,方志出版社2005年版。

⑪ 《漳平县志》,生活·读书·新知三联书店1995年版。

⑫ 《湖村乡志》,1987年。

⑬ 《清流县志》,中华书局1994年版。

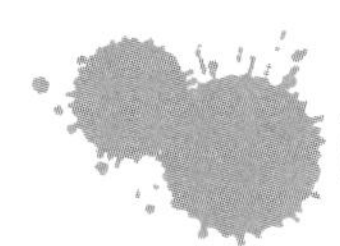

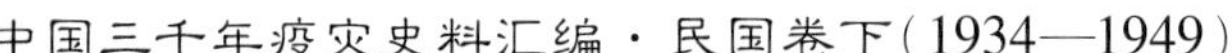

全县蔓延,全年患病1400余人,8月发病1081人,死亡极多。冬,流脑暴发流行,患病656人。天花流行,盖洋、城关两地患病58例,死亡4例①。

南平县(今南平市)　霍乱流行,患者11人,全部死亡②。

尤溪县　天花流行,北宅村吴坑死亡16人③。

永安县(今永安市)　夏,鼠疫流行。7月9日(六月十五日)报道:衢县鼠疫蔓延至此,幸经该地方当局迅速防治,未遭巨灾④。冬,鼠疫又起。1942年1月23日(十二月初七日)《解放日报》载:全省发现鼠疫,尤以永安等地为甚,已有多人染病毙命⑤。洪田乡山顶坑自然村发生瘟疫,一月内死亡青壮年14人⑥。这是鼠疫所致。

邵武县(今邵武市)　秋,鼠疫流行。今《邵武市志》载:9月,从光泽感染来的鼠疫在北门发现,后迅速蔓延,死亡1200余人⑦。

顺昌县　秋,鼠疫流行。全县死亡225人,其中上洋最甚,死亡105人,蔡坑死亡60余人⑧。

光泽县　秋,鼠疫流行。船民陈某染鼠疫,死于顺化坊白马庙溪边船上,其亲友探望又传染蔓延,导致发病45人,死28人。自此鼠疫连年发生⑨。

将乐县　秋,鼠疫流行,患者千计⑩。

广东省

广州市　夏,霍乱流行⑪。5月23日(四月廿八日)报道:广汕、广九两线之日军,日来染瘟疫病者甚多,日尸千余,运返广州河南石头焚化⑫。6月5日(五月十一日)报道:迩来虎列拉症蔓延,市民每日不治而死者数十名,医院有人满之患,其无力医治之苦力,则呻吟倒卧于街头路角,最近更延及水上,罹难者已有50余人⑬。白喉、麻疹

---

① 《明溪县志》,方志出版社1997年版。
② 《南平市志》,中华书局1994年版。
③ 《尤溪县志》,福建省地图出版社1989年版。
④ “宁波鼠疫迄未扑灭”,《申报》1941年7月9日,第7版。
⑤ 李文海等《近代中国灾荒纪年续编》,湖南教育出版社1993年版。
⑥ 《永安市志》,中华书局1994年版。
⑦ 《邵武市志》,群众出版社1993年版。
⑧ 《顺昌县志》,中国统计出版社1994年版。
⑨ 《光泽县志》,群众出版社1994年版。
⑩ 《将乐县志》,方志出版社1998年版。
⑪ 《广州市志》(卷十五),广州出版社1997年版。
⑫ “韶关”,《申报》1941年5月23日,第3版。
⑬ “广州虎疫流行”,《申报》1941年6月5日,第3版。

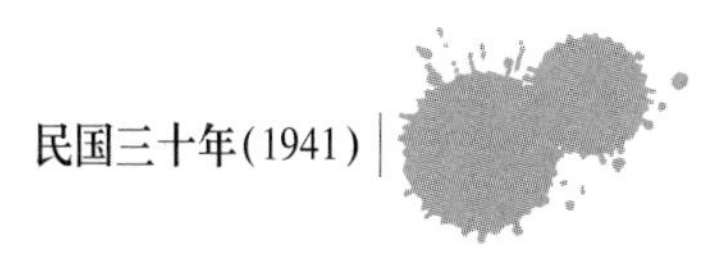

病流行,死者不计其数[①]。

从化县(今从化市)　鼠疫流行,良口简村死亡200多人[②]。

中山县(今中山市)　夏,霍乱流行。今《中山市志》载:霍乱流行,神湾乡陈兰一家五口全都死于霍乱,三乡墟仔牙科技士严少敏全家四口死去三人[③]。所辖乾务镇,5月,霍乱(俗瘟疫病)大流行,仅一个月,患病近1000人,死者过半[④]。

花　县(今广州市花都区)　天花流行,仅芙蓉嶂一带患者200多人[⑤]。

新兴县　霍乱流行,天堂圩附近乡村12000多人,发病700多人,死亡200多人[⑥]。

清远县(今清远市)　疟疾、天花、鼠疫、脑膜炎流行。仅上半年即发生疟疾633宗,死亡22人;天花317宗,死亡145人;鼠疫140宗,死亡1人;流行性脑膜炎2宗,死亡2人[⑦]。

鹤山县(今鹤山市)　天花流行,死亡者众[⑧]。

曲江县(今韶关市曲江区)　疟疾流行,上半年患者3174名[⑨]。

乐昌县(今乐昌市)　鼠疫流行,发现15例[⑩]。

翁源县　霍乱流行。1941—1948年,发病342例,死亡104例[⑪]。

陆丰县(今陆丰市)　夏,鼠疫流行。今《陆丰县志》载:5月,营下乡锡上村、华门乡蛇头岭鼠疫流行,死亡者众[⑫]。

连平县　天花流行,隆街、惠化、上坪一带青少年夭折者众[⑬]。

连县、阳山县、连山县　疟疾大流行,加上其他瘟疫流行,全县死亡1000余人[⑭]。

饶平县　天花流行。今《饶平县志》载:1941—1949年,浮山、黄冈、济洲等地多

---

① 《石牌村志》,广东人民出版社2003年版。《车陂村志》,中华书局2003年版。《棠东村志》,2006年。

② 《从化县志》,广东人民出版社1994年版。

③ 《中山市志》,广东人民出版社1997年版。

④ 《乾务镇志》,1991年。

⑤ 《花县志》,广东人民出版社1995年版。

⑥ 《新兴县志》,广东人民出版社1993年版。

⑦ 《清远县志》,1995年。

⑧ 《鹤山县志》,广东人民出版社2001年版。

⑨ 《曲江县志》,中华书局1999年版。

⑩ 《乐昌县志》,广东人民出版社1994年版。

⑪ 《翁源县志》,广东人民出版社1997年版。

⑫ 《陆丰县志》,广东人民出版社2007年版。

⑬ 《连平县志》,中华书局2002年版。

⑭ 《连南瑶族自治县志》,广东人民出版社1996年版。

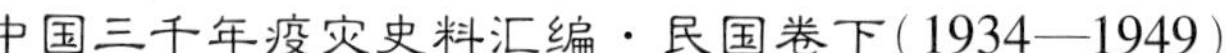

次发生天花,患者达1600多人,死者230余人①。

廉江县(今廉江市) 霍乱流行,发病19人,死亡4人②。

乳源县 天花流行。患病130人,死亡50多人,直至1949年,各乡都有少量天花患者发生③。

封川县(今封开县) 自春徂秋,霍乱流行。今《封开县志》载:春,乡村霍乱病流行,连续5个月,仅3月份死亡300余人④。

遂溪县 霍乱流行,疫情严重,死者众多⑤。

阳春县(今阳春市) (夏)5月,天花流行,发病102例,死亡9人⑥。

阳江县(今阳江市) 霍乱大流行⑦。

海南省

儋 县(今儋州市) 霍乱流行,中和镇死亡160多人⑧。

乐东县(今乐东黎族自治县) 疟疾流行。今《乐东县志》载:1940—1942年,全县疟疾暴发。多建峒的陈考村百户黎胞死者过半⑨。

感恩县(今东方市) 霍乱流行,死亡1000余人⑩。

乐会县(今琼海市)、万宁县(今万宁市)、定安县 霍乱流行。今《琼中县志》载:民国三十年至三十一年(1941—1942),霍乱、副霍乱流行,太平、红毛、营根、中平等地是主要疫区,死2703人⑪。按:时无琼中县,1948年析以上各县地置琼中县。

香港特别行政区

香 港 夏,霍乱流行。4月6日(三月初十日)报道:此间(广州)当局因香港有虎烈刺疫症,现复对香港来船实施隔离检疫条例⑫。5月13日(四月十八日)报道:香港自发现虎疫以来,迄今日益猖獗,患该症者,总计达674名,其中医治不及死亡者,

① 《饶平县志》,广东人民出版社1994年版。《汕头卫生志》,1990年。
② 《廉江市卫生志》,中国社会出版社2000年版。
③ 《乳源瑶族自治县志》,广东人民出版社1997年版。
④ 《封开县志》,广东人民出版社1998年版。
⑤ 《遂溪县志》,中华书局2003年版。
⑥ 《阳春县志》,广东人民出版社1996年版。
⑦ 《阳江县志》,广东人民出版社2000年版。
⑧ 《儋县志》,新华出版社1994年版。
⑨ 《乐东县志》,新华出版社2002年版。
⑩ 《东方县志》,新华出版社2011年版。
⑪ 《琼中县志》,1995年。
⑫ “香港赴粤船只实施隔离检疫”,《申报》1941年4月6日,第5版。

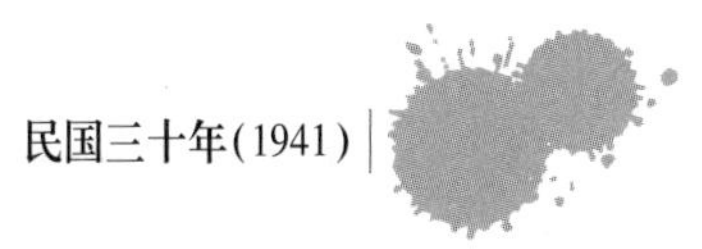

竟超半数以上,计 410 余名[1]。

澳门特别行政区

澳　门　夏,霍乱流行。5 月 13 日(四月十八日)报道:最近一月内虎疫病极猖獗,澳门死亡者亦有 100 余名之多,澳门当局现束手无策,一般居民均异常恐慌[2]。

广西壮族自治区

邕宁县(今南宁市)　天花流行[3]。霍乱流行[4]。

扶南县、绥渌县、同正县(合为今扶绥县)　霍乱流行[5]。

横　县　春,天花流行,死者甚众[6]。

贵　县(今贵港市)　天花流行,死 574 人[7]。

兴安县　天花流行,死亡 174 人[8]。

荔浦县　疟疾流行,患者 412 人[9]。

柳江县(今柳州市)　霍乱流行,洛崖乡上村、山咀、石狗洞、矮鸡岭、上明村等村屯最为严重。上村全村 496 人,患者 134 人,死亡 84 人[10]。

融　县(今融水苗族自治县)　(春)4 月,霍乱流行,城南东良村死亡多人。天花流行,发病 11476 人,死亡不计其数[11]。

永福县　天花大流行,死了 30 余人[12]。霍乱流行[13]。

柳城县　洛崖霍乱流行[14]。

思恩县(今环江毛南族自治县)　夏秋,霍乱流行,死亡 400 多人。水源乡三美村下龙屯 84 人,仅有 1 人幸存[15]。

---

① "香港澳门虎疫猖獗",《申报》1941 年 5 月 13 日,第 7 版。
② "香港澳门虎疫猖獗",《申报》1941 年 5 月 13 日,第 7 版。
③ 《南宁市卫生志》,1996 年。
④ 《广西通志 · 医疗卫生志》,广西人民出版社 1999 年版。
⑤ 《扶绥县志》,广西人民出版社 1989 年版。
⑥ 《横县县志》,广西人民出版社 1989 年版。
⑦ 《贵港市志》,广西人民出版社 1993 年版。
⑧ 《兴安县志》,广西人民出版社 2002 年版。
⑨ 《荔浦县志》,生活 · 读书 · 新知三联书店 1996 年版。
⑩ 《柳城县卫生志》,1995 年。
⑪ 《融水苗族自治县志》,生活 · 读书 · 新知三联书店 1998 年版。
⑫ 《永福县志》,新华出版社 1996 年版。
⑬ 《广西通志 · 医疗卫生志》,广西人民出版社 1999 年版。
⑭ 《柳城县志》,广州出版社 1992 年版。
⑮ 《环江毛南族自治县志》,广西人民出版社 2002 年版。

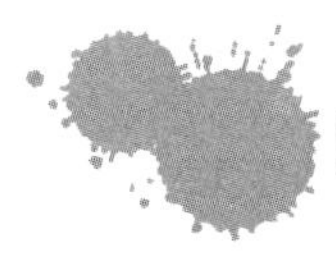

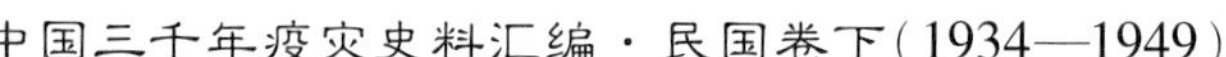

苍梧县(今梧州市)　霍乱流行①。

灌阳县　疟疾流行②。

武宣县　麻疹流行,二塘死40多人③。

田东县　冬,天花流行。今《田东县志》载:11至12月,全县天花流行。其中景福乡宝藏村死亡20人,慕仁乡瀑布村人烟消没者十数户④。

阳朔县　霍乱流行⑤。

合浦县　秋,霍乱、痢疾流行。今《合浦县志》载:8月,石康发生疫症(霍乱),死亡40余人⑥。今《浦北县卫生志》载:9月,赤痢流行,小江北六图一带两周内共死亡60余人,有一家8口死7人者⑦。

灵山县　春,天花流行。夏秋,霍乱、痢疾流行。今《灵山县志》载:2月,天花流行,平山染者数十人,死10余人。又,夏秋,霍乱、疟疾流行⑧。

---

① 《苍梧县志》,广西人民出版社1997年版。

② 《灌阳县志》,新华出版社1995年版。

③ 《武宣县志》,广西人民出版社1995年版。

④ 《田东县志》,广西人民出版社1998年版。

⑤ 《广西通志·医疗卫生志》,广西人民出版社1999年版。

⑥ 《合浦县志》,广西人民出版社1994年版。

⑦ 《浦北县卫生志》,1998年。

⑧ 《灵山县志》,广西人民出版社2000年版。

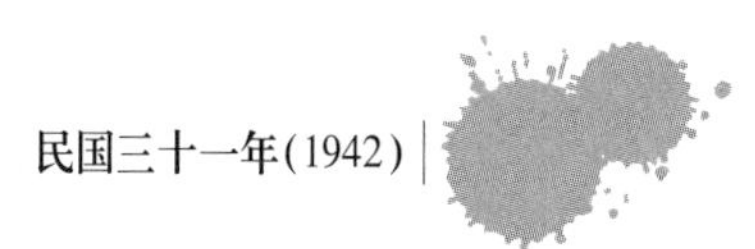

民国三十一年(1942)

全　国

是年,全国12省区88县旗鼠疫发病16513例,死亡13230人。云南4县,发病488例,死亡202人;广东4县,发病621例,死亡584人;福建38县,发病11794例,死亡9256人;浙江6县,发病644例,死亡564人;江西3县,发病120例,死亡120人;吉林8县,发病568例,死亡454人;湖南2县,发病98例,死亡92人;内蒙古17县旗,发病1858例,死亡1648人;陕西1县,发病116例,死亡115人;青海3县旗,发病128例,死亡117人;西藏2县,仲马县死亡34人,莎嘎县与1952年共计发病、死亡44人①。

是年,川、湘、鄂、桂、滇、赣、闽、浙、粤、黔、康及北京等12个省市共有288个县市发生霍乱流行,登记患者达65857人,死亡29838人以上②。11月9日(十月初二日)报道:重庆昨日宣布,本年1月至9月间,内地11省及重庆市共发生虎列拉症11951起,因而死亡者共4576人。云南省患者最多,有454起,死者有1875人。云南之虎疫,太半系由自缅甸撤回之华兵传染而来③。

黑龙江省

龙江县(今齐齐哈尔市)　春,斑疹伤寒流行。2月22日(正月初八日)报道:省管下龙江县李家房子(滨州线虎尔虎拉西南方十公里)地方,于本月10日忽然发生发疹窒扶斯,迄至17日共计发生12名,死亡者3名,治愈者2名,其余尚在病患中④。是年痢疾发生81例,死亡6例。伤寒发生73例,死亡15例。猩红热发生27例⑤。

富裕县　夏六月,天花流行。秋七月,伤寒流行。今《富裕县志》载:7月,天花流

---

① 李文波《中国传染病史料》,化学工业出版社2004年版,第197页。

② 《当代中国的卫生事业》,中国社会科学出版社1986年版,第315页。

③ "云南等省虎疫盛行",《申报》1942年11月9日,第2版。

④ "发疹窒扶斯出现,省制定防疫十训",《盛京时报》1942年2月22日,第4版。

⑤ 《齐齐哈尔市卫生志》,1990年。

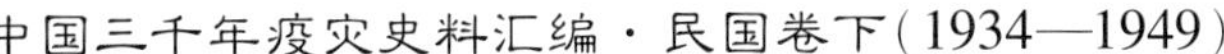

行,东房子屯儿童十死其九;8月,伤寒流行,塔哈一带多数人家染病[①]。

德都县　(夏)7月,霍乱流行,北和村红火尔基屯死亡80多人[②]。

望奎县　县城西南隅天花大流行,儿童死亡无数[③]。

汤原县　伤寒流行。今《鹤岗市志》载:从黄河边被招工来的400多人,因吃发霉的橡子面,染上伤寒病,最后只剩下30多人[④]。

穆棱县　斑疹伤寒流行。今《穆棱县志》载:瘟疫流行,全县几千人发病,700余人死亡[⑤]。

滨江县(今哈尔滨市)　夏,天花流行。5月19日(四月初五日)报道:本年度自1月以来,天然痘患者已14名之多。5月以来,天然痘又渐发生,患者又有12名发现,尚有蔓延之情形[⑥]。夏,伤寒、赤痢流行。9月9日(七月廿九日)报道:本年8月份本市传染病患者发生,计赤痢22名,疫痢1名,肠窒扶斯32名,巴拉窒扶斯7名,痘疮2名,发疹窒扶斯4名,猩红热16名,窒扶至利亚19名,计105名,相较于往年猖獗期,本年竟意外的减少[⑦]。斑疹伤寒流行,发病468例[⑧]。

安达县(今安达市)　斑疹伤寒流行,发病9360人,死亡1060人,病死率11.32%[⑨]。

虎林县(今虎林市)　天花流行,湖北村患病21名,死20人[⑩]。

讷河县(今讷河市)　春,猩红热流行。5月12日(三月廿八日)报道:本街东北区郝某家中发现喉疹,10日间死子女4名[⑪]。

克山县　夏,克山病猖獗。6月27日(五月十四日)报道:心脏肥大,呼吸困难,终于一命归阴之克山病,今年又于北安省克山县极形猖獗,原因在于该地方房屋构造之不健全[⑫]。秋,瘟疹流行。9月6日(七月廿六日)报道:入秋以来,天时不正,近日

---

① 《富裕县志》,中共党史资料出版社1990年版。

② 《德都县志》,黄山书社1994年版。

③ 《望奎县志》,1989年。

④ 《鹤岗市志》,黑龙江人民出版社1990年版。

⑤ 《穆棱县志》,中国文史出版社1990年版。

⑥ “为防天花漫延,实施临时种痘,日期场所决定现已开始”,《盛京时报》1942年5月19日,第6版。

⑦ “哈市八月传染病统计”,《盛京时报》1942年9月9日,第6版。

⑧ 《黑龙江省志·卫生志》,黑龙江人民出版社1996年版。

⑨ 《安达县志》,黑龙江人民出版社1992年版。

⑩ 《虎林县志》,中国人事出版社1992年版。

⑪ “喉疹发生,一家死四口”,《盛京时报》1942年5月12日,第6版。

⑫ “克山病猖獗,医大将派员扑灭”,《盛京时报》1942年6月27日,第2版。

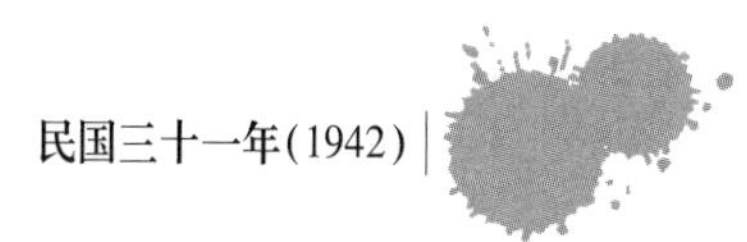

男女小孩等辈患瘟疹者日多,因治之不当,以致丧命者时有①。

吉林省

长春县(今长春市) 夏,疫病流行。5月27日(四月十三日)报道:4月中发生法定传染病:赤痢6名,死亡1名;疫痢1名;伤寒13名,死亡1名;类伤寒6名,死亡1名;天花12名,死亡1名;发疹伤寒37名,死亡7名;猩红热19名;白喉7名;流行性脑脊髓膜炎1名,死亡1名;再归热1名;合计103名,死亡11名,与去年相比大见减少②。秋,伤寒、赤痢流行。9月10日(七月三十日)报道:于此疫病流行之季节,兹将疫病发生之数字予以发表:罹疫总数306人(赤痢70,疫疠4,肠窒扶斯202,发疹窒扶斯4,天然痘2,猩红热6,其他18),死亡者36人③。

通阳县 冬,克山病流行。四间房屯人染病死者近百,波及土顶乡老泉眼、齐瓦房一带村屯。当时群众称为"吐黄水病""快当病""攻心翻""羊毛疔"等④。按:1941年1月1日,伊通县与双阳县合为通阳县;1946年3月15日,复分为伊通、双阳两县。

延吉县(今延吉市) 夏,伤寒流行。冬,克山病流行。今《龙井县卫生志》载:7月,伤寒流行,龙井街老三连大院60余户人家有20余家患病,当局烧毁房屋10余家。冬,克山病流行。平顶村(现白金乡)发病100余人,死亡70余人;泉水屯13户有11户妇女死于克山病⑤。

和龙县(今和龙市) 春,伤寒流行。松下坪矿区尤重,每天有5—6人死亡⑥。

汪清县 冬,克山病大流行,死者甚众⑦。

濛江县(今靖宇县) 冬,克山病流行。那尔轰死亡445人,朝阳村198户,324人死亡⑧。

辽宁省

奉天市(今沈阳市) 夏,天花流行。5月17日(四月初三日)报道:奉天市本年度上月(4月天花)之发生者为38名,较去年同期显示20名之增加⑨。6月21日(五月初八日)报道:本年1月1日迄端午节6月18日之发病统计为:赤痢248人;疫疠

---

① "患秋瘟者多,需要注意清洁",《盛京时报》1942年9月6日,第6版。

② "为期市民彻底保健,对传染发生勿隐瞒",《盛京时报》1942年5月27日,第6版。

③ "八月份传染病统计,卫生当局发表",《盛京时报》1942年9月10日,第6版。

④ 《双阳县志》,吉林文史出版社1992年版。

⑤ 《龙井县卫生志》,1985年。

⑥ 《和龙县志》,吉林文史出版社1992年版。

⑦ 《汪清县卫生志》,1988年。

⑧ 《靖宇县志》,吉林人民出版社2001年版。

⑨ "扑灭天花,免费种痘场所决定",《盛京时报》1942年5月17日,第5版。

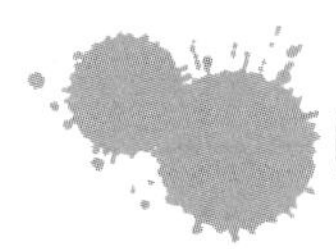

53 人;肠窒扶斯 85 人;拟似窒扶斯 21 人;痘疮(5 倍)190 人;猩红热 47 人;流行性脑脊髓炎 33 人;发疹窒扶斯 140 人;白喉 48 人;再归热 6 人。除痘疮(去年的 5 倍多)与发疹窒扶斯外,大体似比去年度减少①。

安东市(今丹东市)　夏,斑疹伤寒流行。6 月 5 日(四月廿二日)报道:本年发疹伤寒尤其具有特别之恶性,现下该病患者已达 13 名之多数,已发现有相当死亡者之状况,其他传染病患者赤痢、白喉各 4 名,痘患 3 名,伤寒、猩红热各 1 名②。

海城县(今海城市)　痢疾流行,传染猖獗,仅前甘村 90 户人家,死亡者近 100 人③。

盘山县　夏秋,全县霍乱流行④。

抚顺县　疟疾、回归热流行。是年,疟疾发生 1125 人,回归热发生 680 人⑤。

本溪县(今本溪满族自治县)　斑疹伤寒流行⑥。

金　县(今大连市金州区)　春,伤寒流行。4 月 21 日(三月初七日)报道:刻间发生之肠窒扶斯病,已达 50 余名。近二三年肠窒扶斯发生状况,昭和十四年(1939)1374 名,十五年(1940)616 名,去年 237 名,渐次减少,此因市民自觉与预防注射有以致之⑦。斑疹伤寒流行⑧。

内蒙古自治区

绥远省　春,鼠疫流行,冬,鼠疫复作。今《杭锦后旗志》载:1 月 15 日(上年十一月廿九日)至 3 月 19 日(二月初三日),鼠疫流行,杭后旗境内的刹台庙、梅令湾、板斗甲浪等地区发生鼠疫,患者无一幸存,共死亡 188 人,流行迅速,惨烈异常。傅作义政府实行全面的武力封锁和严格的疫区处理,扑灭了鼠疫。冬,后套地区鼠疫猖獗,尤以五原、临河为最,蔓延数月,至次年春方渐平息,死者 100 余人⑨。

突泉县　鼠疫流行,水泉、六户、学田、哈拉沁地区发病 105 人,死亡 64 人⑩。

---

① “上半季传染病较去年度减少”,《盛京时报》1942 年 6 月 21 日,第 2 版。

② “各种传染病发生已达十三名之多,市当局亟谋彻底防疫”,《盛京时报》1942 年 6 月 5 日,第 3 版。

③ 《腾鳌镇志》,1992 年。

④ 《盘山县志》,沈阳出版社 1996 年版。

⑤ 《抚顺市卫生志》,1989 年。

⑥ 《本溪满族自治县志》,辽宁民族出版社 2009 年版。

⑦ “为防肠窒扶斯传染,警署定期注射防御,望市民踊跃前往勿裹足不前”,《盛京时报》1942 年 4 月 21 日,第 3 版。

⑧ 《大连市卫生志》,大连出版社 1991 年版。

⑨ 《杭锦后旗志》,中国城市经济社会出版社 1989 年版。

⑩ 《兴安盟志》,内蒙古人民出版社 1997 年版。

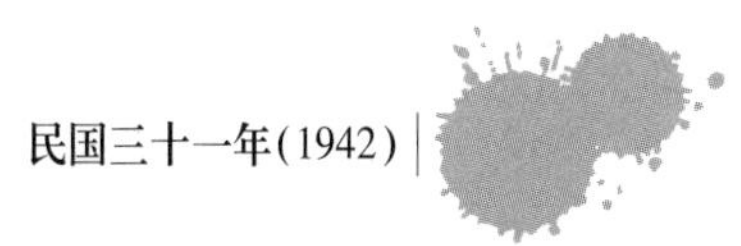

通辽县(今通辽市科尔沁区)　夏秋,鼠疫流行。今《通辽市志》载:6 月 5 日—10 月 26 日(四月廿二日至九月十七日),全县有 14 个村屯发生鼠疫,死亡 491 人①。

赤峰县(今赤峰市)　自春徂秋,鼠疫流行。今《赤峰市志》载:4—8 月,阿鲁科尔沁旗白音布统地区 12 个村和敖汉旗大白音蒿等 2 个村发生人间鼠疫,发病 477 人,死亡 466 人②。

敖汉旗　夏秋,鼠疫流行。今《敖汉旗志》载:7 月 29 日—9 月 10 日(六月十七日至八月初一日),新区的西四棵树、大白音蒿发病 44 人,死亡 34 人③。

科尔沁右翼中旗　伤寒流行④。

新巴尔虎正白旗　伤寒流行。今《鄂温克族自治旗志》载:辉河鄂温克牧民勒布恩太、玛克苏尔、古瑞 3 人因反抗日军欺辱被捕,勒布恩太、玛克苏尔被严刑拷打死在狱中,古瑞被注射疫菌后放回家,不久患伤寒病死,全家 4 人也传染死亡。病菌蔓延到南辉河、伊敏河流域,死亡牧民达 240 余人⑤。

喀喇沁右翼旗(今喀喇沁旗)　冬,克山病流行,死亡 200 余人⑥。

苏尼特左翼旗(今苏尼特左旗)　伤寒流行,额尔德尼庙僧俗死 30 余名⑦。

苏尼特右翼旗(今苏尼特右旗)　秋,鼠疫流行。二连市东 5 公里地区发病 4 人,死亡 4 人。温都尔庙德王府兵营发病 150 多人,死亡 40 人⑧。

鄂尔多斯左翼前旗(今准噶尔旗)、鄂尔多斯右翼后旗(今杭锦旗)　春,肺鼠疫流行⑨。

鄂尔多斯右翼后旗(今杭锦旗)　春,鼠疫流行。首例发生在 1941 年 12 月(按:上年冬),当时永胜乡苏卜盖的杨二挠到黄河北岸的乃玛岱四棵树河头圪旦看病,回到家中全身发烧、咳嗽、胸痛、咯血,两日后死亡,家中其余 3 口亦相继染病而亡。死者葬于古炉圪旦,不久,此间同症死亡 16 人。疫情辗转流行,很快波及乔大圪旦村,20 日内死 36 人。人们畏疫如虎,疫情继续向东蔓延至沙圪堵淖尔、灰菜壕、塔然高勒、无淀布拉、格德日格,死亡 30 人。截止到 1942 年 3 月,传播 10 个疫点,20 户染

---

① 《通辽市志》,方志出版社 2002 年版。
② 《赤峰市志》,内蒙古人民出版社 1996 年版。
③ 《敖汉旗志》,内蒙古人民出版社 1991 年版。
④ 《科尔沁右翼中旗志》,内蒙古人民出版社 1993 年版。
⑤ 《鄂温克族自治旗志》,中国城市出版社 1997 年版。
⑥ 《内蒙古大事记》,内蒙古人民出版社 1997 年版。
⑦ 《苏尼特左旗志》,内蒙古文化出版社 2004 年版。
⑧ 《苏尼特右旗志》,内蒙古文化出版社 2002 年版。
⑨ 《海勃湾区志》,内蒙古人民出版社 1999 年版。《准格尔旗志》,内蒙古人民出版社 1993 年版。

疫,86 人死亡[①]。

萨拉齐县(今大部为土默特旗)　伤寒流行,一些村民丧命[②]。

五原县　春,鼠疫流行。2 月 28 日(正月十四日)报道:发生鼠疫,在 2 月 1 日起至 14 日止两星期内,五原死者有 55 人[③]。

临河县　春,鼠疫流行[④]。2 月 28 日(正月十四日)报道:发生鼠疫,在 2 月 1 日起至 14 日止两星期内,临河死者有 54 人[⑤]。

磴口县　春,鼠疫流行。《宁夏省政府公报》载:磴口发现疑似鼠疫死 6 人,已派员驰往防堵[⑥]。今《磴口县志》载:去冬今春,鼠疫流行,补隆淖、艾家湾、刘家圪旦死 30 多人,系由一个患鼠疫的国民党士兵寻找所属部队,路经上述地区食宿所致[⑦]。今《乌海市志》载:2 月,绥远省西部发生鼠疫,蔓延到宁夏磴口县一带。宁夏省成立防疫委员会,将至石嘴山、陶乐、乌达、磴口和定远营一带的交通暂行封锁。由于防疫及时,加之绥远边界人烟稀少,很快被控制[⑧]。

北京市

北平市(今北京市)　黑热病流行。今《北京卫生志》载:市区发现黑热病 130 例,郊区流行,不计其数[⑨]。本年北京市因病死亡 29278 人,其中伤寒 75 人,赤痢 220 人,天花 25 人,白喉 18 人,脑脊髓膜炎 23 人,猩红热 2 人,麻疹 43 人[⑩]。

天津市

天津市　伤寒流行,北运河两岸各村均有病例,群众称为"羊毛疹"[⑪]。

河北省

承德县(今承德市区)　秋,痢疾蔓延。8 月 18 日(七月初七日)报道:6 月以来,承德街内蔓延之痢疾至 7 月末日,已有 60 名以上之死亡者[⑫]。

---

① 《杭锦旗志》,内蒙古人民出版社 1994 年版。

② 《把什村史》,内蒙古人民出版社 2003 年版。

③ "绥宁发生鼠疫",《申报》1942 年 2 月 28 日,第 2 版。

④ 《巴彦淖尔市民政志》,2006 年。

⑤ "绥宁发生鼠疫",《申报》1942 年 2 月 28 日,第 2 版。

⑥ "电请拨赐疫苗以资防预由",《宁夏省政府公报》1942 年第 141 期。

⑦ 《磴口县志》,内蒙古人民出版社 1998 年版。

⑧ 《乌海市志》,内蒙古人民出版社 1996 年版。

⑨ 《北京卫生志》,北京科学技术出版社 2001 年版。

⑩ 于德源《北京历史灾荒灾害纪年》,学苑出版社 2004 年版,第 215 页。

⑪ 《北辰区志》,天津古籍出版社 2000 年版。

⑫ "病院不良传染病猖獗",《盛京时报》1942 年 8 月 18 日,第 5 版。

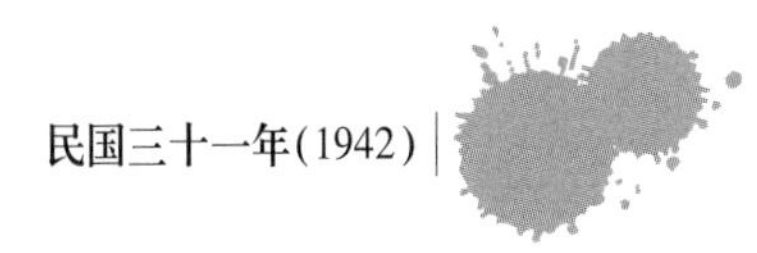

兴隆县　麻疹、天花流行,无村不戴孝,处处闻哭声①。

任邱县(今任丘市)　天花流行,患者近1000例②。

霸　县(今霸州市)　夏,霍乱流行。今《霸州市志》载:7月,霍乱流行,遍及147个村,死亡3666人③。

行唐县　夏,霍乱流行。今《石家庄地区志》载:7月,病疫流行,全县86000余人患病,死者不计其数④。

灵寿县　夏,伤寒流行。今《石家庄地区志》载:7月,传染病蔓延。病状是头晕、高烧、鼻出血、下痢、浮肿。三区32个村,10天病倒了3400人,占全区人口的30%。郝家河村死亡人口过半。北燕川158人,全部病倒,死亡63人,壮年死亡率高⑤。

临城县　麻疹大流行。西营村小儿发病45人,死亡28人;古鲁营村发病51人,死亡30人⑥。

获鹿县(今鹿泉市)　天花流行,石门发生20例,死亡3人⑦。

邯郸县　春,太行山根据地疫病流行⑧。

献　县　霍乱大流行,日本侵略军怕传染,曾在学校和交通要道设站注射霍乱疫苗,有很多病人被活埋⑨。

宁晋县　霍乱流行。白侯村发病100名,死亡30余人。有一家3口一日死绝者。群众恐慌万分,不敢出门⑩。

山西省

孝义县(今孝义市)　脑膜炎、天花流行。今《孝义县志》载:流脑大流行,发病1100例,其中,部落村发病16例,死12人⑪。所辖柱濮镇痘疮肆虐,死者100余人⑫。

平定县　伤寒流行。所辖理家庄村疫病(伤寒病)流行,十病其九⑬。

---

① 《兴隆县志》,新华出版社2004年版。
② 《沧州地区卫生志》,1991年。
③ 《霸州市志》,中国文史出版社2006年版。
④ 《石家庄地区志》,文化艺术出版社1994年版。
⑤ 《石家庄地区志》,文化艺术出版社1994年版。
⑥ 《临城县志》,团结出版社1996年版。
⑦ 《石家庄市卫生志》,河北科学技术出版社1993年版。
⑧ 《峰峰志》,新华出版社1996年版。
⑨ 《沧州地区卫生志》,1991年。
⑩ 《宁晋县志》,中华书局1999年版。
⑪ 《孝义县志》,海潮出版社1992年版。
⑫ 《柱濮镇志》,山西古籍出版社1998年版。
⑬ 《理家庄村志》,北岳文艺出版社2004年版。

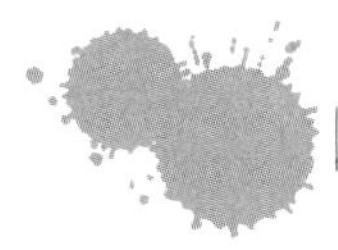

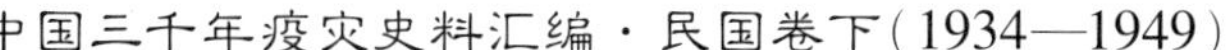

榆社县　伤寒流行。今《榆社县志》载:疫病流行,死亡174人①。

长治县　伤寒流行。今《长治市志》载:旱,来府城逃荒者很多,造成传染病流行,死亡上万人②。

闻喜县　天花流行,全县染病150余人,死亡过半③。

洪洞县　春夏之际,伤寒流行。今《洪洞县志》载:4—5月间,瘟疫流行④。

晋城县(今晋城市)　蝗,大疫,伤寒、痢疾流行极广。全县发病13万余人,死亡5万余人⑤。南村镇伤寒大流行,五分之一的人口染病,死亡逾千⑥。

高平县、沁水县　伤寒大流行。晋城、高平、沁水一带发生蝗灾,伤寒大流行,有近五分之一的人染病,死者近万人⑦。

沁源县　伤寒流行⑧。

昔阳县　伤寒流行,留庄某家1个月内7人死于伤寒⑨。

大同县　夏,霍乱流行,每天有成百矿工死亡。在日军统治大同的8年期间,14个大"万人坑"码堆了6万多矿工的尸体⑩。

灵石县　天花大流行,幼童死亡甚多⑪。

五寨县　夏,鼠疫流行。3月,驻五寨三岔日军收买活鼠,用以培植鼠疫病菌。4月,晋绥二分区各县成立军政民防疫委员会,各村组织防疫队,每10户成立1个防疫小组,与日军疫毒攻势进行斗争。5月,五寨城日军亦大批收买活鼠,培植疫毒,致使城内鼠疫蔓延,60多名居民染疫而死⑫。

静乐县、岚　县、岢岚县　春二月,天花、伤寒、鼠疫流行。4月2日(二月十七日)《解放日报》报道:晋西北静乐县一带,自入春以来,即有疫病发生,迄3月中旬,情况即见严重,据已证实有天花、伤寒、鼠疫等病,不数日,即蔓延及于岚、岢岚等数县,

① 《晋中市志》,中华书局2010年版。《榆社县志》,山西古籍出版社1999年版。
② 《长治市卫生志》,1989年。《长治市志》,海潮出版社1995年版。
③ 《闻喜县志》,中国地图出版社1993年版。
④ 《洪洞县志》,山西春秋电子音像出版社2005年版。
⑤ 《晋城县志》,山西古籍出版社1999年版。《晋城市志》,中华书局1999年版。
⑥ 《南村镇志》,山西古籍出版社1995年版。
⑦ 《晋城大事记》,中国城市出版社1993年版。
⑧ 《沁源县志》,海潮出版社1996年版。
⑨ 《昔阳县志》,中华书局1999年版。
⑩ 《大同县志》,方志出版社2005年版。
⑪ 《灵石县志》,中国社会出版社1992年版。
⑫ 《忻州地区志》,山西古籍出版社1999年版。

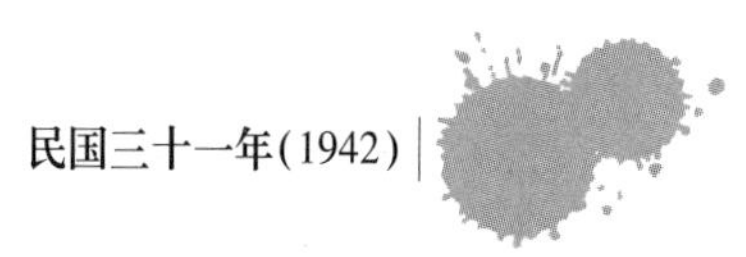

死者甚众①。

河曲县　春三月,鼠疫流行。4 月中(三月初),在反扫荡战结束后,河曲巡镇一带,发现极猛烈之鼠疫(即黑死病),得病的人吐血便血,短期内即死,附近居民死亡率已达 50%②。

五台县　秋,鼠疫流行。8—9 月间,日军施放 2 只菌鼠,5 天以内,鼠疫流行,发病 90 余人,死亡 45 人③。

陕西省

陕西省　宝鸡、眉县、凤翔、岐山、陇县诸县赤痢、疟疾流行,陕西省卫生处第二医疗队巡回陇县④。安康、汉阴、白河县报告赤痢 67 例,伤寒副伤寒 44 例⑤。

定边县　白喉、斑疹伤寒、赤痢流行,合并传染,来势迅猛,传染甚快,一个多月就死亡 377 人⑥。

榆林县(今榆林市榆阳区)　天花流行,乡村流行较广⑦。

安塞县　斑疹伤寒、痢疾、发汗等病流行,白庙岔、沿河湾尤为严重⑧。

黄龙设治局(今洛川县)　脑膜炎流行,发病 213 人,死亡 196 人。在三岔木昌桥一带流行一种疾病,患者吐泻不止,烦躁不安,死者甚多⑨。

米脂县　天花流行,180 名儿童死亡⑩。

镇安县、柞水县　冬,天花流行。今《柞水县志》载:凤镇李家砭地区(时属镇安县)户户无免,死儿童 60 多名。冬,桑树街至杏坪天花蔓延,水利沟一家死 4 个儿童,幸存者多留麻面⑪。

山东省

山东省　秋,霍乱流行。9 月上旬,济南市附近的黄台、盖家沟等处,发现 3 例霍乱病人。9 月中旬至 10 月,先后有寿光、广饶、博兴、历城和济南市区等 10 县 1 市发生霍乱,发病 134 名(不包括死亡数),死亡 129 名。山东省公署组织人员采取预防接

---

① 李文海等《近代中国灾荒纪年续编》,湖南教育出版社 1993 年版,第 562 页。
② 李文海等《近代中国灾荒纪年续编》,湖南教育出版社 1993 年版,第 562 页。
③ 《五台县志》,山西人民出版社 1988 年版。
④ 《宝鸡市卫生志》,1995 年。
⑤ 《安康市卫生防疫志》,2006 年。
⑥ 《定边县志》,方志出版社 2003 年版。
⑦ 《榆林市志》,三秦出版社 1996 年版。
⑧ 《安塞县志》,陕西人民出版社 1993 年版。
⑨ 《黄龙县志》,陕西人民出版社 1995 年版。
⑩ 《米脂县志》,陕西人民出版社 1993 年版。
⑪ 《柞水县志》,陕西人民出版社 1998 年版。

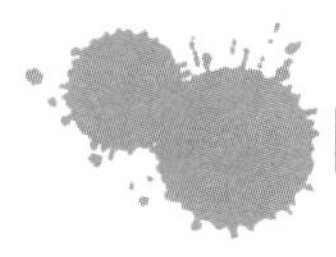

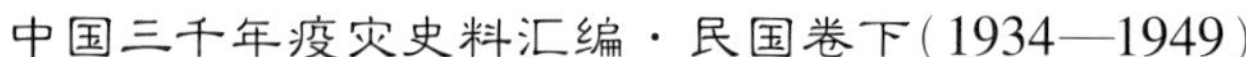

种、隔离、消毒、治疗等措施,10月底霍乱疫情终止①。

济南市　秋,霍乱流行。10月报告,上海、济南等处先后发现真性霍乱患者,疫势传播,甚形猖獗②。

沾化县　霍乱流行,岳家道口村死亡50余口③。

邹平县　霍乱、天花流行。今《邹平县志》载:魏桥、明集地区霍乱流行。青阳一带天花流行,陈家庄发病270人,死亡54人④。

济阳县　夏,霍乱流行。今《山东省卫生志》载:夏,济阳崔寨、城关两区发生霍乱流行,郑家村500余人,发病123人,3天内死亡46人⑤。

泰安县(今泰安市)　霍乱流行。峋峪区西汪、洼里一带霍乱暴发,患者1000余人,死亡360余人⑥。

禹城县(今禹城市)　霍乱流行⑦。

城武县(今成武县)　天花、麻疹、白喉流行。今《成武县志》载:天花流行,遍及城乡,老幼均有患者⑧。今《成武县卫生志》载:天花、麻疹、白喉等疫病流行,患者死亡众多⑨。

高唐县　全县瘟疫大流行⑩。

东阿县　郭口炭疽流行⑪。

钜野县　天花流行⑫。

单　县　天花大流行,发病8万余人,死亡万余人⑬。

滕　县(今滕州市)　夏,霍乱流行⑭,日军在城西门设岗检疫,实行预防注射,凭

---

① 《山东省卫生志》,山东人民出版社1992年版。

② "函医师公会国医职业分会为函请转知各医师士倘遇有霍乱患者发现应即电报本局派员前往处理希查照转知切实办理由",《市政公报》1942年第175期,第90页。

③ 《沾化县志》,齐鲁书社1995年版。

④ 《邹平县志》,中华书局1992年版。

⑤ 《德州地区卫生志》,天津科学技术出版社1991年版。《山东省卫生志》,山东人民出版社1992年版。

⑥ 《泰安卫生志》,山东科学技术出版社1991年版。

⑦ 《德州地区卫生志》,天津科学技术出版社1991年版。

⑧ 《成武县志》,齐鲁书社1992年版。

⑨ 《成武县卫生志》,1989年。

⑩ 《高唐县志》,齐鲁书社1996年版。

⑪ 《山东省卫生志》,山东人民出版社1992年版。

⑫ 《巨野县志》,齐鲁书社1996年版。

⑬ 《单县志》,山东人民出版社1996年版。

⑭ 《枣庄市志》,中华书局1993年版。

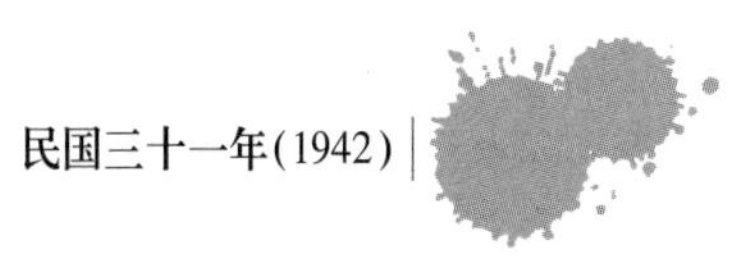

证出入县城①。

邹　县(今邹城市)　霍乱流行,自滕县传入,蔓延全县②。

峄　县(今枣庄市)　春,麻疹流行,枣庄北庄一带95%的儿童发病,病死率高达60%③。

莒南县、莒　县　(春)2月,天花流行。中楼镇孙由村两天死3人,全村人惊慌;碁山镇长宁等村3个月内就死亡15岁以下儿童100多人;洛河镇北汶、章庄等几个村4个月内死亡儿童100多人④。东夹河村、崖子村炭疽流行⑤。

莱阳县(今莱阳市)　夏,伤寒流行,南墅区小吴家村100余人染病,死30余人⑥。

即墨县(今属即墨市)　春,天花流行。春,古岛村发生瘟疫,持续3年之久,死亡40多人,有的人家灭门绝户⑦。

掖　县(今莱州市)　霍乱流行,死亡甚众⑧。

诸城县(今诸城市)　伤寒大流行,死者数万人⑨。

潍　县(今潍坊市寒亭区)　春,饥荒严重,疫病流行⑩

广饶县、博兴县、寿光县(今寿光市)、临淄县(今淄博市)　霍乱流行。今《临淄区卫生志》载:是年,临淄邻近的广饶、博兴、寿光等县霍乱流行,波及临淄⑪。

寿光县(今寿光市)　夏,霍乱流行。今《寿光县志》载:6月,羊角沟霍乱流行,死50余人,日军封锁进出口⑫。

临朐县　黑热病流行。侯家庄等8个村庄,患黑热病达276人,其中半数丧生⑬。

河南省

汤阴县　大旱,霍乱、回归热、痢疾流行,死者1.2万人。大盖族全村800口人,

① 《枣庄市卫生志》,1988年。《滕州市城郊乡志》,1993年。

② 《邹县卫生志》,山东省出版总社济宁分社1989年版。

③ 《山东省卫生志》,山东人民出版社1992年版。《枣庄市志》,中华书局1993年版。

④ 《中楼镇志》,山东省地图出版社2008年版。《碁山镇志》,山东省地图出版社2003年版。《洛河镇志》,山东省地图出版社2005年版。

⑤ 《山东省卫生志》,山东人民出版社1992年版。《莒南县卫生志》,深圳特区出版社2001年版。

⑥ 《莱西市卫生志》,2005年。

⑦ 《棘洪滩外镇志》,黄河出版社2009年版。

⑧ 《莱州市志》,齐鲁书社1996年版。

⑨ 《诸城市志》,山东人民出版社1992年版。《潍坊市卫生志》,1989年。

⑩ 《潍坊市志》,中央文献出版社1995年版。

⑪ 《临淄区卫生志》,山东人民出版社1997年版。

⑫ 《寿光县志》,中国大百科全书出版社上海分社1992年版。

⑬ 《潍坊市卫生志》,1989年。

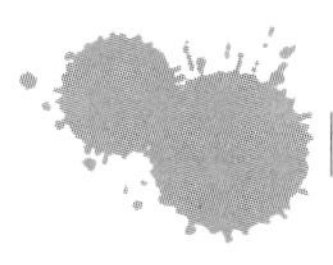

死亡113人[1]。

博爱县　霍乱流行[2]。今《焦作市卫生志》载:1942—1944年,大旱,蝗,伤寒、痢疾、回归热等病大流行,一户数人染病或病死者甚为常见。上白作村姬氏一家21人,患伤寒病死20人;马庄村马氏一家5口人,患回归热死3人;焦作炭矿医院医护人员9人,有3人染伤寒病,于姓医生全家6人有3人患伤寒病[3]。

武陟县　霍乱大流行,家家有患者,人称"大家病",尸体到处可见[4]。蝗蝻成灾,庄稼绝收,伤寒流行,死亡惨重,到1943年,全县人口较受灾前减少近110900人[5]。

封邱县(今封丘县)　天花局部流行。霍乱全县大流行,来势凶猛,患病十三四,病死率达70%[6]。

陕　县　旱灾、回归热、伤寒、霍乱流行[7]。

卢氏县　大荒,疾疫相乘,天花、回归热、伤寒和副伤寒轮番肆虐,仅潭头、秋扒、合峪等地,死者数百人[8]。

鲁山县　伤寒流行,死者甚众,有一家8口死4人者[9]。

民权县　冬,白喉、伤寒、猩红热流行,程庄、花园一带尤甚,冷戴庄一村病倒200余人,死21人[10]。

宝丰县　春,回归热病流行[11]。

荥阳县(今属荥阳市)　大蝗灾之后,饿死、疫死,不计其数[12]。

商邱县(今商丘市睢阳区、梁园区)　(夏)7月,菌痢流行,南化庄发病50多人,有一家死亡5口者[13]。

太康县　疟疾大流行,死亡甚多[14]。

---

① 《汤阴县志》,河南人民出版社1987年版。
② 《焦作市卫生志》,1987年。
③ 《焦作市卫生志》,1987年。
④ 《武陟县志》,中州古籍出版社1993年版。
⑤ 《武陟县卫生志》,1987年。
⑥ 《封丘县卫生志》,1986年。
⑦ 《陕县卫生志》,1985年。
⑧ 《栾川县志》,生活·读书·新知三联书店1994年版。
⑨ 《鲁山县卫生志》,1985年。
⑩ 《民权县志》,中州古籍出版社1995年版。
⑪ 《宝丰县志》,方志出版社1996年版。
⑫ 《荥阳县卫生志》,1986年。
⑬ 《商丘县志》,生活·读书·新知三联书店1991年版。
⑭ 《太康县志》,中州古籍出版社1991年版。

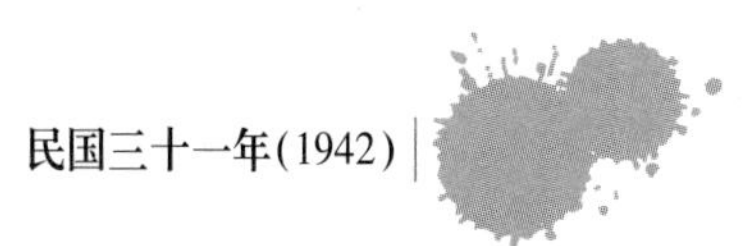

扶沟县　伤寒大流行。群众称之为“大家病”“窝子病”。霍家大队全村 70 多户 400 余人,患病 108 人,死亡 38 人,死绝 6 户。流行严重时,一个人不能出门走路,怕的是死于荒途。死尸无人埋,处处皆哭声①。按:这里的“伤寒”,又称“大家病”,应同武陟县一样为霍乱。

长葛县　夏秋,伤寒、霍乱流行。全县夏秋无雨,秋粮绝收,伤寒、霍乱流行,死者甚众,仅大刘庄村就饿死 70 余人,外出逃荒 40 户,共 200 人②。

禹　县(今禹州市)　夏秋,伤寒、霍乱流行。今《禹县卫生防疫站志》载:旱、蝗成灾,秋禾无收,饥民相食,伤寒、疟疾大流行,死亡达 15 万之众。城西西袁庄村不过 200 口人,死于伤寒 23 人,死绝 6 户③。

郾城县(今漯河市郾城区)　麻疹流行④。伤寒流行⑤。

方城县　(春)2 月,天花流行⑥。

淅川县　上集、毛堂疟疾颇盛⑦。

镇平县　黑热病流行,次年蔓及全县⑧。

泌阳县　秋,伤寒流行。城南焦新庄全村 154 人,因灾成疫,死亡 85 人。还有一些村庄因“大家病”,死无人埋⑨。

汝南县　秋,伤寒流行⑩。

正阳县　春大饥,夏秋大疫,天花、流脑、伤寒、霍乱、痢疾、疟疾流行。今《正阳县志》载:春荒,人以树皮草根充饥,伴随伤寒、痢疾、天花、疟疾、流脑等病流行,病饿死者极多……大灾荒,霍乱大流行,染者十之三,村有病倒过半,家有全家灭绝⑪。

信阳县(今信阳市平桥区)　冬,脑膜炎流行。今《信阳县志》载:冬,延及次年春,流脑流行,死亡 400 余人⑫。

---

① 《扶沟县卫生志》,1986 年。

② 《大刘庄村志》,香港天马图书有限公司 2004 年版。

③ 《禹县卫生防疫站志》,1985 年。

④ 《郾城县卫生志》,1986 年。

⑤ 《郾城县志》,中州古籍出版社 1997 年版。

⑥ 《方城县志》,中州古籍出版社 1992 年版。

⑦ 《南阳地区卫生志》,1986 年。

⑧ 《镇平县卫生志》,1986 年。

⑨ 《泌阳县志》,中州古籍出版社 1994 年版。

⑩ 《汝南县志》,中州古籍出版社 1997 年版。

⑪ 《正阳县志》,方志出版社 1996 年版。

⑫ 《信阳县志》,河南人民出版社 1990 年版。

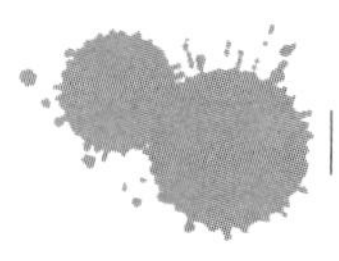

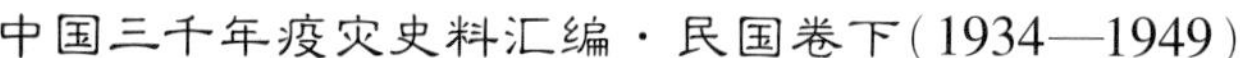

光山县　(春)4月,天花大流行,仅城关患者就达400余人,死亡近半①。

固始县　霍乱大流行②。

商城县　脑膜炎大流行,城关传染更甚,群众求医无望,家家门口贴一张用黄裱纸剪成的纸狗,上写"黄狗黄狗,贴在门口,瘟疫一见,扭头就走",妄想以此驱逐瘟神③。

南乐县　霍乱大流行④。疟疾大流行,染者十之三⑤。

濮阳县　天花大流行⑥。

濮　县(今范县濮城镇)　天花大流行⑦。

宁夏回族自治区

宁夏省　春,鼠疫流行。2月28日(正月十四日)报道:绥远、宁夏两省发生鼠疫,宁夏省死亡人数尚未获悉⑧。同日,绥西电报称:五临一带发生鼠疫,已蔓延至省境三圣公、磴口等处,危险堪虞⑨,陕坝(镇名,杭锦后旗治所)、五临一带发生肺鼠疫,势且蔓延⑩,疫势仍猖獗,死亡300余人,绥宁业已断绝交通,沿途设检疫站⑪。

灵武县(今灵武市)　冬,麻疹、百日咳大流行,延及次年春。由于缺医缺药,死亡率甚高⑫。

宁朔县(今属青铜峡市)　斑疹伤寒流行,广武死亡100余人⑬。

贺兰县　夏,霍乱流行。今《银川市志》载:6月,霍乱从银川城区蔓延到新城,死者十之六七⑭。

---

① 《光山县卫生志》,1986年。

② 《固始县卫生志》,1985年。

③ 《商城县志》,中州古籍出版社1991年版。

④ 《濮阳市志》,中州古籍出版社2005年版。

⑤ 《南乐县志》,中州古籍出版社1996年版。《濮阳市卫生志》,方志出版社1998年版。

⑥ 《濮阳市志》,中州古籍出版社2005年版。《濮阳市卫生志》,方志出版社1998年版。

⑦ 《濮阳市志》,中州古籍出版社2005年版。

⑧ "绥宁发生鼠疫",《申报》1942年2月28日,第2版。

⑨ "存报陈发现鼠疫祈迅派专员来宁并请赐疫苗器材等以资防治由",《宁夏省政府公报》1942年第141期,第73页。

⑩ "电覆五临一带鼠疫蔓延,宁绥已继绝交通,本省设防疫站及成立防疫委员会竭力防堵由",《宁夏省政府公报》1942年第141期,第73页。

⑪ "电复本省疫势及防治情形,并请派专员携同防疫器材前来防治由",《宁夏省政府公报》1942年第141期,第73页。

⑫ 《吴忠市医药志》,1990年。

⑬ 《青铜峡市卫生志》,2001年。

⑭ 《银川市志》,宁夏人民出版社1998年版。

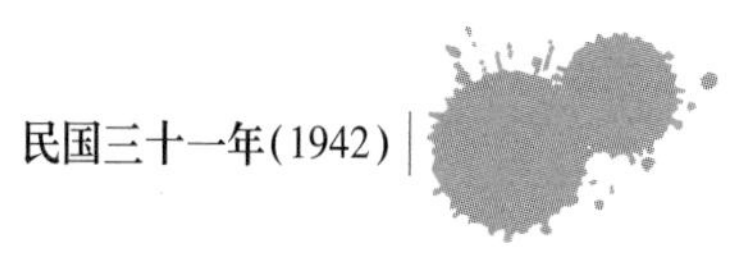

平罗县、惠农县　天花、白喉流行,黄渠桥、燕子墩、西永固一带儿童死者甚多①。按:1942 年 3 月析平罗县置惠农县。

居延设治局(今内蒙古额济纳旗)　鼠疫流行。今《额济纳旗志》载:在今赛汉陶来苏木、孟格图嘎查发生一起急性病,不到 1 个月死亡 7 人。其病初发时突发高烧,单侧乳腺旁肿,腋窝下出现一个紫黑色肿物,大如鸡蛋,肿物内有浓液,病人侧身不能活动,痛苦 10 天而亡②。

固原县　夏五月,鼠疫流行。7 月 13 日(六月初一日)《解放日报》报道:固原最近发生鼠疫,周内死者达 300 余人③。

甘肃省

高台县　天花流行,本县开始种牛痘,当年接种 2000 多人④。

临夏县　(冬)12 月,天花流行,波及全县,仅城区就有近 200 人死亡⑤。

玉门县(今玉门市)、靖远县　冬,白喉流行。12 月,花海、赤金两乡白喉流行剧烈,靖远县南乡亦发生白喉⑥。

景泰县　春夏,天花流行。2—6 月,天花患者达 178 例⑦。

民乐县　伤寒大流行,一人染疫,全家患病,一户招灾,殃及四邻⑧。

皋兰县　麻疹流行,石洞和北山一带患者 46 人,死亡 10 人⑨。

天水县(今麦积区)　(春)2 月,天花、白喉、伤寒流行⑩。

青海省

都兰县　巴隆等地麻疹、天花流行,患者死亡率达 30% 以上⑪。

湟源县　伤寒(汗病)流行,达如玉牙合利部落 300 余人中,病亡 40 人⑫。

大通县　伤寒大流行⑬。

---

① 《惠农县志》,宁夏人民出版社 1999 年版。

② 《额济纳旗志》,方志出版社 1998 年版。

③ 李文海等《近代中国灾荒纪年续编》,湖南教育出版社 1993 年版,第 572 页。

④ 《高台县志》,兰州大学出版社 1993 年版。

⑤ 《临夏市志》,甘肃人民出版社 1995 年版。《临夏市卫生志》,1990 年。

⑥ 《甘肃省医药卫生简志》,1987 年。

⑦ 《甘肃省医药卫生简志》,1987 年。

⑧ 《民乐县志》,甘肃人民出版社 1996 年版。

⑨ 《皋兰县志》,甘肃人民出版社 1999 年版。

⑩ 《天水市北道区卫生志》,甘肃科学技术出版社 1994 年版。

⑪ 《都兰县志》,陕西人民出版社 2001 年版。

⑫ 《海晏县志》,甘肃文化出版社 1994 年版。

⑬ 《大通县志》,陕西人民出版社 1993 年版。

化隆县　春,白喉、麻疹相继流行。秋,天花流行,卡力岗各庄死亡数人①。

新疆维吾尔自治区

伊吾设治局(今伊吾县)　斑疹伤寒流行,淖毛湖村患病191人,死亡10人,吐葫芦村患病80人。经省立哈密医院诊疗队及时赶到医治,疫情得以控制②。

西藏自治区

太昭县(今工布江达县)　霍乱流行,死亡110余人③。

安徽省

怀宁县(今安庆市)　春,天花流行,高河埠一带,死亡甚众。夏,霍乱流行,安庆城北卫山头60多户居民,病死50多人④。

庐江县　天花流行,汤池金冲等3村庄40名儿童发病,死亡39人⑤。

霍山县　冬,天花流行,城关、黑石渡等地为甚。百日咳流行,患者10000余人,死1000余人⑥。

芜湖县　秋,霍乱流行。八月,芜湖一带霍乱猖獗⑦。

太湖县　疟疾流行,张立群用鳖甲煎水给病人服用,取得很好疗效⑧。

潜山县　霍乱流行,仅现今棋盘乡东红村病死354人,占全村人口的25%⑨。

泾　县　天花、疟疾流行⑩。

青阳县　夏,伤寒流行。今《青阳县志》载:5—6月,卫生院诊治伤寒患者32人,死亡3人;诊治霍乱3例,死亡2例⑪。

旌德县　疟疾流行⑫。

休宁县　春,脑膜炎流行。天花流行,徽州中学8人成麻脸,1人死亡⑬。

---

① 《化隆县志》,陕西人民出版社1994年版。

② 《伊吾县志》,新疆大学出版社1994年版。

③ 《工布江达县志》,中国藏学出版社2008年版。

④ 《怀宁县卫生志》,1985年。

⑤ 《庐江县志》,社会科学文献出版社1993年版。《汤池镇志》,2008年。

⑥ 《霍山县志》,黄山书社1993年版。

⑦ “各地卫生消息”,《卫生月刊》1942年复1第1期。

⑧ 《太湖县志》,黄山书社1995年版。

⑨ 《潜山县志》,社会科学文献出版社1993年版。

⑩ 《泾县志》,方志出版社1996年版。

⑪ 《青阳县志》,黄山书社1992年版。《池州地区卫生志》,黄山书社1997年版。

⑫ 《旌德卫生志》,黄山书社2002年版。

⑬ 《休宁县志》,安徽教育出版社1990年版。

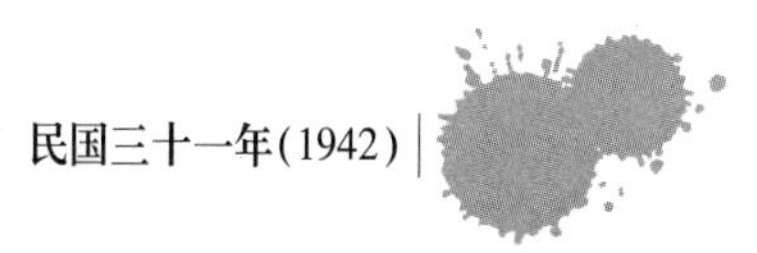

祁门县　春,脑膜炎流行,城区死亡200余人①。

黟　县　天花流行②。

凤阳县　(夏)5月,霍乱大流行,遍及城乡,死者难计其数③。

定远县　春,麻疹流行。夏,菌痢流行④。

滁　县(今滁州市)　春,脑膜炎大流行。4月1日(二月十六日),滁城出棺多达200余具⑤。

泗　县　天花流行,三分之一人口染病⑥。

阜阳县(今阜阳市)　秋,霍乱流行。今《临泉县志》载:秋大旱,蝗,瘟疫流行,死者众多⑦。

太和县　春,脑膜炎、天花流行。今《太和县志》载:春,大饥疫,死亡数万人⑧。

四川省

广汉县(今德阳市广汉市)　麻疹流行,仅城区死亡700多人⑨。

金堂县　秋,城乡霍乱流行,死亡甚多⑩。

新都县(今包括成都市新都区、青白江区)　秋,霍乱、疟疾流行。四川省保安司令部的一连官兵驻扎在天元乡二江沱附近,起初有一半人染上霍乱,不到半月,80%的士兵被传染。县卫生院门诊病人中有疟疾142人⑪。

巴中县(今属巴中市)　痢疾流行。开始清江、玉山为重病区,后蔓延全县,仅清江一地就死亡200余人,玉山区天官场发病140余人,死者逾半数⑫。

广元县(今广元市元坝区、朝天区、利州区)　霍乱大流行,十家就有八家病,朝患夕亡⑬。

---

① 《祁门县志》,安徽人民出版社1990年版。

② 《黟县志》,光明日报出版社1989年版。

③ 《蚌埠市志》,方志出版社1995年版。

④ 《定远县志》,黄山书社1995年版。

⑤ 《滁县地方志》,方志出版社1998年版。《滁州市志》,方志出版社1998年版。

⑥ 《泗县志》,浙江人民出版社1990年版。

⑦ 《临泉县志》,黄山书社1994年版。

⑧ 《太和县志》,黄山书社1993年版。

⑨ 《广汉县志》,四川人民出版社1992年版。

⑩ 《金堂县志》,四川人民出版社1994年版。

⑪ 《新都卫生志》,1983年。《新都县志》,四川人民出版社1994年版。

⑫ 《巴中县卫生志》,1987年。

⑬ 《百丈乡志》,1986年。

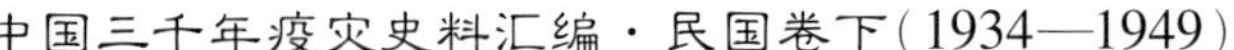

蓬安县　秋,赤痢流行,患者甚多①。

遂宁县(今遂宁市)　疟疾流行②。

达　县(今属达州市通川区)　春,天花流行,死孩甚多,松林子张学香13个子女,因出天花死完③。

营山县　伤寒流行,发病382人,死亡25人④。

岳池县　霍乱流行⑤。

乐山县(今乐山市)　伤寒、痢疾流行。乐山省立医院收治伤寒患者147人,死亡3人;收治痢疾患者338人,死亡11人⑥。

眉山县(今眉山市东坡区)　麻疹流行,死亡众多⑦。

威远县　(春)4月,天花流行,向义、新盛(新店)、龙岔、高石、永乐、抚安(双歧)等乡相继发生,儿童死亡者多⑧。

荣　县、富顺县(今并属自贡市)　伤寒流行。自贡市卫生院门诊住院,伤寒、副伤寒发病85人,死亡无载⑨。

泸　县　麻疹流行,有一家死三四人的⑩。

雷波县　秋,霍乱流行。县人刘本堂在屏山县秉夷场(今新市镇)经商,染上霍乱死亡,运回县城办丧事,疫菌在县城很快传播,最多一天死亡24人⑪。

隆昌县　天花、麻疹流行⑫。

叙永县　痢疾流行⑬。

屏山县　秋,霍乱、疟疾流行。8月,《屏山县政》载:本县近日发现霍乱时疫,流行剧烈,日来已死亡数起⑭。今《屏山县志》载:霍乱流行,报告发病23例;疟疾流行,

---

① 《蓬安县志》,四川辞书出版社1994年版。

② 《遂宁县志》,巴蜀书社1993年版。

③ 《梓潼乡志》,1985年。

④ 《营山县志》,四川辞书出版社1989年版。

⑤ 《岳池县卫生志》,1987年。

⑥ 《乐山市志》,巴蜀书社2001年版。

⑦ 《眉山县志》,四川人民出版社1992年版。

⑧ 《威远县志》,巴蜀书社1994年版。《内江地区卫生志》,四川辞书出版社1995年版。

⑨ 《自贡市卫生志》,四川辞书出版社1992年版。

⑩ 《泸县志》,四川科学技术出版社1993年版。

⑪ 《雷波县志》,四川民族出版社1997年版。

⑫ 《内江地区卫生志》,四川辞书出版社1995年版。《隆昌县志》,巴蜀书社1995年版。

⑬ 《叙永县志》,方志出版社1998年版。

⑭ "时疫流行急待救济",《屏山县政》1942年第8期。

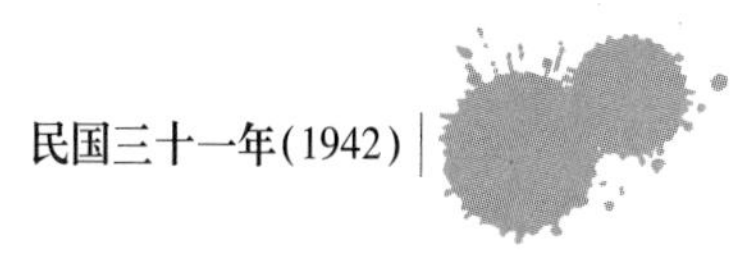

十人九摆,仅城区门诊患者即达226例①。

资阳县(今资阳市雁江区)　秋,霍乱流行。县城死亡800余人,四道城门抬丧不止,棺材抢购一空②。

资中县　秋,霍乱流行,死亡甚众③。

昭觉县　竹核、城周霍乱流行④。

宣汉县　秋,霍乱流行。今《宣汉县志》载:秋,疫症流行,患霍乱而死者甚多。边远山区,人口稀散的白马、南坪等乡人也大量死亡。县城患霍乱而死的日必数人,蚊蝇群集饮食摊店,县政府无法扑灭,入冬始见好转⑤。

重庆市

重庆市　秋,霍乱流行。7月12日(五月廿九日)报道:桂筑一带发生霍乱⑥。8月20日(七月初九日)报道:本市霍乱预防工作,正在积极推进中,截至现在,仅本月14日南岸弹子石有1人患病死亡⑦。8月22日(七月十一日)报道:真性霍乱于本月14日在本市弹子石发现,患者3兄弟,1死2得救。自14日到今日止,各医院共计有29人患类似霍乱之症,然非真性霍乱⑧。9月5日(七月廿五日)报道:真性霍乱于上月14日在弹子石发现一次,后又有2处发现,幸亏及时扑灭⑨。9月26日(八月十七日)报道:北碚发现真性霍乱,死者3人,有1人处在危险防治中⑩。10月4日(八月廿五日)报道:北街发现真性霍乱,正设法扑灭⑪。10月15日(九月初六日)报道:本市南岸精英中学,昨发现霍乱,共死学生2名,工友1名,此外亦有6人发现霍乱症⑫。10月20日(九月十一日)报道:歌乐山战时儿童保育会聊医院内15日发现真性霍乱,有一学生不治而死⑬。10月27日(九月十八日)报道:歌乐山中央医院已发现真

---

① 《屏山县志》,四川人民出版社1998年版。

② 《资阳县志》,巴蜀书社1993年版。《内江地区卫生志》,四川辞书出版社1995年版。

③ 《资中县志》,巴蜀书社1997年版。

④ 《昭觉县志》,四川辞书出版社1999年版。

⑤ 《达县地区卫生志》,四川文艺出版社1990年版。《宣汉县志》,西南财经大学出版社1994年版。

⑥ “霍乱疫苗大批到渝”,《中央日报》1942年7月12日,第5版。

⑦ “本市发现霍乱患者,南岸死一人全市应警戒”,《中央日报》1942年8月20日,第5版。

⑧ “吴市长报告发现霍乱经过,真性霍乱已经扑灭”,《中央日报》1942年8月22日,第5版。

⑨ “渝霍乱消灭”,《中央日报》1942年9月5日,第5版。

⑩ “北碚发现霍乱,当局正防治中”,《中央日报》1942年9月26日,第5版。

⑪ “重庆组织防疫宣传队”,《中央日报》1942年10月4日,第8版。

⑫ “精益中学发现霍乱死学生二人”,《中央日报》1942年10月15日,第5版。

⑬ “歌乐山发现霍乱”,《中央日报》1942年10月20日,第5版。

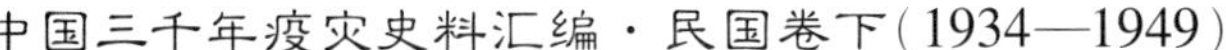

性霍乱,医院病人已有多人染疫,死者4人[1]。10月30日(九月廿一日)报道:教育学院上星期发现霍乱3起,均告死亡,近来磁器口镇亦发现霍乱,贫民死者颇多[2]。赤痢流行,发病1605例中,死亡178人[3]。

江北县(今重庆市渝北区) 疫病流行,死亡甚多[4]。

垫江县 痢疾流行,县卫生院报告发病466人,死亡12人[5]。

奉节县 秋,霍乱流行,城区死500余人,棺材购空[6]。

巫溪县 秋,天花流行,城厢患病300余人,死亡200余人[7]。

万 县(今重庆市万州区) 秋,天花流行,柱山乡死亡100余人[8]。

梁山县(今梁平县) 秋,天花蔓延,儿童大量死亡[9]。

涪陵县(含今武隆县) 秋,霍乱流行。8月27日(七月十六日)报道:涪陵发现真性霍乱[10]。火炉乡天花流行[11]。

江津县(今重庆市江津区) 秋,霍乱流行。今《江津县志》载:8月,白沙暴发霍乱,迅速传至县城。县政府在公园内设临时隔离院,置病床20张,并在城区设饮水消毒站、检疫站,注射防疫针药。疫病流行一月,全县死亡152人[12]。

忠 县 秋,霍乱、疟疾流行。今《忠县志》载:㽏井乡疟疾流行,以“龙头摆”为最。咸隆乡寨子沟伤寒、霍乱患者60多人,死亡12人[13]。

荣昌县 秋,霍乱、疟疾流行。县卫生院报告霍乱发病17例,收治疟疾33例[14]。

云南省

云南省 春三月至夏四月,鼠疫流行。5月,腾冲沦陷时,鼠疫从缅甸传入瑞丽、陇川、盈江、梁河,再传至腾冲的荷花、和顺、城关、绮罗、团田一带[15]。夏四月至秋七

---

① “中央医院发现真性霍乱,患者多人已死”,《中央日报》1942年10月27日,第5版。
② “教育学院亦发现霍乱症”,《中央日报》1942年10月30日,第5版。
③ 《重庆市市中区志》,重庆出版社1997年版。
④ 《江北县志》,重庆出版社1996年版。
⑤ 《垫江县志》,四川人民出版社1993年版。
⑥ 《奉节县志》,方志出版社1995年版。
⑦ 《巫溪县志》,四川辞书出版社1993年版。
⑧ 《万县志》,四川辞书出版社1995年版。
⑨ 《梁平县志》,方志出版社1995年版。
⑩ “涪陵发现真性霍乱,已采紧急应付措置”,《中央日报》1942年8月27日,第5版。
⑪ 《武隆县卫生志》,1986年。
⑫ 《江津县志》,四川科学技术出版社1995年版。
⑬ 《忠县志》,四川辞书出版社1994年版。
⑭ 《荣昌县志》,四川人民出版社2000年版。
⑮ 《腾冲县志》,中华书局1995年版。

月,霍乱流行。4 月,缅甸霍乱流行,4 月底,日军攻陷缅甸,5 月初,日军侵入云南西部。远征军自缅甸败退,大批缅甸华侨及边民避难,致使霍乱沿滇缅公路迅速传播至云南内地①。6 月 6 日(四月廿三日)报道:时届夏令,各种肠胃传染病,颇易流行,云南省昆明、下关、保山一带,霍乱盛行,蔓延颇广,其中尤以下关一带死亡最多,计有 500 余人②。7 月 3 日(五月二十日)报道:近日霍乱流行,本省发现各县霍乱蔓延甚广,已达 33 县,患者约 4 万人,人口稠密处,较为严重。昆明市医院收容该项病人,据本月 13 日之统计,其收容华侨 289 人,市民 480 人,共 769 人;死亡者华侨 89 人,市民 256 人,共 345 人③。8 月 12 日(七月初一日)报道:大理县境内发现霍乱,已告扑灭。至于洱源、弥渡、宾川、剑川等地方,亦经红会派员发放疫苗,大事防治之后,疫势日见减轻④。8 月 29 日(七月十八日)报告:滇属迤西场所辖乔后、金泉等井迩来发生时疫,以地属偏僻,医药缺乏,死亡颇众,灶户被迫停煎,童夫因病辍工⑤。11 月 19 日(十月十二日)报告:滇区迤西各场暨滇中区元、黑两场,时疫流行,盐工裹足,产制颇受影响。兹将办理救治情形,分述如左:(一)迤西各场:所属乔后、金泉、云龙各井,本年积极增产,讵 5、6 两月,急性霍乱突然发生,其势猖獗,盐工罹疫者颇多,影响产制甚巨,当经妥筹防疫办法,救治盐工,以期恢复原状,弥补过去短额。(二)滇中元黑两场:查元黑两场于本年 7 月间疫势蔓延,死亡颇众,尤以黑井场霍乱盛行,死亡达六七百人,劳工占大多数,以致盐工离井,商旅裹足,产制几陷停顿⑥。

昆明市　夏,霍乱流行。7 月 12 日(五月廿九日)报道:昆明发现真性霍乱,蔓延甚广⑦。六甲流行伤寒,死亡 80 余人⑧。

昆阳县(今属晋宁县)　夏,霍乱流行。仅河西乡(今古城镇),死亡达 279 人⑨。

富民县　夏,霍乱流行⑩。

宜良县　(夏)5 月,霍乱流行,南羊镇传染最为严重,12 村死亡 153 人⑪。

呈贡县　夏,霍乱流行。发病 394 人,死亡 232 人,可乐村最严重,曾于一天内死

① 《昆明卫生志》,云南民族出版社 1998 年版。
② “滇桂黔三省发现霍乱渝普行预防注射”,《中央日报》1942 年 6 月 6 日,第 5 版。
③ “滇防治霍乱”,《中央日报》1942 年 7 月 3 日,第 6 版。
④ “大理霍乱扑灭”,《中央日报》1942 年 8 月 12 日,第 5 版。
⑤ “救济劳工时疫维持盐场产制”,《盐务月报》1942 年第 9 期,第 37 页。
⑥ “救治各场盐工时疫维护产制”,《盐务月报》1942 年第 12 期,第 33 页。
⑦ “红会防治滇边时疫”,《中央日报》1942 年 7 月 12 日,第 5 版。
⑧ 《官渡区卫生志》,1990 年。
⑨ 《晋宁县志》,云南人民出版社 2003 年版。
⑩ 《富民县志》,云南人民出版社 1999 年版。
⑪ 《宜良县志》,中华书局 1998 年版。

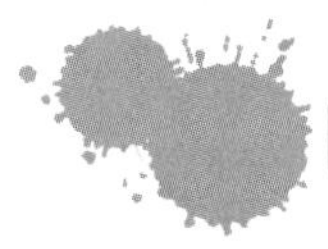

24 人[①]。

禄丰县　夏,霍乱流行。罗川甚重,死亡上千人[②]。

易门县　(夏)6 月中旬,霍乱流行,发病 116 人,死亡 54 人[③]。

嵩明县　夏秋之间,霍乱大流行,嵩明、邵甸两坝区死者甚众。回归热流行,发病 411 例[④]。

晋宁县　夏,霍乱流行。今《晋宁县志》载:6 月,霍乱流行,城乡死亡数百人,仅上蒜乡的石寨、河泊、金砂等村,死亡 400 余人[⑤]。今《晋宁县卫生志》载:霍乱波及新街、上蒜等滇池沿岸及公路沿线各村寨,死者无计,仅新街大西郎村病死 80 余人[⑥]。

安宁县(今安宁市)　秋,霍乱流行。霍乱经贵阳传入云南,波及昆明及附近 26 个县市。县内饮用沟河水的村庄城镇均有发生,桥头村、高枧槽、葡萄桥、桃花村、和平村、江浸厂均有发病和死亡[⑦]。

武定县　(夏)6 月,霍乱流行[⑧]。

元谋县　夏,霍乱流行。今《元谋县志》载:3 月,苴那村首现霍乱病例,全县霍乱大流行,发病 844 例(一说 864 人),死亡 265 人[⑨]。

禄劝县　夏,霍乱流行。县城发病 117 人,死亡 56 人[⑩]。

曲靖县(今曲靖市)　夏,霍乱流行。5 月 25 日(四月十一日),城北门街一食馆首发,很快波及全城和附近农村,仅曲靖公路卫生站,每日诊治 40 余人,死亡 20 多人[⑪]。统计是年曲靖城霍乱患者 902 人,死亡 416 人[⑫]。

宣威县(今宣威市)　夏,霍乱流行。霍乱由沾益传入宣威,波及板桥、县城、来宾等地,县城发病数百人[⑬]。

---

① 《呈贡县志》,山西人民出版社 1992 年版。

② 《禄丰县志》,云南人民出版社 1997 年版。

③ 《易门县志》,中华书局 2006 年版。

④ 《嵩明县志》,云南人民出版社 1995 年版。

⑤ 《晋宁县志》,云南人民出版社 2003 年版。

⑥ 《晋宁县卫生志》,1992 年。

⑦ 《安宁县志》,云南人民出版社 1997 年版。

⑧ 《武定县志》,天津人民出版社 1990 年版。

⑨ 《元谋县卫生志》,1994 年。《元谋县志》,云南人民出版社 1993 年版。

⑩ 《禄劝彝族苗族自治县志》,云南人民出版社 1995 年版。《禄劝彝族苗族自治县卫生志》,德宏民族出版社 2002 年版。

⑪ 《曲靖市卫生志》,云南科技出版社 1990 年版。

⑫ 《曲靖市志》,云南人民出版社 1997 年版。

⑬ 《宣威市志》,云南人民出版社 1999 年版。

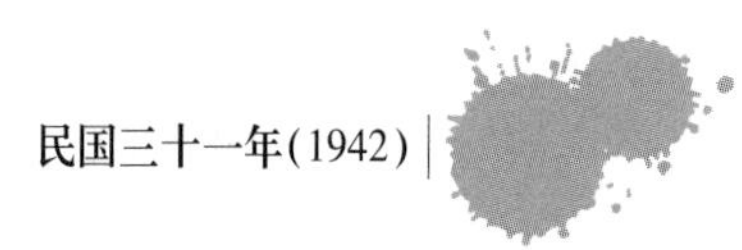

沾益县　夏,霍乱流行,县城患病135人,死亡53人①。

马龙县　夏,霍乱流行。今《马龙县志》载:夏,疫病流行,危害甚烈②。

罗平县　夏,霍乱流行。仅县城发病40例,死亡15人;全县发病306例,死亡54人③。

寻甸县　夏,霍乱流行。倘甸、果马一带尤甚,发病623人,死亡469人。六哨西拉龙村痢疾流行,全村死亡39人④。

昭通县(今昭通市)　夏,霍乱流行。发病46例,死亡20人⑤。

牟定县　(夏)6月,霍乱流行。发病211人,死亡172人⑥。

大姚县　夏,霍乱流行。龙吟乡(今新街乡)尤重,死亡1000余人⑦。

镇南县(今南华县)夏,霍乱流行。今《南华县志》载:5月,日军自缅甸入侵云南,大批难民内迁,带入霍乱病菌,镇南县交通沿线皆被传染。5月24日(四月初十日),沙桥发生首例病人,后即蔓延。仅此一地,先后死于霍乱者就达200余人⑧。

姚安县　夏,霍乱流行。姚民赴耿马四方井协修滇缅铁路,感染霍乱回姚,导致姚安县霍乱蔓延,死者甚众⑨。

建水县　夏,霍乱流行,患者187人,死8人⑩。天花流行,果统村染病100余人,病死35人⑪。按:元阳县当时主要属建水县境。

蒙自县(今蒙自市)　夏,霍乱流行。草坝就能村病亡40余人⑫。

石屏县　恶性疟疾流行,死亡1000余人⑬。

开远县(今开远市)　(夏)7月,霍乱流行,波及全县9乡镇,至1935年9月,共死亡1183人⑭。

---

① 《沾益县志》,云南人民出版社2003年版。
② 《马龙县志》,云南人民出版社1997年版。
③ 《罗平县志》,云南人民出版社1995年版。
④ 《寻甸回族彝族自治县志》,云南人民出版社1999年版。
⑤ 《昭通市志》,云南人民出版社2000年版。
⑥ 《牟定县志》,云南人民出版社1993年版。
⑦ 《大姚县志》,云南大学出版社1999年版。
⑧ 《南华县志》,云南人民出版社1995年版。
⑨ 《姚安县志》,云南人民出版社1996年版。
⑩ 《建水县志》,中华书局1994年版。
⑪ 《元阳县卫生志》,云南民族出版社1993年版。
⑫ 《蒙自县志》,中华书局1995年版。
⑬ 《石屏县志》,云南人民出版社1990年版。
⑭ 《开远市志》,云南人民出版社1996年版。

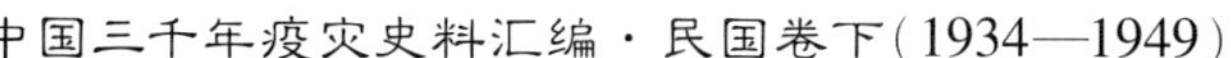

华宁县　盘溪伤寒大流行[1]。

个旧县(今个旧市)　夏,霍乱流行。6月27日(五月十四日),鸡街、乍甸一带出现疫情,短期内乍甸死亡10余人[2]。

文山县　天花流行,由城关蔓延四乡,城关患病40余人,死亡39人[3]。

富宁县　夏,霍乱蔓延,人口锐减[4]。

广南县　(夏秋之际)7—8月,霍乱流行,八播(今八宝)乡死亡223人[5]。天花流行,广南报告21例,死亡1例[6]。

邱北县(今丘北县)　霍乱、伤寒、赤痢、天花、疟疾流行,其中霍乱93例,死亡17例;伤寒86例,死亡33例;赤痢134例,死亡35例;天花97例,死亡32例;疟疾127例,死亡24例[7]。

师宗县　(夏)6月,霍乱流行,发病287人,死亡134人[8]。

大理县(今大理市)　夏,霍乱流行。下关患者385人,死亡293人;凤仪患者419人,死亡96人;大理患者187人,死亡人数不详[9]。年末统计,大理县霍乱死亡14000多人,全家死绝者3000余户[10]。8月12日(七月初一日)报道:大理县境内发现霍乱,已告扑灭。至于洱源、弥渡、宾川、剑川等地方,亦经红会派员发放疫苗,大事防治之后,疫势日见减轻[11]。

洱源县　夏,霍乱流行,患者4228人,全部死亡[12]。

云龙县　夏,霍乱大流行。今《云龙县志》载:6—7月间,全县发生大瘟疫,病人一二天即死,死者数千,宝丰、石门死亡一二百人[13]。

弥渡县　夏,霍乱流行。缅甸失守,腾冲、龙陵失陷,难民涌入弥渡,滇缅公路沿线霍乱流行。4月,县属交通沿线红岩、新街、弥城、寅街等区乡,疫情甚重。据调查,

---

① 《华宁县卫生志》,1992年。
② 《个旧市志》,云南人民出版社1998年版。
③ 《文山县志》,云南人民出版社1999年版。
④ 《富宁县志》,云南民族出版社1997年版。
⑤ 《广南县志》,中华书局2001年版。
⑥ 《莲城镇志》,2009年。
⑦ 《邱北县志》,中华书局1999年版。
⑧ 《师宗县志》,云南大学出版社1997年版。
⑨ 《大理白族自治州卫生志》,云南民族出版社1996年版。
⑩ 《大理市志》,中华书局1998年版。
⑪ "大理霍乱扑灭",《中央日报》1942年8月12日,第5版。
⑫ 《洱源县志》,云南人民出版社1996年版。
⑬ 《云龙县志》,农业出版社1992年版。

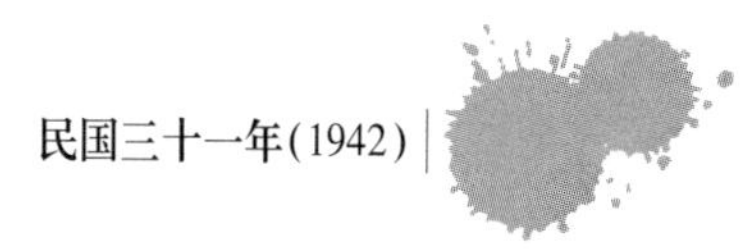

仅熊家营就死亡100余人,发病者在几小时内就死亡,县民十分恐慌[①]。又,天花流行[②]。

德钦设治局(今德钦县) 夏,霍乱流行。县城一带发生瘟疫流行,有不少兵士及群众染病身亡,国民党德钦独立自卫支队司令海正涛组织军民采药自救[③]。

兰坪县 霍乱大流行,死亡15000余人,境内人口锐减[④]。菌痢流行,婴幼儿死亡骤增,全县半数乡镇几无孑遗[⑤]。

泸水设治局(今泸水县) 疟疾流行,军民死亡上千[⑥]。

鹤庆县 夏,霍乱大流行,死亡数千人[⑦]。又,天花流行[⑧]。

剑川县 霍乱、鼠疫蔓延,无数人户死亡[⑨]。

中甸县(今香格里拉县) 夏,霍乱流行,县城、三坝一带死亡严重[⑩]。

保山县(今保山市) 夏,霍乱流行。7月12日(五月廿九日)报道:保山、下关一带发现真性霍乱[⑪]。6月中旬开始,霍乱大流行,省派出救护队帮助工作,7月渐告肃清[⑫],全境病死6万余人[⑬]。板桥镇5月中旬开始,霍乱、痧症、疟疾大流行,死亡1600多人[⑭]。沧平镇6—9月霍乱流行,死亡1000多人[⑮]。汶上乡全境霍乱流行[⑯]。是年,保山鼠疫流行[⑰]。

永平县 夏,霍乱流行,死亡枕藉。民国《永平县志稿》载:腾龙继陷,前方难民侨胞、伤病官兵,纷纷向后撤退,经过县境,予以治疗者颇多,继而霍乱流行,死亡枕藉,

---

① 《弥渡县志》,四川辞书出版社1993年版。《弥渡县卫生志》,云南民族出版社2007年版。

② 《弥渡县卫生志》,云南民族出版社2007年版。

③ 《德钦县卫生志》,云南科技出版社1994年版。《德钦县志》,云南民族出版社1997年版。

④ 《怒江傈僳族自治州卫生志》,云南民族出版社1997年版。《兰坪白族普米族自治县志》,云南民族出版社2003年版。

⑤ 《云南省兰坪白族普米族自治县营盘镇志》,2007年。

⑥ 《怒江傈僳族自治州卫生志》,云南民族出版社1997年版。

⑦ 《鹤庆县志》,云南人民出版社1991年版。

⑧ 《大理白族自治州卫生志》,云南民族出版社1996年版。

⑨ 《剑川县志》,云南民族出版社1999年版。

⑩ 《中甸县志》,云南民族出版社1997年版。

⑪ "红会防治滇边时疫",《中央日报》1942年7月12日,第5版。

⑫ 《保山市卫生防疫志》,德宏民族出版社1992年版。《汉庄镇志》,香港天马图书有限公司2001年版。

⑬ 《保山市志》,云南民族出版社1993年版。

⑭ 《板桥镇志》,香港天马图书有限公司2001年版。

⑮ 《水寨乡志》,2001年。

⑯ 《汶上彝族苗族乡志》,2002年。

⑰ 《保山市卫生志》,云南大学出版社1993年版。

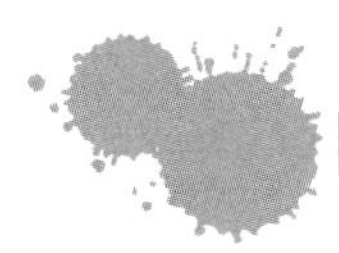

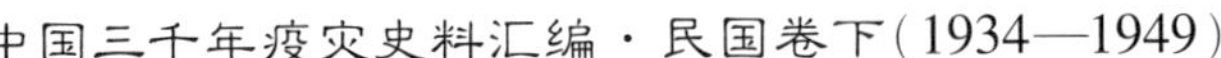

公路两傍,尸体暴露[①]。今《永平县志载》:5 月,日寇攻陷腾冲、龙陵等地。滇西地区霍乱流行,永平境内滇缅公路沿线死尸枕藉[②]。

腾冲县　夏,鼠疫、恶性疟疾流行。今《腾冲县志》载:5 月,腾冲沦陷时,鼠疫从缅甸传入瑞丽、陇川、盈江、梁河,再传至腾冲的荷花、和顺、城关、绮罗、团田一带[③]。又载:夏,日寇陷腾,人口流动频繁,恶性疟疾流行,发病率为 70%,病死率约为 40%,白家河 33 户 140 人,病死 60 多人,死绝 8 户[④]。

蒙化县(今巍山县、南涧县)　夏,霍乱流行,发病 38 人,死亡 20 人[⑤]。

碧江设治局(今兰坪县)　夏,恶性疟疾流行。5 月,《卫生月刊》载:疟疾猖獗,自本年 5 月流行以来,该地军民因疟疾而死者,逐日增多,刻正设法救济[⑥]。

漾濞县　夏,霍乱流行。今《漾濞彝族自治县志》载:4 月,滇缅公路沿线太平、河西、蒙光村、柏木铺、上下街、金牛、马厂、平坡、合江等地霍乱流行,直至 7 月止息,发病 165 人,死亡 96 人,其中柏木铺死亡 28 人[⑦]。

云　县　(夏)6 月,霍乱流行,城乡病死 100 余人[⑧]。

峨山县　疟疾流行,发病 234 人[⑨]。

顺宁县(今凤庆县)　夏秋,霍乱流行。今《凤庆县志》载:5—8 月,城内外霍乱大流行,死亡人数很多[⑩]。今《凤庆县卫生志》载:夏秋,城内外霍乱大流行,老幼死亡甚众[⑪]。

会泽县　鼠疫、霍乱流行,死亡 4 万余人[⑫]。

泸水设治局(今泸水县)　疟疾流行。国民党抗日部队云集泸水,不少官兵感染疟疾,致使军民死亡 1000 余人[⑬]。

---

① 民国《永平县志稿》卷三《卫生》。

② 《永平县志》,云南人民出版社 1994 年版。

③ 《腾冲县志》,中华书局 1995 年版。

④ 《腾冲县卫生志》,1994 年。《腾冲县志》,中华书局 1995 年版。

⑤ 《巍山彝族回族自治县志》,云南人民出版社 1993 年版。

⑥ “云南怒江疟疾猖獗”,《卫生月刊》1943 年复 1 第 5 期,第 20 ~ 21 页。

⑦ 《漾濞彝族自治县志》,云南人民出版社 2000 年版。

⑧ 《云县志》,云南人民出版社 1994 年版。

⑨ 《峨山彝族自治县卫生志》,1993 年。

⑩ 《凤庆县志》,云南人民出版社 1993 年版。

⑪ 《凤庆县卫生志》,1991 年。

⑫ 《会泽卫生志》,云南民族出版社 2006 年版。

⑬ 《泸水县志》,云南人民出版社 1995 年版。

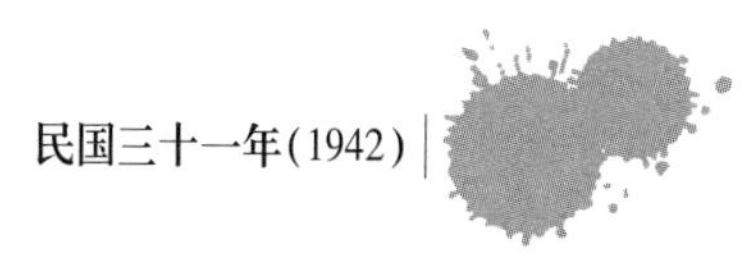

潞西设治局(今芒市)　鼠疫流行①。

墨江县　春,麻疹流行。秋,伤寒、痢疾流行。今《墨江哈尼族自治县志》载:春,麻疹流行,受感染幼儿多并发肺炎。因缺医少药,无法医治,仅城区患儿死亡即达 100 余人。8 月,发现伤寒疫情,县城受感染 14 人,死亡 1 人;痢疾流行,发病 186 人,死亡 46 人②。

宁洱县(今普洱市)　夏,霍乱流行。今《普洱哈尼族彝族自治县志》载:夏,旱灾严重,瘟疫流行③。

宁蒗设治局(今宁蒗县)　伤寒大流行,死亡甚多④。

永胜县　夏,霍乱、天花流行。今《永胜县志》载:5、6 月间,霍乱大流行,死亡 500 多人。天花大流行,儿童多被感染,死亡甚多⑤。

玉溪县(今玉溪市)　夏,霍乱大流行,发病 17 例,死亡 3 例⑥。

元江县　夏,霍乱、疟疾流行。甘庄、元江两个坝区病死严重⑦。

祥云县　夏,霍乱流行,城乡死亡甚多⑧。

泸西县　夏,霍乱流行。霍乱由昆明传入,仅 6 月发生 785 例,死 481 人,棺材售尽,哭啕之声,处处可闻。新坝村伤寒发病 264 人,超过全村人口之半,死 37 人,占发病数的 14%⑨。

贵州省

贵州省　疟疾大流行,东南部最烈,波及 27 个县,约 75 万人染病,多为恶性疟,感染率约 30%,病死率约 10%⑩。又,霍乱大流行,波及 30 个县,发病 2793 例,死亡 863 例⑪。7 月 16 日(六月初四日)报道:贵州霍乱自 6 月 3 日(四月二十日)发现以来,患者 585 人,其中死亡 143 人,近来发现已渐稀少⑫。

---

① 《潞西县志》,云南教育出版社 1993 年版。
② 《墨江哈尼族自治县志》,云南人民出版社 2002 年版。
③ 《普洱哈尼族彝族自治县志》,生活·读书·新知三联书店 1993 年版。
④ 《宁蒗彝族自治县志》,云南民族出版社 1993 年版,第 17 页。
⑤ 《永胜县志》,云南人民出版社 1989 年版。
⑥ 《玉溪市志》,中华书局 1993 年版。
⑦ 《元江哈尼族彝族傣族自治县志》,中华书局 1993 年版。
⑧ 《祥云县志》,中华书局 1996 年版。
⑨ 《泸西县志》,云南人民出版社 1992 年版。
⑩ 贵州省图书馆《贵州历代自然灾害年表》,贵州人民出版社 1982 年版。
⑪ 《贵阳市志·卫生志》,贵州人民出版社 1997 年版。
⑫ “黔省疫势稍戢”,《申报》1942 年 7 月 16 日,第 2 版。

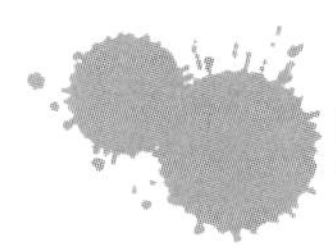

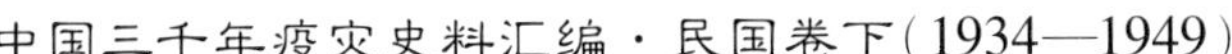

贵阳市　夏,霍乱流行,发病1755例,死亡92例[①]。6月6日(四月廿三日)报道:日来贵阳又复发现(霍乱)[②]。

息烽县　夏,霍乱流行,黑神庙发病24例,死亡9人[③]。

瓮安县　(秋)9月,疟疾流行,发病456人,死亡8人[④]。

正安县　赤痢、疟疾流行。是年,报告赤痢38例,疟疾395例[⑤]。

都匀县(今都匀市)　夏,霍乱大流行。今《都匀市志》载:6—7月,因日军入侵,大批难民拥入境内,霍乱随着人流蔓延,遍及铁路沿线,死亡者众,为都匀史上一次瘟疫大劫[⑥]。

荔波县　秋,霍乱流行。今《荔波县志稿》载:8—9月间,霍乱流行,各乡均有死亡,而以播尧、驾欧两乡为重,各死亡男女三四百人。工地病工计占出工人数的50%以上,死亡数至217人之多,有整班民工全部病倒者,有一个班中同日死亡至七八人者[⑦]。

麻江县　夏,霍乱流行[⑧]。

三合县、都江县(今三都县)　夏,霍乱大流行[⑨]。

八寨县、丹江县(今丹寨县)　(夏秋)6—9月,霍乱流行[⑩]。

天柱县　夏,霍乱流行,多数民众患病,上吐下泻,数时即亡[⑪]。

黄平县　(夏秋)6—9月,霍乱流行,死亡甚众,仅加巴乡2个村半月死亡66人[⑫]。

江口县　春,疟疾、麻疹流行。4月17日(三月初三日),马田联保报告疟疾、麻疹流行[⑬]。

---

① 《贵阳市志·卫生志》,贵州人民出版社1997年版。

② "滇桂黔三省发现霍乱渝普行预防注射",《中央日报》1942年6月6日,第5版。

③ 《息烽县小寨坝镇志》,贵州人民出版社2001年版。

④ 《瓮安县志》,贵州人民出版社1995年版。

⑤ 《正安县卫生志》,2003年。

⑥ 《都匀市志》,贵州人民出版社1999年版。

⑦ 民国《荔波县志稿》卷八《大事志·民国大事记》。

⑧ 《麻江县志》,贵州人民出版社1992年版。

⑨ 《三都水族自治县志》,贵州人民出版社1992年版。

⑩ 《丹寨县志》,方志出版社1999年版。

⑪ 《天柱县志》,贵州人民出版社1993年版。

⑫ 《黄平县志》,贵州人民出版社1993年版。

⑬ 《江口县志》,贵州人民出版社1994年版。

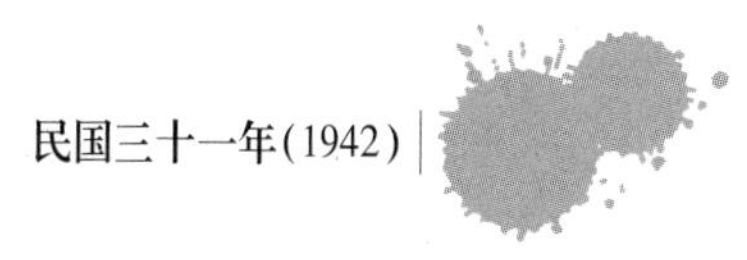

玉屏县　县城内疟疾流行[1]。

思南县　夏,霍乱流行,死亡1000余人,高峰时县城中山街一天死62人[2]。

沿河县　夏,霍乱流行,县城川主庙驻扎壮丁,朝染夕死[3]。

普定县　春,脑膜炎流行。夏,霍乱流行。今《普定县志》载:4月,县城脑膜炎盛行,小孩染病居多,死亡率甚高。6月3日,县内发现真性霍乱,采用疫苗注射预防。马官屯天花流行,死亡小孩70余人[4]。

平坝县　天花流行[5]。

盘　县　(夏)6—7月,霍乱流行,发病130人,死亡79人[6]。

威宁县　夏,霍乱流行[7]。

炉山县(今凯里市)　(夏秋)6—9月,霍乱流行[8]。

罗甸县　疟疾流行,患者10800人,死亡100多人[9]。

晴隆县　(夏)5月,天花流行,发病98例,死亡48例[10]。

兴义县(今兴义市)　夏,霍乱流行[11]。

湖北省

武昌市　夏,天花大流行,豹澥大帅村死亡48人,有3户死绝[12]。

汉川县(今汉川市)　夏,天花大流行,马口港堤雷某3小孩全部病死,春节时贴“孤孤单单辞旧岁,冷冷清清过新年”的门联[13]。

黄安县(今黄冈市红安县)　(夏)6月,天花流行,周八家村死18人[14]。

黄冈县(今黄冈市)　夏,天花流行,患病儿童死亡三分之二,杨泗千子塆一天内死亡儿童12人[15]。

---

① 《玉屏侗族自治县志》,贵州人民出版社1993年版。
② 《思南县志》,贵州人民出版社1992年版。
③ 《沿河县志》,贵州人民出版社1993年版。
④ 《普定县志》,贵州人民出版社1999年版。
⑤ 《平坝县志》,贵州人民出版社2004年版。
⑥ 《六盘水市志·卫生医药志》,方志出版社1997年版。
⑦ 《威宁彝族回族苗族自治县志》,贵州人民出版社1994年版。
⑧ 《凯里市志》,方志出版社1998年版。
⑨ 《贵州省罗甸县志》,贵州人民出版社1994年版。
⑩ 《晴隆县志》,贵州人民出版社1993年版。
⑪ 《兴义县志》,贵州人民出版社1988年版。
⑫ 《武昌县志》,武汉大学出版社1989年版。
⑬ 《汉川县志》,中国城市出版社1992年版。
⑭ 《红安县志》,上海人民出版社1992年版。
⑮ 《黄冈县志》,武汉大学出版社1990年版。

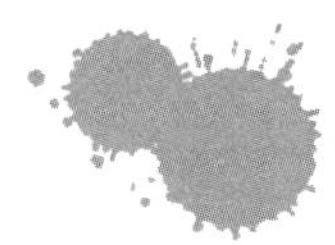

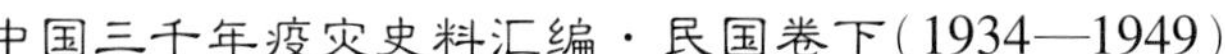

嘉鱼县　夏,天花流行,临江叶家湾村共4户居民,10多个小孩患天花死亡①。

沔阳县(今包括仙桃市、洪湖市)　夏,霍乱流行,彭场镇死亡120余人②。

阳新县　夏,霍乱流行,中庄铺、大王殿、张洪桥等地发病500人,死亡80人;朱家田畈村发病24人,死亡22人③。

随　县(今随州市)　天花、脑膜炎、痢疾流行,尤以唐县镇、淅河、洛阳等地为重④。

麻城县(今麻城市)　疟疾流行⑤。

崇阳县　(春)3月,天花流行,大源死亡50余人⑥。

宜城县(今宜城市)　黑热病1941—1949年在王集一带流行,郭家前头、大何家营等地发病率高达50%⑦。

蒲圻县(今赤壁市)　天花流行⑧。

襄阳县(今襄阳市襄州区)　疟疾流行,县卫生院门诊1699例⑨。

谷城县　回归热、赤痢、斑疹、伤寒流行,患者821例,死15例⑩。

光化县(今老河口市)　(冬)12月,回归热流行⑪。

天门县(今天门市)　天花流行,死60余人⑫。

枣阳县(今枣阳市)　秋,霍乱流行。冬,回归热流行。今《枣阳志》载:8月,县城周围霍乱流行,10000余人染病,死400多人,人心惶恐,各于门前撒石灰避瘟。冬,回归热流行⑬。

南漳县　霍乱、回归热流行⑭。

保康县　夏,天花流行。6月8日(四月廿五日),百峰乡长陈仕新在给县政府的

---

① 《嘉鱼县志》,湖北科学技术出版社1993年版。
② 《沔阳县志》,华中师范大学出版社1989年版。
③ 《阳新县志》,新华出版社1993年版。
④ 《随州志》,中国城市经济社会出版社1988年版。
⑤ 《麻城县志》,红旗出版社1993年版。
⑥ 《崇阳县志》,武汉大学出版社1991年版。
⑦ 《宜城志》,新华出版社1998年版。
⑧ 《蒲圻志》,海天出版社1995年版。
⑨ 《襄阳县志》,湖北人民出版社1989年版。
⑩ 《谷城县志》,新华出版社1991年版。
⑪ 《老河口市志》,新华出版社1992年版。
⑫ 《天门县志》,湖北人民出版社1989年版。
⑬ 《枣阳志》,中国城市经济社会出版社1990年版。
⑭ 《南漳县志》,中国城市经济社会出版社1990年版。

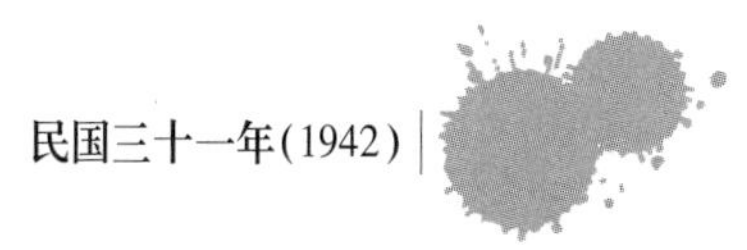

报告中称:本乡第一、三、十一、十三、十四等保(今九里川、百峰一带)近数日来天花流行,每日死亡1至3人,现正急剧蔓延之中,势如破竹①。

利川县(今利川市) 痢疾流行,汪营双龙一带尤甚,死亡50余人②。

宜昌县(今宜昌市夷陵区) (夏)7月,霍乱流行,太平溪、三斗坪、白庙子为流行地,死7人③。

宜都县(今宜都市) 疟疾、赤痢流行④。

兴山县 天花流行,古夫沿河两岸为甚,有一家死3人者。伤寒流行,患者47人⑤。

巴东县 春夏,脑膜炎、天花流行。夏,霍乱流行。今《巴东县志》载:流行流脑,死亡50多人。2—5月,清坪乡五、六两保患天花死亡者达260余人⑥。今《恩施州志》载:霍乱曾在巴东发生⑦。

远安县 天花流行,青峰、宁远、花桥、中河、旧鹿5个乡死100余人⑧。

监利县 天花大流行,死亡上万⑨。

荆门县(今荆门市) 夏,回归热流行。今《荆门卫生志》载:5月15日(四月初一日)至6月24日(五月十一日),荆门县看守所在押人员中流行回归热病,43人发病。7月28日(六月十六日),疫势扑灭,无死亡⑩。

松滋县(今松滋市) 秋,霍乱流行。今《松滋县志》载:8月,沙道观一带发现霍乱症,死8人⑪。

枝江县(今枝江市) 自春至秋,疟疾流行⑫。

江陵县(今包括荆州市沙市区、荆州区、江陵县) 夏,霍乱流行。7月19日(六月初七日)报道:沙市、浦口等地最近霍乱猖獗,敌染疫身死者日必数起,疫情极为严

---

① 彭鲁《湖北历史上最惨烈的一次瘟疫竟发生在这个地方》,《楚天快讯》2016年12月16日。
② 《利川市志》,湖北科学技术出版社1993年版。
③ 《宜昌县志》,冶金工业出版社1993年版。
④ 《宜都县志》,湖北人民出版社1990年版。
⑤ 《兴山县志》,中国三峡出版社1997年版。
⑥ 《巴东县志》,湖北科学技术出版社1993年版。
⑦ 《恩施州志》,湖北人民出版社1998年版。
⑧ 《远安县志》,中国城市经济社会出版社1990年版。
⑨ 《监利县志》,湖北人民出版社1994年版。
⑩ 《荆门卫生志》,中国文史出版社1990年版。
⑪ 《松滋县志》,1986年。
⑫ 《枝江县志》,中国城市经济社会出版社1990年版。

重[①]。

湖南省

湖南省　夏秋间,霍乱流行于长沙、常德、慈利等47个县市[②]。

长沙市　夏六月,霍乱流行。8月8日(六月廿七日)《解放日报》报道:长沙附近地区霍乱疾病继续蔓延,势益猖獗,我虽调大批医务人员救治,依然无法扑灭,最近死亡人数日有增加,情形十分严重[③]。又,天花流行,患者365人,死亡45人[④]。

茶陵县　夏,难民云集,霍乱流行,仅县城一星期内死亡400余人[⑤]。所辖江口乡痢疾流行,一个村死亡17人,儿童居多[⑥]。按:这里的"痢疾"实际可能为霍乱。

安乡县　(秋)8月,霍乱流行,死亡数百人[⑦]。

常德县(今常德市)　夏,鼠疫流行。《医学文摘》载:3—5月,常德肺鼠疫流行[⑧]。常德城发病42人,死亡36人;石公桥、镇德桥发病40余人,均死亡[⑨]。至9月底,连同上年,共发病264例,病死243例,病死率达92.04%[⑩]。

桃源县　夏,鼠疫流行。5月,英林乡发生肺鼠疫16人,均死亡[⑪]。5月下旬,常德肺鼠疫蔓延及桃源县属之英林乡,此处离常德约卅英里,为常德至桃源必经之地[⑫]。

醴陵县(今醴陵市)　白喉、脑膜炎流行[⑬]。秋,霍乱流行[⑭]。

澧　县(今包括澧县、津市市)　天花流行[⑮]。

临澧县　秋,霍乱流行。9月,湘西防疫处派队长马植培携带西药来防治霍乱,治疗12例霍乱、11例赤痢、1例伤寒,均治愈[⑯]。

---

① "沙市霍乱流行,敌多染患",《中央日报》1942年7月19日,第2版。

② 《慈利县卫生志》,1989年。

③ 李文海等《近代中国灾荒纪年续编》,湖南教育出版社1993年版,第571页。

④ 《长沙县志》,生活·读书·新知三联书店1995年版。

⑤ 《茶陵县志》,中国文史出版社1993年版。《茶陵县城关镇志》,1994年。

⑥ 《江口乡志》,1991年。

⑦ 《安乡县志》,新华出版社1994年版。

⑧ "肺鼠疫流行疫势减退时之观察",《医学文摘》1942年第1卷第4期,第2页。

⑨ 拂洋《伯力审判——12名前日本细菌战犯自供词》,吉林人民出版社1997年版。

⑩ 《常德县志》,中国文史出版社1992年版。

⑪ 拂洋《伯力审判——12名前日本细菌战犯自供词》,吉林人民出版社1997年版。

⑫ "肺鼠疫流行疫势减退时之观察",《医学文摘》1942年第1卷第4期,第2页。

⑬ 《株洲市卫生志》,湖南出版社1993年版。

⑭ 《醴陵县卫生志》,1991年。《醴陵市志》,湖南出版社1995年版。

⑮ 《澧县志》,社会科学文献出版社1993年版。

⑯ 《临澧县灾害志》,中国社会出版社2009年版。《临澧县志》,中国社会出版社1992年版。

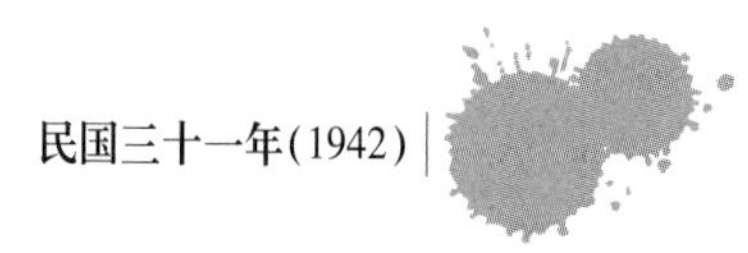

南　县　秋,霍乱流行,死者甚多①。

平江县　(秋)9 月,痢疾流行,普义村发病 621 例,患病率 91%,仅 5 天时间死亡 48 人。又,白喉流行②。

浏阳县(今浏阳市)　天花流行,同时发现白喉、流脑、霍乱③。

湘潭县(含今湘潭市、株洲市)　白喉、脑膜炎、疟疾、痢疾流行。今《湘潭县卫生志》载:白喉、脑膜炎流行,白喉病死率达 68%④。今《株洲市卫生志》载:日军入侵株洲,菌痢、阿米巴痢、疟疾为祸正烈,居民死于疟疾、痢疾者甚多⑤。

湘阴县(今包括湘阴县、汨罗市)　霍乱、痢疾流行⑥。

沅江县(今沅江市)　(夏)6 月,霍乱流行,仅草尾乡患者即达 139 人,死 128 人⑦。

新宁县　夏,霍乱流行,县临时防疫院收治患者 80 余例,幸存 1 例⑧。

绥宁县　夏,霍乱流行,发生 57 例,全部死亡。天花流行,死者难以数计⑨。

邵阳县(含今隆回县)　夏,霍乱流行,桃洪镇、滩头、荷香桥、周旺铺、沙子坪等地死亡 1000 余人⑩。

武冈县(今包括武冈市、洞口县)　霍乱、天花流行⑪。

慈利县　夏秋间,霍乱流行⑫。

凤凰县　麻疹流行⑬。

古丈县　(夏)6 月,天花大流行,仅龙鼻、坪坝、河蓬、山枣 4 乡统计,死亡 400 多人⑭。

黔阳县(今洪江市)　夏秋,霍乱流行,安江染病 186 人,死 102 人⑮。

---

① 《南县志》,湖南人民出版社 1988 年版。
② 《平江县卫生志》,1990 年。
③ 《浏阳县志》,中国城市出版社 1994 年版。
④ 《湘潭县卫生志》,1991 年。
⑤ 《株洲市卫生志》,湖南出版社 1993 年版。
⑥ 《湘阴县志》,生活·读书·新知三联书店 1995 年版。
⑦ 《沅江县志》,中国文史出版社 1991 年版。《沅江县琼湖镇志》,中国文史出版社 2006 年版。
⑧ 《邵阳市卫生志》,1998 年。
⑨ 《邵阳市卫生志》,1998 年。
⑩ 《隆回县志》,中国城市出版社 1994 年版。
⑪ 《武冈县志》,中华书局 1997 年版。
⑫ 《慈利县卫生志》,1989 年。
⑬ 《凤凰县志》,湖南人民出版社 1988 年版。
⑭ 《古丈县志》,巴蜀书社 1989 年版。
⑮ 《黔阳县志》,中国文史出版社 1991 年版。

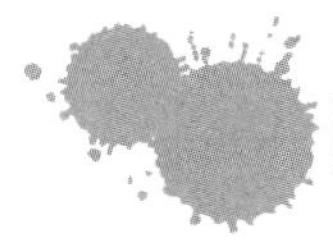

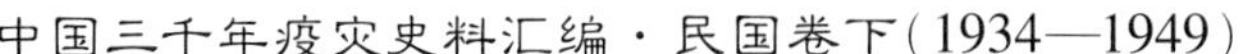

保靖县　夏秋,霍乱流行,昂洞村几天内死40余人①。

石门县　夏秋,霍乱流行,发现12例,死亡4例②。

会同县　夏秋,霍乱、伤寒流行,霍乱发现6例,伤寒发现27例③。

蓝山县　疟疾流行,发疟3万余人,发病率高达97%,尚德乡界头村240户1250人,除出生不久的婴儿外,其余无一幸免。霍乱流行,全县发病32例,死亡9例④。

耒阳县(今耒阳市)　夏秋,霍乱、疟疾流行,死亡甚多⑤。

零陵县(今永州市)　秋,霍乱流行。9月,五里牌发生真性霍乱,迭见死亡,并蔓延至双牌等地⑥。

酃　县(今炎陵县)　天花、霍乱流行,注射霍乱疫苗18561人,接种牛痘14516人⑦。

临武县　天花、霍乱流行⑧。

祁阳县　夏,霍乱流行,此后连年不断⑨。是年至1946年,霍乱发病426人,死亡215人⑩。

衡阳县(今包括衡阳市、衡阳县、衡南县)　(夏)6—7月,城乡霍乱流行,死亡450余人⑪。8月3日(六月廿二日)报道:发现霍乱,据统计,7月上旬每天因染疫死者有50—60人。7月6日前半月内,死人在200人以上,以后疫势蔓延,增至每日30—40人。疫势最烈的地方是两路口、大西门一带⑫。

嘉禾县　霍乱流行⑬。

资兴县(今资兴市)、宜章县　白喉流行⑭。

永明县(今江永县)　天花流行⑮。

---

① 《保靖县志》,中国文史出版社1990年版。
② 《石门县卫生志》,黄山书社1993年版。
③ 《会同县卫生志》,1993年。
④ 《蓝山县卫生志》,1992年。
⑤ 《衡阳市卫生志》,1995年。
⑥ 《双牌县志》,方志出版社2008年版。
⑦ 《炎陵县卫生志》,1999年。
⑧ 《临武县志》,中南工业大学出版社1989年版。
⑨ 《祁阳县卫生防疫志》,2006年。
⑩ 《祁阳县志》,社会科学文献出版社1993年版。
⑪ 《城北区志》,当代中国出版社2000年版。
⑫ "夏到衡阳时疫与洪水为虐,市容正力加整顿",《中央日报》1942年8月3日,第3版。
⑬ 《嘉禾县志》,黄山书社1993年版。
⑭ 《郴州地区卫生志》,1992年。
⑮ 《江永县志》,方志出版社1995年版。

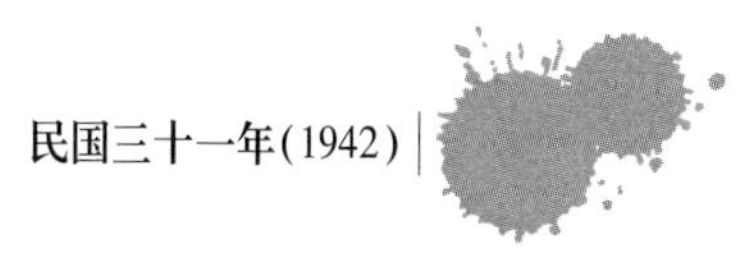

江西省

南昌县(今包括南昌市、南昌县)　春夏疫。仅据县医院上半年报表统计:天花患者109人,死15人;霍乱23例,死3人;伤寒发生378例,死72人;赤痢53例,死9人①。

丰城县(今丰城市)　是年疫。全县白喉死亡45人,脑膜炎死亡542人,麻疹死亡403人,痢疾死亡446人,伤寒及副伤寒死亡1653人,霍乱死亡542人②。其中,罗山乡霍乱流行,死亡24人③。

临川县(今抚州市临川区)　秋,鼠疫、霍乱流行。今《临川县志》载:8月23日(七月十二日),日军撤出临川,在全县各地撒放带毒细菌,导致鼠疫、霍乱流行,死者不可胜数④。

崇仁县　秋冬,疫病流行,疟疾、肠炎、疥疮、烂脚等病发病率近50%⑤。

南城县　夏,霍乱流行,仅天主堂圣路加医院就接纳29名霍乱病人,死亡26人⑥。

金溪县　(秋)9月,斑疹伤寒与天花流行,双塘竹桥村全村有180人患病,153人丧生,许多家庭惨遭灭门⑦。

铅山县　疟疾流行,河口镇居民染病者过半⑧。

上饶县(今属上饶市)　秋,鼠疫流行。今《上饶县志》载:9月,县城发生鼠疫,旋即传到沙溪镇。10月底,全县发现鼠疫病人78例,死78人,其中沙溪镇患病12例,死12人⑨。夏秋,疟疾、痢疾流行。今《上饶地区卫生志》载:5—10月,疟疾、痢疾流行⑩。

广丰县　秋,鼠疫流行。今《广丰县志》载:9—10月间,鼠疫流行,永丰镇东街田里发生43例,死亡42人。秋冬,疟疾流行。鹤山乡第十保疟疾蔓延,4个月死亡70余人⑪。1943年1月5日报道:玉田自收复后,人民患病者甚众,尤以恶性疟疾、伤寒

---

① 《南昌县卫生志》,1988年。

② 《丰城县志》,上海人民出版社1989年版。

③ 《罗山乡乡志》,1985年。

④ 《临川县志》,新华出版社1993年版。

⑤ 《崇仁县志》,江西人民出版社1990年版。

⑥ 《南城县志》,新华出版社1991年版。

⑦ 《金溪县志》,新华出版社1992年版。

⑧ 《铅山县志》,南海出版公司1990年版。

⑨ 《上饶县志》,中共中央党校出版社1993年版。《上饶地区卫生志》,黄山书社1994年版。

⑩ 《上饶地区卫生志》,黄山书社1994年版。

⑪ 《广丰县志》,1988年。《上饶地区卫生志》,黄山书社1994年版。

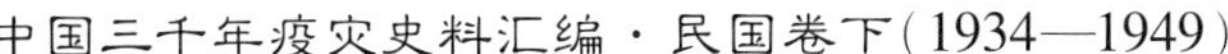

为多,因药物缺乏,故死亡较多①。

玉山县　日军陷县后,疫病四起,蔓延城乡,死者甚多②。

吉安县(今包括吉安市、吉安县)　秋,霍乱流行。8月4日(六月廿三日)霍乱首发,蔓延甚速,中下旬为流行高峰,死亡200余人。冬,天花流行。11月22日(十月十五日)报道:本市近日幼童多数发生烈性天花,县前街等处患天花之幼童死亡甚多③。

宜春县(今宜春市)　伤寒流行。今《宜春市志》载:1942—1946年,该县3352人死于伤寒病④。

永新县　冬,天花流行⑤。

万安县　秋七八月,霍乱流行⑥。

泰和县　(秋)8月中下旬,霍乱流行⑦。

宁都县　秋,霍乱流行,死亡2000余人⑧。

寻邬县(今寻乌县)　冬,天花流行,死人甚多⑨。

大庾县(今大余县)　秋,霍乱流行,全县日死数百人⑩。

万年县　(夏)6月,天花流行,患者11例,死亡2人⑪。

铜鼓县　秋,疟疾流行。是年7月至次年元月,县卫生院门诊收治疟疾473人⑫。

江苏省

南京市　夏秋,霍乱流行。5月,南京霍乱流行,通济门外发现54例⑬。9月,南京自状元境发现霍乱后,卫生当局即加紧对各车站轮埠之旅客之防疫检查,以防虎疫病菌再度侵入市京⑭。

溧水县　秋,霍乱大流行,镜湖乡、奉贤乡死亡200余人⑮。

---

① “上饶鼠疫扑灭,广丰疫事蔓延”,《中央日报》1943年1月5日,第6版。

② 《玉山县志》,江西人民出版社1985年版。

③ 《吉安地区志》,复旦大学出版社2010年版。

④ 《宜春市志》,方志出版社2010年版。

⑤ 《永新县志》,新华出版社1992年版。

⑥ 《万安县志》,黄山书社1996年版。《吉安地区志》,复旦大学出版社2010年版。

⑦ 《吉安地区志》,复旦大学出版社2010年版。

⑧ 《宁都县志》,1986年。《赣州地区卫生防疫志》,1988年。

⑨ 《寻乌县志》,新华出版社1996年版。

⑩ 《大余县志》,三环出版社1990年版。

⑪ 《上饶地区卫生志》,黄山书社1994年版。《万年县志》,方志出版社2000年版。

⑫ 《铜鼓县卫生志》,1993年。

⑬ 《南京卫生志》,方志出版社1996年版。

⑭ “各地卫生消息”,《卫生月刊》1942年第1期,第24页。

⑮ 《溧水县卫生志》,1990年。

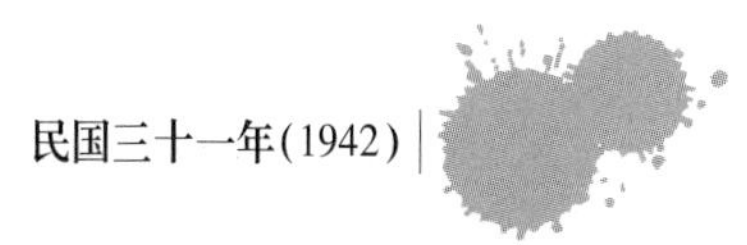

镇江县(今镇江市)　山北县疟疾流行猖獗①。按:山北县系中共于日伪时期在丹徒地区建立。

丹阳县(今丹阳市)　秋,霍乱流行,设临时传染病医院于公园内②。

吴　县(今苏州市)　夏秋,霍乱流行。今《吴县大事记》载:7 月下旬,城乡发现霍乱患者,至 9 月 5 日(七月廿五日),发病 670 人,病死率 44%③。所辖藏书镇马巷郎、塘湾里等村死亡人数甚多④。7 月 27 日(六月十五日)报道:昨在城厢内发现真性虎疫⑤。《苏讯》载:苏州繁华虽不如上海,但恐怖状态并不亚于上海,敌伪时期,我军飞渡太湖而来。近复疫疠流行甚烈,死者颇多⑥。

常熟县(今常熟市)　秋,疟疾、霍乱流行。今《常熟市志》载:8 月中旬,恶性疟疾流行,县内每日因疫死亡数十人⑦。所辖福山镇恶性疟疾肆行,死者不计其数⑧。董浜、李市、谢桥、珍门、唐市霍乱流行,死 70 余人⑨。10 月,《卫生月刊》载:常熟东乡石牌、任阳地带,虎疫蔓延甚烈,死亡率突增,10 月 3 日(八月廿三日),警察署特电县请饬卫生事务所漏夜派员携带防疫药品来防疫⑩。

昆山县(今昆山市)　夏,霍乱流行,染疫 100 多人,病死 47 人⑪。

吴江县(今吴江市)　(秋)8 月,霍乱流行,北厍镇死 9 人⑫。

武进县(今常州市武进区)　夏秋之际,霍乱流行。牛塘乡沈家弄附近三四天间死 21 人⑬。东青乡刘家头死亡 28 人,有一家死至 5 人者,群众恐惧万分,死者无人敢殓⑭。横山桥镇山南、城湾等地死亡 20 余人,有一家 7 口死去 6 口者⑮。秋,疟疾大流行,染者过半⑯。

---

① 《丹徒县卫生志》,江苏古籍出版社 2001 年版。
② 《丹阳市卫生志》,南京出版社 2004 年版。
③ 《吴县大事记》,古吴轩出版社 1994 年版。
④ 《藏书镇志》,古吴轩出版社 2004 年版。
⑤ “苏州发生虎疫”,《申报》1942 年 7 月 27 日,第 2 版。
⑥ “苏城米粮缺乏疫疠流行”,《苏讯》1943 年第 51—52 期,第 10 页。
⑦ 《常熟市志》,上海人民出版社 1990 年版。
⑧ 《海虞镇志》,上海社会科学院出版社 2005 年版。
⑨ 《常熟市卫生志》,1990 年。
⑩ “各地卫生消息”,《卫生月刊》1942 年第 1 期,第 24 页。
⑪ 《昆山县志》,上海人民出版社 1990 年版。
⑫ 《北厍镇志》,文汇出版社 2003 年版。
⑬ 《牛塘乡志》,1986 年。
⑭ 《东青乡志》,1985 年。
⑮ 《横山桥镇志》,南京大学出版社 2010 年版。
⑯ 《武进县志》,上海人民出版社 1988 年版。《常州市卫生志》,1989 年。

无锡县(今无锡市)　霍乱流行①。脑膜炎流行②。

宜兴县(今宜兴市)　(秋)8月,张渚一带霍乱流行③。

江阴县(今江阴市)　(夏)7月,霍乱大流行,先由东乡年旺街(现属张家港市)发生,至桥头街、后塍,蔓延迅速,不几日,死数百人④。

如皋县(今如皋市)　潮桥镇暴发性脑膜炎流行,死者甚多,某私塾30多名学生病死8名⑤。

太仓县(今太仓市)　夏,霍乱大流行,波及南郊、毛市、湖川桥、沙溪、岳王、浮桥、九曲、老闸、璜泾等地,死者甚多⑥。

阜宁县　春末夏初,伤寒流行,临海镇死亡20余人⑦。

铜山县　夏秋,斑疹伤寒流行,难民区中,日死亡数十人,死亡枕藉⑧。

沭阳县　阴平、平明等地天花与麻疹流行⑨。

上海市

上海市　春三月至夏五月,斑疹伤寒流行。6月18日(五月初五日)报道:5月间,伤寒与斑疹伤寒发现较多,斑疹伤寒达流行程度,发现次数比4月份约增1倍,华人死亡之经记录者计共3124起,内有露尸1745具⑩。夏五月至秋七月,霍乱流行。7月7日(五月廿四日)报道:虎列拉症业已在上海发现,上海时疫医院收容之时疫病人中,发现其中8人所染为真性霍乱症,其染疫地点均在南⑪。7月12日(五月廿九日)报道:上海时疫医院住院病人中,先后发现真性霍乱病者13名,并有2人不救毕命,兹又继续发现5人,连前共18名⑫。7月14日(六月初二日)报道:霍乱患者续有大批发现,除前经发现18名外,又有18名证实为真性霍乱⑬。7月16日(六月初四日)

---

① 《胡埭镇志》,方志出版社2010年版。
② 《东亭镇志》,江苏人民出版社2003年版。
③ 《张渚镇志》,江苏人民出版社2013年版。
④ 《江阴市志》,上海人民出版社1992年版。《澄江志》,方志出版社2007年版。
⑤ 《潮桥志》,1982年。
⑥ 《太仓市卫生志》,1998年。
⑦ 《临海志》,1984年。
⑧ 《徐州市卫生志》,1991年。
⑨ 《沭阳县卫生志》,中国矿业大学出版社1996年版。
⑩ “斑疹伤寒流行”,《申报》1942年6月18日,第5版。
⑪ “据时疫医院报告发现真性霍乱共八名染疫地点均在南市”,《申报》1942年7月7日,第4版。
⑫ “真性霍乱又有五起”,《申报》1942年7月12日,第4版。
⑬ “南市又发现染疫者十八名”,《申报》1942年7月14日,第4版。

报道:自南市、闸北小东门等处发生真性霍乱,先后达36名后,昨又经证实者有17名[①]。7月17日(六月初五日)报道:最近本市虎疫流行,势甚猖獗,综计全市患真性霍乱者已达67人之多[②]。7月21日(六月初九日)报道:7月18日午夜前一星期内,患传染病及死亡人数,计患猩红热、白喉5人,死亡2人;霍乱15人,死亡1人;伤寒50人,死亡43人;斑疹伤寒14人,死亡9人;霍乱性腹泻19人,死亡2人;患其它病症者576人[③]。7月25日(六月十三日)报道:自两租界与南市、闸北以及其它华界区域相继报告真性霍乱案件发生以来,据卫生处当局透露,此项虎疫事件,业已达270起之多[④]。7月26日(六月十四日)报道:虎疫之传染颇有增加,全市之染疫总数,截至昨日,据南市及其它华界各区之报告,谓已达300起[⑤]。7月29日(六月十七日)报道:7月27日上海录得之虎疫,总数已达580起,种种征象均表示虎疫激剧蔓延,上星期日发表虎疫80起,星期一又有74起,实创本年度上海虎疫之最高纪录[⑥]。7月31日(六月十九日)报道:据卫生当局报告,截至本星期二晨前,南市、闸北、浦东及其它各区,业已发生霍乱案达483起,盖近数日来,各该区虎疫之蔓延,仍有增无已。本埠霍乱患者总数共已有696人,其中107人居于法租界,106人居于公共租界[⑦]。8月2日(六月廿一日)报道:沪地霍乱猖獗,至今仍蔓延不已,至本星期三为止,为时仅25日,患者总数已达901起,按去年夏季6个月中仅813起而已[⑧]。同日又报道:上海地方,虎疫猖獗,颇呈猛威。自本月6日至25日间,州内发生真性虎疫患者,计448名,居中日本人占有3名[⑨]。据昨悉至星期三晚上,本年华界霍乱案件之发现,业已达596起,且其中90名患者已死,公共租界方面截至昨日中午,本年度共发现140起,死22人,法租界164起霍乱案中死20人[⑩]。8月7日(六月廿六日)报道:上海全埠患霍乱者计1300人,因而死亡者220人,死亡率亦为17%[⑪]。8月8日(六月廿七日)报

---

① “传霍乱者又十七人”,《申报》1942年7月16日,第4版。

② “防疫常识”,《申报》1942年7月17日,第5版。

③ “时症盛行”,《申报》1942年7月21日,第4版。

④ “本埠虎疫愈形猖獗发现二百七十起”,《申报》1942年7月25日,第4版。

⑤ “染疫总数达三百起”,《申报》1942年7月26日,第4版。

⑥ “虎疫激剧蔓延总数近六百起”,《申报》1942年7月29日,第4版。

⑦ “霍乱方兴未艾”,《申报》1942年7月31日,第5版。

⑧ “霍乱蔓延不已染疫者近千人一百三十一人业已死亡”,《申报》1942年8月2日,第5版。

⑨ “为防止上海虎疫侵入,注射药针施行检便,真荣平海务局长特发表谈话”,《盛京时报》1942年8月2日,第6版。

⑩ “沪霍乱蔓延不已,染疫者近千人”,《申报》1942年8月2日,第5版。

⑪ “热度一百零三度六,今起施行严峻防疫,发生霍乱房屋予以封锁,各区或将同时查注射证,疫疠如果继续猖獗,各游泳池将停闭”,《申报》1942年8月7日,第4版。

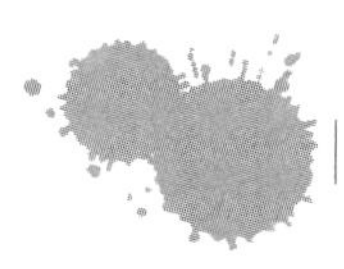

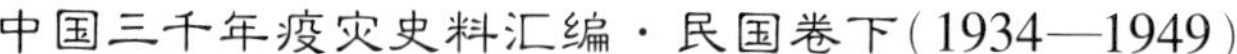

道:在本星期三晚间以前,华界已发现842起霍乱案,其中153人已死。据法租界当局报告,本年该区域内染疫者共314人,惟其中188名尚未证实其是否确为霍乱患者,其已死者计318名。公共租界至今共发现214起,其中44人已死,内有1名为外侨,于星期三中,据工部局卫生处称,共接得发现霍乱案25起之报告,并其中9人已死。法租界方面则发现15起,死者亦有1人①。同日又报道:现在上海迄8月3日,发生1113名真性患者,就中约800名死亡者②。8月9日(六月廿八日)报道:昨悉本埠霍乱案发现之次数,其总数截至星期四晚间,已达1617起,约为去年整夏813起之一倍,且其中258人业已死亡。截至目前,法租界共已接得339起染疫案之报告,死者计42人,其中137起尚未证实是否系真性霍乱,公共租界众信已发现233起霍乱案,死49名,至于华界各区染疫者,则已达1000人以上③。上海市卫生局林郁青对是年夏季霍乱情形做了总结:今夏沪市霍乱威行,为五年来所未有。民众受其殃者,不知凡几;数字见诸报载者,仅为其一部分而已……查战前沪地历年霍乱流行之时,苏州河北闸北之潭子湾、太阳庙一带为害最烈,河南则以特区越界筑路迤西之区域情势最为严重。今闸北满目荒凉,疫疠不复作祟;南市部分繁荣,人烟稠密,本年霍乱闻系最先发现,疫势亦殊猖獗。然就本院住院患者之记录观之,沪西地带,无殊于往昔,仍占重要位置,换言之,患者最多。此无他,良以沪西范围广阔,夙为工厂聚集之区;又以未经炮火,居户倍增,民众教育程度低下,罔知卫生之故也。是以一旦流行性之疾病发生,可成燎原之势;霍乱一病,仅其一项而已。夫工厂藉劳力而生产,居民赖劳力以生活,关系密切,无可分离;苟疫疠频兴,则生命失去安全,人心惶骇,产业与经济所受之影响,不綦重哉?④ 8月13日(七月初二日)报道:上海患染霍乱者,其总数已达1780起,其中1121人为华界中居民,且已死212人。法租界中,则共发现344起,其余315起则发现于公共租界中⑤。自本年开始以来,本埠死于伤寒症者已达2082人,据卫生处当局解释,若辈中约有60%皆由于营养之不足,多数患者,且于事前并不加意注意,直至病危,方始报告医院,然已救治不及⑥。8月15日(七月初四日)报道:从7月份起,本市卫生当局所接虎疫报告,总数已达1951起,其发生于华界者最多,计

---

① “昨日一度降雨酷热略形回退”,《申报》1942年8月8日,第4版。
② “大连继发虎疫”,《盛京时报》1942年8月8日,第5版。
③ “气压仍极高燥时疫传染益烈”,《申报》1942年8月9日,第4版。
④ “担任救治沪西时疫工作之感想”,《卫生月刊》1942年第1期,第19~20页。
⑤ “沪气候反常各种疫病猖獗”,《申报》1942年8月13日,第5版。
⑥ “二千余人死于伤寒”,《申报》1942年8月13日,第5版。

1244 起,死者 231 人,法租界 368 起,死者 53 人,公共租界 349 起,死者 69 人[①]。8 月 18 日(七月初七日),上海特别市政府函称:本市入夏以来,天时亢旱,酷热异常,为数十年所仅见,以致疫疠流行,死亡枕藉,据报此等患者,率多贫苦市民,平时迫于生计,衣食已极为难,一旦疫症罹身,就医无力,唯有束手待毙,情形之惨,所不忍闻[②]。8 月 20 日(七月初九日)报道:华界及两租界虎疫总数,现已达 2160 起,内华界发生之虎疫总计 1358 人,死者 381 人;法租界发生之虎疫总数较公共租界为多,计前后已有 412 起,公共租界则为 390 人,内死者法租界 96 人,公共租界 73 人[③]。霍乱在上海连续第六年流行,疫势猖獗,是年登记患者 2465 例,死亡 513 人[④]。

松江县(今松江区)　春,麻疹流行。今《叶榭志》载:5 月,叶榭镇袁家庙(今铁塔村)一带麻疹流行,300 多孩得病[⑤]。夏,霍乱流行。今《松江县志》载:7 月,霍乱流行,自东北乡村蔓延至城厢,半月后始平息[⑥]。

南汇县(今浦东新区)　秋,霍乱流行,仅陈桥村发病 15 人,死亡 12 人[⑦]。

奉贤县(今奉贤区)　秋,霍乱流行,患者 200 多人,死亡 81 人[⑧]。

金山县(今金山区)　秋,霍乱流行,松隐地区死亡 10 多人[⑨]。

川沙县(今浦东新区)　夏,霍乱大流行,川沙镇[⑩]、高行镇[⑪]、杨园乡[⑫]、王港乡[⑬]、黄楼乡[⑭]均有流行。8 月 13 日报道:川沙霍乱猖獗,染者已达 2000 人[⑮]。

崇明县　夏,霍乱流行,城内北门电厂设时疫医院收治患者,并对居民强行注射防疫针[⑯]。

---

① “两租界实施防疫注射逾二百五十万人”,《申报》1942 年 8 月 15 日,第 5 版。
② “上海特别市政府函(沪市四字第 11152 号)”,《上海市政公报》1942 年第 21 期,第 21 ~ 22 页。
③ “三区域内疫势比较”,《申报》1942 年 8 月 20 日,第 5 版。
④ 《上海卫生志》,上海社会科学院出版社 1998 年版。
⑤ 《叶榭志》,上海辞书出版社 2003 年版。
⑥ 《松江县志》,上海人民出版社 1991 年版。
⑦ 《上海市南汇县卫生志》,1987 年。《六灶镇志》,方志出版社 2003 年版。
⑧ 《新寺志》,上海三联书店 1989 年版。《胡桥志》,1987 年。
⑨ 《松隐志》,上海人民出版社 1991 年版。
⑩ 《川沙镇志》,上海社会科学院出版社 2008 年版。
⑪ 《高行镇志》,上海社会科学院出版社 2007 年版。
⑫ 《杨园乡志》,2008 年。
⑬ 《王港志》,1989 年。
⑭ 《川沙县志》,上海人民出版社 1990 年版。
⑮ “沪霍乱猖獗,患者达二千人”,《中央日报》1942 年 8 月 13 日,第 5 版。
⑯ 《崇明县志》,上海人民出版社 1989 年版。

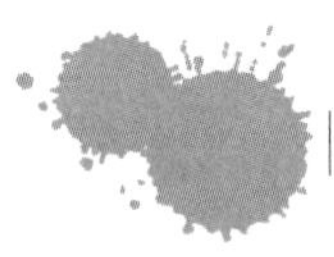

浙江省

浙江省　霍乱流行。象山县发病943例,死亡790人;仙居、温岭、德清、长兴流行;遂昌县7个乡发病1980例,死亡1221人①。衢州在日军入侵后,全区各县(衢县、江山、淳安、遂安、开化、常山、龙游、寿昌)霍乱、痢疾、疟疾流行。霍乱病死不计其数,痢疾发病15000人以上,死亡2000人以上,疟疾主要在衢县、龙游、江山、常山、开化5县流行,发病在10万人以上,死亡在5000人以上②。

余杭县(杭州市余杭区)　秋,霍乱、痢疾流行。今《余杭县志》载:8月,在城镇霍乱流行,日军连日紧闭城门,严禁出入,并对路人严加检查。9月,黄湖、双溪、里洪、冷水桥一带因赤白痢、霍乱而死者每日数人③。

临安县(今临安市)　脑膜炎大流行,发病5000余人,死3000余人④。

富阳县(今富阳市)　秋,霍乱流行,发病42例⑤。

新登县(今属富阳市)　秋,霍乱流行,新登县发病44例⑥。

孝丰县(今属安吉县)　天花流行⑦。

安吉县　秋,霍乱流行,梅溪一带罹疫死亡者,日有所闻⑧。

长兴县　秋,霍乱流行,林城桥死100余人⑨。

吴兴县(今湖州市)　夏秋,霍乱流行。夏,南浔镇霍乱流行,患者1000余人,死亡甚众,镇上棺材卖空⑩。8月,湖州城内日军霍乱大作,每天发病10余人,先后死亡70余人。8月14日(七月初三日)至10月4日(八月廿四日)的50天中,霍乱发病321人,死亡26人;其中,福音医院收治164人,死11人⑪。

桐乡县(今桐乡市)　石门镇镇域天花流行⑫。

---

① 朱德明《浙江医药史》,人民军医出版社1999年版。

② 《衢州市卫生志》,上海交通大学出版社1997年版。

③ 《余杭县志》,浙江人民出版社1990年版。

④ 《临安县志》,汉语大词典出版社1992年版。朱德明《浙江医药史》,人民军医出版社1999年版。

⑤ 《富阳县志》,浙江人民出版社1993年版。《富阳县卫生志》,中国医药科技出版社1991年版。

⑥ 《富阳县志》,浙江人民出版社1993年版。《富阳县卫生志》,中国医药科技出版社1991年版。

⑦ 《安吉县志》,浙江人民出版社1994年版。

⑧ 《安吉县志》,浙江人民出版社1994年版。

⑨ 《长兴县志》,上海人民出版社1992年版。

⑩ 《湖州市志》,昆仑出版社1999年版。《南浔镇志》,上海科学技术文献出版社1995年版。

⑪ 《湖州市卫生志》,香港大时代出版社1993年版。

⑫ 《石门镇志》,方志出版社2002年版。

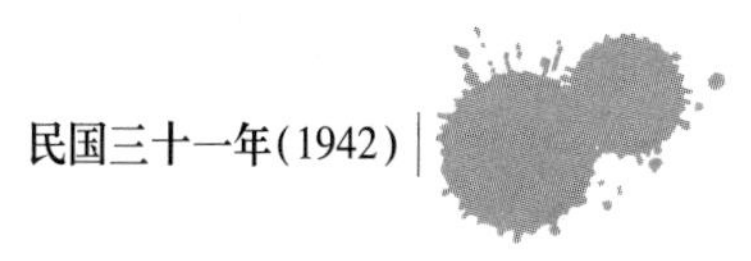

海宁县(今海宁市)　秋,霍乱流行①。

衢　县(今衢州市衢江区、柯城区)　秋冬,霍乱、痢疾、疟疾、鼠疫合并流行。9—12 月统计,全县发病 20000 余人,死 3000 余人②。

江山县(今江山市)　秋,霍乱、痢疾、疟疾大流行,死者甚众③。

常山县　秋,疟疾、痢疾暴发流行,宣风、声教两乡死亡 2000 多人④。

淳安县、遂安县(今合为淳安县)　秋,菌痢流行,死亡 529 人⑤。

建德县(今建德市)　夏,痢疾流行。今《建德县志》载:7 月,洪水后,自东关至罗桐埠沿江一带,菌痢大流行,罗桐埠、上下沧滩最严重,岸上农民死亡 40 多人,船上渔民死亡 11 人⑥。

桐庐县　麻疹、疟疾大流行,仅县卫生院门诊疟疾人数达 1026 人⑦。

义乌县(今义乌市)　冬,鼠疫流行⑧。

永康县(今永康市)　麻疹流行,花街、杨坑一带死亡 36 人⑨。

金华县(今金华市金东区)、兰溪县(今兰溪市)　秋,霍乱、痢疾、伤寒流行。今《金华县志》载:8 月,日本细菌战部队再次用飞机将霍乱、赤痢、伤寒等细菌空投于金华、兰溪等地,致使大批军民死亡⑩。冬,鼠疫流行。今《金华县卫生志》载:11—12 月,鼠疫流行,国民党最高当局曾电令本战区司令长官迅速扑灭鼠疫⑪。

鄞　县(今包括宁波市北仑区、鄞州区)、仙居县　秋,霍乱流行。今《仙居县志》载:秋,霍乱从鄞县、宁波一带流入本县,死者不计其数⑫。

镇海县(今宁波市镇海区)　秋,霍乱流行,持续 2 个月,柴桥、郭巨一带死亡 600 余人⑬。

---

① 《海宁市志》,汉语大词典出版社 1995 年版。

② 《衢州市卫生志》,上海交通大学出版社 1997 年版。

③ 《衢州市卫生志》,上海交通大学出版社 1997 年版。

④ 《常山县志》,浙江人民出版社 1990 年版。

⑤ 《淳安县卫生志》,1998 年。

⑥ 《建德县志》,浙江人民出版社 1986 年版。《建德县医药卫生志》,1985 年。

⑦ 《桐庐县志》,浙江人民出版社 1991 年版。

⑧ 《金华县卫生志》,浙江人民出版社 1995 年版。

⑨ 《永康县志》,浙江人民出版社 1991 年版。

⑩ 《金华县志》,浙江人民出版社 1992 年版。《金华县卫生志》,浙江人民出版社 1995 年版。

⑪ 《金华县卫生志》,浙江人民出版社 1995 年版。

⑫ 《仙居县志》,浙江人民出版社 1987 年版。

⑬ 《镇海县志》,中国大百科全书出版社上海分社 1994 年版。《宁波市北仑区卫生志》,上海辞书出版社 2007 年版。

定海县(今舟山市定海区) 秋,霍乱流行,六横镇发病856人,死亡350人①。

绍兴县(今绍兴市) 脑膜炎大流行②。

萧山县(今杭州市萧山区) 秋,霍乱大流行,义蓬地区尤甚③。

奉化县(今奉化市) 秋,霍乱流行,民死无数④。

宁海县 夏秋,霍乱、痢疾流行。今《宁海城关镇志》载:7月,霍乱猖獗,卫生院停诊一周,县成立时疫医院,共接诊霍乱34例,死10人,痢疾153例,死4人⑤。今《宁海县志》载:8月,县城市门头、鸡行一带发生真性霍乱,县政府采取封锁隔离措施,死亡45人⑥。

象山县 秋,霍乱流行,发病943人,死亡790人⑦。

三门县(今属象山县) 秋,霍乱、痢疾流行。今《三门县志》载:秋,霍乱流行,海游、健跳20人发病,死亡12人。全县患赤痢91人,死20人⑧。

黄岩县(今台州市黄岩区、椒江区) 夏,霍乱流行,县城、路桥、金清一带尤甚,至8月中旬,仅金清镇就死亡近50人,棺材售尽⑨。

温岭县(今温岭市) (秋)8月,霍乱流行,仅县城收尸108具⑩。冬,泽国镇鼠疫流行⑪。

永嘉县(今包括温州市、永嘉县) 夏秋,霍乱流行,发病404例,死亡99例⑫。

乐清县(今乐清市) 秋,霍乱流行,来势很猛,一家有连死三四口者⑬。

玉环县 秋,霍乱、疟疾流行⑭。

瑞安县(今瑞安市) 夏秋,霍乱流行,发病1227人,死亡146人⑮。

---

① 《舟山市卫生志》,中华书局2002年版。《六横志》,上海书店出版社1996年版。

② 《绍兴县卫生志》,浙江古籍出版社1997年版。

③ 《萧山市卫生防疫志》,1996年。

④ 《奉化市志》,中华书局1994年版。

⑤ 《宁海城关镇志》,浙江人民出版社1989年版。

⑥ 《宁海县志》,浙江人民出版社1993年版。

⑦ 《象山县志》,浙江人民出版社1998年版。

⑧ 《三门县志》,浙江人民出版社1992年版。

⑨ 《黄岩县卫生志》,上海人民出版社1990年版。

⑩ 《温岭县志》,浙江人民出版社1992年版。

⑪ 《泽国镇志》,中华书局1999年版。

⑫ 《永嘉县卫生志》,1998年。

⑬ 《乐成镇志》,当代中国出版社1994年版。

⑭ 《玉环县志》,汉语大词典出版社1994年版。

⑮ 《温州市卫生志》,华东师范大学出版社1998年版。《瑞安市卫生志》,华东师范大学出版社1999年版。

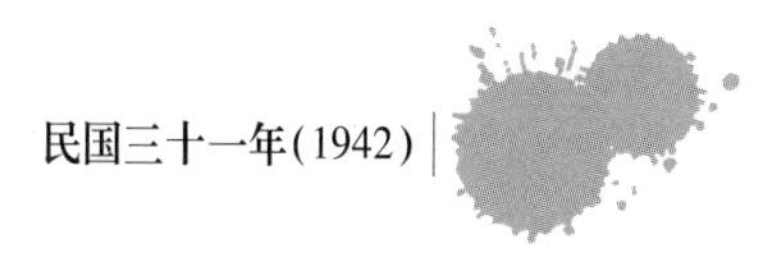

松阳县　时疫大作,死亡枕藉[1]。

景宁县(今景宁畲族自治县)　疟疾流行,发病1474例,发病率12.79%[2]。

庆元县　冬十一月,鼠疫流行。12月29日(十一月廿二日)《解放日报》载:龙泉、庆元一带鼠疫蔓延,为害甚烈。庆元疫势一度稍戢,现又复炽,八都一带平民死亡相继,情形严重[3]。

龙泉县(今龙泉市)　春,鼠疫流行。今《龙泉县志》载:3月,县城发生鼠疫,波及东前街、西街关王庙、大街桥头、中山路一带,死45人[4]。

遂昌县　霍乱、天花、伤寒、疟疾流行。妙高、保仁、云峰、螺岩、大柘、湖山、奕琴7乡镇,天花发病1980例,死亡1221例;霍乱发病2060例,死亡824例;伤寒发病1064例,死亡424例;疟疾发病1750例,死亡682例[5]。

福建省

福建省　春,鼠疫、天花流行。5月4日(三月二十日)《解放日报》报道:去年冬末已有鼠疫发生,至于3月,鼠疫更形猖獗,龙溪、莆田、古田、安溪、南平、建阳等县均有发现,龙溪县在鼠疫初起时死者达100余人。入春以来,又天花流行,寿宁、罗源、漳浦、福鼎等16县发现有天花[6]。冬,鼠疫流行。12月25日(十一月十八日)报道:闽北、浙南鼠疫猖獗,死亡极多[7]。

闽侯县(今包括福州市、闽侯县)　春,鼠疫流行。今《福州市志》载:2月,福州发现肺鼠疫[8]。夏秋,鼠疫、霍乱流行。所辖闽安镇7月至9月,鼠疫、霍乱并发,2个多月中,全镇因死40多人[9]。8月,亭江鼠疫、霍乱流行[10]。

闽清县　春,鼠疫流行。今《闽清县志》载:4月,六都某村发生鼠疫18例,死9人[11]。

古田县　春,鼠疫流行,大东西洋村死139人[12]。

---

① 《松阳县志》,浙江人民出版社1996年版。

② 《景宁畲族自治县卫生志》,1994年。

③ 《解放日报》1949年12月29日。

④ 《龙泉县志》,汉语大词典出版社1994年版。

⑤ 《遂昌县卫生志》,浙江古籍出版社1997年版。

⑥ 李文海等《近代中国灾荒纪年续编》,湖南教育出版社1993年版,第566页。

⑦ "闽浙鼠疫猖獗浙已采紧急处置",《中央日报》1942年12月25日,第5版。

⑧ 《福州市志》(第一册),方志出版社1998年版。

⑨ 《闽安镇志》,福建人民出版社2010年版。

⑩ 《东岐村志》,福建省地图出版社1998年版。

⑪ 《闽清县志》,群众出版社1993年版。

⑫ 《宁德地区医药卫生志》,福建人民出版社2005年版。

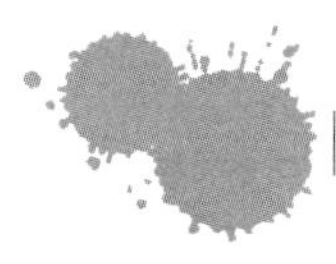

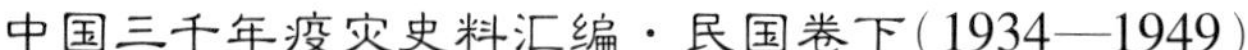

罗源县　春,鼠疫、天花流行。夏,霍乱流行。今《罗源县志》载:3 月,鼠疫大流行。至 5 月底,凤山镇死于疫病者 610 人。3 月,霍口地区天花蔓延,患者占总人口 85%。又载:县境 3 度流行古典型霍乱①。

连江县　回归热病流行,遍及城乡,死者较多。夏秋间,霍乱流行,幕浦村死亡 280 人②。

福安县(今福安市)　霍乱流行,下邳村发病数十人,死亡 20 多人③。

霞浦县　春,天花流行④。

福鼎县(今福鼎市)　春,天花流行,琳江、秦屿、果阳、翠郊等地尤甚,仅桥亭死亡不下 100 人⑤。

同安县(今厦门市同安区)　马巷三乡、横街、塘厝港霍乱流行⑥。

晋江县(今属泉州市)　冬,县城鼠疫流行⑦。1943 年 1 月初(十一月下旬)《大公报》报道:闽南富庶区域的晋江,今年时疫死了 7000 人⑧。

惠安县　(春)3 月,天花流行⑨。

莆田县(今莆田市)　秋,霍乱大流行,从漏头村蔓延到东坡、溪口、东福、西庄等村,共死 200 多人⑩。鼠疫流行。《忠门镇志》载:1942—1949 年,鼠疫流行不绝,沿海特别严重,忠门区沈塘村 10 多户人家死绝⑪。

仙游县　冬,鼠疫流行,在蜚山兴善寺设隔离医院⑫。

东山县　冬,鼠疫流行,死亡 1110 人。5—10 月,霍乱流行,死亡 4000 多人⑬。

平和县　春,天花流行。夏,霍乱流行。今《平和县志》载:3 月,琯溪镇天花流行。夏,汕头失陷,潮州难民流入平和,霍乱流行,凡难民聚居处多见死尸⑭。

---

① 《罗源县志》,方志出版社 1998 年版。

② 《连江县卫生志》,1989 年。

③ 《宁德地区医药卫生志》,福建人民出版社 2005 年版。

④ 《霞浦县志》,方志出版社 1999 年版。《霞浦县卫生志》,1989 年。

⑤ 《宁德地区医药卫生志》,福建人民出版社 2005 年版。

⑥ 《同安医药卫生志》,厦门大学出版社 1995 年版。《厦门市卫生志》,厦门大学出版社 1997 年版。

⑦ 《晋江市志》,方志出版社 2001 年版。

⑧ 李文海等《近代中国灾荒纪年续编》,湖南教育出版社 1993 年版,第 579 页。

⑨ 《惠安县志》,方志出版社 1998 年版。

⑩ 《梧塘镇志》,方志出版社 1997 年版。

⑪ 《忠门镇志》,方志出版社 1997 年版。

⑫ 《仙游县志》,方志出版社 1995 年版。

⑬ 《东山县志》,中华书局 1994 年版,第 696 页。

⑭ 《平和县志》,群众出版社 1994 年版。《漳州市志》,中国社会科学出版社 1999 年版。

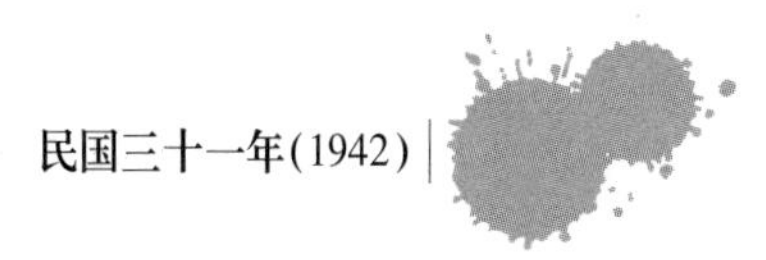

龙岩县(今龙岩市)　夏,鼠疫流行。5—6 月,适中镇街道发生鼠疫,有人死亡,商店停止营业①。

漳平县(今漳平市)　霍乱、天花流行。今《漳平县志》载:1942—1948 年,共发现霍乱 118 例,发现天花 33 例,患者大都死亡②。

宁化县　痢疾流行,板山村死 12 人。夏秋,疟疾流行,十病八九,死者十二③。

明溪县　夏,疟疾、痢疾流行,省拨药品供县防治④。

南平县(今南平市)　秋,霍乱流行,死 11 人⑤。

沙　县　(秋)8 月,霍乱流行,3 周内发病 280 人,死 92 人⑥。

永安县(今永安市)　春,天花流行。春夏,鼠疫流行。今《永安市志》载:2—6 月,永安县发现肺鼠疫。春,西洋附近及忠洛一带天花流行⑦。

松溪县　秋,痢疾猖獗⑧。

建阳县(今建阳市)　冬,鼠疫大流行,20 个村发病 907 人,死亡 777 人。该县鼠疫始于 1922 年,止于 1951 年,断续流行 22 年。有 6 个疫区,波及 27 个乡 53 个村,共发病 3766 人,死亡 3177 人,死亡率达 84.4%⑨。

光泽县　秋,鼠疫流行,城区死 74 人⑩。

将乐县　疟疾流行,十家病八家,患者 15000 多人⑪,如大坪村全村 108 人,染疟疾者 97 人⑫。

建宁县　(春)3 月,鼠疫、天花流行⑬。

泰宁县　(春)3—4 月间,天花流行,有死亡者⑭。

广东省

南海县(今佛山市南海区)　共和、俊云溪、同人等乡天花流行。芝安、平地、黄竹

---

① 《适中镇志》,华夏出版社 2008 年版。
② 《漳平县志》,生活·读书·新知三联书店 1995 年版。
③ 《湖村乡志》,1987 年。
④ 《明溪县志》,方志出版社 1997 年版。
⑤ 《南平市志》,中华书局 1994 年版。
⑥ 《沙县志》,中国科学技术出版社 1992 年版。
⑦ 《永安市志》,中华书局 1994 年版。
⑧ 《松溪县志》,中国统计出版社 1994 年版。
⑨ 《建阳县志》,群众出版社 1994 年版。
⑩ 《光泽县志》,群众出版社 1994 年版。
⑪ 《将乐县志》,方志出版社 1998 年版。
⑫ 《将乐县卫生志》,1990 年。
⑬ 《建宁县志》,新华出版社 1995 年版。
⑭ 《泰宁县志》,群众出版社 1993 年版。

岐、同人等乡霍乱大流行[①]。

顺德县(今佛山市顺德区) 霍乱大流行,杏坛东、西马宁、大良一带死人甚多[②]。

三水县(今佛山市三水区) 全县霍乱、疟疾大流行,百姓死亡无数[③]。

东莞县(今东莞市) 霍乱流行,死亡者众。贫者无以为殓,暴尸荒野,每日收尸,多者竟达百余具[④]。

中山县(今中山市) 霍乱流行[⑤]。

新会县(今江门市新会区) 霍乱大流行,死亡8000多人,每日路尸20多具,水南乡一天就死亡47人[⑥]。

高要县(今肇庆市高要区) 霍乱大流行,合山、黎槎、宽郊、澄湖、天鸦等地疫情严重,罹难人多,当时仅1000多人的合山村,每天死于霍乱病就有10余人[⑦]。

鹤山县(今鹤山市) 宅梧区天花流行。鹤城霍乱流行,死亡不少[⑧]。

曲江县(今韶关市曲江区) (夏秋)6—8月,霍乱流行,患者520人,死亡280人[⑨]。

英德县 夏,霍乱流行[⑩]。

紫金县 天花流行,敬梓乡死亡12人[⑪]。

河源县(今河源市) 天花大流行[⑫]。

电白县 夏,天花、鼠疫流行。今《电白县志》载:6月,水东、电城、南海、陈村、博贺一带天花流行。6月,鼠疫流行,死亡人数很多[⑬]。

廉江县(今廉江市) 鼠疫流行,安铺、横山、河堤、廉城、龙湾、雅塘、石岭、营仔镇等地均有发生[⑭]。

---

① 《南海县志》,中华书局2000年版。
② 《顺德县志》,中华书局1996年版。
③ 《三水县志》,广东人民出版社1995年版。
④ 《东莞市志》,广东人民出版社1995年版。
⑤ 《中山市志》,广东人民出版社1997年版。
⑥ 《江门市志》,广东人民出版社1998年版。《江门市卫生志》,1989年。
⑦ 《高要县卫生志》,1987年。
⑧ 《鹤山县志》,广东人民出版社2001年版。
⑨ 《曲江县志》,中华书局1999年版。
⑩ 《英德县志》,广东人民出版社2006年版。
⑪ 《紫金县志》,广东人民出版社1994年版。
⑫ 《河源县志》,广东人民出版社2000年版。
⑬ 《电白县志》,中华书局2000年版。
⑭ 《廉江市卫生志》,中国社会出版社2000年版。

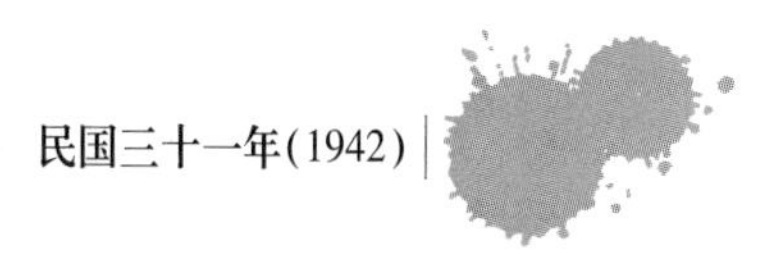

遂溪县　天花流行。今《遂溪县志》载:民国31年至34年,吴村乡10多个村1000多人,有80%的人感染天花病,单是吴村(12户,67人)患天花的就有40人,死亡9人①。

阳江县(今阳江市)　(春)3月,霍乱在全县流行,阳江城、对岸村尤烈②。

高明县(今佛山市高明区)　(春)4月,明城霍乱流行,连续时间20多天,仅七社村便死亡28人③。

怀集县　疟疾流行,桥头新兴的一个小村340多人全部染上,不到5天死亡60多人④。

海南省

乐东县(今乐东黎族自治县)　疟疾流行。今《乐东县志》载:1940—1942年,全县疟疾暴发。多建峒的陈考村百户黎胞死者过半⑤。

儋　县(今儋州市)　春,天花流行。今《儋县志》载:1—2月(按:上年冬十一月中旬至本年春正月中旬),雅星墟天花流行,死亡12人⑥。

万宁县(今万宁市)、定安县　霍乱、副霍乱流行,太平、红毛、营根、中平等地是主要疫区,死2703人⑦。

文昌县(今文昌市)　春正月,天花流行。夏六月,天花又流行。今《文昌县志》载:年初,东郊豹山村一带天花流行,发病近500例,死亡10余例。7月,湖山福坡村发生3例天花病人;东路永丰一带发生天花流行⑧。

广西壮族自治区

广西省　夏四月至秋七月,霍乱大流行。6月7日(四月廿四日)报道:桂市自发现霍乱以来,至目前止,患者已达30人。桂省府据报,梧州、武鸣、贵阳亦有同样病疫发生⑨。8月22日(七月十一日)报道:广西发现霍乱之县市共为40多个,其中以柳州、梧州为烈。8月来,梧州已告扑灭,柳州亦行绝迹,其他各县亦减少,9月后可绝迹。桂市防疫委员会发表:统计本市截至本月6日,霍乱病者共815人,其中死亡250

① 《遂溪县志》,中华书局2003年版。
② 《阳江县志》,广东人民出版社2000年版。
③ 《高明县志》,广东人民出版社1995年版。
④ 《怀集县志》,广东人民出版社1993年版。
⑤ 《乐东县志》,新华出版社2002年版。
⑥ 《儋县志》,新华出版社1994年版。
⑦ 《琼中县志》,1995年。
⑧ 《文昌县志》,方志出版社2000年版。
⑨ “梧州等地亦发现霍乱”,《中央日报》1942年6月7日,第6版。

人,至本市各防疫医院,日渐减少[①]。秋九月至冬十月,天花流行。10月24日(九月十五日)至11月29日(十月廿二日),平南县大中乡、绥渌县城厢、崇善县古坡乡、靖西县龙临乡、榴江县安顺乡、灵川县东皋乡先后报告发生天花,据报患者38人,死15人[②]。

郁林县、宜山县、河池县、龙津县(今龙州县)、敬德(今德保县)　霍乱流行[③]。

邕宁县(今南宁市)　南宁霍乱流行[④]。

武鸣县(今武鸣县)　夏秋,霍乱流行。5—11月患者231人,死亡123人。又,疟疾流行,患者979人[⑤]。

宾阳县　春饥,谷价飞涨,饥民载道。夏六月,霍乱盛行,死者200余人,县城组织防疫委员会,办理防疫,居民、过客均注射防疫苗,并将井水消毒,旋告平息[⑥]。

都安县(今都安瑶族自治县)　(夏)5月,霍乱蔓延,大兴乡百仰村一带较为严重[⑦]。

果德县、平治县(今合为平果县)　秋,霍乱流行。今《平果县志》载:榜圩上力屯等地发生天花。9月,大同乡宏业、五柳等地发生霍乱,死亡多人。10月,果德县城厢街、果化乡、乐尧乡发生169人,死亡112人[⑧]。

苍梧县(今梧州市)　夏,霍乱流行。从5月13日(三月廿九日)至7月18日(六月初六日),省立梧州医院收容霍乱患者207人,死亡48人[⑨]。(冬)12月,天花流行[⑩]。

桂平县(今桂平市)　霍乱流行,江口圩病死300多人,县城死人也不少,致使棺材一时售罄[⑪]。

贵　县(今贵港市)　(秋)8月,县城霍乱流行,染病57人,死亡22人[⑫]。

---

① "桂疫势发生可刹九月后可绝亦云",《中央日报》1942年8月22日,第6版。

② "疫病情报与统计",《广西卫生通讯》1942年第2卷第11—12期,第20页。

③ 《广西通志·医疗卫生志》,广西人民出版社1999年版。

④ 《南宁市卫生志》,1996年。

⑤ 《武鸣县志》,广西人民出版社1998年版。

⑥ 民国《宾阳县志》第六编《灾异》。

⑦ 《都安瑶族自治县志》,广西人民出版社1993年版。

⑧ 《平果县志》,广西人民出版社1996年版。

⑨ 《梧州市卫生志》,1991年。

⑩ 《苍梧县志》,广西人民出版社1997年版。

⑪ 《桂平县志》,广西人民出版社1991年版。

⑫ 《贵港市志》,广西人民出版社1993年版。

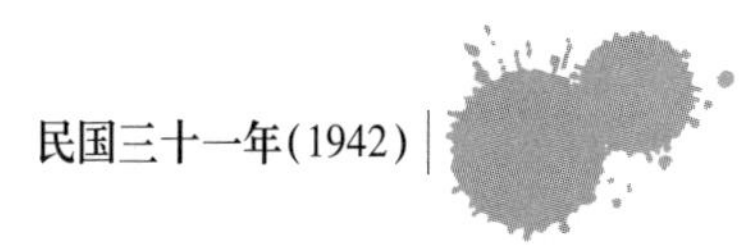

博白县 秋,霍乱流行。今《博白县志》载:8 月,城厢和合江乡中樟村发生霍乱①。

桂林县(今桂林市) 夏四月,霍乱流行,绵延至秋八月。6 月 3 日(四月廿日)报道:本市亦已发现霍乱症状,并证实为真性霍乱弧菌②。6 月 7 日(四月廿四日)报道:桂市自发现霍乱以来,至目前止,患者已达 30 人③。10 月 6 日(八月廿七日)报道:桂林及金城江一带,霍乱盛行,蔓延颇广④。今《临桂县志》载:5—9 月,乡村霍乱流行,患者 996 人,死 338 人⑤。又,疟疾流行。今《桂林市志》载:是年发生疟疾病 2819 例⑥。

灵川县 (夏)6 月,霍乱流行,甘棠、大圩、熊村、草坪等地死 300 余人⑦。

阳朔县 福利镇霍乱大流行⑧。

平乐县 霍乱流行,发病 66 人,死亡 23 人⑨。

昭平县 (夏)7 月,霍乱流行,县成立防疫委员会,捐款制药丸赠送病人⑩。

柳江县(今柳州市) 夏,霍乱流行。6 月 4 日至 17 日(四月廿一日至五月初四日)发病 291 人,死 125 人⑪。

融 县(含今融安县、融水苗族自治县) 春夏,霍乱流行。今《融水苗族自治县志》载:夏,霍乱流行,和睦、融水等乡镇均有发生和死亡⑫。今《融安县志》载:春夏两季,霍乱流行,牛岭圩死亡 40 余人,长安镇死亡 50 余人,有 1 户 5 口死去 4 人,到处关门闭户,人心惶惶⑬。

三江县(今三江侗族自治县) 夏,霍乱流行。今《三江侗族自治县志》载:7 月,古宜镇、西亢、光辉以及大浪乡大景村等地霍乱流行,仅西游村在 20 天内就死亡 30

---

① 《博白县志》,广西人民出版社 1994 年版。
② “桂林发现真性霍乱正计划彻底扑灭”,《中央日报》1942 年 6 月 3 日,第 5 版。
③ “梧州等地亦发现霍乱”,《中央日报》1942 年 6 月 7 日,第 6 版。
④ 《解放日报》1942 年 10 月 6 日。
⑤ 《临桂县志》,方志出版社 1996 年版。
⑥ 《桂林市志》,中华书局 1997 年版。
⑦ 《灵川县志》,广西人民出版社 1997 年版。
⑧ 《阳朔县志》,广西人民出版社 1988 年版。
⑨ 《平乐县志》,方志出版社 1995 年版。
⑩ 《昭平县志》,广西人民出版社 1992 年版。
⑪ 《柳州市卫生志》,广西人民出版社 1995 年版。
⑫ 《融水苗族自治县志》,生活・读书・新知三联书店 1998 年版。
⑬ 《融安县志》,广西人民出版社 1996 年版。

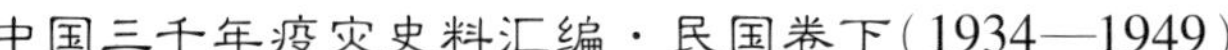

多人①。

南丹县　夏,霍乱流行,县城死亡100余人②。

雷平县(今大新县)　疟疾流行,兴蒙乡三合村死亡132人③。

西隆县(今隆林各族自治县)　疟疾流行,一个村115人,患病92人,死亡25人,有5户死绝④。

百色县(今百色市)　夏秋,霍乱流行。6月,桥头乡霍乱死亡20人;7月,马轮乡昂里村,龙域乡大联、富强村,毕禄乡大湾、莲塘、逻索村,霍乱死亡人数以百计;8月,平阳乡禄丰村,凤麟乡大旺村、百忍村亦发生霍乱流行,百色省立医院就诊病人197人⑤。

龙津县(今龙州县)　霍乱流行,县城死亡18人⑥。

灌阳县　疟疾流行⑦。

田西县(今田林县)　夏,霍乱流行。今《田林县志》载:全县大旱,7月,定安、那门一带霍乱病流行,死亡30多人⑧。

天保县(今德保县)　霍乱、赤痢大流行,染病1.27万人。死于霍乱62人,其中男33人,女29人。染上赤痢的分别有男性458人,女性316人;死于赤痢的男性158人,女111人⑨。

---

① 《三江侗族自治县志》,中央民族学院出版社1992年版。
② 《南丹县志》,广西人民出版社1994年版。
③ 《大新县志》,上海古籍出版社1989年版。
④ 周祖杰《中国疟疾的防治与研究》,人民卫生出版社1991年版。
⑤ 《百色市志》,广西人民出版社1993年版。
⑥ 《龙州县志》,广西人民出版社1993年版。
⑦ 《灌阳县志》,新华出版社1995年版。
⑧ 《田林县志》,广西人民出版社1996年版。
⑨ 《德保县志》,广西人民出版社1998年版。

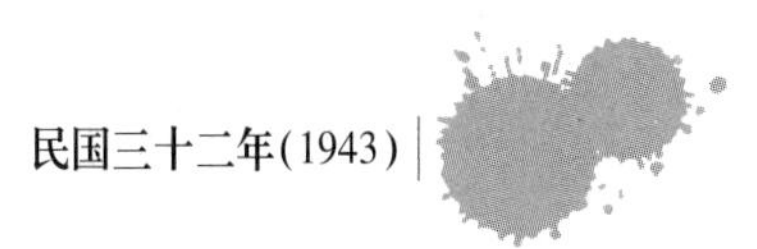

民国三十二年(1943)

全　国

春,斑疹伤寒流行。4 月 9 日(三月初五日),《中央日报》报道:抗战以来,因为各地军队的流动,难民迁移,斑疹伤寒在地方各处流行的趋势日益严重。如云南、贵州、广西、河南、陕西、甘肃各省的流行,近乎逐年增加蔓延。最近甘肃玉门工人间的流行亦相当严重,流行多发生在军队壮丁及工厂、学校间,关系到抗战力量。日前流行严重①。

秋,霍乱流行。8 月 21 日(七月廿一日),交通部公路总局朱鱼医电称,揭阳、丰顺、曲江、梅林、桂林、南宁、邱阳、会昌、下关一带次第发生霍乱②。8 月 22 日(七月廿二日),交通部公路总局电:粤、桂、湘、滇各省,相继发生霍乱,疫势逐渐扩大③。9 月 17 日(八月十八日)报道:可畏之虎烈拉忽在北京、丰台、济南、榆次等地发生。此次华北虎疫之发生最初为 8 月 25 日之北京南苑,日本人 1 名。之后至 9 月 1 日之 5 日间,北京 3 名,丰台 38 名,济南 1 名,石门 2 名,榆次 1 名④。9 月 18 日(八月十九日)报道:月末,北京、丰台各地发生之华北虎烈拉,而后自天津、石门、顺德、济南、太原及蒙疆、张家口、大同方面,患者迄至 16 日,真性已为 162 名,疑似 189 名,而犹有蔓延之兆⑤。

是年,全国 8 省区 87 县旗发生鼠疫,发病 21498 例,死亡 17464 人。云南 3 县发病 272 例,死亡 69 人;广东 4 县发病 592 例,死亡 565 人;福建 41 县发病 15439 例,死

① “严重的斑疹伤寒问题”,《中央日报》1943 年 4 月 9 日,第 3 版。

② “卫生实验处呈报严厉执行在滇缅路沿线检疫等情一案仰即知照”,《云南省政府公报》1943 年第 15 卷第 44 期,第 17 ~ 18 页。

③ “卫生署快邮代电(卅二防字第 14325 号)广东省卫生处电”,《广东卫生》1943 年第 49—51 期,第 14 页。

④ “津市防疫阵坚阵,检问所增一倍”,《盛京时报》1943 年 9 月 17 日,第 2 版。

⑤ “虎疫猖獗仍未少息,中央积极强化防疫阵容”,《盛京时报》1943 年 9 月 18 日,第 3 版。

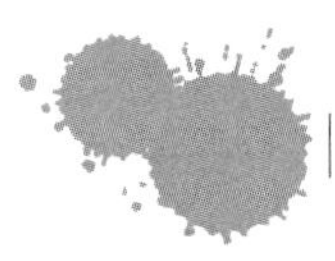

亡13191人;浙江11县发病1177例,死亡682人;吉林8县发病421例,死亡312人;内蒙古10县旗发病3550例,死亡2600人;青海9县旗发病47例,死亡45人;西藏1县①。

黑龙江省

讷河县(今讷河市) 冬,克山病流行。万增屯(今老莱镇晨光村)全屯共30户,死绝5户,19户成光棍户②。

德都县 冬,克山病流行。龙镇、增产、开发3个屯有患者720人,死亡635人③。

绥化县(今绥化市北林区) 鼠疫流行。患病725人,死亡407人④。

汤原县 (夏)7月,霍乱流行,南岔地区小火锯厂死亡40余人⑤。1943—1945年间,各种传染病在西林长年流行不断。日本帝国主义由河北、山东等地一批又一批抓劳工来西林修铁路和伐木运材工,几万人分布在西林、白林、苔青山上山下。仅西林一地,据劳工幸存者71岁的崔振忠回忆:现在西林商业肉食加工厂猪圈处就是埋人坑,劳工称之为"万人坑",有4/5的人死于传染病⑥。

萝北县 麻疹流行,南段四屯40户人家,一天就死亡22个小孩⑦。

木兰县 冬,克山病流行。满天福民屯不到一个月死20名妇女,10多名男人⑧。

安达县(今安达市) 冬,克山病流行。卢家屯10户居民均发克山病,家破人亡,任民镇一户20多口人全部死亡⑨。

鸡宁县(今鸡西市) 伤寒流行。今《鸡西市志》载:鸡西矿区发生流行性瘟疫,矿工死亡上千人⑩。

虎林县(今虎林市) 麻疹流行。东乡村(今永信)患病儿童23名,死亡19名。又伤寒流行。东乡村(今永信)发病18名,死亡14名⑪。

饶河县 夏四月,霍乱流行,染疫者1000余人,死亡200多人⑫。

---

① 李文波《中国传染病史料》,化学工业出版社2004年版,第199页。

② 《讷河县志》,黑龙江人民出版社1989年版。

③ 《德都县志》,黄山书社1994年版。《德都县志》,黄山书社1994年版。

④ 《绥化地区志》,黑龙江人民出版社1995年版。

⑤ 《伊春市志》,黑龙江人民出版社1995年版。

⑥ 《西林区志》,1991年。

⑦ 《萝北县志》,中国人事出版社1992年版。

⑧ 《木兰县志》,黑龙江人民出版社1989年版。

⑨ 《安达县志》,黑龙江人民出版社1992年版。

⑩ 《鸡西市志》,方志出版社1996年版。

⑪ 《虎林县志》,中国人事出版社1992年版。

⑫ 《饶河县志》,黑龙江人民出版社1992年版。

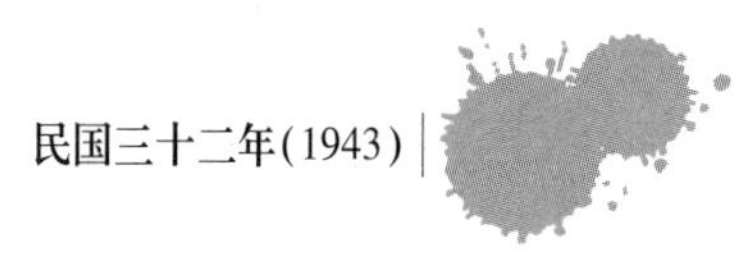

宁安县(今宁安市)　伤寒流行,患病率25%[①]。

吉林省

濛江县(今靖宇县)　春,克山病流行。榆树川、富阳等屯100余户500多人发病,天天死人,多者一天达9人[②]。

延吉县(今延吉市)　伤寒大流行,太阳乡太兴村仅六屯就死32名青壮年,人称“寡妇屯”[③]。

和龙县(今和龙市)　春,天花、克山病流行。今《和龙县志》载:3月,药水洞发生天花病,42名死亡。德化牛腹洞屯克山病流行,30户人家,死亡108人;勇化8个自然屯因连年发生克山病,致使3个屯子无人烟[④]。

抚松县　冬,克山病流行。明水村(现属万良镇)死亡100多人。乱泥沟子村(现属兴隆乡)170多口人,克山病流行后只剩2人[⑤]。

安广县、大赉县(今合为大安市)　鼠疫流行。安广县张家围子(榆树乡)、东西于家屯发生鼠疫。大赉县陈家围子、后八间房屯发生鼠疫[⑥]。

洮南县(今洮南市)　夏,鼠疫流行。洮南城及欢喜村(今二龙乡冯家大院屯)死亡7人[⑦]。

安图县　冬,克山病流行,延及次年春,死亡2000余人,占全县总人口的5.29%。其中,安图村头道屯近50户发病,死亡100余人[⑧]。

长春县(今长春市)　春,伤寒流行。3月18日(二月十三日)报道:目下患肠窒扶斯(伤寒)病的就比去年多了两三倍,按说该病蔓延发生的季节,是在夏天和秋天的时期,可是现在就有患者发生,所以不可不十分注意[⑨]。

柳河县　秋,霍乱流行。9月18日(八月十九日)报道:本月上旬抚顺发生之虎烈拉,乃至今日,仍无终息之势,近而通化省柳河县更亦发生,迄今至16日,真性为13名,害疑者5名,保菌者2名[⑩]。冬,克山病流行。安口镇、向阳、凉水河子、大甸子、时

---

① 《红城村志》,1997年。

② 《靖宇县志》,吉林人民出版社2001年版。

③ 《龙井县卫生志》,1985年。

④ 《和龙县志》,吉林文史出版社1992年版。

⑤ 《抚松县志》,中华书局1994年版。

⑥ 《大安县志》,辽宁人民出版社1990年版。

⑦ 《洮南市志》,吉林文史出版社2000年版。

⑧ 《安图县志》,吉林文史出版社1993年版。

⑨ “肠窒扶斯等疾猖獗,市民加意预防”,《盛京时报》1943年3月18日,第5版。

⑩ “虎疫猖獗仍未少息,中央积极强化防疫阵容”,《盛京时报》1943年9月18日,第3版。

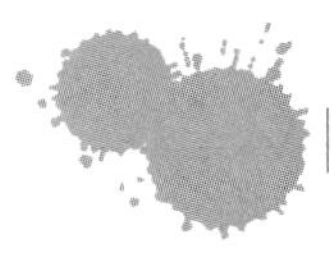

家店和小通沟等村屯有110人发病，死亡80人，死亡率为72.7%[①]。

辽宁省

辽阳县　天花、猩红热、伤寒、回归热流行。今《鞍山市卫生志》载：是年鞍山报告，天花发病22人（有大量遗漏），猩红热发病189人，伤寒和副伤寒发病266人，斑疹伤寒发病882人，回归热发病667人。回归热瘟疫流行时，患病人多，死亡甚多，仅鞍山铁西八家子劳工棚，每天都有病死者，用大车送去火葬或埋葬[②]。

盘山县　秋，霍乱流行，全县死亡4000多人[③]。

新宾县（今新宾满族自治县）　秋，伤寒、霍乱猖獗，县城内每天死去二三十人[④]。

抚顺县　秋，霍乱、副霍乱流行，发病45人，死亡23人[⑤]。9月11日（八月十二日）报道：华北方面虎列拉之猖獗，一日由华北来抚顺之劳工122名之中，在4日发生1名虎烈拉患者，至9日患者竟达8名（内2名死亡），疑似2名（死亡）[⑥]。9月17日（八月十八日）报道：于抚顺发生之虎烈拉，16日现在已有真性14名，中死亡6名[⑦]。9月29日（九月初一日）报道：至25日，抚顺之虎烈拉之发生数为72名，死亡者4名，保菌者32名，隔离者26名[⑧]。10月19日（九月廿一日）报道：据13日午后五时防疫本部发表，真性患者9名，保菌者4名，死亡者22名，治愈者47名，现患者13名，累计82名[⑨]。

岫岩县（今岫岩满族自治县）　秋，霍乱流行。三家子一带尤甚，其中刘家隈子60名患者，死亡25名[⑩]。

营口市（今大石桥市）　春，天花流行。2月28日（正月廿四日）报道：（营口）河北发生天然痘，颇见猖獗之势，罹患者既达11名，续出悬念，益愈浓厚[⑪]。按：伪满洲国于1938年改营口县为营口市。

金　县（今大连市金州区）　夏，伤寒、赤痢流行。5月15日（四月十二日）报道：当此恶疫流行之时期，大连市内发疹窒扶斯及肠窒扶斯蔓延未绝中，日来又有天然痘

---

① 《柳河县志》，吉林文史出版社1991年版。

② 《鞍山市卫生志》，1990年。

③ 《盘山县志》，沈阳出版社1996年版。《盘锦市简志》，方志出版社2005年版。

④ 《新宾文史资料》，1988年。

⑤ 《抚顺市卫生志》，1989年。

⑥ “鉴于华北虎疫猖獗，奉市当局要望市民注意卫生”，《盛京时报》1943年9月11日，第3版。

⑦ “严防抚顺虎疫蔓延，当局要望官民布成防疫铁阵”，《盛京时报》1943年9月17日，第3版。

⑧ “虎疫已渐次消灭，总动员防疫阵大奏凯歌”，《盛京时报》1943年9月29日，第4版。

⑨ “虎烈拉患者绝迹，当局解除防疫工作”，《盛京时报》1943年10月19日，第2版。

⑩ 《岫岩县志》，辽宁大学出版社1989年版。

⑪ “全市民皆种痘，防天花之对策”，《盛京时报》1943年2月28日，第6版。

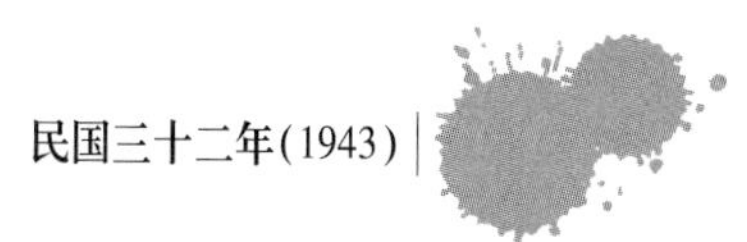

患者发生[1]。7月9日(六月初八日)报道:今月以来,患赤痢及肠炎等而死亡者竟达16名之多,尤以乳儿罹患者占多数。6月中大连市内发生之传染病及患者如下:赤痢50名,肠窒扶斯20名,巴拉窒扶斯8名。自7月以来,赤痢患者渐增,至5日已达33名之多,巴拉窒扶斯、肠窒扶斯各1名[2]。

台安县　秋,全县霍乱流行。西佛古洞岗子村48名发病者,死亡47人[3]。

内蒙古自治区

敖汉旗　夏秋,鼠疫流行。7月3日至9月25日(六月初二日至八月廿六日),新区的吴家营子、三姓美,小河沿区的鸭鸡庙发病105人,死亡67人[4]。

赤峰县(今赤峰市)　秋,鼠疫流行。阿旗后绍根和敖汉旗吴家营子等4个村发生腺鼠疫109人,死亡71人[5]。

通辽县(今通辽市科尔沁区)　夏,鼠疫流行。5月23日(四月二十日),库伦九区三家子屯发生腺鼠疫,患者21人,死亡19人;同时,迷力营子也发生腺鼠疫,患者2人,均死亡[6]。

胪滨县(今满洲里市)　伤寒流行。今《满洲里市志》载:扎赉诺尔地区发生流行性伤寒病,平均日死亡4.7人,共死亡1000余人[7]。

布特哈旗(今扎兰屯市)　伤寒流行。今《阿荣旗志》载:查巴奇鄂温克人发生伤寒病,死100多人[8]。

科尔沁左翼中旗　夏,鼠疫流行。18个自然屯581人发病,死亡471人[9]。

库伦旗　夏,鼠疫流行。5月23日(四月二十日),诺彦好若努图克三家子屯发生鼠疫,患者21人,死亡19人[10]。

萨拉齐县(今大部属土默特右旗)　炭疽病流行。今《土默特志》载:萨县五保口村修建营盘,因炭疽死军马14匹,人亦有死亡。新营子村发生炭疽,大批牲畜死亡[11]。

---

① "协力预防天然痘,连市防疫委员会展开活动",《盛京时报》1943年5月15日,第6版。

② "夏期时疫可畏,扶育幼儿者须注意",《盛京时报》1943年7月9日,第4版。

③ 《台安县志》,沈阳出版社1990年版。

④ 《敖汉旗志》,内蒙古人民出版社1991年版。

⑤ 《赤峰市志》,内蒙古人民出版社1996年版。

⑥ 《通辽市卫生志》,2005年。

⑦ 《满洲里市志》,内蒙古人民出版社1998年版。

⑧ 《阿荣旗志》,内蒙古人民出版社1992年版。

⑨ 《科尔沁左翼中旗志》,内蒙古文化出版社2003年版。

⑩ 《库伦旗志》,内蒙古文化出版社2005年版。

⑪ 《土默特志》,内蒙古人民出版社1997年版。

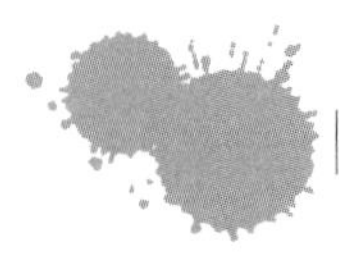

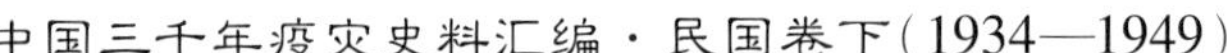

兴和县　白喉流行,店子村死亡儿童 40 多人①。

北京市

北平市(今北京市)　秋,霍乱流行。华北自 8 月底北京发现虎疫以来,蔓延之势甚烈,丰台、大同、济南、天津、张家口等处,亦均相继发生②。9 月 15 日(八月十六日)报道:(北京)虎疫流行,患病及死亡者竟然有了十几个③。9 月 22 日(八月廿三日)报道:本市(北京)霍乱尚在流行④。9 月 25 日(八月廿六日)报道:丰台虎疫流行,患病死者数以百计⑤。

石景山区　疫情严重,仅 7 月份,石景山制铁所死亡工人即达 2000 余人。10 月 5 日(九月初七日)一天,在制铁矿业所工地附近一次性处理死亡工人遗体 36 具⑥。

宣武区　秋七八月间,霍乱流行⑦。

丰台区　冬春之际,伤寒大流行⑧。

门头沟区　灾后瘟疫流行,死亡不计其数⑨。

北京市区　于 8 月 26 日(七月廿六日)在南苑首先发现霍乱患者,后迅速蔓延至广安门、崇文门、东单、朝阳门、西便门、前外大李纱帽胡同各地。至 10 月底,市区共发现霍乱患者 249 人,死亡 156 人。据北平市人口死因统计,本年因病死亡 37226 人,其中伤寒 149 人,赤痢 1247 人,天花 39 人,霍乱 98 人,白喉 34 人,脑脊髓膜炎 9 人,麻疹 54 人⑩。

天津市

天津市　秋,霍乱流行。华北自 8 月底北京发现虎疫以来,蔓延之势甚烈……天津、张家口等处亦均相继发生⑪。

河北省

晋察冀边区　阜平、曲阳、灵寿、平山、灵丘、繁峙、行唐等 7 个县流行疟疾、下痢、

---

① 《兴和县志》,内蒙古文化出版社 2004 年版。

② "华北虎疫猖獗",《卫生月刊》1943 年第 11 期,第 22 页。

③ "故都的虎疫",《申报》1943 年 9 月 15 日,第 4 版。

④ "本局附属各院所为嗣后对于霍乱患者之传染源及接触者之严格检查务须切实研讨以遏疫菌传播仰遵办具报由",《市政公报》1943 年第 207 期,第 62 ~ 63 页。

⑤ "虎疫遍华北",《申报》1943 年 9 月 25 日,第 4 版。

⑥ 《北京市石景山区志》,北京出版社 2005 年版。《门头沟区卫生志》,1995 年。

⑦ 《北京市宣武区志》,北京出版社 2004 年版。

⑧ 《北京市丰台区志》,北京出版社 2001 年版。

⑨ 《门头沟区卫生志》,1995 年。

⑩ 于德源《北京历史灾荒灾害纪年》,学苑出版社 2004 年版,第 215 页。

⑪ "华北虎疫猖獗",《卫生月刊》1943 年第 11 期,第 22 页。

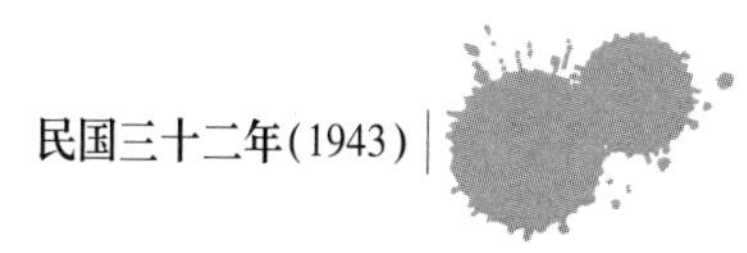

流感、回归热等[1]。

张家口　秋,霍乱流行。华北自 8 月底北京发现虎疫以来,蔓延之势甚烈……张家口等处亦均相继发生[2]。

秦皇岛市　夏,天花流行。5 月,北戴河海滨风景区发生天花 14 人,死亡 2 人[3]。

行唐县　(春)3 月,大疫,患者 8.6 万人[4]。

新城县(今高碑店市)　泗庄、邓庄天花流行,危害甚大[5]。

邯郸县　自夏徂秋,霍乱流行,死者枕藉。今《邯郸市卫生志》载:夏,霍乱暴发流行,五里铺村几天内死亡 20 多人。10 月上旬,霍乱流行,大疫成灾,死者遍野,不及掩埋[6]。

枣强县　夏秋,霍乱流行,蔓延甚广[7]。

高邑县　秋,霍乱流行。今《高邑县志》载:8 月,县城东南关破庙中一名乞丐死亡后,由于多日无人过问,苍蝇横飞,霍乱流行,蔓延至孙家庄、东张村、西张村、北营、富村一带,死亡近千人[8]。

临城县　夏秋,霍乱流行,祁村较为严重,最多时 1 天死亡 28 人[9]。

南宫县　秋,霍乱流行,死者甚众。今《南宫市志》载:夏旱。秋,霍乱流行,遍及全县,一般村庄死亡近百人,大村庄二三百人[10]。

威　县　秋,霍乱流行,死者甚众。今《威县志》载:秋,因旱灾霍乱大流行,全县患者达 3 万余人,死亡 1 万余人[11]。

钜鹿县(今巨鹿县)　秋,霍乱流行,死者甚众。今《巨鹿县志》载:大旱,自入春到 8 月,滴雨未下,赤地千里。加之侵华日军推行“三光”政策,全县霍乱流行,许多村镇人死三分之一[12]。

任　县　秋,霍乱流行。今《任县志》载:10 月上旬,流行性霍乱病发生。县委、

---

① 白冰秋《华北军区卫生建设史料汇编》,华北军区后勤卫生部 1949 年。
② “华北虎疫猖獗”,《卫生月刊》1943 年第 11 期,第 22 页。
③ 《秦皇岛市卫生志》,河北人民出版社 1990 年版。
④ 《行唐县志》,中国对外翻译出版公司 1998 年版。
⑤ 《高碑店市志》,新华出版社 1997 年版。
⑥ 《邯郸市卫生志》,1987 年。
⑦ 《枣强县志》,文化艺术出版社 1994 年版。
⑧ 《石家庄地区卫生志》,1989 年。《高邑县志》,新华出版社 1993 年版。
⑨ 《临城县志》,团结出版社 1996 年版。
⑩ 《南宫市志》,河北人民出版社 1995 年版。
⑪ 《威县志》,方志出版社 1998 年版。
⑫ 《巨鹿县志》,文化艺术出版社 1994 年版。

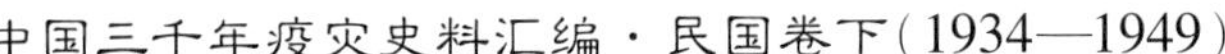

县抗日民主政府采取措施进行医治,八路军后方医院全力救助,控制了此病的蔓延①。

平乡县　(秋)10月上旬,县境霍乱流行②。

永年县　(夏)7月,霍乱大流行,死亡甚多③。

广平县　(秋)10月上旬,霍乱流行,全县死数百人④。

获鹿县(今鹿泉市)　秋,霍乱流行。9月3日(八月初四日)报道:石门发现真性虎列拉⑤。麻疹流行,辛庄境内婴幼儿死亡较多⑥。

大名县　(秋)10月上旬,霍乱流行,死者甚多,村村丧事急,日日添新坟⑦。文集村夏秋无雨,大旱,大荒,贫困群众出外逃荒,卖儿卖女。秋季,霍乱大流行,发病快,死亡率高,有时一天连死几口,全村共死亡50余人⑧。

万安县(今包括万全县)　秋,霍乱流行。9月25日(八月廿六日)报道:万全发现虎疫⑨。

灵寿县　夏,回归热流行。今《灵寿县志》载:夏,病疫(回归热)突发,迅速蔓延全县,三区尤重,10天就病倒3400人,截至7月底,死亡2465人。其中,郝家河死亡人口过半,北燕川158人全部病倒,死63人,不少家庭成为鳏寡孤独户,甚或死绝。病势之猛,死亡之多,均为当地历史所罕见⑩。

井陉县　麻疹流行,婴儿死亡甚多,仅武家庄一个小村就死亡27名。那时候,封建迷信思想严重,人们常把驱除病魔、解除疾苦寄托于求神拜佛。因此,有些家长怕孩子死亡,给孩子留小辫,认干娘,剪小指,以保平安⑪。

武安县　大荒,大疫。赵店村136户有564人患病,死亡161人,有全家死绝者⑫。

山西省

山西省　太行山区的左权、黎城、潞城、平顺旱,蝗,大饥,疫病流行。陵川县大旱

---

① 《任县志》,中华书局2000年版。
② 《平乡县志》,方志出版社1999年版。
③ 《永年县志》,中华书局2002年版。
④ 《广平县志》,文化艺术出版社1995年版。
⑤ “虎疫遍华北”,《申报》1943年9月25日,第4版。
⑥ 《辛庄乡志》,2007年。
⑦ 《大名县志》,新华出版社1994年版。
⑧ 《河北省大名县西付集乡文集村志》,2000年。
⑨ “虎疫遍华北”,《申报》1943年9月25日,第4版。
⑩ 《灵寿县志》,新华出版社1993年版。
⑪ 《井陉县志》,河北人民出版社1986年版。
⑫ 《武安县志》,中国广播电视出版社1990年版。

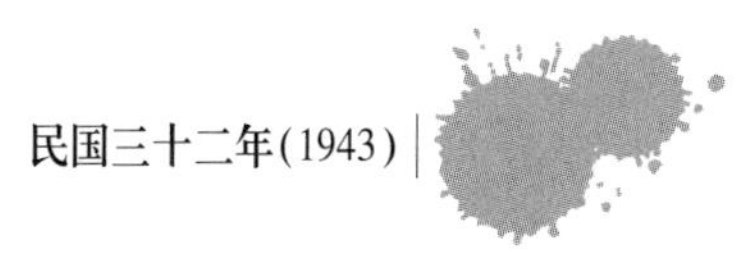

大饥,饥疫死者达三万人①。

吉　县　瘟疫,病者十之三②。

榆次县(今晋中市榆次区)　白喉流行。黄彩一村因患白喉死亡30人③。

黎城县　天花流行。东水洋、西水洋、城南、港北、洪井、骆驼沟一带有不少人成了麻子脸,其中骆驼村死亡6人④。

晋城县　旱,蝗,疫。东四义村伤寒、疟疾流行,死绝60户,计360余人⑤。南岭乡蝗旱交并,伤寒流行,死亡严重⑥。

长治县　旱,大疫。今《长治市卫生志》载:连年旱灾,来府城逃荒者很多,造成传染病流行,死亡上万人⑦。

阳曲县、交城县　夏,伤寒流行。今《古交志》载:春,日军到原平川、屯兰川扫荡时,先后在小娄峰、南头、营立等村撒布伤寒菌,6月在麻会村撒布。不久,伤寒病蔓延,小娄峰村死亡40余人,南头村死亡60余人,营立村死亡50余人,麻会村死亡47人⑧。

安泽县　春,伤寒流行。今《古县志》载:春,伤寒、疥疮等传染病并发,县内患病者达1.5万余人⑨。

沁水县　夏,伤寒流行。今《沁水县志遗稿》载:7月,全县伤寒流行,端氏村病死1845人,占总人数的43%⑩。

稷山县　春,斑疹伤寒流行。西位村27%的农户发生此病,一个不及100人的巷里,就有23人发病,19人死亡⑪。

高平县　蝗旱频仍,疫病流行,人口大批死亡⑫。

长子县　夏秋间,伤寒流行⑬。

---

① 李文海等《近代中国灾荒纪年续编》,湖南教育出版社1993年版,第588页。

② 《吉县志》,中国科学技术出版社1992年版。

③ 《榆次市志》,中华书局1996年版。《晋中市志》,中华书局2010年版。

④ 《黎城县志》,1994年。

⑤ 《东四义村志》,1998年。

⑥ 《南岭乡志》,山西人民出版社2005年版。

⑦ 《长治市卫生志》,1989年。

⑧ 《古交志》,山西人民出版社1996年版。

⑨ 《古县志》,陕西人民出版社2001年版。

⑩ 《沁水县志逸稿》,山西人民出版社2010年版。

⑪ 《稷山县卫生志》,1999年版。

⑫ 《高平县志》,中国地图出版社1992年版。

⑬ 《长子县卫生志》,1998年。

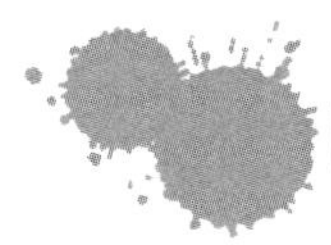

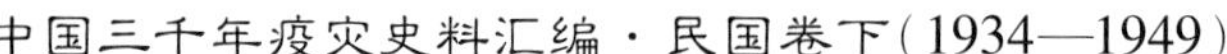

武乡县　灾荒加敌祸,又有疟疾、疥疮、副伤寒流行全县①。

左权县　大旱,大饥,大疫,死者甚众②。

太谷县　大疫,患麻疹及斑疹伤寒者死亡率甚高③。

万泉县、荣河县(今合为万荣县)　白喉流行。万泉以西南乡,荣河以东南乡为甚。发病者十有四五,小孩多于大人,患者十死三四④。

清源县、徐沟县(今合为清徐县)　天花、伤寒流行。清源县花塔村伤寒死15人;清源、徐沟两县天花,死亡110多人⑤。

大同县　秋八月,霍乱流行。9月25日(八月廿六日)报道:大同发现虎疫⑥。华北自8月底北京发现虎疫以来,蔓延之势甚烈……大同……亦均相继发生⑦。

浑源县　麻疹流行,死亡率达30%左右⑧。

灵丘县　疟疾、回归热流行。五区乞回寺健康人仅有41%,病人中疟疾占67.7%,回归热占7.5%。三区2个月因此两病死亡302人,现病人数217人,占总人口的7.1%⑨。

陕西省

长安县(今西安市长安区)　夏,天气炎热,瘟疫流行,死亡颇众。8月16日(七月十六日)上海电:兰州、西安方面近因天气炎热,各地瘟疫流行,入7月以来,益形猖獗……据谓7、8两月患者之死亡数已达2000名之多⑩。

安康县　伤寒、疟疾流行。县中心卫生院诊治伤寒13例,诊治疟疾88例⑪。

石泉县　疥疮流行⑫。

清涧县　麻疹流行。白家坪村死50多名幼儿⑬。

---

① 《武乡县志》,山西人民出版社1986年版。

② 《左权县志》,高等教育出版社1999年版。

③ 《太谷县志》,山西人民出版社1993年版。

④ 《万荣县志》,海潮出版社1995年版。

⑤ 《清徐县志》,山西古籍出版社1999年版。

⑥ "虎疫遍华北",《申报》1943年9月25日,第4版。

⑦ "华北虎疫猖獗",《卫生月刊》1943年第11期,第22页。

⑧ 《浑源县卫生志》,1998年。

⑨ 白冰秋《华北军区卫生建设史料汇编》,华北军区后勤卫生部1949年。

⑩ "兰州西安瘟疫流行",《申报》1943年8月17日,第2版。"兰州西安一带疫疠猖獗",《新天津画报》1943年第8卷第17期。

⑪ 《安康市卫生防疫志》,2006年。

⑫ 《安康市卫生防疫志》,2006年。

⑬ 《清涧县志》,陕西人民出版社2001年版。

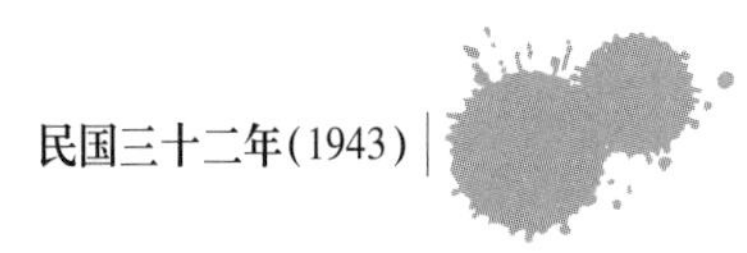

柞水县　冬十二月,天花流行,西川财神庙死20多人①。

南郑县　麻风病流行。全县共查出麻风病患者62人②。

商南县　痢疾流行,公路沿线尤甚,富水、县城每天死亡达20余人③。

华阴县　疫。今《华阴县志》载:县卫生院统计,是年疟疫,发病115例,死2例;天花20例,死亡2例;猩红热107例,死亡35例;斑疹伤寒27例,死亡6例;回归热68例,死亡1例;赤痢66例,死亡12例;白喉1例④。

山东省

济南市　秋八月,霍乱流行。华北自8月底北京发现虎疫以来,蔓延之势甚烈……济南……等处亦均相继发生⑤。9月25日(八月廿六日)报道:济南发现虎疫⑥。

肥城县(今肥城市)　天花流行。安驾庄病死618人⑦,石横镇病死143人⑧,仪阳乡刘台村989人中患病513人,病死137人⑨。

临朐县　疟疾流行⑩。

新泰县(今属新泰市)　夏,伤寒流行。新汶矿区张庄矿病死900余人,禹村矿病死700余人⑪。

章邱县(今章丘市)　天花流行,阎家峪乡、胡山一带病死率达20%。猩红热流行,普集一带70%的儿童患病,病死率达50%⑫。

筑先县、堂邑县(今聊城市东昌府区)　荒疫。今《聊城市卫生志》载:聊城西部与堂邑县灾荒加发病,造成方圆百里的"无人区",其中以聊堂公路沿线及马颊河两岸最为严重⑬。

陵　县　夏,伤寒流行。今《陵县志》载:夏,黄集一带瘟疫流行,仅小王家村就死

① 《柞水县志》,陕西人民出版社1998年版。
② 《南郑县卫生志》,1987年。
③ 《商南县志》,作家出版社1993年版。
④ 《华阴县志》,作家出版社1995年。
⑤ "华北虎疫猖獗",《卫生月刊》1943年第11期,第22页。
⑥ "虎疫遍华北",《申报》1943年9月25日,第4版。
⑦ 《泰安五千年大事记》,山东省地图出版社2001年版。
⑧ 《石横镇志》,方志出版社1997年版。
⑨ 《肥城县志》,齐鲁书社1992年版。《仪阳乡志》,山东地图出版社1999年版。
⑩ 朱克文《中国军事医学史》,人民军医出版社1996年版。《潍坊市卫生志》,1989年。
⑪ 《新泰市志》,齐鲁书社1993年版。
⑫ 《章丘卫生志》,山东省地图出版社2007年版。《章丘县志》,济南出版社1992年版。
⑬ 《聊城市卫生志》,1991年。

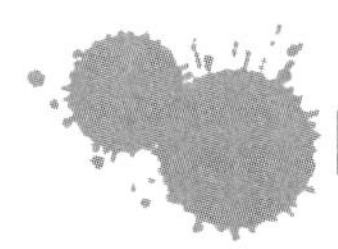

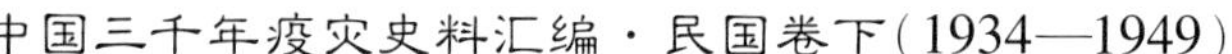

亡26人①。

平原县　霍乱流行,病死率达20%,张士府乡宋升村共300多人,病死50人,以致尸体不能及时掩埋②。

武城县　回归热流行,白庄、孙庄、油房等村病死者甚多③。

馆陶县　霍乱流行,死亡甚众④。

冠　县　霍乱流行,尸横遍野,辛集、定远寨、贾镇、桑阿镇一带因之成为无人区⑤。

平阴县　东起大留庄,西至东阿镇,霍乱流行⑥。

滕　县(今滕州市)　春,脑膜炎流行。今《滕县志》载:春,大旱,大饥,瘟疫流行,仅滕西东洋汶村即死亡100余人⑦。

邹　县(今邹城市)　脑膜炎流行。王村一带儿童病死很多,仅羊皮庄就病死儿童28人,致残2人⑧。

滋阳县(今兖州市)　伤寒流行⑨。

曲阜县(今曲阜市)　天花流行,尼山一带死亡100余人⑩。

泰安县(今泰安市)　夏,伤寒流行。6月,日本三菱公司张庄采矿所发生瘟疫,900余名矿工死亡,后殃及禹村煤矿,700余人死于瘟疫⑪。

临沂县(今临沂市兰山区、罗庄区、河东区)　冬,天花流行⑫。

福山县(今烟台市福山区)　斑疹伤寒、回归热流行,烟台市死亡3万—6万人,农村为甚⑬。

海阳县(今海阳市)　冬,天花流行⑭。

---

① 《陵县志》,1985年。《德州地区卫生志》,天津科学技术出版社1991年版。
② 《平原县志》,齐鲁书社1993年版。
③ 《德州地区卫生志》,天津科学技术出版社1991年版。
④ 《馆陶县志》,中华书局1997年版。
⑤ 《冠县志》,齐鲁书社2001年版。
⑥ 《山东省卫生志》,山东人民出版社1992年版。
⑦ 《滕县志》,中华书局1990年版。
⑧ 《邹城市志》,中国经济出版社1995年版。
⑨ 《兖州市志》,山东人民出版社1997年版。
⑩ 《济宁市志》,中华书局2002年版。《济宁市卫生志》,山东科学技术出版社1992年版。
⑪ 《泰安五千年大事记》,山东省地图出版社2001年版。
⑫ 《山东省卫生志》,山东人民出版社1992年版。
⑬ 《山东省卫生志》,山东人民出版社1992年版。
⑭ 《山东省卫生志》,山东人民出版社1992年版。

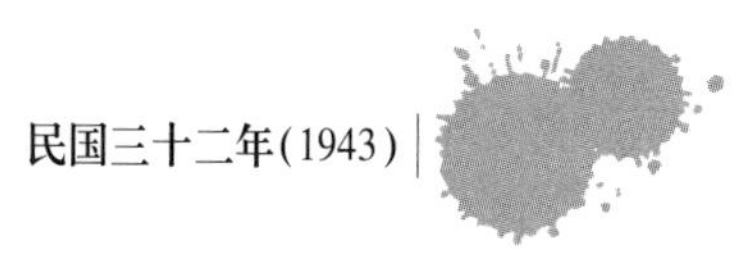

莱阳县(今莱阳市)　夏,伤寒流行。绕岭一带仅17个村,有700余人发病,死100多人。冬,天花流行。大埠阴村儿童仅存6人,且麻脸或残疾①。

即墨县(今属即墨市)　回归热流行,鳌山卫镇死人甚多,有无人殓埋者②。

胶　县(今胶州市)　春,天花流行。河西郭乡的高家茔村当时只有34户人家,5天内因患天花死亡13人③。

高密县(今高密市)　秋,霍乱流行。今《高密县志》载:8月间,西北乡霍乱流行,朱家庄70户,病死23人④。

诸城县(今诸城市)　春,瘟疫流行,死3万多人。回归热流行,死万余人⑤。

益都县(今青州市)　疟疾流行,有的全家无一幸免⑥。

河南省

林　县(今林州市)　冬,伤寒流行,延及次年春⑦。

内黄县　春,脑膜炎流行。发病村庄有井店、邵村、北冯村、黎园、观砦、王尉、千口、六村、焦村、破车口等30余个,患病5000余人,仅井店就死亡200余名⑧。

浚　县　春,脑膜炎流行。患者2500余人,患者多为儿童,死亡率很高。某日晨,县城北门未开,陈尸13具等候出城埋葬⑨。

辉　县　夏,伤寒、霍乱流行。今《辉县志》载:7月,伤寒流行,盘上及西南尤甚,淹沟村不到5天死人360余口;霍乱流行,新村一个月死亡30余人⑩。

新乡县　霍乱、伤寒流行。今《新乡县志》载:城区霍乱流行⑪。今《新乡市卫生志》载:伤寒(俗称"汗病")流行,死者甚众,有全家病死者⑫。

获嘉县　伤寒大流行,一村往往有数十数百人死亡⑬。

---

① 《莱西市卫生志》,2005年。

② 《即墨县卫生志》,1987年。

③ 《胶州市志》,新华出版社1992年版。

④ 《高密县志》,山东人民出版社1990年版。

⑤ 《诸城市志》,山东人民出版社1992年版。《诸城市卫生志》,中州古籍出版社2010年版。《诸城县大事记》,1982年。

⑥ 《青州市志》,南开大学出版社1989年版。

⑦ 《林州市卫生志》,香港天马图书有限公司2000年版。

⑧ 《内黄县卫生志》,2007年。

⑨ 《浚县志》,中州古籍出版社1990年版。

⑩ 《辉县志》,中州古籍出版社1992年版。

⑪ 《新乡县志》,生活·读书·新知三联书店1991年版。

⑫ 《新乡市卫生志》,1988年。

⑬ 《获嘉县志》,生活·读书·新知三联书店1991年版。

修武县　伤寒流行,佐眼村患者达150人,死亡75人,死亡率占50%①。

博爱县　秋,痢疾、伤寒、回归热流行。今《博爱县志》载:秋,瘟疫流行,发病率高,死亡率达70%②。今《焦作市卫生志》载:博爱旱、蝗之后,痢疾、伤寒、回归热等病大流行,死者甚众③。

中牟县　秋,霍乱大流行,民死甚多④。

郑　县(今大部属郑州市)　秋,霍乱流行。郑州城西门外大东蛋厂后街人口死的死,逃的逃,几十户人家只剩一家。8月,杜岭等村死于霍乱病者不下30人,有一家死5口者⑤。

新郑县　秋,霍乱流行。今《新郑县卫生志》载:全省虎烈剌(霍乱)流行,城东刘店日毙8人⑥。

柘城县　春,脑膜炎流行。今《柘城县卫生志》载:春,岁大荒,疫病(流脑)流行,死人很多,当时官府为了埋人,把南关烟厂的几百领大席都用光了⑦。

夏邑县　秋,疟疾流行。8月,业庙乡王楼村120人中85人发生疟疾,发病率70.83%,死亡3人,病死率3.53%。又,麻疹流行,中峰一带儿童几乎全部发病,死120人⑧。

通许县　(春)大饥,大疫。县城四周城壕之内,每天增添数具乃至十数具新尸,任狗撕鸟啄,无人掩埋;邸阁街上房檐之下,死尸横躺竖卧,不少少壮夭亡者也杂于其内⑨。

许昌县　秋,伤寒、痢疾流行。今《许昌地区卫生防疫站志》载:秋,飞蝗成灾,传染病大流行,瘟疫、痢疾迅速蔓延,十家九病⑩。

太康县　春,大饥,树皮野草吃尽,人相食,疫病流行,死人甚多⑪。

临颍县　伤寒、疟疾大流行,染者过半。固厢乡金全村患疟疾1500人,占全村人

---

① 《修武县志》,河南人民出版社1986年版。
② 《博爱县志》,中国国际广播出版社1994年版。
③ 《焦作市卫生志》,1987年。
④ 《中牟县卫生志》,1986年。
⑤ 《金水卫生志》,1986年。
⑥ 《新郑县卫生志》,1986年。
⑦ 《柘城县卫生志》,1985年。
⑧ 《夏邑县志》,河南人民出版社1989年版。
⑨ 《通许县志》,中州古籍出版社1995年版。
⑩ 《许昌地区卫生防疫站志》,1984年。
⑪ 《太康县志》,中州古籍出版社1991年版。

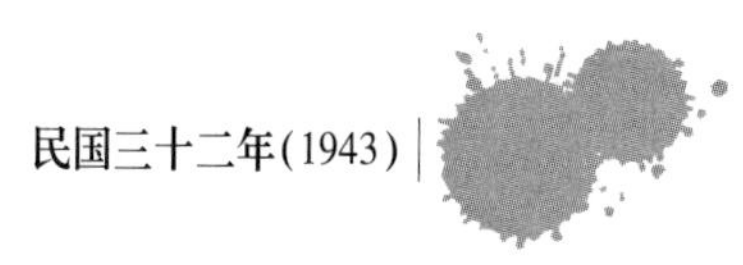

口的70%[①]。

淮阳县　天花流行,波及全县。霍乱流行,死亡400余人,葛店集死亡17人[②]。

方城县　天花流行[③]。

南召县　全县霍乱、伤寒流行[④]。

南阳县(今南阳市宛城区和卧龙区)　脑膜炎流行。瓦店乡海子村全村患病49人,死亡39人,病死率为80%[⑤]。

息　县　伤寒大疫,病亡则甚[⑥]。

遂平县　春,脑膜炎流行,儿童死亡较多[⑦]。

邓　县(今邓州市)　春,全县脑膜炎流行,死亡率很高[⑧]。

确山县　天花、伤寒流行。城郊孙老庄佃农杨大庄一家10口人,患伤寒病9人,死亡7人,幸存的2人脱发、智力减退[⑨]。

卢氏县　伤寒流行,仅秋扒一地就病死200多人[⑩]。

宁夏回族自治区

紫湖设治局　(秋)10月,鼠疫流行。在额济纳旗新庙一带发现大量死鼠,巴吉格一家9人不到一个月死了7人[⑪]。

固原县　黑热病流行。由驻军传入县民。白喉流行,在城区蔓延,仅明家庄一村死亡32人[⑫]。

甘肃省

皋兰县(兰州)　(春)3月,石洞乡白喉流行[⑬]。夏秋之际,瘟疫流行。8月16日(七月十六日)上海电:兰州、西安方面近因天气炎热,各地瘟疫流行,入7月以来,益

---

① 《临颍县志》,中州古籍出版社1996年版。

② 《淮阳县志》,河南人民出版社1991年版。

③ 《南阳地区卫生志》,1986年。

④ 《南召县卫生志》,1985年。

⑤ 《南阳县志》,河南人民出版社1990年版。

⑥ 《息县志》,河南人民出版社1989年版。

⑦ 《遂平县志》,中州古籍出版社1994年版。

⑧ 《邓州市志》,中州古籍出版社1996年版。

⑨ 《确山县志》,生活·读书·新知三联书店1993年版。

⑩ 《栾川县志》,生活·读书·新知三联书店1994年版。

⑪ 《阿拉善盟志》,方志出版社1998年版。

⑫ 《固原县志》,宁夏人民出版社1993年版。

⑬ 《甘肃省医药卫生简志》,1987年。

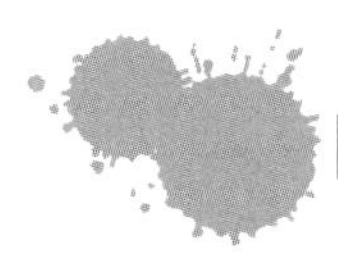

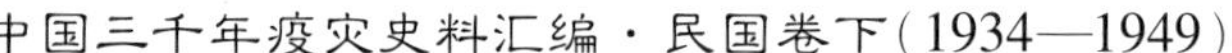

形猖獗……7、8两月患者之死亡数已达2000名之多①。8月17日(七月十七日)报道:兰州、西安瘟疫流行,7、8两月,死亡颇众②。冬,黑热病流行。10月底,皋兰、泾川、秦安发现黑热病③。

民勤县　白喉流行④。

天水县(今秦州区)　春,天花流行。北道区死亡数百人,人烟殆尽数十户⑤。冬,天花流行。11月,天花流行,患者328人,死亡224人⑥。1944年1月22日(十二月廿七日),天水县天水镇及马莲乡一带发生天花⑦。

清水县　(夏)5月,清水国立第十中学霍乱、猩红热流行甚剧⑧。

漳　县　春夏,天花流行,至6月份共治疗天花82人。(秋)8月,各乡镇伤寒流行甚炽⑨。

洮沙县(今入临洮县)　(春)3月,天花流行⑩。

华亭县　(夏)5月,白喉、麻疹流行,安口镇死亡30余人⑪。

文　县　(夏)6月,麻疹流行,碧口小儿死亡甚众⑫。

陇西县　(秋)8月,城内白喉流行⑬。

临夏县　(秋)9月,白喉流行⑭。

金塔县　(秋)9月,白喉、天花流行⑮。

临洮县　(秋)10月,伤寒流行⑯。

秦安县　(秋)10月,白喉流行。中山、陇城、莲花等区死亡50余人⑰。是年,秦

---

① "兰州西安一带疫疠猖獗",《新天津画报》1943年第8卷第17期。

② "兰州西安瘟疫流行",《申报》1943年8月17日,第2版。

③ 《甘肃省医药卫生简志》,1987年。

④ 《民勤县志》,兰州大学出版社1994年版。《民勤县卫生志》,2010年。

⑤ 《天水市北道区卫生志》,甘肃科学技术出版社1994年版。

⑥ 《天水市医药卫生志》,甘肃教育出版社1994年版。

⑦ 《甘肃省医药卫生简志》,1987年。

⑧ 《天水市医药卫生志》,甘肃教育出版社1994年版。

⑨ 《甘肃省医药卫生简志》,1987年。

⑩ 《甘肃省医药卫生简志》,1987年。

⑪ 《甘肃省医药卫生简志》,1987年。

⑫ 《甘肃省医药卫生简志》,1987年。

⑬ 《甘肃省医药卫生简志》,1987年。

⑭ 《甘肃省医药卫生简志》,1987年。

⑮ 《甘肃省医药卫生简志》,1987年。

⑯ 《甘肃省医药卫生简志》,1987年。

⑰ 《秦安县志》,甘肃人民出版社2001年版。

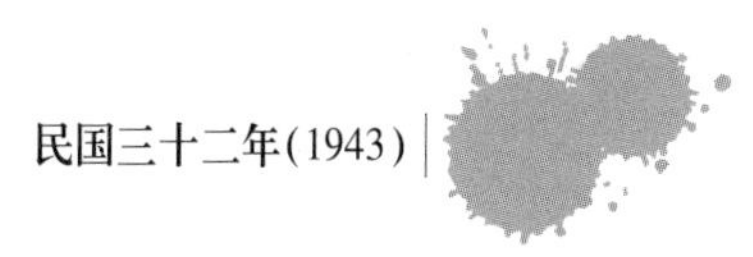

安县发生斑疹伤寒2例,赤痢61例,疟疾165例①。

泾川县　(夏)5月,麻疹流行,阮陵乡病者218名,死亡88名。(冬)12月,麻疹流行,城关患者133名,死亡45名②。

环　县　春,白喉流行。今《环县志》载:春旱,狂风不绝,瘟疫流行,毛井区六乡死小孩42名③。

古浪县　(春)白喉流行,发病15例,死亡5人④。(秋)9月,天花流行⑤。

靖远县　春,白喉流行。今《靖远县志》载:4月,野麋川野鸡沟口白喉大发,每日死亡一二人,5日内死青年、小儿9口,病危者10多人,以致行人迹稀,群情恐惶⑥。

张掖县(今甘州区)　瘟疫流行,杨哥地区死42人⑦。

永靖县　秋,黑热病流行,确诊55例⑧。

礼　县　冬,脑膜炎流行。1944年1月15日(十二月二十日),脑膜炎流行颇烈⑨。

青海省

都兰县　肝炎、痢疾流行,诺木洪、宗加等地死亡300余人⑩。

西宁县(今西宁市城区)　春,白喉、脑膜炎流行⑪。

大通县　全县伤寒大流行,朔北乡茅儿刺坡村有家20口人,即死亡18口,只留2个小孩⑫。

贵德县　瘟疫流行,死者甚众⑬。

新疆维吾尔自治区

巴楚县　夏,大疫。今《巴楚县志》载:6月,九台、齐汗却勒一带发生瘟疫,死亡

---

① 《天水市医药卫生志》,甘肃教育出版社1994年版。

② 《甘肃省医药卫生简志》,1987年。

③ 《环县志》,甘肃人民出版社1993年版。

④ 《古浪县志》,甘肃文化出版社1996年版。

⑤ 《甘肃省医药卫生简志》,1987年。

⑥ 《靖远县志》,甘肃文化出版社1995年版。

⑦ 《肃南裕固族自治县志》,甘肃民族出版社1994年版。

⑧ 《永靖县卫生志》,甘肃人民出版社2006年版。

⑨ 《甘肃省医药卫生简志》,1987年。

⑩ 《都兰县志》,陕西人民出版社出版2001年版。

⑪ 《西宁市志·大事记》,陕西人民出版社1998年版。

⑫ 《大通县志》,陕西人民出版社1993年版。

⑬ 《贵德县志》,陕西人民出版社1995年版。

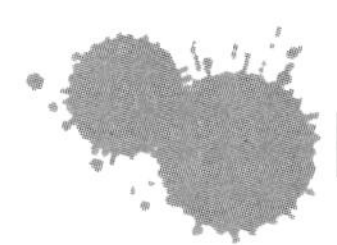

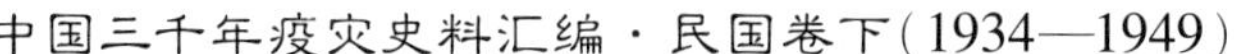

人数甚多,并在全县流行①。

沙湾县　天花流行。10日之内,70余名患者相继死亡②。

福海县　春正月,大疫。今《福海县志》载:2月,县境萨尔布拉克地方发生传染病,病名不详,二三日内死亡幼儿20余名,男女老幼均被传染,阿山专署获悉派医生前往急救③。

呼图壁县　发生鼻血瘟疫④。

且末县　(夏)7月,天花流行,因痘苗逾期失效,死亡幼孩约1000名⑤。

阿克苏县、温宿县、乌什县　冬,天花流行。今《阿克苏市志》载:12月,阿克苏、温宿、乌什3县发生严重病症,两天内死亡20余人⑥。

温宿县　(冬)12月,天花流行,温宿镇两天内死亡20余人⑦。

乌什县　冬,天花流行。今《乌什县志》载:全县天花流行,阿合雅死亡近1000人⑧。

阿合奇设治局(今阿合奇县)　冬,伤寒流行。今《阿合奇县志》载:11月,阿合奇县色帕巴依地区发生急性伤寒,患者达100余户,病情极为严重,一时交通为之中断,死人甚多⑨。

安徽省

怀宁县(今安庆市)　脑膜炎流行。今《安徽卫生志》载:1943—1944年安庆及淮北平原发生流行性脑脊髓膜炎流行⑩。

庐江县　疟疾流行。全县发病75040人,发病率12.2%⑪。

巢　县　春,天花流行。巢县第四区烔杨镇李村发现天花,已死亡五人,当局刻已设法戢止蔓延⑫。

---

① 《巴楚县志》,新疆大学出版社1998年版。
② 《沙湾县志》,新疆人民出版社1999年版。
③ 《福海县志》,新疆人民出版社2003年版。
④ 《呼图壁县志》,新疆人民出版社1992年版。
⑤ 《且末县志》,新疆人民出版社1996年版。
⑥ 《阿克苏市志》,新华出版社1991年版。
⑦ 《温宿县志》,新疆大学出版社1993年版。
⑧ 《乌什县志》,新疆人民出版社2003年版。
⑨ 《阿合奇县志》,新疆大学出版社1993年版。
⑩ 《安徽卫生志》,黄山书社1993年版。
⑪ 《庐江县志》,社会科学文献出版社1993年版。
⑫ "卫生消息",《卫生月刊》1943年第5期,第20~21页。

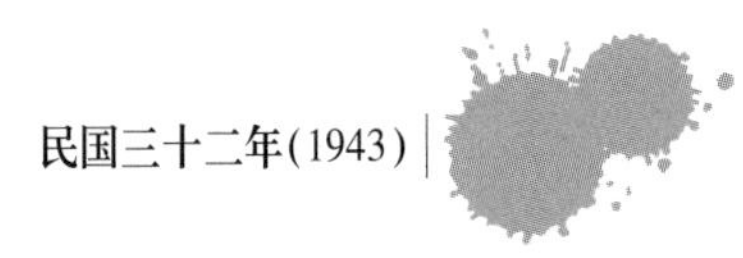

宁国县(今宁国市)　秋,瘟疫大流行①。

泾　县　痢疾、脑膜炎在城乡流行②。

繁昌县　霍乱流行,峨桥伍村死40余人,有的患者被日军拉去活活烧死③。

休宁县、旌德县、绩溪县、歙　县　春,脑膜炎流行。今《休宁县志》载:春,流脑从旌德、绩溪、歙县传入本县,不到一个月,仅屯溪一地就死亡69人④。

绩溪县　春,脑膜炎流行,冯村病亡者多人⑤。

黟　县　春,脑膜炎流行。今《黟县志》载:民国32年(1943年)至34年(1945年),脑膜炎流行⑥。

宿　县(今宿州市)　霍乱流行,符离集(今符离镇)死574人⑦。天花流行,濉溪镇儿童和成年人均有发病,死亡率为30%⑧。

四川省

永川县、巴中县、邻水县　伤寒流行。今《永川县志》载:永川、巴中、邻水等53县伤寒流行⑨。

成都市　夏,霍乱流行最烈,簇桥地区死400人⑩。

荥经县　麻疹流行,古城坪有10户村民42人,发病者17人,死亡13人⑪。

简阳县(今简阳市)　麻疹流行,仅三岔7个保死亡儿童190多人⑫。

理番县(今理县)　黑热病流行。今《四川省理县卫生志》载:齐鲁、华西联合大学病理系主任侯宝璋教授赴理番县实地考察一月,确诊黑热病患者7例,并同时在理番县发现中华白蛉。从此,证实了中国黑热病的分布不仅限于北方,四川理番县一带所称的"恶浊病",亦即医学上的黑热病。肯定了黑热病在理番县的流行⑬。

茂　县　黑热病流行。今《茂汶羌族自治县志》载:侯宝璋教授赴县调查,发现黑

---

① 《宁国县志》,生活·读书·新知三联书店1997年版。
② 《泾县志》,方志出版社1996年版。
③ 《繁昌县志》,南京大学出版社1993年版。
④ 《休宁县志》,安徽教育出版社1990年版。
⑤ 《冯村志》,2007年。
⑥ 《黟县志》,光明日报出版社1989年版。
⑦ 《符离镇志》,黄山书社1997年版。
⑧ 《濉溪镇志》,1986年。
⑨ 《永川县志》,四川人民出版社1997年版。
⑩ 《簇桥乡志》,1992年。
⑪ 《荥经县志》,西南师范大学出版社1998年版。
⑫ 《简阳县志》,巴蜀书社1996年版。
⑬ 《四川省理县卫生志》,1991年。

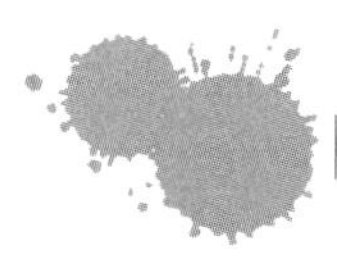

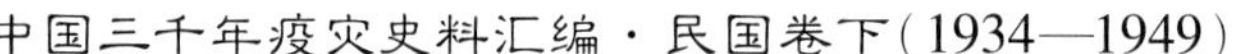

热病患者9例,同时发现中间宿主白蛉,确定茂县为黑热病疫区[①]。茂县首次向省报告2例麻疹病例[②]。

汶川县　黑热病流行。七盘沟、郭竹铺发现黑热病例数起[③]。

新都县(含今成都市新都区、青白江区)　(夏)霍乱流行[④]。

苍溪县　天花流行。梁家祠堂大院子8户人家50多人,不到一月,天花死者18人[⑤]。

遂宁县(今遂宁市)　疟疾流行[⑥]。

通江县　天花流行,儿童死亡率达70%左右,故乡人把小儿出"痘麻"叫作翻"铁门坎"、过"鬼门关"[⑦]。

营山县　伤寒流行。今《营山县志》载:1942—1943年,县卫生院报告伤寒发病382人,死亡25人[⑧]。

夹江县　疟疾大流行,报告发病1103人,死亡3人[⑨]。

名山县　伤寒病流行[⑩]。

邛崃县(今邛崃市)　冬,天花流行。水口乡有兄弟7人死5人者,有一家12人死9人者[⑪]。

荣　县　疟疾大流行。农村曾出现"谷黄无人打,任其落田间"的景况[⑫]。

威远县　春,天花流行。3月上旬,县卫生院收治天花患者48人,死亡23人[⑬]。

泸　县　夏,霍乱流行。7月15日(六月十四日),昆明霍乱流行,并蔓延各地。叙永县成立检疫站,在宪警的维护下对过往军民车辆一律进行检疫,对疑似霍乱病人进行治疗或留验,对过往行人、乘客(乘员)注射霍乱疫苗,时达3个月,注射12000余

---

① 《茂汶羌族自治县志》,四川辞书出版社1997年版。

② 《阿坝州卫生志》,民族出版社1995年版。

③ 《汶川县威州镇志》,1997年。

④ 《新都县志》,四川人民出版社1994年版。

⑤ 《苍溪县卫生志》,1988年。

⑥ 《遂宁县志》,巴蜀书社1993年版。

⑦ 《草池乡志》,1987年。

⑧ 《营山县志》,四川辞书出版社1989年版。

⑨ 《夹江县志》,四川人民出版社1989年版。

⑩ 《名山县志》,四川科学技术出版社1992年版。

⑪ 《邛崃县志》,四川人民出版社1993年版。

⑫ 《荣县志》,四川大学出版社1993年版。

⑬ 《威远县志》,巴蜀书社1994年版。《内江地区卫生志》,四川辞书出版社1995年版。

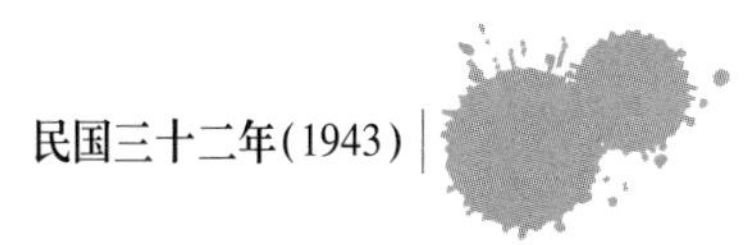

人。结果昆明、泸县霍乱大作,而叙永县则无霍乱发生①。

隆昌县　麻疹流行②。

富顺县　霍乱大流行,城内死亡甚众,盛时每日四道城门出丧100余口。是年,脑炎流行③。

内江县(今内江市东兴区)　天花流行,遍及城乡④。

仁寿县　天花流行,富加场发病206人,死亡142人,死亡率达69%⑤。

宜宾县　秋,霍乱大流行,城区死者无数,全城棺木售之一空,家家户户皆以贯仲、菖蒲放在水缸内,街上点"白果灯"用以"避邪"⑥。又,疟疾流行,菜坝附近3000人,发病率50%⑦。

资中县　霍乱流行,死亡甚众⑧。

重庆市

南川县(今南川区)　伤寒流行,鱼泉殷家溪10天内死亡50余人⑨。

黔江县(今黔江区)　天花流行,蓬东、邻鄂、濯水、正谊、水市等乡死者甚多,其中水市街上135名儿童,患病38人,死亡37人,濯水街上200多名儿童患病,死亡132人⑩。

铜梁县　麻疹流行,死亡甚多⑪。

涪陵县(含今武隆县)　流感流行。武隆县土坎乡狮子村26户,家家有病人,一月之内死亡十数人⑫。

酉阳县　天花流行。县城中正街居民患病者200余人,死亡62人⑬。

云阳县　天花流行。江口场50个小孩发病,死亡48人⑭。

---

① 《泸州市卫生志》,方志出版社2005年版。
② 《内江地区卫生志》,四川辞书出版社1995年版。
③ 《富顺县志》,四川大学出版社1993年版。
④ 《内江县志》,巴蜀书社1994年版。
⑤ 《仁寿县志》,四川人民出版社1990年版。
⑥ 《宜宾市志》,新华出版社1992年版。《宜宾县志》,巴蜀书社1991年版。
⑦ 《宜宾市志》,新华出版社1992年版。
⑧ 《资中县志》,巴蜀书社1997年版。
⑨ 《南川县志》,四川人民出版社1991年版。
⑩ 《黔江县志》,中国社会出版社1994年版。
⑪ 《铜梁县志》,重庆大学出版社1991年版。
⑫ 《武隆县卫生志》,1986年。
⑬ 《酉阳县志》,重庆出版社2002年版。
⑭ 《云阳县志》,四川人民出版社1999年版。

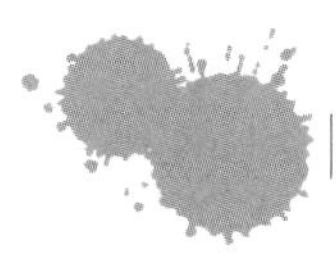

忠　县　疟疾流行。汝溪、赶场、九亭3个乡16个保60%的人患疟疾,磨子、官坝等乡流行成灾[①]。

云南省

昆明县(今昆明市)　夏,霍乱流行。7月15日(六月十四日),昆明霍乱流行,并蔓延各地[②]。霍乱流行,危害匪浅[③]。

邱阳县、下关县　秋,霍乱流行。8月21日(七月廿一日),交通部公路总局朱鱼医电称,揭阳、丰顺、曲江、梅林、桂林、南宁、邱阳、会昌、下关一带次第发生霍乱[④]。

元谋县　回归热流行。沿交通线传播,发病500余人[⑤]。

碧江设治局(今兰坪县)　春,疟疾流行。云南怒江疟疾猖獗,自去年5月以来,该地军民因疟疾而死者,逐日增多,刻正设法救济[⑥]。

罗平县　秋,霍乱流行。9月上旬,陆军过境,染发霍乱80余例,死亡50多人。疫情很快蔓延扩散,9—10月,发病269例,死亡124人[⑦]。

寻甸县　天花流行。六哨阿么角、新村、下洋撒拉3村62户320人,106人发病,死亡64人。(夏秋)5—9月,疟疾流行,沧溪村全村1200余人,发病578人,死亡38人[⑧]。

镇雄县　猩红热、疟疾流行。今《镇雄县志》载:县城猩红热流行,死亡小孩200余人。大庙、纸槽、黄水、阳坪、元孔,疟疾流行严重[⑨]。

广通县(今属禄丰县)　夏,鼠疫、回归热流行。今《禄丰县志》载:鼠疫流行,死者相继。7月,儿子湾地区回归热暴发,死亡150余人[⑩]。

个旧县(今个旧市)　夏,霍乱流行。今《个旧市志》载:6月,乍甸再次流行霍乱,死亡20余人[⑪]。

洱源县　夏,霍乱流行。7月20日(六月十九日),洱源县呈报:县属自5月6日

---

① 《忠县志》,四川辞书出版社1994年版。

② 《泸州市卫生志》,方志出版社2005年版。

③ 《昆明卫生志》,云南人民出版社1998年版。

④ "卫生实验处呈报严厉执行在滇缅路沿线检疫等情一案仰即知照",《云南省政府公报》1943年第15卷第44期,第17~18页。

⑤ 《元谋县卫生志》,1994年。

⑥ "云南怒江疟疾猖獗",《卫生月刊》1943年第5期,第20~21页。

⑦ 《罗平县志》,云南人民出版社1995年版。

⑧ 《寻甸回族彝族自治县志》,云南人民出版社1999年版。

⑨ 《镇雄县志》,云南人民出版社1987年版。

⑩ 《禄丰县志》,云南人民出版社1997年版。

⑪ 《个旧市志》,云南人民出版社1998年版。

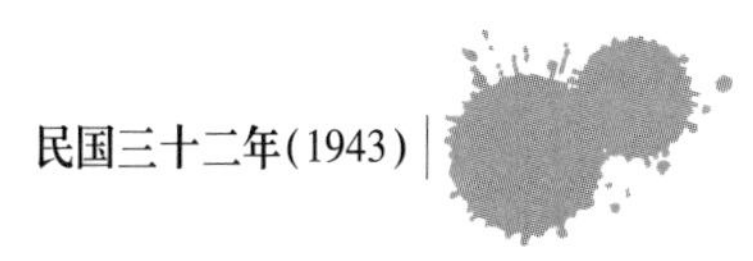

以来,霍乱时疫流行,已死亡至数千人①。

宁洱县(今普洱市)　夏,伤寒、猩红热流行。7月,远征军在缅甸与日作战失利,撤驻思茅休整。官兵将伤寒、猩红热等疾病带至思茅,传染给民众,死亡甚多②。

云龙县　春夏,天花、伤寒流行。今《云龙县志》载:天花流行,表村发病30余人,死亡20余人。3—7月,漕涧、布麻地区伤寒流行,只嘎周围4个村寨500余人,死130多人③。

弥渡县　天花流行④。

丽江县(今丽江市)　脑膜炎流行,病死率37.5%⑤。

兰坪县　霍乱流行,死人甚多⑥。连同上年霍乱、伤寒流行,死亡1.5万余人,造成人口锐减⑦。

保山县(今保山市)　鼠疫流行⑧。

腾冲县　鼠疫流行⑨。

龙陵县　天花大流行,死人甚多⑩。

陇川设治局(今陇川县)　天花流行⑪。

永胜县　回归热大流行,死亡甚众⑫。

威信县　疟疾流行,其中旧城、斑竹、卫靖司(今新街村)为甚,旧城最多一天死亡41人⑬。

贵州省

贵阳县(今贵阳市)　春,回归热与斑疹伤寒流行,普遍传染于筑市,其势甚烈⑭。秋七月,霍乱流行,其势甚猛,患者日必数十起,传染甚广,死亡47人⑮。是年,贵阳市

---

① “云南省政府指令(秘内字第三三五二号)”,《云南省政府公报》1943年第15卷,第38~39页。
② 《思茅镇志》,云南民族出版社2008年版。
③ 《云龙县志》,农业出版社1992年版。
④ 《弥渡县卫生志》,云南民族出版社2007年版。
⑤ 《丽江纳西族自治区县志》,云南人民出版社2001年版。
⑥ 《兰坪白族普米族自治县志》,云南人民出版社2003年版。
⑦ 《怒江傈僳族自治州卫生志》,云南民族出版社1997年版。
⑧ 《保山市卫生志》,云南大学出版社1993年版。
⑨ 《腾冲县卫生志》,1987年。
⑩ 《龙陵县志》,中华书局2000年版。
⑪ 《陇川县志》,云南人民出版社2005年版。
⑫ 《永胜县志》,云南人民出版社1989年版。
⑬ 《威信县志》,云南人民出版社1999年版。
⑭ 《贵州省政府施政报告(2)军管区司令部工作报告书》,第9页。
⑮ 《贵州日报》1943年8月22日。

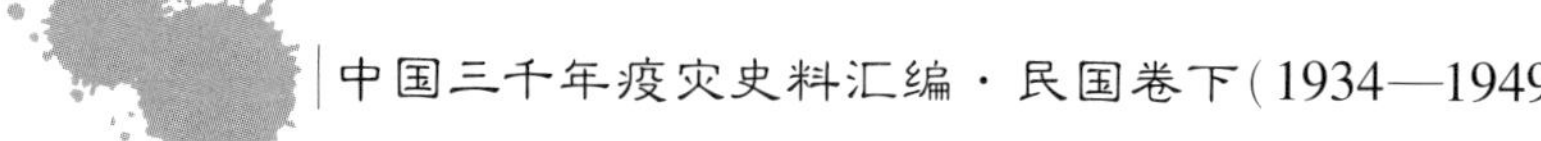

霍乱发病975例,死亡72例①。

湄潭县 霍乱流行,全县住院患者107人,两天死亡8人②。

遵义县(今遵义市) 秋,霍乱流行,县城死200余人③。

都匀县(今都匀市) (秋)霍乱流行,平浪区河通寨仅100余人,死亡近70人④。

荔波县 秋,霍乱流行。洞塘乡染霍乱症死者甚多⑤。

独山县 秋,霍乱流行,其势猖獗。县卫生局报告,自7月31日(六月三十日)起,至9月26日(八月廿七日)止,患者达377人,死亡208人⑥。

镇远县 疟疾流行,城关、涌溪、都坪、蕉溪、青溪等地尤甚⑦。

天柱县 天花流行,南平乡隆寨、圭大寨、邦寨、木杉、地良、界牌等村患病者众,死者无计⑧。

施秉县 (秋)8月,霍乱流行,发病709例,死者甚重⑨。

黄平县 痢疾流行。今《黄平县志》载:重安镇痢疾暴发流行,患者众,死亡多⑩。

剑河县 疟疾流行⑪。

玉屏县 回归热流行,县城染病数十人⑫。

册亨县 疟疾流行。县境有60多户的大寨子洛旺,因疟疾暴发,死的死,逃的逃,致使田园荒芜⑬。

黔西县 冬,疟疾流行,乌渡河一带(今沙寨乡)死亡127人。天花流行,洪水乡婴孩死亡过半。伤寒流行,金坡乡庆河村不到10天死亡36人⑭。

雷山设治局 夏,霍乱流行,西江猫鼻岭等地死50余人⑮。

---

① 《贵阳市志·卫生志》,贵州人民出版社1997年版。

② 《湄潭县志》,贵州人民出版社1993年版。

③ 《遵义县志》,贵州人民出版社1992年版。

④ 《都匀市志》,贵州人民出版社1999年版。

⑤ 民国《荔波县志稿》卷八《大事志·民国大事记》。

⑥ 《独山县志》,贵州人民出版社1996年版。《贵州日报》1943年9月27日,第3版。贵州省图书馆《贵州历代自然灾害年表》,贵州人民出版社1982年版。

⑦ 《镇远县志》,贵州人民出版社1992年版。

⑧ 《天柱县志》,贵州人民出版社1993年版。

⑨ 《施秉县志》,方志出版社1997年版。

⑩ 《黄平县志》,贵州人民出版社1993年版。

⑪ 《剑河县志》,贵州人民出版社1994年版。

⑫ 《玉屏侗族自治县志》,贵州人民出版社1993年版。

⑬ 《册亨县志》,贵州人民出版社2002年版。

⑭ 《黔西县志》,贵州人民出版社1990年版。

⑮ 《雷山县志》,贵州人民出版社1992年版。

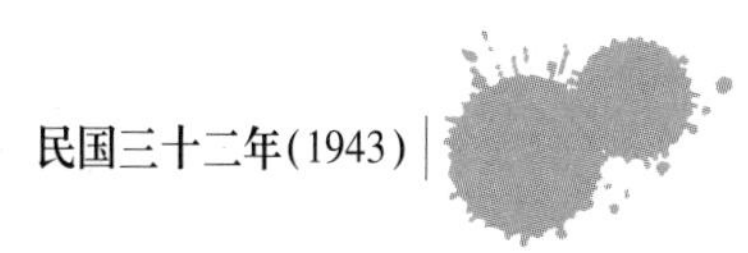

三都县　黔桂铁路工地霍乱流行,三都等县民工染者过半,死亡甚多①。

从江县　疟疾流行,新安乡宰告寨发病200余例,死亡31人,有两户全家死绝,寨民被迫外逃②。

富川县　天花流行,洋新、九凤岭、蒙家、小深坝、毛家塘、石枧寨等地死亡甚众③。

湖北省

襄阳县(今襄阳市襄州区)　(秋)9月中旬,疟疾流行。法潼乡(今欧庙潼口)患者1800人,死5人④。

谷城县　脑膜炎流行,茨河一带甚剧,患27人,死9人⑤。

光化县(今老河口市)　脑膜炎大流行。老河口镇白喉流行。又,疟疾流行,县卫生院门诊治疗4006人⑥。

均　县(今丹江口市)　疟疾流行⑦。

枣阳县(今枣阳市)　夏秋之际,疟疾流行,民众无一幸免⑧。

宜城县(今宜城市)　夏秋之际,疟疾流行。今《宜城志》载:7—8月,阴雨连绵,疟疾大流行,疟疾病人占门诊病人的80%以上⑨。

保康县　夏秋,疟疾、痢疾流行。是年,保康发生伤寒98人;赤痢508人,死亡2人;斑疹伤寒21人;回归热106人,死亡19人;疟疾1090人;天花61人,死亡13人;白喉1人;流脑2人;猩红热2人⑩。

巴东县　(夏)7月,霍乱流行,信陵镇死亡44人⑪。

建始县　麻疹流行,花坪田家坝患病63人,死亡60人⑫。

兴山县　霍乱流行。县城7人患霍乱,治愈4人,死亡3人⑬。

---

① 《三都水族自治县志》,贵州人民出版社1992年版。

② 《从江县志》,贵州人民出版社1999年版。

③ 《富川瑶族自治县志》,广西人民出版社1993年版。

④ 《襄阳县志》,湖北人民出版社1989年版。

⑤ 《谷城县志》,新华出版社1991年版。

⑥ 《老河口市志》,新华出版社1992年版。

⑦ 《丹江口市志》,新华出版社1993年版。

⑧ 《枣阳志》,中国城市经济社会出版社1990年版。

⑨ 《宜城志》,新华出版社1998年版。

⑩ 陈静茂、姚景灿《民国时期保康瘟疫流行那十年》,《襄阳晚报》2015年6月4日。转引自彭鲁《湖北历史上最惨烈的一次瘟疫竟发生在这个地方》,《楚天快讯》2016年12月16日。

⑪ 《巴东县志》,湖北科学技术出版社1993年版。

⑫ 《建始县志》,湖北辞书出版社1994年版。

⑬ 《兴山县志》,中国三峡出版社1997年版。

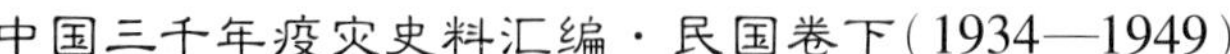

宜都县(今宜都市) 沿江一带霍乱流行①。

枝江县(今枝江市) 秋,疟疾、霍乱流行。今《枝江县志》载:秋后疟疾流行,持续三月余,至11月底才平息。霍乱发病9例,死亡2人②。

汉川县(今汉川市) 秋,霍乱、疟疾流行。今《汉川县志》载:复兴横垱近百户人家,家家有病人,头痛发烧,呕吐抽筋,黄谷无人割,病人抬死人,不到一个月,人口死去十分之一。当时这里赶集绕道走,黄昏忙关门,傍晚断行人,日夜有哭声。小里潭唐家坝20多只渔船下湖作业,每船都有疟疾病人发作,抛锚停捕③。

黄安县(今黄冈市红安县) 天花、痢疾流行,死10人④。

黄冈县(今黄冈市) 疟疾、痢疾大流行,三庙河、贺坳、但店、贾庙、铁冶、王家山等地患者近万人,死亡数百人⑤。

沔阳县(今包括仙桃市、洪湖市) 天花、霍乱、头疼痧流行,亡者十之八九,未亡之天花病人多麻面。时《新堤周报》载:流行区满目凄凉,棺木售尽,以门代棺⑥。

随 县(今随州市) 夏秋之际,大洪山一带疟疾大流行⑦。伤寒、斑疹伤寒、赤痢、回归热、疟疾、天花流行,共发现病人801人⑧。

阳新县 天花流行,洋港、胡桥、中罗等地染者300余人,死200余人⑨。

麻城县(今麻城市) 疟疾流行⑩。

蒲圻县(今赤壁市) 天花流行⑪。

湖南省

湖南省 夏秋间,湖南省有慈利等40个县市霍乱流行⑫。7—8月,衡阳市所辖各县(衡阳县、茶陵县、衡山县、耒阳县、攸县、常宁县、安仁县、酃县)霍乱流行⑬。

---

① 《宜都县志》,湖北人民出版社1990年版。
② 《枝江县志》,中国城市经济社会出版社1990年版。
③ 《汉川县志》,中国城市出版社1992年版。
④ 《红安县志》,上海人民出版社1992年版。
⑤ 《黄冈县志》,武汉大学出版社1990年版。
⑥ 《沔阳县志》,华中师范大学出版社1989年版。
⑦ 《枣阳志》,中国城市经济社会出版社1990年版。
⑧ 《随州志》,中国城市经济社会出版社1988年版。
⑨ 《阳新县志》,新华出版社1993年版。
⑩ 《麻城县志》,红旗出版社1993年版。
⑪ 《蒲圻志》,海天出版社1995年版。
⑫ 《慈利县卫生志》,1989年。
⑬ 《衡阳市卫生志》,1995年。

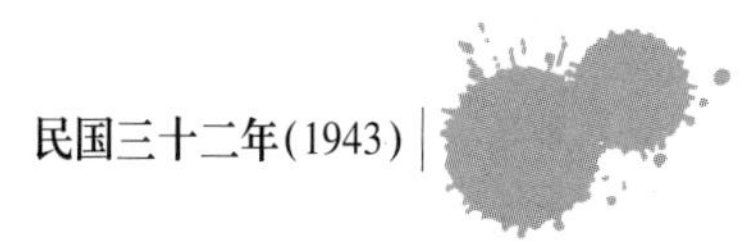

长沙市　麻疹流行,儿童死者7000余人[①]。

绥宁县　白喉、天花流行,死者难以数计[②]。

邵阳县(含今邵阳市、邵阳县、新邵县、邵东县)　天花流行[③]。

新化县(含今新化县、冷水江市)　夏,痢疾流行。今《新化县志》载:7月,城厢、矿山、鹅塘、安集等乡镇流行痢疾,患者上千人,城厢镇病死率达80%,向化街一家一天死3人[④]。

茶陵县　天花流行,溪水乡死数百人[⑤]。

攸　县　夏,霍乱流行。7月,霍乱由南岳传入,县城死亡200余人[⑥]。

常德县(今常德市)　夏,霍乱流行。南坪岗乡樟树湾4天死亡43人[⑦]。又,鼠疫流行。1942年11月20日(十月十三日)成立常德防疫处,设鼠疫隔离医院,至是年9月底,共发病264例,病死243例,病死率达92.04%。鼠疫发现后,在疫区对88559人强制注射鼠疫菌苗,疫情得以控制[⑧]。

汉寿县　夏,霍乱流行。新兴一带发病44人,军山铺一带发病达83人[⑨]。

澧　县(含今澧县、津市市)　痢疾、麻疹流行,仅丰坪村就有70人死亡[⑩]。

醴陵县(今醴陵市)　夏,霍乱流行[⑪]。县卫生院和农村分院共进行霍乱、伤寒、天花预防接种7万余人次[⑫]。

平江县　秋,疟疾、痢疾大流行。今《平江县卫生志》载:秋,疟疾大流行。城乡酷信迷信,10月,全县广泛募捐,延请道士16名,在县城西街城隍庙设立祭坛,延巫打醮做清事,全城戒斋4日,驱送疟疾"瘟神"。平江修筑县城至长寿段公路,万余民工汇集公路沿线,人口异动频繁,食宿卫生条件差。夏末秋初,痢疾发病逐月上升。9月,民工发病率高达52%,不少工段停工解散。患痢民工带病回家后,传染源扩散,造成

---

① 《长沙县志》,生活·读书·新知三联书店1995年版。

② 《邵阳市卫生志》,1998年。

③ 《邵阳市卫生志》,1998年。

④ 《新化县志》,湖南出版社1996年版。

⑤ 《茶陵县志》,中国文史出版社1993年版。

⑥ 《攸县城关镇志》,中国文史出版社1991年版。

⑦ 《常德市武陵区南坪岗乡志》,2005年。《常德县志》,中国文史出版社1992年版。

⑧ 《常德县志》,中国文史出版社1992年版。

⑨ 《汉寿县卫生志》,1988年。

⑩ 《澧南垸志》,中南大学出版社2006年版。

⑪ 《醴陵县卫生志》,1991年。《醴陵市志》,湖南出版社1995年版。

⑫ 《醴陵县志》,湖南人民出版社2009年版。

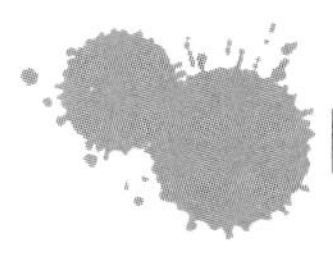

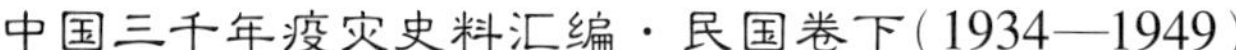

全县痢疾大流行达4月之久①。

湘阴县(含今湘阴县、汨罗市)　霍乱、痢疾流行②。

湘潭县(今属湘潭市)　夏秋,霍乱流行,城内三义井死亡30多人。又,麻疹流行。花石镇(今属湘潭县)4天内死亡80多。又,痢疾流行。朱亭镇(今属株洲县)患痢疾致死60例③。上年,日军入侵株洲,菌痢、阿米巴痢、疟疾为祸正烈,两年间居民死于疟疾、痢疾者甚多④。

晃　县(今新晃侗族自治县)　疫。全县发现传染病1511例,死亡88人。其中伤寒9例;赤痢760例,死亡74人;霍乱22例,死亡10人;疟疾562例;回归热11例,死亡4人;麻疹16例;阿米巴痢疾131例⑤。

凤凰县　麻疹大流行⑥。

靖　县(今靖州苗族侗族自治县)　疟疾特多⑦。

泸溪县　霍乱流行,死亡数千人。仅大章村死亡40余人,彭总管村几天内死亡76人,岩坡与龙头寨村一天内死亡30多人,有的村寨几至死绝,无人收尸⑧。

石门县　沿市乡天花流行⑨。

通道县(今通道侗族自治县)　疟疾流行,团头乡各保染者甚多⑩。

慈利县　夏秋间,霍乱流行⑪。

衡阳县(今属衡阳市)　春夏,脑膜炎流行。秋,霍乱流行。今《衡阳市卫生志》载:1—5月,市内脑膜炎流行,栗江乡(今属衡南县)暴发流行,病死率在40%左右⑫。今《衡阳县志》载:8月,城乡霍乱流行⑬。

临武县　秋,霍乱流行,以在城及东、南区为重⑭。

---

① 《平江县卫生志》,1990年。

② 《湘阴县志》,生活·读书·新知三联书店1995年版。朱克文等《中国军事医学史》,人民军医出版社1996年版。

③ 《湘潭县卫生志》,1991年。

④ 《株洲市卫生志》,湖南出版社1993年版。

⑤ 《新晃侗族自治县卫生志》,1989年。

⑥ 《凤凰县志》,湖南人民出版社1988年版。

⑦ 《靖州县志》,生活·读书·新知三联书店1994年版。

⑧ 《泸溪县志》,社会科学文献出版社1993年版。

⑨ 《石门县卫生志》,黄山书社1993年版。

⑩ 《通道县志》,民族出版社1999年版。

⑪ 《慈利县卫生志》,1989年。

⑫ 《衡阳市卫生志》,1995年。

⑬ 《衡阳县志》,黄山书社1994年版。

⑭ 《临武县志》,中南工业大学出版社1989年版。

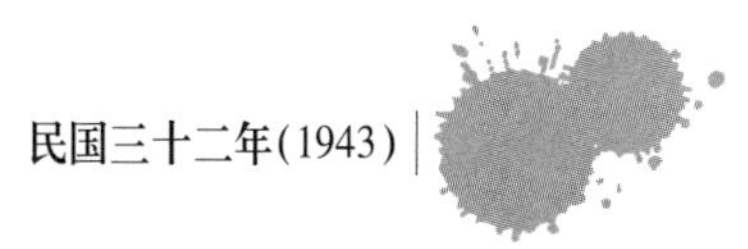

零陵县(今永州市)　夏秋,霍乱流行,患者10人,死亡1人①。

宁远县　麻疹流行,上龙盘谢家村150人患病,死亡21人②。

祁阳县　霍乱流行。今《祁阳县志》载:1941—1946年,(霍乱)共发病426人,死亡215人③。

永兴县　恶性疟疾流行,复和乡沙头坳村人口死亡过半④。

江西省

南昌县(今属南昌市)　(秋)10月,疟疾流行,人民生命财产受损害,不可以数计⑤。

丰城县(今丰城市)　夏,霍乱流行。5月下旬,石下蔡家村霍乱大流行,朝病夕死,几天内就死了几十人。后蔓延到邻近的朱坊村和林园村,死亡更多⑥。

上饶县(今包括上饶市、上饶县)　春夏之际,天花流行。秋,天花、痢疾流行。今《上饶地区卫生志》载:4—5月,天花流行,沙溪镇患者43例。秋10月,皂头一带亦发现天花患者,上饶城内患天花2例。沙溪镇发现痢疾患者54例⑦。

黎川县　霍乱流行,县城下马路一带死亡6人⑧。

南城县　夏,鼠疫流行。今《南城县志》载:6月,鼠疫由福建省光泽县传入南城,河东连家巷首先发病,疫势猖獗,蔓延甚快,波及32个村镇,患者724人,死亡223人⑨。

广丰县　鼠疫猖獗,蔓延甚速⑩。

玉山县　天花流行,蔓延10余乡,幼童死亡甚多⑪。

吉安县(含今吉安市、吉安县)　秋,霍乱、天花流行。8月15日(七月十五日),有霍乱流行。10月,城区天花流行,死者甚多⑫。

新淦县(今新干县)　春,脑膜炎流行。今《新干县志》载:4月,桃溪板埠街流脑

---

① 《零陵县志》,中国社会出版社1992年版。
② 《宁远县志》,社会科学文献出版社1993年版。
③ 《祁阳县志》,社会科学文献出版社1993年版。
④ 《永兴县志》,中国城市出版社1994年版。
⑤ 《南昌县卫生志》,1988年。
⑥ 《桥东志》,1986年。
⑦ 《上饶地区卫生志》,黄山书社1994年版。
⑧ 《黎川县志》,黄山书社1992年版。
⑨ 《南城县志》,新华出版社1991年版。
⑩ “上饶鼠疫扑灭,广丰疫事蔓延”,《中央日报》1943年1月5日,第6版。
⑪ 《玉山县志》,江西人民出版社1985年版。
⑫ 《吉安地区志》,复旦大学出版社2010年版。

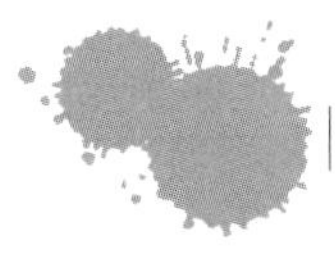

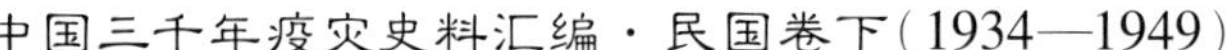

大流行①。

萍乡县(今萍乡市) 疟疾大流行,约 40 万人患病②。

遂川县 天花、霍乱流行。今《遂川县志》载:左安乡、三益乡天花流行。8 月,飞机场附近各乡镇霍乱蔓延,死亡 10 余人③。

泰和县 (春)脑膜炎流行,一月之内死亡数十人④。(秋)8 月,霍乱流行⑤。

兴国县 秋,霍乱流行⑥。

雩都县(今于都县) 春夏雨,秋冬旱,农业歉收,痢疾、霍乱流行,死者甚多⑦。

石城县 脑膜炎大暴发,县卫生院将县城及附近患者集中救治,结果仍死亡 200 例⑧。

会昌县 秋,霍乱流行。今《会昌县志》载:潮汕沦陷,4000 多难民涌入会昌,发生输入性霍乱,横尸遍野,惨不忍睹⑨。今《赣州地区卫生防疫志》载:8—9 月间,筠门岭霍乱流行,死亡 700 余人⑩。

湖口县 霍乱流行,山下乡左家村、李廉德村死亡近 40 人⑪。

余干县 天花大流行,染病死亡者达 3000 余人⑫。

万年县 (秋)8 月,疟疾、痢疾流行,石镇、梓埠一带疟疾发病 521 例⑬。

浮梁县(含今景德镇市浮梁县) 春,境内(含景德镇)脑膜炎广泛流行⑭。

德兴县(今德兴市) 春,脑膜炎流行,海口、暖水、占才等地尤甚,仅海口村发病 80 余人,死亡 40 余人⑮。

婺源县 春,天花、脑膜炎合并流行,蔓延 4 个月,全县病死者 3368 人,最严重的

---

① 《新干县志》,中国世界语出版社 1990 年版。《新干县医药卫生志》,中国世界语出版社 1993 年版。

② 《萍乡市志》,方志出版社 1996 年版。

③ 《遂川县志》,江西人民出版社 1996 年版。《吉安地区志》,复旦大学出版社 2010 年版。

④ 《泰和县志》,中共中央党校出版社 1993 年版。

⑤ 《吉安地区志》,复旦大学出版社 2010 年版。

⑥ 《兴国县志》,1988 年。

⑦ 《于都县志》,新华出版社 1991 年版。

⑧ 《石城县卫生志》,1997 年。

⑨ 《会昌县志》,新华出版社 1993 年版。

⑩ 《赣州地区卫生防疫志》,1988 年。

⑪ 《湖口县志》,江西人民出版社 1992 年版。

⑫ 《余干县志》,新华出版社 1991 年版。

⑬ 《上饶地区卫生志》,黄山书社 1994 年版。《万年县志》,方志出版社 2000 年版。

⑭ 《浮梁县志》,方志出版社 1999 年版。

⑮ 《德兴县志》,光明日报出版社 1993 年版。

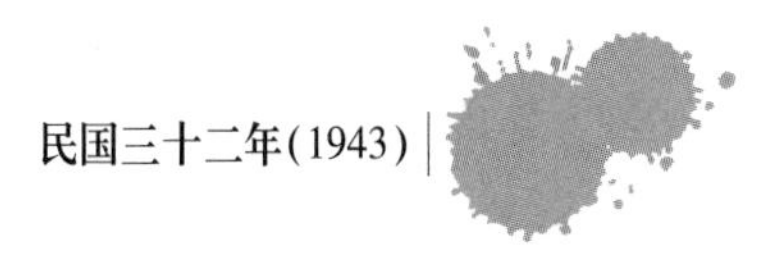

新华乡死亡即达325人。(秋)脑膜炎合并恶性疟疾流行,冲田、赋春等村死近70人。梅林乡霍乱流行①。

江苏省

丹阳县(今丹阳市)　夏,霍乱流行。后东岗村数天内死亡60余人②。

常熟县(今常熟市)　春,脑膜炎流行。秋,霍乱流行。今《常熟市卫生志》载:春,城区、东唐市等地脑膜炎流行;8月,霍乱流行,白茆、唐市、任阳、赵市、支塘疫死16人③。所辖梅李镇南街茅柴场至吉祥庵一段,百余家居民,霍乱疫死17人。9月,八字村巷前发生霍乱,其病势惊人,陈姓一家三代五口和邻居一男孩,一周之内先后死亡④。

吴　县(今属苏州市)　春,天花流行。4月,吴县发现真性天花,连续发现四起⑤。冬,疫疠流行。12月31日(十二月初五日),苏州繁华虽不如上海,但恐怖状态并不亚于上海,敌伪时期,我军飞渡太湖而来,近复疫疠流行甚烈,死者颇多⑥。

吴江县(今吴江市)　秋,霍乱流行。所辖北库镇瘟疫流行,梓树有一家死2口者⑦。

武进县(今常州市武进区)　春,脑膜炎流行,南宅乡死50余人⑧。秋,霍乱流行,王浜头死18人,金家塘死3人⑨。冬,脑膜炎又流行,并延及次年春,横山桥死亡30余人⑩。

无锡县(今无锡市)　前洲地区脑膜炎大流行⑪。

宝应县　伤寒大流行⑫。如狮庄2000多人,有400多人感染伤寒及副伤寒⑬。

东台县(今东台市)　(秋)9月,霍乱大流行,短短几天,仅城区就死亡100多人,

---

① 《婺源县志》,中国档案出版社1993年版。《上饶地区卫生志》,黄山书社1994年版。

② 《练湖志》,1988年。

③ 《常熟市卫生志》,1990年。

④ 《梅李镇志》,上海辞书出版社2006年版。

⑤ "卫生消息",《卫生月刊》1943年复1第5期,第20~21页。

⑥ "苏城米粮缺乏疫疠流行",《苏讯》1943年第51—52期,第10页。

⑦ 《北库镇志》,文汇出版社2003年版。

⑧ 《南宅乡志》,1984年。

⑨ 《马杭乡志》,1985年。

⑩ 《横山桥镇志》,南京大学出版社2010年版。

⑪ 《前洲镇志》,江苏人民出版社2002年版。

⑫ 《射阳湖镇志》,江苏人民出版社1994年版。《扬州市卫生防疫志》,南京大学出版社1993年版。

⑬ 《宝应县志》,江苏人民出版社1994年版。

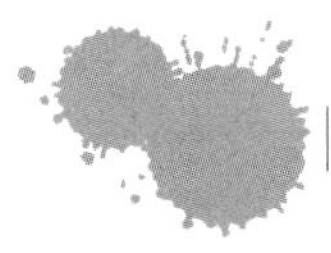

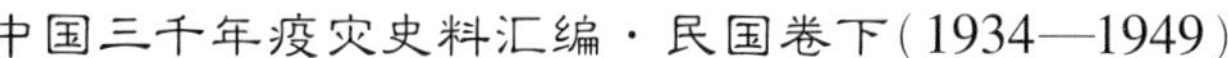

棺材卖空,穷苦人家因无力安葬,甚至遗尸于野,惨状目不忍睹①。

赣榆县　伤寒流行,其中刘岭村发病372例,发病率47.44%,病死44例②。

高邮县(今高邮市)　春,脑膜炎流行,县城死者甚众,城内大街小巷到处可见"白纸门状"(讣告),有的街巷几乎一家连一家③。

扬　州　春,猩红热流行。扬城自入春以来,气候异常干燥,致有红痧症之发现,患者多为小儿④。

江都县(今江都市)　春,脑膜炎流行。今《江都县志》载:春,高邮、江都、靖江等县脑膜炎流行。江都县吴堡、杨桥一带,患者近400人,死亡过半⑤。夏,霍乱流行,黄思乡死50多人,有"早上我抬人,晚上人抬我,夜里没人抬"之说⑥。

江阴县(今江阴市)　春,脑膜炎流行甚烈⑦,青阳镇芦塘村死10多个青少年⑧。

靖江县(今靖江市)　春,脑膜炎流行。秋,恶性疟疾大流行,几乎家家有病人。又,霍乱流行,持续2月,死亡甚众⑨。

涟水县　天花流行⑩。

沛　县　霍乱大流行,患者死亡率达50%。黑热病大流行,龙西村病死25人,龙固镇3万多人,病死120余人⑪。

泰　县(今泰州市)　秋,海安镇霍乱流行⑫。

泰兴县(今泰兴市)　霍乱大流行,世界红卍字会黄桥分会组织医务人员全力抢救⑬。

徐　州　春末,天花流行。5月,徐州市难民区发现天花17例⑭。冬十月,流感

---

① 《大中镇志》,方志出版社1998年版。

② 《赣榆县志》,中华书局1997年版。

③ 《高邮县志》,江苏人民出版社1990年版。《高邮市卫生志》,中国工商出版社2006年版。《扬州市卫生防疫志》,南京大学出版社1993年版。

④ "卫生消息",《卫生月刊》1943年复1第5期,第20~21页。

⑤ 《江都县志》,江苏人民出版社1996年版。《扬州市卫生防疫志》,南京大学出版社1993年版。

⑥ 《江都县卫生志》,江苏科学技术出版社1992年版。

⑦ 《江阴市志》,上海人民出版社1992年版。

⑧ 《青阳镇志》,苏州大学出版社1999年版。

⑨ 《靖江县志》,江苏人民出版社1992年版。《靖江卫生志》,江苏人民出版社1995年版。《扬州市卫生防疫志》,南京大学出版社1993年版。

⑩ 《涟水县卫生志》,江苏科学技术出版社1995年版。

⑪ 《龙固镇镇志》,2010年。

⑫ 《海安镇志》,上海人民出版社1989年版。

⑬ 《泰兴卫生志》,方志出版社2005年版。

⑭ 《徐州市卫生志》,1991年。

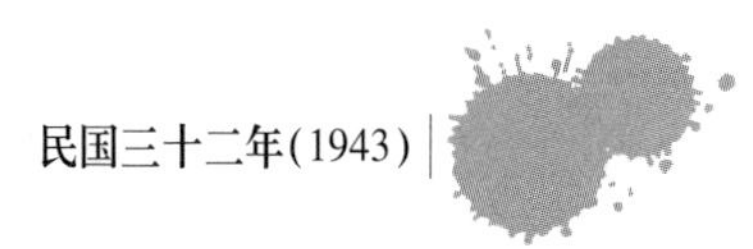

流行。11 月报载:徐市近日发生流行性感冒症,以咳嗽、肺炎、头晕、吐泻等病为甚①。

宜兴县(今宜兴市)　(秋)8—9 月,全县霍乱大流行,流行时间长,蔓延范围广,死亡众多。宜丰乡洴浰村月余时间死亡 200 余人;分水乡昌干村有全家 5 口死绝者;洋溪乡朱渎村每天都有棺材抬出,行人不敢进村;铜峰土干村发病 43 人,死 40 人。高塍镇因缺医少药,乡间郎中只能以"挑瘪罗痧"救治,病死者众多;新庄前杨大户自然村,一户人家 5 天之内病死 3 人,行人不敢进村,邻居不敢串门,其时仅能采用石灰消毒②。

上海市

上海县(今上海市)　春,脑膜炎流行。秋,霍乱流行。颛桥镇脑膜炎流行③。新泾乡霍乱(蟹麻痧)流行,死亡 30 余人④。

奉贤县(今奉贤区)　春,脑膜炎流行。夏,霍乱流行。2 月,脑膜炎流行。新寺、新塘、柘林、道院等地均有发生,死亡 90 余人⑤。春,金汇镇脑膜炎流行,儿童死亡率较高。夏,北新地区、老虎石桥周围、徐家塘、大场郎、金汇镇等地霍乱流行⑥。

川沙县(今浦东新区)　秋,霍乱流行。北蔡镇邱家村先后患霍乱者 7 人,全部丧生,致使人心惶惶,不可终日⑦。

浙江省

余杭县(杭州市余杭区)　霍乱流行⑧。

於潜县(今属临安市)　城区痢疾、疟疾流行,死亡相继⑨。

昌化县(今临安市西部)　天花病流行,亡者日有所闻⑩。

吴兴县(今湖州市)　春,时疫流行各地,脑膜炎死亡叠叠⑪。

衢州市　春,天花、脑膜炎流行。衢州各县(衢县、江山、遂安、开化、常山、龙游、淳安、寿昌)病死儿童千余人。全区各县疥疮、脓泡疮、头癣、下肢溃疡等皮肤病大流

---

① "徐州时疫流行",《卫生月刊》1943 年第 11 期,第 22 页。

② 《宜兴县卫生志》,1987 年。《宜兴县志》,上海人民出版社 1990 年版。《宜城镇志》,上海人民出版社 1991 年版。《高塍镇志》,方志出版社 2005 年版。《周铁镇志》,凤凰出版社 2008 年版。

③ 《颛桥志》,1988 年。

④ 《新泾乡志》,1987 年。

⑤ 《新寺志》,上海三联书店 1989 年版。《冯桥村志》,2008 年。

⑥ 《金汇志》,1989 年。

⑦ 《北蔡镇志》,学林出版社 2002 年版。

⑧ 《余杭县志》,浙江人民出版社 1990 年版。

⑨ 《临安县志》,汉语大词典出版社 1992 年版。

⑩ 《临安县志》,汉语大词典出版社 1992 年版。

⑪ 《湖州市卫生志》,香港大时代出版社 1993 年版。

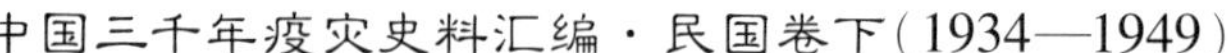

行,患者30余万人①。

衢县(含今衢州市衢江区、柯城区) 天花、脑膜炎、鼠疫、伤寒、痢疾流行。鼠疫死亡近百人。监狱内斑疹伤寒流行,发病61人,死24人②。

常山县 (春)脑膜炎流行。城关镇发病32人,死27人。伤寒、霍乱、痢疾、疟疾4病混合流行,发病10241人(疫情报告361人,漏报率96.5%),死1506人③。

开化县 脑膜炎流行,城关镇发病89人,死33人。梅岭、西山、下坞、东坞、姜坞村伤寒、霍乱、痢疾、疟疾4病混合流行,发病2000余人,死300余人④。

遂安县(今属淳安县) (春)4月,脑膜炎流行,狮城镇发病726人,死亡95人。(秋)小源乡恶性疟疾流行,未及旬日,死亡9人⑤。

建德县(今建德市) 春,脑膜炎流行,梅城、三都、梓里、洋溪等地病死甚多。梅城镇北门街死5人,洋溪屋基畈村死36人⑥。

桐庐县 (春)3月,仁勇乡脑膜炎流行⑦。

东阳县(今东阳市) 麻疹流行。是年至1945年,共发病18419人,死亡2762人⑧。

汤溪县(治今金华市婺城区汤溪镇) 春,天花流行。夏秋,疟疾、痢疾流行。今《金华县卫生志》载:夏秋,疫疠流行,全县患恶性疟疾、痢疾、烂脚而死者众。曹宅镇千人安村天花流行,10天内死亡儿童6人⑨。

兰溪县(今兰溪市) 春正月,长乐、桥头天花流行,十病九死。秋,霍乱流行。又,莲花乡疟疾流行,全乡6681人,发病4361人,死亡594人⑩。

龙游县 春,天花、脑膜炎流行。(秋)痢疾流行,发病4897例,死亡1092例⑪。

定海县(今舟山市定海区) 夏,霍乱流行。今《定海县志》载:夏,霍乱流行,发病300余例,死100余人⑫。今《舟山市卫生志》载:6月,城乡霍乱大流行,患者2000

---

① 《衢州市卫生志》,上海交通大学出版社1997年版。
② 《衢州市卫生志》,上海交通大学出版社1997年版。
③ 《衢州市卫生志》,上海交通大学出版社1997年版。《常山县志》,浙江人民出版社1990年版。
④ 《衢州市卫生志》,上海交通大学出版社1997年版。
⑤ 《淳安县志》,汉语大词典出版社1990年版。《淳安县卫生志》,1998年。
⑥ 《建德县医药卫生志》,1985年。《建德县志》,浙江人民出版社1986年版。
⑦ 《桐庐县志》,浙江人民出版社1991年版。
⑧ 《东阳市卫生志》,1992年。
⑨ 《金华县卫生志》,浙江人民出版社1995年版。
⑩ 《兰溪市志》,浙江人民出版社1988年版。
⑪ 《龙游县志》,中华书局1991年版。
⑫ 《定海县志》,浙江人民出版社1994年版。

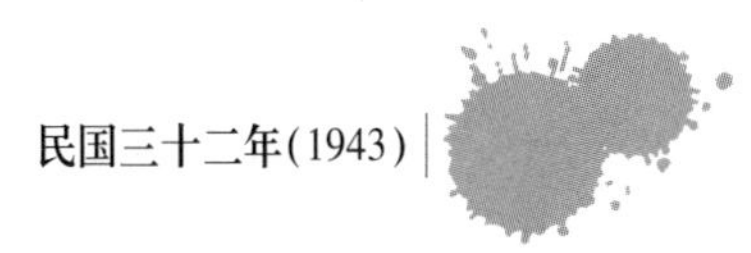

余人,死亡百余人①。

慈溪县(今慈溪市) 夏秋,霍乱流行。今《慈溪县志》载:夏秋间,三北地区时疫流行,逍林沿周塘一带疫情尤重②。今《慈溪卫生志》载:夏,逍林、观城、浒山等地霍乱流行,地方热心人士组织群众,借传统迎太平礼拜(迎会)形式宣传霍乱防治方法,政府在浒山镇西门外小茶亭设立临时时疫医院③。

余姚县(今余姚市) 夏,霍乱流行。7月,姚北霍乱流行,波及穷村湾底里,一个月内有20多户人家患时疫,其中1户仅在3天内丧命5人④。

绍兴县(今绍兴市) 疟疾、天花流行,至1948年连延不绝⑤。

上虞县 春,脑膜炎流行。《卫生月刊》载:入春以来,脑膜炎流行,极为猖獗,大小东门外一带,颇多发现⑥。

萧山县(今杭州市萧山区) 春冬,脑膜炎流行。夏秋,霍乱、疟疾、痢疾流行。今《萧山卫生志》载:1943—1948年,全县年年流行天花,疫情彼落此起,死者无数。是年冬春两季,全县脑膜炎大流行,疫情以临浦、义桥、河上、楼塔为甚,发病之多,致死之速,令人心寒。霍乱亦曾在全县流行,死者甚多。民国县政府行政会议提案中记实:抗战爆发后,到处兵灾,人民颠沛,饥寒交迫,疾病蔓延猖獗,疟疾、痢疾几乎遍地皆是,死亡者数甚众,卫生院经济困难,无力防治,不及医治民众,死于非命颇多⑦。

嵊　县(今嵊州市) 霍乱、天花流行⑧。

新昌县 (秋)8月,霍乱、赤痢流行,分水乡诊治206人,死18人。其中,痢疾发病138例,死亡2例⑨。

宁海县 天花流行,患者135人,死36人⑩。

永嘉县(今包括温州市、永嘉县) 秋,霍乱流行。冬,鼠疫流行。今《温州市卫生志》载:温州城区鼠疫、霍乱流行⑪。今《永嘉县卫生志》载:12月,西郊大桥头首次

---

① 《舟山市卫生志》,中华书局2002年版。
② 《慈溪县志》,浙江人民出版社1992年版。
③ 《慈溪卫生志》,宁波出版社1994年版。
④ 《湾底村志》,1995年。
⑤ 《绍兴县卫生志》,浙江古籍出版社1997年版。
⑥ "卫生消息",《卫生月刊》1943年复1第5期,第20~21页。
⑦ 《萧山卫生志》,浙江大学出版社1989年版。
⑧ 《嵊县卫生志》,1987年。
⑨ 《新昌县卫生志》,同济大学出版社1992年版。
⑩ 《宁海县志》,浙江人民出版社1993年版。
⑪ 《温州市卫生志》,华东师范大学出版社1998年版。

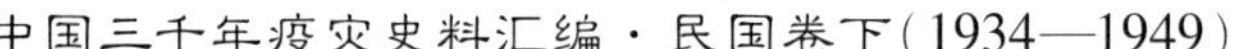

检出疫鼠,数日后,发现首例鼠疫病人,此后相继发现疫鼠及鼠疫患者[①]。今《温州市鹿城区志》载:冬,西部太史码头发现鼠疫病人,发病4人,死亡1人,鼠疫由龙泉县商人经水路带来[②]。

乐清县(今乐清市) 冬,鼠疫流行,全县发病6例,死5例[③]。

泰顺县 霍乱流行,患者501人,死亡24人[④]。

松阳县 冬,鼠疫流行。境内发生鼠疫4例,死亡2例[⑤]。

云和县 秋,鼠疫流行。今《云和县志》载:8月,在三溪乡河上村儿童保育院发现鼠疫,即采取隔离和药物防治措施,因抗战时期缺医少药,疫势迅速蔓延到30个村,染病745人,死亡536人,有一家13口死12人者,直至1946年秋,始告消灭[⑥]。12月20日(十一月廿四日)报道:福建鼠疫虽告平息,但比邻的浙江疫势甚为猖獗。战时省会的云和,死鼠狼藉各处,经检定为疫鼠的为数颇多,患疫死者日有所闻,目前疫势已蔓延至城郭五六里处,疫情颇为严重[⑦]。

遂昌县 春,脑膜炎流行。夏,麻风病流行。秋,疟疾流行。冬,天花流行。今《遂昌县卫生志》载:3月,妙高镇中心国民学校脑膜炎流行,发病300余人。5月,柘岱口乡第二、四、五村,发现麻疯病5人。11月,妙高镇第十三保古竹昌村天花流行,学童被染,死亡者众多。秋,疟疾流行,发病1156例[⑧]。

龙泉县(今龙泉市) 自春徂冬,鼠疫流行。今《龙泉县志》载:3月27日至10月31日(二月廿二日至十月初三日),发病623人,均为腺鼠疫[⑨]。12月20日(十一月廿四日)报道:丽水与碧湖两地亦有疫鼠发现,龙泉则有鼠疫患者发现[⑩]。

福建省

福建省 春夏冬,鼠疫流行。3月,晋江、南安、惠安、安溪、永春等县均发现肺鼠疫。6月,鼠疫又流行,惠安并发霍乱。至7月间,疫势仍在扩大,各县成立防疫委员会[⑪]。12月20日(十一月廿四日)报道:闽省25县流行鼠疫,卫生处统计患者4500

① 《永嘉县卫生志》,1998年。

② 《温州市鹿城区志》,中华书局2010年版。

③ 《乐清县志》,中华书局2000年版。

④ 《泰顺县志》,浙江人民出版社1998年版。

⑤ 《松阳县志》,浙江人民出版社1996年版。

⑥ 《云和县志》,浙江人民出版社1996年版。

⑦ “闽浙防疫,重建永安”,《中央日报》1943年12月20日,第2版。

⑧ 《遂昌县卫生志》,浙江古籍出版社1997年版。

⑨ 《龙泉县志》,汉语大词典出版社1994年版。

⑩ “闽浙防疫,重建永安”,《中央日报》1943年12月20日,第2版。

⑪ 《泉州市志》,中国社会科学出版社2000年版。

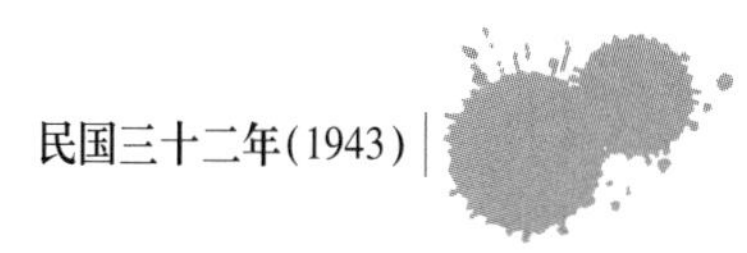

人,死者3800人以上。现除邵武外,各县疫势均已平息①。

林森县(今福州市、闽侯县) 夏,鼠疫、霍乱流行。7月,福州鼠疫流行,患病153人,死亡145人②。7月,霍乱流行,城区发病566例,死亡71例③。上街乡马保村发生霍乱,死亡15人;尚干镇龙醒、浦里两村发生霍乱,死亡22人④。

沙　县 疟疾流行⑤。

长乐县(今长乐市) 夏,鼠疫流行。发病125例,死亡108人,疫情涉及梅花、潭头、古槐、江田、鹤上、文岭、营前等乡镇⑥。

闽清县 霍乱流行,死亡80多人⑦。

古田县 夏,鼠疫流行。杉洋死300多人,巷头坪死100余人,西洋(连同次年)死128人⑧。大东、西洋村发生鼠疫,死139人⑨。

罗源县 夏秋之际,鼠疫流行。今《罗源县志》载:7—8月,鼠疫大发,县城死500余人。县卫生院在莲花山圣水寺内设隔离医疗所⑩。

连江县 (夏)7月,鼠疫流行。连江城关,琯头、瑁头、浦口、黄岐、南塘、竹岐等乡村死者众多,壶江岛民染疫死40余人。(秋)9月,霍乱流行。魁岐村死13人,幕浦村死40多人,东岸村死83人⑪。

宁德县(今包括宁德市、周宁县) 春正月,天花流行,凤田村发病100余人,死者不计其数⑫。(夏)7月,鼠疫流行,凤田村死35人,县成立各界防疫运动委员会,向各殷商富户募捐防疫经费⑬。

霞浦县 (夏)6月,脑膜炎流行,霞浦城关、大京、溪南一带死500余人。城厢脑膜炎后传到台江乡、溪南镇、京吕镇。鼠疫流行,崇儒上村发病10例,全部死亡⑭。

---

① "闽浙防疫,重建永安",《中央日报》1943年12月20日,第2版。
② 《福州市卫生志》,1999年。《闽侯县志》,方志出版社2001年版。
③ 《东岐村志》,福建省地图出版社1998年版。《福州市卫生志》,1999年。
④ 《闽侯县志》,方志出版社2001年版。
⑤ 朱克文等《中国军事医学史》,人民军医出版社1996年版。
⑥ 《长乐市志》,福建人民出版社2001年版。
⑦ 《闽清县志》,群众出版社1993年版。
⑧ 《古田县志》,中华书局1997年版。
⑨ 《宁德地区医药卫生志》,福建人民出版社2005年版。
⑩ 《罗源县志》,方志出版社1998年版。
⑪ 《连江县志》,方志出版社2001年版。《连江县卫生志》,1989年。
⑫ 《宁德地区医药卫生志》,福建人民出版社2005年版。
⑬ 《宁德市志》,中华书局1995年版。
⑭ 《宁德地区医药卫生志》,福建人民出版社2005年版,第8、57页。《霞浦县卫生志》,1989年。

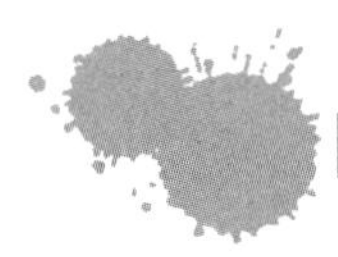

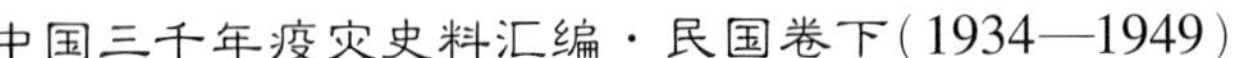

福鼎县(今福鼎市) (夏)6月,霍乱大作。沙埕染疫死者163人;敏灶村35户人家有27户发病,其余8户漏夜迁逃①。

厦门市 夏秋,霍乱大流行。从6月14日(五月十二日)至10月15日(九月十七日),厦门发病1648人,发病率10‰,死亡758人,病死率46%,为全国历史上所罕见。此次霍乱流行的原因,是当时驻上海的十九路军撤退福建泉州时带入,随之迅速传入厦门。当时厦门曾设有隔离医院2处,即厦门中山医院临时虎疫医院和厦门海港检疫所临时隔离病房②。

同安县(今厦门市同安区) 夏,霍乱、鼠疫流行。霍乱在同安马巷继续流行;鼠疫在城关朱紫市、读书巷发生③。

安溪县 霍乱流行,湖头、县城一带尤甚,泉州惠世医院派医生到县施赈诊治病人④。

晋江县(今包括泉州市、晋江市) 春夏,鼠疫流行。3月发生鼠疫,7月继续扩大⑤。夏秋,霍乱大流行,有一家10天内染疫死8人者,合共染疫者一两千人⑥。

惠安县 夏,鼠疫、霍乱流行。今《惠安县志》载:5—7月间,县城霍乱流行,死亡近50人⑦。所辖崇武镇霍乱、鼠疫并行,死亡100余人⑧。

莆田县(今莆田市) 夏,鼠疫流行。蔓延东坡、漏头、松西、松东等地,肺鼠疫死者50多人⑨。

华安县 夏,鼠疫流行,县城华丰及仙都,死数十人⑩。

龙溪县(今漳州市) 秋,霍乱流行。8月,《经济汇报》载:漳州大水之后,疫疠猖獗,漳州救灾防疫联合会特令全市各菜馆酒楼等各停业三星期⑪。

漳浦县 (夏)5—7月,霍乱流行,死1300多人⑫。

---

① 《福鼎县志》,海风出版社2003年版。

② 《厦门市卫生志》,厦门大学出版社1997年版。

③ 《厦门市卫生志》,厦门大学出版社1997年版。《同安医药卫生志》,厦门大学出版社1995年版。

④ 《安溪县志》,新华出版社1994年版。

⑤ 《晋江市志》(简本),方志出版社2001年版。

⑥ 《泉州市卫生志》,福建人民出版社2000年版。《泉州市志》,中国社会科学出版社2000年版。

⑦ 《惠安县志》,方志出版社1998年版。

⑧ 《崇武镇志》,1995年。

⑨ 《梧塘镇志》,方志出版社1997年版。

⑩ 《华安县志》,厦门大学出版社1996年版。

⑪ “漳州(闽8月份)”,《经济汇报》1943年第8卷第11期,第154~155页。

⑫ 《漳州市志》(第一册),中国社会科学出版社1999年版。《漳州市卫生防疫站志》,2004年。

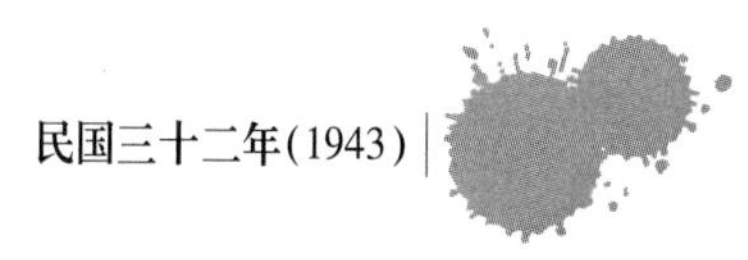

东山县　(夏)5—7月,霍乱流行[①]。

诏安县　霍乱流行,在四都、西潭以及城关附近蔓延,死亡800多人[②]。

云霄县　夏秋,霍乱流行。今《云霄县志》载:5月起,城关及郊区霍乱流行,至10月,死300多人[③]。

平和县　夏,鼠疫大流行[④]。

宁化县　城关、禾口伤寒流行[⑤]。

明溪县　脑膜炎流行,蔓延全县,发病432例[⑥]。

南平县(今南平市)　樟湖、夏道、王台、城区霍乱流行[⑦]。

永安县(今永安市)　夏,鼠疫流行。秋,霍乱流行。今《永安市志》载:6月,鼠疫流行,死50人。8月11日(七月十一日),省政府施行捕鼠换米办法,并成立临时防疫委员会。10月,霍乱流行,续有死亡[⑧]。

顺昌县　(夏)7月,鼠疫蔓延,上洋镇死亡105人[⑨]。

邵武县(今邵武市)　夏秋冬,鼠疫流行。谢坊垦区1名伤兵染疫,致谢坊、曹坊、卫闽、埂头、外石、水口寨、桥头等地鼠疫流行,死400多人,其中谢坊死100多人[⑩]。

光泽县　秋,鼠疫流行。惠济路后街发病525人,死亡182人。这是光泽县鼠疫史中最惨重的一年[⑪]。

将乐县　鼠疫流行,城关死者百计,城门一度关闭,不准行人进出,23户死绝,共103人[⑫]。

泰宁县　夏,天花流行,下渠宁路村死40余人[⑬]。

广东省

广东省　夏,霍乱流行。7月27日(六月廿六日)报道:潮汕地区今春以来,久旱

---

① 《东山县志》,中华书局1994年版。
② 《诏安县志》,方志出版社1999年版。
③ 《云霄县志》,方志出版社1999年版。
④ 《平和县志》,群众出版社1994年版。
⑤ 《宁化县志》,福建人民出版社1992年版。
⑥ 《明溪县志》,方志出版社1997年版。
⑦ 《南平市志》,中华书局1994年版。
⑧ 《永安市志》,中华书局1994年版。
⑨ 《顺昌县志》,中国统计出版社1994年版。
⑩ 《邵武市志》,群众出版社1993年版。
⑪ 《光泽县志》,群众出版社1994年版。
⑫ 《将乐县志》,方志出版社1998年版。
⑬ 《泰宁县志》,群众出版社1993年版。

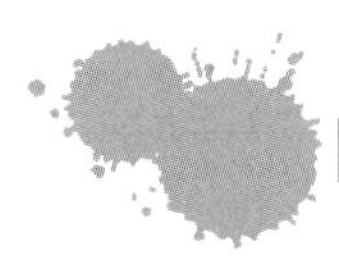

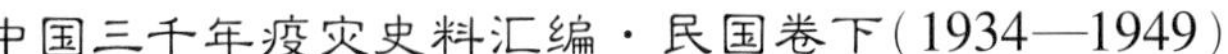

不雨,虎疫猖獗,生老亦不保夕①。8月21日(七月廿一日)报道:(广东)揭阳、丰顺、曲江、梅林,(广西)桂林、南宁,(湖南)邵阳,(江西)会昌,(云南)下关一带次第发生霍乱②。1944年7月27日(六月初八日)《解放日报》回顾:去年春夏间,广东人民死于饥馑与霍乱者约达百万众……从汕头蔓延至内陆的霍乱疫症,在营养不良之民众中大肆其虐,尤有甚者,因营养不良之故,遂令脚气病、眼疾、疟疾、足溃疡、恶性皮肤病及各种时疫流行。惠来及海、陆、丰等地之乡村因饥馑及疾病而空其室者达80%③。

广州市　霍乱流行④。

南海县(今佛山市南海区)　共和、俊云溪、同人等乡天花流行。芝安、平地、黄竹岐、同人等乡霍乱大流行⑤。佛山县疟疾流行⑥。

三水县(今佛山市三水区)　霍乱流行⑦。

台山县(今台山市)　霍乱流行,遍及全县,其中附城区死于霍乱病的2159人,冲蒌区有4000多人发病,死亡2000多人⑧。疟疾流行⑨。

开平县(今开平市)　秋,霍乱流行。今《开平县志》载:8月,县内各地都出现霍乱流行,而且蔓延极快,是开平县有史以来最严重的一次。县政府要求男女老少前往指定的赠医单位接受免费防疫注射⑩。

宝安县(今深圳市宝安区)　霍乱流行。今《宝安县志》载:霍乱和瘟疫几度在全县广泛流行,许多农户家破人亡⑪。

高要县(今肇庆市高要区)　蛟塘南约一带天花大流行。肇庆镇霍乱大流行⑫。

恩平县(今恩平市)　夏,天花流行。今《恩平县志》载:5—6月,那吉乡高朗、塘

---

① "潮汕灾荒也值重视",《申报》1943年6月21日,第4版。

② "卫生实验处呈报严厉执行在滇缅路沿线检疫等情一案仰即知照",《云南省政府公报》1943年第15卷第44期,第17～18页。

③ 李文海等《近代中国灾荒纪年续编》,湖南教育出版社1993年版,第577页。

④ 《广州市志》(卷十五),广州出版社1997年版。

⑤ 《南海县志》,中华书局2000年版。

⑥ 何斌《我国疟疾流行简史》,《中华医史杂志》1988年第18卷第1期。

⑦ 《三水县志》,广东人民出版社1995年版。

⑧ 《台山县志》,广东人民出版社1998年版。

⑨ 何斌《我国疟疾流行简史》,《中华医史杂志》1988年第18卷第1期。

⑩ 《开平县志》,中华书局2002年版。

⑪ 《宝安县志》,广东人民出版社1997年版。

⑫ 《高要县卫生志》,1987年。

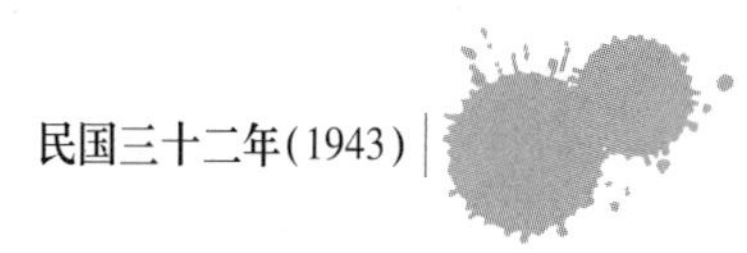

角、那芬、城围、古楼等村发生天花。高朗村发病40多人,死亡28人①。

云浮县(今云浮市)　天花大流行,三岭乡(现白石镇)发病300多例,死100多人②。

郁南县　夏,霍乱流行。今《郁南县志》载:5月,都城镇发生霍乱疫症(俗称发人瘟),历时两月,死亡200多人③。

曲江县(今韶关市曲江区)　夏秋,霍乱流行。韶关一地自7月底起至8月半止,因虎疫而死亡者已达1830余人④。6月,城郊多处发生霍乱,死4人。8月,霍乱增多,省立传染病院共收容霍乱患者280余名,死亡及半。是年被霍乱病夺去生命的达400余人⑤。冬,恶性疟疾、赤痢流行。12月15日(十一月十九日)报道:最近粤北一带流行恶性疟疾,仅韶关市内患者已逾10万人⑥。今《曲江县志》载:10—12月,又有赤痢流行⑦。

始兴县　夏,霍乱流行,县城附近各乡死人甚众⑧。

乐昌县(今乐昌市)　疟疾流行。九峰岐乐老屋子村,全村70人,除2人外,都先后患上疟疾⑨。

潮阳县(今汕头市潮阳区、潮南区)　夏秋,霍乱流行。霍乱席卷全县,县城、海门等日军沦陷区受害尤甚⑩,所辖海门镇饥疫死者达11000多人,由善堂收埋于莲花山下,时棺木袋席俱尽,男女裸葬一穴,惨不忍睹⑪。

饶平县　夏五月初至秋七月中,全县霍乱大流行,三饶、茂芝、联饶、黄冈、柘林皆是疫区,黄冈镇死2000余人⑫。

汕头市　夏,霍乱流行。自6月14日(五月十二日)起,汕头被指定为霍乱流行疫区⑬。霍乱大流行,汕头市日死近百人⑭。

---

① 《恩平县志》,方志出版社2004年版。

② 《云浮县志》,广东人民出版社1995年版。

③ 《郁南县志》,广东人民出版社1995年版。

④ "渝方各地虎疫猖獗",《卫生月刊》1943年第11期,第22页。

⑤ 《曲江县志》,中华书局1999年版。

⑥ "粤北流行恶性疟疾",《申报》1943年12月15日,第1版。

⑦ 《曲江县志》,中华书局1999年版。

⑧ 《始兴县志》,广东人民出版社1997年版。

⑨ 《乐昌县志》,广东人民出版社1994年版。

⑩ 《潮阳县志》,广东人民出版社1997年版。

⑪ 《汕头卫生志》,1990年。

⑫ 《饶平县志》,广东人民出版社1994年版。

⑬ "训令卫生局准内署咨为依照传染病预防条例指定汕头为霍乱流行疫区自6月14日施行等因仰知照由",《市政公报》1943年第198期,第23页。

⑭ 《汕头卫生志》,1990年。

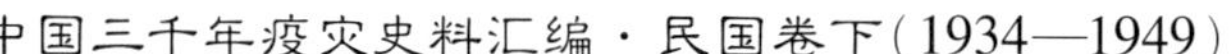

惠阳县(今惠州市惠阳区)　(夏)霍乱流行,淡水死亡100多人[①]。

陆丰县(今陆丰市)　夏,霍乱流行[②]。

龙川县　(夏)4月,脑膜炎流行,老隆死数十人[③]。

潮安县(今潮州市潮安区)　夏秋,霍乱流行。潮州城新街头附近20户,死89人,绝户者有3户26人[④]。今《潮州市志》载:潮州霍乱大流行。城内新街头附近共有居民20户,死于霍乱者便有89人,其中绝户有3户、26人。庵埠仙溪李村,全村300多人,患霍乱病者达100多人[⑤]。

揭阳县(今揭阳市)　夏秋,霍乱流行。5月5日(四月初二日)霍乱首发于和睦乡双桥村,后蔓延全县,患者逾10万,据不完全统计,县城死3000多人,炮台死200多人,曲溪死90多人[⑥]。

惠来县　霍乱大流行,尤以惠城、隆江、葵潭、靖海、神泉等人口集中的圩集及沿海村庄更甚。澳角村天花流行,死亡52人[⑦]。

普宁县(今普宁市)　霍乱、脑膜炎流行[⑧]。

连山县(今连山壮族瑶族自治县)　天花流行,县境南部病情尤重,加田加洞寨连续死亡18人[⑨]。

南澳县　霍乱流行,死者甚多[⑩]。

梅　县(今梅州市)　霍乱流行,死亡者众[⑪]。丙村镇局部地方出现天花病,有死亡病例[⑫]。

五华县　天花流行,梅林优河发生38例,死13人。霍乱流行,水寨死亡无数[⑬]。

兴宁县　霍乱流行[⑭]。

---

① 《惠阳县志》,广东人民出版社2003年版。
② 《陆丰县志》,广东人民出版社2007年版。
③ 《龙川县志》,广东人民出版社1994年版。
④ 《汕头卫生志》,1990年。
⑤ 《潮州市志》,广东人民出版社1995年版。
⑥ 《汕头卫生志》,1990年。
⑦ 《惠来县志》,新华出版社2002年版。
⑧ 《普宁县志》,广东人民出版社1995年版。
⑨ 《连山壮族瑶族自治县壮族瑶族志》,生活·读书·新知三联书店1997年版。
⑩ 《南澳县志》,中华书局2000年版。
⑪ 《梅县志》,广东人民出版社1994年版。
⑫ 《梅县丙村镇志》,1993年。
⑬ 《五华县志》,广东人民出版社1991年版。
⑭ 《兴宁县志》,广东人民出版社1992年版。

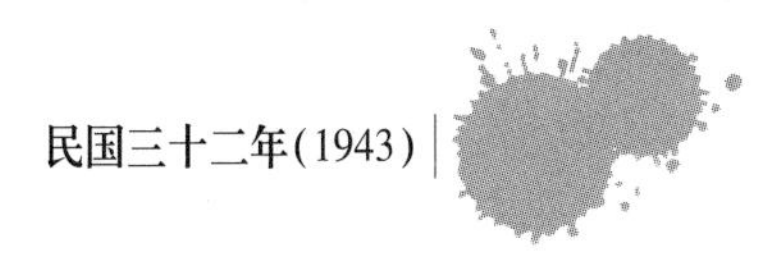

蕉岭县　夏秋，霍乱、天花流行。不少乡民死于瘟疫，每天死亡几十人。同福乡有一村因天花死亡数百人。新铺紫竹林一处因霍乱死亡30多人①。

电白县(今电白县)　鼠疫流行。今《电白县志》载：全县瘟疫流行。鼠疫蔓延水东、南海、陈村、那行、博贺、电城等地，死者千计。尤以水东水上居民为甚，死者过半②。

廉江县(今廉江市)　鼠疫流行。安铺、横山、河堤、廉城、龙湾、雅塘、石岭、营仔镇等地流行③。

阳江县(今阳江市)　霍乱大流行④。

乳源县　霍乱流行。今《乳源瑶族自治县志》载：大布企石村发生霍乱，全村400多人，死亡近200人；东坪、西山等4个瑶族村发生霍乱，死亡60多人，占总人口的50%以上⑤。

怀集县　天花流行，西区高村乡民田村刘屋发病40余人，死亡20多人⑥。

海南省

昌江县　疟疾大流行，大炎老村死75人⑦。

白沙县(今白沙黎族自治县)　疟疾流行⑧。

万宁县(今万宁市)　天花流行，持续到1946年⑨。

定安县　天花、霍乱流行，什运、红毛、营根等地死337人。痢疾大流行，据不完全统计，全县死亡1700多人。如红毛上乡金平村15户60人，死亡20多人；加钗乡大朗村13户，成年人死绝，尸骨无人埋⑩。

广西壮族自治区

苍梧县(今梧州市)、郁林县(今玉林市)、平乐县、宜山县、桂平县(今桂平市)　霍乱流行⑪。

---

① 《蕉岭县志》，广东人民出版社1992年版。

② 《电白县志》，中华书局2000年版。

③ 《廉江市卫生志》，中国社会出版社2000年版。

④ 《阳江县志》，广东人民出版社2000年版。

⑤ 《乳源瑶族自治县志》，广东人民出版社1997年版。

⑥ 《怀集县志》，广东人民出版社1993年版。

⑦ 《昌江县志》，新华出版社1998年版。

⑧ 何斌《我国疟疾流行简史》，《中华医史杂志》1988年第18卷第1期。

⑨ 《万宁县志》，南海出版公司1994年版。

⑩ 《琼中县志》，1995年。

⑪ 《广西通志·医疗卫生志》，广西人民出版社1999年版。

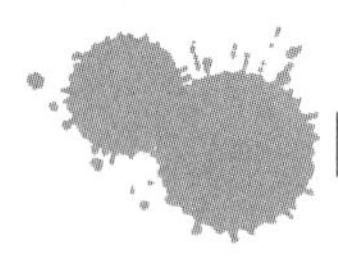

邕宁县(南宁市)　天花流行[①]。

隆山县(今马山县)　秋,霍乱流行。今《马山县志》载:9—10月,瘟疫流行[②]。

果德县、平治县(今合为平果县)　果化乡山心街霍乱流行[③]。

藤　县　秋,天花、痢疾流行。今《藤县志》载:8—9月,太平镇天花流行,金鸡、津北等乡痢疾流行[④]。按:此出"大事记",其"卫生篇"将此事系于1932年,相差11年,可能是误将民国纪年当成了公元纪年[⑤]。

平南县　霍乱流行,死人很多[⑥]。

贵　县(今贵港市)　天花大流行,尤以大圩为最,药店缺药,出现无人赶圩的现象[⑦]。

武宣县　天花流行,二塘、通挽发病200多人,死50多人[⑧]。

博白县　春冬,天花流行。秋,疟疾流行。今《博白县志》载:春,天花流行,龙潭区虎岭乡最为严重,一周病死30多人。12月,沙河、松山天花流行,死亡43人。疟疾在全县流行,死亡192人[⑨]。

临桂县(桂林市)　春,脑膜炎流行。1947年4月14日(闰二月廿三日)报道:桂市脑膜炎流行已有2次,第一次在民国三十二年(1943年)春,第二次在三十三年(1944年)春,然蔓延均不若本年之速[⑩]。夏秋,霍乱流行。自7月下旬起即发生虎疫,蔓延传染,极为猖獗,尤以桂林、韶关二地为甚[⑪]。今《桂林市志》载:夏,市区流行霍乱、伤寒,每天死亡一二百人。各医院病床住满,征用东旭戏院为临时防疫医院[⑫]。

柳江县(今柳州市)　霍乱流行,死亡70余人[⑬]。

象　县(今象州县)　霍乱流行,大樟乡那婆村死亡21人[⑭]。

---

① 《南宁市卫生志》,1996年。

② 《马山县志》,民族出版社1997年版。

③ 《平果县志》,广西人民出版社1996年版。

④ 《藤县志》,广西人民出版社1996年版。

⑤ 《藤县志》,广西人民出版社1996年版。

⑥ 《平南县志》,广西人民出版社1993年版。

⑦ 《贵港市志》,广西人民出版社1993年版。

⑧ 《武宣县志》,广西人民出版社1995年版。

⑨ 《博白县志》,广西人民出版社1994年版。

⑩ "南昌鼠疫极严重,桂林脑膜炎猖獗",《中央日报》1947年4月14日,第2版。

⑪ "渝方各地虎疫猖獗",《卫生月刊》1943年复1第11期,第22页。

⑫ 《桂林市志》,中华书局1997年版。

⑬ 《柳州市卫生志》,广西人民出版社1995年版。

⑭ 《金秀瑶族自治县志》,中央民族学院出版社1992年版。

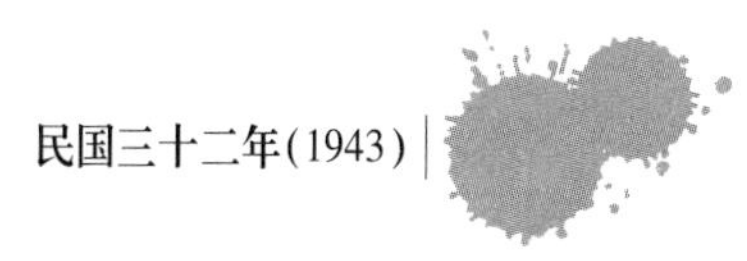

苍梧县(今梧州市)　霍乱流行[①]。

西隆县(今隆林县)　霍乱流行,德峨乡新基苗寨全屯68人,死去61人[②]。

天保县、敬德县(今德保县)　天花、回归热、伤寒流行。今《德保县志》载:天花流行,死145人。7月,回归热流行甚烈。伤寒流行,发病1436人,死418人[③]。

向都县、镇结县(今天等县)　鼠疫流行。驮堪乡布鱼屯发生鼠疫,300多人中死亡80人[④]。(夏)7月,回归热流行甚烈[⑤]。

富川县(今富川瑶族自治县)　民国三十二年、三十三年,天花流行,洋新、九凤岭、蒙家、小深坝、毛家塘、石枧寨等,死亡人数众多。又,霍乱流行。麦岭的井子庙小村5户共18人,因霍乱病流行,短短20多天,全村人除一个小孩幸存外,其余全部死亡,至今该村只留下一片荒凉的遗址[⑥]。

灌阳县　疟疾流行[⑦]。

合浦县　(秋)10月,霍乱流行,廉城患者96人,死亡60人[⑧]。

---

① 《苍梧县志》,广西人民出版社1997年版。

② 《隆林各族自治县志》,广西人民出版社2002年版。

③ 《德保县志》,广西人民出版社1998年版。

④ 《天等县志》,广西人民出版社1991年版。

⑤ 《德保县志》,广西人民出版社1998年版。

⑥ 《富川瑶族自治县志》,广西人民出版社1993年版。

⑦ 《灌阳县志》,新华出版社1995年版。

⑧ 《合浦县志》,广西民族出版社1994年版。

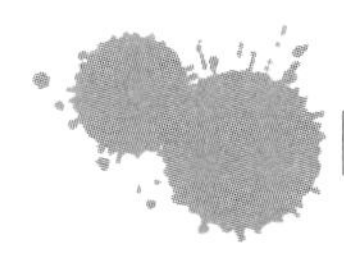

民国三十三年(1944)

全　国

是年,全国9省区84县旗鼠疫流行,发病23339例,死亡18346人。云南5县发病653例,死亡405人;广东6县发病861例,死亡823人;福建40县发病15440例,死亡12424人;浙江11县发病2650例,死亡1887人;吉林6县发病747例,死亡569人;内蒙古7县旗发病2059例,死亡1723人;青海6县旗发病107例,死亡97人;甘肃1县发病70例,死亡60人;江西2县发病752例,死亡358人[①]。

黑龙江省

龙江县(今齐齐哈尔市)　回归热流行。是年,日军由马尼拉将回归热带入齐齐哈尔,持续4年之久[②]。

德都设治局(今五大连池市)　冬,克山病流行,东升屯(今建国村)全屯13户,死亡15人[③]。

拜泉县　冬,克山病流行,国富乡4个村16个自然屯发病238人,死亡187人。其中,合理村三马架子屯死48人,新中村张家烧锅屯死40人,有全家死绝者[④]。

汤原县　(秋)8月,伤寒、霍乱、鼠疫在西林劳工中流行蔓延[⑤]。

郭尔罗斯后旗(今肇源县)　(春)3月,鼠疫流行,肇源县患病2600人,死亡1606人[⑥]。

滨江县(今哈尔滨市)　(秋)8月,正黄旗四屯发生鼠疫[⑦]。

---

① 李文波《中国传染病史料》,化学工业出版社2004年版,第201页。

② 《齐齐哈尔市卫生志》,1990年。

③ 《德都县志》,黄山书社1994年版。

④ 《拜泉县志》,黑龙江人民出版社1988年版。

⑤ 《西林区志》,1991年。

⑥ 《绥化地区志》,黑龙江人民出版社1995年版。

⑦ 《平房区志》,黑龙江人民出版社1997年版。

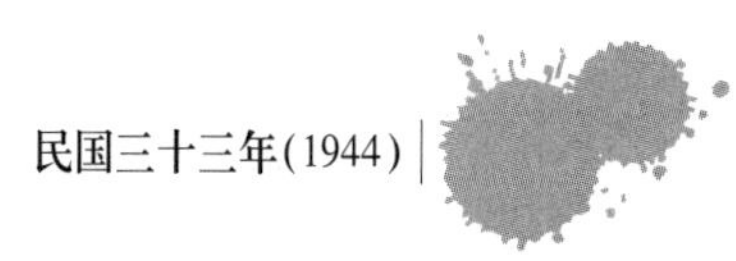

尚志县(今尚志市)　冬,克山病蔓延①。

巴彦县　全县霍乱流行,死亡率很高②。

肇州县　麻疹流行,榆树长山堡屯50多儿童患病,死亡12人,死亡率24%③。

吉林省

舒兰县(今舒兰市)　(冬)克山病流行,上营乡二合村56户人家死亡31人④。

延吉县(今延吉市)　天花流行,仅江域村(现三合镇内)就发病16人,死亡14人,死亡率占87.5%⑤。

额穆县(今蛟河市)　冬,克山病流行。黄松甸子乡前河村发病470人,死亡62人⑥。

和龙县(今和龙市)　冬,克山病流行。牛腹洞全村108人死亡⑦。

开通县、瞻榆县(今合为通榆县)　鼠疫流行。二区(哈拉道)腰井子屯、集安屯,瞻榆县一区团结街,三区乌兰花屯、三撮屯、德发号屯,五区前蔡家窑屯等发病167人,死亡124人⑧。

洮安县(今白城市)　(秋)9月,腺鼠疫流行,半拉院子(安定乡境内)发病28人,死亡25人⑨。

通化县　疟疾流行,发病率达40%,死亡率虽不高,但病人不能参加劳动,使大片农田荒芜,粮食大减产⑩。

辽宁省

东丰县　(冬)克山病流行,那丹伯村一个自然屯发病300余人,死亡30人,死亡率10%⑪。

凌源县　伤寒、天花、麻疹流行,河坎子乡6个部落4993人,因瘟疫死亡584人⑫。

---

① 《尚志县志》,中国展望出版社1990年版。
② 《巴彦县志》,黑龙江人民出版社1987年版。
③ 《肇州县志》,黑龙江人民出版社1987年版。《绥化地区志》,黑龙江人民出版社1995年版。
④ 《吉林市志》,吉林人民出版社2008年版。
⑤ 《龙井县卫生志》,1990年。
⑥ 《吉林市志》,吉林人民出版社2008年版。
⑦ 《和龙县志》,吉林文史出版社1992年版。
⑧ 《通榆县志》,吉林人民出版社1994年版。
⑨ 《洮南市志》,吉林文史出版社2000年版。
⑩ 《通化县志》,吉林人民出版社1996年版。
⑪ 《东丰县志》,中国广播电视出版社1994年版。
⑫ 《凌源县志》,辽宁古籍出版社1995年版。

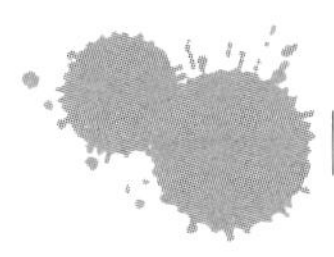

内蒙古自治区

赤峰县(今赤峰市)　春,霍乱流行,南荒、建昌营等地多有死亡①。

敖汉旗　夏秋,鼠疫流行。7月10日(五月二十日)至9月30日(八月十四日),小白音蒿、三家屯、他拉盖、老爷庙、大白音蒿5个村发病32人,死亡30人②。

奈曼旗　秋,鼠疫流行。从北部平安地、北京铺子、乌兰章古一带到八仙筒、结尔都至哈日沙巴尔一带流行鼠疫,约2000人死亡③。

凉城县　伤寒流行,崞县窑、程家营一带染病者最多④。

东胜县(今鄂尔多斯市东胜区)　回归热、伤寒、痢疾等疫病流行,死亡甚多⑤。

北京市

北平市(今北京市)　疫。是年,因病死亡24560人,其中伤寒172人、赤痢123人、天花1人、白喉16人、脑膜炎7人、猩红热1人、麻疹15人⑥。

天津市

蓟　县　伤寒、副伤寒流行,东道古峪全村230人,病死60余人⑦。

河北省

青龙县(今青龙县)　(夏)6—7月,"人圈"瘟疫流行。龙王庙谢杖子死100余人,干沟庞杖子、大巫岚、刘杖子、双山子乡杨杖子和鹰窝沟等死271人⑧。按:"人圈"瘟疫当指霍乱。

望都县　秋,大水,灾后疟疾流行⑨。

鸡泽县　霍乱流行,十死三四。县城东南25里之驸马寨死370余人,占全村人口的40%强,全家死绝者32户⑩。

冀南地区　秋,大水,灾后疟疾、伤寒流行⑪。

---

① 《建昌营镇志》,内蒙古人民出版社1995年版。

② 《敖汉旗志》,内蒙古人民出版社1991年版。

③ 《奈曼旗志》,方志出版社2002年版。

④ 《凉城县志》,内蒙古人民出版社1993年版。

⑤ 《东胜》,1993年。

⑥ 于德源《北京历史灾荒灾害纪年》,学苑出版社2004年版,第216页。

⑦ 《蓟县志》,南开大学出版社、天津社会科学院出版社1991年版。

⑧ 《青龙满族自治县志》,中国城市出版社1997年版。

⑨ 《望都县志》,方志出版社2000年版。

⑩ 《河北省志·自然灾害志》,方志出版社2009年版。

⑪ 《河北省志·自然灾害志》,方志出版社2009年版。

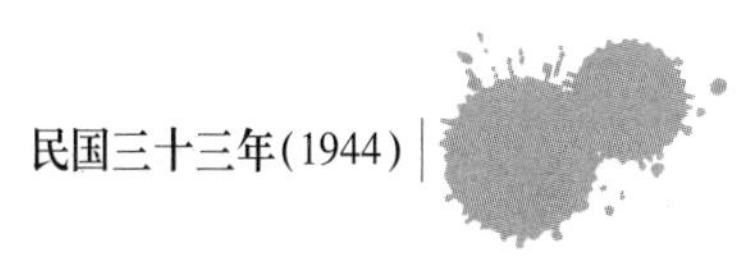

山西省

晋城县(今晋城市)　是年疫。伤寒、疟疾、霍乱、梅毒等传染病流行①。

汾城县(今属襄汾县)　伤寒流行,死者甚众②。

沁水县　秋,大疫。伤寒、疟疾、霍乱、梅毒等传染病严重流行③。

沁源县　秋,疟疾、伤寒流行。8月中旬,瘟疫(疟疾、伤寒)流行④。疟疾流行,法中乡法中村、城关镇垣上村发病率60%—80%⑤。

潞城县　大疫,病者十八,死亡惨重⑥。

临　县　夏,鼠疫流行。5月上旬,县南部发现传染病(鼠疫)⑦。

稷山县　天花流行⑧。

兴　县　秋,全县赤痢、天花、麻疹流行⑨。

陕西省

肤脂县(今延安市宝塔区)　春正月至夏四月,脑膜炎流行。5月12日(四月二十日)《解放日报》报道:今年开春以来,延安县川口、柳林、金盆等区就发现传染病,近月来已蔓延至河庄、丰富等区,病势极为猖獗,从1月到现在病死者已达500人,其中约有半数为最近半月中得病死亡的。其病初起时,多心痛头昏,上吐下泻,二三小时至多二三日后即死去,死亡多为妇孺。

定边县　白喉流行,城区旬日之间死亡儿童19人⑩。

子洲县　是年疫。今《子洲县志》载:狼灾,疫病流行,患者5838人,死亡2396人⑪。按:是年析绥德、米脂、清涧、横山、子长等县置子洲县。

黄龙设治局(今黄龙县)　伤寒流行,发病983人,死亡317人⑫。

宝鸡县(今陈仓区)　春夏,脑膜炎流行⑬。

---

① 《晋城大事记》,中国城市出版社1993年版。

② 《襄汾县志》,天津古籍出版社1991年版。

③ 《沁水县志逸稿》,山西人民出版社2010年版。《沁水县志》,山西人民出版社1987年版。

④ 《沁源县人民医院志》,中州古籍出版社2009年版。

⑤ 《沁源县志》,海潮出版社1996年版。

⑥ 《潞城市志》,中华书局1999年版。

⑦ 《临县志》,海潮出版社1994年版。

⑧ 《稷山县志》,新华出版社1994年版。

⑨ 《兴县志》,中国大百科全书出版社1993年版。

⑩ 《定边县志》,方志出版社2003年版。

⑪ 《子洲县志》,陕西人民教育出版社1993年版,第18页。

⑫ 《黄龙县志》,陕西人民出版社1995年版。

⑬ 《宝鸡市卫生志》,1995年。

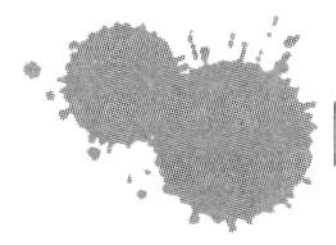

蓝田县　白喉流行,死者118人。今《蓝田县志》载:1944—1948年间,统计传染病死亡4563人,占死亡总人数的63.8%,其中死于痨病者1362人,伤寒630人,赤痢603人,天花544人①。

潼关县　天花流行,死亡儿童甚多,列斜沟以西地区尤为严重②。

南郑县　春,脑膜炎流行③。

山阳县　百日咳流行,全县发病二三千人④。

洋　县　天花流行,黄安坝、靳家坎、蒙家渡一带为甚,儿童发病率30%。是年,全县霍乱、伤寒、天花并发,伤寒死56人,霍乱死18人,天花死43人⑤。

柞水县　(春)3月,天花流行,死8人⑥。

商南县　天花流行,21人患病;痢疾流行,死1000余人⑦。

山东省

高苑县　夏,城西霍乱流行⑧。冬十月,北境麻疹大流行,死亡惨重,目不忍睹⑨。

新泰县(今属新泰市)　天宝镇霍乱流行⑩。

莱芜县(今莱芜市)　铁车、裴家庄一带疟疾流行⑪。

陵　县　霍乱流行⑫。

平阴县　霍乱流行⑬。

嘉祥县　麻疹流行,发病8300人,儿童发病率达90%以上,死亡率20%⑭。

临沭县　夏,伤寒流行。6月24日(五月初四日),蛟龙区发现流行性伤寒病⑮。

莒南县　春,麻疹流行。夏,伤寒、天花流行。秋,疟疾流行。今《莒南县卫生志》

---

① 《蓝田县志》,陕西人民出版社1994年版。

② 《潼关县志》,陕西人民出版社1992年版。

③ 《汉中地区志》,三秦出版社2005年版。

④ 《山阳县志》,陕西人民出版社1991年版。

⑤ 《洋县志》,三秦出版社1996年版。

⑥ 《柞水县志》,陕西人民出版社1998年版。

⑦ 《商南县志》,作家出版社1993年版。

⑧ 《高青县卫生志》,2009年。

⑨ 《惠民地区卫生志》,天津科学技术出版社1992年版。

⑩ 《新泰市志》,齐鲁书社1993年版。

⑪ 《莱芜卫生志》,2004年。

⑫ 《德州地区卫生志》,天津科学技术出版社1991年版。《山东省卫生志》,山东人民出版社1992年版。

⑬ 《山东省卫生志》,山东人民出版社1992年版。

⑭ 《嘉祥县志》,山东人民出版社1997年版。

⑮ 《临沭县志》,齐鲁书社1993年版。

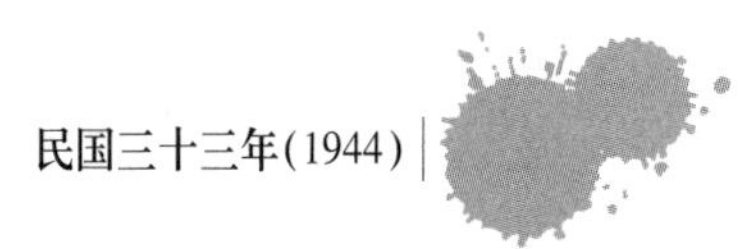

载:2 月,麻疹流行,西朱睦村全村 360 人,发病 192 人,死 12 人。7 月,伤寒流行,筵宾、沟头两区一个半月患病 900 人;山底村全村 1400 人,患者 340 人,病死 40 人,有全家病倒无人照料者。全县疟疾流行,发病极凶①。今《莒南县志》载:7 月下旬,天花流行,筵宾区死亡 200 余人②。

蒙阴县　春,伤寒流行。今《沂源县卫生志》载:2 月,"烧汗病"(回归热、伤寒、疟疾等病的统称)流行,染者数以千计,死者无算③。按:"汗病"一般指伤寒。

莱阳县(今莱阳市)　春,天花、麻疹流行。秋,伤寒流行。今《莱西市卫生志》载:春,武备区黑热病、天花、麻疹相继流行,死人无计,仅刘家屯村死 75 人。秋,望城一带伤寒流行,患者甚多,秋作物都无人收获,年轻人病了,自己的老人病亡都不能送葬④。

胶　县(今胶州市)　秋,霍乱、伤寒流行。东乡霍乱、伤寒流行,霍乱有全家死绝者。柳花泊一带伤寒流行,死亡甚众,仅周臣屯就死 30 余人⑤。

昌邑县(今昌邑市)　春,黑热病流行,张家庄全村有 370 人,患者 70 人,死亡 46 人⑥。

高密县(今高密市)　冬,麻疹流行,延及次年春,后张鲁全村 700 余户,死幼儿 110 名⑦。

诸城县(今诸城市)　春,黑热病流行,贾悦、相州、金墩、太平、程戈庄区尤甚⑧。

日照县(今日照市)　夏,肠伤寒流行,涛雒区郭家庄子全村 61 户,发病 309 人⑨。

河南省

博爱县　伤寒、疟疾、黑热病流行。今《博爱县志》载:全县伤寒大流行,患病率高达 10%。疟疾患病率高达 90%。黑热病患者多达 3500 余人⑩。

卢氏县　回归热流行,合峪(栾川)一带死者近 500 人⑪。

---

① 《莒南县卫生志》,深圳特区出版社 2001 年版。
② 《莒南县志》,齐鲁书社 1998 年版。
③ 《沂源县卫生志》,1991 年。
④ 《莱西市卫生志》,2005 年。
⑤ 《胶州市卫生志》,1990 年。《黄岛简志》,五洲传播出版社 2002 年版。
⑥ 《昌邑县卫生志》,2009 年。
⑦ 《高密县志》,山东人民出版社 1990 年版。
⑧ 《诸城市志》,山东人民出版社 1992 年版。《潍坊市卫生志》,1989 年。
⑨ 《日照市志》,齐鲁书社 1994 年版。
⑩ 《博爱县志》,中国国际广播出版社 1994 年版。
⑪ 《栾川县志》,生活 · 读书 · 新知三联书店 1994 年版。

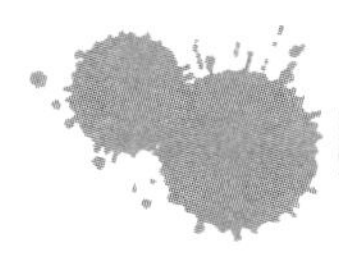

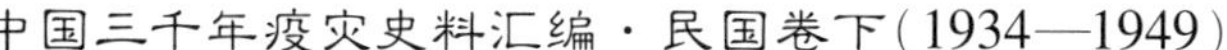

新郑县　春,麻疹流行。秋,伤寒流行。今《新郑县卫生志》载:4 月,日军占领新郑。麻疹流行,日亡 12 人。秋,伤寒流行,日伪政权医疗机构强制注射防疫针,群众讹传为绝后针①。

商丘县(今商丘市睢阳区)　(秋)8 月,伤寒、副伤寒流行,刘庄村发病 96 人,占村民的 47%②。

封邱县(今封丘县)　天花流行,戚城、西留固、老庄、南辛兴村一带尤甚③。

虞城县　霍乱流行,顾庄(今属田庙乡)有 204 人患病,118 人病亡,有一家三代 21 人死 17 人者。白喉暴发流行,大陈庄(今属营廓乡)有一家死 3 人者④。

柘城县　(夏)7 月,伤寒流行,城东大柴庄染病 76 人,死 55 人。又,麻疹流行⑤。

淮阳县　天花流行,齐老、刘振屯等地尤甚⑥。

汝南县　夏秋,天大旱,霍乱流行,马乡一带 100 多人染病,死亡率达 90% 以上⑦。

唐河县　春,脑膜炎流行,源潭镇首发,后传入县城,发病 700 人以上。由于没有特效药物治疗,死亡最多时一天达 21 人⑧。

息　县　霍乱流行,彭店史楼全村死亡 200 多人⑨。

潢川县　脑膜炎流行,城乡病死 1000 余人⑩。

宁夏回族自治区

盐池县　白喉、天花流行,从惠安堡、冯记沟、鸦儿沟至县城,病死小儿甚多,不少人家因此后继无人⑪。

灵武县(今灵武市)　鼠疫流行。马家滩地区发生原发性肺鼠疫患者 30 例,均死亡⑫。

平罗县(今惠农区)　白喉、天花流行。今《惠农县志》载:5 月,县境内疫病流行,

---

① 《新郑县卫生志》,1986 年。
② 《商丘县志》,生活·读书·新知三联书店 1991 年版。
③ 《封丘县卫生志》,1986 年。
④ 《虞城县志》,生活·读书·新知三联书店 1991 年版。
⑤ 《柘城县卫生志》,1985 年。
⑥ 《淮阳县志》,河南人民出版社 1991 年版。
⑦ 《汝南县志》,中州古籍出版社 1997 年版。
⑧ 《唐河县志》,中州古籍出版社 1993 年版。
⑨ 《息县志》,河南人民出版社 1989 年版。
⑩ 《潢川县志》,生活·读书·新知三联书店 1992 年版。
⑪ 《盐池县志》,宁夏人民出版社 1986 年版。
⑫ 《灵武市志》,宁夏人民出版社 1999 年版。

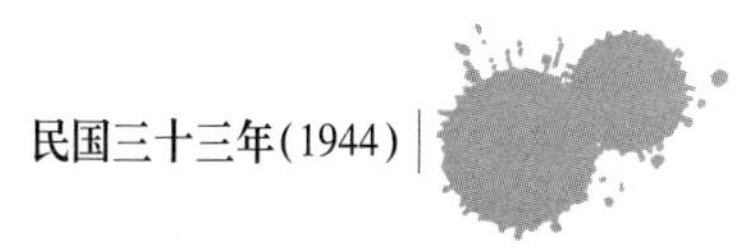

有一杨姓院中10名儿童全部死亡①。

隆德县　黑热病蔓延,持续到1948年,患者2221人②。

甘肃省

甘肃省　2月,秦安、成县、敦煌、岷县、靖远等县天花大流行。4月,皋兰、秦安、泾川黑热病流行,病区以皋兰抚河湾一带最多,秦安、泾川次之③。

天水县　春,脑膜炎、麻疹、天花流行,死亡极多④。今《甘肃省医药卫生简志》载:2月19日(正月廿六日),天水第五中学发生流行性脑膜炎,纸碌庄流行天花,而李家庄的天花流行始于去年11月,传播附近几个村庄,共发现天花328人,死亡224人。3月11日(二月十七日),天水县几个乡流行天花、麻疹⑤。

甘谷县　春冬,脑膜炎流行。2月,脑膜炎流行⑥。11—12月,脑膜炎流行⑦。

高台县　(冬)12月,猩红热流行,蔓延颇速,死亡甚众⑧。

徽　县　回归热流行,驻军中发现30多例⑨。

泾川县　春夏,麻疹流行,城关镇元月查出169名患者,死亡30余人。至5月底,共查出患者223人,死亡76人⑩。

静宁县　夏,天花、脑膜炎相继流行。今《静宁卫生志》载:5月,威戎天花流行。6月,城关脑膜炎流行⑪。

礼　县　冬,脑膜炎流行。12月9日(十月廿四日),西南区(岳坪乡)脑膜炎流行已达4月之久,患者137人,死亡46人。是年脑膜炎共死260多人⑫。

临夏县　冬,麻疹流行。12月,城区麻疹流行,发病率约60%,病死率约20%,延续到次年4月平息⑬。

---

① 《惠农县志》,宁夏人民出版社1999年版。

② 《隆德县志》,宁夏人民出版社1998年版。

③ 《甘肃省医药卫生简志》,1987年。

④ 《天水市北道区卫生志》,甘肃科学技术出版社1994年版。《天水市医药卫生志》,甘肃教育出版社1994年版。

⑤ 《甘肃省医药卫生简志》,1987年。

⑥ 《甘肃省医药卫生简志》,1987年。

⑦ 《天水市医药卫生志》,甘肃教育出版社1994年版。《甘肃省医药卫生简志》,1987年。

⑧ 《甘肃省医药卫生简志》,1987年。

⑨ 《甘肃省医药卫生简志》,1987年。

⑩ 《甘肃省医药卫生简志》,1987年。

⑪ 《静宁卫生志》,甘肃文化出版社2005年版。

⑫ 《甘肃省医药卫生简志》,1987年。

⑬ 《临夏市卫生志》,1990年。

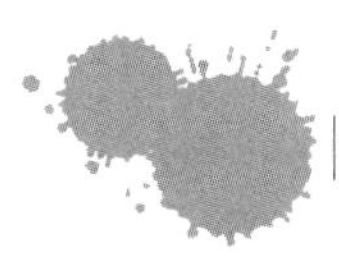

民乐县　(夏)5月,白喉、伤寒流行,发病600余人,死亡200余人①。

清水县(含今张家川县一部分)　春,白喉、猩红热、天花、麻疹流行。今《张家川回族自治县志》载:春,张巴梁一带白喉、猩红热并发,龙山、梁山一带天花、麻疹并发,且大流行②。

秦安县(含今张家川县一部分)　春,白喉、天花流行。今《天水市医药卫生志》载:2月,龙山镇、高庙乡白喉、天花流行剧烈③。今《张家川回族自治县志》载:高庙、马堡一带白喉、猩红热并发④。今《甘肃省医药卫生简志》载:2月19日(正月廿六日),秦安县龙山镇高庙一带发生白喉。同时秦安县还有剧烈的天花流行⑤。

庆阳县、合水县、华池县　夏,天花流行。6月,庆阳县城关镇,合水县老城、柳沟等地天花流行⑥。

正宁县　春,猩红热、斑疹伤寒流行⑦。

靖远县　春夏,白喉、天花流行。今《甘肃省医药卫生简志》载:2月,靖远县白喉流行,仅城关镇患儿就死亡30余人。同期,并剧烈天花流行。5月,东湾乡白喉流行⑧。

漳　县　(夏)5月,天花、白喉流行,患者极多,死亡甚多⑨。

通渭县　夏,霍乱流行。今《通渭县志》载:6—7月,瘟疫流行⑩。冬,天花大流行。1945年1月13日(十一月三十日)报告:通渭县东与秦安北接连处发现天花,流行极烈,百户之村,月余夭伤小孩近50名,蔓延渐广,乡间医生束手⑪。

渭源县　(秋)8月,时疫流行,多系伤寒、霍乱等症⑫。

文　县　(夏)6月,麻疹流行甚烈,小儿死亡很多⑬。

---

① 《民乐县志》,甘肃人民出版社1996年版。
② 《张家川回族自治县志》,甘肃人民出版社1999年版。
③ 《天水市医药卫生志》,甘肃教育出版社1994年版。
④ 《张家川回族自治县志》,甘肃人民出版社1999年版。
⑤ 《甘肃省医药卫生简志》,1987年。
⑥ 《庆阳地区卫生志》,1998年。
⑦ 《甘肃省医药卫生简志》,1987年。
⑧ 《甘肃省医药卫生简志》,1987年。
⑨ 《甘肃省医药卫生简志》,1987年。
⑩ 《通渭县志》,兰州大学出版社1990年版。
⑪ 《甘肃省医药卫生简志》,1987年。
⑫ 《甘肃省医药卫生简志》,1987年。
⑬ 《甘肃省医药卫生简志》,1987年。

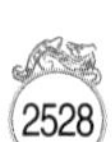

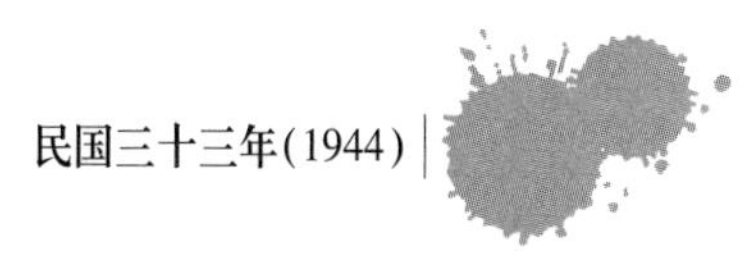

武都县 (春)4月,白喉流行[①]。

西和县 春,白喉、天花流行。3月,盐官镇几个辖村入春以来流行白喉,来势猛烈,死亡100余人。盐官一带天花流行,李家川病死80余人,辛家山死100余人,董家山死70余人,赵家山一带死100人[②]。按:盐官镇1941年建镇,1946年划归礼县,今仍之。

榆中县 春,天花、白喉流行。2—4月,天花流行甚烈,红柳沟死10余人,凤山乡死12人。4月,白喉流行,死亡甚众[③]。

青海省

同仁县 伤寒流行,保安一带感染200余人,3个月内死亡20余人[④]。

海晏县、届左翼盟、霍硕特南右翼后旗(今天峻县东南) 伤寒流行。《国民政府年鉴》载:瘟疫流行甚炽,由赈委会拨款6000元予以救济。

新疆维吾尔自治区

阜康县(今阜康市) 春正月,斑疹伤寒流行,有70余人染病[⑤]。

巴楚县 夏,斑疹伤寒流行。今《巴楚县志》载:7月,瘟疫(原注:斑疹伤寒和流行性感冒)流行,死者很多[⑥]。

镇西县 夏,麻疹流行。秋冬,伤寒流行。今《巴里坤哈萨克自治县志》载:夏,城乡麻疹蔓延,600余少儿丧生。秋至次年春,牧区伤寒流行,近1000人死亡[⑦]。

昌吉县(今昌吉市) 斑疹伤寒流行。今《昌吉市志》载:红疹传染病(原注:斑疾伤寒)流行,佃坝乡死30余人;庙尔沟、金涝坝两地学校停学一个月[⑧]。

孚远县(今吉木萨尔县) 春,斑疹伤寒流行。今《吉木萨尔县志》载:1月中旬,斑疹伤寒流行,到2月上旬,治疗者达79人之多,并有肺炎、白喉患者[⑨]。

且末县 天花流行,患者死亡率在60%以上[⑩]。

呼图壁县 天花流行,芳草湖一带还连续发生伤寒、赤痢和霍乱等病,死561

---

① 《武都县志》,生活·读书·新知三联书店1998年版。《甘肃省医药卫生简志》,1987年。

② 《甘肃省医药卫生简志》,1987年。

③ 《榆中县志》,甘肃人民出版社2001年版。《甘肃省医药卫生简志》,1987年。

④ 《同仁县志》,三秦出版社2001年版。

⑤ 《阜康县志》,新疆人民出版社2001年版。

⑥ 《巴楚县志》,新疆大学出版社1998年版。

⑦ 《巴里坤哈萨克自治县志》,新疆大学出版社1993年版。

⑧ 《昌吉市志》,新疆人民出版社2003年版。

⑨ 《吉木萨尔县志》,新疆人民出版社2002年版。

⑩ 《且末县志》,新疆人民出版社1996年版。

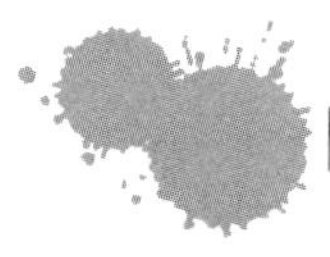

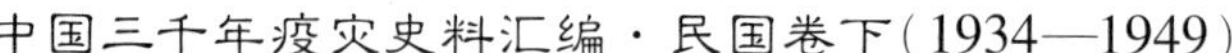

人[①]。

吐鲁番县(今高昌区)　冬,斑疹伤寒流行。12 月 9 日(十月廿四日),吐鲁番垦民之儿童,在两岁以上十岁以下者,染发斑疹伤寒最烈,民政厅分别饬由省药房配发药品,省医院派医一员,携带药械速赴吐救治[②]。

安徽省

芜湖县　夏,天花流行,殷港保六号几乎每家都有人染病,其中郑、刘、王三姓每家都有 3 个孩子夭折,幸存者脸上都留下疤痕,至今老人们说起那场疫情,犹感痛苦[③]。

歙　县　秋,疟疾流行,歙北岩源一带死于疟疾 60 多人[④]。

休宁县　屯溪镇霍乱流行[⑤]。

黟　县　脑膜炎流行[⑥]。

全椒县　城乡瘟疫流行[⑦]。

四川省

德阳县(今德阳市)　麻脚症(霍乱)流行,死者甚众甚速[⑧]。

华阳县(今双流县)　(夏)6 月,霍乱流行,正兴等乡死 200 余人[⑨]。

理番县(今理县)　春,麻疹流行。4 月,桃坪乡佳山寨麻疹流行,发病 25 例,死亡 6 例,经边疆服务部派专人前往防治,未增加死亡病例,但病死率仍达 24%[⑩]。

茂　县　疟疾流行,富顺乡槽木村患者 50 余人,死 22 人[⑪]。

梓潼县　霍乱流行,治城、太平、马鸣、万寿(今江油厚坝)等地患病 200 余人,死亡 47 人[⑫]。

灌　县(今都江堰市)　霍乱流行,金马乡首发,蔓延胥家乡,10 天内死亡 100 多

---

① 《呼图壁县志》,新疆人民出版社 1992 年版。

② 《新疆维吾尔自治区档案》(馆政 2—6—207)。

③ 《芜湖县易太镇志》,1999 年。

④ 《歙县志》,黄山书社 2010 年版。

⑤ 《休宁县志》,安徽教育出版社 1990 年版。

⑥ 《黟县志》,光明日报出版社 1989 年版。

⑦ 《全椒县志》,黄山书社 1988 年版。

⑧ 《德阳县志》,四川人民出版社 1994 年版。

⑨ 《双流县志》,四川人民出版社 1992 年版。

⑩ 《四川省理县卫生志》,1991 年。

⑪ 《茂县卫生志》,1994 年。

⑫ 《梓潼县志》,方志出版社 1999 年版。

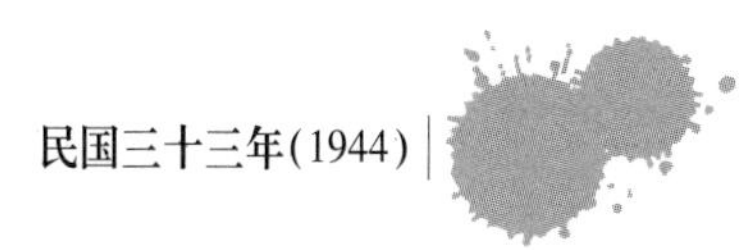

人。一农民家半天死亡2人,参加殡葬的客人和念经道士,3天内相继死亡11人①。

金堂县　霍乱大流行,死亡近万人,棺材抢购一空②。

新都县(今成都市新都区、青白江区)　霍乱病流行③。

洪雅县　春,天花、麻疹流行。秋,疟疾、痢疾流行。今《洪雅县志》载:炳灵、高庙、桃源、柳江、洪川等乡镇疟疾、天花、麻疹大流行,死者甚众。秋,炳灵张坝痢疾流行,儿童全受传染④。

邛崃县(今邛崃市)　霍乱流行,桑园乡发病412人,死亡53人⑤。

荣　县(今自贡市)　秋,疟疾、霍乱流行。今《自贡市卫生志》载:秋,疟疾大流行,自贡长土街总人口约1万,患病者即达7000人,盐工死亡最多,中医药店应接不暇。自贡霍乱流行,自贡市卫生事务所电请省卫生处拨给霍乱、伤寒混合菌苗400瓶,预防注射8222人⑥。今《荣县县志》载:1943—1946年,疟疾大流行,农村曾出现"谷黄无人打,任其落田间"的景况⑦。

大邑县　春夏之交,天花流行,患者颇多。4月24至30日(四月初二至初八日),县卫生院收治65人,因药物匮乏,死亡30人。此后,在有公办医疗机构的4个场镇,为部分儿童接种牛痘⑧。

阆中县(今阆中市)　霍乱流行,木兰乡发病413人,死亡370人,13户全家死绝,医生不敢入户诊病⑨。

巴中县(今巴中市巴州区)　伤寒、天花流行,遍及全县⑩。

通江县　夏,瘟疫流行,尤以霍乱为甚⑪。

岳池县　霍乱流行。县政府训令采取预防措施,堵截霍乱流行⑫。

乐至县　春,天花大流行⑬。

---

① 《灌县志》,四川人民出版社1991年版。
② 《金堂县志》,四川人民出版社1994年版。
③ 《新都县志》,四川人民出版社1994年版。
④ 《洪雅县志》,电子科技大学出版社1997年版。
⑤ 《桑园乡志》,1982年。
⑥ 《自贡市卫生志》,四川辞书出版社1992年版。
⑦ 《荣县县志》,四川大学出版社1993年版。
⑧ 《大邑县志》,四川人民出版社1992年版。
⑨ 《木兰乡志》,1998年。
⑩ 《巴中县卫生志》,1987年。
⑪ 《达县地区卫生志》,四川文艺出版社1990年版。
⑫ 《岳池县卫生志》,1987年。
⑬ 《内江地区卫生志》,四川辞书出版社1995年版。

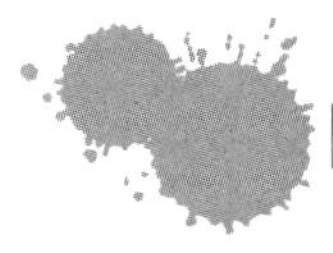

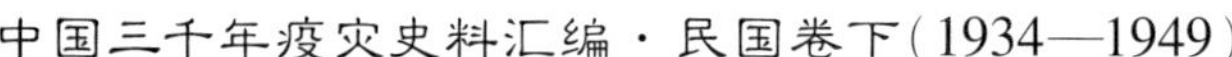

南江县　麻疹大流行,县14个乡1—6月死亡16281人①。

泸　县　春,天花大流行,染者甚多②。

隆昌县　麻疹流行③。

富顺县　(夏)霍乱大流行,县城每日出丧100余,连棺材铺的棺材都卖空了④。

叙永县　麻疹、"鸡窝寒"(原注:回归热)流行,死亡600余人⑤。

高　县、庆符县(今入高县)　回归热流行。今《高县志》载:"鸡窝寒"疫疾大流行,怀远乡6保4甲1个月内死亡20余人⑥。

资中县　秋,疟疾流行,县卫生院登记发病228例⑦。

南溪县(今宜宾市南溪区)　秋,疟疾流行,患者2359人,毗卢、绥庆等乡患者尤多448⑧。

屏山县　天花流行。县卫生院派护士2人,分赴各乡镇巡回免费种痘,春季种痘938人,复种1925人,秋季接种63人。但因医务人员太少,经费又不足,故广大农村种痘不能普及,死于天花者较多⑨。

古宋县(今兴文县)　夏,霍乱流行。今《兴文县志》载:夏,古宋县瘟疫流行,中城镇最严重,一天死30多人⑩。

沐川县　天花流行⑪。

重庆市

重庆市　春,天花流行。4月18日(三月廿六日)报道:近日重庆市民颇多害天花者。据悉,1月份发现天花3起,2月份发现天花8起,3月份上中两旬发现8起,3月下旬本月上旬虽无统计,惟知为数已较前多⑫。

江北县(今渝北区)　是年疫。今《江北县志》载:县内霍乱、疟疾、赤痢、天花、猩

① 《达县地区卫生志》,四川文艺出版社1990年版。
② 《泸州市卫生志》,方志出版社2005年版。
③ 《内江地区卫生志》,四川辞书出版社1995年版。
④ 《富顺县卫生志》,1988年。
⑤ 《泸州市卫生志》,方志出版社2005年版。《叙永县志》,方志出版社1998年版。
⑥ 《高县志》,方志出版社1998年版。
⑦ 《资中县志》,巴蜀书社1997年版。
⑧ 《南溪县志》,四川人民出版社1992年版。
⑨ 《屏山县志》,四川人民出版社1998年版。
⑩ 《兴文县志》,四川辞书出版社1994年版。
⑪ 《沐川县志》,巴蜀书社1993年版。
⑫ "天花流行大家速往卫生所种痘治疗",《中央日报》1944年4月18日,第3版。

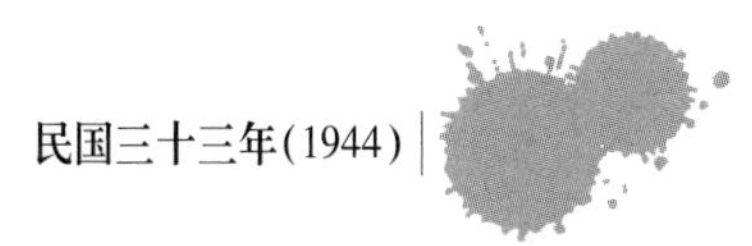

红热、斑疹伤寒、结核病流行,县政府无具体措施防治,患者死亡甚多①。

巴　县(今巴南区)　(夏)5月,疟疾流行,沙坪坝、新桥最甚,中央卫生署采取措施以防治②。

垫江县　伤寒流行,县卫生院报告发病128人③。

巫溪县　春,脑膜炎流行,城厢镇死亡儿童200余名④。

武隆县　流感流行,青吉乡大夹堨发病30余人,死亡10余人,3户死绝。凤来乡永兴村发病168人,死亡38人⑤。按:是年5月,析涪陵县置武隆县。

黔江县(今黔江区)　秋,金溪乡疟疾暴发,患者过半⑥。

秀山县(今秀山土家族苗族自治县)　春,天花流行,死亡甚众⑦。

云南省

昆明县(今昆明市)　霍乱流行,危害匪浅⑧。

禄丰县　回归热流行,县城南秀良村修滇缅铁路士兵死亡10余人,民工、村民死20余人⑨。

武定县　(夏)7月,麻疹流行,死者甚多。枳旧镇小井一带回归热流行,死亡过半⑩。

禄劝县　天花流行。今《禄劝彝族苗族自治县志》载:皎西坝区瘟疫流行,死亡500余人,猪、牛瘟毙2000余头,灾情之惨从始未闻⑪。按:这是人畜共患病,故定为天花流行。

罗平县　疟疾、麻疹流行⑫。

寻甸县　伤寒流行,塘子村4户发病19人,死亡8人⑬。

---

① 《江北县志》,重庆出版社1996年版。
② 《新桥村志》,1994年。
③ 《垫江县志》,四川人民出版社1993年版。
④ 《巫溪县志》,四川辞书出版社1993年版。
⑤ 《武隆县卫生志》,1986年。
⑥ 《黔江县志》,中国社会出版社1994年版。
⑦ 《秀山县志》,中华书局2001年版。
⑧ 《昆明卫生志》,云南人民出版社1998年版。
⑨ 《禄丰县志》,云南人民出版社1997年版。
⑩ 《武定县志》,天津人民出版社1990年版。
⑪ 《禄劝彝族苗族自治县志》,云南人民出版社1995年版。
⑫ 《罗平县志》,云南人民出版社1995年版。
⑬ 《寻甸回族彝族自治县志》,云南人民出版社1999年版。

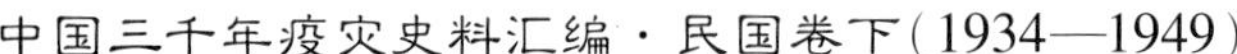

永善县　霍乱大流行。全县因霍乱死1000余人,井田镇仅几天内死40余人①。

建水县　回归热流行,县卫生院收治患者61人,死亡10人②。

蒙自县(今蒙自市)　副伤寒流行,北平村、映月村半月内出现一家死亡数人的惨象③。

华宁县　伤寒大流行,盘溪一带死亡十分惨重④。

文山县　霍乱流行,大兴街驻军发现霍乱10例,及时治疗防治,无人死亡。天花流行,坝乡车期村46户150人,患病70人,死亡36人⑤。

弥渡县　天花流行⑥。

景谷县　夏,霍乱流行。7月,县城附近村寨霍乱流行,死亡人数较多,学校停课⑦。

云龙县　夏,霍乱、伤寒流行。今《云龙县志》载:沘江两岸霍乱流行(俗称转筋病),死亡率高,有的上午犁地,下午患病,三四小时即死。长新炼场、佳局、长春坡、豆寺、包罗、永香等村死者最多,个别户死绝。表村、松坪流行伤寒,一家发病数人,表村当时总人口280多人,死于伤寒病者86人,松坪死亡60多人⑧。

中甸县(今香格里拉县)　霍乱流行,县城及附近乡村死亡惨重⑨。

保山县(今保山市)　鼠疫流行⑩。

腾冲县　秋,鼠疫、伤寒流行。今《腾冲县志》载:9月,鼠疫流行,滇西鼠疫防治队及中央防疫队抵腾防治鼠疫。界头河西席家寨伤寒流行,全村30户160人,发病人数占1/3,严重的3户,9人全部发病,病死8人⑪。

顺宁县(今凤庆县)　疟疾流行,发病150人⑫。

云　县　城区天花流行⑬。

---

① 《永善县志》,云南人民出版社1995年版。
② 《建水县志》,中华书局1994年版。
③ 《蒙自县志》,中华书局1995年版。
④ 《华宁县卫生志》,1992年。
⑤ 《文山县志》,云南人民出版社1999年版。
⑥ 《弥渡县卫生志》,云南民族出版社2007年版。
⑦ 《景谷傣族彝族自治县志》,四川辞书出版社1993年版。
⑧ 《云龙县志》,农业出版社1992年版。
⑨ 《中甸县志》,云南民族出版社1997年版。
⑩ 《保山市卫生志》,云南大学出版社1993年版。
⑪ 《腾冲县志》,中华书局1995年版。《腾冲县卫生志》,1987年。
⑫ 《凤庆县卫生志》,1991年。
⑬ 《云县志》,云南人民出版社1994年版。

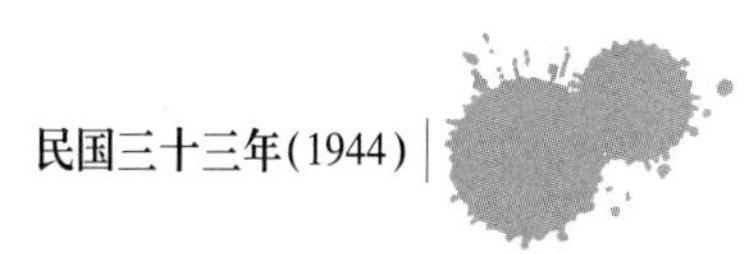

西畴县　伤寒病流行,莲花塘乡红石岩村山后自然村全村 19 户 80 余人,发病 60 人,病死 26 人[①]。

贡山设治局(今贡山县)　痢疾流行。普拉底乡嘎达村 24 户有 4 户全家染病,全村 117 人死亡 64%[②]。

潞西设治局(今芒市)　鼠疫流行。腊掌村发生鼠疫,传染到芒市坝很多寨子[③]。

贵州省

贵阳市　秋,斑疹伤寒流行,发病 409 例,死亡 201 例[④]。8 月 22 日(七月初四日)《贵州日报》报道:贵阳伤寒流行[⑤]。

正安县　是年疫。报告患赤痢 65 例,回归热 2 例,疟疾 244 例,梅毒 17 例[⑥]。

炉山县(今凯里市)　疟疾流行,死亡甚众[⑦]。

麻江县　霍乱流行,官方无策[⑧]。

独山县、黎平县　秋,斑疹伤寒流行。8 月 22 日(七月初四日)《贵州日报》报道:独山、黎平伤寒流行[⑨]。

丹江县(今丹寨县)　霍乱流行,羊甲、排谈(高排)、五里铺、城关等地几天内死亡数十人[⑩]。

施秉县　夏,天花流行。今《施秉县志》载:7 月,县境内流行天花,死亡甚重,有的村寨甚至人踪绝迹[⑪]。

黄平县　全县疟疾流行[⑫]。

锦屏县　(夏)7 月,霍乱流行,仅铜鼓乡嫩寨患者即 600 人,死亡 300 人;秀洞乡密洞患者 480 人,死亡 350 人[⑬]。

---

① 《西畴县志》,云南人民出版社 1996 版。
② 《贡山独龙族怒族自治县志》,民族出版社 2006 年版。
③ 《潞西县志》,云南教育出版社 1993 年版。
④ 《贵阳市志》,贵州人民出版社 1997 年版。
⑤ 《贵州日报》1944 年 8 月 22 日,第 2 版。
⑥ 《正安县卫生志》,2003 年。
⑦ 《凯里市志》,方志出版社 1998 年版。
⑧ 《麻江县志》,贵州人民出版社 1992 年版。
⑨ 《贵州日报》1944 年 8 月 22 日,第 2 版。
⑩ 《丹寨县志》,方志出版社 1999 年版。
⑪ 《施秉县志》,方志出版社 1997 年版。
⑫ 《黄平县志》,贵州人民出版社 1993 年版。
⑬ 《锦屏县志》,贵州人民出版社 1995 年版。

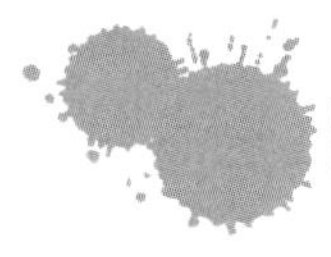

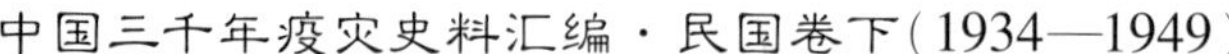

江口县　春,天花流行,地楼乡发病206人,死亡185人①。

德江县　霍乱大流行,城关、稳坪、煎茶等地死450人②。

安顺县(今安顺市)　伤寒流行,大坡脚村有一院落18人发病,死亡12人③。

普定县　春,伤寒流行。今《普定县志》载:4月,西北乡瘟疫(原注:伤寒)流行,死亡1000余人④。

平坝县　回归热、疟疾流行⑤。

大定县(今大方县)　斑疹伤寒流行,死者累累⑥。

黔西县　春,天花流行,婴儿死亡甚多⑦。

雷山设治局　春,天花流行。今《雷山县志》载:3月上旬,甘益、石板等寨天花流行,56户被传染,60余人死亡⑧。

凤冈县　夏,县城霍乱流行,初起于何长训练班,后蔓延全城,持续10多天,死亡70余人⑨。

罗甸县　春,天花流行。黄瓜寨20多户人家,患天花20多人,死亡6人⑩。

晴隆县　春,天花流行,发病57例,死亡9例。夏,疟疾流行,发病257例,死亡66例⑪。

湖北省

汉口市　春,脑膜炎流行。3月4日(二月初十日)报道:汉口急性脑膜炎蔓延甚速,发现患者24人,其中8人不治死亡⑫。

随　县(今随州市)　春,脑膜炎流行,患者逾千,人心惶恐⑬。

鄂城县(今鄂州市)　霍乱流行,太和胡朝英村全村死亡310人⑭。

---

① 《江口县志》,贵州人民出版社1994年版。

② 《德江县志》,贵州人民出版社1994年版。

③ 《宋旗镇志》,贵州人民出版社2001年版。

④ 《普定县志》,贵州人民出版社1999年版。

⑤ 《平坝县志》,贵州人民出版社2004年版。

⑥ 《贵州省临时参议会二节三次大会纪录》,第108页。

⑦ 《黔西县志》,贵州人民出版社1990年版。

⑧ 《雷山县志》,贵州人民出版社1992年版。

⑨ 《凤冈县志》,贵州人民出版社1994年版。

⑩ 《贵州省罗甸县志》,贵州人民出版社1994年版。

⑪ 《晴隆县志》,贵州人民出版社1993年版。

⑫ "汉发现脑膜炎",《申报》1944年3月4日,第2版。

⑬ 《随州志》,中国城市经济社会出版社1988年版。

⑭ 《鄂州市志》,中华书局2000年版。

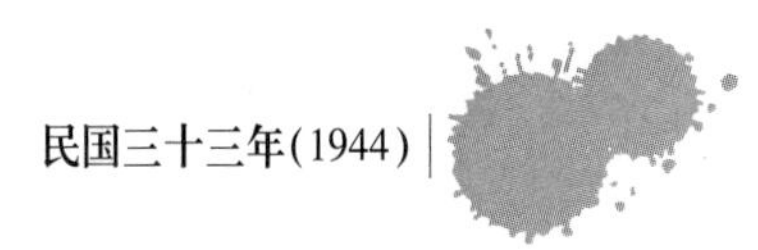

崇阳县　天花流行。今《崇阳县志》载:塘口发生天花,经湖北省医疗防疫队第六队施种牛痘,得以遏止①。

英山县　全县疟疾流行,死2000余人②。

蒲圻县(今赤壁市)　天花流行③。

阳新县　天花流行,山西、下桥等村发病1412人,死亡206人④。

谷城县　(春)3月,脑膜炎流行⑤。

光化县(今老河口市)　春,脑膜炎大流行⑥。

均　县(今丹江口市)　(春夏)2—5月,脑膜炎病猖獗⑦。

京山县　春,麻疹流行,永隆王宝湾、谭家岭尤甚,一私塾50余名学生全部感染⑧。

潜江县(今潜江市)　霍乱肆虐,罗家塔全台13家38人死绝⑨。

郧　县(今包括十堰市区、郧阳区)　疟疾流行,花竹、黄龙、大峡、鲍唐4个乡报告疟疾1211例⑩。

枣阳县(今枣阳市)　春,脑膜炎流行。4月14日(三月廿二日)报告病情:患47人,死17人。5月3日(四月十一日)又报告:第五乡发现65人患流脑,死26人⑪。

自忠县(今宜城市)　春,脑膜炎流行,死亡542人⑫。

松滋县(今松滋市)　夏秋,痢疾、疟疾流行。今《松滋县志》载:夏秋以来,疾病甚多,尤以痢疾、疟疾流行为盛,每日治疗40多名以上⑬。

枝江县(今枝江市)　春,脑膜炎流行猖獗。秋,疟疾流行,患者达2647人,死亡5人。仅百里洲就发现疟疾患者1886人,死亡2人;城厢176人,死亡3人⑭。

---

① 《崇阳县志》,武汉大学出版社1991年版。
② 《英山县志》,中华书局1998年版。
③ 《蒲圻志》,海天出版社1995年版。
④ 《阳新县志》,新华出版社1993年版。
⑤ 《谷城县志》,新华出版社1991年版。
⑥ 《老河口市志》,新华出版社1992年版。
⑦ 《丹江口市志》,新华出版社1993年版。
⑧ 《京山县志》,湖北人民出版社1990年版。
⑨ 《潜江县志》,中国文史出版社1990年版。
⑩ 《郧县志》,湖北人民出版社2001年版。
⑪ 《枣阳志》,中国城市经济社会出版社1990年版。
⑫ 《宜城志》,新华出版社1998年版。
⑬ 《松滋县志》,1986年。
⑭ 《枝江县志》,中国城市经济社会出版社1990年版。

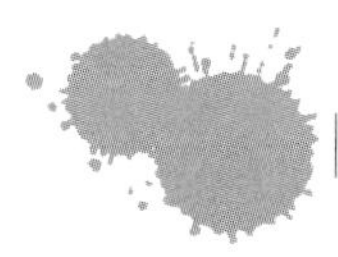

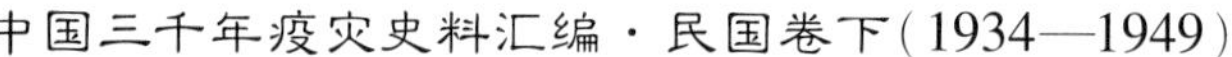

宜都县(今宜都市)　恶性疟疾流行。聂家河、柑子园两乡镇均是全家皆病,不堪医治①。

宜昌县(今宜昌市夷陵区)　春,脑膜炎流行。3月,分乡场脑膜炎流行,病128人,死70人②。秋,霍乱流行。11月2日(九月十七日)《新华日报》报道:湖北宜昌今年水旱为灾,入秋以后又经常苦雨,以致时疫流行,数月来死亡数目相当大③。

巴东县　(夏)7月,信陵镇霍乱流行④。

鹤峰县　春,天花、流脑、伤寒、麻疹流行,铁炉、南藩、白果、毛坝、麻旺等地持续一年,病死率极高,仅5000人的南藩乡,因天花、伤寒而死亡者达449人,山村扉门冷闭,农田荒芜⑤。

五峰县(今五峰土家族自治县)　夏,脑膜炎、痢疾、疟疾、天花流行。秋,霍乱流行。11月2日(九月十七日)《新华日报》报道:鄂西疫疠猖獗得很,渔洋关两个乡病倒6500多人⑥。今《五峰县志》载:7月,复仁、尚义两乡瘟疫流行,其中脑膜炎患者259人,死84人;痢疾患者703人,死68人;疟疾患者96人,死68人。民族、民权两乡患天花者95人,死51人。是年,尚义乡总人口5169人,染瘟疫3887人,死445人。渔洋关镇总人口800人,瘟疫致死300余人⑦。

湖南省

长沙县(今长沙市)　秋,痢疾流行。今《长沙县志》载:9月中旬,县内东北地域痢疾流行,日军犯境沿线之白沙桥、脱甲桥、金井、高桥、路口一带尤烈,死亡600人以上⑧。

益阳县(今益阳市)　天花流行。沧水铺镇(今属益阳市赫山区)三眼塘村33户100多人,一月内死33人;甘泉山一带340户居民,患过天花者有1350人⑨。

安化县　痢疾流行,蓝田(今涟源市蓝田镇)尤甚,家家有僵尸之痛⑩。

平江县　天花流行。安定、金坪、龙门、南江尤甚,横洞、高家洞一带发病46例,

① 《宜都县志》,湖北人民出版社1990年版。
② 《宜昌县志》,冶金工业出版社1993年版。
③ 李文海等《近代中国灾荒纪年续编》,湖南教育出版社1993年版,第597页。
④ 《巴东县志》,湖北科学技术出版社1993年版。
⑤ 《鹤峰县志》,湖北人民出版社1990年版。
⑥ 李文海等《近代中国灾荒纪年续编》,湖南教育出版社1993年版。
⑦ 《五峰县志》,中国城市出版社1994年版。
⑧ 《长沙县志》,生活·读书·新知三联书店1995年版。
⑨ 《益阳县志》,湖南人民出版社1999年版。
⑩ 《安化县志》,中国社会科学文献出版社1993年版。

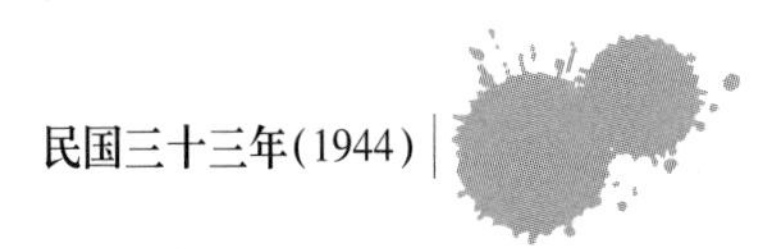

死亡22人;金坪富淡大屋发病45例,死亡34人。附近行人不敢从富淡大屋门前经过,连征税人员也不敢贸然进村①。

醴陵县(今醴陵市)　秋,霍乱流行②。又,疟疾流行,上长岭上保、下巷一带326名成年人,患病166人,病死70人③。

湘潭县(今属湘潭市)　全县霍乱、疟疾、痢疾流行④。

攸　县　天花流行,洞井乡六、七保发病28人,死亡10人⑤。秋,疟疾流行,次年,蔓延全县,无家不病,无人不病,耕耘无夫,炊食无妇,死亡时有所闻⑥。

耒阳县(今耒阳市)　疟疾流行⑦。

邵阳县(今属邵阳市)　伤寒流行,蔡桥乡蔡桥村死30人,黄塘乡陡水村死48人⑧。又,天花流行⑨。

绥宁县　天花流行,死者难以数计⑩。

武冈县(今武冈市)　春大疫。4月,古锋乡陈仕村(今属邵阳县)瘟疫流行,5天死50余人⑪。

茶陵县　伤寒连年流行,死亡1000余人⑫,所辖潞水乡疟疾流行,死亡甚众⑬。

永顺县　冬,天花病流行,患者甚众,村村有死者⑭。

乾城县(今吉首市)　霍乱大流行,无力防治,病死率高。镇溪乡樟木溪老屋场(今吉首乡樟木溪村)22户,半月内死亡29人⑮。

靖　县(今靖州苗族侗族自治县)　疟疾流行,湘桂战争中逃靖难民患者很多,县国民政府赠抗疟药奎宁丸5000粒为难民治疗⑯。

---

① 《平江县卫生志》,1990年。
② 《株洲市卫生志》,湖南出版社1993年版。
③ 《醴陵县志》,湖南人民出版社2009年版。
④ 《湘潭县卫生志》,1991年。
⑤ 《攸县志》,2002年。
⑥ 《株洲市卫生志》,湖南出版社1993年版。
⑦ 周祖杰《中国疟疾的防治与研究》,人民卫生出版社1991年版。
⑧ 《邵阳县志》,社会科学文献出版社1993年版。
⑨ 《邵阳市卫生志》,1998年。
⑩ 《邵阳市卫生志》,1998年。
⑪ 《邵阳市卫生志》,1998年。
⑫ 《茶陵县志》,中国文史出版社1993年版。
⑬ 《茶陵县潞水乡志》,1990年。
⑭ 《永顺县志》,湖南人民出版社1995年版。
⑮ 《吉首市志》,湖南出版社1996年版。
⑯ 《靖州县志》,生活·读书·新知三联书店1994年版。

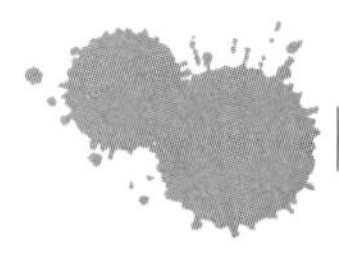

泸溪县　霍乱流行,死亡数千人,仅大章村死亡40余人,彭总管村几天内死亡76人,岩坡与龙头寨村一天内死亡30多人,有的村寨几至死绝,无人收尸①。

石门县　大疫,霍乱、痢疾、疟疾、伤寒、麻疹流行。今《石门县卫生志》载:城关乡保尔一带,霍乱、痢疾、疟疾患者甚众,病死殊多。二都乡伤寒、痢疾流行,发病上千人,病死逾百。中岭乡麻疹流行,仅刘家坪就病死幼儿18人②。

通道县(今通道侗族自治县)麻疹流行,播阳死亡儿童甚多;桐木团患麻疹57人,死11人③。

溆浦县　夏,痢疾、霍乱流行。今《溆浦县志》载:5月,桥江军用机场动工修建,征用民工4万余人,其中溆浦5000人。开工月余,工地上痢疾、霍乱流行,蔓延至周围50多个村镇,仅民工死亡近600人④。

沅陵县　霍乱流行,湘雅医院帮助扑灭⑤。

安仁县　疟疾盛发,患病率高达70%,日占区几乎不分大小,人均患有疟疾⑥。

道　县　白喉、脑膜炎流行⑦。

东安县　秋,霍乱、痢疾流行。今《东安县志》载:霍乱流行,三安乡罗家院子5天中死亡68人。全县暴发痢疾,患者数万人⑧。

衡阳县(今属衡阳市)　夏大疫。今《衡阳县志》载:5月,日军犯境,市内医院、诊所被毁、停办或迁徙,伤寒、赤痢、霍乱、疟疾等瘟疫流行,死亡3万多人⑨。

蓝山县　省府迁蓝时,不少员丁及眷属患疟疾,经县卫生院治愈并赠送奎宁丸2000余粒,受到上峰嘉奖⑩。

耒阳县(今耒阳市)　脑膜炎、疟疾、痢疾流行。今《耒阳市志》载:全县疟疾流行,发病24万人,死亡72000人,死亡率高达30%。全县普遍流行痢疾,群众称为“千年痢”,夏塘乡夏岭曾家厂村仅数天,因患痢疾丧生10余人。又,脑膜炎流行⑪。

---

① 《泸溪县志》,社会科学文献出版社1993年版。
② 《石门县卫生志》,黄山书社1993年版。
③ 《通道县志》,民族出版社1999年版。
④ 《溆浦县志》,社会科学文献出版社1993年版。
⑤ 《沅陵县卫生志》,1989年。
⑥ 《安仁县志》,中国社会出版社1996年版。
⑦ 《道县卫生志》,黄山书社1992年版。
⑧ 《东安县志》,湖南出版社1995年版。
⑨ 《衡阳市卫生志》,1995年。《衡阳县志》,黄山书社1994年版。
⑩ 《蓝山县卫生志》,1992年。
⑪ 《耒阳市志》,中国社会出版社1993年版。《衡阳市卫生志》,1995年。

临武县　霍乱流行,以在城及东、南区为重①。

酃　县(今炎陵县)　痢疾流行。今《炎陵县卫生志》载:国民党军队士兵患痢疾者众多,死亡400余人,当地群众亦被传染,渣村、枣树一天死12人②。

祁阳县　夏秋,霍乱、疟疾、痢疾流行。今《祁阳县卫生防疫志》载:秋,日军犯境,人民流离颠沛,露宿野处,疟疾、痢疾大流行③。今《祁阳县志》载:观音滩保浯5个保,大忠桥乡20个保,疟疾患者达80%以上,每保死亡150—300人。夏秋,霍乱流行④。

汝城县　脑膜炎流行。长宁(马桥)、太白(泉水)、文明等乡死者数以百计⑤。

宜章县　夏,天花流行。今《宜章县志》载:7月,长平乡第三保(原注:今迎春乡鹧鸪坪)天花流行,病死10余人⑥。

永兴县　春末夏初,流脑大流行,波及县境大部分地区⑦。

桂东县　(春)3—4月,天花、脑膜炎流行,死者甚众⑧。

资兴县(今资兴市)　春末夏初,永兴、资兴、桂东等县天花、脑膜炎流行,疫情由城镇向农村扩散,死亡众多⑨。

江西省

丰城县(今丰城市)　春,脑膜炎流行,石滩乡宝石溪发病38例,死亡34例,病死率为89.4%⑩。

崇仁县　春,脑膜炎流行。夏,鼠疫流行。今《崇仁县志》载:春,脑膜炎流行。7月,由南城经抚州传入鼠疫,于连城、白鹭等地流行,省政府派遣卫生处防疫总队人员来县作临时防治⑪。

南丰县　(春)天花流行,死亡相继,侥幸未死者留下终身麻脸。夏,鼠疫流行。今《南丰县志》载:南城一周姓人之妻于5月24日(闰四月初三日)发病,25日死亡,其女于28日发病,29日逃来南丰,所患为腺型鼠疫,后治愈。农历九月,又有5名疫

---

① 《临武县志》,中南工业大学出版社1989年版。
② 《炎陵县卫生志》,1999年。
③ 《祁阳县卫生防疫志》,2006年。
④ 《祁阳县志》,社会科学文献出版社1993年版。
⑤ 《汝城县志》,湖南人民出版社1997年版。
⑥ 《宜章县志》,黄山书社1995年版。
⑦ 《永兴县志》,中国城市出版社1994年版。
⑧ 《桂东县志》,湖南人民出版社1998年版。
⑨ 《郴州地区卫生志》,1992年。
⑩ 《宜春地区卫生志》,新华出版社1993年版。
⑪ 《崇仁县志》,江西人民出版社1990年版。

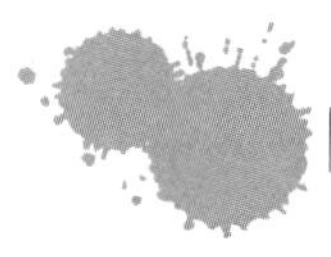

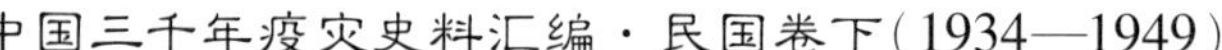

者由南城流入南丰,其中死亡3人[①]。

南城县　夏秋,鼠疫流行。今《南城县志》载:6月,鼠疫蔓延,死亡100余人[②]。如前所述,鼠疫还向南丰县蔓延,秋九月有5名鼠疫患者流入南丰县。

贵溪县(今贵溪市)　(春)3—4月,脑膜炎流行,标溪乡首先发病,死20余人,随之蔓延到文坊、滨江、神前、龙岩,遍及南北两乡[③]。

上饶县(今属上饶市)　(夏)7月,霍乱流行,应家乡吉安村死200余人[④]。是年,上饶城内报告天花患者50例,痢疾患者274例,百日咳患者14例[⑤]。

玉山县　脑膜炎流行,县城和南岭、梅溪、枫林等地尤甚,仅南岭一保,3日内死7人[⑥]。

吉安县(今包括吉安市、吉安县)　春,天花流行。3月23日(二月廿九日)报道:泰和、吉安等地均先后发生天花,尚在蔓延中。秋,天花、痢疾流行。8月18日(六月三十日)报道:吉安城区半月来死于天花、痢疾传染病者有近100人[⑦]。

宜丰县　天花流行。今《宜丰县志》载:全县接种牛痘5109人,但因接种不普遍,天花仍然传染流行[⑧]。

宜春县(今宜春市)　夏,脑膜炎流行,西村乡社台村100余户人家,死儿童30人[⑨]。秋,疟疾流行,彬江乡南源村有一家7口死3口者[⑩]。

分宜县　霍乱泛滥[⑪]。

萍乡县(今萍乡市、上栗县、芦溪县)　夏,疟疾、痢疾流行。今《萍乡市志》载:6月,日军两次窜犯萍乡,该县疟疾、痢疾大流行,病死27699人。源溍乡罗家湾15户106人,1个月内有82人患病,38人死亡,有一家7口死尽者[⑫]。

莲花县　全县性脑膜炎、麻疹流行,死数百人,仅荷塘、南村就死亡250余人[⑬]。

---

① 《南丰县志》,中共中央党校出版社1994年版。

② 《南城县志》,新华出版社1991年版。

③ 《贵溪县志》,中国科学技术出版社1996年版。

④ 《上饶县志》,中共中央党校出版社1993年版。

⑤ 《上饶地区卫生志》,黄山书社1994年版。

⑥ 《玉山县志》,江西人民出版社1985年版。

⑦ 《吉安地区志》,复旦大学出版社2010年版。

⑧ 《宜丰县志》,中国大百科全书出版社1989年版。

⑨ 《宜春市志》,南海出版公司1990年版。

⑩ 《宜春地区卫生志》,新华出版社1993年版。

⑪ 《分宜县志》,黄山书社2007年版。

⑫ 《萍乡市志》,方志出版社1996年版。《宜春地区卫生志》,新华出版社1993年版。

⑬ 《莲花县志》,江西人民出版社1989年版。

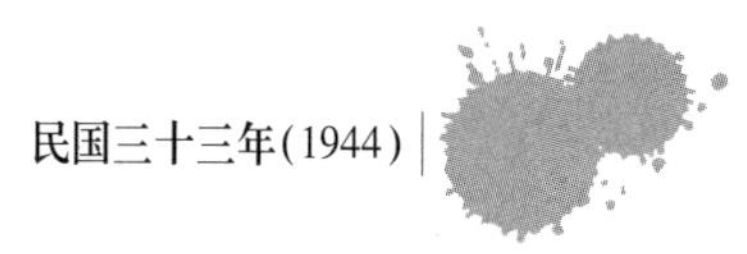

永新县　天花流行,因缺医少药,民众受害严重[①]。

遂川县　草林乡天花流行[②]。

泰和县　春,天花流行。3月23日(二月廿九日)报道:泰和、吉安等地均先后发生天花,尚在蔓延中[③]。

赣　县(今包括赣州市、赣县)　疟疾流行,波及41个乡(保)[④],患者数千人,死者众多[⑤]。

乐平县(今乐平市)　天花流行,项家庄死40多个小孩[⑥]。

铜鼓县　春,脑膜炎流行。据档案记载:2—3月间,我县流行性疾病甚多,初起为头痛、烧冷、呕吐,此症来自崇乡方面,今荷塘、温泉、县城为最盛,丰田亦有之……西医说是脑膜炎,中医谓春瘟症[⑦]。

婺源县　疟疾大流行。县政府曾发布《夏令卫生告民众书》,告示搞好夏季卫生,焚烧垃圾,改良水井,人畜隔离,灭蝇灭鼠[⑧]。

江苏省

南京市　春,脑膜炎流行。4月4日(三月十二日)报道:京市上周脑膜炎传染病患者统计,计共患者26人[⑨]。

溧水县　秋,明觉乡霍乱流行,病源从安徽省当涂县长流嘴传来[⑩]。

高淳县　霍乱流行,薛城十村31人染病,27人死亡[⑪]。

昆山县(今昆山市)　伤寒流行,发病74人,死亡9人[⑫]。

吴江县(今吴江市)　去冬今春,脑膜炎流行。如所辖横扇镇,1—4月脑膜炎流行,全乡死380余人[⑬]。

---

① 《永新县志》,新华出版社1992年版。

② 《遂川县志》,江西人民出版社1996年版。

③ 《吉安地区志》,复旦大学出版社2010年版。

④ 《赣州地区卫生防疫志》,1988年。

⑤ 《赣县志》,新华出版社1991年版。

⑥ 《乐平县志》,上海古籍出版社1987年版。

⑦ 《铜鼓县卫生志》,1993年。

⑧ 《上饶地区卫生志》,黄山书社1994年版。

⑨ "京卫生局调查脑膜炎病人数",《申报》1944年4月4日,第2版。

⑩ 《溧水县卫生志》,1990年。

⑪ 《高淳县志》,江苏古籍出版社1998年版。《南京卫生志》,方志出版社1996年版。

⑫ 《昆山县志》,上海人民出版社1990年版。

⑬ 《横扇镇志》,中央文献出版社2004年版。

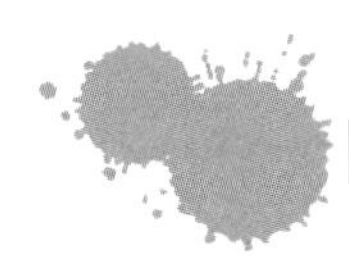

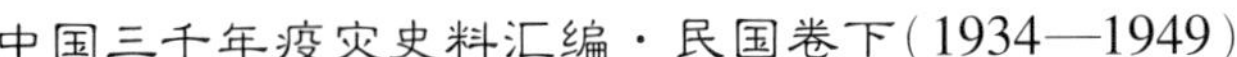

武进县(今常州市武进区) 春,村前乡脑膜炎流行[①]。夏,霍乱大流行,马杭乡杨堰村吴家塘全村100余人,41人得病,半月内死13人[②];奔牛镇九里庙沟村一星期内死9人,李家塘村4天内亡6人[③];北港乡港顶赵家塘死11人[④]。又,(夏)6—7月,天花流行,万绥白兔墩最重,发病33人,死12人,前黄西庄村因之成为闻名的"麻子村"[⑤]。

无锡县(今无锡市) 春,脑膜炎流行,患者大多是青年、儿童,死亡率极高[⑥]。夏,霍乱、天花流行。胡埭镇孟湾、短沟上、集贤、谢堰等地霍乱流行,死70余人[⑦]。前洲镇天花、霍乱大流行,有"今日帮治丧,明日自身亡"之说,人心惶惶[⑧]。

江阴县(今江阴市) 白喉流行。今《江阴市志》载:天花较大的流行有1912年、1923年、1930年、1944年,共发生白喉3169例,病死924人,病死率29.1%[⑨]。

靖江县(今靖江市) 麻疹暴发流行,病死儿童较多[⑩]。

太仓县(今太仓市) 秋,疟疾、霍乱流行。毛市地区疟疾大流行;岳王、新毛、时思等地霍乱流行,岳王乡项门村10天左右连续发病20多人,死亡15人,人心恐惧,闭门不出,无人耕耘,水稻荒芜[⑪]。

淮阴县(今淮安市淮阴区) 雅司病流行。仁和镇300余户人家,其中150余家有雅司病患者[⑫]。

淮安县(今淮安市) 回归热流行,仁河、岔河一带尤甚,县抗日民主政府给予免费治疗,历时3个月,共治愈患者1980多人[⑬]。

江都县(今江都市) 霍乱流行,浦头乡死亡多人[⑭]。

兴化县(今兴化市) 霍乱流行,东汉村死亡20多人,人心惶惶,太阳不落就关门

① 《村前志》,1984年。
② 《武进县志》,上海人民出版社1988年版。
③ 《奔牛镇志》,南京大学出版社2010年版。
④ 《北港乡志》,1984年。
⑤ 《常州市卫生志》,1989年。
⑥ 《梅村志》,江苏科学技术出版社1991年版。
⑦ 《胡埭镇志》,方志出版社2010年版。
⑧ 《前洲镇志》,江苏人民出版社2002年版。
⑨ 《江阴市志》,上海人民出版社1992年版。
⑩ 《靖江县志》,江苏人民出版社1992年版。《靖江卫生志》,江苏人民出版社1995年版。
⑪ 《太仓市卫生志》,1998年。
⑫ 《淮阴市卫生志》,中国矿业大学出版社1997年版。
⑬ 《淮安市志》,江苏人民出版社1998年版。
⑭ 《江都县卫生志》,江苏科学技术出版社1992年版。

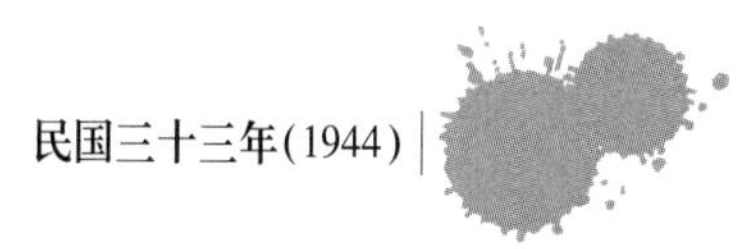

闭户,村庄一片凄凉,当时曾有“今天帮治丧,明日自身亡”之叹①。

高邮县(今高邮市)　血吸虫病急性发作,新平滩王港河边马小庄 6 户 36 人死绝②。

宝应县　伤寒流行。王营一带约 30% 的人感染伤寒及副伤寒,病死率达 10%③。

睢宁县　天花流行,岚山区侯庙西村发病 41 人,死亡 17 人④。

东海县　伤寒流行,仅码头工人死亡就达数十人。天花流行,新浦、海州、连云等地均有发病,仅新浦临洪乡一个 150 余人的自然村,即发病 8 例,死亡 1 例⑤。

沭阳县　回归热大流行,龙庙、茆圩一带尤甚,龙庙乡某村 80 户人家无一幸免,一年中死亡 83 人⑥。

上海市

上海市　春,天花、脑膜炎流行。3 月 7 日(二月十三日)报道:本市沪西区近来发现真正天花,已有一部分居民因罹斯疾而告不治⑦。3 月 9 日(二月十五日)报道:南市全区,自发生流行性之脑膜炎以来,患者虽经送医诊治,但十之八九,均告不治,蔓延形势,备极猖獗⑧。3 月 13 日(二月十九日)报道:自西区发现天花症以后,最近一区新闸路一带若干住家,亦发现天花⑨。4 月 2 日(三月初十日)报道:南市自发生流行性脑膜炎以来,疫势犹未见松弛,迄今日益猖獗,日前一日之间,全区竟发生 30 余起之多⑩。秋,脑膜炎流行。北桥乡钱家里 7 户人家 10 天连死 12 人⑪,新泾乡死 10 余人⑫,真如镇死者不计其数⑬。又,麻疹流行,仅颛桥镇及附近村庄就死亡 22 个孩子⑭。冬,脑膜炎、白喉流行。1945 年 3 月 25 日(二月十二日)报道:1 月份(十一月中旬至十二月中旬),脑膜炎入院 39 人,出院 21 人,死亡 18 人;白喉入院 21 人,出

① 《东汊村志》,2001 年。
② 《高邮市卫生志》,中国工商出版社 2006 年版。
③ 《宝应县志》,江苏人民出版社 1994 年版。
④ 《睢宁县卫生防疫站志》,1997 年。
⑤ 《连云港市卫生志》,方志出版社 1998 年版。
⑥ 《沭阳县卫生志》,中国矿业大学出版社 1996 年版。
⑦ “沪西区发现天花蔓延”,《申报》1944 年 3 月 7 日,第 3 版。
⑧ “南市脑膜炎区局部封锁”,《申报》1944 年 3 月 9 日,第 3 版。
⑨ “新闸路一带发现天花”,《申报》1944 年 3 月 13 日,第 2 版。
⑩ “南市脑膜炎益见猖獗”,《申报》1944 年 4 月 2 日,第 3 版。
⑪ 《北桥志》,1987 年。
⑫ 《新泾乡志》,1989 年。
⑬ 《真如镇志》,上海社会科学院出版社 1994 年版。
⑭ 《颛桥志》,1988 年。

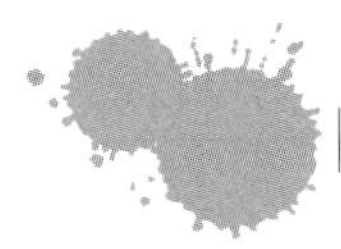

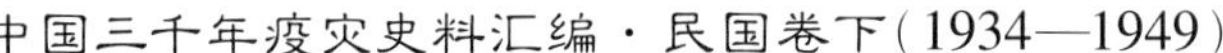

院17人,死亡4人[①]。

松江县(今松江区) 叶榭镇境内霍乱流行,祸及千余家,死者甚多[②]。

南汇县(今浦东新区) 春,脑膜炎流行。三灶、周浦镇衣庄街一带尤甚[③]。

奉贤县(今奉贤区) 春,脑膜炎流行,朝发夕死,诸医束手[④]。

川沙县(今浦东新区) 春,脑膜炎流行,蔓延川沙镇[⑤]、六里镇[⑥]、曹路镇[⑦]、金汇镇[⑧]。

崇明县 春,乡间脑膜炎流行,患者多为儿童[⑨]。

浙江省

浙江省 春,鼠疫流行。2月23日(正月三十日)报道:闽浙两省渝方所辖各地(按:指国民党控制区)流行黑死病[⑩]。此外,还有脑膜炎、痢疾、疟疾、回归热等疫病的流行。《国民政府年鉴》载:是年,浙省鼠疫流行有永嘉、义乌等8县,患者1224人,死亡683人;流行性脑膜炎流行达42县,患者33789人,死亡1213人;赤痢患者3万人,死亡89人;回归热患者115人,死亡6人;疟疾漫布全省,流行之烈不减往年[⑪]。

杭 县(今杭州市城区) 春,脑膜炎流行。今《余杭县志》载:流脑流行,云会、东塘、金平、独山、宏磻诸乡发生317例,死亡162人[⑫]。

新登县(今属富阳市) 春,脑膜炎流行[⑬]。

吴兴县(今湖州市) (春)2—4月,脑膜炎流行,势甚猖獗[⑭],南埠地区尤重,不少村庄户户有病人,起病凶险,朝发暮死,避瘟而遁者众[⑮]。

海宁县(今海宁市) 春,脑膜炎、天花流行。2月,城区首发脑膜炎,后蔓延各区,染者250人,经治疗死亡5人。硖石镇2月间天花流行,蔓延甚速。夏秋,霍乱流

---

① "脑膜炎等患者统计",《申报》1945年3月25日,第2版。
② 《叶榭志》,上海辞书出版社2003年版。
③ 《上海市南汇县卫生志》,1989年。
④ 《齐贤志》,1986年。
⑤ 《川沙镇志》,上海社会科学院出版社2008年版。
⑥ 《六里镇志》,上海社会科学院出版社2009年版。
⑦ 《曹路镇志》,上海辞书出版社2007年版。
⑧ 《金汇志》,1989年。
⑨ 《崇明县志》,上海人民出版社1989年版。
⑩ "闽浙各区黑死病流行",《申报》1944年2月23日,第1版。
⑪ 李文海等《近代中国灾荒纪年续编》,湖南教育出版社1993年版,第599页。
⑫ 《余杭县志》,浙江人民出版社1990年版。
⑬ 《富阳县志》,浙江人民出版社1993年版。
⑭ 《湖州市卫生志》,香港大时代出版社1993年版。
⑮ 《埭溪镇志》,方志出版社2004年版。

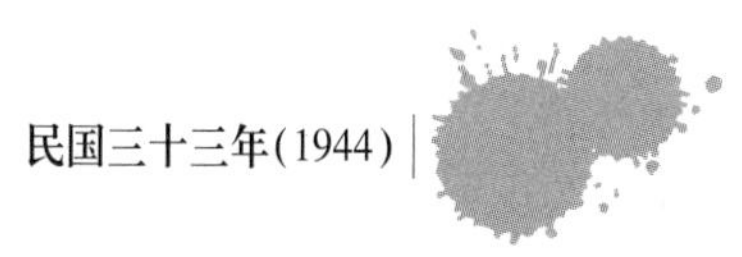

行,死者无数①。

衢 县(今衢州市衢江区、柯城区) 春,脑膜炎流行。夏秋,疟疾、痢疾合并大流行,5—10月,衢县32个乡镇统计发病10608人,死125人,病死率11.82%②。

龙游县 春,脑膜炎流行,患病841人,死亡428人。夏秋,疟、痢大流行,疟疾发病11094人,死亡2948人,痢疾发病4897人,死亡1092人③。

江山县(今江山市) 春,脑膜炎流行。(夏)7月,疟疾、痢疾合并大流行。又,鼠疫流行。城区发现疑似鼠疫病人49人,死44人④。全县痢疾死亡率10%⑤。

常山县、开化县 春,脑膜炎流行。(夏)7月,疟疾、痢疾大流行⑥。

淳安县 夏,疟疾大流行⑦。5月,桥西镇时疫流行,镇长潘念祖向县报告称:吾镇左口、凤翔地方时疫流行,十人九病,死亡之数已达60余人之多⑧。

兰溪县(今兰溪市) 春,脑膜炎流行,县城、游埠、水亭、莲花、瀔滨、马涧、嵩麓等地幼童死亡甚多⑨,仅女埠镇就死幼童100余人⑩。(夏)7月,疟、痢流行甚烈⑪。县卫生院工作报告称:赤溪、游埠、金湖等乡相继暴发恶性疟疾,赤溪乡流行遍及全境,且症状复杂,医者束手⑫。

汤溪县(今金华市婺城区汤溪镇) (夏)7月,疟、痢流行甚烈⑬。1946年,尚有汤溪人回忆此年恶性疟疾大流行:疫疟,古无其名,然吾乡民国卅三、卅四两年流行病之可怖,确可称为“大疫”而无虑过当,而其病状为疟,故谬称为“疫疟”,以别于普通疟疾也⑭。

寿昌县(今属建德市) 春,脑膜炎流行,报告发病30人,死亡11人⑮。

建德县(今建德市) 秋,疟疾流行。今《建德县医药卫生志》载:9月,大洋乡井

---

① 《海宁市志》,汉语大词典出版社1995年版。《海宁硖石镇志》,浙江人民出版社1992年版。
② 《衢州市卫生志》,上海交通大学出版社1997年版。
③ 《龙游县志》,中华书局1991年版。《龙游县卫生志》,上海社会科学院出版社1992年版。
④ 《衢州市卫生志》,上海交通大学出版社1997年版。
⑤ 《江山市志》,浙江人民出版社1990年版。
⑥ 《衢州市卫生志》,上海交通大学出版社1997年版。
⑦ 《衢州市卫生志》,上海交通大学出版社1997年版。
⑧ 《淳安县卫生志》,1998年。
⑨ 《兰溪市志》,浙江人民出版社1988年版。
⑩ 《女埠镇志》,方志出版社1998年版。
⑪ 《衢州市卫生志》,上海交通大学出版社1997年版。
⑫ 《兰溪市志》,浙江人民出版社1988年版。
⑬ 《衢州市卫生志》,上海交通大学出版社1997年版。
⑭ “疫疟纪实”,《现代医药杂志》1946年第1卷第11期,第46页。
⑮ 《建德县医药卫生志》,1985年。

坑源村发生瘟疫,发病66人,3天内死亡14人①。

浦江县　秋,疟疾流行。7月患病264人,死亡17人;8月患病450人,死亡37人②。

东阳县(今东阳市)　(春)3月,脑膜炎流行,仅王坎头一地死亡200余人③。

金华县(今金华市金东区)　春,脑膜炎流行。据1—5月统计,患病10099人,死644人④。

定海县(今舟山市定海区)　秋,疟疾大流行,高亭、岱西尤甚,岱西胡家19人,患疟疾18人⑤。

余姚县(今余姚市)　(夏)6月,脑膜炎流行,死100余人⑥。

绍兴县(今绍兴市)　春,脑膜炎流行⑦。

萧山县(今杭州市萧山区)　春,脑膜炎流行。2月27日(二月初四日)报道:萧山城厢一带发现流行性脑膜炎,势甚猖獗⑧。又,天花流行⑨。

嵊　县(今嵊州市)　春,脑膜炎流行⑩。

新昌县　(春)1—5月,脑膜炎流行,发病40人,死亡14人,病死率35%⑪。

奉化县(今奉化市)　春,县城脑膜炎流行,死亡5人⑫。

宁海县　春,县城天花流行,城区发现流行性脑膜炎⑬。

象山县　霍乱、痢疾、疟疾流行,发病804人⑭。爵溪镇天花流行,发病后致残或麻脸者甚众⑮。

三门县(今属象山县)　(春)3月,天花流行,尤以上叶乡最严重,死亡60多人。

---

① 《建德县医药卫生志》,1985年。
② 《浦江县志》,浙江人民出版社1990年版。
③ 《东阳市志》,汉语大词典出版社1993年版。
④ 《金华县卫生志》,浙江人民出版社1995年版。
⑤ 《舟山市卫生志》,中华书局2002年版。
⑥ 《余姚市志》,浙江人民出版社1993年版。
⑦ 《绍兴县卫生志》,浙江古籍出版社1997年版。
⑧ "萧山一带脑膜炎猖獗",《申报》1944年2月27日,第1版。
⑨ 《萧山卫生志》,浙江大学出版社1989年版。
⑩ 《嵊县卫生志》,1987年。《长乐镇志》,浙江人民出版社1999年版。
⑪ 《新昌县卫生志》,同济大学出版社1992年版。
⑫ 《奉化市志》,中华书局1994年版。
⑬ 《宁海城关镇志》,浙江人民出版社1989年版。
⑭ 《象山县志》,浙江人民出版社1998年版。
⑮ 《爵溪镇志》,中国书籍出版社1997年版。

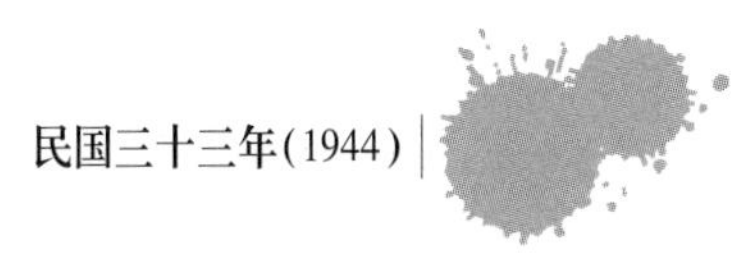

(夏)霍乱流行,浬浦15人染病,死7人[①]。

仙居县　春,脑膜炎严重流行,城关大井头小南门天灯巷发病10人,死亡7人,县简易师范2人发病,均死[②]。

黄岩县(今台州市黄岩区、椒江区)　恶性疟疾流行,门诊登记发病62例[③]。

温岭县(今温岭市)　霍乱流行[④]。

永嘉县(今包括温州市、永嘉县)　春夏秋,鼠疫流行;夏,天花、霍乱流行。今《永嘉县卫生志》载:1月中旬,西郊疫情严重,划为封销区。6月间,疫势复炽,全年患者1000余人,死亡600余人。城区天花流行[⑤]。今《温州市卫生志》载:8月,一温州人在庆元县患鼠疫死亡,其遗物及鼠疫媒介生物从庆元经瓯江水路带回永嘉县桥头乡,在当地及周围乡村引起流行[⑥]。所辖桥头镇鼠疫、霍乱并发,死亡近50人[⑦]。

乐清县(今乐清市)　秋,鼠疫流行。今《乐清县志》载:10月下旬,日军在翁垟作鼠疫传播试验,被作"培养基"解剖而死5例,被传染发病而死16例。后传播到山屿、高蝉、黄华等地[⑧]。

瑞安县(今瑞安市)　秋,疟疾暴发流行,鲍田发现鼠疫[⑨]。

平阳县(今包括平阳县、苍南县)　春,脑膜炎流行。夏秋,霍乱流行。今《平阳县志》载:3月1日,腾蛟发现流行性脑脊髓膜炎,后蔓延到其他乡镇,县卫生院和水头分院派员治疗,实施消毒、隔离、药治等措施,至4月底扑灭。全县共患病194人,死6人。夏秋间霍乱流行[⑩]。

泰顺县(含今文成县)　秋,疟疾暴发流行,民间靠"唐拾义止疟片""百亨三阴酒"预防治疗[⑪]。发病1574人,死亡17人[⑫]。

---

① 《三门县志》,浙江人民出版社1992年版。

② 《仙居县志》,浙江人民出版社1987年版。

③ 《黄岩县卫生志》,上海人民出版社1990年版。

④ 《泽国镇志》,中华书局1999年版。

⑤ 《永嘉县卫生志》,1998年。

⑥ 《温州市卫生志》,华东师范大学出版社1998年版。

⑦ 《桥头镇志》,海洋出版社1989年版。

⑧ 《乐清县志》,中华书局2000年版。《翁垟镇志》,当代中国出版社2002年版。《黄华镇志》,海风出版社2005年版。

⑨ 《瑞安市卫生志》,华东师范大学出版社1999年版。

⑩ 《平阳县志》,汉语大词典出版社1993年版。

⑪ 《文成县卫生志》,黄河出版社2001年版。

⑫ 《泰顺县志》,浙江人民出版社1998年版。

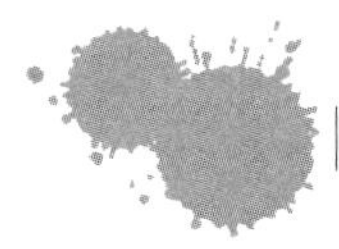

青田县　春,脑膜炎流行,多数小学停课3—6天①。秋,疟疾暴发流行②。

松阳县　春,脑膜炎流行。今《松阳县志》载:1月,裕后乡赤路圩村发现鼠疫病人4例,死亡2例。城乡脑膜炎流行,发病73例,死亡24例③。按:是年1月25日为春节,这是整个1月的统计数字,故系于春正月。

龙泉县(今龙泉市)　秋,鼠疫流行。今《龙泉县志》载:9月,县城鼠疫蔓延,东升街117号至134号一带及西平街尤炽,医疗队施治,县府举行防疫讲座,至11月渐平④。

遂昌县　春,脑膜炎流行。春夏,天花流行。秋,霍乱、痢疾、伤寒、疟疾流行。今《遂昌县卫生志》载:2月,新溪乡小应村天花、脑膜炎流行,3月,奕琴乡小逆口村天花流行。6月,新溪乡小应村天花流行。8月,蕉川霍乱流行,发病135例,死亡54例。秋,痢疾、伤寒、疟疾流行,痢疾发病2766例,死亡532例;伤寒发病832例,死亡333例,疟疾发病1679例⑤。

福建省

福　州(今福州市、闽侯县)　春,鼠疫流行。2月23日(正月三十日)报道:闽浙两省渝方所辖各地流行黑死病,上周福州有4人死于此病⑥。全县鼠疫发病286人,死亡245人⑦。自1月至7月19日,福州共收治鼠疫患者362例,死亡142例⑧。秋,疟疾、霍乱流行。8月底,福州大旱,慢性寒热病(疟疾)流行⑨。9月,迩来天气寒暖不常,榕、延各地发生虎疫⑩。全年霍乱发病456例,死亡40例⑪。

福清县、永定县、长乐县(今长乐市)、龙溪县、将乐县、浦城县　夏,鼠疫流行。6月,卫生署第四医防大队,派员往浦城协防鼠疫,省防疫队则分赴福清、永定、长乐、龙溪、将乐、浦城等县,协助当地卫生院所办理防疫工作⑫。

---

① 《青田县志》,浙江人民出版社1990年版。
② 《文成县卫生志》,黄河出版社2001年版。
③ 《松阳县志》,浙江人民出版社1996年版。
④ 《龙泉县志》,汉语大词典出版社1994年版。
⑤ 《遂昌县卫生志》,浙江古籍出版社1997年版。
⑥ “闽浙各区黑死病流行”,《申报》1944年2月23日,第1版。
⑦ 《闽侯县志》,方志出版社2001年版。
⑧ 《福州市卫生志》,1999年。
⑨ 《福州市志》(第一册),方志出版社1998年版。
⑩ “根绝鼠疫防范霍乱”,《新福建》1944年第6卷第3期,第70页。
⑪ 《福州市卫生志》,1999年。
⑫ “卫生署派员协助本省防疫等工作”,《闽政简报》1944年第18期,第5页。

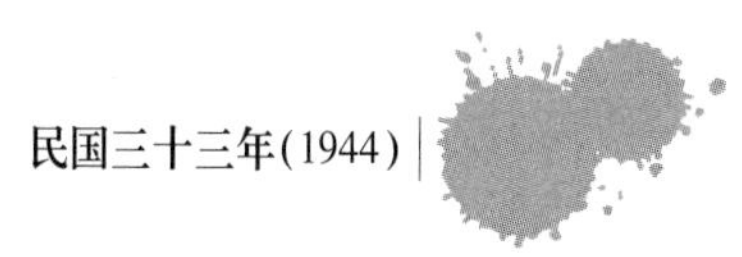

平潭县　霍乱大流行,县城、苏澳、大福等地受害尤重,全县死亡约 200 人①。

永泰县　葛岭街和九老村天花流行,发病快,病情严重,死亡多②。

闽清县　夏秋,霍乱流行,死亡 6 人③。

浦城县　夏秋,鼠疫流行。6 月,卫生署第四医防大队派员往浦城协防鼠疫,省防疫队则分赴……浦城等县协助当地卫生院所办理防疫工作④。9 月,卫生处为根绝浦城鼠疫计,特饬防疫大队派员专送大量防疫药品赴浦城应用,另有一批赠送该县当地驻军⑤。

连江县　夏,鼠疫、霍乱流行。今《连江县志》载:入夏以来,霍乱、鼠疫在县城、浦口、东岱、晓澳、筱埕等地流行,死 200 余人⑥。

屏南县　天花流行,发病 54 人⑦。

宁德县(今包括宁德市、周宁县)　夏,霍乱流行。今《宁德市志》载:7 月,城区附近霍乱流行⑧。

福安县(今福安市)　夏,霍乱流行。甘棠镇 1—8 月霍乱患者 31 人,死 28 人⑨。

霞浦县　(春)脑膜炎流行,大京、溪南一带尤甚,死 500 多人⑩。(夏)霍乱流行,城关、三沙尤甚,仅三沙一地就病死 800 多人⑪。

福鼎县(今福鼎市)　嵛山马祖澳日伪军蔡功部鼠疫流行,死亡数十人⑫。

同安县(今厦门市同安区)　鼠疫在马巷一带流行⑬。

莆田县(今莆田市)　夏,霍乱流行。霍乱从上海传入莆田平原,又传染到沿海各地。由于缺医少药,未能及时制止其蔓延,死亡 100 多人⑭。

大田县　是年疫。病死 190 例,其中死于伤寒及类似伤寒的 70 例,斑疹伤寒的

---

① 《平潭县志》,方志出版社 2000 年版。
② 《永泰县志》,新华出版社 1992 年版。
③ 《闽清县志》,群众出版社 1993 年版。
④ “卫生署派员协助本省防疫等工作”,《闽政简报》1944 年第 18 期,第 5 页。
⑤ “根绝鼠疫防范霍乱”,《新福建》1944 年第 6 卷第 3 期,第 70 页。
⑥ 《连江县志》,方志出版社 2001 年版。
⑦ 《宁德地区医药卫生志》,福建人民出版社 2005 年版。
⑧ 《宁德市志》,中华书局 1995 年版。
⑨ 《甘棠镇志》,厦门大学出版社 1992 年版。
⑩ 《霞浦县卫生志》,1989 年。
⑪ 《福建省卫生志》,1989 年。
⑫ 《宁德地区医药卫生志》,福建人民出版社 2005 年版。
⑬ 《同安医药卫生志》,厦门大学出版社 1995 年版。
⑭ 《忠门镇志》,方志出版社 1997 年版。

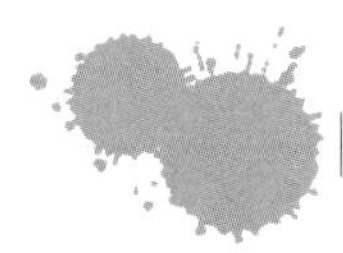

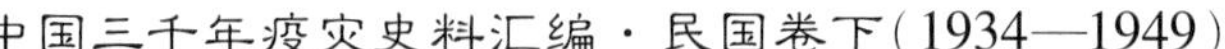

13 例,产褥热的 22 例,赤痢的 17 例,霍乱的 15 例,抽风的 10 例,狂犬病的 9 例,肺病的 6 例,流脑的 5 例,鼠疫的 4 例,天花、猩红热和病毒的各 3 例,白喉的 1 例,其他 9 例①。

东山县　天花流行,全县死亡 2000 多人②。

龙岩县(今龙岩市)　夏,鼠疫流行。5—6 月,适中街道又发生鼠疫,死亡 22 人,商店纷纷关门停业,龙埔宫又成为市场,小学又搬到典常楼上课③。

南平县(今南平市)　夏至秋,霍乱蔓延,死者众④。10 月,《新福建》载:迩来天气寒暖不常,榕、延各地发生虎疫,本省卫生处为防止蔓延,计特饬防疫大队及南平、永安卫生院联络当地各有关机关在南平、永安设立检疫站⑤。

永安县(今永安市)　秋,霍乱流行。今《永安市志》载:10 月,城区发生霍乱,县兽医所 2 人染病死亡。11 月,霍乱再度发生,城内晏公街、中山路一带患者甚多,并有人死亡⑥。

沙　县　夏秋,霍乱流行。今《沙县志》载:夏,高桥杉口霍乱流行,死 40 余人。9 月下旬,城关再次霍乱流行,病 27 人,死 25 人⑦。

晋江县(今属泉州市)　夏六月,霍乱流行,死亡 7000 人⑧。

政和县　是年疫。全县死于天花 85 人,白喉 4 人,脑膜炎 5 人,麻疹 11 人,伤寒 131 人⑨。

将乐县　(秋)9—11 月,鼠疫流行,城关大同保 35 户发病,患者 52 人,死亡 40 人⑩。

广东省

饶平县　脑膜炎流行,钱东径中乡尤甚,户户有病人,死亡 32 人⑪。

中山县(今中山市)　霍乱流行⑫。

---

① 《大田县志》,中华书局 1996 年版。
② 《东山县志》,中华书局 1994 年版。《漳州市卫生防疫站志》,2004 年。
③ 《适中镇志》,华夏出版社 2008 年版。
④ 《南平市志》,中华书局 1994 年版。
⑤ “根绝鼠疫防范霍乱”,《新福建》1944 年第 6 卷第 3 期,第 70 页。
⑥ 《永安市志》,中华书局 1994 年版。
⑦ 《沙县志》,中国科学技术出版社 1992 年版。
⑧ 《解放日报》1944 年 7 月 27 日。
⑨ 《政和县志》,中华书局 1994 年版。
⑩ 《将乐县卫生志》,1990 年。
⑪ 《汕头卫生志》,1990 年。
⑫ 《中山市志》,广东人民出版社 1997 年版。

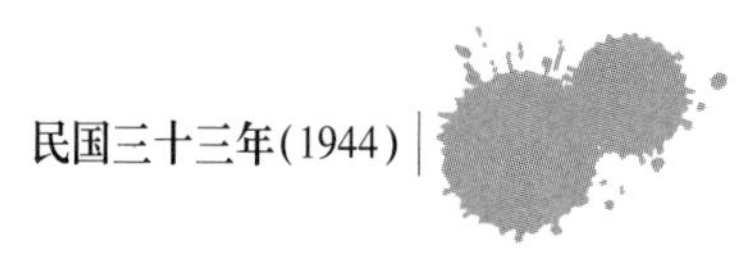

三水县(今佛山市三水区)　霍乱流行[1]。

高要县(今肇庆市高要区)　蛟塘南约一带天花大流行[2]。

云浮县(今云浮市)　天花流行,洞心乡夹河村发病32人,死7人[3]。

连南县(今连南瑶族自治县)　春,天花流行。今《连南瑶族自治县志》载:3月,金坑大疫(天花),其中瓦角冲排死72人[4]。

曲江县(今韶关市曲江区)　(春)1—2月,赤痢流行[5]。

紫金县　天花流行,古竹榴坑下径村全村100多人,病死35人[6]。

五华县　霍乱流行,安流一带死尸随处可见[7]。

廉江县(今廉江市)　(春)2月,天花流行,附城镇死亡20多人[8]。

海南省

琼海县(今海南省琼海市)　天花流行。文曲、西岸、里望等村小儿普遍发病,死亡6人;新市枫树头村97人,患病26人,死亡5人;九曲江北岸村35人,患病15人,死亡5人[9]。

万宁县(今万宁市)　天花流行,畅好草办村60人染病,死亡25人[10]。

定安县　天花流行。今《琼中县志》载:民国三十三至三十五年(1944—1946),连年发生天花,据不完全统计,红毛、什运、营根地区死亡337人。牙训村67人,死亡62人,占92.5%。生者逃离,死者露尸,村庄荒凉[11]。

广西壮族自治区

邕宁县(今南宁市)　南宁发生人间鼠疫[12]。

桂林市　春,脑膜炎流行。1947年4月14日(闰二月廿三日)报道:桂市脑膜炎

---

① 《三水县志》,广东人民出版社1995年版。
② 《高要县卫生志》,1987年。
③ 《云浮县志》,广东人民出版社1995年版。
④ 《连南瑶族自治县志》,广东人民出版社1996年版。
⑤ 《曲江县志》,中华书局1999年版。
⑥ 《紫金县志》,广东人民出版社1994年版。
⑦ 《五华县志》,广东人民出版社1991年版。
⑧ 《廉江县志》,广东人民出版社1995年版。
⑨ 《琼海卫生志》,南海出版公司1996年版。
⑩ 《保亭县志》,南海出版公司1997年版。
⑪ 《琼中县志》,1995年。
⑫ 《南宁市卫生志》,1996年。

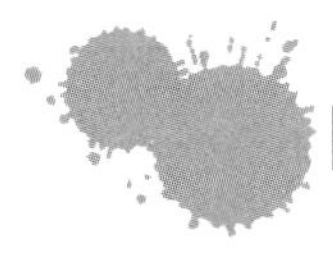

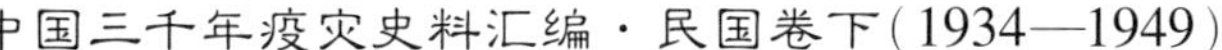

流行已有2次……第二次在三十三年(1944年)春[①]。夏秋,霍乱流行[②]。

隆安县　春,天花流行。秋,疟疾流行。今《隆安县志》载:2月,西北各乡天花流行。全县疟疾流行,死亡53人[③]。

都安县(今都安瑶族自治县)　霍乱流行,死者甚众,仅安阳镇民和街就有40多户感染,死亡17人。天花流行,死者甚多,仅镇西乡岽鼻香村就死300多人[④]。

苍梧县(今梧州市)　霍乱大流行,全城死数百人[⑤]。

藤　县　痢疾流行,潦江、金鸡死亡30余人[⑥]。

平南县　秋,霍乱、疟疾流行。今《平南县志》载:城西街又发生霍乱,病30多人,死6人。疟疾暴发流行,大批人发病,死者难计其数[⑦]。

郁林县(今玉林市)　(夏)5月,发现回归热传染病[⑧]。

博白县　夏,天花流行。6月,江太、英桥、凤山等乡流行天花,死亡65人[⑨]。

阳朔县　霍乱流行,葡萄乡乌龙村和杨堤乡中南村死200多人[⑩]。

龙胜县(今龙胜各族自治县)　痢疾流行,庖田村5天内病亡90人[⑪]。

榴江县(今鹿寨县)　天花流行,务本、龙江、安顺、峰村4乡发病313人,死亡74人[⑫]。

雒容县(今鹿寨县)　天花流行,石妙村41户,家家发病,有18户死亡21人[⑬]。

柳江县(今柳州市)　霍乱流行,土博圩及坡村死亡50余人,成团灵江九歪村153人死剩64人[⑭]。

象　县(今象州县)　天花流行,大樟、中平、下西等乡死200多人[⑮]。

---

① "南昌鼠疫极严重,桂林脑膜炎猖獗",《中央日报》1947年4月14日,第2版。
② 《广西通志·医疗卫生志》,广西人民出版社1999年版。
③ 《隆安县志》,广西人民出版社1993年版。
④ 《都安瑶族自治县志》,广西人民出版社1993年版。
⑤ 《苍梧县志》,广西人民出版社1997年版。
⑥ 《藤县志》,广西人民出版社1996年版。
⑦ 《平南县志》,广西人民出版社1993年版。
⑧ 《玉林市志》,广西人民出版社1993年版。
⑨ 《博白县志》,广西人民出版社1994年版。
⑩ 《阳朔县志》,广西人民出版社1988年版。
⑪ 《龙胜县志》,汉语大词典出版社1992年版。
⑫ 《鹿寨县志》,广西人民出版社1996年版。
⑬ 《鹿寨县志》,广西人民出版社1996年版。
⑭ 《柳州市志》(第七卷),广西人民出版社2003年版。
⑮ 《象州县志》,知识出版社1994年版。

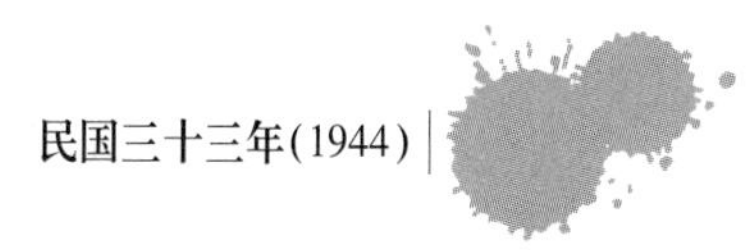

东兰县　天花流行，伦界村好仁峒23户人家，患病31人，死亡13人①。

向都县、镇结县(今天等县)　(夏)7月，回归热流行②。

崇善县、左　县(合为今崇左市)　天花、霍乱流行。今《崇左县志》载：县内因霍乱、天花病亡者达1000余人，驮卢、左州乡镇霍乱流行，死亡59人③。

思乐县(今宁明县)　急性肝炎流行。今《宁明县志》载："黄眼病"流行，驮藏村死10余人，洞卢村死100余人④。这是急性黄疸性肝炎流行。

富川县(今富川瑶族自治县)　天花、霍乱流行。今《富川瑶族自治县志》载：民国三十二年、三十三年，天花流行，洋新、九凤岭、蒙家、小深坝、毛家塘、石枧寨等，死亡人数众多，麦岭的井子庙小村5户共18人，因霍乱病流行，短短20多天，全村人除一个小孩幸存外，其余全部死亡，至今该村只留下一片荒凉的遗址⑤。

田东县(今田阳县)　霍乱流行，全县共患病1397人，病者大多死亡⑥。

龙津县(今龙州县)　鼠疫流行⑦。

灌阳县　疟疾流行⑧。

合浦县(今合浦县、北海市、浦北县)　春，鼠疫、天花流行。夏，霍乱流行。今《合浦县志》载：2月，山口镇永安村鼠疫流行⑨。今《浦北县卫生志》载：小江、三合、古立各乡镇天花流行，张黄东镇一带同时发生，患者数千人，小孩居多，五十岁老翁亦有，死30余人⑩。今《北海市卫生志》载：夏，地角发生霍乱病，南潢亦有疫情，共死100多人⑪。

---

① 《东兰县志》，广西人民出版社1994年版。

② 《天等县志》，广西人民出版社1991年版。

③ 《崇左县志》，广西人民出版社1994年版。

④ 《宁明县志》，中央民族学院出版社1988年版。

⑤ 《富川瑶族自治县志》，广西人民出版社1993年版。

⑥ 《田东县志》，广西人民出版社1998年版。

⑦ 《广西通志·医疗卫生志》，广西人民出版社1999年版。

⑧ 《灌阳县志》，新华出版社1995年版。

⑨ 《合浦县志》，广西民族出版社1994年版。

⑩ 《浦北县卫生志》，1998年。

⑪ 《北海市卫生志》，1998年。

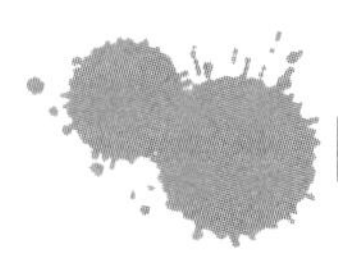

民国三十四年(1945)

全　国

全国11省区93县旗发生鼠疫,发病37065例,死亡28541人。云南8县发病3750例,死亡1760人;广东5县发病1308例,死亡1214人;福建42县发病24914例,死亡19376人;浙江8县发病374例,死亡263人;吉林8县发病1764例,死亡1692人;黑龙江1县发病11例,死亡11人;内蒙古11县发病4105例,死亡3684人;青海5县发病179例,死亡178人;甘肃1县发病1例,死亡1人;江西3县发病647例,死亡350人;西藏1县发病12例,死亡12人[①]。

3月28日(二月十五日)报道:联合国救济善后总署医官宣布:联总现正以疫苗及医药供应品用飞机及船只赶运霍乱猖獗之广州、汉口以及华北及东南之黑死病流行区域,以便遏止此种危险日趋严重之传染病[②]。

冬,东北地区鼠疫流行。1946年2月1日(十二月三十日)《申报》报道:东北黑死病(肺鼠疫)近来势极猖獗,嫩江所属之洮南、洮安(白城)、大赉、泰来,吉林所属之扶余,辽北所属之通辽,均有发现。空气传染为害最烈,此间虽有新近组成之防疫委员会,但医药与医士两缺[③]。同日,《中央日报》报道:东北各地鼠疫猖獗,辽北、吉林、嫩江各省均先后发现,中以王爷庙、洮南、洮安、大赉、泰来、扶余、通辽等地最为严重[④]。

全国性霍乱大流行。上海、江苏、四川、贵州、湖南、广西、陕西、广东、湖北、河北、河南、山东、福建、江西、安徽等15个省市发生霍乱。是年,日寇投降,国民党政府将"中国远征军"自印、缅驻地调回内战前线,所至之处霍乱流行,先后波及全国15个省

① 李文波《中国传染病史料》,化学工业出版社2004年版,第203页。

② "遏止各地疾疫流行,联总赶运疫苗防治",《报报》1946年第2卷第2期,第54页。

③ "东北黑死病猖獗",《申报》1946年2月1日,第1版。

④ "东北各地鼠疫猖獗",《中央日报》1946年2月1日,第3版。

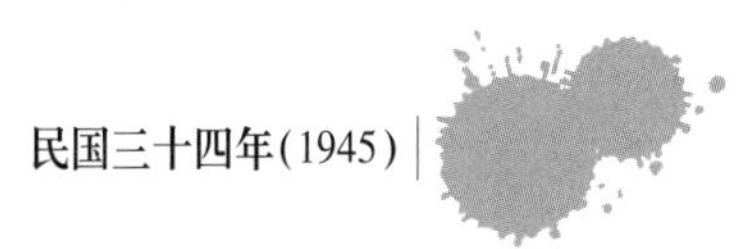

市,病者、死者不计其数[①]。1947 年,余正行在《防止霍乱》一文中谈道:民国二十一年(1932)黄河水灾时大流行,二十五年(1936)的流行,二十八年(1939)的大流行,三十一年(1942)又流行,三十四年(1945)大流行遍及全国,其死亡与患者,无正确统计可供参考[②]。

黑龙江省

龙江县(今齐齐哈尔市)　霍乱流行。发生霍乱 15 例,死亡 11 例[③]。

明水县　伤寒流行。重病区永兴村贾德新屯(今永兴镇务本村)家家都有伤寒病人[④]。

泰来县　秋,鼠疫、霍乱、伤寒流行。今《泰来县志》载:10 月,县城内鼠疫、霍乱和伤寒传染病流行,实行疫区封闭[⑤]。冬,鼠疫猖獗[⑥]。

汤原县　疫。各种传染病长年流行不断[⑦]。

萝北县　伤寒流行,全县死亡 60 余人[⑧]。

滨江县(今哈尔滨市)　“八·一五”光复后,日本侵略军撤退时,将大量带有鼠疫菌的黄鼠散放于田野。南岗区靠近平房的红旗、王岗两个乡镇的 21 个村屯 9.4 万亩土地为其鼠疫源,6 万人受其危害[⑨]。

吉林省

延吉县(含今延吉市、龙井县)　春,克山病、伤寒、麻疹、斑疹伤寒流行。今《延吉市志》载:斑疹伤寒流行,发病 559 人,死亡 105 人[⑩]。今《龙井县卫生志》载:伤寒流行,发病 454 人,死亡 69 人;春,克山病流行,发病 300 余人,死亡 200 余人;麻疹流行,发病 569 人,死亡 142 人[⑪]。

汪清县　冬,克山病流行,罗子沟内河屯 50 户人家,死亡 8 人[⑫]。

---

① 《当代中国的卫生事业》,中国社会科学出版社 1986 年版,第 315 页。
② “防止霍乱”,《申报》1947 年 7 月 18 日,第 7 版。
③ 《齐齐哈尔市卫生志》,1990 年。
④ 《明水县志》,黑龙江人民出版社 1989 年版。
⑤ 《泰来县志》,黑龙江人民出版社 1992 年版。
⑥ “东北黑死病猖獗”,《申报》1946 年 2 月 1 日,第 1 版。
⑦ 《西林区志》,1991 年。
⑧ 《萝北县志》,中国人事出版社 1992 年版。
⑨ 《南岗区志》,哈尔滨出版社 1994 年版。
⑩ 《延吉市志》,新华出版社 1994 年版。
⑪ 《龙井县卫生志》,1990 年。
⑫ 《汪清县卫生志》,1988 年。

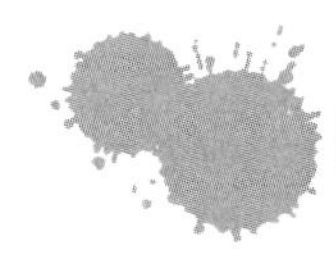

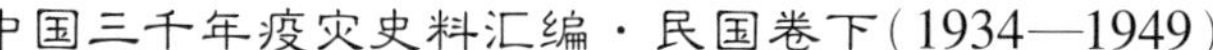

洮南县、洮安县、大赉县、扶余县(今扶余市)　冬,鼠疫猖獗[①]。

大赉县、安广县(今合为大安市)　秋冬,鼠疫流行。后二龙山屯、双龙山屯、后广发屯、老牛圈屯为鼠疫发生地[②]。

洮安县(今白城市)　秋冬,鼠疫流行。8 月 15 日(七月初八日),日本投降后,县内肺鼠疫流行,至 1946 年 2 月,共发病 199 人,死 198 人[③]。

通化县　夏秋,霍乱肆虐,朝病夕亡[④]。

内蒙古自治区

五原县　霍乱流行,西部地区(晏江县)发病 146 人,死亡 6 人[⑤]。

科尔沁右翼前旗　秋,鼠疫流行。《内蒙古》载:8 月,王爷庙鼠疫流行,是年发病 862 人,死亡 851 人[⑥]。今《兴安盟志》载:伪兴安总省警察厅长福地家久命令伪医学院长小康将大量试验用的鼠疫菌撒放出去,致使西科前旗、王爷庙街乃至内蒙古东部地区民间鼠疫大量流行,死亡数千人[⑦]。今《乌兰浩特市志》也载:8 月下旬,王爷庙地区发现鼠疫,很快蔓延到周围 10 个旗县。至 1947 年,王爷庙地区共发生腺鼠疫 4 次,肺鼠疫 1 次,死亡 3000 余人[⑧]。

奈曼旗　秋,鼠疫流行。发生鼠疫 52 处,患者 1498 人,死亡 1230 人,死亡率高达 82%[⑨]。

库伦旗　秋,鼠疫流行。9 月,六家子努图克丰水泡子屯发生原发性鼠疫,患者 14 人,全部死亡。邻村树林子屯有人到丰水泡子拾遗物带回疫蚤。10 月,树林子屯发生鼠疫,患病 18 人,全部死亡[⑩]。

奈曼旗、库伦旗　自春徂秋,鼠疫流行。4 月 3 日(二月廿一日)至 10 月 5 日(八月三十日),库伦旗九区五官营子屯、丰水泡子屯、树林子屯,八区玛林才格尔、塔甸子屯先后发生腺鼠疫 40 人,死亡 40 人[⑪]。

敖汉旗　夏秋,鼠疫流行。5 月 2 日(三月廿一日)至 10 月 10 日(九月初五日),

---

① “东北黑死病猖獗”,《申报》1946 年 2 月 1 日,第 1 版。

② 《大安县志》,辽宁人民出版社 1990 年版。

③ 《白城市志》,中国广播电视出版社 1993 年版。

④ 《通化县志》,吉林人民出版社 1996 年版。

⑤ 《五原县志》,内蒙古人民出版社 1996 年版。

⑥ 《内蒙古》,内蒙古人民出版社 1997 年版。

⑦ 《兴安盟志》,内蒙古人民出版社 1997 年版。

⑧ 《乌兰浩特市志》,内蒙古人民出版社 1993 年版。

⑨ 《奈曼旗志》,方志出版社 2002 年版。

⑩ 《库伦旗志》,内蒙古文化出版社 2005 年版。

⑪ 《通辽市卫生志》,2005 年。

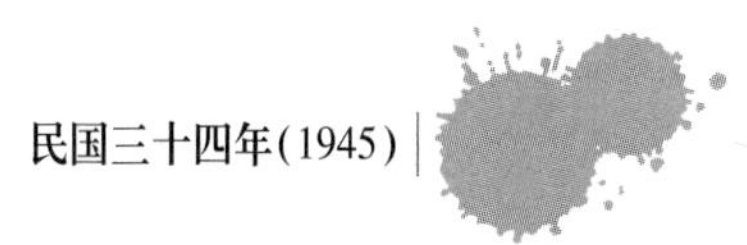

各各召、小河沿、古鲁板蒿、哈沙吐、康家营子、双井、长胜、新窝铺、下洼等地区29个村鼠疫发病1304人,死亡1227人[①]。

苏尼特左翼旗(今苏尼特左旗)　秋,全旗范围内瘟疫流行[②]。

突泉县　秋,鼠疫流行。太平村小孟屯,六户村包家屯、王家屯、葛家屯,学田村八户山等地发病38人,死亡25人[③]。

通辽县(今通辽市)　冬,鼠疫猖獗[④]。

辽宁省

沈阳县(今沈阳市)　冬,斑疹伤寒流行。1946年2月23日(正月廿二日)报道:去年12月(十一月)及今年1月(十二月)间,本城斑疹伤寒猖獗一时,患者达3000余人[⑤]。

辽中县　秋,病毒性痢疾流行,死亡率很高[⑥]。

辽阳县、海城县(今海城市)　冬,斑疹伤寒流行,死亡甚多[⑦]。

义　县　秋,霍乱流行,石佛堡、官厂沟一带尤甚[⑧]。

康平县　秋,霍乱流行。今《康平县志》载:8月,二牛所口乡南家窝堡暴发霍乱,死亡18人[⑨]。

凤城县(今凤城市)　春,霍乱流行。今《凤城市志》载:3月,日军在凤城县白旗村黄旗屯修建飞机场,从热河等省抓来劳工1000多人,陆续染上霍乱,400多人死亡[⑩]。

金　县(今大连市金州区)　夏,脑膜炎流行。今《大连市卫生志》载:夏,驻旅大苏军发现病程短、病死率很高的流行性乙型脑炎患者,当时误诊为虱传回归热[⑪]。秋,鼠疫流行。今《金县志》载:8月,鼠疫,荞麦山村死亡6人[⑫]。

---

① 《敖汉旗志》,内蒙古人民出版社1991年版。《赤峰八千年大事记》,方志出版社1999年版。

② 《苏尼特左旗志》,内蒙古文化出版社2004年版。

③ 《突泉县志》,内蒙古人民出版社1993年版。

④ "东北黑死病猖獗",《申报》1946年2月1日,第1版。

⑤ "满目疮痍话沈阳",《申报》1946年2月23日,第1版。

⑥ 《辽中县志》,辽宁人民出版社1993年版。

⑦ 《鞍山市卫生志》,1990年。

⑧ 《义县志》,沈阳出版社1992年版。

⑨ 《康平县志》,东北大学出版社1995年版。

⑩ 《凤城市志》,方志出版社1997年版。

⑪ 《大连市卫生志》,大连出版社1991年版。

⑫ 《金县志》,大连出版社1989年版。

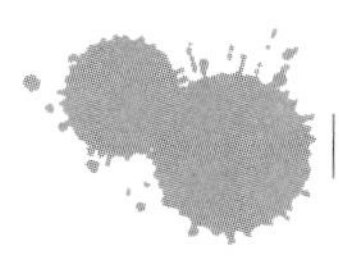

北京市

北平市　是年疫。北京天花流行;痢疾发病562例,死亡291人;脑膜炎发病40例,死亡18人;猩红热发病240例,死亡5人;斑疹伤寒发病65例,死亡13人;伤寒发病233例,死亡128人;白喉死亡23人。据北平市人口死因统计,本年因病死亡25934人,其中伤寒141人,赤痢291人,白喉23人,脑脊髓膜炎18人,麻疹172人①。

大兴县(今大兴区)　炭疽病局部流行,患者50余例,全部死亡②。

天津市

天津市　霍乱流行,南河镇死亡184人③。

河北省

丰润县(今唐山市丰润区)、滦　县　春,霍乱流行。现第二农场、第十农场、第十一农场等为疫区④。

乐亭县　秋,霍乱流行,朝染夕死,有全家死绝者⑤。

任邱县(今任丘市)　(夏)7月,霍乱流行,死者遍野,不及掩埋⑥。

青　县　(夏)7月,霍乱流行⑦。

文安县　春,霍乱流行,苑口村全村死60人⑧。

大城县　夏秋之交,霍乱流行,会罗、东阜、辛庄等村尤甚,朝发夕死,甚者日死六七人,一年死亡100余人⑨。

曲阳县　麻疹流行。下河罗庄全村16岁以下儿童743人,患麻疹366人,占49.2%,死亡47人,病死率12.8%。死亡儿童多为贫寒家庭。全县300多个村,死亡2000多名儿童,病死率20%⑩。

清苑县(今保定市清苑区)　夏,霍乱流行。6月2日(四月廿二日)报道:保定疫疠流行⑪。

深泽县　(冬)12月,麻疹流行,小儿及成年人染病者死亡率达55%以上,县政府

① 于德源《北京历史灾荒灾害纪年》,学苑出版社2004年版,第216页。

② 《北京卫生志》,北京科学技术出版社2001年版。

③ 《南河镇志》,天津社会科学院出版社2005年版。

④ 《唐海县志》,天津人民出版社1997年版。

⑤ 《乐亭县志》,中国大百科全书出版社1994年版。

⑥ 《沧州地区卫生志》,1991年。

⑦ 《马厂镇志》,2004年。

⑧ 《苑口村志》,香港天马图书有限公司2006年版。

⑨ 《大城县志》,华夏出版社1995年版。《廊坊市志》,方志出版社2001年版。

⑩ 白冰秋《华北军区卫生建设史料汇编》,华北军区后勤卫生部1949年。

⑪ “保定展开卫生运动周”,《申报》1945年6月2日,第1版。

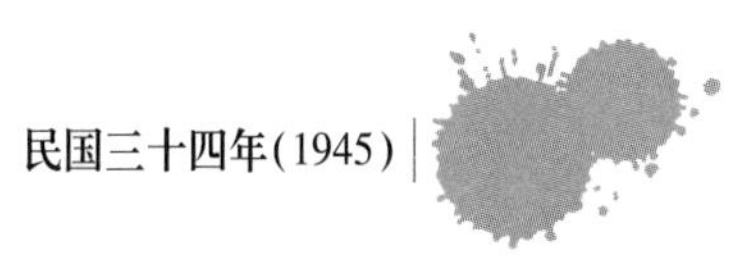

令各村设立卫生员1人,组织各村中西医为群众治病①。

临城县　秋,疟疾流行,西镇村70名青壮年中,患疟疾者达40余人②。

山西省

太原市　市区和徐沟地区天花流行③。

闻喜县　霍乱流行,死者甚众④。

朔　县(今朔州市朔城区)　伤寒流行,全县发病2139人,发病率1.23‰,病死200多人⑤。

宁武县　夏,霍乱流行。今《宁武县志》载:6月,宁武三区小石门发现瘟疫⑥。

静乐县　春夏之际,霍乱流行。今《静乐县志》载:春夏之交,瘟疫大作,崔家沟村30余户,无一户幸免,全村死亡25人,娘子神、辛店140余户中亦死亡50余人⑦。

陕西省

西安市　痢疾流行,西安市各医疗单位统计,共发病3831例,死亡26人⑧。

安康县　(春)3月,脑膜炎流行,发病141例,死亡28人⑨。

南郑县(今汉中市汉台区)　夏,天花流行。秋,霍乱流行。今《汉中地区志》载:夏秋,重庆、成都、广元霍乱流行,蔓延至本地区,南郑县半月之内发病71人,死亡13人⑩。今《南郑县卫生志》载:红庙塘天花流行。8月,县城发生霍乱92例,府街水井巷井水经检验不能饮用,遂以土石填平⑪。

西乡县　(春)3月,脑膜炎流行,波及石泉县,发病3例,死亡1人⑫。

石泉县　春,脑膜炎流行,由西乡县蔓延而来⑬。

白河县　夏,霍乱流行。6月18日(五月初九日),战时防疫联合办事处报告称,

---

① 《深泽县志》,方志出版社1997年版。

② 《临城县志》,团结出版社1996年版。

③ 《太原卫生志》,2001年。《太原市志》,三晋出版社2011年版。

④ 《闻喜县志》,中国地图出版社1993年版。

⑤ 《朔县志》,山西古籍出版社1999年版。

⑥ 《宁武县志》,红旗出版社2001年版。

⑦ 《静乐县志》,红旗出版社2000年版。

⑧ 陕西省卫生厅等《陕西省预防医学简史》,陕西人民出版社1992年版。

⑨ 《安康市卫生防疫志》,2006年。

⑩ 《汉中地区志》,三秦出版社2005年版。

⑪ 《南郑县卫生志》,1987年。

⑫ 《安康市卫生防疫志》,2006年。

⑬ 《安康市卫生防疫志》,2006年。

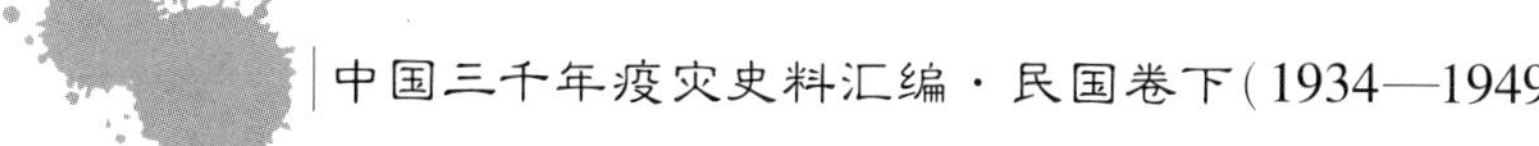

陕南白河县发现可疑霍乱病2例[①]。

澄城县　是年疫。伤寒、类伤寒、赤痢、白喉、霍乱等病死191人[②]。

韩城县　秋冬疫。9—12月,全县死于伤寒、痢疾等传染病者计278人[③]。

横山县　夏,猩红热流行。5月10日(三月廿九日)报道:较麻疹更为可怕的猩红热已在横山、米脂间流行,县民染病较甚,至6月27日,孩死500人[④]。

靖边县　夏,痢疾流行。今《靖边县志》载:6月,青杨区二乡3个村急性痢疾流行,死亡31人。警三旅卫生部派出12名医护人员前去救治,疫情得到控制[⑤]。

米脂县　桃镇、沙家店一带麻疹流行[⑥]。

汧阳县(今千阳县)　麻风病流行。高子湾和腰儿沟发麻风病,后扩散县境部分山区[⑦]。

商　县(今商洛市商州区)　秋,天花流行,龙驹寨等地尤甚[⑧]。

延川县　旱,麻疹、斑疹、痢疾、痨病大作,全县8个区死亡儿童642名[⑨]。

榆林县(今榆林市榆阳区)　春,天花、麻疹流行,城乡发病3310人,死亡小儿甚多[⑩]。

绥德县(含今子洲县)　春,天花、麻疹流行。今《子洲县志》载:春,周家硷疫病严重,死亡518人[⑪]。

山东省

乐陵县(今乐陵市)　瘟疫流行[⑫]。

高苑县(今属高青县)　春,麻疹流行。今《高青县卫生志》载:3月,高苑北部村庄麻疹盛行,死亡惨重[⑬]。

邹平县　天花、霍乱流行。今《邹平县志》载:韩店一带霍乱流行,孙镇一带天花

---

① 《安康市卫生防疫志》,2006年。

② 《澄城县志》,陕西人民出版社1991年版。

③ 《韩城市志》,三秦出版社1991年版。

④ 《横山县志》,陕西人民出版社1993年版。

⑤ 《靖边县志》,陕西人民出版社1993年版。

⑥ 《米脂县志》,陕西人民出版社1993年版。

⑦ 《千阳县志》,陕西人民教育出版社1991年版。

⑧ 《丹凤县志》,陕西人民出版社1994年版。

⑨ 《延川县志》,陕西人民出版社1999年版。

⑩ 《榆林市志》,三秦出版社1996年版。

⑪ 《子洲县志》,陕西人民教育出版社1993年版。

⑫ 《德州地区卫生志》,天津科学技术出版社1991年版。

⑬ 《高青县卫生志》,2009年。

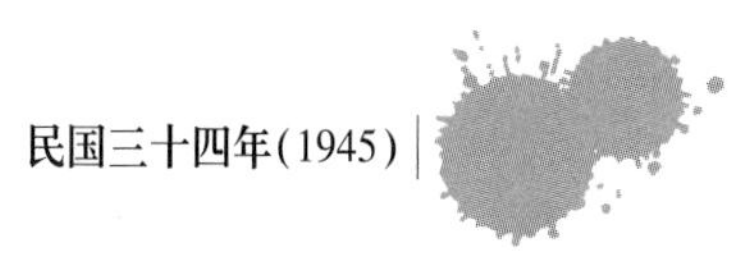

流行①。

泰安县(今泰安市)　伤寒流行,乡城一带10日内死亡100余人②。

成武县　伤寒流行,患者多,病程长,诸症并发,死亡率极高③。

鱼台县　黑热病流行,蔓延全县,死亡者颇多④。

滕　县(今滕州市)　春,麻疹大流行,桑村、山亭(今属枣庄市山亭区)一带儿童发病率达90%以上,病死率25%⑤。炭疽病流行,山亭张庄一带患者150人,死亡25人。牲畜死甚多⑥。

邹　县(今邹城市)　春,天花流行,尚河一带尤甚,发病550人,死亡330人;岳庄东坡在清明节一天遗弃天花患儿尸体12具⑦。

曲阜县(今曲阜市)　春,天花流行。纪庄发病100人,死亡50人;息陬附近村庄发病2000人,死亡400人以上。又,麻疹流行,颜村、王庄、石泉庄、鲁源、张庄发病893人,死亡156人⑧。

临沂县(今临沂市)　春,脑膜炎流行。3月上旬,临沭一带军民300余人患脑膜炎,死亡100多人⑨。

郯城县　春,脑膜炎流行⑩。夏,霍乱、伤寒流行。今《郯城县志》载:褚墩一带霍乱流行,死亡500余人。花园一带20余村伤寒暴发,600多人丧生⑪。

莒　县　麻疹流行。桑园区麻疹暴发蔓延⑫。

莒南县　春,脑膜炎流行⑬。3月19日(二月初六日)《大众日报》报道:莒南县址坊区横沟村从2月18日到3月6日18天内,即病倒84人,死亡22人。据诊断一

---

① 《邹平县志》,中华书局1992年版。

② 《泰安市志》,齐鲁书社1996年版。

③ 《成武县志》,齐鲁书社1992年版。

④ 《鱼台县志》,山东人民出版社1997年版。

⑤ 《枣庄市卫生志》,1988年。

⑥ 《枣庄市志》,中华书局1993年版。

⑦ 《济宁市志》,中华书局2002年版。《邹城市志》,中国经济出版社1995年版,第622页。《济宁市卫生志》,1992年。

⑧ 《曲阜县志》,1985年。《曲阜市志》,齐鲁书社1993年版。

⑨ 《临沭县志》,齐鲁书社1993年版。《临沂地区志》,中华书局2001年版。《临沂地区卫生志》,1990年。

⑩ 《郯城县志》,深圳特区出版社2001年版。《临沂地区志》,中华书局2001年版。《临沂地区卫生志》,1990年。

⑪ 《郯城县志》,深圳特区出版社2001年版。

⑫ 《莒县志》,中华书局1999年版。

⑬ 《莒南县志》,齐鲁书社1998年版。

部分是患流行性感冒,一部分是患流行性脑脊髓膜炎①。黑热病流行。莒南县全县418500人,患黑热病的就有39450人②。

沂源县(含今沂南县) 秋,沂南县岸堤区麻疹流行,延及次年春③。

牟平县(今烟台市牟平区和莱山区) 霍乱流行。发现霍乱、副霍乱患者530人④。

栖霞县(今栖霞市) 夏,回归热流行。今《栖霞县志》载:6月,县城周围回归热病流行,发病800余人,死亡100余人⑤。

莱阳县(今莱阳市) (夏)6月,伤寒病流行,咸家屯村患者鼻流血水,昏迷不醒;解家泽口村死5人⑥。

胶　县(今胶州市) 里岔一带霍乱流行⑦。

平度县(今平度市) 伤寒、副伤寒流行⑧。

日照县(今日照市) 春,脑膜炎流行,患者多为10岁以下儿童⑨。

临朐县 秋,疟疾流行。今《潍坊市卫生志》载:8月,恶性疟疾蔓延,最严重的米山、嵩山区患者占全区人口的80%⑩。

河南省

封邱县(今封丘县) 天花流行,娄堤、古佛寺村尤甚⑪。

伊阳县(今汝阳县) 秋七八月,疟疾流行。城关武湾村死50余人,群众多用土单方治疗,收效甚微,有全家死绝者⑫。

郑　县(今大部属郑州市) 麻疹流行,石佛乡百炉屯村有15岁以下儿童约200人,患麻疹170人,死亡30人⑬。

---

① 《莒南县卫生志》,深圳特区出版社2001年版。《临沂地区志》,中华书局2001年版。《临沂地区卫生志》,1990年。

② 《莒南县卫生志》,深圳特区出版社2001年版。

③ 《山东省卫生志》,山东人民出版社1992年版。

④ 《乳山市志》,齐鲁书社1998年版。

⑤ 《栖霞县志》,山东人民出版社1990年版。

⑥ 《咸家屯村志》,2004年。《解家泽口村志》,2003年。

⑦ 《胶州市卫生志》,1990年。

⑧ 《平度县志》,1987年。

⑨ 《临沂地区志》,中华书局2001年版。《临沂地区卫生志》,1990年。

⑩ 《潍坊市卫生志》,1989年。

⑪ 《封丘县卫生志》,1986年。

⑫ 《汝阳县卫生志》,1985年。

⑬ 《中原区卫生志》,1995年。

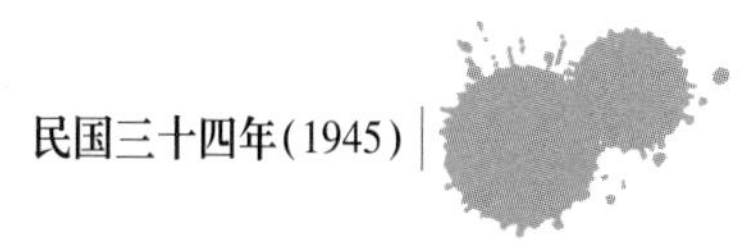

新郑县　疟疾、黑热病流行①。

虞城县　伤寒、副伤寒在全县暴发流行,三座楼村(今属城郊乡)发病300余例,死亡50人②。

夏邑县　白喉、霍乱流行。今《夏邑县志》载:业庙一带白喉流行,病死率25%。祝楼、王老家等村霍乱流行,死人甚众③。

郾城县(今漯河市郾城区)　麻疹流行④。

内乡县(含今西峡县)　秋大疫,疟疾、霍乱、伤寒、回归热、猩红热流行。今《西峡县志》载:秋,疫病流行,延及次年秋后,发病率占总人数90%左右,不少人死亡。主要疾病为疟疾、霍乱、伤寒、疥疮等⑤。今《西峡县卫生志》载:疟疾、伤寒、回归热、猩红热流行。丁河以回归热较重,西峡口、石界河以猩红热较重⑥。

镇平县　麻疹流行,小孩死亡20%左右⑦。

息　县　霍乱流行,彭店史楼村全村死亡200多人⑧。

信阳县(今信阳市平桥区)　脑膜炎流行,胡店齐岗村死亡甚多,齐岗一坟场扔满死尸⑨。

唐河县　春,全县天花大流行,其中源潭镇患天花21人,死2人⑩。

宁夏回族自治区

金积县(今吴忠市)　麻疹大流行⑪。所辖古城乡麻疹、百日咳、脑膜炎流行,发病和死亡率都很高⑫。

宁朔县(今属青铜峡市)　霍乱流行,叶升地区病死500余人。马鸿逵在瞿靖(今青铜峡市)集训"国民兵",伤寒大流行,无一人幸免,死亡甚多⑬。

---

① 《新郑县卫生志》,1986年。

② 《虞城县志》,生活·读书·新知三联书店1991年版。《汝阳县志》,1995年。

③ 《夏邑县志》,河南人民出版社1989年版。

④ 《郾城县卫生志》,1986年。

⑤ 《西峡县志》,河南人民出版社1990年版。

⑥ 《西峡县卫生志》,1986年。

⑦ 《镇平县卫生志》,1986年。

⑧ 《息县志》,河南人民出版社1989年版。

⑨ 《信阳县志》,河南人民出版社1990年版。

⑩ 《唐河县卫生志》,1985年。

⑪ 《吴忠市卫生志》,1992年。

⑫ 《吴忠市古城乡志》。

⑬ 《青铜峡市卫生志》,2001年。

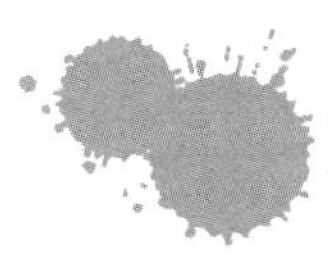

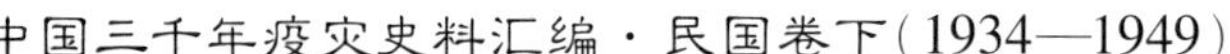

固原县　斑疹伤寒流行,县城死亡较多[①]。

海原县、西吉县　秋,痢疾流行。今《西吉县卫生志》载:火石寨乡罗庄村黑水泻(痢疾)暴发流行,死亡60人。冬,鼠疫流行。12月23日(十一月十九日),西吉新营、白城地区发生原发肺鼠疫,死亡23人[②]。

化平县(今泾源县)　大疫。今《泾源县志》载:香水镇、白面镇龙潭村流行伤寒、痢疾、麻疹、白喉,大庄村脑膜炎暴发,儿童死亡甚惨[③]。

甘肃省

甘谷县　春,脑膜炎流行。3月17日(二月初四日),谢家庄发生脑膜炎,后蔓延全县各乡镇,死亡260余人[④]。

高台县　猩红热流行,卫生院防治35名,死亡9名[⑤]。

天水县　春夏,脑膜炎流行。夏,霍乱、天花流行。今《天水市医药卫生志》载:3月,脑膜炎流行。5月,三阳川、社棠镇发生霍乱、天花及脑膜炎[⑥]。三阳川黑热病流行[⑦]。

皋兰县　春三月,白喉、天花流行。夏五月,回归热流行。夏六月至秋八月,霍乱流行。据《甘肃省医药卫生简志》载:4月,石洞乡等地白喉流行,湟惠乡天花流行,死亡甚多。6月,驻兰州华林山保安团士兵中流行回归热,传染急速,1200余人中有122人受染。8月18日(七月十一日),兰州市卫生事务所在西郊小西湖处设霍乱病医院,有床位16张,专收治此病,至9月底共发现霍乱20例,11月3日该院结束[⑧]。7月10日(六月初二日)报道:兰州市霍乱流行[⑨]。

合水县　春,传染病流行,新生婴儿死亡严重[⑩]。

华池县　(夏)6月,疾病流行,缺医少药,路南政府发出"开展群众性的医药卫生工作的通令",要求重视卫生工作,不要信神信鬼,各村建立卫生组织,负责解决工作中的一切困难,等等[⑪]。

---

① 《固原县志》,宁夏人民出版社1993年版。

② 《西吉县卫生志》,宁夏人民出版社1990年版。

③ 《泾源县志》,宁夏人民出版社1995年版。

④ 《甘肃省医药卫生简志》,1987年。《天水市医药卫生志》,甘肃教育出版社1994年版。

⑤ 《甘肃省医药卫生简志》,1987年。

⑥ 《甘肃省医药卫生简志》,1987年。《天水市医药卫生志》,甘肃教育出版社1994年版。

⑦ 《北道区志》,甘肃文化出版社1997年版。

⑧ 《甘肃省医药卫生简志》,1987年。

⑨ "兰州防虎疫",《中央日报》1945年7月10日,第5版。

⑩ 《合水县志》,甘肃文化出版社2007年版。

⑪ 《华池县志》,1984年。

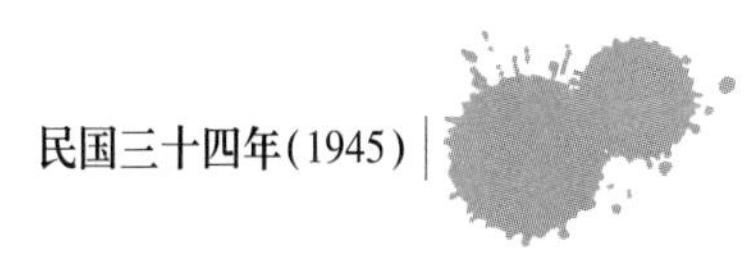

徽　县　(春)3月,伤寒流行,死亡人数较多①。

靖远县　(春)3月,白喉流行,地方绅士捐款买药防治。(夏)7月,白喉流行,西番窑、徒水两乡尤甚②。

礼　县　夏,天花流行。据《甘肃省医药卫生简志》载:5月,白河乡天花流行。据调查,系因“点花先生”用鼻苗种痘所引起,岷县、西固、西和、礼县交界之农村,死于点苗鼻者甚多。大滩乡、清福乡、新民乡天花流行,先后查出患者243人③。

临夏县　冬,麻疹流行,麻尼寺沟乡几乎各家都有发病,流行2月之久,死亡者约占1/10④。

陇西县　(秋)8月,紫来、碧岩两乡伤寒、斑疹伤寒流行⑤。

民勤县　伤寒流行,县卫生院积极施治,但因地广医少,无济于事,病死者500余人⑥。

庆阳县　冬,疫病流行。仅庆阳市城区统计全年出生婴儿119名,病死76名,死亡率为63.86%⑦。

文　县　夏,霍乱、伤寒、回归热、疟疾流行。据《甘肃省医药卫生简志》载:5月,各乡镇霍乱、伤寒传染甚烈。6月,草坪堡回归热流行甚烈,疟疾病例亦多⑧。

会宁县　白喉流行,五六天内死亡10余人⑨。

武都县　(春)2月,麻疹流行,小儿患者尤甚⑩。又,天花流行。天花患者228人,死亡率为36%⑪。

宁　县　(春)2月,和盛镇天花流行⑫。

永昌县　天花、麻疹流行。今《永昌县志》载:红山窑发生天花,合并麻疹大流行,感染率在90%以上,死亡一半⑬。

---

① 《徽县志》,陕西人民出版社2003年版。
② 《甘肃省医药卫生简志》,1987年。
③ 《甘肃省医药卫生简志》,1987年。
④ 《临夏回族自治州志》,甘肃人民出版社1993年版。
⑤ 《甘肃省医药卫生简志》,1987年。
⑥ 《民勤县志》,兰州大学出版社1994年版。
⑦ 《庆阳地区志》,兰州大学出版社1993年版。
⑧ 《甘肃省医药卫生简志》,1987年。
⑨ 《甘肃省医药卫生简志》,1987年。
⑩ 《甘肃省医药卫生简志》,1987年。
⑪ 《武都县志》,生活·读书·新知三联书店1998年版。《甘肃省医药卫生简志》,1987年。
⑫ 《甘肃省医药卫生简志》,1987年。
⑬ 《永昌县志》,甘肃人民出版社1993年版。

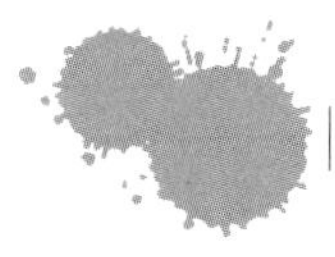

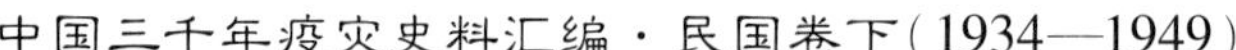

榆中县　秋,霍乱流行。今《榆中县志》载:9 月,青城、城关地椒沟发生霍乱,患者 21 人,死 10 余人,并波及周围村庄①。

镇原县　春,伤寒流行。今《镇原县志》载:春,马渠、石佛等地伤寒(俗叫出水病)流行,染病 200 多人②。

青海省

都兰县(含今刚察县)　天花流行。1945—1947 年有 200 余人死于天花③。

湟源县　秋,天花流行,达如玉、白佛寺等地婴儿死亡多人④。

新疆维吾尔自治区

拜城县　春夏之际,伤寒流行。冬,伤寒再次流行。今《拜城县志》载:沿公路的察尔齐、色里木(赛里木)、河色尔(克孜尔)等处伤寒流行,每日各地均有死亡,而察尔齐尤烈,仅 4、5 两个月,三区就死亡 236 人,四区死亡 156 人,五区死亡 126 人。6 月 19 日,阿克苏第四医院派副医张海涛抵拜城县,连日在卫生院施诊,每日约有 80 人就诊,多属伤寒、痢疾,察尔齐病死 100 余人。是年冬至次年上半年,又流行伤寒,疫情广泛,全境死亡者极多,达 1000 余人⑤。

霍城县　秋,伤寒流行,惠远城内病 200 余人,死数十人⑥。

绥来县(今玛纳斯县)　伤寒流行,死者 100 余人⑦。

呼图壁县　冬,伤寒流行。1946 年 1 月 30 日(十二月廿八日)报道:迪化(今乌鲁木齐市)以西各县伤寒病惊人传布。呼图壁、绥来(今玛纳斯县)一带 40 户难民中,已死 30 人,且病势尚在蔓延中⑧。今《呼图壁县志》载:是年,霍乱、痢疾、伤寒等疫病流行,死亡 561 人⑨。

疏附县　麻疹流行。县城(今喀什市)流行一个多月,严重时每天有 60 多名儿童死亡⑩。

---

① 《榆中县志》,甘肃人民出版社 2001 年版,第 24 页。《甘肃省医药卫生简志》,1987 年。

② 《镇原县志》,1987 年。

③ 《海北藏族自治州志》,甘肃人民出版社 1999 年版。

④ 《海晏县志》,甘肃文化出版社 1994 年版。

⑤ 《拜城县志》,新疆人民出版社 2004 年版。

⑥ 《霍城县志》,新疆人民出版社 1998 年版。

⑦ 《玛纳斯县志》,新疆大学出版社 1993 年版。

⑧ “迪化以西各县伤寒病流行”,《中央日报》1946 年 1 月 30 日。“疫”,《华中医药报》1946 年第 3—4 期,第 1 页。

⑨ 《呼图壁县志》,新疆人民出版社 1992 年版。

⑩ 《疏附县志》,新疆人民出版社 1999 年版。

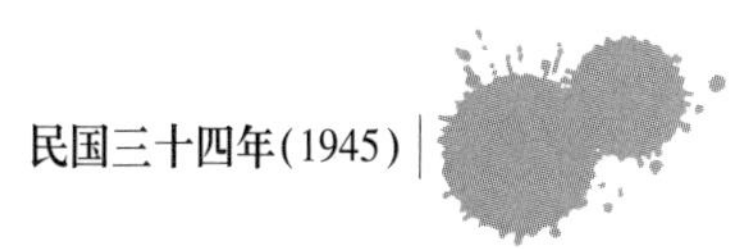

蒲犁县(今塔什库尔干塔吉克自治县)　伤寒流行,死 300 人①。

木垒河县(今木垒县)　春夏,麻疹、伤寒流行,延及城乡,死者甚众②。

温泉县　伤寒、天花流行,死亡甚多③。

精河县　伊克祖苏龙地区斑疹伤寒流行④。

安徽省

含山县　霍乱流行,铜闸镇镇上关门闭户⑤。

宿松县　天花流行,程岭乡肖田、下田、程田 3 个自然村患病 95 人,占总人口 29.4%,死亡 24 人,死亡率为 25.3%⑥。

贵池县(今池州市贵池区)　天花大流行。牌楼乡南冲村农民施某 4 个小孩病亡⑦。

青阳县　恶性疟疾、疥疮流行,农家大多染病⑧。

休宁县　天花流行,榆村一带儿童、婴孩夭亡甚众。休宁卫生院门诊天花患者 61 人,死亡 1 人⑨。

黟　县　脑膜炎流行⑩。

凤阳县　霍乱大流行,府城内外染病者达 1000 人,全家死亡者有 60 户⑪。

泗宿县　脑膜炎流行,诊治 1230 人⑫。

淮泗县　回归热流行,发病 606 例⑬。

西藏自治区

工布江达宗(今属林芝市)　肺结核流行,发病 89 人,为历年最高⑭。

四川省

四川省　夏秋,霍乱大流行。6 月 25 日(五月十六日)报道:川省自 5 月底叙永

---

① 《塔什库尔干塔吉克自治县志》,新疆人民出版社 2009 年版。

② 《奇台县志》,新疆生产建设兵团出版社 2009 年版。

③ 《博尔塔拉卫生志》,1989 年。

④ 《博尔塔拉卫生志》,1989 年。

⑤ 《含山县志》,黄山书社 1995 年版。

⑥ 《宿松县志》,江西人民出版社 1990 年版。

⑦ 《池州地区卫生志》,黄山书社 1997 年版。

⑧ 《青阳县志》,黄山书社 1992 年版。《池州地区卫生志》,黄山书社 1997 年版。

⑨ 《休宁县志》,安徽教育出版社 1990 年版。

⑩ 《黟县志》,光明日报出版社 1989 年版。

⑪ 《凤阳县志》,方志出版社 1999 年版。

⑫ 李文波《中国传染病史料》,化学工业出版社 2004 年版,第 204 页。

⑬ 李文波《中国传染病史料》,化学工业出版社 2004 年版,第 204 页。

⑭ 《工布江达县志》,中国藏学出版社 2008 年版。

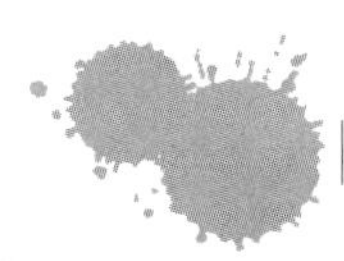

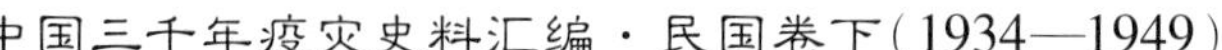

县发现霍乱以来,截至6月底,共蔓延23县市。省卫生处报,云阳、垫江两县亦受波及,现蓉市霍乱仍在扩张中①。7月25日(六月十七日)报道:川省发现霍乱的地方,已有遂宁、叙永、大竹、广安等31县,并且还在逐渐向北蔓延中②。夏秋,彭山、眉山、青神、夹江霍乱流行③。

成都市　夏,霍乱流行。6月20日(五月十一日)报道:本市(成都)发现霍乱,各卫生机关正协力防治中④。7月15日(六月初七日)报道:蓉市霍乱蔓延益烈,连日各公立医院咸告人满⑤。7月26日(六月十八日)报道:自6月22日(五月十三日)发现霍乱以来,截至7月21日(六月十三日),经查明者共死257人,连日蔓延益烈,且已发现霍乱患者欲吐不吐,欲泻不泻,手足麻木⑥。

新都县、新繁县(合今成都市新都区、青白江区)　夏,两县境内霍乱流行⑦。另有天花、鼠疫、肺结核流行。今《新都卫生志》载:门坎坡(今木兰)发病878人。三河乡16个保均有霍乱病人,以场镇及周围各保为多。驻扎在三河场的一连官兵除连长幸存外,其余都死于霍乱。第七保黄斗南一家17人,死于霍乱的就有7人。原新繁县天花死亡49人,鼠疫死亡20人,肺痨死亡40人⑧。按:1965年新繁县并入新都县。

郫　县　夏,霍乱流行。今《郫县志》载:7月中旬,县城首先发现霍乱病人,很快蔓延各乡镇,至年末,全县死于是疫者数千人⑨。

温江县(今成都市温江区)　夏秋,霍乱大流行。今《温江县卫生志》载:6月霍乱开始流行,7—8月达高峰,9—10月结束。流行期长达数月,患者多为贫民,一旦染病,吐泻不止,死者甚多⑩。今《温江县志》载:公平乡霍乱死100余人,城厢两天内死17人⑪。

梓潼县　秋,霍乱流行。从安岳经梓潼过境的部队有5人患霍乱死亡于县城,城镇有20余人被感染,县卫生院将其集中长卿山隔离治疗,死亡9人⑫。

---

① “川省霍乱”,《中央日报》1945年7月9日,第3版。
② 李文海等《近代中国灾荒纪年续编》,湖南教育出版社1993年版,第611页。
③ 《乐山市志》,巴蜀书社2001年版。
④ “成都也有霍乱”,《中央日报》1945年6月20日,第3版。
⑤ “成都虎疫猖獗”,《申报》1945年7月15日,第1版。
⑥ “渝蓉虎疫蔓延”,《申报》1945年7月25日,第1版。《解放日报》1945年7月26日。
⑦ 《新都县志》,四川人民出版社1994年版。
⑧ 《新都卫生志》,1983年。
⑨ 《郫县志》,四川人民出版社1989年版。
⑩ 《温江县卫生志》,1998年。
⑪ 《温江县志》,四川人民出版社1990年版。
⑫ 《梓潼县志》,方志出版社1999年版。

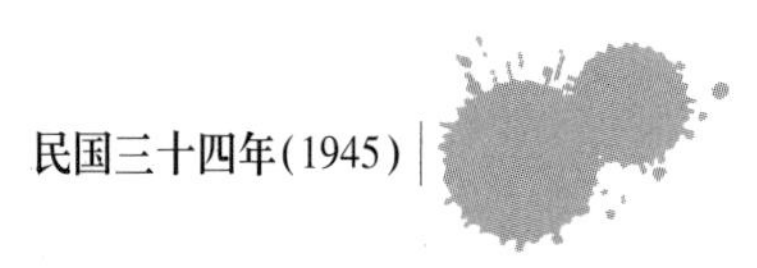

德阳县(今德阳市)　秋,霍乱大流行,死者甚众[①]。

江油县(今江油市)　(夏)7月,霍乱流行,死人甚多[②]。

彰明县(今属江油市)　(夏)7月,霍乱流行,死人甚多。永平乡徐姓一家7口均染病亡故[③]。

广汉县(今广汉市)　秋,霍乱流行,全县死亡5000余人[④]。7月,大雨,河水暴涨,白鱼河沿岸田地被淹,水深五尺,灾后,霍乱流行,新华乡死亡达200余人[⑤]。

崇宁县(今属郫县)　秋,霍乱大流行[⑥]。

崇庆县(今崇州市)　(秋)8月,霍乱流行,县城每日死人,城区中小学延期开学[⑦]。

简阳县(今简阳市)　秋,霍乱大流行[⑧]。

金堂县　(秋)9月,霍乱流行,县城死亡500余人,赵镇死亡100余人[⑨]。

理　县　春,天花流行,甘堡有58户受到波及,小孩死亡40人。秋,全省霍乱流行,理县所辖马尔康受到波及[⑩]。

茂　县　黑热病流行。今《茂县卫生志》载:1945—1949年间,全县黑热病发病140余人,死亡率达52.8%[⑪]。

灌　县(今都江堰市)　春,天花流行。志城镇一个天花患者死后的尸体挂于树上,造成一次天花流行[⑫]。秋,霍乱大流行,朝发夕死,每天村头抬出火匣子(棺材)二三具,乡人惶恐不安,几乎道无行人[⑬]。

彭　县(今彭州市)　秋,霍乱流行。今《彭县志》载:8月2日(六月廿五日),霍乱开始流行,仅楠木、新兴、万年、复兴等4乡死1200余人,隆丰乡一日出丧30多架,

---

① 《德阳县志》,四川人民出版社1994年版。

② 《江油县志》,四川人民出版社2000年版。

③ 《江油县志》,四川人民出版社2000年版。

④ 《广汉县志》,四川人民出版社1992年版。

⑤ 《广汉县新华乡志》,1982年。

⑥ 《郫县志》,四川人民出版社1989年版。

⑦ 《崇庆县志》,四川人民出版社1991年版。

⑧ 《内江地区卫生志》,四川辞书出版社1995年版。

⑨ 《金堂县志》,四川人民出版社1994年版。

⑩ 《四川省理县卫生志》,1991年。

⑪ 《茂县卫生志》,1994年。

⑫ 《灌县志》,四川人民出版社1991年版。

⑬ 《灌县聚源乡志》,1982年。

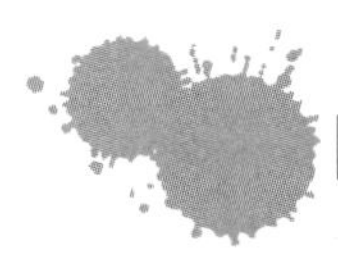

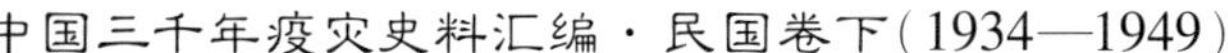

到处新坟累累,哭声盈野。直到10月16日(九月十一日)始扑灭①。

什邡县(今什邡市) 秋,霍乱大流行。今《什邡县志》载:秋,霍乱大流行。方亭镇、永兴镇、灵杰、双盛、禾丰、马井等乡及沿石亭江一带为主要疫区,全县死亡万人以上,棺材被抢购一空。8月31日(七月廿四日)档案载:查近来时疫流行,逐日死亡愈众……仅就县城一隅而论,每日骤染时疫,医治不及而亡者,每日已至10人以上,各乡更多,不可胜计。其害比刀枪杀人尤厉。县治方亭镇地处平坝,但环境卫生差,人口密集,流动频繁,都是导致霍乱流行因素。永兴、灵杰、双盛、马井、禾丰等沿河一带,当年因遭水灾,亦易霍乱蔓延。其病多系先泻后吐,吐泻交作,腹绞痛,泻便如淘米水,腹陷形脱,声音嘶哑,两脚转筋,极度衰竭。轻者二三日死,重者半日即亡。马井乡不到两月,死亡二三百人,一时路断人稀,田中谷熟,乏人收割。同时,天花、麻疹传染猖獗,死于天花的儿童竟达1000人以上②。

仁寿县 秋,霍乱流行。籍田区(今属双流县)发病2000余人,死亡200余人③。按:仁寿县籍田乡1976年划入双流县。

双流县 霍乱流行,机投(镇)境内死亡100余人④。

大邑县 秋,霍乱流行,波及16个乡,患者950人,死336人⑤。

洪雅县 秋,霍乱流行。今《洪雅县志》载:8月,洪川镇霍乱流行,死者甚多,有一家四口死绝者⑥。

眉山县(今眉山市东坡区) 夏,霍乱流行。今《乐山市志》载:6—7月,全川流行霍乱,眉山城内居民关门闭户,俨然一座死城⑦。

名山县 秋,霍乱流行⑧。

邛崃县(今邛崃市) 秋,霍乱、麻疹流行。今《邛崃县志》载:8—10月,霍乱流行。观音(今战斗)等乡还流行麻疹⑨。

屏山县 夏秋之交,霍乱、疟疾流行⑩。

---

① 《彭县志》,四川人民出版社1989年版。
② 《什邡县志》,四川大学出版社1988年版。
③ 《双流县志》,四川人民出版社1992年版。《仁寿县志》,四川人民出版社1990年版。
④ 《机投镇志》,四川人民出版社1999年版。
⑤ 《大邑县志》,四川人民出版社1992年版。
⑥ 《洪雅县志》,电子科技大学出版社1997年版。
⑦ 《乐山市志》,巴蜀书社2001年版。
⑧ 《名山县志》,四川科学技术出版社1992年版。
⑨ 《邛崃县志》,四川人民出版社1993年版。
⑩ 《屏山县志》,四川人民出版社1998年版。

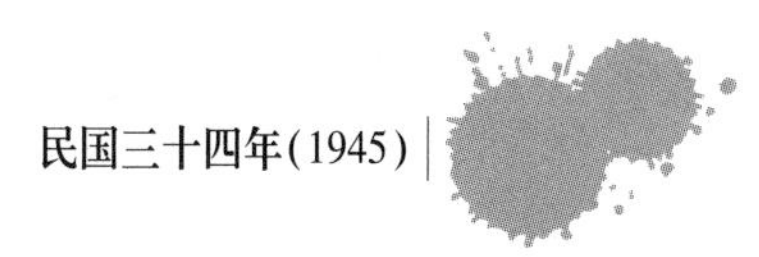

彭山县　夏秋,霍乱流行。今《彭山县志》载:6 月 27 日(五月十八日)至 9 月,霍乱流行。各场镇都有发生,县城、江口、青龙场关门闭户,到处可闻哭嚎之声,拉纤船夫染病后暴尸滩头,目不忍睹。全县共发病 3074 例,治疗 2985 人。患霍乱及其类似病者死亡 96 人①。

威远县　夏,霍乱流行。今《内江地区卫生志》载:6 月下旬,霍乱在威远城区及镇西、新义等 8 个乡镇流行,仅黄荆沟即死亡 57 人②。据今《威远县志》记载:霍乱系由资中县白庙乡传入,后传染源扩散,凤凰(今土店、巩固)、新义(新场)、古佛(大胜)、永乐、抚安(双歧)、向义、镇抚(界牌)、镇西、严陵镇等乡镇均有流行。县政府成立临时防疫委员会,发起机关、团体、士绅募捐法币 100 万元,在菩提寺(现奉龙区公所)设临时隔离病院抢救,因药品、器械甚少,医护人员不足,抢救不力,死亡严重,最多时一天死亡 20 余人③。

安岳县　春,麻疹、天花流行,县城未种痘的小儿无一幸免④。

乐至县　秋,霍乱流行。今《乐至县志》载:石佛街村突发瘟病,抢救不及,一次死亡 31 人⑤。

南充县(今南充市)　秋,霍乱流行。今《南充县志》载:8 月,县城发生霍乱 60 余人,死亡 40 余人⑥。

南江县　麻疹流行。南江镇上 100 多户人家的小孩患麻疹者众多⑦。

蓬安县　夏秋,流感、疟疾、痢疾流行。今《蓬安县志》载:7—8 月,全县流感发病 1600 余例,死 120 余人;疟疾发病 800 例,死 80 例。利溪乡胡家湾、高峰寺两地发生痢疾 400 余例,死 50 余人,被医生疑诊为霍乱⑧。

仪陇县　张公乡麻疹流行,中医毛爵一为患者送医送药上门服务 100 余人次⑨。

射洪县　秋,霍乱流行。今《射洪县志》载:8 月 30 日至 31 日(七月廿三、廿四日),涪江及各支流洪水同时暴涨,沿河城乡淹死 2000 余人,灾后疫病流行,太和镇死

---

① 《彭山县志》,巴蜀书社 1991 年版。
② 《内江地区卫生志》,四川辞书出版社 1995 年版。
③ 《威远县志》,巴蜀书社 1994 年版。
④ 《安岳县志》,四川人民出版社 1993 年版。
⑤ 《乐至县志》,四川人民出版社 1995 年版。
⑥ 《南充县志》,四川人民出版社 1993 年版。
⑦ 《南江县志》,成都出版社 1992 年版。
⑧ 《蓬安县志》,四川辞书出版社 1994 年版。
⑨ 《仪陇县志》,四川科学技术出版社 1994 年版。

于疫病者近200人①。

蓬溪县(今包括蓬溪县、大英县) 夏,霍乱流行。今《蓬溪县志》载:7月,蓬莱镇一带霍乱流行,患者朝发夕死,数百人丧命②。

苍溪县 疟疾流行。仅龙彭乡张爷庙就有17人患疟疾③。

遂宁县(今遂宁市) 疟疾流行④。

岳池县 夏,霍乱流行。今《岳池县卫生志》载:7月,罗渡乡发生霍乱一例⑤。按:该志记载一个乡只发生1例霍乱,似乎疫不为灾,但未言及县城及其他乡区的情形。

中江县 夏,霍乱、痢疾流行。今《中江县志》载:6—7月,霍乱大流行,城厢和仓山病死特多;仓山痢疾流行,乡民求神拜佛,祈求免灾⑥。

泸县 夏,霍乱流行。今《泸县志》载:5月,城区霍乱流行,仅小市一日之间出葬38人⑦。今《泸州市卫生志》载:夏,蓝田修建飞机场,霍乱大作,数万兵工中染病甚多,死亡枕藉⑧。

富顺县(今属自贡市) 夏,霍乱流行。今《富顺县志》载:夏,霍乱暴发流行⑨。今《自贡市卫生志》载:夏,自贡霍乱流行,自流井贞祥街家家户户有病人,有一户老少7口人全部死亡。此街的长发井有盐工30余人,几天内因患霍乱死亡的达12人。各医院收住院病人700余名,死亡90余人⑩。

荣县 疟疾大流行,农村曾出现“谷黄无人打,任其落田间”的景况⑪。

内江县(今内江市东兴区) 夏,霍乱流行。今《内江县志》载:6月,内江城暴发霍乱,患者死亡上1000人⑫。

---

① 《射洪县志》,四川大学出版社1990年版。
② 《蓬溪县志》,四川辞书出版社1995年版。
③ 《苍溪县卫生志》,1988年。
④ 《遂宁县志》,巴蜀书社1993年版。
⑤ 《岳池县卫生志》,1987年。
⑥ 《中江县志》,四川人民出版社1994年版。
⑦ 《泸县志》,四川科学技术出版社1993年版。
⑧ 《泸州市卫生志》,方志出版社2005年版。
⑨ 《富顺县志》,四川大学出版社1993年版。
⑩ 《自贡市卫生志》,四川辞书出版社1992年版。
⑪ 《荣县县志》,四川大学出版社1993年版。
⑫ 《内江县志》,巴蜀书社1994年版。

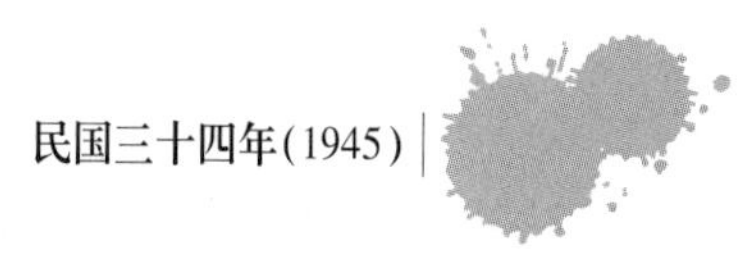

隆昌县　夏,霍乱流行,城区每天病死二三十人①。又,麻疹流行②。

雷波县　秋,霍乱流行。今《雷波县志》载:霍乱在县城、文水、黄螂、永盛等地大流行,发病4200例,死亡740余人,县城尤烈。8—9月,每日死亡近10人,高峰期一日死亡60余人,4座城门同时出丧。染病者突感脚麻、口麻、腹痛、上吐下泻(俗称瘟病)、小腿起疱块(俗称猪儿症),往上串入小腹后即死亡③。

资中县　(夏)6月下旬,霍乱流行④。白庙乡所发生霍乱,传入威远县⑤。县卫生院记载疟疾发病228例⑥。

宜宾县　(春)脑膜炎流行,柏溪乡死亡100人以上,救治287人。夏,霍乱大流行,仅县卫生院即收治316人,其中住院203人,死亡32人⑦。

南溪县(今宜宾市南溪区)　夏,霍乱流行,患者39人,死亡12人⑧。

高　县　冬,"鸡窝寒"流行,玉皇乡甚重,死数百人,仁爱乡死亡120人⑨。

珙　县　冬,"鸡窝寒"流行,罗渡乡王武寨全寨350余人,苗胞杨朝宗当兵伤残被遣返回家,第二天发病,传染全家及该寨54户200多人,死亡112人。玉和、洛亥、王家三乡和附城乡坝底村,也斑疹伤寒流行,只是瘟疫程度轻于王武寨⑩。

合江县　夏,霍乱、流感流行⑪。

古蔺县　春,脑膜炎流行。夏秋,疟疾、痢疾、斑疹伤寒流行。冬,麻疹流行。今《古蔺县志》载:各乡镇春瘟,死亡1200人。中城镇疟疾死亡118人。一区患痢疾死亡100人。全县患斑疹伤寒死亡1850人。城区痢疾死亡约100人。冬,麻疹流行,死者踵接,死1850人⑫。今《泸州市卫生志》载:是年古蔺县瘟疫(原注:疟疾、痢疾、斑疹伤寒)流行,死亡3200余人⑬。

---

① 《内江地区卫生志》,四川辞书出版社1995年版。
② 《隆昌县志》,巴蜀书社1995年版。
③ 《雷波县志》,四川民族出版社1997年版。
④ 《资中县志》,巴蜀书社1997年版。
⑤ 《威远县志》,巴蜀书社1994年版。
⑥ 《资中县志》,巴蜀书社1997年版。
⑦ 《宜宾县志》,巴蜀书社1991年版。《宜宾市志》,新华出版社1992年版。
⑧ 《南溪县志》,四川人民出版社1992年版。
⑨ 《高县志》,方志出版社1998年版。
⑩ 《珙县志》,四川人民出版社1995年版。
⑪ 《泸州市卫生志》,方志出版社2005年版。
⑫ 《古蔺县志》,四川科学技术出版社1993年版。
⑬ 《泸州市卫生志》,方志出版社2005年版。

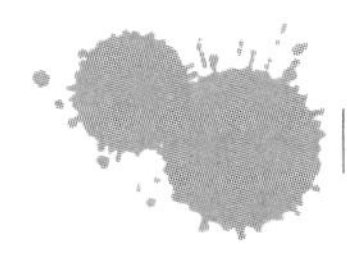

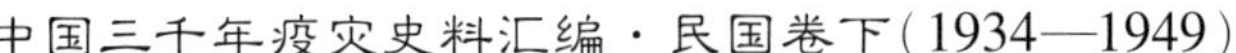

叙永县　夏,霍乱流行。霍乱从云南传入,县城至江门一带死亡200余人[①]。

达　县(今达州市达川区)　(夏)6月,霍乱流行[②]。达城驻军163师副官长谢可澄向社会募捐,组织医务人员义务诊病。同时派人给饮用河水者每桶水加漂白粉一调羹消毒,对控制疫情起到一定作用[③]。

大竹县　夏秋,霍乱大流行。自7月20日(六月十二日)至9月20日(八月十五日),仅两月,发病1207例,死500多人[④]。

渠　县　夏,霍乱流行。今《渠县志》载:4—6月,全县患霍乱死亡284人。中淮乡麻疹发病1580人,死亡300余人[⑤]。

宣汉县　夏,霍乱流行。冬,天花流行。今《宣汉县志》载:7月,霍乱流行,几天之内城区死亡数十人。11月,峰城、下八、南坝等14乡镇天花流行,死亡24人[⑥]。

开江县　夏秋,霍乱流行。今《开江县志》载:6月30日,梁平机场建修中,霍乱大流行,开江调去的4000名民工多数感染,当局对病患者采取窒息、活埋等残酷手段,迫使轻病号潜逃回县,引起传播,蔓延全县,患者上万,死亡600余人[⑦]。今《达县地区卫生志》载:开江县城7—9月霍乱流行,40天内发病30人,死亡17人[⑧]。

广元县(今广元市)　夏秋,霍乱流行,蔓延至陕西汉中地区[⑨]。

昭觉县　麻疹流行。龙恩乡力点塔普发病400人,死亡200人[⑩]。

冕宁县　天花流行。石龙乡许多孩子染病身亡[⑪]。

雅安县(今雅安市)　(夏)6月,霍乱流行,城厢死亡106人[⑫]。

荥经县　(秋)8月中旬,霍乱流行,县城半月间死亡230余人,死亡率为72.7%。天花流行于县城,尤以士兵发病多[⑬]。

---

① 《泸州市卫生志》,方志出版社2005年版。《叙永县志》,方志出版社1998年版。
② 《达县卫生志》,1986年。
③ 《达县市志》,四川人民出版社1994年版。
④ 《大竹县志》,重庆出版社1992年版。《达县地区卫生志》,四川文艺出版社1990年版。
⑤ 《渠县志》,四川科学技术出版社1991年版。
⑥ 《宣汉县志》,西南财经大学出版社1994年版。
⑦ 《开江县志》,四川人民出版社1989年版。
⑧ 《达县地区卫生志》,四川文艺出版社1990年版。
⑨ 《汉中地区志》,三秦出版社2005年版。
⑩ 《昭觉县志》,四川辞书出版社1999年版。
⑪ 《冕宁县志》,四川人民出版社1994年版。
⑫ 《雅安市志》,四川人民出版社1996年版。
⑬ 《荥经县志》,西南师范大学出版社1998年版。

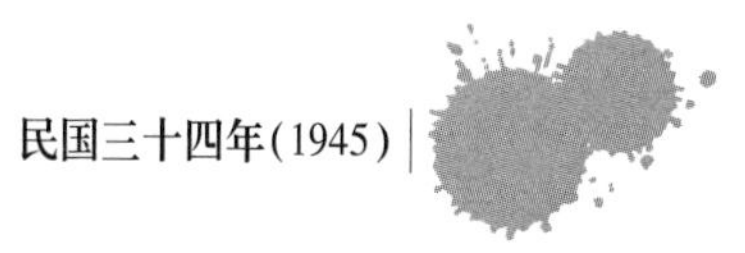

重庆市

重庆市　夏秋,霍乱流行。6 月 16 日(五月初七日)报道:数日来,市民医院、临江门市民医院第二分院及小龙坎传染病院等处,已收诊真性霍乱病者约 200 人,其余公立医院收容或诊断者,尚不在此数①。6 月 17 日(五月初八日)报道:临江门丁字码头原有力夫 300 余人,近因霍乱流行,死亡计达 100 余人,死者粪便狼藉满地,至处皆是。重庆居民谈虎色变②。6 月 20 日(五月十一日)报道:本市召开扩大防疫会议,据称本年霍乱之可疑病例,系在 2 月下旬发生于滇省顺宁,后陕西、四川均有发现,6 月 3 日白市驿有真性霍乱发生,后新桥、新开市、青木关、渝市亦相继发现③。6 月 23 日(五月十四日)报道:本市自 6 月 1 日起至本日止,患霍乱住院者 423 人,死亡 64 人,尚在继续蔓延中④。7 月 19 日《解放日报》报道:重庆市从 6 月 3 日(四月廿三日)发现霍乱,随后迅速蔓延全市。到 6 月中旬(五月初),闹市上死人软抬而过者,日必数十起。然而,重庆市卫生局长王祖祥却在霍乱发现 10 天之后硬说那是急性肠胃炎,不致传染。到 6 月 20 日(五月十一日),《大公晚报》估计死者已达 400—500 人,而重庆市长贺耀祖却说只死了 113 人。许多医疗机关拒绝为市民打防疫针,说是疫苗已尽,但据某医药界人士谈,专治霍乱之疫苗,本市存量甚丰⑤。至 7—8 月,全市霍乱流行。市卫生局在土湾、小龙坎、高滩岩、新桥、山洞、新开寺等地设置霍乱病房,仍不敷应付。疫势延续至 11 月⑥。1946 年,有人谈到是年重庆的霍乱:据说去年重庆一带的夏令传染病,也是十分厉害,一个村子的人会在几天内死光。有一个人早上将孩子送到学校里去,中午去领孩子,已经染上虎烈拉送入医院,此人慌忙赶进医院,孩子已经死了。有一个时期,为了防疫,学校放假,娱乐场停业,公共场所不开放⑦。是年,重庆市传染病医院报告,(所有疫病)患者城区居民占 80% 以上,多为工人、学生、士兵、公务员。据 17 个医院统计,收治 2922 人,死亡 453 人,病死率为 16%。是年,脑膜炎大流行⑧。

---

① “真性霍乱已在蔓延,市民请速注射疫苗,临江门市民医院改为霍乱病院”,《中央日报》1945 年 6 月 16 日,第 3 版。

② 《重庆市市中区志》,重庆出版社 1997 年版。

③ “扩大防疫会议,决定具体办法四项,通力合作扑灭病菌”,《中央日报》1945 年 6 月 20 日,第 3 版。

④ “加紧防治霍乱,王局长在临参会报告”,《中央日报》1945 年 6 月 23 日,第 3 版。

⑤ 另参见“卫署电各省市注意防疫”,《申报》1945 年 7 月 2 日,第 1 版。“渝蓉虎疫蔓延”,《申报》1945 年 7 月 25 日,第 1 版。

⑥ 《新桥村志》,1994 年。

⑦ “大兵之后必有大疫”,《东南风》1946 年第 12 期,第 8 页。

⑧ 《重庆市市中区志》,重庆出版社 1997 年版。

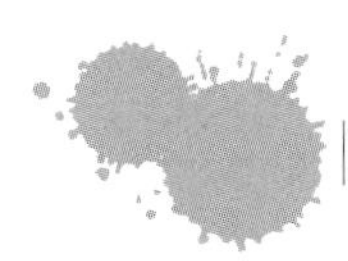

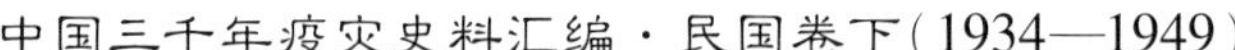

江北县(今渝北区) 霍乱、疟疾、赤痢、天花、猩红热、斑疹伤寒、结核病流行①。

璧山县 夏秋,霍乱大流行,全县发病2489人,死亡755人②。

城口县 流感流行。今《城口县志》载:全县流行“鸡窝寒”,修齐乡周连光家开作坊所雇40多人中,有30多人因患流行性感冒死亡。农田乡200多人死于流行性感冒③。按:“鸡窝寒”有时也指伤寒、回归热,但这里显然是指流感。

垫江县 秋,流感、疟疾流行。今《垫江县志》载:9月,县卫生院报告流行性感冒发病38人,死亡11人;门诊疟疾患者331人,死亡25人④。

江津县(今江津区) 夏秋,霍乱流行。今《江津县志》载:6—9月,县城和白沙霍乱流行,城区感染者达30%以上,高峰期每日死亡80余人,死者数以千计⑤。

南川县(今南川区) 春,天花流行。今《南川县志》载:县政府虽饬令普种牛痘,但无具体措施,天花仍在全县流行⑥。

荣昌县 秋,霍乱流行。7—9月,昌元镇东门、吴家镇、仁义镇、远觉乡先后发病94人,死亡48人。县卫生院疫情年报疟疾30例⑦。

万 县(今万州区) 春,脑膜炎流行。秋,霍乱、痢疾、疟疾流行。今《万县志》载:境内患霍乱158人,死亡32人;患鼠疫16人,死亡5人;患伤寒2人,斑疹伤寒2人;痢疾101人;流脑5人;疟疾287人。脑膜炎流行,死人甚多⑧。

武隆县 秋,霍乱流行,羊角镇居民75%患病,死亡250余人⑨。

永川县(今永川区) 秋,霍乱流行,松溉镇染疫160多人,发病率为3.3%,死亡130多人,病死率高达80%⑩。

酉阳县、秀山县 秋,鼠疫流行。8月24日(七月十七日)《新华日报》报道:川湘公路上的秀山、酉阳等地先后发生鼠疫,有蔓延黔江和川中之势⑪。

秀山县 夏,伤寒、副伤寒流行。5月1日(三月二十日),保安乡第四保(锅巴

---

① 《江北县志》,重庆出版社1996年版。

② 《璧山县志》,四川人民出版社1996年版。

③ 《城口县志》,四川人民出版社1995年版。

④ 《垫江县志》,四川人民出版社1993年版。

⑤ 《江津县志》,四川科学技术出版社1995年版。

⑥ 《南川县志》,四川人民出版社1991年版。

⑦ 《荣昌县志》,四川人民出版社2000年版。

⑧ 《万县志》,四川辞书出版社1995年版。《万县市志》,重庆出版社2001年版。

⑨ 《武隆县卫生志》,1986年。

⑩ 《永川县志》,四川人民出版社1997年版。

⑪ 《酉阳县志》,重庆出版社2002年版。

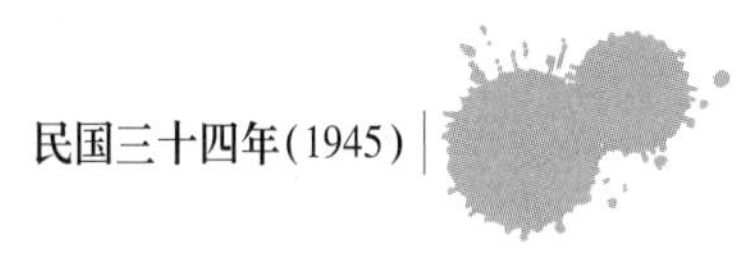

溪)一天内病死120多人,死亡人数占该保人口1/5①。

忠　县　秋,痢疾流行。今《忠县志》载:6月,县征调民工5000余人,组成梁山特种工程忠县民工总队,开赴梁山修筑机场,9月完工。因民工染上痢疾,带疾回乡后,在官坝、三汇、拔山等地流行,持续数年②。

开　县　春,脑膜炎流行。今《开县志》载:3月下旬,东里流行脑膜炎,温泉镇河西连日死亡数十人③。

酆都县(今丰都县)　(夏)6月中旬,全县霍乱大流行,高家镇一天死亡30多人④。

云南省

陆良县　伤寒大流行,死亡1147人⑤。

巧家县　夏秋,霍乱大流行⑥。

彝良县　霍乱流行,岭东、毛坪10天死亡近60人⑦。

楚雄县(今楚雄市)　天花流行。县城学桥街、东门街、忠孝街80余个儿童患天花,死30余人⑧。

开远县(今开远市)　自春徂秋,霍乱流行。今《开远市志》载:3—10月,东宁乡(今马者哨)瘟疫流行,全乡人口1000余人,死200余人⑨。

个旧县(今个旧市)　秋,痢疾流行。今《元阳县卫生志》载:哈播村(时属个旧县)痢疾流行,100户人家,死亡100多人,仅李则一家4口就病死3人⑩。

邓川县(今属洱源县)　霍乱、鼠疫流行,死亡155人⑪。

弥渡县　天花流行⑫。

保山县(今保山市)　夏秋,鼠疫流行⑬。

---

① 《秀山县志》,中华书局2001年版。
② 《忠县志》,四川辞书出版社1994年版。
③ 《开县志》,四川大学出版社1990年版。
④ 《丰都县志》,四川科学技术出版社1991年版。
⑤ 《陆良县志》,上海科学普及出版社1991年版。
⑥ 《巧家县志》,云南人民出版社1997年版。
⑦ 《彝良县志》,云南人民出版社1995年版。
⑧ 《楚雄彝族自治州志》(第五卷),人民出版社1996年版。
⑨ 《开远市志》,云南人民出版社1996年版。
⑩ 《元阳县卫生志》,云南民族出版社1993年版。
⑪ 《洱源县志》,云南人民出版社1996年。
⑫ 《弥渡县卫生志》,云南民族出版社2007年版。
⑬ 《保山市卫生志》,云南大学出版社1993年版。

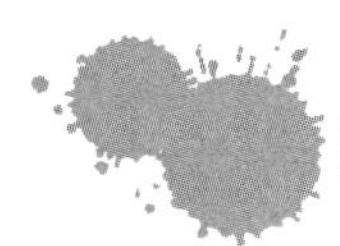

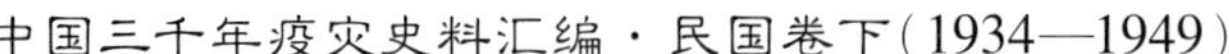

鹤庆县　夏秋,鼠疫流行。今《鹤庆县志》载:朵美地区发生痒子病,死亡近 50 人[①]。

腾冲县　夏秋,鼠疫流行[②]。又,伤寒流行,明光区村村寨寨均受波及,死亡甚多,最重的营盘街,病死半数有余[③]。

龙陵县　夏,霍乱流行。秋,鼠疫流行。今《龙陵县志》载:6 月,暴雨成灾,平安山、腊勐、龙山一带遭受瘟疫,死亡 2000 余人,大牲畜倒毙无数。9 月,腊勐、邦别等 25 个村寨发生腺鼠疫[④]。

澜沧县　夏,霍乱流行。今《澜沧县志》载:糯福一带瘟疫流行,死亡 50 余人[⑤]。

威信县　秋,痢疾流行。今《威信县志》载:时疫流行,旧城、高田、扎西发病率最高,其中扎西一张姓人家 11 人中患痢疾死亡 7 人[⑥]。

莲山设治局(今盈江县)　鼠疫流行。今《盈江县志》载:1938 年至本年的 8 年间,盈、莲地区鼠疫流行从不间断,共波及 106 个村寨,发病人数共 5323 人,死亡 2996 人[⑦]。

贵州省

贵州省　贵阳、锦屏、余庆、施秉、遵义、贵定、花溪有霍乱报告[⑧]。7 月,余庆、施秉、遵义、贵定、花溪等地发现霍乱[⑨]。

贵阳市　(夏)6 月,霍乱流行,发病 984 例,死亡 208 例[⑩]。

瓮安县　(夏)7 月,霍乱流行,全县 42 人患霍乱,死亡 16 人[⑪]。

余庆县　(夏)6 月下旬,霍乱流行,县城一日抬棺 10 余架[⑫]。

桐梓县　夏秋,霍乱流行。今《桐梓县志》载:7 月 27 日(六月十九日),县城朝阳街流行霍乱 24 例,死亡 9 人。8 月 1—31 日,霍乱续发 24 例,死亡 6 例[⑬]。

---

① 《鹤庆县志》,云南人民出版社 1991 年版。

② 《腾冲县卫生志》,1987 年。

③ 《腾冲县卫生志》,1987 年。《腾冲县志》,中华书局 1995 年版。

④ 《龙陵县志》,中华书局 2000 年版。

⑤ 《澜沧县志》,云南人民出版社 1996 年版。

⑥ 《威信县志》,云南人民出版社 1999 年版。

⑦ 《盈江县志》,云南人民出版社 1997 年版。

⑧ 贵州省图书馆《贵州历代自然灾害年表》,贵州人民出版社 1982 年版。

⑨ 《力报》1945 年 7 月 26 日,第 3 版。

⑩ 《力报》1945 年 6 月 9 日,第 3 版。《贵阳市志》,贵州人民出版社 1997 年版。

⑪ 《瓮安县志》,贵州人民出版社 1995 年版。

⑫ 《余庆县志》,贵州人民出版社 1992 年版。

⑬ 《桐梓县志》,方志出版社 1997 年版。

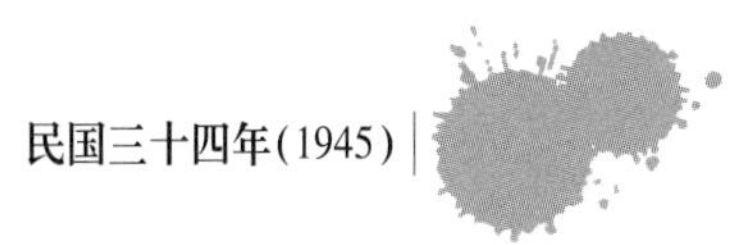

正安县　是年疫,霍乱、伤寒、痢疾、疟疾流行。今《正安县卫生志》载:(县卫生院)报告霍乱52例,天花11例,伤寒83例,斑疹伤寒6例,赤痢402例,回归热15例,疟疾698例①。

镇远县　秋,痢疾、疟疾流行。今《镇远县志》载:蕉溪痢疾流行。城关、涌溪、都坪、蕉溪、青溪等地疟疾流行②。

天柱县　夏秋,霍乱流行。今《天柱县志》载:县境发生霍乱67例,死18人③。

施秉县　夏秋,霍乱流行。今《施秉县志》载:7—9月,偏桥镇发生霍乱流行,死亡22人。距离县城21公里的紫荆镇也有霍乱疫情发生④。

台江县　(秋)9月,排羊一带霍乱流行⑤。

锦屏县　春,天花流行。夏,霍乱流行。今《锦屏县志》载:密洞、看寨等村寨,天花流行。城关和嫩寨霍乱流行⑥。7月2日(五月廿三日)《中央日报》报道:气候亢阳,霍乱已流行,死亡率日渐增高⑦。

榕江县　秋,霍乱流行。今《榕江县志》载:8月,县城遭洪水后,霍乱流行,仅城关死亡数百人,无人安埋者33人⑧。

玉屏县(今玉屏侗族自治县)　霍乱流行,死者甚众⑨。

思南县　秋,霍乱流行,城乡死亡甚多,人心惶恐,田园荒芜⑩。

婺川县(今务川县)　(秋)8月,霍乱流行,县城死亡多人,人心惶恐⑪。

松桃县　秋,霍乱流行。今《松桃苗族自治县志》载:盘信瓦窑村发生霍乱,死亡12人;大坪张利胜家一天死5人,张子传家一天死3人⑫。

清镇县　疫。全县有疟疾、回归热、斑疹伤寒、霍乱等多种传染病流行⑬。

---

① 《正安县卫生志》,2003年。

② 《镇远县志》,贵州人民出版社1992年版。

③ 《天柱县志》,贵州人民出版社1993年版。

④ 《施秉县志》,方志出版社1997年版。

⑤ 《台江县志》,贵州人民出版社1994年版。

⑥ 《锦屏县志》,贵州人民出版社1995年版。

⑦ 《中央日报》(贵阳版)1945年7月2日,第3版。

⑧ 《榕江县志》,贵州人民出版社1999年版。

⑨ 《玉屏侗族自治县志》,贵州人民出版社1993年版。

⑩ 《思南县志》,贵州人民出版社1992年版。

⑪ 《中央日报》(贵阳版)1945年8月19日,第3版。《务川仡佬族苗族自治县志》,贵州人民出版社2001年版。

⑫ 《松桃苗族自治县志》,贵州人民出版社1996年版。

⑬ 《清镇县志》,贵州人民出版社1991年版。

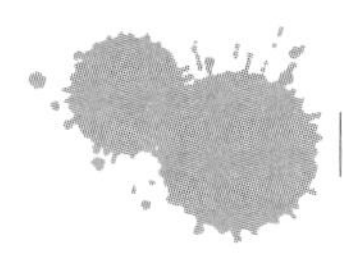

盘　县　疫[①]。

赤水县　夏,伤寒流行。秋,痢疾流行。5月25日(四月十四日)《力报》报道:赤水终年均有天花、伤寒、猩红热等症流行。近值春末夏初之际,各流行病症猖獗尤甚。近月来,市民殒命于流行病者,竟达数百之多[②]。今《赤水县志》载:伤寒病流行全县,患者较多,宝源乡、猿猴乡、县城尤为严重。此疫直至5月份始得控制。1—10月,痢疾发病200人,18人死亡[③]。

雷山设治局(今雷山县)　麻疹流行,丹江镇猫猫河村死亡38人,有的家成为绝户[④]。

龙里县　自春徂秋,天花流行。今《龙里县志》载:1—8月,麻若天花流行,学生停止入学。7月,县城附近病疫流行[⑤]。

鳛水县(今习水县)　夏,伤寒流行。今《习水县志》载:6月1日(四月廿一日),条台乡发生伤寒,俗称"鸡窝寒",死21人[⑥]。

织金县　(秋)10月,回归热流行,尤以城区为重[⑦]。

仁怀县(今仁怀市)　夏,霍乱流行。今《仁怀县志》载:鲁班乡暴发霍乱,死亡惨重,坪上张锡之家死亡14人[⑧]。

从江县　天花、疟疾流行。今《从江县志》载:全县天花发病20多人,下半年全县疟疾发病1012例[⑨]。

遵义县(今遵义市)　夏,霍乱流行。今《遵义县志》载:6月26日(五月十七日),县城霍乱流行,历时13天,死亡260人[⑩]。

湖北省

湖北省　春,恩施州天花流行。今《恩施州志》载:2—4月,天花流行,恩施、咸丰、宣恩、来凤、巴东、建始等县先后发病894例,死亡160例[⑪]。秋,大水,大疫,死者数以万计。1946年3月10日(二月初七日)《民国日报》载:鄂省石首、公安、江陵、松

---

① 《中央日报》(贵阳版)1945年8月10日,第3版。
② 《力报》1945年5月25日,第3版。
③ 《赤水县志》,贵州人民出版社1990年版。
④ 《雷山县志》,贵州人民出版社1992年版。
⑤ 《龙里县志》,贵州人民出版社1995年版。
⑥ 《习水县志》,贵州人民出版社1995年版。
⑦ 《织金县志》,方志出版社1997年版。
⑧ 《仁怀县志》,贵州人民出版社1991年版。
⑨ 《从江县志》,贵州人民出版社1999年版。
⑩ 《遵义县志》,贵州人民出版社1992年版。
⑪ 《恩施州志》,湖北人民出版社1998年版。

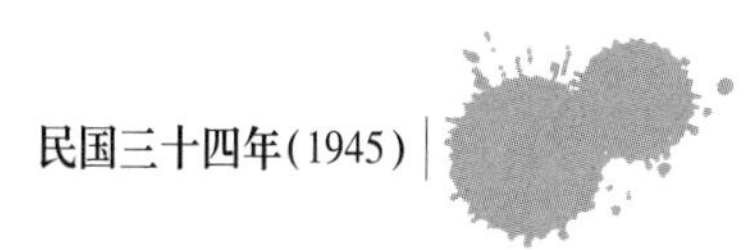

滋、沔阳等县,去年秋间因江水暴涨,干堤、民堤先后溃决,被淹田亩达43万余亩,灾民267000余人,溺死22600余人。又因饥寒交迫,疾病流行,死亡相继,饥疫及病死者已达49000余人,惨情不忍目睹①。

汉阳县(今包括汉阳区、汉南区、蔡甸区) 夏,登革热流行②。

襄阳县(今襄阳市襄州区) (春)1—3月,脑膜炎流行,县卫生院门诊治疗107人③。

房 县 春,流感、脑膜炎流行,北五乡老少患者达1421人,县医院虽派员组织抢救,但仍死亡85人,死亡率达6%④。

保康县 春,天花流行。4月30日(三月十九日)《新湖北日报》第4版登载:合作、金斗二乡天花流行,东流水一带已死亡20余人,仍在蔓延中⑤。

谷城县 天花、回归热、脑膜炎流行⑥。

光化县(今老河口市) 回归热流行,患者55人,死亡2人⑦。

枣阳县(今枣阳市) 春,脑膜炎严重流行⑧。

黄安县(今红安县) 秋,斑疹伤寒、赤痢、霍乱流行。今《红安县志》载:多种疾病同时流行,有斑疹伤寒患者112人,死亡17人;赤痢患者57人,死亡6人;霍乱患者13人,死亡3人⑨。

石首县(今石首市) 秋,霍乱流行。今《石首县志》载:8月29日(七月廿二日)至9月2日(七月廿六日),藕池河各支堤及江北古长堤共13处相继溃决,随之霍乱、天花、麻疹流行,死万余人。夏,大兴垸溃,黄水套、横堤市、藕池口、谭家湾、茅草街、栗林咀一带,成千上万灾民聚居堤上,染上呕下泻、手指凹陷(俗称"瘪罗症")等症,死亡达千⑩。

松滋县(今松滋市) 夏秋,斑疹伤寒流行。今《松滋县志》载:夏秋之交,全县遍发瘟病"羊毛疔"(原注:猩红热及斑疹伤寒),死人甚多⑪。

---

① 李文海等《近代中国灾荒纪年续编》,湖南教育出版社1993年版,第607页。

② 《汉阳县志》,武汉出版社1989年版。

③ 《襄阳县志》,湖北人民出版社1989年版。

④ 《房县志》,中国文史出版社1991年版。

⑤ 彭鲁《湖北历史上最剧烈的一次瘟疫竟发生在这个地方》,《楚天快讯》2016年12月16日。

⑥ 《谷城县志》,新华出版社1991年版。

⑦ 《老河口市志》,新华出版社1992年版。

⑧ 《枣阳志》,中国城市经济社会出版社1990年版。

⑨ 《红安县志》,上海人民出版社1992年版。

⑩ 《石首县志》,红旗出版社1990年版。

⑪ 《松滋县志》,1986年。

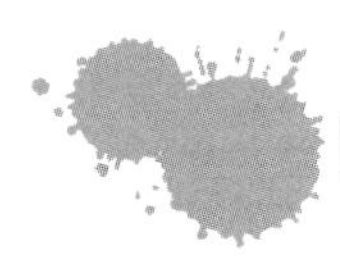

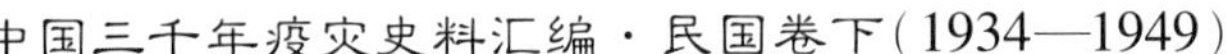

宜都县(今宜都市)　夏秋,霍乱、疟疾、痢疾流行。今《宜都县志》载:夏秋,霍乱流行于沿长江一带,聂家河流行疟疾,王畈流行痢疾,死千余人。钩体病在局部地区暴发流行,死亡人数甚多①。

兴山县　霍乱流行。今《兴山县志》载:大峡口有霍乱病患者8例,死亡4例;水田坝7例,死亡5例;城关亦有霍乱症发生②。

枝江县(今枝江市)　春,脑膜炎流行。今《枝江县志》载:4月,百里洲各乡脑膜炎流行甚炽。伤寒发病19例,死亡6人③。

钟祥县(今钟祥市)　(春)3月,脑膜炎流行,日有死亡④。

远安县　天花、霍乱流行。今《远安县志》载:中和乡沙泥坡、宁远乡庙儿岗发生霍乱,发病200人,死亡100余人;天花流行⑤。

公安县　秋,霍乱流行。8月27日(七月二十日),荆右干堤朱家湾溃口,虎东地区10垸3洲全部受灾,灾后霍乱流行,死亡4万多人⑥。

鄂城县(今鄂州市)　秋,霍乱流行。今《鄂州市志》载:瘟疫流行,死者甚众⑦。

罗田县　麻疹流行,大崎泗泊河100余儿童死亡⑧。

崇阳县　春,脑膜炎流行。今《崇阳县志》载:县城、下津、白霓桥、路口一带脑膜炎流行,3月上旬县城发病25人,死亡8人。全县发病484人,死亡127人⑨。

蕲春县　疫。今《蕲春县志》载:县巡回医疗防疫队上报省卫生处是年传染病发病:霍乱64人,赤痢113人,伤寒123人,天花113人,流脑52人,白喉48人,猩红热99人,鼠疫90人,斑疹伤寒14人,回归热25人⑩。

随　县(今随州市)　天花、霍乱流行。今《随州志》载:全县天花流行;随西南霍乱流行,仅茅茨畈、双河附近死亡300余人⑪。

---

① 《宜都县志》,湖北人民出版社1990年版。

② 《兴山县志》,中国三峡出版社1997年版。

③ 《枝江县志》,中国城市经济社会出版社1990年版。

④ 《钟祥县志》,湖北人民出版社1990年版。

⑤ 《远安县志》,中国城市经济社会出版社1990年版。

⑥ 《公安县志》,汉语大词典出版社1990年版。湖北省武汉中心气象台《湖北省近五百年气候历史资料》,1978年,第242页。

⑦ 《鄂州市志》,中华书局2000年版。

⑧ 《罗田县志》,中华书局1998年版。

⑨ 《崇阳县志》,武汉大学出版社1991年版。

⑩ 《蕲春县志》,湖北科技出版社1997年版。

⑪ 《随州志》,中国城市经济社会出版社1988年版。

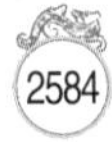

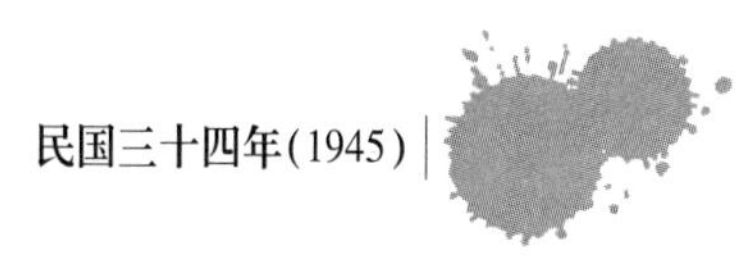

通山县　天花流行,病死4000余人①。

应城县(今应城市)　疫。今《应城县志》载:县卫生院年报统计,当年发生天花33例,霍乱6例,伤寒30例,赤痢383例,疟疾605例,回归热6例,肺结核94例,其他7523例②。

宜昌县(今属宜昌市)　(秋)疟疾暴发流行,城区居民患病十之四五,各机关员役亦多染病。是年,分乡、三斗坪、小溪塔及城区有脑膜炎发生,省卫生处拨给磺胺药56636粒防治③。冬,天花流行。1946年1月6日(十二月初四日)报道:宜昌发现天花④。

秭归县　霍乱流行,茅坪、新滩、香溪、旧洲河等地尤甚,每日死亡达100人⑤。

宣恩县　(夏)5月,天花、伤寒等病流行,死亡200余人⑥。

鹤峰县　春,天花、伤寒流行,全县死亡700余人⑦。

来凤县　(春)4月,天花、伤寒流行,仅安抚乡就死亡500多人⑧。春,天花流行,全县患病1233例,高洞乡患者尤多,大河坝场上死30余人,死者浑身溃烂,抬夫皆以白蒿塞鼻⑨。

恩施县(今恩施市)　(春)3月,流脑大流行。夏,霍乱流行。霍乱由重庆蔓延而来,短短20余天,仅恩施就发病25例,死亡9例⑩。

建始县　夏,霍乱流行,由重庆蔓延而来⑪。

巴东县　春,伤寒、副伤寒流行。夏,疟疾、霍乱流行。今《巴东县志》载:3月,城区流行伤寒和副伤寒。6月,信陵镇突发疟疾,染病者达311人⑫。今《恩施州志》载:夏,建始县霍乱流行,由重庆蔓延而来⑬。

咸丰县　春,脑膜炎流行。今《咸丰县志》载:天花、脑膜炎、赤痢、疟疾、伤寒等传

---

① 《通山县志》,中国文史出版社1991年版。
② 《应城县志》,中国城市出版社1992年版。
③ 《宜昌县志》,冶金工业出版社1993年版。
④ “发现天花从速种痘”,《申报》1946年1月6日,第5版。
⑤ 《秭归县志》,中国大百科全书出版社1991年版。
⑥ 《恩施州志》,湖北人民出版社1998年版。
⑦ 《恩施州志》,湖北人民出版社1998年版。
⑧ 《恩施州志》,湖北人民出版社1998年版。
⑨ 《来凤县志》,湖北人民出版社1990年版。
⑩ 《恩施州志》,湖北人民出版社1998年版。
⑪ 《恩施州志》,湖北人民出版社1998年版。
⑫ 《巴东县志》,湖北科学技术出版社1993年版。
⑬ 《恩施州志》,湖北人民出版社1998年版。

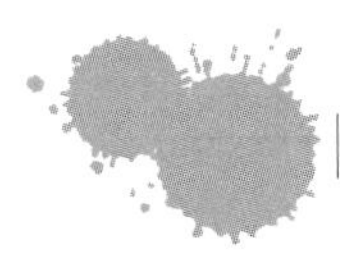

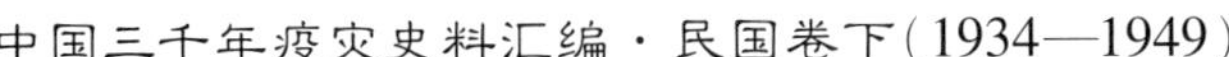

染病发病516例,死亡16例,其中脑膜炎死亡14例①。

五峰县(今五峰土家族自治县)　瘟疫流行,崇信乡仅南山寺一处,方圆不逾5华里,死22人②。

湖南省

湖南省　秋大疫。8月21日(七月十四日)报道:民国三十四年(1945年)全省各县普遍流行之病疫,如恶性疟疾、霍乱、伤寒、脑膜炎、天花等,疾病相乘,死亡相继③。民国三十四年至三十五年(1945—1946年),霍乱再次在郴县、永兴、资兴、桂阳、桂东、安仁、宜章等县流行④。

长沙县(今长沙市)　疟疾流行,病人占各众疾病应诊人数的11%⑤。

临湘县(今临湘市)　疟疾流行,詹桥镇水泉黎家22户100多人,一月内死亡28人,绝6户⑥。

沅江县(今沅江市)　天花流行。黄土坳60人患天花,死者24人⑦。

攸　县　痢疾流行,民间称为"红死(屎)病",死数百人⑧。疟疾流行,蔓延全县,无家不病,无人不病,耕耘无夫,炊食无妇,死亡时有所闻⑨。

茶陵县　春,天花流行。今《茶陵县桃坑乡志》载:桃坑乡田和村流行天花,死亡16人,麻脸12人⑩。夏秋,疟疾、伤寒流行。今《茶陵县城关镇志》载:7月,县城疟疫流行,死亡甚多⑪。今《茶陵县思聪乡志》载:9—11月,乡内伤寒和疟疾传染病流行⑫。

常德县(今常德市)　春,天花流行,渐安乡雷公庙死300余人。秋,疟疾流行,维新乡九湖湾63户,患疟疾175人,发病率为80.37%,病死48人,病死率为27.9%⑬。

---

① 《咸丰县志》,武汉大学出版社1990年版。

② 《五峰县志》,中国城市出版社1994年版。

③ "天灾频频来",《申报》1946年8月21日,第9版。

④ 《郴州地区卫生志》,1992年。

⑤ 《长沙县志》,生活·读书·新知三联书店1995年版。

⑥ 《临湘市志》,湖南出版社1996年版。

⑦ 《沅江县志》,中国文史出版社1991年版。

⑧ 《攸县志》,2002年。

⑨ 《株洲市卫生志》,湖南出版社1993年版。

⑩ 《茶陵县桃坑乡志》,1991年。

⑪ 《茶陵县城关镇志》,1994年。

⑫ 《茶陵县思聪乡志》,1994年。

⑬ 《常德县志》,中国文史出版社1992年版。

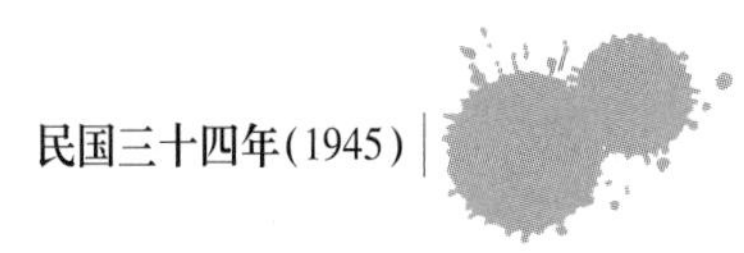

南坪岗乡境内因患伤寒、痢疾、疟疾病死者近100人,患天花者死亡数十人①。

浏阳县(今浏阳市)　秋,疟疾大流行。今《浏阳县志》载:春夏秋三季少雨,大旱成灾,瘟疫流行,不少民众染上"摆子病",病者达20万人,死3万余人。秋,县内疟疾、秋瘟流行,集里境内死亡1000多人,患病待医者达20.6万人,占全县人口2/7②。

湘潭县(今属湘潭市)　全县霍乱、痢疾流行③。

湘乡县(今包括湘乡市、双峰县)　冬大疫。今《双峰县志》载:冬至翌年春,永丰、青树、锁石、蒋市街(今属双峰县)等地,伤寒、痢疾、天花、麻疹、疟疾连续暴发,染病者达2万余人,仅锁石、花门一带死亡3000余人,有数家满门毙命,无人收埋④。

新宁县　秋,城乡疟疾、痢疾流行⑤。

邵阳县(今包括邵阳市、新邵县、邵东县、隆回县)　秋,霍乱流行。隆回县城河街岭、沙井头、青云街等患病31人,死亡26人。桃花坪一带(今隆回桃洪镇等地)死亡上千人。团山、砂石、汪圹等地(今邵东县境内)麻疹、痢疾、霍乱流行,死亡6000余人。9月霍乱流行,患病31人,病死26人,病死率达83.9%。霍乱在桃洪镇流行,死亡241人,占当时镇内人口9.4%⑥。

衡阳县(今属衡阳市)　痢疾、伤寒盛行,蔓延全境,死亡颇重⑦。

衡山县　秋,疟疾流行,死亡2000多人⑧。

芷江县　霍乱流行⑨。

沅陵县　夏,霍乱流行。今《沅陵县卫生志》载:5月,瘟疫流行,县城成立清洁卫生运动委员会,开展城区清洁卫生运动⑩。

怀化县　夏,霍乱流行。今《怀化市卫生志》载:夏,国民党政府征集民工2万余名,扩建芷江飞机场跑道时,发生霍乱流行,蔓延至怀化县石门、泸阳等地,死亡甚多⑪。

---

① 《常德市武陵区南坪岗乡志》,2005年。

② 《浏阳县志》,中国城市出版社1994年版。《湖南省浏阳市集里街道志》,2004年。《湖南省浏阳市大围山镇志》,2003年。《湖南省浏阳市淳口镇志》,2004年。

③ 《湘潭县卫生志》,1991年。

④ 《双峰县志》,中国文史出版社1993年版。

⑤ 《湖南新宁县卫生志》,1995年。

⑥ 《邵阳市卫生志》,1998年。《隆回县志》,中国城市出版社1994年版。

⑦ 《衡阳市卫生志》,1995年。

⑧ 《衡山县志》,岳麓书社1991年版。

⑨ 《芷江县志》,生活·读书·新知三联书店1993年版。

⑩ 《沅陵县卫生志》,1989年。

⑪ 《怀化市卫生志》,1992年。

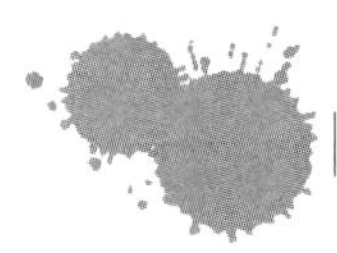

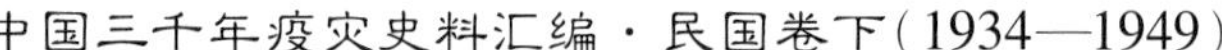

大庸县(今张家界市)　(春)4月,天花流行。西教、天南、北固乡等地,共死700余人①。

泸溪县　夏,霍乱流行。今《泸溪县志》载:1943—1947年,县内连续5年霍乱流行,死亡数千人,仅大章村死亡40余人,彭总管村几天内死亡76人,岩坡与龙头寨村一天内死亡30多人,有的村寨几至死绝,无人收尸②。

晃　县(今新晃侗族自治县)　(夏)7月,霍乱流行。县城设立第一隔离医院,共诊治患者131人,收治住院23例。良知乡桓胆村霍乱流行,一月内死亡43人③。

黔阳县(今洪江市)　(夏)6月,霍乱流行,安江死200余人④。

会同县　(夏)7月,霍乱流行,城区、连山、永安一带为疫区⑤。

绥宁县　天花流行,死者难以数计⑥。

靖　县(今靖州苗族侗族自治县)　秋,霍乱、疟疾流行。今《靖州县志》载:秋,瘟疫流行,城西街整家整户死亡者甚多。新厂金星土地坳疟疾流行,乡民死的死,逃的逃,致使该地荒无人烟⑦。

龙山县　麻疹流行,洗洛街上死亡儿童60余人,地方专门划出义地,埋葬死亡儿童⑧。

安仁县　疟疾盛发,患病率高达70%左右⑨。霍乱大流行,朝阳乡算背村40户人家死100余人,占当地人口的60%以上,田园荒芜,死尸横陈,惨不忍睹⑩。

耒阳县(今耒阳市)　秋,疟疾、霍乱流行。今《耒阳市志》载:全县疟疾流行,发病24万例,死亡72000余人,病死率高达30%;小水铺徐家村被霍乱瘟疫,毙命60余人⑪。

汝城县　秋,疟疾流行。长宁乡梓洞下洞村10户农民52人全部患疟疾,死亡5人⑫。

---

① 《大庸县志》,生活·读书·新知三联书店1995年版。
② 《泸溪县志》,社会科学文献出版社1993年版。
③ 《新晃侗族自治县卫生志》,1989年。
④ 《黔阳县志》,中国文史出版社1991年版。
⑤ 《会同县卫生志》,1993年。
⑥ 《邵阳市卫生志》,1998年。
⑦ 《靖州县志》,生活·读书·新知三联书店1994年版。
⑧ 《龙山县志》,1985年。
⑨ 《安仁县志》,中国社会出版社1996年版。
⑩ 《安仁县志》,中国社会出版社1996年版。《郴州地区卫生志》,1992年。
⑪ 《耒阳市志》,中国社会出版社1993年版。
⑫ 《汝城县志》,湖南人民出版社1997年版。

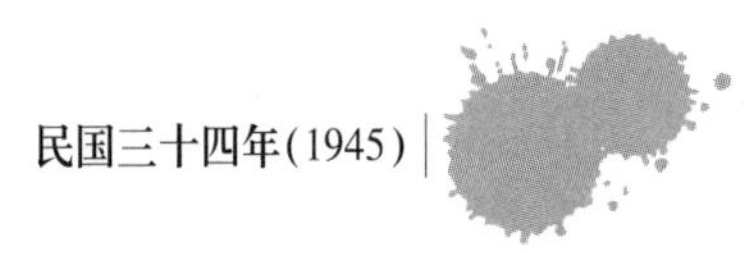

永兴县　霍乱流行,油市乡石塘村10天内死亡80人①。

新田县　痢疾、天花流行。今《新田县志》载:春夏连旱,大荒,外出逃荒万余人。且疫痢流行严重,全县仅小孩死亡3000多人。城东乡源头村天花流行严重,死亡73人②。

常宁县(今常宁市)　秋,霍乱流行。今《常宁县志》载:秋,县内发生瘟疫(霍乱),县卫生院只为少数达官贵人治病,平民百姓死者数以千计③。

东安县　秋,伤寒、副伤寒、霍乱流行。今《东安县志》载:全县伤寒、副伤寒流行,发病12500例,死亡1251例。双合、龙桥、新和、仁智、永靖等乡的局部地区有霍乱流行④。

零陵县(今永州市)、道　县、宁远县　夏秋,疟疾、痢疾流行。今《双牌县志》载:夏秋奇旱,田土龟裂,野无青草,疫病流行,疟疾、痢疾患者甚多⑤。按:1964年析零陵县、道县、宁远县地置潇水林区管理局,1969年改为双牌县。

零陵县(今永州市)　秋,疟疾流行。今《零陵县志》载:全县患疟疾22万多人,占全县总人数的一半以上,很多乡村几乎人人患疟疾,部分村庄死亡过半。普利桥五家坝村,全村93人全部患疟疾,死亡61人,剩余32人离乡背井,全村变成废墟⑥。

道　县　霍乱、疟疾、痢疾、麻疹等疫病大发,全县死亡近万人,小甲一带因麻疹死亡300多人⑦。

宁远县　冬末,脑膜炎流行,清水桥乡龙岗村358人,有204人发病,死亡73人⑧。

祁阳县　夏秋,疟疾、痢疾、霍乱流行。今《祁阳县卫生防疫志》载:6月,文明铺、城关镇发生霍乱1235人。8月,潘家埠、白水等地发生伤寒,死亡116人。是年,疟疾大流行,栗林乡黄公岭、上司源乡红岩两村共100余人,死亡殆尽。高桥乡木斗冲村110人,死亡84人⑨。今《祁阳简志》载:日寇侵祁,加之严重旱灾,疟、痢、霍乱暴发流

---

① 《永兴县志》,中国城市出版社1994年版。《郴州地区卫生志》,1992年。
② 《新田县志》,新华出版社1995年版。
③ 《常宁县志》,社会科学文献出版社1993年版。
④ 《东安县志》,湖南出版社1995年版。
⑤ 《双牌县志》,方志出版社2008年版。
⑥ 《零陵县志》,中国社会出版社1992年版。
⑦ 《道县志》,中国社会出版社1994年版。
⑧ 《宁远县志》,社会科学文献出版社1993年版。
⑨ 《祁阳县卫生防疫志》,2006年。

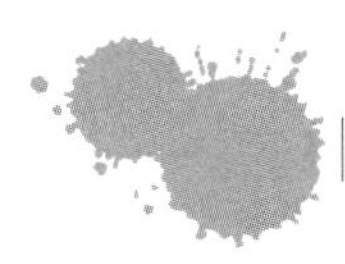

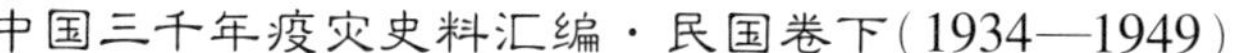

行,达到亘古未有的程度[①]。今《祁阳县志》载:1941—1946年,夏秋,霍乱流行,发病426人,死亡215人。1945—1947年,祁阳疟疾年发病达10万—20万人。大忠桥、观音滩、金洞8区,有些村庄的人死亡殆尽[②]。

江华县(今江华瑶族自治县) 秋,霍乱、疟疾流行。今《江华瑶族自治县志》载:秋冬,全县患霍乱在5000人以上,死亡2000人,大路铺香山营全村死亡人数达40%;疟疾流行,贝江向新村120人只有3人未染上疟疾,有一家死亡6人者[③]。

永明县(今江永县) 秋,霍乱、疟疾流行。今《江永县志》载:疟疾流行,延至次年,全县50%以上居民患病;霍乱、疟疾暴发流行,出现全家死绝,甚至全村断烟的惨状,厂子铺乡罗塘村82户376人,疫死300余人[④]。

宜章县 夏六月,天花、痢疾流行。今《宜章县志》载:7月,长平乡(今迎春乡)鹧鸪坪村天花、痢疾流行,死10余人[⑤]。

酃 县(今炎陵县) 疟疾流行,太平新屋村130户350人,患者345人,死亡28人,有一家6口死绝者[⑥]。

江西省

新建县 天花流行,象山乡洼里村200余人就有患者70余人[⑦]。

丰城县(今丰城市) 大疫。是年,丰城死于霍乱、伤寒、痢疾、天花、流脑、麻疹达6432人[⑧]。其中,霍乱大流行,全县病死789人(荣塘乡北湖西丁村两天内发病60人,死亡8人;桥东乡石下蔡家和朱坊上村半月中死亡151人。哭声昼夜不断,村民躲病上山,行人绕道而行,医生不敢下乡);脑膜炎大流行,全县病死1148人[⑨]。所辖张巷乡浮塘村麻疹流行,一个二十几户的小村死亡小孩13人[⑩]。

东乡县 痢疾流行。县卫生院收治赤痢患者48人,死亡2人[⑪]。

崇仁县 痢疾流行。发生赤痢165人,死亡7人[⑫]。

---

① 《祁阳简志》,1999年。
② 《祁阳县志》,社会科学文献出版社1993年版。
③ 《江华瑶族自治县志》,中国城市出版社1994年版。
④ 《江永县志》,方志出版社1995年版。
⑤ 《宜章县志》,黄山书社1995年版。
⑥ 《炎陵县卫生志》,1999年。
⑦ 《新建县志》,江西人民出版社1991年版。
⑧ 《宜春地区卫生志》,新华出版社1993年版。
⑨ 《丰城县卫生志》,上海人民出版社1991年版。
⑩ 《张巷乡志》,1986年。
⑪ 《东乡县志》,江西人民出版社1989年版。
⑫ 《崇仁县志》,江西人民出版社1990年版。

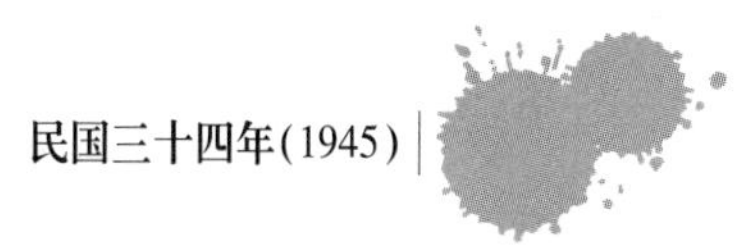

乐安县　(夏秋)7—8月,脑膜炎流行,牛田一带儿童死亡甚多,无法救治,人心惶惶①。

广昌县　春,鼠疫、天花流行。今《广昌县志》载:龙溪乡饶家堡发现鼠疫病人。天花患者15人,死2人②。

南丰县　春正月,鼠疫流行,从县城蔓延至市山、桥背、洽湾、傅坊等乡镇,患者64人,死亡36人③。

黎川县　秋,鼠疫流行。10月26日(九月廿一日)报道:黎川一带鼠疫流行,患者遍体发黑,两天毙命④。今《黎川县志》载:全县发生流行性鼠疫,延续三年,死千余人⑤。

南城县　春正月,鼠疫流行。鼠疫以城区为中心,向四周乡镇蔓延,硝石、株良、新丰等地发生鼠疫,患者324人,死亡125人⑥。

贵溪县(今贵溪市)　痢疾流行。县卫生院疫情报告,县城赤痢患者86人,死1人⑦。

玉山县　伤寒流行。县立卫生院门诊发现伤寒病患者15人⑧。

万载县　天花流行⑨。

铜鼓县　天花流行,甚为猖獗⑩。

万安县　春,脑膜炎流行。夏秋,霍乱、赤痢流行。今《万安县志》载:窑头地区流行霍乱,患者18人,死亡5人;全县脑膜炎患者15人,死4人;赤痢患者43人,死1人⑪。

兴国县　夏秋,赤痢流行。今《兴国县志》载:全县患伤寒病8人,赤痢病142人,死4人⑫。

---

① 《乐安县志》,江西人民出版社1989年版。

② 《广昌县志》,上海社会科学院出版社1994年版。

③ 《南丰县志》,中共中央党校出版社1994年版。

④ "患者遍体发黑两天伤命",《申报》1946年10月26日,第9版。

⑤ 《黎川县志》,黄山书社1992年版。

⑥ 《南城县志》,新华出版社1991年版。

⑦ 《贵溪县志》,中国科学技术出版社1996年版。

⑧ 《玉山县志》,江西人民出版社1985年版。

⑨ 《宜春地区卫生志》,新华出版社1993年版。

⑩ 《宜春地区卫生志》,新华出版社1993年版。《铜鼓县志》,南海出版公司1989年版。

⑪ 《万安县志》,黄山书社1996年版。

⑫ 《兴国县志》,1988年。

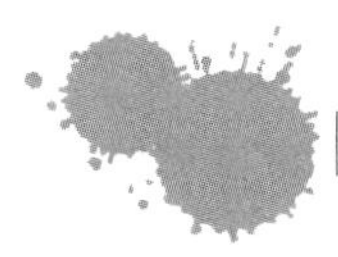

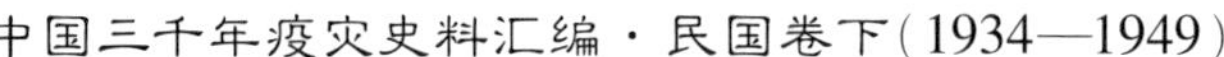

石城县　夏,脑膜炎流行,屏山镇月山村未及1月,死亡9人[①]。

雩都县(今于都县)　(夏)脑膜炎流行。时人称"发人瘟"。小洲村布头迳病情严重,病死20余人,几乎每家每户都有死人,多者一家死亡3人。龙井村新屋下死亡4人[②]。

瑞金县(今瑞金市)　白喉、赤痢、脑膜炎、伤寒、天花连续两年流行,死亡130多人[③]。

虔南县(今全南县)　天花流行,遍及全县[④]。

上犹县　秋,鹅形地区疟疾大流行[⑤]。

九江县(今九江市)　冬,天花流行[⑥]。

乐平县(今乐平市)　夏,脑膜炎流行。鸬鹚埠死于脑膜炎者35人[⑦]。

高安县(高安市)　赤痢流行[⑧]。

奉新县　是年疫。奉新传染病患者中:赤痢患者93人(死8人),伤寒患者11人,天花患者3人(死1人),脑膜炎患者24人(死4人),总计传染病患者131人,死亡13人,占10%[⑨]。

修水县　疟疾流行。上奉山背坳下村30多户,疟疾病者150余人,死亡60人[⑩]。

江苏省

南京市　伤寒、百日咳流行。市立医院、城南医院、传染病院收治百日咳18例,斑疹伤寒63例[⑪]。

句容县(今句容市)　麻疹大流行,众多患儿并发肺炎,袁巷、上杆两村死20余人[⑫]。

吴　县(今苏州市)　(夏秋之际)7—8月,霍乱流行,仅太湖村陈家里就死亡十

---

① 《屏山镇志》,2005年。
② 《葛坳乡志》,2006年。
③ 《瑞金县志》,中央文献出版社1993年版。
④ 《全南县志》,江西人民出版社1995年版。
⑤ 《上犹县志》,1992年。
⑥ "发现天花从速种痘",《申报》1946年1月6日,第5版。
⑦ 《乐平县志》,上海古籍出版社1987年版。
⑧ 《高安县志》,1988年。
⑨ 《奉新县志》,南海出版公司1991年版。
⑩ 《修水县志》,海天出版社1991年版。
⑪ 《南京卫生志》,方志出版社1996年版。
⑫ 《句容市卫生志》,江苏人民出版社2009年版。

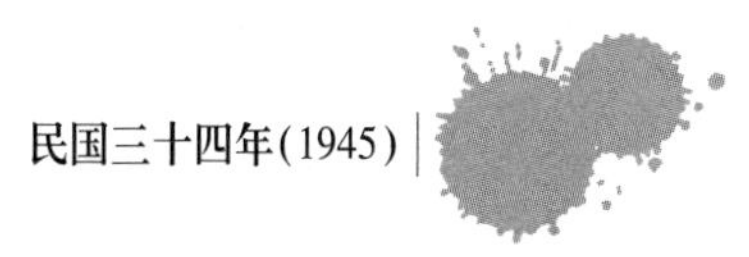

几人[①]。

常熟县(今常熟市)　(夏)7月,霍乱流行,谢家桥死10余人[②]。

武进县(今常州市武进区)　春,天花流行。夏秋,霍乱流行。今《武进县志》载:天花流行,万绥乡白兔墩发病30人,死亡12人[③]。今《常州市卫生志》载:7—10月,城乡各处时疫(霍乱)盛行[④]。

无锡县(今无锡市)　脑膜炎流行[⑤]。

宜兴县(今宜兴市)　夏秋,霍乱流行。今《宜城镇志》载:6—8月,宜城镇霍乱流行,县卫生院组织3个防疫队赴各机关、学校、街道注射防疫针[⑥]。所辖周铁镇霍乱流行,渎区一带死者无数[⑦]。

靖江县(今靖江市)　全县伤寒流行,每村染病者均有七八人,乃至更多[⑧]。

淮安县、宝应县、淮阴县(今淮安市淮阴区)、泗阳县　夏,天花、霍乱、伤寒及回归热流行。今《淮阴市卫生志》载:夏,淮安、宝应、淮阴、泗阳等县流行时疫,新四军四师卫生部派出由队长李彭年带领的防疫队,配合抢救队深入疫区抢救病人,历时7天,共抢救3000余人,基本控制了回归热等流行病蔓延。具体情形是:7月15日(六月初七日),泗县青阳镇(1949年后属泗洪县)天花、霍乱、伤寒等病流行。回归热流行到淮阴、泗阳等地。当时新四军四师卫生部特地组织两个防疫队,第一队由队长李彭年带领队员于6月11日(五月初二日)前往淮、泗救治病人;第二队由队长张觉民带领于6月16日(五月初七日)前往泗南半城(今泗洪县)救治病人[⑨]。

淮安县(今淮安市)　春,脑膜炎、回归热流行,湖区(洪泽湖)尤甚,新四军四师医务人员前往疫区,救治病人620多人[⑩]。

泗阳县　回归热大流行,李口、吴集等区患者达十分之七八,死亡率高。脑膜炎流行,刘集、王集、穿城一带尤甚,发病153人,死55人[⑪]。

江都县(今扬州市江都区)　(夏)6—7月,霍乱流行。二姜、吴堡等乡及周围村

---

① 《望亭镇志》,苏州大学出版社2007年版。

② 《常熟市卫生志》,1990年。

③ 《武进县志》,上海人民出版社1988年版。

④ 《常州市卫生志》,1989年。

⑤ 《无锡县卫生志》,江苏人民出版社2001年版。

⑥ 《宜城镇志》,上海人民出版社1991年版。

⑦ 《周铁镇志》,凤凰出版社2008年版。

⑧ 《靖江县志》,江苏人民出版社1992年版。

⑨ 《淮阴市卫生志》,中国矿业大学出版社1997年版。

⑩ 《洪泽湖志》,方志出版社2003年版。

⑪ 《泗阳县志》,江苏人民出版社1995年版。

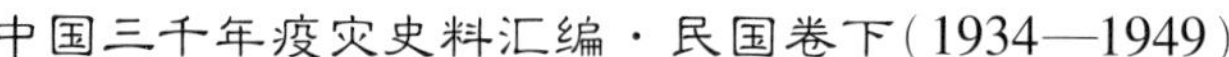

庄相继发生霍乱疫情,死亡人数甚多,当地群众人心惶惶,亲友不敢奔丧,行人绕道而走,死尸无人殓埋①。

泰　县(今泰州市)　春,脑膜炎大流行,胡集镇死400多人②。夏秋,霍乱流行,人民政府组织医生周禹、徐春雯对病人进行治疗,王亚夫西药房供应针剂,扑灭瘟疫③。

宿迁县(今宿迁市)　回归热流行。河南省很多灾民逃到新安镇,引起回归热流行,持续数月,灾民患者,病死街头400余人④。

睢宁县　疟疾流行。今《睢宁县志》载:1945—1949年,疟疾流行最烈⑤。

沛　县　黑热病流行,沛县发病11000人,死亡甚多⑥。

赣榆县　伤寒流行⑦。

灌云县　春,天花流行,仅南城两天内病死13名儿童⑧。所辖李集乡天花大流行⑨。

沭阳县　春,脑膜炎、天花流行。今《沭阳县卫生志》载:3月,县北丁集一带10多天内发现脑膜炎30多例,死亡9人。县城东南乡村天花流行⑩。

上海市

上海市　夏,霍乱流行。所辖华庄乡,6月,霍乱流行,仅南马40户村民中就死亡12人,其中有3户连死2人⑪。秋冬,斑疹伤寒、天花流行。所辖纪王镇,秋冬间,伤寒流行,鹫山金家塔一个小村庄死亡3人,民间俗语有云:“伤寒发斑,朝棺材里一掼。”天花、大脚膀、癞痢头、臌胀等病也属常见。一次鹫山卞家巷朱全根家孩子患天花,因无钱医治,一个月内兄妹3人病亡⑫。所辖梅陇乡天花猖獗,许多儿童夭亡,甚

① 《扬州卫生志》,中国工商出版社2006年版。《江都县卫生志》,江苏科学技术出版社1992年版。

② 《胡集镇志》,安徽电子音像出版社2007年版。

③ 《曲塘镇志》,1990年。

④ 《徐州市卫生防疫站志》,1994年。

⑤ 《睢宁县志》,中国社会科学出版社1994年版。

⑥ 《徐州市卫生志》,1991年。

⑦ 《赣榆县志》,中华书局1997年版。

⑧ 《灌云县卫生志》,江苏科学技术出版社1990年版。

⑨ 《李集乡志》,1992年。

⑩ 《沭阳县卫生志》,中国矿业大学出版社1996年版。

⑪ 《华庄乡志》,1987年。

⑫ 《纪王镇志》,学林出版社2007年版。

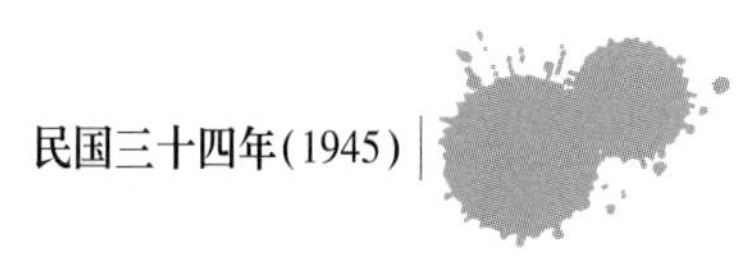

至成年人也患上天花,其状凄惨,痛苦甚深①。

南汇县(今浦东新区) 春,脑膜炎流行。“黑鱼头痧”暴发流行,罹此病头痛欲裂,身躯后攀,其形似弓,短时间内死亡,其势之猛,危险之烈,不亚于霍乱,惟大流行较少②。

浙江省

杭州市 夏,霍乱流行,姚家埭自然村一天死亡七八人,梁小和尚一家一次病死5人③。

长兴县 春,流脑大流行,死亡率甚高,如水口乡后坟湖陵山村20户,死于流脑者达23人④。

桐乡县(今桐乡市) (春)2月,天花流行,石湾镇一带尤甚⑤。

海宁县(今海宁市) 春,天花流行,横头、东关厢梅家埭、硖西、南关厢横埭街等地居民均有患者,死亡近20人⑥。

衢 县、江山县(今江山市)、遂安县、开化县、常山县 回归热流行⑦。

衢 县(今衢州市) 痢疾流行,全县32个乡镇发病4355人,死549人,病死率12.6%⑧。

常山县 伤寒、霍乱、痢疾、疟疾大流行,死亡11850人,占总人口8.2%,其中声教乡发病4065人,占总人口53%,死958人,病死率达23.6%⑨。

淳安县 夏,疟疾流行。冬,天花流行。今《淳安县卫生志》载:7月,恶性疟疾流行,里桐乡仅第八保程家一地,死亡100余人⑩。今《淳安县志》载:1946年1月,凤山、唐村两乡天花流行,旬日死亡30余人⑪。

建德县(今建德市) 菌痢流行,罗村乡浪源村患病30余人,全部死亡。流行期间,家家发病,户户死人,天天抬棺材,惨不忍睹⑫。

---

① 《梅陇志》,1986年。

② 《上海市南汇县卫生志》,1987年。

③ 《姚家埭村志》,黄山书社1996年版。

④ 《长兴县志》,上海人民出版社1992年版。

⑤ 《石门镇志》,方志出版社2002年版。

⑥ 《海宁硖石镇志》,浙江人民出版社1992年版。

⑦ 《衢州市卫生志》,上海交通大学出版社1997年版。

⑧ 《衢州市卫生志》,上海交通大学出版社1997年版。

⑨ 《衢州市卫生志》,上海交通大学出版社1997年版。《常山县志》,浙江人民出版社1990年版。

⑩ 《淳安县卫生志》,1998年。

⑪ 《淳安县志》,汉语大词典出版社1990年版。

⑫ 《建德县医药卫生志》,1985年。

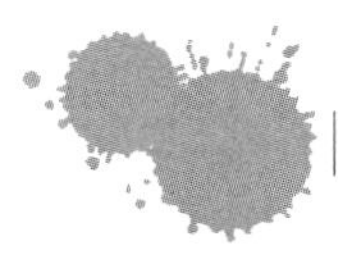

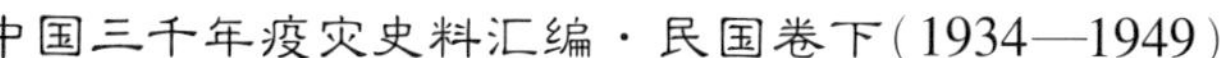

东阳县(今东阳市) 冬,天花流行。今《东阳市志》载:11 月中旬,石洞乡十三保天花流行,延至次年 2 月 14 日,死亡 9 人①。

永康县(今永康市) 秋,霍乱、疟疾流行。今《永康县志》载:荆州、后吴一带瘟疫,死亡 100 人。疟疾暴发性流行,在高峰期枫林村一天死 4 人②。

龙游县 自春徂冬,疟疾、痢疾流行。今《龙游县卫生志》载:2—11 月,新王、朝阳、七都、社阳等乡疟、痢流行,其中社阳乡患病 402 人,新王乡死亡 59 人③。春夏,回归热流行。今《龙游县志》载:4 月,后徐、下宅驻军发生回归热,传染居民,至 6 月中旬,城区、官村、七都、后徐、石佛、灵山等 5 乡镇染病 59 例,死亡 12 例④。

汤溪县 夏秋,恶性疟疾流行。1946 年,尚有人回忆此年恶性疟疾大流行:疫疟,古无其名,然吾乡(浙江汤溪)民国卅三、卅四两年流行病之可怖,确可称为大疫而无虑过当,而其病状为疟,故谬称为疫疟,以别于普通疟疾也⑤。

兰溪县(今兰溪市) 脑膜炎流行⑥。

鄞 县(今包括宁波市北仑区、鄞州区) 春,脑膜炎流行,鄞西长沙潭一带有 100 余人发病,经惠民总医院抢救,无人死亡⑦。

定海县(今舟山市定海区) 脑膜炎流行,发病 28 例,死 7 例⑧。

萧山县(今杭州市萧山区) 冬春两季,脑膜炎大流行,疫情以临浦、义桥、河上、楼塔为甚,发病之多,致死之速,令人心寒⑨。又,霍乱大流行⑩。

新昌县 痢疾流行,发病 231 例,死亡 27 人,病死率 11.7%⑪。

奉化县(今奉化市) 春,脑膜炎流行,染病 34 人,死亡 8 人⑫。

宁海县 冬,天花流行,胡陈发病 47 人,死 16 人⑬。

象山县 是年疫。天花、脑膜炎、痢疾和疟疾患者 1042 人,97 人死于天花,36 人

---

① 《东阳市志》,汉语大词典出版社 1993 年版。《东阳市卫生志》,1992 年。

② 《永康县志》,浙江人民出版社 1991 年版。

③ 《龙游县卫生志》,上海社会科学院出版社 1992 年版。

④ 《龙游县志》,中华书局 1991 年版。

⑤ "疫疟纪实",《现代医药杂志》1946 年第 1 卷第 11 期,第 46 页。

⑥ 《兰溪市志》,浙江人民出版社 1988 年版。

⑦ 《鄞县志》,中华书局 1996 年版。

⑧ 《定海县志》,浙江人民出版社 1994 年版。

⑨ 《萧山卫生志》,浙江大学出版社 1989 年版。

⑩ 《萧山市卫生防疫志》,1996 年。

⑪ 《新昌县卫生志》,同济大学出版社 1992 年版。

⑫ 《奉化市志》,中华书局 1994 年版。

⑬ 《宁海县志》,浙江人民出版社 1993 年版。

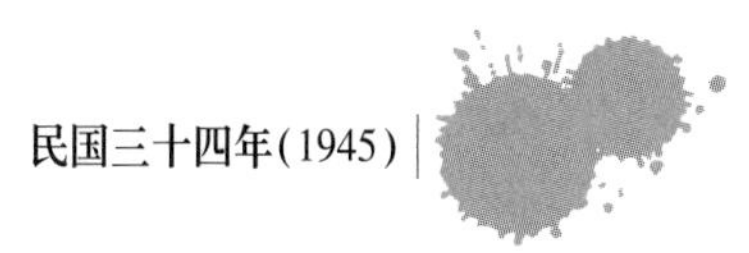

死于脑膜炎①。春,天花流行,爵溪及赤坎等地,死者甚多②。

三门县(今属象山县) 冬,天花猖獗,百余人死亡③。

仙居县 (春夏之交)4—5月,全县脑膜炎流行④。

临海县(今临海市) 邵中镇(现邵家渡乡)真性霍乱2例⑤。按:疫不为灾,录以备考。

黄岩县(含今台州市黄岩区、椒江区) 春,脑膜炎流行,仅沙埠一带就发病800余人,死亡100余人⑥。

温岭县(今温岭市) 秋,霍乱流行。今《泽国镇志》载:9月,泽国霍乱流行颇盛,初起于新桥头,渐蔓延及于后街、中街,因缺医少药,治愈者仅20%。境内小学停课,尤以下郑、茶山为重,其中一户3口致死,无人埋葬;八保菖蒲坑口大路边,常停有染疫死亡者棺木⑦。

永嘉县(今包括温州市、永嘉县) 鼠疫、霍乱同时流行⑧。

乐清县(今乐清市) (夏)7月,霍乱盛发,白石镇死亡100多人,上园村死亡7人⑨。

玉环县 霍乱流行,死人之多,连棺材也供不应求;发病之急,连医生也来不及请,人皆称为"大劫年"⑩。

瑞安县(今瑞安市) 鼠疫流行。霍乱大流行⑪。

泰顺县(今属文成县) 疟疾大流行,双桂乡周山下村发病120多人⑫。

青田县 春,脑膜炎流行,小学停课3—6天。冬,鼠疫流行。温溪发生输入性鼠疫3例,死亡2例⑬。

---

① 《象山县志》,浙江人民出版社1998年版。
② 《爵溪镇志》,中国书籍出版社1997年版。
③ 《三门县志》,浙江人民出版社1992年版。
④ 《仙居县志》,浙江人民出版社1987年版。
⑤ 《临海县志》,浙江人民出版社1989年版。
⑥ 《黄岩县卫生志》,上海人民出版社1990年版。
⑦ 《泽国镇志》,中华书局1999年版。
⑧ 《永嘉县卫生志》,1998年。
⑨ 《白石镇志》,香港天马图书有限公司1997年版。《上园村志》,浙江人民出版社1999年版。
⑩ 《玉环楚门镇志》,浙江人民出版社1990年版。
⑪ 《瑞安市卫生志》,华东师范大学出版社1999年版。
⑫ 《文成县志》,中华书局1996年版。
⑬ 《青田县志》,浙江人民出版社1990年版。

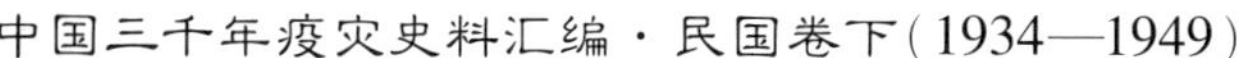

松阳县　春夏,回归热流行,发病111例,死亡43例①。

龙泉县(今龙泉市)　(夏)5—6月,上东乡回归热、恶性疟疾、斑疹伤寒等流行,发病287人,死52人②。

遂昌县　春,脑膜炎流行。县卫生院确诊44例,其中妙高镇发病12例,死亡3例。夏秋,回归热流行。7月,治岭头、瓦窑岗、大竹等地回归热流行,发病52例,死亡36例。王村口镇第六至第十三保回归热流行,死亡80余人。8月,淤竹乡(现垵口)第一保安坑儿、根竹坑和第六保圳头一带回归热流行,死亡30余人③。

福建省

福建省　全省42县发生鼠疫,发病24914例,死亡19376人④。

林森县(今福州市)　春,脑膜炎流行。3月4日(正月二十日),福州因脑膜炎流行,学校延续放假3周⑤。冬,鼠疫流行。今《福州市志》载:1946年1月,福州城区鼠疫死亡399人⑥。

长乐县(今长乐市)　春,鼠疫流行,发病100例,死亡70人,疫情涉及梅花、潭头、古槐、江田、鹤上、文岭、营前等乡镇⑦。

罗源县　(春)3月,鼠疫复发,死14人⑧。

连江县　春,鼠疫流行,马鼻(乡)邱广角家7人死4人,邱香兰医生为其家诊病亦染疫而死⑨。

屏南县　春,鼠疫流行。熙岭、长桥的9个村发病139例,死亡130人⑩。

福鼎县(今福鼎市)　夏,肝炎流行。今《福鼎县志》载:6月,黄岐保瘟疫,病缠延半载,十家九病,死300余人。7月,磻溪乡、秦屿镇瘟疫流行,鲜有治愈者。一人罹病,辄相互传染,常全家病倒。其症状恶寒发热,周身发黄,间有斑点,病死100余人⑪。

安溪县　春冬,天花、白喉、伤寒、斑疹伤寒流行。今《泉州市卫生志》载:1—3

① 《松阳县志》,浙江人民出版社1996年版。
② 《龙泉县志》,汉语大词典出版社1994年版。
③ 《遂昌县卫生志》,浙江古籍出版社1997年版。
④ 《福建省卫生志》,1989年。
⑤ 《福州市志》(第一册),方志出版社1998年版。
⑥ 《福州市志》(第一册),方志出版社1998年版。
⑦ 《长乐市志》,福建人民出版社2001年版。
⑧ 《罗源县志》,方志出版社1998年版。
⑨ 《连江县卫生志》,1989年。
⑩ 《宁德地区医药卫生志》,福建人民出版社2005年版。
⑪ 《福鼎县志》,海风出版社2003年版。《福鼎县卫生志》,1999年。

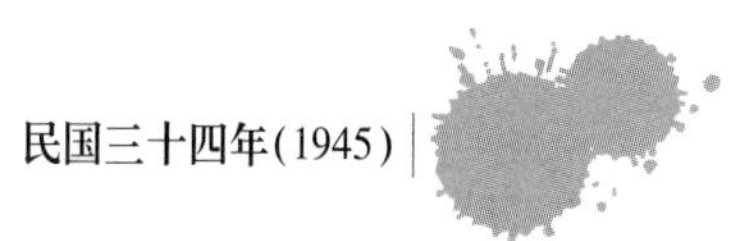

月,7—12 月,天花发病 58 人。白喉死亡 15 人,伤寒死亡 433 人,斑疹伤寒死亡 110 人①。

南安县(今南安市)　秋,鼠疫流行②。

晋江县(今属泉州市)　秋,鼠疫流行,全县死者 4408 人③。霍乱流行,染疫者近 2000 人④。

惠安县　(秋)9—10 月,全县鼠疫流行⑤。冬,又鼠疫流行。今《福建省卫生志》载:1946 年 1 月,惠安县鼠疫流行⑥。

永春县　春夏之交,霍乱、鼠疫大流行,县城附近死亡约 400 人⑦。

龙溪县(今漳州市)　春,鼠疫流行。夏,霍乱流行。今《漳州市志》载:4 月,漳州鼠疫流行,死者 2000 多人。漳州、石码霍乱流行,蔓延迅速,龙溪中心卫生院和漳州协和医院成立临时隔离病院,收容病人 180 多例⑧。

海澄县(今龙海市)　春,鼠疫流行。夏,霍乱流行。今《港尾镇志》载:民国三十四年、三十五年,店地社瘟疫死亡 20 多人。下白沙、浦西、城内、城外也因瘟疫死亡 10 多人。港尾地区鼠疫流行⑨。

平和县　秋,琯溪镇鼠疫流行⑩。

上杭县　是年疫。全县天花死 43 人,脑膜炎死 21 人,白喉死 14 人,伤寒或类伤寒死 337 人⑪。

宁化县　脑膜炎流行⑫。

尤溪县　冬,回归热、痢疾流行。今《尤溪县志》载:11 月,十九都香湖村发生回归热和痢疾,流行 1 个月,死亡 40 多人⑬。

建阳县(今建阳市)　春夏,鼠疫流行。夏,痢疾流行。今《建阳县志》载:夏,大

---

① 《泉州市卫生志》,福建人民出版社 2000 年版。

② 《南安县志》,江西人民出版社 1993 年版。

③ 《晋江市志》,方志出版社 2001 年版。《泉州市志》,中国社会科学出版社 2000 年版。

④ 《泉州市志》,中国社会科学出版社 2000 年版。

⑤ 《惠安县志》,方志出版社 1998 年版。

⑥ 《福建省卫生志》,1989 年。

⑦ 《永春县志》,语文出版社 1990 年版。

⑧ 《漳州市志》,中国社会科学出版社 1999 年版。《漳州市卫生防疫站志》,2004 年。

⑨ 《港尾镇志》,黄山书社 1995 年版。

⑩ 《平和县志》,群众出版社 1994 年版。

⑪ 《上杭县志》,福建人民出版社 1993 年版。

⑫ 《宁化县志》,福建人民出版社 1992 年版。

⑬ 《尤溪县志》,福建省地图出版社 1989 年版。

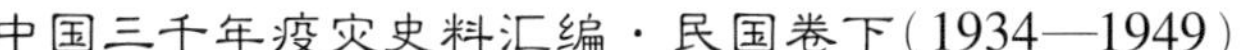

阐、范墩一带腺鼠疫猖獗,发病287人,死亡232人。江坊村痢疾流行,发病250人,死150人,死亡率达60%,3家绝户①。所辖莒口镇春夏(之交)鼠疫流行,2个月间,仅莒口街就死亡130多人,有的整户死绝②。

邵武县(今邵武市) 冬,鼠疫猖獗③。

光泽县 (冬)11月,又发鼠疫,发病58人,死24人④。

将乐县 春,天花、鼠疫流行。今《将乐县志》载:天花流行,患者3800余人,死亡1566人,病死率为41.21%,仅长龙35户人家就有36人死于天花。1—4月,高唐乡发生鼠疫,患者42人,死亡40人。4月18日(三月初七日),黄潭地区发生鼠疫,死亡10余人。4—12月,城关各街道有鼠疫患者8000余人,当时县政府内2人死于鼠疫,县政府连夜搬至天主教堂,大门贴上封条。麻疹流行1次,死亡率71.1%⑤。

建宁县 (春)2月,脑膜炎流行。(夏)6月,水南发生鼠疫⑥。

广东省

广州市 (春夏之交)4—5月,天花流行。夏秋,霍乱流行⑦。夏五月,吉山村发生瘟疫,死亡10人。冬十一月,吉山村发生瘟疫,死亡9人⑧。

三水县(今佛山市三水区) 霍乱流行⑨。

德庆县 疟疾流行。今《德庆县志》载:旱涝频仍,大饥荒,疟疾、烂脚病流行甚广⑩。

连山县(今连山壮族瑶族自治县) 疟疾流行,小三江雷冲村全村60%的人发病。在缺医少药的年代,天花、霍乱、痢疾、疟疾等传染病,夺去了不少人的生命⑪。

乳源县 秋,霍乱流行。今《乳源瑶族自治县志》载:8月,乳源县城发生霍乱病人52例,死亡40人⑫。

---

① 《建阳县志》,群众出版社1994年版。
② 《福建省建阳市莒口镇志》,2004年。
③ "福建市等教育一督",《申报》1946年1月5日,第4版。
④ 《光泽县志》,群众出版社1994年版。
⑤ 《将乐县志》,方志出版社1998年版。《将乐县卫生志》,1990年。
⑥ 《建宁县志》,新华出版社1995年版。
⑦ 《新塘镇志》,广东人民出版社1993年版。《广州市志》(卷十五),广州出版社1997年版。
⑧ 《吉山村志》,中华书局2004年版。
⑨ 《三水县志》,广东人民出版社1995年版。
⑩ 《德庆县志》,广东人民出版社1996年版。
⑪ 《连山壮族瑶族自治县壮族瑶族志》,中国文联出版社2002年版。
⑫ 《乳源瑶族自治县志》,广东人民出版社1997年版。

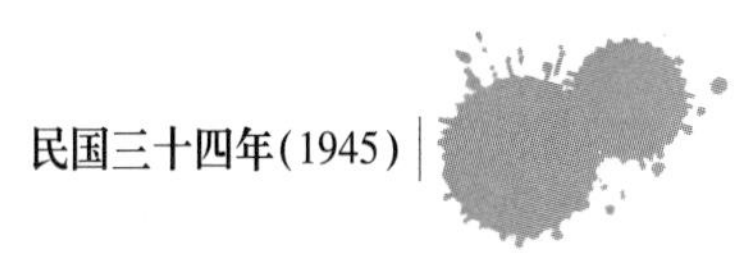

鹤山县(今鹤山市)　宅梧区天花流行①。

揭阳县(今揭阳市)　霍乱、疟疾流行②。

廉江县(今廉江市)　鼠疫流行。疫情波及安铺、横山、河堤、廉城、龙湾、雅塘、石岭、营仔镇等地。霍乱流行,安铺镇发病1000多人,死亡300多人③。

梅　县(今梅州市)　梅城及近郊天花流行④。

南雄县(今南雄市)　霍乱流行,附城死人较多,有一家死6口者⑤。

饶平县　春,脑膜炎流行。钱东西山寨总人口400多人,5天内病死36人⑥。

海南省

定安县　天花流行,琼纵三支队派医疗人员为群众治病⑦。

广西壮族自治区

广西省　秋,霍乱流行。10月3日(八月廿八日)报道:虎烈拉菌从下游溯江而来。梧州、桂平、贵县一带,首先汹然地掀起了兵燹,而后的又一小劫,西达邕宁,北溯柳江,南到郁林,一齐都十万火急地为传染病的恐怖燃起了烽火。桂林则有急性脑膜炎⑧。5—10月,大瑶山内(修仁、荔浦、象县、武宣、桂平、蒙山、平南)霍乱流行⑨。

邕宁县(今南宁市)　南宁霍乱流行⑩。

隆安县　县城新街霍乱流行⑪。

武鸣县　天花、霍乱流行。天花发病61人,死亡15人;霍乱发病35人,死亡14人⑫。

都安县(今都安瑶族自治县)　夏,霍乱流行。今《都安瑶族自治县志》载:7月,都安流行肠道病(霍乱)⑬。

---

① 《鹤山县志》,广东人民出版社2001年版。
② 《汕头卫生志》,1990年。
③ 《廉江市卫生志》,中国社会出版社2000年版。
④ 《梅县志》,广东人民出版社1994年版。
⑤ 《南雄县志》,广东人民出版社1991年版。
⑥ 《饶平县志》,广东人民出版社1994年版。《汕头卫生志》,1990年。
⑦ 《琼中县志》,1995年。
⑧ "瘟疫闹广西",《中央日报》1945年10月3日,第5版。
⑨ 《金秀瑶族自治县志》,中央民族学院出版社1992年版。
⑩ 《南宁市卫生志》,1996年。
⑪ 《隆安县志》,广西人民出版社1993年版。
⑫ 《武鸣县志》,广西人民出版社1998年版。
⑬ 《都安瑶族自治县志》,广西人民出版社1993年版。

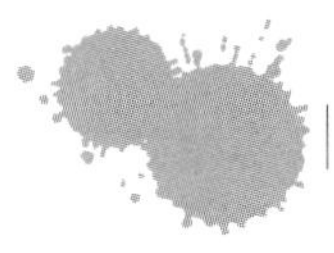

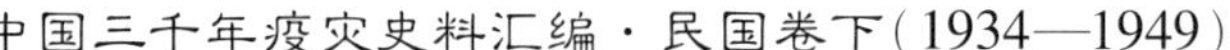

苍梧县(今梧州市)　(夏)霍乱大流行,死亡数百人①。

藤　县　霍乱流行,藤城、濛江死亡70余人②。

平南县　夏秋,霍乱、痢疾、疟疾流行。今《平南县志》载:沿江市镇霍乱流行,死人甚多;霍乱、痢疾、疟疾流行,死亡万人以上③。

武宣县　霍乱流行,武宣镇死100多人④。

桂林市　夏秋,霍乱、疟疾流行。今《桂林市志》载:7—8月,各医院收治霍乱344人,死亡69人,病死率20.06%。疟疾流行,发病为2776例⑤。

兴安县　疟疾大流行,两金、华江等地尤甚⑥。

龙胜县(今龙胜各族自治县)　疟疾流行,泗水、马堤、广南、石孟等地尤甚⑦。

平乐县　天花大流行,至翌年底止,县内发病2700余人,死亡400余人⑧。

荔浦县　夏秋,县城霍乱流行⑨。

蒙山县　夏,霍乱流行。7月,县城发现霍乱病19人,死亡16人⑩。

钟山县　痢疾、霍乱、天花大流行,全县患者1345人,死亡752人⑪。

柳江县(今柳州市)　秋,霍乱流行。今《柳州市志》载:8—10月,广西17县发生霍乱,其中以柳州最烈,死亡500余人,并有天花流行。10月,善后救济总署派公谊救护队,省立柳州医院亦派人协助柳江县卫生院在河南天主堂内设临时病房医治患者⑫。

柳城县　霍乱大流行⑬。

象　县(今象州县)　秋,霍乱流行。今《象州县志》载:9月,霍乱流行,仅寺村、义和、人和3乡,约500人丧命⑭。

---

① 《梧州市卫生志》,1991年。
② 《藤县志》,广西人民出版社1996年版。
③ 《平南县志》,广西人民出版社1993年版。
④ 《武宣县志》,广西人民出版社1995年版。
⑤ 《桂林市志》(下册),中华书局1997年版。
⑥ 《兴安县志》,广西人民出版社2002年版。
⑦ 《龙胜县志》,汉语大词典出版社1992年版。
⑧ 《平乐县志》,方志出版社1995年版。
⑨ 《荔浦县志》,生活·读书·新知三联书店1996年版。
⑩ 《蒙山县志》,广西人民出版社1993年版。
⑪ 《钟山县志》,广西人民出版社1995年版。
⑫ 《柳州市志》,广西人民出版社2003年版。《柳州市卫生志》,广西人民出版社1995年版。
⑬ 《柳城县志》,广州出版社1992年版。
⑭ 《象州县志》,知识出版社1994年版。

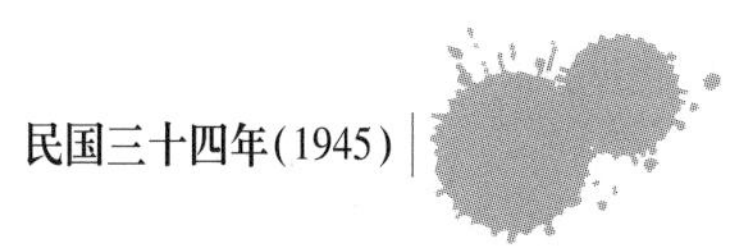

百色县(今百色市)　夏,霍乱流行。今《百色市志》载:7月,肠痛病在百色流行①。

凌云县　春,霍乱流行。今《凌云县志》载:年初,蛔肠痛病流行②。

东兰县　(春)3月,天花流行,死亡1000余人③。

靖西县　天花流行,禄峒乡表亮村和大甲乡的大荷村死亡很多④。

镇边县(今那坡县)　天花流行⑤。

宜山县(今宜州市)　(秋)8—9月,霍乱流行,怀阳镇死亡100人,整个怀远区死近500人,庆远镇有很多人患病死亡⑥。

灌阳县　疟疾流行⑦。

崇善县、左县(合为今崇左市)　霍乱、天花流行,病亡者达1000余人⑧。

迁江县(今合山市)　秋,霍乱流行,河里乡四季村死亡53人,余生者被迫迁移,村庄荒芜⑨。

郁林县(今玉林市)、桂平县(今桂平市)　霍乱流行⑩。

钦　县(今钦州市)　秋七、八、九月,秋行夏令,城乡霍乱流行,死者甚多⑪。

---

① 《百色市志》,广西人民出版社1993年版。
② 《凌云县志》,广西人民出版社2007年版。
③ 《东兰县志》,广西人民出版社1994年版。
④ 《靖西县志》,广西人民出版社2000年版。
⑤ 《那坡县志》,广西人民出版社2002年版。
⑥ 《宜州市志》,广西人民出版社1998年版。
⑦ 《灌阳县志》,新华出版社1995年版。
⑧ 《崇左县志》,广西人民出版社1994年版。
⑨ 《合山市志》,广西人民出版社1998年版。
⑩ 《广西通志·医疗卫生志》,广西人民出版社1999年版。
⑪ 民国《钦县县志》卷一四《纪事志·灾异》。《钦州市志》,广西人民出版社2000年版。

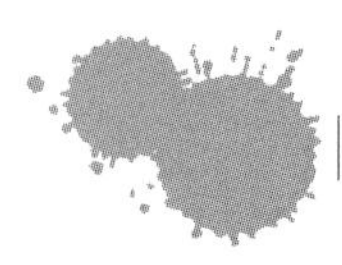

民国三十五年(1946)

全　国

鼠疫。全国13省区100县旗发生鼠疫,发病35654例,死亡28051人。云南6县,发病2419例,死亡1162人;广东5县,发病1365例,死亡1279人;福建41县,发病23503例,死亡19089人;浙江9县,发病954例,死亡442人;江西9县,发病857例,死亡405人;吉林9县,发病1701例,死亡1513人;台湾3县,发病12例,死亡4人;内蒙古10县,发病4499例,死亡3819人;黑龙江1县,发病118例,死亡117人;辽宁3县,发病174例,死亡173人;宁夏1县,发病23例,死亡23人;青海1县,发病12例,死亡8人;甘肃2县,发病17例,死亡17人①。

3月28日(二月廿五日),联合国救济善后总署医官宣布:联总现正以疫苗及医药供应品用飞机及船只赶运霍乱猖獗之广州、汉口以及华北及东南之黑死病流行区域,以便遏止此种危险日趋严重之传染病。广东省首席地方医官罕林顿医师将携带足使广州15万人民免疫之霍乱疫苗乘飞机前往。载运食物至汉口之美海军登陆舰亦正以足使该区20万人免疫之苗浆运交该处。至于华南,尤其集中在福州之黑死病,联总与行总现正采取积极之预防步骤,联总以DDT35000镑供给行总,不久并可望派出防疫队及流行实验室卡车。北方在沈阳以西一带,亦有疫病发生,现在采取类似之措施,载有医药品6吨之飞机两架已由上海抵天津。据联总医药供应处职员称,运往东南与华北之疫苗,均系由美国用飞机运来者②。

9月16日(八月廿一日)报道:今年东南鼠疫的流行,较前几年为最厉害。以省区分,福建居第一位,患者共4017人,死亡率超过一半;福州、惠安最烈。江西省有鼠疫的地方是南城、南丰、黎川、临川、金溪5地。浙江省有鼠疫的地方是永嘉、丽水、云

① 李文波《中国传染病史料》,化学工业出版社2004年版,第205页。

② "遏止各地疾疫流行,联总赶运疫苗防治",《报报》1946年第2卷第2期,第54页。

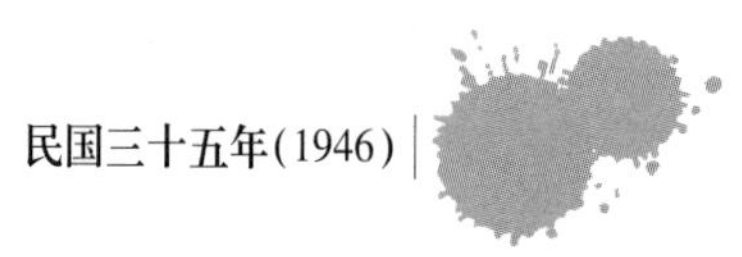

和①。

1947年5月4日(三月十四日)报道:据卫生署东南鼠疫防治处之报告1946年度流行情况:福建省计12县,有患者5601人。江西省计8县,患者708人。浙江省计6县,患者492人。广东省计7县,患者8823人。台湾曾□□□5人(系由福州乘船前往)②。

霍乱。今年的虎疫,是八十年来所未有,十分可怕③。9月12日(八月十七日)报道,全国防疫联合办事处顷发表本年度全国霍乱流行情况:(一)本年度霍乱流行,以宜昌为最早,系继续上年发现者,总计患者237人,死亡59人。次为广州,自1月下旬始有患者7人、死亡1人之报告,以3、4、5月流行最烈,7月下旬,始渐减轻,总计患者4038人,死亡者1207人。(二)汉口霍乱于2月下旬先自日俘中发现,当地居民于4月上旬始有真性霍乱发现,总计患者69人,死亡无。(三)南京于4月27日,由汉口选送归国之日俘中经过南京时,在下关集中营发现真性霍乱5人,市民始于6月上旬发现真性霍乱,迄至8月下旬止,共有患者515人,死亡29人。(四)上海自5月下旬起,始有霍乱发生,迄至8月中旬止,共有患者4049人,死亡311人,其流行最烈期,以7月份为最高,现在患死数字,均已骤减。(五)目前流行霍乱数字较多之市县,计有:徐州、杭州、南昌、蚌埠、福州、汕头、长沙、衡阳、四平街、长春等地。(六)综计本年度霍乱流行区域,共有20省245市县,除广州、上海两地流行较烈现已减轻外,俱均只有少数患死数字。总计以上数字,患者8908人,死亡1606人④。以上只是9月份以前的情况。1947年6月30日(五月十二日)《中央日报》报道:根据各省市报告,(1946年)约计霍乱患者54197人,死亡15460人,死亡率28.53%;伤寒患者35337人,死亡1040人,死亡率2.94%;赤痢患者122037人,死亡1884人,死亡率1.54%;疟疾患者787262人,死亡2797人,死亡率0.36%。患者数目,诚足惊人⑤。

8月3日(七月初七日)《中央日报》报道:据卫生署防疫处负责人称:现全国霍乱流行情形,以京沪沿线区域及广东较烈,其次为河南、浙江⑥。

香港卫生当局对各地发生疫症流行者,宣布为疫症埠。各疫症埠及其流行症如

---

① “消除黑党恐怖,东南鼠疫防治处长访问记”,《中央日报》1946年9月16日,第4版。

② “鼠疫”,《中央日报》1947年5月4日,第9版。

③ “大兵之后必有大疫”,《东南风》1946年第12期,第8页。

④ “生命的损失,本年霍乱流行,死一六零六人”,《中央日报》1946年9月12日,第4版。

⑤ “上年各地霍乱患者,死亡一万五千余人,伤寒赤痢死亡数亦惊人”,《中央日报》1947年6月30日,第5版。

⑥ “霍乱流行期未过市民仍应加意防范”,《中央日报》1946年8月3日,第4版。

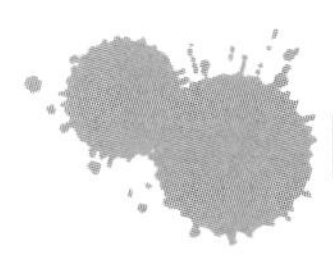

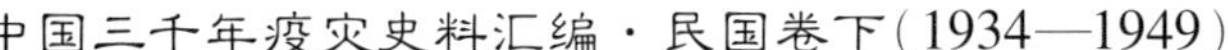

次:上海:痘症、霍乱;广州:霍乱、鼠疫;厦门:鼠疫;福州:鼠疫;广东省所属各港口:霍乱;台湾:霍乱;温州:鼠疫、霍乱;汕头:霍乱。各地宣布香港为疫症埠及其流行症如次:澳门:霍乱、痘症;广州:霍乱、痘症;上海:霍乱;厦门:霍乱①。

东北霍乱大流行,是由上海经海路传入葫芦岛、锦西,而随国民党军队进驻东北逐步扩大蔓延的。据国民党军方统计,共发生 3.9 万多人,死亡 3.3 万多人。实际数字远不止此。哈尔滨市自 8 月 9 日至 9 月 15 日(七月十三日至八月二十日),共发生 167 人,死亡 95 人。当时双城县已发生 2000 多人,死亡近 1000 人,仅县城内就死亡 600 多人。与此同时,牡丹江市发生 429 人,死亡 190 人。呼兰县发生 200 多人,死亡 100 多人。此外,肇源、五常、泰来、龙江等地亦有霍乱的发生与流行②。

夏 6—7 月间,东北 30 余县市霍乱流行。除下表中各地外,新民、兴城、西安、梨树、永吉、伊通、通辽、抚顺、安东、盘山、绥中等地也有霍乱发生③。

地点	流行时间	发病(例)	死亡(例)
锦西县	6.16—7.16	142	73
昌图县	6.30—8.8	764	225
德惠县	7.11—8.15	699	447
铁岭县	7.15—8.16	486	208
海龙县	7.16—8.26	586	326
四平市	7.18—8.21	313	94
九台县	7.24—8.27	775	337
大石桥	7.25—7.29	?	15
新立屯[属黑山县]	8.2—9.3	129	92
彰武县	7.28—9.27	178	101
东丰县	7.28—8.6	?	2000
辽源县	?	?	1700
开原县	6.30—8.14	859	496
长春市	7.10—8.20	1865	1005
长春县	7.12—8.20	8845	8456
锦州县	7.16—8.26	382	201
沈阳市	7.15—8.31	870	256
黑山县	7.18—8.17	233	145

① "时疫流行亟须预防",《中山侨报》1946 年第 2 期,第 18 页。

② 《黑龙江省志·卫生志》,黑龙江人民出版社 1996 年版。

③ 李文波《中国传染病史料》,化学工业出版社 2004 年版,第 206 页。

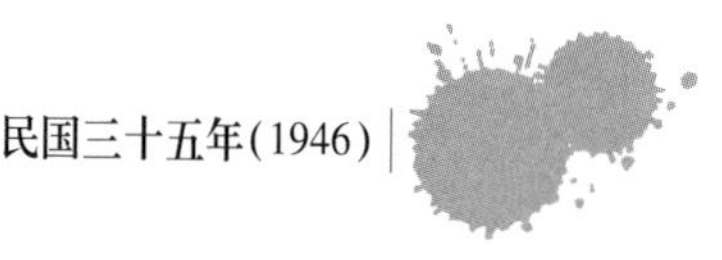

(续表)

地点	流行时间	发病(例)	死亡(例)
营口县	7.24—8.25	611	556
农安县	7.29—8.22	1615	775
法库县	8.6—8.9	?	60
辽中县	7.28—8.6	?	17
西丰县	7.28—8.5	320	105
清源县[清原县]	7.28—8.12	200	48

1947年7月18日(六月初一日),余正行在《防止霍乱》一文中谈道:民国二十一年(1932年)黄河水灾时大流行,二十五年(1936年)的流行,二十八年(1939年)的大流行,三十一年(1942年)又流行,三十四年(1945年)大流行遍及全国,其死亡与患者,无正确统计可供参考。去年(1946年)霍乱流行,患者54197人,死亡15460人,死亡率28.53%。上海市5月23日起至8月底止,证实霍乱患者达4243人,死亡3348人,若连同未能证实的疑似病例,则达11837人,自然还有许多遗漏。但这巨大的数字,已足以显示霍乱流行的猖獗,侵袭的可怕①。

黑龙江省

安达县(今安达市)　夏,霍乱流行。6月下旬,长岗子、太平庄一带(现属高台子镇)霍乱流行,死亡127人②。

瑷珲县(今黑河市爱辉区)　冬,克山病大流行,松树沟区原伪满"开拓民"村屯,死亡近1000人③。

呼兰县(今哈尔滨市呼兰区)　秋,霍乱流行,发生200多人,死亡100多人④。

齐齐哈尔市　夏,霍乱大流行。今《齐齐哈尔市卫生志》载:霍乱大流行,全市共发生256例,死亡72人⑤。今《梅里斯达斡尔族区志》载:7月,达呼店区霍乱流行,一周内死亡70多人,经抢救有200多人脱离危险⑥。

郭尔罗斯后旗(今肇源县)　(秋)8月,霍乱大流行,茂兴、超等、孟克里一带死亡

---

① "防止霍乱",《申报》1947年7月18日,第7版。

② 《大同区志》,1987年。

③ 《逊克县志》,黑龙江人民出版社1991年版。

④ 《吉林省卫生志》,吉林人民出版社1992年版。

⑤ 《齐齐哈尔市卫生志》,1990年。

⑥ 《梅里斯达斡尔族区志》,黄山书社1999年版。

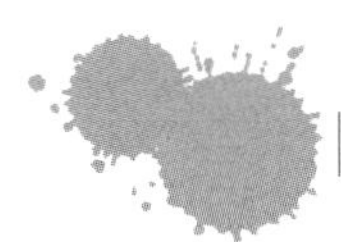

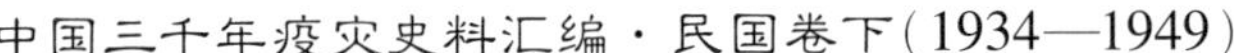

1500多人①。

滨江县(今哈尔滨市) 春,鼠疫流行。2月3日(正月初二日)报道:东北最近鼠疫流行,哈市亦有流行态势②。3月17日(二月十四日)报道:哈市发现鼠疫,已死2人③。夏,霍乱流行。7月20日(六月廿二日),成立"哈尔滨市防疫部"。7月21日(六月廿三日),在太平桥发现第一名霍乱患者,病源来自双城。市政府于8月10日(七月十四日)发出《关于防止霍乱传染蔓延的紧急布告》,并立即开展防霍乱工作。参加防疫人员共245名,9月15日(八月二十日)扑灭。接受疫苗注射者11000人,收容霍乱病人167人,死亡97人④。秋,鼠疫流行。9月16日(八月廿一日),平房地区义发源屯、大东井子、后二道沟发生鼠疫,患者118人,死117人⑤。9月28日(九月初四日)报道:哈尔滨发生鼠疫⑥。10月23日(九月廿九日),东、西傅家区发现鼠疫,死亡9人⑦。11月15日(十月廿二日)报道:哈尔滨鼠疫流行,闻已死270人⑧。11月21日(十月廿八日)报道:该区鼠疫蔓延⑨。

双城县(今哈尔滨市双城区) 秋,霍乱流行。8月24日(七月廿八日)《解放日报》报道:流行于长春、沈阳一带继续向北侵延之虎疫现已蔓延至双城堡,3日内死亡10余人。今《双城县志》载:城内发生霍乱,延至农村,发病数千人,死亡1000余人,仅城内就死亡600人,县政府动员100余名医生组成医疗队分赴农村进行抢救,迅速得以控制⑩。

五常县(今五常市) (秋)8月,霍乱流行,遍及全县,仅背荫河一地就死300余人⑪。

宝清县 春,天花流行。秋,伤寒大流行。今《宝清县志》载:2月,全县共发生天花4860人,死亡4131人。7—8月,伤寒大流行,患者2174人,死亡567人⑫。

---

① 《肇源县志》,1985年。
② "东北鼠疫流行,卫生署加紧防治",《中央日报》1946年2月3日,第2版。
③ "救济部署大批物资将运往东北各省",《申报》1946年3月17日,第1版。
④ 《哈尔滨市志》,黑龙江人民出版社1998年版。
⑤ 《哈尔滨市志》,黑龙江人民出版社1998年版。《平房区志》,黑龙江人民出版社1997年版。
⑥ "哈尔滨发生鼠疫",《申报》1946年9月28日,第2版。
⑦ 《道外区志》,中国大百科全书出版社1995年版。
⑧ "要闻简报",《申报》1946年11月15日,第2版。
⑨ "哈尔滨鼠疫蔓延,行总已派员防治",《中央日报》1946年11月21日,第4版。
⑩ 《双城县志》,中国展望出版社1990年版。
⑪ 《五常县志》,黑龙江人民出版社1989年版。
⑫ 《宝清县志》,1993年。

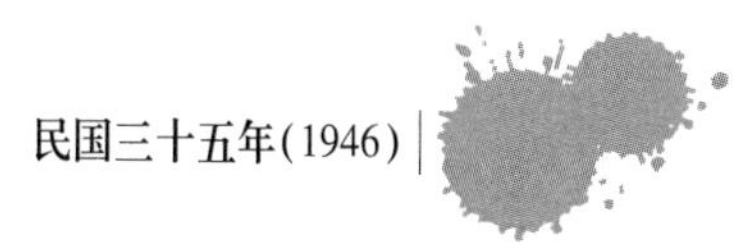

宁安县(今宁安市)　冬,伤寒病流行,死亡率很高[①]。麻疹流行。在东村、桥头一带4—10岁的儿童中流行黑疹子病,在不到1个月的时间里死亡42人[②]。

吉林省

吉林省　国民党军队进攻东北解放区,从南方带来了霍乱,由葫芦岛登陆后,先在锦西一带流行,后蔓延至锦州、沈阳、长春。吉林省解放区部分县也有流行。据当时国民党统治区统计,吉林省患霍乱死亡17000多人[③]。

永吉县(今吉林市)　春,伤寒流行。夏秋,霍乱流行。今《永吉县志》载:4月,旺起四间村瘟疫流行,全村老幼染病者多,有一家死至10人者,2个月内,全村死亡人数达四分之一,数家绝户。6月,霍乱传入县内,尤其是岔路河、乌拉街、缸窑、桦皮厂等交通方便的地方更为严重。7月12日,岔路河镇内日死亡30多人,全家染病者不计其数。乌拉街镇在霍乱高峰期棺材卖绝,只好用苇席卷尸而去。病势凶猛,传播迅速,前所未见。到8月初,近3个月时间,全县境内死于霍乱的有3000多人[④]。今《吉林市志》载:8月(原注:一曰5月),吉林市暴发流行霍乱,发病201人,死亡109人[⑤]。

长岭县　秋,霍乱流行。今《长岭县志》载:8月,霍乱流行,长岭街每天死亡三四十人,后蔓延全县,流行一个月零五天,死亡4000多人。县政府派人到齐齐哈尔买来药品,无偿分发群众服用,霍乱病被扑灭[⑥]。

乾安县　秋,霍乱流行。今《乾安县志》载:8—11月,城乡霍乱大流行,发病4697人,死亡3048人,有的屯几乎人烟绝迹。所字区坚字井从农历七月十五日(8月11日)开始,全屯人家接连发病,死亡甚多,只剩下5个大人和3个小孩[⑦]。

郭尔罗斯前旗(今前郭尔罗斯蒙古族自治县)　(秋)霍乱大流行,全旗死10000多人[⑧]。

农安县　秋,霍乱流行。今《吉林省卫生志》载:8月,农安县霍乱流行,染疫1429人,死亡707人[⑨]。秋,又鼠疫流行。10月1日(九月初七日)报道:农安发现鼠疫[⑩]。

---

① 《海林县志》,中国文史出版社1990年版。

② 《牡丹江市郊区志》,哈尔滨工业大学出版社1992年版。

③ 《吉林省卫生志》,吉林人民出版社1992年版。

④ 《永吉县志》,长春出版社1991年版。

⑤ 《吉林市志》,吉林人民出版社2008年版。

⑥ 《长岭县志》,中华书局1993年版。

⑦ 《乾安县志》,吉林人民出版社1999年版。

⑧ 《前郭尔罗斯蒙古族自治县志》,辽宁民族出版社1993年版。

⑨ 《吉林省卫生志》,吉林人民出版社1992年版。

⑩ “要闻简报”,《申报》1946年10月1日,第2版。

据《内蒙古大事记》载:王爷庙一带鼠疫,全年发病241人,死亡232人①。

长春县(今长春市) 春,鼠疫流行。3月17日(二月十四日)报道:长春发现鼠疫,已死9人②。夏秋,霍乱流行。5月末,长春出现首例霍乱,6月蔓延全市,7—8月份,进入流行高峰③。8月,长春染疫1071人,死亡497人④。7月29日(七月初二日)《申报》报道:长春虎疫盛行⑤。8月24日(七月廿八日)《解放日报》报道:长春80万市民,深受虎列拉的严重灾难。据长春官方公布,截至本月3日(七月初七日),染虎疫者已达1044人,死亡619名……仅8月3日(七月初七日)间,梆子区患者即达50名,死者26名,现已蔓延到市郊各农村。9月13日(八月十八日)《解放日报》报道:据官方7月底统计,长春虎疫死亡已达300余人,所属各乡镇在7月23日(六月廿五日)至8月下旬1个月内,死亡数字竟达8800多人⑥。

九台县 (秋)8月,霍乱流行,染疫630人,死亡297人⑦。

伊通县 (夏)7月间,全县霍乱大流行,夺去10000余人的生命,无数家庭惨遭灭门之灾⑧。

双阳县(今长春市双阳区) (夏)7月下旬,全县霍乱流行,沿大路的村镇尤重,全县染者6000余众,死者4000多人(一说3000多人)⑨。

桦甸县(今桦甸市) (夏秋之交)7—9月,霍乱暴发流行,死亡甚多,有时一天死亡上百人,开始以棺装殓,棺木售缺,代之以席卷,以至席子也卖光。街头巷尾出殡送葬的人哭天号地,惨不忍睹。城区和红石砬子镇部分村屯还天花流行,死亡人数不少⑩。

德惠县(今德惠市) 夏秋,霍乱流行。今《德惠县志》载:7月21日(六月廿三日),在德惠首先发生霍乱病,后迅速蔓延县内城乡,仅德惠街就发病699人,死亡447人。全县染病者达4万余名,2万余人死亡⑪。今《吉林省卫生志》载:8月,德惠县霍

---

① 《内蒙古大事记》,内蒙古人民出版社1997年版。

② "救济部署大批物资将运往东北各省",《申报》1946年3月17日,第1版。

③ 《长春市南关区志》,吉林文史出版社1993年版。

④ 《吉林省卫生志》,吉林人民出版社1992年版。

⑤ "要闻简报",《申报》1946年7月29日,第2版。

⑥ 李文海等《近代中国灾荒纪年续编》,湖南教育出版社1993年版,第636页。

⑦ 《吉林省卫生志》,吉林人民出版社1992年版。

⑧ 《伊通县志》,吉林文史出版社1991年版。

⑨ 《双阳县志》,吉林文史出版社1992年版。

⑩ 《桦甸县志》,吉林人民出版社1995年版。

⑪ 《德惠县志》,长春出版社2001年版。

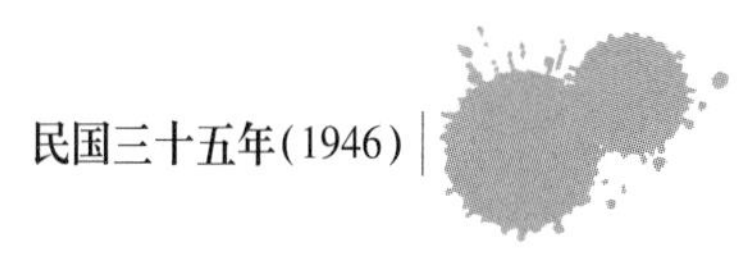

乱流行,染疫224人,死亡123人[①]。

榆树县(今榆树市)　秋,霍乱流行。今《榆树县志》载:7月,县城和城郊大刘屯、东沟屯、老边屯等和大坡等地发生霍乱,延续一个多月,死者不计其数[②]。

延吉县(今延吉市)　春,天花流行。夏,霍乱流行。据载:3月,朝阳地区发生天花10余人,死亡5人。5月,图们市发生霍乱900余人,死亡300余人[③]。

汪清县　夏,霍乱流行。今《汪清县卫生志》载:鸡冠砬子霍家营霍乱流行,400口人中死亡63人[④]。

开通县、瞻榆县(今合为通榆县)　夏,霍乱大流行[⑤]。

大赉县、安广县(今合为大安市)　春,鼠疫流行。秋,霍乱流行。今《大安县志》载:孙禄屯、王金荣屯、王三家子屯、四合堂屯、东太平川屯、前古鲁本昭屯、周地窨子屯、王家店屯、榆树屯、钱满山屯、内莫刻屯,刘八屯、叉干挠屯、西学堂地屯、太平窝棚、从家窝棚发生鼠疫。8月,城乡霍乱大流行,大赉城内死亡1000余人,有的屯几乎人烟绝迹。两家公社老段家屯从农历七月十四日(8月10日)开始,全屯人家接连发病,死亡甚多,只剩下2个大人和2个孩子[⑥]。

镇东县(今镇赉县)　春,鼠疫流行。今《镇赉县志》载:2月,县城和城郊北窑屯、双龙山屯先后发生鼠疫,155人发病,150人死亡[⑦]。

梨树县　春,鼠疫流行。3月17日(二月十四日)报道:四平街发现鼠疫,已死4人[⑧]。二月十七日(3月20日),长春中国军事代表团照会俄方,准备利用中长铁路运输军队北来接防。俄方原则同意,惟谓四平街鼠疫流行,车辆不能开过,并责我方破坏桥梁,扣留机车,虐迫职工,目前不能使用该路[⑨]。夏秋,霍乱流行。今《梨树县志》载:6—8月,霍乱大流行,遍及全县,死亡不计其数。仅郭家店就死亡700余人,占其总人口的10.3%。刘家馆子区许家围子屯120人,死亡42人。榆树台镇死200余人[⑩]。

---

① 《吉林省卫生志》,吉林人民出版社1992年版。

② 《榆树县志》,吉林文史出版社1993年版。

③ 《龙井县卫生志》,1990年。崔莲玉、申国常《延边朝鲜族自治州卫生防疫站发展史》,《中华医史杂志》1986年第16卷第1期。

④ 《汪清县卫生志》,1988年。

⑤ 《通榆县志》,吉林人民出版社1994年版。

⑥ 《大安县志》,辽宁人民出版社1990年版。

⑦ 《镇赉县志》,吉林人民出版社1995年版。

⑧ "救济部署大批物资将运往东北各省",《申报》1946年3月17日,第1版。

⑨ 台北"中央研究院"近代史研究所《中华民国史事日志》,1946年,第498页。

⑩ 《梨树县志》,辽宁教育出版社1992年版。

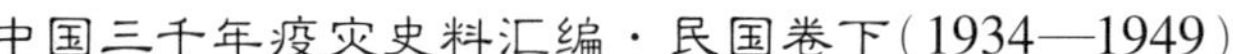

辉南县　夏秋，霍乱流行。今《辉南县志》载:6 月 25 日(五月廿六日)，朝阳镇霍乱流行，延及本县其它地区，2 个月死亡约 1000 人①。

西安县(今东辽县)　(夏)7 月，霍乱流行，城乡死亡甚多②。

东丰县　夏秋，霍乱流行。今《东丰县志》载:7—8 月，霍乱暴发流行，发病近万例，死亡 6000 余人，仅县城死亡约 3500 人。一时寿材罄尽，人们惟以秫秸席掩葬，竟有全家暴殂无人埋葬者③。

洮安县(今白城市)　夏，霍乱、鼠疫流行。今《白城市志》载:霍乱流行，县防疫委员会及时处理，疫情得到控制。

洮南县(今洮南市)　春，鼠疫流行。秋，霍乱流行。今《洮南市志》载:1—3 月，肺鼠疫流行，发病 406 人，死亡 397 人。其中，洮南城七间房附近发病 209 人，死亡 200 人。8 月，霍乱流行，城内染疫 745 人，死亡 382 人，全县死亡约 2000 人。7 月 23 日至 8 月 15 日，七里庄发生鼠疫，发病 19 人，死亡 17 人④。

通化县(今通化市)　秋，霍乱流行，发生 100 余人，死亡 30%⑤。冬，克山病大流行，死者不计其数⑥。

柳河县　夏，霍乱流行。城乡共有霍乱患者 1718 名，其中治愈 1552 名，治愈率为 90.3%;死亡 166 名，死亡率为 9.7%⑦。

海龙县(今梅河口市)　(夏)6 月，霍乱流行，一直延续至 7 月末，全县因传染死亡 2 万多人⑧。

辽宁省

辽宁省　秋，霍乱流行。8 月 2 日(七月初六日)《民国日报》报道:东北虎疫日趋严重，患者已达 3000 人，死者三分之一。沈阳一处患者即有 386 人，死者计 108 人。抚顺、营口、锦州、锦西及附近各城市虎疫均甚流行⑨。

沈阳县(今沈阳市)　春，斑疹伤寒流行。2 月 23 日(正月廿二日)报道:去年 12

---

① 《辉南县志》，1989 年。

② 《东辽县志》，吉林文史出版社 2002 年版。

③ 《东丰县志》，中国广播电视出版社 1994 年版。

④ 《洮南市志》，吉林文史出版社 2000 年版。

⑤ 《通化市志》，中国城市出版社 1996 年版。

⑥ 《通化县志》，吉林人民出版社 1996 年版。

⑦ 《柳河县志》，吉林文史出版社 1991 年版。

⑧ 《梅河口市志》，吉林人民出版社 1999 年版。

⑨ 李文海等《近代中国灾荒纪年续编》，湖南教育出版社 1993 年版，第 636 页。

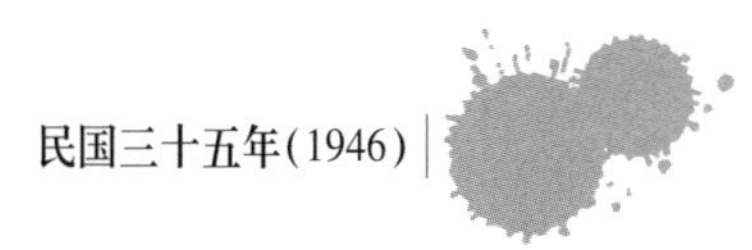

月及今年1月间,本城斑疹伤寒猖獗一时,患者达300余人[①]。截止到3月29日(二月廿六日),铁西区斑疹伤寒死亡416人[②]。夏,霍乱流行。7月24日(六月廿六日)报道:霍乱患者截至今日,共发现109人,死亡者37人[③]。7月26日(六月廿八日)报道:沈市霍乱蔓延益甚,由15日至今止,患者已达209人,死亡66人。25日患者发现43人,死者14人[④]。同日,因为虎疫流行,沈阳市长出示禁止售卖西瓜、香瓜、桃、杏、冰水以及未经检定许可之冰糕、汽水[⑤]。7月29日(七月初二日)报道:虎疫盛行[⑥]。截至9月27日(九月初三日),铁西区霍乱死亡256人[⑦]。

西丰县　夏,霍乱流行,死亡众多。7月10日(六月十二日),中阳村(今自由村)发生霍乱病,流行全县40余天,患者8000余人,死6300多人。一说患者万余人,死亡8000多人[⑧]。

开原县(今开原市)　(秋)8月,霍乱流行,全县共死亡3000余人[⑨]。

铁岭县　夏秋,霍乱流行。今《铁岭县志》载:6月20日(五月廿一日)首发霍乱,至7月19日(六月廿一日)死亡30人,8月27日(八月初一日)再发482人,死亡179人,至8月31日(八月初五日)死亡208人,9月10日(八月十五日)终息。平顶堡建设村1972名居民,死于此疫者126人,最多一天死24人。催阵堡村800人,死100多人。李千户崔山屯村民死亡过半,只好弃尸沟中伙葬[⑩]。

黑山县　(夏)7月,霍乱流行,死亡646人[⑪]。

海城县(今海城市)　夏,霍乱流行。牛庄镇东南关200余人患霍乱病,52人死亡。温香区后房身村民患霍乱病,近半数人口死亡[⑫]。

北镇县　霍乱流行,死亡不计其数[⑬]。

---

① “满目疮痍话沈阳”,《申报》1946年2月23日,第1版。
② 《铁西区志》,1998年。
③ “要闻简报”,《申报》1946年7月24日,第2版。
④ “南北各地虎疫猖獗”,《中央日报》1946年7月26日,第2版。
⑤ “为严禁售卖瓜果等以防时疫蔓延由”,《沈阳市政府公报》1946年第1卷第3期,第5~6页。
⑥ “要闻简报”,《申报》1946年7月29日,第2版。
⑦ 《铁西区志》,1998年。
⑧ 《西丰县志》,沈阳出版社1995年版。
⑨ 《开原县志》,辽宁人民出版社1995年版。
⑩ 《铁岭县志》,辽沈书社1993年版。
⑪ 《黑山县志》,辽宁大学出版社1992年版。
⑫ 《海城县志》,1987年。《鞍山市卫生志》,1990年。
⑬ 《北镇县志》,辽宁人民出版社1990年版。

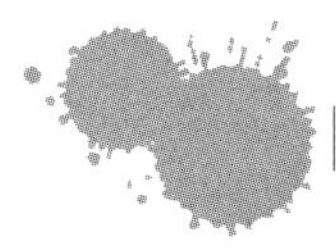

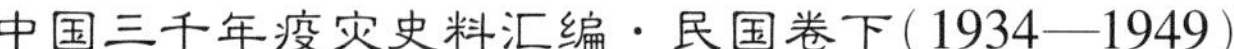

盘山县　夏,霍乱流行。田庄台至田家镇一带发病2600多人,死亡860人①。

营口县(今大石桥市)　夏,霍乱流行。今《营口市志》载:6月,霍乱从马市街开始流行,至7月份蔓延全市,死亡2600余人②。所属大石桥市发病350余人,死亡280人③。

昌图县　夏秋,霍乱流行。今《昌图县志》载:6—8月间,全县霍乱大流行,死1000余人④。所辖金家镇死160人,三江口镇许家围子屯120口人,死了42口⑤。

法库县　夏秋,霍乱流行,全县死亡约500人⑥。

抚顺县　秋,霍乱流行,驿马站村1200人中,死亡100余人⑦。8月,抚顺城发生鼠疫2人,死亡2人。发生霍乱、副霍乱78人,死亡44人⑧。

本溪县(今本溪满族自治县)　夏,霍乱流行。今《本溪满族自治县志》载:6月,霍乱流行,市内发生150例,死亡60人。农村更甚,歪头山花岭、边牛两村死亡21人。7月,本溪湖市霍乱流行,112人罹病,死亡24人⑨。冬,克山病流行,文治沟村10余人发病⑩。

岫岩县(今岫岩满族自治县)　秋,霍乱流行。哨子河一带尤甚,其中黄旗沟(现马岭村)患者30名,死亡2名⑪。

金　县(今大连市金州区)　秋,霍乱流行。今《大连市卫生志》载:8月20日(七月廿四日),在黑嘴子码头停泊的青岛渔船发生霍乱,波及全市。大连市发生129例,死亡62人,其中市区发生45例,死亡15人;金县发生35例,死亡4人⑫。又,鼠疫流行。今《金县志》载:在龙王庙海口发现来自锦州、营口的运粮船中有10名鼠疫病患者,死亡9人⑬。

---

① 《盘山县志》,沈阳出版社1996年版。《盘锦市简志》,方志出版社2005年版。

② 《营口市志》,1992年。

③ 《大石桥市志》,吉林文史出版社2006年版。

④ 《昌图县志》,1988年。

⑤ 《昌图县金家镇志》,1998年。《昌图县三江口镇志》,1998年。

⑥ 《法库县志》,沈阳出版社1990年版。

⑦ 《抚顺县志》,辽宁人民出版社1995年版。

⑧ 《抚顺市卫生志》,1989年。

⑨ 《本溪卫生志》,1990年。《本溪满族自治县志》,辽宁民族出版社2009年版。

⑩ 《本溪卫生志》,1990年。

⑪ 《岫岩县志》,辽宁大学出版社1989年版。

⑫ 《大连市卫生志》,大连出版社1991年版。

⑬ 《金县志》,大连出版社1989年版。

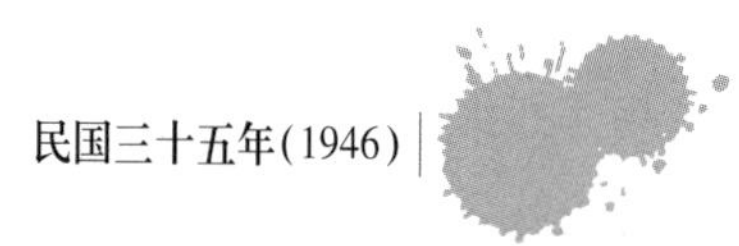

锦　县(今凌海市)　夏,霍乱流行[①]。7月26日(六月廿八日)报道:东北之虎疫已传至锦县,前昨两日锦县患者34人,死18人[②]。今《锦州市志》载:全县发病400多人,死亡300多人[③],其中北郊地区(今太和区)死100余人[④]。

兴城县　夏秋,霍乱流行。今《兴城县志》载:7—10月,霍乱在全县沿海12个地区流行,发病率和死亡率很高。邴家屯村100多口人,就死去30口。有的全村暴发流行,发病快的几小时至一天内就死去,有的死者无人埋葬,形成人人自危,路静人稀[⑤]。

绥中县　夏,霍乱流行,20天内死亡99人[⑥]。

锦西县(今属葫芦岛市)　夏秋,霍乱流行。今《锦西市志》载:6月初至8月末,转弯子、上塔沟、下塔沟、江家屯、虹螺岘、高桥等地霍乱流行,死亡数千人[⑦]。

内蒙古自治区

科尔沁左翼中旗　鼠疫、霍乱流行[⑧]。

科尔沁左翼后旗　夏,霍乱流行。7月,科尔沁左翼后旗吉尔嘎朗、布敦哈日根、双和尔庙等地发生霍乱,吉尔嘎朗街死亡300人[⑨]。

突泉县　秋,鼠疫流行。水泉、六户、学田、哈拉沁等地105人发病,64人死亡[⑩]。今《兴安盟志》载:突泉县水泉乡小郑家屯暴发鼠疫,死亡50人[⑪]。

通辽县(今通辽市科尔沁区)　夏秋,鼠疫流行。今《通辽市卫生志》载:5月10日(四月初十日)至9月末,库伦旗九区树林子屯、薛家湾子、四区查哈尔屯、下张达屯、一区皂户沁屯、八区牛群屯发生腺鼠疫,患者93人,死亡87人[⑫]。夏秋,霍乱流行。今《通辽市志》载:7—9月,霍乱暴发流行,全城死亡约3000余人[⑬]。

---

① 《锦县志》,沈阳出版社1990年版。

② "要闻简报",《申报》1946年7月26日,第2版。

③ 《锦州市志》,中国统计出版社1994年版。

④ 《太和区志》,1993年。

⑤ 《兴城县志》,辽宁大学出版社1990年版。

⑥ 《绥中县志》,1988年。

⑦ 《锦西市志》,1988年。

⑧ 《科尔沁左翼中旗志》,内蒙古文化出版社2003年版。

⑨ 《哲里木盟志》,方志出版社2000年版。《科尔沁左翼后旗志》,内蒙古人民出版社1993年版。《通辽市卫生志》,2005年。

⑩ 《突泉县志》,内蒙古人民出版社1993年版。

⑪ 《兴安盟志》,内蒙古人民出版社1997年版。

⑫ 《通辽市卫生志》,2005年。

⑬ 《通辽市志》,方志出版社2002年版。《通辽市卫生志》,2005年。

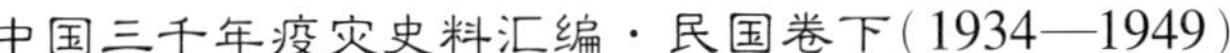

包头市　夏,鼠疫流行。今《包头市志》载:7月,壕赖沟村等地发生腺鼠疫,死亡13人①。

库伦旗　夏,鼠疫流行。今《库伦旗志》载:5月,树林子屯鼠疫流行,发病120人,全部死亡②。

敖汉旗　夏秋,鼠疫流行。今《敖汉旗志》载:5月1日(四月初一日)至10月15日(九月廿一日),各各召区、小河沿区、新立屯区、下洼区等26个村发病883人,死亡761人③。

赤峰县(今赤峰市)　秋,鼠疫流行,死亡甚众。8—11月,建昌营区的7个村发生腺鼠疫,发病735人,死亡714人④。

北京市

大兴县(今大兴区)　霍乱流行,发病104例,死亡30例⑤。

天津市

天津市　夏,脑膜炎流行。7月8日(六月初十日)报道:天津美军现已发现传染致命之日本脑炎症,得病身死者今日有4人,尚有28人在医院救治⑥。秋,霍乱流行,发病144人,死亡27人⑦,其中和平区发病61例,死亡8例⑧。

河北省

迁安县　北部山区黑热病流行⑨。

卢龙县　秋,霍乱流行,赵家洼自7月21日(六月廿三日)起12天之内死亡8人,并蔓延到丁各庄、王铁庄、大王屯、四各庄、张田各庄等村⑩。

临榆县(今大部属抚宁县)　夏秋,霍乱流行。7—9月,临榆县发生霍乱17人⑪。

昌黎县　秋,霍乱流行。病源发自西新庄子,仅8月份,新庄子死于霍乱者40多人。此后又蔓延到裴各庄、高庄、丁村等村,死亡数十人⑫。

---

① 《包头市志》,远方出版社2001年版。《包头市卫生防疫志》,1986年。

② 《库伦旗志》,内蒙古文化出版社2005年版。

③ 《敖汉旗志》,内蒙古人民出版社1991年版。

④ 《建昌营镇志》,内蒙古人民出版社1995年版。

⑤ 《大兴县志》,北京出版社2002年版。

⑥ "日本脑炎症在津发现美军采预防措置",《申报》1946年7月8日,第2版。

⑦ 《天津简志》,天津人民出版社1991年版。

⑧ 《和平区志》,中华书局2004年版。

⑨ 《迁安县志》,中国社会出版社1994年版。

⑩ 《秦皇岛市志》,天津人民出版社1993年版。《秦皇岛市卫生志》,河北人民出版社1990年版。

⑪ 《秦皇岛市卫生志》,河北人民出版社1990年版。

⑫ 《昌黎县辛集镇志》,1987年。

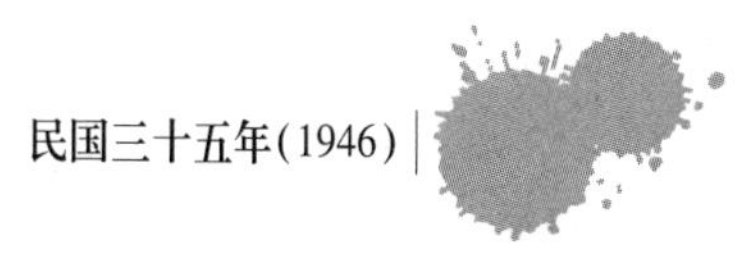

滦　县　秋,霍乱流行。九百户村病者150人,死亡60人,该村的同一条街道住户竟死去40人①。

丰润县(今属唐山市丰润区)　秋,霍乱流行。娘娘庙村得病者过半,8月底疫病得以控制,共死亡100多人②。

河间县　秋,霍乱成灾,邢庄200户,病者占2/3,死50多人;刘庄6天病500多人,死70多人;果子洼、许庄各死20多人③。

东光县　秋,霍乱流行,死者无数④。

涞水县　秋,霍乱流行。今《涞水县志》载:8月8—9日(七月十二、十三日),两天因霍乱死亡45人,到9月10日(八月十五日),14个村共有患者2320人,治愈1839人,死亡273人,其中孔村死亡99人⑤。

唐　县　夏,天花流行。今《唐县志》载:6月,三区(侯合庄)天花流行,患者732人,死38人⑥。

望都县　(春)2月,天花、痢疾、麻疹流行,死者甚众。县民主政府组织医药界联合会防治⑦。

清苑县(今保定市清苑区)　秋,霍乱流行⑧。

高阳县　(秋)8月,霍乱成灾,延福屯尤为严重,仅数日内死亡44人,县民主政府各级干部投入防疫灭病⑨。

安平县　秋,鼠疫流行,满子村鼠疫死亡80余人⑩。

饶阳县　(秋)8月,霍乱流行⑪。

承德县　霍乱流行。患病2891例,死亡207例,病死率7.2%⑫。

山西省

阳城县、沁源县、屯留县　春,伤寒、麻疹、天花流行。《晋城大事记》云:入春以

---

① 《滦县卫生志》,天津人民出版社1999年版。

② 《丰润县志》,中国社会科学出版社1993年版。

③ 《河间县志》,书目文献出版社1992年版。

④ 《东光县志》,方志出版社1999年版。

⑤ 《涞水县志》,北京燕山出版社2000年版。

⑥ 《唐县志》,河北人民出版社1999年版。

⑦ 《望都县志》,方志出版社2000年版。

⑧ 《保定市卫生志》,新华出版社1992年版。

⑨ 《高阳县志》,方志出版社1999年版。

⑩ 《安平县志》,中国社会出版社1996年版。

⑪ 《饶阳县志》,方志出版社1998年版。

⑫ 《承德市志》,新华出版社2009年版。

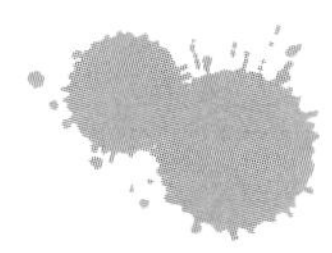

来,时疫流行,如阳城、沁源、屯留等地之伤寒、麻疹、天花等甚为严重①。

和顺县　春,白喉、伤寒流行。今《和顺县志》载:春,牛川、下黄岩村发生白喉,四五天内死亡12人。马坊一带恶性传染病流行,京上、寺头、城家庄3个自然村148户,病死95人②。

汾阳县　春,伤寒流行。所属义安村伤寒病(俗称窝伤寒)流行,此病十分奇特,每家大人小孩轮番患病,症状为四肢瘫软,周身乏力③。

乡宁县　疟疾流行④。

武乡县　春,天花、伤寒流行。今《武乡县志》载:3月21日(二月十八日),新解放区张家沟等11个村庄,发现天花、疥疮、时瘟等流行病,县政府组织医生,前往灭病⑤。

平定县　大疫。今《平定县志》载:疫病流行,尤以梅毒、疥疮、瘟疫、疟疾、伤寒为最,发病计16433人次,松塔、西山头、寺庄(均属今寿阳)、上冶头等村几乎染遍全村,发病率约为10%⑥。

宁武县　斑疹伤寒流行⑦。

繁峙县　霍乱流行,三区(大营一带)染疫者1011人。边区政府组织药社12名医生全力抢救,终于扑灭疫情,使700余名患者转危为安⑧。

万泉县、荣河县(今合为万荣县)　春,麻疹流行。秋,伤寒流行。今《万荣县志》载:万泉南乡和东南乡、荣河北乡麻疹流行,小儿发病甚多。8—9月间,万泉解店一带、荣河宝鼎一带,伤寒(俗称汗病)流行,沿门串户,受染成人十之二三,死亡甚多⑨。

陕西省

肤施县(今宝塔区)　春,脑膜炎流行。4月18日(三月十七日)《民国日报》报道:春,延安周围百余里内,脑膜炎流行,先后有儿童20人丧生⑩。

平利县　县城暴发伤寒、痢疾流行⑪。

---

① 《晋城大事记》,中国城市出版社1993年版。

② 《晋中市志》,中华书局2010年版。《和顺县志》,海潮出版社1993年版。

③ 《义安村志》,山西古籍出版社1998年版。

④ 《乡宁县志》,新华出版社1992年版。

⑤ 《武乡县志》,山西人民出版社1986年版。

⑥ 《平定县志》,社会科学文献出版社1992年版。

⑦ 《宁武县志》,红旗出版社2001年版。

⑧ 《繁峙县志》,今日中国出版社1995年版。

⑨ 《万荣县志》,海潮出版社1995年版。

⑩ 李文海等《近代中国灾荒纪年续编》,湖南教育出版社1993年版,第634页。

⑪ 《安康市卫生防疫志》,2006年。

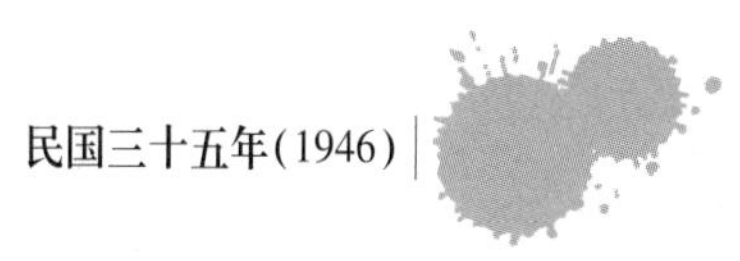

安塞县　春,脑膜炎流行[①]。

长武县　(秋)10 月,黑热病、麻疹流行[②]。

洛川县(今黄龙县)　鼠疫流行。在崾崄、小寺庄发现鼠疫患者 63 例,死亡 10 人[③]。

绥德县(今子洲县)　春,脑膜炎流行。今《子洲县志》载:2 月,马蹄沟区四旗里发生严重流行病,患者大多为少年儿童,死 20 余人[④]。

南郑县　和平乡塘坎子一带发生天花、痢疾流行[⑤]。

山东省

山东省　春,回归热广泛流行。滨北各县藏马、莒北、诸城、高密、胶高、栖霞和蓬莱相继发生流行,仅滨北各县发生回归热 3 万余人。夏秋,霍乱流行。7 月,临沂南乡朱陈、傅家庄一带霍乱流行,蔓延 40 余村,发病率在 50% 以上,从 7 月中旬至 8 月上旬,每村每日平均死亡 12 人,仅朱陈一个村,死于霍乱 321 人。除临沂、费县外,鲁中南的郯城、赵镈(今苍山县)、沂东、泰安、莱芜等县霍乱流行,死亡 100 余人。本次流行,临沂、费县两县发病村 96 个,1894 人,治愈病人 1398 人。秋,招远、福山、掖南、掖县、蓬莱、乳山、栖霞、平度、平西、黄县等县霍乱流行。仅掖县、掖南县 4 个区发病 1870 多人[⑥]。

济南市　秋,霍乱流行[⑦]。

泰安县(今泰安市)　(秋)8 月,霍乱流行。燕家庄以东、石碑以南几个大村死者甚众,峋峪区 10 余村患者 1200 余人,死亡 360 人[⑧]。

博山县(今淄博市博山区)　(春)3 月,脑膜炎流行蔓延[⑨]。

淄川县(今淄博市淄川区)　春,麻疹、回归热、猩红热、脑膜炎流行,死亡甚众。3 月,茶叶村(今属莱芜市)发生回归热、猩红热等传染病;金寨区(现岭子地区)冯家宅子村(现划归章丘市)发现猩红热流行,发病 152 人,死亡 51 人[⑩]。

---

① 《安塞县志》,陕西人民出版社 1993 年版。

② 《长武县志》,陕西人民出版社 2000 年版。

③ 《黄龙县志》,陕西人民出版社 1995 年版。

④ 《子洲县志》,陕西人民教育出版社 1993 年版。

⑤ 《南郑县卫生志》,1987 年。

⑥ 《山东省卫生志》,山东人民出版社 1992 年版。

⑦ 《山东省卫生志》,山东人民出版社 1992 年版。

⑧ 《泰安市志》,齐鲁书社 1996 年版。

⑨ 《淄博市卫生志》,1997 年。

⑩ 《淄博市卫生志》,1997 年。《淄川区卫生防疫志》,山东省地图出版社 2000 年版。《山东省卫生志》,山东人民出版社 1992 年版。

章邱县(今章丘市)　秋,霍乱流行[①]。

筑先县(今聊城市东昌府区)　秋,霍乱流行。8 月 14 日(七月十八日)报道:聊城每日病死者不下 100 人,疫病传染,满城危机[②]。

郓城县　黑热病流行,大肚痞全县各村可见[③]。

滕　县(今滕州市)　麻疹流行,欢城地区尤甚,仅田楼村 10 余户居民即有患者 30 多人,死亡 4 人[④]。

滋阳县(今兖州市)　霍乱流行,仅后官庄村就霍乱死亡 91 人[⑤]。

曲阜县(今曲阜市)　春,麻疹流行,息陬一带尤甚,流行长达 1 年,发病 1500 余人,死亡 200 人[⑥]。

临沂县(今临沂市)　春,伤寒流行。夏秋,霍乱流行。今《临沭县志》载:4 月 17 日(三月十六日),伤寒流行[⑦]。今《临沂地区志》载:7 月,霍乱流行,死亡 470 人,患者不计其数;8 月,朱陈一带和苍山、郯城、费县境内发生霍乱流行,省卫生总局、滨海医院、鲁中军区、联合国善后救济总署都组派医疗队赶往防治,但仍死亡 470 人[⑧]。

郯城县　霍乱流行,捷庄一带尤甚,360 人丧生[⑨]。

莒南县　春,天花流行。夏,霍乱流行。今《莒南县卫生志》载:壮岗、洙边两个区天花流行,演马村最重[⑩]。今《莒南县志》载:7 月,临沂县霍乱传入莒南县,沿沭河两岸急剧蔓延,并逐渐向东扩散[⑪]。

莒沂县(今大部属沂水县)　麻疹流行,仅上半年麻疹发病 6976 人[⑫]。

沂中县(今沂水县)　春,脑膜炎流行。10 个村发生脑膜炎,有的 1 个村死亡 20 例[⑬]。(夏)7 月,霍乱流行[⑭]。

---

① 《山东省卫生志》,山东人民出版社 1992 年版。

② 《聊城市卫生志》,1991 年。

③ 《郓城县志》,齐鲁书社 1992 年版。

④ 《微山县卫生志》,1987 年。

⑤ 《兖州市志》,山东人民出版社 1997 年版。

⑥ 《曲阜市志》,齐鲁书社 1993 年版。

⑦ 《临沭县志》,齐鲁书社 1993 年版。

⑧ 《临沂地区志》,中华书局 2001 年版。《临沂地区卫生志》,1990 年。

⑨ 《郯城县志》,深圳特区出版社 2001 年版。

⑩ 《莒南县卫生志》,深圳特区出版社 2001 年版。

⑪ 《莒南县卫生志》,深圳特区出版社 2001 年版。《莒南县志》,齐鲁书社 1998 年版。

⑫ 《沂水县志》,齐鲁书社 1997 年版。

⑬ 《山东省卫生志》,山东人民出版社 1992 年版。

⑭ 《沂水县志》,齐鲁书社 1997 年版。

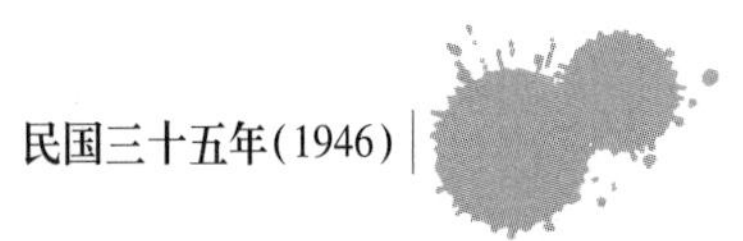

沂源县　春,脑膜炎、麻疹流行。沂中县(今沂水县)民主政府组织的医疗队一个月时间治愈病人 3460 名。3 月 20 日(二月十七日),鲁中地区巡回医疗队到达三岔店,夜以继日地为群众治病,仅 7 天时间,就治愈 556 人①。

烟台市　春,时疫流行。3 月 16 日(二月十三日)报道:烟台有流行时疫发现②。

福山县(今烟台市福山区)　秋,霍乱流行③。

文登县(今文登市)　秋,霍乱流行,患者 636 人,死亡 102 人④。

海阳县(今海阳市)　夏,脑膜炎、回归热、腮腺炎流行。今《海阳县志》载:5 月,盆子山区脑膜炎、回归热、腮腺炎等疫病流行,东海专署拨款成立防治所,治愈 847 人⑤。

牟平县(含今烟台市牟平区、莱山区)　秋,乳山霍乱流行⑥。

栖霞县(今栖霞市)　秋,霍乱流行,仅兰家村 2500 人中,患者 250 人,死亡 26 人⑦。

蓬莱县(今蓬莱市)　秋,霍乱流行,北沟、蔚阳、巨山、易三等区尤甚,死亡 100 余人⑧。

黄　县(今龙口市)　秋,霍乱流行⑨。

招远县(今招远市)　秋,霍乱流行⑩。

青岛市　疫。是年,报告黑热病发病 114 例,疟疾 369 例,回归热 45 例⑪。

即墨县(今即墨市)　夏秋之交,霍乱流行。旺疃、仲村、大北曲、沟岔、百埠庄等数村蔓延流行,死 300 人。1500 人的仲村即死 130 余人⑫。

平度县(今平度市)　秋,霍乱流行⑬。

---

① 《沂源县卫生志》,1991 年。

② "调查流行时疫",《善后救济总署鲁青分署旬报》1946 年第 5 期,第 12 页。

③ 《山东省卫生志》,山东人民出版社 1992 年版。

④ 《烟台卫生志》,1987 年。《烟台市志》,科学普及出版社 1994 年版。《山东省卫生志》,山东人民出版社 1992 年版。

⑤ 《海阳县志》,1988 年。

⑥ 《山东省卫生志》,山东人民出版社 1992 年版。

⑦ 《烟台卫生志》,1987 年。《山东省卫生志》,山东人民出版社 1992 年版。

⑧ 《蓬莱县志》,齐鲁书社 1995 年版。

⑨ 《山东省卫生志》,山东人民出版社 1992 年版。

⑩ 《山东省卫生志》,山东人民出版社 1992 年版。

⑪ 《青岛市卫生志》,青岛海洋大学出版社 1993 年版。

⑫ 《城阳镇志》,黄河出版社 2011 年版。《山东省卫生志》,山东人民出版社 1992 年版。

⑬ 《山东省卫生志》,山东人民出版社 1992 年版。

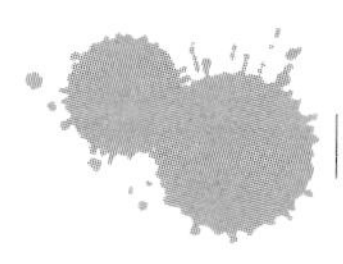

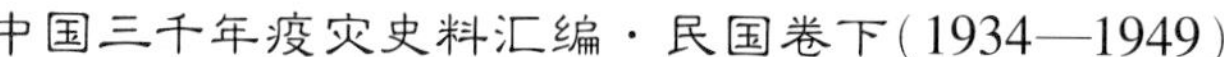

掖　县(今莱州市)　春,麻疹、脑膜炎、流感流行。秋,霍乱流行。今《山东省卫生志》载:掖县全县麻疹流行,发病4521例,死亡72人。秋,霍乱流行[①]。今《烟台卫生志》载:3月,吴家庄子村流行麻疹、脑膜炎、流感等传染病,全村734户,3620人,患病335人,治愈277人,死亡78人[②]。

高密县(今高密市)　秋,疟疾流行,双羊、井沟、呼家庄、拒城河一带尤甚[③]。

临朐县　(秋)9月,疟疾流行[④]。

河南省

河南省　夏,大水,黑热病流行。5月16日(四月十六日)《解放日报》报道:黑热病等瘟疫已遍布许昌等40余县,并高速度地散布中[⑤]。7月31日(七月初四日)《申报》报道:河南黑热病流行,死亡率达90%[⑥]。是年,河南全省21县霍乱流行[⑦]。

渑池县　霍乱流行,发病1200余例,死亡10人[⑧]。

商丘县(今商丘市)　霍乱流行,死400多人。

汲　县(今卫辉市)、封丘县、淇　县　疟疾多发[⑨]。

安阳县　霍乱流行。除县卫生院采取防治措施外,还有省发给补助疫苗和派人员随时督查,9月中旬扑灭[⑩]。

新乡县　霍乱流行。北关纺织厂、难民所等处及合河、陈堡一带尤甚[⑪]。

沁阳县(今沁阳市)　(春)3月,黑热病流行[⑫]。

原武县(今原阳县)　黑热病流行。黑热病俗称"大肚痞",1944—1947年,平均年发病四五百人,死者甚多[⑬]。

封邱县(今封丘县)　伤寒、天花流行[⑭]。

---

① 《山东省卫生志》,山东人民出版社1992年版。

② 《烟台卫生志》,1987年。

③ 《高密县志》,山东人民出版社1990年版。

④ 《临朐县志》,山东人民出版社1991年版。

⑤ 李文海等《近代中国灾荒纪年续编》,湖南教育出版社1993年版,第629页。

⑥ "立委质询行总工作例会中引起激辩蒋署长出席逐项答复",《申报》1946年7月31日,第2版。

⑦ 《安阳县卫生志》,1986年。

⑧ 李开兴《解放战争时期第二野战军的卫生工作》,《中华医史杂志》1989年第19卷第1期。

⑨ 何斌《我国疟疾流行简史》,《中华医史杂志》1998年第18卷第1期。

⑩ 《安阳县卫生志》,1986年。

⑪ 《新乡市卫生志》,1988年。

⑫ 《沁阳县卫生志》,1986年。

⑬ 《原阳县卫生志》,1985年。

⑭ 《封丘县卫生志》,1986年。

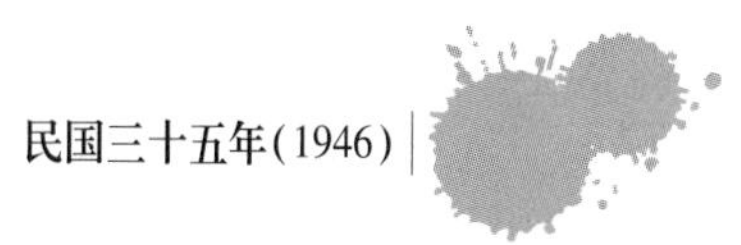

巩　县(今巩义市)　麻疹流行,丘岭一带7岁以下儿童几乎全部发病,许多儿童死亡,其它像天花、白喉、黑热病等也广为流行①。

陕　县　(夏)6月,霍乱流行②。

郏　县　黑热病流行。10月,河南省卫生处派黑热病防治队来县,免费治疗黑热病患者3000余人③。

宜阳县　痢疾、回归热、疟疾、伤寒等严重蔓延④。

登封县(今登封市)　4—6月,发生霍乱4人,天花2人,赤痢2人,白喉2人,回归热16人,伤寒4人,疟疾15人⑤。按:疫不成灾,录以备考。

兰封县、考城县(今合为兰考县)　霍乱流行,有全家死绝者⑥。

开封县(今开封市祥符区)　夏,霍乱流行。7月26日(六月廿八日)报道:虎疫已蔓延至开封,车站附近已死5人,其中有2人系由沪经汴返晋之旅客,另有7人送医院医治⑦。8月6日(七月初十日)报道:真性霍乱已在开封蔓延,每日患病的至少有8人以上,死的也不在少数⑧。今《开封市志》载:是年,霍乱染病1383人,死370人;天花染病370人;黑热病染病1172人⑨。

郑　县(今大部属郑州市)　时疫流行,姚桥乡陈三桥村因感染小儿破伤风,死亡婴儿9个⑩。

新郑县　春,疟疾流行。今《新郑县志》载:年初至4月,疟疾流行,发病50例,国际救济总署赠新郑卫生院阿的平防治⑪。夏,黑热病流行。今《新郑县卫生志》载:4—6月县报传染病123例,黑热病占51例,为诸病首⑫。

睢　县　大疫。今《睢县卫生志》载:多种传染病暴发流行,死亡15600人,占全县总人口的5.2%⑬。

---

① 《巩县卫生志》,1985年。

② 《陕县卫生志》,1985年。

③ 《郏县志》,中州古籍出版社1996年版。

④ 《宜阳县志》,生活·读书·新知三联书店1996年版。

⑤ 《登封县卫生志》,1986年。

⑥ 《兰考县志》,中州古籍出版社1999年版。

⑦ "南北各地虎疫猖獗",《中央日报》1946年7月26日,第2版。

⑧ "虎疫袭来威势正猛",《中央日报》1946年8月6日,第8版。

⑨ 《开封市志》,中州古籍出版社1996年版,第113页。

⑩ "防疫救灾成绩可观",《申报》1946年10月15日,第9版。《郑州市郊区卫生志》,1986年。

⑪ 《新郑县志》,陕西人民出版社1992年版。

⑫ 《新郑县卫生志》,1986年。

⑬ 《睢县卫生志》,1984年。

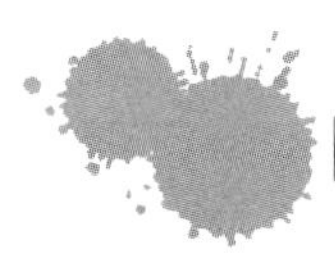

宁陵县　秋,伤寒大流行,多数村发病,有的村发病人数达50%以上。秋,脑膜炎大流行,死者甚多①。

商邱县(今商丘市睢阳区)　(夏)7月,霍乱流行,死人甚多。县城四门出棺,哭声相闻,个别村庄死亡过半。县城东南贾半楼、肖洼一带约病死400人②。

虞城县　黑热病流行,杨集一带发病率在10%以上③。

雪枫县(今永城市)　秋,霍乱流行,病死率高达51%。县北邸楼村,数日内染霍乱死亡86人。国民党河南省政府派开封绥靖区第四防疫大队进驻永城,帮助扑灭疫病④。又,伤寒流行⑤。

柘城县　(夏)7月,痢疾大流行。城东柴庄染病幼儿57人,短期内夭亡17人⑥。

许昌县　夏,黑热病流行。5月16日(四月十六日)《民国日报》报道:黑热病等瘟疫已遍布许昌等40余县,并高速度地散布中。

淮阳县　秋,霍乱流行,遍及全县。杰针园村400多人,病死80多人,死绝3户。杜寨村900多人,死亡100余人,一大家族50余人,病死40余口⑦。

沈邱县(今沈丘县)　瘟疫流行,死亡甚重⑧。

方城县　疟疾流行,发病率达20%⑨。

唐河县　伤寒流行,发病169例,死亡84例⑩。

光山县　春,脑膜炎大流行,遍及城乡,死亡3000多人⑪。

固始县　秋,霍乱大流行⑫。

宁夏回族自治区

中宁县　副伤寒流行,患病率为67.3%,死亡率22.6%⑬。

紫湖设治局　鼠疫流行。据载:在今苏泊淖尔苏木策克嘎查到老东庙一带曾发

---

① 《宁陵县卫生志》,1986年。
② 《商丘县志》,生活·读书·新知三联书店1991年版。
③ 《虞城县志》,生活·读书·新知三联书店1991年版。
④ 《永城县志》,新华出版社1991年版。
⑤ 《永城县卫生志》,1985年。
⑥ 《柘城县卫生志》,1985年。
⑦ 《淮阳县志》,河南人民出版社1991年版。
⑧ 《沈丘县志》,河南人民出版社1987年版。
⑨ 《方城县志》,中州古籍出版社1992年版。
⑩ 《唐河县卫生志》,1985年。
⑪ 《光山县卫生志》,1986年。
⑫ 《固始县卫生志》,1985年。
⑬ 《中宁县志》,宁夏人民出版社1994年版。

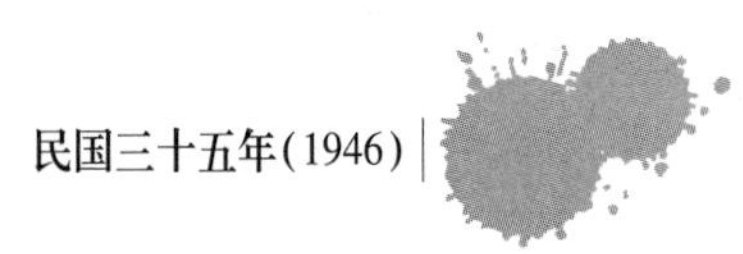

生一起急性发烧、脖子肿大疾病,短期内死亡33人①。这应该是腺鼠疫流行。

化平县(今属泾源县)　伤寒、痢疾、麻疹、白喉、脑膜炎流行,香水镇大庄村、白面镇龙潭村儿童死亡甚惨②。

甘肃省

鼎新县(今属金塔县)　秋,白喉流行。9月28日(九月初四日),鼎新发现白喉症③。

甘谷县　(夏)5月,脑炎流行,死260多人④。

皋兰县(今兰州市)　冬,天花、伤寒流行⑤。

民乐县　冬,白喉流行⑥。

华池县　伤寒、痢疾、霍乱流行,发病数千人,死亡1038人⑦。8月5日(七月初九日),华池县报告:天花流行,全县死亡416人,其中白马乡死亡244人⑧。

会宁县　(春)3月,白喉流行,死亡10余人。又,鼠疫流行。刘家寨子黑窑洞死亡9人⑨。

临洮县　疫。城关发生传染病227人,死亡18人⑩。

临夏县　冬,百日咳流行。麻尼寺沟乡中路村发生百日咳,波及全乡,约40%的儿童患病,病死者达患儿数的1/30⑪。

民勤县　伤寒、天花流行。今《民勤县志》载:收成、上润、东湖镇一带伤寒流行;天花暴发流行,四岔等地尤甚,四岔庙附近的李家庄100口人中流行,患者56人,死亡2人,遗留麻迹者6人⑫。

岷　县　夏,霍乱、猩红热流行。7月27日(六月廿九日)报道:浦镇发现真性霍乱,10日一天间,东门死8人,南门死4人,情势极为猖獗⑬。8月17日(七月廿一日)

---

① 《额济纳旗志》,方志出版社1998年。《阿拉善盟志》,方志出版社1998年版。

② 《泾源县志》,宁夏人民出版社1995年版。

③ 《甘肃省医药卫生简志》,1987年。

④ 《天水市志》,方志出版社2004年版。《天水市民政志》,陕西人民出版社2001年版。

⑤ 《甘肃省医药卫生简志》,1987年。

⑥ 《甘肃省医药卫生简志》,1987年。

⑦ 《庆阳地区卫生志》,1998年。

⑧ 《华池县志》,1984年。

⑨ 《会宁县志》,甘肃人民出版社1994年版。《甘肃省医药卫生简志》,1987年。

⑩ 《临洮县志》,甘肃人民出版社1990年版。

⑪ 《临夏回族自治州志》,甘肃人民出版社1993年版。

⑫ 《民勤县志》,兰州大学出版社1994年版页。《民勤县卫生志》,2010年。

⑬ "浦镇霍乱猖獗,注射疫针紧张",《中央日报》1946年7月27日,第8版。

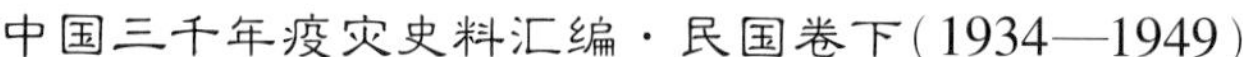

报道:近发现猩红热,流行甚速。上月23日起,3日内死亡者达60人之多[1]。

天水县(含今秦州区、麦积区) 霍乱流行猖獗,北道区(今麦积区)死亡无数,疫区行人稀少,亲邻迫于绝交,掩埋维艰,值服挂孝者不绝于途,哭声载道,惨不忍睹[2]。

永登县(今天祝县) 白喉流行,古城一带发病300余人,死亡100余人[3]。

武都县 麻疹流行,县卫生院全院人员赴病区治疗,使患儿死亡率下降[4]。

新正县 克山病、伤寒病流行,死30人[5]。

青海省

都兰县 麻疹流行。今《都兰县志》载:麻疹流行,不足300户的宗加旗死亡300余人[6]。今《大柴旦镇志》载:游牧于大柴旦西台吉乃尔湖地区的蒙古族台吉乃旗牧民群众,因瘟疫而丧生者近300人[7]。所述为同一事件。

海晏县 (秋)9月,鼠疫流行,达如玉、塔秀部落死亡100余人,10余家绝户。水峡地区伤寒流行,死亡40余人[8]。

亹源县 (春)3月,白喉流行,葱花滩一带死亡较多。秋冬,流感流行,死亡甚多[9]。

新疆维吾尔自治区

布尔津县 夏,伤寒流行。6月,布尔津禾木喀纳斯50%的人患伤寒[10]。

呼图壁县 春,伤寒流行甚烈[11]。

绥来县(今玛纳斯县) 春,伤寒流行,死者不少[12]。

塔城县(今塔城市) (夏)5月,伤寒流行[13]。

安徽省

合肥县(含今肥东县、肥西县) 夏,霍乱流行,发病1000余人,患病率达1%,死

---

① “兰州简讯”,《申报》1946年8月17日,第9版。

② 《天水市北道区卫生志》,甘肃科学技术出版社1994年版。

③ 《天祝县志》,甘肃民族出版社1994年版。

④ 《武都县志》,生活 · 读书 · 新知三联书店1998年版。

⑤ 《正宁县志》,甘肃文化出版社2010年版。

⑥ 《都兰县志》,陕西人民出版社2001年版。

⑦ 《大柴旦镇志》,2002年。

⑧ 《海北藏族自治州志》,甘肃人民出版社1999年版。《海晏县志》,甘肃文化出版社1994年版。

⑨ 《海北藏族自治州志》,甘肃人民出版社1999年版。

⑩ 《阿勒泰地区志》,新疆人民出版社2004年版。

⑪ 《呼图壁县志》,新疆人民出版社1992年版。

⑫ 《玛纳斯县志》,新疆大学出版社1993年版。

⑬ 《塔城市志》,新疆人民出版社1995年版。

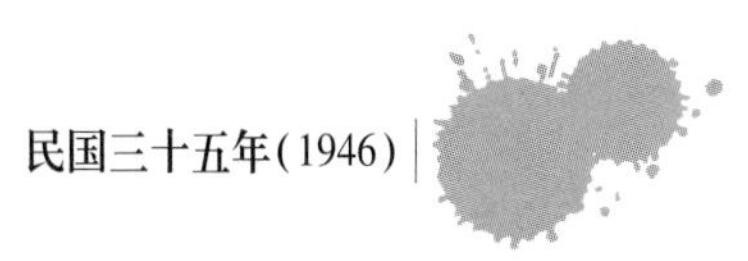

亡率达70%[①]。冬,大疫。11月8日(十月十五日)报道:合肥时疫流行,病死者颇众[②]。

含山县　夏秋,霍乱大流行。仅林头支吴村、腰郭村就有患者500余人,死亡36人。此外,部分村落还有恶性痢疾流行[③]。

和　县　夏秋,霍乱流行。今《和县志》载:6—7月间,霍乱流行,城内小西门、北门两处至8月15日,发病580人,死亡321人,并向沈家山、西埠、乌江等地蔓延[④]。8月6日(七月初十日)报道:和县本县城内上月16日发生虎疫,死者甚多,该县警局统计至上月底止,死亡计有300多人[⑤]。

芜湖县　秋,霍乱流行,官陡乡小葛庄死亡200余人,仅20余人幸免[⑥]。

当涂县　夏,天花、霍乱流行。7月8日(六月初十日)报道:本县日来气候冷热无常,时疫流行。上月发现天花,因而致死者颇多,近日又发现霍乱,幸尚未蔓延[⑦]。7月27日(六月廿九日)报道:县属护驾墩镇附近,日来发现霍乱,传染甚为活跃,死亡者已有10余人,博望镇附近农村发生同样急性虎烈拉,死亡40余人,闻当局已设法派员前往救济[⑧]。

宣城县(今宣城市宣城区)　(秋)8月中旬,霍乱流行,城东双桥乡一周内死亡80余人[⑨]。

贵池县(今池州市贵池区)　春,城乡麻疹大流行,患病婴儿死亡率颇高。夏,霍乱流行。7月18日(六月二十日),县城发现霍乱[⑩]。

旌德县　春,天花流行,仅城区一月即发病25人[⑪]。

休宁县　秋,疟疾、霍乱流行。今《休宁县卫生志》载:9月,龙湾一带发现霍乱,18个病人中,就有17个霍乱病人[⑫]。今《休宁县志》载:7—9月,中医治疗疟疾即达

---

① 《合肥卫生志》,黄山书社2001年版。

② "灾民可怜",《申报》1946年11月8日,第9版。

③ 《含山县志》,黄山书社1995年版。

④ 《和县志》,黄山书社1995年版。

⑤ "虎疫袭来威势正猛",《中央日报》1946年8月6日,第8版。

⑥ 《芜湖县志》,社会科学文献出版社1993年版。

⑦ "当涂发现霍乱,幸未蔓延",《中央日报》1946年7月8日,第8版。

⑧ "蚌埠当涂发生虎疫",《中央日报》1946年7月27日,第8版。

⑨ 《宣城县志》,方志出版社1996年版。

⑩ 《贵池县志》,黄山书社1994年版,第37页。《池州地区卫生志》,黄山书社1997年版。

⑪ 《旌德卫生志》,黄山书社2002年版。

⑫ 《休宁县卫生志》,1995年。

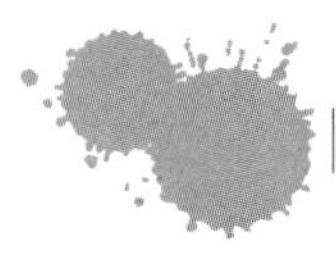

25908 人次①。

黟　县　回归热流行,由于缺医少药,死于疫病者甚多②。

凤阳县(含今蚌埠市)　夏秋,霍乱流行。7 月 27 日(六月廿九日)报道:蚌市虎疫,日见猖獗,近一周来,发现真性霍乱病者,已达 19 名之多③。8 月 6 日(七月初十日)报道:蚌市市民罹于虎疫者,已达二三千人,因而死亡者亦在 300 人之谱④。8 月 8 日(七月十二日)报道:近日时降大雨,埠地积水成渠,阴沟水深泛出蝇蛆。埠地卫生设备不完备,近日死于霍乱症者日有十数人,大医院均告人满⑤。是年,蚌埠市总计霍乱染病者逾 3000 人,死者近 600 人⑥。

定远县　霍乱流行,死亡多人⑦。

滁　县(今滁州市)　秋,霍乱流行。8 月 20 日(七月廿四日)报道:近日本县发现霍乱病症,甚为流行,因霍乱而死者,日有所闻,每日约有二三十人不等,打破本县历年死亡之新纪录⑧。

宿　县(今宿州市)　夏,濉溪镇霍乱流行,人口大量死亡⑨。

寿　县　夏秋,霍乱流行。今《寿县志》载:6—7 月间久雨,正阳关一带霍乱流行,未及 1 个月,死亡 300 余人,市上棺木销售罄尽,许多尸体不得不用芦席卷身入土⑩。8 月 9 日(七月十三日)报道:正阳关发现急性霍乱,死者已达 40 余人,蔓延日广,势极猖獗⑪。8 月 24 日(七月廿八日)报道:正阳关虎疫近又猖獗,死者约有数百人⑫。8 月 27 日(八月初一日)报道:正阳关虎疫猖獗⑬。9 月 16 日(八月廿一日)报道:正阳关霍乱流行,20 多天来已死 500 多人⑭。9 月 23 日(八月廿八日)报道:因染疫疠死亡 1929 人⑮。

---

① 《休宁县志》,安徽教育出版社 1990 年版。

② 《黟县志》,光明日报出版社 1989 年版。

③ “蚌埠当涂发生虎疫”,《中央日报》1946 年 7 月 27 日,第 8 版。

④ “虎疫袭来威势正猛”,《中央日报》1946 年 8 月 6 日,第 8 版。

⑤ “霍乱蚌埠流行厉害南京市民当心”,《中央日报》1946 年 8 月 8 日,第 4 版。

⑥ 《蚌埠市志》,方志出版社 1995 年版。

⑦ 《定远县志》,黄山书社 1995 年版。

⑧ “滁县霍乱死亡日多”,《中央日报》1946 年 8 月 20 日,第 8 版。

⑨ 《濉溪镇志》,1986 年。

⑩ 《寿县志》,黄山书社 1996 年版。

⑪ “正阳关有霍乱”,《中央日报》1946 年 8 月 9 日,第 8 版。

⑫ “凤五边界淮堤漫溢,水灾虎疫袭正阳关”,《中央日报》1946 年 8 月 24 日,第 9 版。

⑬ “正阳关县长莅正勘查农业局灾情”,《申报》1946 年 8 月 27 日,第 2 版。

⑭ “孤岛正阳关”,《申报》1946 年 9 月 16 日,第 9 版。

⑮ “水灾下的皖东北”,《申报》1946 年 9 月 23 日,第 10 版。

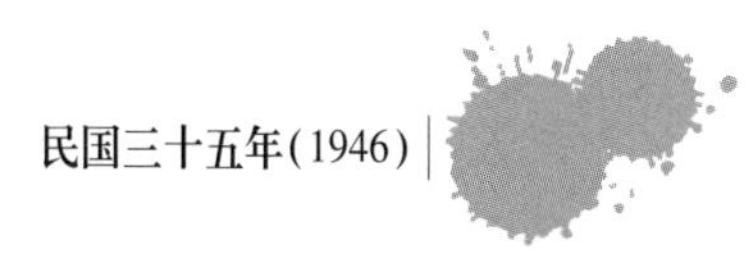

阜阳县(今阜阳市)　秋,霍乱流行。10 月 5 日(九月十一日)报道:阜阳虎疫蔓延甚烈,死亡相继,甚有全家告尽者①。

蒙城县　(夏)7 月,大水,霍乱流行②。

嘉山县(今明光市)　霍乱流行,国民党部队工 38 师一个营在明光河下驻防,因得霍乱死去 100 余人③。

砀山县　霍乱大流行,死亡甚多。刷集村死亡近 80 人;杨楼 4 天内就死亡 103 人;毛堂村民死 50% 以上,绝 5 户④。

西藏自治区

工布江达宗(今工布江达县)　脑膜炎大流行,死亡 3000 余人⑤。

四川省

成都市　秋,霍乱流行,洞子口乡 50 余人罹病,死亡 10 余人⑥。

灌　县(今都江堰市)　(秋)8 月中旬,霍乱流行,时间长达 2 月,全县死 800 余人,其中,新民镇米市坝、紫东街、玉带桥一带每天送殡 10 余人,死亡 500 余人⑦。

松潘县(今阿坝县)　春,斑疹伤寒流行。今《阿坝县志》载:3 月,中阿坝地区流行斑疹伤寒(一说是回归热),仅格尔登寺就死亡和尚 110 人⑧。

崇庆县(今崇州市)　春,天花流行,安阜乡谢家高坎染病儿童死亡大半,有的全家小孩无一幸免⑨。

青川县　春,天花、伤寒流行,大院、凉水等地尤甚。患天花 220 例,死亡 30 余人;患伤寒 326 人,死亡 78 人⑩。

温江县(今成都市温江区)　麻疹流行⑪。

仪陇县　夏,痢疾流行。今《仪陇县志》载:7 月,保平宋家坝痢疾流行,7 天病死 4 人,后流行到吴家湾、曹家坝,致吴家湾 8 户患病,死 13 人,曹家坝 12 户患病,死 23

---

① “皖省各县灾情”,《申报》1946 年 10 月 5 日,第 3 版。

② 《蒙城县志》,黄山书社 1994 年版。

③ 《嘉山县志》,黄山书社 1993 年版。

④ 《砀山县志》,方志出版社 1996 年版。

⑤ 《工布江达县志》,中国藏学出版社 2008 年版。

⑥ 《洞子口乡志》,1993 年。

⑦ 《灌县志》,四川人民出版社 1991 年版。

⑧ 《阿坝县志》,1993 年。《阿坝州卫生志》,民族出版社 1995 年版。

⑨ 《崇庆县志》,四川人民出版社 1991 年版。

⑩ 《青川县卫生志》,1988 年。

⑪ 《温江县志》,四川人民出版社 1990 年版。

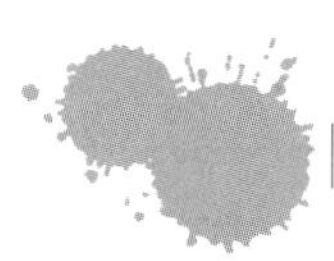

人[①]。

理　县　(秋)10月,黑热病流行。门诊病人每日平均近80人,住院者30余,只有增设临时简易病床,院中设备益感不足,人力尤感薄弱。黑热病人日渐增多,专治黑热病之特效药,供不应求,除在成都、重庆采购外,并分别向中央卫生署及中国国际救济会,请求增拨药品[②]。

茂　县　黑热病流行。茂县中心卫生院、16区边区医疗队曾用锑剂治疗黑热病,疗效显著,但只限于门诊治疗,医疗费用高,病者因无钱医治和交通不便,得不到及时治疗而导致死亡[③]。

夹江县　秋,霍乱大流行[④]。

犍为县　秋,霍乱流行,驻扎孝姑镇的国民党一连官兵100余人,10天内死去70余人[⑤]。

荣　县(今属自贡市)　疟疾大流行[⑥]。痢疾流行。市立医院每日门诊140余人,痢疾占多数[⑦]。

阆中县(今阆中市)　秋,霍乱、痢疾流行。今《阆中县志》载:水观一保,千佛、望垭等地痢疾流行,死亡312人[⑧]。所辖飞凤镇霍乱蔓延,死亡人数之多,令人震惊[⑨]。

安岳县　9月,县城霍乱流行,死亡30余人[⑩]。

蓬溪县(今包括蓬溪县、大英县)　秋,霍乱流行,蓬莱、大英、隆盛等乡镇尤甚,死亡200多人[⑪]。

岳池县　秋,霍乱流行[⑫]。

苍溪县　天花、赤痢、疟疾流行。今《苍溪县卫生志》载:县卫生院向四川省卫生处呈报疫情:天花10例,赤痢40例,白喉1例,回归热2例,伤寒2例,疟疾217例[⑬]。

---

① 《仪陇县志》,四川科学技术出版社1994年版。
② 《四川省理县卫生志》,1991年。
③ 《茂县卫生志》,1994年。
④ 《夹江县志》,四川人民出版社1989年版。
⑤ 《乐山市志》,巴蜀书社2001年版。
⑥ 《荣县县志》,四川大学出版社1993年版。
⑦ 《自贡市卫生志》,四川辞书出版社1992年版。
⑧ 《阆中县志》,四川人民出版社1993年版,第893页。
⑨ 《飞凤镇志》,成都科技大学出版社1997年版。
⑩ 《安岳县志》,四川人民出版社1993年版。
⑪ 《蓬溪县志》,四川辞书出版社1995年版。
⑫ 《岳池县卫生志》,1987年。
⑬ 《苍溪县卫生志》,1988年。

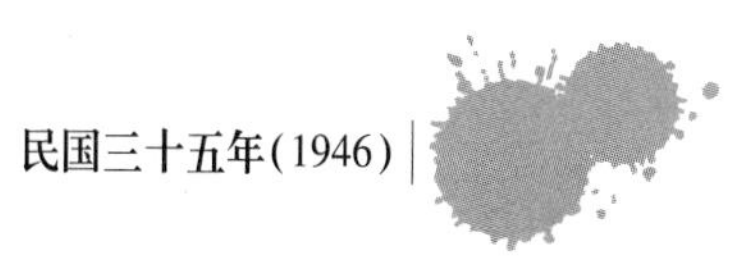

南江县　春末夏初,全县天花、痢疾、霍乱流行,县城 3 岁以下幼儿幸存 2 人①。

遂宁县(今遂宁市)　(自春徂秋)3—10 月,麻疹流行②。

泸　县　夏,霍乱流行,死亡率极高,西门每日出 100 多具尸体③。

叙永县　春,天花流行,古纯村儿童死亡甚多④。

内江县(今内江市东兴区)　春,天花大流行,不仅小孩患病死亡多,不少五六十岁的老人亦患天花死亡⑤。夏,霍乱流行。6 月 10 日,内江发生真性霍乱,患者不到一日即死,数日得遏制⑥。

富顺县　霍乱、伤寒、脑炎流行,仅庙坝一乡即死亡 1180 人⑦。

雷波县　秋,霍乱大流行,县城中医梁明达用“济生方”首开大锅汤防治先例,控制了霍乱的流行⑧。

高　县、庆符县(今并入高县)　秋,霍乱流行,俗名“巴足瘟”,患者无数,死亡甚多⑨。

珙　县　春,天花、伤寒流行,底洞、上罗、洛表、王家 4 乡死亡惨重。2 月,县参议会函达县府:近查各乡,尤以上乡天花、伤寒流行严重,感染之家,轻者死剩一二,重者几乎殆尽,县府应令卫生院分赴各乡防治⑩。

合江县　夏,霍乱流行,仅城关镇就死亡 300 余人⑪。

长宁县　疟疾流行,铜锣场患者近 20%⑫。

资中县　疟疾流行,发病 228 例⑬。

达　县(今达州市达川区)　夏,伤寒、霍乱流行,死亡 130 余人⑭。

万源县(今达州市万源市)　(冬)11 月,麻疹流行,死亡儿童 281 人⑮。

---

① 《南江县志》,成都出版社 1992 年版。
② 《遂宁县志》,巴蜀书社 1993 年版。
③ 《泸州市卫生志》,方志出版社 2005 年版。
④ 《古纯村志》,2011 年。
⑤ 《内江地区卫生志》,四川辞书出版社 1995 年版。
⑥ 《内江县志》,巴蜀书社 1994 年版。《内江地区卫生志》,四川辞书出版社 1995 年版。
⑦ 《富顺县志》,四川大学出版社 1993 年版。
⑧ 《雷波县志》,四川民族出版社 1997 年版。
⑨ 《高县志》,方志出版社 1998 年版。
⑩ 《珙县志》,四川人民出版社 1995 年版。
⑪ 《泸州市卫生志》,方志出版社 2005 年版。
⑫ 《长宁县志》,巴蜀书社 1994 年版。
⑬ 《资中县志》,巴蜀书社 1997 年版。
⑭ 《达县地区卫生志》,四川文艺出版社 1990 年版。
⑮ 《万源县志》,四川人民出版社 1996 年版。

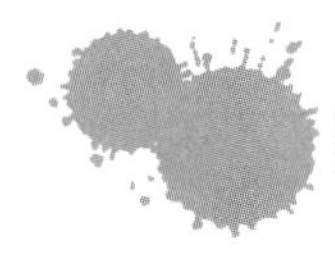

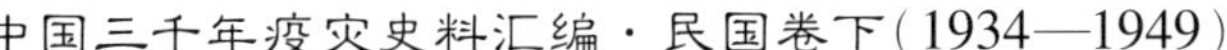

冕宁县　天花、霍乱流行。是年,天花126例,霍乱103例,伤寒9例[①]。

丹巴县　伤寒大流行,丹东、革什扎、巴底、巴旺一带死亡最甚,人们不敢迈进门槛,不少人弃家外逃,其情惨不忍睹[②]。

重庆市

重庆市　春,白喉流行。2月9日(正月初八日)报道:本市各公私医院,发现白喉患者10余人[③]。夏,霍乱流行。5月2日(四月初二日)报道:重庆虎疫流行[④]。秋,白喉流行。10月20日(九月廿六日)报道:天时晴朗,气候干燥,城南市民医院又发现白喉病者4人[⑤]。是年,痢疾发病1361例[⑥]。

江北县(今渝北区)　大疫,死者甚众。今《江北县志》载:霍乱、疟疾、赤痢、天花、猩红热、斑疹伤寒、结核病流行,死亡甚多[⑦]。

垫江县　疫。县卫生院报告:痢疾发病466人,死亡12人;麻疹发病222人;百日咳患者69人;肺结核患者306人;回归热患者43人,死亡5人;伤寒患者205人,死亡3人[⑧]。

大足县　夏,霍乱等瘟疫流行[⑨]。

武隆县　春,天花流行,武隆县桐梓平均每保死亡约80余人[⑩]。

万　县(今万州区)　春,天花流行,龙驹乡死亡120余人[⑪]。省立万县医院诊治各种传染病患者2533人次,其中霍乱9人、天花2人、流行性脑膜炎9人、急性结膜炎614人、肺结核504人、赤痢74人、疥疮1321人,占该院全年总诊治数的25%[⑫]。

巫山县　(春)4月,脑膜炎流行,起阳小学学生死亡数人[⑬]。

彭水县　春,麻疹、流感流行。今《彭水县志》载:麻疹流行,全县患者543人。春

① 《冕宁县志》,四川人民出版社1994年版。
② 《丹巴县志》,民族出版社1996年版。
③ “市民注意本市发现白喉,患者已十余人”,《中央日报》1946年2月9日,第3版。
④ “政院举行谈话会粮部紧急救济各省饥荒”,《申报》1946年5月2日,第2版。
⑤ “白喉!城南发现患者”,《中央日报》1946年10月20日,第4版。
⑥ 《重庆市市中区志》,重庆出版社1997年版。
⑦ 《江北县志》,重庆出版社1996年版。
⑧ 《垫江县志》,四川人民出版社1993年版。
⑨ 《大足县志》,方志出版社1996年版。
⑩ 《武隆县卫生志》,1986年。
⑪ 《万县志》,四川辞书出版社1995年版。
⑫ 《万县市志》,重庆出版社2001年版。
⑬ 《巫山县志》,四川人民出版社1991年版。

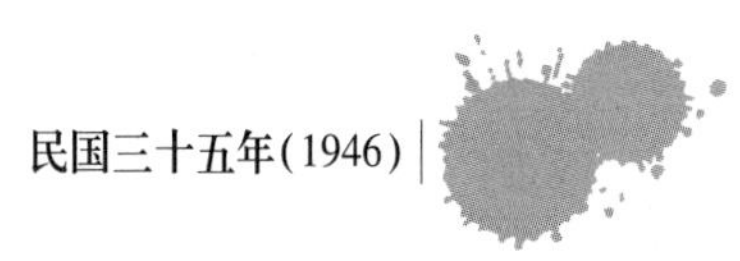

正月,棣棠、太原等乡伤寒(即流感)流行,死者近500人①。

秀山县　春,天花流行,不少人因而麻面或死亡②。

云南省

云南省　秋,滇西鼠疫流行。10月7日(九月十三日)《大公报》载:滇西各县先后发生鼠疫,保山鼠疫未戢。10月22日(九月廿八日)《大公报》又载:滇西灾区包括保山、腾冲、龙陵三县和梁河、盈江、莲山、陇川、瑞丽、泸水七设治局,战前共有104万人口,因受直接战祸而死者,约5万有奇,益以疫疠死亡及逃入缅境者,现仅为70余万而已③。

禄丰县　伤寒、副伤寒流行,发病1611例④。

陆良县　霍乱流行,大坝口、白岩两村死亡108人。全县伤寒流行,死亡622人⑤。

寻甸县　(秋冬)10—12月,霍乱流行,死亡29人。伤寒流行,死亡142人⑥。

峨山县　疟疾流行,发病400人⑦。

文山县　伤寒流行,德厚乡约2200人染病,死亡150余人⑧。

景东县　鼠疫流行⑨。

弥渡县　天花流行⑩。

剑川县　鼠疫流行,截止到9月8日(八月十三日),弥沙井死亡80余人⑪。

保山县(今保山市)　春,鼠疫流行。今《保山市卫生志》载:3月,复兴乡老官庙、仁和桥、三岔河、瓦房等地鼠疫流行⑫。

腾冲县　春,鼠疫流行⑬。

---

① 《彭水县志》,四川人民出版社1998年版。

② 《秀山县志》,中华书局2001年版。

③ 李文海等《近代中国灾荒纪年续编》,湖南教育出版社1993年版,第622页。

④ 《禄丰县志》,云南人民出版社1997年版。

⑤ 《陆良县志》,上海科学普及出版社1991年版。

⑥ 《寻甸回族彝族自治县志》,云南人民出版社1999年版。

⑦ 《峨山彝族自治县卫生志》,1993年。

⑧ 《文山县志》,云南人民出版社1999年版。

⑨ 《景东彝族自治县志》,四川辞书出版社1994年版。

⑩ 《弥渡县卫生志》,云南民族出版社2007年版。

⑪ 《剑川县志》,云南民族出版社1999年版。

⑫ 《保山市卫生防疫志》,德宏民族出版社1992年版。《保山市卫生志》,云南大学出版社1993年版。

⑬ 《腾冲县卫生志》,1987年。

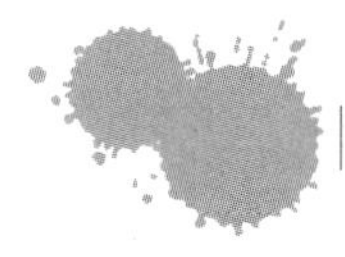

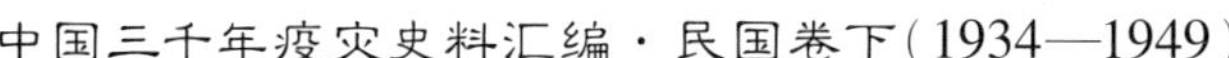

龙陵县　霍乱流行,平达、勐糯一带死1000人①。

祥云县　(夏秋之际)7—8月,伤寒病流行②。

泸水设治局(今泸水县)　伤寒流行,鲁掌镇鲁祖村共41户90多人,死70人③。

贡山设治局(今贡山县)　独龙江地区天花流行④。

潞西设治局(今芒市)　鼠疫流行⑤。

贵州省

绥阳县　猩红热流行⑥。

桐梓县　花秋、火石天花流行⑦。

正安县　痢疾、疟疾流行。今《正安县卫生志》载:报告天花1例,伤寒22例,斑疹伤寒6例,赤痢65例,回归热13例,疟疾196例⑧。

都匀县(今都匀市)　自夏徂冬,恶性疟疾流行。今《都匀市志》载:5月,旱畴乡恶性疟疾流行,至12月,死亡100余人⑨。

独山县　(秋)8月,霍乱流行,患病27例,死亡20人⑩。

三都县　(春夏)1—6月,天花流行,62人染病,22人死亡⑪。

丹寨县　天花大流行,有的全寨全家发病,兴仁街、南皋、九门、岩英等村寨死亡众多⑫。

镇远县　伤寒、痢疾、疟疾流行。今《镇远县志》载:伤寒在羊场、江古、城关流行,发病315例。痢疾在羊场、都坪等乡流行,发病122例。疟疾在城关、涌溪、都坪、蕉溪、青溪等地流行⑬。

天柱县　疟疾流行,县城南60余里之坌处一带,传染甚炽,几无一家幸免⑭。

---

① 《龙陵县志》,中华书局2000年版。

② 《祥云县志》,中华书局1996年版。

③ 《泸水县志》,云南人民出版社1995年版。

④ 《贡山独龙族怒族自治县志》,民族出版社2006年版。

⑤ 《潞西县志》,云南教育出版社1993年版。

⑥ 《大刚报》(贵阳版)1946年5月22日,第3版。

⑦ 《桐梓县志》,方志出版社1997年版。

⑧ 《正安县卫生志》,2003年。

⑨ 《都匀市志》,贵州人民出版社1999年版。

⑩ 《独山县志》,贵州人民出版社1996年版。

⑪ 《三都水族自治县志》,贵州人民出版社1992年版。

⑫ 《丹寨县志》,方志出版社1999年版。

⑬ 《镇远县志》,贵州人民出版社1992年版。

⑭ 《天柱县志》,贵州人民出版社1993年版。

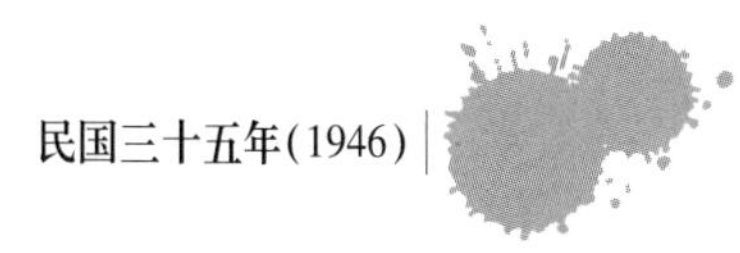

黄平县　霍乱流行,谷陇区大高山村死亡40多人①。

锦屏县　密洞、看寨等村寨天花流行。城关和嫩寨霍乱流行②。

从江县　疟疾流行,发病1253例,占当年各类病人总数的87.8%③。

思南县　夏,疟疾流行,大坝场尖山寨患者198人,死亡75人④。

松桃县　冬,天花流行,银岩乡公岩寨25个小孩全部患天花,有22人死亡⑤。

大定县(今大方县)　斑疹伤寒流行,死亡率高⑥。

毕节县(今毕节市)　斑疹伤寒流行⑦。

威宁县　回归热流行,死亡惨重⑧。

水城县　回归热流行,米箩区倮摩乡境流行虱媒回归热,患病者众。又,疟疾流行,死亡385人,有32户全家死亡⑨。

平塘县　疟疾流行,西凉乡患者504人,死亡24人⑩。

晴隆县　夏,霍乱流行。5月22日(四月廿二日)报道:晴隆县发现症同霍乱之吐泻病,患染之小孩,均不治夭折⑪。

望谟县　夏,大疫。5月21日(四月廿一日)报道:望谟县病疫流行,斑疹伤寒、痧症、霍乱、痢疾、黄疸等症,甚为普遍,死亡亦多⑫。

岑巩县　全县疟疾大流行,发病2999人次,死亡27人⑬。

湖北省

武汉市(含武昌县、汉阳县、汉口市)　春,天花、白喉、脑膜炎流行。3月31日(二月廿八日)《申报》报道:天花、白喉、脑膜炎蔓延于武汉贫民区域⑭。夏,霍乱与疟疾流行。11月,《一四七画报》载:现刻武汉的病症,以霍乱与疟疾最普遍,但是还未

---

① 《黄平县志》,贵州人民出版社1993年版。
② 《锦屏县志》,贵州人民出版社1995年版。
③ 《从江县志》,贵州人民出版社1999年版。
④ 《思南县志》,贵州人民出版社1992年版。
⑤ 《松桃苗族自治县志》,贵州人民出版社1996年版。
⑥ 《大方县志》,方志出版社1996年版。
⑦ 《贵州日报》1946年6月11日,第3版。
⑧ 《威宁彝族回族苗族自治县志》,贵州人民出版社1994年版。
⑨ 《六盘水市志·卫生医药志》,方志出版社1997年版。
⑩ 《平塘县志》,贵州人民出版社1992年版。
⑪ 《大刚报》(贵阳版)1946年5月22日,第3版。
⑫ 《大刚报》(贵阳版)1946年5月21日,第3版。
⑬ 《岑巩县志》,贵州人民出版社1993年版。
⑭ "春疫可虑!",《申报》1946年3月31日,第5版。

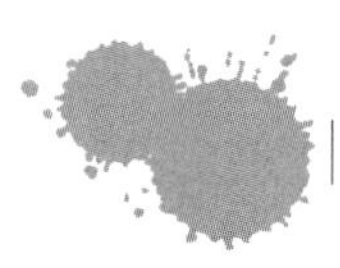

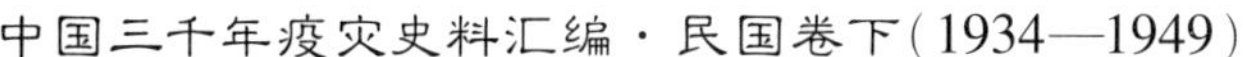

进入极盛时期,这是一个极可怕的现象[①]。

汉口市　春正月,脑膜炎流行。2 月 28 日(正月廿七日)报道:汉市顷已发现脑膜炎,卫生当局因医药缺乏,刻下尚无适当措施云[②]。夏,霍乱流行。3 月 24 日(二月廿一日)报道:汉口已发现真性霍乱[③]。5 月 2 日(四月初二日)报道:迩来汉口、宜昌一带,时有霍乱发生蔓延[④]。6 月 1 日(五月初二日),汉口被宣布为虎疫传染区,凡由汉口及长江上游各岸开来船艘,须受防疫检验[⑤]。6 月 19 日(五月二十日)报道:沙市、汉口、上海、镇江等处,均已发现霍乱[⑥]。

当阳县(今当阳市)　天花流行,死亡近千人,以小儿为多[⑦]。

监利县　春夏之交,天花流行。今《监利县志》载:4—5 月,城关天花流行,发病 670 人,死亡 662 人,存者仅 8 人[⑧]。

安陆县(今安陆市)　秋,霍乱、伤寒流行。今《安陆县志》载:8—9 月,境内发现霍乱患者 12 人,死亡 10 人。发现伤寒 38 人[⑨]。

崇阳县　春,天花流行。今《崇阳县志》载:2—4 月,白霓内洲发天花病,死亡 40 余人[⑩]。

广济县(今武穴市)　夏,麻疹、霍乱、伤寒流行。今《广济县志》载:7 月,疫病流行,麻疹、霍乱、伤寒等症蔓延[⑪]。

汉川县(今汉川市)　(春)脑膜炎流行。自春徂冬,疟疾流行。2—12 月,县卫生院上报疟疾发病 1647 人[⑫]。

黄安县(今黄冈市红安县)　夏,伤寒、赤痢、霍乱流行,省卫生厅拨给霍乱菌苗

---

① “时疫在武汉”,《一四七画报》1946 年第 5 卷第 11 期,第 8 页。

② “疫”,《华中医药报》1946 年第 3—4 期,第 1 页。

③ “脊髓脑膜炎流行卫生局扩大防疫”,《申报》1946 年 3 月 24 日,第 3 版。

④ “防止汉宜霍乱东延,京实施防疫,十日起分区注射预防针”,《中央日报》1946 年 5 月 2 日,第 4 版。

⑤ “卫生署检疫所布告(1946 年第 15 号)宣布汉口为虎疫传染区”,《实用英文》1946 年第 11 卷第 2 期,第 12 页。

⑥ “夏令卫生运动,学生分队普遍宣传,下关设检疫站检查旅客”,《中央日报》1946 年 6 月 19 日,第 4 版。

⑦ 《当阳县志》,中国城市出版社 1992 年版。

⑧ 《监利县志》,湖北人民出版社 1994 年版。

⑨ 《安陆县志》,武汉出版社 1993 年版。

⑩ 《崇阳县志》,武汉大学出版社 1991 年版。

⑪ 《广济县志》,汉语大词典出版社 1994 年版。

⑫ 《汉川县志》,中国城市出版社 1992 年版。

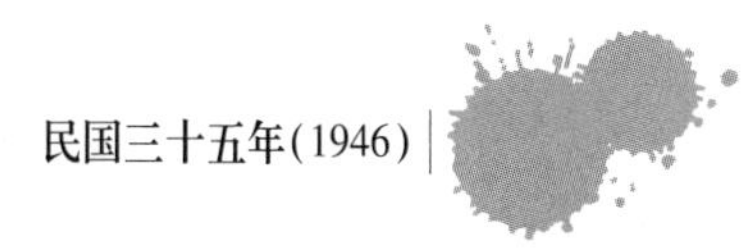

4030人份,伤寒菌苗3463份,痘苗2000毫升①。

黄陂县(今武汉市黄陂区)　春,天花流行。夏,霍乱流行。今《黄陂县志》载:1—3月,县卫生院门诊疾病1296例,其中急性传染病327例,死亡39例,内天花122例,死亡38例。5月,门诊发现霍乱10例,脑膜炎2例,伤寒7例,赤痢25例,天花7例,回归热3例,疟疾48例。7月,横店、县城、兴隆集一带霍乱流行,约250余人②。

黄冈县(今黄冈市)　秋,霍乱大流行,患者数万人,死亡千余人③。

嘉鱼县　夏,霍乱流行。合镇垸修堤民工中发生霍乱、脑膜炎等急症,县政府报省政府派员施药求治,省善后救济分署第十九工作队派员协同县卫生院医务人员2名到工地,施救不及,6月3日至5日(五月初四日至初六日),死亡4人④。

浠水县　天花、麻疹流行,县城尽街桥1户3个小孩染麻疹俱死⑤。

通山县　脑膜炎流行,仅杨芳林一地病死50余人⑥。

应城县(今应城市)　天花、麻疹、疟疾、痢疾流行。今《应城县志》载:是年,发生天花150例,死亡26人;麻疹213例;疟疾1373例;赤痢167例;疥疮2604例;伤寒9例;其他疾病还有脑膜炎、百日咳、肺结核等50多种,计12500余例⑦。

孝感县(今孝感市)　天花、霍乱流行,仅县城发现霍乱4例,死亡2人⑧。

阳新县　霍乱流行,城厢镇发病300余人,死200余人⑨。

应山县(今广水市)　秋,登革热流行,城关死亡数百人,小孩居多⑩。

咸宁县(今咸宁市)　疟疾流行,患病1570人⑪。

襄阳县(今襄阳市襄州区)　春,天花流行,太平店一带漏户不漏村,患者每10人中有4人死亡,尤以小孩为多⑫。

均　县(今丹江口市)　春,天花流行。今《丹江口市志》载:1—4月,天花流行。

---

① 《红安县志》,上海人民出版社1992年版。
② 《黄陂县志》,武汉出版社1992年版。
③ 《黄冈县志》,武汉大学出版社1990年版。
④ 《嘉鱼县志》,湖北科学技术出版社1993年版。
⑤ 《浠水县志》,中国文史出版社1992年版。
⑥ 《通山县志》,中国文史出版社1991年版。
⑦ 《应城县志》,中国城市出版社1992年版。
⑧ 《孝感市志》,新华出版社1992年版。
⑨ 《阳新县志》,新华出版社1993年版。
⑩ 《应山县志》,湖北科学技术出版社1990年版。
⑪ 《咸宁市志》,中国城市出版社1992年版。
⑫ 《襄阳县志》,湖北人民出版社1989年版。

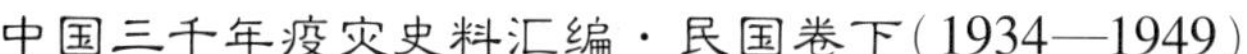

2月起发生回归热。是年患赤痢29人;天花14人,死亡3人[①]。

京山县、天门县(今天门市) 春,脑膜炎流行。今《京山县志》载:2月,天门、京山脑膜炎流行,发病919例,死亡202例[②]。

潜江县(今潜江市) (春)3月,脑膜炎流行。县立卫生院疫情报告载:鼠疫、脑膜炎、霍乱、天花大肆流行,几遍全县,仅青獐乡因患脑膜炎,未及半月,已死青年男妇100余人之多[③]。

谷城县 春,天花、脑膜炎流行。秋,疟疾、伤寒、痢疾流行。今《谷城县志》载:五山、天心两乡大军过境,各部队死亡士兵甚多,病兵沿途皆是,以至瘟疫流行,尤以疟疾、伤寒最剧,患者十之八九,民众呻吟床榻,甚为惨痛。仅据县卫生院门诊和住院统计,全年天花、脑膜炎、伤寒、痢疾、回归热、疟疾患者达3527人。勤俭乡春季脑膜炎患者191人,死亡70人[④]。

宜昌县(今宜昌市夷陵区) 夏,霍乱流行[⑤]。四月初,宜昌发现霍乱[⑥]。

建始县 (春)2月,天花流行,唐坪、石马乡小儿死亡无数[⑦]。

巴东县 (夏)7月,伤寒和副伤寒流行,城区染病者70余人。秋,天花大流行[⑧]。

长阳县(今长阳土家族自治县) 夏,霍乱流行。今《长阳县志》载:瘟疫流行,大堰黑冲子全冲600余人,10天内死亡400余人[⑨]。

宜都县(今宜都市) 天花流行[⑩]。

江陵县(含今荆州市区、江陵县) (夏)5月中旬,霍乱流行,杨西乡死亡30余人[⑪]。

秭归县 恶性疟疾流行,水田坝的野桑坪121户人家,300人患疟,死173人,有绝户者[⑫]。

---

① 《丹江口市志》,新华出版社1993年版。

② 《京山县志》,湖北人民出版社1990年版。

③ 《潜江县志》,中国文史出版社1990年版。

④ 《谷城县志》,新华出版社1991年版。

⑤ "政院举行谈话会粮部紧急救济各省饥荒",《申报》1946年5月2日,第2版。

⑥ "防治时疫:治天花,医霍乱,防脑膜炎",《半月通讯》1946年第4期,第3页。

⑦ 《建始县志》,湖北辞书出版社1994年版。

⑧ 《巴东县志》,湖北科学技术出版社1993年版。

⑨ 《长阳县志》,中国城市出版社1992年版。

⑩ 《宜都县志》,湖北人民出版社1990年版。

⑪ 《江陵县志》,湖北人民出版社1990年版。

⑫ 《秭归县志》,中国大百科全书出版社1991年版。

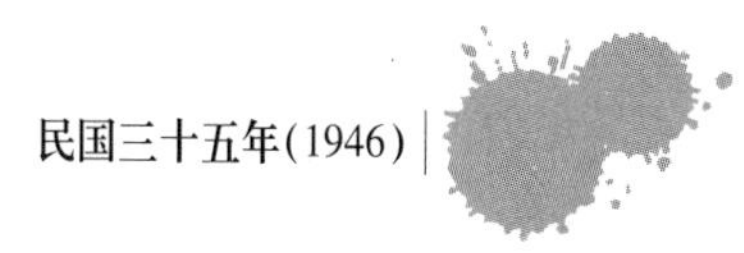

远安县　天花流行[1]。

荆门县(今属荆门市)　春夏,脑膜炎流行。今《荆门卫生志》载:1月中旬,脑膜炎流行,5月,疫势平息[2]。

松滋县(今松滋市)　秋,霍乱流行。霍乱及肠道传染病人多[3]。

湖南省

长沙县(今属长沙市)　霍乱、疟疾流行。1—9月,霍乱发病1869人,死亡439人,病死率23.48%。疟疾患者6万人,死亡310人,病死率0.5%[4]。6—10月底,长沙市发生霍乱2461人[5]。

茶陵县　夏,霍乱流行。6月20日(五月廿一日)报道:茶陵发生真性霍乱。本月11日,省立第二中学忽发现霍乱,被沾染者多人。因医药缺乏,虽经急救,但以药力及时间之稍迟,学生3人已告不治[6]。今《株洲市卫生志》载:1—4月,发生霍乱17例,疟疾2548例[7]。

怀化县(今怀化市)　天花流行,花桥细面垅发病50余人,死亡19人[8]。

醴陵县(今醴陵市)　疟疾流行,县卫生院全年门诊治疗疟疾5033人[9]。

临澧县　天花流行[10]。

临湘县(今临湘市)　疟疾流行[11]。

零陵县(今永州市)　春夏大饥,疫疠流行,死者甚众。4月8日(三月初七日)《申报》报道:零陵疟疾、赤痢流行猖獗,人民死于疫者颇众[12]。7月22日(六月廿四日)《大公报》报道:零陵全县人口516150人,非赈不生者155500人,饥病死亡者3088人[13]。今《零陵县志》载:水旱交加,大饥,疟疾流行,死人近5万,外出逃荒者更多[14]。

---

① 《远安县志》,中国城市经济社会出版社1990年版。

② 《荆门卫生志》,中国文史出版社1990年版。

③ 《松滋县志》,1986年。

④ 《长沙县志》,生活·读书·新知三联书店1995年版。

⑤ 《宁乡县卫生志》,1991年。

⑥ 《茶陵县城关镇志》,1994年。

⑦ 《株洲市卫生志》,湖南出版社1993年版。

⑧ 《怀化市志》,1993年。

⑨ 《株洲市卫生志》,湖南出版社1993年版。

⑩ 《临澧县灾害志》,中国社会出版社2009年版。

⑪ 《临湘市志》,湖南出版社1996年版。

⑫ “赤痢疟疾夺老百姓性命”,《申报》1946年4月8日,第5版。

⑬ 李文海等《近代中国灾荒纪年续编》,湖南教育出版社1993年版,第615页。

⑭ 《零陵县志》,中国社会出版社1992年版。

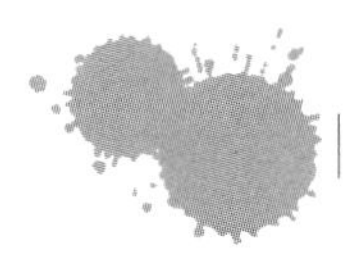

湘乡县(今包括湘乡市、双峰县)　春大疫,疟疾、痢疾流行。4 月 8 日(三月初七日)报道:湘乡县疟疾、赤痢流行猖獗,人民死于疫者颇众①。今《湘乡县志》载:疟疾流行,患者达 20 万人,仅义安乡(今双峰县栗山、增加嘴一带)即死亡 3000 人以上,永丰、青树坪一带有全家死绝者②。今《双峰县志》载:去年冬至今年春,永丰、青树、锁石、蒋市街(今属双峰县)等地,伤寒、痢疾、天花、麻疹、疟疾连续暴发,染病者达 2 万余人,仅锁石、花门一带死亡 3000 余人,有数家满门毙命,无人收埋③。

宁乡县　天花流行,麟峰、莲花、望北、上流、罘罳、释褐等乡公所均向县政府告急,要求发放牛痘苗。望北乡第六保(唐市下街)35 家住户,天花死亡 27 人④。

攸　县　霍乱、天花、疟疾流行。今《攸县志》载:南岳暴发霍乱,小集灵官庙 9 人赴南岳进香,因染上该病,回家后死亡 8 人;马鞍乡所辖之湾里、楼下、登明山、莲塘坳等地发生天花 13 人,死亡 3 人;入秋以来,全县疟疾流行,无家不病,无人不病,耕耘无夫,炊食无妇,死亡时有所闻⑤。

岳阳县(含今岳阳市区、岳阳县)　(春)3 月,天花流行,广兴洲一带死亡 300 余人。(夏)6 月,霍乱暴发流行,仅城关镇就死亡 2100 多人⑥。

邵阳县(含今邵阳市、新邵县、邵东县、隆回县)　春,天花流行。2 月,时雍乡(下花桥)第一、二、四保天花流行,死亡儿童 40 余人⑦。桃花坪一带(今属隆回县)疟疾猖獗,平均每日死亡 15 人⑧。

武冈县(含今武冈市、洞口县)　秋,瘟疫流行。石江、山门、竹市一带(今洞口县境内),死亡数千人⑨。

城步县(今城步苗族自治县)　春,脑膜炎流行。今《城步县志》载:春,全县烧症流行,死亡 672 人⑩。2 月 28 日(正月廿七日)祁阳讯:县属延青、威溪两乡,近发生流行疫病⑪。

---

① “赤痢疟疾夺老百姓性命”,《申报》1946 年 4 月 8 日,第 5 版。

② 《湘乡县志》,湖南出版社 1993 年版。

③ 《双峰县志》,中国文史出版社 1993 年版。

④ 《宁乡县卫生志》,1991 年。

⑤ 《攸县志》,2002 年。

⑥ 《岳阳县志》,湖南人民出版社 1997 年版。

⑦ 《邵阳县志》,社会科学文献出版社 1993 年版。《隆回县志》,中国城市出版社 1994 年版。《邵阳市卫生志》,1998 年。

⑧ 《邵阳市卫生志》,1998 年。

⑨ 《邵阳市卫生志》,1998 年。

⑩ 《城步县志》,湖南出版社 1996 年版。

⑪ “疫”,《华中医药报》1946 年第 3—4 期,第 1 页。

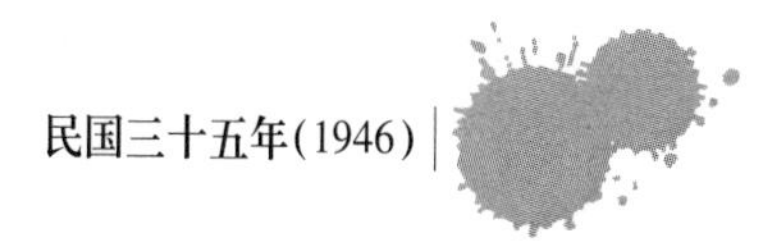

绥宁县　春,天花流行。秋,疟疾流行。今《绥宁县志》载:春,天花流行,患者1066人。县府组织卫生人员进行救治,接受初种牛痘者2870人,复种牛痘者205人;省灾荒急救会两次配发药品,因数量太少,传染病得不到有效控制。下半年,仍有50人染上伤寒,776人染上疟疾,7人染上天花①。

湘潭县(今属湘潭市)　春,天花流行。秋,疟疾、霍乱流行。今《湘潭县卫生志》载:天花流行,死者甚重,石鼓乡安乐村塔山冲人口不足400,发病138人,死36人;花石乡金陵村杉树冲王太益家48人,患天花死亡11人,遗留麻子13人,群众称该冲为麻子冲。花石镇在1个月内,因痢疾而亡者240例②。今《湘潭市志》载:疟疾连年流行,死者逾千人③。今《株洲市卫生志》载:国民党军队将霍乱、疟疾病人遗弃株洲,造成霍乱、疟疾流行,从株洲至百井冲10多公里,家家有病人,陈家塘32个病人,死29人④。

湘阴县(含今湘阴县、汨罗市)　痢疾流行。西乡一垸聚居1400人,患痢疾有1115人,死141人⑤。

新宁县　夏秋,霍乱、疟疾、痢疾流行。今《湖南新宁县卫生志》载:5月,寇灾后,遍野哀鸿,疟、痢流行,益形猖獗;夏,发生霍乱39人,死亡19人⑥。今《邵阳市卫生志》载:9月,五里山一带疟疾流行,出现"有柴无米灶上烘,五里云雾满山冲,摆子一年四季有,好田好地没人种"的局面⑦。

芷江县　伤寒流行。报告伤寒患者300余例⑧。

沅陵县　霍乱流行⑨。

大庸县(今张家界市)　秋,霍乱、疟疾、痢疾流行。今《大庸县志》载:8月,义安乡匪劫兵扰,连年荒旱,人民采野菜、掘土充饥。时疫流行,数月死亡1000人左右,病者尤多⑩。

凤凰县　恶性疟疾流行,黄茅坪村死亡20多人⑪。

---

① 《绥宁县志》,方志出版社1997年版。

② 《湘潭县卫生志》,1991年。

③ 《湘潭市志》第九册(下),中国文史出版社1997年版。

④ 《株洲市卫生志》,湖南出版社1993年版。

⑤ 《湘阴县志》,生活·读书·新知三联书店1995年版。

⑥ 《湖南新宁县卫生志》,1995年。

⑦ 《邵阳市卫生志》,1998年。

⑧ 《芷江县志》,生活·读书·新知三联书店1993年版。

⑨ 《沅陵县卫生志》,1989年。

⑩ 《大庸县志》,生活·读书·新知三联书店1995年版。

⑪ 《凤凰县志》,湖南人民出版社1988年版。

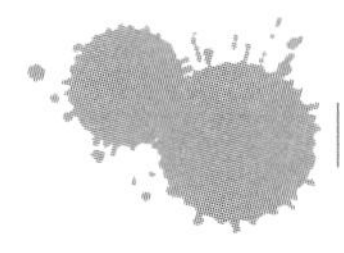

会同县　伤寒、副伤寒流行,发病118例[①]。

泸溪县　霍乱流行。今《泸溪县志》载:1943—1947年,连续五年霍乱流行,死亡数千人,仅大章村死亡40余人,彭总管村几天内死亡76人,岩坡与龙头寨村一天内死亡30多人,有的村寨几至死绝,无人收尸[②]。

永顺县　自春徂秋,霍乱、伤寒、痢疾流行。今《永顺县志》载:春,国民党政府为进剿彭春荣部,自上年冬开始实行并寨筑堡,从而人畜杂处,瘟疫滋蔓,死者甚众。石堤、五官、外龙、上溶、中溶、下溶等乡死于霍乱、伤寒、痢疾者达4万余人,染病卧床者不计其数[③]。

衡阳县(今属衡阳市)　自春徂秋,痢疾、霍乱、疟疾流行。4月8日(三月初七日)和5月15日(四月十五日)报道:衡阳一带疟疾与赤痢流行猖獗,人民死于疫者颇众[④]。10月,衡阳通讯云:本县各乡,以沦陷既久,人民转徙流离,精神上备受风声鹤唳之惊,身体上备受沐雨栉风之苦,再加以饥馑灾荒,饿殍载道,攻守血战,尸骨堆山,去年亢阳不雨,今年淫雨虫灾,在在皆所以致病成疫之由,于是今秋疫病流行,死亡遍野,痢疾、疟疾、肠热症,尤为盛行。大兵之后,饥馑之余,遭此病灾,人民惨痛已极[⑤]。今《衡阳市卫生志》载:5—10月,霍乱流行。回归热发病37例。疟疾盛行。饥疫死者9万余众[⑥]。

衡山县　春,天花流行。夏,霍乱流行。秋,疟疾流行。春大饥,大堡、霞流两乡人民纷纷逃荒,老弱无力者日食野草,多患呕吐或大便秘结,先后死亡189人[⑦]。今《衡山县志》载:1—5月,天花流行,患者1148人,死亡48人。6月,霍乱流行,患者14万人,死2000余人。秋,疟疾流行,莫井乡患病率50.43%(4211例),南湾塘乡江原村病死500多人[⑧]。

耒阳县(今耒阳市)　回归热流行,发病22例[⑨]。

祁阳县　春夏,大饥,天花、脑膜炎、霍乱、伤寒流行。2月28日(正月廿七日)祁

---

① 《会同县卫生志》,1993年。

② 《泸溪县志》,社会科学文献出版社1993年版。

③ 《永顺县志》,湖南出版社1995年版。

④ "赤痢疟疾夺老百姓性命",《申报》1946年4月8日,第5版。"湘桂灾情惨重疫又流行",《申报》1946年5月15日,第2版。

⑤ "衡阳疫疾流行电请救济",《湖南省参议会会刊》1946年第2期,第11~12页。

⑥ 《衡阳市卫生志》,1995年。

⑦ 李文海等《近代中国灾荒纪年续编》,湖南教育出版社1993年版,第615页。

⑧ 《衡山县志》,岳麓书社1991年版。《衡阳市卫生志》,1995年。

⑨ 《衡阳市卫生志》,1995年。

阳讯:本县一般贫苦大众,因饥寒交迫,以至疾病丛生,现沿门阖户疫疠流行,县卫生院虽组队巡回医治,但亦无济于事,闻政府已电呈省善救分署请求救济云[①]。今《祁阳县卫生防疫志》载:是年,霍乱流行,发病426人,死亡215人;疟疾流行,发病23289人,死亡343人;伤寒流行,发病232例,死亡116例;天花流行,发病20例,死亡11例;脑膜炎流行,团山死15人,羊角塘畦死6人[②]。7月22日(六月廿四日)《大公报》报道:祁阳人口283752人,非赈不生者120222人,饥病死亡者3140人[③]。秋,疟疾、痢疾流行,死者甚众。9月30日(九月初六日),时任零陵第七区督察专员的欧冠给省救济分署去电说:零陵、祁阳等县,疟症盛行,死者日以千计。11月26日(十一月初三日),湖南灾荒急救会电称:祁阳入秋以来,疫疠蔓延,痢、疟两种,城市尚可觅医药,农村则两感缺乏[④]。

安仁县　疟疾、麻疹、痢疾流行,死者甚众[⑤]。霍乱流行,朝阳乡竹背村死100余人[⑥]。

常宁县(今常宁市)　秋,脑膜炎、痢疾、霍乱、天花、疟疾流行[⑦]。

郴　县(今郴州市)　春,脑膜炎流行,东河一带十死七八,塘溪五马垅(今属郴州市苏仙区)自然村70余口死剩5口。夏秋,霍乱流行,饥荒严重,全县死亡6000余人[⑧]。

道　县　春,脑膜炎流行。夏,霍乱流行。秋,疟疾流行。今《道县卫生志》载:4月13日至7月15日,全县因霍乱、流行性脑脊髓膜炎死亡千余人,庄村谢家(今属桥头乡)全村420人,患者两百多人,死亡百多人。9月,金鸡洞、公坝、马家岭一带疟疾大流行,病者460多人,死亡120多人[⑨]。

资兴县(今资兴市)　霍乱流行[⑩]。

宁远县　脑膜炎流行[⑪]。

酃　县(今炎陵县)　春,天花流行,发病27人,死亡7人。秋,伤寒流行,发病34

---

① “疫”,《华中医药报》1946年第3—4期,第1页。

② 《祁阳县卫生防疫志》,2006年。

③ 李文海等《近代中国灾荒纪年续编》,湖南教育出版社1993年版。

④ 《祁阳简志》,1999年,第244页。《祁阳县志》,社会科学文献出版社1993年版。

⑤ 《安仁县志》,中国社会出版社1996年版。

⑥ 《郴州地区卫生志》,1992年。

⑦ 《衡阳市卫生志》,1995年。《常宁县志》,社会科学文献出版社1993年版。

⑧ 《郴县志》,中国社会出版社1995年版。《郴州地区卫生志》,1992年。

⑨ 《道县卫生志》,黄山书社1992年版。

⑩ 《郴州地区卫生志》,1992年。

⑪ 《宁远县志》,社会科学文献出版社1993年版。

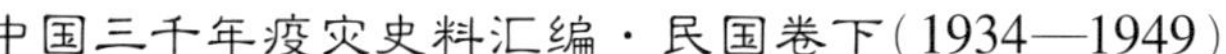

例,死亡2人①。

汝城县　疟疾流行,患疟疾者约占全县总人口的三分之一②。

桂东县　痢疾、疟疾、霍乱流行③。

东安县　夏秋大疫,疟疾流行。7月22日(六月廿四日)《大公报》报道:东安人口233183人,非赈不生者10000人,饥病死亡者1548人④。全县疟疾患者18万多例,发病率达90%,各地缺医少药严重,死亡1.8万例⑤。

永明县(今江永县)　秋,疟疾暴发流行,发病人数占全县总人口一半以上,死亡1.28万人。上江圩乡白竹湾村20多户100多人,疟死90多人,幸存者外逃,成为无人村⑥。

江华县　春,天花流行,缺乏医药,死亡先后达数百人⑦。

桂阳县　夏秋,疟疾、霍乱流行。疟疾发病21万人,发病率61.9%,不少农户家破人亡⑧。

蓝山县　秋,疟疾流行,患疟5277人,死亡42人⑨。

新田县　秋,疫痢流行,发病数小时即亡。崇明、三益、仁义、忠智、信义、和平、明哲、大同等9乡因患痢疾、天花,死亡1300余人。秋,又疟疾流行⑩。

永兴县　秋,疟疾流行,全县70%以上的人患病,路旁田边常见病倒患者⑪。又,霍乱流行,油市乡石塘村死80余人⑫。

宜章县　(秋)8月,霍乱流行。沿粤汉路之小溪、白石渡一带霍乱流行,后蔓延镇南、长乐、鱼溪等乡。仅镇南乡第六保和太平乡小溪村就死亡80余人⑬。

江西省

江西省　春二月,宜春地区天花流行。3月,宜丰、高安、新余等县天花流行⑭。

---

① 《炎陵县卫生志》,1999年。

② 《汝城县志》,湖南人民出版社1997年版。

③ 《桂东县志》,湖南人民出版社1998年版。《郴州地区卫生志》,1992年。

④ 李文海等《近代中国灾荒纪年续编》,湖南教育出版社1993年版,第615页。

⑤ 《东安县志》,湖南出版社1995年版。

⑥ 《江永县志》,方志出版社1995年版。

⑦ "疫",《华中医药报》1946年第3—4期,第1页。

⑧ 《桂阳县志》,中国文史出版社1994年版。《郴州地区卫生志》,1992年。

⑨ 《蓝山县卫生志》,1992年。

⑩ 《新田县志》,新华出版社1995年版。

⑪ 《永兴县志》,中国城市出版社1994年版。

⑫ 《郴州地区卫生志》,1992年。

⑬ 《郴州地区卫生志》,1992年。《宜章县志》,黄山书社1995年版。

⑭ 《宜春地区卫生志》,新华出版社1993年版。

春三月，鼠疫、脑膜炎、天花、麻疹流行。4月30日（三月廿九日）《解放日报》报道：可怕鼠疫从赣东蔓延开来，吞噬着贫困的人民。株良一乡，患者就有99人之多，有些患者至全家同归于尽，死者累累，掩埋都来不及。雩都、兴国等地发现脑膜炎。南昌、九江等地流行着空前的天花、麻疹①。6月，江西省政府在鼠疫疫区的南城、南丰、广昌三县开展大规模的剿鼠运动②。夏，上饶地区霍乱流行。铅山县发病13例；弋阳县发病22例，死亡16人；鄱阳县发病82例，死亡33人；余干县发病14例，死亡6人③。秋，吉安地区疟疾流行，新淦、峡江、安福、莲花、吉水、宁冈等县发病5655人④。

南昌县（今包括南昌市、南昌县）　春，脑膜炎、麻疹、天花流行⑤。4月3日（三月初二日）《申报》载：最近南昌脑膜炎及伤寒流行，尤以脑膜炎病之传染现已进入猖獗阶段。其中主要原因，在于垃圾到处充斥，而公共厕所数量既少，又极污秽，加之房缺租昂，人烟稠密，以致空气恶劣，病菌繁殖。为患脑膜炎病而死的已大有人在，尤以儿童居多⑥。夏秋，霍乱流行。9月19日（八月廿四日）报道：南昌自7月初发现虎疫病以来，疫势日见严重，一日之间竟死至30人以上，至7月下旬，死亡已逾1000人，棺材、药品供不应求。盐水针价格每支由500元激涨到2万元，血浆一瓶卖60万元还叫缺货。市民买不起药品，只有迷信去求菩萨、请道士。现疫病仍继续蔓延⑦。此外，是年还有天花、伤寒、白喉、登革热流行，死者数字惊人⑧。

丰城县（今丰城市）　春夏，天花流行。2月，于绍村发病52人，死亡7人。夏，焦坑圩仅73户人家，3天之内死去36人⑨。又，脑膜炎流行，死1148人⑩。

临川县（今抚州市临川区）　春，鼠疫、天花流行。今《临川县志》载：3月鼠疫，患者58人，死16人。全县发生天花，患者150人，死20人。5月，县城发生鼠疫，患者187人，死55人⑪。秋，鼠疫又起。10月17日（九月廿三日）报道：赣省鼠疫蔓延5县，其中包括临川县⑫。

---

① 李文海等《近代中国灾荒纪年续编》，湖南教育出版社1993年版，第628页。

② “防制疫鼠加紧进行剿鼠运动”，《行总周报》1946年第25期，第11页。

③ 《上饶地区卫生志》，黄山书社1994年版。

④ 《吉安地区志》，复旦大学出版社2010年版。

⑤ “传染疾病有处处业生之虞”，《申报》1946年4月16日，第5版。

⑥ “各地灾情近讯”，《金融周报》1946年第14卷第19期，第4页。

⑦ 李文海等《近代中国灾荒纪年续编》，湖南教育出版社1993年版，第629页。

⑧ 《南昌县卫生志》，1988年。

⑨ 《泉港镇志》，1986年。《焦坑乡志》，1987年。

⑩ 《宜春地区卫生志》，新华出版社1993年版。

⑪ 《临川县志》，新华出版社1993年版。

⑫ “赣省鼠疫蔓延五县”，《申报》1946年10月17日，第3版。

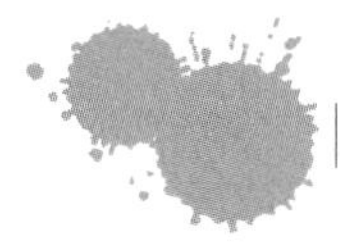

广昌县　(秋)10月,鼠疫流行[①]。

南丰县　自春至秋,鼠疫不断。今《南丰县志》载:3月6日(二月初三日)至8月3日(七月初七日),琴台镇鼠疫发病121例,死亡60人[②]。4月16日(三月十五日)《申报》报道:鼠疫黑手从赣东伸展过来,波及南丰县[③]。8月5日(七月初九日)《中央日报》报道:赣防疫当局与鼠疫战斗,也包括南丰县[④]。10月26日(十月初二日)《申报》报道:南丰鼠疫流行[⑤]。又,霍乱流行[⑥]。

黎川县　秋,鼠疫流行。8月5日(七月初九日)《中央日报》和10月17日(九月廿三日)《申报》均报道黎川县有鼠疫[⑦]。今《黎川县志》载:1945—1948年,连续4年全县范围内流行鼠疫,据估计,4年鼠疫流行期间,全县死亡者近1000人[⑧]。

南城县　春夏,鼠疫流行。2月5日(正月初四日)报道:鼠疫蔓延至六七十里珀珏、腾桥、株良、新丰、汰牛等乡[⑨]。2月28日(正月廿七日),南城临时鼠疫医疗队讯:南城鼠疫现已蔓延至六七十里,死者日众,刻正加紧防治中[⑩]。8月5日(七月初九日)报道:自三十三年农历五月起至今年六月止,死亡481人,死亡率50%以上。南城已成为赣东鼠疫的大本营[⑪]。且鼠疫尚在蔓延之中[⑫]。今《南城县志》载:春,城区鼠疫蔓延至本固乡排头渡,旋又沿公路线传染到南丰、广昌、金溪、临川、南昌等地。全县患者119人,死亡55人,省防疫总队防疫病院调入南城进行防治[⑬]。

贵溪县(今贵溪市)　夏秋,霍乱、疟疾流行。今《贵溪县志》载:7—10月,高石乡、潜岭乡等地发生霍乱、疟疾等病,共1331例。9月12日(八月十七日),县卫生院呈报省卫生处称本县发生真性霍乱甚剧[⑭]。

---

① “赣省鼠疫蔓延五县”,《申报》1946年10月17日,第3版。《广昌县志》,上海社会科学院出版社1994年版。

② 《南丰县志》,中共中央党校出版社1994年版。

③ “鼠疫黑手从赣东伸展过来”,《申报》1946年4月16日,第5版。

④ “赣防疫当局与鼠疫战斗”,《中央日报》1946年8月5日,第8版。

⑤ “患者遍体发黑两天伤命”,《申报》1946年10月26日,第9版。

⑥ 《南丰县志》,中共中央党校出版社1994年版。

⑦ “赣防疫当局与鼠疫战斗”,《中央日报》1946年8月5日,第8版。“赣省鼠疫蔓延五县”,《申报》1946年10月17日,第3版。

⑧ 《黎川县志》,黄山书社1992年版,第537页。

⑨ “宁都发生脑膜炎南城鼠疫症蔓延”,《申报》1946年2月5日,第1版。

⑩ “疫”,《华中医药报》1946年第3—4期,第1页。

⑪ “赣东鼠疫蔓延”,《中央日报》1946年8月5日,第8版。

⑫ “赣防疫当局与鼠疫战斗”,《中央日报》1946年8月5日,第8版。

⑬ 《南城县志》,新华出版社1991年版。

⑭ 《贵溪县志》,中国科学技术出版社1996年版。

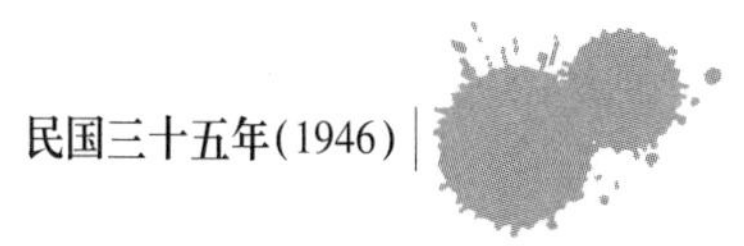

余江县　疟疾流行[①]。

横峰县　(春)4月,天花流行。(夏)5月,脑膜炎流行[②]。

上饶县(今属上饶市)　夏,霍乱流行。7月,县城发生霍乱,发病154例,死22人。县防疫委员会采取按户注射霍乱菌苗,对病人进行隔离医治,进行井水消毒,禁止霉变食物、食品上市等措施,至9月底,疫情得到控制。秋,鼠疫流行。8月21日,沙溪又发生鼠疫,先后发病13例,死13人。10月初,省防疫部门派员来疫区进行药物消毒,隔离病人,到10月底疫情得到控制[③]。但10月26日(十月初二日)报道:上饶尚有鼠疫流行[④]。

金溪县　秋,鼠疫流行[⑤]。

玉山县　伤寒流行。县立卫生院门诊发现伤寒病患者15人。据1946年11月《玉山县政概况》记载,伤寒为患最烈,历四五年之久[⑥]。

永丰县　脑膜炎流行,发病人数多,死亡率高。滕田乡死亡30例[⑦]。

宜春县(今宜春市)　脑膜炎流行,人心惶惶,无法防治,彬江乡不少人到分宜昌山庙祈求神灵保佑[⑧]。

宜丰县　(春)3月,天花流行,棠浦、江洲等地患者60人,死亡10多人。是年,全县病亡646人,出生485人,人口负增长[⑨]。

分宜县　冬,疫。大岗山江下发生传染病,死亡10余人[⑩]。

萍乡县(今萍乡市、上栗县、芦溪县)　秋,霍乱、疟疾大流行,患者数以万计[⑪]。

永新县　秋,霍乱流行。8月,县城北门和秋溪乡流行霍乱,吉安专署医防总队第二医防队来县防治,施种疫苗141人[⑫]。

宁冈县(今井冈山市)　疟疾、痢疾流行。全县疟疾患者1341人,痢疾患者459

---

① 《余江县志》,江西人民出版社1993年版。

② 《横峰县志》,浙江人民出版社1992年版。

③ 《上饶县志》,中共中央党校出版社1993年版。

④ "赣东黑色警报建起围剿鼠疫的顽强壁垒",《申报》1946年10月26日,第9版。

⑤ "赣东黑色警报建起围剿鼠疫的顽强壁垒",《申报》1946年10月26日,第9版。

⑥ 《玉山县志》,江西人民出版社1985年版。

⑦ 《永丰县志》,新华出版社1993年版。《吉安地区志》,复旦大学出版社2010年版。

⑧ 《宜春市志》,南海出版公司1990年版。

⑨ 《宜丰县志》,中国大百科全书出版社上海分社1989年版。《棠浦镇志》。

⑩ 《分宜县志》,黄山书社2007年版。

⑪ 《萍乡市志》,方志出版社1996年版。

⑫ 《永新县志》,新华出版社1992年版。

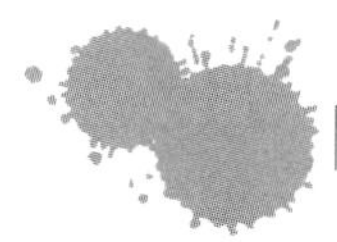

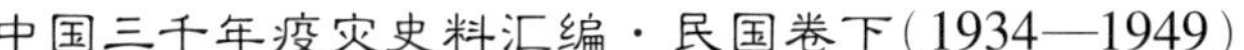

人[①]。

遂川县　疟疾、赤痢流行,全县死亡200余人[②]。

万安县　(春)4月,脑膜炎流行,县城患者34人,死亡4人[③]。

雩都县(今于都县)　春二月,脑膜炎流行,全县发病1167人,死亡686人[④]。天花、麻疹流行,五百口村死孩童12人[⑤]。

宁都县　春正月,脑膜炎流行。2月5日(正月初四日)《申报》报道:银坑脑膜炎流行,死50余人[⑥]。2月28日(正月廿七日)宁都讯:此间银坑地方发现脑膜炎,死者50余人,现江西善救分署特设脑膜炎临时医防队前往防治云[⑦]。是年,银坑镇脑膜炎发病565人,平安乡发病180例[⑧]。

寻邬县(今寻乌县)　天花、霍乱流行[⑨]。

安远县　天花病流行,全县死亡2000余人[⑩]。

九江县(今包括九江市区、九江县)　春三月,麻疹、天花流行[⑪]。夏四月,脑膜炎流行,病者颇多[⑫]。秋五月至秋七月,霍乱流行。今《九江县志》载:6月,城区发生类似霍乱,立即实行交通管制,进出城均须缴验防疫注射证,军警协助组织8支防疫强迫注射队,挨户接种霍乱菌苗2万余人,亦未能控制疫病危害。7月,收治患者35人,死6人。8月收治60人,全部死亡。同时,永安堤民工中,半数以上染霍乱,防治鞭长莫及,死者甚多[⑬]。

乐平县(今乐平市)　冬,疫。西乡一带发生时疫,蔓延甚广,高桥村一周中因疫死亡者达27人[⑭]。

星子县　天花流行,死者90人[⑮]。

---

① 《宁冈县志》,中共中央党校出版社1995年版。

② 《遂川县志》,江西人民出版社1996年版。

③ 《万安县志》,黄山书社1996年版。

④ 《于都县志》,新华出版社1991年版。《赣州地区卫生防疫志》,1988年。

⑤ 《葛坳乡志》,2006年。

⑥ "宁都发生脑膜炎,南城鼠疫症蔓延",《申报》1946年2月5日,第1版。

⑦ "疫",《华中医药报》1946年第3—4期,第1页。

⑧ 《银坑镇志》,1996年。

⑨ 《寻乌县志》,新华出版社1996年版。

⑩ 《安远县志》,新华出版社1993年版。

⑪ "传染疾病有处处业生之虞",《申报》1946年4月16日,第5版。

⑫ "浔阳江头",《申报》1946年5月26日,第7版。

⑬ 《九江县志》,新华出版社1996年版。

⑭ "乐平时疫流行",《申报》1946年11月1日,第3版。

⑮ 《星子县志》,江西人民出版社1990年版。

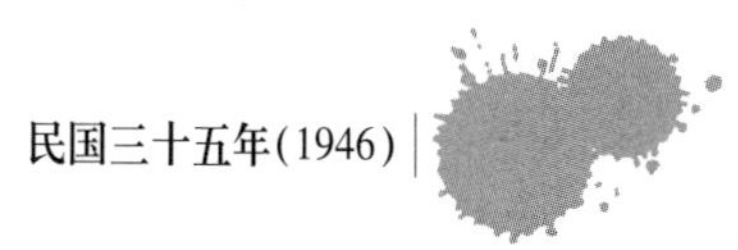

武宁县　春,天花、麻疹流行,船滩、辽田等地尤甚,幸当地中医中药发挥作用,死者较少①。

瑞昌县(今瑞昌市)　秋,霍乱流行。今《瑞昌县志》载:8月,码头、上南等乡时疫流行,死亡数十人,县卫生院派员分途注射霍乱疫苗。因疫苗不足,9月,邓家埠霍乱又流行不已②。

修水县　天花、痢疾流行。今《修水县志》载:本县人口出生率为6‰,死亡率10‰,原因是天花、痢疾严重流行③。

铜鼓县　(春)2月,天花流行,发病45人④。

兴国县、永修县　春三月,脑膜炎流行⑤。

江苏省

江苏省　夏秋之际,大江南北,上海、南京、泰兴、泰县、兴化、高邮、扬州、靖江等地霍乱大流行⑥。7月12日(六月十四日)《新华日报》载文《苏中霍乱迅速蔓延》(如皋4日电)称:6月上旬,一分区发现急性霍乱,流行地区由海安(泰县)开始,遍及如皋、东台、安丰(兴化县)、黄桥(泰兴县)、林梓(如皋)等地,黄桥一天即死10多人,海安已死达100余人,如皋因迅速注意防治,病者54人(其中已死1人)。此病发现已引起各界注意,各地政府领导引起重视,组织防疫委员会,成立霍乱治疗所。如皋拨款4万元,贫苦者都免费治疗,在如城抢救治疗时,中西医都发扬了高度负责精神,10余位医师轮流在人民医院工作。现如城疫情,已趋下降。8月23日(七月廿七日),国民党《皋声报》发表《继续注重防疫》的社论,如皋县卫生院发出公告,要求严防霍乱发生和扩散⑦。10月6日(九月十二日)《申报》报道:宿迁、泗阳、淮阴、淮安大战之后,疫病流行,患霍乱等病者,日有数起⑧。12月7日(十一月十四日)《申报》报道:淮安、淮阴、涟水、泗阳患黑热病者,约20万人。患雅司病者,约2万人。流行甚烈,亟待医治⑨。12月9日(十一月十六日)《中央日报》报道:淮、安、涟、泗各县黑热

① 《武宁县志》,江西人民出版社1990年版。

② 《瑞昌县志》,新华出版社1990年版。

③ 《修水县志》,海天出版社1991年版。

④ 《铜鼓县卫生志》,1993年。

⑤ "传染疾病有处处业生之虞",《申报》1946年4月16日,第5版。

⑥ 《扬州市卫生防疫志》,南京大学出版社1993年版。

⑦ 《如皋县卫生志》,1996年。

⑧ "苏北收复区渐复苏",《申报》1946年10月6日,第3版。

⑨ "疾病与水灾",《申报》1946年12月7日,第9版。

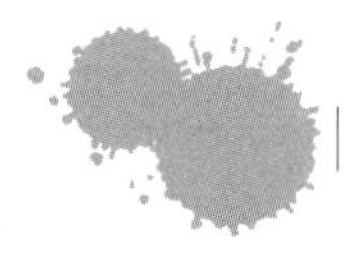

病及牙氏病(按:即雅司病),仍极猖獗[1]。

南京市　夏,天花流行。夏秋,霍乱流行。6月20日(五月廿一日)报道:本市气候日来冷热无常,流疫疾病,甚易滋生。顷据京市东郊之侯家塘村来人谈称:该村于本月10日,发现天花流行病,至17日止,已有5人因病致死,亟盼卫生当局急施防治云[2]。6月29日(六月初一日)报道:京市于近5日内,已死霍乱病患者2人[3]。7月3日(六月初五日)报道:京市自发现真性霍乱以来,截至昨日(2日),患者已达18人之多,内中4人已不治丧命。昨下关区发现真性患者1人[4]。7月5日(六月初七日)报道:京市霍乱疫病,续有发现,且益盛,患者人数增多,前昨两日又发现5起[5]。8月9日(七月十三日)报道:本市自5月上旬至7月下旬,患霍乱病者共139人,从6月下旬起,始有致死之病人,至7月底,本市共死亡16人,而外埠来京之患者达38人,疑系霍乱,实系时疫病者181人[6]。9月10日(八月十五日)报道:京市霍乱流行,因患染而致死者140余人[7]。9月24日(八月廿九日)报道:自6月起至8月底止,共收439人,死亡29人[8]。是年,南京报告霍乱217人,死亡29人;天花53人,死亡11人[9]。

江浦县(今南京市浦口区)　霍乱流行,仅桥林一家油条店父子和一家爆竹店夫妻,于同一天相继死亡,街坊四邻不敢去殓尸抬棺[10]。

句容县(今句容市)　夏秋,霍乱流行。7月21日(六月廿三日)报道:近来时疫流行,患者不到数小时即告丧命,形势危急,乡间尤甚,大有波及郊区之势[11]。8月6日(七月初十日)报道:第四区扩亭、赤岸一带,发现虎疫,至为剧烈,死亡人数,日有所闻,每日平均死亡者皆有五六名不等。民情惊恐,如临大敌[12]。

---

① “苏北医药匮乏,疫疠仍极猖獗”,《中央日报》1946年12月9日,第9版。

② “京市附近发现疫病,周内已死五人”,《中央日报》1946年6月20日,第4版。

③ “专栏防疫注射,扩大进行”,《中央日报》1946年6月29日,第3版。

④ “霍乱流行,夏令卫生会决定消极防疫”,《中央日报》1946年7月3日,第4版。

⑤ “霍乱患者续有发现”,《中央日报》1946年7月5日,第4版。

⑥ “京健康教育委会定今晨举行成立大会,京尚未离霍乱危险时期”,《中央日报》1946年8月9日,第4版。

⑦ “季候业已入秋,霍乱威胁消失,夏令卫生会月内结束”,《中央日报》1947年9月10日,第5版。

⑧ “夏季虽完秋未了,敬听委员述防疫”,《中央日报》1946年9月24日,第4版。

⑨ 《南京卫生志》,方志出版社1996年版。

⑩ 《江浦县卫生志》,1990年,第124页。

⑪ “句容时疫急盼抢救”,《中央日报》1946年7月21日,第8版。

⑫ “虎疫袭来威势正猛”,《中央日报》1946年8月6日,第8版。

高淳县　夏,霍乱、伤寒、天花、痢疾流行。7月10日(六月十二日)报道:本县东南乡各地疫症流行,据卫生院注射人员称,荆山乡发现斑疹及天花,伤寒等亦流行,地域甚广,死亡青年及小孩数十人。河城附近发生痢疾,各村死亡小孩共有100余人。驼头、毛城、宝腾各地,亦有痢疾等症,死亡有数十人。下坝一带先后发现真性、假性霍乱,亦死亡数人。城区虽有真性霍乱发现,死亡尚属少数。全县疫症死亡者共有200余人之多①。

六合县(今南京市六合区)　夏秋,霍乱流行。7月4日(六月初六日)报道:一女佣染霍乱死亡。此为今夏本县发生虎疫之第一病者②。今《六合县志》载:秋,县境发生霍乱,群众因缺医少药而死亡者甚众③。

江浦县(今浦口区)　夏,霍乱流行,桥林一天死亡4人,街坊四邻不敢去抬棺④。

镇江县(今镇江市)　城乡天花流行,患儿死亡甚多⑤。

丹阳县(今丹阳市)　霍乱流行,县卫生院组织全县医师分区注射霍乱疫苗3.07万人⑥。

吴　县(今苏州市)　天花流行,北桥地区发病者60余人,湘泾发病者50多人⑦。

常熟县(今常熟市)　春,脑膜炎流行,医家用中药加西药消治龙(磺胺噻唑)治疗,颇能收效⑧。夏秋,霍乱流行。6月12日(五月十三日)报道:气候酷热,附郭一带,已发现真性霍乱,死亡已有20余人⑨。7月12日(六月十四日)报道:6月中发现虎疫后,四乡疫势蔓延不绝,据时疫医院发表10日间之统计,该院门诊及住院者共142人,死亡率占6%⑩。今《常熟市卫生志》载:6—9月,全县霍乱大流行,南乡练塘、宅前、颜巷、白窑头,北境李桥、毛桥、白龙港,东南何市乡、石牌镇,西北大义、港口、葛墅,中部城厢内外,染疫殆遍,宅前乡最烈,死100余人,乡民纷纷他徙,害及农事⑪。今《常熟市志》载:6月,城乡霍乱流行,延至7月间,死者数百人。沿江吴市一带还有

---

① "高淳疫病流行,死亡已多",《中央日报》1946年7月10日,第8版。

② "六合发现霍乱,病死一人",《中央日报》1946年7月4日,第8版。

③ 《六合县志》,中华书局1991年版。

④ 《江浦县志》,河海大学出版社1995年版。《南京卫生志》,方志出版社1996年版。

⑤ 《丹徒县卫生志》,江苏古籍出版社2001年版。

⑥ 《丹阳县志》,江苏人民出版社1992年版。《丹阳市卫生志》,南京出版社2004年版。

⑦ 《北桥镇志》,苏州大学出版社2007年版。《阳澄湖镇志》,上海社会科学院出版社2004年版。

⑧ 《梅李镇志》,上海辞书出版社2006年版。

⑨ "常熟气候酷热发现时疫",《申报》1946年6月12日,第2版。

⑩ "常熟四乡虎疫蔓延不绝",《申报》1946年7月12日,第2版。

⑪ 《常熟市卫生志》,1990年。

疟疾暴发[①]。王庄镇、海虞镇霍乱死者也不少[②]。

昆山县(今昆山市)　夏秋,霍乱流行,死者无数[③]。6 月 18 日(五月十九日)报道:本区近来迭有虎疫发现,日前城区方面,已有数人患真性霍乱,内 1 人因不治死亡[④]。张浦镇南港境内死亡近 100 人[⑤]。

吴江县(今吴江市)　夏秋,霍乱流行。盛泽等地霍乱发生[⑥]。所辖芦墟镇霍乱、伤寒、痢疾、天花等患者 701 人,死 148 人[⑦]。

武进县(今常州市武进区)　春,天花、猩红热流行。夏秋,霍乱流行。秋,疟疾流行。今《常州市卫生志》载:4 月,常中天花、猩红热流行。7 月,城乡多处时疫(霍乱)盛行,死者甚众,至 10 月份才缓解。10 月,四乡恶性疟疾蔓延[⑧]。今《常州市志》载:秋,常州恶性疟疾蔓延,尤以小孩为多。由于医术不济,药品昂贵,造成众多患者死亡,情景十分悲惨[⑨]。夏,所辖卜弋乡黄庄桥霍乱流行,半月之内,患者达 36 人,3 天之内,死亡了 8 人[⑩];所辖东青乡狄墅村霍乱流行,病死 50 多人[⑪]。秋,所辖横山桥霍乱流行,仅新庄村和高家村就死去 20 多人[⑫];所辖北港村前滩患瘟疫病(瘪罗痧),十几天功夫,死 11 人[⑬]。

无锡县(今无锡市)　春,天花流行。2 月,东北塘、张泾寨门一带,天花流行极甚。夏,霍乱流行。7 月,四乡虎瘟盛行,蔓延甚烈,死亡者日有所闻[⑭]。7 月 3 日(六月初五日)报道:气候炎热,虎疫猖獗,死亡相继[⑮]。8 月 1 日(七月初五日)报道:据说无锡时疫流行,乡村比城市更为厉害,因而乡间一群善男信女,惑于迷信,竟扛抬 7 个裸体少女,夜行各地,来驱除邪气。另有一处扎成大龙灯一条,裸体男子 48 人,黑夜

---

① 《常熟市志》,上海人民出版社 1990 年版。

② 《王庄镇志》,中共党史出版社 2001 年版。《海虞镇志》,上海社会科学院出版社 2005 年版。

③ 《昆山县志》,上海人民出版社 1990 年版。

④ “县兼军法承审省令暂缓撤销”,《申报》1946 年 6 月 18 日,第 2 版。

⑤ 《张浦镇志》,西安地图出版社 2003 年版。

⑥ 《吴江县志》,江苏科学技术出版社 1994 年版。《吴江卫生志》,苏州大学出版社 2009 年版。

⑦ 《芦墟镇志》,上海社会科学院出版社 2004 年版。

⑧ 《常州市卫生志》,1989 年。

⑨ 《常州市志》(第三册),中国社会科学出版社 1995 年版。

⑩ 《卜弋乡志》,1985 年。

⑪ 《东青乡志》,1985 年。

⑫ 《横山桥镇志》,南京大学出版社 2010 年版。

⑬ 《北港乡志》,1984 年。

⑭ 《无锡县志》,上海社会科学院出版社 1994 年版。《无锡县卫生志》,江苏人民出版社 2001 年版。

⑮ “无锡城乡各处虎疫猖獗”,《申报》1946 年 7 月 3 日,第 2 版。

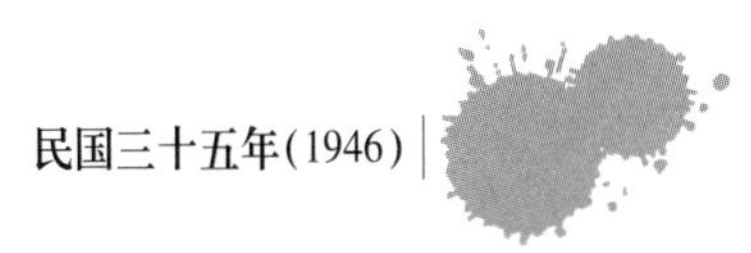

运到各处去掉弄。无锡,是京沪线上一个大城市,而且教育颇为发达,民风也很开通,值此夏令,时疫流行,乡间竟尚有如此迷信之举,可见乡村社会教育的重要了①。冬,白喉流行。10月26日(十月初二日)报道:邑中最近天时失常,气候和暖,以致白喉盛行,死亡者已有数起②。

宜兴县(今宜兴市)　春,脑膜炎流行,前彭、葛渎一带尤甚③。(夏秋)6—8月,霍乱流行。秋,恶性疟疾流行,死亡甚多④。霍乱、白喉大流行,尤以霍乱流行时间长,蔓延范围广,发病人数多,死亡率高⑤。

江阴县(今江阴市)　夏秋,霍乱流行。6月6日(五月初七日)报道:天时不正,疫疠丛生,前天东外已有虎疫发现,一村连死3人,现已蔓延至城内⑥。江阴城郊虎疫肆虐,附近已有100人以上葬送"虎口"⑦。秋,西石桥镇霍乱肆虐,流行西铁匠巷、西三宝村,东双桥最为严重。西铁匠巷10户人家,几天内死亡14人;东双桥有一家3天内死4人;西三宝村死20多人,亲友不敢吊唁,尸棺无人抬,走路绕道过⑧。周庄镇霍乱流行,倪家巷、钱家湾、小张家巷、王家巷、沈店、卢巷里等地患者数百人,死亡数十人,德强医院用生理盐水抢救病人,控制疫情蔓延⑨。长泾镇有10个自然村因染霍乱而死亡者逾百人,至于秋后,患疟疾者则更为普遍⑩。

靖江县(今靖江市)　霍乱流行,以季市镇周围为重,病死者日有所闻⑪。

南通县(今南通市)　霍乱流行⑫。

泰兴县(今泰兴市)　霍乱大流行,焦荡乡潘家小庄近200人口,死30多人⑬。

淮安县(今淮安市)　(夏)6月,霍乱、回归热流行⑭。

盱眙县　夏,盱城霍乱流行⑮。

---

① "无锡愚民驱疫,男女裸体夜行",《银河》1946年第3期,第6页。
② "无锡流行白喉症",《申报》1946年10月26日,第3版。
③ 《周铁镇志》,凤凰出版社2008年版。
④ 《宜兴县卫生志》,1987年。
⑤ 《宜兴县志》,上海人民出版社1990年版。
⑥ "江阴城区发现真性霍乱",《申报》1946年6月6日,第2版。
⑦ 《江阴市志》,上海人民出版社1992年版。
⑧ 《西石桥镇志》,苏州大学出版社1994年版。
⑨ 《周庄镇志》,南京大学出版社1999年版。
⑩ 《长泾镇志》,上海三联书店1991年版。
⑪ 《靖江县志》,江苏人民出版社1992年版。《靖江卫生志》,江苏人民出版社1995年版。
⑫ 《南通县志》,江苏人民出版社1996年版。
⑬ 《泰兴卫生志》,方志出版社2005年版。
⑭ 《淮安市志》,江苏人民出版社1998年版。
⑮ 《盱眙县志》,江苏科学技术出版社1993年版。

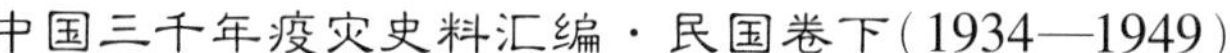

淮阴县(今淮安市淮阴区)　夏,霍乱流行。今《淮阴市卫生志》载:7月,两淮(淮安、淮阴)发生霍乱,清江边区政府拨抗币万元,在东门外慈云寺设立霍乱医院一所,抢救病人。大众医院、仁慈医院也分别设立霍乱治疗所进行抢救①。

泗阳县　(夏秋之际)7—8月,霍乱流行,城厢、王集、庄圩、里仁、三庄一带病死较多。全县黑热病发病2262人,多系贫苦农民②。

涟水县　夏秋,霍乱流行。今《涟水县志》载:高沟镇及附近地区霍乱流行,涟水县人民医院用自制生理盐水和针灸进行抢救,使200多病人免于死亡③。

阜宁县　春,脑膜炎流行,临海镇从元月到3月20日(二月十七日)止,发生99例,死亡8例④。

江都县(扬州附郭)　夏秋,霍乱流行。7月12日(六月十四日)报道:虎疫已蔓延到扬,日来本县及县属瓜洲镇均陆续发现,各方极为重视⑤。8月10日(七月十四日)报道:近来此间(扬州)虎疫蔓延甚烈⑥。

兴化县(今兴化市)　夏秋之际,霍乱大流行,驻兴化的新四军六师十八旅配合地方,组成兴化医院,参与救治病人。部队离开兴化时,医院撤离⑦。

泰　县(今泰州市)　霍乱流行⑧。

宝应县　霍乱大流行⑨。

铜山县(徐州附郭)　霍乱流行,城乡死亡枕藉⑩,所属利国一带出现“早死有人埋,晚死无人抬”的惨状⑪。今《徐州市卫生志》载:徐州市聚集大批河南难民,霍乱尤烈,仅基督医院当时收治霍乱病人达1100余人,死亡100余人。据中国第二历史档案馆有关史料记载,徐州市当年发生霍乱980例,死亡82例⑫。

丰　县　秋,霍乱大流行,从东南范楼至西北首羡,普遍发病。宋楼乡王花楼村

---

① 《淮阴市卫生志》,中国矿业大学出版社1997年版。

② 《泗阳县志》,江苏人民出版社1995年版。

③ 《涟水县卫生志》,江苏科学技术出版社1995年版。《涟水县志》,江苏古籍出版社1997年版。

④ 《临海志》,1984年。

⑤ “扬州虎疫蔓延,积极防止”,《中央日报》1946年7月12日,第8版。

⑥ “扬州虎疫一家死五口”,《中央日报》1946年8月10日,第9版。

⑦ 《兴化卫生志》,方志出版社2006年版。

⑧ 《泰县志》,江苏古籍出版社1993年版。

⑨ 《射阳湖镇志》,江苏人民出版社1994年版。

⑩ 《徐州市卫生志》,1991年。

⑪ 《利国志》,1998年。

⑫ 《徐州市卫生志》,1991年。

仅300余人,死于霍乱者不下50,梁寨一带不少村庄死亡数十人[①]。

宿迁县(今宿迁市)　春,伤寒流行。官府无能为力,百姓听天由命[②]。李庄村一家35天内死7人,吓得大家不敢为死者成殓安葬[③]。

睢宁县　春,脑膜炎大流行。秋,霍乱大流行[④],睢城镇10天中死200余人[⑤],其中东胜街不到半个月死亡100多人[⑥];石碑乡西官庄全庄100多口人,一夜即死37人[⑦]。

沛　县　秋,霍乱、疟疾流行。今《沛县卫生志》载:8月,霍乱流行。10月,疟疾流行[⑧]。龙固镇霍乱大流行,死亡率高达15%[⑨]。今《徐州市卫生志》载:敬安一带及沛城以北霍乱大流行,葛口一村病死100余人,城北郝窑村医生郝心侠昼夜忙于诊治,亦感染而死[⑩]。

灌云县　夏,脑膜炎、回归热、天花流行。冬,又回归热流行。今《灌云县志》载:5月,朱埝区脑膜炎流行,淮海区卫生部第三休养所派医务人员协助防治。6月,陈楼区回归热、天花流行,患病达530多人,死亡30余人。11月,龙苴一带回归热流行,范庄240户1100余人口(一说308户1083人),先后发病740余人,死亡252人(一说310人),有一家11口人全部病死者[⑪]。

沭阳县　霍乱、回归热、伤寒流行。今《沭阳县志》载:沭河区荡南乡、城南区霍乱流行。回归热、伤寒普遍流行,全县1057个村中有2482人患病。河边村王老庄天花流行,家到户至,2天内死8人[⑫]。

启东县(今启东市)　夏,霍乱流行,曹家镇蔓延20多人[⑬]。

太仓县(今太仓市)　天花大流行,城镇四郊,东到浮桥,北至鹿河,有10多个地

---

① 《丰县简志》,1986年。《徐州市卫生志》,1991年。

② 《宿迁市志》,江苏人民出版社1996年版。

③ 《新安乡志》,2000年。

④ 《睢宁县志》,中国社会科学出版社1994年版。

⑤ 《徐州市卫生志》,1991年。

⑥ 《睢宁县卫生防疫站志》,1997年。

⑦ 《姚集乡志》,新华出版社1997年版。

⑧ 《沛县卫生志》,1985年。

⑨ 《龙固镇镇志》,2010年。

⑩ 《徐州市卫生志》,1991年。

⑪ 《灌云县卫生志》,江苏科学技术出版社1990年版。《灌云县志》,方志出版社1999年版。

⑫ 《沭阳县志》,江苏科学技术出版社1997年版。《沭阳县卫生志》,中国矿业大学出版社1996年版。

⑬ 《启东县志》,中华书局1993年版。

方流行天花[①]。夏秋,霍乱大流行。7月29日(七月初二日)报道:县属毛市镇,迩日时疫流行,患者经四五小时即告毕命,形势至为严重[②]。8月6日(七月初十日)报道:各地霍乱蔓延,直塘已死亡20多人[③]。9月1日(八月初六日)《太仓明报》报道:今年瘟疫遍布颇广,人民延罹而死亡,在穷乡僻壤缺乏医生者,更为悲惨,往往全家覆没,或只留孤苦零丁的孩童[④]。

上海市

上海市　春,脑膜炎流行。2月,北桥地区脑膜炎流行[⑤],塘口镇南康家宅有一家3天死2小孩[⑥]。2月28日(正月廿七日)上海讯:沪市刻已发现天花白喉病,经卫生当局展开防疫工作而见平息,惟近复又发生流行性脑膜炎,患者已达30余人云[⑦]。3月24日(二月廿一日)报道:本市近发现流行性脊髓脑膜炎。据卫生局统计,3月1—20日已有42人[⑧]。夏四月至秋八月,霍乱流行。5月28日(四月廿八日)报道:本市发现真性霍乱后,据卫生局所得报告,迄昨日止,已有14人,其中6人已死亡[⑨]。6月2日(五月初三日)报道:霍乱病者截至前日,共42人,其中死亡者8人[⑩]。6月6日(五月初七日)报道:本市发现真性霍乱,迄今将近一周,截至本月5日,患者已达84人,死亡者9人[⑪]。6月11日(五月十二日)报道:近日虎疫蔓延情况,有增无减,据卫生局公告,6月8日患者达13名,6月9日2名,连前共计126名。又6月5日又死2名,死者共计13名[⑫]。6月13日(五月十四日)报道:昨日霍乱患者竟达26人,连前共257名,打破本年度每日患者之最高纪录,实堪惊人[⑬]。6月15日(五月十六日)报道:自5月23日,本市发现霍乱之第一日起,至前天止,22天中,患者总数为202人,死亡23名。前日之患者又打破日前之最高纪录,为29名[⑭]。6月22日(五月廿三

① 《太仓市卫生志》,1998年。

② "太仓时疫流行实施抢救",《申报》1946年7月29日,第2版。

③ 《太仓县志》,江苏人民出版社1991年版。

④ 《太仓市卫生志》,1998年。

⑤ 《上海县志》,上海人民出版社1993年版。《上海县卫生志》,1986年。

⑥ 《陈行志》,1985年。

⑦ "疫",《华中医药报》1946年第3—4期,第1页。

⑧ "脊髓脑膜炎流行卫生局扩大防疫",《申报》1946年3月24日,第3版。

⑨ "霍乱流行市区军营均有发现",《申报》1946年5月28日,第4版。

⑩ "市卫生局长李廷安因病恳辞本市加紧防疫工作",《申报》1946年6月2日,第4版。

⑪ "霍乱可怕已死九人",《申报》1946年6月6日,第4版。

⑫ "霍乱患者续有死亡",《申报》1946年6月11日,第4版。

⑬ "昨日霍乱患者打破今年最高纪录",《申报》1946年6月13日,第4版。

⑭ "霍乱天天增再创新纪录前日患者达廿九名",《申报》1946年6月15日,第4版。

日)报道:卫生局防疫委员会昨日发表霍乱患者竟有55名之多,再打破本年度最高纪录。其中已死4人,连前共计410人,死35人①。6月28日(五月廿九日)报道:防疫会昨日再发表霍乱患者惊人数字,竟达90人,已死4人,连前共计618人,死54人②。7月2日(六月初四日)报道:本市防疫委员会发表防疫消息称,30日经卫生局检查证实,患者计47人,死亡6人,连前共计患者890人,死亡66人③。7月3日(六月初五日),徐家汇临时时疫医院开幕,会议主席在致辞中称:徐汇区平民患霍乱病者日众,蔓延甚速④。7月5日(六月初七日)报道:昨日霍乱患者竟达98名,又创最高纪录,连前共2132人,又死3人,共死84人⑤。7月10日(六月十二日)报道:昨日霍乱患者再度打破最高纪录,竟有101人!已死7人,连前共1545人,死102人⑥。7月14日(六月十六日)报道:昨日霍乱患者又达100人,已死5人,连前共1892人,死133人⑦。7月16日(六月十八日)报道:时疫流行,患者不满数小时,即告毕命⑧。7月23日(六月廿五日)报道:昨日霍乱患者63人,死2人,连前共2585人,死182人⑨。7月27日(六月廿九日)报道:沪西、北两区,近日痧痘猖獗,凶险情状,视时疫有过之无不及,死亡率亦远超虎疫,每日平均孩尸约有百数十具⑩。7月31日(七月初四日)报道:30日患霍乱者79人,死9人,连前共3123人,死231人。迩近痢疾病人激增⑪。8月8日(七月十二日)报道:沪西闸北,近日疫势又转猖獗,昨日患者57人,死3人,连前共3645人,死261人⑫。8月22日(七月廿六日)报道:4日来经检查证实霍乱患者,计8月17日38人,无死亡;8月18日30人,无死亡;19日44人,死3人;20日患者7人,死3人。连前共计患者4055人,死313人⑬。9月1日(八月初六日)报道:卫生局长报告4个月来防疫情形,谓自发现第一霍乱病例起,至8月30日止,患者总数

---

① “霍乱仍凶恶再创高纪录”,《申报》1946年6月22日,第4版。
② “疫!昨达九十人”,《申报》1946年6月28日,第4版。
③ “霍乱与预防”,《申报》1946年7月2日,第4版。
④ “徐汇时疫医院开幕”,《圣心报》1946年第60卷第8期,第261页。
⑤ “检查行人防疫证今日起强迫注射”,《申报》1946年7月5日,第4版。
⑥ “疫势可怖!再创高纪录”,《申报》1946年7月10日,第4版。
⑦ “防疫会讨论二期防疫总动员”,《申报》1946年7月14日,第4版。
⑧ “闵行时疫流行实施抢救”,《申报》1946年7月16日,第2版。
⑨ “沪西实验区昨实行视察”,《申报》1946年7月23日,第4版。
⑩ “沪西北区痧痘猖獗”,《申报》1946年7月27日,第4版。
⑪ “霍乱渐减痢疾陡增”,《申报》1946年7月31日,第4版。
⑫ “沪西闸北疫势转炽”,《申报》1946年8月8日,第4版。
⑬ “霍乱续有发现”,《申报》1946年8月22日,第4版。

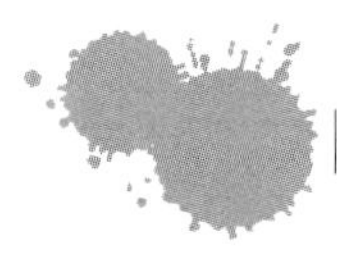

为4243人,共死334人[①]。是年,霍乱共计发病4415例,死亡353人[②]。秋九月,白喉流行。10月9日(九月十五日)报道:近日来本市白喉逐渐增多[③]。冬,天花流行。龙华区天花死亡56人,占全市天花死亡数的13.11%[④]。如此,则上海是年天花死亡427人。

松江县(今松江区)　夏,霍乱流行。6月30日(六月初二日)报道:本县自虎烈拉疫传入城区之后,死亡日甚[⑤]。秋,疟疾流行,秋收季节,无人收割[⑥]。

南汇县(今浦东新区)　春,脑膜炎流行。盐仓驳岸村患脑膜炎死亡12人,陈国祥一家死亡2人。秋,霍乱、赤痢流行。全县霍乱大流行。8月份,患霍乱324人,死亡26人;伤寒患者62人,死亡6人;赤痢患者104人,死亡12人[⑦]。

青浦县(今青浦区)　春,麻疹流行。夏秋之际,霍乱流行。秋,白喉流行。今《青浦卫生志》载:春,麻疹流行。朱家角、金泽、崧泽等地患者100多人,死亡10多人。6—8月,商榻、金泽、练塘、沈巷、朱家角、城厢、南门外、刘夏、赵屯、青龙乡、七宝、黄渡一带霍乱大流行,死亡甚多。9月,练塘白喉流行,城厢疯犬伤人[⑧]。今《青浦县志》载:6月14日(五月十五日),练塘发生霍乱,波及张家浜、西蔡、叶库等村镇[⑨]。

奉贤县(今奉贤区)　秋,霍乱流行。头桥镇盛家桥、蔡家堂两村死亡25人,于家万桥村死18人[⑩]。7月,青村乡西顾村41户人家,有27户染上霍乱,其中15户人家一周内死27人[⑪]。

金山县(今金山区)　夏秋,霍乱流行,有全村遭殃、合门丧命者[⑫],松隐镇死40多人[⑬]。钱圩镇夏六月霍乱流行,一星期内死8人。又,天花流行,来势之猛,历史罕见[⑭]。

---

① "卫生局长报告四个月来防疫",《申报》1946年9月1日,第4版。
② 《上海卫生志》,上海社会科学院出版社1998年版。
③ "白喉患者渐增多卫生局免费注射",《申报》1946年10月9日,第5版。
④ 《龙华镇志》,上海社会科学院出版社1996年版。
⑤ "松江虎烈拉疫蔓延日广",《申报》1946年6月30日,第2版。
⑥ 《金山县志》,上海人民出版社1990年版。
⑦ 《上海市南汇县卫生志》,1987年。
⑧ 《青浦卫生志》,上海人民出版社1989年版。
⑨ 《青浦县志》,上海人民出版社1990年版。
⑩ 《奉贤县卫生志》,1985年。
⑪ 《奉贤县志》,上海人民出版社1987年版。
⑫ 《金山县志》,上海人民出版社1990年版。
⑬ 《松隐志》,上海人民出版社1991年版。
⑭ 《钱圩志》,百家出版社1993年版。

川沙县(今浦东新区)　(夏)5月,霍乱流行,张江镇东北沈家宅一月内死逾40人①。王港镇发生霍乱和脑膜炎,患者死亡惨重②。

嘉定县(今嘉定区)　秋,霍乱流行。8月,陆家宅发生霍乱,死亡多人,沈毛囡一家死亡3人③。曹王镇霍乱大流行,汤家巷3天内死27人④。

崇明县　霍乱流行,波及全县,有的满门同户相继染疫死亡,有的祭吊时染疾丧命。富民镇全镇700余人中竟有350人染疾,130余人丧生⑤。

浙江省

杭州市　春,脑膜炎流行。3月29日(二月廿六日)报道:急性脑膜炎发现⑥。夏秋,霍乱流行。7月30日(七月初三日)报道:本市自发现霍乱以来,疫势日益猖獗⑦。8月6日(七月初十日)报道:霍乱患者219人,内经检验确属实者31人,检验未确者149人,尚在检验者39人,死亡者12人(内有9人检验未确),痊愈者177人,在治疗中30人。自7月11日至20日,本市疫情报告计有伤寒11人,霍乱9人,赤痢42人,天花2人,疟疾150人,内仅霍乱死去1人⑧。9月2日(八月初七日)报道:入夏至今,霍乱猖獗⑨。霍乱、脑膜炎大流行⑩。

杭　县(今杭州市城区)　夏秋,霍乱流行。9月2日(八月初七日)《申报》报道:杭县、吴兴、德清等45处入夏至今,霍乱猖獗⑪。

余杭县　春,天花流行。夏,霍乱流行。今《余杭县志》载:7月,霍乱流行,小林等地患者533例,死亡112人,病死率21%。上半年,上报天花患者235例,死亡98人,病死率41.7%⑫。

德清县　夏秋,霍乱猖獗⑬。

---

① 《张江镇志》,汉语大词典出版社2006年版。
② 《王港志》,1989年。
③ 《马陆志》,上海社会科学院出版社1994年版。
④ 《曹王志》,上海交通大学出版社1994年版。
⑤ 《崇明县志》,上海人民出版社1989年版。
⑥ "杭发现急性脑膜炎",《申报》1946年3月29日,第2版。
⑦ "浙东疫炽,常山十余乡镇死亡近千",《中央日报》1946年7月30日,第8版。
⑧ "虎疫袭来威势正猛",《中央日报》1946年8月6日,第8版。
⑨ "各地零讯",《申报》1946年9月2日,第2版。
⑩ 《杭州市卫生防疫站志》,1988年。
⑪ "各地零讯",《申报》1946年9月2日,第2版。
⑫ 《余杭县志》,浙江人民出版社1990年版。
⑬ "各地零讯",《申报》1946年9月2日,第2版。

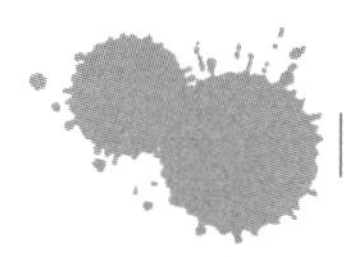

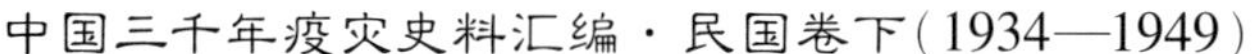

昌化县(今临安市西部)　天花和疟疾流行,患者得不到医治,死者甚多①。

富阳县(今富阳市)　春,天花流行②。秋,霍乱流行。8月9日(七月十三日),迎薰镇(今富阳镇)发现霍乱病人,至9月9日(八月十四日),富阳县共发病12人,死亡5人。其中迎薰镇发病7人,死亡3人;里山乡发病2人,死亡1人;春渚乡(今新桐乡)发病3人,死亡1人③。

安吉县　春,天花流行。秋,霍乱流行。今《安吉县志》载:天花流行,发病115例,死亡19人。霍乱发病8例,死亡2人。部分乡镇脑膜炎流行④。

长兴县　疟疾流行,患者1167人,死亡颇多⑤。县卫生院就诊霍乱12例中,死亡2例⑥。

吴兴县(今湖州市)　夏秋,霍乱流行。8月29日(八月初三日)报道:湖州虎烈拉猖獗⑦。9月2日(八月初七日)报道:入夏至今,霍乱猖獗⑧。

桐乡县(今桐乡市)　春,脑膜炎流行,缺医少药,死亡率高。秋,霍乱流行,青镇、石门镇、崇福镇尤甚⑨。

海宁县(今海宁市)　春,脑膜炎、天花流行。夏秋,霍乱流行。今《海宁市志》载:春,皇岗、翁埠、马桥、斜桥、袁家坝等地脑膜炎、天花流行。夏秋,硖石、长安、盐官等地霍乱流行⑩。7月,硖石镇发生霍乱;秋,赤痢猖獗⑪。

海盐县　春,天花流行。夏秋,霍乱流行。今《海盐县志》载:春,天花流行,遍及今澉浦、六里、长川坝、官堂、武原等乡镇。报告患者110例,死亡15人。夏秋,今横港、沈荡、六里、武原等地霍乱流行⑫。所辖武原镇自4月上旬起,天花大流行,死亡甚多⑬。所辖沈荡镇4月天花大流行,死亡多人,7月霍乱流行⑭。

---

① 《临安县志》,汉语大词典出版社1992年版。

② 《杭州市卫生防疫站志》,1988年。

③ 《富阳县志》,浙江人民出版社1993年版。

④ 《安吉县志》,浙江人民出版社1994年版。

⑤ 《湖州市志》,昆仑出版社1999年版。

⑥ 《长兴县志》,上海人民出版社1992年版。

⑦ “夏都举行防疫消毒”,《中央日报》1946年8月29日,第8版。

⑧ “各地零讯”,《申报》1946年9月2日,第2版。

⑨ 《桐乡县志》,上海书店出版社1996年版。

⑩ 《海宁市志》,汉语大词典出版社1995年版。

⑪ 《海宁硖石镇志》,浙江人民出版社1992年版。

⑫ 《海盐县志》,浙江人民出版社1992年版。

⑬ 《武原镇志》,上海人民出版社1991年版。

⑭ 《沈荡镇志》,上海人民出版社1991年版。

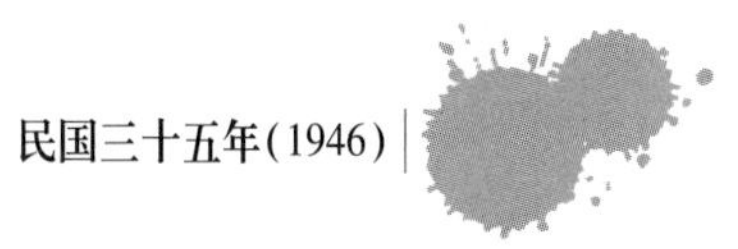

平湖县(今平湖市)　夏,霍乱大流行,东门外时浜村(今城北乡南、北寺滨)10余户农民,半月内死亡27人。又,天花流行。患天花126人,不少人被夺去生命①。

嘉善县　(夏)7月,霍乱流行,遍及全县②。7月,魏塘镇瘟疫(霍乱)流行,由东门蔓延至西门,死亡率日见增高,全城居民人心惶惶③。

嘉兴县(今嘉兴市)　霍乱大流行,患病446人,死50人。洛东乡东石桥地方40余户200多人口中,100多人患霍乱,死17人,合村悲恸,哭声昼夜不绝④。9月22日(八月廿七日)报道:嘉兴霍乱自发现后,即蔓延甚速,加以近来气候奇热,久旱不雨,致疫势更形猖獗,每日送院求治者,单以城区统计,达20余人之数⑤。

衢　县(今衢州市)　夏秋,伤寒、霍乱、痢疾、疟疾大流行。据县东南9个乡镇统计,发病12916人,死584人,平均病死率4.5%⑥。冬,鼠疫流行。11月19日(十月廿六日)报道:衢州发现鼠疫⑦。11月26日(十一月初三日)报道:因气候不正,鼠疫疫势益形猖獗,疫区已自集中状态扩散全城,连日来染疫死者计有9人⑧。12月2日(十一月初九日)报道:本县自发生鼠疫以来,为时半月,因染此疫而死者约20人⑨。12月17日(十一月廿四日)报道:衢县鼠疫流行⑩。12月23日(十二月初一日)报道:衢州自发现鼠疫以来,经由防疫处积极扑灭,现疫事已戢,半月来未有患者发现⑪。

衢州市　全区各县(按:衢县、江山、遂安、开化、常山、龙游、寿昌、淳安)疟、痢、回归热流行⑫。

常山县　春,天花流行。夏秋,伤寒、霍乱、痢疾、疟疾大流行。今《常山县志》载:1—4月,县城、辉埠、芳村、招贤天花流行,患者160例。入秋,全县疟疾暴发,患者7390例,死亡1000余人⑬。今《衢州市卫生志》载:夏秋,伤寒、霍乱、痢疾、疟疾4病大流行,全县12个乡镇统计,发病47000人,死4000人,平均病死率8.5%;回归热流

---

① 《平湖县志》,上海人民出版社1993年版。

② 《嘉善县志》,生活·读书·新知三联书店1995年版。

③ 《魏塘镇志》,上海社会科学院出版社1996年版。

④ 《嘉兴市志》,中国书籍出版社1997年版。

⑤ "宁波霍乱猖獗,奉化改称未果",《中央日报》1946年9月22日,第10版。

⑥ 《衢州市卫生志》,上海交通大学出版社1997年版。

⑦ "衢州黑色恐怖城区发现类似鼠疫街头巷尾谈鼠色变",《申报》1946年11月19日,第3版。

⑧ "衢州鼠疫蔓延全城",《申报》1946年11月26日,第3版。

⑨ "衢州鼠疫加强防治工作",《申报》1946年12月2日,第3版。

⑩ "浙南鼠疫未戢乃为敌人遗毒数年前曾被空中散布病菌",《申报》1946年12月17日,第3版。

⑪ "衢州鼠疫以告戢止",《申报》1946年12月23日,第3版。

⑫ 《衢州市卫生志》,上海交通大学出版社1997年版。

⑬ 《常山县志》,浙江人民出版社1990年版。

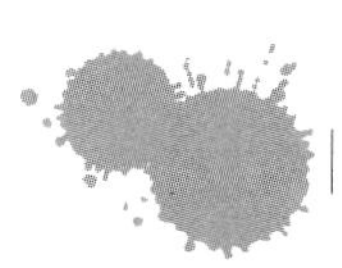

行,城关发病423人,报告13人,漏报率96.9%,死12人,病死率2.8%;9月7日(八月十二日),常山县疫病流行猖獗,疫势如无羁之马,如今21乡镇已无一片净土,死亡累累,禾弃于田,无人收割,全家灭口者,亦有所闻,棺木供不应求,厥状甚惨[①]。7月30日(七月初三日)《中央日报》报道:常山县疫疠异常猖獗,医药两缺,死亡率极高,疫势蔓延10余乡镇,死亡将近1000人[②]。9月1日(八月初六日)《申报》报道:入秋以来,疫疠猖獗,常山一县,死亡已在5000人以上[③]。

淳安县 秋,霍乱、疟疾流行。9月,霍乱流行,疫势猖獗,仅淳城一地,死亡100余人。10月,瑶山、琅洞等地疟疾流行,日有死亡,田园荒芜[④]。

开化县 夏秋,伤寒、霍乱、痢疾、疟疾大流行。10月11日(九月十七日),衢州《大明报》以"田野无人迹,午夜多哭声,沿途只见抬棺材,开化处处情景惨"为题报道:开化县一个月中,患疫病死亡1000余人,疫势蔓延无止境。自灰埠(常山县属)至开化,病者十分之五,儒廉、士贤、集宁乡尤为严重,每乡死一千数百人不等[⑤]。

江山县(今江山市) 夏秋,伤寒、霍乱、痢疾、疟疾4病大流行。仅坛石乡4病发病统计,病524人,死160人,其他各乡镇疫势仅次[⑥]。

龙游县 春,斑疹伤寒、回归热流行。秋,霍乱流行。据载:三、四月间,庙下镇小连村发现"蒸热症候",身发红点,病者全家皆病,不到月余,流染全村,病者达100余人,死6人。4月中下旬,石佛乡所属上余、石佛、东畈等地发现众多回归热病人,患者多系贫寒之家,无资诊治,死亡相继。秋,霍乱流行,发病15人,死4人[⑦]。

寿昌县(今属建德市) 春,城乡麻疹大流行[⑧]。又,天花流行,患者达142人[⑨]。

建德县(今建德市) 秋冬,疟疾、回归热、天花、麻疹流行。9月2日(八月初七日)至11月8日(十月十五日),洪岭乡(今姚村、凤凰两乡)发生恶性疟疾、回归热,全乡死亡112人。10月30日(十月初六日),天花、麻疹相继流行,天花以梅城镇、三都区等地最为严重,三都乡死60余人;梓里乡新和村患病20人,死11人,麻疹以大

---

① 《衢州市卫生志》,上海交通大学出版社1997年版。

② "浙东疫炽,常山十余乡镇死亡近千",《中央日报》1946年7月30日。

③ "浙省死亡率高棺材亦有限价",《申报》1946年9月1日,第2版。

④ 《淳安县志》,汉语大词典出版社1990年版。《淳安县卫生志》,1998年。

⑤ 《衢州市卫生志》,上海交通大学出版社1997年版。

⑥ 《衢州市卫生志》,上海交通大学出版社1997年版。《江山市志》,浙江人民出版社1990年版。

⑦ 《龙游县志》,中华书局1991年版。《衢州市卫生志》,上海交通大学出版社1997年版。《龙游县卫生志》,上海社会科学院出版社1992年版。

⑧ 《建德县医药卫生志》,1985年。

⑨ 《杭州市卫生防疫站志》,1988年。

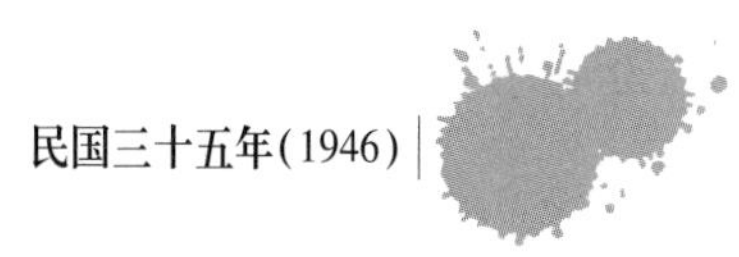

洲乡最严重,发病50余人,死亡30余人。梅城镇发生霍乱8人①。

桐庐县　麻疹、疟疾大流行,仅县卫生院门诊疟疾人数为1203人②。又,天花流行③。

浦江县　(秋)8月,霍乱流行,七里村患者75人,死29人。五善塘、后叶、夏泉、珠山后等村患者105人,死29人。全县死119人④。

义乌县(今义乌市)　霍乱流行,全县发病37人,死7人。麻疹流行,东河乡五星塘村98名儿童患病,死亡37人,病死率高达37.7%⑤。

兰溪县(今兰溪市)　夏秋,霍乱流行,县城死20余人。又,恶性疟疾流行⑥。

慈溪县(今慈溪市)　(秋)8月,霍乱流行,浒山镇3日内死20余人⑦。

宁波市　夏,霍乱流行。7月,宁属各县已有时疫(霍乱)发现,闻该署此次分发各县之医药品,有定海存济医院、定海天主堂医院、镇海同义医院等;镇海县防疫委员会召开第一次常务会议⑧。

鄞　县(含今宁波市北仑区、鄞州区)　春,发现鼠疫⑨。秋,霍乱大流行。7月15日,鄞县时疫医院成立⑩。城区发病4000余人,死亡逾半。西乡梁山伯庙会,百余香客同时发病,老人、孩童、孕妇得病者无不死亡。一时棺木供不应求,甚有两尸合盛一棺。上半年,华美医院收治脑膜炎315例,县立中心医院收治脑膜炎63例。是年,华美医院收治白喉133例,疟疾1853例⑪。冬,天花流行,伤亡颇众⑫。

镇海县(今宁波市镇海区)　秋,霍乱大流行。又,疟疾流行⑬。7月,宁波市所属各县已有霍乱发现,卫生署分发各县医药品,其中有镇海同义医院,镇海县防疫委员

---

① 《建德县医药卫生志》,1985年。

② 《桐庐县志》,浙江人民出版社1991年版。

③ 《杭州市卫生防疫站志》,1988年。

④ 《浦江县志》,浙江人民出版社1990年版。

⑤ 《义乌县志》,浙江人民出版社1987年版。

⑥ 《兰溪市志》,浙江人民出版社1988年版。

⑦ 《慈溪卫生志》,宁波出版社1993年版。《慈溪县志》,浙江人民出版社1992年版。

⑧ "宁属各地疫势堪虞!官方刚始筹设医院,镇海经费还未着落",《宁波人》1946年第3期,第6页。

⑨ "脊髓脑膜炎流行卫生局扩大防疫",《申报》1946年3月24日,第3版。

⑩ "宁属各地疫势堪虞!官方刚始筹设医院,镇海经费还未着落",《宁波人》1946年第3期,第6页。

⑪ 《鄞县志》,中华书局1996年版。

⑫ "各地零讯",《申报》1946年12月20日第3版。

⑬ 《镇海县志》,中国大百科全书出版社1994年版。《宁波市北仑区卫生志》,上海辞书出版社2007年版。

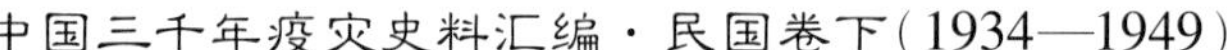

会因此召开第一次常务会议①。

定海县(今舟山市定海区)　春,麻疹、天花、脑膜炎、猩红热流行。夏秋,霍乱流行。秋,疟疾流行。今《舟山市卫生志》载:3 月,定海麻疹、天花、脑膜炎、猩红热流行,儿童死亡 500 余人。7 月,紫微、朱家尖、金塘、六横、东沙等地时疫(霍乱)流行,患病 300 余人,死亡 40 多人。8 月,临城、荷胜、东荡田、沈家门、桃花岛、蚂蚁岛、朱家尖等地霍乱流行,朱家尖糯米潭死亡 36 人,当时沈家门时疫医院抬出尸体达 325 具之多。9 月 1 日(八月初六日)报道:定海疫病,近来仍猖獗,患霍乱者日见增多,紫微乡天童地方,被虎疫波染而死,先后有 30 多名。普陀朱家尖,疫势亦很可畏,城区和延昌(注:盐仓)乡各地连日又死亡 7 人。9 月 11 日(八月十六日)报道:定海岑港乡钓山地方住户不多,日前忽然发生急性虎疫,在 3 日内染疫死亡者达 15 人之多,患者皆死夜间,不到数小时即告毙命②。据《宁波人》杂志载:7 月,定海县已有霍乱发现,卫生署分发各县医药品,其中有定海存济医院、定海天主堂医院。定海县存济医院附设隔离病院自 7 月 6 日(六月初八日)起收容霍乱症病人,至月底收容病人共 28 人,死亡 3 人③。今《定海县志》载:荷花乡荷胜村霍乱发病 260 余例,死 40 余人。秋,疟疾流行,死亡 300 余人,村村皆是疟区。是年,脑膜炎发病 60 余例,死 18 人④。夏,发生输入性鼠疫多起⑤。

余姚县(今余姚市)　秋,霍乱流行,发病 311 人,死亡 33 人⑥。冬,疫疠流行。11 月 15 日(十月廿二日)报道:泗门镇疫疠流行,患者多人⑦。

绍兴县(今绍兴市)　疟疾、天花、霍乱流行。省立绍兴医院、县卫生院门诊登记疟疾初诊病人 914 例⑧。

萧山县(今杭州市萧山区)　春,天花流行⑨。秋七月,霍乱大流行,患者上吐下泻,数小时即死⑩。

---

① “宁属各地疫势堪虞!官方刚始筹设医院,镇海经费还未着落”,《宁波人》1946 年第 3 期,第 6 页。

② 《舟山市卫生志》,中华书局 2002 年版。

③ “宁属各地疫势堪虞!官方刚始筹设医院,镇海经费还未着落”,《宁波人》1946 年第 3 期,第 6 页。

④ 《定海县志》,浙江人民出版社 1994 年版。

⑤ “温州来船须检疫”,《申报》1946 年 7 月 19 日,第 4 版。

⑥ 《余姚市志》,浙江人民出版社 1993 年版。

⑦ “余姚疫疠为患”,《申报》1946 年 11 月 15 日,第 3 版。

⑧ 《绍兴县卫生志》,浙江古籍出版社 1997 年版。《绍兴县志》,中华书局 1999 年版。

⑨ 《萧山卫生志》,浙江大学出版社 1989 年版。《杭州市卫生防疫站志》,1988 年。

⑩ 《萧山市卫生防疫志》,1996 年。《义桥镇志》,方志出版社 2005 年版。

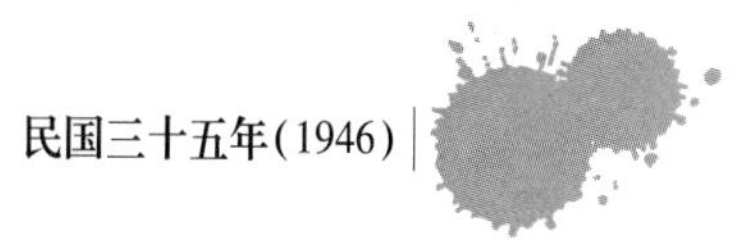

诸暨县(今诸暨市) 夏,鼠疫、脑膜炎、天花流行。5月16日(四月十六日)报道:诸暨黑死病、脑膜炎、天花等疫疠流行①。

嵊 县(今嵊州市) 春,脑膜炎流行,患者88人,死亡14人。夏,霍乱流行,患者44人,死亡6人②。

新昌县 夏,天花、脑膜炎流行。脑膜炎发病139人,死亡18人③。

宁海县 天花、霍乱流行。里岙乡第一中心国民学校因天花流行停课,患霍乱死者更甚④。城关镇传染病计霍乱6例,痢疾194例,伤寒54例⑤。9月2日(八月初七日),长安镇发现真性霍乱⑥。

象山县 夏,霍乱流行。《宁波人》载:象山县自入夏以来,天气冷热不常,各地疫病或炽或息⑦。秋,疟疾流行,爵溪镇发病甚多⑧。

三门县(今属象山县) 夏,霍乱流行。全县患霍乱15人,死8人⑨。

仙居县 秋,霍乱流行。今《仙居县志》载:9月,皤滩李相丁从海门染霍乱回至白塔死亡,白塔村传染20人,死亡18人;上王街传染8人,死亡7人;垟庄传染1人,死亡1人,死亡率均在90%以上⑩。

临海县(今临海市) 秋,沿海霍乱流行,以临海、乐清、温岭患者较多⑪。

黄岩县(今台州市黄岩区、椒江区) 秋,霍乱大流行,有途中倒毙、无人收葬者⑫。

温岭县(今温岭市) 春,脑膜炎流行。秋,霍乱流行。今《温岭县志》载:3月,大溪、泽国一带脑膜炎流行,一发即命危,仅狮峰乡死亡30余人,泽国镇患者17人,死7人。8月,霍乱流行,一天病死100余人⑬。

---

① "疫疠侵袭诸暨",《申报》1946年5月16日,第7版。

② 《嵊县卫生志》,1987年。

③ 《新昌县卫生志》,同济大学出版社1992年版。

④ 《宁海县志》,浙江人民出版社1993年版。

⑤ 《宁海城关镇志》,浙江人民出版社1989年版。

⑥ 《长安镇志》,当代中国出版社1994年版。

⑦ "宁属各地疫势堪虞!官方刚始筹设医院,镇海经费还未着落",《宁波人》1946年第3期,第6页。

⑧ 《爵溪镇志》,中国书籍出版社1997年版。

⑨ 《三门县志》,浙江人民出版社1992年版。

⑩ 《仙居县志》,浙江人民出版社1987年版。

⑪ 《临海县志》,浙江人民出版社1989年版。

⑫ 《黄岩县卫生志》,上海人民出版社1990年版。

⑬ 《温岭县志》,浙江人民出版社1992年版。《泽国镇志》,中华书局1999年版。

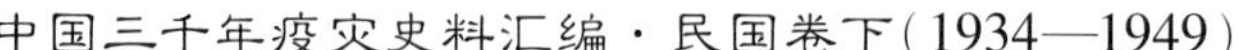

永嘉县(今包括温州市、永嘉县)　夏秋,鼠疫、霍乱大流行。6月21日(五月廿二日)报道:自春至夏,从丽水到温州,鼠疫以燎原之势袭向数十万的城市居民①。8月6日(七月初十日)报道:永嘉日来疫势益形猖獗,以致疫病人数有增无减。霍乱病人除住院60人外,昨日仍有增加。鼠疫日前曾一度平静,日来又炽盛,疫区扩大,死亡颇众②。冬,鼠疫再度流行。12月17日(十一月廿四日)报道:永嘉等县鼠疫流行③。12月21日(十一月廿八日),卫生署上海港检疫所通告:查浙江省温州(永嘉)鼠疫流行,已经遏止,自12月21日起,宣布无疫口岸,除呈报外,特此通知④。是年,鼠疫发病600余人,死亡260余人;霍乱发病1300余人,死亡150余人⑤。

乐清县(今乐清市)　夏秋,霍乱流行。7—8月间,霍乱流行,黄华死50余人,岐头死40余人⑥。翁垟镇疫势猖獗,街上鱼鲜无人敢买,三屿村死者占全村人口8%⑦。8月6日(七月初十日)报道:乐清县城乡近数日来霍乱流行甚盛,死亡率颇巨⑧。又,鼠疫流行⑨。

玉环县　初夏至初冬,霍乱流行。今《玉环县志》载:霍乱大流行,死亡1000余人⑩。12月22日(十一月廿九日)报道:四乡疫症,自初夏发现以来,异常猖獗,居民受疫疠死亡者,计有八九百人之多。迨至初冬,天气转寒,疫症复现,死亡居民计有10余人⑪。

瑞安县(今瑞安市)　(夏)6月,鼠疫流行,死亡8人。(自夏徂冬)7—12月,霍乱大流行,发病809人,死亡132人⑫。冬,鼠疫再度流行。12月17日(十一月廿四日)报道:瑞安县鼠疫流行⑬。

文成县　(春)4月,鼠疫流行⑭。(夏秋)5—10月,霍乱流行,8—9两月为高峰

---

① 《解放日报》1946年6月21日。
② "虎疫袭来威势正猛",《中央日报》1946年8月6日,第8版。
③ "浙南鼠疫未戢乃为敌人遗毒数年前曾被空中散布病菌",《申报》1946年12月17日,第3版。
④ "永嘉鼠疫遏止已为无疫口岸",《航业通讯》1947年第8期,第17页。
⑤ 《永嘉县卫生志》,1998年。
⑥ 《黄华镇志》,海风出版社2005年版。
⑦ 《翁垟镇志》,当代中国出版社2002年版。
⑧ "虎疫袭来威势正猛",《中央日报》1946年8月6日,第8版。
⑨ 《温州市卫生志》,华东师范大学出版社1998年版。
⑩ 《玉环县志》,汉语大词典出版社1994年版。
⑪ "玉环疫症死灰复燃",《申报》1946年12月22日,第3版。
⑫ 《瑞安市卫生志》,华东师范大学出版社1999年版。
⑬ "浙南鼠疫未戢乃为敌人遗毒数年前曾被空中散布病菌",《申报》1946年12月17日,第3版。
⑭ 《文成县卫生志》,黄河出版社2001年版。

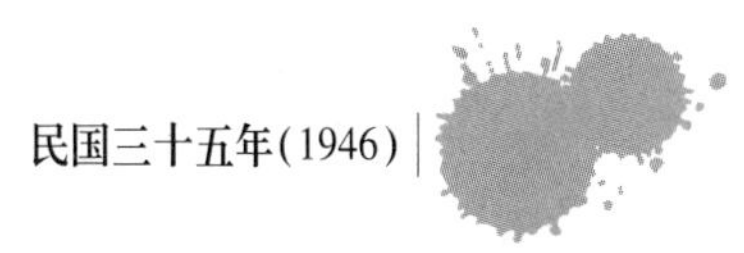

期[1]。又,疟疾大流行,双桂乡周山下村发病120多人[2]。

平阳县(今包括平阳县、苍南县)　(夏秋)5—10月,霍乱流行[3]。

缙云县　天花大流行,发病500人,死亡400人[4]。

丽水县(今丽水市莲都区)　夏,霍乱、鼠疫流行。6月21日(五月廿二日)报道:自春至夏,从丽水到温州,鼠疫以燎原之势袭向数十万的城市居民[5]。7月30日(七月初三日)报道:日来霍乱、鼠疫交迫兼乘,大水门、三坊口一带,更见猖獗[6]。冬,鼠疫再度流行。12月17日(十一月廿四日)报道:丽水县鼠疫流行[7]。

景宁县(今景宁畲族自治县)　夏六月,疟疾流行,章坑村死100多人[8]。

遂昌县　春,天花流行。(夏)7月,恶性疟疾流行,王村口、关川、桂洋、大柘、石练等乡镇尤甚,王村口镇发病800余例,死亡105例[9]。

云和县、庆元县　冬,鼠疫流行。12月17日(十一月廿四日)报道:云和、庆元等县鼠疫流行[10]。

福建省

福建省　春,鼠疫流行。4月22日(三月廿一日)报道:福州此间疫患仍炽,日有死亡。晋江县因患鼠疫而死者亦有500余人。据卫生处统计,全省已有27县市发生鼠疫[11]。4月29日(三月廿八日)报道:福建500万人民正面临疫病严重之威胁,尤以福州、厦门、莆田、晋江、南平诸地之鼠疫为最。据官方统计,单以福州一地而论,目前每日所收诊的鼠疫患者平均在50人以上。至于白喉、天花、霍乱、伤寒、麻疹、脑膜炎给予人民之损失,亦不在鼠疫之下[12]。4月,《闽政导报》载:本月份据报新发生鼠疫县市,计有厦门、南安、龙溪、龙岩、水吉、罗源、政和、安溪等处。发现脑膜炎者,计有漳浦一县[13]。

---

① 《温州市卫生志》,华东师范大学出版社1998年版。

② 《文成县志》,中华书局1996年版。

③ 《温州市卫生志》,华东师范大学出版社1998年版。

④ 《缙云县志》,浙江人民出版社1996年版。

⑤ 《解放日报》1946年6月21日。

⑥ "浙东疫炽,常山十余乡镇死亡近千",《中央日报》1946年7月30日,第8版。

⑦ "浙南鼠疫未戢乃为敌人遗毒数年前曾被空中散布病菌",《申报》1946年12月17日,第3版。

⑧ 《景宁畲族自治县卫生志》,1994年。

⑨ 《遂昌县卫生志》,浙江古籍出版社1997年版。《遂昌县志》,浙江人民出版社1996年版。

⑩ "浙南鼠疫未戢乃为敌人遗毒数年前曾被空中散布病菌",《申报》1946年12月17日,第3版。

⑪ 李文海等《近代中国灾荒纪年续编》,湖南教育出版社1993年版,第629页。

⑫ "各地灾情近讯",《金融周报》1946年第14卷第19期,第4页。

⑬ "本月份疫况",《闽政导报》1946年第40期,第15页。

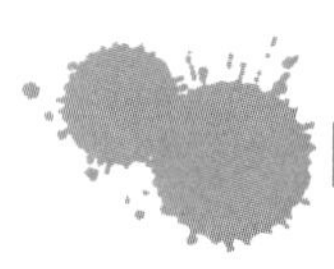

林森县(今福州市、闽侯县)　春,鼠疫流行。4月22日(三月廿一日)《大公报》载:福州鼠疫,仍然日有死亡。统计1—12月全年发病1110人,死亡944人,病死率达85.05%[①]。是年,闽侯县鼠疫患病314人,死237人[②]。夏秋,霍乱流行。统计6月16日—11月4日(五月十七日至十月十一日),福州城区发病739例,死亡144例,7—8月份为流行高峰期,82%的病例发生在这两个月[③]。洪山镇温泉村两个自然村80%村民被传染,有一家几天之内霍乱死5人,疫后该村十室九空[④]。

长乐县(今长乐市)　夏秋,霍乱流行,玉田琅峰村死144人。又,猩红热流行[⑤]。

福清县(今福清市)　霍乱、鼠疫大流行,死亡1044人[⑥]。

平潭县　夏秋,霍乱大流行,县城、苏澳、大福等地受害尤为严重,全县死亡约200人[⑦]。

罗源县　(夏)6月,鼠疫复发,死100余人。夏秋,霍乱流行[⑧]。

连江县　春,鼠疫流行,城关地区死200多人。筱埕乡患鼠疫达100人,幸存一人,有全家死绝者。又,回归热流行,东岱死亡20余人。(夏)霍乱流行,死20余人[⑨]。

周宁县　自夏徂冬,疟疾流行。6—11月,全县恶性疟疾流行,死亡153人[⑩],所辖狮城镇恶性疟疾、病毒性肝炎流行,死亡52人[⑪]。

寿宁县　夏秋,疟疾流行,来势猛,蔓延快,患者十二,死者甚众[⑫]。

霞浦县　回归热流行,主要在三沙、后港、松山渔民中流行[⑬]。

福鼎县(今福鼎市)　春,脑膜炎流行。秋,霍乱流行。今《福鼎县卫生志》载:南溪乡流行疫疾(脑膜炎),多犯儿童,罹病每未竟日即死。8月,沙埕乡南镇村霍乱猖獗[⑭]。

---

① 《福州市卫生志》,1999年。

② 《闽侯县志》,方志出版社2001年版。

③ 《福州市志》(第七册),方志出版社1998年版。《福州市卫生志》,1999年。

④ 《洪山镇志》,福建教育出版社1998年版。

⑤ 《长乐市志》,福建人民出版社2001年版。

⑥ 《福清市志》,厦门大学出版社1994年版。

⑦ 《平潭县志》,方志出版社2000年版。

⑧ 《罗源县志》,方志出版社1998年版。

⑨ 《连江县卫生志》,1989年。

⑩ 《周宁县志》,中国科学技术出版社1993年版。

⑪ 《狮城镇志》,福建美术出版社1995年版。

⑫ 《寿宁县志》,鹭江出版社1992年版。

⑬ 《霞浦县卫生志》,1989年。

⑭ 《福鼎县卫生志》,1999年。

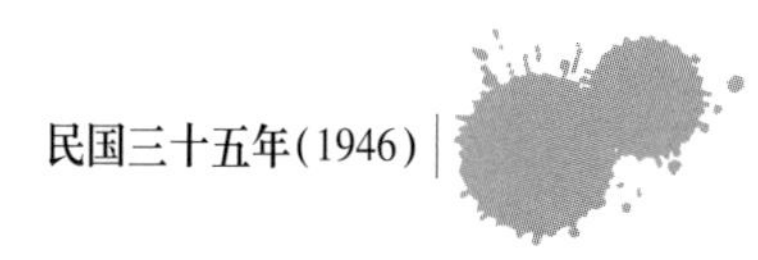

厦门市　春,鼠疫流行,来势凶猛,病死率高①。

同安县(今厦门市同安区)　鼠疫流行,大嶝岛死亡甚众,浔窟村更甚②。沿海一带天花流行,死者无数,珩厝村在1个月内死亡近60人,多为儿童③。脑膜炎大流行,染患者亡颇多④。

晋江县(今包括泉州市、晋江市、石狮市)　春三月,鼠疫流行,死500余人⑤。所辖大同乡后田村庄某回青阳娘家染肺鼠疫,未及24小时告殁,20天中传染4代21人,死亡17人⑥。所辖青阳镇鼠疫流行,并传播到晋江县⑦。

惠安县　春,鼠疫流行。1月,惠安县鼠疫流行,至5月,疫情蔓延至全省26个县,患病3315人,死亡1831人⑧。秋,鼠疫流行,波及9个区385个自然村,死亡5013人⑨。冬,疟疾流行,12月18日(十一月廿五日)报道:居民疟疾患者几达半数⑩。

莆田县(今莆田市)　春,鼠疫流行,东福、东坡、松西、松东等村死亡50多人⑪。

仙游县　民国三十五年至三十七年(1946—1948年),春,鼠疫流行,发病394人,死317人。郊尾镇的后沈、长安、郊尾为重疫区⑫。

永春县　春夏之交,鼠疫流行,县城附近死亡400余人。泉州、青阳与石狮亦有蔓延之势⑬。

大田县　(夏)6月,霍乱流行,城区发病2例,均死亡。是年,预防注射1011人⑭。按:疫不为灾,录以备考。

龙溪县(今属漳州市)　春夏,漳州霍乱流行。卫生院会同警察局,派人对饮食摊点和食品商店进行卫生检查⑮。

---

① 《厦门市卫生志》,厦门大学出版社1997年版。

② 《同安医药卫生志》,厦门大学出版社1995年版。

③ 《同安县志》,中华书局2000年版。

④ 《同安医药卫生志》,厦门大学出版社1995年版。

⑤ 《厦门市卫生志》,厦门大学出版社1997年版。《泉州市志》,中国社会科学出版社2000年版。

⑥ 《晋江市志》,上海三联书店1994年版。

⑦ 《晋江市志》,上海三联书店1994年版。

⑧ 《福建省卫生志》,1989年。

⑨ 《惠安县志》,方志出版社1998年版。《惠安县卫生防疫志》,1987年。《泉州市志》,中国社会科学出版社2000年版。

⑩ "闽厦公路路基修复",《申报》1946年12月18日,第2版。

⑪ 《梧塘镇志》,方志出版社1997年版。

⑫ 《郊尾镇志》,中国社会科学出版社2000年版。

⑬ 《泉州市志》,中国社会科学出版社2000年版。

⑭ 《大田县志》,中华书局1996年版。

⑮ 《漳州市卫生防疫站志》,2004年。

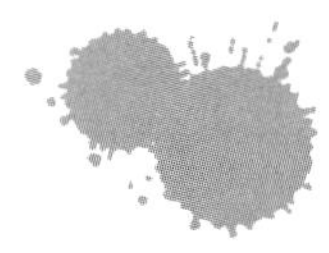

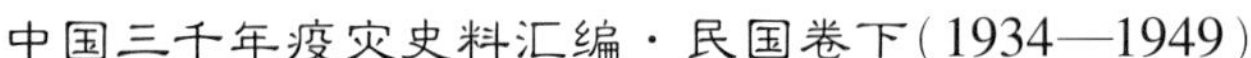

华安县　鼠疫流行。银塘、龙径、芹溪等保鼠疫染病21人,死亡19人①。

漳浦县　春夏之交,鼠疫流行,省防疫大队派员来县防治②。

平和县　春夏之交,鼠疫流行,死204人。其中,延寿村140多人疫死27人③。

长汀县　天花、脑膜炎、霍乱流行,在朝斗岩设隔离医院④。

宁化县　脑膜炎大流行⑤。

清流县　天花流行,患病101例,死亡11例⑥。

南平县(今南平市)　天花、痢疾大流行。天花发病331人,痢疾发病3153人,死亡甚多⑦。

尤溪县　夏,鼠疫流行。6月,玉街镇忠勇保发现自毙鼠甚多,有15人患鼠疫⑧。

邵武县(今邵武市)　秋,霍乱流行。冬,鼠疫流行。今《邵武市志》载:霍乱普遍流行。11月10日(十月十七日),县城中山路一带又发生鼠疫,死亡3人⑨。

光泽县　(春)4月,城区鼠疫流行,发病24人,死12人⑩。

将乐县　春夏,鼠疫流行⑪。2月18日(正月十七日),省防疫大队第三分队技佐魏玉幼等来将乐协助灭鼠,至疫情平息。1—2月,万安村23人死于鼠疫;2—7月,黄潭村15人死于鼠疫;4月,高唐乡赖地村鼠疫患者20人,死亡12人;4—6月,安仁乡泽坊村49人死于鼠疫;7月,安仁村24人死于鼠疫⑫。

建宁县　天花、恶性疟疾流行,仅贤河就死亡100余人⑬。

台湾省

台南市　夏,霍乱流行。7月报载:台湾南部各地虎疫猖獗,尤以台南市区为最⑭。

---

① 《华安县志》,厦门大学出版社1996年版。
② 《漳浦县志》,方志出版社1998年版。
③ 《平和县志》,群众出版社1994年版。
④ 《长汀县志》,生活·读书·新知三联书店1993年版。
⑤ 《宁化县志》,福建人民出版社1992年版。
⑥ 《清流县志》,中华书局1994年版。
⑦ 《南平市志》,中华书局1994年版。
⑧ 《尤溪县志》,福建省地图出版社1989年版。
⑨ 《邵武市志》,群众出版社1993年版。
⑩ 《光泽县志》,群众出版社1994年版。
⑪ 《将乐县志》,方志出版社1998年版。
⑫ 《将乐县卫生志》,1990年。
⑬ 《建宁县志》,新华出版社1995年版。
⑭ "钱署长亲往疫区督导防治",《善后救济总署台湾分署月报》1946年第7期,第9页。

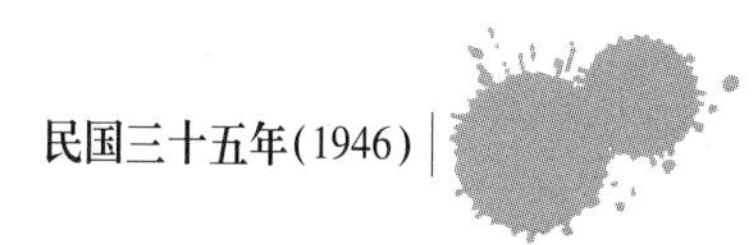

基隆县、台东县、嘉义县　冬,天花流行。12月(十一月)报载:本月初基隆、台东、嘉义均曾发现真性天花,且有死亡。对于此种时疫,亟待提早预防,本分署现已电报上海总署拨配牛痘苗30万人份空运来台,预料此批疫苗下月间即可到达,并将全部配发各县市以供普遍注射①。

广东省

广东省　夏,霍乱流行。5月17日(四月十七日)报道:粤省在日人占领期间,100万以上人民被杀害,饥荒与疫疠现症,遍布全省97县②。6月4日(五月初五日)报道:德庆、番禺、东莞、南海等9县发现霍乱③。8月3日(七月初七日)报道:据卫生署防疫处负责人称:现全国霍乱流行情形,以京沪沿线区域及广东较烈,其次为河南、浙江。广东省自1月至6月底止,证实为霍乱病者有449人,死亡84人,未经证实之患者3833人,死者1369人,合计为病者4282人,死亡1453人。流行县有广州、中山、三水、河源、高要、新会、番禺、英德、惠阳、南海、博罗、清远、东莞、鹤山、德庆、增城、从化、封川、高明、阳江、新兴等36处④。

广州市　夏秋,霍乱流行⑤。

番禺县(今广州市番禺区)　(冬)11月,霍乱病流行⑥。

南海县(今佛山市南海区)　夏,脑膜炎流行,仅广东省第三医院就收治20多人⑦。

三水县(今佛山市三水区)　霍乱流行⑧。

台山县(今台山市)　疟疾流行,患者1522例⑨。

新会县(今江门市新会区)　霍乱流行,病死者众,棺材买光,垂死病人抬到善堂门口,等候殓葬,惨不忍睹⑩。

花　县(今广州市花都区)　夏秋,霍乱流行,新民埠、马溪、东镜一带乡村尤甚,传染迅速,死亡众多⑪。

---

① “预防天花”,《善后救济总署台湾分署月报》1946年第12期,第38页。

② “粤饥荒疫疠遍布九十七县”,《中央日报》1946年5月17日,第2版。

③ “预防霍乱求人不如求己”,《申报》1946年6月4日,第4版。

④ “霍乱流行期未过市民仍应加意防范”,《中央日报》1946年8月3日,第4版。

⑤ 《广州市志》(卷十五),广州出版社1997年版。

⑥ 《番禺县镇村志》,广东人民出版社1996年版。

⑦ 《佛山市卫生志》,1989年。

⑧ 《三水县志》,广东人民出版社1995年版。

⑨ 《台山县志》,广东人民出版社1998年版。

⑩ 《江门市卫生志》,1989年。

⑪ 《花县志》,广东人民出版社1995年版。

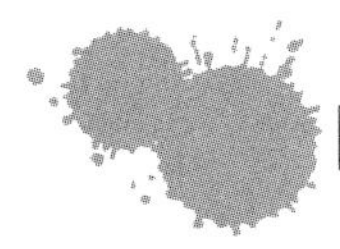

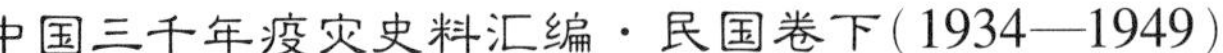

高要县（今肇庆市高要区）　天花流行，云路村持续7个月之久[①]。

德庆县　夏，霍乱流行。今《德庆县志》载：春末，县城霍乱流行，一个多月死亡20余人，入秋始息，计霍乱病死亡近400人[②]。

罗定县（今罗定市）　夏，霍乱流行，罗城镇及邻郊患者500余人，死亡不少。又，疟疾大流行[③]。

云浮县（今云浮市）　霍乱流行，安铺死亡70多人[④]。

曲江县（今韶关市曲江区）　疟疾流行，患者3710名，死亡22名。霍乱大流行，年底统计，患者310名，死73人[⑤]。

始兴县　霍乱流行，波及全县，死600多人，仅罗坝淋头村便有200多人染疫身亡[⑥]。

英德县　春，天花大流行。夏四月，霍乱流行[⑦]。

连　县（今连州市）　秋冬，疟疾、痢疾流行。今《连县志》载：9—11月，县内发生严重的流行性疟疾和赤白痢，据不完全统计，死去4500多人[⑧]。

连南县（今连南瑶族自治县）　自夏至冬，痢疾、疟疾流行。今《连南瑶族自治县县志》载：夏至冬季，三江地区（包括南岗、油岭等地）发生痢、疟二大病疫，死亡约8000人[⑨]。

汕头市　（秋）8—9月，霍乱流行，死1100多人（一说110余人）[⑩]。

紫金县　天花流行，凤安乡觉鸣、凤鸣、东塘村尤甚，仅东塘村病死22人[⑪]。

河源县（今河源市）　天花大流行[⑫]。

揭阳县（今揭阳市）　霍乱流行，患者554人，死亡100人。脑膜炎流行，发病158例，死亡15例[⑬]。

---

① 《高要县卫生志》，1987年。
② 《德庆县志》，广东人民出版社1996年版。
③ 《罗定县志》，广东人民出版社1994年版。
④ 《廉江市卫生志》，中国社会出版社2000年版。
⑤ 《曲江县志》，中华书局1999年版。
⑥ 《始兴县志》，广东人民出版社1997年版。
⑦ 《英德县志》，广东人民出版社2006年版。
⑧ 《连县志》，1985年。
⑨ 《连南瑶族自治县县志》，广东人民出版社1996年版。
⑩ 《汕头卫生志》，1990年。《汕头市志》（第一册），新华出版社1999年版。
⑪ 《紫金县志》，广东人民出版社1994年版。
⑫ 《河源县志》，广东人民出版社2000年版。
⑬ 《汕头卫生志》，1990年。

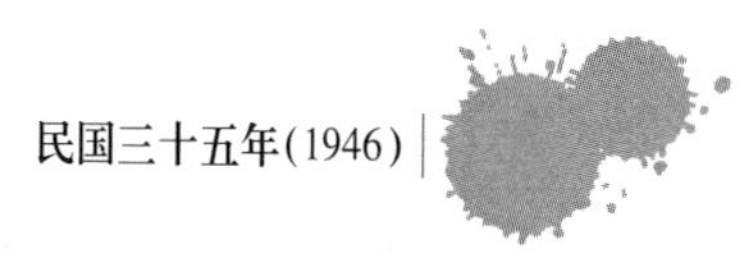

南澳县　麻疹大流行①。

开建县(今封开县)　夏,霍乱流行。今《封开县志》载:春,开建大旱,饥荒。6月,瘟疫流行,因饥饿疫病丧生者无数②。按:开建县与封川县相邻,封川县此年流行霍乱。

蕉岭县　秋,痢疾流行。今《蕉岭县志》载:8月,广福叶田等处痢疾传染,死亡数十人③。

遂溪县　夏,鼠疫流行。5月7日(四月初七日),洋青村发生鼠疫,死10余人,村民均迁出村外居住④。

湛江市　春,霍乱流行。今《湛江市志》载:4月上旬,市区及附近乡村流行霍乱,几天内病死146人⑤。

阳春县(今阳春市)　(秋)8月,霍乱流行,春城发病较多,蔓延至岗尾、河口,死亡率甚高,群众十分惊恐,至10月间病疫缓解⑥。

怀集县　(秋)9月,痢疾、疟疾流行,以岗坪、草岗和中洲等乡最为严重,病死数百人⑦。

海南省

澄迈县　天花流行,美亭、白莲地区患者众多,重者死亡,轻者花脸⑧。

乐会县(今琼海市)　(春)3月,天花流行。嘉积患者18人,死亡8人;温泉患者10余人,死亡7人⑨。

儋　县(今儋州市)　夏,霍乱流行。今《儋县志》载:7月,南华墟霍乱流行,传染很快,死亡10多人,多为小孩;8—9月,排浦镇霍乱流行,一天内死亡35人⑩。

崖　县(今三亚市)　疟疾流行,尤以育才乡为甚,该乡那受苗村全村有10余户苗胞,每年都有人患疟疾,是年疟疾死亡6人⑪。

乐东县(今乐东黎族自治县)　冬,大疫。今《乐东县志》载:年底,瘟疫流行,沿

---

① 《南澳县志》,中华书局2000年版。
② 《封开县志》,广东人民出版社1998年版。
③ 《蕉岭县志》,广东人民出版社1992年版。
④ 《遂溪县志》,中华书局2003年版。
⑤ 《湛江市志》,中华书局2004年版。
⑥ 《阳春县志》,广东人民出版社1996年版。
⑦ 《怀集县志》,广东人民出版社1993年版。
⑧ 《澄迈县志》,海南出版社2008年版。
⑨ 《琼海卫生志》,南海出版公司1996年版。
⑩ 《儋县志》,新华出版社1996年版。
⑪ 《三亚市志》,中华书局2001年版。

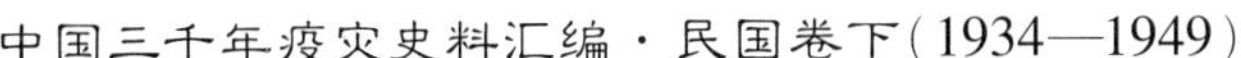

海一带病死2000多人[①]。按:可能是天花流行。

万宁县(今海南省万宁市)　麻疹大流行[②]。

定安县　天花流行,生者逃离,死者露尸,村庄荒凉[③]。

香港特别行政区

香　港　冬,天花流行[④]。12月7日(十一月十四日)报道:香港政府公布11月份本地发生天花病患者达820人,结果有530人死亡。预料12月份香港之天花患者至少将达1000人[⑤]。

广西壮族自治区

南宁市　南宁天花流行[⑥]。按:是年8月,邕宁县分置南宁市。

上思县　夏,疟疾流行。今《上思县志》载:5—6月间,凤凰、百成、板细、佛子、在妙等中心校疟疾流行,有大半小学生因病不能坚持上学[⑦]。

苍梧县(今梧州市)　夏,霍乱流行。5月15日(四月十五日)报道:梧州虎疫流行[⑧]。今《苍梧县志》载:六堡乡公平村、不依村霍乱死亡40多人[⑨]。今《梧州市卫生志》载:全县霍乱死亡数百人[⑩]。

平南县　寺面路塘村天花流行[⑪]。

武宣县　夏,鼠疫、霍乱流行,二塘、武宣、马步一带病死不计其数[⑫]。

郁林县(今玉林市)　脑膜炎流行,附城新地村死亡30多人[⑬]。

桂林县(今桂林市)　夏,霍乱、回归热、白喉、天花流行。5月4日(四月初四日)报道:桂林回归热和白喉症流行[⑭]。5月15日(四月十五日)报道:桂林虎疫流行,上

---

① 《乐东县志》,中华书局2002年版。

② 《万宁县志》,南海出版公司1994年版。

③ 《琼中县志》,1995年。

④ "香港天花流行永生轮客受检",《申报》1946年11月26日,第5版。

⑤ "香港流行天花病",《中央日报》1946年12月7日,第2版。

⑥ 《南宁市卫生志》,1996年。

⑦ 《上思县志》,广西人民出版社2000年版。

⑧ "湘桂灾情惨重疫又流行",《申报》1946年5月15日,第2版。

⑨ 《苍梧县志》,广西人民出版社1997年版。

⑩ 《梧州市卫生志》,1991年。

⑪ 《平南县志》,广西人民出版社1993年版。

⑫ 《武宣县志》,广西人民出版社1995年版。

⑬ 《玉林市志》,广西人民出版社1993年版。

⑭ "白喉回归热疫病多",《申报》1946年5月4日,第5版。

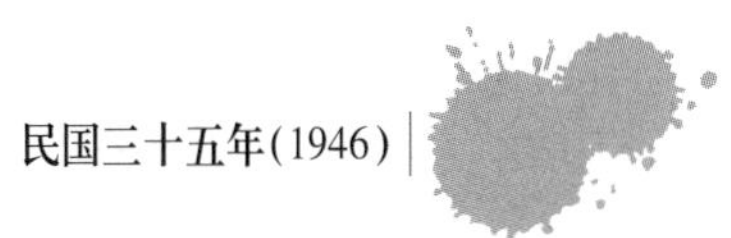

星期至少已死1000人①。6月3日(五月初四日)报道:桂市顷已发现真性霍乱②。7月26日(六月廿八日)报道:桂市于6月中曾发现霍乱,月杪势已稍杀,近又复炽热,蔓延广速,患者先后已有55人,死亡率占31%③。今《临桂县志》载:6月,天花流行④。今《桂林市志》载:霍乱流行,先在依仁路发现第一例病人,后迅速蔓延至东腰街、富珠街、盐行街等,一星期后全市各条街均发现病人,并延及东江区,尤以九娘街、东旭路为最烈。此次流行从7月上旬开始,至8月底才扑灭,各医院收容治疗病人344人,死亡69人,死亡率高达20.06%⑤。

兴安县　夏,霍乱流行。今《兴安县志》载:上半年,全县大饥,疾病流行,死者无数,情景惨不忍睹⑥。冬,大疫。11月13日(十月二十日)报道:兴安县疫势蔓延未已⑦。

阳朔县　春,痢疾、疟疾等疫症流行。福利镇霍乱大流行⑧。

全　县(今全州县)　大饥疫,疟疾、痢疾流行。今《全州县志》载:疫病、饥饿遍及全县,灾民达15万人,其中发病96371人,死亡11939人⑨。11月13日(十月二十日)报道:全县疫势蔓延未已⑩。

资源县　疟疾、痢疾、回归热流行。今《资源县志》载:疟疾、痢疾流行,县城病死200余人。五排白石、白垌流行回归热病⑪。

中渡县(今属鹿寨县)　霍乱流行,石墨中村62户,其中20户75人发病,死亡71人⑫。

平乐县　霍乱大流行,发病2400多人,死亡500余人⑬。

荔浦县　春,麻疹流行。1—3月,死于麻疹者26人。全县大饥荒,疟疾流行,饿

---

① “湘桂灾情惨重疫又流行”,《申报》1946年5月15日,第2版。

② “桂林市真性霍乱”,《申报》1946年6月3日,第2版。

③ “南北各地虎疫猖獗”,《中央日报》1946年7月26日,第2版。

④ 《临桂县志》,方志出版社1996年版。

⑤ 《桂林市志》,中华书局1997年版。

⑥ 《兴安县志》,广西人民出版社2002年版。

⑦ “桂北灾情仍重三县饥病死者逾二万”,《申报》1946年11月13日,第2版。

⑧ 《阳朔县志》,广西人民出版社1988年版。

⑨ 《全州县志》,广西人民出版社1998年版。

⑩ “桂北灾情仍重三县饥病死者逾二万”,《申报》1946年11月13日,第2版。

⑪ 《资源县志》,广西人民出版社1998年版。

⑫ 《鹿寨县志》,广西人民出版社1996年版。

⑬ 《平乐县志》,方志出版社1995年版。

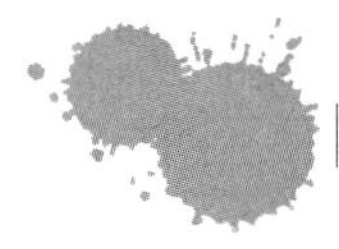

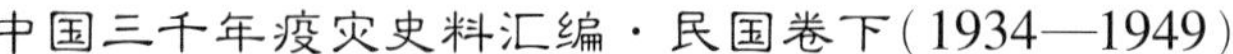

病死者3000余人①。

蒙山县　民大饥,疟疾流行②。

钟山县　秋,疟疾流行。今《钟山县志》载:8月,各乡流行疟疾、寒热时症,凤翔、附城、望高等乡最为严重,凤翔乡染患疟痢有数千人,死亡近100人③。

榴江县(今属鹿寨县)　霍乱流行。今《鹿寨县志》载:民国二十五年至三十五年,雒容、中渡、榴江三县霍乱,霍乱流行7次,尤以三十五年流行面广,死亡最多④。

柳州县　春,天花、脑膜炎流行。夏秋,霍乱流行。秋,疟疾流行。今《柳州市志》载:春,城区天花、脑膜炎同时流行,县属土博、进德、百朋各乡亦发现天花流行。柳江县卫生院及时派人到患者住处消毒及种痘,注射疫苗达76210人次。4月15日,城区发现霍乱。5月,蔓延至城郊。8月,县属各乡疟疫流行,县卫生院派出巡回医疗两个队下乡发送医药,计受治人数:土博乡2173人,流山乡748人,小山乡1368人,三都乡74人,成团乡93人,福塘乡394人,水源乡784人,里高乡84人,广源乡85人,思贤乡150人,穿山乡163人,里雍乡145人。9月,霍乱再次流行,仅流山乡即死亡70人,城区死亡500多人⑤。

雒容县(今属鹿寨县)　霍乱流行,平地村93户546人,染病56人,死亡56人⑥。

柳城县　天花大流行,古砦乡石林、圹底、鸡村、北岸、桥头、覃村、石门等村屯最严重。石林村22户88人,患者22人,死亡4人⑦。

来宾县(今来宾市)　天花、霍乱流行。全县1084户受天花、霍乱病毒感染,有978户妻离子散,家破人亡⑧。

迁江县(今属合山市)　秋,伤寒、霍乱流行。北泗乡死亡137人。8—9月间,合山矿区伤寒病流行,死亡10多人⑨。

宜山县(今宜州市)　夏,霍乱流行。今《宜州市志》载:7月,北山乡塘利村发生霍乱,数日患病死30多人⑩。

---

① 《荔浦县志》,生活·读书·新知三联书店1996年版。

② 《蒙山县志》,广西人民出版社1993年版。

③ 《钟山县志》,广西人民出版社1995年版。

④ 《鹿寨县志》,广西人民出版社1996年版。

⑤ 《柳州市志》(第七卷),广西人民出版社2003年版。

⑥ 《鹿寨县志》,广西人民出版社1996年版。

⑦ 《柳城县卫生志》,1995年。

⑧ 《来宾县志》,知识出版社1994年版。

⑨ 《合山市志》,广西人民出版社1998年版。

⑩ 《宜州市志》,广西人民出版社1998年版。

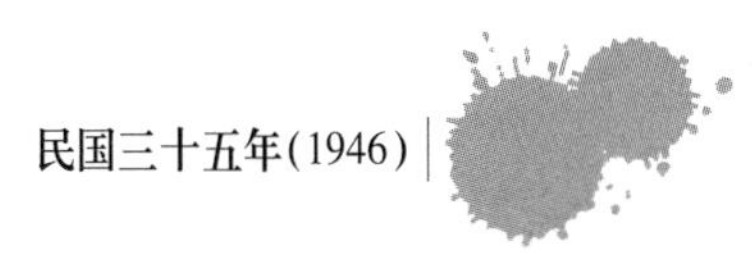

田东县　春,天花流行。今《田东县志》载:4 月,慕仁乡和塘村发生急性传染病,不到 10 天即死亡 20 多人①。

灵川县　冬,大疫。11 月 13 日(十月二十日)报道:兴安县、全县、灵川疫势蔓延未已②。

灌阳县　疟疾流行③。

融　县(今融水苗族自治县)　秋冬,疟疾流行。今《融水苗族自治县志》载:1946 年 7 月至 1947 年 2 月,全县患疟疾病者共 5850 人,死亡 25 人,患者或日日、或隔日、或三日一发,儿童尤甚④。

钦　县(今钦州市)　霍乱流行,城乡死者甚多⑤。

合浦县　夏,霍乱流行,文明路和大水沟一带一夜之间死 32 人⑥。

---

① 《田东县志》,广西人民出版社 1998 年版

② "桂北灾情仍重三县饥病死者逾二万",《申报》1946 年 11 月 13 日,第 2 版。

③ 《灌阳县志》,新华出版社 1995 年版。

④ 《融水苗族自治县志》,生活·读书·新知三联书店 1998 年版。

⑤ 《钦州市志》,广西人民出版社 2000 年版。

⑥ 《北海市卫生志》,1998 年。

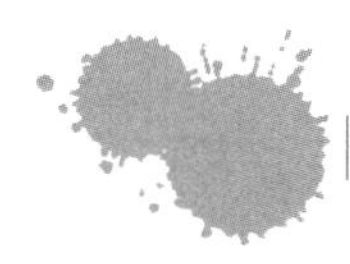

民国三十六年(1947)

全　国

是年,全国11省区95县旗发生鼠疫,计发病45206例,死亡37281人。云南7县发病1143例,死亡593人;广东4县发病1211例,死亡1111人;福建34县发病5452例,死亡4253人;浙江6县发病201例,死亡88人;江西11县发病467例,死亡221人;吉林13县发病6030例,死亡5546人;内蒙古14县发病30306例,死亡25098人;黑龙江1市发病56例,死亡56人;辽宁2县发病256例,死亡233人;青海2县发病76例,死亡76人;甘肃1县发病8例,死亡6人①。

3月,据报:今春以来,气候反常,以致时疫乘间流行。据调查,从1月到3月18日(二月廿六日)止,上海市天花、脑膜炎和白喉的病患者有845人,同时死亡169人之多。香港、汉口、广州、长沙、北平及河南全境,最近也发现并流行天花、脑膜炎、白喉等疫症。更其害人的,是南昌发生鼠疫,正向各处蔓延。这年头真是遍地瘟灾,恐怖弥漫②。

5月4日(三月十四日)《中央日报》报道:据卫生署东南鼠疫防治处之报告……本年至目前止,较三十五年(1946年)度流行地方少,计有福建省8县,浙江省4县,江西省4县,广东1县,病人数字甚少③。

6月13日(四月廿五日)《中央日报》报道:江西、浙江、福建、广东之鼠疫,本年度内总共发现15起,其中8人不治死亡④。

7月,吉林省及毗邻地区陆续发生鼠疫,受波及者计有洮南、洮安、洮北、镇赉(时称镇东县)、乾安、前郭、长岭、双辽(时称双山县)、开鲁、鲁北、突泉、库伦、奈曼、扶

① 李文波《中国传染病史料》,化学工业出版社2004年版,第209页。

② "时疫警报响了",《卫生月刊》(重庆)1947年第1期,第1页。

③ "鼠疫",《中央日报》1947年5月4日,第9版。

④ "港口防疫加强",《中央日报》1947年6月13日,第4版。

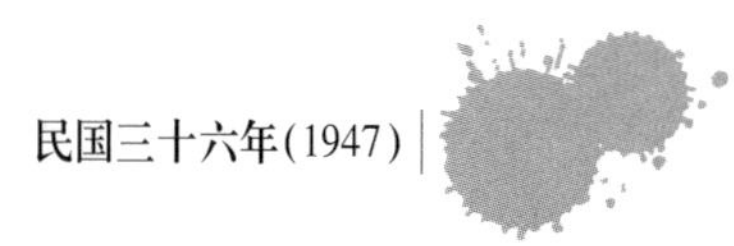

余、乌兰浩特、赤峰、哈尔滨,疫情于同年12月底平息,死亡2万人①。

8月7日(六月廿一日)《中央日报》报道:本月初全国各大都市重要传染病情形如下:重庆发现天花13人,白喉2人,斑疹伤寒5人。兰州、镇江、鄞县各发现白喉、猩红热各1人。青岛、西安各发现白喉1—3人。沈阳发现斑疹伤寒6人②。

黑龙江省

肇东县(今肇东市) 夏,霍乱流行③。

杜尔伯特旗(今杜尔伯特县) 天花、麻疹流行,仅他拉哈死于天花儿童就达120余人,死于麻疹儿童30余人④。

哈尔滨市(今道里区) 秋,鼠疫流行。9月5日(七月廿一日),顾乡区发生鼠疫⑤。

铁骊设治局(今铁力市) (春)2月,克山病流行,145人发病,12人死亡。重点发病区是洋井(今红光)和县城⑥。

龙江县(今齐齐哈尔市) (夏)8月,霍乱流行,市内发生15例,死亡11例。又,天花流行,发生8例,死亡2例⑦。

宁安县(今宁安市) 自春徂秋,鼠疫流行。3—10月,平和村有101人染鼠疫,死亡32人⑧。

吉林省

永吉县(今吉林市) (夏秋)7—9月,霍乱流行,市内死亡107人⑨。

扶余县(今扶余市) 秋,鼠疫流行。9月9日(七月廿五日)报道:松北扶余发现鼠疫,日死数十人⑩。9月27日(八月十三日)报道:发生鼠疫,吉省防疫所派员调查,证实确已蔓延至榆树县及前郭旗等地,死亡者共达100余人,省防疫所已决定派员前往德惠、农安、九台等地展开防疫工作⑪。

---

① 《吉林省卫生志》,吉林人民出版社1992年版。

② "赣鼠疫蔓延十县,防治经费四亿五千万,卫生部拟定分配办法",《中央日报》1947年8月7日,第4版。

③ 《肇东县志》,1985年。

④ 《杜尔伯特蒙古族自治县志》,黑龙江人民出版社1996年版。

⑤ 《道里区志》,黑龙江人民出版社1993年版。

⑥ 《铁力县志》,黑龙江人民出版社1990年版。

⑦ 《齐齐哈尔市卫生志》,1990年。《黑龙江省志》,黑龙江人民出版社1996年版。

⑧ 《海林县志》,中国文史出版社1990年版。

⑨ 《吉林市志》,吉林人民出版社2008年版。

⑩ 《申报》1947年9月9日,第5版。

⑪ "衡阳、扶余发现鼠疫",《申报》1947年9月27日,第5版。

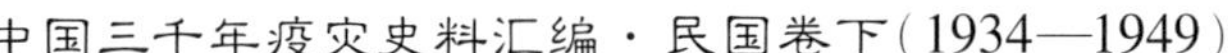

延吉县(今延吉市)　(春)3月,天花流行,发生天花336人,死亡109人。又,猩红热、克山病流行。发生猩红热12人,死亡10人;发生克山病28人,死亡27人[①]。

额穆县(今蛟河市)　冬,克山病流行。今《吉林市志》载:12月,蛟河县天岗区太平村火棚沟、烟筒砬子、东沟等地暴发急性克山病,死亡200余人[②]。

敦化县(今敦化市)　冬,克山病流行,延及次年春,发病3894人,死亡2439人[③]。

汪清县　冬,克山病流行,蛤蟆塘上村、西阳发病112人,死亡70人,其中西阳42人,大都是妇女[④]。

前郭县　自夏徂冬,鼠疫流行。7—12月,发生鼠疫[⑤]。

安图县　冬,克山病流行,延及次年春,发病3070余人,死亡3000余人,发病率为总人口的7.4%,死亡率为98%[⑥]。

开通县、瞻榆县(今合为通榆县)　1946年、1947年夏,霍乱大流行,两县城内死者均达100余人。秋,鼠疫流行。一区保民街28组,四区白音吐海屯、东大青山屯、两家子屯,五区东一棵树屯、前海金屯、海金屯、前襄平镇屯、巨宝山屯,六区八面山昭屯、宝龙山屯等发病127人,死亡95人[⑦]。

抚松县　冬,克山病流行,延及次年春,城区和万良区死亡300多人[⑧]。

大赉县、安广县(今合为大安市)　夏,霍乱大流行,系从乾安县传入。(夏秋)6—10月,鼠疫流行,大赉县城、安广县城、豺狼窝棚、刘春贵屯、张家围子、万家围子、薛马倌屯、王金荣屯、榆树屯、邹家围子、高小铺屯、张万祥屯、孙禄屯等为鼠疫发生地,发病493人,死亡356人[⑨]。

镇东县(今镇赉县)　(春)4月,麻疹流行,死亡近1000人[⑩]。

辉南县　冬,克山病流行,延及次年春。抚民屯急型克山病流行,当时俗称"羊毛疔"[⑪]。

乾安县　自夏徂冬,鼠疫流行。7—12月,63个自然屯(涉及9个区,44个村)发

---

① 《龙井县卫生志》,1985年。
② 《吉林市志》,吉林人民出版社2008年版。
③ 《吉林省卫生志》,吉林人民出版社1992年版。
④ 《汪清县卫生志》,1988年。
⑤ 《吉林省卫生志》,吉林人民出版社1992年版。
⑥ 《安图县志》,吉林文史出版社1993年版。
⑦ 《通榆县志》,吉林人民出版社1994年版。
⑧ 《抚松县志》,中华书局1994年版。
⑨ 《大安县志》,辽宁人民出版社1990年版。
⑩ 《镇赉县志》,吉林人民出版社1995年版。
⑪ 《辉南县志》,1989年。

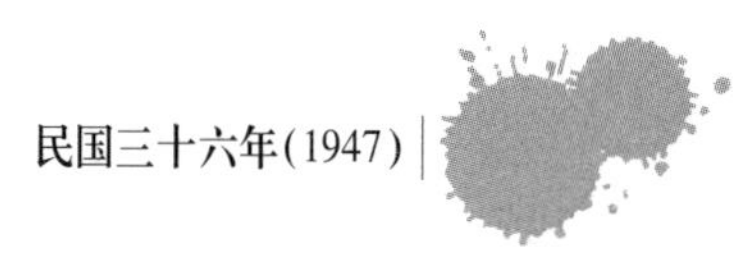

生鼠疫,患者2108人,死亡1714人[①]。

长岭县　秋,鼠疫流行。8月,草帽屯、王家炉、三团、三十一、战家窝堡等村屯相继发生鼠疫,患者86人,死亡62人;流水坨子5个屯3个月内接连死亡248人[②]。

洮安县(今白城市)　秋,鼠疫流行。7月10日(六月十二日),腺鼠疫在桂家屯、红八塔、苗家屯、新兴、贾家窝堡、陆家窝堡、八家子、美孚屯、许监督窝堡、香瓜喇嘛、赵家窝堡、三畲堂、四马架、前蔡家、大姜家窝堡和邵家窝堡流行,发病464人,死389人。8月28日(七月十三日),洮安县政府召开防疫紧急会议,县长郑芥舟号召"全体动员、干部带头、对人民负责、防止与扑灭鼠疫"。8月31日(七月十六日),洮安县青山、永安、宝山等区疫情严重,县防疫委员会组织防疫队赶往各疫区[③]。

洮南县(今洮南市)　自夏徂冬,鼠疫流行。今《洮南市志》载:7—11月,鼠疫流行,东升屯等21个点发病421人,死亡353人。其中,黑水、向阳、大通区的14个自然屯发病129人,死亡105人[④]。

北丰县(今东辽县)　夏,天花流行。4月,城市发生。6月,渭津、白泉等地发生[⑤]。

辽宁省

金　县(今大连市金州区)　天花流行,发生9例[⑥]。

安东县(今东港市)　大东沟霍乱流行[⑦]。

法库县　鼠疫流行[⑧]。

锦　县(今凌海市)　夏,县境北部天花流行,患病10余人[⑨]。

内蒙古自治区

哲里木盟　夏秋,鼠疫流行。7月6日,通辽城关首发鼠疫,盟政府立即成立防疫委员会,组织地方医生进行防治,未能控制。不日,全盟各地均发现鼠疫患者。8月上旬,疫情进一步扩大,发病人数近万名,其中通辽县最为严重,累及城关20个街,农村各区174个村,并波及邻省双辽、长岭、阜新等县。11月,全盟鼠疫熄灭,先后共发生

---

① 《乾安县志》,吉林人民出版社1999年版。

② 《长岭县志》,中华书局1993年版。

③ 《白城市志》,中国广播电视出版社1993年版。

④ 《洮南市志》,吉林文史出版社2000年版。

⑤ 《东辽县志》,吉林文史出版社2002年版。

⑥ 《大连市卫生志》,大连出版社1991年版。

⑦ 《东沟县志》,辽宁人民出版社1996年版,第1043页。

⑧ 《法库县志》,沈阳出版社1990年版。

⑨ 《太和区志》,1993年。

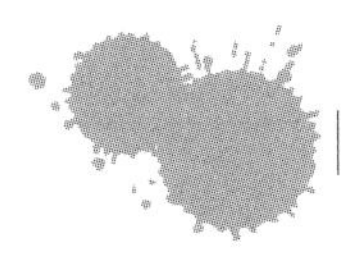

鼠疫患者17523人,死亡14208人,分布全盟178个村屯①。

开鲁县、科左中旗、科左后旗、库伦旗　秋,痢疾流行。今《通辽市卫生志》载:8月,哲盟境内连降暴雨,洪涝成灾,在开鲁、科左中旗、科左后旗、库伦旗发生大面积痢疾流行,全盟共发病3675人,死亡908人②。

敖汉旗、赤峰县、翁牛特旗、喀喇沁旗　自夏徂冬,鼠疫流行。5—12月,敖汉旗64个村屯、赤峰县86个村屯、翁牛特旗46个村屯、喀喇沁旗2个村、右旗2个村共发生腺鼠疫11736人,死亡10012人③。

扎鲁特左翼旗、扎鲁特右翼旗　秋,鼠疫流行。7—8月,三区五道井子、大巴彦、宝力皋鼠疫流行,死亡74人④。

乌丹县　自夏徂冬,鼠疫流行。6月,鼠疫发生后,乌丹县人民政府当即成立由22人组成的防疫队,积极开展工作。乌丹县鼠疫死亡数占全县总人口的8%。乌丹本街1351户,4886口人,共发病660人,死亡598人。城关区桥东村156户,776人,发病138人,死亡138人;桥西村147户,550人,发病188人,死亡182人。乌丹街一天死亡17人,全家死绝者达58户。由于群众缺乏鼠疫防治卫生知识,轻信“过一个年,鼠疫便会自行终止”的封建迷信说法,于当年中秋节,家家贴出春联,户户张灯结彩,翌日一早互拜新年,结果加速了疫情的扩大和蔓延。9月中旬,乌丹城内鼠疫向城郊蔓延。至1950年,历时4年,鼠疫流行乌丹县、翁牛特旗8个区、93个自然村,总计发病3463人,死亡3117人⑤。按:1946年9月设乌丹县。

新惠县、新东县(二县今属敖汉旗)　夏,鼠疫流行。6月15日(四月廿七日),新惠县城厢区狐狸山屯(今萨力巴乡)发生鼠疫,患病29户,死亡69人。后蔓延到小河沿、四德堂、捣格朗营子等地56个村屯,发病2742人,死亡2321人。新东县梧桐、好来、牛古吐等区发生鼠疫,死亡717人⑥。按:伪康德四年(1937年)在敖汉旗境内置新惠县,与敖汉旗并存,实行蒙汉分治。

赤峰县(今赤峰市)　夏秋,鼠疫流行。8月13日(六月廿七日)《群众日报》报道:赤东鼠疫有蔓延之势,元茂隆穷人坑村15户已死16人,其中一家六人已死绝。冀察热辽分局、热河省政府发出联合通知,对鼠疫进行防治扑灭。9月11日(七月廿

---

① 《通辽市卫生志》,2005年。

② 《通辽市卫生志》,2005年。

③ 《赤峰市志》,内蒙古人民出版社1996年版。《赤峰蒙古史》,内蒙古人民出版社1999年版。

④ 《扎鲁特旗志》,方志出版社2001年版。

⑤ 《翁牛特旗志》,内蒙古人民出版社1993年版。《赤峰八千年大事记》,方志出版社1999年版。

⑥ 《敖汉旗志》,内蒙古人民出版社1991年版。《赤峰蒙古史》,内蒙古人民出版社1999年版。

七日),赤峰市区又发生鼠疫。13 日(七月廿九日),热河省防疫委员会召开紧急会议,决定在赤峰全城实行封锁,戏院停演,市场停办,学校停课,进出实行戒严。14 日(七月三十日),市政府发出防止鼠疫继续蔓延 10 项措施。至 9 月 25 日(八月十一日),市内鼠疫方得到控制,解除封锁。10 月 19 日(九月初六日),赤峰县已蔓延 4 个区 86 个村,乌丹城已死千余人①。

宁城县　夏秋,鼠疫流行。6—11 月,元宝山地区 7 个乡镇 50 个村庄染疫 1424 人,死亡 1292 人,死亡率占 90.7%。8—11 月,建昌营镇 18 个村染疫 548 人,死亡 475 人②。

建西县(今喀喇沁旗)　冬,鼠疫流行。12 月,赤峰鼠疫蔓延到喀喇沁右旗建西县第四区,罗家营子小河沿村死亡 10 人。同时,由哈拉道口蔓延到第九区,平庄美丽河村死亡 10 人③。

兴安盟　麻疹大流行,发病率高达 70% 左右,因继发感染合并肺炎,导致小儿心衰、呼吸衰竭,病死率在 30% 以上④。

突泉县　(夏)7 月,鼠疫流行,疫点 23 处,发病 469 人,391 人死亡。其中,水泉地区 9 个疫点,256 人发病,199 人死亡⑤。

库伦旗　痢疾大流行,患者 3 万余人,发病人数占全旗总人口(71278)的 50%⑥。夏,鼠疫、霍乱流行。7 月,部分地方发生霍乱和鼠疫⑦。

科尔沁右翼前旗　夏,鼠疫流行。7 月 13 日(五月廿五日),王爷庙街发生鼠疫,发病 260 人,死亡 174 人。东北行政委员会卫生部负责人偕苏联防疫专家经过 4 个多月的防治,鼠疫被扑灭⑧。

奈曼旗　秋,鼠疫流行。9 月,奈曼旗浩沁苏木、章古台、王府等区所属村屯鼠疫流行,仅王府及浩沁苏木两个区发病 827 人,死亡 619 人,死亡率高达 75%⑨。

林东县(今巴林左旗)　鼠疫流行,持续至 1949 年,旗北部索博日嘎区新立营子

---

① 《赤峰八千年大事记》,方志出版社 1999 年版。
② 《建昌营镇志》,内蒙古人民出版社 1995 年版。
③ 《喀喇沁旗志》,内蒙古人民出版社 1998 年版。
④ 《兴安盟志》,内蒙古人民出版社 1997 年版。
⑤ 《突泉县志》,内蒙古人民出版社 1993 年版。
⑥ 《通辽市卫生志》,2005 年。
⑦ 《库伦旗志》,内蒙古文化出版社 2005 年版。
⑧ 《乌兰浩特市志》,内蒙古人民出版社 1993 年版。
⑨ 《奈曼旗志》,方志出版社 2002 年版。

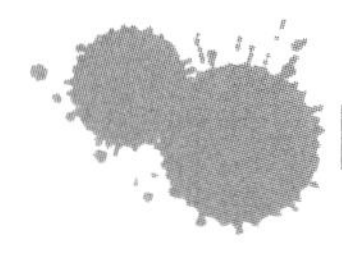
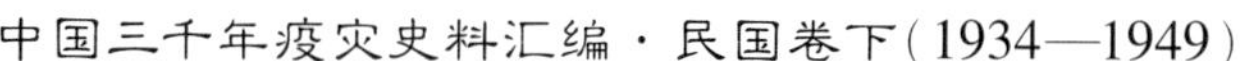

和太本庙6个自然村发病53例,死亡52例,死亡率占98.1%①。

胪滨县(今满洲里市)　自夏徂冬,鼠疫流行。7—12月,鼠疫流行②。

通辽县(今通辽市科尔沁区)　自夏徂冬,鼠疫流行。一说:6月,发生鼠疫,7—8月达到高峰,遍及全县126个自然村及城内24条街,全年患者15710人,死亡12771人,死绝316户,其中城内死亡4000余人,死绝108户③。又说:5—6月,通辽地区发生人间鼠疫。全县鼠疫患者17878人,死亡15000人,死绝108户,其中城区患者5269人,死亡4311人,死绝88户④。

北京市

北平市　春,脑膜炎流行。3月27日(闰二月初五日)报道:脑膜炎在学校流行颇烈,在华中带来,尤于贫困乡间最易流行⑤。4月1日(闰二月初十日)报道:脑膜炎流行声中,近又发现白喉,患者已有两起⑥。是年,各医院收治病人中,患伤寒、类伤寒201人,斑疹伤寒89人,赤痢652人,天花12人,白喉106人,脑脊髓膜炎274人,疟疾885人,麻疹37人,其他急性传染病503人⑦。

河北省

肃宁县　夏,霍乱流行。7月5日(五月十七日),徐庄村患者70人,死亡16人⑧。一说发病80余人,死亡40余人⑨。

徐水县　霍乱流行,大因乡死亡数百人,龙化村死亡50余人⑩。

满城县　麻疹流行,40余名患者死亡⑪。

清苑县(今保定市清苑区)　春夏,痢疾流行。1—8月,保定发生细菌性痢疾147例,死6人,省立医院收治204人⑫。

承德县　(秋)8月,鼠疫蔓延,冀察热辽军区、热河省政府发出紧急通知,规定防

---

① 《巴林右旗志》,内蒙古人民出版社1990年版。
② 《吉林省卫生志》,吉林人民出版社1992年版。
③ 《通辽市志》,方志出版社2002年版。《内蒙古大事记》,内蒙古人民出版社1997年版。
④ 《通辽市志》,方志出版社2002年版。
⑤ “平穗流行脑膜炎南昌亦发现并有白喉”,《申报》1947年3月27日,第2版。
⑥ “平市又发现白喉卫生局正谋扑灭疫源”,《申报》1947年4月1日,第2版。
⑦ 于德源《北京历史灾荒灾害纪年》,学苑出版社2004年版,第217页。
⑧ 《沧州地区卫生志》,1991年。
⑨ 《肃宁县志》,方志出版社1999年版。
⑩ 《徐水县志》,新华出版社1998年版。
⑪ 《满城县志》,中国建材工业出版社1997年版。
⑫ 《保定市卫生志》,新华出版社1992年版。

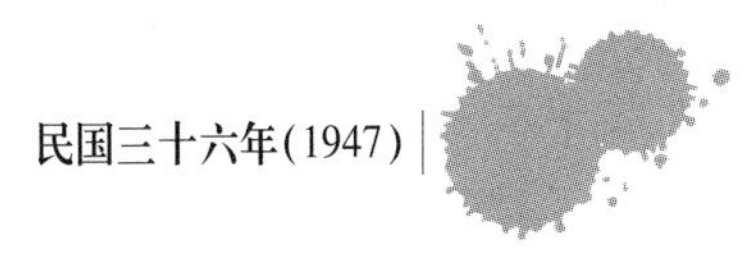

治鼠疫办法①。

山西省

安泽县　春,伤寒蔓延,北乡尤重。3月30日(闰二月初八日)五区(罗云)区公所向县政府汇报:全区15日前病亡180多人,仅安上一村即死83人②。今《沁源县志》载:2月,安泽县疟疾、伤寒流行,柏木乡一带死亡8人③。

稷山县　春,伤寒流行。全村(太阳村)63人患伤寒,7人死亡④。

岢岚县　(秋)8月,霍乱流行,县城七八天内有600多人发病⑤。

岚　县　伤寒流行,死亡甚多⑥。

灵石县　天花大流行,幼童死亡甚多⑦。

清源县、徐沟县(今合为清徐县)　天花流行。清源县死100多人,仅温南社村一条街内居住的40户人家,就死亡21人。徐沟县的史家社、东楚王、庄子村、武家庄、董家营等村多数小儿患病⑧。

闻喜县　春,伤寒流行。白石乡石峡村因伤寒死亡38人,占全村总人数的一半⑨。

隰　县　秋,伤寒、霍乱合并流行。今《隰县志》载:8月,县境及附近蒲县、大宁二县流行瘟疫,患者头痛、腹痛,全身发烧、吐黄水、下泻,一两天或四五天便死亡。两天时间,黄蒿岭、史家塌即死亡31人。南岭患者20余人,其中一家11口即死去10人⑩。

大宁县　春,麻疹流行。道教村感染麻疹的14名小儿全部死亡⑪。

孝义县(今孝义市)　天花大流行⑫。伤寒与霍乱混合疫流行,发病2790例;白喉发病11例;天花发病13例⑬。

---

① 《承德市志》,新华出版社2009年版。
② 《安泽县志》,山西人民出版社1997年版。
③ 《沁源县志》,海潮出版社1996年版,第439页。
④ 《稷山县志》,新华出版社1994年版。
⑤ 《忻州地区志》,山西古籍出版社1999年版。
⑥ 《岚县志》,中国科学技术出版社1991年版。
⑦ 《灵石县志》,中国社会出版社1992年版。
⑧ 《清徐县志》,山西古籍出版社1999年版。
⑨ 《闻喜县志》,中国地图出版社1993年版。
⑩ 《隰县志》,方志出版社2007年版。
⑪ 《大宁县志》,海潮出版社1990年版。
⑫ 《吕梁地区志》,新华出版社1989年版。
⑬ 《孝义县志》,海潮出版社1992年版。

阳曲县(今太原市)　冬,天花、伤寒、斑疹伤寒流行①。

交城县　天花大流行,死亡人数1000人以上。如山头村200余人中,竟有10名小儿死于天花②。又,伤寒流行,死伤无算,有一家5口不到两旬死绝者③。

应　县　回归热流行,举家卧床者不少④。

平遥县　天花、脑膜炎流行。

榆次县(今晋中市榆次区)、太谷县、祁　县　天花流行⑤。

陕西省

长安县(今西安市)　黑热病流行。民间称"大肚子病"的黑热病也在未央区流行,一经患病,几乎无治⑥。是年,报告黑热病1299例,白喉182例,脑膜炎37例,伤寒36例,猩红热34例,天花9例⑦。

榆林县(今榆林市榆阳区)　秋,伤寒、疟疾流行。春夏连旱,加上战争频繁,造成严重灾荒,镇川一带出水病和疟疾病流行⑧。

延川县　夏,大疫。今《延川县志》载:国民党军胡宗南部进犯边区,残害百姓,抢杀牛羊,被杀牲畜的皮、骨、肚、肠到处可见,致使夏季伤寒、霍乱、痢疾、斑疹、回归热、天花、流感、克山病等病疫到处蔓延,波及20余县。本县永平区死亡818人,仅冯家坪村死亡小孩72个⑨。

绥德县　夏,大疫。据载:夏,沙家店战役后,国民党士兵的尸体腐烂,造成瘟疫。吉镇出去抬担架的人带回瘟疫,在村里传播开来,死人不少⑩。疫病大流行,虽经边区、分区、驻军及地方所有医务人员巡回抢救,仍死2435人⑪。

延长县　(春夏)4—6月,天花、回归热、斑疹伤寒大流行,延及次年春,染者5129人,死亡1229人,占全县总人数的3.5%。疫情蔓延的原因是:国民党军胡宗南部队乱杀牛猪狗,破肠烂肚遍地皆是,战场上的尸体掩埋不及时;灾荒战乱,群众缺吃少

① 《太原卫生志》,2001年。《太原市志》,三晋出版社2011年版。

② 《古交志》,山西人民出版社1996年版。

③ 《交城县志》,山西古籍出版社1994年版。

④ 《应县志》,山西人民出版社1992年版。

⑤ 《晋中市志》,中华书局2010年版。

⑥ 《未央区志》,陕西人民出版社2004年版。《莲湖区志》,三秦出版社2001年版。

⑦ 《西安市卫生志》,西安出版社1994年版。

⑧ 《镇川志》,2000年。

⑨ 《延川县志》,陕西人民出版社1999年版。

⑩ 《吉镇村志》,2006年。

⑪ 《绥德县志》,三秦出版社2003年版。

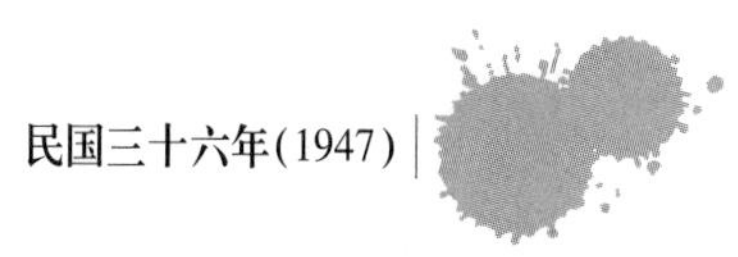

喝,营养不良,抵抗力弱[①]。

清涧县　春,麻疹流行。4—6 月,县城和周围农村麻疹流行极盛,死小儿 1000 余[②]。

安康县　夏秋,安康城内痢疾大流行。五里镇猩红热流行[③]。

平利县　恶性疟疾流行。今《安康市卫生防疫志》载:瘴疠漫淫[④]。

山东省

山东省　冬,天花大流行。1947—1948 年,沂源、沂水、蒙阴、莒县、沂南、兰陵等地天花流行。沂水县黄山一带村庄发病率 50%。莒沂县(今沂水、莒县)丰山区有 7—8 个村庄天花发病率 80%。沂源县有 4 个区流行天花,仅薛家马庄 1 个村发病 351 人,医疗队前往治天花时,就诊人数在千人以上。沂南县长山区张峪子村死于天花 15 人,张庄区死亡 30 人,依文北李村死亡 17 人。此外,苍山县、赵镈县(今大部属苍山县)、麓水县(即滕县)、莒南县、莒北县(今分属诸城市、五莲县)也都有天花流行[⑤]。春,胶东各地流行天花、麻疹、伤寒、猩红热等各种传染病。鲁中的沂中、沂源、蒙阴、临朐等县传染病发病 12 万多人[⑥]。

济南市　(春)3 月上旬,麻疹等传染病流行[⑦]。

阳信县　(夏)5 月,麻疹流行[⑧]。

高苑县(今属高青县)　夏秋,疟疾盛行[⑨]。

博兴县　夏秋,阴雨连绵,雨涝成灾,疟疾大流行,死亡甚众[⑩]。

章邱县(今章丘市)　霍乱流行,张家林死亡 30 余人,和庄(薄庄)死亡 70 余人[⑪]。

济宁县(今济宁市)　疟疾大流行,百姓深受其苦[⑫]。

---

① 《延长县志》,陕西人民出版社 1991 年版。

② 《清涧县志》,陕西人民出版社 2001 年版。

③ 《安康市卫生防疫志》,2006 年。

④ 《安康市卫生防疫志》,2006 年。

⑤ 《山东省卫生志》,山东人民出版社 1992 年版。

⑥ 《山东省卫生志》,山东人民出版社 1992 年版。

⑦ 《山东省卫生志》,山东人民出版社 1992 年版。

⑧ 《惠民地区卫生志》,天津科学技术出版社 1992 年版。

⑨ 《高青县卫生志》,2009 年。

⑩ 《博兴县志》,齐鲁书社 1993 年版。

⑪ 《章丘县志》,济南出版社 1992 年版。

⑫ 《济宁市市中区卫生志》,山东科学技术出版社 1994 年版。

郓城县　黑热病流行,大肚痞全县各村可见[①]。

成武县　伤寒流行,城东北中屯村300余人,发病32人[②]。

单　县　霍乱流行,全县发病37万余人,占人口总数的70%,死亡万余人[③]。

金乡县　黑热病流行,发病率23%,病死率90%以上[④]。

滕　县(今滕州市)　疟疾大流行,陶阳寺村近1000人患病,仅2人幸免[⑤]。

宁阳县　麻疹大流行,80%的儿童患病,死亡率达10%以上[⑥]。

曲阜县(今曲阜市)　天花流行,曲阜县吴村一带发病3000余人,死亡600余人;颜村、左家庄、王庄、鲁源、张庄等5个村893名儿童患天花,发病3000余人,死亡600余人;土门、陵城两村发病442人,死亡125人[⑦]。伤寒流行,城西大庄死20余人,白石桥村95人患病,死亡14人。麻疹流行,大峪村死亡小儿20人[⑧]。

郯城县　霍乱流行,凌高册村死于霍乱39人[⑨]。

莒南县　春正月,天花、麻疹流行。沃土村麻疹流行,死37人。黑龙坡村天花流行,死16人[⑩]。碁山镇的天花病死率达39%,洛河镇的天花病死率达38%[⑪]。

沂水县　疟疾流行,患者什五。黑热病流行[⑫]。

沂源县　(春)2月,伤寒病流行,死亡惨重,仅杨家庄(今梭背岭乡)一个村就死亡20多人。(秋)10月,黑热病流行,山东省人民政府组织医疗队来沂源县救治,仅在安平、大泉两个区即救治127人。疟疾大流行,东里一带(按:时属沂水县,1952年划归沂源县)有的村患病者占50%[⑬]。

荣成县(今荣成市)　回归热大流行,发病1261例。当时正是国民党重点进攻胶东之际,一切为了支援前线,后方防治无暇顾及。1948年继续流行,使发病数量猛

① 《郓城县志》,齐鲁书社1992年版。

② 《成武县志》,齐鲁书社1992年版。

③ 《单县志》,山东人民出版社1996年版。

④ 《济宁市卫生志》,山东科学技术出版社1992年版。

⑤ 《济宁市卫生志》,山东科学技术出版社1992年版。

⑥ 《泰安五千年大事记》,山东省地图出版社2001年版。

⑦ 《济宁市志》,中华书局2002年版,第1539页。《济宁市卫生志》,山东科学技术出版社1992年版。

⑧ 《曲阜县志》,1985年。《曲阜市志》,齐鲁书社1993年版。

⑨ 《郯城县志》,深圳特区出版社2001年版。

⑩ 《莒南县志》,齐鲁书社1998年版。

⑪ 《碁山镇志》,山东省地图出版社2003年版。《洛河镇志》,山东省地图出版社2005年版。

⑫ 《临沂地区志》,中华书局2001年版。

⑬ 《沂源县卫生志》,1991年。

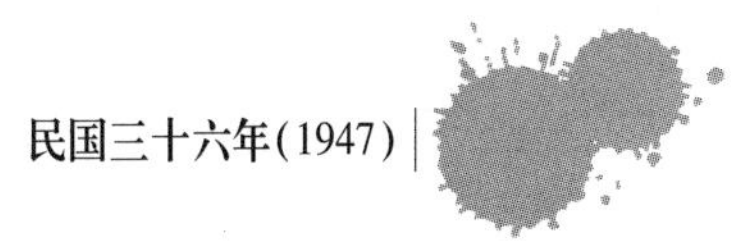

增①。

胶　县(今胶州市)　黑热病流行。今《胶州市卫生志》载:1947年至1948年间(民国三十六年、三十七年),赵家庄(现属冷家村乡)当时不足40户,患黑热病者27人,死亡10人②。

青岛市　疫。是年报告黑热病233例,菌痢1152例,疟疾2183例,回归热63例③。

高密县(今高密市)、五莲县　疟疾流行④。

日照县(今日照市)　冬,回归热流行,延及次年春,石臼所丝山、两城一带发病近万人⑤。

烟台市　春,大兵,杀戮甚惨,疫病接踵。胶东全区病人达30万之多⑥。

河南省

林　县(今林州市)　秋冬,白喉流行⑦。

新乡县　霍乱流行⑧。全县发生霍乱、伤寒、痢疾、脑膜炎、白喉等2127例,死亡33人⑨。

修武县　春,脑膜炎流行。今《修武县志》载:4月,岸上、金岭坡一带发生疾病。县人民政府组织了有20名医生参加的医疗队,历时40天,治愈病人600余名⑩。按:原文未提到具体疾病,参照周边县份和发病时间,当为脑膜炎。

获嘉县　春,脑膜炎流行。3月23日(闰二月初一日)报道:入春以来,时令不正,豫东之民权,豫南之泌阳,豫北之获嘉及郑州等地,均有脑膜炎发现,其中以获嘉县为较烈。据报,该县自2月24日至3月5日,共发现儿童患者14人,已有11人死亡⑪。今《获嘉县卫生志》载:春,县南部发生脑膜炎,冯庄较严重,死亡20余人⑫。

① 《荣成市志》,齐鲁书社1999年版。
② 《胶州市卫生志》,1990年。
③ 《青岛市卫生志》,青岛海洋大学出版社1993年版。
④ 《潍坊市卫生志》,1989年。
⑤ 《山东省卫生志》,山东人民出版社1992年版。
⑥ 《烟台卫生志》,1987年。
⑦ 《林州市卫生志》,香港天马图书有限公司2000年版。
⑧ 李开兴《解放战争时期第二野战军的卫生工作》,《中华医史杂志》1989年第19卷第1期。
⑨ 《新乡县志》,生活·读书·新知三联书店1991年版。
⑩ 《修武县志》,河南人民出版社1986年版。
⑪ "入春气候失常各地疫疠流行",《申报》1947年3月23日,第2版。
⑫ 《获嘉县卫生志》,1986年。

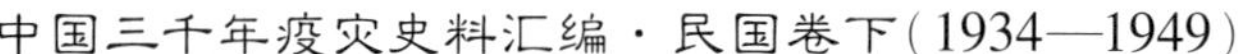

民权县　春,脑膜炎流行①。

泌阳县　春,脑膜炎流行②。

封邱县(今封丘县)　黑热病流行,仅荆隆宫、老鸦张、顺河街、于店、蒋楼、裴楼、大张庄、大李湾8个村发病即达251人,死亡47人,病死率18.72%。黄陵公社51个村,发病率90.8%,其中刘店村72户,患病55人,死亡3人,发病率占全村人口的15.1%③。全县麻疹大流行,15岁以下发病率83%,病死率21%④。

兰封县(今属兰考县)　(夏)霍乱流行⑤。

考城县(今属兰考县)　(夏)霍乱流行。天花、回归热流行。发生天花103例,回归热215例,斑疹伤寒11例,死亡1例⑥。

开封县(今开封市祥符区)　黑热病流行,城外1200个村庄,有255村发病⑦。

郑　县(今大部属郑州市)　春,脑膜炎流行⑧。(夏)霍乱大流行,死亡多人⑨。

夏邑县　白喉、麻疹流行。今《夏邑县志》载:太平一带白喉流行,112个自然村中,患白喉死亡的500余人。县西部麻疹大流行,15岁以下儿童70%以上发病,病死率3%左右⑩。

柘城县　麻疹大流行,波及全县每个村户,医生家门庭若市,各处乱坟岗病死者举目可见⑪。

淮阳县　刘振屯附近天花流行⑫。

南召县　脑膜炎大流行⑬。

唐河县　疟疾流行,湖阳镇患者什七,有缠绵数月之久者⑭。

信阳县(今信阳市平桥区)　脑膜炎流行,发病35人⑮。

---

① "入春气候失常各地疫疠流行",《申报》1947年3月23日,第2版。

② "入春气候失常各地疫疠流行",《申报》1947年3月23日,第2版。

③ 《封丘县志》,中州古籍出版社1994年版。

④ 《封邱县卫生志》,1986年。

⑤ 《兰考县志》,中州古籍出版社1999年版。

⑥ 《兰考县志》,中州古籍出版社1999年版。

⑦ 《开封市卫生志》,河南人民出版社1990年版。

⑧ "入春气候失常各地疫疠流行",《申报》1947年3月23日,第2版。

⑨ 《金水卫生志》,1986年。

⑩ 《夏邑县志》,河南人民出版社1989年版。

⑪ 《柘城县卫生志》,1985年。

⑫ 《淮阳县志》,河南人民出版社1991年版。

⑬ 《南阳地区卫生志》,1986年。

⑭ 《湖阳镇志》,1989年。

⑮ 《信阳县卫生志》,1985年。

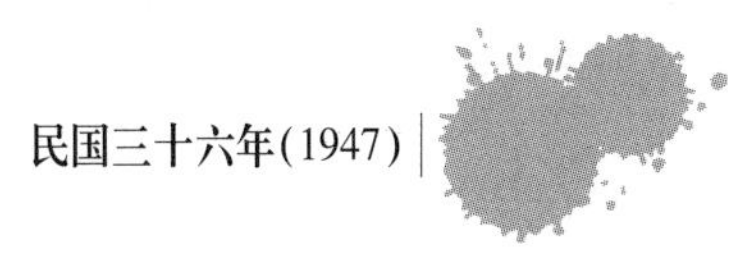

宁夏回族自治区

紫湖设治局　斑疹伤寒流行,阿拉善地区死亡近100人①。

化平县(今属泾源县)　痢疾流行。园子乡丁家村流行肠道传染病,患病40余人,死亡10人,死绝1户②。

隆德县　天花、白喉、赤痢大行,死者2000人,占全县人口的2.9%③。

固原县　春,白喉流行。今《甘肃省医药卫生简志》载:3月1日(二月初九日),景泰、固原、民乐发生白喉④。

甘肃省

皋兰县(今兰州市城区)　春,天花、麻疹麻疹流行⑤。

合水县　冬,斑疹伤寒流行,病死甚多⑥。

华池县　天花流行,白马区死亡244人⑦,全县死亡413人⑧。元城乡得过传染病的户数占90%,人口占80%以上,因病死亡69人,占总人口的4%⑨。

庆阳县(今庆城县)　春,猩红热流行⑩。

景泰县　春二月,白喉流行⑪。春三月,麻疹、猩红热流行⑫。

民乐县　春二月,白喉流行⑬。

靖远县　春二月,麻疹、猩红热流行,一个月内病死小孩200余人⑭。

靖远县、康　县　春三月,麻疹流行,检查出198名患者⑮。

岷　县　(冬)12月,白龙镇猩红热流行⑯。

---

① 《阿拉善左旗志》,内蒙古教育出版社2000年版。
② 《泾源县志》,宁夏人民出版社1995年版。
③ 《隆德县志》,宁夏人民出版社1998年版。
④ 《甘肃省医药卫生简志》,1987年。
⑤ 《甘肃省医药卫生简志》,1987年。
⑥ 《合水县志》,甘肃文化出版社2007年版。
⑦ 《华池县志》,甘肃人民出版社1984年版。
⑧ 《庆阳地区卫生志》,1998年。
⑨ 《庆阳地区志》,兰州大学出版社1998年版。
⑩ 《甘肃省医药卫生简志》,1987年。
⑪ 《甘肃省医药卫生简志》,1987年。
⑫ 《甘肃省医药卫生简志》,1987年。
⑬ 《甘肃省医药卫生简志》,1987年。
⑭ 《甘肃省医药卫生简志》,1987年。
⑮ 《甘肃省医药卫生简志》,1987年。
⑯ 《甘肃省医药卫生简志》,1987年。

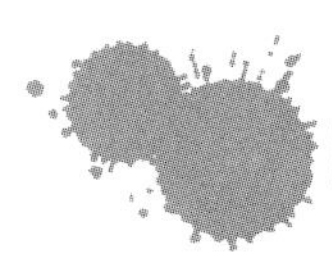

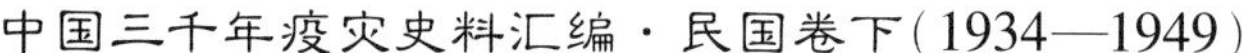

文　县　(夏)5月,伤寒、回归热、天花流行①。

西固县(今宕昌县)　夏,伤寒、回归热、天花流行。今《宕昌县志》载:5月,官亭一带瘟疫流行,死者千余②。

武山县　霍乱流行,洛门镇传染90人,死亡30人③。

夏河县　春,天花流行,桑科以西牧区尤甚④。

玉门县(今玉门市)　伤寒、白喉流行,死亡甚多⑤。

正宁县　伤寒、赤痢、回归热流行⑥。

青海省

湟中县(今西宁市)　脑膜炎流行⑦。

都兰县(今天峻县)　鼠疫流行。生格地区阿日沟部落发生1号病(即鼠疫)1起,死亡6人⑧。

贵德县(今贵南县)　春,伤寒流行。今《贵德县志》载:春,河阴、南乡、王屯、刘屯一带伤寒流行⑨。秋,鼠疫流行。今《贵南县志》载:8—9月间,达仓部落6人因接触旱獭,发生鼠疫,全部死亡⑩。

同仁县(含今泽库县)　伤寒流行⑪。

新疆维吾尔自治区

奇台县　疫。天花、白喉、麻疹、伤寒、百日咳、腮腺炎、猩红热、痢疾、脑膜炎等传染病未能完全控制⑫。

托克逊县　天花流行,仅三区四乡2个村即死30余人⑬。

泽普县　天花蔓延⑭。

---

① 《甘肃省医药卫生简志》,1987年。
② 《宕昌县志》,甘肃文化出版社1995年版。
③ 《武山县志》,陕西人民出版社2002年版。
④ 《甘南藏族自治州卫生志》,1990年。
⑤ 《玉门市志》,新华出版社1991年版。
⑥ 《正宁县志》,甘肃文化出版社2010年版。
⑦ 《平安县志》,陕西人民出版社1996年版。
⑧ 《天峻县志》,甘肃文化出版社1995年版。
⑨ 《贵德县志》,陕西人民出版社1995年版。
⑩ 《贵南县志》,三秦出版社1996年版。
⑪ 《黄南州志》,甘肃人民出版社1999年版。
⑫ 《奇台县志》,新疆生产建设兵团出版社2009年版。
⑬ 《托克逊县志》,新疆人民出版社2005年版。
⑭ 《泽普县志》,新疆大学出版社1992年版。

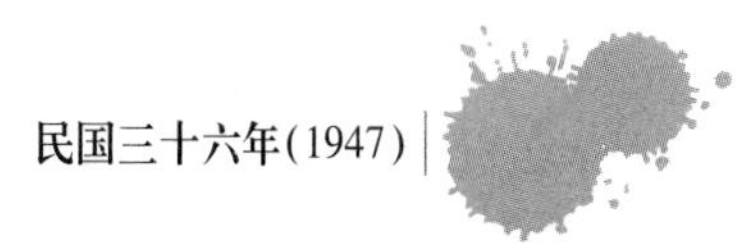

沙雅县　春正月,天花流行。今《沙雅县志》载:2 月,沙雅镇区及镇北乡村儿童流行天花,库车县卫生院奉迪化命令,来沙雅给儿童种牛痘①。

安徽省

皖北地区　秋,黑热病流行。9 月 8 日(七月廿四日)报道:皖北各地流行一种黑热病,传染极其迅速,蔓延既广,死亡日多。据悉此种疫疠性之恶症,最初在苏北淮阴发现,不久传染至济南、开封、西安等都市。皖北在灾祲之后,人民生计维艰,大都营养不足,此黑热病乃乘虚而入,泗、宿一带,尤为猖獗②。

萧　县　夏秋,霍乱流行。国民党政府组织预防注射 5000 多人③。秋,伤寒及痢疾流行。8 月 10 日(六月廿四日)报道:灾区晴雨无定,乍寒乍热。邳、萧等县各乡灾民已疾病丛生,患伤寒症及痢疾者,为数极众④。

铜陵县　春,天花流行。今《铜陵县志》载:春,县卫生院曾组织防疫队到城乡免费接种牛痘,民间医生也为城乡小儿有偿接种牛痘,但县境内仍时有疫病(天花)流行,死者无数⑤。

歙　县　春,天花、脑膜炎流行。秋,疟疾流行。仅沦坑村就有 40 余人死于天花,大谷运乡 300 余人死于脑膜炎,岩寺一带几乎每户都有人"打摆子",以致稻谷成熟无人收割⑥。

休宁县　(春)3 月,天花、脑膜炎流行,屯溪一带为甚⑦。

天长县(今天长市)　秋,霍乱流行,县城民众十死四五,街头巷陌,死者接踵而卧,无人掩埋,生者纷纷逃离,县城为空⑧。

颍上县　秋,疟疾流行。六十铺双墩村和谢桥王庄疟疾发病率平均在总人口的 60% 以上⑨。

四川省

西昌县(今西昌市)　(春)2 月,麻疹流行,每天病死儿童数十人⑩。

---

① 《沙雅县志》,新疆人民出版社 1995 年版。

② "黑热病蔓延皖北卫生当局亟应注意防治",《申报》1947 年 9 月 8 日,第 5 版。

③ 《萧县志》,中国人民大学出版社 1989 年版。

④ "苏北灾区水稍退,邳萧等县乡间时疫流行",《申报》1947 年 8 月 10 日,第 2 版。

⑤ 《铜陵县志》,黄山书社 1993 年版。

⑥ 《歙县志》,黄山书社 2010 年版。

⑦ 《休宁县大事记》,1995 年。

⑧ 《滁县地区志》,方志出版社 1998 年版。

⑨ 《颍上县志》,黄山书社 1995 年版。

⑩ 《西昌市志》,四川人民出版社 1996 年版。

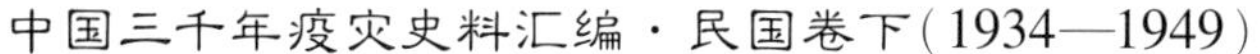

汉源县　春,天花流行,宜东姜家坪10余户人家死亡17人,马烈、安乐患者100余人,死亡60多人。秋,疟疾流行,富林卫生院门诊统计患者1765人,占门诊总人数的83.9%①。

越嶲县(今越西县)　春,麻疹大流行,仅白果乡曙加乃吉发病38例,死亡36人②。

冕宁县　春,天花流行。夏,霍乱流行。是年报告天花126例,霍乱103例,伤寒9例③。

绵阳县(含今绵阳市涪城区、游仙区)　(秋)9—10月,疟疾大流行,109个乡发病3万多人,死亡500余人④。

德阳县(今德阳市)　春,天花流行,死亡50余人。今《德阳县志》载:驻军中发生天花,换防时传入德阳⑤。

华阳县(今属双流县)　夏,霍乱流行。今《双流县志》载:7月,大水,疫病流行,秦皇寺一带霍乱流行,死327人⑥。

双流县　麻疹流行,柑梓乡死亡数百名儿童⑦。

江油县(今江油市)　春,天花流行,六合乡有一半农户染病,有的全家大人小孩未能幸免,轻者麻脸,重者死亡⑧。

青川县　春,天花、伤寒大流行,大院乡百姓土法治疗,收效甚微⑨。

平武县　春,天花流行,藏族聚居区白马路10余人死亡⑩。

理　县　春,天花流行,甘堡死亡30人⑪。

什邡县(今什邡市)　麻疹流行。今《什邡县志》载:麻疹流行,死亡儿童亦多,市场棺材紧缺,纸烛涨价,新坟遍布,满目凄凉⑫。

茂　县　黑热病流行。今《茂县卫生志》载:1945—1949年间,全县黑热病发病

---

① 《汉源县志》,四川科学技术出版社1994年版。
② 《越西县志》,四川辞书出版社1994年版。
③ 《冕宁县志》,四川人民出版社1994年版。
④ 何斌《我国疟疾流行简史》,《中华医史杂志》1998年第18卷第1期。
⑤ 《德阳县志》,四川人民出版社1994年版。
⑥ 《双流县志》,四川人民出版社1992年版。
⑦ 《双流县志》,四川人民出版社1992年版。
⑧ 《江油县志》,四川人民出版社2000年版。
⑨ 《青川县卫生志》,1988年。
⑩ 《平武县志》,四川科学技术出版社1997年版。
⑪ 《四川省理县卫生志》,1991年。
⑫ 《什邡县志》,四川大学出版社1988年版。

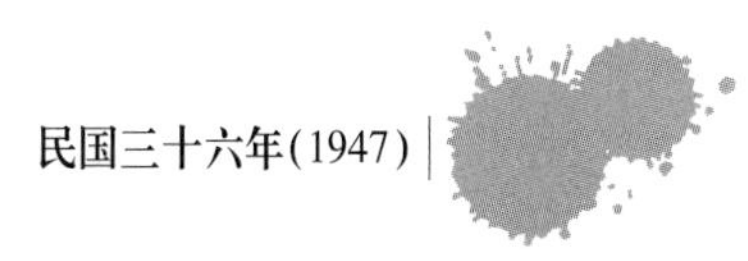

140 余人,死亡率达 52.8%[①]。

罗江县　麻疹流行,蔓延成灾。大井乡患儿达 320 余人,死亡 50 人[②]。

夹江县　痢疾流行,发病 408 人,死亡 2 人[③]。

峨眉县(今峨眉山市)　霍乱流行,燕岗乡和平村死亡 80 余人[④]。

威远县　疟疾、痢疾大流行。今《威远县志》载:1947—1948 年,芹香乡疟疾流行,发病 3028 例,死亡 14 人;荣胜、新场等乡痢疾流行,发病 2669 人,死亡 116 人[⑤]。

彭山县　秋,洪水泛滥,沿江一带霍乱流行[⑥]。

阆中县(今阆中市)　秋,霍乱流行,凤鸣、枣碧等乡为甚[⑦]。

邻水县　春,天花流行,发病 800 多人,死 70 多人[⑧]。

遂宁县(今遂宁市)　秋,疟疾流行[⑨]。

苍溪县　夏,天花、麻疹流行。今《苍溪县卫生志》载:5 月,城郊天花大流行。白合乡五里村麻疹大流行,72 户人家,死亡 41 人[⑩]。

富顺县　疟疾流行,有满门皆染者,卫生院收治 788 例,死亡 33 人[⑪]。疫病流行时,市政府责成卫生事务所开展夏令防疫宣传周,组织中学校师生到街头、茶社宣传传染病的危害及预防方法,张贴各种有关防疫标语,《川中晨报》《建国日报》发行《防疫特刊》[⑫]。

江安县　疫。全县患猩红热、痢疾、伤寒等病者 1014 人,死亡 15 人[⑬]。

纳溪县(今泸州市纳溪区)　春,白节乡麻疹流行。秋,江北乡霍乱流行,患病者 200 多人,死亡 60 余人,病死率达 30%[⑭]。

内江县(今内江市东兴区)　春,天花大流行,发病率 20% 左右[⑮]。

---

① 《茂县卫生志》,1994 年。
② 《德阳县志》,四川人民出版社 1994 年版。
③ 《乐山市志》,巴蜀书社 2001 年版。
④ 《乐山市志》,巴蜀书社 2001 年版。
⑤ 《内江地区卫生志》,四川辞书出版社 1995 年版。《威远县志》,巴蜀书社 1994 年版。
⑥ 《彭山县志》,巴蜀书社 1991 年版。
⑦ 《阆中县志》,四川人民出版社 1993 年版。
⑧ 《邻水县志》,四川科学技术出版社 1991 年版。
⑨ 《遂宁县志》,巴蜀书社 1993 年版。
⑩ 《苍溪县卫生志》,1988 年。
⑪ 《富顺县卫生志》,1988 年。
⑫ 《自贡市卫生志》,四川辞书出版社 1992 年版。
⑬ 《江安县志》,方志出版社 1998 年版。
⑭ 《纳溪县志》,四川科学技术出版社 1992 年版。《泸州市卫生志》,方志出版社 2005 年版。
⑮ 《内江县志》,巴蜀书社 1994 年版。

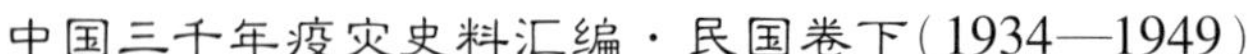

合江县　秋,霍乱流行,仅城关镇在高峰期就死亡300余人[①]。

井研县　伤寒、疟疾流行[②]。

叙永县　回归热流行[③]。"鸡窝寒"流行,全家死亡的达40余户[④]。

资中县　秋,霍乱、疟疾流行。今《资中县志》载:霍乱流行,交通沿线尤烈。疟疾流行,县卫生院记载疟疾发病228例[⑤]。

重庆市

巴　县(今巴南区)　霍乱流行,患者3174人,死亡47人。天花流行,患者89820人,死亡125人[⑥]。痢疾流行,发病536例[⑦]。

武隆县　疟疾流行,石桥乡蔡兴村二组20户中6家患此病绝户,有一家5口死4人者[⑧]。

万　县(今万州区)　疟疾大流行,武陵、新场一带尤甚,仅寨子村就发病526人,发病率达50.9%[⑨]。

彭水县　天花流行,大河、小河、羊头铺、迁乔等地为甚,日有几人丧命,幸存者满脸麻子[⑩]。

巫山县　(秋)9月,疟疾流行,起阳小学患病学生达1/3[⑪]。

南川县(今南川区)　麻疹流行,大有乡死亡1800余人。又,天花流行,元村乡祠堂坝有19户,户户患天花[⑫]。

梁山县(今梁平县)　痢疾流行,三区23个村患者366人,死亡52人[⑬]。

酉阳县　(夏)6月,时疫肆行[⑭]。

秀山县　天花流行,不少人麻面或死亡[⑮]。

---

① 《泸州市卫生志》,方志出版社2005年版。
② 《井研县志》,四川人民出版社1990年版。
③ 《叙永县志》,方志出版社1998年版。
④ 《泸州市卫生志》,方志出版社2005年版。
⑤ 《资中县志》,巴蜀书社1997年版。
⑥ 《巴县志》,重庆出版社1994年版。
⑦ 《重庆市市中区志》,重庆出版社1997年版。
⑧ 《武隆县卫生志》,1986年。
⑨ 《万县志》,四川辞书出版社1995年版。
⑩ 《彭水县志》,四川人民出版社1998年版。
⑪ 《巫山县志》,四川人民出版社1991年版。
⑫ 《南川县志》,四川人民出版社1991年版。
⑬ 《梁平县志》,方志出版社1995年版。
⑭ 《酉阳县志》,重庆出版社2002年版。
⑮ 《秀山县志》,中华书局2001年版。

忠　县　霍乱流行,洋渡乡杉木村患者 70 余人,死亡 30 人[①]。

铜梁县　春,天花流行,死亡甚多[②]。

江北县(今渝北区)　霍乱、疟疾、赤痢、天花、猩红热、斑疹伤寒、结核病流行,死亡甚多[③]。

云南省

禄丰县　伤寒流行,死亡 233 人[④]。

沾益县　伤寒流行,泽济乡(今播乐乡)第九保新村从农历正月至十月流行,全村病死 39 人[⑤]。

巧家县　疟疾流行,发病 711 例[⑥]。

寻甸县　伤寒流行,九龙乡戈卓龙 25 户死亡 20 余人[⑦]。

昭通县(今昭通市)　(秋)8 月,霍乱流行,报告发病 302 例[⑧]。

石屏县　疟疾流行,患者 3400 余人[⑨]。

开远县(今开远市)　秋,恶疟流行,狮云乡患者 100 余人[⑩]。

思茅县(今普洱市)　(春)3 月,天花流行,整碗死绝 16 户,死亡 26 人[⑪]。

大理县(今大理市)　秋,鼠疫流行,下关发现鼠疫 13 例,死 2 人[⑫]。

保山县(今保山市)　(秋)9 月,鼠疫流行[⑬],全年共发病 283 例,死亡 112 例[⑭]。9 月 14 日(七月三十日)报道:滇西保山鼠疫日趋蔓延,发生区域已由保山蔓延至腾冲,疫情较去岁严重[⑮]。9 月 16 日(八月初二日)报道:滇西保山城内,鼠疫蔓延,疫区

① 《忠县志》,四川辞书出版社 1994 年版。

② 《铜梁县志》,重庆大学出版社 1991 年版。

③ 《江北县志》,重庆出版社 1996 年版。

④ 《禄丰县志》,云南人民出版社 1997 年版。

⑤ 《沾益县志》,云南人民出版社 2003 年版。

⑥ 《巧家县志》,云南人民出版社 1997 年版。

⑦ 《寻甸回族彝族自治县志》,云南人民出版社 1999 年版。

⑧ 《昭通市志》,云南人民出版社 2000 年版。

⑨ 《石屏县志》,云南人民出版社 1990 年版。

⑩ 《开远市志》,云南人民出版社 1996 年版。

⑪ 《思茅县志》,生活·读书·新知三联书店 1993 年版。

⑫ 《大理市志》,中华书局 1998 年版。

⑬ 《蒲缥镇志》,香港天马图书有限公司 2001 年版。《汉庄镇志》,香港天马图书有限公司 2001 年版。《保山市卫生志》,云南大学出版社 1993 年版。

⑭ 《保山市卫生防疫志》,德宏民族出版社 1992 年版。

⑮ "滇西鼠疫在蔓延中",《申报》1947 年 9 月 14 日,第 5 版。

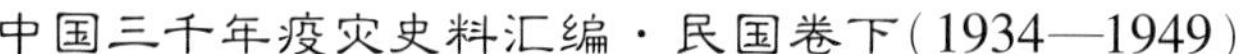

日益扩大,患者 88 人,死者竟达 83 人①。9 月 23 日(八月初九日)报道:保山鼠疫盛行。该县自发现鼠疫以来,统计患者 106 人,死者 66 人②。

腾冲县　(夏)7 月,天花流行,新华龙井山全村 82 户 410 人,患病 150 人,死 21 人。(秋)9 月,鼠疫流行。又,恶性疟疾流行,龙江上游两岸尤甚③。

峨山县　疟疾流行,发病 328 人④。

个旧县(今个旧市)　痢疾流行,阿勐控 100 余户,病死 120 余人⑤。

西畴县　伤寒流行,磨合乡烂桥村 18 户 70 余人,发病 50 人,病死 7 人⑥。

威信县　痢疾、恶性疟疾大流行⑦。

弥渡县　天花流行⑧。

贡山设治局(今贡山县)　霍乱流行,独龙江一带尤甚,死亡 100 人⑨。

兰坪县　霍乱流行。所辖营盘镇澜沧江沿线瘟疫流行甚烈,死者不计其数,有全家死绝者⑩。

禄劝县　(秋)10 月,恶性疟疾流行,林泉(今九龙民权)死 30 余人⑪。(冬)12 月,伤寒流行。上旬发病 17 例,死亡 7 例;中旬发病 35 例,死亡 3 例⑫,共发病 55 例,死亡 10 例⑬。

贵州省

毕节县(今毕节市)　(夏)6 月,斑疹伤寒流行,病情严重的村寨患病率高达 90%,甚至全家病死⑭。

赤水县(今赤水市)　(自春徂秋)1—10 月,斑疹伤寒、回归热流行⑮。

---

① “滇西鼠疫扩大死者达八十三人”,《申报》1947 年 9 月 16 日,第 5 版。
② “滇保山防疫”,《中央日报》1947 年 9 月 23 日,第 4 版。
③ 《腾冲县卫生志》,1987 年。《腾冲县志》,中华书局 1995 年版。
④ 《峨山彝族自治县卫生志》,1993 年。
⑤ 《元阳县卫生志》,云南民族出版社 1993 年版。
⑥ 《西畴县卫生志》,1999 年。
⑦ 《威信县志》,云南人民出版社 1999 年版。
⑧ 《弥渡县卫生志》,云南民族出版社 2007 年版。
⑨ 《怒江傈僳族自治州卫生志》,云南民族出版社 1997 年版。
⑩ 《云南省兰坪白族普米族自治县营盘镇志》,2007 年。
⑪ 《禄劝彝族苗族自治县志》,云南人民出版社,1995 年。
⑫ 《禄劝彝族苗族自治县卫生志》,德宏民族出版社 2002 年版。
⑬ 《禄劝彝族苗族自治县志》,云南人民出版社 1995 年版。
⑭ 《毕节县志》,贵州人民出版社 1996 年版。
⑮ 《赤水县志》,贵州人民出版社 1990 年版。

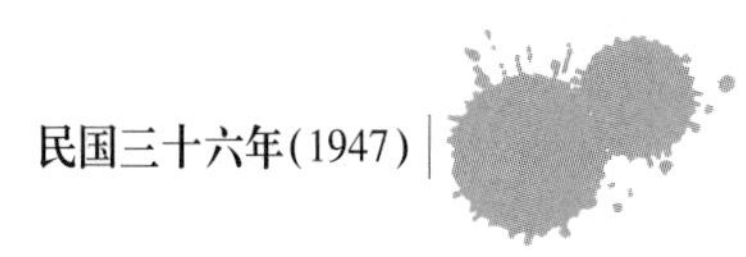

贵筑县(今贵阳市)　春疫①。

黄平县　天花流行,旧州镇死者甚多,仅红梅乡洋码头村死亡50多人②。

普定县　斑疹伤寒流行,城内后大街病死100余人,多户死绝③。

三都县　(春)4月,天花流行,丰乐乡冲口、江叶等村死亡数十人④。

思南县　夏,霍乱流行,死亡甚众,县城为最,多达千余⑤。

台江县　疟疾流行,孝弟乡岩板寨全寨52户,死亡38人⑥。

威宁县　回归热流行,死亡惨重⑦。

婺川县(今务川县)　麻疹流行,黄都患儿260人,死亡35人⑧。

从江县　夏疫⑨。

余庆县　霍乱流行,龙溪街上患者200余人,死亡100余人⑩。

湖北省

汉口市　春,脑膜炎流行。3月23日(闰二月初一日)报道:此间最近气候失常,市面已发现脑膜炎、白喉症及天花。汉市传染病院截至22日,共收传染病人11人,计脑膜炎患者9名,白喉及天花患者各1人⑪。

随　县(今随州市)　冬,天花流行。省府按人口比例分配随县痘苗一批,分配省立随县医院盐水、盐水葡萄糖混合液10箱⑫。

应山县(今广水市)　冬,天花流行,广水镇死亡100余人⑬。

浠水县　春,全县脑膜炎流行⑭。

黄陂县(今武汉市黄陂区)　天花、霍乱流行甚烈⑮。

---

① 《力报》1947年4月16日,第1版。

② 《黄平县志》,贵州人民出版社1993年版。

③ 《普定县志》,贵州人民出版社1999年版。

④ 《三都水族自治县志》,贵州人民出版社1992年版。

⑤ 《思南县志》,贵州人民出版社1992年版。

⑥ 《台江县志》,贵州人民出版社1994年版。

⑦ 《威宁彝族回族苗族自治县志》,贵州人民出版社1994年版。

⑧ 《务川仡佬族苗族自治县志》,贵州人民出版社2001年版。

⑨ 《贵州日报》1947年7月17日,第3版。

⑩ 《余庆县志》,贵州人民出版社1992年版。

⑪ "入春气候失常各地疫疠流行",《申报》1947年3月23日,第2版。

⑫ 《随州志》,中国城市经济社会出版社1988年版。

⑬ 《应山县志》,湖北科学技术出版社1990年版。

⑭ 《浠水县志》,中国文史出版社1992年版。

⑮ 《黄陂县志》,武汉出版社1992年版。

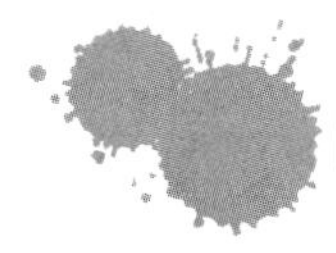

安陆县(今安陆市)　(春)4月,伤寒流行,子文、碧霞2个乡死亡23人①。

蒲圻县(今赤壁市)　脑膜炎流行,羊楼洞一二日内死亡8人②。

咸宁县(今属咸宁市)　赤痢、疟疾流行。是年报告,发现赤痢115例,白喉4例,脑膜炎2例,伤寒17例,疟疾923例③。

均　县(今丹江口市)　(春)4月,疟疾、痢疾、脑膜炎、伤寒等传染病流行,患者397人,死亡38人④。

天门县(今天门市)　天花流行,陶溪潭死105人⑤。

宣恩县　天花、伤寒流行,仅城关乡就发病117例,死亡27人⑥。

松滋县(今松滋市)　天花、麻疹、伤寒、痢疾流行,死者上千⑦。

枝江县(今枝江市)　天花流行,董市、刘巷、冯口等地为甚,死亡数百人。(春)3月,脑膜炎流行⑧。

宜都县(今宜都市)　天花大流行,死数百人⑨。

远安县　天花流行⑩。

保康县　秋,伤寒、疟疾流行。9月11日(七月廿七日)盘龙乡报称:本乡瘟疫流行,十室九病,死亡甚巨,病种系伤寒、疟疾等⑪。

湖南省

长沙县(今属长沙市)　春,脑膜炎流行。3月28日(闰二月初六日)报道:湘省脑膜炎流行,各地先后发现40余起,长市患者已有70余人⑫。又,天花、疟疾流行。今《长沙县志》载:是年,全县疟疾流行,患者6万人,死亡310人。天花流行,患者2753人,死亡365人,病死率12.93%⑬。

---

① 《安陆县志》,武汉出版社1993年版。

② 《蒲圻志》,海天出版社1995年版。

③ 《咸宁市志》,中国城市出版社1992年版。

④ 《丹江口市志》,新华出版社1993年版。

⑤ 《天门县志》,湖北人民出版社1989年版。

⑥ 《宣恩县志》,武汉工业大学出版社1995年版。

⑦ 《松滋县志》,1986年。

⑧ 《枝江县志》,中国城市经济社会出版社1990年版。

⑨ 《宜都县志》,湖北人民出版社1990年版。

⑩ 《远安县志》,中国城市经济社会出版社1990年版。

⑪ 陈静茂、姚景灿《民国时期保康瘟疫流行那十年》,《襄阳晚报》2015年6月4日。转引自彭鲁《湖北历史上最惨烈的一次瘟疫竟发生在这个地方》,《楚天快讯》2016年12月16日。

⑫ "湘省流行脑膜炎平穗采紧急防治措施",《申报》1947年3月28日,第2版。

⑬ 《长沙县志》,生活·读书·新知三联书店1995年版。

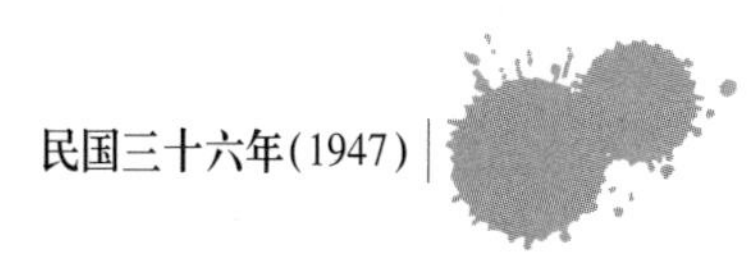

茶陵县　疟疾流行,仅毛家村(今属马江乡)有215人患疟疾,发病率高达88.5%①。

临澧县　入夏,疟病流行②。

浏阳县(今属浏阳市)　上东乡恶性痢疾猖獗③。

邵阳县(今属邵阳市)　县城天花流行④。

湘潭县(今属湘潭市)　春,天花流行。(秋)8月,霍乱流行,城内三义井为甚⑤。又,疟疾、痢疾流行。今《湘潭县卫生志》载:1—8月,县看守所犯人中发生斑疹伤寒9例;全县疟疾发病1627例,病死216例。全县痢疾流行。1947—1948年,惠景等5个医院统计,患天花者520例,病死175例;白喉散在性发病67例;伤寒及副伤寒发病66例;结核病发病1034例⑥。

宁乡县　天花流行,道林镇死小孩80余人⑦。

平江县　天花流行,钟洞、三墩、恩溪地区先后发生,石洞、苦竹湖一带尤甚。罗卜嘴屋场38人,7天内死亡19人;恩溪优良村36户人家,发病58例,死亡18人⑧。

湘阴县(含今湘阴县、汨罗市)　春,脑膜炎、天花流行。秋,霍乱流行。今《湘阴县志》载:荆浒乡(今属汨罗市)发生瘟疫,死1314人;新市乡第五保600人,病死142人,邻近村人不敢入境,稻谷成熟无人收割。是年,白马、临资2乡脑膜炎流行,患者30人,以后蔓延忠义、文家等乡,染病372人,死123人。同时,天花流行,患者10余人⑨。

辰溪县(含今中方县)　伤寒大流行,接龙乡(今属中方县)大洛坪村20户69人,死亡34人,有6户死光。石宝乡亦伤寒大流行⑩。

慈利县　伤寒流行。据《湖南省卫生工作大要》载:是年,慈利等54县共发伤寒2885例,发病率为11.02/10万⑪。

---

① 《茶陵县志》,中国文史出版社1993年版。
② 《临澧县灾害志》,中国社会出版社2009年版。
③ 《浏阳县志》,中国城市出版社1994年版。
④ 《邵阳市卫生志》,1998年。
⑤ 《湘潭市志》第九册(下),中国文史出版社1997年版。
⑥ 《湘潭县卫生志》,1991年。
⑦ 《宁乡县卫生志》,1991年。
⑧ 《平江县卫生志》,1990年。
⑨ 《湘阴县志》,生活·读书·新知三联书店1995年版。
⑩ 《怀化市卫生志》,1992年。
⑪ 《慈利县卫生志》,1989年。

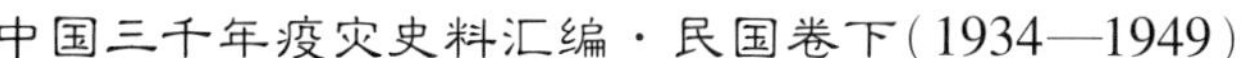

晃　县(今新晃侗族自治县)　全县疟疾流行,发病人数 834 人①。

靖　县(今靖州苗族侗族自治县)　疟疾大流行,为湖南省最严重疟疫县之一②。

泸溪县　霍乱流行。今《泸溪县志》载:1943—1947 年,连续五年霍乱流行,死亡数千人③。

石门县　春二月至夏五月,安溪一带发生"散胆症",病死 31 人④。

衡阳县(含今衡阳市、衡南县)　春,脑膜炎流行,栗江乡(今衡南)病死率在 40%左右⑤。夏,天花流行。6 月 6 日(四月十八日),驻市省参议员万驴赴省城称:衡阳灾情日趋严重,街头横卧垂毙饥民,触目皆是,端午节一天就饿死 17 人。天花流行,小孩死于非命者不可胜数⑥。秋,鼠疫流行。9 月 27 日(八月十三日)《申报》报道已有 2 人死于鼠疫⑦。又,痢疾、疟疾流行⑧。

衡山县　疟疾流行⑨。

常宁县(今常宁市)　疫。是年,传染病报告 2195 例⑩。

郴　县(今郴州市)　春,脑膜炎流行。秋,疟疾流行。今《郴州地区卫生志》载:1 月(十二月初十日至正月初十日),瘟疫(脑膜炎)流行,病死众多,人口锐减⑪。今《郴县志》载:1—9 月,全县门诊各种传染病 1381 例,其中疟疾 1213 例,占87.8%⑫。

临武县、汝城县　脑膜炎流行,死亡甚众⑬。

东安县　天花、麻疹流行。今《东安县志》载:全县天花发病 5000 多例,死亡 2500 例;麻疹发病 10400 例,死亡 3120 例⑭。

桂东县　疟疾大流行,发病率达 70.67%⑮。

桂阳县　天花大流行,城乡患者 7173 人,死者甚众。脑膜炎流行,死亡甚众。县

---

① 《新晃侗族自治县卫生志》,1989 年。
② 《靖州县志》,生活·读书·新知三联书店 1994 年版。
③ 《泸溪县志》,社会科学文献出版社 1993 年版。
④ 《石门县卫生志》,黄山书社 1993 年版。
⑤ 《衡阳市卫生志》,1995 年。
⑥ 《城北区志》,当代中国出版社 2000 年版。
⑦ "衡阳发现鼠疫",《申报》1947 年 9 月 27 日,第 5 版。
⑧ 《衡阳市卫生志》,1995 年。
⑨ 《衡阳市卫生志》,1995 年。
⑩ 《常宁县志》,社会科学文献出版社 1993 年版。
⑪ 《郴州地区卫生志》,1992 年。
⑫ 《郴县志》,中国社会出版社 1995 年版。
⑬ 《郴州地区卫生志》,1992 年。
⑭ 《东安县志》,湖南出版社 1995 年版。
⑮ 《桂东县志》,湖南人民出版社 1998 年版。

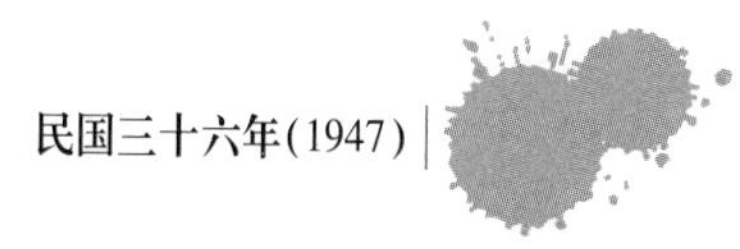

卫生院收治48例,病死率为18.75%①。

耒阳县(今耒阳市) 疟疾流行②,所辖普雅乡(今坛下、雅江)疟疾发病率达90%,仅瑶洞村就死70余人③。

零陵县(含今永州市双牌县) 疟疾流行,铁路、公路沿线尤剧,灾荒不亚上年④。双牌县岁续大饥,疟疾流行⑤。

酃 县(今炎陵县) 痢疾流行,平乐车坪村不到50户人家,12天内死亡20多人⑥。

祁阳县 春,脑膜炎流行,发病127例,死亡13例。又,天花、麻疹流行,龙泉头院子100多人,数十人出麻,死亡10多人。夏,霍乱流行,县城三吾镇及铁路沿线黎家坪、洪桥两镇为甚,湖南省卫生处谕令祁阳在两车站设检疫站,由卫生警察督查来往旅客,强行接种霍乱疫苗41600人。秋,疟、痢流行,死亡日以千计。全县报告疟疾23289人,痢疾18676人⑦。

永明县(今江永县) 疟疾流行。2月18日(正月廿八日),省灾荒急救会发放永明县治疟药2.1万片,明令免费施治,而县施治医生以奎宁4片索稻谷1担5斗,病民不堪其苦⑧。

永兴县 脑膜炎流行,死亡甚众⑨。1—9月,伤寒发病71例,病死率较高⑩。

资兴县(今资兴市) (自春徂秋)1—9月,疟疾流行,发病1956例⑪。脑膜炎流行,高码等地尤甚,死亡甚众⑫。

江西省

江西省 春,鼠疫、天花、白喉、猩红热流行。3月19日(二月廿七日)报道:南昌在黑死病恐怖中,现又发现天花、白喉及脑膜炎等流行病。万载、上高、瑞金、德安同

---

① 《桂阳县志》,中国文史出版社1994年版。《郴州地区卫生志》,1992年。

② 《衡阳市卫生志》,1995年。

③ 《耒阳市志》,中国社会出版社1993年版。

④ 《零陵县志》,中国社会出版社1992年版。

⑤ 《双牌县志》,方志出版社2008年版。

⑥ 《炎陵县卫生志》,1999年。

⑦ 《祁阳县卫生防疫志》,2006年。《祁阳县志》,社会科学文献出版社1993年版。

⑧ 《江永县志》,方志出版社1995年版。

⑨ 《郴州地区卫生志》,1992年。

⑩ 《永兴县志》,中国城市出版社1994年版。

⑪ 《资兴市志》,湖南人民出版社1999年版。

⑫ 《资兴市志》,湖南人民出版社1999年版。

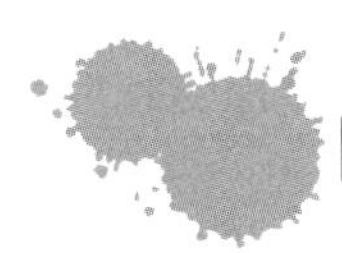

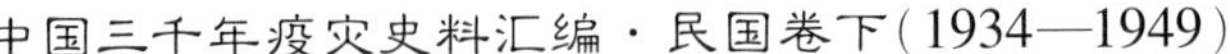

时发现类似病例,瑞、德二县蔓延更烈,日死数十人①。4月28日(三月初八日)报道:赣东南城、临川、金溪、黎川、南丰、广昌等6县,近来又发现鼠疫。又南昌为市区,鼠疫近来渐炽,然城北区今复有阳性菌发现②。8月7日(六月廿一日)报道:本年江西鼠疫蔓延已达10县。鼠疫假米运传播。赣东发生鼠疫之10县为光泽、广丰、广昌、临川、南城、上饶、黎川、南丰、金溪等,均为赣东产米区,故粮运必须加以严密管制③。

南昌县(今包括南昌市、南昌县) 春,鼠疫流行。《中央日报》3月18日(二月廿六日)报道:南昌市鼠疫,现已发现腺鼠疫与肺鼠疫两种,传染区域扩大,城南一角咸谈鼠色变,市郊十五华里罗家圩亦有发现,市防疫处正派员前往防治中④。4月1日(闰二月初十日)报道:于上月12日发现鼠疫病人2起⑤。4月14日(闰二月廿三日)报道:据东南鼠疫防治处讯,3月份东南各省鼠疫患者共27人,内赣省占26人,浙1人,以南昌最严重,患者17人,死2人,疫情迄未松懈⑥。《申报》3月19日(二月廿七日)报道:此间鼠疫逐向城西南一带蔓延,患者日渐增多,其中以肺鼠疫为最,市民鉴于此疫传染迅速,死亡率甚高,故多自动注射防疫针⑦。3月20日(二月廿八日)报道:发生鼠疫,人皆忧惶。19日疫情益见恶化,逐次由城西蔓延至城东,势成燎原。据云:其传播蔓延圈,陆地可延及湘粤,水途可经赣江流域而影响京沪等地,其趋势深为可惧⑧。3月22日(二月三十日)报道:鼠疫严重⑨。3月23日(闰二月初一日)报道:此间鼠疫患者续有发现,省立医院一周间收患者12人,死5人⑩。4月13日(闰二月廿二日)报道:此间已正式发现鼠疫菌,城中心区亦一经蔓延,人心惶惶,迁居者甚夥⑪。7月,南昌又发现鼠疫⑫。全市共发生鼠疫31人,死亡17人⑬。一说发生30人,死亡16人⑭。

---

① “南昌时疫蔓延针水不数应急”,《申报》1947年3月19日,第2版。

② “赣东六县发现鼠疫”,《中央日报》1947年4月28日,第4版。

③ “赣鼠疫蔓延十县,防治经费四亿五千万,卫生部拟定分配办法”,《中央日报》1947年8月7日,第4版。

④ “南昌鼠疫区扩及郊外”,《中央日报》1947年3月18日,第4版。

⑤ “扑灭南昌鼠疫,卫生署派员赴赣”,《中央日报》1947年4月1日,第4版。

⑥ “南昌鼠疫极严重,桂林脑膜炎猖獗”,《中央日报》1947年4月14日,第2版。

⑦ “南昌时疫蔓延针水不数应急”,《申报》1947年3月19日,第2版。

⑧ “南昌鼠疫恶化酿成燎原之势疫菌传播可能至京沪”,《申报》1947年3月20日,第2版。

⑨ “闽省脑膜炎猖獗”,《申报》1947年3月22日,第2版。

⑩ “入春气候失常各地疫疠流行”,《申报》1947年3月23日,第2版。

⑪ “南昌鼠疫猖獗蔓延城中心区”,《申报》1947年4月13日,第1版。

⑫ 《贵溪县志》,中国科学技术出版社1996年版。

⑬ 《南昌简志》,方志出版社2004年版。

⑭ 《南昌县卫生志》,1988年。

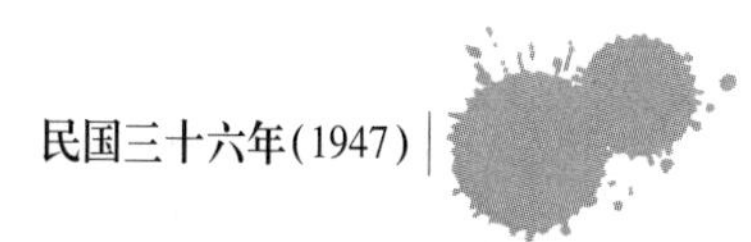

丰城县(今丰城市)　春,脑膜炎肆虐,湖塘村一季死 47 人①。夏,霍乱流行。俗称"天干地漏",流行较广。7 月间,原白富乡辖地珠琳头傅家村一个多月发病死亡 100 余人②。

临川县(今抚州市临川区)　春,脑膜炎、鼠疫流行。今《临川县志》载:3 月,荣山发现脑膜炎。同月,东外镇、龙泉乡、青云乡、流坊乡、太保乡等地发生鼠疫,势甚猖獗③。

广昌县　春,天花、猩红热流行。春夏,鼠疫流行。今《广昌县志》载:4 月,鼠疫患者 122 名,5 月再增加 59 名。3—4 月,猩红热、天花患者达 53 人④。

南丰县　霍乱流行。春冬,鼠疫流行。1—11 月,琴台镇鼠疫发病 43 例,死亡 19 例⑤。

黎川县　冬,鼠疫流行。11 月 25 日(十月十三日)报道:赣东黎川鼠疫猖獗,最近一月来因患鼠疫而死亡者达 600 人,并有向邻县蔓延可能⑥。今《黎川县志》载:1945—1948 年,连续 4 年流行鼠疫,全县死亡上千人⑦。

南城县　春夏,鼠疫流行,患者 32 人,死亡 10 人⑧。

金溪县　春夏,鼠疫流行,浒湾镇 230 人染病,129 人死亡,全镇人心惶惶⑨。

上饶县　春,鼠疫流行。冬,又鼠疫流行。今《上饶地区卫生志》载:3 月 14 日(二月廿二日),沙溪镇小学生郑发放学回家后高烧、头痛,鼠蹊淋巴结肿大,2 日后死亡,导致鼠疫流行,至 4 月 15 日(闰二月廿四日),先后发病 16 例,死亡 13 人。冬,沙溪镇鼠疫再次流行,从 10 月 27 日(九月十四日)至 12 月 15 日(十一月初四日),患者 53 人,死亡 34 人,有全家死绝者。全镇 3—12 月共发生腺鼠疫 69 例,死亡 47 人。9 月,五桂山(火车站旁)一名 6 岁小孩,突然高烧头痛,双侧腋下淋巴结肿大,起病 2 日后于 25 日突然死亡。11 月中旬,鼠疫蔓延至县城火车站,先后发病 113 例,死 75 人。12 月底,病情得到了控制,上饶城共发生鼠疫 60 人,死亡 22 人⑩。12 月 9 日(十月廿

---

① 《湖塘乡志》,1986 年。
② 《泉港镇志》,1986 年。
③ 《临川县志》,新华出版社 1993 年版。
④ 《广昌县志》,上海社会科学院出版社 1994 年版。
⑤ 《南丰县志》,中共中央党校出版社 1994 年版。
⑥ "赣黎川鼠疫猖獗",《申报》1947 年 11 月 25 日,第 2 版。
⑦ 《黎川县志》,黄山书社 1992 年版。
⑧ 《南城县志》,新华出版社 1991 年版。
⑨ 《金溪县志》,新华出版社 1992 年版。
⑩ 《上饶地区卫生志》,黄山书社 1994 年版。

七日)报道:上饶自发现鼠疫以来,日益猖獗,且有向沪杭蔓延可能。迄目前止,该地鼠疫患者58人,已死45人,死亡率之高,殊为惊人①。12月15日(十一月初四日)报载:上饶、兰溪两地发生鼠疫,死亡相继②。1948年1月7日(十一月廿七日)报道:沙溪鼠疫尚未根绝③。1948年2月6日(十二月廿七日)报道:该路(浙赣路)沿线上饶、兰溪、沙溪三县,自去年11月以来蔓延鼠疫,经各方会同防治,业已全部平定。据统计,上饶病患者29人,死18人;兰溪病患者36人,死9人;沙溪病患者53人,死34人。各地前后发现病者118人,内61人死亡,患者多为肺鼠疫④。

新淦县(今新干县)　疫。县卫生院门诊统计1—10月,伤寒患者69人,痢疾患者82人,梅毒患者36人,疥疮患者415人,肺结核患者16人,胃肠炎患者107人,斑疹伤寒患者8人,百日咳患者20人,天花患者3人,回归热患者3人⑤。

永新县　霍乱流行,省派防疫总队第一大队来永新防治⑥。

赣　县(含今赣州市赣县)　(秋)8月,痢疾流行,龙口乡病死20多人⑦。

兴国县　春,脑膜炎蔓延,死人很多⑧。

崇义县　疟疾流行,全县患者约5万人,发病率达60%⑨。

九江县(含今九江市九江县)　春,天花、脑膜炎流行。今《九江县志》载:4月,天花(一说是脑膜炎)盛行,城内西园路一月间死亡数十人⑩。

湖口县　霍乱流行⑪。

余干县　霍乱流行。瑞洪地区发生霍乱瘟疫⑫。

靖安县　春,鼠疫、脑膜炎、白喉流行。3月27日(闰二月初五日)报道:此间鼠疫势稍戢后,赣北靖安县亦发现类似鼠疫病,竟有因鼠疫袭击以致全家覆殁者。又,此间继鼠疫后,今发现脑膜炎与白喉病⑬。

---

① "上饶鼠疫猖獗患者五十八人四十五人已死",《申报》1947年12月9日,第5版。
② "鼠疫联防会议",《浙赣路讯》1947年第141期,第1页。
③ "袖珍新闻·镇江",《申报》1948年1月7日,第5版。
④ "浙赣路鼠疫已完全平息",《中央日报》1948年2月6日,第7版。
⑤ 《新干县医药卫生志》,中国世界语出版社1993年版。
⑥ 《永新县志》,新华出版社1992年版。
⑦ 《赣州地区卫生防疫志》,1988年。
⑧ 《兴国县志》,1988年。
⑨ 《崇义县志》,海南人民出版社1989年版。
⑩ 《九江县志》,新华出版社1996年版。
⑪ 《湖口县志》,江西人民出版社1992年版。
⑫ 《瑞洪方志》,江西新闻出版社上饶分社2004年版。
⑬ "平穗流行脑膜炎南昌亦发现并有白喉",《申报》1947年3月27日,第2版。

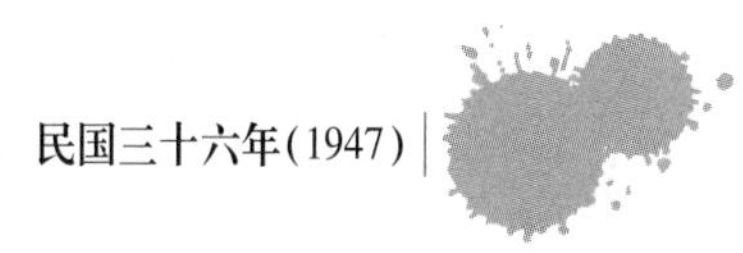

江苏省

江苏省　夏秋之际,泰兴、泰县、高邮、宝应等县霍乱暴发流行①。8月19日(七月初四日)报道:上海、苏州、苏北等地发现霍乱②。9月5日(七月廿一日)报道:真性霍乱此间(镇江)业已发现。又省府卫生处据报,无锡、东台、泰兴、泰县一带发现霍乱③。9月10日(七月廿六日)报道:夏末初秋,上海、苏州、南通等处均发现霍乱④。又,回归热流行,徐州市区及丰县、沛县、铜山、睢宁4县共发病221例,死亡15例,病死率6.79%⑤。

南京市　春,天花、脑膜炎流行,发病225例,死亡35人,其中脑膜炎发病109例,死亡20人⑥。秋,霍乱、伤寒流行。8月22日(七月初七日)报道:沪市已发现真性霍乱,患者闻系由淮阴附近感染⑦。9月20日(八月初六日)报道:近日京市流行伤寒病。据市卫生局统计,自8月中旬迄今,患者已达33人,计8月中旬5人,下旬12人,9月上旬16人。其中死亡者共3人⑧。11月27日(十月十五日)报道:本市入冬以来,气候干燥,各县传染病众多,最近并发现白喉患者数起⑨。

句容县(今句容市)　春,天花流行。2月14日(正月廿四日)报道:本邑下蜀镇近来天花流行,患者多属青年、幼童,二三日即告毕命⑩。

溧水县　春,天花流行,石湫镇和西横山一带尤甚,患者200多人,儿童居多⑪。

镇江县(今镇江市)　春,脑膜炎、白喉流行。4月20日(闰二月廿九日)报道:脑膜炎、白喉日来已发现⑫。夏,血吸虫病流行。今《丹徒县卫生志》载:沿江马桥、红光、营春、炭渚4村群众因上芦滩作业,发生大批急性血吸虫病人,死亡甚多⑬。冬,天

---

① 《扬州市卫生防疫志》,南京大学出版社1993年版。

② “预防霍乱传染,下关施行检疫”,《中央日报》1947年8月19日,第5版。

③ “苏省卫生署饬各县,严密防范霍乱流行,镇江已发现真性霍乱”,《中央日报》1947年9月5日,第7版。

④ “季候业已入秋,霍乱威胁消失,夏令卫生会月内结束”,《中央日报》1947年9月10日,第5版。

⑤ 《徐州市卫生防疫站志》,1994年。

⑥ 盛立等《江苏省预防医学历史经验》,江苏科学技术出版社1989年版。

⑦ “苏省卫生处,严防真性霍乱”,《中央日报》1947年8月22日,第7版。

⑧ “伤寒病流行,京市各卫生所举办防疫注射”,《中央日报》1947年9月20日,第5版。

⑨ “预防白喉传染,举办免费注射”,《中央日报》1947年11月27日,第5版。

⑩ “各地零讯”,《申报》1947年2月14日,第3版。《句容市卫生志》,江苏人民出版社2009年版。

⑪ 《溧水县卫生志》,1990年。《南京卫生志》,方志出版社1996年版。

⑫ “要闻简报·镇江”,《申报》1947年4月2日,第2版。

⑬ 《丹徒县卫生志》,江苏古籍出版社2001年版。

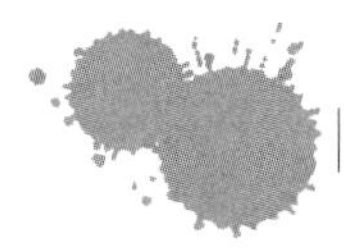

花流行。1948年1月29日(十二月十九日)报道:镇江日新街一带已有天花发现,死亡率极速[①]。

吴　县(今苏州市)　夏,霍乱流行。7月27日(六月初十日)报道:苏县府看守所人犯筹挤,疫病蔓延[②]。8月15日(六月廿九日)报道:本邑11日发觉虎烈拉[③]。

常熟县(今常熟市)　冬,天花流行。1948年1月1日(十一月廿一日)报道:此间近一周来,气候失调,寒暖不常,张市、白茆等乡镇,天花盛行,患者颇众。同时,该乡发现疯犬,被噬者有王三茂等20余人之多[④]。1948年1月7日(十一月廿七日)报道:东张乡一带天花流行,经派医师多人,前往布种痘苗,以防蔓延[⑤]。梅李镇天花流行,小孩或成人种过牛痘者有发病,病状尚轻[⑥]。

昆山县(今昆山市)　春,天花、麻疹流行。2月,大慈乡及杭上乡发生天花、麻疹,患病率60%以上。4月,大市境内西片天花蔓延甚烈,当时群众缺医少药,盛行迷信,皆求神问卜[⑦]。夏秋,霍乱流行,死者无数。又,疟疾流行,患者649人[⑧]。

吴江县(今吴江市)　春,全县城乡天花流行[⑨]。

武进县(今常州市武进区)　春,脑膜炎、霍乱流行。今《常州市卫生志》载:3—5月,脑膜炎流行,第三区安家舍乡霍乱盛行[⑩]。

无锡县(今无锡市)　春,白喉、脑膜炎流行[⑪]。4月1日(闰二月初十日)报道:近来天时寒暖失常,致市上患有天花、脑膜炎、白喉等疫症甚多,白喉一症蔓延尤烈,患者均贫苦幼孩,本邑普仁医院于最近旬日内,接踵医治白喉之小孩竟达60余人,其中因延时不治而夭折者20余名,可见其猖獗[⑫]。秋,霍乱流行。9月25日(八月十一日)报道:县属荡口区甘泗乡六保蒋巷居民蒋龙泉前日上午忽患虎疫,不及医治而死。翌日举殡时,家中又有一人身死。至昨日蒋之邻人蒋昌宝家又有三人患虎疫而死,3

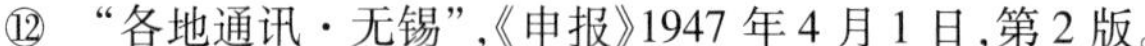

① “镇江天花流行”,《申报》1948年1月29日,第5版。

② “各地通讯·苏州”,《申报》1947年7月27日,第2版。

③ “苏州发现霍乱”,《中央日报》1947年8月15日,第7版。

④ “常熟东乡天花盛行”,《申报》1948年1月1日,第5版。

⑤ “袖珍新闻”,《申报》1948年1月7日,第5版。

⑥ 《梅李镇志》,上海辞书出版社2006年版。

⑦ 《张浦镇志》,西安地图出版社2003年版。

⑧ 《昆山县志》,上海人民出版社1990年版。

⑨ 《吴江县志》,江苏科学技术出版社1994年版。《吴江卫生志》,苏州大学出版社2009年版。

⑩ 《常州市卫生志》,1989年。

⑪ 《无锡县志》,上海社会科学院出版社1994年版。《无锡县卫生志》,江苏人民出版社2001年版。

⑫ “各地通讯·无锡”,《申报》1947年4月1日,第2版。

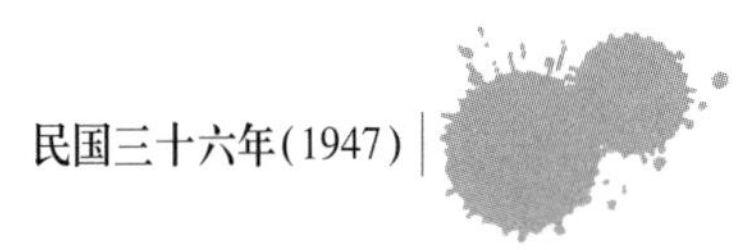

日中共死5人。乡区无西医,连日天时转熟,疫症有蔓延可能①。

江阴县(今江阴市)　秋,霍乱、脑膜炎流行。8月19日(七月初四日)报道:天时仍热,城内市桥南街口一带,连日发生真性霍乱,已有五六人传染,势甚猛烈。更有小孩罹脑膜炎症,不治而死者4人②。9月2日(七月十八日)报道:北外普惠桥一带虎疫流行,尤以船户为多③。9月12日(七月廿八日)报道:日来天气失常,城区虎疫蔓延④。

南通县(今南通市)　秋,霍乱流行。8月8日(六月廿二日)报载:有由东台开援至天生港之四十九师士兵莫若富突患霍乱来院求治,此为今年南通发现霍乱症之第一人。当时以该兵士并发肾膜炎,即尽力救治,未能痊愈。从兹时疫蔓延,传播日广,揆厥病源,系由水路浸淫至城厢而及于乡区⑤。8月22日(七月初七日)报道:已发现真性霍乱,死者系福成花行老阁秦广和,昨日病发,延六小时即死⑥。

如皋县(今如皋市)　春,白喉流行。卫生院疫情报告,患白喉6人⑦。

泰兴县(今泰兴市)　夏秋,霍乱流行。今《泰兴卫生志》载:7月上旬,黄桥交通旅馆首发霍乱病例,患者由江阴贩布而来,下旬此地及周边乡镇很快暴发流行。近两个月中,患霍乱者159名,死亡74名,病死率高达46.54%⑧。8月13日(六月廿七日)报道:近来气候变化无常,各地已有霍乱发生,最近苏北泰兴县发现是项病症者,已有50余人之众⑨。

太仓县(今太仓市)　春,麻疹大流行,新塘一带几及家家户户,仅镇上即有7个小孩死于麻疹病。全县天花大流行,城镇四郊,东到浮桥,北至鹿河有10多个地方流行天花⑩。

淮安县(今淮安市)　疫。县卫生院收治白喉13例,伤寒100人,斑疹伤寒10人,死亡10人⑪。

---

① “无锡发生虎疫三日中死五人”,《申报》1947年9月25日,第5版。
② “袖珍新闻·江阴”,《申报》1947年8月19日,第5版。
③ “袖珍新闻·江阴”,《申报》1947年9月2日,第5版。
④ “袖珍新闻·江阴”,《申报》1947年9月12日,第5版。
⑤ “急救时疫”,《南通学院院刊》1947年第4期,第19~20页。
⑥ “袖珍新闻·南通”,《申报》1947年8月20日,第5版。
⑦ 《如皋县卫生志》,新华出版社1996年版。
⑧ 《泰兴卫生志》,方志出版社2005年版。
⑨ “京各车站码头实施防疫注射”,《中央日报》1947年8月13日,第5版。
⑩ 《太仓县志》,江苏人民出版社1991年版。《太仓市卫生志》,1998年。
⑪ 《淮安市志》,江苏人民出版社1998年版。《淮阴市卫生志》,中国矿业大学出版社1997年版。

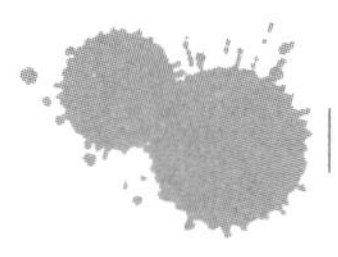

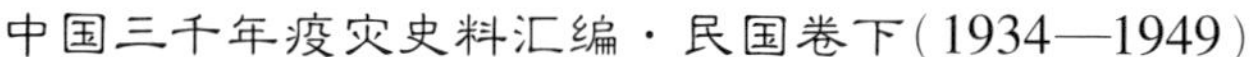

泗阳县　春,伤寒、副伤寒流行,众兴一带死亡率较高①。

盱眙县　秋,疟疾流行,圩桥、高桥一带发病率高达51%②。

盐城县(今盐城市)　夏,霍乱流行。7月,南洋街东首顾恺之家周围霍乱流行,患者朝不保夕,夜染晨亡,不及3日,病死者20有余,有一家死亡3人者③。

东台县(今东台市)　夏秋,霍乱流行。5月27日(四月初八日)报道:本邑久旱成灾,疫疠流行④。8月25日(七月初十日)报道:东台以北地区草白区刘庄等地方虎列拉流行,居民死亡日增,亟待防治⑤。8月26日(七月十一日)报道:本邑自发现真性霍乱以来,疫疠日益猖獗,罹病者往往朝发暮死,恒少挽救,现疫势已由劳苦阶级侵及社会高级人士,如天气不转凉爽,恐将无法减轻灾害⑥。

泰　县(今泰州市)　秋,霍乱流行。8月18日(七月初三日)报道:邑属姜堰镇旬日来霍乱猖獗,发现者亦有30余人,不治者亦10余人⑦。

高邮县(今高邮市)　秋,霍乱流行,几乎每个村庄都有人病死⑧。界首镇有一家6口人,几天之内就死去5人,车逻乡袁家庄死去40余人,可谓"阖门而殪,覆族而丧"⑨。

铜山县　春,天花流行。秋,疟疾流行。今《徐州市卫生志》载:4月,徐州市发现天花⑩。今《铜山县志》载:秋,桥上区王山村全村99人均发疟疾,死亡率为7.8%⑪。

沛　县　秋,霍乱流行⑫。(冬)12月中旬,黑热病流行,患病率达30%以上,死亡数十人⑬。

邳　县　秋,伤寒、痢疾流行。8月10日(六月廿四日)报道:灾民疾病丛生,患伤寒症及痢疾者,为数极众⑭。

---

① 《泗阳县志》,江苏人民出版社1995年版。

② 《盱眙县志》,江苏科学技术出版社1993年版。

③ 《南洋岸镇志》,1993年。

④ "各地通讯·东台",《申报》1947年5月27日,第2版。

⑤ "东台霍乱流行",《申报》1947年8月25日,第2版。

⑥ "袖珍新闻·东台",《申报》1947年8月26日,第5版。

⑦ "泰县积极防治霍乱",《中央日报》1947年8月18日,第7版。

⑧ 《高邮县志》,江苏人民出版社1990年版。

⑨ 《高邮市卫生志》,中国工商出版社2006年版。

⑩ 《徐州市卫生志》,1991年。

⑪ 《铜山县志》,中国社会科学出版社1993年版。

⑫ 《沛县卫生志》,1985年。

⑬ 《龙固镇镇志》,2010年。

⑭ "苏北灾区水稍退邳萧等县乡间时疫流行",《申报》1947年8月10日,第2版。

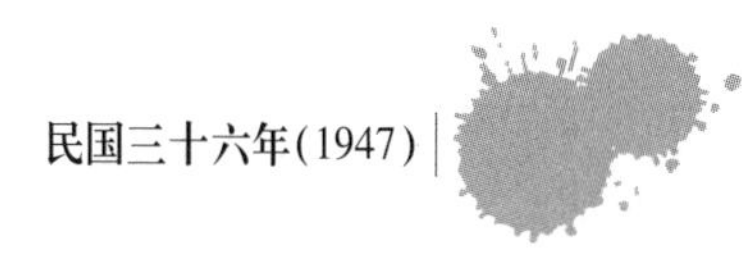

宿迁县(今宿迁市) 黑热病流行,新安乡田吴村有一家4口死3人者①。

睢宁县 伤寒流行。全县报告伤寒591例,死亡3例,发病率为1.37/10万,病死率为0.51%②。

东海县 秋,霍乱流行,新浦、海州、连云一带为甚③。

灌云县 夏秋,霍乱流行,仅伊芦大济永庄300人,半数以上患病,病死35人④。

上海市

上海市 春,天花流行。2月9日(正月十九日)报道:天花流行,麻皮可畏,统计本市上月份已死亡25人,传染程度已届严重阶段⑤。夏,霍乱、伤寒流行。7月23日(六月初六日)报道:上海时疫医院迄21日止,诊治时疫病人共15920人。每日平均700以上。连日气候燠热,病人激增,21日一天竟达1016人,几与去年霍乱大流行期间相等⑥。7月24日(六月初七日)报道:近来本市伤寒复见猖獗,迄22日止,本月份伤寒患者有314人,较上月增加9人。此外,赤痢患者13人,白喉患者20人。防疫会以本月份天花续有发现⑦。秋,天花流行。9月22日(八月初八日)上海和广州因为发现天花被列为疫港⑧。12月2日(十月二十日)报道:本市本年度法定传染病患者,经卫生局防疫委员会统计结果,自1月至11月止,患者达3981人,已死872人,其中以3—5月患者占最多。各项传染病中,以天花患者最多,为总数之半,约达2000人,死亡率以天花最高⑨。冬,黑热病流行。1948年1月15日(十二月初五日)报道:近来沪市黑热病流行⑩。今《上海县志》载:春,天花流行。2月,新泾区、龙华区天花流行,实行强迫种痘以遏止蔓延,共种痘6202人。夏,霍乱流行,新泾区、龙华区霍乱流行,死亡124人⑪(一说死亡134人)⑫。今《上海县卫生志》载:始于嘉庆二十五年(1820)的霍乱流行,此后至1947年127年间,共流行547次,死者不计其数。仅1947年,霍乱死亡率就达70.6/10万。白喉自1930年至1950年,发病从未间断。1947

① 《新安乡志》,2000年。

② 《睢宁县卫生防疫站志》,1997年。

③ 《连云港市卫生志》,方志出版社1998年版。

④ 《灌云县卫生志》,江苏科学技术出版社1990年版。

⑤ "天花流行情形严重免费种痘今日开始",《申报》1947年2月9日,第6版。

⑥ "上海时疫医院病人拥挤不堪",《申报》1947年7月23日,第4版。

⑦ "伤寒复见猖獗",《申报》1947年7月24日,第4版。

⑧ "沪穗发现天花已被视为疫港",《申报》1947年9月22日,第3版。

⑨ "各项传染病患者天花死亡率最高",《申报》1947年12月2日,第4版。

⑩ "儿童易患白喉淋症,卫生局拟设法预防",《中央日报》1948年1月15日,第5版。

⑪ 《上海县志》,上海人民出版社1993年版。

⑫ 《上海县卫生志》,1986年。

年,龙华、新泾两区白喉死亡28人,死亡率为14.76/10万。麻疹是传染性极强的传染病,每隔一年流行一次。1947年,龙华、新泾两区麻疹死亡53人,死亡率为29.94/10万。龙华、新泾两区患天花死亡724人,占全市天花死亡数的28.3%,死亡率为65.37/10万。龙华、新泾两区曾报告赤痢死亡67人,死亡率为2.76/10万。龙华、新泾两区,伤寒和副伤寒死亡289人,死亡率高达152.36/10万,占各种死亡原因的首位。肺结核病死亡率为52.7/10万。龙华、新泾两区因患脑膜炎死亡30人,死亡率为75.8/10万①。夏,新泾乡赵家宅村发生霍乱,连续死亡5人②。

松江县(今松江区)　(秋)10月,霍乱流行③。

南汇县(今浦东新区)　秋,霍乱流行。10月5日(八月廿一日)报道:南汇县张江栅突发现霍乱流行,患者达20余人,其中半数已死亡④。

青浦县(今青浦区)　春,天花流行。今《青浦卫生志》载:2—3月,练塘、小蒸、西岑、金泽天花流行,凡有幼童之家十占八九。有戚姓家,四孩死三。西岑乡瓢河村儿童死于天花者20余人⑤。

奉贤县(今奉贤区)　夏,霍乱流行。秋,天花流行。今《奉贤县志》载:入夏以来,金汇、道院、烟墩、头桥等处时疫流行,人死如麻⑥。今《奉贤县卫生志》载:7月,疫病流行,死亡接踵。8月,陈家宅(今平安横桥十一队)陈永官和邻居共13人发天花,死亡4人⑦。

川沙县(今浦东新区)　伤寒流行,高桥地区为甚,患伤寒者,十有六七死亡⑧。麻疹流行,老港地区厉害,家家户户孩子发生,无一幸免,港北三队即被麻疹夺去4个孩子的生命⑨。

浙江省

浙江省　春,鼠疫流行。2月8日(正月十八日)报道:浙南各县鼠疫流行⑩。冬,又鼠疫流行。次年(1948年)1月8日(十二月廿八日)报道:浙省鼠疫,近两月内颇

---

① 《上海县卫生志》,1986年。
② 《新泾乡志》,1987年。
③ 《松江县志》,上海人民出版社1991年版。
④ "南汇县张江栅发现霍乱流行",《申报》1947年10月5日,第4版。
⑤ 《青浦卫生志》,上海科学技术出版社1989年版。
⑥ 《上海市奉贤县志》,上海人民出版社1987年版。
⑦ 《奉贤县卫生志》,1985年。
⑧ 《高桥镇志》,上海辞书出版社2009年版。
⑨ 《上海市南汇县卫生志》,1987年。
⑩ "医防队抵衢州协助防治鼠疫",《申报》1947年2月8日,第3版。

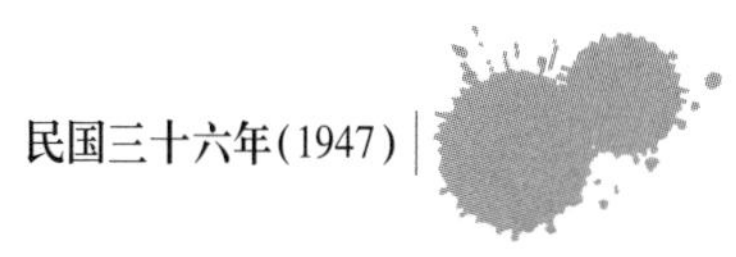

形器张,尤以兰溪、丽水、瑞安、永嘉等地为甚①。

杭州市　白喉流行,患者114人,死亡12人。脑膜炎流行,发病30例。又,霍乱为灾②。

吴兴县(今湖州市)　春,麻疹流行,几乎遍及全县各乡镇③。

海宁县(今海宁市)　秋,霍乱流行④。

嘉善县　春,麻疹流行,魏塘镇病亡者时有所闻,洪溪乡十户九患,杨庙乡因发麻疹死亡平均每保12人。疟疾流行,病患列县内各病之首。丝虫病流行,遍及全县城乡,患病224人⑤。

嘉兴县(今嘉兴市)　秋,霍乱流行。8月11日(六月廿五日)报道:县属新胜镇近来发现真性霍乱,虽尚无死亡,但蔓延程度极速⑥。

桐乡县(今桐乡市)　春,麻疹流行,流行地主要为石门镇。秋,霍乱流行,死亡较多,棺材脱销⑦。

衢　县(含今衢州市衢江区、柯城区)　天花、脑膜炎流行。又,麻风病流行,县卫生院在城厢、高家、莲花、后溪、航埠等5乡镇(高家、莲花、后溪今属衢江区,航埠今属柯城区)调查,共发现麻风病27人⑧。

江山县(今江山市)　天花、脑膜炎流行⑨。

常山县　天花、脑膜炎流行,势较缓和⑩。

开化县　麻风病流行。县卫生院在城东、城关、大溪边、青阳等4乡镇调查,共发现麻风病5人⑪。

遂安县(今淳安县)　春,天花流行。今《淳安县志》载:4月,龙山乡天花流行,疫势甚猛,数天内15人染病,林深源村有一家8口幸存1人者。夏,伤寒流行。今《淳安县卫生志》载:5月,淳安城区发现伤寒病3例,死亡1人⑫。

---

① “浙鼠疫敛迹”,《申报》1948年1月8日,第2版。
② 《杭州市卫生防疫站志》,1988年。
③ 《湖州市志》,昆仑出版社1999年版。《湖州市卫生志》,香港大时代出版社1993年版。
④ 《海宁市志》,汉语大词典出版社1995年版。
⑤ 《嘉善县志》,生活·读书·新知三联书店1995年版。
⑥ “嘉兴发现真性霍乱”,《中央日报》1947年8月11日,第7版。
⑦ 《石门镇志》,方志出版社2002年版。
⑧ 《衢州市卫生志》,上海交通大学出版社1997年版。
⑨ 《衢州市卫生志》,上海交通大学出版社1997年版。
⑩ 《衢州市卫生志》,上海交通大学出版社1997年版。
⑪ 《衢州市卫生志》,上海交通大学出版社1997年版。
⑫ 《淳安县志》,汉语大词典出版社1990年版。《淳安县卫生志》,1998年。

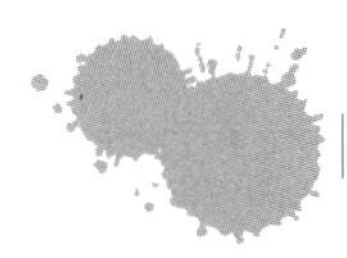

永康县(今永康市)　疫。赤痢、疟疾、天花、回归热、脑膜炎、霍乱流行[①]。

兰溪县(今兰溪市)　冬,鼠疫流行。12月报载:上饶、兰溪两地发生鼠疫,死亡相继[②]。11月26日(十月十四日)报道:兰溪鼠疫疫势仍在蔓延中,染疫者亦续有发现[③]。12月2日(十月二十日)报道:自发生鼠疫以来,兰溪先后已有9人死亡,住院诊治者尚有10余人。连日来,城南续有大量鼠疫发现,疫区恐有扩大之趋势[④]。今《兰溪市志》载:自外地传入鼠疫,发生于城关镇自由路、塔山、保安埠一带。自11月3日(九月廿一日)至12月8日(十月廿六日),历时36天,患者47人,死亡21人[⑤]。

龙游县　天花流行,发病64例,死亡5例[⑥]。

鄞　县(含今宁波市北仑区、鄞州区)　(春)2月,麻疹流行,咸祥镇死数十人[⑦]。

镇海县(今宁波市镇海区)　天花流行。北仑区发生天花32例[⑧]。

定海县(今舟山市定海区)　(春)3月,脑膜炎流行,白泉、北蝉、金塘等乡死儿童500多。夏,霍乱流行,城关镇、盘峙、洞岙、白泉、大沙、紫微、大丰等乡尤甚[⑨]。秋,疟疾流行,患者243人,死亡16人[⑩]。

绍兴县(今绍兴市)　春,脑膜炎流行。4月,本县汤浦突于日前发生急性传染疫病,患者立即不省人事,口不能言,手足颤抖,在发生后5小时内立即有死亡之可能,在3日内死亡者竟达11人之多[⑪]。斑疹伤寒、疟疾、回归热流行[⑫]。

萧山县(今杭州市萧山区)　春,天花流行。冬,脑膜炎流行。今《萧山市卫生防疫志》载:3月,痘疮大流行。入冬后,脑膜炎大流行[⑬]。

嵊　县(今嵊州市)　脑膜炎、霍乱流行。天花流行,疫情报告46名患者中,死亡8人[⑭]。

---

① 《永康县志》,浙江人民出版社1991年版。

② “鼠疫联防会议”,《浙赣路讯》1947年第141期,第1页。

③ “袖珍新闻·兰溪”,《申报》1947年11月26日,第5版。

④ “兰溪鼠疫续有发现”,《申报》1947年12月2日,第5版。

⑤ 《兰溪市志》,浙江人民出版社1988年版。

⑥ 《龙游县志》,中华书局1991年版。

⑦ 《鄞县志》,中华书局1996年版。

⑧ 《宁波市北仑区卫生志》,上海辞书出版社2007年版。

⑨ 《定海县志》,浙江人民出版社1994年版。

⑩ 《舟山市卫生志》,中华书局2002年版。

⑪ “汤浦急性时疫”,《宁绍新报》1947年第5/6期,第8页。

⑫ 《绍兴县卫生志》,浙江古籍出版社1997年版。

⑬ 《萧山市卫生防疫志》,1996年。

⑭ 《嵊县卫生志》,1987年。

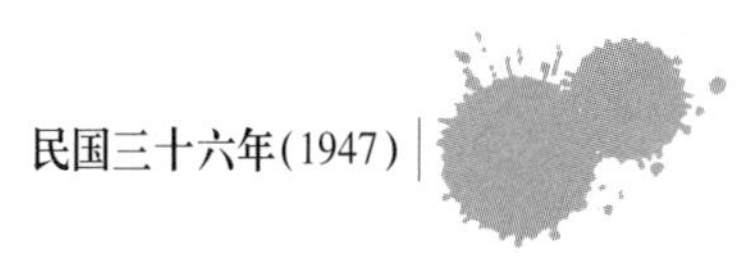

奉化县(今奉化市)　春,脑膜炎流行,甘润乡(今楼岩乡)为主要流行区,患者大半死亡,儿童尤多。麻疹流行,后竺、唐田等地患者死30余人①。

宁海县　春,脑膜炎流行,发病141人,死亡16人②。夏,霍乱流行,城内市门头尤为严重,高潮时日死五六人③。

三门县(今属象山县)　春,脑膜炎流行,葛岙乡死13人④。

黄岩县(含今台州市黄岩区、椒江区)　痢疾流行,城区几乎挨户发病⑤。

温岭县(今温岭市)　春,脑膜炎流行,死者甚多⑥。

永嘉县　夏,鼠疫流行。自6月5日(四月十七日)起,宣布为有疫口岸⑦。6月,卫生署东南鼠疫防治处派主任杨锡麟率领员工,携带药械,来永嘉开展鼠疫防治工作,于永东路江西栈设检疫站。又,痢疾流行,患者300例以上⑧。

玉环县　霍乱流行⑨。

瑞安县(今瑞安市)　(春)1—4月,鼠疫流行,收治38人,死亡22人⑩。

平阳县(今包括平阳县、苍南县)　夏,霍乱流行。8月8日(六月廿二日)报道:入夏以来,疫疠时有发现⑪。秋,疟疾流行,报病733例,死9人⑫。

青田县　春,天花流行。4月,二外(油竹)乡发现天花,此后绝迹⑬。

福建省

福建省　春,脑膜炎流行。3月22日(二月三十日)报道:闽省脑膜炎猖獗,蔓延18县份之多⑭。夏,鼠疫流行。6月30日(五月十二日)报道:闽省鼠疫防治自本年1月至5月底止,在本市毒毙及捕获鼠类共46827头(内毒毙16781头,捕获30046头),目前闽省仅闽南少数地区尚有疫症发生⑮。

---

① 《奉化市志》,中华书局1994年版。
② 《宁海县志》,浙江人民出版社1993年版。
③ 《宁海城关镇志》,浙江人民出版社1989年版。
④ 《三门县志》,浙江人民出版社1992年版。
⑤ 《黄岩县卫生志》,上海人民出版社1990年版。
⑥ 《温岭县志》,浙江人民出版社1992年版。
⑦ "永嘉发生鼠疫来船须受检验",《申报》1947年6月5日,第4版。
⑧ 《永嘉县卫生志》,1998年。
⑨ 《玉环县志》,汉语大词典出版社1994年版。
⑩ 《瑞安市卫生志》,华东师范大学出版社1999年版。
⑪ "平阳霍乱流行,当地筹划防治",《中央日报》1947年8月8日,第7版。
⑫ 《平阳县志》,汉语大词典出版社1993年版。
⑬ 《青田县志》,浙江人民出版社1990年版。
⑭ "闽省脑膜炎猖獗",《申报》1947年3月22日,第2版。
⑮ "闽省鼠疫渐次肃清",《中央日报》1947年6月30日,第4版。

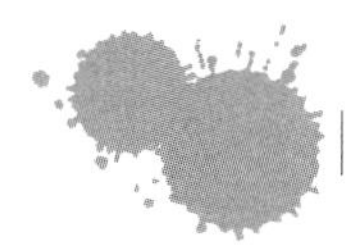

福州市　春,天花大流行,城区全年发病494例,死亡48人。夏,鼠疫流行。6月14日(四月廿六日),福州发生鼠疫[①]。7月15日(五月廿七日),马江一带发现鼠疫[②]。秋,痢疾、伤寒流行。9月20日(八月初六日),福州痢疾流行,患者多为5岁以下儿童。10月,福州伤寒、副伤寒发病117例,死亡5例[③]。冬,天花流行。11月18日(十月初六日)报道:福州港发现天花,故自榕来沪船只至吴淞口后,须待海港检疫所派员检验后,方可进口[④]。1948年1月19日(十二月初九日)至25日(十二月十五日),汤边乡发病30余人,死亡18人[⑤]。因天花流行,台湾检疫总所宣布福州为有疫口岸[⑥]。

长乐县(今长乐市)　疟疾流行,发病5000例,死亡39例,病死率为0.78%[⑦]。

罗源县　疟疾大流行,琅坑村患者占人口总数50%以上[⑧]。

连江县　霍乱大流行,黄岐乡死390多人,其状甚惨[⑨]。

福安县(今福安市)　霍乱大流行,仅赛岐一地死亡227人,象环一村死亡37人[⑩]。

霞浦县　回归热流行,后港、松山渔民尤甚[⑪]。

厦门市　春,脑膜炎流行。3月9日(二月十七日)报道:近发生脑膜炎,疫势猖獗,闽西各县流行最烈,死亡已达100余人,多为儿童。厦门疫情严重,各小学奉令一律停课[⑫]。夏,鼠疫流行。6月20日(五月初二日)报道:厦门发生鼠疫[⑬]。

安溪县　夏四月,霍乱流行,日死10余人,人心惶惶[⑭]。

南安县(今南安市)　夏,鼠疫流行[⑮]。

惠安县　夏,鼠疫流行。今《惠安县志》载:5月,净峰杜厝村发生鼠疫,蔓延迅

---

① 《福州市卫生志》,1999年。《福州市志》(第七册),方志出版社1998年版。
② "闽发现鼠疫",《中央日报》1947年7月15日,第4版。
③ 《福州市志》(第七册),方志出版社1998年版。《福州市卫生志》,1999年。
④ "福州港发现天花各轮来沪须受检",《申报》1947年11月18日,第4版。
⑤ 《福州市志》(第七册),方志出版社1998年版。《福州市卫生志》,1999年。
⑥ "台湾省检疫总所通告",《台湾省政府公报》1947年冬字50,第15页。
⑦ 《长乐市志》,福建人民出版社2001年版。
⑧ 《罗源县志》,方志出版社1998年版。
⑨ 《连江县卫生志》,1989年。
⑩ 《福安市卫生志》,1992年。
⑪ 《霞浦县卫生志》,1989年。
⑫ "闽流行脑膜炎疫势甚为猖獗",《申报》1947年3月9日,第2版。
⑬ "厦门有疫",《中央日报》1947年6月20日,第4版。
⑭ 《安溪县志》,新华出版社1994年版。
⑮ 《南安县志》,江西人民出版社1993年版。

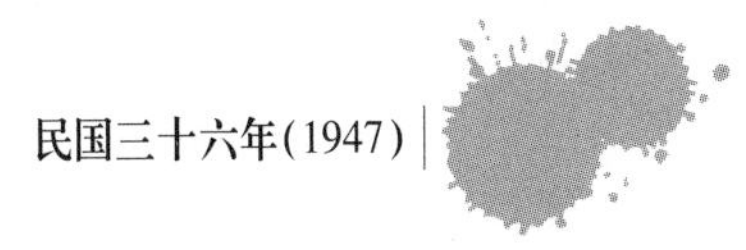

疾,情势严重①。

莆田县(今莆田市)　疟疾大流行,发病368人,死亡9人②。

大田县　麻疹流行,沧州保有一户7人发病,死亡5人③。

海澄县(今龙海市)　春,鼠疫流行。石埠社发生鼠疫,持续到1949年,死亡60多人④。

长泰县　天花大流行,次年亦然,仅陈巷、夫坊、上花、美彭等村就死亡250多人⑤。

永定县　脑膜炎大流行,发病395人,死124人⑥。

长汀县　脑膜炎、霍乱、疟疾、痢疾、百日咳大流行。今《长汀县志》载:宣成脑膜炎、霍乱猖獗,疟疾普遍,痢疾、百日咳患者过半。200余人的余屋村,一天竟死亡40余人⑦。

清流县　脑膜炎、疟疾流行。报告脑膜炎7例,疟疾427例⑧。

明溪县　天花流行,发病185例,死亡32例。霍乱流行,患病133人⑨。

光泽县　冬,鼠疫流行。1948年1月2日(十一月廿二日)报道:由赣东传入闽北边境县之鼠疫,已告扑灭⑩。

台湾省

花莲县　春,天花流行。2月7日(正月十七日),花莲港被宣布为有疫口岸⑪。

广东省

广州市　春,天花流行。1月22日(正月初一日),广州因天花流行被列为有疫口岸⑫。是年,天花患者384人,病死178人⑬。又,脑膜炎流行。3月27日(闰二月

---

① 《惠安县志》,方志出版社1998年版。

② 《梧塘镇志》,方志出版社1997年版。

③ 《大田县志》,中华书局1996年版。

④ 《港尾镇志》,黄山书社1995年版。

⑤ 《漳州市卫生防疫站志》,2004年。

⑥ 《永定县志》,中国科学技术出版社1994年版。

⑦ 《长汀县志》,生活·读书·新知三联书店1993年版。

⑧ 《清流县志》,中华书局1994年版。

⑨ 《明溪县志》,方志出版社1997年版。

⑩ "光泽鼠疫已告扑灭",《中央日报》1948年1月2日,第4版。

⑪ "卫生署上海港检疫所通告",《航业通讯》1947年第12期,第2页。

⑫ "卫生署上海港检疫所通告",《航业通讯》1947年第9期,第8页。

⑬ 《广州市志》,广州出版社1997年版。杨尚池《抗日胜利后的厦门海港检疫》,《中华医史杂志》1993年第23卷第4期。

初五日)报道:一星期来脑膜炎死者已达30人[①]。3月28日(闰二月初六日)报道:脑膜炎逞延愈甚[②]。秋,伤寒、流感流行。8月3日(六月十七日)报道:全省各地伤寒病流行,症状特别严重,穗连日发现患此症者甚多[③]。8月29日(七月十四日)报道:此间患伤寒、伤风、流行性感冒者甚众,医院人满为患,死者达40%左右[④]。和龙良坑数天内霍乱死亡10多人[⑤]。

番禺县(今广州市番禺区)　夏,天花流行。秋,伤寒流行。冬,天花又流行。今《番禺县志》载:6月8日(四月二十日),禺南石楼一带天花流行,传染迅速。12月22日(十一月十一日),市桥天花流行,推行接种牛痘[⑥]。今《番禺县镇村志》载:8月,流行伤寒。12月,流行天花[⑦]。

南海县(今佛山市南海区)　春,天花、白喉、脑膜炎流行。夏,痢疾流行。今《南海县志》载:2月,大沥、芝安、官窑等乡天花大流行。县内白喉流行。山南、大沥、大圃等乡脑膜炎流行。大沥痢疾流行,发病30余人,死亡5人[⑧]。

从化县(今广州市从化区)　脑膜炎大流行,太平地区死亡甚众[⑨]。

花　县(今广州市花都区)　天花流行,赤坭、白坭一带尤甚,造福村10人死亡[⑩]。

中山县(今中山市)　春,疟疾流行。据《中山市志》载:第一季度三个月内总病例为226例,除13例属赤痢外,余213例均为疟疾[⑪]。

增城县(今增城市)　霍乱流行,县城患病375例,死亡150例,病死率达40%[⑫]。

顺德县(今佛山市顺德区)　(春)3月,脑膜炎流行。夏,霍乱流行,大良、龙江、陈村等地尤甚。冬(1948年1月),天花流行[⑬]。

---

① "平穗流行脑膜炎南昌亦发现并有白喉",《申报》1947年3月27日,第2版。
② "湘省流行脑膜炎平穗采紧急防治措施",《申报》1947年3月28日,第2版。
③ "粤省流行伤寒病",《申报》1947年8月3日,第2版。
④ "广州流行症死亡率可怖",《申报》1947年8月29日,第5版。
⑤ 《广州市白云区太和镇志》,1999年。
⑥ 《番禺县志》,广东人民出版社1995年版。
⑦ 《番禺县镇村志》,广东人民出版社1996年版。
⑧ 《南海县志》,中华书局2000年版。
⑨ 《从化县志》,广东人民出版社1994年版。
⑩ 《花县志》,广东人民出版社1995年版。
⑪ 《中山市志》,广东人民出版社1997年版。
⑫ 《增城县志》,广东人民出版社1995年版。
⑬ 《顺德县志》,中华书局1996年版。

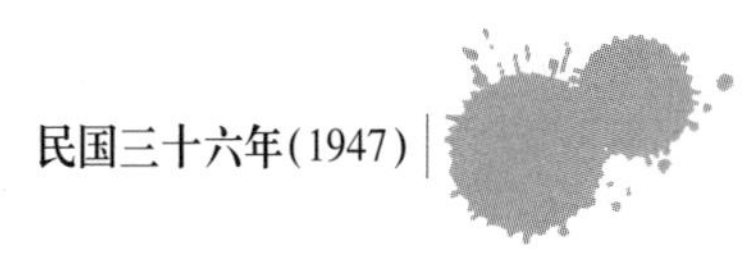

东莞县(今东莞市)　天花流行,茶山一带患者几百,死亡60余人[1]。

高要县(今肇庆市高要区)　春,天花流行,圩头、隔岭、禄水三个村死亡300多人[2]。

惠阳县(今惠州市惠阳区)　脑膜炎大流行,陈江甲子死亡200多人[3]。

乐昌县(今乐昌市)　痢疾流行,九峰乡岐乐新老屋子村30多户200多人患痢疾,死亡儿童达24人[4]。

廉江县(今廉江市)　鼠疫流行。安铺、横山、河堤、廉城、龙湾、雅塘、石岭、营仔镇暴发鼠疫[5]。

饶平县　脑膜炎流行,次年亦然,全县发病460多例,死亡180余例[6]。

海康县(今雷州市)　鼠疫大流行,5年共发病4455例,无一幸存[7]。

海南省

乐东县　天花流行抱由、千家一带[8]。

香港特别行政区

香　港　夏,鼠疫流行。6月11日(四月廿三日)报道:该地发生鼠疫[9]。

广西壮族自治区

广西省　夏秋之交,疟痢流行。7月5日(五月十七日)报道:桂省灾荒声中,复遇疟疾、痢疾流行,灾民饥病交迫,死者日众[10]。

南宁市　疟疾大流行,那楼乡几乎户户有病人,有的全家患病,死亡率也较高[11]。

扶南县(今扶绥县)　(冬)12月,天花流行[12]。

武鸣县(今南宁市武鸣区)　天花流行,患者126人,死亡58人。疟疾流行,患者2187人[13]。

---

① 《东莞市志》,广东人民出版社1995年版。

② 《高要县卫生志》,1987年。

③ 《惠阳县志》,广东人民出版社2003年版。

④ 《乐昌县志》,广东人民出版社1994年版。

⑤ 《廉江市卫生志》,中国社会出版社2000年版。

⑥ 《饶平县志》,广东人民出版社1994年版。

⑦ 《广东省志·卫生志》,广东人民出版社2003年版。

⑧ 《乐东县志》,新华出版社2002年版。

⑨ "香港发生鼠疫",《申报》1947年6月11日,第2版。

⑩ "桂省疟痢流行灾民死者日众",《申报》1947年7月5日,第2版。

⑪ 《邕宁县志》,中国城市出版社1995年版。

⑫ 《扶绥县志》,广西人民出版社1989年版。

⑬ 《武鸣县志》,广西人民出版社1998年版。

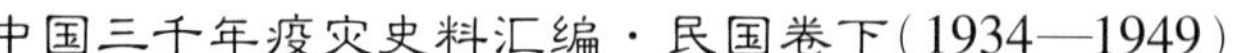

隆山县(今马山县)　(夏)6—7月,大水,灾后霍乱流行,仅里民村两天就死亡30多人①。

果德县、平治县(今平果县)　天花流行,龙盘村上栏屯发病31人,死亡18人②。

贵　县(今贵港市)　天花、霍乱、赤痢、疟疾流行。农民贫病交加,死亡枕藉③。

桂林市　春,脑膜炎流行。4月11日(闰二月二十日)报道:脑膜炎及小儿麻疹之流行,已使此间变为最恐怖之区域,旬日来死亡者几百人,医院药料奇缺,入院者多告不治④。4月14日(闰二月廿三日)报道:桂市脑膜炎患者日有增加,仅市立医院一处已收容40余人⑤。按:桂市脑膜炎流行已有2次,第一次在民国三十二年(1943年)春,第二次在三十三年(1944年)春,然蔓延均不若本年之速。今《临桂县志》载:1—7月,疟疾、痢疾流行,其中疟疾患者3.6万人(一说2346例),痢疾患者2300人⑥。

义宁县(今桂林市临桂区)　疟疾大流行⑦。

全　县(今全州县)　疟疾、痢疾流行,患者83700人,死亡8700人⑧。

灌阳县　(春夏)1—7月,大疫,患疟疾约10000人,赤痢1500人,其他疾病3500人,占当时总人口120672人的12.43%⑨。

荔浦县　疟疾流行,患者达2300人⑩。

柳州县　(春)3月,城区脑膜炎流行⑪。

融　县(今融水苗族自治县)　(春)2—4月,县城疟疾流行,安陲、四安(今四荣、安太等)等乡30多人死亡⑫。

乐业县　夏,急性肝炎流行。今《乐业县志》载:初夏,新化乡乐翁、永福两村疫病流行。至5月24日(四月十六日),死10多人。其病状似染疟疾,日渐废饮食,脸及

---

① 《马山县志》,民族出版社1997年版。

② 《平果县志》,广西人民出版社1996年版。

③ 《贵港市志》,广西人民出版社1993年版。

④ "桂林疫疠流行患者多告不治",《申报》1947年4月11日,第2版。

⑤ "南昌鼠疫极严重,桂林脑膜炎猖獗",《中央日报》1947年4月14日,第2版。

⑥ 《临桂县志》,方志出版社1996年版。《桂林市志》,中华书局1997年版。何斌《我国疟疾流行简史》,《中华医史杂志》1998年第18卷第1期。

⑦ 《临桂县志》,方志出版社1996年版。

⑧ 《全州县志》,广西人民出版社1998年版。

⑨ 《灌阳县志》,新华出版社1995年版。

⑩ 《荔浦县志》,生活·读书·新知三联书店1996年版。

⑪ 《柳州市志》(第七卷),广西人民出版社2003年版。

⑫ 《融水苗族自治县志》,生活·读书·新知三联书店1998年版。

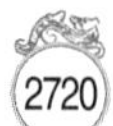

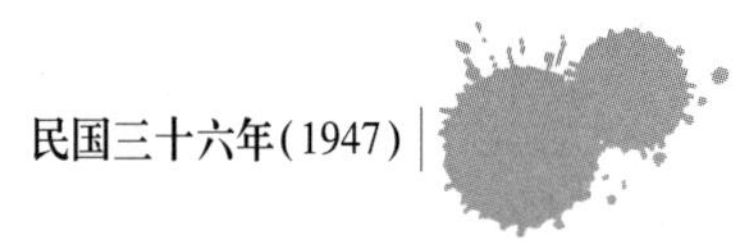

眼睛变黄色,如蜂蜡之色,四五日即死,死后健康人接近即传染,无药可治[①]。

西隆县(今隆林县)　瘟疫流行,革步乡楼房屯全屯 147 人,死去 137 人[②]。

镇边县(今那坡县)　脑膜炎大流行,百南乡疫情严重[③]。

田东县　旱、虫、水,病疫流行,饿殍遍地,为数十年所罕见[④]。

迁江县(今合山市)　秋,霍乱流行。今《合山市志》载:9 月,合山煤矿发生痧症急性传染病,死亡 70 多人[⑤]。

---

① 《乐业县志》,广西人民出版社 2002 年版。

② 《隆林各族自治县志》,广西人民出版社 2002 年版。

③ 《那坡县志》,广西人民出版社 2002 年版。

④ 《田东县志》,广西人民出版社 1998 年版。

⑤ 《合山市志》,1998 年。

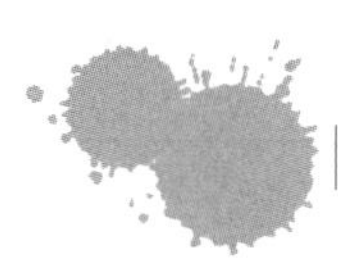

民国三十七年(1948)

全　国

是年,全国12省市82县旗发生鼠疫,发病15207例,死亡11118人。云南7县发病368例,死亡70人;广东4县发病1006例,死亡814人;福建29县发病4282例,死亡3008人;浙江6县发病76例,死亡55人;江西4县发病89例,死亡57人;台湾1县发病7例,死亡2人;吉林11县发病550例,死亡430人;黑龙江1县发病1例,死亡1人;辽宁1县发病194例,死亡164人;内蒙古15县旗发病8612例,死亡6496人;青海2县发病20例,死亡19人;甘肃1县发病2例,死亡2人。

黑龙江省

海伦县(今海伦市)　麻疹、痢疾、伤寒流行。今《海伦县志》载:全县发生麻疹、痢疾、伤寒传染病,患者达8233人,死亡1171人[①]。

孙吴县　冬,克山病大流行,延及次年春,发病500余人,死亡43人[②]。

绥滨县　春,天花大流行。长安村5岁以下儿童54人,因天花合并症,不到3个月就死了49人[③]。

宝清县　斑疹伤寒流行,县城死亡率81.6%[④]。

海林县　秋冬,麻疹、伤寒流行,延及次年春。今《海林县志》载:10月,海林区泡子村流行麻疹、伤寒,延至翌年3月。麻疹患病40人,死亡20人;伤寒患病125人,死亡21人[⑤]。

尚志县(今尚志市)　秋,炭疽病流行。今《尚志县志》载:8月,县境内马炭疽病

---

① 《海伦县志》,黑龙江人民出版社1988年版。《绥化地区志》,黑龙江人民出版社1995年版。

② 《孙吴县志》,黑龙江人民出版社1991年版。

③ 《绥滨县志》,方志出版社1996年版。

④ 《宝清县志》,1993年。

⑤ 《海林县志》,中国文史出版社1990年版。

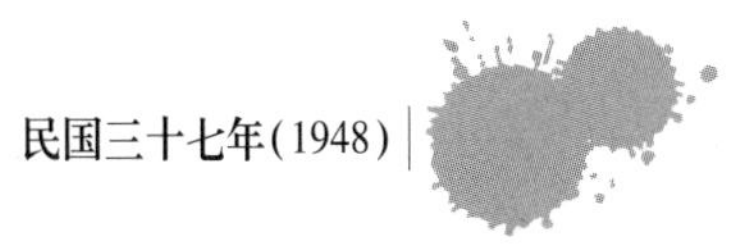

蔓延,人食其肉,中毒死亡者达40余人①。

木兰县　夏,大疫。6月26日(五月二十日),利东区吴殿祥屯发生急性传染病(病因不清),12个小时内死亡6人②。

巴彦县　伤寒、赤痢流行,病人2775户,8878人,死亡120人③。

吉林省

乾安设治局(今乾安县)　冬,鼠疫流行。12月,19个自然屯(涉及7个区13个村)发生鼠疫,患者94人,死亡50人④。

延吉县(今龙井县)　冬,克山病流行。12月以来,全县发生急型克山病300余人,死亡200余人。是年,脑膜炎发病42人,死亡24人,病死率为57.1%⑤。

汪清县　冬,麻疹流行,鸡冠砬子(镇)鸡冠村全屯467口人,死亡43人,全是小孩,其中当年出生的婴儿41人⑥。

安图县　克山病流行。全县近2年患急型克山病3700人,死亡3000人,发病率7.4%⑦。

长白县　春,伤寒流行,全县死亡1270人⑧。

安广县(今大安市)　(夏)7月,霍乱流行⑨。

洮南县(今洮南市)　秋,鼠疫流行。7月22日(六月十六日)至9月4日(八月初二日),福安屯等6个点发生鼠疫,发病61人,死亡51人⑩。

洮安县(今白城市)　夏,鼠疫流行。7月,腺鼠疫在八家子、张文忠、岳家屯、大房身、二段、二里半、中立屯和永茂屯暴发流行,发病81人,死68人,死亡人数占发病人数的84%⑪。

镇赉县　(夏)7月,霍乱、痢疾、伤寒流行⑫。

---

① 《尚志县志》,中国展望出版社1990年版。
② 《木兰县志》,黑龙江人民出版社1989年版。
③ 《巴彦县志》,黑龙江人民出版社1990年版。
④ 《乾安县志》,吉林人民出版社1999年版。
⑤ 《龙井县卫生志》,1985年。
⑥ 《汪清县卫生志》,1988年。
⑦ 《安图县志》,吉林文史出版社1993年版。
⑧ 《长白朝鲜族自治县志》,中华书局1993年版。
⑨ 《大安县志》,辽宁人民出版社1990年版。
⑩ 《洮南市志》,吉林文史出版社2000年版。
⑪ 《白城市志》,中国广播电视出版社1993年版。
⑫ 《镇赉县志》,吉林人民出版社1995年版。

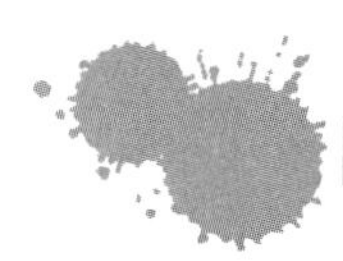

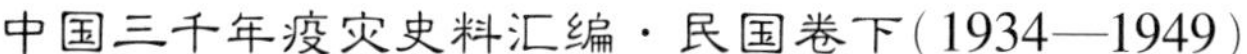

怀德县(今公主岭市)　鼠疫流行,莲花山、宝泉、双城堡发病 93 人,死亡 91 人①。

辽宁省

岫岩县　(秋)8 月,霍乱流行②。

金　县(今大连市金州区)　天花流行。大连发生天花 50 例,病死 15 例。旅顺发生天花 11 例③。

安东县(今东港市)　(春)3 月,天花流行,孤山镇为主要流行区④。

法库县　冬,麻疹、斑疹伤寒流行。今《法库县志》载:12 月,四台子、五台子、红花岭、小房申、大房申、西山、双台子、侯三家子、丁家房等 9 个村发生麻疹、斑疹、伤寒三种流行性传染病,共有患者 308 人,死亡 104 人⑤。

热河省

热河省　夏秋,鼠疫流行。今《赤峰市志》载:6—11 月,阿鲁科尔沁旗 5 个村,敖汉旗 57 个村,赤峰县 13 个村,翁牛特旗 49 个村,喀喇沁旗 24 个村,巴林右旗 3 个村,巴林左旗和林西县各 1 个村,发生腺鼠疫 8651 人,死亡 6543 人⑥。

敖汉旗　夏,鼠疫流行。6 月,新惠街发生鼠疫,流行到城厢、新地、小河沿、官家地、捣格朗营子等区的 56 个村屯,死亡 1820 人。又,麻疹流行,发病 6190 例,死亡 495 人⑦。

宁城县　鼠疫流行⑧。

建西县(今喀喇沁旗)　夏,鼠疫流行。冬,鼠疫复作。《赤峰蒙古史》载:5 月,建西县五家、旺甘池、西桥等地发生鼠疫⑨。今《喀喇沁旗志》载:7 月,西桥区、楼子店区、乃林区、平庄区的 24 个村 1484 人染腺鼠疫,死亡 1416 人。12 月,西桥五家一带鼠疫蔓延至 18 个村,死亡 404 人⑩。

通辽县(今通辽市科尔沁区)　夏,鼠疫流行。冬,鼠疫复作。今《通辽市卫生

---

① 《怀德县志》,吉林文史出版社 1996 年版。
② 《岫岩县志》,辽宁大学出版社 1988 年版。
③ 《大连市卫生志》,大连出版社 1991 年版。
④ 《东沟县志》,辽宁人民出版社 1996 年版。
⑤ 《法库县志》,沈阳出版社 1990 年版。
⑥ 《赤峰市志》,内蒙古人民出版社 1996 年版。
⑦ 《敖汉旗志》,内蒙古人民出版社 1991 年版。
⑧ 《宁城县志》,内蒙古人民出版社 1992 年版。
⑨ 《赤峰蒙古史》,内蒙古人民出版社 1999 年版。
⑩ 《喀喇沁旗志》,内蒙古人民出版社 1998 年版。

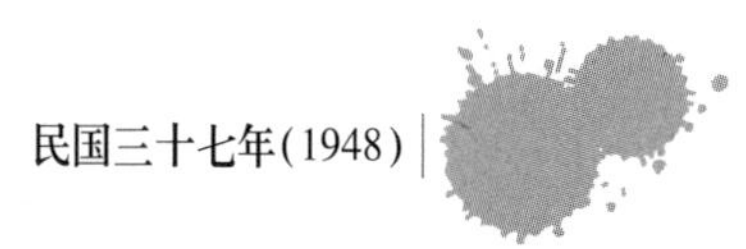

志》载:7 月,孔家窝堡发生肺鼠疫。12 月,全盟共发生鼠疫患者 2309 人,发病人数是 1947 年的 1/7①。

突泉县　夏,鼠疫流行。7 月 17 日(六月十一日),水泉区徐家屯、孙家屯发生鼠疫。防疫委员会派 50 名防疫队奔赴疫区抢救治疗②。

归绥市(今呼和浩特市)　春,鼠疫流行,在土左旗台阁牧同时发病 3 人,死亡 2 人③。

扎鲁特旗　(夏秋之际)7—8 月,鼠疫流行,五道井子屯和大巴彦宝力皋屯一带死亡 74 人④。

库伦旗　夏,鼠疫大流行。5—6 月,鼠疫流行,奈木克屯染病 17 人,死亡 17 人,全旗死亡 207 人⑤。

奈曼旗　夏,鼠疫流行。6 月,奈曼发生腺鼠疫患者 17 人,死亡 17 人⑥。

林西县　夏秋,鼠疫流行。7 月 8 日(六月初二日),五十家子村发生鼠疫,县政府立即派出防疫队进驻疫区,进行防疫、治疗。10 月 19 日(九月十七日),疫情基本得到控制。此次鼠疫共死亡 174 人⑦。一说 129 人⑧。

林东县(今巴林左旗)　夏,鼠疫流行。6 月 4 日(四月廿七日)到 7 月 3 日(五月廿七日),双庙子村鼠疫患者 6 人,死亡 6 人⑨。

赤峰县(今赤峰市)　夏秋,鼠疫流行。新惠街再次发生鼠疫,蔓延到城厢、新地、小河沿、官家地、捣格朗营子等 56 个村,死亡 1820 人⑩。6—11 月,建昌营村鼠疫流行,染疫 295 人,死亡 281 人;元宝山地区 6 乡镇 13 村庄染疫 1339 人,死亡 1289 人,病死率占 96.3%⑪。

开鲁县　夏,鼠疫流行。6 月 15 日(五月初九日)开始,八区孟家屯、七区王家围子等 15 个村屯鼠疫流行⑫。

---

① 《通辽市卫生志》,2005 年。
② 《突泉县志》,内蒙古人民出版社 1993 年版。
③ 《呼和浩特市卫生防疫站志》,1993 年。
④ 《扎鲁特旗志》,方志出版社 2001 年版。
⑤ 《库伦旗志》,内蒙古文化出版社 2005 年版。
⑥ 《通辽市卫生志》,2005 年。
⑦ 《林西县志》,内蒙古人民出版社 1999 年版。
⑧ 《赤峰蒙古史》,内蒙古人民出版社 1999 年版。
⑨ 《巴林左旗志》,1985 年。
⑩ 《赤峰八千年大事记》,方志出版社 1999 年版。
⑪ 《建昌营镇志》,内蒙古人民出版社 1995 年版。
⑫ 《开鲁县志》,内蒙古文化出版社 2001 年版。

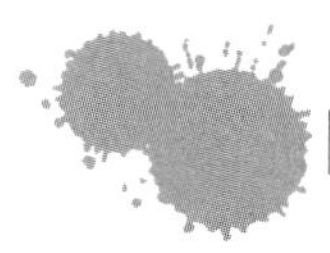

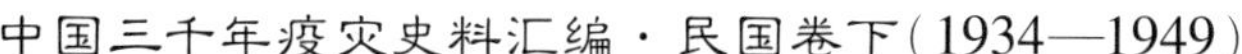

北京市

北平市　是年疫。脑膜炎发病131例,死亡71例。痢疾发病481例,死亡195人。伤寒发病177例,死亡83人。天花发病223例,死亡75人①。

良乡县(今房山区)　春,天花、麻疹流行,霞云岭、鱼斗泉、森水诸村200余人染疾,40余人死亡②。

顺义县(今顺义区)　春夏,脑膜炎流行。今《顺义县志》载:春,羊坊村(今张喜庄乡羊房村)瘟疫流行,死亡30人。5月,昌顺县九区部分村庄(今张喜庄乡羊房、水坡一带村庄),瘟病流行严重③。

宛平县(今门头沟区)　夏,天花、脑膜炎、疟疾流行。7月15日(六月初九日),宛平、涞水等地发现天花、瘟疾、疟疾流行,宛平县一区塔河、黄塔等8个村100余人发病,死亡31名④。

河北省

深　县(今深州市)　脑膜炎流行。一区、十五区发现脑膜炎、肺炎患者10余人,死亡5人⑤。

安国县　麻疹流行,万人染疫,千人死亡。县民主政府大力组织医务人员灭疫,控制蔓延⑥。

大城县　天花流行,死亡多人⑦。

任邱县(今任丘市)　秋,霍乱流行,死2000余人⑧。

怀来县　(春)3月,天花流行,染病幼童死亡甚多⑨。

阳原县　(冬)11月,伤寒流行,流行地为西辛庄,曾派医生治疗1个多月,大部分治好,但没有全部扑灭。翌年春又转严重,继续传染⑩。

山西省

灵石县　冬,天花流行,延及翌年春⑪。

---

① 《北京卫生志》,北京科学技术出版社2001年版。

② 《北京市房山区志》,北京出版社1999年版。

③ 《顺义县志》,北京出版社2007年版。

④ 《门头沟区卫生志》,1995年。

⑤ 《深县志》,中国对外翻译出版公司1999年版。

⑥ 《安国县志》,方志出版社1996年版。

⑦ 《大城县志》,华夏出版社1995年版。

⑧ 《沧州地区卫生志》,1991年。

⑨ 《怀来县志》,中国对外翻译出版公司2001年版。

⑩ 《阳原县卫生志》,1988年。

⑪ 《灵石县志》,中国社会出版社1992年版。

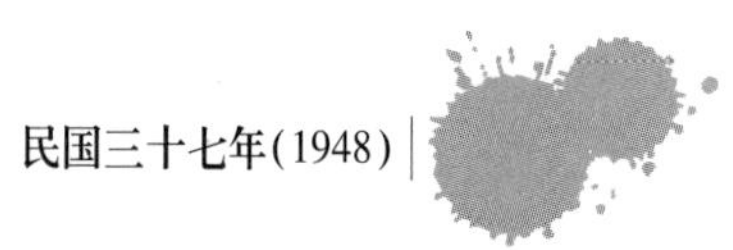

屯留县　春,麻疹流行。4月,经2个月防疫灭瘟,全县扑灭了小儿麻疹流行①。

高平县　(夏)7月,小儿痢疾、霍乱流行,60余名10岁以下儿童死亡②。

大宁县　伤寒流行,曲峨村全村52户,染病者占41%③。

壶关县　(春)4月,小儿麻疹、白喉等疫病在全县流行④。

沁源县　秋,瘟疫流行。今《沁源县志》载:9月,五区瘟疫流行,王陶后沟一带死于瘟疫者达86人,30日内染病者竟达1966人⑤。

广灵县　夏,瘟疫流行。今《广灵县志》载:6月,上白羊村发生瘟疫,起病急,发展快,有的半天就死了,有的3—5天死,共死13人⑥。

偏关县　冬,疫。今《偏关县志》载:冬,发现咳嗽痰火、霍乱等流行病,政府及时组织了当地中医积极进行防治⑦。

应　县　回归热流行,举家卧床者不少⑧。

汾阳县　天花流行,仅芦家垣一带就发病20余人,死亡8人,患者多为1岁左右婴儿⑨。

孝义县(今孝义市)　麻疹流行,15岁以下儿童患麻疹4000余例,占同龄组儿童总人数的6.74%。回归热流行,8岁以下儿童死亡14人⑩。

陕西省

陕西省　陕甘宁边区疫病流行,夏季蔓延30余县,患者10万余人,种类有天花、伤寒、霍乱、痢疾、出斑、肿脖子等⑪。

榆林县(今榆林市榆阳区)　黑热病流行,刘千河一带有不少人因此死亡⑫。

绥德县　霍乱大流行⑬。

安塞县　夏,疫病流行。种类有天花、伤寒、霍乱、痢疾、出斑、肿脖子等,安塞死

---

① 《屯留县志》,陕西人民出版社1995年版。

② 《高平县志》,中国地图出版社1992年版。

③ 《大宁县志》,海潮出版社1990年版。

④ 《壶关县志》,海潮出版社1999年版。

⑤ 《沁源县志》,海潮出版社1996年版。《沁源县人民医院志》,中州古籍出版社2009年版。

⑥ 《广灵县志》,人民出版社1993年版。

⑦ 《偏关县志》,山西经济出版社1994年版。

⑧ 《应县志》,山西人民出版社1992年版。

⑨ 《汾阳县志》,海潮出版社1998年版。

⑩ 《孝义县志》,海潮出版社1992年版。

⑪ 《安塞县志》,陕西人民出版社1993年版。

⑫ 《榆林市志》,三秦出版社1996年版。

⑬ 《绥德县志》,三秦出版社2003年版。

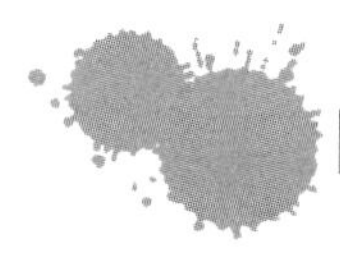

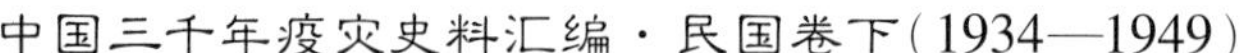

亡达1214人,其中成人129人,余均为小孩。二区苗店子村50户人家135口人,户户有病人①。

米脂县　疫。部分村庄流行疟疾(打摆子)、伤寒、黑热病②。

清涧县　春夏,麻疹、痢疾、鼠疫流行。今《清涧县志》载:春夏,石嘴驿、店则沟和新社区等区麻疹、急性痢疾和“吐黄水症”大流行,人死甚多③。

延川县　春,大疫。今《延川县志》载:春,全县红白痢疾、康花、斑疹、汗疹、疟疾、伤寒、出水病等流行,传染严重,全县死亡儿童790名④。

延长县　春夏,回归热、斑疹、伤寒、天花等疫病流行。1—5月,5129人患病,1229人死亡,死亡数占患者总数的24%,严重影响农业生产。边区政府和县政府组织医疗队大力防治⑤。

安定县(今子长县)　痢疾、斑疹伤寒、白喉、红汗疹等传染病流行,死亡1866人⑥。

黄龙县　麻疹流行,死亡甚多,陕甘宁边区政府派医疗队来黄防治⑦。

澄城县　麻疹流行,尧头地区死亡儿童100余人⑧。

鄜　县(今富县)　春,大疫。今《富县志》载:春,全县光复解放以后,因战尸腐烂、水源污染,多种疾病同时流行,其中痢疾、霍乱、伤寒、天花等呈高频发病状态,全县死亡1200人,占总人口的3.2%⑨。

宁强县　黑热病流行⑩。

佛坪县　春,天花流行,陈家坝一带死人甚多,有的家中接连死亡三四人⑪。

山阳县　麻疹大流行⑫。

汉阴县　疫。今《安康市卫生防疫志》载:死于各种疫病者达1872人,占全县总

---

① 《安塞县志》,陕西人民出版社1993年版。
② 《米脂县志》,陕西人民出版社1993年版。
③ 《清涧县志》,陕西人民出版社2001年版。
④ 《延川县志》,陕西人民出版社1999年版。
⑤ 《延长县志》,陕西人民出版社1991年版。
⑥ 《子长县志》,陕西人民出版社1993年版。
⑦ 《黄龙县志》,陕西人民出版社1995年版。
⑧ 《澄城县志》,陕西人民出版社1991年版。
⑨ 《富县志》,陕西人民出版社1994年版。
⑩ 《汉中地区志》,三秦出版社2005年版。
⑪ 《佛坪县志》,三秦出版社1993年版。
⑫ 《山阳县志》,陕西人民出版社1991年版。

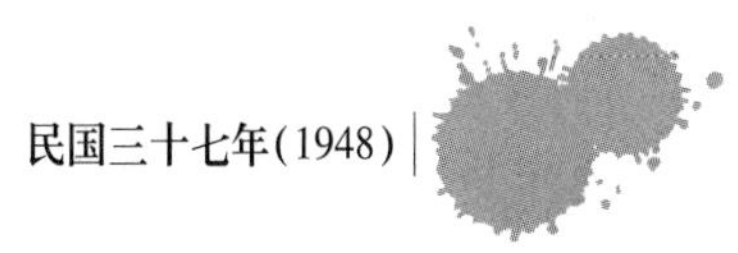

人口16.70%[①]。

安康县　恒口、五里一带暴发猩红热流行[②]。

洋　县　疫。今《洋县志》载:多种传染病流行,共死亡327人,其中伤寒234人,斑疹伤寒41人,霍乱32人,天花12人,白喉8人[③]。

山东省

山东省　春,苍山、赵镈(今苍山县)、麓水(今滕县)、莒南等县天花流行[④]。

济南市　春正月,猩红热流行[⑤]。

泰安县(今泰安市)　春,天花流行。夏,伤寒、麻疹流行。今《泰安市志》载:天花流行,下港乡彭家庄发病率、死亡率分别为5%和10%。5月中旬,山口村53人患伤寒病。下庄、许家庄、邓家庄62人患麻疹[⑥]。

泰安县、泰宁县、泰西县(今泰安市)　自夏徂冬,疫病流行,并延及次年春。今《泰安卫生志》载:是年夏至翌年春,鲁中南疫病流行,尤以天花、麻疹为甚。泰安、泰宁、泰西等5县麻疹患者达1.44万人[⑦]。按:泰宁县1940年分泰安县置,1949年裁。泰西县1946年分泰安县置,1949年裁。

新泰县(今属新泰市)　秋,霍乱暴发,楼德、天宝一带死亡众多,家家有僵尸之痛[⑧]。

莱芜县(今莱芜市)　疫。今《莱芜卫生志》载:是年,回归热发病143人,天花109人,伤寒21人,痢疾12人,猩红热32人,脑炎10人,感冒24人,黑热病2人[⑨]。

博山县(今淄博市博山区)　春,脑膜炎、猩红热、麻疹流行。今《淄博市卫生志》载:3月,岳阳区天津湾村发生脑膜炎流行,患者20余人,死亡2人;夏庄区井峪村、淄河区峨庄村、原山区虎老关发生猩红热、麻疹流行[⑩]。

淄川县(今淄博市淄川区)　夏,回归热流行。今《淄博市卫生志》载:5月,龙泉

---

① 《安康市卫生防疫志》,2006年。

② 《安康市卫生防疫志》,2006年。

③ 《洋县志》,三秦出版社1996年版。

④ 《山东省卫生志》,山东人民出版社1992年版。

⑤ "要闻简报",《申报》1948年2月17日,第2版。

⑥ 《泰安市志》,齐鲁书社1996年版。

⑦ 《泰安卫生志》,山东科学技术出版社1991年版。

⑧ 《泰安五千年大事记》,山东省地图出版社2001年版。《泰安卫生志》,山东科学技术出版社1991年版。

⑨ 《莱芜卫生志》,2004年。

⑩ 《淄博市卫生志》,1997年。

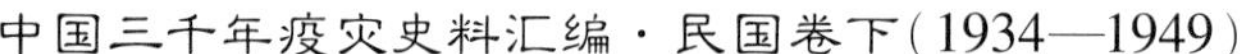

区、金寨区发生回归热①。

临邑县　回归热、疟疾流行,耿刘区广旺庄、石家、李家等村89人染病②。

泗水县　冬,天花流行。今《山东省卫生志》载:1949年1月中旬,天花流行,蔓延甚速。大张庄死亡20多人,黄土庄死亡12人,中册镇仅两条街就死亡10多人③。按:1949年农历春节为1月29日,故1月中旬在1948年农历冬十二月。

寿张县(今阳谷县寿张镇)　(春)3月,麻疹流行,侯庙区(今属台前)发病570例,死亡132人,发病率2500/10万,病死率23.16%④。

济宁县(今济宁市)　疟疾大流行,百姓深受其苦⑤。

鱼台县　秋,淫雨成灾,伤寒流行,王庙、前后皮店、刘花园等村发病率高达60%以上,病死率在10%以上。又,黑热病流行,发病达到顶峰,高达数千人⑥。

邹　县(今邹城市)　春,麻疹流行,两城一带几乎每户都有患病儿童,死亡率甚高⑦。

曲阜县(今曲阜市)　天花流行,长达半年,白石桥一带发病87人,死亡37人;土门一带发病390人,死亡106人⑧。

临沂县(今临沂市)　春,伤寒流行,板泉区潘庄村全村40多人患病,病死8人。大山区赵家土山村伤寒、天花、麻疹同时流行,以伤寒病患者最多,全村700多口人,三种病患者达400人,病死54人⑨。

苍山县　春,回归热流行。今《山东省卫生志》称:2月中旬至3月,省人民政府医疗队在苍山县治疗回归热病人105名⑩。

莒南县　春,麻疹大流行,汀水、洙边、壮岗、岭泉等区为重灾区。1—3月中旬,沃土庄(今莒南县境)900余人,麻疹死亡37人⑪。

莒北县(今并入诸城市、五莲县)　麻疹流行。泉子崖村是仅有32户的一个小

---

① 《淄博市卫生志》,1997年。

② 《临邑县志》,齐鲁书社1993年版。

③ 《山东省卫生志》,山东人民出版社1992年版。《济宁市志》,中华书局2002年版。

④ 《濮阳市志》,中州古籍出版社2005年版。《濮阳市卫生志》,方志出版社1998年版。

⑤ 《济宁市市中区卫生志》,山东科学技术出版社1994年版。

⑥ 《鱼台县卫生志》,1996年。

⑦ 《微山县志》,山东人民出版社1997年版。《微山县卫生志》,1987年。《山东省卫生志》,山东人民出版社1992年版。

⑧ 《曲阜市志》,齐鲁书社1993年版。

⑨ 《莒南县卫生志》,深圳特区出版社2001年版。

⑩ 《山东省卫生志》,山东人民出版社1992年版。

⑪ 《莒南县卫生志》,深圳特区出版社2001年版。

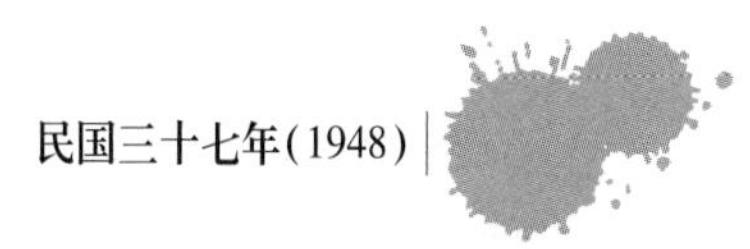

村,儿童患麻疹等传染病的有30户①。按:莒北县1943年析莒县北部和诸城县西南部置,1950年5月裁入诸城、五莲两县。

诸城县(今诸城市) 回归热流行。东行寺村全村494人,发病227例,死亡9人②。

昆嵛县(今文登市) 夏,痢疾流行。秋,疟疾流行。今《文登市志》载:7月,昆嵛县菌痢流行,仅林村区就死亡199人。9月,昆嵛县疟疾流行,仅院东1村就有126人患病③。按:1941年析文登县西部置文西行署,1945年1月改置昆嵛县。

海阳县(今海阳市) 夏,霍乱流行。今《海阳县志》载:6月,盘石区发生肠炎性霍乱,5天蔓延全区,县政府立即组织抢救队赶赴疫区,救治病人575名,注射防疫针1373人份,及时消灭了疫病④。

栖霞县(今栖霞市) 麻疹流行,患病儿童4000余人,死亡率达25%⑤。

莱阳县(今莱阳市) 回归热流行。套河区(今属莱西县)张官寨村308户有106户家有回归热病人⑥。

即墨县(今属即墨市) (夏)6月,伤寒流行,今段村乡柳林村全村72户317口人,不到2月死亡33人,有一家死四五口者。又,霍乱流行,今留村乡上夼、窝洛子村尤重,病死无数⑦。

胶南县(今胶州市) 回归热大流行,流行地区集中在胶南县北部的大元家沟、崔家屯、王台、灰村、大朱杨、阜上、邢家、薛家岛、店子等10余个村庄⑧。

青岛市 夏,天花流行。6月8日(五月初二日),台湾省检疫总所宣布青岛港为天花染疫港⑨。又,回归热、黑热病、伤寒流行。是年,青岛市回归热发病229例,黑热病发病210例,多为农民⑩。国民党十二师在郑庄驻防,带来伤寒,染病30多人,死亡3人⑪。

---

① 《山东省卫生志》,山东人民出版社1992年版。

② 《山东省卫生志》,山东人民出版社1992年版。

③ 《文登市志》,中国城市出版社1996年版。

④ 《海阳县志》,1988年。

⑤ 《栖霞县志》,山东人民出版社1990年版。

⑥ 《山东省卫生志》,山东人民出版社1992年版。

⑦ 《即墨县卫生志》,1987年。

⑧ 《山东省卫生志》,山东人民出版社1992年版。

⑨ “宣布青岛为天花染疫港”,《台湾省政府公报》1948年夏字第60期,第14页。

⑩ 《青岛市卫生志》,青岛海洋大学出版社1993年版。

⑪ 《青岛郑庄村志》,中国出版社2006年版。

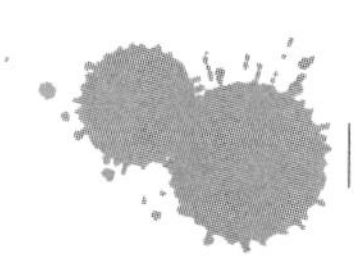

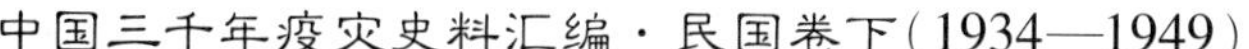

平度县(今平度市)　麻疹流行,发病21540例。脑膜炎流行,发病233例[①]。回归热流行,发病4520人,死亡424例,病死率9.38%[②]。又,伤寒、副伤寒流行[③]。

昌邑县、昌南县(今昌邑市)　仓街、卜庄、围子一带疟疾流行[④]。

昌南县(今昌邑市)　春,回归热、痢疾流行,全县有40多个村庄200余户发病[⑤]。按:昌南县1945年析昌邑县南部置,1956年裁入昌邑县。

日照县(今日照市)　黑热病流行。对454个村的28464人进行普查发现,黑热病患者多达3610人,占1.1%,许多人因此丧生[⑥]。

安邱县(今安丘市)　黑热病流行,张家溜村350口人,患者50人,死亡12人;胡家旺村564人,患者49人,死亡不详[⑦]。

临朐县　黑热病流行,马庄村100户内有65人得病,先后死去30余人,有死绝者[⑧]。

青州特别市(今青州市)　天花流行[⑨]。

沂源县　(秋)8月,瘟疫大流行。全县病倒4万多人。疫病主要有"烧汗"、疟疾、黑热病等。韩旺村共205户941人,有63人患黑热病[⑩]。

广饶县　(夏)5月,霍乱流行,病人分布在北部沿海,发生17个村庄,发病657人,死亡52人[⑪]。

河南省

登封县(今登封市)　脑膜炎流行,发病34例,死亡33人[⑫]。春,麻疹大流行,全县发生21074例,死亡1152例。秋,伤寒暴发流行,全县发生1448例,死亡158例[⑬]。此外,还有脑膜炎、白喉、痢疾、疟疾的流行。今《登封县志》载:是年,白喉发生669例,死亡292例;脑膜炎发生34例,死亡33例;伤寒发生1440例,死亡158例;菌痢发

---

① 《山东省卫生志》,山东人民出版社1992年版。
② 《山东省卫生志》,山东人民出版社1992年版。
③ 《平度县志》,1987年。
④ 《昌邑县卫生志》,1986年。
⑤ 《山东省卫生志》,山东人民出版社1992年版。
⑥ 《日照市志》,齐鲁书社1994年版。
⑦ 《潍坊市卫生志》,1989年。
⑧ 《潍坊市卫生志》,1989年。
⑨ 《潍坊市卫生志》,1989年。
⑩ 《沂源县卫生志》,1991年。
⑪ 《山东省卫生志》,山东人民出版社1992年版。
⑫ 《河南省志·卫生医药志》,河南人民出版社1993年版。
⑬ 《登封县卫生志》,1986年,第130页。

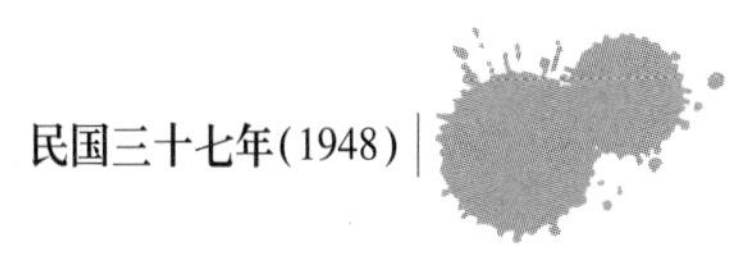

生上万例,死亡上千例;疟疾发生17816例,死亡150例[①]。

博爱县　疟疾流行,病人2万多,仅六区西庄6个村发病率58.8%[②]。秋,疟疾、痢疾流行。9月17日(八月十五日),晋冀鲁豫边区人民政府太行第四专员公署在紧急指示中指出:入秋以来,我区疾病甚为流行,疟疾、痢疾最为普遍,流行区以博爱、焦作……为主,患者集中地带多为灾区与低凹地区[③]。冬,又疫病流行。今《博爱县志》载:11月,疾病流行,患者3万人。23日(十月廿三日),县政府组织119名医生深入各村帮助群众防病治病。此后,县、区、村卫生委员会相继建立,开展正常的卫生防疫工作[④]。按:博爱县1927年析沁阳县东部置,治清化镇。

信阳县(今信阳市平桥区)　疟疾流行,病人多达6400余人[⑤]。

沁阳县(今沁阳市)　秋,疟疾大流行,解放区机关干部发病率都高达40%[⑥]。

焦作县　秋,疟疾、痢疾流行[⑦]。按:1945年析沁阳县置焦作市,1948年改焦作县,1949年改焦作矿区。

封邱县(今封丘县)　秋,脊髓灰质炎全县散发[⑧]。

温　县　(秋)8月,阴雨连绵,疟疾大流行。县民政科派18名医务人员携带药品在北冷区巡诊两周,免费治疗3124人[⑨]。

巩　县(今巩义市)　天花流行,回郭镇刘村发病20余例,有一家死亡2人[⑩]。

开封县(今开封市祥符区)　黑热病流行,仅张田村周围8个村庄,发病120人,死亡22人,病死率18.38%[⑪]。夏,痢疾、霍乱流行。7月12日(六月初六日)报道:汴垣重要街衢,虽已清除,但倒塌房屋、破坏工事中及荒僻之处,仍多人畜尸体,因无人掩埋,仅上覆薄土,在烈日蒸熏下,尸臭四溢,因之开封目前卫生工作与急赈有同等之重要。现开封痢疾、霍乱流行甚烈[⑫]。同日又报道:苍蝇空前众多,卫生处每日收购百

---

① 《登封县志》,河南人民出版社1990年版,第579页。

② 《河南省志·卫生医药志》,河南人民出版社1993年版。

③ 《焦作市卫生志》,1987年。

④ 《博爱县志》,中国国际广播出版社1994年版。

⑤ 何斌《我国疟疾流行简史》,《中华医史杂志》1998年第18卷第1期。

⑥ 《焦作市卫生志》,1987年。

⑦ 《焦作市卫生志》,1987年。

⑧ 《封丘县卫生志》,1986年。

⑨ 《温县卫生志》,1986年。

⑩ 《巩县卫生志》,1985年。

⑪ 《开封县卫生志》,1985年。

⑫ "开封亟需医药,痢疾霍乱流行甚烈,省医疗机构未恢复",《中央日报》1948年7月12日,第4版。

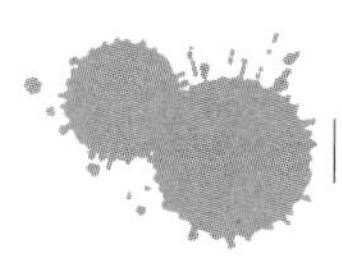

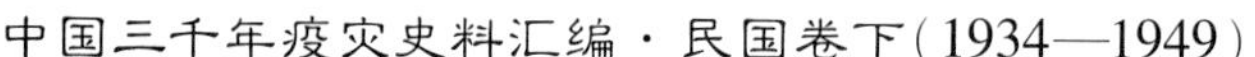

余斤,痢疾、霍乱流行甚烈[①]。秋,疟疾流行,因军队移动引起。是年,疟疾发病17861人,病死7人;伤寒发病6007人,病死2500人;痢疾发病3501人,病死282人。民间流传:立了秋,死孩子,填满沟[②]。

夏邑县　疫。1066名婴儿,因疫死亡199人,脑膜炎的病死率居各种疫病的第四位[③]。

考城县(今属兰考县)　春,猩红热流行。花园集发生"闪天红",全村儿童发病20人,死8人[④]。

郾城县(今漯河市郾城区)　麻疹流行[⑤]。

宁夏回族自治区

宁朔县(今入永宁县、青铜峡市)　疫病广泛流行。驻峡口镇国民党军168师一部官兵,就有患梅毒、疥疮、麻疹各38人,赤痢55人,伤寒及斑疹伤寒17人,回归热、猩红热23人,白喉9人,霍乱3人,淋病14人[⑥]。

平罗县　麻疹流行,患儿死亡达20%[⑦]。

隆德县　春夏,斑疹、赤痢、白喉、猩红热、伤寒、疟疾流行[⑧]。

甘肃省

新宁县　天花流行,发病110例,死亡31人。

皋兰县(今兰州市)　春,脑膜炎流行。3月10日(正月三十日)报道:兰(州)近流行脑膜炎,患者28人中,已有9人死亡,市卫生事务所正谋扑灭[⑨]。

古浪县　冬,白喉流行,发生面广,死亡惨重,仅第四季度就死亡9人[⑩]。

华池县　斑疹伤寒流行,死亡多人[⑪]。按:华池县1934年析庆阳、环县、合水三县置,驻悦乐镇,1949年迁柔远城子。

和政县　天花流行[⑫]。

---

① "开封疫疠流行",《申报》1948年7月12日,第1版。
② 《开封县卫生志》,1985年。
③ 《安阳县卫生志》,1986年。
④ 《民权县志》,中州古籍出版社1995年版。
⑤ 《夏邑县志》,河南人民出版社1989年版。
⑥ 《郾城县卫生志》,1986年。
⑦ 《青铜峡市卫生志》,2001年。
⑧ 《惠农县志》,宁夏人民出版社1999年版。
⑨ 《隆德县志》,宁夏人民出版社1998年版。
⑩ 《古浪县志》,甘肃文化出版社1996年版。
⑪ 《华池县志》,甘肃人民出版社1984年版。
⑫ 《和政县志》,兰州大学出版社1993年版。

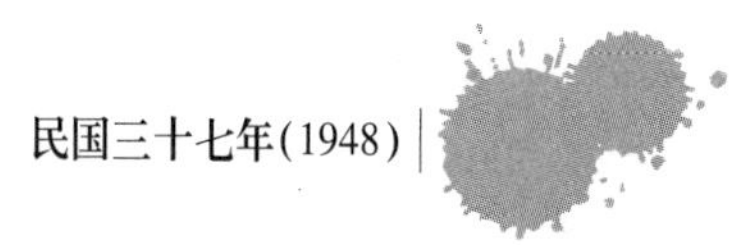

徽　县　疫。今《徽县志》载:3—12 月,发现病毒 86 例,猩红热 5 例,回归热 2 例,疟疾 138 例,脑膜炎死亡 2 例[①]。

民勤县　伤寒流行,收成、西渠、苏山一带为甚[②]。冬,白喉流行。1949 年 1 月(上年十二月),薛百一带白喉流行。有一村 67 户 264 人中,染者 61 人,死亡 24 人[③]。

宁　县　天花流行,九岘半道川 500 余人患传染病,其中天花 110 人,死亡 31 人[④]。

通渭县　(春)4 月,脑膜炎流行,龙川镇永寿堡一带尤甚[⑤]。

武都县　疟疾流行,清真巷发病率 50%,病死率 60% 以上。伤寒流行,后宋(今隆兴)死亡 30 多人[⑥]。

武山县　秋,痢疾流行。10 月,新民乡、龙泉乡伤寒、赤痢流行[⑦]。

夏河县　冬,天花流行。11 月,桑科一带牛痘流行,人畜死亡甚多[⑧]。又,麻疹流行,唐尕昂地区的龙哇沟患儿死亡 52 人[⑨]。

永昌县　麻疹大流行,死亡率达 30%[⑩]。

榆中县　(夏)6 月,霍乱流行,地椒沟查出患者 21 人,延及周围村庄[⑪]。

正宁县　春正月,回归热流行[⑫]。

青海省

湟中县(今西宁市)　春,脑膜炎流行,波及城北地区,患者上千人,死亡 400 多人[⑬]。

都兰县　大疫。银滩土尔干一带瘟疫流行,死亡 187 人,有的人家丢弃患病亲属逃生[⑭]。

---

① 《徽县志》,陕西人民出版社 2003 年版。

② 《民勤县志》,兰州大学出版社 1994 年版。《民勤县卫生志》,2010 年。

③ 《民勤县志》,兰州大学出版社 1994 年版。

④ 《庆阳地区卫生志》,1998 年。

⑤ 《甘肃省医药卫生简志》,1987 年。

⑥ 《武都县志》,生活·读书·新知三联书店 1998 年版。

⑦ 《天水市医药卫生志》,甘肃教育出版社 1994 年版。

⑧ 《夏河县志》,甘肃文化出版社 1999 年版。

⑨ 《甘南藏族自治州卫生志》,1990 年。

⑩ 《永昌县志》,甘肃人民出版社 1993 年版。

⑪ 《甘肃省医药卫生简志》,1987 年。

⑫ 《庆阳地区卫生志》,1998 年。

⑬ 《西宁市志》,陕西人民出版社 1998 年版。《平安县志》,陕西人民出版社 1996 年版。《城北区志》,陕西人民出版社 1996 年版。

⑭ 《海晏县志》,甘肃文化出版社 1994 年版。

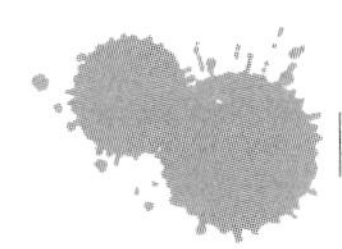

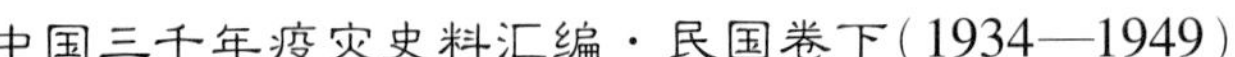

乐都县　大疫。除脑膜炎大流行外,还有肺结核、痢疾、猩红热、脊髓灰质炎、水痘、百日咳、肝炎、流感、白喉、地甲病(大脖子)等疾病蔓延①。

新疆维吾尔自治区

承化县(今阿勒泰市)　春,流感、天花、痢疾流行,死亡上百人②。

婼羌县(今若羌县)　春,大疫。流行急性传染病,一个月内死亡200余人,死亡率为40‰③。

福海县　春,天花流行,死亡数十人④。

呼图壁县　霍乱流行,307人染疾,3人死亡⑤。

安徽省

怀宁县(今安庆市)　夏,痢疾、霍乱流行。7月2日(五月廿六日)报道:安庆近来流行痢疾、霍乱等症,影响市民身体健康殊巨⑥。冬,天花流行⑦。

庐江县　疟疾流行,发病率达15%。汤池金冲397人,患疟疾的177人,占44.5%⑧。

南陵县　天花大流行,儿童大量死亡⑨。

铜陵县　春,大疫。今《铜陵县志》载:第一季度全县死亡448人,其中死于天花、麻疹、伤寒、白喉、肺病和脑膜炎等328人,占73.2%⑩。

旌德县　疟疾流行。县卫生院统计,门诊疟疾病人居各病之首。天花流行,县卫生院月报,仅城区一月即发病25人⑪。

歙　县　秋,大疫。8月7日(七月初三日)报道:黄景乡余岸、五川镇一带,近日瘟疫流行,病象周身发热,头腹俱痛,能于二十四小时内不治身死,蔓延颇烈⑫。

定远县　池河、永康地区炭疽病流行⑬。

---

① 《高庙村志》,2004年。
② 《阿勒泰市志》,新疆人民出版社2001年版。
③ 《若羌县志》,新疆大学出版社1992年版。
④ 《福海县志》,新疆人民出版社2003年版。
⑤ 《呼图壁县志》,新疆人民出版社1992年版。
⑥ "袖珍新闻·安庆",《申报》1948年7月2日,第5版。
⑦ 《怀宁县卫生志》,1985年。
⑧ 《庐江县志》,社会科学文献出版社1993年版。《汤池镇志》,2008年。
⑨ 《南陵县志》,黄山书社1994年版。
⑩ 《铜陵县志》,黄山书社1993年版。
⑪ 《旌德卫生志》,黄山书社2002年版。
⑫ "袖珍新闻·徽州",《申报》1948年8月7日,第5版。
⑬ 《定远县志》,黄山书社1995年版。

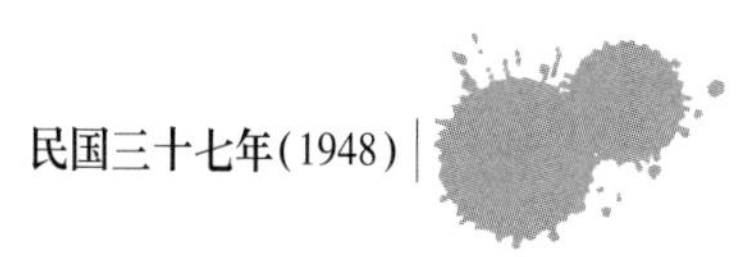

五河县　天花大流行,患者多为儿童,死亡过半,幸存者多亦留下满面麻疤①。

砀山县　黑热病大流行②。

青阳县　冬,天花流行③。

四川省

荥经县　麻疹流行,古城坪最甚,死亡率76.7%④。

冕宁县　冬,麻疹、伤寒流行,沙坝、复兴、城厢为甚,死亡者多⑤。

越嶲县(今越西县)　冬,麻疹流行,沙米八嗄村一天内死亡25人,当年该村因患麻疹死亡125人⑥。

靖化县(今金川县)　伤寒流行,发病557例,死亡16人⑦。

理　县　春,天花流行⑧。

北川县　春,麻疹流行,患者治愈少,陈家坝场镇30天死亡25人⑨。

青川县　天花和伤寒大流行。据新中国成立初统计,大院乡境内患天花者达230余人次,死亡63人,患伤寒及其他传染病226人次,死亡78人⑩。

德阳县(今德阳市)　春,天花流行⑪。

崇宁县(今属郫县)　秋冬,疟疾、天花流行。今《郫县志》载:7—12月,县卫生院收治天花患者128人,疟疾患者458人⑫。

崇庆县(今崇州市)　春,天花流行,城关地区不仅婴幼遭难,成人男女亦有染此身亡者⑬。

茂　县　黑热病流行⑭。

丹棱县　春,天花流行,丹棱县发病140人⑮。秋,疟疾流行。6—10月,丹棱县

---

① 《五河县志》,浙江人民出版社1992年版。
② 《砀山县志》,方志出版社1996年版。
③ 《青阳县志》,黄山书社1992年版。
④ 《荥经县志》,西南师范大学出版社1998年版。
⑤ 《冕宁县志》,四川人民出版社1994年版。
⑥ 《越西县志》,四川辞书出版社1994年版。
⑦ 《阿坝州卫生志》,民族出版社1995年版。
⑧ 《四川省理县卫生志》,1991年。
⑨ 《北川县志》,方志出版社1996年版。
⑩ 《青川县卫生志》,1988年。
⑪ 《德阳县志》,四川人民出版社1994年版。
⑫ 《郫县志》,四川人民出版社1989年版。
⑬ 《崇庆县志》,四川人民出版社1991年版。
⑭ 《茂县卫生志》,1994年。
⑮ 《乐山市志》,巴蜀书社2001年版。

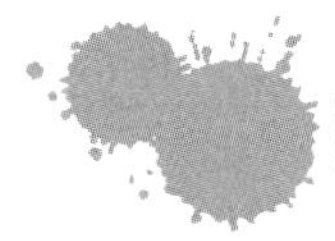

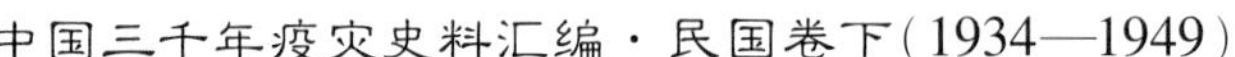

卫生院统计疟疾72例,这段时间是疟疾高峰季节,整个农村尚不知有多少病例①。

眉山县(今眉山市东坡区) 春,天花流行,蔓延城乡,太和、思蒙、白马铺等场镇以及县警察局、专署等机关都有患者发现。又,麻疹大流行,死亡众多。富牛乡几乎每户小孩都受传染,仅洗马池(现牟家村)、双灯村就死亡20多人②。

威远县 疟疾、痢疾流行。是年至次年,芹香乡疟疾发病3028例,死亡14人;荣胜、新场等乡痢疾流行,发病2669人,死亡116人③。

泸 县 大疫。1—9月,仅红十字医院治疗的有霍乱14人,天花59人,赤痢1277人,白喉28人,斑疹伤寒56人,脑膜炎12人,猩红热44人,疟疾1122人,回归热88人,伤寒82人④。

合江县 天花、霍乱、副霍乱流行⑤。

筠连县 春,天花流行,有3000多儿童感染,死亡1500人⑥。

江安县 白喉流行,发病94例,死亡23人⑦。

富顺县(今属自贡市) 白喉流行。自贡市卫生事务所统计,白喉住院207例,86人死亡,百日咳发病419例⑧。

仁寿县 痢疾流行,发病1631人,死亡258人⑨。

纳溪县 霍乱、天花流行,上马乡患者约3000人,死亡1525人⑩。

长宁县 疟疾流行,双河、梅硐、桃坪疟疾患者近2000例⑪。

资中县 疟疾流行,县卫生院治疗228例⑫。

宜宾县 疟疾流行,患者达15万多人。柏溪乡脑膜炎流行,死100多人⑬。

岳池县 疫。县卫生院统计:全年县卫生院诊治伤寒、赤痢、白喉、脑膜炎29例,

---

① 《丹棱县卫生志》,1984年。

② 《眉山县志》,四川人民出版社1992年版。

③ 《威远县志》,巴蜀书社1994年版,第746~747页。《内江地区卫生志》,四川辞书出版社1995年版。

④ 《泸县志》,四川科学技术出版社1993年版。

⑤ 《泸州市卫生志》,方志出版社2005年版。

⑥ 《筠连县志》,四川科学技术出版社1998年版。

⑦ 《江安县志》,方志出版社1998年版。

⑧ 《自贡市卫生志》,四川辞书出版社1992年版。

⑨ 《乐山市志》,巴蜀书社2001年版。

⑩ 《纳溪县志》,四川科学技术出版社1992年版。《泸州市卫生志》,方志出版社2005年版。

⑪ 《长宁县志》,巴蜀书社1994年版。

⑫ 《资中县志》,巴蜀书社1997年版。

⑬ 《宜宾县志》,巴蜀书社1991年版。

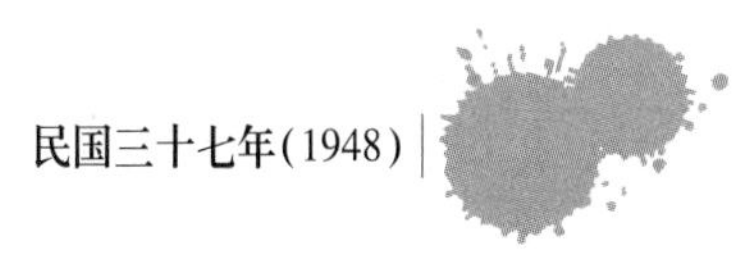

死亡1例。不少患者未到县卫生院诊治,就没有报告疫情[1]。

中江县　霍乱、天花流行,通山乡一条山沟死100余人,太平场半条街小儿大部病死[2]。

三台县　拦河乡脑膜炎流行[3]。所辖辉萍乡痢疾和干疙疹流行,患者1200人[4]。

重庆市

重庆市　秋,恶性疟疾流行。10月24日(九月廿二日)报道:重庆大学有300多同学患病,其余各校患病均在100人以上,卫生局虽已配赠奎宁等达2万粒,情况仍恶化[5]。10月28日(九月廿六日)报道:本市郊区如沙坪坝、弋坪、江北、歌乐山等地,近日疫疠猖獗,市民及学生患者甚多,达300人,死5人;南开患者达100人;中正中学患者达100人,死10人;□人中学患者80人,死6人;其他各校亦多传染[6]。

巴　县(今巴南区)　(春)4月,天花流行,鱼洞镇河坝临时保有一家5孩死4孩[7]。

江北县(今渝北区)　天花流行,发病31例。是为死亡率甚高的烈性传染病[8]。

大足县　痢疾流行[9]。

綦江县(今綦江区)　伤寒大流行,东溪镇三合楼至太平桥一带,一个月内就有200多人患病,死亡率30%以上[10]。

开　县　天花流行,东里一带有100多人患病,死亡70人左右,后政府强令种痘5490人,控制了天花流行[11]。

忠　县　秋,疟疾流行,患者1.6万人。黄金乡第十七保970人中,患病率高达90%,死亡104人,造成稻谷熟落无人收割的状况,外来做短工者畏疟不敢进门,食宿在山坡上[12]。

---

① 《岳池县卫生志》,1987年。
② 《中江县志》,四川人民出版社1994年版。
③ 《三台县志》,四川人民出版社1992年版。
④ 《辉萍乡志》,1985年。
⑤ “渝郊学校区恶性疟疾流行”,《中央日报》1948年10月24日,第4版。
⑥ “渝郊疫病流行学生病死甚多”,《中央日报》1948年10月28日,第4版。
⑦ 《巴县志》,重庆出版社1994年版。
⑧ 《江北县志》,重庆出版社1996年版。
⑨ 《大足县志》,方志出版社1996年版。
⑩ 《綦江县志》,西南交通大学出版社1991年版。
⑪ 《开县志》,四川大学出版社1990年版。
⑫ 《忠县志》,四川辞书出版社1994年版。

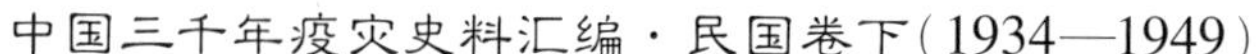

万　县(今万州区)　夏,天花流行,龙驹仅7月份就死亡120余人①。

云南省

昆明市　春,天花流行,发病率为28.87/10万,香港海港卫生局宣布昆明为天花疫区②。夏,霍乱流行,官渡街、矣六乡死亡240余人,以致棺材一度紧张③。

贡山设治局(今贡山县)　霍乱流行,独龙江一带死亡100人④。

兰坪县　夏,霍乱流行。5月,石宝等地瘟疫流行,死亡枕藉,绝户不少⑤。

龙陵县　秋,鼠疫流行。8月,县城马路边一带发生腺鼠疫,死亡7人⑥。

陆良县　霍乱流行,大坝口、白岩两村尤甚⑦。

禄丰县　天花流行,罗川地区村民死亡近千人⑧。

禄劝县　夏,霍乱、痢疾流行。7月,肠伤寒流行,中屏乡发病17例,经治疗后死亡3例。7月,痢疾患者最多,报告发病28例⑨。

弥渡县　天花流行⑩。

嵩明县　回归热、痢疾流行。今《嵩明县志》载:下马坊回归热发病140例,死亡近半。白谷村痢疾流行,户户发病⑪。

腾冲县　鼠疫流行。又,疟疾流行,龙江上游两岸尤甚⑫。

大理县　鼠疫流行。下关患病66人,死亡27人⑬。

武定县　春夏,天花流行,武定高桥、古柏等地普遍流行,男女老幼均有死亡⑭。

盐津县　回归热大流行,全县发病3000多人⑮。

---

① 《万县志》,四川辞书出版社1995年版。

② 《昆明卫生志》,云南人民出版社1998年版。

③ 《官渡区卫生志》,1990年。

④ 《贡山独龙族怒族自治县志》,民族出版社2006年版。

⑤ 《云南省兰坪白族普米族自治县营盘镇志》,2007年。

⑥ 《龙陵县志》,中华书局2000年版。

⑦ 《陆良县志》,上海科学普及出版社1991年版。

⑧ 《禄丰县志》,云南人民出版社1997年版。

⑨ 《禄劝彝族苗族自治县卫生志》,德宏民族出版社2002年版。《禄劝彝族苗族自治县志》,云南人民出版社1995年版。

⑩ 《弥渡县卫生志》,云南民族出版社2007年版。

⑪ 《嵩明县志》,云南人民出版社1995年版。

⑫ 《腾冲县卫生志》,1987年。《腾冲县志》,中华书局1995年版。

⑬ 《大理市志》,中华书局1998年版。

⑭ 《武定县志》,天津人民出版社1990年版。

⑮ 《盐津县志》,云南人民出版社1994年版。

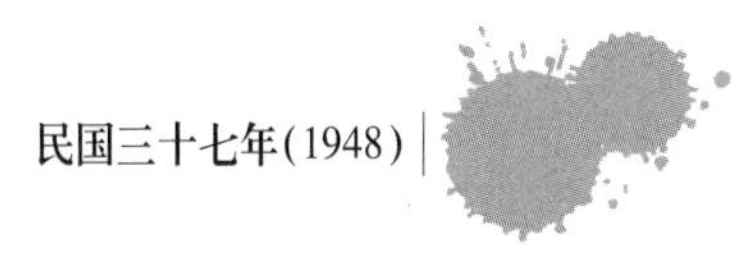

保山县(今保山市)　鼠疫流行①。

永善县　(夏)6月,回归热流行,桐堡干海子有一家8口5天内死5人者②。

元谋县　麻疹大流行,5岁以下儿童均难幸免,40—50岁成年人也有受传染者。又,天花流行,天花从武定县的羊街地区传入,向元谋北部流行,10岁以下儿童发病率为20%③。

昭通县(今昭通市)　天花大流行,后遗麻痕者甚多④。

镇康县　夏秋,疟疾大流行,勐厂河谷及怒江一带为甚⑤。

碧江设治局(今碧江县)　霍乱流行,新民乡第三村(今独龙江乡)死亡100人⑥。

盈江设治局、莲山设治局(均属今盈江县)　鼠疫流行,新城死30余人,芒胆死70余人,弄璋街死13人,旧城街死10余人,户腊死40余人,芒允死35人⑦。

贵州省

贵阳市　疟疾流行,发病1686例,死2例⑧。

正安县　是年疫。是年报告霍乱6例,天花15例,白喉1例,猩红热2例,回归热44例,伤寒19例,痢疾120例,疟疾196例⑨。

江口县　冬疫。12月,疟疾、痢疾、疥疮、沙眼等疾病流行⑩。

余庆县　霍乱流行,龙溪街患者200余人,死亡100余人⑪。

松桃县　痢疾流行,妙隘乡死亡48人,有9户人家死绝⑫。

绥阳县　回归热流行,长寿、文庄两村有240户患病,半月死去60余人⑬。

晴隆县　夏秋,疟疾流行。夏季发病193例,死亡54例;秋季发病505例,死亡267例⑭。

---

① 《保山市卫生志》,云南大学出版社1993年版。
② 《永善县志》,云南人民出版社1995年版。
③ 《元谋县卫生志》,1994年。
④ 《昭通市志》,云南人民出版社2000年版。
⑤ 《镇康县志》,四川民族出版社1992年版。
⑥ 《怒江傈僳族自治州卫生志》,云南民族出版社1997年版。
⑦ 《盈江县志》,云南人民出版社1997年版。
⑧ 《贵阳市志》,贵州人民出版社1997年版。
⑨ 《正安县卫生志》,2003年。
⑩ 《江口县志》,贵州人民出版社1994年版。
⑪ 《余庆县志》,贵州人民出版社1992年版。
⑫ 《松桃苗族自治县志》,贵州人民出版社1996年版。
⑬ 《绥阳县志》,贵州人民出版社1993年版。
⑭ 《晴隆县志》,贵州人民出版社1993年版。

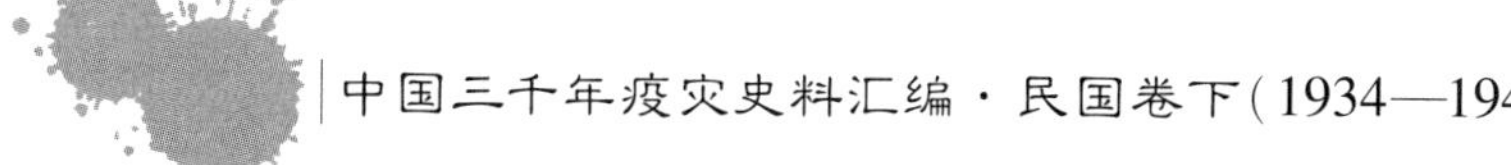

从江县　秋,霍乱流行。付中寨360人染病,死亡70人,往洞寨死306人,绝16户。又,天花流行,八洛死亡多人①。

安顺县(今安顺市)　疟疾流行,鸡场区花寨村70余户,疟疾洗劫之后,仅存47人②。

水城县　疟疾流行,红岩乡花地等4个村寨的453人中,有248人患病,60人死亡③。

兴仁县　(春)2月,天花流行,下山(乡)3天内死亡31人④。

湖北省

汉口市　春,脑膜炎流行。3月1日(正月廿一日)报道:汉市发现流行性脑膜炎,患者达30余人⑤。

汉川县(今汉川市)　春,天花、麻疹流行。杨林沟蒋家滩34户,全湾生子女中,死于天花者占22.97%。江集江家大岭不到30户,有20余人死于麻疹⑥。

麻城县(今麻城市)　麻疹流行,城关及南部地区儿童发病甚多⑦。

蒲圻县(今赤壁市)　麻疹流行⑧。

光化县(今老河口市)　回归热流行,发病16人,死亡2人⑨。

巴东县　天花流行,官渡口一带发病100多人,死亡率高达20%⑩。

公安县　(夏)6月,霍乱流行,申津渡地区死亡50余人⑪。

宜昌县(今属宜昌市)　(秋)9月,霍乱流行,城郊及土城发病229人,死亡59人⑫。

松滋县(今松滋市)　天花、麻疹、伤寒、痢疾流行。全县死于疾病2211人,其中1134人死于传染病,占死亡总数51.82%⑬。

---

① 《从江县志》,贵州人民出版社1999年版。
② 《安顺市志》(下册),贵州人民出版社1995年版。
③ 《六盘水市志·卫生医药志》,方志出版社1997年版。
④ 《兴仁县志》,贵州人民出版社1991年版。
⑤ "汉市发现脑膜炎",《申报》1948年3月1日,第2版。
⑥ 《汉川县志》,中国城市出版社1992年版。
⑦ 《麻城县志》,红旗出版社1993年版。
⑧ 《蒲圻志》,海天出版社1995年版。
⑨ 《老河口市志》,新华出版社1992年版。
⑩ 《巴东县志》,湖北科学技术出版社1993年版。
⑪ 《公安县志》,汉语大词典出版社1990年版。
⑫ 《宜昌县志》,冶金工业出版社1993年版。
⑬ 《松滋县志》,1986年。

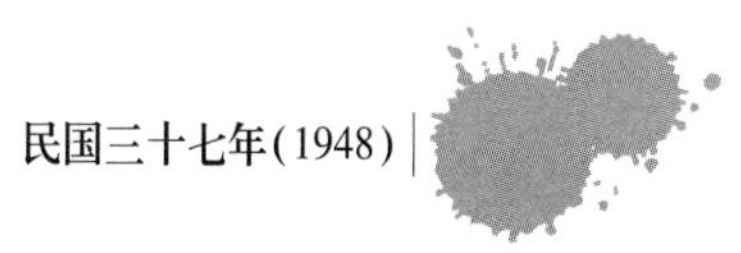

荆门县(今荆门市)　麻疹流行,荆门城不少患儿死亡。霍乱流行,范围较小①。

枝江县(今枝江市)　春,天花流行。秋,霍乱流行,沙碛坪死亡者甚多②。

湖南省

长沙县(今属长沙市)　秋,霍乱流行。8月11日(七月初七日)报道:长市连日酷热,室外102度,惟至夜半热退,迄翌晨均颇凉爽,中午复酷热。滨湖一带疫疠流行③。

湘潭县(今属湘潭市)　伤寒、痢疾、疟疾流行。全县各种传染病患者203832例,占全县总人口的20.96%。伤寒及副伤寒全县大流行,发病1553例,病死45例。疟疾发病20多万例,病死1307例。据惠景等5个医院统计,1947—1948年,天花发病520例,死175例。白喉发病67例。结核病发病1034例④。石鼓镇多种传染病流行⑤。

湘乡县(含今湘乡市、双峰县)　冬,天花流行。11月,莲虞、兴仁等乡(今虞唐区内)天花盛行,起因多系衡山道人使用人苗(患者痘痂)种痘传染⑥。

湘阴县(含今湘阴县、汨罗市)　大疫。凤凰台一带1700人,患血吸虫病、钩虫病、疟疾等病达1676人,死431人,绝24户⑦。

邵阳县(今属邵阳市)　县城天花流行⑧。

新化县(今新化县、冷水江市)　痢疾流行,缺医少药,民甚苦之。夏,疟疾流行,乡村部分地区无人下地生产⑨。

浏阳县(今浏阳市)　疟疾流行⑩。

宁乡县　夏,大水成灾,痢疾流行,杉木塘、新开铺、茅坪里等地数月之间死万余人。县卫生院统计,是年天花死亡349人,伤寒、副伤寒死亡192人,疟疾死亡471人,麻疹死亡337人,腹泻及肠炎死亡469人⑪。

---

① 《荆门卫生志》,中国文史出版社1990年版。

② 《枝江县志》,中国城市经济社会出版社1990年版。

③ “湘滨湖区疫疠流行”,《申报》1948年8月11日,第2版。

④ 《湘潭县卫生志》,1991年。《湘潭市志》第九册(下),中国文史出版社1997年版。

⑤ 《石鼓镇志》,2000年。

⑥ 《湘乡县志》,湖南出版社1993年版。

⑦ 《湘阴县志》,生活·读书·新知三联书店1995年版。

⑧ 《邵阳市卫生志》,1998年。

⑨ 《新化县志》,湖南出版社1996年版。

⑩ 《浏阳县志》,中国城市出版社1994年版。《湖南省浏阳市大围山镇志》,2003年。

⑪ 《宁乡县卫生志》,1991年。

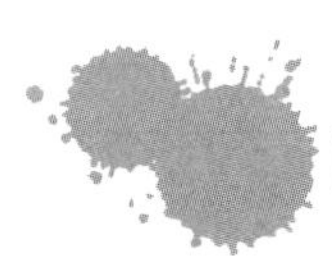

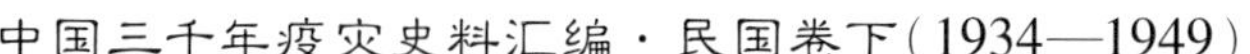

茶陵县　春、秋两季,疟疾流行,八团乡尤甚,病者比比皆是①。

华容县　夏,水灾后,痢疾流行,患者达12000多人,死亡上千人②。

桑植县　天花流行,土溪洞村几天内倒床40余人,死亡7人,未死者多数毁了颜面③。

靖　县(今靖州苗族侗族自治县)　疟疾流行,患者达1725人④。

石门县　天花流行,二都乡双土、宝塔一带,发病100多人,死10余人⑤。

安仁县　麻疹盛发,病者逾万,死亡时有所闻。又,痢疾流行,患者达474人⑥。

桂阳县　白喉流行,发病43例,发病率13.32/10万⑦。

郴　县(今郴州市)、桂阳县、永兴县、资兴县(今资兴市)、临武县、汝城县　脑膜炎流行。今《郴州地区卫生志》载:1947—1949年,郴县、桂阳、永兴、资兴、临武、汝城等县相继发生脑膜炎流行,死亡甚众⑧。

衡山县　夏,痢疾流行,患者15万人⑨。

衡阳县(含今衡阳市、衡阳县、衡南县)　夏秋之交,疟疾肆虐,仅市卫生院门诊部附设的治疟站施"疟涤平"治疗罹患市民325名,派员前往监狱治疗囚犯160名⑩。

零陵县(今永州市)　秋,霍乱流行。今《零陵县志》载:时疫流行,死亡甚众,县政府临时防疫委员会,下设总务、医疗、劝募三组。是年,报告霍乱发病11005人。脑膜炎发病27人,死亡6人。伤寒、副伤寒发病27例,病死率甚高⑪。

酃　县(今炎陵县)　伤寒与副伤寒流行⑫。

宁远县　脑膜炎流行,发病24人,死亡5人。又,麻疹流行,仅丙塘村就有12人死于麻疹⑬。

祁阳县　春,麻疹流行,发病18965人,病死率9.1%左右。秋,疟疾、痢疾流行,

① 《八团乡志》,1991年。
② 《华容县志》,湖南人民出版社1988年版。
③ 《桑植县志》,海天出版社2000年版。
④ 《靖州县志》,生活·读书·新知三联书店1994年版。
⑤ 《石门县卫生志》,黄山书社1993年版。
⑥ 《安仁县志》,中国社会出版社1996年版。
⑦ 《桂阳县志》,中国文史出版社1994年版。
⑧ 《郴州地区卫生志》,1992年。
⑨ 《衡山县志》,岳麓书社1991年版。
⑩ 《衡阳市卫生志》,1995年。
⑪ 《零陵县志》,中国社会出版社1992年版。
⑫ 《炎陵县卫生志》,1999年。
⑬ 《宁远县志》,社会科学文献出版社1993年版。

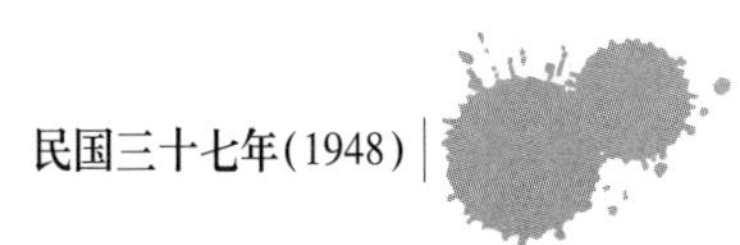

观音滩、大忠桥以及沿湘桂公路与零陵毗邻的村庄,因疟痢流行,田里禾苗无人收割,一些外来打工者应工后又病,致使边远山田禾苗伏地生芽。冬,白喉流行,发病5943人,病死率20%左右。又,天花流行,白合村发病31人,死亡16人,病死率为50.16%,面部留有疤痕的6人,病残率19.35%。脑膜炎发病24例①。

江西省

南昌县　鼠疫流行②。

南丰县　霍乱流行。又,鼠疫流行,琴台镇鼠疫发病29例,死亡12人③。

黎川县　鼠疫流行。今《黎川县志》载:1945—1948年,连续4年流行鼠疫。鼠疫流行期间,全县死亡者近千人④。

金溪县　麻疹流行,孔坊村全村患病儿童200余人,死亡50多人。又,疟疾流行,更为广泛⑤。

贵溪县(今贵溪市)　(春)2月,鼠疫流行,花桥乡第一、二保死10余人。(夏)4月,天花流行,龙岩乡死10余人⑥。

弋阳县　天花流行,烈桥毛家山村死40余人⑦。

上饶县(今属上饶市)　春,鼠疫流行。2月17日(正月初八日)报道:市卫生局以上饶及兰溪两处发现鼠疫,蔓延可虑。据徐氏调查结果,上饶发生鼠疫,在车站附近旅馆及住户中,计29例,死19人。距上饶四十里之沙溪支站,计53例,死34人;兰溪20例,死11人,流行情形至为严重⑧。秋,霍乱、痢疾流行。报告霍乱68例,死亡9人。8月,枫岭头大圩伤寒痢疾流行,痢疾患者60例⑨。

玉山县　夏,霍乱蔓延,县城设临时防疫所,施行预防注射⑩。

吉安县(今吉安市)　疟疾大流行,富田乡陂头村死亡达100余人⑪。

---

① 《祁阳县卫生防疫志》,2006年。《祁阳县志》,社会科学文献出版社1993年版。

② "南昌近发现疫鼠",《浙赣路讯》1948年第250期,第2页。

③ 《南丰县志》,中共中央党校出版社1994年版。

④ 《黎川县志》,黄山书社1992年版。

⑤ 《金溪县志》,新华出版社1992年版。

⑥ 《贵溪县志》,中国科学技术出版社1996年版。"袖珍新闻·鹰潭",《申报》1948年5月7日,第2版。

⑦ 《弋阳县志》,南海出版公司1991年版。

⑧ "上饶、兰溪鼠疫严重",《申报》1948年2月17日,第4版。

⑨ 《上饶地区卫生志》,黄山书社1994年版。

⑩ 《玉山县志》,江西人民出版社1985年版。

⑪ 《吉安地区志》,复旦大学出版社2010年版。《吉安县志》,新华出版社1994年版。

永丰县　疟疾流行,发病1353人①。

清江县(今樟树市)　霍乱流行,病人上呕下泻,洲上乡青石桥村死亡众多②。

高安县(高安市)　白喉流行③。

萍乡县(今萍乡市、上栗县、芦溪县)　萍乡镇、福田、麻山、东桥等乡天花流行④。

永新县　夏,霍乱流行。今《永新县志》载:夏,禾水洪患,疫病流行,县卫生院派出3人巡回医疗⑤。

遂川县　麻风病流行,发病62例⑥。

赣　县(含今赣州市、赣县)　(春)4月,脑膜炎流行,社富乡尤甚⑦。(夏)7月,痢疾流行,永安村死亡约10人⑧。

九江县(含今九江市、九江县)　夏,霍乱流行。冬,天花流行。今《九江县志》载:5—6月,卫生部第一防疫大队、省立九江医院、县卫生院联合预防注射霍乱菌苗6587人,是年有霍乱发生。冬,全县因传染病死亡达1285人,占死亡人口总数65.13%,其中死于天花95人,白喉9人,麻疹82人,脑膜炎12人,赤痢18人,伤寒或类伤寒253人,斑疹伤寒47人,肺结核365人,狂犬病2人,其他传染病402人⑨。

都昌县　鼠疫流行,仍未能有效防治⑩。

万年县　冬,鼠疫流行。12月7日(十一月初七日)《中央日报》和《申报》都报道:万年鼠疫严重⑪。今《上饶地区卫生志》载:城厢镇仁字街至五星桥从10月11日(九月初九日)至11月30日(十月三十日)止,共发生鼠疫患者32人,死亡20人⑫。今《万年县志》载:全县患者47例,死亡40人。

乐平县(今乐平市)　冬,鼠疫流行。12月3日(十一月初三日)报道:万年鼠疫蔓延极广,死亡率骤增。赣省府顷接报告,疫势正向北移,乐平县境亦已发现病例。

① 《永丰县志》,新华出版社1993年版。

② 《清江县志》,上海古籍出版社1989年版。

③ 《高安县志》,江西人民出版社1988年版。

④ 《萍乡市志》,方志出版社1996年版。

⑤ 《永新县志》,新华出版社1992年版。

⑥ 《吉安地区志》,复旦大学出版社2010年版。

⑦ 《赣州地区卫生防疫志》,1988年。

⑧ 《湖边镇志》,华夏文化艺术出版社2006年版。

⑨ 《九江县志》,新华出版社1996年版。

⑩ 《都昌县志》,新华出版社1993年版。

⑪ “万年鼠疫严重,赣建立防疫网”,《中央日报》1948年12月7日,第2版。“赣万年鼠疫严重卫生处建防疫网”,《申报》1948年12月7日,第2版。

⑫ 《上饶地区卫生志》,黄山书社1994年版。《万年县志》,方志出版社2000年版。

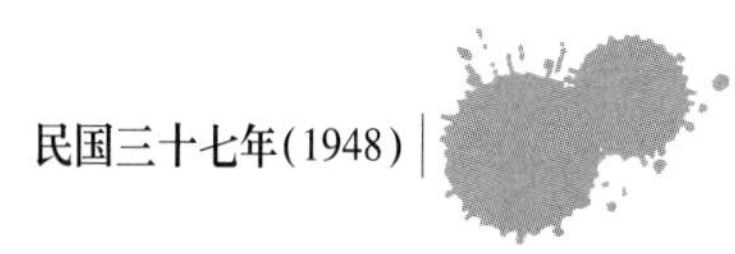

某专家谓,此症可能传染至浙、皖境内,现赣卫生当局正极力防治①。

铜鼓县　夏秋,疟疾流行。4—9月,县卫生院治疗疟疾1551例。带溪地区疟疾流行严重,以银洋5角收割稻谷一担,都无人可雇②。

江苏省

江苏省　回归热流行,徐州发病367例,宿迁发病261例,淮阴发病212例,镇江发病179例,铜山发病123例③。夏秋,高邮、兴化、宝应、泰县等地霍乱流行④。

吴　县(今苏州市)　是年疫,痢疾、疟疾、天花流行。痢疾发病1075例,死亡2人。疟疾发病5023例,死亡5人。天花发病42例,死亡8人。

如皋县　天花流行⑤。

南京市　春,天花、脑膜炎、白喉流行。4月3日(二月廿四日)报道:顷据本市传染病医院报告,由于日来气候干燥,本市已发现天花患者12人,且有2人死亡;脑膜炎患者10人,1人死亡;白喉患者2人。考其病原,为下关难民聚集,上海天花流行,致疫病发生后,每易流行⑥。夏,回归热流行。中央医院4月16日(三月初八日)至6月30日(五月廿四日),确诊148例,实际发病高于报告登记数⑦。6月6日(四月廿九日)报道:京市发生回归热⑧。又,伤寒、副伤寒流行,发病率最高达97.14/10万,全市伤寒病人达1008人,死亡22人⑨。天花发病169例⑩。

溧水县　春,麻疹大流行,石湫乡与明觉乡儿童死亡甚多。当时流传:处处小鬼堆成山,行人侧首捂鼻叹⑪。

江浦县(今南京市浦口区)　血吸虫病流行。石佛、九袱两乡1929人,血吸虫病患者达1639人,占84.97%⑫。

常熟县(今常熟市)　夏,霍乱流行。6月19日(五月十三日)报道:此间发现真

---

① “赣东鼠疫蔓延可能传至浙皖”,《申报》1948年12月3日,第5版。

② 《铜鼓县卫生志》,1993年。

③ 阎文仲《解放战争时期华北部队的卫生防病工作》,《中华医史杂志》1990年第20卷第1期。

④ 《扬州卫生志》,中国工商出版社2006年版。

⑤ 盛立等《江苏省预防医学历史经验》,江苏科学技术出版社1989年版。

⑥ “天花白喉脑膜炎本市均发现患者,车站码头即设检疫站”,《中央日报》1948年4月3日,第5版。

⑦ 《南京卫生志》,方志出版社1996年版。

⑧ “虱子对人们的威胁——回归热病”,《中央日报》1948年6月6日,第7版。

⑨ 《南京卫生志》,方志出版社1996年版。

⑩ 盛立等《江苏省预防医学历史经验》,江苏科学技术出版社1989年版。

⑪ 《溧水县卫生志》,1990年。

⑫ 《江浦县卫生志》,1990年。

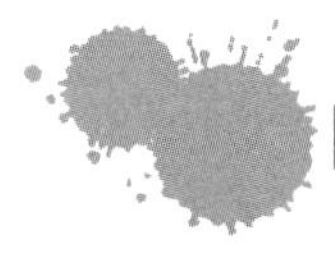

性霍乱[①]。

昆山县(今昆山市)　夏,天花流行。5 月 22 日(四月十四日)报道:几周来,四乡天花流行,死亡者 20 余人。夏秋,霍乱流行,死者无数[②]。7 月,歇马桥镇发现霍乱,县卫生院医师下乡,作医疗防治[③]。

无锡县(今无锡市)　夏,霍乱流行。6 月 15 日(五月初九日)报道:天时炎热,疫疠流行,14 日,兄弟医院已发现真性虎疫[④]。又,麻疹流行。麻疹(痧子)在前洲地区大流行[⑤]。

武进县(今常州市武进区)　春,脑膜炎流行。2 月 24 日(正月十五日)报道:连日春寒料峭,本县发见脑膜炎流行症[⑥]。(夏秋)7—10 月,恶性疟疾流行[⑦]。

太仓县(今太仓市)　疟疾流行,全县发病 17103 人,死亡 67 人[⑧]。

淮安县(今淮安市)　黑热病流行,县人民医院在苏嘴、王庄等地治疗黑热病 1482 人[⑨]。

淮阴县(今淮安市淮阴区)　天花大流行,患者死亡率高,麻面者多[⑩]。回归热流行,发病 212 例[⑪]。

涟水县　回归热流行,成集乡罗庄自然村 10 余户人家,患病就有 9 家[⑫]。

泰　县(今泰州市)　伤寒流行[⑬]。

仪征县(今仪征市)　天花、麻疹流行,死亡众多[⑭]。

高邮县(今高邮市)　霍乱、痢疾流行。今《扬州卫生志》称:高邮县城霍乱流行,新四军苏中一分区卫生部医疗队在城东泰山庙设点抢救病人,最多时每天收治近 60

---

① “常熟桂林霍乱流行”,《申报》1948 年 6 月 19 日,第 2 版。

② 《昆山县志》,上海人民出版社 1990 年版。

③ 《石浦镇志》,中国华侨出版社 2003 年版。

④ “无锡发现真性虎疫”,《申报》1948 年 6 月 15 日,第 2 版。

⑤ 《前洲镇志》,江苏人民出版社 2002 年版。

⑥ “常州春寒料峭发现脑膜炎”,《申报》1948 年 2 月 24 日,第 5 版。

⑦ 《常州市卫生志》,1989 年。

⑧ 《太仓市卫生志》,1998 年。

⑨ 《淮安市志》,江苏人民出版社 1998 年版。

⑩ 《淮阴县志》,上海社会科学院出版社 1996 年版。

⑪ 《淮阴市卫生志》,中国矿业大学出版社 1997 年版。

⑫ 《涟水县志》,江苏古籍出版社 1997 年版。《涟水县卫生志》,江苏科学技术出版社 1995 年版。

⑬ 《扬州卫生志》,中国工商出版社 2006 年版。

⑭ 《仪征卫生志》,1996 年。

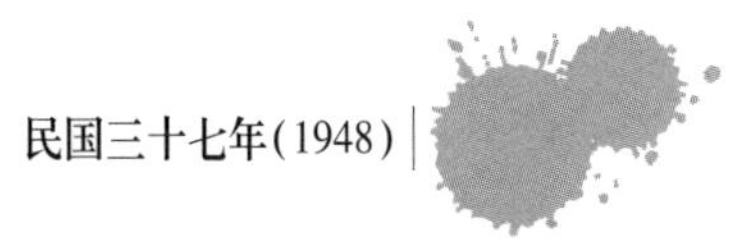

例[①]。所辖横泾镇境内痢疾流行,皆因沿东太湖村民下田劳动喝河水引起[②]。

邳　县　冬,天花、回归热流行。今《徐州市卫生志》载:11 月,邳县天花大流行,发病 537 例,死亡 78 例[③]。今《邳县志》载:官湖、沙埠、岔河等 15 个村庄 537 人患天花,死亡 78 人,死亡率为 15%;桥头村 100 余人死于回归热[④]。今《邳州市卫生志》载:铁佛寺大马墩村 200 户有 73 户患回归热;艾山半边店村村民张得波全家 5 口人患病,其长子病死[⑤]。

宿迁县(今宿迁市)　回归热流行,为 261 例[⑥]。

睢宁县　霍乱流行[⑦]。

泗阳县　春,伤寒流行。今《洪泽湖志》载:3 月上旬,泗阳县瘟疫流行,据 6 个区不完全统计,患者 3748 人,死亡 301 人,县立医院分赴各地救治[⑧]。

泗沭县　春,伤寒流行。2—3 月间,泗沭县穿城区光振乡患伤寒 282 人,29 人死亡[⑨]。按:1941 年因抗战需要成立泗沭县,新中国成立后撤销泗沭县,并入泗阳县。

沭阳县　春,脑膜炎流行。1—2 月,周集区 100 余人患脑膜炎,死者什九[⑩]。3 月 17 日(二月初七日)到 30 日(二月二十日),脑膜炎患病 101 人,死亡 25 人。又,麻疹流行,钱集、周集、李恒、马厂、汤涧等地发病 1000 多例,半月内死亡 337 人。又,白喉流行,周集乡半月内死亡儿童 15 人。秋,天花流行。10 月,韩山区石墩乡石墩村小季庄 10 多户,凡有小孩家,家家出天花,10 天内死亡 4 儿童。又,伤寒流行,安峰山、陈头一带有近千人患伤寒、副伤寒,其中死亡 100 多人[⑪]。

赣榆县　天花流行,发病 4625 例,死亡 716 例,病死率为 15.45%[⑫]。

上海市

上海市　春,天花流行。3 月 12 日(二月初二日)报载:眼前是春到人间,可是上海,却是疫到人间,遭遇空前的威胁,全市的 30 个区里,已经是过半数都发现着流行

---

① 《扬州卫生志》,中国工商出版社 2006 年版。

② 《横泾镇志》,古吴轩出版社 2007 年版。

③ 《徐州市卫生志》,1991 年。

④ 《邳县志》,中华书局 1995 年版。

⑤ 《邳州市卫生志》,北京科学技术出版社 1995 年版。

⑥ 《淮阴市卫生志》,中国矿业大学出版社 1997 年版。

⑦ 《睢宁县卫生防疫站志》,1997 年。

⑧ 《洪泽湖志》,方志出版社 2003 年版。

⑨ 《淮阴市卫生志》,中国矿业大学出版社 1997 年版。

⑩ 《淮阴市卫生志》,中国矿业大学出版社 1997 年版。

⑪ 《沭阳县卫生志》,中国矿业大学出版社 1996 年版。

⑫ 《赣榆县志》,中华书局 1997 年版。

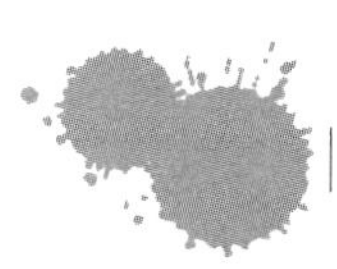

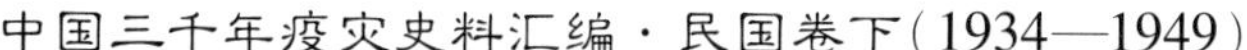

性的天花和白喉传染病,这该是一个很可怕的噩耗。今年的天花特别多,病者不一定是儿童,30岁以上的成年人居然也会染着天花①。4月3日(二月廿四日)报道:上海天花流行,致疫病发生后,每易流行②。4月11日(三月初三日)报道:上海2月份有494人传染天花,死117人③。据《上海卫生志》载:1—3月检疫统计,船舶出境40万旅客中,查见天花病人25例④。

松江县(今松江区)　春,麻疹流行,叶榭镇镇东(今叶兴村一带)幼孩遍患麻疹⑤。

青浦县(今青浦区)　春夏,天花流行。秋,伤寒及白喉流行。今《青浦卫生志》载:春,天花流行,商榻、练塘、西岑、城厢等死亡甚多,练塘地区有幼儿之家,十有八九患天花⑥。今《青浦县志》载:商榻一带死小孩100余人,至于6月,天花传染更厉害,有60多岁的老人亦染疫死亡⑦。秋,白喉流行。10月30日(九月廿八日)报道:近数月来,本市伤寒及白喉流行日趋猖獗,白喉较伤寒为多,且儿童患者尤多⑧。

浙江省

杭州市　白喉、脑膜炎流行⑨。

余杭县(今余杭区)　霍乱、伤寒、白喉流行。今《余杭县志》载:塘栖气候失常,居民患霍乱、伤寒、白喉等症者甚众⑩。又,血吸虫病流行,为浙江省最剧县⑪。

於潜县、昌化县(今临安市)　痢疾流行。阁川村病63人,死11人⑫。

吴兴县(今湖州市)　夏,天花流行。今《湖州市卫生志》载:5月,青山、千金两镇天花流行⑬。今《湖州市志》载:千金乡天花蔓延甚速,患者11人,死亡1人⑭。埭溪

---

① "疫疠威胁下春天的上海",《礼拜六》1948年第119期,第5页。

② "天花白喉脑膜炎本市均发现患者,车站码头即设检疫站",《中央日报》1948年4月3日,第5版。

③ "要免天花快种牛痘",《中央日报》1948年4月11日,第7版。

④ 《上海卫生志》,上海社会科学院出版社1998年版。

⑤ 《叶榭志》,上海辞书出版社2003年版。

⑥ 《青浦卫生志》,上海科学技术出版社1989年版。

⑦ 《青浦县志》,上海人民出版社1990年版。

⑧ "白喉流行益猖獗防疫会加紧预防",《申报》1948年10月30日,第4版。

⑨ 《杭州市卫生防疫站志》,1988年。

⑩ 《余杭县志》,浙江人民出版社1990年版。

⑪ 《余杭镇志》,浙江人民出版社1992年版。

⑫ 《临安县志》,汉语大词典出版社1992年版。

⑬ 《湖州市卫生志》,香港大时代出版社1993年版。

⑭ 《湖州市志》,昆仑出版社1999年版。

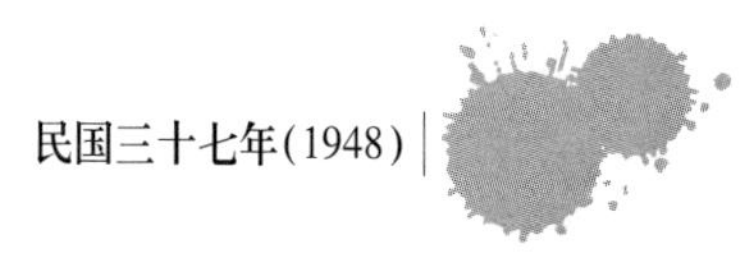

镇麻疹流行[①]。

崇德县(今属桐乡市)　肺结核流行,死亡444人,占死亡总数的11.83%,死亡率为235/10万[②]。

桐乡县(今桐乡市)　脑膜炎流行,因缺医少药,死亡率较高[③]。

海宁县(今海宁市)　天花、霍乱流行。今《海宁县志》载:斜桥、湖塘、袁花、黄湾等地天花流行,长安、盐官等地霍乱流行[④]。

海盐县　冬,大疫。全县死亡1739人,其中患伤寒、斑疹伤寒、痢疾、天花、急性肠炎、肺结核等传染病而死788人,占总死亡数的45%[⑤]。

嘉善县　霍乱、天花、白喉流行[⑥]。秋,痢疾流行。8月,魏塘镇50%以上患疫痢,死亡率占近16%[⑦]。

嘉兴县(今嘉兴市)　夏秋,霍乱流行。7月23日(六月十七日)报道:嘉兴地区已发现霍乱[⑧]。8月6日(七月初二日)报道:嘉兴、南通发现霍乱,第七保张保里地方仕民3人患霍乱,不治身死。城中患霍乱者颇多,每逢三、六、九日红卐字会求诊者,不下数百人[⑨]。所辖王店镇5—7月血吸虫病流行[⑩]。

衢　县(含今衢州市衢江区、柯城区)　秋冬,鼠疫流行,年杪始止。秋,回归热流行。10月,衢县航埠河岳联立中学(今属柯城区)回归热发病23人[⑪]。

江山县(今江山市)　秋冬,鼠疫流行,发病20人,死20人[⑫]。

龙游县　春,天花流行,发病30例,死亡2例。冬,鼠疫流行。鼠疫由江山县蔓延至龙游县城,10月29日(九月廿七日)至11月4日(十月初四日),在县城河西街俊甫路先后发现鼠疫病人3人,全部死亡[⑬]。

---

① 《埭溪镇志》,方志出版社2004年版。

② 《桐乡县志》,上海书店出版社1996年版。

③ 《桐乡县志》,上海书店出版社1996年版。

④ 《海宁市志》,汉语大词典出版社1995年版。

⑤ 《海盐县志》,浙江人民出版社1992年版。

⑥ 《嘉善县志》,生活·读书·新知三联书店1995年版。

⑦ 《魏塘镇志》,上海社会科学院出版社1996年版。

⑧ “袖珍新闻·嘉兴”,《申报》1948年7月23日,第5版。

⑨ “嘉兴南通发现霍乱”,《申报》1948年8月6日,第4版。

⑩ 《王店镇志》,中国书籍出版社1996年版。

⑪ 《衢州市卫生志》,上海交通大学出版社1997年版。

⑫ 《衢州市卫生志》,上海交通大学出版社1997年版。

⑬ 《龙游县志》,中华书局1991年版。《龙游县卫生志》,上海社会科学院出版社1992年版。《衢州市卫生志》,上海交通大学出版社1997年版。

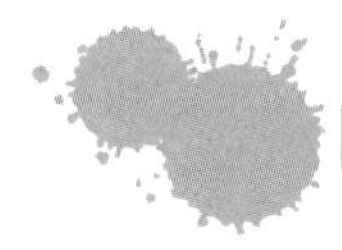

遂安县(今淳安县) 春,天花流行。秋,霍乱流行。今《淳安县卫生志》载:4 月,发现天花病患者 15 例。9 月,狮山镇、瀛山、龙驾乡疫病蔓延,死者日有数人①。

建德县(今建德市) 霍乱流行,省立严州医院疫情报告发病 34 人②。

东阳县(今东阳市) (夏)5 月,天花流行,象岗村患者甚多,死亡 5 人③。

兰溪县(今兰溪市) 春,鼠疫流行。2 月 17 日(正月初八日)报道:兰溪发现鼠疫,蔓延可虑。兰溪 20 例,死 11 人,流行情形至为严重④。夏,霍乱流行⑤。

鄞　县(含今宁波市北仑区、鄞州区) 春,麻疹流行。城区白沙胡家墙门 3 户人家 8 个孩子,有 7 个因麻疹死亡⑥。

镇海县(今宁波市镇海区) 春,天花流行,发病 33 例,死亡 4 例。秋,霍乱、疟疾大流行⑦。

定海县(今舟山市定海区) 春,天花、脑膜炎、白喉流行。2 月,登步、蚂蚁、展茅、塘头、虾峙等地天花大流行,患者 250 余人,死亡 15 人。3 月 23 日(二月十三日),宁波《时事公报》报道:定海县兰秀乡发现类似脑膜炎,3 日来患此病者死亡竟达 20 余人,乡长童信逸以疫病可畏,呈请县府速转县卫生院派员抢救之。白喉发病 36 例⑧。秋,疟疾流行,死亡 300 余人,村村是疟区⑨。

慈溪县(今慈溪市) 春,天花流行。浒山一带尤甚,患者由儿童至成年人,有“日死三人”之记载⑩。

绍兴县(今绍兴市) 回归热流行。又,百日咳流行,百日咳俗称“蛤蟆顿”,省立绍兴医院门诊登记 107 例⑪。

萧山县(今杭州市萧山区) 天花流行⑫。

嵊　县(今嵊州市) 春,天花流行。秋,疟疾流行。今《嵊县卫生志》载:天花流

---

① 《淳安县卫生志》,1998 年。

② 《建德县医药卫生志》,1985 年。

③ 《东阳市志》,汉语大词典出版社 1993 年版。《东阳市卫生志》,1992 年。

④ “上饶、兰溪鼠疫严重”,《申报》1948 年 2 月 17 日,第 4 版。

⑤ 《兰溪市志》,浙江人民出版社 1988 年版。

⑥ 《鄞县志》,中华书局 1996 年版。

⑦ 《镇海县志》,中国大百科全书出版社 1994 年版。《宁波市北仑区卫生志》,上海辞书出版社 2007 年版。

⑧ 《舟山市卫生志》,中华书局 2002 年版。

⑨ 《定海县志》,浙江人民出版社 1994 年版。

⑩ 《慈溪县志》,浙江人民出版社 1992 年版。

⑪ 《绍兴县卫生志》,浙江古籍出版社 1997 年版。

⑫ 《萧山卫生志》,浙江大学出版社 1989 年版。

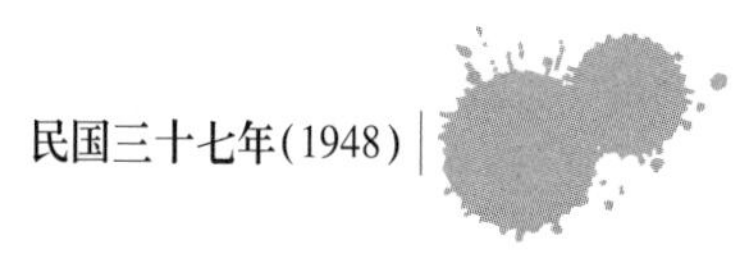

行。广利乡碑山村上湾共7户,患天花6人,死亡5人。疟疾大流行[①]。

仙居县　秋,疟疾流行。今《仙居县志》载:吴桥村一半以上人染上疟疾,天天有扛棺材的,田园荒芜,遍野凄凉[②]。

永嘉县(含今温州市、永嘉县)　春,鼠疫流行[③]。3月17日(二月初七日)报道:浙省今年第一次鼠疫已在永嘉发现,一死一危[④]。夏,痢疾流行,患病300例以上[⑤]。

乐清县(今乐清市)　自春徂秋,鼠疫流行。今《乐清县志》载:3—8月,虹桥小东塘、连桥、邬家桥等村,先后鼠疫发病23例,死20例[⑥]。

玉环县　痢疾流行,发病322例,死亡11例[⑦]。

瑞安县(今瑞安市)　春,鼠疫流行[⑧]。

文成县　(春)3月,鼠疫流行,波及樟台乡排门村,流行8个月,发病13人,全部死亡[⑨]。

青田县　夏秋,疟疾流行。今《青田县志》载:高湖恶性疟疾流行,7—8月,死亡80余人[⑩]。

庆元县　春,鼠疫流行。城内、八都、杨家楼、后田、黄坛5地发病86例,死亡75例[⑪]。

福建省

福建省　是年,鼠疫流行,29县发病4282例,死亡3008人[⑫]。

福州市　鼠疫流行,洪塘地区有全家四口数天之内相继死亡者[⑬]。冬,伤寒流行。福州患者达1336例,病死率达10.33%。又,白喉流行,发病82例,死亡5例[⑭]。

长乐县(今长乐市)　春,天花流行,发病7例,死亡2人[⑮]。

---

① 《嵊县卫生志》,1987年。

② 《仙居县志》,浙江人民出版社1987年版。

③ 《永嘉县卫生志》,1998年。

④ “永嘉发现鼠疫”,《申报》1948年3月17日,第5版。

⑤ 《永嘉县卫生志》,1998年。

⑥ 《乐清县志》,中华书局2000年版。

⑦ 《玉环县志》,汉语大词典出版社1994年版。

⑧ 《瑞安市卫生志》,华东师范大学出版社1999年版。

⑨ 《文成县卫生志》,黄河出版社2001年版。

⑩ 《青田县志》,浙江人民出版社1990年版。

⑪ 《庆元县志》,浙江人民出版社1996年版。

⑫ 李文波《中国传染病史料》,化学工业出版社2004年版,第211页。

⑬ 《建新地方志》,1990年。

⑭ 《福州市志》(第七册),方志出版社1998年版。《福州市卫生志》,1999年。

⑮ 《长乐市志》,福建人民出版社2001年版。

永泰县　春,天花流行。葛岭街、九老村、嵩口、大洋等地为流行区,仅嵩口大喜村即发病40余人,死亡10余人[①]。

闽清县　是年疫。霍乱死亡10人,赤痢死19人,伤寒死80人[②]。

连江县　春,鼠疫流行[③]。又,天花流行,仅潘渡乡即死亡70余人[④]。

寿宁县　春,鼠疫流行,周宁浦源暴死50多人,家家闭户,道无行人[⑤]。

福鼎县(今福鼎市)　春夏,鼠疫流行。4月17日(三月初九日)县长电省卫生处:本县前岐镇发生鼠疫,病者4例已死[⑥]。7月,鼠疫从温州传入前岐,发病11人,病人均死亡[⑦]。

厦门市　冬,天花流行,甚为猖獗,12月25日(十一月廿五日)台湾检疫总所宣布厦门为天花疫港[⑧]。1948年6月至1949年6月,厦门报告病例568人,死亡63人[⑨]。新兵营天花流行[⑩]。

仙游县　霍乱流行,石苍济川病死190多人,绝户3户[⑪]。

连城县　疟疾流行,城关死亡40余人[⑫]。

宁化县　天花大流行[⑬]。

永安县(今永安市)　(春)3月,天花流行,城区患病155人,死亡24人,全年共死亡45例[⑭]。

松溪县　疟疾大流行,发病2854人,死者无计[⑮]。

邵武县(今邵武市)　冬,鼠疫流行。自横坑蔓延至大放、神仙坪、余家坊、盖竹、坳上等地,死100多人。至翌年,鼠疫波及11个乡、20多个村,死亡1200多人[⑯]。

---

① 《永泰县志》,新华出版社1992年版。
② 《闽清县志》,群众出版社1993年版。
③ "袖珍新闻·广州",《申报》1948年4月27日,第2版。
④ 《连江县卫生志》,1989年。
⑤ 《宁德地区医药卫生志》,福建人民出版社2005年版。
⑥ 《福鼎县卫生志》,1999年。
⑦ 《宁德地区医药卫生志》,福建人民出版社2005年版。
⑧ "宣布厦门为天花染疫港",《台湾省政府公报》1948年冬字第74期,第11页。
⑨ 《厦门市卫生志》,厦门大学出版社1997年版,第151页。
⑩ 杨尚池《抗日胜利后的厦门海港检疫》,《中华医史杂志》1993年第23卷第4期。
⑪ 《仙游县志》,方志出版社1995年版。
⑫ 《连城县志》,群众出版社1993年版。
⑬ 《宁化县志》,福建人民出版社1992年版。
⑭ 《永安市志》,中华书局1994年版。
⑮ 《松溪县志》,中国统计出版社1994年版。
⑯ 《邵武市志》,群众出版社1993年版。

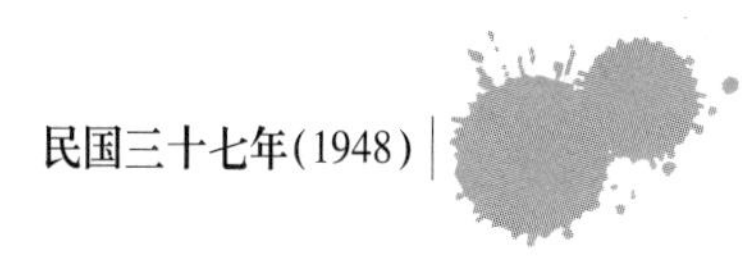

泰宁县　(春)3 月,天花流行,死者甚众①。

建宁县　秋,疟疾流行,患者 3 万余人,占全县人口的一半。溪口渠村大部分村民患病,死亡 36 人②。

广东省

广州市　春,鼠疫流行。4 月 27 日(三月十九日)报道:粤西南一带发生之黑死病,已自广州湾蔓延至连江,情形严重③。夏,霍乱流行。5 月 31 日(四月廿三日)报道:近来穗市疫症络续发生,日昨又已发生急性霍乱两宗,患者均告不治毙命④。秋,疟疾、鼠疫流行。8 月 12 日(七月初八日)报道:本省热带病(疟症及鼠疫等)交炽⑤。又,麻疹流行,东圃地区死亡近 100 人⑥。石碑村、龙眼洞村、车陂村天花、麻疹、痢疾流行,死者颇多⑦。

番禺县(今广州市番禺区)　夏,脑膜炎、霍乱流行。今《番禺县志》载:7 月,石楼一带脑膜炎流行,市桥发现霍乱⑧。白喉流行,死者不少⑨。

南海县(今佛山市南海区)　天花、霍乱流行⑩。

开平县(今开平市)　秋,霍乱流行。今《开平县志》载:8 月,三埠发现霍乱病流行⑪。

台山县(今台山市)　疟疾流行,患者 4001 例⑫。

翁源县　天花、霍乱流行,死人无数。翁城镇棺材店的棺材供不应求⑬。

汕头市　霍乱流行,7 家医院诊治霍乱病例 423 人⑭。

惠阳县(今惠州市惠阳区)　脑膜炎大流行,陈江甲子死亡 200 多人⑮。

---

① 《泰宁县志》,群众出版社 1993 年版。

② 《建宁县志》,新华出版社 1995 年版。

③ “袖珍新闻·广州”,《申报》1948 年 4 月 27 日,第 2 版。

④ “穗发生急性霍乱”,《申报》1948 年 5 月 31 日,第 2 版。

⑤ “袖珍新闻·广州”,《申报》1948 年 8 月 12 日,第 5 版。

⑥ 《棠下村志》,中华书局 2003 年版。

⑦ 《石牌村志》,广东人民出版社 2003 年版。《龙眼洞村志》,中华书局 2005 年版。《车陂村志》,中华书局 2003 年版。

⑧ 《番禺县志》,广东人民出版社 1995 年版。

⑨ 《番禺县镇村志》,广东人民出版社 1996 年版。

⑩ 《佛山市卫生志》,1989 年。

⑪ 《开平县志》,中华书局 2002 年版。

⑫ 《台山县志》,广东人民出版社 1998 年版。

⑬ 《翁源县志》,广东人民出版社 1997 年版。

⑭ 《汕头卫生志》,1990 年。

⑮ 《惠阳县志》,广东人民出版社 2003 年版。

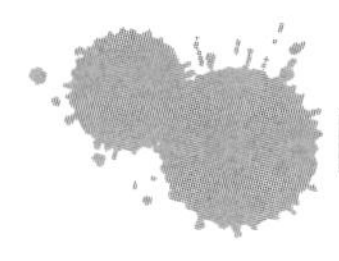
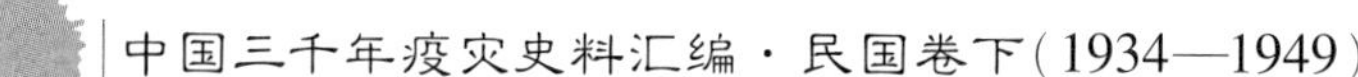

河源县(今河源市) 天花大流行①。

潮安县(今潮州市潮安区) 疟疾大流行②。

揭阳县(今揭阳市) (秋)8月,霍乱流行③。

梅茂县(今吴川市) 夏,鼠疫流行,蔓延甚速,截至6月4日(四月廿七日),梅菉已发现30多例④。

廉江县(今廉江市) 夏,鼠疫流行。安铺、横山、河堤、廉城、龙湾、雅塘、石岭、营仔镇为流行区⑤。

湛江市 春,脑膜炎流行。3月17日(二月初七日),城乡流行脑膜炎,死亡数十人⑥。夏,鼠疫流行。4月,廉江至湛江一带发生鼠疫,死亡数十人⑦。5月,报载:广东湛江市近来疫疠流行,病亡日众,旧历四月初一日(按:5月9日)赤坎埠(旧法属广州湾)通告全体市民,一律禁屠杀茹素,共祷天和,祈消疫疠⑧。9月,报载:本市于本年4月间发生鼠疫,自经宣布为疫埠后,商旅人等多视本市为畏途,因此市面繁荣,一落千丈⑨。

海南省

陵水县(今陵水黎族自治县) 天花流行,发病210人,死亡125人⑩。

广西壮族自治区

武鸣县(今南宁市武鸣区) 春,天花流行,发病141人,死亡29人⑪。

桂林市 春,天花、脑膜炎流行。3月,天花流行⑫。4月,脑膜炎流行。4月3日(二月廿四日)报道:气候转暖,脑膜炎又见流行,送往医院求治者已有8起,不治者4人⑬。夏,霍乱流行。6月19日(五月十三日)报道:霍乱流行,此间医院现收容患者

---

① 《河源县志》,广东人民出版社2000年版。
② 《汕头卫生志》,1990年。
③ 《汕头卫生志》,1990年。
④ 《吴川县志》,中华书局2001年版。
⑤ 《廉江市卫生志》,中国社会出版社2000年版。
⑥ 《湛江市志》,中华书局2004年版。
⑦ 《湛江市志》,中华书局2004年版。
⑧ “广东湛江禁屠救疫”,《弘化月刊》1948年第85期,第15页。
⑨ “湛江市宣布其无疫口岸”,《业务通讯》1948年第4期,第13页。
⑩ 《陵水县志》,方志出版社2007年版。
⑪ 《武鸣县志》,广西人民出版社1998年版。
⑫ 《临桂县志》,方志出版社1996年版。
⑬ “袖珍新闻·桂林”,《申报》1948年4月3日,第2版。

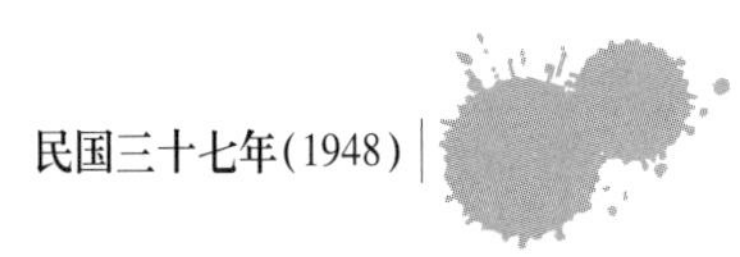

已89起[①]。

柳州县(今柳州市) 春,脑膜炎流行。2月上旬,城区脑膜炎流行,至3月中旬,共发现77例,死亡5人[②]。

修仁县(今荔浦县) 疟疾、痢疾流行。所辖金秀镇共和村坤林屯,全屯120多人,全部染上痢疾和疟疾,死亡8人,其中小孩5人[③]。

藤 县 天花流行,埌南等地死亡约20人[④]。

上思县 疟疾流行[⑤]。

永福县 冬,天花流行,死人不少[⑥]。

凌云县 冬,天花流行。泗城街上和距县城5公里的仓洋村有散发性天花病流行[⑦]。

---

① "常熟桂林霍乱流行",《申报》1948年6月19日,第2版。

② 《柳州市志》,广西人民出版社2003年版。

③ 《金秀瑶族自治县志》,中央民族学院出版社1992年版。

④ 《藤县志》,广西人民出版社1996年版。

⑤ 《上思县志》,广西人民出版社2000年版。

⑥ 《永福县志》,新华出版社1996年版。

⑦ 《凌云县志》,广西人民出版社2007年版。

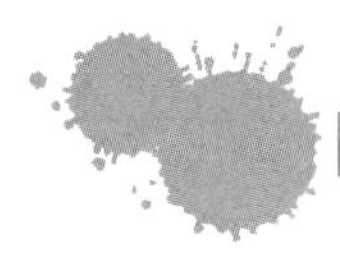

民国三十八年(1949)

全　国

是年,全国鼠疫区域计:云南 9 县,发病 1050 例,死亡 285 人;广东 3 县,发病 512 例,死亡 469 人;福建 21 县,发病 5027 例,死亡 3430 人;浙江 4 县,发病 515 例,死亡 98 人;江西 1 县,发病 40 例,死亡 19 人;吉林 4 县,发病 65 例,死亡 42 人;辽宁 1 县,发病 4 例,死亡 4 人;内蒙古 13 县,发病 835 例,死亡 639 人;河北 2 县,发病 15 例,死亡 14 人;青海 2 县,发病 122 例,死亡 122 人;甘肃 1 县,发病 3 例,死亡 2 人[①]。

黑龙江省

松江省　斑疹伤寒流行,发病 4894 例,死亡 465 例,病死率 9.57%[②]。

安达县(今安达市)　是年疫。全县传染病死亡 305 人,其中天花 3 人[③]。

肇东县(今肇东市)　夏疫。5—7 月,全县有赤痢、回归热、伤寒、麻疹等疫病流行,患者达 5575 人,死亡 377 人[④]。

巴彦县　是年疫。民权区发生斑疹伤寒、赤痢等传染病,患者占人口的 30%[⑤]。

瑷珲县(今黑河市爱辉区)　春夏,克山病流行。上半年死于克山病的占全县死亡人数的 56.4%[⑥]。

吉林省

郭尔罗斯前旗(今前郭尔罗斯蒙古族自治县)　天花流行,患病 1009 人,死亡 201 人,病死率 19.92%[⑦]。

---

① 李文波《中国传染病史料》,化学工业出版社 2004 年版,第 213 页。
② 《黑龙江省志》,黑龙江人民出版社 1996 年版。
③ 《安达县志》,黑龙江人民出版社 1992 年版。
④ 《肇东县志》,1985 年。
⑤ 《巴彦县志》,黑龙江人民出版社 1990 年版。
⑥ 《爱辉县志》,1986 年。
⑦ 《前郭尔罗斯蒙古族自治县志》,辽宁民族出版社 1993 年版。

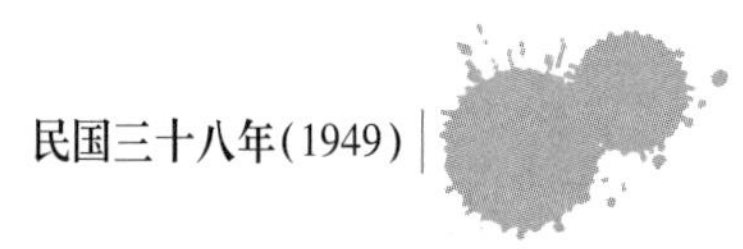

双阳县(今长春市双阳区)　春,麻疹流行,发病3252名,死亡320名,病死率占10%[①]。

延吉县(今延吉市)　春,伤寒流行,发病230人,死亡18人。天花流行,发病336人,死亡109人。霍乱流行,发病24人,死亡10人[②]。

梨树县　克山病流行,死亡10余人[③]。

西安县(今东辽县)　白泉、梨树(今安恕)等地天花流行[④]。

辽宁省

沈阳县(今沈阳市)　(秋)8月,脑膜炎流行,铁西患者41人,死亡12人[⑤]。

海城县(今海城市)　是年疫。全县伤寒及副伤寒患者129人,死亡34人;斑疹伤寒患者23人,死亡8人;痢疾患者1360人,死亡180人;天花患者329人,死亡54人;麻疹患者2569人,死亡327人;猩红热患者8人,死亡5人;回归热患者188人,死亡6人;白喉患者3人,全部死亡;脑膜炎患者19人,死亡8人。各种传染病患者计4629人,死亡625人,死亡率为13.5%[⑥]。

本溪县(今本溪满族自治县)　(春)4月,天花流行,偏岭村、西麻户村死亡近50人[⑦]。

锦西县(今属葫芦岛市)　(秋)10月,天花流行,患者2001人,死亡349人[⑧]。

锦　县(今凌海市)　秋,天花流行,发病2145人[⑨]。

台安县　春疫。3月上旬,麻疹、猩红热、天花等传染病流行,患病779人,死亡142人[⑩]。

辽中县　是年疫。全年发生天花538人,死亡212人;赤痢354人,死亡140人;伤寒及副伤寒86人,死亡30人;白喉7人,死亡7人;回归热18人,死亡2人;猩红热57人,死亡29人;麻疹497人,死亡282人;脑膜炎18人,死亡12人[⑪]。

---

① 《双阳县志》,吉林文史出版社1992年版。

② 《延吉市志》,新华出版社1994年版。《延吉市卫生志》,1987年。

③ 《东辽县志》,吉林文史出版社2002年版。

④ 《东辽县志》,吉林文史出版社2002年版。

⑤ 《铁西区志》,1998年。

⑥ 《海城县志》,1987年。

⑦ 《本溪卫生志》,1990年。《本溪满族自治县志》,辽宁民族出版社2009年版。

⑧ 《锦州市志》,中国统计出版社1994年版。《锦西市志》,1988年。

⑨ 《锦州市志》,中国统计出版社1994年版。

⑩ 《台安县志》,沈阳出版社1990年版。

⑪ 《辽中县志》,辽宁人民出版社1993年版。

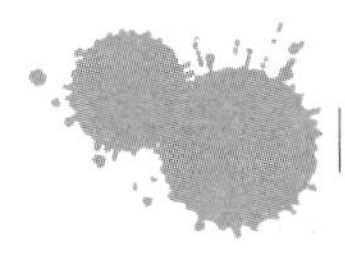

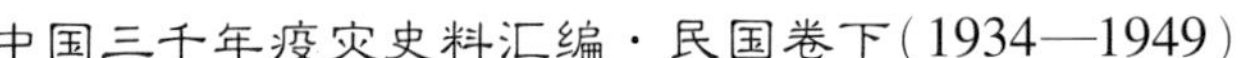

黑山县　天花流行,发病354人,死亡138人[①]。

铁岭县　天花流行,发病132例[②]。

法库县　夏疫。7月,全县发生各种传染病269例,死亡37人[③]。

内蒙古自治区

库伦旗　夏,痢疾流行。今《库伦旗志》载:7月,全旗痢疾大流行,患者3万余人,患病率40%—50%[④]。

扎鲁特旗　麻疹流行,患病974人,死亡277人,死亡率28.4%[⑤]。

阿鲁科尔沁旗　鼠疫流行。1个村发生腺鼠疫[⑥]。

林西县　鼠疫流行。2个村屯发生腺疫[⑦]。

通辽县(今通辽市科尔沁区)　夏秋,鼠疫流行。5—10月,五家子、钱家店、隆兴当、大林4个区19个村屯发生鼠疫,患者134人,其中肺鼠疫4人[⑧]。麻疹流行,哲里木盟发病17964例,死亡2883例,发病率为1957.23/10万,死亡率为314.11/10万,病死率为17%[⑨]。

科尔沁左翼中旗、科尔沁左翼后旗　秋,伤寒流行。科尔沁左翼中旗、后旗发病3736例,死亡389例,病死率为10.5%[⑩]。

翁牛特旗　鼠疫流行。10个村屯发生腺鼠疫[⑪]。

敖汉旗　秋,鼠疫流行。8月5日(七月十一日)至11月5日(九月十五日),小河沿区的白音海、八家、白家店和新立屯区的哈拉勿苏4个村,发病60人,死亡56人[⑫]。

赤峰县(今赤峰市)　夏,鼠疫流行。3个村屯发生腺鼠疫[⑬]。6月22日(五月廿

---

① 《黑山县志》,辽宁大学出版社1992年版。《黑山县卫生志》,1987年。

② 《铁岭县志》,辽沈书社1993年版。

③ 《法库县志》,沈阳出版社1990年版。

④ 《库伦旗志》,内蒙古文化出版社2005年版。

⑤ 《扎鲁特旗志》,方志出版社2001年版。

⑥ 《赤峰市志》,内蒙古人民出版社1996年版。

⑦ 《赤峰市志》,内蒙古人民出版社1996年版。

⑧ 《通辽市志》,方志出版社2002年版。

⑨ 《通辽市卫生志》,2005年。

⑩ 《通辽市卫生志》,2005年。

⑪ 《赤峰市志》,内蒙古人民出版社1996年版。

⑫ 《敖汉旗志》,内蒙古人民出版社1991年版。

⑬ 《赤峰市志》,内蒙古人民出版社1996年版。

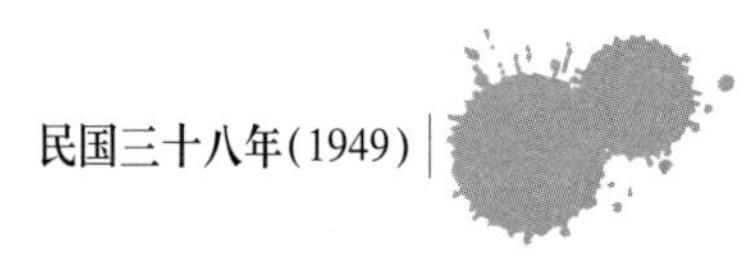

六日),南大庙村发生鼠疫,死亡1人①。

宁城县　夏疫。今《宁城县志》载:6月,瘟疫流行,至7月7日统计,死于天花、黑斑疹病和水痘症者900多人②。

喀喇沁旗　鼠疫流行。楼子店区、乃林区发病32人,死亡29人③。

苏尼特左翼旗(今苏尼特左旗)　(夏)5月,天花流行,仅查干敖包庙就发病70余人,病死29人④。

察哈尔盟　秋,鼠疫流行。12月1日(十月十二日)报道:这次察北的鼠疫,早在7月中即已发生。最初在察哈尔盟前土音村,之后蔓延到了康保县境察汉崩崩村。8月21日(七月廿七日)开始死亡,至10月16日(八月廿五日)止,一共死了34人⑤。

镶白旗　夏秋,鼠疫流行。6月19日(五月廿三日),发现首例腺鼠疫病人,10月15日(八月廿四日)发现肺鼠疫病人,10月16日(八月廿五日)后疫情蔓延至康保县、化德县、张家口市郊,最后1例病人11月4日(九月十四日)发病。疫情波及2省区4旗县市11村,先后发现鼠疫病人70人,死亡68人。其中正镶白旗4个村发现鼠疫病人47人,死亡46人⑥。7月,查干宝恩本(查干崩崩)一带发生肺鼠疫,十几天内,死亡60多人⑦。(秋)9月,天花流行,昭乌达盟地区发病1111人,死亡388人⑧。

康保县　秋,鼠疫流行。10月中旬,鼠疫自正镶白旗传入⑨。

化德县　秋,鼠疫流行。9月,有镶白旗小商贩3人乘马车去康保途中,在九号村(原名沈万清营子)苗铁匠家中留住,翌日致肺鼠疫蔓延,死亡8人⑩。

北京市

昌平县(今北京市昌平区)　(夏)6月,霍乱流行,八家村死亡4人⑪。

平谷县　(秋)8月,麻疹流行,安固、东沥津、西沥津等村死亡9人⑫。

---

① 《建昌营镇志》,内蒙古人民出版社1995年版。
② 《宁城县志》,内蒙古人民出版社1992年版。
③ 《喀喇沁旗志》,内蒙古人民出版社1998年版。
④ 《苏尼特左旗志》,内蒙古文化出版社2004年版。
⑤ "察哈尔北部鼠疫",《科学大众》1949年第5期,第163页。
⑥ 《锡林郭勒盟志》,内蒙古人民出版社1996年版。
⑦ 《正镶白旗志》,内蒙古文化出版社2004年版。
⑧ 《内蒙古大事记》,内蒙古人民出版社1997年版。
⑨ 《锡林郭勒盟志》,内蒙古人民出版社1996年版。
⑩ 《化德县志》,内蒙古文化出版社2006年版。
⑪ 《昌平县志》,北京出版社2007年版。
⑫ 《平谷县志》,北京出版社2001年版。

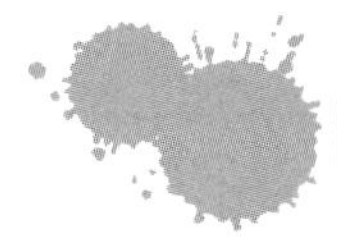

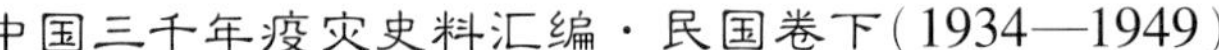

天津市

宁河县　春夏,天花、麻疹流行。今《宁河县志》载:农历正月至五月十九,天花、麻疹流行,死亡500余人,10岁以下儿童居多,经注射疫苗后停止蔓延①。其中天花发病225例,死亡109人②。

河北省

河北省　是年疫。32个县天花流行,发病42791例,死亡2769人③。

三河县(今三河市)　天花、麻疹流行,患者11863人,死亡4573人,死亡率达38.6%④。

交河县(今泊头市)　春,麻疹流行,死亡1676人⑤。

阜城县　夏秋疫。7—8月间,淫雨成灾,灾后伤寒、霍乱、赤痢流行⑥。

涞水县　天花流行,发生500多例,死亡27人⑦。

永清县　夏,霍乱流行。7月,南关镇及五道口村发现霍乱患者25人,且疫情不断蔓延⑧。

大名县　黑热病流行⑨。

文安县　疟疾流行⑩。

霸　县(今霸州市)　疟疾流行⑪。

大城县　麻疹流行,全县死亡100多人,其中东辛庄死亡60余人,姚马渡死亡29人,南赵扶死亡40多人⑫。

唐　县　(秋)8月,痢疾流行,患者1420人,死亡283人。又,麻疹流行,患者5333人,发病率23%,死亡208人,病死率3.9%⑬。

磁　县　夏,霍乱流行。今《磁县志》载:6月,全县347个村发生瘟疫,1.35万人

---

① 《宁河县志》,天津社会科学院出版社1991年版。
② 中央人民政府政务院秘书厅资料室《政府工作报告汇编(1950)》,1951年。
③ 华北人民政府秘书厅《华北法令汇编:关于实施种痘的指示》,1949年。
④ 《三河县志》,学苑出版社1988年版。
⑤ 《泊头市志》,中国对外翻译出版公司2000年版。
⑥ 《阜城县志》,中国文联出版公司1998年版。
⑦ 华北人民政府秘书厅《华北法令汇编:关于实施种痘的指示》,1949年。
⑧ 《廊坊市志》,方志出版社2001年版。
⑨ 《大名县志》,新华出版社1994年版。
⑩ 《廊坊市志》,方志出版社2001年版。
⑪ 《廊坊市志》,方志出版社2001年版。
⑫ 《大城县志》,华夏出版社1995年版。
⑬ 《唐县志》,河北人民出版社1999年版。

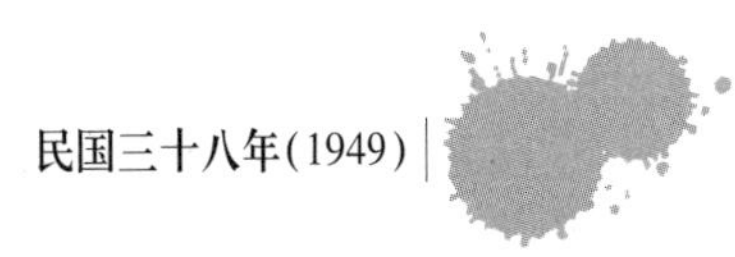

患病,842 人死亡①。

武安县　夏,霍乱流行。今《武安县志》载:6 月 19 日(五月廿三日),尖山村瘟疫流行,几天内染病 167 人,死 2 人,同时死牲畜 47 头。县及时派医治疗,大部痊愈②。

万全县(今张家口市)　秋,鼠疫流行。10 月中旬,鼠疫自正镶白旗传入张家口③。

怀来县　春,脑膜炎流行,患者 277 人,死亡 12 人④。

阳原县　春夏,伤寒流行。今《阳原县卫生志》载:西辛庄村共 196 户 756 人,从 1948 年 11 月到 1949 年 5 月共传染 24 户,死亡 19 名,老人占多数,仍在病中的有 52 人⑤。

山西省

安泽县　夏大疫。今《安泽县志》载:6 月,高壁、孔村和凤池一方瘟疫突发,小儿痢疾尤其普遍,十多天死亡 23 人,县组织医务人员紧急防治一周,167 人转危为安⑥。

晋城县(今晋城市)　天花流行,县里组织力量扑灭⑦。

和顺县　是年疫。流行 10 多种传染病,天花、疟疾、伤寒、痢疾、流感、结核、疥疮等患者 3382 人,死亡 557 人,病死率 16.4%⑧。

昔阳县　春夏,天花流行。今《晋中市志》载:昔阳县 1—5 月,天花流行,发病 1275 例,死亡 96 例⑨。

平定县　是年疫。霍乱、天花、白喉、斑疹伤寒、猩红热、痢疾、伤寒、副伤寒、回归热、流行性脑脊髓膜炎、麻疹、黑热病、疟疾等传染病流行,共发病 12144 例,发病率 4048/10 万⑩。

五台县　天花流行,全县发病村 110 个,患者 2146 人,死亡 539 人⑪。

---

① 《磁县志》,新华出版社 2000 年版。
② 《武安县志》,中国广播电视出版社 1990 年版。
③ 《锡林郭勒盟志》,内蒙古人民出版社 1996 年版。
④ 《怀来县志》,中国对外翻译出版公司 2001 年版。
⑤ 《阳原县卫生志》,1988 年。
⑥ 《安泽县志》,山西人民出版社 1997 年版。
⑦ 《晋城县志》,山西古籍出版社 1999 年版。
⑧ 《和顺县志》,海潮出版社 1993 年版。
⑨ 《晋中市志》,中华书局 2010 年版。
⑩ 《平定县志》,社会科学文献出版社 1992 年版。
⑪ 《五台县志》,山西人民出版社 1988 年版。

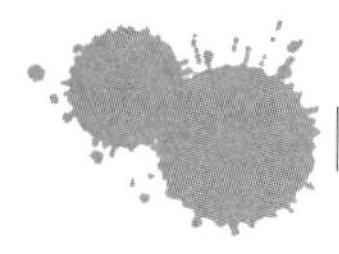

陕西省

绥德县　疫病流行[①]。

子长县　是年疫。今《子长县志》载:痢疾、斑疹、伤寒、白喉、麻疹、红汗疹等传染病流行,县政府两次召开全县公私医务人员会议,研究抢救措施,分配治疗任务,对生活困难的群众给予免费治疗,并送小米等给予补养,虽经多方抢救,当年仍病死 1866 人[②]。

平利县　天花流行,县城内死亡 3 人。麻疹流行,仅城关、老县等地发病 2114 例,死亡 324 人[③]。

佛坪县　麻疹流行,死者甚众[④]。

商　县(今商州区)　冬,天花流行,持续到次年春[⑤]。

山东省

山东省　春,昌乐、益都、益临、寿南等县天花、麻疹、猩红热、伤寒、脑炎等恶性传染病流行[⑥]。春夏之际,猩红热、麻疹混合流行,从无棣县传播到利津、滨海、蒲台、阳信等县。在流行严重的靖远、乐陵两县有 70 多名医生投入猩红热防治,很快扑灭了疫情[⑦]。按:益临县 1948 年 7 月析临朐、益都二县地置。寿南县 1948 年析寿光县南部地区置,1953 年 7 月裁入寿光县。

无棣县　春,猩红热大流行,在 1 个小山区儿童发病 1038 名[⑧]。

沾化县　春,猩红热流行[⑨]。

利津县　春夏之际,猩红热流行,发病 5572 人,死亡 249 人,病死率 4.5%[⑩]。

滨　县　春,猩红热流行,全区发病 1 万余人,死亡 800 余人[⑪]。

乐陵县(今乐陵市)　城关猩红热、麻疹严重流行[⑫]。

商河县　春,猩红热流行。今《商河县志》载:2 月,瘟疹流行,白集、玉皇庙、韩庙

---

① 《绥德县志》,三秦出版社 2003 年版。

② 《子长县志》,陕西人民出版社 1993 年版。

③ 《安康市卫生防疫志》,2006 年。

④ 《佛坪县志》,三秦出版社 1993 年版。

⑤ 《商州市志》,中华书局 1998 年版。

⑥ 《潍坊市志》,中央文献出版社 1995 年版。《潍坊市卫生志》,1989 年。

⑦ 《山东省卫生志》,山东人民出版社 1992 年版。

⑧ 《山东省卫生志》,山东人民出版社 1992 年版。

⑨ 《滨州地区志》,中华书局 1996 年版。

⑩ 《山东省卫生志》,山东人民出版社 1992 年版。

⑪ 《滨州地区志》,中华书局 1996 年版。

⑫ 《德州地区卫生志》,天津科学技术出版社 1991 年版。

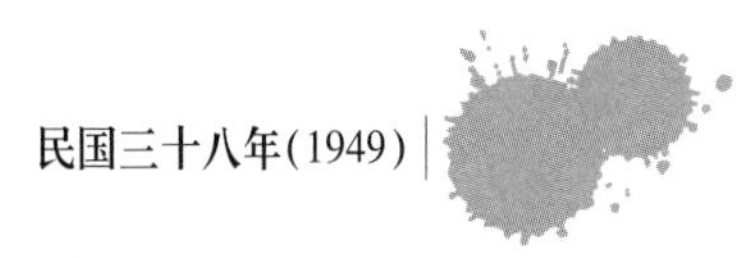

等区的345村3293人发病,死亡662人,儿童死亡甚多①。

德平县(今临邑县德平镇)　春,猩红热、麻疹流行,仅刘集区死亡儿童100余名②。

邹平县　韩店一带天花流行,波及周围数十村③。

博山县(今淄博市博山区)　(春)2月,市郊天花、麻疹流行④。

临邑县　麻疹流行⑤。

平邑县　(冬)11月,天花流行,南塘村253户1080人,发病86户96人(一说95人),死亡18人。周围35个村中都有此病发生⑥。

蒙山县(今并入平邑县和费县)　麻疹流行,发病数占全县各种疾病总数的80%,病死率10%⑦。

肥城县(今肥城市)　秋疫。8月上旬,泰西地区所辖肥城等5县部分地区发生霍乱、痢疾、回归热、伤寒等传染疾病⑧。

泰宁县(今泰安市)　春,天花、麻疹流行,泰宁县一个村即有83人患麻疹⑨。

沂东县、沂南县(今属沂水县)　春,沂东县天花流行,沂蒙县麻疹流行⑩。按:1942年9月析原沂水县、莒县部分地置沂东工委和办事处,1944年8月成立沂东县,1949年7月撤沂东县,其地划入沂中县和沂南县。沂蒙县1939年置,1940年改称沂南县,今并入沂水县。

藏马县(今属胶南市)　春,天花流行。藏马县大山区店子村1129人,发病100人,发病率8.86%,死亡30人,病死率30%⑪。

诸城县(今诸城市)　夏,霍乱流行⑫。

临朐县　春,天花、麻疹、猩红热、伤寒、脑炎等恶性传染病流行⑬。临朐县3个

---

① 《商河县志》,济南出版社1994年版。《德州地区卫生志》,天津科学技术出版社1991年版。

② 《德州地区卫生志》,天津科学技术出版社1991年版。

③ 《邹平县志》,中华书局1992年版。

④ 《淄博市卫生志》,1997年。

⑤ 《临邑县志》,齐鲁书社1993年版。

⑥ 《山东省卫生志》,山东人民出版社1992年版。《平邑县卫生志》,1991年。

⑦ 《山东省卫生志》,山东人民出版社1992年版。

⑧ 《泰安五千年大事记》,山东省地图出版社2001年版。

⑨ 《山东省卫生志》,山东人民出版社1992年版。

⑩ 《山东省卫生志》,山东人民出版社1992年版。

⑪ 《山东省卫生志》,山东人民出版社1992年版。

⑫ 《山东省卫生志》,山东人民出版社1992年版。

⑬ 《潍坊市志》,中央文献出版社1995年版。

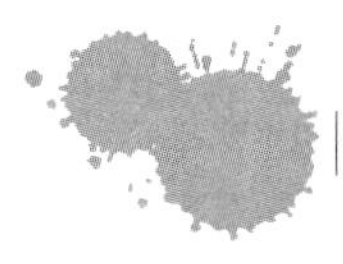
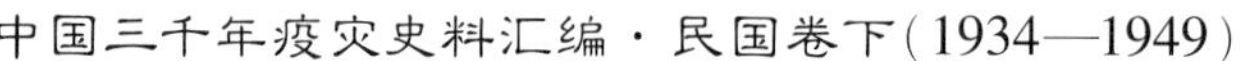

村,麻疹平均发病率6%[①]。

牟平县(今烟台市牟平区)　春,麻疹大流行,麻疹死亡2985人[②]。

乳山县(今乳山市)　春,麻疹大流行。仅6个区统计,治愈麻疹7622人,死亡295人。其中,港里区43个村人口33153人,发病985人,发病率2.97%,死亡29人,病死率2.94%[③]。按:1941年分牟平县南部和海阳县东部置牟海县,1945年1月更名乳山县,1958年10月撤乳山县,其地划归海阳县、文登县及烟台市。

福山县(今烟台市福山区)　春,麻疹、流感流行,患病595人,死亡228人[④]。

荣成县(今荣成市)　麻疹流行,开始在170户中发病800人,死亡43人,后来全面流行[⑤]。

海阳县　麻疹流行,患者125人,死亡29人,病死率高达23.2%[⑥]。

莱东县(今莱阳市)　麻疹流行,东上村1—7岁儿童178人,发病84人,发病率47.2%,死亡37人,病死率44.05%[⑦]。

莒沂县(今分属莒县、沂水县)　春夏,天花流行。上半年发病3602人,死亡328人[⑧]。

五莲县　疟疾流行,全县发病24111人[⑨]。

昆嵛县(今文登市)　麻疹流行,龙泉区7村1月内死亡儿童70多人[⑩]。

文登县(今文登市)　回归热流行,发病3455人[⑪]。霍乱流行,报告286例[⑫]。

栖霞县(今栖霞市)　春,黑热病流行,蛇窝泊、大柳家等地尤甚[⑬]。

胶　县(今胶州市)　(秋)8月,痢疾、霍乱流行[⑭]。

昌邑县(今昌邑市)　疟疾流行,患者5万人左右[⑮]。

---

① 《山东省卫生志》,山东人民出版社1992年版。

② 《山东省卫生志》,山东人民出版社1992年版。

③ 《山东省卫生志》,山东人民出版社1992年版。

④ 《烟台卫生志》,1987年。

⑤ 《烟台卫生志》,1987年。

⑥ 《烟台卫生志》,1987年。

⑦ 《山东省卫生志》,山东人民出版社1992年版。

⑧ 《沂水县志》,齐鲁书社1997年版。

⑨ 《潍坊市卫生志》,1989年。

⑩ 《文登市志》,中国城市出版社1996年版。

⑪ 《文登市志》,中国城市出版社1996年版。

⑫ 《山东省卫生志》,山东人民出版社1992年版。

⑬ 《栖霞县志》,山东人民出版社1990年版。

⑭ 《胶州市志》,新华出版社1992年版。

⑮ 《昌邑县卫生志》,1986年。

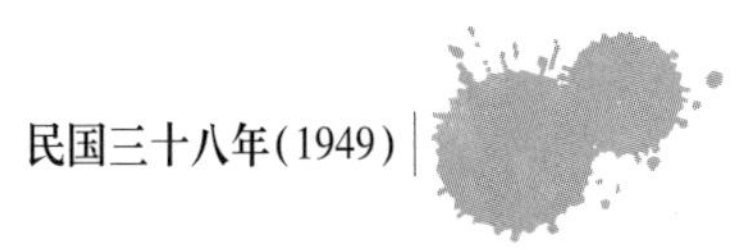

寿光县(今寿光市)　春,天花流行,浑河区西三个区,在一个月内死亡儿童200余人[①]。夏,霍乱流行。6月,九区部分村庄时疫流行,死36人,政府及时组织医生抢救,治愈200余人[②]。

寿南县(今属寿光市)　(春)3月,麻疹流行,胡营区10余个村在半月内死亡200多人,经该县全力抢救,于3天内治愈60余人[③]。

昌乐县　麻疹流行,专署卫生所派人抢救,消除了病灾[④]。

广饶县　夏,麻疹流行。7月,七区(王家道口一带)小儿麻疹流行,死亡6人[⑤]。

庆云县　炭疽病流行,李梓村死亡32人[⑥]。

聊城县(今聊城市东昌府区)　(春)3月,麻疹流行,始于化庄、王桐庄,后蔓延到周围14个村庄,共计发病914人,死亡20人,其中庄户村216户774人,发病130余名,占总人口的17.5%[⑦]。

河南省

济源县(今济源市)　秋,疫病流行。9月10日(闰七月十八日),县人民政府发布《迅速组织扑灭疫病的指示》,要求卫生部门立即组织医护人员带药下乡,迅速扑灭疫病[⑧]。

荥阳县(今属荥阳市)　黑热病流行,发病3000例以上,患者大多数是儿童和青年[⑨]。

尉氏县　春大疫。3月,全县发生猩红热、麻疹、流感三大疫情[⑩]。

沈邱县(今沈丘县)　秋,疟疾流行。今《沈丘县志》载:纸店区郭寨村发生恶性疟疾,蔓延到全村,次年向周围10多个村庄发展,死亡率很高[⑪]。

泌阳县　(春)4月,麻疹流行,李封镇3个街道,东西王封、新红房院等村发生麻疹274人,死亡26人[⑫]。

---

① 《潍坊市卫生志》,1989年。

② 《寿光县志》,中国大百科全书出版社1992年版。

③ 《潍坊市卫生志》,1989年。

④ 《潍坊市卫生志》,1989年。

⑤ 《广饶县志》,中华书局1995年版。

⑥ 《德州地区卫生志》,天津科学技术出版社1991年版。

⑦ 《聊城市志》,齐鲁书社1999年版。《聊城市卫生志》,1991年。

⑧ 《济源县卫生志》,1985年。

⑨ 《荥阳县志》,1985年。

⑩ 《尉氏县卫生志》,1985年。

⑪ 《沈丘县志》,河南人民出版社1987年版页。

⑫ 《焦作市卫生志》,1987年。

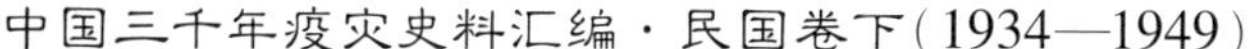

信阳县(今信阳市平桥区)　天花流行,仅谭河街患者达200余人,死亡30余人,多为幼儿,流行半年之久①。

安阳县　黑热病在城乡大流行②。

林　县(今林州市)　大疫。今《林县志》载:是年,全县发生霍乱217例,死亡98人,病死率为45.16%。发生天花1047例,发病率为229.22/10万,死亡508人,病死率为48.52%。横水区东下洹村1600口人,有210人发生天花,发病率为13.1%,死亡94人,病死率为44.8%。发生猩红热病460例,发病率为100.71/10万,死亡91人,病死率为19.78%③。今《林州市卫生志》载:麻疹流行,斑疹伤寒发病736例,发病率为161.14/10万,死亡67人,病死率为9.10%。黑热病发病2101例,发病率高达459.98/10万,死亡564人④。

获嘉县　秋,白喉流行,7天内发病100人,死亡14人⑤。

辉　县　天花流行,甚为严重,民主政府号召13岁以下儿童普遍接种牛痘⑥。疟疾流行,95%的人口患病⑦。

汲　县(今卫辉市)　是年疫。今《卫辉市志》载:全县天花发病470人,死亡42人。霍乱发病86人,死亡2人⑧。

修武县　(夏)7月,霍乱、痢疾流行。为迅速扑灭疾病,保护群众健康,在县委领导下,各区、村成立了卫生委员会,开展了卫生防疫运动⑨。

宁夏回族自治区

西吉县　鼠疫流行。白城乡柯垴湾村发生原发肺鼠疫,死亡40人⑩。

甘肃省

高台县　秋,白喉流行⑪。

合水县　疫。今《合水县志》载:是年,太莪、郭家庄、三里店和肖咀四个乡患传染病1837人,死亡119人。其中,天花61人,死亡4人;麻疹501人,死亡21人;回归热

---

① 《信阳县志》,河南人民出版社1990年版。

② 《安阳县卫生志》,1986年。

③ 《林县志》,河南人民出版社1989年版。

④ 《林州市卫生志》,香港天马图书有限公司2000年版。

⑤ 《获嘉县志》,生活·读书·新知三联书店1991年版。

⑥ 《辉县志》,中州古籍出版社1992年版。

⑦ 周祖杰《中国疟疾的防治与研究》,人民卫生出版社1991年版。

⑧ 《卫辉市志》,生活·读书·新知三联书店1993年版。

⑨ 《修武县志》,河南人民出版社1986年版。

⑩ 《西吉县卫生志》,宁夏人民出版社1990年版。

⑪ 《高台县志》,兰州大学出版社1993年版。

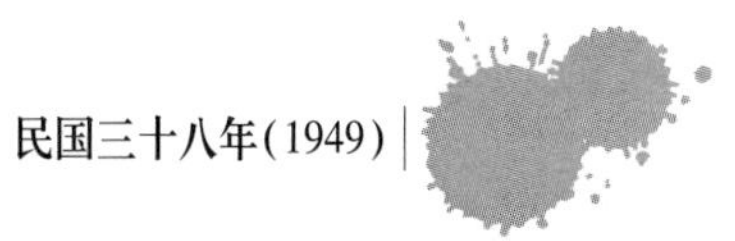

80 人,死亡 22 人;白喉 3 人,死亡 3 人;伤寒 1025 人,死亡 11 人;副伤寒 27 人,死亡 3 人;黑热病 83 人,死亡 27 人;猩红热 14 人,死亡 3 人;百日咳 30 人,死亡 17 人;流行性脑膜炎 10 人,死亡 5 人①。

漳　县　黑热病流行,发病 24 人,死亡 1 人②。

临夏县　(春)4 月,麻疹流行,断续延至(冬)12 月③。

皋兰县(今兰州市西固区)　春,天花流行。3 月 18 日(二月十九日),兰州市西郊天花流行,小孩死亡 10 余人④。

古浪县　春,白喉、麻疹流行,第一季度白喉死亡 24 人,麻疹死亡 13 人⑤。

青海省

乐都县　春,脑膜炎流行,蔓延(高庙)东西村,使 11 人成为聋哑人⑥。

大通县　春,麻疹大流行,良教乡上治泉村一个月内死于合并症的儿童约 30 多个⑦。

新疆维吾尔自治区

承化县(今阿勒泰市)　白喉、天花、伤寒、痢疾流行⑧。

婼羌县(今若羌县)　春疫。今《若羌县志》载:4 月,发生急性传染病,一个半月内死亡 200 余人⑨。

叶城县　春疫。今《叶城县志》载:4 月,加依提勒克村发生急性传染病,死 70 余人⑩。

安徽省

安徽省　全省各地都有天花流行,患者 5 万余人,发病率 116.6/10 万,其中芜湖、宣城、郎溪、广德、绩溪、太平等 6 县 10—12 月发现天花病人 1700 余例⑪。

泾　县　疟疾流行,全县患者 4.6 万余人⑫。

---

① 《合水县志》,甘肃文化出版社 2007 年版。
② 《漳县志》,甘肃文化出版社 2005 年版。
③ 《临夏市卫生志》,1990 年。
④ 《兰州市七里河区志》,甘肃人民出版社 2001 年版。
⑤ 《古浪县志》,甘肃文化出版社 1996 年版。
⑥ 《高庙村志》,2004 年。
⑦ 《大通县志》,陕西人民出版社 1993 年版。
⑧ 《阿勒泰地区志》,新疆人民出版社 2004 年版。
⑨ 《若羌县志》,新疆大学出版社 1992 年版。
⑩ 《叶城县志》,新疆人民出版社 1999 年版。
⑪ 《安徽卫生志》,黄山书社 1993 年版。
⑫ 《泾县志》,方志出版社 1996 年版。

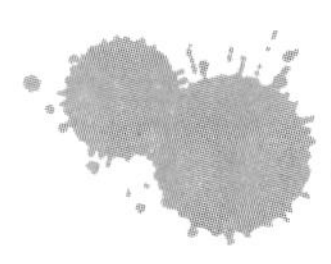

青阳县　春,天花流行。今《青阳县志》载:上年冬末及是年春初,蓉城镇天花大流行,死亡人数占患者的三分之一①。

怀宁县(今安庆市)　春,天花流行。今《怀宁县卫生志》载:上年冬末及是年春初,天花流行,石牌牛行村10余名儿童发病,幸存2人②。

四川省

越嶲县(今越西县)　春,天花流行,城厢镇、中所、新民等地至1950年9月共发病358例,死亡144例③。

汉源县　春,天花流行。香林寺、大岭坪有700多户感染,死亡小孩100余人④。

盐源县(今木里县)　伤寒流行,依吉甲波村全村9户47人,死亡24人,病死率51%⑤。

灌　县(今都江堰市)　春,麻疹大流行,金马乡历时两月,患病小儿700余人,死亡300余人⑥。

金堂县　天花流行猖獗,不仅婴幼遭殃,成年男女染病身亡者为数甚多⑦。

新都县(含今成都市新都区、青白江区)　伤寒流行,木兰乡患者1051人,死亡462人⑧。

松潘县　春,麻疹流行,中阿坝一带为甚,仅大甲康200户家中,死亡60余人⑨。

茂　县　黑热病流行⑩。

大邑县　春,天花流行。今《大邑县志》载:3月,天花流行。4月,县内天花流行,县卫生院收治65人,因药物医乏,死亡30人⑪。

洪雅县　春,天花流行。4月23日(三月廿六日),桃源乡报告:本乡五、六、七保近两月来烂痘普遍流行,老少死亡颇多,甚至有一家数口死亡殆尽,尸身暴露,无人掩埋。三区区长也报称:桃源乡七保天花流行,保属之三姑庄一带死亡20余人,不分老

---

① 《青阳县志》,黄山书社1992年版。

② 《怀宁县卫生志》,1985年。

③ 《越西县志》,四川辞书出版社1994年版。

④ 《汉源县志》,四川科学技术出版社1994年版。

⑤ 《木里藏族自治县志》,四川人民出版社1995年版。

⑥ 《灌县志》,四川人民出版社1991年版。

⑦ 《金堂县志》,四川人民出版社1994年版。

⑧ 《新都卫生志》,1983年。

⑨ 《阿坝县志》,民族出版社1993年版。

⑩ 《茂县卫生志》,1994年。

⑪ 《大邑县志》,四川人民出版社1992年版。

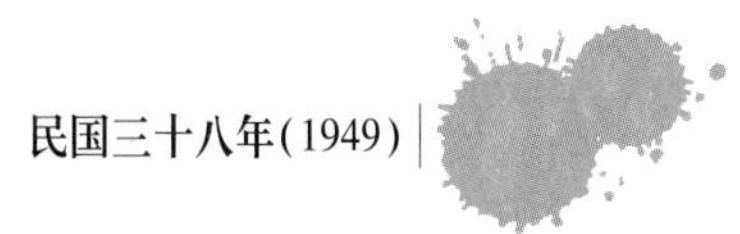

幼,患者极难治疗。县卫生院统计是年天花患者191例①。

威远县　麻疹流行,向义、新盛(新店)、龙会、高石、永乐、抚安(双歧)等乡为疫区②。

自贡市　脑膜炎流行,自贡仁济医院向卫生事务所报告,收治6人,死亡1人③。

庆符县(今属高县)　疟疾流行,患病139人,其中恶性疟疾15人④。

内江县(今内江市市中区)　夏秋,疟疾流行,凌家乡发病率达总人数的11.12%⑤。

仁寿县　霍乱流行,籍田区(今属双流县)发病573人,死亡355人,死亡率62%⑥。

资中县　疟疾流行,县卫生院记载疟疾发病228例⑦。

安岳县　夏,县城天花流行⑧。安岳龙台和周礼乡伤寒流行⑨。

重庆市

巴　县(今巴南区)　春,天花流行。3月8日(二月初九日)报道:马王坪近来发现天花,县府已拨款十万元,购痘苗施种⑩。

江北县(今渝北区)　大疫。今《江北县志》载:霍乱、疟疾、赤痢、天花、猩红热、斑疹伤寒、结核病流行,县政府无具体措施防治,患者死亡甚多⑪。

武隆县　麻疹、天花流行,火炉乡80%的小孩患病⑫。

万　县(今万州区)　春,大疫。2月17日(正月二十日)报道:本县近来四乡疫症流行,据估计小孩死亡甚多,发高烧,呕吐不止,传染甚速,不易医治,医界人士,以既不似癞症,又不像天花,正加以研究,采取对策,以防止其传染⑬。

---

① 《洪雅县志》,电子科技大学出版社1997年版。

② 《威远县志》,巴蜀书社1994年版。

③ 《自贡市卫生志》,四川辞书出版社1992年版。

④ 《高县志》,方志出版社1998年版。

⑤ 《内江县志》,巴蜀书社1994年版。

⑥ 《仁寿县志》,四川人民出版社1990年版。

⑦ 《资中县志》,巴蜀书社1997年版。

⑧ 《安岳县志》,四川人民出版社1993年版。

⑨ 《内江地区卫生志》,四川辞书出版社1995年版。

⑩ "巴县马王坪天花症流行",《中央日报》1949年3月8日,第3版。

⑪ 《江北县志》,重庆出版社1996年版。

⑫ 《武隆县卫生志》,1986年。

⑬ "万县时疫流行患者全身发赤",《中央日报》1949年2月17日,第3版。

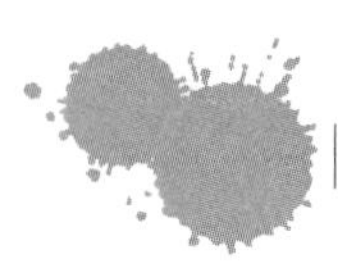
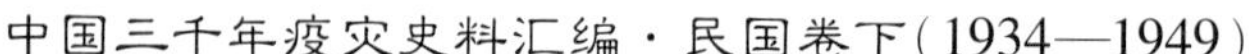

忠　县　恶性疟疾流行,蔓延石宝、双河、咸隆等乡,以石宝乡为最①。

云南省

元谋县　天花流行,金河水村发病37人②。

罗平县　伤寒流行,富乐区必米村下寨33户人家,死绝10家,有一户7人只剩下1人③。

昭通县(昭通市)　天花流行,仅惠东医院报告天花78例,病死率为12%④。

江川县　天花流行,香柏甸村死亡31人⑤。

镇雄县　疟疾、痢疾、回归热流行。今《镇雄县志》载:大庙600余户,疟疾死亡360余人。尾坝1505人,各种传染病发病率高达77%,因患痢疾、回归热死亡的185人⑥。

文山县　伤寒流行,德厚乡患病280余人,死亡30余人。痢疾流行,患者10300人,死亡250余人⑦。

镇沅县　疟疾流行,恩乐乡一保周县河甲8户77人,死亡48人,有一家19人死亡15人⑧。

大理县(今大理市)　天花流行,桂风乡、海东乡、宾川县排营乡一带尤甚,死亡近1000人⑨。

弥渡县　夏秋及冬,鼠疫流行。6—11月红岩鸡鸣村、王官营、古城等村相继发病,渐次波及新街、弥城等38个自然村,发生腺鼠疫415例,死亡85人。又,天花流行⑩。

蒙化县　夏秋及冬,鼠疫流行。4月,北川一带发生鼠疫,流行7个月之久,发病305人,死亡71人⑪。

腾冲县　鼠疫、疟疾流行。曲石乡千双村疟疾、伤寒相继流行,全村病死46人

① 《忠县志》,四川辞书出版社1994年版。
② 《元谋县卫生志》,1994年。
③ 《罗平县志》,云南人民出版社1995年版。
④ 《昭通市志》,云南人民出版社2000年版。
⑤ 《安化乡志》,1996年。
⑥ 《镇雄县志》,云南人民出版社1987年版。
⑦ 《文山县志》,云南人民出版社1999年版。
⑧ 《镇沅彝族哈尼族拉祜族自治县志》,云南人民出版社1995年版。
⑨ 《大理白族自治州卫生志》,云南民族出版社1996年版。
⑩ 《弥渡县卫生志》,云南民族出版社2007年版。
⑪ 《巍山彝族回族自治县志》,云南人民出版社1993年版。

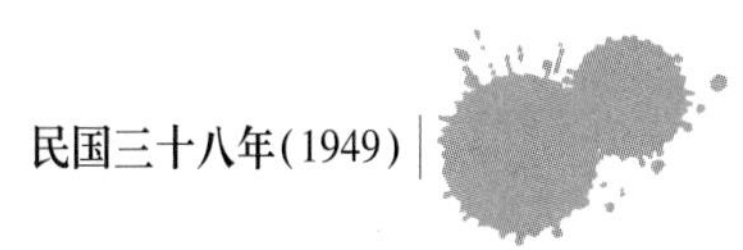

中,伤寒死者38人,占82.6%[①]。

保山县(今保山市)　鼠疫流行。城关东路、南路、朱紫街、二府街及打渔村等地发病40例,死亡34例[②]。

贵州省

黎平县　麻疹流行,半江寨死不少小孩[③]。

罗甸县　疟疾流行,边幽乡黄腊寨全寨26户138人,患者83人,死亡15人,死绝2户[④]。

三穗县　霍乱流行,全县发病903例,死亡416人[⑤]。

关岭县　痢疾、疟疾、回归热流行,花江、坡蝉、上关、关索患病728例,死亡103人[⑥]。

紫云县　疟疾流行,马坡、滥木冲、干平寨住95户468人,病死170人[⑦]。

湖北省

武昌县(今武汉市武昌区、洪山区、江夏区)　脑膜炎流行,发病114例,发病率48.12/10万,死亡69例,病死率60.52%。疟疾流行,全县发病15738例[⑧]。

咸丰县　天花流行,有一家24人死8人者。

郧西县　麻疹流行,庙川区天花、感冒流行,医联会及时组织力量,进行防治[⑨]。

建始县　(春)1—2月,天花流行,中山乡死304人[⑩]。

京山县　冬,天花流行,城关地区驻军一次发病80余人[⑪]。

当阳县(今当阳市)　秋,疟疾流行,发病7.2万余人,占总人口数的32.4%,多系青壮劳力。致有"谷子黄,人倒床"之说[⑫]。

宜都县(今宜都市)　夏,痢疾流行。7月,中国人民解放军在本县过境时曾发生

---

① 《腾冲县卫生志》,1987年。

② 《保山市卫生防疫志》,德宏民族出版社1992年版。

③ 《黎平县志》,巴蜀书社1989年版。

④ 《贵州省罗甸县志》,贵州人民出版社1994年版。

⑤ 《三穗县志》,民族出版社1994年版。

⑥ 《关岭布依族苗族自治县志》,贵州人民出版社2002年版。

⑦ 《紫云苗族布依族自治县志》,贵州人民出版社1991年版。

⑧ 《武昌县志》,武汉大学出版社1989年版。

⑨ 《郧西县志》,武汉测绘科技大学出版社1995年版。

⑩ 《建始县志》,湖北辞书出版社1994年版。

⑪ 《京山县志》,湖北人民出版社1990年版。

⑫ 《当阳县志》,中国城市出版社1992年版。

痢疾流行①。

湖南省

长沙县（今长沙市）　夏，霍乱大流行，每日数百人②。

宁乡县　夏，霍乱流行。今《宁乡县卫生志》载：春末夏初，大水成灾，长沙、宁乡等地发生霍乱；脑膜炎、白喉流行③。

华容县　大水后，痢疾流行，患者达12000多人，死亡上千人④。

湘潭县（今属湘潭市）　大疫。是年，死于各种传染病者17938人，占总人口1.8%⑤。

邵阳县（今属邵阳市）　天花流行⑥。

临澧县　血吸虫病流行。今《临澧县灾害志》载：1939—1949年，新安、合口、团山乡死于血吸虫病者1900人，410户绝户。新安樟木有456人患血吸虫病，占总人口65%，死亡265人。潘台村在1944—1949年256人患病，死亡136人，绝户37户⑦。

大庸县（今张家界市）　痢疾流行，县城发病300人⑧。

乾城县（今吉首市）　霍乱、天花流行，中阿乡树耳寨（今寨阳乡树耳村）在1个月内就病死80余人⑨。

道　县　秋，疫。大僨、小僨两村（今属沙田乡）疫病流行，死200余人⑩。

郴　县（今郴州市）　疟疾流行，乡村小学生脾肿率74%，原虫率81%⑪。脑膜炎流行，死亡甚众⑫。

衡山县　夏，疟疾流行，患者15.2万人⑬。

江华县（今江华瑶族自治县）　痢疾流行，全县患者1372例⑭。

---

① 《宜都县志》，湖北人民出版社1990年版。

② 《宁乡县卫生志》，1991年。

③ 《宁乡县卫生志》，1991年。

④ 《华容县志》，湖南人民出版社1988年版。

⑤ 《湘潭市志》第九册（下），中国文史出版社1997年版。

⑥ 《邵阳市卫生志》，1998年。

⑦ 《临澧县灾害志》，中国社会出版社2009年版。

⑧ 《大庸县志》，生活·读书·新知三联书店1995年版。

⑨ 《吉首市志》，湖南出版社1996年版。

⑩ 《道县卫生志》，黄山书社1992年版。

⑪ 周祖杰《中国疟疾的防治与研究》，人民卫生出版社1991年版。

⑫ 《郴州地区卫生志》，1992年。

⑬ 《衡阳市卫生志》，1995年。

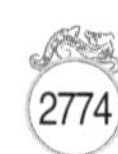

⑭ 《江华瑶族自治县志》，中国城市出版社1994年版。

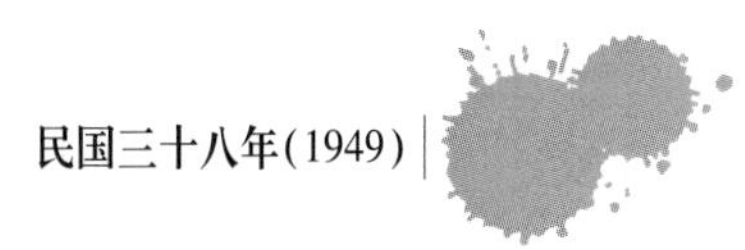

耒阳县(今衡阳市耒阳市)　疟疾流行,300 来口的梨树村罹患 279 人,死亡 130 人,13 户死绝①。

酃　县(今炎陵县)　天花流行,中村烂泥湖死亡甚多,至当年底仍有天花患者 43 人。脑膜炎流行,发病 65 人,死亡 26 人。麻疹流行,发病 1100 人,死亡 25 人。百日咳流行,发病 294 人,死亡 25 人②。

祁阳县　秋,疟疾流行,保吾(现茅竹)乡 5 保与大忠桥 20 保发病率 80% 以上,每保死亡 150—300 余人。又,霍乱流行,黎家坪湘桂铁路沿线居民发生 363 例,死亡 159 例,病死率为 43.8%③。

桂阳县、永兴县、资兴县(今资兴市)、临武县、汝城县　脑膜炎流行,死亡甚众④。

江西省

丰城县(今丰城市)　疟疾流行,荷湖、铁路、罗山诸乡,每年疟疾发病率 90% 以上。是年,全县患疟人数达 53995 人⑤。

广昌县　春,鼠疫流行。鼠疫从南丰县传入,月有死亡⑥。

南丰县　春,天花流行。自春徂冬,鼠疫流行。3 月 23 日(二月廿四日)报道:寒流击赣,有如深冬,上周流行之天花与鼠疫,因天气骤变,已形好转,南丰鼠疫,犹未扩展⑦。今《南丰县志》载:3—4 月间,天花流行,三溪云山、上晒一带发生 80 余人,死亡 30 人;耀里发生 19 例,只 1 人幸存。1—11 月,鼠疫流行,琴台镇、路口、市山、瑶浦共发病 40 例,死亡 19 人⑧。

金溪县　疟疾流行,琉璃新塘村 33 户 139 人中,患者 136 人,发病率高达 97.8%⑨。

贵溪县(今贵溪市)　(春)2 月,天花流行,上清地区尤甚⑩。

上饶县　春,脑膜炎流行。今《上饶县志》载:3 月,沙溪、石人等地发现脑膜炎病人,很快就流行到全县各地,仅沙溪一地,发病 68 例,死亡 38 人⑪。

---

① 《衡阳市卫生志》,1995 年。
② 《炎陵县卫生志》,1999 年。
③ 《祁阳县卫生防疫志》,2006 年。
④ 《郴州地区卫生志》,1992 年。
⑤ 《丰城县卫生志》,上海人民出版社 1991 年版。《宜春地区卫生志》,新华出版社 1993 年版。
⑥ 《广昌县志》,上海社会科学院出版社 1994 年版。
⑦ “寒流袭赣鼠疫好转”,《申报》1949 年 3 月 23 日,第 2 版。
⑧ 《南丰县志》,中共中央党校出版社 1994 年版。
⑨ 《金溪县志》,新华出版社 1992 年版。
⑩ 《贵溪县志》,中国科学技术出版社 1996 年版。
⑪ 《上饶县志》,中共中央党校出版社 1993 年版。

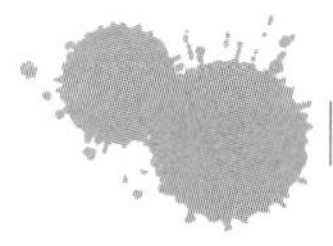

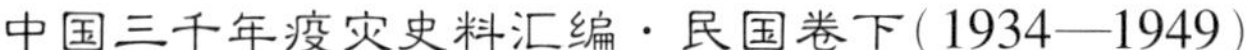

宜丰县　疟疾流行[①]。

萍乡县(今萍乡市、上栗县、芦溪县)　麻疹流行[②]。

江苏省

淮安县(今淮安市)　黑热病流行,县人民医院到徐杨、钦工等地治疗黑热病,治愈764人[③]。

淮阴县(今淮安市淮阴区)　鼠疫流行,传染发病人数多,死亡人数亦较多[④]。

铜山县　(秋)8月,疟疾大流行,仅铜山县褚兰区发病达12400例,死亡624人[⑤],所属马坡乡疟疾大流行,死亡率很高[⑥]。

邳　县　春,回归热流行,发病937例,死亡49例,死亡率5.7%。夏,天花流行。5月,天花在县境北部50多个村镇发生流行,发病537例,死亡78例[⑦]。秋,疟疾流行[⑧]。

睢宁县　夏,霍乱流行。6月,时疫病流行,龙集区发病1219人,死亡81人[⑨]。

东海县　(春)3月,天花流行,连云发病20余例,海州发病1例[⑩]。又,脑膜炎大流行[⑪]。

沭阳县　春,天花流行,200多户人家发病,死亡10多人。沭阳及周边的东海、宿迁等7个县同时发生脑膜炎大流行,沭阳湖东区流行严重[⑫]。

宿迁县(今宿迁市)　春,脑膜炎大流行[⑬]。夏,霍乱流行,直河乡发病达204人[⑭]。

赣榆县　黑热病流行,全县发病1.8万余例,其中石桥村发病500余例,发病率25%以上,病死75例[⑮]。

---

① 《宜春地区卫生志》,新华出版社1993年版。
② 《萍乡市志》,方志出版社1996年版。
③ 《淮安市志》,江苏人民出版社1998年版。
④ 《淮阴县志》,上海社会科学院出版社1996年版。
⑤ 《铜山县志》,中国社会科学出版社1993年版。《徐州市卫生志》,1991年。
⑥ 《马坡乡志》,1998年。
⑦ 《邳州市卫生志》,北京科学技术出版社1995年版。
⑧ 《邳县志》,中华书局1995年版。
⑨ 《睢宁县卫生防疫站志》,1997年。
⑩ 《连云港市卫生志》,方志出版社1998年版。
⑪ 《沭阳县卫生志》,中国矿业大学出版社1996年版。
⑫ 《沭阳县卫生志》,中国矿业大学出版社1996年版。
⑬ 《沭阳县卫生志》,中国矿业大学出版社1996年版。
⑭ 《徐州市卫生志》,1991年。
⑮ 《赣榆县志》,中华书局1997年版。

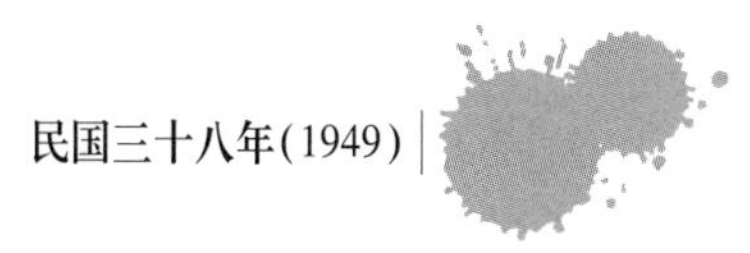

上海市

上海市　春,天花流行。3 月 19 日(二月廿日)报道:入春以来,本市已有天花患者发现。据防疫委员会消息:本月份 1 日至 16 日发现天花患者 23 人,死亡 5 人,恐有流行趋势①。3 月 21 日(二月廿二日),上海被上海海港检疫所宣布为天花疫港②。

松江县(今松江区)　麻疹流行,始发叶榭镇三官堂北(今中原村),很快蔓延四方,凡孩必染,并发他病,死者甚多,乡民谈“痧”色变③。

南汇县(今浦东新区)　恶性疟疾大流行,几乎家到户至,儿童夭亡不少④。惠南镇西门外顾家宅 4 户中就有 10 余人患疟疾,稻熟无人割,严重影响了生产。在航头地方,疟疾流行很广,迷信邪说把“岳子”看作神鬼化身,每当发病以前,用一根芦头量了发“岳子”患者的身形长短,再插到粪缸里,算是“送鬼”;有的在手腕上扎几只红辣椒,算是补充人的火气,“鬼”不能近身;有的睡觉时在枕下放一把马桶刷子压邪气,算是驱“鬼”;还有的在发病前逃到别村,想避免鬼来纠缠。都是迷信之举⑤。

嘉定县(今嘉定区)　血吸虫病流行,方泰乡有渔民 156 人,半年内死亡 16 人,有一家 6 人死 4 人者⑥。

嵊泗县　秋,疟疾流行,发病率 1850.74/10 万以上,居各流行病之首⑦。按:1948 年 10 月置嵊泗设治局;1949 年 9 月升为县,时属江苏省;1953 年改隶浙江省舟山专区,今属舟山市。

浙江省

杭州市　脑膜炎流行,发病 20 例⑧。

临安县　夏疫。5 月,麻疹、脑膜炎、疟疾、痢疾、百日咳、钩端螺旋体病、传染性肝炎等 8 种传染病流行⑨。

富阳县(今富阳市)　场口商园村、鸡笼山小干、陈家村(今新民乡赤松村)等地天花流行,患者约 200 人,死亡 90 余人,其中商园村更甚,死亡 50 余人,患病儿童,几

---

① “本市发现天花市民及早种痘”,《申报》1949 年 3 月 19 日,第 4 版。
② “海港检疫所宣布:实行出口检疫”,《工商法规》,第 348 页。
③ 《叶榭志》,上海辞书出版社 2003 年版。
④ 《南汇县志》,上海人民出版社 1992 年版。
⑤ 《上海市南汇县卫生志》,1987 年。
⑥ 《方泰乡志》,上海社会科学院出版社 1992 年版。
⑦ 《嵊泗县志》,浙江人民出版社 1989 年版。《舟山市卫生志》,中华书局 2002 年版。
⑧ 《杭州市卫生防疫站志》,1988 年。
⑨ 《临安县志》,汉语大词典出版社 1992 年版。

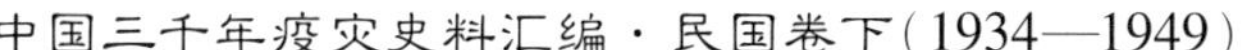

乎无一幸免[①]。

长兴县 夏,霍乱流行,发病112例,死亡21例[②]。

吴兴县(今湖州市) (夏)5月,天花流行,病者甚多,死10余人[③]。

嘉兴县(今嘉兴市) 血吸虫病流行。环桥浜1938年全村有36户人家,到新中国成立初剩16户,16户中只有1个劳动力,所以近乡农民称环桥浜为"死人浜"。石蟹桥村在1937年有30多户120余人,到新中国成立初留在当地的只剩7户15人,其中9户死成"绝户",许多房屋变成残垣废墟,400余亩田荒芜,人称"荒田漾"。这里的农民无可奈何,求关公大帝镇压瘟魔,可关公大帝不显灵,于是只好四处逃命,流落异乡[④]。

衢 县(今衢州市)、常山县、江山县(今江山市)、龙泉县(今龙泉市)、开化县 病毒性肝炎流行[⑤]。

建德县(今建德市) 麻疹大流行[⑥]。

镇海县(今宁波市镇海区) 疟疾流行[⑦]。

定海县(今舟山市定海区) 夏,霍乱流行,蔓延全境,死者相继[⑧]。秋,疟疾大流行。8月,外地人群大量流入,疟疾患者急剧增多,定海福仁医院7月底至8月中旬,收治疟疾患者460多人[⑨]。

慈溪县(今慈溪市) 夏,霍乱流行,在慈城镇西北设临时时疫医院[⑩]。

磐安县 天花大流行,全县发病约1000人,大盘乡学田村死亡50余人[⑪]。

永嘉县(含今温州市、永嘉县) 鼠疫流行[⑫]。温州市区及永嘉等地又发生鼠疫疫情,以市区为甚,共有病人43人,死亡10人[⑬]。

---

① 《富阳县志》,浙江人民出版社1993年版。

② 《长兴县志》,上海人民出版社1992年版。朱德明《浙江医药史》,人民军医出版社1999年版。

③ 《埭溪镇志》,方志出版社2004年版。

④ 《新丰镇志》,安徽美术出版社2008年版。

⑤ 李文波《中国传染病史料》,化学工业出版社2004年版,第215页。

⑥ 《杭州市卫生防疫站志》,1988年。

⑦ 《宁波市北仑区卫生志》,上海辞书出版社2007年版。

⑧ 《定海县志》,浙江人民出版社1994年版。李文波《中国传染病史料》,化学工业出版社2004年版。

⑨ 《舟山市卫生志》,中华书局2002年版。

⑩ 《慈溪卫生志》,宁波出版社1994年版。

⑪ 《磐安县志》,浙江人民出版社1993年版。《龙游县志》,中华书局1991年版。

⑫ 《温州市卫生志》,华东师范大学出版社1998年版。

⑬ 《温州市鹿城区志》,中华书局2010年版。

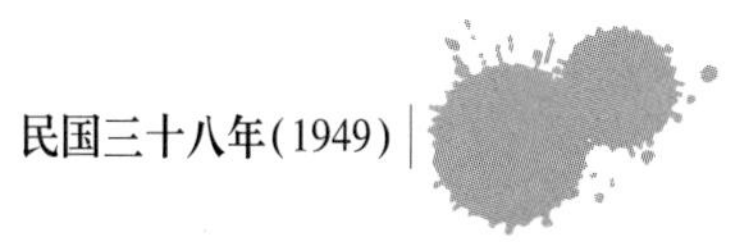

瑞安县(今瑞安市)　春,鼠疫流行。4 月,城关镇水心街发现鼠疫 1 例,死亡 1 例①。

文成县　冬,鼠疫流行,珊门、排门一带死亡 16 例②。按:1946 年 12 月以瑞安、青田、泰顺三县边区析置文成县,1949 年 6 月改名大南县,8 月复名文成县。

福建省

福建省　鼠疫流行,21 县发病 5027 例,死亡 3430 人③。

林森县(今福州市)　春,麻疹流行,并发肺炎等症,患病儿童死去 10 多人④。又,鼠疫流行。4 月 6 日(三月初九日),福州市鼠疫流行⑤。

闽清县　天花流行,死 31 人⑥。

周宁县　(夏)7 月,鼠疫流行,浦源一带至 11 月共死亡 50 人⑦。

同安县(今厦门市同安区)　夏,鼠疫流行。琼头村有一家 5 人,3 日内相继死亡;大同镇和下柑岭村,有的家庭 3 天死亡 3 代人。全县鼠疫发病 81 例。夏秋,天花流行,马巷一带尤甚。秋冬,又鼠疫流行,10—12 月鼠疫发生 34 例⑧。

晋江县(今泉州市、晋江市、石狮市)　(春)2 月,天花流行,四维乡亭店、苏垵两村患者 120 多人,死亡 30 多人⑨。

莆田县(今莆田市)　脑膜炎流行,所辖梧塘镇脑膜炎大暴发,蔓延枫林、霞楼、沁后等村⑩。

永春县　鼠疫流行。1949 年前,全县鼠疫发病 1770 例,死亡 1557 例⑪。

东山县　天花流行,死亡 2000 余人。疟疾流行,患病 3560 人⑫。

漳平县(今漳平市)　疟疾流行,全县发病 2.8 万余人⑬。

---

① 《瑞安市卫生志》,华东师范大学出版社 1999 年版。

② 《文成县志》,中华书局 1996 年版。《文成县卫生志》,黄河出版社 2001 年版。

③ 李文波《中国传染病史料》,化学工业出版社 2004 年版,第 213 页。

④ 《闽安镇志》,福建人民出版社 2010 年版。

⑤ 《福州市志》(第一册),方志出版社 1998 年版。

⑥ 《闽清县志》,群众出版社 1993 年版。

⑦ 《周宁县志》,中国科学技术出版社 1993 年版。

⑧ 《同安医药卫生志》,厦门大学出版社 1995 年版。《同安县志》,中华书局 2000 年版。

⑨ 《晋江市志》,上海三联书店 1994 年版。《泉州市卫生志》,福建人民出版社 2000 年版。

⑩ 《梧塘镇志》,方志出版社 1997 年版。

⑪ 《永春县志》,语文出版社 1990 年版。

⑫ 《东山县志》,中华书局 1994 年版。《漳州市卫生防疫站志》,2004 年。

⑬ 《漳平县志》,生活·读书·新知三联书店 1995 年版。

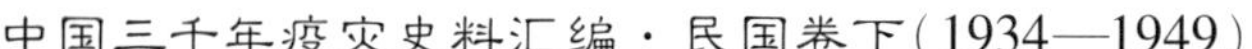

上杭县　天花流行,全县死1000余人①。

宁化县　麻疹大流行。疟疾、痢疾、肝炎等病则连年流行,不少乡村还有麻风病人②。

广东省

广宁县　天花流行,坑口镇为甚③。

乐昌县(今乐昌市)　天花流行④。

英德县　春,天花流行,仅县城南岸(即大站)患者达1000余人,死亡30人⑤。

翁源县　血吸虫病流行,翁城白芒坝一带村民纷纷迁往他乡谋生,剩余300多人因不愿搬迁而被夺去生命,其中梁屋80多户400多人,至是年冬,仅剩33户150人,竹园村全村仅存1人⑥。

汕头市　天花流行,患者25例,死亡8例⑦。

饶平县　霍乱流行,新民乡日死最多达20多人⑧。

普宁县(今普宁市)　天花、霍乱流行。上西埔、下西埔、新坛等村天花流行,患者150人;陇头、汤坑、华溪等地霍乱流行,患者200人⑨。

廉江县(今廉江市)　鼠疫流行。安铺、横山、河堤、廉城、龙湾、雅塘、石岭、营仔镇内都有发生⑩。

阳春县(今阳春市)　疟疾流行,全县发病11917例⑪。

广西壮族自治区

苍梧县(今梧州市)　天花流行⑫。

蒙山县　(秋)10月,天花流行,延至次年2月,陈塘、夏宜、福垌等地病300多人,死50余人⑬。

---

① 《上杭县志》,福建人民出版社1993年版。
② 《宁化县志》,福建人民出版社1992年版。
③ 《坑口镇志》,1997年。
④ 《乐昌县志》,广东人民出版社1994年版。
⑤ 《英德县志》,广东人民出版社2006年版。
⑥ 《翁源县志》,广东人民出版社1997年版。
⑦ 《汕头卫生志》,1990年。《汕头市志》,新华出版社1999年版。
⑧ 《汕头卫生志》,1990年。
⑨ 《汕头卫生志》,1990年。《普宁县志》,广东人民出版社1995年版。
⑩ 《廉江市卫生志》,中国社会出版社2000年版。
⑪ 《阳春县志》,广东人民出版社1996年版。
⑫ 《梧州市卫生志》,1991年。
⑬ 《蒙山县志》,广西人民出版社1993年版。

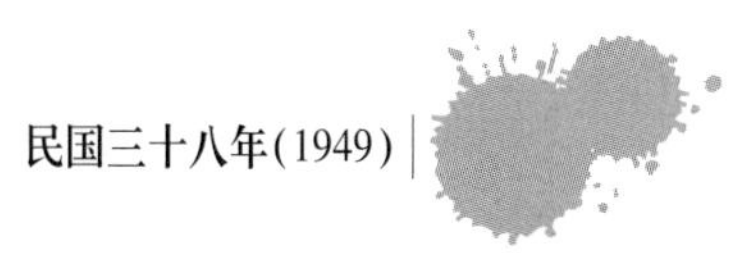

贵　县(今贵港市)　霍乱大流行[1]。

隆安县　(秋)10 月,霍乱流行,雁江街儿童死亡近 40 人[2]。

上思县　疟疾流行[3]。

迁江县(今合山市)　天花流行,发病 30 多人,死亡 4 人[4]。

崇善县(今崇左市)　天花流行,患者 400 余人,死亡近 60 人[5]。

---

① 《贵港市志》,广西人民出版社 1993 年版。

② 《隆安县志》,广西人民出版社 1993 年版。

③ 《上思县志》,广西人民出版社 2000 年版。

④ 《合山市志》,1998 年。

⑤ 《崇左县志》,广西人民出版社 1994 年版。

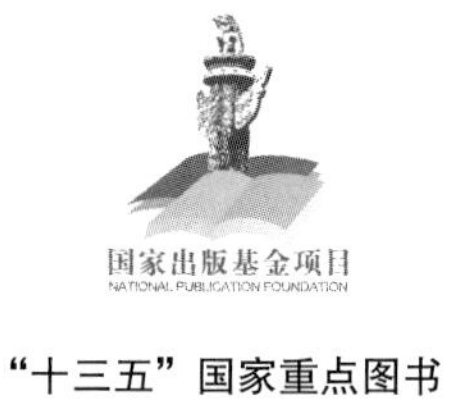

“十三五”国家重点图书
出版规划项目

本书为国家社会科学基金重大项目“《中国疫灾历史地图集》研究与编制”(批准号:12&ZD145)的基础性和阶段性成果

中国三千年疫灾史料汇编

畜疫卷

龚胜生 编著

齊鲁書社

目　录

引　子

本卷与前四卷不一样,前四卷的疫灾特指人疫,这卷的疫灾特指畜疫。本人在20世纪90年代还做过一段时间的农业史研究,约略知道畜疫史料作为农业史研究的素材,也是非常有价值的。日积月累,当三千年人疫史料收集基本告成之际,畜疫史料竟也到了可单独成卷的地步。在某种意义上,本卷可以说是一种“副产品”,因为在收录人疫史料的过程中,不可避免地要涉及畜疫史料,所以本卷相当多条的畜疫史料,为人畜共患的疫灾。

此前关于中国三千年畜疫史料的最系统梳理,恐怕要数张波教授等编的《中国农业自然灾害史料集》,该书第二部分“农业生物灾害”专门列了“畜疫”一节,但很遗憾,该书有关畜疫的史料全部取自一般可见的“正史”,故其史料止于清代,明代甚至阙如,以致篇幅不大,不过两个半页面,总共只有24年的畜疫记录,应该说遗漏还是相当多的。

在古代,牲畜、家禽是百姓的重要财富和生活资料,特别是大型的头畜,还是重要的生产工具和交通工具,关系百姓生活甚巨。因此,自古灾异记录对于畜疫也是相当重视的,《后汉书》卷二十六《牛疫》、《东汉会要》卷十六《牛疫》就是证明。除“正史”中的灾异类志,方志、实录、奏折甚至新闻报道亦多关涉畜疫。本卷收录明清方志和晚清民国报刊中的畜疫史料较多,应该说较之以前诸书远为丰富,但因非专门为之,遗漏仍在所难免。

第一章　汉唐五代时期的畜疫

第一节　两汉时期的畜疫

武帝后元元年(前88)

匈奴地区

“会连雨雪数月,畜产死,人民疫病。”①

建武十四年(38)

江淮地区

“四方牛大疫,临淮独不疫,邻郡人多牵牛入界。”②按:一作建武十六年③。

建武二十二年(46)

南匈奴地区

“而匈奴中连年旱蝗,赤地数千里,草木尽枯,人畜饥疫,死耗太半。”④

宣府镇(治今张家口市宣化区)　“春,貊人入寇。至是连遭旱蝗,赤地数千里,草木尽枯,人畜饥疫,死耗太半,因寇上谷云。”⑤按:嘉靖《宣府镇志》将此事系于建武二十五年,当是貊人寇上谷之年。

---

① 《汉书》卷九四上《匈奴传上》。

② 《东观汉记》卷一八《朱晖》。

③ 〔清〕姚之骃《后汉书补逸》卷三《朱晖》。成化《中都志》卷六《名宦》。

④ 《后汉书》卷八九《南匈奴传》。《通典·边防典》卷一九五《边防十一·北狄二·南匈奴》。

⑤ 嘉靖《宣府镇志》卷二六《征战考》。

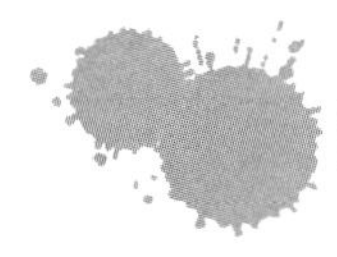

建武二十七年(51)

南匈奴地区

匈奴大旱,人畜大疫,势力衰弱。臧宫、马武主张攻伐匈奴,上书光武帝曰:"虏今人畜疫死,旱蝗赤地,疲困乏力,不当中国一郡。"①或曰:"匈奴贪利……虏今人畜疫死,旱蝗赤地,疫困之力,不当中国一郡……北虏之灭,不过数年。"②

永平十八年(75)

黄河流域

"是岁,牛疫。"③"牛疫死。"④"章帝即位,牛疫。"⑤章帝即位在是年八月,次年(建初元年)正月,章帝诏曰:"比年牛多疾疫,垦田减少,谷价颇贵,人以流亡。"⑥所指即永平十八年之事。因为"郡国牛疫,垦田多减"严重影响粮食安全,章帝通使区种增耕⑦。为此,刘般上言:诏敕区种,本来是要"增进顷亩,以为民也",可"吏举度田,欲令多前,至于不种之处,亦通为租"⑧,反而加重了百姓负担。除推广区种法外,还有免租之举,"是岁,牛疫,京师及三州大旱,诏勿收兖、豫、徐州田租"⑨。

东昌府(治今聊城市)　牛疫⑩。

建初四年(79)

河南

京　都(今洛阳市)　"冬,牛大疫。"⑪"章帝建初四年冬,京都牛大疫。"⑫

---

① 《古今图书集成·边裔典》卷一二二《匈奴部总论》。另,嘉庆《汉州志》卷一九《职官志上·臧宫》、同治《郏县志》卷一一《艺文志·臧宫传》有类似记载。

② 《后汉书》卷一八《臧宫传》。另,《通典·边防典》卷一九四《边防十·北狄一·序略》、卷一九五《边防十一·北狄二·南匈奴》有类似记载。

③ 《后汉书》卷三《肃宗孝章帝纪》。

④ 《后汉书》卷二六《五行志》。

⑤ 《古今图书集成·庶征典》卷一七三《牛异部汇考二》。

⑥ 《后汉书》卷三《肃宗孝章帝纪》。

⑦ 《古今图书集成·皇极典》卷二六八《听言部纪事二》。《两汉博闻》卷一二《区种》。

⑧ 《后汉书》卷三九《刘般传》。《通志》卷一六七《刘般传》。

⑨ 《后汉书》卷三《肃宗孝章帝纪》。《通志》卷六上《后汉纪·明帝永平十八年》。

⑩ 嘉庆《东昌府志》卷三《五行》。

⑪ 《后汉书》卷三《肃宗孝章帝纪》。

⑫ 《后汉书》卷二六《五行志》。

洛阳县　汉章帝建初四年冬，京都大疫①。

元和元年(84)

黄河流域

二月，诏曰：自牛疫已来，谷食连少②。

第二节　魏晋时期的畜疫

皇始二年、隆安元年(397)

河北地区

八月，北魏将领拓跋珪率军从鲁口(在今河北饶阳境)进攻常山郡(今石家庄)之九门城，“时大疫，人马牛死者十五六”③，“帝问疫于诸将，对曰：‘在者才十四五。’是时中山犹拒守，而饥疫并臻，群下咸思还北”④。对于这一历史事件，或简言之：“军中大疫，人畜多死。”⑤

天兴五年(402)

黄河流域

(十月，)车驾北引。牛大疫，死者十有八九，官车所御巨犗数百，同日毙于路侧，首尾相属，麋鹿亦多死者⑥。

【元嘉五年(428)】

陕甘地区

(春二月，)魏将军尉眷攻上邽(今甘肃清水县)，夏主退屯平凉(今甘肃平凉市)，奚斤进军安定(今甘肃泾川县)，斤以马疫粮少，深垒自固⑦。

---

①　乾隆《洛阳县志》卷一〇《祥异》。

②　《两汉诏令》卷一五《东汉三・赐流民公田诏》。〔明〕梅鼎祚《东汉文纪》卷二《募人就田诏》。

③　《北史》卷一《魏本纪》。

④　《魏书》卷二《太祖纪》。

⑤　《资治通鉴》卷一〇九《晋纪・安皇帝甲》。

⑥　《魏书》卷一〇五之三《天象志》。《古今图书集成・庶征典》卷四〇《星变部汇考十四》。

⑦　嘉靖《宁夏新志》卷五《赫连夏考证・戊辰》。民国《重修镇原县志》卷一六《大事纪上》。

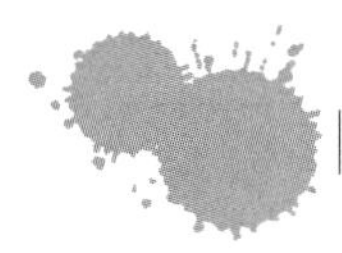

元嘉十五年(438)

河西地区

元嘉十六年,有使者自西域还至武威,牧犍左右谓使者曰:"我君承蠕蠕吴提妄说,云:'去岁魏天子自来伐我,士马疫死,大败而还……'"①

泰始三年、皇兴元年(467)

江南地区

"牛多疾死,诏太官停宰牛。"②"江南阻饥,牛且大疫。"③

延兴六年、承明元年(476)

黄河流域

太和元年(477)三月丙午,诏曰:"去年牛疫,死伤太半。耕垦之利,当有亏损。"④或曰:"去年牛疫,死伤太半,今东作既兴,人须肆业,其敕在所督课田农,有牛者加勤于常岁,无牛者倍庸于余年。"⑤

河北省

河北牛疫⑥。北魏承明元年(476),牛大疫,死伤大半⑦。

太和十一年、永明五年(487)

晋燕地区

"魏春夏大旱,代地尤甚;加以牛疫,民馁死者多。"⑧"十一年大旱,京都民饥。加以牛疫,公私阙乏,时有以马驴及橐驼供驾挽耕载。"⑨

---

① 《北史》卷九七《西域》、《魏书》卷一〇二《西域》。另,《资治通鉴》卷一二三《宋纪五》有类似记载。

② 《宋书》卷二六《天文志》。

③ 《魏书》卷一〇五之三《天象志》。

④ 《魏书》卷七上《高祖纪》。此事又见《古今图书集成·庶征典》卷一七三《牛异部汇考二》。

⑤ 《北史》卷三《魏纪三》。《通志》卷一五下《后魏纪·太和元年》记载相同。

⑥ 《古今图书集成·庶征典》卷一七三《牛异部汇考二》。

⑦ 《河北省志》卷一〇《自然灾害志》,方志出版社2009年版。

⑧ 《资治通鉴》卷一三六《齐纪·世祖武皇帝上之下》。

⑨ 《魏书》卷一一〇《食货志》。

河北省　北魏太和十一年(487),清苑、雄县、鸡泽等地牛疫民死①。

雄　县　春夏大旱,牛疫民死②。

蠡　县　春夏大旱,牛疫民死③。

清苑县　春夏大旱,牛疫民死④。

大同府　是岁大旱,都民饥,牛疫⑤。

崞　县　春夏大旱,牛疫民死⑥。

义　县　春夏大旱,代地尤甚,牛疫民死⑦。

正光元年(520)

内蒙古地区

九月,沃野镇(今内蒙古自治区磴口县)官马为虫入耳,死者十四五⑧。

天和元年(566)

是冬,牛大疫,死者十六七⑨。

天和六年(571)

黄河流域

是冬,牛疫死者十六七⑩。或作:是冬,牛疫者十六七⑪。按:是次牛疫与天和元年所载无异,或即同一事件,"元"与"六"形近而讹。

---

① 《河北省志》卷一〇《自然灾害志》,方志出版社2009年版。

② 嘉靖《雄乘》卷下《祥异第十》。万历《雄县新志》卷四《祥异》。康熙《雄乘》卷下《祥异》。民国《雄县新志》(不分卷)之《故实略·祥异》。

③ 光绪《蠡县志》卷八《灾祥志》。

④ 康熙《清苑县志》卷一《舆地·星野》。同治《清苑县志》卷一《祥异》。民国《清苑县志》卷六《大事记·灾祥表》。

⑤ 乾隆《大同府志》卷二五《祥异》。

⑥ 乾隆《崞县志》卷五《祥异》。

⑦ 民国《义县志》卷下《大事记》。

⑧ 《魏书》卷一一二《灵征志》。

⑨ 《周书》卷五《武帝纪》。

⑩ 《北史》卷一〇《周纪下》。《古今图书集成·庶征典》卷一七三《牛异部汇考二》。

⑪ 《通志》卷一七《后周纪·天和六年》。

第三节　隋唐五代时期的畜疫

开皇三年(583)

突厥地区

四月,隋以卫王杨爽为行军元帅,兵分八路出塞攻伐突厥。其中一路由杨爽亲自率领,由朔州道北上,与突厥首领沙钵略可汗遭遇于白道(今大同市北从内蒙古固阳县怀朔镇至武川县之间的一条谷道),朔州总管李充率五千骑兵突袭突厥,大败之,沙钵略可汗侥幸逃脱,但其军中无食,粉骨为粮,加以疾疫,死者甚众[①]。或曰:川枯蝗暴,卉木烧尽,饥疫死亡,人畜相半[②]。

贞观元年(627)

突厥地区

冬十二月,大雪,平地数尺,羊马多死,民大饥[③]。严寒可能导致了畜疫流行[④]。

调露元年(679)

关中地区

春,牛大疫[⑤]。

永淳元年(682)

陕北地区

西域遂定,(王方翼)以功迁夏州都督(治朔方县,今靖边县白城子村)。属牛疫,无以营农,方翼造人耕之法,施关键,使人推之,百姓赖焉[⑥]。王义方(即王方翼)永淳元年任夏州都督,时牛疫,民废田作,方翼为耦耕法,张机键,力省而见功多,百姓赖焉[⑦]。史载:西域平,(王方翼)以功迁夏州都督。属牛疫,民废田作,方翼为耦耕法,

① 《资治通鉴》卷一七五《陈纪·长城公上》。

② 《北史》卷九九《突厥传》。

③ 《资治通鉴》卷一九二《唐纪·太宗皇帝上之上》。

④ 《新唐书》卷二一五《突厥上》。

⑤ 《新唐书》卷三五《五行志二》。《古今图书集成·庶征典》卷一七三《牛异部汇考二》。

⑥ 《旧唐书》卷一八五上《王方翼传》。

⑦ 嘉靖《宁夏新志》卷二《宦迹》。

张机键，力省而见功多，百姓顺赖[①]。

长安四年（704）

河南地区

牛疫。十一月，监察御史张廷珪谏曰："今河南牛疫处，十不存二。"[②]或曰："今河南牛疫，十不一在。"[③]张廷珪在谏书中还说："君所恃在民，民所恃在食，食所资在耕，耕所资在牛；牛废则耕废，耕废则食去，食去则民亡，民亡则何恃为君？"[④]这段话说出了耕牛的重要性和牛疫的危害性。

神龙元年（705）

黄河流域

春，牛疫[⑤]。八月，宋务光上书曰："自春及夏，牛多病死，疫气浸淫，于今未息。"[⑥]

河北省　唐神龙元年（705），自春及七月旱，牛多病死[⑦]。

山西省　宋务光，汾州西河人，神龙元年大水，诏求直言，他上书曰："又自春及夏，牛多病死，疫气浸淫。"[⑧]

神龙二年（706）

黄河流域

冬，牛大疫[⑨]。

---

① 《新唐书》卷一一一《王方翼传》。《古今图书集成·庶征典》卷一七三《牛异部纪事》。道光《榆林府志》卷二五《名宦志·王方翼》。乾隆《宁夏府志》卷一二《宦迹·王方翼传》。宣统《郿县志》卷一七《侨隐传录第十二·王方翼传》。雍正《陕西通志》卷五〇《名宦一·王方翼传》。民国《朔方道志》卷一四《职官志·王方翼传》。

② 《唐会要》卷六二《谏诤》。

③ 乾隆《济源县志》卷一四《张廷珪传》、《古今图书集成·禽虫典》卷一〇九《牛部纪事二·张廷珪传》、《历代名臣奏议》卷一〇五《仁民》及卷一一〇《务农》所记相同。

④ 《新唐书》卷一一八《张廷珪传》。

⑤ 《古今图书集成·禽虫典》卷一〇九《牛部纪事二》。《古今图书集成·庶征典》卷一七三《牛异部汇考二》。

⑥ 《旧唐书》卷三七《五行志二》（按：《四库全书》本误为"宋务先"）。《新唐书》卷一一八《宋务光传》所记类似。

⑦ 《河北省志》卷一〇《自然灾害志》，方志出版社2009年版。

⑧ 乾隆《汾州府志》卷一三《人物一·宋务光》。

⑨ 《旧唐书》卷七《中宗本纪》。《新唐书》卷三五《五行志二》。《古今图书集成·禽虫典》卷一〇九《牛部纪事二》。

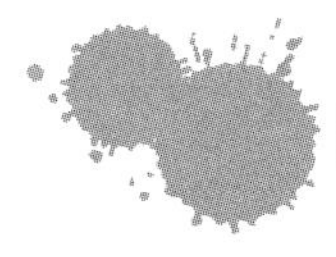

河北省　唐神龙二年(706),是冬牛大疫①。

开元十五年(727)

黄河下游

河北道牛疫②。春,河北牛大疫③。二月,遣使往河北赈给贫乏,时河北牛畜大疫④。

河北省　开元十五年(727)春二月,遣左监门将军黎敬仁往河北赈济贫乏,时河北牛畜大疫⑤。

磁　县　牛大疫⑥。

大名县　春,河北牛疫⑦。

宁津县　河北大水,牛大疫⑧。

南皮县　春,河北,牛大疫⑨。

任　县　春,大瘟,畜死甚多⑩。

获嘉县　牛疫⑪。

新乡县　牛疫⑫。

滑　县　牛疫,死者过半⑬。

河内县　大水害稼及民人庐舍,河北尤甚,牛大疫⑭。

武陟县　大水害稼及民人庐舍,河北尤甚,牛大疫⑮。

长垣县　牛大疫⑯。

---

① 《河北省志》卷一〇《自然灾害志》,方志出版社 2009 年版。
② 《古今图书集成·庶征典》卷一七三《牛异部汇考二》。
③ 嘉靖《河南通志》卷四《祥异》。《新唐书》卷三五《五行志二》。
④ 《旧唐书》卷八《玄宗本纪》。
⑤ 《河北省志》卷一〇《自然灾害志》,方志出版社 2009 年版。
⑥ 康熙《磁州志》卷一八《祥异》。《磁县民政志》,新华出版社 2005 年版。
⑦ 民国《大名县志》卷二六《祥异志》。
⑧ 光绪《宁津县志》卷一一《杂稽志上·祥异》。
⑨ 民国《南皮县志》卷一四《故实志下·祥异》。
⑩ 《任县志》,中华书局 2000 年版。
⑪ 乾隆《获嘉县志》卷一六《祥异》。民国《获嘉县志》卷一七《祥异》。
⑫ 乾隆《新乡县志》卷二八《祥异志》。
⑬ 民国《重修滑县志》卷二〇《大事记第十五·祥异》。
⑭ 道光《河内县志》卷一一《祥异志》。
⑮ 道光《武陟县志》卷一二《祥异志》。
⑯ 康熙《重修长垣县志》卷二《灾异》。嘉庆《长垣县志》卷九《事纪书》。

卫辉府　牛大疫①。

贞元二年(786)

黄河流域

牛疫②。

中宁县　冬,吐蕃“羊马多死,粮饷不给”③。

贞元三年(787)

青藏高原

春,吐蕃军队继续“羊马多死”④。史载:“(贞元)二年冬,吐蕃大将尚结赞陷盐、夏二州,各留兵守之,结赞大军屯于鸣沙,自冬及春,羊马多死,粮饷不继。德宗以燧为绥银麟胜招讨使,令与华帅骆元光、邠帅韩游瓌及凤翔诸镇之师会于河西进讨。”⑤

贞元七年(791)

关中地区

关内道牛疫⑥。三月,关辅牛大疫,死者十六五⑦。诏曰:“关辅牛疫死,十亡五六,上遣中使以诸道两税钱买牛,散给畿民无牛者。”⑧

西安府　三月,以关辅牛疫,遣中使市以给之⑨。

华阴县　关辅牛大疫,死者十五六。以关辅牛疫,遣中使市以给之⑩。

---

① 顺治《卫辉府志》卷一九《杂志·灾祥》。

② 《新唐书》卷三五《五行志二》。《古今图书集成·禽虫典》卷一〇九《牛部纪事二》。《古今图书集成·庶征典》卷一七三《牛异部汇考二》。《文献通考》卷三一一《物异考·牛祸》。

③ 《旧唐书》卷一九六下《吐蕃传下》。

④ 《旧唐书》卷一九六下《吐蕃传下》。

⑤ 《旧唐书》卷一三四《马燧传》。

⑥ 《古今图书集成·庶征典》卷一七三《牛异部汇考二》。

⑦ 《新唐书》卷三五《五行志》。乾隆五年《富平县志》卷八《祥异》。乾隆四十三年《富平县志》卷一《地理志·祥异》。乾隆《三原县志》卷九《祥异》。

⑧ 《旧唐书》卷一三《德宗本纪》。《古今图书集成·皇极典》卷六四《帝纪部汇考五十八》有类似记载。

⑨ 乾隆《西安府志》卷一二《食货志上》。雍正《陕西通志》卷八四《德音二》。雍正《陕西通志》卷四六《祥异一》。

⑩ 乾隆《华阴县志》卷二一《纪事》。

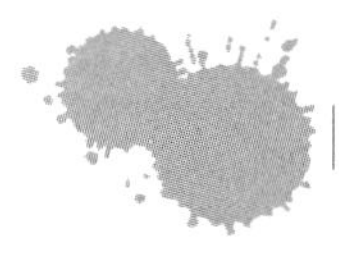
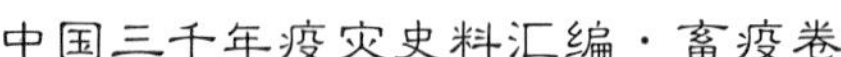

富平县　关辅牛大疫①。

元和元年(806)

关中地区

二月,诏曰:“自牛疫已来,谷食连少。”②

开成四年(839)

回鹘地区

是年,回鹘部落互相残杀,人祸天灾迭至,“方岁饥,遂疫,又大雪,羊、马多死”③,“会岁疫,大雪,羊马多死,回鹘遂衰”④。羊马多死,或因为冻死,或因为疫死。

广顺三年(953)

河南地区

十一月,敕废卫州共城县(今河南省卫辉市)稻田务。先时,三司奏年课无几,官牛疫死,因废营田,故有是命⑤。

① 乾隆《富平县志》卷一《地理志·祥异》。《富平县志》,三秦出版社1994年版。

② 《后汉书》卷三《肃宗孝章帝纪》。

③ 《新唐书》卷二一七下《回鹘传》。

④ 《资治通鉴》卷二四六《唐纪·文宗开成四年》。

⑤ 《古今图书集成·食货典》卷四四《田制部汇考四》。

第二章　宋元明朝时期的畜疫

第一节　宋元时期的畜疫

乾德二年(964)

滁州(今滁州市)　大疫,牛畜死者甚众①。

淳化五年(994)

宋　州(今商丘市)、亳　州(今亳州市)　宋、亳数州牛疫,死者过半,官借钱令就江、淮市牛……太子中允武允成献踏犁,运以人力,即分命……即其州依式制造给民②。

亳　州　五月,宋、亳数州牛疫,死者过半③。

大中祥符二年(1009)

河北路(治大名府,今大名县)　八月丙申,令澶州(今濮阳市)勿禁牛渡河。先是,上谓王旦:“闻河北牛疫,京东有以耕牛往贸易者,澶州河梁津吏止之,此甚不便。”④

大中祥符五年(1012)

黄河流域

诸州牛疫,诏民买卖耕牛勿算⑤。

① 光绪《滁州志》卷一之二《舆地志二·星野》。康熙《滁州志》卷三《星野·祥异》。

② 《宋史》卷一七三《食货志上》。另见《古今图书集成·食货典》卷二四《农桑部汇考五》。

③ 光绪《亳州志》卷一九《杂类志·祥异》。

④ 《续资治通鉴长编》卷七二《真宗》。

⑤ 《宋史》卷一七三《食货志上》。

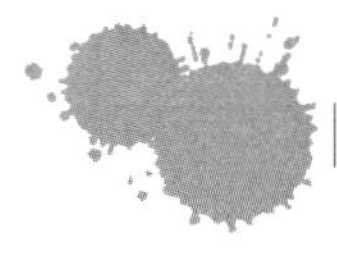

大中祥符八年(1015)

黄河流域

七月诸州牛疫①。"七月丙辰,以诸州牛疫免牛税一年。"②"(七月)丙辰……以牛疫,颁医方于诸路,免牛税一年。"③"(八月)癸未……诏京东西、河北、陕西承前例差车牛及和雇般辇,悉罢之,以牛疫故也。"④

熙宁九年(1076)

广西地区

交趾李乾德攻陷钦、廉、邕州,二月,诏郭逵为安南行营经略招讨使伐之。九军自邕州(今南宁市)往安南(今越南)行进,士马多染瘴疫⑤。

天庆七年(1117)

辽宁地区

十月,女真以马疫,破乾、显(按:二州均在今辽宁北镇市境)等州而归⑥。

宣和二年(1120)

辽宁地区

八月,北宋与金约合攻契丹,"金师至松林,会大暑,马牛疫,金主乃还"⑦。

绍兴五年(1135)

广西地区

"广西市马,全纲疫死。"⑧

---

① 《古今图书集成·庶征典》卷一七三《牛异部汇考二》。
② 《宋史》卷八《真宗本纪》。
③ 《续资治通鉴长编》卷八五《真宗》。
④ 《续资治通鉴长编》卷八五《真宗》。
⑤ 〔宋〕张方平《乐全集》卷二七《论诸路州军关报边事》。
⑥ 《辽史拾遗》卷一一《天祚皇帝》。
⑦ 《资治通鉴后编》卷一〇〇《宋纪一百》。
⑧ 《宋史》卷六二《五行志一下》。

邕宁县　《宋史·五行志》载:广西市马多疫死①。

绍兴八年(1138)

江淮之间与长江中游

“淮西、江东西、湖南地、京西路牛疫……今岁耕牛疫死处诚广,不但牛而已,虽虎豹、獐鹿、猿猱、野兽等弃死山林原野,所在皆有。”②按:叶梦得是年再镇建康,牛疫当在其前或后数年,具体年份俟考。“湖南地”疑为“湖南北”之讹。

乾道七年(1171)

扬州地区

江都县、泰兴县　江都、泰兴人户,今年所种稻麦,各是虫伤旱涝,及遭疫死耕牛稍多③。

淳熙六年(1179)

安康地区

金州(今安康市)　金州马大疫④。

赣南地区

南安军(今大庾县)　“本军管内,去秋晚田旱损,去冬地震有声……是后一向缺雨,耕牛疫死,今虽得雨,恐已后时,而牛死不止,势甚可虑。”⑤按:是文作于庚子年,其去年即己亥年,淳熙六年,故系于此。

淳熙十四年(1187)

淮南西路(治寿州,今凤台县)　牛疫。《文献通考》载:“淳熙十四年春,淮西牛大疫死。”⑥

---

① 雍正《广西通志》卷三《禨祥》。道光《南宁府志》卷三九《杂类志·禨祥》。民国《邕宁县志》卷四《灾祥》。

② 〔宋〕叶梦得《建康集》卷七《又与秦相公书》。

③ 乾隆《江都县志》卷三一《艺文上》。光绪《增修甘泉县志》卷一九《艺文志上》。

④ 雍正《陕西通志》卷四七《祥异二》。乾隆《兴安府志》卷二四《史事志下·附祥异》。乾隆《洵阳县志》卷一二《祥异》。嘉庆《白河县志》卷一四《录事志·附志异》。光绪《洵阳县志》卷一四《杂记·祥异》。

⑤ 〔宋〕朱熹《晦庵集》卷一一《庚子应诏封事》。

⑥ 《古今图书集成·庶征典》卷一七三《牛异部汇考二》。

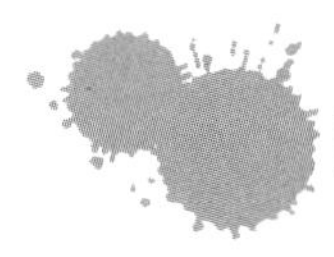

庆元元年(1195)

淮浙地区

淮南东路(治扬州,今扬州市)、淮南西路(治寿州,今凤台县)、两浙路(治杭州,今杭州市)　牛疫。《文献通考》载:“庆元元年,淮浙牛多疫死。”①

开庆元年(1259)

重庆地区

涪　州(今涪陵县)　戊午(1258)冬,宪宗进军至大获山,纽璘兵分两路从成都进发,水路由千户暗都剌率舟师而下,陆路则自将步骑而南。到涪州后,“造浮桥,驻军桥南北,以杜宋援兵。闻大军多疟疠,遣人进牛犬豕各万头。明年春,朝行在所,还讨思、播二州,获其将一人。宋将吕文焕攻涪浮桥,时新立成都,士马不耐其水土,多病死,纽璘忧之”②。按:此为钓鱼山之战,战马多病死,或由于疫。

大德九年(1305)

广西地区

宾　州(今宾阳县)、迁江县(治今来宾市迁江镇)、象　州(今象州县)　八月,宾、迁、象各州县大旱,牛瘟尽绝③。

泰定四年(1327)

蒙古地区

三月,郡王朵来、兀鲁兀等部畜牧灾④。

天历二年(1330)

黄河流域

二月,新安(今邯郸市东)、保定(今保定市)诸驿畜疫;四月,金兰等驿马牛死;八月,河南府路新安(今新安县)、渑池等十五驿饥疫;九月,铁里干、木邻等三十二驿,自

① 《古今图书集成·庶征典》卷一七三《牛异部汇考二》。
② 《元史》卷一二九《纽璘传》。
③ 光绪《迁江县志》卷四《纪事·祥异》。民国《迁江县志》第五编《纪事》。
④ 《元史》卷三〇《泰定帝纪》。

夏秋不雨，牧畜多死；末鲁孙一十五狗驿，狗多饿死[1]。九月，赈陕西临潼（今西安市临潼区）等二十三驿各钞五百锭……自此至至顺三年，凡诸驿贫饥及水旱灾伤、孳畜疫死，莫不赈之[2]。

至顺二年（1331）

云南地区

十一月，比因伯忽叛乱，盐不可到，云南马多病死。丁丑，兴和鹰坊及蒙古民万一千一百余户大雪，畜牧冻死[3]。按："马多病死"，或由于疫。

至元六年（1340）

张北地区

正月，察忽察罕脑儿等处马灾[4]。按：察忽，人名，元将帅；察罕脑儿，地名，又称白海，据说在今河北省沽源县北小红城。

第二节　明朝时期的畜疫

永乐元年（1403）

河南省

邓　州（今邓州市）　牛疫。《大政纪》载："永乐元年三月壬午，命法司治邓州有司责民偿疫死官牛之罪，仍令疫死者免偿，其已鬻男女以偿者，官赎还之。"[5]

宣德七年（1432）

甘肃省

河　州（今临夏市境）　必里卫畜牧多疫死[6]。

---

① 《元史》卷三四《文宗纪三》。
② 《钦定续文献通考》卷三二《国用考·赈恤》。
③ 《元史》卷三五《文宗纪四》。
④ 《元史》卷四〇《顺帝纪》。
⑤ 《古今图书集成·庶征典》卷一七三《牛异部汇考二》。
⑥ 《明宣宗章皇帝实录》卷九七，宣德七年十二月。

宣德九年(1434)

浙江省

象山县　大疫,人畜死伤甚众[①]。

景泰五年(1454)

湖南省

衡州府(治衡山县,今衡阳市)　春雨雪,伤人畜,牛死者三万六千蹄[②]。六月报告,自去年冬以来,衡州府所隶一州八县,人民死者一万八千七百四十七口,牛三万六千七百八十五只[③]。

天顺三年(1459)

广西壮族自治区

柳　州　是年,钱奂巡柳州东作方兴,值牛疫,出币金,每十户市给一牛。天顺三年课绩第一[④]。

成化七年(1471)

内蒙古自治区

三月,平虏将军总兵官抚宁侯朱永奏:今年正月以来,北虏屡败,烧野而遁,且闻虏中人马多疫,不敢近边,大同、宣府、甘凉官军久戍边境,跂足思归,即使贼小入寇,边军自已御之,乞还官军以养锐气,以节边储[⑤]。

成化十三年(1477)

湖南省

春,大雨,冰雹,牛死无算[⑥]。按:牛死究竟是因为疫还是因为冰雹,不可遽断,录

---

① 嘉靖《象山县志》卷一三《杂志纪·灾祥》。乾隆《象山县志》卷一二《杂志·禨祥》。道光《象山县志》卷一九《禨祥》。民国《象山县志》卷三〇《志异》。

② 光绪《湖南通志》卷二四三《祥异志一》。

③ 《古今图书集成·庶征典》卷一一四《疫灾部》引《名山藏》。另见《明英宗睿皇帝实录》卷二四二,景泰五年六月。

④ 康熙《鄞县志》卷一五《钱奂传》。雍正《宁波府志》卷二〇《钱奂传》。

⑤ 《明宪宗纯皇帝实录》卷八九,成化七年三月。

⑥ 光绪《湖南通志》卷二四三《祥异志一》。

以俟考。

江苏省

吴江县(今吴江市)　上年冬大雪，大寒，冰厚数尺，河路累月不通，二十一都有黑气一道从东北去。是年大疫，人畜死者无算①。

成化十六年(1480)

海南省

琼山县(今海口市)　七月以来，人畜多疫死②。

成化十七年(1481)

广东省

香山县(含今中山市、珠海市)　虎暴，畜疫，鸡牛猪犬甚③。

成化十八年(1482)

广东省

香山县(含今中山市、珠海市)　畜疫④。

弘治六年(1493)

广东省

香山县(含今中山市、珠海市)　虎患，七月畜疫⑤。

弘治七年(1494)

广东省

香山县(含今中山市、珠海市)　畜疫，自壬寅至是年，牛猪鸡犬多灾⑥。按：壬寅

---

①　乾隆《吴江县志》卷四〇《灾祥》。

②　《明宪宗纯皇帝实录》卷二一〇，成化十六年十二月。李国祥、杨昶《明实录类纂·广东海南卷》，武汉出版社1993年版。

③　嘉靖《香山县志》卷八《杂志第八·祥异》。康熙《香山县志》卷一〇《外志·祥异》。乾隆《香山县志》卷八《祥异》。光绪《香山县志》卷二二《祥异》。

④　嘉靖《香山县志》卷八《杂志第八·祥异》。康熙《香山县志》卷一〇《外志·祥异》。乾隆《香山县志》卷八《祥异》。光绪《香山县志》卷二二《祥异》。

⑤　乾隆《香山县志》卷八《祥异》。道光《新修香山县志》卷八《事略·祥异》。

⑥　嘉靖《香山县志》卷八《杂志第八·祥异》。光绪《香山县志》卷二二《祥异》。

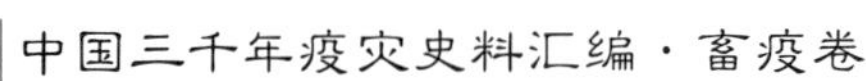

年为成化十八年,1482年。

弘治十年(1497)

广东省

兴宁县(今兴宁市)　牛疫[1]。

弘治十五年(1502)

云南省

景东卫(今景东县)　正月至次年夏五月,人畜大疫。

弘治十六年(1503)

云南省

景东卫(今景东县)　自弘治十五年正月以来,畜疫死者不可胜计,命大臣往祭山川,问民疾苦[2]。

江西省

南安府(治今大余县)　今南安灾眚盛行,老稚卒中,或一家俱病,或数口俱死,下至牛畜,俱各被灾[3]。

上犹县　自弘治十五年十二月以来,本县坊厢、龙下、童子等里耕牛猪畜沾患时气,俱已灾死。今年正月初旬,市井村团军民多感风痰咽喉急证,朝病暮死,全家遍染,汤药无人,葬无虚日[4]。

正德六年(1511)

辽宁省

辽东都司(治今辽阳市)　八月……辽东人畜大疫[5]。辽东都司所辖二十五卫大疫,死者八千一百余人,牲畜亦数万[6]。

---

① 嘉靖《兴宁县志》卷一《天文部·灾祥》。

② 《大明孝宗敬皇帝实录》卷一九九,弘治十六年五月。《御批历代通鉴辑览》卷一〇七《明》。

③ 〔明〕林俊《见素集》奏议卷二《灾患疏》。

④ 〔明〕林俊《见素集》奏议卷二《灾患疏》。

⑤ 〔明〕谈迁《国榷》卷四八,正德六年八月己丑。

⑥ 《明武宗毅皇帝实录》卷七八,正德六年八月。民国《奉天通志》卷一六《大事》。

嘉靖十五年(1536)

河南省

洧川县(今尉氏县洧川镇)　牛疫[①]。

嘉靖十九年(1540)

广西壮族自治区

南宁府(治宣化县,今南宁市)　盗劫东郭及四乡,牛大疫[②]。

横　州(今横县)　牛疫,盗掠四乡[③]。或曰牛疫流行[④]。

嘉靖二十九年(1550)

河北省

东安县(今廊坊市安次区)　六月,头畜疫死[⑤]。东安县民国时又称安次县,故民国《安次县志》载:"三月大风雨沙,六月头畜疫死。"[⑥]

嘉靖三十年(1551)

广西壮族自治区

横　州(今横县)　有虎患,旱,牛大疫[⑦]。

嘉靖三十一年(1552)

广西壮族自治区

横　州(今横县)　有虎患,牛犬疫[⑧]。或曰"有虎患,牛疫又流行"[⑨]。

---

① 乾隆《洧川县志》卷七《杂述志·祥异》。

② 嘉靖《南宁府志》卷一一《杂志》。

③ 乾隆《横州志》卷二《气运志·灾祥》。道光《南宁府志》卷三九《杂类志·机祥》所记相同。

④ 《横县县志·大事记》,广西人民出版社1989年版。

⑤ 乾隆《东安县志》卷九《机祥志·机祥》。

⑥ 民国《安次县志》卷一《地理志·五行》。

⑦ 嘉靖《南宁府志》卷一一《杂志》。

⑧ 嘉靖《南宁府志》卷一一《杂志》。乾隆《横州志》卷二《气运志·灾祥》。道光《南宁府志》卷三九《杂类志·机祥》。

⑨ 《横县县志·大事记》,广西人民出版社1989年版。

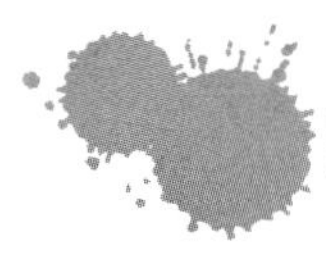

嘉靖三十五年(1556)

河南省

洧川县(今尉氏县洧川镇)　牛疫①。

万历七年(1579)

河南省

洧川县(今尉氏县洧川镇)　犬疫②。

万历十年(1582)

江苏省

宿迁县(今宿迁市)　秋七月,风雨异常,至八月尤甚,人牛大疫③。

万历十四年(1586)

山西省

交城县(今古交市)　大旱,人食草根、树皮、白土,六畜多死。瘟疫复作,死者枕藉④。

万历二十四年(1596)

河北省

广平府(治永年县,今邯郸市)　春,大寒,三月大热,牛多疫⑤。

崇祯五年(1632)

河南省

内乡县　牛瘟,民不聊生⑥。

---

① 嘉庆《洧川县志》卷八《杂志·祥异》。
② 乾隆《洧川县志》卷七《杂述志·祥异》。
③ 同治《宿迁县志》卷三《纪事沿革表》。民国《宿迁县志》卷七《民赋志下》。
④ 《古交志》,山西人民出版社 1996 年版。
⑤ 《古今图书集成·职方典》卷一三二《广平府部纪事》。
⑥ 康熙《内乡县志》卷一一《灾祥志》。

崇祯七年(1634)

山西省

大同府(治大同县,今大同市)　冬十月,大同牛疫①。或曰:大同牛疫,号叫以数千②。

崇祯九年(1636)

河南省

济源县(今济源市)　大旱,河水竭,牛大疫,十室九空③。

崇祯十年(1637)

山西省

朔　州(今朔州市)　牛疫,死者大半④。

大同右卫(今右玉县)　瘟疫流行,右卫牛亦疫⑤。

山东省

济南府(治历城县,今济南市)　六月,蝗,章丘、淄川牛疫⑥。

临朐县　春夏牛大疫,死者十八⑦。或曰:春,牛大疫,至夏弗止⑧。

淄川县(今淄博市淄川区)　夏,牛疫⑨。

章丘县(今章丘市)　牛疫,十中仅存一二⑩。

---

① 〔清〕孙之騄《二申野录》卷八,见杨国宜编《明朝灾异野闻编年录——原〈二申野录〉(清·孙之騄)》,安徽师范大学出版社 2012 年版。

② 《绥寇纪略》卷一二《物异》。

③ 乾隆《济源县志》卷一《祥异》。

④ 《古今图书集成·职方典》卷三五〇《大同府部纪事》。

⑤ 雍正《朔平府志》卷一一《外志·祥异》。

⑥ 道光《济南府志》卷二〇《灾祥》。

⑦ 康熙《临朐县志》卷二《祥异》。

⑧ 光绪《临朐县志》卷一〇《大事表》。

⑨ 乾隆《淄川县志》卷三《赋役志·灾祥》。《古今图书集成·职方典》卷二〇八《济南府部纪事二》。

⑩ 康熙《章丘县志》卷一《地舆志·灾祥》。

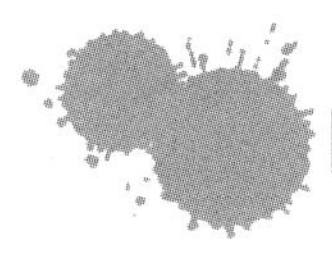

崇祯十一年(1638)

山东省

曹　县　夏,大蝗,秋,牛大疫[①]。

河北省

新城县(今高碑店市)　“冬,月晕,有鼠异。”[②]

崇祯十二年(1639)

陕西省

郿　县(今眉县)　大荒,兼行瘟疫,大畜死亡,有断户无村[③]。

崇祯十三年(1640)

山东省

招远县(今招远市)　牛疫,死者殆尽[④]。

崇祯十四年(1641)

山东省

峄　县(今枣庄市)　春三月,大饥,疫疠继起,死亡强半,蓬蒿遍四野,民间鸡豚之类亦荡然无存,实数百年未有之奇变也[⑤]。

崇祯十五年(1642)

河南省

安阳县(今安阳市)　麦大稔,民复瘟疫,耕牛病死无算,几无遗种[⑥]。

---

① 光绪《曹县志》卷一八《杂稽志·灾祥》。

② 民国《重修新城县志》卷四《方舆志四·灾祥》。

③ 《宝鸡市卫生志》,1995年。

④ 光绪《增修登州府志》卷二三《祥孽》。

⑤ 康熙《峄县志》卷二《灾祥》。乾隆《峄县志》卷一《地理志·灾祥》。光绪《重修峄县志》卷一五《灾祥考》。

⑥ 乾隆《彰德府志》卷三一《机祥》。康熙《安阳县志》卷一〇《灾祥》。乾隆《安阳县志》卷一二《杂记志·祥异》。民国《续安阳县志》卷末《杂记》。

崇祯十六年(1643)

江西省

南康县 春水,犬疫[①]。按:“犬疫”或是“大疫”之讹。

湖北省

襄阳府(治襄阳县,今襄阳市) 光化、襄阳两县春夏之间大疫,人畜多死[②]。

襄阳县(今襄阳市区) 春,大疫,人畜多死[③]。

光化县(今老河口市) 春大疫,人畜多死[④]。

崇祯十七年(1644)

河北省

怀来卫(今怀来县) 三月十五日“闯贼”入城,十六日去。是年凡“贼”所经地方皆大疫,不经者不疫。秋九月大疫,保安卫沙城堡(今怀来县)死者不下千家,有全家病殁、鸡犬尽死者[⑤]。

---

① 同治《南安府志》卷二九《祥异》。

② 顺治《襄阳府志》卷一九《灾祥》。乾隆《襄阳府志》卷三七《祥异》。民国《湖北通志》卷七五《祥异志一》。

③ 同治《襄阳县志》卷七《杂类志·祥异》。

④ 光绪《光化县志》卷八《祥异》。

⑤ 康熙《怀来县志》卷二《灾异》。光绪《怀来县志》卷四《灾祥志》。《清史稿》卷四〇《灾异志一·疾疫》。

第三章　清朝时期的畜疫

第一节　清前期的畜疫

顺治三年(1646)

河南省

柘城县　牛瘟①。

山东省

沂　州(今临沂市)　大疫,人畜死者甚众。或曰:大疫,人畜多死②。

顺治四年(1647)

山东省

莒　州(今莒县)　夏旱,秋牛疫,死者十九③。或曰"夏旱。秋,牛疫流行,死者十之九"④。

重庆市

彭水县　"戊子、己丑,大饥疫,人相食,斗米银八两,六畜皆死。"⑤按:戊子年为顺治四年,己丑年为顺治五年。

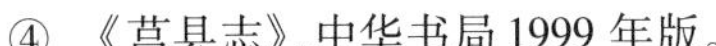

① 光绪《柘城县志》卷一〇《杂志·灾祥》。

② 乾隆《沂州府志》卷一六《记事下》。民国《临沂县志》卷一《通纪》。

③ 康熙《莒州志》卷二《灾异》。嘉庆《莒州志》卷一五《记事》。民国《重修莒志》卷二《大事记中》。

④ 《莒县志》,中华书局1999年版。

⑤ 光绪《彭水县志》卷四《杂事志·祥异》。

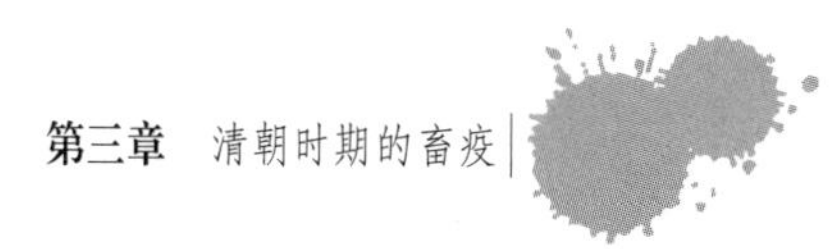

顺治五年(1648)

湖南省

新化县　十月,明将王进才从桃源县溃入新化,大肆掳掠。未几,天灾流行,疫疠大作,死亡相继,乃至牛无遗种,田日就荒[①]。

顺治六年(1649)

山东省

莱阳县(今莱阳市)　夏,牛大疫[②]。

章丘县(今章丘市)　牛复疫[③]。

海阳县(今海阳市)　夏,牛大疫[④]。

湖南省

永定县(今张家界市永定区)　秋旱,牛疫死,数人共扶一犁,田芜十之七八[⑤]。或曰"牛疫绝种,数人共负一犁,田芜十之七八"[⑥]。

顺治七年(1650)

甘肃省

两当县　耕牛疫[⑦],牛尽毙[⑧]。

顺治八年(1651)

山西省

垣曲县　疫气大作,人多死亡,牛喘更甚,死者几千余[⑨]。

朔　州(今朔州市)　岁饥,瘟疫传流,人畜多毙[⑩]。

---

① 同治《新化县志》卷一二《政典志二》。

② 光绪《增修登州府志》卷二三《水旱丰饥·祥孽附》。乾隆《续登州府志》卷一《灾祥》。

③ 康熙《章丘县志》卷一《地舆志·灾祥》。

④ 乾隆《海阳县志》卷三《灾祥》。

⑤ 道光《直隶澧州志》卷一九《祥异志》。同治《续修永定县志》卷一〇《祥异》。

⑥ 乾隆《直隶澧州志林》卷一九《祥异志》。嘉庆《永定县志》卷六《祥异志》。同治《直隶澧州志》卷一九《祥异志》。

⑦ 乾隆《两当县志》之《志事第二·祥灾》。

⑧ 乾隆《直隶秦州新志》卷六《风俗·灾祥附》。

⑨ 康熙《垣曲县志》卷一二《灾荒志》。

⑩ 康熙《朔州志》卷二《灾祥》。雍正《朔平府志》卷一一《外志·祥异》。

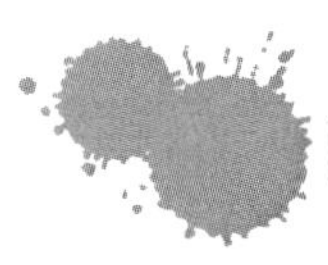

朔平府(治右玉县)　“朔平饥,瘟疫流行,人畜多毙。”①

顺治九年(1652)

陕西省

山阳县　牛瘟,死十之九②。

河南省

泌阳县　天灾,牛病死,荒为甚③。

顺治十二年(1655)

陕西省

凤翔县　春不雨,牛疫④。

顺治十四年(1657)

陕西省

同官县(今铜川市)　牛大疫,人多废耕⑤。

顺治十五年(1658)

浙江省

遂安县(今淳安县)　六月雨黑沙,是年牛疫⑥。

河南省

沈丘县　五月至八月间大水,庐舍飘没殆尽,人多溺死,牛畜饥饿死,幸存者以瘟灾倒毙,民尽悬耒⑦。

山西省

阳城县　春,牛疫,十死七八⑧。

---

① 《右玉县志》,中华书局 1999 年版。

② 康熙《山阳县初志》卷二《灾祥》。乾隆《直隶商州志》卷一四《杂录第十·灾祥》。嘉庆《山阳县志》卷一一《事类志·祥异》。

③ 康熙《泌阳县志》卷一《灾祥》。道光《泌阳县志》卷三《灾祥志》。

④ 雍正《凤翔县志》卷一〇《外纪志·机祥》。

⑤ 乾隆《同官县志》卷一《舆地志·祥异》。

⑥ 乾隆《遂安县志》卷九《杂志·灾异》。民国《遂安县志》卷九《杂志·灾异》。

⑦ 顺治《沈丘县志》卷一三《丛纪志·灾祥》。乾隆《沈丘县志》卷一一《杂志·灾异》。

⑧ 同治《阳城县志》卷一八《灾祥》。

广东省

石城县（今廉江市） 江元勋驻军于此，人马多疫死①。

顺治十六年（1659）

山西省

阳城县 春，耕牛瘟②。耕牛大疫，存者什之一二③。“春，阳城牛瘟流行”④。

浙江省

严州府（治建德县，今建德市） 四月，建德、淳安、遂安三县牛大疫⑤。

建德县（今建德市） 四月，牛大疫死，弃积河中，鱼鳖人不敢食⑥。

河南省

汝宁府（治汝阳县，今汝南县） 春，霪雨，牛多疫死⑦。

上蔡县 春夏霪雨，无麦，牛多疫死⑧。

康熙五年（1666）

陕西省

汉中府（治南郑县，今汉中市） 四月，雨雹，大伤禾稼。六七月，牛瘟尽死⑨。四月，雨冰雹，大伤禾稼。六七月，牛瘟尽死⑩。

定远厅（今镇巴县） 四月，雨冰雹，大伤禾稼。六七月，牛瘟尽死⑪。

河南省

邓 州（今邓州市） 五月大暑，牛瘟⑫。

---

① 光绪《石城县志》卷九《纪述志·事略》。民国《石城县志》卷一〇《纪述志下·事略》。

② 雍正《泽州府志》卷五〇《祥异》。同治《阳城县志》卷一八《灾祥》。

③ 康熙《阳城县志》卷七《祥异志》。

④ 《晋城大事记》，中国城市出版社1993年版。

⑤ 乾隆《严州府志》卷二二《佚事》。光绪《严州府志》卷二二《佚事》。

⑥ 康熙《建德县志》卷九《佚事·灾祥》。道光《建德县志》卷二〇《祥异志》。光绪《建德县志》卷二〇《祥异志》。民国《建德县志》卷一《天文志·灾异》。

⑦ 康熙《汝宁府志》卷一六《外纪·灾祥》。

⑧ 康熙《上蔡县志》卷一二《编年志》。

⑨ 嘉庆《汉中续修府志》卷二三《祥异》。嘉庆《续修汉南郡志》卷二三《祥异》。

⑩ 民国《汉南续修郡志》卷二三《祥异》。

⑪ 光绪《定远厅志》卷二四《五行志·祥异》。

⑫ 乾隆《邓州志》卷二四《杂纪·祥异》。

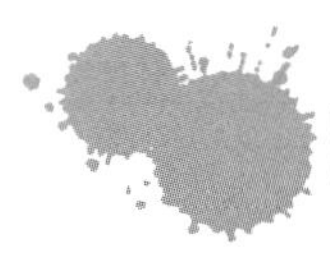

康熙六年(1667)

湖北省

钟祥县(今钟祥市)　正月,牛大疫[1]。

康熙七年(1668)

四川省

成都府(成都、华阳二县附郭,今成都市)　牛大疫[2]。

华阳县(今成都市)　牛大疫,巡抚张德地建牛王庙弭灾[3]。

康熙八年(1669)

山西省

垣曲县　疫,牛多喘死[4]。

康熙十一年(1672)

甘肃省

西和县、礼　县　西和、礼县疫疠盛行,牛驴倒毙甚众[5]。

康熙十二年(1673)

山东省

曹　县　春鸡瘟,死者无数,郊外鸭雀亦多瘟死,林树中殆遍[6]。按:这是典型的禽流感流行。

河南省

淅川县　牛疫,十去其七[7]。

---

① 乾隆《钟祥县志》卷一五《祥异》。同治《钟祥县志》卷一七《祥异》。

② 《古今图书集成·职方典》卷五九〇《成都府部·汇考六》。

③ 雍正《四川通志》卷二八上《祠庙》。

④ 光绪《垣曲县志》卷一四《杂志》。

⑤ 《圣祖仁皇帝圣训》卷二九。《清圣祖实录》卷四二,康熙十二年夏四月壬戌。

⑥ 康熙《兖州府曹县志》卷一八《杂稽志·灾祥》。光绪《曹县志》卷一八《杂稽志·灾祥》。

⑦ 康熙《淅川县志》卷八《灾祥》。

康熙十六年（1677）

陕西省

商　州（治商县，今商洛市）　七月大疫，人畜死过半①。

山阳县　大疫，人口牲畜死过半②。

康熙十七年（1678）

陕西省

紫阳县　牛大疫③。

河南省

河南府（治洛阳县，今洛阳市）、南阳府（治南阳县，今南阳市）、汝州直隶州（治汝州，今汝州市）　河南、南阳、汝州三府大饥，自戊午（康熙十七年），瘟疫盛行，民死大半，牛毙盈野④。

邓　州（今邓州市）　春正月，风霾数作，瘟疫盛行，民死大半，牛毙盈野，土地荒芜⑤。

内乡县　夏霪雨，夏麦无颗粒，秋禾歉收，小米小麦每石价三两有奇，民多拾草剥树皮以克饥馁，人多疫疠，牛瘟继之⑥。

河北省

临榆县（今秦皇岛市）　夏六月热，暍死人畜甚众⑦。

抚宁县（今秦皇岛市抚宁区）　夏六月己亥，炎热异常，自京师至关内外热伤人畜甚众⑧。

乐亭县　酷暑，热伤人畜⑨。

滦　州（今滦县）　夏六月炎暑，热伤人畜甚众⑩。

---

① 乾隆《直隶商州志》卷一四《杂录第十・灾祥》。《清史稿》卷四〇《灾异志一・疾疫》。

② 康熙《山阳县初志》卷二《灾祥》。乾隆《直隶商州志》卷一四《杂录第十・灾祥》。

③ 道光《紫阳县志》卷七《纪事志・祥异》。民国《重修紫阳县志》卷五《纪事志・灾祥》。

④ 乾隆《邓州志》卷二四《杂纪・祥异》。

⑤ 乾隆《邓州志》卷二四《杂纪・祥异》。

⑥ 康熙《内乡县志》卷一一《灾祥志》。

⑦ 乾隆《临榆县志》卷一《灾祥》。

⑧ 康熙《抚宁县志》卷二《灾祥》。

⑨ 乾隆《乐亭县志》卷一二《机祥》。光绪《乐亭县志》卷三《地理志下・记事》。

⑩ 嘉庆《滦州志》卷一《祥异》。

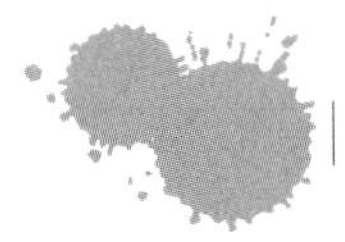
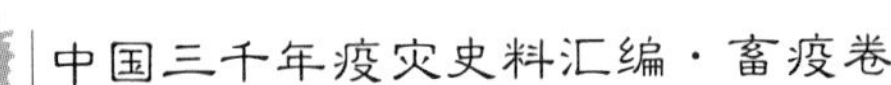

按:以上人畜死亡主要是由于极端高温和干旱,不排除同时瘟疫流行。

康熙十八年(1679)

云南省

广西府(治今泸西县) 三月,瘟疫大行,遍及牲畜,倒毙几尽[①]。或曰:大疫,人畜皆灾[②]。

广西壮族自治区

藤 县 是年,祖泽清在高州声援吴三桂,康熙命额楚从肇庆日夜兼程赶往高州,"至藤县,遇大疫,士马多死",因此请求增援,但援兵未至,藤县城就被攻陷了[③]。

康熙十九年(1680)

河南省

柘城县 春,牛疫[④]。

广东省

阳江县(今阳江市) 秋七月,牛疫[⑤]。

康熙二十年(1681)

河北省

西宁县(今阳原县) 夏,大雨雹,秋,旱疫,人牛多死[⑥]。

安徽省

宿松县 正月雷电雨雹,五月疫。秋,旱疫,人牛多死[⑦]。

云南省

晋宁州(今晋宁县) "疫,人牛多毙。"[⑧]

---

① 康熙《纂修广西府志》卷一〇《灾祥》。光绪《云南通志》卷四《祥异下》。《平定三逆方略》卷四二。《钦定八旗通志》卷一三八。

② 乾隆《广西府志》卷二三《祥异》。民国《新纂云南通志》卷一六一《荒政考三·附灾疫》。

③ 《清史稿》卷二五八《额楚传》。光绪《藤县志》卷二一《记事志·杂记》。

④ 康熙《柘城县志》卷一〇《灾祥》。

⑤ 康熙《阳江县志》卷三《县事纪》。

⑥ 康熙《西宁县志》卷一《灾祥志》。同治《西宁县新志》卷一《星度志·附灾祥》。民国《阳原县志》卷一六《前事·天灾》。

⑦ 道光《宿松县志》卷二八《杂志·祥异》。民国《宿松县志》卷五三《杂志·祥异》。

⑧ 《清史稿》卷四〇《灾异志一·疾疫》。

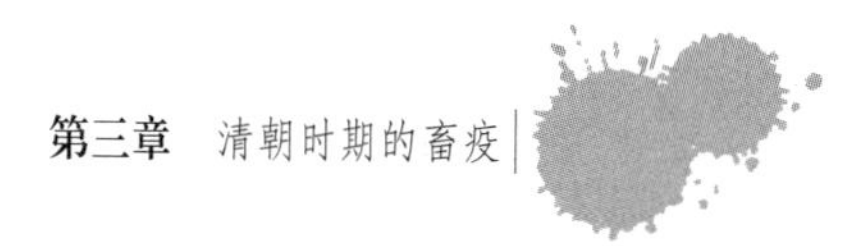

康熙二十一年(1682)

贵州省

遵义府(治遵义县,今遵义市)　仁怀、桐梓界蟠龙水,大疫,死及牛畜鸟兽①。康熙二十年大兵征播之后,延溪(即蟠龙水)作异疫,初及人,旋及牛畜,并及山中雀虎②。

湄潭县　值牛瘟倒毙,以致失耕,又有饥馑③。

康熙二十三年(1684)

浙江省

武川县(今武义县)　(武川)大水入城市,七月二日晴,至九月二十三日方雨,疫甚,人多死,鸡瘟④。

康熙二十六年(1687)

广东省

揭阳县(今揭阳市)　鸡犬冬疫⑤。

康熙二十八年(1689)

河北省

沙河县(今沙河市)　旱,牛瘟多毙⑥。

河南省

商水县　大旱蝗,野无青草,民食树皮草根,渐次逃散。十一月瘟气传染,自北而南,牛驴死者,百不存一,至次年十月始息,耕地乏牛,多有以人曳耒耜者⑦。

湖南省

嘉禾县　牛瘟⑧。

---

① 道光《遵义府志》卷二一《祥异》。民国《桐梓县志》卷一《天文志·祥异》。

② 民国《续遵义府志》卷五中《山川下》。

③ 康熙《湄潭县志》卷三《癸亥孟春条议》。光绪《湄潭县志》卷八《艺文志》。

④ 光绪《武川备考》卷一一《祥异志·祥异》。

⑤ 乾隆《潮州府志》卷一一《灾祥》。

⑥ 乾隆《沙河县志》卷二《舆地·祥异》。

⑦ 民国《商水县志》卷二四《杂事志·祥异》。

⑧ 民国《嘉禾县图志》卷六《事纪篇第三上》。

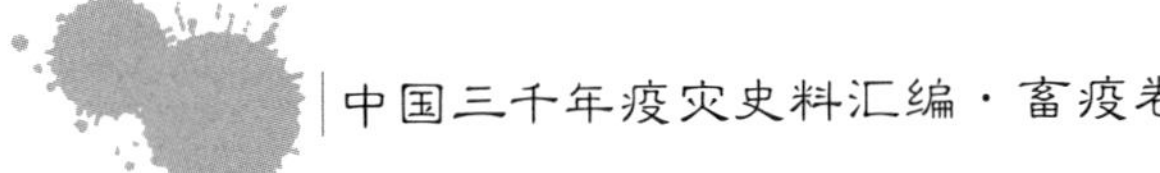

湖北省

襄阳府(治襄阳县,今襄阳市)　照得本道所属郡邑,民间耕种,全资牛力。去岁(己巳)牛疫,死将殆尽。国以民为本,民以食为本,牛少则不能多垦矣①。

康熙二十九年(1690)

河北省

临漳县　自春徂夏,大旱,风霾日作,麦苗尽枯,牛瘟②。

山东省

莒　州(今莒县)　夏牛疫,十死八九③。

山西省

沁水县　黑虫食禾,牛生瘟④,或曰:牛大瘟⑤,沁水牛瘟流行⑥。

河南省

全省牛大疫。

武陟县　春,大饥,人食木叶,自正月至五月不雨,麦枯死,牛马六畜,疫死过半⑦。

开封府(治祥符县,今开封市)　春旱,风霾蔽日,麦枯。秋有虫食苗叶。八月,陨霜害稼。是岁,牛畜多疫死⑧。

登封县　六月雨雹,大如鸡卵,牛大疫⑨。

息　县　秋旱,飞蝗,牛瘟⑩。

罗山县　旱,牛瘟疫大作,倒毙殆尽⑪。

舞阳县　牛大疫⑫。

---

① 〔清〕俞森《荒政丛书》卷末《附录上·禁宰耕牛》。

② 康熙《彰德府志》卷一七《灾祥》。乾隆《彰德府志》卷三一《禨祥》。光绪《临漳县志》卷一《疆域·纪事沿革表》。

③ 嘉庆《莒州志》卷一五《记事》。民国《重修莒志》卷二《大事记中》。

④ 康熙《沁水县志》卷九《祥异志》。嘉庆《沁水县志》卷一〇《祥异》。光绪《沁水县志》卷一〇《祥异》。

⑤ 雍正《泽州府志》卷五〇《祥异》。

⑥ 《晋城大事记》,中国城市出版社1993年版。

⑦ 康熙《武陟县志》卷一《灾祥》。道光《武陟县志》卷一二《祥异志》。乾隆《新修怀庆府志》卷三二《杂记·物异》。

⑧ 康熙《开封府志》卷三九《祥异》。

⑨ 乾隆《登封县志》卷八《大事记》。

⑩ 嘉庆《息县志》卷八《内纪上·灾异》。康熙《息县续志》卷八《外纪·灾祥》。

⑪ 康熙《罗山县志》卷八《灾异》。乾隆《罗山县志》卷八《外纪志·灾异》。

⑫ 乾隆《舞阳县志》卷一二《外纪·灾祥》。道光《舞阳县志》卷一一《灾祥志》。

邓　县(今邓州市)　春,风霾,牛瘟死殆尽①。

南阳县(今南阳市)　牛疫死,经年不止,积骨遍野,田多荒芜②。

唐河县　十二月,雨雪连旬,一时牲畜多毙,民有冻死者③。

桐柏县　夏旱,秋,牛死殆尽④。

考城县(今并入兰考县)　秋,牛瘟,死者百不存一⑤。

密　县(今新密市)　自春徂夏,六月不雨,禾稼枯,牛瘟,十死八九,民饥⑥。

鹿邑县　春饥,赈粥,夏六月,免田租。秋,牛疫⑦。

新郑县　春,大旱,至五月始雨,秋复大旱,禾稼尽枯,牛畜病疫,十损其六⑧。

禹　州(今禹州市)　旱,秋禾不登,八月陨霜害稼,民饥,牛大疫⑨。或曰:八月戊戌,陨霜杀稼,年饥,牛大疫⑩。

洧川县(今尉氏县洧川镇)　牛大疫,自春徂冬不止⑪。

巩　县(今巩义市)　春,饥荒,夏秋微旱,然民多瘟疫,牛畜死者十之七八,田野半以人耕⑫。或曰:夏秋疫。牛疫,牛死十之七八,四野半以人耕⑬。

新乡县　春夏旱,大饥,牛死⑭。

原武县(今属原阳县)　春,大旱,秋民饥,牛疫死⑮。

阳武县(今属原阳县)　自春至夏不雨,麦禾尽槁,牛畜疫死⑯。

柘城县　夏,牛瘟⑰。

---

①　乾隆《邓州志》卷二四《杂纪·祥异》。

②　康熙《南阳县志》卷一《地理志·祥异》。康熙《南阳府志》卷一《舆地志·祥异》。光绪《南阳县志》卷一二《杂记·祥异》。

③　康熙《唐县志》卷一《封域志·灾祥》。

④　乾隆《桐柏县志》卷一《祥异》。

⑤　康熙《考城县志》卷四《灾祥》。民国《考城县志》卷三《事纪》。

⑥　嘉庆《密县志》卷一五《杂录·祥异》。民国《密县志》卷一九《杂录·祥异》。

⑦　光绪《鹿邑县志》卷六下《民赋二》。

⑧　康熙《新郑县志》卷四《杂志·祥异》。

⑨　乾隆《禹州志》卷一三《灾祥志》。

⑩　道光《禹州志》卷二《纪事沿革表》。

⑪　康熙《洧川县志》卷七《祥异》。乾隆《洧川县志》卷七《杂述志·祥异》。

⑫　乾隆《巩县志》卷二《灾祥》。

⑬　民国《巩县志》卷五《大事纪》。

⑭　康熙《新乡县续志》卷二《灾异》。

⑮　康熙《原武县志》卷末《灾祥》。

⑯　康熙《阳武县志》卷八《灾祥志》。

⑰　光绪《柘城县志》卷一〇《杂志》。

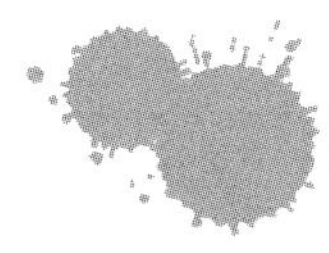

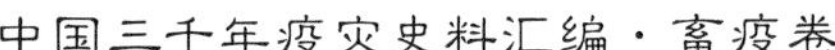

陈州府(治淮宁县,今淮阳县)　夏,大旱,秋禾尽枯,牛疫,死者十八九①。

淮阳县　夏,大旱,秋禾尽枯,牛疫,死者十八九②。

项城县　自夏徂秋,牛灾异常,交冬犹然③。

郏　县　牛大疫④。

长葛县　是岁耕牛大灾⑤。

确山县　秋旱,耕牛疫⑥。

汝宁府(治汝阳县,今汝南县)　是年牛灾,死者十之八九⑦。

上蔡县　牛死者十之八九⑧。

固始县　夏旱,牛疫,九月陨霜,牛驴疫。冬十一月,牛大疫⑨。

潢川县　大旱,飞蝗,牛死过半⑩。

光山县　夏秋旱,八月蝗,十一月牛大灾⑪。

安徽省

太和县　牛疫,死几尽⑫。

江苏省

沛　县　春大饥,秋蝗,牛大疫⑬。

河南省

密　县(今新密市)　是年,春夏无雨,麦苗旱死大半,耕牛十之八九得瘟疫死亡⑭。

长葛县　耕牛大疫,死者甚多⑮。

---

① 乾隆《陈州府志》卷三〇《杂志》。

② 民国《淮阳县志》卷八《杂志》。

③ 康熙《项城县志》卷八《灾祥》。

④ 康熙《郏县志》卷一《灾祥》。

⑤ 康熙《长葛县志》卷一《方舆志·分野·灾祥附》。

⑥ 乾隆《确山县志》卷四《禨祥》。民国《确山县志》卷二〇《大事记》。

⑦ 康熙《汝宁府志》卷一六《灾祥》。

⑧ 康熙《上蔡县志》卷一二《编年志》。

⑨ 康熙《固始县志》卷一一《灾祥》。

⑩ 康熙《光州志》卷一〇《灾祥》。

⑪ 康熙《光山县志》卷一〇《灾异》。

⑫ 乾隆《太和县志》卷一《灾异》。民国《太和县志》卷一二《杂志·灾异》。

⑬ 民国《沛县志》卷二《沿革纪事表》。

⑭ 《密县志》,中州古籍出版社1992年版。

⑮ 《长葛县志》,生活·读书·新知三联书店1992年版。

考城县(今并入兰考县)　秋,考城牛瘟①。

山东省

莒　县　夏,莒地牛瘟疫流行,死亡十之八九,此后十余年不止②。

康熙三十年(1691)

河南省

封丘县　旱,牛疫③。

邓　州(今邓州市)　牛瘟死殆尽④。

潢川县　春,牛灾,蝗⑤。

康熙三十四年(1695)

山东省

昌乐县　秋,牛疫,冬无雪⑥。

康熙三十五年(1696)

河南省

内乡县(含今内乡县、西峡县)　饥,牛瘟,死者无数⑦。

山东省

寿光县(今寿光市)　秋,牛疫⑧。

康熙三十六年(1697)

江苏省

宿迁县(今宿迁市)　牛大疫,民间多无耕畜⑨。

---

① 《民权县志》,中州古籍出版社 1995 年版。

② 《莒县志》,中华书局 1999 年版。

③ 康熙《封丘县续志》卷五《灾祥》。

④ 乾隆《邓州志》卷二四《杂纪・祥异》。

⑤ 康熙《光州志》卷一〇《灾祥》。

⑥ 嘉庆《昌乐县志》卷二《总纪下》。

⑦ 康熙《内乡县志》卷一一《灾祥志》。

⑧ 康熙《寿光县志》卷一《总纪》。

⑨ 嘉庆《宿迁县志》卷七《民赋下》。同治《宿迁县志》卷三《纪事沿革表》。同治《徐州府志》卷五下《纪事表》。民国《宿迁县志》卷七《民赋志下》。

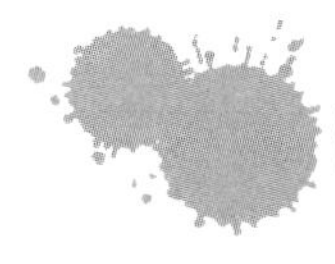

康熙三十七年(1698)

山西省

沁　州(今沁县)　阖郡耕牛染疫[1],牛疫,死者无数,耕种皆以人、驴代[2]。

静乐县　旱,雹,六月瘟疫大作,人畜死亡(人牛病死)无数[3]。

湖北省

房　县　八月霪雨,饥,人牛俱瘟[4]。

康熙三十八年(1699)

湖北省

房　县　三月旱,夏陨霜,秋雨雪,年饥,人牛瘟更甚[5]。

康熙三十九年(1700)

云南省

广西府(治泸西县)　人民牲畜,瘟疫大行[6]。

康熙四十一年(1702)

湖北省

房　县　春,雷雨雪,大寒,人畜灾[7]。

康熙四十三年(1704)

河北省

枣强县　春,牛疫[8]。

---

① 乾隆《沁州志》卷六《名宦》。

② 乾隆《沁州志》卷九《灾异》。

③ 康熙《静乐县志》卷九《艺文》。康熙《静乐县志》卷四《赋役志·灾变》。

④ 同治《房县志》卷六《事纪》。民国《湖北通志》卷七六《祥异志二》。

⑤ 同治《房县志》卷六《事纪》。

⑥ 康熙《纂修广西府志》卷一〇《灾祥》。乾隆《广西府志》卷二三《祥异》。乾隆《云南通志》卷二八《祥异》。光绪《云南通志》卷四《祥异下》。民国《新纂云南通志》卷一六一《荒政考三·灾疫》。

⑦ 同治《房县志》卷六《事纪》。民国《湖北通志》卷七六《祥异志二》。

⑧ 乾隆《枣强县志》卷一《地理志·灾祥》。嘉庆《枣强县志》卷一七《杂记·祥异》。

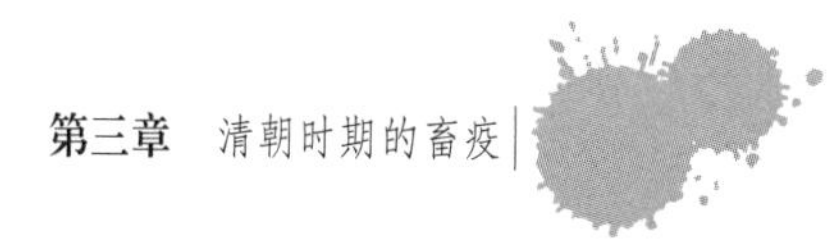

康熙四十四年(1705)

内蒙古自治区

谕扈从大学士马齐、张玉书、陈廷敬等曰:(口外)向年疫气盛行,蒙古马畜多倒毙①。

康熙四十八年(1709)

陕西省

咸阳县(今咸阳市秦都区)　三月雨,至五月,麦收斗余,余禾无成,牲口疫②。

康熙五十七年(1718)

山西省

乡宁县　牛疫,沿山峪牛毙,皆剥皮弃肉,人无敢食者③。

襄陵县(今襄汾县襄陵镇)　牛疫,沿山峪牛毙,皆剥皮弃肉,人无敢食者④。

康熙六十一年(1722)

山西省

沁　州(今沁县)　正月大旱,风霾,牛疫,民大饥。正二月不雨,牛疫,死者甚众。三月微雨,民以人驴代耕播种,驴亦多死⑤。

河南省

禹　州(今禹州市)　大旱,水泉竭,牛大疫⑥。

新郑县(今新郑市)　大旱,水泉竭,牛疫⑦。

湖北省

房　县　岁荒,牛瘟,民不能纳粮⑧。

---

① 《清朝文献通考》卷一九三《兵考》。《钦定八旗通志》卷四一。

② 乾隆《咸阳县志》卷二一《祥异》。

③ 乾隆《乡宁县志》卷一四《祥异》。民国《乡宁县志》卷八《大事记》。

④ 光绪《襄陵县志》卷一四《祥异》。

⑤ 乾隆《沁州志》卷九《灾异》。

⑥ 乾隆《禹州志》卷一三《灾祥志》。同治《禹州志》卷二《纪事沿革表》。

⑦ 乾隆《新郑县志》卷二《星野考·附祥异》。

⑧ 同治《房县志》卷一二《杂记》。

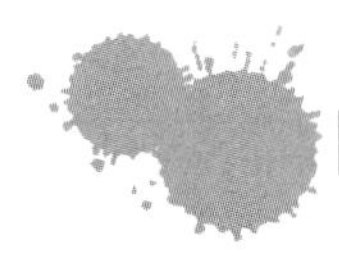

第二节　清中期的畜疫

雍正二年(1724)

湖南省

新化县　耕牛多瘟毙。新化自雍正二、三年来,多牛灾,牛少价重,至有数人代牛耕者①。

雍正五年(1727)

湖南省

攸　县　大饥,牛疫②。

雍正六年(1728)

湖北省

崇阳县　四月大疫,人畜多灾③。

雍正十一年(1733)

广西壮族自治区

岑溪县(今岑溪市)　耕牛瘟死殆尽④。

雍正十三年(1735)

甘肃省

甘州府(治张掖县,今张掖市甘州区)、凉州区(治武威县,今武威市凉州区)　雍正十二、十三年,甘州、凉州等府牛疫⑤。

---

① 道光《宝庆府志》卷六《大政纪六》。

② 乾隆《长沙府志》卷三七《灾祥志》。

③ 乾隆《崇阳县志》卷一〇《灾异》。《清史稿》卷四〇《灾异志一·疾疫》。

④ 乾隆《岑溪县志》卷一《天文志·灾祥》。《岑溪市志》,广西人民出版社1996年版。

⑤ 《东华续录》卷三《乾隆三》。

乾隆元年(1736)

四川省

雅安府(治雅安县,今雅安市)　大稔,牛疫死殆尽①。

雅安县(今雅安市)　牛疫②。

湖南省

泸溪县　牛灾③。

永定县(今张家界市永定区)　牛大疫④。

乾隆二年(1737)

浙江省

分水县(今桐庐县分水镇)　九月,牛瘟,毙者甚众⑤。

湖北省

钟祥县(今钟祥市)　牛大疫⑥。

湖南省

澧　州(今澧县)　牛疫大作,弥岁不休,有一里不十余畜者⑦。

安福县(今临澧县安福镇)　牛疫大作,弥岁不休⑧。

临澧县　牛瘟大作,弥岁不休⑨。

安乡县　始发牛瘟,延续11年⑩。

广东省

怀集县　秋旱,牛灾⑪。

---

① 乾隆《雅州府志》卷六《灾异》。

② 民国《雅安县志》卷四《灾祥志》。

③ 乾隆《泸溪县志》卷二二《祥异》。

④ 同治《续修永定县志》卷一〇《祥异》。

⑤ 乾隆《严州府志》卷二二《佚事》。光绪《严州府志》卷二二《佚事·祥异》。

⑥ 乾隆《钟祥县志》卷一五《祥异》。同治《钟祥县志》卷一七《祥异》。

⑦ 乾隆《直隶澧州志林》卷一九《祥异志》。同治《直隶澧州志》卷一九《祥异志》。民国《澧县县志》卷三《纪念志·旧机祥》。

⑧ 同治《安福县志》卷二九《祥异》。

⑨ 《临澧县志》,中国社会出版社1992年版。

⑩ 《安乡县志》,新华出版社1994年版。

⑪ 乾隆《怀集县志》卷一〇《杂事志·编年》。

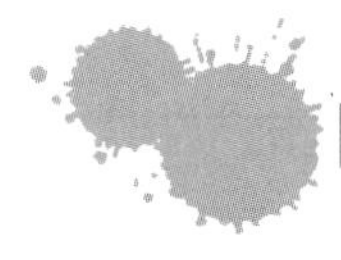

乾隆三年(1738)

河南省

叶　县　牛大疫[①]。

内黄县　自二年夏至是年春,牛大灾[②]。

广东省

怀集县　岁熟,多瘟牛[③]。

江苏省

盱眙县　夏旱秋涝,六畜灾[④]。

湖北省

钟祥县(今钟祥市)　牛大疫[⑤]。

乾隆四年(1739)

江西省

新建县　牛大疫,竞以灯禳之,稍息,乡多瘈狗[⑥]。

广丰县　牛大疫[⑦]。

湖南省

安化县　乾隆四年,牛灾,至十二年,毙者十九,耕者以五六人挽负一犁[⑧]。或曰:牛瘟延续三年,耕牛十栏九空,人拉犁耕田者不少[⑨]。

安徽省

望江县　岁大饥,牛灾[⑩]。

---

① 乾隆《叶县志》卷一《祥异》。同治《叶县志》卷一《舆地志·祥异》。

② 乾隆《内黄县志》卷六《编年》。

③ 同治《梧州府志》卷二四《纪事志·机祥》。

④ 乾隆《盱眙县志》卷一四《灾祥》。

⑤ 乾隆《钟祥县志》卷一五《祥异》。同治《钟祥县志》卷一七《祥异》。

⑥ 乾隆《新建县志》卷二《机祥》。道光《新建县志》卷二《机祥》。同治《新建县志》卷二《机祥》。

⑦ 同治《广丰县志》卷一三《祥异》。同治《广信府志》卷一《地理·星野·祥异附》。

⑧ 光绪《湖南通志》卷二四四《祥异志二》。

⑨ 《安化县志》,中国社会科学文献出版社 1993 年版。

⑩ 乾隆《望江县志》卷三《灾异》。

乾隆五年(1740)

浙江省

淳安县 牛大疫,委死牛溪中,无敢饮溪水者,鱼鳗皆不可食①。

桐庐县 自夏徂冬,牛之死者十凡八九②。

江西省

贵溪县(今贵溪市) 秋七月,贵溪牛疫,冬愈甚,次年春,疫乃渐息③。

湖南省

郴 州(今郴州市) 州邑牛瘟④。

浏阳县(今浏阳市) 牛瘟⑤。

乾隆七年(1742)

江西省

安仁县 牛大疫⑥。

乐平县(今乐平市) 牛大疫,至十二年止⑦。或曰:牛大疫,持续六年方止⑧。

陕西省

雒南县 自四月下旬至八月阴雨连绵不止,禾稼受伤,牛疫,死大半⑨。

乾隆八年(1743)

广西壮族自治区

北流县(今北流市) 冬,耕牛疫⑩。

---

① 光绪《淳安县志》卷一六《杂撰志·祥异》。《淳安卫生志》,1998 年。

② 乾隆《桐庐县志》卷一六《杂志·灾异》。民国《桐庐县志》卷一四《杂志·灾异》。

③ 乾隆《广信府志》卷一《天文·祥异》。同治《广信府志》卷一《地理·祥异》。同治《贵溪县志》卷一〇《杂类志·祥异》。

④ 嘉庆《郴州总志》卷四一《事纪》。

⑤ 同治《浏阳县志》卷一四《祥异》。

⑥ 乾隆《安仁县志》卷一〇《备志·祥异》。道光《安仁县志》卷二七《祥异》。同治《安仁县志》卷三四《祥异》。

⑦ 同治《乐平县志》卷一〇《杂类志·祥异》。

⑧ 《乐平县志》,上海古籍出版社 1987 年版。

⑨ 乾隆《雒南县志》卷一〇《事类志·灾祥》。

⑩ 乾隆《重修北流县志》卷九《事迹》。光绪《北流县志》卷一《星野·祇祥附》。

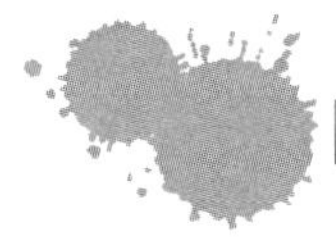

江西省

乐平县(今乐平市)　牛大疫[①]。

乾隆九年(1744)

湖北省

通城县　大旱,牛瘟,死者殆尽,贫家聚哭,耕者以八人代牛,后五年牛瘟始息[②]。

江西省

乐平县(今乐平市)　牛大疫[③]。

乾隆十年(1745)

湖南省

宁乡县　四野牛疫,牛种几绝[④];旱,正月不雨至五月,三月二十三夜西城火,被焚者数十家,牛多疫,人负犁耙[⑤];正月至五月不雨,三月西门火焚民居数十家,牛多疫,人负犁[⑥]。

湘潭县　牛灾。民间牛殆尽,多用人挽犁耙[⑦]。或曰:牛疫,民间牛种殆尽,以人挽犁[⑧]。

浏阳县(今浏阳市)　牛瘟,十死七八,人代耕[⑨]。

河南省

鹿邑县　春,牛疫[⑩]。

江西省

鄱阳县　牛大疫,有通村皆毙者[⑪]。

---

① 同治《乐平县志》卷一〇《杂类志·祥异》。

② 同治《通城县志》卷二二《祥异》。

③ 同治《乐平县志》卷一〇《杂类志·祥异》。

④ 乾隆《宁乡县志》卷八《灾祥志》。

⑤ 同治《宁乡县志》卷二《天文二·祥异》。嘉庆《宁乡县志》卷一《天文志·灾祥类》。

⑥ 民国《宁乡县志》之《故事编·县年记》。

⑦ 乾隆《湘潭县志》卷二三《灾祥志》。

⑧ 光绪《湘潭县志》卷九《五行·牛祸》。

⑨ 同治《浏阳县志》卷一四《祥异》。

⑩ 康熙《鹿邑县志》卷一二《轶事略·祥异》。光绪《鹿邑县志》卷六下《民赋二》。

⑪ 乾隆《波阳县志》卷二一《灾祥》。道光《波阳县志》卷二七《祥异志》。同治《鄱阳县志》卷二一《杂志·灾祥》。同治《饶州府志》卷三一《杂类志一·祥异》。《波阳县志》,江西人民出版社 1989 年版。

乐平县(今乐平市) 牛大疫①。

万年县 牛大疫②。

浙江省

桐庐县 牛疫,知县高居宁详请借给牛本③。

遂安县(今并入淳安县) 牛疫④。

海南省

万 州(今万宁市) 冬,瘟疫流行,牛死殆尽,一州皆然,耕民苦之⑤。

乾隆十一年(1746)

内蒙古自治区

齐巴克扎布旗 数年屡被灾疫,伤损牲畜⑥。

河南省

南阳府(治南阳县,今南阳市) 唐县、叶县牛俱疫⑦。

唐 县(今唐河县) 牛灾⑧。

叶 县 正月至三月,牛大疫⑨。

泌阳县 牛疫传染,妨于耕种⑩。

山东省

即墨县(今即墨市) 夏大水,禾豆淹没,牛伤疫死。或曰:夏大水,禾豆伤,牛疾死⑪。

牟平县(今烟台市牟平区及莱山区) 大水,牛疫⑫。

湖南省

长沙县(今属长沙市) 大有年。牛疫大作,耕者以人代牛,或用锄掘⑬。知县

① 同治《乐平县志》卷一〇《杂类志·祥异》。

② 同治《万年县志》之《杂志类·灾异》。

③ 乾隆《桐庐县志》卷一六《杂志·灾异》。民国《桐庐县志》卷一四《杂志·灾异》。

④ 康熙《遂安县志》卷九《杂志·灾异》。民国《遂安县志》卷九《杂志·灾异》。

⑤ 道光《万州志》卷七《前事略》。

⑥ 《大清高宗神圣纯皇帝实录》卷二七八。

⑦ 嘉庆《南阳府志》卷一《舆地志·祥异》。

⑧ 乾隆《唐县志》卷一《地舆志·灾祥》。

⑨ 同治《叶县志》卷一《舆地志·祥异》。

⑩ 道光《泌阳县志》卷三《灾祥志》。

⑪ 乾隆《即墨县志》卷一一《大事记·灾祥》。同治《即墨县志》卷一一《大事·灾祥》。

⑫ 民国《牟平县志》卷一〇《文献志四·通纪》。《牟平县志》,科学普及出版社1991年版。

⑬ 嘉庆《长沙县志》之《祥异》。

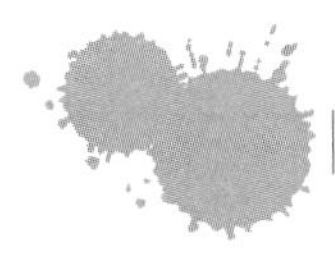

谢家麟《湘郊人耕》诗曰:“问农何事用人耕,父老陈词恨转深。不为田荒勤力作,一牛价重值兼金。天南地北向曾经,人代牛耕人罕闻。买犊卖刀成往事,且停车盖慰辛勤。五人牵挽一扶犁,声彻村庐用力齐。汗血怜他辛苦甚,深惭无术济穷黎。”①

善化县(今属长沙市)　十一年丙寅、十二年丁卯,牛疫毙几尽,耕者以人代牛②。

浏阳县(今浏阳市)　牛瘟,禾大熟③。

湘乡县(今含湘乡市、双峰县)　春,牛疫大作,耕者以人代牛,或用锄掘④。按:此次牛疫对农业经济及乡村社会产生的影响甚大,乾隆十二年(1747)《长沙府志》载:国初兵燹后,苦土满,田不值价,召佃以耕,犹恐其或去。历承平久,雍正十一二年间,上田一顷售至千四百金、二千金者,佃田则每亩一两至二两不等。近以牛疫流行,田减半价,而佃亦如之。但昔则田东分尊,今则佃户风炽,借端负抗,几有尾大之势焉⑤。

江西省

贵溪县(今贵溪市)　冬,牛疫⑥。

安仁县　牛大疫⑦。

乐平县(今乐平市)　牛大疫⑧。

海南省

崖　州(今三亚市)　通州牛只瘟疫,死者甚众⑨。

乾隆十二年(1747)

湖南省

善化县(今属长沙市)　牛尽死于疫⑩。牛疫毙几尽,耕者以人代牛⑪。

---

① 光绪《湖南通志》卷二四四《祥异志二》。

② 光绪《善化县志》卷三三《祥异》。

③ 同治《浏阳县志》卷一四《祥异》。

④ 同治《湘乡县志》卷五上《兵防志三·祥异》。《湘乡县志》,湖南出版社1993年版。

⑤ 乾隆《长沙府志》卷一四《风俗志》。

⑥ 道光《贵溪县志》卷二七《祥异》。同治《贵溪县志》卷一〇《杂类志·祥异》。

⑦ 乾隆《安仁县志》卷一〇《备志·祥异》。道光《安仁县志》卷二七《祥异》。同治《安仁县志》卷三四《祥异》。

⑧ 同治《乐平县志》卷一〇《杂类志·祥异》。

⑨ 乾隆《崖州志》卷九《灾祥志·灾祲》。

⑩ 嘉庆《善化县志》卷二四《祥异》。

⑪ 光绪《善化县志》卷三三《祥异》。

安化县　(自乾隆四年至此年,)牛疫不断,牛毙者十九,耕者至以五六人挽负一犁。时人王崇礼《人负犁》诗曰:"力田宜趁秋,到处耕成耦。五人代一牛,此事忍见否……荒畴四砥平,四顾无牝牡。可怜四蹄奔,竟成两足走。"①

江西省

乐平县(今乐平市)　牛大疫,(自乾隆七年起)至十二年止②。

浙江省

昌化县(今临安市)　五月十八日大水,牛疫③。

乾隆十三年(1748)

湖南省

安福县(今临澧县安福镇)　牛疫犹未尽,弭价倍良马④。

澧　县　牛疫犹未尽弥,价倍良马,乏牛之处,多数人负一犁以耕⑤。

安乡县　是年,牛瘟尤未尽弭,乏牛之处,多数人负一犁以耕⑥。

浙江省

昌化县(今临安市)　牛疫殆尽⑦。

乾隆十四年(1749)

河南省

密　县(今新密市)　大水坏民居,岁歉,牛疫,多死⑧。

福建省

仙游县　牛瘴,死很多,以致用人力代耕⑨。

---

① 光绪《湖南通志》卷二四四《祥异志二》。

② 同治《乐平县志》卷一〇《杂类志·祥异》。

③ 乾隆《昌化县志》卷一〇《祥异》。道光《昌化县志》卷五《户赋志·灾祥》。民国《昌化县志》卷一五《事类志·灾祥》。民国《杭州府志》卷八五《祥异四》。

④ 同治《安福县志》卷二九《祥异》。

⑤ 同治《直隶澧州志》卷一九《祥异志》。民国《澧县县志》卷三《纪念志·旧机祥》。

⑥ 《临澧县志》,中国社会出版社 1992 年版。

⑦ 乾隆《昌化县志》卷一〇《祥异》。道光《昌化县志》卷五《户赋志·灾祥》。民国《昌化县志》卷一五《事类志·灾祥》。民国《杭州府志》卷八五《祥异四》。

⑧ 嘉庆《密县志》卷一五《杂录·祥异》。民国《密县志》卷一九《杂录·祥异》。

⑨ 《仙游县志》,方志出版社 1995 年版。

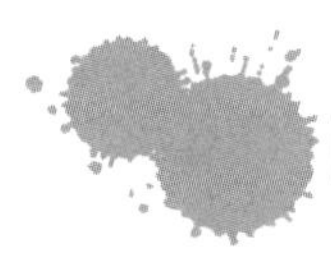

乾隆十五年(1750)

江西省

贵溪县(今贵溪市)　冬,牛疫①。

安仁县　秋,虫食晚稻。冬,耕牛大疫,有合村无只蹄一角者②。

湖南省

郴　州(今郴州市)　兴宁、桂东牛瘟几尽,次年春耕用人犁③。

兴宁县(今资兴市)　牛瘟几尽,次年春耕用人犁④。

桂东县　牛瘟几尽⑤。

乾隆十六年(1751)

江西省

安仁县　牛仍大疫⑥。

湖南省

桂阳县(今汝城县)　十六、十七年,牛多瘟疫,春耕半用人犁⑦。

云南省

华坪县　牛瘟流行,死亡甚多,耕地多用人力⑧。

乾隆十七年(1752)

河南省

汲　县　夏旱,牛大疫⑨。

---

① 乾隆《广信府志》卷一《天文·祥异》。乾隆《贵溪县志》卷五《祥异》。

② 同治《安仁县志》卷三四《祥异》。道光《安仁县志》卷二七《祥异》。乾隆《安仁县志》卷一〇《备志·祥异》。

③ 嘉庆《郴州总志》卷四一《事纪》。

④ 光绪《兴宁县志》卷一八《杂纪志·灾祲》。

⑤ 嘉庆《桂东县志》卷一一《祥异》。同治《桂东县志》卷一一《祥异》。《桂东县志》,湖南人民出版社 1998 年版。

⑥ 同治《安仁县志》卷三四《祥异》。道光《安仁县志》卷二七《祥异》。乾隆《安仁县志》卷一〇《备志·祥异》。

⑦ 同治《桂阳县志》卷二二《祥异》。民国《汝城县志》卷三三《杂志·祥异》。

⑧ 《华坪县志》,云南民族出版社 1997 年版。

⑨ 乾隆《卫辉府志》卷四《祥异》。乾隆《汲县志》卷一《舆地志上·祥异附》。

陕西省

紫阳县　牛大疫[1]。

湖南省

桂阳县(今汝城县)　壬申,牛多瘟疫,春耕半用人犁[2]。

江西省

广丰县　牛大疫[3]。

福建省

福宁府(治霞浦县)　七月,七都麻垄雷震死牛三十六头,牛大瘟[4]。

乾隆十八年(1753)

三月,察哈尔等迁移时,途次损伤牲畜已多,兼之数遭疫疠,抵补官畜,是以生计拮据[5]。

浙江省

桐庐县　大旱,牛死之十七八[6]。

福建省

莆田县　牛多瘴死[7]。

仙游县　秋旱,牛多瘴死[8]。

海澄县(今龙海市)　疫,民毙,牛马死无数[9]。或曰:大疫,人畜死者无数[10]。

河南省

汲　县(今卫辉市)　旱,牛大疫[11]。

---

① 民国《重修紫阳县志》卷五《纪事志・灾祥》。

② 乾隆《桂阳县志》卷一三《杂志・纪异》。同治《桂阳县志》卷二二《祥异》。民国《汝城县志》卷三三《杂志・祥异》。

③ 乾隆《广信府志》卷一《天文・祥异》。同治《广丰县志》卷一三《祥异志》。

④ 乾隆《福宁府志》卷四三《文志・祥异》。

⑤ 《神圣纯皇帝实录》卷一四三五。

⑥ 乾隆《桐庐县志》卷一六《杂志・灾异》。民国《桐庐县志》卷一四《杂志・灾异》。

⑦ 乾隆《莆田县志》卷三四《祥异志》。

⑧ 乾隆《仙游县志》卷五二《摭遗志上・祥异》。

⑨ 乾隆《海澄县志》卷一八《灾祥志》。

⑩ 乾隆《漳州府志》卷三一《灾祥志》。光绪《漳州府志》卷四七《灾祥》。同治《重纂福建通志》卷二七二《祥异》。

⑪ 乾隆《汲县志》卷一《舆地志上・祥异附》。

乾隆十九年(1754)

山东省

栖霞县(今栖霞市) 牛疫,死者过半①。

福建省

莆田县 牛多瘴死,以人力代耕,农甚苦之②。

仙游县 牛瘴死比上年更甚,至以人力代作③。

广西壮族自治区

贺 县(今贺州市) 牛灾,不能耕④。

乾隆二十年(1755)

陕西省

山阳县 牛瘟,死者十之八九,肉不可食,多弃于野,县河滩中臭气熏蒸,人多疫疾⑤。

安徽省

望江县 自乾隆四年起,至二十年止,各处牛灾,十仅存一二,有屡买屡死不能佃田者,有以人耕者⑥。

湖南省

邵阳县 牛多瘟毙,有以人耕代牛者⑦。

新化县 大有,耕牛多瘟毙。自雍正二、三年来迭遭牛灾,牛少价重,至有数人代牛犁耕者⑧。

乾隆二十二年(1757)

海南省

临高县 此年到乾隆二十五年连续四年疫疠流行,人畜多毙⑨。

---

① 乾隆《栖霞县志》卷八《祥异志·灾异》。光绪《增修登州府志》卷二三《水旱丰饥·祥孽附》。光绪《栖霞县续志》卷八《祥异志》。

② 乾隆《莆田县志》卷三四《祥异志》。民国《莆田县志》卷三下《通纪六》。

③ 乾隆《仙游县志》卷五二《摭遗志上·祥异》。

④ 光绪《贺县志》卷七《祥异》。

⑤ 嘉庆《山阳县志》卷一一《事类志·祥异》。

⑥ 乾隆《望江县志》卷三《民事·灾异》。

⑦ 乾隆《邵阳县志》卷五《风土志·祥异》。嘉庆《邵阳县志》卷四八《祥异志》。

⑧ 道光《新化县志》卷三三《祥异》。道光《宝庆府志》卷六《大政纪六》。

⑨ 道光《琼州府志》卷四二《杂志一·事纪》。光绪《临高县志》卷三《灾祥》。

乾隆二十三年(1758)

福建省

光泽县　历年牛疫,是岁尤甚①。

海南省

临高县　疫疠流行,人畜多毙②。

乾隆二十四年(1759)

海南省

临高县　疫疠流行,人畜多毙③。

乾隆二十五年(1760)

海南省

临高县　自二十二年至是凡四年,疫疠流行,人畜多毙④。

乾隆三十年(1765)

新疆维吾尔自治区

伊　犁(今伊犁市)　人畜俱遭灾疫,索伦官兵染疫患病者多,索伦、达呼尔等牧放牲畜亦多倒毙⑤。

乾隆三十一年(1766)

云南省

是年,清兵在九龙江外与缅甸军作战,兵马以瘴死者不可胜数,官弁夫役死亦大半⑥。

---

① 乾隆《光泽县志》卷一《舆地志·机祥》。

② 道光《琼州府志》卷四二《杂志一·事纪》。光绪《临高县志》卷三《灾祥》。

③ 道光《琼州府志》卷四二《杂志一·事纪》。光绪《临高县志》卷三《灾祥》。

④ 道光《琼州府志》卷四二《杂志一·事纪》。光绪《临高县志》卷三《灾祥》。

⑤ 《大清高宗神圣纯皇帝实录》卷七五七,乾隆三十一年丙戌三月。

⑥ 《清史稿》卷五二八《属国传三·缅甸》。

乾隆三十四年(1769)

云南省

腾越州(今腾冲县)　夏,在野牛坝伐木造船的清军"士马触暑雨多疾病"①。

乾隆三十八年(1773)

四月己丑,阿桂明亮奏言:"勒乌围、噶拉依两处牛、马、羊、猪瘟死将尽,人亦多有病者。"②

乾隆四十二年(1777)

广西壮族自治区

白山司(今马山县)　博学城头牛瘟③。

乾隆五十一年(1786)

湖南省

会同县　周年遭瘟瘴,牛牲百仅存其十④。

新疆维吾尔自治区

喀什噶尔(今喀什市)　乘用马匹,差务较多,又遇瘟疫,倒毙马匹甚多⑤。

海南省

乐会县(今琼海市)　发生牛瘟病,牲口十有九死,农民耕作多以人代牛⑥。

琼东县(今琼海市)　周年遭瘟瘴,牛牲百仅存其十,民间耕作多以人代牛者,故时有牛能言之谣⑦。

乾隆五十二年(1787)

广东省

清远县(今清远市)　二月初旬,连日雨雪,牛多瘟疫⑧。

---

① 《清史稿》卷三〇一《傅恒传》,另见《清史稿》卷三一八《阿桂传》。

② 《平定两金川方略》卷五八。

③ 道光《白山司志》卷一五《机祥》。

④ 嘉庆《会同县志》卷一〇《杂志·纪灾》。

⑤ 《大清高宗神圣纯皇帝实录》卷一二六六,乾隆五十一年十月。

⑥ 《琼海县志》,广东科学技术出版社1995年版。

⑦ 嘉庆《琼东县志》卷一〇《杂志·纪灾》。

⑧ 光绪《广州府志》卷八一《前事略七》。光绪《清远县志》卷一二《前事》。民国《清远县志》卷三《县纪年下》。

乾隆五十五年（1790）

黑龙江省

大兴安岭　打牲索伦（今达斡尔）、达呼尔（今鄂温克）等马匹牲畜，频遇瘟灾，多有伤耗①。

湖北省

竹溪县　夏，牛瘟②。

房　县　夏秋间牛瘟，损十之六七③。

郧阳县（今郧县）　夏，牛瘟④。

乾隆五十八年（1793）

海南省

万　州（今万宁市）　癸甲两年，民人出痘极凶，牛猪瘟疫，大伤⑤。按：癸丑、甲寅年，即乾隆五十八、五十九年。

乾隆五十九年（1794）

海南省

万　州（今万宁市）　民人出痘极凶，牛猪瘟疫大伤，次年亦然⑥。

嘉庆元年（1796）

广西壮族自治区

白山司（今马山县）　博学城头牛瘟⑦。

---

①《大清高宗神圣纯皇帝实录》卷一三六八，乾隆五十五年十二月。

②同治《竹溪县志》卷一六《杂记·祲祥》。

③同治《房县志》卷六《事纪》。《房县志》，中国文史出版社1991年版。

④同治《郧阳志》卷八《丛纪志·祥异》。

⑤道光《万州志》卷七《前事略》。

⑥道光《万州志》卷七《前事略》。

⑦道光《白山司志》卷一五《机祥》。

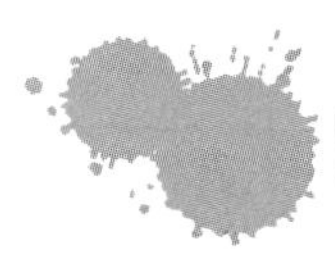

嘉庆三年(1798)

广西壮族自治区

白山司(今马山县)　那马城头牛瘟[1]。

嘉庆七年(1802)

广西壮族自治区

北流县(今北流市)　冬,耕牛疫病,大量死亡[2]。或曰:冬,牛疫[3]。

嘉庆十二年(1807)

海南省

万　州(今万宁市)　冬,米谷腾贵,牛猪瘟疫,多伤[4]。

嘉庆十四年(1809)

海南省

万　州(今万宁市)　春,牛猪瘟疫,大伤[5]。

嘉庆十九年(1814)

海南省

万　州(今万宁市)　秋,牛猪瘟疫,大伤[6]。

嘉庆二十年(1815)

陕西省

武功县　夏,鸟飞蔽天,数月乃止。是岁,邑大疫[7],县境内疫痢流行,人畜死亡严重[8]。

---

① 道光《白山司志》卷一五《礼祥》。
② 《北流县志》,广西人民出版社 1993 年版。
③ 光绪《北流县志》卷一《星野·禨祥附》。
④ 道光《万州志》卷七《前事略》。
⑤ 道光《万州志》卷七《前事略》。
⑥ 道光《万州志》卷七《前事略》。
⑦ 光绪《武功县续志》卷一《灾异》。
⑧ 《武功县志》,陕西人民出版社 2001 年版。

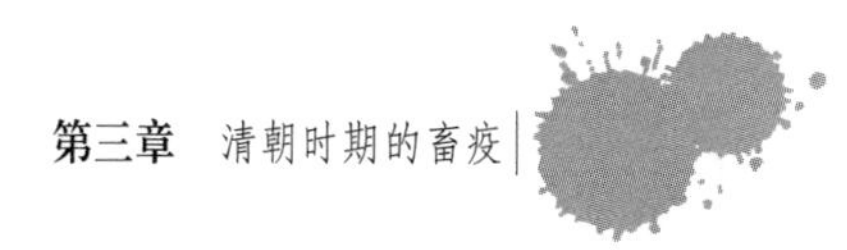

嘉庆二十一年(1816)

广西壮族自治区

宜山县　冬月,猪牛瘟死者十六七[①]。

湖南省

桂阳县(今汝城县)　秋大旱,冬瘟牛[②]。

道光三年(1823)

江西省

安仁县　夏五月大水,低田早稻无颗粒收。冬,牛大疫[③]。

新建县(今属南昌市)　邓洪,清道光时人,会牛疫,农尽辍耕,出资代买不责偿[④]。

道光六年(1826)

江苏省

铜山县(今徐州市铜山区)　夏疫,牛畜多死[⑤]。

道光八年(1828)

山东省

章丘县(今章丘市)　秋大熟,冬十月牛疫[⑥],章丘有年,冬有牛疫[⑦]。

浙江省

建德县(今建德市)　五月大水,秋大旱,螟。冬,牛大疫[⑧]。

---

① 道光《庆远府志》卷二〇《时事志·祲祥》。

② 同治《桂阳县志》卷二二《祥异》。民国《汝城县志》卷三三《杂志·祥异》。

③ 同治《安仁县志》卷三四《祥异》。道光《安仁县志》卷二七《祥异》。

④ 同治《南昌府志》卷四九《人物·邓洪》。同治《新建县志》卷四六《人纪志·邓洪》。

⑤ 道光《铜山县志》卷二三《祥异》。同治《徐州府志》卷五下《纪事表》。民国《铜山县志》卷四《纪事表》。《铜山县志》,中国社会科学出版社1993年版。《徐州市卫生志》,1991年。

⑥ 道光《章丘县志》卷一《星野志·灾祥》。

⑦ 道光《济南府志》卷二〇《灾祥》。

⑧ 民国《建德县志》卷一《天文志·灾异》。道光《建德县志》卷二〇《祥异志》。光绪《建德县志》卷二〇《祥异志》。

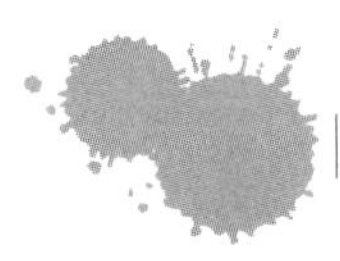

道光九年(1829)

海南省

感恩县(今东方市)　夏,牛瘟行,死者十有其七①。

道光十二年(1832)

湖南省

沅陵县　自九月至十二月,雨雪连绵不止,米价骤昂,民多饥死。是岁牛灾②。

道光十三年(1833)

广西壮族自治区

北流县(今北流市)　蝗,耕牛疫③。

湖北省

宜城县(今宜城市)　自五月至十月,积阴少霁,瘟疟流行,人及六畜多死④。

道光十四年(1834)

广西壮族自治区

龙胜县　飞蝗蔽日,两年蝗灾,田禾吃光,耕牛疫病死亡⑤。

道光十八年(1838)

云南省

邓川州(今洱源县邓川镇)　夏,牛大疫,死者数千⑥。

洱源县　是年,畜瘟流行,畜死数千头⑦。

---

① 民国《感恩县志》卷二〇《杂志·灾异》。
② 同治《沅陵县志》卷三九《祥异》。
③ 光绪《北流县志》卷一《星野·机祥附》。
④ 同治《宜城县志》卷一〇《杂类志·祥异》。
⑤ 《北流县志》,广西人民出版社1993年版。
⑥ 咸丰《邓川州志》卷五《灾祥志》。
⑦ 《洱源县志》,云南人民出版社1996年版。

道光二十年(1840)

江西省

宜春县(今宜春市袁州区)　四月至八月,豕多疫,身现紫黑一块,如印,数日不食死①。按:豕即猪。

道光三十年(1850)

河南省

内乡县(含今内乡县、西峡县)　八月瘟疫,牛多死②。

陕西省

渭南县(今渭南市临渭区)　犬疫,死几尽③。

第三节　清后期的畜疫

咸丰四年(1854)

陕西省

醴泉县(今礼泉县)　三月陨黑霜杀麦苗,五月牛多瘟毙④。

咸丰十年(1860)

四川省

新繁县(今成都市新都区)　饥,猪瘟大作,地震有声⑤。

安徽省

涡阳县　自八、九月至次年五月,数百里牛皆瘟,死者十分之三⑥。

---

① 同治《宜春县志》卷一〇《杂类志·祥异》。
② 民国《内乡县志》卷一二《灾异》。
③ 光绪《新续渭南县志》卷一一《杂志·祲祥》。
④ 民国《续修醴泉县志稿》卷一四《杂记志·祥异》。
⑤ 同治《新繁县志》卷一四《难类志·灾异》。
⑥ 同治《涡阳县志》卷六《杂类志十·祥异》

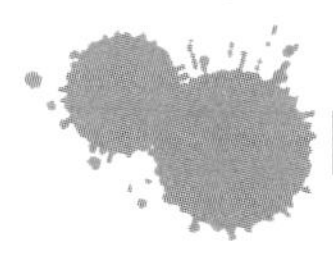

咸丰十一年(1861)

山东省

海阳县(今海阳市)　牛大疫①。

同治二年(1863)

湖南省

浏阳县(今浏阳市)　牛瘟②。

广东省

饶平县　春旱,夏五月多雨……冬牛畜瘟死,至次年五月不断,几无牛种③。

同治三年(1864)

广东省

饶平县　上年冬牛畜瘟死,至本年五月,几无牛种④。

同治四年(1865)

陕西省

乾　州(今乾县)　闰五月,太白昼见,狼害人,牛多瘟毙⑤。

三原县　闰五月二十七日,太白昼见,有狼食杀男女及孩童无算。牛疫,至一家七八头全毙者,自乱后至今,皆时轻时重,处处有之⑥。

醴泉县(今礼泉县)　三月,陨黑霜杀麦苗,五月,太白昼见,狼食人成灾,牛多瘟毙⑦。

---

① 光绪《增修登州府志》卷二三《水旱丰饥·祥孽附》。

② 同治《浏阳县志》卷一四《祥异》。

③ 光绪《饶平县志》卷一三《灾祥》。

④ 光绪《饶平县志》卷一三《灾祥》。

⑤ 光绪《乾州志稿》卷一《事录》。民国《乾县新志》卷八《事类志·灾祲》。

⑥ 光绪《三原县新志》卷八《杂记第八》。

⑦ 民国《续修醴泉县志稿》卷一四《杂记志·祥异》。

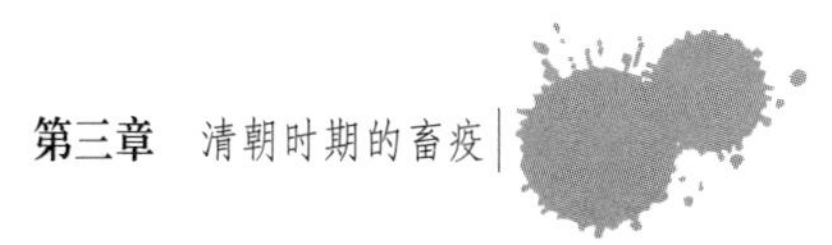

同治五年(1866)

山东省

费　县　正月,雷电雨雪,饥,牛疫,夏大水[①]。或曰:春,费县民饥。牛疫流行[②]。又曰:二月,有雷电雨雪。发生饥荒和牛疫[③]。

贵州省

仁怀县(今仁怀市)　同治五年,仁怀县当大乱之后,十室九空,更乏种牛,复疫疠大作[④]。可能有牛疫。

同治六年(1867)

新疆维吾尔自治区

科布多所属各旗,近年亢旱成灾,疫气流行,牲畜倒毙,人多冻馁[⑤]。

山西省

怀仁县　瘟疫流行,牛羊多毙[⑥]。

同治七年(1868)

山西省

荣河县(今万荣县)　南乡蔡高村牛生犊两头,自后,牛病疫遍四境,累年弗绝[⑦]。

河南省

柘城县　春雪伤麦,秋霪雨伤稼,斗米千余钱,瘟疫大行,人畜多死[⑧]。

同治八年(1869)

山西省

河曲县　冬,牛大疫,耕牛殆尽[⑨]。

---

① 光绪《费县志》卷一六《祥异》。

② 《临沂百年大事记》,山东人民出版社 1989 年版。

③ 《费县志·大事记》,中国广播电视出版社 1992 年版。

④ 民国《续遵义府志》卷一八《宦绩二·刘应升》。

⑤ 《大清穆宗毅皇帝实录》卷二〇八,同治六年七月。

⑥ 光绪《怀仁县新志》卷一《分野》。

⑦ 光绪《荣河县志》卷一四《祥异》。民国《荣河县志》卷一四《记三·祥异》。

⑧ 光绪《柘城县志》卷一〇《杂志·灾祥》。

⑨ 同治《河曲县志》卷五《祥异类》。《河曲县志·大事记》,山西人民出版社 1989 年版。

陕西省

大荔县　牛瘟,传染颇甚[1]。

广东省

怀集县　冬,牛畜疫[2]。

同治九年(1870)

山东省

诸城县(今诸城市)　秋八月,雨雹伤豆,牛疫[3]。

巨野县　冬,牛受瘟疫,死者甚众[4]。或曰:春旱至四月,牛病死过半[5]。

郓城县　冬,牛受瘟疫,死者甚众[6]。

濮　州(今鄄城县)　冬,牛多疫死[7]。

山西省

虞乡县(今永济市)　冬,牛瘟[8]。

河北省

东安县(今廊坊市安次区)　孟秋,牛大疫,死者相继[9]。

陕西省

孝义厅(今柞水县)　牛大疫[10]。

镇安县　八月,大水,坏田庐人畜无算,牛大疫[11]。

四川省

简阳县(今简阳市)　夏,州民畜豕之家,豕忽身现方印,色红焮肿,数日毙,初见时,人不敢刲烹而食,辄投诸河,间有食者必至便秘,疑为火毒,因呼为中火印,迄今五十余年,此种瘟证犹未息也[12]。

---

① 光绪《大荔县续志》卷一《事征》。《大荔县志》,陕西人民出版社1994年版。
② 民国《怀集县志》卷八《县事志》。
③ 光绪《增修诸城县续志》卷一《总纪》。
④ 民国《续修巨野县志》卷一《编年志·祥异附》。
⑤ 《巨野县志·大事记》,齐鲁书社1996年版。
⑥ 光绪《郓城县志》卷八《灾祥志》。
⑦ 宣统《濮州志》卷二《年纪》。
⑧ 光绪《虞乡县志》卷一《地舆志·祥异附》。民国《虞乡县新志》之《旧闻考》。
⑨ 民国《安次县志》卷七《列女志》。
⑩ 光绪《孝义厅志》卷一二《纪事志·灾异》。
⑪ 民国《重修镇安县志》卷一〇《杂记·灾祥》。
⑫ 民国《简阳县志》卷二二《灾异篇·祥异》。

重庆市

梁山县(今梁平县)　冬,牛瘟疫开始流行,连续五年之久,牛死无数①。

湖北省

宜城县(今宜城市)　汉水溢,牛疫②。

房　县　六月,汉水溢,牛大疫③。

同治十年(1871)

山东省

诸城县(今诸城市)　牛疫④。

巨野县　牛复病,死过半⑤。

郓城县　八月初旬,沮河东岸之侯家林决口,郓东被水者约十之八。牛复病,死者过半⑥。

费　县　四月,晚霜伤麦,牛遭疫病,几无遗类⑦。

广东省

饶平县　各乡猪瘟过半⑧。

陕西省

孝义厅(今柞水县)　(牛)又大疫⑨。

蓝田县　大疫,百里内牛畜殆尽⑩。

渭南县(今渭南市临渭区)　牛大疫⑪。

河南省

祥符县(今开封县)　春旱,瘟疫流行,人畜多毙,牛尤甚⑫。

---

① 《梁山县志》,新华出版社 1997 年版。

② 同治《宜城县志》卷一〇《杂类志·祥异》。

③ 《宜城志》,新华出版社 1998 年版。

④ 光绪《增修诸城县续志》卷一《总纪》。

⑤ 民国《续修巨野县志》卷一《编年志·祥异附》。

⑥ 光绪《郓城县志》卷八《灾祥志》。

⑦ 《费县志·大事记》,中国广播电视出版社 1992 年版。

⑧ 光绪《饶平县志》卷一三《灾祥》。

⑨ 光绪《孝义厅志》卷一二《纪事志·灾异》。

⑩ 民国《续修蓝田县志》卷三《纪事表》。

⑪ 光绪《新续渭南县志》卷一一《杂志·祲祥》。

⑫ 光绪《祥符县志》卷二三《杂事志·祥异》。

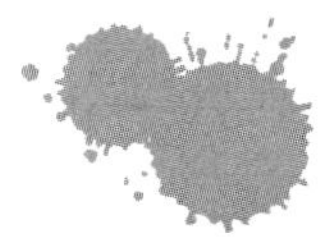

江苏省

宿迁县(今宿迁市)　冬,牛大疫①。

睢宁县　牛瘟②。

安徽省

涡阳县　自八、九月至次年五月,数百里牛皆生瘟,死者十分之三③。或曰:9月至次年6月,县境耕牛发瘟,死亡20%④。

五河县　冬,牛大疫⑤。

四川省

眉山县(今眉山市)　六、七、八月,猪瘟大行,死验其身,有方印如火烙痕,食其肉者病,弃之,河水不可食,州牧谕掩埋⑥。

犍为县　六、七、八月,猪瘟大行⑦。或曰:秋,猪瘟大流行⑧。

同治十一年(1872)

山西省

辽　州(今左权县)　冬十月,牛大疫⑨。

陕西省

蓝田县　(同治)十年至十一年大疫,百里内牛畜殆尽⑩。

渭南县(今渭南市临渭区)　牛大疫⑪。

山东省

海阳县(今海阳市)　牛大疫,死者甚众⑫。

莒　州(含今莒县、莒南县)　冬,牛大疫,十伤其七⑬。或曰:冬,莒地牛瘟大流

---

① 同治《宿迁县志》卷三《纪事沿革表》。

② 光绪《睢宁县志稿》卷一五《祥异志》。

③ 同治《涡阳县志》卷六《祥异》。

④ 《涡阳县志》,黄山书社1989年版。

⑤ 光绪《重修五河县志》卷一九《杂志四·祥异》。

⑥ 民国《眉山县志》卷一五《杂纪》。

⑦ 民国《犍为县志》卷一四《杂志·事纪》。

⑧ 《犍为县志》,四川人民出版社1991年版。

⑨ 光绪《辽州志》卷三《祥异》。

⑩ 光绪《蓝田县志》卷三《纪事沿革表》。民国《续修蓝田县志》卷三《纪事表》。

⑪ 光绪《新续渭南县志》卷一一《杂志·祲祥》。

⑫ 光绪《增修登州府志》卷二三《水旱丰饥·祥孽附》。光绪《海阳县续志》卷一《灾祥门》。

⑬ 民国《重修莒志》卷二《大事记》。

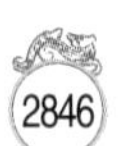

行，十伤其七，剖牛腹胃如虫钻①。

郓城县　八月大水，官署民舍坍塌殆尽，死者二十六人。冬，牛病如前②。

江苏省

扬州府（江都、甘泉二县附郭，今扬州市）、镇江府（治丹徒县，今镇江市）、丹阳县　扬州、镇江、丹阳等之牛，大半均遭瘟气，甚有祭牛之家，一经沾染，竟致十死八九，不过一二日尽毙栏中③。

上海市

四月，牛瘟大行，倒毙日多④。

安徽省

皖地牛瘟大作，十死八九，乡人设坛扶乩，以冀神明之或降⑤。

睢宁县　牛瘟⑥。

四川省

犍为县　秋，猪瘟流行⑦。

名山县　火印猪瘟始发见⑧。

同治十二年（1873）

山西省

凤台县（今晋城市）　牛疫，死十之七⑨。

山东省

诸城县（今诸城市）　五月雹灾，牛疫⑩。

四川省

彭山县　秋，畜大疫⑪。

---

① 《莒县志》，中华书局1999年版。

② 光绪《郓城县志》卷八《灾祥志》。

③ “镇扬牛瘟”，《申报》1872年9月25日，第3版。

④ “办牛瘟事”，《申报》1872年5月25日，第3版。

⑤ “曹操粮米救牛瘟”，《申报》1872年9月14日，第2版。

⑥ 光绪《睢宁县志稿》卷一五《祥异志》。

⑦ 民国《犍为县志》卷一四《杂志・事纪》。

⑧ 民国《名山县新志》卷一六《事纪》。

⑨ 光绪《凤台县续志》卷四《纪事》。《晋城大事记》，中国城市出版社1993年版。

⑩ 光绪《增修诸城县续志》卷一《总纪》。

⑪ 民国《重修彭山县志》卷八《通纪下》。

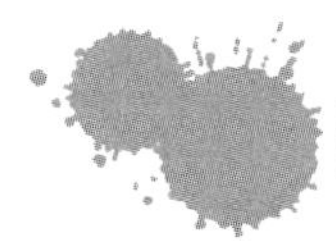

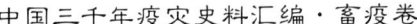

犍为县　秋，猪瘟流行①。

雅安县(今雅安市雨城区)　秋，猪疫起②。

上海市

近来租界外之八仙桥一带，大染牛疫，相近之捋乳牛只，时有倒毙，竟及三分之一，有一家畜牛二十四头，先后倒毙十有六头③。

同治十三年(1874)

山西省

壶关县　春，牛疫④。

凤台县(今晋城市)　牛大疫，狼为患⑤。

陕西省

孝义厅(今柞水县)　牛疫⑥。

山东省

郓城县　夏秋多雨，牛复病⑦。

巨野县　是年夏秋多雨，牛病瘟⑧。

临沂县(今临沂市)　夏旱，无豆，饥，牛大瘟⑨。

江苏省

江浦县(今南京市浦口区)　冬十二月，野猪行疫，殃及耕牛⑩。

浙江省

湖　州(乌程、归安二县附郭，今湖州市)　城北各乡自夏秋以来，疫疠流行，人畜俱为所传染……河流中惟见载道瘟羊，拍浮水际，计自城中至织里镇，仅二十里许，而所见者已约有七八十具之多……误食瘟羊者，陡然四肢发肿，顷刻而逝，及将含殓，则头大如斗，腰粗于平时者三倍⑪。

---

① 民国《犍为县志》卷一四《杂志·事纪》。

② 民国《雅安县志》卷四《灾祥志》。

③ “瘟牛盛行”，《申报》1873 年 12 月 24 日，第 2 版。

④ 光绪《壶关县续志》卷上《疆域志·纪事》。

⑤ 光绪《凤台县续志》卷四《纪事》。《晋城大事记》，中国城市出版社 1993 年版。

⑥ 光绪《孝义厅志》卷一二《纪事志·灾异》。

⑦ 光绪《郓城县志》卷八《灾祥志》。

⑧ 民国《续修巨野县志》卷一《编年志·祥异附》。《巨野县志》，齐鲁书社 1996 年版。

⑨ 民国《临沂县志》卷一《通纪》。

⑩ 光绪《江浦稗乘》卷三九《杂记上·祥异》。《江浦县卫生志》，1990 年。

⑪ “记湖州北乡瘟疫”，《申报》1874 年 10 月 6 日，第 3 版。

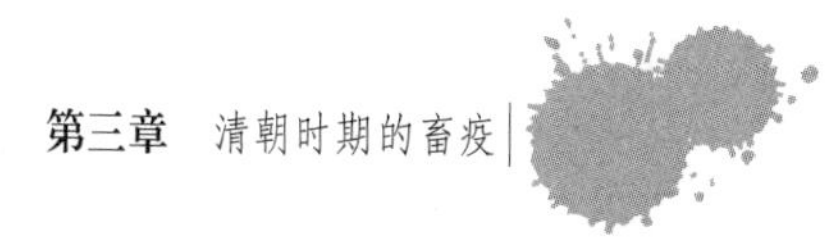

上海市

上海县(今闵行区等)　夏,犬疫。四月十五日(5月30日)报道:连日租界地方狗瘟流行,毙犬甚多,皆突然倒地,不及片刻,呻吟数声已经气绝①。

光绪元年(1875)

山西省

虞乡县(今永济市)　麦大熟,秋旱,冬牛瘟②。

山东省

栖霞县(今栖霞市)　秋,牛疫流行,死牛过半③。或曰"秋,牛大疫"④、"秋旱,牛疫大作"⑤。

日照县(今日照市)　"冬,牛灾。"⑥

湖北省

江夏县(今武汉市江夏区等)　武昌牛瘟。鄂垣大东门外之洪山,耕牛近患瘟疫,多有倒毙,乡人谓为雪花瘟⑦。

广东省

徐闻县　光绪元年至今,牛瘟倒毙,十家居其七八,耕夫甚苦⑧。

光绪二年(1876)

山东省

濮　州(今鄄城县)　春夏旱,牛病瘟⑨。

河南省

范　县　大旱,濮州亦旱,牛病瘟⑩。

郓城县　夏旱,牛病更甚⑪。

---

① "狗瘟",《申报》1874年5月30日,第2版。

② 光绪《虞乡县志》卷一《地舆志・祥异附》。民国《虞乡县新志》之《旧闻考》。

③ 《栖霞县志》,山东人民出版社1990年版。

④ 光绪《增修登州府志》卷二三《水旱丰饥・祥孽附》。

⑤ 光绪《栖霞县续志》卷八《祥异志》。

⑥ 光绪《日照县志》卷七《考鉴志》。

⑦ "武昌牛瘟",《申报》1875年3月11日,第3版。

⑧ 宣统《徐闻县志》卷一《舆地志・灾祥》。

⑨ 宣统《濮州志》卷二《年纪》。

⑩ 《范县志》,河南人民出版社1993年版。

⑪ 光绪《郓城县志》卷八《灾祥志》。

浙江省

宁　波(鄞县附郭,今宁波市)　冬末严寒,正月畜疫。鄞东乡六畜不安,牛豕更甚。章家桥地方自开正以来,猪昏不食而死,耕牛亦然①。

香港特别行政区

三月,港中猪有患瘟者,病发即倒地不动,逾时而毙②。

江苏省

苏　州(吴县、长洲县、元和县三县附郭,今苏州市)　秋七月,吴中近来狗尽被瘟,日毙百余头……河中死狗抛弃者甚多,随波逐流,舟行窒碍③。

上海市

南汇县(今属上海浦东新区)　牛疫,护塘及西乡一带,约死有数百头④。

光绪三年(1877)

山西省

和顺县　八月,牛大疫⑤。

江苏省

金　陵(江宁、上元二县附郭,今南京市)　时疫流行,由人及畜,金陵西南乡耕牛近来日有倒毙⑥。

光绪四年(1878)

广西壮族自治区

北流县(今北流市)　春霪雨,耕牛疫⑦。

武鸣县　四乡耕牛多瘟死,贫民致废耕种⑧。或曰:乡间耕牛瘟死大部⑨。

浙江省

余姚县(今余姚市)、慈溪县(今慈溪市)、上虞县、镇海县　余姚、慈溪两邑,10月

---

① “宁波近事”,《申报》1876年2月3日,第1版。
② “粤事琐录”,《申报》1876年4月11日,第2版。
③ “瘟疫类志”,《申报》1876年8月1日,第2版。
④ “南汇琐闻”,《申报》1876年8月15日,第2版。
⑤ 民国《重修和顺县志》卷九《风俗志·祥异》。
⑥ “牛瘟”,《申报》1877年9月20日,第3版。
⑦ 光绪《北流县志》卷一《星野·禨祥附》。
⑧ 民国《武鸣县志》卷一〇《前事考·附灾祥》。
⑨ 《武鸣县志》,广西人民出版社1998年版。

上旬，耕牛大瘟，鄞乡压赛堰、四洲塘一带也有传染，只是没有余姚、慈溪厉害[①]。至10月中旬，牛瘟更盛，绍兴府所属之上虞、余姚，宁波府所属之鄞县、慈溪、镇海五处，养牛之家几于十死八九，若十死六七者犹为幸事也。凡无病之牛，一闻瘟牛尿粪，即被传染，不半日即倒，计十日之中，鄞、慈、镇三邑倒毙耕牛约一百数十头，上、余两邑相等传得[②]。

慈溪县（今慈溪市）　冬，牛大疫，死者十之八九[③]。

河南省

获嘉县　七月大雨连绵，沁河决……九月又大雨，水复大涨，疠疫并作，且复死牛，黎民苦之[④]。

开　州（今濮阳市）　大疫，大旱，人畜死亡甚众[⑤]。

光绪五年（1879）

广西壮族自治区

新宁州（今扶绥县）　春，牛瘟盛行，境内牛几去其半，附近数百里皆然，至夏，患乃渐止[⑥]。

江苏省

扬　州（江都、甘泉二县附郭，今扬州市）　小暑之后，天气热极，牛驴现多倒毙[⑦]。

苏　州（吴县、长洲、元和三县附郭，今苏州市）　苏郡各处，农人莫不畜猪，乃近来猪瘟叠见[⑧]。

上海市

上海县（今闵行区等）　四乡牛瘟。一牛乳行中，所畜牛几死大半，浦东一外国牛乳行及泥城外龙飞洋行之牛，亦日有倒毙，其八仙桥大牛乳行之牛，则数日内无一尚存者。闻系宁波、杭州等处传来，各牛一染此疾，乳汁顿干，故牛乳价亦陡贵[⑨]。沪上

① “宁郡牛瘟”，《申报》1878年10月7日，第3版。

② “续述牛瘟”，《申报》1878年10月19日，第2版。

③ 光绪《慈溪县志》卷五五《前事・祥异》。

④ 民国《获嘉县志》卷一七《祥异》。

⑤ 《濮阳县志・大事记》，华艺出版社1989年版。

⑥ 光绪《新宁州志》卷四《杂氛志・附机祥》。

⑦ “牛驴染疫”，《申报》1879年8月7日，第2版。

⑧ “食肉宜慎”，《申报》1879年11月7日，第2版。

⑨ “牛瘟可虑”，《申报》1879年12月10日，第2版。

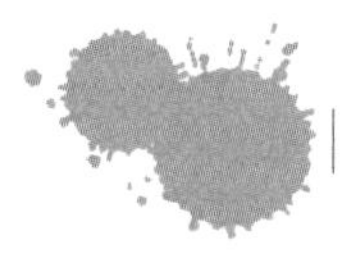
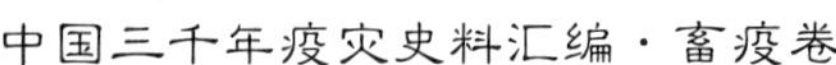

牛瘟最甚，十死七八，西人所开之牛棚畜有外国黄牛二百数十余头，今知目前月以来已死亡一百七十余头①。

浙江省

宁　波(鄞县附郭，今宁波市)　冬十二月牛瘟。先是四乡牛瘟，后传至宁波城附近十余里，各家所畜之牛死亡大半，奉化沿海一带更甚，几无一存者②。

山西省

孝义县(今孝义市)　但又遭狼灾与鼠疫，东门街死伤人畜③。

光绪六年(1880)

上海市

上海县(今闵行区等)　三月，猫瘟。苏娄门一老媪之二十余头猫同时就毙，其邻近十数家所蓄之猫，亦于数日间死绝④。

广东省

汕　头(今汕头市)　秋牛瘟，百中仅存其十⑤。

江苏省

苏　州(吴县、长洲、元和三县附郭，今苏州市)　秋九月，狗瘟，各乡所畜之狗十死八九，大约为疫气所感⑥。

江西省

南　昌(南昌、新建二县附郭，今南昌市)　猪瘟。夏四、五月间流行一次，有存栏五六十蹄，不二三日而尽倒者……近日乃瘟气大行，遍于城内⑦。

光绪七年(1881)

山西省

沁水县　春，牛生瘟⑧。

---

① “查卖瘟牛”，《申报》1880年1月14日，第3版。
② “牛瘟太盛”，《申报》1880年1月6日，第2版。
③ 《楼东村志》(孝义县)，山西人民出版社2007年版。
④ “猫瘟”，《申报》1880年3月30日，第2版。
⑤ “汕头牛疫”，《申报》1880年9月1日，第2版。
⑥ “疫及兽类”，《申报》1880年10月30日，第2版。
⑦ “南昌猪瘟”，《申报》1880年12月8日，第2版。
⑧ 光绪《沁水县志》卷一〇《祥异》。

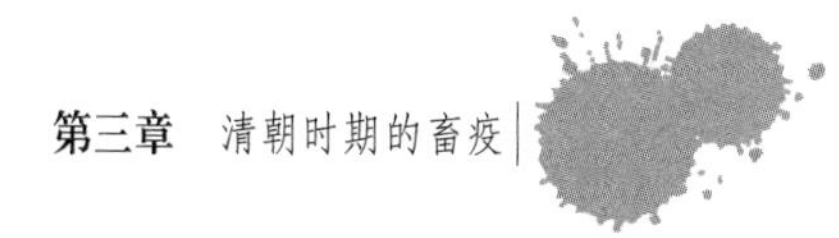

陕西省

孝义厅(今柞水县)　豕大疫,入冬更甚①。

湖南省

嘉禾县　牛瘟②。或曰:牛瘟大流行③。

福建省

福　州(闽县、侯官二县附郭,今福州市)　5月20日后,炎热非常,近闻日死鸡鸭无算,猪犬亦瘟,城乡皆如是④。

江苏省

扬　州(江都、甘泉二县附郭,今扬州市)　8月,扬州天气炎热异常,日甚一日,霍乱吐泻盛行,死者甚多,犬马牛豕亦瘟,每哆口哮喘,逾时即毙⑤。

苏　州(吴县、长洲、元和三县附郭,今苏州市)　9月,疫气弥甚,不惟大小人口疾病,死亡不可胜计,即鸡犬之类亦复时有殪毙。洞泾河中甲、乙两姓,网船畜鸭数百头,9月28日,两船驱鸭入河,但见中流飘荡,散不成行,未几奄然毙焉于水面,捞而出之,无一生者⑥。

光绪八年(1882)

新疆维吾尔自治区

伊　犁(今伊犁市)　冬,牛疫。1883年5月31日(四月廿五日)报道:吐尔扈特南部落人民,自遭兵燹,丧亡大半……被抢去马一百八十五匹,经臣行查无着,冬间又遭牛疫,倒毙过多⑦。

浙江省

宁　波(鄞县附郭,今宁波市)　秋七月牛瘟,乡间耕牛,猝多倒毙,皆抛弃河中,马牛羊犬亦有此病,殆疫气之流行欤⑧。

安徽省

安　庆(怀宁县附郭,今安庆市)　皖垣自入秋以来,天气炎热,田禾干槁……时

---

① 光绪《孝义厅志》卷一二《纪事志·灾异》。

② 民国《嘉禾县图志》卷六《事纪篇第三上》。

③ 《嘉禾县志》,黄山书社1994年版。

④ "牲畜病瘟",《申报》1881年7月9日,第2版。

⑤ "维扬疫盛",《申报》1881年8月16日,第2版。

⑥ "鸭群尽毙",《申报》1881年10月31日,第2版。

⑦ "光绪九年四月十五日京报全录",《申报》1883年5月31日,第10版。

⑧ "牲畜遭瘟",《申报》1882年8月18日,第2版。

症盛行，人畜皆疫。犯者皆上吐下泻，周时即死。耕牛伤者尤多，其病皆口流黄水，遍身肉颤，片刻瞪目而毙①。

湖北省

宜昌府（治东湖县，今宜昌市）　九月，宜昌府猪鸡多有瘟毙者②。

武昌府（治江夏县，今武汉市）　冬十月，畜疫。11月20日（十月初十日）报道：武昌府之北乡畜疫，牛豕鸡犬瘟毙无数。有某甲者畜牛一头，发黄而毙，甲剥其皮而食其肉，家人咸染指焉，后数日，合家之人咸肿手或溃脚，一如牛之发黄者，虽不致死，亦大受累矣③。

云南省

霑益州（今沾益县）　四月，松林突有手掌印于居民屋中，遍处皆然，当时不解其故，至冬，六畜大瘟④。

香港特别行政区

九月，鸡瘟。10月19日（九月初八日）报道：港中鸡瘟颇盛⑤。

光绪九年（1883）

湖北省

汉　阳（今武汉市汉阳区等）　春，牛疫。3月17日（二月初九日）报道：汉阳之南乡与蔡甸马鞍山诸堡，纵横百十里内，牛瘟盛行，始则脚软，继则不食，越日遂倒地不起矣⑥。

海南省

崖　州（今三亚市）　瘟牛，死者过半⑦。

感恩县（今东方市）　夏，牛瘟行，死者十有其七⑧。

山东省

费　县　牛疫⑨。或曰：10月（农历九月），下冰雹，牛生瘟疫⑩。

---

① “灾疫盛行”，《申报》1882年8月28日，第3版。

② “宜昌琐志”，《申报》1882年11月2日，第3版。

③ “瘟疫盛行”，《申报》1882年11月20日，第3版。

④ 光绪《霑益州志》卷四《祥异》。

⑤ “港报摘录”，《申报》1882年10月19日，第2版。

⑥ “牛瘟盛行”，《申报》1883年3月17日，第1版。

⑦ 宣统《崖州志》卷二二《灾异》。

⑧ 民国《感恩县志》卷二〇《杂志·灾异》。

⑨ 光绪《费县志》卷一六《祥异》。

⑩ 《临沂百年大事记》，山东人民出版社1989年版。

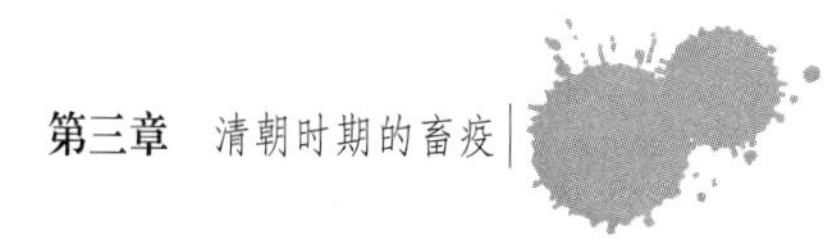

浙江省

夏，牛大疫。7 月 28 日（六月廿五日）报道：入夏以来，各乡牛瘟，浙西尤盛，平湖、嘉善两邑，瘟毙不计其数，因乡俗不许掩埋，谓致煞为患，乃相牵投诸水中，由官给价，雇夫拖牛出境，刻下瘟牛数千头，流至下游娄邑境内，黄浦江中松郡各河，水皆发臭，居民汲饮，投以药物，犹不免致疾，鱼虾之属，肠中尽是牛蛆①。7 月 30 日（六月廿七日）报道：今夏六月以来，浙西牛瘟，自平湖以东至金山，瘟死者不下二千余头，皆弃其尸于黄浦，炎日所炙，青蝇营焉，蠕蠕者尤难以目睹，相与浮沉于潮汐之间②。这样更加剧了疫病的流传。7 月 31 日报道：谚云“大荒之后必有大疫”，信然！吾浙去岁到处水灾，人死无算，今夏果瘟疫流行，并灾及六畜。六畜之瘟，惟牛最为农害③。

平湖县（今平湖市）　夏旱，牛疫而死者万计，死牛弃河，河为之塞，乡民乏牛耕种，田多荒芜，禾稻歉收④。

嘉善县　夏旱，疫牛⑤。

宁　波（鄞县附郭，今宁波市）　秋冬，牛大瘟。9 月 20 日（八月二十日）报道：四乡耕牛及各磨坊之牛，日有倒毙⑥。至 11 月，牛瘟不已。11 月 29 日（十月三十日）报道：时疫流行，遐迩壹体……宁郡四乡之耕牛，近来日有倒毙，是岂由人而及畜乎？⑦

江苏省

金　陵（江宁、上元二县附郭，今南京市）　夏，驴马疫。6 月 28 日（五月廿四日）报道：金陵驴马多遭疫毙⑧。

上海市

松　江（今松江区）　秋，牛疫。9 月 20 日（八月二十日）报道：松江等处牛瘟之症，至今尚未消止，其死牛皆载至上海八仙桥为熬油造烛之用⑨。

内蒙古自治区

所有驼只马匹，概由科属各旗摊派，迩来境内瘟旱为灾，牲畜倒毙不可胜计，现在

---

① “瘟牛弃水”，《申报》1883 年 7 月 28 日，第 3 版。

② “驱除瘟牛说”，《申报》1883 年 7 月 30 日，第 11 版。

③ “预防牛瘟法”，《申报》1883 年 7 月 31 日，第 3 版。

④ 光绪《平湖县志》卷末《外志续遗 · 祥异》。民国《平湖县续志》卷一二《外志 · 祥异》。

⑤ 光绪《重修嘉善县志》卷三四《杂志上 · 祥眚》。

⑥ “甬东杂志”，《申报》1883 年 9 月 20 日，第 3 版。

⑦ “牛瘟未已”，《申报》1883 年 11 月 29 日，第 2 版。

⑧ “白门近事”，《申报》1883 年 6 月 28 日，第 11 版。

⑨ “工局议事”，《申报》1883 年 9 月 20 日，第 3 版。

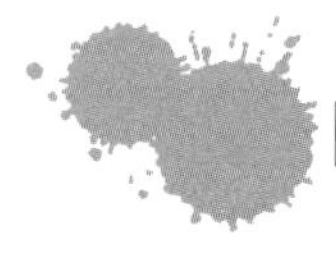

所存者十之二三,边民困苦已极①。

光绪十年(1884)

安徽省

安庆府(治怀宁县,今安庆市)　秋,畜疫。9月16日(七月廿七日)报道:集贤关外城隍庙夙著灵异,乡民以人畜均患瘟疫,拟出会两日,以祓除不祥②。

西藏自治区

夏,后藏江孜、定日雨泽失时,入秋霜雪过早,牛瘟遍行,各牧厂牲畜倒毙甚多,番民异常困苦③。

广西壮族自治区

横　县　六月,牛疫流行④。

光绪十一年(1885)

东北地区

科布所设粮地十屯,每屯额设耕牛五十六条,十屯地共牛五百六十条。上年大旱雨少,草木不萌,兼因连年瘟疫流行,以致屯田耕牛被染时疫,陆续倒毙甚多,两年以来,共倒毙牛三百零一条,不敷耕种⑤。

陕西省

渭南县(今渭南市临渭区)　冬,牛疫。十月初五日巳刻,天鸣如鼓,二十二日初昏,巨星陨于西北,色赤如火,光芒长约三四丈,至夜,星陨如雨。牛瘟疫⑥。

上海市

上海县(今闵行区等)　秋七月,闵行镇黄浦以南自金汇桥刘港以西,至萧塘邬家桥为止,迤长十余里,沿浦一带地方,近日牛疫大行,毙者接踵,虽有兽医,百无一效⑦。

江苏省

江宁县(今南京市江宁区)　冬,乡间忽发牛瘟,南乡尤甚,牛病发时,但见一足连

---

① "光绪九年五月二十日京报全录",《申报》1883年7月4日,第10版。
② "皖垣近事",《申报》1884年9月16日,第3版。
③ "光绪十年十一月二十一日京报全录",《申报》1885年1月27日,第9版。
④ 《横县县志·大事记》,广西人民出版社1989年版。
⑤ "光绪十一年六月十六日京报全录",《申报》1885年8月5日,第11版。
⑥ 光绪《新续渭南县志》卷一一《杂志·祲祥》。
⑦ "牛瘟盛行",《申报》1885年8月17日,第3版。

掣不止,掣一时许,牛便倒地①。

台湾省

澎湖厅(今澎湖县)　夏六月,民间犹疫,耕牛多死②。或曰:夏五、六月,民间犹疫,耕牛疫死亦多③。

安徽省

安　庆(怀宁县附郭,今安庆市)　夏,畜疫。6月21日(五月初九日)报道:乡间牛豕均患瘟疫,相继倒毙,人皆不敢购食④。

芜　湖(今芜湖市)　秋,畜疫。9月14日(八月初六日)报道:迩日瘟疫流行,死亡接踵,六畜尤甚,瘟猪、瘟牛之肉,市中卖者,比比皆是⑤。

广东省

高州府(治茂名县,今高州市)　牛大疫,先后数年,牛屡疫,是冬尤甚,有数里仅存一二牛者⑥。

光绪十二年(1886)

山东省

临朐县　牛大疫,经年不止⑦。

费　县　五月,牛疫⑧。

河南省

陕　县　九月,雹两次,牛疫⑨。

安徽省

芜　湖(今芜湖市)　秋,畜疫。9月26日(八月廿九日)报道:芜湖一带,秋阳燥烈,雨少晴多,疫疠流行,较前更盛,人病疟痢者十居七八……牲畜亦多倒毙者,肉铺几于无人问津⑩。

---

① “白门柳色”,《申报》1886年4月6日,第2版。

② 光绪《甲午新修台湾澎湖志》卷一一《旧事·祥异》。

③ 光绪《澎湖厅志》卷一二《旧事·祥异》。

④ “皖省杂闻”,《申报》1885年6月21日,第3版。

⑤ “芜事汇述”,《申报》1885年9月14日,第2版。

⑥ 光绪《高州府志》卷五一《纪述四·事纪》。

⑦ 民国《临朐续志》卷二《大事记》。

⑧ 光绪《费县志》卷一六《祥异》。《临沂百年大事记》,山东人民出版社1989年版。

⑨ 民国《陕县志》卷一《大事纪》。

⑩ “芜湖近事”,《申报》1886年9月26日,第2版。

江苏省

沛　县　夏旱，九月大旱暴起……冬，人疫，牛瘟①。

江西省

德化县（今九江市）　冬，畜疫。九江南北各乡人畜多患瘟疫，乡民敛资扎成龙灯，并各样花灯、高跻故事，每夜灯火辉煌，锣鼓锽聒，巡历各村庄以祓除不祥②。

浙江省

奉化县（今奉化市）　六、七月旱，牛瘟，虫灾，人病疟③。

光绪十三年（1887）

山东省

兰山县（今临沂市）　夏旱，无豆，饥，牛生瘟疫④。

诸城县（今诸城市）　秋，牛多疫死⑤。

滋阳县（今兖州市）　冬，牛大疫⑥。

河南省

商水县　冬旱，牛病瘟，死者甚多⑦。

柘城县　牛瘟⑧。

淮阳县　秋八月，河决郑州，邑大水，淹没庐舍无算，牛多瘟死⑨。

项城县　八月，黄河决郑州，槐店东北数十村被水。冬旱，牛病瘟，死者无算⑩。

陕西省

渭南县（今渭南市临渭区）　牛大疫，死且尽⑪。

安徽省

芜　湖（今芜湖市）　秋，畜疫。8月29日（七月十一日）报道：迩日天气不正，疫

---

① 民国《沛县志》卷二《沿革纪事表》。
② “九江琐志”，《申报》1886年12月25日，第2版。
③ 光绪《忠义乡志》卷二〇《祥异》。
④ 《临沂百年大事记》，山东人民出版社1989年版。
⑤ 光绪《增修诸城县续志》卷一《总纪》。
⑥ 光绪《滋阳县志》卷六《灾祥志》。
⑦ 民国《商水县志》卷二四《杂事志·祥异》。
⑧ 光绪《柘城县志》卷一〇《杂志·灾祥》。
⑨ 民国《淮阳县志》卷八《杂志·灾异》。
⑩ 民国《项城县志》卷三一《杂事志》。
⑪ 光绪《新续渭南县志》卷一一《杂志·祲祥》。

疠盛行，居人疾病丛生，牲畜亦多瘟毙[1]。

和　州（今和县）　秋，畜疫。9月28日（八月十二日）报道：皖乡和州某乡合村人畜尽患疯癫，想亦疫疠相侵，独钟一处者[2]。

江苏省

句容县（今句容市）　春，畜疫。4月30日（四月初八日）报道：句容西北乡自春初迄今，疫疠流行，人畜皆为波及。某姓一家四人，两日间只剩四龄一女。某姓畜猪十六头，相继倒毙。而大武君之被厄者，尤难悉数[3]。

金　陵（江宁、上元二县附郭，今南京市）　秋，畜疫。9月28日（八月十二日）报道：金陵痧症盛行……波及之余，牲畜亦多沾染[4]。

吴江县、震泽县（合今吴江市）　秋，畜疫。10月22日（九月初六日）报道：吴江、震泽各乡产菱之区，人畜大遭瘟疫，猪羊之类，十死五六[5]。

浙江省

杭　州（仁和、钱塘二县附郭，今杭州市）　腊月，猪瘟。1888年2月20日（正月初九日）报道：瘟猪甚多，贩猪者均向各屠户匀摊销售，其价颇廉，至腊尾，大小人家均向街头购肉供盘俎，于是瘟猪肉价仍复昂贵[6]。

温　州（永嘉县附郭，今温州市）　腊月，畜疫。1888年1月16日（十二月初四日）报道：迩来猪羊等畜瘟病甚多，以致各处肉墩，竟无一人过问[7]。

光绪十四年（1888）

陕西省

蒲城县　牛疫[8]。

渭南县（今渭南市临渭区）　牛大疫，死且尽[9]。

三原县　春间，牛瘟盛行[10]。

---

① “鸠水秋涛”，《申报》1887年8月29日，第3版。
② “时疫迭更”，《益闻录》1887年第700期，第446页。
③ “句容疫盛”，《益闻录》1887年第657期，第190页。
④ “时疫迭更”，《益闻录》1887年第700期，第446页。
⑤ “食品小志”，《申报》1887年10月22日，第2版。
⑥ “临安琐录”，《申报》1888年2月20日，第3版。
⑦ “永嘉近事”，《申报》1888年1月16日，第2版。
⑧ 光绪《蒲城县新志》卷一三《杂志 · 祥异》。
⑨ 光绪《新续渭南县志》卷一一《杂志 · 祲祥》。
⑩ “光绪十五年十一月初十日京报全录”，《申报》1889年12月13日，第11版。

山东省

诸城县(今诸城市)　秋八月,大疫,牛瘟①。

安徽省

芜　湖(今芜湖市)　夏,猪瘟。7 月 20 日(六月十二日)报道:天时不正,疾疫丛生,芜湖猪瘟,市上所货猪肉,大半系瘟猪②。

江苏省

金　陵(江宁、上元二县附郭,今南京市)　秋冬之交,金陵禽疫,居民所畜鸭皆染瘟而毙,教门板鸭店死者多弃置道路,堆积如山,"青头道士"几致靡有孑遗③。

甘肃省

河　州(今临夏县)　秋冬,瘟疫流行,耕牛死者无数④。

光绪十五年(1889)

甘肃省

会宁县　春,瘟疫传染,耕牛倒毙日多⑤。

安徽省

安　庆(怀宁县附郭,今安庆市)　夏三伏之后,炎热更甚,距省城六十里之罗家岭,所有人民牲畜,日有倒毙⑥。

光绪十六年(1890)

辽宁省

营　口(今营口市)　夏,畜疫。5 月 22 日(四月初四日)报道:营口近日时疫盛行,牲口不时倒毙,大油坊有连毙十余头者⑦。

上海市

松江县(今松江区)　秋,畜疫。10 月 7 日(八月廿四日)报道:松江浦南瘟疫流行,死亡相继,即畜类亦多倒毙道旁者⑧。

---

① 光绪《增修诸城县续志》卷一《总纪》。

② "襄垣杂缀",《申报》1888 年 7 月 20 日,第 2 版。

③ "板桥杂记",《申报》1888 年 12 月 3 日,第 2 版。

④ 民国《和政县志》之《纪事·灾异》。

⑤ "光绪十五年正月廿四日京报全录",《申报》1889 年 3 月 8 日,第 11 版。

⑥ "皖垣杂事",《申报》1889 年 8 月 19 日,第 2 版。

⑦ "营口气候",《申报》1890 年 5 月 22 日,第 2 版。

⑧ "云间谭屑",《申报》1890 年 10 月 7 日,第 2 版。

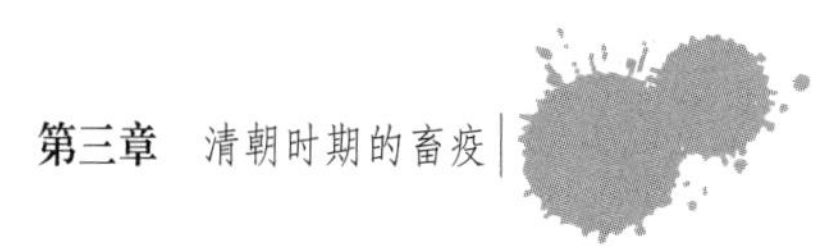

光绪十七年(1891)

浙江省

乐清县(今乐清市)　二月至五月,邑多瘈狗,伤甚众,不速治与治不得法俱死。至耕牛亦有被伤而死者①。

武义县　夏旱,冬牛疫②。

建德县(今建德市)　冬旱以来,瘟疫流行,几于无地不然。建德友人云:邑之东南乡山内多疫死,或出天花而夭,或牛瘟、猪瘟而染身以死③。

光绪十八年(1892)

广东省

清远县(今清远市)　二月雨雪,耕牛多冻死,猪亦发瘟④。

广　州(番禺、南海二县附郭,今广州市)　腊月,牛瘟。1893 年 2 月 7 日(十二月廿一日)报道:乡人之用船装载死牛来省求售者,络绎不绝。盖上月中旬天雨黄沙雾,草木沾之而有毒,牛豕食之而成瘟,迨至下浣,花飞六出,遍处皆然,严寒可畏,故大武君死于疫者有之,死于冻者有之,是以源源而来,贬值发售⑤。

广西壮族自治区

三江县　牛瘟甚烈⑥。

江苏省

镇　江(丹徒县附郭,今镇江市)　春,牛瘟。3 月 23 日(二月廿五日)报道:耕牛瘟毙不少⑦。冬,禽疫。11 月 10 日(九月廿一日)报道:亢晴已久,乡农麦犹未种,望雨甚殷,鸡鸭之类亦因亢旱沾染瘟疫,倒毙者不计其数⑧。

安徽省

芜　湖(今芜湖市)　秋,禽瘟。10 月 18 日(八月廿八日)报道:中秋左右,民间

---

① 光绪《乐清县志》卷一三《灾祥》。
② 光绪《武川备考》卷一一《祥异》。
③ “建德疫盛”,《益闻录》1891 年第 1047 期,第 104 ~ 105 页。
④ 民国《清远县志》卷三《县纪年下》。
⑤ “岭南丛话”,《申报》1893 年 2 月 7 日,第 2 版。
⑥ 民国《三江县志》卷七《大事记》。
⑦ “京江春眺”,《申报》1892 年 3 月 23 日,第 2 版。
⑧ “铁瓮观涛”,《申报》1892 年 11 月 10 日,第 3 版。

所豢鸡鸭，纷纷倒毙，市中鸡鸭价为之骤贱[①]。

云南省

丽江府（治丽江县，今丽江市）　白沙里牛疫传染，耕牛无存[②]。五月，白沙里流行牛瘟疫，耕牛多病死[③]。

光绪十九年（1893）

内蒙古自治区

去冬今春，阿拉善札萨克亲王所属游牧地霜雪为灾，宿草被伤，疫气大作，牲畜因而倒毙甚众[④]。

山西省

临汾县（今临汾市）　天旱，瘟疫盛行，人相传染，牛羊多死[⑤]。

河南省

鹿邑县　是年牛疫，自八月至于明年三月，牛死无算[⑥]。

山东省

阳谷县　耕牛灾疫严重，病死者极多[⑦]。

江苏省

沛　县　春，畜疫[⑧]。

扬　州（江都、甘泉二县附郭，今扬州市）　秋，猪瘟。9月3日（七月廿三日）报道：城外北乡一带时疫流行，灾及刚鬣，往往于饱食酣眠之际，忽见其两耳略一招动，即声息俱无，一日倒毙三四十头[⑨]。

湖南省

永顺县　夏大疫，人民死者枕藉。是年牛亦疫[⑩]。

---

① “鸠江纪事”，《申报》1892年10月18日，第2版。
② 光绪《丽江府志》卷一《天文志·祥异》。
③ 《丽江纳西族自治县志》，云南人民出版社2001年版。
④ “液池兰气”，《申报》1893年6月25日，第1版。
⑤ 民国《临汾县志》卷六《杂记类·祥异》。
⑥ 光绪《鹿邑县志》卷六下《民赋二》。
⑦ 《阳谷县志》，中华书局1991年版。
⑧ 民国《沛县志》卷二《灾祥》。
⑨ “不知肉味”，《申报》1893年9月3日，第9版。
⑩ 民国《永顺县志》卷二《地理志·灾祥》。

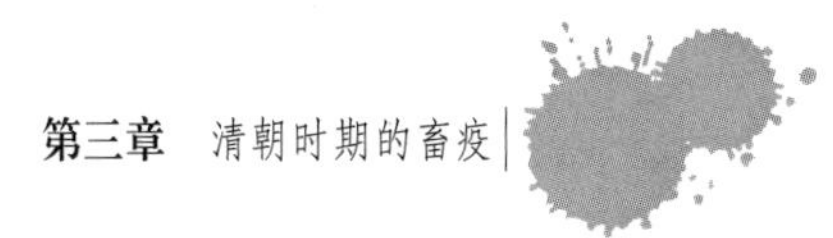

光绪二十年(1894)

河南省

固始县　春,牛瘟。4月1日(二月廿六日)报道:河南固始一带,耕牛大疫,一经沾染,始则效仗马之不鸣,继则喘息不已,口溢白沫,越一日夜即毙,今耕牛存者不过十分之一①。

江苏省

扬　州(江都、甘泉二县附郭,今扬州市)　夏,猪瘟。扬州自交六月以来,酷热异常,蒸秽酿毒,吹布流行,渐成疫疠。城乡各处,栏中之豕,多遭瘟毙②。

安徽省

亳　州(今亳州市)　春旱,牛瘟多死③。

东流县(今东至县)、宿松县　夏,畜疫。6月21日(五月十八日)报道:东流、宿松等县境内瘟气流行,人尚平安,惟六畜中猪、牛死伤最甚。地方居民设坛,延请羽士建醮,禳送疫气④。

湖北省

黄陂县(今武汉市黄陂区)、孝感县(今孝感市)　春,牛疫。4月1日(二月廿六日)报道:河南固始大疫,传及毗连之湖北黄陂、孝感二县,二县之牛染疫虽不及固始之甚而倒毙者亦复不少⑤。

云南省

旧衙坪、华荣庄经历署(今华坪县)　牛大疫⑥。按:1909年撤销二经历署,合并设县,取名华坪县。

光绪二十一年(1895)

北京市

通　州(今北京市通州区)　秋,畜疫。9月17日(七月廿九日)报道:近日州城瘟疠渐消而四乡传染孔多,不特人口死亡,甚至骡马亦染瘟倒毙⑦。

① "鄂渚春游",《申报》1894年4月1日,第9版。
② "维扬酿疫",《益闻录》1894年第1389期,第333页。
③ 光绪《亳州志》卷一九《杂类志·祥异》。
④ "皖江夏汛",《申报》1894年6月21日,第3版。
⑤ "鄂渚春游",《申报》1894年4月1日,第9版。
⑥ 《华坪县志》,云南民族出版社1997年版。
⑦ "潞江墨浪",《申报》1895年9月17日,第2版。

山东省

兰山县(今临沂市兰山区)　牛瘟,至次年春十伤八九①。

临沂县(今临沂市)　牛瘟,至明年春,十伤八九②。

湖北省

宜昌府(治东湖县,今宜昌市)　夏,猪瘟。5月1日(四月初七日)报道:近日天气炎蒸,城乡各处人家所豢之猪多染疫而死③。

光绪二十二年(1896)

山西省

沁源县　冬,由沁县带回一种牛瘟,传染甚烈,一经发现,全村无一得免,罹此害者,在南北干路附近一带二十余村,此后隔数年一现,但不甚烈,农民因此间有用骡马耕田者④。

重庆市

合川县(今合川区)　孟秋淫雨,稻谷腐败,牛马乏食,人畜交病,疫疠大作⑤。

光绪二十三年(1897)

浙江省

武义县　五月大水,坏堤防禾稼庐舍无算,冬牛疫⑥。

广西壮族自治区

陆川县　冬,竹生花结实遂枯,岁荒,民取竹实充饥,人畜多染瘟疫⑦。

光绪二十四年(1898)

江苏省

金　陵(江宁、上元二县附郭,今南京市)　春,牛瘟。3月24日(三月初三日)报道:2月下旬以来,金陵江北各乡天气酷冷,不独贫民冻毙者多,四乡耕牛亦多瘟疫,病起之初即绝口不啖草料,卧而不起者,数日奄然而毙⑧。

---

① 《临沂百年大事记》,山东人民出版社1989年版。

② 民国《临沂县志》卷一《通纪》。

③ “黄陵庙佚事”,《申报》1895年5月1日,第9版。

④ 民国《沁源县志》之《农田略》。

⑤ 民国《新修合川县志》卷六七《祥异》。

⑥ 光绪《武川备考》卷一一《祥异》。

⑦ 民国《陆川县志》卷二《舆地类一·禨祥》。

⑧ “秣陵春色”,《申报》1898年3月24日,第9版。

湖北省

汉阳府（治汉阳县，今武汉市汉阳区等）　春，牛疫。4月6日（三月十六日）报道：汉阳所属南北各乡，牛疫盛行，死者无算①。

福建省

福　州（闽县、侯官二县附郭，今福州市）　夏，畜疫。6月29日（五月十一日）报道：福建传染疫疠，近日结核之症暂退，无如三阳之病旋起，业岐黄者日夕奔走乡间。六畜亦多瘟病，豕彘之倒毙者累累……亦可见祲戾之未净矣②。

光绪二十五年（1899）

山东省

寿张县（今阳谷县寿张镇）　春，牛复大灾③。

江苏省

扬　州（江都、甘泉二县附郭，今扬州市）　秋，牛疫。9月2日（七月廿八日）报道：（扬州）迩日北乡陡患牛瘟，甚至耕作如常，猝然倒毙，有人家一日倒毙五头之多④。

广东省

赤溪县（今台山市）　春，牛染疫，多死⑤。

海南省

崖　州（今三亚市）　牛大瘟，牛毙者十之九，田多抛荒⑥。

万　州（今万宁市）、陵水县　春，牛瘟。1900年3月28日（二月廿八日）报道：万州、陵水县去岁县境牛瘟，死亡大半，黎人无可耕作⑦。

光绪二十六年（1900）

甘肃省

崇信县　光绪庚子年夏秋苦旱，春明，耕牛多病瘟⑧。

---

① “晴川云树”，《申报》1898年4月6日，第9版。

② “疫未全消”，《益闻录》1898年第1787期，第291页。

③ 光绪《寿张县志》卷一〇《杂事志·灾变》。

④ “隋堤秋柳”，《申报》1899年9月2日，第9版。

⑤ 民国《赤溪县志》卷七《纪述志第六·灾祥》。

⑥ 宣统《崖州志》卷二二《灾异》。

⑦ “万黎出扰”，《申报》1900年3月28日，第2版。

⑧ 民国《重修崇信县志》之《轶事》。

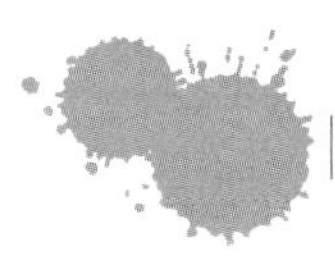

华亭县　夏六月六日大霖，至九月乃止，人民房屋浸塌，人多伤寒，牛多硬腿黄[①]。

宁夏回族自治区

隆德县　大旱，牛害瘟黄，半死，驴犬多伤[②]。

山东省

烟　台（今烟台市）　夏，牛瘟。6月12日（五月十六日）报道：迩来烟地颇患牛瘟，北陌南阡，时多倒毙，一元大武，几至噍类无遗[③]。

福山县（今烟台市）　自春徂秋，牛瘟盛行。10月12日（闰八月十九日）报道：今春牛瘟盛行，迄今仍不稍减，居民食之，每致疾病丛生[④]。

光绪二十七年（1901）

内蒙古自治区

丰镇厅（今丰镇市）　夏，丰镇地区瘟疫盛行，人畜病亡极多[⑤]。或曰：夏，丰镇境内瘟疫流行，俗名传症。人畜病亡者甚多[⑥]。

陕西省

泾阳县　牛瘟[⑦]。

宁夏回族自治区

隆德县　（光绪二十六年、二十七年）大旱，牛害瘟黄，半死，驴犬多伤[⑧]。

河南省

内乡县（含今内乡县、西峡县）　瘟疫流行，人、畜死亡甚多[⑨]。瘟疫大流行，人畜多暴死[⑩]。按：1948年析内乡县置西峡县。

广西壮族自治区

梧　州（治苍梧县，今梧州市）　夏，牛瘟。7月8日（五月廿三日）报道：虽疫气稍靖，而牛瘟复起，犁云锄雨者，深以为忧，恐秋禾无收成之望矣[⑪]。

---

① 民国《增修华亭县志》第六编《灾异志》。

② 民国《隆德县志》卷四《拾遗·祥异》。

③ “烟海涛声”，《申报》1900年6月12日，第2版。

④ “之罘近事”，《申报》1900年10月12日，第2版。

⑤ 《丰镇市志》（上），内蒙古文化出版社2005年版。

⑥ 《内蒙古大事记》，内蒙古人民出版社1997年版。

⑦ 宣统《泾阳县志》卷一四《马育才传》。

⑧ 民国《隆德县志》卷四《拾遗·祥异》。

⑨ 《内乡县志》，生活·读书·新知三联书店1994年版。

⑩ 《西峡县卫生志》，1986年。

⑪ “梧江灾象”，《申报》1901年7月8日，第2版。

光绪二十八年(1902)

浙江省

海盐县　大疫,人畜多死[①]。

光绪二十九年(1903)

福建省

惠安县　县内流行牛瘟[②]。

光绪三十年(1904)

内蒙古自治区

绥　远(今呼和浩特市)　冬,牛瘟。1905年1月9日(十二月初四日)报道:上年冬间牛患瘟疫,大半倒毙,今年外荒歉,牛价益昂[③]。

江苏省

金　陵(江宁、上元二县附郭,今南京市)　自春徂夏,雨泽愆期,疠气迷漫,牛多患疫[④]。

安徽省

宿松县　秋,畜疫。9月5日(七月廿六日)报道:宿松县瘟疫大作,牲畜毙者甚多[⑤]。

湖北省

黄梅县　秋,畜疫。9月5日(七月廿六日)报道:黄梅县瘟疫大作,牲畜毙者甚多[⑥]。

江西省

南　昌(南昌、新建二县附郭,今南昌市)　春,畜疫,禽疫。2月19日(正月初四日)报道:去岁江西省城及吴城一带,猪、羊、鸡、鸭之无端自毙者,不计其数[⑦]。秋,牛瘟。9月23日(八月十四日)报道:春夏之交,天时不正,人畜患病甚多。民间于瘟毙

---

① 民国《浙江续通志》卷四《祥异》。

② 《惠安县志》,方志出版社1998年版。

③ "绥远城将军贻奏为绥远城牧厂屯垦渐次扩充需款不敷拟请推广屯垦捐输以裕经费而利耕作折",《申报》1905年1月9日,第11版。

④ "白门杂志",《申报》1904年8月2日,第2版。

⑤ "浔阳琐录",《申报》1904年9月5日,第9版。

⑥ "浔阳琐录",《申报》1904年9月5日,第9版。

⑦ "内廷奏事述闻",《申报》1905年2月19日,第9版。

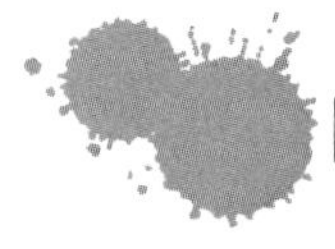
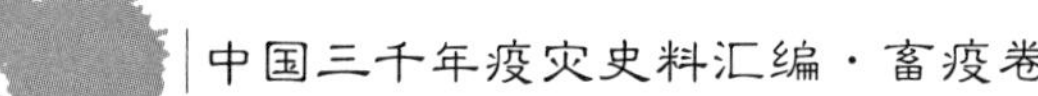

之牛，往往寝其皮而食其肉[①]。

德化县（今九江市） 秋，畜疫。9月5日（七月廿六日）报道：德化县瘟疫大作，牲畜毙者甚多[②]。

福建省

惠安县 牛瘟流行[③]。

广西壮族自治区

春，全省牛疫。二月廿二日（4月7日）报道："粤西全省自去岁八月至今，未下滴雨，各处之大武军，患疫者指不胜屈。"[④]按："大武军"又称"大武君"，牛的别称。

光绪三十一年（1905）

辽宁省

营 口（今营口市） 夏六月，禽疫。营口疠疫盛行，不但人被其灾，而又波及鹅鸭，每日疫死者以千百计[⑤]。

光绪三十二年（1906）

天津市

天 津（天津县附郭，今天津市） 夏，牛疫。四月廿六日（5月19日）报道：现在青（县）、静（海）、沧（州）、盐（山）各处牛疫盛行，刻经官场派差前往各村镇访查，如有死牛，不准食肉，将皮剥下，令其掩埋，以免传染疫毒……[⑥]

云南省

南安州（今双柏县） 天旱，兽疫[⑦]。

光绪三十三年（1907）

云南省

南安州（今双柏县） 大旱，兽疫流行，家畜死亡甚多[⑧]。

---

① "南昌客述"，《申报》1904年9月23日，第2版。
② "浔阳琐录"，《申报》1904年9月5日，第9版。
③ 《惠安县志》，方志出版社1998年版。
④ "大武军疫"，《大公报》一九〇四年二月廿二日，附张。
⑤ "营口疫症未已"，《中华报》1905年第361期。
⑥ "牛疫流行"，《大公报》，一九〇六年四月廿六日，第4版。
⑦ 《双柏县志·大事记》，云南人民出版社1996年版。
⑧ 《双柏县志·大事记》，云南人民出版社1996年版。

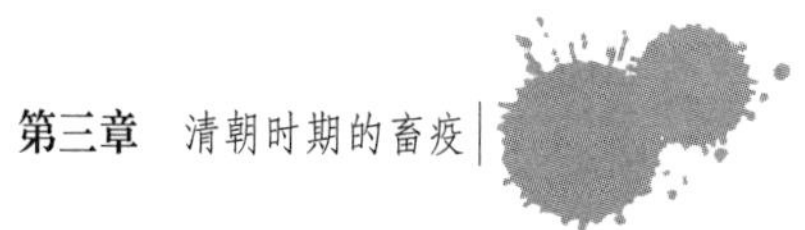

光绪三十四年(1908)

辽宁省

铁岭县(今铁岭市)　秋,畜疫。七月十七日(8月13日)报道:近因天气溽暑,凡住户居民所饲鸡豕,往往患染瘟疫,毙者甚多。日昨邑东关兴仁胡同井沿来一牛车,其驾车之牛忽然倒地立毙,上头查之亦瘟疫也[①]。

山东省

兰山县(今临沂市兰山区)　9月(农历八月)大水,冬牛瘟[②]。

临沂县(今属临沂市)　"秋八月大水,冬牛瘟。"[③]

安徽省

蒙城县　水,六畜生瘟[④]。

宣统元年(1909)

黑龙江省

龙江府(省会,龙江县附郭,今齐齐哈尔市)　春夏,牛疫。五月初三日(6月20日)报道:去秋因水成灾,今春甫退,又逢牛疫之灾,甚至全槽倒毙者[⑤]。

山东省

巨野县　春,牛瘟[⑥]。

浙江省

平湖县(今平湖市)　夏,牛疫。六月廿五日(8月10日)报道:平湖耕牛前因天时不正,多患有烂舌、烂脚等症。近因淫雨为灾,河流混浊,牛饮此水,遂致酿成瘟病,倒毙者层见叠出[⑦]。

奉　邑(奉化县,今奉化市)　春,牛瘟。9月20日(八月初七日)报道:自春间起,耕牛大疫,十死七八。乡民无知往往将牛皮剥去,弃死牛于河中,以致食其水者,频遭瘟疫[⑧]。

---

① "(铁岭)牲畜有灾",《盛京时报》一九〇八年七月十七日,第5版。

② 《临沂百年大事记》,山东人民出版社1989年版。

③ 民国《临沂县志》卷一《通纪》。

④ 民国《重修蒙城县志》卷一二《杂志类·祥异》。《蒙城县志》,黄山书社1994年版。

⑤ "(黑龙江)屯民呈报牛疫成灾",《盛京时报》一九〇九年五月三日,第5版。

⑥ 民国《续修巨野县志》卷一《编年志·祥异附》。《巨野县志》,齐鲁书社1996年版。

⑦ "(浙江)牛瘟盛行",《大公报》1909年8月10日,第2张,第3版。

⑧ "迎神驱疫之可嗤",《申报》1909年9月20日,第12版。

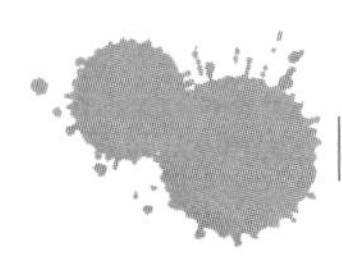

宣统二年(1910)

黑龙江省

瑷珲厅(今黑河市)　春,马疫。二月间,库玛尔河驻防库厂兵溃,当经总卡协领调派佐领保忠、台吉善,骁骑校来忠察尔吉善等,带领鄂伦春马队七十余名,追剿至漠河一带,颇有斩擒,嗣因马疫致毙五十余匹①。

龙江府(省会,龙江县附郭,今齐齐哈尔市)　夏,鸡瘟。五月初一日(6月7日)报道:"日来天气不正,城内外鸡瘟盛行。商人嗜利贱售,居民贪贱购食,最易传染于人,为害非浅。"②

辽宁省

本溪县(今本溪市)　春,牛疫。二月廿三日(4月2日)报道:本溪县署十五里千金沟普屯之牛均受传染,病死者二十余只③。

北京市

京　师(宛平、大兴二县附郭,今北京市)　春,猪瘟。正月十八日(2月16日)报道:京师顺治门内下斜街某姓所养之豕计有八头,骤然得病,咯血而亡,颇似染疫④。

上海市

南汇县(今属浦东新区)　夏,彗星见,牛瘟⑤。

宣统三年(1911)

黑龙江省

哈尔滨(今哈尔滨市)　春,畜疫。4月12日(三月十四日)报道:东三省鼠疫流行,哈尔滨之猪、马、骡等动物死于肺百斯笃者,实有四五百头⑥。同日又报道:哈尔滨有马一百匹、猪三百只,皆染疫而死,可见动物亦鲜抵抗此疫之力也⑦。

辽宁省

新民府(今新民市)　秋,鸡瘟。九月廿七日(11月17日)报道:本街鸡瘟盛行,

---

① 民国《瑷珲县志》卷一三《库路志上》。

② "(黑龙江)巡警慎重卫生",《盛京时报》一九一〇年五月初一日,第5版。

③ "(本溪)牛受传染须防",《盛京时报》一九一〇年二月廿三日,第5版。

④ "京师豕类之染疫",《盛京时报》一九一一年一月十八日,第2版。

⑤ 民国《南汇县续志》卷二二《杂志·祥异》。

⑥ "初九日会议",《申报》1911年4月12日,第10版。

⑦ "万国防疫会伍会长演说词",《申报》1911年4月12日,第26版。

某家畜鸡十余只，于一二日内全行瘟死①。

山西省

荣河县（今万荣县）　太白昼见，牛多疫死②。

虞乡县（今永济市）　牛瘟，伤牛无数③。

江西省

庐陵县（今吉安市）　耕牛瘟④。

上海市

南汇县（今属浦东新区）　夏，牛又瘟⑤。

浙江省

嘉兴县、秀水县（今嘉兴市）、平湖县（今平湖市）、嘉善县　夏五月，《浙江官报》载：杭州嘉兴一带，嘉（兴）、秀（水）、平（湖）、（嘉）善等县牛瘟盛行，猝毙之牛已有数百头之多，乡民将毙牛剥取皮骨，辄将肉体弃掷河中，溃渍臭腐，随流飘荡，毒菌散布，蔓延无穷，一饮此水，非特牛马畜类易于传染，且酿成疫气，于卫生之道，亦大有关碍。查瘟牛肉体，虽蕴毒菌，但须设法消灭其毒，其各种有用之原质尚足供肥田之用，嗣后如有瘟毙之牛，可在空旷之地掘一深坑，将毙牛放入，加以石灰或其他消毒之药，以泥土厚覆筑实，自可无患，且可充肥田之美料。北省农民利用此法颇有益处，此间亦可仿办，或虑掘坑费事，不妨变通其法，将毙牛支解分成小块较易着手。倘能妥为办理，既可免疫疠之流传，且可得肥田之美品，实一举而数善备焉⑥。

---

① “鸡瘟盛行”，《盛京时报》一九一一年九月廿七日，第3版。

② 民国《荣河县志》卷一四《记三·祥异》。

③ 民国《虞乡县新志》之《旧闻考》。

④ 民国《庐陵县志》卷一上《疆域·祥异》。

⑤ 民国《南汇县续志》卷二二《杂志·祥异》。

⑥ “抚院增札饬巡警道转饬各属牛瘟盛行饬将毙牛肉体埋入土内以免酿疫并可充肥料文”，《浙江官报》1911年第3卷第31期，第40～41页。

第四章　民国时期的畜疫

第一节　民国前期的畜疫

民国元年(1912)

黑龙江省

密山县(今密山市)　6月,马疫流行,死亡率达70%至80%[①]。

江苏省

苏　州(今苏州市)　苏城近日发现一种疫疠,传染极速。经研究确系食品不慎等所致,原祸始尤以烂水果及疫死牛马等肉为最甚[②]。

陕西省

大荔县　冬,牛疫[③]。

福建省

同安县(今厦门市同安区)　辛亥后,牛疫作,虑传染,(胡铉)为买而沉诸海[④]。

广西壮族自治区

西隆县(今隆林县)　自夏徂冬,牛疫。12月19日(十一月十一日)报道,入夏以来,全县牛只瘟毙者十之八九,有人发明代耕架[⑤]。

---

① 《密山县志》,中国标准出版社1993年版。

② "苏城疫种之由来",《警务丛报》1912年10月第1卷第25期。《中西医学报》1912年10月第3卷第3期。

③ 民国《大荔县新志存稿》卷一《事征》。

④ 民国《同安县志》卷三二《独行录 · 胡铉》。

⑤ "发明代耕架",《申报》1912年12月19日,第7版。

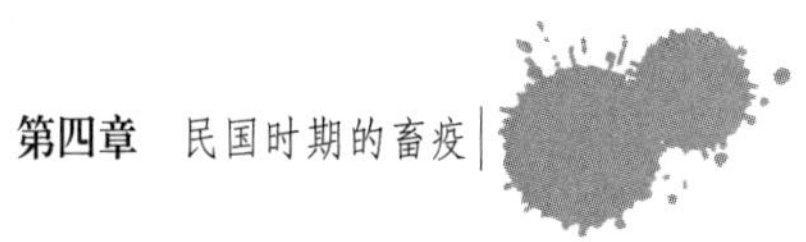

民国二年(1913)

黑龙江省

龙江府(省会,龙江县附郭,今齐齐哈尔市)　冬,猪瘟。十月廿二日(11 月 19 日)报道:江省近来发现一种猪瘟,异常剧烈,凡饲猪之家倒毙者十至八九①。

吉林省

延吉县(今延吉市)　春间,西南营附近,水南社多罗田洞,牛疫发生②。

长春县(今长春市)　冬,牛马疫。十二月二十日(1914 年 1 月 25 日)报道:乡中发现马瘟,牛只于近日亦有给草不食,及赴屠兽场而屠之,又为检验员所不许可者③。

辽宁省

沈阳县(今沈阳市)　冬,牛瘟。十一月十五日(12 月 12 日)报道:近日省垣发见一种牛瘟,异常剧烈,耕牛死者甚夥④。

海城县(今海城市)　冬,牛瘟。十一月十九日(12 月 16 日)报道:本埠发现牛疫后,牛只之瘟毙者甚夥,且异常剧烈⑤。

开原县(今开原市)　冬,鸡瘟。十月十四日(11 月 11 日)报道:开原东南境各乡民所养之鸡近日发生瘟疫,多有死者⑥。

安东县(今丹东市)　冬,牛疫。十二月十四日(1914 年 1 月 9 日)报道:各乡现有牛疫发现,势将蔓延⑦。

内蒙古自治区

草地多伦诸处牛瘟年年盛行……十死六七,瘟疫永无灭绝之时,且往往有全群疫毙,因而破产者,牧畜之家莫不患之。羊亦常患癞病,小则脱毛,大则倒毙⑧。

江苏省

睢宁县　春大饥,农民多外出逃荒。又伤寒病流行,人畜死亡者甚多⑨。

---

① “(黑龙江)发现猪瘟”,《盛京时报》1913 年 11 月 19 日,第 7 版。

② 民国《延吉县志》卷五《警务》。

③ “牛疫与马瘟”,《盛京时报》1914 年 1 月 25 日,第 6 版。

④ “牛疫宜防”,《盛京时报》1913 年 12 月 12 日,第 7 版。

⑤ “牛疫宜防”,《盛京时报》1913 年 12 月 16 日,第 7 版。

⑥ “发现鸡瘟”,《盛京时报》1913 年 11 月 11 日,第 7 版。

⑦ “发现牛疫”,《盛京时报》1914 年 1 月 9 日,第 7 版。

⑧ “围场发展案”,《申报》1913 年 6 月 22 日,第 1 版。

⑨ 《姚集乡志》,新华出版社 1997 年版。

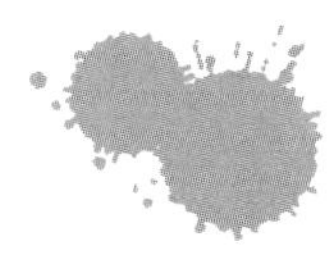

广西壮族自治区

上思县 冬，耕牛染疫，农人十室七空①。或曰：冬，牛瘟流行，死亡甚多，农家耕牛十室七空②。

融 县(今融安县) 安隅乡(今大巷乡)安宁村的牛塘、马架等13个屯发生炭疽病，有人、畜患此病死亡③。

民国三年(1914)

春，俄人借口调查满蒙兽疫。4月26日(四月初二日)报道：俄国因西伯利亚地方屡被满蒙地方兽疫之传染，今次特组织兽医调查团十二队，即日出发，各队以医师一名、副师两三名、通事两三名、从者数名组织之，分赴下列各地。然俄国惯例，表面上虽仅为某项之调查，然实际尚有其他重要事项，以期借此可以掩人耳目也，故其于此次调查团之组织，颇足注意，而其预定之调查地方：库伦、乌利扎、开鲁留克、库索廓尔湖、乌里雅苏台、科布多、王库岭、乌梁海边界、查音沙河比、西林河沿岸④。

吉林省

吉林县(省会，今吉林市) 夏，猪瘟。五月廿二日(7月14日)报道：省垣发现一种猪瘟，且为急性传染⑤。

敦化县(今敦化市) 春，牛疫。二月初五日(3月1日)报道：现在牛疫到处发生，传染甚剧。近数日间，县境养牛之家渐有倒闭者，若不及早预防，恐疫症蔓延，则牛无孑遗矣，实于农业上有大关系⑥。

辽宁省

夏，牛大疫。五月初十日(6月3日)报道：自鸭绿江沿岸以至南金州一带之地，殆将尽为牛疫发生之地，流行及于三年之久。就中临江、通化、怀仁此三处最剧，辑安、宽甸、凤凰城、庄河、安东次之，如岫岩、海城、金州各处，亦时见该疫发现，毙牛数万头。近顷又复流行于北兴京及南金州一部地方⑦。

安东县(今丹东市) 夏，牛疫。四月廿六日(5月20日)报道：安东地方近来发

---

① 民国《上思县志》卷五《建置志·机祥》。

② 《上思县志》，广西人民出版社2000年版。

③ 《融安县志》，广西人民出版社1996年版。

④ "英俄与蒙藏之关系"，《申报》1914年4月26日，第6版。

⑤ "发现猪瘟"，《盛京时报》1914年7月14日，第7版。

⑥ "(敦化)防范牛疫"，《盛京时报》1914年3月1日，第7版。

⑦ "牛疫之研究"，《盛京时报》1914年6月3日，第7版。

生牛疫,传染甚广,牲畜暴毙者,日必数见[1]。

抚顺县(今抚顺市)　秋,牛疫。七月初三日(8月23日)报道:牛疫,塔峪两居民豢养黄乳牛各一头,本月十八日染疫倒毙。十九日,同屯居民又毙大小红乳牛二头[2]。

甘肃省

华亭县　春夏,人多泻痢,牛瘟死十分之四[3]。或曰:是年,人多痢疾,牛多胃干,栏空,几辍农事[4]。

和政县　秋冬,耕牛又染瘟疫,死者无数[5]。

宁夏回族自治区

固原县(今固原市)　春夏之交,四乡牛大疫,有罄圈者[6]。

河南省

南阳县(今南阳市)　民国三年至四年间,人畜瘟疫交相流行,死者甚多[7]。

山东省

日照县(今日照市)　秋七月,桃、杏花大开,梨花、栀子花亦同时烂漫,至秋九月,鸡犬猫牛,纷纷瘟毙,牛瘟尚轻,鸡瘟最甚[8]。

贵州省

独山县　多牛瘟[9]。或曰:夏,牛瘟病流行[10]。

云南省

双柏县　天旱,并兽疫[11]。

民国四年(1915)

黑龙江省

林甸县　饥馑之后,又复马疫流行,灾患频仍,民力不逮[12]。

---

① "预防牛疫",《盛京时报》1914年5月20日,第7版。
② "(抚顺)牛疫亟宜严防",《盛京时报》1914年8月23日,第7版。
③ 民国《华亭县志》卷三《灾异志》。
④ 民国《增修华亭县志》第六编《灾异志》。
⑤ 民国《和政县志》之《纪事·灾异》。
⑥ 《甘肃各县自然灾害表》,转引自袁林《西北灾荒史》,甘肃人民出版社1994年版。
⑦ 《南阳市志》,河南人民出版社1989年版。
⑧ "鲁事杂报",《申报》1914年10月23日,第6版。
⑨ 民国《独山县志》卷一四《祥异》。
⑩ 《独山县志》,贵州人民出版社1996年版。
⑪ 《双柏县志·大事记》,云南人民出版社1996年版。
⑫ 民国《林甸县志略》。

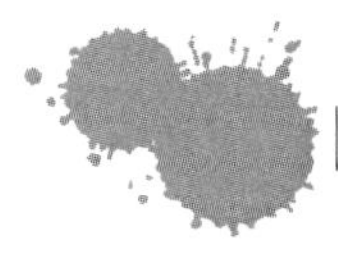

吉林省

长春县(今长春市)　春,牛瘟马灾。4 月 10 日(二月廿六日)报道:本埠前几日有牛灾,发现染病之牛皆泄粪不已,其粪中尚带油珠,医药无效。近来又罹马灾,一经发觉,则马眼暴张,不能站立,即时倒毙。经多数兽医看视,则谓牛灾乃为牛瘟,马乃谓膨眼云①。

辽宁省

通化县(今通化市)　春,牛疫,猪瘟。正月初七日(2 月 20 日)报道:通化县境内牛疫流行,势甚猖獗,而猪瘟又继续发生②。

铁岭县(今铁岭市)　春,牛疫。二月初四日(3 月 19 日)报道:邑南沙蛇子游姓家有牛二头忽然病毙,二人手创染疫毙命③。

营口县(今营口市)　春,猪瘟。二月廿七日(4 月 11 日)报道:猪疫,有一家所养之豚死净尽者④。

辽阳县(今辽阳市)　冬,猪瘟。十一月初八日(12 月 14 日)报道:近日各豕圈发生一种瘟病,已瘟毙肥猪 60 余口⑤。

甘肃省

华亭县　春夏,人多痢疾,牛瘟死十分之四⑥。

江西省

秋,畜疫。8 月 28 日(七月十八日)《申报》报道:西江各属堤围崩缺,冲没田庐无数,饥民巨万,待哺嗷嗷。且大灾之后,继以疫疠,人口牲畜死亡日众,惨酷情形,言之酸鼻⑦。

广西壮族自治区

灵山县　“县内佛子一带出现牛瘟。”⑧

---

① “畜疫发现”,《盛京时报》1915 年 4 月 10 日,第 7 版

② “预防牛疫”,《盛京时报》1915 年 2 月 20 日,第 6 版。

③ “人民知重卫生”,《盛京时报》1915 年 3 月 19 日,第 7 版。

④ “豚疫发现”,《盛京时报》1915 年 4 月 11 日,第 7 版。

⑤ “豕多瘟毙”,《盛京时报》1915 年 12 月 14 日,第 7 版。

⑥ 民国《增修华亭县志》第六编《灾异志》。

⑦ “中国红十字会并募广东江西水灾急赈”,《申报》1915 年 8 月 27 日,第 2 版。

⑧ 《灵山县志》,广西人民出版社 2000 年版。

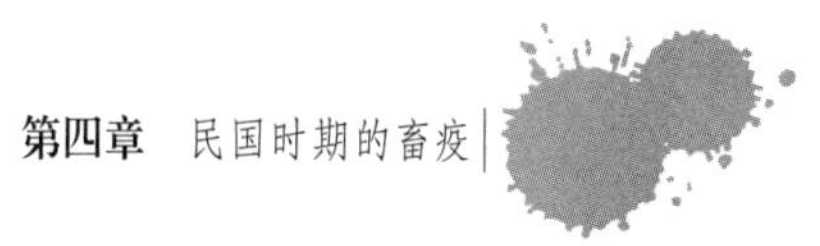

民国五年（1916）

黑龙江省

虎林县（今虎林市）　夏，畜疫。4月中旬至8月初旬，未降雨，禾稼枯槁，十有八九受灾。牛瘟马疫流行传染，倒毙牛马608匹（头），扣槽之家十有八九，秋收缺牲畜运转①。

瑷珲县（今黑河市）　秋，马瘟。九月初十日（10月6日）报道：爱属梁集屯一带，距爱城四五十里许，自入秋以来，马匹得病，不数日即死，日有所闻。详察马病情形，懒惰无神，草不下咽，识者谓此系马瘟，因此至俄界购买马疫药者，络绎不绝云②。

甘肃省

华亭县　秋八月，雹伤东北二区荞谷，牛瘟③。

宁夏回族自治区

固原县（今固原市）　羊、猫多出浮花，起瘙病死者不少④。

陕西省

紫阳县　七月初四日，大雨雹，盘湘河、铁砭溪一带田禾尽损，漂没人畜，七、八月间，牛大疫⑤。

河南省

开　封（今开封市）　春三月，牛瘟流行，牛死颇众，以致牛价大昂⑥。

武陟县　人多病喉，小儿出瘟疹，伤人甚多，耕牛、豚彘死者无数⑦。

浙江省

昌化县（今临安市）　（民国）五六两年岁大有牛疫⑧。

四川省

汉源县　春夏亢旱，禾苗枯萎，上五乡尤甚，至六月廿八日始得透雨，是年牛大疫⑨。

---

①　《虎林县志》，中国人事出版社1992年版。

②　“（黑河）马瘟宜防”，《盛京时报》1916年10月6日，第5版。

③　民国《华亭县志》卷三《灾异志》。民国《增修华亭县志》第六编《灾异志》。

④　《甘肃各县自然灾害表》，转引自袁林《西北灾荒史》，甘肃人民出版社1994年版，第1532页。

⑤　民国《重修紫阳县志》卷五《纪事志·灾祥》。

⑥　“豫人之帝制取消观”，《申报》1916年4月5日，第3版。

⑦　民国《续武陟县志》卷二四《志余》。

⑧　民国《昌化县志》卷一五《事类志·灾祥》。

⑨　民国《汉源县志》卷一五《杂记》。

广西壮族自治区

灵山县 “牛瘟。”①

民国六年(1917)

辽宁省

金 县(今大连市金州区) 春,牛疫。二月初九日(3月31日)报道:本月大和町暨老虎滩之满洲牧场牛疫盛行,牧场主恐其瘟疫蔓延,将稍经传染之牛全部扑杀,一面请兽医诊治,施以排除毒素注射血清方法,近日每百头中病者仅一二头,此种牛疫当可逐渐灭熄云②。

内蒙古自治区

丰镇县(今丰镇市) 腊月二十日,丰镇鼠疫流行,人死不少,并有一村庄死牛二头③。

甘肃省

华亭县 春夏大旱,斗麦市钱三千,人与猪牛多喉症④。

宁夏回族自治区

固原县(今固原市) 羊、猫出浮花,有死者⑤。

山东省

莱芜县(今莱芜市) 冬无霜,牛疫⑥。

河南省

商水县 是年,瘟疫烦盛,人畜死者相枕藉⑦。

上海市

松江县(今松江区) 夏秋,畜疫。6月3日(四月十四日)报道:瘟牛之患,首先作泻,其毒亦能传染人身,且沿沪杭路线传播⑧。9月25日(八月初十日)报道:该乡近又传染瘟畜,致乡民所豢耕牛猪羊大半染疫倒毙。乡人以种田为生活,以耕牛代人

---

① 《灵山县志》,广西人民出版社2000年版。

② “(大连)牛疫已逐渐灭熄”,《盛京时报》1917年3月31日,第5版。

③ “何守仁自丰镇致外交部、内务部、丁局长电(二月一日下午九时)”,《政府公报》1918年第734号。

④ 民国《华亭县志》卷三《灾异志》。民国《增修华亭县志》第六编《灾异志》。

⑤ 《甘肃各县自然灾害表》,转引自袁林《西北灾荒史》,甘肃人民出版社1994年版。

⑥ 民国《续修莱芜县志》卷三《舆地志·灾祥》。

⑦ 民国《商水县志》卷二四《杂事志·祥异》。

⑧ “疫毒霍乱一夕谈”,《申报》1917年6月3日,第17版。

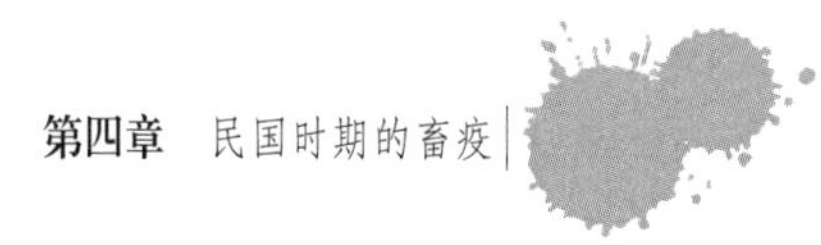

工,今竟两败俱伤①。

浙江省

昌化县(今临安市)　(民国)五六两年岁大有牛疫②。

安徽省

秋,牛疫。9月25日(八月初十日)报道:皖地牛瘟大作,十死八九,乡人设坛扶乩,以冀神明之或降③。

民国七年(1918)

河北省

高邑县　春,畜疫。2月14日(正月初四日),京汉铁路局警务分段长章茀年称:高邑站西东塔营庄发生疫症。该庄从去腊二十五日至今共疫死12人,得病后头痛发热、心闷咳嗽,临死时满身冷汗,惟不吐血,视鼠疫稍异。骡马疫死尤多④。

山东省

济　南(今济南市)　春,牛疫。3月5日(正月廿三日)报道:济南党家庄、泰安韩庄一带牛瘟最烈,该处人民往往将牛肉牛皮往来贩运⑤。

河南省

邓　县(今邓州市)　春正月,邓县地方传染牛疫,死亡大半,初起时身体发抖作寒颤,亦有不发抖而鼻发呛声者,或七日而死,或三五日死⑥。

安徽省

广德县　春,牛疫。5月2日(三月廿二日)报道:广德南乡离别山一带农家耕牛发生瘟疫,死者百余头⑦。

辽宁省

沈阳县(今沈阳市)　春,猪瘟。三月廿八日(5月8日)报道:乡间发一种猪瘟,瘟死者几至五分之四⑧。

---

① “地方通信”,《申报》1917年9月25日,第7版。
② 民国《昌化县志》卷一五《事类志·灾祥》。
③ “曹操粮米”,《申报》1917年1月31日,第17版。
④ “京汉铁路局警务分段长章茀年致局长电”,《政府公报》1918年第753号。
⑤ “济南之防疫消息”,《申报》1918年3月5日,第6版。
⑥ “集益录”,《申报》1918年2月6日,第13版。
⑦ “广德短简”,《申报》1918年5月2日,第6版。
⑧ “发生猪瘟”,《盛京时报》1918年5月8日,第5版。

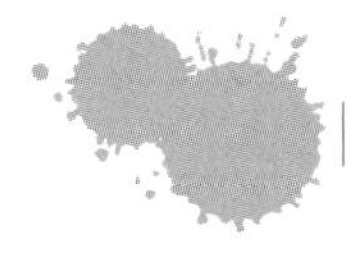

民国八年(1919)

陕西省

醴泉县(今礼泉县) 冬,牛瘟盛行,甚至槽枥皆空,闾阎苦之①。

江苏省

苏 州(今苏州市) 春,狗疫。4月10日(三月初十日)报道:苏城发生狗疫,传疫甚速,屡见街巷之间,有狗犯是疫者,始则乱吠猛撞墙壁,继即倒毙路侧,护龙街各处之狗死者颇多②。秋,牛疫。9月25日(八月初二日)报道:天气渐凉,人之疫气已退,而牛只倒毙者时有所闻,省立第二农业举校所豢之牛亦疫毙八只③。

浙江省

衢 县 夏,牛大疫,甚有全村不留一犊者。乡民或弃诸河,食之者多被传染④。

贵州省

沿河县 久旱无雨,继遭风灾、虫灾和牲畜瘟疫,饥民流离外逃⑤。

云南省

鲁甸县 6月,境内发生猪胀肝、烂肠症,死亡数千头⑥。

昆阳县(今晋宁县) 发生牛、羊、猪口蹄疫,病死者数以万计⑦。

双柏县 天旱,并兽疫⑧。

民国九年(1920)

吉林省

海龙县(今梅河口市) 春,牛疫。二月初六日(3月25日)报道:海龙发生牛疫,旬日间,牛之罹疫而死者已有30余头,犹有蔓延之不已之势⑨。

辽宁省

辑安县(今集安市) 春,牛疫。正月廿六日(3月16日)报道:辑境自去冬发现

---

① 民国《续修醴泉县志稿》卷一四《杂记志·祥异》。

② "地方通信",《申报》1919年4月10日,第7版。

③ "苏州疫疠延及牲畜",《申报》1919年9月25日,第8版。

④ 民国《衢县志》卷一《象纬志·五行》。

⑤ 《沿河县志》,贵州人民出版社1993年版。

⑥ 《鲁甸县志》,云南人民出版社1995年版。

⑦ 《晋宁县志》,云南人民出版社2003年版。

⑧ 《双柏县志》,云南人民出版社1996年版。

⑨ "海龙发生牛疫",《盛京时报》1920年3月25日,第5版。

牛疫，相继而死者不可胜数。近日蔓延益剧①。

沈阳县（今沈阳市）　春，猪瘟。二月十九日（4 月 7 日）报道：入春以来，天气不正，寒暖无常，发生一种猪瘟，凡养猪者死亡相继②。

甘肃省

华亭县　春，猪牛疫③。

宁夏回族自治区

化平县（今泾源县）　春，化平牛瘟④。

浙江省

昌化县（今临安市）　秋，牛疫⑤。

四川省

松潘县　漳腊、黄胜关发生牛瘟⑥。

海南省

昌江县　冬，牛瘟病遍及全县，耕牛死亡率达 95%⑦。

民国十年（1921）

甘肃省

华亭县　春，人多手足肿症。夏牛疫⑧。

北京市

春，牛疫。2 月 17 日（正月初十日）报道：北京四郊牛瘟，血清注射不效⑨。

天津市

静海县（今静海区）　春，牛疫。4 月 3 日（二月廿五日）报道：静海县属牛疫盛行，日毙数十头⑩。

辽宁省

沈阳县（今沈阳市）　冬，猪瘟。十一月十二日（12 月 10 日）报道：入冬以来，雨雪甚

---

① “（辑安）牛疫复炽”，《盛京时报》1920 年 3 月 16 日，第 5 版。

② “猪瘟盛行”，《盛京时报》1920 年 4 月 7 日，第 5 版。

③ 民国《华亭县志》卷三《灾异志》。民国《增修华亭县志》第六编《灾异志》。

④ 民国《新编化平县志》，转引自袁林《西北灾荒史》，甘肃人民出版社 1994 年版。

⑤ 民国《昌化县志》卷一五《事类志·灾祥》。

⑥ 《松潘县志》，民族出版社 1999 年版。

⑦ 《昌江县志》，新华出版社 1998 年版。

⑧ 民国《华亭县志》卷三《灾异志》。民国《增修华亭县志》第六编《灾异志》。

⑨ “北京电院册”，《申报》1921 年 2 月 17 日，第 6 版。

⑩ “专电二·天津电”，《申报》1921 年 4 月 3 日，第 6 版。

少,气候亦复和暖,以致近来猪瘟流行。省城中豢养猪只者多被感受,且闻乡间尤甚①。

营口县(今营口市) 秋,牛疫。七月十四日(8月17日)报道:本埠近来发生牛疫,各牧厂之牛染疫而亡者不可胜数。十一、十二两日共疫死牛40余头,传染神速,蔓延甚烈②。

安徽省

皖北地区 秋,牛疫。皖北各地遭遇非常水灾,居民荡析播迁,不堪言状,尤以农业所受影响极重,牛畜就牧于山冈者,又多染瘟疫倒毙,水退后多无力种麦,转瞬春来,所有未种麦之田仍坐视荒废③。

灵璧县 秋,牛疫。9月12日(八月十一日)报道:及二麦登场,到处牛瘟④。

上海市

南汇县(今属浦东新区) 夏旱,禾棉受损,入秋以来,迭遭飓风暴雨,圩围冲溃,六畜瘟毙,浩劫重重⑤。

广东省

赤溪县(今台山市) 春,田头堡牛染疫多死⑥。

台山县(今台山市) 墩寨等地发生牛瘟,日死耕牛数十头⑦。

海南省

昌江县 冬,猪瘟。11月,猪瘟病遍及全县,死亡率达90%以上⑧。

云南省

双柏县 天旱,并兽疫⑨。

民国十一年(1922)

甘肃省

华亭县 夏秋大旱,冬牛疫⑩。

---

① “猪瘟盛行”,《盛京时报》1921年12月10日,第5版。
② “(营口)发现牛瘟”,《盛京时报》1921年8月17日,第5版。
③ “问答·杨信芳问”,《申报》1922年2月13日,第20版。
④ “安徽灵璧之乞赈函”,《申报》1921年9月12日,第15版。
⑤ “奉南乞赈之电呈”,《申报》1921年9月19日,第10版。
⑥ 民国《赤溪县志》卷七《纪述志第六·灾祥》。
⑦ 《台山县志》,广东人民出版社1998年版。
⑧ 《昌江县志》,新华出版社1998年版。
⑨ 《双柏县志》,云南人民出版社1996年版。
⑩ 民国《华亭县志》卷三《灾异志》。

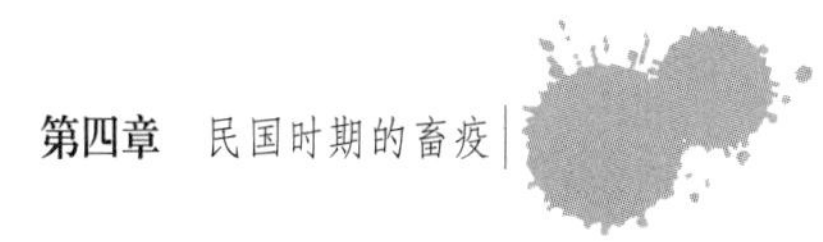

湖南省

嘉禾县　牛瘟①。

浙江省

寿昌县(今建德市)　夏,牛疫。5月7日(四月十一日)报道:牛疫,倒毙极夥②。

云南省

晋宁县　秋,畜疫。8月,霍乱殃及化乐,人畜均有死亡③。

民国十二年(1923)

全国

冬十月,谢申在《农声》杂志上发表"兽疫预防法十则"④。

河南省

新安县　夏大旱,秋大雨,涧水溢,两岸灾,牛疫⑤。

上海市

松江县(今松江区)　夏,牛疫。6月21日(五月初八日)报道:松江县浦南、淞隐镇牛大瘟,至有一夕间发现病牛六头者⑥。又,松邑浦南一带连日发生牛瘟,患者数小时即毙,蔓延极广。闻初发生时系在平湖,自金山县延至松境,后延及奉贤县境,乡间素无兽医,染及者束手无策,莫不叫苦连天⑦。

云南省

春二月,昆明市颁布《本市兽疫暂行预防规则》⑧。

山东省

8月31日(七月二十日),胶澳商埠督办公署颁布《胶澳商埠警察厅取缔病疫兽类规则》⑨。

---

① 民国《嘉禾县图志》卷七《事纪篇第三下》。

② "杭州快信",《申报》1922年5月7日,第10版。

③ 《晋宁县志》,云南人民出版社2003年版。

④ "兽疫预防法十则",《农声》1923年第11期,第5~6页。

⑤ 民国《新安县志》卷一五《杂记·祥异》。

⑥ "病牛来沪",《申报》1923年6月21日,第19版。

⑦ "地方通信·松江",《申报》1923年7月16日,第10版。

⑧ "本市兽疫暂行预防规则",《昆明市政月刊》1923年第3期,第10~11页。

⑨ "胶澳商埠警察厅取缔病疫兽类规则",《胶澳公报》1923年第66期,第13~14页。

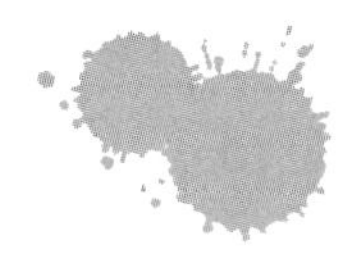

民国十三年(1924)

黑龙江省

穆稜县(今穆棱市)　冬,牛疫流行。十一月廿五(12月21日)报道:穆稜县境自立冬以后,发生牛疫,流行甚速,疫毙者共计百余头①。

甘肃省

华亭县　夏秋大旱,冬牛疫②。

江苏省

徐　州(今徐州市)　春,畜疫。4月14日(三月十一日)报道:畜瘟日渐扩展,徐州郡城西南一带,前有牛瘟,伤牛无算。现下牛瘟稍减,但鸡瘟大作,且面积甚广,伤鸡尤夥,故迩来鸡价极贱③。

山西省

荣河县(今万荣县)、翼城县　春,牛疫。正月,《山西公报》载:荣河、翼城等县近日发生牛疫,其病症系肉颤口翻,来势甚危。或牛身抖颤,继泻黑粪,不食不饮七日而死④。

民国十四年(1925)

吉林省

长白县　自春徂秋,牛疫流行。八月初二日(9月19日)报道:长白县自春间发生牛疫,至9月初截止,共计伤害300余头⑤。

辽源县(今双辽市)　秋,牛疫。七月十二日(8月30日)报道:辽源现发生牛疫,势甚猖獗,数日牛只倒毙者百余头,传染患病者犹相继不已⑥。

辽宁省

沈阳县(今沈阳市)　秋,牛疫。七月十五日(9月2日)报道:奉天(沈阳)郑家屯发生牛疫,传染甚烈,一日间毙数百头⑦。九月十二日(10月29日)报道:沈阳发生

---

① "牛疫盛行",《盛京时报》1924年12月21日,第5版。
② 民国《增修华亭县志》第六编《灾异志》。
③ "地方通信·徐州",《申报》1924年4月14日,第10版。
④ "山西省长公署通告　牧字第一号",《山西公报》1924年第4170期。
⑤ "催报告有无牛疫",《盛京时报》1925年9月19日,第4版。
⑥ "(穆稜)发生牛疫",《盛京时报》1925年8月31日,第2版。
⑦ "地方通信·奉天",《申报》1925年9月2日,第7版。

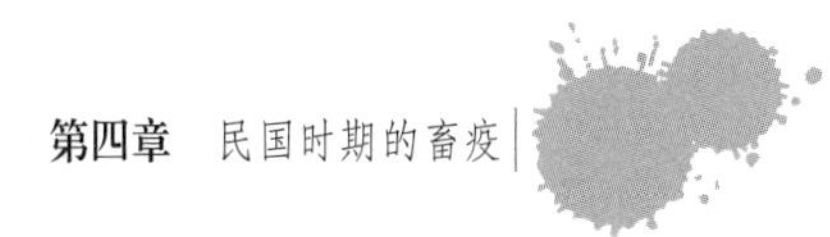

牛疫,毙牛数十头①。

山西省

方山县、离石县(今吕梁市离石区)　秋,牛瘟流行。11 月 10 日(九月廿九日)报道:方山、离石等县突起牛瘟②。

山东省

鲁南地区　春,牛疫。4 月 4 日(三月十二日)《大公报》报道:农家耕牛,又以空气干燥,沾染疾病,各属之死亡不可胜数,尤以岱南之曲阜、泗水一带为特甚,农民恐被波及,多贱价出售③。

青　岛(今青岛市)　冬,牛疫。12 月 7 日(十月廿二日)报道:青岛现盛行牛疫,平常每日宰牛四五百头,牛疫之后减至八十头,以致牛肉产额大减④。

陕西省

大荔县　秋,无禾,冬牛瘟,传染颇甚⑤。

镇安县　牛大疫⑥。

甘肃省

华亭县　春,牛疫,十栏九空,或曰:十棚九死⑦。

天水县(今天水市)　春,东乡新军牌瘟伤牛羊四百余头⑧。

广东省

仁化县　瘟疫流行,第一区死去牛只千余头⑨。

上海市

上海县(今上海市闵行区等)　春,畜疫。3 月 22 日(二月廿八日)报道:西南乡连日以来农家所畜家禽如鸡鸭之类,死亡相继,为数极多,且天空飞行之鸟,时有落下,立刻毙命⑩。

---

① “(奉天)发生牛疫”,《盛京时报》1925 年 10 月 29 日,第 5 版。

② “晋省之救荒与防疫　省南旱荒亟待赈济　鼠疫猖獗医生束手”,《大公报》1928 年 11 月 10 日,第 3 版。

③ 《大公报》1925 年 4 月 4 日,转引自李文海等《近代中国灾荒纪年续编》,湖南教育出版社 1993 年版。

④ “客谈青岛天津商务均受时局影响”,《申报》1925 年 12 月 7 日,第 14 版。

⑤ 民国《大荔县新志存稿》卷一《事征》。

⑥ 民国《重修镇安县志》卷一〇《杂记・灾祥》。

⑦ 民国《华亭县志》卷三《灾异志》。民国《增修华亭县志》第六编《灾异志》。

⑧ 民国《天水县志》卷一四《灾异志》。

⑨ 民国《仁化县志》卷四《风土志・灾异附》。

⑩ “飞禽罹疫”,《申报》1925 年 3 月 22 日,第 15 版。

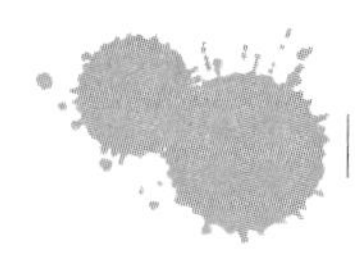

吴　淞　夏,畜疫。8月27日(七月初九日)报道:人疫虽减,畜疫日盛,瘟猪、瘟鸡、瘟鸭之事,乃见其多。江北猪船在途瘟毙之猪,各船皆有,少者五六头,多至二十余头不等①。

民国十五年(1926)

吉林省

梨树县　春,鸡瘟。正月初八日(2月20日)报道:近来邑中发现一种鸡瘟,传染甚速②。

宁夏回族自治区

隆德县　牛害硬黄,病死一空,人不能以耕犁③。

广西壮族自治区

思恩县(今环江县)　由春至夏,全县牛瘟大流行,死牛无数。适值春耕,农家多用人拖犁以代牛耕④。

民国十六年(1927)

黑龙江省

依兰县　夏,猪瘟。五月十三日(6月12日)报道:猪瘟大起,死猪触目皆是⑤。

吉林省

吉林县(今吉林市)　夏,鸡瘟。五月廿九日(6月28日)报道:入夏以来,鸡瘟盛行,人疫亦由是生焉⑥。

辽宁省

辽阳县(今辽阳市)　夏,牛疫。六月廿六日(7月24日)报道:鞍山附近村落自上月发生牛疫以来,所毙牛约计四五十匹之多,刻下仍有蔓延之势⑦。

台安县　秋,犬疫。七月廿一(8月18日)报道:各村豢养之犬多受灾疫,瘟死甚多⑧。

---

① “防疫与患疫消息”,《申报》1925年8月27日,第15版。
② “鸡瘟流行”,《盛京时报》1926年2月20日,第5版。
③ 民国《隆德县志》卷四《拾遗·祥异》。
④ 《环江毛南族自治县志》,广西人民出版社2002年版。
⑤ “(依兰)猪瘟盛行”,《盛京时报》1927年6月12日,第5版。
⑥ “鸡瘟盛行”,《盛京时报》1927年6月28日,第5版。
⑦ “鞍山附近之牛疫”,《盛京时报》1927年7月24日,第4版。
⑧ “犬多瘟死”,《盛京时报》1927年8月18日,第5版。

金　县(今大连市金州区)　冬,鸡瘟。十月三十日(11 月 23 日)报道:邑内西街发现一种鸡瘟,传染甚速①。

四川省

广元县(今广元市)　夏,牛疫。今《广元县志》载:6 月,县城南紫云乡发生牛"炭疽"流行传染病毒,因政府未及时组织抢救,致(原作至)使紫云地域之耕牛几乎全部死亡②。

云南省

景谷县　7 月,县境内流行牛"烂肠瘟",80% 的黄牛病死,部分黄牛在未发病前赶入深山隔离,得以幸存③。

广东省

紫金县　九树椒坑一带牛瘟流行,死牛 360 头④。

广西壮族自治区

横　县　7 月,牛疫流行⑤。

第二节　民国后期的畜疫

民国十七年(1928)

黑龙江省

绥化县(今绥化市)　春,猪瘟。闰二月十三日(4 月 3 日)报道:入春以来,猪多瘟死⑥。

吉林省

吉林县(今吉林市)　春,猪瘟。三月初十日(4 月 29 日)报道:自去冬以来,猪瘟流行,每十家有五家患瘟猪者⑦。

开通县(今通榆县)　春,猪瘟。正月廿七日(2 月 18 日)报道:入春以来,雨雪稀

---

① "发现鸡瘟",《盛京时报》1927 年 11 月 23 日,第 5 版。

② 《广元县志》,四川辞书出版社 1994 年版。

③ 《景谷傣族彝族自治县志》,四川辞书出版社 1993 年版。

④ 《紫金县志》,广东人民出版社 1994 年版。

⑤ 《横县县志》,广西人民出版社 1989 年版。

⑥ "(绥化)瘟猪宜禁",《盛京时报》1928 年 4 月 3 日,第 5 版。

⑦ "豕感瘟疫",《盛京时报》1928 年 4 月 29 日,第 5 版。

少,以致猪瘟相继流行①。闰二月十三日(4 月 3 日)报道:猪疫传染,死十余口②。

通化县(今通化市) 秋,猪瘟。八月初五日(9 月 18 日)报道:入秋以来发现猪瘟,近一二日猪瘟流行甚盛③。

辽宁省

辽阳县(今辽阳市) 夏,鸡瘟。六月初一日(7 月 17 日)报道:民户所畜鸡雏近来有患瘟症者④。

本溪县(今本溪市) 夏,鸡瘟。四月初八日(5 月 26 日)报道:近来,鸡瘟盛行,各住户之畜鸡者大率十死八九⑤。

甘肃省

华亭县 夏秋大旱,冬季泉水涸,河源竭,猪疫喉疯⑥。

庄浪县 庄浪、茶马厅所属瘟疫流行,大损牲畜⑦。

宁夏回族自治区

海原县 冬,牛瘟盛行,倒毙甚多⑧。

陕西省

秋,人畜大疫。12 月 10 日(十月廿九日)报道:秋间,疾疫大作,蔓延各县,犹以陕南痢疾、畜瘟为更凄惨。老者多化异物,丁壮骤遭夭折,死亡之数,亦逾巨万⑨。冬,牛瘟。1929 年 2 月 15 日(正月初六日)报道:陕西灾情极重,哀鸿遍野,饿殍载道……此次陕灾之重实全国所未闻亘古所未有。盖自前年之春至去岁之冬,两载不雨,泾渭流竭,井泉皆枯,加之人瘟牛疫,虫害雹灾,皆与旱魃相转施威,以致颗粒未收,赤地相望⑩。

四川省

巴中县(今巴中市) 秋,畜疫。9 月 23 日(八月初十日)报道:秋夏之交,巴中县痢疫流行,人畜相继死亡,不可指数⑪。

---

① "(开通)猪瘟流行",《盛京时报》1928 年 2 月 18 日,第 5 版。

② "(开通)猪疫披猖",《盛京时报》1928 年 4 月 3 日,第 5 版。

③ "猪瘟盛行",《盛京时报》1928 年 9 月 18 日,第 6 版。

④ "鸡患瘟疫",《盛京时报》1928 年 7 月 17 日,第 5 版。

⑤ "鸡瘟盛行",《盛京时报》1928 年 5 月 26 日,第 5 版。

⑥ 民国《华亭县志》卷三《灾异志》。民国《增修华亭县志》第六编《灾异志》。

⑦ 民国《甘肃通志稿》,转引自袁林《西北灾荒史》,甘肃人民出版社 1994 年版。

⑧ 《甘肃省民国十八年各县灾情表》,转引自袁林《西北灾荒史》,甘肃人民出版社 1994 年版。

⑨ "陕灾救委会呼吁迫切",《申报》1928 年 12 月 10 日,第 10 版。

⑩ "旅沪陕西振灾会电请急赈",《申报》1929 年 2 月 15 日,第 14 版。

⑪ "四川巴中县报告灾况",《申报》1928 年 9 月 23 日,第 16 版。

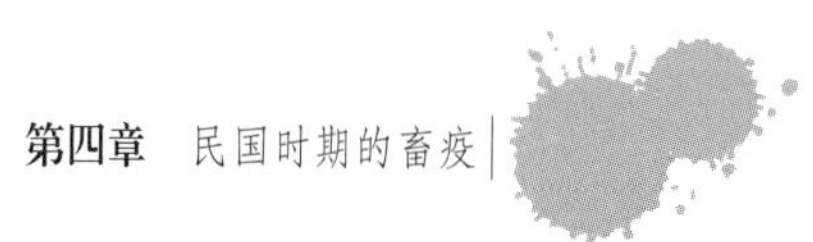

广西壮族自治区

思恩县（今环江县）　由春至夏，全县牛瘟大行，死牛无算，时适春耕之时，农家多有用人拖犁以代牛者①。

云南省

昆阳县（今晋宁县）　田坝村耕牛患滥肠瘟病，死去60余头，严重影响当年农业耕作②。

民国十八年（1929）

辽宁省

沈阳县（今沈阳市）　冬，鸡瘟，猪瘟。十月初一日（11月1日）报道：城西六区界程三家、前丁香屯、后丁香屯、红旗台四村近忽发现母鸡、肥猪急性瘟疫，连日死鸡无数，死猪六十余口③。

金　县（今大连市金州区）　是年，畜疫。次年闰六月廿六日（1930年8月20日）报道：旅大方面，昨年中家畜传染病发生数，计豚疫91头，豚虎列喇85头，炭疽34头，狂犬病33头，牛疫、家禽虎列喇各24头，合计329头④。

甘肃省

华亭县　春夏大旱，虫灾。夏秋，人多大头瘟、窝儿寒，牛疫硬腿黄⑤。

武都县　夏六月大旱，疾疫流行，死者甚众，牲畜大半死亡⑥。

天水县（今天水市）　今春畜疫又起，骡马死者亦复不少⑦。

山东省

潍　县（今潍坊市）　泊子、淤河、南村等地发生人畜炭疽流行⑧。

福建省

漳　州（今漳州市）　冬，畜疫。12月31日（十二月初一日）报道：古县社发生畜瘟，鸡、犬、猪罹疫死者极夥，尤以猪死为众，日达二十余头。乡民不谙卫生，宰食死

---

① 民国《思恩县志》第八编《杂记·灾异》。

② 《晋宁县志》，云南人民出版社2003年版。

③ “四村发现鸡猪瘟”，《盛京时报》1929年11月1日，第4版。

④ “旅顺去年家畜染病概数”，《盛京时报》1930年8月20日，第7版。

⑤ 民国《华亭县志》卷三《灾异志》。民国《增修华亭县志》第六编《灾异志》。

⑥ 《武都县志》，生活·读书·新知三联书店1998年版。

⑦ 《甘肃省民国十八年各县灾情表》，转引自袁林《西北灾荒史》，甘肃人民出版社1994年版。

⑧ 《山东省卫生志》，山东人民出版社1992年版。

猪,致鼠疫菌传染及人[①]。

江西省

大庾县(今大余县)　9月,全县普遍发生牛瘟。池江杨梅村等地90%以上的耕牛死亡[②]。

湖南省

会同县、黔阳县　秋冬,两县大兵之后,遗骸腐尸,暴露于野,久之成疫,人畜死亡极多,尤以会同、黔阳两县为最甚[③]。或曰:各县被匪兵惨杀之地,遗骸腐尸,暴露于野,久之成为瘟疫,人口牲畜死亡极多,尤以会同、黔阳二县为最甚[④]。

嘉禾县　二月,牛瘟[⑤]。

云南省

墨江县　同年秋,牛瘟流行,全县水牛、黄牛死亡率达十分之八。接着猪、鸡等家畜家禽也相继得病,死亡几尽[⑥]。

文山县　农村牛瘟,耕牛死亡过半,影响农耕[⑦]。

民国十九年(1930)

黑龙江省

滨江县(今属哈尔滨市)、龙江县(今齐齐哈尔市)　秋,牛疫。九月十二日(11月2日)报道:满洲里、齐齐哈尔一带,亦在患地,畜牛续毙,日达十头之多[⑧]。

吉林省

长春县(今长春市)　夏,牛疫。六月二十日(7月15日)报道:市内千岛町三宅牧场饲养牛罹急性肋膜肺炎,扑杀5头[⑨]。六月廿五日(7月20日)报道:其后仍无效果,继续传染,前后共扑杀8头[⑩]。

怀德县(今公主岭市)　春末,羊疫。三月廿五日(4月23日)报道:公主岭农校

---

① “漳州古县社发现鼠疫”,《申报》1929年12月31日,第10版。

② 《大余县志》,三环出版社1990年版。

③ “湘省灾情惨重之报告:全省七十六县仅江华一县无灾”,《申报》1929年12月22日,第8版。

④ “湖南省赈务会报灾”,《申报》1930年1月24日,第10版。

⑤ 民国《嘉禾县图志》卷七《事纪篇第三下》。

⑥ 《墨江哈尼族自治县志》,云南人民出版社2002年版。

⑦ 《文山县志》,云南人民出版社1999年版。

⑧ “哈尔滨东铁西线一带牛疫猖獗”,《盛京时报》1930年11月2日,第5版。

⑨ “长春发见牛肺炎”,《盛京时报》1930年7月15日,第7版。

⑩ “因恐传染扩大,病牛悉数扑杀”,《盛京时报》1930年7月20日,第7版。

所饲羊只顿死数只，经解剖检验判明系疽病，此病能传染人畜，病毒猛烈，发病后三四小时即转死症①。

延吉县（今延吉市）、和龙县（今和龙市）　夏，牛疫。四月廿四日（5月22日）报道：延吉、和龙两县流行牛疫，迄于十五日，罹病牛计146头，其中45头病毙，颇有蔓延之情势②。五月初四日（5月31日）报道：据专门家观测，此次牛疫为恶性疫，传染力极强，与普通牛疫不同，按现状推测，此间一带畜牛，当死亡三分之一③。

辽宁省

沈　阳（今沈阳市）　夏，鸡瘟，马疫。六月十三日（7月8日）报道：近来天气骤热，时疫流行，以致发生一种鸡瘟症，闻此疫初发自西北各乡，渐次传染至省市④。六月十四日（7月9日）报道：各旅使用之军马，年来死亡相继，耗费极大，经长官署调查结果，认为发生一种马疫，传染蔓延所致⑤。

金　县（今大连市金州区）　春，牛疫。正月廿七日（2月25日）报道：普兰店金州管内，牛疫百斯笃猖獗，此次牛疫系自复县传染而来⑥。

本溪县（今本溪市）　春，牛疫。二月廿六日（3月25日）报道：最近本溪湖附近祁家堡邻近地方，牛疫猖獗。入本月以来，既毙七八头⑦。

营口县（今大石桥市）　春，猪疫。三月十四日（4月12日）报道：大石桥附近各村现下流行猪疫，已死数十头，现仍在流行中⑧。

宽甸县（今宽甸满族自治县）　夏秋，牛疫。闰六月廿七日（8月21日）报道：宽甸县古楼子村（距江岸约六里地）近顷发生牛疫，畜牛连日毙死。自一个月以来，染疫而毙者约30余头，此外，目下患病中者无数。又，大东菜沟（距江岸一里半）亦自本月一日来，毙牛10余头。上记各地，皆有蔓延之势⑨。七月十五日（9月7日）报道：牛疫顿行蔓延，截至四日，已毙50头⑩。

---

① “公主岭竟发生‘炭疽’，毒性猛烈，能犯人体”，《盛京时报》1930年4月23日，第4版。
② “延吉牛疫流行颇猖獗”，《盛京时报》1930年5月22日，第7版。
③ “延吉牛疫益形炽烈”，《盛京时报》1930年5月31日，第8版。
④ “（沈阳）鸡瘟”，《盛京时报》1930年7月8日，第4版。
⑤ “（沈阳）注重军马，传染性病马一律枪毙”，《盛京时报》1930年7月9日，第4版。
⑥ “金州牛疫百斯笃猖獗，复县牛禁止输入”，《盛京时报》1930年2月25日，第7版。
⑦ “本溪附近牛疫猖獗”，《盛京时报》1930年3月25日，第4版。
⑧ “大石桥小心猪肉”，《盛京时报》1930年4月12日，第7版。
⑨ “（锦县）牛疫蔓延”，《盛京时报》1930年8月21日，第5版。
⑩ “安东牛疫蔓延”，《盛京时报》1930年9月7日，第5版。

内蒙古自治区

呼伦县(今呼伦贝尔市)　夏秋,牛疫。六月初八日(7月3日)报道:最近海拉尔地方之牛,发见类似牛疫流行病,其状初则舌肿发热,转而病毙①。闰六月初一日(7月26日)报道:海拉尔附近一带,目下牛疫流行,已死多数。加以近因暑气熏蒸,市内发生狂犬②。九月初一日(10月22日)报道:海拉尔牧场发现牛肺疫,颇有蔓延之虞,中国卫生当局无法防疫,目下将患牛逐一扑杀③。

江苏省

镇　江(今镇江市)　夏,牛疫。8月4日(闰六月初十日)报道:镇江第四区前北乡各村发生牛瘟,势甚猖獗,数日以内,死牛至二百余头,乡民大为恐慌④。

陕西省

米脂县　春,畜疫。春,陕北米脂县鼠疫,所蓄之猫因食鼠,亦有吐黄水而死者……究其发生原因,据称该村人由肤施高桥川买羊一群,内有病羊,羊死人食其肉,即生此症。查首先患病之人,确因食死羊肉而死,初死六人,后因埋此六人,继续死亡不止,从此以后,所死之人不敢埋,亦不敢殓,未患病之人,又不敢在家居住,均逃避外方⑤。

民国二十年(1931)

吉林省

柳河县　春,牛疫。二月初十日(3月28日)报道:柳河县三源浦附近自三月初旬以来发生类似牛疫之病疾,病死牛数达16头,扑杀牛数9头⑥。

扶余县(今扶余市)　夏,禽疫。四月廿七日(6月12日)报道:各住户所畜之家禽十有八九皆口吐黄沫死去,蔓延殆遍全城⑦。

辽宁省

盖平县(今盖州市)　冬,鸡疫。十月初一日(11月10日)报道:芦家屯某姓蓄鸡十八只,全部疫死⑧。

---

① “海拉尔牛病流行”,《盛京时报》1930年7月3日,第8版。
② “哈尔滨牛疫狂犬牛炎马难并至”,《盛京时报》1930年7月26日,第7版。
③ “海拉尔牧场发现牛肺疫”,《盛京时报》1930年10月22日,第5版。
④ “上海商品检验局救济镇江牛瘟之结果”,《申报》1930年8月3日,第14版。
⑤ “陕北发现鼠疫”,《上海医报》1930年第16期,第160页。
⑥ “柳河县发生牛疫”,《盛京时报》1931年3月28日,第4版。
⑦ “(扶余)鸡疫殆遍全城”,《盛京时报》1931年6月12日,第5版。
⑧ “(芦家屯)鸡疫流行”,《盛京时报》1931年11月10日,第5版。

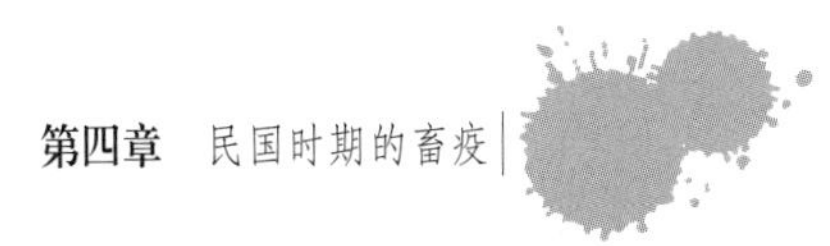

青海省

春夏，畜疫。5月，《时事月报》载：青海年来瘟疫流行，初惟牛羊传染，继则渐传及人，计蒙古29族，死亡7万余口；海南8族，死亡9万余口；玉树25族，死亡10万余口[①]。

四川省、青海省

四川、青海等省，牛瘟盛行，耕牛染疫死者，以数十万计[②]。

江苏省

丹阳县　秋，牛瘟。10月9日（八月廿八日）报道：上海商品检验局接江苏农矿厅来电云：丹阳有牛四十头，发生疫病，请派兽医携带血清及药品赴丹诊治牛病[③]。

上海市

上海市（今闵行区等）　秋，牛瘟。9月16日（八月初五日）报道：本埠有一部分牛乳房曾于上月发生牛瘟，尤以白利南路陈木金牛奶棚之牛只病势为最，所有乳牛十头病势极重，于该牛奶棚主人未往商品检验局请派兽医诊治之前，价值五百元之乳牛死亡者二头[④]。

安徽省

望江县　春，牛瘟。4月14日（二月廿七日）报道：最近发生牛瘟甚剧，闻月来，死去者有千余头之多[⑤]。

江西省

九　江（今九江市）　秋，牛疫。9月12日（八月初一日）报道：（九江）牛疫盛行，死亡极众[⑥]。

云南省

彝良县　畜禽疫病蔓延，所有耕牛几死殆尽[⑦]。

民国二十一年（1932）

辽宁省

锦　县（今凌海市）　秋，鸡瘟猖獗。九月十五日（10月14日）报道：近日（锦县）

---

① 梁敬錞《一月来之灾情与匪患：青海亦有亘古大灾》，《时事月报》1931年第4卷第5期，第154页。

② “兽医专科学校近讯”，《申报》1932年9月14日，第12版。

③ “商检局派员治丹阳牛瘟”，《申报》1931年10月9日，第14版。

④ “上海商品检验局救济西区牛乳房牛瘟”，《申报》1931年9月16日，第16版。

⑤ “安徽望江发生牛瘟”，《申报》1931年4月14日，第12版。

⑥ “周伯朋勘择牧场及农地”，《申报》1931年9月12日，第4版。

⑦ 《彝良县志》，云南人民出版社1995年版。

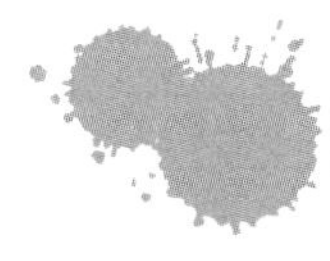

市内及北乡一带，鸡瘟猖獗，养鸡之家有至全群尽数者①。

青海省

是岁牛瘟。1933年2月3日（正月初九日）报道：去岁青海省牛瘟横行，死亡数目竟达百万余头，经济损失约三千万②。

上海市

上海市（今上海市闵行区等）　春三月，驻防浏河镇的日军战马四百余匹全部染疫，患呼吸器急促症，几乎全部灭亡③。夏五月，沪西虹桥、梅陇一带乡镇发现牛瘟④。

广西壮族自治区

武鸣县　县内牛瘟流行，死5590头，占饲养总量26.6%⑤。

向都县（今天等县向都镇）　7月，发生牛瘟，死千余头⑥。

灵山县　5月，新圩、三海、檀圩一带发生牛瘟，瘟牛5～10天死亡。以新圩秦屋山村最严重，全村有耕牛400多头，牛瘟致死的占90%。其中，秦旺福家有水牛两头均死亡，再买水牯两头亦复死去⑦。

四川省

资中县　牛瘟流行⑧。

浙江省

东阳县（今东阳市）　疹疫流行，儿童夭亡众多。猪、鸡瘟暴发⑨。

陕西省

凤　县　6～8月，霍乱流行，人畜患者立毙，甚者绝户⑩。

中部县（今黄陵县）　霍乱流行，蔓延数十里，仅城关西坬、店头镇的一条巷，康崖底一个小村数月内死亡即达300余人，城关在4天内死牛20多头⑪。

---

① "鸡瘟冠起痘斑"，《盛京时报》1932年10月14日，第12版。

② "青海之近状"，《申报》1933年2月3日，第12版。

③ "日本军马全部患疫"，《申报》1932年4月7日，第1版。

④ "西乡发现瘟牛"，《申报》1932年6月8日，第15版。

⑤ 《武鸣县志》，广西人民出版社1998年版。

⑥ 《天等县志》，广西人民出版社1991年版。

⑦ 《灵山县志》，广西人民出版社2000年版。

⑧ 《资中县志》，巴蜀书社1997年版。

⑨ 《东阳市志》，汉语大词典出版社1993年版。

⑩ 《凤县志》，陕西人民出版社1994年版。

⑪ 《黄陵县志》，西安地图出版社1995年版。

民国二十二年(1933)

1月,实业部于国内牲畜疾疫甚为注意,特增设牲畜科①。

2月,青海省拟设兽医防疫处,因为青海畜牧事业为人民之唯一职业,如畜牧不振,人民、政府,胥受其害②。

黑龙江省

秋,牛疫。9月12日(七月廿三日)报道:黑龙江省牛疫蔓延,死者数千头……现有若干处牛已死亡殆尽。并且牛疫染人,陪同日本医生察看牛疫而被传染致死者,至少有满人30名,俄人约10名。嫩江一带死去之牛约2000头,其遗体多掷于江内,以致下游各处疫病传播极速③。

辽宁省

金　县(今大连市金州区)　秋冬之际,牛疫猖獗。九月十八日(11月15日)报道:查自金州管内发生牛疫以来,各地亦略有波及,且甚猖獗,其流行之范围已由金州二十里堡延至以南,前计金州管内共患疫牛数七头,今又增多,大连署卫生系除派员于各地调查病状外,并晓谕共防④。十月十三日(11月30日)报道:西岗署鉴于金州方面发生牛疫,迄今未息,且有南下之势……卫生系连日检验肉商之牛肉,更严查来连之牛,至二十八日经该署验出病牛肉若干,各商中贩病肉者八家⑤。

梨树县　十一月初五日(12月21日)报道:宝全街一户饲养之种鸡,十四日不知如何,该鸡棚皆传染一种奇疾,相继死去。经验明为鸡百斯笃,于十六日以升汞消毒鸡棚,所有之鸡五十五只全部烧却掩埋,以杜余患⑥。

内蒙古自治区

该省近年兽疫甚炽,牲畜死亡奇多,蒙民损失殊重。11月,内政部长黄绍雄电卫生署署长刘瑞恒,请选派兽医专家前往绥、蒙一带调查研究兽疫⑦。

甘肃省

华亭县　春,牛疫,人多喉痹、麻疹⑧。

---

① “实业部增设劳工牲畜两科”,《申报》1933年1月8日,第7版。

② “青海之近状”,《申报》1933年2月3日,第12版。

③ “黑省牛瘟死数千头救济技穷尸抛嫩江疫势蔓延”,《申报》1933年9月12日,第6版。

④ “牛疫蔓延不息”,《盛京时报》,1933年11月5日,第9版。

⑤ “牛疫蔓延,肉商检出病肉,西署卫生系急预防”,《盛京时报》1933年11月30日,第9版。

⑥ “百斯笃殃及鸡畜”,《盛京时报》,1933年12月21日,第4版。

⑦ “刘瑞恒派兽医专家赴绥”,《申报》1933年11月5日,第3版。

⑧ 民国《华亭县志》卷三《灾异志》。民国《增修华亭县志》第六编《灾异志》。

陕西省

府谷县　夏，畜疫。8月6日（六月十五日）报道：府谷县近发现兽疫，计死猫370余只、羊1100余只、猪500余头①。9月2日报道：陕西之府谷县近来忽畜瘟盛行，猪、牛、马、羊、鸡、鸭，死者无数②。

浙江省

秋，畜疫。9月2日报道：浙江之金华、义乌、兰溪、东阳等县畜瘟盛行，猪、牛、马、羊、鸡、鸭，死者无数③。

四川省

汶川县　县境内发生牛瘟，死牛6000余头。一、二区全部死光④。

广东省

潮　州（今潮州市）、梅　州（今梅州市）　秋，畜疫。9月10日（七月廿一日）报道：潮州、梅州一带亢旱，农田龟裂，秧苗枯萎，甘蔗果林，完全枯槁，霍乱、痢疾流行，并发生畜疫，牛、猪、鸡等家畜多发瘟疫。丰顺鸡子，几不留种⑤。

广西壮族自治区

上林县　牛瘟⑥。

蒙山县　牛瘟、猪瘟流行，其中生猪死亡1390头⑦。

民国二十三年（1934）

内蒙古自治区

海拉尔　秋，牛疫流行，海拉尔地方当局极力预防。九月二十三日（10月30日）报道：牛疫猖獗之结果，海拉尔地方之当局者，视其行成重大，研讨种种对策中。现在豫（疑作“预”）防注射液将告缺乏状态，故各方面非常忧虑⑧。

北京市

北平市（今北京市）　夏，犬疫。7月26日（六月十五日）报道：北平市发现犬疫，

---

① “陕省发现兽疫”，《申报》1933年8月6日，第8版。

② “诸县畜牧家注意！金华、义乌、兰溪、东阳、府谷”，《申报》1933年9月2日，第5版。

③ “诸县畜牧家注意！金华、义乌、兰溪、东阳、府谷”，《申报》1933年9月2日，第5版。

④ 《汶川县志》，民族出版社1992年版。

⑤ “潮梅秋旱惨象”，《申报》1933年9月10日，第14版。

⑥ 民国《上林县志》卷一六《杂志部·灾祥》。

⑦ 《蒙山县志》，广西人民出版社1993年版。

⑧ 《盛京时报》，1934年10月30日，第4版。

患者气喘，怪声猛叫，数小时即毙，连日街巷间，死犬累累①。

陕西省

大荔县 春，猫瘟，多死②。

上海市

上海市（今闵行区等） 冬，畜疫。12月13日（十一月初七日）报道：上海市内牛只发现有患口蹄疫③。12月27日（十一月廿一日）报道：本埠牲畜已发现口蹄病。兽疫防治所已办理检验，外来牲畜，暂时停止进口④。1935年1月20日（十二月十六日）报道：是月，发见由内地运来之牲畜有口蹄疫症，甚至屠场中亦有发见。现已会同市政府兽医股及法租界实施限制入口之法，或可止其传播。在月初时，屠场发见有疫牛只约25%～30%，及月终则已甚鲜见，大约牛贩已改向他处购办也⑤。

浙江省

东阳县（今东阳市）、义乌县（今义乌市） 夏，畜疫。7月3日（五月廿二日）报道：东阳、义乌等县发生猪疫牛瘟，农业总场特派兽医贺克前往医治⑥。

江西省

临川县（今抚州市临川区） 畜疫。11月26日（十月二十日）报道：临川鹏溪区全年疫死牛302、猪1640、鸡4517⑦。

湖南省

靖 县（今靖州县）、芷江县、保靖县 春夏，牛瘟。5月24日（四月十二日）报道：本年湘省各县发生之灾厄，层见叠出，匪灾固无论矣，如旱灾、火灾、瘟疫、水灾、牛瘟等，均极重大，流民遍野⑧。8月11日（七月初二日）报道：湘省本年入春以来，各县纷纷呈报灾情，其受灾种类，极不一致……有因春来牛瘟四起，死毙甚多，人民无力种植者，为靖县等七县。又有旱灾、水灾、牛瘟相继而起，并杂以时疫者……续报牛瘟者，有芷江、保靖二县⑨。

---

① “平市发现犬疫”，《申报》1934年7月26日，第4版。

② 民国《大荔县新志存稿》卷一《事征》。

③ “上海牛只发生口蹄疫”，《申报》1934年12月13日，第11版。

④ “海港检疫处注意牲畜”，《申报》1934年12月27日，第11版。

⑤ “公共租界卫生状况”，《申报》1935年1月20日，第13版。

⑥ “天时酷热倒毙者多起”，《申报》1934年7月3日，第12版。

⑦ “赣施家蓄（畜）防疫之成绩”，《申报》1935年11月26日，第6版。

⑧ “湘省发生春灾浩劫，水灾、旱灾、火灾均极惨重，疫疠横行，牛瘟蔓延各处”，《中央日报》1934年5月24日，第2张第3版。

⑨ “湘省灾情惨重”，《申报》1934年6月27日，第8版。

绥宁县　春夏间，牛瘟流行，死牛万头①。

通道县　夏秋间，牛瘟流行，尤以第二区的人和、太昌、乾元、三厢、播阳、龙脊等乡瘟期长，死牛多。全县瘟死牛2000余头②。

武冈县（今武冈市）　3月，县境内发生牛瘟，死牛上万③。

按：是年春夏的牛瘟应该至少波及9个县，分布在湘西南地区。

广西壮族自治区

全　县（今全州县）　七月，各区牛瘟，毙数千头④。

武鸣县　伊岭、腾翔两乡牛瘟流行，染疫375头，死亡261头⑤。

凌云县　男女孩子染痘疹症，死者100多人，鸡鸭同瘟⑥。

云南省

宜良县　冬，牛马疫。12月14日（十一月初八日）报道：该县忽发生一种激烈时疫传染症，遍延县属南东区、南西区，有八九村村民染此时症，先后死亡男妇老幼百余人……首先患病者为县城住人王鸿业，后不断蔓延，县城相继死去六七人，继后，黄瓜村、红石崖又死六七人，牛马亦有染此病，倒毙甚多⑦。

民国二十四年（1935）

吉林省

龙江县（今齐齐哈尔市）　春，马疫流行。二月十九日（3月23日）报道：马政当局鉴于北满方面之马疫大事流行、炭疽猖獗，为防止传播计，曾经与实业部及蒙政部协力着手组织本年度第一次防疫工作，现已组成防疫队四班，径向齐齐哈尔出发，从事嫩江流域一带炭疽预防工作。闻该地带之炭疽自大同元年（1932）起，频年蔓延，流毒靡已，去年，不独北黑沿线毙马二千余匹，其传染于人体，竟致惨死者，亦不在少数。素乏卫生知识之地方人民，惨遭灾害，固堪痛惜，而影响产业、交通以及国防者，更非浅鲜。惜地方人民前此对于实行预防注射未能了解，尝怀疑惧，近经几番防救工作，已逐渐了解防疫之行动及其目的，对于防疫班之莅临大示欢迎。又该第一次防疫工

---

① 《绥宁县志》，方志出版社1997年版。

② 《通道县志》，民族出版社1999年版。

③ 《武冈县志》，中华书局1997年版。

④ 民国《全县志》第九编《前事·事纪附灾异》。

⑤ 《武鸣县志》，广西人民出版社1998年版。

⑥ 《乐业县志》，广西人民出版社2002年版。

⑦ “滇边疫疠盛行，宜良、威信死亡相继，漏底、麻脚瘟数小时即死，省方从事预防，藉免传染”，《中央日报》1934年12月14日，第6版。

作告竣后，当继续着手北黑齐克沿线之第二次防疫工作云①。

辽宁省

铁岭县　春三月，牛疫流行。三月初九日（4月11日）报道：第五区沙坨子朝鲜人所持有之农业用牛于前日忽死去一头，于昨日又死去一头……已向奉天劝业公司报告，于昨七日午后三时许，假农场事务所对农业用牛三十余头，已完全验明，确系牛疫，均行注射预防②。

彰武县　夏六月，牛疫流行。七月初一日（7月30日）报道：本邑五区界二土窝堡、郭家店十余村，忽然发生牛疫，迄今十日，死亡已有二百余头③。

河北省

唐山市　夏，畜疫。6月19日（五月十九日）报道：唐山市近又发现兽疫流行，牛、马、骡、驴、犬、猫均有死者，其中以驴患者为最多④。

江西省

临川县（今抚州市临川区）　畜疫。11月26日（十一月初一日）报道：赣施家畜防疫，以临川鹏溪区为试验区，二十三年度（1934）疫死牛302、猪1640、鸡4517头。今年（1935）注射后，减至牛40、猪90、鸡300头⑤。

湖南省

城步县　春，全县牛瘟蔓延，西岩尤烈。县城附近，日死耕牛10余头⑥。

江苏省

南　京（今南京市）　春，牛疫。2月17日（正月十四日）报道：实业部兽疫防治处发现，京（南京）沪（上海）一带耕牛患口蹄症者极多⑦。

上海市

上海市（今闵行区等）　冬，牛疫。12月27日（十一月十七日），上海市发现牛口蹄症，恐苏皖两省境内亦有同样兽病发生，实业部长陈公博令浙、赣、鲁、豫、南京等省市政府，对于苏、皖两省运往之牲畜，严加检查⑧。近来上海发现牛口蹄症，此症不独危险甚巨，蔓延甚速；且可传染其他家畜。……据本所推测苏省沿京沪路一带，暨江

---

① “彻底歼灭马疫，防疫班已出动”，《盛京时报》1935年3月23日，第4版。

② “牛疫猖獗”，《盛京时报》1935年4月11日，第11版。

③ “发生牛疫死二百余头”，《盛京时报》1935年7月30日，第12版。

④ “唐山时疫流行”，《申报》1935年6月19日，第7版。

⑤ “赣施家畜防疫之成绩”，《申报》1935年11月26日，第6版。

⑥ 《城步苗族自治县志》，湖南出版社1996年版。

⑦ “京沪一带耕牛染疫亟应防治”，《申报》1935年2月17日，第9版。

⑧ “实业部指令（渔字第二八四六号）”，《实业公报》1935年第211、212期合刊，第46～47页。

北之如皋附近,并皖北等处,谅已有斯病发现。对于境内如苏之如皋、江宁、丹阳、常州、奔牛,皖之蚌埠、桐城等处,派员会同本所人员详为调查,以明真确情形①。

四川省

羌族地区　春,牛瘟。1935年2月11日(正月初八日)报道:羌民耕牛年来多瘟死,贫者无力再买,而耕作不辍,男女下田,背犁讴歌,牛马生活,实可悯而又可敬也②。

广西壮族自治区

田东县　虫灾及牲畜瘟病严重。受蝗灾7.2万多亩,螟灾7.5万多亩,牛瘟遍及全县,病牛十死八九③。

云南省

冬,畜疫。12月11日(十一月十五日),因该省每年牛马发生炭疽疾病,至为剧烈,一经发见此病,不出四小时,便即倒毙,医药无效,损失甚巨,实业部长陈公博令中央农业实业所、上海商品检验局合办兽疫防治所,多制炭疽菌苗及炭疽血清,以便采办而为防治之用④。

民国二十五年(1936)

黑龙江省

滨江县(今哈尔滨市)　夏,牛疫流行。四月初十(5月30日)报道:滨州线满沟头道街俄人牧场主人伊莞费尔德威齐之牛,26日相继死去6头,嗣经滨江省实业厅宫崎技卫诊断结果,已判明为百斯笃(鼠疫),当即将牧场中60头牛隔离他处,27日又死去25头。接到急报之当局,刻正极力设法防疫⑤。

龙江县(今齐齐哈尔市)　冬,牛疫流行。十月廿五日(12月8日)报道:昂昂溪发现牛百斯笃颇为猛烈,似有向四方蔓延情况。近日以来,市内满俄人所畜之牛大有蔓延不可避免之势,至现下共罹灾病死牛23头,尚在病中10头。查该市共有牛147头,似有全灭模样⑥。

---

① “咨江苏、安徽省政府(渔字第二八四三号)”,《实业公报》1935年第211、212期合刊,第86~87页。

② “人耕”,《申报》1935年2月11日,第31版。

③ 《田东县志》,广西人民出版社1998年版。

④ “实业部训令(渔字第二八一〇号)”,《实业公报》1935年第209、210期合刊,第37页。

⑤ “滨州线满沟发生牛百斯笃　当局设法防疫”,《盛京时报》1936年5月30日,第11版。

⑥ “牛百斯笃有蔓延之形势”,《盛京时报》1936年12月8日,第11版。

吉林省

长白县　先是牛瘟，接着人病。园园部落和十九道沟双山头两村人口几乎死光[①]。

内蒙古自治区

绥远地区　冬，畜疫。1937 年 4 月 25 日（三月十五日）报道：去岁（1936）雪灾、畜疫，死亡殆尽，此种情形，实与蒙古人经济，深受影响[②]。

绥东县（今库伦旗）、林西县、王爷庙（今乌兰浩特市）　夏，牛疫流行。四月初二日（5 月 22 日）报道：最近，兴安西省所属绥东附近、林西大板上附近、兴安南省所属王爷庙附近一带，发生牛疫，极其猖獗，有渐次东进或南下之倾向情形[③]。

呼伦县（今海拉尔市）　夏，牛猪瘟疫。四月二十日（6 月 9 日）报道：最近海拉尔方面发生牛猪瘟疫，渐次有向南蔓延之势。据畜业界调查所得，5 月 12 日由西部线安达站购运来哈牛一头，判明为百斯笃病而死。至 25 日，先后运哈之牛，共 4 头因病死亡[④]。

河北省

丰宁县（今丰宁满族自治县）　春，牛疫流行。三月廿七日（4 月 18 日）报道：热河省内丰宁县为畜牛地带……自本年入春以来，气候寒暖不均，尤是人畜多染杂疾，饲育之牛竟而发牛疫，致死者颇多[⑤]。

围场县（今围场满族蒙古族自治县）　夏，牛疫流行。四月初二日（5 月 22 日）报道：最近热河省所属丰宁、围场两县……发生牛疫，极其猖獗，有渐次东进或南下之倾向情形[⑥]。

新疆维吾尔族自治区

伊犁地区　病马甚多，竟至百分之四五十以上。闻此病亦如人类之患肺病，传染力最强[⑦]。

青海省

门源县、湟源县、共和县、都兰县、贵德县、同仁县、同德县、囊谦县、玉树县　夏，畜

① 《长白朝鲜族自治县志》，中华书局 1993 年版。

② “昨晚五团体招待席上沙王报告绥蒙详情”，《申报》1937 年 4 月 25 日，第 13 版。

③ “热兴两省牛疫　到处极其猖獗”，《盛京时报》1936 年 5 月 22 日，第 4 版。

④ “北满牛疫流行亟谋防策，铁路运货亦将消毒”，《盛京时报》1936 年 6 月 9 日，第 11 版。

⑤ “热省丰宁县突发现牛疫”，《盛京时报》1936 年 4 月 18 日，第 11 版。

⑥ “热兴两省牛疫　到处极其猖獗”，《盛京时报》1936 年 5 月 22 日，第 4 版。

⑦ 袁林《西北灾荒史》，甘肃人民出版社 1994 年版。

疫。6月11日(四月廿二日)报道:惟迤北之叠源、湟源,及迤西迤南之共和、都兰、贵德、同仁、同德、囊谦、玉树等县,地方辽廓,距省远者率20余站,住居各该县之蒙藏民众综计90余旗族,皆以游牧为生,去岁(1936)牲畜被疫,倒毙十分之九,一时无法孳生,计每户羊只,全数疫死,及只剩一二十只不足维持生活之极贫者,综80100余户①。

共和县　全县畜疫流行,牛因感染炭疽杆菌而大量死亡,绵、山羊因寄生虫病死亡20%②。

上海市

上海市(今闵行区等)　秋冬,牛疫。8月24日(七月初八日)报道:沪郊颛桥、北桥、钱粮庙一带耕牛病疫,病牛不思饮食,鸣声呜呜,彼此传染,殊属危险,其甚者竟以绝命。耕牛为农家资之一,关系颇为重大,不幸牛亡,号啼不已③。12月13日(十月三十日)报道:上海牛瘟,尤以四郊耕牛为甚。江湾兽疫防治所派兽医赴乡郊诊察,发现牛瘟骨节炎外,还有口蹄病④。12月18日(十一月初五日)报道:虹口牛奶棚发现有牛瘟情事⑤。1937年1月13日(十二月初一日)报道:牛瘟多系胸膜炎肺炎,疫性颇烈,最易传染⑥。

安徽省

巢　县(今巢湖市)　夏秋,畜疫。7月30日(六月十三日)报载:巢县城乡近日时疫流行,传染急速。第四区十日来死二百余人,第二区人畜毙死者尤多,当地缺乏医药设施,无法防止⑦。9月9日(七月廿四日)报道:该县第三区辖境不但人灾未已,而猪、牛等六畜亦均染患嗓黄、痢疾,发生瘟症⑧。又曰:第一区辖境不但人灾未已,而猪、牛等六畜,亦均染患嗓黄、痢疾,发生瘟症⑨。按:关于巢县发生畜疫的区域,不同时间的报道所说的区域不同,先说是第二区,再说是第三区、第一区。

---

① “朱庆澜查勘川甘灾情报告”,《申报》1937年6月11日,第14版。

② 《共和县志》,青海人民出版社1991年版。

③ “农事正忙牛疫猖獗　乡村改进会决请畜产改良会施救”,《申报》1936年8月24日,第14版。

④ “春耕堪虑,四郊发现牛瘟”,《申报》1936年12月13日,第12版。

⑤ “上海发现牛瘟”,《申报》1936年12月18日,第12版。

⑥ “兽疫防治所改家畜保育所　本埠牛只又发现瘟症”,《申报》1937年1月13日,第16版。

⑦ “皖南时疫流行”,《大公报》1936年第3期,第15页。

⑧ “皖省时疫流行”,《申报》1936年9月9日,第9版。“皖省疫病流行”,《中华医学杂志》1936年第22卷第10期,第995页。

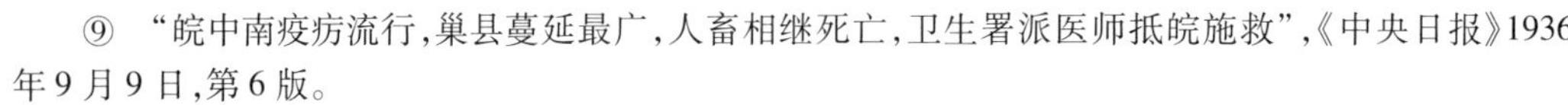
⑨ “皖中南疫痨流行,巢县蔓延最广,人畜相继死亡,卫生署派医师抵皖施救”,《中央日报》1936年9月9日,第6版。

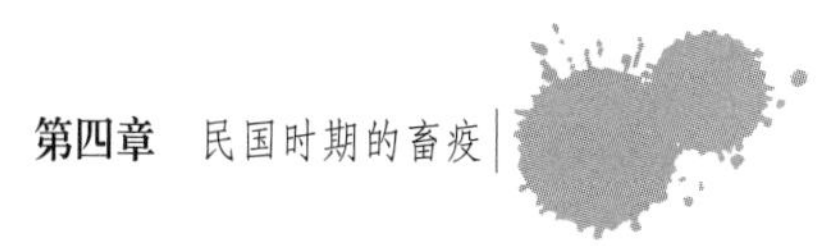

湖南省

溆浦县　3月,全县发生牛瘟,死耕牛近万头①。

重庆市

黔江县(今重庆市黔江区)　牛瘟疫严重,死牛约5000头②。

民国二十六年(1937)

辽宁省

沈阳县(今沈阳市)　春,牛疫流行。正月十一日(2月21日)报道:奉天布小西门积盛东牛店卖与哈尔滨市日畜组合牛30头,经哈尔滨特别市公署检查结果,其中有患牛百斯笃者13头,该署除在市分别注射防疫,并电知沈阳警察厅,禁止各牛店输入输出,以资杜绝牛百斯笃之蔓延③。

金　县(今大连市金州区)　春,猪疫流行。三月廿六日(5月6日)报道:金州管内近有猪疫发生,首患者系金州阎家楼会农户孙玉泰家饲猪,12头中患虎疫者3头,其余9头亦患传染性猪疫④。

内蒙古自治区

河套地区　夏,牛疫。6月4日(四月廿六日)报道:绥西河套发生牛疫。半月来,死亡耕牛八千余头,蒙绥防疫处派员前往疗治⑤。

山东省

商河县　夏,猪瘟。7月16日(六月初九日)报道:殷巷镇猪瘟流行,死猪三百余头,中农所派员防治⑥。

四川省

川北地区　冬,牛瘟。11月28日(十月廿六日)报道:川北发现牛瘟,陕省府除派员赴陕南调查防御外,并严禁川牛入陕,以免传染⑦。

苍溪县　10月,苍溪至广元沿线发生牛瘟,死牛2.5万多头⑧。

---

① 《溆浦县志》,社会科学文献出版社1993年版。

② 《黔江县志》,中国社会出版社1994年版。

③ “发现牛百斯笃,警厅正注射防止蔓延”,《盛京时报》1937年2月21日,第4版。

④ “猪虎疫流行,食肉注者意”,《盛京时报》1937年5月6日,第11版。

⑤ “绥西河套发生牛疫”,《中央日报》1937年6月4日,第6版。

⑥ “殷巷镇猪瘟流行”,《中央日报》1937年7月16日,第7版。

⑦ “川北发现牛瘟”,《申报》1937年11月28日,第2版。

⑧ 《苍溪县志》,四川人民出版社1993年版。

重庆市

丰都县　春末夏初，牛瘟流行，全县死牛4860头，占当年总牛数的10%以上①。

湖南省

新宁县　是年，紫云乡昂家村、西喉乡棠富村相继发生牛急心王（现名炭疽病），死牛150多头②。

福建省

惠安县、晋江县（今晋江市）、永春县、安溪县　秋，惠安、晋江、永春、安溪等县先后流行猪、鸡传染病。牛疫炭疽，亦间有发生，农村受害甚大③。

广西壮族自治区

桂平县（今桂平市）　夏，牛疫。5月，南区秀塘、社步、湴洞等乡发生牛瘟，死去耕牛200多头④。

民国二十七年（1938）

黑龙江省

滨江县（今哈尔滨市）　夏，牛疫流行。六月十二日（7月9日）报道：新马沟宣智街十号俄人斯豆克夫所畜有乳牛23头中之一头于6月29日患真正牛百斯笃，当时死去。经市兽医股判明后防其蔓延，将其消毒并注射，不料复于一日马家沟又有一头病死，兽医股俄然跃起防范蔓延⑤。

吉林省

永吉县（吉林市）　秋，牛疫流行。八月十五日（10月8日）报道：吉林市于9月28日突然发生牛疸，迎恩街太田牧场之乳牛罹病者11头，已死亡10头，残余一头亦恐难保。疫症又传染到同街裕德隆油坊，6头牛已死2头，疫氛极为猛烈⑥。

延吉县（今延吉市）　春，牛疫流行。正月廿六日（2月25日）报道：去腊延吉县朝阳村内发生27头之牛疫，其后疫势益形披猖，逐渐蔓延，遂继续于裕庶村发现2

---

① 《丰都县志》，四川科学技术出版社1991年版。

② 《新宁县志》，湖南出版社1995年版。

③ 《泉州市志》，中国社会科学出版社2000年版。

④ 《桂平县志》，广西人民出版社1991年版。

⑤ “市内发现牛百斯笃，兽医股防止蔓延，断交通，禁止乳牛买卖”，《盛京时报》1938年7月9日，第9版。

⑥ “牛疫猖獗，吉警厅严防中”，《盛京时报》1938年10月8日，第5版。

头、烟集村发现1头、明月村发现6头、太平村发现1头[①]。二月初一日（3月2日）报道：朝鲜总督府因间岛省延吉县管内发生牛疫，以邻邦友谊之关系，特无料寄赠血清注射20万格兰姆[②]。

新疆维吾尔自治区

尉犁县、若羌县、且末县　七月，畜疫流行，牛羊倒毙日甚一日[③]。

湖北省

春，牛瘟。4月17日（三月十七日）报道：鄂第七区各县近发现牛瘟，蔓延甚广，省府请“内政部卫生署”遣派兽医协助防治[④]。

重庆市

秀山县　是年，县内牛瘟流行，农民蒙受重大损失，川东防疫队来秀，设立“血清”制造分厂。从6月至次年1月，共产牛瘟“血清”333.3万公升、菌苗7万公升，牛瘟被扑灭[⑤]。

三台县　全县猪瘟大流行，死亡大小猪只10余万头[⑥]。

贵州省

施秉县　县境兽疫流行，大批猪牛死亡。县政府遂设兽医防治委员会，开展牲畜疫病防治[⑦]。

习水县　7月，全县牲畜发生瘟疫，二区最盛。计瘟死猪1741头、牛273头、羊250只[⑧]。

江口县　5月，全县牛瘟蔓延，耕牛几乎死绝[⑨]。

天柱县　霍乱流行，县城及周围村寨死者甚众，渡马一带人畜死亡无数[⑩]。

云南省

华坪县　牛瘟流行[⑪]。

---

① “牛疫猖獗　当局防疫注射”，《盛京时报》1938年2月25日，第9版。

② “鲜督府赠血清　援助扑灭牛疫”，《盛京时报》1938年3月2日，第9版。

③ 袁林《西北灾荒史》，甘肃人民出版社1994年版，第1534页。

④ “鄂省七区发现牛瘟”，《申报》1938年4月17日，第2版。

⑤ 《秀山县志》，中华书局2001年版。

⑥ 《三台县志》，四川人民出版社1992年版。

⑦ 《施秉县志》，方志出版社1997年版。

⑧ 《习水县志》，贵州人民出版社1995年版。

⑨ 《江口县志》，贵州人民出版社1994年版。

⑩ 《天柱县志》，贵州人民出版社1993年版。

⑪ 《华坪县志》，云南民族出版社1997年版。

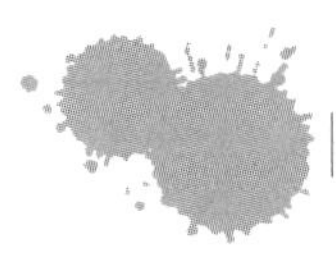

民国二十八年(1939)

宁夏回族自治区

固原县(今固原市)　冬,牛瘟甚。

新疆维吾尔自治区

乌什县　十一月,乌什县发现牛蹄病、牛舌蛆病和羊肺病①。

河北省

涿鹿县　炭疽病流行,下洪寺村死亡27人,350只羊②。

上海市

上海市(今闵行区等)　秋,牛瘟。11月4日(九月廿三日)报道:各牛奶棚瘟疫流行,乳牛死亡甚多,哥仑比亚路生生、大西路元元等数家,总计死亡70余只,而徐家汇一家死20余只,损失巨大③。

浙江省

浦江县　猪丹毒流行,19个乡死猪3327头④。

四川省

名山县　秋,猪瘟。9月10日(七月廿七日),马岭、车岭等乡猪丹毒流行⑤。

贵州省

沿河县　时值县境兽疫流行之余,耕牛死亡率甚大⑥。

三穗县　牛瘟流行,全县死耕牛3712头,约占耕牛总数的60%,造成农民延误耕种⑦。

云南省

双柏县　县内牛疫流行,死亡万余头⑧。

广西壮族自治区

龙胜县　春,牛瘟,全县死耕牛过半⑨。

---

① 袁林《西北灾荒史》,甘肃人民出版社1994年版,第1534页。
② 《涿鹿县卫生志》,内部刊行,1994年。
③ "本市简讯",《申报》1939年11月4日,第10版。
④ 《浦江县志》,浙江人民出版社1990年版。
⑤ 《名山县志》,四川科学技术出版社1992年版。
⑥ 民国《沿河县志》卷九《食货志三》。
⑦ 《三穗县志》,民族出版社1994年版。
⑧ 《双柏县志》,云南人民出版社1996年版。
⑨ 《龙胜县志》,汉语大词典出版社1992年版。

民国二十九年(1940)

甘肃省

新宁县 牛疫,死1500头①。

四川省

资阳县(今资阳市) 猪疫,鸡瘟。病疫猖獗,四季流行,全年猪死亡数目为饲养数目之半。发生鸡瘟几无治好的②。

贵州省

施秉县 夏秋,牛疫。今《施秉县志》载:五月至十月,牛瘟蔓延至县境内,尤以清水江沿岸死牛严重,其中寨胆寨耕牛仅存2头。农民惶恐,牵牛上山避瘟③。

安顺县(今安顺市) 夏,牛疫。6月,县境牛瘟流行。各区、保成立检查站、所,购牛瘟血浆防治④。

关岭县 牛瘟大流行,境内大部分村的耕牛大批死亡⑤。

广东省

英德县(今英德市) 牛瘟病流行,县政府函请省农林局派员前来施治⑥。

阳山县 秋,牛疫。10月,牛瘟,死亡4127头。省畜疫防疫所派员到阳山开展防治工作⑦。

广西壮族自治区

横 县 牛疫流行,人畜死亡甚多⑧。

民国三十年(1941)

内蒙古自治区

海拉尔(今呼伦贝尔市海拉尔区) 夏,畜疫。10月7日(八月十七日)报道:海拉尔7月初发生畜瘟,蔓延他省,已死马80匹、牛120头、羊1300只⑨。

---

① 袁林《西北灾荒史》,甘肃人民出版社1994年版,第1534页。

② 《资阳县志》,巴蜀书社1993年版。

③ 《施秉县志》,方志出版社1997年版。

④ 《安顺市志》,贵州人民出版社1995年版。

⑤ 《关岭布依族苗族自治县志》,贵州人民出版社2002年版。

⑥ 《英德县志》,广东人民出版社2006年版。

⑦ 《阳山县志》,中华书局2003年版。

⑧ 《横县县志》,广西人民出版社1989年版。

⑨ “海拉尔发生畜疫”,《申报》1941年10月7日,第2版。

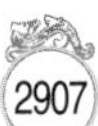

湖北省

宣恩县　全县各地发生牛瘟,死亡耕牛 500 余头①。

广东省

高明县(今佛山市高明区)　冬,牛疫。11 月上旬,那吉、大槐、银水等乡发生牛瘟,死亡 1000 多头②。

四川省

越嶲县(今越西县)　秋,牛瘟。1942 年 3 月 23 日,县农会报告:去秋牛瘟严重,全县耕牛死亡 6/10③。

贵州省

丹寨县　春,牛疫。3 月,县内发生牛瘟,农林部临时防疫大队第四分队潘沃到县防治④。

云南省

景谷县　秋,牛疫。8 月,全县流行牛烂肠瘟,患病牛 90% 以上死亡⑤。

彝良县　9 月上旬,奎香一带发生牛、猪瘟疫,死亡猪牛颇多⑥。

民国三十一年(1942)

西北地区

冬,牛大疫。西北待救济之事业,最大者无过于水利、森林、畜牧,只要这三种事业办得好,西北就是天府了……仅就畜牧言之:甘、青、宁盛产皮毛,而其来源,不外牛、马、羊三大种。牛马羊之产额,各省无确数,仅甘省略有统计,计牛四十九万头、马八万八千头、羊九百十万头、驴三十四万匹、骡十万匹,然由牛、马、驴、羊死亡率之高,故皮张出产甚丰,计牛皮每年出产十三万九千七百十一张、马皮八千八百五十四张、羊皮(合山羊皮,老羊皮,山羊猾毛胎羔皮,白小毛、黑紫二毛羔皮,黑紫羔皮,黑白山羊沙皮,白二毛羔羊皮等)共一百六十五万三千四百八十五张、驴皮□千五百八十三张。肉牛之死亡率最大,几为十分之三,羊十分之一以上。青海、宁夏无统计可寻。

---

① 《宣恩县志》,武汉工业大学出版社 1995 年版。

② 《恩平县志》,方志出版社 2004 年版。

③ 《越西县志》,四川辞书出版社 1994 年版。

④ 《丹寨县志》,方志出版社 1999 年版。

⑤ 《景谷傣族彝族自治县志》,四川辞书出版社 1993 年版。

⑥ 《彝良县志》,云南人民出版社 1995 年版。

此次牛瘟，死亡率之大，可想而知。又牛之死多由于瘟，而羊之死则多由于冻①。

新疆维吾尔自治区

昭苏县　十一月，羊、驼疫。

焉耆县　七月，羊、牛瘟疫，传染甚烈②。

甘肃省

两当县　又遭瘟疫，牲畜死者不计其数③。

陕西省

春夏，牛疫。陕西省上半年遭受牛瘟的县有乾县、醴泉（今礼泉）、蒲城、永寿、兴平等④。

四川省

德格县　康北地区发生严重牛瘟，持继近一年时间，仅德格县就死亡7万多头（只）牲畜⑤。

广东省

乐昌县（今乐昌市）　全县发生猪瘟，死猪4300余头⑥。

民国三十二年（1943）

内蒙古自治区

萨拉齐县（今土默特右旗）　萨县五保口村修建营盘，因炭疽死军马14匹，人亦有死亡。同年该县新营子村发生炭疽，大批牲畜死亡⑦。

青海省

春，牛大疫。4月13日（三月初九日）报道：今年毛牛成瘟，蔓延甚烈，死亡者据说有一百二十万头之多⑧。按：毛牛即牦牛。

陕西省

甘泉县、富　县　春，牛大疫。

---

① “考察西北一封信”，《申报》1942年12月29日，第2版。

② 袁林《西北灾荒史》，甘肃人民出版社1994年版，第1535页。

③ 袁林《西北灾荒史》，甘肃人民出版社1994年版，第1534页。

④ 李文海等《近代中国灾荒纪年续编1919—1949》，湖南教育出版社1993年版，第569页。

⑤ 《德格县志》，四川人民出版社1995年版。

⑥ 《乐昌县志》，广东人民出版社1994年版。

⑦ 《土默特志》上卷，内蒙古人民出版社1997年版。

⑧ “西北角的青海矿产森林等蕴藏丰富尚未开发的处女地带”，《申报》1943年4月13日，第2版。

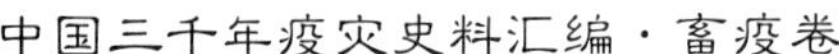

甘肃省

华池县　瘟疫流行,死羊甚多。

文　县　洋汤乡发生牛瘟,死耕牛 246 头①。

江西省

安福县　全县发生牛瘟,耕牛死亡 80% 以上②。

四川省

道孚县　道孚农区发生牛瘟病,死牛 360 头③。

白玉县　白玉发生持续牛瘟,死牛 4 万余头④。

云南省

景东县　1943 年至 1944 年间,牛瘟传染严重,川河坝方圆几十里的村落水牛几乎死绝⑤。

民国三十三年(1944 年)

甘肃省

宁　县(今华宁县)　新宁县地区畜疫,死牛 2170 头、驴 129 头、羊 3695 只、猪 30 头⑥。

四川省

康定县　春,牛瘟。3 月,木雅牧区及关外德格等地发生牛瘟,疫情严重。国民政府拨法币 25 万进行防疫救济⑦。

贵州省

丹寨县　秋,猪瘟。9 月,龙泉、长青一带猪瘟流行,死亡惨重。县政府发出布告,疫区牲畜不得来往附近村寨耕牧或贩卖,以免传染;倘有死亡即深坑掩埋,不得剥食与零卖病死畜肉⑧。

云南省

禄劝县　皎西坝区瘟疫流行,死亡 500 余人,猪、牛瘟毙 2000 余头,灾情之惨从

---

① 以上均见袁林《西北灾荒史》,甘肃人民出版社 1994 年版,第 1535 页。

② 《安福县志》,中共中央党校出版社 1995 年版。

③ 《道孚县志》,四川人民出版社 1998 年版。

④ 《白玉县志》,四川大学出版社 1996 年版。

⑤ 《景东彝族自治县志》,四川辞书出版社 1994 年版。

⑥ 袁林《西北灾荒史》,甘肃人民出版社 1994 年版。

⑦ 《康定县志》,四川辞书出版社 1995 年版。

⑧ 《丹寨县志》,方志出版社 1999 年版。

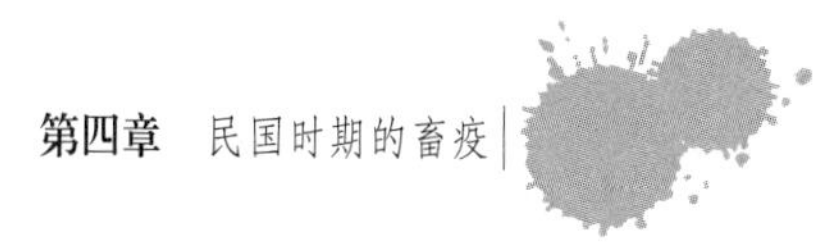

始未闻①。

民国三十四年(1945)

青海省

夏,牧区牛瘟盛行。7月20日(六月十二日)《新华日报》载:"青海西宁、乐都、民和、化隆、循化、湟源、互助、大通、贵德、同仁等县……今年因天气亢旱,牛疫又续猖獗,且蔓延极速,日死近千。"②

甘肃省

陇东地区　畜疫,死羊16万只,牛2600头③。

山东省

滕　县(今滕州市)　山亭张庄一带炭疽病流行,患者150人,死亡25人。畜死甚多④。

广西壮族自治区

同正县(今扶绥县)　昌平乡牛瘟,死亡率达百分之六七十⑤。

广东省

高要县(今高要市)　全县牛瘟病流行严重,金利建群村86头耕牛死去83头⑥。

云南省

勐海县　是年,佛海猪、鸡遭疫病,几乎灭种⑦。

洱源县　发生牛瘟,牛死甚多⑧。

龙陵县　夏,畜疫,6月,暴雨成灾……平安山、腊勐、龙山一带遭受瘟疫,死亡人数2000余人,大牲畜倒毙无数⑨。

民国三十五年(1946)

浙江省

温岭县(今温岭市)、临海县(今临海市)、黄岩县(今台州市黄岩区)　冬,猪瘟。

---

① 《禄劝彝族苗族自治县志》,云南人民出版社1995年版。

② 李文海等《近代中国灾荒纪年续编1919—1949》,湖南教育出版社1993年版。

③ 袁林《西北灾荒史》,甘肃人民出版社1994年版。

④ 《枣庄市志》,中华书局1993年版。

⑤ 《扶绥县志》,广西人民出版社1989年版。

⑥ 《高要县志》,广东人民出版社1996年版。

⑦ 《勐海县志》,云南人民出版社1997年版。

⑧ 《洱源县志》,云南人民出版社1996年版。

⑨ 《龙陵县志》,中华书局2000年版。

12月5日(十一月十二日)报道:台属各县四乡近来发生猪瘟,流行甚盛,传染速,蔓延广,染瘟疫而死者,为数众多,尤以温岭泾岙地方为甚。此外,临海、黄岩乡间,此种现象,无日无之[①]。

台湾省

冬,猪瘟。11月18日(十月廿五日)报道:猪霍乱病已蔓延至台省中部及西部[②]。是年,颁布《台湾省家畜进出口检疫规则》[③]。

江西省

吉安县(今吉安市)、吉水县、泰和县、永新县　牛大疫。1947年2月27日(二月初七日)报道:牛瘟的流行,是江西农村中致命伤的一种,每年在流行区域因瘟疫而致死的耕牛,约达25000头。本年牛瘟流行最烈的区域如吉安、吉水、泰和、永新等县,自(1945年)8月下旬开始,逐渐实施免费注射,至11月底,共历83个乡镇,注射耕牛27890头,受惠的农户26459户[④]。

广西壮族自治区

贵　县(今贵港市)　县内牛瘟病流行,损失耕牛5000余头[⑤]。

同正县(今扶绥县)　昌平乡猪瘟,死亡率80%以上[⑥]。

天峨县　4月,罗宜、老鹏等乡发生牛瘟,死牛300多头[⑦]。

贵州省

丹寨县　12月,兽疫发生。县政府命令各乡、镇、保长,指定一名兽疫情报员,遇有疫情及时具报[⑧]。

云南省

秋,牛瘟。10月22日(九月廿八日)《大公报》载:滇西灾情日重……灾区(保山、腾冲、龙陵三县和梁河、盈江、莲山、陇川、瑞丽、泸水七设治局)……战时耕牛死亡计九万余头,近因兽瘟猖獗续有死亡,田地因而荒芜者达百分之四十一以上[⑨]。

---

① "台属猪瘟流行",《申报》1946年12月5日,第3版。
② "要闻简报",《申报》1946年11月18日,第2版。
③ 《台湾省行政长官公署公报》,1946年秋字26,第5页。
④ "抢救江西农工",《申报》1947年2月27日,第8版。
⑤ 《贵港市志》,广西人民出版社1993年版。
⑥ 《扶绥县志》,广西人民出版社1989年版。
⑦ 《天峨县志》,广西人民出版社1994年版。
⑧ 《丹寨县志》,方志出版社1999年版。
⑨ 李文海等《近代中国灾荒纪年续编1919—1949》,湖南教育出版社1993年版。

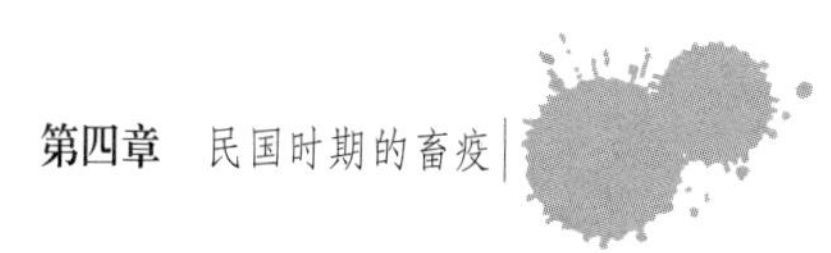

民国三十六年(1947)

台湾省

秋,猪瘟。7月19日(六月初二日)报道:整个海岛正在蔓延着可怕的猪疫①。

浙江省

龙游县 夏秋,猪瘟。8月6日(六月二十日)报道:本县发现猪瘟,蔓延迄今已达四月,死亡猪只,数目惊人②。1948年1月27日(十二月十七日)报道:本县猪瘟曾一度猖獗,经连月来之积极防治,疫势稍杀,唯迩来四乡仍时有发生,其中尤以塔石乡为最烈,乡农莫不焦急万分③。

义乌县(今义乌市) 秋,猪瘟。9月4日(七月二十日)报道:四乡猪瘟猖獗,多为虎列拉及猪丹毒症,死亡惨重④。

金华县(今金华市)、兰溪县(今兰溪市) 秋,猪瘟、牛瘟。10月22日(九月初九日)报道:四乡迩来猪瘟猖獗,多为猪霍乱、猪肺疫、猪丹毒等症,死亡率颇高。兰溪县城北岩头村附近及溪西乡一带,牛瘟流行,马公滩附近亦有发现⑤。

广东省

高明县(今佛山市高明区) 春,牛疫。2月初,尖石乡牛瘟流行。4月,牛瘟流行至各地。县政府向省一再请求,省防治牛瘟大队迟至5月份抵县,分别到横陂、歇马、圣堂、船角等地注射耕牛90多头⑥。

贵州省

罗甸县 仁矿乡、八茂乡、边幽乡发生牛瘟,最为严重的是仁矿乡第四、五保,80%耕牛瘟死⑦。

云南省

景谷县 夏,牛疫。5月,各地流行牛瘟,省建设厅派张肇华、周仁杰率防疫队于7月16日到景谷防治⑧。

镇康县 当年冬至次年春,牛瘟大流行,遍地牛尸。很多农户耕种无牛,仅严密

---

① "猪瘟蔓延台岛",《申报》1947年7月19日,第7版。
② "袖珍新闻:龙游",《申报》1947年8月6日,第5版。
③ "袖珍新闻:龙游",《申报》1948年1月27日,第5版。
④ "袖珍新闻:义乌",《申报》1947年9月4日,第5版。
⑤ "金兰猪牛瘟病流行",《申报》1947年10月22日,第5版。
⑥ 《恩平县志》,方志出版社2004年版。
⑦ 《罗甸县志》,贵州人民出版社1994年版。
⑧ 《景谷傣族彝族自治县志》,四川辞书出版社1993年版。

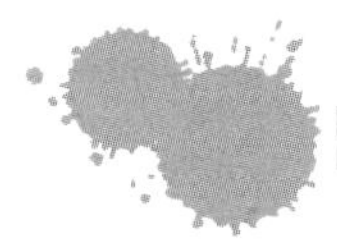
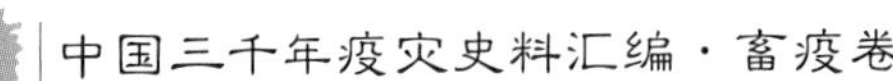

隔离的个别户幸免[①]。

弥勒县　同期流行牛瘟,全县死亡万余头[②]。

弥渡县　12月,猪瘟、牛瘟流行滇西,弥渡亦然。耕牛死亡尤为惊人,秃鹫成群来弥,半年后离去。人民恐惧[③]。

缅宁县(今临沧市临翔区)　博尚等地发生(牲畜)口蹄疫[④]。

民国三十七年(1948)

黑龙江省

尚志县(今尚志市)　8月,县境内马炭疽病蔓延,人食其肉,中毒死亡者达40余人[⑤]。

甘肃省

夏河县　冬,畜疫。11月,桑科一带牛瘟流行,人畜死亡甚多[⑥]。

江苏省

无　锡(今无锡市)　夏秋,猪瘟。7月30日(六月廿四日)报道:锡、澄边境瘟猪,传染至北七房、干柯头、浮舟村、石家宕、华家田桥、黄石街等处,壮猪发病后,三日不食即行死亡[⑦]。9月24日(八月廿二日)报道:无锡南乡南方东等处,农家所畜之猪,发生瘟病,势甚猖獗,死亡相继[⑧]。

上海市

金山县(今金山区)　秋,牛瘟。8月15日(七月十一日)报道:金山牛瘟,日有死亡,已达七十余头,农民损失綦重[⑨]。

浙江省

浙东地区　夏,猪瘟。4月4日(二月廿五日)报道:浙东各县(如金华县)猪瘟猖獗,死亡猪只颇众,农民束手无策[⑩]。

---

① 《镇康县志》,四川民族出版社1992年版。
② 《弥勒县志》,云南人民出版社1987年版。
③ 《弥渡县志》,四川辞书出版社1993年版。
④ 《临沧县志》,云南人民出版社1993年版。
⑤ 《尚志县志》,中国展望出版社1990年版。
⑥ 《夏河县志》,甘肃文化出版社1999年版。
⑦ “袖珍新闻:无锡”,《申报》1948年7月30日,第5版。
⑧ “无锡猪瘟猖獗农部派员防治”,《申报》1948年9月24日,第5版。
⑨ “袖珍新闻:金山”,《申报》1948年8月15日,第5版。
⑩ “袖珍新闻:金华”,《申报》1948年5月25日,第2版。

衢　县　夏，猪瘟。4 月 4 日（二月廿五日）报道：猪瘟日甚，市上瘟猪肉甚多，影响卫生至巨①。

兰溪县（今兰溪市）　夏，猪瘟，冬又猪瘟。4 月 28 日（三月二十日）报道：猪瘟甚重，县政府指定岩山、溪西、雅滩、女埠四乡为猪疫防治示范区②。1949 年 1 月 5 日（十二月初七日）报道：兰溪猪瘟复起，死亡猪只颇夥③。

海宁县（今海宁市）　夏秋，猪瘟。入夏以来猪瘟严重，县联合社顷电请县府向省方争配猪瘟血清，以便救治④。

温岭县（今温岭市）　秋，猪瘟。8 月 7 日（七月初三日）报道：台州温岭四乡猪瘟猖獗，死亡甚众，城区一带，亦有发现⑤。

台湾省

9 月 2 日（七月廿九日），颁布新的《台湾省家畜进出口检疫规则》⑥。

广东省

韶　关（今韶关市）　春，牛瘟。4 月 5 日（二月廿六日）报道：韶关各乡发生严重之牛瘟，损失之重，为该地有史以来所仅见。牛只死亡数字，一时尚无法统计，但计值约达六百余亿元，农户多因而破产⑦。

海南省

春，畜疫。3 月 26 日（二月十六日）报道：旱，猪瘟、牛瘟流行，农民因墨守成规，缺乏科学之指导，损失惨重⑧。

广西壮族自治区

春夏，牛大疫。3 月 4 日（正月廿四日）报道：桂省牛瘟向极猖獗，去年死于瘟疫之牛只达万余头，重灾之区为临桂、阳朔、荔浦、修仁、榴江、容县、柳江、忻城、宜山、河池、南丹等县，省政府拟于 4 月建立长达六百华里之防疫线⑨。5 月 21 日（四月十三日）报道：左右江一带，耕牛普遍地又发了瘟疫⑩。

---

① “袖珍新闻：衢州”，《申报》1948 年 4 月 4 日，第 2 版。
② “袖珍新闻：兰溪”，《申报》1948 年 4 月 28 日，第 2 版。
③ “袖珍新闻：兰溪”，《申报》1949 年 1 月 5 日，第 5 版。
④ “袖珍新闻：海宁”，《申报》1948 年 8 月 5 日，第 5 版。
⑤ “袖珍新闻：台州”，《申报》1948 年 8 月 7 日，第 5 版。
⑥ 《台湾省政府公报》，1948 年冬字第 36 期。
⑦ “韶关牛瘟惨烈，损失逾六百亿，扑灭无术，农户破产”，《申报》1948 年 4 月 5 日，第 2 版。
⑧ “猪瘟牛瘟农家受损”，《申报》1948 年 3 月 26 日，第 5 版。
⑨ “桂省十县牛只防疫”，《申报》1948 年 3 月 4 日，第 5 版。
⑩ “桂省的急务”，《申报》1947 年 5 月 21 日，第 7 版。

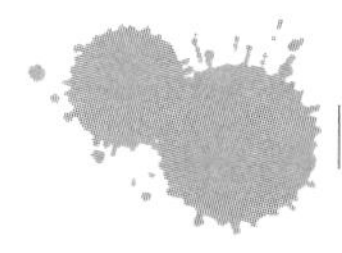

凤山县　夏，牛疫。4月至5月牛瘟，全县牛只死亡殆尽①。

贵州省

普安县　糯东境内曾发生众多耕牛死亡现象，只有少数几头藏于山洞或煤窑方幸免此难②。

丹寨县　夏，牛疫。6月，南皋乡发生牛瘟，省农业改进所会同农林部西南兽疫防治处派防治员、技佐2人前来防治③。

罗甸县　春，牛疫。3月，县内发生流行性牛瘟，龙坪镇、八茂乡较严重。县政府向省呈报，省西南兽疫防治处李会先、沈大珍到县进行治疗，发现疫病流行面大，报省政府专程运血清5000毫升、菌苗3000毫升，进行防治，牛瘟得到控制④。

思茅县（今思茅市）　久旱不雨，牛遭瘟疫，无力耕种，全县受灾面积13964亩⑤。

一九四九年

河北省

武安县（今武安市）　夏，牛疫。6月19日（五月廿三日），尖山村瘟疫（霍乱）流行，几天内染病167人……死2人，同时死牲畜47头⑥。

云南省

景东县　文井大多数农户耕牛因疫病死亡，沟箐路旁、荒草丛中，到处可见成群的大雕啄食死牛尸骸，大雕所到之处，又加剧疫病传染。耕牛大部分死亡之后，只能人代牛耕，不少田园荒芜⑦。

---

① “风虫辐旱灾神重袭广西”，《申报》1947年6月4日，第7版。

② 《普安县志》，贵州人民出版社1999年版。

③ 《丹寨县志》，方志出版社1999年版。

④ 《罗甸县志》，贵州人民出版社1994年版。

⑤ 《思茅县志》，生活·读书·新知三联书店1993年版。

⑥ 《武安县志》，中国广播电视出版社1990年版。

⑦ 《景东彝族自治县志》，四川辞书出版社1994年版。

附　　录

一、其他畜疫史料

1. 关于畜疫的成因

《大戴礼·盛德》曰:圣王之盛德,人民不疾,六畜不疫,五谷不灾……凡人民疾,六畜疫,五谷灾者,生于天道不顺……①

《史记·天官书》曰:牵牛为牺牲。张守节正义曰:牵牛为牺牲……明大,关梁通;不明,不通,天下牛疫死②。

《郝氏续后汉书》曰:七月七夕,精气与织女星会于河鼓,星明大,以序相承,则王道昌,天下平。星曲及阖,徙,岁凶,关梁不通,牛疫,凡四足虫灾③。

《晋书》卷十一《天文志上》、《隋书》卷十九《天文志上》:斗建之间,三光道也。星动则众劳。月晕之,蛟龙见,牛马疫。

《宋史》卷五十《天文志三》:……月晕,大将死,五谷不成,蛟龙见,牛马疫。

《宋史》卷五十一《天文志四》:荧惑、填星入之,为大旱,为火。荧惑舍之,牛马疫,为兵。

《遵生八笺·臞仙月占》:十二月朔日,忌西风,主六畜疫④。

《历学汇通·中法占验》曰:暗则牛疫死……日蚀,牛疫⑤。

《古今图书集成》曰:日蚀,五谷不稔,六畜疫⑥。

---

① 《古今图书集成·庶征典》卷九《庶征总部总论二》。

② 《史记》卷二七《天官书》。

③ 《郝氏续后汉书》卷八十四中上《历象·二十八舍》。

④ 《古今图书集成·岁功典》卷九一《季冬部汇考》。

⑤ 《古今图书集成·庶征典》卷三三《星变部汇考七》。

⑥ 《古今图书集成·庶征典》卷三三《星变部汇考七》。

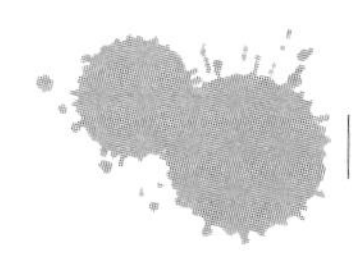

2. 关于防止牛疫的风俗

1926年8月16日(七月初九日),有人对发生牛疫以后乡民应对的风俗做了描述:吾乡僻处群山之中,距县城六十余里,居民大半务农,为士为商十之一二,俗尚古朴,风气未开,神权之念甚炽,迎神赛会,岁必举行,而以走将军为最烈。将军不常走,走辄以灾,盖驱瘟神也。农人之生活在牛,牛至老不可病,病必死,死必延及他牛,故牛老而不能耕者,货之以为俎上肉,苟死于栏,势起牛疫,而一乡之牛无噍类矣。乡人呼牛疫曰"发牛瘟",牛瘟一发,农人则惴惴然,俱连合而走将军。将军走以夜,四人涂面,奇丑如狞魅,为花为黑为白为红,毛发蓬松,狼狈先走,后者执火把、锄棍、刀矛以逐之,狂呼曰:杀!先循系牛之栏,继及郊外,凡牛足所至者必走遍,或一夜,或三夜,视其疫疠否而方定。其走也,呼号呐喊,如狂涛夜至,如万马齐奔,如屋宇骤坍,如群勇杀敌,势雄而壮,声厉且哀,邻乡有未先知其然者,辄睡眼惺忪,心胆俱裂,壮者闭关执杖严阵待之,以为贼寇邻村,起作未然计也。将军走后,牛疫遂止,然乡中已无余牛矣!积习相沿,人莫之破,有以医牛新法进者,群以为(荒)诞焉。将军不特牛疫而走,蝗害亦然,顾不郊而田耳,乡人咸以为效也①。

3. 几则年份待考的畜疫

襄城县:襄邑自寇残而后,虽历数十年之生聚,而旱潦不时,牛疫蝗灾相继②。

武宁县:民间牛疫,贫者力不能购,至负犁以耕,(武宁知县陆)世功捐俸助之③。

太湖县:岁饥牛疫,(朱扆)赈贷市牛,民赖以耕④。

襄阳府:御马、监马大疫,擞普明治之,遂息⑤。

西藏:拉乌苏地方,去年雨水稀少,牛只多遭瘟病,死者甚多⑥。

---

① "走将军",《申报》1926年8月16日,第17版。

② 乾隆《襄城县志》卷一一《艺文》。

③ 同治《南昌府志》卷二七《职官·陆世功》。同治《武宁县志》卷二二《名宦·陆世功》。

④ 同治《太湖县志》卷一六《职官志二·名宦·朱扆》。民国《太湖县志》卷一六《职官志二·名宦·朱扆》。

⑤ 万历《襄阳府志》卷四〇《方伎·雷普明》。

⑥ 嘉庆《卫藏通志》卷一四下《抚恤下》。

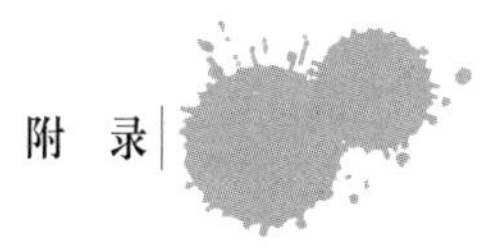

二、民国关于畜疫的防治

1. 1923 年《昆明市兽疫暂行预防规则》

第一条 饲养家畜者，若遇家畜减食、发热，有可疑征候，应即就近报告警察署或检查员，转报本公所知照。

第二条 本公所接有前条报告，立即派员前往诊察。

第三条 病畜宜豢养于厩舍内，将健畜从速隔离另居，不可使其接触，凡牧夫、饲槽、水料、擦拭器具等易为病毒传染之媒介者，当谨防之，若已受其污染者，当即消毒。

第四条 病兽所在之门户，严禁一般人出入。

第五条 于兽疫流行之地，不得买卖畜类，如牛疫发生时，尤宜严加取缔。

第六条 兽疫流行地近傍之牧场，不可放牧。

第七条 近郊牧场、屠兽场、家畜市场，遇兽疫发生时，宜将病兽禁锢于适宜场所，以防健兽之接近。

第八条 炭疽、鼻疽、皮疽有传染于人之危险，凡管理病兽者，须十分留意，若手足颜面等有创伤时，切不可与病兽接触。

第九条 病兽之排泄物、敷藁及饲料之残物，宜收集于一定地点烧却之，勿使逸散。

第十条 管理病兽之人与病兽接触之后，宜用五十倍之石炭酸水或千倍之升汞水洗手消毒。

第十一条 病兽尸体运搬掩埋时，其排泄物勿令漏出。

第十二条 掩埋病兽宜选适当地点，不可接近人家及饮水河流、道路，以防传染。

第十三条 掩埋病兽须入土七尺，并洒石灰于土面。

第十四条 病兽痊愈后或病兽尸体搬出后，须以石灰乳（生石灰一分，水九分配合）或生石灰洒布于厩舍，其他受污染之革具等类，亦须用热石碱水或热水洗濯之。

第十五条 本规则自公布日实行。

2. 1923 年《胶澳商埠警察厅取缔病疫兽类规则》

第一条 凡在本埠区域以内感染兽疫之兽类，均应依照本规则规定处理之。

第二条 本规则称为兽疫者，谓左列各症，称为兽类者，系指牛、马、骡、驴、豕、羊、犬等而言。（一）牛疫；（二）炭疽；（三）气肿疽；（四）鼻疽及皮疽；（五）传染性胸膜肺炎;(六)流行性鹅口疮;(七)羊痘;(八)豕虎列拉;(九)豕罗斯疫;(十)狂犬病。

第三条　凡发见兽疫或疑似兽疫时,该兽类饲主或其管理人及诊断兽疫,应于二十四时以内,呈报该管警察官署派员检查之。

第四条　本厅派员检查后,认为必要时,得令该饲主或其管理人将其兽类锁锢隔离或施行其他必要之处置。

第五条　凡患牛疫或疑似牛疫之兽类,以及狂犬病,经本厅认为必要时,得令该饲主或管理人扑杀之。

第六条　凡扑杀及倒毙之兽类,其饲主或管理人应立时呈报该管警察官署,即依该管警察官署之指挥,将尸体运至指定场所烧却或深埋之,并应将该兽类污染之物件、厩舍妥行消毒。

第七条　凡搬运扑杀或倒毙之兽类时,须以石灰乳浸透之布片或棉类,塞于鼻口、肛门等孔,再以石灰乳浸透之席类,将尸体全体包缠之。

第八条　凡扑杀及倒毙兽类之尸体,未得该管警察官署之许可,不得有任意移动及剥皮、解体等事。

第九条　违犯本规则各条,抗不遵行或隐匿不报希图蒙混者,一经查觉或被告发,除饲犬规则别有规定另行办理外,得援照违警罚法妨害卫生罪从重处罚。

第十条　本规则自呈奉核准公布日施行,如有未尽事宜,得随时呈请修改之。

3. 1923 年《农声》杂志发表《兽疫预防法十则》

一　厩中有兽畜染疫时,宜速移健兽于别所,不令与病兽接触或附近。

二　兽疫流行地方附近之牧场,不可放牧健兽。

三　兽疫流行时,公共牧场难免有病兽放牧其间,或牧草经病兽食过,若放牧健兽,甚易致传染。

四　水源经兽疫流行之地者,不可以饮兽畜,亦不可以洗涤器具及饲料。

五　如察见兽畜有异于常态时,宜速延兽畜诊断,免致大发其毒。

六　调理病兽者之衣履,及其他凡曾与病兽接触之对象,不可亲近健兽,宜行消毒或焚烧之。

七　罹疫而死之兽,切不可烹食或露置,宜即行深埋或焚烧之,且埋时宜以刀切开皮肉注入石炭酸水或石灰乳等,以杀其毒菌。

八　罹疫病兽或病死之兽,所过途中如有漏液或其他污物,宜立行扫除净尽,并施以浓石炭酸水或石灰乳,以行消毒。

九　曾住病兽之厩,其中敷稿、粪尿等,宜运出于一定之处,行消毒或焚烧之,不

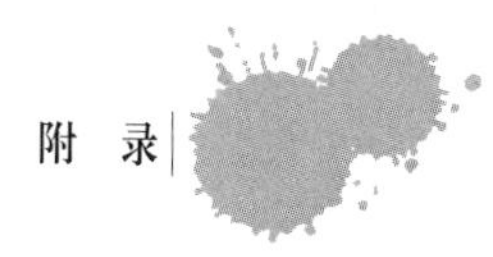

可散置各处。

十　曾住疫兽之厩，宜掘起土面一尺以上，取新土换之，或行强消毒，经十余日后，方可居住健兽。

4. 1946 年《台湾省家畜进出口检疫规则》

第一条　凡由省外进口，或由省内出口之家畜，应于入境或起运时，由运输人或管理人填具报验单，报请本省行政长官公署农林处检验局（以下简称检验局）或当地分局派员检疫，发给检验证后，方准进口或出口。

第二条　本规则所称之家畜，包括屠宰后之尸体及其肉骨皮毛等而言。

第三条　家畜检疫港口，暂以梧栖、新港、基隆、淡水、安平、高雄等地为限。必要时得由检验局递呈核准后，在其他港口设所施行。

第四条　凡由省外进口之船舶，载有左列家畜者，在未受检疫及办理消毒前，应揭立检疫信号：一、罹传染病或可能染有传染病之家畜；二、染有牛瘟、牛接触传染性胸膜肺炎，或口蹄病之家畜。前项检疫信号，日间为悬挂旗帜，夜间悬挂明灯，其式样颜色均另定之。

第五条　检验员施行家畜检疫，应依左列之规定：一、罹传染病或可能染有传染病之家畜，须立即送至隔离厩舍，如认为必须屠宰者，应送至屠畜场屠宰之；二、前款以外之同群家畜，须立即送至系留场，如经检验员认为不必系留者，不在此限；三、凡经病死之家畜，须送至焚化场焚烧之；四、已屠宰之家畜，其肉骨皮毛等须送至消毒场消毒，但检验员认为无须消毒者，不在此限；五、载染疫家畜之船舶，或系留染疫家畜之场所，均须严格消毒。

第六条　前条第二款之家畜，系留期间，依左列之规定：一、牛、缅羊、山羊，十五日。马、骡、驴、猪，十日。鸡、鸭、鹅，二日。二、凡遇可能染有牛瘟，或口蹄病之家畜，其系留期间应延长至二十日，对于接触传染性胸膜肺炎或狂犬病之家畜，应延长至九十日，对于可能染有狂犬病之家畜，经检验局或当地分局或指定之检疫所施行预防液注射者，其系留期间为十四日，又罹传染病面痊愈之家畜，须系留至病象完全消灭后，始准释放；三、系留期中之家畜，如有患牛瘟、牛接触传染性胸膜肺炎、口蹄病或羊痘时，须将畜舍或可能传染之场所，严格清毒，其同群之家畜，须按照左列规定期间系留之；（甲）牛瘟或口蹄病（可传染之家畜，计有牛、缅羊、山羊、猪等）二十日；接触传染性胸膜肺炎（可传染之家畜为牛）九十日。羊痘（可传染之家畜，计有缅羊、山羊等）二十日；（乙）如遇可能感染羊痘之家畜，经指定之检疫所在邻近之屠畜场屠杀者，其系留期间得缩短为七日。四、系留中之家畜，如发现患炭疽、鼻疽、黑腿病、假性皮疽、

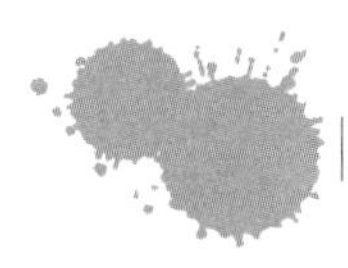

猪瘟猪肺疫、猪丹毒、加奈陀马痘、马缅羊山羊之疥癣等病时，系留于同畜舍之家畜，须俟该畜舍消毒完毕后，再系留十日，但经指定检疫所在邻近之屠畜场或其他场所施行屠宰时，其系留期间得缩短为七日。五、系留之家禽中，如发现有家禽霍乱时，其系留于同畜舍之家畜，须俟该畜舍消毒完毕后，再系留五日，但经指定在邻近场所屠杀者，其系留期间得缩短为三日。

第七条　本规则规定之报验单、检验证格式，及检验手续、系留手续费、消毒费数额，均另定之。

第八条　违反本规则第一条规定不报请检验者，处以二千元以下之罚金，情节重大者，移送司法机关依法惩办。

第九条　本规则自公布之日施行。

5. 1948 年《台湾省家畜进出口检疫规则》

第一条　凡由省外进口或省内出口之家畜应于入境或起运时，由运输人填具报验单，报请台湾省政府农林处检验局（以下简称检验局）或当地分局派员检疫发给检验证后，方准进口或出口。

第二条　关于国际性之进出口家畜检疫，在中央未设检验机构前，暂由工商部委托办理。

第三条　本规则所称之家畜，指牛、马、猪、犬、猫及其他家畜。

第四条　本省家畜检疫港口，暂以基隆、淡水、安平、高雄等地为限，必要时得由检验局递呈省府核准后，在其他港口施行，未经指定家畜检疫之港口，一律禁止家畜进口或出口。前项家畜检疫港口，均应设置隔离厩舍。

第五条　凡由省外进口之船舶载有左列家畜者，在未受检疫及办理消毒前，应揭立检疫信号：一、罹传染病或可能染有传染病之家畜；二、染有牛瘟、牛传染性胸膜肺炎或口蹄病之家畜。前项检疫信号日间为悬挂旗帜，夜间悬挂明灯，其式样颜色均另定之。

第六条　检疫员施行家畜检疫，应依左列之规定：一、凡进口家畜经检验认为罹患或可能染有牛瘟、口蹄病、牛传染性胸膜肺炎、边虫病、结核病、传染性流产、马鼻疽或台盼病者，一律禁止登陆，必要时得将染疫家畜宰杀并指定地点埋葬或烧毁之；二、前项规定以外之家畜，须即送至隔离厩舍隔离之，但检验认为不必隔离者不在此限；三、凡因病死之家畜，须送到焚化场焚烧之；四、曾载运染疫家畜之船舶或系留染疫家畜之场所及其有关物件用具等，均应严格消毒，经检疫员认可，方准通行或携入。

第七条　前条第二款之家畜系留期间，依左列之规定：一、猪十四日（一律注射猪

瘟疫苗)、牛、绵羊、山羊十四日,马、骡驴十日,鸡、鸭、鹅十日;二、凡(原多一“凡”字)有进口之乳牛应施行结核病及传染性流产检验,马应施行马鼻疽检验;三、凡在隔离期内发现传染病之家畜,应即另行隔离,其隔离期间至少二十日;四、凡经隔离家畜释放后,须将厩舍、饲槽及其他用具严格消毒,经过七日后方得重用,所有隔离家畜之粪便应行焚毁。

第八条　本规则规定之报验单检验证格式及检验手续费、消毒费数额,均另定之。

第九条　家畜所有人或保管人违反本规则之规定者,按行政执行法之规定予以处罚。

第十条　本规则自核准之日施行。

参考文献

正史、别史、野史类

[1]〔西汉〕司马迁:《史记》,中华书局 1959 年版。
[2]〔东汉〕班固:《汉书》,中华书局 1962 年版。
[3]〔南朝宋〕范晔:《后汉书》,中华书局 1965 年版。
[4]〔西晋〕陈寿:《三国志》,中华书局 1982 年版。
[5]〔唐〕房玄龄等:《晋书》,中华书局 1974 年版。
[6]〔南朝梁〕沈约:《宋书》,中华书局 1974 年版。
[7]〔南朝梁〕萧子显:《南齐书》,中华书局 1972 年版。
[8]〔唐〕姚思廉:《梁书》,中华书局 1973 年版。
[9]〔唐〕姚思廉:《陈书》,中华书局 1972 年版。
[10]〔北齐〕魏收:《魏书》,中华书局 1974 年版。
[11]〔唐〕李百药:《北齐书》,中华书局 1972 年版。
[12]〔唐〕令狐德棻等:《周书》,中华书局 1975 年版。
[13]〔唐〕李延寿:《南史》,中华书局 1975 年版。
[14]〔唐〕李延寿:《北史》,中华书局 1974 年版。
[15]〔唐〕魏征等:《隋书》,中华书局 1973 年版。
[16]〔后晋〕刘昫等:《旧唐书》,中华书局 1975 年版。
[17]〔宋〕欧阳修、宋祁:《新唐书》,中华书局 1975 年版。
[18]〔宋〕薛居正等:《旧五代史》,中华书局 1976 年版。
[19]〔宋〕欧阳修:《新五代史》,中华书局 1974 年版。
[20]〔元〕脱脱等:《宋史》,中华书局 1977 年版。
[21]〔元〕脱脱等:《金史》,中华书局 1975 年版。
[22]〔元〕脱脱等:《辽史》,中华书局 1997 年版。

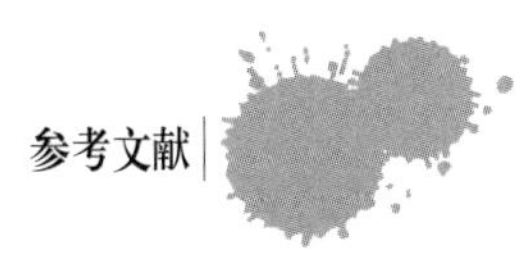

[23]〔明〕宋濂等:《元史》,中华书局1976年版。

[24]〔清〕张廷玉等:《明史》,中华书局1974年版。

[25]赵尔巽等:《清史稿》,中华书局1977年版。

[26]吴树平等点校:《十三经》(全文标点本),北京燕山出版社1991年版。

[27]《二十二子》,上海古籍出版社1986年版。

[28]方诗铭、王修龄:《古本竹书纪年辑证》(修订本),上海古籍出版社2005年版。

[29]〔东汉〕刘珍等撰,吴树平校注:《东观汉记校注》,中华书局2008年版。

[30]〔晋〕崔豹:《古今注》,《四库全书》本。

[31]〔晋〕干宝原著,黄涤明注译:《搜神记全译》,贵州人民出版社1991年版。

[32]〔东晋〕袁宏撰,张烈点校:《后汉纪》,中华书局2002年版。

[33]〔南朝梁〕释慧皎撰,汤用彤校注,汤一玄整理:《高僧传》,中华书局1992年版。

[34]〔隋〕王通撰,〔唐〕薛收传,〔宋〕阮逸注:《元经》,《四库全书》本。

[35]〔唐〕杜佑:《通典》,中华书局1984年版。

[36]〔宋〕《两朝纲目备要》,台湾文海出版社1980年版。

[37]〔宋〕陈均:《九朝编年备要》,《四库全书》本。

[38]〔宋〕崔子方:《春秋本例》,《四库全书》本。

[39]〔宋〕崔子方:《春秋经解》,《四库全书》本。

[40]〔宋〕江少虞编:《事实类苑》,上海古籍出版社1993年版。

[41]〔宋〕李焘著,〔清〕黄以周等辑补:《续资治通鉴长编》,上海古籍出版社1986年版。

[42]〔宋〕李心传:《建炎以来系年要录》,中华书局1985年版。

[43]〔宋〕刘时举:《续宋编年资治通鉴》,商务印书馆1939年版。

[44]〔宋〕龙衮:《江南野史》,南京出版社2012年版。

[45]〔宋〕陆游:《陆氏南唐书》,《四库全书》本。

[46]〔宋〕马令:《南唐书》,南京出版社2010年版。

[47]〔宋〕普济著,苏渊雷点校:《五灯会元》,中华书局1984年版。

[48]〔宋〕司马光:《资治通鉴》,中华书局2013年版。

[49]〔宋〕王溥:《唐会要》,上海古籍出版社2006年版。

[50]〔宋〕魏峙:《李直讲年谱》,《四库全书》本。

[51]〔宋〕熊克著,顾吉辰、郭群一点校:《中兴小纪》,福建人民出版社1985

年版。

[52]〔宋〕徐梦莘:《三朝北盟会编》,上海古籍出版社 1987 年版。

[53]〔宋〕俞德邻:《佩韦斋辑闻》,中华书局 1985 年版。

[54]〔宋〕宇文懋昭:《钦定重订大金国志》,《四库全书》本。

[55]〔宋〕郑樵:《通志》,中华书局 1987 年版。

[56]〔宋〕周密原本,〔明〕朱廷焕补:《增补武林旧事》,齐鲁书社 1996 年版。

[57]〔元〕不著撰人:《宋史全文》,《四库全书》本。

[58]〔元〕陈桱:《通鉴续编》,《四库全书》本。

[59]〔元〕马端临:《文献通考》,中华书局 2011 年版。

[60]〔元〕郝经:《续后汉书》,商务印书馆 1958 年版。

[61]〔元〕郝经撰,〔元〕苟宗道注:《郝氏续后汉书》,《四库全书》本。

[62]〔元〕陆友仁:《研北杂志》,中华书局 1991 年版。

[63]〔元〕苏天爵:《元名臣事略》,台湾商务印书馆 1969 年版。

[64]〔元〕徐东述:《运使复斋郭公言行录》,上海古籍出版社 2003 年版。

[65]〔明〕申时行等修:《明会典》,中华书局 2010 年版。

[66]〔明〕《万历邸钞》,江苏广陵古籍刻印社 1991 年版。

[67]〔明〕陈邦瞻:《元史纪事本末》,中华书局 1979 年版。

[68]〔明〕冯琦原编,〔明〕陈邦瞻纂辑,〔明〕张溥论正:《宋史纪事本末》,中华书局 1955 年版。

[69]〔明〕何乔远编:《名山藏》,北京大学出版社 1993 年版。

[70]〔明〕胡粹中:《元史续编》,国家图书馆出版社 2013 年版。

[71]〔明〕雷礼辑:《皇明大政纪》,北京大学出版社 1993 年版。

[72]〔明〕谈迁:《国榷》,上海古籍出版社 2007 年版。

[73]〔明〕王介之:《春秋四传质》,《四库全书》本。

[74]〔明〕俞汝楫:《礼部志稿》,《四库全书》本。

[75]〔明〕郑若曾:《江南经略》,《四库全书》本。

[76]〔清〕《皇朝通典》,浙江书局 1982 年影印版。

[77]〔清〕《皇朝通志》,浙江书局 1985 年影印版。

[78]〔清〕《清朝文献通考》,浙江古籍出版社 1985 年版。

[79]〔清〕《清通鉴》,山西人民出版社 1999—2000 年版。

[80]〔清〕《御批历代通鉴辑览》,《四库全书》本。

[81]〔清〕《御批续资治通鉴纲目》,《四库全书》本。

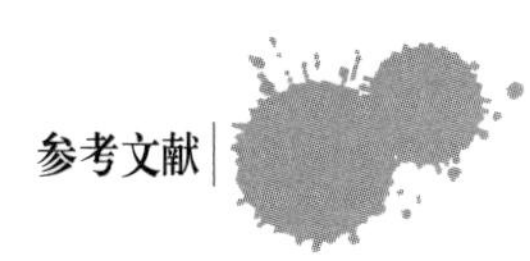

[82]〔清〕阿桂等:《皇清开国方略》,《四库全书》本。

[83]〔清〕抱阳生编著,任道斌校点:《甲申朝事小纪》,书目文献出版社 1987 年版。

[84]〔清〕蔡世远:《古文雅正》,《四库全书》本。

[85]〔清〕谷应泰:《明史纪事本末》,中华书局 1977 年版。

[86]〔清〕嵇璜等:《钦定续通典》,《四库全书》本。

[87]〔清〕嵇璜等:《钦定续通志》,《四库全书》本。

[88]〔清〕嵇璜等:《钦定续文献通考》,《四库全书》本。

[89]〔清〕李清馥撰,徐公喜、管正平等点校:《闽中理学渊源考》,凤凰出版社 2011 年版。

[90]〔清〕厉鹗:《辽史拾遗》,中华书局 1985 年版。

[91]〔清〕罗正钧著,朱悦、朱子南校点:《左宗棠年谱》,岳麓书社 1983 年版。

[92]〔清〕乾隆《钦定大清会典则例》,《四库全书》本。

[93]〔清〕乾隆《钦定南巡盛典》,《四库全书》本。

[94]〔清〕秦蕙田:《五礼通考》,《四库全书》本。

[95]〔清〕阮旻锡:《海上见闻录》,上海古籍出版社 1996 年版。

[96]〔清〕孙承泽:《元朝典故编年考》,文海出版社 1984 年版。

[97]〔清〕温达:《圣祖仁皇帝亲征平定朔漠方略》,《四库全书》本。

[98]〔清〕吴任臣:《十国春秋》,中华书局 1983 年版。

[99]〔清〕徐乾学:《资治通鉴后编》,《四库全书》本。

[100]〔清〕姚之骃辑:《后汉书补逸》,《四库全书》本。

[101]〔清〕姚之骃:《元明事类钞》,《四库全书》本。

[102]〔清〕叶方蔼等:《御定孝经衍义》,《四库全书》本。

[103]〔清〕张廷玉等:《御定资治通鉴纲目三编》,《四库全书》本。

[104]〔清〕朱轼等:《史传三编》,《四库全书》本。

[105]印鸾章编:《清鉴》,上海书店 1985 年版。

[106]黄鸿寿:《清史纪事本末》,上海书店 1986 年版。

[107]《新清史》,“中研院”汉籍全文资料库网络版。

[108]《中华民国史事日志》,“中研院近代史所”1931 年版。

[109]赵学圭:《邵阳贺愍公(金声)事迹》,湖南省图书馆藏民国年间稿本。

[110]周任、魏大业编著:《台湾大事纪要》,时事出版社 1982 年版。

诏令、奏疏、实录类

[111]〔宋〕林虙、楼昉辑:《两汉诏令》,北京图书馆出版社2005年版。

[112]〔宋〕宋敏求编:《唐大诏令集》,中华书局2008年版。

[113]〔宋〕包拯:《包孝肃奏议集》,《四库全书》本。

[114]〔宋〕赵汝愚:《宋名臣奏议》,《四库全书》本。

[115]〔明〕黄淮、杨士奇编:《历代名臣奏议》,上海古籍出版社1989年版。

[116]〔明〕黄训:《名臣经济录》,《四库全书》本。

[117]故宫博物院明清档案部编:《李煦奏摺》,中华书局1976年版。

[118]《雍正朱批谕旨》,北京图书馆出版社2008年版。

[119]《明实录》,"中研院"历史语言研究所1962年版。

[120]《皇明宝训》,台湾学生书局影印万历三十年刊本,1986年版。

[121]中国第一历史档案馆、中国社会科学院历史研究所译注:《满文老档》,中华书局1990年版。

[122]《清实录》,中华书局1985—1987年版。

[123]赵之恒、牛耕等主编:《大清十朝圣训》,北京燕山出版社1998年版。

[124]〔清〕王先谦:《东华续录》,光绪十年长沙王氏刻本。

[125]吴晗辑:《朝鲜李朝实录中的中国史料》,中华书局1980年版。

[126]李国祥、杨昶主编:《明实录类纂·广东海南卷》,武汉出版社1993年版。

[127]云南省历史研究所编:《〈清实录〉有关云南史料汇编》,云南人民出版社1986年版。

类书、丛书、汇编类

[128]〔宋〕祝穆:《古今事文类聚》,上海古籍出版社1992年版。

[129]〔宋〕祝穆:《古今事文类聚别集》,日本中文出版社1989年版。

[130]〔北宋〕王钦若等编:《册府元龟》,中华书局1960年版。

[131]〔宋〕李昉等编:《文苑英华》,中华书局1966年版。

[132]〔明〕冯琦、冯瑗:《经济类编》,《四库全书》本。

[133]〔明〕彭大翼:《山堂肆考》,上海古籍出版社1992年版。

[134]〔明〕陶宗仪等编:《说郛三种》,上海古籍出版社1988年版。

[135]〔明〕王圻纂集:《稗史汇编》,北京出版社1993年版。

[136]〔清〕陈梦雷等:《古今图书集成》,中华书局影印本。

[137]〔清〕陆曾禹:《钦定康济录》,《四库全书》本。

[138]〔清〕俞森:《荒政丛书》,文海出版社1989年版。

[139]〔清〕邓凯、瞿玄锡等:《崇祯长编(外十种)》,北京古籍出版社2002年版。

[140]《明清史料》,中华书局1987年版。

[141]《清代笔记小说大观》,上海古籍出版社2007年版。

[142]《清代日记汇抄》,上海人民出版社1982年版。

[143]《太平天国革命时期广西农民起义资料》,中华书局1978年版。

[144]《太平天国史料专辑》,上海古籍出版社1979年版。

[145]白冰秋总汇编:《华北军区卫生建设史料汇编》,华北军区后勤卫生部1949年。

[146]陈高傭等编:《中国历代天灾人祸表》,上海书店(影印1939年暨南大学刊本)1986年版。

[147]戴启天:《福建省历史上灾害饥荒瘟疫辑录》,福建省民政厅、福建省民政学会内部资料,1988年。

[148]甘肃省文史研究馆编:《甘肃各县自然灾害表》,甘肃省图书馆藏。

[149]广东省文史研究馆编:《广东省自然灾害史料》,广东科技出版社1999年版。

[150]贵州省图书馆编:《贵州历代自然灾害年表》,贵州人民出版社1982年版。

[151]贵州文献征辑馆编印:《贵州文献季刊》,1939—1949年。

[152]国家地震局兰州地震研究所:《陕甘宁青四省(区)强地震目录(公元1177年—公元1982年)》,陕西科学技术出版社1985年版。

[153]湖北省武汉中心气象台编印:《湖北省近五百年气候历史资料》,1978年版。

[154]湖南历史考古研究所编:《湖南自然灾害年表》,湖南人民出版社1961年版。

[155]华北人民政府秘书厅:《华北法令汇编:关于实施种痘的指示》,1949年。

[156]昆明志编纂委员会编纂室编印:《昆明历史资料汇辑(草稿)》,内部刊行,1964年。

[157]李文波编著:《中国传染病史料》,化学工业出版社2004年版。

[158]李文海、林敦奎等:《近代中国灾荒纪年》,湖南教育出版社1990年版。

[159]李文海、林敦奎等:《近代中国灾荒纪年续编(1919—1949)》,湖南教育出版社1993年版。

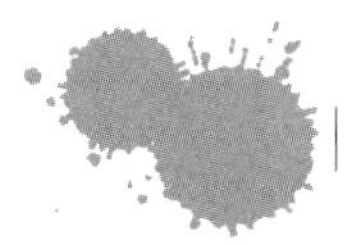

[160]李文海等主编:《中国荒政书集成》,天津古籍出版社2010年版。

[161]钱钢、耿庆国主编:《二十世纪中国重灾百录》,上海人民出版社1999年版。

[162]乔志强编:《义和团在山西地区史料》,山西人民出版社1980年版。

[163]《山西自然灾害》编辑委员会编:《山西自然灾害》,山西科学教育出版社1989年版。

[164]宋正海总主编:《中国古代重大自然灾害和异常年表总集》,广东教育出版社1992年版。

[165]太平天国历史博物馆编:《太平天国史料丛编简辑》,中华书局1961—1963年版。

[166]太平天国历史博物馆编:《太平天国资料汇编》,中华书局1979—1980年版。

[167]温克刚主编:《中国气象灾害大典·山东卷》,气象出版社2006年版。

[168]西北大学历史系原中国社会科学院陕西分院历史研究所编:《旧民主主义革命时期陕西大事记述(一八四〇—一九一九)》,陕西人民出版社1984年版。

[169]熊健主编:《怀化千年自然灾害》,气象出版社2000年版。

[170]杨国宜编:《明朝灾异野闻编年录——原〈二申野录〉(清·孙之騄)》,安徽师范大学出版社2012年版。

[171]杨家骆主编:《太平天国文献汇编》,台湾鼎文书局1973年版。

[172]于德源编著:《北京历史灾荒灾害纪年:公元前80年—公元1948年》,学苑出版社2004年版。

[173]张德二主编:《中国三千年气象记录总集》,凤凰出版社2004年版。

[174]中国科学院历史研究所第三所近代史资料编辑组编辑:《太平天国资料》,科学出版社1959年版。

[175]中国科学院历史研究所第三所南京史料整理处选辑:《中国现代政治史资料汇编》,1958年。

[176]中国社会科学院历史研究所资料编纂组:《中国历代自然灾害及历代盛世农业政策资料》,农业出版社1988年版。

[177]中国社会科学院历史研究所清史研究室编:《清史资料》(第四辑),中华书局1983年版。

[178]中国史学会主编:《第二次鸦片战争》,《中国近代史资料丛刊》本,红旗出版社1982年版。

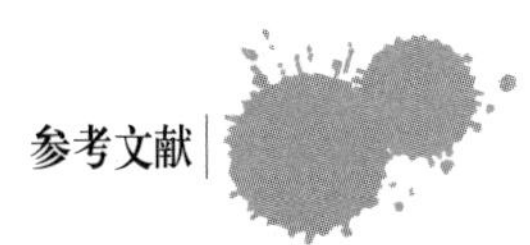

[179]中国史学会主编:《回民起义》,《中国近代史资料丛刊》本,新知识出版社1955年版。

[180]中国史学会主编:《捻军》,《中国近代史资料丛刊》本,上海人民出版社1953年版。

[181]中国史学会主编:《太平天国》,《中国近代史资料丛刊》本,上海人民出版社1957年版。

[182]中国史学会主编:《义和团》,《中国近代史资料丛刊》本,上海人民出版社1957年版。

[183]中国史学会主编:《中法战争》,《中国近代史资料丛刊》本,新知识出版社1955年版。

[184]《政府工作报告汇编(1950)》,人民出版社1951年版。

地记、方志、专志类

[185]〔晋〕常璩撰,任乃强校注:《华阳国志校补图注》,上海古籍出版社1987年版。

[186]〔唐〕李泰等著,贺次君辑校:《括地志辑校》,中华书局1980年版。

[187]〔宋〕周去非著,杨武泉校注:《岭外代答校注》,中华书局1999年版。

[188]〔宋〕潜说友纂:《咸淳临安志》,浙江古籍出版社2012年版。

[189]〔元〕张铉:《至大金陵新志》,《四库全书》本。

[190]〔宋〕周淙:《乾道临安志》,《中国方志丛书》本,成文出版社1983年版。

[191]〔宋〕佚名:《京口耆旧传》,中华书局1991年版。

[192]〔元〕徐硕:《至元嘉禾志》,《中国方志丛书》本,成文出版社1984年版。

[193]〔明〕曹学佺:《蜀中广记》,《四库全书》本。

[194]〔明〕归有光:《三吴水利录》,江苏广陵古籍刻印社1990年版。

[195]〔明〕田汝成:《西湖游览志》,浙江人民出版社1980年版。

[196]〔明〕田汝成:《西湖游览志余》,浙江人民出版社1980年版。

[197]〔明〕谢肇淛:《北河纪》,《四库全书》本。

[198]〔明〕张国维:《吴中水利全书》,浙江古籍出版社2014年版。

[199]〔明〕张内蕴、周大韶:《三吴水考》,《四库全书》本。

[200]〔明〕张燮著,谢方点校:《东西洋考》,中华书局1981年版。

[201]〔清〕阿桂等修:《钦定盛京通志》,乾隆四十九年刻本。

[202]〔清〕长善等修:《驻粤八旗志》,光绪五年刻本。

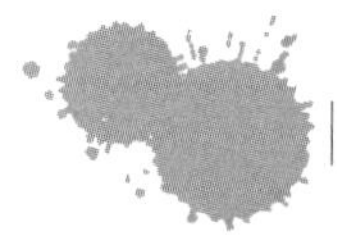

[203]〔清〕福隆安纂修:《钦定八旗通志》,国家图书馆出版社 2013 年版。

[204]〔清〕傅泽洪等主编:《行水金鉴》,凤凰出版社 2011 年版。

[205]〔清〕顾震涛撰,甘兰经等校点:《吴门表隐》,江苏古籍出版社 1999 年版。

[206]〔清〕管庭芬:《漷阴志略》,道光十一年纂,抄本。

[207]〔清〕管庭芬辑:《海昌丛载》,光绪年间刻本。

[208]〔清〕胡琢:《濮镇纪闻》,《中国地方志集成·乡镇志专辑》本,上海书店 1992 年版。

[209]〔清〕林豪:《澎湖厅志》,《台湾文献史料丛刊》本,台湾大通书局 1984 年版。

[210]〔清〕谈迁撰,《海宁珍稀史料文献丛书》编委会整理:《海昌外志(点校本)》,方志出版社 2009 年版。

[211]〔清〕汪森编辑,黄振中等校注,梁超然策划、审订:《粤西丛载校注》,广西民族出版社 2007 年版。

[212]〔清〕夏琳著,台湾银行经济研究室编:《闽海纪要》,台湾中华书局 1958 年版。

[213]〔清〕徐松著,朱玉麒整理:《西域水道记(外二种)》,中华书局 2005 年版。

[214]〔清〕雍川犹法贤编,胡海琴点校,王尧礼审订:《黔史》,贵州人民出版社 2013 年版。

[215]〔清〕张嶲等纂修,郭沫若点校:《崖州志》,广东人民出版社 1983 年版。

[216]成化《中都志》,柳瑛纂修,《天一阁藏明代方志选刊续编》本,上海书店 1990 年版。

[217]弘治《重修无锡县志》,吴凤翔修,李舜明纂,弘治七年刻本。

[218]弘治《徽州府志》,彭泽修,汪舜民纂修,《天一阁藏明代方志选刊》本,上海古籍书店 1981 年版。

[219]弘治《潞州志》,马暾修,弘治年间刻本,中华书局 1995 年重刊本。

[220]弘治《太仓州志》,李端修,桑悦纂,缪朝荃校勘,弘治十三年刻本。

[221]弘治《温州府志》,邓淮修,王瓒、蔡芳纂,《天一阁藏明代方志选刊续编》本,上海书店 1990 年版。

[222]弘治《偃师县志》,魏津纂修,《天一阁藏明代方志选刊》本,上海古籍书店 1982 年版。

[223]正德《安庆府志》,胡缵宗纂修,正德十六年修,嘉靖元年刻本。

[224]正德《博平县志》,胡瑾、邓恭等纂修,正德刻本。

[225]正德《常州府志续集》,张恺纂,正德八年刻本。

[226]正德《池州府志》,何绍正修,孙溥等纂,正德十三年刻本。

[227]正德《福州府志》,叶溥修,张孟敬纂,正德十五年刻本。

[228]正德《姑苏志》,王鏊等纂修,台湾学生书局1986年版。

[229]正德《建昌府志》,夏良胜纂修,《天一阁藏明代方志选刊》本,上海古籍书店1982年版。

[230]正德《饶州府志》,陈策纂修,《天一阁藏明代方志选刊续编》本,上海书店1990年版。

[231]正德《瑞州府志》,熊相纂修,《天一阁藏明代方志选刊续编》本,上海书店1990年版。

[232]正德《松江府志》,陈威、喻时修,顾清纂,《天一阁藏明代方志选刊续编》本,上海书店1990年版。

[233]正德《桐乡县志》,任洛修,谭桓同纂,正德九年修,嘉靖年间补修,清抄本。

[234]正德《中牟县志》,韩思忠主纂,正德十年刊本。

[235]嘉靖《安吉州志》,江一麟修,陈敬则纂,《天一阁藏明代方志选刊续编》本,上海书店1990年版。

[236]嘉靖《安庆府志》,李逊纂修,明嘉靖三十年刻本。

[237]嘉靖《霸州志》,唐交等修,高濬等纂,《天一阁藏明代方志选刊》本,上海古籍书店1981年版。

[238]嘉靖《宝应县志略》,宋佐、闻人诠纂修,《天一阁藏明代方志选刊》本,上海古籍书店1981年版。

[239]嘉靖《常熟县志》,冯汝弼修,邓韨等纂,嘉靖十八年刻本。

[240]嘉靖《池州府志》,王崇纂修,《天一阁藏明代方志选刊》本,上海古籍书店1982年版。

[241]嘉靖《重修如皋县志》,谢绍祖纂修,《天一阁藏明代方志选刊续编》本,上海书店1990年版。

[242]嘉靖《定海县志》,何愈修,张时彻等纂修,嘉靖四十二年刻本。

[243]嘉靖《定远县志》,高鹤纂修,嘉靖十四年刻本。

[244]嘉靖《奉化县图志》,倪复纂,嘉靖十四年刻本。

[245]嘉靖《福宁州志》,陈应宾修,闵文振纂,嘉靖十七年刻本。

[246]嘉靖《巩县志》,周泗修,康绍第纂,《天一阁藏明代方志选刊续编》本,上海书店1990年版。

[247]嘉靖《广德州志》,朱麟修,黄绍文续纂,嘉靖十五年刻本。

[248]嘉靖《广东通志》,黄佐纂修,嘉靖四十年刻本。

[249]嘉靖《广平府志》,翁相修,陈棐纂,《天一阁藏明代方志选刊》本,上海古籍书店1981年版。

[250]嘉靖《广西通志》,林富、黄佐纂修,嘉靖十年刻本。

[251]嘉靖《贵州通志》,谢东山修,张道等纂,《天一阁藏明代方志选刊续编》本,上海书店1990年版。

[252]嘉靖《汉中府志》,张良知纂修,嘉靖二十三年刻本。

[253]嘉靖《和州志》,易鸾纂修,嘉靖七年刻本。

[254]嘉靖《河间府志》,郜相修,樊深纂,《天一阁藏明代方志选刊》本,上海古籍书店1981年版。

[255]嘉靖《衡州府志》,杨珮纂修,《天一阁藏明代方志选刊》本,上海古籍书店1982年版。

[256]嘉靖《皇明天长志》,邵时敏修,王心纂,《天一阁藏明代方志选刊》本,上海古籍书店1981年版。

[257]嘉靖《黄陂县志》,李河图,俞贡纂,嘉靖三十五年刻本。

[258]嘉靖《冀州志》,张景达修,张玺纂,嘉靖二十七年刻本。

[259]嘉靖《嘉兴府图记》,赵瀛修,赵文华纂,嘉靖二十八年刻本。

[260]嘉靖《建宁县志》,何孟伦纂修,《天一阁藏明代方志选刊续编》本,上海书店1990年版。

[261]嘉靖《建平县志》,连鑛修,姚文烨纂,《天一阁藏明代方志选刊》本,上海古籍书店1982年版。

[262]嘉靖《建阳县志》,冯继科等纂修,《天一阁藏明代方志选刊》本,上海古籍书店1982年版。

[263]嘉靖《江西通志》,林庭修,周广纂,嘉靖四年刻本。

[264]嘉靖《江阴县志》,赵锦修,张衮纂,《天一阁藏明代方志选刊》本,上海古籍书店1981年版。

[265]嘉靖《九江府志》,冯曾修,李汛纂,《天一阁藏明代方志选刊》本,上海古籍书店1982年版。

[266]嘉靖《昆山县志》,杨逢春修,方鹏纂,《天一阁藏明代方志选刊》本,上海古籍书店1981年版。

[267]嘉靖《六合县志》,董邦政修,黄绍文纂,《天一阁藏明代方志选刊续编》本,

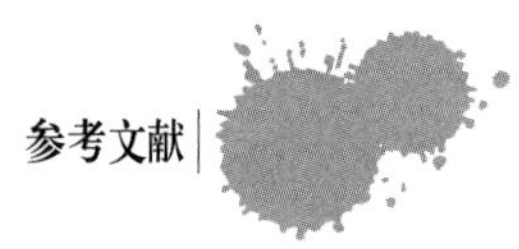

上海书店 1990 年版。

[268] 嘉靖《六和县志》，黄邦政修，《金陵全书》本，南京出版社 2013 年版。

[269] 嘉靖《鲁山县志》，姚卿修，孙铎纂，《天一阁藏明代方志选刊》本，上海古籍书店 1982 年版。

[270] 嘉靖《六安州志》，喻南岳修，邵德久等纂，嘉靖三十四年刻本。

[271] 嘉靖《罗川志》，高相纂修，嘉靖二十四年刻本。

[272] 嘉靖《马湖府志》，余承勋纂修，《天一阁藏明代方志选刊》本，上海古籍书店 1982 年版。

[273] 嘉靖《沔阳志》，鲁储修，童承叙纂，《天一阁藏明代方志选刊》本，上海古籍书店 1982 年版。

[274] 嘉靖《南安府志》，刘节纂修，《天一阁藏明代方志选刊续编》本，上海书店 1990 年版。

[275] 嘉靖《南康县志》，刘昭文纂修，《天一阁藏明代方志选刊续编》本，上海书店 1990 年版。

[276] 嘉靖《南宁府志》，郭楠纂修，《天一阁藏明代方志选刊续编》本，上海书店 1990 年版。

[277] 嘉靖《宁波府志》，周希哲、曾镒等修，张时彻等纂，嘉靖三十九年刻本。

[278] 嘉靖《宁德县志》，闵文振纂修，《天一阁藏明代方志选刊续编》本，上海书店 1990 年版。

[279] 嘉靖《宁夏新志》，杨守礼修，管律纂，《天一阁藏明代方志选刊》本，上海古籍书店 1982 年版。

[280] 嘉靖《普安州志》，高廷愉纂修，《天一阁藏明代方志选刊》本，上海古籍书店 1981 年版。

[281] 嘉靖《杞县志》，蔡时雍修，王显志纂，嘉靖二十五年刻本。

[282] 嘉靖《钦州志》，林希元纂修，《天一阁藏明代方志选刊》本，上海古籍书店 1982 年版。

[283] 嘉靖《清河县志》，孟仲遴纂修，嘉靖三十年刻本。

[284] 嘉靖《清流县志》，陈桂芳纂修，《天一阁藏明代方志选刊续编》本，上海书店 1990 年版。

[285] 嘉靖《衢州府志》，杨准修，赵镗等纂，嘉靖四十三年刻本。

[286] 嘉靖《全辽志》，李辅等纂修，1934 年铅印本。

[287] 嘉靖《荣河县志》，康镕修，宋纲纂，藏园傅氏抄嘉靖十七年本。

[288]嘉靖《沙县志》,叶联芳纂修,嘉靖二十四年刻本。

[289]嘉靖《山东通志》,陆釴等纂修,《天一阁藏明代方志选刊续编》本,上海书店1990年版。

[290]嘉靖《山阴县志》,许东望修,张天复、柳文纂,嘉靖二十二年修,嘉靖三十年刻本。

[291]嘉靖《上海县志》,郑洛书修,高企纂,嘉靖三年刻本,1932年影印本。

[292]嘉靖《邵武府志》,陈让编次,邢址订刊,《天一阁藏明代方志选刊》本,上海古籍书店1982年版。

[293]嘉靖《寿州志》,栗永禄编次,《天一阁藏明代方志选刊》本,上海古籍书店1981年版。

[294]嘉靖《思南府志》,钟添纂次,《天一阁藏明代方志选刊》本,上海古籍书店1982年版。

[295]嘉靖《泗志备遗》,袁淮、侯廷训纂修,嘉靖七年刻本。

[296]嘉靖《宿州志》,余鍧纂修,《天一阁藏明代方志选刊》本,上海古籍书店1981年版。

[297]嘉靖《太仓州志》,周士佐修,张寅纂,《天一阁藏明代方志选刊续编》本,上海书店1990年版。

[298]嘉靖《太康县志》,安都纂修,《天一阁藏明代方志选刊续编》本,上海书店1990年版。

[299]嘉靖《太平府志》,祝銮纂修,嘉靖十年刻本。

[300]嘉靖《太平县志》,曾才汉修,叶良佩纂,《天一阁藏明代方志选刊》本,上海古籍书店1981年版。

[301]嘉靖《潼川志》,陈讲等纂修,嘉靖二十九年修,抄本。

[302]嘉靖《尉氏县志》,汪心纂修,《天一阁藏明代方志选刊》本,上海古籍书店1981年版。

[303]嘉靖《吴江县志》,曹一麟修,徐师曾等纂,嘉靖三十七年修,嘉靖四十年刻本。

[304]嘉靖《武康县志》,骆文盛修,魏实、李森同纂,《天一阁藏明代方志选刊》本,上海古籍书店1981年版。

[305]嘉靖《武平县志》,徐甫宰纂修,嘉靖三十八年刻本。

[306]嘉靖《夏邑县志》,郑相修,黄虎臣纂,《天一阁藏明代方志选刊》本,上海古籍书店1981年版。

[307]嘉靖《香山县志》,邓迁修,黄佐纂,嘉靖二十七年刻本。

[308]嘉靖《象山县志》,毛德京修,杨民彝、周茂伯纂,《天一阁藏明代方志选刊续编》本,上海书店1990年版。

[309]嘉靖《兴济县志》,萧蓄修,郑孝纂,嘉靖三十九年修,抄本。

[310]嘉靖《兴宁县志》,黄国奎修,盛继纂,《天一阁藏明代方志选刊续编》本,上海书店1990年版。

[311]嘉靖《雄乘》,王齐纂修,嘉靖十六年刻本,《天一阁藏明代方志选刊》本,上海古籍书店1981年版。

[312]嘉靖《休宁县志》,宋国华修,吴宗尧、陈有守纂,嘉靖二十七年刻本。

[313]嘉靖《徐州志》,梅守德修,任子龙纂,刻本。台湾学生书局,1987年。

[314]嘉靖《宣府镇志》,孙世芳等纂修,嘉靖四十年刊。台湾学生书局,1969年。

[315]嘉靖《延平府志》,陈能修,郑庆云、辛绍佐纂,《天一阁藏明代方志选刊》本,上海古籍书店1982年版。

[316]嘉靖《仪封县志》,佚名纂,《天一阁藏明代方志选刊续编》本,上海书店1990年版。

[317]嘉靖《永城县志》,郑礼纂修,《天一阁藏明代方志选刊续编》本,上海书店1990年版。

[318]嘉靖《永嘉县志》,程文著,王叔杲纂,嘉靖四十五年刻本。

[319]嘉靖《余姚县志》,顾存仁修,杨抚、岑原道、胡膏纂,嘉靖十四年修,嘉靖二十一年刻本。

[320]嘉靖《裕州志》,牛孟耕纂修,嘉靖二十五年刻本。

[321]嘉靖《袁州府志》,陈德文纂修,《天一阁藏明代方志选刊续编》本,上海书店1990年版。

[322]嘉靖《柘城县志》,寿濂纂修,嘉靖三十三年抄本。

[323]隆庆《宝应县志》,汤一贤纂修,《天一阁藏明代方志选刊续编》本,上海书店1990年版。

[324]隆庆《高邮州志》,范惟恭修,王应元纂,隆庆六年刻本。

[325]隆庆《任县志》,卫钧修,杨来游纂,隆庆二年刻本。

[326]隆庆《仪真县志》,申嘉瑞修,李文、陈国光等纂,《天一阁藏明代方志选刊》本,上海古籍书店1981年版。

[327]隆庆《云南通志》,邹应龙修,李元阳纂,隆庆六年修,万历四年刻本。

[328]隆庆《赵州志》,蔡懋昭纂修,《天一阁藏明代方志选刊》本,上海古籍书店

1981 年版。

[329]万历《安丘县志》,熊元修,马文炜纂,万历十七年刻本。

[330]万历《安邑县志》,耿启修,曹于汴纂,万历四十六年刻,崇祯年间增刻本。

[331]万历《宝应县志》,陈煃修,吴敏道纂,万历二十二年刻本。

[332]万历《保定府志》,冯惟敏纂,王国桢续修,王政熙续纂,万历三十五年刻本。

[333]万历《保定县志》,田龙修,龚逢泰等纂,万历四十一年刻本。

[334]万历《沧州志》,李梦熊修,顾震宇纂,万历三十一年刻本。

[335]万历《常山县志》,傅良言修,詹莱纂,万历十三年刻,顺治十七年补刻本。

[336]万历《常熟县私志》,姚宗仪修,万历四十五年修,稿本。

[337]万历《郴州志》,胡汉纂修,《天一阁藏明代方志选刊》本,上海古籍书店 1982 年版。

[338]万历《辰州府志》,马协修,吴瑞登纂,万历二十五年刻本。

[339]万历《池州府志》,李思恭修,丁绍轼等纂,万历四十年刻本。

[340]万历《崇德县志》,靳一派修,李太冲、张洪儒纂,万历三十九年刻本。

[341]万历《重修磁州志》,赵范修,诸鏻纂,万历九年刻本。

[342]万历《重修嘉善县志》,章士雅修,盛唐纂,万历二十四年刻本。

[343]万历《重修宁羌州志》,卢大谟修,杨堂、范启东纂,万历二十五年刻,抄本。

[344]万历《滁阳志》,戴瑞卿等纂修,万历四十二年刻本。

[345]万历《代州志书》,周弘禴纂修,万历十四年刻本。

[346]万历《儋州志》,曾邦泰重修,万历四十六年刻本。

[347]万历《德州志》,唐文华修,李榆纂,万历四年刻本。

[348]万历《帝乡纪略》,曾惟诚纂修,万历二十七年刻本。

[349]万历《定襄县志》,安嘉士修,刘绍先纂,王立爱增修,刘国治等辑,万历七年修,万历四十四年增修刻本。

[350]万历《东昌府志》,王命爵等修,王汝训等纂,万历二十八年刻本。

[351]万历《恩县志》,孙居相修,雷金声纂,万历二十六年刻本。

[352]万历《汾州府志》,王道一等纂修,万历三十七年刻本。

[353]万历《福宁州志》,殷之辂主修,朱梅等纂修,万历年间刻本。

[354]万历《福州府志》,潘顺龙等修,万历二十四年刻本。

[355]万历《福州府志》,喻政修,林烃、谢肇淛纂,万历四十一年刊本。

[356]万历《高州府志》,曹志遇等修,万历年间刻本。

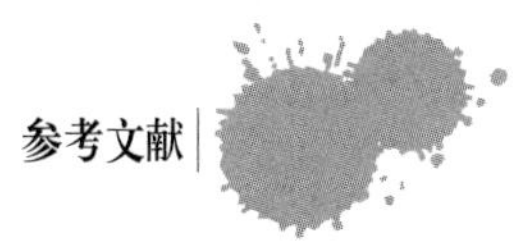

[357]万历《广西通志》,苏濬纂修,万历二十七年刻本。

[358]万历《广宗县志》,马协纂修,万历二十六年刻本。

[359]万历《归化县志》,周宪章纂修,万历四十二年刻本。

[360]万历《贵州通志》,王耒贤、许一德等纂修,万历二十五年刻本。

[361]万历《合肥县志》,胡时化修,魏豫之等纂,万历元年刻本。

[362]万历《和州志》,唐诰总修,齐珂、刘焨纂修,万历三年刻本。

[363]万历《河间府志》,杜应芳总裁,陈士彦、张文德分订,万历四十三年刻本。

[364]万历《河内县志》,卢梦麟修,王所用纂,万历二十五年刻本。

[365]万历《华阴县志》,王九畴修,张毓翰纂,万历四十二年修,万历四十九年刻本。

[366]万历《黄冈县志》,茅瑞征修,吕元音纂,万历三十六年刻本。

[367]万历《黄岩县志》,袁应祺辑,牟汝忠等校,《天一阁藏明代方志选刊》本,上海古籍书店1981年版。

[368]万历《会稽县志》,杨维新修,张元忭等纂,《天一阁藏明代方志选刊续编》本,上海书店1990年版。

[369]万历《惠州府志》,林国相、程有守修,杨起元纂,龙国禄增修,万历二十三年刻,万历四十五年增刻本。

[370]万历《获嘉县志》,张蕴道修,陈禹谟纂,万历三十年刻本。

[371]万历《霍邱县志》,杨其善纂修,万历二十四年刻本。

[372]万历《济阳县志》,侯加乘修,邢其谏纂,万历三十七年刻本。

[373]万历《稷山县志》,张思恭修,郑寅纂,万历四十年刻本。

[374]万历《嘉定县志》,韩浚总裁,张应武等纂修,万历三十三年刻本。

[375]万历《嘉兴府志》,刘应钶修,沈尧中纂,万历二十八年刊本。

[376]万历《建昌县志》,蒲秉权修,徐中素等纂,万历四十六年刻本。

[377]万历《江浦县志》,沈孟化等总裁,张梦柏等纂修,《天一阁藏明代方志选刊续编》本,上海书店1990年版。

[378]万历《将乐县志》,黄仕祯修,黄元美等纂,万历十三年刻本。

[379]万历《交河县志》,马中良修,蒋守伦纂,万历十六年刻本。

[380]万历《开封府志》,朱睦㮮、曹金编纂,宋伯华校订,万历十三年刻本。

[381]万历《雷州府志》,欧阳保等纂修,万历四十二年刻本。

[382]万历《林县志》(残卷),谢思聪修,郝持、李若杞纂,《林州旧志汇编》本,2013年。

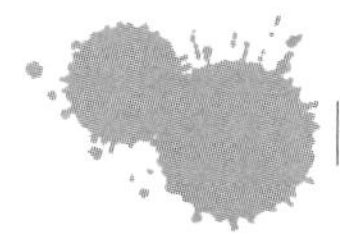

[383]万历《临城县志》,乔壁星编次,万历二十五年刻本。

[384]万历《龙游县志》,万廷谦纂修,钟相业、曹闻礼校订,万历四十年刻本。

[385]万历《六安州志》,刘垓、李懋桧等纂修,万历十二年刻本。

[386]万历《滦志》,周宇纂修,万历四十六年刻本。

[387]万历《内黄县志》,王廷谏修,董复亨纂,万历二十八年刻本。

[388]万历《宁德县志》,舒应元修,陈琯纂,万历十九年刻本。

[389]万历《宁都县志》,莫应奎、王光蕴修,吴天德纂,万历二十年刻本。

[390]万历《宁津县志》,余镗修,王良贵纂,万历十六年刻本。

[391]万历《沛志》,罗士学修,李汝让补,万历二十五年刻本。

[392]万历《平阳府志》,傅淑训修,曹树声纂,万历四十三年刻,顺治二年递修本。

[393]万历《蒲台县志》,李时芳修,王而彦纂,万历十九年刻本。

[394]万历《浦城县志》,黎民范修,陈玄藻纂,万历三十七年刻本。

[395]万历《祁门县志》,余士奇修,谢存仁纂,万历二十八年刻,顺治九年补刻本,民国抄本,1961年影印本。

[396]万历《齐东县志》,刘希夔纂修,万历四十五年刻本。

[397]万历《杞乘》,马应龙纂修,《杞乘译注》本,中州古籍出版社2014年版。

[398]万历《钱塘县志》,聂心汤纂修,万历三十七年修,光绪十九年刻本。

[399]万历《黔记》,郭子章纂,贵州省文史研究馆点校,贵州人民出版社2012年版。

[400]万历《青浦县志》,卓钿修,王圻纂,万历二十五年刻本。

[401]万历《青阳县志》,蔡立身纂修,万历二十二年刻本。

[402]万历《琼州府志》,戴熺、欧阳灿总裁,蔡光前等纂修,万历年间刻本。

[403]万历《任丘志集》,顾问纂,万历六年刻本。

[404]万历《如皋县志》,李廷材等修,吕克孝等纂,万历四十六年刻本。

[405]万历《汝南志》,黄似华、李本固纂修,中州古籍出版社2016年版。

[406]万历《山西通志》,李维祯纂修,崇祯二年刻本。

[407]万历《陕西通志》,李思孝修,冯从吾等纂,万历三十九年刻本。

[408]万历《商河县志》,曾一侗修,詹应阳纂,贾前席补修,万历十四年刻,崇祯十年增刻本。

[409]万历《上海县志》,颜洪范修,张之象、黄炎纂,万历十六年刻本。

[410]万历《邵武府志》,韩国藩修,侯衮、吴起龙等纂,万历四十七年刻本。

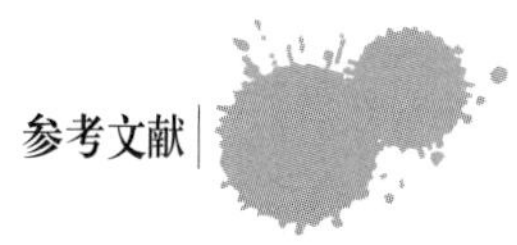

[411]万历《绍兴府志》,张元忭、孙鑛纂修,万历十五年刻本。

[412]万历《舒城县志》,陈魁士纂修,万历八年刻本。

[413]万历《四川总志》,虞怀忠等修,郭棐等纂,万历年间刻本。

[414]万历《太谷县志》,乔允升修,寇嘉会纂,万历二十四年刻,顺治九年修锓本。

[415]万历《太原府志》,关廷访纂,张慎言修,万历四十年刻本。

[416]万历《望江县志》,罗希益主修,龙子甲纂修,唐守礼增修,万历二十二年刻本。

[417]万历《温州府志》,汤日昭等修,王光蕴等纂,万历三十三年刻本。

[418]万历《沃史》,赵彦复纂修,万历四十年刻本。

[419]万历《无锡县志》,周邦杰修,秦梁等纂,万历二年刻本。

[420]万历《武定州志》,邢侗纂,桑东阳修,万历十六年刻本。

[421]万历《歙志》,张涛修,谢陛纂,万历三十七年刻本。

[422]万历《咸阳县新志》,张应诏纂修,万历十九年刻本。

[423]万历《襄城县志》,谭性教修,张宁纂,万历四十六年刻本。

[424]万历《襄阳府志》,吴道迩纂修,万历十二年刻本。

[425]万历《萧山县志》,刘会修,戴文明等纂,万历十七年刻本。

[426]万历《新修崇明县志》,张世臣总修,陈宇俊等纂修,万历三十二年刻本。

[427]万历《新修余姚县志》,史树德修,杨文焕等纂,万历二十九年刻本。

[428]万历《新修沾化县志》,段展修,丁懋逊纂,万历四十七年刻本。

[429]万历《雄乘》,王元修等纂修,万历十四年刻本。

[430]万历《休宁县志》,李乔岱纂修,万历三十五年刻本。

[431]万历《秀水县志》,李培等掌修,黄洪宪等总裁,万历二十四年刻本。

[432]万历《徐州志》,姚应龙等纂修,万历五年刻本。

[433]万历《续修严州府志》,吕昌期续修,俞炳然汇集,万历四十一年刻本。

[434]万历《兖州府志》,朱泰、游季勋裁正,包大爟纂修,《天一阁藏明代方志选刊续编》本,上海书店1990年版。

[435]万历《扬州府志》,杨洵修,徐銮、陆君弼等纂,万历二十九年修,万历三十三年刻本。

[436]万历《沂州志》,徐汝冀等纂修,万历三十六年刻本。

[437]万历《宜兴县志》,陈遴玮总裁,王升纂修,万历十八年刻本。

[438]万历《应天府志》,汪宗伊、程嗣功修,王一化等纂,万历五年刻本。

[439]万历《营山县志》，王廷稷修，李彭年等纂，《天一阁藏明代方志选刊续编》本，上海书店 1990 年版。

[440]万历《永新县志》，龚锡爵主修，尹台主纂，万历六年刻本。

[441]万历《原武县志》，张祥修，阎邦宁纂，万历二十二年刻本。

[442]万历《诸城县志》，王之臣、陈烨纂修，万历三十一年刻本。

[443]万历《淄川县志》，朱万春、王教纂修，万历三十年刻本。

[444]泰昌《全椒县志》，杨道臣纂修，泰昌元年刻本。

[445]天启《成都府志》，冯任总裁，张世雍等纂修，天启元年刻本。

[446]天启《滇志》，刘文徵纂修，天启五年纂，抄本。

[447]天启《东安县志》，郑之城修，冯泰运、边仑等纂，天启五年刻本。

[448]天启《海盐县图经》，樊维城修，胡震亨等纂，天启四年刻本。

[449]天启《淮安府志》，宋祖舜修，方尚祖纂，天启六年刻，崇祯年间增刻本。

[450]天启《江山县志》，张凤翼修，徐日葵纂，天启三年刻本。

[451]天启《潞城县志》，冯惟贤修，王溥增修，万历十九年修，天启五年增修，抄本。

[452]天启《平湖县志》，程楷、杨俊卿等裁定，天启七年刻本。

[453]天启《衢州府志》，林应翔主修，叶秉敬纂修，天启二年刻本。

[454]天启《太原县志》，高汝行原本，屈钟岳增修，谭诚言、石鼎亨增纂，天启六年刻本。

[455]天启《同州志》，张一英修，马朴纂，天启五年刻本。

[456]天启《文水县志》，米世发修，郑宗周纂，天启五年刻本。

[457]天启《吴兴备志》，董斯张纂修，1914 年刻本。

[458]天启《新泰县志》，赵希抃修，安选等纂，天启年间刻本。

[459]天启《新修来安县志》，周之冕修，王懋续纂，天启元年刻本。

[460]天启《中牟县志》，段耀然修，张民表纂，天启六年刻本。

[461]崇祯《博罗县志》，苏元起修，韩日缵纂，崇祯四年刻本。

[462]崇祯《长乐县志》，夏允彝纂修，崇祯十四年刻本。

[463]崇祯《长沙府志》，雷起龙修，吴道行纂，崇祯十二年刻本。

[464]崇祯《处州府志》，朱葵修，王一中纂，崇祯八年刻本。

[465]崇祯《砀山县志》，刘芳等修，汪用霖等纂，崇祯十二年刻本。

[466]崇祯《福安县志》，巫三祝修，陈晓梧纂，康熙十六年增刻崇祯十一年本。

[467]崇祯《海澄县志》，梁兆阳等主修，蔡国祯、张燮等纂修，崇祯六年刻本。

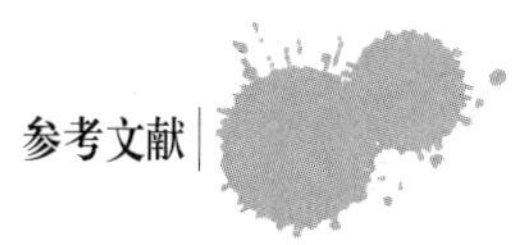

[468]崇祯《淮安府实录备草》，牟廷选修，吴怀忠纂，崇祯十七年修，抄本。

[469]崇祯《嘉兴县纂修启祯两朝实录》，沈纯祐修，国家图书馆藏。

[470]崇祯《江阴县志》，冯士仁修，徐遵汤、周高起纂，崇祯十三年修。

[471]崇祯《醴泉县志》，蒍好善纂修，刻本。

[472]崇祯《历城县志》，宋祖法鉴定，叶承宗纂修，崇祯十三年刻本。

[473]崇祯《历乘》，贵养性修，刘敕纂，崇祯六年刻本。

[474]崇祯《廉州府志》，张国经修，郑抱素纂，崇祯十年刻本。

[475]崇祯《隆平县志》，陈所学纂修，崇祯二年刻本。

[476]崇祯《闽书》，何乔远纂，崇祯年间刻本。

[477]崇祯《内丘县志》，乔中和纂，崇祯十五年刻本。

[478]崇祯《宁海县志》，宋奎光编辑，崇祯五年刻本。

[479]崇祯《宁化县志》，张士俊、阴维标纂修，国家图书馆藏善本。

[480]崇祯《宁志备考》，赵维寰修撰，崇祯三年刻本。

[481]崇祯《松江府志》，方岳贡修，陈继儒等纂，崇祯三年刻本。《日本藏中国罕见地方志丛刊》本，书目文献出版社1991年版。

[482]崇祯《泰州志》，李自滋修，刘万春纂，崇祯六年刻本。

[483]崇祯《蔚州志》，来临纂修，崇祯年间抄本。《日本藏中国罕见地方志丛刊续编》本，北京图书馆出版社2003年版。

[484]崇祯《文安县志》，纪大纲等纂修，崇祯四年刻本。

[485]崇祯《乌程县志》，刘沂春修，徐守纲编辑，潘士遴汇次，崇祯十一年刻本。

[486]崇祯《吴县志》，牛若麟修，王焕如纂，崇祯十五年刻本。

[487]崇祯《梧州府志》，谢君惠修，黄尚贤纂，崇祯四年修。

[488]崇祯《武定州志》，王永积修，刘嘉祯纂，崇祯十二年刻本。

[489]崇祯《新城县志》，王象晋原纂，孙胤奇续修，抄本。

[490]崇祯《兴宁县志》，刘熙祚裁定，崇祯十年刻本。《稀见中国地方志汇刊》本，中国书店1992年版。

[491]崇祯《尤溪县志》，邓一鼒修，崇祯九年刻本。

[492]弘光《州乘资》，邵潜纂修，顺治二年刻本。

[493]顺治《安庆府太湖县志》，李世治、何天衢纂修，顺治十年刻本。

[494]顺治《长兴县志》，张慎为修，金镜纂，顺治六年刻本。

[495]顺治《潮州府志》，吴颖编纂，贺宽参订，顺治十八年刻本。

[496]顺治《澄城县志》，姚钦明修，路世美纂，顺治六年刻本。

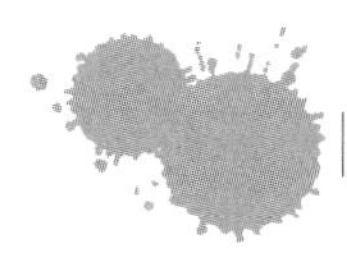

[497]顺治《重修句容县志》,葛翊宸等修,胡岳等纂,顺治十四年刻本。

[498]顺治《重修岐山县志》,王毂修,王业隆纂,顺治十四年刻本。

[499]顺治《邓州志》,陈良玉修,彭而述纂,顺治十六年刻本。

[500]顺治《定陶县志》,赵国琳修,张彦士纂,顺治十二年刻本。

[501]顺治《封丘县志》,余缙等较梓,李嵩阳等纂修,顺治十六年刻本。

[502]顺治《扶风县志》,刘瀚芳、陈允锡等重修,冯文可辑次,顺治十八年刻本。

[503]顺治《赣石城县志》,郭尧京修,邓斗光等纂,顺治十七年刻本。

[504]顺治《高淳县志》,纪圣训修,林古度纂,顺治十三年刻本。

[505]顺治《高平县志》,范绳祖纂修,庞太朴校辑,顺治十五年刻本。

[506]顺治《固始县志》,包韺等纂修,顺治十六年刻本。

[507]顺治《光山县志》,管声骏修,孟俊纂,顺治十六年刻本。

[508]顺治《光州志》,庄泰弘等较梓,孟俊纂修,顺治十七年刻本。

[509]顺治《归德府志》,宋国荣等合纂,羊琦等分纂,顺治十七年刻本。

[510]顺治《含山县志》,朱长泰修,凌家瑞等纂,顺治八年刻本。

[511]顺治《河南府志》,朱明魁修,何柏如纂,顺治十八年刻本。

[512]顺治《滑县志》,王鼐修,赵贯台、朱胤哲纂,顺治十一年刻本。

[513]顺治《怀庆府志》,彭清典修,萧家芝纂,顺治十七年刻本。

[514]顺治《黄梅县志》,徐昱修,萧蕴枢纂,顺治十七年刻本。

[515]顺治《浑源州志》,张荣德纂修,顺治十八年刻本。

[516]顺治《霍山县志》,栾元魁等修,张孙振等纂,顺治十八年刻本。

[517]顺治《鸡泽县志》,吴应文纂修,顺治四年刻本。

[518]顺治《郏县志》,张笃行纂修,顺治五年刻本。

[519]顺治《泾县志》,刁全史等修,王云龙等纂,顺治十三年刻本。

[520]顺治《巨鹿县志》,王鼐纂,陈可宗续修,郎鉴再续修,顺治十八年刻本。

[521]顺治《蠡县志》,祖建明重编,顺治八年增刻本。

[522]顺治《临邑县志》,陈起凤修,邢琮纂,顺治九年刻本。

[523]顺治《临颍县志》,李馥先修,吴中奇纂,顺治十七年刻本。

[524]顺治《麟游县志》,吴汝为修,刘元泰纂,顺治十四年刻本。

[525]顺治《卢龙县志》,李士模修,马备纂,顺治十七年刻本。

[526]顺治《六合县志》,刘庆运修,孙宗岱纂,顺治三年刻本。

[527]顺治《潞安府志》,李中白等纂修,顺治十六年刊,抄补本。台湾学生书局,1968年。

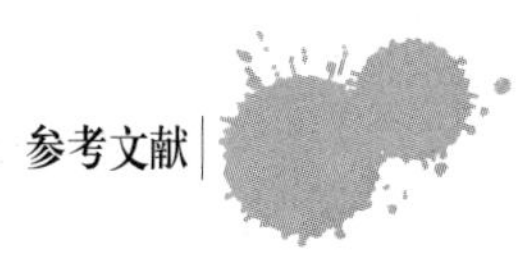

[528]顺治《洛阳县志》,武攀龙等纂修,顺治十五年刻本。

[529]顺治《郿志》,刘九经纂,顺治十四年刻本。

[530]顺治《蒙城县志》,田本沛纂修,顺治九年刻本。

[531]顺治《南阳府志》,王维新等修,刘汉客纂,顺治十六年刻本。

[532]顺治《平阴县志》,陈秉直修,赵贯台纂,顺治十一年修,康熙十三年刻本。

[533]顺治《浦城县志》,李葆贞修,梅彦騊等纂,顺治五年刻本。

[534]顺治《淇县志》,王谦吉、王南国修,白龙跃、葛汉忠纂,顺治十七年刻本。

[535]顺治《曲周县志》,李时茂总裁,赵永吉等编辑,顺治十三年刻本。

[536]顺治《汝阳县志》,纪国珍纂修,刘元琬、羊璘等同修,顺治十七年刻本。

[537]顺治《单县志》,徐化民纂修,顺治十一年刻本。

[538]顺治《商水县志》,高琨等修,郭天锡纂,顺治十六年刻本。

[539]顺治《涉县志》,刘濬修,李若铬纂,顺治十六年修。

[540]顺治《沈丘县志》,李芳春、赵之璿较梓,李鼎玉等纂修,顺治十五年刻本。

[541]顺治《寿州志》,李大升修,陈邦简纂,顺治十二年刻本。

[542]顺治《泗水县志》,刘桓修,杜灿然纂,顺治十八年修,康熙元年刻本。

[543]顺治《绥德州志》,王元士汇纂,郝鸿图论次,顺治十八年刻本。

[544]顺治《汤阴县志》,晋淑召纂修,顺治十三年刻本。

[545]顺治《堂邑县志》,王应乾纂修,郭毓秀增修,顺治三年增刻本。

[546]顺治《通城县志》,盛治纂修,顺治九年刻本。

[547]顺治《铜陵县志》,刘曰羲等修,李士蛟等纂,顺治十二年刻本。

[548]顺治《威县续志》,袁天秩、张璞等纂,顺治三年刻本。

[549]顺治《卫辉府志》,程启朱等督理,苏文枢等纂修,顺治十六年刻本。

[550]顺治《尉氏县志》,高桂修,马义则纂,顺治十五年刊本。

[551]顺治《蔚州志》,李英纂修,顺治十六年刻本。

[552]顺治《阌乡县志》,张三省、杨遵修,杜允中纂,顺治十六年增刻本。

[553]顺治《舞阳县志》,张荩、陈法禹纂修,顺治十五年刻本。

[554]顺治《息县志》,邵光胤等纂修,宣洪猷等编纂,顺治十四年刻本。

[555]顺治《歙志》,宋希肃、吴孔嘉纂修,顺治四年刻本。

[556]顺治《襄阳府志》,赵兆麟纂修,顺治九年刻本。

[557]顺治《祥符县志》,贾汉复、彭有义等总裁,张俊哲、张壮行、马士騊纂定,顺治十八年刻本。

[558]顺治《项城县志》,李芳春、黄陛修,束存敬纂修,顺治十六年刻本。

[559]顺治《萧县志》,祖永勋修,许作楫等纂,康熙十一年增刻本。

[560]顺治《新修丰县志》,阎玿修,张逢宸等纂,顺治十三年刻本。

[561]顺治《新修望江县志》,王世胤修,龙之珠纂,顺治八年刻本。

[562]顺治《新郑县志》,冯嗣京等较梓,张光祖等纂修,顺治十六年刻本。

[563]顺治《徐州志》,余志明修,李向阳纂,顺治十一年刻本。

[564]顺治《鄢陵县志》,经起鹏修,刘汉黎纂,顺治十六年刻本。

[565]顺治《偃师县志》,艾元复修,蔺楠然纂,顺治十六年刻本。

[566]顺治《郾城县志》,荆其惇、傅鸿邻修,阎举纂,顺治十六年刻本。

[567]顺治《阳城县志》,陈国珍修,白象颙纂,顺治十六年刻本。

[568]顺治《阳山县志》,熊兆师辑,顺治十五年刻本。

[569]顺治《伊阳县志》,孙光爲等纂修,常秉彝、刘象明等编辑,顺治十六年刻本。

[570]顺治《仪封县志》,崔维雅纂修,顺治十六年刻本。

[571]顺治《易水志》,蔺民孚、朱懋文等纂修,顺治二年刻本。

[572]顺治《荥泽县志》,段补圣、每可荐修,李玿、沈士秀纂,顺治十六年刻本。

[573]顺治《颍上县志》,翟乃慎修,马履云、徐必达纂,顺治十二年刻本。

[574]顺治《颍州志》,王天民主修,郇献谟、傅良知、张文峙编纂,顺治十一年刻本。

[575]顺治《雩都县志》,李佑之修,易学实等纂,康熙元年刻本。

[576]顺治《虞城县志》,史鹏修,胡国器纂,顺治十五年刻本。

[577]顺治《禹州志》,朱裴修,李嘘云纂,孟希圣增修,赵来鸣增纂,顺治十八年增刻本。

[578]顺治《云中郡志》,胡文烨等纂修,顺治九年刻本。

[579]顺治《真定县志》,陈谦纂修,顺治三年刻本。

[580]顺治《胙城县志》,郭金鼎修,顺治十六年刻本。

[581]康熙《安福县志》,黄宽等修,康熙五十二年刻本。

[582]康熙《安化县志》,王丕振修,周启郃纂,康熙六年刻本。

[583]康熙《安陆府志》,张尊德主修,王吉人、谭篆纂修,康熙八年刻本。

[584]康熙《安平县志》,陈宗石纂修,康熙二十六年刻本。

[585]康熙《安庆府潜山县志》,周克友纂修,康熙十四年刻本。

[586]康熙《安庆府宿松县志》,朱维高、胡永昌修,黄钺、石颂功纂,康熙十四年刻本,康熙四十二年增刻本。

[587]康熙《安庆府太湖县志》,王崇曾等修,阮禧等纂,康熙十四年刻本。

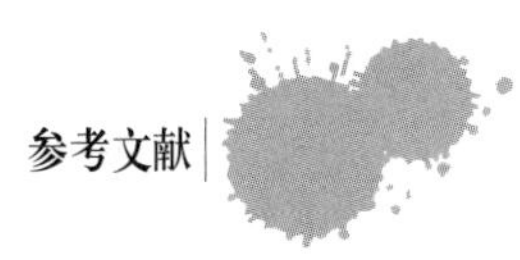

[588]康熙《安庆府望江县志》,刘天维修,龙燮纂,康熙十二年刻本。《稀见中国地方志汇刊》本,中国书店1992年版。

[589]康熙《安庆府志》,姚琅等修,陈焯等纂,康熙二十二年刻本。

[590]康熙《安仁县志》,丘象豫、吴士骥纂修,康熙二十二年刻本。

[591]康熙《安乡县志》,王之佐修,樊尚焕纂,康熙五年刻本。

[592]康熙《安阳县志》,马国桢修,唐凤翱纂,康熙三十二年刻本。

[593]康熙《安义县志》,陈瑾修,周曰泗纂,康熙十二年刻本。

[594]康熙《安州志》,王朝佐修,房循矱纂,康熙十九年刻本。

[595]康熙《霸州志》,朱廷梅鉴定,孙振宗等编,康熙十三年刻本。

[596]康熙《宝庆府志》,梁碧海主修,刘应祁编纂,康熙二十三年刻本。

[597]康熙《宝应县志》,徐鞿修,乔莱纂,康熙二十九年刻本。

[598]康熙《保安州志》,梁永祚修,张永曙纂,康熙五十年刻本。

[599]康熙《保德州志》,王克昌修,殷梦高纂,康熙四十九年刻本,1932年铅印本。

[600]康熙《保定府志》,纪弘谟等修,郭棻纂,康熙十九年刻本。

[601]康熙《泌阳县志》,程仪千修,马之起纂,康熙五十三年刻本。

[602]康熙《滨州志》,杨容盛修,杜曮等纂,康熙四十年刻本。

[603]康熙《博平县志》,堵嶷修,张翕纂,康熙三年刻本。

[604]康熙《博野县志》,王国泰修,刘声纂,康熙十五年刻本。

[605]康熙《沧州新志》,祖泽潜修,王耀祖纂,康熙十三年刻本。

[606]康熙《曹州志》,佟企圣修,苏毓眉等纂,康熙十三年刻本。

[607]康熙《昌化县志》,方岱、璩之璨纂修,康熙三十年刻本。

[608]康熙《昌黎县志》,王日翼修,高培纂,康熙十四年刻本。

[609]康熙《昌平州志》,吴都梁监修,潘问奇等编纂,康熙十二年刻本。

[610]康熙《昌邑县志》,党丕禄修,李肇林纂,康熙十一年增刻本。

[611]康熙《长葛县志》,何鼎纂修,康熙三十年刻本。

[612]康熙《长乐县志》,孔胤光重修,李逢祥等较,康熙二年刻本。

[613]康熙《长宁县志》,何源濬监修,宋肄樟纂修,周之鲲、张京鳞采辑,康熙十二年刻本。

[614]康熙《长沙府志》,苏佳嗣纂辑,宜思恭等协修,谭绍琬、张应诏等分校,康熙二十四年刻本。

[615]康熙《长山县志》,孙衍辑,康熙五十五年刻本。

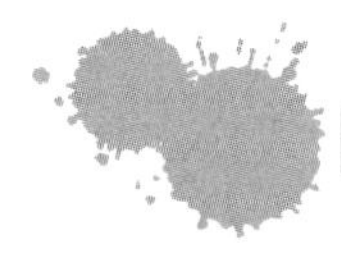

[616]康熙《长垣县志》,宗琮增修,王元烜增纂,康熙三十九年刻本。

[617]康熙《长洲县志摘要便览》,吴汝铬辑,康熙二十九年抄本。

[618]康熙《长子县志》,郭守邦总裁,霍爆编纂,徐飏廷增修,徐介增纂,康熙二十七年修,康熙四十四年刻本。

[619]康熙《常宁县志》,张问明修,殷铭纂,康熙十二年刻本。

[620]康熙《常山县志》,杨渫纂修,康熙二十二年抄本。

[621]康熙《常熟县志》,高士鸃、杨振藻等修,钱陆灿等辑,康熙二十二年修,康熙二十六年刻本。

[622]康熙《常州府志》,于琨总裁,陈玉璂编纂,康熙三十四年刻本。

[623]康熙《巢县志》,于觉世修,陆龙腾等纂,康熙十二年刻本。

[624]康熙《朝城县志》,祖植桐总裁,赵昶等纂修,康熙十二年刻本。

[625]康熙《朝邑县后志》,王兆鳌纂修,康熙五十一年刻本。成文出版有限公司,1969年。

[626]康熙《郴州总志》,陈邦器纂修,李嗣泌、刘带蕙纂,康熙二十四年刻本。

[627]康熙《成安县志》,王公楷修,张橃纂,康熙十二年刻本。

[628]康熙《城步县志》,王谦修,杨时宪纂,康熙二十四年刻本。

[629]康熙《城固县志》,王穆纂修,康熙五十六年修,光绪四年重刊本。

[630]康熙《城武县志》,赵嗣晋纂修,康熙四十一年刻本。

[631]康熙《澄江府志》,柳正芳、李应绶纂修,康熙五十八年刻本。

[632]康熙《澄迈县志》,丁斗柄修,曾典学纂,康熙十一年刻本。

[633]康熙《池州府志》,朴怀玉等纂修,康熙十二年刻本。

[634]康熙《茌平县志》,王世臣续修,孙克绪续编,康熙四十九年刊本。成文出版有限公司,1976年。

[635]康熙《重庆府涪州志》,董维祺重修,冯懋柱编辑,康熙五十三年刻本。

[636]康熙《重修阜志》,曹邦修,康熙十一年抄本。成文出版有限公司,1969年。

[637]康熙《重修赣榆县志》,俞廷瑞修,倪长犀纂,康熙十二年刻本。

[638]康熙《重修临邑县志》,唐开陶修,高元贞纂,康熙五十二年刻本。

[639]康熙《重修六安州志》,王所善修,韩献等纂,康熙十九年抄本。

[640]康熙《重修沭阳县志》,张奇抱修,胡简敬纂,康熙十三年刻本。

[641]康熙《重修武强县志》,李道光修,贾振裘纂,康熙六年刻本。

[642]康熙《重纂靖远卫志》,马文麟等修,李一鹏等纂,康熙四十八年刻本。

[643]康熙《滁州志》,余国櫓、潘运皞纂修,康熙十二年刻本。

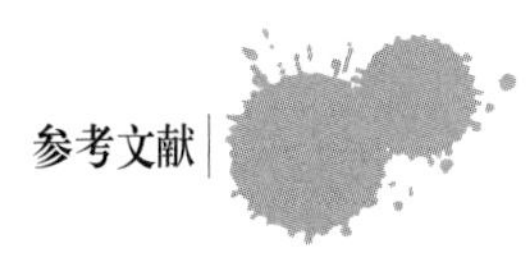

[644]康熙《处州府志》,刘廷玑纂修,康熙二十九年刻本。

[645]康熙《磁州志》,蒋擢修,乐玉声纂,康熙四十二年刻本。

[646]康熙《大城县志》,张象灿修,马恂纂,康熙十二年刻本。

[647]康熙《大理府志》,傅天祥、李斯佺监修,黄元治等纂修,康熙三十三年刻本,乾隆十一年补刻。

[648]康熙《大名县志》,顾咸泰修,王逢五纂,康熙十五年刻本。

[649]康熙《大田县志》,叶振甲编纂,周卜世增修,康熙二十四年刻,康熙三十二年增刻本。

[650]康熙《大冶县志》,陈邦寄修,胡绳祖纂,康熙年间刻本。

[651]康熙《儋州志》,韩祐纂修,康熙四十三年刻本。

[652]康熙《当涂县志》,王斗枢、张毕宿等编纂,康熙十九年抄本。

[653]康熙《当阳县志》,娄肇龙等纂修,康熙九年刻本。

[654]康熙《德安安陆郡县志》,高翱、高联捷修,沈会霖纂,康熙五年刻本。

[655]康熙《德安县志》,姚文燕编次,曾可求等纂,马璐续修,马珀续纂,康熙十二年修,康熙十五年续修刻本。

[656]康熙《德清县志》,侯元棐主修,王振孙编次,康熙十二年刻本。

[657]康熙《德州志》,金祖彭修,程先贞纂,康熙十二年刻本。

[658]康熙《鼎修德安府全志》,傅鹤祥修,李士竑、万年观等纂,康熙二十四年刻本。

[659]康熙《定海县志》,缪燧修,陈管等纂,康熙五十四年刻本。

[660]康熙《定南县志》,林诜孕修,康熙二十二年刻本。

[661]康熙《定襄县志》,王时炯修,牛翰垣纂,康熙五十一年刻本。

[662]康熙《定兴县志》,张其珍修,尚新民纂,康熙十二年刻本。

[663]康熙《定州志》,黄开运纂修,康熙十一年刻本。

[664]康熙《东安县志》,王士美、李大章等修,张墀等纂,康熙十二年修,康熙十六年刻本。

[665]康熙《东光县志》,白为玑纂著,冯樾等参正,康熙三十二年刻本。

[666]康熙《东平州志》,张聪、张承赐修,单民功纂,康熙十九年刻本。

[667]康熙《都昌县志》,曾王孙修,徐孟深等纂,康熙二十五年刻本。

[668]康熙《峨眉县志》,房星著修,杨维孝纂,《故宫珍本丛刊》本,海南出版社2001年版。

[669]康熙《范县志》,霍之琯修,李简身纂,康熙十一年刻本。

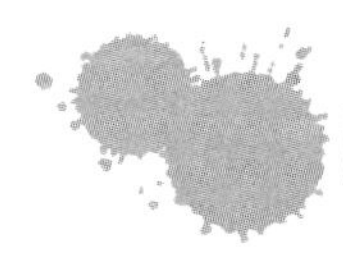

[670]康熙《费县志》，黄学勤纂修，康熙二十八年刻本。

[671]康熙《汾阳县志》，周超等纂修，邢秉诚等分纂，康熙六十年刻本。

[672]康熙《丰城县志》，何士锦总修，陆履敬等纂修，康熙三年刻本。

[673]康熙《封丘县续志》，孟镠、耿纮祚增修，李承绂纂，康熙三十六年刻本。

[674]康熙《酆都县志》，王廷献纂修，朱象鼎增修，康熙四十九年刻本。

[675]康熙《凤翔县志》，王嘉孝修，李根茂纂，康熙三十三年刻本。

[676]康熙《鄜州志》，顾耿臣编阅，任于峤汇纂，康熙五年刻本。

[677]康熙《扶沟县志》，赵如桓修，杜之昂纂，康熙三十八年刻本。

[678]康熙《福建通志》，金鋐修，郑开极、陈轼纂，康熙二十三年刻本。

[679]康熙《福山县志》，罗博修，鹿兆甲纂，康熙十二年刻本。

[680]康熙《抚宁县志》，赵端重修，徐廷璪等纂辑，康熙二十一年刻本。

[681]康熙《抚州府志》，刘玉瓒总裁，饶昌胤编纂，康熙四年刻本。

[682]康熙《富阳县志》，钱晋锡纂修，康熙二十二年刻本。

[683]康熙《赣县志》，刘瀚芳纂修，孙麟贵等校辑，康熙二十三年刻本。

[684]康熙《赣州府志》，黄汝铨修，张尚瑗纂，康熙五十二年刻本。

[685]康熙《高安县志》，张文旦修，陈九畴纂，康熙十年刻本。

[686]康熙《高淳县志》，李斯佺纂修，康熙二十二年刻本。

[687]康熙《高密县志》，张浩修，张寅威、李世溁纂，康熙四十九年刻本。

[688]康熙《高唐州志》，刘佑纂修，康熙十二年刻本。

[689]康熙《高邑县志》，刘瑜修，赵端纂，康熙二十四年刻本。

[690]康熙《高邮州志》，孙宗彝原本，李培茂增修，余恭增纂，康熙十一年刻，康熙二十三年增刻本。

[691]康熙《高苑县续志》，古今誉修，刘大量纂，康熙五十五年刻本。

[692]康熙《高州府志》，蒋应泰纂修，黄云史重辑，康熙十一年刻本。

[693]康熙《固始县志》，杨汝楫纂修，康熙三十二年刻本。

[694]康熙《冠县志》，虞际昌纂修，康熙三十七年刻本。

[695]康熙《光山县志》，杨之徐、张文炳等纂修，康熙三十五年刻本。

[696]康熙《光泽县志》，金鸣凤纂修，张彭增修，陈南贤等分纂，康熙二十二年刻本。

[697]康熙《光州志》，缪发、龚质生纂修，康熙三十一年刻本。

[698]康熙《广昌县志》，杜登春重修，康熙三十年刻本。

[699]康熙《广济县志》，黄玉铉等鉴定，王临辑著，康熙三年刻本。

[700]康熙《广灵县志》，李焕斗修，王五鼎纂，康熙二十四年刻本。

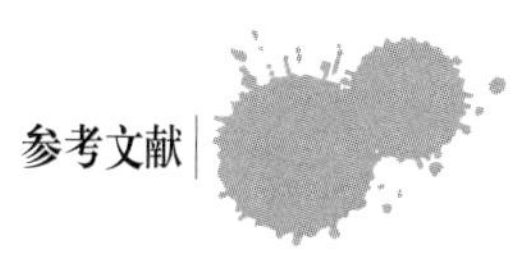

[701]康熙《广平府志》,沈奕琛修,申涵盼纂,康熙十五年刻本。

[702]康熙《广宗县志》,吴存礼纂修,乔承宠编次,康熙三十三年刻本。

[703]康熙《归安县志》,姚时亮修,王启允、严经世等纂,康熙十二年刻本。

[704]康熙《贵池县志略》,李愈昌修,梁国标重辑,康熙三十一年刻本。

[705]康熙《贵溪县志》,毕士俊修,江熙龙等纂,康熙十一年刻本。

[706]康熙《贵州通志》,卫既齐修,薛载德纂,康熙三十一年刻本。

[707]康熙《海丰县志》,胡公著修,张克家纂,康熙九年刻本。

[708]康熙《海康县志》,郑俊等续修,宋绍启等参订,康熙二十六年刻本。

[709]康熙《海宁县志》,许三礼纂修,黄承琏续纂修,康熙十四年修,康熙二十二年续修刻本。

[710]康熙《海盐县志》,张素仁修,彭孙贻、童申祉纂,康熙十二年抄本。

[711]康熙《含山县志》,赵灿主修,唐廷伯、唐廷对等纂修,康熙二十三年刻本。

[712]康熙《邯郸县志》,张慎发纂修,康熙十二年刻本。

[713]康熙《汉阳府志》,陈国儒主修,李本固等纂修,康熙八年刻本。

[714]康熙《汉阴县志》,赵世震重修,汪泽延纂辑,康熙二十六年刻本。

[715]康熙《杭州府志》,马如龙编纂,杨鼐等同纂,康熙二十五年刻本。

[716]康熙《合肥县志》,朱弦等纂修,康熙十八年修,抄本。

[717]康熙《河间府志》,徐可先纂修,康熙十七年刻本。

[718]康熙《河间县志》,袁元鉴定,杨九有纂修,康熙十三年刻本。

[719]康熙《河内县志》,李枟修,萧家蕙、史琏纂,康熙三十二年刻本。

[720]康熙《河南府志》,孙居湜修,董正等纂,康熙三十四年刻本。

[721]康熙《河南通志》,贾汉复原本,徐化成增修,康熙九年增补刻本。

[722]康熙《衡水县志》,萧鸣凤修,孙可宪纂,康熙十九年刻本。

[723]康熙《衡州府志》,张奇勋初修,谭弘宪续修,周士仪纂,康熙二十一年增刻本。

[724]康熙《湖广通志》,徐国相等修,宫梦仁、姚淳焘纂,康熙二十三年刻本。

[725]康熙《湖广武昌府志》,裴天锡主修,罗人龙等编辑,康熙二十六年刻本。

[726]康熙《湖广郧阳府志》,刘作霖修,杨廷耀纂,康熙二十四年刻本。

[727]康熙《湖口县志》,范之焕纂辑,陈启禧编次,康熙十二年刻本。

[728]康熙《鄠县志》,康如琏纂辑,康弘祥编次,康熙二十一年刻本。

[729]康熙《华容县志》,徐元禹增补,康熙四十七年刻本。

[730]康熙《滑县志》,姚德闻鉴定,吕夹钟等续修,康熙二十五年增刻本。

[731]康熙《化州志》,杨于宸纂修,康熙二十五年刻本。

[732]康熙《怀来县志》,许隆远纂修,康熙五十一年刻本。

[733]康熙《怀庆府志》,刘维世修,萧瑞苞、乔腾凤纂,康熙三十四年刻本。

[734]康熙《淮安府志》,高成美修,胡从中等纂,康熙二十四年刻本。

[735]康熙《黄安县志》,刘承启修,詹大衢纂,康熙三十六年刻本。

[736]康熙《黄岩县志》,刘宽修,平遇、潘最纂,康熙三十八年刻本。

[737]康熙《辉县志》,滑彬修,冀应熊纂,康熙二十九年刻本。

[738]康熙《徽州府志》,丁廷楗、卢询等监修,赵吉士等纂修,康熙三十八年刻本。

[739]康熙《会稽县志》,吕化龙修,董钦德纂,康熙十三年刻本。

[740]康熙《会同县志》,程秉慥续修,康熙二十六年修,清抄本。

[741]康熙《惠安县志续补》,彭翼宸鉴定,黄贞吉校,康熙十年刻本。

[742]康熙《惠州府志》,吕应奎等修,黄挺华等纂,康熙二十七年刻本。

[743]康熙《获嘉县志》,冯大奇修,贺振能等纂,康熙二十六年刻本。

[744]康熙《霍邱县志》,姬之篮修,李瑾纂,康熙九年刻本。

[745]康熙《畿辅通志》,于成龙等总裁,郭棻总修,康熙二十二年刻本。

[746]康熙《济南府志》,蒋焜修,唐梦赉等纂,康熙三十一年刻本。

[747]康熙《济宁州志》,廖有恒修,杨通睿纂,康熙十二年刻本。

[748]康熙《稷山县志》,顾涞初纂修,康熙十二年刻本。

[749]康熙《嘉定县志》,赵昕总裁,苏渊纂修,康熙十二年刻本。

[750]康熙《嘉兴府志》,吴永芳修,钱以垲纂,康熙六十年刻本。

[751]康熙《建昌县志》,李道泰修,袁懋芹纂,康熙十四年刻本。

[752]康熙《建德县志》,高寅掌修,康熙元年刻本。

[753]康熙《建宁县志》,周煠等掌修,陈恂纂修,康熙十一年刻本。

[754]康熙《建平县志》,茅成凤纂修,刘震等校编,康熙三十八年刻本。

[755]康熙《建阳县志》,柳正芳掌修,王维文、朱炳诏等纂修,康熙四十二年刻本。

[756]康熙《剑川州志》,王世贵总裁,张伦等纂修,康熙五十二年刻本。

[757]康熙《江都县志》,李苏辑,康熙五十六年刻本。

[758]康熙《江宁府志》,陈开虞纂修,康熙七年刻本。

[759]康熙《江山县志》,朱彩修,朱长吟纂,康熙四十年刻本。

[760]康熙《江夏县志》,马仲骏纂修,康熙二十二年抄本。

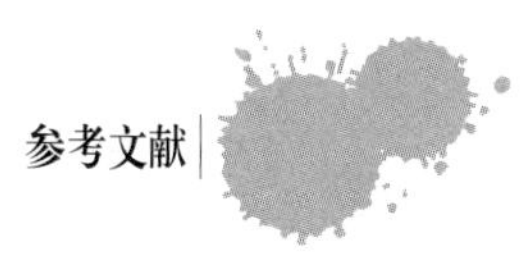

[761]康熙《江阴县志》,沈清世、陈寅亮纂修,《无锡文库》本,凤凰出版社2011年版。

[762]康熙《交城县志》,洪璟纂修,康熙四十八年刻本。

[763]康熙《交河县志》,墙鼎修,黄伉纂,康熙十二年刻本。

[764]康熙《介休县志》,王埴纂修,王之舟等编辑,康熙三十五年刻本。

[765]康熙《金华府志》,张荩鉴定,沈麟趾等纂辑,康熙二十二年刻本。

[766]康熙《金华县志》,赵泰甡修,康熙三十四年刻本。

[767]康熙《金坛县志》,郭毓秀纂修,康熙二十二年刻本。

[768]康熙《金溪县志》,王有年纂,康熙十一年修,康熙二十一年刻本。

[769]康熙《进贤县志》,聂当世修,章兆瑞、陈时懋纂,康熙十二年刻本。

[770]康熙《晋州志》,郭建章原本,康如琏续纂,康熙三十九年刻本。

[771]康熙《泾阳县志》,王际有纂修,康熙九年刻本。

[772]康熙《荆州府志》,郭茂泰等编纂,康熙二十四年刻本。

[773]康熙《景陵县志》,钱永修,戴祁纂,年代不详,刻本。

[774]康熙《景州志》,张一魁纂修,康熙十一年刻本。

[775]康熙《靖江县志》,郑重修,袁元等纂,康熙八年刻本。

[776]康熙《靖州志》,祝钟贤监修,李大翥汇辑,康熙二十三年刻本。

[777]康熙《静乐县志》,黄图昌纂修,康熙三十四年修,康熙三十九年刻本。

[778]康熙《九江府志》,江殷道修,张秉铉纂,康熙十二年刻本。

[779]康熙《莒州志》,张文范修,段章纂,康熙十一年刻本。

[780]康熙《具区志》,翁澍撰,康熙二十八年刻本。

[781]康熙《均州志》,党居易纂修,康熙十二年刻本。

[782]康熙《开封府志》,管竭忠修,张沐纂,康熙三十四年刻本。

[783]康熙《开州志》,孙棨纂修,康熙十二年刻本。

[784]康熙《考城县志》,陈德敏较正,王贯三等纂修,康熙三十七年刻本。

[785]康熙《岢岚州志》,何显祖修,袁锵珩纂,康熙十一年刻本。

[786]康熙《莱阳县志》,张凤仪等总裁,卫元爵等督理,康熙十二年修,康熙十七年刻本。

[787]康熙《兰溪县志》,刘芳喆修,郭若绎、章允奇纂,康熙十一年刻本。

[788]康熙《兰阳县志》,高士琦修,王旦、傅上襄等纂,康熙三十四年刻本。

[789]康熙《蓝山县志》,刘涵主修,刘世臣纂修,康熙五十四年抄本。

[790]康熙《乐平县志》,宋良翰修,杨光祚纂,康熙二十年刻本。

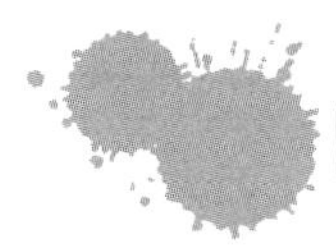

[791]康熙《耒阳县志》,张应星纂修,徐德泰增修,康熙五十五年刻本。

[792]康熙《醴泉县志》,裘陈佩纂修,康熙三十八年刻本。

[793]康熙《溧水县志》,刘登科修,王芝藻等纂,康熙十五年刻本。

[794]康熙《溧阳县志》,徐一经纂修,康熙六年刻本。

[795]康熙《连城县志》,杜士晋修,谢家宝纂,康熙五年刻本。

[796]康熙《连州志》,李蕡修,屈琚、石光祖纂,康熙十二年刻本。

[797]康熙《廉州府志》,徐成栋等纂修,康熙六十一年刻本。

[798]康熙《潋水志林》,张尚瑗纂修,康熙五十年刻本。成文出版有限公司,1989年。

[799]康熙《良乡县志》,李庆祖修,张璟纂,康熙十二年刻本。

[800]康熙《辽州志》,杨天锡修,侯维泰纂,康熙十二年刻本。

[801]康熙《林县志》,徐岱、熊远寄修,万兆龙纂,康熙三十三年刻本。

[802]康熙《临城县志》,杨宽修,乔巳百纂,康熙三十年刻本。

[803]康熙《临汾县志》,邢云路原本,林弘化续纂修,康熙十二年增刻本。

[804]康熙《临高县志》,樊庶纂修,康熙四十六年刻本。

[805]康熙《临海县志》,洪若皋编辑,康熙十二年修,康熙二十二年刻本。

[806]康熙《临晋县志》,齐以治鉴定,王恭先纂修,康熙二十五年刻本。

[807]康熙《临清州志》,于睿明等监修,胡悉宁等同较,康熙十二年刻本。

[808]康熙《临朐县志》,屠寿征修,尹所遴纂,康熙十一年刻本。

[809]康熙《临潼县志》,赵于京纂修,康熙四十年刻本。

[810]康熙《临县志》,杨飞熊修,崔鹤龄、李思豫纂,康熙五十七年刻本,道光二十年增刻本。

[811]康熙《麟游县志》,吴汝为、刘元泰续辑,范光曦续修,罗魁续纂,康熙四十七年刻本。

[812]康熙《灵璧县志》,吴嵩等修,汪之章纂,康熙十九年抄本。

[813]康熙《灵丘县志》,宋起凤原本,岳宏誉增订,康熙二十三年刻本。

[814]康熙《灵山县志》,林长存修,王启辅纂,康熙十一年修,抄本。

[815]康熙《零陵县志》,王元弼重修,康熙二十三年刻本。

[816]康熙《鄜县鼎修县志》,李朝事修,谭楚瑊纂,康熙九年刻本。

[817]康熙《浏阳县志》,王斑修,徐旭旦纂,康熙四十三年刻本。

[818]康熙《龙门县志》,章焞纂修,康熙五十一年刻本。成文出版有限公司,1969年。

[819]康熙《龙南县志》,闫士杰等修,王之骥等纂,康熙四十八年刻本。成文出版有限公司,1989年。

[820]康熙《龙溪县志》,江国栋修,陈元麟、庄亨阳等纂,康熙五十六年刻本。

[821]康熙《龙岩县志》,江藻修,郑愫纂,康熙二十八年刻本。

[822]康熙《龙阳县志》,蔡荫鉴定,陈一揆纂辑,康熙二十四年刻本。

[823]康熙《龙游县志》,卢灿修,余恂等纂,康熙二十年刻本。

[824]康熙《隆德县志》,常星景纂辑,康熙二年刊本。成文出版有限公司,1970年。

[825]康熙《庐江县志》,吴宾彦总裁,丁象临编纂,康熙三十七年刻本。

[826]康熙《庐州府志》,胡献珍修,朱弦等纂,康熙十三年抄本。

[827]康熙《泸溪县志》,佘履度修,邓化日等纂,康熙十二年刻本。

[828]康熙《鹿邑县志》,吕士鵕合纂,谢孚、梁建等分辑,康熙三十一年刻本。

[829]康熙《潞城县志》,张士浩重修,申伯等纂,康熙四十五年刻本。

[830]康熙《栾城县志》,王玑修,贺应旌纂,康熙二十二年刻本。

[831]康熙《罗平州志》,黄德巽纂修,胡承灏、周启先等纂辑,康熙五十七年刻本。

[832]康熙《罗山县志》,阎兴邦、鲁麟纂修,康熙三十年刻本。《日本藏中国罕见地方志丛刊》本,书目文献出版社1992年版。

[833]康熙《罗田县志》,蔡容远纂修,康熙四年抄本。

[834]康熙《罗源县志》,王楠修,林乔蕃、王世臣纂,康熙六十一年刻本。

[835]康熙《麻城县志》,屈振奇修,王汝霖纂,康熙九年刻本。

[836]康熙《麻阳县志》,黄志璋纂修,康熙二十四年刻本。

[837]康熙《马邑县志》,秦扩修,霍燝纂,康熙四十一年修,康熙四十四年刻本。

[838]康熙《满城县志》,裴国桢修,刘之源纂,康熙十九年刻本。

[839]康熙《湄潭县志》,杨玉柱纂修,康熙二十六年修,抄本。

[840]康熙《蒙自县志》,韩三异修,张殿桂纂,国家图书馆藏善本。

[841]康熙《孟津县志》,徐元灿、赵擢彤、宋缙等纂修,康熙四十七年增刻本。成文出版有限公司,1976年。

[842]康熙《孟县志》,刘凡、张之纪修,乔腾凤、毛鹍纂,康熙三十四年刻本。

[843]康熙《米脂县志》,宁养气纂修,康熙二十年刻本。

[844]康熙《密县志》,袁良怡修,李士珰纂,康熙三十四年刻本。

[845]康熙《南安府志》,李世昌纂修,康熙十二年修,抄本。

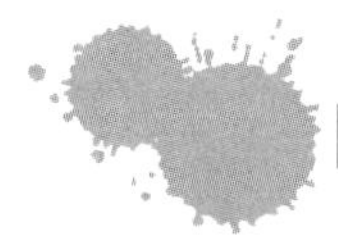

[846]康熙《南安县志》,刘祐修,叶献论、洪孟缵等纂,康熙十一年刻本。

[847]康熙《南昌郡乘》,陈弘绪纂修,康熙二年刻本。

[848]康熙《南丰县志》,郑釴修,刘凝纂,康熙二十四年刻本。成文出版有限公司,1989年。

[849]康熙《南和县志》,章兆蕙等总裁,周鐇纂修,康熙六年刻本。

[850]康熙《南康府志》,廖文英、伦品卓修,熊维典、钱正振纂,康熙十二年刻本。

[851]康熙《南康县志》,申毓来主修,宋玉朗纂修,康熙四十九年刻本。

[852]康熙《南乐县志》,王培宗修,丘性善纂,康熙五十年刻本。

[853]康熙《南皮县志》,马士琼修,吴维哲等纂,康熙十二年刻本。

[854]康熙《南平县志》,朱夔、文国绣监修,邹廷机、翁兆行等纂修,康熙五十八年刻本。

[855]康熙《南阳府志》,朱璘纂修,康熙三十三年刊本。

[856]康熙《南阳县志》,张光祖修,宋景愈、徐永芝纂,康熙三十二年刻本。

[857]康熙《内丘县志》,汪匡鼎修,和羹纂,康熙七年刻本。

[858]康熙《内乡县志》,宝鼎望纂修,高佑釲编次,康熙三十二刊本。

[859]康熙《宁波府志》,李廷机修,左臣黄、姚宗京纂,康熙二十二年修,抄本。

[860]康熙《宁国县志》,陈养元修,王为壤纂,康熙五十二年刻本。

[861]康熙《宁化县志》,祝文郁修,李世熊纂,康熙二十三年刻本。

[862]康熙《宁陵县志》,王图宁纂修,王肇栋等编次,康熙三十二年刻本。

[863]康熙《宁乡县志》,吕履恒纂修,康熙四十一年刻本。

[864]康熙《宁阳县志》,刘兴汉重编,程待聘等采辑,康熙十一年刻本。

[865]康熙《宁州志》,晋显卿裁定,王星麟纂辑,康熙二十六年刻本。台湾学生书局,1968年。

[866]康熙《彭水县志》,陶文彬纂修,康熙四十九年刻本。

[867]康熙《彭泽县志》,王廷藩主修,潘瀚编辑,康熙二十二年刻本。

[868]康熙《平乐县志》,黄大成纂修,康熙五十六年刻本。

[869]康熙《平溪卫志书》,郑逢元纂修,玉屏侗族自治县政协注释本,1986年油印本。

[870]康熙《平乡县志》,赵弼修,赵培基纂,康熙十一年刻本。

[871]康熙《平阳府志》,刘棨纂修,孔尚任等分纂,康熙四十七年刻本。

[872]康熙《萍乡县志》,尚崇年修,谭诠、李六谦纂,康熙二十二年刻本。

[873]康熙《鄱阳县志》,王克生鉴定,黄国瑞等修,王用佐等校阅,康熙二十二年

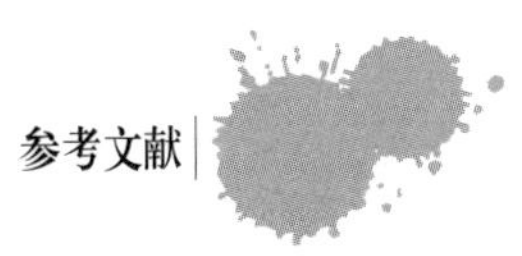

刻本。

[874]康熙《蒲城志》,邓永芳修,李馥蒸纂,康熙五年刻本。

[875]康熙《濮州续志》,郅玠修,任焕等编次,康熙五十一年刻本。

[876]康熙《濮州志》,李先芳等万历年间编次,张实斗等康熙年间编次,康熙十二年刻本。

[877]康熙《祁州志》,郭应响纂修,梅朗中增修,康熙十九年增刻本。

[878]康熙《齐河县志》,蓝奋兴修,王道光纂,康熙十二年刻本。

[879]康熙《蕲州志》,王宗尧修,卢纮纂,康熙四年刻本。

[880]康熙《杞纪》,张贞纂,康熙五十五年刻本。

[881]康熙《迁安县志》,张一谔修,郭联纂,康熙十八年刻本。

[882]康熙《铅山县志》,潘士瑞修,詹兆泰等纂,康熙二十二年刻本。

[883]康熙《钱塘县志》,魏𡹴编纂,裘琏等纂辑,康熙五十七年刻本。

[884]康熙《潜江县志》,刘焕纂修,朱载震编著,康熙三十三年刻本。

[885]康熙《秦州志》,赵世德纂修,康熙二十六年抄本,国家图书馆藏善本。

[886]康熙《沁水县志》,赵凤诏重修,康熙三十六年刻本。

[887]康熙《青州府志》,崔俊修,李焕章等纂,康熙十五年刻本。

[888]康熙《青州府志》,陶锦纂修,王昌学等编辑,康熙六十年刻本。

[889]康熙《清丰县志》,杨燝纂修,康熙十五年刻本。

[890]康熙《清河县志》,卢士杰纂修,钱启文等续修,康熙十七年刻,康熙、乾隆年间增刻本。

[891]康熙《清流县志》,王士俊编辑,王霖等采编,康熙四十一年刻本。

[892]康熙《清水县志》,刘俊声重修,张桂芳等重纂,康熙年间刻本。

[893]康熙《清苑县志》,时来敏修,郭棻等纂,康熙十六年刻本。

[894]康熙《庆云县志》,李居一重著,崔允贞编辑,康熙十九年增刻本。

[895]康熙《邛州志》,戚延裔修,王前驱等纂,康熙三十四年刻本。

[896]康熙《琼山县志》,潘廷侯修,吴南杰纂,康熙二十六年修,抄本。

[897]康熙《邱县志》,张埏、刘尔浩纂修,康熙八年刻本。

[898]康熙《曲沃县志》,潘锦总裁,仇翊道等分纂,康熙四十五年刻本。

[899]康熙《衢州府志》,杨廷望纂修,康熙五十年刻本。

[900]康熙《全椒县志》,蓝学鉴修,吴国对纂,康熙十二年刻本,1960年油印本。

[901]康熙《全州志》,黄志璋纂修,康熙二十八年刻本。

[902]康熙《饶州府志》,王泽洪修,吴俊、黄家遴、王用佐纂,康熙二十二年增

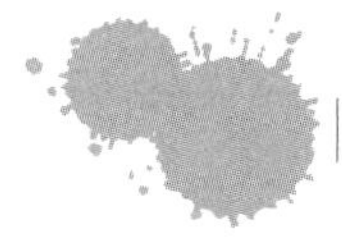

刻本。

[903]康熙《仁和县志》，赵世安修，顾豹文、邵远平纂，康熙二十六年刻本。

[904]康熙《任县志》，季芷修，谢元震纂，康熙十二年刻本。

[905]康熙《荣河县志》，李长庚修，张殿珠纂，康熙十二年刻本。

[906]康熙《容城县志》，赵士麟修，李进光纂，康熙十二年修，康熙年间刻本。

[907]康熙《汝宁府志》，金镇修，孔暹纂，康熙元年刻本。

[908]康熙《汝阳县志》，邱天英撰，康熙二十九年刊本。成文出版有限公司，1976年。

[909]康熙《芮城县志》，毕盛赞修，王舜民纂，康熙十一年刻本。

[910]康熙《瑞安县志》，范永盛、章起鸿等纂修，国家图书馆藏善本。

[911]康熙《瑞昌县志》，江皋修，周士俊等纂，康熙十二年刻本。

[912]康熙《瑞金县志》，朱维高总裁，杨长世等纂修，康熙二十二年刻本。

[913]康熙《三水县志》，郑玫修辑，康熙五十年刻本。

[914]康熙《沙县志》，林采修，邓文修等纂，康熙四十年刻本。

[915]康熙《山海关志》，陈天植等修，佘一元纂，康熙九年刻本。

[916]康熙《山西通志》，穆尔赛等修，刘梅等纂，康熙二十一年刻本。

[917]康熙《山西直隶沁州志》，汪宗鲁纂修，康熙十三年刻本。

[918]康熙《山阳县初志》，秦凝奎纂辑，康熙三十三年刻本。

[919]康熙《山阴县志》，高登先重修，沈麟趾、单国骥纂辑，康熙十年刻本。

[920]康熙《陕西通志》，贾汉复修，李楷纂，康熙六年刻本。

[921]康熙《单县志》，王镛重修，秦寅纂辑，康熙五十六年刻本。

[922]康熙《商城县志》，许全学纂修，康熙二十九年刻本。

[923]康熙《上蔡县志》，杨廷望纂修，张沐等同修，康熙二十九年刻本。

[924]康熙《上高县志》，刘启泰修，李凌汉纂，康熙十二年刻本。

[925]康熙《韶州府志》，唐宗尧修，秦嗣美纂，康熙二十六年刻本。

[926]康熙《邵武府续志》，汪丽日修，王侯聘、吴迪化纂，康熙九年刻本。

[927]康熙《绍兴府志》，俞卿修，周徐彩纂，康熙五十八年刻本。

[928]康熙《涉县志》，黄泽重修，窦彝常等纂修，康熙五十三年刻本。

[929]康熙《深州志》，李天培修，段文华纂，康熙三十六年刻本。

[930]康熙《嵊县志》，张逢欢修，袁尚衷纂，康熙十年刻本。

[931]康熙《石埭县志》，姚子庄总裁，周体元编纂，康熙十四年修，1935年铅印本。

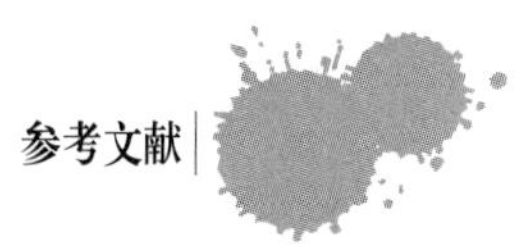

[932]康熙《寿光县志》,刘有成修,安致远纂,康熙三十七年刻本。

[933]康熙《顺昌县志》,郭锳修,黄宣纂,康熙四十八年刻本。

[934]康熙《顺庆府志》,李成林总裁,罗承顺等纂辑,康熙二十五年刻本。

[935]康熙《朔州志》,侯树屏纂修,方叔裔重修,康熙十二年增刻本。

[936]康熙《四川叙州府志》,何源濬纂修,康熙二十五年刻本。

[937]康熙《嵩明州志》,汪㬉修,任洵等编纂,康熙五十九年刻本。

[938]康熙《嵩县志》,卢志逊修,李滋纂,康熙三十年刻本。

[939]康熙《苏州府志》,宁云鹏、卢腾龙等修,沈世奕、缪彤纂,康熙三十年刻本。

[940]康熙《宿迁县志》,胡宗鼎纂修,曹鋆增补,康熙二十二年刻本。

[941]康熙《宿州志》,董鸿图重修,潘仁樾等纂修,康熙五十七年刻本。

[942]康熙《睢宁县志》,刘如晏总裁,李杰编纂,康熙五十七年刻本。

[943]康熙《睢州志》,马世英纂修,康熙三十二年刻本。

[944]康熙《遂安县志》,陈学孔修,章振萼纂,康熙五十四年刻本。

[945]康熙《遂昌县志》,缪之弼修,程定纂,康熙五十一年刻本。

[946]康熙《遂宁县志》,张鹏翮纂修,康熙二十九年刻本。

[947]康熙《遂溪县志》,宋国用修,洪泮洙纂,康熙二十六年刻本。

[948]康熙《台湾府志》,高拱乾纂辑,康熙三十五年补刻本。《台湾府志三种》本,中华书局 1985 年版。

[949]康熙《台州府志》,张联元修,方景濂等纂,康熙六十一年刻本。

[950]康熙《太康县志》,朴怀宝、李贞元纂修,康熙三十六年刻本。

[951]康熙《太平府志》,黄桂总裁,宋骧、郝煌等编纂,康熙十二年修,光绪二十九年重刊本。

[952]康熙《泰安州志》,任弘烈原本,邹文郁增修,朱衣点增纂,康熙十年增补明刻本,1936 年铅印本。

[953]康熙《泰宁县志》,洪济修,江应昌、雷民望纂,康熙十一年刻本。

[954]康熙《唐山县志》,孙缵修,张鹏翔纂,康熙十二年刻本,康熙十九年增刻本。

[955]康熙《唐县新志》,王政裁定,张斑、陈瑺纂修,康熙十二年刻本。

[956]康熙《唐县志》,平鄗鼎纂修,李璜等分纂,康熙三十五年刻本。

[957]康熙《堂邑县志》,卢承琰修,刘淇纂,康熙四十九年刻本,光绪十八年重刊本。

[958]康熙《滕县志》,黄浚修,王特选纂,康熙五十六年刻本。

[959]康熙《天长县志》，江映鲲修，张振先等纂，康熙十二年刻本。

[960]康熙《天津卫志》，薛柱斗修，高必大纂，康熙十四年刻本，康熙十七年补刻本。

[961]康熙《天台县志》，李德耀、黄执中纂修，康熙二十三年刻本。

[962]康熙《天柱县志》，王复宗纂修，康熙二十二年刻本。

[963]康熙《通城县志》，盛治纂修，丁克扬续纂修，康熙十一年刻本。

[964]康熙《通道县志》，殷道正纂修，康熙二十三年刻本。

[965]康熙《通许县志》，吴辙修，张正、王荣先纂，康熙三十二年刻本。

[966]康熙《通州志》，吴存礼纂修，陆茂腾编次，康熙三十六年刻本。

[967]康熙《桐城县志》，胡必选原纂，王凝命等续纂，康熙二十二年增刻本。

[968]康熙《桐乡县志》，徐秉元修，仲弘道纂，康熙十七年刻本。

[969]康熙《潼关卫志》，唐咨伯修，杨端本纂，康熙二十四年刻本。

[970]康熙《潼关县志》，唐咨伯修，杨端本纂，1931年铅印本。

[971]康熙《万安县志》，黄图昌修，刘应举等纂，康熙二十八年刻本。

[972]康熙《万年县志》，王万鉴修，江九逵纂，康熙十二年刻本。

[973]康熙《万载县志》，常维桢、汪映极等纂修，康熙二十二年刻本。

[974]康熙《威县志》，李之栋纂修，康熙十二年刻本。

[975]康熙《潍县志》，王珍修，陈调元纂，康熙十一年刻本。

[976]康熙《洧川县志》，张世绶修，杨笃生纂，康熙三十一年刻本。

[977]康熙《温州府志》，汪爌、李璋纂修，国家图书馆藏善本。

[978]康熙《文安县志》，崔启元、王胤芳鉴定，邵秉忠等纂辑，康熙十二年刻本。

[979]康熙《文水县志》，傅星裁定，郑立功等编纂，康熙十二年刊本。

[980]康熙《无为州志》，颜尧揆修，杨交泰等纂，康熙十二年刻本。

[981]康熙《吴川县志》，李球随纂修，康熙二十六年刻本。

[982]康熙《吴江县志》，郭琇修，屈运隆纂，国家图书馆藏善本。

[983]康熙《吴县志》，汤斌等鉴定，孙珮纂辑，康熙三十年刻本。

[984]康熙《芜湖县志》，马汝骁修，葛天策等纂，康熙十二年刻本。

[985]康熙《五河县志》，李云景修，伍三秀等纂，康熙十一年刻本。

[986]康熙《武安县志》，黄之孝、李喆等纂修，国家图书馆藏善本。

[987]康熙《武冈州志》，吴从谦等裁定，潘应斗、潘应星等纂修，康熙二年刻本。

[988]康熙《武进县志》，陈玉璂纂修，康熙二十三年刻本。

[989]康熙《武康县志》，冯圣泽修，骆维恭纂，康熙十一年刻本。

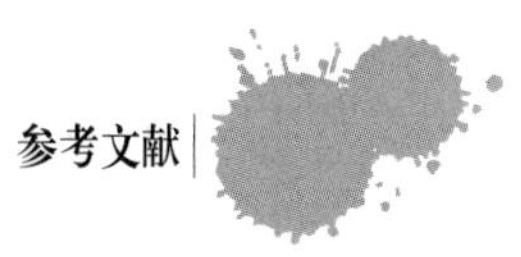

[990]康熙《武宁县志》,冯其世修,汪克淑等纂,康熙五年刻本。

[991]康熙《武平县志》,刘旷纂修,赵良生续纂修,康熙十一年刻本,康熙三十八年增刻本。

[992]康熙《武乡县志》,高鉷重修,康熙三十一年刻本。

[993]康熙《武邑县志》,许维梃纂修,東图南编次,康熙三十三年刻本。

[994]康熙《武陟县志》,甘国垓修,杜之丛等纂,康熙三十年刻本。

[995]康熙《婺源县志》,蒋灿纂修,康熙三十三年刻本。

[996]康熙《西安县志》,陈鹏年修,徐之凯等纂,康熙三十八年刻本。

[997]康熙《西宁县志》,张充国纂修,康熙五十一年刻本。

[998]康熙《西平县志》,沈棻纂修,李弘植续修,康熙九年刻,康熙三十一年续修刻本。

[999]康熙《息县续志》,蒋彪纂修,康熙三十二年刻本。

[1000]康熙《淅川县志》,郭治纂修,康熙二十九年刻本。

[1001]康熙《隰州志》,钱以垲纂修,康熙四十八年刊本。

[1002]康熙《夏县志》,蒋起龙纂修,康熙四十七年刻本。

[1003]康熙《咸宁县志》,何廷韬修,郑邦相、王禹锡纂修,康熙六年刻本。

[1004]康熙《咸阳志》,江山秀修,师从德等纂,张枚增补,康熙四十四年刻本。

[1005]康熙《献县志》,刘征廉修,郑大纲纂,康熙十二年刻本。

[1006]康熙《香山县志》,申良翰纂修,欧阳羽文编辑,康熙十二年刻本。

[1007]康熙《湘乡县志》,刘履泰总裁,刘象贤等纂修,康熙十二年刻本。

[1008]康熙《襄城县志》,佟昌年原修,陈治安重修,康熙三十六年刻本。

[1009]康熙《项城县志》,顾芳宗修,王耿言纂,康熙二十九年刻本。

[1010]康熙《萧山县志》,邹勷、聂世棠重修,蔡时敏、蔡含生编校,康熙十一年刻本。

[1011]康熙《孝丰县志》,罗为庚修,张暹、李焕文纂,康熙十二年刻本。

[1012]康熙《孝感县志》,胡国佐纂修,康熙十二年刻本。

[1013]康熙《解州志》,陈时修,介孝瑺纂,康熙五十七年刻本。

[1014]康熙《新安县志》,高景纂修,康熙十九年增刻本。

[1015]康熙《新蔡县志》,谭弘宪原本,吕民服增修,李世熯增纂,康熙三十年增刻本。

[1016]康熙《新昌县志》,吉必兆修,罗良鹏纂,康熙二十二年刻本。

[1017]康熙《新城县志》,崔懋纂修,康熙三十二年刻本。成文出版有限公司,

1976 年。

[1018]康熙《新淦县志》,王毓德续修,康熙五十四年增刻本。

[1019]康熙《新河县志》,王汝翰编辑,康熙十八年刻本。

[1020]康熙《新化县志》,于肖龙修,阳文烛等纂,康熙七年刻本。

[1021]康熙《新会县志》,贾雒英订定,薛起蛟等纂,康熙二十九年刻本。

[1022]康熙《新建县志》,杨周宪创修,康熙十九年刻本。

[1023]康熙《新乐县志》,林华皖修,郝应第续纂,康熙年间续修刻本。

[1024]康熙《新泰县志》,宗之璠纂修,康熙二十二年增刻本。

[1025]康熙《新乡县续志》,周毓麟、任昌期等纂修,国家图书馆藏善本。

[1026]康熙《新修东阳县志》,胡启甲、俞允撰修,赵衍等纂,康熙十五年修,康熙二十年刻本。

[1027]康熙《新修醴陵县志》,陈九畴修,曹之璜纂,康熙二十四年刻本。

[1028]康熙《新修宁乡县志》,蒋应泰修,陶汝鼎纂,王钱昌续修,吴嘉骥、陶之典续纂,顺治十五年修,康熙二十二年增刻本。

[1029]康熙《新修蒲圻县志》,张圻隆修,龚逢烈纂,康熙十二年刻本。

[1030]康熙《新修曲江县志》,周韩瑞纂修,康熙十二年刻本。

[1031]康熙《新续宣府志》,姜际龙纂修,康熙十三年修,抄本。

[1032]康熙《新野县志》,武国枢纂修,康熙五十一年刻本。

[1033]康熙《新郑县志》,朱廷献纂修,刘日烇等纂订,康熙三十三年刊本。成文出版有限公司,1976 年。

[1034]康熙《信丰县志》,杨宗昌等提调,曹宣光编修,康熙三年刻本。

[1035]康熙《信宜县志》,周俊修,方日定、钟煌纂,康熙二十六年修,抄本。

[1036]康熙《兴安州志》,王希舜修,刘应秋纂,康熙三十四年刻本。

[1037]康熙《兴国县志》,黄惟桂、王鼎相等纂修,康熙二十二年刻本。

[1038]康熙《兴国州志》,杨遵修,冯之图纂,王之宝增补,康熙四年刻本。

[1039]康熙《兴化府莆田县志》,朱元春修,林麟焻纂,康熙四十四年刻本。

[1040]康熙《兴宁县志》,王纶部重修,康熙二十年刻本。

[1041]康熙《邢台县志》,高显修,李京纂,康熙十一年刻本。

[1042]康熙《雄乘》,姚文燮纂修,康熙十年刻本。

[1043]康熙《休宁县志》,廖腾煃修,汪晋征纂,康熙三十二年刻本。

[1044]康熙《修武县志》,边憬修,范琥纂,康熙三十四年刻本。

[1045]康熙《秀水县志》,任之鼎修,范正辂纂,康熙二十四年刻本。

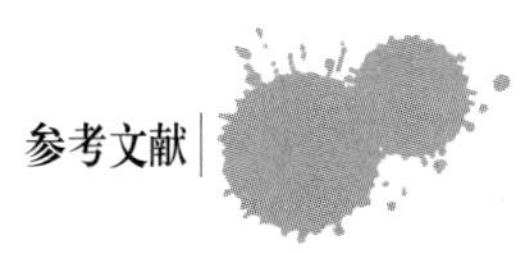

[1046]康熙《徐闻县志》,孙挹重修,康熙三十七年刻本。

[1047]康熙《徐州志》,姜焯纂修,康熙六十一年刻本。

[1048]康熙《许州志》,胡良弼修,焦奎儒、寇哲纂,康熙五年刻本。

[1049]康熙《续安丘县志》,任周鼎修,王训纂,康熙十五年刻本。

[1050]康熙《续修陈州志》,王清彦、张喆修,莫尔潅纂辑,康熙三十四年刻本。

[1051]康熙《续修武义县志》,李经邦修,徐孟湖等纂,康熙十二年刻本。

[1052]康熙《宣化县志》,陈坦纂修,康熙五十年刻本。

[1053]康熙《宣镇下北路志》,王治国、杨国士纂修,国家图书馆藏善本。

[1054]康熙《寻甸州志》,李月枝纂修,康熙五十九年刻本。

[1055]康熙《延长县志》,孙芳馨纂修,樊钟秀补葺,康熙五十三年抄本。

[1056]康熙《延津县志》,余心孺纂修,康熙四十一年刻本。

[1057]康熙《延平府志》,萧来鸾修,金章、邹仪周等纂,康熙十一年刻本。

[1058]康熙《延庆州志》,谢庭桂编次,贾希颜、程光祖等编纂,袁溓、于嘉桢续补,康熙十九年增刻本。

[1059]康熙《延绥镇志》,许占魁修,谭吉聪纂,康熙十二年刊行,抄本。台湾学生书局,1968 年。

[1060]康熙《兖州府曹县志》,朱琦修,蓝庚生纂,康熙二十四年刻本。

[1061]康熙《兖州府志》,张鹏翮修,叶鸣銮纂,康熙二十四年刻本。

[1062]康熙《扬州府志》,雷应元等纂修,康熙三年刻本。

[1063]康熙《阳城县志》,项龙章修,田六善纂,康熙二十六年刻本。

[1064]康熙《阳春县志》,康善述纂修,康熙二十六年刻本。

[1065]康熙《阳谷县志》,王时来纂修,杭云龙等校,康熙五十五年抄本。

[1066]康熙《阳江县志》,周玉衡修,陈本纂,康熙二十年刻本。

[1067]康熙《阳曲县志》,戴梦熊修,李方蓁、李方芃纂,康熙二十一年刻本。

[1068]康熙《阳武县志》,安如泰修,张慎为纂,康熙二十九年刻本。

[1069]康熙《阳信县志》,周虔森等重修,张璥等纂辑,康熙二十一年刻本。

[1070]康熙《洋县志》,邹溶纂辑,周忠等编订,康熙三十三年刻本。

[1071]康熙《叶县志》,吕柳文、许尔倜等纂,康熙三十年刊本。

[1072]康熙《仪封县志》,钟定、朱弘士修,康熙三十年刻本。

[1073]康熙《仪真县志》,陆师纂修,康熙五十七年刻本。

[1074]康熙《沂州志》,邵士修,王埙、尚天成纂,康熙十三年刻本。

[1075]康熙《宜城县志》,胡允庆修,关宁、尚其志纂,康熙二十二年刻本。

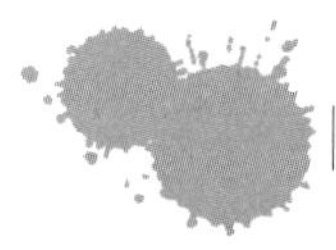

[1076]康熙《宜春县志》，江为龙纂修，李绍莲等编次，康熙四十七年刻本。

[1077]康熙《宜都县志》，刘显功纂修，康熙三十六年刻本。

[1078]康熙《宜黄县志》，尤穉章重订，欧阳斗照等校，康熙五年刻本。

[1079]康熙《宜章县志》，鹿廷瑛、钱奇才纂修，康熙二十四年刻本。

[1080]康熙《弋阳县志》，谭瑄纂修，康熙二十二年刻本。

[1081]康熙《峄县志》，田显吉修，褚光镆纂，康熙十二年刻本。

[1082]康熙《益都县志》，陈食花修，钟谔等纂，康熙十一年刊本。成文出版有限公司，1976年。

[1083]康熙《翼乘》，陈应富纂修，康熙十二年刻本。

[1084]康熙《鄞县志》，汪源泽新纂，闻性道考述，康熙二十五年刻本。

[1085]康熙《应城县志》，樊司铎修，吴元馨纂，康熙十年刻本。

[1086]康熙《应山县志》，周祐纂修，陈联璧等恭订，康熙十二年刻本。

[1087]康熙《荥阳县志》，顾天挺纂修，康熙十七年刻本。

[1088]康熙《永城县志》，周正纪修，侯良弼纂，康熙三十六年刻本。

[1089]康熙《永定卫志》，潘义鉴定，杨显德纂修，康熙二十四年刻本。

[1090]康熙《永和县志》，王士仪纂修，康熙四十九年刻本。

[1091]康熙《永嘉县志》，王国泰、郑廷俊修，林占春、周天锡纂，康熙二十一年刻本。

[1092]康熙《永明县志》，谭惟一、蒋士昌纂修，康熙六年刻本。

[1093]康熙《永年县志》，朱世纬纂修，康熙十一年刻，雍正十一年增补，乾隆十年再增补本。

[1094]康熙《永宁县志》，陈欲达修，袁有龙纂，康熙二十二年刻本。

[1095]康熙《永宁州志》，谢汝霖纂修，康熙四十一年刻本。

[1096]康熙《永平府志》，宋琬撰次，张朝琮续纂，徐香参订，胡仁济校辑，康熙五十年刻本。

[1097]康熙《永清县志》，万一鼒、乔寯纂修，康熙十五年刻本。

[1098]康熙《永寿县志》，张焜修，赵运熙等纂，康熙七年刻本。

[1099]康熙《尤溪县志》，刘宗枢等纂修，翁元登、刘鸿略等修，康熙五十年刻本。

[1100]康熙《余干县志》，吕玮修，胡思藻、黄家遴纂，康熙二十三年刻本。

[1101]康熙《余杭县新志》，龚嵘纂修，康熙二十四年刻本。

[1102]康熙《鱼台县志》，马得祯纂辑，康熙三十年刻本。

[1103]康熙《雩都县志》，李祐之主修，易学实等纂修，康熙元年刻本。

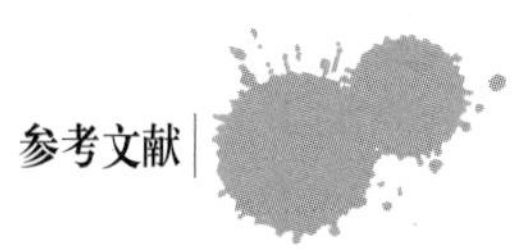

[1104]康熙《榆次县续志》,刘星修,王介石、齐世恩纂,康熙二十三年刻本。

[1105]康熙《沅江县志》,顾智纂修,康熙二十五年修,抄本。

[1106]康熙《沅陵县志》,郎廷梿修,张佳晟编,康熙四十四年刻本。

[1107]康熙《垣曲县志》,纪宏谟修,马佐纂,康熙十一年刊本。台湾学生书局,1968年。

[1108]康熙《原武县志》,詹槐芬修,戚一燮纂,康熙二十九年刻本。

[1109]康熙《袁州府志》,施闰章等纂修,袁继梓等编次,康熙九年刻本。

[1110]康熙《岳州府志》,李遇时鉴定,杨柱朝编纂,康熙二十四年刻本。

[1111]康熙《云南府志》,张毓碧鉴定,谢俨纂修,康熙三十五年刻本。成文出版有限公司,1967年。

[1112]康熙《云南通志》,范承勋、王继文总裁,吴自肃、丁炜纂修,康熙三十年刻本。

[1113]康熙《郓城县志》,张盛铭修,赵肃纂,康熙五十五年刻本。

[1114]康熙《赞皇县志》,李同清修,白鹤标、张文东纂,康熙十一年刻本。

[1115]康熙《泽州志》,陶自悦纂修,康熙四十五年刻本。

[1116]康熙《增补卢龙县志》,李士模原本,卫立鼎增修,康熙十九年增刻本。

[1117]康熙《章丘县志》,钟运泰重纂,康熙三十年刻本。

[1118]康熙《彰德府志》,汤傅楷修,翁年伦等纂,康熙三十五年刻本。

[1119]康熙《漳州府志》,魏荔彤重修,蔡世远、陈元麟等编纂,康熙五十四年刻本。

[1120]康熙《诏安县志》,秦炯纂修,康熙三十年刻本。

[1121]康熙《赵州志》,祝万祉总裁,阎永龄、王懿等纂修,康熙十二年刻本。

[1122]康熙《柘城县志》,史鉴纂修,康熙三十九年刻本。

[1123]康熙《浙江通志》,王国安等修,黄宗羲等纂,康熙二十三年刻本。

[1124]康熙《真阳县志》,安圻修,晏允恭纂,康熙三十五年刊本。

[1125]康熙《镇江府志》,高得贵修,张九征等纂,康熙十四年刻本。

[1126]康熙《正定府晋州武强县新志》,冼国斡参定,张星法修辑,康熙三十三年刻本。

[1127]康熙《郑州志》,何锡爵、黄志清纂修,康熙三十二年刻本。

[1128]康熙《枝江县志》,周廷桂修,杨际春纂,康熙九年刻本。

[1129]康熙《钟祥县志》,程起鹏修,郑茂泰纂,康熙五年刻本。

[1130]康熙《诸城县志》,卞颖监修,王劝等纂修,康熙十二年刻本。

[1131]康熙《诸暨县志》,蔡灼、章平事纂修,国家图书馆藏善本。

[1132]康熙《淄乘征》,毕际有纂修,康熙二十五年刻本。

[1133]康熙《滋阳县志》,李潆修,仲弘道纂,康熙十一年刻本。

[1134]康熙《纂修广西府志》,赵弘任纂修,康熙五十三年抄本。

[1135]雍正《安定县志》,吴瑛裁定,王鸿荐等汇编,雍正八年抄本。

[1136]雍正《安南县志》,何天衢修,刘铠、郭士信纂,雍正九年传抄本。

[1137]雍正《长宁县志》,李绍膺原修,谢仲坑纂辑,吴觐光接修,雍正九年刻本。

[1138]雍正《常山县志》,孔毓玑纂修,雍正元年刻本。

[1139]雍正《巢县志》,邹瑆纂修,雍正八年刻本。

[1140]雍正《崇明县志》,张文英修,沈龙翔纂,雍正五年刻本。

[1141]雍正《重修太原县志》,龚新、沈继贤纂修,高若岐等辑,雍正九年刻本。

[1142]雍正《处州府志》,曹抡彬主修,朱肇济等分修,雍正十一年刻本。

[1143]雍正《定襄县志》,王时炯原本,王会隆续修,雍正五年刻本。

[1144]雍正《恩县续志》,陈学海修,韩天笃纂,雍正元年刻本。

[1145]雍正《肥乡县志》,王建中修,宋锦纂,雍正十年刻本。

[1146]雍正《分建南汇县志》,钦琏修,顾成天、顾昌纂,雍正十三年刻本。

[1147]雍正《凤翔县志》,韩镛纂修,雍正十一年刻本。

[1148]雍正《阜城县志》,陆福宜修,多时珍纂,雍正十三年刻本。

[1149]雍正《高陵县志》,丁应松修,樊景颜纂,雍正十年刻本。

[1150]雍正《高阳县志》,严宗嘉重修,李其旋纂修,雍正八年刻本。

[1151]雍正《高邮州志》,张德盛等修,王曾禄等纂,雍正二年抄本。

[1152]雍正《故城县志》,蔡维义裁定,秦永清等修校,雍正五年刻本。

[1153]雍正《广东通志》,郝玉麟修,鲁会煜等纂,雍正九年刻本。

[1154]雍正《广西通志》,金𫓧修,钱元昌、陆纶纂,雍正十一年刻本。

[1155]雍正《归善县志》,孙能宽等修,叶适等纂,雍正二年刻本。

[1156]雍正《桂阳州志》,张明叙修,李琼林纂,雍正七年刻本。

[1157]雍正《海阳县志》,张士琏修,叶适、陈珏等纂,雍正八年修,雍正十二年刻本。

[1158]雍正《河南通志》,田文镜等修,孙灏等纂,光绪二十八年刻本。

[1159]雍正《衡阳县志》,杨纯修,徐玑纂,雍正十二年刻本。

[1160]雍正《洪洞县志》,余世堂修,蔡行仁纂,雍正八年刻本。

[1161]雍正《湖广通志》,迈柱等总裁,夏力恕等编纂,《四库全书》本。

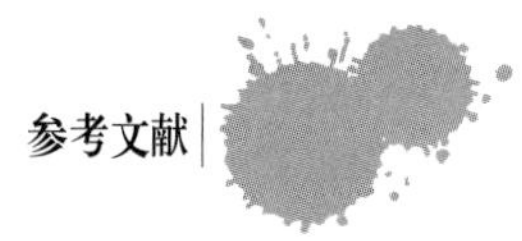

[1162]雍正《怀远县志》，唐暄纂辑，雍正二年刻本。

[1163]雍正《淮安府安东县志》，余光祖重修，孙超宗等督梓，抄本。

[1164]雍正《惠来县志》，张玿美等纂修，雍正九年刻本。

[1165]雍正《江浦县志》，项维正等纂修，雍正四年刻本。

[1166]雍正《江西通志》，谢旻等修，陶成、恽鹤生纂，雍正十年刻本。

[1167]雍正《揭阳县志》，陈树芝纂修，雍正九年刻本。

[1168]雍正《井陉县志》，钟文英纂修，雍正八年刊本。成文出版有限公司，1967年。

[1169]雍正《来安县志》，伍斯瑸修，项世荣纂，雍正十三年刻本。

[1170]雍正《蓝田县志》，郭显贤原本，杨呈藻、李元昇增修，李大捷增纂，雍正八年增刻本。

[1171]雍正《耒阳县志》，张应星原纂修，徐德泰增修，雍正三年刻本。

[1172]雍正《辽州志》，徐三俊修，刘沄纂，雍正十一年刻本。

[1173]雍正《灵川县志》，郑采宣主修，陈虞昭、崔达纂修，雍正三年刻本。

[1174]雍正《灵山县志》，盛熙祚增辑，雍正十一年刻本。

[1175]雍正《浏阳县志》，陈梦文重修，方暨谟编纂，雍正十一年刻本。

[1176]雍正《泸溪县志》，李如瑶修，谭先等纂，雍正九年刻本。

[1177]雍正《密云县志》，薛天培纂，陈弘谟较订，雍正元年刻本。

[1178]雍正《南陵县志》，宋廷佐修，汪樾纂，雍正四年刻本。

[1179]雍正《宁波府志》，曹秉仁重修，万经等参定，雍正十一年刻本。

[1180]雍正《平乐府志》，胡醇仁重修，雍正四年刻本。

[1181]雍正《平阳府志》，章廷珪纂修，范安治等分纂，雍正十三年修，乾隆元年刻本。

[1182]雍正《齐河县志》，上官有仪修，许琰纂，雍正十二年修，乾隆二年刻本，同治五年补刻本。

[1183]雍正《黔阳县志》，张扶翼编撰，王光电增辑，雍正十一年增刻康熙本。

[1184]雍正《钦州志》，董绍美、吴邦瑗等重修，雍正元年刻本。

[1185]雍正《沁源县志》，韩瑛编次，王廷抡续编，康熙五十二年修，雍正八年续修刻本。

[1186]雍正《沁州志》，叶士宽、雷畅修，吴正纂，雍正九年修，乾隆六年刻本。

[1187]雍正《邱县志》，王辂修，韩思圣纂，雍正六年刻本。

[1188]雍正《瑞昌县志》，郝之芳总裁，章国录等论定，雍正四年刻本。

[1189]雍正《山西通志》,觉罗石麟修,储大文纂,雍正十二年刻本。

[1190]雍正《陕西通志》,查郎阿等监修,沈青崖等编辑,雍正十三年刻本。

[1191]雍正《师宗州志》,管棆原本,夏治源增修,康熙五十六年修,雍正七年增刻本。成文出版有限公司,1974年。

[1192]雍正《舒城县志》,陈守仁纂修,贾彬、郭维祺编纂,雍正九年刻本。

[1193]雍正《顺宁府志》,范溥纂修,田世容协修,雍正三年刻本。

[1194]雍正《朔平府志》,刘士铭纂辑,王霷分纂,雍正十一年刻本。

[1195]雍正《朔州志》,汪嗣圣纂修,王霷汇纂,雍正十三年刻本。

[1196]雍正《四川通志》,黄廷桂等总裁,张晋生等总纂,雍正十一年刻本,乾隆元年增刻本。

[1197]雍正《太平县志》,刘崇元修,张枚等纂,雍正三年刻本。

[1198]雍正《泰顺县志》,朱国源修,朱廷琦等纂,雍正七年刻本。

[1199]雍正《万载县志》,汪元采修,杨言等纂,雍正十一年刻本。

[1200]雍正《渭南县志》,岳冠华纂修,雍正十年刻本。

[1201]雍正《文登县志》,王一夔修,赛珠、毕霈纂,雍正三年刻本。

[1202]雍正《吴川县志》,盛熙祚纂,雍正九年刻本。

[1203]雍正《武功县后志》,沈华编辑,崔昭等分编,雍正十二年刻本。

[1204]雍正《孝义县志》,方士谟纂修,雍正四年刻本。

[1205]雍正《续修嘉善县志》,戈鸣岐纂定,钱元佑、沈遇黄编辑,雍正十二年刻本。

[1206]雍正《扬州府志》,尹会一修,程梦星等纂,雍正十一年刻本。

[1207]雍正《阳高县志》,房裔兰总裁,苏之芬纂修,雍正七年刻本。

[1208]雍正《猗氏县志》,潘鉞纂辑,吴启元、高绍烈原编,宋之树重辑,何世勋等编次,雍正七年续修刻本。

[1209]雍正《应城县志》,李可寀纂修,雍正四年刻本。

[1210]雍正《应州志》,萧纲修,高师孔纂,雍正四年刻本。

[1211]雍正《云龙州志》,陈希芳纂修,胡禹谟订正,雍正六年刻本。

[1212]雍正《泽州府志》,朱樟修,田嘉谷纂,雍正十三年刻本。

[1213]雍正《镇安县志》,武维绪重修,任毓茂纂,雍正四年刻本。

[1214]雍正《直隶深州志》,徐绶续编,雍正十年刻本。

[1215]乾隆《安福县志》,高崇基等总修,王基、刘映壁纂修,乾隆四十七年刻本。

[1216]乾隆《安吉州志》,刘蓟植修,严彭年等纂,乾隆十五年刻本。

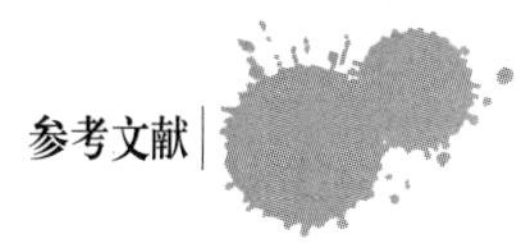

[1217]乾隆《安仁县志》,魏鈊修,郑长瑞等纂,乾隆十六年刻本。

[1218]乾隆《安乡县志》,张绰重修,曾之亨等纂,乾隆十三年刻本。

[1219]乾隆《安阳县志》,陈锡辂纂修,朱煌等编次,乾隆三年刻本。

[1220]乾隆《安岳县志》,张松孙总纂,雷懋德、朱纫兰纂修,乾隆五十一年刻本。

[1221]乾隆《白水县志》,梁善长辑修,乾隆十九年刻本。

[1222]乾隆《白盐井志》,郭存庄纂修,乾隆二十三年刻本。

[1223]乾隆《宝鸡县志》,许起凤主修,高登科等分修,乾隆二十九年刻本。

[1224]乾隆《宝庆府志》,郑之侨纂修,乾隆二十八年刻本。

[1225]乾隆《宝山县志》,赵酉修,章鑰纂,乾隆十一年刻本。

[1226]乾隆《保德州志》,王克昌原本,王秉韬续纂修,乾隆五十年增刻本。

[1227]乾隆《璧山县志》,黄在中修,夏璲等纂,刻本。

[1228]乾隆《博罗县志》,陈裔虞纂,乾隆二十八年刻本。

[1229]乾隆《沧州志》,胡淦总修,庄日荣等纂修,乾隆八年刊本。成文出版有限公司,1975 年。

[1230]乾隆《苍溪县志》,丁映奎纂修,乾隆四十八年刻本。

[1231]乾隆《曹州府志》,周尚质等修,李登明、谢冠纂修,乾隆二十一年刻本。

[1232]乾隆《岑溪县志》,何梦瑶纂修,刘廷栋重修,乾隆九年刻本。成文出版有限公司,1967 年。

[1233]乾隆《昌化县志》,甘文蔚、王元音等主修,童基、王守矩、章起龙等分修,乾隆十三年刻本。

[1234]乾隆《昌邑县志》,周来邰纂修,乾隆七年刻本。

[1235]乾隆《长葛县志》,阮景咸纂修,李秀生等采辑,乾隆十二年刻本。

[1236]乾隆《长乐县志》,贺世骏修,沈成国、陈九鼎纂,乾隆二十八年刻本。

[1237]乾隆《长宁县志》,楚士元纂修,乾隆二十一年刻本。

[1238]乾隆《长沙府志》,吕肃高纂修,张雄图、王文清编撰,乾隆十二年刻本。

[1239]乾隆《长汀县志》,陈朝羲纂修,乾隆四十七年刻本。

[1240]乾隆《长兴县志》,谭肇基修,吴棻等纂,乾隆十四年刻本。

[1241]乾隆《长治县志》,吴九龄总修,蔡履豫纂修,乾隆二十八年刻本。

[1242]乾隆《长子县志》,纪在谱总修,黄立世纂修,乾隆四十三年刻本。

[1243]乾隆《潮州府志》,周硕勋辑,乾隆二十七年修。成文出版有限公司,1967 年。

[1244]乾隆《辰州府志》,谢鸣谦、谢鸣盛纂辑,乾隆三十年刻本。

[1245]乾隆《陈州府志》,崔应阶纂修,姚之琅编辑,乾隆十二年刻本。

[1246]乾隆《澄海县志》,金廷烈纂修,乾隆二十九年刻本。

[1247]乾隆《池州府志》,张士范纂修,乾隆四十四年刻本。

[1248]乾隆《崇阳县志》,黄衮、郭彦博纂修,《四库全书》本。

[1249]乾隆《重修北流县志》,张允观总修,乾隆十三年刻本。

[1250]乾隆《重修宝丰县志》,马格修,李弘志纂,乾隆八年刻本。

[1251]乾隆《重修凤山县志》,余文仪等主修,王瑛曾编纂,乾隆二十九年刊本。

[1252]乾隆《重修固始县志》,谢聘修,洪亮吉纂,乾隆五十一年刻本。

[1253]乾隆《重修和顺县志》,黄玉衡总裁,贾讱纂修,乾隆三十三年刻本。

[1254]乾隆《重修洛阳县志》,龚崧林纂修,乾隆十年抄本,1924年石印本。

[1255]乾隆《重修浦城县志》,李藩修,林鸿、祖德源等纂,乾隆八年刻本。

[1256]乾隆《重修肃州新志》,黄文炜、沈青崖纂修,佚名续纂修,乾隆二十七年刻本。

[1257]乾隆《重修襄垣县志》,李廷芳总修,徐珏、陈于廷分纂,乾隆四十七年刻本。

[1258]乾隆《重修伊阳县志》,李章堉纂修,乾隆三十一年刻本。

[1259]乾隆《重修镇平县志》,潘承焯重修,吴作哲续修,乾隆四十八年刻本。

[1260]乾隆《重修直隶陕州志》,龚崧林修,杨建章纂,乾隆十二年刻,乾隆二十一年修订,同治六年重刊本。

[1261]乾隆《重修盩厔县志》,杨仪承修,王开沃编辑,乾隆五十八年补刻本。

[1262]乾隆《重修台湾府志》,范咸等纂辑,乾隆十二年刻本。

[1263]乾隆《大荔县志》,沈应俞修,叶超懋纂,乾隆七年刻本。

[1264]乾隆《大名县志》,张维祺、李棠纂修,乾隆五十四年刻本。

[1265]乾隆《大同府志》,吴辅宏重修,文光重纂,乾隆四十一年修,乾隆四十七年重校刻本。

[1266]乾隆《丹阳县志》,邹廷模、贺祥珠修,荆泽永、贺沈采纂,乾隆十五年刻本。

[1267]乾隆《当涂县志》,张海等总裁,万榺等编纂,乾隆十五年刻本。

[1268]乾隆《砀山县志》,刘王瑗纂修,乾隆三十二年刻本。

[1269]乾隆《德州志》,王道亨修,张庆源纂,乾隆五十三年刻本。

[1270]乾隆《登封县志》,洪亮吉、陆继萼同纂,乾隆五十二年刻本。

[1271]乾隆《邓州志》,蒋光祖纂修,姚子琅编辑,乾隆二十年刻本。成文出版有

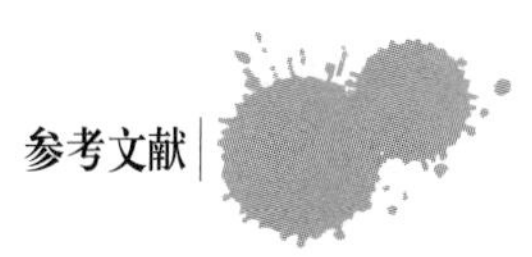

限公司,1976 年。

[1272]乾隆《狄道州志》,呼延华国编辑,吴镇校订,乾隆二十八年刊本。

[1273]乾隆《定陶县志》,雷宏宇修,刘珠等纂,乾隆十八年刻本,光绪二年补刻本。

[1274]乾隆《定兴县志》,王锡璁纂修,乾隆四十四年刻本。

[1275]乾隆《东安县志》,李光昭纂修,1935 年铅印本。成文出版有限公司,1968 年。

[1276]乾隆《东昌府志》,胡德琳等修,周永年等纂,乾隆四十二年刻本。

[1277]乾隆《东流县志》,蒋绶修辑,汪思迴编纂,乾隆二十三年刻本。

[1278]乾隆《东明县志》,储元升纂修,乾隆二十一年刊本。成文出版有限公司,1976 年。

[1279]乾隆《东平州志》,沈维基修,胡彦升纂,乾隆三十六年刻本。

[1280]乾隆《峨眉县志》,文曙鉴修,张弘映纂修,乾隆五年刻本。

[1281]乾隆《汾阳县志》,李文起纂修,乾隆三十七年刻本。

[1282]乾隆《汾州府志》,孙和相纂修,乾隆三十六年刻本。

[1283]乾隆《丰城县志》,满岱修,唐光云纂,乾隆十七年刻本。

[1284]乾隆《凤台县志》,林荔主修,姚学甲纂修,乾隆四十九年刻本。

[1285]乾隆《凤翔府志》,达灵阿主修,周方炯等编次,乾隆三十一年刻本。

[1286]乾隆《凤翔县志》,罗鳌主修,周方炯、高登科、刘震编辑,乾隆三十二年刻本。

[1287]乾隆《凤阳县志》,于万培纂修,乾隆四十年刻本。

[1288]乾隆《奉化县志》,曹膏、唐宇霖修,陈琦等纂,乾隆三十八年刻本。

[1289]乾隆《伏羌县志》,周铣裁定,叶芝纂辑,乾隆三十五年刊本。成文出版有限公司,1977 年。

[1290]乾隆《扶风县志》,熊家振修,张埙纂,乾隆四十六年刻本。

[1291]乾隆《扶沟县志》,七十一、董丰垣纂修,郝廷松、薄玫等分编,乾隆二十七年刻本。

[1292]乾隆《浮梁县志》,程廷济修,凌汝锦纂,1960 年油印本。

[1293]乾隆《浮山县志》,贾酉、张乾元总裁,皇甫奎、张华分纂,乾隆十年刻本。

[1294]乾隆《涪州志》,多泽厚主修,王正策、陈于宣等纂,乾隆五十年刻本。

[1295]乾隆《福建通志》,郝玉麟、卢焯等总裁,谢道承、刘敬与总辑,乾隆二年刻本。

[1296]乾隆《福建续志》,杨廷璋等修,沈廷芳、吴嗣富纂,乾隆三十三年刻本。

[1297]乾隆《福宁府志》,朱珪监定,李拔总纂,乾隆二十七年修,光绪六年重刊本。

[1298]乾隆《福山县志》,何乐善总裁,萧劼、王积熙纂修,乾隆二十八年刻本。

[1299]乾隆《福州府志》,施廷枢等纂修,乾隆十六年修,乾隆十九年刻本。

[1300]乾隆《阜阳县志》,潘世仁纂辑,乾隆二十年刻本。

[1301]乾隆《富川县志》,叶承立纂辑,乾隆二十二年刻本。

[1302]乾隆《富平县志》,乔履信纂修,乾隆五年刻本。

[1303]乾隆《富平县志》,吴六鳌鉴裁,胡文铨纂辑,乾隆四十三年刻本。

[1304]乾隆《富顺县志》,李芝、段玉裁等纂修,乾隆四十二年刻本。

[1305]乾隆《甘肃通志》,查郎阿、许容等监修、李迪等编辑,乾隆元年刻本。

[1306]乾隆《赣县志》,沈均安修,黄世成、冯渠纂,乾隆二十一年刻本。成文出版有限公司,1989年。

[1307]乾隆《赣州府志》,朱扆等修,林有席纂,乾隆四十三年修,乾隆四十七年刻本。

[1308]乾隆《皋兰县志》,吴鼎新修,黄建中纂,乾隆四十三年刻本。

[1309]乾隆《高安县志》,聂元善纂修,乾隆十九年刻本。

[1310]乾隆《高淳县志》,朱绍文裁正,乾隆十六年刻本。

[1311]乾隆《高密县志》,张乃史修,钱廷熊纂,乾隆十九年刻本。

[1312]乾隆《高平县志》,傅德宜总修,戴纯纂修,乾隆三十九年刻本。

[1313]乾隆《高邮州志》,杨宜仑主修,夏之蓉、沈之本总纂,乾隆四十八年刻本。

[1314]乾隆《高州府志》,王槩总修,乾隆二十四年刻本。

[1315]乾隆《巩县志》,邱轩昂修,曹鹏翊、赵发轫纂,乾隆十年刻本。

[1316]乾隆《古田县志》,辛竟可总修,林咸吉、蓝孙瑨等分辑,乾隆十六年刻本。

[1317]乾隆《固始县续志》,包桂纂修,乾隆十年刻本。

[1318]乾隆《光山县志》,杨殿梓修,钱时雍纂,乾隆五十一年刻本。

[1319]乾隆《光泽县志》,段梦日总裁,魏洪纂修,乾隆二十四年刻本。

[1320]乾隆《广德直隶州志》,胡文铨修,周广业纂,乾隆五十七年刻本。

[1321]乾隆《广德州志》,李国相纂修,乾隆四年刻本。

[1322]乾隆《广济县志》,虞学灏重修,乾隆五十四年重修本。

[1323]乾隆《广灵县志》,郭磊纂修,乾隆十九年刻本。

[1324]乾隆《广宁县志》,李本洁修,梁乔埠纂,乾隆十四年刻本。

[1325]乾隆《广平府志》,吴谷纂修,乾隆二年修,乾隆十年刻本。

[1326]乾隆《广西府志》,周埰纂修,李绶等汇辑,乾隆四年刻本。成文出版有限公司,1975年。

[1327]乾隆《广信府志》,连柱等修,乾隆四十八年刻本。

[1328]乾隆《归德府志》,陈锡辂等纂修,查岐昌编辑,乾隆十九年刻本。

[1329]乾隆《归善县志》,章寿彭纂修,陆飞分纂,乾隆四十八年刊本。

[1330]乾隆《贵池县志续编》,谢锡伯重辑,乾隆十年刻本。

[1331]乾隆《贵溪县志》,华西植纂辑,乾隆十六年刻本。

[1332]乾隆《贵州通志》,鄂尔泰、张广泗等总裁,靖道谟、杜诠纂修,乾隆六年刻本。

[1333]乾隆《桂阳县志》,凌鱼纂修,朱有斐等编辑,乾隆二十年刻本。

[1334]乾隆《崞县志》,邵丰鍭、顾弼纂修,贾瀛等编辑,乾隆二十二年刻本。

[1335]乾隆《海澄县志》,陈锳、王作霖等主修,邓来祚等纂修,乾隆二十七年刻本。

[1336]乾隆《海丰县志》,于卜熊修,史本纂,乾隆十五年刊本。成文出版有限公司,1966年。

[1337]乾隆《海宁县志》,金鳌修,黄簪世续修,王又曾纂,乾隆三十年刻本。

[1338]乾隆《海阳县志》,包桂纂修,乾隆七年刻本。

[1339]乾隆《含山县志》,梁栋主修,张大于等纂修,乾隆十三年刻本。

[1340]乾隆《汉阳府志》,陶士偰主修,刘湘煃编辑,乾隆十二年抄本。

[1341]乾隆《汉阳县志》,陶士偰主修,刘嗣孔等同修,刘湘煃编辑,乾隆十三年刻本。

[1342]乾隆《汉州志》,张斑修,侯国栋等纂,乾隆十一年刻本,乾隆二十二年增刻本。

[1343]乾隆《杭州府志》,郑沄总裁,邵晋涵总修,乾隆四十九年续修刻本。

[1344]乾隆《和平县志》,曹鹏翊鉴定,徐廷芳倡修,朱超玟补修,徐润纂修,乾隆二十八年刻本。

[1345]乾隆《河间府新志》,杜甲、周嘉露修,黄文莲、胡天游纂,乾隆二十五年刻本。

[1346]乾隆《河间县志》,吴山凤纂修,黄文莲、梁志恪编辑,乾隆二十五年刻本。

[1347]乾隆《河南府志》,施诚修,童钰、裴希纯纂,乾隆四十四年刻本。

[1348]乾隆《河源县志》,陈张翼纂,黎瑞图等分编,乾隆十一年刻本。

[1349]乾隆《横州志》,谢钟龄等修,朱秀等纂,乾隆十一年刻本。

[1350]乾隆《衡水县志》,陶淑纂修,乾隆三十二年刻本。

[1351]乾隆《衡州府志》,饶佺纂修,旷敏本编辑,乾隆二十八年刻本。

[1352]乾隆《衡阳县志》,陶易纂修,乾隆二十六年刻本。

[1353]乾隆《湖口县志》,郭承缙修,曹河昆、曹天瑾纂,乾隆二十一年刻本。

[1354]乾隆《湖州府志》,胡承谋纂修,乾隆四年刻本。

[1355]乾隆《湖州府志》,李堂纂修,乾隆二十三年刻本。

[1356]乾隆《华容县志》,狄兰标纂修,罗时暄等分订,乾隆二十五年刻本。

[1357]乾隆《华亭县志》,冯鼎高等主修,王显曾等纂修,乾隆五十六年刻本。

[1358]乾隆《华阴县志》,陆维垣、许光基等总修,李天秀纂辑,乾隆五十三年修,乾隆五十八年刻本。

[1359]乾隆《滑县志》,吴乔龄纂修,吕文光增补,乾隆二十五年刻本。

[1360]乾隆《怀安县志》,杨大昆纂修,钱戢曾编修,乾隆六年刻本。

[1361]乾隆《怀集县志》,顾旭明总裁,唐廷梁纂修,乾隆二十年刻本。

[1362]乾隆《淮安府志》,卫哲治等纂修,陈琦等重刊,乾隆十三年修,咸丰二年重刊本。成文出版有限公司,1983年。

[1363]乾隆《淮宁县志》,吴滔、冯奕宿修,于大猷纂,乾隆十九年刻本。

[1364]乾隆《黄冈县志》,陈文枢、蔡韶清等编,胡绍鼎等纂辑,乾隆二十四年刻本。

[1365]乾隆《黄州府志》,王勍修,靖道谟纂,乾隆十四年刻本。

[1366]乾隆《璜泾志略》,赵曜纂,《中国地方志集成·乡镇志专辑》本,江苏古籍出版社1992年版。

[1367]乾隆《惠民县志》,倭什布修,刘长灵纂,乾隆四十七年刻本。

[1368]乾隆《浑源州志》,桂敬顺纂修,乾隆二十八年刻本。

[1369]乾隆《获嘉县志》,吴乔龄纂修,乾隆二十一年刻本。

[1370]乾隆《获鹿县志》,韩国瓒监修,石光玺纂修,乾隆元年刻本。

[1371]乾隆《鸡泽县志》,王光燮纂修,王锦林增辑,乾隆二十年修,乾隆三十一年抄本。

[1372]乾隆《吉安府志》,卢崧修,朱承煦、林有席纂,乾隆四十一年刻本。

[1373]乾隆《吉水县志》,米嘉绩修,黄世成纂,《四库全书》本。

[1374]乾隆《汲县志》,徐汝瓒纂修,杜昆编辑,乾隆二十年刻本。

[1375]乾隆《即墨县志》,尤淑孝修,李元正纂,乾隆二十九年刻本。

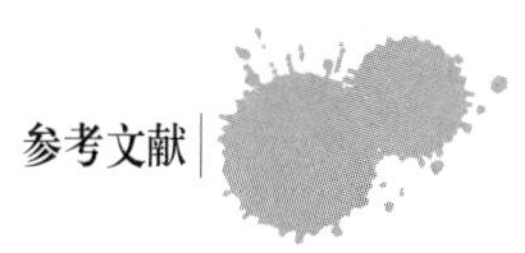

[1376]乾隆《济宁直隶州志》,胡德琳、蓝应桂修,周永年、盛百二纂,乾隆四十三年刻本。

[1377]乾隆《济阳县志》,胡德琳纂修,何明礼等纂辑,乾隆三十年刊本。

[1378]乾隆《济源县志》,萧应植纂修,乾隆二十六年刻本。

[1379]乾隆《稷山县志》,沈栻、张成德总修,韦之瑗纂修,乾隆三十年刻本。

[1380]乾隆《冀州志》,范清旷纂修,乾隆十二年刻本。

[1381]乾隆《嘉定县志》,程国栋等纂修,乾隆二年修,乾隆七年刻本。

[1382]乾隆《建昌府志》,孟炤总辑,黄祐纂修,乾隆二十四年刻本。

[1383]乾隆《建宁县志》,韩琮、徐时作总裁,陈先声、方乃霞纂修,乾隆二十四年刻本。

[1384]乾隆《江安县志》,雷伊纂修,乾隆二十八年修,稿本。

[1385]乾隆《江都县志》,高士钥监修,五格、黄湘纂辑,乾隆八年刻本。成文出版有限公司,1983年。

[1386]乾隆《江津县志》,曾受一编修,王家驹校阅,乾隆三十三年刻本。

[1387]乾隆《江陵县志》,崔龙见修,魏耀、黄义尊纂,乾隆五十九年刻本。

[1388]乾隆《江南通志》,尹继善、赵弘恩等总裁,黄之隽等纂修,《四库全书》本。

[1389]乾隆《江山县志》,宋成绥修,陆飞纂,乾隆四十一年刻本。

[1390]乾隆《江西新城县志》,方懋禄、李珥掌修,夏之翰纂修,乾隆十六年刻本。

[1391]乾隆《江夏县志》,陈元京纂修,乾隆五十九年刻本。

[1392]乾隆《将乐县志》,李永锡、程廷栻鉴定,徐观海总编,乾隆三十年刻本。

[1393]乾隆《绛县志》,拉昌阿主修,王本智纂修,乾隆三十年刻本。

[1394]乾隆《胶州志》,周於智等裁定,刘恬纂修,乾隆十七年刻本。

[1395]乾隆《揭阳县志》,刘业勤纂辑,凌鱼纂修,乾隆四十四年刻本。

[1396]乾隆《介休县志》,王谋文纂修,乾隆三十五年刻本。

[1397]乾隆《金山县志》,常琬修,焦以敬纂,乾隆十八年刊本。成文出版有限公司,1983年。

[1398]乾隆《金溪县志》,杨文灏主修,杭世馨、丁健纂修,乾隆十六年刻本。

[1399]乾隆《晋江县志》,方鼎等创修,朱升元等同纂,乾隆三十年刻本。

[1400]乾隆《泾县志》,王廷栋修,钱人麟纂,乾隆二十年刻本。

[1401]乾隆《泾州志》,张延福纂修,乾隆十九年刻本。成文出版有限公司,1970年。

[1402]乾隆《荆门州志》,舒成龙纂修,李法孟、陈荣杰编著,乾隆十九年刻本。

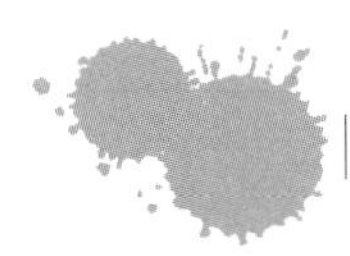

[1403]乾隆《旌德县志》，张泂鉴定，李瑾主修，叶长扬总裁，方学成等纂修，乾隆十九年刻本。

[1404]乾隆《景州志》，屈成霖纂修，乾隆十年刻本。

[1405]乾隆《静宁州志》，王烜修定，乾隆十一年刻本。

[1406]乾隆《句容县志》，曹袭先纂修，乾隆十五年刻本。成文出版有限公司，1974 年。

[1407]乾隆《开泰县志》，郝大成纂修，王师泰编次，乾隆十七年刻本。

[1408]乾隆《昆山新阳合志》，张予介等修，顾登等纂，乾隆十六年刻本。

[1409]乾隆《莱州府志》，严有禧纂修，张桐增修，乾隆五年刻本。

[1410]乾隆《乐平县志》，李早荣纂修，乾隆四十二年刻本。

[1411]乾隆《乐亭县志》，陈金骏纂修，乾隆二十年刻本。

[1412]乾隆《澧志举要》，潘相纂修，嘉庆二年刻本。

[1413]乾隆《醴泉县续志》，宫耀亮汇纂，李条扬、陈我义等分辑，年代不详，抄本。

[1414]乾隆《醴泉县志》，蒋骐昌修，孙星衍纂，乾隆四十九年刻本。

[1415]乾隆《历城县志》，胡德琳总修，李文藻等纂辑，乾隆三十八年刻本。

[1416]乾隆《丽江府志略》，管学宣、万咸燕纂修，乾隆八年刻，光绪年间抄本。

[1417]乾隆《溧水县志》，凌世御等纂修，乾隆四十二年刻本。

[1418]乾隆《溧阳县志》，吴学濂纂修，乾隆八年刻本。

[1419]乾隆《连城县志》，徐向忠修，李龙官纂，乾隆十六年刻本。

[1420]乾隆《连江县志》，戚弢言修，孙发曾纂，乾隆五年刻本。

[1421]乾隆《连州志》，杨楚枝等重修，吴光纂辑，乾隆三十六年刻本。

[1422]乾隆《廉州府志》，周硕勋等重修，乾隆二十一年刻本。

[1423]乾隆《两当县志》，秦武域纂修，乾隆三十二年刻本。

[1424]乾隆《林县志》，杨潮观纂辑，乾隆十七年刻本。

[1425]乾隆《临汾县志》，高塘、吴士淳纂修，吕淙、吴克元编辑，乾隆四十四年刻本。

[1426]乾隆《临晋县志》，王正茂纂著，乾隆三十八年刻本。

[1427]乾隆《临清直隶州志》，张度、邓希曾等总纂，乾隆五十年刻本。

[1428]乾隆《临潼县志》，史传远重辑，乾隆四十一年刊本。成文出版有限公司，1976 年。

[1429]乾隆《临颍县续志》，刘沅修，魏运嘉纂，乾隆十二年刻本。

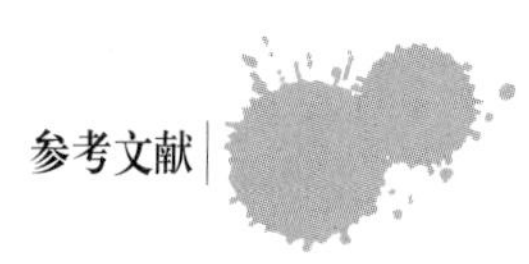

[1430]乾隆《临榆县志》，钟和梅纂修，乾隆二十一年刻本。

[1431]乾隆《灵璧县志略》，贡震纂修，乾隆二十三年刻本。

[1432]乾隆《灵川县志》，郑采宣原本，杨德麟续修，陈虞昭续纂，乾隆三十一年增刻本。

[1433]乾隆《灵山县志》，黄元基等纂修，乾隆二十九年刻本。

[1434]乾隆《陵川县志》，雷正纂修，景象元等协辑，乾隆五年刻本。

[1435]乾隆《陵水县志》，瞿云魁纂修，乾隆五十七年刻本。

[1436]乾隆《酃县志》，林愈藩修，段维翰纂，乾隆三十一年刻本。

[1437]乾隆《柳州府志》，王锦总修，吴光昇纂辑，乾隆二十九年刻本。

[1438]乾隆《龙南县志》，永禄等总修，廖运芳等纂修，乾隆十七年刻本。

[1439]乾隆《龙泉县志》，杜一鸿修，周埙纂，乾隆三十六年刻本。

[1440]乾隆《龙溪县志》，吴宜燮重修，黄惠、李畴总辑，乾隆二十七年刻本。

[1441]乾隆《隆平县志》，袁文焕纂修，乾隆二十九年抄本。成文出版有限公司，1969年。

[1442]乾隆《陇西县志》，鲁廷琰修，田吕叶纂，年代不详，抄本。

[1443]乾隆《庐陵县志》，平观澜修，钱时雍、黄有恒纂，乾隆四十六年刻本。

[1444]乾隆《泸溪县志》，朱崧修，周立爱等纂，乾隆十六年刻本。

[1445]乾隆《鲁山县全志》，徐若阶、马慧姿鉴定，傅尔英、宋足发纂修，乾隆八年刻本。

[1446]乾隆《陆川县志》，石崇先纂修，传抄光绪年间增订乾隆二十一年刻本。

[1447]乾隆《鹿邑县志》，许菼编纂，乾隆十八年刻本。

[1448]乾隆《潞安府志》，张淑渠、姚学瑛等主修，姚学甲纂修，乾隆三十五年刻本。

[1449]乾隆《罗山县志》，葛荃修，李之杜、谢宝树纂，乾隆十一年刻本。

[1450]乾隆《洛阳县志》，龚崧林编次，乾隆十年刊本。成文出版有限公司，1976年。

[1451]乾隆《雒南县志》，范启源重纂，薛韫订正，乾隆十一年刻本。

[1452]乾隆《马平县志》，舒启修，吴光升纂，光绪二十一年刻本。

[1453]乾隆《马巷厅志》，万友正纂修，乾隆四十一年修，光绪九年补刊本。

[1454]乾隆《蒙自县志》，李焜续修，乾隆五十六年抄本。成文出版有限公司，1967年。

[1455]乾隆《孟县志》，冯敏昌纂修，仇汝瑚同辑，乾隆五十五年刻本。

[1456]乾隆《闽清县志》,姚循义总辑,乾隆七年抄本。

[1457]乾隆《内黄县志》,李浈修,黄之征纂,乾隆四年刻本。

[1458]乾隆《南安府大庾县志》,余光璧纂修,乾隆十三年刻本。

[1459]乾隆《南安府志》,蒋有道、朱文佩修,史珥等纂,乾隆三十三年刻本。

[1460]乾隆《南澳志》,齐翀编,乾隆四十八年刻本。

[1461]乾隆《南昌府志》,陈兰森等修,谢启昆纂,乾隆五十四年刻本。

[1462]乾隆《南昌县志》,顾锡鬯修,蔡正笏等纂,乾隆十六年刻本。

[1463]乾隆《南丰县志》,卢崧、朱若烜纂修,乾隆三十年刻本。

[1464]乾隆《南和县志》,周章焕纂辑,乾隆十四年抄本。

[1465]乾隆《南汇县新志》,胡志熊主修,吴省钦等总纂,乾隆五十八年刻本。

[1466]乾隆《南靖县志》,姚循义总辑,李正曜等分辑,乾隆八年刻本。

[1467]乾隆《南康县志》,邓兰等掌修,陈之兰纂修,乾隆十八年刻本。

[1468]乾隆《南雄府志》,梁宏勋等修,乾隆十八年刻本。

[1469]乾隆《南郑县志》,王行俭纂辑,乾隆五十九年刻本。台湾学生书局,1968年。

[1470]乾隆《宁德县志》,卢建其总修,张君宾、胡家琪会纂,乾隆四十六年刻本。

[1471]乾隆《宁都县志》,郑昌龄修,梅廷驯纂,乾隆六年刻本。

[1472]乾隆《宁国府志》,宋斆修,钱人麟等纂,乾隆十八年刻本。

[1473]乾隆《宁夏府志》,张金城纂修,杨浣雨等编辑,乾隆四十五年刻本。成文出版有限公司,1968年。

[1474]乾隆《宁乡县志》,李杰超等主修,王文清编撰,乾隆十三年刻本。

[1475]乾隆《宁远县志》,钟人文纂修,乾隆十九年刻本。

[1476]乾隆《沛县志》,李棠重辑,乾隆五年刻本。

[1477]乾隆《彭泽县志》,吴会川修,何炳奎纂,乾隆二十一年刻本。

[1478]乾隆《蓬溪县志》,张松孙总纂,雷懋德、谢泰宸纂修,乾隆五十一年刻本。

[1479]乾隆《平定州志》,金明源纂修,宝忻、张佩芳总理,乾隆五十五年刻本。

[1480]乾隆《平湖县志》,高国楹增修,倪藻垣等纂,乾隆十年刻本。

[1481]乾隆《平湖县志》,张力行修,徐志鼎纂,乾隆四十五年刻本。

[1482]乾隆《平江县志》,谢仲坃原纂,石文成增修,乾隆二十年增修刻本。

[1483]乾隆《平乡县志》,杨乔等纂修,乾隆十六年刻本。

[1484]乾隆《平阳府志》,章廷珪纂修,范安治等分纂,乾隆元年刻本。

[1485]乾隆《平原县志》,黄怀祖修,乾隆十四年刻本。成文出版有限公司,

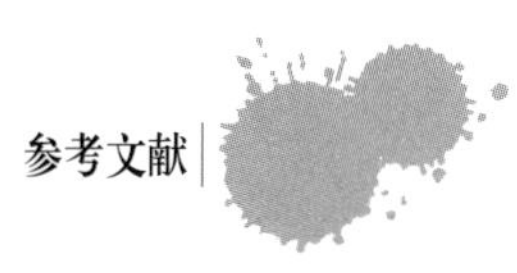

1976 年。

[1486]乾隆《萍乡县志》,胥绳武修,欧阳鹤鸣纂,乾隆四十九年刻本。

[1487]乾隆《鄱阳县志》,黄登谷修,凌之调等纂,乾隆十四年刻本。

[1488]乾隆《蒲圻县志》,王云翔等鉴定,万大中等编修,乾隆四年刻本。

[1489]乾隆《蒲台县志》,严文典修,任相纂,乾隆二十八年刻本。

[1490]乾隆《蒲县志》,巫慧论定,王居正编次,乾隆十八年刻本。成文出版有限公司,1977 年。

[1491]乾隆《蒲州府志》,乔光烈、周景柱总修,乾隆十九年刻本。

[1492]乾隆《濮院琐志》,杨树本辑著,抄本。

[1493]乾隆《濮州志》,邵世昌编次,柴揆同编,乾隆二十年刻本。

[1494]乾隆《普安州志》,王粤麟主修,曹维祺、曹达纂修,乾隆二十三年刻本。

[1495]乾隆《普宁县志》,萧麟趾纂修,乾隆十年修,1934 年铅印本。成文出版有限公司,1974 年。

[1496]乾隆《栖霞县志》,卫苌纂修,乾隆十九年刻本。

[1497]乾隆《祁县志》,陈时纂修,乾隆四十五年刻本。

[1498]乾隆《祁阳县志》,李莳主修,旷敏本纂修,乾隆三十年刻本。

[1499]乾隆《祁州志》,王楷等鉴定总修,张万铨等纂修,乾隆二十一年刻本。

[1500]乾隆《蕲水县志》,邵应龙纂辑,乾隆二十三年刻本。

[1501]乾隆《蕲州志》,钱鋆修,周茂建、程大中纂,乾隆二十年刻本。

[1502]乾隆《杞县志》,周玑纂修,乾隆五十三年刻本。

[1503]乾隆《迁安县志》,燕臣仁修,张杰纂,乾隆二十二年刻本。

[1504]乾隆《潜山县志》,李载阳主修,游端友、张必刚纂修,乾隆四十六年刻本。

[1505]乾隆《黔阳县志》,姚文起修,危元福等纂,乾隆五十四年刻本。

[1506]乾隆《沁州志》,叶士宽原本,姚学瑛等总裁,姚学甲续纂,乾隆三十六年增刻本。

[1507]乾隆《青城县志》,方凤刊定,戴文炽、周珹修辑,乾隆二十四年刻本。

[1508]乾隆《青浦县志》,孙凤鸣纂定,王昶总修,乾隆五十三年刻本。

[1509]乾隆《清河县志》,朱元丰纂修,乾隆十五年刻本。

[1510]乾隆《清涧县续志》,吴其琰纂修,吴至俨参校,乾隆十七年刻本。

[1511]乾隆《清泉县志》,江恂纂修,乾隆二十八年刻本。

[1512]乾隆《清水县志》,朱超纂修,乾隆六十年抄本。台湾学生书局,1969 年。

[1513]乾隆《庆远府志》,李文琰总修,何天祥等编辑,乾隆十九年刻本。

[1514]乾隆《琼山县志》，杨宗秉纂修，乾隆十二年刻本。

[1515]乾隆《琼州府志》，萧应植、陈景埙总修，张利仁等总纂，乾隆三十九年刻本。

[1516]乾隆《邱县志》，黄景曾重修，靳渊然等纂辑，乾隆四十七年刻本。

[1517]乾隆《曲阜县志》，潘相等修，乾隆三十九年刻本。台湾学生书局，1968年。

[1518]乾隆《全州志》，黄德星纂修，李宏湑续修，乾隆三十年刻本。

[1519]乾隆《泉州府志》，怀荫布总裁，黄任、郭赓武纂修，乾隆二十八年刻本。

[1520]乾隆《确山县志》，周之瑚修，严克嶟纂，乾隆十一年刻本。

[1521]乾隆《饶阳县志》，单作哲纂修，乾隆十四年刻本。

[1522]乾隆《任丘县志》，刘统纂定，刘炳、王应鲸等纂修，乾隆二十七年刻本。

[1523]乾隆《荣河县志》，杨令琢等修，乾隆三十四年抄本。

[1524]乾隆《容城县志》，王克淳纂定，乾隆二十六年刻本。

[1525]乾隆《如皋县志》，郑见龙修，周植纂，乾隆十五年刻本。

[1526]乾隆《汝州续志》，宋名立修，韩定仁、屈启贤纂，乾隆八年刻本。

[1527]乾隆《三原县志》，刘绍攽纂修，乾隆四十八年刻本。台湾学生书局，1967年。

[1528]乾隆《桑植县志》，顾奎光纂修，乾隆二十九年刻本。

[1529]乾隆《沙河县志》，杜灏纂修，乾隆二十二年刻本。

[1530]乾隆《山东通志》，岳濬等总裁，杜诏等采辑，雍正七年修，乾隆元年刻本。

[1531]乾隆《山西志辑要》，雅德修，汪本直纂，乾隆四十五年刻本。

[1532]乾隆《山阳县志》，金秉祚修，丁一焘等纂，乾隆十四年刻本。

[1533]乾隆《善化县志》，魏成汉修，张汝润、刘大正纂，乾隆十二年刻本。

[1534]乾隆《单县志》，觉罗普尔泰修，傅尔德纂，乾隆二十四年刻本。

[1535]乾隆《商南县志》，罗文思辑，乾隆十三年刻本。

[1536]乾隆《商水县志》，张崇朴修，郭熙纂，乾隆十二年刻本。

[1537]乾隆《上海县志》，李文耀、谈起行、叶承纂修，乾隆十五年刻本。

[1538]乾隆《上饶县志》，汪文麟纂修，郑绍淳等编次，乾隆九年刻本。

[1539]乾隆《上犹县志》，贾文召修，蔡泰均纂，乾隆五十五年刻本。

[1540]乾隆《上元县志》，何梦篆、程廷祚等编校，乾隆十六年刻本。

[1541]乾隆《邵武府志》，张凤孙等修，郑念荣等纂，乾隆三十五年刻本。

[1542]乾隆《绍兴府志》，李亨特总裁，平恕、徐嵩总修，乾隆五十七年刻本。

[1543]乾隆《射洪县志》,张松孙总纂,沈诗杜纂修,乾隆五十一年刻本。

[1544]乾隆《沈丘县志》,何源洙修,鲁之璠纂,乾隆十一年刻本。

[1545]乾隆《渑池县志》,梁易简修,刘元善纂,乾隆十一年刻本。

[1546]乾隆《嵊县志》,李以琰纂修,王瀚、田实秬等编次,乾隆七年刻本。

[1547]乾隆《石城县志》,杨柏年鉴定,黄鹤雯纂修,乾隆四十六年刻本。

[1548]乾隆《始兴县志》,郑炳鉴定,凌元驹纂辑,乾隆二十年刻本。

[1549]乾隆《寿州志》,席芑纂修,乾隆三十二年刻本。

[1550]乾隆《顺昌县志》,陈锳总裁,吕天芹、叶铭等编辑,乾隆三十年刻本。

[1551]乾隆《顺德府志》,徐景曾总修,乾隆十五年刻本。

[1552]乾隆《汜水县志》,许勉燉修,禹殿鳌纂,乾隆九年刻本。

[1553]乾隆《泗州志》,叶兰纂修,乾隆五十三年抄本。

[1554]乾隆《嵩县志》,康基渊纂修,乾隆三十二年刻本。成文出版有限公司,1976年。

[1555]乾隆《苏州府志》,雅尔哈善、傅椿修,习寯、王峻纂,乾隆十三年刻本。

[1556]乾隆《肃宁县志》,尹侃、范森等纂修,谈有典纂定,乾隆二十一年刻本。

[1557]乾隆《绥宁县志》,程际泰裁定,幸超士等纂修,乾隆十九年刻本。

[1558]乾隆《遂安县志》,邹锡畴修,方引彦等纂,乾隆三十二年刻本。

[1559]乾隆《遂平县志》,金忠济修,祝旸、魏弘谟纂,乾隆二十四年刻本。

[1560]乾隆《太和县志》,成兆豫修,吴中最、洪朝元纂,乾隆十六年刻本。

[1561]乾隆《太湖备考》,金友理纂,乾隆十五年刻本。

[1562]乾隆《太湖县志》,吴易峰修,徐曰明纂,乾隆二十六年刻本。

[1563]乾隆《太康县志》,武昌国纂修,胡彦昇、宋铨编辑,乾隆二十六年刻本。

[1564]乾隆《太平府志》,朱肇基总裁,陆纶参订,乾隆二十三年刻本。

[1565]乾隆《太平县志》,张钟秀纂修,乾隆四十年刻本。

[1566]乾隆《太原府志》,谭尚忠、费淳总裁,沈之燮、沈树声等总修,乾隆四十八年刻本。

[1567]乾隆《泰安府志》,颜希深等裁定,成城编纂,乾隆二十五年刻本。

[1568]乾隆《泰安县志》,黄钤修,萧儒林、宋圻纂,乾隆四十七年刻本。

[1569]乾隆《泰和县志》,冉棠修,沈澜纂,乾隆十八年刻本。

[1570]乾隆《泰宁县志》,张凤孙、施文焘等修,许灿总编,乾隆三十四年刻本。

[1571]乾隆《郯城县志》,王植纂修,张金城续纂,乾隆二十九年刻本。成文出版有限公司,1976年。

[1572]乾隆《汤阴县志》,杨世达纂修,乾隆三年刻本。

[1573]乾隆《唐县志》,吴泰来、黄文莲纂修,乾隆五十二年刊本。成文出版有限公司,1976年。

[1574]乾隆《天津府志》,李梅宾、程凤文总裁,吴廷华总修,乾隆四年刻本。

[1575]乾隆《天门县志》,胡翼修,章镳、章学诚纂,乾隆三十年刻本。

[1576]乾隆《天镇县志》,胡元朗编纂,乾隆四年刻本。

[1577]乾隆《汀州府志》,王锡缙等主修,李绂等总纂,乾隆十七年刻本。

[1578]乾隆《通许县志》,阮龙光修,乾隆三十五年修,1934年铅印本。成文出版有限公司,1976年。

[1579]乾隆《通州志》,高天凤纂修,金梅编纂,乾隆四十八年刻本。

[1580]乾隆《同安县志》,吴镛修,陶元藻纂,乾隆三十二年刻本。

[1581]乾隆《同官县志》,袁文观纂修,乾隆三十年抄本。台湾学生书局,1968年。

[1582]乾隆《桐柏县志》,巩敬绪修,李南晖纂,乾隆十八年刻本。

[1583]乾隆《桐庐县志》,严正身、王德让等主修,金嘉琰纂修,乾隆二十一年抄本。

[1584]乾隆《铜陵县志》,单履中主修,乾隆十二年修本。

[1585]乾隆《铜山志》,陈振藻纂辑,抄本。

[1586]乾隆《潼川府志》,张松孙等纂修,乾隆五十一年刻本。

[1587]乾隆《万全县志》,左承业纂修,乾隆七年修,乾隆十年刻本。

[1588]乾隆《望江县志》,郑交泰等修,曹京等纂,乾隆三十三年刻本。

[1589]乾隆《威海卫志》,毕懋第原修,郭文大续修,王兆鹏增订,康熙十一年修,乾隆七年续修,1929年铅印本。

[1590]乾隆《潍县志》,张耀璧总裁,王诵芬编纂,乾隆二十五年刻本。

[1591]乾隆《洧川县志》,孙和相、邓正琮等纂修,何之淇等纂订,乾隆二十年刻本。

[1592]乾隆《卫辉府志》,德昌修,徐郎齐纂,乾隆五十三年刻本。台湾学生书局,1968年。

[1593]乾隆《温县志》,王其华修,苗于京纂,乾隆二十四年刻本。

[1594]乾隆《温州府志》,齐召南、汪沆总修,赵镇等增修,1914年补刻本。

[1595]乾隆《阌乡县志》,梁溥纂修,乾隆十二年刻本。

[1596]乾隆《无极县志》,黄可润纂修,乾隆十三年修,乾隆二十二年刻本。

[1597]乾隆《无为州志》,常廷璧修,吴元桂纂,乾隆八年刻本。

[1598]乾隆《无锡县志》,王镐修,华希闵纂,乾隆十六年刻本。

[1599]乾隆《吴川县志》,沈峻等总理,陈圣宗等纂修,乾隆五十七年刻本。

[1600]乾隆《吴江县志》,陈奠纕、丁元正、倪师孟、沈彤纂修,乾隆十二年刻本。成文出版有限公司,1975年。

[1601]乾隆《吴县志》,姜顺蛟、叶长扬修,施谦纂,乾隆十年刻本。

[1602]乾隆《芜湖县志》,刘瓒修,陆纶纂,乾隆十九年刻本。

[1603]乾隆《梧州府志》,吴九龄总修,史鸣皋纂修,乾隆三十五年刻本。

[1604]乾隆《武昌县志》,邵遐龄纂修,谈有典总订,乾隆二十八年刻本。

[1605]乾隆《武城县志》,骆大俊纂修,乾隆十五年刻本。

[1606]乾隆《武定府志》,赫达色修,庄肇奎、沈中行纂,乾隆二十四年刻本。

[1607]乾隆《武冈州志》,席芬纂修,周思仁编辑,乾隆二十二年刻本。

[1608]乾隆《武康县志》,刘守成修,高植等纂,乾隆十二年刻本。

[1609]乾隆《武宁县志》,梁鸣冈纂修,乾隆五十一年刻本。

[1610]乾隆《武清县志》,吴翀总理,曹涵、赵晃分纂,乾隆七年刻本。

[1611]乾隆《武威县志》,张玿美总修,曾钧、苏暻纂修,乾隆十四年刻本。

[1612]乾隆《武乡县志》,白鹤修,史传远纂,乾隆五十五年刻本。

[1613]乾隆《五凉全志》,张玿美修,曾钧等纂,乾隆十四年刊本。成文出版有限公司,1976年。

[1614]乾隆《舞阳县志》,丁永琪纂修,乾隆十年刻本。

[1615]乾隆《婺源县志》,俞云耕修,乾隆二十年刻本。成文出版有限公司,1985年。

[1616]乾隆《西安府志》,舒其绅等甄辑,严长明编订,乾隆四十四年刻本。成文出版有限公司,1970年。

[1617]乾隆《西华县志》,宋恂纂修,于大猷编辑,乾隆十九年刻本。

[1618]乾隆《歙县志》,张佩芳掌修,刘大櫆纂修,乾隆三十六年刻本。

[1619]乾隆《湖北下荆南道志》,鲁之裕修,靖道谟纂,光绪十九年刻本。

[1620]乾隆《夏津县志》,方学成总裁,梁大鲲纂修,乾隆六年刻本。

[1621]乾隆《仙游县志》,陈兴祚修,庄大椿等纂,乾隆十四年刻本。

[1622]乾隆《咸阳县志》,臧应桐纂修,乾隆十六年刻本。台湾学生书局,1967年。

[1623]乾隆《献县志》,万廷兰修,戈涛纂,乾隆二十六年刻本。

[1624]乾隆《乡宁县志》,葛清纂修,乾隆四十九年刻本。

[1625]乾隆《香山县志》,暴煜修,李卓揆纂,乾隆十五年刻本。台湾学生书局,

1972 年。

[1626]乾隆《湘潭县志》,吕正音纂修,欧阳正焕编辑,乾隆二十一年刻本。

[1627]乾隆《襄城县志》,汪运正纂修,乾隆十一年刻本。

[1628]乾隆《襄阳府志》,陈锷纂修,乾隆二十五年刻本。

[1629]乾隆《祥符县志》,张淑载修,鲁曾煜纂,乾隆四年刻本。

[1630]乾隆《项城县志》,韩仪修,张延福等续修,乾隆十一年刻本。

[1631]乾隆《象山县志》,史鸣皋主修,姜炳璋等纂修,乾隆二十四年刻本。

[1632]乾隆《萧山县志》,黄珏纂修,乾隆十六年刻本。

[1633]乾隆《小海场新志》,林正青纂,乾隆四年刻本。

[1634]乾隆《孝义县志》,邓必安纂修,邓常编次,乾隆三十五年刻本。

[1635]乾隆《解州安邑县志》,言如泗等修,吕瀶等纂修,乾隆二十九年刊本。

[1636]乾隆《解州平陆县志》,言如泗总修,韩夔典等纂修,杜若拙等同修,乾隆二十九年刻本。

[1637]乾隆《解州全志》,言如泗等修,吕瀶等纂,乾隆二十九年刻《解州全志》本。

[1638]乾隆《解州芮城县志》,言如泗等修,莫溥等纂,乾隆二十九年刻《解州全志》本。

[1639]乾隆《解州夏县志》,言如泗等修,李遵唐纂,乾隆二十九年刻《解州全志》本。

[1640]乾隆《新蔡县志》,莫玺章总理,王增纂修,乾隆六十年修,1933 年重刻本。成文出版有限公司,1976 年。

[1641]乾隆《新会县志》,王植纂修,乾隆六年刻本。

[1642]乾隆《新建县志》,邸兰标修,曹秀先纂,乾隆十五年刻本。

[1643]乾隆《新乐县志》,麻廷墩纂修,乾隆二十二年刻本。

[1644]乾隆《新泰县志》,江乾达纂修,牛士瞻等分纂,乾隆五十年刻本。

[1645]乾隆《新乡县志》,赵开元纂修,乾隆十二年刻本。

[1646]乾隆《新兴县志》,刘芳纂修,乾隆二十三年刻本。

[1647]乾隆《新兴州志》,任中宜原纂辑,徐正恩续纂,乾隆十五年增刻本。

[1648]乾隆《新修高邑县志》,江启澄、林鸿瑛纂修,乾隆四十三年修,抄本。

[1649]乾隆《新修怀庆府志》,唐侍陛、杜琮修,洪亮吉纂,乾隆五十四年刻本。

[1650]乾隆《新修曲沃县志》,张坊纂修,胡元琢、徐储编辑,乾隆二十三年敦好堂全书本。

[1651]乾隆《新野县志》,徐金位纂修,乾隆十九年刻本。成文出版有限公司,1976 年。

[1652]乾隆《新喻县志》,暨用其纂修,乾隆十五年刻本。

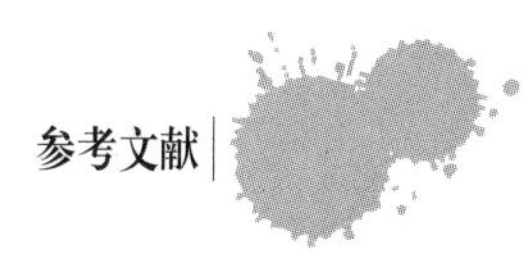

[1653]乾隆《新郑县志》，黄本诚纂修，乾隆四十一年刻本。

[1654]乾隆《忻州志》，窦容邃编辑，乾隆十二年刻本。

[1655]乾隆《兴安府志》，李国麒续编，乾隆五十三年刻本。

[1656]乾隆《兴国县志》，孔兴浙修，孔衍倬纂，乾隆十五年刻本。

[1657]乾隆《兴化府莆田县志》，宫兆麟、汪大经、王恒掌修，廖必琦、林黉总裁，乾隆二十三年刻本。

[1658]乾隆《兴宁县志》，施念曾纂修，乾隆四年刻本。

[1659]乾隆《兴业县志》，王巡泰纂修，乾隆四十六年刻本。

[1660]乾隆《荥阳县志》，李煦修，李清纂，乾隆十二年刻本。台湾学生书局，1968 年。

[1661]乾隆《修武县志》，戈云锦纂修，乾隆三十一年刻本。

[1662]乾隆《盱眙县志》，郭起元纂修，秦懋绅、徐方高分纂，乾隆十二年刻本。

[1663]乾隆《徐州府志》，王峻、石杰纂修，乾隆七年刻本。

[1664]乾隆《许州志》，甄汝舟纂修，乾隆十年刻本。

[1665]乾隆《续登州府志》，永泰纂，乾隆七年刻本。

[1666]乾隆《续河南通志》，阿思哈、嵩贵总裁，乾隆三十二年刻本。

[1667]乾隆《续石埭县志》，石瑶灿续辑，乾隆十四年刻本，1935 年铅印本。

[1668]乾隆《续修光州志》，李切续修，乾隆二十七年刻本。

[1669]乾隆《续修河西县志》，董枢等纂修，乾隆五十三年刻本。成文出版有限公司，1975 年。

[1670]乾隆《续修郏县志》，宋名立、张楣等修，乾隆八年刻本。

[1671]乾隆《续修曲沃县志》，侯长熺修，王安恭纂，嘉庆二年刻本。

[1672]乾隆《续修台湾府志》，余文仪主修，黄佾参辑，乾隆三十九年刻本。

[1673]乾隆《续增城步县志》，贾构修，易文炳、向宗乾纂，乾隆五十年刻本。

[1674]乾隆《宣城县志》，吴飞九修，杨廷栋等纂，乾隆四年刻本。

[1675]乾隆《宣化府志》，王者辅、王畹等总裁，吴廷华总修，乾隆八年刻本。

[1676]乾隆《宣化府志》，王者辅原本，张志奇续修，乾隆二十二年增刻本。

[1677]乾隆《洵阳县志》，邓梦琴纂修，乾隆四十八年刻本。

[1678]乾隆《崖州志》，宋锦增辑，黄德厚分修，乾隆二十年刻本。

[1679]乾隆《雅州府志》，曹抡彬纂修，曹抡翰编辑，乾隆四年刻本。

[1680]乾隆《延长县志》，王崇礼纂修，乾隆二十七年抄本。成文出版有限公司，1970 年。

[1681]乾隆《延平府志》，傅尔泰主修，陶元藻总纂，乾隆三十年刻本。

[1682]乾隆《延庆州志》,李钟俾修,穆元肇、方世熙纂,乾隆七年刻本。

[1683]乾隆《铅山县志》,郑之侨修,蒋垣等纂,乾隆八年刻本。

[1684]乾隆《严州府志》,吴士进纂修,胡书源总编,乾隆二十一年刻本。

[1685]乾隆《盐城县志》,程国栋原本,黄垣续修,沈俨续纂,乾隆十二年刻本。

[1686]乾隆《盐亭县志》,董梦曾纂修,乾隆二十八年刻本。

[1687]乾隆《兖州府志》,陈顾㴱纂修,乾隆三十五年刻本。

[1688]乾隆《偃师县志》,孙星衍、汤毓倬纂,乾隆五十四年刻本。成文出版有限公司,1976年。

[1689]乾隆《郾城县志》,傅豫纂修,乾隆十九年刻本。

[1690]乾隆《阳江县志》,庄大中纂修,乾隆十一年刻本。

[1691]乾隆《阳山县志》,万光谦重修,乾隆十二年刻本。

[1692]乾隆《阳武县志》,谈諟曾纂修,杨仲震等分辑,乾隆十年刻本。

[1693]乾隆《阳信县志》,王允深纂定,沈佐清等同校,乾隆二十四年刻本。

[1694]乾隆《叶县志》,石其灏修,程沐纂,乾隆十一年刻本。

[1695]乾隆《掖县志》,张思勉总裁,于始瞻纂修,乾隆二十三年刻本。成文出版有限公司,1969年。

[1696]乾隆《仪封县志》,纪黄中、王绩纂修,乾隆二十九年刻本。

[1697]乾隆《宜川县志》,吴炳纂修,乾隆十八年刻本。

[1698]乾隆《宜阳县志》,王道成、周洵修,汪坚纂,乾隆十二年刻本。

[1699]乾隆《宜章县志》,杨文植、姜顺纂修,杨河、储早同辑,乾隆二十一年刻本。

[1700]乾隆《沂州府志》,李希贤等修,潘遇莘、丁恺曾纂修,乾隆二十五年刻本。

[1701]乾隆《翼城县志》,许崇楷纂修,乾隆三十六年刻本。

[1702]乾隆《峄县志》,忠琏纂修,乾隆二十六年刻本。

[1703]乾隆《鄞县志》,钱维乔承修,钱大昕纂修,乾隆五十三年刻本。

[1704]乾隆《英山县志》,张海总裁,姚之琅编纂,乾隆二十一年刻本。

[1705]乾隆《荥泽县志》,崔淇修,王博、李维峤纂,乾隆十三年刻本。

[1706]乾隆《营山县志》,李榕纂修,乾隆八年刻本。

[1707]乾隆《颍上县志》,许晋重修,乾隆十八年刻本。

[1708]乾隆《颍州府志》,王敛福纂辑,乾隆十七年刻本。

[1709]乾隆《永昌县志》,李登瀛修,南济汉纂,乾隆五十年刻本。

[1710]乾隆《永嘉县志》,崔锡修,齐召南、汪沆纂,乾隆二十六年修,乾隆三十年

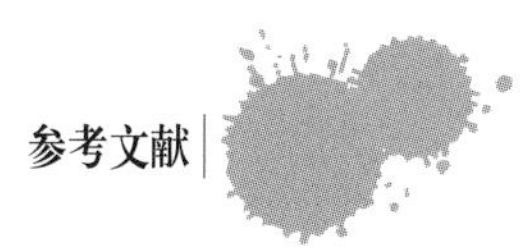

刻本。

[1711]乾隆《永年县志》,孔广棣纂修,乾隆二十二年刻本。

[1712]乾隆《永宁县志》,单履咸纂修,乾隆十二年刻本。

[1713]乾隆《永平府志》,李奉翰、顾学潮修,王金英纂,乾隆三十九年刻本。

[1714]乾隆《永寿县新志》,蒋基修,王开沃纂,乾隆五十六年刻本。

[1715]乾隆《永顺府志》,张天如纂辑,乾隆二十八年刻本。

[1716]乾隆《永新县志》,王瀚修,陈善言纂,乾隆十一年刻本。

[1717]乾隆《永兴县志》,沈维基主修,楚大德等采辑分校,乾隆二十七年刻本。

[1718]乾隆《攸县志》,冯运栋修,李天旭纂,乾隆十二年刻本。

[1719]乾隆《尤溪县志》,焦长发纂修,王家奋总修,乾隆四十一年刻本。

[1720]乾隆《鱼台县志》,冯振鸿纂修,乾隆二十九年刻本。

[1721]乾隆《盂县志》,胡予翼、马廷俊修,吴森纂,乾隆四十九年刻本。

[1722]乾隆《余姚志》,唐若瀛修,邵晋涵纂,乾隆四十三年修,乾隆四十六年刻本。

[1723]乾隆《雩都县志》,高泽叙主修,段彩纂修,乾隆二十二年刻本。

[1724]乾隆《榆次县志》,钱之青修,张天泽纂,乾隆十五年刻本。

[1725]乾隆《虞城县志》,张元鉴、蒋光祖重修,沈俨纂辑,乾隆三年修,乾隆十年刻本。

[1726]乾隆《禹州志》,邵大业修,孙广生纂,乾隆十二年刻本。

[1727]乾隆《玉屏县志》,赵沁总裁,田榕纂修,乾隆二十三年刻本。

[1728]乾隆《玉山县志》,连柱总修,乾隆四十九年刻本。

[1729]乾隆《蔚县志》,王育榞总裁,李舜臣等分纂,乾隆四年刻本。台湾学生书局,1969年。

[1730]乾隆《裕州志》,董学礼原纂修,宋名立续修,乾隆五年刻本。

[1731]乾隆《元氏县志》,王人雄纂修,乾隆二十三年刻本。

[1732]乾隆《沅州府志》,瑭珠监修,朱景英等纂修,乾隆二十二年刻本。

[1733]乾隆《原武县志》,吴文炘修,何远纂,乾隆十二年刻本。

[1734]乾隆《袁州府志》,陈廷枚修,鲁鸿等纂,乾隆二十五年刻本。

[1735]乾隆《岳州府志》,李遇时原鉴定,杨柱朝原修,李寿瀚续修,黄秀续纂,乾隆元年刻本。

[1736]乾隆《云南通志》,鄂尔泰、尹继善等总裁,靖道谟纂修,乾隆元年刻本。

[1737]乾隆《郧西县志》,张道南纂修,乾隆四十二年刻本。

[1738]乾隆《赞皇县志》,黄岗竹等纂修,乾隆十六年刻本。

[1739]乾隆《枣强县志》,单作哲纂修,乾隆十七年刻本。

[1740]乾隆《枣阳县志》,甘定遇纂修,熊天章同修,乾隆二十七年修,抄本。

[1741]乾隆《增修醴陵县志》,段一骙等修,黄祖文等纂,乾隆八年刻本。

[1742]乾隆《沾益州志》,王秉韬纂订,乾隆三十五年刻本。

[1743]乾隆《章丘县志》,张万青纂修,乾隆二十一年刻本。

[1744]乾隆《彰德府志》,卢崧修,江大键、程焕纂,乾隆五十二年刻本。台湾学生书局,1968 年。

[1745]乾隆《漳州府志》,李维钰修,官献瑶纂,乾隆四十一年刻本,嘉庆十一年补刻本。

[1746]乾隆《柘城县志》,李志鲁纂修,乾隆三十八年刻本。

[1747]乾隆《浙江通志》,嵇曾筠等监修,沈翼机等编修,《四库全书》本。

[1748]乾隆《镇安府志》,傅聚纂修,乾隆二十一年刻本。

[1749]乾隆《镇安县志》,聂焘纂,乾隆二十年抄本。成文出版有限公司,1970 年。

[1750]乾隆《镇海县志》,王梦弼、邵向荣纂修,乾隆十七年刻本。

[1751]乾隆《镇江府志》,高龙光监修,何絜等纂修,乾隆十五年增刻本。

[1752]乾隆《镇洋县志》,金鸿修,李鏻纂,乾隆十年刻本。

[1753]乾隆《震泽县志》,陈和志总裁,倪师孟、沈彤纂辑,乾隆十一年刻本。成文出版有限公司,1970 年。

[1754]乾隆《正定府志》,郑大进纂修,乾隆二十七年刻本。台湾学生书局,1968 年。

[1755]乾隆《郑州志》,张钺修,毛如诜纂,乾隆十三年刻本。台湾学生书局,1968 年。

[1756]乾隆《枝江县志》,王世爵重辑,钟彝编辑,乾隆五年刻本。

[1757]乾隆《直隶郴州总志》,谢仲坃原修,扬桑阿等续修,何全吉等编次,乾隆三十七年刻本。

[1758]乾隆《直隶代州志》,吴重光总修,乾隆四十九年刻本。

[1759]乾隆《直隶澧州志林》,何璘修,黄宜中纂,乾隆十五年刻本。

[1760]乾隆《直隶绛州志》,张成德总修,李友洙纂修,乾隆三十年刻本。

[1761]乾隆《直隶秦州新志》,费廷珍纂修,胡釴编次,乾隆二十九年刻本。成文出版有限公司,1976 年。

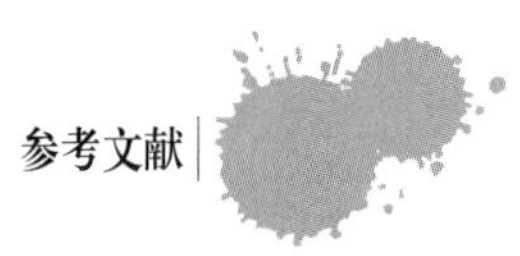

[1762]乾隆《直隶商州志》,王如玖纂修,乾隆九年刻本。

[1763]乾隆《直隶通州志》,王继祖主修,夏之蓉编纂,乾隆二十年刻本。

[1764]乾隆《中江县志》,张松孙总纂,雷懋德、陈景韩纂修,乾隆五十二年刻本。

[1765]乾隆《中牟县志》,孙和相纂修,王廷宣等协辑,乾隆十九年刻本。

[1766]乾隆《钟祥县志》,高世荣主修,李莲纂修,乾隆六年刻本。

[1767]乾隆《周至县志》,邹儒纂修,乾隆十四年刻本。

[1768]乾隆《诸城县志》,宫懋让裁定,李文藻等纂修,乾隆二十九年刻本。成文出版有限公司,1976年。

[1769]乾隆《诸暨县志》,沈椿龄裁定,楼卜瀍纂辑,乾隆三十八年刻本。

[1770]乾隆《淄川县志》,王康修,臧岳纂,乾隆八年刻本。

[1771]嘉庆《淞南志》,秦立辑,雍正十年刻本。

[1772]嘉庆《安化县志》,周文重修,雷声、陶澍纂,嘉庆十六年刻本。

[1773]嘉庆《安仁县志》,侯钤主修,欧阳厚均总纂,嘉庆二十四年刻本。

[1774]嘉庆《巴陵县志》,陈玉垣、庄绳武纂修,唐伊盛等编辑,嘉庆九年刻本。

[1775]嘉庆《白河县志》,严一青辑,嘉庆六年刻本。

[1776]嘉庆《宝丰县志》,武亿总纂,陆蓉同纂,嘉庆二年刻本。

[1777]嘉庆《备修天长县志稿》,张宗泰纂,刘增龄补辑,嘉庆十七年修,1934年增补铅印本。

[1778]嘉庆《璧山县志》,佚名纂,嘉庆年间抄本。

[1779]嘉庆《昌乐县志》,魏礼焯、时铭等裁定,阎学夏、黄方远等分纂,嘉庆十四年刻本。

[1780]嘉庆《常德府志》,应先烈总修,陈楷礼纂稿,嘉庆十八年刻本。

[1781]嘉庆《常宁县志》,杨纯道等修,王绅、段绍章纂,嘉庆四年刻本。

[1782]嘉庆《长宁县志》,曹秉让修,杨庚等纂,嘉庆十三年刻本。

[1783]嘉庆《长沙县志》,赵文在主修,嘉庆十五年刻本。

[1784]嘉庆《长山县志》,倪企望总修,钟廷瑛、徐果行纂辑,嘉庆六年刻本。

[1785]嘉庆《长垣县志》,李于垣总修,杨元锡纂修,嘉庆十五年刻本。成文出版有限公司,1975年。

[1786]嘉庆《潮阳县志》,唐文藻纂修,嘉庆二十四年刻本。

[1787]嘉庆《郴州总志》,朱偓等纂修,陈昭谋总纂,嘉庆二十五年刻本。

[1788]嘉庆《澄海县志》,李书吉等纂修,嘉庆二十年刻本。

[1789]嘉庆《崇安县志》,魏大名修,章朝栻纂,嘉庆十三年刻本。

[1790]嘉庆《重刊荆溪县志》,唐仲冕修,宁楷纂,嘉庆二年刊本。成文出版有限公司,1983年。

[1791]嘉庆《重刊江宁府志》,吕燕昭主修,姚鼐总修,嘉庆十六年刻本。

[1792]嘉庆《重刊宜兴县旧志》,李先荣原本,阮升基、宁楷等增修,嘉庆二年刻本。

[1793]嘉庆《重修嘉善县志》,万相宾纂修,嘉庆五年刻本。

[1794]嘉庆《重修延安府志》,洪蕙纂修,嘉庆七年刻本。

[1795]嘉庆《楚雄县志》,苏鸣鹤纂修,陈璜等纂辑,嘉庆二十三年刻本。

[1796]嘉庆《垂虹识小录》,费善庆撰,《江苏府县志辑》本,凤凰出版社2008年版。

[1797]嘉庆《达县志》,鲁凤辉等修,王廷伟等纂,嘉庆二十年刻本。

[1798]嘉庆《丹徒县志》,贵中孚、万承纪修,蒋宗海、张崟纂,嘉庆十年刻本。

[1799]嘉庆《德平县志》,钟大受纂修,嘉庆元年刻本。

[1800]嘉庆《东昌府志》,嵩山总裁,陈可经、张熙先等纂修,嘉庆十三年刻本。

[1801]嘉庆《东流县志》,吴篪修,李兆洛等纂,嘉庆二十三年刻本。

[1802]嘉庆《东台县志》,周右总纂修,蔡复午等分编,嘉庆二十二年刻本。

[1803]嘉庆《东乡县志》,周轼、周钟泰修,吴嵩梁等纂,嘉庆十年刻本。

[1804]嘉庆《二续淞南志》,陈至言纂,《中国地方志集成·乡镇志专辑》本,上海书店1992年版。

[1805]嘉庆《范县志》,唐晟纂修,光绪三十三年石印本。

[1806]嘉庆《丰城县志》,郑垲修,丁猷俊等纂,嘉庆十三年刻本。

[1807]嘉庆《福鼎县志》,谭抡总纂,王锡龄、高昊等分修,嘉庆十一年刻本。

[1808]嘉庆《高邮州志》,杨宜仑原主修,夏之蓉、沈之本原总纂,冯馨主修,嘉庆十八年刻本。

[1809]嘉庆《广西通志》,谢启昆修,胡虔纂,嘉庆六年刻本。

[1810]嘉庆《广宗县志》,李师舒纂修,嘉庆七年刻本。

[1811]嘉庆《桂东县志》,林凤仪倡修,曾钰纂修,黄性时、李克钿等分修,嘉庆二十二年刻本。

[1812]嘉庆《海康县志》,刘邦柄总裁,陈昌齐总纂,嘉庆十七年刻本。

[1813]嘉庆《海州直隶州志》,唐仲冕等总修,汪梅鼎等编辑,嘉庆十六年刻本。成文出版有限公司,1971年。

[1814]嘉庆《汉中续修府志》,严如熤修,郑炳然纂,杨名扬续纂修,国家图书馆

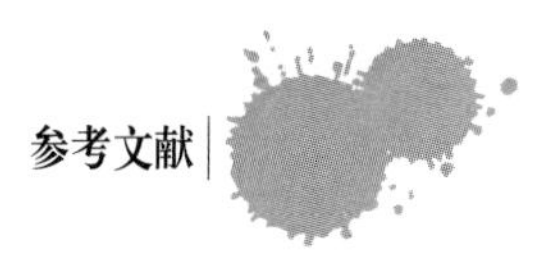

复印民国年间刻本。

[1815]嘉庆《汉阳县志》，裘行恕修，邵翔纂，嘉庆二十三年刻本。

[1816]嘉庆《汉阴厅志》，钱鹤年纂定，董诏纂修，嘉庆二十三年刻本。

[1817]嘉庆《汉南续修郡志》，严如熤修，郑炳然等纂，嘉庆十九年刻本。台湾学生书局，1968 年。

[1818]嘉庆《汉州志》，刘长庚总理，侯肇元、张怀泗纂辑，嘉庆十七年刻本。成文出版有限公司，1977 年。

[1819]嘉庆《合肥县志》，左辅纂修，嘉庆九年刻本。

[1820]嘉庆《和平县志》，罗天桂鉴修，徐延翰总修，嘉庆二十五年刻本。

[1821]嘉庆《衡阳县志》，阎肇烺等修，马倚元、王斯扬纂，嘉庆二十五年刻本。

[1822]嘉庆《洪雅县志》，王好音纂修，张柱等编辑，嘉庆十八年刻本。

[1823]嘉庆《湖北通志》，吴熊光、百龄等总纂，陈诗等纂修，嘉庆九年刻本。

[1824]嘉庆《湖口县志》，宋庚等监修，洪宗训等纂修，嘉庆二十三年刻本。

[1825]嘉庆《怀远县志》，孙让纂修，李兆洛纂修，嘉庆二十四年刻本。

[1826]嘉庆《黄平州志》，李台修，嘉庆六年刻本。

[1827]嘉庆《会同县志》，陈述芹纂修，1925 年铅印本。

[1828]嘉庆《惠安县志》，吴裕仁纂修，嘉庆八年刻本。

[1829]嘉庆《绩溪县志》，清恺等主修，席存泰纂修，嘉庆十五年刻本。

[1830]嘉庆《稷山县志》，张应辰纂修，王墀等分纂，嘉庆二十年刻本。

[1831]嘉庆《葭州志》，高珣纂修，龚玉麟监修，嘉庆十四年修，1933 年石印本。成文出版有限公司，1969 年。

[1832]嘉庆《嘉兴府志》，伊汤安修，冯应榴、沈启震纂，嘉庆六年刻本。

[1833]嘉庆《江安县志》，赵朴修，郑存仁等纂，嘉庆十七年刻本。

[1834]嘉庆《江川县志》，张维翰纂修，葛炜曾修，嘉庆四年增修，抄本。

[1835]嘉庆《江津县志》，徐鼎续修，杨彦青续纂，嘉庆九年增刻本，嘉庆十七年续修刻本。

[1836]嘉庆《介休县志》，徐品山、陆元鏸纂修，嘉庆二十四年刻本。成文出版有限公司，1976 年。

[1837]嘉庆《泾县志》，李德淦、周鹤立主修，洪亮吉总修，嘉庆十一年刻本。

[1838]嘉庆《旌德县志》，陈柄德主修，赵良霨总修，嘉庆十三年刻本。

[1839]嘉庆《莒州志》，许绍锦纂修，嘉庆元年刻本。

[1840]嘉庆《开州志》，李符清修，沈乐善纂，嘉庆十一年刻本。

[1841]嘉庆《兰溪县志》,张许承修,陈凤举纂修,嘉庆五年刻本。

[1842]嘉庆《醴陵县志》,黄应培修,丁世璪纂,嘉庆二十四年刻本。

[1843]嘉庆《溧阳县志》,李景峄、陈鸿寿总修,史炳、史津等纂修,嘉庆十八年刻本。

[1844]嘉庆《连江县志》,李菶总修,章朝栻总辑,嘉庆十年刻本。

[1845]嘉庆《临安府志》,江浚源修,罗惠恩等纂,嘉庆四年刻本。

[1846]嘉庆《临桂县志》,蔡呈韶、金毓奇总裁,胡虔、朱依真总纂,嘉庆七年刻本。成文出版有限公司,1967年。

[1847]嘉庆《临武县志》,邹景文等主修,夏普等同修,嘉庆二十二年刻本。

[1848]嘉庆《零陵县志》,武占熊重修,刘方瑢、蒋濂编稿,嘉庆二十二年刻本。

[1849]嘉庆《刘河镇纪略》,金端表纂,稿本。

[1850]嘉庆《浏阳县志》,谢希闵修,王显文纂,嘉庆二十四年刻本。

[1851]嘉庆《龙川县志》,胡瑃修,勒殷山纂,嘉庆二十三年刻本。

[1852]嘉庆《庐江县志》,魏绍源、张燡主修,储嘉珩、黄金台等纂修,嘉庆八年刻本。

[1853]嘉庆《庐州府志》,张祥云主修,孙星衍纂修,嘉庆八年刻本。

[1854]嘉庆《鲁山县志》,董作栋修,武亿纂,嘉庆元年刻本。

[1855]嘉庆《六安直隶州志》,宋思楷纂修,嘉庆九年刻本,道光四年增刻本。

[1856]嘉庆《滦州志》,吴士鸿修,孙学恒纂,嘉庆十五年刻本。

[1857]嘉庆《洛川县志》,刘毓秀纂修,贾构等采辑,嘉庆十一年刻本。

[1858]嘉庆《洛阳县志》,魏襄修,陆继辂纂,嘉庆十八年刻本。

[1859]嘉庆《马边厅志略》,周斯才纂修,嘉庆十二年刻本。

[1860]嘉庆《孟津县志》,赵擢彤修,宋缙纂,嘉庆二十一年刻本。

[1861]嘉庆《密县志》,谢增、景纶同纂,嘉庆二十二年刻本。

[1862]嘉庆《绵竹县志》,沈瓖等纂修,嘉庆十八年刻本。

[1863]嘉庆《南陵县志》,鲁铨等总修,徐心田主修,嘉庆十三年刻本。

[1864]嘉庆《南平县志》,杨桂森修,应丹诏纂,嘉庆十五年刻本。

[1865]嘉庆《南翔镇志》,张承先纂修,1924年铅印本。

[1866]嘉庆《南阳府志》,孔传金纂修,嘉庆十二年刻本。

[1867]嘉庆《内江县志》,顾文曜、罗文黻等纂修,嘉庆年间稿本。

[1868]嘉庆《宁国府志》,鲁铨、钟英等监修,洪亮吉、施晋等纂修,嘉庆二十年刻本。

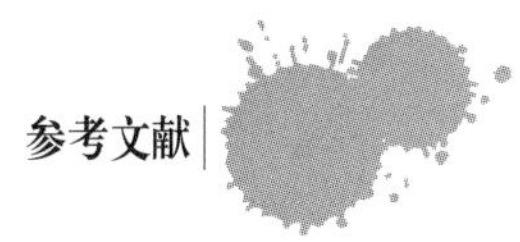

[1869]嘉庆《宁乡县志》,王余英等修,袁名曜纂,嘉庆二十一年刻本。

[1870]嘉庆《平湖县续志》,路錞修,张跃鳞纂,嘉庆十一年刻本。

[1871]嘉庆《平乐府志》,清柱、王人作纂修,光绪五年重刊本。

[1872]嘉庆《平阴县志》,喻春林修,朱续孜纂,嘉庆十三年刻本。成文出版有限公司,1976年。

[1873]嘉庆《鄱郡琐录》,王朝榘纂,同治九年活字本。

[1874]嘉庆《濮川所闻记》,金淮、濮镄纂,嘉庆二十五年刻本。

[1875]嘉庆《浦城县志》,黄恬修,祖之望、朱秉鉴纂,嘉庆十六年刻本。

[1876]嘉庆《沁水县志》,徐品山修,张心至纂,嘉庆六年刻本。

[1877]嘉庆《清溪县志》,刘传经裁定,陈一沺纂辑,嘉庆五年刻本。成文出版有限公司,1970年。

[1878]嘉庆《琼东县志》,陈述芹纂修,嘉庆二十五年修,1925年铅印本。成文出版有限公司,1974年。

[1879]嘉庆《全州志》,温之诚修,曹文深纂,嘉庆四年刻本。

[1880]嘉庆《如皋县志》,杨受廷、左元镇主修,马汝舟、江大键纂修,嘉庆十三年刻本。成文出版有限公司,1970年。

[1881]嘉庆《汝宁府志》,德昌修,王增纂,嘉庆元年刻本。

[1882]嘉庆《瑞安县志》,张德标修,王殿金、黄征义纂,嘉庆十三年刻本。

[1883]嘉庆《三水县志》,李友榕等主修,邓云龙等协修,嘉庆二十四年刻本。成文出版有限公司,1967年。

[1884]嘉庆《山阳县志》,何树滋纂修,嘉庆元年刻本。

[1885]嘉庆《山阴县志》,徐元梅掌修,朱文翰编辑,嘉庆八年刻本。

[1886]嘉庆《善化县志》,王勋修,王余英等纂,嘉庆二十三年刻本。

[1887]嘉庆《商城县志》,武开吉纂修,周之骕等分修,嘉庆八年刻本。

[1888]嘉庆《上海县志》,王大同修,李林松纂,嘉庆十九年刻本。

[1889]嘉庆《邵阳县志》,唐凤德总辑,黄崇光纂修,嘉庆二十五年刻本。

[1890]嘉庆《射洪县志》,陈廷钰等修,赵爕元等纂,嘉庆二十五年刻本。

[1891]嘉庆《涉县志》,戚学标总修,嘉庆四年刻本。

[1892]嘉庆《石城县志》,张大凯纂修,嘉庆二十五年刻本。

[1893]嘉庆《石冈广福合志》,萧鱼会、赵稷思纂修,嘉庆十二年刻本。

[1894]嘉庆《石门县志》,苏益馨等主修,梅峄总纂,嘉庆二十三年刻本。

[1895]嘉庆《舒城县志》,杜茂材、熊载陞等纂修,孔继序等同修,嘉庆十二年

刻本。

[1896]嘉庆《顺昌县志》,许庭梧修,谢钟瑾纂,嘉庆八年刻本。

[1897]嘉庆《四川通志》,常明总裁,杨芳灿、谭光祜编辑,嘉庆二十一年刻本。

[1898]嘉庆《松江府志》,宋如林纂修,莫晋、孙星衍等总纂,嘉庆二十四年刻本。

[1899]嘉庆《淞南志》,陈元模纂,嘉庆十八年刻本。

[1900]嘉庆《太平县志》,曹梦鹤主修,孔传薪、陆仁虎等同修,嘉庆十四年刻本。

[1901]嘉庆《通道县志》,蔡象衡纂修,罗临远、李逢生协修,嘉庆二十年刻本。

[1902]嘉庆《同安县志》,吴堂修,刘光鼎纂,嘉庆三年刻本。

[1903]嘉庆《同里志》,阎登云修,周之祯纂,1917 年铅印本。

[1904]嘉庆《桐乡县志》,李廷辉主修,徐志鼎纂修,嘉庆四年刻本。

[1905]嘉庆《洧川县志》,何文明纂修,嘉庆二十三年刻本。

[1906]嘉庆《卫藏通志》,和琳纂修,光绪二十二年刻本。

[1907]嘉庆《无为州志》,张祥云等主修,顾浩等承修,吴元庆等纂修,嘉庆八年刻本。

[1908]嘉庆《无锡金匮县志》,秦瀛纂修,嘉庆十八年刻本。

[1909]嘉庆《芜湖县志》,梁启让等总裁,陈春华纂修,嘉庆十二年刻本。

[1910]嘉庆《五河县志》,王启聪等修,言尚炜、陈瑜纂,嘉庆八年刻本。

[1911]嘉庆《武义县志》,张营堠主修,周家驹纂修,嘉庆九年刻本。

[1912]嘉庆《西安县志》,姚宝煃主修,范崇楷纂修,嘉庆十六年刻本。

[1913]嘉庆《息县志》,刘光辉总修,任镇及纂编,嘉庆四年刻本。

[1914]嘉庆《湘潭县志》,张云璈等修,周系英纂,嘉庆二十三年刻本。

[1915]嘉庆《湘阴县志》,阎肇烺修,黄朝绶纂,徐鋐校补,嘉庆二十五年修。

[1916]嘉庆《萧县志》,潘镕纂修,沈学渊、顾翰等同纂,嘉庆二十年刻本。

[1917]嘉庆《新安县志》,舒懋官主修,王崇熙总纂,嘉庆二十四年修,刻本。成文出版有限公司,1974 年。

[1918]嘉庆《新都县志》,孙真儒等纂修,李觉楹编辑,嘉庆二十一年刻本。

[1919]嘉庆《新市镇续志》,沈赤然纂,嘉庆十七年刻本。

[1920]嘉庆《邢台县志》,窦景燕纂修,沈莲生续修,嘉庆十四年修,道光七年续修刻本。

[1921]嘉庆《休宁碎事》,徐卓纂,嘉庆十六年刻本。

[1922]嘉庆《宿迁县志》,丁堂修,臧鲁高纂,嘉庆十八年刻本。

[1923]嘉庆《续修曲沃县志》,侯长熺修,王安恭纂,嘉庆二年刻本。

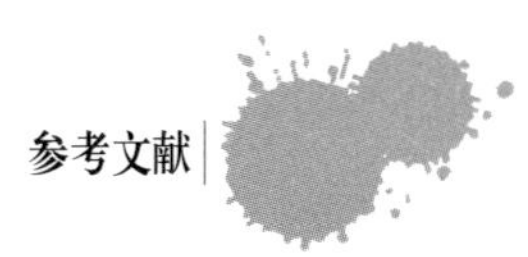

[1924]嘉庆《续修兴业县志》，苏勒通阿总修，彭焜基、周锡纶等编次，嘉庆十九年刻本。

[1925]嘉庆《续修中部县志》，丁瀚等督修，张永清等编次，嘉庆十二年刻本。

[1926]嘉庆《宣城县志》，陈受培修，张焘纂，嘉庆十三年刻本。

[1927]嘉庆《鄢陵县志》，吴堂纂修，嘉庆十三年刻本。

[1928]嘉庆《延安府志》，洪蕙重修，嘉庆七年刻本。

[1929]嘉庆《扬州府志》，阿克当阿监修，姚文田、江藩等纂，嘉庆十五年刻本。成文出版有限公司，1974年。

[1930]嘉庆《耀州志》，陈仕林纂修，嘉庆七年刻本。

[1931]嘉庆《黟县志》，吴甸华总修，程汝翼等分纂，道光五年重刻本。

[1932]嘉庆《仪征县续志》，颜希源、邵光钤纂修，嘉庆十三年刻本。

[1933]嘉庆《宜章县志》，陈永图纂修，龚立海、黄本骐汇纂，嘉庆二十年刻本。

[1934]嘉庆《益阳县志》，方为霖修，符鸿纂，嘉庆二十五年刻本。

[1935]嘉庆《永安州志》，李炘纂修，嘉庆十八年刻本。

[1936]嘉庆《永定县志》，赵亨钤刊修，熊国夏等纂修，嘉庆二十一年修，道光三年刻本。

[1937]嘉庆《余杭县志》，张吉安主修，朱文藻原纂，崔应榴、董作栋续纂，1919年重刊本。

[1938]嘉庆《禹城县志》，董鹏翱修，嘉庆十三年刻本。

[1939]嘉庆《沅江县志》，唐古特主修，骆孔僎纂修，嘉庆十五年刻本。

[1940]嘉庆《郧阳志》，王正常、谢攀云纂修，嘉庆二年刻本。

[1941]嘉庆《枣强县志》，任衔蕙修，杨元锡纂，嘉庆九年刻本。

[1942]嘉庆《增修赣榆县志》，王城修，周萃元纂，嘉庆元年刻本。

[1943]嘉庆《贞丰拟乘》，章腾龙纂，陈勰增辑，嘉庆十五年刻本。

[1944]嘉庆《正阳县志》，彭良弼修，吕元灏等纂，杨德容补修，贺祥补纂，嘉庆元年刻本。

[1945]嘉庆《直隶泸州志》，沈昭兴修，余观和等纂，嘉庆二十五年刻本。

[1946]嘉庆《直隶叙永厅志》，周伟业纂修，褚彦昭等编校，嘉庆十七年刻本。

[1947]嘉庆《中江县志》，陈此和修，戴文奎等纂，清抄本。

[1948]嘉庆《中部县志》，丁瀚等修，张永清等编次，嘉庆十二年修，1935年重刊本。

[1949]嘉庆《资州直隶州志》，刘炯修，张怀渭等纂，嘉庆二十年刻本。

[1950]嘉庆《左云县志》,袁大选修,李翼圣纂,侯凯增订,雍正七年修,嘉庆八年增修,抄本。

[1951]道光《安定县志》,姚国龄纂辑,道光二十六年抄本。成文出版有限公司,1970年。

[1952]道光《安陆县志》,蒋炯等原纂,李廷锡增纂,道光二十三年刻本。

[1953]道光《安平县志》,刘祖宪等修纂,道光七年刻本。

[1954]道光《安丘新志》,马世珍原纂,张柏恒增订,1920年石印本。

[1955]道光《安仁县志》,陈天爵修,赵玉蟾等纂,道光四年刻本。

[1956]道光《安岳县志》,濮瑗总裁,周国颐总纂,道光十六年刻本。

[1957]道光《安州志》,彭定泽修,俞湘纂,道光二十六年修,稿本。

[1958]道光《白蒲镇志》,姚鹏春纂,抄本。

[1959]道光《白山司志》,王言纪修,朱锦纂,道光十年刻本。

[1960]道光《宝丰县志》,李彷梧总纂,耿兴宗、鲍桂征分纂,道光十七年刻本。

[1961]道光《宝庆府志》,黄宅中创修,邓显鹤总纂,道光二十九年刻本。

[1962]道光《保安州志》,杨桂森总纂,道光十五年刻本。

[1963]道光《宾州志》,耿省修修,张鹏展纂,道光六年刻本。

[1964]道光《亳州志》,任寿世修,刘开、陈恩德纂,道光五年刻本。

[1965]道光《博平县志》,杨祖宪重辑,乌竹芳纂辑,道光十一年刻本。

[1966]道光《昌化县志》,于尚龄等主修,王兆杏纂修,道光三年抄本。

[1967]道光《长乐县志》,侯坤元主修,温训总纂,道光二十五年刻本。台湾学生书局,1968年。

[1968]道光《长宁县志》,高炳文等主修,冯兰总纂,道光十九年刻本。

[1969]道光《长清县志》,舒化民总修,徐德城纂辑,道光十五年刻本。

[1970]道光《巢县志》,舒梦龄重修,道光八年刻本。

[1971]道光《城武县志》,袁章华主修,刘士瀛编纂,道光十年刻本。

[1972]道光《重辑渭南县志》,何耿绳修,姚景衡纂,道光九年刻本。

[1973]道光《重庆府志》,王梦庚鉴定,寇宗编辑,道光二十三年刻本。

[1974]道光《重修宝应县志》,孟毓兰监修,成观宣等监订,道光二十年刻本。成文出版有限公司,1983年。

[1975]道光《重修博兴县志》,周壬福总修,李同纂文,道光二十年刻本。

[1976]道光《重修电白县志》,章鸿、叶廷芳等修,邵咏、崔翼周纂修,道光六年刻本。

[1977]道光《重修胶州志》,张同声总修,李图等纂,道光二十五年刻本。

[1978]道光《重修蓬莱县志》,王文焘总理,张本、葛元昶等编次,道光十九年刻本。

[1979]道光《重修平度州志》,保忠、吴慈等总修,李图、王大钥总纂,道光二十九年刻本。

[1980]道光《重修汧阳县志》,罗曰壁编辑,道光二十一年刻本。

[1981]道光《重修仪征县志》,王检心修,刘文淇、张安保纂,道光三十年刻本。

[1982]道光《重修昭化县志》,张绍龄纂修,道光二十五年刻本,同治三年修锓道光本。

[1983]道光《重修镇番县志》,许协主修,谢集成总修,道光五年刻本。

[1984]道光《重纂福建通志》,孙尔准等修,陈寿祺纂,程祖洛等续修,魏敬中续纂,道光九年修,道光十五年续修,同治十年刻本。

[1985]道光《重纂光泽县志》,盛朝辅等修,高澍然等纂,道光二十年刻本。

[1986]道光《大定府志》,黄宅中纂修,邹汉勋总纂,道光二十九年刻本。

[1987]道光《大同县志》,黎中辅纂修,道光十年刻本。

[1988]道光《大姚县志》,黎恂主修,刘荣黼纂修,道光二十五年刻本。

[1989]道光《道光东阳县志》,党金衡主修,1914年石印本。

[1990]道光《道光金华县志》,黄金声修,李林松纂,道光三年刻本。

[1991]道光《定远县志》,杨慧纂修,孔传庆、朱昆玉同纂,道光六年修,光绪十三年增补抄本。

[1992]道光《东阿县志》,李贤书裁定,吴怡纂辑,道光九年刻本,1934年铅印本。成文出版有限公司,1976年。

[1993]道光《东平州志》,周云凤修,唐鉴、周兆棠纂,道光五年刻本。

[1994]道光《都昌县志》,曹人杰纂修,道光三年刻本。

[1995]道光《繁昌县志》,曹德赞原本,张星焕增修,道光六年增修,1937年重印本。

[1996]道光《繁峙县志》,吴其均总修,道光十六年刻本。

[1997]道光《分湖小识》,柳树芳纂修,道光二十七年刻本。

[1998]道光《分水县志》,王承楷修,王椿煜等纂,道光二十五年刻本。

[1999]道光《汾阳县志》,周贻缨、曹文锦纂修,道光三十年修,咸丰元年刻本。

[2000]道光《丰城县志》,徐清选、李培绪主修,毛辉凤等纂修,道光五年刻本。

[2001]道光《封川县志》,温恭主修,吴兰修纂修,道光十五年刻本。成文出版有

限公司,1974 年。

[2002]道光《凤凰厅志》,黄应培掌修,孙均铨、黄元复纂辑,道光四年刻本。

[2003]道光《奉新县志》,邹山立修,赵敬襄纂,道光六年刻本。

[2004]道光《扶沟县志》,王德瑛纂修,道光十三年刻本。

[2005]道光《浮梁县志》,贺熙龄总修,乔淮主修,胡嗣瑗、游际盛等分修,道光三年修,道光十二年增补刻本。

[2006]道光《涪州志》,德恩修,石彦恬、李树兹纂,道光二十五年刻本。

[2007]道光《阜阳县志》,刘虎文、周天爵等主修,李复庆纂辑,道光九年刻本。

[2008]道光《高安县志》,高以本纂修,道光四年刻本。

[2009]道光《高州府志》,黄安涛、海寿等修,潘眉纂,道光七年刻本。

[2010]道光《观城县志》,孙观纂修,道光十八年刻本。

[2011]道光《冠县志》,梁永康修,赵锡书纂,道光十一年刻本,1933 年铅印本。成文出版有限公司,1968 年。

[2012]道光《广东通志》,阮元修,陈昌齐等纂,道光二年刻本。

[2013]道光《贵溪县志》,胡宗简修,张金镕等纂,道光四年刻本。

[2014]道光《贵阳府志》,周作楫等修,萧琯、邹汉勋等纂,道光二十年刻本。

[2015]道光《哈密志》,钟方撰,道光六年修,抄本。台湾学生书局,1967 年。

[2016]道光《寒圩小志》,杨学渊纂,稿本。

[2017]道光《河内县志》,袁通纂修,方履篯等编辑,道光五年刊本。成文出版有限公司,1976 年。

[2018]道光《河源县志》,彭君谷修,赖以平等纂,同治十三年刻本。

[2019]道光《怀宁县志》,王毓芳、赵梅修,江尔维等纂,道光五年刻本。

[2020]道光《淮宁县志》,永铭修,赵任之、吴纯夫纂,道光六年刻本。

[2021]道光《黄平州志》,李台修,王孚镛纂,易宝善续修,刘霞举续纂,道光十三年刻本。

[2022]道光《璜泾志稿》,施若霖纂,《中国地方志集成·乡镇志专辑》本,江苏古籍出版社 1992 年版。

[2023]道光《辉县志》,周际华纂修,戴铭等同修,道光十五年刻本,道光二十一年补刻本。

[2024]道光《徽州府志》,马步蟾纂修,道光七年刻本。

[2025]道光《会稽县志》,王藩、沈元泰纂修,1936 年铅印本。

[2026]道光《会稽县志稿》,王蓉坡、沈墨庄纂,道光二十五年刻本。

[2027]道光《惠安县续志》,娄云纂修,道光十二年刻本,1936年铅印本。

[2028]道光《霍邱县志》,张家槵、朱炳南修,李宝琮等纂,道光五年刻本。

[2029]道光《济南府志》,王赠芳等辑,成瓘等纂修,道光二十年刻本。台湾学生书局,1968年。

[2030]道光《济宁直隶州志》,徐宗幹纂修,许瀚编辑,道光二十一年刻本,咸丰九年刻本。

[2031]道光《蓟州志》,沈锐总裁,章过等修,道光十一年刻本。台湾学生书局,1968年。

[2032]道光《建德县志》,周兴峄等主修,严可均、许锦春等纂修,道光八年刊本。

[2033]道光《建阳县志》,梁舆、李再灏主修,江远青纂,道光十二年刻本。

[2034]道光《江安县志》,高学濂纂修,道光九年刻本。

[2035]道光《江北厅志》,福珠朗阿监修,宋煊、黄云衢编辑,道光二十四年刻本。台湾学生书局,1971年。

[2036]道光《江阴县志》,陈延恩等修,李兆洛等纂,道光二十年刻本。成文出版有限公司,1983年。

[2037]道光《金华县志》,黄金声修,李林松纂,道光三年刻本。

[2038]道光《金溪县志》,李云修,杨頀纂,道光三年刻本。

[2039]道光《金溪县志》,松安等纂修,道光六年刻本。

[2040]道光《晋江县志》,胡之鋘主修,周学曾、尤逊恭等纂修,道光九年修,稿本。

[2041]道光《晋宁州志》,朱庆椿修,陈金堂纂,道光二十三年刻本。

[2042]道光《靖远县志》,陈之骥编次,尹世阿参阅,道光十三年刊本,1925年铅印本。成文出版有限公司,1977年。

[2043]道光《靖州直隶州志》,魏德畹纂修,隆恩续修,汪尚友续纂,道光七年修,道光十七年续修刻本。

[2044]道光《巨野县志》,黄维翰纂,袁传裘续纂,道光二十六年刻本。

[2045]道光《开化府志》,何怀道、周炳等总裁,万重贲等纂修,道光九年刻本。

[2046]道光《开建县志》,余瀚修,余楷汇编,道光三年修,1932年抄本。

[2047]道光《昆新两县志》,张鸿、来汝缘等监修,王学浩等纂修,道光六年刻本。

[2048]道光《昆阳州志》,朱庆椿纂修,道光十九年刻本。

[2049]道光《来安县志》,符鸿、刘廷槐纂修,欧阳泉、戴宗矩等总纂,道光十年刻本。

[2050]道光《兰州府志》,陈士桢总理,涂鸿仪编辑,道光十三年刊本。成文出版有限公司,1977年。

[2051]道光《耒阳县志》,常庆、陈翰修,郑优、伍声偁纂,道光六年刻本。

[2052]道光《黎平府志》,刘宇昌修,唐本洪等纂,道光二十五年刻本。

[2053]道光《廉州府志》,张堉春修,陈治昌等纂,道光十三年刻本。

[2054]道光《两当县新志》,德俊纂修,韩塘编次,道光二十二年抄本。台湾学生书局,1969年。

[2055]道光《临川县志》,刘绳武等修,纪大奎等纂,道光三年刻本。

[2056]道光《临邑县志》,沈淮纂修,道光十七年刻本。

[2057]道光《陵县志》,沈淮修,李图等纂,道光二十六年刻本。

[2058]道光《龙安府志》,邓存咏等纂修,道光二十二年刻本,咸丰八年补刻本。

[2059]道光《龙南县志》,王所举、石家绍修,徐思谏等纂,道光六年刻本。

[2060]道光《龙泉县志》,文海修,高世书纂,道光四年刻本。

[2061]道光《龙岩州志》,彭衍堂、袁曦业掌修,陈文衡等纂修,道光十年修,道光十五年刻本。

[2062]道光《庐陵县志》,梅大鹤修,王锦芳纂,道光五年刻本。

[2063]道光《鲁山县志》,郑銮纂修,道光年间刻本。

[2064]道光《栾城县志》,桂超万、李鈖修,高继珩纂,道光二十六年刻本。

[2065]道光《罗城县志》,万文芳修,阮正惠、李化人纂,道光二十四年刻本。

[2066]道光《泌阳县志》,倪明进修,道光八年刻本。成文出版有限公司,1970年。

[2067]道光《绵竹县志》,刘庆远修,沈心如纂,道光二十九年刻本。

[2068]道光《内丘县志》,施彦士纂修,道光二十年抄本。成文出版有限公司,1969年。

[2069]道光《南部县志》,王瑞庆等修,徐畅达等纂,道光二十九年刻本。

[2070]道光《南城县志》,时式敷修,廖连等纂,道光六年刻本。

[2071]道光《南宁府志》,苏士俊纂修,何鲲增修,道光二十七年石印本。

[2072]道光《宁都直隶州志》,黄永纶倡修,杨锡龄等纂,道光四年刻本。

[2073]道光《瓯乘补》,黄汉纂,道光二十二年稿本。

[2074]道光《瓯乘拾遗》,洪守一纂,道光二十九年刻本。

[2075]道光《蓬溪县志》,吴章祁修,顾士英纂,道光二十五年刻本。

[2076]道光《平望志》,翁广平纂,沈春荣等点校,见《平望志(三种)·上》,广陵

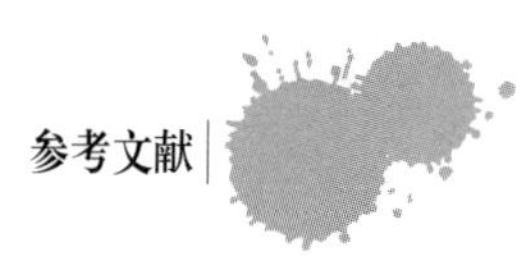

书社 2011 年版。

[2077]道光《鄱阳县志》,陈骧修,张琼英纂,道光四年刻本。

[2078]道光《莆田县志稿》,林扬祖修,年代不详,抄本。

[2079]道光《祁门县志》,王让修,桂超万纂,道光七年刻本。

[2080]道光《綦江县志》,宋灏修,罗星编辑,道光六年刻本,道光十五年邓仁堃增刻本,同治二年杨铭、伍濬祥增刻本。

[2081]道光《钦州志》,朱椿年等修,杜以宽、叶轮纂,道光十四年刻本。

[2082]道光《清涧县志》,钟章元纂修,道光八年抄本。成文出版有限公司,1970 年。

[2083]道光《清流县志》,乔有豫修,雷可升、伍嘉猷等纂,道光九年活字本。

[2084]道光《庆远府志》,英秀、恒悟修,唐仁等纂,道光九年刻本。

[2085]道光《琼州府志》,明谊修,张岳崧纂,道光二十一年刻本。

[2086]道光《仁怀直隶厅志》,陈熙晋纂修,道光二十一年刻本。

[2087]道光《任丘县志续编》,鲍承焘掌修,瞿光缙、边士圻等纂辑,道光十七年刻本。

[2088]道光《荣成县志》,李天骘纂修,岳赓廷等协纂,道光二十刊本。

[2089]道光《荣县志》,王培荀纂修,道光二十五年刻本,光绪三年增刻本。

[2090]道光《融县志》,刘斯誉修,路顺德、吴建勋纂,道光十一年修。

[2091]道光《如皋县续志》,范仕义主修,吴铠纂修,道光十七年刊本。成文出版有限公司,1970 年。

[2092]道光《汝州全志》,白明义修,赵林成纂,道光二十年刻本。台湾学生书局,1968 年。

[2093]道光《沙县志》,孙大焜、王庚修,徐逢盛、陈名世等纂,道光十四年刻本。

[2094]道光《商河县志》,龚廷煌等纂修,道光十二年修,道光十六年刻本。

[2095]道光《上饶县志》,陶尧臣修,周毓麟纂,道光六年刻本。

[2096]道光《上元县志》,陈栻等纂,道光四年刊本。成文出版有限公司,1983 年。

[2097]道光《深州直隶州志》,张范东修,李广滋纂,道光七年刻本。

[2098]道光《嵊县志》,李式圃纂修,朱渌总纂,道光八年刻本。

[2099]道光《石城县志》,朱一慊主修,许琼等纂修,道光四年刻本。

[2100]道光《双凤里志》,时宝臣纂修,抄本。

[2101]道光《苏州府志》,宋如林、罗琦等监修,石韫玉等纂,道光四年刻本。

[2102]道光《宿松县志》,�正阶、郑敦亮修,石葆元、汪景祥纂,道光八年刻本。

[2103]道光《宿州志》,苏元璐修,徐用熙纂,道光五年刻本。

[2104]道光《遂溪县志》,喻炳荣、朱德华、杨翊等纂,道光二十九年刻本。成文出版有限公司,1974年。

[2105]道光《太湖县志》,孙济修,陈烈纂,道光十年刻本。

[2106]道光《太康县志》,戴凤翔修,高崧、江练纂,道光八年刻本。

[2107]道光《太平县志》,李炳彦纂修,梁栖鸾编辑,道光五年刻本。

[2108]道光《太原县志》,员佩兰总裁,杨国泰纂修,道光六年刊本。

[2109]道光《泰安县志》,徐宗翰修,蒋大庆纂,道光八年刻本。

[2110]道光《泰和县志》,杨讱纂修,道光四年刻,道光六年补修本。

[2111]道光《泰州志》,王有庆等总辑,道光七年刻本。

[2112]道光《滕县志》,王政总修,王庸立、黄来麟纂修,道光二十六年刻本。

[2113]道光《天门县志》,王希琮主修,张锡谷等编纂,道光元年刻本。

[2114]道光《桐城续修县志》,廖大闻等主修,金鼎寿纂修,道光十四年刻本。

[2115]道光《铜山县志》,崔志元纂修,道光十年刻本。

[2116]道光《万全县志》,左承业原修,施彦士补订,道光十四年补订刊本。台湾学生书局,1969年。

[2117]道光《万载县志》,卫鹓鸣等纂修,道光十二年刻本。

[2118]道光《万州志》,胡端书修,杨士锦、吴鸣清等纂,道光八年刻本。

[2119]道光《尉氏县志》,刘厚滋、沈淮总修,王观潮纂辑,道光十一年刻本。

[2120]道光《吴川县志》,李高魁、叶载文修,林泰雯纂,道光五年刻本。

[2121]道光《武城县志续编》,厉秀芳纂修,道光二十一年刻本。

[2122]道光《武康县志》,疏筤纂修,陈殿阶、吴敬义等编次,道光九年刊本。

[2123]道光《武宁县志》,陈云章修,张绍玑纂,道光四年刻本。

[2124]道光《武强县新志》,翟慎行纂修,道光十一年刻本。

[2125]道光《武缘县志》,世纶、余思诏修,詹作述纂,道光二十四年刻本。

[2126]道光《武陟县志》,王荣陛修,方履篯纂,道光九年刻本。

[2127]道光《舞阳县志》,王德瑛纂修,道光十五年刻本。

[2128]道光《婺源县志》,黄应昀、朱元理纂修,道光六年刻本。

[2129]道光《歙县志》,劳逢源主修,沈伯棠总修,道光八年刻本。

[2130]道光《厦门志》,周凯纂修,道光十二年修,道光十九年刻本。

[2131]道光《湘乡县志》,胡钧、朱晋麟修,张承霸纂,道光五年刻本。

[2132]道光《象山县志》,童立成、吴锡畴修,冯登府等纂,道光十四年刻本。

[2133]道光《新城县志》,李廷棨修,王振钟等纂,道光十八年刻本。

[2134]道光《新化县志》,林联桂纂修,道光十二年刻本。

[2135]道光《新会县志》,林星章主修,黄培芳等总纂,道光二十一年刊本。成文出版有限公司,1966 年。

[2136]道光《新建县志》,雷学淦修,曹师曾纂,道光十年刻本。

[2137]道光《新建县志》,崔登鳌、彭宗岱修,涂兰玉纂,道光二十九年刻本。

[2138]道光《新津县志》,陈霁学修,叶芳模、童宗沛等辑,道光九年修,1922 年铅印本。台湾学生书局,1968 年。

[2139]道光《新修罗源县志》,卢凤棽主修,林春溥纂,道光十一年刻本。

[2140]道光《新修曲沃县志》,张兆衡纂修,道光二十二年刻本。

[2141]道光《新修香山县志》,祝淮修,黄培芳纂,道光七年刊本。台湾学生书局,1976 年。

[2142]道光《信丰县志续编》,许夔修,谢肇涟、熊福藻等编辑,同治六年补刻本。

[2143]道光《信今录》,曹镳撰,道光十一年刻本。

[2144]道光《兴安县志》,张运昭修,蒋方正纂,道光十四年刻本。

[2145]道光《修武县志》,冯继照纂修,金皋、袁俊等编述,道光二十年刻本。

[2146]道光《许州志》,萧元吉修,李尧观纂,道光十八年刻本。

[2147]道光《续修长垣县志》,葛之墉修,蒋庸纂,同治十二年刻本。

[2148]道光《续修宁羌州志》,张廷槐纂修,道光十二年刻本。

[2149]道光《续修咸阳县志》,陈尧书纂修,道光十六年刻本。

[2150]道光《续修易门县志》,严廷珏修,严仲泽纂,道光二十五年刻本。

[2151]道光《续增高邮州志》,左辉春等纂,道光二十三年刻本。

[2152]道光《续增沙河县志》,鲁杰纂修,道光二十五年刻本。

[2153]道光《宣平县志》,汤金策修,俞宗焕纂,道光二十年刻本。

[2154]道光《宣威州志》,刘沛霖等续纂,朱光鼎等续编,道光二十四年抄本。成文出版有限公司,1967 年。

[2155]道光《寻甸州志》,孙世榕纂修,道光八年刻本。

[2156]道光《浔州府志》,孙世昌修,光昭纂,道光二年刻本。

[2157]道光《鄢陵县志》,何鄂联纂修,洪符孙编辑,道光十三年刻本。

[2158]道光《阳春县志》,陆向荣等修,刘彬华纂,道光元年刻本。

[2159]道光《阳江县志》,李沄等修,李应均、胡琣、区启科等续辑,嘉庆十七年

修，嘉庆二十三年增补，道光二年续修刻本。成文出版有限公司，1974 年。

[2160]道光《阳曲县志》，李培谦监修，阎士骧等纂辑，道光二十三年修，1932 年重印本。成文出版有限公司，1976 年。

[2161]道光《阳山县志》，陆向荣修，刘彬华纂，道光三年刻本。

[2162]道光《阳朔县志》，吴德征修，唐作砺等纂，道光十八年刻本。

[2163]道光《伊阳县志》，张道超纂修，道光十八年刊本。成文出版有限公司，1976 年。

[2164]道光《黟县续志》，吕子珏、詹锡龄修，道光五年刻本。

[2165]道光《沂水县志》，张燮修，刘承谦等纂，道光七年刻本。

[2166]道光《宜春县志》，程国观等纂修，道光三年刻本。

[2167]道光《宜黄县志》，札隆阿等主修，程卓樑等纂，道光五年刻本。

[2168]道光《义宁县志》，谢沄、朱象斑主修，道光元年抄本。

[2169]道光《义宁州志》，曾晖春等纂，冷玉光、查望洋纂修，道光四年刻本。

[2170]道光《英德县志》，黄培燦、刘济宽主修，陆殿邦等纂，道光二十三年刻本。

[2171]道光《颍上县志》，刘耀椿修，李同等纂，道光六年刻本。

[2172]道光《永昌县志》，南济汉纂修，道光元年刻本。

[2173]道光《永定县志》，方履籛修，巫宜福纂，道光十年刻本。

[2174]道光《永康县志》，廖重机、彭元海修，应曙霞、潘国诏纂，道光十七年刻本。

[2175]道光《永明县志》，王春藻纂修，道光二十六年刻本。

[2176]道光《永宁州志》，黄培杰纂修，道光十七年刻本。

[2177]道光《永州府志》，吕恩湛修，宗绩辰纂，道光八年刻本。

[2178]道光《余干县志》，李暕修，洪锡光纂，道光三年刻本。

[2179]道光《榆林府志》，李熙龄纂辑，道光二十一年刊本。台湾学生书局，1968 年。

[2180]道光《禹州志》，朱炜修，姚椿纂，道光十五年刊本。台湾学生书局，1968 年。

[2181]道光《玉山县志》，武次韶纂修，道光三年刻本。

[2182]道光《云梦县志略》，吕锡麟等参定，程怀璟纂修，光绪九年刻本。

[2183]道光《云南通志稿》，阮元、伊里布等修，王崧、李诚纂，道光十五年刻本。

[2184]道光《再续掖县志》，杨祖宪修，侯登岸纂，道光二十三年刻本。

[2185]道光《章丘县志》，吴璋总纂，曹楙坚纂修，道光十三年刻本。

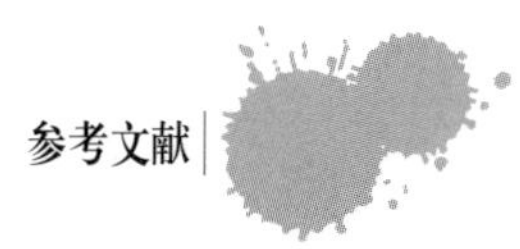

[2186]道光《招远县续志》,陈国器、边象曾等总裁,李荫等纂修,道光二十六年刻本。

[2187]道光《肇庆府志》,屠英等主修,江藩等纂修,道光十三年刻本。

[2188]道光《震泽镇志》,纪磊、沈眉寿纂,《中国地方志集成·乡镇志专辑》本,江苏古籍出版社1992年版。

[2189]道光《直隶定州志》,宝琳、劳沅恩编定,道光三十年刻本。

[2190]道光《直隶澧州志林》,安佩莲修,孙祚泰、陈融观纂,道光元年刻本。

[2191]道光《直隶南雄州志》,余保纯等重修,黄其勤编纂,戴锡纶续修,道光四年刻本。成文出版有限公司,1967年。

[2192]道光《中江县新志》,杨霈主修,李福源、范泰衡纂辑,道光十九年刻本。

[2193]道光《诸城县续志》,刘光斗裁定,朱学海纂修,道光十四年刻本。

[2194]道光《紫阳县志》,陈仅、吴纯修,杨家坤、曹学易纂,道光二十三年刻本。

[2195]道光《遵义府志》,平翰创理,郑珍、莫友芝纂辑,道光二十一年刻本。成文出版有限公司,1968年。

[2196]咸丰《安顺府志》,常恩总纂,邹汉勋、吴寅邦总修,咸丰元年刻本。

[2197]咸丰《滨州志》,李熙龄纂修,咸丰十年刻本。

[2198]咸丰《重修兴化县志》,梁园棣纂修,咸丰二年刊本。

[2199]咸丰《重修枣阳县志》,陈子饬、王树滋等纂修,咸丰四年刻本。

[2200]咸丰《崇义县志》,汪报闰主修,陈世玮纂修,咸丰六年刻本。

[2201]咸丰《初续献县志》,李昌祺等纂修,咸丰七年刊本。

[2202]咸丰《大名府志》,朱煐等纂修,武蔚文续修,郭程先续纂,高继珩增补,咸丰三年刻本。

[2203]咸丰《邓川州志》,钮方图修,侯允钦纂,咸丰三年刻本。

[2204]咸丰《佛冈厅志》,龚耿光纂辑,咸丰元年刻本。

[2205]咸丰《金乡县志略》,李垒纂修,咸丰十年修,同治元年刻本。

[2206]咸丰《靖江县志稿》,于作新主修,潘泉总纂,咸丰七年刻本。

[2207]咸丰《开原县志》,全禄修,张式金纂,咸丰七年刻本。

[2208]咸丰《内江县志》,张播等修,刘一衡等纂,许延祜续修,黄德仁续纂,嘉庆四年修,咸丰八年续修刻本。

[2209]咸丰《南宁县志》,毛玉成主修,张翊辰、喻怀信纂修,咸丰二年抄本。成文出版有限公司,1967年。

[2210]咸丰《普洱府志》,郑绍谦原本,李熙龄续修,道光二十年修,咸丰元年

刻本。

[2211]咸丰《蕲州志》,潘克溥裁定,咸丰二年刻本。

[2212]咸丰《青州府志》,毛永柏等鉴定,刘耀椿等纂修,咸丰九年刻本。台湾学生书局,1968年。

[2213]咸丰《清河县志》,吴棠等监修,鲁一同纂修,咸丰四年刻本。

[2214]咸丰《庆云县志》,戴絅孙编辑,咸丰五年刊本。成文出版有限公司,1969年。

[2215]咸丰《琼山县志》,李文烜监定,郑文彩、蔡藩纂修,咸丰七年刻本。成文出版有限公司,1974年。

[2216]咸丰《容城县志》,詹作周、裴福德修,王振纲纂,咸丰七年刻本。

[2217]咸丰《邵武县志》,李正芳修,张葆森纂,咸丰五年抄本,1939年抄本。

[2218]咸丰《深泽县志》,张衍寿修,王肇晋纂,同治元年刻本。成文出版有限公司,1976年。

[2219]咸丰《顺德县志》,郭汝诚修,冯奉初纂,咸丰三年修,咸丰六年刻本。

[2220]咸丰《天全州志》,陈松龄纂修,咸丰八年刻本。

[2221]咸丰《同州府志》,李恩继、文廉等纂,蒋湘南编辑,咸丰二年刻本。

[2222]咸丰《文昌县志》,张霈、陈起礼修,林燕典纂,咸丰八年刻本。

[2223]咸丰《武定府志》,李熙龄、邹恒等纂,咸丰九年刻本。

[2224]咸丰《新塍琐志》,郑凤锵纂,同治年间稿本。

[2225]咸丰《兴宁县志》,仲振履原本,张鹤龄续纂,1929年铅印本。成文出版有限公司,1966年。

[2226]咸丰《兴义府志》,张锳纂修,邹汉勋等协修,咸丰四年刻本。

[2227]咸丰《续林县志》,康仲方等纂修,卫济世协修,咸丰元年刻本。

[2228]咸丰《鄞县志》,张铣修,周道遵纂,咸丰六年刻本。

[2229]咸丰《云和县志》,伍承吉修,涂冠等续修,王士鈖纂辑,咸丰七年修,同治三年续修刻本。

[2230]咸丰《资阳县志》,范涞清总裁,何华元编辑,咸丰十年刻本。台湾学生书局,1971年。

[2231]咸丰《滋阳县志》,黄恩彤等纂修,咸丰九年刻本。

[2232]同治《安福县志》,姜大定等主修,尹袭澍纂修,同治八年刻本。

[2233]同治《安化县志》,邱育泉等修,何才焕等纂辑,同治十年刻本。

[2234]同治《安吉县志》,汪荣、刘兰敏等修,张行孚、丁宝书等纂,同治十三年

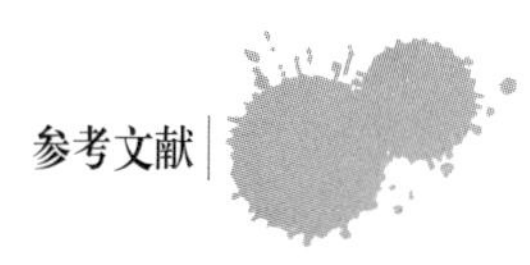

刻本。

[2235]同治《安仁县志》,张景垣主修,张鹏、侯材骥纂,同治八年刻本。

[2236]同治《安义县志》,杜林主修,彭斗山、熊宝善纂修,同治十年刊本。

[2237]同治《霸州志》,周乃大修,宋文纂,同治十三年修,稿本。

[2238]同治《保靖县志》,林继钦、龚南金监修,袁祖绶纂修,同治十年刻本。

[2239]同治《璧山县志》,寇用平等纂,陈锦堂、卢有徽纂修,同治四年刻本。台湾学生书局,1971年。

[2240]同治《苍梧县志》,蒯光焕、李百龄等原修,黄玉柱续修,王栋续纂,咸丰元年修,同治十三年续修刻本。

[2241]同治《茶陵州志》,福昌等修,谭钟麟等编纂,同治十年刻本。

[2242]同治《昌黎县志》,何崧泰等修,马恂、何尔泰纂,同治五年刻本。

[2243]同治《长乐县志》,彭光藻、王家驹修,杨希闵、黄见三等纂,同治八年刻本。

[2244]同治《长沙县志》,刘采邦主修,张延珂、袁继翰等纂修,同治十年刻本。

[2245]同治《长兴县志》,赵定邦等修,周学濬等鉴定,丁宝书等纂,同治十二年修,光绪元年刻本。

[2246]同治《长阳县志》,陈惟模主修,谭大勋总纂,同治五年刻本。

[2247]同治《常宁县志》,玉山主修,李孝经、毛诗等纂修,同治九年刻本。

[2248]同治《城步县志》,盛镒源主修,戴联璧等纂修,同治六年刻本。

[2249]同治《崇仁县志》,盛铨等主修,黄炳奎等纂修,同治十二年刻本。

[2250]同治《重修酆都县志》,田秀栗、徐濬镛修,徐昌绪纂,同治八年刻本。

[2251]同治《重修涪州志》,吕绍衣等修,王应元、傅炳墀等纂,同治九年刻本。

[2252]同治《重修山阳县志》,文彬等鉴定,孙云等监修,何绍基等纂,同治十二年刻本。

[2253]同治《崇阳县志》,高佐廷总修,傅燮鼎纂辑,同治五年刻本。

[2254]同治《崇义县志》,汪宝树、冯宝山主修,胡友梅纂修,同治六年刻本。

[2255]同治《重纂福建通志》,孙尔准等修,陈寿祺纂,程祖洛等续修,魏敬中续纂,同治十年刻本。

[2256]同治《大埔县志》,张鸿恩纂修,光绪二年刻本。

[2257]同治《大冶县志》,胡复初倡修,黄昺杰纂修,同治六年刻本。

[2258]同治《大庾县志》,黄鸣珂、陈荫昌修,石景芬总纂,同治十三年刻本。

[2259]同治《淡水厅志》,陈培桂纂辑,同治十年刻本。

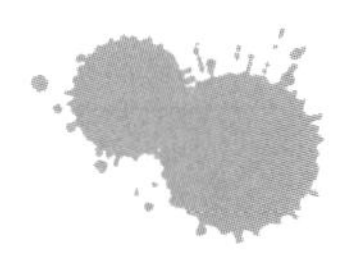

[2260]同治《德化县志》，陈鼒总鉴，吴彬等协辑，同治十一年刻本。

[2261]同治《德兴县志》，孟庆云主修，杨重雅总纂，同治十一年刻本。

[2262]同治《德阳县志》，何庆恩修，刘宸枫、田正训纂，同治十三年刻本。

[2263]同治《定南厅志》，王大枚等总修，黄正琅、黄正绂纂修，同治十一年刻本。

[2264]同治《都昌县志》，狄学耕修，黄昌藩纂，同治十一年刻本。

[2265]同治《房县志》，杨廷烈纂修，郁方董辑稿，刘元栋总理纂辑，同治五年刻本。

[2266]同治《肥乡县志》，李鹏展监修，赵文濂纂修，同治六年刻本。

[2267]同治《丰城县志》，王家杰等主修，周文凤、李庚纂修，同治十二年刻本。

[2268]同治《奉新县志》，吕懋先总修，帅方蔚等纂，同治十年刻本。

[2269]同治《浮山县志》，庆钟总纂，同治十三年刻本。

[2270]同治《富顺县志》，罗廷权等修，吕上珍等纂，同治十一年刻本。

[2271]同治《赣县志》，黄德溥、崔国榜主修，褚景昕纂修，同治十一年刻。

[2272]同治《赣州府志》，魏瀛主修，鲁琪光总修，钟音鸿等纂，同治十二年刻本。

[2273]同治《高安县志》，孙家铎等主修，熊松之等纂修，同治十年刻本。

[2274]同治《高平县志》，龙汝霖纂辑，同治六年刻本。

[2275]同治《公安县志》，周承弼、袁鸣珂主修，王慰总纂，同治十三年刻本。

[2276]同治《谷城县志》，承印纂修，蒋海澄、黄定镛协修，同治六年刻本。

[2277]同治《广昌县志》，曾毓璋纂修，同治六年刻本。

[2278]同治《广东通志》，江苏广陵古籍刻印社影印本，1986年。

[2279]同治《广丰县志》，双全、王麟书等总修，顾兰生、林廷杰等纂修，同治十一年刻本。

[2280]同治《广济县志》，刘宗元、朱荣实修，刘燡纂，同治十一年活字本。

[2281]同治《广信府志》，蒋继洙总修，同治十二年刻本。

[2282]同治《广州府志》，戴肇辰等主修，史澄等纂，同治九年修，光绪五年刻本。

[2283]同治《广宗县志》，罗观骏修，李汝绍纂，同治十三年刻本。

[2284]同治《贵溪县志》，杨长杰等总修，黄联珏等纂，同治十年刻本。

[2285]同治《桂东县志》，刘华邦纂修，郭岐勋等编校，同治五年刻本。

[2286]同治《桂阳县志》，钱绍文、孙光燮纂修，朱炳元、何俊等辑，同治六年刻本。

[2287]同治《桂阳直隶州志》，汪敩灏修，王闿运纂，同治七年刻本。

[2288]同治《海丰县志续编》，蔡逢恩总裁，林光斐等编纂，同治十二年刻本。

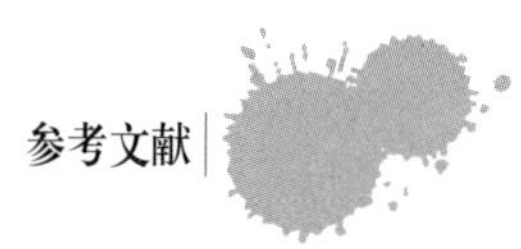

[2289]同治《汉川县志》,德廉、袁鸣珂等监修,林祥瑗纂修,同治十二年刻本。

[2290]同治《汉阳县志》,许盛春、张行简撰,光绪十年刻本。

[2291]同治《河曲县志》,金福增总修,张兆魁、金钟彦纂修,同治十一年刻本。

[2292]同治《衡阳县志》,罗庆芗修,彭玉麟等纂,同治十三年刻本。

[2293]同治《湖口县志》,殷礼、张兴言主修,周谟等分修,同治十三年刻本。

[2294]同治《湖州府志》,宗源瀚、郭式昌等主修,周学濬、陆心源等总纂,同治九年修,同治十三年刻本。

[2295]同治《滑县志》,姚锟等纂修,徐光第编辑,同治六年刻本。

[2296]同治《黄安县志》,朱锡绶、袁瓒修,张家俊、吴端委纂,同治八年刻本。

[2297]同治《黄陂县志》,刘昌绪修,徐瀛纂,同治十年刻本。

[2298]同治《黄县志》,尹继美纂修,同治十年刻本。

[2299]同治《会昌县志》,刘长景督修,陈良栋、王骥等纂修,同治十一年刻本。

[2300]同治《霍邱县志》,陆鼎敩、王寅清纂修,同治九年刻本。

[2301]同治《畿辅通志》,李鸿章等修,黄彭年等纂,光绪十年刻本。

[2302]同治《即墨县志》,林溥总辑,周翕镄分辑,同治十二年刻本。

[2303]同治《嘉禾县志》,高大成纂修,李光甲编辑,同治二年刻本。

[2304]同治《郏县志》,姜篪原本,张熙瑞续修,郭景泰编辑,同治四年增刻本。

[2305]同治《监利县志》,林瑞枝、陈树菱主修,王柏心编纂,同治十一年刻本。

[2306]同治《建昌府志》,邵子彝总辑,鲁琪光总纂,同治十一年刻本。

[2307]同治《建昌县志》,陈惟清修,闵芳言、王士彬纂修,同治十年刻本。

[2308]同治《江华县志》,刘华邦纂修,唐为煌分编,同治九年刻本。

[2309]同治《江山县志》,王彬、孙晋梓修,朱宝慈等纂,同治十二年刻本。

[2310]同治《江西新城县志》,刘昌岳等掌修,邓家祺等纂修,同治十年刻本。

[2311]同治《江夏县志》,王庭桢主修,彭崧毓总纂,同治八年刻本。

[2312]同治《金溪县志》,程芳修,郑浴修等纂辑,同治九年刻本。

[2313]同治《荆门直隶州志》,恩荣主修,张圻编著,同治七年刻本。

[2314]同治《景宁县志》,周杰纂修,严用光等纂辑,同治十二年刻本。

[2315]同治《静海县志》,郑士蕙纂修,同治十二年刻本。

[2316]同治《九江府志》,达春布主修,黄凤楼、欧阳焘总纂,同治十三年刻本。

[2317]同治《乐昌县志》,徐宝符等主修,李秾等纂,同治十年刻本。成文出版有限公司,1967年。

[2318]同治《乐城县志》,陈咏修,张惇德纂,同治十一年刻本。成文出版有限公

司,1976年。

[2319]同治《乐平县志》,董萼荣、梅毓翰主修,汪元祥、陈谟总纂,同治九年刻本。

[2320]同治《丽水县志》,彭润章等总修,同治十三年刻本。

[2321]同治《连州志》,袁泳锡、觉罗祥瑞等督修,单兴诗总纂,同治九年刻本。

[2322]同治《两淮通州金沙场志》,邱标纂,抄本。

[2323]同治《临川县志》,童范俨总修,陈庆龄等分修,同治九年刻本。

[2324]同治《临武县志》,邹景文原本,吴洪恩续修,陈佑启、章俊纯续纂,同治六年增刻本。

[2325]同治《临湘县志》,盛庆黻、恩荣等主修,熊兴杰、欧阳恩霖等总纂,同治十一年刻本。

[2326]同治《临邑县志》,陈鸿翙、赵敏功总纂,同治十三年续补刻本。

[2327]同治《灵寿县志》,刘庚年等重修,同治十三年刻本。成文出版有限公司,1976年。

[2328]同治《酃县志》,唐荣邦等修,周作翰等纂修,同治十二年刻本。

[2329]同治《浏阳县志》,王汝惺等主修,邹焌杰等纂修,同治十二年刻本。

[2330]同治《龙泉县志》,王肇渭等主修,郭崇煇正修,同治十二年刻本。

[2331]同治《庐陵县志》,陈汝桢修,匡汝谐纂,同治十二年刻本。

[2332]同治《泸溪县志》,杨松兆、孙毓秀修,彭钟华纂,同治九年刻本。

[2333]同治《六安州志》,李蔚、王峻总修,吴康霖总纂,同治十一年刻本。

[2334]同治《栾城县志》,陈咏裁定,张惇德纂辑,同治十一年刻本。

[2335]同治《蒙城县志》,李炳涛修,石廷枢纂,同治九年修,抄本。

[2336]同治《内江县志》,张搢原本,张兆兰等续修,黄觉续纂,同治十年刻本。

[2337]同治《南安府志》,黄鸣珂主修,石景芬总纂,徐福炘续纂,同治七年刻本。

[2338]同治《南昌府志》,许应鑅、王之藩主修,曾作舟、杜防总纂,同治十二年刻本。

[2339]同治《南昌县志》,陈纪麟、汪世泽修,刘于浔、曾作舟纂,同治九年刻本。

[2340]同治《南城县志》,李人镜等掌修,梅体萱纂修,同治十二年刻本。

[2341]同治《南丰县志》,柏春修,鲁琪光纂,同治十年刻本。

[2342]同治《南康府志》,盛元等纂修,同治十一年刻本。

[2343]同治《南康县志》,沈恩华掌修,卢鼎峋纂修,同治十一年刻本。

[2344]同治《南浔镇志》,汪曰桢纂,《中国地方志集成·乡镇志专辑》本,江苏古

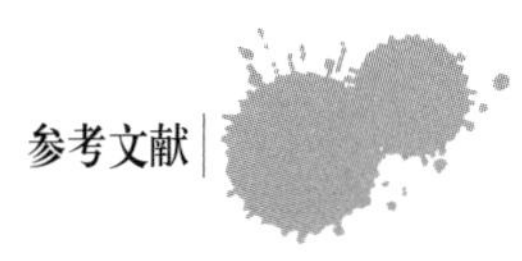

籍出版社 1992 年版。

[2345] 同治《宁海州志》,舒孔安总修,王厚阶纂修,同治三年刻本。

[2346] 同治《宁乡县志》,郭庆扬修,童秀春纂,同治六年刻本。

[2347] 同治《番禺县志》,李福泰主修,史澄、何若瑶总纂,同治十年刻本。成文出版有限公司,1967 年。

[2348] 同治《彭泽县志》,陈文庆掌修,欧阳焘覆阅,同治十二年刻本。

[2349] 同治《平江县志》,张培仁、麻维绪等监修,李元度纂修,同治十三年刻本。

[2350] 同治《平乡县志》,苏性纂辑,同治七年刻本。

[2351] 同治《萍乡县志》,锡荣、王明璠总修,熊清河等协修,同治十一年刊本。

[2352] 同治《鄱阳县志》,陈志培掌修,王廷鉴等总修,同治十年刻本。

[2353] 同治《莆田县志》,林扬祖修,同治年间抄本。

[2354] 同治《蒲圻县志》,顾际熙纂修,文元音、张承龄等协纂,同治五年刻本。

[2355] 同治《祁门县志》,周溶主修,同治十二年刊本。

[2356] 同治《迁安县志》,韩耀光修,史梦兰纂,同治十二年刻本。

[2357] 同治《铅山县志》,张廷珩等总理,华祝三纂修,同治十二年刻本。

[2358] 同治《黔阳县志》,陈鸿作等主修,易燮尧纂修,杨大诵编辑,同治十三年刻本。

[2359] 同治《茜泾记略》,倪大临纂,陶炳曾补辑,同治九年抄本。

[2360] 同治《清丰县志》,杨燝纂修,高俊等续修,同治十年增补康熙本。

[2361] 同治《清河县志》,王镛等裁定,郭兆藩等编辑,同治十一年刻本。

[2362] 同治《清苑县志》,李逢源修,诸崇俭纂,同治十二年刻本。

[2363] 同治《饶州府志》,锡德主修,石景芬等纂,同治十一年刻本。

[2364] 同治《瑞昌县志》,姚暹掌修,冯士杰等纂修,同治十年刻本。

[2365] 同治《桑植县志》,周来贺纂修,卢元勋编次,同治十一年刊本。

[2366] 同治《上海县志》,应宝时等鉴定,俞樾等总纂,同治十一年刊本。成文出版有限公司,1975 年。

[2367] 同治《上江两县志》,莫祥芝等修,汪士铎等纂,同治十三年刊本。

[2368] 同治《上饶县志》,王恩溥、邢德裕等总修,李树藩等纂,同治十一年刻本。

[2369] 同治《韶州府志》,额哲克等总修,单兴诗总纂,同治十三年刊本。成文出版有限公司,1966 年。

[2370] 同治《深州风土记》,吴汝纶纂,同治十年修,光绪二十六年刻本。

[2371] 同治《嵊县志》,严思忠、陈仲麟纂修,蔡以瑺总纂,同治九年刻本。

[2372]同治《石首县志》,朱荣实修,傅如筠等纂,同治五年刻本。

[2373]同治《双林镇志》,蔡蓉升纂修,蔡蒙续纂修,1917 年铅印本。

[2374]同治《松滋县志》,吕缙云、李勖主修,罗有文、朱美燮纂修,同治八年刻本。

[2375]同治《苏州府志》,李铭皖、谭钧培等提调,冯桂芬总纂,同治十三年修稿本,光绪八年刻本。

[2376]同治《宿迁县志》,李德溥等总修,方骏谟总纂,同治十三年刻本。成文出版有限公司,1974 年。

[2377]同治《绥宁县志》,方传质总修,龙凤翥等纂,同治六年刻本。

[2378]同治《太湖县志》,符兆鹏主修,赵继元纂修,同治十一年刻本。

[2379]同治《泰和县志》,宋瑛等修,彭启瑞等纂,同治十一年修,稿本。

[2380]同治《泰顺分疆录》,林鹗纂辑,林用霖续编,光绪五年刻本。

[2381]同治《天长县纂辑志稿》,江景桂纂修,同治八年稿本。

[2382]同治《通城县志》,郑荚主修,杜煦明、胡洪鼎等纂修,同治六年活字本。

[2383]同治《通山县志》,罗登瀛、胡昌铭鉴修,朱美燮、乐纯青纂修,同治七年活字本。

[2384]同治《桐城县志》,王国均纂修,同治七年修,抄本。

[2385]同治《万安县志》,欧阳骏、周之镛纂修,同治十二年刻本。

[2386]同治《万年县志》,项珂掌修,刘馥桂等赞修,同治十年刻本。

[2387]同治《万载县志》,金第、杜绍斌纂修,同治十一年刻本。

[2388]同治《涡阳县志》,石成之修,杨雨霖、王冠甲纂,同治十一年稿本。

[2389]同治《梧州府志》,吴九龄修,史鸣皋等纂,同治十二年刻本。

[2390]同治《武冈州志》,黄维瓒等修,邓绎总纂,同治十二年刻本。

[2391]同治《武陵县志》,恽世临鉴定,陈启迈纂辑,同治二年刻本。

[2392]同治《武宁县志》,何庆朝纂修,同治九年刻本。

[2393]同治《武邑县志》,彭美总修,龙文彬纂订,同治十一年刻本。成文出版有限公司,1969 年。

[2394]同治《西宁县新志》,韩志超等修,杨笃纂辑,同治十二年刻本。成文出版有限公司,1968 年。

[2395]同治《峡江县志》,暴大儒等修,廖其观总纂,同治十年刻本。

[2396]同治《咸宁县志》,陈怡等修,雷以诚纂,同治五年刻本。

[2397]同治《湘乡县志》,齐德五、王述恩等修,黄楷盛纂修,同治十三年刻本。

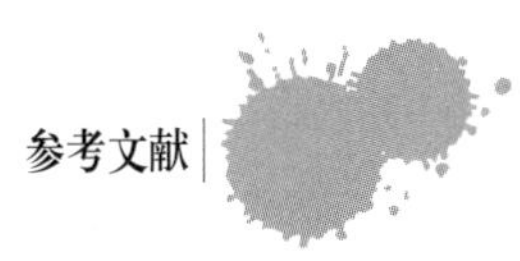

[2398]同治《襄阳县志》，杨宗时修，崔淦纂，吴耀斗续修，李士彬续纂，同治十三年刻本。

[2399]同治《象山县志稿》，黄丙堃修，马嗣成等纂，同治七年修，抄本。

[2400]同治《孝丰县志》，刘濬主修，潘宅仁等纂，同治十三年修，光绪三年刻本。

[2401]同治《新繁县志》，张文珍、李应观修，杨益豫纂，同治十二年刻本。

[2402]同治《新化县志》，甘启运、关培钧等修，刘洪泽等纂，同治十一年刊本。

[2403]同治《新会县续志》，彭君谷主修，钟应元、李星辉等纂，同治九年刻本。

[2404]同治《新建县志》，承霈主修，杜友棠、杨兆崧纂修，同治十年刻本。

[2405]同治《新修麻阳县志》，姜钟琇等修，刘士先、王振玉总纂，同治十三年刻本。

[2406]同治《新喻县志》，文聚奎、祥安总修，吴增逵总纂，同治十二年刻本。

[2407]同治《兴国县志》，崔国榜主修，金益谦、蓝拔奇纂修，同治十一年刻本。

[2408]同治《星子县志》，蓝煦、徐鸣皋主修，曹征甲等纂修，同治十年刻本。

[2409]同治《盱眙县志》，崔秀春等修，傅绍曾纂，同治十二年刻本。成文出版有限公司，1974年。

[2410]同治《徐州府志》，朱忻等修，刘庠等纂，同治十三年刻本。成文出版有限公司，1970年。

[2411]同治《续伏羌县志》，侯新严裁纂，方承宣参辑，同治十一年刻本。

[2412]同治《续汉州志》，张超等总理，曾履中、张敏行纂辑，同治八年刊本。成文出版有限公司，1977年。

[2413]同治《续天津县志》，吴惠元总修，蒋玉虹、俞樾编辑，嘉庆末年修，同治九年续修刻本。

[2414]同治《续萧县志》，顾景濂等纂修，光绪元年刻本。

[2415]同治《续修东湖县志》，金大镛修，王柏心纂，同治三年刻本。

[2416]同治《续修永定县志》，万修廉鉴定，张序枝等纂修，同治八年刻本。

[2417]同治《续猗氏县志》，周之桢纂修，陈宾镐等编次，同治六年刻本。

[2418]同治《续增什邡县志》，傅华桂修，王玺尊、甘雨培纂，同治四年刻本。

[2419]同治《续纂江宁府志》，蒋启勋、赵佑宸主纂，汪士铎总纂，同治十三年修，光绪六年刻本。

[2420]同治《浔州府志》，魏笃主修，王俊臣编纂，同治十三年刻本。

[2421]同治《鄢陵文献志》，苏源生纂，同治四年刻本。

[2422]同治《延平府志》，傅尔泰修，陶元藻纂，乾隆三十年修，同治十二年补刻

本。成文出版有限公司,1967 年。

[2423]同治《盐山县志》,王福谦、江毓秀修,潘震乙纂,同治七年刻本。

[2424]同治《阳城县志》,赖昌期总修,谭沄等纂修,同治十三年刻本。成文出版有限公司,1976 年。

[2425]同治《叶县志》,欧阳霖等总修,仓景恬、胡廷桢总纂,同治十年刻本。成文出版有限公司,1976 年。

[2426]同治《黟县三志》,谢永泰总修,程鸿诏等纂修,同治十年刻本。

[2427]同治《宜昌府志》,聂光銮等修,王柏心、雷春沼编纂,同治四年刻本。

[2428]同治《宜城县志》,程启安等修,张炳钟、鲁裔曾等纂辑,同治五年刊本。

[2429]同治《宜春县志》,路青云总纂,李佩琳、陈瑜纂修,同治十年刻本。

[2430]同治《宜都县志》,崔培元、朱甘霖监修,龚绍仁纂,同治五年刊本。

[2431]同治《宜黄县志》,张兴言等修,谢煌总纂,同治十年刻本。

[2432]同治《义宁州志》,王维新等总裁,涂家杰等纂,同治十二年刻本。

[2433]同治《弋阳县志》,俞致中主修,汪炳熊等纂,同治十年刻本。

[2434]同治《益阳县志》,姚念杨等修,赵裴哲总纂,同治十三年刻本。

[2435]同治《鄞县志》,戴枚修,张恕、董沛等纂,同治十三年修,稿本。

[2436]同治《应山县志》,刘宗元等修,吴天锡总纂,同治十一年刻本。

[2437]同治《营山县志》,翁道均修,熊毓藩等纂,同治九年刻本。

[2438]同治《颍上县志》,都宠锡等修,李道章、郑以庄纂记,同治九年刻,光绪四年补刻本。

[2439]同治《永宁县志》,杨辅宜等修,萧应乾等纂修,同治十年修,同治十三年刻本。

[2440]同治《永顺县志》,魏式曾督修,李龙章、唐庚等纂,同治十三年刻本。

[2441]同治《永新县志》,萧玉春、陈恩浩主修,李炜、段梦龙纂修,同治十三年刻本。

[2442]同治《攸县志》,王元凯、严鸣琦续修,同治十年刻本。

[2443]同治《余干县志》,区作霖、冯兰森纂修,曾福善等分修,同治十一年刻本。

[2444]同治《雩都县志》,颜寿芝、王颖等修,何戴仁、洪霖纂修,同治十三年刻本。

[2445]同治《榆次县志》,俞世铨、陶良骏总纂,王平格、王序宾编辑,同治二年刻本。

[2446]同治《禹州志》,朱炜修,姚椿等纂,宫国勋增修,杨景纯、赵甲祥增纂,同

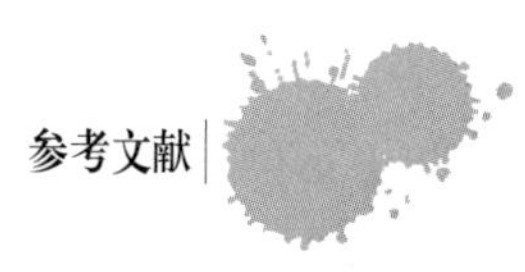

治九年增刻本。

[2447]同治《玉山县志》，黄寿祺等修，吴华辰、任廷槐总修，同治十二年刻本。

[2448]同治《元城县志》，吴大镛等纂修，同治十一年刊本。成文出版有限公司，1969年。

[2449]同治《沅陵县志》，守忠等修，许光曙纂修，同治十二年刻本。

[2450]同治《沅州府志》，张官五等纂修，吴嗣仲等续修，同治十二年增刻本。

[2451]同治《云和县志》，伍承吉纂修，涂冠续修，王士鈖纂辑，同治三年刊本。

[2452]同治《郧西县志》，程光第主修，叶年棻等纂修，同治五年刻本。

[2453]同治《郧县志》，周瑞倡议，定熙主修，崔诰等编纂，同治五年刻本。

[2454]同治《郧阳志》，吴葆仪主修，王严恭纂修，同治九年刻本。

[2455]同治《枣强县志补正》，方宗诚纂修，光绪二年刻本。成文出版有限公司，1969年。

[2456]同治《枣阳县志》，张声正总修，史策先纂修，同治年间刻本。

[2457]同治《增修施南府志》，松林、周庆榕主修，何远鉴、廖彭龄等纂修，同治十年刻本。

[2458]同治《增修酉阳直隶州总志》，王鳞飞等修，冯世瀛、冉崇文总纂，同治二年刻本。

[2459]同治《彰明县志》，何庆恩、韩树屏修，李朝栋等纂，同治十三年刻本。台湾学生书局，1971年。

[2460]同治《枝江县志》，查子赓主修，熊文澜纂修，同治五年刻本。

[2461]同治《直隶澧州志》，何玉棻修，魏式曾纂，同治八年刻本。

[2462]同治《芷江县志》，盛庆绂、吴秉慈总修，盛一林总纂，同治九年刻本。

[2463]同治《中牟县志》，吴若烺纂修，同治九年刻本。

[2464]同治《钟祥县志》，孙福海等纂修，同治六年刻本。

[2465]同治《竹溪县志》，陶寿嵩、杨兆熊等纂，同治六年刻本。

[2466]光绪《安定县志》，吴应廉修，王映斗纂，光绪四年刻本。

[2467]光绪《安东县志》，金元烺监修，吴昆田、鲁蕡总纂，光绪元年刻本。

[2468]光绪《安宁州续志》，郭时郁、孙凤芝总裁，郎桀等纂修，光绪年间刻本。

[2469]光绪《安邑县续志》，赵辅堂总修，张承熊纂辑，光绪六年刻本。

[2470]光绪《白河县志》，顾騄、王贤辅等纂，光绪十九年刻本。成文出版有限公司，1969年。

[2471]光绪《宝山县志》，梁蒲贵等主修，朱延射等纂修，光绪八年刻本。

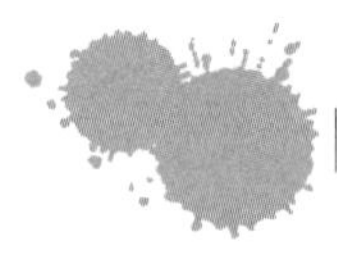

[2472]光绪《保定府志稿》,郑士蕙纂修,光绪五年修,稿本。

[2473]光绪《北流县志》,徐作梅、李士琨等纂,光绪六年刊本。成文出版有限公司,1975年。

[2474]光绪《毕节县志》,陈昌言修,徐廷燮纂,光绪五年刻本。

[2475]光绪《宾州志》,杨椿增修,陆生兰增纂,光绪十二年刻本。

[2476]光绪《亳州志》,钟泰、宗能征等纂修,光绪二十年刊本。

[2477]光绪《博平县续志》,李维诚原纂,王用霖、彭宝铭续纂,光绪二十六年刻本。

[2478]光绪《补修徐沟县志》,王勋祥、秦宪等纂,光绪七年刻本。

[2479]光绪《曹县志》,陈嗣良总修,孟广来、贾乃延纂修,光绪十年刻本。

[2480]光绪《昌化县志》,李有益纂修,光绪二十三年刻本。

[2481]光绪《昌平州志》,缪荃孙、刘万源等纂修,1939年铅印本。

[2482]光绪《昌邑县续志》,陈嘉楷倡修,韩天衢纂辑,光绪三十三年刻本。

[2483]光绪《长宁县志》,王衍曾等修,古有辉等纂,光绪三十三年刻本。

[2484]光绪《长汀县志》,王垒原本,刘国光、谢昌霖重修,光绪五年刊本。

[2485]光绪《长治县志》,陈泽霖鉴定,李桢、马鉴修,杨笃纂修,光绪二十年刊本。成文出版有限公司,1976年。

[2486]光绪《长子县志》,豫谦总修,杨笃总纂,光绪八年刻本。

[2487]光绪《常山县志》,李瑞钟主修,朱昌泰等监修,光绪十二年刊本。

[2488]光绪《常昭合志稿》,郑钟祥等监修,庞鸿文纂修,光绪三十年刊本。成文出版有限公司,1974年。

[2489]光绪《潮阳县志》,周恒重监修,张其翻总纂,光绪十年刊本。

[2490]光绪《潮州府志》,周硕勋纂修,光绪十九年刻本。

[2491]光绪《呈贡县志》,朱若功原本,李明鋆续修,李蔚文等编次,光绪十一年增刻本。

[2492]光绪《澄迈县志》,龙朝翊主修,陈所能等纂修,光绪三十四年刻本。

[2493]光绪《重修安徽通志》,沈葆桢、吴坤修等总裁,何绍基等总纂,卢士杰续修,冯焯续纂,光绪四年刻本。

[2494]光绪《重修丹阳县志》,凌焯、刘诰等修,徐锡麟、姜璘等纂,光绪十一年刻本。

[2495]光绪《重修电白县志》,孙铸主修,邵祥龄等纂,光绪十八年刻本。

[2496]光绪《重修皋兰县志》,张国常纂修,光绪十八年修,稿本。

[2497]光绪《重修华亭县志》,杨开第承修,姚光发等纂,光绪五年刊本。成文出版有限公司,1970年。

[2498]光绪《重修嘉善县志》,江峰青总修,顾福仁总纂,光绪二十年刻本。

[2499]光绪《重修蒲台县志》,张朝玮修,盖琦、孙叔梓纂,光绪十六年刻本。

[2500]光绪《重修青县志》,江贡琛修,茹岱林纂,光绪八年刻本。

[2501]光绪《重修曲阳县志》,周斯亿、温亮珠总纂,董涛编次,光绪三十年刻本。

[2502]光绪《重修天津府志》,沈家本等监修,徐宗亮等纂修,光绪二十五年刻本。台湾学生书局,1968年。

[2503]光绪《重修五河县志》,赖同宴、孙玉铭主修,俞宗诚等纂,光绪二十四年刻本。

[2504]光绪《重修新乐县志》,雷鹤鸣修,赵文濂纂,光绪十一年刻本,1939年铅印本。

[2505]光绪《崇义县志》,廖鼎璋纂修,光绪二十一年刻本。

[2506]光绪《重纂邵武府志》,王琛、徐兆丰总修,张景祁、张元奇等纂,光绪二十四年刻本。

[2507]光绪《滁州志》,熊祖诒等纂修,光绪二十三年刻本。

[2508]光绪《处州府志》,潘绍诒主修,周荣椿等纂,光绪三年刊本。

[2509]光绪《川沙厅志》,陈方瀛主修,俞樾总纂,光绪五年刊本。成文出版有限公司,1975年。

[2510]光绪《淳安县志》,刘世宁原本,李诗、陈中元、竺士彦续纂,光绪十年刻本。

[2511]光绪《慈溪县志》,杨泰亨提调,冯可镛总修,光绪十四年修,稿本。

[2512]光绪《大城县志》,赵炳文、徐国桢纂定,刘钟英、邓毓怡纂修,光绪二十三年刻本。

[2513]光绪《大荔县续志》,周铭旂纂修,李志复编校,光绪五年刻本。

[2514]光绪《大冶县志后编》,陈鳌纂修,光绪二十三年刻本。

[2515]光绪《代州志》,俞廉三纂修,杨笃参订,光绪八年刻本。

[2516]光绪《丹棱县志》,顾汝萼、袁桂芳修,朱文瀚等纂,光绪十八年刻本。

[2517]光绪《丹徒县志》,何绍章等修,杨履泰等纂,光绪五年刻本。

[2518]光绪《当涂县乡土志》,欧阳錞编,光绪三十二年编,1916年石印本。

[2519]光绪《道州志》,李镜蓉、盛赓主修,许清源、洪廷揆纂修,光绪四年刻本。

[2520]光绪《德安府志》,赓音布修,刘国光、李春泽纂,光绪十四年刊本。

[2521]光绪《德平县志》，凌锡祺、李敬熙总纂，光绪十九年刊本。成文出版有限公司，1976年。

[2522]光绪《德庆州志》，杨文骏主修，朱一新纂修，黎佩兰等续纂，光绪二十五年刊本。成文出版有限公司，1974年。

[2523]光绪《定安县志》，吴应廉创修，王映斗总纂，光绪四年刻本。

[2524]光绪《定海厅志》，史致驯修，陈重威、黄以周纂，光绪三年修，光绪十一年刻本。

[2525]光绪《定兴县志》，张主敬等监修，杨晨纂修，光绪十六年刊本。

[2526]光绪《定远厅志》，余修凤纂修，光绪五年刊本。

[2527]光绪《东安县志》，黄心菊修，席宝田、谢兰阶纂，光绪元年刊本。

[2528]光绪《东川府续志》，余泽春修，冯誉骢续修，光绪二十三年刻本。

[2529]光绪《东光县志》，周植瀛鉴定，吴浔源纂辑，光绪十四年刻本。

[2530]光绪《东平州志》，左宜似等修，卢崟等纂，光绪七年刻本。

[2531]光绪《繁峙县志》，何才价总修，杨笃纂辑，光绪七年刻本。

[2532]光绪《范县志续编》，杨沂修，杜均平等纂，光绪三十四年石印本。

[2533]光绪《肥城县乡土志》，钟树森修，李传煦等纂，光绪三十四年石印本。

[2534]光绪《肥城县志》，邵承照、凌绂曾纂修，光绪十七年刻本。

[2535]光绪《费县志》，李敬修总纂，光绪二十二年刻本。

[2536]光绪《分水县志》，陈常铧、冯圻主修，臧承宣纂修，光绪三十二年刊本。

[2537]光绪《汾阳县志》，方家驹、庆文等总纂，光绪十年刻本。

[2538]光绪《丰县志》，姚鸿杰纂修，李运昌协修，光绪二十年刊本。成文出版有限公司，1974年。

[2539]光绪《丰镇厅志》，德溥修，麻丽五纂，光绪七年刻本。台湾学生书局，1967年。

[2540]光绪《酆都县志》，田秀栗、徐濬镛修，徐昌绪纂，蒋履泰续纂，光绪十九年刻本。

[2541]光绪《凤台县续志》，张贻琯主修，郭维垣等编纂，光绪八年刻本。

[2542]光绪《凤县志》，朱子春纂修，光绪十八年刊本。成文出版有限公司，1969年。

[2543]光绪《凤阳府志》，冯煦总修，魏家骅等纂辑，张德霈续纂，光绪二十三年修，光绪三十四年活字本。

[2544]光绪《凤阳县志》，于万培纂修，谢永泰续修，王汝琛续纂，光绪十三年

刻本。

[2545]光绪《奉化县志》,钱开震修,陈文焯纂,光绪十一年刊本。成文出版有限公司,1975 年。

[2546]光绪《奉贤县志》,韩佩金等修,张文虎等纂,光绪四年刊本。成文出版有限公司,1970 年。

[2547]光绪《扶沟县志》,熊灿纂修,张文楷等编校,光绪十九年刊本。成文出版有限公司,1976 年。

[2548]光绪《浮山县志》,鹿学典、武克明等纂,光绪六年刻本。

[2549]光绪《福安县志》,张景祁、黄锦灿等纂,光绪十年刊本。

[2550]光绪《抚宁县志》,张上龢、史梦兰纂修,光绪三年刊本。成文出版有限公司,1969 年。

[2551]光绪《抚州府志》,许应镕、朱澄澜修,谢煌等纂,光绪二年刻本。

[2552]光绪《阜宁县志》,阮本焱等纂,光绪十二年刻本。台湾学生书局,1969 年。

[2553]光绪《富川县志》,顾国诰、柴照等纂修,光绪十六年刊本。成文出版有限公司,1967 年。

[2554]光绪《富平县志稿》,樊增祥修,谭麟纂,光绪十七年刊本。成文出版有限公司,1969 年。

[2555]光绪《富阳县志》,汪文炳等修,蒋敬时、何镕等纂,光绪二十五年修,光绪三十二年刻本。

[2556]光绪《甘肃新通志》,昇允、长庚监修,安维峻总纂,光绪三十四年修,宣统元年刻本。

[2557]光绪《赣榆县志》,王豫熙等修,张謇等纂,光绪十四年刻本。成文出版有限公司,1970 年。

[2558]光绪《高淳县志》,杨福鼎修,陈嘉谋纂,光绪七年刻本。

[2559]光绪《高陵县续志》,程维雍重修,白遇道编纂,光绪十年刻本。成文出版有限公司,1969 年。

[2560]光绪《高明县志》,邹兆麟、蔡逢恩总纂,梁廷栋参订,光绪二十年刊本。

[2561]光绪《高唐州志》,周家齐总纂,鞠建章编辑,光绪三十三年刻本。

[2562]光绪《高州府志》,杨霁主修,陈兰彬等总纂,许汝韶等纂修,光绪十六年刻本。成文出版有限公司,1967 年。

[2563]光绪《藁城县志续补》,朱绍穀裁定,张毓温纂辑,光绪二年修,光绪七年

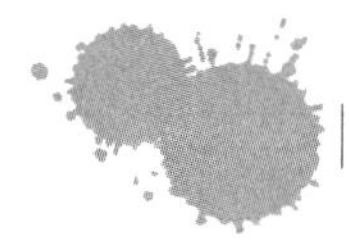

刻本。

[2564]光绪《固安志》，刘峙纂修，民国年间抄本。

[2565]光绪《冠县志》，韩光鼎修，陈书五纂，光绪六年修，抄本。

[2566]光绪《光化县志》，钟桐山等主修，段映斗等纂修，光绪十年刻本。

[2567]光绪《光绪金华县志》，邓钟玉等纂，光绪二十年修，稿本。

[2568]光绪《光绪台州府志》，赵亮熙修，王彦威、王舟瑶纂，王佩瑶校定，1926 年铅印本。

[2569]光绪《光绪仙居志》，王寿颐、潘纪恩主修，王棻、李仲昭总纂，光绪二十年活字本。

[2570]光绪《光绪太平续志》，陈汝霖修，王棻纂，光绪二十二年刻本。

[2571]光绪《光泽县志》，钮承藩总裁，何秋渊纂修，光绪二十三年刊本。

[2572]光绪《光州志》，杨修田总修，光绪十二年刊本。成文出版有限公司，1976 年。

[2573]光绪《广安县志》，周克坤等纂，光绪三十三年修，1927 年重印本。台湾学生书局，1968 年。

[2574]光绪《广安州新志》，周克堃等纂，光绪三十三年修，宣统三年刻本，1927 年重印本。

[2575]光绪《广昌县志》，刘荣等纂，光绪元年刊本。成文出版有限公司，1969 年。

[2576]光绪《广德州志》，胡有诚主修，丁宝书纂修，光绪七年刻本。

[2577]光绪《广灵县补志》，杨亦铭纂修，光绪七年刻本。

[2578]光绪《广平府志》，吴中彦总修，胡景桂总纂，光绪二十年刻本。台湾学生书局，1968 年。

[2579]光绪《广州府志》，戴肇辰、苏佩训等主修，史澄、李光廷等纂，光绪五年刊本。

[2580]光绪《归安县志》，李昱提调，陆心源总修，光绪八年刊本。

[2581]光绪《归顺直隶州志》，颜嗣徽等纂修，光绪二十五年刻本。

[2582]光绪《贵池县志》，陆延龄等纂修，光绪九年活字本。台湾学生书局，1970 年。

[2583]光绪《海盐县志》，王彬修，徐用仪纂，光绪二年修，稿本。

[2584]光绪《海阳县续志》，王敬勋承修，李尔梅、王兆腾等纂，光绪六年刻本。

[2585]光绪《海阳县志》，卢蔚猷主修，吴道镕总纂，光绪二十六年刊本。成文出

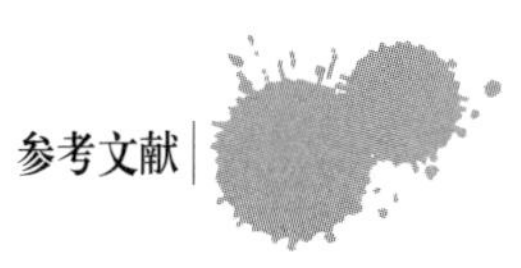

版有限公司,1967 年。

[2586]光绪《邯郸县志》,英棨、周锡璋纂修,光绪元年稿本。

[2587]光绪《汉阳县识》,濮文昶修,张行简纂,光绪十五年刻本。

[2588]光绪《合肥县志》,佚名纂,年代不详,抄本。

[2589]光绪《合水县志》,佚名纂,抄本。

[2590]光绪《合阳县乡土志》,萧钟秀编,1915 年铅印本。

[2591]光绪《河南通志续通志》,阿思哈、嵩贵纂修,光绪二十八年补刻本。

[2592]光绪《河阴志稿》,苏鹏翥纂,光绪年间抄本。

[2593]光绪《菏泽县志》,凌寿柏修,宋明在纂,光绪六年刻本。

[2594]光绪《贺县志》,全文炳修,苏煜坡纂,光绪十六年刻本。

[2595]光绪《衡山县志》,李惟丙倡修,劳铭勋等督修,文岳英、胡伯第等纂修,光绪元年刻本。

[2596]光绪《衡州府志》,饶佺修,旷敏本纂,光绪元年补刻本。

[2597]光绪《洪洞县志稿》,王轩纂修,稿本。

[2598]光绪《侯官县乡土志》,胡之桢修,郑祖庚纂,光绪二十九年修,光绪三十二年铅印本。

[2599]光绪《壶关县续志》,胡燕昌、杨笃纂修,光绪七年刻本。

[2600]光绪《湖南通志》,卞宝第、李瀚章等督修,曾国荃、郭嵩焘等总纂,光绪十一年刻本。

[2601]光绪《华容县志》,孙炳煜等主修,熊绍庚、刘乙燃倡修,光绪八年刻本。

[2602]光绪《化州志》,彭贻荪、章毓桂总纂,彭步瀛等纂修,光绪十六年刻本。

[2603]光绪《怀安县志》,荫禄修,程燮奎纂,光绪二年刻本。

[2604]光绪《怀集县志》,孙汝霖、赵准总裁,曾浤仁总纂,同治十二年修,光绪元年刻本。

[2605]光绪《怀来县志》,朱乃恭修,席之瓒纂,光绪八年刊本。成文出版有限公司,1969 年。

[2606]光绪《怀仁县新志》,李长华总修,姜利仁等纂辑,汪大浣续修,马蕃续纂,光绪九年刻,光绪三十一年增补刻本。

[2607]光绪《淮安府志》,孙云锦等鉴订,吴昆田、高延第总纂,光绪十年刊本。

[2608]光绪《黄安县志》,朱锡绶等主修,张家俊等纂修,光绪八年刻本。

[2609]光绪《黄冈县志》,戴昌言编辑,刘恭冕总纂,光绪八年刻本。

[2610]光绪《黄梅县志》,覃瀚元、袁瓒主修,宛名昌等纂辑,光绪二年刻本。

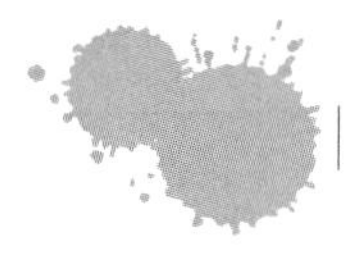

[2611]光绪《黄岩县志》，陈钟英、郑锡滜等主修，王咏霓总纂，光绪三年刊本。

[2612]光绪《黄州府志》，英启纂辑，邓琛等总修，光绪十年刊本。

[2613]光绪《会同县志》，孙炳煜等主修，黄世昌等纂修，光绪二年刊本。

[2614]光绪《惠民县志》，沈世铨主修，李勖纂修，光绪十二年刻本。

[2615]光绪《惠民县志补遗》，柳堂修，李凤冈纂，光绪二十七年刻本。

[2616]光绪《惠州府志》，刘溎年总裁，张联桂等监修，邓抡斌、陈新铨等纂，光绪七年刊本。成文出版有限公司，1966 年。

[2617]光绪《浑源州续志》，贺澍恩纂修，程绩等编次，光绪七年刻本。

[2618]光绪《获鹿县志》，俞锡纲等监修，曹鏁纂修，光绪七年刻本。

[2619]光绪《霍山县志》，秦达章总修，何国祐等编纂，光绪三十一年刻本。

[2620]光绪《吉安府志》，定祥、特克绅布等主修，刘绎、周立瀛等纂修，光绪二年刻本。

[2621]光绪《吉县志》，吴葵立总纂，裴国苞纂修，光绪五年铅印本。

[2622]光绪《嘉定县志》，程其珏总修，光绪八年刻本。

[2623]光绪《嘉兴府志》，许瑶光总修，吴仰贤等纂，光绪四年刻本。

[2624]光绪《嘉兴县志》，赵惟崳修，石中玉等纂，光绪三十四年刻本。

[2625]光绪《嘉义管内采访册》，佚名纂修，抄本。《台湾文献丛刊》本，台湾大通书局，1984 年。

[2626]光绪《嘉应州志》，吴宗焯倡修，温仲和总纂，光绪二十四年刊本。成文出版有限公司，1969 年。

[2627]光绪《甲午新修台湾澎湖志》，蔡麟祥、陈步梯等监修，林豪总修，光绪二十年修，抄本。

[2628]光绪《简州续志》，易家霖修，傅为霖纂，光绪二十三年刻本。

[2629]光绪《建德县志》，谢仁澍、吴俊修，俞观旭、孙诒谋纂，光绪十八年刻本。

[2630]光绪《江东志》，佚名纂修，占旭东、贺姝祎整理，上海社会科学院出版社2006 年版。

[2631]光绪《江都县续志》，谢延庚等修，刘寿增纂，光绪九年刊本。

[2632]光绪《江津县志》，王煌修，袁方城等纂，光绪元年刻本。

[2633]光绪《江浦埤乘》，侯宗海、夏锡宝纂，光绪十三年修，光绪十七年刻本。

[2634]光绪《江西通志》，刘坤一等监修，赵之谦编辑，光绪七年刻本。

[2635]光绪《江阴县志》，卢思诚、冯寿镜等主修，季念诒、夏炜如总纂，光绪四年刻本。

[2636]光绪《绛县志》，刘斌修，张于铸纂，光绪六年刻本。

[2637]光绪《交城县志》，夏肇庸纂修，光绪八年刊本。成文出版有限公司，1976年。

[2638]光绪《揭阳县续志》，王崧等监修，李星辉总纂，光绪十六年刻本。成文出版有限公司，1974年。

[2639]光绪《解州志》，马丕瑶、魏象乾裁定，张承熊纂修，光绪七年刻本。

[2640]光绪《金陵通纪》，陈作霖编辑，光绪三十三年刊本。成文出版有限公司，1970年。

[2641]光绪《金门志》，周凯修，林焜熿纂，刘松亭等续修，林豪续纂，光绪八年刻本。

[2642]光绪《金山县志》，龚宝琦等纂修，黄厚本等修辑，光绪四年刊本。

[2643]光绪《金坛县志》，夏宗彝等纂修，汪国凤等纂，光绪十一年活字本。

[2644]光绪《进贤县志》，江璧等修，胡景辰等纂，同治十年刻本。

[2645]光绪《缙云县志》，何乃容、葛华总纂，潘树棠汇修，光绪二年刊本。

[2646]光绪《荆州府志》，倪文蔚、蒋铭勋主修，顾嘉蘅、李廷鉽总纂，光绪六年刊本。

[2647]光绪《井陉县志》，常善续修，赵文濂纂修，光绪元年刊本。成文出版有限公司，1976年。

[2648]光绪《井研志》，高承瀛主修，吴嘉谟、龚煦春纂辑，光绪二十六年刻本。台湾学生书局，1971年。

[2649]光绪《靖边县志稿》，丁锡奎总纂，光绪二十五年刻本。

[2650]光绪《靖江县志》，叶滋森等修，褚翔等纂，光绪五年刻本。

[2651]光绪《靖州直隶州志》，吴起凤、劳铭勋主修，唐际虞、李廷森主纂，光绪五年刻本。

[2652]光绪《九江儒林乡志》，冯栻宗纂，光绪九年刻本。

[2653]光绪《巨鹿县志》，凌燮等修，夏应麟等纂，光绪十二年刊本。成文出版有限公司，1976年。

[2654]光绪《开化县志》，徐名立、潘绍诠等修，潘树棠纂修，光绪二十四年刻本。

[2655]光绪《开州志》，陈兆麟纂修，光绪八年刻本。

[2656]光绪《岢岚州志》，吴光熊等鉴定，史文炳纂修，光绪十年刻本。

[2657]光绪《昆明县志》，戴絅孙辑，道光二十一年修，光绪二十七年刻本。成文出版有限公司，1967年。

[2658]光绪《昆新两县续修合志》，金吴澜、李福沂等监修，汪堃、朱成熙纂修，光绪六年刊本。

[2659]光绪《涞水县志》，陈杰纂辑，光绪五年修，光绪二十一年刊本。

[2660]光绪《莱芜县志》，张梅亭修，王希曾纂，光绪三十四年稿本。

[2661]光绪《兰溪县志》，秦簧等修，唐壬森等纂，光绪十五年刊本。

[2662]光绪《蓝田县志》，吕懋勋总纂，袁廷俊总修，光绪元年刊本。成文出版有限公司，1969年。

[2663]光绪《浪穹县志略》，周沆纂辑，光绪二十九年刻本。

[2664]光绪《乐清县志》，李登云、钱宝镕主修，陈珅等纂，光绪二十七年刻本。

[2665]光绪《乐亭县志》，游智开等总裁，史梦兰编纂，光绪三年刊本。成文出版有限公司，1969年。

[2666]光绪《雷波厅志》，秦云龙总纂，万科进纂修，光绪十九年刻本。

[2667]光绪《耒阳县志》，於学琴等修，宋世煦纂修，光绪十一年刻本。

[2668]光绪《黎里续志》，蔡丙圻纂修，光绪二十五年刻本。

[2669]光绪《黎平府志》，俞渭总理，陈瑜纂辑，光绪十八年刻本。

[2670]光绪《蠡县志》，韩志超等总修，张瑲等协修，光绪二年刊本。成文出版有限公司，1969年。

[2671]光绪《丽江府志》，陈宗海等总修，李星瑞总裁，光绪二十一年稿本。

[2672]光绪《利津县志》，盛赞熙主修，余朝棻纂修，光绪九年刻本。

[2673]光绪《荔波县志》，苏忠廷修，李肇同、董成烈纂，光绪元年抄本。成文出版有限公司，1974年。

[2674]光绪《溧水县志》，傅观光等主纂，丁维诚纂辑，光绪九年刊本。

[2675]光绪《溧阳县续志》，朱畯等纂修，冯煦总修，光绪二十五年活字本。

[2676]光绪《辽州志》，徐三俊原本，陈栋续纂修，1929年刻本。

[2677]光绪《临高县志》，聂缉庆等修，桂文炽等纂修，光绪十八年刊本。

[2678]光绪《临桂县志》，吴征鳌总裁，黄泌、曹驯总纂，光绪三十一年刻本。

[2679]光绪《临朐县志》，姚延福主纂，光绪十年刊本。

[2680]光绪《临榆县志》，赵允祜修，高锡畴纂，光绪四年刻本。

[2681]光绪《临漳县志》，周秉彝总修，周寿梓、李耀中分修，光绪三十年刻本。

[2682]光绪《麟游县新志草》，彭洵撰次，光绪九年刻本。成文出版有限公司，1970年。

[2683]光绪《灵丘县补志》，雷棣荣、严润林总裁，陆泰元纂修，光绪七年刻本。

[2684]光绪《灵石县志》,赵冠卿、李汝霖纂修,何庆澜编次,抄本。

[2685]光绪《陵川县志》,徐炑等修,梁寅总辑,光绪八年刻本。

[2686]光绪《陵县志》,沈淮、李图等纂,戴杰续纂,光绪元年增刻本。

[2687]光绪《零陵县志》,徐保龄、嵇有庆主修,刘沛纂修,光绪二年刻本。

[2688]光绪《六合县志》,谢延庚、吕宪秋等督修,贺廷寿、唐毓和等纂修,光绪六年修,光绪十年刻本。

[2689]光绪《龙南县志》,孙瑞征、胡鸿泽主修,钟益驭等纂修,光绪二年刻本。

[2690]光绪《龙阳县志》,黄教镕、黄文桐等总修,陈保真、彭日晓等纂编,光绪元年刻本。

[2691]光绪《娄县续志》,汪坤厚等修,张云望纂修,光绪五年刊本。成文出版有限公司,1974年。

[2692]光绪《庐江县志》,钱鑅主修,卢钰、俞爕奎等纂修,光绪十一年刻本。

[2693]光绪《鹿邑县志》,于沧澜等主纂,蒋师辙纂修,光绪二十二年刊本。

[2694]光绪《潞城县志》,崔晓然、曾云章等监修,杨笃总纂,光绪十年刻本。

[2695]光绪《滦州志》,杨文鼎总裁,王大本等修,光绪二十四年刊本。

[2696]光绪《罗店镇志》,王树棻修,潘履祥纂,光绪十五年铅印本。

[2697]光绪《罗田县志》,管贻葵主修,陈锦总纂,光绪二年刻本。

[2698]光绪《麻城县志》,潘颐福裁定,郑庆华参订,光绪二年刻本。

[2699]光绪《茂名县志》,郑业崇等主修,杨颐、许汝韶等纂,光绪十四年刊本。成文出版有限公司,1967年。

[2700]光绪《梅菉志稿》,梁兆礐撰,光绪二十八年稿本。

[2701]光绪《湄潭县志》,吴宗周修,欧阳曙纂,光绪二十五年刻本。成文出版有限公司,1974年。

[2702]光绪《米脂县志》,潘松修,高照煦纂修,光绪三十三年铅印本。

[2703]光绪《沔县志》,孙铭钟等编辑,彭龄纂述,光绪九年刊本。

[2704]光绪《沔阳州志》,葛振元续修,杨钜总纂,光绪二十年刻本。

[2705]光绪《苗栗县志》,沈茂荫纂辑,光绪十七年修,民国年间抄本。

[2706]光绪《内黄县志》,董庆恩、裘献功修,陈熙春纂,光绪十八年刻本。

[2707]光绪《内江县志》,陆为棻等修,熊玉华等纂,光绪九年刻本。

[2708]光绪《南安府志补正》,杨錞纂修,光绪元年刊本。

[2709]光绪《南昌县志》,江召棠修,魏元旷等纂,1935年铅印本。

[2710]光绪《南宫县志》,戴世文、乔国桢等纂,孙常泰等修,光绪三十年刻本。

[2711]光绪《南和县志》,王立勋等纂辑,李清芝等分修,光绪十九年修,抄本。

[2712]光绪《南汇县志》,金福曾、顾思贤等领修,张文虎总纂,光绪五年刻本。

[2713]光绪《南乐县志》,施有方等总裁,武勋朝总纂,光绪二十九年刊本。成文出版有限公司,1976年。

[2714]光绪《南皮县志》,殷树森修,汪宝树、傅金鑅纂,光绪十四年刻本。

[2715]光绪《南阳县志》,于荫霖监修,潘守廉、张嘉谋等纂,光绪三十年刊本。成文出版有限公司,1976年。

[2716]光绪《宁河县志》,丁符九等总理,谈松林等纂,光绪六年刻本。

[2717]光绪《宁津县志》,祝嘉庸总修,吴浔源总纂,光绪二十六年刊本。成文出版有限公司,1976年。

[2718]光绪《宁阳县志》,高升荣等修,黄恩彤等纂,光绪五年刻本。

[2719]光绪《宁远县志》,张大煦修,欧阳泽闿纂,光绪二年刻本。

[2720]光绪《盘山厅乡土志》,柴朴编,光绪三十三年修,抄本。

[2721]光绪《彭水县志》,庄定域等修,支承祜等纂辑,光绪元年刻本。

[2722]光绪《彭县志》,张龙甲总纂,吕调阳等协纂,光绪四年刻本。

[2723]光绪《蓬莱县续志》,郑锡鸿、江瑞采修,王尔植等纂,光绪八年刻本。

[2724]光绪《蓬溪县续志》,周学铭总纂,熊祥谦等编辑,光绪二十五年刻本。

[2725]光绪《蓬州志》,方旭修,张礼杰等纂,光绪二十三年刻本。

[2726]光绪《邳志补》,窦年修,庄思缄纂,1926年增刊本。成文出版有限公司,1975年。

[2727]光绪《平定州志》,赖昌期举修,张彬等纂修,光绪八年刻本。

[2728]光绪《平湖县志》,彭润章等修,叶廉锷等纂,光绪十一年修,稿本。

[2729]光绪《平乐县志》,全文炳纂修,伍嘉猷、罗正宗等编辑,光绪十年刻本。成文出版有限公司,1967年。

[2730]光绪《平阴县志》,李敬修纂,光绪二十一年刻本。

[2731]光绪《平远州续志》,黄绍先修,申云根、谌显模纂,光绪十六年刻本。

[2732]光绪《平越直隶州志》,瞿鸿锡总理,贺绪藩纂修,光绪二十三年修,光绪二十八年刻本。

[2733]光绪《蒲城县新志》,李体仁重修,王学礼编纂,光绪三十一年刻本。

[2734]光绪《浦江县志》,善广修,张景青纂,光绪三十一年刻本。

[2735]光绪《普安直隶厅志》,曹昌祺主修,覃梦榕纂修,光绪十五年刻本。成文出版有限公司,1974年。

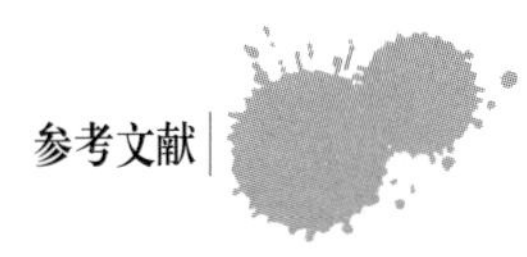

[2736]光绪《普洱府志稿》,陈宗海修,陈度纂,光绪二十六年刻本。

[2737]光绪《普宁县志稿》,卢师职修,赖汉辰纂,光绪十五年修,抄本。

[2738]光绪《栖霞县续志》,黄丽中主修,于如川纂修,光绪五年刻本。

[2739]光绪《祁县志》,刘发岏等总纂,李芬纂修,光绪八年刻本。

[2740]光绪《祁州续志》,赵秉恒等监定总裁,刘学海等纂续,光绪元年修,光绪八年刻本。

[2741]光绪《蕲水县志》,多祺总裁,光绪六年刻本。

[2742]光绪《蕲州志》,封蔚礽修,陈廷扬纂,光绪八年刻本,光绪十年重校本。

[2743]光绪《迁江县志》,颜嗣徽纂修,光绪十七年刻本。

[2744]光绪《乾州厅志》,林书勋掌修,张先达纂修,光绪三年刻本。

[2745]光绪《乾州志稿》,周铭旂等编辑,光绪十年刊本。

[2746]光绪《潜江县志续》,刘焕纂修,史致谟续刊,光绪五年刻本。

[2747]光绪《黔江县志》,张九章等修,陈藩垣、陶祖谦等编辑,光绪二十年刻本。台湾学生书局,1972年。

[2748]光绪《沁水县志》,秦丙烓总修,李畴纂修,光绪七年刻本。

[2749]光绪《青浦县志》,陈其元、汪祖绶等修,熊其英、邱式金纂修,光绪五年刻本。

[2750]光绪《青田县志》,雷铣主修,王棻总纂,光绪二年修,1935年重印本。

[2751]光绪《青阳县志》,华椿等督修,周赟总纂,光绪十七年刊本。

[2752]光绪《清河县志》,胡裕燕等参订,吴昆田等纂修,光绪五年刊本。

[2753]光绪《清源乡志》,王勋祥总纂,王效尊纂修,光绪八年刻本。

[2754]光绪《清远县志》,李文烜主修,朱润芳等总修,光绪六年刊本。

[2755]光绪《曲江县志》,张希京总修,欧樾华、冯翼之等纂修,光绪元年刊本。成文出版有限公司,1967年。

[2756]光绪《饶平县志》,刘抃原本,惠登甲增修,黄德容等增纂,光绪九年增刻本。

[2757]光绪《日照县志》,陈懋修,张庭诗纂,光绪九年修,光绪十二年刊本。

[2758]光绪《荣昌县志》,文康原本,施学煌等总纂,敖册贤纂修,光绪十年增刻本。

[2759]光绪《荣河县志》,马鉴等总修,寻銮炜纂修,光绪七年刊本。成文出版有限公司,1976年。

[2760]光绪《容城县志》,俞廷献等修,吴思忠纂定,光绪二十二年刻本。成文出

版有限公司,1969 年。

[2761]光绪《容县志》,易绍德、王永贞监修,封祝唐、黄玉年总修,光绪二十三年刻本。成文出版有限公司,1974 年。

[2762]光绪《瑞金县志》,张国英等修,陈芳等纂,光绪元年刻本。

[2763]光绪《三续华州志》,吴炳南裁正,刘域续次,光绪八年刻本。

[2764]光绪《三续掖县志》,魏起鹏修,王续藩纂,光绪十九年刻《掖县全志》本。

[2765]光绪《三原县新志》,焦云龙重修,贺瑞麟编纂,光绪六年刻本。

[2766]光绪《山西通志》,曾国荃、张煦等修,王轩、杨笃等纂,光绪十八年刻本。

[2767]光绪《陕州直隶州续志》,黄璟修,庆增、李本和纂,光绪十八年刻本。

[2768]光绪《陕州直隶州志》,赵希曾等纂修,光绪十七年刻本。

[2769]光绪《善化县志》,吴兆熙、冒沅等主修,张先抡、韩炳章等纂修,光绪三年刻本。

[2770]光绪《商河县乡土志》,王心廉、彭文炳等纂辑,光绪三十三年修,抄本。

[2771]光绪《上林县志》,徐衡绅修,周世德纂,光绪二年刻本。

[2772]光绪《上虞县志》,唐煦春等修,朱士黻等纂,光绪十七年刊本。

[2773]光绪《上虞县志校续》,储家藻修,徐致靖纂,光绪二十五年刊本。

[2774]光绪《邵阳县志》,诸垣修,黄文琛等纂,光绪三年刊本。

[2775]光绪《射洪县志》,黄允钦等总核,罗锦城等编辑,光绪十一年刊本。台湾学生书局,1970 年。

[2776]光绪《莘县志》,张朝玮监修,孔广海纂修,光绪十三年刻本。

[2777]光绪《石城县志》,蒋廷桂主修,陈兰彬等纂,光绪十八年刻本。

[2778]光绪《石门县志》,阎镇珩纂修,光绪十五年刻本。

[2779]光绪《寿昌县志》,贝蕴章修,黄标等纂,光绪二十八年修,抄本。

[2780]光绪《寿阳县志》,马家鼎等鉴定,张嘉言等总纂,光绪八年刊本。成文出版有限公司,1976 年。

[2781]光绪《寿张县志》,刘文烇、王守谦总纂,光绪二十六年刊本。成文出版有限公司,1977 年。

[2782]光绪《寿州志》,曾道唯等纂修,葛荫南等分修,光绪十六年刊本。

[2783]光绪《水城厅采访册》,陈昌言纂,光绪二年纂,抄本。

[2784]光绪《顺宁府志》,朱占科等总纂,周宗洛纂修,光绪三十一年刊本。成文出版有限公司,1975 年。

[2785]光绪《顺天府志》,周家楣等总裁,张之洞、缪荃孙等纂,光绪十五年重

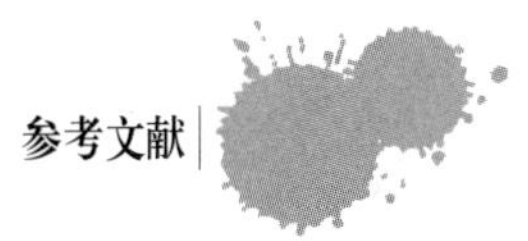

刊本。

[2786]光绪《四川綦江续志》,戴纶喆编辑,光绪十四年修,1915年刻本,1938年增刻本。

[2787]光绪《泗虹合志》,方瑞兰等修,江殿飏、许湘甲总校,光绪十四年刊本。

[2788]光绪《泗水县志》,赵英祚主修,黄承艧总纂,光绪十八年刻本。

[2789]光绪《松江府续志》,博润等修,姚光发等纂,光绪九年刊本。成文出版有限公司,1974年。

[2790]光绪《嵩明州志》,薛渭川修,光绪十三年修,抄本。成文出版有限公司,1965年。

[2791]光绪《苏州府志》,李铭皖等提调,冯桂芬等纂,毕保厘等校刊,光绪九年刻本。

[2792]光绪《宿州志》,何庆钊主修,丁逊之、吴振声等编纂,光绪十五年刊本。

[2793]光绪《睢宁县志稿》,侯绍瀛监辑,丁显总采,光绪十二年刊本。成文出版有限公司,1974年。

[2794]光绪《绥德直隶州志》,孔繁朴等修,高维岳等纂,光绪三十一年刊本。成文出版有限公司,1970年。

[2795]光绪《遂宁县志》,田秀栗、孙海等主修,李星根纂修,光绪五年刻本。

[2796]光绪《台州府志》,赵亮熙、郭式昌修,王舟瑶等纂,光绪二十三年修,稿本。

[2797]光绪《太仓直隶州志》,佚名纂,光绪初年稿本。

[2798]光绪《太湖备考续编》,郑言绍辑,光绪二十九年刻本。

[2799]光绪《太平县志》,劳文庆、朱光绶总修,娄道南纂修,光绪八年刻本。

[2800]光绪《泰和县志》,宋瑛等修,光绪四年刻本。成文出版有限公司,1989年。

[2801]光绪《泰兴县志》,杨激云主修,顾曾烜纂,光绪十二年刻本。台湾学生书局,1971年。

[2802]光绪《唐山县志》,苏玉总裁,杜靄、李飞鸣纂辑,光绪七年刻本。

[2803]光绪《唐县志》,陈咏裁定,张惇德纂辑,光绪四年刻本。成文出版有限公司,1970年。

[2804]光绪《堂邑县志》,卢承琰修,刘淇纂,光绪十八年重刊本。成文出版有限公司,1968年。

[2805]光绪《桃源县志》,余良栋等修,刘凤苞纂修,光绪十八年刊本。

[2806]光绪《藤县志》,边其晋纂辑,陈仲宾补,同治六年修,光绪三十四年刊本。台湾学生书局,1968年。

[2807]光绪《天河县乡土志》,杨家珍编,抄本。成文出版有限公司,1967年。

[2808]光绪《天镇县志》,洪汝霖、鲁彦光修,杨笃纂,光绪十六年刻本。

[2809]光绪《天柱县志》,林佩纶等督修,杨树琪等纂修,光绪二十九年活字本。

[2810]光绪《通山县志》,高振鑅修,乐振玉纂,光绪二十三年活字本。

[2811]光绪《通渭县志》,高蔚霞总修,苟廷诚纂修,光绪十九年刻本。台湾学生书局,1968年。

[2812]光绪《通州直隶州志》,梁悦馨等主修,季念诒等总纂,光绪元年修,稿本。成文出版有限公司,1970年。

[2813]光绪《通州志》,英良、高建勋等督修,王维珍纂修,光绪五年刻本。台湾学生书局,1968年。

[2814]光绪《同州府续志》,饶应祺总纂,马先登等编辑,光绪七年刊本。成文出版有限公司,1970年。

[2815]光绪《桐乡县志》,严辰等纂,光绪十三年刊本。

[2816]光绪《铜梁县志》,韩清桂等监修,陈昌等编辑,光绪元年刻本。

[2817]光绪《铜仁府志》,余上华修,喻勋、胡长松纂,光绪十八年刻本。

[2818]光绪《屯留县志》,刘钟麟、何金声鉴定,杨笃、任来朴纂修,光绪六年修,光绪十一年刻本。

[2819]光绪《望都县新志》,陈洪书原本,王锡侯、陈启光编次,光绪三十年刻本。

[2820]光绪《蔚州志》,庆之金、杨笃纂辑,光绪三年刻本。成文出版有限公司,1969年。

[2821]光绪《文登县志》,李祖年修,于霖逢纂,光绪二十三年刻本。成文出版有限公司,1976年。

[2822]光绪《文水县志》,范启堃、王炜等鉴定,阴步霞总纂,光绪九年刻本。

[2823]光绪《阌乡县志》,刘思恕、汪鼎臣修,王维国、王守恭纂,光绪二十年刻本。

[2824]光绪《乌程县志》,潘玉璿、冯健修,周学濬、汪曰桢纂,光绪五年修,稿本。

[2825]光绪《巫山县志》,连山等主修,李友梁纂修,光绪十九年刻本。

[2826]光绪《无极县续志》,曹凤来纂修,光绪十九年刊本。

[2827]光绪《无锡金匮县志》,裴大中等监修,秦缃业等纂,光绪七年刊本。

[2828]光绪《吴川县志》,毛昌善主修,陈兰彬总纂,光绪十四年刊本。成文出版

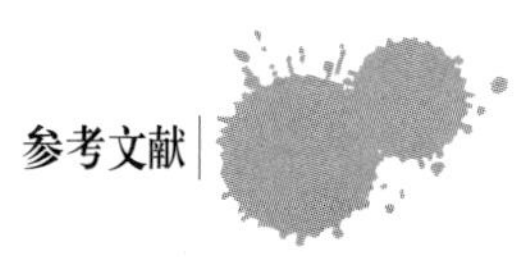

有限公司,1967 年。

[2829]光绪《吴江县续志》,金福曾等修,熊其英纂修,光绪五年刻本。

[2830]光绪《吴桥县志》,倪昌燮等修,施崇礼等编辑,光绪元年续修本。成文出版有限公司,1969 年。

[2831]光绪《武昌县志》,钟桐山等修,柯逢时总纂,光绪十一年刊本。

[2832]光绪《武城县乡土志略》,萨承钰修,苏再薰纂,光绪二十六年修,抄本。

[2833]光绪《武川备考》,何德润纂修,光绪二十六年稿本。

[2834]光绪《武定直隶州志》,郭怀礼修,孙泽春纂,孟丕荣笺注,光绪四年修,光绪九年刻本。

[2835]光绪《武冈州乡土志》,张德昌纂修,光绪三十四年活字本。

[2836]光绪《武功县续志》,张世英总纂,巨国桂等汇修,光绪十四年刻本。成文出版有限公司,1970 年。

[2837]光绪《武进阳湖县志》,王其淦、吴康寿等鉴定,汤成烈总纂,光绪五年刻本。

[2838]光绪《武清县志》,蔡寿臻监修,钱锡寀纂修,光绪七年修,抄本。

[2839]光绪《武缘县图经》,黄君钜等纂修,光绪十三年刻本。

[2840]光绪《婺源县志》,吴鹗修,汪正元纂,光绪九年刻本。

[2841]光绪《夏县志》,黄缙荣、万启钧总修,张承熊总纂,光绪六年刻本。

[2842]光绪《香山县志》,田明曜修,陈澧纂,光绪五年刻本。

[2843]光绪《湘潭县志》,陈嘉榆等修,王闿运等纂,光绪十五年刻本。

[2844]光绪《湘阴县图志》,郭嵩焘纂修,光绪六年刻本。

[2845]光绪《襄陵县志》,钱墉修,郝登云纂,光绪七年刻本。

[2846]光绪《襄阳府志》,恩联等督修,王万芳总纂,光绪十二年刊本。

[2847]光绪《襄垣县续志》,李汝霖纂修,光绪六年刻本。

[2848]光绪《祥符县志》,沈传义、俞纪瑞修,黄舒昺纂,光绪二十四年刻本。

[2849]光绪《孝感县志》,朱希白等修,沈用增纂修,光绪八年刊本。

[2850]光绪《孝义厅志》,常毓坤总纂,李开甲等编辑,光绪九年刻本。成文出版有限公司,1969 年。

[2851]光绪《忻州志》,方戊昌总修,方渊如纂修,光绪六年刻本。

[2852]光绪《新乐县志》,赵文濂总纂,雷鹤鸣等纂修,光绪十一年刻本。成文出版有限公司,1969 年。

[2853]光绪《新宁县乡土志》,欧阳俌编,光绪三十四年刻本。

[2854]光绪《新宁州志》,戴焕南等修,张灿奎纂修,光绪五年刊本。成文出版有限公司,1975年。

[2855]光绪《新修菏泽县志》,叶道源纂修,光绪十一年刻本。

[2856]光绪《新续略阳县志》,桂超总纂,侯龙光编辑,光绪三十年刻本。

[2857]光绪《新续渭南县志》,焦联甲等纂辑,光绪十八年刊本。成文出版有限公司,1969年。

[2858]光绪《信宜县志》,敖式槱监修,梁安甸等纂,光绪十七年刻本。

[2859]光绪《兴国州志》,陈光亨原纂修,王凤池、刘凤纶续纂修,光绪十五年刻本。

[2860]光绪《兴宁县志》,郭树馨、刘锡九等纂修,黄榜元、许万松等编辑,光绪元年刊本。

[2861]光绪《兴平县士女续志》,王权编,光绪二年刻本。

[2862]光绪《邢台县志》,戚朝卿鉴定,周祐编辑,光绪三十一年刊本。成文出版有限公司,1969年。

[2863]光绪《秀山县志》,王寿松修,李稽勋述稿,光绪十七年刻本。成文出版有限公司,1976年。

[2864]光绪《盱眙县志稿》,王锡元等纂,光绪十七年刻本。成文出版有限公司,1971年。

[2865]光绪《叙州府志》,王麟祥修,邱晋成等纂,光绪二十二年刻本。

[2866]光绪《续补兴国州志》,刘凤纶主修,光绪三十年刻本。

[2867]光绪《续辑均州志》,马云龙等修,贾洪诏总纂,光绪十年刻本。

[2868]光绪《续辑咸宁县志》,陈树楠、诸可权主修,钱光奎、余益杞承修,光绪八年刻本。

[2869]光绪《续太原县志》,薛元钊总裁,王效尊纂修,光绪八年刻本。

[2870]光绪《续献县土志书》,佚名编,光绪末年修,抄本。

[2871]光绪《续修安岳县志》,陈其宽鉴定,邹宗垣总纂,光绪二十三年刻本。

[2872]光绪《续修白盐井志》,李训鋐等修,罗其泽等纂,光绪三十三年刻本。

[2873]光绪《续修故城县志》,丁灿、王堉德纂修,张熯、范翰文等续修,光绪十一年续修刻本。

[2874]光绪《续修崞县志》,赵冠卿、龙朝言修,潘肯堂等纂,光绪八年刻本。

[2875]光绪《续修稷山县志》,马家鼎纂修,光绪十一年刻本。

[2876]光绪《续修江陵县志》,蒯正昌、吴耀斗等提调,胡九皋、刘长谦等分修,光

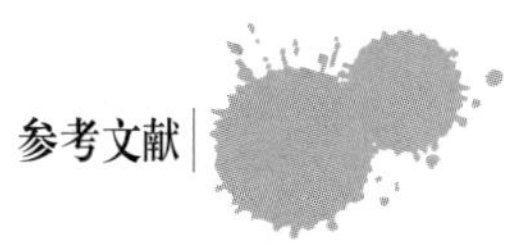

绪三年刻本。

[2877]光绪《续修临晋县志》,艾绍濂、吴曾荣纂修,姚东济协修,光绪六年刻本。

[2878]光绪《续修庐州府志》,黄云总修,林之望、汪宗沂等总纂,光绪十一年刻本。

[2879]光绪《续修浦城县志》,翁天祜、吕渭英主修,翁昭泰纂修,光绪二十六年刊本。

[2880]光绪《续修曲沃县志》,张鸿逵、茅丕熙纂修,韩子泰编辑,光绪六年刊本。

[2881]光绪《续修舒城县志》,吕林钟等主修,赵凤诏等纂修,光绪二十三年刊本。

[2882]光绪《续修嵩明州志》,胡绪昌等总阅,王沂渊、梁恩明纂修,光绪十三年刊本。成文出版有限公司,1975年。

[2883]光绪《续修睢州志》,王枚修,徐绍廉纂,光绪十八年刻本。台湾学生书局,1968年。

[2884]光绪《续修隰州志》,崔澄寰修,王嘉会纂,光绪二十四年刻本。

[2885]光绪《续修乡宁县志》,冯安澜等纂修,崔钟淦等同修,光绪七年刻本。

[2886]光绪《续修新城县志》,王锷等纂辑,光绪二十一年刻本。

[2887]光绪《续修永北直隶厅志》,叶如桐、秦定基监修,刘必苏等纂修,光绪三十年刻本。

[2888]光绪《续修赞皇县志》,史赓云、周晋堃等重修,赵万泰等纂修,光绪二年刊本。

[2889]光绪《续阳城县志》,郭学谦纂修,光绪三十四年修,抄本。

[2890]光绪《续猗氏县志》,徐浩纂修,俞汝寅、潘梦龙等协修,光绪六年刻本。

[2891]光绪《续永清县志》,李秉钧、吴钦主修,魏邦翰纂修,光绪元年续修本。

[2892]光绪《续云梦县志略》,吴念椿鉴定,程寿昌、曾广浚纂修,光绪八年刻本。

[2893]光绪《续云南通志稿》,王文韶、魏光焘修,唐炯等纂,光绪二十七年刻本。

[2894]光绪《续纂江宁府志》,蒋启勋、赵佑宸主纂,汪士铎总纂,光绪六年刻本。

[2895]光绪《续纂句容县志》,张绍棠主修,萧穆总纂,光绪三十年刊本。成文出版有限公司,1974年。

[2896]光绪《宣城县志》,李应泰等主修,章绶纂修,光绪十四年刊本。

[2897]光绪《宣平县志》,皮树棠纂修,光绪四年铅印本。

[2898]光绪《洵阳县志》,刘德全总纂,光绪二十八年刻本。成文出版有限公司,1969年。

[2899]光绪《浔州府志》，夏敬颐、褚兴周纂修，光绪二十三年刻本。

[2900]光绪《雅安县志稿》，唐校中修，余良选纂，光绪二十五年抄本。

[2901]光绪《延庆州志》，何道增等修，张惇德纂，光绪六年刻本。

[2902]光绪《严州府志》，吴士进原本，吴世荣等续修，邹柏森、马斯臧等续增纂校，光绪九年增刻本。

[2903]光绪《盐城县志》，刘崇照等修，陈玉树、龙继栋等纂，光绪二十一年刻本。台湾学生书局，1968年。

[2904]光绪《阳谷县志》，董政华等重修，孔广海纂，光绪二十六年修，1942年铅印本。

[2905]光绪《姚州志》，陆宗郑等正定，甘雨纂修，光绪十一年刻本。

[2906]光绪《宜阳县志》，谢应起编辑，刘占卿等纂修，光绪七年刊本。

[2907]光绪《峄县志》，王振录、周凤鸣等主修，王宝田增辑，光绪三十年刻本。

[2908]光绪《益都县图志》，张承燮修，法伟堂等纂，光绪三十三年刻本。

[2909]光绪《翼城县志》，王耀章、龚履坦等纂修，光绪七年刻本。

[2910]光绪《应城志》，罗缃、陈豪主修，王承禧总纂，光绪八年刻本。

[2911]光绪《永安州志》，李常霔、邓文渊修，吴缵周纂，光绪二十年刻本。

[2912]光绪《永昌府志》，刘毓珂等纂修，光绪十一年刻本。

[2913]光绪《永城县志》，岳廷楷督修，胡赞采、吕永辉纂修，光绪二十九年刻本。

[2914]光绪《永川县志》，许曾荫等监修，马慎修总纂，光绪二十年刻本。台湾学生书局，1972年。

[2915]光绪《永济县志》，李荣和、刘钟麟修，张元懋纂，光绪十二年刻本。

[2916]光绪《永嘉县志》，张宝琳主修，王棻总纂，光绪八年刻本。

[2917]光绪《永康县志》，李汝为修，潘树棠等纂，光绪十八年刻本。

[2918]光绪《永明县志》，万发元主修，周铣诒总纂，光绪三十三年刻本。

[2919]光绪《永年县志》，夏诒钰纂修，光绪三年刊本。成文出版有限公司，1970年。

[2920]光绪《永宁州志》，高日华、联丰修，刘汉镇纂，光绪十一年刻本。

[2921]光绪《永平府志》，游智开修，史梦兰纂，光绪五年刻本。

[2922]光绪《永寿县志》，郑德枢修，赵奇龄等纂，光绪十四年刊本。成文出版有限公司，1988年。

[2923]光绪《永兴县志》，吕凤藻主修，李献君纂修，光绪九年刻本。

[2924]光绪《余姚县志》，周炳麟修，邵友濂、孙德祖纂，光绪二十五年刻本。

[2925]光绪《盂县志》,张岚奇、刘鸿逵总辑,武缵绪、刘懋功等纂集,光绪七年刻本。

[2926]光绪《虞城县志》,张元鉴原本,李淇增修,席庆云增纂,光绪二十一年刊本。成文出版有限公司,1977年。

[2927]光绪《虞乡县志》,崔铸善纂修,陈鼎隆、全谋慥等编辑,光绪十二年刻本。

[2928]光绪《禹城县乡土志》,王汝汉修,张青莲纂,光绪三十四年石印本。

[2929]光绪《玉环厅志》,杜冠英等主修,吕鸿焘总纂,光绪七年刻本。

[2930]光绪《玉田县志》,夏子鎏辑订,李昌时纂录,丁维续纂,光绪十年刻本。

[2931]光绪《郁林州志》,冯德材、全文炳裁定,文德馨等纂,光绪二十年刻本。

[2932]光绪《元氏县志》,胡岳修,赵文濂、王钧如纂,光绪元年刻本。

[2933]光绪《垣曲县志》,薛元钊总修,张于铸纂修,光绪五年刻本。

[2934]光绪《月浦志》,张人镜纂,光绪十四年稿本。

[2935]光绪《云南通志》,岑毓英修,陈灿纂,光绪二十年刻本。

[2936]光绪《云南县志》,项联晋督修,黄炳堃纂修,光绪十六年刻本。成文出版有限公司,1967年。

[2937]光绪《郓城县志》,赵翰銮等纂修,光绪十九年刻本。

[2938]光绪《增修登州府志》,方汝翼、贾瑚督修,周悦让、慕荣榦总纂,光绪七年刻本。

[2939]光绪《增修甘泉县志》,洪汝奎等督修,张泰交编辑纂校,光绪十年刻本。成文出版有限公司,1983年。

[2940]光绪《增修诸城县续志》,苑棻池、邱濬恪总纂,光绪十八年刻本。台湾学生书局,1968年。

[2941]光绪《沾化县志》,联印修,张会一、耿翔仪纂,光绪十七年刻本。

[2942]光绪《沾益州志》,陈燕、韩宝琛纂订,李景贤承修,光绪十一年抄本。

[2943]光绪《漳浦县志》,陈汝咸原本,施锡卫再续纂,光绪十一年补刻本。

[2944]光绪《漳州府志》,李维钰原本,沈定均续修,吴联薰增纂,光绪三年刻本。

[2945]光绪《赵州乡土志》,孙传栻纂修,光绪末年修,抄本。

[2946]光绪《柘城县志》,元淮、傅钟浚等纂修,光绪二十二年等刊本。

[2947]光绪《镇安府志》,羊复礼纂修,光绪十八年刻本。

[2948]光绪《镇海县志》,俞樾总纂,光绪五年刻本。

[2949]光绪《镇平县志》,吴联元修,王翊运纂,光绪二年刻本。

[2950]光绪《镇雄州志》,吴光汉等督修,宋成基等主纂,光绪十三年刻本。

[2951]光绪《正定县志》,庆之金、贾孝彰重修,赵文濂纂修,光绪元年刻本,1941年铅印本。

[2952]光绪《直隶和州志》,朱大绅修,高照纂,光绪二十七年刊本。

[2953]光绪《直隶绛州志》,李焕扬总修,张于铸纂修,光绪五年刻本。

[2954]光绪《直隶泸州志》,田秀栗等总纂,华国清等分纂,光绪八年刻本。

[2955]光绪《直隶赵州志》,孙传栻总纂,光绪二十三年刻本。

[2956]光绪《忠义乡志》,吴文江纂,光绪二十七年刻本。

[2957]光绪《增修光泽县志》,盛朝辅原本,李麟瑞、钮承藩续修,何秋渊续纂修,光绪二十三年增刻本。

[2958]光绪《诸暨县志》,陈遹声修,蒋鸿藻纂,光绪三十四年修,宣统二年刻本。

[2959]光绪《资州直隶州志》,刘炯原本,罗廷权等续修,何衮等续纂修,光绪二年增刻本。

[2960]光绪《滋阳县志》,黄恩彤原本,李兆霖等续修,黄师誾等续纂,光绪十四年刻本。台湾学生书局,1968年。

[2961]光绪《邹县续志》,吴若灏续纂,钱枱等分纂,光绪十八年刊本。成文出版有限公司,1968年。

[2962]光绪《遵化通志》,何崧泰等修,史朴等纂,光绪十二年刻本。

[2963]光绪《左云县志》,李翼圣原本,余卜颐总理采辑,蔺炳章总纂,光绪七年增修本,民国年间石印本。

[2964]宣统《茌平县志》,盛津颐修,张建桢纂,宣统三年修,1912年刻本。

[2965]宣统《重修恩县志》,汪鸿孙纂修,刘儒臣等编辑,宣统元年刻本。成文出版有限公司,1968年。

[2966]宣统《楚雄县志》,崇谦纂修,沈宗舜逋辑,宣统二年抄本。成文出版有限公司,1967年。

[2967]宣统《东明县续志》,周保琛修,李曾裕纂,宣统三年修,1924年铅印本。

[2968]宣统《东莞县志》,陈伯陶等纂修,1927年铅印本。

[2969]宣统《甘肃新通志》,昇允、长庚修,安维峻纂,宣统元年石印本。

[2970]宣统《高要县志》,马呈图等纂修,1938年铅印本。

[2971]宣统《海康县续志》,梁成久等纂,陈景棻续纂,1938年铅印本。

[2972]宣统《呼兰府志》,黄维翰编,宣统二年修,1915年铅印本。

[2973]宣统《建德县志》,张赞巽等监修,周学铭总修,宣统二年铅印本。

[2974]宣统《泾阳县志》,刘懋官纂修,周斯亿编次,宣统三年铅印本。成文出版

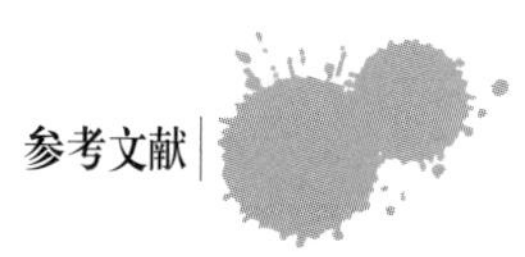

有限公司,1969 年。

[2975]宣统《泾州采访新志》,杨丙荣纂,宣统元年修,抄本。

[2976]宣统《聊城县志》,陈庆蕃等修,叶锡麟总纂,靳维熙续纂,宣统二年刻本。

[2977]宣统《临安县志》,彭循尧主修,董运昌、周鼎编辑,宣统二年刊本。

[2978]宣统《郿县志》,沈锡荣纂修,宣统元年增补,宣统二年铅印本。

[2979]宣统《蒙阴县志》,沈黻清主修,陈尚仁等编辑,宣统年间抄本。

[2980]宣统《南海县志》,郑荣等修,桂坫等纂,宣统二年刊本。成文出版有限公司,1974 年。

[2981]宣统《宁陵县志》,萧济南倡修,吕敬直、史冠军编纂,宣统三年刻本。

[2982]宣统《番禺县续志》,梁鼎芬等修,丁仁长、吴道镕等纂,宣统三年刻本。

[2983]宣统《濮州志》,高士英总纂,荣相鼎纂修,宣统元年刻本。

[2984]宣统《三续淄川县志》,方作霖修,王敬铸纂,宣统三年修,1920 年石印本。

[2985]宣统《山东通志》,杨士骧等修,孙葆田等纂,宣统三年修,1915 年铅印本,1935 年影印本。

[2986]宣统《石城县志》,钟喜焯等主修,江珣总纂,1931 年铅印本。成文出版有限公司,1974 年。

[2987]宣统《四续汶上县志稿》,白璞臣修,马焕奎纂,稿本。

[2988]宣统《太仓州镇洋县志》,王祖畬纂,宣统八年刻本。

[2989]宣统《香山县志续编》,厉式金主修,汪文炳等纂,1923 年刻本。成文出版有限公司,1967 年。

[2990]宣统《项城县志》,张镇芳总裁,施景舜纂修,宣统三年石印本。

[2991]宣统《信义志稿》,赵诒翼纂,抄本。

[2992]宣统《徐闻县志》,王辅之总裁,骆克良等总校,宣统三年刻本。成文出版有限公司,1974 年。

[2993]宣统《续修蒙自县志》,佚名纂,宣统年间修,稿本。

[2994]宣统《续修枫泾小志》,程兼善重辑,宣统二年刊本。

[2995]宣统《续纂山阳县志》,邱沅、王元章监修,段朝端等纂,宣统三年修,1921 年刻本。

[2996]宣统《续纂泰州志》,胡维藩修,卢福保纂,宣统年间修,稿本。

[2997]宣统《崖州志》,钟元棣修,张雋、邢定纶纂,广东人民出版社 1983 年版。

[2998]宣统《英德县续志》,邓士芬修,黄佛颐、凌鹤书等纂,1931 年铅印本。

[2999]宣统《永绥厅志》,董鸿勋纂修,宣统元年铅印本。

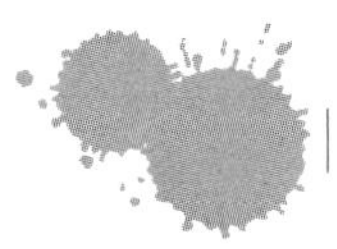

[3000]宣统《燕里志略》,叶世熊纂,宣统二年铅印本。

[3001]民国《安次县志》,刘钟英、马钟琇总纂,1936年增刊本。成文出版有限公司,1969年。

[3002]民国《安东县志》,王介公等督修,于云峰编修,1931年铅印本。成文出版有限公司,1975年。

[3003]民国《安南县志》,周叙彝纂修,1916年抄本。

[3004]民国《安溪清水岩志》,陈家珍撰,江苏广陵古籍刻印社1996年版。

[3005]民国《巴县志》,朱之洪等修,向楚等纂,1939年刻本。成文出版有限公司,1967年。

[3006]民国《巴中县志》,张仲孝等修,马文灿等纂,余震等续纂,1927年石印本。

[3007]民国《霸县新志》,刘延昌、张仁蠡监修,刘崇本、崔汝襄总纂,1934年铅印本。

[3008]民国《白水县志》,梁善长辑修,1925年重印本。

[3009]民国《宝应县志》,戴邦桢等监修,冯煦等纂,1932年铅印本。成文出版有限公司,1970年。

[3010]民国《宾阳县志》,宾阳县文献委员会纂修,1948年修,稿本。

[3011]民国《沧县志》,张凤瑞、徐国桓等修,张坪等纂,1933年铅印本。

[3012]民国《昌化县志》,陈培珽、曾国霖等修,许昌言总理,1919年修,1924年铅印本。

[3013]民国《昌乐县续志》,王金岳等修,赵文琴等纂,1934年铅印本。成文出版有限公司,1969年。

[3014]民国《昌黎县志》,陶宗奇等修,张鹏翱等编,1932年再续修,1933年铅印本。

[3015]民国《长乐县志》,孟昭涵监修,李驹纂修,1917年铅印本。

[3016]民国《长汀县志》,黄恺元等主修,邓光瀛、丘复等修纂,1941年铅印本。

[3017]民国《朝城县志续志》,杜子楙总裁,贾铭恩等纂修,1920年刻本。成文出版有限公司,1968年。

[3018]民国《成安县志》,张应麟修,张永和等编纂,1931年铅印本。成文出版有限公司,1970年。

[3019]民国《茌平县志》,牛占诚修,周之桢纂,1935年铅印本。

[3020]民国《赤溪县志》,王大鲁主编,赖际熙总纂,1920年修,1926年刻本。成文出版有限公司,1968年。

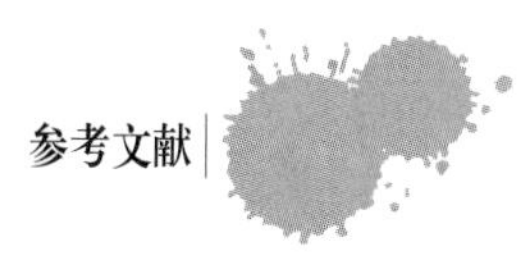

[3021]民国《崇明县志》,王清穆主修,曹炳麟总纂,1930年刊本。

[3022]民国《重修博兴县志》,张其丙等修,张元钧等纂,1936年铅印本。

[3023]民国《重修崇信县志》,张明道等修,任瀛翰总纂,1928年石印本。

[3024]民国《重修定西县志》,郭汉儒纂修,1949年稿本,甘肃文化出版社2011年版。

[3025]民国《重修恩县志》,张遵孟修,曹明详纂,1942年铅印本。

[3026]民国《重修滑县志》,马子宽修,王蒲园等纂,1932年铅印本。成文出版有限公司,1969年。

[3027]民国《重修莒志》,卢少泉等修,庄陔兰等纂,1936年铅印本。

[3028]民国《重修临颍县志》,陈垣提倡,李舒华、管大同等编辑,1916年铅印本。台湾学生书局,1968年。

[3029]民国《重修灵台县志》,杨渠统等修,王朝俊等编纂,1935年铅印本。

[3030]民国《重修蒙城县志》,汪篪督修,于振江、黄与绶等纂,1915年铅印本。

[3031]民国《重修彭山县志》,刘锡纯纂,1925年修,1944年铅印本。

[3032]民国《重修汝南县志》,陈伯嘉等修,李成均等纂修,1938年石印本。

[3033]民国《重修邵武县志》,秦振夫等修,朱书田等编辑,1937年铅印本。

[3034]民国《重修什邡县志》,王文照总纂,曾庆奎、吴江等修,1929年铅印本。台湾学生书局,1967年。

[3035]民国《重修泰安县志》,葛延瑛等监修,孟昭章等纂,1929年铅印本。台湾学生书局,1968年。

[3036]民国《重修婺源县志》,葛韵芬等修,江峰青等纂,1925年刻本。

[3037]民国《重修咸阳县志》,刘安国监修,吴廷锡、冯光裕总纂,1932年铅印本。

[3038]民国《重修襄城县志》,李峰修,胡元学、刘文林纂,1936年稿本。

[3039]民国《重修新城县志》,袁励杰、张儒玉等修,王宲廷等纂,1933年铅印本。

[3040]民国《重修信阳县志》,方廷汉等修,陈善同等纂,1936年铅印本。成文出版有限公司,1968年。

[3041]民国《重修镇原县志》,焦国理等总纂,贾秉机总编辑,1935年铅印本。成文出版有限公司,1977年。

[3042]民国《重修正阳县志》,刘月泉等监修,魏松声等纂,1936年铅印本。成文出版有限公司,1969年。

[3043]民国《重修紫阳县志》,杨家驹鉴定,陈振纪、陈如墉纂修,1925年石印本。

[3044]民国《川沙县志》,方鸿铠等修,黄炎培纂,1937年铅印本。

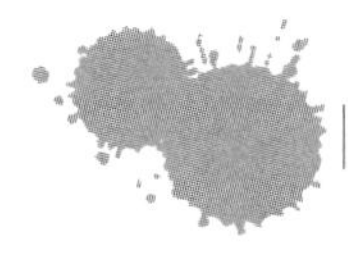

［3045］民国《磁县县志》，黄希文等纂辑，1941 年铅印本。成文出版有限公司，1968 年。

［3046］民国《大名县志》，张昭芹等创修，程廷恒、洪家禄等续修，1934 年铅印本。

［3047］民国《大田县志》，陈朝宗等修，王光张、林韶光编纂，1931 年铅印本。

［3048］民国《大庾县志》，吴宝炬等主修，刘人俊等协修，1919 年刻本。

［3049］民国《单县志》，项葆祯修，李经野等纂，1929 年石印本。

［3050］民国《当涂县志》，鲁式谷编纂，1936 年编，抄本。

［3051］民国《德平县续志》，吕学元等修，严绥之等纂，1936 年铅印本。成文出版有限公司，1968 年。

［3052］民国《德清县新志》，吴翯皋、王任化等主修，程森总纂，1932 年铅印本。

［3053］民国《德县志》，李树德等修，董瑶林等纂，1935 年铅印本。成文出版有限公司，1969 年。

［3054］民国《德兴县志》，何振澜、沈良弼等鉴定，董凤笙总纂，董学濂等纂修，1919 年刻本。

［3055］民国《定海县志》，陈训正、马瀛纂修，1924 年铅印本。

［3056］民国《定陶县志》，冯麟溎等修，曹垣总纂，1916 年刊本。成文出版有限公司，1968 年。

［3057］民国《定县志》，何其章等修，贾恩绂总纂，1934 年刊本。成文出版有限公司，1969 年。

［3058］民国《东明县新志》，任传藻总裁，穆祥仲总纂，1933 年铅印本。

［3059］民国《东平县志》，张志熙等修，刘靖宇等编，1936 年铅印本。成文出版有限公司，1968 年。

［3060］民国《东莞县志》，陈伯陶等纂修，1927 年刻本。台湾学生书局，1968 年。

［3061］民国《鄂县志》，赵葆真修，段光世纂，1933 年铅印本。成文出版有限公司，1970 年。

［3062］民国《恩平县志》，余丕承主修，桂坫总纂，1934 年铅印本。

［3063］民国《恩平县志补遗》，聂崇一纂，1929 年铅印本。

［3064］民国《范县县志》，张振声等修，余文凤等纂，1935 年铅印本。

［3065］民国《酆都县志》，黄光辉等修，郎承诜、余树堂等纂，1927 年铅印本。台湾学生书局，1968 年。

［3066］民国《奉天通志》，翟文选等总裁，王树枏等纂，1934 年铅印本。

［3067］民国《浮山县志》，任耀先、乔本情督修，张桂书等纂修，1935 年铅印本。

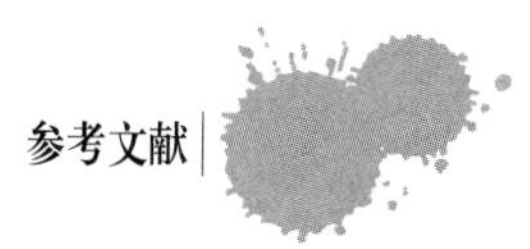

[3068]民国《涪陵县续修涪州志》,王鉴清等修,施纪云纂,1928年铅印本。台湾学生书局,1971年。

[3069]民国《福鼎县志》,佚名纂,民国年间铅印本。

[3070]民国《福建通志》,李厚基等修,沈瑜庆、陈衍等纂,1938年刻本。

[3071]民国《福山县志稿》,许钟璐等修,于宗潼等纂,1931年铅印本。成文出版有限公司,1968年。

[3072]民国《阜宁县新志》,焦忠祖修,庞友兰纂,1934年铅印本。

[3073]民国《富顺县志》,彭文治、李永成等总理,卢庆家、高光照总纂,1931年刻本。台湾学生书局,1967年。

[3074]民国《盖平县志》,石秀峰等监修,王郁云总纂,崔正峰、郭春藻等校正,1920年石印本。

[3075]民国《甘肃通志稿》,刘郁芬修,杨思、张维等编,稿本。

[3076]民国《感恩县志》,周文海重修,卢宗棠等纂修,1931年铅印本。

[3077]民国《高淳县志》,刘春堂裁正,吴寿宽等参校,1918年刻本。

[3078]民国《高阳县志》,李大本监修,李晓泠等纂修,1931年铅印本。

[3079]民国《高邑县志》,王天杰督修,宋文华纂修,1933年铅印本。成文出版有限公司,1968年。

[3080]民国《古田县志》,黄澄渊修,余钟英等纂,1942年铅印本。

[3081]民国《谷城县志稿》,刘德全总纂,1926年石印本。

[3082]民国《冠县志》,侯光陆监修,陈熙雍纂修,1934年刻本。

[3083]民国《光山县志约稿》,晏兆平编,1936年铅印本。成文出版有限公司,1969年。

[3084]民国《广宗县志》,姜榓荣、祁卓如监修,韩敏修撰述,1933年铅印本。

[3085]民国《贵县志》,欧仰羲等修,梁崇鼎编纂,1935年铅印本。台湾学生书局,1968年。

[3086]民国《海康县续志》,梁成久等纂,陈景棻续纂,1938年铅印本。

[3087]民国《海龙县志》,白永贞纂修,1913年石印本。

[3088]民国《海宁州志稿》,朱锡恩续纂,1932年铅印本。

[3089]民国《杭州府志》,陆懋勋续纂,齐耀珊重修,吴庆坻重纂,1916年续修本。

[3090]民国《合浦县志》,廖国器修,刘润纲等纂,1942年铅印本。

[3091]民国《和平县志》,曾枢等修,凌开蔚等纂,1943年铅印本。

[3092]民国《和顺县志》,张夔典总裁,王玉汝纂修,1935年石印本。成文出版有

限公司,1976 年。

[3093]民国《贺县志》,韦冠英修,梁培煐、龙先钰纂,1934 年铅印本。成文出版有限公司,1967 年。

[3094]民国《鹤庆县志》,杨金铠纂修,1923 年修,抄本。

[3095]民国《鹤山县志未成稿》,宋森纂修,1944 年稿本。

[3096]民国《横山县志》,刘济南等监修,曹子正编辑,1929 年石印本。

[3097]民国《湖北通志》,吕调元、刘承恩修,张仲炘、杨承禧纂,1921 年刻本。

[3098]民国《化平县志》,盖世儒等修,张逢泰编纂,1940 年铅印本。

[3099]民国《怀安县志》,景佐纲修,张镜渊等纂,1934 年铅印本。台湾学生书局,1967 年。

[3100]民国《怀宁县志》,朱之英等纂,舒景蘅等修,1918 年铅印本。

[3101]民国《淮阳县志》,郑康侯等修,朱撰卿等纂,1934 年铅印本。成文出版有限公司,1968 年。

[3102]民国《获嘉县志》,邹古愚编次,邹鹄纂,1935 年铅印本。

[3103]民国《鸡泽县志》,李泽远纂修,1942 年铅印本。

[3104]民国《吉安县志》,李正谊等修,邹鹄纂修,1941 年铅印本。

[3105]民国《济宁县志》,袁绍昂等纂,1927 年铅印本。

[3106]民国《济阳县志》,卢永祥等修,王嗣鋆等纂,1934 年铅印本。

[3107]民国《葭县志》,陈琯裁定,赵思明等撰次,1933 年石印本。成文出版有限公司,1976 年。

[3108]民国《郏县志》,姜篪纂修,郭景泰编辑,1932 年刊本。成文出版有限公司,1976 年。

[3109]民国《建德县志》,张良楷等修,王韧等纂,1919 年铅印本。

[3110]民国《建宁县志》,钱江等重修,范毓桂总修,吴海清等续修,张书简续纂,1916 年修,1919 年续修铅印本。

[3111]民国《剑阁县续志》,张政编次,1927 年铅印本。台湾学生书局,1967 年。

[3112]民国《交河县志》,高步青、王恩沛总裁,苗毓芳、苏彩河总纂,1917 年刻本。

[3113]民国《解县志》,曲迺锐等编辑,1920 年石印本。

[3114]民国《介休县志》,张赓麟修,董重纂,1930 年铅印本。成文出版有限公司,1976 年。

[3115]民国《金坛县志》,冯煦等纂,1926 年铅印本。成文出版有限公司,

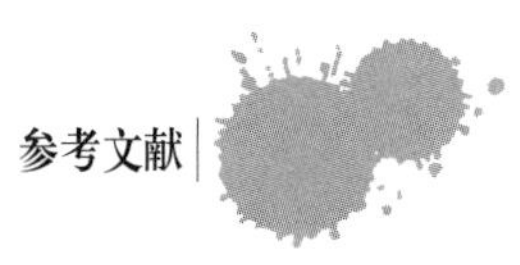

1970 年。

[3116]民国《晋县志》,孟昭章倡修,李翰如纂辑,1927 年石印本。

[3117]民国《景县志》,耿兆栋等监修,张汝漪总纂,1932 年铅印本。成文出版有限公司,1976 年。

[3118]民国《靖远志》,范振绪纂修,1946 年修,抄本。

[3119]民国《筠连县志》,祝世德纂修,1948 年铅印本。

[3120]民国《昆明市志》,张维瀚修,童振藻纂,1924 年铅印本。

[3121]民国《开原县志》,李毅等修,1929 年铅印本。成文出版有限公司,1974 年。

[3122]民国《来宾县志》,翟富文纂修,1936 年铅印本。成文出版有限公司,1976 年。

[3123]民国《莱阳县志》,梁秉锟、杨西桂督修,王丕煦总纂,1935 年铅印本。

[3124]民国《蓝山县图志》,邓以权、黎泽泰修,雷飞鹏纂,1933 年刻本。

[3125]民国《乐安县志》,李传煦倡修,陈同善续修,王永贞等编辑,1918 年石印本。

[3126]民国《雷平县志》,邓赞枢修,梁明纶等编纂,1946 年油印本。成文出版有限公司,1974 年。

[3127]民国《梨树县志》,包文峻督修,李溶等编辑,曲廉本等续修,范大全等续编辑,1929 年修,1934 年续修铅印本。

[3128]民国《澧县县志》,张之觉修,周龄纂,1939 年刻本。成文出版有限公司,1975 年。

[3129]民国《醴陵县志》,陈鲲修,刘谦纂,1948 年铅印本。

[3130]民国《丽水县志》,李钟岳、李郁芬主修,孙寿芝总纂,1926 年铅印本。

[3131]民国《利津县续志》,王廷彦督修,盖尔佶总纂,1935 年铅印本。成文出版有限公司,1968 年。

[3132]民国《连城县志》,陈一堃、王集吾主修,邓光瀛等编纂,1938 年石印本。

[3133]民国《连江县志》,曹刚等监修,邱景雍纂修,1927 年修,1933 年铅印本。

[3134]民国《辽阳县志》,裴焕星等监修,白永贞总纂修,1928 年铅印本。成文出版有限公司,1973 年。

[3135]民国《林县志》,张凤台督修,李见荃纂修,1932 年石印本。成文出版有限公司,1968 年。

[3136]民国《临汾县志》,刘玉玑等主修,张其昌等编纂,1933 年铅印本。成文出

版有限公司,1976年。

[3137]民国《临海县志稿》,孙熙鼎、张寅修,何奏簧纂,1935年铅印本。

[3138]民国《临晋县志》,俞家骥等主修,赵意空等纂修,1923年铅印本。成文出版有限公司,1976年。

[3139]民国《临潼县志》,邓长耀纂修,1922年铅印本。

[3140]民国《临沂县志》,陈景星、沈兆祎等督修,王景祜等纂,1917年刻本。成文出版有限公司,1968年。

[3141]民国《临榆县志》,高凌霨、仵墉等总裁,高凌霨纂修,程敏侯编辑,1929年铅印本。

[3142]民国《临淄县志》,舒孝先纂修,1920年石印本。台湾学生书局,1968年。

[3143]民国《灵川县志》,陈美文监修,李繁滋等纂,1929年石印本。成文出版有限公司,1975年。

[3144]民国《灵山县志》,刘运熙纂修,1914年铅印本。

[3145]民国《柳城县志》,何其英修,谢嗣农纂,1940年铅印本。

[3146]民国《龙关县新志》,刘德宽监修,何耀慧总修,1934年铅印本。

[3147]民国《龙津县志》,李文雄修,陈必明纂,1946年修,1960年铅印本。

[3148]民国《龙岩县志》,马龢鸣、陈丕显总理,杜翰生等纂,1916年修,1920年铅印本。

[3149]民国《龙游县志》,余绍宋纂,1925年铅印本。

[3150]民国《隆德县志》,桑丹桂等督修,陈国栋等编纂,1935年石印本。成文出版有限公司,1976年。

[3151]民国《卢龙县志》,董天华总修,胡应麟、李茂林编纂,1931年铅印本。成文出版有限公司,1968年。

[3152]民国《庐陵县志》,王补总纂,曾灿材编纂,1920年刻本。

[3153]民国《泸水志》,段承钧纂修,1932年石印本。成文出版有限公司,1975年。

[3154]民国《禄劝县志》,全奂泽监修,许实纂修,1925年铅印本。成文出版有限公司,1975年。

[3155]民国《罗城县志》,江碧秋修,潘宝箓纂,1935年铅印本。成文出版有限公司,1975年。

[3156]民国《麻城县志续编》,郑重修,余晋芳纂,1935年铅印本。

[3157]民国《马邑县志》,霍殿鳌承修,1918年铅印本。成文出版有限公司,

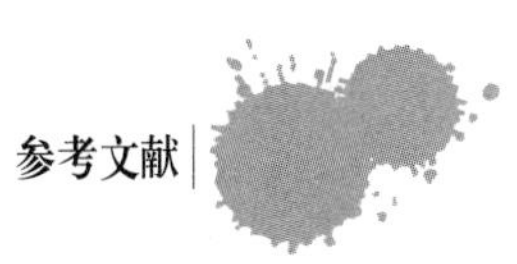

1968年。

[3158]民国《孟县志》,阮藩侪纂修,宋立梧等编辑,1932年刻本。

[3159]民国《绵竹县志》,王佐等修,黄尚毅等纂,1920年刊本。台湾学生书局,1968年。

[3160]民国《闽清县志》,杨宗彩监修,刘训瑺纂修,1921年铅印本。

[3161]民国《牟平县志》,宋宪章等修,于清泮等纂,1936年石印本。成文出版有限公司,1968年。

[3162]民国《南安县志》,苏镜潭纂修,民国年间铅印本。

[3163]民国《南丰县志》,包发鸾总修,赵惟仁总纂,1921年修,1924年铅印本。

[3164]民国《南和县志》,庞观泉监修,刘思说等纂,1921年铅印本。

[3165]民国《南汇县续志》,严伟等修,秦锡田等纂,1929年刻本。成文出版有限公司,1983年。

[3166]民国《南康县志》,邱自芸修,邬荣治、郭选英纂,1936年铅印本。

[3167]民国《南乐县志》,李铁珊修,郭保昌纂,1941年铅印本。

[3168]民国《南陵县志》,余谊密主修,徐乃昌纂修,1924年铅印本。

[3169]民国《南皮县志》,王德乾等修,刘树鑫总纂,1932年铅印本。成文出版有限公司,1968年。

[3170]民国《南平县志》,蔡凤机、吴栻等督修,蔡建贤总纂,1928年铅印本。

[3171]民国《南溪县志》,李凌霄等修,钟朝煦纂,1937年铅印本。台湾学生书局,1970年。

[3172]民国《南浔志》,周庆云纂修,1922年刻本。

[3173]民国《宁化县志》,黎彩彰等监修,黎景曾、黄宗宪等修纂,1926年铅印本。

[3174]民国《宁陵县志》,孟广赞纂修,1941年铅印本。

[3175]民国《宁乡县志》,周震鳞修,刘宗向纂,1941年活字本。

[3176]民国《宁远县志》,李毓九修,徐桢立纂,1942年石印本。

[3177]民国《沛县志》,于书云纂修,赵锡蕃协修,1920年铅印本。

[3178]民国《平坝县志》,江钟岷、蒋希仁修,陈廷棻纂,1932年铅印本。

[3179]民国《平度县续志》,丁世平、刁承襄等修,尚庆翰等总纂,1936年铅印本。

[3180]民国《平凉县志》,刘兴沛修,郑濬、朱离明纂,抄本。

[3181]民国《平民县志》,杨瑞霆主修,霍光缙纂修,1931年抄本。成文出版有限公司,1970年。

[3182]民国《平顺县志》,段学先、王廷潞等纂修,抄本。

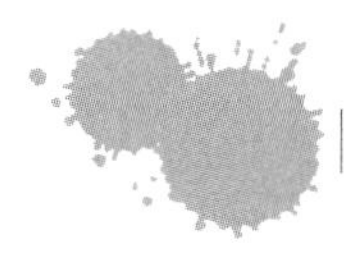

[3183]民国《平阳县志》,王理孚修,符璋、刘绍宽等纂,1915年修,1926年刻本。

[3184]民国《莆田县志》,石有纪修,张琴纂,1945年稿本。

[3185]民国《祁阳县志》,李馥纂修,1926年修,1931年刻本。

[3186]民国《齐河县志》,杨豫修等修,阎廷献等纂,1933年铅印本。成文出版有限公司,1968年。

[3187]民国《岐山县志》,田惟均重修,白岫云等编次,1935年铅印本。

[3188]民国《迁安县志》,薛凤鸣、滕绍周等监修,王维贤纂修,1931年铅印本。成文出版有限公司,1976年。

[3189]民国《迁江县志》,黎祥品、韦可德监修,刘宗尧总编,1935年铅印本。成文出版有限公司,1967年。

[3190]民国《犍为县志》,陈谦、陈世虞修,罗绶香、印焕门等纂,1937年铅印本。

[3191]民国《潜山县志》,吴兰生、王用霖等督修,刘廷凤总纂,1920年铅印本。

[3192]民国《乾县新志》,续俭、田屏轩监修,范凝绩等编纂,1941年铅印本。

[3193]民国《钦县县志》,陈公佩修,陈德周等纂,1947年石印本。

[3194]民国《秦州直隶州新志续编》,姚展等监修,任承允总纂,1934年修,1939年铅印本。

[3195]民国《沁源县志》,孔兆熊、郭蓝田总修,阴国垣总纂,1933年刊本。成文出版有限公司,1976年。

[3196]民国《青城县志》,杨启东监修,赵梓湘总纂,1935年铅印本。成文出版有限公司,1968年。

[3197]民国《青县志》,万震霄监修,高遵章等总纂,郑清寰等纂修,1931年刊本。

[3198]民国《清丰县志》,刘陛朝总裁,胡魁凤总纂,1914年铅印本。

[3199]民国《清河县志》,张福谦等监修,赵鼎铭等编纂,1934年铅印本。

[3200]民国《清远县志》,吴凤声、余棨谋监修,朱汝珍总纂,1937年铅印本。

[3201]民国《清苑县志》,金良骥裁订,姚寿昌等纂,1934年铅印本。成文出版有限公司,1968年。

[3202]民国《清苑县志料》,佚名编,1936年抄本。

[3203]民国《庆云县志》,秦夏声等总修,刘鸿逵总编辑,1915年石印本。

[3204]民国《琼山县志》,徐淦等修,李熙、王国宪等纂,1917年刻本。

[3205]民国《邛县志》,薛儒华修,赵又扬等纂,1934年铅印本。

[3206]民国《衢县志》,郑永禧纂,1926年纂,稿本。

[3207]民国《全椒县志》,张其濬监修,江克让、汪文鼎等纂修,1930年活字本。

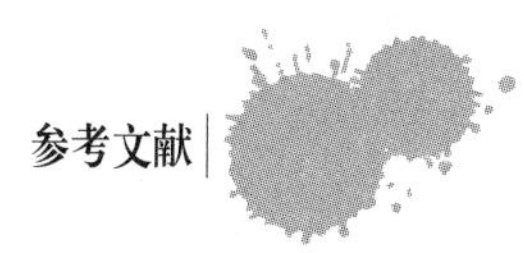

[3208]民国《全县志》,黄昆山、虞世熙等总裁,唐载生、廖藻总纂,1935 年铅印本。台湾学生书局,1968 年。

[3209]民国《确山县志》,张缙璜纂修,李景堂等分纂,1931 年铅印本。成文出版有限公司,1976 年。

[3210]民国《任县志》,王亿年鉴定,刘书旂增补修纂,1915 年铅印本。成文出版有限公司,1969 年。

[3211]民国《荣河县志》,张柳星、范茂松总修,郭廷瑞纂修,1936 年铅印本。

[3212]民国《容城县志》,王莲堂等修,白葆端纂定,1920 年刻本。

[3213]民国《三河县新志》,曹桢、苏士俊修,吴宝铭、韩琛等纂,1935 年铅印本。

[3214]民国《三江县志》,覃卓吾、龙澄波纂修,魏任重续修,姜玉笙续纂,1946 年铅印本。

[3215]民国《沙河县志》,林清扬等督修,王延升总纂,1940 年铅印本。

[3216]民国《沙县志》,梁伯荫监修,罗克涵总纂,1928 年铅印本。

[3217]民国《陕县志》,欧阳珍修,韩嘉会等纂,1936 年铅印本。成文出版有限公司,1968 年。

[3218]民国《商河县志》,石毓嵩修,马忠藩、路程诲纂,1936 年铅印本。

[3219]民国《商南县志》,罗传铭修,路炳文纂,1923 年铅印本。成文出版有限公司,1976 年。

[3220]民国《商丘县志》,刘德昌原修,叶沄编辑,1932 年石印本。成文出版有限公司,1969 年。

[3221]民国《商水县志》,徐家璘、宋景平等监修,杨凌阁主纂,1918 年刻本。成文出版有限公司,1975 年。

[3222]民国《上海县志》,吴馨、江家瑂等修,姚文枬等纂修,1935 年铅印本。

[3223]民国《莘县志》,王嘉猷等修,严绥之等纂,1937 年重修铅印本。成文出版有限公司,1976 年。

[3224]民国《渑池县志》,陆绍治总纂,李凤翔、上官骏谟等纂修,1928 年石印本。

[3225]民国《嵊县志》,牛荫麐、罗毅修,丁谦、余重耀等纂,1918 年修,1932 年续修,1935 年铅印本。

[3226]民国《石城县志》,钟喜焯等修,江珣等纂,1931 年铅印本。

[3227]民国《石埭备志汇编》,陈惟壬纂修,1941 年铅印本。

[3228]民国《首都志》,柳诒徵等主编,1935 年铅印本。成文出版有限公司,1983 年。

[3229]民国《寿昌县志》,陈焕、潘绍隽等修,李任、陈举恺等纂,1930年铅印本。

[3230]民国《寿光县志》,宋宪章等修,邹允中等纂,1936年铅印本。成文出版有限公司,1968年。

[3231]民国《顺昌县志》,高登艇、潘先龙修,刘敬等纂,1936年铅印本。

[3232]民国《顺义县志》,李芳等修,杨得馨等纂,1933年铅印本。成文出版有限公司,1968年。

[3233]民国《思恩县志》,梁杓修,吴瑜纂,1933年铅印本。

[3234]民国《宿迁县志》,严型总修,冯煦等纂,1935年铅印本。成文出版有限公司,1983年。

[3235]民国《宿松县志》,俞庆澜、刘昂修,张灿奎等纂修,1932年活字本。

[3236]民国《睢宁县旧志》,葛之莫鉴定,陈哲汇纂,1929年铅印本。成文出版有限公司,1974年。

[3237]民国《绥中县志》,文镒监修,范炳勋总纂修,1929年铅印本。

[3238]民国《遂安县志》,罗柏麓、周树美监修,姚桓、洪梦云等编纂,1930年铅印本。

[3239]民国《遂宁县志》,甘焘等监修,余金锡等主修,王懋昭等纂,1929年刻本。

[3240]民国《台州府志》,喻长霖总纂,柯骅威等协纂,1926年修,1936年铅印本。

[3241]民国《太谷县志》,安恭己、刘玉玑、仇曾祜鉴定,胡万凝编纂,1931年铅印本。成文出版有限公司,1977年。

[3242]民国《太和县志》,丁炳烺主修,吴承志纂修,1925年铅印本。

[3243]民国《太湖县志》,高寿恒主修,李英纂修,1922年活字本。

[3244]民国《太康县志》,杜鸿宾等监修,刘盼遂等纂,1933年铅印本。成文出版有限公司,1976年。

[3245]民国《泰安州志》,任弘烈编辑,1936年铅印本。

[3246]民国《泰宁县志》,陈石、万心权主修,郑丰稔等纂,1942年铅印本。

[3247]民国《汤溪县志》,丁燮、薛达等主修,戴鸿熙等纂,1926年修,稿本。

[3248]民国《天水县志》,姚展、庄以绥等监修,贾缵绪总纂,1928年修,1933年续修,1939年铅印本。

[3249]民国《天台县志稿》,李光益、金城修,褚传诰纂,1915年油印本。

[3250]民国《田西县志》,叶鸣平、罗建邦修,岑启沃等纂,1938年铅印本。

[3251]民国《铁岭县续志》,杨宇齐监修,张嗣良纂修,1933年铅印本。

[3252]民国《通州编纂省志材料》,何绍曾修,刘鹍书纂,1932年油印本。

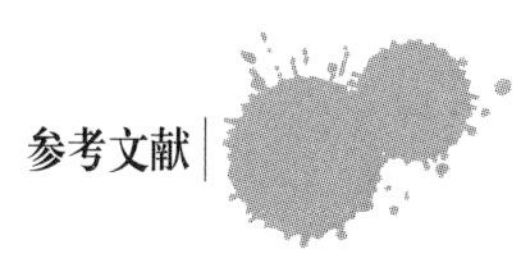

[3253]民国《同安县志》,林学增等修,吴锡璜总纂,1929年铅印本。

[3254]民国《桐庐县志》,颜士晋、朱邦彦、臧承宣纂修,1985年油印本。

[3255]民国《铜山县志》,余家谟等监修,王嘉诜等纂修,1919年修,1926年刻本。成文出版有限公司,1970年。

[3256]民国《潼南县志》,王安镇等主修,夏璜纂修,1915年刻本。

[3257]民国《完县新志》,彭作桢总纂,刘玉田编辑,1934年铅印本。

[3258]民国《万全县志》,路联逵等监修,任守恭纂,1934年铅印本。

[3259]民国《万载县志》,张芗甫等修,龙赓言纂修,1940年铅印本。

[3260]民国《威宁县志》,苗勃然、王祖奕纂修,1913年修,1964年油印本。

[3261]民国《维西县志》,李炳臣修,李翰湘纂辑,1932年修,抄本。

[3262]民国《潍县志稿》,常之英修,刘祖幹纂,1941年铅印本。

[3263]民国《文安县志》,陈桢监督,李兰增等编辑,1922年铅印本。成文出版有限公司,1968年。

[3264]民国《闻喜县志》,余宝滋总修,杨韨田纂修,1919年石印本。成文出版有限公司,1968年。

[3265]民国《乌青镇志》,卢学溥续修,1936年刊本。

[3266]民国《无棣县志》,张方墀等纂,1925年铅印本。成文出版有限公司,1968年。

[3267]民国《吴县志》,曹允源等纂,1933年铅印本。

[3268]民国《芜湖县志》,余谊密等总裁,鲍寔纂修,1919年石印本。

[3269]民国《武安县志》,杜济美等监修,郗济川编撰,1940年铅印本。

[3270]民国《婺源县志》,葛韵芬等修,江峰青等纂,1925年刻本。

[3271]民国《西华县续志》,潘龙光等监修,张嘉谋等纂修,1938年铅印本。成文出版有限公司,1968年。

[3272]民国《西宁县志》,何天瑞等修,桂坫等纂,1937年铅印本。

[3273]民国《西平县志》,李毓藻修,陈铭鉴选辑,1934年刻本。成文出版有限公司,1976年。

[3274]民国《歙县志》,石国柱、楼文钊修,许承尧纂,1937年铅印本。

[3275]民国《霞浦县志》,罗汝泽、刘以臧等修,徐友梧等纂,1925年修,1929年铅印本。

[3276]民国《夏津县志新编》,方学成、梁大鲲等纂修,1934年铅印本。成文出版有限公司,1968年。

[3277]民国《夏口县志》,侯祖畲主修,吕寅东等纂,1920年刻本。

[3278]民国《夏邑县志》,黎德芬纂修,1920年石印本。成文出版有限公司,1968年。

[3279]民国《献县志》,薛凤鸣等修,张鼎彝等纂,1925年刻本。

[3280]民国《相城小志》,陶惟坻修,施兆麟纂,1930年活字本。

[3281]民国《襄陵县志》,李世祐监修,刘师亮等编辑,1923年刊本。成文出版有限公司,1976年。

[3282]民国《襄垣县志》,严用琛、鲁宗藩总修,王维新等纂修,1928年铅印本。

[3283]民国《项城县志》,施景舜纂修,1914年石印本。成文出版有限公司,1968年。

[3284]民国《象山县志》,罗士筠等监修,陈汉章等纂,1926年修,稿本。

[3285]民国《萧山县志稿》,彭延庆等修,姚莹俊等纂,张宗海续修,杨士龙续纂,1935年铅印本。

[3286]民国《新昌县志》,金城修,陈畬纂修,1919年铅印本。

[3287]民国《新城县志》,张雨苍等修,王树楠等纂,1935年铅印本。

[3288]民国《新河县志》,傅振伦等编辑,1929年铅印本。成文出版有限公司,1968年。

[3289]民国《新校天津卫志》,薛柱斗纂修,1934年铅印本。

[3290]民国《新修曲沃县志》,邬汉章等监修,仇汝功纂修,1928年铅印本。

[3291]民国《新修阌乡县志》,韩嘉会等纂,1932年铅印本。成文出版有限公司,1968年。

[3292]民国《新纂云南通志》,龙云、卢汉监修,周钟岳等纂,1944年修,1949年铅印本。

[3293]民国《兴宁县志》,萧惠长、张花谷等纂修,稿本。

[3294]民国《雄县新志》,秦廷秀等修,刘崇本等纂,1930年铅印本。

[3295]民国《许昌县志》,王秀文等修,张庭馥、杨学时纂修,1923年石印本。成文出版有限公司,1968年。

[3296]民国《叙永县志》,赖佐唐等修,宋曙等纂,1935年铅印本。台湾学生书局,1985年。

[3297]民国《续安阳县志》,方策总裁,王幼侨总纂,裴希度、李学钧、董作宾纂修,1933年铅印本。

[3298]民国《续武陟县志》,史延寿纂修,王士杰总编辑,1931年刻本。

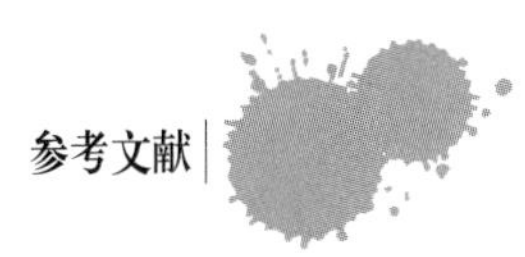

[3299]民国《续修博山县志》,王荫桂等修,张新曾等纂,1937年铅印本。成文出版有限公司,1968年。

[3300]民国《续修范县县志》,张振声等修,余文凤纂,1935年铅印本。成文出版有限公司,1968年。

[3301]民国《续修分水县志》,钟诗杰等修,臧承宣等编修,1942年铅印本。

[3302]民国《续修广饶县志》,王文彬等修,王寅山等纂,1935年铅印本。成文出版有限公司,1968年。

[3303]民国《续修莱芜县志》,李钟豫等修,亓因培等编纂,1935年铅印本。

[3304]民国《续修蓝田县志》,郝兆先修,牛兆濂等纂,1941年铅印本。

[3305]民国《续修醴泉县志稿》,张道芷、胡铭荃监修,曹骥观总纂,1935年铅印本。

[3306]民国《续修昔阳县志》,皇甫振清等修,李光宇等纂,1914年抄本。成文出版有限公司,1970年。

[3307]民国《续修兴化县志》,李恭简总修,魏俊、任乃赓协修,1943年铅印本。

[3308]民国《续荥阳县志》,卢以洽纂修,张炘编辑,1924年铅印本。成文出版有限公司,1968年。

[3309]民国《续遵义府志》,周恭寿等修,赵恺、杨恩元总纂,1936年刻本。成文出版有限公司,1974年。

[3310]民国《续纂浙江通志》,干人俊编,抄本。

[3311]民国《宣平县志》,何横、张高等修、邹家箴等纂,1926年修,1934年铅印本。

[3312]民国《雅安县志》,胡荣湛修,余良选等纂,1923年修,1928年石印本。

[3313]民国《鄢陵县志》,靳蓉镜、晋克昌等修,苏宝谦等纂,1936年铅印本。成文出版有限公司,1976年。

[3314]民国《延长县志书》,延长县公署纂,1913年稿本。

[3315]民国《延吉县志》,吴禄贞修,周维桢纂,1914年抄本。

[3316]民国《延庆县志》,李钟俾修,穆元肇纂,民国年间重刊本。台湾学生书局,1967年。

[3317]民国《沿河县志》,杨化育修,覃梦松等纂,1943年铅印本。成文出版有限公司,1974年。

[3318]民国《盐丰县志》,郭燮熙编辑,1924年铅印本。台湾学生书局,1968年。

[3319]民国《郾城县志》,周世臣纂修,1934年刻本。成文出版有限公司,

1976 年。

[3320]民国《阳春县志》,蓝荣熙等修,吴英华编纂,1941 年修,1949 年铅印本。

[3321]民国《阳江志》,张以诚修,梁观喜等纂,1925 年刻本。

[3322]民国《阳武县志》,窦经魁等修,耿愔等编纂,1936 年铅印本。成文出版有限公司,1976 年。

[3323]民国《阳信县志》,朱兰等监修,劳迺宣等纂修,1926 年铅印本。成文出版有限公司,1968 年。

[3324]民国《阳原县志》,刘志鸿等修,李泰棻纂,1935 年铅印本。

[3325]民国《宜春县志》,谢祖安等修,苏玉贤等纂,1940 年石印本。

[3326]民国《宜章县志》,曹家铭修,邓典谟纂,1941 年活字本。

[3327]民国《义县志》,赵兴德等纂修,1931 年铅印本。成文出版有限公司,1974 年。

[3328]民国《翼城县志》,马继桢等督修,吉廷彦等编纂,1929 年铅印本。成文出版有限公司,1976 年。

[3329]民国《英山县志》,徐锦等修,胡鉴莹等纂修,1920 年刊本。

[3330]民国《荥经县志》,张赵才等纂修,1915 年刊本。

[3331]民国《邕宁县志》,谢祖莘修,莫炳奎纂,1937 年铅印本。成文出版有限公司,1975 年。

[3332]民国《永平县志稿》,苏宝鼎修,江逢僧纂,1946 年修,永平县志办公室整理,1989 年。

[3333]民国《永顺县志》,胡履新等修,鲁隆盎、张孔修等纂,1930 年铅印本。

[3334]民国《永泰县志》,董秉清、金章等修,王绍沂纂修,1922 年铅印本。

[3335]民国《尤溪县志》,卢兴邦、马传经等修,洪清芳等纂,1922 年修,1927 年刊本。

[3336]民国《榆次县志》,张敬颢等总裁,常麟书总纂,1942 年铅印本。

[3337]民国《虞乡县新志》,徐贯之、周振声等修,李无逸等编辑,1920 年石印本。

[3338]民国《禹县志》,王琴林等修纂,1935 年刊本。成文出版有限公司,1976 年。

[3339]民国《元氏县志》,王自尊修,李林奎等纂,1933 年铅印本。

[3340]民国《赞皇县志》,汤玉瑞修,闪国策纂,1940 年铅印本。

[3341]民国《枣阳县志》,梁汝泽等修,王荣先等编纂,1923 年铅印本。

[3342]民国《增修华亭县志》,张次房等修,幸邦隆总纂,1933 年石印本。

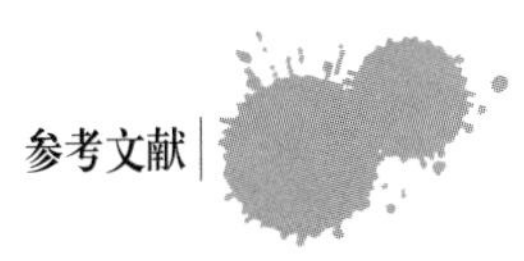

[3343]民国《增修胶澳志》，赵琪修，袁荣叟纂，1928年铅印本。成文出版有限公司，1968年。

[3344]民国《增修胶志》，赵文运、匡超等纂，1931年铅印本。成文出版有限公司，1968年。

[3345]民国《沾化县志》，梁建章等修，于清泮等纂，1935年铅印本。

[3346]民国《张北县志》，陈继淹、张万善等修，许闻诗总纂，1935年铅印本。

[3347]民国《昭萍志略》，刘洪辟纂修，1935年活字本。

[3348]民国《诏安县志》，陈荫祖等修，吴名世等纂，1942年铅印本。

[3349]民国《浙江续通志》，徐定超纂，稿本。

[3350]民国《真如志》，王德乾辑，穆俦标点，上海社会科学院出版社2004年版。

[3351]民国《镇安县志》，滕仲黄纂修，1929年石印本。

[3352]民国《镇海县志》，洪锡范、盛鸿焘修，王荣商、杨敏曾纂，1923年修，1931年铅印本。

[3353]民国《郑县志》，周秉彝等修，刘瑞璘纂修，1931年重印本。成文出版有限公司，1968年。

[3354]民国《中江县志》，谭毅武等修，陈品全等纂，1930年铅印本。

[3355]民国《中牟县志》，熊绍龙编纂，萧德馨等主纂，1936年石印本。成文出版有限公司，1968年。

[3356]民国《钟祥县志》，赵鹏飞等修，李权等纂，1937年铅印本。

[3357]民国《盩厔县志》，庞文中重修，任肇新、路孝愉等编辑，1925年铅印本。成文出版有限公司，1969年。

[3358]民国《资中县续修资州志》，吴鸿仁等修，黄清亮等纂，1929年铅印本。台湾学生书局，1972年。

[3359]《甘肃省志》，甘肃人民出版社1989年版。

[3360]《广东通志稿》，朱庆澜等编，《中国公共图书馆古籍文献珍本汇刊》本，中华全国图书馆文献缩微复制中心2001年版。

[3361]《河北省志》(第10卷　自然灾害志)，方志出版社2009年版。

[3362]《黑龙江历史大事记(1931—1945)》，黑龙江人民出版社1986年版。

[3363]《黑龙江省志》，黑龙江人民出版社1996年版。

[3364]《湖北省志》，湖北人民出版社1990年版。

[3365]《湖南省志》，湖南人民出版社1959年版。

[3366]《内蒙古大事记》，内蒙古人民出版社1997年版。

[3367]《重修台湾省通志》,1998 年版,新加坡国立图书馆藏。
[3368]《阿克苏市志》,新华出版社 1991 年版。
[3369]《阿拉善盟志》,方志出版社 1998 年版。
[3370]《阿勒泰市志》,新疆人民出版社 2001 年版。
[3371]《安顺市志》,贵州人民出版社 1995 年版。
[3372]《巴彦淖尔市民政志》,内部刊行,2006 年。
[3373]《霸州市志》,中国文史出版社 2006 年版。
[3374]《白城市志》,中国广播电视出版社 1993 年版。
[3375]《百色市志》,广西人民出版社 1993 年版。
[3376]《蚌埠市志》,方志出版社 1995 年版。
[3377]《包头市志》,远方出版社 2001 年版。
[3378]《包头铁闻》,远方出版社 2009 年版。
[3379]《宝鸡市志》,三秦出版社 1998 年版。
[3380]《保定市民政志》,新华出版社 1990 年版。
[3381]《保山市志》,云南民族出版社 1993 年版。
[3382]《滨州市志》,齐鲁书社 1993 年版。
[3383]《泊头市志》,中国对外翻译出版公司 2000 年版。
[3384]《亳州市志》,黄山书社 1996 年版。
[3385]《岑溪市志》,广西人民出版社 1996 年版。
[3386]《昌吉市志》,新疆人民出版社 2003 年版。
[3387]《长乐市志》,福建人民出版社 2001 年版。
[3388]《长治市志》,海潮出版社 1995 年版。
[3389]《常熟市志》,上海人民出版社 1990 年版。
[3390]《常州市志》,中国社会科学出版社 1995 年版。
[3391]《巢湖市志》,黄山书社 1992 年版。
[3392]《朝阳市少数民族志》,辽宁民族出版社 2004 年版。
[3393]《潮州市志》,广东人民出版社 1995 年版。
[3394]《承德市志》,新华出版社 2009 年版。
[3395]《赤峰八千年大事记》,方志出版社 1999 年版。
[3396]《赤峰蒙古史》,内蒙古人民出版社 1999 年版。
[3397]《赤峰市志》,内蒙古人民出版社 1996 年版。
[3398]《滁州市志》,方志出版社 1998 年版。

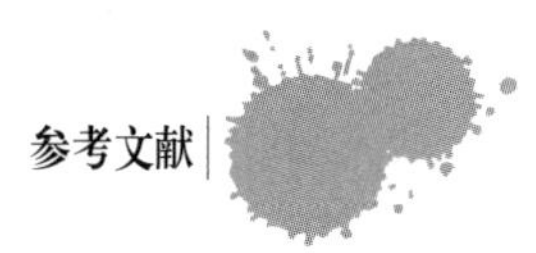

[3399]《楚雄彝族自治州志》,人民出版社 1996 年版。
[3400]《达县市志》,四川人民出版社 1994 年版。
[3401]《大丰市大事记》,内部刊行,2000 年。
[3402]《大理市志》,中华书局 1998 年版。
[3403]《大石桥市志》,吉林文史出版社 2006 年版。
[3404]《大同市民政志》,内部刊行,1994 年。
[3405]《丹东市志》,辽宁科学技术出版社 1993 年版。
[3406]《丹江口市志》,新华出版社 1993 年版。
[3407]《邓州市志》,中州古籍出版社 1996 年版。
[3408]《定州市志》,中国城市出版社 1998 年版。
[3409]《东台市志》,江苏科学技术出版社 1994 年版。
[3410]《东莞市志》,广东人民出版社 1995 年版。
[3411]《东阳市志》,汉语大词典出版社 1993 年版。
[3412]《都匀市志》,贵州人民出版社 1999 年版。
[3413]《敦化市志》,新华出版社 1991 年版。
[3414]《敦煌市志》,新华出版社 1994 年版。
[3415]《敦煌志》,中华书局 2007 年版。
[3416]《鄂州市志》,中华书局 2000 年版。
[3417]《恩施州志》,湖北人民出版社 1998 年版。
[3418]《二连浩特市志》,内蒙古文化出版社 2003 年版。
[3419]《丰镇市志》,内蒙古文化出版社 2005 年版。
[3420]《凤城市志》,方志出版社 1997 年版。
[3421]《奉化市志》,中华书局 1994 年版。
[3422]《福安市志》,方志出版社 1999 年版。
[3423]《福清市志》,厦门大学出版社 1994 年版。
[3424]《福州市志》,方志出版社 1998 年版。
[3425]《阜新市志》,中国统计出版社 1993 年版。
[3426]《盖州市志》,辽宁科学技术出版社 2008 年版。
[3427]《高碑店市志》,新华出版社 1997 年版。
[3428]《个旧市志》,云南人民出版社 1998 年版。
[3429]《广州城坊志》,广东人民出版社 1994 年版。
[3430]《广州市志》,广州出版社 1997 年版。

[3431]《贵港市志》,广西人民出版社1993年版。

[3432]《贵阳市志》,贵州人民出版社1997年版。

[3433]《桂林市志》,中华书局1997年版。

[3434]《哈尔滨市志》,黑龙江人民出版社1998年版。

[3435]《海北藏族自治州志》,甘肃人民出版社1999年版。

[3436]《海口市志》,方志出版社2004年版。

[3437]《海拉尔市志》,内蒙古人民出版社1997年版。

[3438]《海宁市志》,汉语大词典出版社1995年版。

[3439]《韩城市志》,三秦出版社1991年版。

[3440]《汉中地区志》,三秦出版社2005年版。

[3441]《合山市志》,广西人民出版社1998年版。

[3442]《和田市志》,新疆人民出版社2006年版。

[3443]《河池市志》,广西人民出版社1996年版。

[3444]《河间市志》,中国三峡出版社2003年版。

[3445]《河南省南阳地区地理志》,内部刊行,1991年。

[3446]《菏泽市志》,齐鲁书社1993年版。

[3447]《贺州市志》,广西人民出版社2001年版。

[3448]《鹤岗市志》,黑龙江人民出版社1990年版。

[3449]《衡水市志》,民族出版社1996年版。

[3450]《洪江市志》,生活·读书·新知三联书店1994年版。

[3451]《呼和浩特千年大事(公元前221年~公元1990年)》,内部刊行,1991年。

[3452]《呼和浩特市志》,内蒙古人民出版社1999年版。

[3453]《呼伦贝尔盟志》,内蒙古文化出版社1996年版。

[3454]《湖州市志》,昆仑出版社1999年版。

[3455]《怀化市志》,生活·读书·新知三联书店1994年版。

[3456]《淮安市志》,江苏人民出版社1998年版。

[3457]《黄南藏族自治州志》,甘肃人民出版社1999年版。

[3458]《黄山市志》,黄山书社2008年版。

[3459]《珲春市志》,吉林人民出版社2000年版。

[3460]《辉县市志》,中州古籍出版社1992年版。

[3461]《鸡西市志》,方志出版社1996年版。

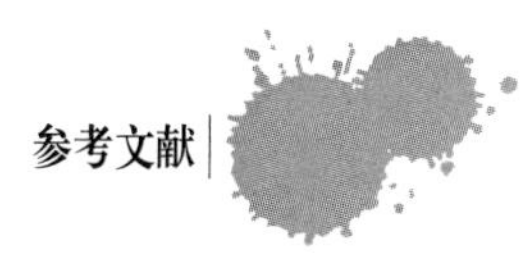

[3462]《吉林市简志》,吉林人民出版社2011年版。
[3463]《吉首市志》,湖南出版社1996年版。
[3464]《集宁市志》,内蒙古文化出版社2006年版。
[3465]《济宁市志》,中华书局2002年版。
[3466]《济源市志》,河南人民出版社1993年版。
[3467]《冀州市志》,方志出版社2012年版。
[3468]《佳木斯市志》,中华书局1996年版。
[3469]《嘉兴市志》,中国书籍出版社1997年版。
[3470]《江门市志》,广东人民出版社1998年版。
[3471]《江山市志》,浙江人民出版社1990年版。
[3472]《江阴市志》,上海人民出版社1992年版。
[3473]《胶州市志》,新华出版社1992年版。
[3474]《焦作市志》,红旗出版社1993年版。
[3475]《介休市志》,海潮出版社1996年版。
[3476]《锦西市志》,内部刊行,1988年。
[3477]《锦州市志》,中国统计出版社1994年版。
[3478]《晋城大事记》,中国城市出版社1993年版。
[3479]《晋城市志》,中华书局1999年版。
[3480]《晋江市志》,方志出版社2001年版。
[3481]《晋江市志》,生活·读书·新知三联书店上海分店1994年版。
[3482]《晋中市志》,中华书局2010年版。
[3483]《酒泉市志》,方志出版社2008年版。
[3484]《喀什市志》,新疆人民出版社2002年版。
[3485]《开封市志》,中州古籍出版社1996年版。
[3486]《开远市志》,云南人民出版社1996年版。
[3487]《凯里市志》,方志出版社1998年版。
[3488]《莱芜市志》,山东人民出版社1991年版。
[3489]《莱州市志》,齐鲁书社1996年版。
[3490]《兰溪市志》,浙江人民出版社1988年版。
[3491]《廊坊市志》,方志出版社2001年版。
[3492]《老河口市志》,新华出版社1992年版。
[3493]《乐山市志》,巴蜀书社2001年版。

[3494]《耒阳市志》，中国社会出版社 1993 年版。
[3495]《醴陵市志》，湖南人民出版社 1995 年版。
[3496]《利川市志》，湖北科学技术出版社 1993 年版。
[3497]《辽源市志》，吉林人民出版社 1995 年版。
[3498]《聊城市志》，齐鲁书社 1999 年版。
[3499]《临汾市志》，海潮出版社 2002 年版。
[3500]《临清市志》，齐鲁书社 1997 年版。
[3501]《临夏回族自治州志》，甘肃人民出版社 1993 年版。
[3502]《临夏市志》，甘肃人民出版社 1995 年版。
[3503]《临湘市志》，湖南出版社 1996 年版。
[3504]《临沂百年大事记》，山东人民出版社 1989 年版。
[3505]《灵武市志》，宁夏人民出版社 1999 年版。
[3506]《柳州市志》，广西人民出版社 2003 年版。
[3507]《六盘水市志》，贵州人民出版社 1992 年版。
[3508]《龙口市志》，齐鲁书社 1995 年版。
[3509]《龙岩市志》，中国科学技术出版社 1993 年版。
[3510]《陇南市志》，陕西人民出版社 1997 年版。
[3511]《六安市志》，江西人民出版社 1991 年版。
[3512]《潞城市志》，中华书局 1999 年版。
[3513]《洛阳市志》，中州古籍出版社 1998 年版。
[3514]《满洲里市志》，内蒙古人民出版社 1998 年版。
[3515]《茂名市志》，生活·读书·新知三联书店 1997 年版。
[3516]《梅河口市志》，吉林人民出版社 1999 年版。
[3517]《牡丹江市志》，黑龙江人民出版社 1993 年版。
[3518]《南宫市志》，河北人民出版社 1995 年版。
[3519]《南平市志》，中华书局 1994 年版。
[3520]《南阳市志》，河南人民出版社 1989 年版。
[3521]《宁德市志》，中华书局 1995 年版。
[3522]《盘锦市简志》，方志出版社 2005 年版。
[3523]《平凉市志》，中华书局 1996 年版。
[3524]《凭祥市志》，中山大学出版社 1993 年版。
[3525]《萍乡市志》，方志出版社 1996 年版。

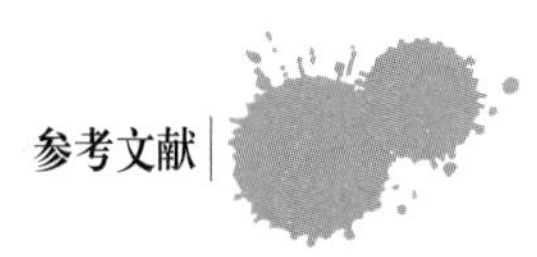

[3526]《濮阳市志》,中州古籍出版社 2005 年版。
[3527]《钦州市志》,广西人民出版社 2000 年版。
[3528]《秦皇岛市志》,天津人民出版社 1993 年版。
[3529]《青岛市志》,五洲传播出版社 2000 年版。
[3530]《青州市志》,南开大学出版社 1989 年版。
[3531]《庆阳地区志》,兰州大学出版社 1998 年版。
[3532]《曲阜市志》,齐鲁书社 1993 年版。
[3533]《曲靖市志》,云南人民出版社 1997 年版。
[3534]《泉州市志》,中国社会科学出版社 2000 年版。
[3535]《日照市志》,齐鲁书社 1994 年版。
[3536]《荣成市志》,齐鲁书社 1999 年版。
[3537]《汝州市志》,中州古籍出版社 1994 年版。
[3538]《乳山市志》,齐鲁书社 1998 年版。
[3539]《瑞丽市志》,四川辞书出版社 1996 年版。
[3540]《三亚市志》,中华书局 2001 年版。
[3541]《汕头市志》,新华出版社 1999 年版。
[3542]《商州市志》,中华书局 1998 年版。
[3543]《邵武市志》,群众出版社 1993 年版。
[3544]《四平市志》,吉林人民出版社 1993 年版。
[3545]《宿迁市志》,江苏人民出版社 1996 年版。
[3546]《宿县地区志》,中国人民大学出版社 1995 年版。
[3547]《绥化地区志》,黑龙江人民出版社 1995 年版。
[3548]《随州志》,中国城市经济社会出版社 1988 年版。
[3549]《塔城市志》,新疆人民出版社 1995 年版。
[3550]《太原市志》,三晋出版社 2011 年版。
[3551]《泰安市志》,齐鲁书社 1996 年版。
[3552]《泰安五千年大事记》,山东省地图出版社 2001 年版。
[3553]《洮南市志》,吉林文史出版社 2000 年版。
[3554]《天津简志》,天津人民出版社 1991 年版。
[3555]《天水市民政志》,陕西人民出版社 2001 年版。
[3556]《天水市志》,方志出版社 2004 年版。
[3557]《通化市志》,中国城市出版社 1996 年版。

[3558]《通辽市志》,方志出版社 2002 版。
[3559]《通什市志》,方志出版社 2009 年版。
[3560]《铜川市志》,陕西师范大学出版社 1997 年版。
[3561]《铜仁市志》,贵州人民出版社 2003 年版。
[3562]《瓦房店市志》,大连出版社 1994 年版。
[3563]《万县市志》,重庆出版社 2001 年版。
[3564]《威海市志》,山东人民出版社 1986 年版。
[3565]《潍坊市志》,中央文献出版社 1995 年版。
[3566]《卫辉市志》,生活 · 读书 · 新知三联书店 1993 年版。
[3567]《渭南市志》,三秦出版社 2008 年版。
[3568]《文登市志》,中国城市出版社 1996 年版。
[3569]《乌海市志》,内蒙古人民出版社 1996 年版。
[3570]《乌兰浩特市志》,内蒙古人民出版社 1993 年版。
[3571]《乌鲁木齐市志》,新疆人民出版社 1994—1999 年版。
[3572]《吴江市血防志》,今日出版社 2001 年版。
[3573]《芜湖市志》,方志出版社 2009 年版。
[3574]《武汉市志》,武汉大学出版社 1990 年版。
[3575]《武威市志》,兰州大学出版社 1998 年版。
[3576]《武威通志》,甘肃人民出版社 2007 年版。
[3577]《武夷山市志》,中国统计出版社 1994 年版。
[3578]《舞钢市志》,中州古籍出版社 1993 年版。
[3579]《西昌市志》,四川人民出版社 1996 年版。
[3580]《西宁市志大事记》,陕西人民出版社 1998 年版。
[3581]《锡林郭勒盟志》,内蒙古人民出版社 1996 年版。
[3582]《咸宁市志》,中国城市出版社 1992 年版。
[3583]《湘潭市志》,中国文史出版社 1996 年版。
[3584]《孝感市志》,新华出版社 1992 年版。
[3585]《辛集市志》,中国书籍出版社 1996 年版。
[3586]《新泰市志》,齐鲁书社 1993 年版。
[3587]《新余市志》,汉语大词典出版社 1993 年版。
[3588]《兴安盟志》,内蒙古人民出版社 1997 年版。
[3589]《兴化市志》,上海社会科学院出版社 1995 年版。

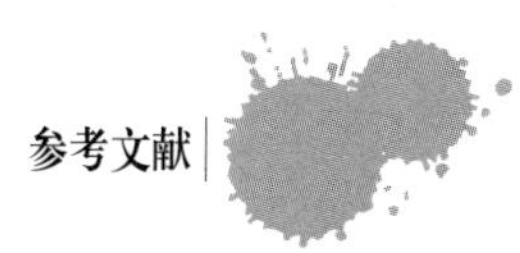

[3590]《邢台市志(前17世纪~1993.6)》,中国对外翻译出版公司2001年版。
[3591]《宣威市志》,云南人民出版社1999年版。
[3592]《牙克石市志》,内蒙古人民出版社1996年版。
[3593]《雅安市志》,四川人民出版社1996年版。
[3594]《烟台市志》,科学普及出版社1994年版。
[3595]《延安市志》,陕西人民出版社1994年版。
[3596]《延吉市志》,新华出版社1994年版。
[3597]《兖州市志》,山东人民出版社1997年版。
[3598]《阳泉市志》,当代中国出版社1998年版。
[3599]《伊春市志》,黑龙江人民出版社1995年版。
[3600]《伊克昭盟志》,现代出版社1994年版。
[3601]《仪征市志》,江苏科学技术出版社1994年版。
[3602]《宜宾市志》,新华出版社1992年版。
[3603]《宜城志》,新华出版社1998年版。
[3604]《宜春市志》,方志出版社2010年版。
[3605]《宜州市志》,广西人民出版社1998年版。
[3606]《银川市志》,宁夏人民出版社1998年版。
[3607]《营口市志》,中国书籍出版社1992年版。
[3608]《永安市志》,中华书局1994年版。
[3609]《余姚市志》,浙江人民出版社1993年版。
[3610]《榆次市志》,中华书局1996年版。
[3611]《榆林市志》,三秦出版社1996年版。
[3612]《禹州市志》,中州古籍出版社1989年版。
[3613]《玉林市志》,广西人民出版社1993年版。
[3614]《玉门市志》,新华出版社1991年版。
[3615]《玉溪市志》,中华书局1993年版。
[3616]《运城市志》,生活·读书·新知三联书店1994年版。
[3617]《枣阳志》,中国城市经济社会出版社1990年版。
[3618]《枣庄市志》,中华书局1993年版。
[3619]《湛江两千年》,广东高等教育出版社1993年版。
[3620]《湛江市志》,中华书局2004年版。
[3621]《张掖市志》,甘肃人民出版社1995年版。

[3622]《漳州市志》,中国社会科学出版社 1999 年版。
[3623]《昭通市志》,云南人民出版社 2000 年版。
[3624]《肇庆市志》,广东人民出版社 1996 年版。
[3625]《哲里木盟志》,方志出版社 2000 年版。
[3626]《郑州市志》,中州古籍出版社 1999 年版。
[3627]《中山市志》,广东人民出版社 1997 年版。
[3628]《诸城市志》,山东人民出版社 1992 年版。
[3629]《资兴市志》,湖南人民出版社 1999 年版。
[3630]《邹城市志》,中国经济出版社 1995 年版。
[3631]《阿巴嘎旗志》,内蒙古人民出版社 2001 年版。
[3632]《阿坝县志》,民族出版社 1993 年版。
[3633]《阿城县志》,黑龙江人民出版社 1988 年版。
[3634]《阿合奇县志》,新疆大学出版社 1993 年版。
[3635]《阿克塞哈萨克族自治县志》,甘肃人民出版社 1993 年版。
[3636]《阿拉善左旗志》,内蒙古教育出版社 2000 年版。
[3637]《阿勒泰地区志》,新疆人民出版社 2004 年版。
[3638]《阿荣旗志》,内蒙古人民出版社 1992 年版。
[3639]《安达县志》,黑龙江人民出版社 1992 年版。
[3640]《安福县志》,中共中央党校出版社 1995 年版。
[3641]《安国县志》,方志出版社 1996 年版。
[3642]《安化县志》,中国社会科学文献出版社 1993 年版。
[3643]《安吉县志》,浙江人民出版社 1994 年版。
[3644]《安康县志》,陕西人民教育出版社 1989 年版。
[3645]《安龙县志》,贵州人民出版社 1992 年版。
[3646]《安陆县志》,武汉出版社 1993 年版。
[3647]《安宁县志》,云南人民出版社 1997 年版。
[3648]《安平县志》,中国社会出版社 1996 年版。
[3649]《安庆地区志》,黄山书社 1995 年版。
[3650]《安丘县志》,山东人民出版社 1992 年版。
[3651]《安仁县志》,中国社会出版社 1996 年版。
[3652]《安塞县志》,陕西人民出版社 1993 年版。
[3653]《安图县志》,吉林文史出版社 1993 年版。

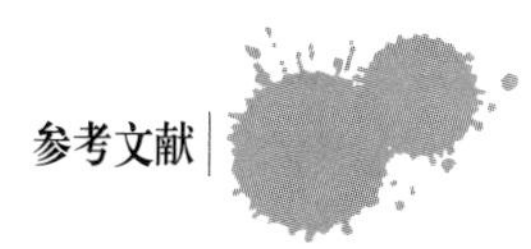

[3654]《安西县志》,知识出版社 1992 年版。
[3655]《安溪县志》,新华出版社 1994 年版。
[3656]《安县志》,巴蜀书社 1991 年版。
[3657]《安乡县志》,新华出版社 1994 年版。
[3658]《安新县志》,新华出版社 2000 年版。
[3659]《安阳县志》,中国青年出版社 1990 年版。
[3660]《安义县志》,南海出版公司 1990 年版。
[3661]《安邑县志》,山西人民出版社 1991 年版。
[3662]《安远县志》,新华出版社 1993 年版。
[3663]《安岳县志》,四川人民出版社 1993 年版。
[3664]《安泽县志》,山西人民出版社 1997 年版。
[3665]《昂昂溪区志》,黑龙江人民出版社 2006 年版。
[3666]《敖汉旗志》,内蒙古人民出版社 1991 年版。
[3667]《巴楚县志》,新疆大学出版社 1998 年版。
[3668]《巴东县志》,湖北科学技术出版社 1993 年版。
[3669]《巴里坤哈萨克自治县志》,新疆大学出版社 1993 年版。
[3670]《巴林右旗志》,内蒙古人民出版社 1990 年版。
[3671]《巴县志》,重庆出版社 1994 年版。
[3672]《白河县志》,陕西人民出版社 1996 年版。
[3673]《白水县志》,西安地图出版社 1989 年版。
[3674]《白塔区志(1840—1985)》,内部刊印,1989 年。
[3675]《白玉县志》,四川大学出版社 1996 年版。
[3676]《拜城县志》,新疆人民出版社 2004 年版。
[3677]《拜泉县志》,黑龙江人民出版社 1988 年版。
[3678]《宝安县志》,广东人民出版社 1997 年版。
[3679]《宝坻县志》,天津社会科学院社 1995 年版。
[3680]《宝丰县志》,方志出版社 1996 年版。
[3681]《宝清县志》,内部刊行,1993 年。
[3682]《宝山县志》,上海人民出版社 1992 年版。
[3683]《宝应县志》,江苏人民出版社 1994 年版。
[3684]《保靖县志》,中国文史出版社 1990 年版。
[3685]《保康县志》,中国世界语出版社 1991 年版。

[3686]《保亭县志》,南海出版公司 1997 年版。
[3687]《碑林区志》,三秦出版社 2003 年版。
[3688]《北安县志》,内部刊行,1993 年。
[3689]《北辰区志》,天津古籍出版社 2000 年版。
[3690]《北川县志》,方志出版社 1996 年版。
[3691]《北道区志》,甘肃文化出版社 1997 年版。
[3692]《北京市房山区志》,北京出版社 1999 年版。
[3693]《北京市丰台区志》,北京出版社 2001 年版。
[3694]《北京市石景山区志》,北京出版社 2005 年版。
[3695]《北京市宣武区志》,北京出版社 2004 年版。
[3696]《北流县志》,广西人民出版社 1993 年版。
[3697]《北镇县志》,辽宁人民出版社 1990 年版。
[3698]《本溪满族自治县志》,辽宁民族出版社 2009 年版。
[3699]《毕节县志》,贵州人民出版社 1996 年版。
[3700]《碧江县志》,云南民族出版社 1994 年版。
[3701]《璧山县志》,四川人民出版社 1996 年版。
[3702]《宾县志》,黑龙江人民出版社 1991 年版。
[3703]《彬县志》,陕西人民出版社 2000 年版。
[3704]《滨州地区志》,中华书局 1996 年版。
[3705]《波阳县志》,江西人民出版社 1989 年版。
[3706]《博爱县志》,中国国际广播出版社 1994 年版。
[3707]《博白县志》,广西人民出版社 1994 年版。
[3708]《博兴县志》,齐鲁书社 1993 年版。
[3709]《博野县志》,新华出版社 1996 年版。
[3710]《布尔津县志》,新疆人民出版社 2002 年版。
[3711]《布拖县志(1986~2006)》,电子科技大学出版社 2009 年版。
[3712]《沧县志》,中国和平出版社 1995 年版。
[3713]《苍梧县志》,广西人民出版社 1997 年版。
[3714]《苍溪县志》,四川人民出版社 1993 年版。
[3715]《曹县志》,中华书局 2000 年版。
[3716]《册亨县志》,贵州人民出版社 2002 年版。
[3717]《岑巩县志》,贵州人民出版社 1993 年版。

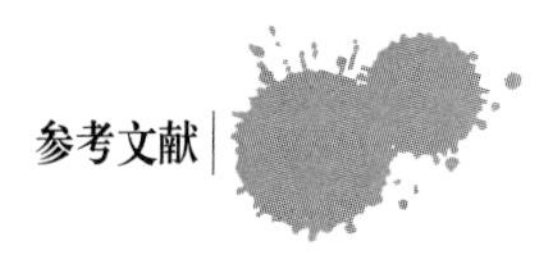

[3718]《茶陵县志》,中国文史出版社 1993 年版。
[3719]《昌江县志》,新华出版社 1998 年版。
[3720]《昌乐县志》,山东人民出版社 1992 年版。
[3721]《昌黎县志》,中国国际广播出版社 1992 年版。
[3722]《昌平县志》,北京出版社 2007 年版。
[3723]《昌图县志》,内部刊行,1988 年。
[3724]《昌邑区志》,吉林文史出版社 1992 年版。
[3725]《长安县志》,陕西人民教育出版社 1999 年版。
[3726]《长白朝鲜族自治县志》,中华书局 1993 年版。
[3727]《长春市宽城区志》,吉林人民出版社 1996 年版。
[3728]《长春市南关区志》,吉林文史出版社 1993 年版。
[3729]《长葛县志》,生活·读书·新知三联书店 1992 年版。
[3730]《长岭县志》,中华书局 1993 年版。
[3731]《长宁县志》,巴蜀书社 1994 年版。
[3732]《长清县志》,济南出版社 1992 年版。
[3733]《长沙县志》,生活·读书·新知三联书店 1995 年版。
[3734]《长泰县志》,方志出版社 2005 年版。
[3735]《长汀县志》,生活·读书·新知三联书店 1993 年版。
[3736]《长武县志》,陕西人民出版社 2000 年版。
[3737]《长兴县志》,上海人民出版社 1992 年版。
[3738]《长阳县志》,中国城市出版社 1992 年版。
[3739]《长垣县志》,中州古籍出版社 1991 年版。
[3740]《常德县志》,中国文史出版社 1992 年版。
[3741]《常宁县志》,社会科学文献出版社 1993 年版。
[3742]《常山县志》,浙江人民出版社 1990 年版。
[3743]《巢湖市居巢区志》,黄山书社 2008 年版。
[3744]《潮阳县志》,广东人民出版社 1997 年版。
[3745]《郴县志》,中国社会出版社 1995 年版。
[3746]《辰溪县志》,生活·读书·新知三联书店 1994 年版。
[3747]《陈巴尔虎旗志》,内蒙古文化出版社 1998 年版。
[3748]《成安县志》,新华出版社 1996 年版。
[3749]《成武县志》,齐鲁书社 1992 年版。

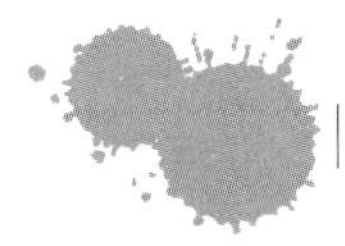

[3750]《成县志》,西北大学出版社1994年版。
[3751]《呈贡县志》,山西人民出版社1992年版。
[3752]《城北区志》,当代中国出版社2000年版。
[3753]《城步苗族自治县志》,湖南出版社1996年版。
[3754]《城固县志》,中国大百科全书出版社1994年版。
[3755]《城口县志》,四川人民出版社1995年版。
[3756]《澄城县志》,陕西人民出版社1991年版。
[3757]《澄海县志》,广东人民出版社1992年版。
[3758]《澄江县志》,云南人民出版社2001年版。
[3759]《澄江志》,方志出版社2007年版。
[3760]《澄迈县志》,海南出版社2008年版。
[3761]《茌平县志》,齐鲁书社1997年版。
[3762]《赤城县民政志》,内部刊行,1992年。
[3763]《赤峰市红山区志》,内蒙古人民出版社1996年版。
[3764]《赤峰市元宝山区志》,内蒙古人民出版社1997年版。
[3765]《赤水县志》,贵州人民出版社1990年版。
[3766]《崇明县志》,上海人民出版社1989年版。
[3767]《崇庆县志》,四川人民出版社1991年版。
[3768]《崇仁县志》,江西人民出版社1990年版。
[3769]《崇信县志》,甘肃人民出版社1997年版。
[3770]《崇阳县志》,武汉大学出版社1991年版。
[3771]《崇义县志》,海南人民出版社1989年版。
[3772]《崇左县志》,广西人民出版社1994年版。
[3773]《滁县地区志》,方志出版社1998年版。
[3774]《淳安县志》,汉语大词典出版社1990年版。
[3775]《淳化县志》,三秦出版社2000年版。
[3776]《慈利县志》,农业出版社1990年版。
[3777]《慈溪县志》,浙江人民出版社1992年版。
[3778]《磁县志》,新华出版社2001年版。
[3779]《从化县志》,广东人民出版社1994年版。
[3780]《从江县志》,贵州人民出版社1999年版。
[3781]《大安县志》,辽宁人民出版社1990年版。

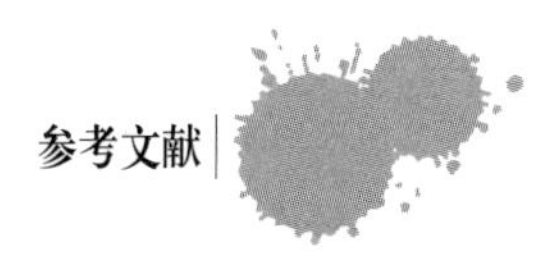

[3782]《大城县志》,华夏出版社 1995 年版。
[3783]《大方县志》,方志出版社 1996 年版。
[3784]《大关县志》,云南人民出版社 1998 年版。
[3785]《大荔县志》,陕西人民出版社 1994 年版。
[3786]《大名县志》,新华出版社 1994 年版。
[3787]《大宁县志》,海潮出版社 1990 年版。
[3788]《大埔县志》,广东人民出版社 1992 年版。
[3789]《大田县志》,中华书局 1996 年版。
[3790]《大通县志》,陕西人民出版社 1993 年版。
[3791]《大同县志》,方志出版社 2005 年版。
[3792]《大新县志》,上海古籍出版社 1989 年版。
[3793]《大兴县志》,北京出版社 2002 年版。
[3794]《大姚县志》,云南大学出版社 1999 年版。
[3795]《大冶县志》,湖北科学技术出版社 1990 年版。
[3796]《大邑县志》,四川人民出版社 1992 年版。
[3797]《大庸县志》,生活·读书·新知三联书店 1995 年版。
[3798]《大余县志》,三环出版社 1990 年版。
[3799]《大竹县志》,重庆出版社 1992 年版。
[3800]《大足县志》,方志出版社 1996 年版。
[3801]《代县志》,书目文献出版社 1988 年版。
[3802]《丹巴县志》,民族出版社 1996 年版。
[3803]《丹凤县志》,陕西人民出版社 1994 年版。
[3804]《丹徒县志》,江苏科学技术出版社 1993 年版。
[3805]《丹阳县志》,江苏人民出版社 1992 年版。
[3806]《丹寨县志》,方志出版社 1999 年版。
[3807]《儋县志》,新华出版社 1996 年版。
[3808]《当涂县志》,中华书局 1996 年版。
[3809]《当阳县志》,中国城市出版社 1992 年版。
[3810]《宕昌县志》,甘肃文化出版社 1995 年版。
[3811]《砀山县志》,方志出版社 1996 年版。
[3812]《道孚县志》,四川人民出版社 1998 年版。
[3813]《道里区志》,黑龙江人民出版社 1993 年版。

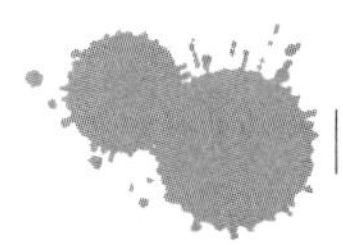

[3814]《道外区志》,中国大百科全书出版社 1995 年版。
[3815]《道县志》,中国社会出版社 1994 年版。
[3816]《德保县志》,广西人民出版社 1998 年版。
[3817]《德都县志》,黄山书社 1994 年版。
[3818]《德格县志》,四川人民出版社 1995 年版。
[3819]《德化县志》,新华出版社 1992 年版。
[3820]《德惠县志》,长春出版社 2001 年版。
[3821]《德江县志》,贵州人民出版社 1994 年版。
[3822]《德钦县志》,云南民族出版社 1997 年版。
[3823]《德庆县志》,广东人民出版社 1996 年版。
[3824]《德兴县志》,光明日报出版社 1993 年版。
[3825]《德阳县志》,四川人民出版社 1994 年版。
[3826]《登封县志》,河南人民出版社 1990 年版。
[3827]《磴口县志》,内蒙古人民出版社 1998 年版。
[3828]《电白县志》,中华书局 2000 年版。
[3829]《垫江县志》,四川人民出版社 1993 年版。
[3830]《定安县志》,海南出版社 2007 年版。
[3831]《定边县志》,方志出版社 2003 年版。
[3832]《定海县志》,浙江人民出版社 1994 年版。
[3833]《定南县志》,内部发行,1990 年。
[3834]《定陶县志》,齐鲁书社 1999 年版。
[3835]《定西县志》,甘肃人民出版社 1990 年版。
[3836]《定襄县志》,中国青年出版社 1993 年版。
[3837]《定兴县志》,方志出版社 1997 年版。
[3838]《定远县志》,黄山书社 1995 年版。
[3839]《东阿县志》,齐鲁书社 1998 年版。
[3840]《东安县志》,湖南出版社 1995 年版。
[3841]《东方县志》,新华出版社 2011 年版。
[3842]《东丰县志》,中国广播电视出版社 1994 年版。
[3843]《东沟县志》,辽宁人民出版社 1996 年版。
[3844]《东光县志》,方志出版社 1999 年版。
[3845]《东海县志》,中华书局 1994 年版。

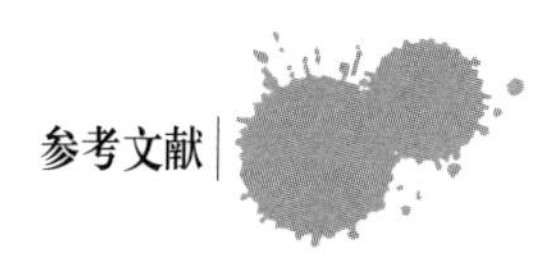

[3846]《东兰县志》,广西人民出版社 1994 年版。
[3847]《东辽县志(1902~1986)》,吉林文史出版社 2002 年版。
[3848]《东明县志》,中华书局 1992 年版。
[3849]《东宁县志》,黑龙江人民出版社 1989 年版。
[3850]《东平县志》,山东人民出版社 1989 年版。
[3851]《东山县志》,中华书局 1994 年版。
[3852]《东胜大事记》,内部刊行,1993 年。
[3853]《东乡县志》,江西人民出版社 1989 年版。
[3854]《东乡族自治县志》,甘肃文化出版社 1996 年版。
[3855]《东至县志》,安徽人民出版社 1991 年版。
[3856]《都安瑶族自治县志》,广西人民出版社 1993 年版。
[3857]《都昌县志》,新华出版社 1993 年版。
[3858]《都兰县志》,陕西人民出版社 2001 年版。
[3859]《独山县志》,贵州人民出版社 1996 年版。
[3860]《杜尔伯特蒙古族自治县志》,黑龙江人民出版社 1996 年版。
[3861]《敦煌志》,中华书局 2007 年版。
[3862]《峨眉县志》,四川人民出版社 1991 年版。
[3863]《额济纳旗志》,方志出版社 1998 年版。
[3864]《鄂伦春自治旗志》,内蒙古人民出版社 1991 年版。
[3865]《鄂托克前旗志》,内蒙古人民出版社 1995 年版。
[3866]《鄂温克族自治旗志》,中国城市出版社 1997 年版。
[3867]《恩平县志》,方志出版社 2004 年版。
[3868]《洱源县志》,云南人民出版社 1996 年版。
[3869]《法库县志》,沈阳出版社 1990 年版。
[3870]《繁昌县志》,南京大学出版社 1993 年版。
[3871]《繁峙县志》,今日中国出版社 1995 年版。
[3872]《范县志》,河南人民出版社 1993 年版。
[3873]《方城县志》,中州古籍出版社 1992 年版。
[3874]《方山县志》,山西人民出版社 1993 年版。
[3875]《方正县志》,中国展望出版社 1990 年版。
[3876]《房县志》,中国文史出版社 1991 年版。
[3877]《肥城县志》,齐鲁书社 1992 年版。

[3878]《肥乡县志》,方志出版社 2001 年版。
[3879]《费县志》,中国广播电视出版社 1992 年版。
[3880]《分宜县志》,黄山书社 2007 年版。
[3881]《汾西县志》,方志出版社 1997 年版。
[3882]《汾阳县志》,海潮出版社 1998 年版。
[3883]《丰城县志》,上海人民出版社 1989 年版。
[3884]《丰都县志》,四川科学技术出版社 1991 年版。
[3885]《丰宁满族自治县志》,中国和平出版社 1994 年版。
[3886]《丰润县志》,中国社会科学出版社 1993 年版。
[3887]《丰顺县志》,广东人民出版社 1995 年版。
[3888]《封开大事记》,内部刊行,1995 年。
[3889]《封开县志》,广东人民出版社 1998 年版。
[3890]《封丘县志》,中州古籍出版社 1994 年版。
[3891]《峰峰志》,新华出版社 1996 年版。
[3892]《凤冈县志》,贵州人民出版社 1994 年版。
[3893]《凤凰县志》,湖南人民出版社 1988 年版。
[3894]《凤庆县志》,云南人民出版社 1993 年版。
[3895]《凤台县志》,黄山书社 1998 年版。
[3896]《凤县志》,陕西人民出版社 1994 年版。
[3897]《凤翔县志》,陕西人民出版社 1991 年版。
[3898]《凤阳县志》,方志出版社 1999 年版。
[3899]《奉节县志》,方志出版社 1995 年版。
[3900]《奉贤县志》,上海人民出版社 1987 年版。
[3901]《奉新县志》,南海出版公司 1991 年版。
[3902]《佛冈县志》,中华书局 2003 年版。
[3903]《佛坪县志》,三秦出版社 1993 年版。
[3904]《扶风县志》,陕西人民出版社 1993 年版。
[3905]《扶沟县志》,河南人民出版社 1986 年版。
[3906]《扶绥县志》,广西人民出版社 1989 年版。
[3907]《浮梁县志》,方志出版社 1999 年版。
[3908]《福鼎县畲族志》,内部刊行,2000 年。
[3909]《福鼎县志》,海风出版社 2003 年版。

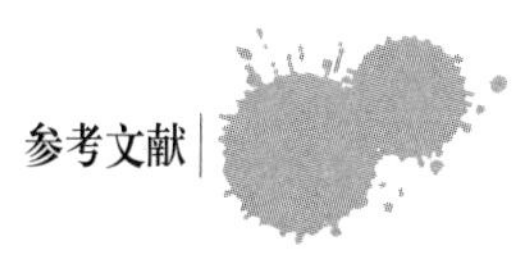

[3910]《福贡县志》,云南民族出版社 1999 年版。
[3911]《福海县志》,新疆人民出版社 2003 年版。
[3912]《抚宁县志》,河北人民出版社 1990 年版。
[3913]《抚顺县志》,辽宁人民出版社 1995 年版。
[3914]《抚松县志》,中华书局 1994 年版。
[3915]《府谷县志》,陕西人民出版社 1994 年版。
[3916]《阜城县志》,中国文联出版公司 1998 年版。
[3917]《阜康县志》,新疆人民出版社 2001 年版。
[3918]《阜宁县志》,江苏科学技术出版社 1992 年版。
[3919]《阜阳地区志》,方志出版社 1996 年版。
[3920]《阜阳县志》,黄山书社 1994 年版。
[3921]《富川瑶族自治县志》,广西人民出版社 1993 年版。
[3922]《富锦县志》,三环出版社 1991 年版。
[3923]《富民县志》,云南人民出版社 1999 年版。
[3924]《富宁县志》,云南民族出版社 1997 年版。
[3925]《富平县志》,三秦出版社 1994 年版。
[3926]《富顺县志》,四川大学出版社 1993 年版。
[3927]《富县志》,陕西人民出版社 1994 年版。
[3928]《富阳县志》,浙江人民出版社 1993 年版。
[3929]《富裕县志》,中共党史资料出版社 1990 年版。
[3930]《乾县志》,陕西人民出版社 2003 年版。
[3931]《甘南县志》,黄山书社 1992 年版。
[3932]《赣县志》,新华出版社 1991 年版。
[3933]《赣榆县志》,中华书局 1997 年版。
[3934]《皋兰县志》,甘肃人民出版社 1999 年版。
[3935]《高安县志》,江西人民出版社 1988 年版。
[3936]《高淳县志》,江苏古籍出版社 1988 年版。
[3937]《高密县志》,山东人民出版社 1990 年版。
[3938]《高明县志》,广东人民出版社 1995 年版。
[3939]《高平县志》,中国地图出版社 1992 年版。
[3940]《高青县志》,中国社会出版社 1991 年版。
[3941]《高台县志》,兰州大学出版社 1993 年版。

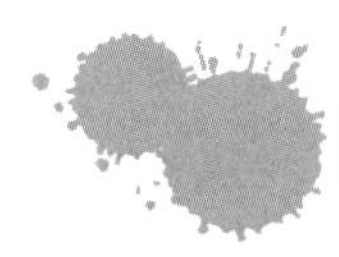

[3942]《高唐县志》,齐鲁书社 1996 年版。
[3943]《高县志》,方志出版社 1998 年版。
[3944]《高阳县志》,方志出版社 1999 年版。
[3945]《高要县志》,广东人民出版社 1996 年版。
[3946]《高邑县志》,新华出版社 1993 年版。
[3947]《高邮县志》,江苏人民出版社 1990 年版。
[3948]《藁城县志》,中国大百科全书出版社 1994 年版。
[3949]《工布江达县志》,中国藏学出版社 2008 年版。
[3950]《公安县志》,汉语大词典出版社 1990 年版。
[3951]《恭城县志》,广西人民出版社 1992 年版。
[3952]《巩县志》,中州古籍出版社 1991 年版。
[3953]《珙县志》,四川人民出版社 1995 年版。
[3954]《共和县志》,青海人民出版社 1991 年版。
[3955]《贡山独龙族怒族自治县志》,民族出版社 2006 年版。
[3956]《古交志》,山西人民出版社 1996 年版。
[3957]《古浪县志》,甘肃文化出版社 1996 年版。
[3958]《古蔺县志》,四川科学技术出版社 1993 年版。
[3959]《古宋县志》,四川人民出版社 1983 年版。
[3960]《古田县志》,中华书局 1997 年版。
[3961]《古县志》,陕西人民出版社 2001 年版。
[3962]《古丈县志》,巴蜀书社 1989 年版。
[3963]《谷城县志》,新华出版社 1991 年版。
[3964]《固安县志》,中国人事出版社 1998 年版。
[3965]《固阳县志》,内蒙古人民出版社 1991 年版。
[3966]《固原县志》,宁夏人民出版社 1993 年版。
[3967]《关岭布依族苗族自治县志》,贵州人民出版社 2002 年版。
[3968]《冠县志》,齐鲁书社 2001 年版。
[3969]《馆陶县志》,中华书局 1997 年版。
[3970]《灌县志》,四川人民出版社 1991 年版。
[3971]《灌阳县志》,新华出版社 1995 年版。
[3972]《灌云县志》,方志出版社 1999 年版。
[3973]《光泽县志》,群众出版社 1994 年版。

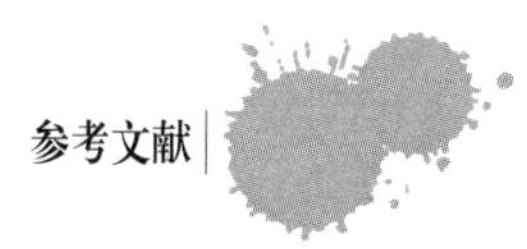

[3974]《广安县志》,四川人民出版社 1994 年版。
[3975]《广昌县志》,上海社会科学院出版社 1994 年版。
[3976]《广德县志》,方志出版社 1996 年版。
[3977]《广丰县志》,内部刊行,1988 年。
[3978]《广汉县志》,四川人民出版社 1992 年版。
[3979]《广济县志》,汉语大词典出版社 1994 年版。
[3980]《广灵县志》,人民出版社 1993 年版。
[3981]《广南县志》,中华书局 2001 年版。
[3982]《广宁县志》,广东人民出版社 1994 年版。
[3983]《广平县志》,文化艺术出版社 1995 年版。
[3984]《广饶县志》,中华书局 1995 年版。
[3985]《广元县志》,四川辞书出版社 1994 年版。
[3986]《广宗县志》,方志出版社 1999 年版。
[3987]《贵池县志》,黄山书社 1994 年版。
[3988]《贵德县志》,陕西人民出版社 1995 年版。
[3989]《贵南县志》,三秦出版社 1996 年版。
[3990]《贵溪县志》,中国科学技术出版社 1996 年版。
[3991]《罗甸县志》,贵州人民出版社 1994 年版。
[3992]《桂东县志》,湖南人民出版社 1998 年版。
[3993]《桂平县志》,广西人民出版社 1991 年版。
[3994]《桂阳县志》,中国文史出版社 1994 年版。
[3995]《哈尔滨市太平区志》,黑龙江人民出版社 1992 年版。
[3996]《海勃湾区志》,内蒙古人民出版社 1999 年版。
[3997]《海林县志》,中国文史出版社 1990 年版。
[3998]《海伦县志》,黑龙江人民出版社 1988 年版。
[3999]《海门县志》,江苏科学技术出版社 1996 年版。
[4000]《海南区志》,内蒙古人民出版社 2004 年版。
[4001]《海盐县志》,浙江人民出版社 1992 年版。
[4002]《海晏县志》,甘肃文化出版社 1994 年版。
[4003]《海阳县志》,内部刊行,1988 年。
[4004]《海原县志》,宁夏人民出版社 1999 年版。
[4005]《含山县志》,黄山书社 1995 年版。

[4006]《邯郸县志》,中国人事出版社 1993 年版。
[4007]《汉川县志》,中国城市出版社 1992 年版。
[4008]《汉沽区志》,天津社会科学院出版社 1995 年版。
[4009]《汉阳县志》,武汉出版社 1989 年版。
[4010]《汉阴县志》,陕西人民出版社 1991 年版。
[4011]《汉源县志》,四川科学技术出版社 1994 年版。
[4012]《汉中地区志》,三秦出版社 2005 年版。
[4013]《杭锦后旗志》,中国城市经济社会出版社 1989 年版。
[4014]《杭锦旗志》,内蒙古人民出版社 1994 年版。
[4015]《合江县志》,四川科学技术出版社 1993 年版。
[4016]《合浦县志》,广西人民出版社 1994 年版。
[4017]《合水县志》,甘肃文化出版社 2007 年版。
[4018]《合阳县志》,陕西人民出版社 1996 年版。
[4019]《和林格尔县志》,内蒙古人民出版社 1993 年版。
[4020]《和龙县志》,吉林文史出版社 1992 年版。
[4021]《和平区志》(沈阳市),沈阳出版社 1989 年版。
[4022]《和平区志》(天津市),中华书局 2004 年版。
[4023]《和平县志》,广东人民出版社 1999 年版。
[4024]《和顺县志》,海潮出版社 1993 年版。
[4025]《和田县志》,新疆人民出版社 2006 年版。
[4026]《和县志》,黄山书社 1995 年版。
[4027]《和政县志》,兰州大学出版社 1993 年版。
[4028]《河北区志》,天津社会科学院出版社 2003 年版。
[4029]《河东区志》,天津社会科学院出版社 2001 年版。
[4030]《河间县志》,书目文献出版社 1992 年版。
[4031]《河津县志》,山西人民出版社 1989 年版。
[4032]《鹿邑县志》,中州古籍出版社 1992 年版。
[4033]《河曲县志》,山西人民出版社 1989 年版。
[4034]《河西区志》,天津社会科学院出版社 1998 年版。
[4035]《河源县志》,广东人民出版社 2000 年版。
[4036]《鹤峰县志》,湖北人民出版社 1990 年版。
[4037]《鹤庆县志》,云南人民出版社 1991 年版。

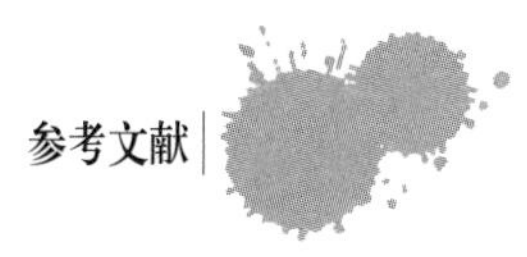

[4038]《鹤山县志》,广东人民出版社2001年版。
[4039]《黑河地区志》,生活·读书·新知三联书店1996年版。
[4040]《呼兰县志》,中华书局1994年版。
[4041]《黑山县志》,辽宁大学出版社1992年版。
[4042]《横峰县志》,浙江人民出版社1992年版。
[4043]《横山县志》,陕西人民出版社1993年版。
[4044]《横县县志》,广西人民出版社1989年版。
[4045]《衡山县志》,岳麓书社1994年版。
[4046]《衡阳县志》,黄山书社1994年版。
[4047]《红安县志》,上海人民出版社1992年版。
[4048]《红桥区志》,天津古籍出版社2001年版。
[4049]《洪洞县志》,山西春秋电子音像出版社2005年版。
[4050]《洪雅县志》,电子科技大学出版社1997年版。
[4051]《呼和浩特市回民区志》,内部刊行,1996年。
[4052]《呼兰县志》,中华书局1994年版。
[4053]《呼图壁县志》,新疆人民出版社1992年版。
[4054]《壶关县志》,海潮出版社1999年版。
[4055]《湖口县志》,江西人民出版社1992年版。
[4056]《虎林县志》,中国人事出版社1992年版。
[4057]《户县志》,内部发行,1987年。
[4058]《花县志》,广东人民出版社1995年版。
[4059]《花垣县志》,生活·读书·新知三联书店1993年版。
[4060]《华安县志》,厦门大学出版社1996年版。
[4061]《华池县志》,甘肃人民出版社1984年版。
[4062]《华坪县志》,云南民族出版社1997年版。
[4063]《华容县志》,湖南人民出版社1988年版。
[4064]《华亭县志》,甘肃人民出版社1996年版。
[4065]《华县志》,陕西人民出版社1992年版。
[4066]《华阴县志》,作家出版社1995年版。
[4067]《滑县志》,中州古籍出版社1997年版。
[4068]《化德县志》,内蒙古文化出版社2006年版。
[4069]《化隆县志》,陕西人民出版社1994年版。

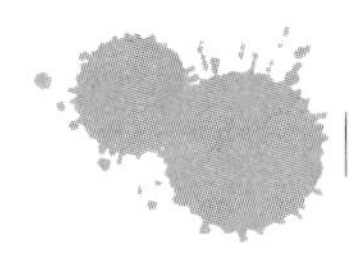

[4070]《化州县志》,广东人民出版社 1996 年版。
[4071]《桦川县志》,黑龙江人民出版社 1991 年版。
[4072]《桦甸县志》,吉林人民出版社 1995 年版。
[4073]《怀安县志》,中国社会出版社 1994 年版。
[4074]《怀德县志》,吉林文史出版社 1996 年版。
[4075]《怀集县志》,广东人民出版社 1993 年版。
[4076]《怀来县志》,中国对外翻译出版公司 2001 年版。
[4077]《怀宁县志》,黄山书社 1996 年版。
[4078]《怀远县志》,上海社会科学院出版社 1990 年版。
[4079]《淮阳县志》,河南人民出版社 1991 年版。
[4080]《淮阴县志》,上海社会科学院出版社 1996 年版。
[4081]《环江毛南族自治县志》,广西人民出版社 2002 年版。
[4082]《环县志》,甘肃人民出版社 1993 年版。
[4083]《桓仁县志》,方志出版社 1996 年版。
[4084]《桓台县志》,齐鲁书社 1992 年版。
[4085]《黄陂县志》,武汉出版社 1992 年版。
[4086]《黄岛简志》,五洲传播出版社 2002 年版。
[4087]《黄冈县志》,武汉大学出版社 1990 年版。
[4088]《黄陵县志》,西安地图出版社 1995 年版。
[4089]《黄龙县志》,陕西人民出版社 1995 年版。
[4090]《黄平县志》,贵州人民出版社 1993 年版。
[4091]《湟源县志》,陕西人民出版社 1993 年版。
[4092]《湟中县志》,青海人民出版社 1990 年版。
[4093]《潢川县志》,生活·读书·新知三联书店 1992 年版。
[4094]《辉南县志》,深圳海天出版公司 1989 年版。
[4095]《辉县市志》,中州古籍出版社 1992 年版。
[4096]《徽县志》,陕西人民出版社 2003 年版。
[4097]《会昌县志》,新华出版社 1993 年版。
[4098]《会理县志》,四川辞书出版社 1994 年版。
[4099]《会宁县志》,甘肃人民出版社 1994 年。
[4100]《惠安县志》,方志出版社 1998 年版。
[4101]《惠来大事记》,内部刊行,1990 年。

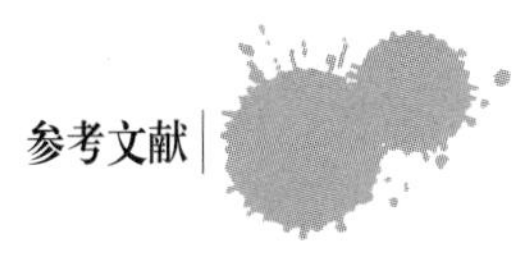

[4102]《惠来县志》,新华出版社 2002 年版。
[4103]《惠民县志》,齐鲁书社 1997 年版。
[4104]《惠农县志》,宁夏人民出版社 1999 年版。
[4105]《惠阳县志》,广东人民出版社 2003 年版。
[4106]《获嘉县志》,生活·读书·新知三联书店 1991 年版。
[4107]《获鹿县志》,中国档案出版社 1998 年版。
[4108]《霍城县志》,新疆人民出版社 1998 年版。
[4109]《霍邱县志》,中国广播电视出版社 1992 年版。
[4110]《霍山县志》,黄山书社 1993 年版。
[4111]《鸡泽县志》,方志出版社 2002 年版。
[4112]《积石山保安族东乡族撒拉族自治县志》,甘肃文化出版社 1998 年版。
[4113]《绩溪县志》,黄山书社 1998 年版。
[4114]《吉安地区志》,复旦大学出版社 2010 年版。
[4115]《吉安县志》,新华出版社 1994 年版。
[4116]《吉木萨尔县志》,新疆人民出版社 2002 年版。
[4117]《吉水县志》,新华出版社 1989 年版。
[4118]《吉县志》,中国科学技术出版社 1992 年版。
[4119]《即墨简志》,五洲传播出版社 2002 年版。
[4120]《即墨县志》,新华出版社 1991 年版。
[4121]《集贤县志》,内部发行,1985 年。
[4122]《济阳县志》,济南出版社 1994 年版。
[4123]《蓟县志》,南开大学出版社、天津社会科学出版社 1991 年版。
[4124]《稷山县志》,新华出版社 1994 年版。
[4125]《夹江县志》,四川人民出版社 1989 年版。
[4126]《佳县志》,陕西旅游出版社 2008 年版。
[4127]《嘉定县志》,上海人民出版社 1992 年版。
[4128]《嘉禾县志》,黄山书社 1994 年版。
[4129]《嘉山县志》,黄山书社 1993 年版。
[4130]《嘉善县志》,生活·读书·新知三联书店上海分店 1995 年版。
[4131]《嘉祥县志》,山东人民出版社 1997 年版。
[4132]《嘉荫县志》,黑龙江人民出版社 1988 年版。
[4133]《嘉鱼县志》,湖北科学技术出版社 1993 年版。

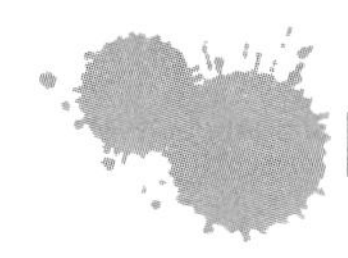

[4134]《郏县志》,中州古籍出版社 1996 年版。
[4135]《监利县志》,湖北人民出版社 1994 年版。
[4136]《尖扎县志》,甘肃人民出版社 2003 年版。
[4137]《犍为县志》,四川人民出版社 1991 年版。
[4138]《简阳县志》,巴蜀书社 1996 年版。
[4139]《建德县志》,浙江人民出版社 1986 年版。
[4140]《建宁县志》,新华出版社 1995 年版。
[4141]《建瓯县志》,中华书局 1994 年版。
[4142]《建始县志》,湖北辞书出版社 1994 年版。
[4143]《建水县志》,中华书局 1994 年版。
[4144]《建阳县志》,群众出版社 1994 年版。
[4145]《剑川县志》,云南民族出版社 1999 年版。
[4146]《剑阁县志》,巴蜀书社 1992 年版。
[4147]《剑河县志》,贵州人民出版社 1994 年版。
[4148]《江安县志》,方志出版社 1998 年版。
[4149]《江北县志》,重庆出版社 1996 年版。
[4150]《江城哈尼族彝族自治县志》,云南人民出版社 1989 年版。
[4151]《江川县志》,云南人民出版社 1994 年版。
[4152]《江都县志》,江苏人民出版社 1996 年版。
[4153]《江华瑶族自治县志》,中国城市出版社 1994 年版。
[4154]《江津县志》,四川科学技术出版社 1995 年版。
[4155]《江口县志》,贵州人民出版社 1994 年版。
[4156]《江陵县志》,湖北人民出版社 1990 年版。
[4157]《江浦县志》,河海大学出版社 1995 年版。
[4158]《江永县志》,方志出版社 1995 年版。
[4159]《江油县志》,四川人民出版社 2000 年版。
[4160]《将乐县志》,方志出版社 1998 年版。
[4161]《绛县志》,陕西人民出版社 1997 年版。
[4162]《交城县志》,山西古籍出版社 1994 年版。
[4163]《蕉岭县志》,广东人民出版社 1992 年版。
[4164]《揭西县志》,广东人民出版社 1994 年版。
[4165]《揭阳县志》,广东人民出版社 1993 年版。

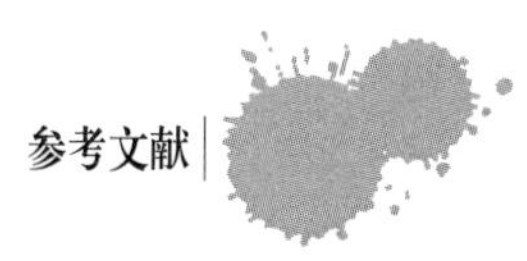

[4166]《界首县志》,黄山书社 1995 年版。
[4167]《金华县志》,浙江人民出版社 1992 年版。
[4168]《金平苗族瑶族傣族自治县志》,生活·读书·新知三联书店 1994 年版。
[4169]《金山县志》,上海人民出版社 1990 年版。
[4170]《金坛县志》,江苏人民出版社 1993 年版。
[4171]《金堂县志》,四川人民出版社 1994 年版。
[4172]《金溪县志》,新华出版社 1992 年版。
[4173]《金县志》,大连出版社 1989 年版。
[4174]《金乡县志》,生活·读书·新知三联书店 1996 年版。
[4175]《金秀瑶族自治县志》,中央民族学院出版社 1992 年版。
[4176]《金寨县志》,上海人民出版社 1992 年版。
[4177]《锦屏县志》,贵州人民出版社 1995 年版。
[4178]《锦县志》,沈阳出版社 1990 年版。
[4179]《进贤县志》,江西人民出版社 1989 年版。
[4180]《晋城县志》,山西古籍出版社 1999 年版。
[4181]《晋宁县志》,云南人民出版社 2003 年版。
[4182]《晋县志》,新华出版社 1995 年版。
[4183]《缙云县志》,浙江人民出版社 1996 年版。
[4184]《京山县志》,湖北人民出版社 1990 年版。
[4185]《泾川县志》,甘肃人民出版社 1996 年版。
[4186]《泾县志》,方志出版社 1996 年版。
[4187]《泾阳县志》,陕西人民出版社 2001 年版。
[4188]《泾源县志》,宁夏人民出版社 1995 年版。
[4189]《井研县志》,四川人民出版社 1990 年版。
[4190]《景东彝族自治县志》,四川辞书出版社 1994 年版。
[4191]《景谷傣族彝族自治县志》,四川辞书出版社 1993 年版。
[4192]《景县志》,天津人民出版社 1991 年版。
[4193]《靖边县志》,陕西人民出版社 1993 年版。
[4194]《靖江县志》,江苏人民出版社 1992 年版。
[4195]《靖西县志》,广西人民出版社 2000 年版。
[4196]《靖宇县志》,吉林人民出版社 2001 年版。
[4197]《靖远县志》,甘肃文化出版社 1995 年版。

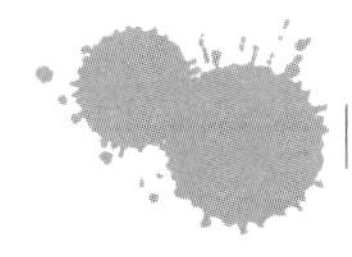

[4198]《靖州县志》,生活·读书·新知三联书店1994年版。
[4199]《静海县志》,天津社会科学院出版社1995年版。
[4200]《静乐县志》,红旗出版社2000年版。
[4201]《静宁县志》,甘肃人民出版社1993年版。
[4202]《九江县志》,新华出版社1996年版。
[4203]《莒南县志》,齐鲁书社1998年版。
[4204]《莒县志》,中华书局1999年版。
[4205]《句容县志》,江苏人民出版社1994年版。
[4206]《巨鹿县志》,文化艺术出版社1994年版。
[4207]《巨野县志》,齐鲁书社1996年版。
[4208]《鄄城县志》,齐鲁书社1996年版。
[4209]《筠连县志》,四川科学技术出版社1998年版。
[4210]《浚县志》,中州古籍出版社1990年版。
[4211]《喀喇沁旗志》,内蒙古人民出版社1998年版。
[4212]《喀什地区志》,新疆人民出版社2004年版。
[4213]《开江县志》,四川人民出版社1989年版。
[4214]《开鲁县志》,内蒙古文化出版社2001年版。
[4215]《开平县志》,中华书局2002年版。
[4216]《开县志》,四川大学出版社1990年版。
[4217]《开原县志》,辽宁人民出版社1995年版。
[4218]《康定县志》,四川辞书出版社1995年版。
[4219]《康平县志》,东北大学出版社1995年版。
[4220]《科尔沁右翼前旗志》,内蒙古人民出版社1991年版。
[4221]《科尔沁右翼中旗志》,内蒙古人民出版社1993年版。
[4222]《科尔沁左翼后旗志》,内蒙古人民出版社1993年版。
[4223]《科尔沁左翼中旗志》,内蒙古文化出版社2003年版。
[4224]《岢岚县志》,文化艺术出版社1990年版。
[4225]《克山县志》,中国经济出版社1991年版。
[4226]《克什克腾旗志》,内蒙古人民出版社1993年版。
[4227]《库车县志》,新疆大学出版社1993年版。
[4228]《库伦旗志》,内蒙古文化出版社2005年版。
[4229]《宽甸县志》,辽宁科学技术出版社1993年版。

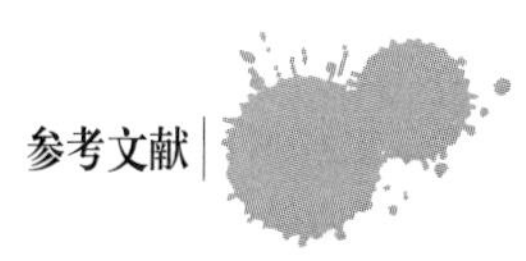

[4230]《昆山县志》,上海人民出版社 1990 年版。
[4231]《来安县志》,中国城市经济社会出版社 1990 年版。
[4232]《来宾县志》,知识出版社 1994 年版。
[4233]《来凤县志》,湖北人民出版社 1990 年版。
[4234]《涞水县志》,北京燕山出版社 2000 年版。
[4235]《涞源县志》,新华出版社 1998 年版。
[4236]《兰考县志》,中州古籍出版社 1999 年版。
[4237]《兰坪白族普米族自治县志》,云南民族出版社 2003 年版。
[4238]《兰西县志》,海南出版社 1992 年版。
[4239]《兰州市七里河区志》,甘肃人民出版社 2001 年版。
[4240]《兰州市西固区志》,甘肃人民出版社 2000 年版。
[4241]《岚县志》,中国科学技术出版社 1991 年版。
[4242]《蓝山县志》,中国社会出版社 1995 年版。
[4243]《蓝田县志》,陕西人民出版社 1994 年版。
[4244]《澜沧拉祜族自治县志》,云南人民出版社 1996 年版。
[4245]《郎溪县志》,方志出版社 1998 年版。
[4246]《廊坊安次志》,海潮出版社 2007 年版。
[4247]《阆中县志》,四川人民出版社 1993 年版。
[4248]《乐陵县志》,齐鲁书社 1991 年版。
[4249]《乐安县志》,江西人民出版社 1989 年版。
[4250]《乐昌县志》,广东人民出版社 1994 年版。
[4251]《乐东县志》,新华出版社 2002 年版。
[4252]《乐都县志》,陕西人民出版社 1992 年版。
[4253]《乐平县志》,上海古籍出版社 1987 年版。
[4254]《乐清县志》,中华书局 2000 年版。
[4255]《乐亭县志》,中国大百科全书出版社 1994 年版。
[4256]《乐业县志》,广西人民出版社 2002 年版。
[4257]《乐至县志》,四川人民出版社 1995 年版。
[4258]《雷波县志》,四川民族出版社 1997 年版。
[4259]《雷山县志》,贵州人民出版社 1992 年版。
[4260]《梨树县志》,辽宁教育出版社 1992 年版。
[4261]《离石县志》,山西人民出版社 1996 年版。

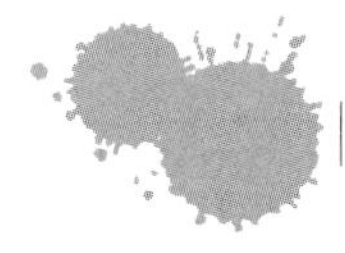

[4262]《黎城县志》,中华书局 1994 年版。
[4263]《黎城志略》,人文出版社 1993 年版。
[4264]《黎川县志》,黄山书社 1992 年版。
[4265]《黎平县志》,巴蜀书社 1989 年版。
[4266]《蠡县志》,中华书局 1999 年版。
[4267]《礼泉县志》,三秦出版社 1999 年版。
[4268]《礼县志》,陕西人民出版社 1999 年版。
[4269]《澧县志》,社会科学文献出版社 1993 年版。
[4270]《醴陵县志》,湖南人民出版社 2009 年版。
[4271]《历城县志》,济南出版社 1990 年版。
[4272]《历下区志》,中国广播电视出版社 1992 年版。
[4273]《丽江纳西族自治县志》,云南人民出版社 2001 年版。
[4274]《荔波县志稿》,内部刊行,1984 年。
[4275]《荔浦县志》,生活·读书·新知三联书店 1996 年版。
[4276]《溧水县志》,江苏人民出版社 1990 年版。
[4277]《溧阳县志》,江苏人民出版社 1992 年版。
[4278]《连城县志》,群众出版社 1993 年版。
[4279]《连江县志》,方志出版社 2001 年版。
[4280]《连南瑶族自治县县志》,广东人民出版社 1996 年版。
[4281]《连平县志》,中华书局 2001 年版。
[4282]《连山壮族瑶族自治县志》,生活·读书·新知三联书店 1997 年版。
[4283]《连山壮族瑶族自治县壮族瑶族志》,中国文联出版社 2002 年版。
[4284]《涟水县志》,江苏古籍出版社 1997 年版。
[4285]《莲湖区志》,三秦出版社 2001 年版。
[4286]《莲花县志》,江西人民出版社 1989 年版。
[4287]《廉江县志》,广东人民出版社 1995 年版。
[4288]《凉城县志》,内蒙古人民出版社 1993 年版。
[4289]《梁山县志》,新华出版社 1997 年版。
[4290]《两当县志》,甘肃文化出版社 2005 年版。
[4291]《辽阳县志》,新华出版社 1994 年版。
[4292]《辽中县志》,辽宁人民出版社 1993 年版。
[4293]《邻水县志》,四川科学技术出版社 1991 年版。

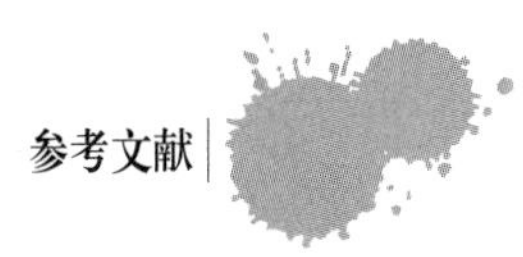

[4294]《林甸县志》,内部刊行,1988 年。
[4295]《林西县志》,内蒙古人民出版社 1999 年版。
[4296]《林县志》,河南人民出版社 1989 年版。
[4297]《临安县志》,汉语大词典出版社 1992 年版。
[4298]《临沧县志》,云南人民出版社 1993 年版。
[4299]《临城县志》,团结出版社 1996 年版。
[4300]《临川县志》,新华出版社 1993 年版。
[4301]《临桂县志》,方志出版社 1996 年版。
[4302]《临海县志》,浙江人民出版社 1989 年版。
[4303]《临澧县灾害志(1729—2008)》,中国社会出版社 2009 年版。
[4304]《临澧县志》,中国社会出版社 1992 年版。
[4305]《临朐县志》,山东人民出版社 1991 年版。
[4306]《临泉县志》,黄山书社 1994 年版。
[4307]《临沭县志》,齐鲁书社 1993 年版。
[4308]《临潭县志》,甘肃民族出版社 1997 年版。
[4309]《临洮县志》,甘肃人民出版社 1990 年版。
[4310]《临潼县志》,上海人民出版社 1991 年版。
[4311]《临武县志》,中南工业大学出版社 1989 年版。
[4312]《临县志》,海潮出版社 1994 年版。
[4313]《临猗县志》,海潮出版社 1993 年版。
[4314]《临沂地区志》,中华书局 2001 年版。
[4315]《临邑县志》,齐鲁书社 1993 年版。
[4316]《临颍县志》,中州古籍出版社 1996 年版。
[4317]《临泽县志》,甘肃人民出版社 2001 年版。
[4318]《临漳县志》,中华书局 1999 年版。
[4319]《麟游县志》,陕西人民出版社 1993 年版。
[4320]《灵璧县志》,浙江人民出版社 1991 年版。
[4321]《灵川县志》,广西人民出版社 1997 年版。
[4322]《灵丘县志》,山西古籍出版社 2000 年版。
[4323]《灵山县志》,广西人民出版社 2000 年版。
[4324]《灵石县志》,中国社会出版社 1992 年版。
[4325]《灵寿县志》,新华出版社 1993 年版。

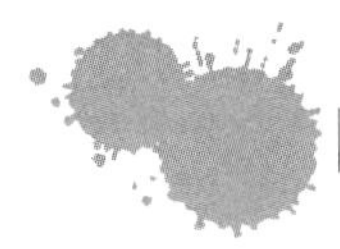

[4326]《凌源县志》,辽宁古籍出版社 1995 年版。
[4327]《凌云县志》,广西人民出版社 2007 年版。
[4328]《陵水县志》,方志出版社 2007 年版。
[4329]《陵县志》,内部发行,1986 年。
[4330]《零陵县志》,中国社会出版社 1992 年版。
[4331]《酃县志》,中国社会出版社 1994 年版。
[4332]《浏阳县志》,中国城市出版社 1994 年版。
[4333]《留坝县志》,陕西人民出版社 2002 年版。
[4334]《柳城县志》,广州出版社 1992 年版。
[4335]《柳河县志》,吉林文史出版社 1991 年版。
[4336]《六合县志》,中华书局 1991 年版。
[4337]《六安县志》,黄山书社 1993 年版。
[4338]《龙川县志》,广东人民出版社 1994 年版。
[4339]《龙江县志》,中国城市经济社会出版社 1991 年版。
[4340]《龙里县志》,贵州人民出版社 1995 年版。
[4341]《龙陵县志》,中华书局 2000 年版。
[4342]《龙南县志》,中共中央党校出版社 1994 年版。
[4343]《龙泉县志》,汉语大词典出版社 1994 年版。
[4344]《龙沙区志》,黑龙江人民出版社 2000 年版。
[4345]《龙胜县志》,汉语大词典出版社 1992 年版。
[4346]《龙游县志》,中华书局 1991 年版。
[4347]《龙州县志》,广西人民出版社 1993 年版。
[4348]《隆安县志》,广西人民出版社 1993 年版。
[4349]《隆昌县志》,巴蜀书社 1995 年版。
[4350]《隆德县志》,宁夏人民出版社 1998 年版。
[4351]《隆化县志》,河北人民出版社 2001 年版。
[4352]《隆回县志》,中国城市出版社 1994 年版。
[4353]《隆林各族自治县志》,广西人民出版社 2002 年版。
[4354]《隆尧县志》,生活·读书·新知三联书店 1998 年版。
[4355]《陇川县志》,云南民族出版社 2005 年版。
[4356]《陇西县志》,甘肃人民出版社 1990 年版。
[4357]《陇县志》,陕西人民出版社 1993 年版。

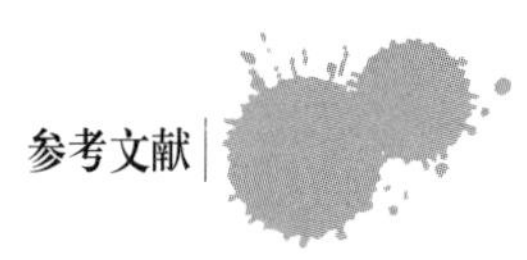

[4358]《娄烦县志》,中华书局1999年版。
[4359]《卢龙县志》,天津人民出版社1994年版。
[4360]《庐江县志》,社会科学文献出版社1993年版。
[4361]《芦山县志》,方志出版社2000年版。
[4362]《泸水县志》,云南人民出版社1995年版。
[4363]《泸西县志》,云南人民出版社1992年版。
[4364]《泸溪县志》,社会科学文献出版社1993年版。
[4365]《泸县志》,四川科学技术出版社1993年版。
[4366]《鲁甸县志》,云南人民出版社1995年版。
[4367]《鲁山县志》,中州古籍出版社1994年版。
[4368]《陆川县志》,广西人民出版社1993年版。
[4369]《陆丰县志》,广东人民出版社2007年版。
[4370]《陆良县志》,上海科学普及出版社1991年版。
[4371]《鹿寨县志》,广西人民出版社1996年版。
[4372]《禄丰县志》,云南人民出版社1997年版。
[4373]《禄劝彝族苗族自治县志》,云南人民出版社1995年版。
[4374]《碌曲县志》,甘肃文化出版社2006年版。
[4375]《路南彝族自治县医院志》,内部刊行,1996年。
[4376]《路南彝族自治县志》,云南民族出版社1996年版。
[4377]《潞西县志》,云南教育出版社1993年版。
[4378]《吕梁地区志》,山西人民出版社1989年版。
[4379]《旅顺口区志》,大连出版社1999年版。
[4380]《栾城县志》,新华出版社1995年版。
[4381]《栾川县志》,生活·读书·新知三联书店1994年版。
[4382]《略阳县志》,陕西人民出版社1992年版。
[4383]《轮台县志》,新华出版社1991年版。
[4384]《罗城仫佬族自治县志》,广西人民出版社1993年版。
[4385]《罗定县志》,广东人民出版社1994年版。
[4386]《罗平县志》,云南人民出版社1995年版。
[4387]《罗田县志》,中华书局1998年版。
[4388]《罗源县志》,方志出版社1998年版。
[4389]《萝北县志》,中国人事出版社1992年版。

[4390]《洛川县志》,陕西人民出版社 1994 年版。
[4391]《洛宁县志》,生活·读书·新知三联书店 1991 年版。
[4392]《麻城县志》,红旗出版社 1993 年版。
[4393]《麻江县志》,贵州人民出版社 1992 年版。
[4394]《麻阳县志》,生活·读书·新知三联书店 1994 年版。
[4395]《马龙县志》,云南人民出版社 1997 年版。
[4396]《马山县志》,民族出版社 1997 年版。
[4397]《玛纳斯县志》,新疆大学出版社 1993 年版。
[4398]《玛沁县志》,青海人民出版社 2005 年版。
[4399]《玛曲县志》,甘肃人民出版社 2001 年版。
[4400]《满城县志》,中国建材工业出版社 1997 年版。
[4401]《茂汶羌族自治县志》,四川辞书出版社 1997 年版。
[4402]《眉山县志》,四川人民出版社 1992 年版。
[4403]《眉县志》,陕西人民出版社 2000 年版。
[4404]《梅里斯达斡尔族区志》,黄山书社 1999 年版。
[4405]《梅县志》,广东人民出版社 1994 年版。
[4406]《湄潭县志》,贵州人民出版社 1993 年版。
[4407]《门源县志》,甘肃人民出版社 1993 年版。
[4408]《勐海县志》,云南人民出版社 1997 年版。
[4409]《勐腊县志》,云南民族出版社 1994 年版。
[4410]《蒙城县志》,黄山书社 1994 年版。
[4411]《蒙山县志》,广西人民出版社 1993 年版。
[4412]《蒙阴县志》,齐鲁书社 1992 年版。
[4413]《蒙自县志》,中华书局 1995 年版。
[4414]《孟津县志》,河南人民出版社 1991 年版。
[4415]《孟县志》,陕西人民出版社 1991 年版。
[4416]《弥渡县志》,四川辞书出版社 1993 年版。
[4417]《弥勒县志》,云南人民出版社 1987 年版。
[4418]《米脂县志》,陕西人民出版社 1993 年版。
[4419]《泌阳县志》,中州古籍出版社 1994 年版。
[4420]《密山县志》,中国标准出版社 1993 年版。
[4421]《密县志》,中州古籍出版社 1992 年版。

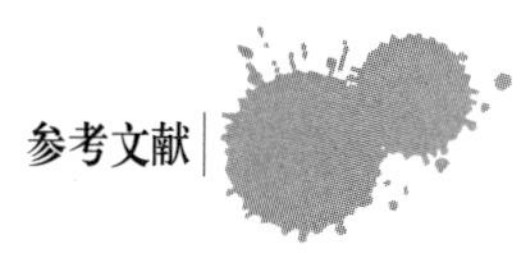

[4422]《密云县志》,北京出版社 1998 年版。
[4423]《绵竹县志》,四川科学技术出版社 1992 年版。
[4424]《沔阳县志》,华中师范大学出版社 1989 年版。
[4425]《勉县志》,地震出版社 1989 年版。
[4426]《冕宁县志》,四川人民出版社 1994 年版。
[4427]《民和县志》,陕西人民出版社 1993 年版。
[4428]《民乐县志》,甘肃人民出版社 1996 年版。
[4429]《民勤县志》,兰州大学出版社 1994 年版。
[4430]《民权县志》,中州古籍出版社 1995 年版。
[4431]《岷县志》,甘肃人民出版社 1995 年版。
[4432]《闽侯县志》,方志出版社 2001 年版。
[4433]《闽清县志》,群众出版社 1993 年版。
[4434]《名山县志》,四川科学技术出版社 1992 年版。
[4435]《明水县志》,黑龙江人民出版社 1989 年版。
[4436]《明溪县志》,方志出版社 1997 年版。
[4437]《墨江哈尼族自治县志》,云南人民出版社 2002 年版。
[4438]《墨玉县志》,新疆人民出版社 2008 年版。
[4439]《牟定县志》,云南人民出版社 1993 年版。
[4440]《牟平县志》,科学普及出版社 1991 年版。
[4441]《牡丹江市郊区志》,哈尔滨工业大学出版社 1992 年版。
[4442]《木兰县志》,黑龙江人民出版社 1989 年版。
[4443]《木里藏族自治县志》,四川人民出版社 1995 年版。
[4444]《沐川县志》,巴蜀书社 1993 年版。
[4445]《穆棱县志》,中国文史出版社 1990 年版。
[4446]《内江县志》,巴蜀书社 1994 年版。
[4447]《内邱县志》,中华书局 1996 年版。
[4448]《内乡县志》,生活·读书·新知三联书店 1994 年版。
[4449]《那坡县志》,广西人民出版社 2002 年版。
[4450]《纳溪县志》,四川科学技术出版社 1992 年版。
[4451]《奈曼旗志》,方志出版社 2002 年版。
[4452]《南安县志》,江西人民出版社 1993 年版。
[4453]《南澳县志》,中华书局 2000 年版。

[4454]《南部县志》,四川人民出版社 1994 年版。
[4455]《南昌简志》,方志出版社 2004 年版。
[4456]《南城县志》,新华出版社 1991 年版。
[4457]《南充县志》,四川人民出版社 1993 年版。
[4458]《南川县志》,四川人民出版社 1991 年版。
[4459]《南丹县志》,广西人民出版社 1994 年版。
[4460]《南丰县志》,中共中央党校出版社 1994 年版。
[4461]《南岗区志》,哈尔滨出版社 1994 年版。
[4462]《南海县志》,中华书局 2000 年版。
[4463]《南和县志》,方志出版社 1996 年版。
[4464]《南华县志》,云南人民出版社 1995 年版。
[4465]《南汇县志》,上海人民出版社 1992 年版。
[4466]《南涧彝族自治县志》,四川辞书出版社 1993 年版。
[4467]《南江县志》,成都出版社 1992 年版。
[4468]《南康县志》,新华出版社 1993 年版。
[4469]《南乐县志》,中州古籍出版社 1996 年版。
[4470]《南皮县志》,河北人民出版社 1992 年版。
[4471]《南通县志》,江苏人民出版社 1996 年版。
[4472]《南溪县志》,四川人民出版社 1992 年版。
[4473]《南县志》,湖南人民出版社 1988 年版。
[4474]《南雄县志》,广东人民出版社 1991 年版。
[4475]《南阳县志》,河南人民出版社 1990 年版。
[4476]《南漳县志》,中国城市经济社会出版社 1990 年版。
[4477]《南召县志》,中州古籍出版社 1995 年版。
[4478]《讷河县志》,黑龙江人民出版社 1989 年版。
[4479]《宁安县志》,黑龙江人民出版社 1989 年版。
[4480]《宁城县志》,内蒙古人民出版社 1992 年版。
[4481]《宁都县志》,内部刊行,1986 年。
[4482]《宁冈县志》,中共中央党校出版社 1995 年版。
[4483]《宁国县志》,生活·读书·新知三联书店 1997 年版。
[4484]《宁海县志》,浙江人民出版社 1993 年版。
[4485]《宁河县志》,天津社会科学院出版社 1991 年版。

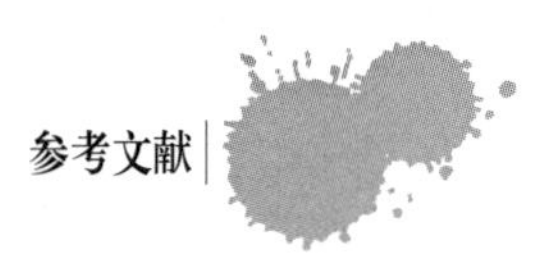

[4486]《宁化县志》,福建人民出版社1992年版。
[4487]《宁津县志》,齐鲁书社1992年版。
[4488]《宁晋县志》,中华书局1999年版。
[4489]《宁蒗彝族自治县志》,云南民族出版社1993年版。
[4490]《宁明县志》,中央民族学院出版社1988年版。
[4491]《宁强县志》,陕西师范大学出版社1995年版。
[4492]《宁陕县志》,陕西人民出版社1992年版。
[4493]《宁武县志》,红旗出版社2001年版。
[4494]《宁县志》,甘肃人民出版社1988年版。
[4495]《宁阳县志》,中国书籍出版社1994年版。
[4496]《宁远县志》,社会科学文献出版社1993年版。
[4497]《番禺县志》,广东人民出版社1995年版。
[4498]《盘山县志》,沈阳出版社1996年版。
[4499]《磐安县志》,浙江人民出版社1993年版。
[4500]《沛县简志》,内部发行,1989年。
[4501]《彭山县志》,巴蜀书社1991年版。
[4502]《彭水县志》,四川人民出版社1998年版。
[4503]《彭县志》,四川人民出版社1989年版。
[4504]《蓬安县志》,四川辞书出版社1994年版。
[4505]《蓬莱县志》,齐鲁书社1995年版。
[4506]《蓬溪县志》,四川辞书出版社1995年版。
[4507]《邳县志》,中华书局1995年版。
[4508]《郫县志》,四川人民出版社1989年版。
[4509]《偏关县志》,山西经济出版社1994年版。
[4510]《平安县志》,陕西人民出版社1996年版。
[4511]《平坝县志》,贵州人民出版社2004年版。
[4512]《平定县志》,社会科学文献出版社1992年版。
[4513]《平度县志》,内部发行,1987年。
[4514]《平房区志》,黑龙江人民出版社1997年版。
[4515]《平谷县志》,北京出版社2001年版。
[4516]《平果县志》,广西人民出版社1996年版。
[4517]《平和县志》,群众出版社1994年版。

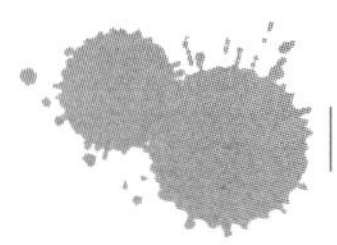

[4518]《平湖县志》,上海人民出版社 1993 年版。
[4519]《平江县志》,国防大学出版社 1994 年版。
[4520]《平乐县志》,方志出版社 1995 年版。
[4521]《平鲁县志》,山西人民出版社 1992 年版。
[4522]《平陆县志》,中国地图出版社 1992 年版。
[4523]《平罗县志》,宁夏人民出版社 1996 年版。
[4524]《平南县志》,广西人民出版社 1993 年版。
[4525]《平山县志》,中国书籍出版社 1996 年版。
[4526]《平顺县志》,海潮出版社 1997 年版。
[4527]《平潭县志》,方志出版社 2000 年版。
[4528]《平塘县志》,贵州人民出版社 1992 年版。
[4529]《平武县志》,四川科学技术出版社 1997 年版。
[4530]《平乡县志》,方志出版社 1999 年版。
[4531]《平阳县志》,汉语大词典出版社 1993 年版。
[4532]《平遥县志》,中华书局 1999 年版。
[4533]《平阴县志》,济南出版社 1991 年版。
[4534]《平原县志》,齐鲁书社 1993 年版。
[4535]《平远县志》,广东人民出版社 1993 年版。
[4536]《屏边苗族自治县志》,新华出版社 1999 年版。
[4537]《屏山县志》,四川人民出版社 1998 年版。
[4538]《蒲城县志》,中国人事出版社 1993 年版。
[4539]《蒲江县志》,四川人民出版社 1992 年版。
[4540]《蒲圻志》,海天出版社 1995 年版。
[4541]《蒲县志》,中国科学技术出版社 1992 年版。
[4542]《濮阳县志》,华艺出版社 1989 年版。
[4543]《浦江县志》,浙江人民出版社 1990 年版。
[4544]《普安县志》,贵州人民出版社 1999 年版。
[4545]《普定县志》,贵州人民出版社 1999 年版。
[4546]《普洱哈尼族彝族自治县志》,生活·读书·新知三联书店 1993 年版。
[4547]《普宁县志》,广东人民出版社 1995 年版。
[4548]《栖霞县志》,山东人民出版社 1990 年版。
[4549]《祁门县志》,安徽人民出版社 1990 年版。

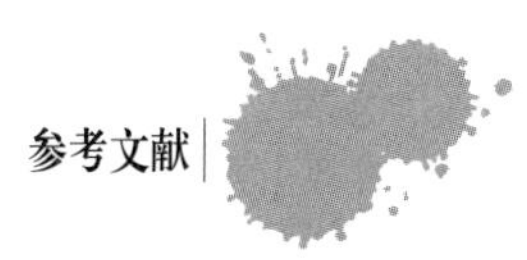

[4550]《祁县志》,中华书局1999年版。
[4551]《祁阳简志》,内部刊行,1999年。
[4552]《祁阳县志》,社会科学文献出版社1993年版。
[4553]《齐河县志》,中华书局1990年版。
[4554]《齐齐哈尔市富拉尔基区志》,内部发行,1997年。
[4555]《岐山县志》,陕西人民出版社1992年版。
[4556]《奇台县志》,新疆生产建设兵团出版社2009年版。
[4557]《淇县志》,中州古籍出版社1996年版。
[4558]《綦江县志》,西南交通大学出版社1991年版。
[4559]《蕲春县志》,湖北科学技术出版社1997年版。
[4560]《启东县志》,中华书局1993年版。
[4561]《千阳县志》,陕西人民教育出版社1991年版。
[4562]《迁安县志》,中国社会出版社1994年版。
[4563]《铅山县志》,南海出版公司1990年版。
[4564]《前郭尔罗斯蒙古族自治县志》,辽宁民族出版社1993年版。
[4565]《乾安县志》,吉林人民出版社1999年版。
[4566]《潜江县志》,中国文史出版社1990年版。
[4567]《潜山县志》,社会科学文献出版社1993年版。
[4568]《黔江县志》,中国社会出版社1994年版。
[4569]《黔西县志》,贵州人民出版社1990年版。
[4570]《黔阳县志》,中国文史出版社1991年版。
[4571]《巧家县志》,云南人民出版社1997年版。
[4572]《且末县志》,新疆人民出版社1996年版。
[4573]《秦安县志》,甘肃人民出版社2001年版。
[4574]《秦城区志》,甘肃文化出版社2001年版。
[4575]《沁水县志》,山西人民出版社1987年版。
[4576]《沁水县志逸稿》,山西人民出版社2010年版。
[4577]《沁县志》,中华书局1999年版。
[4578]《沁源县人民医院志(1949—2009)》,中州古籍出版社2009年版。
[4579]《沁源县志》,海潮出版社1996年版。
[4580]《青川县大事记》,内部刊行,1988年。
[4581]《青龙满族自治县志》,中国城市出版社1997年版。

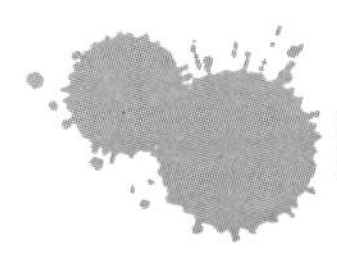

[4582]《青浦县志》,上海人民出版社 1990 年版。
[4583]《青神县志》,成都科技大学出版社 1994 年版。
[4584]《青田县志》,浙江人民出版社 1990 年版。
[4585]《青阳县志》,黄山书社 1992 年版。
[4586]《清丰县志》,山东大学出版社 1990 年版。
[4587]《清涧县志》,陕西人民出版社 2001 年版。
[4588]《清江县志》,上海古籍出版社 1989 年版。
[4589]《清流县志》,中华书局 1994 年版。
[4590]《清水县志》,陕西人民出版社 2001 年版。
[4591]《清徐县志》,山西古籍出版社 1999 年版。
[4592]《清远县志》,内部发行,1995 年。
[4593]《清镇县志》,贵州人民出版社 1991 年版。
[4594]《晴隆县志》,贵州人民出版社 1993 年版。
[4595]《庆安县志》,黑龙江人民出版社 1995 年版。
[4596]《庆阳地区志》,兰州大学出版社 1998 年版。
[4597]《庆阳县志》,甘肃人民出版社 1993 年版。
[4598]《庆元县志》,浙江人民出版社 1996 年版。
[4599]《邛崃县志》,四川人民出版社 1993 年版。
[4600]《琼海县志》,广东科技出版社 1995 年版。
[4601]《琼山县志》,中华书局 1999 年版。
[4602]《琼中县志》,海南摄影美术出版社 1995 年版。
[4603]《邱北县志》,中华书局 1999 年版。
[4604]《邱县志》,方志出版社 2001 年版。
[4605]《曲江县志》,中华书局 1999 年版。
[4606]《曲江志》,内部刊行,1987 年。
[4607]《曲沃县志》,海潮出版社 1991 年版。
[4608]《曲阳县志》,新华出版社 1998 年版。
[4609]《曲周县志》,新华出版社 1997 年版。
[4610]《渠县志》,四川科学技术出版社 1991 年版。
[4611]《衢县志》,浙江人民出版社 1992 年版。
[4612]《全椒县志》,黄山书社 1988 年版。
[4613]《全南县志》,江西人民出版社 1995 年版。

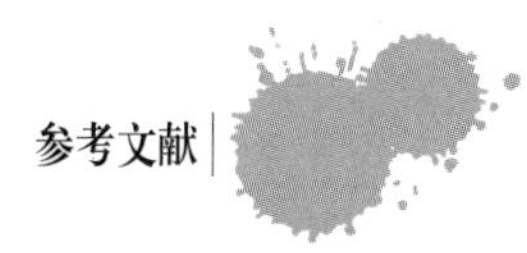

[4614]《全州县志》,广西人民出版社 1998 年版。
[4615]《确山县志》,生活・读书・新知三联书店 1993 年版。
[4616]《饶河县志》,黑龙江人民出版社 1992 年版。
[4617]《饶平县志》,广东人民出版社 1994 年版。
[4618]《饶阳县志》,方志出版社 1998 年版。
[4619]《仁化县志》,广东人民出版社 1992 年版。
[4620]《仁怀县志》,贵州人民出版社 1991 年版。
[4621]《仁寿县志》,四川人民出版社 1990 年版。
[4622]《任县志》,中华书局 2000 年版。
[4623]《荣昌县志》,四川人民出版社 2000 年版。
[4624]《荣县县志》,四川大学出版社 1993 年版。
[4625]《容城县志》,方志出版社 1999 年版。
[4626]《容县志》,广西人民出版社 1993 年版。
[4627]《榕江县志》,贵州人民出版社 1999 年版。
[4628]《融安县志》,广西人民出版社 1996 年版。
[4629]《融水苗族自治县志》,生活・读书・新知三联书店 1998 年版。
[4630]《如皋县志》,香港新亚洲出版社 1995 年版。
[4631]《汝城县志》,湖南人民出版社 1997 年版。
[4632]《汝南县志》,中州古籍出版社 1997 年版。
[4633]《汝阳县志》,生活・读书・新知三联书店 1995 年版。
[4634]《乳源瑶族自治县志》,广东人民出版社 1997 年版。
[4635]《芮城县志》,三秦出版社 1994 年版。
[4636]《瑞昌县志》,新华出版社 1990 年版。
[4637]《瑞金县志》,中央文献出版社 1993 年版。
[4638]《若羌县志》,新疆大学出版社 1992 年版。
[4639]《萨拉齐县志》,远方出版社 2009 年版。
[4640]《三都水族自治县志》,贵州人民出版社 1992 年版。
[4641]《三河县志》,学苑出版社 1988 年版。
[4642]《三江侗族自治县志》,中央民族学院出版社 1992 年版。
[4643]《三门县志》,浙江人民出版社 1992 年版。
[4644]《三水县志》,广东人民出版社 1995 年版。
[4645]《三穗县志》,民族出版社 1994 年版。

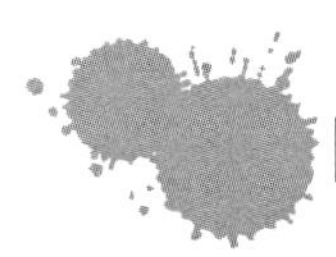

[4646]《三台县志》,四川人民出版社 1992 年版。
[4647]《三原县志》,陕西人民出版社 2000 年版。
[4648]《桑植县志》,海天出版社 2000 年版。
[4649]《沙湾县志》,新疆人民出版社 1999 年版。
[4650]《沙县志》,中国科学技术出版社 1992 年版。
[4651]《沙雅县志》,新疆人民出版社 1995 年版。
[4652]《山丹县志》,甘肃人民出版社 1993 年版。
[4653]《山阳县志》,陕西人民出版社 1991 年版。
[4654]《单县志》,山东人民出版社 1996 年版。
[4655]《商城县志》,中州古籍出版社 1991 年版。
[4656]《商河县志》,济南出版社 1994 年版。
[4657]《商南县志》,作家出版社 1993 年版。
[4658]《商丘县志》,生活·读书·新知三联书店 1991 年版。
[4659]《商水县志》,河南人民出版社 1990 年版。
[4660]《上蔡县志》,生活·读书·新知三联书店 1995 年版。
[4661]《上高县志》,南海出版公司 1990 年版。
[4662]《宝山县志》,上海人民出版社 1992 年版。
[4663]《川沙县志》,上海人民出版社 1990 年版。
[4664]《金山县志》,上海人民出版社 1990 年版。
[4665]《上海县志》,上海人民出版社 1993 年版。
[4666]《上杭县志》,福建人民出版社 1993 年版。
[4667]《上饶县志》,中共中央党校出版社 1993 年版。
[4668]《上思县志》,广西人民出版社 2000 年版。
[4669]《上犹县志》,内部刊行,1992 年。
[4670]《上虞县志》,浙江人民出版社 1990 年版。
[4671]《尚志县志》,中国展望出版社 1990 年版。
[4672]《邵阳县志》,社会科学文献出版社 1993 年版。
[4673]《绍兴县志》,中华书局 1999 年版。
[4674]《社旗县志》,中州古籍出版社 1996 年版。
[4675]《射洪县志》,四川大学出版社 1990 年版。
[4676]《涉县志》,中国对外翻译出版公司 1998 年版。
[4677]《深县志》,中国对外翻译出版公司 1999 年版。

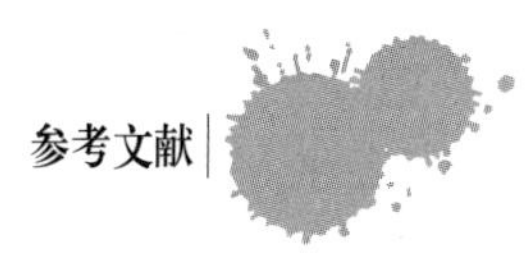

[4678]《莘县志》,齐鲁书社1997年版。
[4679]《深泽县志》,方志出版社1997年版。
[4680]《神木县志》,经济日报出版社1990年版。
[4681]《渑池县志》,汉语大词典出版社1991年版。
[4682]《嵊泗县志》,浙江人民出版社1989年版。
[4683]《师宗县志》,云南大学出版社1997年版。
[4684]《施秉县志》,方志出版社1997年版。
[4685]《什邡县志》,四川大学出版社1988年版。
[4686]《石拐区志》,内蒙古文化出版社2007年版。
[4687]《石家庄地区志》,文化艺术出版社1994年版。
[4688]《石楼县志》,山西人民出版社1994年版。
[4689]《石屏县志》,云南人民出版社1990年版。
[4690]《石泉县志》,陕西人民出版社1991年版。
[4691]《石首县志》,红旗出版社1990年版。
[4692]《石台县志》,黄山书社1991年版。
[4693]《石柱县志》,四川辞书出版社1994年版。
[4694]《始兴县志》,广东人民出版社1997年版。
[4695]《寿光县志》,中国大百科全书出版社1992年版。
[4696]《寿宁县志》,鹭江出版社1992年版。
[4697]《寿县志》,黄山书社1996年版。
[4698]《疏附县志》,新疆人民出版社1999年版。
[4699]《疏勒县志》,新疆人民出版社2001年版。
[4700]《東州志》,内部刊行,2006年。
[4701]《沭阳县志》,江苏科学技术出版社1997年版。
[4702]《双柏县志》,云南人民出版社1996年版。
[4703]《双城县志》,中国展望出版社1990年版。
[4704]《双峰县志》,中国文史出版社1993年版。
[4705]《双流县志》,四川人民出版社1992年版。
[4706]《双牌县志》,方志出版社2008年版。
[4707]《双阳县志》,吉林文史出版社1992年版。
[4708]《顺昌县志》,中国统计出版社1994年版。
[4709]《顺德县志》,中华书局1996年版。

[4710]《顺平县志》,中华书局1999年版。
[4711]《顺义县志》,北京出版社2009年版。
[4712]《朔县志》,山西古籍出版社1999年版。
[4713]《思茅县志》,生活·读书·新知三联书店1993年版。
[4714]《思南县志》,贵州人民出版社1992年版。
[4715]《四会县志》,广东人民出版社1996年版。
[4716]《泗县志》,浙江人民出版社1990年版。
[4717]《泗阳县志》,江苏人民出版社1995年版。
[4718]《松江县志》,上海人民出版社1991年版。
[4719]《松潘县志》,民族出版社1999年版。
[4720]《松桃苗族自治县志》,贵州人民出版社1996年版。
[4721]《松溪县志》,中国统计出版社1994年版。
[4722]《松阳县志》,浙江人民出版社1996年版。
[4723]《嵩明县志》,云南人民出版社1995年版。
[4724]《嵩县志》,河南人民出版社1990年版。
[4725]《苏尼特右旗志》,内蒙古文化出版社2002年版。
[4726]《苏尼特左旗志》,内蒙古文化出版社2004年版。
[4727]《肃南裕固族自治县志》,甘肃民族出版社1994年版。
[4728]《肃宁县志》,方志出版社1999年版。
[4729]《宿松县志》,江西人民出版社1990年版。
[4730]《宿县地区志》,中国人民大学出版社1995年版。
[4731]《宿县县志》,黄山书社1988年版。
[4732]《睢宁县志》,中国社会科学出版社1994年版。
[4733]《绥滨县志》,方志出版社1996年版。
[4734]《绥德县志》,三秦出版社2003年版。
[4735]《绥化地区志》,黑龙江人民出版社1995年版。
[4736]《绥化县志》,黑龙江人民出版社1986年版。
[4737]《绥棱县志》,黑龙江人民出版社1988年版。
[4738]《绥宁县志》,方志出版社1997年版。
[4739]《绥阳县志》,贵州人民出版社1993年版。
[4740]《绥中县志》,辽宁人民出版社1988年版。
[4741]《遂昌县志》,浙江人民出版社1996年版。

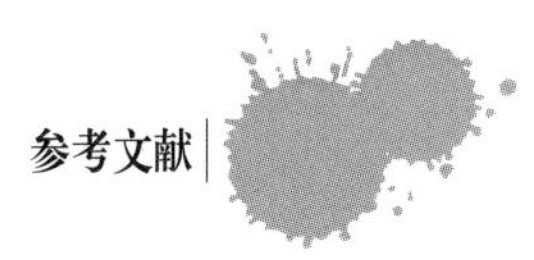

[4742]《遂川县志》,江西人民出版社 1996 年版。
[4743]《遂宁县志》,巴蜀书社 1993 年版。
[4744]《遂平县志》,中州古籍出版社 1994 年版。
[4745]《遂溪县志》,中华书局 2003 年版。
[4746]《孙吴县志》,黑龙江人民出版社 1991 年版。
[4747]《塔什库尔干塔吉克自治县志》,新疆人民出版社 2009 年版。
[4748]《台安县志》,沈阳出版社 1990 年版。
[4749]《台江县志》,贵州人民出版社 1994 年版。
[4750]《台山县志》,广东人民出版社 1998 年版。
[4751]《太白县志》,三秦出版社 1995 年版。
[4752]《太仓县志》,江苏人民出版社 1991 年版。
[4753]《太谷县志》,山西人民出版社 1993 年版。
[4754]《太和区志》,内部刊行,1993 年。
[4755]《太和县志》,黄山书社 1993 年版。
[4756]《太湖县志》,黄山书社 1995 年版。
[4757]《太康县志》,中州古籍出版社 1991 年版。
[4758]《泰和县志》,中共中央党校出版社 1993 年版。
[4759]《泰来县志》,黑龙江人民出版社 1992 年版。
[4760]《泰宁县志》,群众出版社 1993 年版。
[4761]《泰顺县志》,浙江人民出版社 1998 年版。
[4762]《泰县志》,江苏古籍出版社 1993 年版。
[4763]《泰兴县志》,江苏人民出版社 1993 年版。
[4764]《郯城县志》,深圳特区出版社 2001 年版。
[4765]《汤原县志》,黑龙江人民出版社 1992 年版。
[4766]《唐海县志》,天津人民出版社 1997 年版。
[4767]《唐河县志》,中州古籍出版社 1993 年版。
[4768]《唐县志》,河北人民出版社 1999 年版。
[4769]《塘沽区志》,天津社会科学院出版社 1996 年版。
[4770]《桃源县志》,湖南出版社 1995 年版。
[4771]《腾冲县志》,中华书局 1995 年版。
[4772]《滕县志》,中华书局 1990 年版。
[4773]《藤县志》,广西人民出版社 1996 年版。

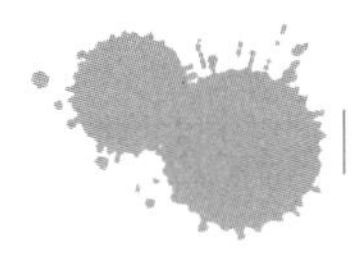

[4774]《天城志》,内部刊行,2000 年。
[4775]《天等县志》,广西人民出版社 1991 年版。
[4776]《天峨县志》,广西人民出版社 1994 年版。
[4777]《天津市北辰区志》,天津古籍出版社 2000 年版。
[4778]《天峻县志》,甘肃文化出版社 1995 年版。
[4779]《天门县志》,湖北人民出版社 1989 年版。
[4780]《天全县志》,四川科学技术出版社 1997 年版。
[4781]《天台县志》,汉语大词典出版社 1995 年版。
[4782]《天镇县村镇简志》,内蒙古人民出版社 2005 年版。
[4783]《天镇县志》,山西教育出版社 1997 年版。
[4784]《天柱县志》,贵州人民出版社 1993 年版。
[4785]《天祝县志》,甘肃民族出版社 1994 年版。
[4786]《田东县志》,广西人民出版社 1998 年版。
[4787]《田林县志》,广西人民出版社 1996 年版。
[4788]《田阳县志》,广西人民出版社 1999 年版。
[4789]《铁锋区志》,中华书局 2000 年版。
[4790]《铁力县志》,黑龙江人民出版社 1990 年版。
[4791]《铁岭县志》,辽沈书社 1993 年版。
[4792]《铁西区志》,内部刊行,1998 年。
[4793]《通道县志》,民族出版社 1999 年版。
[4794]《通河县志》,中国展望出版社 1990 年版。
[4795]《通化县志》,吉林人民出版社 1996 年版。
[4796]《通江县志》,四川人民出版社 1998 年版。
[4797]《通山县志》,中国文史出版社 1991 年版。
[4798]《通渭县志》,兰州大学出版社 1990 年版。
[4799]《通县志》,北京出版社 2003 年版。
[4800]《通许县志》,中州古籍出版社 1995 年版。
[4801]《通榆县志》,吉林人民出版社 1994 年版。
[4802]《同安县志》,中华书局 2000 年版。
[4803]《同仁县志》,三秦出版社 2001 年版。
[4804]《同心县志》,宁夏人民出版社 1995 年版。
[4805]《桐柏县志》,中州古籍出版社 1995 年版。

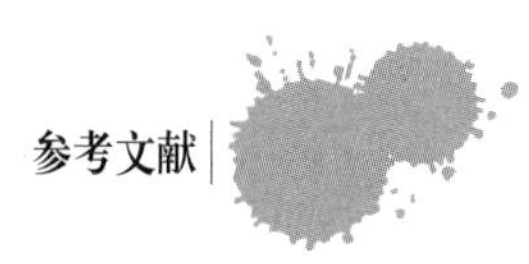

[4806]《桐城县志》,黄山书社 1995 年版。
[4807]《桐庐县志》,浙江人民出版社 1991 年版。
[4808]《桐乡县志》,上海书店 1996 年版。
[4809]《桐梓县志》,方志出版社 1997 年版。
[4810]《铜鼓县志》,南海出版公司 1989 年版。
[4811]《铜梁县志(1911—1985)》,重庆大学出版社 1991 年版。
[4812]《铜陵县志》,黄山书社 1993 年版。
[4813]《铜山县志》,中国社会科学出版社 1993 年版。
[4814]《潼关县志》,陕西人民出版社 1992 年版。
[4815]《潼南县志》,四川人民出版社 1993 年版。
[4816]《突泉县志》,内蒙古人民出版社 1993 年版。
[4817]《土默特右旗志》,内蒙古人民出版社 1994 年版。
[4818]《土默特志》,内蒙古人民出版社 1997 年版。
[4819]《屯昌县志》,方志出版社 2007 年版。
[4820]《屯留县志》,陕西人民出版社 1995 年版。
[4821]《托克托县志(修订稿)》,内部参阅,1984 年。
[4822]《托克逊县志》,新疆人民出版社 2005 年版。
[4823]《万安县志》,黄山书社 1996 年版。
[4824]《万年县志》,方志出版社 2000 年版。
[4825]《万宁县志》,南海出版公司 1994 年版。
[4826]《万全县志》,新华出版社 1993 年版。
[4827]《万荣县志》,海潮出版社 1995 年版。
[4828]《万县志》,四川辞书出版社 1995 年版。
[4829]《万源县志》,四川人民出版社 1996 年版。
[4830]《万载县志》,江西人民出版社 1988 年版。
[4831]《望都县志》,方志出版社 2000 年版。
[4832]《望奎县志》,内部刊行,1989 年。
[4833]《威宁彝族回族苗族自治县志》,贵州人民出版社 1994 年版。
[4834]《威县志》,方志出版社 1998 年版。
[4835]《威信县志》,云南人民出版社 1999 年版。
[4836]《威远县志》,巴蜀书社 1994 年版。
[4837]《微山县志》,山东人民出版社 1997 年版。

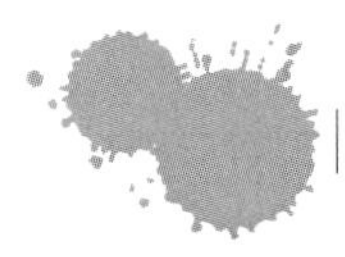

[4838]《巍山彝族回族自治县志》,云南人民出版社 1993 年版。
[4839]《未央区志》,陕西人民出版社 2004 年版。
[4840]《尉氏县志》,中州古籍出版社 1993 年版。
[4841]《渭南县志》,三秦出版社 1987 年版。
[4842]《渭源县志》,兰州大学出版社 1998 年版。
[4843]《温江县志》,四川人民出版社 1990 年版。
[4844]《温岭县志》,浙江人民出版社 1992 年版。
[4845]《温宿县志》,新疆大学出版社 1993 年版。
[4846]《温县志》,光明日报出版社 1991 年版。
[4847]《温州市鹿城区志》,中华书局 2010 年版。
[4848]《文安县志》,中国社会出版社 1994 年版。
[4849]《文昌县志》,方志出版社 2000 年版。
[4850]《文成县志》,中华书局 1996 年版。
[4851]《文山县志》,云南人民出版社 1999 年版。
[4852]《文水县志》,山西人民出版社 1994 年版。
[4853]《文县志》,甘肃人民出版社 1997 年版。
[4854]《闻喜县志》,中国地图出版社 1993 年版。
[4855]《汶川县志》,民族出版社 1992 年版。
[4856]《汶上县志》,中州古籍出版社 1996 年版。
[4857]《翁牛特旗志》,内蒙古人民出版社 1993 年版。
[4858]《翁源县志》,广东人民出版社 1997 年版。
[4859]《瓮安县志》,贵州人民出版社 1995 年版。
[4860]《涡阳县志》,黄山书社 1989 年版。
[4861]《乌拉特中旗志》,内蒙古人民出版社 1994 年版。
[4862]《乌兰县志》,三秦出版社 2003 年版。
[4863]《乌审旗志》,内蒙古人民出版社 2001 年版。
[4864]《乌什县志》,新疆人民出版社 2003 年版。
[4865]《乌苏县志》,新疆人民出版社 1999 年版。
[4866]《巫山县志》,四川人民出版社 1991 年版。
[4867]《巫溪县志》,四川辞书出版社 1993 年版。
[4868]《无棣县志》,齐鲁书社 1994 年版。
[4869]《无极县志》,人民出版社 1993 年版。

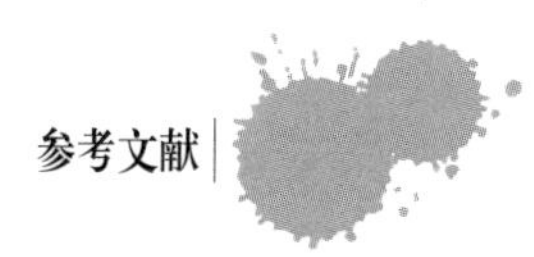

[4870]《无为县志》,社会科学文献出版社 1993 年版。
[4871]《无锡县志》,上海社会科学院出版社 1994 年版。
[4872]《吴堡县志》,陕西人民出版社 1995 年版。
[4873]《吴川县志》,中华书局 2001 年版。
[4874]《吴江县志》,江苏科学技术出版社 1994 年版。
[4875]《吴桥县志》,中国社会出版社 1992 年版。
[4876]《吴县大事记》,古吴轩出版社 1994 年版。
[4877]《芜湖市马塘区志》,黄山书社 2009 年版。
[4878]《芜湖县志》,社会科学文献出版社 1993 年版。
[4879]《五常公安志》,内部刊行,1999 年。
[4880]《五常县志》,黑龙江人民出版社 1989 年版。
[4881]《五峰县志》,中国城市出版社 1994 年版。
[4882]《五河县志》,浙江人民出版社 1992 年版。
[4883]《五华县志》,广东人民出版社 1991 年版。
[4884]《五台县志》,山西人民出版社 1988 年版。
[4885]《五原县志》,内蒙古人民出版社 1996 年版。
[4886]《五寨县志》,人民日报出版社 1992 年版。
[4887]《武安县志》,中国广播电视出版社 1990 年版。
[4888]《武昌县志》,武汉大学出版社 1989 年版。
[4889]《武城县志》,齐鲁书社 1994 年版。
[4890]《武川县志》,内蒙古人民出版社 1988 年版。
[4891]《武定县志》,天津人民出版社 1990 年版。
[4892]《武都县志》,生活·读书·新知三联书店 1998 年版。
[4893]《武冈县志》,中华书局 1997 年版。
[4894]《武功县志》,陕西人民出版社 2001 年版。
[4895]《武进县志》,上海人民出版社 1988 年版。
[4896]《武鸣县志》,广西人民出版社 1998 年版。
[4897]《武宁县志》,江西人民出版社 1990 年版。
[4898]《武平县志》,中国大百科全书出版社 1993 年版。
[4899]《武强县志》,方志出版社 1996 年版。
[4900]《武山县志》,陕西人民出版社 2002 年版。
[4901]《武乡县志》,山西人民出版社 1986 年版。

[4902]《武宣县志》,广西人民出版社 1995 年版。
[4903]《武义县志》,浙江人民出版社 1990 年版。
[4904]《武邑县志》,方志出版社 1998 年版。
[4905]《武陟县志》,中州古籍出版社 1993 年版。
[4906]《舞阳县志》,中州古籍出版社 1993 年版。
[4907]《务川仡佬族苗族自治县志》,贵州人民出版社 2001 年版。
[4908]《婺源县志》,档案出版社 1993 年版。
[4909]《西充县志》,重庆出版社 1993 年版。
[4910]《西丰县志》,沈阳出版社 1995 年版。
[4911]《西和县志》,陕西人民出版社 1997 年版。
[4912]《西华县志》,中州古籍出版社 1993 年版。
[4913]《西林区志》,内部刊行,1991 年。
[4914]《西青区志》,天津社会科学院出版社 2003 年版。
[4915]《西峡县志》,河南人民出版社 1990 年版。
[4916]《西乡县志》,陕西人民出版社 1991 年版。
[4917]《昔阳县志》,中华书局 1999 年版。
[4918]《息县志》,河南人民出版社 1989 年版。
[4919]《浠水县志》,中国文史出版社 1992 年版。
[4920]《淅川县志》,河南人民出版社 1990 年版。
[4921]《歙县志》,黄山书社 2010 年版。
[4922]《习水县志》,贵州人民出版社 1995 年版。
[4923]《隰县志》,方志出版社 2007 年版。
[4924]《峡江县志》,中共中央党校出版社 1995 年版。
[4925]《霞浦县志》,方志出版社 1999 年版。
[4926]《夏河县志》,甘肃文化出版社 1999 年版。
[4927]《夏津县志》,山东人民出版社 1991 年版。
[4928]《夏县志》,人民出版社 1998 年版。
[4929]《夏邑县志》,河南人民出版社 1989 年版。
[4930]《仙游县志》,方志出版社 1995 年版。
[4931]《咸丰县志》,武汉大学出版社 1990 年版。
[4932]《咸阳市秦都区志》,陕西人民出版社 1995 年版。
[4933]《乡宁县志》,新华出版社 1992 年版。

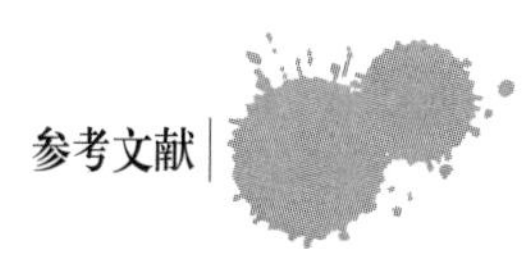

[4934]《湘乡县志》,湖南出版社 1993 年版。
[4935]《湘阴县志》,生活·读书·新知三联书店 1995 年版。
[4936]《襄城县志》,中州古籍出版社 1993 年版。
[4937]《襄汾县志》,天津古籍出版社 1991 年版。
[4938]《襄阳县志》,湖北人民出版社 1989 年版。
[4939]《祥云县志》,中华书局 1996 年版。
[4940]《象山县志》,浙江人民出版社 1988 年版。
[4941]《象州县志》,知识出版社 1994 年版。
[4942]《萧山县志》,浙江人民出版社 1987 年版。
[4943]《萧山县志稿》,天津古籍出版社 1991 年版。
[4944]《萧县志》,中国人民大学出版社 1989 年版。
[4945]《小金县志》,四川辞书出版社 1995 年版。
[4946]《孝义县志》,海潮出版社 1992 年版。
[4947]《忻城县志》,广西人民出版社 1997 年版。
[4948]《忻县志》,中国科学技术出版社 1993 年版。
[4949]《忻州地区志》,山西古籍出版社 1999 年版。
[4950]《新安县志》,河南人民出版社 1989 年版。
[4951]《新巴尔虎右旗志》,内蒙古文化出版社 2004 年版。
[4952]《新宾满族自治县志》,辽沈书社 1993 年版。
[4953]《新宾文史资料》,内部刊行,1988 年。
[4954]《新昌县志》,上海书店 1994 年版。
[4955]《新都县志》,四川人民出版社 1994 年版。
[4956]《新丰县志》,广东人民出版社 1998 年版。
[4957]《新干县志》,中国世界语出版社 1990 年版。
[4958]《新河县志》,方志出版社 2000 年版。
[4959]《新化县志》,湖南出版社 1996 年版。
[4960]《新会县志》,广东人民出版社 1995 年版。
[4961]《新建县志》,江西人民出版社 1991 年版。
[4962]《新绛县志》,陕西人民出版社 1997 年版。
[4963]《新津县志》,四川人民出版社 1989 年版。
[4964]《新乐县志》,中国对外翻译出版公司 1997 年版。
[4965]《新民县志》,沈阳出版社 1992 年版。

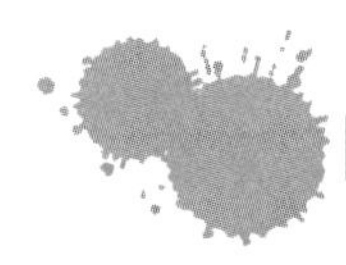

[4966]《新宁县志》,湖南出版社 1995 年版。
[4967]《新平县志》,生活·读书·新知三联书店 1993 年版。
[4968]《新田县志》,新华出版社 1995 年版。
[4969]《新县志》,河南人民出版社 1990 年版。
[4970]《新乡县志》,生活·读书·新知三联书店 1991 年版。
[4971]《新兴县历史大事记(初稿)》,内部刊行,1986 年。
[4972]《新兴县志》,广东人民出版社 1993 年版。
[4973]《新野县志》,中州古籍出版社 1991 年版。
[4974]《新郑县志》,陕西人民出版社 1992 年版。
[4975]《信丰县志》,江西人民出版社 1990 年版。
[4976]《信阳县志》,河南人民出版社 1990 年版。
[4977]《信宜县志》,广东人民出版社 1993 年版。
[4978]《兴安县志》,广西人民出版社 2002 年版。
[4979]《兴城县志》,辽宁大学出版社 1990 年版。
[4980]《兴国县志》,内部刊行,1988 年。
[4981]《兴海县志》,三秦出版社 2000 年版。
[4982]《兴和县志》,内蒙古文化出版社 2004 年版。
[4983]《兴隆县志》,新华出版社 2004 年版。
[4984]《兴宁县志》,广东人民出版社 1992 年版。
[4985]《兴平县志》,陕西人民出版社 1994 年版。
[4986]《兴仁县志》,贵州人民出版社 1991 年版。
[4987]《兴山县志》,中国三峡出版社 1997 年版。
[4988]《兴文县志》,四川辞书出版社 1994 年版。
[4989]《兴县志》,中国大百科全书出版社 1993 年版。
[4990]《兴业县志》,内部刊行,1996 年。
[4991]《兴义县志》,贵州人民出版社 1988 年版。
[4992]《星子县志》,江西人民出版社 1990 年版。
[4993]《行唐县志》,中国对外翻译出版公司 1998 年版。
[4994]《荥阳县志》,内部刊行,1985 年。
[4995]《雄县志》,中国社会科学出版社 1992 年版。
[4996]《休宁县大事记》,内部刊行,1995 年。
[4997]《休宁县志》,安徽教育出版社 1990 年版。

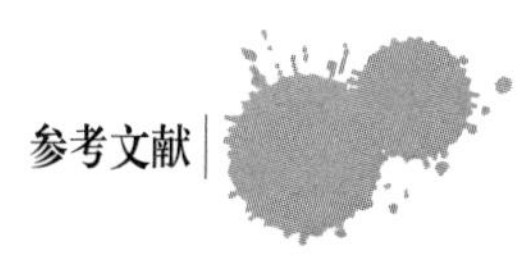

[4998]《修水县志》,海天出版社1991年版。
[4999]《修文县志》,方志出版社1998年版。
[5000]《秀山县志》,中华书局2001年版。
[5001]《岫岩县志》,辽宁大学出版社1989年版。
[5002]《盱眙县志》,江苏科学技术出版社1993年版。
[5003]《徐水县志》,新华出版社1998年版。
[5004]《徐闻县志》,广东人民出版社2000年版。
[5005]《叙永县志》,方志出版社1998年版。
[5006]《溆浦县志》,社会科学文献出版社1993年版。
[5007]《宣城县志》,方志出版社1996年版。
[5008]《宣恩县志》,武汉工业大学出版社1995年版。
[5009]《宣汉县志》,西南财经大学出版社1994年版。
[5010]《宣化区志》,三秦出版社1998年版。
[5011]《宣化县志》,河北人民出版社1993年版。
[5012]《寻甸回族彝族自治县志》,云南人民出版社1999年版。
[5013]《寻乌县志》,新华出版社1996年版。
[5014]《旬阳县志》,中国和平出版社1996年版。
[5015]《旬邑县志》,三秦出版社2000年版。
[5016]《逊克县志》,黑龙江人民出版社1991年版。
[5017]《鄢陵县志》,南开大学出版社1989年版。
[5018]《延长县志》,陕西人民出版社1991年版。
[5019]《延川县志》,陕西人民出版社1999年版。
[5020]《延津县志》,生活·读书·新知三联书店1991年版。
[5021]《延庆县志》,北京出版社2006年版。
[5022]《延寿县志》,三环出版社1991年版。
[5023]《沿河县志》,贵州人民出版社1993年版。
[5024]《盐城县志》,江苏人民出版社1993年版。
[5025]《盐池县志》,宁夏人民出版社1986年版。
[5026]《盐津县志》,云南人民出版社1994年版。
[5027]《盐山县志》,南开大学出版社1991年版。
[5028]《盐亭县志》,四川文艺出版社1991年版。
[5029]《盐源县志》,四川民族出版社2000年版。

[5030]《阎良区志》,三秦出版社 2002 年版。
[5031]《偃师县志》,生活·读书·新知三联书店 1992 年版。
[5032]《郾城县志》,中州古籍出版社 1997 年版。
[5033]《砚山县志》,云南人民出版社 2000 年版。
[5034]《扬中县志》,文物出版社 1991 年版。
[5035]《阳城县志》,海潮出版社 1994 年版。
[5036]《阳春县志》,广东人民出版社 1996 年版。
[5037]《阳高县志》,中国工人出版社 1993 年版。
[5038]《阳谷县志》,中华书局 1991 年版。
[5039]《阳江县志》,广东人民出版社 2000 年版。
[5040]《阳曲县志》,山西古籍出版社 1999 年版。
[5041]《阳山县志》,中华书局 2003 年版。
[5042]《阳朔县志》,广西人民出版社 1988 年版。
[5043]《阳新县志》,新华出版社 1993 年版。
[5044]《洋县志》,三秦出版社 1996 年版。
[5045]《漾濞彝族自治县志》,云南人民出版社 2000 年版。
[5046]《姚安县志》,云南人民出版社 1996 年版。
[5047]《耀县志》,中国社会出版社 1997 年版。
[5048]《叶城县志》,新疆人民出版社 1999 年版。
[5049]《叶县志》,中州古籍出版社 1995 年版。
[5050]《伊川县志》,河南人民出版社 1991 年版。
[5051]《伊金霍洛旗志》,内蒙古人民出版社 1997 年版。
[5052]《伊宁县志》,新疆人民出版社 2003 年版。
[5053]《伊通县志》,吉林文史出版社 1991 年版。
[5054]《伊吾县志》,新疆大学出版社 1994 年版。
[5055]《黟县志》,光明日报出版社 1989 年版。
[5056]《仪陇县志》,四川科学技术出版社 1994 年版。
[5057]《沂水县志》,齐鲁书社 1997 年版。
[5058]《沂源县志》,齐鲁书社 1996 年版。
[5059]《宜宾县志》,巴蜀书社 1991 年版。
[5060]《宜昌县志》,冶金工业出版社 1993 年版。
[5061]《宜城志》,新华出版社 1998 年版。

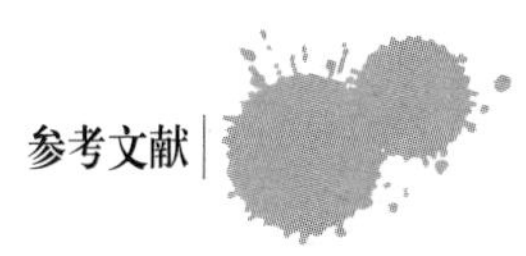

[5062]《宜川县志》,陕西人民出版社 2000 年版。
[5063]《宜都县志》,湖北人民出版社 1990 年版。
[5064]《宜丰县志》,中国大百科全书出版社上海分社 1989 年版。
[5065]《宜黄县志》,新华出版社 1993 年版。
[5066]《宜良县志》,中华书局 1998 年版。
[5067]《宜兴县志》,上海人民出版社 1990 年版。
[5068]《宜阳县志》,生活·读书·新知三联书店 1996 年版。
[5069]《宜章县志》,黄山书社 1995 年版。
[5070]《彝良县志》,云南人民出版社 1995 年版。
[5071]《义乌县志》,浙江人民出版社 1987 年版。
[5072]《义县志》,沈阳出版社 1992 年版。
[5073]《弋阳县志》,南海出版公司 1991 年版。
[5074]《易门县志》,中华书局 2006 年版。
[5075]《益阳县志》,湖南人民出版社 1999 年版。
[5076]《鄞县志》,中华书局 1996 年版。
[5077]《应城县志》,中国城市出版社 1992 年版。
[5078]《应山县志》,湖北科学技术出版社 1990 年版。
[5079]《应县志》,山西人民出版社 1992 年版。
[5080]《英德县志》,广东人民出版社 2006 年版。
[5081]《英吉沙县志》,新疆人民出版社 2003 年版。
[5082]《英山县志》,中华书局 1998 年版。
[5083]《盈江县志》,云南民族出版社 1997 年版。
[5084]《荥经县志》,西南师范大学出版社 1998 年版。
[5085]《营山县志》,四川辞书出版社 1989 年版。
[5086]《颍上县志》,黄山书社 1995 年版。
[5087]《邕宁县志》,中国城市出版社 1995 年版。
[5088]《永昌县志》,甘肃人民出版社 1993 年版。
[5089]《永城县志》,新华出版社 1991 年版。
[5090]《永川县志》,四川人民出版社 1997 年版。
[5091]《永春县志》,语文出版社 1990 年版。
[5092]《永登县志》,甘肃民族出版社 1997 年版。
[5093]《永定县志》,中国科学技术出版社 1994 年版。

[5094]《永丰县志》,新华出版社 1993 年版。
[5095]《永福县志》,新华出版社 1996 年版。
[5096]《永和县志》,学苑出版社 1999 年版。
[5097]《永吉县志》,长春出版社 1991 年版。
[5098]《永济县志》,山西人民出版社 1991 年版。
[5099]《永康县志》,浙江人民出版社 1991 年版。
[5100]《永年百年大事志(1901—2000)》,内部刊行,2001 年。
[5101]《永年县志》,中华书局 2002 年版。
[5102]《永平县志》,云南人民出版社 1994 年版。
[5103]《永清县志》,河北人民出版社 2000 年版。
[5104]《永善县志》,云南人民出版社 1995 年版。
[5105]《永胜县志》,云南人民出版社 1989 年版。
[5106]《永寿县志》,三秦出版社 1991 年版。
[5107]《永顺县志》,湖南出版社 1995 年版。
[5108]《永泰县志》,新华出版社 1992 年版。
[5109]《永新县志》,新华出版社 1992 年版。
[5110]《永兴县志》,中国城市出版社 1994 年版。
[5111]《永修县志》,江西人民出版社 1987 年版。
[5112]《攸县志》,内部刊行,2002 年。
[5113]《尤溪县志》,福建省地图出版社 1989 年版。
[5114]《酉阳县志》,重庆出版社 2002 年版。
[5115]《右玉县志》,中华书局 1999 年版。
[5116]《于都县志》,新华出版社 1991 年版。
[5117]《于田县志》,新疆人民出版社 2006 年版。
[5118]《余干县志》,新华出版社 1991 年版。
[5119]《余杭县志》,浙江人民出版社 1990 年版。
[5120]《余江县志》,江西人民出版社 1993 年版。
[5121]《余庆县志》,贵州人民出版社 1992 年版。
[5122]《盂县志》,方志出版社 1995 年版。
[5123]《鱼台县志》,山东人民出版社 1997 年版。
[5124]《榆社县志》,山西古籍出版社 1999 年版。
[5125]《榆树县志》,吉林文史出版社 1993 年版。

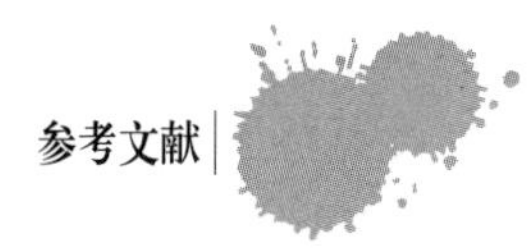

[5126]《榆中县志》,甘肃人民出版社2001年版。
[5127]《虞城县志》,生活·读书·新知三联书店1991年版。
[5128]《禹城县志》,齐鲁书社1995年版。
[5129]《玉环县志》,汉语大词典出版社1994年版。
[5130]《玉屏侗族自治县志》,贵州人民出版社1993年版。
[5131]《玉田县志》,中国大百科全书出版社1993年版。
[5132]《郁南县志》,广东人民出版社1995年版。
[5133]《元江哈尼族彝族傣族自治县志》,中华书局1993年版。
[5134]《元谋县志》,云南人民出版社1993年版。
[5135]《元氏县志》,中国和平出版社1995年版。
[5136]《元阳县志》,贵州民族出版社1990年版。
[5137]《沅江县志》,中国文史出版社1991年版。
[5138]《沅陵县志》,中国社会出版社1993年版。
[5139]《垣曲县志》,山西人民出版社1993年版。
[5140]《远安县志》,中国城市经济社会出版社1990年版。
[5141]《岳阳县志》,湖南人民出版社1997年版。
[5142]《越西县志》,四川辞书出版社1994年版。
[5143]《云浮县志》,广东人民出版社1995年版。
[5144]《云和县志》,浙江人民出版社1996年版。
[5145]《云龙县志》,农业出版社1992年版。
[5146]《云县志》,云南人民出版社1994年版。
[5147]《云霄县志》,方志出版社1999年版。
[5148]《云阳县志》,四川人民出版社1999年版。
[5149]《郧西县志》,武汉测绘科技大学出版社1995年版。
[5150]《郧县志》,湖北人民出版社2001年版。
[5151]《郓城县志》,齐鲁书社1992年版。
[5152]《赞皇县志》,方志出版社1998年版。
[5153]《枣强县志》,文化艺术出版社1994年版。
[5154]《泽普县志》,新疆大学出版社1992年版。
[5155]《增城县志》,广东人民出版社1995年版。
[5156]《扎鲁特旗志》,方志出版社2001年版。
[5157]《沾化县志》,齐鲁书社1995年版。

[5158]《沾益县志》,云南人民出版社 2003 年版。
[5159]《张家川回族自治县志》,甘肃人民出版社 1999 年版。
[5160]《章丘县志》,济南出版社 1992 年版。
[5161]《漳平县志》,生活·读书·新知三联书店 1995 年版。
[5162]《漳浦县志》,方志出版社 1998 年版。
[5163]《漳县志》,甘肃文化出版社 2005 年版。
[5164]《招远县志》,华龄出版社 1991 年版。
[5165]《昭觉县志》,四川辞书出版社 1999 年版。
[5166]《昭平县志》,广西人民出版社 1992 年版。
[5167]《诏安县志》,方志出版社 1999 年版。
[5168]《赵县志》,中国城市出版社 1993 年版。
[5169]《柘城县志》,中州古籍出版社 1991 年版。
[5170]《贞丰县志》,贵州人民出版社 1994 年版。
[5171]《镇安县志》,陕西人民教育出版社 1995 年版。
[5172]《镇巴县志》,陕西人民出版社 1996 年版。
[5173]《镇海县志》,中国大百科全书出版社上海分社 1994 年版。
[5174]《镇康县志》,四川民族出版社 1992 年版。
[5175]《镇赉县志》,吉林人民出版社 1995 年版。
[5176]《镇平县志》,方志出版社 1998 年版。
[5177]《镇坪县志》,陕西人民出版社 2004 年版。
[5178]《镇沅彝族哈尼族拉祜族自治县志》,云南人民出版社 1995 年版。
[5179]《镇远县志》,贵州人民出版社 1992 年版。
[5180]《正定县志》,中国城市出版社 1992 年版。
[5181]《正宁县志》,甘肃文化出版社 2010 年版。
[5182]《正镶白旗志》,内蒙古文化出版社 2004 年版。
[5183]《政和县志》,中华书局 1994 年版。
[5184]《枝江县志》,中国城市经济社会出版社 1990 年版。
[5185]《织金县志》,方志出版社 1997 年版。
[5186]《芷江县志》,生活·读书·新知三联书店 1993 年版。
[5187]《中甸县志》,云南民族出版社 1997 年版。
[5188]《中江县志》,四川人民出版社 1994 年版。
[5189]《中宁县志》,宁夏人民出版社 1994 年版。

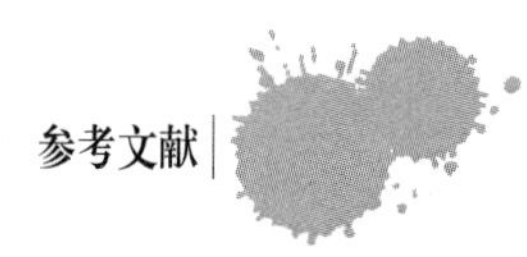

[5190]《中卫县志》,宁夏人民出版社 1995 年版。
[5191]《中阳县志》,山西人民出版社 1996 年版。
[5192]《忠县志》,四川辞书出版社 1994 年版。
[5193]《钟山县志》,广西人民出版社 1995 年版。
[5194]《钟祥县志》,湖北人民出版社 1990 年版。
[5195]《重庆市市中区志》,重庆出版社 1997 年版。
[5196]《周宁县志》,中国科学技术出版社 1993 年版。
[5197]《周至县志》,三秦出版社 1993 年版。
[5198]《诸暨县志》,浙江人民出版社 1993 年版。
[5199]《竹山县志》,方志出版社 2002 年版。
[5200]《竹溪县志》,内部刊行,1992 年。
[5201]《颛桥志》,内部刊行,1988 年。
[5202]《庄河县志》,新华出版社 1996 年版。
[5203]《庄浪县志》,中华书局 1998 年版。
[5204]《准格尔旗志》,内蒙古人民出版社 1993 年版。
[5205]《卓尼县志》,甘肃民族出版社 1994 年版。
[5206]《卓资县志》,内蒙古人民出版社 2003 年版。
[5207]《资溪县志》,方志出版社 1997 年版。
[5208]《资阳县志》,巴蜀书社 1993 年版。
[5209]《资源县志》,广西人民出版社 1998 年版。
[5210]《资中县志》,巴蜀书社 1997 年版。
[5211]《淄川区志》,齐鲁书社 1990 年版。
[5212]《子长县志》,陕西人民出版社 1993 年版。
[5213]《子洲县志》,陕西人民教育出版社 1993 年版。
[5214]《秭归县志》,中国大百科全书出版社 1991 年版。
[5215]《梓潼县志》,方志出版社 1999 年版。
[5216]《紫金县志》,广东人民出版社 1994 年版。
[5217]《紫阳县志》,三秦出版社 1989 年版。
[5218]《紫云苗族布依族自治县志》,贵州人民出版社 1991 年版。
[5219]《邹平县志》,中华书局 1992 年版。
[5220]《遵化县志》,河北人民出版社 1990 年版。
[5221]《遵义县志》,贵州人民出版社 1992 年版。

[5222]《左权县志》,高等教育出版社 1999 年版。
[5223]《左云县志》,中华书局 1999 年版。
[5224]《柞水县志》,陕西人民出版社 1998 年版。
[5225]《蒴溪瑶族乡志》,内部刊行,1996 年。
[5226]《安昌镇志》,中华书局 2000 年版。
[5227]《安化乡志》,内部刊行,1996 年。
[5228]《安丘镇志》,内部刊行,1992 年。
[5229]《安砂镇志》,内部刊行,1999 年。
[5230]《安顺市西秀区蔡官镇志》,贵州人民出版社 2004 年版。
[5231]《白石镇志》,香港天马图书有限公司 1997 年版。
[5232]《板桥口乡志》,香港文学报社出版公司 1993 年版。
[5233]《板桥镇志》,香港天马图书有限公司 2001 年版。
[5234]《榜头镇志》,内部刊行,1989 年。
[5235]《宝应城镇志》,内部刊行,1999 年。
[5236]《北蔡镇志》,学林出版社 1992 年版。
[5237]《北桥镇志》,苏州大学出版社 2007 年版。
[5238]《北厍镇志》,文汇出版社 2003 年版。
[5239]《奔牛镇志》,南京大学出版社 2010 年版。
[5240]《苍南灵溪镇志》,浙江人民出版社 1993 年版。
[5241]《藏书镇志》,古吴轩出版社 2004 年版。
[5242]《曹路镇志》,上海辞书出版社 2007 年版。
[5243]《曹王志》,上海交通大学出版社 1994 年版。
[5244]《草滩镇志》,内部刊行,1996 年。
[5245]《茶陵县八团乡志》,内部刊行,1991 年。
[5246]《茶陵县城关镇志》,内部刊行,1994 年。
[5247]《茶陵县江口乡志》,内部刊行,1990 年。
[5248]《茶陵县潞水乡志》,内部刊行,1990 年。
[5249]《茶陵县思聪乡志》,内部刊行,1994 年。
[5250]《茶陵县桃坑乡志》,内部刊行,1991 年。
[5251]《昌图县金家镇志》,内部刊行,1998 年。
[5252]《昌图县三江口镇志》,内部刊行,1998 年。
[5253]《长安镇志》,当代中国出版社 1994 年版。

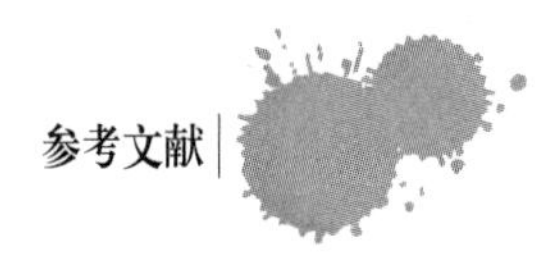

[5254]《长河镇志》,光明日报出版社 1989 年版。
[5255]《长泾镇志》,生活·读书·新知三联书店上海分店 1991 年版。
[5256]《长乐镇志》,浙江人民出版社 1999 年版。
[5257]《长征乡志》,上海社会科学院出版社 1995 年版。
[5258]《常德市武陵区南坪岗乡志》,内部刊行,2005 年。
[5259]《车墩镇志》,上海辞书出版社 2011 年版。
[5260]《陈食镇志》,四川人民出版社 1999 年版。
[5261]《城关乡志》,山西古籍出版社 1996 年版。
[5262]《城阳镇志》,黄河出版社 2011 年版。
[5263]《崇武镇志》(第三稿),内部刊行,1996 年。
[5264]《川沙镇志》,上海社会科学院出版社 2008 年版。
[5265]《簇桥乡志》,内部刊行,1992 年。
[5266]《打鼓乡志》,内部刊行,1989 年。
[5267]《大柴旦镇志》,中国县镇年鉴出版社 2002 年版。
[5268]《大中镇志》,方志出版社 1998 年版。
[5269]《大纵湖镇志》,内部刊行,1999 年。
[5270]《岱山乡志》,海潮出版社 1989 年版。
[5271]《埭溪镇志》,方志出版社 2004 年版。
[5272]《东坝乡志》,内部刊行,1989 年。
[5273]《东亭镇志》,江苏人民出版社 2003 年版。
[5274]《东肖镇志》,鹭江出版社 1995 年版。
[5275]《东渚镇志》,上海辞书出版社 2007 年版。
[5276]《洞子口乡志》,内部刊行,1993 年。
[5277]《杜行志》(上海县杜行乡),上海社会科学院出版社 1991 年版。
[5278]《兑镇镇志》,山西人民出版社 2010 年版。
[5279]《矾山志》,内部刊行,2010 年。
[5280]《方泰乡志》,上海社会科学院出版社 1992 年版。
[5281]《飞凤镇志》,成都科技大学出版社 1997 年版。
[5282]《枫泾镇志》,汉语大词典出版社 1993 年版。
[5283]《枫亭志》,方志出版社 1999 年版。
[5284]《枫围乡志》,上海科学普及出版社 1993 年版。
[5285]《凤凰镇志》,齐鲁书社 2007 年版。

[5286]《凤台县城关镇志》,内部刊行,2010 年。
[5287]《凤溪镇志》,内部刊行,2008 年。
[5288]《涪阳乡志》,世界图书出版公司 1989 年版。
[5289]《符离镇志》,黄山书社 1997 年版。
[5290]《福建省建阳市莒口镇志》,内部刊行,2004 年。
[5291]《干巷乡志》,上海科学普及出版社 1993 年版。
[5292]《甘棠镇志》,内部刊行,2007 年。
[5293]《冈上镇志》,方志出版社 2011 年版。
[5294]《港尾镇志》,黄山书社 1995 年版。
[5295]《高塍镇志》,方志出版社 2005 年版。
[5296]《高桥镇志》,上海世纪出版股份有限公司 2009 年版。
[5297]《高行镇志》,上海社会科学院出版社 2007 年版。
[5298]《高作镇志》,新华出版社 1997 年版。
[5299]《葛坳乡志》,内部刊行,2006 年。
[5300]《公道镇志》,方志出版社 2006 年版。
[5301]《古砦乡志》,内部刊行,1999 年。
[5302]《关山镇志》,陕西人民出版社 1991 年版。
[5303]《光福镇志》,苏州大学出版社 2005 年版。
[5304]《广州市白云区萝岗镇志》,内部刊行,2001 年。
[5305]《广州市白云区太和镇志》,内部刊行,1999 年。
[5306]《海安镇志》,上海人民出版社 1989 年版。
[5307]《海宁硖石镇志》,浙江人民出版社 1992 年版。
[5308]《海虞镇志》,上海社会科学院出版社 2005 年版。
[5309]《汉庄镇志》,香港天马图书有限公司 2001 年版。
[5310]《航头镇志》,方志出版社 2003 年版。
[5311]《河南登封县告成乡志》,内部刊行,1985 年。
[5312]《河顺镇志》,方志出版社 2005 年版。
[5313]《横泾镇志》,古吴轩出版社 2007 年版。
[5314]《横山桥镇志》,南京大学出版社 2010 年版。
[5315]《横扇镇志》,中央文献出版社 2004 年版。
[5316]《红城志》,甘肃文化出版社 2009 年版。
[5317]《洪山镇志》,福建教育出版社 1998 年版。

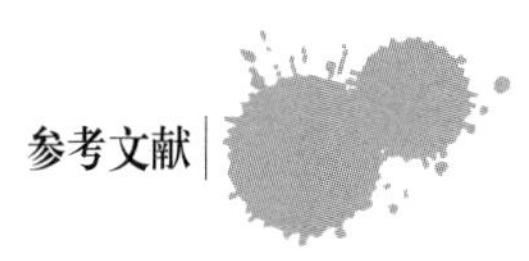

[5318]《侯寨乡志》,内部刊行,1994年。
[5319]《胡埭镇志》,方志出版社2010年版。
[5320]《胡集镇志》,安徽电子音像出版社2007年版。
[5321]《湖边镇志》,华夏文化艺术出版社2006年版。
[5322]《湖滨乡志》,内部刊行,1999年。
[5323]《湖南省浏阳市淳口镇志》,内部刊行,2004年。
[5324]《湖南省浏阳市大围山镇志》,内部刊行,2003年。
[5325]《湖南省浏阳市集里街道志》,内部刊行,2004年。
[5326]《湖屯镇志》,山东省地图出版社2006年版。
[5327]《湖阳镇志》,内部刊行,1989年。
[5328]《环城乡志》,内部刊行,1990年。
[5329]《环城志》,方志出版社2004年版。
[5330]《黄华镇志》,海风出版社2005年版。
[5331]《璜土镇志》,苏州大学出版社1996年版。
[5332]《机投镇志》,四川人民出版社1999年版。
[5333]《棘洪滩镇志(1370.1~2001.6)》,黄河出版社2009年版。
[5334]《纪王镇志》,学林出版社2007年版。
[5335]《嘉定镇志》,上海人民出版社1994年版。
[5336]《嘉善县乡镇志》,生活·读书·新知三联书店上海分店1992年版。
[5337]《建昌营镇志》,内蒙古人民出版社1995年版。
[5338]《建新地方志》,内部刊行,1990年。
[5339]《郊尾镇志》,中国社会科学出版社2000年版。
[5340]《金川镇志》,内部刊行,1989年。
[5341]《金汇志》,上海三联书店1989年版。
[5342]《金岭镇志》,内部刊行,2001年。
[5343]《金桥镇志》,上海辞书出版社2008年版。
[5344]《鸠坑乡志》,浙江大学出版社2003年版。
[5345]《九亭志》,上海社会科学院出版社1993年版。
[5346]《爵溪镇志》,中国书籍出版社1997年版。
[5347]《君召乡志》,内部刊行,2007年。
[5348]《坑口镇志(1559—1994)》,内部刊行,1997年。
[5349]《兰州市安宁区吊场乡志》,内部刊行,2002年。

[5350]《廊下志》,上海科学普及出版社 1991 年版。
[5351]《乐成镇志》,当代中国出版社 1994 年版。
[5352]《黎城乡志》,内部刊行,1994 年。
[5353]《李集乡志》,内部刊行,1992 年。
[5354]《鲤城镇志》,方志出版社 2002 年版。
[5355]《澧南垸志》,中南大学出版社 2006 年版。
[5356]《利港镇志》,苏州大学出版社 1997 年版。
[5357]《利国志》,内部刊行,1998 年。
[5358]《连然镇志》,云南人民出版社 1994 年版。
[5359]《莲城镇志》,内部刊行,2009 年。
[5360]《练湖志》,内部刊行,1988 年。
[5361]《柳林镇志》,内部刊行,2005 年。
[5362]《六村堡乡志》,内部刊行,1996 年。
[5363]《六横志》,上海书店出版社 1996 年版。
[5364]《六里镇志》,上海社会科学院出版社 2009 年版。
[5365]《六灶镇志》,方志出版社 2003 年版。
[5366]《龙冈镇志》,方志出版社 2010 年版。
[5367]《龙固镇镇志》,内部刊行,2010 年。
[5368]《龙华镇志》,上海社会科学院出版社 1996 年版。
[5369]《芦桥乡志》(四川三台县),内部刊行,1985 年。
[5370]《芦墟镇志》,上海社会科学院出版社 2004 年版。
[5371]《鹿湾乡志》,江苏人民出版社 1997 年版。
[5372]《吕巷镇志》,上海科学普及出版社 1992 年版。
[5373]《罗店镇志》,上海大学出版社 2005 年版。
[5374]《洛河镇志》,山东省地图出版社 2005 年版。
[5375]《洛舍镇志》,内部刊行,1995 年。
[5376]《洛社镇志》,江苏科学技术出版社 1990 年版。
[5377]《马厂镇志》,内部刊行,2005 年。
[5378]《马陆志》,上海社会科学院出版社 1994 年版。
[5379]《马坡乡志》,内部刊行,1999 年。
[5380]《梅李镇志》,上海辞书出版社 2006 年版。
[5381]《梅县丙村镇志》,内部刊行,1993 年。

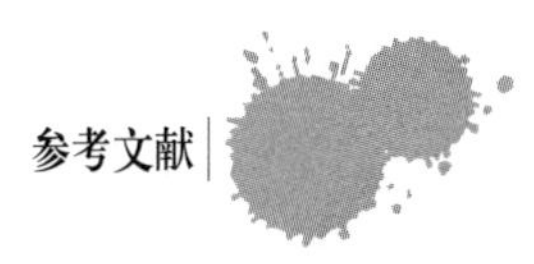

[5382]《孟门镇史志资料》,山西人民出版社 2003 年版。
[5383]《密县牛店乡志》,档案出版社 1990 年版。
[5384]《免渡河镇志》,内蒙古文化出版社 2000 年版。
[5385]《闽安镇志》,福建人民出版社 2010 年版。
[5386]《鸣矣河乡志》,内部刊行,1994 年。
[5387]《木兰乡志》,内部刊行,1998 年。
[5388]《南坳镇志》,海潮出版社 1998 年版。
[5389]《南村镇志》,山西古籍出版社 1995 年版。
[5390]《南河镇志》,天津社会科学院出版社 2005 年版。
[5391]《南岭乡志》,山西人民出版社 2005 年版。
[5392]《南浔镇志》,上海科学技术文献出版社 1995 年版。
[5393]《南洋岸镇志》,内部刊行,1993 年。
[5394]《宁海城关镇志》,浙江人民出版社 1989 年版。
[5395]《女埠镇志》,方志出版社 1998 年版。
[5396]《彭集镇志》,山东省地图出版社 2001 年版。
[5397]《彭山县府河乡志》,内部刊行,1995 年。
[5398]《屏山镇志》,内部刊行,2005 年。
[5399]《铺门镇志》,广西人民出版社 1992 年版。
[5400]《蒲缥镇志》,香港天马图书有限公司 2001 年版。
[5401]《浦庄镇志》,苏州大学出版社 2005 年版。
[5402]《七里乡志》,江苏人民出版社 1993 年版。
[5403]《綦山镇志》,山东省地图出版社 2003 年版。
[5404]《蕲县镇志》,黄山书社 2009 年版。
[5405]《碛口志》,山西经济出版社 2005 年版。
[5406]《前洲镇志》,江苏人民出版社 2002 年版。
[5407]《钱圩志》,百家出版社 1993 年版。
[5408]《乾雾镇志》,内部刊行,1991 年。
[5409]《桥头镇志》,海洋出版社 1989 年版。
[5410]《青阳镇志》,苏州大学出版社 1999 年版。
[5411]《曲塘镇志》,内部刊行,1990 年。
[5412]《瑞洪方志》,江西新闻出版社上饶分局 2004 年版。
[5413]《三墩镇志》,方志出版社 2004 年版。

[5414]《三口镇志》,内部刊行,2004 年。
[5415]《山阳志》,上海社会科学院出版社 1994 年版。
[5416]《善卷镇志》,江苏人民出版社 1999 年版。
[5417]《邵店镇志》,中国戏剧出版社 2000 年版。
[5418]《射阳湖镇志》,江苏人民出版社 1994 年版。
[5419]《沈荡镇志》,上海人民出版社 1991 年版。
[5420]《沈家门镇志》,浙江人民出版社 1996 年版。
[5421]《狮城镇志》,福建美术出版社 1995 年版。
[5422]《石鼓镇志》,内部刊行,2000 年。
[5423]《石横镇志》,方志出版社 1997 年版。
[5424]《石门街镇志》,内部刊行,1996 年。
[5425]《石门镇志》,方志出版社 2002 年版。
[5426]《石浦镇志》,中国华侨出版社 2003 年版。
[5427]《石湾镇志》,内部刊行,1997 年。
[5428]《适中镇志》,华夏出版社 2008 年版。
[5429]《双河乡志》,内部刊行,1995 年。
[5430]《水寨乡志》,内部刊行,2001 年。
[5431]《思茅镇志》,云南民族出版社 2008 年版。
[5432]《泗泾镇志》,上海社会科学院出版社 1989 年版。
[5433]《松隐志》,上海人民出版社 1991 年版。
[5434]《宋旗镇志》,贵州人民出版社 2001 年版。
[5435]《太平乡志》,山东省地图出版社 2011 年版。
[5436]《汤池镇志》,内部刊行,2008 年。
[5437]《陶庄乡志》,内部刊行,1999 年。
[5438]《腾鳌镇志》,内部刊行,1992 年。
[5439]《滕州市城郊乡志》,内部刊行,1993 年。
[5440]《亭林镇志》,上海科学普及出版社 1993 年版。
[5441]《亭新乡志》,上海社会科学院出版社 1994 年版。
[5442]《通元镇志》,上海人民出版社 1993 年版。
[5443]《铜山县大泉乡志》,内部刊行,1989 年。
[5444]《吐列毛杜农场志》,内部刊行,2000 年。
[5445]《王店镇志》,中国书籍出版社 1996 年版。

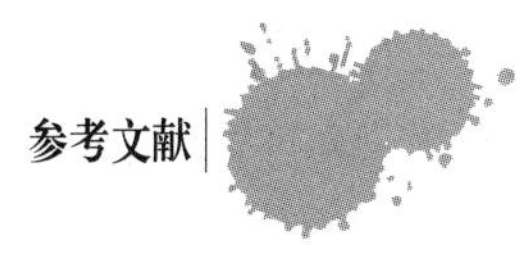

[5446]《王港志》,内部刊行,1989年。
[5447]《王瓜店镇志》,山东省地图出版社2005年版。
[5448]《王庄镇志》,中共党史出版社2001年版。
[5449]《旺苍县干河乡志》,内部刊行,1988年。
[5450]《望亭镇志》,苏州大学出版社2007年版。
[5451]《魏塘镇志》,上海社会科学院出版社1996年版。
[5452]《汶川县威州镇志》,内部刊行,1997年。
[5453]《汶上彝族苗族乡志》,香港天马图书有限公司2002年版。
[5454]《翁垟镇志》,当代中国出版社2002年版。
[5455]《乌石乡志》,内部刊行,2007年。
[5456]《乌镇志》,上海书店2001年版。
[5457]《吴忠市古城乡志》,内部刊行,1991年。
[5458]《芜湖县易太镇志》,内部刊行,1999年。
[5459]《梧塘镇志》,方志出版社1997年版。
[5460]《武清县王庆坨镇志》,天津古籍出版社1996年版。
[5461]《武义柳城镇志》,浙江人民出版社1989年版。
[5462]《武原镇志》,上海人民出版社1991年版。
[5463]《息烽县小寨坝镇志》,贵州人民出版社2001年版。
[5464]《西石桥镇志》,苏州大学出版社1994年版。
[5465]《西辛庄镇志》,内部刊行,2005年。
[5466]《溪头志》,合肥工业大学出版社2003年版。
[5467]《乡饮乡志》,山东省地图出版社2005年版。
[5468]《项店乡志》,内部刊行,1987年。
[5469]《萧塘志》,内部刊行,1988年。
[5470]《小池乡志》,内部刊行,1993年。
[5471]《小昆山镇志》,上海辞书出版社2011年版。
[5472]《小蒸志》,内部刊行,2006年。
[5473]《孝义市柱濮镇志》,山西古籍出版社1998年版。
[5474]《辛店街道志》,中国出版社2007年版。
[5475]《辛庄乡志》,内部刊行,2007年。
[5476]《辛庄镇志》,上海社会科学院出版社2003年版。
[5477]《新安乡志》,内部刊行,2000年。

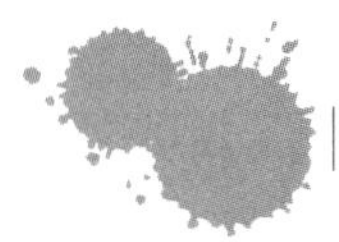

[5478]《新浜镇志》,上海辞书出版社 2011 年版。
[5479]《新昌镇志》,内部刊行,1996 年。
[5480]《新塍镇志》,上海社会科学院出版社 1998 年版。
[5481]《新丰镇志》,安徽美术出版社 2008 年版。
[5482]《新桥镇志》,上海辞书出版社 2011 年版。
[5483]《新寺志》,上海三联书店 1989 年版。
[5484]《新塘镇志》,广东人民出版社 1993 年版。
[5485]《新丰乡志》,内部刊行,2006 年。
[5486]《兴塔志》,上海科学普及出版社 1993 年版。
[5487]《行村镇志》,内部刊行,1992 年。
[5488]《秀山镇志》,云南人民出版社 1994 年版。
[5489]《徐行乡志》,上海科学普及出版社 1994 年版。
[5490]《宣和乡志》,内部刊行,1995 年。
[5491]《宣桥镇志》,方志出版社 2004 年版。
[5492]《严桥镇志》,上海辞书出版社 2008 年版。
[5493]《雁石镇志》,内部刊行,1992 年。
[5494]《阳澄湖镇志》,上海社会科学院出版社 2004 年版。
[5495]《杨庙乡志》,香港天马图书有限公司 2003 年版。
[5496]《杨园乡志》,内部刊行,2008 年。
[5497]《姚集乡志》,新华出版社 1997 年版。
[5498]《叶榭志》,上海辞书出版社 2003 年版。
[5499]《仪阳乡志》,山东省地图出版社 1999 年版。
[5500]《宜城镇志》,上海人民出版社 1991 年版。
[5501]《义桥镇志》,方志出版社 2005 年版。
[5502]《银坑镇志》,内部刊行,1996 年。
[5503]《营盘镇志》,云南民族出版社 2008 年版。
[5504]《永昌镇志》,香港天马图书有限公司 2001 年版。
[5505]《永丰乡志》,内部刊行,2007 年。
[5506]《攸县城关镇志》,中国文史出版社 1991 年版。
[5507]《余杭镇志》,浙江人民出版社 1992 年版。
[5508]《玉环楚门镇志》,浙江人民出版社 1990 年版。
[5509]《玉津镇志》,内部刊行,2000 年。

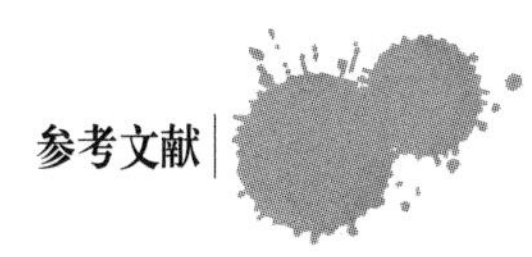

[5510]《沅江县琼湖镇志》,中国文史出版社 2006 年版。
[5511]《越溪镇志》,苏州大学出版社 2003 年版。
[5512]《云亭镇志》,苏州大学出版社 1998 年版。
[5513]《泽国镇志》,中华书局 1999 年版。
[5514]《展茅镇志》,中国书籍出版社 1997 年版。
[5515]《张家堡街道志》,内部刊行,1997 年。
[5516]《张江镇志》,汉语大词典出版社 2006 年版。
[5517]《张浦镇志(大市卷)》,西安地图出版社 2003 年版。
[5518]《张堰乡志》,上海社会科学院出版社 1994 年版。
[5519]《张渚镇志》,内部刊行,1991 年。
[5520]《真如镇志》,上海社会科学院出版社 1994 年版。
[5521]《真武镇志》,方志出版社 2005 年版。
[5522]《镇川志》,内部刊行,2000 年。
[5523]《蒸淀志》,内部刊行,2006 年。
[5524]《志平乡志》,内部刊行,1998 年。
[5525]《中楼镇志》,山东省地图出版社 2008 年版。
[5526]《忠门镇志》,方志出版社 1997 年版。
[5527]《重固镇志》,上海社会科学院出版社 2007 年版。
[5528]《周铁镇志》,凤凰出版社 2008 年版。
[5529]《周庄镇志》,南京大学出版社 1999 年版。
[5530]《朱家角镇志》,上海辞书出版社 2006 年版。
[5531]《朱泾乡志》,内部刊行,1993 年。
[5532]《朱行乡志》,上海科学普及出版社 1993 年版。
[5533]《邹区镇志》,南京大学出版社 2010 年版。
[5534]《八卦营村志》,甘肃文化出版社 2007 年版。
[5535]《把什村史》,内蒙古人民出版社 2003 年版。
[5536]《柏沟村志》,山西古籍出版社 1997 年版。
[5537]《堡上村志》,内部刊行,1996 年。
[5538]《北关村志》,山西春秋电子音像出版社 2009 年版。
[5539]《北沙坡村志》,陕西人民出版社 2011 年版。
[5540]《北宅街道志》,内部刊行,2007 年。
[5541]《仓头村志》(河南温县招贤乡),内部刊行,2004 年。

[5542]《车陂村志》,中华书局2003年版。
[5543]《城南村志》,内部刊行,1997年。
[5544]《崔家庄村志》,山西人民出版社2006年版。
[5545]《村前志》,内部刊行,1984年。
[5546]《大刘庄村志》,香港天马图书有限公司2004年版。
[5547]《靛厂村志》,内部刊行,2009年。
[5548]《东白仓村志》,内部刊行,2002年。
[5549]《东汉村志》,内部刊行,2001年。
[5550]《东关村志》,山西人民出版社2009年版。
[5551]《东雷家堡村志》,内部刊行,2006年。
[5552]《东岐村志》,福建省地图出版社1998年版。
[5553]《东四义村志》,内部刊行,1998年。
[5554]《范家店村志》,海天出版社2010年版。
[5555]《范家崖村志》,内部刊行,2006年。
[5556]《汾阳县宣柴堡村志》,山西高校联合出版社1995年版。
[5557]《玉兰村志》(山西汾阳),内部刊行,2009年。
[5558]《冯村志》,内部刊行,2007年。
[5559]《冯桥村志》,内部刊行,2008年。
[5560]《凤和志》,香港天马出版有限公司2006年版。
[5561]《福星村志》,内部刊行,1998年。
[5562]《高庙村志》,内部刊行,2004年。
[5563]《缑村志》,内部刊行,1988年。
[5564]《古纯村志》,内部刊行,2011年。
[5565]《韩北村志》,内部刊行,2002年。
[5566]《何屯村志》,内部刊行,2002年。
[5567]《河北省大名县西付集乡文集村志》,内部刊行,2000年。
[5568]《河底村志》,山西古籍出版社1996年版。
[5569]《河西村志》,国际炎黄文化出版社2003年版。
[5570]《贺家坡村志》,中国文史出版社2006年版。
[5571]《横山村志》,内部刊行,2000年。
[5572]《红城村志》,内部刊行,1997年。
[5573]《吉山村志》,中华书局2004年版。

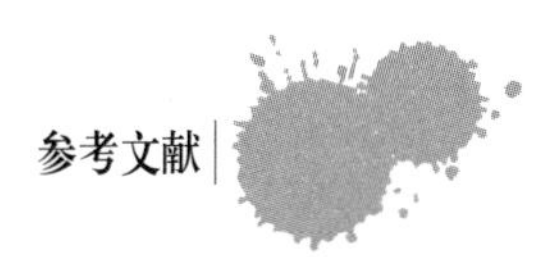

[5574]《吉镇村志》,内部刊行,2006 年。
[5575]《贾村志》,长城出版社 2007 年版。
[5576]《理家庄村志》,北岳文艺出版社 2004 年版。
[5577]《联盟村志》,华夏文化出版社 1999 年版。
[5578]《两坂村志》,内部刊行,2006 年。
[5579]《猎德村志》,内部刊行,2005 年。
[5580]《龙眼洞村志》,中华书局 2005 年版。
[5581]《楼东村志》,山西人民出版社 2007 年版。
[5582]《毛俊村志》,内部刊行,2008 年。
[5583]《梅村志》,江苏科学技术出版社 1991 年版。
[5584]《南村志》,研究出版社 2007 年版。
[5585]《南关村志》,内部印刷,2008 年。
[5586]《南龙湾庄村志》,内部刊行,2003 年。
[5587]《宁六村志》,浙江人民出版社 2009 年版。
[5588]《番禺县镇村志》,广东人民出版社 1996 年版。
[5589]《亲贤村志》,内部刊行,2008 年。
[5590]《青岛郑庄村志》,中国出版社 2006 年版。
[5591]《三桥村志》,内部刊行,2009 年。
[5592]《沙东村志》,中华书局 2003 年版。
[5593]《上孔村志》,内部刊行,2002 年。
[5594]《上园村志》,浙江人民出版社 1999 年版。
[5595]《尚河头村志》,内部刊行,2003 年。
[5596]《石老人村志》,中国国际文化出版社 2008 年版。
[5597]《石牌村志》,广东人民出版社 2003 年版。
[5598]《寿阳县敦村志》,河北人民出版社 2010 年版。
[5599]《水磨湾村志》,内部刊行,2011 年。
[5600]《寺底村志》,内部刊行,1999 年。
[5601]《探马庄村志》,内部刊行,2007 年。
[5602]《棠东村志》,内部刊行,2006 年。
[5603]《棠下村志》,中华书局 2003 年版。
[5604]《同心村志》,四川人民出版社 2006 年版。
[5605]《湾底村志》,内部刊行,1995 年。

[5606]《武家嘴村志》,江苏古籍出版社2001年版。
[5607]《西戌村志》,民族出版社2005年版。
[5608]《西闫村志》,内部刊行,2005年。
[5609]《下村志》,中国文联出版社2005年版。
[5610]《咸家屯村志》,内部刊行,2004年。
[5611]《晓庄村志》,内部刊行,2008年。
[5612]《解家泽口村志》,内部刊行,2003年。
[5613]《新桥村志》,内部刊行,1994年。
[5614]《信贤村志》,山西古籍出版社1997年版。
[5615]《姚家埭村志》,黄山书社1996年版。
[5616]《义安村志》,山西古籍出版社1998年版。
[5617]《苑口村志》,香港天马出版有限公司2006年版。
[5618]《北戴河志》,天津人民出版社1994年版。
[5619]《洪泽湖志》,方志出版社2003年版。
[5620]《呼伦湖志》,吉林文史出版社1989年版。
[5621]《九龙海关志(1887—1990)》,广东人民出版社1993年版。
[5622]《满洲里站志(1901~2001)》,中国铁道出版社2002年版。
[5623]《西安市红十字会医院志(1911—2011)》,内部刊行,2011年。
[5624]《安徽卫生志》,黄山书社1993年版。
[5625]《北京卫生志》,北京科学技术出版社2001年版。
[5626]《东北历年卫生工作要览》,内部刊行,1950年。
[5627]《福建省卫生志》,内部刊行,1989年。
[5628]《甘肃省医药卫生简志(216—1985)》,内部刊行,1987年。
[5629]《广东省志·卫生志》,广东人民出版社2003年版。
[5630]《广西通志·医疗卫生志》,广西人民出版社2014年版。
[5631]《海南省志·卫生志》,方志出版社2001年版。
[5632]《河南省志·卫生志医药志》,河南人民出版社1993年版。
[5633]《黑龙江省志·卫生志》,黑龙江人民出版社1996年版。
[5634]《湖南省志·医药卫生志》,湖南人民出版社1988年版。
[5635]《吉林省卫生志》,吉林人民出版社1992年版。
[5636]《山东省卫生志》,山东人民出版社1992年版。
[5637]《陕西省预防医学简史》,陕西人民出版社1992年版。

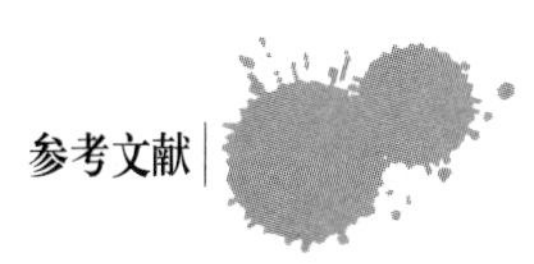

[5638]《西藏自治区志·卫生志》,中国藏学出版社2011年版。
[5639]《新疆通志·卫生志》,新疆人民出版社1996年版。
[5640]《安康市卫生防疫志》,内部刊行,2006年。
[5641]《鞍山市卫生志》,内部刊行,1990年。
[5642]《包头市卫生防疫志》,内部刊行,1987年。
[5643]《宝鸡市卫生志》,内部刊行,1995年。
[5644]《保定市卫生志》,新华出版社1992年版。
[5645]《沧州市卫生志》,中医古籍出版社1997年版。
[5646]《长治市卫生志》,内部刊行,1989年。
[5647]《郴州地区卫生志(1840—1988)》,内部刊行,1992年。
[5648]《池州地区卫生志》,黄山书社1997年版。
[5649]《大连市卫生志(1840—1985)》,大连出版社1991年版。
[5650]《德州地区卫生志(1840—1985)》,天津科学技术出版社1991年版。
[5651]《东莞市卫生志》,内部刊行,1989年。
[5652]《福州市卫生志》,内部刊行,1999年。
[5653]《抚顺市卫生志1905—1985》,内部刊行,1989年。
[5654]《甘南藏族自治州藏医志》,甘肃民族出版社1993年版。
[5655]《甘南藏族自治州卫生志》,内部刊行,1990年。
[5656]《赣州地区卫生防疫志》,内部刊行,1988年。
[5657]《湖州市卫生志》,香港大时代出版社1993年版。
[5658]《潍坊市卫生志(1840—1986)》,内部刊行,1989年。
[5659]《淮阴市卫生志》,中国矿业大学出版社1997年版。
[5660]《惠民地区卫生志》,天津科学技术出版社1992年版。
[5661]《吉林市志·卫生志》,吉林人民出版社2008年版。
[5662]《济宁市卫生志》,山东科学技术出版社1992年版。
[5663]《荆门卫生志》,中国文史出版社1990年版。
[5664]《酒泉市医药卫生志(1874—1987)》,内部刊行,1987年。
[5665]《开封市卫生志》,河南人民出版社1990年版。
[5666]《莱芜卫生志》,内部刊行,2004年。
[5667]《聊城市卫生志》,内部刊行,1991年。
[5668]《南京卫生志》,方志出版社1996年版。
[5669]《南阳地区卫生志》,内部刊行,1986年。

[5670]《宁德地区医药卫生志》,福建人民出版社 2005 年版。
[5671]《齐齐哈尔市卫生志》,内部刊行,1990 年。
[5672]《庆阳地区卫生志》,内部刊行,1998 年。
[5673]《曲靖市卫生志》,云南科技出版社 1990 年版。
[5674]《衢州市卫生志》,上海交通大学出版社 1997 年版。
[5675]《汕头市卫生志》,内部刊行,1989 年。
[5676]《商洛地区卫生志》,陕西人民出版社 1999 年版。
[5677]《商丘地区卫生志》,内部刊行,1988 年。
[5678]《上海卫生志》,上海社会科学院出版社 1998 年版。
[5679]《上饶地区卫生志》,黄山书社 1994 年版。
[5680]《绍兴市卫生志》,上海科学技术出版社 1994 年版。
[5681]《石家庄地区卫生志》,河北人民出版社 1990 年版。
[5682]《石家庄市卫生志》,河北科学技术出版社 1993 年版。
[5683]《苏州市志・卫生分志》,内部刊行,1988 年。
[5684]《太仓市卫生志》,内部刊行,1998 年。
[5685]《太原卫生志 1840—1998》,内部刊行,2001 年。
[5686]《泰安卫生志》,山东科学技术出版社 1991 年版。
[5687]《天水市医药卫生志》,甘肃教育出版社 1994 年版。
[5688]《温州市卫生志》,华东师范大学出版社 1998 年版。
[5689]《无锡市地方志・卫生卷》,内部刊行,1987 年。
[5690]《武汉市志・卫生志》,武汉大学出版社 1993 年版。
[5691]《厦门市卫生志》,厦门大学出版社 1997 年版。
[5692]《咸阳市卫生志》,内部刊行,1998 年。
[5693]《徐州市卫生志》,内部刊行,1991 年。
[5694]《烟台卫生志(612—1985)》,内部刊行,1987 年。
[5695]《扬州卫生志》,中国工商出版社 2006 年版。
[5696]《营口市卫生志》,内部刊行,1987 年。
[5697]《运城市卫生志》,内部刊行,2008 年。
[5698]《枣庄市卫生志》,内部刊行,1988 年。
[5699]《章丘卫生志》,山东省地图出版社 2007 年版。
[5700]《漳州市卫生防疫站志》,内部刊行,2004 年。
[5701]《漳州市卫生志》,内部刊行,2004 年。

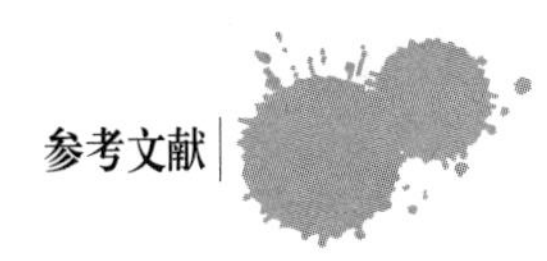

[5702]《舟山市卫生志》,中华书局2002年版。
[5703]《株洲市卫生志》,湖南出版社1993年版。
[5704]《诸城市卫生志》,中州古籍出版社2010年版。
[5705]《淄博市卫生志(1840—1985)》,内部刊行,1997年。
[5706]《自贡市卫生志》,四川辞书出版社1992年版。
[5707]《本溪卫生志》,内部刊行,1990年。
[5708]《宾川县卫生志》,内部刊行,1999年。
[5709]《博山区卫生志》,中国出版社2005年版。
[5710]《沧州地区卫生志(1967—1988)》,内部刊行,1991年。
[5711]《苍溪县卫生志》,内部刊行,1987年。
[5712]《昌邑县卫生志》,内部刊行,1986年。
[5713]《长子县卫生志》,内部刊行,1998年。
[5714]《常熟市卫生志》,内部刊行,1990年。
[5715]《成武县卫生志》,内部刊行,1989年。
[5716]《淳安县卫生志》,内部刊行,1998年。
[5717]《慈利县卫生志》,内部刊行,1989年。
[5718]《慈溪卫生志》,宁波出版社1994年版。
[5719]《达县地区卫生志》,四川文艺出版社1990年版。
[5720]《大通卫生志》,陕西人民出版社1993年版。
[5721]《丹徒县卫生志》,江苏古籍出版社2001年版。
[5722]《丹阳市卫生志》,南京出版社2004年版。
[5723]《道县卫生志》,黄山书社1992年版。
[5724]《德钦县卫生志》,云南科技出版社1994年版。
[5725]《登封市卫生志》,内部刊行,2003年。
[5726]《东阳市卫生志》,内部刊行,1992年。
[5727]《峨山彝族自治县卫生志》,内部刊行,1993年。
[5728]《方城县卫生志》,内部刊行,1985年。
[5729]《丰城县卫生志》,上海人民出版社1991年版。
[5730]《凤庆县卫生志》,内部刊行,1991年。
[5731]《奉贤县卫生志》,内部刊行,1985年。
[5732]《福安市卫生志》,内部刊行,1992年。
[5733]《福鼎县卫生志》,内部刊行,1999年。

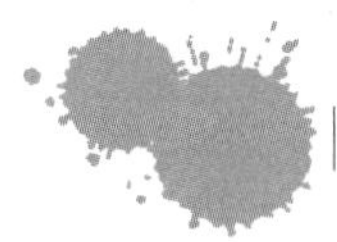

[5734]《福贡县卫生志》,内部刊行,1990 年。
[5735]《富顺县卫生志》,内部刊行,1988 年。
[5736]《富阳县卫生志》,中国医药科技出版社 1991 年版。
[5737]《赣州地区卫生防疫志》,江西人民出版社 2003 年版。
[5738]《高青县卫生志》,内部刊行,2009 年。
[5739]《高邮市卫生志》,中国工商出版社 2006 年版。
[5740]《官渡区卫生志》,内部刊行,1990 年。
[5741]《灌云县卫生志》,江苏科学技术出版社 1990 年版。
[5742]《桂阳县卫生志》,内部刊行,1994 年。
[5743]《汉寿县卫生志》,内部刊行,1988 年。
[5744]《河津卫生志》,内部刊行,2005 年。
[5745]《河南省荥阳县卫生志》,内部刊行,1986 年。
[5746]《黑山县卫生志 1854—1985》,内部刊行,1987 年。
[5747]《湖南新宁县卫生志》,内部刊行,1995 年。
[5748]《华宁县卫生志》,内部刊行,1995 年。
[5749]《怀宁县卫生志》,内部刊行,1997 年。
[5750]《黄岩县卫生志》,上海人民出版社 1990 年版。
[5751]《会同县卫生志》,内部刊行,1993 年。
[5752]《会泽卫生志》,云南民族出版社 2006 年版。
[5753]《惠东县卫生志》,内部刊行,1989 年。
[5754]《浑源县卫生志》,内部刊行,1988 年。
[5755]《即墨县卫生志》,内部刊行,1987 年。
[5756]《济宁市市中区卫生志》,山东科学技术出版社 1994 年版。
[5757]《稷山县卫生志》,内部刊行,1999 年。
[5758]《嘉祥县卫生志》,内部刊行,1990 年。
[5759]《建德县医药卫生志》,内部刊行,1985 年。
[5760]《江都县卫生志》,江苏科学技术出版社 1992 年版。
[5761]《江浦县卫生志》,内部刊行,1990 年。
[5762]《将乐县卫生志》,内部刊行,1990 年。
[5763]《胶州市卫生志》,内部刊行,1990 年。
[5764]《金华县卫生志》,浙江人民出版社 1995 年版。
[5765]《津南区卫生志》,内部刊行,1993 年。

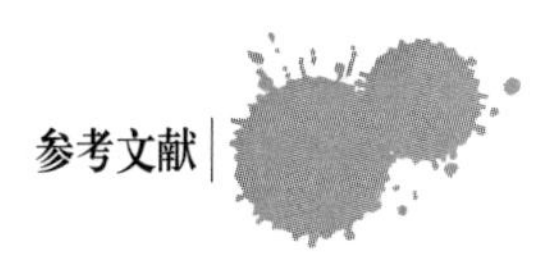

[5766]《晋宁县卫生志》,内部刊行,1992 年。
[5767]《旌德卫生志》,黄山书社 2002 年版。
[5768]《景宁畲族自治县卫生志》,内部刊行,1994 年。
[5769]《靖江卫生志》,江苏人民出版社 1995 年版。
[5770]《静宁卫生志》,甘肃文化出版社 2005 年版。
[5771]《莒南县卫生志 1840—1999》,深圳特区出版社 2001 年版。
[5772]《句容市卫生志》,江苏人民出版社 2009 年版。
[5773]《莱西市卫生志》,内部刊行,2003 年。
[5774]《蓝山县卫生志》,内部刊行,1992 年。
[5775]《蓝田县卫生志》,内部刊行,1990 年。
[5776]《醴陵卫生志》,内部刊行,1991 年。
[5777]《溧水县卫生志》,内部刊行,1990 年。
[5778]《溧阳县卫生志》,内部刊行,1989 年。
[5779]《连江县卫生志》,内部刊行,1989 年。
[5780]《涟水县卫生志》,江苏科学技术出版社 1995 年版。
[5781]《临县卫生志》,内部刊行,1993 年。
[5782]《临沂地区卫生志》,内部刊行,1990 年。
[5783]《临邑县卫生志》,内部刊行,2005 年。
[5784]《临淄区卫生志》,山东人民出版社 1997 年版。
[5785]《灵石县卫生志》,内部刊行,1987 年。
[5786]《柳城县卫生志》,内部刊行,1995 年。
[5787]《龙井县卫生志》,内部刊行,1990 年。
[5788]《龙游县卫生志》,上海社会科学院出版社 1992 年版。
[5789]《鲁甸县卫生志》,新疆科技卫生出版社 1996 年版。
[5790]《禄劝彝族苗族自治县卫生志》,德宏民族出版社 2002 年版。
[5791]《滦县卫生志》,天津人民出版社 1999 年版。
[5792]《洛南县卫生志》,内部刊行,1989 年。
[5793]《茂县卫生志》,内部刊行,1994 年。
[5794]《美姑县卫生志》,内部刊行,1992 年。
[5795]《门头沟区卫生志》,内部刊行,1995 年。
[5796]《勐海县卫生志》,内部刊行,2000 年。
[5797]《弥渡县卫生志》,云南民族出版社 2007 年版。

[5798]《米脂县卫生志》,陕西人民出版社 1993 年版。
[5799]《民勤县卫生志》,内部刊行,2010 年。
[5800]《内黄县卫生志 1840—1982》,内部刊行,1985 年。
[5801]《内江地区卫生志》,四川辞书出版社 1995 年版。
[5802]《南昌县卫生志》,内部刊行,1988 年。
[5803]《南郑县卫生志》,内部刊行,1987 年。
[5804]《宁波市北仑区卫生志》,上海辞书出版社 2007 年版。
[5805]《宁乡县卫生志》,内部刊行,1991 年。
[5806]《邳州市卫生志》,北京科学技术出版社 1995 年版。
[5807]《平江县卫生志》,内部刊行,1990 年。
[5808]《平邑县卫生志》,内部刊行,1991 年。
[5809]《浦北县卫生志》,内部刊行,1998 年。
[5810]《祁阳县卫生防疫志》,内部刊行,2006 年。
[5811]《杞县卫生志》,内部刊行,1996 年。
[5812]《青川县卫生志》,内部刊行,1988 年。
[5813]《青浦卫生志》,上海科学技术出版社 1989 年版。
[5814]《琼海卫生志》,南海出版公司 1996 年版。
[5815]《饶平县卫生志》,内部刊行,1987 年。
[5816]《如皋县卫生志(1384—1990)》,新华出版社 1998 年版。
[5817]《瑞安市卫生志》,华东师范大学出版社 1999 年版。
[5818]《陕县卫生志》,内部刊行,1985 年。
[5819]《上海市南汇县卫生志》,内部刊行,1987 年。
[5820]《绍兴县卫生志》,浙江古籍出版社 1997 年版。
[5821]《嵊县卫生志》,内部刊行,1987 年。
[5822]《石城县卫生志》,内部刊行,1997 年。
[5823]《石门县卫生志》,黄山书社 1993 年版。
[5824]《沭阳县卫生志》,中国矿业大学出版社 1996 年版。
[5825]《四川省理县卫生志》,内部刊行,1991 年。
[5826]《睢宁县卫生防疫站志》,内部刊行,1997 年。
[5827]《遂昌县卫生志》,浙江古籍出版社 1997 年版。
[5828]《遂溪县卫生志》,内部刊行,1990 年。
[5829]《泰兴卫生志》,方志出版社 2005 年版。

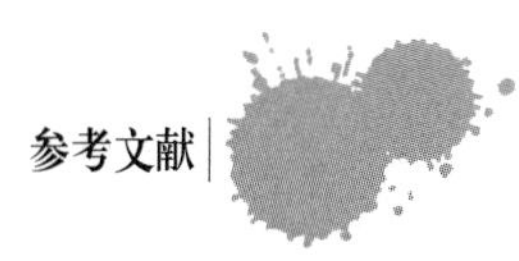

[5830]《汤阴县卫生志》,内部刊行,1984 年。
[5831]《天水市北道区卫生志》,甘肃科学技术出版社 1994 年版。
[5832]《通海县卫生志》,内部刊行,1991 年。
[5833]《同安医药卫生志》,厦门大学出版社 1995 年版。
[5834]《铜鼓县卫生志》,内部刊行,1993 年。
[5835]《汪清县卫生志(1890—1985)》,内部刊行,1988 年。
[5836]《微山县卫生志》,内部刊行,1988 年。
[5837]《尉氏县卫生志》,内部刊行,1985 年。
[5838]《温江县卫生志》,内部刊行,1998 年。
[5839]《温县卫生志》,内部刊行,1986 年。
[5840]《文成县卫生志》,黄河出版社 2001 年版。
[5841]《无锡县卫生志》,江苏人民出版社 2001 年版。
[5842]《西畴县卫生志(1854—1995)》,内部刊行,1999 年。
[5843]《西吉县卫生志》,宁夏人民出版社 1990 年版。
[5844]《西峡县卫生志》,内部刊行,1986 年。
[5845]《霞浦县卫生志》,内部刊行,1989 年。
[5846]《湘潭县卫生志》,内部刊行,1991 年。
[5847]《萧山卫生志》,浙江大学出版社 1989 年版。
[5848]《新昌县卫生志》,同济大学出版社 1992 年版。
[5849]《新干县医药卫生志》,中国世界语出版社 1993 年版。
[5850]《新晃侗族自治县卫生志》,内部刊行,1989 年。
[5851]《新乡县卫生志》,内部刊行,1994 年。
[5852]《新兴县卫生志》,内部刊行,1988 年。
[5853]《新郑县卫生志》,内部刊行,1986 年。
[5854]《信阳县卫生志》,内部刊行,1985 年。
[5855]《兴化卫生志》,方志出版社 2006 年版。
[5856]《休宁县卫生志》,内部刊行,1995 年。
[5857]《牙克石市卫生防疫站志》,内部刊行,1999 年。
[5858]《炎陵县卫生志》,内部刊行,1999 年。
[5859]《郾城县卫生志》,内部刊行,1986 年。
[5860]《阳原县卫生志》,内部刊行,1988 年。
[5861]《沂源县卫生志(1921—1990)》,内部刊行,1991 年。

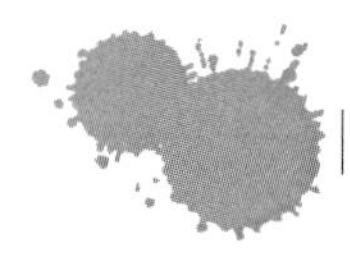

[5862]《宜春地区卫生志》,新华出版社 1993 年版。
[5863]《永嘉县卫生志》,内部刊行,1998 年。
[5864]《永靖县卫生志》,甘肃人民出版社 2006 年版。
[5865]《鱼台县卫生志》,内部刊行,1996 年。
[5866]《元谋县卫生志》,内部刊行,1994 年。
[5867]《元阳县卫生志》,云南民族出版社 1993 年版。
[5868]《沅陵县卫生志》,内部刊行,1989 年。
[5869]《原阳县卫生志》,内部刊行,1985 年。
[5870]《镇宁布依族苗族自治县卫生志》,贵州人民出版社 2002 年版。
[5871]《正安县卫生志》,内部刊行,2003 年。
[5872]《郑州市郊区卫生志》,内部刊行,1986 年。
[5873]《中卫县卫生志》,内部刊行,1995 年。
[5874]《中原区卫生志》,内部刊行,1995 年。
[5875]《诸城市卫生志》,中州古籍出版社 2010 年版。
[5876]《涿鹿县卫生志》,内部刊行,1994 年。
[5877]《淄川区卫生防疫志》,山东省地图出版社 2000 年版。
[5878]《淄川区卫生志》,山东人民出版社 2009 年版。
[5879]《邹县卫生志》,山东省出版总社济宁分社 1989 年版。
[5880]《保定市民政志》,新华出版社 1990 年版。
[5881]《赤城县民政志》,内部刊行,1991 年。
[5882]《磁县民政志》,新华出版社 2005 年版。
[5883]《邯郸市民政志》,河北教育出版社 1989 年版。
[5884]《河北省志·民政志》,河北人民出版社 2010 年版。
[5885]《天水市民政志》,陕西人民出版社 2001 年版。
[5886]《涿鹿县民政志》,内部刊行,1995 年。
[5887]《右玉县土地志》,内部刊行,1994 年。

医籍、文集、论著类

[5888]〔东汉〕张仲景:《伤寒论》,中医古籍出版社 1997 年版。
[5889]〔西晋〕葛洪著,梅全喜等编译:《肘后备急方今译》,中国中医药出版社 1997 年版。
[5890]〔唐〕王焘:《外台秘要方》,《四库全书》本。

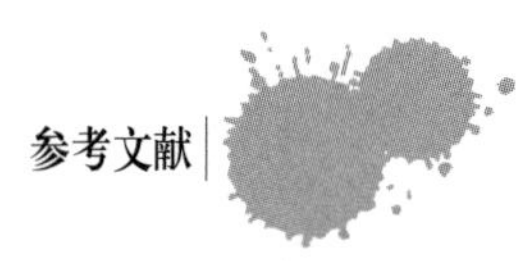

［5891］［宋］陈言（无择）:《三因极一病证方论》，人民卫生出版社 1957 年版。

［5892］［宋］庞安时著，王鹏、王振国整理:《伤寒总病论》，人民卫生出版社 2007 年版。

［5893］［宋］苏轼、沈括:《苏沈良方》，中华书局 1985 年版。

［5894］［宋］白沙、许叔微、知可撰，陈治恒、刘杨等点校:《许叔微伤寒论著三种》，人民卫生出版社 1993 年版。

［5895］［宋］张杲:《医说》，中医古籍出版社 2012 年版。

［5896］［金］李杲:《东垣试效方》，上海科学技术出版社 1984 年版。

［5897］［金］李杲:《内外伤辨》，台湾商务印书馆 1983 年版。

［5898］［金］张子和撰，邓铁涛、赖畴整理:《儒门事亲》，人民卫生出版社 2005 年版。

［5899］［元］罗天益著，许敬生校注:《卫生宝鉴》，中国中医药出版社 2007 年版。

［5900］［元］朱震亨撰，施仁潮整理:《格致余论》，人民卫生出版社 2005 年版。

［5901］［明］江瓘:《名医类案》，中国中医药出版社 1996 年版。

［5902］［明］孙一奎:《赤水元珠》，《四库全书》本。

［5903］［明］汪机:《痘治理辨》，嘉靖元年刻本。

［5904］［明］汪机:《外科理例》，商务印书馆 1963 年版。

［5905］［明］吴昆编著，洪青山校注:《医方考》，中国中医药出版社 2007 年版。

［5906］［明］张介宾著，孙玉信等点校:《景岳全书》，第二军医大学出版社 2006 年版。

［5907］［明］朱橚等编:《普济方》，人民卫生出版社 1958—1960 年版。

［5908］［明］薛己:《薛氏医案》，上海古籍出版社 1991 年版。

［5909］［清］陈修园:《陈修园医书七十二种》，上海书店 1988 年版。

［5910］［清］戴麟郊:《瘟疫明辨》，上海科学技术出版社 1959 年版。

［5911］［清］龚廷贤撰，张效霞整理:《万病回春》，人民卫生出版社 2007 年版。

［5912］［清］郭志邃著，刘玉书点校:《痧胀玉衡》，人民卫生出版社 1995 年版。

［5913］［清］怀抱奇:《医彻》，上海科学技术出版社 1958 年版。

［5914］［清］李炳:《辨疫琐言》，上海科学技术出版社 1986 年版。

［5915］［清］连文仲撰，李紫慕等校注:《霍乱审证举要》，人民军医出版社 2012 年版。

［5916］［清］梁龙章:《辨证求真》，广东科技出版社 2009 年版。

［5917］［清］陆以湉撰，吕志连点校:《冷庐医话》，中医古籍出版社 1999 年版。

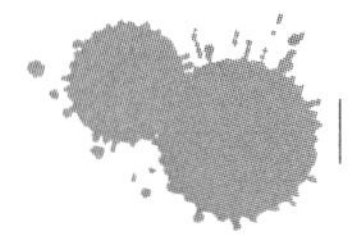

[5918]〔清〕莫枚士述，王绪鳌、毛雪静点校:《研经言》，人民卫生出版社 1990 年版。

[5919]〔清〕邵登瀛辑，奚凤霖点校:《温毒病论》，见《吴中医集·温病类》，江苏科学技术出版社 1989 年版。

[5920]〔清〕王孟英撰，石念祖注:《王氏医案绎注》，商务印书馆 1957 年版。

[5921]〔清〕王清任撰，李天德、张学文整理:《医林改错》，人民卫生出版社 2005 年版。

[5922]〔清〕王孟英著，施仁潮等校注，盛增秀审校:《随息居重订霍乱论》，中国中医药出版社 2008 年版。

[5923]〔清〕王士雄撰，达美君等校注:《温热经纬》，中国中医药出版社 2007 年版。

[5924]〔清〕王养吾撰，郑祖荣校注、译释:《痧症全书译注》，云南民族出版社 2009 年版。

[5925]〔清〕魏之琇:《续名医类案》，中国医药科技出版社 1996 年版。

[5926]〔清〕吴瑭:《温病条辨》，中国医药科技出版社 2013 年版。

[5927]〔清〕吴锡璜:《新订奇验喉证明辨》，线装书局 2011 年版。

[5928]〔清〕罗汝兰增辑，郑奋扬参订:《鼠疫约编》，上海科学技术出版社 1986 年版。

[5929]〔清〕萧霆著，邬良岗整理:《痧疹一得》，见《吴中医集·温病类》，江苏科学技术出版社 1989 年版。

[5930]〔清〕熊立品:《瘟疫传症汇编》，乾隆年间刻本。

[5931]〔清〕熊立品:《治疫全书》，上海科学技术出版社 2000 年版。

[5932]〔清〕虚白主人编，王力等点校:《救生集》，中医古籍出版社 1994 年版。

[5933]〔清〕徐大椿:《徐洄溪医案》，见《宋元明清名医类案》，天津市古籍书店 1988 年版。

[5934]〔清〕徐子默:《吊脚痧方论》，上海古籍出版社 1996 年版。

[5935]〔清〕杨栗山著，宋乃光、张晓梅校注:《伤寒瘟疫条辨》，中国中医药出版社 2002 年版。

[5936]〔清〕余伯陶:《鼠疫抉微》，上海古籍出版社 1996 年版。

[5937]〔清〕余师愚著，郭谦亨、孙守才点校:《疫疹一得》，人民卫生出版社 1996 年版。

[5938]〔清〕俞樾著，梁修校点:《右台仙馆笔记》，齐鲁书社 2004 年版。

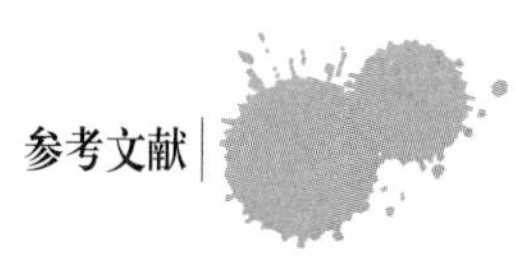

[5939]〔清〕喻昌著,赵俊峰点校:《医门法律》,中国中医药出版社 2002 年版。

[5940]〔清〕张采田:《白喉证治通考》,见《中国医学大成续集》第 34 册,上海科学技术出版社 2000 年版。

[5941]〔清〕张璐著,王兴华等整理:《张氏医通》,人民卫生出版社 2006 年版。

[5942]〔清〕张畹香:《张氏温暑医旨》,见《中国医学大成》第 13 册,岳麓书社 1990 年版。

[5943]〔清〕郑光祖:《一斑录》,中国书店 1990 年版。

[5944]〔清〕郑梅涧:《重楼玉钥》,人民卫生出版社 1956 年版。

[5945]〔清〕周扬俊辑述,赵旭初校点:《温热暑疫全书》,上海中医学院出版社 1993 年版。

[5946]〔清〕陈廷儒著,赵琳校注:《诊余举隅录》,中国中医药出版社 2015 年版。

[5947]徐衡之、姚若琴主编:《宋元明清名医类案》,天津市古籍书店 1988 年版。

[5948]裘庆元辑:《珍本医书集成》,中国中医药出版社 1999 年版。

[5949]《中国医学大成》,1936 年原刊,岳麓书社 1990 年版。

[5950]沈洪瑞、梁秀清主编,沈洪瑞编:《中国历代名医医话大观》,山西科学技术出版社 1996 年版。

[5951]〔汉〕王充著,陈蒲清点校:《论衡》,岳麓书社 1991 年版。

[5952]〔唐〕陆贽:《翰苑集》,上海古籍出版社 1993 年版。

[5953]〔宋〕蔡襄:《端明集》,《四库全书》本。

[5954]〔宋〕曹彦约:《昌谷集》,《四库全书》本。

[5955]〔宋〕陈长方:《唯室集》,《四库全书》本。

[5956]〔宋〕陈傅良:《止斋集》,《四库全书》本。

[5957]〔宋〕陈亮:《龙川集》,《四库全书》本。

[5958]〔宋〕陈渊:《默堂集》,《四库全书》本。

[5959]〔宋〕陈造:《江湖长翁集》,上海古籍出版社 1987 年版。

[5960]〔宋〕杜大珪:《名臣碑传琬琰之集》,《四库全书》本。

[5961]〔宋〕范成大:《范石湖集》,上海古籍出版社 1981 年版。

[5962]〔宋〕范成大:《石湖诗集》,中华书局 1962 年版。

[5963]〔宋〕范镇:《东斋记事》,《四库全书》本。

[5964]〔宋〕范仲淹:《范文正集》,《四库全书》本。

[5965]〔宋〕范祖禹:《范太史集》,《四库全书》本。

[5966]〔宋〕韩琦:《安阳集》,《四库全书》本。

[5967]〔宋〕韩维:《南阳集》,《四库全书》本。
[5968]〔宋〕韩元吉:《南涧甲乙稿》,《四库全书》本。
[5969]〔宋〕洪迈:《夷坚志》,《四库全书》本。
[5970]〔宋〕洪咨夔:《平斋集》,《四库全书》本。
[5971]〔宋〕胡宏:《五峰集》,《四库全书》本。
[5972]〔宋〕扈仲荣等编:《成都文类》,《四库全书》本。
[5973]〔宋〕黄榦:《勉斋集》,《四库全书》本。
[5974]〔宋〕黄庭坚:《山谷集·别集》,《四库全书》本。
[5975]〔宋〕黄震:《黄氏日抄》,《四库全书》本。
[5976]〔宋〕刘爚:《云庄集》,《四库全书》本。
[5977]〔宋〕金君卿:《金氏文集》,《四库全书》本。
[5978]〔宋〕李觏:《盱江集》,上海古籍出版社 1987 年版。
[5979]〔宋〕刘安节:《刘左史集》,《四库全书》本。
[5980]〔宋〕刘敞:《公是集》,《四库全书》本。
[5981]〔宋〕刘克庄:《后村集》,《四库全书》本。
[5982]〔宋〕刘一止:《苕溪集》,《四库全书》本。
[5983]〔宋〕刘宰:《漫塘集》,《四库全书》本。
[5984]〔宋〕楼钥:《攻媿集》,中华书局 1985 年版。
[5985]〔宋〕吕陶:《净德集》,中华书局 1985 年版。
[5986]〔宋〕吕祖谦:《宋文选》,《四库全书》本。
[5987]〔宋〕吕祖谦编:《宋文鉴》,《四库全书》本。
[5988]〔宋〕罗从彦:《豫章文集》,《四库全书》本。
[5989]〔宋〕欧阳守道:《巽斋文集》,《四库全书》本。
[5990]〔宋〕欧阳修:《文忠集》,《四库全书》本。
[5991]〔宋〕彭龟年:《止堂集》,《四库全书》本。
[5992]〔宋〕邵伯温:《闻见录》,《四库全书》本。
[5993]〔宋〕沈括撰,刘尚荣校点:《梦溪笔谈》,辽宁教育出版社 1997 年版。
[5994]〔宋〕史尧弼:《莲峰集》,《四库全书》本。
[5995]〔宋〕司马光:《司马文正公传家集》,商务印书馆 1937 年版。
[5996]〔宋〕宋祁:《景文集》,《四库全书》本。
[5997]〔宋〕苏轼:《苏东坡全集》,北京燕山出版社 2009 年版。
[5998]〔宋〕孙觌:《鸿庆居士集》,《四库全书》本。

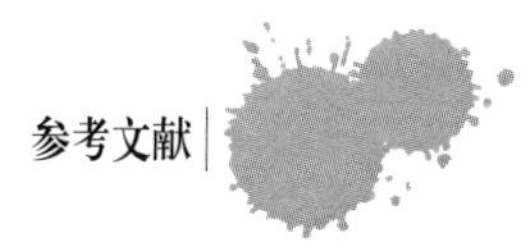

[5999]〔宋〕孙梦观:《雪窗集》,《四库全书》本。

[6000]〔宋〕孙应时:《烛湖集》,《四库全书》本。

[6001]〔宋〕滕珙:《经济文衡后集》,《四库全书》本。

[6002]〔宋〕汪应辰:《文定集》,《四库全书》本。

[6003]〔宋〕王珪:《华阳集》,《四库全书》本。

[6004]〔宋〕王迈:《臞轩集》,《四库全书》本。

[6005]〔宋〕王明清:《挥麈后录》,《四库全书》本。

[6006]〔宋〕王阮:《义丰集》,《四库全书》本。

[6007]〔宋〕王之望:《汉滨集》,《四库全书》本。

[6008]〔宋〕魏了翁:《鹤山集》,《四库全书》本。

[6009]〔宋〕魏仲举:《五百家注昌黎文集》,《四库全书》本。

[6010]〔宋〕文天祥:《文山集》,《四库全书》本。

[6011]〔宋〕谢逸:《溪堂集》,《四库全书》本。

[6012]〔宋〕徐鹿卿:《清正存稿》,《四库全书》本。

[6013]〔宋〕徐元杰:《楳埜集》,《四库全书》本。

[6014]〔宋〕杨时:《龟山集》,《四库全书》本。

[6015]〔宋〕叶梦得:《建康集》,《四库全书》本。

[6016]〔宋〕叶适:《水心集》,《四库全书》本。

[6017]〔宋〕俞德邻:《佩韦斋集》,《四库全书》本。

[6018]〔宋〕袁燮:《絜斋集》,《四库全书》本。

[6019]〔宋〕曾敏行:《独醒杂志》,《四库全书》本。

[6020]〔宋〕曾肇:《曲阜集》,《四库全书》本。

[6021]〔宋〕曾巩:《元丰类稿》,《四库全书》本。

[6022]〔宋〕张方平:《乐全集》,《四库全书》本。

[6023]〔宋〕张栻:《南轩集》,《四库全书》本。

[6024]〔宋〕赵抃:《清献集》,《四库全书》本。

[6025]〔宋〕真德秀:《西山文集》,《四库全书》本。

[6026]〔宋〕真德秀原本,倪澄重编,〔明〕胡松增订:《续文章正宗》,《四库全书》本。

[6027]〔宋〕郑虎臣:《吴都文粹》,《四库全书》本。

[6028]〔宋〕郑獬:《郧溪集》,《四库全书》本。

[6029]〔宋〕周密:《齐东野语》,《四库全书》本。

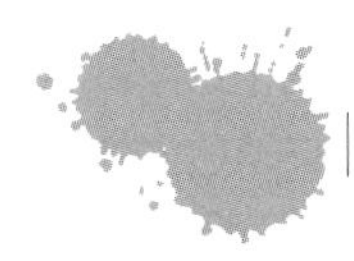

[6030]〔宋〕周行己:《浮沚集》,中华书局1985年版。
[6031]〔宋〕朱熹:《晦庵集》,上海古籍出版社1987年版。
[6032]〔金〕元好问:《遗山集》,《四库全书》本。
[6033]〔元〕陈栎:《定宇集》,《四库全书》本。
[6034]〔元〕程端学:《积斋集》,《四库全书》本。
[6035]〔元〕程文海:《雪楼集》,《四库全书》本。
[6036]〔元〕戴表元:《剡源文集》,《四库全书》本。
[6037]〔元〕郝经:《陵川集》,《四库全书》本。
[6038]〔元〕黄溍:《黄文献集》,《四库全书》本。
[6039]〔元〕揭傒斯:《文安集》,《四库全书》本。
[6040]〔元〕李存:《俟庵集》,《四库全书》本。
[6041]〔元〕李继本:《一山文集》,《四库全书》本。
[6042]〔元〕李祁:《云阳集》,《四库全书》本。
[6043]〔元〕刘敏中:《平宋录》,《四库全书》本。
[6044]〔元〕刘敏中:《中庵集》,《四库全书》本。
[6045]〔元〕刘仁本:《羽庭集》,《四库全书》本。
[6046]〔元〕刘诜:《桂隐文集》,《四库全书》本。
[6047]〔元〕刘埙:《水云村稿》,《四库全书》本。
[6048]〔元〕刘岳申:《申斋集》,《四库全书》本。
[6049]〔元〕柳贯:《待制集》,《四库全书》本。
[6050]〔元〕陆文圭:《墙东类稿》,《四库全书》本。
[6051]〔元〕纳延:《金台集》,《四库全书》本。
[6052]〔元〕倪瓒:《清闷阁全集》,《四库全书》本。
[6053]〔元〕蒲道源:《闲居丛稿》,《四库全书》本。
[6054]〔元〕邵亨贞:《野处集》,《四库全书》本。
[6055]〔元〕宋褧:《燕石集》,《四库全书》本。
[6056]〔元〕宋禧:《庸庵集》,《四库全书》本。
[6057]〔元〕苏天爵:《元文类》,《四库全书》本。
[6058]〔元〕唐元:《筠轩集》,《四库全书》本。
[6059]〔元〕陶宗仪:《辍耕录》,《四库全书》本。
[6060]〔元〕同恕:《榘庵集》,《四库全书》本。
[6061]〔元〕王逢:《梧溪集》,《四库全书》本。

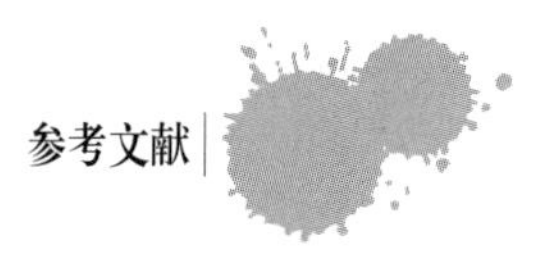

[6062]〔元〕王沂:《伊滨集》,《四库全书》本。
[6063]〔元〕王恽:《秋涧集》,《四库全书》本。
[6064]〔元〕吴澄:《吴文正集》,《四库全书》本。
[6065]〔元〕谢应芳:《龟巢稿》,《四库全书》本。
[6066]〔元〕徐勉之:《保越录》,《四部丛刊》初编本。
[6067]〔元〕许有壬:《圭塘小稿》,《四库全书》本。
[6068]〔元〕许有壬:《圭塘小稿续集》,《四库全书》本。
[6069]〔元〕许有壬:《至正集》,《四库全书》本。
[6070]〔元〕杨翮:《佩玉斋类稿》,《四库全书》本。
[6071]〔元〕杨瑀:《山居新话》,《四库全书》本。
[6072]〔元〕尹廷高:《玉井樵唱》,《四库全书》本。
[6073]〔元〕余阙:《青阳集》,《四库全书》本。
[6074]〔元〕虞集:《道园学古录》,《四库全书》本。
[6075]〔元〕袁桷:《清容居士集》,《四库全书》本。
[6076]〔元〕张养浩:《归田类稿》,《四库全书》本。
[6077]〔元〕赵孟頫:《松雪斋集》,《四库全书》本。
[6078]〔元〕郑元祐:《侨吴集》,《四库全书》本。
[6079]〔元〕周霆震:《石初集》,《四库全书》本。
[6080]〔明〕贝琼:《清江文集》,书目文献出版社 2013 年版。
[6081]〔明〕陈谟:《海桑集》,《四库全书》本。
[6082]〔明〕程敏政:《明文衡》,《四库全书》本。
[6083]〔明〕程敏政:《新安文献志》,《四库全书》本。
[6084]〔明〕邓伯羔:《艺彀》,《四库全书》本。
[6085]〔明〕高启:《凫藻集》,《四库全书》本。
[6086]〔明〕胡翰:《胡仲子集》,《四库全书》本。
[6087]〔明〕胡俨:《颐庵文选》,《四库全书》本。
[6088]〔明〕黄宗羲:《明文海》,《四库全书》本。
[6089]〔明〕黄佐:《翰林记》,《四库全书》本。
[6090]〔明〕焦竑撰,顾思点校:《玉堂丛语》,中华书局 1981 年版。
[6091]〔明〕柯潜:《竹岩集》,《四库全书》本。
[6092]〔明〕李光壂撰,王兴亚点校:《守汴日志》,中州古籍出版社 1987 年版。
[6093]〔明〕梁潜:《泊庵集》,《四库全书》本。

[6094][明]林俊:《见素集》,《四库全书》本。

[6095][明]刘昌:《中州名贤文表》,《四库全书》本。

[6096][明]茅坤:《唐宋八大家文钞》,《四库全书》本。

[6097][明]梅鼎祚:《东汉文纪》,《四库全书》本。

[6098][明]潘润:《义冢记》,《四库全书》本。

[6099][明]钱谷:《吴都文粹续集》,《四库全书》本。

[6100][明]宋濂:《文宪集》,《四库全书》本。

[6101][明]苏伯衡:《苏平仲文集》,《四库全书》本。

[6102][明]唐桂芳:《白云集》,《四库全书》本。

[6103][明]王世贞:《弇山堂别集》,《四库全书》本。

[6104][明]王世贞:《弇州四部稿》,《四库全书》本。

[6105][明]王守仁:《王文成全书》,《四库全书》本。

[6106][明]王行:《半轩集》,《四库全书》本。

[6107][明]王祎:《王忠文集》,《四库全书》本。

[6108][明]王直:《抑庵文集》,《四库全书》本。

[6109][明]危素:《说学斋稿》,《四库全书》本。

[6110][明]吴世济:《太和县御寇始末荒书(外一种)》,浙江古籍出版社 1985 年版。

[6111][明]徐纮:《明名臣琬琰录》,《四库全书》本。

[6112][明]徐一夔:《始丰稿》,《四库全书》本。

[6113][明]徐应秋:《玉芝堂谈荟》,《四库全书》本。

[6114][明]徐允禄:《思勉斋集诗集》,明崇祯刻本。

[6115][明]杨继盛:《杨忠愍集》,《四库全书》本。

[6116][明]杨士奇:《东里集》,《四库全书》本。

[6117][明]于慎行:《谷山笔麈》,中华书局 1984 年版。

[6118][明]湛若水:《格物通》,《四库全书》本。

[6119][明]张瀚:《松窗梦语》,中华书局 1985 年版。

[6120][明]张宇初:《岘泉集》,《四库全书》本。

[6121][明]郑文康:《平桥稿》,《四库全书》本。

[6122][明]周复俊:《全蜀艺文志》,《四库全书》本。

[6123][明]朱元璋:《明太祖文集》,《四库全书》本。

[6124]《全明文》,钱伯城等主编,上海古籍出版社 1992 年版。

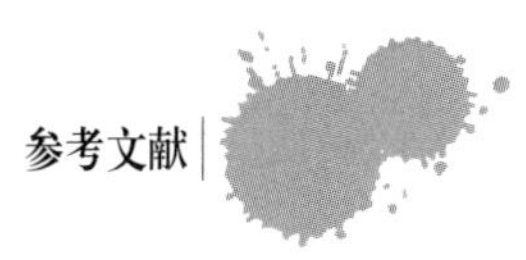

[6125]〔清〕《御定历代赋汇》,《四库全书》本。

[6126]〔清〕《御选唐宋文醇》,《四库全书》本。

[6127]〔清〕阿桂等:《平定两金川方略》,《四库全书》本。

[6128]〔清〕曹琨:《腾越杜乱纪实》,上海泰东图书局 1916 年印行。

[6129]〔清〕曹蓝田:《颍上城守日记》,见《太平天国史料丛编简辑》第三册,中华书局 1962 年版。

[6130]〔清〕曹廷杰,丛佩远、赵鸣岐编:《曹廷杰集》,中华书局 1985 年版。

[6131]〔清〕陈启源:《毛诗稽古编》,《四库全书》本。

[6132]〔清〕陈垣:《奉天万国鼠疫研究会始末》,见《中国荒政书集成》第十二册,天津古籍出版社 2010 年版。

[6133]〔清〕储仁逊:《闻见录》,国家图书馆出版社 2016 年版。

[6134]〔清〕董诰等编:《全唐文》,中华书局 1983 年版。

[6135]〔清〕范声山:《范声山杂著》,北京富晋书社 1931 年据清范氏本影印。

[6136]〔清〕方苞:《狱中杂记》,见汤克勤主编《古文鉴赏辞典》,崇文书局 2015 年版。

[6137]〔清〕方受畴辑:《抚豫恤灾录》,见《中国荒政书集成》第四册,天津古籍出版社 2010 年版。

[6138]〔清〕冯氏:《花溪日记》,见杨家骆主编《中国近代史文献汇编　太平天国文献汇编》,台湾鼎文书局 1973 年版。

[6139]〔清〕甘熙撰,邓振明点校:《白下琐言》,南京出版社 2007 年版。

[6140]〔清〕龚又村:《自怡日记(选录)》,见《太平天国史料丛编简辑》第四册,中华书局 1963 年版。

[6141]〔清〕顾公燮:《丹午笔记》,江苏古籍出版社 1985 年版。

[6142]〔清〕胡玉珊记:《饥荒记》,见《中国荒政书集成》第十一册,天津古籍出版社 2010 年版。

[6143]〔清〕花村看行侍者:《谈往录》,上海有正书局 1916 年版。

[6144]〔清〕黄百家:《学箕初稿》,齐鲁书社 1997 年版。

[6145]〔清〕黄式三:《儆居集》,见《清代诗文集汇编》五六三,上海古籍出版社 2010 年版。

[6146]〔清〕黄芝:《粤小记》,道光十二年刻本。

[6147]〔清〕纪昀撰,吴波注评:《阅微草堂笔记》,凤凰出版社 2011 年版。

[6148]〔清〕倦圃野老:《庚癸纪略》,见《太平天国资料》,科学出版社 1959 年版。

[6149][清]柯悟迟撰,祁龙威校注:《漏网喁鱼集》,中华书局1959年版。

[6150][清]勒德洪等:《平定三逆方略》,《四库全书》本。

[6151][清]雷正绾:《多忠勇公勤劳录》,光绪元年刊。成文出版有限公司,1969年。

[6152][清]李滨:《中兴别记》,见《太平天国资料汇编》第二册,中华书局1979年版。

[6153][清]李鸿章,年子敏编注:《李鸿章致潘鼎新书札》,中华书局1960年版。

[6154][清]蓼村遁客:《虎窟纪略》,见《太平天国史料专辑》,上海古籍出版社1979年版。

[6155][清]林大椿:《红寇记》,敬乡楼丛书本。

[6156][清]刘大鹏:《潜园琐记》,见《义和团在山西地区史料》,山西人民出版社1980年版。

[6157][清]刘孟扬:《天津拳匪变乱纪事》,宣统二年铅印本。

[6158][清]柳溪子:《津西毖记》,光绪二十八年铅印本。

[6159][清]毛隆保:《见闻杂记》,见《太平天国史料丛编简辑》第二册,中华书局1962年版。

[6160][清]冒国柱纂:《亥子饥疫纪略》,见《中国荒政书集成》第四册,天津古籍出版社2010年版。

[6161][清]潘奕隽:《三松堂集》,同治九年刊本。

[6162][清]钱仪吉等:《清朝碑传全集·补编》,台湾大化书局1984年版。

[6163][清]钱泳:《履园丛话》,上海古籍出版社2012年版。

[6164][清]沈梓:《避寇日记》,见《太平天国史料丛编简辑》第四册,中华书局1963年版。

[6165][清]石韫玉:《独学庐四稿》,见《清代诗文集汇编》四四七,上海古籍出版社2010年版。

[6166][清]孙之騄辑:《二申野录》,齐鲁书社1996年版。

[6167][清]谈迁撰,汪北平点校:《北游录》,中华书局1960年版。

[6168][清]谭嗣同著,蔡尚思、方行编:《谭嗣同全集(增订本)》,中华书局1998年版。

[6169][清]唐才常:《唐才常集》,中华书局2013年版。

[6170][清]汪辉:《湘上痴脱难杂录》,嘉庆二十三年刊本。

[6171][清]汪森:《粤西文载》,《四库全书》本。

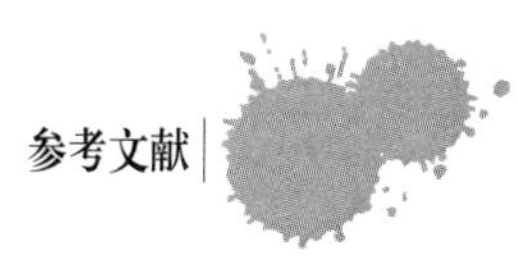

[6172]〔清〕王定安著，朱纯点校：《湘军记》，岳麓书社 1983 年版。

[6173]〔清〕王端履：《重论文斋笔录》，上海古籍出版社 1996 年版。

[6174]〔清〕王国维著，吴泽主编，刘寅生、袁英光编：《王国维全集·书信》，中华书局 1984 年版。

[6175]〔清〕王苹：《二十四泉草堂集》，见《清代诗文集汇编》二〇七，上海古籍出版社 2010 年版。

[6176]〔清〕吴敏树：《柈湖诗录》，见《清代诗文集汇编》六二〇，上海古籍出版社 2010 年版。

[6177]〔清〕吴伟业辑：《绥寇纪略》，中华书局 1985 年版。

[6178]〔清〕吴伟业撰，李学颖点校：《绥寇纪略》，上海古籍出版社 1992 年版。

[6179]〔清〕心禅：《一得集》，上海科学技术出版社 1986 年版。

[6180]〔清〕徐庆璋：《辽阳防守日记》，见《近代史资料》（1962 年第 3 期总 28 号），中华书局 1962 年版。

[6181]〔清〕徐松辑：《宋会要辑稿》，中华书局 1957 年版。

[6182]〔清〕薛福成：《庸盦文别集》，上海古籍出版社 1985 年版。

[6183]〔清〕延龄辑：《直隶省城办理临时防疫纪实》，见《中国荒政书集成》第十二册，天津古籍出版社 2010 年版。

[6184]〔清〕严可均辑，许振生审订：《全后汉文》，商务印书馆 1999 年版。

[6185]〔清〕杨昌濬、易孔昭等：《平定关陇纪略》，成文出版有限公司 1968 年版。

[6186]〔清〕杨恩寿著，陈长明标点：《坦园日记》，上海古籍出版社 1983 年版。

[6187]〔清〕姚廷遴：《历年记（稿本）》，见《清代日记汇抄》，上海人民出版社 1982 年版。

[6188]〔清〕叶梦珠撰，来新夏点校：《阅世编》，上海古籍出版社 1981 年版。

[6189]〔清〕佚名：《庚申避难日记》，见《太平天国史料丛编简辑》第四册，中华书局 1963 年版。

[6190]〔清〕佚名：《平回纪略》，见《回民起义》，新知识出版社 1955 年版。

[6191]〔清〕英和：《恩福堂笔记》，上海古籍出版社 1985 年版。

[6192]〔清〕余澍畴：《秦陇回务纪略》，见《回民起义》，新知识出版社 1955 年版。

[6193]〔清〕俞樾：《春在堂全书》，凤凰出版社 2010 年版。

[6194]〔清〕袁枚著，朱纯点校：《子不语》，岳麓书社 1985 年版。

[6195]〔清〕曾国藩：《曾国藩全集》，岳麓书社 2011 年版。

[6196]〔清〕曾国藩：《曾国藩未刊往来函稿》，岳麓书社 1986 年版。

[6197]〔清〕曾国藩著,李瀚章编撰,李鸿章刊校:《曾文正公全集》,中国书店2011年版。

[6198]〔清〕曾羽王:《乙酉笔记(旧抄本)》,见《清代日记汇抄》,上海人民出版社1982年版。

[6199]〔清〕张浑:《壬寅述事》,见《怀化千年自然灾害》,气象出版社2000年版。

[6200]〔清〕张应昌:《清诗铎》,中华书局1960年版。

[6201]〔清〕张兆栋:《守岐纪事》,1919年刊本。

[6202]〔清〕张之洞:《张之洞全集》,赵德馨主编,武汉出版社2008年版。

[6203]〔清〕张中孚:《碌云纪事稿》,见《回民起义》,新知识出版社1955年版。

[6204]〔清〕昭梿撰,冬青校点:《啸亭杂录续录》,上海古籍出版社2012年版。

[6205]〔清〕刀口余生:《被掳纪略》,见《太平天国资料》,科学出版社1959年版。

[6206]〔清〕郑方坤:《全闽诗话》,《四库全书》本。

[6207]〔清〕郑廉撰,王兴亚点校:《豫变纪略》,浙江古籍出版社1984年版。

[6208]〔清〕朱克敬著,杨坚点校:《暝庵杂识》《暝庵二识》,岳麓书社1983年版。

[6209]〔清〕朱用孚:《摩盾余谈》,见《太平天国史料丛编简辑》第一册,中华书局1961年版。

[6210]〔清〕朱桪:《藤花楼偶记》,天津古籍书店1981年版。

[6211]〔清〕诸晦香辑:《明斋小识》,江苏广陵古籍刻印社1995年版。

[6212]〔清〕邹身城:《太平天国史事拾零》,杭州师范学院学报编辑室,1981年。

[6213]《当代中国》编辑部:《当代中国的卫生事业》,中国社会科学出版社1986年版。

[6214]曹树基:《中国移民史》第六卷,福建人民出版社1997年版。

[6215]忏盦:《赈灾辑要》,广益书局1936年版。

[6216]陈邦贤:《中国医学史》,上海书店1984年版。

[6217]陈翰笙等编:《解放前的中国农村(第二辑)》,中国展望出版社1987年版。

[6218]陈胜昆:《中国疾病史》,自然科学文化事业公司1981年版。

[6219]邓云特:《中国救荒史》,商务印书馆1937年版。

[6220]拂洋编写:《伯力审判——12名前日本细菌战犯自供词》,吉林人民出版社1997年版。

[6221]耿贯一主编:《流行病学(第四版)》,人民卫生出版社1997年版。

[6222]顾颉刚、史念海:《中国疆域沿革史》,商务印书馆1999年版。

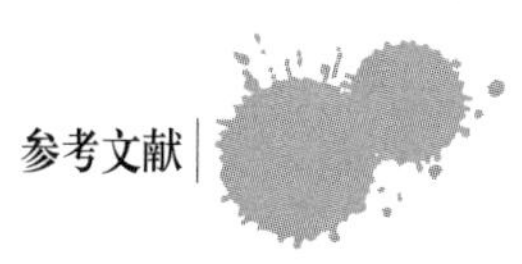

[6223]纪树立主编:《鼠疫》,人民卫生出版社1988年版。

[6224]翦伯赞主编:《中国史纲要》,人民出版社1995年版。

[6225]赖文、李永宸:《岭南瘟疫史》,广东人民出版社2004年版。

[6226]李今庸主编:《湖北医学史稿》,湖北科学技术出版社1993年版。

[6227]李景汉:《定县社会概况调查》,上海书店1933年版。

[6228]李史翼、陈湜:《香港——东方的马尔太》,上海华通书局1930年版。

[6229]李学勤主编:《清华大学藏战国竹简(贰)》,中西书局2011年版。

[6230]连雅堂:《台湾通史(校正修订版)》,黎明文化事业股份有限公司1985年版。

[6231]梁鸿光:《减灾必读——献给"国际减灾十年(1990—2000)"活动》,地震出版社1990年版。

[6232]马伯英:《中国医学文化史》,上海人民出版社1994年版。

[6233]潘启后主编:《近代广州口岸经济社会概况——粤海关报告汇集》,暨南大学出版社1995年版。

[6234]山本俊一:《日本コレテ史》,日本东京大学出版社1982年版。

[6235]盛立等主编:《江苏省预防医学历史经验》,江苏科学技术出版社1989年版。

[6236]史念海:《中国历史地理纲要》,山西人民出版社1991年版。

[6237]唐德刚:《李宗仁回忆录》,香港南粤出版社1988年版。

[6238]伍连德等合编:《鼠疫概论》,1937年。

[6239]冼维逊编著:《鼠疫流行史》,1988年。

[6240]谢彬著,杨镰、张颐青整理:《新疆游记》,新疆人民出版社2010年版。

[6241]新疆维吾尔自治区党史委员会:《新民主主义革命时期中国共产党在新疆斗争纪事(1933—1949)》,解放军出版社1985年版。

[6242]于德源:《北京灾害史》,同心出版社2008年版。

[6243]余绳武、刘存宽:《十九世纪的香港》,中华书局1994年版。

[6244]余新忠:《清代江南的瘟疫与社会:一项医疗社会史的研究》,中国人民大学出版社2003年版。

[6245]袁林:《西北灾荒史》,甘肃人民出版社1994年版。

[6246]恽代英:《恽代英日记》,中共中央党校出版社1981年版。

[6247]张保见:《民国时期青藏高原经济地理研究》,四川大学出版社2011年版。

[6248]张大庆:《中国近代疾病社会史(1912—1937)》,山东教育出版社2006年

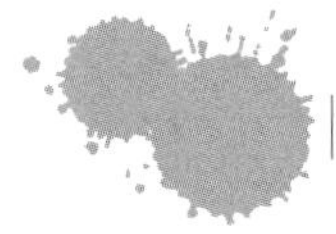

版。

[6249]张剑光:《三千年疫情》,江西高校出版社1998年版。

[6250]中华人民共和国杭州海关译编:《近代浙江通商口岸经济社会概况——浙海关瓯海关杭州关贸易报告集成》,浙江人民出版社2002年版。

[6251]中国社会科学院近代史研究所中华民国史研究室编:《中华民国史资料丛稿·大事记》第二十一辑,中华书局1981年版。

[6252]中国医学科学院流行病学微生物学研究所:《中国鼠疫流行史》,内部刊行,1981年。

[6253]周祖杰主编:《中国疟疾的防治与研究》,人民卫生出版社1991年版。

[6254]朱德明:《浙江医药史》,人民军医出版社1999年。

[6255]朱汉国、杨群主编:《中华民国史》,四川人民出版社2006年版。

[6256]朱克文等主编:《中国军事医学史》,人民军医出版社1996年版。

[6257]巴吕德:《上海霍乱流行之研究》,《中华医学杂志》1944年第4期。

[6258]曹芳涛:《脑膜炎之处置与治疗》,《中华医学杂志》1944年第4期。

[6259]曹树基:《地理环境与宋元时代的传染病》,《历史地理》第十二辑,上海人民出版社1995年。

[6260]陈国忠:《福建省之疟疾》,《中华医学杂志》1940年第12期。

[6261]陈实:《一九二六年吴门大疫记略》,《文史资料选辑》第十一辑,1983年。

[6262]崔莲玉、申国常:《延边朝鲜族自治州卫生防疫站发展史》,《中华医史杂志》1986年第1期。

[6263]定福德述,王元杰译:《霍乱症100例医案之研究》,《中华医学杂志》1921年第2期。

[6264]樊培禄:《济南猩红热309例分析研究》,《中华医学杂志》1943年第6期。

[6265]范日新:《上海市霍乱流行史及其周期性》,《上海卫生》1947年第1期。

[6266]范日新:《十种法定传染病流行史料汇编》,《中华医学杂志》1941年第5期。

[6267]丰田太郎:《满洲の医药卫生》,《九州医报》特别号,1935年。

[6268]高田、哈鸿潜:《明清时期的台湾医学》,《中华医史杂志》1997年第2期。

[6269]郝平:《山西"丁戊奇荒"并发灾害述略》,《晋阳学刊》2003年第1期。

[6270]郝平:《山西"丁戊奇荒"述略》,《山西大学学报》(哲学社会科学版)1999年第1期。

[6271]何斌:《我国疟疾流行简史(1949年前)》,《中华医史杂志》1988年第1—

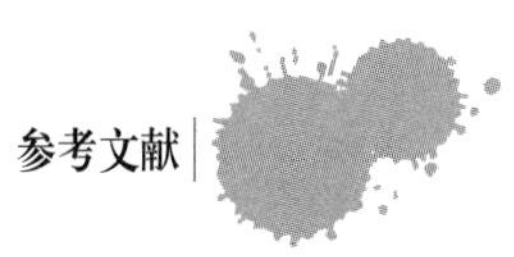

4 期。

[6272]何博礼:《中国黑热病流行病学之检讨》,《中华医学杂志》1940 年第 8 期。

[6273]胡厚宣:《殷人疾病考》,见《甲骨学商史论丛初集》第 3 册,成都齐鲁大学国学研究所专刊,1944 年。

[6274]季始荣:《对〈曹操兵败赤壁与血吸虫病关系之探讨〉一文的商榷》,《中华医史杂志》1982 年第 2 期。

[6275]贾秀慧:《试析新疆民国时期疫病的流行与防治》,《昌吉学院学报》2010 年第 2 期。

[6276]焦润明:《1910—1911 年的东北大鼠疫及朝野应对措施》,《近代史研究》2006 年第 3 期。

[6277]康沛竹:《灾荒与太平天国革命的失败》,《北方论丛》1995 年第 6 期。

[6278]赖文、李永宸:《东汉末建安大疫考——兼论仲景〈伤寒论〉是世界上第一部流行性感冒研究专著》,《上海中医药杂志》1998 年第 8 期。

[6279]雷乐尔等:《上海斑疹伤寒流行学之研究》,《中华医学杂志》1943 年第 1 期。

[6280]李建安:《中国农村调查》,《中华医学杂志》1934 年第 9 期。

[6281]李开兴:《解放战争时期第二野战军的卫生工作》,《中华医史杂志》1989 年第 1 期。

[6282]李庆坪:《我国白喉考略》,《医学史与保健组织》1957 年第 2 期。

[6283]李群伟:《瘟疫——流行史及影响流行的因素》,《泰山医学院学报》2004 年第 3 期。

[6284]李维镤:《城市与乡村死亡率与疾病率的比较》,《中华医学杂志》1942 年第 11 期。

[6285]李文铭:Anti Cholera work in northwest in China.《中华医学杂志》1945 年第 2 期。

[6286]李友松:《曹操兵败赤壁与血吸虫病关系之探讨》,《中华医史杂志》1981 年第 2 期。

[6287]李宗焜:《从甲骨文看商代的疾病与医疗》,《"中研院历史语言研究所"集刊》第七十二本,2001 年。

[6288]林家瑞:《远东猩红热的研究》,《中华医学杂志》1926 年第 2 期

[6289]林筱海、林诗泉:《海南岛医学史略》,《中华医史杂志》1988 年第 1 期。

[6290]乔富渠:《"战争瘟疫"斑疹伤寒使曹操兵败赤壁》,《中医文献杂志》1994

年第1期。

[6291]乔士应:《人间鼠疫在我县的流行情况》,《康平文史资料》第七辑,内部发行,1993年。

[6292]庆丕:《光绪三十四年广州口岸华洋贸易情形论略》,见潘启后主编《近代广州口岸经济社会概况——粤海关报告汇集》,暨南大学出版社1995年版。

[6293]上海卫生局:《民国十九年上海市霍乱流行之报告》,《中华医学杂志》1931年第1期。

[6294]宋抵:《清初满族预防天花史证》,《满族研究》1995年第01期。

[6295]宋镇豪:《商代的疾患医疗与卫生保健》,《历史研究》2004年第02期。

[6296]孙淑珍:《陕甘宁边区防疫工作成就》,《中华医史杂志》1991年第1期。

[6297]田树仁:《也谈曹操兵败赤壁与血吸虫病之关系》,《中华医史杂志》1982年第2期。

[6298]王恒升:《新疆史事年表》,《现代月刊》1947年第2期。

[6299]王完白:《武进霍乱流行之统计》,《中华医学杂志(上海)》1930年第2期。

[6300]王晓春:《四川百年疫情大观》,《四川省情》2003年第7期。

[6301]王祖祥:《南京事务所工作概况》,《中华医学杂志》1934年第1期。

[6302]魏曦:《我国之回归热病》,《中华医学杂志》1937年第7期。

[6303]伍连德:《上海之霍乱》,《中华医学杂志》1937年第7期。

[6304]伍连德:《一九一七年至一九一八年山西疫症流行沿革》,《中华医学杂志》1919年第3期。

[6305]伍连德:《中国霍乱流行史及其古代疗法概况》,《同仁医学》1935年第4期。

[6306]伍连德编:《东三省防疫事务总处报告大全书》第十册,《中华医学杂志》1922年第1期。

[6307]谢高潮:《浅谈同治初年苏浙皖的疫灾》,《历史教学问题》1996年第2期。

[6308]辛智科:《陕西防疫处的创立及其主要贡献》,《中华医史杂志》1990年第4期。

[6309]徐好民、尹光辉:《地壳运动与疾疫流行》,《灾害学》1991年第2期。

[6310]许世瑾、葛家栋:《十九种传染性疾病及寄生虫性疾病调查(第一年报告)》,《中华医学杂志》1937年第8期。

[6311]阎文仲:《解放战争时期华北部队的卫生防病工作》,《中华医史杂志》

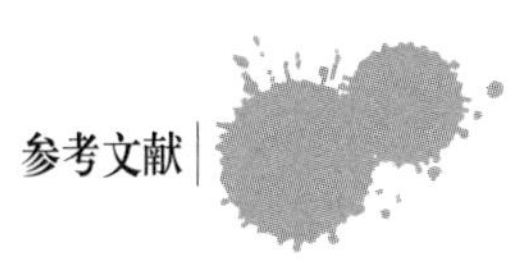

1990 年第 1 期。

[6312]杨尚池:《抗战胜利后的厦门海港检疫》,《中华医史杂志》1993 年第 4 期。

[6313]杨尚池:《厦门海关检疫的创始与曼逊博士》,《中华医史杂志》1992 年第 1 期。

[6314]尹钧科、于德源:《北京历史上的瘟疫及其经验教训》,《天津科技》2003 年第 3 期。

[6315]余新忠:《清代江南疫病救疗事业探析——论清代国家与社会对瘟疫的反应》,《历史研究》2001 年第 6 期。

[6316]郁维:《上海市旧法租界战前与战时传染病流行状况之比较》,《中华医学杂志》1949 年第 2 期。

[6317]翟培庆:《吴兴流行的脑脊髓膜炎》,《中华医学杂志》1944 年第 4 期。

[6318]翟培庆:《吴兴之霍乱》,《中华医学杂志》1940 年第 8 期。

[6319]张茂树:《瘟疫灾害及其防治》,《灾害学》1994 年第 2 期。

[6320]朱师晦等:《安顺所见五年半以来之斑疹伤寒》,《中华医学杂志》1946 年第 11、12 期。

报告、公报、报刊类

[6321]滇西鼠疫调查组编:《楚雄专区鼠疫流行史调查事迹考据材料》,内部印行,1957 年。

[6322]伍连德编:《东三省防疫总处报告大全书》第四册,内部印行,1924 年。

[6323]伍连德编:《东三省防疫总处报告大全书》第五册,内部印行,1926 年。

[6324]奉天全省防疫总局编译:《东三省疫事报告书》,见《中国荒政书集成》第十二册,天津古籍出版社 2010 年版。

[6325]滇西鼠疫调查组编:《凤庆县鼠疫流行史及流行因素调查报告》,内部印行,1958 年。

[6326]澄江县卫生防疫站编:《澄江县鼠疫流行情况的调查报告》,内部印行,1957 年。

[6327]伍连德等编:《海港检疫管理处报告书》第二册,1932 年。

[6328]江川县卫生防疫站编:《江川县鼠疫历史自然因素社会因素调查总结》,内部印行,1957 年。

[6329]景东县卫生防疫站编:《景东县鼠疫流行史及流行因素调查报告》,内部印行,1958 年。

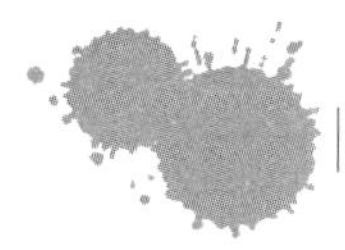

[6330]昆明市卫生防疫站编:《昆明市鼠疫流行史及流行因素调查报告》,内部印行,1957年。

[6331]云南鼠疫防治所疫区调查组编:《路南县鼠疫流行史及流行因素调查报告》,内部印行,1957年。

[6332]鼠疫调查组编:《南华县鼠疫流行史及流行因素调查报告》,内部印行,1957年。

[6333]王承基编:《山西省疫事报告书》,《民国史料丛刊》第733种,大象出版社2009年版。

[6334]思茅专区卫生防疫站编:《思茅专区鼠疫流行及流行因素调查报告》,内部印行,1958年。

[6335]鼠疫调查组编:《下关地区鼠疫流行史调查》,内部印行,1957年。

[6336]鼠疫调查组编:《盐丰县鼠疫流行史及流行因素调查报告》,内部印行,1957年。

[6337]《安徽财政公报》,1930—1934年。

[6338]《安徽通俗公报》,1908—1910年。

[6339]《北洋官报》,1902—1911年。

[6340]《东省特别区市政月刊》,1926—1932年。

[6341]《奉天公报》,1912—1929年。

[6342]《福建民政月刊》,1928年。

[6343]《富阳县政府公报》,1930—1931年。

[6344]《贵州公报》,1912—1920年。

[6345]《贵州省临时参议会大会记录》,1940年。

[6346]《贵州省政府施政报告》,油印本,1940年。

[6347]《国民公报》,1910—1917年。

[6348]《国民政府年鉴》,1943—1946年,国家图书馆出版社2011年版。

[6349]《杭州市政季刊》,1933—1949年。

[6350]《杭州市政月刊》,1927—1932年。

[6351]《湖北官报》,1905—1911年。

[6352]《湖北年鉴》,1931—1935年,内部刊行,1937年。

[6353]《湖南官报》,1902—1905年。

[6354]《湖南省参议会会刊》,1946—1948年。

[6355]《湖南赈务汇刊》,1929—1931年。

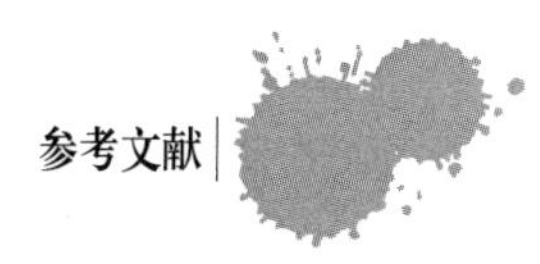

[6356]《华北防疫委员会工作季刊》,1940—1942 年。
[6357]《吉林官报》,1907—1911 年。
[6358]《吉林省公署公报》,1932—1934 年。
[6359]《江苏省公报》,1912—1927 年。
[6360]《江苏省上海县政府公报》,1929 年。
[6361]《江苏省政府公报》,1927—1949 年。
[6362]《江西赈务汇刊》,1930—1933 年。
[6363]《交通公报》,1927—1948 年。
[6364]《胶澳公报》,1923—1926 年。
[6365]《两广官报》,1911 年。
[6366]《内务公报》,1913—1925 年。
[6367]《南京特别市市政公报》,1927 年。
[6368]《宁夏省政府公报》,1941—1943 年。
[6369]《秦中官报》,1903—1908 年。
[6370]《全面抗战特辑》,1941 年。
[6371]《山东官报》,1905—1912 年。
[6372]《山东民政公报》,1934 年。
[6373]《山东省政府公报》,1933—1948 年。
[6374]《山西公报》,1923—1924 年。
[6375]《山西省政府行政报告》,1931—1936 年。
[6376]《山西省政公报》,1928—1937 年。
[6377]《汕头市市政公报》,1928—1935 年。
[6378]《上海市政公报》,1939—1945 年。
[6379]《绍兴县公报》,1928—1930 年。
[6380]《沈阳市政府公报》,1946—1947 年。
[6381]《实业公报》,1931—1937 年。
[6382]《市政公报》,1938—1944 年。
[6383]《首都市政公报》,1928—1931 年。
[6384]《苏北公报》,1939—1942 年。
[6385]《台湾省行政长官公署公报》,1945—1947 年。
[6386]《台湾省政府公报》,1947—1949 年。
[6387]《铁道公报》,1928—1937 年。

[6388]《铁路公报:胶济线》,1923—1926 年。
[6389]《万国公报》,1868—1907 年。
[6390]《卫生公报》,1929—1930 年。
[6391]《西康省政府公报》,1939—1948 年。
[6392]《云南民政月刊》,1934—1948 年。
[6393]《云南省政府公报》,1932—1945 年。
[6394]《浙江公报》,1912—1927 年。
[6395]《浙江官报》,1911 年。
[6396]《浙江省政府公报》,1927—1949 年。
[6397]《浙江省政府行政报告》,1930—1935 年。
[6398]《赈灾汇刊》,1928 年。
[6399]《政府公报(北平)》,1938—1940 年。
[6400]《政府公报》,1912—1928 年。
[6401]《政治官报》,1907—1911 年。
[6402]《中国国民党指导下之政治成绩统计》,1930—1936 年。
[6403]《中华民国统计提要》,商务印书馆 1936 年版。
[6404]《中山县县政季刊》,1932—1934 年。
[6405]《重庆商会公报》,1905—1909 年。
[6406]《安徽白话报》,1908—1909 年。
[6407]《安徽政务月刊》,1935—1937 年。
[6408]《半月通讯》,1946—1947 年。
[6409]《保险界》,1939—1942 年。
[6410]《报报》,1946 年。
[6411]《北京大学日刊》,1914—1932 年。
[6412]《北京医药月刊》,1939—1940 年。
[6413]《北洋周刊》,1932—1947 年。
[6414]《边疆》,1936—1937 年。
[6415]《边事研究》,1934—1942 年。
[6416]《昌黎周报》,1935—1936 年。
[6417]《晨报》,1920—1927 年。
[6418]《澄海县政汇刊》,1934 年。
[6419]《冲锋》,1938—1939 年。

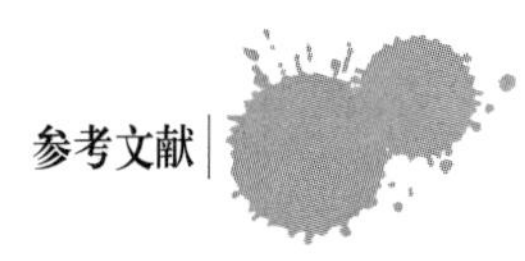

[6420]《初级中华英文周报》,1930—1937 年。
[6421]《大分湖》,1923—1925 年。
[6422]《大刚报(贵阳版)》,1946 年。
[6423]《大公报》,1902—1938 年。
[6424]《大陆》,1902—1906 年。
[6425]《大埔周刊》,1922 年。
[6426]《大生报》,1936 年。
[6427]《大同报(上海)》,1907—1908 年。
[6428]《道德杂志》,1921—1924 年。
[6429]《东方医学杂志》,1927 年。
[6430]《东方杂志》,1904—1948 年。
[6431]《东南风》,1946—1947 年。
[6432]《东莞旬报》,1908 年。
[6433]《东亚医学》,1922 年。
[6434]《铎报》,1917—1918 年。
[6435]《法律评论(北京)》,1923—1948 年。
[6436]《福湘旬刊》,1929—1937 年。
[6437]《复县教育周刊》,1926—1930 年。
[6438]《甘肃警务周刊》,1923—1925 年。
[6439]《革命军副刊》,1927 年。
[6440]《工商法规》,1948—1949 年。
[6441]《公安月刊(长沙)》,1932—1933 年。
[6442]《公教周刊》,1934 年。
[6443]《观海》,1931 年。
[6444]《光华医药杂志》,1933—1937 年。
[6445]《广东卫生》,1939—1943 年。
[6446]《广济医刊》,1924—1935 年。
[6447]《广西健社医学月刊》,1937—1938 年。
[6448]《广西卫生通讯》,1941—1942 年。
[6449]《广益丛报》,1903—1909 年。
[6450]《贵州日报》,1943—1947 年。
[6451]《国风报》,1910—1911 年。

[6452]《清华大学校刊》,1928—1935 年。

[6453]《海外月刊》,1932—1935 年。

[6454]《汉报》,1893—1900 年。

[6455]《杭州白话报》,1901—1904 年。

[6456]《航业通讯》,1946—1949 年。

[6457]《河南白话科学报》,1906—1909 年。

[6458]《弘化月刊》,1941—1949 年。

[6459]《湖南农讯》,1936—1937 年。

[6460]《湖南演说通俗报》,1903 年。

[6461]《华中医药报》,1946 年。

[6462]《环球》,1916—1920 年。

[6463]《汇学杂志(乙种)》,1926—1937 年。

[6464]《集成报》,1897—1901 年。

[6465]《济南报》,1904 年。

[6466]《济南市市政月刊》,1930—1932 年。

[6467]《建国通讯稿》,1941 年。

[6468]《江苏新闻》,1948 年。

[6469]《交通月刊》,1917—1919 年。

[6470]《解放日报》,1944—1949 年。

[6471]《金融周报》,1936—1949 年。

[6472]《经济汇报》,1939—1945 年。

[6473]《警务丛报》,1912—1915 年。

[6474]《竞业旬报》,1906—1909 年。

[6475]《救灾会刊》,1923—1939 年。

[6476]《救灾周刊》,1920—1921 年。

[6477]《觉民报》,1899—1900 年。

[6478]《康藏前锋》,1933—1939 年。

[6479]《康健世界》,1935—1936 年。

[6480]《康健消息》,1937 年。

[6481]《康健杂志》,1934—1937 年。

[6482]《抗战建国大画史》,1948 年。

[6483]《科学大众》,1937—1949 年。

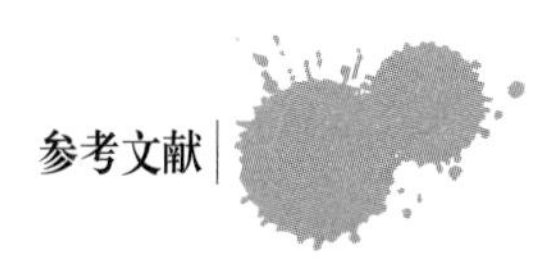

[6484]《矿业周报》,1929—1937 年。
[6485]《昆虫与植病》,1933—1937 年。
[6486]《来复》,1918—1930 年。
[6487]《老百姓(浙江金华)》,1938—1941 年。
[6488]《礼拜六》,1932—1949 年。
[6489]《力报》,1945—1947 年。
[6490]《灵学旬刊》,1925 年。
[6491]《陆军军医学校校友会杂志》,1918 年。
[6492]《鹭江报》,1902—1905 年。
[6493]《蒙藏月报》,1934—1948 年。
[6494]《民国日报》,1927—1946 年。
[6495]《民呼报》,1909 年。
[6496]《民教通讯》,1936 年。
[6497]《民教通讯》,1935—1937 年。
[6498]《民政部半月刊》,1934 年。
[6499]《民政部旬刊》,1932—1933 年。
[6500]《民众教育》,1928—1934 年。
[6501]《民众旬刊》,1930—1934 年。
[6502]《闽政导报》,1945—1946 年。
[6503]《闽政简报》,1943—1945 年。
[6504]《闽政月刊》,1937—1941 年。
[6505]《南京医学报》,1912—1913 年。
[6506]《南通学院院刊》,1936—1948 年。
[6507]《南洋官报》,1904—1911 年。
[6508]《宁波人》,1946 年。
[6509]《宁绍新报》,1947—1948 年。
[6510]《农工杂志》,1909 年。
[6511]《农话》,1929—1931 年。
[6512]《农声》,1922—1944 年。
[6513]《屏山县政》,1942 年。
[6514]《黔人之声》,1925—1926 年。
[6515]《浅说画报》,1911—1912 年。

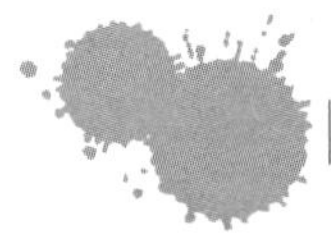

[6516]《日新治疗》,1925—1943 年。

[6517]《三三医报》,1923—1927 年。

[6518]《山东国文报》,1908 年。

[6519]《善后救济总署鲁青分署旬报》,1946 年。

[6520]《商务报》,1900 年。

[6521]《上海新报》,1861—1872 年。

[6522]《上海医报》,1930 年。

[6523]《上海医事周刊》,1938—1949 年。

[6524]《绍兴医药学报》,1908—1923 年。

[6525]《绍兴医药学报星期增刊》,1920—1922 年。

[6526]《社会医报》,1930—1934 年。

[6527]《申报》,1872—1949 年。

[6528]《神州国医学报》,1932—1937 年。

[6529]《神州医药学报》,1911—1925 年。

[6530]《圣公会报》,1923—1949 年。

[6531]《圣教杂志》,1912—1938 年。

[6532]《圣心报》,1887—1949 年。

[6533]《盛京时报》,1906—1943 年。

[6534]《时事月报》,1929—1944 年。

[6535]《时兆月报》,1918—1946 年。

[6536]《实用英文》,1938—1947 年。

[6537]《世界月报》,1932 年。

[6538]《首都市政周刊》(南京),1928—1931 年。

[6539]《思益附刊》,1921—1923 年。

[6540]《四川月报》,1937 年。

[6541]《四川政报》,1912—1924 年。

[6542]《苏讯》,1941—1949 年。

[6543]《苏州明报》,1929—1935 年。

[6544]《太安丰保险界》,1935—1938 年。

[6545]《铁路协会会报》,1913—1928 年。

[6546]《铁路月刊津浦线》,1930—1935 年。

[6547]《通俗医事月刊》,1919—1920 年。

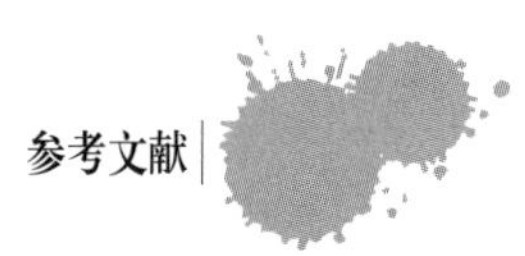

[6548]《通问报》,1902—1948 年。
[6549]《通学报》,1906—1911 年。
[6550]《同德年刊》,1930 年。
[6551]《同仁医学》,1930—1939 年。
[6552]《外交报》,1902—1910 年。
[6553]《皖事汇报》,1936—1948 年。
[6554]《维新日报》,1879—1909 年。
[6555]《卫生半月刊》,1934—1935 年。
[6556]《卫生学报》,1906 年。
[6557]《卫生月刊》,1928—1947 年。
[6558]《文楼月报》,1938—1949 年。
[6559]《无锡市政》,1929—1930 年。
[6560]《吴江》,1922—1927 年。
[6561]《武进月报》,1918—1921 年。
[6562]《西南日报》,1938 年。
[6563]《现代农民》,1938—1949 年。
[6564]《现代医药杂志》,1945—1949 年。
[6565]《湘报》,1898 年。
[6566]《协和报》,1910—1917 年。
[6567]《新福建》,1942—1946 年。
[6568]《新汉口:汉市市政公报》,1929—1931 年。
[6569]《新疆烈士传通讯》,1992 年。
[6570]《新南星》,1938—1942 年。
[6571]《新青海》,1932—1937 年。
[6572]《新陕西月刊》,1931—1932 年。
[6573]《新天津画报》,1933—1943 年。
[6574]《新医》,1931—1932 年。
[6575]《新医药刊》,1932—1946 年。
[6576]《新医药杂志》,1931—1937 年。
[6577]《新医与社会汇刊》,1928—1934 年。
[6578]《兴华》,1913—1937 年。
[6579]《行总周报》,1946—1947 年。

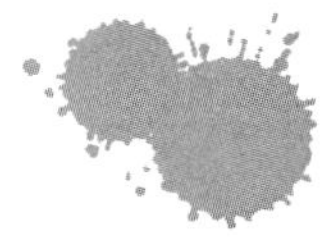

[6580]《学汇》,1922—1925。

[6581]《学生文艺丛刊》,1923—1936 年。

[6582]《盐务月报》,1942—1948 年。

[6583]《业务通讯》,1948—1949 年。

[6584]《一四七画报》,1946—1948 年。

[6585]《医事汇刊》,1929—1940 年。

[6586]《医事月刊》,1923—1924 年。

[6587]《医学世界》,1912—1914 年。

[6588]《医学文摘》,1942—1943 年。

[6589]《医学杂志》,1921—1937 年。

[6590]《医药评论》,1929—1937 年。

[6591]《医药学》,1924—1949 年。

[6592]《医药杂志》,1920—1923 年。

[6593]《益闻录》,1889—1911 年。

[6594]《银河》,1946 年。

[6595]《英语周刊》,1915—1941 年。

[6596]《禹贡》,1934—1937 年。

[6597]《月报》,1910 年。

[6598]《云南县政半月刊》,1936—1940 年。

[6599]《战地》,1938—1941 年。

[6600]《浙赣路讯》,1947—1949 年。

[6601]《浙赣月刊》,1940—1942 年。

[6602]《浙江民政年刊》,1929—1930 年。

[6603]《浙江民政月刊》,1927—1935 年。

[6604]《浙江新政交儆报》,1902 年。

[6605]《真光报》,1911 年。

[6606]《真光杂志》,1928—1941 年。

[6607]《振华五日大事记》,1907—1908 年。

[6608]《振务月刊》,1930—1932 年。

[6609]《中国红十字会会务通讯》,1941—1942 年。

[6610]《中国红十字会月刊》,1921—1940 年。

[6611]《中国摄影学会画报》,1925—1932 年。

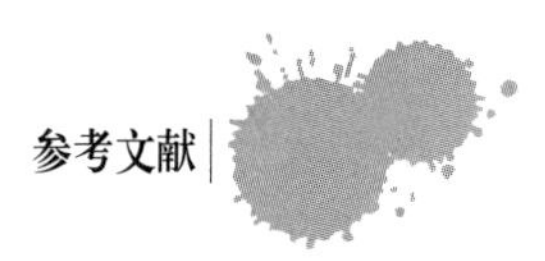

[6612]《中国医药研究月报》,1936—1949 年。
[6613]《中国医药月刊》,1923—1924 年。
[6614]《中华报》,1905 年。
[6615]《中华医学白话报》,1913 年。
[6616]《中华医学杂志》,1915—1949 年。
[6617]《中山侨报》,1946 年。
[6618]《中山周报》,1934—1938 年。
[6619]《中西医学报》,1910—1930 年。
[6620]《中央日报》,1928—1949 年。
[6621]《中医科学》,1936—1937 年。
[6622]《中医学报》,1928—1931 年。

查阅而无引用的方志

按:以下方志在各卷中未见疫灾史料引用,主要有以下几种情形:其一,方志中没有“大事记”“机祥志”“灾异志”“杂志”这样记载灾异的篇目;其二,方志中有“大事记”“机祥志”“灾异志”“杂志”这样的篇目,但没有对疫灾事件的记载;其三,极个别方志中有疫灾记载,但因已查阅过其他版本的方志,且核对其疫灾记录相同。所有方志的“人物志”“艺文志”等可能含有疫灾记载的篇目均未查阅。

明代以前

[1]景定《建康志》,马光祖修,周应合纂,景定二年修,嘉庆六年刻本。
[2]咸淳《重修毗陵志》,史能之纂,咸淳四年刻本。
[3]绍熙《云间志》,杨潜纂,绍熙四年纂,明抄本。
[4]嘉定《镇江志》,卢宪纂,嘉定六年修,清张氏爱日精庐抄本。
[5]宝庆《四明志》,胡榘修,方万里、罗濬纂,宝庆三年修,绍定二年刻本。
[6]开庆《四明续志》,吴潜修,梅应发、刘锡纂,开庆元年刻本。
[7]宝庆《会稽续志》,张淏纂修,嘉庆十三年刻本。
[8]嘉定《赤城志》,齐硕修,陈耆卿纂,嘉定十六年修,弘治十年校刻本。
[9]淳熙《严州图经》,董弅修,陈公亮重修,刘文富订正,绍兴九年修,淳熙十二年重修本。
[10]景定《景定严州续志》,钱可则修,郑瑶、方仁荣纂,景定三年刻本。

[11]至正《金陵新志》,张铉纂修,至正四年刻本,民国年间抄本。

[12]至正《昆山郡志》,杨逋纂,至正元年修,抄本。

[13]至顺《镇江志》,脱因修,俞希鲁纂,至顺三年修,抄本。

[14]元贞《类编长安志》,骆天骧纂修,元贞二年修,抄本。

[15]延祐《四明志》,马泽修,袁桷等纂,延祐七年修,抄本。

明前期(洪武至正统)

[16]洪武《苏州府志》,卢熊辑,洪武十二年刻本。

[17]永乐《政和县志》,黄裳修,郭斯垕纂,抄本。

[18]永乐《温州府乐清县志》,佚名纂,永乐年间刻本。

[19]正统《福建兴化县志》,周华纂修,正统间修,崇祯间增补,道光二十四年抄本,1936年重校铅印本。

[20]正统《大名府志》,李辂修,赵本、吴骥纂,正统十年刻本。

明中期(天顺至隆庆)

[21]天顺《宁波郡志》,杨寔纂修,张瓒等校正,天顺年间修,成化四年刻本。

[22]成化《广州志》,吴中修,王文凤纂,成化九年刻本。

[23]成化《重修三原志》,朱昱纂修,成化年间刻本。

[24]成化《山西通志》,李侃修,胡谧纂,1933年景抄成化十一年刻本。

[25]弘治《长乐县志》,王涣修,潘援、刘则和纂,弘治十六年刻本。

[26]弘治《重修保定志》,张才编辑,徐珪重编,弘治七年刻本。

[27]弘治《赤城新志》,陈相修,谢铎纂,弘治十年刻本。

[28]弘治《大明兴化府志》,陈效修,周瑛、黄仲昭纂,弘治十六年刻本。

[29]弘治《抚州府志》,吕杰纂修,弘治十六年刻本。

[30]弘治《黄州府志》,卢希哲纂修,弘治十三年刻本。

[31]弘治《将乐县志》,李敏纂修,弘治十五年修,弘治十八年刻本。

[32]弘治《句容县志》,王僖徵修,程文纂,弘治九年刻本。

[33]弘治《衢州府志》,沈杰修,吾冔、吴夔纂,弘治十六年刻本。

[34]弘治《上海志》,郭经修,唐锦纂,弘治十七年刻本。

[35]弘治《吴江志》,莫旦纂修,弘治元年刻本。

[36]弘治《休宁志》,程敏政编辑,欧阳旦增辑,弘治四年刻本。

[37]弘治《延安府志》,李宗仁修,杨怀纂,弘治十七年刻本。

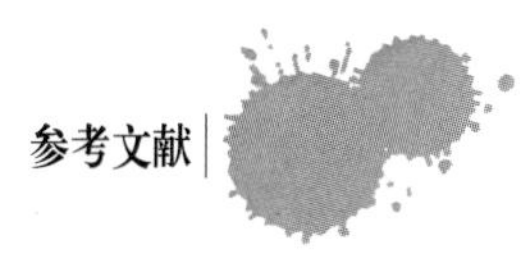

[38] 弘治《易州志》,戴敏修,戴铣纂,弘治十五年刻本。
[39] 弘治《永平府志》,吴杰修,张廷纲、吴祺纂,弘治十四年刻本。
[40] 弘治《岳州府志》,刘玑纂修,弘治元年刻本。
[41] 弘治《震泽编》,王鏊修,蔡昇纂,弘治十八年刻本。
[42] 弘治《直隶凤阳府宿州志》,曾显重修,弘治十二年刻本。
[43] 正德《朝邑县志》,王道修,韩邦靖纂,正德十四年刻本。
[44] 正德《大名府志》,石禄修,唐锦编纂,正德元年刻本。
[45] 正德《大同府志》,王崇庆重校,张钦编次,正德十年刻,嘉靖年间增刻本。
[46] 正德《光化县志》,曹璘编次,正德十年刻本。
[47] 正德《归化县志》,杨缙纂修,正德十一年抄本。
[48] 正德《嘉兴府志补》,于凤喈修纂,正德元年修,正德七年刻本。
[49] 正德《江宁县志》,王诰等修,刘雨修纂,管景等增修,正德十六年刻本。
[50] 正德《金山卫志》,张奎修,夏有文等纂,正德十二年刻本,1932 年影印本。
[51] 正德《夔州府志》,吴潜修,傅汝舟纂,正德八年刻本。
[52] 正德《临漳县志》,景芳纂修,正德元年刻本。
[53] 正德《南康府志》,陈霖纂修,正德十年刻本。
[54] 正德《汝州志》,王雄修,承天贵编辑,正德元年修,正德五年刻本。
[55] 正德《顺昌邑志》,马性鲁纂修,正德十六年刻本。
[56] 正德《武功县志》,康海纂修,正德十四年刻本。
[57] 正德《武义县志》,黄春补刻增修,正德十五年刻,嘉靖三年补刻增修本。
[58] 正德《莘县志》,吴宗器纂修,正德十年刻,嘉靖年间增刻本。
[59] 正德《新城县志》,黄文鹭纂修,正德十一年刻本。
[60] 正德《新乡县志》,李锦编辑,储珊校正,正德元年刻本。
[61] 正德《兴宁志》,祝允明纂修,正德十年稿本。
[62] 正德《颍州志》,刘节编辑,正德六年刻本。
[63] 正德《永康县志》,吴宣济等修,陈泗等纂,正德九年刻本。
[64] 正德《袁州府志》,严嵩纂修,正德九年刻本。
[65] 正德《赵州志》,程遵纂修,正德十年刻本。
[66] 嘉靖《安溪县志》,林有年纂,嘉靖三十一年刻本。
[67] 嘉靖《巴东县志》,杨培之纂修,嘉靖三十年刻本。
[68] 嘉靖《亳州志》,李先芳等纂修,嘉靖四十三年刻本。
[69] 嘉靖《茶陵州志》,张治纂修,嘉靖四年刻本。

[70]嘉靖《昌乐县志》,朱木修,高凌云纂,嘉靖二十七年刻本。

[71]嘉靖《长沙府志》,孙存、潘镒修,杨林、张治纂,嘉靖十二年刻本。

[72]嘉靖《长泰县志》,佚名纂,嘉靖年间修,抄本。

[73]嘉靖《长垣县志》,刘芳等编集,嘉靖二十年刻本。

[74]嘉靖《常德府志》,陈洪谟纂,嘉靖十四年刻本。

[75]嘉靖《潮州府志》,郭春震校辑,嘉靖二十六年刻本。

[76]嘉靖《澄城县志》,徐效贤、敖佐修,石道立纂,嘉靖二十八年刻本。

[77]嘉靖《崇义县志》,王廷耀修,郑乔纂,嘉靖三十二年刻本。

[78]嘉靖《淳安县志》,姚鸣鸾重修,余坤等同修,嘉靖三年刻本。

[79]嘉靖《磁州志》,周文龙修,孙绍等纂,嘉靖三十二年刻本。

[80]嘉靖《大理府志》,李元阳纂,嘉靖四十二年刻本。

[81]嘉靖《大埔县志》,吴思立修,陈尧道等纂,嘉靖三十六年刻本。

[82]嘉靖《大冶县志》,赵鼒修,冷儒宗纂,嘉靖十九年刻本。

[83]嘉靖《德化县志》,许仁修,蒋孔炀纂,嘉靖十年刻本。

[84]嘉靖《德庆州志》,陆舜臣纂修,嘉靖十六年刻本。

[85]嘉靖《德州志》,郑瀛修,何洪纂,嘉靖七年刻本。

[86]嘉靖《登封新志》,李居仁原纂,侯泰等增修,嘉靖八年增修本。

[87]嘉靖《邓州志》,潘庭楠纂修,嘉靖四十三年刻本。

[88]嘉靖《东乡县志》,饶文璧纂,嘉靖三年刻,嘉靖十五年补刻本。

[89]嘉靖《范县志》,时泰纂修,嘉靖十四年刻本。

[90]嘉靖《浮山县志》,许安纂修,嘉靖三十七年刻本。

[91]嘉靖《福清县志续略》,释如一纂,嘉靖二十六年刻本。

[92]嘉靖《赣州府志》,康河修,董天锡纂,嘉靖十五年刻本。

[93]嘉靖《高淳县志》,刘启东、贾宗鲁等纂修,嘉靖五年修,嘉靖四十一年重刻本。

[94]嘉靖《高陵县志》,吕柟纂修,嘉靖二十年刻本。

[95]嘉靖《固始县志》,张梯修,葛臣纂,嘉靖二十一年修。

[96]嘉靖《固原州志》,杨经纂修,嘉靖十一年刻本。

[97]嘉靖《光山县志》,沈绍庆修,王家士纂,嘉靖三十五年刻本。

[98]嘉靖《广东韶州府翁源县志》,李孔明等纂,嘉靖三十六年修,抄本。

[99]嘉靖《广东通志初稿》,戴璟修,张岳纂,嘉靖十四年刻本。

[100]嘉靖《广信府志》,张士镐修,江汝璧纂,嘉靖五年刻本。

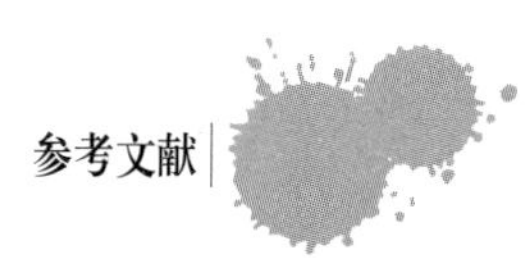

[101]嘉靖《归州全志》,张时纂修,嘉靖二十八年刻本。

[102]嘉靖《归州志》,郑乔纂修,嘉靖四十三年刻本。

[103]嘉靖《海门县志集》,崔桐辑,吴宗元校,嘉靖十六年刻本。

[104]嘉靖《海宁县志》,蔡完修,董穀纂,嘉靖三十六年刻本。

[105]嘉靖《汉阳府志》,刘汝松修,朱衣纂,嘉靖二十五年刻本。

[106]嘉靖《河州志》,吴祯编辑,刘卓校刊,嘉靖二十五年修,嘉靖四十二年重刻本。

[107]嘉靖《洪雅县志》,张可述撰次,嘉靖四十一年刻本。

[108]嘉靖《怀远县志》,孙维礼、杨钧纂修,嘉靖十八年刻本。

[109]嘉靖《辉县志》,张天真纂修,嘉靖六年刻本。

[110]嘉靖《徽郡志》,孟鹏年修,郭从道纂,嘉靖四十二年抄本。

[111]嘉靖《徽州府志》,汪尚宁等总裁,嘉靖四十五年刻本。

[112]嘉靖《惠安县志》,张岳纂,嘉靖九年刻本。

[113]嘉靖《惠州府志》,李玘重修,刘梧纂辑,嘉靖二十一年刻本。

[114]嘉靖《惠州府志》,杨载鸣编次,姚良弼等校刊,嘉靖三十五年刻本。

[115]嘉靖《获鹿县志》,赵惟勤纂修,嘉靖三十五年刻本。

[116]嘉靖《建宁府志》,夏玉麟、郝维岳等修,汪佃等纂,嘉靖二十年刻本。

[117]嘉靖《泾县志》,王廷榦编纂,丘时庸校刊,嘉靖三十一年刻本。

[118]嘉靖《开州志》,孙巨鲸修,王崇庆纂,嘉靖十三年刻本。

[119]嘉靖《莱芜县志》,陈甘雨纂修,嘉靖二十七年刻本。

[120]嘉靖《兰阳县志》,褚宦锓梓,李希程编次,嘉靖二十五年刻本。

[121]嘉靖《蠡县志》,李复初纂修,嘉靖十三年刻本。

[122]嘉靖《临江府志》,徐颢修,杨钧、陈德文纂,嘉靖十五年刻本。

[123]嘉靖《临朐县志》,王家士修,祝文、冯惟敏纂,嘉靖三十一年刻本。

[124]嘉靖《龙溪县志》,刘天授修,林魁、李恺等纂,嘉靖十四年刻本。

[125]嘉靖《隆庆志》,谢庭桂纂,苏乾续纂,嘉靖二十八年刻本。

[126]嘉靖《略阳县志》,李遇春编辑,李东甲、贾言校补,嘉靖三十一年刻本。

[127]嘉靖《罗田县志》,祝珝修,蔡元伟等纂,嘉靖年间修,1926年铅印本。

[128]嘉靖《内黄县志》,董弦等纂修,嘉靖十六年刻本。

[129]嘉靖《南宫县志》,叶恒嵩修,刘濂纂,嘉靖十四年修,嘉靖三十八年刻本,1933年影印本。

[130]嘉靖《南畿志》,闻人诠修,陈沂纂,嘉靖十三年刻本,1941年抄本。

[131]嘉靖《南雄府志》,谭大初纂修,嘉靖二十一年刻本。

[132]嘉靖《南阳府志》,杨应奎纂修,张霈补遗,张中孚校注,嘉靖七年修,1942年铅印本。

[133]嘉靖《宁国府志》,黎晨校刊,李默编纂,嘉靖十五年刻本。

[134]嘉靖《宁国县志》,范镐纂修,嘉靖二十八年刻本。

[135]嘉靖《宁海州志》,李光先修,焦希程纂,嘉靖二十六年刻本。

[136]嘉靖《沛县志》,王治修,马伟等编辑,嘉靖二十二年刻本。

[137]嘉靖《平凉府志》,赵时春纂修,嘉靖三十九年刻本。

[138]嘉靖《濮州志》,邓韨纂修,嘉靖六年刻本。

[139]嘉靖《浦江志略》,毛凤韶修,王庭兰校,嘉靖五年刻本。

[140]嘉靖《蕲水县志》,萧璞等纂修,嘉靖二十六年刻本。

[141]嘉靖《蕲州志》,甘泽纂辑,嘉靖九年刻本。

[142]嘉靖《秦安志》,胡缵宗纂,嘉靖十四年刻本。

[143]嘉靖《青州府志》,刘应时等总裁,杜思删订,冯惟讷等纂修,嘉靖四十四年刻本。

[144]嘉靖《清苑县志》,李廷宝修,嘉靖十七年刻本。

[145]嘉靖《庆阳府志》,梁明翰修,傅学礼纂,嘉靖三十六年刻本。

[146]嘉靖《曲沃县志》,刘鲁生编次,李廷宝编集,嘉靖三十年刻本。

[147]嘉靖《仁和县志》,沈朝宣纂修,嘉靖二十八年修,稿本。

[148]嘉靖《仁化县志》,胡居安等纂修,嘉靖三十六年抄本。

[149]嘉靖《瑞安县志》,刘畿修,嘉靖三十四年刻本。

[150]嘉靖《瑞金县志》,林有年纂修,赵勋校正,嘉靖二十二年刻本。

[151]嘉靖《山海关志》,詹荣纂修,嘉靖十四年刻本。

[152]嘉靖《商城县志》,万炯修,张应辰纂,嘉靖三十年刻本。

[153]嘉靖《涉县志》,佚名纂,嘉靖年间修,抄本。

[154]嘉靖《石埭县志》,黄嶅修,冯光浙等纂,嘉靖三十五年刻本。

[155]嘉靖《始兴县志》,汪庆舟纂修,嘉靖十五年刻本。

[156]嘉靖《四川总志》,刘大谟、杨慎等纂修,嘉靖二十四年刻本。

[157]嘉靖《太原县志》,高汝行纂辑,嘉靖三十年刻本。

[158]嘉靖《汀州府志》,邵有道总裁,何云等编辑,嘉靖六年刻本。

[159]嘉靖《通许县志》,韩玉纂修,嘉靖二十四年刻本。

[160]嘉靖《通州志》,钟汪修,林颖等纂,嘉靖九年刻本。

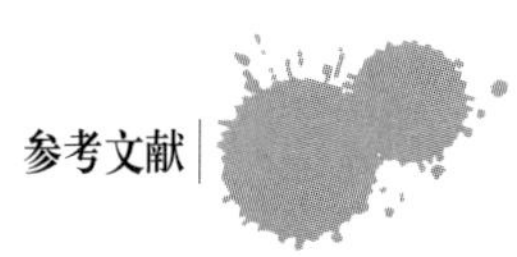

[161]嘉靖《铜陵县志》,李士元总裁,沈梅纂修,嘉靖四十二年刻本。

[162]嘉靖《威县志》,胡容修,王组纂,嘉靖二十九年刻本。

[163]嘉靖《渭南县志》,南大吉纂修,嘉靖二十年刻本,抄本。

[164]嘉靖《温州府志》,张孚敬纂修,嘉靖十六年刻本。

[165]嘉靖《武安县志》,唐交修,陈玮纂,嘉靖二十六年刻本。

[166]嘉靖《武城县志》,尤麒修,陈露纂,嘉靖二十八年刻本。

[167]嘉靖《武定州志》,刘继先、崔士伟同修,嘉靖二十七年刻本。

[168]嘉靖《武宁县志》,徐麟纂修,嘉靖二十二年修,嘉靖四十一年刻本。

[169]嘉靖《夏津县志》,易时中修,王琳纂,嘉靖十九年刻本。

[170]嘉靖《湘阴县志》,张灯纂修,李延龙重修,嘉靖三十三年修,嘉靖四十四年增修刻本。

[171]嘉靖《襄城县志》,林鸾辑,嘉靖三十年刻本。

[172]嘉靖《萧山县志》,林策修,魏堂续增,嘉靖二十二年修,嘉靖三十六年刻本。

[173]嘉靖《新宁县志》,陈元珂等修,嘉靖二十四年刻本。

[174]嘉靖《许州志》,张良知纂修,嘉靖十九年刻本。

[175]嘉靖《寻甸府志》,王尚用修辑,张腾编次,嘉庆二十九年刻本。

[176]嘉靖《鄢陵县志》,刘讱纂修,嘉靖十六年刻本。

[177]嘉靖《郾城县志》,杨邦梁等纂修,嘉靖三十三年刻本。

[178]嘉靖《阳山志》,岳岱纂修,嘉靖年间修,抄本。

[179]嘉靖《阳武县志》,吕柟纂修,嘉靖五年刻本。

[180]嘉靖《耀州志》,李廷宝修,乔世宁纂,嘉靖三十六年刻本。

[181]嘉靖《宜城县志》,郝廷玺纂修,嘉靖三十三年抄本。

[182]嘉靖《翼城县志》,鄢桂枝订正,杨汝泽校编,嘉靖二十七年刻本。

[183]嘉靖《应山县志》,颜木纂,嘉靖十九年刻本。

[184]嘉靖《颍州志》,吕景蒙订定,胡衮编次,嘉靖十五年刻本。

[185]嘉靖《永丰县志》,管景等纂编,嘉靖二十三年刻本。

[186]嘉靖《尤溪县志》,李文兖修,田顼辑,嘉靖六年修,嘉靖九年刻本。

[187]嘉靖《云阳县志》,杨鸾修,秦觉纂,嘉靖二十年刻本。

[188]嘉靖《增城县志》,文章修,张文海纂,嘉靖十七年刻本。

[189]嘉靖《彰德府志》,崔铣辑,嘉靖元年刻本。

[190]嘉靖《漳平县志》,曾汝檀修,朱召校刊,嘉靖二十八年刻本。

[191]嘉靖《浙江通志》,胡宗宪修,嘉靖四十年刻本。

[192]嘉靖《真定府志》,唐臣修,雷礼纂,嘉靖二十八年刻本。

[193]嘉靖《淄川县志》,王琮纂辑,嘉靖二十五年刻本。

[194]隆庆《宝庆府志》,陆柬纂修,隆庆元年刻本。

[195]隆庆《保定府志》,冯惟敏纂修,隆庆五年刻,万历三十五年增修本。

[196]隆庆《长洲县志》,张德夫修,江盈科增修,皇甫汸、张凤翼等纂,隆庆五年刻本。

[197]隆庆《潮阳县志》,黄一龙修,林大春纂,隆庆六年刻本。

[198]隆庆《淳化志》,罗廷绣纂修,隆庆传抄本。

[199]隆庆《丰润县志》,王纳言订正,石邦政撰次,隆庆四年刻本。

[200]隆庆《海州志》,陈复亨纂修,隆庆六年刻本。

[201]隆庆《华州志》,李可久裁正,张光孝撰次,隆庆六年刻本。

[202]隆庆《乐清县志》,胡用宾修,侯一元纂,隆庆六年刻本。

[203]隆庆《临江府志》,管大勋修,刘松纂,隆庆六年刻本。

[204]隆庆《平阳县志》,朱东光原修,万明华补遗,石金和等增补,隆庆五年刻本,康熙年间抄本。

[205]隆庆《瑞昌县志》,刘储纂,谢顾编辑,隆庆四年刻本。

明后期(万历至崇祯)

[206]万历《宾州志》,郭棐纂修,万历十五年刻本。

[207]万历《成安县志》,贾三策修,王孙昌纂,万历四十年刻本。

[208]万历《重修安平县志》,王诉修,王三余纂,万历十七年刻本,万历二十四年增刻本。

[209]万历《重修常州府志》,刘广生修,万历四十六年刻本。

[210]万历《重修通渭县志》,刘世纶重修,白我心编次,万历四十一年修,抄本。

[211]万历《慈利县志》,陈光前纂修,万历元年刻本。

[212]万历《代州志》,周弘禴纂修,万历十四年刻本。

[213]万历《丹徒县志》,何世学纂修,万历初刻本。

[214]万历《福安县志》,陆以载等修,万历二十五年刻本。

[215]万历《甘镇志》,佚名纂,顺治十四年重刻本。

[216]万历《固原州志》,刘敏宽、董国光纂修,万历四十四年刻本。

[217]万历《冠县志》,谈自省修,杜华先纂,万历三十六年抄本。

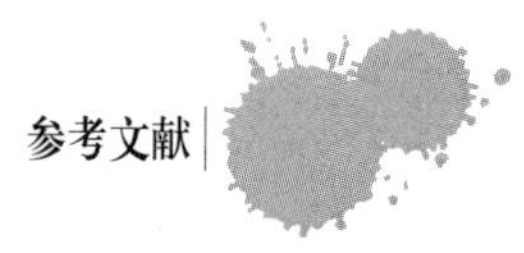

[218]万历《广东通志》,郭棐纂修,万历三十年刻本。

[219]万历《韩城县志》,苏进修,张士佩纂,万历三十五年刻本。

[220]万历《杭州府志》,刘伯缙等掌修,陈善纂修,万历七年刻本。

[221]万历《合州志》,刘芳声总修,田九垓纂修,万历七年刻本。

[222]万历《洪洞县志》,乔因羽修,晋朝臣纂,万历十九年刻本。

[223]万历《湖州府志》,栗祁修,唐枢、张应雷纂,万历六年刻本。

[224]万历《怀仁县志》,杨守介纂修,万历二十九年刻本。

[225]万历《淮安府志》,陈文烛纂,于时保等同修,万历元年刻本。

[226]万历《皇明常熟文献志》,管一德纂,万历三十三年刻本。

[227]万历《吉安府志》,余之祯总修,王时槐纂修,万历十三年刻本。

[228]万历《嘉定州志》,李采总裁,范醇敬纂修,万历三十九年修,抄本。

[229]万历《建阳县志》,魏时应掌修,田居中、张榜等分纂,万历二十九年刻本。

[230]万历《江都县志》,张宁删订,陆君弼纂修,万历二十七年刻本。

[231]万历《江宁县志》,周诗等监辑,李登纂修,万历二十六年刻本。

[232]万历《江西省大志》,王宗沐纂修,陆万垓增修,万历二十五年刻本。

[233]万历《金华府志》,王懋德等纂修,万历六年刻本。

[234]万历《旌德县志》,苏宇庶纂修,万历二十六年刻本。

[235]万历《开原图说》,冯瑗辑,万历末年刻本。

[236]万历《莱州府志》,龙文明修,赵耀、董基纂,万历三十二年刻本。

[237]万历《兰溪县志》,程子鏊修,万历三十四年刻本,康熙年间补刻本。

[238]万历《乐安县志》,孟楠修,蒋奇鏄纂,万历三十一年刻,康熙六年重修本。

[239]万历《马邑县志》,宋子质修,王继文纂,万历三十六年刻本。

[240]万历《闽都记》,王应山纂,万历四十年纂,刻本。

[241]万历《宁国府志》,陈俊主修,梅守德、贡安国等纂,万历五年刻本。

[242]万历《钱塘县志》,聂心汤纂修,万历三十七年刻本。

[243]万历《清河县志》,向日红纂修,万历九年刻本。

[244]万历《泉州府志》,阳思谦等修,万历四十年刻本。

[245]万历《饶阳县志》,翟耀修,石经世纂,万历二十九年刻,万历三十七年续补刻本。

[246]万历《汝阳县志》,黄似华修,李本固纂,万历三十六年刻本。

[247]万历《寿昌县志》,李思悦原修,李世芳增修,易文等校,嘉靖四十年刻,万历十四年增刻本。

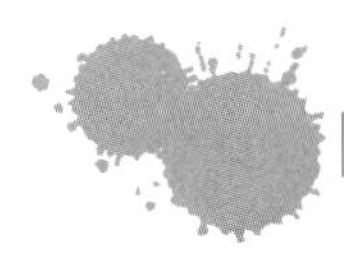

[248]万历《顺天府志》,沈应文、谭希思等修,张元芳汇编,万历二十一年刻本。

[249]万历《宿迁县志》,喻文伟纂辑,何仪纂修,万历五年刻本。

[250]万历《遂安县志》,韩晟主修,毛一鹭纂修,万历四十年刻本。

[251]万历《太平府志》,蔡迎恩修,甘东阳纂,万历五年刻本。

[252]万历《泰州志》,黄佑纂修,章文斗编次,万历三十二年刻本。

[253]万历《桃源县志》,郑天佐、李征等纂修,万历四年刻本。

[254]万历《通州志》,沈明臣纂修,陈大科等同修,林云程订正,万历六年刻本。

[255]万历《卫辉府志》,侯大节纂修,万历三十一年刻本。

[256]万历《汶上县志》,栗可仕创修,万历三十六年刻本。

[257]万历《仙居县志》,顾震宇编辑,万历三十六年修,道光十八年活字本。

[258]万历《乡宁县志》,焦守己创修,侯世爵续修,万历二十年刻本,顺治七年增刻本。

[259]万历《象山县志》,陆应阳纂修,吴学周订正,万历三十六年刻本。

[260]万历《忻州志》,杨维岳纂修,万历三十六年刻本。

[261]万历《新昌县志》,田琯纂修,万历七年刻本。

[262]万历《新城县志》,方廉修辑,温朝祚校刊,万历四年刻本,抄本。

[263]万历《新会县志》,王命璿、黄淳等同修,万历年间修,顺治年间修补本。

[264]万历《新宁县志》,沈文系纂修,万历三十四年刻本。

[265]万历《新修南昌府志》,范涞总修,章潢纂辑,万历十六年刻本。

[266]万历《新修上虞县志》,徐待聘等修,万历三十四年刻本。

[267]万历《兴化县新志》,欧阳东凤修,万历十九年抄本。

[268]万历《续朝邑县志》,郭实修,王学谟纂,万历十二年刻本。

[269]万历《续处州府志》,许国忠修,叶志淑等纂,万历三十三年刻本。

[270]万历《延津县志》,刘元会修,李戴纂,万历二十六年刻本。

[271]万历《严州府志》,杨守仁主修,徐楚纂修,万历六年刻本。

[272]万历《盐城县志》,杨瑞云编著,夏应星纂,万历十一年刻本。

[273]万历《永安县志》,苏民望等总裁,萧时中等删订,万历二十二年刻本。

[274]万历《永福县志》,唐学仁主修,谢肇淛纂修,万历四十年抄本。

[275]万历《粤大记》,郭棐编,万历年间刻本。

[276]万历《枣强县志》,王鹤龄修,陶万象纂,胡梦龙增修,单惺等增纂,万历四十四年刻,康熙六年增刻本,康熙十九年再增刻本。

[277]万历《赵州志》,庄诚修,王利宾纂,万历十五年刻本。

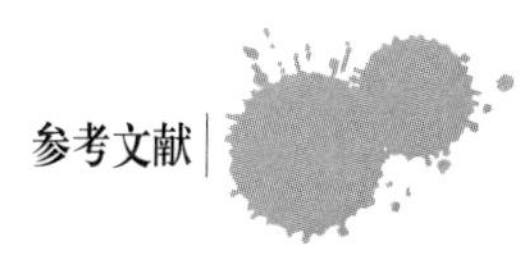

[278]万历《邹志》,胡继先重修,万历三十九年刻本。

[279]天启《慈溪县志》,姚宗文纂修,天启四年刻本。

[280]天启《封川县志》,方尚祖纂修,胡璿续修,天启二年修,康熙二十四年刻本。

[281]天启《来安县志》,周之冕原纂修,王懋续纂,天启元年刻本。

[282]天启《乐亭县志》,潘敦复纂修,刘松续修,万历二十一年刻,天启二年增刻本。

[283]崇祯《常熟县志》,龚立本纂,崇祯十二年纂,抄本。

[284]崇祯《大城县志》,狄同奎修,张弘文纂,万历年间刻,崇祯增补本。

[285]崇祯《东莞志》,张二果、曾起莘重修,崇祯十二年修,清抄本。

[286]崇祯《高阳县志》,孙承宗纂修,民国年间抄本(记事至崇祯十二年)。

[287]崇祯《广昌县志》,赵文耀纂修,崇祯五年刻本。

[288]崇祯《海昌外志》,谈迁纂,崇祯二年纂,顺治四年增补,抄本。

[289]崇祯《嘉兴县志》,罗炌修,黄承昊等纂,崇祯十年刻本。

[290]崇祯《开化县志》,朱朝藩修,汪庆百纂,崇祯四年刻本。

[291]崇祯《乾州志》,杨殿元纂修,崇祯六年刻本。

[292]崇祯《清江县志》,秦镛纂修,崇祯十五年刻本。

[293]崇祯《山阴县志》,刘以守纂修,崇祯三年刻本。

[294]崇祯《寿宁县志》,冯梦龙述,崇祯十年刻本。

[295]崇祯《汤阴县志》,沙蕴金裁定,苏育等编辑,崇祯十年刻本。

[296]崇祯《义乌县志》,熊人霖增修,崇祯十三年刻本。

[297]崇祯《永年县志》,宋祖乙鉴定,汪光绪、申佳胤等纂校,崇祯十三年刻本。

[298]崇祯《元氏县志》,张慎学重修,智铤纂辑,崇祯十五年刻本。

[299]崇祯《郓城县志》,米嘉穗重修,孙鲸汇裁,崇祯七年刻本。

清前期(顺治至康熙)

[300]顺治《白水县志》,王永命纂修,顺治四年刻本。

[301]顺治《邠州志》,姚本校,阎奉恩撰,苏东柱续纂,顺治六年刻本。

[302]顺治《亳州志》,刘泽溥修,高搏九纂,顺治十三年刻本。

[303]顺治《重修合阳县志》,叶子循纂修,顺治十年刻本。

[304]顺治《大同府志》,胡文烨等纂修,顺治九年刻本。

[305]顺治《登州府志》,施闰章修,杨奇烈纂,顺治十七年刻本。

[306]顺治《汾阳县志》，吴世英修，刘文德纂，顺治十四年刻本。

[307]顺治《海宁县志略》，秦嘉系修，范骧纂，顺治十三年修，稿本。

[308]顺治《洪洞县续志》，赵三长等总裁，晋承柱等编纂，顺治十三年修，顺治十六年刻本。

[309]顺治《吉安府志》，李兴元修，欧阳主生等纂，乾隆十七年刻本。

[310]顺治《江陵志余》，孔自来纂，抄本。

[311]顺治《绛县志》，赵士弘裁定，陈所性等纂修，顺治十六年刻本。

[312]顺治《乐陵县志》，胡岳立、郝献明裁正，李若玉等同修，顺治十七年刻本。

[313]顺治《溧水县志》，闵派鲁修，林古度纂，顺治年间刻本。

[314]顺治《龙泉县志》，徐可先主修，胡世定纂修，顺治十二年刻本。

[315]顺治《洛川志》，陈熿修，李楷、东荫商纂，顺治十八年刻本。

[316]顺治《宁国县志》，杨名远等修，黄可缙等纂，顺治四年刻本。

[317]顺治《蕲水县志》，刘佑修，杨继经纂，顺治十四年刻本。

[318]顺治《清涧县志》，白乃贞总裁，廖元发汇纂，顺治十八年刻本。

[319]顺治《松阳县志》，佟庆年修，胡世定纂，顺治十一年刻本。

[320]顺治《肃镇志》，李应魁纂，高弥高续补，顺治十四年重刻本。

[321]顺治《遂平县志》，张鼎新修，李宗周等纂，顺治十六年刻本。

[322]顺治《太谷县续志》，郝应第纂修，顺治十二年刻本。

[323]顺治《太湖县志》，李世治等纂修，顺治十年刻本。

[324]顺治《太原府志》，佚名纂，顺治十一年刻本。

[325]顺治《温县志》，李若廙较梓，吴国用等纂修，顺治十五年补修本。

[326]顺治《武城县志》，房万达修，顺治七年刻本。

[327]顺治《西华县志》，左国桢修，王鼎镇、吴中奇纂，据顺治十六年刻本抄。

[328]顺治《新泰县志》，杨继芳等修，牟适等纂，顺治十六年刻本，康熙十七年增刻顺治本，康熙二十二年增刻顺治本。

[329]顺治《宣平县志》，侯杲主修，胡世定纂辑，顺治十二年刻本。

[330]顺治《延川县志》，刘谷纂修，顺治十八年刻本。

[331]顺治《永安县志》，陈廷枢修，陈行忠等纂，顺治九年刻本。

[332]顺治《元氏县续志》，祖永杰续修，智凤翥纂辑，顺治六年刻本。

[333]顺治《远安县志》，安可愿等修，简惺等汇集，黄维清等编次，顺治十八年刻本。

[334]顺治《彰德府志》，宋可发督理，吴之镆等纂修，顺治十六年修，抄本。

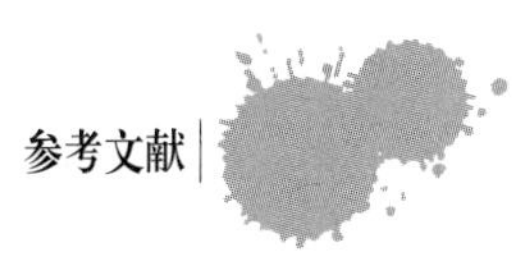

[335]顺治《招远县志》,张作砺、张凤羽等纂修,顺治十七年刻本。

[336]顺治《赵城县志》,安锡祚重修,刘复鼎著,顺治十六年刻本。

[337]顺治《邹平县志》,徐政修,马骕纂,顺治十七年刻本。

[338]康熙《安定县志》,张尔介纂修,康熙十九年刻本。

[339]康熙《安肃县志》,梁舟修,陈公定纂,康熙十三年刻本。

[340]康熙《安邑县志》,赵增纂修,康熙十年刻本。

[341]康熙《巴东县志》,齐祖望纂修,康熙二十二年刻本。

[342]康熙《保定县志》,成其范修,柴经国纂,康熙十二年刻本。

[343]康熙《博兴县志》,李元伟修,王昌学纂,康熙六十年刻本。

[344]康熙《博兴县志》,万云纂修,康熙十二年刻本。

[345]康熙《昌乐县志》,贺基昌纂修,康熙十一年刻本。

[346]康熙《长安县志》,梁禹甸纂修,康熙七年刻本。

[347]康熙《长清县志》,岳之岭总裁,徐继曾纂辑,康熙十一年刻本,雍正五年增刻本。

[348]康熙《长泰县志》,王珏等掌修,叶先登等纂修,康熙二十六年刻本。

[349]康熙《长武县志》,张纯儒修,莫琛纂,康熙十六年刻本。

[350]康熙《长治县志》,姜愷修,于公胤纂,康熙十二年刻本。

[351]康熙《潮阳县志》,臧宪祖纂修,康熙二十六年刻本。

[352]康熙《陈留县志》,钟定纂修,康熙三十年刻本。

[353]康熙《崇安县志》,管声骏纂修,康熙九年刻本。

[354]康熙《重修凤翔府志》,朱琦纂修,康熙四十九年刻本。

[355]康熙《重修嘉善县志》,杨廉、郁之章纂,康熙十六年刻本。

[356]康熙《重修平遥县志》,王绶纂修,康乃心编次,康熙四十五年刻本。

[357]康熙《重修清平县志》,王佐纂修,康熙五十六年刻本。

[358]康熙《重修台湾府志》,周元文修,陈瑸等纂,康熙五十一年刻本。

[359]康熙《重修颍州志》,张钫修,王锡纂,康熙五十五年刻本。

[360]康熙《楚雄府志》,张嘉颖等纂修,康熙五十五年刻本。

[361]康熙《淳化县志》,张如锦重纂,康熙四十一年刻本。

[362]康熙《从化县志》,郭遇熙纂修,梁长吉增补,康熙四十九年修,1930年铅印本。

[363]康熙《大名府志》,周邦彬、郜焕元等纂修,康熙十一年刻本。

[364]康熙《大兴县志》,张茂节修,李开泰等纂,康熙二十四年刻本。

[365]康熙《当涂县志补遗》,佚名修,抄本。

[366]康熙《德化县志》,范正辂纂修,康熙二十六年刻本。

[367]康熙《德平县志》,戴王缙修,刘胤德纂,康熙十二年刻本。

[368]康熙《鼎修霍州志》,黄复生纂补,康熙十二年刻本。

[369]康熙《定安县志》,董兴祚、张文豹纂修,梁廷佐等同修,康熙三十年刻本。

[370]康熙《定远县志》,徐扞修,苏绍轼等纂,康熙二十八年刻本。

[371]康熙《东阿县志》,刘沛先原修,郑廷瑾等增修,康熙五十四年增刻本。

[372]康熙《东明县志》,金世德修,杨日升纂,康熙十二年刻本。

[373]康熙《东平州续志》,李继唐修,陈鸣岗、郑斐然纂,康熙五十九年刻本。

[374]康熙《东乡县志》,沈士秀修辑,梁奇等纂修,康熙四年刻本。

[375]康熙《恩平县志》,佟世男修,郑轼等同辑,康熙二十七年刻本。

[376]康熙《繁昌县志》,梁延年总裁,闵燮等编纂,康熙十四年刻本。

[377]康熙《肥城县志》,尹任修,尹足法纂,康熙十一年刻本。

[378]康熙《分水县志》,李檕主修,王六吉续纂,康熙二十二年刻本。

[379]康熙《汾西县志》,蒋鸣龙编纂,傅南宫等较订,康熙十三年刻本。

[380]康熙《封丘县志》,王赐魁纂辑,李会生、宋作宾分纂,康熙十九年刻本,1937年铅印本。

[381]康熙《浮梁县志》,王临元总修,曹鼎元等校正,陈淯增修,康熙二十一年增修刻本。

[382]康熙《福清县志》,叶向高原纂,李传甲续定,郭文祥重辑,康熙十一年刻本。

[383]康熙《盖平县志》,骆云纂修,1934年铅印本。

[384]康熙《高明县志》,于学纂修,黄之璧等分辑,康熙二十九年刻本。

[385]康熙《高苑县志》,宋弼纂修,康熙十一年刻本。

[386]康熙《藁城县志》,赖于宣重辑,张丙宿纂,康熙三十七年刻本。

[387]康熙《公安县志》,杨之骈纂修,康熙六十年刻本。

[388]康熙《巩昌府志》,杨恩原纂,纪元补辑,康熙二十七年刻本。

[389]康熙《固安县志》,郑善述重修,潘昌参订,康熙五十三年刻本。

[390]康熙《观城县志》,沈玑修,张洞宸纂,康熙十一年刻本。

[391]康熙《灌阳县志》,单此藩总裁,陈廷藩校订,康熙四十七年刻本。

[392]康熙《广德州志》,高拱乾修,戈标等纂,康熙十二年刻本。

[393]康熙《广东通志》,金光祖纂修,康熙三十六年刻本。

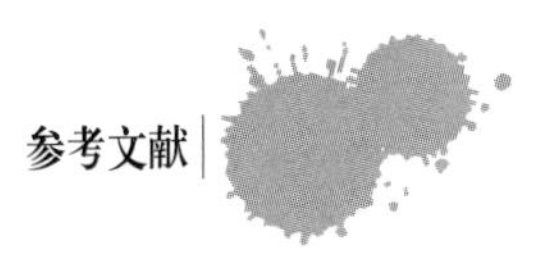

[394]康熙《广宁县志》,项蕙修,范勋纂,康熙三十一年修,抄本。
[395]康熙《广平县志》,夏显煜修,王俞巽纂,康熙十五年刻本。
[396]康熙《广西通志》,郝浴修,廖必强、王如辰等纂,康熙二十二年刻本。
[397]康熙《归化县志》,汤传榘纂修,康熙三十七年刻本。
[398]康熙《桂阳州志》,董之辅修,吴为相等纂,康熙二十二年刻本。
[399]康熙《海盐县志补遗》,张素仁修,彭孙贻、童申祉纂,康熙十二年抄本。
[400]康熙《河阴县志》,申奇彩修,毛泰征纂,康熙三十年刻本。
[401]康熙《河州志》,王全臣纂修,康熙四十六年刻本。
[402]康熙《鹤庆府志》,佟镇修,李倬云、邹启孟纂,康熙五十三年刻本。
[403]康熙《花县志》,王永名创辑,黄士龙、黄虞同辑,康熙二十六年刻本。
[404]康熙《怀柔县新志》,吴景果纂辑,康熙六十年刻本,1935年铅印本。
[405]康熙《黄陂县志》,杨廷蕴纂辑,康熙五年刻本。
[406]康熙《黄县志》,李蕃修,范廷凤纂,康熙十二年刻本。
[407]康熙《会宁县志》,佚名纂修,1932年抄本。
[408]康熙《吉安府龙泉县志》,张扬彩等修,李士璜等参订,康熙二十二年刻本。
[409]康熙《蓟州志》,张朝琮重修,邬棠编次,康熙四十三年刻本。
[410]康熙《夹江县志》,李大成修,田樟等纂,康熙二十四年修,抄本。
[411]康熙《嘉定县续志》,闻在上总裁,许自俊等纂修,康熙二十三年刻本。
[412]康熙《嘉定州志》,张能鳞修,彭钦纂,康熙六年修,乾隆四十一年续增本。
[413]康熙《嘉兴府志》,袁国梓纂修,康熙二十一年刻本。
[414]康熙《嘉兴县志》,何鋕修,王庭、徐发纂,康熙二十四年刻本。
[415]康熙《监利县志》,郭徽祚重辑,康熙四十一年抄本。
[416]康熙《建安县志》,崔铣等修,陆登选等纂,康熙五十二年刻本。
[417]康熙《建昌府志》,高天爵、李丕先修,吴挺之纂,康熙十二年刻本。
[418]康熙《建宁府志》,程应熊、姚文燮纂修,康熙五年修,抄本。
[419]康熙《建宁府志》,张琦修,康熙三十二年刻本。
[420]康熙《建水州志》,陈肇奎纂辑,康熙五十四年刻本。
[421]康熙《江宁县志》,佟世燕修,康熙二十二年刻本。
[422]康熙《绛州志》,刘显第总辑,陶用曙纂续,康熙九年刻本。
[423]康熙《胶州志》,孙蕴韬修,高国栖纂,康熙十二年刻本。
[424]康熙《金县志》,耿喻修,郭殿邦纂,康熙二十六年刻本。
[425]康熙《金乡县志》,沈渊修,孙中翘纂,康熙五十一年刻本。

[426]康熙《锦县志》,王奕曾修,范勋等纂,1934 年铅印本。

[427]康熙《锦州府志》,刘源溥、孙成总裁,范勋纂辑,康熙二十一年修,抄本。

[428]康熙《京山县志》,吴游龙重修,王演、卢前骥同编,康熙十二年刻本。

[429]康熙《静海县志》,阎甲胤修,马方仲纂,康熙十二年刻本。

[430]康熙《筠连县志》,丁林声纂修,康熙二十五年刻本。

[431]康熙《开建县志》,邵龙元纂修,康熙三十一年刻本。

[432]康熙《开原县志》,刘起凡考定,周志焕校辑,1934 年铅印本。

[433]康熙《琅盐井志》,沈鼐纂修,康熙五十一年刻本。

[434]康熙《乐会县志》,程秉慥等纂修,抄本。

[435]康熙《乐会县志》,林子兰等总辑,康熙八年刻本。

[436]康熙《雷州府志》,吴盛藻、洪泮洙等纂修,康熙十一年刻本。

[437]康熙《黎城县志》,程大夏修,李御、李吉纂,康熙二十二年刻本。

[438]康熙《蠡县续志》,耿文岱纂修,康熙十九年刻本。

[439]康熙《利津县新志》,韩文焜纂修,康熙十二年刻本。

[440]康熙《荔浦县志》,许之豫纂修,康熙四十八年刻本。

[441]康熙《聊城县志》,何一杰纂修,康熙二年刻本。

[442]康熙《临安县志》,陆文焕纂修,张顾恒增修,康熙十四年刻本,康熙二十二年增修本。

[443]康熙《临洮府志》,高锡爵修,郭巍纂,康熙二十六年刻本。

[444]康熙《临武县志》,张声远主修,邹章周纂修,康熙二十七年刻本。

[445]康熙《临淄县志》,邓性修,李焕章纂,康熙十一年刻本。

[446]康熙《灵宝县志》,霍濬远纂修,康熙三十年刻本。

[447]康熙《灵石县志》,侯荣圭纂修,康熙十一年刻本。

[448]康熙《灵寿县志》,陆陇其修,傅维橒等纂,康熙二十五年刻本。

[449]康熙《陵水县志》,潘廷侯重修,康熙二十七年刻本。

[450]康熙《陵县志》,史扬廷纂修,康熙十二年刻本。

[451]康熙《柳边纪略》,杨宾纂,康熙年间纂,光绪年间重印本。

[452]康熙《龙安府志》,佚名纂修,康熙年间抄本,1932 年抄本。

[453]康熙《龙泉县志草》,张其文纂修,康熙四十八年修,抄本。

[454]康熙《陇州志》,罗彰彝纂修,康熙五十二年刻本。

[455]康熙《庐陵县志》,濮应台、陆在新修,彭殷元纂,康熙二十八年刻本。

[456]康熙《芦山县志》,杨廷琚、刘时远鉴订,竹全仁等纂,康熙六十年刻本,乾

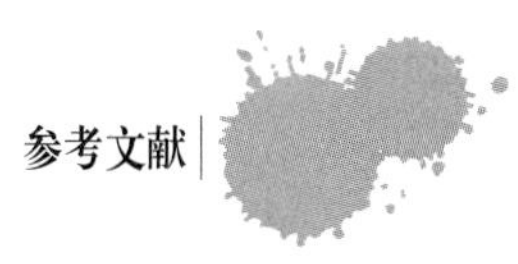

隆十年补刻本。

[457]康熙《路南州志》,金廷献纂裁,李汝相等修辑,康熙五十一年刻本,1928年石印本。

[458]康熙《罗次县志》,王秉煌等修,梅盐臣等纂,康熙五十六年刻本。

[459]康熙《罗定州志》,刘元禄等纂修,康熙二十六年刻本。

[460]康熙《蒙城县志》,赵裔昌总裁,吴道伟等编纂,康熙十五年刊本。

[461]康熙《蒙化府志》,蒋旭纂修,陈金珏等协修,康熙三十七年刻本。

[462]康熙《蒙阴县志》,刘德芳纂修,康熙二十四年刻本。

[463]康熙《沔县志》,钱兆沆纂修,康熙四十九年刻本。

[464]康熙《南安州志》,张伦至纂修,康熙四十八年刻本。

[465]康熙《南城县志》,曹养恒原本,罗秉义增修,陶成、张江增纂,康熙五十四年增刻本。

[466]康熙《南宫县志》,胡胤铨纂修,康熙十二年刻本。

[467]康熙《南海县志》,胡云客重校,冼国榦等纂修,康熙三十年刻本。

[468]康熙《南溪县志》,王大骐纂修,康熙二十五年刻本。

[469]康熙《内乡县志》,宝鼎望原本,张福永增修,康熙五十一年增刻本。

[470]康熙《碾伯所志》,李天祥纂,康熙年间修,抄本。

[471]康熙《宁古塔志》,方拱乾纂修,道光年间刻本。

[472]康熙《宁古塔纪略》,吴振臣纂,光绪二十三年铅印本。

[473]康熙《宁海县志》,崔秉镜修,华大琰纂,康熙十三年修,康熙十七年刻本。

[474]康熙《宁津县志》,王良贵纂著,余镗编次,程裕昌续纂,康熙十三年增修刻本。

[475]康熙《宁洋县志》,沈荃修,杨新日、邓世娗纂,康熙三十一年刻本。

[476]康熙《宁洋县志》,萧亮修,张丰玉纂,金基增修,康熙十四年刻本。(按:原作“永历二十九年刻本”,“永历”为南明桂王年号,其实只有15年,到顺治十八年(1661)就灭亡了,所谓“永历二十九年”,按时间顺延应该是康熙十四年)。

[477]康熙《宁远县志》,冯同宪修,李樟纂,康熙四十八年刻本。

[478]康熙《宁远州志》,冯昌奕等修,范勋纂,1934年铅印本。

[479]康熙《瓯宁县志》,邓其文纂修,康熙三十三年刻本。

[480]康熙《蓬莱县志》,高岗修,蔡永华纂,康熙十二年刻本。

[481]康熙《蓬溪县志》,潘之彪辑,徐缵功增修,康熙五十二年增刻本。

[482]康熙《邳州志》,孙居湜修,孟安世等纂,康熙三十二年刻本。

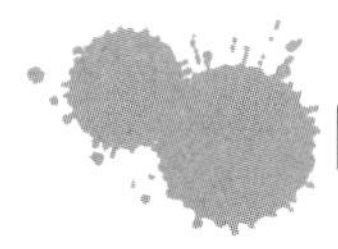

[483]康熙《平度州志》,李世昌纂修,康熙五年刻本。

[484]康熙《平谷县志》,任在陛修,李柱明纂,康熙六年刻本。

[485]康熙《平和县志》,王相重修,昌天锦、蓝三祝等纂修,游宗亨等编辑,康熙五十八年刻本。

[486]康熙《平山县志》,汤聘总辑,秦有容等纂修,康熙十二年刻本。

[487]康熙《平顺县志》,杜之昂总裁,路跻垣等纂修,康熙三十二年刻本。

[488]康熙《平阳县志》,金以埈总裁,吕弘诰等纂修,康熙三十三年刻本。

[489]康熙《平彝县志》,任中宜纂辑,康熙四十四年刻本。

[490]康熙《平远县志》,刘骏名纂修,张天培增修,康熙九年刻,康熙二十二年增刻本。

[491]康熙《蒲城县续志》,汪元仕修,何芬纂,康熙五十三年刻本。

[492]康熙《蒲县新志》,胡必蕃增修,贺友范汇纂,康熙十二年刻本。

[493]康熙《浦江县志》,毛文埜裁定,张一炜编辑,康熙十二年刻本。

[494]康熙《栖霞县志》,胡璘原本,郑占春增修,牟国珑增纂,康熙四十六年增修,康熙五十年刻本。

[495]康熙《蕲水县续志》,李振宗纂修,康熙三十三年刻本。

[496]康熙《黔江县志》,刘焕修,朱载震纂,康熙三十三年刻本。

[497]康熙《黔江县志》,王又旦修,朱士尊、向大观纂,康熙十年刻本。

[498]康熙《青县志》,杨霞修,姚景图纂,康熙十二年刻本。

[499]康熙《庆元县志》,程维伊修,吴运光等纂,康熙十一年刻本。

[500]康熙《丘县志》,张斑修,刘而浩纂,康熙年间刻本。

[501]康熙《曲阜县志》,孔弘毅原本,孔胤淳续修,康熙十二年补刻本。

[502]康熙《曲江县志》,秦熙祚修,陈金阊纂,康熙二十六年刻本。

[503]康熙《曲阳县新志》,刘师峻纂修,康熙十一年刻本。

[504]康熙《饶平县志》,刘抃等纂修,康熙二十六年抄本。

[505]康熙《仁化县志》,李梦鸾纂修,康熙二十五年刻本。

[506]康熙《日照县志》,杨士雄修,丁时纂,康熙十二年刻本。

[507]康熙《如皋县志》,卢綖修,许纳陛等纂,康熙二十二年刻本。

[508]康熙《乳源县志》,裘秉钫纂修,庞玮同修,康熙二年刻本,1957年广东省中山图书馆油印本。

[509]康熙《乳源县志》,张洗易纂修,李师锡等同修,康熙二十六年刻本。

[510]康熙《三河县志》,陈伯嘉纂修,康熙十二年抄本。

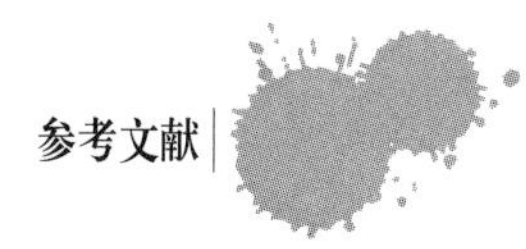

[511]康熙《上海县志》,史彩修,叶映榴等纂,康熙二十二年刻本。

[512]康熙《上杭县志》,蒋廷铨纂修,康熙二十六年刻本。

[513]康熙《上林县志》,张邵振纂修,康熙四十四年刻本。

[514]康熙《上犹县志》,章振萼纂修,康熙三十六年刻本。

[515]康熙《上虞县志》,郑侨纂辑,唐征麟等订修,康熙十年刻本。

[516]康熙《上元县志》,唐开陶纂修,康熙六十年刻本。

[517]康熙《莘县志》,刘萧纂修,康熙五十六年刻本。

[518]康熙《深泽县志》,许来音纂修,康熙十四年修,刻本。

[519]康熙《石门县志》,张霖编辑,康熙二十二年刻本。

[520]康熙《石门县志》,张霖纂修,许湄续修,康熙四十八年刻本。

[521]康熙《寿宁县志》,赵廷玑编次,何元琦等编,康熙二十五年刻本。

[522]康熙《寿阳县志》,吴祚昌纂修,康熙十一年刻本。

[523]康熙《寿张县志》,滕永祯修,马珩纂,康熙五十六年刻本。

[524]康熙《束鹿县志》,刘昆修,陈僖纂,康熙十年刻本。又,1937年《束鹿五志合刊》本。

[525]康熙《顺德县志》,张学孔纂修,黄培彝等同订,严而舒等分辑,康熙十三年刻本。

[526]康熙《顺义县志》,黄成章修纂,张大酉校订,康熙五十八年刻本。

[527]康熙《思州府志》,蒋深纂修,康熙六十一年刻本。

[528]康熙《泗州直隶州志》,莫之翰纂,康熙三十七年刻本。

[529]康熙《松溪县志》,潘拱辰、黄鉴纂修,康熙三十九年刻本。

[530]康熙《松滋县志》,陈麟重修,丁楚琮校辑,康熙三十五年刻本。

[531]康熙《肃宁县志》,王宏翼纂修,康熙十一年刻本。

[532]康熙《睢宁县旧志》,葛之莫鉴定,陈哲汇纂,康熙二十二年刻本。

[533]康熙《随州志》,刘霈修,何藩等纂,康熙六年刻本。

[534]康熙《遂溪县志》,宋国用修,洪泮洙纂,康熙二十六年刻本。

[535]康熙《台湾府纪略》,林谦光纂,康熙二十九年刻本。

[536]康熙《台湾县志》,陈文达等编纂,康熙五十九年刻本。

[537]康熙《太平县志》,曹文斑修,林槐等纂,康熙二十二年刻本。

[538]康熙《泰兴县志》,钱见龙、吴朴纂修,康熙二十七年刻本。

[539]康熙《郯城县志》,张三俊修,冯可参纂,康熙十二年刻本。

[540]康熙《汤溪县志》,谭国枢总修,康熙二十二年刻本。

[541]康熙《铁岭县志》，贾弘文修，董国祥纂辑，康熙十六年刻本。

[542]康熙《铁岭县志》，贾弘文修，董国祥等纂，李廷荣补辑，1934年铅印本(据康熙二十一年增刻本铅印)。

[543]康熙《通山县志》，任钟麟修，余廷志纂，康熙四年刻本。

[544]康熙《同安县志》，朱奇珍修，叶心朝、张金友纂，康熙五十二年刻本。

[545]康熙《屯留县志》，屠直纂修，康熙十四年刻本。

[546]康熙《宛平县志》，王养濂监修，李开泰、张采等编辑，康熙二十四年刻本。

[547]康熙《望江县志》，傅光遇修，吴陈琰纂，康熙三十四年刻本。

[548]康熙《魏县志》，李尚斌纂修，王锡命同修，康熙二十二年刻本。

[549]康熙《文昌县志》，马日炳纂修，康熙五十七年刻本。

[550]康熙《文县志》，江景瑞纂修，康熙四十一年刻本。

[551]康熙《翁源县志》，孙可训原重辑，郭弘缵等原纂辑，刘士麒编纂，康熙二十五年刻本。

[552]康熙《巫山县志》，佚名纂修，1930年抄本。

[553]康熙《武康县志》，冯圣泽修，骆维恭纂，康熙十一年刻本。

[554]康熙《吴桥县志》，任先觉裁定，杨萃纂修，康熙十二年刻本，康熙十九年增刻本。

[555]康熙《武昌府志》，杜毓秀纂，康熙二十二年抄本。

[556]康熙《武昌县志》，熊登纂修，康熙十三年刻本。

[557]康熙《武定府志》，王清贤裁定，陈淳纂修，康熙二十八年刻本。

[558]康熙《武功县续志》，李绍韩修，张文熙纂，康熙元年刻本。

[559]康熙《武功县重校续志》，张文熙修，康吕赐校补，康熙元年刻本。

[560]康熙《五台县志》，周三进编次，康熙二十六年刻本。

[561]康熙《西华县补志二卷》，徐树庸纂修，康熙三十六年刻本。

[562]康熙《西林县志》，王维淮编辑，康熙五十七年刻本。

[563]康熙《西宁县志》，李玉鋐总修，金光绶纂辑，康熙五十七年刻本。

[564]康熙《西乡县志》，史左重辑，康熙二十二年刻本。

[565]康熙《息县续志》，郑振藻、蒋彪修，何朝宗纂，康熙三十二年刻本。

[566]康熙《峡江县志》，佟国才修，边继登、谢锡藩纂，康熙八年刻本。

[567]康熙《夏邑县志》，尚崇霓修，关麟如纂，康熙三十六年刻本。

[568]康熙《仙居县志》，郑录勋修，张明焜、张徽谟纂，康熙十九年刻本。

[569]康熙《仙游县志》，郭彦俊纂修，康熙十七年刻本。

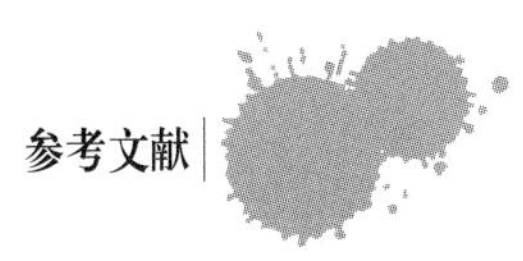

[570]康熙《香河县志》,刘深纂修,康熙十七年刻本。

[571]康熙《象山县志》,胡祚远修,姚廷杰纂,康熙三十七年刻本。

[572]康熙《萧山县志刊误》,毛奇龄纂,康熙年间刻本。

[573]康熙《孝感县志》,梁凤翔纂辑,王进祖等增刻,康熙三十四年刻本,嘉庆十七年增刻本。

[574]康熙《新城县续志》,马孔彰纂修,康熙三十二年刻本。

[575]康熙《新津县志》,伦可大修,熊占祥纂,康熙二十五年刻本。

[576]康熙《新宁县志》,麦汝梓等纂,宁林修,康熙十一年刻本。

[577]康熙《新宁县志》,牟国镇修,朱宏绪纂,康熙二十四年刻本。

[578]康熙《新乡县志》,周毓麟、李登瀛修,任昌期纂,康熙三十二年刻本。

[579]康熙《新修会昌县志》,王凝命主修,董喆纂,康熙十四年刻本。

[580]康熙《新修莱芜县志》,钟国义等纂修,康熙十二年刻本。

[581]康熙《新修南乐县志》,方元启续纂修,康熙十年刻本。

[582]康熙《新修齐东县志》,余为霖、郭国琦等纂修,康熙二十四年刻本。

[583]康熙《新修寿昌县志》,鲁华盖主修,洪如琅等编辑,康熙二十二年刻本。

[584]康熙《新喻县志》,符执桓编撰,康熙十二年刻本。

[585]康熙《行唐县新志》,王鹤修,薛琇等纂,康熙十九年刻本。

[586]康熙《雄乘三卷》,姚文燮纂修,康熙十年刻本,康熙二十年补刻本。

[587]康熙《徐沟县志》,王嘉谟纂修,康熙五十一年刻本。

[588]康熙《叙州府庆符县志》,丁林声监纂,王之熊纂修,康熙二十五年刻本。

[589]康熙《续补景州志》,张鸣珂纂续,康熙十九年刻本。

[590]康熙《续华州志》,冯昌奕裁正,刘遇奇续次,康熙年间刻本。

[591]康熙《续修建宁县志》,甘国堉等修,陈铣、吴秉芳纂,康熙四十五年刻本。

[592]康熙《续修浪穹县志》,赵珙纂修,康熙二十九年刻本。

[593]康熙《续修瑞金县志》,郭一豪鉴定,朱云映、谢重拔纂修,康熙四十九年刻本。

[594]康熙《续修商志》,王廷伊修,李本定纂,康熙四年刻本。

[595]康熙《续修汶上县志》,闻元炅续编,康熙五十六年刻本。

[596]康熙《盐山县志》,朱鸾鶱、钱国寿纂,康熙十年刻本。

[597]康熙《阳朔县志》,陈洪畴修,权汝骏、徐元达纂,康熙十二年刻本。

[598]康熙《养利州志》,傅天宠原纂,汪溶日重辑,康熙三十三年刻本。

[599]康熙《姚州志》,管棆纂修,康熙五十二年刻本。

[600]康熙《宜阳县志》,申明伦纂修,康熙三十年刻本。

[601]康熙《义乌县志》,王廷曾纂修,康熙三十一年刻本。

[602]康熙《易门县志》,佚名纂,康熙五十三年刻本。

[603]康熙《易水续志》,韩文焜纂修,康熙十九年刻本。

[604]康熙《永昌府志》,罗纶监修,李文渊纂修,康熙四十一年刻本。

[605]康熙《永定县志》,潘翊清等原修,赵良生等增辑,康熙十一年刻,康熙三十六年增刻本。

[606]康熙《永丰县志》,邓秉恒重校,李开甲等补辑,康熙元年刻本。

[607]康熙《永康县志》,徐同伦重修,俞有斐汇辑,康熙十一年刻本。

[608]康熙《永康县志》,沈藻重修,朱谨编纂,康熙三十七年刻本。

[609]康熙《永州府志》,刘道著主修,钱邦芑编纂,康熙九年刻本。

[610]康熙《余庆县志》,蒋深等纂修,康熙五十七年刻本。

[611]康熙《禹城县志》,王表纂修,康熙十二年刻本。

[612]康熙《玉田县志》,王光谟续修,康熙二十年刻本。

[613]康熙《元城县志》,陈伟等纂修,康熙十五年刻本。

[614]康熙《云和县志》,林汪远修,康熙三十一年刻本。

[615]康熙《云梦县志》,陈梦舟鉴定,张奎华纂辑,康熙七年刻本。

[616]康熙《云南县志》,伍青莲纂修,康熙五十五年抄本。

[617]康熙《云州志》,蒋敩督修,王錩纂修,抄本。

[618]康熙《增城县志》,蔡淑修,陈辉璧纂,康熙二十五年刻本。

[619]康熙《增修崇仁县志》,谢胤璜修,刘寿祺纂,陈潜续修,顺治年间刻本,康熙十二年补刻本。

[620]康熙《漳平县志》,查继纯等主修,蒋振芳、杨新日等纂修,康熙二十四年刻本。

[621]康熙《漳浦县志》,陈汝咸修,林登虎等纂,陈梦林续纂,康熙三十九年刻,康熙四十七年增刻本。

[622]康熙《肇庆府志》,史树骏修辑,区简臣分辑,康熙十二年刻本。

[623]康熙《镇原县志》,钱志彤鉴定,张述辕纂修,康熙五十四年刻本。

[624]康熙《直隶保定府祁州深泽县志》,许来音纂修,康熙十七年刻本。

[625]康熙《中部县志》,李暄修,刘尔怡纂,康熙三十二年刻本。

[626]康熙《盩厔县志》,章泰纂修,康熙二十年刻本。

[627]康熙《诸罗县志》,周钟瑄主修,陈梦林、李钦文编纂,康熙五十六年刻本。

[628]康熙《庄浪县志》，王钟鸣修，卢必培纂，康熙六年刻本。
[629]康熙《涿州志》，刘德弘修，杨如樟纂，康熙十六年刻本。
[630]康熙《紫阳县新志》，沈麟修，刘应秋纂，康熙二十七年刻本。
[631]康熙《紫阳县志》，李潆修，仲弘道等纂，康熙十一年刻本。
[632]康熙《邹平县志》，程素期、程之芳等纂修，康熙三十四年刻本。
[633]康熙《邹县志》，娄一均主修，周翼等协修，康熙五十五年刻本。
[634]康熙《纂修即墨县志》，佚名编，康熙十一年剜改明刻本。
[635]康熙《遵化州志》，郑侨生续修，叶向昇等参阅，康熙年间刻本。
[636]康熙《左州志》，李铨纂修，康熙四十九年刻本。

清中期（雍正至道光）

[637]雍正《阿迷州志》，陈权监修，顾琳纂修，雍正十三年刻本。
[638]雍正《安东县志》，余光祖重修，孙超宗等编辑，雍正五年刻本。
[639]雍正《安宁州志》，杨若椿总裁，段昕纂修，雍正九年修，乾隆四年刻本。
[640]雍正《宾川州志》，周钺纂修，雍正五年刻本。
[641]雍正《呈贡县志》，朱若功纂裁，戴天赐等编次，雍正三年刻本。
[642]雍正《重修岚县志》，沈继贤修，常大昇辑，雍正八年刻本。
[643]雍正《重修陕西乾州志》，拜斯呼朗编次，雍正四年刻本。
[644]雍正《慈溪县志》，杨正笱修，冯鸿模纂修，雍正八年刻本。
[645]雍正《从化县新志》，郭遇熙纂修，蔡廷镳续修，张经纶续纂，康熙四十九年修，雍正八年续修刻本，1930年铅印本。
[646]雍正《大宁县志》，杜瑾修，刘源涑纂，雍正八年刻本。
[647]雍正《抚州府志》，罗复晋修，李茹旻纂，雍正七年刻本。
[648]雍正《馆陶县志》，赵知希等纂修，张兴宗增修，雍正五年修，雍正十三年续修，乾隆元年刻本。
[649]雍正《合肥县志》，赵良墅修，田实发等纂，雍正八年刻本。
[650]雍正《鄠县重续志》，鲁一佐纂辑，雍正十年刻本。
[651]雍正《畿辅通志》，唐执玉、李卫修，陈义、田易纂，雍正十三年刻本。
[652]雍正《建水州志》，祝宏纂修，赵节等编纂，雍正九年刻本。
[653]雍正《剑州志》，李梅宾纂修，杨端编辑，雍正五年刻本。
[654]雍正《江都县志》，陆朝玑修，程梦星、蒋继轼纂，雍正七年刻本。
[655]雍正《江华县志》，郑鼎勋纂修，蒋琛编次，雍正七年刻本。

[656]雍正《江油县志》，彭阯原修，瞿缉曾续纂，雍正五年修，乾隆二十六年增续雍正本。

[657]雍正《开化县志》，孙锦修，方严翼、徐心启纂，雍正七年刻本。

[658]雍正《乐安县志》，李方膺纂修，雍正十一年刻本。

[659]雍正《连平州志》，卢廷俊重修，颜希圣、何深等督梓，雍正八年刻本。

[660]雍正《临安府志》，张无咎修，夏冕纂，雍正九年刻本。

[661]雍正《临汾县志》，徐三俊纂修，陈献可等分纂，雍正八年刻本。

[662]雍正《六安州志》，李懋仁纂修，雍正七年刻本。

[663]雍正《略阳县志》，范昉纂修，雍正九年刻本。

[664]雍正《罗定直隶州志》，王植纂修，雍正九年刻本。

[665]雍正《马龙州志》，许日藻纂修，杜兆鹏修辑，杜诠等分修，雍正元年刻本。

[666]雍正《平远县志》，刘骏名纂修，黄大鹏续纂修，抄本。

[667]雍正《青田县志》，张皇辅原本，万里续修，沈渊懿续纂，雍正六年续修刻本。

[668]雍正《山东通志》，岳濬、法敏总裁，杜诏、顾瀛等采辑，乾隆元年刻本。

[669]雍正《神木县志》，佚名纂，抄本。

[670]雍正《石楼县志》，袁学谟纂修，雍正十年刻本。

[671]雍正《太平府志》，甘汝来纂修，雍正四年刻本。

[672]雍正《泰州志》，褚世暄修，陈九昌等纂，雍正六年刻本。

[673]雍正《通州新志》，黄成章纂修，雍正二年刻本。

[674]雍正《屯留县志》，甄尔节鉴定，罗焕章编次，雍正八年刻本。

[675]雍正《巫山县志》，佚名纂修，抄本。

[676]雍正《襄陵县志》，赵懋本修，卢秉纯纂，雍正十年刻本。

[677]雍正《兴县志》，程云总裁，孙鸿淦等编辑，雍正八年刻本。

[678]雍正《续静乐县志》，梅廷谟修，俎夏鼎纂，雍正八年刻本。

[679]雍正《续唐县志略》，王恪纂修，雍正十二年刻本。

[680]雍正《宜君县志》，查遴纂辑，雍正十年刻本。

[681]雍正《永安县志》，裘树荣纂修，雍正十年刻本。

[682]雍正《岳阳县志》，赵温总裁，常逊等分纂，雍正十三年刻本。

[683]雍正《增补汧阳志》，吴宸梧等补修，管旆增续，雍正十年刻本。

[684]雍正《昭文县志》，劳必达修，雍正九年刻本。

[685]雍正《浙江通志》，李卫、嵇曾筠等修，沈翼机、傅王露等纂，雍正十三年修，

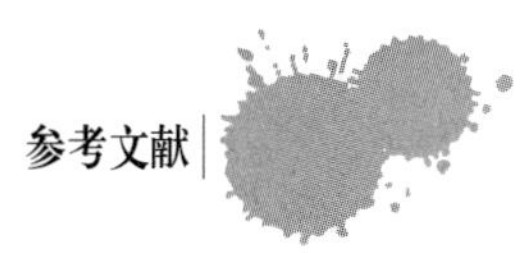

乾隆元年刻本。

[686]雍正《直隶定州志》,王大年修,魏权纂,雍正十一年刻本。

[687]乾隆《安肃县志》,张钝修,史元善等纂,乾隆四十三年刻本。

[688]乾隆《安溪县志》,庄成总辑,沈钟、李畴纂修,乾隆二十二年刻本。

[689]乾隆《安县志》,张仲芳纂修,乾隆五十四年刻本。

[690]乾隆《安远县志》,董正修,刘定京纂,乾隆十六年刻本。

[691]乾隆《澳门记略》,印光任、张汝霖纂,乾隆十六年刻本。

[692]乾隆《巴县志》,王尔鉴纂修,王世沿等纂,乾隆十六年修,乾隆二十六年刻本。

[693]乾隆《巴州志略》,佚名纂,抄本。

[694]乾隆《柏乡县志》,钟赓华纂修,乾隆三十一年刻本。

[695]乾隆《宝坻县志》,洪肇楙纂修,蔡寅斗分辑,乾隆十年刻本。

[696]乾隆《宝鸡县志》,邓梦琴修,董诏纂,乾隆五十年刻本。

[697]乾隆《毕节县志》,董朱英等监修,路元升等纂修,乾隆二十三年刻本。

[698]乾隆《亳州志》,华度修,蔡必达纂,乾隆五年刻本。

[699]乾隆《博山志稿》,洪銮纂修,乾隆四十年修,抄本。

[700]乾隆《博野县志》,吴鳌重修,朱基、孙儒纂辑,尹启铨编次,乾隆三十二年刻本。

[701]乾隆《长安志》,〔宋〕宋敏求撰,〔清〕毕沅校正,乾隆四十九年刻本。

[702]乾隆《长沙县志续集》,李大本鉴定,周宣武等纂辑,乾隆十二年刻本。

[703]乾隆《长泰县志》,张懋建纂修,赖翰颙等总辑,乾隆十五年刻本。

[704]乾隆《长武县志》,樊士锋主修,洪亮吉、李泰交纂修,乾隆四十八年刻本。

[705]乾隆《长阳县志》,李拔纂修,乾隆十九年修,抄本。

[706]乾隆《长洲县志》,李光祚提调,顾诒禄等编纂,乾隆十八年刻本。

[707]乾隆《常昭合志》,王锦、杨继熊修,言如泗等纂,乾隆六十年刻本。

[708]乾隆《朝邑县志》,钱坫撰次,金嘉炎、朱廷模纂修,乾隆四十五年刻本。

[709]乾隆《成县新志》,黄泳纂修,汪于雍编辑,乾隆六年修,乾隆十七年刻本。

[710]乾隆《城口厅志》,佚名纂,乾隆年间修,抄本。

[711]乾隆《澄城县志》,戴治修,洪亮吉、孙星衍纂,乾隆四十九年刻本。

[712]乾隆《赤城县志》,吴炜等总裁,马彭年、孟思谊等鉴阅,乾隆十三年刻本,乾隆二十四年补订刻本。

[713]乾隆《重修嘉鱼县志》,张其维修,李懋泗纂,乾隆二年刻本。

[714]乾隆《重修景宁县志》,张九华修,吴嗣范纂,乾隆四十三年刻本。

[715]乾隆《重修灵宝县志》,周庆增修,敖启潜、许宰纂,乾隆十二年刻本。

[716]乾隆《重修台湾府志》,范咸等纂辑,乾隆十二年刻本。

[717]乾隆《重修台湾县志》,鲁鼎梅承修,王必昌总辑,陈辉等编纂,乾隆十七年刻本。

[718]乾隆《重修桃源县志》,畦文焕撰述,乾隆三年刻本。

[719]乾隆《淳安县志》,刘世宁修,乾隆二十一年刻本。

[720]乾隆《淳化县志》,洪亮吉撰次,万廷树纂修,乾隆四十九年刻本。

[721]乾隆《大宁县志》,阎源清主修,焦懋熙纂修,乾隆十一年修,抄本。

[722]乾隆《大足县志》,李德纂修,乾隆十五年刻本。

[723]乾隆《当阳县志》,黄仁总裁,童峦等纂修,乾隆五十九年刻本。

[724]乾隆《德安县志》,曹师圣纂修,乾隆二十一年刻本。

[725]乾隆《德化县续志稿》,杨奇赝修,江云霆纂,乾隆五十七年刻本。

[726]乾隆《德化县志》,高植纂修,沈锡三续修,罗为孝续纂,乾隆二十年刻本。

[727]乾隆《德化县志》,鲁鼎梅修,王必昌等纂,乾隆十一年刻本。

[728]乾隆《德平县志》,钱大琴纂修,乾隆三十八年刻本。

[729]乾隆《德庆州志》,宋锦、李麟洲纂修,乾隆十八年刻本。

[730]乾隆《东川府志》,方桂纂修,胡蔚编辑,乾隆二十六年刻本。

[731]乾隆《东湖县志》,林有席主修,严思濬、林有彬编纂,乾隆二十八年刻本。

[732]乾隆《独山州志》,刘岱总修,艾茂、谢庭薰纂修,乾隆三十四年刻本。

[733]乾隆《敦煌县志》,佚名修,乾隆年间抄本。

[734]乾隆《恩平县志》,曾萼总辑,周书协辑,胡友等分纂,乾隆三十一年刻本。

[735]乾隆《房山县志》,张世法纂修,乾隆四十一年抄本。

[736]乾隆《房县志钞》,汪魁儒纂,乾隆五十三年抄本。

[737]乾隆《丰润县志》,吴慎纂辑,乾隆二十年刻本。

[738]乾隆《丰顺县志》,葛曙纂修,乾隆十一年刻本。

[739]乾隆《福清县志》,饶安鼎等主修,林昂、李修卿纂修,乾隆十二年刻本。

[740]乾隆《府谷县志》,郑居中纂修,乾隆四十八年刻本。

[741]乾隆《阜宁县志》,冯观民纂修,乾隆十一年修,乾隆二十九年增修,抄本。

[742]乾隆《阜平县志》,邹尚易纂修,乾隆三十年刻本。

[743]乾隆《甘泉县志》,吴鹗峙修,厉鹗等纂,乾隆八年刻本。

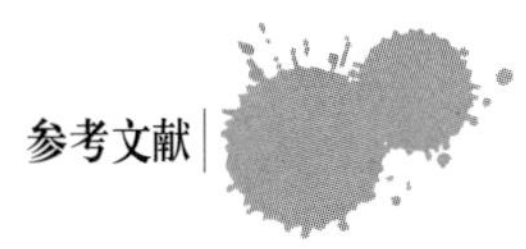

[744]乾隆《甘州府志》,钟庚起纂修,乾隆四十四年刻本。

[745]乾隆《高唐州续志》,毕一谦修,耿举贤纂,乾隆七年刻本。

[746]乾隆《高县志》,李鸿楷纂修,乾隆二十七年刻本。

[747]乾隆《高苑县志》,张耀璧纂修,乾隆二十三年刻本。

[748]乾隆《珙县志》,孟超然总理,王聿修汇纂,乾隆三十八年刻本。

[749]乾隆《古浪县志》,张珆美总修,赵璘、郭建文等纂修,乾隆十四年刻本。

[750]乾隆《古越州志》,何暄原稿,何灼朗增修,李家珍重订,乾隆年间修,道光同治光绪增订,传抄同治六年本。

[751]乾隆《灌县志》,孙天宁纂修,乾隆五十一年刻本。

[752]乾隆《光州志》,高兆煌纂修,乾隆三十五年刻本。

[753]乾隆《广昌县志》,赵由仁重修,乾隆二十五年刻本。

[754]乾隆《广丰县志》,连柱总修,乾隆四十九年刻本。

[755]乾隆《归州志》,曹熙衡原本,曾维道增修,乾隆五十五年修,抄本。

[756]乾隆《贵州志稿》,潘文芮纂修,抄本。

[757]乾隆《桂东县志》,洪钟、张焕等主修,黄体德等分修,乾隆二十四年刻本。

[758]乾隆《桂平县志》,吴志绾主修,黄国显等编纂,乾隆三十三年刻本。

[759]乾隆《桂阳州志》,张宏燧总裁,卢世昌等纂修,乾隆三十年刻本。

[760]乾隆《海宁州志》,战效曾修,高瀛洲纂,乾隆四十一年刻本。

[761]乾隆《海盐县续图经》,王如珪修,陈世倕、钱世昌纂,乾隆十三年刻本。

[762]乾隆《邯郸县志》,王炯纂修,乾隆二十一年刻本。

[763]乾隆《韩城县志》,傅应奎纂辑,钱坫等编次,乾隆四十九年刻本。

[764]乾隆《合江县志》,叶体仁总裁,朱维辟编纂,乾隆二十七年刻本。

[765]乾隆《合水县志》,陶奕曾纂修,乾隆二十六年抄本。

[766]乾隆《郃阳县全志》,孙景烈撰次,席奉乾参阅,乾隆三十四年刻本。

[767]乾隆《合州志》,周澄修,张乃孚等纂,乾隆五十四年刻本。

[768]乾隆《鹤峰州志》,毛峻德创修,乾隆六年刻本。

[769]乾隆《鹤山县志》,刘继纂辑,乾隆十九年刻本。

[770]乾隆《鄠县新志》,孙景烈编,汪以诚阅,乾隆四十二年刻本。

[771]乾隆《怀庆府志》,唐侍陛总裁,杜琮等纂修,乾隆五十四年刻本。学生书局,1969 年。

[772]乾隆《怀远县志》,苏其照纂修,乾隆十二年刻本。

[773]乾隆《环县志》,高观鲤纂修,乾隆十九年刻本。

[774]乾隆《黄梅县志》，薛乘时监修，沈元寅等纂修，乾隆二十一年修，乾隆五十四年刻本。

[775]乾隆《黄县志》，袁中立修，毛贽纂，乾隆二十一年刻本。

[776]乾隆《徽县志》，佚名撰，乾隆年间修，抄本。

[777]乾隆《会昌县志稿》，戴体仁修，吴湘皋等纂，乾隆十五年刻本。

[778]乾隆《会理州志》，曾浚哲修，严尔謙纂，乾隆六十年刻本。

[779]乾隆《会同县志》，于煌纂修，乾隆三十九年刻本。

[780]乾隆《会同县志》，于文骏修，梁嘉瑜纂，乾隆十九年刻本。

[781]乾隆《霍山县志》，甘山等总裁，程在嵘编纂，乾隆四十一年刻本。

[782]乾隆《绩溪县志》，较陈锡总裁，赵继序、章瑞钟纂修，乾隆二十一年刻本。

[783]乾隆《嘉禾县志》，高大成纂修，李光甲编辑，乾隆三十一年刻本。

[784]乾隆《嘉应州志》，王之正等总裁，乾隆十五年刻本。

[785]乾隆《嘉鱼县志》，汪云铭总修，方承保、张宗轼纂修，乾隆五十五年刻本。

[786]乾隆《郏县续志》，张楣、聂宪等纂修，乾隆八年刻本。

[787]乾隆《建德县志》，王宾编辑，应德广纂修，乾隆十九年刻本。

[788]乾隆《江宁县新志》，袁枚纂修，乾隆十三年刻本。

[789]乾隆《晋宁州志》，毛嶅、朱阳等纂修，乾隆二十七年刻本。

[790]乾隆《缙云县志》，令狐亦岱纂修，沈鹿鸣汇修，乾隆三十二年刻本。

[791]乾隆《泾阳县后志》，唐秉刚修，谭一豫纂，乾隆十二年刻本。

[792]乾隆《泾阳县志》，葛晨纂修，乾隆四十三年刻本。

[793]乾隆《景东直隶厅志》，吴兰孙纂修，乾隆五十三年修，抄本。

[794]乾隆《喀什噶尔英吉沙尔》，永葆修，范建中纂，年代不详，抄本。

[795]乾隆《开化府志》，汤大宾修，赵震等纂，乾隆二十四年刻本。

[796]乾隆《开化县志》，范玉衡修，吴淦等纂，乾隆六十年刻本。

[797]乾隆《开县志》，胡邦盛纂修，乾隆十一年刻本。

[798]乾隆《口北三厅志》，黄可润纂修，乾隆二十三年刻本。

[799]乾隆《夔州府志》，崔邑俊总裁，杨崇、焦懋熙纂，乾隆十二年刻本。

[800]乾隆《来凤县志》，林翼池、蒲又洪纂辑，乾隆二十一年刻本。

[801]乾隆《涞水县志》，方立经纂辑，乾隆二十七年刻本。

[802]乾隆《兰阳县志》，涂光范修，王壬纂，乾隆九年刻本。

[803]乾隆《乐陵县志》，王谦益总修，郑成中等纂修，乾隆二十七年刻本。

[804]乾隆《乐至县志》，张松孙总纂，雷懋德、叶宽分纂，乾隆五十年刻本。

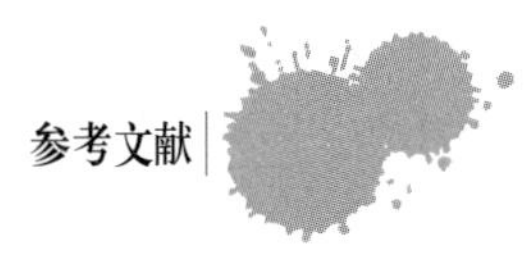

[805]乾隆《礼县志》,方嘉发纂修,唐正邦补辑,乾隆十七年修,乾隆二十一年刻本。

[806]乾隆《利津县志补》,程士范纂辑,乾隆三十五年刻本。

[807]乾隆《利津县志续编》,刘文确等鉴定,刘永祚等采访纂辑,李俨等编次,乾隆二十三年刻本。

[808]乾隆《莲花厅志》,李其昌纂修,乾隆二十五年刻本。

[809]乾隆《梁山县志》,王庆熙纂修,乾隆六十年抄本。

[810]乾隆《临安县志》,赵民洽修,许琳纂,乾隆二十四年刻本。

[811]乾隆《六合县志》,戴祖启纂修,乾隆五十年刻本。

[812]乾隆《龙川县志》,书图纂,杨廷钊等编,乾隆二十七年刻本。

[813]乾隆《隆昌县志》,黄文理纂修,乾隆二十九年刻本。

[814]乾隆《陇州续志》,吴炳纂辑,乾隆三十一年刻本。

[815]乾隆《娄县志》,谢庭薰承修,陆锡熊纂修,乾隆五十三年刻本。

[816]乾隆《庐州卫志》,尹焕纂,乾隆十二年刻本。

[817]乾隆《鲁山县全志》,徐若阶、马慧姿修,傅尔英、宋足发纂,乾隆八年刻本。

[818]乾隆《陆丰县志》,王之正总辑,沈展才等分纂,乾隆十年刻本。

[819]乾隆《陆凉州志》,沈生遴纂辑,乾隆十七年刻本。

[820]乾隆《路南州志》,史进爵总裁,郭廷选等纂,乾隆二十二年刻本。

[821]乾隆《潞郡旧闻》,靳荣藩纂,乾隆三十九年纂,1924年铅印本。

[822]乾隆《满城县志》,张焕原纂修,贾永宗增修,康熙五十二年刻,乾隆十九年增刻本。

[823]乾隆《郿县志》,李带双修,张若纂,乾隆四十三年刻本。

[824]乾隆《弥勒州志》,傅腾蛟等增订,秦仁、王纬纂辑,乾隆四年刻本。

[825]乾隆《冕宁县志清册》,杨丽中纂修,乾隆六十年修,抄本。

[826]乾隆《南昌县志》,徐午主修,万廷兰等协修,乾隆五十九年刻本。

[827]乾隆《南城县志》,范安治掌修,梅廷对等纂修,乾隆十七年刻本。

[828]乾隆《南川县志书》,陆玉琮纂修,乾隆十三年修,抄本。

[829]乾隆《南江县备造新编志书清册》,佚名修,乾隆年间抄本。

[830]乾隆《南笼府志》,李其昌纂修,乾隆二十九年刻本。

[831]乾隆《南召县志》,陈之熉纂修,张睿、曹鹏翊参订,乾隆十一年修,1939年重印本。成文出版有限公司,1976年。

[832]乾隆《宁武府志》,周景桂总修,李维梓同纂,乾隆十五年刻本。

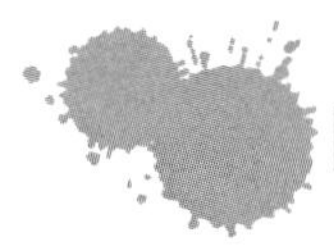

[833]乾隆《银川小志》,汪绎辰纂,乾隆二十年修,稿本。

[834]乾隆《宁阳县志》,李梦雷修,刘应荐纂,乾隆八年刻本。

[835]乾隆《番禺县志》,任果、常德主修,檀萃、凌鱼纂修,乾隆三十九年刻本。

[836]乾隆《邳县志》,邬承显修,吴从信纂,乾隆十五年刻本。

[837]乾隆《平谷县志》,任在陛原修,李柱明原纂,项景倩续修,朱克阅增补,乾隆四十二年增补本。

[838]乾隆《平利县志》,黄宽纂修,乾隆二十一年刻本。

[839]乾隆《平阳县志》,徐恕修,张南英、孙谦纂,乾隆二十五年刻本。

[840]乾隆《平远州志》,刘再向等纂修,乾隆二十一年刻本。

[841]乾隆《屏南县志》,沈钟总辑,沈宗良增补,乾隆五年修,乾隆十七年增补刻本。

[842]乾隆《屏山县志》,张曾敏修,陈琦纂,乾隆四十三年刻本。

[843]乾隆《蒲城县志》,张心镜修,吴泰来纂,乾隆四十七年刻本。

[844]乾隆《蒲江县志》,纪曾荫纂修,黎攀桂、马道亨编辑,乾隆四十九年刻本。

[845]乾隆《岐山县志》,平世增、郭履恒修,蒋兆甲纂,乾隆四十四年刻本。

[846]乾隆《黔南识略》,爱必达纂修,乾隆十四年修,乾隆二十七年刻本。

[847]乾隆《犍为县志》,宋锦修,李拔纂,乾隆十一年刻本。

[848]乾隆《黔西州志》,冯光宿纂修,乾隆九年修,抄本。

[849]乾隆《钦定热河志》,和珅、梁国治纂修,乾隆四十六年刻本。

[850]乾隆《清江县志》,邓廷辑总修,熊为霖纂编,乾隆四十五年刻本。

[851]乾隆《清远县志》,陈哲纂修,乾隆三年刻本。

[852]乾隆《曲周县志》,劳宗发修,王今远纂,乾隆十二年刻本。

[853]乾隆《荣昌县志》,许元基纂修,乾隆十一年刻,乾隆二十九年增刻,乾隆五十一年增刻本。

[854]乾隆《荣县志》,黄大本纂修,乾隆二十一年刻本。

[855]乾隆《瑞安县志》,陈永清总裁,章昱监修,吴庆云编纂,乾隆十四年刻本。

[856]乾隆《瑞金县志》,郭灿等总裁,黄天策、杨于位纂修,乾隆十八年刻本。

[857]乾隆《三河县志》,陈杲修,王大信等纂,乾隆二十五年刻本。

[858]乾隆《三水县志》,朱廷模主修,孙星衍撰,乾隆五十年刻本。

[859]乾隆《山阳志遗》,吴玉搢纂,乾隆年间修,稿本。

[860]乾隆《上杭县志》,顾人骥、潘廷仪等主修,沈成国总纂,乾隆二十五年刻本。

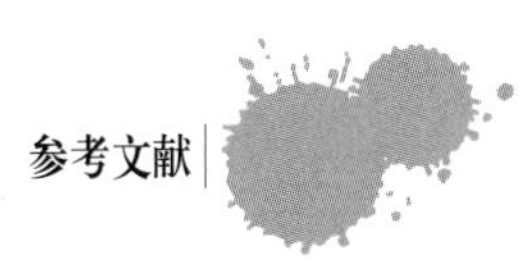

[861]乾隆《上杭县志》,赵成修,赵宁静纂,乾隆十八年刻本。

[862]乾隆《邵阳县志》,萧聚昆纂修,邝永锴编辑,乾隆二十九年刻本。

[863]乾隆《盛京通志》,吕耀曾、宋筠、王河总裁,魏枢纂修,乾隆元年刻本。

[864]乾隆《盛京通志》,阿桂、董诰修,刘谨之、程维岳纂,乾隆四十四年活字本。

[865]乾隆《什邡县志》,史进爵修,朱音恬纂,乾隆十三年刻本。

[866]乾隆《石屏州续志》,吕缵先纂修,罗元琦编辑,乾隆四十五年刻本。

[867]乾隆《石屏州志》,管学宣纂修,乾隆二十四年刻本。

[868]乾隆《石阡府志》,罗文思创修,乾隆三十年刻本。

[869]乾隆《石泉县志》,姜炳璋纂修,乾隆三十三年刻本。

[870]乾隆《石首县志》,张坦修,成师吕纂,乾隆元年刻本。

[871]乾隆《石首县志》,王维屏总修,徐祐彦等纂修,乾隆六十年刻本。

[872]乾隆《寿阳县志》,龚导江纂辑,乾隆三十六年刻本。

[873]乾隆《束鹿县志》,李文耀重修,张钟秀等编次,乾隆二十七年刻本。

[874]乾隆《顺德县志》,陈志仪修,胡定纂,乾隆十五年刻本。

[875]乾隆《四川保宁府广元县志》,张赓谟等纂修,乾隆二十二年刻本。

[876]乾隆《松阳县志》,潘茂才纂修,曹立身主修,乾隆三十四年刻本。

[877]乾隆《绥德州直隶州志》,吴忠诰、蒋勋监定,李继峤撰次,乾隆四十九年刻本。

[878]乾隆《绥阳县志》,陈世盛修,付维澍纂,乾隆二十四年修,抄本。

[879]乾隆《随州志》,张璿纂修,嘉庆年间增刻本。

[880]乾隆《遂昌县志》,王燈主修,乾隆三十年刻本。

[881]乾隆《遂宁县志》,田朝鼎修,周彭年纂,乾隆十二年刻本。

[882]乾隆《遂宁县志》,张松孙总纂,李培峘等纂修,乾隆五十二年刻本。

[883]乾隆《太谷县志》,高继允修,姚孔硕、涂逢豫纂,乾隆三十年刻本。

[884]乾隆《太谷县志》,郭晋修,管粤秀纂,乾隆六十年刻本。

[885]乾隆《太谷县志》,王廷赞原修,武一韩原纂,王泽沛等增修,雍正七年修,乾隆四年增修刻本。

[886]乾隆《天津县志》,张志奇、朱奎扬总裁,吴廷华总修,乾隆四年刻本。

[887]乾隆《通渭县志》,何大璋修,张志达纂,乾隆二十六年抄本。

[888]乾隆《同州府志》,闵鉴修,吴泰来纂,乾隆四十六年刻本。

[889]乾隆《同州府志》,张奎祥修,李之兰纂,乾隆六年刻本。

[890]乾隆《万泉县志》,毕宿焘修,张史笔纂,乾隆二十三年刻本。

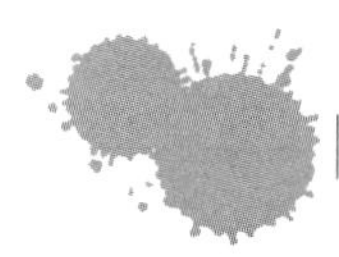

[891]乾隆《万县志》，刘高培修，赵志本等编纂，乾隆十一年刻本。

[892]乾隆《望都县新志》，陈洪书修，陈启光编次，乾隆三十六年刻本。

[893]乾隆《威远县志》，李南晖修，张翼儒纂，乾隆四十年刻本，1937年石印本。

[894]乾隆《蔚州志》，王育榞修，李舜臣纂，乾隆四年刻本。

[895]乾隆《蔚州志补》，杨世昌总裁，吴廷华、王大猷等总修，乾隆十年刻本。

[896]乾隆《温州府志》，李琬提调，齐召南、汪沆总修，乾隆二十一年修，乾隆二十七年刻本。

[897]乾隆《闻喜县志》，李遵唐纂修，乾隆三十年刻本。

[898]乾隆《翁源县志》，杨楚枝修，郭正嘉纂辑，乾隆三十年刻本。

[899]乾隆《乌程县志》，罗愫主修，杭世骏鉴定，乾隆十一年刻本。

[900]乾隆《浯溪新志》，宋溶纂修，乾隆三十五年刻本。

[901]乾隆《五台县志》，王秉韬纂修，乾隆四十五年刻本。

[902]乾隆《武安县志》，蒋光祖修，夏兆丰纂，乾隆四年刻本。成文出版有限公司，1976年。

[903]乾隆《武进县志》，王祖肃等主修，虞鸣球等纂修，乾隆三十年刻本。

[904]乾隆《西藏志》，佚名纂，乾隆五十七年刻本。

[905]乾隆《西昌县志》，佚名纂，乾隆年间修，抄本。

[906]乾隆《西和县志》，邱大英纂修，乾隆三十六年修，乾隆三十九年抄本。

[907]乾隆《西宁府新志》，杨应琚纂修，乾隆十二年刻本。

[908]乾隆《湘乡县志》，张天如主修，谢天锦等纂修，乾隆十二年刻本。

[909]乾隆《象州志》，李宏湑等监修，吴光昇续修，乾隆二十九年刻本。

[910]乾隆《新安县志》，孙孝芬续修，张鳞甲续纂，乾隆八年刻本。

[911]乾隆《新安县志》，邱峨修，吕宣会纂，乾隆三十一年刻本。

[912]乾隆《新昌县志》，杨文峰、徐炎修，万廷兰纂，乾隆五十七年刻本。

[913]乾隆《新城县志》，方懋禄等掌修，夏之翰纂修，乾隆十六年刻本。

[914]乾隆《新化县志》，梁栋主修，杨振铎等编辑，乾隆二十四年刻本。

[915]乾隆《新疆外藩纪略》，七十一纂，乾隆四十二年刻本。

[916]乾隆《新修广州府志》，金烈修，张嗣衍、沈廷芳纂，乾隆二十四年刻本。

[917]乾隆《新修庆阳府志》，赵本植纂辑，乾隆二十六年刻本。

[918]乾隆《信丰县志》，游法珠修，杨廷为等纂，乾隆十六年刻本。

[919]乾隆《信阳州志》，张钺纂修，万侯编辑，乾隆十四年刻本。

[920]乾隆《兴平县志》，顾声雷修，张埙纂，乾隆四十四年刻本。

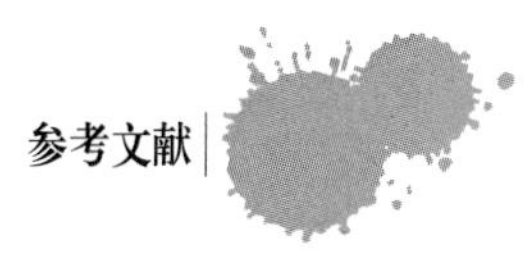

[921]乾隆《兴县志》,程云原本,蓝山增修,乾隆二十八年增修刻本。
[922]乾隆《行唐县新志》,吴高增纂修,乾隆二十八年刻本。
[923]乾隆《邢台县志》,刘蒸雯鉴定,杜维澄等编次,乾隆六年刻本。
[924]乾隆《续德阳县志》,周际虞纂修,乾隆二十七年刻本。
[925]乾隆《续麻阳县志》,赵弘仪原本,周谨续修,乾隆十二年刻本。
[926]乾隆《续青田县志》,吴楚椿主修,乾隆四十二年刻本。
[927]乾隆《续商州志》,罗文思纂修,乾隆二十三年刻本。
[928]乾隆《续寿光县志》,王椿修,杨廷枚纂,乾隆二十年修。
[929]乾隆《续修蒙化直隶厅志》,刘垲、席庆年监修,吴蒲等续修,乾隆五十五年刻本。
[930]乾隆《续修文县志》,孙巘纂修,何浑编辑,乾隆二十七年刻本。
[931]乾隆《续耀州志》,汪灏修,钟麟书纂,乾隆二十七年刻本。
[932]乾隆《续增靖远县志》,那礼善修,李林等纂,乾隆四十年刻本。
[933]乾隆《溆浦县志》,陶金谐总裁,杨鸿观纂修,乾隆二十七年刻本。
[934]乾隆《宣平县志》,陈加儒重修,潘士仁、祝复礼等同较,乾隆十八年刻本。
[935]乾隆《循化志》,龚景翰编,乾隆五十七年修,道光二十四年抄本。
[936]乾隆《盐茶厅志》,朱亨衍纂修,乾隆十七年刻本。
[937]乾隆《阳城县志》,杨善庆总修,田懋汇辑,乾隆二十年刻本。
[938]乾隆《黟县志》,孙维龙纂修,乾隆三十一年刻本。
[939]乾隆《宜良县志》,王诵芬纂修,乾隆三十二年刻本。
[940]乾隆《宜良县志》,李淳等重修,乾隆五十一年刻本。
[941]乾隆《翼城县志》,李居颐纂修,乾隆二年刻本。
[942]乾隆《鄞志稿》,蒋学镛纂,乾隆年间纂,稿本。
[943]乾隆《应州续志》,吴炳纂修,乾隆三十四年刻本。
[944]乾隆《永北府志》,陈奇典纂修,刘慥等参订,乾隆三十年刻本。
[945]乾隆《永昌府志》,宣世涛等纂修,乾隆五十年刻本。
[946]乾隆《永川县志》,王诰修,黄钧纂,乾隆六十年刻本。
[947]乾隆《永春州志》,杜昌丁督修,黄任、黄惠纂修,乾隆二十二年刻本。
[948]乾隆《永春州志》,郑一崧总纂,颜璹、林为楫等编纂,乾隆五十二年刻本。
[949]乾隆《永定县志》,伍炜纂修,王见川纂编,乾隆二十二年刻本。
[950]乾隆《永福县志》,陈焱、王纲等主修,俞荔、陈云客纂修,乾隆十四年刻本。
[951]乾隆《永清县志》,周震荣主修,章学诚纂修,乾隆四十四年刻本。

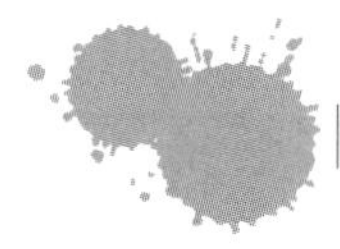

[952]乾隆《永顺县志》,王伯麟重编,乾隆十年刻本。

[953]乾隆《酉阳州志》,邵陆纂修,乾隆三十九年刻本。

[954]乾隆《榆社县志》,费映奎修,孟涛纂,乾隆八年刻本。

[955]乾隆《虞乡县志》,周大儒修,尚云章等纂,乾隆五十四年刻本。

[956]乾隆《玉门县志》,佚名纂,乾隆年间修,道光六年抄本。

[957]乾隆《玉田县志》,谢客纂修,乾隆二十一年刻本。

[958]乾隆《郁林州志》,邱桂山修,刘玉麟、秦兆鲸纂,乾隆五十七年刻本。

[959]乾隆《元和县志》,许治纂修,沈德潜总裁,顾诒禄编辑,乾隆二十六年刻本。

[960]乾隆《云南腾越州志》,屠述濂纂修,乾隆五十五年刻本。

[961]乾隆《云南县志》,李世保修,张圣功、王在璋纂,乾隆三十二年刻本。

[962]乾隆《云阳县志》,刘士缙、曹源邦总裁,乾隆十一年刻本。

[963]乾隆《再续华州志》,史萼续次,汪以诚编阅,乾隆五十四年刻本。

[964]乾隆《增城县志》,管一清纂修,乾隆十九年刻本。

[965]乾隆《昭化县志》,李元纂修,乾隆五十年刻本。

[966]乾隆《昭平县志》,陆焞纂修,乾隆二十五年刻本,同治八年补刻,光绪十八年再补。

[967]乾隆《赵城县志》,李升阶纂修,乾隆二十五年刻本。

[968]乾隆《镇番县志》,张玿美总修,曾钧、魏奎光纂修,乾隆十四年刻本。

[969]乾隆《镇雄州志》,屠述濂纂修,乾隆四十九年刻本。

[970]乾隆《镇远府志》,蔡宗建主修,龚传绅等纂辑,乾隆五十八年刻本。

[971]乾隆《正宁县志》,折遇兰撰次,乾隆二十八年刻本。

[972]乾隆《政和县志》,谭垣纂修,乾隆二十六年刻本。

[973]乾隆《直隶邠州志》,王朝爵、王灼修,孙星衍纂,乾隆四十九年刻本。

[974]乾隆《直隶阶州志》,林忠原编,毛琪麟补辑,陈勋重订,乾隆元年刻本。

[975]乾隆《直隶绵州罗江县志》,沈潜修,阚昌言纂,乾隆十年刻本。

[976]乾隆《直隶易州志》,杨芊等总裁,张登高等续修,乾隆十二年刻本。

[977]乾隆《直隶遵化州志》,刘埥纂修,边中宝分辑,乾隆二十一年刻本。

[978]乾隆《直隶遵化州志》,傅修续纂,乾隆五十九年刻本。

[979]乾隆《芷江县志》,闵从隆编辑,乾隆二十五年刻本。

[980]乾隆《中卫县志》,黄恩锡纂修,乾隆二十六年刻本。

[981]乾隆《忠州志》,佚名纂修,乾隆年间抄本。

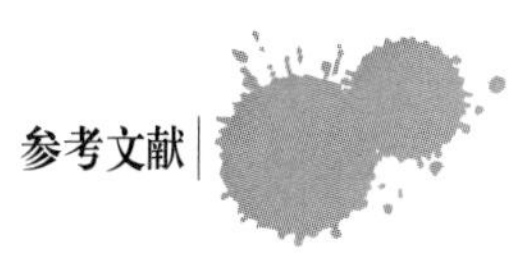

[982]乾隆《竹山县志》，常丹葵总修，邓光仁等纂修，乾隆五十年刻本。

[983]乾隆《庄浪志略》，邵陆原纂修，耿光文重订，乾隆五十五年重订本。

[984]乾隆《涿州志》，吴山凤纂修，乾隆三十年刻本。

[985]乾隆《资阳县志》，张德源总纂，乾隆三十年刻本。

[986]乾隆《纂集仁寿全志》，佚名编，乾隆四年修，刻本。

[987]嘉庆《阿迷州志》，张大鼎纂修，嘉庆元年刻本。

[988]嘉庆《安东县志》，周右修，蔡复午等纂，刻本。成文出版有限公司，1974年。

[989]嘉庆《安康县志》，郑谦总纂，王森文编辑，嘉庆二十年刻本。

[990]嘉庆《安县志》，杨英灿纂修，嘉庆十七年刻本。

[991]嘉庆《安阳县志》，贵泰修，武穆淳纂，嘉庆二十四年刻本。

[992]嘉庆《安阳县志》，赵希璜修，武亿纂，嘉庆四年刻本。

[993]嘉庆《补纂仁寿县志》，姚令仪纂修，李元续修纂，乾隆五十四年修，嘉庆八年续修本。

[994]嘉庆《茶陵州志》，甘庆增等鉴定，朱怡镃等编撰，尹勋等补修，嘉庆十八年刻本。

[995]嘉庆《长安县志》，张聪贤总纂，董曾臣编辑，嘉庆二十年刻本。

[996]嘉庆《长兴县志》，邢澍承修，钱大昕、钱大昭总修，嘉庆十年刻本。

[997]嘉庆《长子县志》，刘樾总修，樊兑纂修，嘉庆二十一年刻本。

[998]嘉庆《常宁县续志》，葛凤喈修，吴山高纂，嘉庆二十五年刻本。

[999]嘉庆《常山县志》，陈珄修，徐始搏纂，嘉庆十八年刻本。

[1000]嘉庆《成安县志》，孙培曾主修，宋凤翼编纂，嘉庆七年刻本。

[1001]嘉庆《成都县志》，王泰云等鉴阅，衷以埙纂修，杨芳灿续修，嘉庆二十一年刻本。

[1002]嘉庆《澄迈县志》，谢齐韶修，李光先纂，嘉庆二十五年刻本。

[1003]嘉庆《崇宁县志》，刘坛等纂修，嘉庆二十一年刻本。

[1004]嘉庆《重修慈利县志》，李约鉴定，皇甫如森纂修，嘉庆二十二年刻本。

[1005]嘉庆《重修泰兴县志》，凌坮、张先甲重修，张福谦等同修，嘉庆十八年刻本。

[1006]嘉庆《大足县志》，张澍修，李型廉等纂，嘉庆二十三年刻本。

[1007]嘉庆《道州志》，张元惠主修，黄如谷等纂修，嘉庆二十五年刻本。

[1008]嘉庆《德清县续志》，周绍濂续修，徐养原等分辑，许宗彦覆审，嘉庆十三

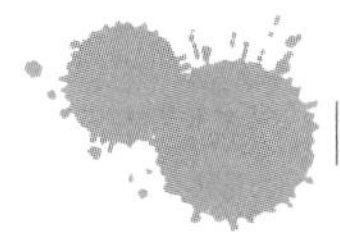

年修，稿本。

[1009]嘉庆《滇云纪略》，张若骕纂，嘉庆十三年刻本。

[1010]嘉庆《定边县志》，黄沛、宋谦修，江廷球纂，嘉庆二十五年刻本。

[1011]嘉庆《定远县志》，沈远标、吴人杰修，何苏、何烋纂，嘉庆二十年刻本。

[1012]嘉庆《东莞县志》，彭人杰、范文安修，黄时沛等纂，嘉庆三年刻本。

[1013]嘉庆《恩施县志》，张家檙修，朱寅赞纂，嘉庆十三年刻本。

[1014]嘉庆《凤台县志》，李兆洛纂，嘉庆十九年刻本。

[1015]嘉庆《扶风县志》，宋世荦编纂，吴鹏翱、王树棠编辑，嘉庆二十三年刻本。

[1016]嘉庆《甘泉县续志》，陈观国修，李保泰纂，嘉庆十五年刻本。

[1017]嘉庆《赣榆县志》，王城修，周萃元纂，嘉庆元年刻本。

[1018]嘉庆《高邑县志》，陈元芳、沈云尊纂修，嘉庆五年刻本。

[1019]嘉庆《广南府志》，何愚纂修，嘉庆二十年修，道光五年刻本。

[1020]嘉庆《归州志》，李炘主修，陆仲连等编纂，同治五年增刻本。

[1021]嘉庆《韩城县续志》，冀兰泰纂辑，陆耀通编次，嘉庆二十三年刻本。

[1022]嘉庆《河津县志》，沈千鉴修，王政、牛述贤纂，嘉庆二十年刻本。

[1023]嘉庆《黑龙江外记》，西清纂，嘉庆十五年修，光绪二十六年刻本。

[1024]嘉庆《湖北通志检存稿》，章学诚纂，王宗炎编次，嘉庆年间纂，民国刘氏嘉业堂刻章氏遗书本。

[1025]嘉庆《湖南通志》，巴哈布、翁元圻等修，王煦、黄本骥纂，嘉庆二十五年刻本。

[1026]嘉庆《华亭县志》，赵先甲续次，袁栋校书，嘉庆元年刻本。

[1027]嘉庆《华阳县志》，吴巩、董淳修，潘时彤等纂，光绪十八年刻本。

[1028]嘉庆《徽县志》，张伯魁纂修，嘉庆十四年刻本。

[1029]嘉庆《夹江县志》，王佐纂修，嘉庆十八年刻本。

[1030]嘉庆《嘉兴县志》，司能任修，屠本仁纂，嘉庆六年刻本。

[1031]嘉庆《建昌县志》，马璇图修，郭祚炽纂，嘉庆二十三年修，道光元年刻本。

[1032]嘉庆《建始县志》，佚名纂修，民国年间抄本。

[1033]嘉庆《江都县续志》，王逢源修，李保泰纂，嘉庆十六年修，嘉庆二十四年刻本。

[1034]嘉庆《江陵县志刊误》，刘士璋撰，嘉庆五年刻本。

[1035]嘉庆《金堂县志》，谢惟杰纂修，黄烈、陈一津编辑，嘉庆十六年刻本。

[1036]嘉庆《井研县志》，张宁阳等修，陈献瑞、胡元善纂，嘉庆元年刻本。

[1037]嘉庆《景东直隶厅志》,罗含章纂,嘉庆二十五年刻本。

[1038]嘉庆《浚县志》,熊象阶总纂,武穆淳分纂,嘉庆六年刻本。

[1039]嘉庆《蓝田县志》,高昱修,王开沃纂,马学赐续修,王芾续纂,嘉庆元年刻本。

[1040]嘉庆《乐山县志》,龚传黻纂修,嘉庆十七年刻本,光绪十三年补刻本。

[1041]嘉庆《雷州府志》,雷学海总裁,陈昌齐等校,嘉庆十六年刻本。

[1042]嘉庆《凉州府志备考》,张澍纂修,嘉庆十五年编。

[1043]嘉庆《梁山县志》,符永培纂修,嘉庆十三年刻本。

[1044]嘉庆《灵石县志》,王志瀜修,黄宪臣纂,嘉庆二十二年刻本。

[1045]嘉庆《灵州志迹》,杨芳灿监修,郭楷纂修,嘉庆三年刻本。

[1046]嘉庆《龙阳县志》,张在田鉴定,游凤藻、陈德沛纂订,嘉庆十九年刻本。

[1047]嘉庆《罗江县志》,李调元纂修,嘉庆七年刻本,嘉庆十四年李鼎元重校《函海》本,光绪八年广汉钟氏乐道齐刻《函海》本,1937年商务印书馆铅印《丛书集成初编》本。

[1048]嘉庆《茂名县志》,王勋臣、秦沅等纂修,吴徽叙等分纂,嘉庆二十四年刻本。

[1049]嘉庆《眉州属志》,涂长发修,王昌年纂,嘉庆五年刻本。

[1050]嘉庆《南充县志》,袁凤孙修,陈榕等纂,嘉庆十八年刻本。

[1051]嘉庆《南溪县志》,胡之富修,包字纂,嘉庆十七年刻本。

[1052]嘉庆《宁远府志》,佚名编,嘉庆年间修,1960年油印本。

[1053]嘉庆《宁远县志》,曾钰纂修,嘉庆十六年刻本。

[1054]嘉庆《宁州志》,佚名纂,嘉庆年间修,抄本(记事至嘉庆四年)。

[1055]嘉庆《彭山县志》,史钦义等纂修,嘉庆十九年刻本。

[1056]嘉庆《彭县志》,王钟钫总纂,嘉庆十八年刻本。

[1057]嘉庆《邳州志》,丁观堂修,陈燮纂,嘉庆十七年刻本。

[1058]嘉庆《平江县志》,陈增德修,李如珪等纂,嘉庆二十一年刻本。

[1059]嘉庆《平罗县志》,佚名纂,传抄嘉庆年间摘录《宁夏府志》本。

[1060]嘉庆《平远县志》,卢兆鳌总修,余鹏举等分修,嘉庆二十五年刻本。

[1061]嘉庆《祁阳县志》,万在衡修,甘庆增纂,嘉庆十七年刻本。

[1062]嘉庆《钱塘县志补》,吴允嘉纂,嘉庆年间抄本。

[1063]嘉庆《犍为县志》,王梦庚纂修,嘉庆二十一年刻本。

[1064]嘉庆《黔西州志》,刘永安等总裁,徐文璧等分纂,嘉庆八年刻本。

[1065]嘉庆《青县志》,沈聊芳修,倪鏴纂,嘉庆八年刻本,同治五年补刻本。

[1066]嘉庆《清平县志》,万承绍修,周以勋纂,嘉庆三年刻本。

[1067]嘉庆《庆元县志》,关学优修,吴元栋纂,嘉庆六年刻本。

[1068]嘉庆《庆云县志》,潘国诏修,崔旭纂,嘉庆十四年刻本。

[1069]嘉庆《邛州直隶州志》,吴巩修,王来遴纂,嘉庆十七年修,嘉庆二十三年刻本。

[1070]嘉庆《上高县志》,刘丙修,晏善澄纂,嘉庆十六年刻本。

[1071]嘉庆《渑池县志》,甘扬声纂修,刘文运等采辑,嘉庆十五年刻本。

[1072]嘉庆《什邡县志》,纪大奎总修,林时春等编次,嘉庆十八年刻本。

[1073]嘉庆《寿光县志》,刘翰周纂修,嘉庆五年刻本。

[1074]嘉庆《束鹿县志》,沈乐善、裴显相、李符清纂修,嘉庆四年刻本。

[1075]嘉庆《双流县志》,汪士侃纂修,嘉庆十九年刻本,1937年铅印本。

[1076]嘉庆《台州外书》,戚学标纂,嘉庆四年刻本。

[1077]嘉庆《威远县志》,陈汝秋纂修,嘉庆十八年刻本,1937年石印本。

[1078]嘉庆《温江县志》,李绍祖等修,徐文赍、车酉纂,嘉庆二十年刻本。

[1079]嘉庆《汶志纪略》,李锡书纂修,嘉庆十年刻本。

[1080]嘉庆《翁源县新志》,谢崇俊、蒋善功主修,颜尔枢纂修,嘉庆二十五年刻本。

[1081]嘉庆《巫山县志》,王圻纂修,民国年间抄本(记事至嘉庆十七年)。

[1082]嘉庆《武冈州志》,许绍宗纂修,邓显鹤编辑,嘉庆二十二年刻本。

[1083]嘉庆《武宣县志》,高攀桂主修,梁士彦等编纂,嘉庆十三年刻本。

[1084]嘉庆《咸宁县志》,高廷法、沈琮总纂,陆耀遹、董祐诚编辑,嘉庆二十四年刻本。

[1085]嘉庆《新田县志》,张厚郿等修,乐明绍等编辑,嘉庆十七年刻本。

[1086]嘉庆《续济源县志》,刘大观总纂,何荇芳纂修,嘉庆十八年刻本。

[1087]嘉庆《续眉州志略》,戴三锡修,王之俊纂,嘉庆十七年刻本。

[1088]嘉庆《续潼关厅志》,向淮修,王森文纂,嘉庆二十二年刻本。

[1089]嘉庆《续武功县志》,张树勋总纂,王森文编辑,嘉庆二十一年刻本。

[1090]嘉庆《续兴安府志》,叶世倬纂修,嘉庆十七年刻本。

[1091]嘉庆《续修台湾县志》,薛志亮总裁,谢金銮、郑兼才总纂,嘉庆十二年刻本。

[1092]嘉庆《续修郯城县志》,吴堦主修,陆继辂撰,嘉庆十五年刻本。

[1093]嘉庆《宜宾县志》,刘元熙纂修,李世芳编辑,嘉庆十七年刻本。

[1094]嘉庆《义乌县志》,诸自谷主修,程瑜、李锡龄总修,嘉庆七年刻本。

[1095]嘉庆《永昌县志》,南济汉纂,嘉庆二十一年刻本。

[1096]嘉庆《永寿县志余》,蒋基纂,嘉庆元年刻本。

[1097]嘉庆《玉门县志》,佚名纂,乾隆年间修,嘉庆年间增补,抄本。

[1098]嘉庆《云霄厅志》,薛凝度修,吴文林纂,嘉庆二十一年刻本。

[1099]嘉庆《郧西县续志》,孔继榦纂修,嘉庆十年刻本。

[1100]嘉庆《郧阳志补》,王正常续纂,嘉庆十四年刻本。

[1101]嘉庆《增城县志》,赵俊等修,李宝中、黄应桂纂,嘉庆二十五年刻本。

[1102]嘉庆《正安州志》,赵宜霖纂修,嘉庆二十三年刻本。

[1103]嘉庆《直隶太仓州志》,王昶等总修,嘉庆七年刻本。

[1104]嘉庆《竹山县志》,范继昌总纂,祝堃、张士旦等纂修,嘉庆十年刻本。

[1105]嘉庆《资阳县志》,宋润等修,陈凤廷等纂,嘉庆二十二年刻本。

[1106]道光《安福县志》,何寅斗等主修,潘永盛原纂,黄彝续纂,道光三年刻本。

[1107]道光《安丘新志乘韦》,马世珍纂修,道光二十年稿本。

[1108]道光《安远县志》,黄文燮修,徐必藻纂,道光三年刻本。

[1109]道光《巴州志》,朱锡穀修,陈一津等纂,道光十三年刻本。

[1110]道光《宝应图经》,刘宝楠纂,道光三年刻本。

[1111]道光《保宁府志》,黎学锦总裁,徐双桂参阅,史观总纂,道光元年刻本。

[1112]道光《褒城县志》,光朝魁纂修,清道光十一年抄本。

[1113]道光《博白县志》,任士谦等修,朱德华等纂,道光十二年刻本。

[1114]道光《长阳县志》,朱庭棻修,彭世德纂,道光二年刻本。

[1115]道光《长垣县志》,葛之墉、陈寿昌修,蒋庸、郭余裕纂,道光二十九年刻本。

[1116]道光《辰溪县志》,徐会云等主修,刘家传总纂,道光元年刻本。

[1117]道光《承德府志》,海忠总纂,道光十一年刻本。

[1118]道光《城口厅志》,刘绍文总裁,洪锡畴编辑,道光二十四年刻本。

[1119]道光《澄江府志》,李熙龄纂修,道光二十七年刻本。

[1120]道光《重修略阳县志》,谭瑀总纂,黎成德等编辑,道光二十六年刻本。

[1121]道光《重修延川县志》,谢长清编辑,道光十一年刻本。

[1122]道光《重修伊阳县志》,张道超、马九功等纂修,道光十八年刻本。

[1123]道光《重印永安县续志》,孙义修,陈树兰、刘承美纂,1940年铅印本。

[1124]道光《川沙抚民厅志》,何士祁总纂,姚椿、周墉纂辑,道光十六年刻本。

[1125]道光《大荔县志》,熊兆麟纂修,道光三十年刻本。

[1126]道光《大宁县志》,杜棠修,郭屏纂,道光二十四年刻本。

[1127]道光《大竹县志》,翟瑔修,王怀孟等纂,蔡以修续修,刘汉昭等续纂,道光二年刻本。

[1128]道光《德阳县新志》,裴显忠修,刘硕辅纂,道光十七年刻本。

[1129]道光《垫江县志》,夏梦鲤修,董承熙纂,道光八年刻本。

[1130]道光《定南厅志》,赖勋等续修,黄锡光等纂修,道光五年刻本。

[1131]道光《东阿县志略》,吴怡纂辑,道光八年刻本。

[1132]道光《东安县志》,汪兆柯纂辑,道光五年刻本。

[1133]道光《东乡县志》,周钟泰原本,吴名凤增补,道光三年增刻本。

[1134]道光《东阳县志》,党金衡主修,王恩注总纂,道光十二年刻本。

[1135]道光《敦煌县志》,苏履吉等创修,曾诚纂辑,道光十一年刻本。

[1136]道光《恩平县志》,杨学颜、石台修,杨秀拔纂,道光五年刻本。

[1137]道光《佛冈直隶军民厅志》,龚耿光纂辑,道光二十二年修,咸丰元年刻本。

[1138]道光《佛山忠义乡志》,吴荣光纂,道光十一年刻本。

[1139]道光《鄜州志》,吴鸣捷总纂,谭瑀等编辑,道光十三年刻本。

[1140]道光《皋兰县续志》,秦维岳等原纂,陆芝田、张廷选续纂,道光二十二年修,道光二十七年刻本。

[1141]道光《高明县志》,祝淮修,夏植亨纂,道光五年刻本。

[1142]道光《高要县志》,韩际飞等监修,何元等纂辑,道光六年刻本。

[1143]道光《灌阳县志》,萧煊修,范光祺纂,道光二十四年刻本。

[1144]道光《广南府志》,李熙龄纂修,道光二十八年刻本。

[1145]道光《广南府志稿》,李熙龄纂修,道光年间修,抄本。

[1146]道光《广宁县志》,黄思藻总辑,道光四年刻本。

[1147]道光《桂平县志》,袁湛业修,黄体正、王维新纂,道光二十三年刻本。

[1148]道光《海门县志》,丁鹿寿纂,道光十一年刻本。

[1149]道光《海州文献录》,许乔林纂,道光二十五年刻本。

[1150]道光《河曲县志》,曹春晓编集,道光十年刻本。

[1151]道光《河曲县志采遗》,黄宅中纂,道光二十三年刻本。

[1152]道光《鹤峰州志》,吉钟颖主修,洪先焘等分修,道光二年刻本。

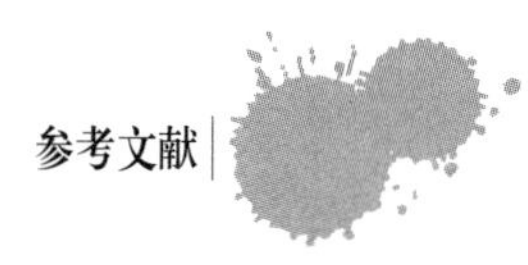

[1153]道光《鹤山县志》,徐香祖修,吴应达纂,道光六年刻本。

[1154]道光《衡山县志》,侯钤、张富业等总修,道光三年刻本。

[1155]道光《怀远县志》,苏其炤撰次,何丙勋重编,道光二十二年刻本。

[1156]道光《黄冈县志》,俞昌烈修,谢荚、刘秉忠纂,道光二十八年刻本。

[1157]道光《会宁县志》,毕光尧纂修,道光十一年刻本。

[1158]道光《吉水县志》,周树槐总纂,道光五年刻本。

[1159]道光《建始县志》,袁景晖纂修,道光二十二年刻本。

[1160]道光《江油县志》,桂星纂修,道光二十年刻本。

[1161]道光《金门志》,周凯修、林焜煌等纂,刘松亭等续修,林豪续纂,道光十六年修,同治十二年续修,光绪八年刻本。

[1162]道光《金县志》,恩福总理,冒蕖编辑,道光二十四年刻本。

[1163]道光《缙云县志》,汤成烈修,尹希伊、余伟纂,道光二十九年刻本。

[1164]道光《泾县续志》,阮文藻总修,赵懋曜等纂,道光五年刻,1914年重印本。

[1165]道光《泾阳县志》,胡元煐总纂,蒋湘南编辑,道光二十二年刻本。

[1166]道光《旌德县续志》,王椿林主修,胡承珙总修,道光六年刻本。

[1167]道光《开平县志》,王文骧总修,李科等分修,道光三年刻本。

[1168]道光《夔州府志》,恩成修,刘德铨纂,道光七年刻本。

[1169]道光《昆明县志》,戴絅孙辑,道光二十一年修,光绪二十七年刻本。

[1170]道光《拉萨厅志》,李梦皋纂,道光二十五年稿本,1959年油印本。

[1171]道光《乐至县志》,裴显忠修,刘硕辅纂,道光二十刻本,同治十八年补刻本,1929年铅印本。

[1172]道光《丽水县志》,张铣总纂,道光二十六年刻本。

[1173]道光《邻水县志》,李嘉祐、王尚锦等纂修,蒋梦兰等同修,道光元年修。

[1174]道光《邻水县志》,甘家斌纂修,曾灿奎、刘光第总裁,道光十五年刻本。

[1175]道光《留坝厅志》,贺仲瑊纂修,蒋湘南编辑,道光二十二年刻本。

[1176]道光《龙门县志》,毓雯、张经赞主修,张维屏总纂,道光二十九年修,咸丰元年刻本。

[1177]道光《龙胜厅志》,周诚之纂修,道光二十六年刻本。

[1178]道光《陆凉州志》,缪阗修,施映衮等纂,道光二十五年刻本。

[1179]道光《茂州志》,杨迦怿等修,刘辅廷纂,道光十一年刻本。

[1180]道光《南昌县志》,阿应麟等修,彭良裔等纂,道光六年刻本。

[1181]道光《南昌县志》,庆云、张赋林修,吴启楠、姜曾纂,道光二十九年刻本。

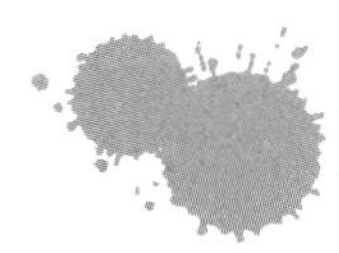

[1182]道光《南宫县志》,周栻修,陈柱纂,道光十一年刻本。

[1183]道光《南海县志》,潘尚楫等主修,邓士宪等总纂,道光十五年刻本。

[1184]道光《南江县志》,胡炳修,彭㬇纂,道光七年刻本。

[1185]道光《南溪县志》,呈麟纂修,道光二十年刻本。

[1186]道光《宁国县志》,梁中孚纂修,道光五年刻本。

[1187]道光《宁陕厅志》,林一铭纂修,焦世官、胡官清编辑,道光九年刻本。

[1188]道光《宁远县志续略》,胡奠域辑,于缵周纂,乾隆二十七年刻本,道光十五年增刻本。

[1189]道光《郫县志》,朱鼎臣原修,盛大器等纂,道光二十四年刻本。

[1190]道光《偏关志》,卢承业原本,马振文增修,万历三十一年修,道光二十六年增修,1915年铅印本。

[1191]道光《平罗纪略》,徐保字纂,道光九年刻本。

[1192]道光《平南县志》,张显相修,黎士华纂,道光十五年刻本。

[1193]道光《平阴县志续刻》,张朴修,熊衍学纂,道光二十八年刻本。

[1194]道光《平远州志》,徐丰玉总理,周溶续理,谌厚光纂修,道光二十七年刻本。

[1195]道光《屏南县志》,梅鼎臣总修,陈之驹协修,道光六年抄本。

[1196]道光《蒲圻县志》,劳光泰总纂,但传熺等协纂,道光十六年刻本。

[1197]道光《普洱府志》,郑绍谦原本,李熙龄续修,道光二十年修,道光三十年续修,咸丰元年刻本。

[1198]道光《黔南职方纪略》,罗绕典辑,道光二十七年刻本。

[1199]道光《黔西州志》,鲁寿崧修,熊声元纂,道光十五年刻本。

[1200]道光《秦安县志》,严长宦总修,刘德熙总纂,道光十八年刻本。

[1201]道光《庆元县志》,吴纶彰修,周大成等纂,道光十二年刻本。

[1202]道光《仁寿县志》,马百龄修,魏崧、郑宗垣纂,道光十八年刻本。

[1203]道光《瑞金县志》,蒋方增纂修,道光二年刻本。

[1204]道光《山丹县续志》,黄璟修,谢述孔纂,道光十五年刻本。

[1205]道光《陕西志辑要》,王志沂辑,道光七年刻本。

[1206]道光《上思州志》,陈兰滋纂修,道光十五年刻本。

[1207]道光《神木县志》,王致云纂修,朱埙编辑,张琛补编,道光二十一年刻本。

[1208]道光《施南府志》,王协梦修,罗德昆纂,道光十七年刻本。

[1209]道光《石泉县志》,舒钧纂修,道光二十九年刻本。

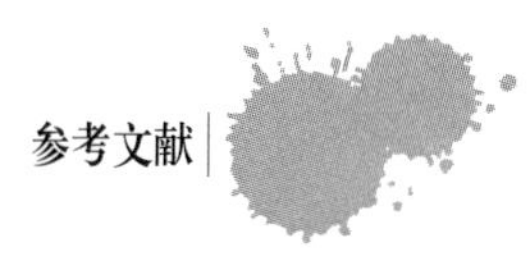

[1210]道光《石泉县志》，赵德林修，张沆纂辑，道光十四年刻本。

[1211]道光《寿州志》，朱士达纂修，乔载繇、汤若荀等分修，道光九年刻本。

[1212]道光《思南府续志》，夏修恕等主修，萧琯、何廷熙纂修，道光二十一年刻本。

[1213]道光《松桃厅志》，徐鋐主修，萧琯纂修，道光十六年刻本。

[1214]道光《遂昌县志》，朱煌等主修，郑培椿等纂修，道光十五年刻本。

[1215]道光《泰州新志刊谬》，任钰、宫锡祚等纂辑，道光十年刻本。

[1216]道光《桃源县志》，谭震修，方堃、文运升纂，道光元年刻本。

[1217]道光《天河县志》，林光棣纂修，道光六年抄本。

[1218]道光《通海县志》，赵自中纂修，道光六年刻本。

[1219]道光《通江县志》，李钟峩辑次，锡檀增订，道光二十八年刻本。

[1220]道光《铜仁府志》，敬文修，徐如澍纂，道光四年刻本。

[1221]道光《威远厅志》，谢体仁纂修，道光十七年刻本。

[1222]道光《文登县志》，蔡培、欧文修，林汝谟纂，道光十九年刻本。

[1223]道光《吴堡县志》，谭瑀纂修，道光二十七年刻本。

[1224]道光《武进阳湖县合志》，孙琬、王德茂修，李兆洛、周仪暐纂，道光二十三年刻本。

[1225]道光《西昌县志》，徐连纂修，道光二年修。

[1226]道光《西宁县志》，诸豫宗主修，周中孚汇纂，道光十年刻本。

[1227]道光《西乡县志》，张廷槐纂修，道光八年刻本。

[1228]道光《香山县志》，祝淮修，黄培芳纂，道光八年刻本。

[1229]道光《新昌县志》，曾锡龄、谭梦骞纂修，道光四年刻本。

[1230]道光《新都县志》，张奉书纂修，张怀洵主稿，道光二十四年刻本。

[1231]道光《新宁县志》，黄位斗修，孙代芳纂，道光十五年刻本。

[1232]道光《新宁县志》，张德尊重辑，道光三年刻本。

[1233]道光《新宁县志》，张深主修，曾钊、温训总纂，道光十九年刻本。

[1234]道光《新喻县志》，陆尧春纂修，道光五年刻本。

[1235]道光《信丰县志续编》，许夔等掌修，谢肇涟、熊福藻等编辑，道光四年刻本。

[1236]道光《兴宁县志》，张伟修，孙铤纂，道光元年刻本。

[1237]道光《续金山志》，曾燠辑，道光四年刻本。

[1238]道光《续修定远县志》，张嗣鸿纂修，道光二十二年修，抄本。

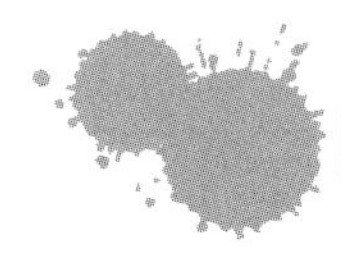

[1239]道光《续修会宁县志》，徐敬修，周西范纂，道光二十年刻本。

[1240]道光《续修山丹县志》，党行义原本，黄璟续修，道光十一年修，道光十五年刻本。

[1241]道光《印江县志》，郑士范撰，道光十七年刻本。

[1242]道光《永安县三志》，宋如楠、叶廷芳修，赖朝侣纂，道光二年刻本。

[1243]道光《永福县志》，林光棣修，苏信德纂，道光八年刻本。

[1244]道光《云南备征志》，王崧纂，道光十一年刻本。

[1245]道光《增补广德州志》，裕文纂修，道光二十七年刻本。

[1246]道光《章丘县志》，吴璋总纂，曹楙坚纂修，道光十三年刻本。

[1247]道光《彰化县志》，李廷璧等鉴定，周玺等总纂，道光十四年刻本。

[1248]道光《彰明县志》，牛树梅原本，何庆恩、韩树屏增修，李朝栋、吴士枟增纂，道光二十七年修，同治十年增修，同治十三年刻本。

[1249]道光《漳平县志》，蔡世钹主修，林得震等纂，道光十年刻本。

[1250]道光《赵城县志》，杨延亮纂修，道光七年刻本。

[1251]道光《赵州志》，陈钊镗总纂，李其馨等纂修，道光十五年修，道光十九年刻本。

[1252]道光《镇原县志》，李从图总纂，道光二十七年刻本。

[1253]道光《政和县志》，程鹏里等总修，魏敬中总纂，道光十二年刻本。

[1254]道光《直隶澧州志》，安佩莲修，孙祚泰等纂，道光元年刻本。

[1255]道光《直隶霍州志》，崔允昭总修，李培谦纂，道光六年刻本。

[1256]道光《中卫县志》，郑元吉修，余懋官纂，道光二十一年刻本。

[1257]道光《忠州直隶州志》，吴友篪修，熊履青纂，道光六年刻本。

[1258]道光《邹平县志》，罗宗瀛总修，成瓘纂，道光十六年刻本。

清后期(咸丰至宣统)

[1259]咸丰《保安县志》，彭瑞麟修，武东旭纂，咸丰六年刻本。

[1260]咸丰《长乐县志》，李焕春原本，赖荣光原纂，咸丰二年修，光绪元年增刻本。

[1261]咸丰《澄城县志》，金玉麟修，韩亚熊纂，咸丰元年刻本。

[1262]咸丰《重修宝应县志辨》，刘赞勋撰，咸丰元年活字本。

[1263]咸丰《重修梓潼县志》，张香海等修，杨曦等纂，咸丰八年刻本。

[1264]咸丰《古丰识略》，钟秀、张曾纂，咸丰十年纂，抄本。

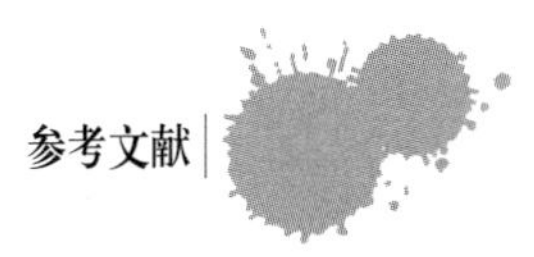

[1265]咸丰《固安县志》,陈崇砥纂修,陈福嘉、吴三峰等编辑,咸丰五年修,咸丰九年刻本。

[1266]咸丰《河套图考》,杨江纂修,咸丰七年刻本。

[1267]咸丰《济宁直隶州续志》,卢朝安纂修,咸丰九年刻本。

[1268]咸丰《郏县志》,姜篪纂修,郭景泰编辑,咸丰九年刻本。

[1269]咸丰《简州志》,濮瑗修,陈治安、黄朴纂,咸丰三年刻本。

[1270]咸丰《金山县志》,钱熙泰纂,咸丰五年刻本。

[1271]咸丰《开县志》,李肇奎等总纂,陈昆编纂,咸丰三年刻本。

[1272]咸丰《阆中县志》,徐继镛修,李惺等纂,咸丰元年刻本。

[1273]咸丰《荔波县志稿》,郑珍修,咸丰五年修,抄本。

[1274]咸丰《临漳县志》,张济纂修,咸丰十年刻本。

[1275]咸丰《冕宁县志》,李英粲修,李昭纂,咸丰七年刻本。

[1276]咸丰《宁阳县志》,陈纪勋承修,黄恩彤总纂,咸丰二年刻本。

[1277]咸丰《邳州志》,董用威修,鲁一同纂,咸丰元年刻本。

[1278]咸丰《平山县志》,王涤心修,郭程先编辑,咸丰四年刻本。

[1279]咸丰《黔江县志》,张绍龄纂修,咸丰元年刻本。

[1280]咸丰《四明六志校勘记》,徐时栋纂,陈子湘补纂,咸丰四年刻《宋元四明六志》本。

[1281]咸丰《绥远和林格尔厅志》,托明等纂修,咸丰二年刻本。

[1282]咸丰《太谷县志》,章青选、汪和修,章嗣衡纂,咸丰五年刻本。

[1283]咸丰《淅川厅志》,徐光第修,王官亮纂,咸丰十年刻本。成文出版有限公司,1976年。

[1284]咸丰《咸丰初朝邑县志》,李元春纂修,咸丰元年刻本。

[1285]咸丰《岫岩志略》,台隆阿等监修,李翰颖纂修,1934年铅印本。

[1286]咸丰《续宁武府志》,常文遴、阿克达春总纂,咸丰七年刻本。

[1287]咸丰《续修噶玛兰厅志》,陈淑均修,咸丰二年续修刻本。

[1288]咸丰《永嘉县志摘抄》,王景澄纂,咸丰年间纂,抄本。

[1289]咸丰《袁州府志》,陈乔枞纂修,咸丰十年刻本。

[1290]咸丰《云阳县志》,江锡麒修,陈昆纂,咸丰四年刻本。

[1291]咸丰《正安新志》,朱百谷总纂,咸丰八年刻本。

[1292]咸丰《直隶定州续志》,王榕吉、汪鸣和、张朴编定,咸丰十年刻本。

[1293]同治《安徽地略》,马冠群撰,见《小方壶斋舆地丛钞再补编》,光绪二十三

年铅印本。

[1294]同治《安陆县志补正》，陈廷钧纂，同治十一年刻本。

[1295]同治《安县志》，杨英灿等纂修，余天鹏续修，陈嘉绣续纂，同治二年刻本。

[1296]同治《安远县志》，黄瑞图等鉴定，丁珮等纂修，欧阳铎主稿，同治十一年刻本。

[1297]同治《巴东县志》，廖恩树主修，萧佩声编纂，同治五年刻本。

[1298]同治《巴陵县志》，严鸣琦、潘兆奎主修，吴敏树等编纂，同治十一年刻本。

[1299]同治《巴县志》，熊家彦纂修，霍为棻等总理，同治六年刻本。

[1300]同治《保康县志》，林让昆等修，杨世霖纂修，同治五年抄本。

[1301]同治《赤城县续志》，林牟贻等纂修，同治十一年刻本。

[1302]同治《磁州续志》，程光滢纂修，同治十三年刻本。

[1303]同治《重修成都县志》，李玉宣等主修，衷兴鉴等纂修，同治十二年刻本。

[1304]同治《重修嘉鱼县志》，钟传益修，俞焜纂，同治五年刻本。

[1305]同治《重修宁海州志》，舒孔安总修，王厚阶纂修，同治三年刻本。

[1306]同治《重修上高县志》，冯兰森修，陈卿云纂，同治九年刻本。

[1307]同治《大邑县志》，赵霦纂修，同治六年刻本。

[1308]同治《当阳县志》，阮恩光主修，王柏心总纂，同治五年刻本。

[1309]同治《德安县志》，沈建勋主修，程景周等纂辑，同治十年刻本。

[1310]同治《定南厅志》，王大枚、杨邦栋等总修，黄正琅等纂修，同治十一年刻本。

[1311]同治《定州志辑》，佚名辑，抄本(记事至咸丰十年)。

[1312]同治《都昌县续纂志书》，佚名编，学识斋刻本。

[1313]同治《恩施县志》，多寿修，罗凌汉纂，同治三年麟溪书院刻本。

[1314]同治《分宜县志》，李寅清、夏琮鼎总纂，严升伟等纂修，同治十年刻本。

[1315]同治《酆都县新志》，马佩玖纂修，同治十二年刻本。

[1316]同治《阜平县志》，劳辅芝编辑，张锡三汇纂，同治十三年刻本。

[1317]同治《高县志》，敖立榜纂修，曾毓佐主稿，同治五年刻本。

[1318]同治《珙县志》，姚廷章修，邓香树纂，冉瑞桐督办，郭肇林增补，同治八年刻本，光绪九年增刻本。

[1319]同治《海丰县志续编》，蔡逢恩总裁，林光斐等编纂，同治十二年刻本。

[1320]同治《合江县志》，秦湘修，杨致道、郑国楹纂，瞿树荫等增修，罗增垣等增纂，同治十年增刻本。

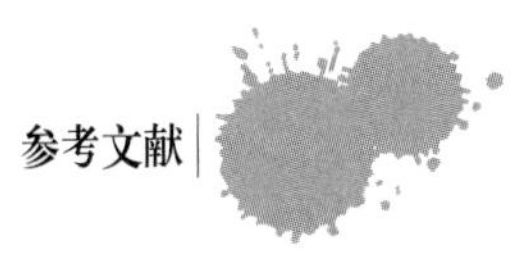

[1321]同治《和林格尔厅志略》,陈宝晋纂,同治十年抄本。

[1322]同治《河源县志》,彭君谷主修,赖以平等纂,同治十三年刻本。

[1323]同治《会理州志》,邓仁垣等纂修,王继曾、吴钟仑编辑,同治九年修,同治十三年刻本。

[1324]同治《畿辅通志》,李鸿章等修,黄彭年等纂,同治十年修,光绪十年刻本。

[1325]同治《稷山县志》,沈凤翔修,邓嘉坤等纂,同治四年刻本。

[1326]同治《嘉定府志》,文良、朱庆镛等总修,陈尧采等纂,同治三年刻本。

[1327]同治《建始县志》,熊启咏纂修,同治五年刻本。

[1328]同治《剑州志》,余文焕等修,李榕编次,同治十二年刻本。

[1329]同治《江西东乡县志》,李士棻、王维新主修,胡业恒纂修,同治八年刻本。

[1330]同治《靖安县志》,徐家瀛主修,舒孔恂等纂修,同治九年活字本。

[1331]同治《来凤县志》,李勖主修,何远鉴、张钧纂修,同治五年刻本。

[1332]同治《乐安县志》,朱奎章总修,胡芳杏纂修,同治十年刻本。

[1333]同治《醴陵县志》,徐淦等主修,江普光等纂辑,同治九年刻本。

[1334]同治《临江府志》,德馨、鲍孝光总修,朱孙诒、陈锡麟总纂,同治十年刻本。

[1335]同治《临漳县志略备考》,骆文光纂修,同治十三年刻本。

[1336]同治《隆昌县志》,魏元燮、花映均修,耿光祜纂,同治元年刻本,同治十三年增刻本。

[1337]同治《龙山县志略》,朱克敬纂修,同治八年刻本。

[1338]同治《麻阳县志》,姜钟琇、吴兆熙等总修,刘士先、王振玉总纂,同治十三年刻本。

[1339]同治《内蒙古游牧记》,张穆纂,同治六年刻本。

[1340]同治《南海县志》,郑梦玉修,梁绍献、李征霨纂,同治十一年刻本。

[1341]同治《南汇县新志稿》,佚名纂,同治年间修,旧抄本。

[1342]同治《南溪县志》,福伦修,胡元翔、唐毓彤纂,同治十三年刻本。

[1343]同治《南漳县志集钞》,沈兆元修,胡正楷纂,胡心悦增纂,同治四年刻本。

[1344]同治《宁洋县志》,董钟骥主修,陈天枢、吴正南纂修,同治十三年修,光绪元年刻本。

[1345]同治《陪都景略》,邸文裕编辑,同治十二年刻本。

[1346]同治《郫县志》,陈庆熙修,高升之等纂,同治九年刻本。

[1347]同治《祁阳县志》,陈玉祥主修,刘希关等编修,同治九年刻本。

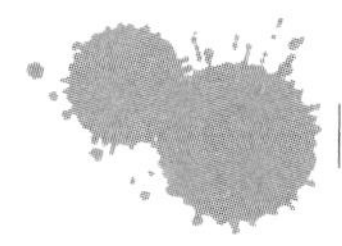

[1348]同治《清河县志附编》，吴棠等鉴修，鲁一同纂修，同治四年刻本。

[1349]同治《清河县志再续编》，刘咸修，吴昆田纂，同治十二年刻本。

[1350]同治《清江县志》，潘懿、胡湛总修，朱孙诒总纂，同治九年刻本。

[1351]同治《清泉县志》，王开运修，张修府纂，同治八年刻本。

[1352]同治《曲周县志》，存禄续修，刘自立编辑，同治八年刻本。

[1353]同治《渠县志》，何庆恩修，贾振麟等纂，同治三年刻本。

[1354]同治《仁化县志》，陈鸿主修，刘凤辉总纂，同治十二年修，光绪九年刻本。

[1355]同治《仁寿县志》，罗廷权等修，马凡若纂，同治五年刻本。

[1356]同治《荣昌县志》，文康修，廖朝翼纂，同治四年刻本。

[1357]同治《如皋县续志》，周际霖、胡维藩主修，周项、吴开阳纂修，同治十二年刻本。

[1358]同治《瑞州府志》，黄廷金总修，萧浚兰等纂修，同治十二年刻本。

[1359]同治《三水县志》，姜桐冈主修，郭四维纂订，同治十一年刻本。

[1360]同治《石门县志》，林葆元、陈煊监修，申正飏等纂修，同治七年刻本。

[1361]同治《松潘记略》，何远庆纂修，同治十二年刻本。

[1362]同治《随州志》，文龄、孙文俊修，史策先纂，同治八年刻本，1931年重印本。

[1363]同治《桃源县志》，罗行楷修，沙明焯、郭世嵚纂，同治八年刻本。

[1364]同治《藤县志》，边其晋主修，胡毓璠编纂，同治六年刻本。

[1365]同治《西宁新志》，韩志超、寅康等监修，杨笃纂辑，同治十二年修，光绪元年刻本。

[1366]同治《咸丰县志》，张梓监纂，张光杰纂修，同治四年刻本。

[1367]同治《象州志》，李世椿监修，郑献甫纂修，同治九年刻本。

[1368]同治《新昌县志》，朱庆萼等主修，同治十一年活字本。

[1369]同治《新淦县志》，王肇赐等总修，陈锡麟总纂，同治十二年活字本。

[1370]同治《新宁县志》，复成总理，周绍銮、胡元翔纂修，同治八年刻本。

[1371]同治《兴安县志》，李宾旸修，赵桂林纂，同治十年刻本。

[1372]同治《兴山县志》，伍继勋主修，范昌棣纂修，同治四年刻本。

[1373]同治《续辑汉阳县志》，黄式度、王庭桢主辑，王柏心总纂，同治七年刻本。

[1374]同治《续金堂县志》，王树桐、徐璞玉纂修，米绘裳等编辑，同治六年刻本。

[1375]同治《续修慈利县志》，嵇有庆、蒋恩澍鉴定，魏湘总纂，同治八年刻本。

[1376]同治《续修高要县志稿》，吴信臣修，黄登瀛纂，同治二年刻本。

[1377]同治《续修鹤峰州志》,徐澍楷主修,雷春沼协修,同治六年刻本。

[1378]同治《续修束鹿县志》,宋陈寿纂修,同治七年刻本。

[1379]同治《续修元城县志》,吴大镛、王仲蛙纂修,同治十一年刻本。

[1380]同治《续增黔江县志》,张锐堂修,程尚川等纂,同治三年刻本。

[1381]同治《续纂靖安县志》,徐家瀛主修,舒孔恂等纂修,同治九年活字本。

[1382]同治《续纂扬州府志》,方濬颐监纂,晏端书、钱振伦等总纂,同治十三年刻本。

[1383]同治《宣恩县志》,张金澜监纂,张金圻纂修,同治二年刻本。

[1384]同治《仪陇县志》,曹绍樾、胡晋熙创修,胡辑瑞总修,同治十年刻本,光绪三十三年补刻本。

[1385]同治《永丰县志》,双贵等倡修,王建中总修,刘绎总纂,同治十三年刻本。

[1386]同治《袁州府志》,骆敏修、黄恩浩等总修,萧玉铨等纂修,同治十三年刻本。

[1387]同治《远安县志》,郑燡林总纂,周葆恩编次,同治五年刻本。

[1388]同治《增修万县志》,王玉鲸、张琴主修,范泰衡纂修,同治五年刻本。

[1389]同治《增续长垣县志》,观祜、费瀛总修,齐联芳、李元鹏纂修,同治十二年刻本。

[1390]同治《直隶绵州志》,文棨、董贻清总理纂修,伍肇龄、何天祥纂修,同治十二年刻本。

[1391]同治《直隶陕州志》,周仁寿纂修,同治六年刻本。

[1392]同治《竹山县志》,周士桢总纂,黄子遂纂修,同治四年刻本。

[1393]同治《涿州续志》,石衡等修,卢端衡纂,同治十一年刻本。

[1394]光绪《巴陵县志》,姚诗德、郑桂星主修,杜贵墀等纂,光绪十二年修,光绪十七年刻本。

[1395]光绪《百色厅志》,陈如金主修,华本松编纂,光绪八年刻本,光绪十七年增刻本。

[1396]光绪《保安县志略》,侯昌铭修纂,光绪二十四年修,抄本。

[1397]光绪《保安州续志》,张毓生总纂,寻銮晋倡修,光绪三年刻本。

[1398]光绪《保德州乡土志》,吴大猷编,光绪三十三年修,1916年石印本。

[1399]光绪《保定府志》,李培祜、朱靖旬等编定,张豫垲纂辑,光绪七年修,光绪十二年刻本。

[1400]光绪《曹县乡土志》,裴景煦编,光绪三十三年抄本。

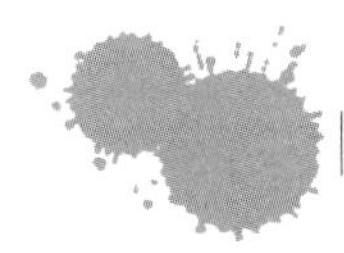

[1401]光绪《昌黎县乡土志》,童光照纂修,抄本。

[1402]光绪《昌平外志》,麻兆庆纂,光绪十八年刻本。

[1403]光绪《昌图府乡土志》,查富机编,光绪三十四年修,抄本。

[1404]光绪《长乐县志》,李焕春原本,龙兆霖补修,光绪元年增刻本。

[1405]光绪《长兴志拾遗》,朱镇纂,光绪二十三年刻本。

[1406]光绪《朝城县乡土志》,袁大启修,吴玉书、吴式基等纂,光绪二十六年修,光绪三十二年刻本,1920年重刻本。

[1407]光绪《朝城县志略》,李煜纂修,光绪年间抄本。

[1408]光绪《崇明县志》,林达泉、谭泰来修,李联琇、黄清宪等纂,光绪七年刻本。

[1409]光绪《重修安东县志》,金元烺监修,吴昆田、鲁蕡总纂,光绪元年刻本。成文出版有限公司,1975年。

[1410]光绪《重修东乡县志》,如柏纂修,光绪二十八年刻本。

[1411]光绪《重修公安县志》,佚名纂,光绪三十四年抄本。

[1412]光绪《重修灵宝县志》,周淦、方胙勋纂修,高锦荣、李镜江总修,光绪二年刻本,1918年补刻本。

[1413]光绪《重修卢氏县志》,郭光澍总修,李旭春赞修,光绪十八年刻本。

[1414]光绪《重修彭县志》,张龙甲总纂,龚世莹、吕调阳协纂,光绪六年刻本。

[1415]光绪《重修通渭县新志》,高蔚霞总修,苟廷诚纂修,光绪十九年刻本。

[1416]光绪《重纂礼县新志》,雷文渊修,王思温纂,光绪十六年刻本。

[1417]光绪《重纂秦州直隶州新志》,余泽春等纂修,王权、任其昌编次,光绪十五年刻本。

[1418]光绪《打拉池县丞志》,廖丙文修,陈希魁等纂,光绪三十四年修,抄本。

[1419]光绪《大宁县志》,崔同绂主修,李华棠续纂,光绪九年刻本。

[1420]光绪《大宁县志》,高维岳总修,魏远猷等纂修,光绪十一年刻本。

[1421]光绪《大冶县志续编》,林佐等提修,陈鳌纂修,光绪八年修。

[1422]光绪《大足县志》,王德嘉等修,高云从等纂,光绪三年刻本。

[1423]光绪《丹徒县志摭余》,李恩绶原本,李丙荣续辑,光绪十六年刻本,1918年重刻本。

[1424]光绪《当阳县补续志》,李元才主修,李葆贞分编,光绪十五年刻本。

[1425]光绪《德平县乡土志》,佚名编,光绪年间编,抄本。

[1426]光绪《德阳县志续编》,钮传善修,李炳灵、杨藻纂,光绪三十一年刻本。

[1427]光绪《德州志略》,钱祝祺纂修,光绪二十二年抄本。

[1428]光绪《垫江县志》,谢必铿修,李炳灵纂,光绪二十六年刻本。

[1429]光绪《定襄县补志》,郑继修纂修,邢澍田汇纂,光绪六年刻本。

[1430]光绪《定远县志》,姜由范等修,王镛等纂,光绪元年刻本。

[1431]光绪《定瞻厅志略》,张继纂,光绪年间油印本。

[1432]光绪《东平县乡土志》,赵国熙编,光绪三十四年修,抄本。

[1433]光绪《东平州乡土志》,王鸿瑞编,光绪三十二年石印本。

[1434]光绪《东台县志稿》,王璋纂辑,光绪十九年纂,抄本。

[1435]光绪《恩县乡土志》,汪鸿孙纂修,刘儒臣等编辑,光绪三十四年石印本。

[1436]光绪《费县乡土志》,李景星编,光绪年间抄本。

[1437]光绪《汾西县志》,曹宪等总纂,周桐轩等参订,光绪七年刻本。

[1438]光绪《丰润县志》,郝增祜等纂辑,周晋堃续纂,光绪十七年刻本。

[1439]光绪《丰顺县志》,葛曙纂修,许普济续修,吴鹏续纂,光绪十年刻本。

[1440]光绪《凤台县志》,李师沆、石成之纂修,葛荫南、周尔仪纂辑,光绪十九年刊本。

[1441]光绪《奉节县志》,曾秀翘主修,杨德坤等纂修,光绪十九年刻本。

[1442]光绪《奉天通志稿》,吴廷燮等纂,光绪三十四年稿本。

[1443]光绪《奉天新志略》,寿鹏飞纂,光绪三十四年稿本。

[1444]光绪《佛坪厅乡土志》,佚名纂,光绪三十四年抄本。

[1445]光绪《福安乡土志》,周祖颐编,光绪三十一年铅印本。

[1446]光绪《扶风县乡土志》,谭绍裘编,光绪三十二年编,抄本。

[1447]光绪《富平县乡土志》,佚名,抄本。

[1448]光绪《富阳县新旧志校记》,朱寿保纂,光绪三十三年抄本。

[1449]光绪《富阳县舆地小志》,陈承澍修,徐澹仙纂,光绪三十年石印本。

[1450]光绪《噶玛兰纪略》,姚莹撰,光绪十七年铅印本。

[1451]光绪《盖平县乡土志》,张国珍编,光绪三十四年修,抄本。

[1452]光绪《赣县乡土志》,陈瀛纂修,抄本。

[1453]光绪《高陵县志》,吕枏纂修,光绪十年刻本。

[1454]光绪《高密县乡土志》,王梦松修,傅骏声纂,光绪三十四年稿本,宣统元年石印本。

[1455]光绪《高密县志》,罗邦彦、郑继修倡修,傅赍予总修,李勳运等编校,光绪二十二年刻本。

[1456]光绪《恭城县志》,陶壿纂修,陆履中、常静仁等编辑,光绪十五年刻本。

[1457]光绪《古州厅志》,余泽春等总纂,余嵩庆、陆渐鸿等纂修,光绪十四年刻本。

[1458]光绪《固安县乡土志》,佚名编,光绪末年编,抄本。

[1459]光绪《馆陶县乡土志》,孙方陵修,宋金镜、熊廷献纂,光绪三十四年铅印本。

[1460]光绪《光绪丙子清河县志》,胡裕燕参订,吴昆田、鲁蕡纂修,光绪五年刻本。

[1461]光绪《光绪兰溪县志》,秦簧、邵秉经等主修,唐壬森总纂,光绪七年修,光绪十五年刻本。

[1462]光绪《光绪应城志》,罗缃、陈豪主修,王承禧总纂,光绪八年刻本。

[1463]光绪《光绪余杭县志稿》,褚成博纂,光绪三十二年刻本。

[1464]光绪《广宁县乡土志》,萧雨春编,光绪三十四年铅印本。

[1465]光绪《广西考略》,龚柴撰,光绪十七年刻本。

[1466]光绪《广西通志辑要》,苏宗经原辑,羊复礼增辑,道光二十五年辑,光绪十七年刻本。

[1467]光绪《归绥识略》,张曾纂,1937年印光绪年间刻本。

[1468]光绪《归州志》,黄世崇编辑,光绪二十七年刻本。

[1469]光绪《归州志》,沈云骏修,刘玉森纂,光绪八年刻本。

[1470]光绪《海城县志》,管凤龢、陈艺等修,张文藻等纂,光绪三十三年修,宣统元年铅印本。

[1471]光绪《海城县志》,杨金庚总纂,光绪三十四年抄本。

[1472]光绪《海龙府乡土志》,海龙府劝学所编,光绪三十四年修,抄本。

[1473]光绪《海门厅图志》,刘文彻等主纂,周家禄编纂,光绪二十六年刻本。

[1474]光绪《汉川图记征实》,田宗汉纂修,光绪二十一年刻本。

[1475]光绪《河池州志》,英秀修,唐仁纂,李佑元续纂,光绪三十三年抄本。

[1476]光绪《河津县志》,茅丕熙、杨汉章修,程象濂、韩秉钧纂,光绪六年刻本。

[1477]光绪《河套略》,储大文纂,光绪十七年铅印本。

[1478]光绪《菏泽县乡土志》,汪鸿孙修,杨兆焕纂,光绪三十三年石印本。

[1479]光绪《鹤庆州志》,王宝仪总裁,杨金和、杨金铠等纂修,光绪二十年刻本。

[1480]光绪《黑龙江述略》,徐宗亮纂,光绪十七年铅印本。

[1481]光绪《恒春县志》,陈文纬修,屠继善纂,光绪二十一年修,稿本。

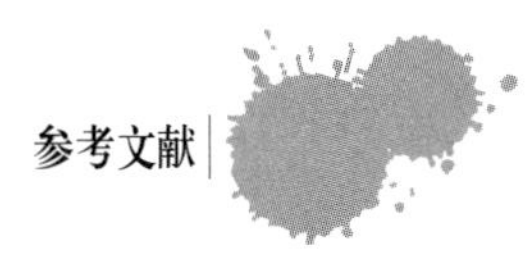

[1482]光绪《洪雅县志》,郭世棻纂修,邓敏修等编辑,光绪十年刻本。

[1483]光绪《呼伦贝尔志书稿》,佚名纂修,抄本。

[1484]光绪《湖北通志稿》,杨守敬纂,光绪年间稿本。

[1485]光绪《湖北通志志余》,洪良品纂修,光绪年间稿本。

[1486]光绪《花马池志迹》,佚名纂,光绪三十三年修,抄本。

[1487]光绪《华亭县乡土志》,佚名纂修,抄本。

[1488]光绪《会理州续志》,蒋金生修,徐昱纂,光绪三十一年刻本。

[1489]光绪《惠民县乡土志》,王学曾修,王润生纂,光绪三十二年刻本。

[1490]光绪《吉林通志》,长顺、讷钦监修,李桂林、顾云总辑,光绪十七年刻本。

[1491]光绪《吉林兴地略》,杨伯馨、秦世铨等纂,光绪二十四年石印本。

[1492]光绪《吉水县志》,彭际盛等总修,胡宗元纂修,光绪元年刻本。

[1493]光绪《吉州全志》,吴葵之修,裴国苞纂,光绪五年刻本。

[1494]光绪《辑安县乡土志》,吴光国修,于会清纂,光绪三十三年修,1915年铅印本。

[1495]光绪《嘉祥县志》,章文华、官擢午纂修,光绪三十四年刻本。

[1496]光绪《葭州志》,李寿昌修,任佺纂,光绪二十年刻本。

[1497]光绪《建昌县乡土志》,谭鸿基修,吴士仁纂,光绪三十三年刻本。

[1498]光绪《江浦县志》,善广修,张景青纂,光绪二十二年刻本。

[1499]光绪《江油县志》,武丕文修,欧培槐等纂,光绪二十九年刻本。

[1500]光绪《胶州直隶州乡土志》,佚名编,光绪三十四年修,抄本。

[1501]光绪《阶州直隶州续志》,叶恩沛续纂,吕震南参辑,光绪十二年刻本。

[1502]光绪《金山志》,卢见曾纂,释秋崖续纂,光绪二十七年刻本。

[1503]光绪《金县新志》,佚名纂,光绪三十四年修,抄本。

[1504]光绪《锦县乡土志》,田征葵编,光绪三十三年修,宣统二年抄本。

[1505]光绪《锦州府乡土志》,朱孝威编,光绪三十四年修,抄本。

[1506]光绪《京山县志》,李庆霖、沈星标等监定,曾宪德、秦有锽总纂,光绪八年刻本。

[1507]光绪《荆州府志稿》,杨守敬纂,光绪年间纂,稿本。

[1508]光绪《靖边志稿》,丁锡奎总纂,白翰章、辛居乾协修,光绪二十五年刻本。

[1509]光绪《莱芜县乡土志》,何联甲编,光绪三十三年石印本。

[1510]光绪《莱州府乡土志》,李恩祥修,董锦章纂,抄本。

[1511]光绪《黎城县续志》,郑灏等总纂,杨恩树纂修,光绪九年刻本。

[1512]光绪《利川县志》,黄世崇纂修,光绪二十年刻本。

[1513]光绪《利津县乡土志》,盖重熙修,许凤年纂,抄本。

[1514]光绪《梁山县志》,朱言诗纂修,光绪二十年刻本。

[1515]光绪《良乡县志》,陈嵋、范履福总理,黄儒荃总纂,光绪十五年刻本。

[1516]光绪《聊城县乡土志》,向槎编,光绪三十四年石印本。

[1517]光绪《临潼县续志》,安守和修,杨彦修等续修,光绪十六年刻本。

[1518]光绪《陵县乡土志》,钱应显修,邢宝英纂,光绪三十三年刻本。

[1519]光绪《灵州志》,佚名续修,光绪三十三年抄本。

[1520]光绪《柳河县乡土志》,邹铭勋、奎斌编,光绪三十三年修,抄本。

[1521]光绪《龙泉县志》,顾国诏、张世堉总修,光绪四年刻本。

[1522]康熙《龙沙纪略》,方式济纂,光绪二十三年铅印本。

[1523]光绪《龙山县志》,符为霖、吕懋恒原修,谢宝文续修,刘沛增辑,同治七年修,光绪四年续修刻本。

[1524]光绪《陇州乡土志》,唐崧森修,丁全斌纂,光绪三十二年抄本。

[1525]光绪《卢龙县志采访稿》,佚名纂,光绪二年稿本。

[1526]光绪《罗次县志》,胡毓麒等总裁,杨钟璧编修,光绪十三年刻本。

[1527]光绪《罗平州乡土志》,陶大浚、罗凤章编,光绪三十三年铅印本。

[1528]光绪《洛南县乡土志》,佚名编,光绪年间抄本。

[1529]光绪《洛川县乡土志》,姜瑞庭编,光绪三十三年抄本。

[1530]光绪《蒙古志》,姚明辉纂,光绪三十三年铅印本。

[1531]光绪《沔县新志》,孙铭钟、罗桂铭等编辑,彭龄纂述,光绪九年刻本。

[1532]光绪《闽县乡土志》,朱景星等修,郑祖庚等纂,光绪三十二年铅印本。

[1533]光绪《岷州续志采访初稿》,陈如平纂修,光绪三十四年修,抄本。

[1534]光绪《名山县志》,赵懿纂修,光绪十八年刻本。

[1535]光绪《墨尔根志》,佚名纂,光绪二十六年修,抄本。

[1536]光绪《南川县志》,黄际飞等修,周厚光等纂,光绪二年刻本。

[1537]光绪《南陵小志》,宗能征纂,光绪二十五年活字本。

[1538]光绪《南田县志》,佚名纂,光绪年间修,抄本。

[1539]光绪《宁国县通志》,张达五修,郑思贤增修,周赟纂,同治八年修,光绪二十五年增补,抄本。

[1540]光绪《宁海县志》,王瑞成、程云骥等主修,张浚总纂,光绪十八年修,光绪二十八年刻本。

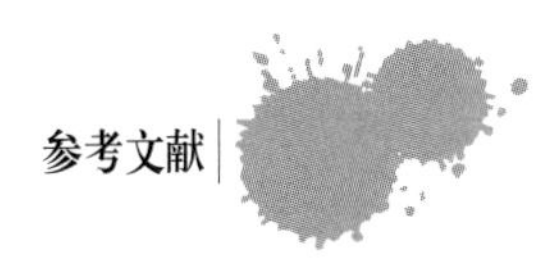

[1541]光绪《宁河县乡土志》，周登皞编，抄本。

[1542]光绪《宁明州志》，王鉌绅修，黎申产纂，光绪八年修，1914年铅印本。

[1543]光绪《宁阳县乡土志》，曹倜修，李椿龄、张云渠纂，光绪三十三年石印本。

[1544]光绪《彭泽县志补遗》，陈友善修，张经畬纂，光绪二年刻本。

[1545]光绪《郫县乡土志》，黄德润等修，姜士谔纂，光绪三十四年铅印本。

[1546]光绪《平定州志补》，葛士达编，光绪十八年刻本。

[1547]光绪《平度州乡土志》，张世卿、王崧翰编，光绪三十四年抄本。

[1548]光绪《平利县乡土志》，佚名编，抄本。

[1549]光绪《平凉县志》，刘兴沛修，郑浚、朱离明纂，光绪三十四年修，稿本。

[1550]光绪《平陆县续志》，刘鸿逵纂修，沈承恩纂辑，光绪六年刻本。

[1551]光绪《平南县志》，裘彬、江有灿修，周寿祺纂，光绪十年刻本。

[1552]光绪《平山县续志》，熊寿籛纂修，周焕章等编辑，光绪二十四年刻本。

[1553]光绪《平顺乡志》，佚名纂，抄本。

[1554]光绪《平遥县志》，恩端等纂修，武达材、王舒萼编辑，光绪八年刻本。

[1555]光绪《平彝县志》，韩再兰修，李恩光纂，光绪二十一年修，光绪三十四年刻本。

[1556]光绪《平阴县乡土志》，黄笃瓒修，朱焯纂，光绪三十三年铅印本。

[1557]光绪《屏南县志》，江若幹总修，黄学波总纂，光绪三十四年抄本。

[1558]光绪《屏山县续志》，张九章总纂，陈藩垣等分辑，光绪二十四年刻本。

[1559]光绪《蒲江县志》，孙清士、陆汝衔等修，解璜、徐元善编辑，光绪四年刻本。

[1560]光绪《蒲台县乡土志》，佚名编，抄本。

[1561]光绪《蒲县续志》，托克托欢修，曹和钧、罗良柱纂，光绪六年刻本。

[1562]光绪《岐山县志》，胡昇猷重修，张殿元编次，光绪十年刻本。

[1563]光绪《祁州乡土志》，佚名编，抄本(记事至光绪二十七年)。

[1564]光绪《汧阳述古编》，李嘉绩纂，光绪十五年刻本。

[1565]光绪《黔江县志稿》，佚名编，光绪末年修，抄本。

[1566]光绪《黔江县志续》，史致谟修，刘恭勉、郭士元纂，光绪五年刻本。

[1567]光绪《黔西州续志》，白建鋆总理，谌焕模总纂，光绪十年重印本。

[1568]光绪《乾州志稿补正》，周铭旂纂，光绪十七年刻本。

[1569]光绪《沁州复续志》，吴承恩总裁，光绪六年刻本。

[1570]光绪《青神县志》，郭世棻修，文笔超等纂，光绪三年刻本。

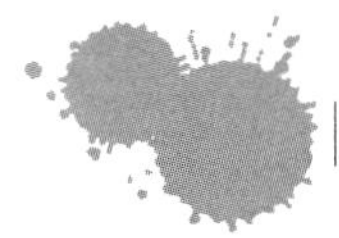

[1571]光绪《庆符县志》，孙定扬修，胡锡祜等纂，光绪二年刻本。

[1572]光绪《庆元县志》，林步瀛、史恩纬修，史恩绪等纂，光绪三年刻本。

[1573]光绪《曲阜县乡土志》，佚名编，光绪末年抄本。

[1574]光绪《衢州乡土卮言》，不其编，光绪三十二年刻本。

[1575]光绪《全滇纪要》，云南课吏馆纂修，光绪三十二年铅印本。

[1576]光绪《荣成纪略》，刘应忠纂，光绪三十三年刻本。

[1577]光绪《芮城县续志》，马丕瑶修，万启钧、张承熊纂，光绪六年刻本。

[1578]光绪《莎车行纪》，倭仁撰，光绪十七年铅印本。

[1579]光绪《商州直隶州乡土志》，佚名编，光绪末年抄本。

[1580]光绪《上海县志札记》，秦荣光撰，光绪二十八年铅印本。

[1581]光绪《上海乡土地理志》，李维清编，光绪三十三年铅印本。

[1582]光绪《上犹县志》，叶滋澜修，李临驯纂，光绪七年修，光绪十九年校补刻本。

[1583]光绪《神池县志》，崔长清等修，谷如墉等撰文，抄本。

[1584]光绪《施南府志续编》，王庭桢、李谦督修，雷春沼、尹寿衡编辑，光绪十年施南府新旧志合编本。

[1585]光绪《双流县志》，彭琬等修，吴特仁增订，光绪二十年刻本。

[1586]光绪《四川新设炉霍屯志略》，李之珂纂修，光绪三十二年铅印本。

[1587]光绪《四会县志》，陈志喆、陈应泰、刘德恒等主修，吴大猷总纂，光绪二十二年刻本。

[1588]光绪《泗水县乡土志》，王廷赞编，光绪二十八年石印本。

[1589]光绪《松江府志摘要》，闵山茙辑，光绪三年辑，光绪年间铅印本。

[1590]光绪《松阳县志》，支恒椿主修，丁凤章等分修，光绪元年刻本。

[1591]光绪《肃州新志》，吴人寿、何衍庆纂修，光绪二十三年修，抄本。

[1592]光绪《绥远全志》，贻谷总裁，高赓恩总纂，光绪三十四年刻本。

[1593]光绪《遂昌县志》，胡寿海、史恩纬主修，褚成允总纂，光绪二十二年刻本。

[1594]光绪《台湾小志》，龚柴纂，光绪十年刻本。

[1595]光绪《太谷县志》，恩浚、赵冠卿修，王效尊等纂，光绪十二年刻本。

[1596]光绪《泰安县乡土志》，杨承泽编，光绪三十三年铅印本。

[1597]光绪《泰州乡土志》，马锡纯编，光绪三十四年石印本。

[1598]光绪《堂邑县乡土志》，佚名编，光绪年间抄本。

[1599]光绪《洮州厅志》，张彦笃主修，包永昌总纂，光绪三十三年刻本。

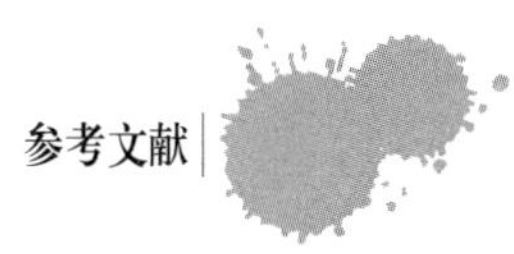

[1600]光绪《腾越厅志稿》,陈宗海总修,赵端礼纂修,光绪十三年刻本。

[1601]光绪《腾越乡土志》,寸开泰编,传抄光绪本。

[1602]光绪《滕县乡土志》,高熙喆编,光绪三十三年石印本。

[1603]光绪《通化县乡土志》,佚名编,光绪年间修,抄本。

[1604]光绪《桐梓县志》,何宗轮修,赵彝凭纂,光绪十八年修,1989年抄本。

[1605]光绪《土默特旗志》,贻谷修,高赓恩纂,光绪三十四年刻本。

[1606]光绪《望都县图说》,陆保善、陆是奎编,光绪三十一年铅印本。

[1607]光绪《威远县志》,吴曾辉鉴定,吴容编纂,光绪三年刻本。

[1608]光绪《潍县乡土志》,宋朝桢修,陈传弼纂,光绪三十三年石印本。

[1609]光绪《洧川县乡土志》,恩麟编,光绪二十六年石印本。

[1610]光绪《文县志》,长赟编纂,刘健参订,光绪二年刻本。

[1611]光绪《闻喜县志斠》,陈作哲修,杨深秀纂,光绪六年刻本。

[1612]光绪《吴堡县乡土志》,佚名编,光绪年间抄本。

[1613]光绪《五台新志》,孙汝明、王步墀续修,杨笃等续纂,同治四年修,光绪九年续修刻本。

[1614]光绪《五原厅志略》,姚学镜修,全家骥纂,光绪三十四年纂,抄本。

[1615]光绪《武昌县志稿》,佚名编,光绪年间修,稿本。

[1616]光绪《武乡县续志》,吴匡修,钮增垚纂,光绪五年刻本。

[1617]光绪《婺源乡土志》,董钟琪、汪廷璋编,光绪三十四年活字本。

[1618]光绪《西安县乡土志》,孟宪彝、金正元编,光绪三十四年修,抄本。

[1619]光绪《西充县志》,高培穀修,刘藻纂,光绪二年刻本。

[1620]光绪《西藏纪略》,龚柴纂,光绪十七年铅印本。

[1621]光绪《息县志》,陈锡辂等修,查岐昌纂,光绪六年刻本。

[1622]光绪《咸阳乡土志》,佚名编,光绪三十三年修,稿本。

[1623]光绪《襄阳四略》,吴庆焘纂修,光绪三十二年刻本。

[1624]光绪《湘阴县志稿》,郭嵩焘纂,光绪年间稿本。

[1625]光绪《孝义县续志》,孔广熙监修,何之煌纂修,光绪六年刻本。

[1626]光绪《新繁县乡土志》,余慎、陈彦升编,光绪三十三年铅印本。

[1627]光绪《新河县志》,赵鸿钧总修,沈家焕编纂,光绪二年刻本。

[1628]光绪《新疆道里表》,佚名编,光绪十六年刻本。

[1629]光绪《新疆纪略》,七十一(椿园)纂,光绪十七年铅印本。

[1630]光绪《新疆吐鲁番厅乡土志》,曾炳熿编,光绪三十三年修,抄本。

[1631]光绪《新疆志》,佚名纂,光绪三十二年修,抄本。

[1632]光绪《新民府乡土志》,佚名编,光绪三十三年修,抄本。

[1633]光绪《新宁县志》,何福海、郑守昌主修,林国赓、黄荣熙总纂,光绪十九年刻本。

[1634]光绪《新宁县志》,张葆连修,刘长佑、刘坤一纂,光绪十九年刻本。

[1635]光绪《新泰县乡土志》,汤宗翰编,光绪三十四年石印本。

[1636]光绪《新修清水河厅志》,阿克达春督纂,文秀总纂,卢梦兰编纂,光绪九年刻本。

[1637]光绪《新修潼川府志》,阿麟总纂,王龙勋等纂修,光绪二十三年刻本。

[1638]光绪《兴平县乡土志》,张元际编,光绪三十三年活字本。

[1639]光绪《兴山县志》,黄世崇纂修,光绪十一年刻本。

[1640]光绪《兴文县志》,江亦显、郭天章等纂修,黄相尧等协修,光绪十三年刻本。

[1641]光绪《兴县续志》,张启蕴修,孙福昌、温亮珠纂,光绪六年刻本。

[1642]光绪《兴义府志续编》,余厚墉纂修,光绪九年修,宣统元年铅印本。

[1643]光绪《雄县乡土志》,刘崇本编,光绪三十一年铅印本。

[1644]光绪《徐州府铜山县乡土志》,袁国钧、杨世桢编,光绪三十年刻本。

[1645]光绪《续高平县志》,陈学富、庆钟总理,李廷一纂辑,光绪六年刻本。

[1646]光绪《续浚县志》,黄璟总纂,李作霖、乔景濂分纂,光绪十二年刻本。

[1647]光绪《续刻直隶霍州志》,杨立旭总修,白天章等分修,光绪六年刻本。

[1648]光绪《续修顺宁府志稿》,党蒙等总纂,周宗洛纂修,光绪三十一年刻本。

[1649]光绪《续修井陉县志》,常善续修,赵文濂纂修,光绪元年刻本。

[1650]光绪《续修井研县志》,王琅然、吴克昌修,廖锡藩、张墀纂,光绪八年刻本。

[1651]光绪《续修灵石县志》,谢均纂修,白星炜编次,光绪元年刻本。

[1652]光绪《续修平利县志》,李联芳编,曹京周等纂辑,光绪二十三年刻本。

[1653]光绪《续修平山县志》,郭奇中、唐世禄纂修,鲁述文、毕晋编辑,光绪二年刻本。

[1654]光绪《续修沁源县志》,董余三总裁,许作霖、石灿东监修,光绪七年刻本。

[1655]光绪《续修舒城县志》,吕林钟等修,赵凤诏等纂,光绪三十三年活字本。

[1656]光绪《续修正安州志》,彭焯主修,杨德明、严宗六纂修,光绪三年刻本。

[1657]光绪《雅安历史》,贾鸿基纂,光绪二十五年纂,1925 年石印本。

[1658]光绪《阳城县乡土志》,沈继炎修,杨念先纂,光绪末年修,1935年铅印本。

[1659]光绪《洋县志》,张鹏翼纂修,光绪二十四年刻本。

[1660]光绪《宜城县续志》,李连骑修,姚德华纂,光绪九年修,光绪三十三补遗本。

[1661]光绪《宜荆续志》,陈善谟、祖福广督修,周志靖总纂,1921年刻本。

[1662]光绪《宜兴荆溪县新志》,英敏、施惠、钱志澄等主修,吴景墙总修,光绪八年刻本。

[1663]光绪《义州乡土志》,陶应润、温广泰编,抄本。

[1664]光绪《应州再续志》,汤学治纂修,光绪八年刻本。

[1665]光绪《永年县乡土志》,佚名编,抄本。

[1666]光绪《永兴乡土志》,刘朝焜修,刘允嘉、李培仙纂,光绪三十二年刻本。

[1667]光绪《於潜县志》,程兼善纂修,光绪二十四年修,1913年石印本。

[1668]光绪《余庆县志》,汤鉴盘纂,光绪末年抄本(记事至光绪三十一年)。

[1669]光绪《余姚乡土地理历史合编》,谢葆濂编,光绪三十二年石印本。

[1670]光绪《鱼台县志》,赵英祚纂修,光绪十五年刻本。

[1671]光绪《榆次县续志》,吴师祁、张承熊总裁,黄汝梅、王儆总纂,光绪十一年刻本。

[1672]光绪《榆社县志》,王家坊、葛士达总纂,光绪七年刻本。

[1673]光绪《岳池县志》,何其泰等督修,吴新德总纂,光绪元年刻本。

[1674]光绪《云龙州志》,胡程章纂修,光绪十二年修,抄本。

[1675]光绪《云南地志》,刘盛堂纂,光绪三十四年石印本。

[1676]光绪《再续高邮州志》,金元烺初修,龚定瀛总修,夏子鐊总纂,光绪九年刻本。

[1677]光绪《赞皇县乡土志》,秦兆阶编,抄本。

[1678]光绪《增修崇庆州志》,沈恩培修,胡麟等纂,光绪三年刻本。

[1679]光绪《增修灌县志》,庄裕筠、庄思恒等主修,郑珶山总纂,光绪十二年刻本。

[1680]光绪《增修仁怀厅志》,张正煃、崇俊总理鉴定,王椿纂辑,王培森校正补遗,光绪二十一年修,光绪二十八年刻本。

[1681]光绪《增续汧阳县志》,焦思善总修,张元璧、王润纂修,光绪十三年刻本。

[1682]光绪《章丘县乡土志》,杨学渊修,李洪钰等纂,光绪三十三年石印本。

[1683]光绪《镇安县乡土志》,张霁修,李麟图纂,光绪三十四年铅印本。

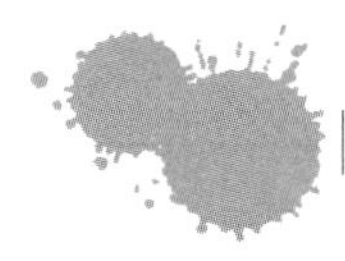

[1684]光绪《镇南州志略》,李毓兰总修,甘孟贤纂修,光绪十八年刻本。

[1685]光绪《镇宁州志》,李昶元总修纂,光绪元年修,民国年间抄本。

[1686]光绪《镇原县乡土志》,宋运贡修,王炳枢、焦国理等纂,光绪三十三年修,抄本。

[1687]光绪《芝城纪略》,刘世英纂,光绪年间纂,抄本。

[1688]光绪《盩厔县乡土志》,左一芬纂修,抄本。

[1689]光绪《诸城县乡土志》,陈观炘修,王熙昭、王炜辰纂,1920年石印本。

[1690]光绪《砖坪厅志》,佚名纂修,光绪三十一年修,抄本。

[1691]光绪《淄川县乡土志》,王敬铸纂修,光绪年间抄本。

[1692]光绪《邹县乡土志》,胡炜编,光绪三十三年石印本。

[1693]宣统《安广县乡土志》,佚名编,宣统三年修,抄本。

[1694]宣统《安南乡土志》,易辅上编,宣统元年修,抄本。

[1695]宣统《昌图府志》,洪汝冲纂修,宣统二年铅印本。

[1696]宣统《长白征存录》,张凤台等修,刘龙光、王大经编辑,宣统二年铅印本。

[1697]宣统《长武县志》,沈锡荣主修,王锡璋等协修,宣统二年铅印本。

[1698]宣统《陈留县志》,钟定纂修,武从超续修,赵文琳续纂,宣统二年石印本。

[1699]宣统《承德县志书》,都林布等鉴定,李遇棠、徐守常原编,金正元鉴定,张子瀛等增辑,光绪三十四年修,宣统二年增修,石印本。

[1700]宣统《成都通览》,傅崇矩编,宣统元年石印本。

[1701]宣统《重修泾阳县志》,刘懋官纂修,宋伯鲁总阅,周斯亿编次,宣统三年铅印本。

[1702]宣统《丹徒县志续志》,陈祺寿纂修,宣统年间修,抄本。

[1703]宣统《狄道州续志》,联瑛编辑,李镜清校订,宣统元年刻本。

[1704]宣统《定安县乡土地理志》,莫家桐编,宣统年间抄本。

[1705]宣统《峨眉县续志》,李锦成鉴定,朱荣邦纂修,宣统三年刻本,1935年补刻本。

[1706]宣统《恩安县志》,汪丙谦总裁,戴芳纂修,宣统三年修,抄本。

[1707]宣统《奉天备志》,吴廷燮纂,易培基校,宣统二年稿本。

[1708]宣统《抚顺县志略》,赵宇航、程廷恒修,黎镜蓉等纂,宣统三年石印本。

[1709]宣统《盖平县志》,王渠曾纂修,宣统元年修,抄本。

[1710]宣统《河州采访事迹》,张庭武纂,宣统元年修,抄本。

[1711]宣统《黑龙江乡土志》,林传甲等编,宣统年间刻本。

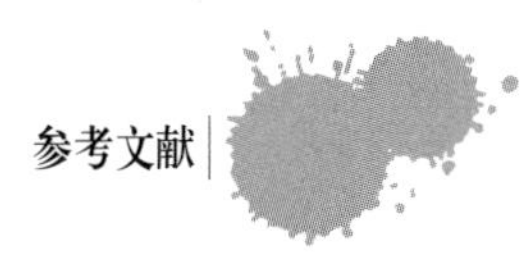

[1712]宣统《黄州府志拾遗》,沈致坚纂,宣统二年铅印本。
[1713]宣统《锦西厅乡土志》,于凌霄等编,宣统三年修,抄本。
[1714]宣统《乐会县志》,林大华纂修,宣统三年石印本。
[1715]宣统《乐陵县乡土志》,徐寿彭修,李毓珂、郑秉钰纂,宣统元年石印本。
[1716]宣统《明江厅上石州乡土志略》,佚名修纂,宣统年间抄本。
[1717]宣统《南金乡土志》,乔德秀编,宣统三年修,1931年石印本。
[1718]宣统《莎车府志》,佚名纂,宣统元年抄本。
[1719]宣统《上元江宁乡土合志》,陈作霖编,宣统二年刻本。
[1720]宣统《莘县乡土志》,孔广文编,宣统元年石印本。
[1721]宣统《石砫厅乡土志》,杨应玑、谭永泰、刘青云编纂,宣统元年刻本。
[1722]宣统《泰兴县志续》,王元章修,金鉽纂,1930年稿本。
[1723]宣统《滕县续志稿》,生克中纂,宣统三年铅印本。
[1724]宣统《文水县乡土志》,成连编,宣统元年铅印本。
[1725]宣统《西安县志略》,雷飞鹏等修,段盛梓等纂,宣统三年石印本。
[1726]宣统《西丰县乡土志》,陈正源编,宣统年间抄本。
[1727]宣统《新疆图志》,袁大化修,王树楠、王学曾纂,宣统三年活字本。
[1728]宣统《新津县乡土志》,禄勋编,宣统元年铅印本。
[1729]宣统《新民府志》,管凤龢纂修,宣统元年铅印本。
[1730]宣统《新平县乡土志》,佚名纂,宣统年间铅印本。
[1731]宣统《增辑清平县志》,陈巨前主修,傅秉鉴、张敬承等纂,宣统三年刻本。
[1732]宣统《镇番县志》,佚名纂修,宣统元年修,抄本。

民国时期

[1733]民国《瑷珲县志》,孙镜忱(蓉图)修,徐希廉纂,1920年铅印本。
[1734]民国《安达县志》,佚名纂,1913年修,抄本。
[1735]民国《安徽通志稿》,安徽通志馆纂修,1934年铅印本。
[1736]民国《安康县乡土志》,荆凤翔纂修,1939年刻本。
[1737]民国《安塞县志》,安庆丰修,郭永清纂,1914年铅印本。
[1738]民国《安图县志》,陈鸿谟、陈国钧等修,孔广泉、臧文源纂,1929年铅印本。
[1739]民国《安县续志》,成云章修,陈绍钦纂,1938年石印本。
[1740]民国《安县志》,夏时行、黄恺公修,刘公旭纂,1938年石印本。

[1741]民国《安乡县志》,王燸纂修,1936年石印本。
[1742]民国《八寨县志稿》,郭辅相修,王世鑫纂,1932年铅印本。
[1743]民国《巴安县图志》,刘赞廷编,1960年民族文化宫图书馆油印本。
[1744]民国《巴彦县志》,王岱纂修,1917年修,抄本。
[1745]民国《白玉县志》,刘赞廷编,1960年民族文化宫图书馆油印本。
[1746]民国《柏乡县志》,牛宝善纂修,魏永弼等编辑,1932年铅印本。
[1747]民国《拜泉县志》,张霖如修,胡乃新等纂,1919年石印本。
[1748]民国《拜泉县志》,张祖溶纂修,1914年修,抄本。
[1749]民国《宝鸡县志》,曹骥观鉴定,强振志编辑,1922年铅印本。
[1750]民国《宝清县志》,齐耀珷修,韩大光纂,1936年铅印本。
[1751]民国《宝山吴江县志摘抄》,佚名编,民国年间抄本。
[1752]民国《宝山县新志备稿》,赵恩钜修,王钟琦纂,1931年铅印本。
[1753]民国《宝山县续志》,张允高等修,钱淦、袁希涛纂,1921年铅印本。
[1754]民国《宝山县再续志》,吴葭修,王钟琦纂,1931年铅印本。
[1755]民国《北川县志》,杨钧衡等修,黄尚毅等纂,1932年石印本。
[1756]民国《北镇县志》,王文璞等修,吕中清纂,1933年石印本。
[1757]民国《邠州新志稿》,赵晋源纂修,1929年抄本。
[1758]民国《波密县图志》,刘赞廷编,稿本(记事至清末)。
[1759]民国《布特哈志略》,孟定恭纂,1934年铅印本。
[1760]民国《苍梧县志》,李衡宙纂,李衡宙1941年原稿,李家诜1958年整理。
[1761]民国《苍溪县志》,熊道琛、钟俊等修,李灵椿等纂,1928年铅印本。
[1762]民国《察哈尔口北六县调查记》,杨溥编,1933年铅印本。
[1763]民国《察哈尔省通志》,宋哲元等修,梁建章等纂,1935年铅印本。
[1764]民国《察哈尔乡土志》,林传甲编,民国初年编。
[1765]民国《察雅县图志》,刘赞廷编,1961年民族文化宫图书馆油印本。
[1766]民国《察隅县图志》,刘赞廷编,1962年民族文化宫图书馆油印本。
[1767]民国《昌图县志》,程道元修,续文金纂,1916年铅印本。
[1768]民国《长春县志》,张书翰、马仲援修,赵述云、金毓黻纂,1941年铅印本。
[1769]民国《长葛县志》,陈鸿畴修,刘盼遂、张蔚兰纂,1931年铅印本。
[1770]民国《长乐六里志》,李永选纂,1964年油印本。
[1771]民国《长清县志》,李起元等监修,王连儒总纂,1935年铅印本。
[1772]民国《长寿县志》,陈毅夫等修,刘君锡、张名振纂,1944年铅印本。

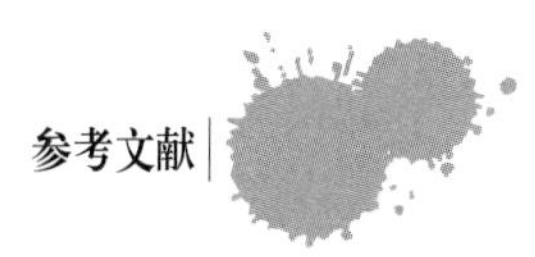

[1773]民国《潮州府志略》,潘载和纂修,1933年铅印本。

[1774]民国《潮州志》,饶宗颐纂修,1946年修,1949年铅印本。

[1775]民国《城固县乡土志》,佚名纂,1937年铅印本。

[1776]民国《澄城县附志》,王怀斌监修,赵邦楹纂,姬新命等辑,1926年铅印本。

[1777]民国《崇宁县志》,陈邦倬纂,易象乾、田树勋等编辑,1925年刻本。

[1778]民国《崇庆县志》,谢汝霖等修,罗元黼等纂,1926年铅印本。

[1779]民国《崇善县志》,吴龙辉、张景星等纂修,1937年抄本。

[1780]民国《重修常昭合志》,张镜寰修,丁祖荫、徐兆玮纂,潘一尘、张礼纲续修,庞树森续纂,1912年修,1949年铅印本。

[1781]民国《重修崇安县志》,洪简、詹继良纂,1924年稿本。

[1782]民国《重修大足县志》,郭鸿厚修,陈习删等纂,1946年铅印本。

[1783]民国《重修酆都县志》,黄光辉等修,郎承诜、余树堂等纂,1927年铅印本。

[1784]民国《重修广元县志稿》,谢开来等修,王克礼、罗映湘纂,1926年修,1940年铅印本。

[1785]民国《重修和顺县志》,张夔典修,王玉汝纂,1914年石印本。

[1786]民国《重修鄠县志》,强云程、赵葆真修,吴继祖纂,1933年铅印本。

[1787]民国《重修金坛县志》,冯煦等纂修,1921年修,1926年铅印本。

[1788]民国《重修南川县志》,柳琅声等修,韦麟书等纂,1931年铅印本。

[1789]民国《重修沭阳县志》,戴仁修,民国年间抄本。

[1790]民国《重修无极县志》,耿之光、王桂照修,王重民等纂,1936年铅印本。

[1791]民国《重修秀水县志稿》,金蓉镜等纂修,1920年修,稿本。

[1792]民国《重修浙江通志初稿》,浙江省通志馆修,余绍宋、孙延钊等纂,1948年铅印本。

[1793]民国《重纂礼县新志》,张津、孙文俊、马兆蕃纂,1929年修,1933年铅印本。

[1794]民国《创修临泽县志》,章金泷修,高增贵纂,1942年铅印本。

[1795]民国《创修渭源县志》,张兆钾修,陈鸿宝纂,1926年石印本。

[1796]民国《慈利县志》,田兴奎等修,吴恭亨纂,1923年铅印本。

[1797]民国《磁县县志》,黄希文等纂修,1941年铅印本。

[1798]民国《达县志》,蓝炳奎等修,吴德准、王文熙、朱炳灵纂,1933年刻本。

[1799]民国《大定县志》,张鉴、潘慎勤修,李芳纂,1926年石印本。

[1800]民国《大理县志稿》,张培爵等修,周宗麟等纂,周宗洛等校订,1917年铅

印本。

[1801]民国《大荔县新志存稿》，聂雨润修，李泰纂，1937年铅印本。

[1802]民国《大通县志》，刘运新修，廖徯苏纂，1919年铅印本。

[1803]民国《大邑县志》，王铭新、解汝襄等修，钟毓灵、龚维锜等纂，1930年铅印本。

[1804]民国《大竹县志》，郑国翰、曾瀛藻修，陈步武、江三乘纂，1928年铅印本。

[1805]民国《丹阳县续志》，胡为和等修，孙国钧等纂，1927年刻本。

[1806]民国《丹阳县志补遗》，周桂荣纂，1926年刻本。

[1807]民国《道孚县图志》，刘赞廷编，稿本，1960年民族文化宫图书馆油印本。

[1808]民国《稻城县图志》，刘赞廷编，稿本，1961年民族文化宫图书馆油印本。

[1809]民国《德格县图志》，刘赞廷编，稿本，1962年民族文化宫图书馆油印本。

[1810]民国《德化县志》，方清芳修，王光张纂，1940年铅印本。

[1811]民国《德惠县乡土志》，石绍廉编，1960年吉林省图书馆油印本（记事至1937年）。

[1812]民国《德江县志》，张礼纲等修，田广心等纂，1942年石印本。

[1813]民国《得荣县图志》，刘赞廷编，稿本，1960年民族文化宫图书馆油印本。

[1814]民国《德阳县志》，汪仲夔等修，洪烈森等纂，1939年铅印兼石印本。

[1815]民国《邓科县图志》，刘赞廷编，稿本，1960年民族文化宫图书馆油印本。

[1816]民国《电白县新志稿》，邵桐孙等纂，1946年油印本。

[1817]民国《定番州志》，年法尧原本，陈惠夫续修，尹石公续纂，1945年铅印本。

[1818]民国《定番县乡土教材调查报告》，吴泽霖纂，1965年贵州图书馆油印本。

[1819]民国《定乡县志》，刘赞廷编，民国年间稿本，1960年民族文化宫图书馆油印本。

[1820]民国《定远县志初稿》，杨炳坤编，1932年石印本。

[1821]民国《东丰县乡土志》，佚名编，民国初年修，抄本。

[1822]民国《东丰县志》，邢麟章、王瀛杰修，李耦纂，1931年铅印本。

[1823]民国《东丰县志略》，谢桐森修，1917年修，抄本。

[1824]民国《东乐县志》，徐传钧修，张著常纂，1923年石印本。

[1825]民国《东三省纪略》，徐曦纂，1915年铅印本。

[1826]民国《都匀县志稿》，窦全曾修，陈矩等纂，1925年铅印本。

[1827]民国《独山县志》，王华裔等修，艾应芳纂，1914年稿本。

[1828]民国《敦煌县乡土志》，佚名编，光绪末年修，抄本。

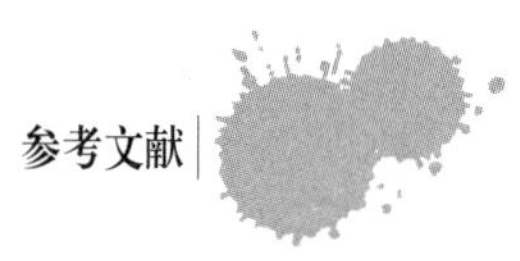

[1829]民国《房山县志》,廖飞鹏、冯庆澜等修,高书官等编,1928年铅印本。
[1830]民国《肥乡县志》,张仁侃等修,李国铎等纂,安亮清订正,1940年铅印本。
[1831]民国《封丘县续志》,姚家望等修,黄荫柟纂,1937年铅印本。
[1832]民国《凤城县志》,马龙潭、沈国冕等修,蒋龄益纂,1921年石印本。
[1833]民国《奉化新志》,奉化县政府纂修,1939年铅印本。
[1834]民国《凤阳县志略》,易季和纂修,1936年铅印本。
[1835]民国《佛山忠义乡志》,汪宗准、冼宝幹等纂,1926年刻本。
[1836]民国《府谷县志》,王俊让修,王九皋纂,1944年铅印本。
[1837]民国《复县志略》,程廷恒、张素纂,1920年石印本。
[1838]民国《阜阳县志续编》,南岳竣、郭坚等修,吕荫南纂,1947年石印本。
[1839]民国《富州县志》,陈肇基纂修,1932年修,1937年抄本。
[1840]民国《甘泉县乡土志》,佚名编,1937年铅印本。
[1841]民国《甘泉县续志》,钱祥保主修,桂邦杰监纂,1926年刻本。
[1842]民国《甘肃省夏河县志》,张其昀编,1928年抄本。
[1843]民国《甘孜县图志》,刘赞廷编,稿本,1961年民族文化宫图书馆油印本。
[1844]民国《赣榆县续志》,王佐良、王思衍修,1919年修,1924年铅印本。
[1845]民国《高陵县乡土志》,高陵县公署编,民国初年稿本。
[1846]民国《高密县志》,余有林、曹梦九修,王照青纂,1935年铅印本。
[1847]民国《高台县志》,徐家瑞纂修,1921年修,1925年铅印本。
[1848]民国《个旧县志》,佚名纂,1922年修,稿本。
[1849]民国《恭城县志》,蒋毅夫修,骆少鹤纂,1937年铅印本。
[1850]民国《巩县志》,杨保东、王国璋修,刘莲青、张仲友纂,1937年刻本。
[1851]民国《古浪县志》,李培清修,唐海云纂,1939年铅印本。
[1852]民国《固安文献志》,贾廷琳修,徐世昌纂,1928年铅印本。
[1853]民国《固安县志》,钱仲仁修,王尚义等纂,1942年铅印本。
[1854]民国《灌地概略》,李峰百纂,民国年间铅印本。
[1855]民国《灌县志》,叶大锵等修,罗骏声纂,1933年铅印本。
[1856]民国《灌阳县志》,于凤文等修,蒋良术纂,1914年刻本。
[1857]民国《广东通志稿(未成稿)》,邹鲁修,温廷敬等纂,1935年修,稿本。
[1858]民国《广南县志》,佚名纂,1934年稿本。
[1859]民国《广平县志》,韩作舟纂修,1939年铅印本。
[1860]民国《归绥县志》,郑裕孚纂,郑植昌修,1934年铅印本。

[1861]民国《贵定县志稿》,贵定县采访处纂,民国初年修,1964年贵州省图书馆油印本。

[1862]民国《贵州通志》,刘显世、吴鼎昌等修,任可澄、杨恩元纂,1948年铅印本。

[1863]民国《桂平县志》,黄占梅等修,程大璋纂,1920年铅印本。

[1864]民国《海城县志》,陈荫翘、常守陈等修,戚星岩等纂,1937年铅印本。

[1865]民国《海城县志》,廷瑞、孙绍宗修,张辅相等纂,1924年铅印本。

[1866]民国《海龙县志(初稿)》,海龙县志编写委员会编,1938年铅印本。

[1867]民国《海伦县志》,辛天成纂修,1913年修,抄本。

[1868]民国《韩城县续志》,赵本荫修,程仲昭纂,1925年石印本。

[1869]民国《邯郸县志》,杨肇基修,李世昌纂,1940年刻本。

[1870]民国《邯郸县志》,毕星垣、张奉先修,王琴堂纂,1933年刻本。

[1871]民国《汉源县志》,刘裕常修,王琢等纂,1941年铅印本。

[1872]民国《合江县志》,王玉璋修,刘天锡、张开文等纂,1925年修,1929年铅印本。

[1873]民国《合阳县新志材料》,陈禄、窦建章修,雷葆谦纂,铅印本。

[1874]民国《和政县志》,马凯祥修,王诏纂,1930年修,抄本。

[1875]民国《河南省志》,白眉初修,民国年间钞本。

[1876]民国《河南通志》,河南通志馆编,1943年铅印本。

[1877]民国《河套图志》,张鹏一纂,1917年铅印本。

[1878]民国《河套新编》,金天翮、冯际隆纂,1921年稿本。

[1879]民国《河阴县志》,高廷璋、胡荃修,蒋藩纂,1915年纂,稿本。

[1880]民国《黑龙江通北设治局通志》,熊良弼纂修,1916年修,抄本。

[1881]民国《黑龙江通志纲要》,金梁纂,1925年铅印本。

[1882]民国《黑龙江乡土录》,郭克兴编,1926年铅印本。

[1883]民国《黑龙江志稿》,万福麟修,张伯英等纂,1932年稿本。

[1884]民国《洪洞县志》,孙奂仑、贺椿寿修,韩垌等纂,1916年铅印本。

[1885]民国《呼兰县志》,廖飞鹏修,柯寅纂,1930年铅印本。

[1886]民国《呼伦县志略》,佚名纂,1930年修,抄本。

[1887]民国《花县志》,孔昭度、符矩存等修,利璋等纂,1924年铅印本。

[1888]民国《华县县志稿》,郭涛修,顾耀离纂,1949年铅印本。

[1889]民国《华阳县志》,陈法驾、叶大锵等修,曾鉴、林思进等纂,1932年稿本,

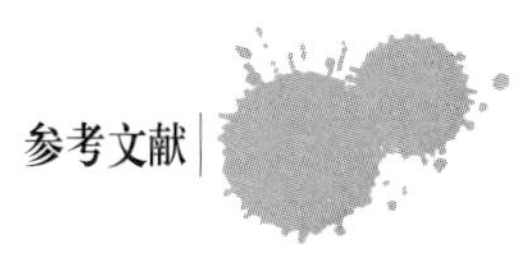

1934 年刻本。

[1890]民国《华阴县续志》,米登岳修,张崇善、王之彦等编,1932 年铅印本。

[1891]民国《桦川县志》,郑士纯等修,朱衣点等纂,1928 年铅印本。

[1892]民国《怀德县志》,李宴春等修,赵晋臣、孙云章等纂,1934 年铅印本。

[1893]民国《怀集县志》,周赞元等纂修,1916 年铅印本。

[1894]民国《怀远县志》,覃卓吾、龙澄波纂修,魏任重续修,姜玉笙续纂,1946 年铅印本。

[1895]民国《桓台县志》,王元一纂修,1934 年铅印本。

[1896]民国《桓台县志略》,袁励杰等修,王寀廷等纂,1933 年铅印本。

[1897]民国《黄平县志》,陈昭令修,李承栋纂,1921 年稿本。

[1898]民国《珲春县志》,朱约之修,何廉惠等纂,1927 年修,1931 年复写本。

[1899]民国《辉南县志》,白纯义修,于凤桐等纂,1927 年铅印本。

[1900]民国《徽县新志》,董杏林、赵钟灵纂,1924 年石印本。

[1901]民国《惠民新志》,阎容德修,王鸿绩纂,1932 年稿本。

[1902]民国《鸡泽县志料门类》,鸡泽县政府辑,1931 年抄本。

[1903]民国《吉林地志》,魏声龢纂,1913 年铅印本。

[1904]民国《吉林方正县志》,杨步墀纂修,1919 年铅印本。

[1905]民国《吉林汇征》,郭熙楞纂,1914 年铅印本。

[1906]民国《吉林新志》,刘爽编,1934 年铅印本。

[1907]民国《汲县今志》,魏青铓纂,1935 年铅印本。

[1908]民国《集宁县志》,杨葆初纂修,1924 年抄本。

[1909]民国《辑安县志》,刘天成、苏显扬修,张拱垣、于云峰纂,1931 年石印本。

[1910]民国《济宁直隶州续志》,潘守廉等修,唐烜等纂,1927 年铅印本。

[1911]民国《夹江县志》,罗国钧鉴定,刘作铭、薛志清纂,1935 年铅印本。

[1912]民国《嘉定县续志》,范钟湘、陈传德修,金念祖、黄世祚纂,1930 年铅印本。

[1913]民国《嘉禾县图志》,王彬修,雷飞鹏纂,1931 年铅印本。

[1914]民国《嘉黎县志》,刘赞廷编,1960 年民族文化宫图书馆油印本。

[1915]民国《嘉兴新志上编》,阎幼甫修,陆志鸿等纂,1929 年铅印本。

[1916]民国《简阳县续志》,李青廷修,汪金相、胡忠阀等纂,1931 年铅印本。

[1917]民国《简阳县志》,林志茂等督修,汪金相、胡忠阀等修,1927 年铅印本。

[1918]民国《建德风土记》,周云编,民国年间油印本。

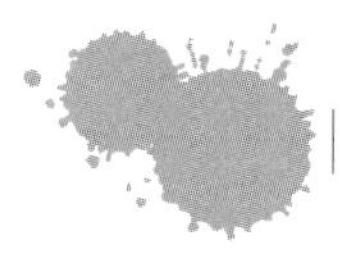

[1919]民国《建瓯县志》,詹宣猷、刘达潜监修,蔡振坚等纂,1929年铅印本。

[1920]民国《建阳县志》,姚有则、万文衡等修,罗应辰等纂,1929年铅印本。

[1921]民国《剑河县志》,阮略纂修,1944年铅印本。

[1922]民国《江安县志》,严希慎总裁,陈天锡总纂,1922年铅印本。

[1923]民国《江都县新志》,陈肇荣修,陈懋森纂,1932年修,1937年刻本。

[1924]民国《江都县续志》,钱祥保修,桂邦杰等纂,1926年刻本。

[1925]民国《江津县志》,聂述文等修,刘泽嘉等纂,1924年刻本。

[1926]民国《江口县志》,佚名纂,1921年修,稿本。

[1927]民国《江宁县乡土志》,孙濬源、江庆沅编,1918年石印本。

[1928]民国《江苏省地志》,李长傅编,1936年铅印本。

[1929]民国《江苏省会辑要》,贾子彝纂,1936年铅印本。

[1930]民国《江苏通志稿》,金鉽纂,民国年间稿本。

[1931]民国《江阴县续志》,陈思修,缪荃孙等纂,1921年刻本。

[1932]民国《校勘光绪嘉善县志札记》,孙传枢、唐步云纂,1919年铅印本。

[1933]民国《金门县志》,左树夔修,刘敬纂,1959年油印本。

[1934]民国《金山志》,董天工编辑,刘名芳纂修,1936年影印本。

[1935]民国《金堂县续志》,王暨英等修,曾茂林等纂,1921年刻本。

[1936]民国《锦西县志》,刘焕文、张鉴唐监修,郭逵总编纂,1929年铅印本。

[1937]民国《锦县志略》,王文藻修,陆善格等编,1920年铅印本。

[1938]民国《晋江乡土志》,侯鸿鉴编,1922年铅印本。

[1939]民国《晋县乡土志》,李翰如编,1915年石印本,1928年重印本。

[1940]民国《晋县志料》,刘东藩、傅国贤修,王召棠纂,1935年石印本。

[1941]民国《缙云县志》,(释)尘空纂,1942年《世界佛学院丛书》本。

[1942]民国《井陉县志料》,王用舟等修,傅汝凤等纂,1934年铅印本。

[1943]民国《景东县志稿》,周汝剑修,侯应中纂,1923年石印本。

[1944]民国《景宁县续志》,吴吕熙等修,柳景元等编,1933年刻本。

[1945]民国《景星县一般状况》,佚名编,1934年编,1960年黑龙江省图书馆油印本。

[1946]民国《静海县志》,白凤文等修,高毓浵等纂,1929年修,1934年铅印本。

[1947]民国《九龙县图志》,刘赞廷编,稿本,1960年民族文化宫图书馆油印本。

[1948]民国《九族县图志》,刘赞廷编,1961年民族文化宫图书馆油印本。

[1949]民国《居庸志略》,程恩暄编,1935年石印本。

[1950]民国《开平县志》,余棨谋、张启煌等修,1933 年铅印本。

[1951]民国《开阳县志稿》,欧先哲修,钟景贤纂,1939 年铅印本。

[1952]民国《开原县志》,李毅、赵家语、王毓琪等修,1931 年铅印本。

[1953]民国《康定县图志》,刘赞廷编,稿本,1961 年民族文化宫图书馆油印本。

[1954]民国《考城县志》,张之清修,田春同纂,1924 年铅印本。

[1955]民国《考城县志》,赵华亭修,李盛谟纂,1941 年铅印本。

[1956]民国《科麦县图志》,刘赞廷编,1962 年民族文化宫图书馆油印本(记事至 1939 年)。

[1957]民国《宽甸县志略》,程廷恒修,陶牧纂,1915 年石印本。

[1958]民国《昆明县志》,倪维钦、董广布修,陈荣昌、顾视高纂,1939 年修,1943 年铅印本。

[1959]民国《昆明新志》,李莩芬纂,民国初年纂,稿本。

[1960]民国《昆新两县续补合志》,连德英等修,李传元等纂,1923 年刻本。

[1961]民国《昆阳县志》,李群杰等修,彭嘉霖纂,1945 年稿本。

[1962]民国《拉卜楞设治记》,张丁阳纂,1928 年石印本。

[1963]民国《莱芜县志》,张梅亭、王希曾编辑,1918 年修,1922 年铅印本。

[1964]民国《阆中县志》,岳永武修,郑钟灵等纂,1926 年石印本。

[1965]民国《乐昌县志》,刘运锋修,陈宗瀛纂,1931 年铅印本。

[1966]民国《乐至县志又续》,杨祖唐等修,蒋德勋等纂,1927 年刻本。

[1967]民国《历城县乡土调查录》,孙宝生编,1928 年铅印本。

[1968]民国《丽江县志》,佚名纂,抄本(记事至 1925 年)。

[1969]民国《荔波县志稿》,荔波县志编纂委员会据 1946 年纂稿本刻印,1984 年版。

[1970]民国《荔浦县志》,顾英明修,曹骏纂,1914 年刻本。

[1971]民国《连山县志》,何一鸾修,臧承宣纂,凌锡华增修,1915 年修,1928 年增修铅印本。

[1972]民国《良乡县志》,周志中修,吕植、见之深纂,1924 年铅印本。

[1973]民国《辽宁兴京县志》,沈国冕等修,苏民等纂,1925 年铅印本。

[1974]民国《辽中县志》,徐维淮修,李植嘉等纂,1930 年铅印本。

[1975]民国《林甸县志略》,伊双庆纂修,1917 年修,抄本。

[1976]民国《临汾县志续编》,潘如海、李荣和修,窦文藻、张榜花纂,郑裕孚增修,光绪六年修,1921 年增修刻本。

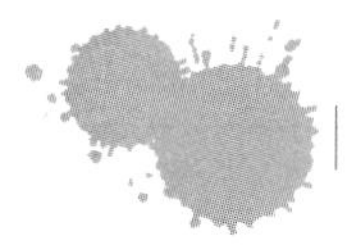

[1977]民国《临江县志》,刘维清、张之言修,罗宝书、邱在官纂,1935年铅印本。

[1978]民国《临清县志》,张自清修,张树梅、王贵笙纂,1934年铅印本。

[1979]民国《临朐续志》,周钧英修,刘仞千等纂,1935年铅印本。

[1980]民国《临县志》,胡宗虞等修,吴命新等纂,1917年铅印本。

[1981]民国《临泽县志》,王存德修,高增贵纂,1943年铅印本。

[1982]民国《灵宝县志》,孙椿荣修,张象明等纂,1935年铅印本。

[1983]民国《灵石县志》,李凯朋修,耿步蟾纂,1934年铅印本。

[1984]民国《凌云县县志》,蒙启光、何景熙修,林其椿、罗增麒纂,1942年石印本。

[1985]民国《陵川县志》,库增银修,杨谦纂,1933年铅印本。

[1986]民国《陵县续志》,苗恩波修,刘荫岐纂,1935年铅印本。

[1987]民国《榴江县志》,吴国经、萧殿元等修,唐本心等纂,1937年刻本。

[1988]民国《六合县续志稿》,郑耀烈修,汪升远、王桂馨同纂,1920年石印本。

[1989]民国《龙城旧闻》,魏毓兰编,1919年铅印本。

[1990]民国《龙江县志》,高湛臣编,1938年铅印本。

[1991]民国《龙陵县志》,张鉴安等修,寸开泰纂,1917年刻本。

[1992]民国《龙门县志》,招念慈修,邬庆时纂,1936年铅印本。

[1993]民国《龙游县志初稿》,余绍宋纂,1923年铅印本。

[1994]民国《隆安县志》,刘振西等纂修,1934年铅印本。

[1995]民国《隆化县志》,罗则逖修,施畸纂,1919年铅印本。

[1996]民国《芦山县志》,宋琅、张宗翊修,刘天倪等纂,1943年铅印本。

[1997]民国《泸定县图志》,刘赞廷编,稿本,1961年民族文化宫图书馆油印本。

[1998]民国《炉霍县图志》,刘赞廷编,稿本,1960年民族文化宫图书馆油印本。

[1999]民国《陆川县志》,古济勋修,吕濬堃、范晋藩纂,1924年刻本。

[2000]民国《陆良县志稿》,刘润畴修,俞赓唐纂,1915年石印本。

[2001]民国《禄丰县志条目》,阳仰修,民国年间修。

[2002]民国《路南县志》,马标修,杨中润纂,1917年铅印本。

[2003]民国《潞城县志》,佚名纂,民国年间修,抄本。

[2004]民国《滦县志》,袁棻修,张凤翔、刘祖培纂,1937年铅印本。

[2005]民国《罗定志》,周学仕等修,马呈图纂,陈树勋续修,1935年铅印本。

[2006]民国《罗平县志》,朱纬修,罗凤章纂,1933年石印本。

[2007]民国《洛川县志》,余正东修,黎锦熙、吴致勋纂,1944年铅印本。

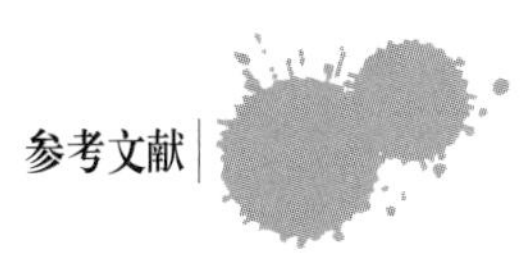

[2008]民国《雒容县志》,藏进巧修,唐本心纂,1934年铅印本。

[2009]民国《麻江县志》,拓泽忠修,周恭寿、熊维飞纂,1938年铅印本。

[2010]民国《马关县志》,张自明修,王富臣等纂,1932年石印本。

[2011]民国《满城县志略》,陈宝生修,杨式震、陈昌源纂,1931年铅印本。

[2012]民国《满洲三省志》,白眉初等纂,1924年铅印本。

[2013]民国《眉山县志》,王铭新等修,杨卫星、郭庆琳等纂,1923年石印本。

[2014]民国《蒙化志稿》,李春曦修,梁友檍纂,1920年铅印本。

[2015]民国《米脂县志》,高仲谦等修,高照初纂,1944年铅印本。

[2016]民国《密县志》,汪忠修,吕林钟、阎凤舞纂,1924年铅印本。

[2017]民国《密云县志》,臧理臣等修,宗庆煦纂,1914年铅印本。

[2018]民国《绵阳县志》,蒲殿钦等修,崔映棠等纂,1932年刻本。

[2019]民国《民国桐庐县新志稿》,干人俊纂修,民国年间稿本。

[2020]民国《民国义乌县新志稿》,干人俊纂修,民国年间稿本。

[2021]民国《闽侯县志》,欧阳英修,陈衍纂,1930年修,1933年刻本。

[2022]民国《名山县新志》,胡承琮等纂修,1930年刻本。

[2023]民国《明江县志》,明江县政府编,1932年修,抄本。

[2024]民国《明溪县志》,王维梁等修,廖立元等纂,1943年铅印本。

[2025]民国《内黄县志》,韩兆麟修,周余德、曹秉仁纂,1937年稿本。

[2026]民国《内江县志》,曾庆昌原本,易元明修,朱寿朋、伍应奎纂,1945年石印本。

[2027]民国《内江县志》,曾庆昌纂修,1925年刻本。

[2028]民国《内蒙古地理》,许崇灏编,1937年铅印本。

[2029]民国《内蒙古纪要》,临川花楞编,1916年铅印本。

[2030]民国《内乡县志》,王铎纂修,1932年石印本。

[2031]民国《南澳县志(未成稿)》,章潜龙修,杨世泽纂,1947年稿本。

[2032]民国《南昌纪事》,汪浩修,周德华等纂,1920年活字本。

[2033]民国《南宫县志》,黄容惠修,贾恩绂纂,1936年刻本。

[2034]民国《南江县志》,董珩修,岳永武等纂,1922年铅印本。

[2035]民国《南笼续志》,洪寅修,宋绍锡纂,1921年修,抄本。

[2036]民国《南田县志》,吕耀钤、厉家祯修,吕芝延、施仁纬纂,1930年铅印本。

[2037]民国《南通县乡土志》,佚名编,民国初年修,抄本。

[2038]民国《南漳县志》,包安保修,向承煜纂,1922年石印本。

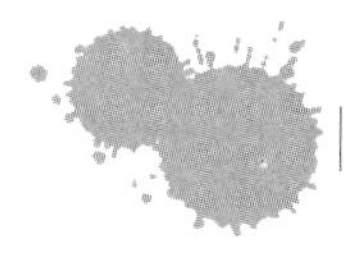

[2039]民国《讷河县志》,崔福坤修,丛绍卿纂,1931年铅印本。

[2040]民国《嫩江县志》,赵富安纂修,1913年修,抄本。

[2041]民国《宁国县志》,王式典修,李丙麐纂,1936年铅印本。

[2042]民国《宁晋县志》,苏毓琦、伊承熙修,张震科纂,1929年石印本。

[2043]民国《农安县志》,郑士纯修,朱衣点纂,1927年铅印本。

[2044]民国《盘山县志略》,马俊显修,孙名耀等纂,1915年修,抄本。

[2045]民国《蓬溪近志》,伍彝章等修,曾世礼、庄喜泉等纂,1935年刻本。

[2046]民国《邳志补》,窦鸿年纂,1923年刻本。

[2047]民国《郫县志》,李之青等修,戴朝纪等纂,1948年铅印本。

[2048]民国《平谷县志》,李兴焯修,王兆元纂,1934年铅印本。

[2049]民国《平谷县志》,王沛修,王兆元纂,1926年铅印本。

[2050]民国《平湖县续志》,季新益、柯培鼎纂,1926年修,抄本。

[2051]民国《平乐县志》,蒋庚蕃、郭春田修,张智林纂,1937年修,1940年铅印本。

[2052]民国《平陆县修志采访录》,左恒祥纂,1933年石印本。

[2053]民国《平南县鉴》,郑湘畴纂修,1940年铅印本。

[2054]民国《平山县志料集》,金润璧修,焦遇祥、张林纂,1932年铅印本。

[2055]民国《平潭县志》,黄履思等纂修,1923年铅印本。

[2056]民国《屏南县志》,何树德修,黄恩波、张宗铭纂,陆章铨续纂,1920年修,1941年续修,稿本。

[2057]民国《普安县志》,杨学溥、熊邦才修,田昌雯纂,1926年石印本。

[2058]民国《祁门县乡土地理志》,李家骧编,1944年铅印本。

[2059]民国《齐东县志》,梁中权修,于清泮纂,1935年铅印本。

[2060]民国《乾隆绍兴府志校记》,李慈铭撰,1929年铅印本。

[2061]民国《巧家县志稿》,陆崇仁修,汤祚纂,1942年铅印本。

[2062]民国《青城续修县志》,杨启东修,赵梓湘纂,1935年铅印本。

[2063]民国《青冈县志》,兆麟纂修,1913年修,抄本。

[2064]民国《青海调查事项》,康敷镕撰,民国年间油印本。

[2065]民国《青浦县续志》,于定等修,金咏榴等纂,1934年刻本。

[2066]民国《清流县志》,林善庆修,王琼纂,1947年铅印本。

[2067]民国《清平县志》,梁钟亭、路大遵修,张树梅纂,1936年铅印本。

[2068]民国《清水县志》,刘福祥、王凤翼修,王耿光纂,1948年石印本。

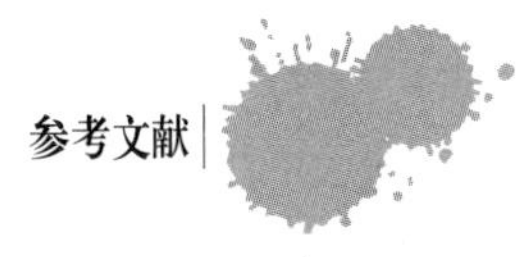

[2069]民国《清镇县志稿》,卢爱兹修,杨永寿等纂,1948年铅印本。

[2070]民国《庆城县采辑通志事略》,佚名纂,1916年抄本。

[2071]民国《庆城县志》,佚名纂,民国年间铅印本。

[2072]民国《邛崃县志》,刘夐等修,宁缃等纂,1922年铅印本。

[2073]民国《邱北县志》,沈袺等修,缪云章纂,1926年石印本。

[2074]民国《渠县志》,杨维中等修,钟正懋等纂,郭奎铨续纂,1925年修,1930年续修,1932年铅印本。

[2075]民国《仁化县志》,何炯璋修,谭凤仪纂,1931年修,1934年铅印本。

[2076]民国《任县志》,谢昺麟鉴定,陈智编纂,王亿年鉴定,刘书旂增补修纂,宣统二年修,1915年续修,铅印本。

[2077]民国《荣县志》,廖世英修,赵熙纂,1929年刻本。

[2078]民国《融县志》,黄志勋修,龙泰任纂,1936年刻本。

[2079]民国《如皋县志》,刘焕等修,1929年铅印本。

[2080]民国《汝城县志》,陈必闻修,卢纯道等纂,1932年铅印本。

[2081]民国《汝南县志》,陈伯嘉修,李成均纂,1938年石印本。

[2082]民国《芮城县志》,牛照藻修,萧光汉纂,1923年铅印本。

[2083]民国《三合县志略》,许用权修,胡嵩纂,1940年铅印本。

[2084]民国《三续高邮州志》,胡为和、卢鸿钧修,高树敏纂,1922年刻本。

[2085]民国《沙市志略》,王百川纂,唐祖培校补,1916年铅印本。

[2086]民国《山阴县志校记》,李慈铭纂,1930年铅印本。

[2087]民国《上海县续志》,吴馨、洪锡范等修,姚文枬等纂,1918年刻本。

[2088]民国《上杭县志》,张汉等修,丘复等纂,1939年铅印本。

[2089]民国《上林县志》,杨盟、李毓杰修,黄诚沅纂,1934年铅印本。

[2090]民国《上思县志》,黄大受修,黄步青纂,1915年铅印本。

[2091]民国《绍兴地志述略》,尹幼莲纂,1931年铅印本。

[2092]民国《绍兴县志采访稿》,佚名纂,民国年间稿本。

[2093]民国《绍兴县志资料》,绍兴县修志委员会纂,1939年铅印本。

[2094]民国《沈阳县志》,赵恭寅修,曾有翼等纂,1917年铅印本。

[2095]民国《施秉县志》,朱嗣元修,钱光国纂,1920年修,稿本。

[2096]民国《石屏县志》,袁嘉谷纂修,1938年铅印本。

[2097]民国《始兴县志》,陈赓虞等修,陈及时纂,1926年石印本。

[2098]民国《束鹿新志考征文料》(又名《束鹿志料文钞》),谢道安纂修,1936年

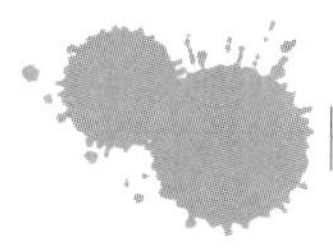

铅印本。

[2099]民国《双城县志》,高文垣等修,张鼐铭等纂,1926年铅印本。

[2100]民国《双流县志》,刘佶等修,刘咸荥等纂,1921年铅印本,1937年重刻本。

[2101]民国《双山县乡土志》,牛尔裕编,1915年铅印本。

[2102]民国《顺德县志》,周之贞、冯葆熙修,周朝槐纂,1929年刻本。

[2103]民国《顺义县志材料》,李芳、礼阔泉修,杨德馨纂,1931年修,抄本。

[2104]民国《朔方道志》,马福祥、陈必淮修,王之臣纂,1927年铅印本。

[2105]民国《思南县允文乡采访录》,吴协昌纂,1947年稿本。

[2106]民国《思南县志稿》,马震昆修,陈文燽纂,1920年修,抄本。

[2107]民国《四川郡县志》,龚煦春纂,1935年刻本。

[2108]民国《四续掖县志》,刘国斌修,刘锦堂纂,1935年铅印本。

[2109]民国《汜水县志》,田金祺修,赵东阶、张登云纂,1928年铅印本。

[2110]民国《泗阳县志》,李佩恩修,张相文、王聿望纂,1926年铅印本。

[2111]民国《松潘县志》,张典等修,徐湘等纂,1924年刻本。

[2112]民国《松阳县志》,吕耀钤修,高焕然纂,1926年活字本。

[2113]民国《松滋县志》,杨传松修,杨洪纂,1937年增补,1939年铅印本。

[2114]民国《嵩明县志》,陈诒孙等修,杨思诚纂,1945年铅印本。

[2115]民国《绥化县志》,常荫廷修,胡镜海等纂,1920年铅印本。

[2116]民国《绥阳县志》,胡仁修,李培枝等纂,1928年铅印本。

[2117]民国《绥远临河县志》,王文墀撰,1931年铅印本。

[2118]民国《台安县志》,孙维善、傅玉璞修,王绍武、孟广田纂,1930年铅印本。

[2119]民国《太仓州志》,王祖畲等纂修,1919年刻本。

[2120]民国《太平县志稿》,佚名纂,1936年修,稿本。

[2121]民国《太昭县图志》,刘赞廷纂修,油印本(记事至民国初年)。

[2122]民国《汤原县志略》,伊双庆纂修,1921年修,抄本。

[2123]民国《天河县志》,潘伍光纂修,1942年石印本。

[2124]民国《天津县新志》,高凌雯纂修,1931年刻本。

[2125]民国《天津志略》,宋蕴璞辑,1931年铅印本。

[2126]民国《铁岭县志》,陈艺修,蒋龄益、郑沛纶纂,1917年铅印本。

[2127]民国《铁岭县志》,黄世芳、俞荣庆修,陈德懿等纂,1933年铅印本。

[2128]民国《通化县志》,李春雨监修,李镇华督修,邵芳龄等编辑,1927年铅印本。

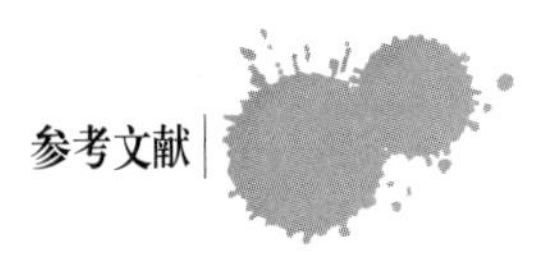

[2129]民国《通许县新志》，张士杰、侯崑禾纂修，1934年铅印本。
[2130]民国《通县志要》，金士坚等修，徐白等纂，1941年铅印本。
[2131]民国《同官县志》，余正东修，黎锦熙纂，1944年铅印本。
[2132]民国《同普县图志》，刘赞廷纂修，民国年间油印本。
[2133]民国《桐城志略》，徐国治纂修，1936年铅印本。
[2134]民国《桐梓县志》，李世祚等修，犹海龙等纂，1929年铅印本。
[2135]民国《铜梁县地理志》，张佐周纂，1944年铅印本。
[2136]民国《潼关县新志》，罗传甲修，赵鹏超纂，1931年铅印本。
[2137]民国《万泉县志》，何燊、程瑶阶修，冯文瑞、王景命纂，1918年石印本。
[2138]民国《万源县志》，刘子敬修，贺维翰纂，1932年铅印本。
[2139]民国《王家营志》，张震南纂，1933年铅印本。
[2140]民国《望都县志》，王德乾修，崔莲峰纂，1934年铅印本。
[2141]民国《望奎县志》，严兆霖修，张玉书等纂，1919年铅印本。
[2142]民国《威县志》，崔正春修，尚希宾纂，1925年修，1929年铅印本。
[2143]民国《渭源县风土调查录》，文廷美纂，高光寿编，1927年铅印本。
[2144]民国《温江县志》，张骥等修，曾学传等纂，1921年刻本。
[2145]民国《文昌县志》，林带英修，李钟岳纂，1920年刻本。
[2146]民国《文县要览》，李秉璋、韩建笃纂，1947年石印本。
[2147]民国《汶川县志》，祝世德等纂修，1944年铅印本。
[2148]民国《瓮安县志》，李退谷修，朱勋等纂，1915年铅印本。
[2149]民国《无为县小志》，佚名编，1931年稿本。
[2150]民国《武鸣县志》，温德溥修，曾唯儒纂，1915年铅印本。
[2151]民国《武乡新志》，张扬祚修，郝世祯纂，1929年铅印本。
[2152]民国《武宣县志》，唐朝绳修，覃先澄纂，1914年铅印本。
[2153]民国《武宣县志》，朱昌奎修，庞赓辛纂，1934年铅印本。
[2154]民国《婺川县备志》，婺川县修志局编，1922年编，1965年贵州图书馆油印本。
[2155]民国《西藏纪游》，周蔼联撰，1936年石印本。
[2156]民国《西藏日记》，允礼撰，1937年铅印本。
[2157]民国《西昌县志》，郑少成等修，杨肇基等纂，1942年铅印本。
[2158]民国《西丰县志》，萧德润修，张恩书纂，曹肇元补修，希廉等补纂，1938年铅印本。

[2159]民国《西宁府续志》,邓承伟原本,来维礼等纂,基生兰续纂,1938年铅印本。

[2160]民国《西乡县志》,薛祥绥纂修,1948年石印本。

[2161]民国《息烽县志》,王佐等修,顾枞纂,1940年稿本。

[2162]民国《锡山补志》,钱泳编,见《锡山先哲丛刊》第四辑,1931年铅印本。

[2163]民国《嵋峨县志》,徐振声纂修,1924年修,抄本。

[2164]民国《夏河县志稿》,张其昀纂,1935年修,抄本。

[2165]民国《夏津县志续编》,谢锡文修,许宗海纂,1934年铅印本。

[2166]民国《厦门市志》,厦门市修志局纂修,1948年稿本。

[2167]民国《咸丰县志》,徐大煜纂修,1914年刻本。

[2168]民国《咸宁长安两县续志》,翁柽修,宋联奎纂,1936年铅印本。

[2169]民国《乡宁县志》,赵祖抃修,吴庚、赵意空纂,1917年刻本。

[2170]民国《香河县志》,王葆安修,马文焕、陈式谌纂,1936年铅印本。

[2171]民国《香山县志》,张仲弼修,1920年刻本。

[2172]民国《香山县志续编》,厉式金修,汪文炳、张丕基纂,1923年刻本。

[2173]民国《象山县志志文存疑》,樊家桢纂,1947年铅印本。

[2174]民国《孝丰志稿》,王微主编,安吉图书馆藏影印本。

[2175]民国《新安县志》,李庚白修,李希白纂,1939年石印本。成文出版有限公司,1975年。

[2176]民国《新登县志》,徐士瀛修,张子荣、史锡永纂,1919年修,1922年铅印本。

[2177]民国《新都县志》,陈习删等修,闵昌术等纂,1929年铅印本。

[2178]民国《新繁县志》,侯俊德等修,吕崧云、刘复纂,1947年铅印本。

[2179]民国《新绛县志》,徐昭俭修,杨兆泰纂,1929年铅印本。

[2180]民国《新民县志》,王宝善修,张博惠纂,1926年石印本。

[2181]民国《新平县志》,吴永立、王志高修,马太元纂,1934年石印本。

[2182]民国《新乡县续志》,韩邦孚、蒋濬川修,田芸生纂,1923年铅印本。

[2183]民国《新兴州乡土志》,佚名编,1921年抄本。

[2184]民国《新修大埔县志》,刘织超修,温廷敬等纂,1943年铅印本。

[2185]民国《新修丰顺县志》,刘禹轮修,李唐纂,1943年铅印本。

[2186]民国《新修武胜县志》,罗兴志等修,杨葆田、孙国藩等纂,1931年铅印本。

[2187]民国《新修岳阳县志》,李钟珩修,王之哲纂,1915年石印本。

[2188]民国《新修张掖县志》,白册侯原纂,余炳元续纂,1949年修,稿本。

[2189]民国《新纂杭州府志稿》,屈映光修,陆懋勋纂,1916年修,稿本。

[2190]民国《新纂康县县志》,王士敏修,吕钟祥纂,1936年石印本。

[2191]民国《兴城县志》,恩麟、王恩士修,杨荫芳等纂,1927年铅印本。

[2192]民国《兴京县志》,张耀东等修,李属春纂,1936年铅印本。

[2193]民国《兴平县志》,王廷珪修,张元际等纂,1923年铅印本。

[2194]民国《兴仁县补志》,葛天乙等修,王仰慕、霍录勤等纂,1943年稿本。

[2195]民国《兴仁县志》,冉晸修,张俊颖纂,1934年稿本。

[2196]民国《兴文县志》,李仲阳等修,何鸿亮纂,1943年铅印本。

[2197]民国《兴义县志》,蒋芷泽、杨可文等编纂,1946年修,稿本,1966年贵州博物馆油印本。

[2198]民国《邢台县志》,张栋修,薛椿龄纂,1943年铅印本。

[2199]民国《修武县志》,萧国桢、李礼耕修,焦封桐、孙尚仁纂,1931年铅印本。

[2200]民国《岫岩县乡土志》,佚名编,民国年间抄本。

[2201]民国《岫岩县志》,刘景文、高乃济修,郝玉璞纂,1928年铅印本。

[2202]民国《盱眙县志略》,王汾纂,1936年铅印本。

[2203]民国《徐水县新志》,刘延昌修,刘鸿书纂,1932年铅印本。

[2204]民国《续安丘新志》,孙维均、章光铭修,马步元纂,1920年石印本。

[2205]民国《续丹徒县志》,张玉藻、翁有成修,高觐昌等纂,1925年修,1930年刻本。

[2206]民国《续番禺县志》,凌鹤书纂,1918年稿本。

[2207]民国《续滕县志》,崔公甫等修,高熙喆等纂,生克中等续纂,1934年修,1941年刻本。

[2208]民国《续修昌图县志》,康济修,韩宗承纂,1935年铅印本。

[2209]民国《续修大荔县旧志存稿》,陈少岩、聂雨润修,张树槱、李泰纂,1937年铅印本。

[2210]民国《续修东阿县志》,周竹生修,靳维熙纂,1934年铅印本。

[2211]民国《续修分水县志》,钟诗杰修,臧承宣纂,1942年铅印本。

[2212]民国《续修藁城县志》,王炳熙、任传藻修,于箴等纂,1934年铅印本。

[2213]民国《续修馆陶县志》,王华安、丁世恭修,刘清如纂,1936年铅印本。

[2214]民国《续修广东通志》,朱庆澜修,梁鼎芬纂,1916年修,稿本。

[2215]民国《续修怀德县志》,孙润苍修,孙云章纂,1934年铅印本。

[2216]民国《续修巨野县志》,郁濬生修,毕鸿宾纂,1921 年刻本。

[2217]民国《续修筠连县志》,祝世德纂修,1948 年铅印本。

[2218]民国《续修历城县志》,毛承霖纂修,1926 年铅印本。

[2219]民国《续修临沂县志》,范筑先修,李宗仁纂,1935 年铅印本。

[2220]民国《续修临邑县志》,崔公甫修,王树楠、王孟戌纂,1936 年铅印本。

[2221]民国《续修马龙县志》,王懋昭纂修,1917 年铅印本。

[2222]民国《续修南郑县志》,郭凤洲、柴守愚修,刘定铎纂,1921 年刻本。

[2223]民国《续修平原县志》,曹梦九修,赵祥俊、张元钧纂,1936 年铅印本。

[2224]民国《续修曲阜县志》,孙永汉修,李经野、孔昭曾纂,1934 年铅印本。

[2225]民国《续修陕西通志稿》,杨虎城、邵力子修,宋伯鲁、吴廷锡纂,1934 年铅印本。

[2226]民国《续修盐城县志》,林懿均修,胡应庚、陈钟凡纂,1929 年修,1933 年铅印本。

[2227]民国《续修盐城县志稿》,林懿均、李直夫修,胡应庚、陈钟凡纂,1936 年铅印本。

[2228]民国《续修永昌县志》,阎权修,王裕基纂,1918 年石印本。

[2229]民国《续修彰明县志大纲》,佚名编,民国年间石印本。

[2230]民国《续修浙江通志采访稿》,佚名辑,1916 年铅印本。

[2231]民国《续修镇番县志》,周树清修,卢殿元等纂,1920 年石印本。

[2232]民国《叙永县志》,赖佐唐等修,宋曙等纂,1935 年铅印本。

[2233]民国《续纂清河县志》,刘枟寿等修,范冕等纂,1921 年修,1928 年刻本。

[2234]民国《续纂泰州志》,佚名纂,民国年间修,稿本。

[2235]民国《溆浦县志》,吴剑佩、陈整修,舒立淇纂,1921 年刻本。

[2236]民国《宣化县乡土志》,谢恩承等编,1923 年石印本。

[2237]民国《宣化县新志》,陈继曾、陈时隽修,郭维城纂,1922 年铅印本。

[2238]民国《宣威县地志》,佚名纂,油印本(记事至 1919 年)。

[2239]民国《宣威县志稿》,王钧图、陈其栋修,缪果章纂,1934 年铅印本。

[2240]民国《逊河县志》,逊河县设治局编,1929 年修,抄本。

[2241]民国《崖州志》,钟元棣修,张隽、邢定纶纂,1914 年铅印本。

[2242]民国《盐城续志校补》,胡应庚纂,1951 年铅印本。

[2243]民国《盐山新志》,贾恩绂纂,1916 年刻本。

[2244]民国《偃师县风土志略》,乔荣筠修,1934 年石印本。

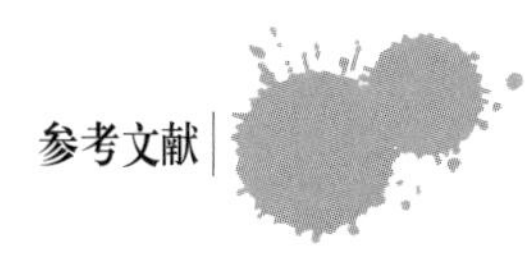

[2245]民国《阳山县志》，黄瓒等修，朱汝珍纂，1938年铅印本。

[2246]民国《阳朔县志》，张岳灵修，黎启勋等纂，1936年修，1943年石印本。

[2247]民国《洋县县志备考》，刘元吉纂修，1931年石印本。

[2248]民国《洋县乡土志》，佚名编，民国初年修，抄本。

[2249]民国《姚安县志》，霍士廉等修，由云龙等纂，1948年铅印本。

[2250]民国《叶县乡土志》，郭登峰编，1924年石印本。

[2251]民国《伊盟右翼四旗调查报告书》，蒙藏委员会调查室编，1939年铅印本。

[2252]民国《依安县志》，梁岩修，何士举纂，1930年铅印本。

[2253]民国《依兰县志》，杨步墀纂修，1921年铅印本。

[2254]民国《黟县四志》，吴克俊等修，程寿保、舒斯笏纂，1923年刻本。

[2255]民国《宜川县志》，余正东等纂修，黎锦熙校订，1944年铅印本。

[2256]民国《宜良县志》，王槐荣修，许实纂，1921年铅印本。

[2257]民国《宜山县志》，陈赞舜修，覃祖烈纂，1918年铅印本。

[2258]民国《宜阳县志》，张浩源、林裕焘修，王凤翔纂，1918年铅印本。

[2259]民国《鄞县通志》，张传保修，陈训正、马瀛纂，1933年修，1935—1951年铅印本。

[2260]民国《英德县续志》，邓士芬修，黄佛颐、凌鹤书等纂，1931年刻本。

[2261]民国《荥经县志》，贺泽等修，张赵才等纂，1915年刻本。

[2262]民国《永春县志》，郑翘松等纂，1927年纂，1930年铅印本。

[2263]民国《永定县志》，徐元龙修，张超南、林上楠纂，1941年修，1949年石印本。

[2264]民国《永和县志》，阎佩礼修，段金成纂，1930年铅印本。

[2265]民国《永吉县志》，徐鼐霖总裁，章华等纂，1931年铅印本。

[2266]民国《永年县志料》，佚名编，1931年抄本。

[2267]民国《洛宁县志》，贾毓鹗、车云修，王凤翔纂，1917年铅印本。

[2268]民国《余庆县志》，陈铭典修，李光斗纂，1936年石印本。

[2269]民国《余姚六仓志》，杨积芳纂，1920年铅印本。

[2270]民国《榆林县乡土志》，佚名纂修，民国年间抄本。

[2271]民国《榆树县乡土志资料》，榆树县公署总务科文书股编，1937年铅印本。

[2272]民国《玉门县志》，佚名修，1930年抄本。

[2273]民国《玉屏县志资料》，李世家纂，1944年纂，1966年贵州省图书馆油印本。

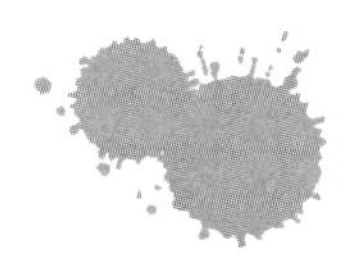

[2274]民国《玉树县志稿》,周希武纂,民国年间抄本。

[2275]民国《元江志稿》,黄元直修,刘达武纂,1922年铅印本。

[2276]民国《云间杂识》,李绍文撰,1936年铅印本。

[2277]民国《云霄县志》,徐炳文修,郑丰稔纂,1947年铅印本。

[2278]民国《云阳县志》,刘贞安纂,1929年稿本。

[2279]民国《郧西县志》,郭治平修,陈文善纂,影印本。

[2280]民国《枣强县志料》,宋兆升修,张宗载、齐文焕纂,1931年铅印本。

[2281]民国《增城县志》,王思章修,赖际熙等纂,1921年刻本。

[2282]民国《增订吉林地理纪要》,魏声龢纂,1931年铅印本。

[2283]民国《增订武城县志续编》,王延纶修,王鬴铭纂,1912年刻本。

[2284]民国《增修通化县志》,李春雨原修,刘天成增修,李镇华、邵芳龄增纂,1935年铅印本。

[2285]民国《漳县志》,张鹗、石作柱修,杨国桢等纂,1925年修,1928年石印本。

[2286]民国《漳县志》,张鹗原本,韩世英增辑,1934年铅印本。

[2287]民国《昭平县志》,李树楠修,吴寿崧等纂,1928年修,1934年铅印本。

[2288]民国《昭通志稿》,符廷铨修,杨履乾纂,1924年铅印本。

[2289]民国《肇州县志略》,张樾纂修,1913年修,抄本。

[2290]民国《浙江通志厘金门稿》,顾家相纂,1919年铅印本。

[2291]民国《浙江新志》,姜卿云纂,1936年铅印本。

[2292]民国《镇东县志》,陈占甲修,周渭贤纂,1927年铅印本。

[2293]民国《镇海县新志备稿》,董祖义纂,1931年铅印本。

[2294]民国《镇宁县志》,胡翯修,饶燮乾等纂,1947年石印本。

[2295]民国《镇洋县志》,王祖畬纂,1918年刻本。

[2296]民国《增修华亭县志》,幸邦隆总纂,郑震谷、叶超等督修,1933年石印本。

[2297]民国《震泽县志续》,佚名纂,1920年抄本。

[2298]民国《政和县志》,钱鸿文、黄体震修,李熙等纂,1919年铅印本。

[2299]民国《直隶省通志稿》,贾恩绂纂修,民国年间稿本。

[2300]民国《中甸县纂修县志材料》,和清远修,冯骏纂,1932年纂,抄本。

[2301]民国《钟山县志》,潘宝疆、卢世标纂修,1933年铅印本。

[2302]民国《州乘一览》,汪業纂,1940年铅印本。

[2303]民国《珠河县志》,孙荃芳修,宋景文纂,1929年铅印本。

[2304]民国《砖坪县志》,佚名纂修,1917年铅印本。

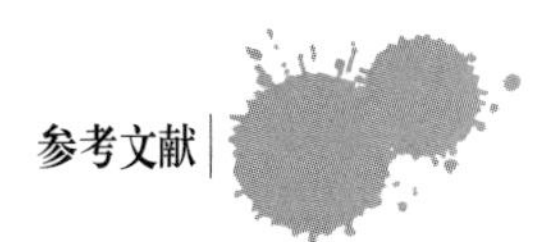

［2305］民国《庄河县志》，王纯古、王佐才修，李其实、杨维嶓纂，1934年铅印本。

［2306］民国《涿县志》，宋大章、冯舜生、孙维善修，周存培、张星楼纂，1932年修稿本，1937年铅印本。

［2307］民国《邹平县志》，栾钟垚、赵咸庆修，赵仁山等纂，1914年刻本。

［2308］民国《遵义新志》，张其昀纂，1948年铅印本。

当代

［2309］《石阡县志》，贵州人民出版社1992年版。

据上统计，全书引用参考文献共计：正史、别史、野史类110种，诏令、奏疏、实录类17种，类书、丛书、汇编类57种，地记、方志、专志类5703种，医籍、文集、论著类433种，报告、公报、报刊类302种，合计6622种。

查阅过而无引用的方志，计：明代以前15种，明前期（洪武至正统）5种，明中期（天顺至隆庆）185种，明后期（万历至崇祯）94种，清前期（顺治至康熙）337种，清中期（雍正至道光）622种，清后期（咸丰至宣统）474种，民国时期576种，当代1种，合计2309种。

以上参阅各类文献共8931种。同名称的报纸、杂志及类书、丛书均只算1种。

后　记

《周易·系辞下》曰:"天地之大德曰生。"《尚书·泰誓上》曰:"惟人万物之灵。"《说文解字》曰:"疫,民皆病也。"《字林》曰:"疫,病流行也。"《宋史·邢昺传》曰:"民之灾患大者有四:一曰疫,二曰旱,三曰水,四曰畜。"《汲冢周书》曰:"伐乱、伐疾、伐疫,武之顺也。"《诗经·谷风》曰:"凡民有丧,匍匐救之。"自人类诞生以来,疾病就成了人类的影子。哪里有人类,哪里就会有疾病。一旦某种具有传染性的疾病在一定范围内流行开来,疾病就变成了灾害,这样的疾病即"疫病",这样的灾害即"疫灾"。中国有三千多年的文字史,也有三千多年的疫灾史,拥有世界上时间序列最长、灾情记录最系统的疫灾史料库。挖掘中国过去三千年来留下的汗牛充栋的疫灾史料的科学价值,是我二十年来孜孜追求的学术夙愿。如今,五卷本约二百八十万字的《中国三千年疫灾史料汇编》终于要付梓了,对我来说,这是一件十分值得欣慰的事,多年的努力和付出终于有结果了。在这里,我不想对资料搜集、整理、编排、校对过程中的艰辛多事赘述,只想对这是一部什么样的著作稍事啰唆。

首先,我要告诉大家的是,这是一部历时整整二十一年时间才得以基本完成的著作。在"前言"中,我已将《中国三千年疫灾史料汇编》的来龙去脉做了大致的交代,如果从一九九四年三月我申报第一个国家自然科学基金项目算起,到如今已转了整整二十四个年轮;即使从一九九七年六月我带研究生赴宁、沪收集疫灾史料算起,到如今也走过了整整二十一个春秋。这二十一年,是我国经济发展十分迅速的二十一年,也是我国学术研究百花齐放的二十一年,更是我百年人生中最宝贵的二十一年。从疫灾研究开始之初的三十二岁,到如今疫灾史料汇编杀青的五十三岁,虽然我并没有把全部的精力都放在这部书稿上,但完全可以这样说,我人生中最宝贵的黄金岁月是和这部书稿一起穿越的,我最美好的青春年华是和这部书稿一起度过的。也许,在别人眼里,它根本算不了什么,甚至不值一提,但敝帚自珍,它在我心里的分量很重很重。

其次,我要告诉大家的是,这是一部得到多个基金项目资助的著作。科学研究是需要投入的，总体而言，二十世纪九十年代，国家财政对基础研究的经费投入还是不足的，科研经费来源的渠道也不多，科研项目的申报就好比千军万马过独木桥，有些科研工作者因为多次被挤下了桥甚至愤而发誓不再申报课题。幸运的是，一九九四年，我申报的国家自然科学基金青年项目《二千年来长江流域主要环境疾病分布变迁规律研究》获得资助（项目编号 49401016，研究经费 7.0 万元，研究期限 1995.01—1997.12），这是我科研生涯中具有里程碑意义的大事。七万元钱的科研经费，对于现在的科研工作者来说，可能不足挂齿，但对于二十多年前的我来说，简直就是一个天文数字。正是这个国家自然科学基金项目的资助，使我走上了“中国历史医学地理学”的创新之路。一九九七年，我申报的国家社会科学基金青年项目《中国古代疫灾流行规律及其经济社会危害研究》也获得了资助（项目编号 97CZS001，研究经费 1.7 万元，研究期限 1997.07—1999.12），这是一个自选的专门史研究项目，我又不在历史系工作，在有学校限批项数的情况下，它的获批甚至被科研管理部门视作一个“意外”。尽管我自信这不是意外，但项目的获批还是给了我莫大的鼓励，因为这说明我选择的研究方向是正确的，是得到中国史专家认可的。有了两个国家级青年项目做基础，此后的二十余年里，我又承担了多个与疫灾相关的省部级和国家级项目的研究。其中，国家自然科学基金项目有：《2000 年来长江流域瘟疫灾害的时空分布规律研究》（项目编号 40471036，研究经费 30.0 万元，研究期限 2005.01—2007.12）、《960—1911 年间中国疫灾时空规律及其环境机理研究》（项目编号 41171408，研究经费 70.0 万元，研究期限 2012.01—2015.12）；国家社会科学基金项目有：《民国时期疫灾流行与公共卫生意识的变迁》（项目编号 09BZS031，研究经费 10.0 万元，研究期限 2009.07—2011.12）、《中国古代传染病流行的地理规律与历史影响的综合研究》（项目编号 11AZD117，研究经费 25.0 万元，研究期限 2012.01—2015.12）、《中国疫灾历史地图集研究与编制》（项目编号 12&ZD145，研究经费 140.0 万元，研究期限 2013.01—2017.12）；此外，还有教育部人文社科基金项目《中国古代战争与瘟疫的时空耦合及其社会生态研究》（项目编号 08JA770013，研究经费 7.0 万元，研究期限 2008.01—2010.12）、科技部社会公益项目《我国历代疫病的时空分布规律与地理环境研究》（项目编号 2004DIB1J032，研究经费 20.0 万元，研究期限 2005.01—2006.12）。以上项目，获得的总经费资助超过三百万元，年均经费在十五万元之谱。目前所见到的成果，除了几十篇已经发表的学术论文和通过答辩的硕博士学位论文，集大成的就是《中国三千年疫灾史料汇编》这部书稿了。

再次，我要告诉大家的是，这是一部集合了数十名研究生劳动成果的著作。最早参与疫灾史料收集的研究生是一九九六级的张鹏和张扬莉。一九九七年六月，他们

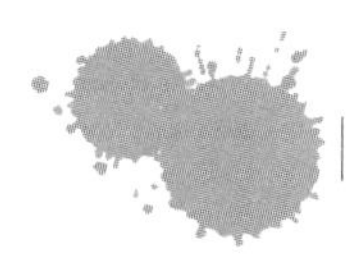

两位随我去南京、上海搜集长江流域的环境疾病史资料。张鹏是我的硕士开门弟子，张扬莉是已故王会昌教授的门生，但也是我的授业弟子，在校期间曾帮我手工填过几十幅长江流域历史疫灾分布图。可惜的是，他俩对历史地理并不感兴趣，所做的学位论文也都与疫灾无关，只是临时性地参与了这次调研。由于是第一次外出收集资料，经验不足，加之时间不长，这次调研的收获并不大，收集的疫灾史料极少。现在回忆起来，最大的收获应该是在南京图书馆见到了陈邦贤先生辑录的《二十六史医学史料汇编》。总体而言，在一九九四年以后的十多年时间里，疫灾史料的搜集，基本上还是我个人的单打独干。直到二〇〇五年，我才把正史、古代类书、现代灾害汇编中的疫灾史料辑录完毕。二〇〇六年是个转折之年，就是在这一年，我将疫灾史料搜集的重点转向了明清及民国时期的方志，而且史料的搜集工作也由个人的“单打独干”转向了“团队作战”。这年春季开学时，偶然得知二〇〇四级研究生李田玲的男朋友黄永昌是历史文化学院明清史专业的研究生，我便以勤工俭学的方式请他辑录了该院资料室所藏《中国地方志集成》中湖南、安徽、江西、浙江、福建、台湾、山东诸省百数十种方志中的疫灾史料。因了解到湖北省图书馆藏有台湾出版的不少地方志，这年暑期，我又组织二〇〇四级十位硕士生把湖北省图书馆（坐落在蛇山山麓的旧馆）所藏方志查了个遍。尽管先期对已查方志进行了系统梳理，但此次查阅仍对二十多种方志进行了重复查录，增加了不少史料核实的工作量。参与这次疫灾史料搜集的同学有：周军、高军波、何小芊、黄永昌、李田玲、徐迎、纪文静、王金霞、汪洋、刘琴。查阅完毕后，周军和高军波两位同学还对所查方志的著录信息进行了整理和核对。秋季开学时，我的博士生开门弟子刘国旭入学。他是杭州大学地理系历史地理名家陈桥驿先生的硕士生，与我一样本科学的也是地理科学，因此入学不久，就能参与到我的课题中来。二〇〇七年，他的主要工作是电子检索《四库全书》中除“正史”以外的历史文献中的疫灾史料，共检索出五千八百四十条疫灾史料。按照我的要求，他把这些疫灾史料按照年代先后进行初步整理，然后我再逐条考证，将其中时空信息明确的疫灾史料编入汇编。二〇〇八年上半年，他又帮我电子检索了《明清实录》中的疫灾史料，并把李文海先生主编的《中国近代灾荒纪年》中的疫灾史料做了辑录。但因为当时我的疫灾研究还局限在中国古代，所以并未对《中国近代灾荒纪年续编》中的疫灾史料进行辑录。二〇〇八年下半年，他进入写作博士论文阶段。我便建议他以我主持的教育部人文社科项目《中国古代瘟疫与战争的时空耦合及其社会生态研究》作为博士论文选题，并将我二〇〇三年三月完成的书稿《中国古代的疫灾》供其采择。二〇〇九年六月，刘国旭博士毕业，顺利拿到了博士学位。二〇〇九年暑期，方志疫灾史料的搜集进入查漏补缺阶段，二〇〇七级硕士生朱树剑、朱运艳及二〇〇八级硕士生张涛、陈玉鸿、

翟磊、张珂珂、刘卉、刘杨、赵鹏、杨顺等在我的指导下，搜查了国家图书馆《数字方志库》和《古今图书集成》中的疫灾史料，并编制了各省方志资源分布及其查阅情况一览表。也就是从这年开始，我的研究生团队形成了暑期“加班”一个月的“惯例”。而我则要对同学们在暑期搜集的疫灾史料逐条考证、核查并编入史料汇编，这大约也要花费我整整一个学期的时间，到来年春季的学期，我在继续疫灾史料核实、编纂和进行疫灾地理研究的同时，也要部署好研究生团队的暑期加班工作。二〇一〇年暑期，疫灾史料的搜集工作依然是查漏补缺，参与加班工作的有：二〇〇七级博士生刘勋，二〇〇七级硕士生朱树剑，二〇〇八级硕士生张涛、刘杨、刘卉、陈玉鸿、张珂珂、翟磊、杨顺，二〇〇九级硕士生宋志攀、蔡俊青、寇冠华、罗碧波、吴清、胡红梅等。二〇一一年暑期，参加加班工作的有：二〇一〇级博士生张涛，二〇〇九级硕士生胡红梅、蔡俊青、罗碧波、寇冠华、吴清、李鹏，二〇一〇级硕士生王莹莹、郭欢、曹秀丽、苏敏、杨梦琪、王晓伟、李沛、陈引、林月辉、戈大专。不过，这次暑期加班的工作主要是绘制历史疫灾地图和整理清代疫灾一览表。二〇一二年暑期，主要是搜集现代新方志中的疫灾史料，参与加班工作的有：博士生张涛，二〇一〇级硕士生王晓伟、苏敏、郭欢、林月辉、杨梦琪，二〇一一级硕士生张宜镠、张武韬、程诚、胡蝶、孟亚肖、李向强、李孜沫，二〇一一级韩国博士生金贤善也与同学们一道边学习边参与。二〇一三年暑期，疫灾史料搜集工作的主要任务是依托《中国数字方志库》在线补查地方志，参与加班工作的有：二〇一〇级硕士生王晓伟，二〇一一级硕士生李孜沫、孟亚肖、胡蝶、张宜镠，二〇一二级硕士生储环、陈丹阳、张向华、董勤勤等，博士生张涛主要承担疫灾历史地图集的编绘工作，同时负责管理和指导参与加班的同学。二〇一四年暑期，主要是搜集“近代报刊数据库”中《申报》和“万方数据库”中新方志记载的疫灾史料，参与加班工作的有：二〇一三级博士生王晓伟，二〇一一级硕士生李孜沫，二〇一二级硕士生张向华、董勤勤，二〇一三级硕士生张琳、苏东敏、石国宁。二〇一五年暑期，主要是依托“晚晴民国期刊数据库”搜集晚清及民国时期的疫灾史料，参与加班工作的有：二〇一三级博士生王晓伟，二〇一四级博士生李孜沫，二〇一三级硕士生石国宁、张琳、苏东敏、文春生、赵云华、杨萌萌。二〇一六年暑期，疫灾史料搜集工作已经完成，《中国三千年疫灾史料汇编》基本蒇事，因此加班的主要任务是核查疫灾史料的空间属性，并编制整个历史时期的疫灾一览表，加班工作由博士生李孜沫负责组织，参与者有：二〇一三级硕士生石国宁、张琳，二〇一四级硕士生文春生、杨萌萌、赵云华，二〇一五级硕士生张沁妍、张芬芬、李燕飞、谭冰冰、陈云、徐沛，二〇一六级硕士生康怀佳提前入校，也参与了部分工作。二〇一七年暑期，因为《中国三千年疫灾史料汇编》已进入出版阶段，没有组织研究生加班团队。在书稿校对过程中，除我本人仔细校对，个别史料的查核工作主要交给博士生李孜沫和已经博士毕业留校任教的张涛完成，硕士生文春生帮助整理了全书的参考文献。二〇一七年的下半年和二〇一八年的上半年，主要是搜集整理《盛京时报》《大公报》《湘报》中的疫灾史料，参与工作的研究生有二〇一六级硕士生康怀佳、吴雨、齐晓钰及二〇一七级硕士生李春明、鲁佳、肖克梅、孙蕊、白璐瑶、马桂香，二〇一六级博士生石国宁参与了部分组织管理和初审整理工作。据上胪列，二十年来，参与过疫灾史料搜集或整理工作的研究生就有七十六位，他们或多或少都对《中国三千年疫灾史料汇编》的完成做出了贡献。之所以不厌其烦地将他们参与的工作罗列出来，是不能忽视和忘却他们所做的贡献，尤其是刘国旭、张涛、李孜沫、王晓伟、石国宁几位博士生付出的心血。当然，结果是双赢的，那些以疫灾问题研究作为学位论文选题的同学也从中获了益，节省了大量收集和整理疫灾史料的时间，如：刘国旭（二〇〇九年），张珂珂、翟磊、陈玉鸿（二〇一一年），胡红梅、龚莲英（二〇一二年），杨梦琪、苏敏、王晓伟、曹秀丽、郭欢（二〇一三年），胡蝶、程诚、张武韬、孟亚肖、李孜沫、张宜谬（二〇一四年），张涛、龚冲亚、董勤勤、张向华（二〇一五年），金贤善、王晓伟、石国宁、张琳、苏东敏（二〇一六年）。

最后，我要告诉大家的是，这是一部由许多机缘巧合成就的著作。关于《中国三千年疫灾史料汇编》的机缘巧合，我在“前言”中已经进行了比较详细的介绍，这里不再赘述，但是我还要说说在出版过程中的机缘巧合。二〇一四年秋，中国历史地理专业委员会学术年会在四川成都召开，我因与湖北省人大常委会议的时间冲突，不克参会，委派我的博士生王晓伟携《元代疫灾地理研究》论文参加。会上，历史地理同仁、齐鲁书社的赵发国副总编对我们的研究很感兴趣，当得知我们手上有《中国三千年疫灾史料汇编》这样一部书稿时，他敏锐地觉察到这是一项非常有价值的成果，当即从王晓伟处要了我的电话，回到济南后即与我联系，鼓励我将成果交由齐鲁书社申报国家出版基金。赵总是复旦大学历史地理博士生毕业，此前我在复旦大学与他也有过一面之缘，对他的能力和眼光，我都是十分佩服的。于是，我便按照他的要求在二〇一五年提交了申报材料和书稿，交由齐鲁书社申报国家出版基金。二〇一六年二月，《中国三千年疫灾史料汇编》获得国家出版基金的资助，并荣幸地排在“医药、卫生”类二十六个国家出版基金项目之首；同年五月，《中国三千年疫灾史料汇编》又被国家新闻出版广电总局列入《“十三五”国家重点图书、音像、电子出版物出版规划》，并同样荣幸地排在“医药卫生”类一〇八个项目之首。如果没有二〇一四年秋天的那次历史地理会议，如果赵发国副总编没有参加那次历史地理会议，也许就没有了后面的这些故事。虽然我相信“是金子总会发光的”这句俗语，但是，如果没有这次会议的机缘巧合，《中国三千年史料汇编》这部书稿至少现在还不会出版。

说清了《中国三千年疫灾史料汇编》是怎样的一部著作，现在是该说谢谢的时候了！

首先，我要感谢的是这个伟大的时代，感谢国家“科教兴国”战略的实施，因为它，我才有机会申报各类项目并获得各类基金项目的支持，才能让我有比较充裕的经费从事这枯燥无味的史料爬梳工作。

其次，我要感谢的是我的妻子，一个温柔、美丽、聪明、能干的女人。因为她的任劳任怨，我才能从孩子教育、家务琐事中脱身出来，才能二十年如一日地从事我所挚爱的科研工作；因为她无微不至的照顾，我才能在这二十年罹患糖尿病的岁月里保持良好的健康状态，才能一如既往地过着凌晨三四点钟上床、早晨八九点起床的生活。我不是一个成功的男人，但我必须承认，她是一个伟大的女人。

再次，我要感谢的是我的研究生们，不仅仅是因为他们参与了疫灾史料的搜集工作和疫灾地图的绘制工作，更重要的是，他们对我的尊重、敬爱和关心让我感受到了作为一个老师的光荣感、幸福感和成就感，他们青春的气息、奔放的思想、新生的本领也在不断感染着我、激励着我，让我忘记了衰老、忘记了疾病，让我有着一个良好的生活心态。

我还要感谢中国医学地理学的创始人、中国地理科学成就奖获得者、中国科学院地理科学与资源研究所的谭见安研究员，是他引荐我进入中国地理学会医学地理专业委员会（现更名为健康地理专业委员会）；这次，他又以八十六岁高龄为这部书稿写序，奖掖后生之情，溢于言表，无任感荷！我也要感谢中国地理学会历史地理专业委员会主任、复旦大学历史地理研究中心前主任、历史经济地理学家吴松弟教授。他与我对于中国历史地理的发展有许多共同的认识。他这次为本汇编所写的序言也给了我不少鼓励和鞭策。我还要感谢复旦大学历史地理研究所的葛剑雄教授、陕西师范大学史念海历史地理学研究中心的朱士光教授、中国科学院自然科学史研究所的汪前进研究员、武汉大学历史地理研究所的徐少华教授、华中师范大学历史文献研究所的周国林教授，感谢他们对我从事中国历史医学地理研究给予的支持和鼓励。我还要感谢曾经参与过我课题研究的华中师范大学历史文化学院的张全明教授和华中师范大学学报编辑部的梅莉教授。我的同事魏幼红博士带领我的硕士生搜集、整理过民国报刊中的疫灾史料，在此一并予以感谢。

最后，我要把我诚挚的感谢送给齐鲁书社的各位领导和责任编辑，因为他们的大力支持和尽心付出，本书稿才能得以顺利出版和保证质量。

“天灾流行，国家代有。”生老病死，人生之常。疫灾是人类的顶级灾害，贯穿整个人类文明史。千百年来，人类在与疫灾的斗争中，牺牲了不少生命，但亦从中获得了不少经验。急性、烈性传染病大规模流行导致的瘟疫灾害，过去曾经是，现在仍然是，将来还会是人类健康不可忽视的重大威胁。健康是个人之福、家庭之幸、国家之基！没有全民健康，就没有全面小康！谨以此书献给“健康中国”的远大战略及其建设者们，愿天下无病！

二〇一八年六月八日

写于武昌桂子山华中师范大学也是斋